威廉姆斯血液学

Williams Hematology

第 9 版

主　编　Kenneth Kaushansky　　Marshall A. Lichtman
　　　　Josef T. Prchal　　　　Marcel M. Levi
　　　　Oliver W. Press　　　　Linda J. Burns
　　　　Michael A. Caligiuri

主　译　陈　竺　陈赛娟

副主译　吴德沛　黄晓军　赵维莅

译　者（按汉语拼音排序）

　　　　陈　竺　陈芳源　陈赛娟　陈苏宁

　　　　侯　健　胡　豫　黄　河　黄晓军

　　　　裴雪涛　任瑞宝　王学锋　吴德沛

　　　　奚晓东　肖志坚　赵维莅　周光飚

　　　　朱　力

人民卫生出版社

敬告

本书的作者、译者及出版者已尽力使书中的知识符合出版当时普遍接受的标准。但医学在不断地发展,随着科学研究的不断探索,各种诊断分析程序和临床治疗方案以及药物使用方法都在不断更新。强烈建议读者在使用本书涉及的诊疗仪器或药物时,认真研读使用说明,尤其对于新的产品更应如此。出版者拒绝对因参照本书任何内容而直接或间接导致的事故与损失负责。

需要特别声明的是,本书中提及的一些产品名称(包括注册的专利产品)仅仅是叙述的需要,并不代表作者推荐或倾向于使用这些产品;而对于那些未提及的产品,也仅仅是因为限于篇幅不能一一列举。

本着忠实于原著的精神,译者在翻译时尽量不对原著内容做删节。然而由于著者所在国与我国的国情不同,因此一些问题的处理原则与方法,尤其是涉及宗教信仰、民族政策、伦理道德或法律法规时,仅供读者了解,不能作为法律依据。读者在遇到实际问题时应根据国内相关法律法规和医疗标准进行适当处理。

图字:01-2017-2914

参译人员名单（按汉语拼音排序）

蔡　真　浙江大学医学院附属第一医院
蔡佳翌　上海交通大学医学院附属仁济医院
蔡文治　苏州大学附属第一医院
蔡晓红　上海交通大学医学院附属瑞金医院
蔡亚楠　中国医学科学院血液学研究所血液病医院
曹丽娟　苏州大学附属第一医院
陈　猛　中国医学科学院血液学研究所血液病医院
陈　竺　上海交通大学医学院附属瑞金医院
陈芳源　上海交通大学医学院附属仁济医院
陈启微　苏州大学附属第一医院
陈赛娟　上海交通大学医学院附属瑞金医院
陈苏宁　苏州大学附属第一医院
崔文燕　郑州大学第二附属医院
戴　菁　上海交通大学医学院附属瑞金医院
戴克胜　苏州大学附属第一医院
范　祎　苏州大学附属第一医院
范钰晗　苏州大学附属第一医院
方　怡　上海交通大学医学院附属仁济医院
房　芳　军事科学院军事医学研究院
付婉彬　上海交通大学医学院附属仁济医院
龚淞颂　上海交通大学医学院附属瑞金医院
龚玮佳　上海交通大学医学院附属瑞金医院北院
郭　宁　军事科学院军事医学研究院
郭　涛　华中科技大学同济医学院附属协和医院
韩　悦　苏州大学附属第一医院
韩晓凤　上海交通大学医学院附属仁济医院
何巧梅　上海交通大学附属第一人民医院
侯　健　上海交通大学医学院附属仁济医院
胡　虎　浙江大学医学院
胡　豫　华中科技大学同济医学院附属协和医院
胡淑鸿　苏州大学唐仲英医学研究院血液学研究中心
胡永仙　浙江大学医学院附属第一医院
黄　河　浙江大学医学院附属第一医院
黄洪晖　上海交通大学医学院附属仁济医院
黄慧君　中国医学科学院血液学研究所血液病医院
黄晓军　北京大学人民医院
贾雅丽　军事科学院军事医学研究院
蒋亦彬　苏州大学附属第一医院
焦　波　上海交通大学医学院附属瑞金医院
焦　蒙　中国医学科学院血液学研究所血液病医院
来晓瑜　浙江大学医学院附属第一医院
雷　航　上海交通大学医学院附属瑞金医院
李　锋　解放军南京总医院
李　云　苏州大学附属第一医院
李小秋　复旦大学附属肿瘤医院
李艳华　军事科学院军事医学研究院
李中伟　徐州医科大学江苏省肿瘤生物治疗研究所

郦梦云　苏州大学附属第一医院
廖丹颖　华中科技大学同济医学院附属协和医院
刘　丹　徐州医科大学江苏省肿瘤生物治疗研究所
刘　佳　上海交通大学医学院附属仁济医院
刘　婕　中国科学院动物研究所
刘　萍　上海交通大学医学院附属瑞金医院
刘　莹　湖北医药学院
刘晨萱　上海交通大学医学院附属瑞金医院
刘庶慈　徐州医科大学江苏省肿瘤生物治疗研究所
刘霜竹　苏州大学附属第一医院
刘一鸣　军事科学院军事医学研究院
刘元昉　上海交通大学医学院附属瑞金医院
刘跃均　苏州大学附属第一医院
刘真真　上海交通大学医学院附属瑞金医院
陆晔玲　上海交通大学医学院附属瑞金医院
路莎莎　上海交通大学医学院附属仁济医院
梅　恒　华中科技大学同济医学院附属协和医院
倪蓓文　上海交通大学医学院附属仁济医院
宁楠楠　上海交通大学医学院附属瑞金医院
裴雪涛　军事科学院军事医学研究院
戚嘉乾　苏州大学附属第一医院
钱　露　军事科学院军事医学研究院
覃金华　军事科学院军事医学研究院
曲洺逸　军事科学院军事医学研究院
曲士强　中国医学科学院血液学研究所血液病医院
任　远　苏州大学附属第一医院
任丽洁　苏州大学唐仲英医学研究院血液学研究中心
任瑞宝　上海交通大学医学院附属瑞金医院
沈　杨　上海交通大学医学院附属瑞金医院
沈莉菁　上海交通大学医学院附属仁济医院
盛广影　苏州大学附属第一医院
师　伟　中华医学会北京分会
施　明　徐州医科大学江苏省肿瘤生物治疗研究所
施　晴　上海交通大学医学院附属瑞金医院
石　威　华中科技大学同济医学院附属协和医院
石红霞　北京大学人民医院
史仲珣　中国医学科学院血液学研究所血液病医院
宋献民　上海交通大学附属第一人民医院
唐　亮　华中科技大学同济医学院附属协和医院
唐朝君　苏州大学唐仲英医学研究院血液学研究中心
唐古生　海军军医大学附属长海医院
唐雅琼　苏州大学附属第一医院
王　婷　上海交通大学医学院附属仁济医院
王峰蓉　北京大学人民医院
王培鸿　上海交通大学医学院附属瑞金医院
王如菊　苏州大学附属第一医院
王思涵　军事科学院军事医学研究院

王学锋	上海交通大学医学院附属瑞金医院	尤　涛	苏州大学附属第二医院
王彦艳	上海交通大学医学院附属瑞金医院	余　建	浙江大学医学院附属第一医院
王钰箐	上海交通大学医学院附属瑞金医院	余自强	苏州大学附属第一医院
王兆钺	苏州大学附属第一医院	郁婷婷	上海交通大学医学院附属上海儿童医学中心
王治东	军事科学院军事医学研究院	喻　艳	苏州大学附属第一医院
吴　敏	上海交通大学医学院附属瑞金医院	岳　文	军事科学院军事医学研究院
吴德沛	苏州大学附属第一医院	曾　泉	军事科学院军事医学研究院
吴小津	苏州大学附属第一医院	曾一梅	上海交通大学医学院附属瑞金医院北院
吴瑛婷	同济大学附属第一妇婴保健院	张　波	华中科技大学同济医学院附属协和医院
武　艺	苏州大学唐仲英医学研究院血液学研究中心	张　艳	上海交通大学医学院附属瑞金医院
奚闻达	上海交通大学医学院附属瑞金医院	张博文	军事科学院军事医学研究院
奚晓东	上海交通大学医学院附属瑞金医院	张聚斌	苏州大学附属第一医院
习佳飞	军事科学院军事医学研究院	张蕾丝	苏州大学附属第一医院
夏治洲	上海交通大学医学院附属瑞金医院	张旻玥	上海交通大学医学院附属仁济医院
肖　丹	上海交通大学医学院附属仁济医院	张苏江	上海交通大学医学院附属瑞金医院北院
肖　菲	上海交通大学医学院附属仁济医院	张秀丽	上海交通大学医学院附属瑞金医院
肖浩文	浙江大学医学院附属邵逸夫医院	赵　茜	解放军南京总医院
肖新华	上海交通大学医学院附属瑞金医院	赵丽丽	苏州大学附属第一医院
肖志坚	中国医学科学院血液学研究所血液病医院	赵维莅	上海交通大学医学院附属瑞金医院
谢小燕	军事科学院军事医学研究院	赵妍敏	浙江大学医学院附属第一医院
徐　岚	上海交通大学医学院附属仁济医院	郑伟燕	浙江大学医学院附属第一医院
徐　婷	苏州大学附属第一医院	钟　华	上海交通大学医学院附属仁济医院
许小宇	苏州大学附属第一医院	周光飚	国家癌症中心/中国医学科学院肿瘤医院
薛胜利	苏州大学附属第一医院	周剑峰	华中科技大学同济医学院附属同济医院
颜文青	广东省人民医院	周景艺	上海交通大学医学院附属仁济医院
杨冰玉	苏州大学附属第一医院	周军年	军事科学院军事医学研究院
杨建民	海军军医大学附属长海医院	朱　力	苏州大学唐仲英医学研究院血液学研究中心
姚海雷	军事科学院军事医学研究院	朱坚轶	上海交通大学医学院附属仁济医院
姚如恩	上海交通大学医学院附属上海儿童医学中心	朱雄增	复旦大学附属肿瘤医院
殷　杰	苏州大学附属第一医院	主鸿鹄	北京大学人民医院
殷婷玉	上海交通大学医学院附属仁济医院		

作 者 名 单

Charles S. Abrams, MD [121]
Professor of Medicine, Pathology and Laboratory Medicine
Vice Chair for Research & Chief Scientific Officer
Department of Medicine
University of Pennsylvania School of Medicine
Philadelphia, Pennsylvania

Archana M. Agarwal, MD [50]
Department of Pathology
University of Utah/ARUP Laboratories
Salt Lake City, Utah

Doru T. Alexandrescu, MD [122]
Department of Medicine
Division of Dermatology
University of California, San Diego
VA San Diego Health Care System
San Diego, California

Carl E. Allen, MD, PhD [71]
Associate Professor of Pediatrics
Texas Children's Cancer Center/Hematology
Baylor College of Medicine
Houston, Texas

Karl E. Anderson, MD, FACP [58]
Professor, Departments of Preventative Medicine and Community
Health, Internal Medicine, and Pharmacology and Toxicology
University of Texas Medical Branch
Galveston, Texas

Kenneth Anderson, MD [107]
Dana-Farber Cancer Institute
Boston, Massachusetts

Daniel A. Arber, MD [63]
Ronald F. Dorfman, MBBch, FRCPath Professor in Hematopathology
Professor of Pathology
Stanford University School of Medicine
Stanford University Medical Center
Stanford, California

Andrew S. Artz, MD, MS [9]
Associate Professor of Medicine
University of Chicago
Chicago, Illinois

Farrukh T. Awan, MD [92]
Associate Professor of Internal Medicine
Division of Hematology
Department of internal Medicine
The Ohio State University Comprehensive Cancer Center
Columbus, Ohio

Jennifer Babik, MD, PhD [24]
Division of Infectious Diseases
Department of Medicine
University of California
San Francisco, California

Robert A. Baiocchi, MD, PhD [90]
Associate Professor of Medicine
Division of Hematology
Department of Internal Medicine
The Ohio State University
Columbus, Ohio

Kelty R. Baker, MD [51]
Clinical Assistant Professor
Baylor College of Medicine
Houston, Texas

Anannya Banga, PhD, [30]
Assistant Professor
Department of Genetics
Cell Biology, and Development, Stem Cell Institute
University of Minnesota
Minneapolis, Minnesota

Jeffrey A. Barnes [22]
Instructor in Medicine
Dana-Farber Cancer Institute
Harvard Medical School
Boston, Massachusetts

Philip A. Beer, MRCP, FRCPath, PhD [85]
Wellcome Trust Sanger Institute
    Wellcome Trust Genome Campus, Hinxton
Cambridge, United Kingdom

Rafael Bejar, MD, PhD [87]
Division of Hematology and Oncology
Moores Cancer Center
University of California San Diego
La Jolla, California

Joel S. Bennett, MD [121]
Professor of Medicine
Division of Hematology-Oncology
University of Pennsylvania School of Medicine
Philadelphia, Pennsylvania

Carolina Berger, MD [26]
Fred Hutchinson Cancer Research Center
Seattle, Washington

Robert F. Betts, MD [82]
Professor of Medicine, Emeritus
Division of Infectious Diseases
University of Rochester Medical Center
Rochester, New York

Bruce Beutler, MD [20]
Regental Professor and Director
Center for the Genetics of Host Defense
Raymond and Ellen Willie Distinguished Chair in Cancer Research in
    Honor of Laverne and Raymond Willie Sr.
University of Texas Southwestern Medical Center
Dallas, Texas

Lisa Beutler, MD, PhD [24]
Department of Medicine
UCSF School of Medicine
San Francisco, California

Neil Blumberg, MD [137]
Professor and Director, Clinical Laboratories and Transfusion
    Medicine
Department of Pathology and Laboratory Medicine
University of Rochester
Rochester, New York

Niels Borregaard, MD, PhD [66]
Professor of Hematology
Department of Hematology
University of Copenhagen
Copenhagen, Denmark

Prithviraj Bose, MD [16]
Assistant Professor
Department of Leukemia
University of Texas MD Anderson Cancer Center
Houston, Texas

Rondeep S. Brar, MD [4]
Clinical Assistant Professor of Medicine (Hematology and Oncology)
Stanford University School of Medicine
Stanford, California

Paul Bray, MD [112]
Professor
Director, Division of Hematology
Jefferson University
Philadelphia, Pennsylvania

Alessandro Broccoli, MD [101]
Institute of Hematology "L. e A. Seràgnoli"
University of Bologna
Bologna, Italy

Virginia C. Broudy, MD [81]
Professor of Medicine
Scripps Professor of Hematology
University of Washington
Seattle, Washington

Francis K. Buadi, MD [108]
Division of Hematology
Mayo Clinic
Rochester, Minnesota

Harry R. Buller, MD [133]
Professor of Medicine,
Department of Vascular Medicine
Academic Medical Center
Amsterdam, The Netherlands

Linda J. Burns, MD [1]
National Marrow Donor Program/Be The Match
Vice President and Medical Director
Health Services Research
Minneapolis, Minnesata

John C. Byrd, MD [92]
D. Warren Brown Chair of Leukemia Research
Professor of Medicine, Medicinal Chemistry, and Veterinary
    Biosciences
Director, Division of Hematology
Department of Medicine
The Ohio State University
Columbus, Ohio

Bradley R. Cairns, PhD [12]
Howard Hughes Medical Institute
Professor and Chair
Department of Oncological Sciences
Huntsman Cancer Institute
University of Utah School of Medicine
Salt Lake City, Utah

Michael A. Caligiuri, MD [6, 73, 78, 79]
Professor and Director, The Ohio State University Comprehensive
    Cancer Center
CEO, James Cancer Hospital and Solove Research Institute
The Ohio State University
Columbus, Ohio

Jaime Caro, MD [56]
Professor of Medicine
Department of Medicine
Thomas Jefferson University
Cardeza Foundation for Hematologic Research
Philadelphia, Pennsylvania

Jorge J. Castillo, MD [109]
Assistant Professor of Medicine
Dana-Farber Cancer Institute
Harvard Medical School
Boston, Massachusetts

Bruce A. Chabner, MD [22]
Professor of Medicine
Massachusetts General Hospital Cancer Center
Harvard Medical School
Boston, Massachusetts

Richard W. Childs, MD [77]
Clinical Director, NHLBI
Chief, Section of Transplantation Immunotherapy
National Heart, Lung, and Blood Institute, NIH
Bethesda, Maryland

James M. Cleary, MD, PhD [22]
Instructor in Medicine
Dana-Farber Cancer Institute
Harvard Medical School
Boston, Massachusetts

Theresa L Coetzer, MD [46]
Head: Red Cell Membrane Unit
Department of Molecular Medicine and Haematology
National Health Laboratory Service
University of the Witwatersrand
Wits Medical School
Johannesburg, South Africa

Claudia S. Cohn, MD [138]
Assistant Professor, Laboratory Medicine and Pathology
University of Minnesota
Minneapolis, Minnesota

Barry S. Coller, MD [112, 120]
Head
Allen and Frances Adler Laboratory of Blood and Vascular Biology
Physician-in-Chief
Vice President for Medical Affairs
The Rockefeller University
New York, New York

Gregory C. Connolly, MD [25]
Department of Medicine
Lipson Cancer Center
Rochester Regional Health System
Rochester, New York

Myra Coppage [137]
Associate Professor of Laboratory Medicine
Department of Pathology and Laboratory Medicine
University of Rochester
Rochester, New York

Michiel Coppens, MD, PhD [130]
Department of Vascular Medicine
Academic Medical Center
Amsterdam, The Netherlands

Francesca Cottini, MD [107]
Dana-Farber Cancer Institute
Boston, Massachusetts

Gay M. Crooks, MB, BS, FRACP [74]
Professor
Departments of Pathology & Laboratory Medicine and Pediatrics
David Geffen School of Medicine
University of California, Los Angeles
Los Angeles, California

Adam Cuker, MD, MS [118]
Assistant Professor of Medicine & of Pathology and Laboratory Medicine
Perelman School of Medicine at the University of Pennsylvania
Philadelphia, Pennsylvania

Yun Dai, MD [16]
Associate Professor of Medicine
Department of Medicine
Massey Cancer Center
Virginia Commonwealth University
Richmond, Virginia

David C. Dale, MD [65]
Professor of Medicine
Department of Medicine
University of Washington
Seattle, Washington

Chi V. Dang, MD, PhD [14]
Professor and Director
Abramson Cancer Center
University of Pennsylvania
Philadelphia, Pennsylvania

Utpal P. Davé, MD [5]
Division of Hematology/Oncology
Department of Medicine
Vanderbilt University Medical Center
Nashville, Tennessee

Randy Daughters, PhD [30]
Assistant Professor
Department of Genetics
Cell Biology, and Development, Stem Cell Institute
University of Minnesota
Minneapolis, Minnesota

Philippe de Moerloose, MD [125]
Professor
Division of Angiology and Haemostasis
University of Geneva Faculty of Medicine
Geneva, Switzerland

Madhav Dhodapkar, MBBS [21]
Arthur H. and Isabel Bunker Professor of Medicine (Hematology) and Professor of Immunobiology
Chief, Section of Hematology, Department of Internal Medicine
Clinical Research Program Leader, Hematology Program
Yale Cancer Center
New Haven, Connecticut

Angela Dispenzieri, MD [108]
Division of Hematology
Mayo Clinic
Rochester, Minnesota

Reyhan Diz-Küçükkaya, MD [117]
Associate Professor
Department of Internal Medicine
Division of Hematology
Istanbul University
Istanbul Faculty of Medicine
Istanbul, Turkey

Anne G. Douglas, BA [67, 68]
Student, Perelman School of Medicine
University of Pennsylvania (Class of 2017)
Philadelphia, Pennsylvania

Steven D. Douglas, MD [67, 68]
Professor and Associate Chair
Department of Pediatrics
Perelman School of Medicine
University of Pennsylvania
Children's Hospital of Philadelphia
Philadelphia, Pennsylvania

Martin Dreyling, MD [100]
Department of Internal Medicine III
Medical Center of the University of Munich
Munich, Germany

Ann M. Dvorak, MD [63]
Senior Pathologist, Professor of Pathology
Department of Pathology
Beth Israel Deaconess Medical Center
Harvard Medical School
Boston, Massachusetts

Dustin Dzube, MD [22]
Resident Physician
Massachusetts General Hospital
Harvard Medical School
Boston, Massachusetts

Yvonne A. Efebera, MD, MPH [78]
Associate Professor of Internal Medicine
Division of Hematology
Department of Internal Medicine
The Ohio State University
Columbus, Ohio

Deborah Elstein, PhD [72]
Gaucher Clinic
Shaare Zedek Medical Center
Jerusalem, Israel

William B. Ershler, MD [9]
Scientific Director
Institute for Advanced Studies in Aging and Geriatrics
Falls Church, Virginia

Miguel A. Escobar, MD [123]
Professor of Medicine and Pediatrics
Division of Hematology
University of Texas Health Science Center at Houston
Director, Gulf States Hemophilia and Thrombophilia Center
Houston, Texas

Andrew G. Evans, MD, PhD [102]
Assistant Professor
Department of Pathology and Laboratory Medicine
University of Rochester Medical Center
Rochester, New York

Ross M. Fasano, MD [55]
Assistant Professor
Emory University School of Medicine
Departments of Pathology and Pediatric Hematology
Assistant Director, Children's Healthcare of Atlanta Transfusion
    Services
Associate Director, Grady Health System Transfusion Service
Atlanta, Georgia

Charles W. Francis, MD [25]
Hematology/Oncology Division
University of Rochester Medical Center
Rochester, New York

Aharon G. Freud, MD, PhD [6, 94]
Assistant Professor
Department of Pathology
The Ohio State University
Columbus, Ohio

Jonathan W. Friedberg, MD [102]
Samuel Durand Professor of Medicine
Director, Wilmot Cancer Institute
University of Rochester Medical Center
Rochester, New York

Hua Fung, MD [29]
Case Western Reserve University
University Hospital of Cleveland
Cleveland, Ohio

Stephen J. Galli, MD [63]
Mary Hewitt Loveless, MD, Professor
Professor of Pathology and of Microbiology and Immunology
Chair, Department of Pathology
Stanford University School of Medicine
Stanford University Medical Center
Stanford, California

Tomas Ganz, MD, PhD [37, 42, 43]
Departments of Medicine and Pathology, David Geffen School of
    Medicine
University of California, Los Angeles
Los Angeles, California

Randy D. Gascoyne, MD, FRCPC [96]
Clinical Professor of Pathology
Research Director, Centre for Lymphoid Cancers
Departments of Pathology and Advanced Therapeutics British
Columbia Cancer Agency, the BC Centre Research Center and
University of British Columbia
Vancouver, British Columbia, Canada

Terry B. Gernsheimer, MD [139]
Professor of Medicine
Department of Medicine, Division of Hematology
University of Washington School of Medicine
Seattle Cancer Care Alliance
Seattle, Washington

Stanton Gerson, MD [29]
Director, Case Comprehensive Cancer, Seidman Cancer Center
& National Center for Regenerative Medicine
Distinguished University Professor
Case Western Reserve University
University Hospital of Cleveland
Cleveland, Ohio

Morie A. Gertz, MD, MACP [108]
Division of Hematology
Mayo Clinic
Rochester, Minnesota

Larisa J. Geskin, MD, FAAD [103, 105]
Associate Professor of Dermatology and Medicine
Director, Division of Cutaneous Oncology and Comprehensive Skin
    Cancer Center
Department of Dermatology
Columbia University
New York, New York

David Ginsburg, MD [126]
Professor, Department of Internal Medicine, Human Genetics and
    Pediatrics
Investigator, Howard Hughes Medical Institute
Life Sciences Institute
University of Michigan
Ann Arbor, Michigan

Lucy A. Godley, MD, PhD [13]
Section of Hematology/Oncology
Department of Medicine and The University of Chicago
    Comprehensive Cancer Center
The University of Chicago
Chicago, Illinois

Steven Grant, MD [16]
Professor of Medicine and Biochemistry
Shirley and Sture Gordon Olsson Professor of Oncology
Associate Director
Translational Research, Massey Cancer Center
Virginia Commonwealth University Health Sciences Center
Richmond, Virginia

Anthony R. Green, PhD, FRCP, FRCPath, FMedSci [85]
Professor of Haematology
Cambridge Institute for Medical Research and Stem Cell Institute
University of Cambridge
Cambridge, United Kingdom

Ralph Green, MD, PhD, FRCPath [41, 44]
Professor of Pathology and Medicine
University of California Davis Medical Center
Sacramento, California

Xylina T. Gregg, MD [38]
Director of Laboratory Services
Utah Cancer Specialists
Salt Lake City, Utah

Michael R. Grever, MD [93]
Chair and Professor
Department of Internal Medicine
Bertha Bouroncle MD and Andrew Pereny Chair in Medicine
The Ohio State University
Columbus, Ohio

John Gribben, MD, DSc, FRCP, FRCPath, FMedSci [76]
Chair of Medical Oncology
Barts Cancer Institute
Centre for Haemato-Oncology
Queen Mary University of London
London, United Kingdom

John H. Griffin, PhD [114]
Professor
Department of Molecular and Experimental Medicine
The Scripps Research Institute
La Jolla, California

Katherine A. Hajjar, MD [115, 135]
Professor of Pediatrics
Brine Family Professor, Department of Cell and Developmental
    Biology
Professor of Medicine
Well Cornell Medical College
Attending Pediatrician
New York Presbyterian Hospital
New York, New York

Robert D. Harrington, MD [81]
Professor of Medicine
University of Washington
Seattle, Washington

Jeanne E. Hendrickson, MD [55]
Associate Professor
Departments of Laboratory Medicine and Pediatrics
Yale University School of Medicine
New Haven, Connecticut

Paul C. Herrmann, MD, PhD [52]
Associate Professor and Chair
Department of Pathology and Human Anatomy
Loma Linda University School of Medicine
Loma Linda, California

Steven Horwitz, MD [104]
Department of Medicine
Memorial Sloan Kettering Cancer Center
New York, New York

Annie L. Hsieh, MD [14]
Department of Pathology
Johns Hopkins University, School of Medicine
Baltimore, Maryland

Zachary R. Hunter, PhD [109]
Bing Center for Waldenstrom's Macroglobulinemia
Dana-Farber Cancer Institute
Instructor of Medicine, Harvard Medical School
Boston, Massachusetts

Russell D. Hull, MD [133]
Professor
Department of Medicine
University of Calgary
Active Staff
Department of Internal Medicine
Foothills Hospital
Calgary, Alberta, Canada

Achille Iolascon, MD, PhD [39]
Professor of Medical Genetics
Dept. of Molecular Medicine and Medical Biotechnologies
University Federico II of Naples
Naples, Italy

Joseph E. Italiano Jr., PhD [112]
Associate Professor of Medicine
Brigham and Women's Hospital
Harvard Medical School
Boston, Massachusetts

Benjamin Izar, MD, PhD [22]
Post-doctoral Scientist
Dana-Farber Cancer Institute and Broad Institute
Associate Physician, Brigham and Women's Hospital
Harvard Medical School
Boston, Massachusetts

Siegfried Janz, MD, DSc [105]
Division of Hematology/Oncology & Blood and Marrow Transplantation
Department of Pathology, Carver College of Medicine
University of Iowa Health Care
Iowa City, Iowa

Jill M. Johnsen, MD [126]
Assistant Member, Research Institute
Bloodworks Northwest
Puget Sound Blood Center
Assistant Professor, Division of Hematology
Department of Medicine
University of Washington
Seattle, Washington

Lynn B. Jorde, PhD [10]
H. A. and Edna Benning Presidential Professor
Department of Human Genetics
University of Utah School of Medicine
Salt Lake City, Utah

Bindu Kanapuru, MD [9]
Institute for Advanced Studies in Aging and Geriatrics
Falls Church, Virginia

Kenneth Kaushansky, MD, MACP [17, 18, 111, 116, 119]
Senior Vice President, Health Sciences
Dean, School of Medicine
SUNY Distinguished Professor
Stony Brook Medicine
State University of New York
Stony Brook, New York

Nigel S. Key, MB, ChB, FRCP [123]
Harold R. Roberts Distinguished Professor of Medicine
Director, University of North Carolina Hemophilia and Thrombosis
   Center
Chapel Hill, North Carolina

Thomas J. Kipps, MD, PhD [75]
Evelyn and Edwin Tasch Chair in Cancer Research
Professor of Medicine
Division of Hematology/Oncology
Deputy Director for Research Operations
Moores UCSD Cancer Center
University of California, San Diego
La Jolla, California

Mark J. Koury, MD [5]
Division of Hematology/Oncology
Department of Medicine
Vanderbilt University Medical Center
Nashville, Tennessee

Abdullah Kutlar, MD [49]
Professor of Medicine
Georgia Sickle Cell Center
Medical College of Georgia
Sickle Cell Center
Augusta, Georgia

Robert A. Kyle, MD [110,]
Professor of Medicine
Laboratory Medicine and Pathology
Mayo Clinic
Rochester, Minnesota

Lewis L. Lanier, PhD [77]
Professor
Department of Microbiology and Immunology
University of California, San Francisco
San Francisco, California

Richard A. Larson, MD [91]
Section of Hematology/Oncology
Department of Medicine and the Comprehensive Cancer Center
University of Chicago
Chicago, Illinois

Michelle M. Le Beau, PhD [13]
Section of Hematology/Oncology
Department of Medicine and the Center Research Center
University of Chicago
Chicago, Illinois

Frank W.G. Leebeek, MD, PhD [128]
Professor of Hematology
Department of Hematology
Erasmus University Medical Center
Rotterdam, The Netherlands

Marcel Levi, MD, PhD [116, 122, 129]
Department of Medicine/Vascular Medicine
Academic Medical Center
University of Amsterdam
Amsterdam, The Netherlands

Marshall A. Lichtman, MD [1, 35, 53, 64, 69, 70, 83, 86, 88, 89, 95, 106]
Professor of Medicine and of Biochemistry and Biophysics
University of Rochester Medical Center
Rochester, New York

Jane L. Liesveld, MD [88, 89]
Professor of Medicine (Hematology-Oncology)
James P. Wilmot Cancer Institute
University of Rochester Medical Center
Rochester, New York

Ton Lisman, PhD [128]
Professor of Experimental Surgery
Surgical Research Laboratory and Section of Hepatobiliary Surgery
    and Liver Transplantation
Department of Surgery
University Medical Center, Groningen
Groningen, The Netherlands

John S. (Pete) Lollar III, MD [127]
Aflac Cancer Center and Blood Disorders Services
Department of Pediatrics
Emory University
Atlanta, Georgia

Christine Lomas-Francis, MSc, FIBMS [136]
Technical Director
Laboratory of Immunohematology and Genomics
New York Blood center
New York, New York

José A. Lópéz, MD [117]
Chief Scientific Officer
Bloodworks Northwest
Professor of Medicine and Biochemistry
University of Washington
Seattle, Washington

Robert Lowsky, MD [23]
Division of Blood and Marrow Transplantation
Stanford University
Stanford, California

Gerard Lozanski, MD [93]
Director, Hematopathology
Medical Director
Flow Cytometry Laboratory
Associate Professor—Clinical
Department of Pathology
The Ohio State University
Columbus, Ohio

Naomi L. C. Luban, MD [55]
Professor, Pediatrics and Pathology
George Washington University Medical Center
Division Chief, Laboratory Medicine
Director, Transfusion Medicine/Donor Center
Children's National Medical Center
Washington, D.C.

Crystal L. Mackall, MH [21]
Head, Immunology Section and
Chief, Pediatric Oncology Branch
National Cancer Institute
Bethesda, Maryland

Aaron J. Marcus, MD* [115]
Professor of Medicine
Weill Cornell Medical College
Attending Physician
New York Harbor Healthcare System
New York, New York

Elaine R. Mardis, PhD [11]
Robert E. and Louise F. Dunn Distinguished Professor of Medicine
Co-director, The Genome Institute, Division of Genomics and
    Bioinformatics, Department of Medicine, Washington University
    School of Medicine
Siteman Cancer Center, Washington University School of Medicine
Saint Louis, Missouri

Fabienne McClanahan, MD, PhD [76]
Barts Cancer Institute
Centre for Haemato-Oncology
Queen Mary University of London
London, United Kingdom

Kenneth L. McClain, MD, PhD [71]
Professor of Pediatrics
Texas Children's Cancer Center/Hematology
Baylor College of Medicine
Houston, Texas

Jeffrey McCullough, MD [138]
Professor
Department of Laboratory Medicine and Pathology
American Red Cross Professor, Transfusion Medicine
University of Minnesota Medical School
Minneapolis, Minnesota

Janice McFarland, MD [137]
Blood Center of Southeast Wisconsin
Milwaukee, Wisconsin

Shannon L. Meeks, MD [127]
Aflac Cancer Center and Blood Disorders Services
Department of Pediatrics
Emory University
Atlanta, Georgia

Neha Mehta, MD [104]
Department of Medicine
Memorial Sloan Kettering Cancer Center
New York, New York

Marzia Menegatti, MD [124]
Angelo Bianchi Bonomi Hemophilia and Thrombosis Center
Fondazione IRCCS Ca' Granda Ospedale Maggiore Policlinico
University of Milan
Milan, Italy

Giampaolo Merlini, MD [109]
Director, Center for Research and Treatment of Systematic
    Amyloidoses
University Hospital Policlinico San Matteo
Professor, Department of Medicine
University of Pavia
Pavia, Italy

Dean D. Metcalfe, MD [63]
Chief, Laboratory of Allergic Diseases
Chief, MCBS/LAD
NAID/National Institute of Health
Bethesda, Maryland

H. A. Mettine Bos, HA, PhD [113]
Assistant Professor
Division of Thrombosis and Hemostasis
Einthoven Laboratory for Experimental Vascular Medicine
Leiden University Medical Center
Leiden, The Netherlands

Saskia Middeldorp, MD, PhD [130]
Department of Vascular Medicine
Academic Medical Center
Amsterdam, The Netherlands

Martha P. Mims, MD, PhD [8]
Professor of Medicine
Section Chief, Section of Hematology/Oncology
Baylor College of Medicine
Houston, Texas

Constantine S. Mitsiades, MD, PhD [22]
Assistant Professor of Medicine
Dana-Farber Cancer Institute
Harvard Medical School
Boston, Massachusetts

Joel Moake, MD [51]
Senior Research Scientist and Associate Director
Biomedical Engineering Laboratory
Rice University
Houston, Texas

Narla Mohandas, D.Sc [31]
Red Cell Physiology Laboratory
New York Blood Center
New York, New York

Emile R. Mohler III, MD [134]
Director, Vascular Medicine
Professor of Medicine
Division of Cardiovascular Medicine
Perelman School of Medicine at the University of Pennsylvania
Philadelphia, Pennsylvania

Jeffrey J. Molldrem, MD [27]
Professor of Medicine
Stem Cell Transplantation and Cellular Therapy,
MD Anderson Cancer Center
Houston, Texas

Alison Moskowitz, MD [104]
Department of Medicine
Memorial Sloan Kettering Cancer Center
New York, New York

Laurent O. Mosnier, PhD [114]
Associate Professor
Department of Molecular and Experimental Medicine
The Scripps Research Institute
La Jolla, California

William A. Muller, MD, PhD [115]
Magerstadt Professor and Chair
Department of Pathology
Feinberg School of Medicine
Northwestern University
Chicago, Illinois

Natarajan Muthusamy, DVM, PhD [73]
Professor of Medicine
Division of Hematology
Department of Internal Medicine
The Ohio State University
Columbus, Ohio

Kalyan Nadiminti, MD [105]
Division of Hematology/Oncology & Blood and Marrow Transplantation
Department of Pathology, Carver College of Medicine
University of Iowa Health Care
Iowa City, Iowa

Srikanth Nagalla, MBBS, MS [56]
Assistant Professor of Medicine
Division of Hematology
Cardeza Foundation for Hematologic Research
Thomas Jefferson University
Philadelphia, Pennsylvania

Kavita Natrajan, MBBS [49]
Associate Professor of Medicine
Division of Hematology/Oncology
Georgia Regents University
Augusta, Georgia

Marguerite Neerman-Arbez, PhD [125]
Professor
Department of Genetic Medicine and Development
University of Geneva Faculty of Medicine
Geneva, Switzerland

Robert S. Negrin, MD [23]
Division of Blood and Marrow Transplantation
Stanford University
Stanford, California

Luigi D. Notarangelo, MD [80]
Professor of Pediatrics and Pathology
Harvard Medical School
Jeffrey Modell Chair of Pediatric Immunology Research
Division of Immunology, Children's Hospital Boston
Boston, Massachusetts

Hans D. Ochs, MD [80]
Professor of Pediatrics
Jeffrey Modell Chair of Pediatric Immunology Research
Division of Immunology
Seattle Children's Research Hospital
Department of Pediatrics
University of Washington
Seattle, Washington

Elizabeth O'Donnell, MD [107]
Massachusetts General Hospital
Boston, Massachusetts

Mark J. Osborn, PhD [30]
Assistant Professor
Pediatrics
Blood and Marrow Transplantation, Stem Cell Institute
University of Minnesota
Minneapolis, Minnesota

Charles H. Packman, MD [54]
Professor of Medicine
University of North Carolina School of Medicine
Levine Cancer Institute, Hematologic Oncology and Blood Disorders
Charlotte, North Carolina

James Palis, MD [7]
Professor of Pediatrics
University of Rochester Medical Center
Rochester, New York

Charles J. Parker, MD [40]
Professor of Medicine
Division of Hematology and Bone Marrow Transplantation
University of Utah School of Medicine
Salt Lake City, Utah

Flora Peyvandi, MD [124]
Angelo Bianchi Bonomi Hemophilia and Thrombosis Center
Fondazione IRCCS Ca' Granda Ospedale Maggiore Policlinico
University of Milan
Milan, Italy

John D. Phillips, PhD [58]
Associate Professor of Medicine
Division of Hematology
University of Utah School of Medicine
Salt Lake City, Utah

Mortimer Poncz, MD [118]
Jane Fishman Grinberg Professor of Pediatrics
Perelman School of Medicine at the University of Pennsylvania
Children's Hospital of Philadelphia
Philadelphia, Pennsylvania

Prem Ponka, MD [59]
Professor of Physiology and Medicine
Lady Davis Institute
McGill University
Montreal, Quebec, Canada

Pierluigi Porcu, MD [94]
Professor of Internal Medicine
Division of Hematology, and Comprehensive Cancer Center
The Ohio State University
Columbus, Ohio

Jaroslav F. Prchal, MD [84]
Director, Department of Oncology
St. Mary's Hospital
Montreal, Quebec, Canada

Josef T. Prchal, MD [32, 33, 34, 45, 50, 57, 59, 84, 86]
The Charles A. Nugent, M.D., and Margaret Nugent Professor
Division of Hematology, Pathology, and Genetics
University of Utah
Salt Lake City, Utah
Department of Pathophysiology
First Faculty of Medicine
Charles University
Prague, Czech Republic

Oliver W. Press, MD, PhD [95, 97, 98, 99]
Acting Senior Vice President, Fred Hutchinson Cancer Research Center
Acting Director, Clinical Research Division, FHCRC
Recipient, Dr. Penny E. Peterson Memorial Chair for Lymphoma Research
Professor of Medicine and Bioengineering
University of Washington
Seattle, Washington

Gordana Raca, MD, PhD [13]
Section of Hematology/Oncology
Department of Medicine and The University of Chicago Comprehensive Cancer Center
University of Chicago
Chicago, Illinois

Noopur Raje, MD [107]
Massachusetts General Hospital
Boston, Massachusetts

Jacob H. Rand, MD [131]
Professor of Pathology and Medicine
Director of Hematology Laboratory
Montefiore Medical Center
The University Hospital for the Albert Einstein College of Medicine
Bronx, New York

A. Koneti Rao, MD [120]
Sol Sherry Professor of Medicine
Director of Benign Hematology, Hemostasis and Thrombosis
Co-Director, Sol Sherry Thrombosis Research Center
Temple University School of Medicine
Philadelphia, Pennsylvania

Gary E. Raskob, PhD [133]
Dean, College of Public Health
Regents Professor, Epidemiology and Medicine
The University of Oklahoma Health Science Center
Oklahoma City, Oklahoma

Vishnu VB Reddy, MD [45]
Department of Pathology,
University of Alabama in Birmingham,
Birmingham, Alabama

John C. Reed, MD, PhD [15]
Pharmaceutical Research & Early Development
Roche Innovation Center-Basel
Basel, Switzerland

Majed A. Refaai, MD [138]
Associate Professor
Department of Pathology and Laboratory Medicine
University of Rochester Medical Center
Rochester, New York

Marion E. Reid, PhD, DSc (Hon.) [136]
(Retired)
New York Blood Center
New York, New York

Pieter H. Reitsma, PhD [113]
Professor in Experimental Molecular Medicine
Division of Thrombosis and Hemostasis
Einthoven Laboratory for Experimental Vascular Medicine
Leiden University Medical Center
Leiden, The Netherlands

Andrew R. Rezvani, MD [23]
Division of Blood and Marrow Transplantation
Stanford University
Stanford, California

Katayoun Rezvani, MD [27]
Professor of Medicine
Stem Cell Transplantation and Cellular Therapy
MD Anderson Cancer Center
Houston, Texas

Paul G. Richardson, MD [22]
Professor of Medicine
Dana-Farber Cancer Institute
Harvard Medical School
Boston, Massachusetts

Stanley R. Riddell, MD [26]
Member, Clinical Research Division
Fred Hutchinson Cancer Research Center
Seattle, Washington

Jia Ruan, MD, PhD [135]
Associate Professor
Department of Medicine
Weill Cornell Medical College
Associate Attending Physician
New York Presbyterian Hospital
New York, New York

Daniel H. Ryan, MD [2, 3]
Professor Emeritus
Department of Pathology and Laboratory Medicine
University of Rochester Medical Center
Rochester, New York

J. Evan Sadler, MD, PhD [132]
Ira M. Lang Professor of Medicine
Washington University School of Medicine
St. Louis, Missouri

Andrew I. Schafer, MD [134]
Professor of Medicine,
Director, The Richard T. Silver Center for Myeloproliferative
   Neoplasms,
Weill Cornell Medical College
New York, New York

Stanley L. Schrier, MD [4]
Professor of Medicine (Hematology)
Active emeritus
Division of Hematology
Stanford University School of Medicine
Stanford, California

Christopher S. Seet, MD [74]
Department of Medicine
Division of Hematology/Oncology
David Geffen School of Medicine
University of California
Los Angeles, California

George B. Segel, MD [7, 35]
Professor of Pediatrics, Emeritus
Professor of Medicine
University of Rochester Medical Center
Rochester, New York

Uri Seligsohn, MD [116, 129]
Professor of Hematology and Director
Amalia Biron Research Institute of Thrombosis and Hemostasis
Sheba Medical Center
Tel-Hashomer and Sackler Faculty of Medicine
Tel Aviv University
Tel Aviv, Israel

Sanford J. Shattil, MD [121]
Professor and Chief, Division of Hematology-Oncology
Department of Medicine
University of California, San Diego
Adjunct Professor of Molecular and Experimental Medicine
The Scripps Research Institute
La Jolla, California

Taimur Sher, MD [108]
Division of Hematology/Oncology
Mayo Clinic
Jacksonville, Florida

Brian F. Skinnider, MD [96]
Clinical Associate Professor
Department of Pathology
Vancouver General Hospital, British Columbia Cancer Agency, and
    University of British Columbia
Vancouver, British Columbia, Canada

Sherrill J. Slichter, MD [139]
Professor of Medicine
Department of Medicine, Division of Hematology
University of Washington School of Medicine
Bloodworks Northwest
Seattle, Washington

C. Wayne Smith, MD [60, 61]
Professor and Head, Section of Leukocyte Biology
Department of Pediatrics
Baylor College of Medicine
Houston, Texas

Stephen D. Smith, MD [98]
Associate Professor, Internal Medicine Division of Medical Oncology
University of Washington
Seattle, Washington

Susan S. Smyth, MD, PhD [112]
Jeff Gill Professor of Cardiology
Chief, Division of Cardiovascular Medicine
Medical Director, Gill Heart Institute
University of Kentucky
Lexington, Kentucky

David P. Steensma, MD [87]
Department of Medical Oncology
Division of Hematological Malignancies
Dana-Farber Cancer Institute
Boston, Massachusetts

Sean R. Stowell, MD, PhD [127]
Department of Pathology and Laboratory Medicine
Emory University
Atlanta, Georgia

David Stroncek [137]
Department of Transfusion Medicine
National Institutes of Health
Bethesda, Maryland

Madina Sukhanova, PhD [13]
Section of Hematology/Oncology
Department of Medicine and the Center Research Center
University of Chicago
Chicago, Illinois

Perumal Thiagarajan, MD [32, 33]
Professor of Medicine and Pathology
Baylor College of Medicine
Director, Blood Bank and Hematology Laboratory
Michael E. DeBakey VA Medical Center
Houston, Texas

Jakub Tolar, MD, PhD [30]
Professor, Department of Pediatrics
Blood and Marrow Transplantation, Stem Cell Institute
University of Minnesota
Minneapolis, Minnesota

Steven P. Treon [109]
Director, Bing Center for Waldenstrom's Macroglobulinemia
Dana-Farber Cancer Institute
Associate Professor, Harvard Medical School
Boston, Massachusetts

Guido Tricot, MD, PhD [105]
Division of Hematology/Oncology & Blood and Marrow
    Transplantation
Department of Pathology, Carver College of Medicine
University of Iowa Health Care
Iowa City, Iowa

Giorgio Trinchieri, MD [77]
Director, Cancer and Inflammation Program
Chief, Laboratory of Experimental Immunology
Center for Cancer Research, NCI, NIH
Bethesda, Maryland

Wouter W. van Solinge, PhD [47]
Professor of Laboratory Medicine
Head of Department
Chair and Medical Director Division Laboratories and Pharmacy
Department of Clinical Chemistry and Haematology
University Medical Center Utrecht
Utrecht, The Netherlands

Cornelis van 't Veer, PhD [113]
Associate Professor
Center for Experimental and Molecular Medicine
Academic Medical Center
Amsterdam, The Netherlands

Richard van Wijk, PhD [47]
Associate professor
Department of Clinical Chemistry and Haematology
Division Laboratories and Pharmacy
University Medical Center Utrecht
Utrecht, The Netherlands

Sumithira Vasu, MBBS [79]
Assistant Professor
Medical Director, Cell Therapy Lab
Blood and Marrow Transplantation Section
Division of Hematology
The Ohio State University
Columbus, Ohio

John Wagner, MD [30]
Professor, Department of Pediatrics
Blood and Marrow Transplantation, Stem Cell Institute
University of Minnesota
Minneapolis, Minnesota

Dietlind L. Wahner-Roedler, MD [110]
Professor of Medicine
Mayo Clinic
Rochester, Minnesota

Zandra E. Walton [14]
Abramson Family Cancer Research Institute
Perelman School of Medicine
University of Pennsylvania
Philadelphia, Pennsylvania

Peter A. Ward, MD [19]
Godfrey D. Stobbe Professor of Pathology
Department of Pathology
University of Michigan Medical School
Ann Arbor, Michigan

Andrew J. Wardlaw, MD, PhD [62]
Institute for Lung Health
Department of Infection
Immunity and Inflammation
Leicester University Medical School
Leicester, United Kingdom

Jeffrey S. Warren, MD [19]
Aldred S. Warthin Professor of Pathology
Department of Pathology
University of Michigan Medical School
Ann Arbor, Michigan

Lukas D. Wartman, MD [11]
Assistant Professor, Section of Stem Cell Biology
Division of Oncology, Department of Medicine, Washington
   University School of Medicine
Siteman Cancer Center, Washington University School of Medicine
Assistant Director, Section of Cancer Genomics
The Genome Institute, Washington University School of Medicine
St. Louis, Missouri

Sir David J. Weatherall, MD [48]
Professor
Weatherall Institute of Molecular Medicine
John Radcliffe Hospital
Headington, Oxford, United Kingdom

Robert Weinstein, MD [28]
Professor of Medicine and Pathology
University of Massachusetts Medical School
Chief, Division of Transfusion Medicine
UMass Memorial Medical Center
Worcester, Massachusetts

Karl Welte, MD [65]
Senior-Professor
Department of Pediatrics
University of Tübingen
Tübingen, Germany

Erik Wendlandt, PhD [105]
Division of Hematology/Oncology & Blood and Marrow
   Transplantation
Department of Pathology, Carver College of Medicine
University of Iowa Health Care
Iowa City, Iowa

Sidney Whiteheart, PhD [112]
Professor
Molecular and Cellular Biochemistry
University of Kentucky College of Medicine
Lexington, Kentucky

Lucia Wolgast, MD [131]
Assistant Professor of Pathology (Clinical)
Director, Clinical Laboratories, Moses Division
Associate Director, Hematology Laboratories
Montefiore Medical Center/Albert Einstein College of Medicine
Department of Pathology
Bronx, New York

Neal S. Young, MD [36]
Hematology Branch
National Heart, Lung, and Blood
National Institutes of Health
Bethesda, Maryland

Fenghuang Zhan, MD, PhD [105]
Division of Hematology/Oncology & Blood and Marrow
   Transplantation
Department of Pathology, Carver College of Medicine
University of Iowa Health Care
Iowa City, Iowa

Ari Zimran, MD [72]
Gaucher Clinic
Shaare Zedek Medical Center
Jerusalem, Israel

Pier Luigi Zinzani, MD, PhD [101]
Professor
Institute of Hematology "L. e A. Seràgnoli"
University of Bologna
Bologna, Italy

中文版前言

《威廉姆斯血液学》从 1972 年问世以来,已历经半个世纪,作为血液学领域最权威的工具书,为全世界从事血液学研究和血液疾病临床诊疗的工作者提供了非凡的帮助。陈竺、陈赛娟等人荣幸地接受了《威廉姆斯血液学》第 8 版中文版翻译任务,在第 8 版的翻译中注重科学性和专业性,获得了国内同行们的高度赞誉。此次,人民卫生出版社编辑同志找到我们,让我们组织第 9 版《威廉姆斯血液学》的翻译,我们感到很光荣,这是对我们前面工作的肯定,同时也感到任务重大,唯有认真翻译好每一个章节,才能不辜负读者们的信任。

近年来血液学取得了突破性的进展,高通量测序技术已经被广泛地应用于血液学领域,分子和细胞生物学以及免疫学的飞速发展也已经改变了血液疾病的诊疗方式,分子靶向治疗在多种血液疾病上成功应用。第 9 版《威廉姆斯血液学》的改动,也体现了这一变化。全书 139 个章节,较第 8 版新增了 4 个章节并且对其他章节进行了修改。其中第 4 章"血液学会诊"、第 14 章"血液肿瘤细胞的新陈代谢"是此版新增的章节,第 8 版"表观遗传学和基因组学"这一章节被分割成了两个章节来反映这两个领域的进展,"肝素诱导的血小板减少症(HIT)"(第 118 章)独立成了一个新的章节。第 15 章"造血系统细胞凋亡机制"新增了"自我吞噬"这个专题,这些章节的变动和重新组织,能够帮助我们更好地理解这些疾病的病理生理学机制。

2017 年 9 月 21 日在北京召开了翻译工作启动会议,邀请了国内众多血液学专家参加,陈竺、陈赛娟、吴德沛、黄晓军、赵维莅组织协调翻译工作。会上大家商定以第 8 版中文版为蓝本,进行增删和更新,要求注意科学准确,语言流畅易读,保证高效高质量完成翻译工作。来自上海交通大学医学院附属瑞金医院、苏州大学附属第一医院、北京大学人民医院等全国 26 家知名医院及研究机构的 155 名学者参与了本次翻译工作,为本版《威廉姆斯血液学》的出版发行做出了卓越的贡献。整个翻译过程经过了初审、互审、返修和总审四个阶段,并经人民卫生出版社严格审校后才得以正式出版。

在此,我们要对曾经参与第 8 版翻译工作的阮长耿、刘建湘、王建祥、朱自严和诸江表示感谢,你们卓越的工作为我们此次翻译校对打下了坚实的基础。上海血液研究所的赵维莅教授、苏州大学附属第一医院陈苏宁教授、苏州大学朱力教授付出了大量的时间和精力,为翻译稿件的校对做出了重要贡献。华中科技大学胡豫、上海交通大学任瑞宝和王学锋、中国医学科学院肖志坚作为新加入的译者,细致认真地完成了相应章节的翻译、互审等工作。我们还要特别感谢人民卫生出版社的郝阳董事长、姬放董事长助理、汪仁学编审以及为翻译工作做出贡献的人卫社的工作人员们。

我们以对原著负责,对读者负责的态度完成了第 9 版《威廉姆斯血液学》的翻译工作,这些内容能对国内血液学工作者提供帮助,是我们全体译者的荣幸。但由于时间仓促,一些新的进展较多,不足之处恳请广大读者和同道批评指正。

陈竺　陈赛娟　吴德沛

2018 年 8 月

原 版 前 言

从 1972 年第 1 版《威廉姆斯血液学》(*Williams Hematology*) 出版到这部第 9 版《威廉姆斯血液学》的完成,代表了我们长达半个世纪坚持不懈的努力。这一版《威廉姆斯血液学》将会提供血液系统疾病病理生理学以及治疗相关的最新知识。

我们对凝血相关通路以及血细胞疾病的理解不断深入,使得此领域相关知识飞速增长。这也给编写一本综合性的血液学教科书带来了巨大的挑战。个人基因组测序、对"隐藏 DNA"以及非编码 RNA 的分析、蛋白质组学、代谢组学以及其他组学的发展,使得这些技术被广泛地应用于血液学领域。有了这些技术的帮助,我们对自己所关注疾病的发病机制有了更为深入的了解。分子和细胞生物学以及免疫学的飞速发展也使得诊断和治疗的方式得到了进一步的提高,以上这些进展令我们印象深刻。针对特定分子靶点的治疗在多种血液疾病上成为了现实。可以毫不夸张地说,血液学治疗的设计应用可以作为其他医学领域治疗探索的典范。

此版《威廉姆斯血液学》重新设计排版,使得不论是书本中的知识还是相关链接的获取都变得更加便捷。同时,我们也仔细地重新组织了内容结构,使得其能够更好地展现我们对血液系统疾病起源的深入认识。我们对每一章节都进行了修正或者重新编写,以确保提供最新的知识。我们新增了 4 个章节并且对其他章节进行了修改。第 4 章"血液学会诊"是此版新增的章节。第八版"表观遗传学和基因组学"这一章节被分割成了两个章节来反映这两个领域的进展。由于血液肿瘤细胞代谢的机制是血液系统疾病诸多药物靶点的基础,因此我们新增了第 14 章"血液肿瘤细胞的新陈代谢"。第 15 章"造血系统细胞凋亡机制"新增了"自我吞噬"这个专题,因为这个主题越来越重要,它能够帮助我们理解血细胞发展的生理学机制。"肝素诱导的血小板减少症(HIT)"(第 118 章)独立成了一个新的章节,来反映其病理生理机制以及临床的重要性。我们认识到,血液学诊断的核心是血液及骨髓细胞形态检测,与过去的版本一样,我们继续在每一章节提供疾病主题相关的含有丰富信息的彩图,使得读者能够更加便捷地获取这些对诊断极为重要的细胞形态学插图。

第 9 版《威廉姆斯血液学》同样可以在线获取,其是著名网站 www.accessmedicine.com 的一部分。该网站能够直接链接综合性药物治疗的数据库以及其他重要的医学数据,包括《哈里森内科学》和《古德曼·吉尔曼治疗学的药理学基础》。《威廉姆斯血液学在线版》是这个网站强大的资源库的一部分,该网站涵盖了医学教育及实践领域的所有学科。《威廉姆斯血液学在线版》同样也提供了 Pubmed 链接,方便读者获取章节中所引用的论文。

另外,第 9 版《威廉姆斯血液学》手册同样将会进行修改,以提供诊断和治疗相关的进展。这本方便手册将展现原书相应章节中临床工作方面最突出的内容,这使得我们能够在短时间内获取有用的信息。这本手册也将会提供 iphone 以及其他手机的版本。

第 9 版《威廉姆斯血液学》的读者会注意到我们的编辑团队发生了变化。在第 9 版中,Marcel Levi 博士(第 8 版编辑团队成员)、Oliver Press 博士、Linda Burns 博士和 Michael Caligiuri 博士加入了包括 Kenneth Kaushansky 博士、Marshall Lichtman 博士和 Josef Prchal 博士在内的固定编辑团队。

共有 101 位工作人员为这部包括 139 个章节的参考书的出版做出了贡献。我们感谢他们为这部综合的、最新的参考书所做的工作。我们付出了巨大的努力,在各个章节中增加了血液学基础和临床相关方面的新进展,我们同时也细致地关注各章节的篇幅,并将这些进展浓缩在每一章节中。

每一位编辑在编写其主要负责章节的过程中,都有着相关领域专家的协助和支持。我们感谢犹他州盐湖城的 Susan Madden;华盛顿州西雅图的 Nancy Press 和 Deborah Lemon;俄亥俄州哥伦布的 Annie Thompson、Rebecca Posey 和 Kimberly Morley;他们对这部参考书的出版做出了贡献。我们还要特别感谢纽约州罗切斯特的 Susan Daley 和纽约石溪大学的 Marie Brito,他们负责协助整理这 139 个章节,包括许多新增的图片和表格以及其他部分,他们用出色的能力和幽默感完成了这项富有挑战性的任务。我们编辑团队同样感谢麦格劳希尔集团同事们的关心和支持,包括医学出版社的 James F. Shanahan 先生、《威廉姆斯血液学》资深编辑 Karen Edmonson 以及《威廉姆斯血液学》项目开发高级编辑 Harriet Lebowitz 先生。

Kenneth Kaushansky

Marshall A. Lichtman

Joseph T. Prchal

Marcel Levi

Oliver W. Press

Linda J. Burns

Michael A. Caligiuri

第 8 版译者

主　译　陈　竺　陈赛娟

副主译　阮长耿　黄晓军　刘建湘

译　者（按汉语拼音排序）

陈　竺　陈芳源　陈赛娟　侯　健

黄　河　黄晓军　刘建湘　裴雪涛

阮长耿　王建祥　奚晓东　赵维莅

周光飚　朱　力　朱自严　诸　江

第8版前言

2010 年夏,人民卫生出版社的同志找到我们,希望我们将刚刚出版发行的 William Hematology(《威廉姆斯血液学》)第 8 版翻译成中文。提起《威廉姆斯血液学》,血液学界人士无不如雷贯耳。陈竺、陈赛娟记得在 20 世纪 70 年代末师从王振义先生攻读硕士学位之时即接触到这部畅销全球的血液学经典著作;而该书作为血液病学发展的风向标,也是刘建湘等于 90 年代跨入血液学领域学者的系统教材。当我们拿到厚厚的原版书,心中的责任感油然而生。全书共 13 部分,分 141 章,几乎涵盖了血液学的所有方面,包括血液病患者的临床评估、诊断、治疗,以及血液病的遗传、分子和细胞学基础等。第 8 版在第 7 版的基础上作了大量修改和更新,以反映血液学领域的最新进展;新增加的 2 章讨论了基因组学(第 10 章,基因组学和表观遗传学)以及细胞治疗(第 28 章,再生医学:多潜能细胞治疗用于组织替换的原则)在血液学中的应用;其他章的修改主要对白血病和淋巴瘤的临床诊断和治疗进行了更深层次的探讨;对红细胞增多症和血小板增多症等骨髓增生性疾病进行了全面综述,包括分子遗传学方面的最新成果;还增加了血液病靶向治疗和单克隆抗体治疗方面的最新进展。此外,本书还附有一张 CD,包括大量形态学照片、图解和作图,为 PPT 格式,对教学制作幻灯片十分方便。翻译好这本巨著,努力实现"信、达、雅"的目标,对原著者负责,更对中文版读者负责,是一项崇高的使命。

本书由全球 191 位知名的血液学家和其他生物医学领域的著名专家亲笔撰写,而其中有的人已经永远离开了我们,包括 2008 年刚去世的我们的良师益友 Ernest Beutler 教授。他的遗像出现在了第 8 版的扉页中,这一版也是特别奉献给他的。Ernest Beutler 教授不仅在学术上造诣颇深,在中美学术交流和对中青年科学家的提携等方面也做出了很多贡献。我们与 Ernest Beutler 教授的深厚友谊成为了对他的追思和缅怀,也是我们发起翻译第 8 版《威廉姆斯血液学》的一个巨大动力。为了启动这一浩繁的翻译工作,我们特地在 2010 年 9 月在北京召开了《威廉姆斯血液学》翻译筹备会议,邀请了众多国内血液学方面的著名专家学者,与出版社一道讨论确定了翻译工作的具体事项。为了鼓励大家能够顺利按时完成翻译工作,陈竺承诺,在两周内率先完成翻译一章,作为大家批评、参鉴的"靶子"。开始陈竺自己也不大敢相信,在繁忙的行政事务之余,能否如期完稿。然而,经过每晚 10 时至 12 时奋战两个星期后,居然完成了第 3 章的翻译,经刘建湘校对后发至同事们手中,这对其他译者无疑是个"刺激"。到 2010 年年底,翻译初稿很快出来了。然而,经大家审阅评估,发现有不少欠缺。为此,陈赛娟在杭州主持召开了另一次翻译工作会议,针对问题,大家经过讨论提出了具体的解决办法。到 2011 年年初,经过修改的第二稿已经大有改观。为了进一步提高译稿质量,陈竺、陈赛娟、刘建湘利用 2011 年五一劳动节假期,在上海奉贤又召开了一次会议,组织了一支精干的翻译校对工作小组,对第二稿进行了进一步校对、修改和完善等工作,直至达到出版社和翻译工作组认可的标准和要求。

在此,我们感谢所有参与此书翻译、校对的同道,尤其要感谢上海血液学研究所的奚晓东、诸江、赵维莅教授,中国科学院动物研究所的周光飚教授,和苏州大学医学院的朱力教授等,他们在百忙之中付出了大量时间和精力,对翻译稿的校对修改做出了卓越贡献。上海血液学研究所的闻朝君所长助理在组织、协调方面做了大量工作。此外,上海血液学研究所和中国科学院上海生命科学研究院/上海交通大学医学院健康科学研究所的同学们,包括武海燕、张伟娜、李仁柯、马列、孙海敏、王业伟和陈丽婷等参与了本书的索引标注工作,对此一并表示感谢。值此机会,我们还要感谢人民卫生出版社国际出版中心的姬放主任,她在发起、组织、协调本书的翻译工作中发挥了重要作用。人民卫生出版社在本书的翻译和出版发行中给予了大量支持。没有大家的共同努力与合作精神,是不可能完成这一艰巨任务的。

由于时间仓促,书中内容涉及面广,还包括了很多最新进展,其中很多新的名词和词汇还没有约定俗成的中文翻译,在这么短的时间内完成翻译这本鸿篇巨著,肯定会有不少的不足之处,欢迎广大读者和同仁批评指正。若此书能对同行们有所裨益,则不胜欣慰。

陈竺　陈赛娟　刘建湘

2011 年 10 月

目　　录

第一篇　临床评估

第 1 章　血液病患者的初次评估:病史和体检 ············· 3
第 2 章　血细胞检查 ············· 9
第 3 章　骨髓检查 ············· 24
第 4 章　血液学会诊 ············· 36

第二篇　淋巴造血组织器官

第 5 章　骨髓和造血微环境的结构 ············· 47
第 6 章　淋巴组织的组成和结构 ············· 78

第三篇　特殊年龄段血液学

第 7 章　胚胎和新生儿血液学 ············· 91
第 8 章　妊娠期血液学 ············· 109
第 9 章　老年血液学 ············· 118

第四篇　分子生物学与细胞生物学

第 10 章　遗传原理与分子生物学 ············· 133
第 11 章　基因组学 ············· 143
第 12 章　表观遗传学 ············· 152
第 13 章　细胞遗传学及基因异常 ············· 159
第 14 章　血液肿瘤细胞的新陈代谢 ············· 176
第 15 章　造血系统细胞凋亡机制 ············· 188
第 16 章　细胞周期调控和造血系统疾病 ············· 197
第 17 章　信号转导通路 ············· 227
第 18 章　造血干细胞、祖细胞和细胞因子 ············· 236
第 19 章　炎症反应 ············· 255
第 20 章　天然免疫 ············· 268
第 21 章　树突状细胞及适应性免疫 ············· 282

第五篇　治疗原则

第 22 章　抗肿瘤药物的药理学与毒性 ············· 289
第 23 章　造血细胞移植治疗原则 ············· 326
第 24 章　免疫功能受损患者感染的治疗 ············· 354
第 25 章　抗血栓治疗原则 ············· 364
第 26 章　免疫细胞治疗 ············· 380
第 27 章　疫苗治疗 ············· 391
第 28 章　治疗性血液成分分离术:适应证、疗效及并发症 ············· 395
第 29 章　血液疾病的基因治疗 ············· 404
第 30 章　再生医学:用于组织修复的多潜能细胞治疗 ············· 412

第六篇　红细胞

第 31 章　红细胞的结构和组成 ············· 425
第 32 章　红细胞的生成 ············· 441

第 33 章　红细胞的更新 ············· 455
第 34 章　红细胞疾病的临床表现和分类 ············· 462
第 35 章　再生障碍性贫血:获得性和遗传性 ············· 470
第 36 章　纯红细胞再生障碍性贫血 ············· 494
第 37 章　慢性病的贫血 ············· 503
第 38 章　内分泌病对红细胞生成的影响 ············· 511
第 39 章　先天性红细胞生成异常性贫血 ············· 515
第 40 章　阵发性睡眠性血红蛋白尿 ············· 523
第 41 章　叶酸、钴胺素和巨幼细胞贫血 ············· 534
第 42 章　铁代谢异常 ············· 564
第 43 章　铁缺乏和铁过载 ············· 574
第 44 章　其他营养缺乏导致的贫血 ············· 595
第 45 章　与骨髓浸润相关的贫血 ············· 601
第 46 章　红细胞膜疾病 ············· 605
第 47 章　红细胞酶相关疾病 ············· 630
第 48 章　珠蛋白生成障碍性贫血:珠蛋白合成异常 ··· 662
第 49 章　血红蛋白结构异常:镰状细胞贫血及相关疾病 ············· 694
第 50 章　高铁血红蛋白血症和其他异常血红蛋白血症 ············· 722
第 51 章　红细胞破碎性溶血性贫血 ············· 733
第 52 章　化学和物理因素引起的红细胞疾病 ············· 741
第 53 章　微生物感染引起的溶血性贫血 ············· 745
第 54 章　免疫损伤引起的溶血性贫血 ············· 752
第 55 章　胎儿和新生儿同种免疫性溶血性疾病 ············· 774
第 56 章　脾功能亢进与脾功能减退 ············· 788
第 57 章　原发性和继发性红细胞增多症 ············· 795
第 58 章　卟啉病 ············· 812
第 59 章　多克隆和遗传性铁粒幼细胞性贫血 ············· 836

第七篇　中性粒细胞、嗜酸性粒细胞、嗜碱性粒细胞和肥大细胞

第 60 章　中性粒细胞、嗜酸性粒细胞、嗜碱性粒细胞的结构和组成 ············· 847
第 61 章　中性粒细胞的产生、分布及转归 ············· 861
第 62 章　嗜酸性粒细胞及相关性疾病 ············· 868
第 63 章　嗜碱性粒细胞、肥大细胞及相关疾病 ············· 885
第 64 章　中性粒细胞异常的分类和临床表现 ············· 901
第 65 章　中性粒细胞减少与中性粒细胞增多 ············· 907
第 66 章　中性粒细胞功能异常 ············· 920

第八篇　单核细胞和巨噬细胞

第 67 章　单核细胞和巨噬细胞的结构、受体和功能 ··· 957
第 68 章　单核细胞和巨噬细胞的产生、分布和活化 ··· 985
第 69 章　单核细胞和巨噬细胞异常的分类和临床表现 ············· 998
第 70 章　单核细胞增多症与单核细胞减少症 ············· 1003

第71章　炎症性和恶性组织细胞增生症 ············· 1009
第72章　Gaucher病和相关的脂质贮积病 ············· 1027

第九篇　淋巴细胞和浆细胞

第73章　淋巴细胞和浆细胞的形态学 ············· 1041
第74章　淋巴细胞的生成 ············· 1051
第75章　B淋巴细胞和浆细胞在免疫球蛋白产生中的作用 ············· 1060
第76章　T淋巴细胞的功能：T细胞抗原受体 ······· 1075
第77章　自然杀伤细胞的功能 ············· 1088
第78章　淋巴细胞和浆细胞疾病的分类及临床表现 ············· 1094
第79章　淋巴细胞增多症和淋巴细胞减少症 ······· 1098
第80章　免疫缺陷性疾病 ············· 1109
第81章　获得性免疫缺陷综合征的血液学表现 ······· 1133
第82章　单核细胞增多综合征 ············· 1153

第十篇　恶性髓细胞疾病

第83章　克隆性髓细胞疾病的分类和临床表现 ······· 1165
第84章　真性红细胞增多症 ············· 1178
第85章　原发性血小板增多症 ············· 1193
第86章　原发性骨髓纤维化 ············· 1203
第87章　骨髓增生异常综合征 ············· 1222
第88章　急性髓细胞白血病 ············· 1251
第89章　慢性髓细胞白血病与相关疾病 ············· 1311

第十一篇　恶性淋巴组织疾病

第90章　恶性淋巴组织疾病的分类 ············· 1363
第91章　急性淋巴细胞白血病 ············· 1373
第92章　慢性淋巴细胞白血病 ············· 1393
第93章　毛细胞白血病 ············· 1415
第94章　大颗粒淋巴细胞白血病 ············· 1423
第95章　淋巴瘤概述：流行病学、病因学、异质性和原发性结外疾病 ············· 1429
第96章　淋巴瘤病理学 ············· 1444
第97章　霍奇金淋巴瘤 ············· 1459
第98章　弥漫大B细胞淋巴瘤和相关疾病 ············· 1478
第99章　滤泡性淋巴瘤 ············· 1492
第100章　套细胞淋巴瘤 ············· 1503
第101章　边缘区B细胞淋巴瘤 ············· 1512
第102章　伯基特淋巴瘤（Burkitt淋巴瘤） ············· 1518
第103章　皮肤T细胞淋巴瘤（蕈样霉菌病和Sézary综合征） ············· 1525
第104章　成熟T细胞和NK细胞淋巴瘤 ············· 1537

第105章　浆细胞肿瘤：概论 ············· 1550
第106章　原发性单克隆丙种球蛋白病 ············· 1562
第107章　骨髓瘤 ············· 1572
第108章　免疫球蛋白轻链型淀粉样变性 ············· 1610
第109章　巨球蛋白血症 ············· 1620
第110章　重链病 ············· 1635

第十二篇　凝血障碍与血栓

第111章　巨核细胞生成和血小板生成 ············· 1647
第112章　血小板形态、生物化学和功能 ············· 1661
第113章　凝血因子和止血途径的分子生物学和生物化学 ············· 1741
第114章　凝血反应的调控 ············· 1773
第115章　血管在止血中的功能 ············· 1791
第116章　出血性疾病的分类、临床表现及评估 ····· 1808
第117章　血小板减少症 ············· 1814
第118章　肝素诱导的血小板减少症（HIT） ············· 1843
第119章　反应性血小板增多症 ············· 1853
第120章　遗传性血小板质量性疾病 ············· 1856
第121章　获得性血小板质量性疾病 ············· 1887
第122章　血管性紫癜 ············· 1908
第123章　血友病A和血友病B ············· 1922
第124章　遗传性凝血因子Ⅱ、Ⅴ、Ⅴ+Ⅷ、Ⅶ、Ⅹ、Ⅺ和ⅩⅢ缺乏症 ············· 1940
第125章　遗传性纤维蛋白原异常 ············· 1957
第126章　von Willebrand病（VWD） ············· 1968
第127章　抗体介导的凝血因子缺乏 ············· 1986
第128章　肝病和肝移植相关的止血功能紊乱 ······· 1992
第129章　弥散性血管内凝血 ············· 1998
第130章　遗传性易栓症 ············· 2016
第131章　抗磷脂综合征 ············· 2025
第132章　血栓性微血管病 ············· 2042
第133章　静脉血栓形成 ············· 2055
第134章　动脉粥样硬化血栓形成：疾病发生、发展及治疗 ············· 2067
第135章　纤维蛋白溶解与血栓溶解 ············· 2088

第十三篇　输血

第136章　红细胞抗原与抗体 ············· 2113
第137章　人类白细胞和血小板抗原 ············· 2137
第138章　血液采集和红细胞输注 ············· 2149
第139章　血小板保存与临床应用 ············· 2163

索引 ············· 2173

第一篇　临床评估

第1章　血液病患者的初次评估：
　　　　病史和体检 ⋯⋯⋯⋯⋯⋯⋯⋯ 3

第2章　血细胞检查 ⋯⋯⋯⋯⋯⋯⋯⋯ 9

第3章　骨髓检查 ⋯⋯⋯⋯⋯⋯⋯⋯ 24

第4章　血液学会诊 ⋯⋯⋯⋯⋯⋯⋯⋯ 36

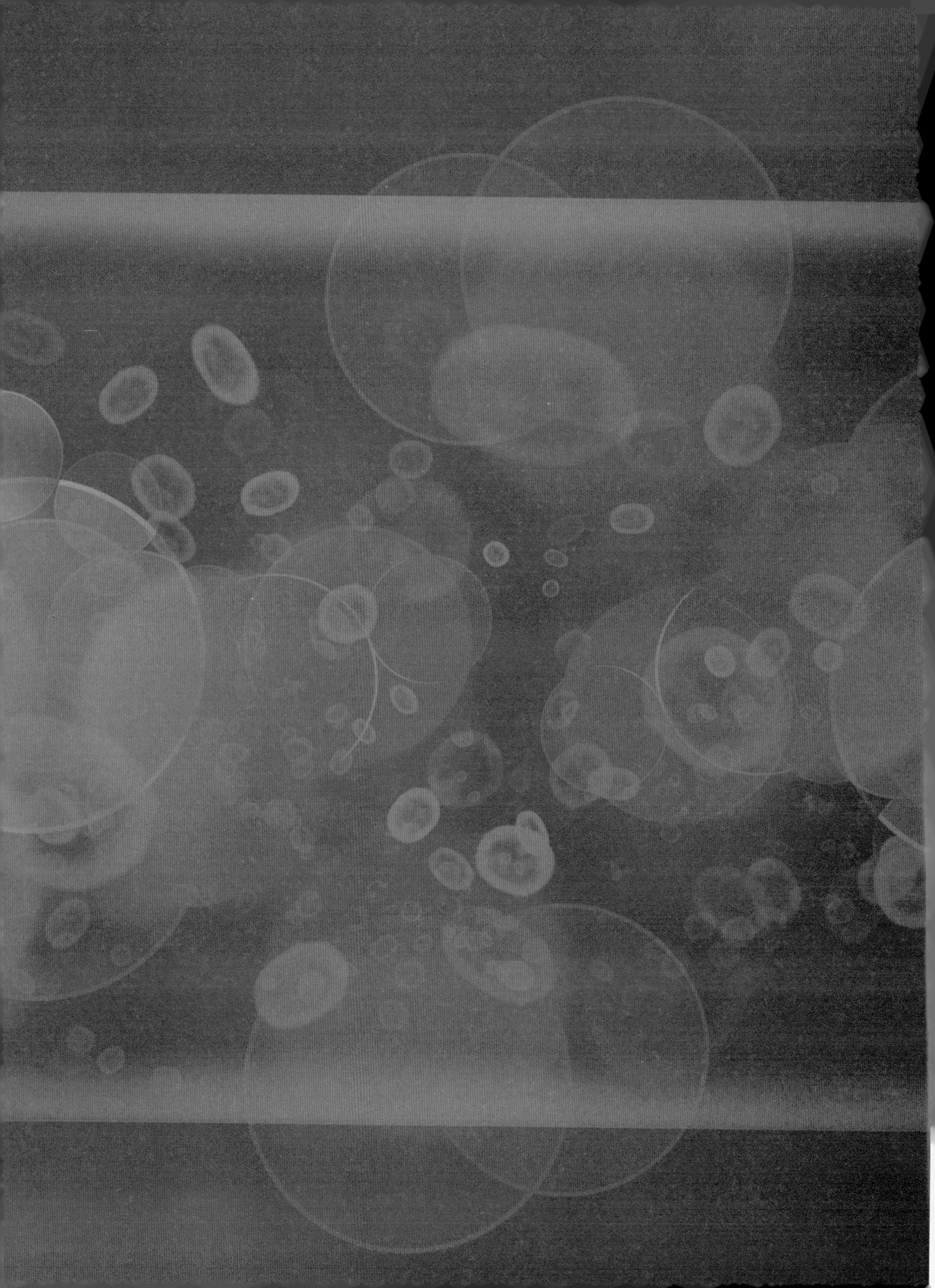

第1章
血液病患者的初次评估：病史和体检

Marshall A. Lichtman and Linda J. Burns

摘要

当怀疑患者有血液系统异常时，一开始就应该系统地询问全面病史并做体检，以明确疾病性质。医生应该系统地辨识病人的症状，并通过设计恰当的问诊了解病人最近和以前的病情，以期获得尽可能多的关于病人疾病的发病和演变过程，以及病人一般健康状况的有关信息。回顾以前的病史有助于了解疾病的发生和进展过程。对遗传和环境因素也应该进行甄别。还应该考虑到病人药物使用、营养状况和性生活等。询问完病史后，医生应该接着做体检，根据病史提供的线索，通过床旁观察，仔细寻找疾病体征，获得组织和器官异常的证据。皮肤改变，肝脏、脾脏或淋巴结肿大等体征对诊断有很大帮助。如果体检发现提示患者可能同时患有另一疾病，或者可能与原来考虑的疾病不同，应该在体检时进一步追问病史。所以，病史和体检应该被看做一个整体，提供病人疾病基本信息，并与下一步的诊断信息相整合：外周血和骨髓检查、影像检查和活体检查。

总的来说，原发性血液系统疾病常见，但我们更多看到的是继发于其他疾病的血液学表现。例如，贫血的体征和症状以及淋巴结肿大是某些血液病的常见临床发现，但在某些非原发性血液疾病也作为继发性表现经常出现。很多疾病都能产生血液病的体征和症状。所以，当结缔组织疾病患者出现贫血的体征和症状，并有明显的淋巴结肿大时，通常可发现造血系统（骨髓）或者淋巴系统（淋巴结或其他淋巴组织）以外的其他系统的原发性病变。本章主要强调原发性血液系统疾病或者血液系统疾病的并发症引起的临床表现，以避免大量罗列一般临床上遇到的体征和症状。

在以下各章讨论具体疾病时，将详细给出各具体疾病相伴的体征和症状，以及临床发现。而本章则采取一种比较一般性的系统的方式论述。

简写和缩略词

Ig，免疫球蛋白（immunoglobulin）；IL，白细胞介素（interleukin）；POEMS，多神经病、器官肿大、内分泌病、单克隆丙种球蛋白病和皮肤病变（polyneuropathy, organomegaly, endocrinopathy, monoclonal gammopathy, and skin changes）；PS，行为状态（performance status）。

血液学会诊

表1-1列出了提示反映血液学专家会诊的主要血液学异常。表1-1中列出的体征可是原发性或继发性血液疾病。例如，外周血出现不成熟粒细胞，可能反映髓系疾病如髓系白血病的表现，当然提示何种疾病也取决于这些细胞的成熟度和多少，也可能是实体肿瘤骨髓转移的反应。外周血出现有核红细胞，可能反映原发性骨髓纤维化，或者充血性心衰因缺氧导致有核红细胞冲破骨髓-外周血屏障，进入外周血。某些疾病，如肾脏、肝脏和结缔组织疾病等，容易出现血液系统异常表现。慢性酒精中毒，营养癖，某些药物都可引起血细胞或凝血因子蛋白异常。孕妇可出现贫血，血小板减少，或血管内凝血等；老年人容易出现恶性血液病、恶性贫血和老年性贫血等。病史和体检能为合理选择实验室检查和诊断提供重要线索。

表1-1 需要血液学会诊的情况

血红蛋白浓度减少（贫血）
血红蛋白浓度增高（红细胞增多症）
血清铁蛋白水平增高
血沉增速
白细胞或粒细胞减少
外周血出现未成熟粒细胞或有核红细胞
全血细胞减少
粒细胞增多：中性粒细胞、嗜酸性粒细胞、嗜碱性粒细胞、肥大细胞增多
单核细胞增多
淋巴细胞增多
淋巴结病
脾脏肿大
高丙种球蛋白血症：单克隆或多克隆
紫癜
血小板减少
血小板增多
出血不止：自发性或外伤性
部分凝血活酶时间或凝血酶原凝固时间延长
静脉血栓栓塞
血栓形成倾向
产科异常（如多次流产、死产和HELLP综合征*）

* HELLP，溶血性贫血，肝酶增高，血小板计数低

病史

在当今更强调诊疗技术手段的医疗环境下，仔细询问病史和体检收集信息的重要性正面临失去其主导地位的危险。但病史（和体检）仍然是对任何临床疾病进行评估的重要起点[1~3]。

一般症状和体征

行为状态（PS）是用半定量法评估病人致残的程度。在临床试验中评估病人可比性，确定病人可否耐受细胞毒性治疗，以及评估治疗效果等方面，行为状态都是重要指标。表1-2列

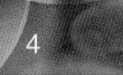

出了测量行为状态的一套好的标准[4]。有时也使用美国东部肿瘤协作组提出的简化版本（表1-3）[5]。

表1-2　行为状态分级标准（卡诺夫斯基分级）[4]	
能够进行正常活动,不需特别护理	
100%	正常;无主诉;无疾病迹象
90%	能够进行正常活动,轻微疾病体征或症状
80%	正常活动费力,有些疾病体征或者症状
不能工作,能在家生活,大多数个人生活需求可自理;需要不同程度扶助	
70%	生活能自理,不能正常活动或做体力活
60%	偶尔需要扶助,但大部个人需求可自理
50%	需要相当多的扶助,经常需要医疗护理
生活不能自理,需要相当于护理机构或医院的护理;疾病可能快速恶化	
40%	丧失活动能力,需要特殊护理和扶助
30%	严重丧失活动能力,虽不至于马上有生命危险,但需住院
20%	非常虚弱,必须住院和积极支持治疗
10%	濒死,生命过程行将结束
0	死亡

Adapted with permission from Mor V, Laliberte L, Morris JN, Wieman-nM: The Karnofsky performance status scale: An examination of its reliability and validity in aresearch setting Cancer 1984 May 1;53(9):2002-2007.

表1-3　美国东部肿瘤协作组行为状态分级[5]	
级别	活动能力
0	完全活动自如,病前所有活动不受限
1	体力要求高的活动受限,但能行走,并能进行轻微或坐姿工作,如轻微家务,办公室工作
2	能行走,生活自理,但不能承担任何体力活,非睡眠时一半以上时间可站立行走
3	生活自理能力有限,非睡眠时一半以上时间只能坐或卧
4	完全失去活动能力,生活完全不能自理,只能完全坐或卧
5	死亡

Oken MM, Creech RH, Tormey DC, et al: Toxicity and response criteria of the Eastern Cooperative Oncology Group. Am J Clin Oncol.

体重减轻是很多严重疾病的常见伴随症状,包括原发性血液病,但大多数血液病并不表现明显的体重减轻。很多"消耗性"疾病,如弥散性腺癌和结核病引起贫血,所以,极度消瘦时,应该怀疑这类疾病,而贫血可能并不是原发性异常。

发热是侵袭性淋巴瘤和急性白血病常见早期表现,是由于释放的致热源性细胞因子如白细胞介素(IL-1、IL-6、IL-8等)引起的,反映了疾病本身的特性。化疗引起的造血细胞减少或伴有免疫缺陷导致的感染也通常是引起发热的原因。不明原因的发热,应该考虑淋巴瘤,特别是霍奇金淋巴瘤。有时原发性骨髓纤维化、急性白血病、晚期骨髓增生异常综合征和其他淋巴瘤也可引起发热。极少数严重恶性贫血或溶血性贫血患者也可出现发热。严重溶血,免疫缺陷或中性粒细胞减少病人并发的菌血症可伴有寒战。夜间盗汗提示低度发热,可见于淋巴瘤或白血病患者。

疲劳、不适和虚弱在体质和精神病中均非常常见,对其评估也非常复杂和困难。在有严重疾病的患者,这些症状可能是发热,肌肉消耗或其他相关情况引起的。中度或重度贫血患者经常出现疲劳、不适或虚弱,这些症状也可见于血液系统恶性肿瘤。缺铁,甚至并没有明显贫血的缺铁也可出现疲劳或虚弱。在缓慢发展的慢性贫血,患者可能并未意识到体能下降,或其他活动能力丧失,只是在经过适当治疗获得缓解后才回顾起来。应用促红细胞生成素治疗的大多数尿毒症患者,其生活质量获得大幅改善,提示贫血引起的症状可能比传统上认为的要多。

无力可伴随贫血或恶性疾病过程的消耗,常表现为全身无力或体能下降。局部身体无力也可能由血液系统疾病并发神经系统异常所致。维生素B_{12}缺乏(如恶性贫血)患者可出现下肢无力,伴有麻木,麻刺感,步态不稳。单克隆免疫球蛋白血症可出现外周神经病。白血病、骨髓瘤或淋巴瘤患者出现一个或多个肢体虚弱,可能表明有中枢或外周神经系统侵入,或脊椎塌陷导致压缩,副肿瘤性综合征(如脑炎),或大脑或脑膜受累。血液系统恶性肿瘤可引起继发性肌病,通常表现为近端肌肉群无力。脚下垂或腕下垂可见于铅中毒、淀粉样变、系统性自身免疫性疾病或由于长春新碱(vincristine)治疗引起的并发症。瘫痪可见于急性间歇性卟啉症。

特异症状或体征

神经系统

头痛可由一些血液系统疾病相关的原因引起。贫血或者红细胞增多症可导致轻微至严重头痛。血液系统疾病患者可由于白血病或淋巴瘤侵入或压迫大脑,或由于隐球菌(cryptococcus)或分枝杆菌(mycobacterium)机会性感染中枢神经系统而导致头痛。血小板减少或者其他出血性疾病导致颅内出血或蛛网膜下腔出血可引起突然的剧烈头痛。

感觉异常可见于恶性贫血引起的外周神经病变,或继发于血液恶性肿瘤或淀粉样变性的外周神经病变。长春新碱治疗也可引起感觉异常。

意识模糊可伴发于颅内肿瘤或感染,有时也由伴发的高热引起。意识模糊还见于重度贫血、高钙血症(如骨髓瘤),血栓性血小板减少性紫癜,或高剂量糖皮质激素(glucocorticoid)治疗。意识模糊或明显智力衰退可能是恶性贫血的表现。急性间歇性卟啉症或用大剂量糖皮质激素治疗可引发明显的精神病症状。

意识障碍可能由于中枢神经系统出血、白血病或淋巴瘤产生的颅内压增高所引起。重度贫血,红细胞增多症,由血浆单克隆免疫球蛋白IgM(也可能是不太常见的IgA或者IgG)引起的血液黏滞性过高,或者白血病性高白细胞综合征,特别是慢性粒细胞白血病等,也可伴随意识障碍。

眼

结膜多血质是红细胞增多症的特点,结膜苍白则是贫血的表现。严重贫血和血小板减少症导致继发性视网膜出血有时可引起失明,巨球蛋白血症或者白血病性白细胞极度增高,导致严重黏滞性过高,可引起视觉模糊。视网膜静脉或动脉血栓可引发视觉部分或完全丧失。复视或眼球运动障碍见于眼眶肿瘤或由于肿瘤特别是结外淋巴瘤、髓外骨髓瘤或髓肉瘤（粒细胞性）压迫致第Ⅲ、第Ⅳ或第Ⅵ脑神经麻痹。

耳

眩晕、耳鸣和耳"轰鸣"可见于严重贫血，红细胞增多症，高白细胞性白血病，或巨球蛋白血症诱发的血液黏滞性过高等。梅尼埃病（耳性眩晕病，Meniere disease）就是首先在一例急性白血病伴内耳出血的患者发现的。

鼻咽、口咽部和口腔

鼻出血可发生于血小板减少，获得性或者遗传性血小板功能障碍，以及血管性血友病。嗅觉缺失症或幻嗅见于恶性贫血；鼻咽部可受粒细胞肉瘤或节外淋巴瘤浸润，其症状视浸润的结构而不同。鼻窦可受机会菌感染，如长期严重中性粒细胞减少患者的真菌感染。恶性贫血可出现舌痛或麻刺感，缺铁性贫血或维生素缺乏也可伴有舌痛或麻刺感。巨舌见于淀粉样变性；牙龈出血可发生于出血性疾病；白血病细胞浸润齿龈主要见于急性单核细胞白血病；急性白血病或严重中性粒细胞减少病人可出现严重舌或口腔黏膜溃疡；口腔干燥可能是继发于骨髓瘤等引起的高钙血症。吞咽困难可见于慢性缺铁性贫血引起的严重口腔黏膜萎缩的病人。

颈部

颈部无痛性肿大为淋巴瘤的特征，但一些其他疾病也可引起类似症状。淋巴瘤患者肿大的淋巴结可因继发感染或迅速增大而产生疼痛或触痛。疼痛或触痛性淋巴结病常见于炎症性反应，如传染性单核细胞增多症或化脓性淋巴腺炎。淋巴瘤肿大可压迫并阻塞上腔静脉引起颈、面部弥漫性肿胀。

胸腔和心脏

贫血或肺栓塞患者通常在用力后，或偶尔在安静时可同时发生气急和心悸。贫血患者还可发生充血性心衰和心绞痛。贫血对循环系统的影响部分取决于其发生的速度，慢性贫血严重时也可没有明显症状，而急性失血在还没有发生代偿性稀释引起血红蛋白下降之前就可发生休克。纵隔淋巴结肿大压迫气管或支气管可引起咳嗽。胸痛可由淋巴瘤、多发性骨髓瘤累及肋骨或胸骨、神经根浸润或受压，或由带状疱疹引起，带状疱疹引起的胸痛通常发生在出现皮肤病变前几天。吸气引起胸痛或咯血，提示可能是肺梗死。在慢性髓系白血病或急性白血病、偶尔在原发性骨髓纤维化或骨髓内淋巴瘤或骨髓瘤暴发性增生时，都可出现相当严重的胸骨触痛。

胃肠系统

吞咽困难在"鼻咽、口咽和口腔"中已提及。食欲减低是常见症状但通常无特异性诊断价值。高钙血症和氮质血症可引起食欲减低、恶心和呕吐。在血液系统疾病中可能出现的各种定义不详的消化道症状都归类为"消化不良"。脾脏极度肿大可引起腹胀，少食饱腹感，反酸、呃逆或不适，但也可以完全没有任何症状。淋巴瘤阻塞肠道、腹膜后出血、铅中毒、继发于长春花生物碱（vinca alkaloids）治疗的肠梗阻、急性溶血、过敏性紫癜、镰状细胞贫血的腹部危象、急性间歇性卟啉病等均可引

起腹痛。腹泻可发生于恶性贫血，它也是各种形式肠吸收不良的突出症状，但严重的肠吸收不良也可不发生腹泻。脂肪痢是小肠吸收不良的明显特征。小肠淋巴瘤也可引起肠吸收不良。血小板减少或其他出血性疾病相关的胃肠出血常常表现为呕血或黑便，但也可能表现为隐匿性的。出血性疾病伴肠病变可出现便血。高钙血症病人或接受长春花生物碱治疗的病人可发生便秘。

泌尿生殖系统

血液系统肿瘤或恶性贫血所致的脊髓或外周神经损害可引起阳痿或膀胱功能紊乱。阴茎异常勃起可见于高白细胞性白血病、原发性血小板增多症或镰状细胞贫血。血尿可见于血友病 A 或者 B。红尿见于血管内溶血（血红蛋白尿）、肌红蛋白尿或卟啉尿。注射蒽环类抗生素（anthracycline）或经常口服苯基偶氮吡啶二胺 [phenazopyridine，马洛芬（mallophene），pyridium] 类药物等可使尿液变红。使用去铁胺甲磺酸酯（deferoxamine mesylate，除铁灵，desferal）可使尿液呈铁锈色。某些药物可诱发闭经，如抗代谢药或烷化剂。月经过多是缺铁的常见原因，必须详细询问患者以获得妊娠史和月经失血程度的准确病史。出血量可通过半定量的方法获得，如通过估计大量出血的天数（通常<3）、一般出血天数（通常<7），所用卫生棉条或卫生巾数量（如需用双层卫生巾，表明出血量大）、卫生巾浸湿程度和形成的血块，以及询问如："你是否有过拿掉卫生棉条后有血源源不绝的涌出？"然而，客观区分月经过多（每次超过 80ml）和正常月经失血的最好方法是利用毛巾或者卫生棉条图表的目测技术来确定[6]。出血性疾病患者可发生月经过多。

背部和四肢

背痛可伴随急性溶血反应发生，或因急性白血病或进展性淋巴瘤累及骨骼或神经系统而引起。背痛是骨髓瘤的最常见症状之一。

关节炎或关节痛可见于血液恶性疾病，特别是儿童急性淋巴细胞白血病，骨髓纤维化、骨髓增生异常综合征，和溶血性贫血引起尿酸产生增多而继发的痛风，也可见于没有痛风的浆细胞恶病质、急性白血病和镰状细胞贫血，以及过敏性紫癜。关节炎可伴随血色沉着病发生，但两者相关性尚不确切，关节炎通常从手部小关节（第二和第三掌关节）开始，磷酸钙脱水晶体沉着可能引起急性滑膜炎发作。严重出血性疾病患者可发生关节积血引起明显的关节疼痛。自身免疫性疾病可表现为贫血和（或）血小板减少性紫癜，后来出现关节炎表现。脾梗死可引起左肩疼痛，慢性溶血性贫血如遗传性球形红细胞增多症相关的胆囊疾病可引起右肩疼痛。血液恶性肿瘤累及骨骼可引起骨痛；骨痛还常见于先天性溶血性贫血如镰状细胞贫血，也可见于骨髓纤维化。霍奇金淋巴瘤病人饮酒可诱发病变部位疼痛，包括骨骼。淋巴瘤肿块或深静脉血栓可阻塞静脉或淋巴管，引发下肢，有时为单侧的水肿。深静脉血栓也可引起上肢水肿。

皮肤

皮肤表现对血液系统疾病有非常重要的意义，包括皮肤纹理或颜色的改变，瘙痒及特异或非特异皮肤病变。缺铁性贫血病人的皮肤可变得干燥，头发干而细，指甲脆。甲状腺功能低

下可引起贫血,患者的皮肤干燥、粗糙,呈鳞状。恶性贫血,先天性或获得性溶血性贫血患者可呈现明显黄疸。恶性贫血病人因黄疸和苍白同时出现故其皮肤被形容为"柠檬黄"。血液系统恶性肿瘤,特别是淋巴瘤,累及肝脏或造成胆管阻塞,也可出现黄疸。苍白是贫血患者常见的伴随症,但有些严重贫血病人却可不表现苍白。真性红细胞增多症患者可并发难受的红斑性肢痛病。斑片状或广泛的红皮病发生于皮肤 T 细胞淋巴瘤和某些慢性淋巴细胞白血病或淋巴细胞性淋巴瘤。在骨髓移植后的移植物抗宿主病,其皮肤常常受累,有时甚至非常严重。血色病患者可有青铜色或灰色皮肤色素沉着。遗传性或获得性正铁血红蛋白血症、硫化血红蛋白血症、氧亲和力降低的异常血红蛋白,以及原发性和继发性红细胞增多症,都可出现皮肤发绀。有冷球蛋白或冷凝集素的个体,在暴露于冷空气后耳或指端可发绀。

霍奇金淋巴瘤可出现皮肤瘙痒,甚至极度搔痒而无可见皮肤病变。蕈样真菌病(mycosis fungoides)或其他累及皮肤的淋巴瘤也可表现皮肤瘙痒。相当多的红细胞增多症病人诉浴后皮肤瘙痒。

淤点和淤斑最常见于血小板减少性紫癜、非血小板减少性紫癜、获得性或遗传性血小板功能异常,以及血管性血友病。如果没有创伤,这些淤点和淤斑通常不会引起疼痛,但精神性紫癜和红斑结节可出现疼痛。伤后易淤血是常见的主诉,尤其是女性,当没有其他出血症状时,仔细检查也经常发现不了异常。但是,该症状可能说明是轻微的遗传性出血性疾病,如血管性血友病或血小板病之一。

浸润性病变可发生于白血病(皮肤性白血病)和淋巴瘤(皮肤性淋巴瘤),有时是病人来看病的主诉。单核细胞白血病比其他类型白血病发生皮肤浸润的频率高。坏死性病变可见于血管内凝血、暴发性紫癜和华法林(warfarin)诱发的皮肤坏死,极少数情况下血液循环有冷球蛋白或冷凝集素的患者,当暴露在寒冷中,也可发生皮肤坏死。

腿部溃疡是镰状细胞贫血常见症状,在其他遗传性贫血极少见。

药物和化学物品

药物

药物治疗,不论是医生处方药还是自购药品,在当今社会极为普遍。药物常常诱发或者加重血液病,因此,非常有必要向所有病人了解其详细的用药史,包括药物的疗效和副作用。有规律地服药,包括非处方药,常常成为病人生活方式的一部分,病人常常忘记告诉医生,或认为服用的不是"药",像阿司匹林(aspirin)、轻泻药(laxatives)、镇定药(tranquilizers)、药用铁剂,维生素、其他营养添加剂和镇静剂(sedatives)都属于这一类。其次,药物可能以病人没有意识到的形式摄入,如食物中的抗生素或汤力水(tonicwater)中的奎宁(quinine)。有时有必要在不同时机,详细具体、坚持不懈地反复询问病人才能获得病人完整的用药史。从每个病人获得有关饮酒的详情非常重要,饮酒四问"CAGE"——关于是否考虑过减少酒量(cutting-down)、是否因为受别人批评而苦恼(annoyed)、是否有罪恶感(guilty)、是否早晨起来就要喝一杯酒来醒脑(eye-opener)——可有效了解病人饮酒史。也应询问病人是否使用毒品。替代药

和中草药的使用很普遍,许多病人认为这些不属于药品,或故意隐瞒用药情况。不带偏见地询问病人,才有可能成功获得病人服用这类药物的情况。有些病人把药品(drugs)这个词等同于毒品或禁药(illicit drugs),而不是医用药(medicines),所以,应该弄清楚所有服用的药物,包括处方药、自备药、替代药,等等。

化学物品

除了药物外,大多数人经常接触周围环境的各种化学物质,其中有些可能有潜在的危害性并导致血液系统毒性反应,如贫血或白细胞减少。职业史应该询问有无有害化学物质接触史,有无接触到胶水、溶剂等化学物质的兴趣爱好。如果怀疑是一种有毒物质,必须仔细评估病人日常活动和环境,因为病人有可能是偶然接触了大量有毒的化学物质。

预防接种

由于可能继发急性免疫性血小板减少使得疫苗接种问题变得复杂。最显著的是婴儿接种麻疹-腮腺炎-风疹疫苗(measles,mumps,rubella,MMR)后。免疫性血小板减少在接种的儿童中发生率约为 1/25 000,常发生在接种后 6 周内,大多为自限性。没有证据表明先前患有免疫性血小板减少的儿童在接种 MMR 疫苗后存在疾病复发风险[7]。分析显示,迄今为止在年长儿童和青少年中注射其他疫苗(甲型肝炎,白喉-百日咳-破伤风,或水痘)罕有免疫性血小板减少发生,尚未明确疫苗接种导致免疫性血小板减少的危险性[8]。

营养

母乳喂养的小孩如果不补充铁则可出现缺铁性贫血。了解营养信息有利于推测饮食缺乏对贫血的影响。禁食某类食物,如素食主义者,或进食生鱼可为巨幼细胞贫血发病提供线索。

家族史

详细的家族史对研究血液病患者非常重要(参见第 10 章),对溶血性贫血,应询问亲属中有无黄疸、贫血和胆结石。对止血障碍或静脉栓塞的病人,必须特别注意家庭成员中是否有出血表现和静脉血栓栓塞。如果是常染色体隐性遗传病如丙酮酸激酶缺乏病,患者父母通常不患病,但其兄弟姊妹中可能已经有相似的临床综合征。询问关于死于婴儿期兄弟姐妹的情况尤其重要,因为这些情况可能被忘记,尤其对年龄大的病人。如果怀疑 X 连锁遗传,有必要询问外祖父、舅舅、兄弟和侄子、外甥的症状。显性遗传性疾病患者如遗传性球形红细胞增多症,医生应该能够在父母一方以及很可能在同胞兄弟和病人的子女中也发现这些病的特征。种族背景在考虑某些疾病的诊断时也非常重要,如 α 和 β 珠蛋白生成障碍性贫血(thalassemia)、镰状细胞贫血、葡萄糖-6-磷酸脱氢酶(G-6-PD)缺乏、血红蛋白 E 和其他有着特定地理分布的遗传性疾病,如在地中海地区或东南亚。

性生活史

由于人类免疫缺陷病毒(HIV)感染的流行,询问病人的性生活,特别是查明传播 HIV 的危险性显得非常重要。

血液病的预防

理想上,医生的目的是预防疾病,而对血液病专家来说存

在许多预防血液病发生的机会,包括识别个别遗传危险因素、避免潜在疾病发病等。预防性治疗是预防更加及时的一个方面,因为这种预防要靠医生介入,如为避免蛋白 C 缺乏症杂合子病人发生静脉栓塞,或在这些病人大手术时给予预防性肝素。血液病专家也可通过强化参与社区医疗的努力来预防疾病,例如消除环境中可能致儿童贫血的铅污染源。产前诊断可为一些家庭提供有关胎儿是否患有某种血液病的信息。

● 体格检查

对每一位病人应做详细的体检,对各系统都要认真检查,以获得对病人一般健康状况的全面了解。人体的某些部位与血液病尤其相关,因此应予以特别重视。这些部位包括皮肤、眼、舌、淋巴结、骨骼、肝脾以及神经系统。

皮肤

苍白和潮红

皮肤的颜色与皮肤中含有的色素和通过皮肤毛细血管的血液有关。血液对皮肤颜色的影响对诊断贫血或红细胞增多症有指导作用,因为血红蛋白水平降低可引起苍白,而血红蛋白水平增高引起皮肤潮红。皮肤中色素的多寡可影响皮肤颜色,可能误导临床医生,例如由于色素减少而皮肤变白或因色素过多而使皮肤颜色失去指导意义。

血流量和血红蛋白量的改变能改变皮肤颜色,这也可能误导临床医生。情绪变化既可引起苍白也可致面部潮红。寒冷或酷热同样可引起皮肤苍白或潮红。长期风吹或日晒能引起持久的皮肤发红,长期饮酒可致面部发红。皮肤发红的程度能通过拇指用力压迫皮肤来判断,如按压前额,使毛细血管中的血液排空,松开拇指后立即比较受压迫部位与周围未受压部位皮肤的颜色。

黏膜和甲床对判断贫血或红细胞增多症通常较皮肤更可靠。结膜和牙龈可因为炎症不能真实反映血红蛋白水平,或者,由于嘴唇压迫,牙龈可呈浅白色。牙龈和甲床也可有色素沉着,使毛细血管模糊不清。有些个体的甲床毛细血管的颜色要从侧面或指甲末端压迫指尖才能完全看清。

掌面的皱褶也可用来判断血红蛋白水平,手掌完全展开时应该呈粉红色,否则表示血红蛋白在 70g/L 或以下。肝病可诱发手掌鱼际和小鱼际隆起发红,即便在贫血病人也如此。

发绀

检查皮肤发绀就像检查苍白一样,可因为皮肤色素而很难判断。发绀综合反映血红蛋白减少程度、高铁血红蛋白或硫化血红蛋白的总量。当血红蛋白降低至约 50g/L,高铁血红蛋白含量达 15 ~ 20g/L,或硫化血红蛋白含量达 5g/L 时,可引起明显的发绀。

黄疸

黄疸(jaundice)可在结膜、黏膜,或者没有较深色素的皮肤观察到。黄疸病人应在白天自然光下检查,而不要在白炽灯或者荧光灯下,因为黄色灯光会掩盖病人的皮肤黄色。黄疸是由于皮肤被胆色素染色所致,葡萄糖醛酸胆红素(直接反应或结

合胆红素)比未结合胆红素更易使皮肤着色。如果胆红素水平在 2 ~ 3mg/dl 以下,肉眼观察不到皮肤黄疸。皮肤黄色色素沉着也可见于胡萝卜素血症,特别在幼小儿童。

淤点和淤斑

淤点较小(1 ~ 3mm),是由皮肤内出血引起的圆形、红色或棕色皮肤病变,主要发生在静脉压力高的部位,如下肢。这些淤点压之不褪色,用玻片或放大镜按压最易显示。淤点有时稍稍隆起,可触摸得到,这种表现提示血管炎。淤斑可大小、形态不一,视皮肤出血的程度和时间,可显红色、紫色、蓝色或黄绿色。淤斑可呈扁平或隆起状,有些有疼痛和触痛。遗传性出血性毛细血管扩张症呈现细小,扁平,无脉动的,紫罗兰色淤斑,压之褪色。

表皮脱落

某些血液系统疾病如霍奇金淋巴瘤,即便没有皮肤病变,也可出现严重瘙痒。抓痒导致皮肤表皮脱落是皮肤严重瘙痒症的唯一体征。

腿部溃疡

开放性溃疡或溃疡愈合后的瘢痕常见于镰状细胞贫血患者的内外踝,在其他遗传性贫血极少见。

指甲

通过检查指甲发现苍白或发红在前面已有讨论。慢性、严重缺铁性贫血患者的指甲可出现纵向皱褶和扁平,或由凸变凹,后者也被称作反甲,现在已经很少见。

眼

通过检查眼可发现黄疸、苍白或多血症。通过检查巩膜比检查皮肤更易发现黄疸。血液系统疾病患者还必须做检眼镜检查。视网膜出血和渗出液发生于患严重贫血和血小板减少的病人,这些出血通常呈典型的"火焰状"出血,但出血面很大可使视网膜隆起,看起来像黑色肿瘤。中心呈白色的圆形出血也常见。静脉扩张可见于红细胞增多症;在巨球蛋白血症患者中,静脉充血呈节段状,就像一节一节的香肠。

口腔

口腔黏膜苍白已讨论过(见前文"苍白和潮红"段落)。口腔黏膜溃疡常发生于中性粒细胞减少症病人。白血病患者也可因为牙龈浸润而表现红肿和出血。黏膜出血见于出血性疾病。铅中毒病人的牙基部牙龈处可因硫化铅沉积而形成一条黑线。恶性贫血和缺铁性贫血患者的舌头可变得完全光滑。有上颌义齿的病人可因为机械磨损致舌头乳突萎缩。营养缺乏的病人舌头可变得又红又光滑,并可伴有口角开裂,但口角开裂也可因为安装了吻合不佳的义齿所致。舌头增大,摸起来比正常的硬,可能表明有原发性淀粉样变性。

淋巴结

淋巴结广泛分布于全身,任何单个或一组淋巴结在发生疾病时均可受累及。体检时主要注意检查颈部、锁骨上、腋下、肱骨内上髁、腹股沟或髂股区域的肿大或触痛的淋巴结。正常成

人仅在腹股沟处的淋巴结容易被触摸到,在此处 0.5~2.0cm 大小的数个硬淋巴结,正常情况下与腹股沟韧带下面和股骨三角区内的致密筋膜相连。在正常儿童颈部还可触及多个小的(0.5~1.0cm)的淋巴结。锁骨上的淋巴结只在病人做瓦尔萨尔瓦手法时有时可触到。

虽然有些体表的淋巴结增大肉眼可见,但淋巴结通常都是通过触诊检查。触诊动作应轻柔,最好用指尖作环型移动,缓慢增加压力。触痛的淋巴结通常提示炎症,但快速增生的淋巴瘤在触诊时也可产生触痛。

不能通过触诊检查的深部淋巴结可通过特定的造影技术手段检查,包括 CT、磁共振(MRI)、超声波检查、镓造影术、正电子发射断层扫描等(PET)[9,10]。

胸腔

肋骨或胸骨的触痛是一个易被忽视的重要体征。全身性骨痛加剧见于白血病,局部性骨痛加剧见于浆细胞骨髓瘤或转移性肿瘤。应该用指尖间歇性施加一定压力,全面检查所有骨头表面以确定可能的受累区域。

脾脏

正常成人脾脏在体检时通常不能触及,但偶尔可以摸到脾尖[11]。正常脾脏是否可触及可能与体型有关,但也有不同观点。通过叩诊、触诊或两者结合可检查出肿大的脾脏[12]。某些肿大的脾脏可通过突出的腹壁观察到。

正常脾重约150g,位于腹腔横膈膜下,紧邻后外侧腹壁,位于下3根肋骨的水平。当脾脏增大时,它仍然紧贴腹壁,其下端向下、向前、向右伸展。脾脏仅增大40%便可触及,但也有显著脾肿大在体检时仍不能触及的情况。通过放射性同位素扫描或超声波检查估计脾的大小,与脾切除或尸体解剖后确定的脾脏重量之间有较好的吻合,但也有不完全符合的情形[13]。虽然体检时经常摸不到肿大的脾脏,但能摸到正常大小的脾脏却极不寻常。所以,能触及脾脏通常是有意义的体征发现。

增大的脾脏正好位于腹壁下,可观察到其随呼吸而移动。如果脾脏中度增大,可以摸到脾切迹。检查脾脏时,病人应放松,取仰卧位,体检者站在病人的右侧,轻轻地以右手触其左上腹,同时左手掌放在其后外侧的下部肋骨上向前施加压力。这样,脾脏向下移动,可被手指触及。如果没触到,应该重复检查,每次将右手向腹股沟韧带方向移动2cm。最好在第一次检查时让病人右侧位,左膝关节弯曲进行检查,重复检查时让病人取仰卧位。

有时不能肯定左上象限摸到的肿块就是脾脏,因为胃、结肠、肾或胰腺的肿块可在体检时摸起来像脾肿大。当不能确定左上象限肿块性质时,影像学检查通常可给出准确诊断[13~15]。

肝脏

右上象限触及肝脏边缘常常用于检查肝脏肿大,尽管已有证据显示此方法不精确。为了适当评估肝脏大小,有必要通过叩诊决定肝脏的上下边缘[16,17]。正常肝脏在右肋缘下4~5cm可触及,但上腹部通常触不到。肝浊音界最好用离中线右侧8、10或12cm的一根特定直线来表示。检查的技术应标准化以便于进行多次连续测量,用这种方式测定的正常肝脏的垂直跨

度在平均体型的男性变化范围大约10cm,女性大约小2cm。因为技术不一样,每个医生应通过自己的方式测定正常的肝浊音界范围。放射性同位素扫描数据与常规体检结果的比较显示,正常的肝脏在体检时常被认为有肝脏大,而增大的肝脏却被认为正常。影像检查常用于显示局部浸润性病变[18~20]。

神经系统

对很多血液病患者必须进行神经功能的全面评估。维生素 B_{12} 缺乏损害大脑、嗅觉、脊髓和外周神经功能,严重慢性维生素 B_{12} 缺乏可导致不可逆的神经性退行性病变。白血病脑膜炎常表现有头痛、视觉受损或脑神经功能紊乱。脑内肿瘤生长或脊髓受压迫可由恶性淋巴瘤或浆细胞瘤引起。白血病、淋巴瘤和骨髓瘤病人可因为肿瘤浸润、出血、感染或副肿瘤综合征而发生各种各样神经系统异常。原发性单克隆丙种球蛋白病患者可出现若干类型的感觉和运动神经病变。多神经病是 POEMS 的特征,POEMS 表现为多神经病、器官肿大、内分泌病、单克隆丙种球蛋白病和皮肤病变。

关节

膝、肘、踝、肩、腕或髋关节畸形可能是因血友病 A、血友病 B 或严重因子Ⅶ缺乏导致反复出血引起,通常是出血的关节畸形明显。

翻译:薛胜利、张聚斌　互审:黄晓军　校对:吴德沛

参考文献

1. Bickley LS: *Bates Guide to Physical Examination and History Taking*, 11th ed. Lippincott Williams & Wilkins, Philadelphia, 2012.
2. Sackett DL: A primer on the precision and accuracy of the clinical examination. *JAMA* 267:2638, 1992.
3. Williams ME: *Geriatric Physical Diagnosis: A Guide to Observation and Assessment.* McFarland & Company, Jefferson, NC, 2008.
4. Mor V, Laliberte L, Morris JN, Wiemann M: The Karnofsky performance status scale: An examination of its reliability and validity in a research setting. *Cancer* 53:2002, 1984.
5. Oken MM, Creech RH, Tormey DC, et al: Toxicity and response criteria of the Eastern Cooperative Oncology Group. *Am J Clin Oncol* 5:649, 1982.
6. Janssen CAH, Scholten PC, Heintz APM: A simple visual assessment technique to discriminate between menorrhagia and normal menstrual blood loss. *Obstet Gynecol* 85:977, 1995.
7. Black C, Kaye JA, Jick H: MMR vaccine and idiopathic thrombocytopaenic purpura. *Br J Clin Pharmacol* 55:107, 2003.
8. O'Leary ST, Glanz JM, McClure DL, et al: The risk of immune thrombocytopenic purpura after vaccination in children and adolescents. *Pediatrics* 129:248, 2012.
9. Grubnic S, Vinnicombe SJ, Norman AR, Husband JE: MR evaluation of normal retroperitoneal and pelvic lymph nodes. *Clin Radiol* 57:193, 2002.
10. Atula TS, Varpula MJ, Kurki TJI, et al: Assessment of cervical lymph node status in head and neck cancer patients: Palpation, computed tomography and low-field magnetic resonance imaging compared with ultrasound-guided fine needle aspiration cytology. *Eur J Radiol* 25:152, 1997.
11. Arkles LB, Gill GD, Nolan MP: A palpable spleen is not necessarily enlarged or pathological. *Med J Aust* 145:15, 1986.
12. Barkun AN, Camus M, Green L, et al: The bedside assessment of splenic enlargement. *Am J Med* 91:512, 1991.
13. Benter T, Klühs L, Teichgräber U. Sonography of the spleen. *J Ultrasound Med* 30:1281, 2011.
14. Lamb PM, Lund A, Kanagasbay RR, et al: Spleen size: How well do linear ultrasound measurements correlate with three-dimensional CT volume assessments? *Br J Radiol* 75:573, 2002.
15. Palas J, Matos AP, Ramalho M. The spleen revisited: An overview on magnetic resonance imaging. *Radiol Res Pract* 2013:219297, 2013.
16. Castell DO, O'Brien KD, Muench H, Chalmers TC: Estimation of liver size by percussion in normal individuals. *Ann Intern Med* 70:1183, 1969.
17. Tucker WN, Saab S, Rickman LS, Mathews WC: The scratch test is unreliable for detecting the liver edge. *J Clin Gastroenterol* 25:410, 1997.
18. Bennett WF, Dova JG: Review of hepatic imaging and a problem-oriented approach to liver masses. *Hepatology* 12:761, 1990.
19. Barloon TJ, Brown BP, Abu-Yousef MM, et al: Teaching physical examination of the adult liver with the use of real-time sonography. *Acad Radiol* 5:101, 1998.
20. Elstein D, Hadas-Halpern I, Azuri Y, et al: Accuracy of ultrasonography in assessing spleen and liver. *J Ultrasound Med* 16:209, 1997.

第2章
血细胞检查

Daniel H. Ryan

摘要

血细胞计数和血涂片形态检察对血液病诊断非常重要，并能提供有关很多其他退行性疾病，炎症性疾病和肿瘤性疾病在血细胞数量和形态方面改变的信息。血细胞的数量和质量是主要造血组织——骨髓功能的综合反映，因此血细胞检查是原发性血液病诊断和后期随访的重要组成部分。通过对血细胞的细致分析后再进一步决定是否实施骨髓检查以及其他特殊检查。目前不断发展的自动血细胞分析仪是检测血细胞计数的主要工具，可提供一系列新的定量参数，并可标记需要人工显微检查的异常样本。有别于其他器官系统，血液系统的血液是唯一可立即便捷地进行一定程度定量细节分析的组织标本。

简介

血液检查是为了回答以下问题：骨髓是否正在生产正常数量的各主要造血细胞系的成熟细胞？各个造血细胞系的发育

简写和缩略词

CHr，网织红细胞特异血红蛋白含量（reticulocyte-specific hemoglobin content）；EDTA，乙二胺四乙酸（ethylenediami-netetraacetic acid）；fl，飞升（femtoliter）；FRC，破碎红细胞计数（fragmented red cell counts）；Hct，血细胞比容（hematocrit）；HYPO，低于红细胞血红蛋白浓度临界值的红细胞百分比（percentages of red cells falling below acutoff for hemoglobin concentration）；HypoHe，低于红细胞血红蛋白含量临界值的红细胞百分比（percentages of red cells falling below acutoff for hemoglobin content）；Ig，免疫球蛋白（immunoglobulin）；MCH，平均细胞血红蛋白（mean cell hemoglobin）；MCHC，平均细胞血红蛋白浓度（mean cell hemoglobin concentration）；MCV，平均细胞体积（mean cell volume）；MCVr，网织红细胞平均细胞体积（mean cell volume of reticulocytes）；MPV，平均血小板体积（mean platelet volume）；NHANES，（美国）国家健康和营养检查调查（National Health and Nutrition Examination Survey）；NK，自然杀伤细胞（natural killer）；PDW，血小板体积分布宽度（platelet volume distribution width）；RBC，红细胞（red blood cell）；RDW，红细胞分布宽度（red cell distribution width）；RET-He，网织红细胞特异血红蛋白含量（reticulocyte-specific hemoglobin content）。

质量是否正常？血液中是否存在异常细胞（例如白血病和淋巴瘤细胞）？自动血细胞计数仪是可靠、快速、性价比高的血细胞计数工具，可用于筛查原发性或继发性造血异常。某些血细胞计数结果必须通过血涂片显微镜检察加以证实，并注意各系血细胞分化是否有异常。在血液检查的基础上，医生应重点评估骨髓功能，或者注意继发性累及造血系统的其他系统性疾病。

全血细胞计数是各种临床情形下必不可少的诊断步骤，同样，白细胞分类计数和血液涂片检查，尽管筛查隐性疾病时应用有限，但在大多数疾病的初步鉴别诊断中是非常重要的。本章分别论述血细胞定量的计数和定性的形态学检查，但这两者的区别不是绝对的，随着技术的进步，原来被认为是"定性"的检查可能变成"定量"检查。

血细胞的定量检查

自动血细胞分析技术的原理

自动血细胞分析技术是现代血液学实验室的基石，可进行快速、性价比高和准确的血细胞分析，包括具有诊断价值的新指标。因为血细胞的形态和功能的复杂性，需要由有经验的医师直接作血涂片染色的显微镜检查。然而，自动血细胞分析技术已可用于分析大多数样本并给出报告，并且可利用规定的标准（"参数"）选择那些需要进一步显微镜下复检的标本。血细胞自动分析仪通常整合了多个专利软件中的识别标准，这些标准是基于多参数显示下模式识别相关的可接受性标准，或者针对同一细胞类型在不同检测模式下的比较。这些标准在软件中经常进行更新，或者为提高检测灵敏度和特异性在引入新检测模式时进行更新。通过这种方式，仪器可以识别样本中的细胞或不能肯定确认的异常细胞，进而经验丰富的形态学家可以镜检该样本。用户可以调整或抑制其中的一些参数以实现适当的平衡，从而最小化假阳性和假阴性率。最佳平衡点取决于接受检查的病人数量。基于已发表的对比数据及当时常用的仪器，已经制定了血涂片人工检查的指南[1]。用于评价和调整单个实验室中的检测标准参数的流程已有描述[2]人工复检可包括血涂片扫描以及更详细的血涂片检查包括白细胞分类计数，或者根据实验室定义的标准进行的医生复查[3]需要人工血涂片检查的样本比例因仪器和病人的类型而异。研究表明人工复查率在10%~30%之间[4-6]，假阴性率（即未标注需复检的异常样本）在大约3%~14%之间变化[1,4]。现有仪器条件下大部分假阴性结果与红细胞和血小板形态有关，诊断意义相对有限[4]。随着方法学的不断改进和数据分析的逐步精细化，将进一步减少不必要的人工血涂片复检。根据实验室大小和工作量，可选择将自动血细胞分析仪与自动血涂片制备仪和自动影像分析仪连接，有助于利用传统的光学显微镜进行人工血细胞形态学检查，或者进行数字化影像的在线观察[7]。这些仪器可以帮助实施临时准确分类计数[8]，但通常是由一个技术专家或医生对问题细胞进行最终分类判别。

各种不同血细胞自动分析仪的特点见有关报道[9]。本章也不再详细讨论个别仪器，而只在下面总结目前最新仪器应用的基本原理。不同类型的血细胞出现频率的变化范围可达很多个数量级，从红细胞（每微升数百万）到嗜酸性粒细胞（每微升数打）；正常和异常血细胞的结构也非常复杂。这给血细胞自动分析带来了巨大挑战。在过去几十年里,仪器变得越来越复杂,使用多个指标,以便能在绝大多数病人标本产生更加精确的结果。在通用的血细胞自动分析仪中,血样本被吸入,分成不同的液流。这些液流再与能满足特定分析目的的不同缓冲液混合,例如,使用不同的裂解液来分离所有白细胞或者白细胞亚群,测量血红蛋白或者检测含髓过氧化物酶白细胞的试剂,以及各种荧光染料等。检测基本上是在改进的流式细胞仪进行(参见第 3 章),当样本通过流式细胞仪时,一系列探头可对每一流动的液流进行测量。常用的测量原理包括不同角度的光散射,电阻抗和电导率,荧光,或液流中被染色细胞的光吸收。光散射可了解细胞大小(应用低入射角散射),核分叶,胞质颗粒(应用高入射角散射)和折射率,而散射光的偏振可作为额外指标。如果缓冲液使红细胞变成球形红细胞以排除细胞形态不规则的影响,利用不同角度的光散射可了解血红蛋白含量,以及单个红细胞的大小。细胞大小还可通过测量电阻的变化来估算。当细胞进入一有直流电的狭窄孔径时,电阻大小与细胞大小成正比。这就是最初的库尔特原理(Coulter principle),是为纪念发明带电颗粒计数仪的华莱士库尔特(Wallace Coulter)命名的[10]。射频电容测量还可提供有关细胞内结构方面的信息,是对直流电测量的补充。使用不同强度的去污剂或 pH 值的裂解液可分离某些白细胞类型,如将嗜碱性粒细胞和未成熟粒细胞与主要的正常血细胞分离。此外,含有能结合核

酸的荧光染料的裂解缓冲液可用来测量细胞总 RNA 和 DNA,在某些分析仪用来帮助区分不同的白细胞类型。用能结合 RNA 的染料染色后,荧光测量通常可用来进行网织红细胞和血小板的检测和分型。血红蛋白测量以及某些仪器测定过氧化物酶阳性粒细胞的原理都是光吸收。仪器可联合应用不同技术来改善分析的准确性和精确性[11](图 2-1)。为确定某一特定结果或者作为一个整体的标本的变量分布是否足以处在期望变量范围内,以便结果报告具有高度可信性,或者该标本是否应该被标上"标签"需要作进一步分析或人工血涂片复查(图 2-2),都涉及非常复杂的算法。血细胞自动分析仪和流式细胞仪在方法学上有明显的重叠(流式细胞仪,参见第 3 章)。后者的特点是广泛使用荧光染色标记抗体来识别细胞亚型。这些仪器已经取代了繁杂的人工,但同时又对实验室技术人员提出了更高的要求来分析解读这些结果。血细胞自动分析仪已经被用于精确计算体液中常见的较小数量的血细胞[12],但准确的分类计数[13]和检测患者体液中的原始细胞仍然存在挑战[14]。

在血液学中,由于上述的许多原因,"床边"检查比典型的临床化学分析物更具有挑战性。用于床边检查血红蛋白、总白细胞、三分类白细胞计数、疟疾寄生虫病和 CD4[+] T 细胞计数的仪器已经在上文叙述,主要针对标准实验室检测条件受限的临床环境,要证明这种检测策略的可靠性和临床影响,还有很多工作要做[15]。

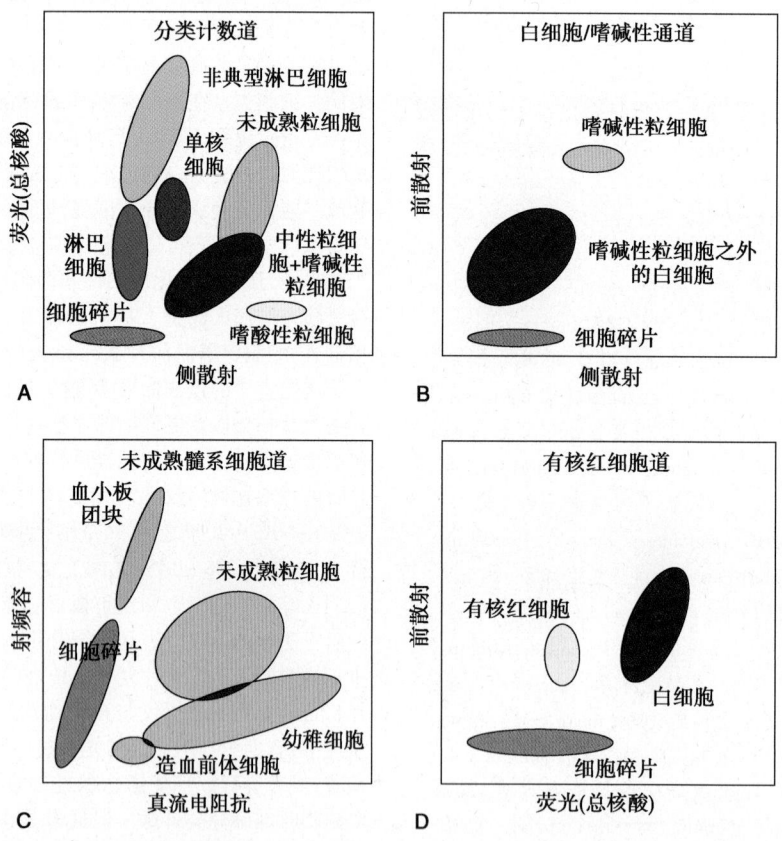

图 2-1　自动血细胞分析仪多参数细胞分类计数示意图。以 Sysmex XE-2100 为例,白细胞分类计数方法为:(A)DNA/RNA 荧光测定。在溶解红细胞的血标本中,是用聚甲基染料对高角度(侧)光散射;(B)同一标本用酸溶解以保存嗜碱性粒细胞结构后,侧光散射对低角度(前)光散射;(C)应用可保存膜脂质含量较低的未成熟细胞的裂解试剂,用直流(DC)电阻抗对射频(RF)容;(D)溶解标本用核酸染料染色,可分辨有核红细胞(NRBC),因为白细胞核 DNA/RNA 含量比红细胞高

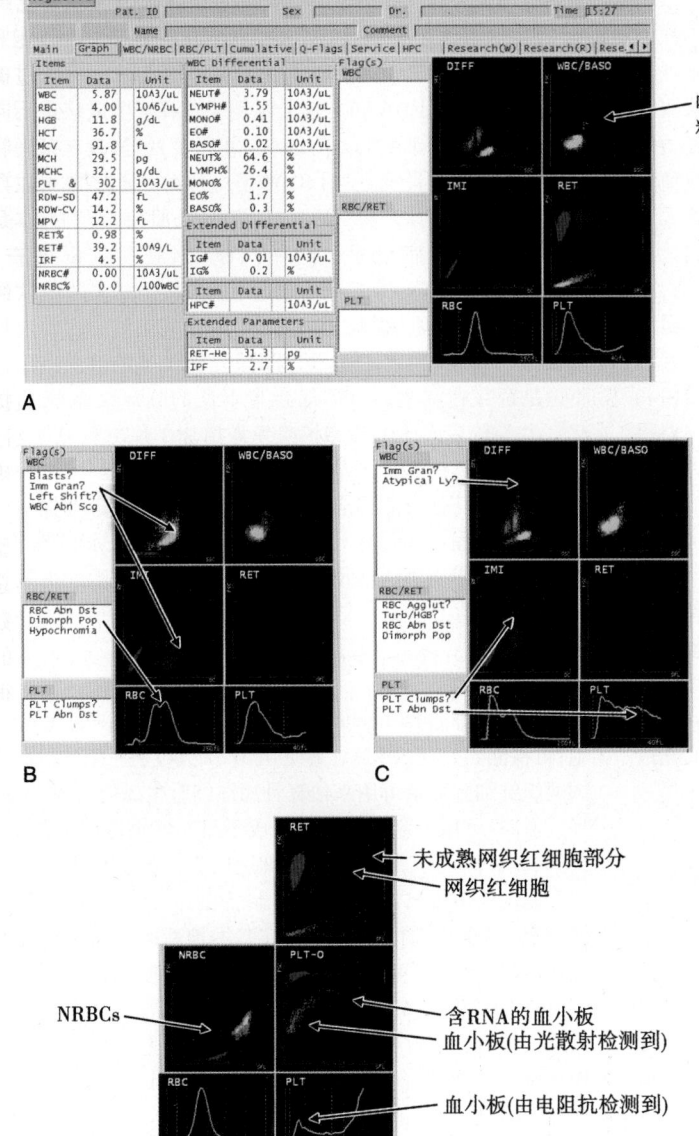

图2-2　图示举例说明有异常发现的样本是怎样被标记进一步做人工检查。A. 正常标本显示主要变量和结果是怎样展示的。B. 在 DIFF（白细胞分类计数）和 IMI（未成熟髓系细胞）直方图上显示的未成熟粒细胞，以及双形态红细胞群。C. 多重标示，包括不典型淋巴细胞区域的细胞，和有异常血小板体积分布的血小板团块。D. 有核红细胞（NRBC），网织红细胞和网织血小板用另一组不同的指标显示。本图不是系统解释技术细节，而是显示在目前高通量仪器上应用与多参数光散射，电阻抗，电容和荧光测定等偶联的不同溶解反应来分析血细胞

红细胞的自动分析

一些红细胞参数（例如平均红细胞体积［MCV］、红细胞数量、血红蛋白浓度、红细胞分布宽度［RDW］）是直接测量的，而另一些参数（如红细胞比容、平均细胞血红蛋白［MCH］、平均细胞血红蛋白浓度［MCHC］）都是从以上主要测量数据推算出来的。

红细胞数量和比容的测量

在电子仪器测量中，红细胞比容（hematocrit，Hct；红细胞占全血体积的比例）是由直接测量得到的红细胞数量与 MCV 相乘算出来的（Hct［μl/100μl］=RBC［×10⁻⁶/μl］×MCV［fl］/10）。当出现常温下仍然具有结合能力的红细胞自身抗体时（冷凝集素和某些自身免疫性溶血性贫血），可观察到红细胞计数减少和 MCV 假性增高。此时红细胞凝集，会影响红细胞计数（RBC）和 MCV 的准确性，而算出来的比容也不准。

红细胞比容还可通过离心的方法测定，应用足够的离心力使红细胞沉积，同时尽量减少细胞外液滞留。传统上这种方法是在充满血液的毛细管中进行，将毛细管在一个小的桌面离心机高速离心完成，所以也称为"微比容"，或非正式地称为"离心比容"。在定量测定血红蛋白的标准化方法出现之前，血细胞比容是测定血液红细胞体积和推算血红蛋白量的最简单和最准确的方法。然而，这种手工操作的方法不适合要常规处理大量样本的临床实验室，并且在离心后沉积的红细胞之间滞留有多少不等的血浆会影响结果[16]，通常可达沉积红细胞体积的 2%～3%[17]。红细胞增多症患者的血液，或者含有异常红细胞的血液（镰形红细胞，珠蛋白生成障碍性贫血红细胞，缺铁的红细胞，球形红细胞，巨红细胞），通常因为红细胞脆性增高而伴随红细胞间滞留的血浆增多，其比容增高[17]。所以，尽管自动计数仪得到的正常血液标本的比容值可被调整到与离心法得到的正常值相同，而异常血液标本用离心法得到的比容值可呈假性增高（在小红细胞症可高达 6%）[18]。如今，测定血红蛋白比测定血细胞比容具有优越性，因为血红蛋白是直接测量，并且是反映血液携氧能力的最佳指标。

血红蛋白测定

血红蛋白颜色很深，这一特性一直被用来估算血液血红蛋白的浓度。红细胞含有血红蛋白，氧合血红蛋白，碳氧血红蛋白，高铁血红蛋白，以及少量其他形式的血红蛋白。为检测血液血红蛋白浓度，要将红细胞溶解，并将各种形式的血红蛋白转化成稳定的复合物氰化正铁血红蛋白，在540nm测吸收值定量血红蛋白。血液中除极少量的硫化血红蛋白外，其他形式血红蛋白很容易转化成氰化正铁血红蛋白。在自动血细胞计数仪中，血红蛋白浓度一般通过改良的氰化正铁血红蛋白法，或者十二烷基硫酸盐法进行测定。对这一方法的主要干扰是乳糜微粒血症，但新的仪器可鉴定到并尽量减少这种干扰。利用多波长脉冲血氧定量法检测总血红蛋白浓度、高铁血红蛋白和碳氧血红蛋白已成为一种无创的经皮手段[19]。虽然这些仪器提供了在失血和体液转移患者中检测血红蛋白浓度变化趋势的机会[20]，但尚不清楚它们是否有足够的精确度来指导输血[21,22]。在外周循环低灌注的情况下，这样的血红蛋白测量手段可能是不可靠的。

血红蛋白水平随年龄而变化（表2-1）。第7章讨论新生儿期血红蛋白的变化。在出生后1~2周至2个月，血红蛋白水平从大约170g/L降至大约120g/L，此后在一周岁内，血红蛋白基本维持相对稳定。任何小孩，只要血红蛋白低于110g/L就应该诊断为贫血[23]。第8章讨论妊娠时血红蛋白浓度的变化以及第9章讨论成人血红蛋白的变化。

标准红细胞指数

基于人群均数的红细胞大小和血红蛋白含量（红细胞指数），传统上一直用于贫血的鉴别诊断[24]。基于红细胞亚群中红细胞的大小和血红蛋白化特征而出现的许多新的红细胞指数在"新生的红细胞和网织红细胞指数"一节中讨论。

平均细胞体积　自动血细胞计数仪通过直接测量单个细胞的电阻抗或者光散射得到MCV。MCV一直被用于指导贫血病人的诊断检查，如检测小细胞性贫血患者的缺铁，珠蛋白生成障碍性贫血，以及巨红细胞贫血患者的叶酸或维生素B_{12}缺乏。这一方法非常实用，但也有局限性[25]，如某些年老的恶性贫血患者[26]，或者晚期恶性贫血患者伴有严重红细胞破碎[27]，其MCV可呈现正常。三分之一的老年病人MCV增高而找不到明显原因[28]。与缺铁性贫血相比，珠蛋白生成障碍性贫血具有相对较严重的细胞增多趋势。利用这一点，通过数学方法计算红细胞指数，可帮助两者的鉴别诊断[29]，尤其是当实验室资源有限，而又需要筛查高发人群[30]，但这一方法的用途也受到质疑[31]。

平均细胞血红蛋白　MCH，即每个红细胞所含血红蛋白量，MCH的增加与减少与红细胞体积（即MCV）的变化平行，一般提供类似的诊断价值，尽管由于这个参数同时受到低色素血症和小红细胞增多症的影响，但在检测缺铁状态时，它的灵敏度与MCV一样不高[32]。MCH的另一个优点是在不同的分析仪类型之间的一致性，因为它是由两个最精确的测量参数得到的：血红蛋白和红细胞计数[33]。MCHC在诊断上应用不多，主要用于质控，如检测样品浊度。这些红细胞指数都是平均值，所以如果血液中有混合细胞群则不能测出异常。在诸如铁粒幼红细胞贫血，刚刚输过血的病人，严重恶性贫血伴红细胞破碎，以及叶酸合并铁缺乏，可同时出现大的和小的红细胞，减少

MCV测量的价值。

红细胞分布宽度　RDW是红细胞群体中体积变化的估计，以红细胞体积测量值的1SD除以MCV表示。仪器制造商使用不同的算法计算RDW，因此参考范围会根据分析仪模型的不同而变化。RDW可在实验室用于选择那些应该进一步由人工观察血片红细胞形态的标本。更重要的是，现在已经有大量文献提供相关证据，表明RDW是一种生物标志物，可以预测在各种各样的临床环境[34]下，如心绞痛/心肌梗死[35]、心力衰竭、创伤、肺炎、败血症、重症监护治疗、肾和肝脏疾病，以及在一般人群中的患者的发病率和死亡率[36]。这些研究大多是以回顾性、观察性或队列为基础的，经常使用为其他目的而常规收集的数据库资料，但前瞻性设计的研究得出了类似的结论[37,38]。不论是否存在贫血，RDW都会与不良的临床结果联系在一起[39]，并为较多成熟的预测风险模型增加了预测能力[40]。RDW可能是全身炎症[41]和/或氧化应激的标志物，但是RDW的预测价值独立于其他炎症标志物[40]，这表明该生物标志物提示其他发病机制过程。阐明将RDW与不良临床结果联系起来的生理机制过程对于使用这种预测生物标志物来指导治疗决策将是非常重要的[34]。

网织红细胞计数和RNA含量

网织红细胞（reticulocyte）是刚释放入血的新鲜无核红细胞，可检测到残留的RNA（参见第31、32章）。一定体积血液中的网织红细胞数量可用来估算骨髓红细胞生成情况，在评估病理造血时，可用于鉴别红细胞生成不足与红细胞破坏加速（参见第32章）。手工计数网织红细胞的方法是将血样本置于含新配制的亚甲蓝试管中，染色后制备血片，计数含蓝色珠状沉淀（核糖体残链）的红细胞。现在基本被新的全自动高量血细胞计数仪取代[42]。可通过RNA结合染料染色直接检测荧光，或者通过非荧光RNA结合染料染色后检测光散射来鉴定网织红细胞。结合光散射和其他参数的各种具有专利技术的方法被用来减少干扰，如有核红细胞，核残余[豪-周小体（Howell-Jolly-bodies）]，疟原虫，或血小板团块。

自动网织红细胞计数通常以绝对数报告（每微升或者每升血液的网织红细胞数），这样，如果出现红细胞减少（贫血），就没有必要校正网织红细胞读数。然而，应该考虑到严重贫血有继发性促红细胞生成素增高的影响，因为促红细胞生成素增高使网织红细胞提前释放入血，并且在外周血持续存在时间比正常的一天要长，基于网织红细胞计数得出的骨髓网织红细胞生成速率相应偏高（参见第32章）。手工和自动网织红细胞计数方法之间有很好的相关性，但因为使用不同染料和条件，以及区分成熟红细胞和网织红细胞的变量具有连续性，不同方法的参考值范围有些许差异。

如今很多自动血细胞计数仪可定量检测网织红细胞RNA含量。未成熟网织红细胞（RNA含量最高）增多是细胞毒性治疗[43]或营养性贫血治疗等引起骨髓功能恢复的早期表现，通常出现在总网织红细胞计数上升前。目前这些方法的局限性是缺乏标准化，其参考值范围各种仪器也不统一[44]。

其他红细胞和网织红细胞指数

目前的高端自动细胞计数仪是以单个细胞为基础来衡量成熟红细胞和网织红细胞的特性，而不仅仅是计算整体平均值。

表 2-1　儿童白细胞计数、分类计数和血红蛋白浓度参考值范围*

年龄	白细胞总数 (×10⁹/L)	中性粒细胞			嗜酸性粒细胞	嗜碱性粒细胞	淋巴细胞	单核细胞	血红蛋白 g/L
		总数	杆状核	分叶核					
12个月	11.4(6.0~17.5)	3.5(1.5~8.5)	0.35(0~1.0)	3.2(1.0~8.5)	0.30（0.05~0.70)	0.05(0~0.20)	7.0(4.0~10.5)	0.55(0.05~1.1)	12.6（11.1~14.1)
		31	*3.1*	*28*	*2.6*	*0.4*	*61*	*4.8*	
4岁	9.1(5.5~15.5)	3.8(1.5~8.5)	0.27(0~1.0)	3.5(1.5~7.5)	0.25（0.02~0.65)	0.05(0~0.2)	4.5(2.0~8.0)	0.45(0~0.8)	12.7（11.2~14.3)
		42	*3.0*	*39*	*2.8*	*0.6*	*50*	*5.0*	
6岁	8.5(5.0~14.5)	4.3(1.5~8.0)	0.25(0~1.0)	4.0(1.5~7.0)	0.23(0~0.65)	0.05(0~0.2)	3.5(1.5~7.0)	0.40(0~0.8)	13.0（11.4~14.5)
		51	*3.0*	*48*	*2.7*	*0.6*	*42*	*4.7*	
10岁	8.1(4.5~13.5)	4.4(1.8~8.0)	0.24(0~1.0)	4.2(1.8~7.0)	0.20(0~0.60)	0.04(0~0.2)	3.1(1.5~6.5)	0.35(0~0.8)	13.4（11.8~15.0)
		54	*3.0*	*51*	*2.4*	*0.5*	*38*	*4.3*	
21岁	7.4(4.5~11.0)	4.4(1.8~7.7)	0.22(0~0.7)	4.2(1.8~7.0)	0.20(0~0.45)	0.04(0~0.2)	2.5(1.0~4.8)	0.30(0~0.8)	M:15.5（13.5~17.5)
		59	*3.0*	*56*	*2.7*	*0.5*	*34*	*4.0*	F:13.8（12.0~15.6)

*平均值和范围为每升10⁶个细胞,本表仅作为指南,正常值范围应该由临床实验室用特定方法确定,斜体数字表示白细胞总数平均百分比

结果是产生了大量的新的指数，在许多情况下，这些指数对应的是特定的仪器制造商，在带来新的诊断机会的同时，但也存在命名混乱和潜在的缺乏可比性的问题。所研究的一些参数示例包括：HypoHe、MicroR、RET-He（可在 Sysmex 仪器中找到）、CHr、HYPO(Siemens)、RSf、LHD(Beckman-Coulter) 和 FRC（破碎红细胞；Sysmex 和 Siemens）。

相比传统的鉴别缺铁性贫血与珠蛋白生成障碍性贫血的方法，根据几种新的红细胞指数判别红细胞增多症病因的新方法表现出相似[45]或者更好的[46]性能。在系统生物学方法中，已使用更为复杂的基于单个细胞的体积和血红蛋白含量数据的数学模型，以揭示潜在的缺铁性和区分小红细胞增多症的原因[47,48]。新一代自动计数仪能够在单个细胞基础上测量网织红细胞的特异参数，从而可得出网织红细胞特异指数。理论上其优点是，与总红细胞相比，可快速可靠地从网织红细胞部分检测出红细胞功能的急剧变化。

通过光散射测量网织红细胞来估算网织红细胞特异血红蛋白含量（CHr 和 RET-He，两者相当）与前 24~48 小时内红细胞前体是否有足够的可利用铁密切相关。已经有报道这一方法对检测复杂临床情况下的功能性铁缺乏有诊断价值，如慢性炎症[49]和慢性肾病[50]。由于急性期反应致血清铁蛋白增高，以及血清铁和铁结合能力的生理变化范围，使得传统参数在这些临床情况下的应用价值受到限制。在反映非巨幼细胞贫血患者[51]的枯竭的骨髓铁储存上，CHr 优于传统的血清铁指数，在筛查婴儿[52]和青少年缺铁性贫血时，比血红蛋白更敏感。低于血红蛋白浓度临界值的红细胞百分比（HYPO）或低于血红蛋白含量临界值的红细胞百分比（HypoHe）相比对应指数的所有红细胞平均值有更高的灵敏度，例如在肾脏疾病中出现缺铁的情况[53]。在血液透析患者[54]中，四种较新的参数（HYPO、HypoHe、CHr、Ret-He）在用于诊断缺铁时同样优于转铁蛋白饱和度和铁蛋白。然而，无论是 CHr 以及 Ret-He，在筛查老年缺铁性贫血患者时，其效果不如 MCH[55]。RSf（MCV 的平方根乘以 MRV[平均网织红细胞体积]）和 LHD（MCHC 的数学变换）具有与 RET-He 相似的诊断价值[56]。基于较好的从血小板中分离小红细胞的方法，利用自动分析仪进行红细胞碎片（FRC）计数似乎缺乏特异性，其临床作用尚未明确。

这些指数的优点是在自动血细胞计数的情况下随时可以获得，但要在不同实验室之间记住和比较各仪器制造商提供的多种推导出和计算出指数的效用是一项挑战。

其他红细胞研究结果

有核红细胞　有核红细胞存在于新生儿体内，尤其是在生理应激情况下，以及各种疾病中，包括低氧状态（充血性心力衰竭）、严重溶血性贫血、原发性骨髓纤维化和骨髓浸润性疾病（参见第 45 章）。大多数现代的血液分析仪能够检测和定量有核红细胞，而在早期的仪器中，每 100 个白细胞水平中有 1~2 个有核红细胞，这是造成白细胞计数假性升高的一个来源。

疟原虫　目前的一些分析仪也可以通过在多参数显示区域检测受感染的红细胞或含有摄入的血红素的中性粒细胞检测疟原虫感染，这些细胞通常不存在于正常血液中（有时会引起假性嗜酸性粒细胞增多症[57]）。一些报告指出，某些仪器具有高度的敏感性和特异性[58]，在疫区当没有形态学专业知识的技术专家时，可以考虑这些仪器。仔细关注仪器的特性和局限

性，以及实验室病检测人群中与仪器检测指数相关的疾病的相对流行程度，对于微调仪器的复检标准，以提供合理的灵敏度和特异性是至关重要的。

自动化检测不到的其他异常　有些疾病，如免疫性和遗传性球形红细胞增多症（参见第 46、54 章），血红蛋白 C 病（参见第 49 章），椭圆形红细胞增多症（参见第 46 章），遗传性颗粒异常（参见第 66 章），疟疾和其他寄生虫病（参见第 53 章）等，自动血细胞计数仪的各种标记分选策略可能不能可靠地检测到红细胞异常。而有些形态学改变，如嗜碱性点彩（参见第 31 章），毒性颗粒形成（参见第 60 章），铁粒红细胞（参见第 31 章），病理性钱串状红细胞（参见第 109 章）等，只能在血片显微镜检查时才能发现。

白细胞的自动分析

白细胞计数

血标本经溶解红细胞但保持白细胞完整的溶液（酸或去污剂）适当稀释，便可在自动血细胞计数仪中进行白细胞计数。白细胞手工计数仅用于当自动计数存在潜在干扰或计数超过仪器线性范围时。由于技术和统计方面以及仪器的因素，手工计数比自动计数仪受较多技术变量的影响，仅需偶尔进行。执行自动五分类的仪器可以测量精确到 $100/\mu l$ 的中性粒细胞绝对计数[59]。冷球蛋白或冷纤维蛋白原，抗凝不够或混合标本导致的血小板或者纤维蛋白凝集、EDTA-诱导的血小板聚集、有核红细胞、或未溶解的红细胞，EDTA 诱导的中性粒细胞聚集而导致的假性中性粒细胞减少等，均可使自动血细胞计数仪白细胞计数假性增高。这些潜在的干扰与使用的仪器有关。目前，各种计数仪使用不同算法来减少这些干扰，并对那些自动计数仪不能准确分析的少量标本进行标记。

白细胞分类计数

血中白细胞来源于不同的造血系列，执行不同的功能，因此，应该分别评估各种主要的白细胞类型。现代自动细胞计数仪用多种参数（典型不同角度的光散射或电传导）区分和计数血中 5 种主要形态的白细胞类型：中性粒细胞、嗜碱性粒细胞、嗜酸性粒细胞、淋巴细胞和单核细胞，并可指示可能出现的未成熟或者异常细胞。习惯上，白细胞分类计数报告中包括绝对（每 μl 的细胞）和相对（白细胞的百分比）计数。与病理状态有关的是绝对值，如果不仔细检查绝对值，其百分率有时是误导性的（例如绝对中性粒细胞减少时出现相对淋巴细胞增多）。一些人完全因为这个原因而提议取消分类计数百分比的报告[60]。"杆状核"中性粒细胞不能被自动计数仪区分。在"杆状核"中性粒细胞增高时，计数仪通常会给出需要进行手工计数的信号。当前高通量自动计数仪可对医疗中心病人的标本进行准确的自动"5 类"细胞分类计数，其假阳性率（即不必要地标记进行复检）为 2%~15%[61]。嗜酸性粒细胞通过目前最先进的仪器准确计数，但嗜碱性粒细胞的自动计数仍然不精确[11]。自动和手工计数法均可能漏掉少量异常细胞。根据不同仪器、检查的异常细胞类型和所需要的检测限度（1%~5%异常细胞），异常细胞的假阴性率变化范围为 1%~20%[62-64]。注意使用提示人工复检的指数标准，它们与特定仪器的检测方法有关，这些标准对于检测中产生出可接受的人工复检率及确保采

用最佳的工作流程策略来检测含有异常细胞的样本是至关重要的。许多仪器都有用来检测白血病细胞的指数标准，但在最近的一项研究中，仅这些指数标准的敏感性就从 65% 到 94% 不等[11]，而在白细胞减少症患者中的敏感性更低[65]。人们不仅需要依靠专门设计的"幼稚细胞"指数标准，而且还必须依靠自动细胞计数仪中发现的其他异常指数标准，来选择样本进行人工形态学涂片复检。对自动分析仪和手工计数法来说，最难区分的是淋巴瘤细胞和反应性淋巴细胞。如果需要找寻少数异常细胞以评估白细胞形态，没有任何方法能够替代由经过良好训练的人员对染色良好的血片进行显微镜观察。杆状核中性粒细胞形态学计数变化值太大，以致有人提议停止报告杆状核中性粒细胞计数[66]。相对于其他高通量实验室检测而言，尽管自动血细胞计数仪可分析大多数临床标本，白细胞分类计数但仍然需要大量人工。在筛选无症状病人标本寻找病因时，其价值尚未肯定[67]。

白细胞分类计数的正常值随年龄而变化。如第 7 章详细描述的，在出生后的头几天以多形核中性粒细胞为主，但随后淋巴细胞占大多数，并持续至大约 4～5 岁，此时多形核中性粒细胞再次超过淋巴细胞，并在儿童直至成年期，一直是血中主要的白细胞。第 9 章将讨论老年人白细胞数量。随年龄增加，淋巴细胞减少，所以，老年人白细胞总数略有下降。与欧洲裔相比，非洲裔以及某些中东人群的中性粒细胞计数正常值范围偏低[68]。

血小板的自动分析

血小板计数

血小板通常通过电子计数法在一特定的体积（如 2～20fl）中计数未溶解标本中的血小板颗粒，体积可通过电阻抗或者光散射测得[69]。血小板计数比红细胞计数较难自动化，因其体积小，容易聚集并与数量较多的比较小的红细胞或者细胞碎片有重叠。当前仪器根据在血小板容积可靠检测范围内测得的血小板大小构建血小板容积直方图，然后再通过数学方法推算与细胞碎片（较小）或者小红细胞（较大）有重叠的血小板数。这一方法有效是因为在正常或者疾病状态时的血小板容积呈对数-正态分布。一些自动分析仪通过比较不同方法测定的血小板数来提高准确性（如电阻抗、光散射或者荧光染色法）。这在血小板数量降低时特别有用。根据血小板和红细胞容积分布直方图的分析以及通过光学或者电阻抗法测定血小板数的比较，可疑样本被标示作进一步显微镜检查。目前的自动计数仪所作自动血小板计数非常准确，远比人工计数精确。当血小板数量较低（低于 $20\times10^9/L$）时，自动计数仪得出的结果并不精确[70]，而且存在着一种方法学上的倾向——会高估血小板计数[71]。相反地，在弥散性血管内凝血（DIC）和急性白血病等疾病状态下由于血小板的活化可以导致血小板计数被系统地轻微低估[72]。仪器的进步，如荧光染料可以更特异地识别血小板减少[73]和微小细胞[74]标本从而提高准确性。在复检血涂片时，血小板计数可以粗略估计为连续 10 个（1000×）油镜的血小板视野的血小板数目的 2000 倍[75]。

血小板假性减少　血小板假性减少的原因包括样本抗凝不足（有时标本中伴有小凝块或染色血片上出现纤维蛋白丝），和血小板凝块（假性血小板减少）或者呈"卫星"状（血小板黏附在中性粒细胞上形成），原因是抗凝样本中的二价阳离子

螯合作用导致血小板黏附分子表位暴露并被非病理性抗体识别[69]。血小板凝块见于大约 1% 的住院病人[76]。在这种情况下，通常用于获得血小板计数的枸橼酸盐中也可能发生较小程度的相同的现象。与 EDTA 钠相比，EDTA 镁能更有效地抑制血小板聚集，并能提供准确的血小板计数[77]。血小板假性增高的典型原因包括严重小红细胞增多症，冷球蛋白和白细胞细胞质碎片[69]。在少数情况下，自动血小板计数结果还需要通过显微镜下（相差）血小板计数，或者通过血片观察估算血小板数，但必须记住，这些方法都是不准确的。

平均血小板体积　平均血小板体积（MPV）被推荐用于血小板减少的鉴别诊断。MPV 与心血管疾病危险性、脑卒中和代谢性疾病等相关。MPV 增高可能以某种复杂的方式与影响巨核细胞染色体倍增而不是影响血小板年龄本身的促血小板生成因素有关。与 RDW 相似，血小板体积分布宽度（PDW）也可以算出来，它与血小板数量和 MPV 相关[78]。然而，由于正常人群的 MPV 存在生理性地大幅度波动，自动化测量技术缺乏标准化，以及在常用抗凝剂存在下血小板大小参数不稳定等原因，使血小板大小参数难以准确定量和诊断[79]。

新释放入血的（网织）血小板　与网织红细胞一样，刚释放入血的血小板也含有 RNA，伴随着黏附分子和凝血结合因子表达的增强，其在功能上也更加活跃[80]。RNA 含量高的血小板数量（有时称为网织血小板或者未成熟血小板组分，通过 RNA 结合荧光染料的流式细胞术或某些自动分析仪测定[81]）是骨髓巨核细胞生成的标记，有人提议可用于区分血小板生成减少与血液循环中血小板破坏或者清除引起的血小板减少，这与网织红细胞计数的用途类似。网织血小板比例在破坏性血小板减少时增高，但在血小板生成减低时却仍然保持在正常范围内[82]。网织血小板或者 RNA 含量与化疗后血小板的即时恢复相关[83]。网织血小板数量与急性冠脉综合征[84]和 DIC[85]患者的死亡风险相关，并与血小板功能抑制剂[86]或阿司匹林[87]的低反应性相关。

参考值范围

定量血液学测量使用参考值范围应该作进一步讨论。某些血细胞计数的生理性变化明显比通常血液生化分析的指标要大。这反映了骨髓或者其他组织对细胞因子和激素信号的适应性反应。例如，白细胞计数和白细胞分类计数受到紧张、昼夜变化、吸烟和不同种族的影响。随着临床研究和治疗的不断全球化，在制定参考值范围时考虑人群的种族特征对临床研究数据的解读至关重要[88]。血小板计数和 MPV 呈现出明显的种族差异[89]。血小板数量和白细胞绝对数量在非洲人种偏低[68]。非裔美国人后代的男女比欧洲裔后代男女的血红蛋白浓度低；如果排除缺铁性贫血，珠蛋白生成障碍性贫血，镰形红细胞贫血和肾病，这种差别将缩小一半，但仍然具有统计学意义[90]。这些差别具有非常重要的临床意义，例如，非洲裔美国人的白细胞计数较低，在早期乳腺癌的治疗强度要降低，这与治疗后患者存活差异相关[91]。Beutler 和 West[90]对此作了精辟的总结："不能通过简单地制定不同种族人群的参考值范围来解决这个问题，特别是因为所有种族人群都有某种程度的混血。所以，基本上是医生必须掌握的信息成为做出临床判断的许多因素之一。"儿童，非洲裔美国人，西班牙裔（Hispanic）美国人和白人的成人正常参考值范围列在表 2-1 和表 2-2。在参考这些正常值时一定要

表 2-2   已发表的主要血液学变量参考值范围

	NORIP[107]	Wakeman[92]	Cheng[93]			Bain[106]	
时间	2003	2004	1994	1994	1994	1996	1996
种族	北欧	英国	欧洲裔美国人	非洲裔美国人	墨西哥裔美国人	欧洲裔英国人	非洲裔美国人
人数	1800	250	3125	1712	1735	200	115
Hgb(g/L)(M)	13.4~17.0	13.7~17.2	13.2~16.9	12.0~16.2	13.1~16.7	NA	NA
(F)	11.7~15.3	12.0~15.2	10.7~15.1	10.2~14.4	11.4~15.0	NA	NA
Hct(%)(M)	40~50	40~50	39~50	36~48	39~50	NA	NA
(F)	35~46	37~46	34~45	32~43	33~45	NA	NA
MCV(fl)	82~98	83~98(M) 85~98(F)	79~97(M) 77~97(F)	75~97(M) 75~97(F)	83~96(M) 81~98(F)	NA	NA
WBC(×10^9/L)	3.5~8.8	3.6~9.2	4.1~11.7(M) 4.3~12.0(F)	3.5~9.5(M) 3.4~10.5(F)	4.6~10.6(M) 4.3~11.3(F)	3.6~9.2(M) 3.5~10.8(F)	2.8~7.2(M) 3.2~7.8(F)
中性粒细胞(×10^9/L)	NA	1.7~6.2	2.7~8.1(M) 2.5~6.9(F)	1.5~7.4(M) 1.5~8.4(F)	2.2~6.6(M) 2.5~7.9(F)	1.7~6.1(M) 1.7~7.5(F)	0.9~4.2(M) 1.3~4.2(F)
淋巴细胞(×10^9/L)	NA	1.0~3.4	1.1~3.7(M) 1.2~3.7(F)	1.1~3.6(M) 1.3~3.9(F)	1.3~3.4(M) 1.3~3.9(F)	1.0~2.9(M) 1.0~3.5(F)	1.0~3.2(M) 1.1~3.6(F)
单核细胞(×10^9/L)	NA	0.2~0.8	0.13~0.86(M) 0.11~0.78(F)	0.11~0.72(M) 0.12~0.83(F)	0.14~0.70(M) 0.12~0.79(F)	0.18~0.62(M) 0.14~0.61(F)	0.15~0.58(M) 0.15~0.39(F)
血小板(×10^9/L)(M)	145~348	140~320	161~385	161~381	166~388	143~332	115~290
(F)	165~387	180~380	178~434	178~452	171~411	169~358	125~342

F，女性；Hgb，血红蛋白；Hct，血细胞比容；M，男性；MCV，平均细胞体积；NORIP，北欧参考区间项目；英国，英国样本量；美国，美国样本量；WBC，白细胞计数；NA，计量不可用；*成人（>18岁）数据算出来的范围，假设每个年龄组受检者贡献相等，数据由国家健康和营养检查调查计划（NHANES）III得出。

本表仅作为指南。正常值范围应该由临床实验室使用特定方法确定记住以上提到的几点。与所有实验室检查指标一样，病人结果的临床解读应该建立在特定实验室自己的参考值范围基础上。所以，这些表所列的参考值不是用来指导对特定实验室结果的解读，而是用来表示实验室和临床医生在建立和解读即使是标准和传统的检测时所面临的挑战。

应该注意到不同研究得到的参考值范围也不同。主要的变数可能来自于人群的选择，特别是排除慢性疾病或者无症状性缺铁性贫血的程度，以及考虑到生理性变化的程度，如昼夜变化。例如，在 Wakeman 的研究[92]中，只使用清晨样本，因为昼夜生理变化的原因，清晨的白细胞计数上限偏低。Cheng 及同事们[93]利用了美国国家健康和营养检查调查（NHANES）Ⅲ的国家数据库，其优点是在全国范围广泛采样。他们排除了任何有吸烟史，饮酒史，使用过避孕药的，以及很多患过慢性病的个体（排除了 60% 的受试者），但是，并没有排除无症状缺铁性贫血，所以，与那些受调查人群中未诊断的缺铁性贫血和其他无症状疾病较少的研究相比较，血红蛋白要偏低。α- 和 β- 珠蛋白生成障碍性贫血特征在某些族群健康个体也非常常见，在研究中包括这些个体也会影响参考值范围。在仔细筛查以确定是否存在隐匿性疾病的不同种族背景的美国受试者中，已确定了血红蛋白的正常下限[94]。在涉及红细胞增多症的可能诊断中，这些考虑也影响正常血细胞比容和血红蛋白测量的上限（97.5%）。此时，必须仔细权衡"正常值范围"是否可能已经排除缺铁性贫血个体[95,96]。生物医学参数也同样受到历史趋势的影响，如在强化叶酸后时代，观察到的血红蛋白水平的改善[97]。最后，当观察到年龄基础上的参考值范围明显改变时

（如肾小球滤过率、脂质参数、血红蛋白），就有这样的问题，即这是生理性的还是因为未诊断的隐性疾病患病率增高所致。

绝大多数血液学变量在同一个体比在不同个体表现更加稳定，这也是任何实验"有效值"都缺乏敏感性和特异性的一个原因，因为这通常是为一个群体而不是个体设置的。对老年个体[98]的血液变量反复分析研究生动地说明了这一现象。某些正常个体稳定状态下的血小板数在 $(170 \sim 200) \times 10^9/L$ 之间，而另一些则在 $(280 \sim 310) \times 10^9/L$ 之间（图 2-3）。检测出骨髓衰竭导致的进行性血小板下降，在后一组不如前一组快。在中性粒细胞绝对数、血红蛋白和 MCV，以及其他指标，也可观察到同样情况。在正常受试者中，受试者与受试者之间的指数差异范围中性粒细胞绝对计数约两倍[99]，血红蛋白、血小板计数、网织红细胞绝对计数和 MCV 可达四至六倍[100]。来自一个大型临床试验中心实验室的数据显示，患有不同疾病的研究对象的血红蛋白也有类似的发现。在这份报告中，贝叶斯方法被用来建立一个（较窄的）个性化参考范围，使用逐步积累的基线测量，以实现更大的灵敏度来纠正治疗后的影响[101]。血细胞比容、白细胞总数、血清铁和血清叶酸等血液学实验室指标的昼夜变化已经被阐述[102]。有些人建议自定义样本收集时间的参考范围，这样参考范围就不会因为需要适应昼夜节律的变化而变的宽泛[103]。在欧洲，非洲和南亚血统的正常受试者中，基因位点影响着血液学的定量指标（如血红蛋白、MCH、血小板计数、白细胞计数等）[104,105]。基因位点包含了许多已知参与造血的候选基因，但是在这些研究中发现的遗传影响仅仅解释了这些指数异质性表型的一小部分（4% ~ 9%）。

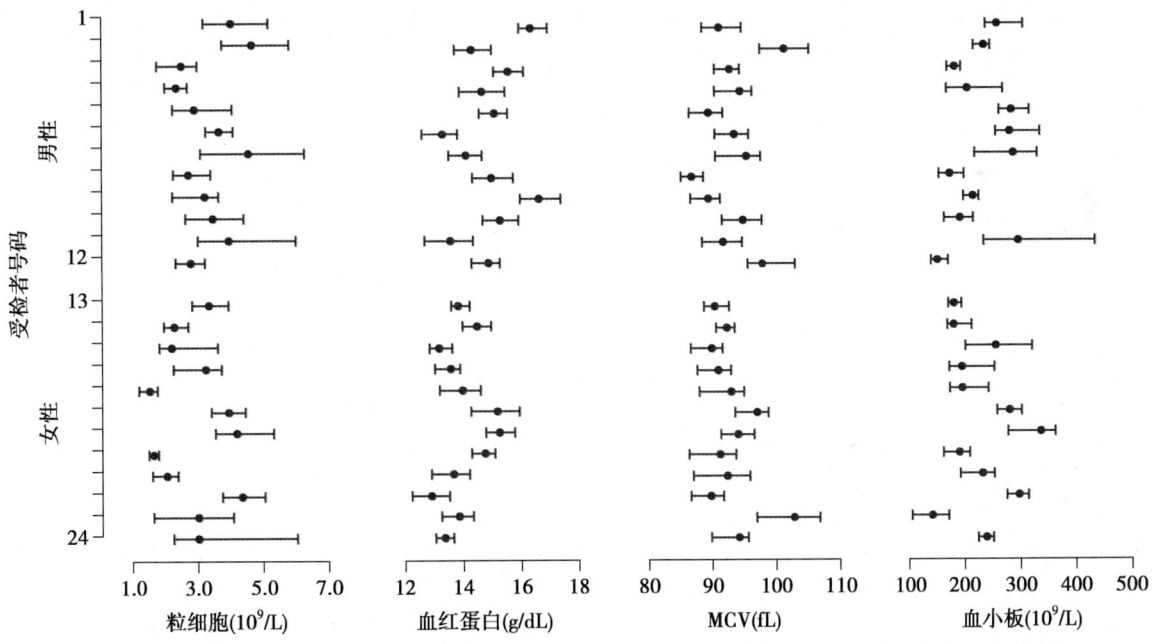

图 2-3　应用自动血细胞分析仪反复计数测定的 24 个健康老年人的中性粒细胞绝对值，血红蛋白，平均细胞体积（MCV）和血小板数。从取坐位的老年人受检者采集 9 ~ 10 次空腹（早晨 7 ~ 9 点）血标本，每次间隔 14 天，由同一抽血者采集，每份标本重复测定 2 次。受检者没有慢性疾病需要治疗，没有日常服药。每个个体每次测定的平均值及其变化范围分别显示。每个个体的大部分变量值波动范围不大，而不同个体之间的平均值和变异相差很大。参考值范围必须包括至少从所有正常个体测量值的 95%，对检测原来维持在正常范围内的血液学变量进行性减少或者变化异常的诊断敏感性设置阈值

● 血液的形态学检查

　　显微镜下血液涂片检查可获得所有血液有形成分的有用信息。薄的血液涂片制备过程可对细胞产生机械性损伤。这不可避免地会造成一些人为假象，但可通过精湛的技术尽量减少这些影响。血液涂片染色用于血细胞形态学检查的理想部分应足够薄，以致在放大100倍的视野里只有几个红细胞相互重叠，但也不能太薄，以至于看不到重叠的红细胞。图2-4是在血片最佳部分拍下的合成图像，显示五种主要白细胞类型、正常红细胞和血小板。选择太厚或太薄的血片部分进行形态学分析是目前最常见的错误。例如，观察厚片时白血病幼稚细胞可呈致密的圆形，并失去其白血病细胞特征。涂片的较厚部分或侧翼和"羽状"边缘在某些特定情况下才是人们感兴趣的地方（例如检测微丝蚴和疟原虫，或寻找大的异常细胞和血小板团块）。

　　血片应该首先在低倍镜下（×200）扫视，以证实血涂片上白细胞的平均分布，以及在侧翼和"羽状"边缘寻找异常大的或未成熟细胞，"羽状"边缘处可观察血小板凝块。异常细胞、红细胞凝集或红细胞钱串、符合异常蛋白血症的蓝色背景染色，以及寄生虫等可在中倍镜（×400）下观察。然后在高倍镜（×1000，油镜）下观察涂片最佳部分，系统评价主要细胞系列的大小、形状和形态。

红细胞形态学

　　正常干燥涂片上的红细胞大小几乎一致，平均直径约7.5μm（正常和异常红细胞，参见第31章）。正常大小的红细胞与小淋巴细胞核的直径相当。与红细胞直径相比，MCV是红细胞体积更为敏感的指标。然而，当MCV显著增加或减少时，有经验的观察者应能识别平均红细胞大小中的异常。红细

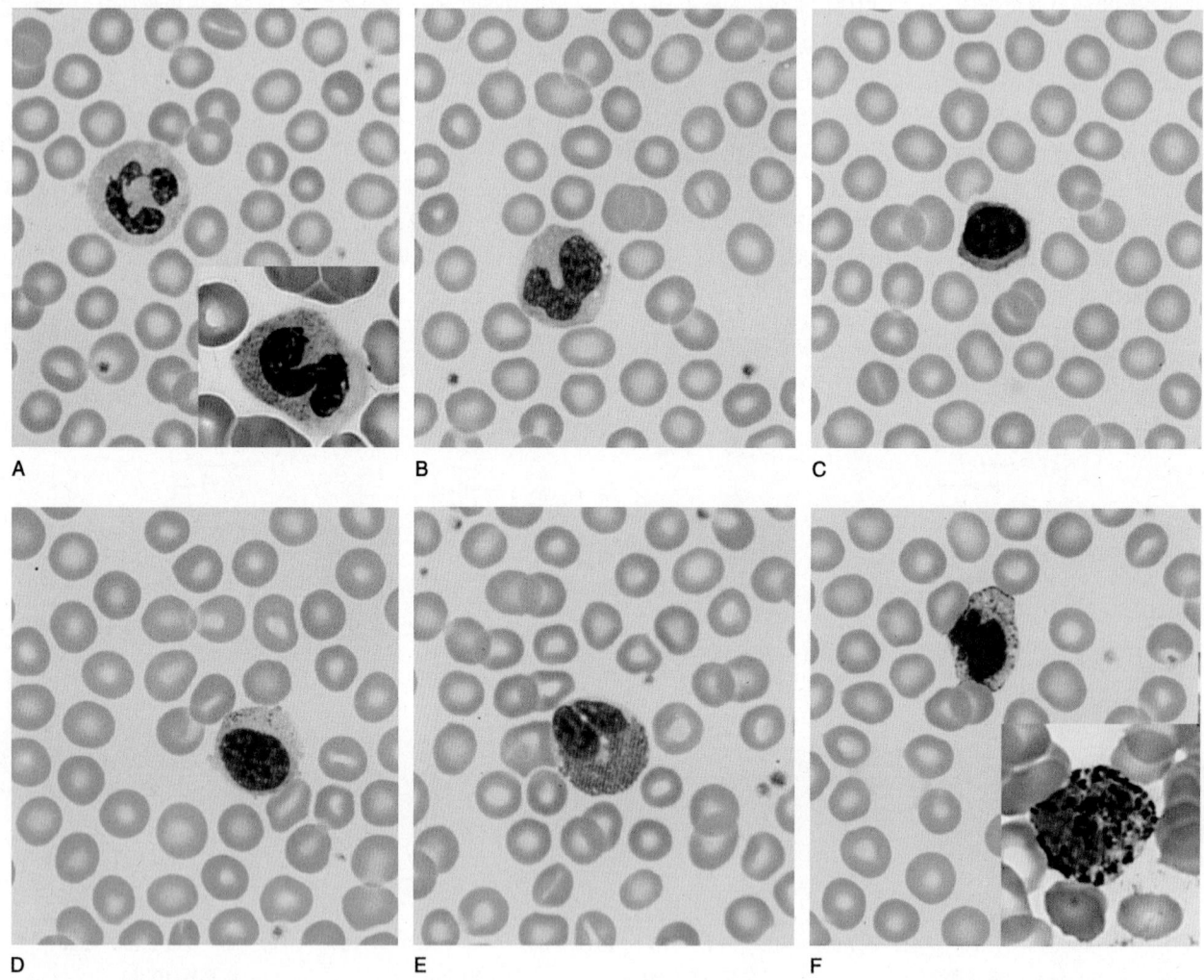

图2-4　正常血涂片显示主要白细胞类型图像。红细胞大小正常（正常大小），染色正常（正常血红蛋白含量），形态正常，散布的血小板数量和形态正常。A. 正好能看到一个血小板落在双凹的红细胞上。这属于正常发现，不应该被认为是红细胞的内容物。图像是从血涂片最佳部分摄取做形态分析。图像显示：（A）分叶核（多形核）中性粒细胞和右下插图中的杆状核中性粒细胞；（B）单核细胞；（C）小淋巴细胞；（D）大颗粒淋巴细胞，注意细胞比（C）中的淋巴细胞大，胞质增多，内含散在的嗜酸性颗粒；（E）嗜酸性粒细胞，基本上所有正常血液嗜酸性粒细胞均为双叶核，胞质内充满较大的（与中性粒细胞相比）嗜酸性颗粒；F. 嗜碱性粒细胞，右下插图中的嗜碱性粒细胞在制片过程中去颗粒较少，显示较大的嗜碱性颗粒。嗜酸性和嗜碱性颗粒在光学显微镜下（×1000）很容易分辨，而嗜中性颗粒在光学显微镜下则不容易分辨，但嗜中性颗粒聚集在一起，使胞质呈淡淡的褐色，与单核细胞和淋巴细胞胞质的灰蓝色明显不同

胞大小不均(anisocytosis)是用来描述红细胞大小变异的术语,是 RDW 在形态学上相关联的指标。巨红细胞和小红细胞是比正常红细胞大或小的红细胞,它们的出现与测量的 MCV 一致,这表明了某些诊断的可能性。早期("移出"或"应急")网织红细胞(含有残留 RNA 最多的红细胞)在染色涂片中看上去胞体大、呈淡蓝色,被称为嗜多色性细胞(参见第 32 章)。这些细胞相当于自动血细胞分析仪计数的未成熟网织红细胞部分的

形态。

血涂片上正常红细胞呈圆形,并有中央淡染区。异形红细胞症(poikilocytosis)是描述红细胞形状变异的术语(图 2-5)。出现特别明显的某一特定红细胞形状异常,可成为贫血诊断的重要线索。带有均匀间隔的棘状突起的红细胞[棘状红细胞(echinocyte)或钝齿形细胞(crenated cells)]可能为标本储存时间过长引起的人为假象,或者反映了红细胞代谢异常。

	名称	特征性疾病	其他疾病
●	球形红细胞(参见第31、46、54章)	遗传性球形红细胞增多症,免疫性溶血性贫血	产气荚膜梭菌血症,Wilson病
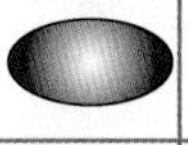 ⬭	椭圆形红细胞(参见第31、46章)	遗传性椭圆形红细胞增多症	缺铁,巨幼细胞贫血,珠蛋白生成障碍性贫血,骨髓纤维化,MDS
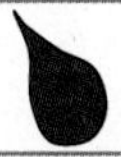 ◗	泪形红细胞(参见第31、86章)	骨髓纤维化	严重缺铁,巨幼细胞贫血,珠蛋白生成障碍性贫血,MDS
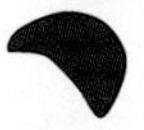 ◖	裂红细胞(参见第31、51、129、132章)	微血管病,机械性溶血性贫血	很多影响红细胞的疾病可偶见裂红细胞
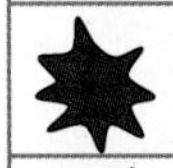 ✦	锯齿状红细胞(参见第31、37章)	肾衰,营养不良	标本储存后常见体外假象
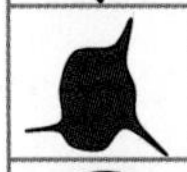 ✦	棘红细胞(参见第31、56章)	棘红细胞贫血,β脂蛋白缺乏症	脾脏切除术后
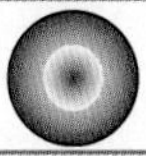 ◎	靶形红细胞(参见第31、48章)	胆汁淤积,HgbC病	缺铁,珠蛋白生成障碍性贫血
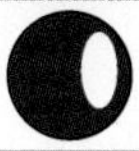 ◑	口形红细胞(参见第31、46章)	遗传性口形红细胞增多症	酒精中毒

图 2-5　与某些红细胞形态改变相关的疾病。异形红细胞症是用来表示出现形状异常的红细胞。如泪形红细胞(泪滴状红细胞),裂红细胞(分叶红细胞),以及椭圆形红细胞等。可见于最严重的遗传性热异形细胞增多症(参见第 46 章)。MDS,骨髓增生异常综合征(参见第 87 章)

正常红细胞呈圆盘状,边缘含血红蛋白,中央为淡染区,中央淡染区大小不到红细胞直径的一半。中央淡染区扩大(低色素性)与血红蛋白合成减少的疾病相关,如缺铁(参见第 42 章)。评价红细胞血红蛋白含量及红细胞大小需要检查血液涂片的正确部分。血涂片远端"羽状"边缘的红细胞总是比较大且缺乏中央淡染区,而涂片中厚的部分的细胞看上去小而圆,也缺中央淡染区。在染色前血片干燥不充分,可造成中央淡染区形成一明显的折射边,为人为假象(与高湿度有关;在贫血标本中较常见)。球形红细胞染色较浓,因圆形显得较小并显示中央淡染区缩小或缺乏。中央淡染区有一点状或者碟状血红蛋白的红细胞称为靶细胞,实际上这是一种杯状细胞,在玻片上被压扁平后变形所致。这些细胞主要见于血红蛋白合成紊乱(如珠蛋白生成障碍性贫血),肝脏疾病,和脾脏切除术后导致红细胞表面积与体积比增高。第 31 章描述了血涂片上红细胞中可能存在的内容物。

红细胞通常均匀分布于整个涂片。在一些涂片上,细胞重复排列堆积,看上去像一串叠加在一起的铜钱,形成所谓红细胞钱串(参见第 109 章)。在涂片较厚的部分形成这样的红细胞钱串是正常的。当发现其出现在涂片的最佳部分,可能是由于出现病理性免疫球蛋白(Ig)增高,特别是 IgM-巨球蛋白血症。有时,骨髓瘤患者的高浓度 IgA 和 IgG 也可产生红细胞钱串。

血涂片还可用于鉴别红细胞嗜碱性点染(红细胞生成障碍的证据)、含铁颗粒(铁粒幼红细胞生成的证据)、Heinz 小体

(不稳定血红蛋白的证据)和 Howell-Jolly 小体(核残留物)。除了疟原虫外,红细胞内或者膜上也可发现有或附着有其他微生物(参见第 53 章)。

血小板形态学

在正常染色的血片上,血小板为呈蓝色或无色的含有细小紫色或者红色颗粒的小体(图 2-4)。正常血小板直径平均 1～2μm,但形态变化较大,有圆形、椭圆形、雪茄形。如果涂片准备不当,在某些区域就可形成血小板聚集成团,而其他部位显示血小板减少或缺如。频繁出现巨大的血小板或者血小板团块可能提示骨髓增殖性肿瘤或收集标本的方法不恰当。后一种情况可能为静脉穿刺方法不对,使血标本中的血小板在与抗凝剂充分混合前已活化。这些血小板凝块一般位于涂片较薄的"羽状"边缘,而在其他地方则相对较少。全片聚集的血小板或呈卫星状的血小板(血小板黏附到中性粒细胞上)可能是由于血小板凝集素的作用(图 2-6)。偶尔可见一个附在红细胞上的血小板,可被错认为是红细胞内容物或寄生虫。分辨依据是血小板周围可观察到晕轮,确定血小板位于红细胞表面之上,以及观察到红细胞"内容物"具有正常血小板的特征。

白细胞形态学

血片中通常见到的细胞是成熟的中性粒细胞、淋巴细胞和单核细胞,嗜酸性粒细胞及嗜碱性粒细胞较少(图 2-4)。中性粒细胞在血片上呈圆形,直径 10～14μm。核呈分叶状,有 2～4

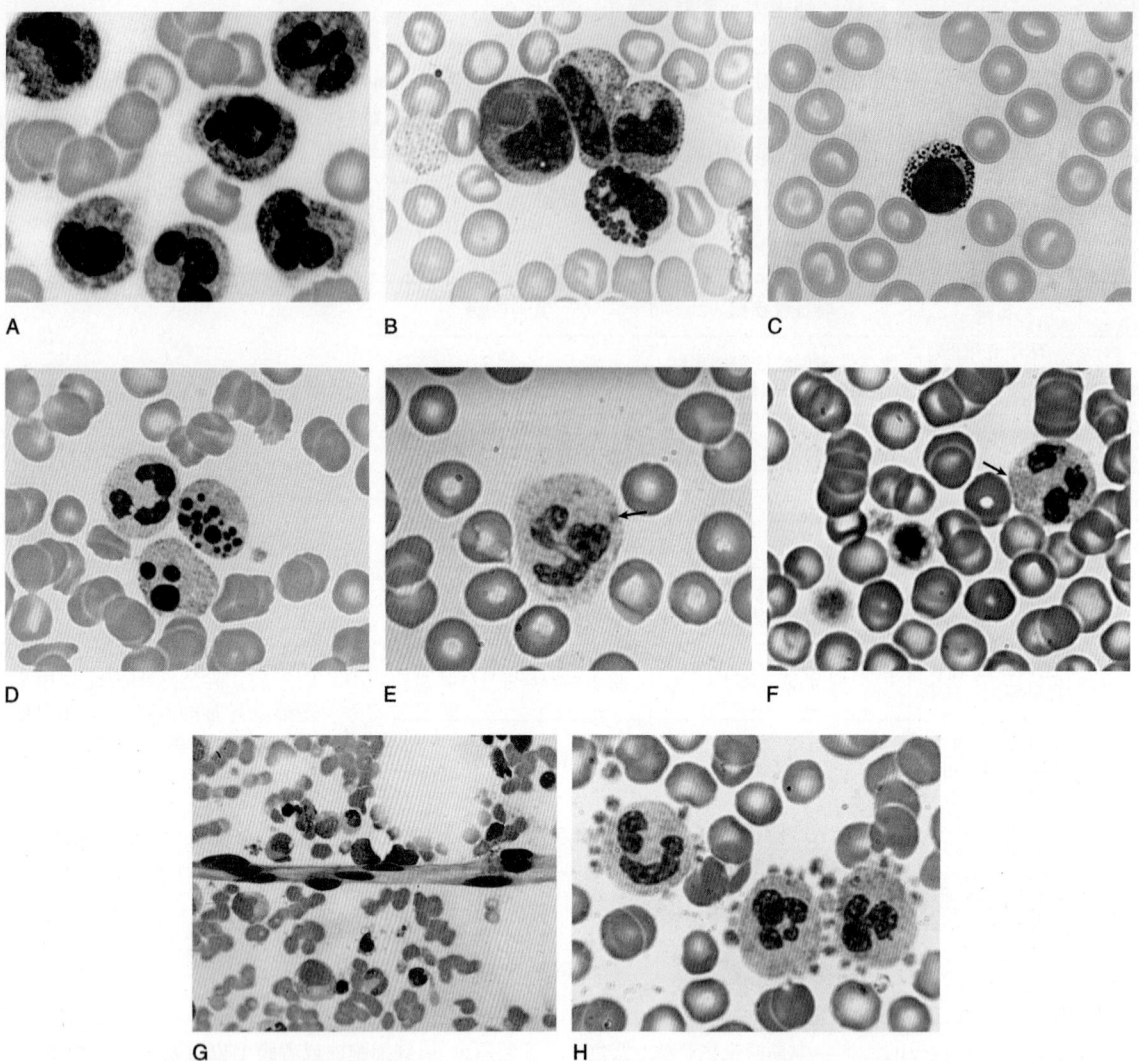

图2-6　血涂片。A. 中性粒细胞毒性颗粒。在炎症状态下,中性粒细胞可出现如图中所示反应性中性粒细胞增多症时的明显的紫色颗粒。B. Chédiak-Higashi 病。在单核细胞中出现巨大嗜酸性颗粒,在淋巴细胞中出现很多大颗粒(参见第 66 章)。C. Hurler 综合征。在单个核细胞中出现特征性的明显的致密胞质包涵体,这些包涵体是由于白细胞和其他组织中 α-L-艾杜糖苷酸酶缺乏引起葡糖胺聚糖累积所致。D. 正常抗凝血标本室温放置导致 2 个中性粒细胞凋亡的例子。核固缩和破碎明显,还可见一正常中性粒细胞。E. 杜勒小体。在炎症反应时,中性粒细胞中粗面内质网的残留 RNA 呈现蓝色棒状结构(箭头指示其中一个)。F. May-Hegglin 病。浅蓝色的大包涵体(箭头)代表非肌肉肌球蛋白 ⅡA 型重链沉淀,同时可观察到 2 个巨血小板(红细胞大小)为本病特征(参见第 120 章)。中性粒细胞包涵体用非肌肉肌球蛋白 ⅡA 型重链荧光抗体染色。G. 骨髓涂片。可见由活检针带来的一串来自血管组织的内皮细胞,在血片中很少见到单个内皮细胞。H. 卫星状血小板。3 个中性粒细胞被黏附的血小板包围。本血片是由 EDTA 抗凝血标本制备

叶,由一染色质细丝连接。成熟中性粒细胞的特征是核叶呈圆形,染色质致密,因染色质细丝可能躺在核上而看不见。染色质染成紫色,粗糙,并排列成块。1% ~ 16% 的女性的中性粒细胞的核可能有一附加物,其形状像一鼓槌,通过染色质细丝连接到核的一叶上。它代表这对无活性的 X 染色体。胞质弥漫着淡粉色并充满许多均匀分布的小的褐色到粉红色的颗粒。杆状核粒细胞核不分叶,呈香肠状或者 U 形,此外,它看上去与成熟中性粒细胞外形一样(图 2-4)。核染色质不如成熟中性粒细胞致密(参见第 60 章)。

嗜酸性粒细胞一般比中性粒细胞稍大(参见第 62 章)。核通常只有两叶(图 2-4),染色质纹理与中性粒细胞相同,但其核染色较淡。这些细胞的分化特性是出现许多有折光性的、均匀分布在整个细胞中的橘红色颗粒,有时可见颗粒覆盖在核上。这些颗粒比中性粒细胞的颗粒大并且大小更均匀。嗜酸性粒细胞中的颗粒偶尔可染成淡蓝色而不是橘红色。

嗜碱性粒细胞与其他多形核粒细胞类似,但比中性粒细胞稍小(参见第 63 章)。与中性粒细胞相比,其核染色较淡且通常较少分叶,染色质没有那么致密。大而深染的嗜碱性颗粒比嗜酸性粒细胞中的颗粒数量少,大小不均匀,形状也不规则。可见位于核上的颗粒,在某些细胞,核染色质几乎完全被颗粒掩盖而显得模糊。因为颗粒成分是水溶性的,某些颗粒可能仅有淡淡的染色或完全不着色,或者在制片过程中丢失(图 2-4)。

血涂片中的淋巴细胞通常比其他白细胞小,直径大约 10μm,但有时可见直径达 20μm 的大淋巴细胞(图 2-4)。正常

血液中以小淋巴细胞为主,呈圆形,含有一较大,圆而染色致密的细胞核(参见第 73 章)。胞质较少,染色浅到深蓝色。与小淋巴细胞相比,大淋巴细胞核/质比例低,染色质较稀疏,核通常呈圆形,也可能呈卵圆形或锯齿状,胞质丰富并可含有几个嗜苯胺蓝颗粒。含嗜苯胺蓝颗粒,胞质相对丰富的大淋巴细胞称为大颗粒淋巴细胞,通常代表细胞毒 T 细胞或自然杀伤(NK)细胞(参见第 94 章)。反应性淋巴细胞较大,核呈锯齿状,胞质丰富,染成蓝色,见于 EB 病毒、巨细胞病毒、腺病毒或其他病毒感染(参见第 82 章)。核染色质致密程度不一,可见核仁。低的核/质比例和较大的染色质致密度可将这些反应 T 淋巴细胞与肿瘤细胞区分开。

单核细胞是血片中最大的正常细胞,通常直径达 15 ~ 22μm(图 2-4)。核形状多样——圆形,肾形,卵圆形或分叶形——且常出现折叠(参见第 67 章),花边状的染色质呈细丝状排列,边界锐利清晰。其胞质呈淡灰色,含不同数量细的淡紫色或紫色颗粒,常有空泡。单核细胞的灰色(而不是蓝色)胞质是由于在含 RNA 胞质(染蓝色)的背景上所见的细颗粒(染粉红色),有助于区别单核细胞与反应性淋巴细胞。单核细胞核染色质呈细丝线状结构,与淋巴细胞污块状染色质明显不同。核形状和胞质空泡不是区别单核细胞与淋巴细胞的可靠特征。

白细胞内容物

异常颗粒

患全身感染相关性疾病的病人,其中性粒细胞颗粒比正常大且染色较深,常呈暗的黑蓝色,称为中毒颗粒(图 2-6)。这些颗粒如果异常突出,可能与嗜碱性粒细胞的大颗粒混淆。在黏多糖病中,中性粒细胞中可出现粗糙的黑色颗粒,而在一些淋巴和单核细胞可见大的嗜苯胺蓝颗粒出现(图 2-6)。表现 Chédiak-Higashi 异常的病人,其中性粒细胞中可见巨大畸形颗粒,淋巴细胞中可出现巨大的嗜苯胺蓝颗粒(图 2-6,参见第 66 章)。奥氏小体是轮廓清晰、染成红色的棒状小体,见于幼稚造血细胞胞质中,有时也出现在急性髓性白血病患者的外周血中较成熟的白血病细胞中(参见第 88 章)。

中性粒细胞异常内容物

在感染、烧伤和其他炎症状态下,患者的中性粒细胞胞质中可以见到浅蓝色,圆或卵圆形,直径约 1 ~ 2μm 的杜勒小体(Döhle bodies,图 2-6)。着蓝色是由于杜勒小体内含有的粗面内质网的 RNA 所致[97]。这些小体的出现被认为是反映了中性粒细胞成熟过程加速而从早幼粒细胞阶段传承了残余的内质网。杜勒小体通常与中毒颗粒同时出现。May-Hegglin 异常是几种 MYH9 疾病之一,常染色体显性巨大伴血小板减少症继发于巨核细胞成熟和血小板脱落缺陷,伴有白细胞包涵体(也见于 Fechtner、Sebastian、Epstein 和 Alport 样综合征;参见第 112 章)。白细胞包涵体呈灰蓝色,形状不规则的包涵体是非肌肉肌球蛋白重链沉积所致(图 2-6)。中性粒细胞功能正常。

白细胞的人为假象

破碎(“污点”、“篮状”)和凋亡细胞

在制备涂片过程中,白细胞可被损坏,变大的细胞核中染

色质丝显得更加均匀,染色略带红色,带有一大的蓝色核仁。除了慢性淋巴细胞白血病外,与其他疾病没有特定的关系(参见第 92 章)。在慢性淋巴细胞白血病中,细胞脆性增加通常会导致破损细胞数量的变化,这意味着预后良好。由于制片过程的影响,嗜酸性粒细胞和嗜碱性粒细胞的颗粒常可部分丢失,在细胞旁边可见散的颗粒。抗凝血标本在室温放置可出现一些中性粒细胞凋亡(图 2-6)。

放射状的核分叶

这是指血涂片上白细胞核的异常分叶,叶从一单独的点向四周呈放射状,形成一四叶或车轮样图案。这种改变常见于通过离心制备的细胞标本(如来自体液)、储存期过长的 EDTA 抗凝血或用草酸盐收集的标本。

空泡

用 EDTA 抗凝的血标本储存期过长,白细胞核和胞质中均可出现空泡,尤其是单核细胞和中性粒细胞。空泡可能与核的肿胀和胞质颗粒的丧失有关。在没有用抗凝剂准备的血涂片中,中性粒细胞中的空泡提示脓血症。

内皮细胞

如果血液涂片来自指尖的第一滴血,内皮细胞可能单个,成块出现,或成串联结(图 2-6)。这些细胞表面看上去像异常细胞,可能被错当作幼稚细胞或转移的肿瘤细胞。

翻译:薛胜利、杨冰玉　互审:黄晓军　校对:吴德沛

参考文献

1. Barnes PW, McFadden SL, Machin SJ, Simson E: The international consensus group for hematology review: Suggested criteria for action following automated CBC and WBC differential analysis. *Lab Hematol* 11:83–90, 2005.
2. Sireci A, Schlaberg R, Kratz A: A method for optimizing and validating institution-specific flagging criteria for automated cell counters. *Arch Pathol Lab Med* 134:1528–1533, 2010.
3. Gulati G, Song J, Florea AD, Gong J: Purpose and criteria for blood smear scan, blood smear examination, and blood smear review. *Ann Lab Med* 33:1–7, 2013.
4. Kim SJ, Kim Y, Shin S, et al: Comparison study of the rates of manual peripheral blood smear review from 3 automated hematology analyzers, Unicel DxH 800, ADVIA 2120i, and XE 2100, using international consensus group guidelines. *Arch Pathol Lab Med* 136:1408–1413, 2012.
5. Hur M, Cho JH, Kim H, et al: Optimization of laboratory workflow in clinical hematology laboratory with reduced manual slide review: Comparison between Sysmex XE-2100 and ABX Pentra DX120. *Int J Lab Hematol* 33:434–440, 2011.
6. Hotton J, Broothaers J, Swaelens C, Cantineaux B: Performance and abnormal cell flagging comparisons of three automated blood cell counters: Cell-Dyn Sapphire, DxH-800, and XN-2000. *Am J Clin Pathol* 140:845–852, 2013.
7. Ceelie H, Dinkelaar RB, van Gelder W: Examination of peripheral blood films using automated microscopy; evaluation of Diffmaster Octavia and Cellavision DM96. *J Clin Pathol* 60:72–79, 2007.
8. Smits SM, Leyte A: Clinical performance evaluation of the CellaVision Image Capture System in the white blood cell differential on peripheral blood smears. *J Clin Pathol* 67:168–172, 2014.
9. Buttarello M, Plebani M: Automated blood cell counts: state of the art. *Am J Clin Pathol* 130:104–116, 2008.
10. Coulter WH: High speed automatic blood cell counter and cell size analyzer. *Proc Natl Elect Conf* 12:1034, 1956.
11. Meintker L, Ringwald J, Rauh M, Krause SW: Comparison of automated differential blood cell counts from Abbott Sapphire, Siemens Advia 120, Beckman Coulter DxH 800, and Sysmex XE-2100 in normal and pathologic samples. *Am J Clin Pathol* 139:641–650, 2013.
12. Lippi G, Cattabiani C, Benegiamo A, et al: Evaluation of the fully automated hematological analyzer Sysmex XE-5000 for flow cytometric analysis of peritoneal fluid. *J Lab Autom* 18:240–244, 2013.
13. Perne A, Hainfellner JA, Womastek I, et al: Performance evaluation of the Sysmex XE-5000 hematology analyzer for white blood cell analysis in cerebrospinal fluid. *Arch Pathol Lab Med* 136:194–198, 2012.
14. Paris A, Nhan T, Cornet E, et al: Performance evaluation of the body fluid mode on the platform Sysmex XE-5000 series automated hematology analyzer. *Int J Lab Hematol* 32:539–547, 2010.

15. Briggs C, Kimber S, Green L: Where are we at with point-of-care testing in haematology? Br J Haematol 158:679–690, 2012.

16. England JM, Walford DM, Waters DA: Re-assessment of the reliability of the haematocrit. Br J Haematol 23:247–256, 1972.

17. Fairbanks VF: Nonequivalence of automated and manual hematocrit and erythrocyte indices. Am J Clin Pathol 73:55, 1980.

18. England JM: Blood Cell Sizing. Churchill Livingstone, New York, 1991.

19. Shamir MY, Avramovich A, Smaka T: The current status of continuous noninvasive measurement of total, carboxy, and methemoglobin concentration. Anesth Analg 114:972–978, 2012.

20. Lindner G, Exadaktylos AK: How noninvasive haemoglobin measurement with pulse co-oximetry can change your practice: An expert review. Emerg Med Int 2013:701529, 2013.

21. Dewhirst E, Naguib A, Winch P, et al: Accuracy of noninvasive and continuous hemoglobin measurement by pulse co-oximetry during preoperative phlebotomy. J Intensive Care Med 29:238–242, 2013.

22. Rice MJ, Gravenstein N, Morey TE: Noninvasive hemoglobin monitoring: How accurate is enough? Anesth Analg 117:902–907, 2013.

23. Dallman PR, Siimes MA: Percentile curves for hemoglobin and red cell volume in infancy and childhood. J Pediatr 94:26, 1979.

24. Wintrobe MM: Anemia: Classification and treatment on the basis of differences in the average volume and hemoglobin content of the red corpuscles. Arch Intern Med 54:256, 1934.

25. Seward SJ, Safran C, Marton KI, Robinson SH: Does the mean corpuscular volume help physicians evaluate hospitalized patients with anemia? J Gen Intern Med 5:187–191, 1990.

26. Carmel R: Pernicious anemia. The expected findings of very low serum cobalamin levels, anemia, and macrocytosis are often lacking. Arch Intern Med 148:1712–1714, 1988.

27. Sekhar J, Stabler SP: Life-threatening megaloblastic pancytopenia with normal mean cell volume: Case series. Eur J Intern Med 18:548–550, 2007.

28. Mahmoud MY, Lugon M, Anderson CC: Unexplained macrocytosis in elderly patients. Age Ageing 25:310–312, 1996.

29. Eldibany MM, Totonchi KF, Joseph NJ, Rhone D: Usefulness of certain red blood cell indices in diagnosing and differentiating thalassemia trait from iron-deficiency anemia. Am J Clin Pathol 111:676–682, 1999.

30. Rathod DA, Kaur A, Patel V, et al: Usefulness of cell counter-based parameters and formulas in detection of beta-thalassemia trait in areas of high prevalence. Am J Clin Pathol 128:585–589, 2007.

31. Lafferty JD, Crowther MA, Ali MA, Levine M: The evaluation of various mathematical RBC indices and their efficacy in discriminating between thalassemic and nonthalassemic microcytosis. Am J Clin Pathol 106:201–205, 1996.

32. Jolobe OM: Mean corpuscular haemoglobin, referenced and resurrected. J Clin Pathol 64:833–834, 2011.

33. Brugnara C, Mohandas N: Red cell indices in classification and treatment of anemias: From M.M. Wintrobes's original 1934 classification to the third millennium. Curr Opin Hematol 20:222–230, 2013.

34. Patel A, Brett SJ: Identifying future risk from routine tests? Crit Care Med 42:999–1000, 2014.

35. Gul M, Uyarel H, Ergelen M, et al: The relationship between red blood cell distribution width and the clinical outcomes in non-ST elevation myocardial infarction and unstable angina pectoris: A 3-year follow-up. Coron Artery Dis 23:330–336, 2012.

36. Patel KV, Semba RD, Ferrucci L, et al: Red cell distribution width and mortality in older adults: A meta-analysis. J Gerontol A Biol Sci Med Sci 65:258–265, 2010.

37. Hunziker S, Stevens J, Howell MD: Red cell distribution width and mortality in newly hospitalized patients. Am J Med 125:283–291, 2012.

38. Zorlu A, Bektasoglu G, Guven FM, et al: Usefulness of admission red cell distribution width as a predictor of early mortality in patients with acute pulmonary embolism. Am J Cardiol 109:128–134, 2012.

39. Lam AP, Gundabolu K, Sridharan A, et al: Multiplicative interaction between mean corpuscular volume and red cell distribution width in predicting mortality of elderly patients with and without anemia. Am J Hematol 88:E245–E249, 2013.

40. Wang F, Pan W, Pan S, et al: Red cell distribution width as a novel predictor of mortality in ICU patients. Ann Med 43:40–46, 2011.

41. Lippi G, Targher G, Montagnana M, et al: Relation between red blood cell distribution width and inflammatory biomarkers in a large cohort of unselected outpatients. Arch Pathol Lab Med 133:628–632, 2009.

42. Piva E, Brugnara C, Chiandetti L, Plebani M: Automated reticulocyte counting: State of the art and clinical applications in the evaluation of erythropoiesis. Clin Chem Lab Med 48:1369–1380, 2010.

43. Noronha JF, De Souza CA, Vigorito AC, et al: Immature reticulocytes as an early predictor of engraftment in autologous and allogeneic bone marrow transplantation. Clin Lab Haematol 25:47–54, 2003.

44. Buttarello M, Bulian P, Farina G, et al: Five fully automated methods for performing immature reticulocyte fraction: Comparison in diagnosis of bone marrow aplasia. Am J Clin Pathol 117:871–879, 2002.

45. Urrechaga E, Borque L, Escanero JF: The role of automated measurement of RBC subpopulations in differential diagnosis of microcytic anemia and beta-thalassemia screening. Am J Clin Pathol 135:374–379, 2011.

46. Schoorl M, Schoorl M, Linssen J, et al: Efficacy of advanced discriminating algorithms for screening on iron-deficiency anemia and beta-thalassemia trait: A multicenter evaluation. Am J Clin Pathol 138:300–304, 2012.

47. Higgins JM, Mahadevan L: Physiological and pathological population dynamics of circulating human red blood cells. Proc Natl Acad Sci U S A 107:20587–20592, 2010.

48. Weatherall DJ: Systems biology and red cells. N Engl J Med 364:376–377, 2011.

49. Thomas L, Franck S, Messinger M, et al: Reticulocyte hemoglobin measurement—comparison of two methods in the diagnosis of iron-restricted erythropoiesis. Clin Chem Lab Med 43:1193–1202, 2005.

50. KDOQI; National Kidney Foundation: KDOQI clinical practice guidelines and clinical practice recommendations for anemia in chronic kidney disease. Am J Kidney Dis 47(5 Suppl 3):S11–S145, 2006.

51. Mast AE, Blinder MA, Lu Q, et al: Clinical utility of the reticulocyte hemoglobin content in the diagnosis of iron deficiency. Blood 99:1489–1491, 2002.

52. Ullrich C, Wu A, Armsby C, et al: Screening healthy infants for iron deficiency using reticulocyte hemoglobin content. JAMA 294:924–930, 2005.

53. Urrechaga E, Borque L, Escanero JF: Erythrocyte and reticulocyte indices in the assessment of erythropoiesis activity and iron availability. Int J Lab Hematol 35:144–149, 2013.

54. Buttarello M, Pajola R, Novello E, et al: Diagnosis of iron deficiency in patients undergoing hemodialysis. Am J Clin Pathol 133:949–954, 2010.

55. Joosten E, Lioen P, Brusselmans C, et al: Is analysis of the reticulocyte haemoglobin equivalent a useful test for the diagnosis of iron deficiency anaemia in geriatric patients? Eur J Intern Med 24:63–66, 2013.

56. Osta V, Caldirola MS, Fernandez M, et al: Utility of new mature erythrocyte and reticulocyte indices in screening for iron-deficiency anemia in a pediatric population. Int J Lab Hematol 35:400–405, 2013.

57. Yoo JH, Song J, Lee KA, et al: Automated detection of malaria-associated pseudoeosinophilia and abnormal WBC scattergram by the Sysmex XE-2100 hematology analyzer: A clinical study with 1,801 patients and real-time quantitative PCR analysis in vivax malaria-endemic area. Am J Trop Med Hyg 82:412–414, 2010.

58. Lee HK, Kim SI, Chae H, et al: Sensitive detection and accurate monitoring of Plasmodium vivax parasites on routine complete blood count using automatic blood cell analyzer (DxH800(TM)). Int J Lab Hematol 34:201–207, 2012.

59. Amundsen EK, Urdal P, Hagve TA, et al: Absolute neutrophil counts from automated hematology instruments are accurate and precise even at very low levels. Am J Clin Pathol 137:862–869, 2012.

60. Zwick DL: Time to drop routine reporting of differential percentage values from CBC reports. Lab Hematol 16:1–2, 2010.

61. Bourner G, Dhaliwal J, Sumner J: Performance evaluation of the latest fully automated hematology analyzers in a large, commercial laboratory setting: A 4-way, side-by-side study. Lab Hematol 11:285–297, 2005.

62. Aulesa C, Pastor I, Naranjo D, Galimany R: Application of receiver operating characteristics curve (ROC) analysis when definitive and suspect morphologic flags appear in the new Coulter LH 750 analyzer. Lab Hematol 10:14–23, 2004.

63. Rabizadeh E, Pickholtz I, Barak M, et al: Acute leukemia detection rate by automated blood count parameters and peripheral smear review. Int J Lab Hematol 37;44–49, 2015.

64. Barnes PW, Eby CS, Shimer G: Blast flagging with the UniCel DxH 800 Coulter Cellular Analysis System. Lab Hematol 16:23–25, 2010.

65. Eilertsen H, Vollestad NK, Hagve TA: The usefulness of blast flags on the Sysmex XE-5000 is questionable. Am J Clin Pathol 139:633–640, 2013.

66. van der Meer W, van Gelder W, de Keijzer R, Willems H: Does the band cell survive the 21st century? Eur J Haematol 76:251–254, 2006.

67. Atwater S, Corash L: Advances in leukocyte differential and peripheral blood stem cell enumeration. Curr Opin Hematol 3:71–76, 1996.

68. Lim EM, Cembrowski G, Cembrowski M, Clarke G: Race-specific WBC and neutrophil count reference intervals. Int J Lab Hematol 32:590–597, 2010.

69. Zandecki M, Genevieve F, Gerard J, Godon A: Spurious counts and spurious results on haematology analysers: A review. Part I: platelets. Int J Lab Hematol 29:4–20, 2007.

70. Lozano M, Mahon A, van der Meer PF, et al: Counting platelets at transfusion threshold levels: Impact on the decision to transfuse. A BEST Collaborative-UK NEQAS(H) International Exercise. Vox Sang 106:330–336, 2014.

71. De la Salle BJ, McTaggart PN, Briggs C, et al: The accuracy of platelet counting in thrombocytopenic blood samples distributed by the UK National External Quality Assessment Scheme for General Haematology. Am J Clin Pathol 137:65–74, 2012.

72. Kim SY, Kim JE, Kim HK, et al: Accuracy of platelet counting by automated hematologic analyzers in acute leukemia and disseminated intravascular coagulation: Potential effects of platelet activation. Am J Clin Pathol 134:634–647, 2010.

73. Schoorl M, Schoorl M, Oomes J, van Pelt J: New fluorescent method (PLT-F) on Sysmex XN2000 hematology analyzer achieved higher accuracy in low platelet counting. Am J Clin Pathol 140:495–499, 2013.

74. Pan LL, Chen CM, Huang WT, Sun CK: Enhanced accuracy of optical platelet counts in microcytic anemia. Lab Med 45:32–36, 2014.

75. Nosanchuk JS, Chang J, Bennett JM: The analytic basis for the use of platelet estimates from peripheral blood smears. Laboratory and clinical applications. Am J Clin Pathol 69:383–387, 1978.

76. Bartels PC, Schoorl M, Lombarts AJ: Screening for EDTA-dependent deviations in platelet counts and abnormalities in platelet distribution histograms in pseudothrombocytopenia. Scand J Clin Lab Invest 57:629–636, 1997.

77. Schuff-Werner P, Steiner M, Fenger S, et al: Effective estimation of correct platelet counts in pseudothrombocytopenia using an alternative anticoagulant based on magnesium salt. Br J Haematol 162:684–692, 2013.

78. Osselaer JC, Jamart J, Scheiff JM: Platelet distribution width for differential diagnosis of thrombocytosis. Clin Chem 43:1072–1076, 1997.

79. Leader A, Pereg D, Lishner M: Are platelet volume indices of clinical use? A multidisciplinary review. Ann Med 44:805–816, 2012.

80. Fager AM, Wood JP, Bouchard BA, et al: Properties of procoagulant platelets: Defining and characterizing the subpopulation binding a functional prothrombinase. Arterioscler Thromb Vasc Biol 30:2400–2407, 2010.

81. Hoffmann JJ: Reticulated platelets: analytical aspects and clinical utility. Clin Chem Lab Med 52:1107–1117, 2014.

82. Kurata Y, Hayashi S, Kiyoi T, et al: Diagnostic value of tests for reticulated platelets, plasma glycocalicin, and thrombopoietin levels for discriminating between hyperde-

structive and hypoplastic thrombocytopenia. *Am J Clin Pathol* 115:656–664, 2001.

83. Chaoui D, Chakroun T, Robert F, et al: Reticulated platelets: A reliable measure to reduce prophylactic platelet transfusions after intensive chemotherapy. *Transfusion* 45:766–772, 2005.

84. Cesari F, Marcucci R, Gori AM, et al: Reticulated platelets predict cardiovascular death in acute coronary syndrome patients. Insights from the AMI-Florence 2 Study. *Thromb Haemost* 109:846–853, 2013.

85. Hong KH, Kim HK, Kim JE, et al: Prognostic value of immature platelet fraction and plasma thrombopoietin in disseminated intravascular coagulation. *Blood Coagul Fibrinolysis* 20:409–414, 2009.

86. Ibrahim H, Nadipalli S, DeLao T, et al: Immature platelet fraction (IPF) determined with an automated method predicts clopidogrel hyporesponsiveness. *J Thromb Thrombolysis* 33:137–142, 2012.

87. Cesari F, Marcucci R, Gori AM, et al: High platelet turnover and reactivity in renal transplant recipients patients. *Thromb Haemost* 104:804–810, 2010.

88. Eller LA, Eller MA, Ouma B, et al: Reference intervals in healthy adult Ugandan blood donors and their impact on conducting international vaccine trials. *PLoS One* 3: e3919, 2008.

89. Peng L, Yang J, Lu X, et al: Effects of biological variations on platelet count in healthy subjects in China. *Thromb Haemost* 91:367–372, 2004.

90. Beutler E, West C: Hematologic differences between African-Americans and whites: The roles of iron deficiency and alpha-thalassemia on hemoglobin levels and mean corpuscular volume. *Blood* 106:740–745, 2005.

91. Hershman D, Weinberg M, Rosner Z, et al: Ethnic neutropenia and treatment delay in African American women undergoing chemotherapy for early-stage breast cancer. *J Natl Cancer Inst* 95:1545–1548, 2003.

92. Wakeman L, Al-Ismail S, Benton A, et al: Robust, routine haematology reference ranges for healthy adults. *Int J Lab Hematol* 29:279–283, 2007.

93. Cheng CK, Chan J, Cembrowski GS, van Assendelft OW: Complete blood count reference interval diagrams derived from NHANES III: Stratification by age, sex, and race. *Lab Hematol* 10:42–53, 2004.

94. Beutler E, Waalen J: The definition of anemia: What is the lower limit of normal of the blood hemoglobin concentration? *Blood* 107:1747–1750, 2006.

95. Fairbanks VF, Tefferi A: Normal ranges for packed cell volume and hemoglobin concentration in adults: Relevance to "apparent polycythemia". *Eur J Haematol* 65: 285–296, 2000.

96. Pearson TC: Correspondence: Normal ranges for packed cell volume and hemoglobin concentration in adults: Relevance to "apparent polycythemia." *Eur J Haematol* 67: 56–59, 2001.

97. Ganji V, Kafai MR: Hemoglobin and hematocrit values are higher and prevalence of anemia is lower in the post-folic acid fortification period than in the pre-folic acid fortification period in US adults. *Am J Clin Nutr* 89:363–371, 2009.

98. Fraser CG, Wilkinson SP, Neville RG, et al: Biologic variation of common hematologic laboratory quantities in the elderly. *Am J Clin Pathol* 92:465–470, 1989.

99. Tang H, Jing J, Bo D, Xu D: Biological variations of leukocyte numerical and morphologic parameters determined by UniCel DxH 800 hematology analyzer. *Arch Pathol Lab Med* 136:1392–1396, 2012.

100. Zhang P, Tang H, Chen K, et al: Biological variations of hematologic parameters determined by UniCel DxH 800 hematology analyzer. *Arch Pathol Lab Med* 137:1106–1110, 2013.

101. Sottas PE, Kapke GF, Vesterqvist O, Leroux JM: Patient-specific measures of a biomarker for the generation of individual reference intervals: Hemoglobin as example. *Transl Res* 158:360–368, 2011.

102. Sennels HP, Jorgensen HL, Hansen AL, et al: Diurnal variation of hematology parameters in healthy young males: The Bispebjerg study of diurnal variations. *Scand J Clin Lab Invest* 71:532–541, 2011.

103. Braude S, Beck A: Complete blood counts with differential: More accurate reference ranges based on circadian leukocyte trafficking. *J Clin Pathol* 66:909–910, 2013.

104. Soranzo N, Spector TD, Mangino M, et al: A genome-wide meta-analysis identifies 22 loci associated with eight hematological parameters in the HaemGen consortium. *Nat Genet* 41:1182–1190, 2009.

105. van der Harst P, Zhang W, Mateo Leach I, et al: Seventy-five genetic loci influencing the human red blood cell. *Nature* 492:369–375, 2012.

106. Bain BJ: Ethnic and sex differences in the total and differential white cell count and platelet count. *J Clin Pathol* 49:664, 1996.

107. Gerdes U, Johnsson JJ, Kairisto V, et al: Nordic Reference Interval Project [unpublished observations].

第3章
骨髓检查

Daniel H. Ryan

摘要

骨髓显微镜检查是血液学诊断的主要方式。尽管基于我们对造血细胞生物学认识的进展而进行特殊生化和分子检测的时代已经来临，血液恶性肿瘤和诸多非恶性血液疾患的诊断仍依赖于对骨髓细胞的检查。骨髓抽吸和活检用于检查的风险甚小，仅造成轻度不适，可快捷方便地操作。若临床病史、白细胞计数、血涂片或实验室检测结果提示有原发或继发性血液疾患之可能，而骨髓形态学分析或特殊检查可能对诊断提供帮助时，即应施行骨髓检查。出现白细胞减少或血小板减少，一般均需通过骨髓检查确立诊断。除了由血细胞检查和实验室检查支持确定的贫血较易诊断外，其他非溶血性贫血常需进行骨髓检查。在血液中出现有核红细胞、白细胞前体细胞、不能用合并感染解释的异常淋巴细胞以及原始细胞等异常细胞时，一般需行骨髓检查。除了确定细胞增生状况和前体细胞的形态以及非造血细胞浸润之外，骨髓检查还可提供骨髓细胞进行免疫表型测定、细胞遗传学检测、分子和基因组学研究、传染性微生物的培养，以及贮存骨髓细胞以便于以后的研究。

骨髓检查的历史

最早记载的患者活体骨髓检查见于20世纪初的几十年，先是用胫骨作为骨髓来源，然后是骨活组织检查。但这两种技术均未成为骨髓常规检查，前者因成人期胫骨一般呈增生低下，后者则因开放操作的侵袭性和感染、出血的不适及风险。1923年，Arinkin发明了骨髓穿刺技术[1]，成为今天所用穿刺术之原型。30年后，有关骨盆较之胸骨更适合穿刺的看法得到认

简写和缩略词

CD，分化群（cluster of differentiation）；CLL，慢性淋巴细胞白血病（chronic lymphocytic leukemia）；CML，慢性髓系白血病（chronic myelogenous leukemia）；DMSO，二甲基亚砜（dimethylsulfoxide）；EDTA，乙二胺四乙酸（ethylenediaminetetraacetic acid）；FISH，荧光原位杂交（fluorescence in situ hybridization）；GPI，甘油磷酸肌醇（glycosylphosphatidylinositol）；MDS，骨髓增生异常综合征（myelodysplastic syndrome）；M：E，髓系：红系细胞比例（myeloid：erythroid cell ratio）；MRD，微小残留病（minimal residual disease）；PCR，聚合酶链反应（polymerase chain reaction）。

可，又十年后，实用的骨髓活检装置得到使用。直到20世纪70年代，髂后上棘用于穿刺及活检，以及骨髓穿刺合并骨髓活检才被常规使用，这是由于进行淋巴瘤分期常须依靠骨髓活检，而较简便的活检装置已易于获得。

骨髓穿刺或活检的指征

国际血液学标准化理事会已出版了骨髓穿刺与活检的指导原则，以增进操作和报告的一致性[2]。诚然，骨髓穿刺与活检术是安全的，但其实施需明确所得结果是否有助于鉴别诊断，或者能为治疗提供随访[3~5]。在诸多血液疾病如多数缺铁性贫血、珠蛋白生成障碍性贫血、获得性和遗传性溶血性贫血病例，通过血液检查和专门的实验室检测通常足以做出诊断，而无需进行骨髓检查。

在有骨髓检查指征时，应做出是进行骨髓穿刺还是需要做骨髓穿刺合并骨髓活检的决定。骨髓穿刺是必须要进行的，因为穿刺涂片检查可提供更好的形态学。但是，在对骨髓增生状况进行定量以及对骨髓浸润性疾病进行诊断时，施行骨髓活检更具优越性，以便对这些疾病进行鉴别诊断[6,7]。在常伴有网状蛋白纤维化的疾患如巨核细胞白血病、毛细胞性白血病和慢性骨髓增殖性肿瘤等，骨髓活检对于诊断及随访尤为有用[8]。于骨髓增生异常综合征，骨髓活检对评价早期前体细胞的异常定位和发现异常巨核细胞甚为有用。骨髓病理切片较之穿刺术更易检出骨髓坏死和胶质状变性。在一些诊断定向很清晰的临床情况，如儿童免疫性血小板减少性紫癜或从事临床缓解期白血病患者的监测随访，单独做骨髓穿刺即已足够。

根据需诊断的问题，材料的可得性和所预期的异常细胞之频率，需要对特殊诊断方法进行适度选择用以支持临床诊断。骨髓细胞形态学依然是诊断恶性血液疾患的金标准，并构成对非恶性疾患的鉴别诊断之基础。免疫细胞化学则提供了以单一细胞为基础的表型——形态学关联性，但其效用仅限于那些能经受固定破坏、脱钙作用和石蜡包埋的抗原决定簇。流式细胞仪可用于检测几乎所有细胞表面或细胞内的蛋白质，并有能力检测细胞蛋白的重要的量的改变，以及在同一细胞同时测定多种蛋白。但是，流式细胞仪需要活的细胞并使之与组织分离。基因表达芯片技术通过复杂的数学算法分析复杂的RNA表达格局，以发现基于基因表达的诊断格局。这些研究可能利于发现较少的但更实用的蛋白，从而用免疫细胞化学或免疫荧光法对这些蛋白进行检查。分子检测则针对从染色体到核苷酸层面的致癌性DNA序列改变，包括经典的有丝分裂中期细胞遗传学、荧光原位杂交（FISH），反转录酶聚合酶链反应（PCR）技术和靶向或全基因组测序。

骨髓穿刺术

人出生时，全部骨骼均有造血性骨髓。从5~7岁，脂肪细胞开始替代人体四肢的造血性骨髓。到成年期，造血性骨髓仅限于轴向骨骼和四肢骨骼的近端部分（参见第5、9章）。脂肪性骨髓外观呈黄色，而造血性骨髓呈红色。但红骨髓也含有脂肪，在骨髓穿刺样品中可见脂肪滴。在组织学上，黄骨髓几乎完全由脂肪细胞和支持性结缔组织所组成。红骨髓则含有大量造血细胞、脂肪细胞和结缔组织。骨髓充满于髓腔骨小梁间

的空隙。骨髓的质地软而脆,很容易用针具进行穿刺或活检。

髂后上棘(图 3-1)是进行骨髓穿刺和活检的优选部位。成人可选用髂前上棘,极少数情况下选用胸骨(图 3-2)。胸骨只能用于穿刺。成人的髂前上棘较之髂后上棘用得较少,这是因为前者的骨皮质较厚。1 周岁内婴儿(尤其是新生儿)也可选用胫骨的前中表面,但髂后上棘仍是优选部位。骨髓穿刺或活检后严重不良后果极少见,发生率低于万分之五。在将近 55 000 例骨髓活检当中,仅报道有 1 例直接死亡,3 例失去活动能力时间

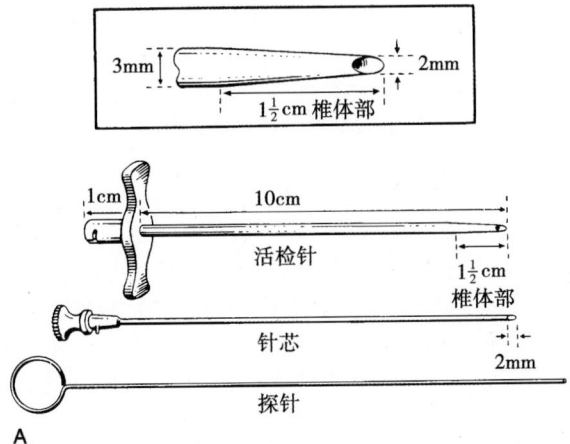

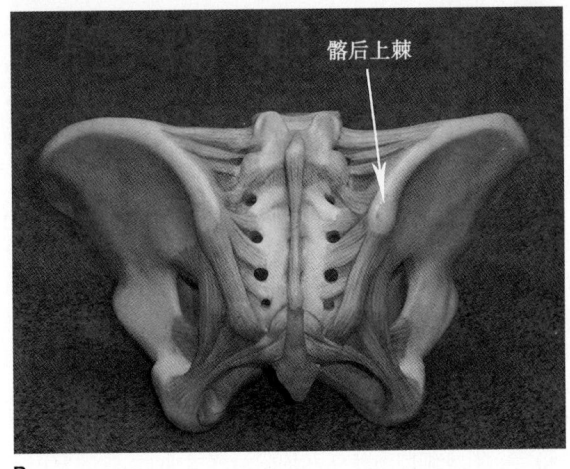

图 3-1 A. Jamshidi 骨髓活检器;B. 骨髓活检部位[96]

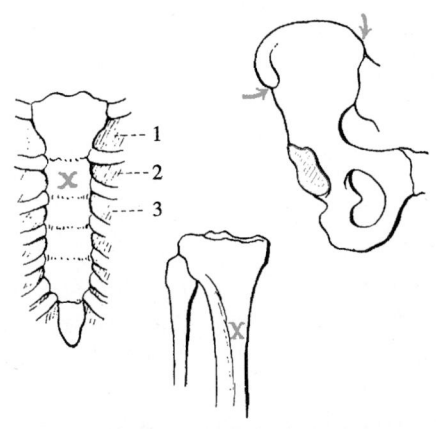

图 3-2 骨髓穿刺部位

延长但非永久致残[9]。不良后果主要是出血,最常见于血小板功能障碍者,其次是血小板减少或凝血因子缺陷者,感染和对麻醉剂反应等其他并发症更为少见[9]。所有部位的骨髓穿刺都可因穿透骨骼而造成骨质下结构损伤,但是胸骨穿刺造成的损害最大,因为成人第 2 肋间水平的胸骨仅约 1cm 厚,并且后胸骨皮质到升主动脉的距离变化较大,可能只有 4～5mm 厚[10],可能会发生少见但很严重的主动脉壁撕裂的后果。为避免发生意外,在需要行胸骨穿刺时,必须在针具上安放一个防护装置。

无论是行骨髓活检还是穿刺,使用镇静剂都可减少焦虑和疼痛[11],尤其是在儿童[12],常用丙泊酚(propofol)合并或不合并芬太尼(fentanyl),应在仔细控制的条件下给予[13],并进行氧饱和度、血压和生命体征的监测。咪达唑仑也是成年患者常用的清醒镇静剂,即使是已经使用了很多其他的前驱药物。关于减少成人骨髓穿刺或活检过程中疼痛的问题,仍相对缺乏经验性的研究和一致性的指南[14,15]。从患者角度对于骨髓穿刺或活检过程的体验值得关注[16]。骨髓检查过程中与严重或不能忍受的痛苦(百分之四的患者可体验到)显著相关的因素只有检查前关于操作过程信息沟通的质量以及既往的痛苦体验[17]。用于淋巴瘤分期的骨髓活检和穿刺常可在患者为其他操作需施麻醉时一并操作。现有数种类型的针具可用于骨髓穿刺[3]。对于成人,16 号针(16-gauge)穿刺可以获得适量样品,而无需更大号针具。穿刺时患者应取俯卧位,也可取左或右侧卧位。必须遵守无菌操作原则。如有必要,应对穿刺部位皮肤剃毛。行消毒液清洁皮肤后,对皮肤、皮下组织和骨膜表面行局部麻醉注射,如 1% 利多卡因(lidocaine)。对骨膜表面进行充分的麻醉浸润是很重要的,使操作过程中产生的剧痛最小化,但 1% 利多卡因在成人用量不应超过 20ml[18]。几乎所有人用少量的利多卡因即可获得合适的麻醉效果。在对骨膜表面注射麻醉剂之前,可用空气枪对皮肤表面进行麻醉。麻醉一般于 3～5 分钟内生效,随即插入骨髓针具,以轻微旋转方式使之通过皮肤、皮下组织和骨皮质。于肥胖者,必须用足够长度的针具以便到达髂嵴。应将针芯锁在针套的合适位置,以防针在进入髓腔之前被组织堵塞。穿透骨皮质时,可感觉到轻微、快捷的前向运动,针具推进瞬间更为容易。此刻应迅速移去针芯,将针套与 10ml 或 20ml 注射器相连接,抽吸 0.5～1.5ml 髓液。多数患者在抽吸骨髓的刹那间会感到短暂疼痛。若需更多标本量,应将骨髓针具接上另一个注射器,旋转注射器和针头以进入邻近区域并进行骨髓抽吸。重新插入针芯,并在数次抽吸之间轻微变换骨髓针具的位置。当完成骨髓抽吸后,重新插入针芯,迅速从骨中拔出针具。在穿刺部位皮肤加压至少 5 分钟以减少出血。若患者血小板数目或功能下降,须用力压迫 10～15 分钟。穿刺得到的血样髓液含有直径约为 0.5～1mm 的晶亮骨髓颗粒。这些颗粒常在注射器中即可见到,但也可能仅在注射器内容物被移到载玻片上制备涂片时方能见到。

若在进行穿刺时未见有任何物体进入注射器,则很有可能针具未恰当地进入骨髓腔。可在重新插入针芯后,将针头小心地前推 1～2mm,再试行抽吸。或是从骨内拔出针具,在麻醉区域内重新插入到邻近部位。调整针具在骨骼中位置时,必须要考虑到骨的厚度。偶尔,须将针具沿纵轴或者在一个更大轨迹上旋转,以便机械地松弛骨髓,然后再行抽吸。若少量血液被吸进,应该换一套新的针具,因为最后获得的穿刺液可能发生凝固。若用较小的注射器未获成功,可以换用 50ml 注射器。纤维

化或紧密聚集的白血病骨髓可能难以抽吸,此时就须进行骨髓活检。但最常见的骨髓获取失败当归因于针具的位置不恰当,一般在做第二次穿刺时可获成功。在操作过程中使用样本准备核查清单来证实骨髓颗粒的存在,活检长度和方案中的其他操作项目,能增加活检标本的长度并减少无诊断意义样本的频率[19]。

● 针刺活检术

针刺活检一般使用 Jamshidi 针具,使用与上述描述相同的准备程序。Jamshidi 针具(图 3-1)由中空的圆柱状针具组成,其特点是远端呈同心型锥体,末端为锐利、呈斜角的针尖。针芯正好插入至锥形针尖开口处,与针头中心相合,并伸出针头末端 1~2mm。在美国最常用 11 号针具。在对活检部位的皮肤和骨膜进行麻醉后,开一个 3mm 的皮肤切口。将装好封闭器的针具推入皮肤切口,通过皮下组织和骨皮质,针具要对准髂后上棘,以旋转动作推进。穿透骨皮质时有一种针具前向运动阻力下降的手感。去除封闭器,慢慢地以顺时针——反时针交替方式沿长轴旋转推进。在穿入骨骼足够深度(最多 3cm)后,将针具沿轴心旋转数次。然后退出 2~3mm。目前有些针具配有"陷阱",可以诱捕活检物,因而可以直接拔出针具。再将针具重新插到原来的深度,但略为变换角度,注意不要弄弯针具,随后旋转数次使样品与骨髓腔脱离。采用与插入时相同的旋转方式缓慢地将针具退出。然后将探针通过切割针头插入,通过针具底座将标本推出针管。相对于 Jamshidi 针具的内径而言,切割口径较小,标本在针管内就较松,因而不易发生压缩、扭曲或破碎。这一技术能可靠地产生高质量的活检标本。应先行骨髓活检术,再考虑骨髓抽吸(或在略为不同的髂棘部位进行),以避免出血以及使活检核心部位的骨髓结构发生扭曲。使用本节所介绍的骨髓活检针,很少需用开放(手术)活检,但在骨骼病变部位较深的情况下,或在有相关指征(如疾病分期)进行外科手术时,亦可施行。一种经美国 FDA 批准的电池供电钻将活检针刺入成人患者的髂后上棘,可以提供更一致和更长的活检芯核,并缩短操作时间[20]。

● 制备供检测的骨髓标本

用骨髓穿刺物可以进行几种制备,以使诊断材料得到最大限度的利用。最重要的是直接涂片,其制备方法是将未经处理的骨髓穿刺悬液滴到载玻片上立即涂片。这种制备最适合于进行细胞形态学检查和骨髓分类计数。颗粒涂片最适于检查骨髓细胞增生程度和巨核细胞数量,但其涂片较厚而使形态学观察不易。浓缩片则是用少量抗凝骨髓进行离心后得到浓缩的有核细胞(骨髓奶油层)进行制备,这种制备在骨髓增生低下时可用于检测数量较少的细胞。在浓缩片制备中,细胞系列的相对比例不能得到维持(通常红系前体细胞相对被富集)。此外,这种制备会导致抗凝剂引起的细胞核形态改变或细胞质空泡。活检标本印片对于穿刺为骨髓增生低下的情况下检查细胞形态学是非常有价值的,有时在诊断上是必要的[21]。

骨髓涂片

在骨髓穿刺后,将约 0.5ml 骨髓置于玻片上,其余骨髓则可放进含有 EDTA 抗凝液的试管混匀。对骨髓标本进行检测

以确认有"晶粒"或含骨质及脂肪的骨髓颗粒存在,因为有此种颗粒就表示骨髓腔穿刺成功。立即将未抗凝的骨髓液滴于干净载玻片直接骨髓涂片,然后用盖玻片制成推片。要制备足够的片子以备特异染色。如操作者工作迅速,就不需要对骨髓穿刺液做肝素抗凝。应尽量避免使用肝素抗凝,因其可造成人工假象。福尔马林蒸汽造成的人工假象会使细胞形态变形,通过确保福尔马林容器直到抽吸物涂片制备好并移走后才打开则可避免此种情况。

一种有用的技术是制备骨髓厚涂片,其方法是将 1 滴或 2 滴骨髓穿刺液置于载玻片上,然后将另一张玻片盖于穿刺液上,轻轻地对两张玻片施压,使用纱布海绵吸去大部分血液,然后纵向将两张玻片推开。如用力过度,这种制备可能会含有大量破碎细胞,但其可提供大量骨髓颗粒,可用于估计骨髓细胞增生情况,也可用于估计含铁血黄素的量。使用盖玻片压片技术代替载玻片能使破碎细胞达到最少,与推(楔)片相比更利于获得来自骨髓颗粒的完整细胞的典型分布[22]。

EDTA 抗凝样品可以在 Wintrobe 管中进行离心(1500g 10 分钟)以对骨髓细胞成分进行浓缩。离心后去除脂肪层和血浆层,将"奶油层"与等量血浆混合,制备多张玻片,所有的涂片在染色前应在空气中彻底晾干,可以在潮湿环境中长期存放,从而避免人工干扰。

印片制备

在用 Jamshidi 针具获得活检样品后,将样品从针套中推出,轻轻地在载玻片上进行滚动(用签棒移动样品),然后再将其置入固定液。注意不要将样品碾碎。待印片晾干后用处理涂片相同的方法进行染色。

特殊检查

在骨髓穿刺前需要对诊断问题认真推敲,以便获得足量样本进行所有必要的特殊检查,从而获得正确诊断,同时避免抽吸多于需要量的骨髓,因其可导致样本的稀释[23]。对于几乎所有特殊检查而言,最好的材料是由不含固定液的单一活细胞悬液所组成的无菌抗凝标本。具体来说,流式细胞仪测定,最好用 EDTA 或肝素抗凝的骨髓穿刺标本,此种标本在室温下 24 小时稳定。对于细胞遗传学和细胞培养术而言,骨髓宜用不添加防腐剂的肝素抗凝,再加到组织培养基中,并尽快进行分析以维持较理想的细胞活性。过夜孵育一般不会对细胞遗传学标本产生不良作用[24]。在骨髓穿刺发生干抽时,可将骨髓活检所获的复管标本打碎后制成细胞悬液,再进行形态学、流式细胞仪和细胞遗传学检查[25]。FISH 可以在使用 EDTA 脱钙方法的骨髓活检标本中检测染色体缺失、重复和易位[26]。

对新鲜标本进行分子生物学检测,应尽量减少标本贮存,贮于 4℃为宜。标本最好用 EDTA 抗凝,因为肝素可以干扰某些分子生物学检查。DNA 是相对稳定的,而完整细胞 RNA 的半寿期相差甚大,并且在细胞裂解液中很快被无处不在的核糖核酸酶降解(几秒至几分钟)。在分离 RNA 之前,应尽可能减少标本的贮存[27]。已设计了可保存 RNA 稳定性的样品收集试管,但为了获得 RNA 的最大回收率,应将样本立即送到实验室,进行细胞悬液制备(一般是制备奶油层或单个核细胞悬液),在加入核糖核酸酶抑制剂的条件下抽提核酸。也可从石蜡包埋组织切片[28]或干燥染色涂片[29]中抽提 DNA 和 mRNA 用

以分析,但有不同程度的降解,其使用价值取决于需分析的核酸序列长度。

骨髓标本的建档储存非常重要,这是因为分子诊断日益进展,常需对已知来源的标本进行验证分析,或对诊断时的标本进行回顾性测试。分离的 DNA 或 RNA 在-70℃可长期保存,而完整的活细胞的可靠保存需在 DMSO 液中进行速率控制冷冻,并在液氮中贮存。

组织学切片

有多种技术可用于制备骨髓穿刺标本的组织学检查。所有这些技术被设计成可从小量标本中得到足量的骨髓颗粒,来制备足够的切片。其做法是将骨髓穿刺液置于一张载玻片上,静置几秒钟后轻轻地倾斜玻片使多余血液流到一边。然后用签棒将颗粒推到一起,而让剩余的血液凝固。将凝块在缓冲福尔马林液中快速固定,以便对组织进行加工和切片。另一种方法是将抗凝骨髓穿刺标本进行过滤[30]。

对骨髓活检芯核进行组织学检查,其加工过程是在中性缓冲福尔马林液中固定,随后脱钙,再行石蜡包埋。脱钙可用酸性试剂或 EDTA 来施行,后者更常用,因其更有利于保存核酸与蛋白抗原。高质量切片厚度为 3μm,用苏木精伊红染色,对于常规检查可获满意效果。对固定和包埋技术的优化使得脱钙的石蜡包埋骨髓活检标本能用于多种免疫标志的测定。在中性缓冲福尔马林液固定后,不脱钙进行塑料树脂包埋对形态学研究更具优点[31],但由于难以用于免疫染色和分子检测而较少使用。

● 骨髓制片的形态学检查

概况

应尽快进行 Wright-Giemsa 直接染色的骨髓穿刺涂片检查,以获得对骨髓形态学的初步评价,并根据初步评价结果,趁标本新鲜时进行特殊检查。骨髓活检和穿刺的最终报告需整合临床病史、血涂片、血细胞计数、实验室检查数据、细胞标志检测、分子生物学及细胞遗传学数据等多方面资料。没有其他的组织学标本能像骨髓一样,要依靠如此众多的支持性数据对骨髓检查做出符合当前最高水平的报告。血液病理学家和血液学家面临的挑战是了解每种诊断方法的优点和局限性,这样才能使检查结果被合理地整合,从而形成报告意见。已有学者对骨髓穿刺[4]和活检[5]标本制备及解读中的一些常见误区进行了综述。

骨髓标本是否合适

解读骨髓标本第一个要回答的问题是:样本是否适合于诊断。在操作时,骨髓穿刺液中含有骨髓颗粒是针具进入髓腔并成功抽取到骨髓的最好证明。骨髓颗粒是骨性物,其反光外观是因颗粒中含有脂肪。若标本中含有骨皮质、肌肉或其他组织,髓质骨却鲜有或缺如,则不适合用于解读骨髓。含有过多碎片或出血的标本亦不适合,这就说明采用得当技术获得有用标本的极端重要性。一个不太言及的假设是:提供诊断和评估的这部分骨髓代表了骨髓的全貌。根据双侧活检的可重复性研究,这一假设在白血病和骨髓瘤更接近真实情况,而在淋巴

瘤和肿瘤转移则不尽然[32]。骨髓活检标本应至少含有长达 0.5cm 的髓腔。但对于淋巴瘤和肿瘤转移的检测,目前推荐的骨髓活检长度为 1.6 ~ 2.0cm[33]。常规实践中相当一部分活检物的长度达不到这一推荐要求[34]。

若骨髓穿刺液含有骨髓颗粒或有血涂片中见不到的造血前体细胞(如巨核细胞、有核红细胞),则可认为穿刺已进入了髓腔。但是,这并不足以确认标本就适合于诊断,因为实际抽取的骨髓量在不同疾病状态可有很大变异。此外,某些细胞类型,尤其是成纤维细胞和肿瘤转移细胞,将其从骨髓空间内移取并不如正常前体细胞那么容易。而骨髓颗粒和前体细胞的缺如也不一定说明穿刺未进入髓腔,因为充斥着白血病细胞或被成纤维细胞浸润的骨髓仅能获得少量细胞("干抽")[35]。导致骨髓穿刺干抽的情况一般为显著病变之后果(在活检中仅 7% 呈正常组织学[35]),提示需进行标本活检,包括活检标本印片[21]。

骨髓增生程度

骨髓总体增生情况评价的"金标准"是对适宜的骨髓活检标本进行检查[36]。髂棘骨髓中的正常增生程度即骨髓腔中造血细胞所占空间相对于脂肪及非造血组织所占空间百分比,在儿童期平均为 80%,而在 30 岁的成人降到 50%,到 70 岁后则进一步下降[37]。因此,患者骨髓增生程度应该以同年龄的正常人为对照加以评估[38]。在做增生程度评估时,要考虑到紧邻骨皮质的髓腔含脂肪组织较多,因此不能代表较深部位髓腔之增生状况。可以用网格估计活检标本的骨髓增生程度[39]。

直接骨髓穿刺涂片较难以做增生状况分析,这是因为其丢失了组织学结构,并混有血液。穿刺结果所得的增生程度可能比活检所得为低[40]。骨髓颗粒(见于直接涂片或颗粒制备)是增生程度的最佳指示。这些颗粒就像"微活检",含有足量造血和脂肪成分,可为认识骨髓增生程度提供依据。由骨髓穿刺制备的骨髓颗粒检查所估计之增生程度与骨髓活检所得结果间有很好的一致性[38]。

骨髓穿刺标本在穿刺过程中被血液稀释的程度变化不一,可能影响对骨髓增生程度的判断。若成人骨髓标本含有 30% 以上的淋巴细胞及单核细胞,则提示很可能被大量血液所稀释,此已由配对的骨髓穿刺及活检制备物所进行的细胞动力学研究所证明[41]。骨髓中成熟中性粒细胞比例高于预期是骨髓穿刺液被血液稀释的另一个线索。于血液病患者,来自于血液的有核细胞数量为 6% ~93%[42]。稀释情况最甚者见于白血病患者。大量血液稀释可发生于穿刺困难的患者,或见于对同一穿刺点的多次抽取。例如,在第一个 1.0ml 骨髓穿刺液中混入的血细胞仅占 8%,但在之后抽吸所获的骨髓中可混入达 20%[43]。

骨髓活检标本检查可为各造血系列增生程度提供最佳判断。红系细胞的典型排列方式是成簇状,而巨核细胞则在活检标本中散在分布。红系和巨核系的增生程度最好用低倍镜加以观察。于骨髓穿刺,常用计算粒-红比例来得出这两个主要系列相对增生程度的印象。按一般规则,粒-红比例正常时应为 2:1 ~ 4:1(表 3-1 列出了男性和女性正常值范围)。细胞类型间的相对比例仅能依靠直接骨髓涂片、活检印片或骨髓颗粒制备加以评估,而不能用浓缩涂片,此因浓缩片要对细胞进行离心操作之故。粒-红比例下降,既可由于粒系增生下降,也可由于红系增生加强,取决于骨髓总体增生程度。直接骨髓穿刺涂片可对巨核细胞计数进行测量,但要求涂片上可做满意分析

的区域至少有 5 个巨核细胞。在颗粒制备中,绝大多数大颗粒应含 1 个或者多个巨核细胞。根据标本与血液混杂的程度,正常人直接骨髓穿刺涂片上的巨核细胞数量差异很大。巨核细胞常富集于浓缩涂片的羽状边缘。

表3-1　不同年龄骨髓分类细胞计数正常值(细胞百分比)

细胞类型	Rosse 等[64]:婴儿胫骨骨髓			Glase 等[97]:年龄 1~20 岁胸骨骨髓,1ml 抽吸物	Bain[98]:年龄 21~56 岁髂骨骨髓,0.1~0.2ml 抽吸物男(n=30),女(n=20)
	<1 个月(n=57)	1 个月(n=7)	18 个月(n=19)		
原始粒细胞	—	—	—	1.2(0~3)	1.4(0~3.0)
早幼粒细胞	0.79±0.91	0.76±0.65	0.64±0.59	1.8(0~4)	7.8(3.2~12.4)
中幼粒细胞	3.95±2.93	2.50±1.48	2.49±1.39	16.5(8~25)	
中性粒细胞					7.6(3.7~10.0)
嗜酸性粒细胞					1.3(0~2.8)
嗜碱性粒细胞					
晚幼粒细胞	19.37±4.84	11.34±3.59	12.42±4.15	23(14~34)	4.1(2.3~5.9)
杆状核粒细胞	28.89±7.56	14.10±4.63	14.20±5.63	—	**
分叶核粒细胞					
中性粒细胞	7.37±4.64	3.64±2.97	6.31±3.91	12.9(4.5~29)	男:32.1(21.9~42.3);女:37.4(28.8~4.9)
嗜酸性粒细胞	2.70±1.27	2.61±1.40	2.70±2.16		2.2(0.3~4.2)
嗜碱性粒细胞	0.12±0.20	0.07±0.16	0.10±0.12	—	0.1(0~0.4)
淋巴细胞	14.42±5.54	47.05±9.24	43.55±8.56	16(5~36)	13.1(6.0~20.0)
单核细胞	0.88±0.85	1.01±0.89	2.12±1.59		1.3(0~2.6)
浆细胞	0.00±0.02	0.02±0.06	0.06±0.08	—	0.6(0~1.2)
原始红细胞	0.02±0.06	0.10±0.14	0.08±0.13	0.5(0~1.5)	
成红细胞					男:28.1(16.2~40.1)[§];女:22.5(13.0~32.0)[§]
嗜碱性	0.24±0.25	0.34±0.33	0.50±0.34	1.7(0~5)	
嗜多色性	13.06±6.78	6.90±4.45	6.97±3.56	18(5~34)	
正色性	0.09±0.73	0.54±1.88	0.44±0.49	2.7(0~8)	
巨核细胞	0.06±0.15	0.05±0.09	0.07±0.12	—	31(6~77)[‡]
巨噬细胞					0.4(0~1.3)
其他					¶
过渡性细胞 *	1.18±1.13	1.95±0.94	1.99±1.00		
破碎细胞	5.79±2.78	5.50±2.46	5.05±2.15		
粒/红比	4.4	4.4	4.8	2.9(1~5)	男:2.1(1.1~4.1);女:2.8(1.6~5.2)

* 未成熟淋巴细胞。
** 杆状核包括在分叶核中性粒细胞计数中。
§ 所有幼红细胞(嗜碱性,嗜多色性,正色性)计入一组。
‡ 骨髓推片前沿处巨核细胞数量(平均数,范围)。
¶ 在 50 例中有 8 例可见破骨细胞,5 例可见成骨细胞,未见肥大细胞

骨髓浸润性疾病

恶性肿瘤

非造血系统肿瘤转移在骨髓活检中的特征是骨髓结构的破坏,并伴有细胞形态学异常的细胞群。对肿瘤来源的评判主要基于形态学、临床病史和免疫细胞化学染色。癌症细胞紧密黏附成簇的倾向常有助于识别其肿瘤特征(参见第 45 章)。肿瘤细胞簇团也可见于骨髓穿刺,但穿刺较之活检发现肿瘤转移的敏感度为低。肿瘤团簇常仅出现于涂片的边侧或羽状边缘,或仅见于浓缩片。这些肿瘤细胞团簇应与受损造血细胞形成的团簇相区别,后者常见于穿刺涂片,尤其是浓缩涂片。对团簇外周部分的细胞进行检查最有利于将两者区分开来,即看这些细胞是显示造血前体细胞之形态,还是细胞形态学上呈非典

型细胞之状。在穿刺涂片中,孤立的非造血肿瘤细胞并不常见,即使在活检中肿瘤清晰可见时亦如此,此因大多数非造血系统肿瘤具有黏附之特性。有必要对多张涂片进行检查,以便发现孤立的肿瘤细胞团簇[44]。用于鉴定骨髓穿刺液和血液中少见的微转移肿瘤细胞(弥散性肿瘤细胞)的方法不断发展,但在指导临床预后或治疗方面尚未发现确定的作用[45,46]。

骨髓活检对检测不均匀分布的骨髓瘤[47]和淋巴瘤[48]提供了更可靠手段。异常淋巴细胞集聚应可与反应性疾病或老年性淋巴细胞集聚情况相区分。恶性细胞的集聚显示出细胞学的非典型性和细胞群体形态的单一性,且其常见于骨小梁附近,但在某些情况下与非肿瘤细胞并不容易区分。细胞形态学在骨髓穿刺涂片上常更易分析,但关键的组织学特征却无以观察。在骨髓穿刺涂片上,淋巴瘤细胞不形成非造血肿瘤细胞所具有的紧密团簇。于毛细胞性白血病(参见第93章),造血细胞则互相黏附得很紧,而骨髓基质又伴有程度不等的胶原基质增加,使得骨髓穿刺标本常呈增生低下(干抽),而骨髓活检却显示毛细胞广泛浸润。当骨髓穿刺标本中含大量异常细胞时,免疫组织化学和流式细胞术可用于浆细胞骨髓瘤和其他淋巴组织增生性疾病的鉴别诊断。B细胞淋巴瘤中免疫球蛋白轻链限制性的验证不能通过免疫组织化学进行,通过κ和λ轻链mRNA原位杂交可能会成功。用mRNA转录本的PCR扩增检测免疫球蛋白基因的克隆性重排也可达此目的,但对结果的临床判断可能不太容易,而形态学仍然是评估淋巴瘤骨髓受累的标准方法[49]。在霍奇金淋巴瘤[50,51]和许多弥漫大B细胞淋巴瘤[52]患者中已经推荐使用[18F]氟脱氧葡萄糖(FDG-PET)的正电子发射断层扫描来替代分期骨髓活检。

纤维化

骨髓纤维化一般要在骨髓活检标本才能被识别;骨髓穿刺仅能显示骨髓造血细胞低下或缺如。骨髓纤维化的早期特征是骨髓网状纤维染色增加(参见第86章)。纤维化可伴随原发造血疾患(如骨髓纤维化症)或浸润性疾病如肿瘤转移。

储存型疾病

戈谢(Gaucher)病和尼曼-匹克(NieMann-Pick)病等储积型疾病(参见第72章)的特征是骨髓活检和穿刺标本可见含不同类型储积物质的异常巨噬细胞[53]。某些反应性细胞,如伴有"海蓝"包涵体颗粒的组织细胞(参见第72章)或慢性粒细胞性白血病(参见第89章)[53]中的假性戈谢细胞,看上去可能类似于储积型疾病中见到的细胞。

淀粉样变

淀粉样物质是指由于形成β折叠片的二级结构的改变而产生的不溶于水的细胞外蛋白。蛋白轻链淀粉样变性可能由浆细胞肿瘤引起,也可与肾病综合征、限制性心肌病、神经病变以及其他组织的病变有关。骨髓中的淀粉样沉淀物可以在刚果红染色时通过特征性的双折射或荧光沉积而识别[54]。

感染

骨髓形态学检查可在单核细胞中发现胞内感染性生物体如利什曼原虫(Leishmania),组织胞浆菌(Histoplasma)和弓形虫(Toxoplasma)[55](图3-3)。通过骨髓耐酸染色来检测分枝杆菌的敏感性不高,但在三分之一的HIV病毒相关鸟分枝杆菌复合感染中可做出早期诊断[56]。骨髓镜检和培养是播散性利什曼病最为敏感的诊断方法[57]。分枝杆菌也可以通过骨髓培养检测。骨髓形态学也是检测播散性组织胞浆菌病的敏感方法[58]。但是,在非免疫抑制的患者,骨髓培养对诊断不明原因发热的贡献并不大[59]。在这种情况下骨髓检查产生的确定性诊断通常

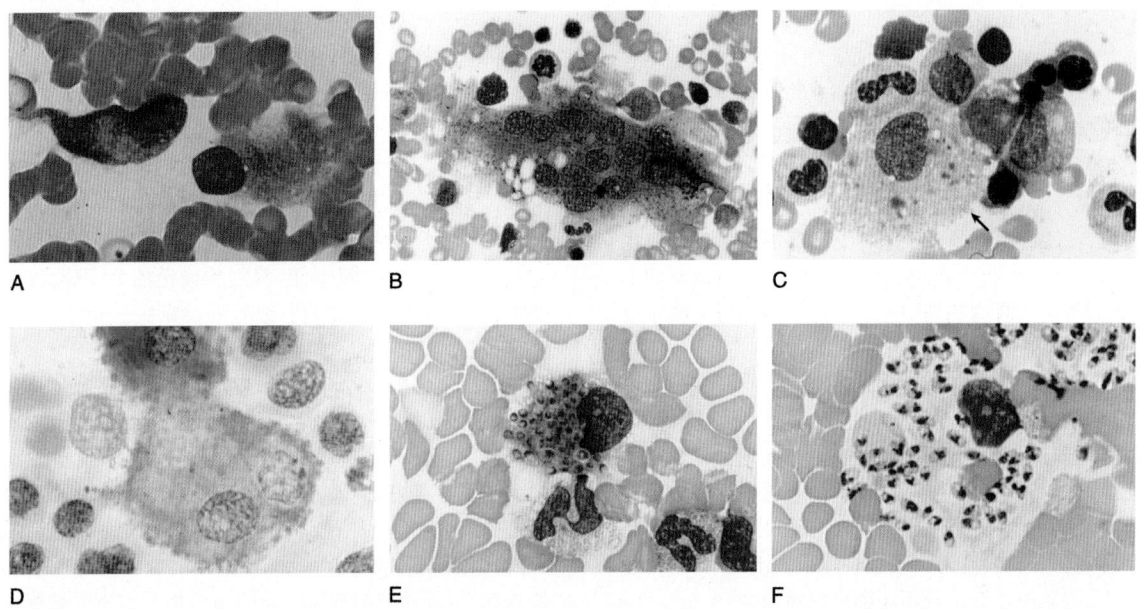

图3-3　骨髓发现。 A.视野中有两个成骨细胞,长椭圆形胞体,核位于最末端,看上去像要脱出细胞,离胞核一定间隔处有明显的透亮区。B.破骨细胞,多核巨噬细胞。多个细胞核特征性地散在分布,彼此分离。C.巨噬细胞(箭头),相对较大,核呈环形,胞质丰富,可见吞噬杂质和少许空泡。D.巨噬细胞(2)。普鲁士蓝染色,相对较大,核呈环形,其中一个含有2个核,每个巨噬细胞含大量铁,被染成蓝色。E.巨噬细胞充满荚膜组织胞浆菌。F.巨噬细胞充满杜氏利什曼原虫无鞭毛体

是血液系统恶性肿瘤[59,60]。骨髓肉芽肿仅可在骨髓活检标本才能被发现。存在此种情况时，需要做真菌和分枝杆菌的特殊染色，但也要进行广泛的鉴别诊断[53,61]。

坏死和胶原样变

骨髓坏死可见于多种疾病，尤其是镰刀细胞贫血病和累及骨髓的恶性疾患[62]。坏死骨髓的穿刺片用多色染色后，可见边缘不清的细胞，其细胞核模糊不清而显嗜碱性，而外周由嗜酸性染色物质所包绕。苏木精伊红染色的骨髓切片上可见正常骨髓结构消失，细胞边缘不清，背景则为一片无形的嗜酸性物质。体重丢失显著的患者可发生骨髓胶质样变，其特征是存在无形的胞外物质（蛋白糖苷），脂肪萎缩，骨髓增生低下[63]。

● 造血系列的形态学区分

总论

骨髓穿刺涂片应进行低倍镜检查，以评估骨髓颗粒增生程度，以及估计巨核细胞、浆细胞和肥大细胞的数量。低倍镜检还可检出恶性肿瘤或异常的贮存细胞。包括骨髓颗粒在内的整个涂片都要进行检查，而高倍镜则用于核查所发现的任何异常。同样，骨髓活检切片也要用低倍镜分析其状况是否正常，总体增生程度，是否存在浸润性疾病以及主要造血系列的增生程度。

在低倍镜检后，应该用高倍镜和油镜放大进行检查，以确定各种造血细胞的类型，评估各造血系列的分化是否均衡。对于大多诊断问题，仔细和全面的骨髓肉眼镜检即足以作出鉴别，但骨髓的细胞分类计数可对原始细胞或其他异常细胞进行定量分析。根据需要做出诊断的问题，骨髓分类计数可能需检查 300～500 个有核细胞。表 3-1 列出了这些检测的正常值，包括从出生到 18 个月婴儿的数据[64]。从出生到 1 月龄，淋巴细胞数量增加，红系和淋系前体细胞则减少。1 月后直到 18 个月的观察期内，骨髓分类计数很少变化[64]。大量抽吸骨髓后中性分叶核细胞比例增加，很可能是因为骨髓被血液成熟粒细胞所稀释[65]。各种细胞类型的正常值范围波动大，故分类计数和粒-红比例仅应被视为对骨髓整体特征的粗略估量。

总体而言，所有系列的祖细胞并无显著形态学特征以供辨认。造血谱系的前体和成熟细胞显示出特征性的诊断性形态学改变，如下所述。对这些细胞形态的详细讨论可查阅本书下述有关章节。

粒细胞

粒细胞是前体或成熟形式的白细胞，在其发育较为成熟的阶段胞质中出现特征性的嗜中性、嗜酸性或嗜碱性颗粒。该细胞系列有时也被称为髓系列（参见第 60 章），其总的发育趋势是：伴随着细胞失去增殖能力，细胞核体积逐渐缩小，核染色质固缩度增大，胞质中逐渐出现不同类型的颗粒。

原始粒细胞呈圆形，胞体大，细胞核占据大部分胞体。核染色质纤细，有 2～5 个核仁。细胞质呈嗜碱性，但较红细胞系列的碱性染色为弱，可能会出现一些嗜天青颗粒[66]。早幼粒细胞较之原粒细胞为大，其核染色质粗大，但仍有核仁。细胞质呈碱性，有一透亮的高尔基体区域，有少量显眼的、较大的红色颗粒——即初发非特异性颗粒，或称嗜天青颗粒。中幼粒细胞较之早幼粒细胞略小，且是髓细胞中最为成熟的能进行有丝分裂的细胞。其核呈圆形或椭圆形，位置常偏心。核染色质较之早幼粒细胞更粗，一般不见核仁。其标志性特征是细胞核周围的胞质中有特异性颗粒，而这些颗粒是粒系的标志。这些颗粒可为嗜中性（颗粒细，大小不一，呈淡紫色），嗜酸性（颗粒较大而圆，呈橘红色），或嗜碱性（颗粒更大，形状不规则，呈深蓝色）。晚幼粒细胞与中幼粒细胞差不多大，很像中幼粒，但细胞核凹陷，染色质更粗，而胞质嗜碱性更弱。杆状核细胞具特征性细胞核，呈马蹄形或叶状但未分开。细胞质呈淡黄-粉红色或几乎无色，有大量系列特异的颗粒。分叶核（多形核）粒细胞与杆状核细胞不同处在于细胞核呈多叶状特征。至少有两个很圆形的分开的叶，连接两者间的细丝有的可见而有的看不见。核染色质非常固缩。成熟的嗜酸性粒细胞一般仅有两个核叶，而大部分中性粒细胞的细胞核则分两叶到四叶。嗜碱性粒细胞的核常被大量嗜碱颗粒所遮盖。

单核细胞

正常骨髓中单核细胞与血中的单核细胞形态学相同。幼单核细胞（参见第 67 章）含有类似原始单核细胞的细的花边样的核染色质，但有凹陷或旋绕的细胞核轮廓[67]。识别这些细胞很重要，因其在评估骨髓增生异常综合征（MDS）和急性白血病时被认为等同于原始细胞。

巨噬细胞（组织细胞）

这些细胞起源于单核细胞，但其胞体更大，最长可达 20～30μm（参见第 67 章）。细胞核为椭圆形，染色质呈细网状，有 1～2 个小的核仁。细胞质呈蓝灰色至苍白无色，常含有吞噬细胞、退化的细胞碎片和空泡。正常情况下很少见到骨髓巨噬细胞中有完整的红细胞。噬血细胞性的巨噬细胞是自身免疫性溶血性贫血的特征，噬血细胞淋巴组织细胞增多症（HLH）则是在多种临床情况下发生的严重失控的过度炎症反应，见于感染、肿瘤和自身免疫性疾病（又被称为巨噬细胞激活综合征），以及具有细胞毒性颗粒功能和免疫缺陷状态的某些罕见的遗传性疾病[68]（参见第 71 章）。

红系细胞

在红系分化过程中，随着细胞增殖能力下降，细胞核逐渐变小，核染色质逐渐紧缩。细胞质逐渐失去由于 RNA 所致的淡蓝色，而由粉红染色的血红蛋白所取代。红细胞系列的细胞被称为成红细胞[erythroblast，以前曾用过"正红细胞"（normoblast）之称，以将正常红系细胞与巨幼红细胞贫血中所见的红细胞系列区分]。红系细胞的不同阶段是对一个连续分化过程的人为划分。第 31 章将详细介绍正常红细胞前体细胞。

原成红细胞（原始红细胞）的胞体大而圆，直径达 15～20μm，细胞核占据胞体大部分并有核仁，核染色质呈细网状或细点状，但较原粒细胞染色质的染色更为致密。细胞质嗜碱性常甚于原粒细胞。嗜碱性、嗜多色性和正色成红细胞的特征，则是随着血红蛋白的产生和 RNA 的减少，其细胞质的颜色逐渐从蓝色到灰色再变为粉红色。正红细胞是成熟的无核红细胞。嗜多色红细胞是刚从骨髓释放的成熟去核红细胞（相当于早期网织红细胞），仍有相当量的残存 RNA 使细胞质染淡灰色

（参见第 32 章）。

储存铁的评估

骨髓检查常需包括对储存铁的评估，尤当患者处贫血状态时。检查方法是用普鲁士蓝技术对骨髓涂片或切片进行染色。由于骨髓活检标本的脱钙导致可染铁减低[69]，做贫血鉴别诊断需对储存铁进行评估时，应使用未脱钙的活检标本或穿刺涂片。骨髓巨噬细胞可用来（于穿刺骨髓颗粒制备中最易观察）进行储存铁的评估（图 3-3），而对成红细胞（或幼红细胞，最好用直接涂片或者浓缩涂片检查）的检查是看胞质的铁颗粒（铁粒幼红细胞）。晚期成红细胞因其体积小，细胞核的大小、形状和染色质特征等而容易辨认。于正常人，含有 1 个到 4 个小的普鲁士蓝颗粒的正常晚期成红细胞的比例变化甚大（3% ～ 69%）[70]。病理性环状铁粒幼红细胞的特点是铁颗粒数量增多，排列成环状，围绕至少 1/3 的细胞核，反映线粒体中铁积累（参见第 87 章）。

巨核细胞

第 111 章将详细讨论巨核细胞。巨核细胞为大细胞（30 ～ 150μm）。其细胞核染色深，呈不规则分叶状。其细胞质呈蓝色"棉花糖"结构状，较成熟的细胞含有很多嗜天青颗粒。

淋巴细胞

正常骨髓中的淋巴细胞与血液中的相似，其数量变化不一，与骨髓受外周血混杂程度相关（参见第 73 章）。儿童骨髓穿刺中常见未成熟的淋巴样细胞（"成血细胞"），其核质比例高，核染色质中度致密但细致分布，大部分为 B 细胞前体[71]。在某些临床情况，如急性淋巴细胞白血病维持化疗终止后出现的"回跳性"淋巴细胞增多症，其未成熟淋巴样细胞可致诊断困难。

浆细胞

正常浆细胞大小不等。在涂片上直径一般为 12 ～ 16μm。浆细胞呈圆形或椭圆形，细胞核小，呈圆形，位置偏心，染暗紫色。染色质粗而密集，不见核仁，胞质呈深蓝色，常在核周有透亮区（参见第 73 章）。在正常骨髓可见双核浆细胞。

其他细胞类型

肥大细胞易于辨认，因其深蓝色颗粒常充满胞质而遮盖了细胞核（参见第 63 章）。细胞圆形或呈纺锤体形，常位于骨髓颗粒深处并沿血管分布。其细胞核常难以见到，但若观察到时呈圆形或椭圆形，染色质呈囊泡状。

破骨细胞和成骨细胞不常见，但更常见于骨髓增生低下，或患甲状旁腺功能亢进症以及对肿瘤的成骨细胞性反应的儿童和成人骨髓。破骨细胞胞体大，直径可大于 100μm（图 3-3），看上去有些像巨核细胞，但有多个分散的细胞核，染色质中等细致度，可见核仁。胞质染色不一，可因嗜酸性颗粒的含量，呈浅嗜碱性到深嗜酸性。破骨细胞可含有粗的嗜碱性碎片。成骨细胞一般呈圆形，直径最长可为 30μm（图 3-3）。这些细胞常成群出现。细胞核常明显偏心分布，看上去像是要从细胞中溢出状，其染色质为均质状，可有 1 ～ 3 个核仁。细胞质染亮蓝色，可含数个红色颗粒。成骨细胞可被错认为浆细胞。但成骨细胞胞质内苍白的中心体区域与细胞核相分离，此点与浆细胞相反，因后者的中心体区域直接与细胞核邻接。

● 流式细胞仪测定的基本原则

在骨髓细胞识别的现代实践中，免疫表型分析与形态学分析起着互补的作用。流式细胞仪的原理与第 2 章讨论的自动血液分析仪之原理有所类似，其显著不同点在于：流式细胞仪使用了针对分化抗原簇（CD）的荧光标记单克隆抗体这一主要诊断工具。如世界卫生组织血液恶性肿瘤分类系统所述[72]，免疫表型分析数据（即细胞膜表面、胞质内和细胞核抗原的表达）是血液系统恶性疾患诊断和分型的关键决定指标。免疫表型分析的基本原理是通过蛋白表达差异格局的测定来诊断和追踪肿瘤细胞群体。本章仅介绍流式细胞仪的基本原理，使读者能够对本书其他章节中所详细介绍的血液疾病相关免疫表型特征有一基本了解。

方法学

流式细胞仪属自动血液分析仪，该仪器运用光散射和荧光之基本原理定义不同的细胞群体，并可分析荧光素标记抗体所特异性识别的蛋白表达。具体方法是将单细胞悬液吸入一个由等渗稀释剂形成的层流系统，该层流系统直接通过一道或多道激光束照射。据此，需利用具备恰当过滤功能的特殊光增敏管来收集散射光（使用与散射和荧光散射激光相同的波长）或荧光发射光（比所用荧光染料决定的波长更长）。具有不同过滤能力的多个检测器与单个或多重激光联合应用，可以收集到高度多元化的数据。如同自动血液分析仪，光散射信息用低角度（与细胞大小相关）和 90°角（与细胞内颗粒情况和细胞核复杂度相关；参见第 2 章图 2-1）这两个角度进行收集，后一测定在区分发育中的髓系前体细胞、单核细胞、成熟粒细胞与淋巴细胞及原始细胞的差别方面特别有用。

免疫表型是用特异针对某些细胞表面蛋白的单克隆抗体加以测定的。这些表面蛋白中的大部分有 CD 命名，该命名系统由国际工作组定义。流式细胞仪测定的一个首要条件是要有活细胞，在染色前制备单细胞悬液，这就是为何该方法大量适用于血液恶性疾患和免疫性疾病而不用于实体瘤分析之故。这一情况也可解释在受检样品中存在高度黏附的肿瘤细胞时，为何流式细胞仪检测结果与形态学或免疫组织化学观察结果间出现差别。例如，在多发性骨髓瘤或大细胞淋巴瘤，相对于骨髓活检标本结果而言，流式细胞仪检测的恶性细胞比例一般较低（或无）。在装备精良并配有优良人员的临床实验室，一般在获得最初样品后的 3 ～ 4 小时就能得到流式细胞分析的初步结果，这对开始进行恰当的治疗（例如在新诊断的急性白血病）相当有利。

临床实验室常规诊断性检测一般使用四色到六色分析，再加上侧向和前向光散射分析。就研究工作而言，通过激发多达 5 个激光以及分开收集每个激光器相互作用产生的发射光，同时分析多达 20 种荧光色素是有可能的。目前，同时检测那么多标志对于临床诊断尚无必要。一个重要的考虑是使用更多同步检测的荧光颜色加大了开发、维护和持续质量保证方面的资源需求。大部分临床上重要的表型标志是细胞表面蛋白，只需在细胞悬液内直接加入荧光素结合抗体，再进行冲洗并溶解红细胞即可检测[73]。对于胞质与细胞核相关蛋白的检测,则需在完成表面标记染色后,再在悬液中对细胞进行固定,然后同时加入抗体和细胞膜通透剂。某些细胞系列特异标志(T细胞前体的CD3;B细胞的CD79a和CD22;粒细胞系的髓过氧化物酶;套细胞淋巴瘤的cyclinD1)仅在特定发育阶段的胞质内表达。以表格数据模式储存件将荧光和光散射数据进行电子化储存并建档,随后可用适当的软件进行再分析。随着单个细胞收集的参数数目不断增加,观察分选细胞群多种双参数直方图的标准方法变得更有难度。适于发现并解释各种"组学"分析产生的多维数据集的数据分析技术和自动化技术,可能成为多参数流式细胞术工作流程的一部分[74,75]。在可靠和一致地识别多色流式细胞术的临床相关细胞群方面,高度多维数据识别细胞群的计算方法较之人工"设门"及分析更为有效[76],尤其是在使用集成算法的背景下,如同现在天气预报中的通常做法。

分选策略

　　骨髓为不均匀的标本,其中与临床相关的细胞群(如原始细胞)可能仅是总群体的一个小亚群,故需有一种策略来特异识别想要分选的一个或多个细胞群体。如第2章所述,使用多种物理参数复合分群分析手段,是可以建立针对血细胞的此种策略的。流式细胞仪因使用荧光标记作为流程后端而具有相当尖端的分析能力,故其前端流程的细胞分离步骤就不必十分精确,但必须将分析对象细胞纳入并排除无关细胞,尤其是那些纳入分析后可能对解释结果产生困难的细胞。这一过程称为分选,可联合应用CD45(白细胞共同抗原)和90°光散射(侧散射)加以实现。如图3-4所示,骨髓中的淋巴细胞、单核细胞、髓样细胞和原始细胞可用此法相当程度地分开。如果单核细胞不是需要分析表型的细胞,那么去除它们很重要,因其表达高亲和力Fc受体,可非特异地结合抗体而导致假阳性荧光信号。流式细胞仪尚不能像自动血液分析仪那样对血液进行细分,辨别各个细胞系列如嗜酸性粒细胞、嗜碱性粒细胞和中性粒细胞以及中性粒细胞的不同成熟阶段,然而这对于流式细胞仪所通常提出的诊断问题是非必需的。"原始细胞门"定义为CD45弱表达、低到中等侧向角散射光信号的区域,该区域可供使用更多特异性标记识别原始细胞和测定其表型(在这个"门"中可能只有少数细胞是原始细胞[77],但排除了很多具有混杂免疫表型的细胞)。必须注意寻找不符合框入通常"门"的异常光散射模式的细胞,以确保异常细胞不会"隐藏"在这些区域。在特别复杂的情况下,可以使用几种荧光标记来识别罕见的或模糊定义的肿瘤亚群,这些亚群可以在含这些"主干"标记的附加试管中通过额外标记的使用而得到更明确的表型鉴定。这一策略得益于当前可用的临床系统已能够同时测量多达8个荧光标记物[75]。于活细胞数较低的标本,分选策略可依据光散射和(或)使用活性排除性染料如7α-放线菌素-D加以限制,从而使得仪器仅对活细胞进行分析[73]。基于前向光散射信号的脉冲宽度(信号持续时间)与脉冲高度的关系,已发展了一些用于排除两个细胞纠结在一起情况的策略。骨髓活检标本的免疫细胞化学染色更适合于实体瘤的免疫表型测定,并可与流式细胞仪高度互补以诊断淋巴细胞浸润。

血液学中流式细胞仪的常见用途

　　通常情况下的诊断问题涉及对增大的原始细胞群体进行

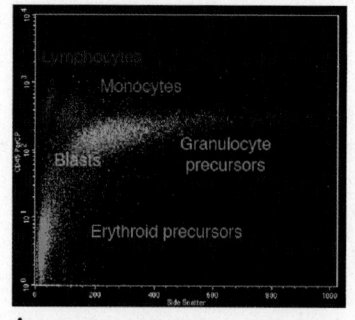

A

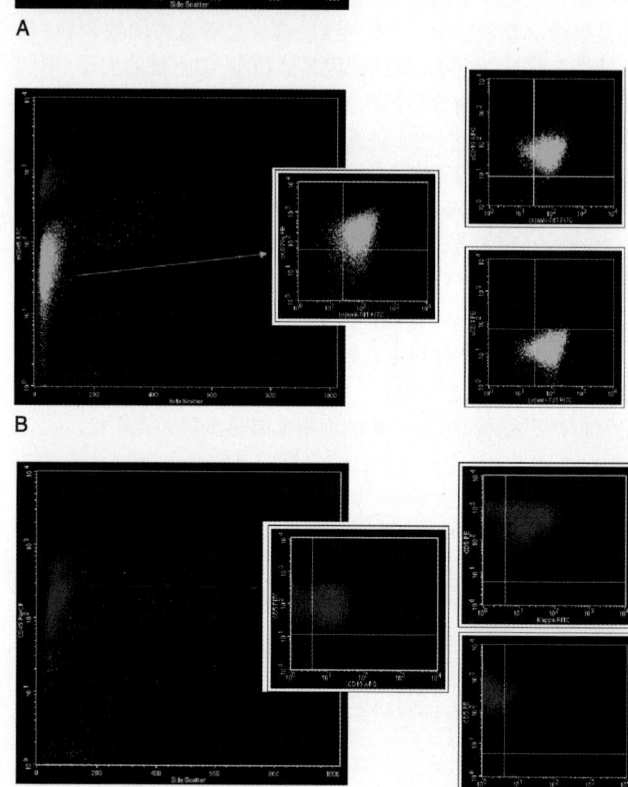

B

C

图3-4　流式细胞术案例。A. 正常骨髓显示CD45对侧散射,可鉴定主要细胞群。B. 急性淋巴细胞白血病。CD45对侧散射直方图(绿色)显示原始细胞群扩大,CD45暗弱和侧散射阴性(绿色)的细胞被分隔。只能分析这群细胞标志的表达,如右侧3个直方图所示。这群细胞为CD19[+]/CD79a[+](B细胞),末端脱氧核糖核苷酸转移酶(TdT)+(未成熟淋巴细胞),以及CD3[+](非T细胞),所以为B-前体细胞性淋巴细胞白血病。C. 慢性淋巴细胞白血病(CLL),CD45对侧散射直方图(红色),显示淋巴细胞群扩大,伴有CD5和CD19共表达(与CLL相符),以及在CD5[+]细胞只有表面免疫球蛋白轻链κ链表达,表面这群细胞为单克隆性

特征分析,或对一个克隆性淋巴细胞群体进行检测与分析(图3-4)。这些测定可以通过检查系列特异或分化阶段特异的标志加以施行。例如,骨髓中的未成熟细胞群体可以通过诸如CD34抗原及CD117抗原之表达予以识别。在某些情况下,分化阶段的确定可借助于联合使用仅在分化的特定时期表达的多个标志(如未成熟的T细胞前体细胞有CD34和CD8的双表达)。阶段特异的表型有时可为临床相关诊断提供有价值的线索,如在早幼粒细胞白血病中具有特征性的人类白细胞抗原-D

相关抗原(HLA-DR)表达之缺失,类似于该抗原在正常早幼粒细胞不表达。在淋巴细胞样白血病/淋巴瘤中,慢性淋巴细胞白血病(CLL)/小细胞淋巴瘤、套细胞淋巴瘤、毛细胞白血病、B-或T-前体原始淋巴细胞白血病等均有特定的免疫表型。多色分析(6种或更多种同时分析的荧光颜色)的方法学进展已经使流式细胞仪能够检测和分析诊断上重要的少见细胞亚群,例如经典型霍奇金淋巴瘤中的RS(Reed-Sternberg)细胞[78]。某些异常表型组合提示可能存在恶性肿瘤,如浆细胞骨髓瘤中的浆细胞共表达高水平CD56和CD117,或T细胞淋巴瘤中具有成熟表型的T细胞丢失了T细胞标志CD7或CD26,在诊断上都是有用的。标志表达的强度也常成为诊断的线索。例如,CLL中细胞膜免疫球蛋白和CD20抗原的表达就很微弱。在做流式细胞仪免疫表型结果报告时,应对相关细胞群体的免疫表型作出总结,同时注明所观察到的亚细胞群体,而不应仅列出各种标志的阳性细胞百分比。

通过流式细胞术分析骨髓的免疫表型是建立形态学和细胞遗传学标准诊断MDS的有效辅助方法[79]。对于初诊时骨髓形态学不明确的诊断困难的血细胞减少患者,还可以预测其后续是否会发展为明确的MDS[80]。MDS的骨髓异常包括CD34[+]细胞比例增加,即使原始细胞在形态学上没有增加;CD34[+]B祖细胞减少;髓系祖细胞、成熟粒细胞或单核细胞的异常抗原表达;以及成熟粒细胞侧向光散射信号降低。一个简化的评分系统(也称为Ogata评分)已被认可用于实验室间研究[81],并且国际/欧洲白血病网络工作组公布了MDS中流式细胞仪更广泛的评分体系[82]。免疫表型可能提供治疗相关的预后信息,并独立于常用(并且最近修订过)的国际预后评分系统(IPSS)中包含的现有危险因素[83]。

同时检测B细胞表面κ和λ免疫球蛋白轻链表达,通常结合特征性的肿瘤免疫表型,如CLL中B细胞表达CD5,可确定累及骨髓而又表达免疫球蛋白的B细胞恶性疾患(CLL、淋巴浆细胞性淋巴瘤)之克隆性质。技术上须考虑采取相应措施以减少血清单克隆抗体在淋巴细胞表面的非特异结合。胞质κ和λ链的识别结合异常的细胞膜免疫表型也可用于确定骨髓中浆细胞肿瘤的克隆性。T细胞的克隆性相对不容易鉴定,因为T细胞表达了几十种不同的Vβ,而现有的抗体只能识别其中大约70%。在具有非典型免疫表型的细胞中分析αβT细胞抗原受体的Vβ谱系可以在诊断和治疗后识别T细胞的克隆群体[84],但该方法在临床实验室中很少常规使用。

通过使用PCR检测分子靶标或多色流式细胞仪检测异常的免疫表型对微小残留病(MRD)的存在进行评估,已在包括急性白血病、浆细胞骨髓瘤和CLL等的多种血液系统恶性肿瘤中,特别是常在临床试验情况下,越来越多地用作预后标志物。在某些疾病,如慢性期CML,通过分子检测进行MRD的监测是标准常规。在其他疾病中,应用流式细胞术和分子方法检测MRD均能获得成功,但这两种方法各有优点和局限性[85]。用于MRD检测的流式细胞术比标准的诊断性表型鉴定要复杂得多,需要针对这一特异目的而进行专门设计[86],这就需要采集大量信息,发展用于检测不同类型微小异常表型的多色策略和高度一致的数据分析方案,以及确保在未受累(但可比较的,如治疗后)的骨髓中不存在表达有关待测异常表型的"背景"细胞。MRD的免疫表型证据可以通过检测特异性白血病相关免疫表型而获得,也可通过在多维空间中观察从任何相应正常细胞群

的位置明显转移的细胞群(即"不同于正常"的检测方法)加以获取。在治疗期间也可发生免疫表型转移,因此在可能的情况下建议测定多于一种异常表型。MRD测定结果的解读取决于肿瘤的类型、测定时间、治疗方案和测定方法的标准化。流式细胞术测定MRD的标准化具有挑战性,需要在更常规的临床实践中得以解决。在急性白血病中,通过流式细胞仪检测MRD的方法得到了最为深入的研究,该检测提供了治疗后的预后信息,但是将该预后信息转化为基于MRD危险分层做出相应的治疗决策方面,在儿童白血病和急性早幼粒细胞白血病中较之成人急性髓系白血病(AML)得到更进一步的发展[87]。在儿童急性淋巴细胞白血病(ALL)中,通过流式细胞仪或PCR进行MRD检测均是标准临床常规[85,86],几乎所有患者都有白血病相关靶标,可以进行分子或流式细胞术MRD检测。在AML中检测MRD则更具挑战性,因为近一半患者缺乏适于MRD检测的分子靶点,但大多数AML患者具有白血病相关表型,多色流式细胞仪能检测到0.1%或更低水平的异常细胞。慢性淋巴细胞白血病(CLL)[88,89]和浆细胞骨髓瘤[90]中的MRD检测也可以通过流式细胞术和分子技术进行,并正成为一个相关的临床议题,因为这些恶性肿瘤的治疗选择也正在迅速完善。

流式细胞仪可用于计数CD34[+]祖细胞的数量,用以评估血液干细胞采集是否适量(参见第23、28章),并已有几种常规检测试剂盒可供使用[91]。流式细胞术将来有可能会纳入决定临床相关祖细胞和干细胞亚群特征的其他标志物[92]。就获得性和先天性免疫缺陷状态而言,淋巴细胞亚群的定量检测对于诊断至关重要。多种血细胞类型中糖基化磷脂酰肌醇(GPI)锚连蛋白的流式细胞仪分析是诊断阵发性睡眠性血红蛋白尿(PNH)的金标准(参见第40章)[93]。通过使用结合所有GPI锚连结构的FLAER(荧光标记的嗜水气单胞菌溶素变异体)方法可以进行PNH克隆的流式细胞术检测,从而在多种细胞谱系中灵敏地检测GPI锚连蛋白的表达。标准化的PNH流式检测指南已经发布[94],这些检测方法已经在临床实验室中得以应用。

翻译:陈竺、沈杨　校对:陈竺

参考文献

1. Arinkin M: Die intravital Untersuchungsmethodik des Knockenmarks. *Folia Haematol (Frankf)* 38:233, 1929, reproduced in Lichtman MA, Spivak JL, Boxer LA, et al: *Hematology: Landmark Papers of the Twentieth Century.* English translation p 824. Academic Press, New York, 2000.
2. Lee SH, Erber WN, Porwit A, et al: ICSH guidelines for the standardization of bone marrow specimens and reports. *Int J Lab Hematol* 30:349–364, 2008.
3. Riley RS, Hogan TF, Pavot DR, et al: A pathologist's perspective on bone marrow aspiration and biopsy: I. Performing a bone marrow examination. *J Clin Lab Anal* 18:70–90, 2004.
4. Bain BJ, Bailey K: Pitfalls in obtaining and interpreting bone marrow aspirates: To err is human. *J Clin Pathol* 64:373–379, 2011.
5. Wilkins BS: Pitfalls in bone marrow pathology: Avoiding errors in bone marrow trephine biopsy diagnosis. *J Clin Pathol* 64:380–386, 2011.
6. Sabharwal BD, Malhotra V, Aruna S, Grewal R: Comparative evaluation of bone marrow aspirate particle smears, imprints and biopsy sections. *J Postgrad Med* 36:194–198, 1990.
7. Pasquale D, Chikkappa G: Comparative evaluation of bone marrow aspirate particle smears, biopsy imprints, and biopsy sections. *Am J Hematol* 22:381–389, 1986.
8. Bartl R, Frisch B, Wilmanns W: Potential of bone marrow biopsy in chronic myeloproliferative disorders (MPD). *Eur J Haematol* 50:41, 1993.
9. Bain BJ: Bone marrow biopsy morbidity and mortality. *Br J Haematol* 121:949–951, 2003.
10. Inoue H, Nakasato T, Yamauchi K, et al: Risk factors concerning sternal bone marrow aspiration and patient safety in Japan. *Intern Med* 49:1089–1095, 2010.
11. Dunlop TJ, Deen C, Lind S, et al: Use of combined oral narcotic and benzodiazepine for control of pain associated with bone marrow examination. *South Med J* 92:477–480, 1999.
12. Hertzog J, Dalton H, Anderson B: Prospective evaluation of propofol anesthesia in the pediatric intensive care unit for elective oncology procedures in ambulatory and hospitalized children. *Pediatrics* 106:742, 2000.

13. Reeves ST, Havidich JE, Tobin DP: Conscious sedation of children with propofol is anything but conscious. *Pediatrics* 114:e74-e76, 2004.

14. Watmough S, Flynn M: A review of pain management interventions in bone marrow biopsy. *J Clin Nurs* 20:615-623, 2011.

15. Hjortholm N, Jaddini E, Halaburda K, Snarski E: Strategies of pain reduction during the bone marrow biopsy. *Ann Hematol* 92:145-149, 2013.

16. McGrath P, Rawson-Huff N, Holewa H: Procedural care for adult bone marrow aspiration and biopsy: Qualitative research findings from Australia. *Cancer Nurs* 36:309-316, 2013.

17. Degen C, Christen S, Rovo A, Gratwohl A: Bone marrow examination: A prospective survey on factors associated with pain. *Ann Hematol* 89:619-624, 2010.

18. Cannell H: Evidence for safety margins of lignocaine local anaesthetics for peri-oral use. *Br Dent J* 181:243-249, 1996.

19. Odejide OO, Cronin AM, DeAngelo DJ, et al: Improving the quality of bone marrow assessment: Impact of operator techniques and use of a specimen preparation checklist. *Cancer* 119:3472-3478, 2013.

20. Voigt J, Mosier M: A powered bone marrow biopsy system versus manual methods: A systematic review and meta-analysis of randomised trials. *J Clin Pathol* 66:792-796, 2013.

21. James L, Stass S, Schumacher H: Value of imprint preparation of bone marrow biopsies in hematologic diagnosis. *Cancer* 46:173, 1980.

22. Lewandowski K, Kowalik MM, Pawlaczyk R, et al: Microscopic examination of bone marrow aspirate in healthy adults—comparison of two techniques of slide preparation. *Int J Lab Hematol* 34:254-261, 2012.

23. Helgestad J, Rosthoj S, Johansen P, et al: Bone marrow aspiration technique may have an impact on therapy stratification in children with acute lymphoblastic leukaemia. *Pediatr Blood Cancer* 57:224-226, 2011.

24. Tomkins DJ, Scheid EE: Effect of sample holding, cryopreservation, and storage on the human lymphocyte cytogenetic test. *Am J Ind Med* 9:385-390, 1986.

25. Novotny JR, Schmucker U, Staats B, Duhrsen U: Failed or inadequate bone marrow aspiration: A fast, simple and cost-effective method to produce a cell suspension from a core biopsy specimen. *Clin Lab Haematol* 27:33-40, 2005.

26. Neat MJ, Moonim MT, Dunn RG, et al: Fluorescence in situ hybridisation analysis of bone marrow trephine biopsy specimens; an additional tool in the diagnostic armoury. *J Clin Pathol* 66:54-57, 2013.

27. Breit S, Nees M, Schaefer U, et al: Impact of pre-analytical handling on bone marrow mRNA gene expression. *Br J Haematol* 126:231-243, 2004.

28. Bock O, Lehmann U, Kreipe H: Quantitative intra-individual monitoring of BCR-ABL transcript levels in archival bone marrow trephines of patients with chronic myeloid leukemia. *J Mol Diagn* 5:54-60, 2003.

29. Akoury DA, Seo JJ, James CD, Zaki SR: RT-PCR detection of mRNA recovered from archival glass slide smears. *Mod Pathol* 6:195-200, 1993.

30. Hyun BH, Stevenson AJ, Hanau CA: Fundamentals of bone marrow examination. *Hematol Oncol Clin North Am* 8:651-663, 1994.

31. Moosavi H, Lichtman MA, Donnelly JA, Churukian CJ: Plastic-embedded human marrow biopsy specimens: improved histochemical methods. *Arch Pathol Lab Med* 105:269-273, 1981.

32. Wang J, Wiess L, Chang K, et al: Diagnostic utility of bilateral bone marrow examination: Significance of morphologic and ancillary technique study in malignancy. *Cancer* 94:1522-1531, 2002.

33. Cheson B, Horning S, Coiffier B, et al: Report of an international workshop to standardize response criteria for non-Hodgkin's lymphomas. NCI Sponsored International Working Group. *J Clin Oncol* 17: 1244, 1999.

34. Bishop PW, McNally K, Harris M: Audit of bone marrow trephines. *J Clin Pathol* 45:1105-1108, 1992.

35. Humphries J: Dry tap bone marrow aspiration: Clinical significance. *Am J Hematol* 35:247-250, 1990.

36. Ozkaynak MF, Scribano P, Gomperts E, et al: Comparative evaluation of the bone marrow by the volumetric method, particle smears, and biopsies in pediatric disorders. *Am J Hematol* 29:144-147, 1988.

37. Hartsock RJ, Smith EB, Petty CS: Normal variations with aging of the amount of hemopoietic tissue in bone marrow from the anterior iliac crest. *Am J Clin Pathol* 43:326, 1965.

38. Tuzuner N, Cox C, Rowe JM, Bennett JM: Bone marrow cellularity in myeloid stem cell disorders: Impact of age correction. *Leuk Res* 18:559-564, 1994.

39. Tuzuner N, Bennett JM: Reference standards for bone marrow cellularity. *Leuk Res* 18:645-647, 1994.

40. Gruppo RA, Lampkin BC, Granger S: Bone marrow cellularity determination: Comparison of the biopsy, aspirate, and buffy coat. *Blood* 49:29-31, 1977.

41. Abrahamsen JF, Lund-Johansen F, Laerum OD, et al: Flow cytometric assessment of peripheral blood contamination and proliferative activity of human bone marrow cell populations. *Cytometry* 19:77-85, 1995.

42. Holdrinet, RSG, Egmond J, Wessels, JMC, Haanen C: A method for quantification of peripheral blood admixture in bone marrow aspirates. *Exp Hematol* 8:103, 1980.

43. Batinic D, Marusic M, Pavletic Z, et al: Relationship between differing volumes of bone marrow aspirates and their cellular composition. *Bone Marrow Transplant* 6:103-107, 1990.

44. Atac B, Lawrence C, Goldberg S: Metastatic tumor: The complementary role of the marrow aspirate and biopsy. *Am J Med Sci* 302:211, 1991.

45. Janni W, Rack B, Kasprowicz N, et al: DTCs in breast cancer: Clinical research and practice. *Recent Results Cancer Res* 195:173-178, 2012.

46. Falck AK, Bendahl PO, Ingvar C, et al: Analysis of and prognostic information from disseminated tumour cells in bone marrow in primary breast cancer: A prospective observational study. *BMC Cancer* 12:403, 2012.

47. Terpstra W, Lokhorst H, Blomjous F: Comparison of plasma cell infiltration in bone marrow biopsies and aspirates in patients with multiple myeloma. *Br J Haematol* 82:46, 1992.

48. Montserrat E, Villamor N, Reverter JC, et al: Bone marrow assessment in B-cell chronic lymphocytic leukaemia: Aspirate or biopsy? A comparative study in 258 patients. *Br J Haematol* 93:111-116, 1996.

49. Kang Y, Park C, Seo E, et al: Polymerase chain reaction-based diagnosis of bone marrow involvement in 170 cases of non-Hodgkin lymphoma. *Cancer* 94:3073-3082, 2002.

50. El-Galaly TC, d'Amore F, Mylam KJ, et al: Routine bone marrow biopsy has little or no therapeutic consequence for positron emission tomography/computed tomography-staged treatment-naive patients with Hodgkin lymphoma. *J Clin Oncol* 30:4508-4514, 2012.

51. Hofman MS: Fluorodeoxyglucose positron emission tomography/computed tomography for evaluation of bone marrow involvement in lymphoma: When is it superior to biopsy? *Leuk Lymphoma* 53:349-351, 2012.

52. Khan AB, Barrington SF, Mikhaeel NG, et al: PET-CT staging of DLBCL accurately identifies and provides new insight into the clinical significance of bone marrow involvement. *Blood* 122:61-67, 2013.

53. Chang KL, Gaal KK, Huang Q, Weiss LM: Histiocytic lesions involving the bone marrow. *Semin Diagn Pathol* 20:226-236, 2003.

54. Marcus A, Sadimin E, Richardson M, et al: Fluorescence microscopy is superior to polarized microscopy for detecting amyloid deposits in Congo red-stained trephine bone marrow biopsy specimens. *Am J Clin Pathol* 138:590-593, 2012.

55. Brouland JP, Audouin J, Hofman P, et al: Bone marrow involvement by disseminated toxoplasmosis in acquired immunodeficiency syndrome: The value of bone marrow trephine biopsy and immunohistochemistry for the diagnosis. *Hum Pathol* 27:302-306, 1996.

56. Hussong J, Peterson LR, Warren JR, Peterson LC: Detecting disseminated *Mycobacterium avium* complex infections in HIV-positive patients. The usefulness of bone marrow trephine biopsy specimens, aspirate cultures, and blood cultures. *Am J Clin Pathol* 110:806-809, 1998.

57. Agostoni C, Dorigoni N, Malfitano A, et al: Mediterranean leishmaniasis in HIV-infected patients: Epidemiological, clinical, and diagnostic features of 22 cases. *Infection* 26:93-99, 1998.

58. Neubauer MA, Bodensteiner DC: Disseminated histoplasmosis in patients with AIDS. *South Med J* 85:1166-1170, 1992.

59. Hot A, Jaisson I, Girard C, et al: Yield of bone marrow examination in diagnosing the source of fever of unknown origin. *Arch Intern Med* 169:2018-2023, 2009.

60. Ben-Baruch S, Canaani J, Braunstein R, et al: Predictive parameters for a diagnostic bone marrow biopsy specimen in the work-up of fever of unknown origin. *Mayo Clin Proc* 87:136-142, 2012.

61. Eid A, Carion W, Nystrom JS: Differential diagnoses of bone marrow granuloma. *West J Med* 164:510-515, 1996.

62. Norgard MJ, Carpenter JTJ, Conrad ME: Bone marrow necrosis and degeneration. *Arch Intern Med* 139:905, 1979.

63. Seaman JP, Kjeldsberg CR, Linker A: Gelatinous transformation of the bone marrow. *Hum Pathol* 9:685, 1978.

64. Rosse C, Krauner MJ, Dillon TL, et al: Bone marrow cell populations of normal infants: The predominance of lymphocytes. *J Lab Clin Med* 89:1225, 1977.

65. Dresch C, Faille A, Poirier O, Kadouche J: The cellular composituon of the granylocyte series in the normal human bone marrow according to the volume of the sample. *J Clin Pathol* 27:106, 1974.

66. Mufti GJ, Bennett JM, Goasguen J, et al: Diagnosis and classification of myelodysplastic syndrome: International Working Group on Morphology of myelodysplastic syndrome (IWGM-MDS) consensus proposals for the definition and enumeration of myeloblasts and ring sideroblasts. *Haematologica* 93:1712-1717, 2008.

67. Goasguen JE, Bennett JM, Bain BJ, et al: Morphological evaluation of monocytes and their precursors. *Haematologica* 94:994-997, 2009.

68. Janka GE, Lehmberg K: Hemophagocytic syndromes—an update. *Blood Rev* 28: 135-142, 2014.

69. DePalma L: The effect of decalcification and choice of fixative on histiocytic iron in bone marrow core biopsies. *Biotech Histochem* 71:57-60, 1996.

70. Bain BJ: The bone marrow aspirate of healthy subjects. *Br J Haematol* 94:206-209, 1996.

71. Longacre TA, Foucar K, Crago S, et al: Hematogones: A multiparameter analysis of bone marrow precursor cells. *Blood* 73:543-552, 1989.

72. Jaffe ES, Harris NL, Stein H: *WHO Classification of Tumours of Haematopoietic and Lymphoid Tissue (IARC WHO Classification of Tumours)*, 4th ed. The International Agency for Research on Cancer, Lyon, France, 2008.

73. Stelzer GT, Marti G, Hurley A, et al: U.S.-Canadian Consensus recommendations on the immunophenotypic analysis of hematologic neoplasia by flow cytometry: Standardization and validation of laboratory procedures. *Cytometry* 30:214-230, 1997.

74. Zare H, Bashashati A, Kridel R, et al: Automated analysis of multidimensional flow cytometry data improves diagnostic accuracy between mantle cell lymphoma and small lymphocytic lymphoma. *Am J Clin Pathol* 137:75-85, 2012.

75. Sewell WA, Smith SA: Polychromatic flow cytometry in the clinical laboratory. *Pathology* 43:580-591, 2011.

76. Aghaeepour N, Finak G, Hoos H, et al: Critical assessment of automated flow cytometry data analysis techniques. *Nat Methods* 10:228-238, 2013.

77. Harrington AM, Olteanu H, Kroft SH: A dissection of the CD45/side scatter "blast gate." *Am J Clin Pathol* 137:800-804, 2012.

78. Fromm JR, Wood BL: A six-color flow cytometry assay for immunophenotyping classical Hodgkin lymphoma in lymph nodes. *Am J Clin Pathol* 141:388-396, 2014.

79. Tang G, Jorgensen LJ, Zhou Y, et al: Multi-color CD34(+) progenitor-focused flow cytometric assay in evaluation of myelodysplastic syndromes in patients with post cancer therapy cytopenia. *Leuk Res* 36:974-981, 2012.

80. Truong F, Smith BR, Stachurski D, et al: The utility of flow cytometric immunophenotyping in cytopenic patients with a non-diagnostic bone marrow: A prospective study. *Leuk Res* 33:1039-1046, 2009.

81. Della Porta MG, Picone C, Pascutto C, et al: Multicenter validation of a reproducible flow cytometric score for the diagnosis of low-grade myelodysplastic syndromes: results of a European LeukemiaNET study. *Haematologica* 97:1209–1217, 2012.

82. Porwit A, van de Loosdrecht AA, Bettelheim P, et al: Revisiting guidelines for integration of flow cytometry results in the WHO classification of Myelodysplastic Syndromes-proposal from the International/European LeukemiaNet Working Group for Flow Cytometry in MDS (IMDSFlow). *Leukemia* 28:1793–1798, 2014.

83. Alhan C, Westers TM, Cremers EM, et al: High flow cytometric scores identify adverse prognostic subgroups within the revised international prognostic scoring system for myelodysplastic syndromes. *Br J Haematol* 167:100–109, 2014.

84. Tembhare P, Yuan CM, Xi L, et al: Flow cytometric immunophenotypic assessment of T-cell clonality by Vbeta repertoire analysis: detection of T-cell clonality at diagnosis and monitoring of minimal residual disease following therapy. *Am J Clin Pathol* 135:890–900, 2011.

85. Schrappe M: Minimal residual disease: Optimal methods, timing, and clinical relevance for an individual patient. *Hematology Am Soc Hematol Educ Program* 2012:137–142, 2012.

86. Campana D: Should minimal residual disease monitoring in acute lymphoblastic leukemia be standard of care? *Curr Hematol Malig Rep* 7:170–177, 2012.

87. Paietta E: Minimal residual disease in acute myeloid leukemia: Coming of age. *Hematology Am Soc Hematol Educ Program* 2012:35–42, 2012.

88. Ghia P: A look into the future: Can minimal residual disease guide therapy and predict prognosis in chronic lymphocytic leukemia? *Hematology Am Soc Hematol Educ Program* 2012:97–104, 2012.

89. Strati P, Keating MJ, O'Brien SM, et al: Eradication of bone marrow minimal residual disease may prompt early treatment discontinuation in CLL. *Blood* 123:3727–3732, 2014.

90. Hart AJ, Jagasia MH, Kim AS, et al: Minimal residual disease in myeloma: Are we there yet? *Biol Blood Marrow Transplant* 18:1790–1799, 2012.

91. Preti RA, Chan WS, Kurtzberg J, et al: Multi-site evaluation of the BD Stem Cell Enumeration Kit for CD34 cell enumeration on the BD FACSCanto II and BD FACSCalibur flow cytometers. *Cytotherapy* 16:1558–1574,2014.

92. Beksac M, Preffer F: Is it time to revisit our current hematopoietic progenitor cell quantification methods in the clinic? *Bone Marrow Transplant* 47:1391–1396, 2012.

93. Preis M, Lowrey CH: Laboratory tests for paroxysmal nocturnal hemoglobinuria. *Am J Hematol* 89:339–341, 2014.

94. Borowitz MJ, Craig FE, Digiuseppe JA, et al: Guidelines for the diagnosis and monitoring of paroxysmal nocturnal hemoglobinuria and related disorders by flow cytometry. *Cytometry B Clin Cytom* 78:211–230, 2010.

95. Jamshidi K, Swaim WR: Bone marrow biopsy with unaltered architecture: A new biopsy device. *J Lab Clin Med* 77:335, 1971.

96. Ellis LD, Jensen WN, Westerman MP: Needle biopsy of bone marrow: An experience with 1,445 biopsies. *Arch Intern Med* 114:213, 1964.

97. Glaser K, Limarzi LR, Poncher HG: Cellular composition of the bone marrow in normal infants and children. *Pediatrics* 6:789, 1950.

98. Bain BJ: Ethnic and sex differences in the total and differential white cell count and platelet count. *J Clin Pathol* 49:664–666, 1996.

第4章
血液学会诊

Rondeep S. Brar and Stanley L. Schrier

摘要

　　血液学是一门独特的科学,其复杂性容易通过血液和骨髓检查获得。即使做一项简单的全血计数的检查(complete blood count,CBC),也经常会得到到超出参考范围的观察数值。这种数值上的微小变动可能是诸如急性白血病那样的不祥征兆,也可能像普通感冒前的迹象一样无关紧要。很多威胁生命的疾病,也往往表现出典型的 CBC 数值改变,可能引起患者或样本提供者严重的焦虑。

　　作为筛选工具,我们对实验室检查的依赖与日俱增,也导致了不计其数的"异常"结果,常需要血液科会诊。电子病历(EMRs)作为不断增长的数据存储库,是判断此类检验结果的慢性化和发展趋势的宝贵工具。

　　本章将概述我们处理这些常见会诊的方法。每种疾病的流行病学、发病机制和治疗方法会在相应的章节内全面详细展开,这里不再赘述。我们更多详述处理这些问题和尽可能合理地缩小鉴别诊断范围的思路。

● 白细胞减少症

　　检查发现白细胞计数减少是血液科会诊的常见原因。临床医生和病人都注意骨髓疾病的早期征兆,如增生异常综合征(MDS),虽然这种疾病只发生在少数会诊病例中。但对于病理性白细胞减少症的潜在严重性,我们应该认真对待、谨慎处理。

　　首先,我们要明确白细胞减少主要表现为中性粒细胞减少、淋巴细胞减少、单核细胞减少还是以上各系均减少。

中性粒细胞减少症

　　中性粒细胞减少的潜在原因很多,包括先天性疾病、自身免疫性疾病、感染、营养不良、药物和造血淋巴系统肿瘤等,这些将在第 65 章中详细讨论。

　　中性粒细胞减少的程度可大致分为轻度(中性粒细胞绝对

简写和缩略词

AC,抗凝(anticoagulation);ACD,慢性病性贫血(anemia of chronic disease);ADAMTS13,具有血小板反应蛋白 1 型基序成员 13 的去整合素和金属蛋白酶(a disintegrin and metalloprotease with athrombospondin type 1motif member 13);ALC,绝对淋巴细胞计数(absolute lymphocyte count);ALL,急性淋巴细胞白血病(acute lymphoblastic leukemia);ANC,绝对中性粒细胞计数(absolute neutrophil count);APS,抗磷脂抗体综合征(antiphospholipid antibody syndrome);BCR-Abl,断点簇区-Abelson(breakpoint cluster region-Abelson);CBC,全血计数(complete blood count);CD,克隆指示符(clonal designator);CLL,慢性淋巴细胞性白血病(chronic lymphocytic leukemia);CML,慢性髓细胞白血病(chronic myelogenous leukemia);CMML,慢性单核细胞白血病(chronic myelomonocytic leukemia);CNL,慢性中性粒细胞白血病(chronic neutrophilic leukemia);CRP,C-反应蛋白(C-reactive protein);DIC,弥散性血管内凝血(disseminated intravascular coagulation);DVT,深静脉血栓形成(deep venous thrombosis);EDTA,乙二胺四乙酸(ethylenediaminetetraacetic acid);EMR,电子病历(electronic medical record);EPO,红细胞生成素(erythropoietin);ER,急诊室(emergency room);ESR,红细胞沉降率(erythrocyte sedimentation rate);ET,原发性血小板增多症(essential thrombocythemia);HELLP,溶血、肝酶升高,血小板计数低(hemolysis, elevated liver enzymes, low platelet count);HHT,遗传性出血性毛细血管扩张症(hereditary hemorrhagic telangiectasia);HIT,肝素诱导的血小板减少症(heparin-induced thrombocytopenia);HUS,溶血性尿毒综合征(hemolytic uremic syndrome);ITP,免疫性血小板减少症(immune thrombo-

cytopenia);JAK2,Janus 激酶 2(Janus kinase 2);LDH,乳酸脱氢酶(lactate dehydrogenase);LGL,大颗粒淋巴细胞(large granular lymphocytic);LMWH,低分子量肝素(low-molecular-weight heparin);MCH,平均红细胞血红蛋白(mean corpuscular hemoglobin);MCV,平均红细胞体积(mean corpuscular volume);MDS,骨髓增生异常综合征(myelodysplastic syndrome);MGUS,意义不明的单克隆丙种球蛋白病(monoclonal gammopathy of undetermined significance);MPN,骨髓增殖性肿瘤(myeloproliferative neoplasm);MTHFR,亚甲基四氢叶酸还原酶(methylenetetrahydrofolate reductase);nRBC,有核红细胞(nucleated red blood cell);NSAID,非甾体抗炎药(nonsteroidal antiinflammatory drug);p50,达到 50% 饱和度所需的分压(partial pressure required to achieve 50percent saturation);PCR,聚合酶链反应(polymerase chain reaction);PE,肺栓塞(pulmonary embolism);PFA,血小板功能分析(platelet function analysis);PMN,多形核中性粒细胞(polymorphonuclear neutrophil);PNH,阵发性夜间血红蛋白尿(paroxysmal nocturnal hemoglobinuria);PT,凝血酶原时间(prothrombin time);PTT,部分凝血活酶时间(partial thromboplastin time);PV,真性红细胞增多症(polycythemia vera);RBC,红细胞(red blood cell);RIPA,瑞斯他汀诱导的血小板聚集(ristocetin-induced platelet aggregation);RT,蛇毒凝血酶时间(reptilase time);SPEP,血清蛋白电泳(serum protein electrophoresis);TT,凝血酶时间(thrombin time);TTP,血栓性血小板减少性紫癜(thrombotic thrombocytopenic purpura);UPEP,尿蛋白电泳(urine protein electrophoresis);VWD,von Willebrand 病(von Willebrand disease);WBC,白细胞(white blood cell)。

计数[ANC]1000~1500 细胞/μl)、中度(ANC500~1000 细胞/μl)和重度(ANC<500 细胞/μl)。

中性粒细胞减少症最重要的三个关键病史细节是中性粒细胞减少的程度、发病的急性程度和有无伴随症状,上述三者都应在结合病程中其他相关发现的基础上单独考虑。

中性粒细胞减少的程度蕴含信息。没有特定的 ANC 阈值判断标准。一般情况下,无症状患者可表现为轻度中性粒细胞减少、其他各系均正常,而中度、重度中性粒细胞减少会增加感染风险,并提示可能存在潜在的病理改变。中性粒细胞减少的程度并不是潜在后果的先决条件,如慢性特发性中性粒细胞减少的患者可能血中性粒细胞计数接近零,但没有症状或感染的风险增加。

中性粒细胞减少的急性程度是很有帮助的指标,电子病历的出现能快速判断这种趋势。对急性发作性中性粒细胞减少症,了解近期发生的感染和新近使用药物对判断很有用,后者往往是一个重要的线索。多种药物均可能导致中性粒细胞减少,一些代表性药物列举在 65 章,表65-1 中。新用药物与血细胞减少的时间相关性往往是因果关系的最有力证据,如果怀疑药物导致的中性粒细胞减少,应停用该药。如果不能停药,强烈建议更换另一种同属但化学结构不同的药物。

慢性中性粒细胞减少,应当考虑先天性中性粒细胞减少症、慢性特发性中性粒细胞减少、感染特别是肝炎、HIV 感染及自身免疫性疾病。对于自身免疫性疾病,系统性红斑狼疮应当引起重视,近半数的系统性红斑狼疮患者会出现白细胞减少。因此,如果患者合并光敏感、关节痛及复发性流产应当请风湿科会诊。

淋巴造血系统肿瘤可能发生急性或慢性血细胞减少。当考虑有恶性肿瘤时,除单纯的中性粒细胞减少外,还应注意识别其他相关发现,如其他各系的血细胞减少、淋巴结肿大、发热、器官肿大或无症状体重减轻。

淋巴细胞减少

淋巴细胞减少,系绝对淋巴细胞计数(ALC)少于 1500 细胞/μl,可出现于多种情况。首先应该判断淋巴细胞减少的慢性程度和严重程度,并进行全面的体格检查。体检时应注意有无脾、淋巴结肿大或真菌感染的证据,如口腔念珠菌病。各种先天性及获得性淋巴细胞减少的原因在第 79 章中列举。

值得注意的是,淋巴细胞减少的患者应排除 HIV 感染,与此类似,很多病毒或细菌等病原微生物的伴随感染也会导致淋巴细胞减少。糖皮质激素的应用是导致淋巴细胞减少最常见的医源性因素之一,酗酒也可能引起淋巴细胞减少。

单核细胞减少

虽然我们已经列举了单核细胞减少的多种情况(参见第 70 章),但最值得注意的是毛细胞白血病,虽然罕见,这种 B 淋巴细胞增生紊乱性疾病表现为全身症状、脾肿大,大多数患者单核细胞减少和中性粒细胞减少同时出现(参见第 93 章)。因此,如果患者出现类似症状和单核细胞减少,即使血涂片中未发现典型的毛细胞,也应该做流式检测毛细胞克隆标记:CD11c 和 CD103。

重度单核细胞减少罕见于 MonoMAC 综合征(单核细胞减少伴分枝杆菌感染综合征)。引用 2010 年的描述:它与重度的单核细胞减少或假性单核细胞增多相关,可能是由 GATA-2 基因突变导致,进展为 MDS 或急性髓系白血病的风险高(参见第 70 章)。

● 贫血

首先要确定贫血的病理生理学基础。我们应用三个相互联系的分析工具:

1. 标准的血液学指标,特别是平均红细胞体积(MCV)和平均红细胞血红蛋白量(MCH)。

2. 动力学分析(参见第 32、33 章)明确贫血的根本原因是红细胞(RBC)产生减少、红细胞破坏(溶血)增加或失血。人类每天更换 1% 的红细胞(参见第 32 章),血红蛋白每天减少超过 1% 都意味着病人有出血、溶血或两者皆有。

3. 注意患者的群体特征。小儿病例中贫血鉴别多考虑血红蛋白病,而老年内科病例中通常会遇到慢性病性贫血和缺铁性贫血。

病史和医疗记录是确定贫血的严重程度和持续时间的重要资料。贫血发展的时间进程是至关重要的:如果贫血是终生伴随的,很可能是先天性原因;如果不是这样,那么围绕贫血发展的事件也可能提供线索,并能提示其他细胞系有无异常。

体格检查应当全面,特别注意有无淋巴结肿大、肝/脾大小和心血管状态的评估。实验室检查需要有最近的全血液计数(CBC)和血涂片。重要的是,我们不能只孤立地依赖血红蛋白值,而不注意 CBC 其余部分的变化,还需要对贫血程度进行校正的绝对网织红细胞计数。全面的代谢检查,包括肝肾功能的检测,有助于鉴别诊断。

如果贫血是近期出现的,MCV 正常并且校正的绝对网织红细胞计数较低(提示存在造血缺陷),那么可能是慢性病性贫血(ACD)(参见第 37 章)。评估炎症活动的其他实验室检查,如铁蛋白、红细胞沉降率(ESR)和 C-反应蛋白(CRP)等可能对诊断有帮助。如果存在红细胞生成缺陷,但没有炎症疾病的证据,排除肾功能不全是关键所在。在这种情况下,我们要检测血肌酐和促红细胞生成素的水平。

即使检查发现 MCV 和血涂片中细胞大小正常,我们也应当高度警惕是否缺铁(参见第 43 章)。有用的检验项目包括铁蛋白、转铁蛋白饱和度和失血的临床评估。相反,如果患者血红蛋白为 10.5g/dl,MCV64fl,MCH19pg,绝对网织红细胞计数升高至 18 万,血涂片显示小细胞、低色素红细胞,偶见靶细胞。尽管还需要确定其体内铁水平,但诊断珠蛋白生成障碍性贫血的可能性大(参见第 48 章)。

如果 MCV 大于 100fl,网织红细胞计数提示红细胞生成缺陷,则应检查 WBC 和血小板数量和形态。如果两者都异常,则首先应考虑骨髓原发性疾病如 MDS,其次才是维生素 B_{12} 或叶酸等营养缺乏。在这种情况下应进行骨髓活检。

如果血红蛋白降低每天大于 1%,网织红细胞计数升高,则可能出现了出血或溶血。应在血涂片中检查特定的异形 RBC。如果出现球形红细胞、碎片细胞或 Heinz 小体(参见第 2、31 章),则很可能是溶血,需检测结合珠蛋白、间接胆红素、乳酸脱氢酶(LDH)和直接 Coombs 试验,病史将提供有用信息。如果溶血是终生的,那么可能是 RBC 内在缺陷(血红蛋白、膜或酶)(参见第46、47、49章)。如果溶血症是近期发生,那么可能是红细胞以外的原因,如自身免疫性溶血,寄生虫病,肾脏/肝脏疾病或脾功能亢进症(参见第51~54、56章)。

如果贫血持续,有临床症状,并且上述的分析未能确诊,则需要做骨髓穿刺和活检。

● 血小板减少

血小板增多症的会诊分析相对直接,而血小板减少的情况恰恰相反。临床情况可能很紧急,基于不同处理方案,有多种鉴别诊断(参见第117章)。从机理上考虑其潜在的原因将有助于分析:

- 血小板产生量低:骨髓占位(白血病,淋巴细胞),骨髓荒芜(再生障碍性贫血)或无效骨髓(MDS,维生素 B_{12} 缺乏)。
- 血小板迅速从循环中被清除:血栓性微血管病变(血栓性血小板减少性紫癜[TTP];溶血性尿毒综合征[HUS];弥散性血管内凝血[DIC];溶血、肝酶升高,低血小板计数(HELLP综合征))或自身免疫血小板清除(免疫性血小板减少症[ITP];药物诱导的血小板减少症;肝素引起的血小板减少症[HIT])。
- 血小板被隔离:巨脾或血管瘤。

遇到新发的重度血小板减少,必须立即检查血涂片观察是否存在微血管病变。如果存在,应考虑 TTP 的可能,需要立即进行干预(参见第132章)。

病史提供关键信息。合并自身免疫性和淋巴组织增生性疾病可能与 ITP 有关;注意考察肝素或奎尼丁之类的用药史;肝病是血小板减少症的常见原因,应询问;应用电子病历查询血小板减少及其他相关 CBC 异常的病程特点。体格检查应特别注意淤点、口腔水疱、淤斑、肾病和器官肿大。在血涂片检查中,应排除乙二胺四乙酸(EDTA)诱导的血小板聚集等假性血小板减少症(参见第117章),自动细胞计数器无法识别的大血小板或黏附在中性粒细胞上的血小板(血小板卫星现象),上述情况可用枸橼酸钠作为抗凝剂来改进。接下来,应该检查是否存在微血管病,如果存在,应考虑 TTP、US 或 DIC。红细胞球形和多色性会增加合并 ITP 和自身免疫性血液性贫血的可能性,也称 Evans 综合征。巨大的低颗粒血小板应考虑 MDS,中性粒细胞核分叶六个以上且 MCV>115 可能存在维生素 B 或叶酸缺乏(参见第41章)。初发的单纯表现为血小板减少的患者,出现直径大于红细胞直径三分之一(>2.5μM)的巨血小板,与网织红细胞计数并行。这种血小板超过 10% 提示有免疫性血小板破坏并伴有代偿性的血小板生成增加。

单纯血小板减少最常见的原因是自身免疫性血小板减少症。ITP 也可能是药物引起的。自身免疫性血小板减少症的一个重要特征是没有脾肿大。因此脾肿大提示其他诊断如淋巴组织增生性疾病、脾功能亢进或狼疮。约 25% 的抗磷脂抗体综合征患者有轻度血小板减少((50~130)×10⁹/L)。这种疾病的特征性临床表现不是出血,且易与自身免疫性血小板减少症混淆。HIT 见于住院患者或家庭护理中使用肝素的患者(参见第118章)。这种情况下血小板减少可以是轻度(例如(20~100)×10⁹/L),出血并不常见。血小板减少通常发生在肝素暴露后的 5~10 天,并与静脉和动脉血栓形成有关。因此,通常遇到病情危重、术后、有血栓形成基础的患者,需要高度警惕 HIT。虽然应用低分子肝素(LMWH)时这种情况不太常见,但仍不容忽视。诊断方法和治疗措施的具体内容详见第118章。

根据病史、体格检查和常规实验室的数据,应先做出初步分析,然后决定后续的重点特殊检查。有中枢神经系统症状、微血管病溶血和血清肌酐升高的患者中,除初步诊断为 TTP 并立即施行的血浆置换术外,还应检测血小板反应蛋白 1 型基序成员 13(ADAMTS13)活性水平的金属蛋白酶和去整合素。心脏手术前 5 天接受肝素的患者,应考虑 HIT 并做抗血小板因子 4 的免疫测定。

● 全血细胞减少

新发的全血细胞减少患者需要立即就医。在为同时合并贫血、血小板减少和白细胞减少的患者制定治疗方案时,应考虑到其发生的病理生理学机制。明确白细胞均衡减少、中性粒细胞减少亦或淋巴细胞减少的鉴别诊断也同样重要。

造成全血细胞减少的原因可能为正常的造血骨髓被取代(骨髓纤维化,恶性肿瘤浸润)、缺乏(再生障碍性贫血)或无效(MDS,维生素 B_{12} 缺乏)。脾功能亢进可使血细胞被快速从血液中除去,见于恶性淋巴瘤等。

病史提供了一些关键的信息:全血细胞减少的严重程度;持续时间;情况好转还是进一步恶化;血细胞最初减少时发生了什么事情;是否有感染、新近服用过药物或职业暴露。贫血症状(疲劳、气短)、血小板减少(黏膜出血,淤伤)和白细胞减少(反复感染,口腔炎)对于诊断非常重要,因为这些都是肝脏疾病的危险因素(肝硬化通常导致全血细胞减少)。

体格检查应全面,特别侧重于是否有器官和淋巴结肿大。

MCV 大于 100fl,应考虑 MDS。生化检查结果可以判断是否存在肾脏或肝脏功能障碍。MCV 升高超过 115fl,在巨细胞性贫血比在 MDS 中更常见。酗酒或长期腹泻的患者可出现叶酸缺乏。恶性贫血应着重考虑维生素 B_{12} 缺乏,可用钴胺素治疗,如果漏诊,将可能进展为严重的神经损伤。少数情况下,后者可为首发症状(包括认知异常的巨幼细胞性精神失常,参见第41章)。

一般地,严格的血涂片读取即能提示诊断,包括增生不良(MDS)、多叶核中性粒细胞(维生素 B_{12} 和叶酸缺乏)及骨髓异常的特征(红细胞造血异常,如有核红细胞和泪滴状红细胞,可能提示为原发性骨髓纤维化)(参见第86章)或骨髓占位(参见第45章)。血液中出现白血病原始细胞、毛细胞、循环淋巴瘤细胞等异常细胞或肿瘤细胞可能有诊断意义。

血涂片的结果能决定进一步的诊断策略。轻度全血细胞减少并在 1 个月内自行恢复的患者,偶见于病毒感染后造血干细胞的一过性抑制。

全血细胞减少伴网状细胞计数极低,首要考虑再生障碍性贫血。其他原因导致的严重血细胞减少症,如急性白血病或 MDS,网织红细胞计数不足 0.4% 的情况并不常见。脾脏肿大不是再生障碍性贫血的特征,故脾肿大可排除再生障碍性贫血。

几乎所有无法解释的严重和持续性血细胞减少患者都需要进行诊断性骨髓穿刺和活检。

● 白细胞增多

白细胞计数升高常考虑骨髓病变,但可见于任何全身性疾病。区别原发性和继发性白细胞增多,没有数值上的确切划分标准,而需要进行彻底的病史查阅,体格检查和侧重性的实验室评估。

白细胞增多是指白细胞总数升高。当同时伴有 ANC 升高时,应使用中性粒细胞增多伴白细胞增多症(neutrophilic leukocytosis)这一术语。如果仅 ANC 升高不伴有白细胞增多,则用"中性粒细胞增多症"(neutrophilia)这一术语。对于淋巴细胞、单核细胞、嗜酸性粒细胞和嗜碱性粒细胞组分的升高来说,术语相同。然而实际上很少做这类区分,对诊断也没有重大影响,因此我们可以互换使用。

中性粒细胞增多

中性粒细胞增多可出现于多种情况,如第 65 章所述。原发性骨髓疾病包括慢性髓系白血病(CML)、其他骨髓增生性肿瘤、中性粒细胞白血病和镰状细胞性贫血。继发性疾病包括感染、炎症、吸烟、身心压力、无脾和药物,常见药物包括皮质类固醇、锂和外源性生长因子如粒细胞集落刺激因子。某些重度嗜中性白细胞增多(通常伴有轻度贫血)可能与粒细胞集落刺激因子分泌肿瘤(例如支气管癌)有关,但较罕见。不明原因的持续性嗜中性白细胞增多,通常建议做 PCR 鉴定 BCR-Abl 基因来排除 CML。其他典型的骨髓增生性肿瘤(MPN),如真性红细胞增多症(PV)、原发性血小板增多症(ET)和骨髓纤维化,通常会有其他典型临床表现来提示诊断,如红细胞增多、血小板增多、器官肿大和/或血涂片中出现幼粒幼红细胞。慢性中性粒细胞白血病(CNL)通常被临床医生视作罕见疾病。白细胞计数大于 25 000/μl,其中 80% 以上是中性粒细胞时考虑该诊断。

吸烟者通常表现出轻度的中性粒细胞增多,如果患者长期无症状,则除戒烟外,通常不需要进一步的处理措施。类似地,肥胖患者有轻度的嗜中性白细胞增多,可能反映潜在的炎症状态。在重症监护病房的全身感染或严重疾病期间进行中性粒细胞增多的骨髓检查鲜有意义,除非中性粒细胞的升高接近罕见的病态情况,比如 CNL。

淋巴细胞增多

第 79 章列举了淋巴细胞增多症的多种原因。原发性骨髓疾病包括慢性淋巴细胞白血病(CLL)、急性淋巴细胞性白血病(ALL)和毛细胞白血病。反应性淋巴细胞增多可见于病毒感染(典型的传染性单核细胞增多症)、艾滋病病毒感染、细菌感染、吸烟者和自身免疫性疾病(如类风湿性关节炎)。

相比于中性粒细胞增多,淋巴细胞增多时形态学检查能提供更多信息。淋巴细胞染色质粗糙、聚集,应考虑 CLL。易于识别的淋巴母细胞则提示 ALL。大颗粒淋巴细胞过多,特别是自身免疫性疾病如类风湿性关节炎的患者,提示可能存在大颗粒性淋巴细胞白血病(LGL)。出现有绒毛状突起的淋巴细胞可考虑脾边缘区淋巴瘤或毛细胞白血病。在滤泡性淋巴瘤中可见具有细胞核切迹的淋巴细胞。具有脑形核的细胞可能为 Sézary 综合征的恶性 T 细胞。因此,血涂片检查是淋巴细胞增多分析评估的关键。实验室检查也应包括流式细胞分析,因为非典型淋巴细胞的免疫表型将十分有助于缩小鉴别诊断的范围。

嗜酸性粒细胞增多

正如我们在第 62 章中所讨论,嗜酸性粒细胞增多的鉴别诊断较困难。通过初步检查,我们挑出中度(>1500 细胞/μl)、重度嗜酸性粒细胞增多症,或有终末器官损伤的患者,因为这群患者可能患有严重疾病。病史评估时应包括 B 症状,皮疹,腹泻,过敏症状,旅行史和饮食情况。食用过生的或未煮熟的肉类,特别是猪肉,会增加旋毛虫感染的机会,后者可能会同时伴随嗜酸性粒细胞显著增多、眶周水肿、肌炎和发热。这种感染通常是节日庆典烤猪或食用烤猪肉时发生。来自屠宰场的猪肉是混合了大量猪的肉,稀释了仅感染少数动物的旋毛虫。患者所处的地理位置和生活方式决定了其感染另一种寄生虫的概率。在不发达国家,蠕虫感染是嗜酸性粒细胞增多的最常见原因(参见第 62 章表 62-5)。肾上腺功能不全(疲劳,低血压,色素沉着过多)是嗜酸性粒细胞增多症的罕见原因,可能很难识别。鼻窦炎,哮喘和嗜酸性粒细胞增多提示应筛查伴有多血管炎的嗜酸性粒细胞性肉芽肿(Churg-Strauss 综合征)。肥大细胞疾病也与嗜酸性粒细胞增多有关,遇到患者有皮疹,色素性荨麻疹或具有明确触发介质释放的症状,应警惕肥大细胞相关疾病。嗜酸性粒细胞极度增多的患者几乎都需要住院治疗,因为极可能是恶性或存在较高的感染概率,另外还有对心脏、呼吸、神经和胃肠系统产生致命损伤的危险。

嗜碱性粒细胞和单核细胞增多

引起嗜碱性粒细胞增多和单核细胞增多的疾病较少,分别在第 63、70 章中列举。在没有明显的感染/炎性时,出现嗜碱性粒细胞增多应考虑到 CML 和 PV。不明原因的单核细胞增多症,特别是伴有其他血细胞减少的老年患者,应考虑骨髓恶性肿瘤,如 MDS 和慢性骨髓单核细胞白血病(CMML),一般都需要做骨髓检查。

● 红细胞增多

与血细胞减少的血液科会诊相反,红细胞增多的鉴别诊断通常很有限(参见第 57、84 章)。专业上讲,"红细胞增多症"是指 RBC,WBC 和血小板的增加,而"红细胞增多症"则更特别指单独 RBC 的增加。但我们知道,在常用的血液学术语中,"红细胞增多症 polycythemia"常指红细胞增多症,这里我们可以互换使用它们。可能导致红细胞增多的疾病多种多样,治疗方式差异很大。注意细节至关重要。

首先,应该区分绝对和相对的红细胞增多症。前者指红细胞数量的真正升高,而后者则是由于血浆体积浓缩引起的血红蛋白相对升高。血浆容量减少可见于脱水患者及长期吸烟者。而吸烟者由于其心肺疾病也可能引起红细胞增多,所以这种区别很难界定。

在会诊 RBC、血红蛋白或血细胞比容升高时,首先要确定升高的程度。尽管定义有差别,但男性血红蛋白高于 18.5g/dl 或女性高于 16.5g/dl,可以认为红细胞增多症。

会诊一个并非真正红细胞增多的 RBC 计数升高的患者,

主要考虑为珠蛋白生成障碍性贫血特征,其他的线索包括血红蛋白正常或降低伴随严重的小红细胞血症,血涂片显示靶状红细胞及小细胞低色素。

病史在判断红细胞增多症中的作用至关重要(参见第 57 章)。确定该异常是先天性或获得性的关键项目包括:

- 肺病史或慢性缺氧史
- 肾、肝或中枢神经系统肿瘤的危险因素
- 阻塞性睡眠呼吸暂停史
- 红细胞增多症家族史
- 使用雄激素或合成代谢类固醇
- 私自注射促红细胞生成素(EPO)(特别是竞技类体育运动员)
- 出现与红细胞增多症有关的症状

原发性红细胞增多症指的是骨髓自发生成红细胞,如 PV。而继发性红细胞增多症是指由于 EPO 刺激引起的红细胞增多(参见第 57 章)。EPO 水平升高可能是缺氧的代偿性反应或由恶性肿瘤过度生成。红细胞增多症的继发原因将在第 57 章中详细讨论。

与红细胞增多症相关的既往史症状,包括头痛、疲劳、视觉变化和呼吸急促也应重视。瘙痒症、红斑性肢痛症或热水不耐症的症状更多地提示 PV。

体格检查包括:

1. 杵状指,提示肺部疾病
2. 脾肿大,提示 PV
3. 肝肿大,提示 PV 或肝肿瘤
4. 多血质面容,尽管见于任何原因引起的红细胞增多症,但更多见于 PV。

实验室检查应包括 CBC,EPO 水平和静脉血气分析。后者的用途在于它能间接计算 50% 饱和度所需的分压(p50)(在高亲和力血红蛋白病中降低,提示家族性红细胞增多症),并且提供碳氧血红蛋白(在吸烟者或一氧化碳中毒患者中升高)和高铁血红蛋白水平的信息。

红细胞增多伴 EPO 水平降低高度提示 PV。应该检测 $JAK2^{V617F}$(外显子 14)突变,如果阴性,则检测 Janus 激酶 2($JAK2$)外显子 12 的突变。这两种突变涵盖了几乎所有的 PV 病例。如果结果都是阴性,应重新考虑该诊断和/或请第三方会诊。

更常见的是,EPO 水平正常或升高,尽管诊断为 PV 的可能性小,但也不能完全排除。如果患者出现 PV 相关的症状或其他不明原因的多细胞减少,应进一步检测 $JAK2$ 基因突变。

EPO 水平高于正常且无 PV 相关症状,应彻底判断为继发性红细胞增多。无心肺疾病或明显的服用违规药物史,伴 EPO 水平显著升高的红细胞增多症应考虑恶性肿瘤。

虽然罕见,但家族性红细胞增多症通常应鉴别排除,特别是有可疑家族史者。红细胞生成和低氧感应调控因子的各种突变,我们在第 57 章中进行了详细讨论。

红细胞增多症的诊断原则见第 57 章图 57-6。

● 血小板增多

诊断血小板增多症时,通常必须确定其是反应性的还是

MPN 的表现(参见第 84~86 章)。

病史中需注意的细节应包括:血小板何时首次出现升高?间歇性升高还是持续性升高?血小板计数是否超过 100 万/μl?是否有血栓形成?是否有提示获得性 von Willebrand 病(VWD)的异常出血?反应性血小板增多的原因,如炎性疾病、感染、近期脾切除、铁缺乏和恶性肿瘤应引起注意(参见第 119 章)。

考虑到血小板增多可出现于各种 MPN,因此体格检查应确定有无器官肿大。

在分析 CBC 时,同时伴有血红蛋白增加和血小板升高可能提示 PV。中性粒细胞增多、出现未成熟髓细胞或嗜碱性粒细胞增多提示 CML 或骨髓纤维化。

如果高度怀疑为 MPN,例如器官肿大,持续性血小板增多,红细胞增多或中性粒细胞增多,应额外检测 BCR-Abl、JAK2 和/或钙网蛋白突变(参见第 84~86 章)

● 妊娠

怀孕期间出现的血液学问题常需要会诊。相比于非妊娠患者,会诊必须同时考虑到患者和胎儿(参见第 7、8 章)。在本节中,我们不考虑胎儿的血液学异常,如新生儿溶血性疾病和新生儿同种异体血小板减少症(参见第 8、55 章)。

从妊娠第 2 个三个月到第 3 个三个月(中期到晚期)的过渡期间,血浆体积增加约 1.0L,而红细胞的量增加约 0.25L。血液的部分稀释可导致血红蛋白值低于正常女性(12g/dl)。更复杂的是,胎儿生长需要母体约 500mg 的铁,如果母亲已经有铁缺乏和/或没有补充足够的铁,就会发生缺铁性贫血。患有中度珠蛋白生成障碍性贫血的母亲,骨髓造血已饱受压力,最大限度地代偿性生成红细胞接近基线水平。患者怀孕期间骨髓不能提供额外 0.25L 的 RBC,导致患者和胎儿的血红蛋白水均下降到紧张水平,这种情况需要支持性输血。

我们通常会接到对在妊娠中、晚期发生嗜中性白细胞增多的会诊。属于典型的生理性反应,血涂片可能出现不成熟的带状髓细胞,晚幼粒甚至中幼粒细胞。建议观察随访。

除了上述变化之外,贫血和 WBC 异常的诊疗基本上与非妊娠患者相同。

血小板减少至 50 000~70 000/μl 可视作怀孕后的正常反应,称为妊娠血小板减少症,不需要特殊治疗。妊娠血小板减少的鉴别诊断宽泛,有母体和胎儿出血的风险,因此要特别注意非妊娠因素导致的血小板减少,治疗 ITP 患者时,应考虑抗血小板抗体会穿过胎盘引起胎儿血小板减少,如果新生儿血小板减少,加上胎儿肢体扭曲,特别是在生产过程中的颅骨受压,易出现颅内出血。母亲患有 ITP 的新生儿在出生后第一周应连续进行血小板计数,因为血小板减少可能随着脾功能的发育而延迟出现。

出现血小板减低合并妊娠晚期的高血压应警惕先兆子痫。严重的先兆子痫可能发展为 HELLP 综合征(参见第 8、51 章),一种低血小板伴微血管病变性溶血和肝功能障碍的急症。诊断 HELLP 综合征关键的检查是血涂片和肝功能。

止血/凝血障碍包括胎盘早剥和妊娠物稽留,这两种情况都是妊娠独有的。大量坏死组织释放到循环中,导致 DIC(参

见第 129 章)。这种情况下请血液科会诊通常是因为有多处的严重出血,包括阴道、血管通路和手术切口。实验室检查常显示严重的贫血和血小板减少,血涂片显示微血管病变。凝血常规显示凝血酶原时间(PT)和部分凝血活酶时间(PTT)延长、纤维蛋白原减低和 D-二聚体显著升高,几乎所有凝血因子都会很低。治疗的关键是迅速识别,建立足够的静脉通路,大量置换 RBC、血小板和凝血因子,同时去除子宫内容物。

这两种疾病在产后即有明显的预兆:出现因子Ⅷ抑制物和产后 TTP。有因子Ⅷ抑制物的患者显示 PTT 延长,通过联合研究可鉴定和量化抑制物。患有产后 TTP 的患者与其他 TTP 患者的临床表现类似:微血管病性溶血、血小板减少和潜在的中枢神经系统及肾脏受累。

● 出血

临床出血是血液科会诊的常见原因。出血的背景和经过为诊断提供了重要线索。ICU 或急诊室(ER)的会诊通常涉及创伤或外科手术等特定事件。这类请求会涉及血流动力学改变,要求快速回复。反过来,"容易淤伤"的主诉可能同样是不祥之兆,但往往达不到相同的紧要程度。

传统观点认为,黏膜和皮肤出血可能是血小板异常(质量或数量)、血管疾病或 VWD 引起的,而深部组织或关节出血则是由凝血因子缺乏导致的。尽管由于年龄和伴随药物(包括阿司匹林,非甾体抗炎药物(NSAIDs)和抗凝剂等因素会引起相当大的重叠,但这一观点基本是准确的。

正如所料,病史至关重要。必须询问出血的量、持续时间和经过。长时间的出血和早年发病提示遗传性疾病。拔牙或手术出血则提示轻度血友病或 VWD。如果出血总是发生在同一部位,很可能是由于局部问题,而多部位出血则预示全身性疾病。用药史非常关键,不仅是抗凝药物,还包括许多引起血小板功能异常的药物(参见第 121 章)。酗酒史、肝脏疾病或肾脏疾病史也与出血相关。

体格检查应确定淤点、口腔血疱、淤斑、血肿、巨血管瘤、关节腔积血和肝/脾脏大小。

实验室检查应包括血涂片、CBC 和生化常规。基本的凝血常规包括 PT、PTT、纤维蛋白原、D-二聚体和凝血酶时间(TT),蛇毒凝血酶时间(RT)的检测也很重要(参见第 114、116 章)。PT 和 PTT 筛查可涵盖内源性和外源性凝血途径。纤维蛋白原和 D-二聚体的检测为诊断 DIC 和纤溶提供有效信息,而 RT 和 TT 之间的差异能确定体内是否有肝素存在。

确定 PT 或 PTT 的延长是由于因子缺乏之前,应考虑通过综合研究(mixing study)鉴别抑制物存在的可能性。如果排除抑制物的可能,则可以确定是否需要特异性因子分析。PTT 的延长也可能是狼疮抗凝作用的结果,这常会导致血栓形成风险,而非出血。

有复发性黏膜出血和出血家族史,通常进行 VWD 筛查。血小板功能分析(PFA)是检测 VWD 的高灵敏度测试。其他检测,如 von Willebrand 抗原,瑞斯托菌素辅因子活性和Ⅷ因子水平可用来确诊。如果筛选结果阴性,则通常无需更昂贵的分析,如多聚体分析和瑞斯托菌素诱导的血小板聚集(RIPA)。多种疾病与获得性 VWD 相关,包括心脏瓣膜病变、

极度血小板增多症,副蛋白血症和自身免疫性疾病(参见第 126 章)。

黏膜或创伤后出血也可能提示血小板功能缺陷。在进行更详细的研究之前(如血小板聚集测定法),使用 PFA 进行筛查非常有用。

低纤维蛋白原和显著升高的 D-二聚体通常预示 DIC,后者见于各种全身性疾病且与出血和血栓形成同时相关。

当然,并不是所有的出血都与凝血因子和血小板的紊乱有关。在判断反复发作性黏膜出血和鼻出血时,不要忽视血管炎或其他血管性缺陷,如遗传性出血性毛细血管扩张症(HHT)。维生素 C 缺乏症(坏血病)在酗酒或严重营养不良的个体中会偶然遇到,由于胶原蛋白合成不足,易导致淤伤和出血。

病理性纤溶也能导致出血,但很难通过标准凝血常规来估测(参见第 135 章)。

我们使用血栓弹力图来个体化评估整体止血情况,尽管这项研究缺乏广泛的临床实用性。

由于没有公认的指南,出血的术前会诊可能会令人失望。最重要的工具是包括家庭和个人出血史的病史资料。既往出血事件的类型、部位和时间(无论是手术后的、创伤性的还是自发的),都为上述进一步检查提供了必要的信息。

● 血栓形成

静脉血栓

深静脉血栓形成(DVT)的会诊可能难度较大。是否让年轻的患者进行长期抗凝(AC)治疗,亦或老年患者中止抗凝治疗增加复发的风险,都使医生难以决断。

这里讨论我们应对静脉血栓栓塞的一些亮点。各种相关疾病在其他章节将详细讨论:AC(参见第 25 章)、DVT(参见第 133 章)、遗传性血栓形成(参见第 130 章)和抗磷脂抗体综合征的治疗原则(APS;参见第 131 章)。

患者在一次血栓形成事件后常有明显的焦虑。虽然 AC 的安全性和便利性取得了长足的进步,但该方法仍然存在严重的风险,可能会破坏患者的生活质量。抗凝治疗的本质是复杂的,治疗方法必须个体化,任何治疗最终都存在风险(如危及生命的出血和/或血栓形成),因此沟通交流很重要。

从确定事件发生的过程入手判断新发生的深静脉血栓。关键问题包括:

1. 是否有风险因素,如手术、制动、创伤、留置导管、肝硬化、肾病综合征、炎症性疾病或全身性雌激素治疗(参见第 133 章)?

2. 如果存在,这些风险因素是否能缓解,是否可能引发事件?

3. 如果在抗凝治疗过程中出现复发,患者是否对治疗有很好的依从性?

4. 有无病史或体检的线索提示恶性肿瘤、APS 或遗传性血栓形成?

深究到一定程度,常能确定血栓形成的"危险因素"。但仅此还不足以标定一个事件为"诱发因素";相反,该危险因素必须能够充分引发血栓形成事件。因果关系的归因是艰难的,最终要靠主观判断。

在处理抗凝治疗患者的复发事件时,必须深度调查患者的依从性。将患者列为治疗"失败"的后果严重。首先,这可能表明有潜在的血栓形成,如恶性肿瘤或APS。第二,一种药物相比另一种药物缺乏明确的优势,使得治疗决策难以明确。

体格检查必须注重受累的肢体,但全面体检可能提供有价值的线索。肾病或短期内消瘦提示恶性肿瘤;关节炎和颊部红斑提示自身免疫因素如狼疮;器官增大和红斑性肢痛症则提示MPN,如PV或ET;自发性上肢事件可能提示胸腔出口综合征;而无创性的左髂股DVT,特别是年轻女性,则可能是May-Thurner综合征。

我们通常会筛选潜在的遗传性血栓栓塞,尽管这种方法的一般效用尚不清楚,在第130章中我们对此进行了详细讨论。一般来说,这种筛选很少会改变治疗方案,如果在不正确的时间使用,则可能出现错误。在急性期,降低抗凝血酶Ⅲ、蛋白C和蛋白S的水平可能是错误的。当因子VLeiden突变存在时,功能蛋白S水平可能会降低,导致错误的诊断。抗心磷脂抗体需要持续升高12周以上才满足APS的诊断标准。妊娠和肝脏疾病也可以影响到各种促凝血因子和抗凝血因子的血清水平,混淆诊断。

决定治疗的持续时间十分复杂(参见第133章)。治疗决策必须综合考虑复发的风险、出血风险和患者偏好。一般来说,患有诱发DVT或远端DVT的患者一般可能需要期限为3个月的治疗。无创DVT/肺栓塞(PE)、APS、复发性血栓形成或活动性恶性肿瘤的患者如果出血风险可以接受,则通常认为需无限期治疗。

非诱发性事件的患者在一个疗程后不再进行抗凝治疗,通过D-二聚体测定进行风险分层可能有用。阿司匹林预防血栓形成已经显示出希望。然而,这些治疗方法并未标准化。美国胸科医师学会发布循证抗血栓指南,为各种情况提供具体的建议,是非常有用的资源。

新口服抗凝剂的应用大大改变了患者和医生对于抗凝治疗的认识。直接凝血酶抑制剂达比加群和因子Xa抑制剂利伐沙班被美国FDA批准用于治疗静脉血栓,前者需要5~10天的肠胃外抗凝治疗。两种药物都是口服的,需要正常的肾功能,抗凝血效果可靠,不需要监测或滴定。但应用过程中如果出现出血,目前缺乏可靠的解毒剂,相关产品正在开发。值得注意的是,对于不耐受华法林的患者同样不适用此类药物。由于半衰期短,单次缺失的剂量将导致抗凝作用的迅速丧失并增加复发性血栓形成的风险。

一般说来,没有全面的证据表明一种抗凝剂优于另一种。在华法林(Coumadin)和LMWH的应用方面有丰富的经验,尽管缺乏高质量的证据支持,在恶性肿瘤患者中优先选择LMWH。达比加群和利伐沙班缺乏在遗传性血栓栓塞、恶性肿瘤和APS中应用的具体数据,因此在这些情况下应用需谨慎。在机械心脏瓣膜患者中,与华法林相比,达比加群显示更高的出血和血栓形成的风险,这表明在不同情况下不同抗凝剂具有相同的抗凝作用的潜在危险。

关于抗凝治疗的决定触及患者生活的每一个方面,不容轻视。这不像制定标准化方案那样黑白分明,而是更需要了解患者的生活方式、人生价值和复发风险。这样的判断在现代时间有限的环境中是很难实现的。此外,这种决定不应是一次制定无限执行的。相反,抗凝治疗的继续(或终止)是动态的,应根据治疗的耐受程度和其他并存疾病定期复查,重新制定。

动脉血栓

动脉血栓形成患者经常需要会诊,如心肌梗死,脑血管意外或急性肢体缺血。但绝大多数情况下,这与动脉粥样硬化、局部炎症基础疾病有关,而非原发的高凝状态。动脉血栓形成的危险因素、机制和治疗在第134章进行了详细讨论。

极少情况下,尤其是年轻患者,无动脉血栓形成的潜在危险因素或有血栓形成的家族史,我们进行限制性的高凝状态评估,包括有关APS的分析。阵发性夜间血红蛋白尿(PNH)和MPNs很少导致动脉血栓形成,我们很少发现分析蛋白C、蛋白S或抗凝血酶Ⅲ缺乏有助于诊断,也未做因子V Leiden或凝血酶原20210A突变的检测,因为这些研究并不能对制定治疗方案产生有意义的影响。此外,由于没有证据表明亚甲基四氢叶酸还原酶(MTHFR)的热不稳定变体对降低血浆同型半胱氨酸水平有益,因此不做常规筛选。

因此,广泛的高凝状态评估在孤立的动脉血栓形成中无益,因为大多数结果都可能是偶然性的,不具有因果关系,对患者治疗也没有直接的影响。

● 血涂片上的不成熟血细胞

偶然血涂片检查发现异常时通常需要血液科会诊。有核RBC(RBC)和不成熟髓细胞相对常见。

有核红细胞

临床实验室可能会报告有核红细胞(nRBC),通常报告为#nRBC/100WBC。

尽管出现nRBC有几种原因,但主要原因有两个:应激性红细胞生成和髓外造血。

应激性红细胞生成是机体对严重贫血的反应,骨髓试图通过增加红细胞生成来代偿(参见第32、33章),将更早期的网织红细胞释放到外周血。如果贫血没有得到改善甚至进一步恶化,有核红细胞(通常是晚幼红细胞)就从骨髓中释放出来。血涂片显示大量的嗜多色性红细胞、巨细胞和晚幼红细胞。

如果正常骨髓被纤维或肿瘤细胞取代,或体细胞突变(多见于原发性骨髓纤维化)使干细胞黏附性降低,则可能发生髓外造血(参见第86章)。造血干细胞穿行于血液中,寻找适合生长的替代部位,通常定植于脾脏,但脾脏的窦性结构与骨髓结构并不完全相同,因此,会以不协调的方式释放血细胞,特别是nRBC。

骨髓病性贫血涂片(nRBC,泪滴状红细胞,骨髓发育不全,巨型血小板)可提供关键线索。如果临床症状支持,骨髓活检常能确诊。

不成熟髓细胞

临床实验室会报告血涂片出现的晚幼粒细胞、中幼粒细胞、早幼粒细胞或原始细胞,鉴别诊断差异巨大,从正常妊娠到髓系肿瘤都有可能(参见第61~63章)。我们应从全面的病史回顾、CBC 和血涂片着手,应当询问最近的压力源和糖皮质激素的使用情况。血细胞计数正常和偶见晚幼粒细胞的患者,恰当的处理通常是随诊。外周血中出现原始细胞,特别是伴血细胞减少,绝对是不正常的,应进行骨髓检查。完全成熟的骨髓象,尤其是伴有嗜碱性粒细胞增多,应警惕 CML。

淋巴结肿大

有时会遇到淋巴结肿大的会诊,尚未做组织病理。需大量鉴别诊断,包括良性淋巴结肿大、病毒感染、自身免疫性疾病和恶性淋巴瘤。全面的病史回顾至关重要(参见第 1 章)。实验室检查应包括 CBC 和血涂片。

通常有了这些信息,诊断范围就比较集中,并不总需要淋巴结活检。例如发热、咽炎和颈淋巴结肿大的青少年患者,应进行感染性单核细胞增多症的检查。如果伴有淋巴细胞增多,可通过外周血的流式细胞术来诊断,如 CLL。如果患者一般情况良好,无临床症状,淋巴结增长缓慢,则应谨慎地进行短期随访。

全血细胞减少、B 症候、器官增大而无明显感染的患者,常规要做淋巴结活检。细针穿刺虽然方便,但由于穿刺物缺乏淋巴结的结构不利于病理分析,所以不提倡使用。怀疑恶性淋巴瘤诊断时,不主张在组织病理诊断之前用糖皮质激素治疗,因为这可能会降低诊断敏感性。

脾肿大

会诊脾肿大涉及大量的鉴别诊断,包括血红蛋白病、感染、肝脏疾病、心力衰竭、自身免疫性疾病和恶性白血病或淋巴瘤(参见第 56 章)。

关键诊断要素包括个人病史、家族史、CBC 和血涂片,脾肿大是体格检查发现还是影像学检查中偶然观察到?如果电子病历先前的结果能用来对照,就可以此来确定脾脏增大的时间。体格检查发现,脾尖未触及或脾脏已经延伸到骨盆并穿过中线(如原发性骨髓纤维)(参见第 86 章)?

肝硬化或心力衰竭可引起充血性脾肿大。红细胞增多和瘙痒症则应注意是否为 PV。

血涂片显示嗜碱性粒细胞减少和髓系发育不成熟提示 CML。如果存在危险因素,应当检测艾滋病毒。珠蛋白生成障碍性贫血通过血涂片检查易于识别。因为有无数的诊断可能性,因此避免零散的检查,确定可能的诊断,并相应地集中检查是至关重要的,几乎没有必要行诊断性脾切除术。

单克隆免疫球蛋白血症

由于综合代谢组学检测和随后作为筛选工具的血清蛋白电泳(SPEP)的普及,单克隆免疫球蛋白病被越来越多地检测到。在怀疑骨髓瘤、贫血、不明原因的肾衰竭或神经病变的情况下,提出会诊的医生通常已经要求做 SPEP 检查。发现血清蛋白或球蛋白升高、血涂片中大量的缗钱状细胞,也提示要做 SPEP 检测。SPEP 可以证实单克隆蛋白存在,而免疫固定可明确重链型或轻链型。

CBC 中报告有缗钱状细胞形成并不等同于有单克隆蛋白。缗钱状细胞仅是可见的堆叠红细胞,在涂片制备不良、涂片中较厚的区域、血浆蛋白增加(如免疫球蛋白和纤维蛋白原)均可见。虽然缗钱状细胞可能由单克隆免疫球蛋白病引起,但也可能在慢性感染、自身免疫性疾病和肝脏疾病中出现。

当看到单克隆免疫球蛋白病的会诊时,应该做 CBC、肾脏和肝脏功能检查,血涂片、免疫球蛋白检测、游离轻链比例、尿蛋白免疫固定电泳(UPEP)和骨骼测量。旨在明确由于单克隆群体(如高钙血症,贫血,肾功能不全或溶骨症)而造成的终末器官损伤而所有证据。体格检查着重于是否有提示淋巴增殖性疾病的淋巴结肿大或器官肿大。

如果没有明确的终末器官损伤证据,则采用意义不明的单克隆免疫球蛋白病(MGUS)的术语,并进行随访、观察。这类患者的自然史,危险分层和预后在第 106 和 107 章有详细讨论。单克隆蛋白也可见于下述几种疾病,包括浆细胞病、淋巴组织增生性疾病、感染和各种自身免疫性疾病。值得注意的是,要着重识别有免疫球蛋白轻链淀粉样变性的体征(肾性蛋白尿、巨舌、神经病变)。在有异常免疫球蛋白 IgM 的情况下,要注意寻找 Waldenström 巨球蛋白血症的证据(淋巴结肿大、全身症状、器官肿大、出血)。虽然罕见,但出现 IgMκ 异常蛋白的贫血患者,应该注意询问其冷敏感性,排除冷凝集素溶血。

经常会遇到患有多发并发症的老年患者,如慢性肾功能不全、周围神经病变、糖尿病、骨质疏松症伴系统性异常蛋白。一般地,如果上述表现是长期慢性,那么通常认为与异常蛋白无关,此时采取持续观察随访比应用细胞毒性化疗更为恰当。某些情况下,特别是无过去的实验室检查结果可用时,将很难区分,骨髓检查有助于评估骨髓衰竭的程度。年轻患者单克隆蛋白超过 1.5g/dl、非 IgG 型或游离轻链比例失常,通常做骨髓活检,因为疾病很可能进展,我们也能及时对高危冒烟型骨髓瘤的患者进行有效干预。

给请会诊医生的建议

血液科医生和请求会诊医师之间保持良好关系和开放的沟通渠道非常必要。要注意几点:

- 临床病史非常宝贵。如果不清楚,建议尽快打电话给请求会诊医生,重点关注患者病史的突出特征和请求会诊的原因。与病理学家很相似,这些资料有助于将实验室和血涂片检查置于适当的病程中,帮助我们做出诊断评估,特别是在有大量鉴别诊断的情况,如贫血或白细胞减少症。病史和体格检查的重要性也增强了血液科主治医生亲自看血涂片的必要性,而不是单纯依赖血液病理学家或实验室技术人员。

- 避免"漫无目的"的实验室检查。例如,给诱发性血栓形成的患者做详尽的高凝状态检测不是特别有用,并且还会引起患者焦虑。患者担心他们的"遗传疾病",血液科医生也要很费劲地解释这些检查的含义,他们平常不会常规开具这些检查。血液科会诊应该指导实验室检查,避免不必要的、重复的和/或昂贵的检测。

- 分子和遗传学诊断的日益多样化,除了血液病理学的复杂性演变外,还需要了解当地血液科医生所具有的资源。例如,一些罕见病,如系统性肥大细胞增多症,CNL,严重嗜酸性粒细胞减少症和非典型 CML 最好在三级医院确诊,一旦做出诊断并制定治疗方案,就应过渡给当地医生护理,如有必要,学术中心可间断性支援。应始终注意避免重复的骨髓检查。

- 除极少数情况外,骨髓标本少时不宜做出诊断。诸如"骨髓干吸"和"皮质下活检"等术语通常提示标本不足。在这种情况下,应由有经验的操作者进行重复活检,而不是用劣质样本来假设诊断。

- 请血液学家,"癌症中心",或肿瘤学家/血液学家会诊通常会使患者产生相当大的焦虑,即使没有表达出来。几天到几周的等待这样的会诊可能会给患者造成巨大的痛苦。除非诊断明确,否则有必要向患者澄清,这种会诊并不意味着存在"癌症"或"白血病",而是需要获得更多信息。

翻译:吴敏 互审:周光飚 校对:刘萍、任瑞宝

第二篇 淋巴造血组织器官

第 5 章 骨髓和造血微环境的
结构 ………………………… 47

第 6 章 淋巴组织的组成和结构 … 78

第 5 章
骨髓和造血微环境的结构

Utpal P. Davé and Mark J. Koury *

摘要

骨髓腔里的骨髓是人类造血的场所。骨髓每天每千克体重大约产生 60 亿个细胞。出生之后，造血活跃的骨髓（红骨髓）逐渐退缩，直到青春期后期，之后红骨髓主要集中在颅骨下部、脊椎骨、肩骨、骨盆带、肋骨和胸骨。而在手、脚、四肢等处的骨髓被脂肪细胞取代（黄骨髓）。成人红骨髓中的脂肪大约占 50%。随年龄增加，红骨髓进一步逐渐被脂肪取代。但当血细胞需求增加时，造血作用增强。

骨髓基质主要由起源于骨内膜皮质毛细血管的窦状网络组成。这些窦状网络通过集合管进入静脉血液循环系统。窦壁有 3 层，内皮细胞、薄的基底膜及外膜网状细胞。外膜网状细胞是软骨细胞、成骨细胞和脂肪细胞的祖细胞。在正常血液循环中，造血干细胞可进出骨髓。造血、祖细胞及其后代的增殖和分化就发生在这些窦之间的间隙，由一系列复杂的刺激和抑制细胞因子，细胞-细胞相互接触，以及细胞外基质的相互作用。在这种独特的环境中，淋巴髓系造血干细胞（lymphohematopoietic stem cells）分化成各种不同的血细胞系列。成熟细胞产生后被释放入血，以保持血细胞水平的稳定。当发生失血、溶血、炎症、免疫性血细胞减少，或者其他情况引起血细胞需求增加时，造血系统可响应并满足造血增加的需求。

简称和缩略词

AGM，主动脉-性腺-中肾（aorta-gonad-mesonephros）；ALCAM，活化白细胞黏附分子（activated leukocyte adhesion molecule）；b-FGF，碱性成纤维细胞生长因子（basic fibroblast growth factor）；BFU-E，红系爆炸式集落形成单位（burst forming unit-erythroid）；BMP，骨形态发生蛋白（bone morphogenetic protein）；CAR，富含 CXCL12 的网状细胞（CXCL 12-abundant reticular cells）；CD，分化群（cluster of differentiation）；C/EBP，CCAAT/增强子结合蛋白（CCAAT/enhancer-binding protein）；CFU-E，红系集落形成单位（colony forming unit-erythroid）；CFC-G，粒细胞集落形成细胞（colony-forming cell-granulocyte）；CXCL12/SDF1，基质细胞衍生因子（stromal cell-derived factor）；dpc，交配后天数（days postcoitum）；EBI，幼红细胞岛（erythroblastic island）；ECM，胞外基质（extracellular matrix）；ELAM，内皮细胞白细胞黏附分子（endothelial leukocyte adhesion molecule）；EPO，促红细胞生成素（erythropoietin）；FN，纤维结合素（fibronectin）；GAG，糖胺聚糖（glycosaminoglycan）；G-CSF，粒细胞集落刺激因子（granulocyte colony-stimulating factor）；GM-CSF，粒细胞-巨噬细胞集落刺激因子（granulocyte-macrophage colony-stimulating factor）；GMP，粒细胞-巨噬细胞祖细胞（granulocyte-macrophage progenitor）；HGF，肝细胞生长因子（hepatocyte growth factor）；HIF，缺氧诱导因子（hypoxia-inducible factor）；HSC，多能造血干细胞（pluripotent hematopoietic stem cell）；ICAM，细胞间黏附分子（intercellular adhesion molecule）；IHH，IHH 家族蛋白（Indian hedgehog family of proteins）；IL，白细胞介素（interleukin）；LFA，淋巴细胞功能抗原（lymphocyte function antigen）；MAdCAM，黏膜地址素细胞黏附分子（mucosal addressin cell adhesion molecule）；M-CSF，巨噬细胞集落刺激因子（macrophage colony-stimulating factor）；MEP，巨核系-红系祖细胞（megakaryocytic-erythroid progenitor）；MIP，巨噬细胞炎症蛋白（macrophage inflammatory protein）；MMP，基质金属蛋白酶（matrix metalloproteinase）；MPP，多潜能多能祖细胞（multipotential pluripotential progenitor）；MSC，间充质干细胞（mesenchymal stem cell）；NFAT，活化 T 细胞核因子（nuclear factor of activated Tcells）；NK，自然杀伤细胞（natural killer）；OPG，骨保护素（osteoprotegrin）；PDGF，血小板衍生生长因子（platelet-derived growth factor）；PECAM，血小板内皮细胞黏附分子（platelet endothelial cell adhesion molecule）；PPAR，过氧化物酶体增殖物激活受体（peroxisome proliferator-activated receptor）；ProEBs，原红细胞（proerythroblasts）；PRR-2，脊髓灰质炎病毒受体相关蛋白 2（poliovirus receptor-related-2protein）；PSGL，P-选择素的糖蛋白配体（P-selectin glycoprotein ligand）；RANK，核因子-κB 受体激活剂（receptor activator of nuclear factor-κB）；Rb，视网膜母细胞瘤肿瘤抑制蛋白（retinoblastoma tumor-suppressor protein）；SCF，干细胞因子（stem cell factor）；Siglec，唾液酸结合免疫球蛋白样凝集素（sialic acid-binding immunoglobulin（Ig）-like lectins）；SP，侧群（side population）；TGF-β，转化生长因子 β（transforming growth factor-beta）；TLR，toll 样受体（toll-like receptor）；TNF-α，肿瘤坏死因子-α（tumor necrosis factor-α）；TPO，血小板生长因子（thrombopoietin）；TRAP，抗酒石酸酸性磷酸酶（tartrate-resistant acid phosphatase）；TSP，血小板反应素（thrombospondin）；VCAM，血管细胞黏附分子（vascular cell adhesion molecule）；VEGF，血管内皮细胞生长因子（vascular endothelial growth factor）；VLA，非常晚期抗原（very-late antigen）。

---

* 在上一版中本章作者 Marshall A. Lichtman 撰写的部分内容在本版中予以保留。

● 历史及简介

骨髓是人体最大的器官之一,是形成血细胞的主要场所。正常成人骨髓每天每千克体重产生25亿个红细胞,25亿个血小板和10亿个粒细胞。造血速度根据实际需要进行调控,可从基础造血至数倍于正常造血水平之间。19世纪后期以前,人们一直认为淋巴结、肝脏和脾脏是血细胞形成的场所。在1868年Neuman[1]和Bizzozero[2]各自观察到人尸体肋骨的挤出物中含有有核血细胞,于是提出骨髓是血细胞的主要来源[3]。最早由活体取骨髓检查可能是Mosler于1876年施行的[4],他用木制钻头从一名白血病患者获得了骨髓颗粒。1929年Arinkin[5]的研究建立了安全、简易和有效的骨髓穿刺术(参见第3章)。

通过放射性同位素和体外培养技术对骨髓细胞的动力学研究表明:各细胞系主要包括成熟的具有一定功能寿命的终末细胞。另一方面,细胞持续增殖依靠既能分化也能自我更新的原始细胞池[6]。最原始的细胞池由能持续自我更新的多潜能淋巴造血干细胞组成,也称造血干细胞(HSCs)。较成熟的细胞池由已分化的祖细胞组成,它们仅能成熟为单一谱系或有限的几个谱系,且自我更新的能力更有限(参见第18章)。这些造血池中的细胞增殖活动受外周靶组织的体液反馈调节[7]和骨髓微环境内细胞-细胞、细胞-基质间的相互作用的调控[8]。骨髓基质和附近的造血细胞提供的独特结构和化学环境(生态位,niches)支持多能造血干细胞的生存、分化和增殖。已在结构和分子水平[10]明确了造血干细胞相互作用的微环境[9],是由骨形态生成蛋白(BMP)[11]和调节骨髓内成骨细胞及其祖细胞的因子动态调控[12]。早期干细胞可用一系列独特细胞表面抗原受体表达来鉴别和分离(CD34$^+$/−,Thy-1lo,KIT+,CD38$^-$,CD33$^-$,血管内皮细胞［VE］-钙黏蛋白+,KDR/FLK1+,FLK2−/FLT3−,CD133$^+$/−)[13~18]。干细胞具有独特的细胞表面分子表达谱[19,20]。排出特异性染料的能力也可用于富集HSC群体[21~24]。分离的细胞群富含HSC,可用体外长期祖细胞法、重型免疫缺陷小鼠体内重新种植法和异种动物模型进行定量检测(参见第18章)。

● 造血场所

胚胎发生和早期干细胞发育

如图5-1所示,在胚胎发育过程中,造血场所发生了几次改变,而骨髓是这一系列改变的最后归宿[25~28]。在原肠胚形成晚期,胚外卵黄囊的血岛出现最早的造血细胞,并形成原始造血系统。这种原始造血只是暂时性的,从小鼠胚胎第7.5天(交配后天数dpc)或者人胚胎发育的第19天开始出现血岛,至小鼠胚胎第13.5天或者人胚胎发育的第6周胚胎循环血液细胞的最后细胞分裂[28,29]。绝大多数产生的原始血细胞是红细胞,在释放入血后才脱去细胞核,其血红蛋白含有胚胎α和β珠蛋白链。原始造血细胞还产生巨噬细胞和巨核细胞。与这一原始造血相重叠的是能够生成成人体内各种血细胞的定向造血(definitive hematopoiesis;参见第7章)。

在清除造血功能的小鼠进行的移植试验表明,定向造血细胞出现在小鼠交配后第8.5~11.5天,或者人类胚胎的第4~6

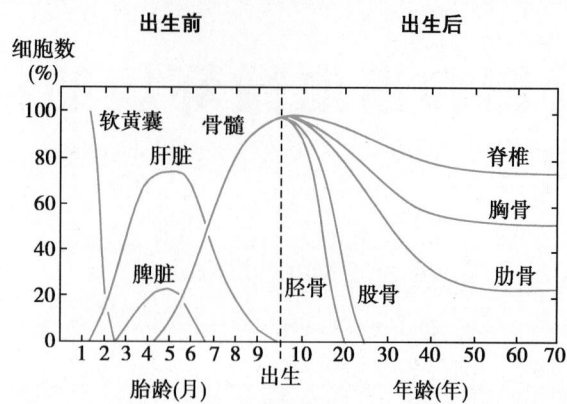

图5-1 骨髓和骨髓外造血活动的扩张和退化。关于软黄囊和肝脏造血的详细情况请参阅"造血部位:胚胎形成和造血干细胞早期发展"。第7章对此作了更加完整的阐述(图7-1)

周。有3个地方可产生定向造血细胞:卵黄囊血岛、主动脉-性腺-中肾区(AGM)的前部和发育中的胎盘的尿囊部[26~28]。小鼠交配后第8.5~11.5天的定向红系细胞来源于卵黄囊中的红系/粒系祖细胞,而不是HSCs。HSCs发生在成人及胎儿后期的胎盘和AGM中[30]。辐照后小鼠的连续移植实验表明人胚胎中最早出现的HSC是在5周胚胎的AGM中[31]。造血干细胞都可通过血液循环转移至胎肝,并种植在胎肝,成熟为各种血细胞[25~28]。在产前发育中,定向造血产生的细胞大部分是红细胞。这些红细胞比原始红细胞小,血红蛋白包含胚胎和成人血红蛋白链。在妊娠中期,已迁移到胎肝内的HSCs呈指数增长并出现一种特异性整合素(Mac-1),且该整合素不出现在骨髓的HSCs中[32]。在胚胎发育的第3阶段,造血干细胞和早期造血前体细胞通过血液循环从肝脏转移并种植至脾脏和骨髓。此时,胎肝造血功能逐渐衰退,而脾脏和骨髓则成为主要造血场所。到分娩时,骨髓是人类主要造血场所,而小鼠脾脏的造血功能已经开始下降,但仍然是重要造血场所(参见第7章)。

在胚胎产生造血干细胞的那些部位中,内脏内胚层与原肠胚形成的中胚层紧密相邻。这使得内胚层可通过分泌IHH蛋白诱导相邻的中胚层生成内皮细胞和血细胞[33]。IHH又可上调发育中的中胚层细胞BMP4的表达[33]。BMP4表达的上调对形成血管的内皮细胞以及在血管中的造血干细胞的发育非常重要[33,34]。每个原始造血和定向造血部位都可发现这些内皮细胞生成的发育中的内皮细胞和血管中的造血干细胞。这两种细胞在胚胎发育过程中的紧密关系使人们认为他们具有共同的起源,即造血血管母细胞(hemangioblast)[35,36]。造血血管母细胞发育有关的重要蛋白质包括BMP4、血管内皮细胞生长因子受体KDR/Flk-1、转录因子TAL1及其结合蛋白LMO$_2$[35,36]。

在小鼠中,标记的内皮细胞能产生HSCs[37]。斑马鱼[38,39]和小鼠[40]的成像研究表明,分布在主动脉腹侧的造血内皮细胞可不通过有丝分裂转化为HSCs。造血血管母细胞,或者生血内皮细胞分化成为造血干细胞需要信号蛋白Notch1,转录因子GATA-2、MYB以及Runx1[35,36,41,42]。造血干细胞早期扩增的机制尚不清楚,但在后期有2个蛋白质发挥作用,KIT配体/干细胞因子(SCF)和白细胞介素-3(IL-3)在胚胎发育中都有重要作用。BMP-4除了可以诱导造血细胞和内皮细胞分化之外,还可增加造血干细胞增殖和自我更新[33,34]，因为 BMP4 可上调造血干细胞 KIT（干细胞因子 SCF），但却不能上调邻近的内皮细胞 KIT（干细胞因子 SCF）[43]。最早期的造血干细胞扩增也受 Notch 信号的调节，因为 Notch 可诱导转录因子 Runx1[41,42]，和其靶基因之一，IL-3 的表达[44]。

干细胞和间质细胞的可塑性

在体内造血重建试验中，人类肝脏或者骨髓的原始干细胞可重建所有多能造血干细胞衍生的细胞[45]。这些结果与 CD34⁻，KDR/Flk-1+的多能基质干细胞早期能够生成造血细胞，血管细胞和基质细胞是相符合的[14~16,46]。AC133+、CD34⁻、CD7⁻造血干细胞[47]，以及在 AC133+前体细胞[48]群中显示有内皮细胞的前体细胞，表明造血与血管生成信号通路之间存在相互沟通，也确立了在个体发育过程中造血血管母细胞的功能作用[49~51]。当早期胎儿造血建立后，卵黄囊血管网络仍然可产生前体细胞并发挥造血功能[28]。具有长期重建造血功能的造血干细胞表达两个 ATP 结合盒基因（ABCG-2 和 P-糖蛋白），使 Hoechst33342 和诺丹明 123 等线粒体染料可从线粒体流出，用基于低角散射[侧细胞群（SP）]的多参数流式细胞仪可将此群细胞分离出来[21~24]。运用信号淋巴细胞和激活标志（SLAMs）选择特定表型（CD150⁺，CD244⁻，CD48⁻），已可从成人骨髓[52]和胎肝[53]细胞群中富集含有造血干细胞的 SP 细胞群。在 CD150⁺、CD244⁻、CD48⁻细胞群中，接近半数细胞可在受照射小鼠重建造血[52]。

成人组织（肌肉、肝脏）衍生的造血细胞是来源于定居在骨髓的干细胞[54,55]。在非骨髓器官，如心脏、平滑肌、肝脏和大脑的修复和再生过程中，骨髓衍生来的基质干细胞也发挥作用[56,57]。然而，这些骨髓衍生而来的基质干细胞主要通过各种诱导细胞生长和刺激血管形成的细胞因子，或者与邻近组织细胞融合，提供适当的微环境，而不是分化成为被修复器官的特定细胞（参见第 18 章）[56,57]。

组织发生

基质和造血组织

在哺乳动物产前发育的第三阶段，骨髓形成涉及 HSCs 的循环和趋化到新开发的骨髓龛，使得胎儿肝脏中的 HSCs 大大增加。鼠胎肝释放的 HSC 与两种黏附蛋白的进行性丢失一致，这两种蛋白是 CD144（VE-钙黏蛋白）和 CD41（整合素 α2b）[58,59]。小鼠交配后第 17.5 天[60]，骨髓中首次检测到 HSCs，但 HSCs 及其后代在骨髓龛中形成出现于软骨内骨形成的前三天[61]。克隆性骨干祖细胞分化形成软骨、骨或骨髓龛的细胞群，骨髓龛支持 HSCs 及其分化的后代[62]。龛支持的特异性细胞依赖于内皮糖蛋白、Thy1 和氨基肽酶 A，它们是由骨骼祖干细胞的间充质后代表达的。循环 HSCs 迁移到骨髓龛是由趋化因子 CXCL12 和 SCF 协同引导的，因为 HSCs 表达 tam3 各自的受体 CACR4 和 KIT[60]，该过程依赖于氨基肽酶 A 的表达，而非内皮糖蛋白或 Thy1[62]。其他的趋化因子和黏附分子有助于 HSCs 从胎肝迁移到发育中的骨骼，在那里 HSCs 植入和分化起始哺乳动物的骨髓造血[58~60]。

人类骨髓腔大约在胚胎发育的第 5 个月开始形成，并很快成为粒系和巨核系细胞增生的唯一场所。此时的红系生成局限于肝脏，在妊娠最后 3 个月的末期，骨髓微环境才能支持红系造血（图 5-1）。与人类相比，小鼠出生前骨髓腔的形成相对较晚，但其形成受 IHH 调控[63]，并与从胚胎软骨钙化区域造血干细胞起源的破骨细胞前体和基质干细胞起源的成骨细胞的成熟同步[64]。大多数骨髓腔形成在软骨内成骨中，而一些骨髓发育在颅骨和肩胛骨的膜内化骨中。当这些前体细胞分别在原位分化，他们获得成骨细胞表型、表达骨桥蛋白（osteopontin）、骨粘连蛋白（osteonectin）、骨唾液酸糖蛋白（bone sialoprotein）和巨噬细胞集落刺激因子（M-CSF）或者获得破骨细胞表型，表达耐酒石酸酸性磷酸酶（TRAP）、降钙素受体和 c-FMS（M-CSF 受体）[64]。在人类，骨髓造血始于胚胎发育第 11 周，从特殊的被称为原龛（primary logettes）的中胚层结构开始[65]。原龛由基质细胞和围绕中央动脉的纤维组成，伸出到发育中的骨髓腔的静脉窦中。原龛中的髓系和红系造血细胞并不是从造血干细胞衍生而来的，而是从晚期定向祖细胞来的[65]。出生后骨髓中便可见造血干细胞，整个骨髓腔均可见造血。

脂肪组织

到 4 岁时，人类长骨骨干已经出现大量脂肪细胞[66]。这些脂肪细胞以后慢慢替代造血成分，并呈向心性扩张；至 18 岁时，造血骨髓仅存在于椎骨、肋骨、颅骨、骨盆、股骨和肱骨的近心骨骺端。骨髓腔容量的直接测量揭示它从出生时占体重的 1.4%增加到成人时的 4.8%[66]，而血容量从新生儿时占体重的 8%减少到成人时的大约 7%[67]。骨髓腔在随后的整个生命历程中继续扩张，导致所有骨髓腔，特别是长骨中的脂肪组织量进一步逐渐增加[68,69]。尽管个体间股骨头和转子部位的脂肪组织数量不等，但是成人造血骨髓区的脂肪含量随着年龄的增大而逐渐增加[70]。造血组织偏好近心端骨髓归因于中心组织较高的温度及其较丰富的血液供应[71]。在小鼠中，相较于中央胸椎，脂肪组织的增加主要在尾椎中，这与其 HSC 和造血祖细胞较少有关[72]。遗传性脂肪组织缺失或化学抑制脂肪细胞产生与改善移植后造血再生有关，提示骨髓脂肪细胞是造血微环境的负性调节因子[72]。

● 骨髓结构

血管系统

骨髓的血液供应有两个主要来源。营养动脉是主要来源，通过营养管穿过骨皮质。在骨髓腔中，营养动脉分出上行和下行中央或髓状动脉，辐射状分枝由此分布到骨皮质的内表面。在重新穿入骨内膜时，这种辐射状血管口径变小，成为毛细血管样结构，穿行在骨皮质的小管系统内。在小管系统，来自营养动脉的动脉血与从肌肉动脉衍化来的骨外膜毛细血管皮质毛细血管系统的血液相混合[73]。这些皮质毛细血管重新进入骨髓腔后形成窦状网络（图 5-2），造血细胞分布在这些窦状间隙组织中。一些动脉具有特化的薄壁段，与正常厚度管壁的动脉直接相连[74]。这些血管发出几乎垂直的分支，类似于在脾脏和肾脏观察到的动脉分支，这可使骨髓腔内压力变化得到容量补偿。在骨髓腔内，血液在高度分支的髓窦网络中流动，这些髓窦汇集到一条大的中心髓窦，并通过静脉导管流向全身静脉循环。正常鼠骨髓的模型研究表明，所有的造血细胞均在直径

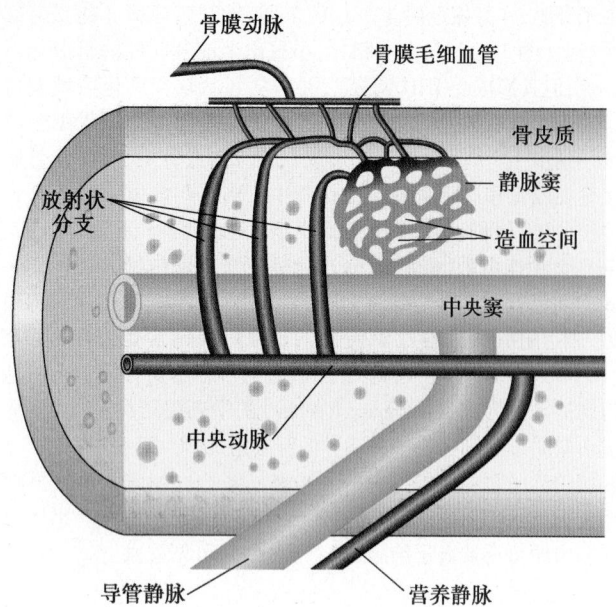

图中标注：
骨膜动脉
骨膜毛细血管
骨皮质
静脉窦
造血空间
放射状分支
中央窦
中央动脉
导管静脉　营养静脉

图 5-2　骨髓循环示意图（详细解释请见"骨髓结构"）

18μm 或直径小于三个细胞的血管[75]。

组成血管网络的细胞表达 CD31、CD34 和 CD105［内皮因子（endoglin）］但缺乏细胞间黏附分子（ICAM)-1、ICAM-2、ICAM-3 或内皮细胞白细胞黏附分子（ELAM)-1［E-选择素（E-selectin)］。在长期骨髓培养的基质中也可以形成这样的血管网络，凸显了血管和造血活动的密切联系[76]。对 6～28 周龄的人类长骨骨髓早期造血的研究显示：造血开始前缺乏 CD34 阳性造血祖细胞，而以介导软骨溶解的 CD68 阳性细胞为主，并且 CD34 阳性内皮细胞发育成内皮细胞和肌样细胞组成的特别血管结构[77]。在 CD34[+16] 细胞和主动脉-性腺-中肾（AGM）的原始干细胞均发现有血管内皮细胞生长因子（VEGF）受体表达，充分说明了两者具有共同起源[78]。表达 AC133 抗原和人类血管内皮细胞生长因子受体-2（KDR/FLK1）的 CD34 阳性细胞亚群确定了功能性内皮前体细胞的表型[79]。CD34[+]、CD11b[+] 细胞亚群中的内皮前体细胞能够产生并结合血管生成素[80]，纤维粘连素（FN）可增强 VEGF 诱导的 CD34 细胞分化成内皮细胞[81]。为了给骨、骨髓空间和脉管系统的生长和重塑提供营养和氧气，骨髓和周围骨相对的缺氧[82]。成骨细胞的缺氧和 VEGF 表达增加利于转录因子、缺氧诱导因子（HIF)-1α 和 -2α 的稳定，调节具有 VEGF 受体的内皮细胞和成骨细胞偶联生长[82]。在小鼠中，红细胞生长对促红细胞生成素（EPO）的响应，与脉管系统中 EPO 相对减少有关[83]。

神经分布

骨髓动脉周鞘中存在有髓鞘和无髓鞘的神经纤维[84]，调节动脉血管张力。神经末梢分布于动脉周外膜细胞层间或紧挨动脉平滑肌细胞[85]。无髓鞘纤维终止于造血部位，提示游离神经末梢合成的神经体液因子影响造血。交感神经细胞与髓窦内结构元素之间密切的细胞间沟通只发生在不足 5% 的终止于造血实质或窦壁上的神经末梢。这种解剖单位被称为神经网状复合体（neuroreticular complex），由缝隙连接（gapjunction）连接在一起的传出（自主）神经和骨髓基质细胞构成[85]。骨髓中有大量神经沿小动脉分布，少数沿毛细血管分布。神经系统控制血管流量，而血管生成则通过神经激肽 A 和 P 物质介导[86]。

髓窦结构、非造血细胞组成和龛的形成

在哺乳动物，造血发生在骨髓血窦之间的血管外间隙。窦壁由内皮细胞形成的腔层和由外膜网状细胞组成的腔下覆盖层构成，后者是一层不完全的外层被盖（图 5-3）。两层细胞间有一层薄的不连续的基底层。循环中的 HSCs 穿过窦内皮进入血管外空间，增殖并分化为成熟细胞，再穿过窦内皮和循环入血。血管外的非造血细胞和细胞外基质形成骨髓基质。从动物或人骨髓中分离的基质细胞体外培养研究[87]，发现它们来源于成纤维细胞，并具有独特的表型和功能，为高度分化微环境中的造血发育提供支持[88]。突变小鼠和荧光标记小鼠的新研究发现了骨髓中基质的空间取向和造血龛的定位[89]。

造血龛的概念最初用于描述鼠脾脏的多潜能多能祖细胞（MPP）[90]，但现已扩展到多种骨髓造血亚群，包括 HSCs[91]、淋巴细胞[92,93] 和红细胞[93,94]。这些骨髓造血区的细胞成分包括几种非造血细胞：①窦内皮细胞；②间质干细胞（MSCs），形成骨和骨髓空间元素，如软骨细胞，成骨细胞，骨细胞，成纤维细胞和脂肪细胞；③造血起源的终末分化细胞，如巨噬细胞，淋巴细胞和浆细胞。小鼠[61] 和人[95] 的异位骨形成实验证明，骨髓窦内皮细胞和造血细胞能够在移植后 MSCs 及其后代提供的微环境中浸润和发育。小鼠 MSCs 表型为 CD105[+]、Thy1–、6C3[–]，其表达 Thy1 和 6C3 的后代支持特异性造血细胞群[62]。人 MSCs 是 CD45–、CD146[+] 的具有形成成纤维细胞集落能力的外膜网状细胞，能够在 MSC 状态和 CD146–软骨细胞之间相互转化[96]。

研究鼠骨髓区域定位表明 HSCs 及其早期后代造血祖细胞（HPCs）引出两个造血细胞龛：一个促进 HSC 静止的骨内龛，一个 HSCs 自我复制相关的血管/血管周围龛[97]。血管和骨内成像的研究证明 HSC/HPCs 定位的骨内区也有数个细胞直径的 VE 细胞[75,98]。在 HIF 表达方面，HSC/HPCs 的低氧状态与其靠近血管无关[98]，HSCs 附近的骨髓血管中血液流速很低[99]，通过测量发现微血管的周围区氧张力最低[100]。这些结果表明，相对于供应邻近的潜在龛，微血管在 HSC 龛的活化中作用更大。

内皮细胞

内皮细胞宽大而扁平，完全覆盖骨髓窦的内表面[101]。内皮细胞形成了骨髓窦内、外的主要屏障，控制化学物质和颗粒进出造血场所，细胞间重叠或交错相连可允许窦腔容量扩张[102]。骨髓窦状隙的内皮细胞含有网格蛋白（clathrin）覆盖的小窝、网格蛋白覆盖的小泡、溶酶体、吞噬体、转运小管和隔膜窗等，并不断进行入胞作用（endocytosis）[103,104]。骨髓内皮细胞表达血管性血友病因子（von Willebrand factor，vWF）抗原[105]、Ⅳ型胶原蛋白和层粘连蛋白（laminin）[106]。同时骨髓内皮细胞还持续表达黏附分子：ICAM-3[107]、血管细胞黏附分子（VCAM)-1 和 E-选择素（selectin）[108]，这些分子都可调节 HSC 增殖[109]。骨髓窦内皮腔面上唾液酸及其他碳水化合物的分布，在隔膜窗和覆盖小窝处却消失了，提示这些糖基化在内皮细胞膜功能和细胞相互作用上发挥作用[110]。在体内，条件剔除内皮细胞 gp130，即包括 IL-6 在内的几种细胞因子受体的共同组成成分，当小鼠衰老时可导致骨髓增生低下[111]。骨髓内皮细胞失去 gp130 影响造血祖细胞群，而不影响造血干细胞，导致致命的贫血，白细胞增高但血小板正常[108]。

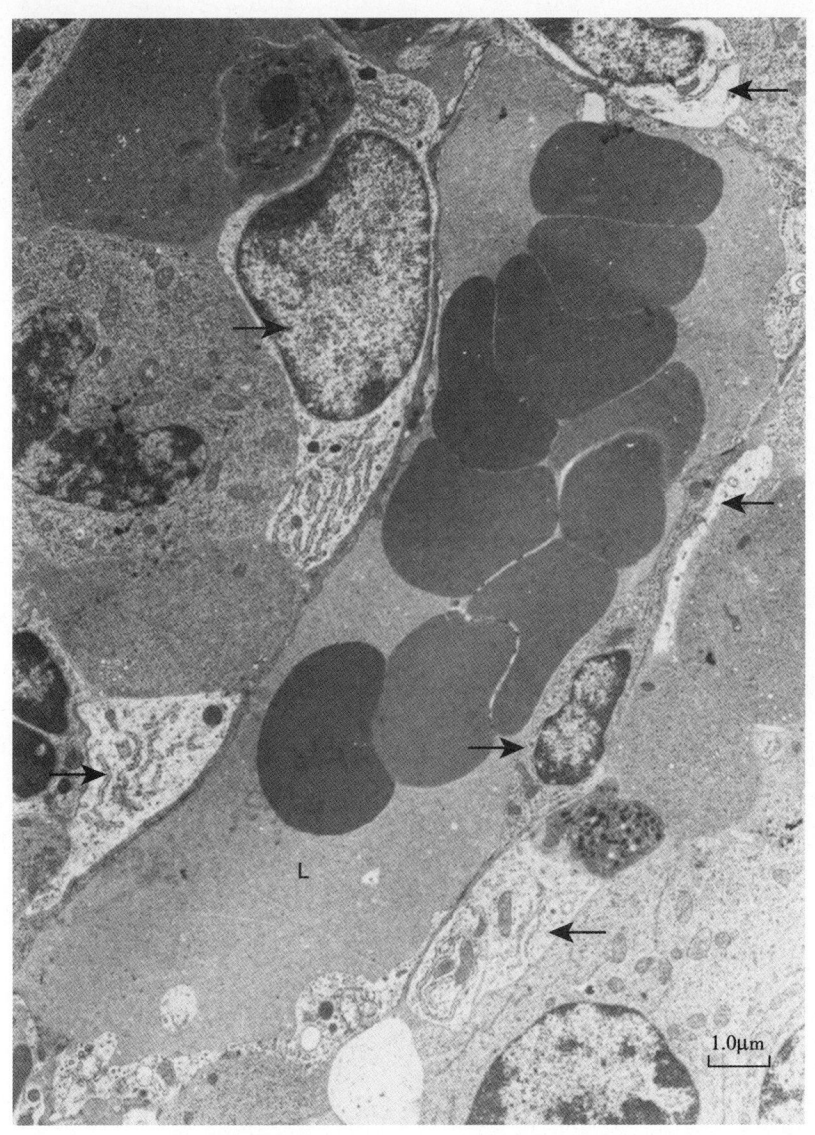

图 5-3　小鼠骨髓窦透射电子显微镜照片。窦腔（L）中的小箭头显示内皮细胞的核周体沿窦内皮细胞壁周围可见几个内皮细胞结合。所以，窦壁是由内皮细胞胞质重叠或者交错组成。在窦的顶部和左上方箭头指示 2 个外膜网状细胞。外膜网状细胞胞质周围窦呈不连续分布。箭头指示外膜网状细胞的三个胞质突起，仔细观察窦外围和造血空间可见其他较小的外膜网状细胞胞质突起，散在的粗面内质网和致密体是外膜网状细胞胞质的特征

骨髓内皮细胞通过细胞-细胞相互接触和分泌多肽特异影响骨前体细胞分化[112]和调节造血[113]。骨髓微血管内皮产生 VEGF164 及炎症相关的多种细胞因子，在骨形成中起主要作用[114]。影响造血的其他骨髓内皮细胞因子包括 SCF[115]、血管生成素样蛋白 3[116]、IL-5[117]、负调控因子胸腺素 β4、AcSDKP[118]和 B-型利钠肽（B-type natriuretic peptide）[119]。通过 ICAM-3、VE-钙黏素（cadherin）介导的细胞-细胞接触[107,120]，特殊的肝素硫酸蛋白聚糖[121]，结合到蛋白聚糖表面的 CXCL12[122]，以及其他细胞因子/趋化因子受体[123,124]，如曲动蛋白（fractalkine，一种表达在活化的血管床，结合在膜上的趋化因子，含有一个黏液蛋白茎）等改变内皮细胞的通透性并重组细胞骨架，内皮细胞可调节进出骨髓窦间隙的细胞转运[125]。骨髓窦状内皮细胞特异表达透明质酸和唾液酸酰化 CD22 配体，这是重新循环 HSCs[75]和 B 淋巴细胞的归巢受体[126]。

外膜网状细胞

血管窦的腔外或外膜表面由网状细胞组成[101,127,128]。网状细胞胞体与骨髓窦相联，形成其外膜被盖的一部分（图 5-3）。网状细胞广泛的分枝状胞质突起围绕着骨髓窦的外壁，形成一外膜鞘。这种鞘并不是连续不断的，估计只覆盖了髓窦腔外表面的三分之二。网状细胞合成网状（嗜银）纤维，后者与其胞质突起一同延伸入造血池，并交织成网，造血细胞栖身其中（图 5-4，图 5-5）。网状细胞体和其宽大的胞质突起，及纤维构成了骨髓的网状结构。

外膜网状细胞能沿着平滑肌途径分化，并且含有 α 平滑肌肌动蛋白、波形蛋白（vimentin）、层粘连蛋白、FN 和胶原蛋白 I、III 和 IV[129,130]。造血应激后，小鼠脾脏和骨髓中可见到更特殊化的具有收缩功能的网状"屏障细胞"[131]。屏障细胞数量增加，围绕小血管并延伸到静脉窦，抑制前体释放，而进入循环的成熟细胞增加[131]。

小鼠和人的研究确定作为 MSCs 的外膜网状细胞亚群具有脂肪细胞成骨潜能，小鼠中有显著重叠：①富含 CXCL12 的网状细胞（CAR）[132]；②表达中间丝蛋白 Nestin，表面蛋白血小板衍生生长因子受体 α 和 CD51（Nestin+，PDGFRα+，CD51+）的外膜网状细胞[133]；③表达瘦素受体的外膜网状细胞[115,134]。相对应的是 CD45-、CD146+的人外膜网状细胞群体，包括表达 Nestin、PDGFRα 和 CD51 的小亚群[133]。这些亚群主要存在于血管周围区，但也有一些细胞散布在造血骨髓中。因为这些外膜网状细

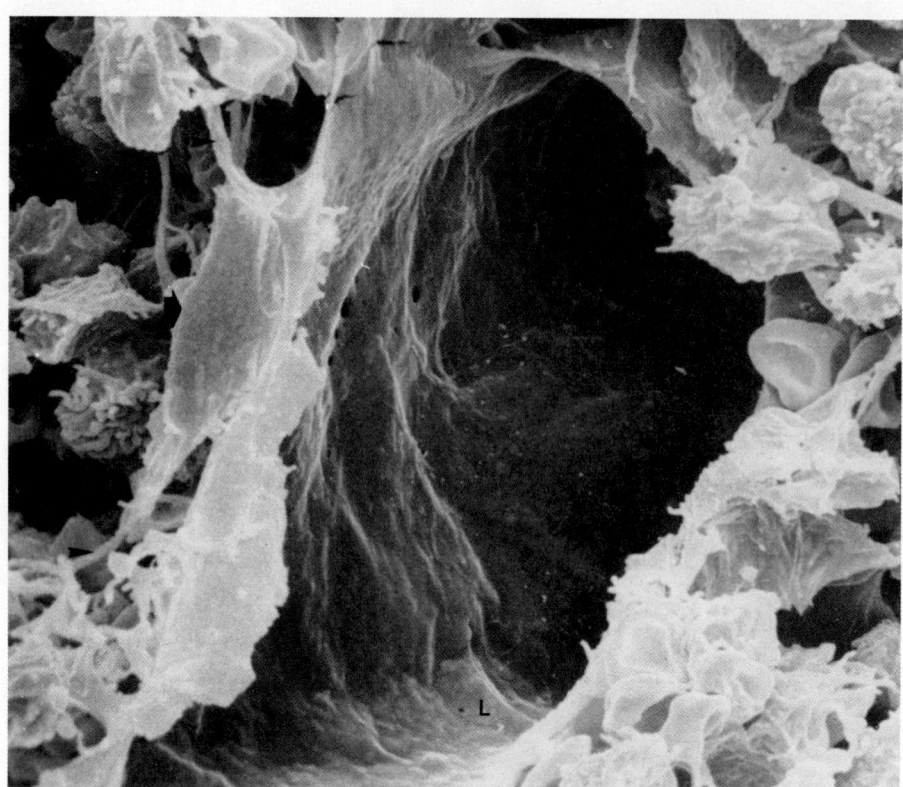

图 5-4　大鼠骨髓窦扫描电镜图。显示窦腔的底部(L)。左边的箭头表示外膜网状细胞胞体,刚好在内皮细胞层下。可见网状细胞突起位于窦壁和造血腔之间(小箭头)

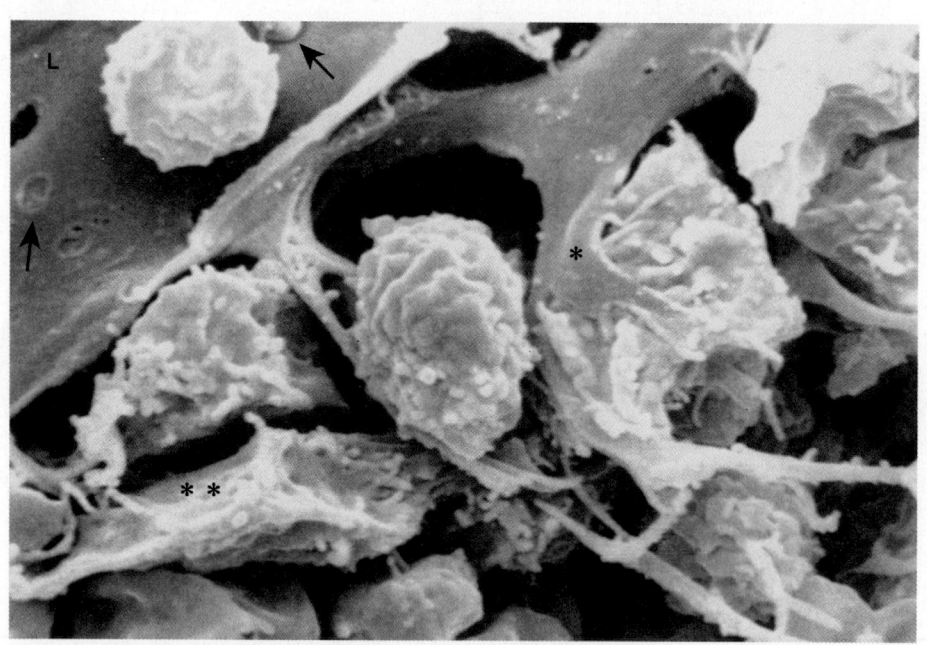

图 5-5　大鼠股骨骨髓窦扫描电镜图。被切开而暴露的骨髓窦腔(L)。单个星(＊)指示网状细胞突起以及与造血细胞的紧密接触。在这个突起的左侧是外膜网状细胞纤维。为造血细胞形成一个支架。双星(＊＊)指示网状细胞的一部分,在窦底部的空隙是标本制备造成的假象。或者是迁移细胞留下的迁移通道。细胞之间和纤维之间的空隙是标本制备造成的假象。左侧的箭头指示内皮细胞胞质中的薄壁窗。右侧的箭头指示一个正在穿过窦壁的网织红细胞的一部分,尚在脱出窦壁的早期(图 5-8A)

胞亚群也是骨髓中 CXCL12 和 SCF 的主要来源,所以它们在骨髓微血管附近的 HSC 龛的建立中起重要作用,并且其后代参与建立骨髓造血龛相关的内胚层。

绝大多数 CAR 细胞与骨髓窦内皮细胞紧密相连,但有些也与骨内膜相连。像 Nestin+MSCs 一样,CAR 细胞似乎是成骨细胞和脂肪细胞的祖细胞,产生大量的 CXCL12 和 SCF[135]。CAR 细胞的发育及其 CXCL12 和 SCF 的产生与转录因子 Fox1c 的表达有关[136]。CAR 细胞及其在骨髓中创造的龛是 HSC 正常发育所需要的,不同分化阶段的 B 淋巴细胞、自然杀伤细胞和浆细胞样树突状细胞都被发现与 CAR 细胞有关[137]。

自主神经元支配血管周围 Nestin+、PDG-FRα+、CD51+的外膜网状细胞,它们借助表面蛋白或分泌产物维持 HSC 龛,包括 IL-7、VCAM-1、SCF 和 CXCL12[138]。β 肾上腺素能传递系统抑制这些蛋白的表达,因此小鼠具有特异性的去神经支配,使得骨髓细胞减少,而循环造血造血祖细胞增加[139]。交感神经系统通过其对骨髓中 MSC 表达趋化因子 CXCL12 的影响控制循环中 HSC 数量的昼夜波动[140]。研究髓鞘缺损小鼠和使用肾上腺素能拮抗剂或激动剂的小鼠,发现骨髓中的肾上腺素能神经系统通过粒细胞集落刺激因子(G-CSF)可以调节 HSCs 动员[141]。骨髓自主神经相关的非髓鞘化施旺细胞分泌转化生长因子 β(TGF-β),从而维持 HSC 静止[142]。

脂肪细胞

成纤维样细胞(图 5-6)内生成脂肪便形成骨髓内的脂肪细胞。人类和小鼠骨髓的网状细胞在体外能转化为脂肪细胞[101,143],可在培养中通过脂质溶解转化为成纤维细胞。巢蛋白阳性(Nestin+)的 MSCs[138]和 CARMSCs 也可以分化成脂肪细胞。MSCs 分化成脂肪细胞和长骨细胞的相互关系受到多种转录因子的调控,过氧化物酶体增殖激活受体 γ2(PPARγ2)[144]和 CCAAT/增强子结合蛋白(C/EBP)[145]促进脂肪细胞分化。在饥饿时骨髓脂肪细胞相对较难进行脂质溶解,且表型与白色脂肪和棕色脂肪一致[146,147]。其中的饱和脂肪酸含量比其他脂肪贮存组织低,但它们的脂肪组成依赖于脂肪细胞是位于造血活跃的红骨髓或是没有造血活性的黄骨髓。人骨髓脂肪细胞促进晚期髓系淋巴共同造血细胞的分化,但不支持较早的祖细胞阶段[148]。定量显示,骨髓中脂肪增加时[70],包括 HSCs 在内的未成熟造血细胞数量减少。小鼠体内研究表明,骨髓脂肪细胞创造负性造血微环境,抑制 HSCs 和早期造血祖细胞的发育[72]。

骨细胞

成骨细胞、破骨细胞和胞核呈梭形的长扁平细胞构成骨髓的骨内膜层[149]。这些内皮细胞和相关的微血管细胞参与一个动态过程,巨噬细胞通过移除钙化软骨和结缔组织使软骨内骨形成得以进行,新骨由成骨细胞和重塑的特异性地破骨细胞形成[114,150]。成骨细胞嵌入到骨基质蛋白称为骨细胞,终末分化的细胞具有分泌能力,影响成骨细胞、破骨细胞和造血细胞的活性。静止的骨内膜细胞表达波形蛋白、肌腱蛋白、α 平滑肌肌动蛋白、骨钙蛋白、CD51 和 CD56。这些细胞不与 CD3、CD15、CD20、CD34、CD45、CD68 或 CD117 的抗体反应[151]。富集的 CD56+、CD45-、CD34- 骨内膜细胞在有细胞因子[胰岛素生长因子 I、碱性成纤维细胞生长因子(b-FGF)、SCF、IL-3 和(GM-CSF)]存在时可生长,但不生成造血细胞,提示不是全能 MSCs[151]。接下来的部分是影响内皮细胞活性的成骨细胞和破骨细胞,具有维持造血的潜能。

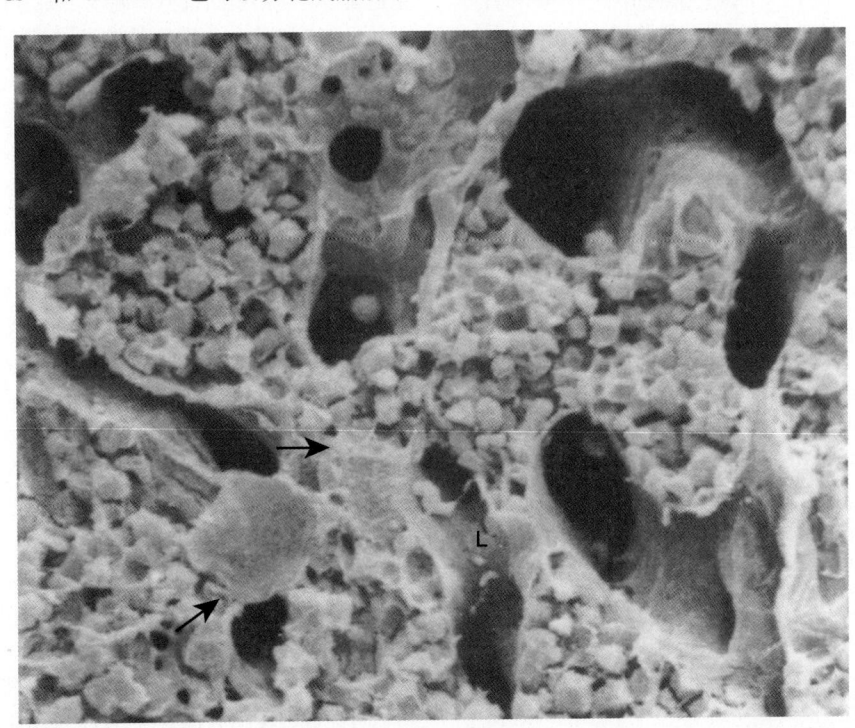

图 5-6 大鼠股骨骨髓扫描电镜图。可见几个髓窦和共同的造血索。L 表示其中一个窦的分支暴露的窦内腔。在 L 之上的窦腔里有一豆形前血小板通过一条长的细丝与另一个较小的前血小板片段相连。较小的前血小板片段在 L 之下,水平短箭头指示一个被切断的巨核细胞胞质,底下的箭头指示一个脂肪细胞,大鼠股骨骨髓含有中等量的脂肪细胞,造血索中的间隙是股骨切片时的假象

成骨细胞

成骨细胞有 3 个主要功能:通过调节骨基质蛋白的分泌形成新骨质,通过破骨细胞活动调节骨吸收,以及主要通过释放影响造血干细胞的细胞因子调节造血微环境。像基质前体细胞一样,形成骨质的成骨细胞前体也位于 CD34⁻、STRO-1+的非黏附骨髓细胞群中[152,153]。间质细胞分化为成骨细胞或者脂肪细胞分别与 Rux2 和 PPARγ 的相对活性有关[154]。随着年龄增大,PPARγ 的敏感性增强,导致骨髓中脂肪组织逐渐增加[154]。BMP-2[155]、bFGF[156]、肝细胞生长因子(HGF)[157]、甲状旁腺素[12]和内皮素-1[158]促进成骨细胞生长,而 TGF-β[159]和转录因子 osterix[160]影响其分化。成骨细胞在长期培养中延长早期造血祖细胞的存活,分泌造血生长因子,如 M-CSF、G-CSF、GM-CSF、IL-1和 IL-6[161,162]。成骨细胞也产生各种细胞因子,如造血细胞周期抑制因子 TGF-β[163]、骨桥蛋白[164]和 CXCL1[12],以及细胞周期刺激因子 Dickkopf-1[165],这些细胞因子在骨髓微环境中有调节干细胞作用。在骨髓和成骨细胞网络也显示有细胞-细胞直接沟通[166],表明在造血组织中的缝隙连接也可能具有造血调节功能[167,168]。在转基因小鼠模型中,成骨细胞增生和 Notch 激活之后,干细胞生存微环境也增大[11,12]。在另一个体内去除成骨细胞模型,骨髓内造血和干细胞数量均严重减少[169],进一步强调了这种细胞对骨髓造血诱导微环境的重要性。早期淋巴祖细胞和分化 B 细胞的淋巴微环境位于邻近的内膜表面[92,93]。骨细胞是滞留在骨基质中的终末分化的成骨细胞,能够分泌细胞因子以负反馈的方式影响新骨形成。具体来说,成骨细胞和基质细胞的表面蛋白受体激活剂核因子 κB 配体(RANKL)激活破骨细胞[170],而细胞因子骨硬素抑制成骨细胞活性[171]。破坏骨细胞中的 G 蛋白受体信号转导机制可导致骨质增生加强,这是由分泌型骨髓细胞因子介导的,该因子很可能是 G-CSF[172]。

破骨细胞

成熟的破骨细胞是多核巨型细胞,来源于造血干细胞中的单核/巨噬细胞系祖细胞的融合[173]。成熟破骨细胞吸收并重塑骨质,调节成骨细胞活性,帮助调控造血干细胞进出骨髓[174,175]。破骨细胞具有运动和吸收相。在以肌动蛋白为基础的被称为足体(podosome)的黏附结构融合和聚集过程中,破骨细胞需要 Wiskott-Aldrich 综合征蛋白[176]。足体参与形成被称为密封区(sealing zone)的特定结构的形成。在密封区内肌动蛋白环在骨内膜面包围一片折叠的浆膜区。在这些密封区内,破骨细胞分泌盐酸和消化酶以吸收骨质。在 Pax-5 剔除小鼠,出现破骨细胞增加和骨质缺乏,说明破骨细胞也可由前-B 细胞衍生而来[177]。通过无义突变或者同源重组减少或清除小鼠破骨细胞活性或者数量,则不能形成骨髓腔,导致骨硬化病(osteopetrosis)。通过分析骨硬化病小鼠,破骨细胞分化所需要的蛋白质包括:巨噬细胞转录因子 PU.1;基质细胞分泌并展示在细胞表面的细胞因子 M-CSF,及其破骨细胞上的受体 c-FMS;转录因子 c-FOS;细胞因子 RANKL;其破骨细胞上的受体 RANK,信号传导肿瘤坏死因子 α(TNF-α)受体相关因子 6(TRAF6);下游转录因子 NF-κB,和活化 T 细胞核因子(NFAT)[175,178,179]。其他骨硬化病小鼠品系缺乏破骨细胞骨吸收功能所需要的蛋白质包括:破骨细胞密封区与骨质结合所需要的 αvβ3 整合素(玻璃粘连蛋白受体)的 β3 组分;c-Src 信号蛋白;质子转运 H+腺苷三磷酸酶(ATPase)和 HCl 分泌所需要的氯离子通道蛋白;还有消化骨基质的 TRAP[174,175,179]。

成骨细胞/基质细胞通过紧密的细胞-细胞接触调节破骨细胞的分化。它们与具有外膜小窝形成的破骨细胞直接并行排列,提示在内吞小泡中聚集了受体-配体复合物[180,181]。成骨细胞和破骨细胞的聚集似乎是通过与骨质重塑部位相连的毛细血管实现的[182]。成骨细胞和破骨细胞相互作用的一个主要调节机制是 RANK/RANKL/骨保护蛋白(OPG)信号系统[182]。破骨细胞分化和成熟需要通过细胞表面的 RANK 信号放大系统,传递通过 TRAF-6、NF-κB,和 NFAT[180]。成骨细胞及其前体细胞表面有 RANKL,与破骨细胞和其前体细胞的 RANK 结合可促进破骨细胞分化和活化。成骨细胞也分泌 OPG,是 RANKL 的诱饵受体,可通过与 RANKL 的活性中心结合而使其失活,从而防止其与 RANK 结合。所以,当 OPG 浓度高时,破骨细胞活性降低,而当 OPG 浓度低时,则破骨细胞活性增高[183]。破骨细胞和成骨细胞相互调节彼此的分化和活性的另一个信号机制是蝶素(ephrin)B2-EphB4 信号系统[184]。破骨细胞表面表达蝶素 B2,而成骨细胞表达 EphB4,EphB4 属于受体酪氨酸激酶家族成员,是蝶素 B2 的受体。蝶素 B2-EphB4 结合导致双向信号传导,通过抑制 c-FOS-NFATc1 活性使破骨细胞分化下降,而通过 EphB4 信号传导使成骨细胞分化增加[184]。

破骨细胞产生 HGF 并表达 HGF 受体 c-Met,提示破骨细胞与其毗邻的成骨细胞之间存在旁分泌和自分泌调节通路[157,185]。同样,阻断钙黏蛋白-6 的表达可干扰破骨细胞和基质细胞间的异型相互作用,损害其支持破骨细胞形成的能力[186]。CD9 是基质细胞上一种 4 跨膜黏附蛋白[187],可影响长期骨髓培养中的髓系造血[188]。应用阻断抗体抑制基质细胞 CD9 介导的信号传递,可减少破骨细胞分化因子的转录,导致破骨细胞生成减少[189]。巨噬细胞刺激蛋白是一种 HGF 样蛋白,通过干细胞衍生酪氨酸激酶(HGF 传递信号受体家族成员)传递信号。它通过增强细胞骨架重组刺激破骨细胞骨吸收活性,而不影响破骨细胞前体的增殖[190,191]。表达 ADAM-8[CD156,属于解离素(disintegrin)和金属蛋白酶家族蛋白[192]]的单核细胞,以及嗜酸性粒细胞化学趋化因子-L(ECFL)[193],可影响破骨细胞分化,显示在骨髓微环境中特征性的由细胞-细胞,细胞黏附蛋白,基质细胞分泌的细胞因子,以及化学趋化因子等组成的复杂的信号系统。

淋巴细胞

淋巴细胞包括 T 细胞、天然杀伤细胞(NK)、B 细胞、浆细胞和巨噬细胞(包括单核细胞衍生的巨噬细胞和抗原递呈树突状细胞),它们来源于 HSCs 并在骨髓中部分分化,进入循环,在胸腺、脾脏或淋巴结等器官中停留并进一步分化,然后再次回到骨髓,通过产生生长因子(IL-3,CCL3)参与祖细胞发育中细胞间相互作用[84,101,194],完成终末分化并形成造血微环境的一部分。单核细胞/巨噬细胞祖细胞进入循环,进而进入不同的组织并分化成巨噬细胞。在骨髓中,单核细胞/巨噬细胞祖细胞可以分化成巨噬细胞,也可融合成为破骨细胞。淋巴细胞和巨噬细胞集中在造血索中心附近的动脉血管周围。B 细胞聚集在骨表面附近[92,93]。骨髓中成熟的 B 淋巴细胞和 T 淋巴细胞,与聚集在血管周围的单核细胞来源的抗原呈递树突状细胞相接触[195]。

淋巴细胞分化开始于 HSCs 分化为多能 HPCs(MPPs),失去了成为巨噬细胞-红细胞祖细胞（MEPs）和粒细胞-巨噬细胞（GM）祖细胞的潜能。这种分化潜能的改变可以通过淋巴特异性转录物质的上调来测定，它们是淋巴引发的多潜能祖细胞（LMPPs）。通过进行性表达 FMS 样酪氨酸激酶 3（Flt-3）、IL-7受体（IL-7R）和重组激活基因-1/2（Rag-1/2）蛋白，早期 HPCs阶段就加强了 LMPPs 向淋巴细胞分化[196,197]。这些早期淋巴祖细胞（ELPs）需要 MSCs 及其成骨后代（提供 VCAM-1、CXCL12、Flt-3 配体和 IL-7）提供的微环境[198,199]。ELPs 通过血液进入胸腺并分化成 T 细胞。除了作为早期 T-淋巴细胞发育的场所之外，骨髓也是成熟 CD8 和 CD4 记忆 T 淋巴细胞增殖的次级器官。虽然没有发现这些 T 淋巴细胞生存的特定组织结构或微环境，但是他们通过窦状内皮细胞从血液转移重新迁至骨髓，可占骨髓有核细胞的 4% 以上[200]。或者，LMPPs 停留在骨髓中并分化成共同淋系祖细胞（CLPs），进而产生 NK 祖细胞或者前B 祖细胞。NK 祖细胞在骨髓中进一步分化，前 B 祖细胞分化为原 B 细胞，从骨髓迁移到淋巴结或脾脏，进一步分化成熟[196,197]。

基质细胞促进自然杀伤细胞成熟的作用[201]可能由基质产生的 FLT3 配体和 IL-15 介导[202]。在骨髓中，NK 细胞和 CD8[+]记忆 T 细胞需要其他骨髓细胞合作表达分泌 IL-15 和 IL-15 的表面受体来维持其生存和发育[203]。骨髓 MSCs 及其成骨后代提供 osterix 和半乳糖凝集素 1 为 ELPs 的增殖及其后续阶段分化为CLPs、前 B 祖细胞、原 B 细胞和前 B 细胞创造了微环境[198]。

在原 B 细胞之后的分化发生在细胞进入血液并种植于二级淋巴器官（主要是脾和淋巴结）的淋巴滤泡之后。淋巴细胞以 B 淋巴细胞或者未成熟浆细胞的形式从这些淋巴器官重新进入血液。在脾脏已经分化的未成熟浆细胞将成为长期生存的浆细胞，并归巢到骨髓。在骨髓中，这些浆细胞与产生 CX-CL12 的基质细胞接触。这些成熟的浆细胞与前 B 祖细胞争夺产生 CXCL12 的基质细胞位点，或者直接引导前 B 祖细胞凋亡，从而完成了负反馈调节[204]。骨髓血管相关的树突状细胞产生的巨噬细胞迁移抑制因子是成熟 B 淋巴细胞生存所需的细胞因子，成熟 B 淋巴细胞是指在次级淋巴器官中成熟并再次循环到骨髓中的 B 淋巴细胞[195]。

巨噬细胞

造血祖细胞向单核细胞/巨噬细胞分化的特征是表达 M-CSF 受体（FMS）、膜活化复合物-1（CD11b）、F4/80 抗原，使单核细胞进入血液[205]。这些不分裂的单核细胞随后可以进入多个器官，包括高 Ly6C 亚群，重新进入骨髓并成为巨噬细胞和抗原呈递树突状细胞[205,206]。虽然它们都是相似的 M-CSF 依赖性单核祖细胞的后代，但是巨噬细胞与破骨细胞不同，它是单个核，表达 F4/80 抗原，而 TRAP 和降钙素受体缺乏[206]。骨髓巨噬细胞表型[207]也受毗邻基质细胞-辅助细胞来源的集落刺激因子和细胞因子调节[208]，如 M-CSF 上调 α4β1-和 α5β1-整合素表达[209]，FLT3 配体促进表达 B 细胞相关抗原的巨噬细胞生长[210]。巨噬细胞是局部造血微环境的固有组成部分，通过一系列复杂的双向作用的刺激和抑制干细胞的因子调节造血，如 IL-1、CCL3、TNF-α 和 TGF-β[211~213]。巨噬细胞通过上调 IL-1 分泌与PDGF 作用，从而激活原始造血细胞[214]。巨噬细胞也调节细胞外基质（ECM）的结构、组成和 FN 的含量[215]。

在内皮表面上，特殊的巨噬细胞（骨内膜巨噬细胞）形成覆盖成骨细胞和破骨细胞的冠层，巨噬细胞协调成骨细胞的骨形成活性和破骨细胞的骨吸收活性[206]。CD169（唾液酸黏附素/Siglec-1[唾液酸结合免疫球蛋白样凝集素-1]）阳性的巨噬细胞亚群，使能够进入血液循环的 HSCs 及其早期祖细胞停留在骨髓中[216]。表达 CD169 的巨噬细胞还包括成红细胞岛中的中心巨噬细胞，它们与红细胞直接作用[217]并增强红细胞的增殖和分化。类似地，聚集在血管周围的单核细胞来源的抗原呈递树突状细胞提供的特殊微环境支持骨髓中成熟的 B 淋巴细胞和T 淋巴细胞[195]。

胞外基质

在骨髓中，形成细胞基质的间充质细胞分泌 ECM 蛋白网，如蛋白聚糖或糖胺聚糖（GAGs）、纤连蛋白、肌腱蛋白、胶原、层粘连蛋白、和血小板反应素（TSP）[218~221]。定位信号是由基质-ECM 和造血细胞黏附性相互作用提供的[222,223]，而与 GAGs 中的肝素样结构结合的趋化因子[224]和细胞因子亦协同参与[225]。如果 GAG 结合位点不影响与细胞因子受体的结合位点，特定细胞因子的结合可增强细胞因子的活性，而如果 GAG-结合位点与细胞因子受体结合位点重叠或干涉细胞因子受体结合位点，则细胞因子功能受抑制[225]。表5-1 列出了基质细胞表面出现的细胞因子和与基质结合的趋化因子和细胞因子 2[225~238]。

表 5-1 细胞因子、趋化因子的基质联系和细胞膜呈递

细胞膜	与基质相连
趋化因子	趋化因子
曲动蛋白	RANTES，PF-4，IP-10，IL-8
	巨噬细胞炎症蛋白（MIP-1α，MIP-1β）
	CXCL12/基质细胞来源生长因子-1（SDF-1α，SDF-1β）
	单核细胞化学趋化蛋白-1（MCP-1）
细胞因子	细胞因子
c-KIT 配体	粒细胞-巨噬细胞集落刺激因子（GM-CSF）
肿瘤坏死因子-α（TNF-α）	干扰素-γ（IFN-γ）
白细胞介素-1（IL-1）	白血病抑制因子（LIF）
巨噬细胞集落刺激因子（M-CSF）	白细胞介素（IL-1α，IL-1β，IL-2，IL-3，IL-4，IL-5，IL-6，IL-7，IL-12）
	碱性成纤维细胞生长因子（bFGF）
转化生长因子 α（TGF-α）	肝细胞生长因子（HGF），TGF-β（与内皮因子和硫酸乙酰肝素结合）

IP-10，干扰素诱导蛋白 10；PF-4，血小板因子 4；RANTES，活化调节的，正常 T 细胞表达和分泌的。

除了提供造血生长因子外，ECM 还为造血细胞和间充质细胞表面的黏附分子提供非细胞的结合配体。骨髓微极弹性，由细胞密度和 ECM 组成决定的功能，从柔软的中心区域到僵硬的内膜区域，变化超过 100 倍[239]。这种微弹性决定了 MSC 的分化[240]、HSCs 的命运和造血细胞的呈递[241]。在 HSCs 和 HPCs 中，ECM 的弹性调节两种非肌肉肌球蛋白同工酶的活性。非肌肉肌球蛋白 ⅡB 的相对活性增加，在内膜区域较硬的 ECM 中介

导细胞不对称分裂和自我更新;而非肌肉肌球蛋白ⅡA的相对活性增加,则在较软的 ECM 中介导细胞对称分裂和分化[239]。

蛋白聚糖

蛋白聚糖(proteoglycans)是带多个阴离子的大分子[硫酸乙酰肝素(heparan sulfate)、皮肤素(dermatan)、硫酸软骨素(chondroitin sulfate),透明质酸(hyaluronic acid)],它们分布在外膜网状细胞的表面及胞外基质中[218~242]。在长期骨髓培养时硫酸乙酰肝素是主要细胞表面 GAG,硫酸软骨素是主要的分泌蛋白聚糖[243]。刺激人工硫酸糖胺聚糖合成的 D-木糖苷(D-xylosides)使硫酸软骨素的合成和造血细胞的生成增加[243]。包含透明质酸和硫酸软骨素的蛋白聚糖在长期骨髓培养的黏附和非黏附部分含量较多[242]。含肝素和硫酸乙酰肝素的蛋白聚糖与层粘连蛋白和Ⅳ型胶原[244]相互作用,可能在细胞间相互作用、细胞因子递呈和细胞分化中发挥作用[245~247]。它们还介导祖细胞与其他胞外基质分子结合,如纤连蛋白等[248~250]。

聚集蛋白是一种神经肌肉接头相关的蛋白聚糖,由 MSCs、成骨细胞和单核细胞产生,通过 HSCs[251]及其沿着单核细胞/巨噬细胞谱系分化后代上的 α-肌营养不良蛋白受体相互作用[252]。聚集蛋白缺陷的小鼠由于骨髓中造血各系细胞[251]均减少而表现骨髓细胞少,并且单核细胞和巨噬细胞的数量和吞噬功能被特异性抑制[252]。CD44 是一种重要的造血球蛋白聚糖,以透明质酸作为主要的基质配体。多种细胞因子增强 CD44⁻透明质酸的相互作用,进而促进造血细胞其他基质和细胞的相互作用[253]。细胞因子(GM-CSF、IL-3 和 SCF)快速诱导 CD44 表达,增强 CD44 介导的 CD34 阳性造血祖细胞对透明质酸的黏附[254]。FN 的羧基末端肝素结合结构域存在一个淋巴细胞 CD44 的结合位点[255],CD44 的中和抗体抑制长期骨髓培养中的造血[256]。硫酸软骨素 A 和 B 通过 CD44 依赖途径介导单核细胞和 B 细胞活化[257]。透明质酸通过 CD44 依赖途径释放 IL-1 和 CD44 非依赖途径释放 IL-6 促进造血[258]。在人类,造血细胞上特异性 CD44 异构体是 E-和 L-选择素的配体,在骨髓中 HSC 归巢和整合素介导的跨内皮细胞迁移中起作用[259]。

硫酸乙酰肝素通过锚定 HGF[236,261]和 b-FGF[260,262,263]介导 IL-7 依赖性的淋巴细胞生成[235],并调节造血和基质细胞-基质重塑[260]。骨髓基质细胞表面含硫酸乙酰肝素的蛋白聚糖主要由多配体(蛋白)聚糖(syndecan)-3 和-4,以及磷脂酰肌醇(蛋白)聚糖(glypican)-1 组成,而与胞外基质相联结的主要形式是基底膜(蛋白)聚糖(perlecan)[264]。骨髓基质细胞表达的多配体(蛋白)聚糖-3 是一含 50~55kDa 核心蛋白的变异体,提示多配体(蛋白)聚糖-3 在造血中发挥作用[264]。基底膜(蛋白)聚糖促进 b-FGF 受体结合和细胞有丝分裂,并能与 GM-CSF 结合[257,265]。在多潜能造血干细胞的早期红系分化中,硫酸乙酰肝素被诱导表达[266]。磷脂酰肌醇(蛋白)聚糖-4 是此家族的另一成员,在骨髓基质细胞和祖细胞有表达[267]。IL-6 减少 B 淋巴细胞的多配体(蛋白)聚糖表达,这意味着在其他类型细胞可能存在类似的调节途径[268]。双糖链蛋白聚糖(biglycan)是一种与骨粘连蛋白同源的基质糖蛋白,它与跨膜蛋白 SIM 均可选择性提高 B 细胞的 IL-7 依赖性增殖[269]。多配体(蛋白)聚糖-4 介导 B 细胞和免疫系统其他成分的相互作用,这种相互作用促进树突状突起的形成[270],并调节灶性黏附、应力纤维形成和细胞迁移[271]。

纤连蛋白

纤连蛋白(fibronectin)在体外培养中分布于造血细胞和骨髓基质细胞相连处[219,272],以及这些细胞和发育中的粒细胞或单核细胞相互作用处[273]。早期红系祖细胞通过整合素受体 α5β1 和 α4βA1 与 FN 结合[274,275]。造血祖细胞与基质间的黏附也有部分是由纤连蛋白介导的[248,276]。纤连蛋白的另一种剪接形式(Ⅲ型连接片段,ⅢCS)特异地在骨髓微环境内表达,并与造血干细胞上的 α4β1 整合素受体相连[277]。在骨髓基质中亦检测到更多的ⅢCS 纤连蛋白变异体,这是利用 mRNA 剪接为干祖细胞间的相互作用提供了一个精细调控手段[278]。纤连蛋白对肽结构域,如 CS1 结构域(活化 α4 整合素)或基质细胞的黏附具有刺激以及抑制造血祖细胞生长的双重作用[279~282]。

整合素非常晚期抗原(VLA)-4 和 VLA-5(α4β1 和 α5β1),以及 CD44 共同促进这些纤连蛋白的黏附作用[279,282~284]。IL-3、SCF 和促血小板生成素等细胞因子增强纤连蛋白介导的造血祖细胞的黏附和迁移[285~288]。FN 在骨髓 ECM 中的作用是随着分化进程[274,283]减少红细胞 FN 黏附,红细胞分化的调节依赖于 α4β1 整合素的竞争性结合,在 ECM 中与 FN 结合,在红细胞岛中与中心巨噬细胞结合[289]。巨核细胞在骨髓 ECM 中与胶原蛋白Ⅰ结合,通过涉及 FN 和沉积因子ⅩⅢ-A 的诱导和分泌机制,引起扩散和抑制血小板形成[290]。巨噬细胞表达明胶酶(gelatinase)也需要纤连蛋白[291],纤连蛋白还调节 M-CSF 活化的巨噬细胞[292]和软骨细胞[293]的细胞因子释放。

腱生蛋白

纤维状糖蛋白腱生蛋白-C 存在于围绕成熟中的造血细胞的微环境中[218,294]。腱生蛋白-C 具有独特的功能结构域,可促进造血细胞黏附到胞外基质蛋白,或将强烈的促细胞分裂信号传导至骨髓单个核细胞[295]。尽管腱生蛋白-C 缺乏的突变鼠具有近乎正常的稳态造血,但骨髓的集落形成能力显著降低[296],细胞毒药物应用后骨髓再生能力下降[297],存留的 T 淋巴祖细胞受损[297]。最后一个作用是在 T 淋巴祖细胞由 α9β1 整合素介导的,而对 HSCs 和早期造血祖细胞的影响是由不同机制介导的[297]。腱生蛋白 C 缺陷的突变型动物骨髓中纤连蛋白也减少,提示骨髓微环境中腱生蛋白-C 和纤连蛋白间可能存在机械性的相互作用[298]。

胶原蛋白

Ⅰ、Ⅲ型胶原蛋白与微血管壁相连,而Ⅳ型胶原蛋白局限于内皮细胞下的基底层[160,299]。在胶原凝胶培养中可长出骨髓衍生的毛细血管网[300],抑制胶原蛋白合成则降低体外造血[301],基于胶原的支架对造血微环境体外三维模型最有效[302]。骨髓衍生的成纤维细胞和基质细胞合成胶原Ⅰ、Ⅲ、Ⅳ、Ⅴ和Ⅵ[303]。胶原Ⅵ是骨髓微环境中的一种强细胞黏附成分,它结合 von Willebrand 因子[304]。在体外,红系和粒系的祖细胞黏附Ⅰ型胶原[305]。ⅩⅣ型胶原蛋白,系另外一种与原纤维相连的胶原,促进髓系和淋巴系造血细胞黏附[306]。小鼠骨髓的 ECMs 原位免疫定位显示Ⅰ、Ⅳ型胶原蛋白和纤连蛋白定位于骨内膜[307]。巨核细胞与胶原蛋白结合,诱导 FN 分泌和聚合[290]从而加强 α2β1 介导的胶原结合,促进巨核细胞黏附和迁移[308],这一过程也可被包括糖蛋白Ⅵ和盘状结构域受体 1(DDR1)的其他巨核细胞

层粘连蛋白

层粘连蛋白（laminin）是一种多功能结构域糖蛋白，具有促有丝分裂和黏附位点。它是胞外基质和基底膜的一种主要成分[310]。层粘连蛋白与Ⅳ型胶原蛋白和蛋白聚糖、巢蛋白（entactin）[311]等基底膜成分相互作用，能调节白细胞趋化性[312,313]。CD34 阳性粒系祖细胞[314]、成熟单核细胞[315]和中性粒细胞[316]也黏附到层粘连蛋白。层粘连蛋白在细胞基质中的作用可能是加强与造血细胞上的 α5β1（VLA-5）和 α6β1（VLA-6）的相互黏附作用[316]。层粘连蛋白与纤连蛋白一起在体外可促进造血干细胞和其他几种更分化的造血祖细胞增殖扩张[317]。层粘连蛋白由 α、β 和 γ 多肽链组成。骨髓表达层粘连蛋白-2（α2β1γ1），层粘连蛋白-8（α4β1γ1），和层粘连蛋白-10（α5β1γ1）[318]。培养的基质细胞以及细胞因子扩增的 CD34 阳性细胞也表达层粘连蛋白 β2，见于骨髓的细胞周间隙和巨核细胞胞内[319]。层粘连蛋白-γ2 链只在骨髓来源的基质细胞特异表达，与骨髓中的 α 平滑肌肌动蛋白共定位，而在内皮细胞和巨核细胞则没有表达[320]。

整合素 α6β1 和 α6β4 是层粘连蛋白-10/11 和层粘连蛋白-8 的受体[314]。层粘连蛋白-10/11（α5β1γ1/α5β2γ1）和纤连蛋白与 CD34⁺ 和 CD34⁺ CD38⁻ 前体细胞结合，而层粘连蛋白-8（α4β1γ1）和层粘连蛋白-10/11 促进 CXCL12 刺激的 CD34⁺ 细胞转移[314]。在小鼠再移植试验中，阻断层粘连蛋白受体的 α6 成分的特异抗体可使造血干细胞的归巢下降以及粒巨噬细胞集落形成单位（CFU-GM）减少[321]。整合素 α6 组分的阻断抗体与整合素 α4 组分的阻断抗体联合应用可协同减少短期多能造血细胞再移植的归巢。与这些整合素受体在造血干细胞归巢中的功能不同，另一种 67kDa 非整合素层粘连蛋白受体在 G-CSF 刺激后的造血干细胞中表达增高，并且在干细胞动员中发挥重要作用[322]。这种 67kDa 层粘连蛋白的非整合素受体也在循环于血液的早期红系祖细胞的红系爆炸式集落形成单位（BFU-Es）的归巢中发挥作用[323]。另一方面，晚期红系细胞上的 Lutheran 血型糖蛋白则作为层粘连蛋白 α5 整合素成分的受体[324]。层粘连蛋白促进骨髓来源的巨噬细胞和巨噬细胞系的 M-CSF 依赖性增殖通过 α6 整合素亚单位介导[325]，α6β1 介导肥大细胞黏附至层粘连蛋白[326]。

血小板反应素

血小板反应素（thrombospondins，TSPs）是分泌型基质糖蛋白，通过细胞-基质相互作用调节细胞功能[327]。血小板反应素-1（TSP1）是一种 450kDa 的多功能细胞外基质蛋白，最初是在血小板的 α 颗粒中发现的。TSP 具有与胶原和纤连蛋白相互作用的结构域，可参与造血干细胞定居[328]。TSP 激活 TGF-β[329]从而对 NK 细胞产生刺激[330]。TSP 结合基质硫酸肝素[178]并抑制成骨分化[331,332]。造血和非造血细胞上的受体可与 TSP 相互作用，包括 CD36[333]和 CD36/LIMPⅡ基因家族的蛋白质 CLA-1[334]。红细胞和巨核细胞在成熟过程中表达 CD36[335]。TSP 刺激内皮细胞基质金属蛋白酶-9 活性[336]，并对单核细胞具有趋化作用[337]。TSP1 的一个 140kDa 的片段可与 b-FGF 结合，且 TSP1 可清除基质相关血管生成因子[成纤维细胞生长因子 2，VEGF，HGF]，彰显其抗血管生成的性能[338,339]。TSP2 缺乏的小鼠证明，TSP2 在骨髓中以一种整合素依赖性方式摄取，并参与巨核细胞释放

具有功能活性血小板的过程[340]。TSP4 的 21-氨基酸 C 末端肽能够刺激多种早期造血祖细胞增殖，通过分化调控子 1 核受体来增加小鼠红细胞生成[341]。

玻连蛋白

玻连蛋白是一种主要细胞黏附糖蛋白，存在于血浆和组织的间质基质。无论体内还是体外，它都可以与 ECM 组分、细胞因子、生长因子和蛋白水解酶相互作用[342]。玻连蛋白还与几种含 αv 的整合素结合[342]，包括成纤维细胞、内皮细胞、破骨细胞[343,344]和成熟造血细胞（包括血小板[345]和巨核细胞、肥大细胞）上的整合素 αvβ3 受体（CD51）[346]。在单核-巨噬细胞和中性粒细胞表达的整合素 αvβ3 介导细胞穿越内皮的迁移[347,348]。玻连蛋白受体协同 TSP 和 CD36 参与中性粒细胞，巨噬细胞和树突状细胞对凋亡细胞的识别和吞噬[349~351]。玻连蛋白缺陷小鼠血细胞计数正常[352]，但是有血栓形成，新微血管形成和组织修复能力受损[353]，这很可能是由于炎症和血栓形成机制异常导致的。因此，在骨髓 ECM 中，玻连蛋白主要在清除凋亡细胞、细胞迁移、骨骼重塑和抗血管生成方面发挥协调作用。

其他基质蛋白

骨桥蛋白是一种由骨髓破骨细胞和造血细胞产生的糖蛋白，与纤连蛋白和胶原蛋白结合[354,355]。骨髓中骨桥蛋白的主要形式是凝血酶切割的，它的 N 端肽是 HSCs 和循环造血祖细胞上 α9β1 和 α4β1 整合素的活性配体，对其在骨髓中吸引和结合中发挥作用[356]。骨桥蛋白可与很多整合素和 CD44 结合，其通过 β1-整合素的结合可抑制造血干细胞的增殖并使其维持在细胞周期的静止期[354,355]。相反，同样的骨桥蛋白-β1-整合素途径在成红细胞中却诱导细胞增殖[357]。骨桥蛋白在 NK 细胞[358,359]和 T 淋巴细胞的发育中发挥作用[355]。纤连蛋白受体结合蛋白[纤丝蛋白（fibulin）能结合钙离子的一种糖蛋白，与纤连蛋白受体 β 亚单位结合——译者注]，是由骨髓基质细胞，包括破骨细胞和内皮细胞分泌的[360,361]，fibulin-1 能够耐受金属蛋白酶，聚集在细胞外基质，并与细胞外基质的纤连蛋白上特定位点结合[360,361]，从而扰乱纤连蛋白与造血干细胞的结合，导致造血干细胞增殖和分化受抑制[361]。所以，fibulin-1 可作为负调控因子维持骨髓造血干细胞处于细胞周期的静止期。

造血细胞的组成

成红细胞

通过转录因子 GATA-1 的活化，MPPs 产生红细胞祖细胞，促进 MEP 的双向分化成成红细胞或巨核细胞（参见第 32 章）[362]。MEP 的命运是由两个竞争性转录因子的相对活性决定的，定向红系分化的 KLF-1，定向巨核系分化的 Fli-1[362,363]。最早的祖细胞向红系分化，BFU-Es 能够在血液中循环并重新进入骨髓[364]，BFU-Es 是指组织培养数周后产生的大量克隆或成红细胞集落。当 BFU-E 或其后代之一——红细胞克隆形成单位（CFU-Es）[364]与骨髓巨噬细胞相关时，形成终末红细胞生成基本单位的前体-成红细胞岛（EBI）[94]。在 KLF-1 对巨噬细胞和红系细胞的影响下[365,366]，一个 EBI 发育成巨噬细胞为中心，周围黏附着约 30 个来自 CFU-E 的不同分化阶段通过晚幼红细胞脱核的成红细胞。在成红细胞岛中至少有 5 对细胞表面蛋

白对巨噬细胞和成红细胞之间的黏附作用有贡献[94]：①巨噬细胞上的 VCAM-1 和成红细胞上的 α4β1 整合素（VLA-4）；②巨噬细胞上的整合素 αv 组分和成红细胞上的 ICAM-4；③在巨噬细胞和成红细胞上都有的成红细胞-巨噬细胞蛋白（EMP），可介导一种被称为亲同种抗原（homophilic）的反应；④巨噬细胞上的 CD169/唾液酸结合免疫球蛋白样凝集素 1（Siglec1）和成红细胞上的唾液酸糖蛋白；⑤巨噬细胞上的血红蛋白-结合珠蛋白受体（CD163）和成红细胞上一未知的结合伙伴。

在吉姆萨染色的骨髓片上，分化的成红细胞形态学表现为嗜碱性中幼红、嗜多色性中幼红、晚幼红细胞。而 CFU-Es 及其直接的后代-原成红细胞（ProEBs）及形态学区分的后阶段的成红细胞经纯化后可由流式细胞术鉴定。从鼠 CFU-Es 通过 ProEBs 生成红细胞，其流式细胞鉴定是依据转铁蛋白受体（CD71）、红细胞特异性膜糖蛋白 Ter119[367]、或者 CD44[368]。人红细胞分化中的相应阶段依据血型糖蛋白 A、带 3 蛋白和整合素 α4 组分来鉴定[369]。

在 EBIs 中的 CFU-Es 失去了曾存在于 HSCs 中的 SCF 依赖性，CFU-Es、ProEBs 和早期嗜碱性成红细胞依赖 EPO 来防止凋亡[370]。EPO 是红细胞生成的主要调节因子，EPO 的水平受到肾输氧能力的调节，同时依赖血氧水平和红细胞数量[370]。在低氧应激情况下，通过循环糖皮质激素[371,372] 和 EB 中央巨噬细胞的 BMP4 作用，CFU-Es 和 ProEBs 数量增加，而未发生分化[373]。Fas 是一种 TNF-α 受体家族的膜蛋白，显著表达在 CFU-E、ProEBs 和早期嗜碱性阶段成红细胞上，EPO 能够抑制 Fas 表达从而防止细胞凋亡。含半胱氨酸的天冬氨酸蛋白水解酶（caspase）是一个胞内蛋白酶家族，Fas 激活并触发一系列的 caspase 酶，以顺序方式切割其他 caspase 成员，最终诱导细胞凋亡[374]。结合并激活 Fas 的 Fas 配体，在小鼠中主要由未成熟成红细胞产生[375]，而在人类则由成熟成红细胞产生[376]。EPO 诱导产生能够稳定线粒体的抗凋亡蛋白 Bcl-XL，阻止 Fas 活化以外的 caspase 激活，从而抑制晚期成红细胞凋亡[377]。由于 EBIs 中 Fas/Fas 配体的负反馈调节，分化中的成红细胞可以调节 CFU-E/ProEB 凋亡速率，调控红细胞生成率，使之与红细胞需求相称。

EBIs 中的分化包括：①分化中红细胞产生血红蛋白；②形成红细胞质膜和底膜骨架；③由于附着于中央巨噬细胞的成红细胞 G1 期缩短，终末第 4 次到第 5 次细胞分裂的细胞变小[378]；④核凝集[379]、硬化[380]、挤出[381]。成红细胞脱核，需要非肌性肌球蛋白 IIB[382] 和丝状肌动蛋白[381] 来产生膜包被的核并形成新生的网织红细胞。中央巨噬细胞发出大量细长的膜状结构，包绕每个成红细胞，吞噬有缺陷的成红细胞和挤压出的核[383]。挤压出的核表面存在磷脂酰丝氨酸，导致其被中央巨噬细胞快速吞噬[384]。脱核 DNA 成分的回收吞噬中至关重要，脱氧核糖核酸酶 II 缺陷的小鼠死于生成减少性贫血，其胎肝巨噬细胞中充满被挤出的红细胞核[385]。形状不规则的、成熟的网织红细胞在经静脉窦进入血液之前，可直接与中央巨噬细胞相互作用[94]。

巨核细胞

在血小板生成过程中，通过连续重复地表达特异性转录因子，造血索皮质下区域的造血干细胞产生巨核细胞。受 PU.1 和 GATA-1 影响，HSCs 首先分化为普通骨髓祖细胞（CMPs）；接下来经 GATA-1/FOG 成为 MEPs；然后经 Fli-1 变成巨核细胞祖细胞；最后受 NF-E2 影响分化成巨核细胞（参见第 111 章）[362,286]。控制巨核细胞及其祖细胞存活和分化的微环境因子包括一种与红细胞祖细胞类似的依赖性模式，即伴随着对 SCF 依赖性的减少，对生理性调节的细胞因子依赖性增加，在巨核细胞为 TPO，分化完成前 TPO 作用停止[386,387]。循环血小板是激素代谢的主要场所，而循环血小板量与 TPO 浓度相互调节[388]。TPO 是巨核细胞发育的主要调控因子，与包括 IL-11，IL-3 和 IL-6 协同作用[386,387]。TPO 通过抑制细胞因子降低丝状肌动蛋白的功能，抑制非肌性肌球蛋白的表达，从而诱导分化终末阶段巨核细胞的核内有丝分裂[389,390]。但 DNA 复制和胞质蛋白的积累要持续六到七个核内有丝分裂细胞周期。由此产生具有多倍体细胞核和丰富胞质的成熟的巨核细胞，约占骨髓造血细胞体积的 2%[93]。

由于在内皮细胞表达的血小板内皮黏附分子（PECAM）-1（CD31）[392,393]、自分泌途径的 VEGF-A 及其受体 Flt-1 刺激巨核细胞表达 CXCR4（CXCL12 受体）的影响下，巨核细胞在分化过程中发生迁移，所以成熟巨核细胞位于骨髓血管窦壁外[391,394]。成熟巨核细胞的迁移与伪足的发育、肌动蛋白延伸结合和重塑局部的 ECM 相关[395]。伪足不仅引起巨核细胞通过骨髓到达窦壁，而且引导其通过窦基底膜进入循环[395]。巨核细胞的终末分化包括胞质分支突起的发育，即前血小板。前血小板围绕微管核形成，提供了一种滑动机制，帮助延伸到血管窦内腔，也为胞质颗粒从巨核细胞到前血小板远端球状结构的重新分布提供了通道[389]。

粒细胞

粒细胞是成熟的骨髓细胞，由集中在造血索皮质下的干细胞和骨髓祖细胞分化而来的中性粒细胞、嗜酸性粒细胞和嗜碱性粒细胞组成（参见第 18 章）[396]。MPPs 通过表达多种转录因子产生粒细胞-巨噬细胞祖细胞（GMP），进一步完成粒细胞的终末分化（参见第 61 章）。转录因子 PU.1 促进 GMP 表型的发育，并能拮抗促进 MEP 分化的 GATA-1 活性[397,398]。GMPs 向髓系的定向通过 C/EBPα 得以强化。C/EBPα 促进髓系分化，同时抑制 B 淋巴细胞转录因子 Pax5[398,399]。C/EBPα 的进一步表达与粒细胞分化相关，而 PU.1 活性的增加与单核细胞分化相关[400]。二级和三级颗粒形成，髓系细胞分化超越早幼粒细胞阶段，需要 C/EBP 和 GFI-1 转录因子[400,401]。GFI-1 能拮抗单核细胞分化相关的转录因子 Egr-1 和 Egr-2[400]。C/EBPα 和 GATA-2 转录因子的表达时间和相对比例调节共同粒系祖细胞的分化。GMP 可分化成为中性粒细胞，嗜酸性粒细胞，嗜碱性粒细胞，或肥大细胞[399]。在这一时期，C/EBPα 表达增高促进中性粒细胞和嗜酸性粒细胞分化途径，而 GATA-2 增高则促进嗜碱性粒细胞和肥大细胞分化[399]。那些沿中性粒细胞/嗜酸性粒细胞途径分化的细胞，在只有 C/EBPα 表达时终末分化成中性粒细胞，而如果 C/EBPα 和 GATA-2 均表达时，则终末分化成嗜酸性粒细胞。那些沿嗜碱性粒细胞/肥大细胞途径分化的细胞，在只有 GATA-2 表达时终末分化成肥大细胞，而当 GATA-2 和 C/EBPα 均表达时则终末分化成嗜碱性粒细胞。

一组造血生长因子支持粒系祖细胞/前体细胞的存活和增殖，在某些情况下还可从骨髓动员这些祖细胞/前体细胞及其成熟的后代细胞。这些生长因子包括 SCF，GM-CSF，G-CSF，IL-6 和 IL-5。这些生长因子在周围组织发生炎症的部位产生，而其中有些如 SCF 和 M-CSF 在正常骨髓基质也有表达。有两种造血生长因子对晚期粒细胞具有细胞系靶向特异性作用，即 IL-5 对嗜酸性粒细胞祖细胞以及 G-CSF 对中性粒细胞祖细胞。IL-5 主要是由 2 型 T-辅助淋巴细胞（Th2）对过敏源作出反应时产生的一种因子（参见第 62 章）[402,403]。嗜酸性粒祖细胞表达 IL-5α 受体蛋白，当与共同的 β 受体（CSF2RB）相联合时，可与 IL-5 结合，使嗜酸性粒祖细胞生存和增殖[402]。成熟的嗜酸性粒细胞在有 IL-5 时也可生存并有趋化反应。这种趋化反应介导成熟嗜酸性粒细胞进入血液循环并聚集在过敏炎症部位。虽然 GM-CSF、G-CSF、IL-3 和 IL-6 都能在体内刺激粒细胞生成，但是只有 G-CSF 的缺乏导致严重的中心粒细胞减少，所以，G-CSF 可能调节正常血液循环中的粒细胞数量[404]。在正常稳定状态条件下，只有 1%～2% 的中性粒细胞短暂地在血液中循环，而绝大多数均留在骨髓，只有在身体其他部位发生炎症时才被动员入血。

已经提出了一些在正常情况下以及在炎症时 G-CSF 调节粒细胞生成和循环的模型[405,406]。刚生成的中性粒细胞 CXCR4 表达低，可以通过窦状内皮细胞迁徙出骨髓。当这些细胞在血液循环中老化时，其 CXCR4 表达增高，骨髓基质表达的 CXCR4 配体，CXCL12，可将其吸引回到骨髓[405]。重新进入骨髓后，老化的中性粒细胞发生凋亡并被巨噬细胞吞噬，吞噬中性粒细胞后的巨噬细胞随后产生 G-CSF 以刺激粒细胞生成[405]。炎症部位的细胞产生 G-CSF 和趋化因子，包括 KC 趋化因子（CXCL1），和巨噬细胞抑制蛋白（MIP）-2（CXCL2）。分泌的 G-CSF 作用于骨髓，通过降低骨髓 CXCL12 产生和中性粒细胞 CXCR4 表达，动员中性粒细胞。然而，G-CSF 并不从血液中将中性粒细胞募集致炎症部位[405]。通过其趋化特性，CXCL1 和 CXCL2 也能从骨髓快速动员细胞进入血液和炎症部位[405]。另一个模型认为中性粒细胞从骨髓的迁移与前面的模型类似，也依赖于 G-CSF 对 CXCL12 的产生和中性粒细胞 CXCR4 表达的下调，但是 G-CSF 下降的负反馈调节却发生在外周组织[406]。在这一模型中，在外周组织吞噬凋亡中性粒细胞的巨噬细胞使 IL-23 下降，这又使 T 淋巴细胞亚群产生的 IL-17 减少，这些 T 淋巴细胞随后在骨髓使 G-CSF 降低。

● 细胞黏附和归巢

最初从卵黄囊、AGM 或者胎盘迁移至骨髓后，造血干细胞通过与其他细胞类型以及基质蛋白的相互作用而定位于骨髓的特定部位。造血干细胞并非永久留在骨髓，因为有少量的造血干细胞通过静脉窦不断进入血液，短暂循环，然后重新进入骨髓[407,408]。除造血干细胞外，更分化的祖细胞，如短期再种植细胞和原始 BFU-Es，以相似的方式循环。造血干细胞在血液中循环时可重新进入骨髓，也可进入其他器官。造血干细胞可生成髓系子细胞和（或）进入器官的淋巴循环系统，并在重新进入血液循环前通过淋巴管和胸导管循环[409]。造血干祖细胞具有多种黏附分子和细胞因子受体，使之可黏附于骨髓窦内的细胞和基质成分[275,277,410-412]。这些黏附作用促进 HSC 归巢和骨髓定居，并提供其生存及稳定增殖所需的密切细胞接触[413]，如与细胞膜结合的 SCF 可调节干细胞在骨髓骨内膜区域的定居[414]。

绝大多数系列的分化细胞也从骨髓中被释放，进入血液循环，最终又回到骨髓。有些在循环中的细胞类型，会在外周器官进一步分化，如 B 淋巴细胞在淋巴结或者脾脏，单核细胞在

组织，以及 T 淋巴细胞在胸腺的进一步分化。在这些二级淋巴器官待了一段时间后，有些淋巴细胞通过淋巴或者血液又回到骨髓，并在那里成为功能成熟的细胞，如浆细胞，和 CD4 和 CD8 成熟 T 淋巴细胞[199,200,204]。成熟的中性粒细胞或其杆状核离开骨髓进入血液循环，如果没有被吸引至炎症部位，它们作为老化细胞通过上面粒细胞一节所描述的 CXCL12/CXCR4 机制归巢至骨髓[405]。老化的红细胞也是通过其表面 ICAM-4 与脾脏和骨髓中的巨噬细胞上的整合素 αLβ2［淋巴细胞功能相关抗原（LFA）-1］的结合实现的[415]。参与炎症反应的成熟白细胞，如淋巴细胞、单核细胞/巨噬细胞和嗜酸性粒细胞，在感染、过敏或者损伤部位离开血液循环。表 5-2 列举了造血干祖细胞上的黏附分子受体及其配体，和造血微环境的组成成分，但是调节成熟白细胞转运的受体-配体相互作用并没有完全包括在内[416,417]。

整合素

整合素介导重要的细胞功能，包括胚胎发育、细胞分化，以及造血细胞、炎症细胞和周围的血管、基质微环境间的黏附性相互作用[411,412,418]。整合素是需要二价阳离子的异二聚体蛋白质（18 个 α 亚单位和 8 个 β 亚单位）。根据不同的 β 链将整合素进一步分为不同亚类。表 5-2 显示，α 链能与一个以上的 β 链亚单位结合。涉及造血干细胞内皮和基质相互作用的 β1 亚组主要整合素受体是 α4β1（VLA-4）、α5β1（VLA-5）以及 β2 亚组的 αLβ2（LFA-1）。α4β1 参与的基质黏附作用调节 EPO 依赖期之后的红细胞生成[419]。骨髓间质细胞激活 α4β1 与免疫球蛋白超家族成员 PECAM-1（CD31）协同刺激粒细胞生成[420]。α4 的抗体或小分子拮抗剂可以将造血干细胞和祖细胞动员到外周循环[421]。在粒系前体细胞和新形成的粒细胞中 α4β1 的高表达与骨髓 VCAM-1 的黏附作用中起重要作用，而在更成熟的中性粒细胞中 α4β1 的表达降低，与 CXCL12/CXCR4 协同调节细胞释放入血[422]。B 淋巴细胞上的 α4β1 整合素在淋巴细胞生成的微环境中与基质细胞的 VCAM-1 发生重要的相互作用，这一功能在淋巴细胞转移出骨髓之前的早期发育过程中，以及在重新进入骨髓的浆细胞前体的晚期发育过程中都起作用[199]。基质细胞获得性缺陷具有特征性的 VCAM-1 和 IL-17 缺乏[423-425]，可引起骨髓移植后淋巴细胞重建的延迟。在血小板生成过程中，CXCL12 在骨髓窦状内皮细胞诱导 VCAM-1 表达[426]，可介导巨核细胞与内皮细胞结合[427]。整合素 α4β7 及其反受体黏膜地址蛋白细胞黏附分子（MAdCAM）-1，与整合素 α4β1/VCAM-1 受体类似，对造血干细胞归巢至骨髓起同等作用[428,429]。

整合素也是信号分子[430]；与其配体结合或被单克隆抗体活化后，可激发多种反应（局灶黏附激酶、桩蛋白（paxillin）和 ERK-2 的酪氨酸磷酸化），最终导致 RAS 活化[431,432]。调节受体-结合亲和力[438,439]的由外向内的信号传导可导致整合素受体与其他黏附分子受体成员之间相互联络[433]，如免疫球蛋白超家族［自然杀伤-T 细胞（αLβ2/DYNAM-1）、CD34 阳性内皮细胞 PE-CAM-1[434-436]或选择素（selectin）[437]］，并介导信号抑制红系、髓系和淋巴系祖细胞生长[440-443]。整合素结合早期 CD34 阳性祖细胞的 α4β1/VCAM-1 或 α4β1/FN 之类的反受体促进细胞存活及保存细胞长期再种植能力[444]。在分离的 SP 细胞研究中，玻连蛋白受体 αVβ3（CD51/CD61）与细胞静息和长期再种植能力相关[445]。相反，α2 整合素的表达与短期再种植能力相关[446]。

表5-2 造血细胞和造血微环境黏附分子受体及其配体

受体亚组	受体	细胞分布	配体
整连蛋白			
β1 亚组(CD29)	CD49d,α4β1(VLA-4)	CD34⁺细胞(红系,淋巴髓系祖细胞)	VCAM-1(CD106),FN,TSP
	CD49e,α5β1(VLA-5)	CD34⁺细胞,骨细胞	FN,层粘连蛋白
	CD49f,α6β1(VLA-6)	极少数 CD34细胞,单核细胞	胶原,层粘连蛋白
β2 亚组(CD18)	CD11a/CD18,αLβ2(LFA-1)	CD34细胞亚群,再种植干细胞上无	ICAM-1,ICAM-2,ICAM-3,DYNAM-1
	CD11b/CD18,αMβ2(Mac-1)	CD34⁺亚群,单核细胞	ICAM-1,ICAM-2,iC3b,纤维蛋白原
β3 亚组	Vβ3(VNR)	巨核细胞,破骨细胞	FN,TSP,CD31
β7 亚组	α4β7(LPAM-1)	淋巴和髓系祖细胞,成熟髓细胞	MAdCAM-1,VCAM-1,FN
免疫球蛋白			
	CD31(PECAM-1)	ECs,CD34⁺细胞,单核细胞	CD31 亲同种黏附,αVβ3(VNR),CD38
	CD50(ICAM-3,ICAM-R)	CD34⁺细胞,单核细胞	αLβ2(LFA-1),CD11d/CD18(αDβ2)
	CD54(ICAM-1)	CD34⁺细胞,基质,活化 ECs	αLβ2(LFA-1),αMβ2(Mac-1)
	CD58(LFA-3)	CD34⁺祖细胞,基质,ECs	CD2
	CD102(ICAM-2)	ECs,单核细胞	αLβ2(LFA-1)
	CD106(VCAM-1)	基质,活化 ECs	α4β1(VLA-4),α4β7(LPAM-1)
	CD117(c-KIT)	CD34⁺祖细胞	膜 KIT 配体
	CD242(ICAM-4)	红系细胞	αV-整连蛋白
	PRR2(与脊髓灰质炎病毒 CD155 相关)	CD34⁺,CD33⁺,CD41⁺,髓单系细胞,巨核细胞,ECs	PRR2 亲同种黏附
凝集素			
	CD62L(L-选择素)	基质,CD34⁺细胞	GlyCAM-1,MAdCAM-1,CD162,CD34,sLeX,PCLP1
	CD62E(E-选择素)	活化 ECs,(骨髓 ECs 持续表达 CD62E)	CD15,sLea,CD162,CLA,sLeX
	CD62P(P-选择素)	活化 ECs	CD162,sLeX,CD24(HSA)
唾液酸黏蛋白			
	CD34	CD34⁺细胞,内皮细胞	选择素,其他配体?
	CD43	CD34⁺,单核细胞,NK 细胞	CD54(ICAM-1)
	CD162(PSGL-1)	CD34⁺细胞,内皮细胞	CD62L,CD62E,CD62P
	CD164(MGC-24v)	CD34⁺细胞,基质,单核细胞	未知
	CD166(HCA,ALCAM)	CD34⁺细胞,基质细胞,ECs	CD6,CD166
透明黏附蛋白			
	CD44	CD34⁺细胞,广泛分布	透明质酸,bFGF,HGF
其他			
	CD38	CD34⁺亚群,早期 T 和 B 细胞,浆细胞,胸腺细胞	CD31,透明质酸
	CD144(VE-钙黏素)	CFU-E,基质细胞,ECs	E-钙黏素
	CD157(BST-1)	基质,T 和 B 细胞,髓系细胞	未知

ALCAM,活化白细胞黏附分子;bFGF,碱性成纤维细胞生长因子;CD,分化群命名;CFU-E,红系集落形成单位;CLA,皮质淋巴抗原;EC,内皮细胞;FN,纤连蛋白;GlyCAM,糖基化依赖性细胞黏附分子;HCA,造血细胞抗原;HGF,肝细胞生长因子;HSA,热稳定抗原;ICAM,细胞间黏附分子;iC3b,灭活补体 3b 复合物;LFA,淋巴细胞功能抗原;LPAM,淋巴细胞 Peyer 斑块特异性黏附分子;MAdCAM,黏膜地址蛋白细胞黏附分子;MGC-24,24kDa 的多糖基化核;PCLP,足尊糖蛋白-样蛋白;PECAM,血小板/内皮细胞黏附分子;PRR2,脊髓灰质炎病毒受体相关蛋白-2;PSGL-P,选择素糖蛋白配体;sLe,唾液酰 Lewis;TSP,血小板反应素;VLA,非常晚期抗原;VCAM,血管细胞黏附分子;VNR,玻连蛋白受体

免疫球蛋白超家族

免疫球蛋白超家族指一组含有一个或多个也见于免疫球蛋白的氨基酸重复序列的分子，包括 PECAM-1（CD31）、ICAM-3/R（CD50）、ICAM-1（CD54）、LFA-3（CD58）、ICAM-2（CD102）、VCAM-1（CD106）、KIT（CD117）和 LW/ICAM-4（CD242）（表5-2）[447~461]。VCAM-1 可被炎症细胞因子 IL-4 和 IL-13 上调[462,463]。免疫球蛋白样黏附分子也包括 NCAM，一种结合淋巴细胞，但不结合造血祖细胞的神经黏附分子；Thy-1，一种干细胞抗原主要组织匹配复合物 I 类和 II 类；以及 CD2、CD4 和 CD8（表5-2）[247]。在成红细胞上的 LW/ICAM-4 与成红细胞岛上的巨噬胞整合素的 αV 组分相结合[94]，Lutheran 红细胞抗原，Lu/B-CAM（CD239），的功能不清楚[461]。Lu/B-CAM 可与层粘连蛋白 α5 组分结合并表达于成红细胞分化末期，其功能不清楚。涎酸结合免疫球蛋白样凝集素（siglec）是在淋巴细胞和髓系细胞上发现的能与糖蛋白的涎酸残基结合的细胞表面蛋白[464]。有些 siglec 在进化上具有保守性，如 siglec-1（涎酸黏附蛋白），在巨噬细胞高表达，包括成红细胞岛的中央巨噬细胞和 B 淋巴细胞上的辅受体 CD22。其余的 siglec 在系统发育中仍然在快速进化，包括在淋巴细胞和各期髓系细胞表达的 CD33，通常被用作急性髓性白血病的标志。

凝集素（选择素）

干细胞归巢需要具有半乳糖和甘露糖特异性的凝集素（lectin）受体[465,466]。选择素（selectin）是一种黏附分子家族，每一成员分子都含有 C 型凝集素结构[467]。白细胞选择素（L-选择素，CD62L）在造血干细胞和祖细胞上表达，并利用唾液酸化的岩藻糖-葡萄糖偶联物介导与其他受体（地址素）间的黏附性相互作用，如存在于特殊化内皮细胞上的 CD34 唾液酸黏蛋白（表5-2）[259]。因为干细胞上可能存在一种现在还未经证实的 L-选择素配体，所以干细胞上的 CD34 受体不与 L-选择素结合[259]。选择素家族还包含 CD62E，一种持续性表达于骨髓窦内皮细胞的 E-选择素，调节白细胞迁移以及 CD34 阳性干细胞归巢。该家族的第 3 个成员是血小板上的 P-选择素，它能利用黏蛋白受体 CD162 与造血干细胞结合，CD162 也被称为 P-选择素糖蛋白配体（PSGL-1），可结合所有三种选择素（表5-2）。这些蛋白质与白细胞在内皮细胞表面的滚动与锚定有关，由此得以形成由整合素介导的对内皮细胞的牢固黏附，以及通过使用特殊的高内皮细胞小静脉淋巴细胞归巢部位介导细胞归巢[140,467,468]。除了在造血干细胞归巢骨髓外，E-选择素和 P-选择素促进造血干细胞静止并促进晚期髓系祖细胞凋亡，或者促进短期再种植细胞的扩张（P-选择素）或分化（E-选择素）[469]。

唾液黏蛋白（SIALOMUCINS）

CD34 家族的三个成员——CD34、足尊糖蛋白和内皮聚糖（endoglycan）——表达在血管内皮细胞，造血干细胞和各种造血细胞系[470]。当表达在淋巴细胞高内皮细胞小静脉时，这些唾液酸黏蛋白是 L-选择素的受体，但在造血细胞其糖基化不同，可防止 L-选择素的结合，并使非特异性黏附减少及可能促进血细胞移动性。内皮黏蛋白（endomucin）是表达在内皮细胞和造血干细胞中的另一个 CD34 样唾液酸黏蛋白，但其功能仍然不明确[471]。在 T 淋巴细胞，CD43（白细胞黏蛋白，leukosialin）与

PSGL-1 协同作用可与 P-选择素和 E-选择素结合[472,473]。中性粒细胞中的 CD43 与内皮细胞上的 E-选择素结合促进黏附，而绝大多数情况下它都是抗黏附的[473]。CD43 可调节造血祖细胞的存活[474]。CD162（PSGL-1）是一种能够与所有三种选择素结合的唾液酸黏蛋白，它在白细胞转运和干细胞归巢中都发挥重要作用[467,468,470]。CD164（endolyn）是造血干细胞上表达的另一个唾液酸黏蛋白，在接触纤连蛋白结合的 CXCL12 后，在移行的造血干细胞前沿与 CXCR4、VLA-4 和 VLA-5 形成复合物，说明 CD164 在造血干细胞的归巢中发挥作用[475]。CD166［造血细胞抗原（HCA），活化白细胞黏附分子（ALCAM）］在 HSCs 和成骨细胞表达，是小鼠移植模型中供体 HSCs 长期植入所必需[476~478]。CD166 其他的配体是 CD6[477,479]。

透明黏附蛋白

表 5-2 中列举的第 5 亚组是软骨相关的蛋白聚糖，CD44，也称为淋巴细胞归巢细胞黏附分子（HCAM）。这种黏附受体表达于中性粒细胞、淋巴细胞、成红细胞和造血干祖细胞[467,468]，与骨髓基质中的透明质酸结合，可作为 E-选择素的受体。在造血干细胞上表达的 CD44 促其归巢和在骨髓的黏附，并在对 G-CSF 反应动员造血干细胞中发挥作用[467,468,480]。缺乏 CD44 的小鼠没有显示造血干细胞归巢和生长缺陷，提示可能存在另一种透明黏附分子受体代偿了 CD44 缺乏[481]。造血干细胞上的这另一种透明黏附分子受体就是透明质酸酶介导的移动性受体（CD168/RHAMM）[467,481]，在 CD44 缺乏而发生炎症时，它可通过中性粒细胞提供透明质酸结合[482]。所以，在造血干细胞，CD44 和 CD168/RHAMM 可提供冗余的透明质酸结合。

其他黏附分子

CD38 是一种黏附受体，它与 CD31 受体和基质透明质酸结合。CD38 在早期 T 细胞、B 细胞和 CD34 阳性造血祖细胞亚群上表达[483]。与 CD38 相似，基质黏附受体 BST-1（CD157）是一种参与调节胞内钙浓度的 ADP 核糖基环化酶。CD157 在骨髓基质、T 细胞和 B 细胞及髓系细胞上表达。CD157 促进前 B 细胞黏附和生长[483]。钙黏蛋白是参与细胞间连接和血管完整性的大分子。CD144（VE-钙黏蛋白）在 CD34 阳性造血细胞和内皮祖细胞上表达，是胎儿组织中 HSCs 运输和维持 HSC 自我更新的重要分子[115,484,485]。VE-钙黏蛋白下调与 VCAM-1 交联相关，导致 CD34 阳性细胞对 CXCL12 作出反应的跨内皮迁移增加[120]。虽然有人提出造血干细胞和成骨细胞表达的 N-钙黏蛋白在它们的相互作用中发挥作用，但是敲基因小鼠的实验结果不支持这一作用[11,486]。

● 细胞归巢

白细胞运输和迁移是了解组织归巢机制的核心。最好的研究过程之一是淋巴细胞通过特殊的高内皮小静脉（HEVs）归巢至二级淋巴器官。一般来说，白细胞先锚定在内皮细胞腔面，黏附至内皮细胞并穿过内皮细胞，经一系列特殊步骤归巢至炎症部位[487]。在二级淋巴器官，细胞固定是通过初始淋巴细胞表面的 L-选择素/CD62L 受体介导，结合一个复杂的碳水化合物决定子 6-磺基-唾液酸 Lewis X，在糖蛋白成为外周淋巴结地址蛋白，比如 CD34，足尊糖蛋白，内皮黏蛋白[488,489]。在内皮

细胞表面不同炎症细胞因子可使 P-选择素和 E-选择素表达上调，它们与白细胞上各自的反受体 PSGL-1 和 CD44 结合[466,490]。细胞固定导致白细胞沿内皮细胞表面滚动。淋巴细胞表面的 VLA-4 和 α4β7 整合素与 HEVs 上的相应配体 VCAM-1 和 MAdCAM-1 相互作用，也可介导淋巴细胞滚动[467]。PSGL-1 和其他黏附分子的 L-选择素激活可进一步减慢中性粒细胞的滚动。这些黏附分子包括 β2 整合素 αLβ2（LFA-1）和 αMβ2（Mac-1）[490~492]。这些 β2 整合素随后与内皮细胞上的 ICAM-1 结合。滚动的白细胞也通过表面 G-蛋白偶联受体接受信号，这些表面 G-蛋白偶联受体结合在内皮细胞硫酸肝素蛋白聚糖中的趋化因子上[490~492]。

PSGL-1、L-选择素、整合素和 G-蛋白偶联受体与其内皮细胞上的配体间的相互作用导致细胞骨架改变，滚动停止，并黏附至内皮细胞。黏附的白细胞很快通过内皮细胞或者通过内皮细胞之间的间隙，发生细胞渗出，进入腔下间隙。在与黏附白细胞接触的界面，内皮细胞的 ICAM-1 和 VCAM-1 聚集成一富集小窝蛋白的杯状结构，内吞 ICAM-1[492~494]。这种小窝蛋白富集的结构通过波形蛋白与内皮细胞骨架连接。ICAM 小窝的内吞导致细胞至腔外表面形成一个通道。如果白细胞沿着细胞旁通道通过内皮细胞，则需要多种黏附蛋白协同作用，包括 PECAM-1、CD99、JAM 蛋白和 VE-钙黏蛋白，每一个蛋白在细胞间连接处介导内皮细胞与 ICAM-2 间的亲同种相互作用[492~494]。虽然这些蛋白的功能尚不十分确定，抗体抑制和小鼠基因剔除显示这些蛋白是白细胞通过内皮细胞单向转移所必需的。PECAM-1、CD99 和 JAM-C 在白细胞表达，可能参与移行白细胞与内皮细胞连接的亲同种相互作用。白细胞上的 LFA-1 和 Mac-1 可与内皮细胞上的 ICAM-2 和 JAM-A 结合并发生相互作用，而白细胞 VLA-4 则能与内皮细胞 JAM-B 相互作用。

白细胞迁移和归巢的驱动力是炎症部位产生的趋化因子，或持续产生趋化因子的部位，如二级淋巴器官或骨髓。在炎症部位有细菌肽、补体成分和细胞因子产生。炎症部位白细胞可产生 40 种以上的不同的但结构相关的趋化细胞因子（趋化因子）[495,496]。趋化因子通过与糖胺聚糖（GAGs）结合而聚集在细胞表面或者细胞外基质[495~497]。每一细胞因子的浓度和趋化活性与下列因素有关：细胞因子产生速度，与 GAGs 的结合亲和力，是否有与趋化活性竞争的诱饵趋化因子出现，以及增强或者减弱底物趋化因子活性的金属蛋白酶的调节等[495]。

根据趋化因子氨基端 1 个或者 2 个半胱氨酸的位置，趋化因子可分成 4 个亚族[224,495,496]。一个大的亚族由 CXC 配体（CXCL）趋化因子（如血小板因子 4，IL-8，黑色素细胞生长刺激性/GROα，中性粒细胞活化蛋白-2，粒细胞趋化蛋白-2）组成，可介导中性粒细胞迁移和活化。另一大亚族由 CC 配体（CCL）趋化因子 [如 CCL3（MIP-1α），CCL4（MIP-1β），（CCL5）RAN-TES（活化调节的，正常 T 细胞表达的，假定分泌的），MCP-1 至 MCP-5]，主要介导单核细胞，有时也介导淋巴细胞趋化活动[497]。具有 CXXXCL 结构的趋化因子是曲动蛋白，一种内皮细胞跨膜黏膜蛋白-趋化因子杂合分子，可介导正常生理血流中单核细胞，静息或者 IL-2 活化的 CD8 淋巴细胞，以及 NK 细胞的快速捕获、稳定黏附和活化[498]。细胞因子 TNFα 和 IL-1 上调曲动蛋白，以满足炎症部位需效应细胞的需求。白细胞表面的趋化因子受体与 G-蛋白偶联，在趋化因子配体结合时可启动趋化信号[495,496]。这 2 个大亚族趋化因子受体的结合是 CXCLs 与

CXCRs 结合，而 CCLs 与 CCRs 结合。然而，在这 2 个大亚族内，趋化因子-受体的结合存在很大的冗余性和混乱。表 5-3 详细列出了趋化因子受体及其靶细胞，及其与每一受体亚族相互作用的配体。

这种趋化因子受体相互作用的冗余性和混乱的一个主要例外是 CXCL12/基质细胞衍生因子（SDF）-1α 与其受体 CX-CR4 的特异结合，这种特异结合与细胞群的稳定维持有关，包括骨髓造血干细胞及其后代细胞[496,499]。虽然 CXCL12 还可与另一个趋化因子受体（CXCR7）结合，小鼠基因剔除试验表明 CXCR4 或者 CXCL12 缺失导致胚胎期死亡。CXCR7 缺陷小鼠与之相似，由于心血管缺陷出现产后致死；CXCR7 在造血中不起作用，可能在配体螯合中发挥作用[496,500~502]。CXCL12 由骨髓中的骨，内皮细胞，血管周网状细胞及一些造血细胞产生，而其受体 CXCR4 表达在各种不同的造血和成熟血细胞上[468,499,503]。通过在间充质祖细胞中表达 Cre 转基因，条件性的敲除小鼠 Cxcl12 基因。在矿化成骨细胞中条件性敲除 Cxcl12，没有明显改变；而表达 Osterix-Cre 的网状细胞（CAR 细胞）和成骨细胞中缺失 Cxcl12，引起组成型 HSC 动员，B 淋巴细胞祖细胞缺失[504,505]。以 Cre 转基因的方式敲除 Cxcl12 等位基因出现复杂的表型，目前的证据表明其在 HSCs 归巢的血管周围龛中发挥重要作用[505]。因此，小鼠遗传学和药理学抑制显示 CXCL12 和 CXCR4 在造血干细胞、定向祖细胞和成熟细胞，包括中性粒细胞、树突状细胞、NK 细胞和 T 淋巴细胞及 B 淋巴细胞的转移过程中发挥作用[404,405,421,499,503]。由 CXCL12 和 CXCR4 驱动的归巢、定位和动员的细胞特异性还受其他趋化因子、黏附蛋白和金属蛋白酶的调节。这些分子与特定造血细胞类型，和（或）归巢和定居的器官，以及细胞被动员的器官相连[499,503]。例如，从外周组织迁移归巢的造血干细胞，其最初进入淋巴管就是由脂质趋化物鞘氨醇-1-磷酸（S-1-P）驱动的[409]。造血干细胞表达 S-1-P 受体，可对淋巴中高水平的 S-1-P 作出反应，而外周组织中的 S-1-P 则发生降解。

对骨髓和造血干细胞，人们已经利用抑制剂和抗体在小鼠和人的干细胞移植，以及小鼠联体共生做了大量试验，将人造血干细胞移植至免疫缺陷小鼠（如非肥胖糖尿病（NOD）/严重联合免疫缺陷（SCID）小鼠）也使我们进一步了解了一些影响骨髓造血干细胞的多个因子间的相互作用[506]。在 CXCL12 介导的造血干细胞归巢至骨髓起主要作用的两个黏附作用机制是造血干细胞上 α4β1 整合素和选择素配体，特别是 PSGL-1[140,468,507]，活化以及与它们在骨髓窦内皮细胞上的相应受体，VCAM-1，和 P-及 E-选择素的结合[428,508]。虽然 α4β1 整合素似乎是在造血干细胞归巢起始步骤中的主要整合素，其他整合素也有支持作用，包括骨髓中与纤连蛋白，MAdCAM-1，和层粘连蛋白结合的 α5β1，α4β7，和 α6β1，α6β4 整合素[321,421]。而已经结合了 CXCL12 的 CXCR4 与造血干细胞上的 CD44 同等型（isoform）[509]，或者与另一个透明黏附蛋白如 RHAMM[481] 之间也存在类似的协同作用，这可使造血干细胞在归巢过程中黏附于透明质酸。在富集了造血干细胞的脐带血中，内皮素 [endolyn（CD164）] 与 CXCR4，α4β1 和 α5β1 整合素之间的共定位和协同作用似乎可以增强造血干细胞对 CXCL12 反应而归巢至骨髓[475]。在造血干细胞上，CXCR4 也与受体相关 RhoGTPases 家族成员之一的 Rac1 共定位于脂质筏中[510]。RhoGTPases 家族有 2 个造血特异成员，Rac-2 和 RhoH，其他更广泛表达的成员，

表 5-3　趋化因子受体、相互作用趋化因子配体和细胞特异性

受体	受体表达	趋化因子配体
CXCR1	中性粒细胞,单核细胞	CXCL2(GROβ),CXCL3(GROγ),CXCL5(ENA78),CXCL6(GCP-2),CXCL8(IL-8)
CXCR2	中性粒细胞,IL-5 预处理的 Eos,单核细胞	CXCL1,2,3(GROα/β/γ),CXCL5(ENA78),CXCL6,CXCL7(NAP-2),CXCL8(IL-8)
CXCR3	活化的记忆和新生 T 细胞;T(偏向 Th1)细胞,B 细胞	CXCL9(MIG),CXCL10(IP-10),CXCL11(I-TAC)
CXCR4	中性粒细胞,单核细胞,巨核细胞,CD34⁺和前 B 细胞前体,静息和活化的 T 细胞,DCs	CXCL12(SDF-1α,SDF-1β)
CXCR5	B 淋巴细胞,T 淋巴细胞	CXCL13(BCA-1/BLC)
CXCR6	T 淋巴细胞	CXCL16(SR-PSOX)
CXCR7	B 淋巴细胞,T 淋巴细胞,Basos,单核细胞,NK 细胞	CXCL11(I-TAC),CXCL12(SDF-1α)
CX3CR1	单核细胞,DCs,CD34⁺细胞,NK 细胞,淋巴结活化 T 辅助淋巴细胞,活化 B 细胞,滤泡 DCs	CX3CL1(曲动蛋白/神经趋化因子)
XCR1	静息 T 细胞,NK 细胞	XCL1(淋巴细胞趋化因子/SCM-1α/ATAC),XCL2(SCM-1β)
CCR1	单核细胞,Eos,嗜碱性粒细胞,活化 Neu 和 T 细胞,CD34⁺细胞,未成熟 DCs	CCL3(MIP-1α),CCL5(RANTES),CCL7(MCP-3),CCL8(MCP-2),CCL13(MCP-4),CCL22(MDC),CCL23(MPIF-1)
	单核细胞,T 细胞(非 Neu,Eos,或 B 细胞)	CCL14(HCC-1),CCL15(HCC-2/MIP-5),CCL16(HCC-4/LEC)
CCR2	单核细胞,嗜碱性粒细胞,DCs,T 细胞,活化记忆 CD4 T 细胞,NK 细胞	CCL2(MCP-1),CCL7(MCP-3),CCL8(MCP-2),CCL13(MCP-4)
CCR3	Eos,胸腺细胞,嗜碱性粒细胞,DCs,活化记忆 CD4 T 细胞	CCL5(RANTES),CCL7(MCP-3),CCL8(MCP-2),CCL11(嗜酸性粒细胞趋化因子-1),CCL13(MCP-4),CCL15(HCC-2/MIP-5),CCL24(嗜酸性粒细胞趋化因子-2/MPIF-2),CCL26(嗜酸性粒细胞趋化因子-3)
CCR4	活化 T 细胞,未成熟 DCs	CCL17(TARC)
	单核细胞衍生的 Dcs,活化 NK 细胞	CCL22(MDC)
	胸腺细胞(CD3⁺,CD4⁺,CD8 低)	CCL22(MDC)
CCR5	单核细胞,活化记忆 CD4T 细胞	CCL5(RANTES),CCL8(MCP-2),CCL13(MCP-4),CCL14(HCC-1)
	未成熟 DCs,CD34⁺细胞,NK 细胞	CCL3(MIP-1α),CCL4(MIP-1β)
	人类胸腺细胞	CCL4(MIP-1β)
CCR6	T 细胞,CD34⁺衍生的树突状细胞	CCL20(MIP-3α/LARC/exodus-1)
CCR7	活化 T(新生和记忆 T 细胞)>B 淋巴细胞,NK 细胞亚群,CD34⁺巨噬细胞祖细胞,成熟 DCs	CCL19(MIP-3β/ELC/exodus-3),CCL21(SLC/exodus-2/6Ckine)[6Ckine 在 B 细胞无活性]
CCR8	单核细胞,T(Th2)细胞,NK 细胞	CCL1(I309),CCL17(TARC)
CCR9	胸腺细胞,(CD4⁺/CD8⁺,CD4⁺/CD8⁻),活化巨噬细胞	CCL25(TECK)
CCR10	皮肤归巢记忆 T 细胞,CD4/CD8 细胞	CCL26(嗜酸性粒细胞趋化因子-3),CCL27(CTACK/ILC/ESkine),CCL28(MEC)
CCR1 和 CCR3	中性粒细胞,单核细胞,淋巴细胞	CCL15(HCC-2/MIP-5)
未知	静息 T 细胞	CCL18(DC-CK1/PARC)
CCR3/CCR10	记忆淋巴细胞,Eos,IgA 幼浆细胞	CCL28(MEC)

6Ckine,具有 6 个半胱氨酸的趋化子;ATAC,活化诱导的趋化因子相关分子;Baso,嗜碱性粒细胞;BCA,吸引 B 细胞的趋化因子;BLC,活化 Burkitt 淋巴瘤受体 1(BLR1)的 B 细胞归巢趋化因子;CTACK,皮肤 T 细胞吸引趋化因子;DC,树突状细胞;ELC,EBI1-配体趋化因子;ENA,上皮细胞中性粒细胞活化蛋白;Eos,嗜酸性粒细胞;ESkine,胚胎干细胞趋化因子;GCP,粒细胞趋化蛋白;GRO,生长相关癌基因;HCC,人类 C-C 趋化因子;IL-8 对特定(CD3⁺,CD8⁺,CD56⁺,CD26⁻)T 细胞亚群有趋化作用;IP,干扰素诱导蛋白;I-TAC,干扰素诱导 T 细胞 α 趋化物;LARC,肝脏和活化调节趋化因子;LEC,肝脏表达趋化因子;MCP,单核细胞趋化蛋白;MDC,巨噬细胞衍生趋化因子;MDC 以一种 CCR3 和 CCR4 依赖方式对嗜酸性粒细胞有趋化作用;MEC,黏膜相关上皮细胞趋化因子;MIG,干扰素-γ 诱导的单核因子;MIP,巨噬细胞炎症蛋白;MPIF,髓系祖细胞抑制因子;NAP,中性粒细胞活化肽;NK,天然杀伤细胞;PARC,肺和活化调节趋化因子;RANTES,活化调节的,正常 T 细胞表达和分泌的;SCM,单个 C 模块;SDF,基质细胞衍生因子;SLC,次级淋巴组织趋化因子,也称为 exodus-2 和 6Ckine;SR-PSOX,磷脂酰丝氨酸和氧化脂蛋白的清道夫受体;TARC,胸腺和活化调节的趋化因子;TECK,胸腺表达趋化因子

如 Rac-1, Cdc42, 和 RhoA, 在造血干细胞中都是 CXCR4, β1 整合素和 KIT 信号的下游效应分子[511]。各种 RhoGTPases 家族成员调控肌动蛋白多聚化，引起造血干细胞及其子代细胞生存，增殖，归巢，和动员所需要的细胞骨架改变。612 在造血干细胞的归巢中，由 CXCR4、β1 整合素和 CD44 协同作用提供的 RhoGTPases 介导的信号可导致造血干细胞滚动、停止以及穿过骨髓窦内皮细胞。

一旦造血干细胞已经穿过髓窦内皮细胞，在 CXCL12 作用下，它们可在骨髓中进一步迁移。在小鼠移植试验中，利用荧光 SLAM-标记鉴定造血干细胞，发现造血干细胞在骨髓腔中的归巢与骨髓中表达 CAR 量最高的网状细胞相关[132]。绝大多数 CAR 细胞位于血管周区域，也就是造血干细胞归巢处[52]。另一个对造血干细胞归巢至血管周区域有作用的因子，特别是在致死剂量照射后，是骨髓窦状内皮细胞表达的 CXCR4，它能够与循环 CXCL12 结合并将其转运至骨髓血管周间隙[503,512]。另一个造血干细胞归巢的部位是与血管周区域紧密相邻的骨内膜龛[512]，此处的成骨细胞和破骨细胞可产生大量的 CXCL12[134,165]。所以，在骨髓已经发现了 2 个造血干细胞龛——血管周和骨内膜——与骨内膜处的造血干细胞相比，血管周区域的造血干细胞更加易于繁殖，分化，并动员入血[75,150,512]。

在骨髓，多种机制共同作用加强和稳定造血干细胞的定居，也就是维持造血干细胞在造血龛中。其中一个主要机制是 SCF 结合，通过分泌黏附至骨髓基质、或者表达在基质细胞上。KIT 或者 SCF 缺失，引起造血干细胞归巢至胎肝的能力受损，SCF 与 CXCL12 在胎肝协同起趋化吸引作用，而在骨髓，因为

KIT 上调造血干细胞整合素 α4β1 和 α5β1 表达[514]，如果 KIT 或者 SCF 缺失，造血干细胞不能停留在骨髓[513]。造血干细胞的 β1 整合素也可结合骨桥蛋白，骨桥蛋白又与其他基质蛋白结合，如纤连蛋白和胶原蛋白。同样，造血干细胞上的 CD44 与骨髓基质中的透明质酸、纤连蛋白和胶原结合[164]。在造血干细胞上的 2 个受体在造血干细胞居留在骨内膜龛的过程中起作用，它们是在与胶原有效结合中所需要的钙敏感受体[515]和 Tie 家族受体激酶，特别是 Tie-2 受体，可在造血干细胞整合素与其在成骨细胞上表达的配体，即血管生成蛋白-1，结合后介导与纤连蛋白的结合[516,517]。富集了长期再种植静息期造血干细胞的骨髓 SP 细胞有 β3 整合素高表达，很可能是 αVβ3，这提示可能存在另一个有利于造血干细胞在骨髓居留的整合素-基质蛋白相互作用[445,518]。造血干细胞在骨内膜龛居留的一个机制是通过邻近成骨细胞产生的 TPO 长期维持造血干细胞[519,520]。TPO 与其受体结合可诱导造血干细胞处于静息期，而缺乏 TPO 则导致细胞进入分裂周期，并出现长期进行性造血干细胞缺乏[519,520]。

⬤ 细胞释放

细胞从骨髓的迁移发生在外膜细胞之间，以及通过内皮细胞在细胞移行时形成的通道。电镜图片显示部分穿过内皮细胞的白细胞在穿透内皮细胞胞质进入窦腔时发生明显变形（图 5-7）[391]。与网织红细胞相似，白细胞也在内皮细胞连接处附近穿出[383]。粒细胞核，通常为分叶核，在穿过移行孔时并不需要像单核细胞或者淋巴细胞核那样明显变形[391]。白细胞穿越内

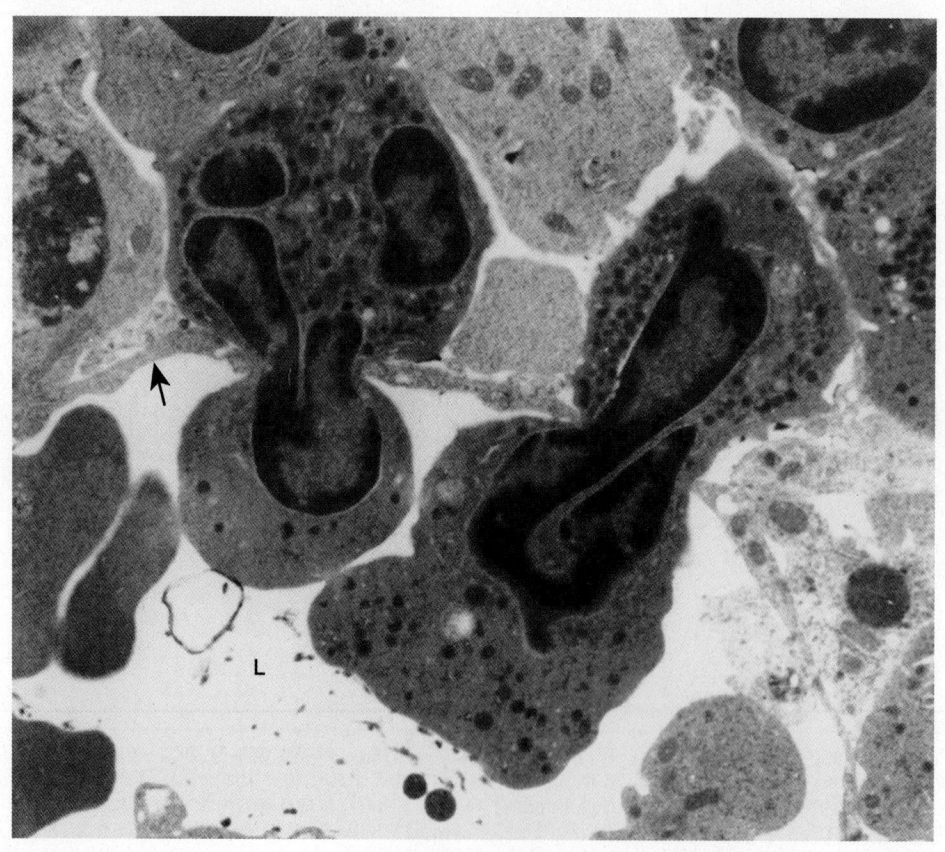

图 5-7 小鼠股骨透射电镜图。显示髓窦腔（L）。内皮细胞胞质将造血空间与窦腔分开（箭头），可见 2 个中性粒细胞穿越窦壁，注意在穿过内皮细胞时变形使腰部变窄，移行的细胞在窦腔里的部分颗粒少而其余部分颗粒多，可能反映了在伪足形成过程中凝胶化-溶胶化过程的转化

皮细胞的迁移可能与白细胞从血液迁移并进入炎症部位有关，如在黏附和归巢一节描述的那样，因为骨髓窦状内皮细胞持续表达黏附蛋白，包括 VCAM-1、ICAM-1 和 E-以及 P-选择素；这些黏附蛋白在炎症时上调[405]。骨髓中未成熟的粒细胞通过凝集素样黏附分子锚定在外膜网状细胞上。在成熟过程中或者在活化后，这些分子逐渐丢失（如 L-选择素脱落），使细胞可向窦壁移动[521]。成熟过程中的骨髓髓系细胞表面的糖蛋白可发生一过性改变（CD11b 和 CD18 的 α-2,6 唾液酸化增加）可导致基质和纤连蛋白黏附降低，有利于与内皮细胞接触和细胞外移[522]。给予补体成分 C5a 和 G-CSF 可通过改变整合素（G-CSF 使 CD11a 降低）并降低 L-选择素的表达（两者同时用）而募集中性粒细胞[523,524]。在缺失 2 个或者所有 3 个选择素的小鼠得到类似的结果，强调了在募集中性粒细胞时，选择素具有必不可少的作用[525]。进入骨髓静脉窦并在血液中循环时，成熟的白细胞保留细胞核，而红细胞和巨噬细胞是无核的，它们的残核被骨髓巨噬细胞迅速吞噬[94,38,45,26]。在正常血液细胞浓缩中偶尔可见未成熟粒细胞、巨核细胞核或完整的巨核细胞[527]。未成熟骨髓细胞、成红细胞和巨核细胞的释放受细胞核相对刚度的限制，相对刚度决定于红细胞和未成熟骨髓前体细胞中核内核纤层蛋白亚型的比例，巨核细胞中总核纤层蛋白增加[380]。

一些释放因子，包括 G-CSF[528,529]、GM-CSF[530]、补体成分 C3e[531]、酵母聚糖活化的含血浆补体片段[532]、糖皮质激素[533]、雄激素类固醇[534] 和内毒素[535] 等可能在启动骨髓粒细胞迁出过程中发挥作用。IL-8 可使骨髓静脉窦中的中性粒细胞快速释放入血液循环[536]。在大鼠模型中，通过股动脉注射细胞释放因子，并通过股静脉收集中性粒细胞，炎症部位产生的趋化因子 CXCL2（MIP-2）和 CXCL1（KC）诱导快速选择性中性粒细胞从骨髓向外周血迁移[537,538]。阻断或者抑制 α4 整合素组分，β2 整合素组分，或者催化迁移造血干细胞 L-选择素脱落的脱落酶（sheddase）的实验表明，中性粒细胞上高表达的 VLA-4 与窦状内皮细胞上的 VCAM-1 的相互作用是穿越内皮细胞移行所必需的，而 L-选择素的脱落则没有作用，β2 整合素的结合有助于

中性粒细胞留在骨髓[537]。阻断中性粒细胞酶，基质金属蛋白酶-9（MMP-9），对趋化因子诱导的中性粒细胞迁移没有作用[538]。CXCL2 和 CXCL1-诱导的迁移与 G-CSF 诱导的快速选择性中性粒细胞从骨髓迁移相协同[539]；G-CSF 通过阻碍骨髓 CXCL12 与中性粒细胞上的 CXCR4R 相互作用介导细胞迁移[540]。在一个类似的豚鼠后腿模型中，在过敏炎症部位产生的 IL-5 和嗜酸性粒细胞活化趋化因子（eotaxin）可诱导快速和选择性嗜酸性粒细胞从骨髓迁移进入血液；IL-5 和嗜酸性粒细胞活化趋化因子同时用则有协同作用[541]。CCL11（eotaxin）单独用诱导嗜酸性粒细胞祖细胞和成熟嗜酸性粒细胞迁移[541]。迁移途径是穿过内皮细胞，阻断实验表明 β2 整合素结合促进嗜酸性粒细胞从骨髓迁移进入血液，而 α4 整合素结合则有利于嗜酸性粒细胞留在骨髓[542]。前列腺素 D2（PDG2）是过敏炎症部位的肥大细胞产生的，在豚鼠模型中，它可诱导快速和选择性的嗜酸性粒细胞从骨髓迁移进入血液[543]。嗜酸性粒细胞对两类 PDG2 受体有反应，Th2 上的趋化吸引受体-同源分子（CRHTH2）和 D-型前列腺素类（DP）受体[543]。

网织红细胞的释放因子一直很难找到。外膜网状细胞胞质是内皮细胞腔下表面上网织红细胞的屏障[544]。静脉切开放血，苯肼诱导的溶血性贫血，以及 EPO 可导致覆盖髓窦表面的外膜细胞层明显减少，这有助于细胞通过内皮细胞移出[545]。未成熟网织红细胞的变形能力比成熟网织红细胞小得多[546]，新生网织红细胞很难穿过内皮细胞，其释放是通过被动的机制。因此，网织红细胞穿过静脉内皮进入血液需要压力梯度，如图 5-8 所示[544,545]。骨髓窦内的压力是脉动的，细胞脱出所需要的足够的压力可能只是一过性的[547]。EBIs 中增殖的成红细胞增多，将更加成熟的网织红细胞向外周移动到静脉窦，也是促成网织红细胞外出的一种动力[548]。

血小板从巨核细胞释放，需要肌动蛋白形成的伪足和微管蛋白形成的前血小板使其穿过骨髓窦内皮进入血液，如本章"巨核细胞"部分所述。从骨髓巨核细胞分离的前血小板的命运是不确定的，它们可能不产生血小板[549]。在正常的血小板生

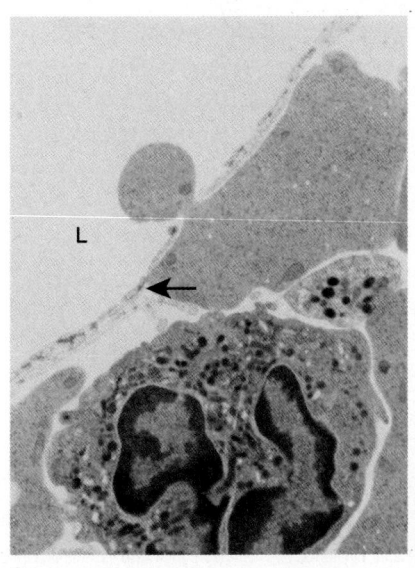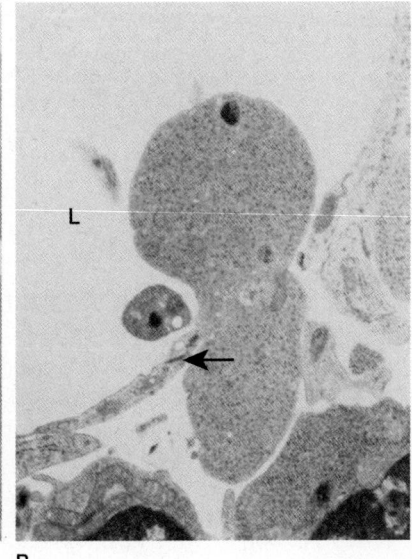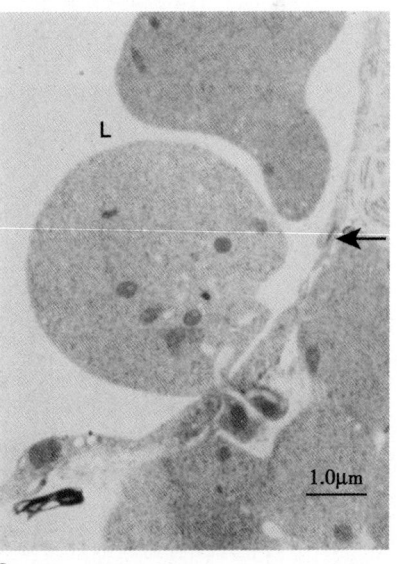

图 5-8　小鼠股骨骨髓透射电镜图。网织红细胞脱出时的组合图。A. 骨髓网织红细胞的小突起伸入窦腔（L）。B. 网织红细胞脱出，细胞大约有一半在窦腔中。C. 网织红细胞基本上完全在窦腔中，细胞是通过内皮细胞结合处旁边的移行孔脱出的（箭头所指为内皮细胞结合处）

成中,循环血液中 S-1-P 浓度增加激活巨核细胞上的 S-1-P 受体,从而促进前血小板向血管窦延伸[550]。前血小板穿过内皮(图 5-9)进入静脉窦的内腔(图 5-6 和图 5-10)形成长豆形的前

血小板[389,391]。血小板的形成也需要 S-1-P 及其受体[550]与血流剪切力的结合[549],释放单独的血小板或前血小板,在循环中形成碎片。

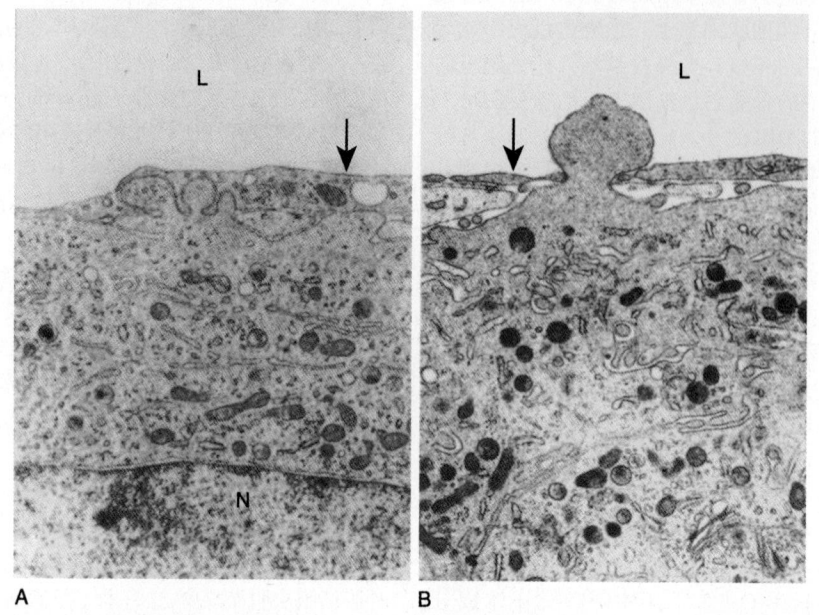

图 5-9   小鼠股骨骨髓透射电镜图。A. 显示骨髓窦腔(L),箭头所示为髓窦内皮细胞胞质的薄层,N 表示巨核细胞胞核,其胞质在窦腔下 3 个地方伸入内皮细胞胞质。B. 箭头所示为髓窦内皮细胞胞质的薄层。内皮细胞在 2 处变薄形成双层。巨核细胞胞质的一个小突起已经在内皮细胞形成了一个孔隙,并已进入窦腔(L),胞质通过这一孔隙将前血小板输送入窦腔

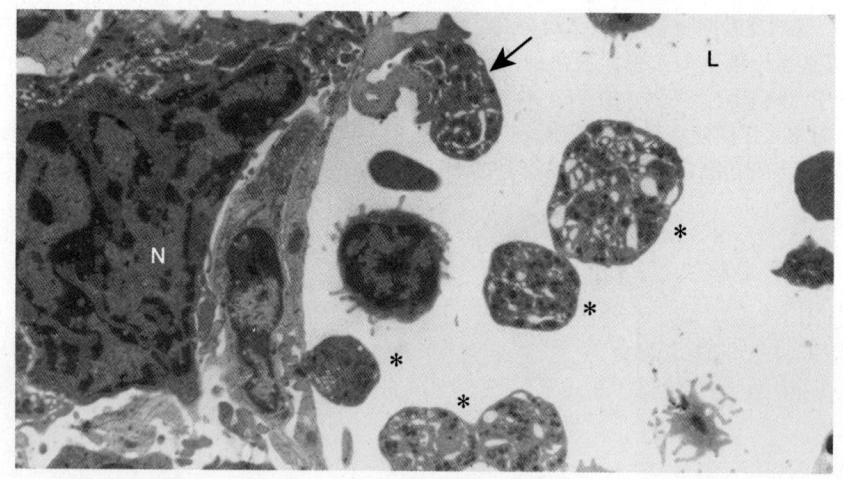

图 5-10   小鼠股骨骨髓透射电镜图。显示骨髓窦腔(L)和基本上脱完了细胞质的巨核细胞胞核(N)。巨核细胞胞核与一个外膜网状细胞核毗邻;后者与骨髓窦之间被薄层的内皮细胞胞质隔开。可见一部分残余的巨核细胞胞质(前血小板)正在流入窦腔(箭头)。窦腔含有几个前血小板(星号 *)。可将前血小板的大小与窦内的淋巴细胞比较。前血小板的豆形和三维结构也可在图 5-6 的扫描电镜图中观察到

在正常稳态情况下,总有极少数造血干细胞离开骨髓进入血液[408,409,551]。在化疗或者药理剂量的 G-CSF 刺激下,很多造血干细胞被动员进入活跃的细胞周期[551],在归巢至骨髓前它们可迁移至血液[408]。中等失血可刺激造血干细胞进入细胞周期,但是在血液中却不能检测到这些处于细胞周期中的造血干细胞[552],说明应激反应使造血干细胞迁移很可能与应激的炎症/

损伤部分有关。炎症/损伤与造血干细胞迁移的这种关系在实验中被用来阐明造血干细胞迁移入血的机制,而在临床上则被用来动员造血干细胞入血,以收集造血干细胞用于干细胞移植。毫不奇怪,这些研究表明造血干细胞迁移的调节大都与造血干细胞归巢至骨髓并进入细胞周期静息期的机制正好相反。

很多造血生长因子都能够从骨髓动员造血干细胞入血,但

是人们最了解和临床应用最广泛的是 G-CSF[480,506,553]。与其他生长因子类似，G-CSF 动员造血干细胞也需要几天时间才能达到最大效果。在归巢至骨髓和从骨髓迁移出去过程中均起主要决定作用的是造血干细胞上的 CXCR4 与骨髓中其配体 CX-CL12 之间的相互作用。G-CSF 通过降低 CXCL12 诱导干细胞动员[554]。CXCR4 基因敲除小鼠，G-CSF 不能动员 HSCs，但 VLA-4（$\alpha4\beta1$ 整合素）抑制剂能动员 HSCs[555]。早期抑制剂研究认为中性粒细胞相关的酶类，如中性粒细胞弹性蛋白酶、组织蛋白酶 G，和 MMP-9，或者造血干细胞的 CD26/二肽酰肽酶使 CXCL12 发生降解。小鼠敲除蛋白酶基因或应用蛋白酶抑制剂后，G-CSF 诱导 CXCL12 的 mRNA 和蛋白表达下降[480,553,556,557]。现已提出多种调控 CXCL12 的机制，包括肾上腺素能神经系统抑制 MSC 产生 CXCL12，或者骨髓中成骨细胞谱系细胞的 G-CSF 直接抑制 CXCL12[140,141,557,558]。成功研发出小分子 CXCR4 拮抗剂，如普乐沙福（AMD-3100），已经为临床上那些不能动员 G-CSF 的患者提供了快捷的动员造血干细胞的方式[421]。同样，阻断 $\alpha4$ 整合素结合，或者剔除 $\alpha4$ 整合素组分基因，在造血稳态和 G-CSF 诱导条件下均可导致在 1～2 天内造血干细胞动员[421]。这似乎是通过阻断 VLA-4 活性介导的，并可通过干涉其他黏附分子的结合活性得以进一步加强，这些黏附分子包括 $\beta2$ 整合素或者 E-选择素，单独阻断这些分子的结合并没有作用[421,559]。这些 $\beta2$ 整合素的协同作用可能是通过作用于其他细胞间接发生的[560]。通过有效的选择性的小分子拮抗剂复制整合素 $\alpha4$ 组分[561] 动员 HSC[562]。干涉另外两个造血干细胞归巢的黏附分子 CD44 和 SCF 的结果不太明确，应用 CD44 抗体或者给予可溶性 SCF 可诱导造血干细胞动员，但是 CD44 或者 KIT 基因剔除却导致 G-CSF 动员下降[480]。CXCR2 受体的两个趋化因子配体，IL-8 和 GRO-β（在小鼠为 KC），能在几分钟至几小时内动员造血干细胞，并能 G-CSF 协同作用，但是它们的作用更加复杂，因为是通过中性粒细胞以及其酶类，包括 MMP-9 介导的[480,563]。

● 细胞增殖、凋亡和成熟

出生后，不管在什么部位，造血干细胞都会持续进行自我更新的细胞分裂，但在小鼠发育的第 3～4 周（相当于人的 2～4 岁）时，HSC 转变为在成体 HSC 见到的特征性细胞周期静息[564,565]。这种转换似乎是内在性的，并使 HSC 向髓系分化的潜能降低[564]。在骨髓微环境，HSC 有多种刺激可诱导细胞周期静息。根据血管生成素-1/Tie-2，和 SCF/KIT 活性，这些刺激包括：高浓度 CXCL12 及其与 CXCR4 的结合[499,503] 低浓度 CD34、足萼糖蛋白和内皮细胞聚糖；TPO 与 MPL 的结合[519,520]；与基质蛋白的各种结合，如骨桥蛋白、纤连蛋白和纤丝蛋白（fibulin），这依赖于促血管新生蛋白因子-1/Tie-2 和 SCF/KIT 的活性[355,514,516]。与骨内膜龛外的 HSC 相比较，与骨内膜紧密相连的造血干细胞更加静息，骨髓归巢和长期重建造血的能力更强[566]。

在小鼠移植试验中，细胞周期状态显著影响植入率，处于 G0 期的供体 HSC 提供最大的长期造血重建能力，而 G1、S、G2 或 M 期的 HSC 移植效率和长期重建效率低[551,564,567]。BrdU 体内长期标记发现，Lin⁻Sca-1+KIT+CD150⁺CD48⁻CD34⁻ 表型的小鼠造血干细胞位于骨内膜和骨髓中央区域，具有最大造血重建

能力[551]。这些造血干细胞特别沉寂、静息，据估计，在整个成体小鼠的生命过程中只分裂 4～5 次。然而，这些细胞中的绝大多数能进入细胞周期，在应激刺激如使用 G-CSF 或 5-氟尿嘧啶（5-FU）后，HSC 能够在 1 天或 2 天内被动员进入细胞周期[551]。休眠或静息细胞恢复归巢并重建骨髓，表明长期重建 HSC 能提供大量储备，但只有在应急情况下才做出反应[551]。

基于较低的 RNA 含量和二倍体基因组 DNA 含量，休眠或静止的 HSCs 确定处于 G0 期[567,568]。进入细胞周期，诱导细胞进入 G1 期遇到控制点（R），跨过该点进入 S 期，随后经过 G2 期到达 M 期，此过程是不可逆的。事件发生顺序，特别是跨过 R 点受视网膜母细胞瘤抑制蛋白（Rb）及其旁系同源物（p107 和 p130）的严格调控[569,570]。Rb 受磷酸化调节，被细胞周期蛋白依赖性激酶、Cdk2、Cdk4 和 Cdk6 催化。在 G1 期的早期和晚期阶段，D 型细胞周期蛋白（D1、D2、D3）调节 Cdk4 和 Cdk6，E 型细胞周期蛋白（E1 和 E2）调节 Cdk2。高度磷酸化的 Rb 释放转录因子 E2F，通过转录复制过程中所需的多个基因，促进细胞进入 S 期[571,572]。MPPs，短期重建细胞和粒系-红系-单核系-巨噬细胞系集落形成单位（CFU-GEMM）的增殖速率相对较低，但与 HSC 的几乎不分裂象比较，其分裂增殖速率已经大大提高了。在基因剔除小鼠中，缺乏所有 3 个 D 细胞周期蛋白[573]，或者缺乏 Cdk-4 和 Cdk-6 激酶[574] 的小鼠在胚胎肝脏定向造血期表现特异的致死性的造血障碍[572]。在这两种基因剔除小鼠模型中，造血干细胞数量很少降低或者根本没有减少，但是多能祖细胞严重下降，表明在造血干细胞定向分化至祖细胞过程中，需要这些细胞周期调节因子来增加祖细胞的增殖[573,574]。

如前述章节讨论骨髓各个细胞类型时所描述的，当 MPPs 分裂时，其向各系分化的潜能通过不同转录因子调节而逐渐受到限制。单一谱系祖细胞进一步增加处于细胞周期的细胞比例，到 CFU-E、CFC-G 的晚期及更加成熟的造血祖细胞阶段，绝大多数细胞均处于 S、G2 和 M 期[575]。使造血细胞分裂增加的细胞外刺激可能有两个来源，即可溶性造血细胞因子和骨髓中祖细胞与其他细胞和基质的局部相互作用。造血细胞因子包括远端器官产生的如 EPO，或者各种不同器官包括骨髓产生的，如 TPO、GM-CSF 和 G-CSF[576]。后面这些造血细胞因子对其靶向祖细胞具有多重作用，包括促进细胞生存、成熟和迁移，这对增加成熟细胞的产生并被募集到炎症部位非常重要[576]。在这些细胞因子中，已经证实 M-CSF 具有促进细胞有丝分裂的作用，促使巨噬细胞及其前体细胞从 G1 期进入 S 期[577]。导致细胞进入 S 期的信号来自 FMS（CSF1R），即 M-CSF 的受体，是由细胞周期蛋白 D1 和转录因子 MYC 介导的[578]。在晚期祖细胞和前体细胞的各种细胞相互作用中，附着于成红细胞岛的中央巨噬细胞，可促进红系祖细胞/前体细胞从 G1 进入 S 期[378]。在红系分化的这些时期，这种巨噬细胞-红系细胞相互作用与红系细胞上的 EPO 的抗凋亡作用无关[378]。

成熟血细胞在从骨髓被释放之前停止细胞分裂，但血细胞成熟时引起细胞周期停止的信号机制尚不明确。在可能介导细胞周期阻滞的因子中有 Rb 和一些细胞内细胞周期依赖性激酶抑制物，特别是抑制 Cdk-4 和 Cdk-6 的 INK4 蛋白（p15、p16、p18、p19），以及 Cdk-2 抑制蛋白（p21、p27 和 p57）的 CIP/KIP 家族[575]。Rb 基因剔除小鼠表现为在胎肝造血期与持续性进入细胞周期相关的致死性贫血，但是成红细胞凋亡可能与线粒体生物合成障碍有关[570]。p16INK4a 在 HSC 老化和凋亡中可能有

潜在作用,这使得对其调节细胞周期活动的理解更加复杂化[579]。虽然有人提出 p21 和 p27 蛋白在 TGF-β 诱导的造血干细胞静息和增加晚期祖细胞的增殖中发挥作用,但 Cdk-2 基因剔除小鼠并不表现造血障碍[580],说明随着细胞末端分化,还有其他细胞周期蛋白参与细胞分裂的终止。

细胞凋亡是骨髓中调节细胞群的主要手段。因为增殖细胞群呈指数扩张,细胞死亡对后代细胞数量有巨大影响[581]。所以,凋亡对造血细胞数量的调节可能是大幅度迅速地改变血细胞生成的机制。在造血细胞分化的各个时期,要依赖特定的造血细胞因子来预防凋亡[576,581]。细胞因子依赖性细胞对造血细胞因子的敏感性变化范围很大,如在红细胞与 EPO 中所证实[582],这可导致细胞差异性生存,对细胞因子的反应也可分成不同级别。基因剔除小鼠试验已经鉴定到 Bcl-2 家族的特定蛋白质,是骨髓造血细胞群维持稳态中,调节内源性或线粒体凋亡途径的主要调节蛋白[583,584]。Bcl-2 家族中的抗凋亡成员(Bcl-2、Bcl-XL、Mcl-1 和 A1)通过阻止孔形成家族成员 Bax 和 Bak 引起的线粒体去极化而稳定线粒体膜[585]。抗凋亡家族成员也被促凋亡,只含有 BH3 结构域的调节家族成员所拮抗,如 Bim、Bid、Nix 和 Puma。

在造血干细胞和多能祖细胞,Mcl-1 可防止细胞凋亡,而 SCF 刺激可增加 Mcl-1 表达[586,587]。在单系祖细胞晚期,仍然需要 Mcl-1 维持中性粒细胞,B 淋巴细胞以及 T 淋巴细胞的生存,但是在这些祖细胞中 Bim 和 Puma 的表达可拮抗 Mcl-1 的作用,提供了一种清除特定细胞的方法,如自反应性 B 和 T 淋巴细胞[583,584]。正常中性粒细胞需要 A1 维持生存[588]。红系则需要 Bcl-XL 防止晚期成红细胞凋亡[589],此外促凋亡的 Nix 蛋白也在红系表达[590]。调节红系生成的促凋亡和抗凋亡刺激的序贯出现说明通过生存和分化调节红系细胞稳定的相互作用既重叠又协同。在轻度失血后,进入细胞周期和发生自我更新的造血干细胞比例增加[552]。在 BFU-E 到 CFU-E 阶段,SCF 和糖皮质激素协同作用,根据红细胞生成的需求促进细胞增殖[591]。然而,因为 CFU-E 依赖 EPO,SCF 和 EPO 共同作用,分别增强 CFU-E 的增殖和生存[592]。EPO 通过降低 Fas 表达,可防止 CFU-E 直到中幼红细胞阶段的细胞凋亡[374,375],但是其上调 Bcl-XL 后可防止产生血红蛋白的晚期成红细胞凋亡[589]。很晚期成红细胞和网织红细胞表达的促凋亡蛋白 Nix 在靶向线粒体进行自噬(autophagy)非毒性清除中起重要作用[593,594]。

人们已经建立了各种数学模型来解释在维持血细胞稳定,或者在血细胞生成增加或减少时每一种细胞类型生成的速率。一种人骨髓稳态模型建立在骨髓涂片和切片基础上,将骨髓样本进行分类计数与注射的放射活性铁含量相关联,并进行了一些假设和估算[595],数据总结(表 5-4)与很多其他研究正常骨髓细胞含量和动力学的结果相符。在病理情况下,如感染、炎症,或者造血细胞发育不良,造血祖细胞的增殖和分化可受到在正常造血发育过程中没有作用的微生物产物、细胞因子和细胞相互作用的影响。例如,感染可在没有造血细胞因子参与的情况下使髓系细胞生成增加。造血干细胞及其髓系和淋巴系子代细胞具有多种 TLR 受体(toll-likereceptors, TLRs),可与特定细菌或者病毒分子结合[596,597]。TLRs 的活化导致髓系细胞增殖和分化增加,特别是单核/巨噬细胞系,还可使淋巴细胞向树突状细胞表型分化[596,598]。虽然 TLR 活化可增加造血细胞因子,造血细胞对 TLR 活化的直接反应使占主导地位的髓系转录因子

C/EBPα 转换成 C/EBPβ。C/EBPα 通过造血细胞因子介导造血稳态,而 C/EBPβ 介导对 TLR 活化的应急反应[599]。在对 TLR 活化的反应中,成熟中性粒细胞由于 Mcl-1 增高而 Bad 活性下降使细胞凋亡减少[600]。这可能导致与 LT-HSC、ST-HSC 和 MPP 上 TLR 受体直接结合,然后刺激分泌细胞因子,如 IL-6、GM-CSF 和 TNF-α[601,602]。造血细胞另一凋亡途径是激活像 FAS 配体,TNFα 和 TRAIL(肿瘤坏死因子相关凋亡诱导配体)之类的配体的特定死亡结构域受体。尽管这些配体通常是与病理情况相关,例如可能在慢性疾病的贫血中发挥作用,但是也有人提出这些配体在正常造血中也有调节作用[603]。

表 5-4 正常前体细胞动力学

细胞类型	骨髓		
	数量(细胞数/kg)	停留时间(天)	生产率[细胞数/(kg·d)]
Ⅰ. 红细胞			
成红细胞	$5.3×10^9$	约 5.0	$3.0×10^9$
网织红细胞	$8.2×10^9$	2.8	$3.0×10^9$
Ⅱ. 巨核细胞	$15.0×10^6$	约 7.0	$2.0×10^6$
Ⅲ. 粒细胞			
增殖池	$2.1×10^9$	约 5.0	$0.85×10^9$
有丝分裂后池	$5.6×10^9$	6.6	$0.85×10^9$

翻译:宁楠楠   互审:周光飚   校对:刘萍、任瑞宝

参考文献

1. Neuman E: Ueber die Bedeutung des Knochenmarks für die Blutbildung. *Cbl Med Wiss* 6:689, 1868.
2. Bizzozero G: Sulla funzione ematopoietica del midollo delle ossa. *Gazz Med Ital Lomb* 1:381, 1868.
3. Neuman E: Du Role de la möelle des os dans la formation du sang. *C R Acad Sci Paris* 68:1112, 1869.
4. Mosler F: Klinische Symptome und Therapie der medullären Leukämie. *Berl Klin Wochenschr* 49:701, 1876.
5. Arinkin MJ: Die intravitale Untersuchungsmethodik des Knochenmarks. *Folia Haematol Int Mag Klin Morphol Blutforsch* 38:233, 1929.
6. Lajatha L: The common ancestral cell, in *Blood Pure and Eloquent*, edited by M Wintrobe, p 81. McGraw-Hill, New York, 1980.
7. Erslev AJ: Feedback circuits in the control of stem cell differentiation. *Am J Pathol* 65:629, 1971.
8. Trentin JJ: Determination of bone marrow stem cell differentiation by stromal hemopoietic inductive microenvironments (HIM). *Am J Pathol* 65:621, 1971.
9. Lemischka IR, Moore KA: Stem cells: Interactive niches. *Nature* 425:778, 2003.
10. Hackney JA, Charbord P, Brunk BP, et al: A molecular profile of a hematopoietic stem cell niche. *Proc Natl Acad Sci U S A* 99:13061, 2002.
11. Zhang J, Niu C, Ye L, et al: Identification of the haematopoietic stem cell niche and control of the niche size. *Nature* 425:836, 2003.
12. Calvi LM, Adams GB, Weibrecht KW, et al: Osteoblastic cells regulate the haematopoietic stem cell niche. *Nature* 425:841, 2003.
13. Weissman IL, Anderson DJ, Gage F: Stem and progenitor cells: Origins, phenotypes, lineage commitments, and transdifferentiations. *Annu Rev Cell Dev Biol* 17:387, 2001.
14. Dao MA, Arevalo J, Nolta JA: Reversibility of CD34 expression on human hematopoietic stem cells that retain the capacity for secondary reconstitution. *Blood* 101:112, 2003.
15. Kuci S, Wessels JT, Buhring HJ, et al: Identification of a novel class of human adherent CD34-stem cells that give rise to SCID-repopulating cells. *Blood* 101:869, 2003.
16. Ziegler BL, Valtieri M, Almeida-Porada G, et al: KDR receptor: A key marker defining hematopoietic stem cells. *Science* 285:1553, 1999.
17. Christensen JL, Weissman IL: Flk-2 is a marker in hematopoietic stem cell differentiation: A simple method to isolate long-term stem cells. *Proc Natl Acad Sci U S A* 98:14541, 2001.
18. Bhatia M: AC133 expression in human stem cells. *Leukemia* 15:1685, 2001.
19. Steidl U, Kronenwett R, Rohr U-P, et al: Gene expression profiling identifies significant differences between the molecular phenotypes of bone marrow-derived and circulating human CD34+ hematopoietic stem cells. *Blood* 99:2037, 2002.
20. Ivanova NB, Dimos JT, Schaniel C, et al: A stem cell molecular signature. *Science* 298:601, 2002.

21. Nadin BM, Goodell MA, Hirschi KK: Phenotype and hematopoietic potential of side population cells throughout embryonic development. *Blood* 102:2436, 2003.
22. Scharenberg CW, Harkey MA, Torok-Storb B: The ABCG2 transporter is an efficient Hoechst 33342 efflux pump and is preferentially expressed by immature human hematopoietic progenitors. *Blood* 99:507, 2002.
23. Pearce DJ, Ridler CM, Simpson C, Bonnet D: Multiparameter analysis of murine bone marrow side population cells. *Blood* 103:2541, 2004.
24. Eaker SS, Hawley TS, Ramezani A, Hawley RG: Detection and enrichment of hematopoietic stem cells by side population phenotype. *Methods Mol Biol* 263:161, 2004.
25. Baron MH: Embryonic origins of mammalian hematopoiesis. *Exp Hematol* 31:1160, 2003.
26. Mikkola HKA, Gekas C, Orkin SH, Dieterlen-Lievre F: Placenta as a site for hematopoietic stem cell development. *Exp Hematol* 33:1048, 2005.
27. Dieterlen-Lievre F: Emergence of haematopoietic stem cells during development. *C R Biol* 330:504, 2007.
28. McGrath K, Palis J: Ontogeny of erythropoiesis in the mammalian embryo. *Curr Top Dev Biol* 82:1, 2008.
29. Migliaccio G, Migliaccio AR, Petti S, et al: Human embryonic hemopoiesis. Kinetics of progenitors and precursors underlying the yolk sac—liver transition. *J Clin Invest* 78:51, 1986.
30. McGrath KE, Frame JM, Fromm GJ, et al: A transient definitive erythroid lineage with unique regulation of the β-globin locus in the mammalian embryo. *Blood* 117:4600, 2011.
31. Ivanovs A, Rybtsov S, Welch L, et al: Highly potent human hematopoietic stem cells first emerge in the intraembryonic aorta-gonad-mesonephros region. *J Exp Med* 208:2417, 2011.
32. Morrison SJ, Hemmati HD, Wandycz AM, Weissman IL: The purification and characterization of fetal liver hematopoietic stem cells. *Proc Natl Acad Sci U S A* 92:10302, 1995.
33. Snyder A, Fraser ST, Baron MH: Bone morphogenetic proteins in vertebrate hematopoietic development. *J Cell Biochem* 93:224, 2004.
34. Durand C, Robin C, Bollerot K, et al: Embryonic stromal clones reveal developmental regulators of definitive hematopoietic stem cells. *Proc Natl Acad Sci U S A* 104:20838, 2007.
35. Nishikawa SI: A complex linkage in the developmental pathway of endothelial and hematopoietic cells. *Curr Opin Cell Biol* 13:673, 2001.
36. Jaffredo T, Nottingham W, Liddiard K, et al: From hemangioblast to hematopoietic stem cell: An endothelial connection? *Exp Hematol* 33:1029, 2005.
37. Zovein AC, Hofmann JJ, Lynch M, et al: Fate tracing reveals the endothelial origin of hematopoietic stem cells. *Cell Stem Cell* 3:625, 2008.
38. Bertrand JY, Chi NC, Santoso B, et al: Haematopoietic stem cells derive directly from aortic endothelium during development. *Nature* 464:108, 2010.
39. Kissa K, Herbomel P: Blood stem cells emerge from aortic endothelium by a novel type of cell transition. *Nature* 464:112, 2010.
40. Boisset J-C, van Cappellen W, Andrieu-Soler C, et al: In vivo imaging of haematopoietic cells emerging from the mouse aortic endothelium. *Nature* 464:116, 2010.
41. Burns CE, Traver D, Mayhall E, et al: Hematopoietic stem cell fate is established by the Notch-Runx pathway. *Genes Dev* 19:2331, 2005.
42. Nakagawa M, Ichikawa M, Kumano K, et al: AML1/Runx1 rescues Notch1-null mutation-induced deficiency of para-aortic splanchnopleural hematopoiesis. *Blood* 108:3329, 2006.
43. Marshall CJ, Sinclair JC, Thrasher AJ, Kinnon C: Bone morphogenetic protein 4 modulates c-Kit expression and differentiation potential in murine embryonic aorta-gonad-mesonephros haematopoiesis in vitro. *Br J Haematol* 139:321, 2007.
44. Robin C, Ottersbach K, Durand C, et al: An unexpected role for IL-3 in the embryonic development of hematopoietic stem cells. *Dev Cell* 11:171, 2006.
45. Almeida-Porada GD, Hoffman R, Manalo P, et al: Detection of human cells in human/sheep chimeric lambs with in vitro human stroma-forming potential. *Exp Hematol* 24:482, 1996.
46. Zanjani ED, Almeida-Porada G, Livingston AG, et al: Reversible expression of CD34 by adult human bone marrow long-term engrafting hematopoietic stem cells. *Exp Hematol* 31:406, 2003.
47. Gallacher L, Murdoch B, Wu DM, et al: Isolation and characterization of human CD34(−)Lin(−) and CD34(+)Lin(−) hematopoietic stem cells using cell surface markers AC133 and CD7. *Blood* 95:2813, 2000.
48. Gehling UM, Ergün S, Schumacher U, et al: In vitro differentiation of endothelial cells from AC133-positive progenitor cells. *Blood* 95:3106, 2000.
49. Takakura N, Watanabe T, Suenobu S, et al: A role for hematopoietic stem cells in promoting angiogenesis. *Cell* 102:199, 2000.
50. Cogle CR, Wainman DA, Jorgensen ML, et al: Adult human hematopoietic cells provide functional hemangioblast activity. *Blood* 103:133, 2004.
51. Bailey AS, Jiang S, Afentoulis M, et al: Transplanted adult hematopoietic stems cells differentiate into functional endothelial cells. *Blood* 103:13, 2004.
52. Kiel MJ, Yilmaz OH, Iwashita T, et al: SLAM family receptors distinguish hematopoietic stem and progenitor cells and reveal endothelial niches for stem cells. *Cell* 121:1109, 2005.
53. Kim I, He S, Yilmaz OH, et al: Enhanced purification of fetal liver hematopoietic stem cells using SLAM family receptors. *Blood* 108:737, 2006.
54. Geiger H, True JM, Grimes B, et al: Analysis of the hematopoietic potential of muscle-derived cells in mice. *Blood* 100:721, 2002.
55. Issarachai S, Priestley GV, Nakamoto B, Papayannopoulou T: Cells with hemopoietic potential residing in muscle are itinerant bone marrow-derived cells. *Exp Hematol* 30:366, 2002.
56. Zipori D: The stem state: Mesenchymal plasticity as a paradigm. *Curr Stem Cell Res Ther* 1:95, 2006.
57. Phinney DG, Prockop DJ: Concise review: Mesenchymal stem/multipotent stromal cells: The state of transdifferentiation and modes of tissue repair—current views. *Stem Cells* 25:2896, 2007.
58. Mazo IB, Massberg S, von Andrian UH: Hematopoietic stem and progenitor cell trafficking. *Trends Immunol* 32:493, 2011.
59. Ciriza J, Thompson H, Petrosian R, et al: The migration of hematopoietic progenitors from the fetal liver to the fetal bone marrow: Lessons learned and possible clinical applications. *Exp Hematol* 41:411, 2013.
60. Christensen JL, Wright DE, Wagers AJ, Weissman IL: Circulation and chemotaxis of fetal hematopoietic stem cells. *PLoS Biol* 2:E75, 2004.
61. Chan CKF, Chen C-C, Luppen CA, et al: Endochondral ossification is required for haematopoietic stem-cell niche formation. *Nature* 457:490, 2009.
62. Chan CKF, Lindau P, Jiang W, et al: Clonal precursor of bone, cartilage, and hematopoietic niche stromal cells. *Proc Natl Acad Sci U S A* 110:12643, 2013.
63. Colnot C, de la Fuente L, Huang S, et al: Indian hedgehog synchronizes skeletal angiogenesis and perichondrial maturation with cartilage development. *Development* 132:1057, 2005.
64. Cecchini MG, Hofstetter W, Halasy J, et al: Role of CSF-1 in bone and bone marrow development. *Mol Reprod Dev* 46:75, 1997.
65. Tavian M, Péault B: The changing cellular environments of hematopoiesis in human development in utero. *Exp Hematol* 33:1062, 2005.
66. Custer RP, Ahlfeldt FE: Studies on the structure and function of the bone marrow. *J Lab Clin Med* 17 951, 1932.
67. Gregersen MI, Rawson RA: Blood volume. *Physiol Rev* 39:307, 1959.
68. Christy M: Active marrow distribution as a function of age in humans. *Phys Med Biol* 26:389, 1981.
69. Babyn PS, Ranson M, McCarville ME: Normal bone marrow: Signal characteristics and fatty conversion. *Magn Reson Imaging Clin N Am* 6:473, 1998.
70. Tuljapurkar SR, McGuire TR, Brusnahan SK, et al: Changes in human bone marrow fat content associated with changes in hematopoietic stem cell numbers and cytokine levels with aging. *J Anat* 219:574, 2011.
71. Huggins C, Blocksom BH: Changes in outlying bone marrow accompanying a local increase of temperature within physiological limits. *J Exp Med* 64:253, 1936.
72. Naveiras O, Nardi V, Wenzel PL, et al: Bone-marrow adipocytes as negative regulators of the haematopoietic microenvironment. *Nature* 460:259, 2009.
73. Brookes M: *The Blood Supply of Bone.* Butterworth, London, 1971.
74. Tavassoli M: Arterial structure of bone marrow in the rabbit with special reference to the thin-walled arteries. *Acta Anat (Basel)* 90:608, 1974.
75. Ellis SL, Grassinger J, Jones A, et al: The relationship between bone, hemopoietic stem cells, and vasculature. *Blood* 118:1516, 2011.
76. Wilkins BS, Jones DB: Vascular networks within the stroma of human long-term bone marrow cultures. *J Pathol* 177:295, 1995.
77. Charbord P, Tavian M, Humeau L, Péault B: Early ontogeny of the human marrow from long bones: An immunohistochemical study of hematopoiesis and its microenvironment. *Blood* 87:4109, 1996.
78. Huber TL, Kouskoff V, Fehling HJ, et al: Haemangioblast commitment is initiated in the primitive streak of the mouse embryo. *Nature* 432:625, 2004.
79. Peichev M, Naiyer AJ, Pereira D, et al: Expression of VEGFR-2 and AC133 by circulating human CD34(+) cells identifies a population of functional endothelial precursors. *Blood* 95:952, 2000.
80. Hildebrand P, Cirulli V, Prinsen RC, et al: The role of angiopoietins in the development of endothelial cells from cord blood CD34+ progenitors. Blood. *Blood* 104:2010, 2004.
81. Wijelath ES, Rahman S, Murray J, et al: Fibronectin promotes VEGF-induced CD34 cell differentiation into endothelial cells. *J Vasc Surg* 39:655, 2004.
82. Schipani E, Maes C, Carmeliet G, Semenza GL: Regulation of osteogenesis-angiogenesis coupling by HIFs and VEGF. *J Bone Miner Res* 24:1347, 2009.
83. Singbrant S, Russell MR, Jovic T, et al: Erythropoietin couples erythropoiesis, B-lymphopoiesis, and bone homeostasis within the bone marrow microenvironment. *Blood* 117:5631, 2011.
84. Lichtman MA: The ultrastructure of the hemopoietic environment of the marrow: A review. *Exp Hematol* 9:391, 1981.
85. Yamazaki K, Allen TD: Ultrastructural morphometric study of efferent nerve terminals on murine bone marrow stromal cells, and the recognition of a novel anatomical unit: The "neuro-reticular complex." *Am J Anat* 187:261, 1990.
86. Pelletier L, Angonin R, Regnard J, et al: Human bone marrow angiogenesis: In vitro modulation by substance P and neurokinin A. *Br J Haematol* 119:1083, 2002.
87. Lichtman MA: The relationship of stromal cells to hemopoietic cells in marrow, in *Long-Term Bone Marrow Culture*, edited by DG Wright, JS Greenberger, p 3. Liss, New York, 1984.
88. Seshi B, Kumar S, Sellers D: Human bone marrow stromal cell: Coexpression of markers specific for multiple mesenchymal cell lineages. *Blood Cells Mol Dis* 26:234, 2000.
89. Mazo IB, Gutierrez-Ramos JC, Frenette PS, et al: Hematopoietic progenitor cell rolling in bone marrow microvessels: Parallel contributions by endothelial selectins and vascular cell adhesion molecule 1. *J Exp Med* 188:465, 1998.
90. Schofield R: The relationship between the spleen colony-forming cell and the haemopoietic stem cell. *Blood Cells* 4:7, 1978.
91. Wang L, Benedito R, Bixel MG, et al: Identification of a clonally expanding haematopoietic compartment in bone marrow. *EMBO J* 32:219, 2013.
92. Ding L, Morrison SJ: Haematopoietic stem cells and early lymphoid progenitors occupy distinct bone marrow niches. *Nature* 495:231, 2013.
93. Takaku T, Malide D, Chen J, et al: Hematopoiesis in 3 dimensions: Human and murine bone marrow architecture visualized by confocal microscopy. *Blood* 116:e41, 2010.
94. Chasis JA, Mohandas N: Erythroblastic islands: Niches for erythropoiesis. *Blood* 112:470, 2008.
95. Sacchetti B, Funari A, Michienzi S, et al: Self-renewing osteoprogenitors in bone marrow sinusoids can organize a hematopoietic microenvironment. *Cell* 131:324, 2007.
96. Serafini M, Sacchetti B, Pievani A, et al: Establishment of bone marrow and hematopoietic niches in vivo by reversion of chondrocyte differentiation of human bone marrow stromal cells. *Stem Cell Res* 12:659, 2014.

97. Ehninger A, Trumpp A: The bone marrow stem cell niche grows up: Mesenchymal stem cells and macrophages move in. *J Exp Med* 208:421, 2011.
98. Nombela-Arrieta C, Pivarnik G, Winkel B, et al: Quantitative imaging of haematopoietic stem and progenitor cell localization and hypoxic status in the bone marrow microenvironment. *Nat Cell Biol* 15:533, 2013.
99. Winkler IG, Barbier V, Wadley R, et al: Positioning of bone marrow hematopoietic and stromal cells relative to blood flow in vivo: Serially reconstituting hematopoietic stem cells reside in distinct nonperfused niches. *Blood* 116:375, 2010.
100. Spencer JA, Ferraro F, Roussakis E, et al: Direct measurement of local oxygen concentration in the bone marrow of live animals. *Nature* 508:269, 2014.
101. Abboud CN, Liesveld JL, Lichtman MA: The architecture of marrow and its role in hematopoietic cell lodgement, in *The Hematopoietic Microenvironment*, edited by MW Long, MS Wicha, p 2. Johns Hopkins University Press, Baltimore, MD, 1993.
102. Tavassoli M, Shaklai M: Absence of tight junctions in endothelium of marrow sinuses: Possible significance for marrow cell egress. *Br J Haematol* 41:303, 1979.
103. Bankston PW, De Bruyn PP: The permeability to carbon of the sinusoidal lining cells of the embryonic rat liver and rat bone marrow. *Am J Anat* 141:281, 1974.
104. Lichtman MA, Packman CH, Constine LS: Molecular and cellular traffic across the marrow sinuses, in *Handbook of the Hemopoietic Microenvironment*, edited by M Tavassoli, p 87. Humana Press, Clifton, NJ, 1989.
105. Hasthorpe S, Bogdanovski M, Rogerson J, Radley JM: Characterization of endothelial cells in murine long-term marrow culture. Implication for hemopoietic regulation. *Exp Hematol* 20:476, 1992.
106. Perkins S, Fleischman RA: Stromal cell progeny of murine bone marrow fibroblast colony-forming units are clonal endothelial-like cells that express collagen IV and laminin. *Blood* 75:620, 1990.
107. van Buul JD, Mul FPJ, van der Schoot CE, Hordijk PL: ICAM-3 activation modulates cell-cell contacts of human bone marrow endothelial cells. *J Vasc Res* 41:28, 2004.
108. Schweitzer KM, Dräger AM, van der Valk P, et al: Constitutive expression of E-selectin and vascular cell adhesion molecule-1 on endothelial cells of hematopoietic tissues. *Am J Pathol* 148:165, 1996.
109. Winkler IG, Barbier V, Nowlan B, et al: Vascular niche E-selectin regulates hematopoietic stem cell dormancy, self renewal and chemoresistance. *Nat Med* 18:1651, 2012.
110. Kataoka M, Tavassoli M: Identification of lectin-like substances recognizing galactosyl residues of glycoconjugates on the plasma membrane of marrow sinus endothelium. *Blood* 65:1163, 1985.
111. Yao L, Yokota T, Xia L, et al: Bone marrow dysfunction in mice lacking the cytokine receptor gp130 in endothelial cells. *Blood* 106:4093, 2005.
112. Guillotin B, Bourget C, Remy-Zolgadri M, et al: Human primary endothelial cells stimulate human osteoprogenitor cell differentiation. *Cell Physiol Biochem* 14:325, 2004.
113. Kobayashi H, Butler JM, O'Donnell R, et al: Angiocrine factors from Akt-activated endothelial cells balance self-renewal and differentiation of haematopoietic stem cells. *Nat Cell Biol* 12:1046, 2010.
114. Maes C: Role and regulation of vascularization processes in endochondral bones. *Calcif Tissue Int* 92:307, 2013.
115. Ding L, Saunders TL, Enikolopov G, Morrison SJ: Endothelial and perivascular cells maintain haematopoietic stem cells. *Nature* 481:457, 2012.
116. Zheng J, Huynh H, Umikawa M, et al: Angiopoietin-like protein 3 supports the activity of hematopoietic stem cells in the bone marrow niche. *Blood* 117:470, 2011.
117. Mohle R, Salemi P, Moore MA, Rafii S: Expression of interleukin-5 by human bone marrow microvascular endothelial cells: Implications for the regulation of eosinophilopoiesis in vivo. *Br J Haematol* 99:732, 1997.
118. Huang WQ, Wang QR: Bone marrow endothelial cells secrete thymosin beta4 and AcS-DKP. *Exp Hematol* 29:12, 2001.
119. Bordenave L, Georges A, Bareille R, et al: Human bone marrow endothelial cells: A new identified source of B-type natriuretic peptide. *Peptides* 23:935, 2002.
120. van Buul JD, Voermans C, van den Berg V, et al: Migration of human hematopoietic progenitor cells across bone marrow endothelium is regulated by vascular endothelial cadherin. *J Immunol* 168:588, 2002.
121. Netelenbos T, van den Born J, Kessler FL, et al: In vitro model for hematopoietic progenitor cell homing reveals endothelial heparan sulfate proteoglycans as direct adhesive ligands. *J Leukoc Biol* 74:1035, 2003.
122. Netelenbos T, van den Born J, Kessler FL, et al: Proteoglycans on bone marrow endothelial cells bind and present SDF-1 towards hematopoietic progenitor cells. *Leukemia* 17:175, 2003.
123. Hillyer P, Mordelet E, Flynn G, Male D: Chemokines, chemokine receptors and adhesion molecules on different human endothelia: Discriminating the tissue-specific functions that affect leucocyte migration. *Clin Exp Immunol* 134:431, 2003.
124. Yun H-J, Jo D-Y: Production of stromal cell-derived factor-1 (SDF-1)and expression of CXCR4 in human bone marrow endothelial cells. *J Korean Med Sci* 18:679, 2003.
125. Imai T, Hieshima K, Haskell C, et al: Identification and molecular characterization of fractalkine receptor CX3CR1, which mediates both leukocyte migration and adhesion. *Cell* 91:521, 1997.
126. Nitschke L, Floyd H, Ferguson DJ, Crocker PR: Identification of CD22 ligands on bone marrow sinusoidal endothelium implicated in CD22-dependent homing of recirculating B cells. *J Exp Med* 189:1513, 1999.
127. Weiss L, Chen LT: The organization of hemopoietic cords and vascular sinuses in bone marrow. *Blood Cells* 1:617, 1975.
128. Leblond PF, Chamberlain JK, Weed RI: Scanning electron microscopy of erythropoietin-stimulated bone marrow. *Blood Cells* 1:639, 1975.
129. Galmiche MC, Koteliansky VE, Brière J, et al: Stromal cells from human long-term marrow cultures are mesenchymal cells that differentiate following a vascular smooth muscle differentiation pathway. *Blood* 82:66, 1993.
130. Dennis JE, Charbord P: Origin and differentiation of human and murine stroma. *Stem Cells* 20:205, 2002.
131. Weiss L, Geduldig U: Barrier cells: Stromal regulation of hematopoiesis and blood cell release in normal and stressed murine bone marrow. *Blood* 78:975, 1991.
132. Sugiyama T, Kohara H, Noda M, Nagasawa T: Maintenance of the hematopoietic stem cell pool by CXCL12-CXCR4 chemokine signaling in bone marrow stromal cell niches. *Immunity* 25:977, 2006.
133. Pinho S, Lacombe J, Hanoun M, et al: PDGFRalpha and CD51 mark human nestin+ sphere-forming mesenchymal stem cells capable of hematopoietic progenitor cell expansion. *J Exp Med* 210:1351, 2013.
134. Greenbaum A, Hsu YM, Day RB, et al: CXCL12 in early mesenchymal progenitors is required for haematopoietic stem-cell maintenance. *Nature* 495:227, 2013.
135. Omatsu Y, Sugiyama T, Kohara H, et al: The essential functions of adipo-osteogenic progenitors as the hematopoietic stem and progenitor cell niche. *Immunity* 33:387, 2010.
136. Omatsu Y, Seike M, Sugiyama T, et al: Foxc1 is a critical regulator of haematopoietic stem/progenitor cell niche formation. *Nature* 508:536, 2014.
137. Nagasawa T, Omatsu Y, Sugiyama T: Control of hematopoietic stem cells by the bone marrow stromal niche: The role of reticular cells. *Trends Immunol* 32:315, 2011.
138. Mendez-Ferrer S, Michurina TV, Ferraro F, et al: Mesenchymal and haematopoietic stem cells form a unique bone marrow niche. *Nature* 466:829, 2010.
139. Afan AM, Broome CS, Nicholls SE, et al: Bone marrow innervation regulates cellular retention in the murine haemopoietic system. *Br J Haematol* 98:569, 1997.
140. Mendez-Ferrer S, Lucas D, Battista M, Frenette PS: Haematopoietic stem cell release is regulated by circadian oscillations. *Nature* 452:442, 2008.
141. Katayama Y, Battista M, Kao W-M, et al: Signals from the sympathetic nervous system regulate hematopoietic stem cell egress from bone marrow. *Cell* 124:407, 2006.
142. Yamazaki S, Ema H, Karlsson G, et al: Nonmyelinating Schwann cells maintain hematopoietic stem cell hibernation in the bone marrow niche. *Cell* 147:1146, 2011.
143. Tavassoli M: Fatty evolution of marrow and the role of adipose tissue in hematopoiesis, in *Handbook of the Hemopoietic Microenvironment*, edited by M Tavassoli, p 157. Humana Press, Clifton, NJ, 1989.
144. Sadie-Van Gijsen H, Hough FS, Ferris WF: Determinants of bone marrow adiposity: The modulation of peroxisome proliferator-activated receptor-gamma2 activity as a central mechanism. *Bone* 56:255, 2013.
145. Nuttall ME, Shah F, Singh V, et al: Adipocytes and the regulation of bone remodeling: A balancing act. *Calcif Tissue Int* 94:78, 2014.
146. Krings A, Rahman S, Huang S, et al: Bone marrow fat has brown adipose tissue characteristics, which are attenuated with aging and diabetes. *Bone* 50:546, 2012.
147. Poloni A, Maurizi G, Serrani F, et al: Molecular and functional characterization of human bone marrow adipocytes. *Exp Hematol* 41:558, 2013.
148. Corre J, Planat-Benard V, Corberand JX, et al: Human bone marrow adipocytes support complete myeloid and lymphoid differentiation from human CD34 cells. *Br J Haematol* 127:344, 2004.
149. Miller SC, de Saint-Georges L, Bowman BM, Jee WS: Bone lining cells: Structure and function. *Scanning Microsc* 3:953, 1989.
150. Bianco P: Bone and the hematopoietic niche: A tale of two stem cells. *Blood* 117:5281, 2011.
151. Sillaber C, Walchshofer S, Mosberger I, et al: Immunophenotypic characterization of human bone marrow endosteal cells. *Tissue Antigens* 53:559, 1999.
152. Long MW, Robinson JA, Ashcraft EA, Mann KG: Regulation of human bone marrow-derived osteoprogenitor cells by osteogenic growth factors. *J Clin Invest* 95:881, 1995.
153. Gronthos S, Zannettino AC, Graves SE, et al: Differential cell surface expression of the STRO-1 and alkaline phosphatase antigens on discrete developmental stages in primary cultures of human bone cells. *J Bone Miner Res* 14:47, 1999.
154. Moerman EJ, Teng K, Lipschitz DA, Lecka-Czernik B: Aging activates adipogenic and suppresses osteogenic programs in mesenchymal marrow stroma/stem cells: The role of PPAR-gamma2 transcription factor and TGF-beta/BMP signaling pathways. *Aging Cell* 3:379, 2004.
155. Hanada K, Dennis JE, Caplan AI: Stimulatory effects of basic fibroblast growth factor and bone morphogenetic protein-2 on osteogenic differentiation of rat bone marrow-derived mesenchymal stem cells. *J Bone Miner Res* 12:1606, 1997.
156. Blanquaert F, Delany AM, Canalis E: Fibroblast growth factor-2 induces hepatocyte growth factor/scatter factor expression in osteoblasts. *Endocrinology* 140:1069, 1999.
157. Grano M, Galimi F, Zambonin G, et al: Hepatocyte growth factor is a coupling factor for osteoclasts and osteoblasts in vitro. *Proc Natl Acad Sci U S A* 93:7644, 1996.
158. Yin JJ, Mohammad KS, Käkönen SM, et al: A causal role for endothelin-1 in the pathogenesis of osteoblastic bone metastases. *Proc Natl Acad Sci U S A* 100:10954, 2003.
159. Erlebacher A, Filvaroff EH, Ye JQ, Derynck R: Osteoblastic responses to TGF-beta during bone remodeling. *Mol Biol Cell* 9:1903, 1998.
160. Nakashima K, Zhou X, Kunkel G, et al: The novel zinc finger-containing transcription factor osterix is required for osteoblast differentiation and bone formation. *Cell* 108:17, 2002.
161. Taichman RS, Emerson SG: The role of osteoblasts in the hematopoietic microenvironment. *Stem Cells* 16:7, 1998.
162. Ahmed N, Khokher MA, Hassan HT: Cytokine-induced expansion of human CD34+ stem/progenitor and CD34+CD41+ early megakaryocytic marrow cells cultured on normal osteoblasts. *Stem Cells* 17:92, 1999.
163. Robey PG, Young MF, Flanders KC, et al: Osteoblasts synthesize and respond to transforming growth factor-type beta (TGF-beta) in vitro. *J Cell Biol* 105:457, 1987.
164. Haylock DN, Nilsson SK: Osteopontin: A bridge between bone and blood. *Br J Haematol* 134:467, 2006.
165. Frisch BJ, Porter RL, Calvi LM: Hematopoietic niche and bone meet. *Curr Opin Support Palliat Care* 2:211, 2008.
166. Civitelli R, Beyer EC, Warlow PM, et al: Connexin43 mediates direct intercellular communication in human osteoblastic cell networks. *J Clin Invest* 91:1888, 1993.
167. Dorshkind K, Green L, Godwin A, Fletcher WH: Connexin-43-type gap junctions mediate communication between bone marrow stromal cells. *Blood* 82:38, 1993.
168. Montecino-Rodriguez E, Leathers H, Dorshkind K: Expression of connexin 43(Gx43) is critical for normal hematopoiesis. *Blood* 96:917, 2000.

169. Visnjic D, Kalajzic Z, Rowe DW, et al: Hematopoiesis is severely altered in mice with an induced osteoblast deficiency. *Blood* 103:3258, 2004.

170. Nakashima T, Hayashi M, Fukunaga T, et al: Evidence for osteocyte regulation of bone homeostasis through RANKL expression. *Nat Med* 17:1231, 2011.

171. van Bezooijen RL, Roelen BA, Visser A, et al: Sclerostin is an osteocyte-expressed negative regulator of bone formation, but not a classical BMP antagonist. *J Exp Med* 199:805, 2004.

172. Fulzele K, Krause DS, Panaroni C, et al: Myelopoiesis is regulated by osteocytes through Gsalpha-dependent signaling. *Blood* 121:930, 2013.

173. Matayoshi A, Brown C, DiPersio JF, et al: Human blood-mobilized hematopoietic precursors differentiate into osteoclasts in the absence of stromal cells. *Proc Natl Acad Sci U S A* 93:10785, 1996.

174. Edwards CM, Mundy GR: Eph receptors and ephrin signaling pathways: A role in bone homeostasis. *Int J Med Sci* 5:263, 2008.

175. Askmyr MK, Fasth A, Richter J: Towards a better understanding and new therapeutics of osteopetrosis. *Br J Haematol* 140:597, 2008.

176. Calle Y, Jones GE, Jagger C, et al: WASp deficiency in mice results in failure to form osteoclast sealing zones and defects in bone resorption. *Blood* 103:3552, 2004.

177. Horowitz MC, Lorenzo JA: The origins of osteoclasts. *Curr Opin Rheumatol* 16:464, 2004.

178. Dai X-M, Zong X-H, Sylvestre V, Stanley ER: Incomplete restoration of colony-stimulating factor 1 (CSF-1) function in CSF-1-deficient Csf1op/Csf1op mice by transgenic expression of cell surface CSF-1. *Blood* 103:1114, 2004.

179. Asagiri M, Takayanagi H: The molecular understanding of osteoclast differentiation. *Bone.* 40:251, 2007.

180. Udagawa N, Takahashi N, Yasuda H, et al: Osteoprotegerin produced by osteoblasts is an important regulator in osteoclast development and function. *Endocrinology* 141:3478, 2000.

181. Domon T, Yamazaki Y, Fukui A, et al: Ultrastructural study of cell-cell interaction between osteoclasts and osteoblasts/stroma cells in vitro. *Ann Anat* 184:221, 2002.

182. Takahashi N, Udagawa N, Suda T: A new member of tumor necrosis factor ligand family, ODF/OPGL/TRANCE/RANKL, regulates osteoclast differentiation and function. *Biochem Biophys Res Commun* 256:449, 1999.

183. Shalhoub V, Faust J, Boyle WJ, et al: Osteoprotegerin and osteoprotegerin ligand effects on osteoclast formation from human peripheral blood mononuclear cell precursors. *J Cell Biochem* 72:251, 1999.

184. Zhao C, Irie N, Takada Y, et al: Bidirectional ephrinB2-EphB4 signaling controls bone homeostasis. *Cell Metab* 4:111, 2006.

185. Jimi E, Nakamura I, Amano H, et al: Osteoclast function is activated by osteoblastic cells through a mechanism involving cell-to-cell contact. *Endocrinology* 137:2187, 1996.

186. Mbalaviele G, Nishimura R, Myoi A, et al: Cadherin-6 mediates the heterotypic interactions between the hemopoietic osteoclast cell lineage and stromal cells in a murine model of osteoclast differentiation. *J Cell Biol* 141:1467, 1998.

187. Hayashi S, Miyake K, Kincade PW: The CD9 molecule on stromal cells. *Leuk Lymphoma* 38:265, 2000.

188. Oritani K, Wu X, Medina K, et al: Antibody ligation of CD9 modifies production of myeloid cells in long-term cultures. *Blood* 87:2252, 1996.

189. Tanio Y, Yamazaki H, Kunisada T, et al: CD9 molecule expressed on stromal cells is involved in osteoclastogenesis. *Exp Hematol* 27:853, 1999.

190. Iwama A, Yamaguchi N, Suda T: STK/RON receptor tyrosine kinase mediates both apoptotic and growth signals via the multifunctional docking site conserved among the HGF receptor family. *EMBO J* 15:5866, 1996.

191. Kurihara N, Tatsumi J, Arai F, et al: Macrophage-stimulating protein (MSP) and its receptor, RON, stimulate human osteoclast activity but not proliferation: Effect of MSP distinct from that of hepatocyte growth factor. *Exp Hematol* 26:1080, 1998.

192. Choi SJ, Han JH, Roodman GD: ADAM8: A novel osteoclast stimulating factor. *J Bone Miner Res* 16:814, 2001.

193. Oba Y, Chung HY, Choi SJ, Roodman GD: Eosinophil chemotactic factor-L (ECF-L): A novel osteoclast stimulating factor. *J Bone Miner Res* 18:1332, 2003.

194. Crocker PR, Morris L, Gordon S: Novel cell surface adhesion receptors involved in interactions between stromal macrophages and haematopoietic cells. *J Cell Sci Suppl* 9:185, 1988.

195. Sapoznikov A, Pewzner-Jung Y, Kalchenko V, et al: Perivascular clusters of dendritic cells provide critical survival signals to B cells in bone marrow niches. *Nat Immunol* 9:388, 2008.

196. Ye M, Graf T: Early decisions in lymphoid development. *Curr Opin Immunol* 19:123, 2007.

197. Ichii M, Shimazu T, Welner RS, et al: Functional diversity of stem and progenitor cells with B-lymphopoietic potential. *Immunol Rev* 237:10, 2010.

198. Panaroni C, Wu JY: Interactions between B lymphocytes and the osteoblast lineage in bone marrow. *Calcif Tissue Int* 93:261, 2013.

199. Tokoyoda K, Egawa T, Sugiyama T, et al: Cellular niches controlling B lymphocyte behavior within bone marrow during development. *I Immunity.* 20:707, 2004.

200. Di Rosa F, Pabst R: The bone marrow: A nest for migratory memory T cells. *Trends Immunol* 26:360, 2005.

201. Tsuji JM, Pollack SB: Maturation of murine natural killer precursor cells in the absence of exogenous cytokines requires contact with bone marrow stroma. *Nat Immunol* 14:44, 1995.

202. Yu H, Fehniger TA, Fuchshuber P, et al: Flt3 ligand promotes the generation of a distinct CD34(+) human natural killer cell progenitor that responds to interleukin-15. *Blood* 92:3647, 1998.

203. Burkett PR, Koka R, Chien M, et al: Coordinate expression and trans presentation of interleukin (IL)-15Ralpha and IL-15 supports natural killer cell and memory CD8+ T cell homeostasis. *J Exp Med* 200:825, 2004.

204. Fairfax KA, Kallies A, Nutt SL, Tarlinton DM: Plasma cell development: From B-cell subsets to long-term survival niches. *Semin Immunol* 20:49, 2008.

205. Varol C, Yona S, Jung S: Origins and tissue-context-dependent fates of blood monocytes. *Immunol Cell Biol* 87:30, 2009.

206. Pettit AR, Chang MK, Hume DA, Raggatt LJ: Osteal macrophages: A new twist on coupling during bone dynamics. *Bone* 43:976, 2008.

207. Baldus SE, Wickenhauser C, Stefanovic A, et al: Enrichment of human bone marrow mononuclear phagocytes and characterization of macrophage subpopulations by immunoenzymatic double staining. *Histochem J* 30:285, 1998.

208. Wijffels JF, de Rover Z, Kraal G, Beelen RH: Macrophage phenotype regulation by colony-stimulating factors at bone marrow level. *J Leukoc Biol* 53:249, 1993.

209. Shima M, Teitelbaum SL, Holers VM, et al: Et al: Macrophage-colony-stimulating factor regulates expression of the integrins alpha 4, beta 1 and alpha 5, beta 1 by murine marrow macrophages. *Proc Natl Acad Sci U S A* 92:5179, 1995.

210. Dannaeus K, Johannisson A, Nilsson K, Jönsson JI: Flt3 ligand induces the outgrowth of Mac-1+B220+ mouse bone marrow progenitor cells restricted to macrophage differentiation that coexpress early B cell-associated genes. *Exp Hematol* 27:1646, 1999.

211. Wright EG, Pragnell IB: Stem cell proliferation inhibitors. *Baillieres Clin Haematol* 5:723, 1992.

212. Su S, Mukaida N, Wang J, et al: Inhibition of immature erythroid progenitor cell proliferation by macrophage inflammatory protein-1alpha by interacting mainly with a C-C chemokine receptor, CCR1. *Blood* 90:605, 1997.

213. Jacobsen SE, Ruscetti FW, Dubois CM, Keller JR: Tumor necrosis factor alpha directly and indirectly regulates hematopoietic progenitor cell proliferation: Role of colony-stimulating factor receptor modulation. *J Exp Med* 175:1759, 1992.

214. Yan XQ, Brady G, Iscove NN: Platelet-derived growth factor (PDGF) activates primitive hematopoietic precursors (pre-CFCmulti) by up-regulating IL-1 in PDGF receptor-expressing macrophages. *J Immunol* 150:2440, 1993.

215. Lerat H, Lissitzky JC, Singer JW, et al: Role of stromal cells and macrophages in fibronectin biosynthesis and matrix assembly in human long-term marrow cultures. *Blood* 82:1480, 1993.

216. Chow A, Lucas D, Hidalgo A, et al: Bone marrow CD169+ macrophages promote the retention of hematopoietic stem and progenitor cells in the mesenchymal stem cell niche. *J Exp Med* 208:261, 2011.

217. Chow A, Huggins M, Ahmed J, et al: CD169(+) macrophages provide a niche promoting erythropoiesis under homeostasis and stress. *Nat Med* 19:429, 2013.

218. Klein G: The extracellular matrix of the hematopoietic microenvironment. *Experientia* 51:914, 1995.

219. Bentley SA, Tralka TS: Fibronectin-mediated attachment of hematopoietic cells to stromal elements in continuous bone marrow culture. *Exp Hematol* 11:129, 1983.

220. Campbell AD, Long MW, Wicha MS: Haemonectin, a bone marrow adhesion protein specific for cells of granulocyte lineage. *Nature* 329:744, 1987.

221. Lawler J: The structural and functional properties of thrombospondin. *Blood* 67:1197, 1986.

222. Simmons PJ, Levesque JP, Zannettino AC: Adhesion molecules in haemopoiesis. *Baillieres Clin Haematol* 10:485, 1997.

223. Verfaille CM: Adhesion receptors as regulators of the hematopoietic process. *Blood* 92:2609, 1998.

224. Broxmeyer HE, Kim CH: Regulation of hematopoiesis in a sea of chemokine family members with a plethora of redundant activities. *Exp Hematol* 27:1113, 1999.

225. Coombe DR: Biological implications of glycosaminoglycan interactions with haemopoietic cytokines. *Immunol Cell Biol* 86:598, 2008.

226. Hoogewerf AJ, Kuschert GS, Proudfoot AE, et al: Glycosaminoglycans mediate cell surface oligomerization of chemokines. *Biochemistry* 36:13570, 1997.

227. Luster AD, Greenberg SM, Leder P: The IP-10 chemokine binds to a specific cell surface heparan sulfate site shared with platelet factor 4 and inhibits endothelial cell proliferation. *J Exp Med* 182:219, 1995.

228. Tanaka Y, Adams DH, Hubscher S, et al: T-cell adhesion induced by proteoglycan-immobilized cytokine MIP-1 beta. *Nature* 361:79, 1993.

229. Chakravarty L, Rogers L, Quach T, et al: Lysine 58 and histidine 66 at the C-terminal alpha-helix of monocyte chemoattractant protein-1 are essential for glycosaminoglycan binding. *J Biol Chem* 273:29641, 1998.

230. Spillman D, Witt D, Lindahl U: Defining the interleukin-8-binding domain of heparan sulfate. *J Biol Chem* 273:15487, 1998.

231. Koopman W, Ediriwickrema C, Krangel MS: Structure and function of the glycosaminoglycan binding site of chemokine macrophage-inflammatory protein-1 beta. *J Immunol* 163:2120, 1999.

232. Amara A, Lorthioir O, Valenzuela A, et al: Stromal cell derived factor-1 alpha associates with heparan sulfates through the first beta-strand of the chemokine. *J Biol Chem* 274:23916, 1999.

233. Wolff EA, Greenfield B, Taub DD, et al: Generation of artificial proteoglycans containing glycosaminoglycan-modified CD44. Demonstration of the interaction between rantes and chondroitin sulfate. *J Biol Chem* 274:2518, 1999.

234. Lipscombe RJ, Nakhoul AM, Sanderson CJ, Coombe DR: Interleukin-5 binds to heparin/heparan sulfate. A model for an interaction with extracellular matrix. *J Leukoc Biol* 63:342, 1998.

235. Borghesi LA, Yamashita Y, Kincade PW: Heparan sulfate proteoglycans mediate interleukin-7-dependent B lymphopoiesis. *Blood* 93:140, 1999.

236. Lyon M, Deakin JA, Mizuno K, et al: Interaction of hepatocyte growth factor with heparan sulfate. Elucidation of the major heparan sulfate structural determinants. *J Biol Chem* 269:11216, 1994.

237. Kiefer MC, Stephans JC, Crawford K, et al: Ligand-affinity cloning and structure of a cell surface heparan sulfate proteoglycan that binds basic fibroblast growth factor. *Proc Natl Acad Sci U S A* 87:6985, 1990.

238. Robledo MM, Ursa MA, Sánchez-Madrid F, Teixidó J: Associations between TGF-beta1 receptors in human bone marrow stromal cells. *Br J Haematol* 102:804, 1998.

239. Shin JW, Buxboim A, Spinler KR, et al: Contractile forces sustain and polarize hematopoiesis from stem and progenitor cells. *Cell Stem Cell* 14:81, 2014.

240. Engler AJ, Sen S, Sweeney HL, Discher DE: Matrix elasticity directs stem cell lineage specification. *Cell* 126:677, 2006.

241. Holst J, Watson S, Lord MS, et al: Substrate elasticity provides mechanical signals for the expansion of hemopoietic stem and progenitor cells. *Nat Biotechnol* 28:1123, 2010.
242. Wight TN, Kinsella MG, Keating A, Singer JW: Proteoglycans in human long-term bone marrow cultures: Biochemical and ultrastructural analyses. *Blood* 67:1333, 1986.
243. Allen TD, Dexter TM, Simmons PJ: Marrow biology and stem cells. *Immunol Ser* 49:1, 1990.
244. Yurchenco PD, Schittny JC: Molecular architecture of basement membranes. *FASEB J* 4:1577, 1990.
245. Keating A, Gordon MY: Hierarchical organization of hematopoietic microenvironments: Role of proteoglycans. *Leukemia* 2:766, 1988.
246. Gordon MY, Riley GP, Clarke D: Heparan sulfate is necessary for adhesive interactions between human early hemopoietic progenitor cells and the extracellular matrix of the marrow microenvironment. *Leukemia* 2:804, 1988.
247. Bruno E, Luikart SD, Long MW, Hoffman R: Marrow-derived heparan sulfate proteoglycan mediates the adhesion of hematopoietic progenitor cells to cytokines. *Exp Hematol* 23:1212, 1995.
248. Minguell JJ, Hardy C, Tavassoli M: Membrane-associated chondroitin sulfate proteoglycan and fibronectin mediate the binding of hemopoietic progenitor cells to stromal cells. *Exp Cell Res* 201:200, 1992.
249. Han ZC, Bellucci S, Shen ZX, et al: Glycosaminoglycans enhance megakaryocytopoiesis by modifying the activities of hematopoietic growth regulators. *J Cell Physiol* 168:97, 1996.
250. Gordon MY, Lewis JL, Marley SB, et al: Stromal cells negatively regulate primitive haemopoietic progenitor cell activation via a phosphatidylinositol-anchored cell adhesion/signalling mechanism. *Br J Haematol* 96:647, 1997.
251. Mazzon C, Anselmo A, Cibella J, et al: The critical role of agrin in the hematopoietic stem cell niche. *Blood* 118:2733, 2011.
252. Mazzon C, Anselmo A, Soldani C, et al: Agrin is required for survival and function of monocytic cells. *Blood* 119:5502, 2012.
253. Lewinsohn DM, Nagler A, Ginzton N, et al: Hematopoietic progenitor cell expression of the H-CAM (CD44) homing-associated adhesion molecule. *Blood* 75:589, 1990.
254. Legras S, Levesque JP, Charrad R, et al: CD44-mediated adhesiveness of human hematopoietic progenitors to hyaluronan is modulated by cytokines. *Blood* 89:1905, 1997.
255. Jalkanen S, Jalkanen M: Lymphocyte CD44 binds the COOH-terminal heparin-binding domain of fibronectin. *J Cell Biol* 116:817, 1992.
256. Miyake K, Medina KL, Hayashi S, et al: Monoclonal antibodies to Pgp-1/CD44 block lympho-hemopoiesis in long-term bone marrow cultures. *J Exp Med* 171:477, 1990.
257. Rachmilewitz J, Tykocinski ML: Differential effects of chondroitin sulfates A and B on monocyte and B-cell activation: Evidence for B-cell activation via a CD44-dependent pathway. *Blood* 92:223, 1998.
258. Khaldoyanidi S, Moll J, Karakhanova S, et al: Hyaluronate-enhanced hematopoiesis: Two different receptors trigger the release of interleukin-1beta and interleukin-6 from bone marrow macrophages. *Blood* 94:940, 1999.
259. Sackstein R: Expression of an L-selectin ligand on hematopoietic progenitor cells. *Acta Haematol* 97:22, 1997.
260. Sternberg D, Peled A, Shezen E, et al: Control of stroma-dependent hematopoiesis by basic fibroblast growth factor: Stromal phenotypic plasticity and modified myelopoietic functions. *Cytokines Mol Ther* 2:29, 1996.
261. Weimar IS, Miranda N, Muller EJ, et al: Hepatocyte growth factor/scatter factor (HGF/SF) is produced by human bone marrow stromal cells and promotes proliferation, adhesion and survival of human hematopoietic progenitor cells (CD34+). *Exp Hematol* 26:885, 1998.
262. Pivak-Kroizman T, Lemmon MA, Dikic I, et al: Heparin-induced oligomerization of FGF molecules is responsible for FGF receptor dimerization, activation, and cell proliferation. *Cell* 79:1015, 1994.
263. Ratajczak MZ, Ratajczak J, Skorska M, et al: Effect of basic (FGF-2) and acidic (FGF-1) fibroblast growth factors on early haemopoietic cell development. *Br J Haematol* 93:772, 1996.
264. Schofield KP, Gallagher JT, David G: Expression of proteoglycan core proteins in human bone marrow stroma. *Biochem J* 343 Pt 3:663, 1999.
265. Klein G, Conzelmann S, Beck S, et al: Perlecan in human bone marrow: A growth-factor-presenting, but anti-adhesive, extracellular matrix component for hematopoietic cells. *Matrix Biol* 14:457, 1995.
266. Drzeniek Z, Stöcker G, Siebertz B, et al: Heparan sulfate proteoglycan expression is induced during early erythroid differentiation of multipotent hematopoietic stem cells. *Blood* 93:2884, 1999.
267. Siebertz B, Stöcker G, Drzeniek Z, et al: Expression of glypican-4 in haematopoietic-progenitor and bone-marrow-stromal cells. *Biochem J* 344:937, 1999.
268. Reijmers RM, Spaargaren M, Pals ST: Heparan sulfate proteoglycans in the control of B cell development and the pathogenesis of multiple myeloma. *FEBS J* 280:2180, 2013.
269. Oritani K, Kincade PW: Identification of stromal cell products that interact with pre-B cells. *J Cell Biol* 134:771, 1996.
270. Yamashita Y, Oritani K, Miyoshi EK, et al: Syndecan-4 is expressed by B lineage lymphocytes and can transmit a signal for formation of dendritic processes. *J Immunol* 162:5940, 1999.
271. Longley RL, Woods A, Fleetwood A, et al: Control of morphology, cytoskeleton and migration by syndecan-4. *J Cell Sci* 112:3421, 1999.
272. Zuckerman KS, Wicha MS: Extracellular matrix production by the adherent cells of long-term murine bone marrow cultures. *Blood* 61:540, 1983.
273. Sorrel JM: Ultrastructural localization of fibronectin in bone marrow of the embryonic chick and its relationship to granulopoiesis. *Cell Tissue Res* 252:565, 1988.
274. Vuillet-Gaugler MH, Breton-Gorius J, Vainchenker W, et al: Loss of attachment to fibronectin with terminal human erythroid differentiation. *Blood* 75:865, 1990.
275. Rosemblatt M, Vuillet-Gaugler MH, Leroy C, Coulombel L: Coexpression of two fibronectin receptors, VLA-4 and VLA-5, by immature human erythroblastic precursor cells. *J Clin Invest* 87:6, 1991.
276. Liesveld JL, Winslow JM, Kempski MC, et al: Adhesive interactions of normal and leukemic human CD34+ myeloid progenitors: Role of marrow stromal, fibroblast, and cytomatrix components. *Exp Hematol* 19:63, 1991.
277. Williams DA, Rios M, Stephens C, Patel VP: Fibronectin and VLA-4 in haematopoietic stem cell-microenvironment interactions. *Nature* 352:438, 1991.
278. Schofield KP, Humphries MJ: Identification of fibronectin IIICS variants in human bone marrow stroma. *Blood* 93:410, 1999.
279. Verfaillie CM, Benis A, Iida J, et al: Adhesion of committed human hematopoietic progenitors to synthetic peptides from the C-terminal heparin-binding domain of fibronectin: Cooperation between the integrin alpha 4 beta 1 and the CD44 adhesion receptor. *Blood* 84:1802, 1994.
280. Hassan HT, Sadovinkova E, Drize NJ, et al: Fibronectin increases both non-adherent cells and CFU-GM while collagen increases adherent cells in human normal long-term bone marrow cultures. *Haematologia (Budap)* 28:77, 1997.
281. Yokota T, Oritani K, Mitsui H, et al: Growth-supporting activities of fibronectin on hematopoietic stem/progenitor cells in vitro and in vivo: Structural requirement for fibronectin activities of CS1 and cell-binding domains. *Blood* 91:3263, 1998.
282. Hurley RW, McCarthy JB, Verfaillie CM: Direct adhesion to bone marrow stroma via fibronectin receptors inhibits hematopoietic progenitor proliferation. *J Clin Invest* 96:511, 1995.
283. Goltry KL, Patel VP: Specific domains of fibronectin mediate adhesion and migration of early murine erythroid progenitors. *Blood* 90:138, 1997.
284. van der Loo JC, Xiao X, McMillin D, et al: VLA-5 is expressed by mouse and human long-term repopulating hematopoietic cells and mediates adhesion to extracellular matrix protein fibronectin. *J Clin Invest* 102:1051, 1998.
285. Schofield KP, Rushton G, Humphries MJ, et al: Influence of interleukin-3 and other growth factors on alpha4beta1 integrin-mediated adhesion and migration of human hematopoietic progenitor cells. *Blood* 90:1858, 1997.
286. Levesque JP, Haylock DN, Simmons PJ: Cytokine regulation of proliferation and cell adhesion are correlated events in human CD34+ hemopoietic progenitors. *Blood* 88:1168, 1996.
287. Cui L, Ramsfjell V, Borge OJ, et al: Thrombopoietin promotes adhesion of primitive human hemopoietic cells to fibronectin and vascular cell adhesion molecule-1: Role of activation of very late antigen (VLA)-4 and VLA-5. *J Immunol* 159:1961, 1997.
288. Schofield KP, Humphries MJ, de Wynter E, et al: The effect of alpha4 beta1-integrin binding sequences of fibronectin on growth of cells from human hematopoietic progenitors. *Blood* 91:3230, 1998.
289. Spring FA, Griffiths RE, Mankelow TJ, et al: Tetraspanins CD81 and CD82 facilitate alpha4beta1-mediated adhesion of human erythroblasts to vascular cell adhesion molecule-1. *PLoS One* 8:e62654, 2013.
290. Malara A, Gruppi C, Rebuzzini P, et al: Megakaryocyte-matrix interaction within bone marrow: New roles for fibronectin and factor XIII-A. *Blood* 117:2476, 2011.
291. Xie B, Laouar A, Huberman E: Fibronectin-mediated cell adhesion is required for induction of 92-kDa type IV collagenase/gelatinase (MMP-9) gene expression during macrophage differentiation. The signaling role of protein kinase C-beta. *J Biol Chem* 273:11576, 1998.
292. Kremlev SG, Chapoval AI, Evans R: Cytokine release by macrophages after interacting with CSF-1 and extracellular matrix proteins: Characteristics of a mouse model of inflammatory responses in vitro. *Cell Immunol* 185:59, 1998.
293. Yonezawa I, Kato K, Yagita H, et al: VLA-5-mediated interaction with fibronectin induces cytokine production by human chondrocytes. *Biochem Biophys Res Commun* 219:261, 1996.
294. Chiquet-Ehrismann R, Matsuoka Y, Hofer U, et al: Tenascin variants: Differential binding to fibronectin and distinct distribution in cell cultures and tissues. *Cell Regul* 2:927, 1991.
295. Seiffert M, Beck SC, Schermutzki F, et al: Mitogenic and adhesive effects of tenascin-C on human hematopoietic cells are mediated by various functional domains. *Matrix Biol* 17:47, 1998.
296. Ohta M, Sakai T, Saga Y, et al: Suppression of hematopoietic activity in tenascin-C-deficient mice. *Blood* 91:4074, 1998.
297. Nakamura-Ishizu A, Okuno Y, Omatsu Y, et al: Extracellular matrix protein tenascin-C is required in the bone marrow microenvironment primed for hematopoietic regeneration. *Blood* 119:5429, 2012.
298. Mackie EJ, Tucker RP: The tenascin-C knockout revisited. *J Cell Sci* 112:3847, 1999.
299. Bentley SA: Collagen synthesis by bone marrow stromal cells: A quantitative study. *Br J Haematol* 50:491, 1982.
300. Mori M, Sadahira Y, Kawasaki S, et al: Formation of capillary networks from bone marrow cultured in collagen gel. *Cell Struct Funct* 14:393, 1989.
301. Zuckerman KS, Rhodes RK, Goodrum DD, et al: Inhibition of collagen deposition in the extracellular matrix prevents the establishment of a stroma supportive of hematopoiesis in long-term murine bone marrow cultures. *J Clin Invest* 75:970, 1985.
302. Leisten I, Kramann R, Ventura Ferreira MS, et al: 3D co-culture of hematopoietic stem and progenitor cells and mesenchymal stem cells in collagen scaffolds as a model of the hematopoietic niche. *Biomaterials* 33:1736, 2012.
303. Chichester CO, Fernández M, Minguell JJ: Extracellular matrix gene expression by human bone marrow stroma and by marrow fibroblasts. *Cell Adhes Commun* 1:93, 1993.
304. Klein G, Muller CA, Tillet E, et al: Collagen type VI in the human bone marrow microenvironment: A strong cytoadhesive component. *Blood* 86:1740, 1995.
305. Koenigsmann M, Griffin JD, DiCarlo J, Cannistra SA: Myeloid and erythroid progenitor cells from normal bone marrow adhere to collagen type I. *Blood* 79:657, 1992.
306. Klein G, Kibler C, Schermutzki F, et al: Cell binding properties of collagen type XIV for human hematopoietic cells. *Matrix Biol* 16:307, 1998.
307. Nilsson SK, Debatis ME, Dooner MS, et al: Immunofluorescence characterization of key extracellular matrix proteins in murine bone marrow in situ. *J Histochem Cytochem* 46:371, 1998.
308. Malara A, Gruppi C, Pallotta I, et al: Extracellular matrix structure and nano-mechanics

determine megakaryocyte function. *Blood* 118:4449, 2011.
309. Abbonante V, Gruppi C, Rubel D, et al: Discoidin domain receptor 1 protein is a novel modulator of megakaryocyte-collagen interactions. *J Biol Chem* 288:16738, 2013.
310. Kleinman HK, Weeks BS: Laminin: Structure, functions and receptors. *Curr Opin Cell Biol* 1:964, 1989.
311. Senior RM, Gresham HD, Griffin GL, et al: Entactin stimulates neutrophil adhesion and chemotaxis through interactions between its Arg-Gly-Asp (RGD) domain and the leukocyte response integrin. *J Clin Invest* 90:2251, 1992.
312. Bryant G, Rao CN, Brentani M, et al: A role for the laminin receptor in leukocyte chemotaxis. *J Leukoc Biol* 41:220, 1987.
313. Lundgren-Akerlund E, Olofsson AM, Berger E, Arfors KE: CD11b/CD18-dependent polymorphonuclear leucocyte interaction with matrix proteins in adhesion and migration. *Scand J Immunol* 37:569, 1993.
314. Gu YC, Kortesmaa J, Tryggvason K, et al: Laminin isoform-specific promotion of adhesion and migration of human bone marrow progenitor cells. *Blood* 101:877, 2003.
315. Tobias JW, Bern MM, Netland PA, Zetter BR: Monocyte adhesion to subendothelial components. *Blood* 69:1265, 1987.
316. Bohnsack JF: CD11/CD18-independent neutrophil adherence to laminin is mediated by the integrin VLA-6. *Blood* 79:1545, 1992.
317. Bohnsack JF, Akiyama SK, Damsky CH, et al: Human neutrophil adherence to laminin in vitro. Evidence for a distinct neutrophil integrin receptor for laminin. *J Exp Med* 171:1221, 1990.
318. Gu Y, Sorokin L, Durbeej M, et al: Characterization of bone marrow laminins and identification of alpha5-containing laminins as adhesive proteins for multipotent hematopoietic FDCP-Mix cells. *Blood* 93:2533, 1999.
319. Vogel W, Kanz L, Brugger W, et al: Expression of laminin beta2 chain in normal human bone marrow. *Blood* 94:1143, 1999.
320. Siler U, Rousselle P, Muller CA, Klein G: Laminin gamma2 chain as a stromal cell marker of the human bone marrow microenvironment. *Br J Haematol* 119:212, 2002.
321. Qian H, Tryggvason K, Jacobsen SE, Ekblom M: Contribution of alpha6 integrins to hematopoietic stem and progenitor cell homing to bone marrow and collaboration with alpha4 integrins. *Blood* 107:3503, 2006.
322. Selleri C, Ragno P, Ricci P, et al: The metastasis-associated 67-kDa laminin receptor is involved in G-CSF-induced hematopoietic stem cell mobilization. *Blood* 108:2476, 2006.
323. Bonig H, Chang K-H, Nakamoto B, Papayannopoulou T: The p67 laminin receptor identifies human erythroid progenitor and precursor cells and is functionally important for their bone marrow lodgment. *Blood* 108:1230, 2006.
324. El Nemer W, Gane P, Colin Y, et al: The Lutheran blood group glycoproteins, the erythroid receptors for laminin, are adhesion molecules. *J Biol Chem* 273:16686, 1998.
325. Ohki K, Kohashi O: Laminin promotes proliferation of bone marrow-derived macrophages and macrophage cell lines. *Cell Struct Funct* 19:63, 1994.
326. Fehlner-Gardiner C, Uniyal S, von Ballestrem C, et al: Integrin VLA-6 (alpha 6 beta 1) mediates adhesion of mouse bone marrow-derived mast cells to laminin. *Allergy* 51:650, 1996.
327. Bornstein P: Thrombospondins as matricellular modulators of cell function. *J Clin Invest* 107:929, 2001.
328. Long MW, Dixit VM: Thrombospondin functions as a cytoadhesion molecule for human hematopoietic progenitor cells. *Blood* 75:2311, 1990.
329. Crawford SE, Stellmach V, Murphy-Ullrich JE, et al: Thrombospondin-1 is a major activator of TGF-beta1 in vivo. *Cell* 93:1159, 1998.
330. Pierson BA, Gupta K, Hu WS, Miller JS: Human natural killer cell expansion is regulated by thrombospondin-mediated activation of transforming growth factor-beta 1 and independent accessory cell-derived contact and soluble factors. *Blood* 87:180, 1996.
331. Delany AM, Hankenson KD: Thrombospondin-2 and SPARC/osteonectin are critical regulators of bone remodeling. *J Cell Commun Signal* 3:227, 2009.
332. Bailey Dubose K, Zayzafoon M, Murphy-Ullrich JE: Thrombospondin-1 inhibits osteogenic differentiation of human mesenchymal stem cells through latent TGF-beta activation. *Biochem Biophys Res Commun* 422:488, 2012.
333. Li WX, Howard RJ, Leung LL: Identification of SVTCG in thrombospondin as the conformation-dependent, high affinity binding site for its receptor, CD36. *J Biol Chem* 268:16179, 1993.
334. Calvo D, Vega MA: Identification, primary structure, and distribution of CLA-1, a novel member of the CD36/LIMPII gene family. *J Biol Chem* 268:18929, 1993.
335. Nakahata T, Okumura N: Cell surface antigen expression in human erythroid progenitors: Erythroid and megakaryocytic markers. *Leuk Lymphoma* 13:401, 1994.
336. Qian X, Wang TN, Rothman VL, et al: Thrombospondin-1 modulates angiogenesis in vitro by up-regulation of matrix metalloproteinase-9 in endothelial cells. *Exp Cell Res* 235:403, 1997.
337. Mansfield PJ, Suchard SJ: Thrombospondin promotes chemotaxis and haptotaxis of human peripheral blood monocytes. *J Immunol* 153:4219, 1994.
338. Taraboletti G, Belotti D, Borsotti P, et al: The 140-kilodalton antiangiogenic fragment of thrombospondin-1 binds to basic fibroblast growth factor. *Cell Growth Differ* 8:471, 1997.
339. Margosio B, Marchetti D, Vergani V, et al: Thrombospondin 1 as a scavenger for matrix-associated fibroblast growth factor 2. *Blood* 102:4399, 2003.
340. Kyriakides TR, Rojnuckarin P, Reidy MA, et al: Megakaryocytes require thrombospondin-2 for normal platelet formation and function. *Blood* 101:3915, 2003.
341. Sadvakassova G, Dobocan MC, Difalco MR, Congote LF: Regulator of differentiation 1 (ROD1) binds to the amphipathic C-terminal peptide of thrombospondin-4 and is involved in its mitogenic activity. *J Cell Physiol* 220:672, 2009.
342. Leavesley DI, Kashyap AS, Croll T, et al: Vitronectin—master controller or micromanager? *IUBMB Life* 65:807, 2013.
343. Boissy P, Machuca I, Pfaff M, et al: Aggregation of mononucleated precursors triggers cell surface expression of alphavbeta3 integrin, essential to formation of osteoclast-like multinucleated cells. *J Cell Sci* 111:2563, 1998.
344. Mbalaviele G, Jaiswal N, Meng A, et al: Human mesenchymal stem cells promote human osteoclast differentiation from CD34+ bone marrow hematopoietic progenitors. *Endocrinology* 140:3736, 1999.
345. Poujol C, Nurden AT, Nurden P: Ultrastructural analysis of the distribution of the vitronectin receptor (alpha v beta 3) in human platelets and megakaryocytes reveals an intracellular pool and labelling of the alpha-granule membrane. *Br J Haematol* 96:823, 1997.
346. Shimizu Y, Irani AM, Brown EJ, et al: Human mast cells derived from fetal liver cells cultured with stem cell factor express a functional CD51/CD61 (alpha v beta 3) integrin. *Blood* 86:930, 1995.
347. Weerasinghe D, McHugh KP, Ross FP, et al: A role for the alphavbeta3 integrin in the transmigration of monocytes. *J Cell Biol* 142:595, 1998.
348. Rainger GE, Buckley CD, Simmons DL, Nash GB: Neutrophils sense flow-generated stress and direct their migration through alphaVbeta3-integrin. *Am J Physiol* 276:H858, 1999.
349. Savill J, Hogg N, Ren Y, Haslett C: Thrombospondin cooperates with CD36 and the vitronectin receptor in macrophage recognition of neutrophils undergoing apoptosis. *J Clin Invest* 90:1513, 1992.
350. Fadok VA, Warner ML, Bratton DL, Henson PM: CD36 is required for phagocytosis of apoptotic cells by human macrophages that use either a phosphatidylserine receptor or the vitronectin receptor (alpha v beta 3). *J Immunol* 161:6250, 1998.
351. Rubartelli A, Poggi A, Zocchi MR: The selective engulfment of apoptotic bodies by dendritic cells is mediated by the alpha(v)beta3 integrin and requires intracellular and extracellular calcium. *Eur J Immunol* 27:1893, 1997.
352. Zheng X, Saunders TL, Camper SA, et al: Vitronectin is not essential for normal mammalian development and fertility. *Proc Natl Acad Sci U S A* 92:12426, 1995.
353. Jang YC, Tsou R, Gibran NS, Isik FF: Vitronectin deficiency is associated with increased wound fibrinolysis and decreased microvascular angiogenesis in mice. *Surgery* 127:696, 2000.
354. Nilsson SK, Johnston HM, Whitty GA, et al: Osteopontin, a key component of the hematopoietic stem cell niche and regulator of primitive hematopoietic progenitor cells. *Blood* 106:1232, 2005.
355. Stier S, Ko Y, Forkert R, et al: Osteopontin is a hematopoietic stem cell niche component that negatively regulates stem cell pool size. *J Exp Med* 201:1781, 2005.
356. Grassinger J, Haylock DN, Storan MJ, et al: Thrombin-cleaved osteopontin regulates hemopoietic stem and progenitor cell functions through interactions with alpha9beta1 and alpha4beta1 integrins. *Blood* 114:49, 2009.
357. Kang JA, Zhou Y, Weis TL, et al: Osteopontin regulates actin cytoskeleton and contributes to cell proliferation in primary erythroblasts. *J Biol Chem* 283:6997, 2008.
358. Chung JW, Kim MS, Piao ZH, et al: Osteopontin promotes the development of natural killer cells from hematopoietic stem cells. *Stem Cells* 26:2114, 2008.
359. Diao H, Iwabuchi K, Li L, et al: Osteopontin regulates development and function of invariant natural killer T cells. *Proc Natl Acad Sci U S A* 105:15884, 2008.
360. Gu YC, Nilsson K, Eng H, Ekblom M: Association of extracellular matrix proteins fibulin-1 and fibulin-2 with fibronectin in bone marrow stroma. *Br J Haematol* 109:305, 2000.
361. Hergeth SP, Aicher WK, Essl M, et al: Characterization and functional analysis of osteoblast-derived fibulins in the human hematopoietic stem cell niche. *Exp Hematol* 36:1022, 2008.
362. Mancini E, Sanjuan-Pla A, Luciani L, et al: FOG-1 and GATA-1 act sequentially to specify definitive megakaryocytic and erythroid progenitors. *EMBO J* 31:351, 2012.
363. Siatecka M, Bieker JJ: The multifunctional role of EKLF/KLF1 during erythropoiesis. *Blood* 118:2044, 2011.
364. Gregory CJ, Eaves AC: Human marrow cells capable of erythropoietic differentiation in vitro: Definition of three erythroid colony responses. *Blood* 49:855, 1977.
365. Porcu S, Manchinu MF, Marongiu MF, et al: Klf1 affects DNase II-alpha expression in the central macrophage of a fetal liver erythroblastic island: A non-cell-autonomous role in definitive erythropoiesis. *Mol Cell Biol* 31:4144, 2011.
366. Xue L, Galdass M, Gnanapragasam MN, et al: Extrinsic and intrinsic control by EKLF (KLF1) within a specialized erythroid niche. *Development* 141:2245, 2014.
367. Socolovsky M, Nam H, Fleming MD, et al: Ineffective erythropoiesis in Stat5a(−/−)5b(−/−) mice due to decreased survival of early erythroblasts. *Blood* 98:3261, 2001.
368. Chen K, Liu J, Heck S, et al: Resolving the distinct stages in erythroid differentiation based on dynamic changes in membrane protein expression during erythropoiesis. *Proc Natl Acad Sci U S A* 106:17413, 2009.
369. Hu J, Liu J, Xue F, et al: Isolation and functional characterization of human erythroblasts at distinct stages: Implications for understanding of normal and disordered erythropoiesis in vivo. *Blood* 121:3246, 2013.
370. Koury MJ: Abnormal erythropoiesis and the pathophysiology of chronic anemia. *Blood Rev* 28:49, 2014.
371. Panzenbock B, Bartunek P, Mapara MY, Zenke M: Growth and differentiation of human stem cell factor/erythropoietin-dependent erythroid progenitor cells in vitro. *Blood* 92:3658, 1998.
372. Bauer A, Tronche F, Wessely O, et al: The glucocorticoid receptor is required for stress erythropoiesis. *Genes Dev* 13:2996, 1999.
373. Millot S, Andrieu V, Letteron P, et al: Erythropoietin stimulates spleen BMP4-dependent stress erythropoiesis and partially corrects anemia in a mouse model of generalized inflammation. *Blood* 116:6072, 2010.
374. Rubiolo C, Piazzolla D, Meissl K, et al: A balance between Raf-1 and Fas expression sets the pace of erythroid differentiation. *Blood* 108:152, 2006.
375. Liu Y, Pop R, Sadegh C, et al: Suppression of Fas-FasL coexpression by erythropoietin mediates erythroblast expansion during the erythropoietic stress response in vivo. *Blood* 108:123, 2006.
376. De Maria R, Testa U, Luchetti L, et al: Apoptotic role of Fas/Fas ligand system in the regulation of erythropoiesis. *Blood* 93:796, 1999.
377. Koulnis M, Porpiglia E, Porpiglia PA, et al: Contrasting dynamic responses in vivo of the Bcl-xL and Bim erythropoietic survival pathways. *Blood* 119:1228, 2012.

378. Rhodes MM, Kopsombut P, Bondurant MC, et al: Adherence to macrophages in erythroblastic islands enhances erythroblast proliferation and increases erythrocyte production by a different mechanism than erythropoietin. *Blood* 111:1700, 2008.

379. Popova EY, Krauss SW, Short SA, et al: Chromatin condensation in terminally differentiating mouse erythroblasts does not involve special architectural proteins but depends on histone deacetylation. *Chromosome Res* 17:47, 2009.

380. Shin JW, Spinler KR, Swift J, et al: Lamins regulate cell trafficking and lineage maturation of adult human hematopoietic cells. *Proc Natl Acad Sci U S A* 110:18892, 2013.

381. Koury ST, Koury MJ, Bondurant MC: Cytoskeletal distribution and function during the maturation and enucleation of mammalian erythroblasts. *J Cell Biol* 109:3005, 1989.

382. Ubukawa K, Guo YM, Takahashi M, et al: Enucleation of human erythroblasts involves non-muscle myosin IIB. *Blood* 119:1036, 2012.

383. Lichtman MA, Waugh RE: Red cell egress from the marrow: Ultrastructural and biophysical aspects, in *Regulation of Erythropoiesis* edited by ED Zanajni, M Tavassoli, J Ascencao, p 15. PMA Literary and Film Management, Great Neck, NY, 1989.

384. Yoshida H, Kawane K, Koike M, et al: Phosphatidylserine-dependent engulfment by macrophages of nuclei from erythroid precursor cells. *Nature* 437:754, 2005.

385. Kawane K, Fukuyama H, Kondoh G, et al: Requirement of DNase II for definitive erythropoiesis in the mouse fetal liver. *Science* 292:1546, 2001.

386. Deutsch VR, Tomer A: Advances in megakaryocytopoiesis and thrombopoiesis: From bench to bedside. *Br J Haematol* 161:778, 2013.

387. Hitchcock IS, Kaushansky K: Thrombopoietin from beginning to end. *Br J Haematol* 165:259, 2014.

388. Scheding S, Bergmann M, Shimosaka A, et al: Human plasma thrombopoietin levels are regulated by binding to platelet thrombopoietin receptors in vivo. *Transfusion* 42:321, 2002.

389. Machlus KR, Italiano JE Jr: The incredible journey: From megakaryocyte development to platelet formation. *J Cell Biol* 201:785, 2013.

390. Lordier L, Bluteau D, Jalil A, et al: RUNX1-induced silencing of non-muscle myosin heavy chain IIB contributes to megakaryocyte polyploidization. *Nat Commun* 3:717, 2012.

391. Lichtman MA, Chamberlain JK, Simon W, Santillo PA: Parasinusoidal location of megakaryocytes in marrow: A determinant of platelet release. *Am J Hematol* 4:303, 1978.

392. Wu Y, Welte T, Michaud M, Madri JA: PECAM-1: A multifaceted regulator of megakaryocytopoiesis. *Blood* 110:851, 2007.

393. Dhanjal TS, Pendaries C, Ross EA, et al: A novel role for PECAM-1 in megakaryocytokinesis and recovery of platelet counts in thrombocytopenic mice. *Blood* 109:4237, 2007.

394. Pitchford SC, Lodie T, Rankin SM: VEGFR1 stimulates a CXCR4-dependent translocation of megakaryocytes to the vascular niche, enhancing platelet production in mice. *Blood* 120:2787, 2012.

395. Schachtner H, Calaminus SD, Sinclair A, et al: Megakaryocytes assemble podosomes that degrade matrix and protrude through basement membrane. *Blood* 121:2542, 2013.

396. Lambertsen RH, Weiss L: A model of intramedullary hematopoietic microenvironments based on stereologic study of the distribution of endocloned marrow colonies. *Blood* 63:287, 1984.

397. Rosenbauer F, Tenen DG: Transcription factors in myeloid development: Balancing differentiation with transformation. *Nat Rev Immunol* 7:105, 2007.

398. Rosmarin AG, Yang Z, Resendes KK: Transcriptional regulation in myelopoiesis: Hematopoietic fate choice, myeloid differentiation, and leukemogenesis. *Exp Hematol* 33:131, 2005.

399. Iwasaki H, Akashi K: Myeloid lineage commitment from the hematopoietic stem cell. *Immunity* 26:726, 2007.

400. Hock H, Orkin SH: Zinc-finger transcription factor Gfi-1 Versatile regulator of lymphocytes, neutrophils and hematopoietic stem cells. *Curr Opin Hematol* 13.1:1, 2006.

401. Friedman AD: Transcriptional control of granulocyte and monocyte development. *Oncogene* 26:6816, 2007.

402. Mori Y, Iwasaki H, Kohno K, et al: Identification of the human eosinophil lineage-committed progenitor: Revision of phenotypic definition of the human common myeloid progenitor. *J Exp Med* 206:183, 2009.

403. Rosenberg HF, Phipps S, Foster PS: Eosinophil trafficking in allergy and asthma. *J Allergy Clin Immunol* 119:1303, 2007.

404. Christopher MJ, Link DC: Regulation of neutrophil homeostasis. *Curr Opin Hematol* 14:3, 2007.

405. Furze RC, Rankin SM: Neutrophil mobilization and clearance in the bone marrow. *Immunology* 125:281, 2008.

406. Stark MA, Huo Y, Burcin TL, et al: Phagocytosis of apoptotic neutrophils regulates granulopoiesis via IL-23 and IL-17. *Immunity* 22:285, 2005.

407. Wright DE, Wagers AJ, Gulati AP, et al: Physiological migration of hematopoietic stem and progenitor cells. *Science* 294:1933, 2001.

408. Abkowitz JL, Robinson AE, Kale S, et al: Mobilization of hematopoietic stem cells during homeostasis and after cytokine exposure. *Blood* 102:1249, 2003.

409. Massberg S, Schaerli P, Knezevic-Maramica I, et al: Immunosurveillance by hematopoietic progenitor cells trafficking through blood, lymph, and peripheral tissues. *Cell* 131:994, 2007.

410. Kerst JM, Sanders JB, Slaper-Cortenbach IC, et al: Alpha 4 beta 1 and alpha 5 beta 1 are differentially expressed during myelopoiesis and mediate the adherence of human CD34+ cells to fibronectin in an activation-dependent way. *Blood* 81:344, 1993.

411. Hynes RO: Integrins: Versatility, modulation, and signaling in cell adhesion. *Cell* 69:11, 1992.

412. Hynes RO: Integrins: Bidirectional, allosteric signaling machines. *Cell* 110:673, 2002.

413. Naito K, Tamahashi N, Chiba T, et al: The microvasculature of the human bone marrow correlated with the distribution of hematopoietic cells. A computer-assisted three-dimensional reconstruction study. *Tohoku J Exp Med* 166:439, 1992.

414. Driessen RL, Johnston HM, Nilsson SK: Membrane-bound stem cell factor is a key regulator in the initial lodgment of stem cells within the endosteal marrow region. *Exp*

Hematol 31:1284, 2003.

415. Ihanus E, Uotila LM, Toivanen A, et al: Red-cell ICAM-4 is a ligand for the monocyte/macrophage integrin CD11c/CD18: Characterization of the binding sites on ICAM-4. *Blood* 109:802, 2007.

416. Kishimoto TK, Baldwin ET, Anderson DC: The role of β_2 integrins in inflammation, in *Inflammation Basic Principles and Clinical Correlates*, 3rd ed, edited by JI Gallin, R Snyderman, DT Fearon, BF Haynes, C Nathan, p 537. Lippincott, Williams and Wilkins, Philadelphia, 1999.

417. Lasky LA: Selectin-carbohydrate interactions and the initiation of the inflammatory response. *Annu Rev Biochem* 64:113, 1995.

418. Takada Y, Ye X, Simon S: The integrins. *Genome Biol* 8:215, 2007.

419. Eshghi S, Vogelezang MG, Hynes RO, et al: Alpha4beta1 integrin and erythropoietin mediate temporally distinct steps in erythropoiesis: Integrins in red cell development. *J Cell Biol* 177:871, 2007.

420. Iguchi A, Okuyama R, Koguma M, et al: Selective stimulation of granulopoiesis in vitro by established bone marrow stromal cells. *Cell Struct Funct* 22:357, 1997.

421. Rettig MP, Ansstas G, DiPersio JF: Mobilization of hematopoietic stem and progenitor cells using inhibitors of CXCR4 and VLA-4. *Leukemia* 26:34, 2012.

422. Petty JM, Lenox CC, Weiss DJ, et al: Crosstalk between CXCR4/stromal derived factor-1 and VLA-4/VCAM-1 pathways regulates neutrophil retention in the bone marrow. *J Immunol* 182:604, 2009.

423. Dittel BN, LeBien TW: Reduced expression of vascular cell adhesion molecule-1 on bone marrow stromal cells isolated from marrow transplant recipients correlates with a reduced capacity to support human B lymphopoiesis in vitro. *Blood* 86:2833, 1995.

424. Funk PE, Stephan RP, Witte PL: Vascular cell adhesion molecule 1-positive reticular cells express interleukin-7 and stem cell factor in the bone marrow. *Blood* 86:2661, 1995.

425. Galotto M, Berisso G, Delfino L, et al: Stromal damage as consequence of high-dose chemo/radiotherapy in bone marrow transplant recipients. *Exp Hematol* 27:1460, 1999.

426. Avecilla ST, Hattori K, Heissig B, et al: Chemokine-mediated interaction of hematopoietic progenitors with the bone marrow vascular niche is required for thrombopoiesis. *Nat Med* 10:64, 2004.

427. Avraham H, Cowley S, Chi SY, et al: Characterization of adhesive interactions between human endothelial cells and megakaryocytes. *J Clin Invest* 91:2378, 1993.

428. Priestley GV, Ulyanova T, Papayannopoulou T: Sustained alterations in biodistribution of stem/progenitor cells in Tie2Cre+ alpha4(f/f) mice are hematopoietic cell autonomous. *Blood* 109:109, 2007.

429. Katayama Y, Hildalgo A, Peired A, Frenette PS: Integrin alpha4beta7 and its counter-receptor MAdCAM-1 contribute to hematopoietic progenitor recruitment into bone marrow following transplantation. *Blood* 104:2020, 2004.

430. Campbell ID, Humphries MJ: Integrin structure, activation, and interactions. *Cold Spring Harb Perspect Biol* 3, 2011.

431. Aplin AE, Howe A, Alahari SK, Juliano RL: Signal transduction and signal modulation by cell adhesion receptors: The role of integrins, cadherins, immunoglobulin-cell adhesion molecules, and selectins. *Pharmacol Rev* 50:197, 1998.

432. Shen B, Delaney MK, Du X: Inside-out, outside-in, and inside–outside-in: G protein signaling in integrin-mediated cell adhesion, spreading, and retraction. *Curr Opin Cell Biol* 24:600, 2012.

433. Porter JC, Hogg N: Integrin cross talk: Activation of lymphocyte function-associated antigen-1 on human T cells alters alpha4beta1- and alpha5beta1-mediated function. *J Cell Biol* 138:1437, 1997.

434. Shibuya K, Lanier LL, Phillips JH, et al: Physical and functional association of LFA-1 with DNAM-1 adhesion molecule. *Immunity* 11:615, 1999.

435. Rodriguez-Fernandez JL, Gomez M, Luque A, et al: The interaction of activated integrin lymphocyte function-associated antigen 1 with ligand intercellular adhesion molecule 1 induces activation and redistribution of focal adhesion kinase and proline-rich tyrosine kinase 2 in T lymphocytes. *Mol Biol Cell* 10:1891-1907, 1999.

436. Leavesley DI, Oliver JM, Swart BW, et al: Signals from platelet/endothelial cell adhesion molecule enhance the adhesive activity of the very late antigen-4 integrin of human CD34+ hemopoietic progenitor cells. *J Immunol* 153:4673, 1994.

437. Vestweber D, Blanks JE: Mechanisms that regulate the function of the selectins and their ligands. *Physiol Rev* 79:181, 1999.

438. Oostendorp RA, Dörmer P: VLA-4-mediated interactions between normal human hematopoietic progenitors and stromal cells. *Leuk Lymphoma* 24:423, 1997.

439. Gotoh A, Ritchie A, Takahira H, Broxmeyer HE: Thrombopoietin and erythropoietin activate inside-out signaling of integrin and enhance adhesion to immobilized fibronectin in human growth-factor-dependent hematopoietic cells. *Ann Hematol* 75:207, 1997.

440. Liesveld JL, Winslow JM, Frediani KE, et al: Expression of integrins and examination of their adhesive function in normal and leukemic hematopoietic cells. *Blood* 81:112, 1993.

441. Ryan DH, Nuccie BL, Abboud CN: Inhibition of human bone marrow lymphoid progenitor colonies by antibodies to VLA integrins. *J Immunol* 149:3759, 1992.

442. Sugahara H, Kanakura Y, Furitsu T, et al: Induction of programmed cell death in human hematopoietic cell lines by fibronectin via its interaction with very late antigen 5. *J Exp Med* 179:1757, 1994.

443. Oostendorp RA, Spitzer E, Reisbach G, Dörmer P: Antibodies to the beta 1-integrin chain, CD44, or ICAM-3 stimulate adhesion of blast colony-forming cells and may inhibit their growth. *Exp Hematol* 25:345, 1997.

444. Dao MA, Nolta JA: Cytokine and integrin stimulation synergize to promote higher levels of GATA-2, c-myb, and CD34 protein in primary human hematopoietic progenitors from bone marrow. *Blood* 109:2373, 2007.

445. Umemoto T, Yamato M, Shiratsuchi Y, et al: Expression of Integrin beta3 is correlated to the properties of quiescent hemopoietic stem cells possessing the side population phenotype. *J Immunol* 177:7733, 2006.

446. Wagers AJ, Weissman IL: Differential expression of alpha2 integrin separates long-term and short-term reconstituting Lin-/loThy1.1(lo)c-kit+ Sca-1+ hematopoietic stem cells.

Stem Cells 24:1087, 2006.
447. Makgoba MW, Sanders ME, Ginther Luce GE, et al: ICAM-1 a ligand for LFA-1-dependent adhesion of B, T and myeloid cells. *Nature* 331:86, 1988.
448. Woodfin A, Voisin MB, Nourshargh S: PECAM-1: A multi-functional molecule in inflammation and vascular biology. *Arterioscler Thromb Vasc Biol* 27:2514, 2007.
449. Arkin S, Naprstek B, Guarini L, et al: Expression of intercellular adhesion molecule-1 (CD54) on hematopoietic progenitors. *Blood* 77:948, 1991.
450. Gunji Y, Nakamura M, Hagiwara T, et al: Expression and function of adhesion molecules on human hematopoietic stem cells: CD34+ LFA-1- cells are more primitive than CD34+ LFA-1+ cells. *Blood* 80:429, 1992.
451. Rao SG, Chitnis VS, Deora A, et al: An ICAM-1 like cell adhesion molecule is responsible for CD34 positive haemopoietic stem cells adhesion to bone-marrow stroma. *Cell Biol Int* 20:255, 1996.
452. Staunton DE, Dustin ML, Springer TA: Functional cloning of ICAM-2, a cell adhesion ligand for LFA-1 homologous to ICAM-1. *Nature* 339:61, 1989.
453. Fawcett J, Holness CL, Needham LA, et al: Molecular cloning of ICAM-3, a third ligand for LFA-1, constitutively expressed on resting leukocytes. *Nature* 360:481, 1992.
454. Campanero MR, Sánchez-Mateos P, del Pozo MA, Sánchez-Madrid F: ICAM-3 regulates lymphocyte morphology and integrin-mediated T cell interaction with endothelial cell and extracellular matrix ligands. *J Cell Biol* 127:867, 1994.
455. Nielsen M, Gerwien J, Geisler C, et al: MHC class II ligation induces CD58 (LFA-3)-mediated adhesion in human T cells. *Exp Clin Immunogenet* 15:61, 1998.
456. Le Guiner S, Le Dréan E, Labarrière N, et al: LFA-3 co-stimulates cytokine secretion by cytotoxic T lymphocytes by providing a TCR-independent activation signal. *Eur J Immunol* 28:1322, 1998.
457. Itzhaky D, Raz N, Hollander N: The glycosylphosphatidylinositol-anchored form and the transmembrane form of CD58 are released from the cell surface upon antibody binding. *Cell Immunol* 187:151, 1998.
458. Kirby AC, Cahen P, Porter SR, Olsen I: LFA-3 (CD58) mediates T-lymphocyte adhesion in chronic inflammatory infiltrates. *Scand J Immunol* 50:469, 1999.
459. De Waele M, Renmans W, Jochmans K, et al: Different expression of adhesion molecules on CD34+ cells in AML and B-lineage ALL and their normal bone marrow counterparts. *Eur J Haematol* 63:192, 1999.
460. Kinashi T, Springer TA: Regulation of cell-matrix adhesion by receptor tyrosine kinases. *Leuk Lymphoma* 18:203, 1995.
461. Toivanen A, Ihanus E, Mattila M, et al: Importance of molecular studies on major blood groups—intercellular adhesion molecule-4, a blood group antigen involved in multiple cellular interactions. *Biochim Biophys Acta* 1780:456, 2008.
462. McCarty JM, Yee EK, Deisher TA, et al: Interleukin-4 induces endothelial vascular cell adhesion molecule-1 (VCAM-1) by an NF-kappa b-independent mechanism. *FEBS Lett* 372:194, 1995.
463. Bochner BS, Klunk DA, Sterbinsky SA, et al: IL-13 selectively induces vascular cell adhesion molecule-1 expression in human endothelial cells. *J Immunol* 154:799, 1995.
464. Crocker PR, Redelinghuys P: Siglecs as positive and negative regulators of the immune system. *Biochem Soc Trans* 36:1467, 2008.
465. Aizawa S, Tavassoli M: In vitro homing of hemopoietic stem cells is mediated by a recognition system with galactosyl and mannosyl specificities. *Proc Natl Acad Sci U S A* 84:4485, 1987.
466. Tavassoli M, Hardy CL: Molecular basis of homing of intravenously transplanted stem cells to the marrow. *Blood* 76:1059, 1990.
467. Sperandio M: Selectins and glycosyltransferases in leukocyte rolling in vivo. *FEBS J* 273:4377, 2006.
468. Chute JP: Stem cell homing. *Curr Opin Hematol* 13:399, 2006.
469. Eto T, Winkler I, Purton LE, Lévesque J-P: Contrasting effects of P-selectin and E-selectin on the differentiation of murine hematopoietic progenitor cells. *Exp Hematol* 33:232, 2005.
470. Nielsen JS, McNagny KM: Novel functions of the CD34 family. *J Cell Sci* 121:3683, 2008.
471. Matsubara A, Iwama A, Yamazaki S, et al: Endomucin, a CD34-like sialomucin, marks hematopoietic stem cells throughout development. *J Exp Med* 202:1483, 2005.
472. Stockton BM, Cheng G, Manjunath N, et al: Negative regulation of T cell homing by CD43. *I Immunity*. 8:373, 1998.
473. Matsumoto M, Shigeta A, Miyasaka M, Hirata T: CD43 plays both antiadhesive and proadhesive roles in neutrophil rolling in a context-dependent manner. *J Immunol* 181:3628, 2008.
474. Bazil V, Brandt J, Chen S, et al: A monoclonal antibody recognizing CD43 (leukosialin) initiates apoptosis of human hematopoietic progenitor cells but not stem cells. *Blood* 87:1272, 1996.
475. Forde S, Tye BJ, Newey SE, et al: Endolyn (CD164) modulates the CXCL12-mediated migration of umbilical cord blood CD133+ cells. *Blood* 109:1825, 2007.
476. Jeannet R, Cai Q, Liu H, et al: Alcam Regulates Long-Term Hematopoietic Stem Cell Engraftment and Self-Renewal. *Stem Cells* 31:560, 2013.
477. Ohneda O, Ohneda K, Arai F, et al: ALCAM (CD166): Its role in hematopoietic and endothelial development. *Blood* 98:2134, 2001.
478. Chitteti B, Kobayashi M, Cheng Y, et al: CD166 regulates human and murine hematopoietic stem cells and the hematopoietic niche. *Blood* 2014.
479. Bowen MA, Aruffo A: Adhesion molecules, their receptors, and their regulation: Analysis of CD6-activated leukocyte cell adhesion molecule (ALCAM/CD166) interactions. *Transplant Proc* 31:795, 1999.
480. Greenbaum AM, Link DC: Mechanisms of G-CSF-mediated hematopoietic stem and progenitor mobilization. *Leukemia* 25:211, 2011.
481. Oostendorp RA, Ghaffari S, Eaves CJ: Kinetics of in vivo homing and recruitment into cycle of hematopoietic cells are organ-specific but CD44-independent. *Bone Marrow Transplant* 26:559, 2000.
482. Nedvetzki S, Gonen E, Assayag N, et al: RHAMM, a receptor for hyaluronan-mediated motility, compensates for CD44 in inflamed CD44-knockout mice: A different interpretation of redundancy. *Proc Natl Acad Sci U S A* 101:18081, 2004.
483. Malavasi F, Deaglio S, Funaro A, et al: Evolution and function of the ADP ribosyl cyclase/CD38 gene family in physiology and pathology. *Physiol Rev* 88:841, 2008.
484. Turel KR, Rao SG: Expression of the cell adhesion molecule E-cadherin by the human bone marrow stromal cells and its probable role in CD34(+) stem cell adhesion. *Cell Biol Int* 22:641, 1998.
485. Butler JM, Nolan DJ, Vertes EL, et al: Endothelial Cells Are Essential for the Self-Renewal and Repopulation of Notch-Dependent Hematopoietic Stem Cells. *Cell Stem Cell* 6:251, 2010.
486. Kiel MJ, Acar M, Radice GL, Morrison SJ: Hematopoietic stem cells do not depend on N-cadherin to regulate their maintenance. *Cell Stem Cell* 4:170, 2009.
487. Springer TA: Traffic signals for lymphocyte recirculation and leukocyte emigration: The multistep paradigm. *Cell* 76:301, 1994.
488. Butcher EC, Williams M, Youngman K, et al: Lymphocyte trafficking and regional immunity. *Adv Immunol* 72:209, 1999.
489. Girard J-P, Moussion C, Forster R: HEVs, lymphatics and homeostatic immune cell trafficking in lymph nodes. *Nat Rev Immunol* 12:762, 2012.
490. Zarbock A, Ley K: Neutrophil adhesion and activation under flow. *Microcirculation* 16:31, 2009.
491. Pals ST, de Gorter DJJ, Spaargaren M: Lymphoma dissemination: The other face of lymphocyte homing. *Blood* 110:3102, 2007.
492. Petri B, Bixel MG: Molecular events during leukocyte diapedesis. *FEBS J* 273:4399, 2006.
493. Garrido-Urbani S, Bradfield PF, Lee BPL, Imhof BA: Vascular and epithelial junctions: A barrier for leucocyte migration. *Biochem Soc Trans* 36:203, 2008.
494. Hordijk PL: Endothelial signalling events during leukocyte transmigration. *FEBS J* 273:4408, 2006.
495. Pease JE, Williams TJ: The attraction of chemokines as a target for specific anti-inflammatory therapy. *Br J Pharmacol* 147(Suppl 1):S212, 2006.
496. Watt SM, Forde SP: The central role of the chemokine receptor, CXCR4, in haemopoietic stem cell transplantation: Will CXCR4 antagonists contribute to the treatment of blood disorders? *Vox Sang* 94:18, 2008.
497. Bruserud Ø, Kittang AO: The chemokine system in experimental and clinical hematology. *Curr Top Microbiol Immunol* 341:3, 2010.
498. Fong AM, Robinson LA, Steeber DA, et al: Fractalkine and CX3CR1 Mediate a Novel Mechanism of Leukocyte Capture, Firm Adhesion, and Activation under Physiologic Flow. *J Exp Med* 188:1413, 1998.
499. Broxmeyer HE: Chemokines in hematopoiesis. *Curr Opin Hematol* 15:49, 2008.
500. Gerrits H, van Ingen Schenau DS, Bakker NEC, et al: Early postnatal lethality and cardiovascular defects in CXCR7-deficient mice. *Genesis* 46:235, 2008.
501. Sierro F, Biben C, Martínez-Muñoz L, et al: Disrupted cardiac development but normal hematopoiesis in mice deficient in the second CXCL12/SDF-1 receptor, CXCR7. *Proc Natl Acad Sci U S A* 104:14759, 2007.
502. Boldajipour B, Mahabaleshwar H, Kardash E, et al: Control of chemokine-guided cell migration by ligand sequestration. *Cell* 132:463, 2008.
503. Dar A, Kollet O, Lapidot T: Mutual, reciprocal SDF-1/CXCR4 interactions between hematopoietic and bone marrow stromal cells regulate human stem cell migration and development in NOD/SCID chimeric mice. *Exp Hematol* 34:967, 2006.
504. Greenbaum A, Hsu Y-MS, Day RB, et al: CXCL12 in early mesenchymal progenitors is required for haematopoietic stem-cell maintenance. *Nature* 495:227, 2013.
505. Morrison SJ, Scadden DT: The bone marrow niche for haematopoietic stem cells. *Nature* 505:327, 2014.
506. Bonig H, Papayannopoulou T: Hematopoietic stem cell mobilization: Updated conceptual renditions. *Leukemia* 27:24, 2013.
507. Nabors LK, Wang LD, Wagers AJ, Kansas GS: Overlapping roles for endothelial selectins in murine hematopoietic stem/progenitor cell homing to bone marrow. *Exp Hematol* 41:588, 2013.
508. Scott LM, Priestley GV, Papayannopoulou T: Deletion of alpha4 integrins from adult hematopoietic cells reveals roles in homeostasis, regeneration, and homing. *Mol Cell Biol* 23:9349, 2003.
509. Avigdor A, Goichberg P, Shivtiel S, et al: CD44 and hyaluronic acid cooperate with SDF-1 in the trafficking of human CD34+ stem/progenitor cells to bone marrow. *Blood* 103:2981, 2004.
510. Wysoczynski M, Reca R, Ratajczak J, et al: Incorporation of CXCR4 into membrane lipid rafts primes homing-related responses of hematopoietic stem/progenitor cells to an SDF-1 gradient. *Blood* 105:40, 2005.
511. Williams DA, Zheng Y, Cancelas JA: Rho GTPases and regulation of hematopoietic stem cell localization. *Methods Enzymol* 439:365, 2008.
512. Kiel MJ, Morrison SJ: Uncertainty in the niches that maintain haematopoietic stem cells. *Nat Rev Immunol* 8:290, 2008.
513. Czechowicz A, Kraft D, Weissman IL, Bhattacharya D: Efficient transplantation via antibody-based clearance of hematopoietic stem cell niches. *Science* 318:1296, 2007.
514. Levesque JP, Leavesley DI, Niutta S, et al: Cytokines increase human hemopoietic cell adhesiveness by activation of very late antigen (VLA)-4 and VLA-5 integrins. *J Exp Med* 181:1805, 1995.
515. Adams GB, Chabner KT, Alley IR, et al: Stem cell engraftment at the endosteal niche is specified by the calcium-sensing receptor. *Nature* 439:599, 2006.
516. Arai F, Hirao A, Ohmura M, et al: Tie2/angiopoietin-1 signaling regulates hematopoietic stem cell quiescence in the bone marrow niche. *Cell* 118:149, 2004.
517. Puri MC, Bernstein A: Requirement for the TIE family of receptor tyrosine kinases in adult but not fetal hematopoiesis. *Proc Natl Acad Sci U S A* 100:12753, 2003.
518. Umemoto T, Yamato M, Ishihara J, et al: Integrin-$\alpha v\beta 3$ regulates thrombopoietin-mediated maintenance of hematopoietic stem cells. *Blood* 119:83, 2012.
519. Qian H, Buza-Vidas N, Hyland CD, et al: Critical role of thrombopoietin in maintaining adult quiescent hematopoietic stem cells. *Cell Stem Cell* 1:671, 2007.
520. Yoshihara H, Arai F, Hosokawa K, et al: Thrombopoietin/MPL signaling regulates hematopoietic stem cell quiescence and interaction with the osteoblastic niche. *Cell Stem Cell* 1:685, 2007.
521. van Eeden SF, Miyagashima R, Haley L, Hogg JC: Possible role for L-selectin in the

release of polymorphonuclear leukocytes from bone marrow. *Am J Physiol* 272:H1717, 1997.

522. Le Marer N, Skacel PO: Up-regulation of alpha2,6 sialylation during myeloid maturation: A potential role in myeloid cell release from the bone marrow. *J Cell Physiol* 179:315, 1999.

523. Jagels MA, Chambers JD, Arfors KE, Hugli TE: C5a- and tumor necrosis factor-alpha-induced leukocytosis occurs independently of beta 2 integrins and L-selectin: Differential effects on neutrophil adhesion molecule expression in vivo. *Blood* 85:2900, 1995.

524. Stroncek DF, Jaszcz W, Herr GP, et al: Expression of neutrophil antigens after 10 days of granulocyte-colony-stimulating factor. *Transfusion* 38:663, 1998.

525. Jung U, Ley K: Mice lacking two or all three selectins demonstrate overlapping and distinct functions for each selectin. *J Immunol* 162:6755, 1999.

526. Radley JM, Haller CJ: Fate of senescent megakaryocytes in the bone marrow. *Br J Haematol* 53:277, 1983.

527. Efrati P, Rozenszajn L: The morphology of buffy coats in normal human adults. *Blood* 16: 1012, 1960.

528. Ulich TR, del Castillo J, Souza L: Kinetics and mechanisms of recombinant human granulocyte-colony stimulating factor-induced neutrophilia. *Am J Pathol* 133:630, 1988.

529. Yong KL: Granulocyte colony-stimulating factor (G-CSF) increases neutrophil migration across vascular endothelium independent of an effect on adhesion: Comparison with granulocyte-macrophage colony-stimulating factor (GM-CSF). *Br J Haematol* 94:40, 1996.

530. DiPersio JF, Abboud CN: Activation of neutrophils by granulocyte-macrophage colony-stimulating factor. *Immunol Ser* 57:457, 1992.

531. Ghebrehiwet B, Müller-Eberhard HJ: C3e: An acidic fragment of human C3 with leuko-cytosis-inducing activity. *J Immunol* 123:616, 1979.

532. Kubo H, Graham L, Doyle NA, et al: Complement fragment-induced release of neu-trophils from bone marrow and sequestration within pulmonary capillaries in rabbits. *Blood* 92:283, 1998.

533. Deinard AS, Page AR: A study of steroid-induced granulocytosis in a patient with chronic benign neutropenia of childhood. *Br J Haematol* 28:333, 1974.

534. Vogel JM, Yankee RA, Kimball HR, et al: The effect of etiocholanolone on granulocyte kinetics. *Blood* 30:474, 1967.

535. Cybulsky MI, McComb DJ, Movat HZ: Neutrophil leukocyte emigration induced by endotoxin. Mediator roles of interleukin 1 and tumor necrosis factor alpha 1. *J Immunol* 140:3144, 1988.

536. Terashima T, English D, Hogg JC, van Eeden SF: Release of polymorphonuclear leuko-cytes from the bone marrow by interleukin-8. *Blood* 92:1062, 1998.

537. Burdon PCE, Martin C, Rankin SM: The CXC chemokine MIP-2 stimulates neu-trophil mobilization from the rat bone marrow in a CD49d-dependent manner. *Blood* 105:2543, 2005.

538. Burdon PCE, Martin C, Rankin SM: Migration across the sinusoidal endothelium reg-ulates neutrophil mobilization in response to ELR + CXC chemokines. *Br J Haematol* 142:100, 2008.

539. Wengner AM, Pitchford SC, Furze RC, Rankin SM: The coordinated action of G-CSF and ELR + CXC chemokines in neutrophil mobilization during acute inflammation. *Blood* 111:42, 2008.

540. Suratt BT, Petty JM, Young SK, et al: Role of the CXCR4/SDF-1 chemokine axis in cir-culating neutrophil homeostasis. *Blood* 104:565, 2004.

541. Palframan RT, Collins PD, Williams TJ, Rankin SM: Eotaxin induces a rapid release of eosinophils and their progenitors from the bone marrow. *Blood* 91:2240, 1998.

542. Palframan RT, Collins PD, Severs NJ, et al: Mechanisms of acute eosinophil mobiliza-tion from the bone marrow stimulated by interleukin 5: The role of specific adhesion molecules and phosphatidylinositol 3-kinase. *J Exp Med* 188:1621, 1998.

543. Schratl P, Royer JF, Kostenis E, et al: The role of the prostaglandin D2 receptor, DP, in eosinophil trafficking. *J Immunol* 179:4792, 2007.

544. Chamberlain JK, Weiss L, Weed RI: Bone marrow sinus cell packing: A determinant of cell release. *Blood* 46:91, 1975.

545. Waugh RE, Sassi M: An in vitro model of erythroid egress in bone marrow. *Blood* 68:250, 1986.

546. Chasis JA, Prenant M, Leung A, Mohandas N: Membrane assembly and remodeling during reticulocyte maturation. *Blood* 74:1112, 1989.

547. Dabrowski Z, Szyguła Z, Miszta H: Do changes in bone marrow pressure contribute to the egress of cell from bone marrow? *Acta Physiol Pol* 32:729, 1981.

548. Eymard N, Bessonov N, Gandrillon O, et al: The role of spatial organization of cells in erythropoiesis. *J Math Biol* 2014. 70:71, 2015.

549. Junt T, Schulze H, Chen Z, et al: Dynamic visualization of thrombopoiesis within bone marrow. *Science* 317:1767, 2007.

550. Zhang L, Orban M, Lorenz M, et al: A novel role of sphingosine 1-phosphate receptor S1pr1 in mouse thrombopoiesis. *J Exp Med* 209:2165, 2012.

551. Wilson A, Laurenti E, Oser G, et al: Hematopoietic stem cells reversibly switch from dormancy to self-renewal during homeostasis and repair. *Cell* 135:1118, 2008.

552. Cheshier SH, Prohaska SS, Weissman IL: The effect of bleeding on hematopoietic stem cell cycling and self-renewal. *Stem Cells Dev* 16:707, 2007.

553. Nervi B, Link DC, DiPersio JF: Cytokines and hematopoietic stem cell mobilization. *J Cell Biochem* 99:690, 2006.

554. Petit I, Szyper-Kravitz M, Nagler A, et al: G-CSF induces stem cell mobilization by decreasing bone marrow SDF-1 and up-regulating CXCR4. *Nat Immunol* 3:687, 2002.

555. Christopher MJ, Liu F, Hilton MJ, et al: Suppression of CXCL12 production by bone marrow osteoblasts is a common and critical pathway for cytokine-induced mobiliza-tion. *Blood* 114:1331, 2009.

556. Levesque J-P, Liu F, Simmons PJ, et al: Characterization of hematopoietic progenitor mobilization in protease-deficient mice. *Blood* 104:65, 2004.

557. Semerad CL, Christopher MJ, Liu F, et al: G-CSF potently inhibits osteoblast activity and CXCL12 mRNA expression in the bone marrow. *Blood* 106:3020, 2005.

558. Christopher MJ, Link DC: Granulocyte colony-stimulating factor induces osteoblast apoptosis and inhibits osteoblast differentiation. *J Bone Miner Res* 23:1765, 2008.

559. Papayannopoulou T, Priestley GV, Nakamoto B, et al: Synergistic mobilization of hemopoietic progenitor cells using concurrent beta1 and beta2 integrin blockade or beta2-deficient mice. *Blood* 97:1282, 2001.

560. Velders GA, Pruijt JFM, Verzaal P, et al: Enhancement of G-CSF-induced stem cell mobilization by antibodies against the beta 2 integrins LFA-1 and Mac-1. *Blood* 100:327, 2002.

561. Ramirez P, Rettig MP, Uy GL, et al: BIO5192, a small molecule inhibitor of VLA-4, mobilizes hematopoietic stem and progenitor cells. *Blood* 114:1340, 2009.

562. Leone DR, Giza K, Gill A, et al: An assessment of the mechanistic differences between two integrin α4β1 inhibitors, the monoclonal antibody TA-2 and the small molecule BIO5192, in rat experimental autoimmune encephalomyelitis. *J Pharmacol Exp Ther* 305:1150, 2003.

563. Pruijt JFM, Verzaal P, van Os R, et al: Neutrophils are indispensable for hematopoi-etic stem cell mobilization induced by interleukin-8 in mice. *Proc Natl Acad Sci U S A* 99:6228, 2002.

564. Bowie MB, Kent DG, Dykstra B, et al: Identification of a new intrinsically timed devel-opmental checkpoint that reprograms key hematopoietic stem cell properties. *Proc Natl Acad Sci U S A* 104:5878, 2007.

565. Pietras EM, Warr MR, Passegué E: Cell cycle regulation in hematopoietic stem cells. *J Cell Biol* 195:709, 2011.

566. Haylock DN, Williams B, Johnston HM, et al: Hemopoietic stem cells with higher hemopoietic potential reside at the bone marrow endosteum. *Stem Cells* 25:1062, 2007.

567. Passegué E, Wagers AJ, Giuriato S, et al: Global analysis of proliferation and cell cycle gene expression in the regulation of hematopoietic stem and progenitor cell fates. *J Exp Med* 202:1599, 2005.

568. Shapiro HM: Flow cytometric estimation of DNA and RNA content in intact cells stained with Hoechst 33342 and pyronin Y. *Cytometry* 2:143, 1981.

569. Dick FA, Rubin SM: Molecular mechanisms underlying RB protein function. *Nat Rev Mol Cell Biol* 14:297, 2013.

570. Walkley CR, Sankaran VG, Orkin SH: Rb and hematopoiesis: Stem cells to anemia. *Cell Div* 3:13, 2008.

571. Narasimha A, Kaulich M, Shapiro G, et al: Cyclin D activates the Rb tumor suppressor by mono-phosphorylation. *Elife* 3, 2014.

572. Sherr CJ, Roberts JM: Living with or without cyclins and cyclin-dependent kinases. *Genes Dev* 18:2699, 2004.

573. Kozar K, Ciemerych MA, Rebel VI, et al: Mouse development and cell proliferation in the absence of D-cyclins. *Cell* 118:477, 2004.

574. Malumbres M, Sotillo R, Santamaría D, et al: Mammalian cells cycle without the D-type cyclin-dependent kinases Cdk4 and Cdk6. *Cell* 118:493, 2004.

575. Steinman RA: Cell cycle regulators and hematopoiesis. *Oncogene* 21:3403, 2002.

576. Metcalf D: Hematopoietic cytokines. *Blood* 111:485, 2008.

577. Tushinski RJ, Stanley ER: The regulation of mononuclear phagocyte entry into S phase by the colony stimulating factor CSF-1. *J Cell Physiol* 122:221, 1985.

578. Roussel MF, Theodoras AM, Pagano M, Sherr CJ: Rescue of defective mitogenic signal-ing by D-type cyclins. *Proc Natl Acad Sci U S A* 92:6837, 1995.

579. Oguro H, Iwama A: Life and death in hematopoietic stem cells. *Curr Opin Immunol* 19:503, 2007.

580. Berthet C, Rodriguez-Galan MC, Hodge DL, et al: Hematopoiesis and thymic apoptosis are not affected by the loss of Cdk2. *Mol Cell Biol* 27:5079, 2007.

581. Koury MJ: Programmed cell death (apoptosis) in hematopoiesis. *Exp Hematol* 20:391, 1992.

582. Kelley LL, Koury MJ, Bondurant MC, et al: Survival or death of individual proerythrob-lasts results from differing erythropoietin sensitivities: A mechanism for controlled rates of erythrocyte production. *Blood* 82:2340, 1993.

583. Opferman JT: Life and death during hematopoietic differentiation. *Curr Opin Immunol* 19:497, 2007.

584. Reed JC: Bcl-2-family proteins and hematologic malignancies: History and future pros-pects. *Blood* 111:3322, 2008.

585. Llambi F, Green DR: Apoptosis and oncogenesis: Give and take in the BCL-2 family. *Curr Opin Genet Dev* 21:12, 2011.

586. Kaisho T, Ishikawa J, Oritani K, et al: BST-1, a surface molecule of bone marrow stromal cell lines that facilitates pre-B-cell growth. *Proc Natl Acad Sci U S A* 91:5325, 1994.

587. Opferman JT, Iwasaki H, Ong CC, et al: Obligate role of anti-apoptotic MCL-1 in the survival of hematopoietic stem cells. *Science* 307:1101, 2005.

588. Hamasaki A, Sendo F, Nakayama K, et al: Accelerated neutrophil apoptosis in mice lacking A1-a, a subtype of the bcl-2-related A1 gene. *J Exp Med* 188:1985, 1998.

589. Rhodes MM, Kopsombut P, Bondurant MC, et al: Bcl-x(L) prevents apoptosis of late-stage erythroblasts but does not mediate the antiapoptotic effect of erythropoietin. *Blood* 106:1857, 2005.

590. Aerbajinai W, Giattina M, Lee YT, et al: The proapoptotic factor Nix is coexpressed with Bcl-xL during terminal erythroid differentiation. *Blood* 102:712, 2003.

591. von Lindern M, Schmidt U, Beug H: Control of erythropoiesis by erythropoietin and stem cell factor: A novel role for Bruton's tyrosine kinase. *Cell Cycle* 3:876, 2004.

592. Muta K, Krantz SB, Bondurant MC, Wickrema A: Distinct roles of erythropoietin, insu-lin-like growth factor I, and stem cell factor in the development of erythroid progenitor cells. *J Clin Invest* 94:34, 1994.

593. Sandoval H, Thiagarajan P, Dasgupta SK, et al: Essential role for Nix in autophagic mat-uration of erythroid cells. *Nature* 454:232, 2008.

594. Schweers RL, Zhang J, Randall MS, et al: NIX is required for programmed mitochon-drial clearance during reticulocyte maturation. *Proc Natl Acad Sci U S A* 104:19500, 2007.

595. Finch CA, Harker LA, Cook JD: Kinetics of the formed elements of human blood. *Blood* 50:699, 1977.

596. Nagai Y, Garrett KP, Ohta S, et al: Toll-like receptors on hematopoietic progenitor cells stimulate innate immune system replenishment. *Immunity* 24:801, 2006.

597. Yáñez A, Goodridge HS, Gozalbo D, Gil ML: TLRs control hematopoiesis during infection. *Eur J Immunol* 43:2526, 2013.

598. Sioud M, Fløisand Y, Forfang L, Lund-Johansen F: Signaling through toll-like receptor 7/8 induces the differentiation of human bone marrow CD34+ progenitor cells along the myeloid lineage. *J Mol Biol* 364:945, 2006.

599. Hirai H, Zhang P, Dayaram T, et al: C/EBPbeta is required for "emergency" granulopoiesis. *Nat Immunol* 7:732, 2006.

600. McGettrick AF, O'Neill LAJ: Toll-like receptors: Key activators of leucocytes and regulator of haematopoiesis. *Br J Haematol* 139:185, 2007.

601. Zhao JL, Ma C, O'Connell RM, et al: Conversion of danger signals into cytokine signals by hematopoietic stem and progenitor cells for regulation of stress-induced hematopoiesis. *Cell Stem Cell* 14:445, 2014.

602. Welner Robert S, Kincade Paul W: 9-1-1: HSCs respond to emergency calls. *Cell Stem Cell* 14:415, 2014.

603. Testa U: Apoptotic mechanisms in the control of erythropoiesis. *Leukemia* 18:1176, 2004.

第 6 章
淋巴组织的组成和结构

Aharon G. Freud and Michael A. Caligiuri*

摘要

淋巴组织可分为一级淋巴器官和二级淋巴器官。一级淋巴组织是淋巴细胞从祖细胞发育成为具有功能的和成熟的淋巴细胞的场所。主要的一级淋巴组织是骨髓，是所有淋巴祖细胞定居和最初分化的场所。骨髓在第5章已有论述。另外一个一级淋巴组织是胸腺，从骨髓来的祖细胞在此分化成熟胸腺衍生(T)细胞。二级淋巴组织是淋巴细胞进一步成熟、淋巴细胞之间以及淋巴细胞与非淋巴细胞之间相互作用，对抗原产生免疫应答的场所，包括脾、淋巴结和黏膜相关淋巴组织(MALT)，如扁桃体。这些组织的结构可使我们深入了解免疫系统如何区分自身抗原和外来抗原，并获得抵御入侵病原体的各种特异和非特异免疫防御能力。

● 胸腺

胸腺是胸腺衍生淋巴细胞即 T 细胞的发育场所。在胸腺，发育中的 T 细胞，也称为胸腺细胞，是由骨髓来源的淋巴干细胞分化而来的，并成为有功能的成熟 T 细胞[1]。正是在胸腺，T 细胞获得了它们所有的特异性抗原受体，来应付一生中将要受到的抗原挑战。一旦 T 细胞发育成熟，就离开胸腺进入血液中

简写和缩略词

AIRE，自身免疫调节基因(autoimmune regulatory gene)；APECED，自身免疫性多发内分泌病-念珠菌病-外胚层萎缩(autoimmune polyendocrinopathy-candidiasis-ectodermal dystrophy)；CT，计算机断层扫描(computed tomography)；GALT，胃肠道相关淋巴组织(gastrointestinal-associated lymphoid tissue)；Ig，免疫球蛋白(immunoglobulin)；IL，白细胞介素(interleukin)；ILC，先天淋巴细胞(innate lymphoid cell)；MALT，黏膜相关淋巴组织(mucosa-associated lymphoid tissue)；MHC，主要组织相容性复合物(major histocompatibility complex)；NK，自然杀伤细胞(natural killer)；PALS，小动脉周围淋巴鞘(periarteriolar lymphoid sheath)；PGA 综合征，多腺体自身免疫综合征(polyglandular autoimmune syndrome)；r，相关系数(correlation coefficient)；T，胸腺衍生的(thymus-derived)；TCR，T 细胞受体(T-cell receptor)。

---

* 在上一版中本章作者 Thomas J. Kipps 撰写的部分内容在本版中予以保留。

循环,并流经二级淋巴组织。

胸腺的解剖学

胸腺位于上纵隔,其下方依次为左头臂(或无名)静脉、无名动脉、左颈总动脉和气管。胸腺与心包膜囊上缘重叠,在上部前肋的下方延伸至颈部。胸腺血液供应来自胸廓内动脉。胸腺静脉血注入至头臂静脉和胸廓内静脉,与上方的甲状腺下静脉相会合。

胸腺起源于第三和第四鳃囊,为植入了淋巴细胞和内胚层衍生的胸腺上皮细胞的上皮器官,于妊娠第 8 周开始发育[2]。从胎儿期至出生后,胸腺体积不断增大,直到青春期[3],重量达到大约 40g。此后,由于退化,其体积随年龄增长而不断缩小(参见第 8 章图 8-1)[4]。胸腺退化的部分原因可能是受糖皮质激素的影响[5]。然而,有证据表明,T 淋巴细胞可能在胸腺以外的部位终身发育[6]。

胸腺的体积可以根据超声检查推算。在一项对 149 名出生 1 周内的健康足月婴儿的研究中,估算的胸腺大小与婴儿体重显著相关[3,7]。然而,胸腺大小与婴儿的性别、身长、孕龄却没有明显的相关性。同样,胸腺大小与血液中 CD4+ 和 CD8+ T 细胞所占比例也没有明显的相关性。测算的健康婴儿的胸腺体积从出生即开始增加,直至 4~8 月龄,然后开始下降[3]。4~10 月龄时大部分婴儿胸腺大小的个体差异与母乳喂养状况、身材大小有关,在较小程度上与疾病有关。在 4 月龄时,出生时胸腺体积相同,但母乳喂养婴儿的胸腺体积比配方奶粉喂养的同龄婴儿明显要大[8]。

胸腺结构

一条纵行裂隙将胸腺分为不对称的两叶,较大的右叶和较小的左叶,分别起源于左右鳃囊。通过钝性解剖分离,很容易将胸腺独立发育的两部分相互分开。

胸腺的每一叶被纤维性隔膜由外囊向内延伸分成很多小叶。每个小叶由外部皮质和内部髓质组成(图 6-1)。皮质含有一些致密的胸腺细胞群(发育中的不成熟 T 细胞),这些胸腺细胞外观形态学像淋巴细胞,大小稍微略不均匀,偶见散在分布的有丝分裂象,着色较浅的髓质细胞分布较稀散。髓质含松散排列的成熟胸腺细胞和鳞状的上皮细胞组成的紧密排列的特征性轮状结构,称之为胸腺小体或者 Hassall 小体(图 6-2)。这些小体似乎像是退化细胞的残骸,富含高分子量细胞角蛋白。Hassall 小体被认为在调节性 T 细胞发育中发挥重要作用[9]。

除胸腺细胞外,胸腺还含几种其他重要细胞类型,有多种功能,包括支持胸腺细胞成熟为 T 细胞。胸腺内有几种类型的特殊化异的上皮细胞[10]。3 种主要类型胸腺上皮细胞是聚集成簇的髓质上皮细胞、形成上皮细胞网络的皮质上皮细胞和外皮质上皮细胞。皮质和髓质中的上皮细胞常呈星形,彼此间有桥粒连接,可分泌重要的生长因子如 IL7 为胸腺细胞的发育提供支持作用[11]。此外,在胸腺皮质髓质主要相连接处,还含有骨髓来源的抗原递呈细胞,主要是相互交错的树突状细胞和巨噬细胞。胸腺也有散在的 B 细胞,与成熟中的胸腺细胞相互作用,可能调节 T 细胞的发育[12,13]。

青春期之后,胸腺退化从皮质开始。随着年龄增大,皮质部分可完全消失,而髓质的残余部分可终生保留。糖皮质激素可通过诱导皮质胸腺细胞凋亡引起继发性皮质萎缩[5]。这一现象也

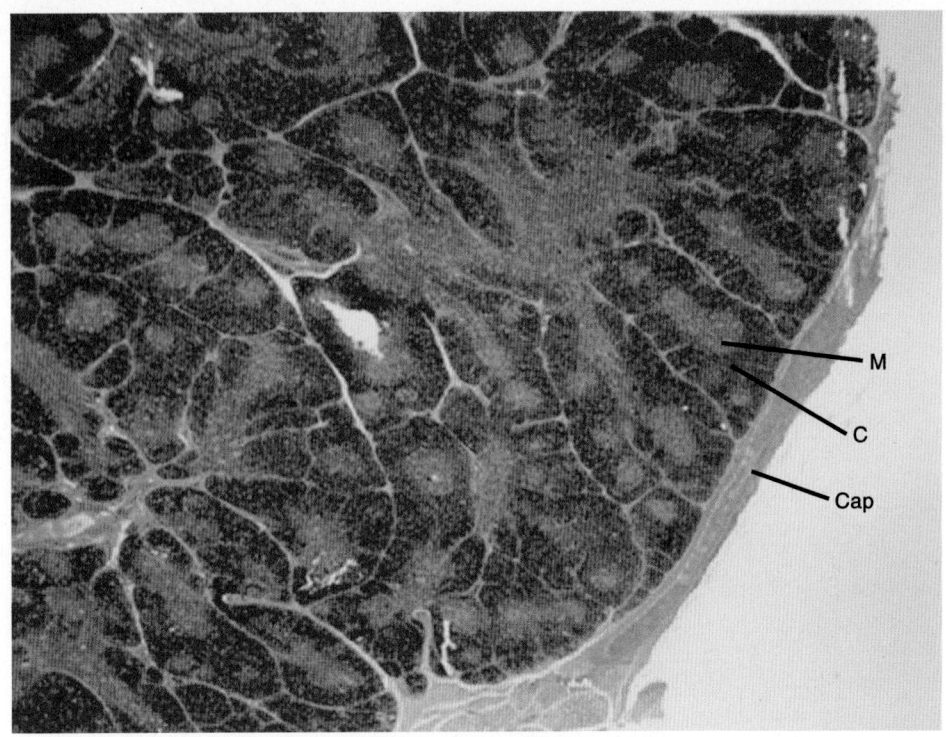

图 6-1 婴儿的正常幼稚胸腺。胸腺被致密结缔组织囊(Cap)包被。这种纤维性隔膜由外囊向内延伸把胸腺的每一叶分成很多小叶。胸腺的每个小叶由外部致密的皮质(C)和内部着色较浅的髓质(M)组成。髓质是一个连续的组织,周围环绕着贯穿胸腺的皮质,髓质不能在一个切片中被观察完整

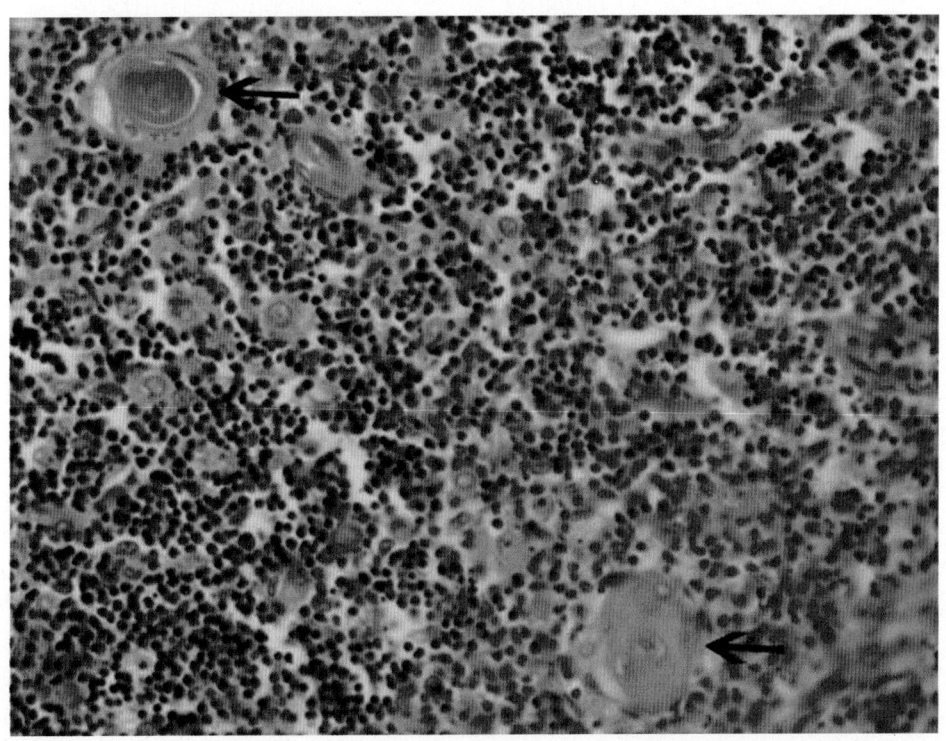

图 6-2 婴儿的正常幼稚胸腺。高倍镜。髓质。箭头(→)示意胸腺小体(又名 Hassall 小体)。胸腺小体由紧密排列的特征性轮状结构的 IV 型内皮网状细胞组成,其核为扁平形,而中心为大量的角化细胞。除了胸腺小体和大量小体积深染的 T 淋巴细胞外,髓质还包含明显可见分散的体积较大的 V 型内皮网状细胞,核着色浅,核仁染色深,胞浆表现嗜酸性

见于血液循环糖皮质激素增高相关的情况,例如妊娠或应激[14,15]。

胸腺的免疫功能

胸腺是T细胞发育的场所。DiGeorge综合征或22q11.2染色体缺失综合征患者因为缺失胸腺发育所需要的基因[16],导致没有T细胞发育,所以表现严重免疫缺陷,说明了胸腺的重要性。

前胸腺细胞来源于骨髓并转移至胸腺,在胸腺成熟为T细胞(参见第76章)。T细胞的成熟伴随着胸腺细胞相继获得各种T细胞的标记[17],包括CD2、CD3、CD4、CD8、CD5和T细胞受体(TCR)(图6-3)。末端脱氧核苷酸转移酶(TdT)存在于前胸腺细胞和未成熟胸腺细胞中,而成熟T细胞中却没有。TDT促进未成熟胸腺细胞TCR基因重排[18]。

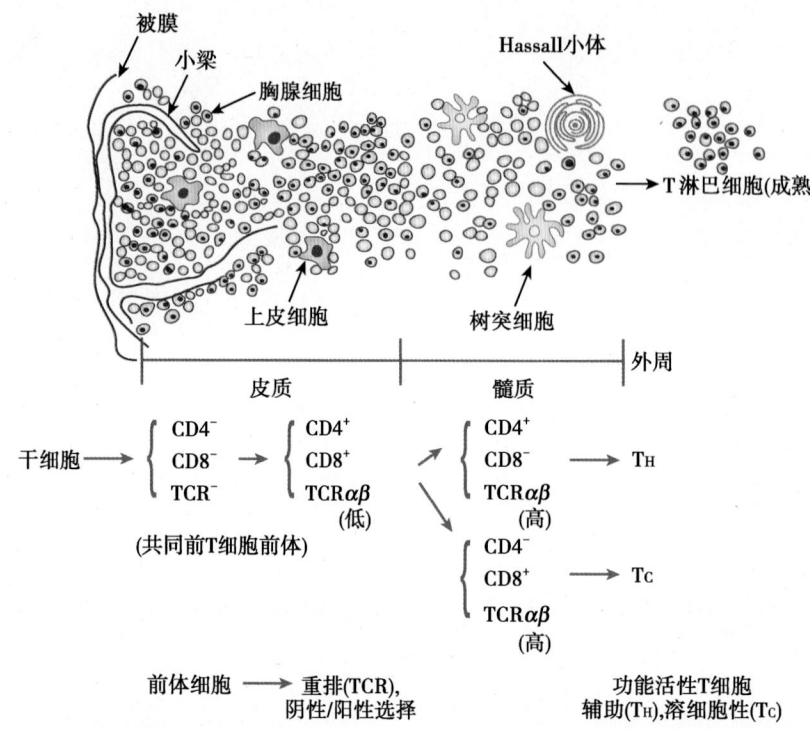

图6-3 胸腺结构。该图的上半部分示意了一个胸腺小叶的横截面,外侧皮质(左)、内侧皮质(中间)和外周(右)。随胸腺细胞成熟,它们从皮质向髓质区迁移,并获得如图下方所示的表型特征,见第74章正文的详细描述

T细胞前体存在于胸腺内独特的微环境中。骨髓来源的CD34+前T细胞通过小血管进入皮质,是CD4和CD8抗原双阴性的[1]。可识别的最早T细胞膜抗原之一是CD2。随着胸腺细胞在皮质内增殖与分化,胸腺细胞获得CD4和CD8抗原。随着胸腺细胞向髓质迁移,他们随后又获得CD3抗原和T细胞抗原受体。在皮质,胸腺细胞被诱导表达趋化因子受体CCR7,可引导这些胸腺细胞迁移至胸腺髓质中产生CCL19和CCL21的细胞后进一步成熟[19]。

成熟中的T细胞在胸腺内进行阴性和阳性选择[20]。双阳性(CD4+和CD8+)胸腺细胞最初的阳性选择步骤是专门由胸腺皮质上皮细胞介导的发育中T细胞识别主要组织相容性复合物(MHC)分子[21]。有T细胞受体(TCR)的胸腺细胞能与胸腺皮质上皮细胞表达的主要组织相容性复合物(MHC)分子相互作用,并进行增殖,而TCR缺陷的胸腺细胞发生凋亡[22~24]。当这些阳性选择的细胞向髓质迁移时,通过与胸腺髓质上皮细胞相互作用进行阴性选择,确保对自身MHC分子反应过强的所有T细胞都被清除。表达自身免疫调节基因(AIRE)是这些胸腺髓质上皮细胞所特有,AIRE编码一个转录调节因子,可促进一大批编码蛋白的基因转录本的异位表达,在通常情况下,这些基因只表达在外周已分化器官[25]。这使得胸腺髓质上皮细胞

表达很多不同的自身抗原,并被递呈给发育中的胸腺细胞。那些含有TCR的胸腺细胞中与髓质上皮MHC分子发生太过强烈反应的将发生凋亡[23]。大多数发育中的胸腺细胞被破坏。这样,只有那些对自身MHC分子适当的亲和力、对自身抗原没有反应的T细胞能进入胸腺髓质,经历终末成熟阶段,最后通过输出淋巴管离开胸腺,成为有功能的CD4+或CD8+单阳性初始T淋巴细胞。

患有罕见的自身免疫性多发性内分泌病-念珠菌病-外胚层萎缩症(APECED)或多腺体自身免疫综合征Ⅰ型(PGAⅠ)的患者说明了胸腺髓质上皮细胞对胸腺细胞进行阴性选择的重要性。APECED或PGAⅠ的特征是慢性黏膜皮肤念珠菌感染、甲状旁腺功能低下及肾上腺功能不足,但大多数患者还有一些其他自身免疫表现,包括甲状腺炎、1型糖尿病、卵巢衰竭、秃发症和(或)肝炎[26]。这些患者有AIRE的基因缺陷[27],胸腺上皮细胞不能表达自身反应性胸腺细胞进行阴性选择所需的大量的各种组织分化自身抗原,也不能产生中央T细胞耐受[25,28]。

● 脾脏

脾脏是一种特殊的腹部器官,具有多种功能:红细胞清除、

先天免疫、适应性免疫以及血容量调节。脾脏按结构和功能不同分为白髓及红髓两部分。脾脏的白髓中含有二级淋巴组织，为免疫系统细胞之间相互作用提供环境，来对血源性抗原发动适应性免疫反应。此外，脾脏红髓中含有的巨噬细胞，即使在没有特异免疫反应时，负责清除血液中不需要的外源物质和衰老的红细胞。所以，脾脏可作为血液的过滤器。

脾的解剖

脾脏位于腹膜内腹部左上象限，在胃底和膈之间。脾的血液供应来自体循环的脾动脉，脾动脉分支成腹干分支和左胃网膜动脉[29]。从脾脏回流的血液经脾静脉注入门静脉循环。因此，当发生门静脉高压时，脾脏可充血肿大（参见第56章）。

大约10%的个体有一个或多个副脾。副脾直径通常为1cm，类似淋巴结。然而，像脾脏本身一样，副脾通常被腹膜覆盖。副脾多沿脾动脉或其分支胃网膜动脉分布，但也可位于其他部位[30]。副脾最常见的位置是靠近脾门，但大约有1/6的副脾被包埋在胰尾，这种副脾有时可被误认为是胰腺的肿块性病变[31]。

成人脾脏平均重量为135g（变化范围：100~250g）。然而，当除去脾中所有血液后，其重量大约只有80g。对539例正常死者脾脏尸检表明，脾的重量与急性脾充血程度和个体的身高和体重呈正相关，而与个体的性别和年龄无关[32]。

脾脏的体积可通过腹部CT估算[33]。在一项研究中，脾的体积由脾脏的线性测定值和最大横切面积按以下公式计算：脾体积=30cm^3+0.58（以厘米测定的脾脏长、宽、厚的乘积）[34]。按此公式算出的47位正常人的脾脏平均体积值为214.6cm^3，其范围为107.2~314.5cm^3。计算出的脾体积受年龄、性别、身高、体重、体重指数或第1腰椎直径的影响似乎并不大，而第1腰椎直径是CT中代表性的体型指标。

脾脏的体积也可通过超声估算，与通过螺旋腹部CT或者脾脏切除后实际填充的体积之间有良好的对应。在一项对50位病人的研究中，通过超声的线性测量与CT体积测量最具有相关性的是病人取右侧卧位时纵切面脾脏的宽度[相关系数$(r)=0.89$，$P<0.001$]。右侧卧位时纵切面脾脏的长度与CT体积测量也有相当好的相关性（$r=0.86$，$p<0.001$）。对32个来自成人尸体的正常脾脏的另一项研究中，超声测量脾的最大长、宽、厚与切除的脾脏填充的实际体积作了比较[35]。实际脾体积平均值约为148cm^3（±81cm^3 SD），而由超声估算的脾脏体积平均值为284cm^3（±168cm^3 SD）。尽管实际体积与估算体积存在差别，但研究人员确实发现实际体积与超声估算体积之间存在粗略的线性关系。然而，在对脾体积进行估测时，各个操作人员之间可能存在差异，因而将超声技术用于纵向研究在技术上要求是很高的。

脾的结构

脾脏具有开放性的血液循环，从动脉到静脉的内皮缺乏连续性。在分离的脾脏灌洗实验中，出现在脾静脉中的红细胞似乎是从三个不同的腔室中冲洗出来的；首先冲洗出的红细胞可能来自脾血管形成的腔室。随后冲洗出的红细胞来自第二腔室，可能是与滤过床松散相连的红细胞。最后冲洗出的可能是与滤过床细胞黏附在一起的红细胞。尽管90%的血液流经脾血管，但只有脾脏总红细胞的大约10%出现在这第一腔室内。

而第二腔室灌流量只占总灌注液的9%，但却含有70%的脾脏红细胞，第三腔室灌流量仅占灌注液的1%，但含有20%的脾脏红细胞。

这些被分隔的腔室反映出脾脏及其基质的解剖学特点。脾脏的基质是由分支的成纤维细胞样网状细胞组成的。这些细胞产生纤细的胶原纤维，即富含Ⅲ型胶原的网状纤维。网状细胞和纤维形成一个网络，或者网状组织，对血液进行过滤。根据结构和组成，可将滤过床分为三种主要类型：白髓、边缘区和红髓。

白髓

白髓含有淋巴细胞和其他单个核细胞，这些细胞围绕从脾动脉分支而来的小动脉。脾动脉在脾门处穿入脾脏包膜后，分出不断变小的分支。因为每一分支穿过围绕其周围的独特滤过床的中央纵轴，所以，也被称为中央动脉（图6-4）。这由一圈称作小动脉周围淋巴细胞鞘（PALS）的淋巴细胞组成。PALS主要由T淋巴细胞组成，其中大约2/3为CD4$^+$ T细胞。围绕在人脾脏白髓小动脉周围的PALS是不连续的。中央小动脉的一些节段在通过淋巴滤泡区域时可能没有T细胞围绕[36]。这些淋巴滤泡含有活化B淋巴细胞组成的浅色区域，其间夹杂有大的着色浅淡的巨噬细胞和树突状细胞[1]。T细胞向PALS的迁移受基质细胞产生的趋化因子调控，主要是CCL19和CCL21，可与未致敏T细胞上表达的趋化因子受体CCR7相互作用[37]。某些细胞因子如淋巴细胞毒素可刺激基质细胞产生这些趋化因子[38]。

粗略观察刚切开的脾脏剖面，可见这些滤泡呈白色的小点状，称为malpighian小体（脾淋巴滤泡，图6-5）。这些小体含有一个生发中心，与淋巴结中的次级滤泡有相同的解剖特点与功能。从中央动脉来的分支将与血管大小不成比例量的血浆和淋巴细胞输入PALS边缘（图6-6）。这些血管分支常呈锐角分出，可使血浆选择性地从血液中丢失，此被称为撇去（skimming）。在血浆相对缺失后，小动脉将血浆减少的血液输送至红髓和边缘带的过滤床。结果，红髓和边缘区含有相对高浓度的红细胞。

边缘带

边缘带围绕小动脉周围淋巴鞘（PALS）和淋巴滤泡。它由一网状组织构成，形成一个细网眼滤过床，是很多流经脾脏的血液的门户。边缘带围绕着白髓，并缓慢融入红髓中。它含有的淋巴细胞较红髓多，主要是初级B细胞和CD4$^+$ T细胞，似乎特别适于对血源性抗原产生快速抗体免疫反应[39-41]。然而，边缘带与红髓一样可发生充血，以清除破损和衰老的红细胞及寄生虫。

红髓

脾脏的红髓由称为Billroth脾索的网状结构和脾窦组成[42]。该区域主要含有红细胞，还有大量的巨噬细胞和树突细胞。而此区域的粒细胞、细胞毒性CD8$^+$ T细胞和自然杀伤（NK）细胞相对少见。

随着中央动脉发出分支并变小，动脉周围淋巴鞘（PALS）也发出分支，其直径也减小至只有几个细胞围绕小动脉。小动脉最终离开淋巴鞘，然后终止于边缘带或红髓中。在此，这些

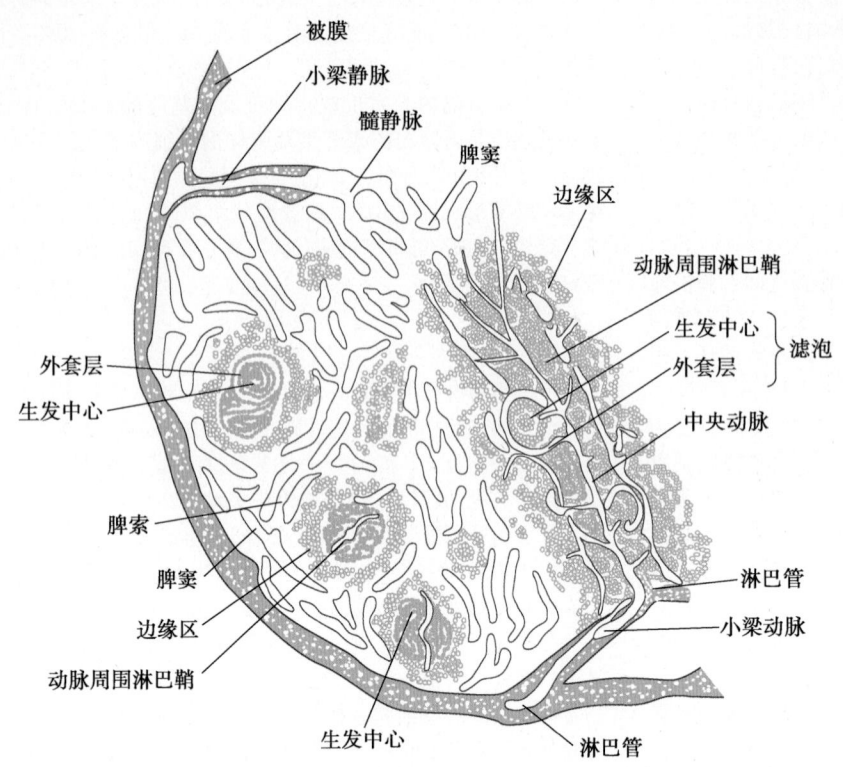

被膜
小梁静脉
髓静脉
脾窦
边缘区
动脉周围淋巴鞘
生发中心
外套层 } 滤泡
中央动脉
外套层
生发中心
淋巴管
脾索
小梁动脉
脾窦
边缘区
动脉周围淋巴鞘
生发中心
淋巴管

图6-4　脾脏的结构。脾动脉的一个分支进入白髓并成为中央动脉。围绕中央动脉是动脉周围淋巴鞘（PALS）。动脉周围淋巴鞘的周边是边缘区，通常将PALS所在的白髓和红髓分开。B细胞滤泡有时具有生发中心（malpighian 小体），位于图示中央动脉 PALS 的外边缘及位于本图不同平面的中央动脉 PALS 的外缘

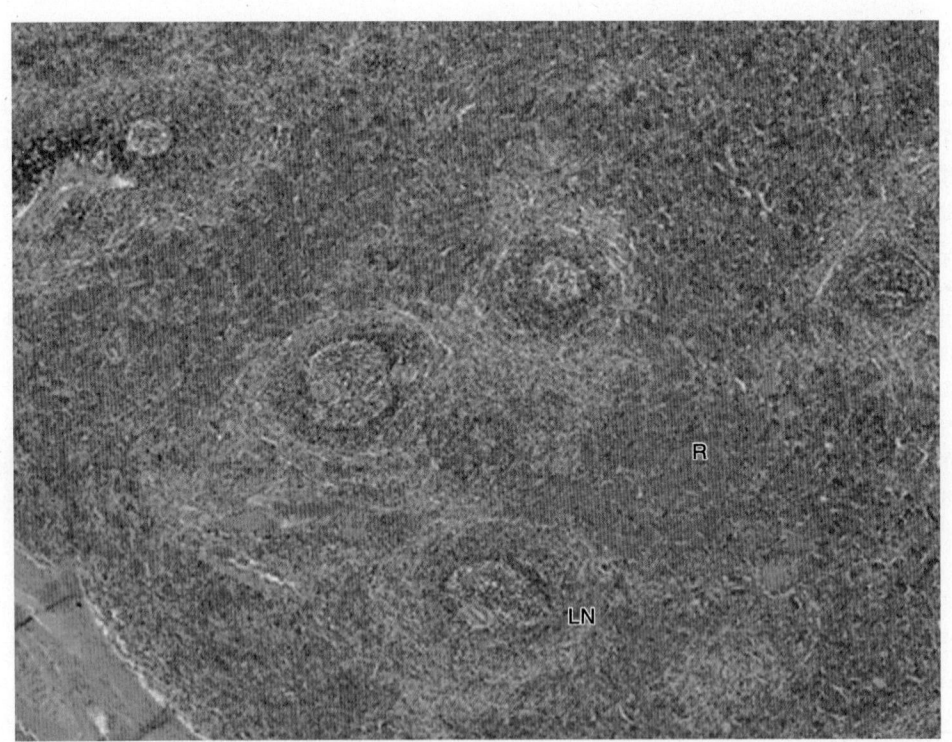

图6-5　人的正常脾脏。脾组织由红、白髓组成。红髓（R），脾脏中红细胞聚集处。在活组织中呈现为红色是由于红细胞中的血红蛋白自然显色，在 HE 切片中呈现为红色是因为血红蛋白嗜酸性。脾脏的红髓由称为 Billroth 脾索的网状结构和脾窦组成。脾窦（静脉窦）由脾索（Billroth 脾索）分开，不能在光学显微镜下看见。白髓由聚集球状的淋巴细胞（淋巴小结）组成。中间的生发中心染色较浅，边缘区域较薄、染色较深。边缘区将白髓和红髓分开。厚壁中央动脉通常穿入白髓。穿入左上角的白髓的中央动脉如图所示被斜切。中间偏左的淋巴结有两条动脉穿入。中心偏下的白髓有一条动脉穿入。在此切面没有看见其他淋巴小结的血管

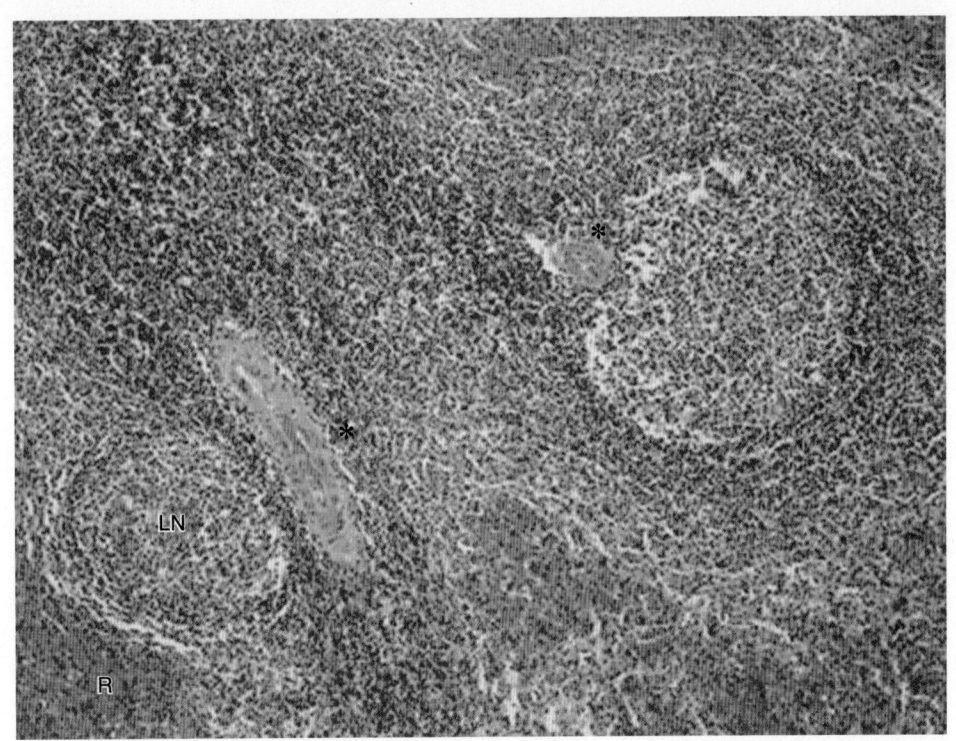

图 6-6　人的正常脾脏(白髓高倍镜)。白髓由聚集球状的淋巴细胞[淋巴小结(LR)]组成。中间的生发中心染色较浅,边缘区域较薄、染色较深,边缘区将白髓和红髓分开。脾小结主要由 B 淋巴细胞组成。图中星号表示中央动脉,厚壁中央动脉通常在偏心的位置穿入白髓,中央动脉由富含 T 细胞的动脉周围淋巴鞘包围。在左边的淋巴小结附近的中央动脉是纵向切割。在右上方可见一条中央动脉穿越淋巴小结,位于具有特征性的偏离中心位置。R 代表红髓

血管被外膜网状细胞锚定和悬于动脉周围床中。它们常常突然终止,形成小动脉毛细血管,或呈喇叭状增宽的开口(称为内皮细胞间开口)的血管。血液通过这些开口流入到滤过床中。这些滤过床由彼此相通的大网眼小腔构成。

红髓和边缘带的血液注入静脉窦,这些静脉窦形成交织吻合的盲端血管,实际上是特殊的毛细血管后小静脉。内皮细胞形状像锥形棒状,并被基底部的纵向的中等的细胞骨架细丝及具有收缩性的肌球蛋白和肌动蛋白细丝固定。这些细胞内的收缩细丝可以使静脉窦短,使内皮细胞弯曲,形成内皮细胞之间的缝隙,有利于跨壁迁移。

内皮细胞连接至基底膜上,尽管这看上去形状像纤维,但基底膜实际上是细胞外的膜性壁,有很多大的缺口,暴露出相当大面积的基底内皮细胞表面。这包括内皮细胞间的开口,血液经此开口从滤过床流入静脉。通常情况下,内皮间开口很狭窄甚至是关闭的,除非细胞跨壁迁移或内皮收缩强行使其张开。

脾脏小动脉在离静脉血管壁距离不等处终止。从小动脉流出的血液如终止于静脉血管壁处,则可直接流入脾脏静脉。然而,如果从小动脉流出的血液在与静脉有一定距离处终止,则必须流经脾脏。在血液流经脾脏的过程中,血液可快速通过非窦状静脉孔,或者缓慢通过窦状内皮细胞间开口和成纤维细胞基质。

成纤维细胞基质含有网状细胞和肌成纤维细胞,也被称为屏障细胞。后者可相互融合形成合胞体膜,将小动脉末端与静脉内皮细胞间开口或裂孔连接起来。与其他肌成纤维细胞一样,这些细胞含有肌动蛋白和肌球蛋白,可以收缩,所以可使脾动静脉血管彼此靠近。因此,成纤维细胞基质可影响流经基质和内皮细胞间开口的血液的相对比例。这种血液的重新分布可能发生在急性生理应激期,使从脾脏逐出的红细胞增加,这也是剧烈运动时观察到血细胞比容增高的部分原因[43]。

脾脏的功能

红细胞清除

红髓和边缘带的基质中混有单核细胞和巨噬细胞。当血液流经基质时,单核细胞可被扣留在基质中。此处的微环境促使其成熟为巨噬细胞和大的树突状富含溶酶体的吞噬细胞。这些细胞可帮助网状细胞发挥机械滤过功能。更重要的是这些细胞具有吞噬活性,可以吞噬有缺陷的红细胞,贮存血小板,清除血液循环中的感染性病原体,如疟原虫[44]。此外,单核细胞和巨噬细胞还有非吞噬功能,如将抗原呈递给 T 细胞,或者产生某些免疫调节细胞因子。

总而言之,脾脏的解剖结构使边缘带和红髓选择性地清除有缺陷的红细胞。当血液缓慢地通过窦状内皮细胞开口和成纤维细胞基质时,红细胞必须改变形状,以挤过这一滤过腔所形成的机械屏障。正常的红细胞具有柔韧性,可顺利通过,因为内皮细胞间开口能够张开至大约 $0.5\,\mu m$。而含有大的刚性包涵体的红细胞,如含有疟原虫的红细胞,则被滞留或遭扣押[45]。

这些滤过床中的脾脏巨噬细胞也能识别并清除表面包被有抗体的红细胞,如自身免疫性溶血性贫血。$FcγR\,II$($CD32$)或 $FcγR\,III$($CD16$)多态性影响免疫球蛋白(Ig)G 在体外的结

合,可改变体内包被了抗体的红细胞的清除效率[46]。

当这些滤过床扣留有缺陷的红细胞时,血液贮积于脾内,引起淤滞和充血,刺激远端静脉括约肌样收缩,导致近端血浆渗出,产生一团高血细胞比容的黏稠的管腔内血液。在红细胞扣留增加时,如在疟疾危象或者小部分镰状细胞病患者的溶血发作时,脾的体积和重量将增加 10～20 倍(参见第 56 章)[47]。此时,虽然白髓也会增大,尤其在生发中心,但边缘带和红髓因红细胞及巨噬细胞贮存蓄积而显著增宽。

血容量的调节

脾脏在调节血容量中也发挥作用。当血压下降或心输出减低时可激活压力反射。脾脏可对激活压力反射做出反应,通过脾收缩释放高血细胞比容的血液[48,49]。另一方面,生理性的物质如心房利钠肽、一氧化氮和肾上腺髓质素可诱导脾脏循环液体流出至淋巴系统[50]。在败血症休克,从脾脏流出的血液过多可导致不能维持足够的血管内血容积。也有证据表明脾脏传入神经和肾脏交感神经在维持肾脏微血管张力方面发挥作用[50]。这种脾-肾反射可影响血压,而且在败血症休克时有助于促进肾脏对钠和水的重吸收和释放血管收缩因子血管紧张素 Ⅱ。另一方面,在门静脉高压时,脾-肾反射可促进肾脏对钠和水的潴留,且可能通过神经内分泌调节肠系膜血管床,在门静脉高压的血动力综合征起作用。

脾的免疫功能

脾脏及其对抗原的应答同淋巴结类似,主要的区别在于脾脏是对血源性抗原产生应答的主要场所,而淋巴结则对淋巴液中的抗原产生反应[42]。由于脾脏缺乏高内皮小静脉,所以,抗原和淋巴细胞通过血管窦进入脾脏。进入脾脏后,淋巴细胞归巢至白髓。T 细胞表达趋化因子受体 CCR7[45],对 CCL19 和 CCL21 作出反应,迁移至 PALS,而 B 细胞表达 CXCR5,对 CX-CL13 作出反应,则迁移至淋巴滤泡[37,51]。树突细胞也表达 CCR7,所以也迁移至与未致敏 T 细胞同一区域。T 和 B 细胞在这些区域内迁移大约分别为 5 小时和 7 小时。在没有免疫反应时,这些细胞移行通过围绕中央动脉周围的网状组织。

当对抗原发生反应而发生免疫激活时,淋巴细胞可停留在脾脏内以维持初级或次级免疫反应。B 细胞激活首先发生在 PALS 中与 CD4[+] T 细胞相邻的边缘带。随后,活化的 B 细胞迁移至生发中心或红髓[52]。淋巴小结开始出现,并通过吸收外周血和滤泡外周区的淋巴细胞而扩大,称为外套层。然后,这些细胞在淋巴小结中心增殖、分化,形成一个生发中心[53]。在从边缘区到滤泡的途径中,B 细胞要穿过 PALS,在此处 B 细胞与 T 淋巴细胞保持接触达数小时,使 T 和 B 细胞有充分的时间相互作用对抗原产生应答。如果它们不被招收参与对抗原的免疫应答,T 和 B 细胞均通过深部输出淋巴管离开脾脏,而不经过脾脏静脉。

在 PALS 中,这些输出淋巴管因在结构上没有独特性而无法区分,它们的管壁都很薄,常堆满了向外迁移的淋巴细胞。然而,这些输出淋巴管在将无反应性的淋巴细胞转移出脾脏,以及生成高血细胞比容的髓质血方面起到很重要的作用。输出淋巴管在离开脾脏后,便成为脾周肠系膜淋巴结的输入淋巴管或注入胸导管。胸导管注入左锁骨下静脉,于是将淋巴细胞返回静脉循环。

● 淋巴结

淋巴结是二级淋巴组织。它们形成抗原过滤网络的一部分,这些抗原来自间质组织液和从外周至胸导管输送过程中的淋巴液。因此,淋巴结是对组织抗原产生免疫应答的主要场所。

淋巴结的解剖

淋巴结为单个核细胞簇集而成的圆形或肾形结构,直径通常小于 1cm(图 6-7)。典型的淋巴结表面围绕一层胶原性包膜,有一凹陷,称为门,血管由此进出淋巴结。

淋巴结通常见于淋巴管的分支处,并形成延伸至全身的广泛的淋巴管道网络的一部分。每一个淋巴结有数条输入淋巴管穿过淋巴结包膜将局部组织的淋巴液引流至淋巴结。淋巴液又通过门部的一条输出淋巴管引流离开淋巴结。淋巴液从淋巴结进入输出淋巴管,然后汇入较大的淋巴管,最后流入胸导管。胸导管又汇入左锁骨下静脉,从而使淋巴返回体循环。

淋巴结常成群地分布于人体特定区域,以引流身体不同部位浅表和深部的淋巴液,如颈部、腋窝、腹股沟、纵隔及腹腔。接受皮肤淋巴液引流的淋巴结,称为躯体淋巴结,为浅表淋巴结。而接受呼吸、消化或者泌尿生殖道黏膜表面淋巴液的淋巴结称为内脏淋巴结,常深藏于体腔内。

淋巴结的结构

淋巴结胶原性包膜下方为包膜下淋巴窦,输入淋巴管即引流至此窦内(图 6-8)。此窦壁上附有吞噬细胞。纤维小梁从毗邻淋巴结门部的髓质呈放射状延伸至包膜下窦,从而将淋巴结分隔成几个滤泡,称为皮质滤泡。这些小梁,连同包膜和网状纤维网络,一起支持着淋巴结的各种细胞成分,并作为淋巴间隙,即包膜下窦和皮质窦的支架。这些淋巴间隙与髓窦及离开门部的单个输出淋巴管是连通的。

每个皮质滤泡含有密集成群的、小的、成熟的重复循环淋巴细胞,由一个 B 细胞区(皮质)、一个 T 细胞富集区(副皮质)和一个包含 T 细胞、B 细胞、浆细胞和巨噬细胞的中央髓质细胞索构成[1]。一些滤泡含直径为 1～2mm 的浅染色区,称为生发中心。生发中心是产生 B 记忆细胞,以及通过免疫球蛋白可变区体细胞超突变,使抗体亲和性成熟的特化场所[54]。不含生发中心的滤泡称为初级滤泡,而有生发中心的滤泡称为次级滤泡。初级淋巴滤泡含有淋巴小结,主要由小的、成熟的、重复循环的 B 淋巴细胞组成。

在抗原刺激后的一周内,次级滤泡中出现生发中心,其中含有增殖的 B 细胞和巨噬细胞[55,56]。小的非反应性 B 细胞明显被推移至滤泡外周,形成一个致密的滤泡外套。另一方面,生发中心内的 B 细胞则高度活化,一般形成母细胞,具有丰富的细胞质,呈圆形、有切迹或盘绕状。生发中心还可见滤泡树突状细胞。这些细胞可捕获抗原,并可能以免疫复合物的形式保留抗原达数月[57]。在抗原刺激被清除后,次级滤泡的生发中心可逐渐退化。

在浅层皮质淋巴滤泡周围是一层层的淋巴细胞,延伸到深层皮质,即副皮质,副皮质区融入髓质细胞索。副皮质区主要由 T 细胞组成。这些区域中 T 细胞与 B 细胞的比例大约为 3:

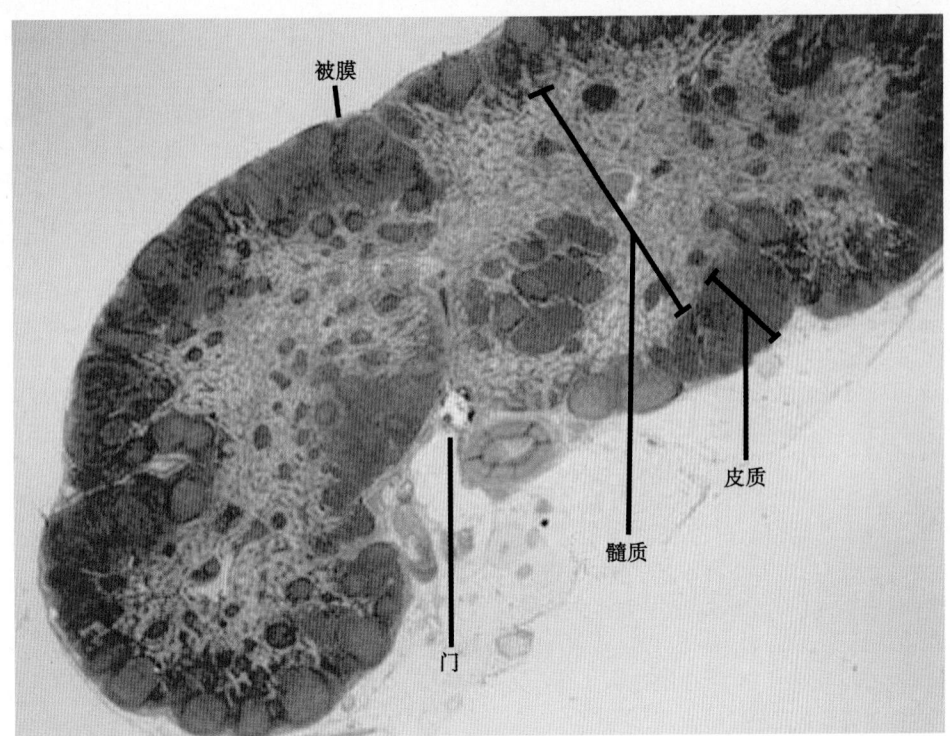

图6-7 人的正常淋巴结。低倍镜。淋巴结表面覆盖一层结缔组织性被膜(Cap)。淋巴结被膜下方为皮下淋巴窦,输入淋巴管穿透被膜即引流至此窦内。被膜下为皮质区。皮质区有淋巴小结、弥散淋巴组织和皮质淋巴窦(简称皮窦)。被膜的结缔组织伸入淋巴结内形成小梁,构成皮质淋巴结的支架。淋巴小结中有生发中心,染色相对边缘较浅,因为生发中心发育中等大小或大淋巴细胞不易着色。髓质包括由致密淋巴组织构成的髓索和髓质淋巴窦(简称髓窦)。从皮下窦流来的淋巴液先进入皮窦再流向髓窦,最后经被膜上凹陷门处的输出淋巴管离开淋巴结

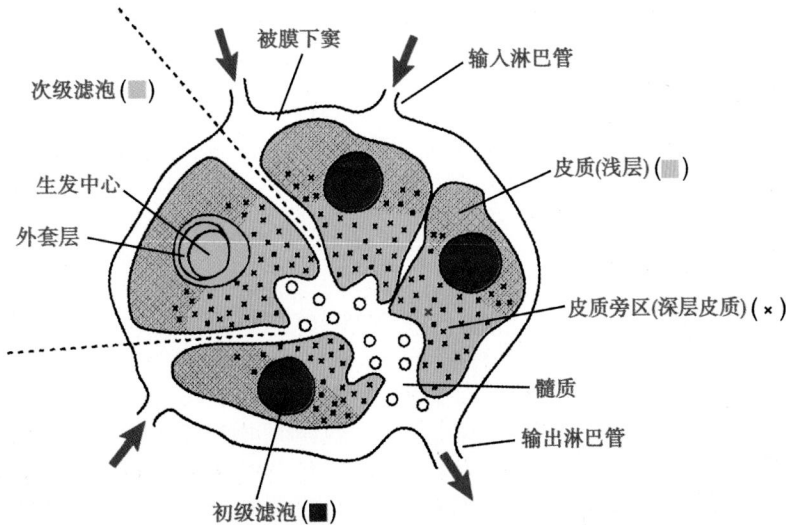

图6-8 淋巴结结构。淋巴通过输入淋巴管进入淋巴结和通过输出淋巴管离开淋巴结。大箭头表示淋巴流入和流出淋巴结的方向。图中用(x)符号显示每个滤泡中T细胞区,用(阴影)表示B细胞区。淋巴结的左下角滤泡是初级滤泡,缺乏生发中心。紧邻此初级滤泡上方的滤泡含生发中心。因此,虚线所勾勒出的整个滤泡是次级卵泡。图中也可见皮质、副皮质区和髓质

1。而髓质则含散在的 B 细胞、树突状细胞、巨噬细胞、罕见 NK 细胞，在免疫应答时还含浆细胞。淋巴结的浅层皮质和髓质为胸腺非依赖区，而深层皮质却特别富含 T 细胞，形成一个区域，有时称为胸腺依赖区。淋巴结中的主要 T 细胞群由 CD4[+] 细胞组成。CD4[+] T 细胞分散在滤泡中，更多的 CD4[+] T 细胞则分散在滤泡间区，揭示 CD4[+] T 细胞和 B 细胞的靠近，对抗原刺激的 B 细胞增殖和成熟过程中的 T-B 细胞协同作用十分重要[58]。

T 细胞含量丰富的副皮质区也相对富集特殊 NK 细胞和其他先天淋巴细胞(ILC)，ILC 可能在淋巴结和其他次级淋巴组织(SLT)形成先天免疫和适应性免疫反应中起作用，这种作用是通过产生免疫调节细胞因子发挥的。淋巴结副皮质区的 NK 细胞目前主要是表达 CD56 强阳性的细胞群(CD56[bright] NK)，可以迅速产生细胞因子，如干扰素-γ 和肿瘤坏死因子-α，应答单核细胞来源的细胞因子(IL-12、IL-15、IL-18)[59,60]。但这些 CD56 强阳性的 NK 细胞(CD56[bright] NK)相对血液中占优势的 CD56 弱阳性 NK 细胞(CD56[dim] NK)来说细胞毒性较弱(参见第 77 章)[61]。越来越多的证据表明，CD56 强阳性 NK 细胞(CD56[bright] NK)是 CD56 弱阳性 NK 细胞(CD56[dim] NK)的直接前体细胞，在分化为后者之后从淋巴结输出[62~64]。此外，淋巴结副皮质区富含能够生成 CD56 强阳性 NK 细胞的 CD34[+]CD45RA+造血祖细胞，表明这些组织也可能是 NK 细胞发育的场所[65~67]。

淋巴细胞主要通过特化的毛细血管后小静脉的高的，活跃的内皮细胞，从血液进入淋巴组织。这些小静脉也称为高内皮细胞小静脉[68]。细胞黏附分子和各种趋化因子介导淋巴细胞的转移方式并决定淋巴组织中基质细胞(如网状细胞和内皮细胞)和实质细胞(如 T 和 B 淋巴细胞，树突状细胞和巨噬细胞)相互作用[54,69]。

淋巴结功能

淋巴结是不同类型的淋巴细胞、巨噬细胞和树突状细胞彼此相互作用，对淋巴液中携带的抗原产生免疫应答的场所。当淋巴液由输入淋巴管流经淋巴结到达输出淋巴管时，颗粒性抗原被吞噬细胞清除并被转移至淋巴结的淋巴组织[1]。淋巴液中的异常细胞，如肿瘤细胞，也可被滞留在淋巴结内。

在淋巴结中，通过抗原递呈细胞的 MHC 分子将抗原加工成肽的形式呈递给 T 细胞(参见第 76 章)。不同的 T 细胞亚群组成了一个相互作用的细胞网络。CD4[+] 和 CD8[+]细胞介导的接触，以及 T 细胞衍生的可溶性因子诱导和调节免疫应答(参见第 19 章)。T 细胞识别是通过抗原的 TCR 介导的(参见第 78 章)。哪些 T 细胞被激活取决于 TCR 的特异性、MHC 分子的结构和抗原呈递细胞的性质，包括树突状网状细胞、巨噬细胞和 B 细胞。

但是，在 TCR 识别抗原递呈细胞 MHC 所递呈的处理过的抗原的同时，T 细胞的充分活化还需要通过辅助分子，如 CD28(参见第 78 章)，即传递的第二类信号，或称共刺激[70]。没有这些第二类信号，T 细胞可能变得没有免疫反应性，或具体地说，对抗原刺激没有反应[71]。这种特异的免疫抑制被认为在维持自身耐受中起重要的调节作用[72,73]。

T 细胞识别特异性抗原可诱导可溶性因子释放，如白细胞介素，可激活 T 细胞、B 细胞和(或)单核细胞[74]。激活的 T 细胞也表达表面分子，如 CD40 配体(CD154)，这些表面分子也能激活 B 细胞、树突状细胞或巨噬细胞[75,76]。

T 细胞依赖性免疫应答包括在接触抗原后几天内形成早期生发中心。此时淋巴滤泡中混有 B 细胞及激活的 CD4[+] T 细胞。T-B 协同作用涉及辅助性 B 细胞抗原 CD40 和活化 T 细胞上表达的 CD154 抗原(参见第 76 章)。活化 B 细胞转化呈现出中心母细胞形态，并且成为早期生发中心数量最多的细胞[56]。随后，B 母细胞生成较小的 B 细胞，即中心细胞。B 细胞在生发中心内经历亲和性成熟。在这一过程中，编码 B 细胞表面免疫球蛋白的基因发生高频突变，称为体细胞超突变[53,77]。表达的免疫球蛋白对抗原亲和力低或无抗原亲和力的 B 细胞发生凋亡[78]。由此产生的细胞碎片能被染色，主要见于巨噬细胞中，这种巨噬细胞被特称为有着色小体巨噬细胞。另一方面，表达的表面免疫球蛋白对抗原有高度亲和力的 B 细胞被选择进行增生和分化为记忆 B 细胞或浆细胞[54]。除了促进 B 细胞的激活之外，CD4[+] T 细胞和 CD8[+] T 细胞还可产生循环记忆 T 细胞[79,80]。

特异性抗体释放之后，可形成抗原-抗体复合物，并被扣留在生发中心的滤泡树突状细胞表面。这些抗原-抗体复合物形成一层由小珠状免疫复合物覆盖的小体，称为免疫复合物包裹体，或 iccosome(immune complex coated bodies)。免疫复合物包裹体可被 B 细胞和树突状细胞呈递给 CD4[+] T 细胞。当抗原再次进入宿主时，iccosome 似乎也可有助于高水平抗体的回忆性反应[81]。T 细胞和 B 细胞的记忆功能依赖于抗原的持续存在[82]。

● 外周淋巴组织

黏膜相关淋巴组织

黏膜相关淋巴组织(MALT)是弥散分布的淋巴细胞簇群，保护呼吸道和胃肠道上皮[83]。与呼吸道上皮相关的淋巴细胞簇群有时被称为支气管相关淋巴组织。与肠道上皮相关的淋巴细胞簇群有时被称为肠道相关淋巴组织(GALT)。GALT 中的淋巴细胞位于三个主要区域:在上皮细胞层内，散在于固有层，以及在固有层聚集成群。后者包括扁桃体、增殖腺、阑尾和见于回肠中的特殊化了的淋巴结构，称为 Peyer 斑(图 6-9)。大多数上皮内的淋巴细胞为 CD8[+] T 细胞，其中 10% 表达 γ/δ 形式的 TCR(参见第 76 章)。另一方面，肠道固有层含有一群混合的细胞，包括活化的 CD4 阳性 T 细胞以及最近描述的异质性的 ILC 细胞。ILC 是目前已知黏膜免疫中的关键成员，释放免疫调节因子，并产生 IL-22 支持上皮的动态平衡[84]。

与淋巴结和脾脏淋巴细胞滤泡类似，固有层的黏膜滤泡含有的绝大多数为 B 细胞，它们有时组成生发中心。

具有滤泡和生发中心结构的单个淋巴小结见于呼吸道、消化道(特别是在回肠)、泌尿道和阴道的黏膜和黏膜下层。肠道内特殊化上皮细胞表面覆盖的微褶皱通过胞饮作用转运抗原物质，可能随后激活免疫反应。慢性炎症时，淋巴小结可形成一种局限的淋巴细胞中心，具有显著的淋巴滤泡活性。咽部淋巴组织的 Waldeyer 环和回肠的 Peyer 斑含有明显聚集的小结节样淋巴组织。这些辅助性淋巴组织没有包膜，输入或者输出淋巴管。

MALT 富含浆细胞和嗜酸性粒细胞。浆细胞是分泌性免疫球蛋白的来源，这些分泌性免疫球蛋白被转运到气管及胃肠道管腔内。支气管和肠道黏膜中的浆细胞绝大多数都含 IgA[85]。IgA 从浆细胞中被释放，然后与黏膜上皮内合成的分泌片段结合形成分泌型 IgA(参见第 75 章)。分泌型 IgA 然后穿过黏

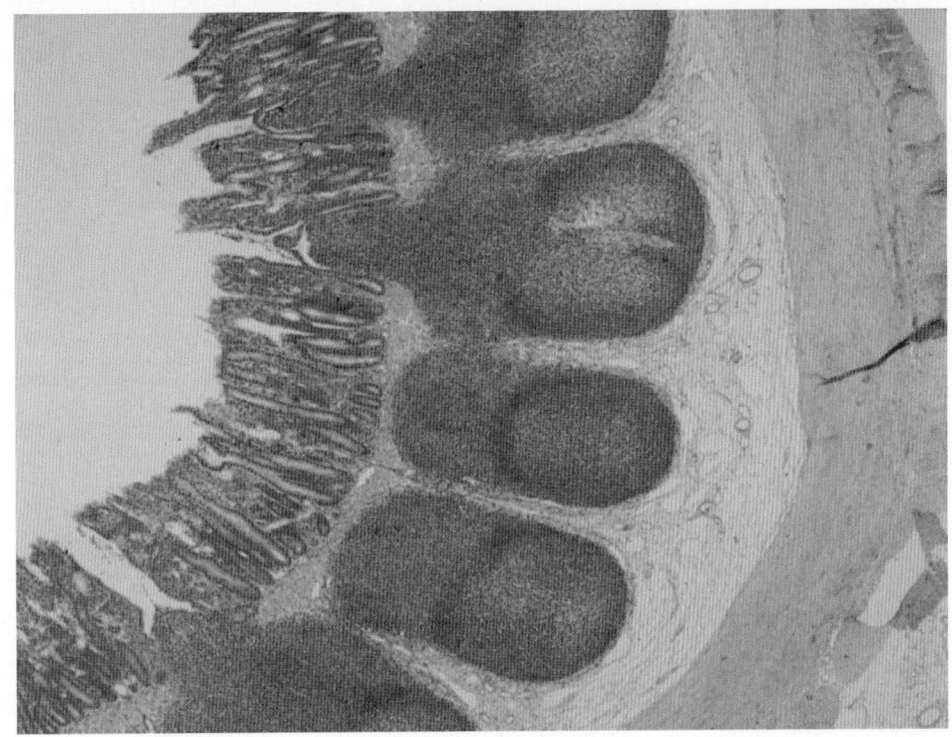

图6-9 人末端回肠的横切面。图示左侧的柱状上皮组成绒毛表面。从黏膜固有层延伸至黏膜下层的一系列淋巴小结是肠道相关淋巴组织(GALT)的组成部分。见于回肠固有层的这种高度组织化的肠道相关淋巴组织被称为 Peyer 斑,它们每个都含生发中心。GALT 是黏膜相关淋巴结的一个子集组织。小肠和结肠黏膜的其他部位可见散在的淋巴结,但通常是孤立的单个结节

膜上皮的微绒毛被分泌到管腔,可在此阻止病原体在黏膜生存。沿黏膜覆盖管道分布的淋巴小结是 IgA 生成细胞的前体细胞。这些小结形成了一道屏障,以抵抗很多微生物和抗原的侵袭[86]。

Peyer 斑

Peyer 斑是最重要的和高度组织化的肠道相关淋巴组织[83]。它们见于回肠的固有层(靠近回结肠交界处),由多达 50 个或更多被单层柱状上皮覆盖的淋巴小结组成(图6-9)。Peyer 斑在年轻人发育良好,但随年龄增长而退化。来自肠道上皮的抗原被称为 M 细胞的特殊化的上皮细胞所收集,可产生针对肠道病原体的特异性免疫反应[87]。Peyer 斑是 B 细胞对这些抗原发生反应,分化为肠道中所见的浆细胞的场所[88]。

扁桃体

扁桃体是咽部淋巴组织 Waldeyer 环的主要组成成分。它们被各种很深的分枝状凹陷的上皮表层所覆盖,这些凹陷也称为隐窝。融合的淋巴小结就位于隐窝旁边,生发中心也明显可见。一层致密结缔组织形成的假包膜包围着扁桃体,其中的隔膜形成小叶。与 Waldeyer 环的其他淋巴组织一起,扁桃体提供了阻止病原体进入口咽部的第一道屏障。

翻译:张艳　互审:周光飚　校对:刘萍、任瑞宝

参考文献

1. Crivellato E, Vacca A, Ribatti D: Setting the stage: An anatomist's view of the immune system. *Trends Immunol* 25:210–217, 2004.
2. Blackburn CC, Manley NR: Developing a new paradigm for thymus organogenesis. *Nat Rev Immunol* 4:278–289, 2004.
3. Hasselbalch H, Jeppesen DL, Ersboll AK, et al: Thymus size evaluated by sonography. A longitudinal study on infants during the first year of life. *Acta Radiol* 38:222–227, 1997.
4. Linton PJ, Dorshkind K: Age-related changes in lymphocyte development and function. *Nat Immunol* 5:133–139, 2004.
5. Cifone MG, Migliorati G, Parroni R, et al: Dexamethasone-induced thymocyte apoptosis: Apoptotic signal involves the sequential activation of phosphoinositide-specific phospholipase c, acidic sphingomyelinase, and caspases. *Blood* 93:2282–2296, 1999.
6. McClory S, Hughes T, Freud AG, et al: Evidence for a stepwise program of extrathymic T cell development within the human tonsil. *J Clin Invest* 122:1403–1415, 2012.
7. Hasselbalch H, Jeppesen DL, Ersboll AK, et al: Sonographic measurement of thymic size in healthy neonates. Relation to clinical variables. *Acta Radiol* 38:95–98, 1997.
8. Hasselbalch H, Jeppesen DL, Engelmann MD, et al: Decreased thymus size in formula-fed infants compared with breastfed infants. *Acta Paediatr* 85:1029–1032, 1996.
9. Watanabe N, Wang YH, Lee HK, et al: Hassall's corpuscles instruct dendritic cells to induce CD4+CD25+ regulatory T cells in human thymus. *Nature* 436:1181–1185, 2005.
10. Rezzani R, Bonomini F, Rodella LF: Histochemical and molecular overview of the thymus as site for T-cells development. *Prog Histochem Cytochem* 43:73–120, 2008.
11. Alves NL, Richard-Le Goff O, Huntington ND, et al: Characterization of the thymic IL-7 niche in vivo. *Proc Natl Acad Sci U S A* 106:1512–1517, 2009.
12. Fujihara C, Williams JA, Watanabe M, et al: T cell-B cell thymic cross-talk: Maintenance and function of thymic B cells requires cognate CD40-CD40 ligand interaction. *J Immunol* 193:5534–5544, 2014.
13. Walters SN, Webster KE, Daley S, Grey ST: A role for intrathymic B cells in the generation of natural regulatory T cells. *J Immunol* 193:170–176, 2014.
14. Ayala A, Herdon CD, Lehman DL, et al: Differential induction of apoptosis in lymphoid tissues during sepsis: Variation in onset, frequency, and the nature of the mediators. *Blood* 87:4261–4275, 1996.
15. Rijhsinghani AG, Thompson K, Bhatia SK, Waldschmidt TJ: Estrogen blocks early T cell development in the thymus. *Am J Reprod Immunol* 36:269–277, 1996.
16. Sullivan KE: Chromosome 22q11.2 deletion syndrome: Digeorge syndrome/velocardiofacial syndrome. *Immunol Allergy Clin North Am* 28:353–366, 2008.
17. Hale LP: Histologic and molecular assessment of human thymus. *Ann Diagn Pathol* 8:50–60, 2004.
18. Kronenberg M, Siu G, Hood LE, Shastri N: The molecular genetics of the T-cell antigen receptor and T-cell antigen recognition. *Annu Rev Immunol* 4:529–591, 1986.
19. Kwan J, Killeen N: CCR7 directs the migration of thymocytes into the thymic medulla. *J Immunol* 172:3999–4007, 2004.
20. Starr TK, Jameson SC, Hogquist KA: Positive and negative selection of T cells. *Annu Rev Immunol* 21:139–176, 2003.
21. Laufer TM, Glimcher LH, Lo D: Using thymus anatomy to dissect T cell repertoire selection. *Semin Immunol* 11:65–70, 1999.
22. Blackman M, Kappler J, Marrack P: The role of the T cell receptor in positive and negative selection of developing T cells. *Science* 248:1335–1341, 1990.
23. Muller-Hermelink HK, Wilisch A, Schultz A, Marx A: Characterization of the human

thymic microenvironment: Lymphoepithelial interaction in normal thymus and thymoma. *Arch Histol Cytol* 60:9–28, 1997.

24. Nikolich-Zugich J, Slifka MK, Messaoudi I: The many important facets of T-cell repertoire diversity. *Nat Rev Immunol* 4:123–132, 2004.

25. Mathis D, Benoist C: Aire. *Annu Rev Immunol* 27:287–312, 2009.

26. De Martino L, Capalbo D, Improda N, et al: APECED: A paradigm of complex interactions between genetic background and susceptibility factors. *Front Immunol* 4:331, 2013.

27. Vogel A, Strassburg CP, Obermayer-Straub P, et al: The genetic background of autoimmune polyendocrinopathy-candidiasis-ectodermal dystrophy and its autoimmune disease components. *J Mol Med (Berl)* 80:201–211, 2002.

28. Mathis D, Benoist C: Back to central tolerance. *Immunity* 20:509–516, 2004.

29. Romero-Torres R: The true splenic blood supply and its surgical applications. *Hepatogastroenterology* 45:885–888, 1998.

30. Paul R, Bielmeier J, Breul J, et al: [Accessory spleen of the spermatic cord] [in German]. *Urologe A* 36:262–264, 1997.

31. Lauffer JM, Baer HU, Maurer CA, et al: Intrapancreatic accessory spleen. A rare cause of a pancreatic mass. *Int J Pancreatol* 25:65–68, 1999.

32. Sprogoe-Jakobsen S, Sprogoe-Jakobsen U: The weight of the normal spleen. *Forensic Sci Int* 88:215–223, 1997.

33. Watanabe Y, Todani T, Noda T, Yamamoto S: Standard splenic volume in children and young adults measured from CT images. *Surg Today* 27:726–728, 1997.

34. Prassopoulos P, Daskalogiannaki M, Raissaki M, et al: Determination of normal splenic volume on computed tomography in relation to age, gender and body habitus. *Eur Radiol* 7:246–248, 1997.

35. Rodrigues Junior AJ, Rodrigues CJ, Germano MA, et al: Sonographic assessment of normal spleen volume. *Clin Anat* 8:252–255, 1995.

36. Steiniger B, Ruttinger L, Barth PJ: The three-dimensional structure of human splenic white pulp compartments. *J Histochem Cytochem* 51:655–664, 2003.

37. Muller G, Hopken UE, Lipp M: The impact of CCR7 and CXCR5 on lymphoid organ development and systemic immunity. *Immunol Rev* 195:117–135, 2003.

38. Schneider K, Potter KG, Ware CF: Lymphotoxin and light signaling pathways and target genes. *Immunol Rev* 202:49–66, 2004.

39. Mebius RE, Nolte MA, Kraal G: Development and function of the splenic marginal zone. *Crit Rev Immunol* 24:449–464, 2004.

40. Steiniger B, Timphus EM, Barth PJ: The splenic marginal zone in humans and rodents: An enigmatic compartment and its inhabitants. *Histochem Cell Biol* 126:641–648, 2006.

41. Weill JC, Weller S, Reynaud CA: Human marginal zone B cells. *Annu Rev Immunol* 27:267–285, 2009.

42. Kraus MD: Splenic histology and histopathology: An update. *Semin Diagn Pathol* 20:84–93, 2003.

43. Stewart IB, McKenzie DC: The human spleen during physiological stress. *Sports Med* 32:361–369, 2002.

44. Chotivanich K, Udomsangpetch R, McGready R, et al: Central role of the spleen in malaria parasite clearance. *J Infect Dis* 185:1538–1541, 2002.

45. Suwanarusk R, Cooke BM, Dondorp AM, et al: The deformability of red blood cells parasitized by *Plasmodium falciparum* and *P. vivax*. *J Infect Dis* 189:190–194, 2004.

46. Kumpel BM, De Haas M, Koene HR, et al: Clearance of red cells by monoclonal IgG3 anti-D in vivo is affected by the VF polymorphism of Fcgamma RIIIa (CD16). *Clin Exp Immunol* 132:81–86, 2003.

47. Smith NC, Fell A, Good MF: The immune response to asexual blood stages of malaria parasites. *Chem Immunol* 70:144–162, 1998.

48. Bakovic D, Eterovic D, Saratlija-Novakovic Z, et al: Effect of human splenic contraction on variation in circulating blood cell counts. *Clin Exp Pharmacol Physiol* 32:944–951, 2005.

49. Palada I, Eterovic D, Obad A, et al: Spleen and cardiovascular function during short apneas in divers. *J Appl Physiol* 103:1958–1963, 2007.

50. Hamza SM, Kaufman S: Role of spleen in integrated control of splanchnic vascular tone: Physiology and pathophysiology. *Can J Physiol Pharmacol* 87:1–7, 2009.

51. Forster R, Davalos-Misslitz AC, Rot A: CCR7 and its ligands: Balancing immunity and tolerance. *Nat Rev Immunol* 8:362–371, 2008.

52. Rizzo LV, Secord EA, Tsiagbe VK, et al: Components essential for the generation of germinal centers. *Dev Immunol* 6:325–330, 1998.

53. Hollowood K, Goodlad JR: Germinal centre cell kinetics. *J Pathol* 185:229–233, 1998.

54. Klein U, Dalla-Favera R: Germinal centres: Role in B-cell physiology and malignancy. *Nat Rev Immunol* 8:22–33, 2008.

55. Dunn-Walters DK, Isaacson PG, Spencer J: Analysis of mutations in immunoglobulin heavy chain variable region genes of microdissected marginal zone (MGZ) B cells suggests that the MGZ of human spleen is a reservoir of memory B cells. *J Exp Med* 182:559–566, 1995.

56. Tarlinton D: Germinal centers: Form and function. *Curr Opin Immunol* 10:245–251, 1998.

57. Burton GF, Masuda A, Heath SL, et al: Follicular dendritic cells (FDC) in retroviral infection: Host/pathogen perspectives. *Immunol Rev* 156:185–197, 1997.

58. Gulbranson-Judge A, Casamayor-Palleja M, MacLennan IC: Mutually dependent T and B cell responses in germinal centers. *Ann N Y Acad Sci* 815:199–210, 1997.

59. Cooper MA, Fehniger TA, Turner SC, et al: Human natural killer cells: A unique innate immunoregulatory role for the CD56(bright) subset. *Blood* 97:3146–3151, 2001.

60. Fehniger TA, Cooper MA, Nuovo GJ, et al: CD56bright natural killer cells are present in human lymph nodes and are activated by T cell-derived IL-2: A potential new link between adaptive and innate immunity. *Blood* 101:3052–3057, 2003.

61. Cooper MA, Fehniger TA, Caligiuri MA: The biology of human natural killer-cell subsets. *Trends Immunol* 22:633–640, 2001.

62. Ferlazzo G, Thomas D, Lin SL, et al: The abundant NK cells in human secondary lymphoid tissues require activation to express killer cell Ig-like receptors and become cytolytic. *J Immunol* 172:1455–1462, 2004.

63. Huntington ND, Legrand N, Alves NL, et al: IL-15 *trans*-presentation promotes human NK cell development and differentiation in vivo. *J Exp Med* 206:25–34, 2009.

64. Romagnani C, Juelke K, Falco M, et al: CD56brightCD16- killer Ig-like receptor- NK cells display longer telomeres and acquire features of CD56dim NK cells upon activation. *J Immunol* 178:4947–4955, 2007.

65. Freud AG, Becknell B, Roychowdhury S, et al: A human CD34(+) subset resides in lymph nodes and differentiates into CD56bright natural killer cells. *Immunity* 22:295–304, 2005.

66. Freud AG, Yokohama A, Becknell B, et al: Evidence for discrete stages of human natural killer cell differentiation in vivo. *J Exp Med* 203:1033–1043, 2006.

67. Freud AG, Yu J, Caligiuri MA: Human natural killer cell development in secondary lymphoid tissues. *Semin Immunol* 26:132–137, 2014.

68. Butcher EC, Williams M, Youngman K, et al: Lymphocyte trafficking and regional immunity. *Adv Immunol* 72:209–253, 1999.

69. Warnock RA, Askari S, Butcher EC, von Andrian UH. Molecular mechanisms of lymphocyte homing to peripheral lymph nodes. *J Exp Med* 187:205–216, 1998.

70. Greenfield EA, Nguyen KA, Kuchroo VK: CD28/B7 costimulation: A review. *Crit Rev Immunol* 18:389–418, 1998.

71. Schwartz RH: T cell anergy. *Annu Rev Immunol* 21:305–334, 2003.

72. Malvey EN, Telander DG, Vanasek TL, Mueller DL: The role of clonal anergy in the avoidance of autoimmunity: Inactivation of autocrine growth without loss of effector function. *Immunol Rev* 165:301–318, 1998.

73. Van Parijs L, Abbas AK: Homeostasis and self-tolerance in the immune system: Turning lymphocytes off. *Science* 280:243–248, 1998.

74. Seder RA, Gazzinelli RT: Cytokines are critical in linking the innate and adaptive immune responses to bacterial, fungal, and parasitic infection. *Adv Intern Med* 44:353–388, 1999.

75. Grewal IS, Flavell RA: CD40 and CD154 in cell-mediated immunity. *Annu Rev Immunol* 16:111–135, 1998.

76. Ranheim EA, Kipps TJ: Activated T cells induce expression of B7/BB1 on normal or leukemic B cells through a CD40-dependent signal. *J Exp Med* 177:925–935, 1993.

77. Vora KA, Ravetch JV, Manser T: Insights into the mechanisms of antibody-affinity maturation and the generation of the memory B-cell compartment using genetically altered mice. *Dev Immunol* 6:305–316, 1998.

78. Liu YJ, de Bouteiller O, Fugier-Vivier I. Mechanisms of selection and differentiation in germinal centers. *Curr Opin Immunol* 9:256–262, 1997.

79. Callan MF, Annels N, Steven N, et al: T cell selection during the evolution of CD8+ T cell memory in vivo. *Eur J Immunol* 28:4382–4390, 1998.

80. Doherty PC, Topham DJ, Tripp RA: Establishment and persistence of virus-specific CD4+ and CD8+ T cell memory. *Immunol Rev* 150:23–44, 1996.

81. Liu YJ, Grouard G, de Bouteiller O, Banchereau J: Follicular dendritic cells and germinal centers. *Int Rev Cytol* 166:139–179, 1996.

82. Freitas AA, Rocha B: Peripheral T cell survival. *Curr Opin Immunol* 11:152–156, 1999.

83. MacDonald TT: The mucosal immune system. *Parasite Immunol* 25:235–246, 2003.

84. Spits H, Artis D, Colonna M, et al: Innate lymphoid cells—A proposal for uniform nomenclature. *Nat Rev Immunol* 13:145–149, 2013.

85. Macpherson AJ, McCoy KD, Johansen FE, Brandtzaeg P: The immune geography of IgA induction and function. *Mucosal Immunol* 1:11–22, 2008.

86. Mason KL, Huffnagle GB, Noverr MC, Kao JY: Overview of gut immunology. *Adv Exp Med Biol* 635:1–14, 2008.

87. Clark MA, Jepson MA: Intestinal m cells and their role in bacterial infection. *Int J Med Microbiol* 293:17–39, 2003.

88. Dunn-Walters DK, Isaacson PG, Spencer J: Sequence analysis of human IgVH genes indicates that ileal lamina propria plasma cells are derived from peyer's patches. *Eur J Immunol* 27:463–467, 1997.

第三篇　特殊年龄段血液学

第 7 章　胚胎和新生儿血液学 ⋯⋯ 91

第 9 章　老年血液学⋯⋯⋯⋯⋯⋯ 118

第 8 章　妊娠期血液学⋯⋯⋯⋯⋯ 109

第7章
胚胎和新生儿血液学

James Palis and George B. Segel

摘要

在胚胎发生过程中,造血在不同的时间出现在不同的部位,包括胚外的卵黄囊、胎儿肝脏和出生前的骨髓。原始成红细胞(primitive erythroblast)在卵黄囊的发育对胚胎生存至关重要。原始成红细胞的分化是在血管网络内而不是在血管外间隙进行的,循环时仍然含有细胞核。虽然很多人认为原始的红细胞在其整个寿命过程中都保持有核状态,原始成红细胞在终末分化时最终失去细胞核。妊娠7周后,在卵黄囊已经检测不到造血祖细胞。在妊娠5周时,造血干细胞可从主要动脉血管中分离出来。从妊娠第9~24周,肝脏成为红细胞的主要来源。与卵黄囊中的原始成红细胞一样,胎肝定向红系造血对胚胎的继续生存也是必不可少的。与卵黄囊造血只限于原始红细胞、巨噬细胞和巨核细胞的成熟不同,胎肝造血由定向红系、巨核细胞和多种髓系以及淋巴系细胞组成。在胚胎发育第10~11周,造血细胞才开始出现在骨髓,直到妊娠第15周

简写和缩略词

ADP,二磷酸腺苷(adenosine diphosphate);AGM,主动脉-性腺-中肾(aorta-gonad-mesonephros);ATP,三磷酸腺苷(adenosine triphosphate);ATPase,三磷酸酶腺苷(adenosine triphosphatase);BFU-E,红细胞爆裂式集落生成单位(burst-forming unit-erythroid);BPG,二磷酸甘油酸(bisphosphoglycerate);BPI,细菌通透性增加蛋白(bacterial permeability-increasing protein);cAMP,环单磷酸腺苷(cyclic adenosine monophosphate);CFU-E,红细胞集落生成单位(colony-forming unit-erythroid);CFU-GEMM,粒系-红系-单核系-巨核细胞系集落形成单位(colony-forming unit-granulocyte-erythroid-monocyte-macrophage);CFU-GM,粒细胞-单核细胞系集落形成单位(colony-forming unit-granulocyte-monocyte);CFU-Meg,巨核细胞集落形成单位(colony-forming unit-megakaryocyte);G-CSF,粒细胞集落刺激因子(granulocyte colony-stimulating factor);GM-CSF,粒细胞-单核细胞集落刺激因子(granulocyte-monocyte colony-stimulating factor);IL,白细胞介素(interleukin);MCV,平均红细胞体积(mean cellvolume);NBT,四唑氮蓝(nitroblue tetrazolium);NK,自然杀伤细胞(natural killer);RDW,红细胞分布宽度(red cell distribution width);SIDS,婴儿猝死综合征(sudden infant death syndrome);TNF,肿瘤坏死因子(tumor necrosis factor);TPO,血小板生成素(thrombopoietin)。

一直被限制在长骨的骨干区。在妊娠第9周淋巴细胞开始出现在淋巴丛和胸腺。最初,人们认为卵黄囊干细胞种植在肝脏,并最终种植至骨髓。然而,后来在鸟类和两栖类胚胎的实验表明,种植在骨髓的造血干细胞起源于胚胎体而不是卵黄囊。主动脉-性腺-中肾区产生的造血干细胞种植在肝脏和骨髓,提供终生造血。Hgb Gower-1($\xi2\varepsilon2$)是5周龄以下胚胎的主要血红蛋白。HgbF($\alpha2\gamma2$)是胎儿主要血红蛋白。在出生后,血液中的胎儿血红蛋白浓度每周大约下降3%,到6个月龄时通常下降至总血红蛋白的2%~3%以下。出生时,脐带血平均血红蛋白浓度为168g/L,95% CI 137~201g/L。新生儿红细胞为大红细胞,平均细胞体积(MCV)超过110fl/细胞。在出生的第1周,红细胞、血红蛋白和血细胞比容值只是轻微下降,而在接下来的5~8周下降更快,产生新生儿生理性贫血。足月和早产儿血液中的中性粒细胞绝对数通常比年龄较大的儿童要高。出生后的头几天,白细胞以杆状核为主。随着中性粒细胞数量下降,淋巴细胞成为数量最多的细胞类型,并一直维持如此至出生后的前4年。足月和早产儿的中性粒细胞对细菌的吞噬功能正常。杀菌活性则根据测试条件和新生儿临床状态而有所不同。足月和早产儿血小板计数在($150~400$)$\times10^9$/L之间,与成人值相当。新生儿淋巴细胞绝对数与大龄儿童相等,早产儿在出生时较低。新生儿血液中CD3$^+$和CD4$^+$(辅助细胞/诱导细胞表型)的T细胞亚型绝对数明显高于成人。体液(B细胞)免疫也在妊娠早期得到发育,但直到出生后才具有完全活性。在新生儿,大约15%的淋巴细胞表面有免疫球蛋白,包括所有同种型的免疫球蛋白(Ig)。足月新生儿血浆中因子Ⅱ、Ⅸ、Ⅹ、Ⅺ和Ⅻ、前激肽释放酶和高分子量激肽原等平均水平低(<成人水平的60%)。相反,血浆中因子Ⅷ浓度与大龄儿童和成人相当,而vWF(von Willebrand factor)比大龄儿童和成人高。

● 胎儿全血细胞生成

胚胎和胎儿造血细胞的生成

在胚胎发育过程中,造血发生在空间和时间上独特的部位,包括胚外的卵黄囊、胚胎肝脏、胸腺和出生前的骨髓。造血细胞的起源与原肠胚形成、中胚层细胞的形成以及内皮细胞系的出现等密切相关。最初的造血在囊胚植入后很快就开始了,妊娠第18天时,在卵黄囊造血岛中即出现原始红细胞[1]。在这些造血岛中,胚胎红细胞与内皮细胞之间在空间和时间上的相关性提示,卵黄囊的一过性红系髓系造血潜能起源于同样具有内皮细胞潜能的成血管前体细胞[2]。这一观念得到体外培养的胚样细胞体的人类胚胎干细胞研究的支持[3,4]。含有红系髓系和淋巴系造血潜能的造血干细胞是起源于胚胎内脉管系统,特别是主动脉(图7-1)。这些造血干细胞提供了胎儿造血和出生后的长期血细胞生成。造血系统的个体发育仍然是应用哺乳动物和一些非哺乳动物模式系统积极研究的课题。

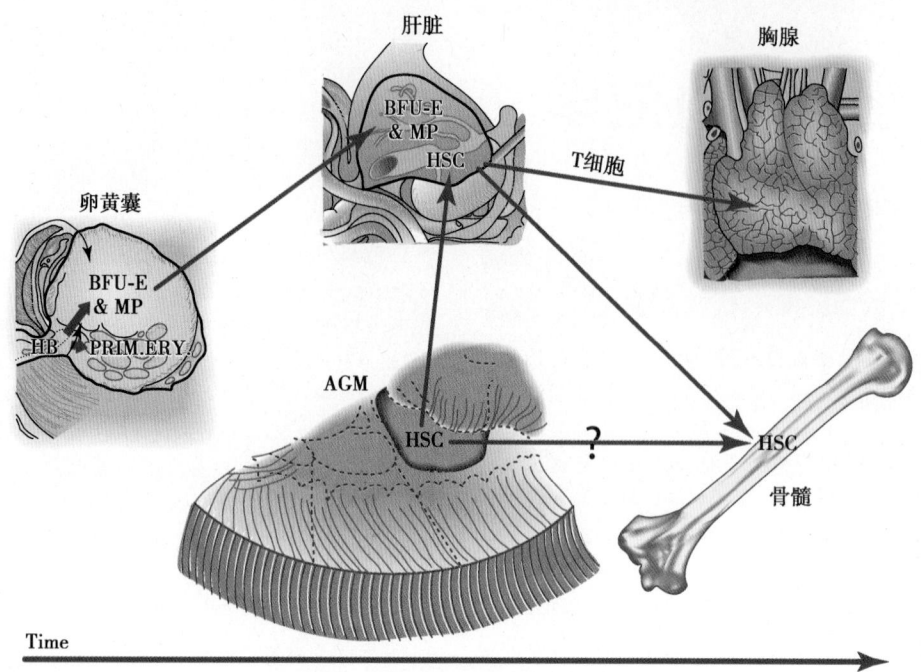

图7-1   根据两栖类、鸟类、小鼠和人类发育数据建立的人类造血个体发育理论模型。卵黄囊提供2种一过性定向祖细胞群,被认为是起源于中胚层来源的造血血管前体细胞(HB)。第一波祖细胞产生原始成红细胞(PRIM. ERY.)(见正文部分)。第二波祖细胞产生红细胞爆裂式集落生成单位(BFU-E)和几种髓系祖细胞(MP),种植于肝脏。稍后,长期造血干细胞(HSC)起源于主动脉-性腺-中肾(AGM)区,随后种植在肝脏,最终种植于骨髓,产生全套定向造血细胞,肝脏 HSC 也为胸腺提供未致敏的淋巴细胞,T 系淋巴细胞就在胸腺成熟

卵黄囊造血

从卵黄囊衍化而来的"原始"(primitive)红细胞组成了独特的一过性红细胞系,与后来在胎肝和骨髓中成熟的"定向"(definitive)红细胞不一样。原始成红细胞的发育对胚胎生存非常关键。在小鼠,靶向剔除转录因子 SCL(TAL1)、LM02(RBTN2)和 GATA-1 中任何一个基因均可消除卵黄囊原始红细胞造血,并导致早期胚胎死亡[5~7]。在人类,原始成红细胞在妊娠第 21~22 天心脏开始收缩时开始进入胚体[8],并循环一直到大约妊娠 12 周。卵黄囊成红细胞有几个特征可与后期定向造血成红细胞相区分。原始成红细胞是以有核的形式循环,在血管网络内完成终末分化并积累胚胎血红蛋白[9]。卵黄囊成红细胞特别大,估计平均细胞容积 MCV 大于 400fl/细胞,所以也被称为"巨成红细胞"(megaloblasts,巨幼红细胞)。虽然很多人认为原始红细胞在其整个生命过程中都保留细胞核,像小鼠一样,人类原始红细胞终末分化时最终失去细胞核[10~12]。

在小鼠,原始红细胞是从被限制在卵黄囊的一过性原始红系祖细胞群衍化而来的[13]。对人类卵黄囊的超微结构研究揭示卵黄囊不仅有原始成红细胞,而且还有巨噬细胞和巨核细胞[11]。这些发现也与小鼠胚胎造血祖细胞和体外诱导人胚胎干细胞分化研究相符,这些研究提示卵黄囊原始造血由原始红系、巨噬细胞系和巨核细胞系组成[13~15]。

在第一波原始红系祖细胞生成后,便是第二波由卵黄囊衍生而来的定向红系祖细胞,被称为红细胞爆裂式集落生成单位(BFU-E)。BFU-E 早在人妊娠第 4 周便出现在卵黄囊,在第 5 周出现在胎儿肝脏[16]。这些发现提示被从卵黄囊来源的造血祖

细胞最初种植在肝脏(图 7-1)[17]。在胚体的非肝脏区也可见明显的红系和非红系祖细胞[18]。妊娠第 7 周后,在卵黄囊已经检测不到造血祖细胞[19]。

肝脏造血

从妊娠第 9~24 周,肝脏是红细胞的主要来源。在妊娠第 7~15 周之间,60% 的肝细胞是造血细胞[20]。红细胞的分化与巨噬细胞有密切位置相关性,它们在进入血流前排出细胞核。这些胎肝来源的"巨红细胞"(macrocytes)要比卵黄囊巨幼红细胞小,只含有其 1/3 的血红蛋白量。小鼠红细胞在胎肝中的分化关键依赖于红细胞生成素(EPO)通过其受体和 JAK2 激酶传导的信号[21,22]。胎肝来源的红系祖细胞在体外只要单独有红细胞生成素便能分化,而成人骨髓来源的 BFU-E 则需要红细胞生成素加 IL-3 或干细胞因子才能分化[23,24]。红细胞生成素转录本在妊娠前三个月期间便出现在胎肝中。在整个胎儿期,胎肝一直是红细胞生成素基因转录的主要部位[25]。早在妊娠第 17 周,发育中的人体肾脏也出现红细胞生成素转录本,并在第 30 周后转录增加[25]。与卵黄囊中的原始红细胞生成类似,胎肝中定向红细胞造血对于胚胎的继续生存也是必不可少的。靶向剔除小鼠 c-myb 转录因子可阻断胎肝造血,并导致胎儿死亡[26]。这一突变并不影响原始红细胞造血,提示这些不同形式红细胞造血的转录调节存在着本质的差别。

与卵黄囊造血仅限于红系细胞和髓系细胞不同,胎肝造血最终还将主要包括定向红系、巨核细胞系、多种髓系以及淋巴细胞系。胎肝在妊娠第 6 周时即出现巨核细胞。血小板最早在妊娠第 8~9 周出现在血液循环中[20]。早在妊娠第 7 周肝实

质便出现粒细胞生成,而在妊娠第 11 周时,血中出现少数循环白细胞。尽管胎肝中性粒细胞数量少且外观不成熟,但胎肝中含有大量的造血祖细胞,包括多潜能的粒系-红系-单核系-巨核细胞系集落形成单位(CFU-GEMM)和粒细胞-单核细胞系集落形成单位(CFU-GM)[27]。CFU-GM 的生长依赖于几种细胞因子,包括粒细胞集落刺激因子(G-CSF)、粒细胞-单核细胞集落刺激因子(GM-CSF)和白细胞介素。当与成人骨髓来源的髓系祖细胞相比较时,这些胎肝来源的髓系祖细胞在体外对 G-CSF 有类似的剂量效应[28]。肝细胞在妊娠第 14 周时表达 G-CSF[29]。

淋巴细胞生成

从妊娠第 9 周开始,淋巴细胞生成出现在淋巴丛和胸腺中。也是在妊娠第 9 周,肝脏中出现有表面 IgM 的 B 细胞,血液循环中也出现淋巴细胞[20]。在妊娠第 12 周前很少见到 T 淋巴细胞[30]。在妊娠第 13 周时在胎肝中可检测到淋巴细胞亚群[31]。在妊娠第 20 ~ 26 周胎儿,根据抗原 CD2、CD3、CD4、CD8、CD16、CD19 和 CD20(表型的功能意义,参见第 15 章)所定义的主要淋巴细胞亚群的绝对数量已与新生儿相似(见下文"新生儿淋巴细胞造血")[32,33]。

骨髓造血

在胚胎第 10 ~ 11 周时骨髓开始出现造血细胞[1],直至妊娠 15 周时,这些造血细胞仍然局限于长骨的骨干区[34]。胎儿骨髓中髓系和红系细胞数量在最开始时大致相等。然而至妊娠第 12 周时髓系细胞占优势,妊娠第 21 周时,髓系与红系的比例接近 3:1 的成人水平[20]。胎儿骨髓但不包括胎肝中的巨噬细胞表达脂多糖受体 CD14[29]。在妊娠第 24 周以后,骨髓即成为造血的主要场所,并一直维持至其后的整个胎儿期。

造血干细胞的个体发育

脐带血移植后的整个造血系统重建提示造血干细胞在出生时即已在血液中循环[35]。应用胎肝来源的细胞重建人类免疫缺陷胎儿的免疫系统也表明,造血干细胞存在于后期的胎肝[36]。最初人们推测造血干细胞独立地起源于胚胎各个造血部位(卵黄囊、肝和骨髓)[37]。然而哺乳动物的胚胎实验表明,与骨髓一样,肝脏原基也是由外源性造血细胞种植的[38,39]。最开始曾认为肝脏,以及后来的骨髓,都是由卵黄囊来源的干细胞种植的[40]。然而后来在鸟类和两栖类动物的胚胎实验显示,最终提供长期成人造血的造血干细胞起源于胚胎体内,而不是来自卵黄囊[41,42]。随后在小鼠胚胎的研究也提示,能够移植重建摧毁了骨髓的成年受体小鼠的干细胞起源于胚胎本身的主动脉-性腺-中肾(AGM)区[43]。可长期植入免疫缺陷小鼠的细胞也首先起源于妊娠 35 天的人类胚胎主动脉区[44]。这在几种哺乳动物种系,包括妊娠 5 周的人类胚胎,在解剖学上与主动脉腹壁紧密相连的 CD34 阳性血细胞族群的一过性出现相关联[45,46]。这些发现(包括斑马鱼胚胎的发育过程)[47]支持造血干细胞通过内皮-造血转换起源于具有"生血"(hemogenic)功能的主动脉内皮细胞,然后种植于肝脏,并最终种植于骨髓以提供终生造血(图 7-1)。小鼠胚胎研究也提示,胎盘也是造血干细胞起源和增殖扩张的场所[48]。目前还不清楚是否胎盘在人类发育过程中具有类似作用。卵黄囊中的一过性红系髓系造血与长期造血干细胞衍化而来的胚内造血之间的关系也不明确。然而,小

鼠的研究表明,在成人多种器官中的定居巨噬细胞(resident macrophage populations),尤其是脑中的小胶质细胞,基本上来自于胚胎的卵黄囊造血干细胞,并且在出生后受到有限的维持[49,50]。

胎儿血红蛋白的合成

人类血红蛋白(Hgb)是一种四聚体,由两条 α 和两条 β 珠蛋白链组成(表 7-1)。α-珠蛋白基因群集区位于 16 号染色体,包含 ζ 基因 5′端至两个 α-珠蛋白基因的区域。β-珠蛋白基因群集区位于 11 号染色体,包含 5 个珠蛋白基因,从 5′端至 3′端依次排列为 ε-γA-γG-δ-β[51]。在胚胎发生过程中,两条染色体上的基因从 5′端至 3′端按顺序被激活。这种珠蛋白"转换"不仅与它们各自所在染色体群集区内的珠蛋白基因的相对位置有关,也与相互作用的上游"位点控制区"(locus control regions)有关[52]。

表 7-1	胚胎血红蛋白		
血红蛋白	链组成	原发部位	出现时间
Gower-1	ζ2ε2	卵黄囊	<5 ~ 6 周
Gower-2	α2ε2	卵黄囊	4 ~ 13 周
Portland	ζ2γ2	卵黄囊	4 ~ 13 周
胎儿(F)	α2γ2	肝脏	早期,足月占 53% ~ 95%
成人(A)	α2β2	骨髓	9 周,足月占 5% ~ 45%

Hgb Gower-1(ζ2ε2)是妊娠小于 5 周胚胎的主要血红蛋白(表 7-1)[53]。Hgb Gower-2(α2ε2)最早见于妊娠 4 周的胚胎,在妊娠第 13 周以后从胚胎中消失[54]。Hgb Portland(ζ2γ2)见于早期胚胎,但在纯合子型 α 珠蛋白生成障碍性贫血的婴儿则持续存在(48 周)。随着 α 链和 γ 链合成的增加,ζ 链和 ε 链的合成则减少(图 7-2)。当胚胎肝脏代替卵黄囊成为红细胞造血的主要场所时,ζ 向 α 珠蛋白转换发生在 ε 向 γ 珠蛋白转换之前[9,55]。

HgbF(α2γ2)是胎儿期的主要血红蛋白(图 7-2)[56]。妊娠第 9 周时在胎儿即可发现有 HgbA 的合成[57]。在妊娠第 9 ~ 21 周的胎儿,HgbA(α2β2)的量从占总血红蛋白量的 4% 上升到 13%[57]。根据 HgbA 浓度的这种演变,可利用珠蛋白链合成对 β 珠蛋白生成障碍性贫血进行产前诊断。妊娠第 34 ~ 36 周以后,HgbA 的含量上升,而 HgbF 下降(图 7-2)。采用 14C-亮氨酸摄取试验,推算足月婴儿 HgbF 的平均合成量为 59.0% ± 10%(1 个标准差)[58]。足月婴儿血中 HgbF 的含量占总血红蛋白量的 53% ~ 95% 不等[59]。

血中胎儿血红蛋白浓度在出生后每周减少约 3%,到 6 个月大小时一般低于总血红蛋白的 2% ~ 3%。这种 HgbF 生成速率下降与婴儿的孕龄密切相关,而不受出生时环境和氧气张力改变的影响[60]。HgbA2(α2δ2)在胎儿中检测不到。在 4 个月龄时 HbA2 达正常成人水平[61]。出生时 HgbF 比例增高见于体型小于相应孕龄的婴儿,经历了慢性宫内缺氧的婴儿,13 号染色体三体的婴儿,或者死于婴儿猝死综合征(SIDS)的婴儿[62~66]。出生时 HgbF 水平降低见于 21 号染色体三体[67]。

胎血

胎儿血液细胞成分在第 2 个三个月和第 3 个三个月期间

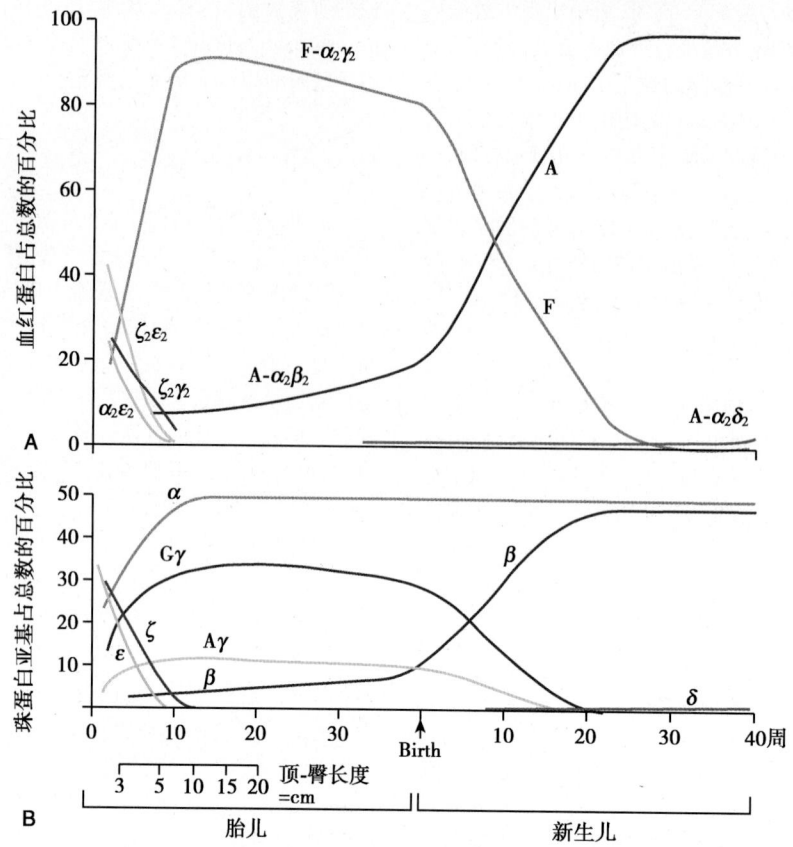

图7-2　从胚胎至婴儿早期发育过程中血红蛋白四聚体(A)和珠蛋白亚单位(B)的变化

发生明显变化。胎儿平均血红蛋白水平从第10周时的(90±28)g/L不断地升高,到第39周时达(165±40)g/L[68]。同时胎儿红细胞平均体积(MCV)则从第18周的134fl/细胞减少到第30周的118fl/细胞[69]。从第10~17周间,白细胞总数平均为2×10⁹/L[31],在中间的三个月增加到(4~4.5)×10⁹/L之间,其中以淋巴细胞为主,占80%~85%,中性粒细胞仅占5%~10%[69]。血中有核红细胞的百分比从第18周时的平均值12%减少到第30周时的4%[69]。血小板数量从妊娠第15周至出生时始终维持在150 000/μl以上[69,70]。

大量定向造血祖细胞在胎儿血液中循环。在妊娠第12~19周时由胎儿镜所获得的血液样本获得的BFU-E平均为20 450/ml,CFU-GM为12 490/ml[71]。这与成人外周血截然不同,成人外周血含有的红系祖细胞少得多,CFU-GM也只有30~250/ml[70,72]。在妊娠26~28周时,绝大多数(70%~80%)循环造血祖细胞处于细胞周期中[72]。相反,血流中成人骨髓来源的祖细胞相对处于细胞周期静息期,只有0~5%处于细胞周期中。

● 新生儿造血

新生儿红细胞生成和红细胞

血红蛋白、血细胞比容和红细胞指数

出生时脐带血平均血红蛋白水平为168g/L,95%区间数值在137~201g/L之间[73]。这种变化反映了围产期事件,特别是窒息[74],以及分娩后从胎盘转移到婴儿的血量。早期脐带结扎似乎增加了婴儿在2个月时贫血的发生率,并影响心肺适应[75]。推迟脐带结扎可使婴儿血容量和红细胞总量增加高达55%[76,77]。这使得早产儿输血次数减少,需要吸氧和通气的天数也减少[75]。足月儿出生后平均总血容量为86ml/kg,早产儿为89ml/kg[78]。随后几周,每千克体重的血容量开始减少,在3~4个月时达到平均值约为65ml/kg。

正常情况下血红蛋白和血细胞比容值在出生后前几个小时会升高,因为此时血浆从血管内向血管外间隙移出[79]。足月儿静脉血血红蛋白浓度低于140g/L和(或)出生后第一天血红蛋白浓度或血细胞比容下降都是不正常的。表7-2列出了出生后的前12周足月儿毛细血管血样的正常红细胞值[80]。新生儿毛细血管血的血细胞比容值要高于同时采得的静脉血样的值,尤其是在出生后的前几天,毛细血管-静脉血血细胞比容的比例约为1.1:1[81]。这种差别反映了循环因素的影响,在早产儿和患病婴儿中这种差别更大。

新生儿红细胞为巨红细胞(macrocyte),其平均细胞容积(MCV)超过110fl/细胞。出生第一周后MCV开始下降,到第9周时达成人值(表7-2)[80,82]。新生儿血涂片检查显示大细胞正色素性细胞,呈嗜多色性,可见少数有核红细胞。即使在健康婴儿,也可见到轻度红细胞大小不均和异形红细胞症[83]。3%~5%的红细胞可能是碎片、靶形细胞或变形细胞。在出生后3~5天时,足月或早产儿血中在正常情况下已见不到有核红细胞,但在溶血或缺氧性应激时,有核红细胞数可显著增加。从这些发现可推测,红细胞分布宽度(RDW)在新生儿期明显增高[84]。

表 7-2　足月婴儿出生后 12 周内的红细胞值*

年龄	Hbg,g/dl±SD	RBC × 10¹²/L ± SD	血细胞比容,% ±SD	MCV,fl±SD	MCHC,g/dl±SD	网织红细胞, %±SD
天数						
1	19.3±2.2	5.14±0.7	61±7.4	119±9.4	31.6±1.9	3.2±1.4
2	19.0±1.9	5.15±0.8	60±6.4	115±7.0	31.6±1.4	3.2±1.3
3	18.8±2.0	5.11±0.7	62±9.3	116±5.3	31.1±2.8	2.8±1.7
4	18.6±2.1	5.00±0.6	57±8.1	114±7.5	32.6±1.5	1.8±1.1
5	17.6±1.1	4.97±0.4	57±7.3	114±8.9	30.9±2.2	1.2±0.2
6	17.4±2.2	5.00±0.7	54±7.2	113±10.0	32.2±1.6	0.6±0.2
7	17.9±2.5	4.86±0.6	56±9.4	118±11.2	32.0±1.6	0.5±0.4
周						
1~2	17.3±2.3	4.80±0.8	54±8.3	112±19.0	32.1±2.9	0.5±0.3
2~3	15.6±2.6	4.20±0.6	46±7.3	111±8.2	33.9±1.9	0.8±0.6
3~4	14.2±2.1	4.00±0.6	43±5.7	105±7.5	33.5±1.6	0.6±0.3
4~5	12.7±1.6	3.60±0.4	36±4.8	101±8.1	34.9±1.6	0.9±0.8
5~6	11.9±1.5	3.55±0.2	36±6.2	102±10.2	34.1±2.9	1.0±0.7
6~7	12.0±1.5	3.40±0.4	36±4.8	105±12.0	33.8±2.3	1.2±0.7
7~8	11.1±1.1	3.40±0.4	33±3.7	100±13.0	33.7±2.6	1.5±0.7
8~9	10.7±0.9	3.40±0.5	31±2.5	93±12.0	34.1±2.2	1.8±1.0
9~10	11.2±0.9	3.60±0.3	32±2.7	91±9.3	34.3±2.9	1.2±0.6
10~11	11.4±0.9	3.70±0.4	34±2.1	91±7.7	33.2±2.3	1.2±0.7
11~12	11.3±0.9	3.70±0.3	33±3.3	88±7.9	34.8±2.2	0.7±0.3

MCHC,红细胞平均血红蛋白浓度;MCV,平均红细胞体积;RBC,红细胞。

*毛细血管血标本。红细胞数和平均红细胞体积(MCV)通过一种电子计数器测定。

脐带血中有大量循环造血祖细胞[85~87]。脐带血 BFU-E 和 CFU-E 比成年血中的 BFU-E 和 CFU-E 分化更迅速[88]。而且,脐带血中处于有丝分裂周期中的造血祖细胞比例约为50%,介于胎儿和成人祖细胞之间[72,86]。

在几项研究中[89,90],但不是所有研究[91],早产儿出生时血红蛋白水平低于足月儿,而网织红细胞计数和有核红细胞数均高于足月儿。早产儿的网织红细胞计数与其孕龄成反比,在妊娠第 32 周时平均为 8%,出生时为 4%~5%[92]。与体型和孕龄相称的婴儿相比,体型小于相应孕龄的婴儿红细胞数、血细胞比容及血红蛋白浓度均较高[90,93]。

新生儿红细胞生成素和生理性贫血　红细胞生成素(EPO)是红细胞造血的首要调节因子(参见第 32 和 33 章)。虽然脐血中存在红细胞生成素,但出生后健康婴儿血中 EPO 的浓度已下降到不能检测出的水平[94]。随后,在出生后第 6 天,网织红细胞计数下降至 1% 以下[80,95]。红细胞、血红蛋白和血细胞比容的值在出生后第一周仅有轻微下降,但在随后的 5~8 周下降更快(表 7-2)[80],产生新生儿生理性贫血。足月儿血红蛋白最低值大约出现在 2 月龄时[82]。当血红蛋白浓度下降至 110g/L 以下时,红细胞造血活性开始升高。出生第 60 天后能检测出红细胞生成素[96],与生理性贫血的恢复相对应。如果有足够强的刺激,如溶血性贫血或青紫型心脏病,新生婴儿在出生后第 60 天以前便能产生红细胞生成素[94]。

早产儿血红蛋白水平的下降更为显著。在一项关于早产儿的研究中,2 个月时平均血红蛋白水平为 94g/L,95% CI 72~117g/L[97]。健康早产儿在血红蛋白水平下降至大约 120g/L 时,便可检测到红细胞生成素。如果婴儿 HgbF 比例较低(如由于输血所致)从而有更强运氧能力,红细胞生成素水平要到血红蛋白下降至大约 95g/L 时才开始上升[98]。铁充足的早产儿,其红细胞计数平均值在 4 个月龄时达到足月儿水平,血红蛋白水平的平均值在 5 个月龄时达到足月儿水平,平均红细胞体积和平均红细胞血红蛋白要在 6 个月龄时才达足月儿水平[97]。

血液黏稠度　血液黏稠度相对于血细胞比容呈指数形式升高[99,100]。血液黏稠度增高见于 5% 的婴儿[101]和 18% 形体小于相应孕龄的婴儿[102]。血细胞比容值大于 65%~70% 的新生儿可因血液黏稠度增高而出现症状[103]。在一项记录了血液黏稠度过高、平均血细胞比容大于 65% 的婴儿研究中,38% 出现了易激惹、张力减低、震颤或吮吸反射减弱的症状[104]。部分血浆交换输血降低了血液黏稠度,改善了大脑血流,并缓解了症状。然而血液黏稠度过高但没有症状的婴儿大脑血流是正常的,因而进行血浆交换输血没有益处[104]。对无症状新生儿的神经发育状态研究显示,部分血浆交换输血并没有显示任何明显的长期好处[105]。

红细胞抗原　新生儿红细胞上的血型抗原与年龄较大儿童和成人不同。新生儿红细胞上的 i 抗原表达强,而 I 抗原和 A、B 抗原只有弱表达。i 抗原是一种直链的碳水化合物,由于红细胞在发育过程中获得糖基转移酶,直链的 i 抗原被支链衍生物 I 抗原取代[106]。到 1 岁时,i 抗原已检测不到,而到 3 岁时 ABH 抗原增高至成人水平(参见第 136 章)。ABH、Kell、Duffy 和 Vel 等抗原在妊娠期三个月的胎儿细胞表面便可检测到,在出生时仍存在[107]。Lua 和 Lub 抗原也可在胎儿红细胞上检测到,但出生时表达减弱,至 15 岁时升高至成人水平[107]。Xg 抗原在胎儿中的表达变化不一,在新生儿红细胞上的表达比在成人红细胞上弱。此外,发现染色体 13、18、21 三体的新生儿 Xg 抗原的表达特别弱[107]。Lewis 血型(Lea/Leb)抗原是吸附于红细胞膜表面的,在出生后 1~2 周内,当受体部位形成时便可检测到。抗 A 和抗 B 同种血凝集素在出生后的头 6 个月期间形成,到 2 岁时达到成人水平。

红细胞寿命　新生儿红细胞的寿命比成人红细胞短(参见第 33 章)。几组测定新生儿红细胞平均半衰期的研究获得的平均值为 60~80 天[108]。新生儿红细胞存活期缩短的原因尚不清楚,但已知新生儿红细胞对氧化物损伤的易感性可能是一个因素。

铁和转铁蛋白　正常婴儿脐带血的血清铁水平高于母亲的水平。其平均值约为(150±40)μg/dl(1 个标准差)[109]。饮食添加铁的婴儿在 1 月龄时其血清铁水平的中位数为 125μg/dl,6 月龄时大约为 75μg/dl。总铁结合力在出生后整个第一年内均是上升的。转铁蛋白饱和度的中位数从出生后 2 周的将近 65% 下降至 1 岁时的 25%,在没有缺铁时,饱和度亦可低至 10%[110]。铁充足的婴儿在出生时平均血清铁蛋白水平高,为 160μg/L,出生后第一个月进一步上升,然后下降,至 1 岁时平均值为 30μg/L[111]。出生时骨髓中可染色铁的量小,但在出生后前几周的足月儿和早产儿均会增加。出生两个月后骨髓可染色铁开始下降,足月儿在 4~6 个月龄时可染色铁消失,在早产儿则消失得更早[112]。如果可利用的铁有限,则会优先分配给红细胞造血[113]。为避免大脑、心脏和骨骼肌缺铁,这使得是否有足够的铁可用显得尤为重要。

红细胞功能

运氧　脐血的氧亲和力高于母血,因为 HgbF 对 2,3-二磷酸甘油酯(2,3-BPG)的亲和力低于 HgbA[114]。新生儿红细胞的 2,3-BPG 水平低于成人红细胞,早产儿红细胞甚至更低[115]。这种低 2,3-BPG 水平进一步增高了新生儿红细胞对氧气的亲和力,从而使得新生儿的红细胞氧平衡曲线向成人曲线左侧偏移(图 7-3)。出生 1 天的足月儿,其血红蛋白氧饱和度达 50% 时的平均氧分压为(19.4±1.8)torr(1torr 定义为 1/760 大气压,大约相当于 1mmHg——译者注),而正常成人该值为(27.0±1.1)torr[116]。这样就导致了向组织释放氧气的减少,如图 7-3 所示。当氧分压(PO2)从动脉血的 90torr 降至静脉血的 40torr 时,新生儿血中释放的氧是 3.0ml/dl,而含 HgbA 的成人血释氧量则为 4.5ml/dl。氧平衡曲线的左移在早产儿中更明显,这就要求 PO2 更大幅度下降才能释出同等量的氧气。出生后氧平衡曲线逐渐右移,6 月龄时达成人的位置。早产儿该曲线的位置与孕龄有关,而与出生后年龄无关[116],它达到成人曲线位置的速度更慢。

代谢　已发现新生儿和成人红细胞的代谢有许多不同之处[117,118]。有些差异可与新生儿红细胞的平均年龄较低有关,而另一些不同之处似乎是胎儿细胞的特性所致。新生儿细胞葡萄糖消耗要低于成人[119]。在新生儿细胞已发现葡萄糖磷酸异构酶、甘油醛-3-磷酸脱氢酶、磷酸甘油酸激酶和烯醇化酶活性

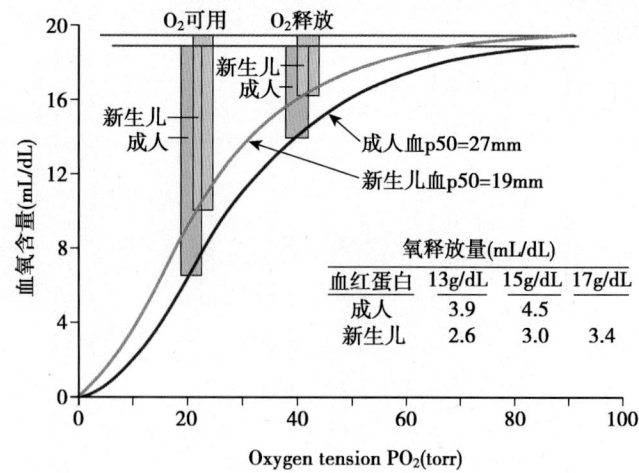

图 7-3　氧平衡曲线的前提是假设血红蛋白的浓度为 150g/L,并在 100torr 氧分压(PaO2)条件下充分饱和。已释放的 O2 为氧分压为 90torr 的动脉血 O2 含量与氧分压为 40torr 的混合静脉血 O2 含量之差。可用 O2 为氧分压为 90torr 的动脉血 O2 含量和氧分压为 20torr 的混合静脉血的 O2 含量之差。这是不动用诸如增加心输出量等代偿机制可获得的最大氧量

的增高,较年轻的细胞并不能解释这些[115,120]。足月儿和早产儿红细胞中磷酸果糖激酶的水平低[115,120,121]。足月儿和早产儿磷酸戊糖旁路很活跃[122],但谷胱甘肽的不稳定性导致对氧化物损伤的易感性增高。氧化物应激的结果是 ATP 和腺嘌呤核苷酸的耗竭,导致铁的释放、膜蛋白变性和血红蛋白及膜的过氧化[123]。在足月儿和早产儿红细胞 ATP 和 ADP 水平较高[121],但是这只反映了这群红细胞年龄较轻。最后还发现几种其他的红细胞酶活性也低于成人,包括细胞色素 B5 还原酶[124]和谷胱甘肽过氧化物酶[125]。

膜　新生儿的红细胞膜也与成人不同。新生儿红细胞的毒毛花苷 G(ouabain)敏感性 ATP 酶(ATPase)活性低[126],主动的钾离子内流也显著降低[127]。新生儿细胞对渗透溶解作用和氧化损伤比成人细胞更敏感。其每个细胞的细胞膜中总脂质、磷脂和胆固醇含量也高于成人红细胞[128,129]。磷脂和磷脂性脂肪酸构成模式也与成人红细胞不同[131]。在聚丙烯酰胺凝胶电泳中,新生儿红细胞和成人红细胞有相同的膜蛋白构成模式,在电场中的移动速率也一样[130]。但新生儿和成人细胞经胰蛋白酶处理后,其电泳移动速率有差异,提示它们的表面耐胰蛋白酶的蛋白质是不同的[131]。新生儿红细胞代谢和膜的这些差别与它们寿命缩短之间的关系尚不清楚。

白细胞

粒系和单核系细胞生成

集落刺激因子和粒系细胞生成　足月和早产儿血中中性粒细胞的绝对数通常高于年长儿童(表 7-3)[132]。早产儿中性粒细胞计数一般低于足月儿,而中幼粒细胞和杆状核中性粒细胞比例较高[133]。在中性粒细胞增多症期间,血清和尿液集落刺激活性增高[134]。研究婴儿脐血、外周血和骨髓中的粒细胞生成时

发现,尽管临床表现为中性粒细胞增多,其巨噬细胞集落形成单位却占优势,即使不同来源的集落刺激因子,也不会改变这种模式[135,136]。在用成人骨髓进行的试验中,脐带静脉血或体循环静脉血的单个核细胞产生的内源性细胞因子支持粒细胞集落的生长[135]。然而与成人单个核细胞不同的是,受刺激的新生儿单个核细胞其 GM-CSF、G-CSF 和 IL-3 的生成减少[137~139],这可限制新生儿对细菌感染的反应。此外,早产儿中性粒细胞储存池减小,并且祖细胞增殖能力也有限,在新生儿细菌感染时中性粒细胞数可急剧下降[140]。新生儿粒细胞生成失调和下降可削弱新生儿对感染的反应[141]。患病婴儿的血中 CFU-GM 集落数较少,在培养中,它们的内源性集落刺激因子的生成亦减少[136]。临床上应用细胞因子治疗新生儿脓毒症仍然存在不同意见[142],但是应用重组 G-CSF 治疗早产儿后,循环中性粒细胞增高,且在新生儿特护病房的停留时间也缩短[143]。

表 7-3 出生后 2 周内的婴儿白细胞计数和白细胞分类计数

年龄	白细胞	中性粒细胞			嗜酸性粒细胞	嗜碱性粒细胞	淋巴细胞	单核细胞
		总数	分叶核	杆状核				
出生时								
平均值	18.0	11.0	9.4	1.6	0.40	0.10	5.5	1.05
范围	9.0~30.0	6.0~26.0	—	—	0.02~0.85	0~0.64	2.0~11.0	0.4~3.1
平均值	—	61	52	9	2.2	0.6	31	5.8
7 天								
平均值	12.2	5.5	4.7	0.83	0.50	0.05	5.0	1.1
范围	5.0~21.0	1.5~10.0	—	—	0.07~1.1	0~0.25	2.0~17.0	0.3~2.7
平均值	—	45	39	6	4.1	0.4	41	9.1
14 天								
平均值	11.4	4.5	3.9	0.63	0.35	0.05	5.5	1.0
范围	5.0~20.0	1.0~9.5	—	—	0.07~1.0	0~0.23	2.0~17.0	0.2~2.4
平均值	—	40	34	5.5	3.1	0.4	48	8.8

所有白细胞数量均表示为:细胞数×10⁹/L。

Data from Altman PL, Dittmer DS: *Blood and Other Body Fluids*. Federation of American Societies for Experimental Biology, Washington, DC, 1961 and Dallman PR: Pediatrics, 16th edition. New York, NY: Appleton-Century-Crofts, 1977.

白细胞计数和分类计数 表 7-3 所示为出生后前两周白细胞计数和分类计数值。出生后 24 小时内分叶核中性粒细胞绝对值在早产儿和足月儿都上升[144]。足月儿的平均值从 $8\times10^9/L$ 增加到最高值 $13\times10^9/L$,然后至 72 小时时跌落至 $4\times10^9/L$,在随后的 7 天内一直保持这一水平。早产儿中性粒细胞平均值出生时为 $5\times10^9/L$,生后 12 小时为 $8\times10^9/L$,72 小时为 $4\times10^9/L$。然后该平均计数值至出生后第 28 天逐渐下降至 $2.5\times10^9/L$。不论是早产儿还是足月儿,就每个婴儿而言,白细胞水平在出生 72 小时后是非常稳定的。不成熟细胞,包括偶尔出现的早幼粒细胞和原始细胞,在生后前几天的健康婴儿血中可见到,但早产儿比足月儿更多见[144]。分叶核中性粒细胞在出生后前几天占优势,但随着其数量减少,淋巴细胞渐占优势,并一直保至 4 岁。在 2~3 周龄早产儿中有 76% 的嗜酸性粒细胞绝对值超过 $0.7\times10^9/L$。嗜酸性粒细胞增多的开始与婴儿体重开始稳定增长一致[145]。全肠胃外营养、气管内插管及输血会加重嗜酸性粒细胞增多。

巨噬细胞功能

细菌感染是新生儿期致病和死亡的一个主要原因[146]。感染往往是由对正常儿童和成人低毒性的微生物引起的,包括葡萄球菌、兰斯菲尔德 B 组 β 溶血性链球菌、但是也包括假单胞菌和其他的革兰氏阴性杆菌。新生儿的细胞防御机制和体液免疫与后来所建立的不一样,这无疑导致了新生儿期对这些感染异乎寻常的易感性[146]。

调理素和补体 中性粒细胞对细菌的吞噬和破坏依赖于血浆的调理素(opsonins)活性和白细胞的趋化反应、吞噬和杀菌能力。最适吞噬作用所必需的血清因子(调理素)包括免疫球蛋白和补体成分。在足月儿,对金黄色葡萄球菌的调理活性是正常的[147,148],但对酵母[149]和大肠杆菌[147,148]的调理活性低。调理性抗体降低与 B 族链球菌感染有关,是新生儿感染的一个危险因素[150]。

早产儿对金黄色葡萄球菌和黏质沙雷菌的调理活性低[147],但对铜绿假单胞菌的调理活性正常[151]。当分别在出生时和出生后 1 个月、3 个月、6 个月测量纤连蛋白(fibronectin)和 IgG 亚类 C3 和 C4 的血清浓度时,发现早期妊娠年龄与低起始浓度相关[152]。早产儿对某些微生物的调理活性下降被归咎于 IgG 水平低下,因为补充 IgG 后在体内、体外均可纠正调理缺陷[147]。加入的 IgG 改善早产儿血清的细菌调理作用,部分是因为补体消耗和 C3 在细菌表面的附着增加了[153,154]。

补体成分出现于妊娠第 20 周前的胎儿血中,在妊娠期最后三个月显著增加。然而,许多新生儿的补体经典激活途径和替代途径的活性和单个补体成分的水平却是低下的[155]。两条活化途径的第一个共同成分 C3 的平均水平大约只有正常成人的 65%[156~158]。由于该蛋白不能通过胎盘而转运,所以婴儿体内的浓度低于母体[156]。新生儿的总血清溶血补体(CH50)和替代途径活性(PH50)低于成人,C1q、C2~C9、备解素(properdin)和因子 B、I、H 的平均水平也低于成人[157~159]。一般说来,足月儿的平均水平比正常成人对照中的 50% 要高,而早产儿可能要低一些。但婴儿和对照之间有相当大的重叠。已发现有的婴儿存在替代途径的功能缺陷[160]。

纤连蛋白介导巨噬细胞和感染病原体之间更有效的相互作用。它是在血浆和细胞间基质中发现的一种450kDa的糖蛋白,可促进葡萄球菌附着于中性粒细胞[161],增强抗体对B族链球菌的调理活性[162]。由于这两种细菌都是新生儿常见的病原菌,所以新生儿的纤连蛋白缺乏可进一步损害新生儿调理能力,从而削弱杀菌能力[163]。

静脉内给予IgG对治疗或预防早产儿由于母亲抗体经胎盘转运量减少和内源性IgG合成有限而发生的感染可能有效[164]。给败血症新生儿注射IgG似乎可增强血清调理能力,增加循环中性粒细胞数量[165]。补充IgG提高早产儿粒细胞的吞噬活性[165,166]。据报道,静脉注射IgG可有效地治疗早产儿感染性疾病,但这些报道的病例还太少[167,168]。IgG预防新生儿感染的临床有效性尚未得到充分证实[169,170]。通过选择含高浓度功能性抗体的血清[171],或通过加入单克隆抗体,可制备含有稳定而充足的抗新生病原体抗体的新型IgG制剂,这些新型制剂可能更有效。

趋化作用   新生儿白细胞趋化功能低下而其随机移动性正常[172~174]。新生儿血清产生的趋化因子量不如成人血清高,即使加了纯化的C3后亦如此。趋化功能缺陷可能与其粒细胞变形能力低下及细胞表面受体的加帽作用减弱有关[175]。已观察到新生儿白细胞的cAMP和膜电位发生改变,但这些改变在趋化功能缺陷中的作用尚不明了[175]。新生儿中性粒细胞沿血管滚动的能力亦薄弱。β2整合素上调减少和向细胞表面的转运不足,以及L-选择素受体稀少均使新生儿中性粒细胞与内皮细胞上的黏附分子发生相互作用的能力减弱[139]。

早产儿中性粒细胞表面C3bi受体(CD11b/CD18)和低亲和力的免疫球蛋白受体FcRⅢ(CD16)的密度低下,而足月儿细胞降低的程度较轻[176~178]。新生儿中性粒细胞C3bi上调不足与其黏附性、趋化性下降有关[179]。FcRⅢ低与新生儿中性粒细胞的趋化作用减弱有关[180],FcRⅢ低下也可能引起中性粒细胞对受到调理[171]和未受到调理[181]的微生物的黏附及随后的吞噬功能轻微缺陷。

黏附作用   中性粒细胞黏附分子是中性粒细胞与血管内皮细胞结合的中心,这些分子的减少削弱了新生儿中性粒细胞正确黏附和迁移的能力(参见第19章)[182]。L-选择素是重要的黏附分子,虽然其以高水平表达于造血祖细胞,但在新生儿出生后的前3天,其水平显著降低,并且在第一周与成人相比也处于低水平,降低中性粒细胞"滚动"的能力,这种能力是黏附过程的一部分。CD18、CD11b也存在表达的缺陷,它们是黏附分子β整合素家族的成员[183]。这些特征可能导致新生儿对细菌感染的易感性。

吞噬活性和杀菌活性   早产儿和足月儿中性粒细胞对细菌和乳胶颗粒的吞噬作用正常[147,151,184]。杀菌活性随着测试条件和新生儿临床状态的不同而异。大多数足月儿和低出生体重儿对金黄色葡萄球菌和黏质沙雷菌的细胞内杀灭作用是正常的[147,185],足月儿对大肠杆菌的胞内杀菌作用也正常[148]。类似的研究也已表明,一些婴儿出生后头12小时对金黄色葡萄球菌的杀菌活性[183]、早产儿对铜绿假单胞菌的杀菌活性[151]和早产儿和足月儿粒细胞对白色念珠菌的杀菌活性[186]等均有缺陷。当细菌与中性粒细胞数量之比为1:1时,新生儿细胞对金黄色葡萄球菌和大肠杆菌的杀伤效果与对照组相同;但当这一比例

增大为100:1时,尽管此时吞噬作用正常,杀伤作用和用化学发光法测得的氧化反应则明显降低[184]。活性受抑也见于感染或其他疾病引起的临床应激反应的新生儿细胞,均表现为对金黄色葡萄球菌、大肠杆菌和B族链球菌的化学发光度下降和杀菌活性受损[187~189]。这些研究中所显示的粒细胞功能下降也见于液体培养中,在液体培养中新生儿中性粒细胞存活时间短于成人,可能是因为其对自身氧化作用的抵抗力下降所致[188]。虽然新生儿中性粒细胞的超氧化物歧化酶水平正常,超氧化物产量正常或增加,但谷胱甘肽过氧化物酶和过氧化氢酶水平则降低[189,190]。这些体外的细胞缺陷与新生儿细菌感染的关系尚不清楚。

在中性粒细胞胞质中存在抗菌蛋白和多肽。位于初级颗粒中的细菌渗透性-增加蛋白(BPI)在新生儿明显低下,特别在早产儿[191,192]。BPI是一种结合并中和内毒素的抗微生物蛋白。其他颗粒成分,如髓过氧化物酶(杀菌)和防卫素(defensins,抗微生物蛋白类)并未下降。

新生儿单核细胞的四氮唑蓝(NBT)还原反应[193]、抗体依赖性细胞毒作用[194]和体外杀灭金黄色葡萄球菌、大肠杆菌作用是正常的[195]。但它们吞噬聚苯乙烯微球的速度比成人单核细胞要慢[196],且ATP的产生减少[197]。此外,如同在皮肤窗中所见到的一样,单核细胞对血清源性因子的趋化性下降[198]。这些功能特点可能造成我们所看到的新生儿对多种感染病原体的易感性。

细胞因子   对新生儿细胞吞噬功能的影响淋巴细胞和巨噬细胞所产生的细胞因子与感染时中性粒细胞的活化状态之间有复杂的相互作用。新生儿白细胞干扰素-γ的产生下降[199,200]。干扰素-γ可上调C3bi受体,并诱导中性粒细胞表面高亲和力的免疫球蛋白受体FcRI(CD64)的表达[201]。中性粒细胞黏附和有效的趋化作用需要C3bi。该受体水平下降也会削弱补体介导的吞噬作用和氧化代谢。FcRI同样可介导氧化反应,在感染时出现在成人中性粒细胞表面。新生儿单个核细胞生成G-CSF和GM-CSF减少[137~139],这不仅限制了祖细胞集落生长,而且也损害了新生儿中性粒细胞功能,包括趋化作用、超氧化物生成和C3bi表达,而G-CSF和GM-CSF可增强这些功能[202,203]。肿瘤坏死因子α(TNF-α)和白介素4(IL-4)是调节中性粒细胞功能的细胞因子,在新生儿其生成也可降低[204]。

血小板生成和血小板

足月儿和早产儿的血小板计数介于$(150~400)×10^9$/L之间,与成人值相当[205,206]。血小板低于$100×10^9$/L的血小板减少可见于有呼吸窘迫或败血症的高危儿[207]、形体小于孕龄的婴儿[208]和三体综合征患儿[209]。即使是正常新生儿也不能完全有效地调节血小板生成和髓系细胞造血[210]。尽管新生儿骨髓和脐血中定向巨核系祖细胞[巨核细胞集落形成单位(CFU-Meg)]量增多,但处于严重应激状态时它们难以产生足够数量的血小板。G-CSF、GM-CSF和IL-3水平下降可造成血小板生成反应受阻[211]。血小板生成素(TPO)是成人血小板生成的一个主要调节因子。早在妊娠第6周便可检测到TPO转录本,现认为胎儿和新生儿TPO的主要来源是肝脏[212]。早产儿和足月儿血清TPO水平均比成人高。然而血小板减少的新生儿血清TPO的增加不如血小板减少的成人,这可导致患病婴儿血小板减少症的发生率增高[212]。

血小板功能

出血时间和闭合时间   在足月儿及早产儿均已报道了血小

板数和出血时间之间存在预期的负相关关系[213]。但由于败血症和呼吸窘迫症可导致血小板功能受损，加重血小板减少症的影响，患者的出血时间往往长于用血小板计数所预期的时间。

出血时间不仅反映血小板数，也反映血小板功能和毛细血管完整性，传统上被用来评估这些指标。但要将测定出血时间的技术运用于新生儿或早产儿还存在技术上的困难，因为这需要将前臂静脉（通常进行试验的部位）阻断，并且切口要最小，以避免皮肤瘢痕形成。出血时间是使用一种自动装置来测量的，以便对正常新生儿的创伤降低到最低程度，体重不足 1000g 的婴儿采用 20torr 的静脉阻断压，1000 ~ 2000g 的婴儿用 25torr，2000g 以上的用 30torr。在 82 项观察中，97% 的测量值低于 3.5 分钟，此值被推荐为这些婴儿正常值的上限[214]。有人采用自动装置和垂直切口，也获得了正常婴儿出血时间的类似正常上限值（200 秒）[215]。一般而言，新生婴儿的出血时间要短于儿童和成人，这可能反映了其血细胞比容较高，von Willebrand 因子浓度高和高分子量 von Willebrand 因子多聚体比例高[216]。儿童的出血时间要长于新生儿和成人[217]，采用自动儿科测量仪器测得的上限值在 10 岁以前可高达 13 分钟，而用同样的仪器测得成人出血时间上限仅为 7 分钟[217]。

新生儿出血时间可因各种原因而延长，包括新生儿感染和呼吸窘迫综合征，它们并不一定引起血小板减少[218]。健康新生儿血小板的磷脂代谢、颗粒分泌和聚集功能相对缺乏[219]，但因为大 vWF 多聚体较高使得血小板黏附性增高。这些差别导致正常新生儿出血时间和闭合时间缩短（见下文）。

吲哚美辛（indomethacin）用于治疗早产儿动脉导管未闭曾受到非议，因为该药可干扰前列腺素代谢和血栓烷 A2 的合成，而后者是血小板聚集的一种重要启动因子。吲哚美辛治疗的患者，虽然其出血时间从正常的 3.5 分钟延长至 9 分钟[220]，但用吲哚美辛治疗患有动脉导管未闭的早产儿并未增加室周和室内出血。

闭合时间可代替出血时间来评估血小板功能，特别是对难以施行出血时间试验并且结果不好解释的新生儿和小儿童。新生儿的闭合时间比成人短，可能与其血细胞比容较高，vWF 多聚体和瑞斯托菌素辅因子（ristocetin cofactor）增高，以及白细胞数较高有关[221~223]。正常成人的胶原-肾上腺素闭合时间小于 164 秒，而胶原-ADP 闭合时间小于 116 秒。然而每个实验室必须自己确定这些试验的正常值范围。

血小板聚集和代谢　已发现新生儿血小板功能存在各种差异，包括 ADP 释放、血小板因子 3 活性、血小板黏附性以及血小板对 ADP、肾上腺素、胶原或凝血酶的聚集反应[224,225]。这些缺陷是由于新生儿血小板与成人血小板内在的不同而导致的。出乎意料的是，这些缺陷对新生儿的出血时间影响很小。体外发现似乎与前列腺素合成的明显缺陷或腺苷核苷酸贮存池的缺乏并无关联[226]。此外，新生儿血小板的电镜图像与正常成人血小板并无不同[227]。这使得新生儿血小板的体外观察结果难以解释，可能与血小板膜不成熟有关。这些体外检查发现的异常可加重血小板功能损害，并在新生儿疾病时加重出血倾向，尤其是呼吸窘迫综合征和败血症。

孕妇服用阿司匹林可导致血小板对胶原的聚集反应异常[228,229]。然而，对阿司匹林在子痫前期患者中进行的广泛研究表明，在胎儿或新生儿中并无明显的出血[230,231]。

经顶位分娩后的新生儿常有淤点，尤其是在头、颈和肩部。

这可能是由于通过产道时造成的创伤所致，几天内便会消失。剖宫产的婴儿一般不出现淤点。

血小板抗原和糖蛋白　糖蛋白复合物 GPⅡb/Ⅲa 约占血小板表面蛋白的 15%，表现为两种等位基因形式，即 P1A1 和 P1A2[232]。妊娠第 16 周时即能在胎儿血小板表面测到 P1A1[233]。妊娠第 18 ~ 26 周之间具有 P1A1 抗原的胎儿比例要高于成人。欧洲血统的美国人口中约 2% 是 P1A2 纯合子，因而 P1A1 是阴性的。在妊娠早期，胎儿 P1A1 抗原的完全表达可能导致 P1A1 阴性的孕妇，甚至是第一次怀孕的妇女致敏[233]。除 GPⅡb/Ⅲa 复合体外，妊娠第 18 周时还表达膜糖蛋白 GPIb[233]。P1A1 和 P1A2 之间的差别是 ⅢA 糖蛋白中亮氨酸 33-脯氨酸 33 的氨基酸多态性[232]。使用羊水细胞 DNA 和 PCR 进行糖蛋白基因型检测的产前诊断能够确定可能的新生儿同种免疫性血小板减少症[234]，亦能诊断 Glanzmann 血小板无力症。其他的胎儿血小板抗原，如 P1E2、DUZOa、Koa 和 Baka 等偶尔会导致母体致敏和新生儿同种免疫性血小板减少[235]。这些抗原开始表达时的妊娠年龄尚未确定，不过表达时均可使母体致敏。

新生儿淋巴细胞造血

T 淋巴细胞功能——细胞免疫

新生儿淋巴细胞的绝对数与 6 个月至 2 岁的年长儿童相当，早产儿出生时数量较低。胸腺衍生细胞（T 细胞）在妊娠早期便已出现[236]。表 7-4 和表 7-5 显示新生儿和儿童不同淋巴细胞亚群[237,238]。新生儿血中 CD3+ 和 CD4+（辅助细胞/诱导细胞

表 7-4　1 ~ 3 日龄婴儿血液淋巴细胞亚群		
血液淋巴细胞亚群	中位数（第 10 ~ 第 90 百分比范围）	
	婴儿（1 ~ 3 天）	成人
淋巴细胞×10⁹/L	3.1×10⁹/L (3.1 ~ 6.8)	—
CD3+ 淋巴细胞占比（%）	83（72 ~ 90）	77（69 ~ 84）
计数×10⁹/L	3.7（2.6 ~ 5.8）	
CD3⁻/CD19+ 淋巴细胞占比（%）	14（6 ~ 22）	14（8 ~ 18）
计数×10⁹/L	0.58（0.23 ~ 1.2）	—
NK（CD3⁻/CD16+ 或 CD56+）淋巴细胞占比（%）	4（2 ~ 8）	11（6 ~ 17）
计数×10⁹/L	0.2（0.06 ~ 0.38）	—
CD3+/CD4+ 淋巴细胞占比（%）	63（52 ~ 72）	46（37 ~ 55）
计数×10⁹/L	2.7（2.0 ~ 4.4）	
CD3+/CD8+ 淋巴细胞占比（%）	23（16 ~ 29）	28（20 ~ 34）
计数×10⁹/L	1.1（0.55 ~ 1.9）	—

Data from O'Gorman MRG, Millard DD, Lowder JN, et al: Lymphocyte subpopulations in 1-3 day old infants. *Cytometry* 34:235,1998.

表 7-5 18岁以下幼儿及儿童血液淋巴细胞亚群

淋巴细胞亚群	0~3月	3~6月	6~12月	1~2岁	2~6岁	6~12岁	12~18岁
WBC×10⁹/L	10.60(7.20~18.00)	9.20(6.70~14.00)	9.10(6.40~13.00)	8.80(6.40~12.00)	7.10(5.20~11.00)	6.50(4.40~9.50)	6.00(4.40~8.10)
淋巴细胞×10⁹/L	5.40(3.40~7.60)	6.30(3.90~9.00)	5.90(3.40~9.00)	5.50(3.60~8.90)	3.60(2.30~5.40)	2.70(1.90~3.70)	2.20(1.40~3.30)
CD3⁺							
淋巴细胞占比(%)	73(53~84)	66(51~77)	65(49~76)	65(53~75)	66(56~75)	69(60~76)	73(56~84)
计数×10⁹/L	3.68(2.50~5.50)	3.75(2.50~5.60)	3.93(1.90~5.90)	3.55(2.10~6.20)	2.39(1.40~3.70)	1.82(1.20~2.60)	1.48(1.00~2.20)
CD19⁺							
淋巴细胞占比(%)	15(06~32)	25(11~41)	24(14~37)	25(16~35)	21(14~33)	18(13~27)	14(06~23)
计数×10⁹/L	0.73(0.30~2.00)	1.55(0.43~3.00)	1.52(0.61~2.60)	1.31(0.72~2.60)	0.75(0.39~1.40)	0.48(0.27~0.86)	0.30(0.11~0.57)
CD16⁺/CD56⁺							
淋巴细胞占比(%)	8(04~18)	6(03~14)	7(03~15)	7(03~15)	9(04~17)	9(04~17)	9(03~22)
计数×10⁹/L	0.42(0.17~1.10)	0.42(0.17~0.83)	0.40(0.16~0.95)	0.36(0.18~0.92)	0.30(0.13~0.72)	0.23(0.10~0.48)	0.19(0.07~0.48)
CD4⁺							
淋巴细胞占比(%)	52(35~64)	46(35~56)	46(31~56)	41(32~51)	38(28~47)	37(31~47)	41(31~52)
计数×10⁹/L	2.61(1.60~4.00)	2.85(1.80~4.00)	2.67(1.40~4.30)	2.16(1.30~3.40)	1.38(0.07~2.20)	0.98(0.65~1.50)	0.84(0.53~1.30)
CD8⁺							
淋巴细胞占比(%)	18(12~28)	16(12~23)	17(12~24)	20(14~30)	23(16~30)	25(18~35)	26(18~35)0
计数×10⁹/L	0.98(0.56~1.70)	1.05(0.59~1.60)	1.04(0.50~1.70)	1.04(0.62~2.00)	0.84(0.49~1.30)	0.68(0.37~1.10)	0.53(0.33~0.92)

Data from Shearer WT, Rosenblatt HM, Gelman RS, et al: Lymphocyte subsets in healthy children from birth through 18 years of age: The Pediatric AIDS Clinical Trials Group P1009 Study. J Allergy Clin Immunol 112: 973, 2003.

表型)T 细胞亚型的绝对值高于成人[239]。这是由于同成人相比,新生儿(和年长儿童)的淋巴细胞总数增高[240]。当用流式细胞仪测定时,新生儿、儿童和成人主要淋巴细胞亚群(CD2、CD3、CD4、CD8、CD19)和 NK 细胞的比例并无显著不同[241,242]。然而 NK 细胞群却存在功能缺陷[242]。此外,新生儿和成人 T 辅助细胞 1 型(Th1 细胞介导的免疫反应)和 T 辅助细胞 2 型(Th2 辅助的体液免疫反应)对各种抗原如疫苗、感染性病原体和环境抗原等的反应不同[243]。在出生后的前两个月,T 和 B 淋巴细胞数量维持不变或者增高[244]。在新生儿和儿童,CD4 淋巴细胞倾向于增高,而 CD8 淋巴细胞则倾向于降低,导致 CD4:CD8 比例增高[245,246]。尽管如此,新生儿的 T 细胞抑制活性还是有可能增高[247]。绝大多数细胞免疫反应系统,如抗原识别和结合、抗体依赖性细胞毒性作用和移植物抗宿主活性等在新生儿都已经存在[247],尽管其中有些与成人相比较功能较低[248]。脐带血淋巴细胞对植物血凝素的体外反应是增强的[249,250],但新生儿对 2,4-二硝基氟苯(2,4-dinitrofluoro-benzene),一种迟发型超敏反应的强力诱导剂的反应不如年长儿童中所见的稳定[251]。T 细胞合成干扰素-γ 和其他淋巴因子障碍可能与巨噬细胞发育不成熟有关,而与 T 淋巴细胞功能无关,因为细胞间的协同作用是这些过程的必要条件[252]。另外,脐带血 T 淋巴细胞形成功能性的 IL-2 受体复合体,并具备正常的 IL-2 受体,但对 IL-2 作出反应时并不上调干扰素-γ 的合成[253]。

B 淋巴细胞功能——体液免疫

体液(B 细胞)免疫也在妊娠早期即开始发育[236],但直到出生后才具有充分活性。新生儿约 15% 的淋巴细胞表面有免疫球蛋白,包括所有同种型 Ig[254]。有一定比例的这类细胞是 CD5+ B 细胞(B-1 细胞),能合成多反应性自身抗体,其功能尚不清楚[255]。CD5+ B 细胞的比例在胎儿中显著高于成人。表达特异性免疫球蛋白同种型的 B 细胞的比例与这种类型免疫球蛋白的血浆水平没有相关性。针对特异性抗原的抗体反应的差异与巨噬细胞、T 细胞和 B 细胞的相互作用有关。新生儿 B 淋巴细胞比例正常,但是在出生后第一年,T 淋巴细胞非依赖性 B 淋巴细胞反应受限[256]。而 T 淋巴细胞依赖性 B 淋巴细胞抗体产生成熟要早得多[256]。

胎儿淋巴细胞合成的免疫球蛋白很少,大概是因为与外界隔离的子宫内环境。出生后保持无菌的动物浆细胞极少,免疫球蛋白生成显著下降[257]。由于经胎盘转运,足月儿的 IgG 水平与母体相似[258]。IgM、IgD 和 IgE 不能通过胎盘[258,259],这些免疫球蛋白和 IgA 的水平在出生时很低或测不出。母乳喂养可给婴儿提供一些抗体,尤其是分泌型 IgA、溶菌酶和乳铁蛋白。在初乳和产后前两个月的乳汁中有大量淋巴细胞和单核细胞(106/ml)[260]。它们可起到抗胃肠道感染的局部保护作用[261,262],有证据表明婴儿可从乳汁中吸收免疫球蛋白,并将对结核菌素的敏感性转移给婴儿。

虽然新生儿能合成特异性 IgG 抗体[263],但通常只有少量 IgG 是由胎儿产生的。早产儿 IgG 水平下降与孕龄相关,因为妊娠早期胎盘转运率较低[264~266]。许多有过产前感染的新生儿有 IgM 和 IgA 型抗体[267],超过一半的足月产新生儿存在 IgM 型同种血凝素[268],说明如有适当刺激,胎儿能生成 IgA 和 IgM。在人类新生儿和动物胚胎,IgM 反应占主导地位,接触特异性抗原后 IgG 的出现时间延迟。与成人的这些差异可能与 B 和 T

淋巴细胞功能不成熟[269~271],抑制性 T 细胞活性增加[258,269],以及可能的巨噬细胞功能改变有关[272]。

新生儿也可能有脾功能相对低下,因为在新生儿,尤其是早产儿的血片中可见大量的"凹痕"红细胞。这些"凹痕"代表残留的红细胞内包涵体,由于单核细胞和巨噬细胞功能低下而得以保留[273,274]。

新生儿凝血

血浆凝血因子

足月儿与年长儿童和成人相比,已发现凝血和纤溶系统有若干不同[275~281]。对于早产儿和足月儿凝血因子水平和凝血试验结果在发育过程中的变化已有综合评价[282,283]。足月新生儿因子 II、IX、X、XI、XII、前激肽释放酶和高分子量激肽原(表 7-6)的平均血浆水平均减低(少于成人水平的 60%)。这并非由于 mRNA 表达降低所致,至少对因子 II 和因子 X 而言是如此[284]。相反,因子 VIII 的血浆浓度与年长儿和成人相近,von Willebrand 因子反而增高。尽管这些凝血因子水平较低,但功能试验(凝血酶原时间和部分凝血活酶时间)仅较成人正常值轻微延长(表 7-6)。虽然出生后不同的凝血因子显示出不同的成熟模式,但大部分凝血因子成分至 6 月龄时即已接近成人值[278]。

因子 II(凝血酶原)、VII、IX、X 合成过程的最后步骤 γ 谷氨酰羧化中需要维生素 K 的参与[285]。在出生后的前 3~4 天内这些因子减少,但给予维生素 K 可使之减轻[286],从而有效地防止经典的早发性(出生后头几天内)新生儿出血性疾病。在一些新生儿血浆中发现了无活性凝血酶原分子,但给予维生素 K 后即消失[287]。早发性出血性疾病经常与孕妇服用某些药剂有关,如可减少维生素 K 依赖性因子的苯妥英[phenytoin(狄兰汀,Dilantin)][288]和华法林(warfarin)[289]。极少数病例原因不明。

稍后,在出生后 2~12 周,也可由于维生素 K 缺乏产生出血倾向,称为新生儿后期出血性疾病,或获得性凝血酶原复合物缺乏症[290,291]。维生素 K 缺乏的病因尚不清楚,但可能是由于饮食摄入不足,尤其与母乳喂养,有胆汁淤滞和维生素 K 吸收减少的肝功能改变有关,或肝脏中毒性或感染性损害肝脏利用维生素 K[290]。遗憾的是,这种情况常常因颅内出血来就诊。这个问题可用注射或口服维生素 K 来预防,但究竟哪种给药方式好,仍有争议[292]。注射给药偶尔导致神经肌肉并发症[293],已有报道提示肌肉内预防性注射维生素 K 与婴儿期癌症有关,但尚未证实。口服给药不很可靠,且需反复给药[290]。美国儿科研究院目前推荐新生儿出生时给予肌肉注射 0.5~1mg 维生素 K1[294]。对早产儿(<32 周孕龄)而言,虽然还没有报道因为血浆维生素 K 水平太高产生的毒性反应,但即使注射较低剂量(0.5mg)维生素 K 也太多[295]。最近数据表明,对孕龄小于 32 周的早产儿,合适的预防性维生素 K 剂量为 0.2mg,但是在进行喂养后,应该额外补充口服维生素 K[296]。一种新型的混合胶粒维生素 K1 制剂吸收特别好,口服一剂即可达到预防效果[297],但是预防性口服维生素 K 的疗效和安全性需要进一步观察。

表 7-6 列出了 30~36 周孕龄的健康早产儿其凝血因子数值。可见因子 IX、XI 和 XII 下降更明显,这常使部分凝血活酶时间延长。表 7-6 也列出了 28~31 周胎龄婴儿的凝血因子水平值。孕龄更短的婴儿,所有凝血因子水平更低。

表7-6　早产儿和足月新生儿凝血实验的参考值

凝血实验	28~31周早产婴儿	30~36周早产婴儿			足月儿			成人
	第1天	第1天	第30天	第180天	第1天	第30天	第180天	
PT(s)	15.4(14.6~16.9)	13.0(10.6~16.2)	11.8(10.0~13.6)	12.5(10.0~15.0)	13.0(10.1~15.9)	11.8(10.0~14.3)	12.3(10.7~13.9)	12.4(10.8~13.9)
INR		1.0(0.61~1.70)	0.79(0.53~1.11)	0.91(0.53~1.48)	1.00(0.53~1.62)	0.79(0.53~1.26)	0.88(0.61~1.17)	0.89(0.64~1.17)
APTT(s)	108(80.0~168)	53.6(27.5~79.4)	44.7(26.9~62.5)	37.5(27.2~53.5)	42.9(31.3~54.5)	40.4(32.0~55.2)	35.5(28.1~42.9)	33.5(26.6~40.3)
TCT(s)	24.8(19.2~30.4)	24.4(18.8~29.9)	25.2(18.9~31.5)	23.5(19.0~28.3)	24.3(19.4~29.2)	25.5(19.8~31.2)	25.0(19.7~30.3)	
Fibrinogen(g/L)	2.56(1.60~5.50)	2.43(1.50~3.73)	2.54(1.50~4.14)	2.28(1.50~3.60)	2.83(1.67~3.99)	2.70(1.62~3.78)	2.51(1.50~3.87)	2.78(1.56~4.00)
II(U/ml)	0.31(0.19~0.54)	0.45(0.20~0.77)	0.57(0.36~0.95)	0.87(0.51~1.23)	0.48(0.26~0.70)	0.68(0.34~1.02)	0.88(0.60~1.16)	1.08(0.70~1.46)
V(U/ml)	0.65(0.43~0.80)	0.88(0.41~1.44)	1.02(0.48~1.56)	1.02(0.58~1.46)	0.72(0.34~1.08)	0.98(0.62~1.34)	0.91(0.55~1.27)	1.06(0.62~1.50)
VII(U/ml)	0.37(0.24~0.76)	0.67(0.21~1.13)	0.83(0.21~1.45)	0.99(0.47~1.51)	0.66(0.28~1.04)	0.90(0.42~1.38)	0.87(0.47~1.27)	1.05(0.67~1.43)
VIII(U/ml)	0.79(0.37~1.26)	1.11(0.50~2.13)	1.11(0.50~1.99)	0.99(0.50~1.87)	1.00(0.50~1.78)	0.91(0.50~1.57)	0.73(0.50~1.09)	0.99(0.50~1.49)
VWF(U/ml)	1.41(0.83~2.23)	1.36(0.78~2.10)	1.36(0.66~2.16)	0.98(0.54~1.58)	1.53(0.50~2.87)	1.28(0.50~2.46)	1.07(0.50~1.97)	0.92(0.50~1.58)
IX(U/ml)	0.18(0.17~0.20)	0.35(0.19~0.65)	0.44(0.13~0.80)	0.81(0.50~1.20)	0.53(0.15~0.91)	0.51(0.21~0.81)	0.86(0.36~1.36)	1.09(0.55~1.63)
X(U/ml)	0.36(0.25~0.64)	0.41(0.11~0.71)	0.56(0.20~0.92)	0.77(0.35~1.19)	0.40(0.12~0.68)	0.59(0.31~0.87)	0.78(0.38~1.18)	1.06(0.70~1.52)
XI(U/ml)	0.23(0.11~0.33)	0.30(0.08~0.52)	0.43(0.15~0.71)	0.78(0.46~1.10)	0.38(0.10~0.66)	0.53(0.27~0.79)	0.86(0.49~1.34)	0.97(0.67~1.27)
XII(U/ml)	0.25(0.05~0.35)	0.38(0.10~0.66)	0.43(0.11~0.75)	0.82(0.22~1.42)	0.53(0.13~0.93)	0.49(0.17~0.81)	0.77(0.39~1.15)	1.08(0.52~1.64)
PK(U/ml)	0.26(0.15~0.32)	0.33(0.09~0.57)	0.59(0.31~0.87)	0.78(0.40~1.16)	0.37(0.18~0.69)	0.57(0.23~0.91)	0.86(0.56~1.16)	1.12(0.62~1.62)
HK(U/ml)	0.32(0.19~0.52)	0.49(0.09~0.89)	0.64(0.16~1.12)	0.83(0.41~1.25)	0.54(0.06~1.02)	0.77(0.33~1.21)	0.82(0.36~1.28)	0.92(0.50~1.36)
XIIIa(U/ml)		0.70(0.32~1.08)	0.99(0.51~1.47)	1.13(0.65~1.61)	0.79(0.27~1.31)	0.93(0.39~1.47)	1.04(0.46~1.62)	1.05(0.55~1.55)
XIIIb(U/ml)		0.81(0.35~1.27)	1.07(0.57~1.57)	1.15(0.67~1.63)	0.76(0.30~1.22)	1.11(0.39~1.73)	1.10(0.50~1.70)	0.97(0.57~1.37)

APTT,活化部分凝血活酶时间;HK,高分子量激肽原;INR,国际标准化比值;PK,前激肽释放酶;PT,凝血酶原时间;TCT,凝血酶时间;VWF,血管性血友病因子。

*所有值的单位均为单位/毫升(U/ml),其中混合血浆含有1.0U/ml。所有值取自每一人群的40~77份样品的平均值。括号中为包含95%人群参考值范围

在未接受维生素 K 治疗的 30~36 周早产儿和足月儿之间，平均凝血酶原时间测定无显著差别[298]。给予维生素 K 治疗的早产儿比接受同样治疗的足月儿的平均凝血酶原时间延长。一些小形体婴儿肌肉注射维生素 K 后，其凝血酶原时间或凝血酶原和因子Ⅶ、Ⅹ 的水平并无改善[286,299]。这些结果提示小形体婴儿的肝脏更不成熟。

出血和血栓形成

低出生体重儿比足月儿更经常出现显著出血。在出生后头两天内的早产儿中经常有毛细血管脆性增加，但与血小板减少无关[286]。头皮下或其他体表部位的出血可能是由于出生时创伤加之毛细血管脆性增加所致。虽然这些凝血功能紊乱可加重出血，但更严重的室周-室内出血和肺出血可能主要不是由凝血功能紊乱导致的[300]。缺氧似乎可影响低出生体重儿的凝血状态[301]。许多有明显凝血酶原时间异常的婴儿在分娩时或娩出后不久均有缺氧[296]。心脏停搏或深度休克中的心血管衰竭可致弥散性血管内凝血和广泛性出血。在许多患病早产儿，同时存在的休克、败血症、肝发育不全、缺氧和其他一些因素可造成凝血异常。

新生儿的动、静脉血栓形成的概率比其他年龄组相对大一些，但 90% 以上的动脉血栓以及 80% 以上的静脉血栓均与插管有关。自发性血栓形成要少见得多，大多数涉及肾静脉，偶尔出现于肺血管系统[302]。新生儿相对的高凝性可能是由于血管内皮细胞的差异、凝血级联活化、凝血抑制因子活性低下或纤溶缺陷所致。凝血抑制因子包括抗凝血酶、肝素辅因子Ⅱ、蛋白 C 和蛋白 S[283,303]。新生儿中维生素 K 依赖性蛋白 C 和 S 以及抗凝血酶和肝素辅因子Ⅱ的水平均较低；正好在成人遗传性缺陷患者发生血栓形成时水平范围内[303]。此外，因子 V Leiden 可见于多达 6% 的新生儿[304]。它可造成对蛋白 C 作用的抵抗，提高了血栓形成的易感性（参见第 130 章）。10A 凝血酶原等位基因引起的高凝血酶原血症累及 1% 的人群[305]，但是凝血酶原水平增高使血栓形成的易感性增加却发生在年龄较大的病人[306]。这些抗凝蛋白的联合缺陷可进一步增加血栓形成的危险。然而，这些凝血抑制因子在新生儿高凝状态中的确切作用尚未确定，因为此时也有维生素 K 依赖性促凝血因子（Ⅱ、Ⅶ、Ⅸ、Ⅹ）成比例的减少，另外一种凝血抑制因子 α2-巨球蛋白也是增加的（参见第 130 章）。表 7-7 列出了早产儿和足月儿血浆凝血抑制因子值。

表 7-7　早产儿和足月儿凝血抑制因子的参考值

抑制因子水平	第 1 天	第 30 天	第 180 天	第 1 天	第 30 天	第 180 天	成人
AT(U/ml)	0.38	0.59	0.90	0.63	0.78	1.04	1.05
	(0.14~0.62)	(0.37~0.81)	(0.52~1.28)	(0.39~0.87)	(0.48~1.08)	(0.84~1.24)	(0.79~1.31)
α2M(U/ml)	1.10	1.38	2.09	1.39	1.50	1.91	0.86
	(0.56~1.82)	(0.72~2.04)	(1.10~3.21)	(0.95~1.83)	(1.06~1.94)	(1.49~2.33)	(0.52~1.20)
C1E-INH(U/ml)	0.65	0.74	1.40	0.72	0.89	1.41	1.01
	(0.31~0.99)	(0.40~1.24)	(0.96~2.04)	(0.36~1.08)	(0.47~1.31)	(0.89~1.93)	(0.71~1.31)
α1AT(U/ml)	0.90	0.76	0.82	0.93	0.62	0.77	0.93
	(0.36~1.44)	(0.38~1.12)	(0.48~1.16)	(0.49~1.37)	(0.36~0.88)	(0.47~1.07)	(0.55~1.31)
HCⅡ(U/ml)	0.32	0.43	0.89	0.43	0.47	1.20	0.96
	(0.10~0.60)	(0.15~0.71)	(0.45~1.40)	(0.10~0.93)	(0.50~1.24)	(0.66~1.26)	(0.66~1.26)
蛋白 C(U/ml)	0.28	0.37	0.57	0.35	0.43	0.59	0.96
	(0.12~0.44)	(0.15~0.59)	(0.31~0.83)	(0.17~0.53)	(0.21~0.65)	(0.37~0.81)	(0.64~1.28)
蛋白 S(U/ml)	0.26	0.56	0.82	0.36	0.63	0.87	0.92
	(0.14~0.38)	(0.22~0.90)	(0.44~1.20)	(0.12~0.60)	(0.33~0.93)	(0.55~1.19)	(0.60~1.24)

α1AT，α1-抗胰蛋白酶；α2M，α2-巨球蛋白；AT，抗凝血酶；C1E-INH，C1 酯酶抑制因子；HCⅡ，肝素辅因子Ⅱ。
* 所有值的单位均为单位/毫升(U/ml)，其中混合血浆含有 1.0U/ml。所有值取自每一人群的 40~75 份样品的平均值。括号中为包含 95% 人群参考值范围

母体用药对胎儿和新生儿的血液学影响

对止血的影响

一些母体所用药剂与胎儿或新生儿的血液学异常有关（表 7-8）。母体服用阿司匹林导致血小板聚集功能受损，但不出现新生儿出血。母体服用的其他药物，包括二氮嗪(diazoxide)和噻嗪类(thiazides)利尿剂，可能与新生儿血小板减少症有关[307~309]。

母体服用华法林(warfarin)可使新生儿血浆凝血因子下降[289]。这种药在妊娠期间最好避免使用，因为除了引起出血外，它还有致畸性（妊娠前三个月），并可能导致胎儿生长迟

缓[289]。相反，肝素不能通过胎盘，母体用肝素治疗对胎儿似乎是安全的[310]。

苯妥因[phenytoin（狄兰汀，Dilantin）]和（或）苯巴比妥(phenobarbital)也可降低新生儿的维生素 K 依赖性因子，可能是通过诱导微粒体酶，增强这些因子的降解而造成的[287]。另外，出生前接触苯妥因可降低血小板数量[311]，产生致畸作用，如胎儿乙内酰脲综合征[312]。妊娠期间决定使用这种药物时应权衡使用这种特殊药物的必要性，母亲癫痫发作对胎儿和母体的危险，和治疗可能带来的副作用之间的利弊。服用利福平(rifampin)和异烟肼(isoniazid)的母亲所产的新生儿其维生素 K 依赖性因子也降低[313]。

表7-8　母体用药对胎儿和新生儿的血液学影响

药物	副作用	肯定性	机制	参考文献
抗逆转录病毒制剂合用	血红蛋白减少	肯定	不明——只见于齐多夫定（zidovudine）、拉米夫定（lamivudine）+奈非那韦（nelfinavir）合用	318
阿司匹林	出血,核黄疸	肯定;可能	干扰血小板功能	123,224,228
			与白蛋白结合,替换胆红素	317
二氮嗪（diazoxide）	出血	可疑	血小板减少	307
萘啶酸（nalidixicacid）	高胆红素血症	可能	血红蛋白氧化损伤	315
呋喃妥英（nitrofurantoin）	高胆红素血症	可能	血红蛋白氧化损伤	314,316
苯妥英（phenytoin, dilantin/phenobarbital）	出血	怀疑有	通过肝酶诱导和降解耗竭维生素K依赖性凝血因子	288
利福平/异烟肼（rifampin/isoniazid）	出血	怀疑有	耗竭维生素K依赖性凝血因子	313
磺胺类（sulfonamides）	核黄疸	肯定	与白蛋白结合,替换胆红素	317
噻嗪类（thiazides）	出血	怀疑有	血小板较少	308,309
华法林（warfarin, coumadin）	出血	肯定	通过阻断羧化作用耗竭维生素K依赖性凝血因子	288,289

＊肯定性反映数据的可信度,按从小到大依次表述为可能（potential）、可疑（questionable）、怀疑有（suspected）及肯定（established）

高胆红素血症和核黄疸

呋喃妥因（nitrofurantoin）和萘啶酸（nalidixic acid）可导致红细胞膜和血红蛋白的氧化损伤[314,315]。假如存在葡萄糖-6-磷酸脱氢酶缺陷,或还原型谷胱甘肽减少,如在新生儿红细胞,这些药物可能引起溶血,加重新生儿高胆红素血症（参见第47章）。虽然尚无文献记载呋喃妥因或萘啶酸通过胎盘转运而导致溶血,但已发现葡萄糖-6-磷酸脱氢酶缺乏症患儿从母乳中摄取该药后发生了溶血[315,316]。另外,磺胺药（sulfonamides）可置换与白蛋白结合的胆红素,增加核黄疸发生的危险性[317]。水杨酸盐（salicylates）、保泰松（苯基丁氮酮,phenylbutazone）和萘普生（naproxen）在非常高的血浆浓度时也有同样的效应[317]。

原则上,所有这些药在妊娠期间都应该避免,除非它们的应用指征超过了可能对胎儿和新生儿带来的危险。

翻译：徐婷、刘霜竹　　互审：黄晓军　　校对：吴德沛

参考文献

1. Bloom W, Bartelmez GW: Hematopoiesis in young human embryos. *Am J Anat* 67:21, 1940.
2. Huber TL, Kouskoff V, Fehling HJ, et al: Haemangioblast commitment is initiated in the primitive streak of the mouse embryo. *Nature* 432:625, 2004.
3. Zambidis ET, Peault B, Park TS, et al: Hematopoietic differentiation of human embryonic stem cells progresses through sequential hematoendothelial, primitive, and definitive stages resembling human yolk sac development. *Blood* 106:860, 2005.
4. Kennedy M, D'Souza SL, Lynch-Kattman, et al: Development of the hemangioblast defines the onset of hematopoiesis in human ES cell differentiation cultures. *Development* 109:2679, 2007.
5. Shivdasani RA, Mayer EL, Orkin SH: Absence of blood formation in mice lacking T-cell leukemia oncoprotein tal-1/SCL. *Nature* 373:432, 1995.
6. Warren AJ, Colledge WH, Carlton MBL, et al: The oncogenic cysteine-rich LIM domain protein is essential for erythroid development. *Cell* 78:45, 1994.
7. Fujiwara Y, Browne CP, Cuniff K, Goff SC, Orkin SH: Arrested development of embryonic red cell precursors in mouse embryos lacking transcription factor GATA-1. *Proc Natl Acad Sci U S A* 93:12355, 1996.
8. Tavian M, Hallais M-F, Peault B: Emergence of intraembryonic hematopoietic precursors in the pre-liver human embryo. *Development* 126:793, 1999.
9. Peschle C, Mavilio F, Care A, et al: Haemoglobin switching in human embryos: Asynchrony of zeta→alpha and epsilon→gamma-globin switches in primitive and definite erythropoietic lineage. *Nature* 313:235, 1985.
10. Fukuda T: Fetal hemopoiesis. I. Electron microscopic studies on human yolk sac hemo-poiesis. *Virchows Arch B Cell Pathol* 14:197, 1973.
11. Kingsley PD, Malik J, Fantauzzo KA, Palis J: Yolk sac derived primitive erythroblasts enucleate during mammalian embryogenesis. *Blood* 104:19, 2004.
12. Van Handel B, Prashad SL, Hassanzadeh-Kiabi N, et al: The first trimester human placenta is a site for terminal maturation of primitive erythroid cells. *Blood* 116:3321, 2010.
13. Palis J, Robertson S, Kennedy M, Wall C, Keller G: Development of erythroid and myeloid progenitors in the yolk sac and embryo proper of the mouse. *Development* 126:5073, 1999.
14. Tober J, Koniski A, McGrath KE, et al: The megakaryocyte lineage originates from hemangioblast precursors and is an integral component both of primitive and definitive hematopoiesis. *Blood* 109:1433, 2007.
15. Paluru P, Hudock KM, Cheng X, et al: The negative impact of wnt signaling on megakaryocyte and primitive erythroid progenitors derived from human embryonic stem cells. *Stem Cell Res* 12:41, 2014.
16. Migliaccio G, Migliaccio AR, Petti S, et al: Human embryonic hemopoiesis. Kinetics of progenitors and precursors underlying the yolk sac-liver transition. *J Clin Invest* 78:51, 1986.
17. Tavian M, Peault B: Embryonic development of the human hematopoietic system. *Int J Dev Biol* 49:243, 2005.
18. Huynh A, Dommergues M, Izac B, et al: Characterization of hematopoietic progenitors from human yolk sacs and embryos. *Blood* 86:4474, 1995.
19. Dommergues M, Aubeny E, Dumez Y, et al: Hematopoiesis in the human yolk sac: Quantitation of erythroid and granulopoietic progenitors between 3.5 and 8 weeks of development. *Bone Marrow Transplant* 9:23, 1992.
20. Keleman E, Calvo W, Fliedner TM: *Atlas of Human Hemopoietic Development*. Springer-Verlag, Berlin, 1979.
21. Lin C-S, Lim S-K, D'Agati V, Constantini F: Differential effects of an erythropoietin receptor gene disruption on primitive and definitive erythropoiesis. *Genes Dev* 10:154, 1996.
22. Neubauer H, Cumano A, Muller M, et al: Jak2 deficiency defines an essential developmental checkpoint in definitive hematopoiesis. *Cell* 93:397, 1998.
23. Valtieri M, Gabbianelli M, Pelosi E, et al: Erythropoietin alone induces erythroid burst formation by human embryonic but not adult BFU-E in unicellular serum-free culture. *Blood* 74:460, 1989.
24. Emerson SG, Shanti T, Ferrara JL, Greenstein JL: Developmental regulation of erythropoiesis by hematopoietic growth factors: Analysis on populations of BFU-E from bone marrow, peripheral blood, and fetal liver. *Blood* 74:49, 1989.
25. Dame C, Fahnenstich H, Feitag P, et al: Erythropoietin mRNA expression in human fetal and neonatal tissue. *Blood* 92:3218, 1998.
26. Mucenski ML, McLain K, Kier AB, et al: A functional c-myb gene is required for normal murine fetal hepatic hematopoiesis. *Cell* 65:677, 1991.
27. Hann IM, Bodger MP, Hoffbrand AV: Development of pluripotent hematopoietic progenitor cells in the human fetus. *Blood* 62:118, 1983.
28. Ohls RK, Li Y, Abdel-Mageed A, et al: Neutrophil pool sizes and granulocyte colony-stimulating factor production in human mid-trimester fetuses. *Pediatr Res* 37:806, 1995.
29. Slayton WB, Juul SE, Calhoun DA, et al: Hematopoiesis in the liver and marrow of human fetuses at 5 to 16 weeks postconception: Quantitative assessment of macrophage and neutrophil populations. *Pediatr Res* 43:774, 1998.
30. Pahal GS, Jauniaux E, Kinnon C, et al: Normal development of human hematopoiesis between eight and seventeen weeks' gestation. *Am J Obstet Gynecol* 183:1029, 2000.
31. Gupta S, Pahwa R, O'Reilly R, et al: Ontogeny of lymphocyte subpopulation in human fetal liver. *Proc Natl Acad Sci U S A* 73:919, 1976.
32. Rainaut M, Pagniez M, Hercend T, et al: Characterization of mononuclear cell subpop-

ulations in normal fetal peripheral blood. *Hum Immunol* 18:331, 1987.

33. Hann IM, Gibson BES, Letsky EA: *Fetal and Neonatal Hematology*. Baillaire Tindale, Philadelphia, 1991.

34. Charbord P, Tavian M, Humeau L, Peault B: Early ontogeny of the human marrow from long bones: An immunohistochemical study of hematopoiesis and its microenvironment. *Blood* 87:4109, 1996.

35. Cairo MS, Wagner JE: Placental and/or umbilical cord blood: An alternative source of hematopoietic stem cells for transplantation. *Blood* 90:4665, 1997.

36. Touraine JL, Raudrant D, Laplace S: Transplantation of hemopoietic cells from the fetal liver to treat patients with congenital diseases postnatally or prenatally. *Transplant Proc* 29:712, 1997.

37. Maximow AA: Relation of blood cells to connective tissues and endothelium. *Physiol Rev* IV(4):532, 1924.

38. Houssaint E: Differentiation of the mouse hepatic primordium. II. Extrinsic origin of the haemopoietic cell line. *Cell Differ* 10:243, 1981.

39. Cudennec CA, Thiery J-P, Le Douarin N-M: *In vitro* induction of adult erythropoiesis in early mouse yolk sac. *Proc Natl Acad Sci U S A* 78:2412, 1981.

40. Moore MAS, Owen JJT: Stem-cell migration in developing myeloid and lymphoid systems. *Lancet* i:658, 1967.

41. Dieterlen-Lievre F: On the origin of hematopoietic stem cells in the avian embryo: An experimental approach. *J Embryol Exp Morphol* 33:607, 1975.

42. Carpenter KL, Turpen JB: Experimental studies on hemopoiesis in the pronephros of *Rana pipiens*. *Differentiation* 14:167, 1979.

43. Muller AM, Medvinsky A, Strouboulis J, et al: Development of hematopoietic stem cell activity in the mouse embryo. *Immunity* 1:291, 1994.

44. Ivanovs A, Rybtsov S, Welch L, et al: Highly potent human hematopoietic stem cells first emerge in the intraembryonic aorta-gonad-mesonephros region. *J Exp Med* 208:2417, 2011.

45. Smith RA, Glomski CA: "Hemogenic endothelium" of the embryonic aorta: Does it exist? *Dev Comp Immunol* 6:359, 1982.

46. Tavian M, Coulombel L, Luton D, et al: Aorta-associated CD-34+ hematopoietic cells in the early human embryo. *Blood* 87:67, 1996.

47. Bertrand JY, Chi NC, Santoso B, et al: Haematopoietic stem cells derive directly from aortic endothelium during development. *Nature* 464:108, 2010.

48. Gekas C, Dieterlen-Lièvre F, Orkin SH, Mikkola HK: The placenta is a niche for hematopoietic stem cells. *Dev Cell* 8:297, 2005.

49. Alliot F, Godin I, Pessac B: Microglia derive from progenitors, originating from the yolk sac, and which proliferate in the brain. *Brain Res Dev Brain Res* 117:145, 1999.

50. Schulz C, Gomez Perdiguero E, et al: A lineage of myeloid cells independent of Myb and hematopoietic stem cells. *Science* 336:86, 2012.

51. Proudfoot NJ, Shander MH, Manley JL, et al: Structure and in vitro transcription of human globin genes. *Science* 209:1329, 1980.

52. Grosveld F, Van Assendelft GB, Greaves DR, Kolias B: Position independent, high-level expression of the human globin gene in transgenic mice. *Cell* 51:975, 1987.

53. Hecht F, Motulsky AG, Lemire RJ, et al: Predominance of hemoglobin Gower 1 in early human embryonic development. *Science* 152:91, 1966.

54. Huehns ER, Dance N, Beaven GH, et al: Human embryonic hemoglobins. *Cold Spring Harb Symp Quant Biol* 29:327, 1964.

55. Gale RE, Clegg JB, Huehns ER: Human embryonic haemoglobins Gower 1 and Gower 2. *Nature* 280:162, 1979.

56. Pataryas HA, Stomatoyannopoulos G: Hemoglobins in human fetuses: Evidence of adult hemoglobin production after the 11th gestational week. *Blood* 39:688, 1972.

57. Kazazian HH, Woodhead AP: Hemoglobin A synthesis in the developing fetus. *N Engl J Med* 289:58, 1973.

58. Bard H: The effect of placental insufficiency on fetal and adult hemoglobin synthesis. *Am J Obstet Gynecol* 120:67, 1974.

59. Armstrong D, Schroeder WA, Fenninger W: A comparison of the percentage of fetal hemoglobin in human umbilical cord blood as determined by chromatography and by alkali denaturation. *Blood* 22:554, 1963.

60. Bard H: Postnatal fetal and adult hemoglobin synthesis in early preterm newborn infants. *J Clin Invest* 60:1789, 1973.

61. Metaxotou-Mavromati AD, Antonopoulou HK, Laskari SA, et al: Developmental changes in hemoglobin F levels during the first two years of life in normal and heterozygous beta-thalassemia infants. *Pediatrics* 69:734, 1982.

62. Bard H, Makowski EL, Meschia G, et al: The relative rates of synthesis of hemoglobins A and F in red cells of newborn infants. *Pediatrics* 45:766, 1970.

63. Bromberg YN, Abrahamov A, Salzberger M: The effect of maternal anoxemia on the foetal haemoglobin of the newborn. *J Obstet Gynaecol Br Commonw* 63:875, 1956.

64. Huehns ER, Hecht F, Keil JV, et al: Developmental hemoglobin anomalies in a chromosomal triplication. *Proc Natl Acad Sci U S A* 51:89, 1964.

65. Lee CSN, Boyer SH, Bowen P, et al: The D1 trisomy syndrome: Three subjects with unequally advancing development. *Johns Hopkins Med J* 118:374, 1966.

66. Giulian GG, Gilbert EF, Moss RL: Elevated fetal hemoglobin levels in sudden infant death syndrome. *N Engl J Med* 316:1122, 1987.

67. Wilson MG, Schroeder WA, Graves DA: Postnatal change of hemoglobins F and A2 in infants with Down's syndrome (G trisomy). *Pediatrics* 42:349, 1968.

68. Brown MS: Fetal and neonatal erythropoieses, in *Developmental and Neonatal Hematology*, edited by JA Stockman, III, C Pochedly, p 39. Raven Press, New York, 1988.

69. Forestier F, Daffos F, Galacteros F, et al: Haematological values of 163 normal fetuses between 18 and 30 weeks of gestation. *Pediatr Res* 20:342, 1986.

70. Millar DS, Davis LR, Rodich CH, et al: Normal blood cell values in the early midtrimester fetus. *Prenat Diagn* 5:367, 1985.

71. Linch DC, Knott LJ, Rodech CH, et al: Studies of circulating hemopoietic progenitor cells in human fetal blood. *Blood* 59:976, 1982.

72. Christensen RD: Hematopoiesis in the fetus and neonate. *Pediatr Res* 26:531, 1989.

73. Marks J, Gairdner D, Roscoe JD: Blood formation in infancy. III. Cord blood. *Arch Dis Child* 30:117, 1955.

74. Linderkamp O, Versmold HT, Messow-Zahn K, et al: The effect of intrapartum and intra-uterine asphyxia on placental transfusion in premature and full-term infants. *Eur J Pediatr* 127:91, 1978.

75. Mercer JS: Current best evidence: A review of the literature on umbilical cord clamping. *J Midwifery Womens Health* 46:402, 2001.

76. Yao AC, Hirvensalo M, Lind J: Placental transfusion rate and uterine contraction. *Lancet* 1:380, 1968.

77. Usher R, Shepard M, Lind J, et al: The blood volume of the newborn and placental transfusion. *Acta Paediatr* 52:497, 1963.

78. Bratteby LE: Studies on erythro-kinetics in infancy. XI. The change in circulating red cell volume during the first five months of life. *Acta Paediatr Scand* 57:215, 1968.

79. McCue CM, Garner FB, Hurt WG, et al: Placental transfusion. *J Pediatr* 72:15, 1968.

80. Matoth Y, Zaizor R, Varsano I: Postnatal changes in some red cell parameters. *Acta Paediatr Scand* 60:317, 1971.

81. Linderkamp O, Versmold HT, Strohhacker I, et al: Capillary-venous hematocrit differences in newborn infants. *Eur J Pediatr* 127:9, 1977.

82. Saarinen UM, Simmes MA: Developmental changes in red blood cell counts and indices of infants after exclusion of iron deficiency by laboratory criteria and continuous iron supplementation. *J Pediatr* 92:412, 1978.

83. Zipursky A, Brown E, Palko J, et al: The erythrocyte differential count in newborn infants. *Am J Pediatr Hematol Oncol* 5:45, 1983.

84. Alter BP, Goldberg JD, Berkowitz RL: Red cell size heterogeneity during ontogeny. *Am J Pediatr Hematol Oncol* 10:279, 1988.

85. Shannon KM, Naylor GS, Torkildson JC, et al: Circulating erythroid progenitors in the anemia of prematurity. *N Engl J Med* 317:728, 1987.

86. Christensen RD: Circulating pluripotent hematopoietic progenitor cells in neonates. *J Pediatr* 11:622, 1987.

87. Clapp DW, Baley JE, Gerson SL: Gestational age dependent changes in circulating hematopoietic stem cells in newborn infants. *J Lab Clin Med* 113:422, 1989.

88. Holbrook SR, Christensen RD, Rothstein G: Erythroid colonies derived from fetal blood display different growth patterns from those derived from adult marrow. *Pediatr Res* 24:605, 1988.

89. Burman D, Morris AF: Cord hemoglobin in low birth weight infants. *Arch Dis Child* 49:382, 1974.

90. Meberg A: Haemoglobin concentrations and erythropoietin levels in appropriate and small for gestational age infants. *Scand J Haematol* 24:162, 1980.

91. Zaizov R, Matoth Y: Red cell values on the first postnatal day during the last 16 weeks of gestation. *Am J Hematol* 1:275, 1976.

92. Lockridge S, Pass R, Cassidy G: Reticulocyte counts in intrauterine growth retardation. *Pediatrics* 47:919, 1971.

93. Humbert JR, Abelson H, Hathaway WE, et al: Polycythemia in small for gestational age infants. *J Pediatr* 75:1812, 1969.

94. Halvorsen S, Finne PH: Erythropoietin production in the human fetus and newborn. *Ann N Y Acad Sci* 149:576, 1968.

95. Seip M: The reticulocyte level and the erythrocyte production judged from reticulocyte studies in newborn infants during the first week of life. *Acta Paediatr Scand* 44:355, 1955.

96. Mann DL, Sites ML, Donati RM, et al: Erythropoietic stimulating activity during the first ninety days of life. *Proc Soc Exp Biol Med* 118:212, 1965.

97. Lundstrom U, Simmes MA: Red blood cell values in low-birth-weight infants: Ages at which values become equivalent to those of term infants. *J Pediatr* 96:1040, 1980.

98. Stockman JA III, Garcia JF, Oski FA: The anemia of prematurity: Factors governing the erythropoietin response. *N Engl J Med* 296:647, 1977.

99. MackIntosh TF, Walker CHM: Blood viscosity in the newborn. *Arch Dis Child* 48:547, 1973.

90. Bergqvist G: Viscosity of the blood in the newborn infant. *Acta Paediatr Scand* 63:858, 1974.

101. Wirth FH, Goldberg WR, Lubchenco L: Neonatal hyperviscosity. I. Incidence. *Pediatrics* 63:833, 1979.

102. Hakanson DO, Oh W: Hyperviscosity in the small-for-gestational age infant. *Biol Neonate* 37:190, 1980.

103. Ramamurthy RS, Berlanga M: Postnatal alteration in hematocrit and viscosity in normal and polycythemic infants. *J Pediatr* 110:929, 1987.

104. Bada HS, Korones SB, Pourcyrous M, et al: Asymptomatic syndrome of polycythemic hyperviscosity: Effect of partial plasma exchange transfusion. *J Pediatr* 120:579, 1992.

105. Sarkar S, Rosenkrantz TS: Neonatal polycythemia and hyperviscosity. *Semin Fetal Neonatal Med* 13:248, 2008.

106. Bierhuizen MF, Mattei MG, Fukuda M: Expression of the developmental I antigen by a cloned human cDNA encoding a member of a beta-1,6-N-acetylglucosaminyltransferase gene family. *Genes Dev* 7:468, 1993.

107. Race RR, Sanger R: *Blood Groups in Man*, 6th ed. Blackwell Scientific, London, 1975.

108. Pearson HA: Life-span of the fetal red blood cell. *J Pediatr* 70:166, 1967.

109. Weipple G, Pantlitschko M, Bauer P, et al: Normal values and distribution of serum iron in cord blood. *Clin Chim Acta* 44:147, 1973.

110. Saarinen UM, Siimes MA: Developmental changes in serum iron, total iron-binding capacity, and transferrin saturation in infancy. *J Pediatr* 91:875, 1977.

111. Saarinen UM, Siimes MA: Serum ferritin in assessment of iron nutrition in healthy infants. *Acta Paediatr Scand* 67:745, 1978.

112. Seip M, Halvorsen S: Erythrocyte production and iron stores in premature infants during the first months of life. The anemia of prematurity—Etiology, pathogenesis, iron requirement. *Acta Paediatr Scand* 45:600, 1956.

113. Rao R, Georgieff MK: Perinatal aspects of iron metabolism. *Acta Paediatr Suppl* 91:124, 2002.

114. Bauer C, Ludwig I, Ludwig M: Different effects of 2,3-diphosphoglycerate and adenosine triphosphate on oxygen affinity of adult and fetal hemoglobin. *Life Sci* 7:1339, 1968.

115. Oski FA: Red cell metabolism in the newborn infant. V. Glycolytic intermediates and glycolytic enzymes. *Pediatrics* 44:84, 1969.

116. Oski FA, Delivoria-Papadopoulos M: The red cell, 2,3-diphosphoglycerate, and tissue oxygen release. *J Pediatr* 77:941, 1970.

117. Zipursky A: The erythrocytes of the newborn infant. *Semin Hematol* 2:167, 1965.

118. Oski FA, Komazawa M: Metabolism of the erythrocytes of the newborn infant. *Semin Hematol* 12:209, 1975.

119. Oski FA, Smith CA: Red cell metabolism in the premature infant. III. Apparent inappropriate glucose consumption for cell age. *Pediatrics* 41:473, 1968.

120. Konrad PN, Valentine WN, Paglia DE: Enzymatic activities and glutathione content of erythrocytes in the newborn: Comparison with red cells of older normal subjects and those with comparable reticulocytosis. *Acta Haematol* 48:193, 1972.

121. Gross RT, Schroeder EAR, Brounstein SA: Energy metabolism in the erythrocytes of premature infants compared to full term newborn infants and adults. *Blood* 21:755, 1963.

122. Oski FA: Red cell metabolism in the premature infant. II. The pentose phosphate pathway. *Pediatrics* 39:689, 1967.

123. Bracci R, Perrone S, Buonocore G: Oxidant injury in neonatal erythrocytes during the neonatal period. *Acta Paediatr Suppl* 91:130, 2002.

124. Ross JD: Deficient activity of DPNH-dependent methemoglobin diaphorase in cord blood erythrocytes. *Blood* 21:51, 1963.

125. Gross RT, Bracci R, Rudolph N, et al: Hydrogen peroxide toxicity and detoxification in erythrocytes of newborn infants. *Blood* 29:481, 1967.

126. Whaun JM, Oski FA: Red cell stromal adenosine triphosphatase (ATPase) of newborn infants. *Pediatr Res* 3:105, 1969.

127. Blum SF, Oski FA: Red cell metabolism in the newborn infant. IV. Transmembrane potassium flux. *Pediatrics* 43:396, 1969.

128. Crowley J, Ways P, Jones JW: Human fetal erythrocyte and plasma lipids. *J Clin Invest* 44:989, 1965.

129. Neerhout RC: Erythrocyte lipids in the neonate. *Pediatr Res* 2:172, 1968.

130. Shapiro DL, Pasqualini P: Erythrocyte membrane proteins of premature and full-term infants. *Pediatr Res* 12:176, 1978.

131. Kosztolanyi G, Jobst K: Electrokinetic analysis of the fetal erythrocyte membrane after trypsin digestion. *Pediatr Res* 14:138, 1980.

132. Altman PL, Dittmer DS: *Blood and Other Body Fluids.* Federation of American Societies for Experimental Biology, Washington, DC, 1961.

133. Coulombel L, Dehan M, Tchernia G, et al: The number of polymorphonuclear leukocytes in relation to gestational age in the newborn. *Acta Paediatr Scand* 68:709, 1979.

134. Laver J, Duncan E, Abboud M, et al: High levels of granulocyte and granulocyte-macrophage colony-stimulating factors in cord blood of normal full-term neonates. *J Pediatr* 116:627, 1990.

135. Ijima H, Suda T, Miura Y: Predominance of macrophage-colony formation in human cord blood. *Exp Hematol* 10:234, 1982.

136. Prindull G, Ben-Ishay Z, Gabriel M, et al: A comparison of spontaneous and CSF added CFU-GM colony formation in healthy, sick and hypotrophic pre-term infants. *Blut* 45:167, 1982.

137. Satwani P, Morris E, van de Ven C, et al: Dysregulation of expression of immunoregulatory and cytokine genes and its association with the immaturity in neonatal phagocytic and cellular immunity. *Biol Neonate* 88:214, 2005.

138. English BK, Hammond WP, Lewis DB, et al: Decreased granulocyte-macrophage colony-stimulating factor production by human neonatal blood mononuclear cells and T cells. *Pediatr Res* 31:211, 1992.

139. Cairo MS, Suen Y, Knoppel E, et al: Decreased G-CSF and IL-3 production and gene expression from mononuclear cells of newborn infants. *Pediatr Res* 31:574, 1992.

140. Carr R: Neutrophil production and function in newborn infants. *Br J Haematol* 110:18, 2000.

141. Rosenthal J, Cairo MS: The role of cytokines in modulating neonatal myelopoiesis and host defense. *Cytokines Mol Ther* 1:165, 1995.

142. Banerjea MC, Speer CP: The current role of colony-stimulating factors in prevention and treatment of neonatal sepsis. *Semin Neonatol* 7:335, 2002.

143. Kucukoduk S, Sezer T, Yildiran A, et al: Randomized, double-blinded, placebo-controlled trial of early administration of recombinant human granulocyte colony-stimulating factor to non-neutropenic preterm newborns between 33 and 36 weeks with presumed sepsis. *Scand J Infect Dis* 34:893, 2002.

144. Xanthou M: Leucocyte blood picture in healthy full-term and premature babies during neonatal period. *Arch Dis Child* 45:242, 1970.

145. Gibson EL, Vaucher Y, Corrigan JJ Jr: Eosinophilia in premature infants. Relationship to weight gain. *J Pediatr* 95:99, 1979.

146. Koenig JM and Yoder MC: Neonatal neutrophils: The good, the bad, and the ugly. *Clin Perinatol* 31:39, 2004.

147. Forman ML, Stiehm ER: Impaired opsonic activity but normal phagocytosis in low-birth-weight infants. *N Engl J Med* 281:926, 1969.

148. Dossett JH, Williams RC Jr, Quie PG: Studies on interaction of bacteria, serum factors and polymorphonuclear leukocytes in mothers and newborns. *Pediatrics* 44:49, 1969.

149. Miller ME: Phagocytosis in the newborn infant: Humoral and cellular factors. *J Pediatr* 74:255, 1969.

150. Hill HR, Shigeoka AO, Pincus S, Christensen RD: Intravenous IgG in combination with other modalities in the treatment of neonatal infection. *Pediatr Infect Dis* 5:180, 1986.

151. Cocchi P, Marianelli L: Phagocytosis and intracellular killing of *Pseudomonas aeruginosa* in premature infants. *Helv Paediatr Acta* 22:110, 1967.

152. Drossou V, Kanakoudi F, Diamanti E, et al: Concentrations of main serum opsonins in early infancy. *Arch Dis Child* 72:F172, 1995.

153. Yang KD, Bathras JM, Shigeoka AO, et al: Mechanisms of bacterial opsonization by immune globulin intravenous correlation of complement consumption with opsonic activity and protective efficacy. *J Infect Dis* 159:701, 1989.

154. Shaio MF, Yang KD, Bohnsack JF, Hill HR: Effect of immune globulin intravenous on opsonization of bacteria by classic and alternative complement pathways in premature serum. *Pediatr Res* 25:634, 1989.

155. Hill H: Host defenses in the neonate: Prospects for enhancement. *Semin Perinatol* 9:2, 1985.

156. Alper CA: C3 synthesis in the human fetus and lack of transplacental passage. *Science* 162:672, 1968.

157. Johnston RB Jr, Altenburger KM, Atkinson AW Jr, et al: Complement in the newborn infant. *Pediatrics* 64:781, 1979.

158. Strunk RC, Fenton LJ, Gaines JA: Alternative pathway of complement activation in full term and premature infants. *Pediatr Res* 13:641, 1979.

159. Davis CA, Vallota EH, Forristal J: Serum complement levels in infancy: Age related changes. *Pediatr Res* 13:1043, 1979.

160. Mills EL, Bjorksten B, Quie PG: Deficient alternative complement pathway activity in newborn sera. *Pediatr Res* 13:1341, 1979.

161. Proctor RA, Prendergast E, Mosher DF: Fibronectin mediates attachment of *Staphylococcus aureus* to human neutrophils. *Blood* 59:681, 1982.

162. Hill HR, Shigeoka AO, Augustine NH, et al: Fibronectin enhances the opsonic and protective activity of monoclonal and polyclonal antibody against group B streptococci. *J Exp Med* 159:1618, 1984.

163. Harris MC, Levitt J, Douglas SD, et al: Effect of fibronectin on adherence of neutrophils from newborn infants. *J Clin Microbiol* 21:243, 1985.

164. Hill HR, Shigeoka AO, Gonzales LA, Christensen RD: Intravenous immune globulin use in newborns. *J Allergy Clin Immunol* 84:617, 1989.

165. Christensen RD, Brown MS, Hall DC, et al: Effect on neutrophil kinetics and serum opsonic capacity of intravenous administration of immune globulin to neonates with clinical signs of early-onset sepsis. *J Pediatr* 118:606, 1991.

166. Fujiwara T, Taniuchi S, Hattori K, et al: Effect of immunoglobulin therapy on phagocytosis by polymorphonuclear leucocytes in whole blood of neonates. *Clin Exp Immunol* 107:435, 1997.

167. Weisman LE, Stoll BJ, Kueser TJ, et al: Intravenous immune globulin therapy for early-onset sepsis in premature neonates. *J Pediatr* 121:434, 1992.

168. 8chreiber JR, Berger M: Intravenous immune globulin therapy for sepsis in premature neonates. *J Pediatr* 121:401, 1992.

169. Baker CJ, Melish ME, Hall RT, et al: Intravenous immune globulin for the prevention of nosocomial infection in low-birth-weight infants. *N Engl J Med* 327:213, 1992.

170. Suri M, Harrison L, Van de Ven C, et al: Immunotherapy in the prophylaxis of neonatal sepsis. *Curr Opin Pediatr* 15:155, 2003.

171. Fischer GW, Weisman LE, Hemming VG: Directed immune globulin for the prevention or treatment of neonatal group B streptococcal infections: A review. *Clin Immunol Immunopathol* 62:S92, 1992.

172. Miller ME: Chemotactic function in the neonate. Humoral and cellular aspects. *Pediatr Res* 5:487, 1971.

173. Klei RB, Fischer TJ, Gard SE, et al: Decreased mononuclear and polymorphonuclear chemotaxis in human newborns, infants, and young children. *Pediatrics* 60:467, 1977.

174. Tono-oka T, Nakayama M, Uehara H, et al: Characteristics of impaired chemotactic function in cord blood leukocytes. *Pediatr Res* 13:148, 1979.

175. Hill HR, Augustine NH, Newton JA, et al: Correction of a developmental defect in neutrophil activation and movement. *Am J Pathol* 128:307, 1987.

176. Bruce MC, Baley JE, Medvik KA, et al: Impaired surface membrane expression of C3bi but not C3b receptors on neonatal neutrophils. *Pediatr Res* 21:306, 1987.

177. Anderson DC, Freeman KLB, Heerdt B, et al: Abnormal stimulated adherence of neonatal granulocytes: Impaired induction of surface MAC-1 by chemotactic factors or secretagogues. *Blood* 70:740, 1987.

178. Carr R, Davies JM: Abnormal PcRIII expression by neutrophils from very preterm neonates. *Blood* 76:607, 1990.

189. Anderson DC, Rothlein R, Marlin SD, et al: Impaired transendothelial migration by neonatal neutrophils: Abnormalities of Mac-1(CD11b/CD18)-dependent adherence reactions. *Blood* 76:2613, 1990.

180. Masuda K, Kinoshita Y, Kobayashi Y: Heterogeneity of Fc expression in chemotaxis and adherence of neonatal neutrophils. *Pediatr Res* 25:6, 1989.

181. Tosi MF, Berger M: Functional differences between the 40 kDa and 50 kDa IgG Fc receptors on human neutrophils revealed by elastase treatment and antireceptor antibodies. *J Immunol* 141:2097, 1988.

182. Koenig JM, Yoder MC: Neonatal neutrophils: The good, the bad and the ugly. *Clin Perinatol* 31:39-51, 2004.

183. Kim SK, Keeney SE, Alpard SK: Comparison of L-selectin and CD11b on neutrophils of adults and neonates during the first month of life. *Pediatr Res* 53:132-136, 2003.

184. Mills EL, Thompson T, Bjorksten B, et al: The chemiluminescence response and bactericidal activity of polymorphonuclear neutrophils from newborns and their mothers. *Pediatrics* 63:429, 1979.

185. Park BH, Holmes B, Good RA: Metabolic activities in leukocytes of newborn infants. *J Pediatr* 76:237, 1970.

186. Xanthou M, Valassi-Adam E, Kintronidou E, et al: Phagocytosis and killing ability of *Candida albicans* by blood leucocytes of healthy term and preterm babies. *Arch Dis Child* 50:72, 1975.

187. Shigeoka AO, Charette RP, Wyman ML, et al: Defective oxidative metabolic responses of neutrophils from stressed neonates. *J Pediatr* 98:392, 1981.

188. Strauss RG, Snyder EL: Neutrophils from human infants exhibit decreased viability. *Pediatr Res* 15:794, 1981.

189. Strauss RG, Snyder EL, Wallace PO, et al: Oxygen-detoxifying enzymes in neutrophils of infants and their mothers. *J Lab Clin Med* 95:897, 1980.

190. Yamazaki M, Matsuoka T, Yasui K, et al: Increased production of superoxide anion by neonatal polymorphonuclear leukocytes stimulated with a chemotactic peptide. *Am J Hematol* 27:169, 1988.

191. Levy O: Impaired innate immunity at birth: Deficiency of bacteriocidal/permeability-increasing protein (BPI) in the neutrophils of newborns. *Pediatr Res* 51:667, 2002.

192. Neupponen I, Turunen R, Nevalainen T, et al: Extracellular release of bactericidal/permeability increasing protein in newborn infants. *Pediatr Res* 51:670, 2002.

193. Kretschmer RR, Papierniak CK, Stewardson-Krieger P, et al: Quantitative nitroblue tetrazolium reduction by normal newborn monocytes. *J Pediatr* 91:306, 1977.

194. Milgrom H, Shore SL: Assessment of monocyte function in the normal newborn infant by antibody-dependent cellular cytotoxicity. *J Pediatr* 91:612, 1977.

195. Orlowski JP, Sieger L, Anthony BF: Bactericidal capacity of monocytes of newborn infants. *J Pediatr* 89:797, 1976.

196. Schuit KE, Powell DA: Phagocytic dysfunction in monocytes of normal newborn infants. *Pediatrics* 65:501, 1980.

197. Das M, Henderson T, Feig SA: Neonatal mononuclear cell metabolism: Further evidence for diminished monocyte function in the neonate. *Pediatr Res* 13:632, 1979.

198. Mills EL: Mononuclear phagocytes in the newborn: Their relation to the state of relative immunodeficiency. *Am J Pediatr Hematol Oncol* 5:189, 1983.

199. Bryson YJ, Winter HS, Gard SE, et al: Deficiency of immune interferon production by leukocytes of normal newborns. *Cell Immunol* 55:191, 1987.

200. Frenkel L, Bryson YJ: Ontogeny of phytohemagglutinin-induced gamma interferon by leukocytes of healthy infants and children: Evidence for decreased production in infants younger than 2 months of age. *J Pediatr* 111:97, 1987.

201. Perussia B, Dayton ET, Lazarus R, et al: Immune interferon induces the receptor for monomeric IgG on human monocytic and myeloid cells. *J Exp Med* 158:1092, 1983.

202. Cairo MS: Review of G-CSF and GM-CSF effects on neonatal neutrophil kinetics. *Am J Pediatr Hematol Oncol* 11:238, 1989.

203. Cairo MS, VandeVen C, Toy C, et al: GM-CSF primes and modulates neonatal PMN motility: Up-regulation of C3bi (Mol) expression with alteration in PMN adherence and aggregation. *Am J Pediatr Hematol Oncol* 13:249, 1991.

204. Sautois B, Fillet G, Beguin Y: Comparative cytokine production by in vitro stimulated mononucleated cells from cord blood and adult blood. *Exp Hematol* 25:103, 1997.

205. Fogel BJ, Arais D, Kung F: Platelet counts in healthy premature infants. *J Pediatr* 73:108, 1968.

206. Sell EJ, Corrigan JJ: Platelet counts, fibrinogen concentrations and factor V and factor VIII levels in healthy infants according to gestational age. *J Pediatr* 82:1028, 1973.

207. Mehta P, Vasa R, Neumann L, Karpatkin M: Thrombocytopenia in the high-risk infant. *J Pediatr* 97:791, 1980.

208. Meberg A, Halvorsen S, Orstavik I: Transitory thrombocytopenia in small-for-dates infants, possibly related to maternal smoking. *Lancet* 2:303, 1977.

209. Thuring W, Tonz O: Neonatale thrombozytenwerte be: Kindern mit Down-Syndrom und anderen autosomalen trisomien. *Helv Paediatr Acta* 34:545, 1979.

210. Cairo, MS: The regulation of hematopoietic growth factor production from cord mononuclear cells and its effect on newborn rat hematopoiesis. *J Hematother* 2:217, 1993.

211. Suen Y, Chang M, Lee SM, et al: Regulation of interleukin-11 protein and mRNA expression in neonatal and adult fibroblasts and endothelial cells. *Blood* 84:4125, 1994.

212. Murray NA, Watts TL, Roberts IAG: Thrombopoietin in the fetus and neonate. *Early Hum Dev* 59:1, 2000.

213. Feusner JH: Normal and abnormal bleeding times in neonates and young children utilizing a fully standardized template technic. *Am J Clin Pathol* 74:73, 1980.

214. Rennie JM, Gibson T, Cooke RWI: Micromethod for bleeding time in the newborn. *Arch Dis Child* 60:51, 1985.

215. Andrew M, Paes B, Bowker J, Vegh P: Evaluation of an automated bleeding time device in the newborn. *Am J Hematol* 35:275, 1990.

216. Weinstein MJ, Blanchard R, Moake JL, et al: Fetal and neonatal von Willebrand factor (vWF) is unusually large and similar to the vWF in patients with thrombotic thrombocytopenic purpura. *Br J Haematol* 72:68, 1989.

217. Andrew M, Vegh P, Johnston M, et al: Maturation of the hemostatic system during childhood. *Blood* 80:1998, 1992.

218. Andrew M, Castle V, Saigal S, et al: Clinical impact of neonatal thrombocytopenia. *J Pediatr* 110:457, 1987.

219. Israels SJ, Rand ML, Michelson AD: Neonatal platelet function [review]. *Semin Thromb Hemost* 29:363, 2003.

220. Corazza MS, Davis RF, Merritt TA, et al: Prolonged bleeding time in preterm infants receiving indomethacin for patent ductus arteriosus. *J Pediatr* 105:292, 1984.

221. Israels SJ, Cheang T, McMillan-Ward EM, et al: Evaluation of primary hemostasis in neonates with a new in vitro platelet function analyzer. *J Pediatr* 138:116, 2001.

222. Knofler R, Weissbach G, Kuhlisch E: Platelet function tests in childhood. Measuring aggregation and release reaction in whole blood. *Semin Thromb Hemost* 24:513, 1998.

223. Saxonhouse MA, Sola MC: Platelet function in term and preterm neonates. *Clin Perinatol* 31:15, 2004.

224. Stuart MJ: Platelet function in the neonate. *Am J Pediatr Hematol Oncol* 1:227, 1979.

225. Israels SJ, Daniels M, McMillan EM: Deficient collagen-induced activation in the newborn platelet. *Pediatr Res* 27:337, 1990.

226. Rajasekhar D, Kestin AS, Bednarek FJ, et al: Neonatal platelets are less reactive than adult platelets to physiological agonists in whole blood. *Thromb Haemost* 72:957, 1994.

227. Ts'ao C, Green D, Schultz K: Function and ultrastructure of platelets of neonates; enhanced ristocetin aggregation of neonatal platelets. *Br J Haematol* 32:225, 1976.

228. Blieyer WA, Breckenridge RT: Studies on the detection of adverse drug reactions in the newborn. II. The effects of prenatal aspirin on newborn hemostasis. *JAMA* 213:2049, 1970.

229. Corby DG, Schulman I: The effects of antenatal drug administration on aggregation of platelets of newborn infants. *J Pediatr* 79:307, 1971.

230. Hauth JC, Goldenberg RL, Parker CR Jr, et al: Low-dose aspirin: Lack of association with an increase in abruptio placentae or perinatal mortality. *Obstet Gynecol* 85:1055, 1995.

231. Sibai BM, Caritis SN, Thom E, et al: Low-dose aspirin in nulliparous women: Safety of continuous epidural block and correlation between bleeding time and maternal-neonatal bleeding complications. National Institute of Child Health and Human Developmental Maternal–Fetal Medicine Network. *Am J Obstet Gynecol* 172:1553, 1995.

232. Newman PJ, Derbes RS, Aster RH: The human platelet alloantigens, PLA1 and PLA2, are associated with a leucine 33/proline 33 amino acid polymorphism in membrane glycoprotein IIIa, and are distinguishable by DNA typing. *J Clin Invest* 83:1778, 1989.

233. Gruel Y, Boizard B, Daffos F, et al: Determination of platelet antigens and glycoproteins in the human fetus. *Blood* 68:488, 1986.

234. McFarland JG, Aster RH, Bussel JB, et al: Prenatal diagnosis of neonatal alloimmune thrombocytopenia using allele-specific oligonucleotide probes. *Blood* 78:2276, 1991.

235. Shulman NR, Jordan JV Jr: Platelet immunology, in *Hemostasis and Thrombosis: Basic Principles and Clinical Practice*, 2nd ed, edited by RW Colman, J Hirsh, VJ Marder, EW Salzman, pp 476–483. JB Lippincott, Philadelphia, 1987.

236. Pabst HF: Ontogeny of the immune response as a basis of childhood diseases. *J Pediatr* 97:519, 1980.

237. O'Gorman MRG, Millard DD, Lowder JN, et al: Lymphocyte subpopulations in 1–3 day old infants. *Cytometry* 34:235 1998.

238. Shearer WT, Rosenblatt HM, Gelman RS, et al: Lymphocyte subsets in healthy children from birth through 18 years of age: The Pediatric AIDS Clinical Trials Group P1009 Study. *J Allergy Clin Immunol* 112:973, 2003.

239. De Waele M, Foulon W, Renmans W, et al: Hematologic values and lymphocyte subsets in fetal blood. *Am J Clin Pathol* 89:742, 1988.

240. Hicks MJ, Jones JF, Minnich LL, et al: Age-related changes in T- and B-lymphocyte subpopulations in the peripheral blood. *Arch Pathol Lab Med* 107:518, 1983.

241. Kotylo PA, Baenzinger JC, Yoder MC, et al: Rapid analysis of lymphocyte subsets in cord blood. *Am J Clin Pathol* 93:263, 1990.

242. Kohl S: Human neonatal natural killer cell cytotoxicity function. *Pediatr Infect Dis J* 18:635, 1999.

243. Adkins B. Neonatal T cell function. *J Pediatr Gastroenterol Nutr* 40:S5, 2005.

244. Comans-Bitter WM, de Groot R, van den Beemd R, et al: Immunophenotyping of blood lymphocytes in childhood. Reference values for lymphocyte subpopulations. *J Pediatr* 130:388, 1997.

245. Slukvin II, Chernishov VP: Two-color flow cytometric analysis of natural killer and cytotoxic T-lymphocyte subsets in peripheral blood of normal human neonates. *Biol Neonate* 61:156, 1992.

246. Neubert R, Delgado I, Abraham K, et al: Evaluation of the age-dependent development of lymphocyte surface receptors in children. *Life Sci* 62:1099, 1998.

247. Miller ME: Immune-inflammatory response in the human neonate. *Am J Pediatr Hematol Oncol* 3:199, 1981.

248. Stiehm ER, Winter HS, Bryson YF: Cellular (T cell) immunity in the human new-born. *Pediatrics* 64:814, 1979.

249. Carr MC, Stites DP, Fudenberg HH: Cellular immune aspects of the human fetal-maternal relationship. I. In vitro response of cord blood lymphocytes to phytohemagglutinin. *Cell Immunol* 5:21, 1972.

250. Papiernick M: Comparison of human foetal with child blood lymphocytic kinetics. *Biol Neonate* 19:163, 1971.

251. Uhr JW, Dancis J, Newmann CG: Delayed-type hypersensitivity in premature neonatal humans. *Nature* 187:1130, 1960.

252. Blaese RM, Poplack DG, Muchmore AV: The mononuclear phagocyte system: Role in expression of immunocompetence in neonatal and adult life. *Pediatrics* 64(Suppl):829, 1979.

253. Von Freeden U, Zessack N, Van Valen F, Burdach S: Defective interferon gamma production in neonatal T cells is independent of interleukin-2 receptor binding. *Pediatr Res* 30:270, 1991.

254. Sterm CMM: Changes in lymphocytes subpopulations in the blood of healthy and sick newborn infants. *Pediatr Res* 13:792, 1979.

255. Raveche ES: Possible immunoregulatory role for CD5+ B cells. *Clin Immunol Immunopathol* 56:135, 1990.

256. Wilson CB, Kollmann TR: Induction of antigen specific immunity in human neonates and infants [review]. *Nestle Nutr Workshop Ser Pediatr Program* 61:183 2008.

257. Gustafsson BE, Laurell CB: Gamma globulin production in germ free rats after bacterial contamination. *J Exp Med* 110:675, 1959.

258. Gitlin D: The differentiation and maturation of specific immune mechanisms. *Acta Paediatr Scand* 172(Suppl):60, 1967.

259. Stiehm ER: Fetal defense mechanisms. *Am J Dis Child* 129:438, 1975.

260. Goldman AS, Garza C, Nichols BL, Goldblum RM: Immunological factors in human milk during the first year of lactation. *J Pediatr* 100:563, 1982.

261. Goldman AS, Ham Pong AJ, Goldblum RM: Host defenses: Development and maternal contributions. *Adv Pediatr* 32:71, 1985.

262. Newburg DS, Walker WA: Protection of the neonate by the innate immune system of developing gut and of human milk. *Pediatr Res* 61:2 2007.

263. Rothberg RM: Immunoglobulin and specific antibody synthesis during the first weeks of life of premature infants. *J Pediatr* 75:391, 1969.

264. Harworth JC, Norris M, Dilling L: A study of the immunoglobulins in premature infants. *Arch Dis Child* 40:243, 1965.

265. Thom H, McKay E, Gray DWG: Protein concentrations in the umbilical cord plasma of premature and mature infants. *Clin Sci* 33:433, 1967.

266. Yeung CY, Hoffs JR: Serum gamma-G-globulin levels in normal, premature, postmature, and "small-for-dates" newborn babies. *Lancet* 1:1167, 1968.

267. Sever JH: Immunological responses to perinatal responses to perinatal infections. *J Pediatr* 75:1111, 1969.

268. Thomaidis T, Agathopoulos A, Matsaniotis N: Natural isohemagglutinin production by the fetus. *J Pediatr* 74:39, 1969.

269. Morito T, Bankhurst AD, Williams RC Jr: Studies of human cord blood and adult lymphocyte interactions with in vitro immunoglobulin production. *J Clin Invest* 64:990, 1979.

270. Miyagawa Y, Sugita K, Komiyama A, et al: Delayed in vitro immunoglobulin production by cord lymphocytes. *Pediatrics* 65:497, 1980.

271. Ferguson AC, Cheung SC: Modulation of immunoglobulin M and G synthesis by monocytes and T lymphocytes in the newborn infant. *J Pediatr* 98:385, 1981.

272. Blaese RM, Poplack DG, Muchmore AV: The mononuclear phagocyte system: Role in expression of immunocompetence in neonatal and adult life. *Pediatrics* 64:829, 1977.

273. Holroyde CP, Oski FA, Gardner FH: The "pocked" erythrocyte. *N Engl J Med* 281:516, 1969.

274. Freedman RM, Johnston D, Mahoney MJ, et al: Development of splenic reticuloendo-thelial function in neonates. *J Pediatr* 96:466, 1980.
275. Gross SJ, Stuart MJ: Hemostasis in the premature infant. *Clin Perinatol* 4:259, 1977.
276. Barnard DR, Hathaway WE: Neonatal thrombosis. *Am J Pediatr Hematol Oncol* 1:235, 1979.
277. Bleyer WA, Hakami N, Shepard TH: The development of hemostasis in the human fetus and newborn infant. *J Pediatr* 79:838, 1971.
278. Andrew M, Paes B, Milner B, et al: Development of the human coagulation system in the full-term infant. *Blood* 70:165, 1987.
279. Andrew M, Paes B, Milner R, et al: Development of the human coagulation system in the healthy premature infant. *Blood* 72:1651, 1988.
280. Corrigan JJ Jr: Neonatal thrombosis and the thrombolytic system: Pathophysiology and therapy. *Am J Pediatr Hematol Oncol* 10:83, 1988.
281. Monagle P, Massicotte P: Developmental haemostasis: Secondary haemostasis. *Semin Fetal Neonatal Med* 16:294, 2011.
282. Andrew M, Paes B, Johnston M: Development of the hemostatic system in the neonate and young infant. *Am J Pediatr Hematol Oncol* 12:95, 1990.
283. Andrew M: The relevance of developmental hemostasis to hemorrhagic disorders of newborns. *Semin Perinatol* 21:70, 1997.
284. Karpatkin M, Lee M, Cohen L, et al: Synthesis of coagulation proteins in the fetus and neonate. *J Pediatr Hematol Oncol* 22:276, 2000.
285. Furie B, Furie BC: Molecular basis of gamma-carboxylation. Role of the propeptide in the vitamin K-dependent proteins. *Ann N Y Acad Sci* 614:1, 1991.
286. Aballi AJ, deLamerens S: Coagulation changes in the neonatal period and in early infancy. *Pediatr Clin North Am* 9:785, 1962.
287. Muntean W, Petek W, Rosanelli K, et al: Immunologic studies of prothrombin in new-borns. *Pediatr Res* 13:1262, 1979.
288. Lane PA, Hathaway WE: Vitamin K in infancy. *J Pediatr* 106:351, 1985.
289. Stevenson RE, Burton OM, Ferlauto GJ, et al: Hazards of oral anticoagulants during pregnancy. *JAMA* 243:1549, 1980.
290. Shearer MJ: Annotation: Vitamin K and vitamin K-dependent proteins. *Br J Haematol* 75:156, 1990.
291. von Kries R, Hanawa Y: Neonatal vitamin K prophylaxis. Report of Scientific and Standardization Subcommittee on Perinatal Haemostasis. *Thromb Haemost* 69:293, 1993.
292. Sutor AH, Gobel U, Kries RV, et al: Vitamin K prophylaxis in the newborn. *Blut* 60:275, 1990.
293. Hathaway WE, Isarangkura PB, Mahasandana C, et al: Comparison of oral and parent-eral vitamin K prophylaxis for prevention of late hemorrhagic disease of the newborn. *J Pediatr* 119:461, 1991.
294. Blackmon L, Batton DG, Bell EF, et al: Controversies concerning vitamin K and the newborn. American Academy of Pediatrics Policy Statement. *Pediatrics* 112:191, 2003.
295. Costakos DT, Porte M: Did "controversies concerning vitamin K and the newborn" cover all the controversies? *Pediatrics* 113:1466, 2004.
296. Clarke P, Mitchell SJ, Wynn R, et al: Vitamin K prophylaxis for preterm infants: A randomized, controlled trial of three regimens. *Pediatrics* 118:1657, 2006.
297. Amadee-Manesme O, Labert WE, Alagille D, De Leenheer AP: Pharmacokinetics and safety of a new solution of vitamin K1(20) in children with cholestasis. *J Pediatr Gastroenterol Nutr* 14:160, 1996.
298. Aballi AJ: The action of vitamin K in the neonatal period. *South Med J* 58:48, 1965.
299. Gray OP, Ackerman A, Fraser AJ: Intracranial haemorrhage and clotting in low-birth-weight infants. *Lancet* 1:545, 1968.
300. Volpe JJ: Neonatal intraventricular hemorrhage. *N Engl J Med* 304:886, 1981.
301. Appleyard WJ, Cottom DG: Effect of asphyxia on Thrombotest values in low birthweight infants. *Arch Dis Child* 45:705, 1970.
302. Schmidt B, Zipursky A: Thrombotic disease in newborn infants. *Clin Perinatol* 2:461, 1984.
303. Rodgers GM, Shuman MA: Congenital thrombotic disorders. *Am J Hematol* 21:419, 1986.
304. Sifontes MT, Nuss R, Hunger SP, et al: Correlation between the functional assay for activated protein C resistance and factor V Leiden in the neonate. *Pediatr Res* 42:776, 1997.
305. Leroyer C, Mercier B, Oger E, et al: Prevalence of 20210 A allele of the prothrombin gene in venous thromboembolism patients. *Thromb Haemost* 80:49, 1998.
306. Poort SR, Rosendaal FR, Reitsma PH, Bertina RM: A common genetic variation in the 3'-untranslated region of the prothrombin gene is associated with elevated plasma prothrombin levels and an increase in venous thrombosis. *Blood* 88:3698, 1996.
307. Miller RK, Kellogg CR, Saltzman RA: Reproductive and perinatal toxicology, in *Handbook of Toxicology*, edited by TJ Haley, WO Berndt, pp 195–309. Hemisphere Publishing, Washington, DC, 1987.
308. Gray MJ: Use and abuse of thiazides in pregnancy. *Clin Obstet Gynecol* 11:568, 1968.
309. Leikin SL: Thiazide and neonatal thrombocytopenia. *N Engl J Med* 271:161, 1964.
300. Ginsberg JS, Kowalchuk G, Hirsh J, Brill-Edwards P, Burrows R: Heparin therapy during pregnancy. *Arch Intern Med* 149:2233, 1989.
311. Page TE, Hoyme HE, Markarian M, et al: Neonatal hemorrhage secondary to thrombocytopenia: An occasional effect of prenatal hydantoin exposure. *Birth Defects Orig Artic Ser* 18:47, 1982.
312. Hanson JW, Buehler BA: Fetal hydantoin syndrome: Current status. *J Pediatr* 101:816, 1982.
313. Eggermont E, Logghe N, van de Casseye W, et al: Haemorrhagic disease of the newborn in the offspring of rifampin and isoniazid treated mothers. *Acta Paediatr Belg* 29:87, 1976.
314. Powell RD, DeGowin RL, Alving AS, et al: Nitrofurantoin-induced hemolysis. *J Lab Clin Med* 62:1002, 1963.
315. Belton EM, Jones RV: Haemolytic anaemia due to nalidixic acid. *Lancet* 2:691, 1965.
316. Varsano I, Fischl J, Tikvah P, et al: The excretion of orally ingested nitrofurantoin in human milk. *J Pediatr* 82:886, 1973.
317. Brodersen R: Prevention of kernicterus, based on recent progress in bilirubin chemistry. *Acta Paediatr* 66:625, 1977.
318. El Beitune P, Duarte G: Antiretroviral agents during pregnancy: Consequences on hematologic parameters in HIV-exposed, uninfected newborn infants. *Eur J Obstet Gynecol Reprod Biol* 128:59, 2006.

第8章
妊娠期血液学

Martha P. Mims

摘要

妊娠期妇女生理会发生很多变化,包括血液学指标的改变,如母体血浆容量的增大。血浆容量增加相对比红细胞的数量增加要多,因而导致血红蛋白浓度下降。某些血浆蛋白水平的增高可改变凝血和纤维蛋白溶解的平衡。在世界范围,妊娠期贫血主要原因是缺铁。尽管母体缺铁,但胎儿对铁的需求还是能得到满足,不过母体缺铁可导致一些不利影响,包括早产发生率增加及婴儿出生时体重降低。妊娠期的出血性疾病是血液科会诊的常见原因,并引发对孕妇和胎儿的关注。弥散性血管内凝血引起的危及生命的出血见于妊娠期特有的一些并发症,包括胎盘早剥、胎死宫内和羊水栓塞。血管性血友病是最常见的遗传性出血性疾病,但因为在妊娠期因子Ⅷ和血管性血友病因子增高,此类病人分娩时大量出血很少见。而婴儿出生后凝血因子水平急剧下降,这一时期可发生严重出血。血友病A和B携带者在妊娠期应该监测凝血因子水平,以确定能否足够安全分娩。血友病携带者生出的婴儿在分娩和出生后的前几天应该特别小心,直到完成血友病检测以及婴儿状态稳定后。由因子Ⅷ自身抗体引起的获得性血友病非常少见,但可能发生在妊娠期和产褥期。妊娠期血小板减少并不少见,其原因包括一些妊娠期特有的情况,如子痫前期。特发性血小板减少性紫癜(ITP)较常见,经常在妊娠期加重,如果可能的话,一般是保守治疗,ITP孕

妇的新生儿必须密切跟踪观察。在妊娠期和产褥期还可见HELLP(溶血、肝酶增高和血小板减少)综合征和TTP(血栓性血小板减少性紫癜)/HUS(溶血性尿毒症综合征)。如果可能,HELLP综合征需要立即分娩。而TTP一般可予血浆置换。在妊娠期,遗传性和获得性促血栓形成状况可加重,并导致不良分娩后果以及母体静脉血栓栓塞。血栓形成倾向与反复流产之间的相关性的最强证据来自于抗磷脂抗体综合征;然而越来越多的证据表明遗传性血栓形成倾向和妊娠期一些并发症的严重程度相关联。这些血栓形成倾向增加了妊娠期和产褥期母体静脉血栓栓塞形成的危险性。妊娠期血液恶性肿瘤的治疗在分期研究和处理上都是个大难题。很多霍奇金淋巴瘤病人的治疗可被安全地推迟至分娩后。相反,侵袭性淋巴瘤和急性白血病则必须马上启动化疗以挽救孕妇生命。一般来说,化疗的致畸性在妊娠前3个月最强;然而在妊娠中后期也必须谨慎避免在分娩时出现母亲和胎儿白细胞减少。患有原发性血小板减少症和真性红细胞增多症的妇女并发出血性和血栓性并发症时的处理特别具有挑战性,因为缺乏这方面的对照试验。

血容量、红细胞生成素水平和血红蛋白浓度

孕妇血容量比非妊娠期平均增加40%~50%[1]。血浆容量在妊娠早期便开始增加,增加最多是在妊娠第4~6个月和第32周前[2]。红细胞数量也在第4~6个月时开始明显增加,并在其后继续增加,但比血浆容量增加小[2]。在整个妊娠期促红细胞生成素均增高,在分娩时达到妊娠前的150%左右[3,4]。这些变化带来的总的效果是大多数孕妇的血红蛋白浓度稍微降低,在怀孕满6个月时最明显,在接近分娩时逐渐回升。

血小板和白细胞计数

妊娠对孕妇血小板数的影响则还有不同的意见;一些研究显示在妊娠过程中血小板计数有轻度下降[5],而另一些研究却没有发现下降[6]。总的来说,妊娠期白细胞升高,血中偶见中幼粒细胞或晚幼粒细胞[7]。在分娩过程中以及产后早期,白细胞计数增高。白细胞增高与分娩时间长短成线性相关[8]。

血浆蛋白

在妊娠过程中某些血浆蛋白水平也增高。尤其是C-反应蛋白浓度在孕妇较高,在分娩时可进一步增高[9]。受血红蛋白浓度和妊娠期的影响,红细胞沉降率(ESR)在妊娠期也增高[10]。妊娠期ESR的增高很大原因是血浆球蛋白和纤维蛋白原水平增高,所以使得这一指标很难用作炎症标记。在妊娠期很多促凝血因子水平会增高,纤溶活性则降低,是为准备应对分娩时的凝血挑战,纤溶活性则降低。血浆vWF、纤维蛋白原和因子Ⅶ、Ⅷ和X均明显增高,而因子Ⅱ、Ⅴ、Ⅸ和Ⅻ基本维持不变,因子ⅩⅢ下降[11]。蛋白C和抗凝血酶水平在整个妊娠期维持稳定,而总蛋白S和游离蛋白S随孕周增加而下降[12]。纤溶活性因为纤溶酶原激活物抑制因子(PAI)Ⅰ和Ⅱ的增高而被抑制,后者,

简写和缩略词

DDAVP,乙酸去氨加压素[desmopressin acetate,垂体激素血管加压素(vasopressin)的一种合成类似物];DIC,弥散性血管内凝血(disseminated intravascular coagulation);ESR,红细胞沉降率(erythrocyte sedimentation rate);ET,特发性血小板增多症(essential thrombocythemia);HELLP,溶血、肝酶增高、血小板降低综合征(hemolysis, elevated liver enzymes, low platelets syndrome);ITP,特发性血小板减少性紫癜(idiopathic thrombocytopenic purpura);PNH,阵发性睡眠性血红蛋白尿(paroxysmal nocturnal hemoglobinuria);PT,凝血酶原时间(prothrombin time);PTT,部分凝血活酶时间(partial thromboplastin time);PV,真性红细胞增多症(polycythemia vera);TTP,血栓性血小板减少性紫癜(thrombotic thrombocytopenic purpura);VTE,静脉血栓栓塞形成(venous thromboembolism);vWD,血管性血友病(von Willebrand disease);vWF,血管性血友病因子(von Willebrand factor)。

即 PAI-Ⅱ 由胎盘产生[13]。

妊娠期贫血

缺铁

我们已经认识到贫血在世界范围内对孕妇和胎儿患病率和死亡率的影响；在非洲的某些地区，75% 以上的孕妇患有贫血，并且贫血与孕妇死亡显著相关[14]。有人认为，缺铁可保护婴儿免受疟疾通过胎盘的影响，但是这一观点尚未通过流行病学研究得以证实[15]。对于孕妇，贫血的定义为在妊娠第 1 和第 3 个三个月的血红蛋白浓度小于 110g/L，在妊娠第 4～6 个月血红蛋白浓度小于 105g/L[15]。在工业化和发展中国家，缺铁性贫血（参见第 43 章）都是贫血最常见的原因[16]。在正常妊娠期，平均大约需要 1g 铁；胎儿和胎盘需要 300mg 铁，而孕妇红细胞量的增加需要 500mg 铁，200mg 铁被排泄掉[17]。铁的需求量超过大多数年轻女性的储存铁，饮食一般也不能满足这一要求。即使孕妇缺铁，胎儿对铁的需求还是能得到满足；所以，胎儿和母亲血红蛋白之间没有相关性[18]。

在妊娠的前 6 个月发生缺铁性贫血使发生早产的危险性增高 2 倍，出生时体重降低的危险性增高 3 倍[19]。然而，在一项大规模随机试验中，比较妊娠期常规给予预防性铁剂和只在需要时补充铁剂，发现并没有对孕妇和胎儿的不利结局产生明显的差别[20]。与非妊娠期个体一样，缺铁性贫血的诊断一般通过实验室数据如血清铁蛋白和转铁蛋白饱和度来确诊（参见第 43 章）。异食癖，即吞食没有营养的物质，据说在缺铁性贫血孕妇比其他缺铁性贫血人群更常见。冰块、泥土或污垢及淀粉为最常见的异食癖吞食物（参见第 43 章）；然而，在某种程度上来说，选择什么样的吞食物似乎与文化有关，其多样性远超大多数医生的想象[21]。

叶酸和维生素 B_{12} 缺乏

除缺铁之外，引起孕妇贫血的另一个最常见营养缺乏原因是叶酸缺乏。在美国，食品都添加了叶酸，人们对胚胎神经管缺陷与叶酸缺乏之间的关系也有高度警觉，所以叶酸缺乏非常少见。妊娠期对叶酸的需求大约是非妊娠期的 2 倍（800μg/d：400μg/d），而如果饮食中的叶酸不够，则可能相对很快就会耗竭体内储存的叶酸（5～10mg）[22]。叶酸缺乏导致的贫血最常发生在妊娠的第 3 个三个月，补充叶酸有效，网织红细胞在 24～72 小时内增高[16]。有文献报道过妊娠期叶酸缺乏致严重全血细胞减少，甚至类似于 HELLP（溶血、肝酶增高和血小板减少）综合征[23,24]。尽管有些报道，对 21 个患者补充叶酸的临床试验疗效进行的回顾性研究中，评估其生化和血液学指标，以及妊娠结局除神经管缺陷以外），发现在妊娠晚期血红蛋白水平低的状况得到改善，但是对妊娠结局没有明显作用（参见第 41 章）[25]。

妊娠期维生素 B_{12}（cobalamin）缺乏少见，部分原因是因为该维生素缺乏导致不孕。已知血清维生素 B_{12} 在妊娠期下降[26]。而血清维生素 B_{12} 水平下降的原因被认为是从血清转移至组织。然而，在正常女性，通常不会见到血清维生素 B_{12} 水平低于 180pmol/L；低-正常水平的维生素 B_{12} 并不伴有甲基丙二酸水平升高；甲基丙二酸水平升高是细胞维生素 B_{12} 缺乏的一个指

标（参见第 41 章）[27]。

红细胞生成障碍

妊娠期贫血的一个罕见原因是单纯红细胞生成障碍（参见第 36 章）。在单纯红细胞生成障碍，贫血发生在妊娠早期，通常在分娩后数周内恢复正常。导致单纯红细胞生成障碍的致病机制似乎并不传给胎儿，但是经常在以后的妊娠中反复发生[28,29]。如果可行的话，最好是保守疗法至分娩；有应用糖皮质激素和静脉注射免疫球蛋白进行产前治疗成功的报道[30,31]。

出血性疾病和血小板减少症的病因

妊娠期的出血性疾病需要考虑母体出血和新生儿出血并发症。胎儿方面的数据通常不多，医生必须根据以往经验以及孕妇既往孕产史来作决定。

弥散性血管内凝血

某些妊娠期特有的相关并发症可以引起致命性出血，进一步可导致弥散性血管内凝血（DIC）。因为妊娠期凝血因子水平、D-二聚体、血小板计数的变化，常规用于非妊娠期 DIC 的检测范围不能直接用于诊断妊娠期 DIC。连续检测凝血酶原时间（PT），部分凝血活酶时间（PTT）、D-二聚体，和纤维蛋白原可能比单一一次测定结果对于诊断更有帮助[32]。国际血栓和止血协会已修改了妊娠期 DIC 的评分标准，新的评分对于诊断 DIC 更有帮助[33]。

可导致 DIC 的妊娠期并发症包括胎盘早剥、胎死宫内以及羊水栓塞（参见第 129 章）。虽然羊水栓塞在发达国家是孕妇死亡的重要原因，但其死亡率已经从 1979 年的 86% 减少到 1994 年和 1995 年的 30% 以下，这可能是因为有更好的支持治疗[34]。羊水栓塞多见于高龄经产妇，尤其当孕期超过 40 周且发生难产时。羊水通过撕裂的绒毛膜、破裂的子宫静脉或子宫损伤进入母体循环。发病的原因是母体血管塌陷引起的，伴有呼吸困难、低血压和心律失常，随后出现 DIC，表现为静脉渗出、血尿、咯血和大量子宫出血。也有报道出现不典型症状者，表现为胎儿状况迅速恶化，接着出现母体呼吸和心血管功能恶化，发生 DIC[35]。

在羊水栓塞中，DIC 涉及因为暴露于各种外来抗原以及相应的内源性介质的释放，而导致异常宿主反应，从而产生一系列临床表现[36]。治疗与其他伴有出血的 DIC 病例没什么大的区别（参见第 129 章），然而，有报道用子宫动脉栓塞治疗成功的病例[37]。

胎盘撕裂也导致 DIC，止血失败的范围可能更加广泛而且似乎与胎盘分离的程度有关[38]。治疗措施有恢复血容量、分娩胎儿和输注血液制品纠正母体凝血缺陷。不可进行局部麻醉，因为有硬膜外出血和血液滞留在下肢血管床的危险，可加重血容量过低[38]。胎儿滋养层细胞具有独特功能，可激活凝血系统，包括组织因子的表达、抑制纤溶和暴露羊水磷脂[39]。最后，宫内胎儿死亡也可导致 DIC。促凝血物质，具体来说是从死亡的胎儿组织释放到母体循环中的组织因子，被认为可引发 DIC；然而，通常要在胎儿死亡 3～4 周后，组织因子才能通过实验室检查检测出来。在胎儿死亡 5 周或更长时间的孕妇中，大约 50% 出现明显的 DIC[40]。

血管性血友病

虽然血管性血友病(VWD)是通过常染色体显性遗传,妇女似乎不成比例地受影响出现出血症状,主要表现为月经过多和产后出血(参见第 126 章)。在正常妇女和 1 型和 2 型(但不包括 3 型)VWD 患者,因子Ⅷ和 vWF 水平在妊娠期上升,在妊娠的第 3 个三个月上升最明显[39]。结果,在 1 型和 2 型患者分娩时,预防性给予含有 vWF 的浓缩制剂通常并无必要;然而,因为胎儿出生后,这些凝血因子水平快速下降致产后出血的风险很大(13% ~ 29%)[41]。所以,在 1 型患者,不仅在妊娠第 3 个三个月时要检测因子Ⅷ水平,在产后 1 ~ 2 周也应该检测。还应该监测这些患者月经量增加情况至少 1 个月。当因子Ⅷ水平大于 40U/dl 时,出血的风险似乎很小。有数篇报道 2B 型 VWD 患者妊娠晚期发生严重血小板减少[42,43],其中至少有一位患者在接受冷沉淀治疗产后出血时发生了肺栓塞。尽管有发生血栓形成的可能风险,这些病人如果有异常出血,也要在分娩时或者产后用血浆来源的含 vWF 的浓缩物治疗;如果输注 vWF 浓缩物仍然不能控制血小板减少性出血,则可输注血小板。3 型 VWD 患者在分娩时需要输注血浆来源的含 vWF 的浓缩物,通常为 40 ~ 80IU/kg,随后一个星期剂量为每天 20 ~ 40IU/kg,然后接下来的几个星期剂量逐渐减少[44]。产前使用醋酸去氨加压素(DDAVP)仍然有不同意见,因为理论上有血管收缩和胎盘功能不全的风险以及母体低钠血症的风险。现在已经有发表的分娩期和产褥期处理 VWD 的指南,在第 126 章中也有综述[45,46]。

凝血因子缺乏

血友病 A 和 B 携带者凝血因子水平一般大约为正常的 50%;然而,因为 X 染色体的随机失活(参见第 10 和第 123 章),变化范围很大的数值均有报道[47,48]。最好在妊娠前进行产前咨询时就鉴定出携带者。在妊娠第一次就诊时应该测试基线因子水平,在第 3 个三个月再检测,但是应该注意因子Ⅸ水平在妊娠期通常不上升[47]。应该先确定胎儿性别以指导产科医生分娩。通过检测母体血清中胎儿游离的 DNA,可以早在妊娠的第七周时,就用于判断胎儿的性别。类似的,通过检测母体血液来判断男性胎儿是否患有血友病的技术也已建立,毫无疑问在不久的将来将会应用于临床[49]。严重血友病新生儿最常见的出血部位是颅内出血,最可能造成长期严重后果。颅内出血的危险因素包括分娩延长和分娩时使用器械[48]。为保护可能的或者已知的血友病胎儿,分娩时应该避免使用真空抽吸,镊子的使用也应该格外小心。在完成血友病实验检测前不要进行任何肌肉注射。如果婴儿的血友病状态未知,为避免抽血后可能的出血或挫伤,实验检测应该用脐带血[48]。在产后几天应该跟踪观察母亲凝血因子水平,并监测月经血量以保证足够的止血功能。

在妊娠与因子Ⅷ自身抗体引起的获得性血友病之间也存在相关性(参见第 127 章)。这种情况通常发生在产后 1 ~ 4 个月,但在妊娠期也可在高达 14% 的患者中发生[50]。抑制物的贝塞斯达滴度(Bethesda titer)一般不高,在绝大多数情况下抑制物可自行消失,但在以后妊娠中可重复出现[51]。

除因子Ⅷ和因子Ⅸ缺乏外,孕妇其他凝血因子的缺乏极少见。其中应该认识的最重要的是因子ⅩⅢ缺乏,与习惯性出血性流产和产后出血相关。在妊娠接近足月时,观察到有极少数出血并发症,包括婴儿颅内出血[52,53]。因子ⅩⅢ缺乏症可用新鲜冷冻血浆、冷沉淀或者血浆源性因子ⅩⅢ浓缩物治疗(现在美国可行)来预防流产,但是这方面还没有对照研究[54]。大多数权威机构推荐妊娠期使用更加频繁的预防性治疗(每 3 周一次治疗对比每 5 ~ 6 周一次),并且在分娩时或者剖宫产之前使用加强剂量以确保因子ⅩⅢ水平在 5% 或以上[55]。尽管罕见,先天性无纤维蛋白原血症(afibrinogenemia),低纤维蛋白原血症(hypofibrinogenemia)和异常纤维蛋白原血症(dysfibrinogenemia)(参见第 125 章)可引起妊娠期出血及血栓并发症。大多数专家建议,纤维蛋白原替代治疗(用冷沉淀或浓缩纤维蛋白原)在妊娠期维持 60 ~ 100mg/dl 的水平,直至产后 6 周[56]。

血小板减少病因

妊娠期血小板减少症相对常见,高达 5% 的孕妇有无症状性血小板减少症[57]。很多妊娠期血小板减少症的原因与非妊娠期一样,其中有些倾向于出血,而另一些倾向于凝血。然而也有几种妊娠期特有的情况,包括妊娠期血小板减少症,子痫前期/HELLP 综合征/子痫,以及妊娠期急性脂肪肝。

妊娠期和免疫性血小板减少症

妊娠期血小板减少症和特发性血小板减少性紫癜(ITP)最好放在一起讨论,因为两者很难区分,并且事实上可能是同一疾病谱的两个极端。一般来说,妊娠期血小板减少症不出现症状,发生在妊娠晚期,且没有 ITP 严重。大多数资料提示妊娠期血小板减少症发生在妊娠第 2 和第 3 个三个月,血小板计数很少低于 $70×10^9/L$[58]。妊娠期血小板减少症有时只能在分娩后方可确诊;可能除了以前的妊娠之外,既往没有血小板减少的病史,在分娩后,血小板计数恢复正常,并且与胎儿血小板减少症没有相关。尚不清楚是否妊娠期血小板减少症是变异型的免疫介导的血小板破坏(参见第 117 章)[58]。

与妊娠期血小板减少症不同,ITP 可在妊娠的任何时间点发生,并且血小板数也可严重降低。基本上与其他病人一样,诊断必须排除引起血小板减少的其他原因,妊娠期 ITP 的治疗必须考虑血小板减少的严重程度以及是否出现症状。一般如果血小板数低于 $10×10^9/L$,不管发生在妊娠的哪个时期均需治疗;如果血小板数在 $(30~50)×10^9/L$,没有出血,则不需要治疗;如果在妊娠晚期,或者有出血症状,且血小板数在 $(10~30)×10^9/L$ 则需要治疗。虽然在妊娠期应用糖皮质激素和静脉输注免疫球蛋白是安全的,但这些药物对胎儿血小板计数没有效果,只能用来治疗母亲[59]。如果血小板数极低且对治疗没有反应,则最好在妊娠第 2 个三个月进行脾脏切除治疗妊娠期 ITP[58]。一项小规模研究评估了妊娠期应用抗-D 抗体的安全性;所有参与研究的 10 位女性血小板数均超过了 $30×10^9/L$,但在推荐这一疗法之前需要更大规模研究[60]。也有类似报道在妊娠期应用利妥昔单抗(rituximab)治疗顽固性 ITP;至少一项报道显示发生新生儿 B 淋巴细胞发育一过性抑制[61]。艾曲波帕和罗米司亭作为妊娠 C 类药物,在孕期妇女中无足够和良好对照的临床研究。在动物试验中,这两种药物通过进入胎盘和胎儿而引起血小板增多症、流产、胎儿死亡率增加,但是没有主要的结构畸形被报道[62]。有一些病例报道是关于孕期应用罗米司亭,其中一例报道新生儿发生出生时患血小板减少症,并伴严重的颅内出血[63]。母体血小板数大于 $50×10^9/L$ 时，阴道分娩和剖宫产通常都比较安全。在大多数情况下，血小板低于 $75×10^9/L$ 时不应予以脊椎麻醉[64]。虽然母亲严重血小板减少与新生儿血小板减少症之间似乎存在相关性，但是只有不到 5% ITP 母亲生出的婴儿血小板数低于 $20×10^9/L$[65]。因为胎儿血小板计数误差太多，所以目前还没有明确推荐在分娩前或分娩时测量胎儿血小板数，但是如果已知胎儿血小板数少于 $20×10^9/L$，则剖宫产可能是合理的选择。ITP 母亲生出的新生儿在分娩后应该监测 5~7 天以观察血小板数是否下降（参见第 117 章）。

子痫和 HELLP 综合征

妊娠期高血压异常包括从子痫前期到重度子痫前期和 HELLP 综合征到子痫（参见第 51 章）等，尽管在这些情况下血栓形成比出血更突出，但也可引起血小板减少症。没有 HELLP 综合征的子痫前期能否诊断血小板减少症在文献中还存在一些争论[57]，然而一项大规模研究数据表明，大约 15% 的子痫前期患者并发有血小板减少症。一般而言，子痫前期的症状，包括血液学症状，在分娩后消失；然而有一小部分患者的症状持续、恶化甚至就在分娩后立即出现。当产后子痫前期症状持续时，与血栓性血小板减少性紫癜（TTP）/溶血性尿毒症综合征的鉴别诊断变得更加困难。一些数据提示，静脉输注地塞米松（dexamethasone）可加速 HELLP 综合征母亲的恢复[66]；然而，一项 META 分析表明，使用糖皮质激素对母体或者围产期发病率和死亡率没有明显的好处[67]。一项关于 HELLP 综合征应用糖皮质激素的协作随机对照研究（COHELLP）正在进行，研究地塞米松是否可以帮助 HELLP 一型患者产后的尽快恢复[68]。产后单用糖皮质激素治疗或者观察 HELLP 或许不应该超过产后第 3 天。如果病人没有明显改善，应该像处理 TTP 一样进行血浆置换[69,70]。妊娠期急性脂肪肝虽然与高血压没有相关性，也比较少见，但是可发生在妊娠第 3 个三个月，表现为严重肝功能失调，如果出现血小板减少症的话，一般也是轻度的，不需要治疗（参见第 51、117、129 章）。

● 血栓形成倾向

流产及并发症

妊娠期处于易凝状态。50% 的静脉血栓栓塞和肺栓塞，以及妊娠期和产褥期脑卒中是由于遗传性血栓形成倾向引起的。遗传性血栓形成倾向（参见第 130 章）也可通过胎盘血管异常而引发流产。获得性的血栓形成倾向与反复流产之间的相关性的最好证据是在抗磷脂抗体综合征发现的。早在 20 多年前人们就已经认识到在抗磷脂抗体综合征中抗体与流产之间存在相关性[71]。反复流产的妇女中有多达 20% 具有抗磷脂抗体[72]，并且有研究显示，如果不治疗的话，可有多达 90% 患者将发生流产[73]。一项研究显示，当原发性抗磷脂抗体综合征患者有多项试验室指标阳性时［狼疮抗凝物、免疫球蛋白（Ig）G/IgM 抗心磷脂抗体、IgG/IgM 抗人 β2 糖蛋白 I 抗体］，妊娠不良结局的发生频率较高[74]。在一项随机对照试验中，包括 90 位有磷脂抗体（或抗磷脂抗体）、狼疮抗凝物和心磷脂抗体（或抗心磷脂抗体）等相关的反复流产史的妇女，在应用低剂量阿司匹林（75mg/d）和未分离肝素（unfractionated heparin，5000U，皮下

注射，每天 2 次）后活产率为 71%（32/45），而单独应用低剂量阿司匹林则只有 42%（19/45）［OR 3.37（95% CI 1.40~8.10）[75]。阵发性睡眠性血红蛋白尿（PNH，参见第 40 章）是妊娠期的一种导致胎儿死亡和血栓形成的罕见病症。虽然没有临床试验数据的支持，但是仍推荐产前及产后六周予以预防性或中等剂量的低分子肝素治疗，并可考虑在产前产后使用依库珠单抗（eculizumab）[76]。

虽然遗传性血栓形成倾向与流产的相关性一直很难确定，并且不同研究之间也有不一致之处，但是因子 V Leiden 与反复流产之间存在相关性[77,78]。虽然凝血酶原 20210A 的数据没有那么具有说服力，但是反复流产与纯合子亚甲基四氢叶酸还原酶 C677T 多态性（高半胱氨酸血症）之间没有明确的相关性[79]。使用低分子量肝素或阿司匹林预防遗传性血栓形成倾向妇女发生妊娠不良结局的临床试验，因为缺少未治疗对照组而受到批评[80-82]。一项正在进行中的大规模试验包括了未治疗对照组，其妊娠结局数据尚未发表[83]。评估遗传性血栓形成倾向在子痫前期和宫内生长停滞中的作用的研究表明，这些不是致病因素，但是可使病情加重[80,81]。

血栓栓塞

危险因素

据估计，妊娠期妇女（参见第 133、134 章）动脉和静脉血栓栓塞（VTE）的相对危险性是非妊娠期妇女的 2~6 倍[11,82]。妊娠期特有的增高 VTE 风险的因素包括妊娠子宫阻塞静脉回流，凝血蛋白获得性促凝改变，以及激素因素引起的静脉张力缺乏[84]。其他危险因素包括剖宫产（特别是急诊剖宫产）、肥胖和高龄妊娠。大约 80% 妊娠期深静脉血栓发生在左髂股静脉，可能因为右侧髂动脉和卵巢动脉压迫左髂静脉所致[85,86]。产后 VTE 发生率很难评估，因为很多都是在出院之后发生的；一项大型研究发现，产后妇女的发生率比孕妇高出 5 倍[87]。遗传性易栓症（参见第 130 章）与超过半数的妊娠期 VTE 有关。因子 V Leiden 和凝血酶原基因突变是妊娠期静脉血栓栓塞最常见的病因，分别占 44% 和 17%。大约 1/500 因子 V Leiden 杂合子携带者和 1/200 凝血酶原 20210A 基因突变杂合子携带者会合并有孕期 VTE。这些突变的纯合子会将患病风险提高四倍。根据最新的研究，蛋白 C 缺乏症在妊娠期 VTE 风险为 1/113，Ⅰ 型抗凝血酶缺乏症约为 1/3，Ⅱ 型抗凝血酶缺乏症约为 1/42。蛋白 S 缺乏携带者的风险似乎与蛋白 C 缺乏相似[88-90]。

诊断方法

因为就诊时的主诉——小腿水肿、背痛、胸痛，在妊娠期都很常见，而且因为在非妊娠期用于诊断的放射学手段在妊娠妇女都是相对禁忌的，所以妊娠期 VTE 的诊断变得复杂化。压缩超声图是孕妇的首选检查。如果这个检查不能做出诊断，可考虑其他几个检查。如果怀疑肺栓塞，可使用肺通气灌注扫描，放射性剂量相对较少。如果能做磁共振成像或者磁共振静脉造影也非常有用。在非妊娠患者测量 D-二聚体也是非常有用的辅助方法，可用来排除 VTE（D-二聚体对 VTE 敏感，但缺乏特异性）。然而 D-二聚体在整个正常妊娠期[91,92]和一些妊娠期并发症中均升高[93]，包括早产、高血压和胎盘撕裂，所以不能用于排除妊娠期 VTE。

预防

因为只有几个前瞻性研究对预防措施进行了评估，所以 VTE 的预防还没有达成共识[94,95]。但是一般都认为华法林（warfarin）因为其潜在的致畸性不应该在妊娠期使用，而低分子量肝素为首选抗凝药，因为其不能穿越胎盘，发生骨质疏松和肝素诱导的血小板减少症的风险也较未分离肝素低[96]。大部分专家认为，风险评估应基于个人和家族的 VTE 病史以及已知的高凝状态的存在来完成。根据最新的胸科指南[97]，所有既往有 VTE 病史的妇女产后应予六周预防或中等剂量的低分子肝素预防。对于复发风险较低的孕妇（例如非妊娠和雌激素的使用相关的、因一过性危险因素所致的单纯 VTE），建议妊娠期仔细监测，而其余高危患者则应产前予以预防或中剂量低分子肝素。没有 VTE 病史的妇女可被分为四类。那些有妊娠期 VTE 高危因素的人，如因子 V Leiden 或凝血酶原 20210A 纯合子或复合杂合子，伴有 VTE 家族史时，应该产前及产后予以六周的预防或中等剂量的低分子肝素。因子 V Leiden 和凝血酶原 20210A 纯合子或复合杂合子，不伴有 VTE 家族史时，应予产前监测，且接受产后六周预防或中等剂量低分子肝素的预防。没有 VTE 病史的其他类型易栓症孕妇，伴有 VTE 家族史时，应予产前监测，且接受产后六周预防或中等剂量低分子肝素的预防。最后，血栓症较低危妇女及无 VTE 个人史及家族史的妇女应予产前产后监测。有过两次或更多 VTE 的患者也许在整个妊娠期及产褥期都应予以治疗[98-102]。如上所述，符合抗磷脂抗体综合征的标准的妇女，妊娠期时应该接受产前预防性或中等剂量的普通肝素或低分子量肝素预防，以及低剂量阿司匹林治疗。妊娠期静脉血栓栓塞应采用全剂量低分子肝素治疗。理想情况下，接受肝素治疗的妇女可以选择引产。肝素通常在引产前 24 小时停用，然而，VTE 复发高风险的妇女最多可在产前 4~6 小时静脉注射肝素[100,101]。应谨慎使用硬膜外麻醉，如果有明显的血凝问题，不可予硬膜外麻醉。肝素和华法林在产后甚至哺乳期都是安全的[103]。

● 妊娠期血液恶性疾病的治疗

虽然不常见，但白血病和淋巴瘤在妊娠期发生时会给正确诊断、分期和治疗带来很多问题（参见第 88~90 章）。文献提示妊娠期霍奇金淋巴瘤发生率为 1:1000~1:6000，而非霍奇金淋巴瘤的发生率低得多[104]。妊娠期白血病很少见。

霍奇金淋巴瘤

妊娠期就诊的霍奇金淋巴瘤患者在组织学和结局上并不比其他病人差[104]。诊断一般没有问题，通常是通过淋巴结活检，但是分期可能会非常困难。应该进行腹部保护的后-前胸片和骨髓活检（在出现 B 症状、白细胞减少或者血小板减少时），这些检查对胎儿没有什么危险。还应该进行实验室检查，包括血细胞计数、肝功能检测和红细胞沉降率（ESR），但在解释碱性磷酸酶和 ESR 检测结果时应该谨慎，因为两者在正常妊娠过程中均升高。因为计算机断层扫描成像在孕妇是禁忌的，所以很难评估是否出现腹盆腔累及。腹部超声是安全的，但其提供的信息有限。如果有必要也许可安全地在妊娠期进行磁共振成像，然而很少有这个必要，且大多数专家建议在第 1 个

三个月之后。在每一个病例均要仔细考虑治疗的毒性和将治疗推迟至妊娠晚期或者产后的风险。在妊娠第 1 个三个月器官发生时进行化疗给胎儿带来的危险最大，尤其是叶酸拮抗剂和抗代谢药危险最大[105]。虽然在妊娠期发生了一些生理变化，但没有证据提示应该改变化疗剂量。如果有化疗指征，治疗应该推迟至第 2 个三个月，尽管在第 1 个三个月单用长春碱（vinblastine）引起的胎儿异常发生率低[106]。应该安排好治疗的时间，以便在最后一次化疗剂量与分娩之间留尽可能多的时间避免母体或者胎儿出现血细胞减少。在某些情况下，在妊娠第 2 和第 3 个三个月进行放疗也是可行的选择。在妊娠期接受放疗的 16 位膈上霍奇金淋巴瘤患者（临床分期为 I A 和 II A），接受完全上半身放疗 [也称为 mantle irradiation，或者扩大受累区域放疗（extended field radiation therapy，EFRT）——译者注]，所有病人均用铅保护子宫[107]。所有 16 位孕妇胎儿均是足月顺产正常婴儿。然而，对 382 位经过放疗的霍奇金淋巴瘤妇女的回顾性研究提示，妊娠期放疗后乳腺癌的风险要高将近 7 倍[108]。还需要进一步的研究来证实这些结果，但是医生在做治疗决定时应该记住其潜在的风险[109]。霍奇金淋巴瘤的复发通常发生在治疗后的前 2 年，应该建议病人在这一段时间避免怀孕。还应该提醒这些患者注意患第 2 种癌症的风险，以及那些接受放疗的病人注意发生甲状腺功能低下的风险，特别是在以后怀孕时，甲状腺功能低下可能对母体和胎儿产生严重影响。

非霍奇金淋巴瘤

与霍奇金淋巴瘤相比，妊娠期其他淋巴瘤（参见第 95 章）较少见，但常出现分级较晚和预后较差的淋巴瘤[110]。伯基特或伯基特样淋巴瘤可累及年轻孕妇或者哺乳期妇女的乳房，通常恶性程度高[111,112]。最近一项对 100 多例妊娠期非霍奇金淋巴瘤的回顾性分析显示，75% 的患者在诊断时即为疾病的 IV 期，近半数患者已累及生殖器官，主要是乳腺，很少发现有胎盘或胎儿受累的病例[113]。患有高级别淋巴瘤的病人，化疗通常不能推迟，必须作出艰难的决定。然而，在一项报道有 16 位妊娠期非霍奇金淋巴瘤患者接受积极化疗，均得以生存至分娩[114]。其中半数在第 1 个三个月接受化疗，尽管发生过妊娠期髓系细胞抑制，16 位病人均产下健康婴儿。在随后的一项报道中，母亲在妊娠期因为血液系统恶性疾病接受化疗后产下的 84 位婴儿，在身体和大脑认知功能发育方面均没有异常，随访 18.7 年（中位数）后没有发现儿童癌症增加[115]。在妊娠期的第 1、第 2 或者第 3 个三个月使用利妥昔单抗（rituximab），单用或者与化疗合用，均与新生儿异常没有相关性[116]；然而，有一个报道母亲在妊娠期接受利妥昔单抗治疗后，新生儿出现长时间淋巴细胞减少[61,116,117]。有一项 231 例在妊娠期接受利妥昔单抗治疗的回顾性分析，其中 153 例有后续的结果。其中，90 例新生儿存活，其中 22 例早产，4 例新生儿感染，2 例先天畸形[118]。

急性白血病

妊娠期白血病极少见，从 20 世纪 50 年代开始收集的研究数据估计发病率约为 1:75 000 妊娠者（参见第 88、91 章）[119,120]。急性白血病差不多占总数的 90%，其次是慢性粒细胞白血病，占 10%；慢性淋巴细胞白血病极为罕见[121]。急性白血病需要马上治疗，虽然妊娠本身不改变白血病的病程，但如果治疗延迟可使妊娠结局恶化[122]。对从 1983~1995 年文献报道的 96 位白

血病孕妇（大多数为急性白血病）经细胞毒性化疗后进行总结，发现大多数病人的治疗包括多种药物，与非妊娠患者的治疗方案没有区别[123]。差不多有三分之一的患者是在妊娠的第 1 个三个月进行治疗的。在这 96 位孕妇中，2 位死亡，2 位产下死婴，2 位进行了治疗性流产，1 位小孩有染色体异常，8 位小孩有先天性缺陷。在这 8 位先天性缺陷小孩中，有 7 位的母亲是在妊娠的第 1 个三个月进行治疗。未能鉴定到是哪一个（或者几个）药物最可能引起不良后果。在妊娠第 1 个三个月进行治疗发生胎儿异常或者流产的风险高。对于急性髓细胞白血病（AML）接受阿糖胞苷和一种蒽环类药物的标准诱导方案，最好避免使用伊达比星，因为伊达比星的亲脂性更高，胎盘的转运也同时增加。多柔比星在妊娠妇女乳腺癌中已有广泛的研究，可供怀孕的患者在蒽环类药物中做出选择[124]。有几例报道指出蒽环类药物与胎儿的心脏毒性有关，所以妊娠期胎儿心脏功能应被检测。妊娠期巩固治疗的数据很少。病例报道在妊娠期使用全反式维 A 酸治疗早幼粒细胞白血病[125~127]提示在妊娠第 1 个三个月之后进行治疗可能是安全的。三氧化二砷因为其潜在的对胚胎的高毒性而建议不在妊娠的任何时期使用[128]。在产后需要进行化疗的患者，建议不要进行母乳喂养，以避免新生儿接触母乳中的细胞毒性药物[129]。干扰素-α、羟基脲（hydroxyurea）、白细胞清除术（leukapheresis）甚至白消安（busulfan）都被成功用于治疗慢性粒细胞白血病[130~132]。对 125 位患慢性粒细胞白血病的孕妇经甲磺酸伊马替尼（imatinib mesylate）治疗后的回顾性研究发现大多数妊娠成功，只有 12 个婴儿有异常，其中 3 个有多处畸形[133]。

止吐支持治疗可选用昂丹司琼、阿瑞匹坦和甲氧氯普胺，因为这些药不会导致先天畸形[134]。粒细胞集落刺激因子（G-CSF）等生长因子在致畸方面的数据很少，没有相关报道[135]。而抗生素应用要谨慎，特定情况下，喹诺酮类药物和磺胺类药物都应禁用。当必须予以抗真菌治疗时，可选用两性霉素，因为同样没有致畸相关的报告。氟康唑的安全剂量为每天 150mg，而酮康唑和伏立康唑可致胎儿畸形，应被禁用[136]。

● 特发性血小板增多症

妊娠期特发性血小板增多症（ET）的处理很具挑战性，因为 ET 的主要并发症是血栓形成（参见第 85 章），而妊娠期的高凝状态又使其加重。此外，在所有髓系肿瘤中，ET 累及的生育年龄妇女比例最高。一项研究回顾了 86 位 ET 妇女的 155 次妊娠，只有 59% 的妊娠产下活的新生儿[137]。31% 的妊娠在第 1 个三个月流产，主要原因是胎盘梗死。母体血栓或出血性并发症并不常见，但比正常妊娠要多。妊娠似乎对 ET 的病程及预后没有不利影响。

后来的一项 meta-分析认为阿司匹林治疗有益，而预防性肝素是否有好处尚不确定，但可能对某些病例有作用[138]。如果有必要采取治疗减少细胞数，首选干扰素-α。Mayo Clinic 的一系列报道发现妊娠期 ET 的发病率与前面的报道相似[139]。另一个单位对 68 位年轻 ET 患者的大规模研究发现，在真性红细胞增多症（PV）和 ET 中，大多数年轻患者的血栓形成发生在诊断时，并提示但未证实阿司匹林治疗的效果[140]。最详细的分析是由意大利血液学会在其指南中发表的。该协会的报告汇总分析了 461 位 ET 妇女的妊娠结果[138]。妊娠患者的平均年龄为 29

岁，妊娠开始时的平均血小板数为 1000×10^9/L，而在妊娠第 2 个三个月下降至 400×10^9/L。这种妊娠期血小板的下降第一次记录了一些 ET 妇女在妊娠期自发性地调节血小板数（本章作者很少观察到这种现象，然而在一位 ET 患者的第一次妊娠时，发生了自发性，一过性的 ET 缓解，但在随后的妊娠却没有再发生）。意大利的这一研究发现 44% 的 ET 妇女妊娠失败，这一数值比一般人群高 3 倍。在这 461 位孕妇中，有 13 位发生产前或产后大出血。因为流产和早产，妊娠期中位数只有 38 周。15% 的病人必须进行剖宫产。妊娠开始时的血小板数并不能预测妊娠结果。18 位孕妇发生胎盘梗死，与宫内胎儿生长迟缓（11 例）相关。ET 妊娠妇女胎盘撕裂发生率为 3.6%，而正常妊娠为 1%。子痫前期的发生率与非 ET 妊娠相当。5.2% 妊娠有产后血栓形成，包括静脉血栓、肺栓塞、矢状窦血栓形成、一过性缺血发作和 Budd-Chiari 综合征（所有的发生率均比非 ET 妊娠高）。因为对 ET 妊娠的处理措施各不一样，很难评估治疗的影响；48% 的 ET 妊娠没有给予特定治疗。在 106 位孕妇中使用了阿司匹林治疗，剂量从 75~500mg/d 不等；26 位使用了低分子量肝素（产前/产后），19 位使用了干扰素-α，少数病人使用了不同的化疗和放射性磷。对 ET 妊娠的结果总结发现，妊娠期使用阿司匹林治疗的病人中有 74% 妊娠成功，而没有使用阿司匹林的妊娠患者成功率为 55%。对各种变量进行仔细分析后，这一组专家觉得没有直接证据说明 ET 妊娠妇女服用阿司匹林有效，但是"似乎阿司匹林可能增加了妊娠成功率"。这些专家还建议妊娠期 ET 患者如果发生血栓形成（外周或胎盘），应该在产后接受治疗剂量的低分子量肝素和口服抗凝药治疗（凝血酶原时间国际标准化比率 2~3）至少 6 周。家族性血栓形成倾向患者建议延长抗凝治疗时间。必须进行降血小板治疗的孕妇（有大的血栓形成或者大出血史，血小板数大于 1000×10^9/L，家族性血栓形成倾向或心血管危险因素）建议接受干扰素治疗。意大利专家组还建议妊娠期避免使用阿那格雷（anagrelide），因为对其是否有潜在致畸胎性尚不明确。然而，无意中服用了这种药物的几位孕妇产下了正常婴儿（美国 FDA 文件由药物生产商提交）。虽然认为孕妇在妊娠期使用羟基脲治疗具有很大的婴儿先天异常风险，而在怀孕和（或）在妊娠期使用羟基脲治疗的孕妇产下的 15 位婴儿中，没有观察到畸形，只有一例同时患有子痫的孕妇产下死婴。至少已经有一篇文章报道发现 JAK2V617F 突变的出现是妊娠并发症的危险因子，然而到目前为止，是否要对这些病人作出不同处理仍然没有取得一致意见[141]。对 158 名经历过 237 次妊娠期 ET 的年轻妇女进行回顾性研究，表明妊娠并发症更高风险伴随有继发血栓[142]。

● 真性红细胞增多症

虽然 PV 和 ET 的临床特征有很多重叠之处，还是有一些引人注目的差别（参见第 84 章）。因为大多数 PV 患者都已经过了生育年龄，所以报道过的 PV 妊娠病例少，与其他疾病同时出现的情况较常见。一篇权威性综述提出在妊娠期维持血红蛋白在 45% 以下[141]，而另一篇则建议在出现骨髓抑制时使用干扰素-α[143]。另一颇具声望的 PV 权威建议在妊娠期将血红蛋白保持在 35% 以下[144]。然而由于缺乏对照研究和数据，还没有很好确定妊娠期 PV 的最佳处理措施，也没有大家认可的治疗方案。虽然现有的资料不能确立治疗建议，但是一些权威建议至少所有妊娠 PV 患者都应该用低剂量肝素治疗[144]。

● 血红蛋白病

镰状细胞综合征

虽然镰状红细胞特征患者在妊娠期一般不会发生异常,但是这些病人尿道感染的风险可能增高[145]。早期研究提示镰状红细胞特征患者子痫前期的风险增高,但是大规模研究却说明镰状红细胞特征并非子痫前期风险增高的独立因素(参见第 49 章)[146]。

镰状红细胞贫血患者应该接受至少 1mg/d 的叶酸;然而,他们在检查铁蛋白时,如果没有发现缺铁,则不应该补充铁剂[147]。因为有致胎儿畸形的危险,在妊娠 3 个月前就应该停用羟基脲。然而,也有报道镰状红细胞贫血患者在妊娠期服用该药妊娠成功[148]。镰状红细胞贫血妇女及胎儿在妊娠期发生并发症的风险增高。一项对 17 000 多位患有镰状红细胞贫血孕妇及其对照组感染性并发症的研究发现,肺炎、全身炎症反应综合征、败血症,多见于患有镰状细胞性贫血的妇女。此外,血栓性并发症,如脑静脉和深静脉血栓形成和妊娠并发症,包括先兆子痫、子痫、胎盘早剥、产前出血,在镰状细胞贫血的患者中显然更常见。与以前的报道一致,镰状细胞贫血母亲的胎儿宫内发育迟缓和早产率以及产妇死亡率都较高[149]。然而对镰状红细胞贫血患者是预防性还是根据需要才输血仍有不同意见。Cochrane 综述表明上世纪 80 年代美国只有两个随机对照研究解决了这个问题。研究结果表明,接受预防性输血的镰状红细胞贫血患者与那些没有接受预防性输血者相比较,新生儿的情况在产褥期没有差别[1,150]。

虽然有报道镰状红细胞贫血患者剖宫产比率高达 36%[151],但一般都可通过阴道分娩。大多数专家建议避免引产,因为这可导致镰状红细胞危象[152]。据报道,硬膜外麻醉是安全的,并且可降低围产期疼痛危象的风险[153]。

珠蛋白生成障碍性贫血综合征

β-珠蛋白生成障碍性贫血综合征

在怀孕前,应该对珠蛋白生成障碍性贫血综合征患者进行评估,包括输血需求、螯合剂治疗、体内铁状态和器官功能,以及是否存在红细胞抗原的抗体[154]。轻型 β-珠蛋白生成障碍性贫血患者一般可以耐受妊娠;然而,有证据显示她们生出的后代神经管缺陷的风险增高,所以,建议在妊娠前和妊娠的第 1 个三个月使用叶酸至少 4mg/d[155]。而在中型和重型 β-珠蛋白生成障碍性贫血患者,输血和铁螯合剂治疗改善了寿命并增加受孕,在中型和重型患者均有报道妊娠成功的案例[156]。据报道,患有珠蛋白生成障碍性贫血和心脏负荷过重的孕妇死亡率很高,这强调了产前铁状态的评估的必要性[157]。在妊娠期间,应该常规输血以保持血红蛋白水平在 100mg/L,比孕前提高[158]。妊娠期铁螯合剂与去铁胺(deferoxamine)合用仍然有不同看法,大多数权威建议在妊娠期停用;然而妊娠期继续使用也没有报道发现胎儿异常(参见第 48 章)[159]。

α-珠蛋白生成障碍性贫血

无症状携带者或者 α-珠蛋白生成障碍性贫血特征患者的妊娠期并发症并不增加;然而,鉴定 α-珠蛋白生成障碍性贫血特征杂合子患者以评估胎儿发生血红蛋白 H 或血红蛋白 Bart 的风险是非常重要的。虽然血红蛋白 H 的女性一般能够成功妊娠,但是,慢性贫血通常恶化,需要输血。应该记住,血红蛋白 H 患者对氧化性化合物和药物敏感,特别是在妊娠期(参见第 48 章)。

翻译:徐婷、任远　互审:黄晓军　校对:吴德沛

参考文献

1. Pritchard JA: Changes in the blood volume during pregnancy and delivery. *Anesthesiology* 26:393, 1965.
2. Scott DE: Anemia in pregnancy. *Obstet Gynecol Annu* 1:219, 1972.
3. Harstad TW, Mason RA, Cox SM: Serum erythropoietin quantitation in pregnancy using an enzyme-linked immunoassay. *Am J Perinatol* 9:233, 1992.
4. McMullin MF, White R, Lappin T, et al: Haemoglobin during pregnancy: Relationship to erythropoietin and haematinic status. *Eur J Haematol* 71:44, 2003.
5. Pitkin RM, Witte DL: Platelet and leukocyte counts in pregnancy. *JAMA* 242:2696, 1979.
6. van Buul EJA SE, Johnsman HW, et al: Haematological and biochemical profile of uncomplicated pregnancy in nulliparous women: A longitudinal study. *Neth J Med* 46:73, 1995.
7. England JM, Bain BJ: Total and differential leucocyte count. *Br J Haematol* 33:1, 1976.
8. Acker DB, Johnson MP, Sachs BP, et al: The leukocyte count in labor. *Am J Obstet Gynecol* 153:737, 1985.
9. Watts DH, Krohn MA, Wener MH, et al: C-reactive protein in normal pregnancy. *Obstet Gynecol* 77:176, 1991.
10. van den Broe NR, Letsky EA: Pregnancy and the erythrocyte sedimentation rate. *BJOG* 108:1164, 2001.
11. Greer IA: Thrombosis in pregnancy: Maternal and fetal issues. *Lancet* 353:1258, 1999.
12. Clark P, Brennand J, Conkie JA, et al: Activated protein C sensitivity, protein C, protein S and coagulation in normal pregnancy. *Thromb Haemost* 79:1166, 1998.
13. Halligan A BJ, Sheppard B, et al: Haemostatic, fibrinolytic and endothelial variables in normal pregnancies and pre-eclampsia. *Br J Obstet Gynaecol* 101:448, 1992.
14. Brabin BJ, Hakimi M, Pelletier D: An analysis of anemia and pregnancy-related maternal mortality. *J Nutr* 131:604S, 2001.
15. Centers for Disease Control (CDC): CDC criteria for anemia in children and childbearing-aged women. *MMWR Morb Mortal Wkly Rep* 38:400, 1989.
16. Sifakis S, Pharmakides G: Anemia in pregnancy. *Ann N Y Acad Sci* 900:125, 2000.
17. FAO/WHO: *Joint Expert Consultation Report: Requirements of Vitamin A, Iron, Folate, and Vitamin B12.* FAO Food and Nutrition Series 23. FAO, Rome, 1988.
18. Harthoorn-Lasthuizen EJ, Lindemans J, Langenhuijsen MM: Does iron-deficient erythropoiesis in pregnancy influence fetal iron supply? *Acta Obstet Gynecol Scand* 80:392, 2001.
19. Scholl TO, Hediger ML, Fischer RL, et al: Anemia vs iron deficiency: Increased risk of preterm delivery in a prospective study. *Am J Clin Nutr* 55:985, 1992.
20. Hemminki E, Rimpela U: A randomized comparison of routine versus selective iron supplementation during pregnancy. *J Am Coll Nutr* 10:3, 1991.
21. Horner RD, Lackey CJ, Kolasa K, et al: Pica practices of pregnant women. *J Am Diet Assoc* 91:34, 1991.
22. Shojania AM: Folic acid and vitamin B12 deficiency in pregnancy and in the neonatal period. *Clin Perinatol* 11:433, 1984.
23. Van de Velde A, Van Droogenbroeck J, Tjalma W, et al: Folate and Vitamin B(12) deficiency presenting as pancytopenia in pregnancy: A case report and review of the literature. *Eur J Obstet Gynecol Reprod Biol* 100:251, 2002.
24. Walker SP, Wein P, Ihle BU: Severe folate deficiency masquerading as the syndrome of hemolysis, elevated liver enzymes, and low platelets. *Obstet Gynecol* 90:655, 1997.
25. Mahomed K: Folate supplementation in pregnancy. *Cochrane Database Syst Rev* (2):CD000183, 2000.
26. Bruinse HW, van den Berg H: Changes of some vitamin levels during and after normal pregnancy. *Eur J Obstet Gynecol Reprod Biol* 61:31, 1995.
27. Frenkel EP, Yardley DA: Clinical and laboratory features and sequelae of deficiency of folic acid (folate) and vitamin B12 (cobalamin) in pregnancy and gynecology. *Hematol Oncol Clin North Am* 14:1079, 2000.
28. Aggio MC, Zunini C: Reversible pure red-cell aplasia in pregnancy. *N Engl J Med* 297:221, 1977.
29. Baker RI, Manoharan A, de Luca E, et al: Pure red cell aplasia of pregnancy: A distinct clinical entity. *Br J Haematol* 85:619, 1993.
30. Makino Y, Nagano M, Tamura K, et al: Pregnancy complicated with pure red cell aplasia: A case report. *J Perinat Med* 31:530, 2003.
31. Mant MJ: Chronic idiopathic pure red cell aplasia: Successful treatment during pregnancy and durable response to intravenous immunoglobulin. *J Intern Med* 236:593, 1994.
32. Thachil J, Toh C-H: Disseminated intravascular coagulation in obstetric disorders and its acute haematological management. *Blood Rev* 23: 167, 2009.
33. Erez O, Novack L, Beer-Weisel R, et al: DIC score in pregnant women—a population based modification of the International Society on Thrombosis and Hemostasis score. *PLoS One* 9:e93240, 2014.
34. Tuffnell DJ: Amniotic fluid embolism. *Curr Opin Obstet Gynecol* 15:119, 2003.
35. Awad IT, Shorten GD: Amniotic fluid embolism and isolated coagulopathy: Atypical presentation of amniotic fluid embolism. *Eur J Anaesthesiol* 18:410, 2001.
36. Clark SL: Amniotic Fluid Embolism. *Obstet Gynecol* 123:337, 2014.
37. Goldszmidt E, Davies S: Two cases of hemorrhage secondary to amniotic fluid embolus managed with uterine artery embolization. *Can J Anaesth* 50:917, 2003.

38. Letsky EA: Disseminated intravascular coagulation. *Best Pract Res Clin Obstet Gynaecol* 15:623, 2001.

39. Rodeghiero F: Von Willebrand disease: Pathogenesis and management. *Thromb Res* 131 Suppl 1:S47, 2013.

40. Romero R, Copel JA, Hobbins JC: Intrauterine fetal demise and hemostatic failure: The fetal death syndrome. *Clin Obstet Gynecol* 28:24, 1985.

41. Batlle J, Noya MS, Giangrande P, et al: Advances in the therapy of von Willebrand disease. *Haemophilia* 8:301, 2002.

42. Mathew P, Greist A, Maahs JA, et al: Type 2B vWD: The varied clinical manifestations in two kindreds. *Haemophilia* 9:137, 2003.

43. Rick ME, Williams SB, Sacher RA, et al: Thrombocytopenia associated with pregnancy in a patient with type IIB von Willebrand's disease. *Blood* 69:786, 1987.

44. Foster PA: The reproductive health of women with von Willebrand Disease unresponsive to DDAVP: Results of an international survey. On behalf of the Subcommittee on von Willebrand Factor of the Scientific and Standardization Committee of the ISTH. *Thromb Haemost* 74:784, 1995.

45. Nichols WL, Hultin MB, James AH, et al: von Willebrand disease (VWD): Evidence-based diagnosis and management guidelines, the National Heart, Lung, and Blood Institute (NHLBI) Expert Panel report (USA). *Haemophilia* 14:171, 2008.

46. Peyvandi F, Bidlingmaier C, Garagiola I. Management of pregnancy and delivery in women with inherited bleeding disorders. *Semin Fetal Neonatal Med* 16:311, 2011.

47. Briet E, Reisner HM, Blatt PM: Factor IX levels during pregnancy in a women with hemophilia B. *Haemostasis* 11:87, 1982.

48. Giangrande PL: Management of pregnancy in carriers of haemophilia. *Haemophilia* 4:779, 1998.

49. Tsui NB, Kadir RA, Chan KC, et al: Noninvasive prenatal diagnosis of hemophilia by microfluidic digital PCR analysis of maternal plasma DNA. *Blood* 117:3684, 2011.

50. Michiels JJ, Hamulyak K, Nieuwenhuis HK, et al: Acquired haemophilia A in women postpartum: Management of bleeding episodes and natural history of the factor VIII inhibitor. *Eur J Haematol* 59:105, 1997.

51. Solymoss S: Postpartum acquired factor VIII inhibitors: Results of a survey. *Am J Hematol* 59:1, 1998.

52. Kobayashi T, Terao T, Kojima T, et al: Congenital factor XIII deficiency with treatment of factor XIII concentrate and normal vaginal delivery. *Gynecol Obstet Invest* 29:235, 1990.

53. Rodeghiero F, Castaman GC, Di Bona E, et al: Successful pregnancy in a woman with congenital factor XIII deficiency treated with substitutive therapy. Report of a second case. *Blut* 55:45, 1987.

54. Burrows RF, Ray JG, Burrows EA: Bleeding risk and reproductive capacity among patients with factor XIII deficiency: A case presentation and review of the literature. *Obstet Gynecol Surv* 55:103, 2000.

55. Anwar R, Miloszewski KJ: Factor XIII deficiency. *Br J Haematol* 107:468, 1999.

56. Bornikova L, Peyvandi F, Allen G, et al: Fibrinogen replacement therapy for congenital fibrinogen deficiency. *J Thromb Haemost* 9:1687, 2011.

57. Burrows RF, Kelton JG: Fetal thrombocytopenia and its relation to maternal thrombocytopenia. *N Engl J Med* 329:1463, 1993.

58. George JN, Woolf SH, Raskob GE, et al: Idiopathic thrombocytopenic purpura: A practice guideline developed by explicit methods for the American Society of Hematology. *Blood* 88:3, 1996.

59. Kaplan C, Daffos F, Forestier F, et al: Fetal platelet counts in thrombocytopenic pregnancy. *Lancet* 336:979, 1990.

60. Cromwell C, Tarantino M, Aledort LM: Safety of anti-D during pregnancy. *Am J Hematol* 84:261, 2009.

61. Klink DT, van Elburg RM, Schreurs MW, van Well GT: Rituximab administration in third trimester of pregnancy suppresses neonatal B-cell development. *Clin Dev Immunol* 2008:271363, 2008.

62. http://www.accessdata.fda.gov/drugsatfda_docs/label/2014/022291Orig1s011lbl.pdf, http://www.accessdata.fda.gov/drugsatfda_docs/label/2014/125268s141lbl.pdf

63. Patil AS, Dotters-Katz SK, Metjian AD, et al: Use of a thrombopoietin mimetic for chronic immune thrombocytopenic purpura in pregnancy. *Obstet Gynecol* 122:483, 2013.

64. van Veen JJ, Nokes TJ, Makris M: The risk of spinal haematoma following neuraxial anaesthesia or lumbar puncture in thrombocytopeic individuals. *Br J Haematol* 148:15, 2010.

65. Valat AS, Caulier MT, Devos P, et al: Relationships between severe neonatal thrombocytopenia and maternal characteristics in pregnancies associated with autoimmune thrombocytopenia. *Br J Haematol* 103:397, 1998.

66. Martin JN Jr, Perry KG Jr, Blake PG, et al: Better maternal outcomes are achieved with dexamethasone therapy for postpartum HELLP (hemolysis, elevated liver enzymes, and thrombocytopenia) syndrome. *Am J Obstet Gynecol* 177:1011, 1997.

67. Woudstra DM, Chandra S, Hofmeyr GJ, Dowswell T: Corticosteroids for HELLP (hemolysis, elevated liver enzymes, low platelets) syndrome in pregnancy. *Cochrane Database Syst Rev* (9):CD008148, 2010.

68. Katz L, Amorim M, Souza JP, et al: COHELLP: Collaborative randomized controlled trial on corticosteroids in HELLP syndrome. *Reprod Health* 10:28, 2013.

69. Martin JN Jr, Blake PG, Perry KG Jr, et al: The natural history of HELLP syndrome: Patterns of disease progression and regression. *Am J Obstet Gynecol* 164:1500, 1991.

70. Martin JN Jr, Files JC, Blake PG, et al: Postpartum plasma exchange for atypical preeclampsia-eclampsia as HELLP (hemolysis, elevated liver enzymes, and low platelets) syndrome. *Am J Obstet Gynecol* 172:1107, 1995.

71. Rouget JP, Goudemand J, Ducloux G, et al: [Circulating anticoagulant, recurrent abortions and venous thrombosis: A new entity or a pre-lupus syndrome? 2 cases] [in French]. *Ann Med Interne (Paris)* 134:111, 1983.

72. Kutteh WH: Antiphospholipid antibodies and reproduction. *J Reprod Immunol* 35:151, 1997.

73. Rai RS, Clifford K, Cohen H, et al: High prospective fetal loss rate in untreated pregnancies of women with recurrent miscarriage and antiphospholipid antibodies. *Hum Reprod* 10:3301, 1995.

74. Pengo V, Banzato A, Bison E, et al: What have we learned about antiphospholipid syndrome from patients and antiphospholipid carrier cohorts? *Semin Thromb Hemost* 38:322, 2012.

75. Rai R, Cohen H, Dave M, et al: Randomised controlled trial of aspirin and aspirin plus heparin in pregnant women with recurrent miscarriage associated with phospholipid antibodies (or antiphospholipid antibodies). *BMJ* 314:253, 1997.

76. Brodsky RA: How I treat paroxysmal nocturnal hemoglobinuria. *Blood* 113:6522, 2009.

77. Martinelli I, Taioli E, Cetin I, et al: Mutations in coagulation factors in women with unexplained late fetal loss. *N Engl J Med* 343:1015, 2000.

78. Ridker PM, Miletich JP, Buring JE, et al: Factor V Leiden mutation as a risk factor for recurrent pregnancy loss. *Ann Intern Med* 128:1000, 1998.

79. Rey E, Kahn SR, David M, et al: Thrombophilic disorders and fetal loss: A meta-analysis. *Lancet* 361:901, 2003.

80. Greer IA: Thrombophilia: Implications for pregnancy outcome. *Thromb Res* 109:73, 2003.

81. Morrison ER, Miedzybrodzka ZH, Campbell DM, et al: Prothrombotic genotypes are not associated with pre-eclampsia and gestational hypertension: Results from a large population-based study and systematic review. *Thromb Haemost* 87:779, 2002.

82. Gerhardt A, Scharf RE, Beckmann MW, et al: Prothrombin and factor V mutations in women with a history of thrombosis during pregnancy and the puerperium. *N Engl J Med* 342:374, 2000.

83. Grandone E, Tomaiuolo M, Colaizzo D, et al: Role of thrombophilia in adverse obstetric outcomes and their prevention using antithrombotic therapy. *Semin Thromb Hemost* 35:630, 2009.

84. Macklon NS, Greer IA, Bowman AW: An ultrasound study of gestational and postural changes in the deep venous system of the leg in pregnancy. *Br J Obstet Gynaecol* 104:191, 1997.

85. Cockett FB, Thomas ML: The iliac compression syndrome. *Br J Surg* 52:816, 1965.

86. Ginsberg JS, Brill-Edwards P, Burrows RF, et al: Venous thrombosis during pregnancy: Leg and trimester of presentation. *Thromb Haemost* 67:519, 1992.

87. Conard J, Horellou MH, Van Dreden P, et al: Thrombosis and pregnancy in congenital deficiencies in AT III, protein C or protein S: Study of 78 women. *Thromb Haemost* 63:319, 1990.

88. Battinelli EM, Marshall A, Connors JM: The role of thrombophilia in pregnancy. *Thrombosis* 2013:516420, 2013.

89. Robertson L, Wu O, Langhorne P, et al: Thrombophilia in pregnancy: A systematic review. *Br J Haematol* 132:171, 2006.

90. Benedetto C, Marozio L, Tavella AM, et al: Coagulation disorders in pregnancy: Acquired and inherited thrombophilias. *Ann N Y Acad Sci* 1205:106, 2010.

91. Chabloz P, Reber G, Boehlen F, et al: TAFI antigen and D-dimer levels during normal pregnancy and at delivery. *Br J Haematol* 115:150, 2001.

92. Paniccia R, Prisco D, Bandinelli B, et al: Plasma and serum levels of D-dimer and their correlations with other hemostatic parameters in pregnancy. *Thromb Res* 105:257, 2002.

93. Kobayashi T, Tokunaga N, Sugimura M, et al: Coagulation/fibrinolysis disorder in patients with severe preeclampsia. *Semin Thromb Hemost* 25:451, 1999.

94. Brill-Edwards P, Ginsberg JS, Gent M, et al: Safety of withholding heparin in pregnant women with a history of venous thromboembolism. Recurrence of Clot in This Pregnancy Study Group. *N Engl J Med* 343:1439, 2000.

95. Pabinger I, Grafenhofer H, Kyrle PA, et al: Temporary increase in the risk for recurrence during pregnancy in women with a history of venous thromboembolism. *Blood* 100:1060, 2002.

96. Ageno W, Crotti S, Turpie AG: The safety of antithrombotic therapy during pregnancy. *Expert Opin Drug Saf* 3:113, 2004.

97. Bates SM, Greer IA, Middeldorp S, et al: Venous thromboembolism, thrombophilia antithrombotic therapy, and pregnancy. American College of Chest Physicians Evidence-Based Clinical Practice Guidelines (9th ed.). *Chest* 141(2 Suppl):e691S, 2012.

98. Bauer KA: Management of thrombophilia. *J Thromb Haemost* 1:1429, 2003.

99. Bowles L, Cohen H: Inherited thrombophilias and anticoagulation in pregnancy. *Best Pract Res Clin Obstet Gynaecol* 17:471, 2003.

100. Ginsberg JS, Bates SM: Management of venous thromboembolism during pregnancy. *J Thromb Haemost* 1:1435, 2003.

101. Kearon C, Crowther M, Hirsh J: Management of patients with hereditary hypercoagulable disorders. *Annu Rev Med* 51:169, 2000.

102. Schafer AI, Levine MN, Konkle BA, et al: Thrombotic disorders: Diagnosis and treatment. *Hematology Am Soc Hematol Educ Program* 520, 2003.

103. Clark SL, Porter TF, West FG: Coumarin derivatives and breast-feeding. *Obstet Gynecol* 95:938, 2000.

104. Ward FT, Weiss RB: Lymphoma and pregnancy. *Semin Oncol* 16:397, 1989.

105. Doll DC, Ringenberg QS, Yarbro JW: Antineoplastic agents and pregnancy. *Semin Oncol* 16:337, 1989.

106. Nisce LZ, Tome MA, He S, et al: Management of coexisting Hodgkin's disease and pregnancy. *Am J Clin Oncol* 9:146, 1986.

107. Woo SY, Fuller LM, Cundiff JH, et al: Radiotherapy during pregnancy for clinical stages IA-IIA Hodgkin's disease. *Int J Radiat Oncol Biol Phys* 23:407, 1992.

108. Chen J, Lee RJ, Tsodikov A, et al: Does radiotherapy around the time of pregnancy for Hodgkin's disease modify the risk of breast cancer? *Int J Radiat Oncol Biol Phys* 58:1474, 2004.

109. Kal HB, Struikmans H. Radiotherapy during pregnancy: Fact and fiction. *Lancet Oncol* 6:328, 2005.

110. Gelb AB, van de Rijn M, Warnke RA, et al: Pregnancy-associated lymphomas. A clinicopathologic study. *Cancer* 78:304, 1996.

111. Bobrow LG, Richards MA, Happerfield LC, et al: Breast lymphomas: A clinicopathologic review. *Hum Pathol* 24:274, 1993.

112. Brogi E, Harris NL: Lymphomas of the breast: Pathology and clinical behavior. *Semin Oncol* 26:357, 1999.

113. Horowitz NA, Benyamini N, Wohlfart K: Reproductive organ involvement in non

-Hodgkin lymphoma during pregnancy: A systematic review. *Lancet Oncol* 14:e275, 2013.

114. Aviles A, Diaz-Maqueo JC, Talavera A, et al: Growth and development of children of mothers treated with chemotherapy during pregnancy: Current status of 43 children. *Am J Hematol* 36:243, 1991.

115. Aviles A, Neri N: Hematological malignancies and pregnancy: A final report of 84 children who received chemotherapy in utero. *Clin Lymphoma* 2:173, 2001.

116. Herold M, Schnohr S, Bittrich H: Efficacy and safety of a combined rituximab chemotherapy during pregnancy. *J Clin Oncol* 19:3439, 2001.

117. Kimby E, Sverrisdottir A, Elinder G: Safety of rituximab therapy during the first trimester of pregnancy: A case history. *Eur J Haematol* 72:292, 2004.

118. Chakravarty EF, Murray ER, Kelman A, Farmer P: Pregnancy outcomes after maternal exposure to rituximab. *Blood* 117:1499, 2011.

119. Catanzarite VA, Ferguson JE, 2nd: Acute leukemia and pregnancy: A review of management and outcome, 1972–1982. *Obstet Gynecol Surv* 39:663, 1984.

120. Yahia C, Hyman GA, Phillips LL: Acute leukemia and pregnancy. *Obstet Gynecol Surv* 13:1, 1958.

121. Pavlidis NA: Coexistence of pregnancy and malignancy. *Oncologist* 7:279, 2002.

122. Kawamura S, Yoshiike M, Shimoyama T, et al: Management of acute leukemia during pregnancy: From the results of a nationwide questionnaire survey and literature survey. *Tohoku J Exp Med* 174:167, 1994.

123. Ebert U, Loffler H, Kirch W: Cytotoxic therapy and pregnancy. *Pharmacol Ther* 74:207, 1997.

124. Cardonick E, Iacobucci A: Use of chemotherapy during human pregnancy. *Lancet Oncol* 5:283, 2004.

125. Delgado-Lamas JL, Garces-Ruiz OM: Malignancy: Case report: Acute promyelocytic leukemia in late pregnancy. Successful treatment with all-*trans*-retinoic acid (ATRA) and chemotherapy. *Hematology* 4:415, 2000.

126. Giagounidis AA, Beckmann MW, Giagounidis AS, et al: Acute promyelocytic leukemia and pregnancy. *Eur J Haematol* 64:267, 2000.

127. Lipovsky MM, Biesma DH, Christiaens GC, et al: Successful treatment of acute promyelocytic leukaemia with all-*trans*-retinoic-acid during late pregnancy. *Br J Haematol* 94:699, 1996.

128. Gupta D, Bagel B, Gujral S: Parenthood in patients of acute promyelocytic leukemia after treatment with arsenic trioxide: A case series. *Leuk Lymphoma* 53:2192, 2012.

129. Pejovic T, Schwartz PE: Leukemias. *Clin Obstet Gynecol* 45:866, 2002.

130. Baer MR, Ozer H, Foon KA: Interferon-alpha therapy during pregnancy in chronic myelogenous leukaemia and hairy cell leukaemia. *Br J Haematol* 81:167, 1992.

131. Bazarbashi MS, Smith MR, Karanes C, et al: Successful management of Ph chromosome chronic myelogenous leukemia with leukapheresis during pregnancy. *Am J Hematol* 38:235, 1991.

132. Delmer A, Rio B, Bauduer F, et al: Pregnancy during myelosuppressive treatment for chronic myelogenous leukemia. *Br J Haematol* 82:783, 1992.

133. Gleevec package insert. Novartis Pharmaceuticals, East Hanover, NJ, 2001.

134. Asker C, Norstedt Wikner B, Kallen B. Use of antiemetic drugs during pregnancy in Sweden. *Eur J Clin Pharmacol* 61: 899, 2005.

135. Cottle TE, Fier CJ, Donadieu J, Kinsey SE: Risk and benefit of treatment of severe chronic neutropenia with granulocyte colony-stimulating factor. *Semin Hematol* 39:134, 2002.

136. Milojkovic D, Apperley JF: How I treat leukemia during pregnancy. *Blood* 123:974, 2014.

137. Griesshammer M, Grunewald M, Michiels JJ: Acquired thrombophilia in pregnancy: Essential thrombocythemia. *Semin Thromb Hemost* 29:205, 2003.

138. Barbui T, Barosi G, Grossi A, et al: Practice guidelines for the therapy of essential thrombocythemia. A statement from the Italian Society of Hematology, the Italian Society of Experimental Hematology and the Italian Group for Bone Marrow Transplantation. *Haematologica* 89:215, 2004.

139. Elliott MA, Tefferi A: Thrombocythaemia and pregnancy. *Best Pract Res Clin Haematol* 16:227, 2003.

140. Randi ML, Rossi C, Fabris F, et al: Essential thrombocythemia in young adults: Major thrombotic complications and complications during pregnancy—A follow-up study in 68 patients. *Clin Appl Thromb Hemost* 6:31, 2000.

141. Griesshammer M, Bergmann L, Pearson T: Fertility, pregnancy and the management of myeloproliferative disorders. *Baillieres Clin Haematol* 11:859, 1998.

142. Randi ML, Bertozzi I, Rumi E et al: Pregnancy complications predict thrombotic events in young women with essential thrombocythemia. *Am J Hematol* 89:306, 2014.

143. Silver RT: Interferon alfa: Effects of long-term treatment for polycythemia vera. *Semin Hematol* 34:40, 1997.

144. Spivak JL: Polycythemia vera: Myths, mechanisms, and management. *Blood* 100:4272, 2002.

145. Pastore LM, Savitz DA, Thorp JM Jr: Predictors of urinary tract infection at the first prenatal visit. *Epidemiology* 10:282, 1999.

146. Stamilio DM, Sehdev HM, Macones GA: Pregnant women with the sickle cell trait are not at increased risk for developing preeclampsia. *Am J Perinatol* 20:41, 2003.

147. Thinkhamrop J, Apiwantanakul S, Lumbiganon P, et al: Iron status in anemic pregnant women. *J Obstet Gynaecol Res* 29:160, 2003.

148. Diav-Citrin O, Hunnisett L, Sher GD, et al: Hydroxyurea use during pregnancy: A case report in sickle cell disease and review of the literature. *Am J Hematol* 60:148, 1999.

149. Villers MS, Jamison MG, DeCastro LM, James AH: Morbidity associated with sickle cell disease in pregnancy. *Am J Obstet Gynecol* 199:125.e1, 2008.

150. Okusanya BO, Oladapo OT: Prophylactic versus selective blood transfusion for sickle cell disease in pregnancy. *Cochrane Database Syst Rev* 12:CD010378, 2013.

151. Koshy M, Burd L: Management of pregnancy in sickle cell syndromes. *Hematol Oncol Clin North Am* 5:585, 1991.

152. Rappaport VJ, Velazquez M, Williams K: Hemoglobinopathies in pregnancy. *Obstet Gynecol Clin North Am* 31:287, 2004.

153. Finer P, Blair J, Rowe P: Epidural analgesia in the management of labor pain and sickle cell crisis—A case report. *Anesthesiology* 68:799, 1988.

154. Aessopos A, Karabatsos F, Farmakis D, et al: Pregnancy in patients with well-treated beta-thalassemia: Outcome for mothers and newborn infants. *Am J Obstet Gynecol* 180:360, 1999.

155. Ibba RM, Zoppi MA, Floris M, et al: Neural tube defects in the offspring of thalassemia carriers. *Fetal Diagn Ther* 18:5, 2003.

156. Tamakoudis P, Tsatalas C, Mamopoulos M, et al: Transfusion-dependent homozygous beta-thalassemia major: Successful pregnancy in five cases. *Eur J Obstet Gynecol Reprod Biol* 74:127, 1997.

157. Rachmilewitz EA, Giardina PJ: How I treat thalassemia. *Blood* 118:3479, 2011.

158. Kumar RM, Rizk DE, Khuranna A: Beta-thalassemia major and successful pregnancy. *J Reprod Med* 42:294, 1997.

159. Singer ST, Vichinsky EP: Deferoxamine treatment during pregnancy: Is it harmful? *Am J Hematol* 60:24, 1999.

第 9 章
老年血液学

William B. Ershler, Andrew S. Artz, and Bindu Kanapuru

摘要

本章阐述目前我们对衰老的理解，并较为详细地描述造血系统随年龄的变化及其临床意义。年龄大于75岁的老年人组成了人群中迅速增长的一群。与其他器官一样，随着年龄增长，骨髓也会发生一些特征性的改变，其中很多改变用常规检查便能查出来。例如，在中年人骨髓腔内，造血细胞大约占一半体积，其余为脂肪组织。然而，如果没有疾病，血细胞数量则一般维持在与正常年轻人一样的变化范围之内。这之所以成为可能是因为随年龄增加，造血干细胞数量也增加，并且在功能上也能够充分应付维持造血稳态的需求。老年人更容易患慢性病，对骨髓储备产生额外压力。例如，在社区居住的65岁以上的老年人只有超过10%的有贫血，而居住在护理家庭的贫血发生率接近50%。老年人贫血与年轻人贫血的一个明显区别是大约1/3的老年贫血病人不能确定特定的贫血原因。这种"不能解释的贫血"可能是多种因素导致的，包括促红细胞生成素反应性过低、炎性细胞因子、雄激素缺乏以及部分患者存在早期骨髓增生不良等。关于血小板和中性粒细胞随年龄的变化还缺乏完整的资料，但是可能变化不大，也没有多少临床意义。而研究比较清楚的是胸腺随年龄而退化，这发生在骨髓组织变化之前，骨髓来源的T和B淋巴细胞都受到影响。老年人的未接触抗原的反应性T淋巴细胞较少，而相对惰性记忆T细胞数量增高。所以对新抗原刺激的反应能力减弱，对某些感染和疫苗的易感性增高。在老年人还可见明显的免疫调节功能缺乏，这可解释在老年人观察到的自身抗体、副蛋白以及炎性细胞因子增加。然而如果不生病，这些改变也不会带来不良后果。如果出现慢性消耗性疾病，这些改变会加重，以致总的机

简写和缩略词

EPSE，老年人流行病学调查确定的人群（established populations for the epidemiological study of the elderly）；HSCs，造血干细胞（hematopoietic stem cells）；IADL，日常生活独立活动（independent activities of daily living）；IL，白介素（interleukin）；NHANES Ⅲ，（美国）国家健康和营养检查调查（National Health and Nutrition Examination Survey Ⅲ）；PAI-1，纤溶酶原活化因子抑制物-1（plasminogen-activator inhibitor-Ⅰ）；TNF，肿瘤坏死因子（tumor necrosis factor-alpha）；UA，原因不明的贫血（unexplained anemia）；WHO，世界卫生组织（World Health Organization）。

体功能下降也加重。对炎症通路和凝血途径的功能失调也可得出同样的结论。总而言之，年龄变老与高凝状态相关，在有潜在动脉粥样硬化性血管病出现时具有临床重要性。

● 关于衰老的引言

世界人口的老龄化速度正在前所未有的加快，提供健康保障显得更加意义深远[1~4]。在未来几十年，65岁以上的老年人口比例将会增加将近一倍[5]。可以预见，未来将会进行越来越多的研究来更好地理解衰老的基本生物学和对疾病产生易感性的机制[6,7]。

老年学的一个中心法则是衰老并不是一种疾病。然而，生物学意义上的衰老实际上是发达国家常见疾病的主要危险因素，这些疾病包括：癌症、糖尿病、动脉粥样硬化性心血管及脑血管疾病，神经退行性疾病（例如老年痴呆症和帕金森病）、骨质疏松症和感染。探求通过何种生物学衰老机制导致这些疾病是相应学科领域的热点[7]。但是，从一个生物学家的角度看，对衰老特点的研究热度超越了其他学科研究。

衰老的一个共同特点是存在异质性。比如在一个老年人群的正常人中，任何可测量的变量其变化范围比年轻个体的正常值变化范围要宽得多[8,9]。这种变化尤其跟血液工作者检查老年患者相关，否则正常人的实验室检查指标也会超出所谓的"正常范围"。

虽然我们已经非常了解与正常衰老相伴的功能减退[10,11]，但是一般而言，这些功能减退还不足以引起症状或者被误认为是疾病。例如，我们已经知道肾脏功能随年龄减退[12,13]，并且，事实上，这也被证实是衰老的一个有用的生物学标记。然而，如果没有疾病，或者没有接触外源性肾脏毒性物质，这种随年龄而出现的肾脏功能减退通常并不会引起临床后果。同样，骨髓也随年龄而改变，骨髓造血干细胞数量和增殖能力增加，而祖细胞的体外增殖能力则下降[14~16]。虽然在没有疾病时不会发生有临床意义的血细胞减少，但是还没有完全弄清楚的轻度至中度贫血发生频率随年龄增长而增高，特别是在体质虚弱的老年人[17~20]。而且在体质虚弱的年老个体，即使是血红蛋白水平的轻度下降也可引起意想不到的临床后果[19,21,22]。

某些免疫功能也随年龄而下降[23~25]，但是这些改变的临床意义并不十分明显。例如，实验室观察到的免疫功能下降是否对感染的易感性增高有作用仍然是大家争论的话题，但有数据支持年龄相关的淋巴细胞功能改变与结核病[26,27]或带状疱疹复活[28,29]的易感性，以及对流感疫苗的反应性降低之间的相关性[30~33]。有强有力的证据显示免疫系统的广泛衰退与恶性肿瘤的发生相关[34]，然而，正常衰老情况下免疫系统衰退是否为老年人癌症高发的原因，这一点目前尚存争议[35,36]。事实上，某些证据显示，在年老衰弱的人群中，癌症的发生率反而是降低的[37]，而这部分人群通常被认为是免疫功能低下的[38]。同样的，随着年龄的增长，自身抗体出现的频率也会增多，而这些自身抗体被认为是获得性体液免疫失调的标志物，并不具备临床价值[39]。相比之下，单克隆丙种球蛋白病随着年龄增长发生频率增高，当致病克隆达到一定数量便形成克隆性B淋巴细胞增殖

变被发现在致病突变中比例异常高发。

从基因到蛋白质

DNA 在细胞核中形成并复制,但蛋白质合成发生在细胞质中。DNA 编码信息通过 RNA 介导从细胞核转运到细胞质,通过转录和翻译两个基本过程形成蛋白质。RNA 分子中糖分子是核糖而不是脱氧核糖,四种碱基中除了由尿嘧啶(uracil)取代了胸腺嘧啶外,其他碱基和 DNA 是一样的,分别是腺嘌呤、胞嘧啶和鸟嘌呤。尿嘧啶在结构上与胸腺嘧啶相似,所以可以与腺嘌呤配对。DNA 通常以双链形式出现,而 RNA 通常以单链形式出现。

在转录中,RNA 以一条 DNA 链为模板进行合成,形成信使 RNA(mRNA)。RNA 聚合酶识别 DNA 编码链中的启动子位点并与之结合,从而开始转录的过程。然后 RNA 聚合酶使 DNA 双链打开,并与新的碱基进行配对。

mRNA 中的碱基序列与模板链互补配对,并且除了由尿嘧啶代替胸腺嘧啶外,mRNA 序列与另一条 DNA 链相同。转录一直持续到达到终止密码子。然后 RNA 聚合酶脱离 DNA,被转录的 mRNA 被释放出细胞核并进入细胞质。

当 mRNA 第一链从 DNA 模板转录时,它的序列与 DNA 的碱基序列完全一致。在真核生物中,转录的 mRNA 前体序列通过核酸酶转录后加工,使得一部分序列被切除,而其余的序列被拼接在一起形成功能性 mRNA,再迁移到细胞质中。被切除的序列称为内含子,编码蛋白质的序列则称为外显子。

在转录后翻译过程中,mRNA 指导多肽的合成,与转运 RNA(tRNA)(约 80 个核苷酸的三叶草形链)相互作用,tRNA 分子具有氨基酸结合位点,一种 tRNA 分子可以携带一种氨基酸。在三叶草的一端有三个被称为反密码子的碱基,它与 mRNA 中的密码子碱基互补配对,从而决定了蛋白质中氨基酸的序列。

蛋白质在核糖体中合成,其由蛋白质和核糖体 RNA(rRNA)构成。在翻译过程中,核糖体首先与 mRNA 序列上的起始位点结合,然后激活的 tRNA 和 mRNA 之间发生碱基配对,随后核糖体沿着 mRNA 序列移动,从而使 tRNA 不断引入不同的氨基酸。

核糖体能够提供催化相邻氨基酸之间形成共价肽键的酶,从而使肽链不断延伸。当核糖体到达 mRNA 序列上的终止信号时,肽链不再延伸,翻译过程终止;mRNA、核糖体和肽链分离;肽链被释放到细胞质中以执行其功能。

虽然细胞中的基因序列是相同的,但是有一些蛋白质具有组织特异性,不同组织中不同基因可以编码具有相同功能的一些酶。比如在丙酮酸激酶的研究中发现白细胞和红细胞的丙酮酸激酶处于相对独立的遗传控制之下(参见第 47 章);前体 mRNA 的选择性剪接可以产生不同的多肽,这种现象在某些红细胞膜蛋白中尤其突出;蛋白质翻译后加工的差异也可导致不同的最终产物,比如不同组织中不同酶对相同多肽的蛋白降解和糖基化修饰。然而,在大多数情况下,影响一种血细胞中酶的突变也会同样出现在血细胞、肝脏、脑和其他组织中。

孟德尔遗传

由单一基因引起的性状称为孟德尔性状(mendelian traits)(以孟德尔命名)。每个基因占据一个染色体位置,称为基因位点(locus)。特定基因位点上的基因可以有不同的形式(比如它们可以由不同的核苷酸序列组成),我们将其称为等位基因(allele)。在一个生物群体中,一个基因位点存在两种或多种高频的等位基因(通常频率为 1%),我们称之为基因多态性。涉及单个核苷酸的多态性被称为单核苷酸多态性(single nucleotide polymorphisms,SNP),而涉及较大片段的 DNA 有无的多态性被称为拷贝数变异(copy number variants CNV)[6,7]。有时遗传变异体,例如导致镰刀状细胞病,珠蛋白生成障碍性贫血或 G6PD 缺乏症的等位基因能达到多态性水平,是因为这些突变引起的损害也可能被其带来的好处所平衡,例如对疟疾的抵抗[8]。我们称其为平衡多态性。短串联重复序列(short tandem repeats,STR)是一种特殊形式的多态性,由不同数目的 1~6 个核苷酸的重复单位组成,例如 ATATATATAT。这样的序列在一个物种的进化中是不稳定的,并且往往是非常多态的。和大多数 SNP 仅有两种可能的基因型不同,STR 在不同个体的特定基因位点可能有 5 种,10 种甚至更多种不同的重复序列。因此,STRs 在遗传作图和法医学分析中非常有用[9]。另外,位于基因内部或附近的一些 STR 的重复拷贝数量的增加是导致遗传性疾病发生的重要原因[10]。

由于人类是二倍体生物,每条染色体都有两份,其中一条染色体来自父亲,另一条来自母亲。在某个特定的基因位点,个体的一个等位基因来源于父系,而另一个来源于母系。当两个等位基因相同时,个体在该基因位点是纯合的。当等位基因不相同时,个体在该基因位点是杂合的。在特定基因位点的基因构成被称为基因型(genotype)。个体的外在表现是基因型与环境共同作用的结果,我们称之为表型(phenotype)。

显性和隐性

在孟德尔对豌豆的研究中,其确定许多性状或是显性(dominant),或是隐性(recessive)的。在诸如血管性血友病(von Willebrand)或 II 型迟发性皮肤卟啉病(porphyria cutanea tarda type II)等显性性状中,一个致病等位基因拷贝足以引起疾病发生,因此杂合子个体通常受影响而发病。在 β-珠蛋白生成障碍性贫血这样的隐性性状中,必须存在两个致病等位基因才会引起疾病,因此其受影响的个体是纯合子。携带者(carrier)是具有疾病基因但表型正常的个体。许多隐性疾病的等位基因存在于携带一个致病基因但不发生疾病的杂合子中。当隐性等位基因在纯合状态下导致死亡时,它们会以纯合子状态从群体中消亡。然而,隐藏在携带者中的隐性疾病基因会传递给下一代("隐性"一词来自拉丁文的"隐藏"一词)。

基因复制

减数分裂时的基因交换通常都极为精确。同源的基因互相配对,尽管有时候减数分裂前在同一条染色体上的基因在减数分裂后会位于不同的、配对的染色体上,每一条染色体仍旧包含一套完整的基因(图 10-1)。但是偶尔错误可能会发生,导致在减数分裂中的基因配对不完美。在这种情况下,不对等交换(unequal crossing-over)发生(图 10-5),一个姐妹染色体获得一个复制的基因,而另外一个则会发生基因删除。一旦基因复制发生,进一步的复制会更容易。因为在一条染色体上的第一个被复制的基因与另外一条染色体的第二个被复制的基因的相互配对,会产生一条含有三个复制基因的染色体和一条只含一个基因的染色体(参见第 48 章)。复制在进化中发挥着重要的作用[11],因为两个相同功能基因的存在允许大自然进行试验:突变在一个基因上积累时,其原始的功能仍然由复制的基因来保留。在造血系统中基因复制的例子很多,特别与血红蛋白基因位点有关。血红蛋白 α 链基因位点是双拷贝的,而且存在两个基本相同的 γ 链基因座(参见第 48 章)。另外,氨基酸序列之间的高度相似性和彼此之间的紧密连锁提示 β、γ 和 δ 基因可能来源于一个共同祖先基因的复制。不对等的基因交换不仅存在于基因间,同样存在于基因内部。这种情况发生时,你能推测在一条染色体上合成的蛋白质中的一部分氨基酸序列出现重复,而另外一条染色体上这部分氨基酸序列则消失。导致珠蛋白生成障碍性贫血临床表现的 Lepore 血红蛋白就是这类不对等基因交换的例子(图 48-8)。这类异常血红蛋白氨基端含有 δ 链的氨基酸序列而在羧基端则含有 β 链的氨基酸序列。与这种血红蛋白氨基酸序列相互补的 anti-Lepore 血红蛋白也已经被发现(参见第 49 章)。同样的,导致戈谢病的葡萄糖脑苷脂酶基因突变就是由于活性基因与假基因(pseudo-genes)之间发生交换引起的[12]。两种类型的结合珠蛋白来源于一个祖先基因,基因的大部分序列已发生了复制[13]。

● 遗传疾病的传播模式

已知的单基因疾病可以分为四种主要的遗传模式:常染色体显性遗传,常染色体隐性遗传,X-连锁显性遗传和 X-连锁隐性遗传[14]。前两种类型涉及已知在 22 对常染色体上的基因,最后两种类型出现在 X 染色体上,在 Y 染色体上的致病基因极其少见。

家族系谱图(pedigree chart)常用来总结家庭成员之间关系,并显示哪一个家庭成员受到遗传病的影响(图 10-2)[15]。一般来说,系谱图始于家庭中的一个成员,即先证者,这个人通常是第一个在医院得到确诊的家庭成员。

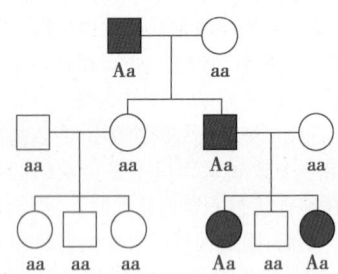

图 10-2　常染色体显性遗传病家族系谱图(转载许可自 Jorde LB,Carey JC,Barnshad MJ:Medical Genetics,第 4 版. Philadelphia,PA:Mosby/Elsevier,2010)

常染色体显性遗传

由常染色体显性基因引起的疾病是罕见的,即使是最常见的疾病发病率也小于五百分之一。因此,两个同时感染常染色体显性遗传疾病的个体一起产生后代的情况是不常见的。受影响的后代通常由正常一方与受影响的杂合子一方的结合产生,受影响的上一代可以将疾病基因或正常基因传给下一代,平均来说,一半的孩子会是杂合的,会发生疾病,一半是正常的。

图 10-2 中的系谱系显示了常染色体显性遗传疾病的传播模式,该系谱图中的几个重要特征支持该疾病是常染色体显性方式遗传的结论:

1. 不同的性别表现出近似相等的性状,男性和女性同样可能将性状遗传给其后代。

2. 任何一代均有人发病,如果一个人有此疾病,则其父母中的一方也有同一疾病。如果父母双方都没有这种疾病,那么他们的孩子也都没有(除非发生新的突变,本节稍后讨论)。

3. 受影响的杂合子个体将其疾病传递给大约一半的孩子,但是由于配子传递受到随机波动的影响,可能会出现其所有孩子都有或都没有该疾病的情况发生。然而,当扩大该疾病的观察范围时,受影响儿童的比例仍然接近一半。

有风险的个体(例如具有阳性家族史的人)将发生遗传性疾病的概率被称为再发风险(recurrence risk)。当一个父母患上常染色体显性遗传疾病(而且是杂合子)而另一个不受影响时,其每个孩子的复发风险是二分之一。

一个重要的原则是每一个孩子的出生都是一个独立的事件,就像掷硬币一样。因此,即使父母可能已经有了一个患有这种疾病的孩子,他们的再发风险仍然是二分之一。即使他们有几个孩子,都受到这种疾病的影响(或者完全不受影响),独立法则决定下一个孩子患病的可能性仍然是二分之一。父母对这个原则的误解是遗传咨询遇到的一个普遍问题。

如果一个孩子出生时发现一个常染色体显性遗传疾病,并且家族中没有这种疾病史,那么这个孩子可能是由一个新的(或新生)突变引起的[16]。该来自于父母一方的突变基因经历了从正常到疾病等位基因的突变。大部分父代的其他生殖细胞中该基因位点的基因仍然正常。在这种情况下,父母后代的再发风险并不高于普通人群。受影响的孩子的后代将有二分之一的再发风险。由于这些疾病往往会降低患者的生殖能力,因此许多常染色体显性疾病是由新的突变引起的。

偶尔会发生两个或两个以上的后代有常染色体显性遗传病的症状而没有家族史的情况。因为突变是罕见的事件,所以这种疾病不太可能是同一家族多重突变的结果。最有可能引起这种情况发生的原因是生殖系嵌合体(germline mosaicism)[17]。在其中一个父代的胚胎发育过程中,发生了一种突变,影响了全部或部分生殖系细胞,但胚胎的体细胞很少或没有受到影响。因此,父母一方在生殖系细胞中携带突变,但并未发病,该情况下未受影响的父母可以将该突变传递给多个后代。这种现象虽然比较少见,但对再发风险有显著影响[18]。

常染色体隐性遗传

与常染色体显性疾病一样,由常染色体隐性基因引起的疾病在人群中同样罕见,尽管其有许多隐性携带者。600 名非洲裔美国人中大约有一例发生镰状细胞病,但该人群中处于杂合子携带的比例高达十二分之一[19]。在绝大多数情况下,携带者在表型上是正常的。与常染色体显性疾病一样,许多常染色体隐性遗传病的特征是不完全的外显率和不同的表现度。

图 10-3 显示了一个常染色体隐性疾病如镰状细胞病的系谱图,辨别常染色体隐性遗传的重要标准包括以下几点:

1. 男性和女性患病的概率是相同的。

2. 血缘关系(近亲之间结婚)有时存在,特别是对于罕见的隐性遗传疾病。

3. 这种疾病可能在患病者的兄弟姐妹中出现,但通常其父母并不发病。

4. 平均来说,携带者父母的四分之一的后代将受到影响。

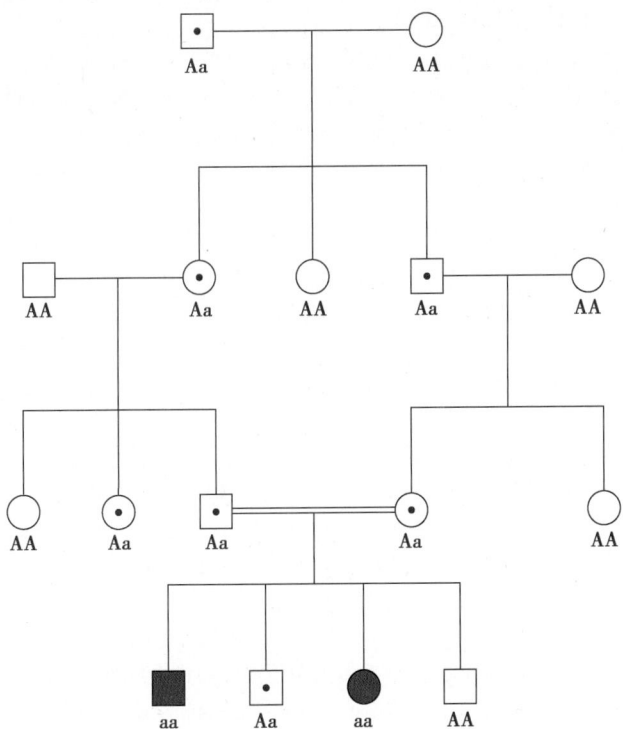

图 10-3　镰状细胞病家族谱系图。双杠表示近亲结婚。由于镰状细胞病在一些人群中比较常见,大部分病例不涉及近亲结婚。(转载许可自 Jorde LB, Carey JC, Barnshad MJ : Medical Genetics,第 4 版. Philadelphia, PA : Mosby/Elsevier, 2010)

在大多数隐性遗传疾病中,患病个体的父母都是杂合子携带者。平均而言,其四分之一的后代将是正常的纯合子,一半将是表型正常的杂合子携带者,四分之一将是该病的纯合子。因此,父母后代的再发风险为 25%,但是对于某一特定的家庭中,这个概率将出现浮动。

如果两个父母都有隐性遗传疾病,他们必然是纯合子患者。因此,他们的孩子也将全部患病。这个对于隐性遗传疾病和显性遗传疾病是不同的,因为两个父母都是显性遗传疾病时其几乎总是杂合子患者,因此他们的孩子有四分之一的概率不患病。

由于作为携带者的父母通常不知道他们都携带同样的隐性遗传等位基因,所以直到他们生下患病的子女时才发现自己是隐性遗传疾病携带者。携带者筛查可以通过测量关键酶的降低量来鉴定杂合子。这种酶在纯合子个体中完全缺乏,但在携带者中虽然表型正常,但通常具有正常酶水平的一半。现在更多的是直接检测他们的 DNA 序列来发现突变。携带者筛查可用于许多血液隐性疾病,包括镰状细胞病、α-和 β-珠蛋白生成障碍性贫血、戈谢病和血色素沉着症等疾病[20~22]。

外显率和表现度

遗传性状的外显率(penetrance)是指具有特定基因型的个体显示出预期表型的百分比。不完全的外显率意味着具有基因致病基因型的个体可能完全不显示疾病表型,尽管其基因型和相关疾病可能遗传给下一代。外显率可以随着年龄的增长而增加,并且存在性别之间的差异。例如,常染色体隐性遗传病血色素沉着症的外显率随着铁在心脏和肝脏等器官中累积而增加。血色病基因型的外显率在男性中高于女性,因为女性通过月经,分娩和哺乳期等减少了体内铁的蓄积[23]。

表现度(expressivity)是与特定基因型相关的表型变异的程度。如果疾病的外显率是确定的,而表现度是可变的,但疾病的严重程度可能会有很大的差异。包括镰状细胞病和 β-珠蛋白生成障碍性贫血在内的许多血液系统疾病具有不同的表现度。这可能是其他基因(修饰基因位点)影响的结果,例如 BCL11A 基因中的变异体可增加胎儿血红蛋白水平,从而减弱镰状细胞病的影响[24]。类似地,因子 V 突变在与另一凝血因子如 C 蛋白共同突变的情况下更易产生血栓[25]。另外,一个基因位点的不同突变可能引起疾病严重程度的变化。例如,仅因子 VIII 基因的单氨基酸的突变通常产生温和的血友病 A,而“终止”密码子(翻译的提前终止)突变则通常产生非常严重的凝血障碍[26,27]。非遗传(环境)因素也可能影响疾病表现度,如血色素沉着症,酗酒可以增加疾病的严重程度[28]。

X 连锁遗传

一些遗传疾病是由位于性染色体上的基因的突变引起的,这种遗传模式被称为性连锁。已知只有极少数疾病是 X 连锁显性遗传或 Y 染色体遗传,因此这里只讨论更常见的 X 连锁隐性遗传疾病。

因为女性有两条 X 染色体,一条来自父亲,另一条来自母亲,在某一特定基因位点上可以是疾病等位基因纯合子,正常等位基因纯合子,或杂合子。由于男性只有一条 X 染色体,在此染色体上的基因我们称为半合子(hemizygous)。如果男性在 X 染色体上遗传了一种隐性遗传疾病基因,他将患上该病,因为 Y 染色体没有携带正常的等位基因来抵消疾病基因的影响。由于 X 连锁隐性基因的一个拷贝会引起男性疾病发生,而女性发病则需要两个基因拷贝,所以男性 X 连锁隐性遗传疾病的发生率明显高于女性。

X 染色体失活

在 20 世纪 50 年代后期,玛丽·里昂(Mary Lyon)提出女性体细胞中的一条 X 染色体永久失活的假说,这个过程被称为 X 染色体失活(图 10-4)[29~33]。Lyon 假说很好地解释了为什么大多数由 X 染色体编码的基因产物男性和女性中是等量存在的,尽管男性只有一条 X 染色体,而女性有两条 X 染色体,这种现象被称为剂量补偿(dosage compensation)。灭活的 X 染色体在许多有丝分裂间期细胞中可观察到高度浓缩的核内染色质体,称为巴氏小体(Barrbodies)(由 Barr 和 Bertram 在 20 世纪 40 年代后期发现)。正常女性在每个体细胞中均有一个巴氏小体,而正常的男性细胞中没有巴氏小体。

X 染色体失活发生在胚胎发育的很早阶段,约受精后 7~14 天。在每个体细胞中,两条 X 染色体中的一条被失活。在一些细胞中,失活的 X 染色体是来自父亲,在其他细胞中则来自母亲。一旦 X 染色体在细胞中失活,该细胞的所有后代都具有相同的染色体失活。因此 X 染色体失活被认为是随机的,但又是固定的。

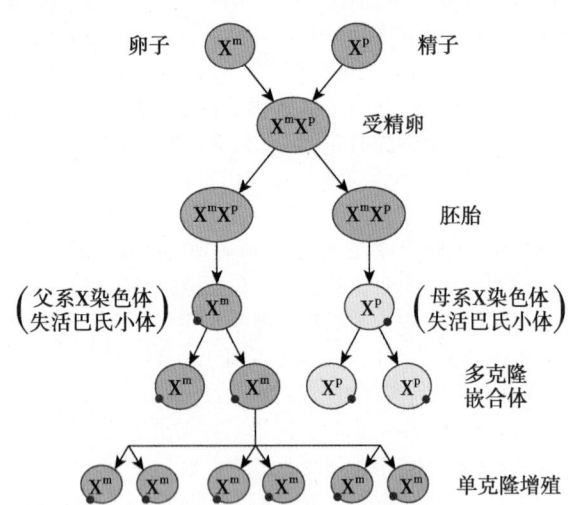

图 10-4　X 染色体失活过程。受精时,女性个体继承一个母体 X 染色体(X^m)和一个父系 X 染色体(X^p)。在胚胎发生早期的某个时候,每个细胞中的一个 X 染色体随机失活并浓缩形成巴氏小体。激活的 X 染色体不仅在该细胞的一生中保持激活,而且在所有后代的中保持激活。单克隆起源的肿瘤将完全由 X^m 或 X^p 激活的细胞组成。而多克隆起源的肿瘤可能同时含有 X^m 和 X^p 激活的细胞

有些个体的体细胞中没有正常数量的 X 染色体。例如 Klinefelter 综合征男性患者通常有两条 X 染色体和一条 Y 染色体。这些男性在每个细胞中都有一个巴氏小体。具有三条 X 染色体的女性在每个细胞核中具有两个巴氏小体,而具有四条 X 染色体的女性在每个细胞核中具有三个巴氏小体。特纳综合征(Turner syndrome)女性患者只有一个 X 染色体,没有巴氏小体。因此,巴氏小体的数量总是比细胞中 X 染色体的数量少一个。除了一条 X 染色体外其他所有 X 染色体都会失活。

X 染色体数目异常的人,如 Turner 综合征或 Klinefelter 综合征患者,其身体会不正常。这种情况提出了一个难题,因为他们应该和染色体数目正常的个体一样,也只有一个激活的 X 染色体。这可能意味着 X 染色体的短臂和长臂的末端以及染色体臂上的其他一些区域未失活。因此,X 染色体失活也是不完全的。

虽然 X 染色体失活的机制仅部分阐明,但是目前已经确定负责启动 X 染色体失活的基因 XIST[34]。该基因编码一个长链非编码 RNA(lncRNA),它与一条 X 染色体结合,然后引起该 X 染色体的失活(估计人类基因组含有大约 9000 个 lncRNA 基因)[1]。X 染色体 DNA 的甲基化会引起 DNA 的失活,DNA 甲基化是胞嘧啶碱基被酶促转化为 5-甲基胞嘧啶。失活状态 X 染色体可以在体外通过施用 5-氮胞苷(一种去甲基化剂)实现部分再活化。

X 连锁遗传系谱图特征

X 连锁遗传的系谱图有其独特的遗传模式。最显著的特点是女性很少受到影响,为了出现一个 X 连锁遗传的性状,女性必须是纯合子,也就是说她的父母都患病,或者她的父亲患病,并且她的母亲是一个携带者,这种情况是很少见的。

以下是 X 连锁隐性遗传的重要特征:

1. 男性比女性更易患病。

2. 因为父亲只能给儿子一个 Y 染色体,所以 X 连锁隐性遗传疾病永远不会从父亲传给儿子。

3. 该致病基因可以通过一系列女性携带者传播,导致出现一个或多个"隔代遗传"。

4. 该致病基因可以从一个患病父亲遗传给他所有的女儿,她们作为表型正常的携带者,有一半的概率遗传给她们的儿子。典型的 X 连锁遗传血液病例子包括血友病 A(凝血因子Ⅷ缺乏症),血友病 B(凝血因子Ⅸ缺乏症)和 G6PD 缺乏症等疾病。

复发风险

最常见的 X 连锁隐性基因疾病发生的模式发生在女性携带者和正常男性之间。平均来说,母亲携带者会将致病的等位基因传给一半的儿子(发病)和一半的女儿(携带者)。另一种常见的模式是发生在患病的父亲和正常的母亲之间。在这种情况下,所有的儿子都确定是正常的,因为父亲只能把他的 Y 染色体传给他们。因为所有的女儿都得到父亲的 X 染色体,他们都将是杂合子携带者。因为儿子肯定接受 Y 染色体,女儿必须接受带有疾病基因的 X 染色体,这些都是确定发生的,而不是概率,这种情况下没有一个孩子会发病。

一旦遗传传代模式是清楚的,诊断范围就可以大大缩小。例如,作为常染色体显性遗传疾病传播的高铁血红蛋白症是血红蛋白 M 异常的疾病,而作为常染色体隐性遗传疾病传播的高铁血红蛋白血症是则细胞色素 b5 还原酶(烟酰胺腺嘌呤二核苷酸 NADH 黄递酶的还原形式)缺乏的结果(参见第 49 章)。具有常染色体显性遗传的溶血性贫血可能是遗传性球形红细胞增多症的结果,但是溶血状态的性连锁传播方式表明是缺乏 G6PD 或更少见的磷酸甘油激酶引起的。以 X 连锁方式传播的出血性疾病可能是因子Ⅷ或因子Ⅸ缺乏引起的,但是常染色体隐性遗传应该提示医生可能是缺乏其他凝血因子,如因子 X,XI 或 V 等。仔细分析家族病史,不仅可以为患者和家属提供更合适的遗传咨询,而且可以尽快确诊。

● 表观遗传学与基因组印迹

尽管本章重点介绍 DNA 序列突变及其对疾病的后果,但越来越多的证据表明,由于化学修饰引起的基因表达的改变使得相同的 DNA 序列可产生不同的表型(这些修饰统称为表观遗传学,参见第 12 章)。表观遗传学改变引起的基因活性变化能导致严重的疾病后果。例如,一种遗传性结肠癌(称为遗传性非息肉性结直肠癌 hereditary nonpolyposis colorectal cancer,HNPCC)发病的主要原因是由 DNA 损伤修复相关基因的甲基化引起的[35]。当该基因由于甲基化失活时,受损 DNA 不断累积导致结肠肿瘤发生[36]。

● 连锁分析和基因鉴定

染色体特定区域进行基因定位一直是人类遗传学最重要的目标之一。基因的定位和鉴定可以说明基因的功能,与其他基因的相互作用,甚至预测个体发生遗传疾病的可能性。

孟德尔遗传第二定律,即自由组合原则,指出一个人的基

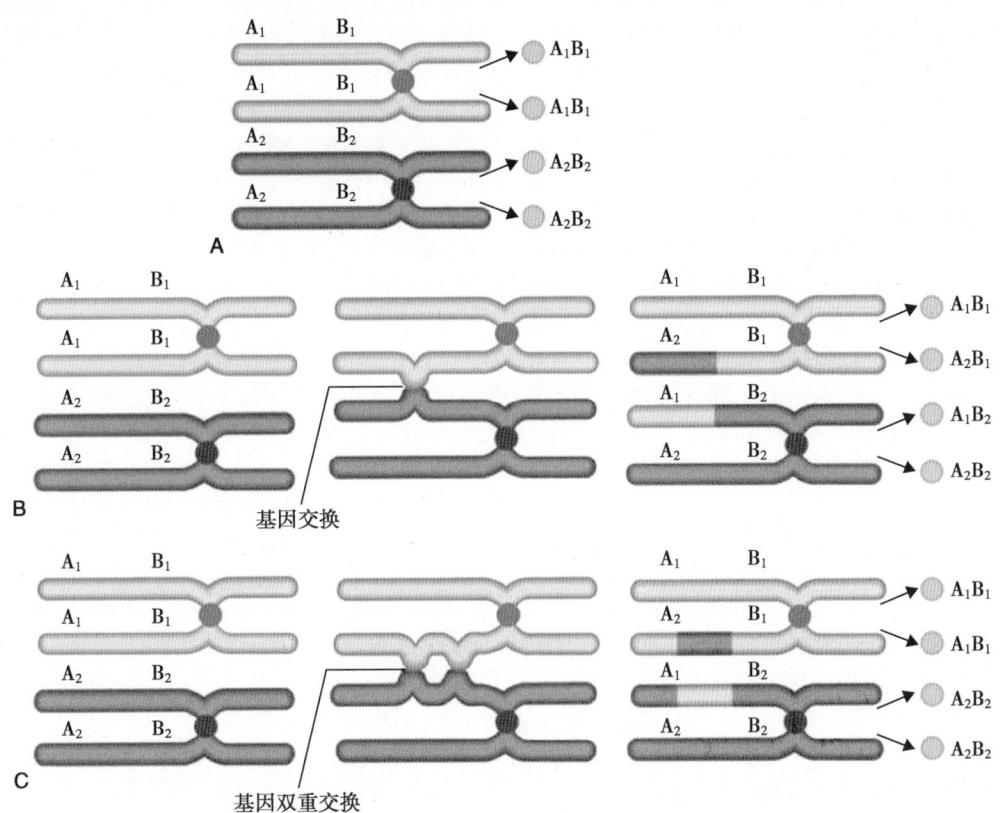

图 10-5　基因交换的遗传结果。A. 没有交换。B. 交换产生重组。C. 双重交叉不产生重组。（转载许可自 McCance KL, Huether SE, Brashers VL, et al: Pathophysiology: The biologic basis for disease in adults and children, 第 6 版. St. Louis, MO: Mosby/Elsevier, 2010. ）

因将被独立地传递给下一代。然而，这个定律只是部分正确的，因为位于同一染色体上靠近在一起的基因往往会一起传递给后代。因此，孟德尔的自由组合原则适用于大多数基因，而不是那些占据染色体同一区域的基因。这样的基因位点是连锁的，位点上的基因是联系在一起的。

在第一次减数分裂期间，同源染色体对之间相互缠绕，有时以基因交换的过程（crossover）交换其部分 DNA（图 10-5）。在重组交换过程中，可以形成新的等位基因组合。例如，染色体上的两个基因位点具有等位基因 A 和 a 以及等位基因 B 和 b。等位基因 A 和 B 位于同一个染色体上，等位基因 a 和 b 位于另一配对染色体上，该个体的基因型记为 AB/ab。

如图 10-5A 所示，当没有基因间交换发生时，等位基因对 AB 和 ab 将被一起发送。然而，当基因间交换发生时（图 10-5B），所有四种可能的等位基因对可以被传递给后代：AB，aB，Ab 和 ab。形成这种新的等位基因排列的过程称为基因重组。然而，交换并不一定导致重组，因为两个基因位点之间的双重交换可能导致等位基因在基因位点上并没有实际重组（图 10-5）。

对家系中重组的分析可以确定致病基因的位置[37]。人类基因组已经鉴定了数以百万计的 SNPs，它们在染色体位置是已知的[38]。如果在单个家庭或多个家庭中发现一个 SNP 与一个疾病表型密切相关，那么致病基因的位点肯定位于 SNP 附近。这使得我们可以确定致病基因的大致位置。在某些情况下，可以使用连锁来帮助诊断家族成员的遗传疾病，就是通过分析确定有疾病基因的父母是否已经将 SNP 等位基因传递给其后代。

人类基因组计划于 1990 年启动，并于 2003 年完成。其主要目标是发现用于连锁分析的整个基因组的多态性（"基因图谱"），并确定整个人类基因组 DNA 序列[39-41]。目前这些目标已经顺利完成，近年来 DNA 测序已经变得更加便宜和高效（参见第 11 章）。因此，现在已经有成千上万的个体完成基因组测序，并且已经确定了大约 4000 个符合孟德尔遗传条件的基因[14,42,43]。这大大增加了我们对许多疾病发病机制的理解，并且可用于更准确的遗传筛查和诊断。

● 分子生物学方法

DNA 克隆

DNA 测序和探针制备需要大量扩增一个 DNA 片段来提供一个相对纯的样本进行研究。实现该目标的经典方法，即克隆，是分子生物学的核心技术[3]。克隆通常通过将 DNA 插入到一个相应的载体来实现，载体可以是噬菌体或质粒，后者可以在细菌体内实现复制。当噬菌体或质粒携带外源 DNA 片段时，伴随着载体的复制外源 DNA 片段也可以得到复制，最后能够获得大量纯一的 DNA 片段。如果一开始没有纯化的 DNA 片段，那就必须从很多 DNA 片段中将其分离出来，这种含有很多 DNA 片段的集合体我们称之为 DNA 文库（library）。一个完整的基因组 DNA 文库包含一个细胞所具有的遗传材料的数百万种片段，而且都已经连接到合适的载体上。另外一种重要的文库的类型是通过反转录酶将一个组织的 mRNA 反转录形成的 cDNA 文库。这样的 cDNA 文库对于分离基因非常有用，因为其含有的基因序列是去除内含子的，在特定的组织中被转录。与之对应的是基因组 DNA 文库，其含有所有的遗传资料，包括编码和非编码的，转录和非转录的。目前已经设计了多种不同的载体，其具有扩增不同大小的 DNA 片段的能力。包括人工酵母染色体（yeast artificial chromosomes，YACs），其能够整合超过 100 万碱基对的 DNA 片段，及其他能够插入大片段 DNA 的载体包括人工细菌染色体（bacterial artificial chromosomes，BACs）和噬菌体来源的人工染色体（P1-derived artificial chromosomes，PACs），其能够整合大约 100 000 个碱基对大小的片段，还有黏粒（cosmids），其能够整合 20 000～30 000 个碱基对大小的片段。更小的插入片段，大小在 3000～12 000 个碱基对之间的 DNA 片段能够克隆到噬菌体载体。

PCR

如果一个基因片段的某些序列为已知时，就可以利用 PCR 技术将该片段扩增出来。PCR 技术相比克隆技术简单很多[44]。比如，人们出于诊断的目的想确定一个基因中某部分的完整序列，从实际出发克隆技术是极其耗时和费力的。而在感兴趣的 DNA 片段的两端分别设计两条和 DNA 双链相互补的引物，就可利用 PCR 技术将两个引物之间的片段扩增超过一百万倍。在连续的循环中，由引物引导的 DNA 合成，及在循环间通过加热分离 DNA 链是这项强大技术的主要原理。

与克隆所需的微克级 DNA 相比，PCR 可以在几纳克的 DNA 上进行。一个多年前的残留血迹，一根头发，甚至一个人舔邮票背面时留下 DNA 往往足以进行分析。PCR 技术非常敏感，因此在最佳的扩增条件下来自单个细胞的 DNA 片段都能实现扩增。另外，DNA 稳定性极高，因此长时间保存的 DNA 材料能被用来扩增。所以 PCR 技术可以用来扩增血涂片 48、木乃伊和其他远古时期生物材料中的 DNA[45]。另外，由于它不需要基因克隆，整个流程比旧技术要快得多，例如用 PCR 技术镰状细胞病的遗传学筛查可以在一天内完成。

PCR 技术可以扩增组织抽提物中 mRNA 经反转录酶反转录形成的 cDNA 片段，是检测组织中基因表达的一种非常敏感的技术方法，这种方法称为反转录聚合酶链式反应（reverse transcriptase polymerase chain reaction，RT-PCR）[46]。在 PCR 扩增的前几个循环中，扩增的效率与模板的数量相关联，因此能够对 mRNA 和 DNA 进行定量分析。为了达到定量分析的目的，需要检测看家基因 mRNA 的表达量作为内对照，然后用目的基因 mRNA 与内对照基因 mRNA 的表达量做对比。扩增曲线的斜率能被用来测定样本中的 mRNA 或 DNA 的量。这个过程被称为实时 PCR（real-timePCR），已实现自动化，借助于检测在扩增过程中被破坏的荧光标记的探针或者只与双链 DNA 结合的染料。

DNA 测序

链终止技术（chain termination technique）通常被用于 DNA 测序[47]。该技术的基本原理是用目的 DNA 为模板合成一个带标记的 DNA 链。合成时所用的核苷酸混合物中包含一种核苷酸类似物，当掺入时就会导致链合成终止。对标记的产物进行凝胶电泳分离可产生呈"梯状"排列的不同的核苷酸片段。每个片段的大小取决于在何核苷酸位点相对应的终止性核苷酸

类似物被掺入。在现代的测序中心，应用荧光标记的核苷酸终止单链的合成可实现快速和准确的自动化测序[48]。以前 DNA 测序需要克隆 DNA 片段作为模板，现在可以更方便地用 PCR 扩增的产物作为模板进行测序。

新的高通量 DNA 测序技术的发展使 DNA 测序的成本降低了许多个数量级（该技术有时也被称为"下一代"或"大规模并行"测序，参见第 11 章）[49~51]。该技术通常将基因组 DNA 随机切成小片段，大小一般为一百至几百个碱基，将短的合成 DNA 序列接头连接到基因组 DNA 片段的末端，这些双链 DNA 片段被分离成单链，然后附着到固体表面如载玻片上。使用接头作为引物序列（多个拷贝提供足够强的信号以通过专用相机可视化），通过 PCR 将每个单独的 DNA 片段扩增成数千个相同拷贝的簇。然后启动测序反应，其中这些片段簇用作合成互补序列的模板。与之前在 DNA 测序部分中描述的 Sanger 测序过程类似，一次添加一个新的互补碱基（连接有碱基特异性荧光标记）。来自每个簇的荧光信号由相机记录，揭示每个片段的碱基对序列。这种方法的关键优势是同时对数百万个不同的 DNA 片段进行测序，而旧的测序方法一次只能进行几十个片段的测序。

干扰基因表达

反义 RNA 和 DNA

基因的表达能够在不同的水平被阻断。反义 RNA 或 DNA 具有与目的 mRNA 互补的序列，它们能够抑制 mRNA 的翻译及引起 mRNA 降解。当这样的寡核苷酸链存在时，其能够通过多种不同的机制抑制基因的表达。例如它们能够与 RNA 形成双链结构，就像两个互补的 DNA 单链杂交形成正常的 DNA 双链一样。由于双链结构不能够被翻译，而且会很快被降解，因此产生的蛋白质产物被特异性的抑制了。在实验研究中，反义 DNA 或者稳定的 DNA 类似物，如甲基膦酸酯（methylphosphonates）能够被直接转染到细胞里，而反义 RNA 能够在细胞内被通过携带合适的 DNA 模板和启动子的质粒来产生。起初该方法被用于抑制淋巴瘤的生长，其通过合成针对癌基因 c-myc 的内含子部分的反义 DNA 寡核苷酸链来实现。同样利用针对 BCR-ABL 融合蛋白的反义 DNA 链可抑制慢性粒细胞白血病患者骨髓细胞的生长。还有研究利用 BCL-2 的反义链在体外培养中抑制 BCL-2 阳性的淋巴瘤细胞的增殖[64]。由于反义 RNA 能够通过在体内转录正义链来产生，因此其可能代表了一天然的调控机制。

RNA 干涉

研究已经证实 RNA 除了通过作为 mRNA 的反义链外，在基因的生理调控中扮演更广泛的角色。siRNAs 和与其密切相关的 miRNAs 是最近发现的基因沉默的调控机制，其抑制基因表达的过程称为 RNA 干涉（RNA interference，RNAi）[52,53]。对 siRNA 而言，其双链的 RNA 被 Dicer 酶切割成大小约 22 个碱基的片段，然后通过 RNA 诱导沉默复合物（RNA-induced silencing complex，RISC）启动同源的靶 mRNA 的降解。尽管 siRNA 常通过 RISC 切割目标 mRNA，但是 miRNAs 作为内源性的双链 RNA 片段，它不但能够减少目标 mRNAs 的数量，也能通过与同一种 RISC 形成复合物并干扰目标 mRNA 的翻译来在发挥转录

后调控作用。研究表明 miRNAs 在造血发育中发挥重要的作用[54],广泛地涉及基因调控和抗病毒过程。siRNA 已成为分子生物学家在实验中下调基因表达的强有力的研究工具。

核糖核酶

RNA 具有酶的活性,能够像限制性核酸内切酶切割 DNA 一样在特定的序列位点切割 RNA。此功能提供了一种新的抑制特定基因表达的方法,我们称这种具有酶活性的 RNA 为核糖核酶(ribozyme)。目前核糖核酶已经被应用到抑制 HIV-1 病毒的复制[55]和切割 BCR-ABL 以治疗慢性粒系细胞白血病[56]。

转基因和基因敲除动物模型

将 DNA 片段插入受精卵的细胞核能够改变动物的基因组成,经过此方法产生的动物称为转基因动物(transgenic)。某些基因如在胚胎发育中所有组织和时间表达会引起胚胎死亡,使用诱导或组织特异性的启动子可使对这些基因功能的研究得以进行。携带人镰刀状 β 血红蛋白基因的转基因小鼠也被产生,当与珠蛋白生成障碍性贫血小鼠的基因型相叠加时能够在小鼠体内产生大量的人血红蛋白 S,在某种程度上可以视为人镰刀形红细胞病的动物模型(参见第 48、49 章)[57]。另一个极其重要的研究基因功能的方法为基因的靶向破坏,即基因敲除(knocking out)。该技术首先构建携带与目的基因同源的序列和选择标记的 DNA 载体,然后将其转染到小鼠胚胎干细胞中。当针对某特定基因的重组发生于某一个细胞时,将该细胞移植到小鼠囊胚泡中,期望被移植的细胞的后代能够发育形成生殖细胞。然后,基因敲除的小鼠能够繁殖,进而获得纯合子的基因敲除小鼠。因为基因敲除经常为致死性(如 G-6-PD 缺乏和戈谢病)或不产生异常的表型,基因敲除小鼠的应用价值受到很大的限制。但是在一些疾病中,如血色素沉积症[58],各种形式疾病的基因敲除模型具有极其重要的研究价值。如果基因敲除为致死性的或者希望基因缺陷仅限于某一特定的器官,这时 Cre/LoxP 位点特异性重组系统就非常有用[59]。LoxP 序列是一个 13 个碱基对的反向重复序列,它被插入到即将敲除基因的两侧。位点特异性重组是经由 P-1 噬菌体 Cre 重组酶催化,以切除 LoxP 序列之间的 DNA 片段,并连接余下的 5' 和 3' 端 DNA。组织特异性切除可以通过将 Cre 重组酶插入到一个组织特异性启动子的下游而实现。利用化学试剂如乙酰基亚硝基脲(N-ethyl-N-nitrosourea,ENU)做随机诱变能够发现未知基因在代谢通路中的作用。比如一个以前未知功能的细胞膜丝氨酸蛋白酶的突变表明其为 hepcidin 的负调节物[82],随后的研究表明该基因的突变能够引起人遗传性铁缺乏症[60]。

● 基因治疗

在体细胞基因治疗中,患者体细胞的特定组织器官的 DNA 被改变。也可以进行生殖细胞治疗,这种治疗会影响包括生殖细胞在内的所有细胞,但是由于技术和伦理的原因,生殖细胞基因治疗尚未在人体应用。最常见地体细胞疗法用于突变导致细胞中不存在相关基因产物的情况(例如 T 细胞中的腺苷脱氨酶引起的常染色体隐性遗传疾病-严重联合免疫缺陷(severe combined immunodeficiency,SCID))[61]。用基因载体将突变基因的正常拷贝导入患者的细胞中,这些载体通常是病毒载体,如逆转录病毒或腺病毒载体,它们经过基因修饰能够携带正常的人类基因,而自己本身不能复制(否则会引起病毒感染)。一旦基因进入患者细胞内,正常的人类基因开始编码表达缺失的基因产物。对于由基因功能获得引起的疾病,目前正在使用诸如反义 DNA 或 RNA,及 RNAi 等技术进行基因治疗(在关于基因表达干扰部分中讨论)的技术。

基因治疗面临许多技术障碍,包括针对载体的免疫应答,反义和 RNAi 方法效率低,以及难以产生足量的基因产物。在一个病例研究中发现针对腺病毒载体的免疫应答是致命的,并且几个接受治疗的患者发生白血病是由癌基因附近插入修饰的逆转录病毒引起的[62]。尽管如此目前基因治疗已经成功地治愈了许多遗传疾病,包括 X 连锁的 ADASCID,β 珠蛋白生成障碍性贫血,血友病 B 和 X 连锁肾上腺白质营养不良[63-66]。除了治疗遗传性疾病外,基因治疗还被用于改变肿瘤细胞从而治疗各种癌症。希望进一步的研究能够通过基因治疗实现对许多人类疾病的安全、高效、经济有效的治疗。

翻译:习佳飞、曾泉　互审:任瑞宝　校对:裴雪涛

参考文献

1. Harrow J, Frankish A, Gonzalez JM, et al: GENCODE: The reference human genome annotation for The ENCODE Project. *Genome Res* 22:1760–1774, 2012.
2. Watson JD, Crick FHC: Molecular structure of nucleic acids: A structure for deoxyribose nucleic acid. *Nature* 171:737, 1953.
3. Lewin B: *Genes VIII.* Prentice Hall, Englewood Cliffs, NJ, 2003.
4. Roach JC, Glusman G, Smit AF, et al: Analysis of genetic inheritance in a family quartet by whole-genome sequencing. *Science* 328:636–639, 2010.
5. Campbell CD, Eichler EE: Properties and rates of germline mutations in humans. *Trends Genet* 29:575–584, 2013.
6. Sudmant PH, Kitzman JO, Antonacci F, et al: Diversity of human copy number variation and multicopy genes. *Science* 330:641–646, 2010.
7. Mills RE, Walter K, Stewart C, et al: Mapping copy number variation by population-scale genome sequencing. *Nature* 470:59–65, 2011.
8. Taylor SM, Cerami C, Fairhurst RM: Hemoglobinopathies: Slicing the Gordian knot of *Plasmodium falciparum* malaria pathogenesis. *PLoS Pathog* 9:e1003327, 2013.
9. Kayser M, de Knijff P: Improving human forensics through advances in genetics, genomics and molecular biology. *Nat Rev Genet* 12:179–192, 2011.
10. Nelson DL, Orr HT, Warren ST: The unstable repeats—Three evolving faces of neurological disease. *Neuron* 77:825–843, 2013.
11. Stankiewicz P, Lupski JR: Structural variation in the human genome and its role in disease. *Annu Rev Med* 61:437–455, 2010.
12. Zimran A, Gelbart T, Beutler E: Linkage of the PvuII polymorphism with the common Jewish mutati. *Am J Hum Genet* 46:902–905, 1990.
13. Manoharan A: Congenital haptoglobin deficiency. *Blood* 90:1709, 1997.
14. Jorde LB, Carey JC, Bamshad MJ: *Medical Genetics*, 4th ed. Mosby-Elsevier, St. Louis, 2010.
15. Bennett RL, French KS, Resta RG, Doyle DL: Standardized human pedigree nomenclature: Update and assessment of the recommendations of the National Society of Genetic Counselors. *J Genet Couns* 17:424–433, 2008.
16. Veltman JA, Brunner HG: De novo mutations in human genetic disease. *Nat Rev Genet* 13:565–575, 2012.
17. Biesecker LG, Spinner NB: A genomic view of mosaicism and human disease. *Nat Rev Genet* 14:307–320, 2013.
18. Zlotogora J: Germ line mosaicism. *Hum Genet* 102:381–386, 1998.
19. Rees DC, Williams TN, Gladwin MT: Sickle-cell disease. *Lancet* 376:2018–2031, 2010.
20. Khoury MJ, McCabe LL, McCabe ER: Population screening in the age of genomic medicine. *N Engl J Med* 348:50–58, 2003.
21. Bell CJ, Dinwiddie DL, Miller NA, et al: Carrier testing for severe childhood recessive diseases by next-generation sequencing. *Sci Transl Med* 3:65ra4, 2011.
22. Bodurtha J, Strauss JF: Genomics and perinatal care. *N Engl J Med* 366:64–73, 2012.
23. Allen KJ, Gurrin LC, Constantine CC, et al: Iron-overload-related disease in HFE hereditary hemochromatosis. *N Engl J Med* 358:221–230, 2008.
24. Lettre G, Sankaran VG, Bezerra MA, et al: DNA polymorphisms at the BCL11A, HBS1L-MYB, and beta-globin loci associate with fetal hemoglobin levels and pain crises in sickle cell disease. *Proc Natl Acad Sci U S A* 105:11869–11874, 2008.
25. Lane DA, Grant PJ: Role of hemostatic gene polymorphisms in venous and arterial thrombotic disease. *Blood* 95:1517–1532, 2000.
26. Bolton-Maggs PHB, Pasi KJ: Haemophilias A and B. *Lancet* 361:1801–1809, 2003.
27. Graw J, Brackmann HH, Oldenburg J, et al: Haemophilia A: From mutation analysis to new therapies. *Nat Rev Genet* 6:488–501, 2005.
28. Adams PC, Barton JC: Haemochromatosis. *Lancet* 370:1855–1860, 2007.
29. Lyon MF: X chromosomes and dosage compensation. *Nature* 320:313–330, 1986.
30. Lyon MF: Some milestones in the history of X-chromosome inactivation. *Annu Rev Genet* 26:17–28, 1992.
31. Wutz A, Gribnau J: X inactivation Xplained. *Curr Opin Genet Dev* 17:387–393, 2007.

32. Lee JT, Bartolomei MS: X-inactivation, imprinting, and long noncoding RNAs in health and disease. *Cell* 152:1308–1323, 2013.

33. Deng X, Berletch JB, Nguyen DK, Disteche CM: X chromosome regulation: Diverse patterns in development, tissues and disease. *Nat Rev Genet* 15:367–378, 2014.

34. Ballabio A, Willard HF: Mammalian X-chromosome inactivation and the XIST gene. *Curr Opin Genet Dev* 2:439–447, 1992.

35. Esteller M: Epigenetics in cancer. *N Engl J Med* 358:1148–1159, 2008.

36. Lynch HT, de la Chapelle A: Hereditary colorectal cancer. *N Engl J Med* 348:919–932, 2003.

37. Altshuler D, Daly MJ, Lander ES: Genetic mapping in human disease. *Science* 322:881–888, 2008.

38. Durbin RM, Abecasis GR, Altshuler DL, et al: A map of human genome variation from population-scale sequencing. *Nature* 467:1061–1073, 2010.

39. Lander ES: Initial impact of the sequencing of the human genome. *Nature* 470:187–197, 2011.

40. Lander ES, Linton LM, Birren B, et al: Initial sequencing and analysis of the human genome. *Nature* 409:860–921, 2001.

41. Venter JC, Adams MD, Myers EW, et al: The sequence of the human genome. *Science* 291:1304–1351, 2001.

42. Davies K: The era of genomic medicine. *Clin Med* 13:594–601, 2013.

43. Yang Y, Muzny DM, Reid JG, et al: Clinical whole-exome sequencing for the diagnosis of mendelian disorders. *N Engl J Med* 369:1502–1511, 2013.

44. White TJ, Arnheim N, Erlich HA: The polymerase chain reaction. *Trends Genet* 5:185–190, 1989.

45. Callaway E: Ancient DNA reveals secrets of human history. *Nature* 476:136–137, 2011.

46. VanGuilder HD, Vrana KE, Freeman WM: Twenty-five years of quantitative PCR for gene expression analysis. *Biotechniques* 44:619–626, 2008.

47. Sanger F, Nicklen S, Coulson AR: DNA sequencing with chain-terminating inhibitors. *Proc Natl Acad Sci U S A* 74:5463–5467, 1977.

48. Mardis ER: A decade's perspective on DNA sequencing technology. *Nature* 470:198–203, 2011.

49. Metzker ML: Sequencing technologies-the next generation. *Nat Rev Genet* 11:31–46, 2010.

50. Hayden EC: Technology: The $1,000 genome. *Nature* 507:294–295, 2014.

51. Koboldt DC, Steinberg KM, Larson DE, et al: The next-generation sequencing revolution and its impact on genomics. *Cell* 155:27–38, 2013.

52. Downward J: RNA interference. *BMJ* 328:1245–1248, 2004.

53. Marsden PA: RNA interference as potential therapy—not so fast. *N Engl J Med* 355:953–954, 2006.

54. Chen CZ, Li L, Lodish HF, Bartel DP: MicroRNAs modulate hematopoietic lineage differentiation. *Science* 303:83–86, 2004.

55. Heidenreich O, Eckstein F: Hammerhead ribozyme-mediated cleavage of the long terminal repeat RNA of human immunodeficiency virus type 1. *J Biol Chem* 267:1904–1909, 1992.

56. Soda Y, Tani K, Bai Y, et al: A novel maxizyme vector targeting a bcr-abl fusion gene induced specific cell death in Philadelphia chromosome-positive acute lymphoblastic leukemia. *Blood* 104:356–363, 2004.

57. Beuzard Y: Mouse models of sickle cell disease. *Transfus Clin Biol* 15:7–11, 2008.

58. Zhou XY, Tomatsu S, Fleming RE, et al: HFE gene knockout produces mouse model of hereditary hemochromatosis. *Proc Natl Acad Sci U S A* 95:2492–2497, 1998.

59. Yu Y, Bradley A: Engineering chromosomal rearrangements in mice. *Nat Rev Genet* 2:780–790, 2001.

60. Melis MA, Cau M, Congiu R, et al: A mutation in the TMPRSS6 gene, encoding a transmembrane serine protease that suppresses hepcidin production, in familial iron deficiency anemia refractory to oral iron. *Haematologica* 93:1473–1479, 2008.

61. Cavazzana-Calvo M, Fischer A, Hacein-Bey-Abina S, Aiuti A: Gene therapy for primary immunodeficiencies: Part 1. *Curr Opin Immunol* 24:580–584, 2012.

62. Wirth T, Parker N, Yla-Herttuala S: History of gene therapy. *Gene* 525:162–169, 2013.

63. Kay MA: State-of-the-art gene-based therapies: The road ahead. *Nat Rev Genet* 12:316–328, 2011.

64. Nathwani AC, Tuddenham EGD, Rangarajan S, et al: Adenovirus-associated virus vector–mediated gene transfer in hemophilia B. *N Engl J Med* 365:2357–2365, 2011.

65. High KA: The gene therapy journey for hemophilia: Are we there yet? *Blood* 120:4482–4487, 2012.

66. Ginn SL, Alexander IE, Edelstein ML, et al: Gene therapy clinical trials worldwide to 2012—An update. *J Gene Med* 15:65–77, 2013.

第 11 章
基因组学

Lukas D. Wartman and Elaine R. Mardis

摘要

新一代测序平台的建立、基因组序列规模测定和分析处理技术的确立及人类基因组数据的完成,宣告基因组学时代的开启。本章对新一代测序方法基本原理进行介绍,概述数据分析的基本知识,探讨在新一代测序的广度和深度上的大量实际应用对解决生物医学问题的重要意义。本章亦涉及癌症基因组学、复杂疾病基因组学以及它们与血液学基础及临床的关系。

● 基因组学的历史:SANGER 测序

自 2003 年人类基因组序列公布以来,由于新型测序技术的建立和广泛应用,基因组学概念发生了巨大的变化[1]。2005 年之前,Sanger 测序是主要的 DNA 测序方法。Sanger 测序是由 Frederick Sanger 和他的同事们在 70 年代末发明的测序方法,又被称为"链终止"测序方法[2]。在他们最初的方案中,共有四个反应通过将单独的双脱氧核苷三磷酸(di-deoxynucleoside triphosphates,ddNTPs)聚合来进行链终止。其中每个反应中的三个三磷酸脱氧核糖核苷酸(deoxynucleoside triphosphates,dNTPs)未作修饰,而第四个 dNTP 进行了放射性标记。每个反应的待测 DNA 模板由四部分组成:DNA 引物,DNA 聚合酶,四份 dNTPs 混合物,以及一份 ddNTPs。这时,由于在 ddNTP 中 3'羟基缺失而 DNA 聚合酶在缺乏 3'羟基时无法添加核苷,导致 DNA 链合成中出现链终止。在多次引物延伸之后,依据

简写和缩略词

AML,急性髓系白血病,(acute myeloid leukemia);ATAC-seq,利用活化的转座酶 Tn5 将可接近的染色质 DNA 切割的同时连接测序接头并测序,(uses the hyperactive Tn5 transposase to simultaneously fragment and add sequencing adaptors to accessible DNA);bp,碱基对,(base pair);ChIP-seq,染色体免疫共沉淀测序,(chromatin immunoprecipitation sequencing);ddNTP,双脱氧核苷三磷酸,(di-deoxynucleotide triphosphate);DNase-seq,用脱氧核糖核酸酶 I 对 DNA 进行切割并测序,此酶敏感区域作为染色质可接近区域标志,(uses DNase I to fragment DNA based on DNase I hypersensitive sites as a marker of chromatin accessibility);dNTP,三磷酸脱氧核苷酸,(deoxynucleotide triphosphate);FAIRE-seq,先用甲醛将 DNA 与蛋白交联后随机切割 DNA 片段并测序,(formalin crosslinking of DNA to proteins prior to random fragmentation)。

DNA 模板补充的核苷酸,ddNTPs 就被随机加入到新合成的链中。通过使新合成的 DNA 模板链变性、电泳分析四种 DNA 片段,人们可以从放射成像中读取 DNA 模板序列。对 Sanger 测序重要改进包括:使用荧光素标记的 ddNTPs,使测序发生在一个反应而不是四个[3];改良耐热 DNA 聚合酶使温度循环(循环测序)变为可行;使用毛细管电泳替代传统凝胶电泳使样品间条带自动分离[4~7]。现代 Sanger 毛细管电泳测序法通常进行 400~900bp 范围的 DNA 测序。Sanger 测序的主要缺陷是测序反应与电泳检测分离。在进行大片段 DNA 或全基因组测序时,染色体 DNA 必须被随机片段化之后亚克隆至细菌载体,再进行 DNA 分离测序。产生的测序结果通过计算拼接组成更大的片段,以此复原初始 DNA 核苷酸序列。这个过程是昂贵、费时费力的。然而,随着自动 DNA 分离测序反应的可行,以及高通量毛细管测序的问世,人类基因组同许多其他物种基因组一起被解码出来。目前,Sanger 测序仍被应用于较小规模的测序项目和验证新一代测序研究结果。

● 现代基因组学:新一代测序技术

新一代测序技术概述

新一代测序技术,或被称为大规模平行数字测序技术,与 Sanger 测序的不同之处在于测序反应与信号检测轮流进行,因而显著提高了数据读取的速率[8,9]。在人类基因组计划完成后的数年里,新一代测序极大地促进了基因组学的应用,并显著加快了生物医学研究的进程[10]。尽管有不同的新一代测序平台提供商业服务,但它们在技术上十分相似。与 Sanger 测序不同,新一代测序技术并不需要 DNA 亚克隆、在细菌宿主中增殖或在测序前与个体模板隔离。作为替代,DNA 被随机分裂为一群小碎片(通常为 100~500bp),之后断裂端与特殊合成的 DNA 链接物(或接头)结合,生产新一代测序文库。文库片段被隔离至指定位置后进行扩增。一般来说,这种原位扩增发生在与互补接头共价修饰的表面(微珠或平面硅表面),并利用特殊稀释过的文库片段作为信号输入。在这一步中,单个文库片段扩增产生的信号输出可以被随后的测序步骤检测到。因为每个测序读数都来自于一个唯一的基因片段所扩增得到的文库片段,因此新一代测序从本质上是数字化的。这也就蕴含了数字测序方法的重要概念:生成的特定测序序列数量直接与输入的核酸数量成比例,例如可以准确反映扩增的基因组区域。然而,由于文库构建和片段扩增涉及聚合酶链反应(PCR)扩增,因此扩增偏差或 PCR 酶置换出错引起错误碱基掺入都可能会导致结果失准。

边合成边测序技术:ILLUMINA 测序平台

目前,在市场上有两种常用的新一代测序平台。其中之一使用名为"边合成边测序"的方法,测序过程发生在硅基流动槽装置的微流控通道中[11](图 11-1)。在此,在流动槽表面进行的文库片段酶扩增反应产生不计其数的 DNA 簇,而每一簇的测序都与其他簇平行地通过一系列步骤完成。Solexa 公司在 2006 年首次推出了使用此项技术的测序仪,并于 2007 年被 Illumina 公司收购。Illumina 公司提供多种不同的运行时间(从数小时到数天)、测序能力(每个流动槽读数范围从 2500 万到

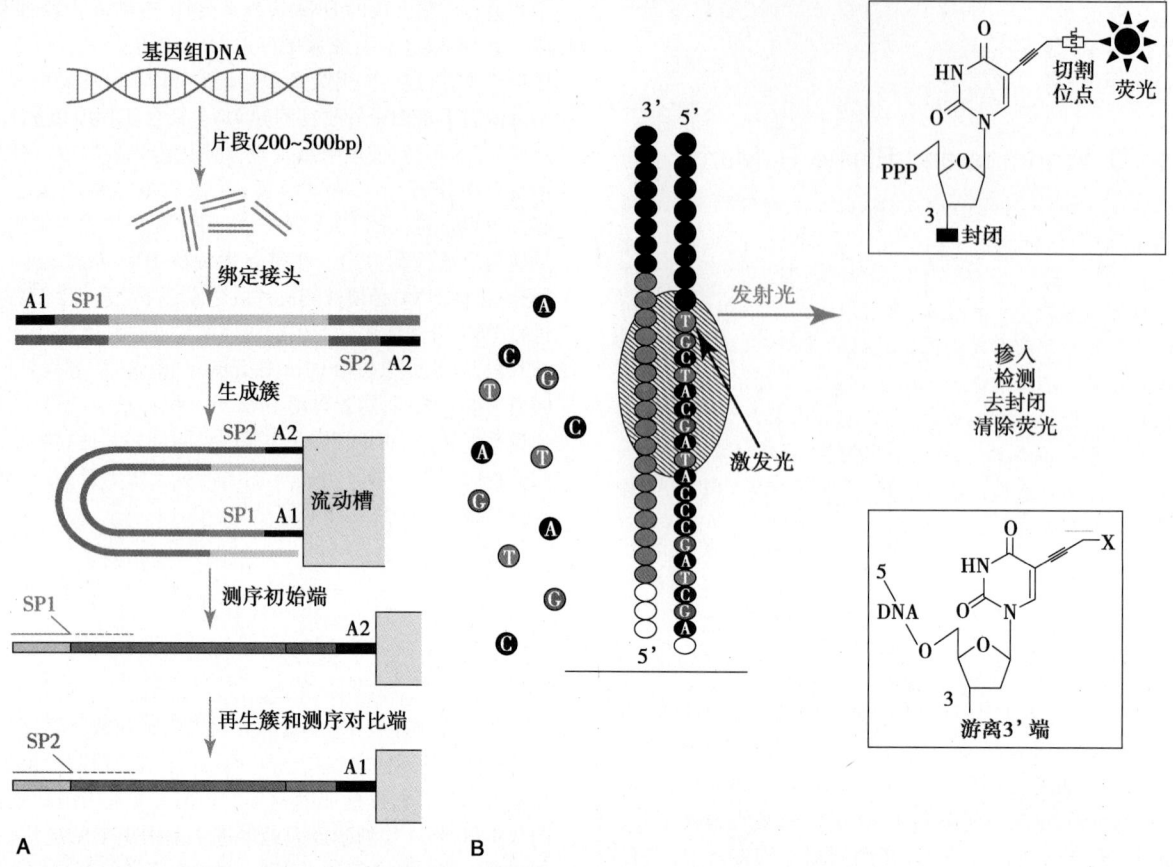

图 11-1　Illumina 平台建库和测序过程。图 A 表示建库过程,使高分子量染色体 DNA 裂解并与接头绑定,通过载体放大后与接头互补的引物退火。图 B 表示分段测序过程。首先通过引入试剂来延伸启始片段,检测掺入的荧光标记核苷酸,去封闭处理 3′端,清除掺入的荧光标记核苷酸,随后进入下一个"边合成边测序"的连续过程。(经 Mardis 许可重制,引自:Next-generation sequencing platforms. Annu Rev Anal Chem(Palo Alto Calif)6:287 ~ 303,2013.)

近 30 亿)和总输出数据量(每次测序数据量从约 0.5Gb 到超过 1.5Tb)的测序仪器。

边合成边测序技术:方法学概述

　　同 Sanger 测序一样,边合成边测序起始步骤是将与接头(连接与流动槽表面的扩增文库片段)互补的引物退火处理。之后,包含 DNA 聚合酶和荧光标记化学修饰的 dNTPs 被加入流动槽来启动合成步骤。DNA 聚合酶将互补的 dNTP 整合至每个簇中 DNA 片段 3′端。由于 3′端的阻塞,每个合成反应在 dNTP 被加入后终止。在流动槽中的 dNTP 合成一个循环后,激光检测系统对流动槽表面进行扫描,激发并检测由荧光标记的 dNTPs 产生的特定发射光。随后采用化学去封闭步骤来进行:①分裂去除荧光基团(荧光标记的 dNTPs 被称为"可逆标记终端");②去除 3′端的封闭,使下一循环可以继续合成、检测和阻断。

　　与桑格测序不同,Illumina 公司的边合成边测序方法测序序列长度相对较短,一般是 100 ~ 300bp。序列长度导致的缺陷首先表现在信噪比问题上,边合成边测序的步骤越多,产生的噪声信号就越多,越影响真实检测信号。因此 Illumina 序列数据的质量随步骤数的增加而减少。Illumina 平台错误率很低,在 0.1% ~ 0.3% 范围内,主要错误类型是碱基替换[12]。最后,像人类基因组这样复杂、重复的基因组无法在 300bp 测序长度上进行装配,所以作为数据解读的第一步是开发测序读值与参考基因组比对的算法[13]。Illumina 研发的一项用于改进短序列匹配的方法是采用双端测序,是测序读取一个末端后接着去读取流动槽中其他扩增片段产生的 DNA 簇。这种成对结束的序列在物理学上由片段大小决定,使它们在参考基因组中通过比对精准定位,有效地产生更多覆盖给定测序范围的序列(同单端测序相比)[14]。此外,如后文所述,当预期的序列定位和参考基因组不符时,就成为解读结构变异的信息来源。

pH 值变化传感测序技术:ION TORRENT 测序平台

　　第二种常用的新一代测序平台是 Life Technologies 公司(现已并入 Thermo Fisher 公司)的 Ion Torrent 平台,通过 pH 值传感方式进行测序(图 11-2)。Life Technologies 公司在 2010 年获得 Ion Torrent 测序平台[15]。这种 pH 值传感测序技术包含与边合成边测序相似的文库片段合成步骤。但是,文库 DNA 片段稀释后与以下结合:①表面与接头共价结合的单个微米级微珠;②PCR 试剂,包含 DNA 聚合酶。最终形成一个微乳液 PCR 反应。在微乳液 PCR 反应中生成的单个水胶囊使文库片段在测序前先进行基于微珠的扩增。微乳液 PCR 过程中生成的微珠携带了与测序 DNA 片段完全相同的拷贝。这些包被 DNA 的微珠从微乳液中被纯化,富集表面携带扩增 DNA 的微珠,之后放入特殊构造半导体板(被称为离子芯片)的单个孔中。测

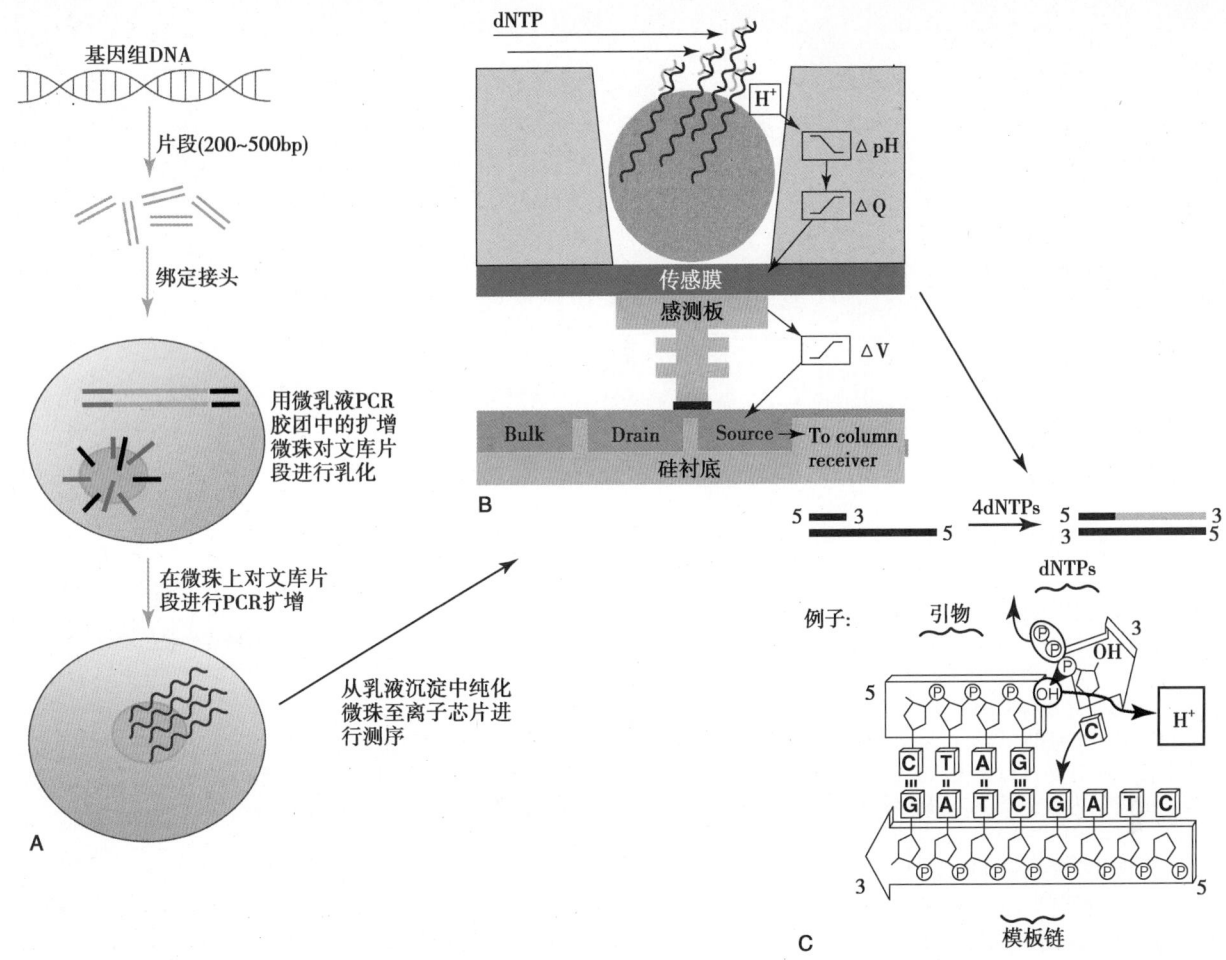

图 11-2　Ion Torrent 平台建库和测序过程。图 A 表示 Ion Torrent 文库扩增过程的细节,需要在微珠表面与共价互补结合于接头的引物进行微乳液 PCR 扩增,随后破乳并将微珠加入离子芯片进行测序。测序过程如图 B 所示,将高纯度 dNTP 溶剂连续流过芯片表面以结合。结合后,释放的氢离子通过芯片的 pH 值传感功能进行检测,如图 C 所示。(经 Thermo Fisher Scientific 许可使用)

序引物(与接头互补)退火结合至微珠扩增的片段,之后通过向离子芯片表面添加 DNA 聚合酶和单一包含 dNTP 的缓冲液流启动测序步骤。四种核苷酸的液流以逐步方式出现,伴随着检测步骤和其间的洗涤。当一个特定 dNTP 在特定的微珠上连接入 DNA 片段的延伸链时,氢离子就被释放出来,离子芯片中内置的高度敏感的 pH 值传感器就可以读取包含微珠的孔中随后 pH 值的变化。如果该循环中没有包含 dNTP,该孔中的 pH 值就不会有变化。随后这种方法对离子芯片内所有包含的微珠的孔进行操作,产生大规模并行测序。同 Illumina 测序技术相同,这种测序方法序列长度很短,在 100 ~ 400bp 范围。但与使用双端读取的 Illumina 平台不同的是,Ion Torrent 测序序列是单端序列。大多数 Ion Torrent 平台产生的测序错误来源是相同碱基模板链延伸中的插入/敲除错误,因为辨别合成相同核苷酸和四种连续核苷酸的 pH 值变化率存在困难[16]。Ion Torrent 平台的优点是运行时间非常短(2 ~ 7 小时),并且每次运行的成本相对低廉。输出、序列长度、运行时间和成本依据离子芯片类型有所不同(最高 2Gb)。

发展中的新一代测序技术:单分子测序

Pacific Biosciences RSII 测序仪是一种提供商业服务的单分子测序平台[17]。单分子测序与之前所述测序平台的主要不同在于,数据生成前不需要进行 PCR 扩增。这一方法的显著优势在于消除了一些由于使用 PCR 而产生的偏差来源,但缺点是通常需要更多的 DNA。Pacific Biosciences 测序方法的另一个主要不同是读取的序列长度,尽管依据模板类型有所变化,但一般可以向构建文库输入超过 50 000 碱基的超长片段分子。

Pacific Biosciences 测序方法将准备好的文库片段与为测序系统专门设计的 DNA 聚合酶分子连接(图 11-3)。这些复合物被加入单分子实时测序孔板(SMRTCell)表面,这种孔板是一种纳米材质的测序装置,由 150 000 个零模波导孔组成。实际上,加载复合物的目的是将 DNA 聚合酶/模板复合物加入每一个零模波导孔中,为测序做准备。零模波导孔是一种底部包被 DNA 聚合酶复合物的纳米材料孔,孔底能聚焦激光激发和检测的光学信号,从而将检测区域与聚合酶活性位点隔离开来。测序过程开始于荧光标记核苷酸与缓冲液的加入,随后在运行过程中连续不断地接受激发和检测光信号。随着荧光素标记的核苷酸进入活性位点,当它们结合入合成链的驻留时间足够长时即可被检测到。由于每一个荧光基团的核苷酸同源性是特定的,因此测序的读取是基于检测发射波长。荧光基团是附着在核苷酸的磷酸盐部分,所以合成过程会在磷酸二酯键形成时

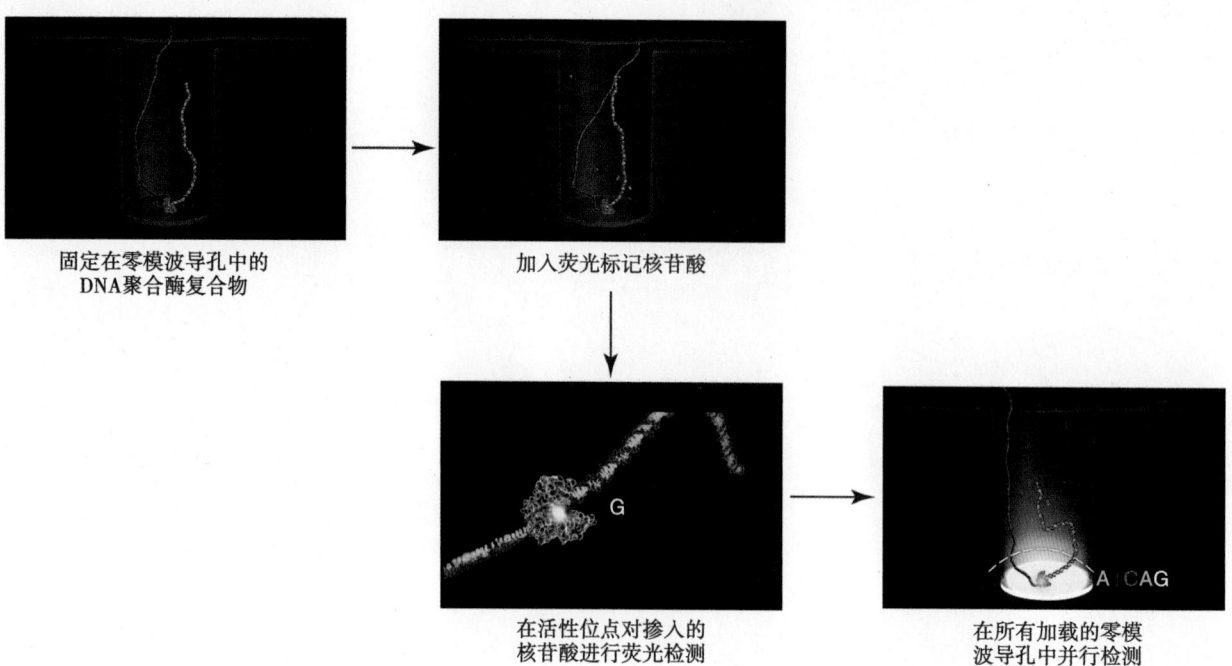

固定在零模波导孔中的　　　　　加入荧光标记核苷酸
DNA聚合酶复合物

在活性位点对掺入的　　　　　在所有加载的零模
核苷酸进行荧光检测　　　　　波导孔中并行检测

图11-3　Pacific Biosciences 实时测序和检测过程。准备好的文库片段与 DNA 聚合酶形成复合物后加载到 SMRTCell 表面,使其定位到零模波导孔(ZMW)。在加入荧光标记核苷酸和缓冲液后,凭借在零模波导孔分离的聚合酶复合物活性位点对所掺入核苷酸进行激发/感应的光学检测,来实现每个测序进程的实时检测。此时,每个激活的零模波导孔荧光反应在预设的时间内被记录下来,最终形成每一个 DNA 单分子的测序序列数据。(经 Pacific Biosciences 许可使用)

将其去除,扩散出零模波导孔的焦点。

考虑到实时检测单个分子造成的信噪比的因素,单分子测序显然具有更高的固有错误率。Pacific Biosciences 测序序列的主要错误类型是插入/删除错误,这可能源于以下检测误差:①当一个核苷酸驻留时间超过均值但没有被正常掺入;②当一个掺入的核苷酸被误判为两个甚至更多;③当检测多个核苷酸掺入的均聚物延伸时出现的错误。尽管其错误率约为 15%,但这些错误本质上是随机的,这意味着通过对感兴趣的序列的进行过量采样(或"增大覆盖度")纠正大多数错误,可以使序列组装后的错误率约为 0.1%[18]。在此平台上,那些很长片段的序列能够直接进行序列组装,而不像在短序列平台需要进行序列对比来分析数据。而基于这一功能,序列组装在发现基因组新现象和提供长序列单体型基因信息上具有明显优势。

新兴 DNA 测序技术研发主要基于传送 DNA 分子穿过纳米孔道这一核心概念,这些孔道既可以是生物分子,也可以是纳米合成材料[19]。在纳米孔测序技术中,核苷酸序列的读取发生在纳米孔传送过程中产生的序列相关的电流变化或对掺入的荧光标记核苷酸的激光信号检测。虽然纳米孔测序目前还处于理论阶段,但有望实现对长序列的快速测序。

定向新一代测序技术:从基因集合到外显子组及更多信息

最初,NGS 平台只能用来对基因组规模相对较小的生物体进行全基因组测序,如细菌或模式生物(秀丽隐杆线虫、果蝇等),或对大量的 PCR 产物合并成单次测序实验。随着单次测序运行通量的提高,人类基因组这样更大规模的基因组研究得以实现,其中就包括首个癌症基因组[20,21]。然而,整个人类基因组研究分析的成本和复杂性,以及对已知基因以外区域鉴定的

变异进行解读的困难性,都促进了针对这些位点的相关测序方法的发展。特别是杂交捕获技术出现后,通过一系列筛选步骤可以直接生成相应的 NGS 数据,如已知基因的某个子集(例如所有的激酶),或者所有已知的基因(外显子组)(图11-4)[22]。从本质上说,杂交捕获技术依赖于与目标基因组中已知外显子序列互补的合成 DNA 探针[23,24]。在现有的标准方案中,探针上共价连接生物素基团,使其可以通过链霉亲和素包被的磁粒子进行下游的筛选。通过优化全基因组文库与杂交捕获探针结合与杂交的条件下(如探针与靶标分子的化学计量比、温度和缓冲液条件),形成了探针和文库片段的杂交复合物。随后通过与链霉亲和素磁珠的结合和磁力作用,对其进行磁珠分离,移除、清洗未捕获的文库片段,最后经变性将杂交片段从探针上洗脱下来。最终的片段经 PCR 扩增,定量并由 NGS 完成测序。目前,基因组规模的 NGS 平台的通量允许将多个杂交捕获反应的最终片段组合或"复用"到单次测序中。复用技术的实现依赖于合成在文库连接物上的 DNA 条形码,而序列读取的解复用是在仪器运行的下游使用适当的生物信息程序来进行。尽管外显子基因组测序成本约为全基因组测序的十分之一,但需要着重指出的是,85%～90% 目标区域的标准杂交捕获得率需要有足够的深度,这样才能更加准确地预测变异。此外,杂交捕获检测到的变异类型通常是有限的。单核苷酸变异和短插入/缺失变异能够被检测到,但是拷贝数和结构变异是很难被准确检测出来,尤其是如果样本的捕获没有加入经过特殊设计的探针,也就无法通过针对性地数据分析来识别这些变异。

新一代 DNA 测序分析概述

基于 NGS 方法的生物医学实验手段虽然相对容易,但所

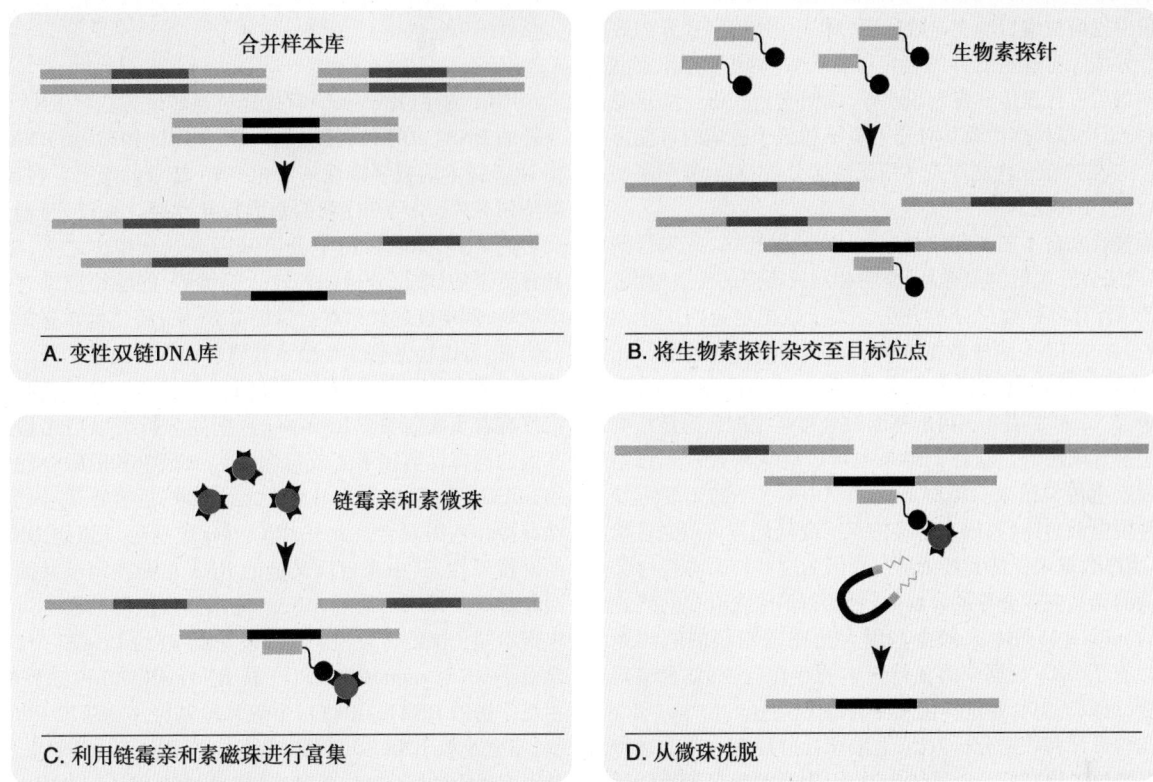

图 11-4　测序的杂交捕获概述。本图展示了在 DNA 或 RNA 测序之前的杂交捕获选择过程的概况。一般来说,探针是针对感兴趣的目标区域设计的,它可以由少量的基因或热点区域组成,也可以是近乎整个的外显子基因组(一个基因组中所有已知基因)。在杂交捕获之后,利用链霉亲和素磁珠分离出探针与基因文库形成的二聚物。通过变性的方法释放基因文库片段,然后进行扩增、定量和测序。(已经 Illumina 公司许可)

得到的数据却需要更复杂的分析方法来进行准确解释[25]。如前所述,这一定程度上是由于人类基因组的复杂性,而且数据分析的第一步需要将短序列读数与参考序列进行比对。因此,这都需要依赖计算硬件设备和软件流程的高效结合来完成序列比对和数据分析,因为单个实验就能产生极其庞大的数据量,而增加样本量、时间点,集成不同类型的数据进行相关性分析都会进一步加剧数据量的产生。

大多数以癌症为中心的研究都有一个核心目标,即鉴定肿瘤细胞("体细胞性")特有的 DNA 变异情况,而非来源于遗传性("先天性"或"种系")基因组。在实践中,预期的比较(无论是靶向基因组,外显子组,还是全基因组测序)首先是将来自肿瘤标本库和匹配的正常对照库的序列读值分别作为单独的实体与人类基因组标准参考序列进行比对。有专门的逻辑算法来识别不同类型的变异(单核苷酸,或"点"突变,小的插入或缺失,拷贝数或结构改变),然后被用来分别检查每一组序列读值,并识别与人类基因组参考序列相关的特定变异类型。最后,识别出的变异在肿瘤和正常数据集之间进行比较,以确定那些仅在肿瘤中出现的变异。作为一种方式用来解读所有鉴定到的体细胞变异对一个特定基因的氨基酸序列所带来的影响,例如,我们还必须将人类基因组的注释赋予那些发生在已知基因的编码区和剪接位点的鉴定到的单核苷酸和插入缺失(indel 用来定义碱基的插入或缺失的术语)变异。体细胞单核苷酸变异(参见第 10 章)可维持由此产生的氨基酸(称为"同义");可编码不同的氨基酸("非同义");可取消一个剪接位点

并因此引入内含子序列,导致正常的翻译阅读框因为后一个终止密码子提前引入而改变("剪接位点");并且可以忽略("漏读")或者引入一个终止密码子("无义")。插入缺失突变通常会导致开放阅读框移位("移码突变"),依据增加或缺失核苷酸的数量,结果会产生不同的氨基酸序列和不同长度的蛋白质。如果增加或缺失的数量是三个核苷酸的倍数,那么开放阅读框就会被保留,但是蛋白质序列会相应地改变。

拷贝数的增加或损失是由区域内序列读度密度的统计学显著性变化确定的,并且通常是由变异区域内的基因所决定[26,27]。结构变异一般定义为染色体片段的插入,或相对于种系序列的倒位和易位。在这里,基于多重读值比对的算法能识别出不同类型的结构变体,如两段序列读值的间隔明显大于预期的测序库所应有的插入片段大小("插入");或者比预期的间隔更近("缺失");或者处于同一染色体但读取方向不一致("倒位");或者在不同的染色体上存在多个正、反向的序列读值对("易位")。倒位和插入可能会产生融合蛋白,因为来自同一个(倒位)或不同(插入)的染色体上的两个基因的外显子会因此发生实际的并排重组。易位也可能导致基因融合,但一般是由不同亲本染色体上的两个基因发生外显子并排重组。此外,大量研究表明,基因融合形成的蛋白质在肿瘤形成过程中发挥了重要作用[28]。

恶性血液病的遗传易感性可以通过遗传或新发基因突变导致,例如:BRCA1/2,TP53,和其他基因。在此,生殖细胞的变异的鉴定主要通过将序列读取数据与人类基因参考序列的比

对，以及对已知的肿瘤易感基因的注释。如果可行的话，依据这些基因中先前被编目的变异数据库，对某一种特定变异的致病性进行评估。对这些变异的鉴定通常需要得到患者和家庭成员的同意后进行遗传学咨询和调查，以便交流获得一些重要信息，如关于生殖易感性及其对兄弟姐妹和孩子造成的可能影响（将在下文的"新一代测序技术用于临床分析：对血液学家实践中的启发"中讨论）。

为了整合来自不同的起始材料如 DNA 和 RNA，或来自同一肿瘤，或来自一大群肿瘤样品（来自相同或不同的疾病位点）的 NGS 数据，有多种数据分析方法。关于数据整合的一个例子是，通过评估 RNA 测序数据来验证最初通过比较肿瘤与正常 DNA 序列而鉴定出的特定突变，如某个预测的融合基因。在本例中，RNA 水平明确测得的基因融合可有把握认为该结构变异算法是真阳性的。这样的结果也可以确认来自常规诊断化验的细胞遗传学结果。类似地，某个 DNA 水平的突变可能引入一种蛋白截短体（移码或剪接位点突变），同样可以通过检查 RNA 测序数据来评估其转录情况。因为这些转录本往往会发生所谓的无义突变介导的降解（一种通过消除含有提前终止密码子的 mRNA 转录本来减少基因表达中的错误的监测途径），所以有了 RNA 数据来验证转录本的存在与否，是否编码无义突变，可以为突变鉴定提供重要的信息。

在实验设计和数据分析方面，血液恶性肿瘤有一些非常特殊的情况需要考虑和留意。具体来说，因为通常来自于骨髓活检样品的肿瘤细胞含量很高，因此 NGS 库中的 DNA 大部分都来自肿瘤细胞，但与之匹配的正常样本可能会有问题。在血液中循环肿瘤细胞含量高的患者，利用皮肤、颊拭子或漱口水样本来提供正常样本，可能会污染上肿瘤细胞的内容物，从而使体细胞变异的识别变得复杂。虽然有时可以在患者缓解时经同意再次收集正常样本来化解这一困境，但并非所有患者都能获得缓解，而且有些患者会因为不舒服而拒绝再次活检。如果没有可选的来源，血液或骨髓分离出非恶性细胞群（通常是正常的 T 细胞）可以提供作为匹配的正常对照。

肿瘤细胞固有的快速而不受控制的生长和细胞分裂通常意味着，并非所有的癌细胞都有相同的体细胞改变。这一现象已在白血病和骨髓增生异常综合征中被证实，也称为遗传学异质性[29~36]。本质上说，每一个癌细胞都携带着相同的创始者突变（有时被称为"躯干"），但是在肿瘤细胞群体中可以存在亚克隆，每一个亚克隆都可以携带独特的突变。到目前为止，在临床结果、复发的可能性、对治疗的耐药性以及其他可能的临床特征上，异质性的重要性还没有得到明确的证实。肿瘤亚克隆可以通过高深度的 NGS 获得的体细胞突变谱中分析确定，NGS 数据的数字特性是通过相同的变异等位基因片段（VAF）的变异算法所获取。尤其是，任一变异的 VAF 定义为体细胞变异（与生殖系突变或该位点的遗传性核苷酸相比）所占的一部分测序读值。通过比较病人的不同采样时间点的数据，如疾病初发和复发，可以得到肿瘤细胞群异质性的变化。

基于新一代测序技术的综合基因组学：从转录组到 DNA 甲基化，再到染色质可接近性和修饰

利用 NGS 方法对现代基因组学的研究不仅限于基因组 DNA 测序，还包括：①研究 RNA 转录本的特征；②基因组的物理结构，如染色质组织和蛋白质-DNA 相互作用；③对特定的核

苷酸和组蛋白化学修饰的鉴定[37]。

转录组分析：RNA 测序

RNA 测序（RNA-seq）首先通过逆转录方法将 RNA 转化为互补的 DNA（cDNA），接着是 NGS 文库的构建[38]。RNA-seq 利用 NGS 技术的数字特性来量化 RNA 转录的水平。在此之前，微阵列芯片（用已知序列的基因特异性探针来设计）通过杂交反转的 RNA 提取物用于分析基因表达。相比之下，RNA-seq 具有更全面、数据分析偏差较少等优势，能够检测动态范围更广的高、低丰度的转录本。借助 RNA-seq 提供的单碱基水平的分辨率，可以检测到在生殖系或癌症样本中出现的特定突变等位基因的表达情况，这对于实现小分子或基于免疫治疗的靶向治疗有着重要意义。RNA-seq 数据的分析可以用来检测转录基因的选择性剪接形式或检测癌症细胞中基因融合的转录产物。RNA-seq 可以作为单点或成对读取，后者更适合检测选择性剪接和基因融合。此外，RNA-seq 数据可以识别 DNA 模板的链特异性，其中来自反义链的 RNA 可能在调节基因表达方面起着重要作用。最后，RNA-seq 库插入片段的大小可以用于丰富不同子集的转录组。小片段基因库（约 15~70 个碱基）富含微小 RNA（microRNA）、小干扰 RNA（siRNA）和与 PIWI 蛋白相互作用的 RNA（piRNA），中等片段基因库（约 70~200 个碱基）富含小核 RNA（snRNA）和小核仁 RNA（snoRNA），大片段基因库（不含少于 200 个碱基）富含信使 RNA（mRNA）和长非编码 RNA（lncRNA）。

RNA-seq 有许多方法，包括不同的商品化试剂盒，其利用了前面提到的热点实验领域。例如，用于研究"转录组"的方法，被定义为来自一个特定细胞或细胞群的所有 RNA 的表达，通常是充分利用并优先选择一个（或更多）的与特定的临床或研究领域相关的 RNA 类型。因此，研究人员感兴趣的只有在检测到已知 mRNA 转录基因的表达，才会在 RNA-seq 方法中要么选择包括核糖体 RNA（rRNA）损耗（rRNA 可能代表一个细胞 60% 的转录）的方法，或选择使用一个初始 poly-A 浓缩的步骤（如核糖体 RNA 不是腺苷）。相比之下，非编码 RNA 在许多细胞过程中起着重要作用，但并没有被聚腺苷酸化，因此 poly-A 浓缩的步骤这种保持链特异性的方法也不会被应用。

RNA 是一种比 DNA 更不稳定的分子，因此在建立测序文库之前，评估分离 RNA 的质量至关重要。RNA 的来源可能是新鲜的组织，新鲜冰冻组织，或者是固定石蜡包埋的（FFPE）组织，每一种来源都可能影响产生的 RNA 的质量。从 FFPE 组织中提取的 RNA 通常至少会部分地降解，因为福尔马林与 RNA 主链的交联会导致其断裂。类似地，临床标本中可获得的 RNA 数量通常相当有限，在文库构建之前必须进行 RNA 扩增或利用杂交捕获探针来富集来自低起始量样本的表达基因相关测序数据[39]。

由于对 RNA-seq 数据的分析在许多方面与 DNA 测序数据分析不同，所以有多种软件工具可以用来描述差异基因表达、差异剪接方式、基因融合检测和等位基因特异表达[40,41]。在对 RNA 的肿瘤特异性分析中，来自相邻非肿瘤细胞的"正常"配对对照数据通常是无法获得的（甚至是未知的），这使得 RNA-seq 数据的分析和解释变得更加复杂。然而，现在正常人体组织中的表达情况已经在编目，并会在公共数据库中公布这些结果以便进行比较。

基于新一代测序技术的染色质修饰研究

染色质免疫共沉淀反应紧随基于 NGS 的全基因组测序，这一技术被称为染色体免疫共沉淀测序（ChIP-seq）[42]。当研究染色质修饰（参见第 12 章）时，目标通常是对基因表达调控非常重要的转录因子或特定的组蛋白修饰（如甲基化或乙酰化）。简单来说，ChIP-seq 从标准的染色质共免疫反应开始：蛋白质和 DNA 在增殖的活细胞培养物中交联，紧接着固定并交联的 DNA-蛋白复合物被片段化，然后被目的蛋白的抗体特异性识别和沉淀下来，随后 DNA 从沉淀物质中分离出来。在 DNA 分离后，构建由接头连接、均一大小的标准 NGS 文库，并通过标准的 NGS 方法对 DNA 进行测序。考虑到 NGS 的数字特性，与基因组中特定区域比对成功的读数与该区域的 DNA 起始数量成正比。因此，人们可以通过统计上显著增加的比对读值来确定"峰值"，并推断峰下的基因组区域是与 DNA 结合的兴趣蛋白所在的特定区域[43,44]。抗体特异性和亲和性仍然是 ChIP-seq 检测数据有效性的关键决定因素，正如定义"峰值"的适当覆盖度的临界值的确定也是如此。

基于新一代测序技术的染色质易接近性研究

DNA 和蛋白质的相互作用形成染色质，在基因组学和表观基因组学（参见第 12 章）的研究中扮演着越来越重要的角色。采用基于 NGS 的一些方法可以审视 DNA 的物理结构。这些方法可以根据染色质的易接近性来划分 DNA，从而确定核小体的定位并推断出蛋白质-DNA 结合位点。虽然这些研究不是确定特定蛋白质-DNA 结合位点的直接方法，但人们可以利用推断蛋白质-DNA 结合位点序列作为间接方法，来分析转录因子结合基因组的整体情况，而不考虑上述 ChIP-seq 的局限性。基于 NGS 测定染色质易接近性的方法有几种不同的 DNA 片段化方案。DNA 片段化常用有 DNase-seq，MNase-seq 和 ATAC-seq 三种方案。DNase-seq 是使用 DNA 酶 I（DNase I）来片段化 DNA，可基于 DNase I 高敏感位点作为染色质易接近性的标记[45]；MNaseseq 是使用微球菌核酸酶（MNase）在易接近位点裂解 DNA[46]；ATAC-seq 是使用极度活跃的 Tn5 转座酶来同时片段化（具有最小序列偏差）并为易接近的 DNA 片段添加测序接头[47]。另一种研究染色质易接近性的方法称为甲醛辅助分离调控元件技术（FAIRE-seq），它涉及 DNA 与蛋白质之间的福尔马林交联，再通过声波的随机片段化来实现[48]。另外一种基于 FAIRE-seq 的衍生方法，称为染色体构象捕获（或称"3C"），其染色质区域经过交联、测序和分析以确定高阶结构关联，并可为基因组的空间组织结构分析提供详细信息[49]。

基于新一代测序技术的 DNA 化学修饰研究：DNA 甲基化和羟甲基化

除非另有说明，DNA 甲基化通常是胞嘧啶甲基化的代名词。胞嘧啶可以在 C5 位点进行甲基化或羟甲基化，形成 5-甲基胞嘧啶（5-mC）或 5-羟甲基胞嘧啶（5-hmC）。胞嘧啶甲基化和 5-羟甲基化作用通常发生在直接与下游鸟嘌呤相邻位置的 5′端胞嘧啶（被称为 CpG 二核苷）。人基因组中大约有 2600 万个 CpG。第一个达到碱基对分辨率、用来检测 DNA 甲基化变化的全基因组平台是利用设计好的微阵列芯片对基因组中目标 CpG 进行杂交检测（目前的甲基化微阵列可靶向约 50 万个 CpG 位点）。然而，在微阵列芯片上代表性 CpG 的设计往往偏好于基因启动子或其他预先确定的感兴趣区域。

在芯片捕获之前，基于 DNA 甲基化的基因组差异片段存在许多处理方案。例如，甲基化的胞嘧啶通过特殊的限制性酶来保护不被分解：HpaII 将会分裂 C-C-G-G 而非 C-5mC-G-G，而 MspI 则会分裂这两个位点。通过使用每个单独的酶创建各自的片段库，然后将每个库杂交到一个单独的阵列，可以确定不同的甲基化位点[50]。或者采用另一种方法，利用重亚硫酸钠将胞嘧啶转换为尿嘧啶（被解读为胸苷）进行 DNA 甲基化研究。5-mC 和 5-hmC 都不经过重亚硫酸盐转换，在下游分析中被解读为胞嘧啶。针对重亚硫酸盐处理的 DNA 所设计的微阵列有不同的成对探针集，它们被设计用来捕获特定的不同甲基化 CpG。NGS 已经能够对重亚硫酸盐转换的 DNA 直接测序并对全基因组甲基化和羟甲基化水平进行客观评估[51]。在全基因组亚硫酸氢盐测序（WGBS）中，一个标准测序文库是用甲基化的 C-包含接头制备的，然后是测序文库进行重亚硫酸盐转化。WGBS 非常复杂，影响因素很多，包括：①需要大量起始 DNA 用于测序（重亚硫酸盐转换会引起 DNA 降解）；②胞嘧啶和尿嘧啶的不完全转换；③胞嘧啶甲基化或羟甲基化的存在对测序读取和分析的准确性带来困难。为了确定胞嘧啶是甲基化还是羟甲基化，研究人员设计了相应的替代方案，如在测序之前添加化学或酶介导的转换步骤，或者由抗体介导对 5-mC 和 5-hmC 进行差异捕获[52,53]。基于捕获的方法也可在测序文库制备和测序之前只对 5-mC 进行富集，相对于常规 WGBS，这将使用较少数量的起始 DNA 便可以对基于碱基对分辨率的全基因组甲基化进行研究[54]。一种新的基于转座酶的"tagmentation"法，类似于 ATAC-seq 采用的方法，也允许使用非常少的 DNA 起始量进行 WGBS[55]。

用于研究目的的 DNA 测序方法

以研究为目的的基因组学研究也因为 NGS 技术而发生了变化。在 NGS 平台广泛应用之前，大多数基因组学研究是全基因组关联研究（GWASs），即用微阵列平台分析包含在芯片上单核苷酸多态性（SNP）的基因群里等位基因频率发生的显著性变化（目前的芯片携带的探针通常能够探测到超过 100 万个 SNP）的基因型[56]。GWASs 需要大量的样本（病例和对照），这样才有能力识别出与相关疾病有连锁不平衡的 SNP[57]。真正的病理性变异是不太可能通过 GWAS 被发现。相反，GWAS 的结果可以为确定病理改变的靶向测序研究提供基础。在 NGS 降低成本并广泛使用的时代，大多数基因组学研究转向了一个更具包容性的探索平台，如全基因组测序或外显子测序。使用单碱基级分辨率平台，而不是已被定义了内容的微阵列芯片，更能增加识别病理变异的能力且所需样本数量也可能会减少。然而，对于复杂的遗传性疾病来说，多种基因都可能成为致病原因，而需要的样本数量仍然很大但受高昂成本所限。在这种情况下，研究人员经常使用 GWAS 方法（其基因芯片成本较低）来执行最初的探索性工作，然后利用区域特异性的 NGS 测序进行发现研究。

一些伦理问题使基于 NGS 的人类基因组研究复杂化。首先，测序数据可能具有潜在的"可识别性"，这意味着根据基因组研究获得的测序结果，当把一个人的基因信息与第二个人的基因进行分型分析（例如诊断或犯罪目的）时，可能会确定另一个人的基因身份。2008 年的《基因信息不歧视法案》(GINA)规定,在美国,雇主和医疗保险提供者根据基因测序的结果进行歧视是非法行为。然而,进入基因组学研究试验的人必须被告知这一具有可识别性的理论风险并得到适当的同意。基因组学研究的另一个结果是,研究人员必须考虑将遗传结果返回给病人。结果的返回被分为两大类:偶然发现和与所研究条件相关的发现。对于结果的返回没有标准的程序,往往因人而异,这取决于测序研究和对结果的交流讨论;然而,新的指导方针正在形成[58]。基因组学的研究者们普遍认为,这些问题及其处理手段必须在研究方案和知情同意文件中明确提出。

癌症基因组的测序,无论是全基因组测序,外显子组测序,还是多基因集合测序,都存在一些因素需要特别考虑。适当的知情同意再次成为首要问题。合理的样本库管理对于避免核酸在分离之前的降解是至关重要的,因为高质量的 DNA 或 RNA 增加成功测序的可能性,而这一因素是独立于 NGS 平台本身的。对于一个癌症样本的 DNA 测序研究,一个匹配的"正常"样本通常也应被测序,以辨别任何被鉴定的遗传学变异是体细胞性突变还是生殖细胞来源的。

新一代测序技术用于临床分析:对血液学家实践中的启发

利用 NGS 作为临床试验平台,为新的临床试验和潜在的治疗干预提供了很多机遇。临床测序在样本库、核酸分离和适当的知情同意方面同样需要很高的标准。此外,临床测序必须在经过合理认证过的临床实验室环境中进行。随着基于 NGS 平台所覆盖的检测深度不断增加,统计学意义上其检测变异的能力也将会增加,直到接近无法逾越的测序技术本身固有的错误临界点。对于基于临床 NGS 的诊断检测,这些错误指标在制定每个方案时必须预先确定下来,无论是全基因组测序,还是一套特定的外显子组试剂,抑或是一组特定的基因集合测序。

基于 NGS 的诊断对血液恶性肿瘤和非恶性血液病都有特殊的潜在应用。对于白血病、淋巴瘤、骨髓增生异常综合征(MDS)、骨髓增生性肿瘤和其他血液恶性肿瘤(或癌前病变),可以使用临床测序来确定导致特定恶性肿瘤的突变谱。对于任何特定的肿瘤,大规模测序可能会发现一种"可操作"的突变,可能会指导采用相应的靶向治疗的手段。

在过去,临床医生可能已经安排进行单基因测序来确定肿瘤样本中是否存在特定的分子异常,例如对急性髓系白血病(AML)患者中检测 FLT3 内部串联重复(FLT3-ITD)。这种改变的存在对预后有意义,并且可能对于将来利用 FLT3 抑制剂开展的临床研究具有治疗意义。单基因或单一的"热点"检测,旨在检测一种特定的改变有几种限制因素而使得目前需要更广泛地使用基于 NGS 方法进行临床诊断。继续以在 AML 中使用 FLT3-ITD 突变为例,可以使用一个更全面的测序平台来识别癌症组织的亚克隆结构。如果 FLT3-ITD 突变只存在于亚克隆中,而不是在起始的克隆中,那么人们就会预测 FLT3 抑制剂可能只在根除亚克隆过程中起作用。因此,临床医生需要采用另一种治疗方法来根除起始克隆,从而达到缓解或预防疾病复发的效果。在理想的情况下,这种疗法的选择是基于在起始克隆中识别的其他突变来确定。

当临床医生更好地了解任何特定肿瘤的突变决定因素时,

他们可能能够使用针对特定通路的靶向治疗,而不是针对单个基因突变的药物。例如,如果一个患有 AML 或 MDS 的患者被发现其在剪接体复合物或蛋白相关的任何基因中发生突变,研究人员就可能开发出针对该复合物的有效的药物。可以想象的是,同样的情形也可能发生在粘连蛋白复合体(调节细胞分裂中姐妹染色单体分离的蛋白质复合体)的突变基因或改变 DNA 中胞嘧啶羟甲基化作用的基因上。围绕这些概念建立的临床试验将有必要建立它们的有效性。此外,综合测序可以识别导致肿瘤细胞中表达新生抗原的体细胞突变。临床医生可以使用肿瘤特异性免疫疗法来对恶性肿瘤进行靶向治疗[59,60]。

研究人员正在使用基于 NGS 的技术来检测血液恶性肿瘤中的微小残留病(MRD)[61~63]。基于 NGS 的 MRD 检测方法的一个优点是,这些数据不仅提供了 MRD 存在与否的信息,而且还可以从检测到的突变中揭示出顽固性疾病的克隆结构。最后,无论是恶性还是非恶性血液病,临床医生可以利用对个体基因组测序的知识来确定治疗方案的选择。列举一个这样的例子,一种治疗选择可以根据药物基因组学的研究进行优化,因为药物的反应或毒性与病人的遗传基因变异有关[64]。列举第二个例子,一种基因组分析可能会识别出一种与靶向治疗相对应的体细胞改变,这可能帮助有残留 MRD 的病人实现缓解。这些例子都说明了 NGS 从研究工具到临床治疗的转化潜力。

翻译:贾雅丽、刘一鸣　互审:任瑞宝　校对:裴雪涛

参考文献

1. International Human Genome Sequencing Consortium: Finishing the euchromatic sequence of the human genome. *Nature* 431(7011):931–945, 2004.
2. Sanger F, Nicklen S, Coulson AR: DNA sequencing with chain-terminating inhibitors. *Proc Natl Acad Sci U S A* 74(12):5463–5467, 1977.
3. Prober JM, Trainor GL, Dam RJ, et al: A system for rapid DNA sequencing with fluorescent chain-terminating dideoxynucleotides. *Science* 238(4825):336–341, 1987.
4. Smith LM, Sanders JZ, Kaiser RJ, et al: Fluorescence detection in automated DNA sequence analysis. *Nature* 321(6071):674–679, 1986.
5. Tabor S, Huber HE, Richardson CC: *Escherichia coli* thioredoxin confers processivity on the DNA polymerase activity of the gene 5 protein of bacteriophage T7. *J Biol Chem* 262(33):16212–16223, 1987.
6. Huber HE, Tabor S, Richardson CC: *Escherichia coli* thioredoxin stabilizes complexes of bacteriophage T7 DNA polymerase and primed templates. *J Biol Chem* 262(33): 16224–16232, 1987.
7. Heller C: Principles of DNA separation with capillary electrophoresis. *Electrophoresis* 22(4):629–643, 2001.
8. Metzker ML: Sequencing technologies-the next generation. *Nat Rev Genet* 11(1):31–46, 2010.
9. Mardis ER: Next-generation sequencing platforms. *Annu Rev Anal Chem (Palo Alto Calif)* 6:287–303, 2013.
10. Mardis ER: A decade's perspective on DNA sequencing technology. *Nature* 470 (7333):198–203, 2011.
11. Bentley DR, Balasubramanian S, Swerdlow HP, et al: Accurate whole human genome sequencing using reversible terminator chemistry. *Nature* 456(7218):53–59, 2008.
12. Dohm JC, Lottaz C, Borodina T, Himmelbauer H: Substantial biases in ultra-short read data sets from high-throughput DNA sequencing. *Nucleic Acids Res* 36(16):e105, 2008.
13. Flicek, P, Birney E: Sense from sequence reads: Methods for alignment and assembly. *Nat Methods* 6(11 Suppl):S6-S12, 2009.
14. Fullwood MJ, Wei CL, Liu ET, Ruan Y: Next-generation DNA sequencing of paired-end tags (PET) for transcriptome and genome analyses. *Genome Res* 2009;19(4):521–532, 2008.
15. Rothberg JM, Hinz W, Rearick TM, et al: An integrated semiconductor device enabling non-optical genome sequencing. *Nature* 475(7356):348–352, 2011.
16. Bragg LM, Stone G, Butler MK, et al: Shining a light on dark sequencing: Characterising errors in Ion Torrent PGM data. *PLoS Comput Biol* 9(4):e1003031, 2013.
17. Eid J, Fehr A, Gray J, et al: Real-time DNA sequencing from single polymerase molecules. *Science* 323(5910):133–138, 2009.
18. Ross MG, Russ C, Costello M, et al: Characterizing and measuring bias in sequence data. *Genome Biol* 14(5):R51, 2013.
19. Branton D, Deamer DW, Marziali A, et al: The potential and challenges of nanopore sequencing. *Nat Biotechnol* 26(10):1146–1153, 2008.
20. Wheeler DA, Srinivasan M, Egholm M, et al: The complete genome of an individual by massively parallel DNA sequencing. *Nature* 452(7189):872–876, 2008.
21. Ley TJ, Mardis ER, Ding L, et al: DNA sequencing of a cytogenetically normal acute myeloid leukaemia genome. *Nature* 456(7218):66–72, 2008.
22. Ng SB, Turner EH, Robertson PD, et al: Targeted capture and massively parallel

sequencing of 12 human exomes. *Nature* 461(7261):272–276, 2009.

23. Mamanova L, Coffey AJ, Scott CE, et al: Target-enrichment strategies for next-generation sequencing. *Nat Methods* 7(2):111–118, 2010.

24. Altmuller J, Budde BS, Nurnberg P: Enrichment of target sequences for next-generation sequencing applications in research and diagnostics. *Biol Chem* 395(2):231–237, 2014.

25. Koboldt DC, Steinberg KM, Larson DE, et al: The next-generation sequencing revolution and its impact on genomics. *Cell* 155(1):27–38, 2013.

26. Alkan C, Coe BP, Eichler EE: Genome structural variation discovery and genotyping. *Nat Rev Genet* 12(5):363–376, 2011.

27. Koboldt DC, Larson DE, Chen K, et al: Massively parallel sequencing approaches for characterization of structural variation. *Methods Mol Biol* 838:369–384, 2012.

28. Mitelman F, Johansson B, Mertens F: The impact of translocations and gene fusions on cancer causation. *Nat Rev Cancer* 7(4):233–245, 2007.

29. Landau DA, Carter SL, Getz G, Wu CJ: Clonal evolution in hematological malignancies and therapeutic implications. *Leukemia* 28(1):34–43, 2014.

30. Greaves M, Maley CC: Clonal evolution in cancer. *Nature* 481(7381):306–313, 2012.

31. Landau DA, Carter SL, Stojanov P, et al: Evolution and impact of subclonal mutations in chronic lymphocytic leukemia. *Cell* 152(4):714–726, 2013.

32. Cancer Genome Atlas Research Network: Genomic and epigenomic landscapes of adult de novo acute myeloid leukemia. *N Engl J Med* 368(22):2059–2074, 2013.

33. Welch JS, Ley TJ, Link DC, et al: The origin and evolution of mutations in acute myeloid leukemia. *Cell* 150(2):264–278, 2012.

34. Ding L, Ley TJ, Larson DE, et al: Clonal evolution in relapsed acute myeloid leukaemia revealed by whole-genome sequencing. *Nature* 481(7382):506–510, 2012.

35. Walter MJ, Shen D, Ding L, et al: Clonal architecture of secondary acute myeloid leukemia. *N Engl J Med* 366(12):1090–1098, 2012.

36. Walter MJ, Shen D, Shao J, et al: Clonal diversity of recurrently mutated genes in myelodysplastic syndromes. *Leukemia* 27(6):1275–1282, 2013.

37. ENCODE Project Consortium: An integrated encyclopedia of DNA elements in the human genome. *Nature* 489(7414):57–74, 2012.

38. Mortazavi A, Williams BA, McCue K, et al: Mapping and quantifying mammalian transcriptomes by RNA-Seq. *Nat Methods* 5(7):621–628, 2008.

39. Cabanski CR, Magrini V, Griffith M, et al: CDNA hybrid capture improves transcriptome analysis on low-input and archived samples. *J Mol Diagn* 16(4):440–451, 2014.

40. Trapnell C, Hendrickson DG, Sauvageau M, et al: Differential analysis of gene regulation at transcript resolution with RNA-seq. *Nat Biotechnol* 31(1):46–53, 2013.

41. Trapnell C, Roberts A, Goff L, et al: Differential gene and transcript expression analysis of RNA-seq experiments with TopHat and Cufflinks. *Nat Protoc* 7(3):562–578, 2012.

42. Park PJ: ChIP-seq: Advantages and challenges of a maturing technology. *Nat Rev Genet* 10(10):669–680, 2009.

43. Bailey T, Krajewski P, Ladunga I, et al: Practical guidelines for the comprehensive analysis of ChIP-seq data. *PLoS Comput Biol* 9(11):e1003326, 2013.

44. Landt SG, Marinov GK, Kundaje A, et al: ChIP-seq guidelines and practices of the ENCODE and modENCODE consortia. *Genome Res* 2012;22(9):1813–1831, 2013.

45. He HH, Meyer CA, Hu SS, et al: Refined DNase-seq protocol and data analysis reveals

intrinsic bias in transcription factor footprint identification. *Nat Methods* 11(1):73–78, 2014.

46. Cui K, Zhao K: Genome-wide approaches to determining nucleosome occupancy in metazoans using MNase-Seq. *Methods Mol Biol* 833:413–419, 2012.

47. Buenrostro JD, Giresi PG, Zaba LC, et al: Transposition of native chromatin for fast and sensitive epigenomic profiling of open chromatin, DNA-binding proteins and nucleosome position. *Nat Methods* 10(12):1213–1218, 2013.

48. Yang CC, Buck MJ, Chen MH, et al: Discovering chromatin motifs using FAIRE sequencing and the human diploid genome. *BMC Genomics* 14:310, 2013.

49. Jin F, Li Y, Dixon JR, et al: A high-resolution map of the three-dimensional chromatin interactome in human cells. *Nature* 503(7475):290–294, 2013.

50. Oda M, Greally JM: The HELP assay. *Methods Mol Biol* 507:77–87, 2009.

51. Krueger F, Kreck B, Franke A, Andrews SR: DNA methylome analysis using short bisulfite sequencing data. *Nat Methods* 9(2):145–151, 2012.

52. Booth MJ, Branco MR, Ficz G, et al: Quantitative sequencing of 5-methylcytosine and 5-hydroxymethylcytosine at single-base resolution. *Science* 336(6083):934–937, 2012.

53. Booth MJ, Ost TW, Beraldi D, et al: Oxidative bisulfite sequencing of 5-methylcytosine and 5-hydroxymethylcytosine. *Nat Protoc* 8(10):1841–1851, 2013.

54. Lee EJ, Luo J, Wilson JM, Shi H: Analyzing the cancer methylome through targeted bisulfite sequencing. *Cancer Lett* 340(2):171–178, 2013.

55. Wang Q, Gu L, Adey A, et al: Tagmentation-based whole-genome bisulfite sequencing. *Nat Protoc* 8(10):2022–2032, 2013.

56. McCarthy MI, Abecasis GR, Cardon LR, et al: Genome-wide association studies for complex traits: Consensus, uncertainty and challenges. *Nat Rev Genet* 9(5):356–369, 2008.

57. Risch N, Merikangas K: The future of genetic studies of complex human diseases. *Science* 273(5281):1516–1517, 1996.

58. Green RC, Berg JS, Grody WW, et al: ACMG recommendations for reporting of incidental findings in clinical exome and genome sequencing. *Genet Med* 15(7):565–574, 2013.

59. Li L, Goedegebuure P, Mardis ER, et al: Cancer genome sequencing and its implications for personalized cancer vaccines. *Cancers (Basel)* 3(4):4191–4211, 2011.

60. Linette GP, Carreno BM: Dendritic cell-based vaccines: Shining the spotlight on signal 3. *Oncoimmunology* 2(11):e26512, 2013.

61. Salipante SJ, Fromm JR, Shendure J, et al: Detection of minimal residual disease in NPM1-mutated acute myeloid leukemia by next-generation sequencing. *Mod Pathol* 27(11):1438–1446, 2014.

62. Ladetto M, Brüggemann M, Monitillo L, et al: Next-generation sequencing and real-time quantitative PCR for minimal residual disease detection in B-cell disorders. *Leukemia* 28(6):1299–1307, 2014.

63. Thol F, Kölking B, Damm F, et al: Next-generation sequencing for minimal residual disease monitoring in acute myeloid leukemia patients with FLT3-ITD or NPM1 mutations. *Genes Chromosomes Cancer* 51(7):689–695, 2012.

64. Relling MV, Altman RB, Goetz MP, Evans WE: Clinical implementation of pharmacogenomics: Overcoming genetic exceptionalism. *Lancet Oncol* 11(6):507–509, 2010.

第 12 章
表观遗传学

Bradley R. Cairns

摘要

表观遗传学研究的是在基因型不发生改变的情况下，由特定染色质状态或转录状态的遗传所引起的可遗传的表型变化。染色质通过调控核小体的密度和定位以及利用组蛋白修饰酶和 DNA 修饰酶来调节基因表达。染色质

和转录因子通过共同调节发育和增殖过程中的关键因子来决定分化方向。血液学家特别感兴趣的是由于染色质因子的调控紊乱或突变而导致恶性血液肿瘤和骨髓增生性疾病的情况。染色质调控因子突变的融合蛋白已经被发现了数十年了。近年来，通过高通量测序和其他基因组学方法，人们鉴定出恶性血液肿瘤中多种类型染色质调控因子的突变，包括染色质重塑因子、DNA 甲基化调控因子、组蛋白修饰酶和影响表观遗传辅助因子的代谢酶。总的来说，这些研究揭示了一个共同的主题：表观遗传学突变和基因突变赋予转录组多样性和可塑性，经过选择之后最终提高增殖、存活和适应的能力。本章主要阐述了染色质调控的基本原理、恶性血液肿瘤中发生的染色质突变以及目前新兴的相关治疗方法。

简写和缩略词

AF，ALL1-融合基因（ALL1-fused gene）；ALL，急性淋系白血病（acute lymphocytic leukemia）；AML，急性髓系白血病（acute myeloid leukemia）；BAF，BRG/BAF 相关因子（BRG/BAF-associated factors）；BCL，调节细胞死亡的 B 细胞淋巴瘤家族调控蛋白（B-cell lymphoma family of regulator proteins that regulate cell death）；BET，溴和超末端（bromo and extraterminal）；CHD，染色质域重塑因子（chromodomain remodeler）；CMML，慢性粒单核细胞白血病（chronic myelomonocytic leukemia）；DNAme，DNA 甲基化（DNA methylation）；DNMT，DNA 甲基转移酶（DNA methyltransferase）；DOT1，一种组蛋白 H3 甲基化酶（a histone H3 methyltransferase）；EGR1，早期生长反应蛋白 1（early growth response protein 1）；EZH2，zeste 基因增强子人类同源物 2（enhancer of zeste homologue 2）；H3，组蛋白 H3（histone H3）；HAT，组蛋白乙酰转移酶（histone acetyltransferase）；HDAC，组蛋白去乙酰化酶（histone deacetylase）；HIF，缺氧诱导因子（hypoxia-inducible transcription factor）；5hmC，5-羟甲基胞嘧啶（5-hydroxymethylcytosine）；HMT，组蛋白甲基转移酶（histone methyltransferase）；HSC，造血干细胞（hematopoietic stem cell）；IDH，异柠檬酸脱氢酶（isocitrate dehydrogenase）；Ifng promoter，干扰素-γ 启动子（interferon-γ promoter）；ISWI，模拟 SWI 重塑因子（imitation SWI remodeler）；MBD，甲基结合域（methyl-binding domain）；5mC，5-甲基胞嘧啶（5-methylcytosine）；MLL，混合谱系白血病（mixed lineage leukemia）；MTA，转移相关（metastasis-associated）；NuRD，核小体重塑及去乙酰化因子（nucleosome remodeling and deacetylation factor）；NURF，核小体重塑因子（nucleosome remodeling factor）；2OG，2-酮戊二酸盐（2-oxoglutarate）；PRC2，多梳抑制复合体 2（polycomb repressive complex 2）；R-2HG，R-2-羟戊二酸（(R)-2-hydroxyglutarate）；RAR，视黄酸受体（retinoic acid receptor）；RNAP Ⅱ，核糖核酸聚合酶 Ⅱ（RNA polymerase Ⅱ）；SDH，琥珀酸脱氢酶（succinate dehydrogenase）；SRF，血清应答因子（serum response factor）；SWI/SNF，转换和蔗糖不发酵重塑因子（switch and sucrose nonfermenting remodeler）；TDG，胸腺嘧啶 DNA 糖苷酶（thymine DNA glycosylase）；UHRF1，泛素样含 PHD 和环指域因子（ubiquitin-like with PHD and ring finger domains factor）；UTX，X 染色体编码的泛在转录三角形四肽重复（X-chromosome encoded ubiquitously transcribed tetratricopeptide repeat）。

定义和概述

表观遗传学是指不改变基因型的可遗传表型变化。表观遗传学的作用机理有很多种，本章重点关注的是最常见的机制-染色质。基因转录、复制和重组的多个过程都伴随着染色质或表观遗传的改变。然而，我们最为关注的是表观遗传因子和表观遗传酶如何决定分化方向以及它们的调控紊乱/突变如何导致恶性血液肿瘤等疾病的发生。淋系和髓系的分化涉及多种细胞类型按照一定时间顺序以合适的比例被调控生成，因此分化方向的决定必须非常精准。该决定通过信号系统、转录因子和染色质调控因子之间的协作来达成，它们共同调节了控制自我更新、分化和存活的关键基因。本章重点讨论了在这些过程中发挥关键作用的染色质因子：ATP 依赖性重塑因子、DNA 甲基化（DNA methylation, DNAme）/去甲基化酶和组蛋白修饰酶。本章不会介绍完整的处理方案，这里将重点列举几个概念性的案例，以便理解染色质因子如何影响分化方向决定。

除了在正常血细胞发育中的作用外，染色质因子的调控紊乱在恶性血液肿瘤中很常见。事实上，全基因组和/或外显子组高通量序列已经揭示了许多类型的染色质调节因子在白血病和淋巴瘤中发生突变，例如染色质重塑因子、DNA 甲基转移酶（DNA methyltransferase, DNMT）和组蛋白修饰酶，同时也发现了包含染色质调节因子的融合蛋[1]。一方面，小鼠模型研究表明这些表观遗传突变是导致肿瘤表型的主要原因。另一方面，表观遗传突变可能进一步引起基因突变并与基因突变共同影响增殖、存活和可塑性，进而促使肿瘤进展和治疗耐受。然而，由于许多染色质调节因子的本质属于酶类，它们可能比结合 DNA 的转录因子的突变更加容易靶向定位，这为靶向治疗提供了新的思路[2]。本章将对以上这些概念进行详细介绍，并阐述恶性血液肿瘤中染色质突变的作用机理以及目前新兴的治疗方法。

染色质重塑和 DNA 的接入

染色质调节转录因子的结合

染色质通过与转录因子的相互作用对基因表达产生重要

的影响。转录因子与 DNA 的特定序列结合来决定一个基因是否转录以及何时转录，而且转录因子通过靶向染色质重塑和修饰蛋白来确定染色质区域的定位和特征。然而，染色质的初始状态可以控制转录因子是否能够结合到特定基因/区域的 DNA 上。核小体是染色质结构的主要重复单位，可以阻止转录因子与染色质的结合位点，从而阻碍了转录因子对 DNA 的接入[3]。同时，DNAme 通过将转录因子结合位点上的胞嘧啶甲基化，也可以阻断转录因子的结合（DNAme 将在"DNA 甲基化和去甲基化"一节中详细讨论）。因此，核小体和 DNAme 状态共同决定了细胞中各种转录因子所结合的染色质区域的初始"开放或关闭"状态。但这种状态是动态的，因为信号网络可以修饰转录因子和染色质组件，通过结合并招募核小体重塑因子和染色质修饰因子来改变它们的活性和状态[3~5]。

染色质重塑因子调控基因组的接入

ATP 依赖性染色质重塑复合物（以下称为重塑因子）在调节核小体占位和定位中承担着重要角色（图 12-1）[3~5]。例如，染色质组装相关的重塑因子（如模拟 SWI 重塑因子 imitation SWI remodeler，ISWI-家族和染色质域重塑因子 chromodomain remodeler，CHD-家族重塑因子）利用 ATP 水解促使核小体紧密包装，阻碍了转录因子等位点特异性 DNA 结合蛋白与之结合。另外，一些重塑因子调控着染色质上增强子、启动子和其他位点的接入，例如转换和蔗糖不发酵重塑因子（switch and sucrose nonfermenting remodeler，SWI/SNF）复合物，也叫 BRG/BAF-相关因子（BRG/BAF-associated factors，BAF）复合物，可以利用 ATP 水解的能量滑动或弹出组蛋白八聚体（图 12-1）。值得注意的是，SWI/SNF 复合物可以与结合 DNA 的激活子或抑制子相互作用（并促进其结合），进而增强激活子的激活作用或抑制

子的抑制作用[3~5]。同时，激活子或抑制子与 SWI/SNF 复合物相互作用的能力可能受到信号级联的影响，导致共价键修饰，从而使蛋白质相互作用得以实现或失效。总之，ISWI 和 CHD 重塑因子一般通过封闭增强子和启动子位点从而将基因沉默，而 SWI/SNF 重塑因子往往通过促进这些位点的暴露来激活基因表达。

● 血细胞分化相关的染色质重塑复合物

近年来，人们越来越认识到重塑因子在血细胞分化过程中的重要作用。例如，SWI/SNF 组件影响胎儿造血干细胞（hematopoietic stem cells，HSCs）的数量以及造血干细胞和祖细胞的增殖和存活[6]。而且 SWI/SNF 复合物在髓系分化形成粒细胞的过程及胸腺细胞发育的多个阶段都发挥重要功能。例如，小鼠的 SWI/SNF 与干扰素-γ（interferon-γ，Ifng）启动子的结合是 Ifng 完全转录所必需的。此外，SWI/SNF 的腺苷酶（adenosine triphosphatase，ATPase）功能突变被证实会降低 β-球蛋白的表达水平并阻碍红系分化[7]。多种细胞类型的 SWI/SNF 复合物成员 B 细胞淋巴瘤因子（B-cell lymphoma，BCL）BCL7A 和 BCL11B 的突变在恶性血液肿瘤中很常见；例如，大约 20% 的非霍奇金淋巴瘤和多发性骨髓瘤病例中发现 BCL7A 的突变，6%~12% 的 T 细胞急性淋系白血病（acute lymphocytic leukemias，ALLs）病例发生 BCL11B 突变[8]。

ISWI 家族和 CHD 家族重塑因子的作用包括已经研究透彻的 CHD 家族核小体重塑及去乙酰化因子（nucleosome remodeling and deacetylation factor，NuRD）的功能，NuRD 与组蛋白去乙酰化酶（histone deacetylase，HDAC）相互作用来沉默基因表达。NuRD 中转移相关的（metastasis-associated，MTA）亚基通过与转

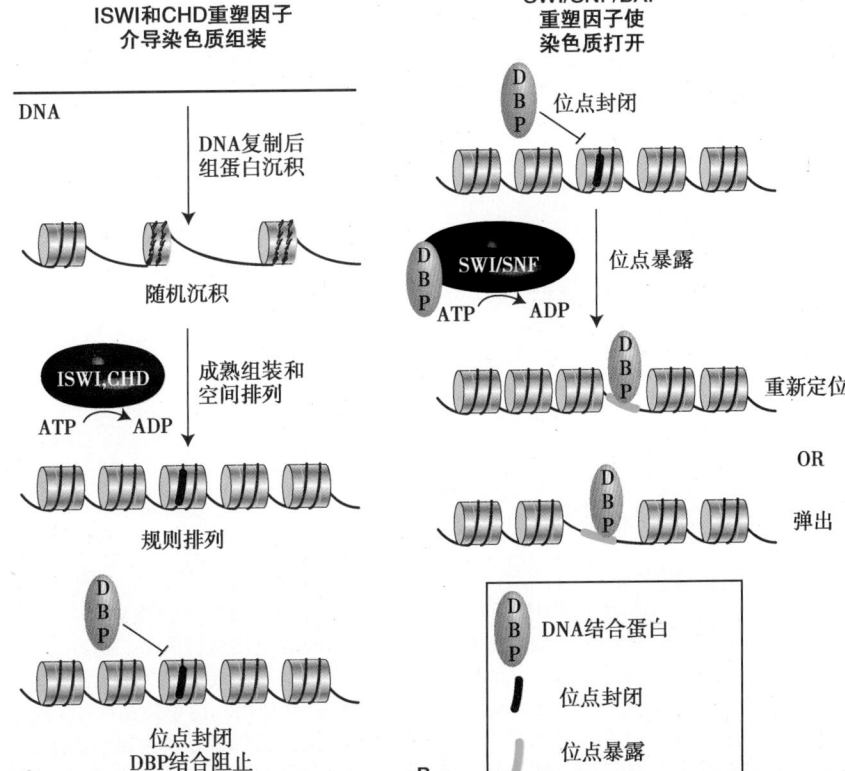

图 12-1　ATP 依赖性染色质重塑因子在染色质组装或染色质接入中的作用。模仿 SWI 重塑因子（ISWI）家族和染色质域重塑因子（CHD）家族重塑因子既参与全基因组范围的染色质组装，也通过与位点特异的抑制剂相互作用来控制基因中核小体的间距，以阻断 DNA 结合蛋白的结合位点。转换和蔗糖不发酵重塑因子（SWI/SNF）家族重塑因子不仅将核小体弹出以将 DNA 暴露给 DNA 结合蛋白，还可以使核小体重新定位/滑动

录因子和染色质修饰的相互作用来帮助 NuRD 亚型靶向到特定的基因位点[9]。例如，在 B 淋巴细胞中 MTA3 与 B 细胞分化的主要调节因子 BCL6 相互作用，从而抑制 NuRD 并防止 B 细胞向浆细胞的终末分化[10]。尤其是，在 MTA3 功能正常的浆细胞中表达 BCL6 能够使浆细胞发生重编程逆转到 B 细胞[10]。此外，ISWI 家族复合物核小体重塑因子（nucleosome remodeling factor，NURF）的亚基 BPTF 与转录因子血清应答因子（serum response factor，SRF）的相互作用使得 NURF 被招募到早期生长反应蛋白 1（early growth response protein 1，EGR1）基因位点，并使其与 EGR1 的启动子稳定结合[11]。值得注意的是，驱动淋系分化的 Ikaros 通过同时抑制 NuRD 的 ATP 依赖性重塑活性和 HDAC 酶活性，使靶基因激活而非沉默[12]。综上所述，重塑因子参与了血液分化相关重要基因的激活或抑制。

● 组蛋白修饰的基本原理

组蛋白修饰概念：写入，读取，擦除

转录调控的过程伴随着增强子、启动子和编码区域特定有序的组蛋白修饰。组蛋白修饰有许多种类，最常见的是乙酰化、甲基化、泛素化和磷酸化。本章对这些修饰的具体种类和

功能分析以及相关的修饰酶不作详细介绍，而侧重于对通用概念的阐述。

首先，绝大多数组蛋白修饰发生在任一组蛋白氨基末端"尾巴"上，少数也发生在组蛋白八聚体"核心"上[13]。组蛋白八聚体的核心包围着 DNA，组蛋白的尾巴则为调节性蛋白提供结合位点，组蛋白的共价修饰能够促进或阻碍染色质重塑因子、染色质修饰因子和转录因子与之结合，从而帮助精准地调节转录过程中蛋白之间的相互作用（图 12-2）。例如，组蛋白 H3（Histone H3，H3）赖氨酸 4 的甲基化（H3K4me）可以阻止其与 DNMTs 的相互作用，从而导致 DNA 发生被动地去甲基化；但是，三甲基化组蛋白 H3 赖氨酸 4（H3K4me3）可以促进其与 RNA 聚合酶 Ⅱ（RNA polymerase Ⅱ，RNAP Ⅱ）发生相互作用[14]。其次，组蛋白修饰因子通常是位点特异性 DNA 结合蛋白的作用靶点，而这些蛋白本身就会响应发育、环境及代谢的信号。最后，一些组蛋白修饰因子会被其他组蛋白修饰进行调节，这一定程度上解释了为什么一定区域内的某些组蛋白修饰是相似的[13]。

组蛋白修饰是一个包括写入、读取和擦除的动态可逆过程[1,15,16]。"写入"是指酶在一个特定蛋白质序列中的氨基酸上加入共价键修饰。"读取"是指另一个蛋白/结构域结合到这个共价键修饰上，从而决定此修饰产生的影响。"擦除"是指去除

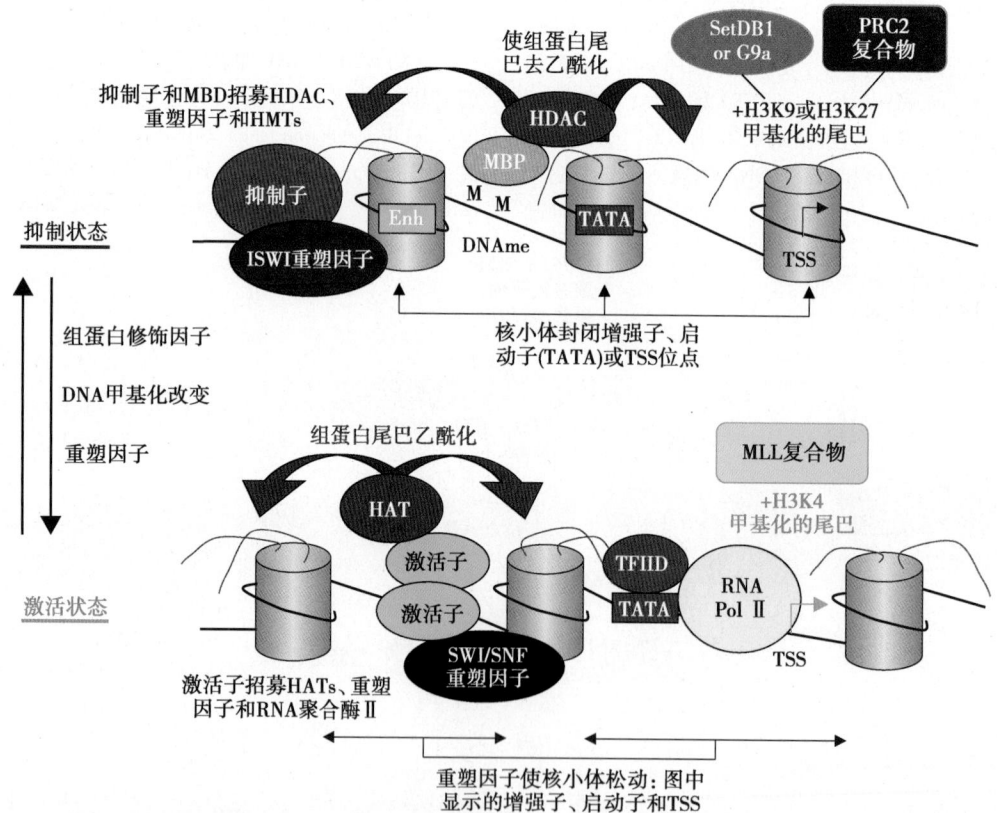

图 12-2　染色质从抑制状态向活跃状态转变过程中发生的改变。抑制状态由位点特异的 DNA 结合抑制子调控，它招募组蛋白去乙酰化酶（HDACs）、组蛋白甲基转移酶（HMTs；用于 H3K9me 或 H3K27me 修饰）和甲基化 DNA（M）的 DNA 甲基转移酶（未标出）。甲基结合结构域蛋白（MBDs）结合到甲基化的 DNA（DNAme），并招募一组类似的染色质修饰因子。这些抑制子还招募 ISWI 家族重塑因子，帮助将核小体定位到重要的顺式控制元件如增强子（Enh）、TATA 盒或转录起始位点（TSS）上。从抑制状态向活跃状态的转变涉及核小体的修饰和重新定位，以及被动或主动的 DNA 去甲基化。核小体由组蛋白乙酰转移酶（HAT）和活化的 HMT（对 H3K4me 特异的混合谱系白血病 MLL 复合物）进行修饰。这些修饰被存在于重塑因子上的溴结构域所识别，然后使修饰的核小体松动，以便转录复合体结合。转录复合体的组件（如 TFIID）也可以探测组蛋白修饰

这个共价键修饰,使组蛋白重新回到先前/初始的状态。这些术语在染色质研究领域非常实用,而且实际上这些概念是通用的,可以广泛应用于蛋白质信号转导领域。在绘制转录周期中的组蛋白修饰循环图谱时这些术语就非常实用。举个例子,组蛋白乙酰转移酶(histone acetyltransferase,HAT)先将组蛋白乙酰化,然后溴区结构域(存在于 SWI/SNF 重塑因子和某些染色质修饰因子上)结合到被乙酰化的组蛋白尾巴上[17,18],之后HDAC 又将组蛋白去乙酰化,使其回到先前的状态[19]。虽然本章主要讨论组蛋白修饰和修饰因子,但组蛋白修饰因子通常也会修饰其他含有"组蛋白模拟"区域的染色质蛋白。尽管这部分超出本章的范围,但这些染色质修饰通常也是按照"写入、读取、擦除"的循环周期来实现染色质修饰中逐层的蛋白招募和释放。

转录因子-染色质修饰因子决定分化

根据上文可以看出,转录因子-染色质修饰因子相互作用决定了目前的染色质和转录状态,也为下一阶段的细胞状态/细胞类型在基因增强子和启动子上做好准备(图 12.2)。信号系统通过影响转录因子活性及其与染色质因子的相互作用来传达细胞分化的命令并确定下一个分化状态,从而建立一个正向回路。通常情况下,新的细胞状态(细胞类型)中转录因子-染色质修饰因子的相互作用也会反馈抑制之前的程序以及其他的分化程序,以确保细胞按照正确的发育路径进行分化。例如,在 HSCs 向红系祖细胞分化的过程中,发生了转录因子 GATA2 向 GATA1 的转换以及组蛋白甲基转移酶(histone methyltransferase,HMT)同源基因 EZH2 向 EZH1 的转换[20,21]。这种转换抑制了一系列干性相关基因,同时激活了一系列分化相关基因。进一步研究表明,染色质因子的功能缺失型突变能够阻碍发育,一旦此突变发生在快速增殖的祖细胞阶段则容易引起癌变。

表观遗传和记忆:训练免疫

训练免疫是先天免疫系统中的一种记忆类型,指的是过去被激活的基因(通过感染或疫苗接种,被称为刺激)处于一种"预备"状态,使其在将来能够产生快速强烈的免疫应答。在初次刺激之前,单核细胞和巨噬细胞的促炎性基因附近有未经组蛋白修饰的"潜伏"状态的增强子。刺激之后,这些潜伏的增强子发生与基因活化相关的组蛋白修饰(如 H3K4me 和 H3K27ac),而且这些修饰能在刺激结束之后保留几天[22]。这些修饰的保留使得单核细胞和巨噬细胞在受到下一次刺激时产生更加强烈和快速的免疫应答。因此,染色质状态可以赋予某些基因一个用于将来应答的预先转录状态。从图 12.2 可以看出,系统被激活之后不会回到初始的抑制状态,而是处于一个增强子保留着组蛋白修饰的预备中间状态。

DNA 甲基化和去甲基化的原理

DNA 甲基化

DNAme 在基因和转座子沉默、印记和 X 染色体失活中起

着核心作用,是哺乳动物表观遗传调控的重要部分[23]。DNAme引起癌变至少有两条途径:第一,错误的 DNAme 定位导致抑癌基因的沉默;第二,基因组的低甲基化导致基因组不稳定[2]。这里先介绍 DNA 甲基化和去甲基化的基本原理,恶性血液肿瘤中 DNA 甲基化的调控紊乱在后文中"表观遗传学和恶性血液病"小节进行讨论。

DNA 甲基化一般发生在 CpG 位点的胞嘧啶,哺乳动物基因组中绝大多数(>85%)的 CpG 位点的胞嘧啶出于甲基化状态。DNA 甲基化是由 DNMTs 实现的,DNMT3a 和 DNMT3b 将未甲基化区域进行全新的甲基化,维持性甲基化酶 DNMT1 与泛素样与 PHD 和环指域因子(ubiquitin-like with PHD and ring finger domains factor,UHRF1)实现 DNA 复制过程中半甲基化状态 CGs 区域的全甲基化[24]。DNA 甲基化沉默基因表达的方式有两种。第一,DNAme 抑制或阻止多种转录因子结合到它们保守结合序列的 CG 位点,包括 cMyb[25]、cMyc、E2F 家族[26]、NF-κB[27]、CREB-家族[28]、ETS 家族和 AP2 因子[29]。第二,某些甲基域结合(methyl-domain binding,MBD)蛋白(例如 MBD1、MBD2 和MECP2)结合到甲基化的 CpG 位点,并招募 HDAC、抑制性HMTs 和 CHD 家族重塑因子(例如 NuRD),来实现基因抑制及持续性抑制[30]。

虽然基因组大多数 CGs 位点都处于甲基化状态,但哺乳动物的基因组却被未甲基化的小片段(50bp 到 2kb)所打断,这些区域因富含未甲基化的 CG 碱基对,被称为 CpG 岛[31]。(由于甲基化的胞嘧啶可以自发地脱氨基形成尿嘧啶,使得基因组其他区域的 CG 发生严重的损耗,而 CpG 岛则避免了 CG 的丢失)。因此,CG 密度高的区域未发生甲基化,这提示富含 CG 的区域一定存在有效的机制来抑制 DNMT 活性或者去甲基化(见下文"TET 蛋白和主动 DNA 去甲基化")。CpG 岛位于大多数组成性表达基因(例如看家基因、代谢基因等)的启动子区域,它们在几乎所有细胞类型和所有条件下都处于未甲基化状态。然而,CpG 岛的大小和组成各不相同;干细胞中发育相关基因通常有中等密度的 CG;值得注意的是,这些中等密度的 CpG 岛在干细胞中一般是未甲基化状态,但在分化的细胞类型中会被甲基化以沉默这些基因,以免这些基因的表达对分化细胞的命运产生错误的影响[32]。值得注意的是,CpG 岛通常含有转录因子的结合位点;这些对甲基化敏感的转录因子(上文列出的)可以结合到未甲基的 CpG 岛,而 CpG 岛的甲基化阻止了它们的结合。总之,DNAme 的正确调节至关重要,错误的 DNAme 修饰可能导致基因沉默。

TET 蛋白和主动 DNA 去甲基化

DNAme 具有高度的化学稳定性,这非常有利于表观遗传状态的遗传,即便是通过生殖细胞的遗传机制。尽管如此,DNA 去甲基化也会通过下面两种主要的途径发生:①"被动"去甲基化(DNA 复制时由于没有维持 DNAme 造成 DNAme 的稀释);②"主动"去甲基化,主要通过 TET 家族蛋白介导。TET蛋白是双加氧酶,它将 5-甲基胞嘧啶(5-methylcytosine,5mC)的甲基基团氧化,使其变为 5-羟甲基胞嘧啶(5-hydroxymethylcytosine,5hmC)[33,34]和其他氧化中间体(这里不作更多介绍)。5hmC 和其他氧化中间体通过以下两种方式之一来实现 DNA去甲基化:第一,在复制过程中维持性甲基化酶 DNMT1 及其搭

档 UHRF1 无法识别这些氧化产物,进而导致被动去甲基化[24]。第二,DNA 修复系统中的糖基化酶(如胸腺嘧啶 DNA 糖基化酶 thymine DNA glycosylase,TDG)可以通过碱基切除修复系统将 5hmC 和类似的氧化中间体替换成未经修饰的胞嘧啶[35]。双加氧酶的一个重要特征是在氧化反应过程中需要铁和 2-氧戊二酸盐(2-oxoglutarate,2OG)作为辅酶因子;这使 TET 酶对这些代谢产物和相关化合物的浓度非常敏感,因此它们可以作为代谢失调相关的抑制剂(见下文"恶性血液肿瘤中 DNA 甲基化/去甲基化的调控紊乱")。

● 表观遗传学和恶性血液肿瘤

肿瘤表观遗传学相关概念

　　表观遗传因子的调控紊乱在癌症中很常见,通过重新认识这些反复出现的主题来达到更高层次的理解。表观遗传因子的调控紊乱主要通过以下三种模式之一:融合、功能缺失(通过突变或表达改变)或功能获得(通过突变或表达改变)。每种模式都以特定的方式影响基因组和转录组,如下所述:

主题 1:融合蛋白

　　融合蛋白在恶性血液肿瘤中很常见,往往是染色体相互易位的产物。最常见的是 DNA 结合蛋白融合到染色质修饰因子或者与染色质修饰因子相互作用的蛋白质上。这形成了一种显性的功能获得型蛋白,它将染色质修饰活性靶向到增殖、发育或存活相关的关键性基因上。一个研究充分和翔实的例子是组蛋白甲基转移酶混合谱系白血病(mixed-lineage leukemia,MLL)蛋白的氨基末端部分和其他与染色质修饰因子相互作用的蛋白质形成的融合蛋白[36,37]。致癌性的 MLL 融合通常由内源性 MLL 启动子驱动,保留位于 MLL 氨基末端的 DNA 结合域和附加区域,但删除位于 MLL 的 C 端的 HMT 催化域。MLL 通常属于在活跃基因启动子将组蛋白甲基化的大型复合物的一部分。致癌性 MLL 融合蛋白可以与正常的全长 MLL 形成二聚体,并保留结合 DNA 的活性以及与染色质和 DNA 结合因子相互作用的活性。

　　如上所述,与 MLL 发生融合的通常是与染色质修饰因子相互作用并招募染色质修饰因子的蛋白,为染色质修饰因子异常地/组成性地招募到特定基因位点提供了途径。最常见的 MLL 融合是 MLL 的 N 端与 ALL1 融合(ALL1-fused,AF)基因 AF9 和 AF4 的融合(部分内部串联重叠可能也影响与染色质修饰因子的相互作用,从而引发白血病)。有趣的是,AF9 和 AF4 本身是多个染色质和转录复合物的成员[38,39],因此能够招募一系列的染色质修饰因子,包括组蛋白 H3 甲基转移酶 DOT1(DOT1 能够甲基化组蛋白 H3K79)[40-42],以及 TIP60、CBP 和 EP300(它们能够乙酰化组蛋白 H3 和 H4)。AF4 也是对转录延伸至关重要的一个化合物的组成成员[38,39],通过 BRD4 亚基上的溴和超末端(bromo and extraterminal,BET)家族溴结构域与组蛋白乙酰化尾巴发生相互作用。MLL 融合还包括直接融合到染色质修饰因子,例如与 HAT 酶 CBP 或 EP300 直接融合。(MLL 与 TET 蛋白的融合将在"恶性血液肿瘤中 DNA 甲基化/去甲基化的调控紊乱"小节中单独讨论)。

　　关于机制,目前主流观点是 MLL 融合能够持续地激活血液发育的关键基因,导致分化阻滞。分化阻滞(和持续增殖)为其他促进增殖和存活的遗传和表观遗传事件提供了机会。已确定的 MLL 融合靶标有小鼠的 Hoxa9 和 Meis1 基因,融合导致它们的转录激活[41]。然而,在小鼠中异位表达 Hoxa9 和 Meis1 只能在一定条件下诱导白血病发生,因此可能有更多的目标基因参与其中。最后,要注意的是,MLL 融合代表一个特定的类别和机制;与此相反,维 A 酸受体(RAR)形成的融合蛋白(如 RAR-PLZF)被报道通过持续招募抑制性染色质修饰因子(如 HDACs)使对激活重要的基因受到抑制,从而阻碍分化[43,44]。因此,如图 12-3 所示,正确的分化需要新程序的激活和旧程序的沉默。

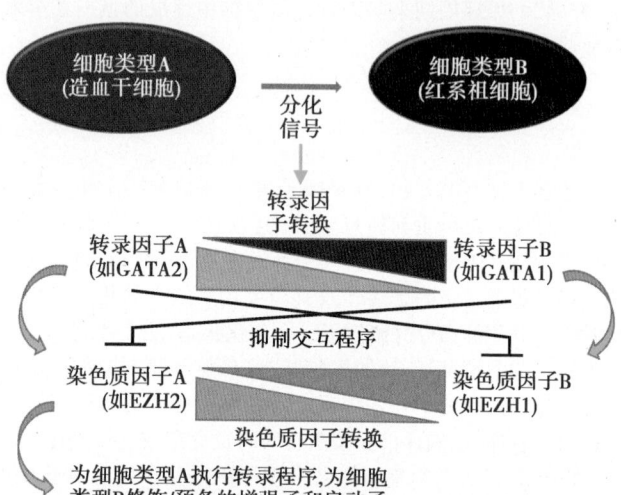

图 12-3　关于转录因子、染色质修饰因子和反馈回路的发育开关概念模型。分化信号改变转录因子和染色质修饰因子的丰度和活性。这共同决定了当前的染色质状态和转录状态,并有助于使新的状态/细胞类型所需基因的增强子和启动子处于预备状态,图中以 HSC 向红细胞转化为例[21]。新的细胞状态(细胞类型)中转录因子-染色质修饰因子的相互作用可以反馈抑制之前的程序,以确保细胞按照正确的发育路径进行分化

　　多种酶参与 MLL 融合为基于酶抑制的治疗方法提供了思路[2]。例如,DOT1(组蛋白 H3 甲基转移酶)的抑制剂已被证明在 MLL 融合诱导白血病的小鼠模型(和细胞模型)中有效[45],并已进入一期临床试验(NCT01684150)。值得注意的是,BRD4 参与了这个体系,它在 Myc 驱动的肿瘤中起着转录激活的重要作用,因此提供了更多可能的治疗方案。而且,BET-家族溴区结构域(JQ1 和其他)的抑制剂已被证实在病人来源的细胞系中有效,这为临床试验奠定了良好的基础[46~49]。

主题 2:染色质修饰因子的功能缺失型突变

　　染色质修饰因子的功能缺失型突变在许多癌症中普遍存在。这个主题的关键概念是,表观遗传调控的缺失引起基因特异性和全基因组表观遗传的变异,最终导致转录组的变异性和可塑性。因此,具有促进生长、存活和(或)转移的转录组的单个细胞可以从一个多样化的群体中筛选出来。例如,这种表观遗传变异可以使细胞的转录组先促进侵袭,然后转换为促进定植的转录组。一种模式是通过获得"沉默性"组蛋白修饰和/或 DNAme 使肿瘤抑制蛋白发生异常的表观遗传沉默。表观遗传

变异和选择本身就是很强大的工具;然而,它们也可以结合基因突变,共同为健康带来益处或者强化致癌特性。

恶性血液肿瘤中表观遗传因子突变的例子有很多;本章不一一列举这些因子和它们的影响[1]。然而,许多恶性血液肿瘤中某些因子的突变体现了上述概念;因此,在这里作进一步讨论。例如前文"表观遗传学和恶性血液肿瘤"一节提到的 *MLL* 基因突变。*MLL* 实际上是一个包含五个相似基因的家族;其中,*MLL1* 突变在致白血病的融合蛋白中最为常见(前文讨论),而 *MLL2* 突变在淋巴瘤中非常常见,在滤泡性淋巴瘤中的突变率高达 89%[50]。其他染色质因子在 BCLs 中的突变率也很高,例如 HAT 复合物组分 EP300 和 CREBBP[50]。

影响抑制性组蛋白修饰 H3K27me3 的添加或去除的突变在恶性血液肿瘤中越来越常见。例如,骨髓增生性疾病、骨髓增生异常综合征和 T 细胞急性淋巴细胞白血病与添加 H3K27me3 的多梳抑制复合体 2(polycomb repressive complex, 2PRC2)发生突变相关[51-53]。此外,去除 H3K27me3 的主要酶 X 染色体编码的泛在转录三角形四肽重复(X-chromosome encoded ubiquitously transcribed tetratricopeptide repeat, UTX)的突变在多发性骨髓瘤中很常见[54]。而且,这些酶的突变和 TET 蛋白等其他表观遗传酶的突变在髓系疾病中产生协同效应[51]。许多在癌细胞中异常甲基化的基因在发育早期是被 H3K27me 标记的,并且处于 DNA 去甲基化状态。在许多沉默而"处于预备状态"的发育相关基因中存在 H3K27me3 修饰,因此 H3K27me3 的精确调节对于预防肿瘤至关重要。

主题 3:染色质修饰因子的功能获得型突变

表观遗传学酶的功能获得通常通过上调表达(通过拷贝数变异或启动子融合)或通过上调酶活性的突变来实现。本主题的主要概念是,高水平的和/或无法关闭的表观遗传酶会基于其修饰的主要功能导致目标基因的持续激活或沉默。添加 H3K27me 的主要酶 EZH2 就是一个典型的例子,它在各种恶性血液肿瘤中出现严重过表达或者过度激活(通过突变)的现象[55]。例如,EZH2 在套细胞淋巴瘤中高度表达,而在弥漫性大 B 细胞和滤泡性淋巴瘤中通常出现激活性突变(由催化结构域中的氨基酸替换造成)[56]。模拟辅因子 S-腺苷甲硫氨酸(EZH2 酶的甲基供体)的选择竞争性抑制剂为这种过度激活提供了治疗对策,其在小鼠异种移植模型中已被证明是有效的。

● 恶性血液肿瘤中 DNA 甲基化/去甲基化的调控紊乱

在过去的几年里,一些研究已经将恶性血液肿瘤与 DNAme 的调节紊乱联系起来。白血病和淋巴瘤的高通量测序揭示了三种不同类型的突变:①DNMT3a 酶的功能缺失型突变;②特定 TET 蛋白的功能缺失型突变;③代谢酶异柠檬酸脱氢酶(isocitrate dehydrogenase, IDH)IDH1 和 IDH2 的功能获得性突变,并由此研发的 TET 蛋白的小分子抑制剂(在本节下文展开讨论)。首先,DNMT3a 的亚效等位基因突变在急性髓系白血病(acute myeloid leukemias, AMLs)中很常见[57],尽管 DNMT3a 活性降低如何促进白血病尚不清楚。三个 TET 家族基因中个别 TET 基因在恶性血液肿瘤中发生突变的频率极高。尤

其是,TET2 的突变在几乎一半的慢性粒单核细胞白血病(chronic myelomonocytic leukemias, CMML)中发生[58,59],而且在某些 T 细胞淋巴瘤中也很常见。关于机制,目前最新的观点是 TET2 突变引起 DNA 去甲基化的缺陷可能导致在某些 CpG 岛区域(包括携带 H3K27me 的区域)的 DNAme 增加[60],这可能赋予发育和/或肿瘤抑制基因的基因沉默;但是,它们之间的因果关系还不明确。TET2 突变通常与催化 H3K27me 添加的 EZH2 的突变同时发生,这个现象与此机制相吻合[51,59]。

人们特别感兴趣的是近期发现的代谢失调与恶性血液肿瘤和神经胶质瘤之间的联系。特别是,TCA 循环酶 IDH1 和 IDH2 的功能获得性突变是致癌的[61-66]。通常,IDH1/2 将异柠檬酸盐转化为 TET 酶和 JmjC-类赖氨酸去甲基化酶的辅酶因子 2OG(也称为 α-酮戊二酸)。但是,IDH1/2 的致癌性突变产生的蛋白会将 2OG 进一步转化为(R)-2-羟基戊二酸(R-2HG)[66,67]。这既耗尽了正常的 TET 酶和 JmjC 去甲基化酶的辅助因子,又进一步产生了一种强效的 TET 酶和脯氨酰羟化酶(调节缺氧诱导型转录因子 hypoxia-inducible transcription factor, HIF)的抑制剂"癌代谢物"。此外,其他柠檬酸循环酶(如琥珀酸脱氢酶 succinate dehydrogenase, SDH)的突变积累了琥珀酸盐,琥珀酸盐同样可以抑制 TET 酶、JmjC 和丙烯酰羟化酶[68];值得注意的是,SDH 突变和 HIF 突变在神经内分泌肿瘤中都很常见[68]。这些观察结果提示了多种治疗方法,包括:①逆转这些代谢物对表观基因组的影响(例如利用 DNMT、HDAC 或 HMT 抑制剂);②利用这些 IDH 功能获得性突变蛋白的选择性抑制剂来阻止 R-2HG 产生;③使用脯氨酰羟化酶的选择性抑制剂;④使用抗坏血酸(维生素 C),其可以通过影响铁(TET 酶的主要辅酶因子)的氧化还原状态来增强 TET 蛋白质活性。

翻译:岳文、覃金华 互审:任瑞宝 校对:裴雪涛

参考文献

1. Dawson MA, Kouzarides T: Cancer epigenetics: From mechanism to therapy. *Cell* 150(1):12–27, 2012.
2. Baylin SB, Jones PA: A decade of exploring the cancer epigenome-biological and translational implications. *Nat Rev Cancer* 11(10):726–734, 2011.
3. Clapier CR, Cairns BR: The biology of chromatin remodeling complexes. *Annu Rev Biochem* 78:273–304, 2009.
4. Narlikar GJ, Fan HY, Kingston RE: Cooperation between complexes that regulate chromatin structure and transcription. *Cell* 108(4):475–487, 2002.
5. Lessard JA, Crabtree GR: Chromatin regulatory mechanisms in pluripotency. *Annu Rev Cell Dev Biol* 26(1):503–532, 2010.
6. Krasteva V, Buscarlet M, Diaz-Tellez A, et al: The BAF53a subunit of SWI/SNF-like BAF complexes is essential for hemopoietic stem cell function. *Blood* 120(24):4720–4732, 2012.
7. Bultman SJ, Gebuhr TC, Magnuson T: A Brg1 mutation that uncouples ATPase activity from chromatin remodeling reveals an essential role for SWI/SNF-related complexes in beta-globin expression and erythroid development. *Genes Dev* 19(23):2849–2861, 2005.
8. Kadoch C, Hargreaves DC, Hodges C, et al: Proteomic and bioinformatic analysis of mammalian SWI/SNF complexes identifies extensive roles in human malignancy. *Nat Genet* 45(6):592–601, 2013.
9. Nair SS, Li DQ, Kumar R: A core chromatin remodeling factor instructs global chromatin signaling through multivalent reading of nucleosome codes. *Mol Cell* 49(4):704–718, 2013.
10. Fujita N, Jaye DL, Geigerman C, et al: MTA3 and the Mi-2/NuRD complex regulate cell fate during B lymphocyte differentiation. *Cell* 119(1):75–86, 2004.
11. Landry JW, Banerjee S, Taylor B, et al: Chromatin remodeling complex NURF regulates thymocyte maturation. *Genes Dev* 25(3):275–286, 2011.
12. Zhang J, Jackson AF, Naito T, et al: Harnessing of the nucleosome-remodeling-deacetylase complex controls lymphocyte development and prevents leukemogenesis. *Nat Immunol* 13(1):86–94, 2012.
13. Kouzarides T: Chromatin modifications and their function. *Cell* 128(4):693–705, 2007.
14. Vermeulen M, Mulder KW, Denissov S, et al: Selective anchoring of TFIID to nucleosomes by trimethylation of histone H3 lysine 4. *Cell* 131(1):58–69, 2007.
15. Yun M, Wu J, Workman JL, Li B: Readers of histone modifications. *Cell Res* 21(4):564–578, 2011.
16. Strahl BD, Allis CD: The language of covalent histone modifications. *Nature*

403(6765):41–45, 2000.

17. Dhalluin C, Carlson JE, Zeng L, et al: Structure and ligand of a histone acetyltransferase bromodomain. *Nature* 399(6735):491–496, 1999.

18. Zeng L, Zhou MM: Bromodomain: An acetyl-lysine binding domain. *FEBS Lett* 513(1):124–128, 2002.

19. Li Carey BM, Workman JL: The role of chromatin during transcription. *Cell* 128(4): 707–719, 2007.

20. Shen X, Liu Y, Hsu YJ, et al: EZH1 mediates methylation on histone H3 lysine 27 and complements EZH2 in maintaining stem cell identity and executing pluripotency. *Mol Cell* 32(4):491–502, 2008.

21. Xu J, Shao Z, Li D, et al: Developmental control of polycomb subunit composition by GATA factors mediates a switch to non-canonical functions. *Mol Cell* 57(2):304–316, 2015.

22. Ostuni R, Piccolo V, Barozzi I, et al: Latent enhancers activated by stimulation in differentiated cells. *Cell* 152(1–2):157–171, 2013.

23. Goll MG, Bestor TH: Eukaryotic cytosine methyltransferases. *Annu Rev Biochem* 74:481–514, 2005.

24. Bostick M, Kim JK, Estève PO, et al: UHRF1 plays a role in maintaining DNA methylation in mammalian cells. *Science* 317(5845):1760–1764, 2007.

25. Klempnauer KH: Methylation-sensitive DNA binding by v-myb and c-myb proteins. *Oncogene* 8(1):111–115, 1993.

26. Campanero MR, Armstrong MI, Flemington EK: CpG methylation as a mechanism for the regulation of E2F activity. *Proc Natl Acad Sci U S A* 97(12):6481–6486, 2000.

27. Kirillov A, Kistler B, Mostoslavsky R, et al: A role for nuclear NF-kappaB in B-cell-specific demethylation of the Igkappa locus. *Nat Genet* 13(4):435–441, 1996.

28. Weih F, Nitsch D, Reik A, et al: Analysis of CpG methylation and genomic footprinting at the tyrosine aminotransferase gene: DNA methylation alone is not sufficient to prevent protein binding *in vivo*. *EMBO J* 10(9):2559–2567, 1991.

29. Comb M, Goodman HM: CpG methylation inhibits proenkephalin gene expression and binding of the transcription factor AP-2. *Nucleic Acids Res* 18(13):3975–3982, 1990.

30. Hendrich B, Bird A: Identification and characterization of a family of mammalian methyl-CpG binding proteins. *Mol Cell Biol* 18(11):6538–6547, 1998.

31. Bogdanovic O, Veenstra GJ: DNA methylation and methyl-CpG binding proteins: Developmental requirements and function. *Chromosoma* 118(5):549–565, 2009.

32. Baylin S, Bestor TH: Altered methylation patterns in cancer cell genomes: Cause or consequence? *Cancer Cell* 1(4):299–305, 2002.

33. Tahiliani M, Koh KP, Shen Y, et al: Conversion of 5-methylcytosine to 5-hydroxymethylcytosine in mammalian DNA by MLL partner TET1. *Science* 324(5929):930–935, 2009.

34. Ito S, Shen L, Dai Q, et al: Tet proteins can convert 5-methylcytosine to 5-formylcytosine and 5-carboxylcytosine. *Science* 333(6047):1300–1303, 2011.

35. He Y, Li BZ, Li Z, et al: Tet-mediated formation of 5-carboxylcytosine and its excision by TDG in mammalian DNA. *Science* 333(6047):1303–1307, 2011.

36. Meyer C, Kowarz E, Hofmann J, et al: New insights to the MLL recombinome of acute leukemias. *Leukemia* 23(8):1490–1499, 2009.

37. Corral J, Lavenir I, Impey H, et al: An Mll-AF9 fusion gene made by homologous recombination causes acute leukemia in chimeric mice: A method to create fusion oncogenes. *Cell* 85(6):853–861, 1996.

38. Yokoyama A, Lin M, Naresh A, et al: A higher-order complex containing AF4 and ENL family proteins with P-TEFb facilitates oncogenic and physiologic MLL-dependent transcription. *Cancer Cell* 17(2):198–212, 2010.

39. Lin C, Smith ER, Takahashi H, et al: AFF4, a component of the ELL/P-TEFb elongation complex and a shared subunit of MLL chimeras, can link transcription elongation to leukemia. *Mol Cell* 37(3):429–437, 2010.

40. Bernt KM, Zhu N, Sinha AU, et al: MLL-rearranged leukemia is dependent on aberrant H3K79 methylation by DOT1L. *Cancer Cell* 20(1):66–78, 2011.

41. Okada Y, Feng Q, Lin Y, et al: HDOT1L links histone methylation to leukemogenesis. *Cell* 121(2):167–178, 2005.

42. Nguyen AT, Taranova O, He J, Zhang Y: DOT1L, the H3K79 methyltransferase, is required for MLL-AF9-mediated leukemogenesis. *Blood* 117(25):6912–6922, 2011.

43. Grignani F, De Matteis S, Nervi C, et al: Fusion proteins of the retinoic acid receptor-alpha recruit histone deacetylase in promyelocytic leukaemia. *Nature* 391(6669): 815–818, 1998.

44. Lin RJ, Nagy L, Inoue S, et al: Role of the histone deacetylase complex in acute promyelocytic leukaemia. *Nature* 391(6669):811–814, 1998.

45. Daigle SR, Olhava EJ, Therkelsen CA, et al: Selective killing of mixed lineage leukemia cells by a potent small-molecule DOT1L inhibitor. *Cancer Cell* 20(1):53–65, 2011.

46. Zuber J, Shi J, Wang E, et al: RNAi screen identifies Brd4 as a therapeutic target in acute myeloid leukaemia. *Nature* 478(7370):524–528, 2011.

47. Fiskus W, Sharma S, Qi J, et al: Highly active combination of BRD4 antagonist and histone deacetylase inhibitor against human acute myelogenous leukemia cells. *Mol Cancer Ther* 13(5):1142–1154, 2014.

48. Dawson MA, Prinjha RK, Dittmann A, et al: Inhibition of BET recruitment to chromatin as an effective treatment for MLL-fusion leukaemia. *Nature* 478(7370):529–533, 2011.

49. Delmore JE, Issa GC, Lemieux ME, et al: BET bromodomain inhibition as a therapeutic strategy to target c-Myc. *Cell* 146(6):904–917, 2011.

50. Morin RD, Mendez-Lago M, Mungall AJ, et al: Frequent mutation of histone-modifying genes in non-Hodgkin lymphoma. *Nature* 476(7360):298–303, 2011.

51. Muto T, Sashida G, Oshima M, et al: Concurrent loss of Ezh2 and Tet2 cooperates in the pathogenesis of myelodysplastic disorders. *J Exp Med* 210(12):2627–2639, 2013.

52. Nikoloski G, Langemeijer SM, Kuiper RP, et al: Somatic mutations of the histone methyltransferase gene EZH2 in myelodysplastic syndromes. *Nat Genet* 42(8):665–667, 2010.

53. Ernst T, Chase AJ, Score J, et al: Inactivating mutations of the histone methyltransferase gene EZH2 in myeloid disorders. *Nat Genet* 42(8):722–726, 2010.

54. van Haaften G, Dalgliesh GL, Davies H, et al: Somatic mutations of the histone H3K27 demethylase gene UTX in human cancer. *Nat Genet* 41(5):521–523, 2009.

55. Bejar R, Stevenson K, Abdel-Wahab O, et al: Clinical effect of point mutations in myelodysplastic syndromes. *N Engl J Med* 364(26):2496–2506, 2011.

56. McCabe MT, Ott HM, Ganji G, et al: EZH2 inhibition as a therapeutic strategy for lymphoma with EZH2-activating mutations. *Nature* 492(7427):108–112, 2012.

57. Itzykson R, Kosmider O, Renneville A, et al: Prognostic score including gene mutations in chronic myelomonocytic leukemia. *J Clin Oncol* 31(19):2428–2436, 2013.

58. Tefferi A, Lim KH, Abdel-Wahab O, et al: Detection of mutant TET2 in myeloid malignancies other than myeloproliferative neoplasms: CMML, MDS, MDS/MPN and AML. *Leukemia* 23(7):1343–1345, 2009.

59. Grossmann V, Kohlmann A, Eder C, et al: Molecular profiling of chronic myelomonocytic leukemia reveals diverse mutations in >80% of patients with TET2 and EZH2 being of high prognostic relevance. *Leukemia* 25(5):877–879, 2011.

60. Wu H, D'Alessio AC, Ito S, et al: Genome-wide analysis of 5-hydroxymethylcytosine distribution reveals its dual function in transcriptional regulation in mouse embryonic stem cells. *Genes Dev* 25(7):679–684, 2011.

61. Figueroa ME, Abdel-Wahab O, Lu C, et al: Leukemic IDH1 and IDH2 mutations result in a hypermethylation phenotype, disrupt TET2 function, and impair hematopoietic differentiation. *Cancer Cell* 18(6):553–567, 2010.

62. Kats LM, Reschke M, Taulli R, et al: Proto-oncogenic role of mutant IDH2 in leukemia initiation and maintenance. *Cell Stem Cell* 14(3):329–341, 2014.

63. Losman JA, Looper RE, Koivunen P, et al: (R)-2-hydroxyglutarate is sufficient to promote leukemogenesis and its effects are reversible. *Science* 339(6127):1621–1625, 2013.

64. Lu C, Ward PS, Kapoor GS, et al: IDH mutation impairs histone demethylation and results in a block to cell differentiation. *Nature* 483(7390):474–478, 2012.

65. Sasaki M, Knobbe CB, Munger JC, et al: IDH1(R132H) mutation increases murine haematopoietic progenitors and alters epigenetics. *Nature* 488(7413):656–659, 2012.

66. Dang Jin LS, Su SM: IDH mutations in glioma and acute myeloid leukemia. *Trends Mol Med* 16(9):387–397, 2010.

67. Ye D, Ma S, Xiong Y, Guan KL: R-2-hydroxyglutarate as the key effector of IDH mutations promoting oncogenesis. *Cancer Cell* 23(3):274–276, 2013.

68. Xiao M, Yang H, Xu W, et al: Inhibition of α-KG-dependent histone and DNA demethylases by fumarate and succinate that are accumulated in mutations of FH and SDH tumor suppressors. *Genes Dev* 26(12):1326–1338, 2012.

第 13 章
细胞遗传学及基因异常

Lucy A. Godley, Madina Sukhanova, Gordana Raca, and Michelle M. Le Beau

摘要

　　细胞遗传学及基因分析技术为病理学家和临床医生提供了血液恶性疾病诊断及分型的强有力工具。对于获得性体细胞突变的检测建立起肿瘤性疾病的诊断方法，并可排除增生(hyperplasia)、异生(dysplasia)、中毒或维生素

简写和缩略词

ALCL，间变性大细胞淋巴瘤(anaplastic large cell lymphoma)；ALL，急性淋巴细胞白血病(acute lymphocytic or lymphoblastic leukemia)；AML，急性髓系白血病(acute myeloid leukemia)；AMML，急性粒系单核细胞性白血病(acute myelomonocytic leukemia)；APL，急性早幼粒细胞白血病(acute promyelocytic leukemia)；CDS，共同缺失片段(commonly deleted segment)；CLL，慢性淋巴细胞白血病(chronic lymphocytic leukemia)；CMA，染色体微阵列分析(chromosome microarray analysis)；CML，慢性髓系白血病(chronic myeloid leukemia)；del，缺失(deletion)；DLBCL，弥漫性大 B 细胞淋巴瘤(diffuse large B-cell lymphoma)；EBV，EB 病毒(Epstein-Barr virus)；FAB，法-美-英(French-American-British)；FISH，荧光原位杂交(fluorescence in situ hybridization)；FLT3，FMS 样酪氨酸激酶(FMS-like tyrosine kinase)；HSC，造血干细胞(hematopoietic stem cell)；IGH，免疫球蛋白重链(immunoglobulin heavy chain)；inv，倒置(inversion)；ITD，内部串联重复(internal tandem duplication)；JAK，Janus 激酶(Janus kinase)；LOH，杂合性丢失(loss of heterozygosity)；MALT，黏膜相关淋巴组织(mucosa-associated lymphoid tissue)；MAPK，促分裂原活化蛋白激酶(mitogen-activated protein kinase)；MDS，骨髓增生异常综合征(myelodysplastic syndrome)；Ph，费城染色体(Philadelphia chromosome)；PI3K，磷酸肌醇 3-激酶(phosphatidylinositide 3-kinase)；qRT-PCR，定量逆转录 PCR(quantitative reverse transcriptase polymerase chain reaction)；RA，难治性贫血(refractory anemia)；RAEB，伴原始细胞过多的难治性贫血(refractory anemia with excess blasts)；RARα，α 视黄酸受体(retinoic acid receptor-α)；RARS，伴环状铁粒幼细胞的难治性贫血(refractory anemia with ringed sideroblasts)；RARS-t，伴环状铁粒幼细胞及血小板增多的难治性贫血(refractory anemia with ringed sideroblasts and thrombocytosis)；RCMD，难治性全血细胞减少与多系列异生(refractory cytopenia with multilineage dysplasia)；SNP，单核苷酸多态性(single nucleotide polymorphism)；STAT，信号传导和转录激活因子(signal transducer and activator of transcription)；t，易位(translocation)；t-，治疗相关的(therapy-related)；TKI，酪氨酸激酶抑制剂(tyrosine kinase inhibitor)；WHO，世界卫生组织(World Health Organization)。

缺乏等引起的表型改变。一些特异的细胞遗传学和遗传学异常已经被发现，它们紧密地，有时是独一无二地，与表型上差异显著的白血病或淋巴瘤的亚类相关联，这使得临床医生能够预测疾病的临床进程以及对特定治疗的反应。对于这些复发的异常中的某一个的检测有助于建立诊断，也为判断预后的价值增加了信息。在许多病例中，从细胞遗传学和遗传学分析得到的预后信息独立于其他临床指标所能够提供的信息。具有良好的遗传学预后特征的患者将会从毒性范围已知的常规治疗中受益，而那些临床及细胞遗传学、遗传学分析提示预后差的患者可能适合用更强烈或者试验性的方式治疗。治疗前的细胞遗传学分析也可用于指导疾病缓解后治疗方式的选择，而这些治疗方式在费用、急性和慢性发病以及疗效方面存在很大差异。在被观察的患者细胞中出现新的核型异常往往在预示着肿瘤克隆进化或更恶性的行为。在初诊时所见的染色体异常的消失是完全缓解的一个重要指征，而该染色体异常的再现则预示着疾病的复发。

● 基因组重排的遗传学后果

　　在过去的 20 年中，一些位于重现性(recurring)的染色体易位断裂点的基因已被发现。基因表达的改变和染色体重排产生的编码蛋白的特性，在恶性转化过程中起着不可或缺的作用[1,2]。这些改变的基因可以归类为几个功能组，包括酪氨酸或丝氨酸蛋白激酶、细胞表面受体、生长因子以及最大的一类即转录因子，后者参与诱导或抑制基因的转录，其功能通常是组织特异性的，调节细胞的增殖和分化。

　　染色体易位通过两种一般性机制导致基因功能改变。第一种机制是基因表达的失调(参见第 10 章)。此机制的特征为涉及 B 系淋巴瘤的免疫球蛋白基因及 T 系淋巴瘤的 T 细胞受体基因的染色体易位，导致癌基因不适当或组成性的表达。第二种机制是编码并表达新的融合蛋白，缘于正常情况下处于不同染色体上的两个基因的编码区的并置(juxtaposition)。这样的融合蛋白是"肿瘤特异性"的，不存在于非恶性细胞中。因此检测这些融合基因或融合蛋白产物对于肿瘤诊断、肿瘤残余检测及早期检测复发非常重要。另外，这些融合蛋白可能成为肿瘤特异性治疗的合适靶点。其中一个例子是慢性髓系白血病(CML)患者中 t(9;22)易位形成的 BCR-ABL1 融合蛋白(参见下文"细胞制备方法")。到目前为止，所有被克隆的髓系白血病的基因重排均导致融合蛋白的产生。

　　染色体易位所致的基因激活呈显性形式。若干人类肿瘤被认为来源于纯合子性的隐性突变。这些突变导致有功能的蛋白产物的丧失，提示这些基因起"抑制子"基因的作用，它们的正常功能是限制细胞增殖。肿瘤抑癌基因的一个重要特征是其遗传材料在肿瘤细胞中缺失，缘于染色体缺失或截短或其他遗传机制(参见第 10 章)[1]。肿瘤抑制基因的一个亚类以单倍剂量不足(haploinsufficiency)的形式发挥作用，一个等位基因的缺失将导致蛋白产物的水平减半，相应改变了正常的细胞进程。这种机制在髓系肿瘤的重现性缺失中常见(参见第 83 章)。

　　大量试验数据表明:血液系统恶性肿瘤的病理发生需要一

个以上的突变。也就是说，易位特异性融合蛋白的表达或癌基因的表达失调是必需的，但仅此并不足以诱导白血病。因此，白血病生物学研究的一个重要方面是弄清染色体及分子水平的突变的各种类型，它们在导致白血病发生的信号通路中相互协同。据目前所知，我们将描述与白血病或淋巴瘤的特定细胞遗传亚类相关的协同作用的突变。

● 细胞制备方法

恶性疾病的细胞遗传学分析应该基于对肿瘤细胞自身的研究。在白血病中，标本通常来自骨髓穿刺，常规培养 24～72 小时。当拿不到骨髓抽提物时，患者的骨髓活检样品（bone core specimen）或者患者的含循环的不成熟的髓系或者淋系细胞的外周血样，通常也能被成功的进行处理。一个相关的淋巴结或肿瘤标本也能被检测用于淋巴瘤的分析。

在标本的收集时，用不含防腐剂的肝素钠包被的注射器无菌抽取 1～5ml 骨髓，转移到含有 5ml 培养基（RPMI1640，100 单位肝素）的无菌 15ml 离心管中。避免使用含肝素用于抗凝

的真空管（vacutainer），因为真空管中的肝素含有能抑制细胞生长的防腐剂。如果不能获得骨髓抽提物，则需要取骨髓活检样品并置于收集管中。大约 75% 的骨髓活检能够被匀浆、产生细胞悬液并提供足够的分裂中期细胞用于完整的分析。对于血液标本，无菌抽取 10ml 静脉血到肝素包被的注射器（不含防腐剂）中。为了避免细胞的活力的丧失，应注意将样本尽快在室温条件下送到细胞遗传学实验室。样品过夜运输则经常导致细胞活力的丧失。根据大部分实验室的经验，高达 25%～50% 比例的此类样本不能满足分析的要求。对于那些经最佳处理的样品，大约 95% 的样品适合细胞遗传学分析。不合适样品往往来源于骨髓低增生性的患者。

● 染色体的命名

染色体异常的描述以人类细胞遗传学国际命名体系（International System for Human Cytogenetic Nomenclature，ISCN）为依据（表 13-1）[3]。在描述染色体组型时，应首先列出所有染色体的数目，其次是性染色体，以及按数字升序说明数量及结构

表 13-1   细胞遗传学术语词汇表

非整倍体性——染色体获得或丢失导致的染色体数目的异常

显带的染色体——具有明暗相间条带的染色体。染色体被进行特异的染色或染色前用酶预处理。每对染色体具有独特的染色模式

断裂点——在染色体上含 DNA 断裂的特异位点，涉及易位和缺失等结构性重排

着丝粒——染色体缩窄处，也为纺锤体丝附着点。着丝粒的位置决定了染色体是中间着丝粒型（为 X 状，比如染色体 1～3、6～12、X、16、19 和 20）或近端着丝粒型（呈倒 V 型，比如染色体 13～15、21、22 和 Y）。在有丝分裂时，染色体中的两份完全相同的 DNA 拷贝通过结合到分裂细胞的相对两极的纺锤丝的缩短而分离

克隆——在细胞遗传学中被约定为两个具有相同的染色体增加或染色体结构性重排的细胞，或者三个具有相同染色体缺失的细胞

缺失——两个断裂及中间部分的丢失（中间缺失）所致的染色体片段的缺失。对多种重现型缺失的分子水平的研究显示每种缺失都为中间缺失，而不是末端缺失（只有一个断裂点和末端部分的丢失）

二倍体——正常染色体数目及染色体组成

荧光原位杂交（FISH）——一种基于荧光标记的 DNA 探针与处于分裂中期或间期的细胞中的互补 DNA 序列杂交从而成像的分子细胞遗传学技术，用于检测染色体结构和数量上的异常。一种短的术语被用于描述原位杂交的结果。对于分裂间期 FISH，缩写"nuc ish"之后紧接着置于括号中的设定位点，（如为多重位点，相互间用逗号隔开），之后是乘号，以及检测到的信号的数目。被计量的细胞数目置于方括号中。举例来说，BCR-ABL1 探针检测正常的结果描述为"nuc ish（ABL1，BCR）×2[400]"。一个病例中，因 t（9;22）导致 BCR-ABL1 的融合，利用双色、双融合探针检测的结果将表述成"nuc ish（ABL1×3），（BCR×3），（ABL1con BCR×2）[400]"

单倍体——只有一半的染色体组成，即 23 个染色体

超二倍体——出现额外的染色体，形态可辨的染色体总数为 47 或更多

低二倍体——染色体缺失，致染色体数目为 25 或更少

倒置——两个断裂点发生在同一个染色体上，并有间隔片段的倒转。如果断裂发生在着丝粒的同侧，称为同臂内倒置；如果在着丝粒的相反侧，称为臂间倒置

等臂染色体——由同一染色体臂的拷贝构成的染色体，伴另一臂的缺失。因此，等臂染色体[i（17）（q10）]含有两个拷贝的长臂（被着丝点分开），而缺失染色体的短臂

核型——按照国际上建立的系统对某一特定细胞中的染色体的排列组合，以最大的染色体为先，最后是最小的染色体。正常的女性染色体核型被描述为 46,XX；正常的男性核型为 46,XY。核型模式图（idiogram）为理想化的染色体图示

假二倍体——具有二倍体数目，但伴有染色体结构的异常

重现性畸变——在多个罹患类似肿瘤的患者中检出的数量或结构性畸变。这些畸变可区分或诊断白血病或淋巴瘤的不同亚型，后者具有独特的形态或免疫表型特点。畸变的重现提示这些基因突变与相应疾病的发病相关。许多重现性畸变具有推测预后的价值

易位——至少两个染色体发生断裂并交换遗传物质。在相互的易位中，不伴有明显的遗传物质的缺失。易位用 t 来表示，第一个括号中显示易位所涉及的染色体，第二个括号中显示的是断裂点。Ph 易位是 t（9;22）（q34.1;q11.2）

符号的命名：

p ——短臂

q ——长臂

+ ——如果置于某染色体前，提示获得了整个一个染色体（比如，+8）

- ——如果在染色体前，提示缺失了一整个染色体（比如 -7），如果在染色体后，则提示缺失了染色体的一部分（比如 5q- 为第五号染色体长臂的部分缺失）

? ——提示在 ? 之后的染色体或显带身份的不确定

t ——易位

del ——缺失

inv ——倒置

i ——等臂染色体

mar ——标记物染色体

r ——环型染色体

以上数据来自 Rowley JD：人类肿瘤中的染色体异常（Chromosome abnormalities in human cancer）。De Vita VT，Hellman S，Rosenberg S（eds）：*Practice and Principles of Oncology* 3rd ed. Philadelphia，PA：Lippincott Williams & Wilkins；1991.

性异常。至少观察到两个以上的细胞具有相同的结构性重排，如易位、缺失、倒置或额外染色体的获得，或者至少三个细胞显示有同一个染色体的缺失，方可认定为存在异常克隆的证据。但是，在一个细胞中观察到一个正常核型可认定为存在正常细胞系的证据。患者细胞的核型如果没有改变或者无克隆性畸变（单个细胞）即可认为是正常的。对此的一个例外是单个细胞具有重现性的结构异常。在这种情况下，这可能就代表了这一特定患者的肿瘤细胞的核型。

● 核型分析的补充方法

荧光原位杂交技术

由于肿瘤细胞具有多个异常以及对操作人员的技能要求较高，人肿瘤的细胞遗传学分析经常存在技术上的困难。这些因素使得操作者寻求像荧光原位杂交技术（FISH）这样的替代方法来明确染色体异常[4]。FISH 技术与 Southern 杂交分析均基于同样的原理，即单链 DNA 能够与互补 DNA 相融合（an-neal）[4]。FISH 可用于骨髓及血的涂片或者固定后的组织切片，而不必须要处于分裂期的细胞。FISH 的靶 DNA 是固定于载玻片上的处于分裂间期细胞的核 DNA 或者中期细胞的染色体 DNA。针对最常见的异常已经出现商业化的探针，并直接以荧光素进行了标记，简化了探针制备及检测的步骤。随着双重或三道滤波片的开发，目前大部分实验室具有同时杂交和检测 2 ~ 3 个探针的能力。表 13-1 总结了最常用的、目前已经商业化的探针，多个的探针能够用于 FISH 杂交检测染色体畸变。着丝粒特异的探针已经用于检测白血病及实体瘤中单体、三体及其他非整倍体，以及移植后性染色体的检测（图 13-1）。

分裂间期或中期细胞中的染色体易位和缺失也能够通过基因组探针检测，这些探针取自重现性易位位点或缺失的片段（图 13-1）。在某些情况下，FISH 杂交分析还能够提供更高的检测敏感度，它可以检测出某些常规细胞遗传学分析认为是正常的细胞遗传学异常。FISH 杂交检测的优点包括①能够快速并同时检测大量的细胞；②敏感性和特异性高；③具有从增殖系数低或终末分化细胞中得到细胞遗传学数据的能力。对于低比例的恶性细胞，可以通过预先富集特定亚群的样品细胞，

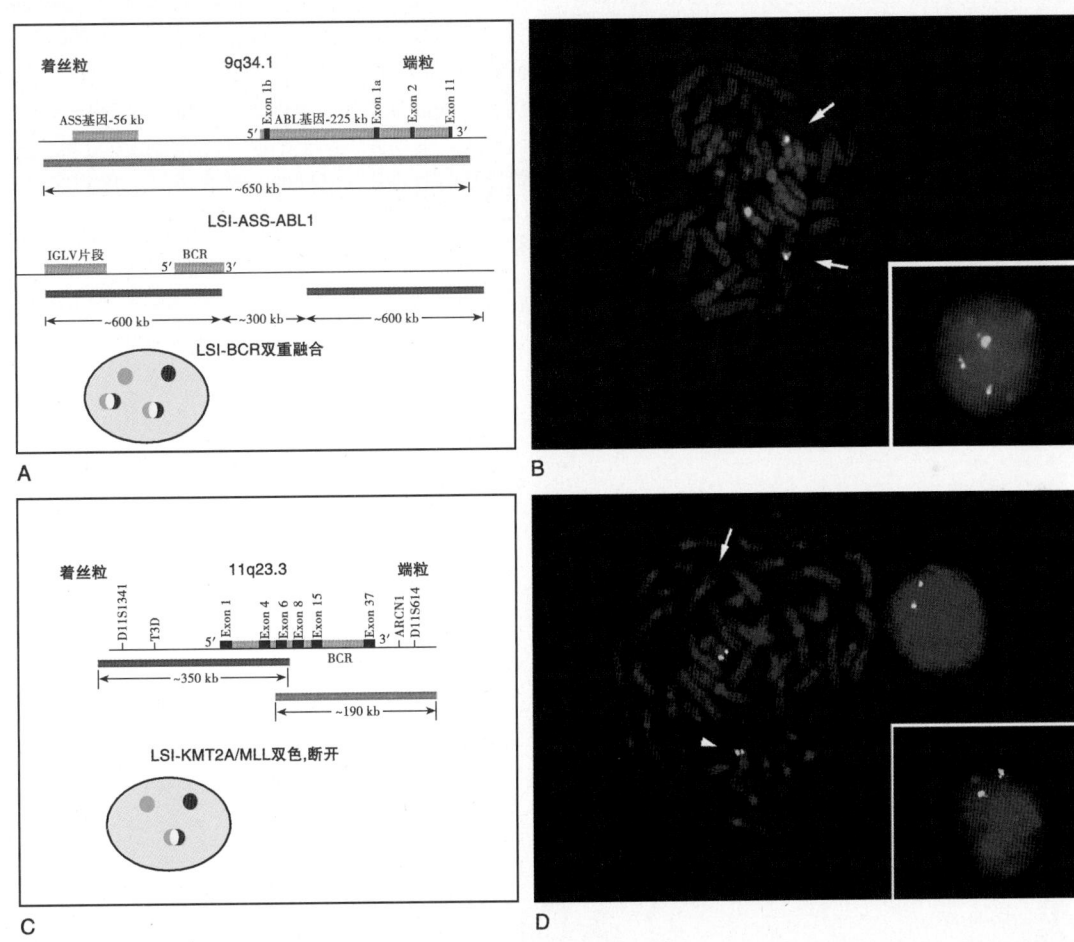

图 13-1 荧光原位杂交（FISH）分析。图 B 和 D 展示了中期和间期细胞的 FISH 图像；细胞用 4,6-二氨基-2-苯基吲哚-二盐酸（DAPI）进行了复染。A. BCR 和 ABL1 位点示意图，BCR 和 ABL1 双融合探针（Vysis，Inc）定位，以及信号在分裂间期细胞内的排布。B. BCR-ABL1 双融合探针与存在 t(9;22) 的分裂中期和间期的细胞杂交。在存在 t(9;22) 的细胞中，与正常的 9 和 22 号染色体同源的染色体只能观察到一个绿色和红色信号，同时在 der(9) 和 der(22)（Ph）染色体上观察到两个黄色融合信号（箭头），这是 ABL1 和 BCR 序列并置的结果。C. KMT2A/MLL 基因示意图，KMT2A 断裂探针（Vysis，Inc.）的定位，以及在间期细胞中信号的排布。D. KMT2A 断裂探针与存在 t(11q23.3) 的分裂中期和间期的细胞杂交。在存在 KMT2A 易位的细胞中，代表生殖细胞信号排布形式的一个黄色的融合信号可以在正常的 11 号染色体的同源染色体上观察到，而在 der(11) 染色体上则观察到一个绿色信号，在其伙伴染色体上观察到一个红色信号

再进行 FISH 分析来进一步提高灵敏度。例如,FISH 技术与浆细胞富集技术的结合已常规应用于临床,从而实现骨髓瘤中对特定染色体重排检测效率的最大化[5,6]。FISH 杂交检测的主要缺点是不能够检测较多的畸变。当所要检测的异常已知与某种肿瘤或疾病特异关联时,FISH 非常强大。在临床实践中,细胞遗传学分析可作出临床诊断的同时检测个体患者的肿瘤细胞染色体异常。随后,利用合适探针的 FISH 技术可用来检测残余病灶、早期复发及评估治疗方案的效能。比如,FISH 广泛用于慢性髓系白血病(CML)患者口服酪氨酸激酶抑制剂后 t(9;22)的检测,以及异性别间骨髓移植后性染色体的检测。当怀疑存在特异的染色体易位时(如一个 BCR-ABL1 融合),使用常规的细胞遗传学方法结合定量 RT-PCR 技术分析取自患者的新鲜材料多能得到有效的结果。目前在患者随访中,对 CML 患者血或骨髓的分子 RT-PCR 监测为所推荐的检测项目之一[7]。

芯片分析技术

包括高密度拷贝数/单核苷酸多态性(single-nucleotide polymorphisms,SNPs)芯片分析(也称为染色体芯片分析[chromosomal microarray analysis,CMA])、基于芯片的基因表达谱分析及高通量 SNP 基因型分型在内的多个基于芯片分析的技术在恶性血液病的诊断和实验分析中发挥重要的作用。CMA 可以实现全基因组水平的基因拷贝数异常(删除和重复)的检测,其分辨率远高于染色体核型分析;该技术同样可以实现对不伴基因拷贝数变化的杂合性丢失(LOH)即单亲二倍体(uniparental disomy,UPD)的检测(参见第 10 章),后者也可能缘于体细胞有丝分裂重组(也称为拷贝中性 LOH,copy-neutral LOH)(图 13-2)。CMA 可以作为核型分析和 FISH 的辅助手段在临床使用,这项技术还促成了对一类很大比例的、存在骨髓增生异常综合征和白血病、同时又核型正常的病人异常基因组的检测;它也能用作大盘 FISH 探针的经济的替代手段,以及作为一种极有用的手段来明确不确定特征的染色体异常。基于芯片的基因表达谱分析已被用于多种恶性血液病的研究,对于每种疾病亚类通常都能揭示复杂但又独特的表达特征。举例来说,基因表达谱分析显示弥漫性大 B 细胞淋巴瘤(DLBCL)至少含有三种不同的亚型——生发中心 B 细胞(GCB)样、活化 B 细胞(ABC)样及原发性纵隔 B 细胞淋巴瘤(PMBL)——每一种都与不同的致癌机制、预后及对治疗的响应相关联(参见第 98 章)[8]。对表达谱的研究促成对高风险性 B 细胞急性淋巴细胞性或淋巴细胞性白血病(ALL)新的遗传亚类的识别,而这种亚类与费城染色体阳性 ALL 具有同样的表达特征(参见第 91 章)[9,10]。基于 SNP 基因型分型的高通量芯片分析使得开展大量样本和对照的分析成为可能,也促进了全基因组水平的关联研究,从而确定疾病易感性位点[11]。未来的诊断性评价、对高危病例的鉴定及处置决定将更多地依赖于对病人的生殖细胞和肿瘤样本的基因组甚至是蛋白质组的组学分析,这些技术很可能需要将以芯片为基础的分析和以第二代测序技术为基础的

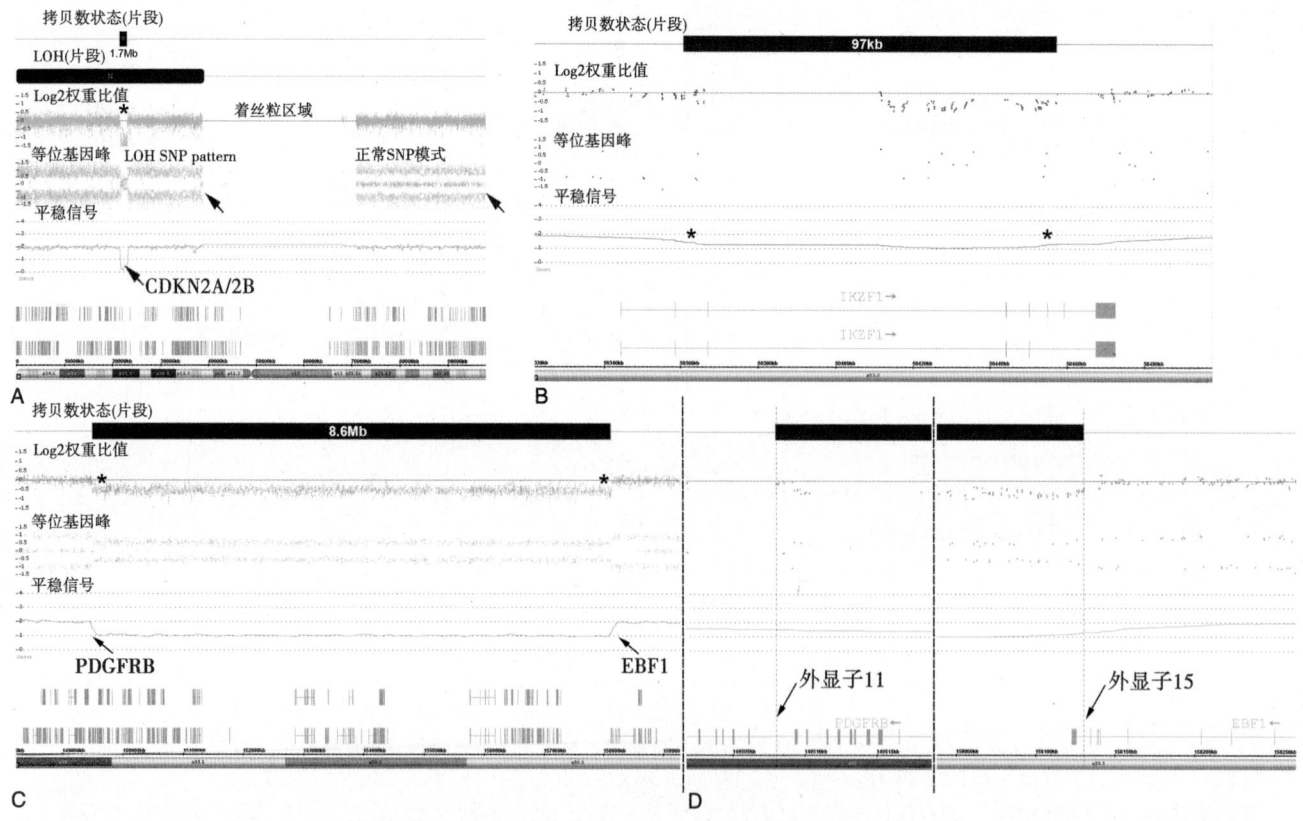

图 13-2   三个 B 细胞 ALL 样品分析的代表性结果展示了 CMA 检测的亚微观缺失和 LOH。A. 位于 9p 的一段 1.7Mb 的缺失影响了抑癌基因 CDKN2A 和 CDKN2B(以顶部的暗色条带和红色箭头显示)。缺失伴随着一个影响着整个 9 号染色体短臂的拷贝数中性 LOH 扩展区域(以紫色条带表示),该 LOH 也造成了 CDKN2A 和 CDKN2B 基因的双等位损失。正常的 SNP 模式用蓝色箭头指示,而与 LOH 相关的正常模式以紫色箭头标识。B. 由 SNP 芯片检测到的 IKZF1 删除与儿童 B 细胞 ALL 患者治疗效果不佳相关联。C. 阵列图显示,在一份 Ph+样 ALL(D)病例中,5q32-q33.3 缺失导致 PDGFRB 和 EBF1 基因的融合

技术相结合并加以应用。

● 特异的克隆性疾病

慢性髓系白血病（CML）

　　所有肿瘤中第一种一致性的染色体异常是在 CML 中发现的（参见第 89 章）。费城（Ph）染色体由第 9 号和第 22 号染色体的易位形成，即 t(9;22)（q34;q11.2)（图 13-3）；发生于能产生淋系及髓系细胞的多潜能干细胞。约 92% 的 CML 患者中存在标准的 t(9;22)易位，而大约有 6% ~ 8% 的患者具有变异型易位，除了 9 号和 22 号染色体外，还涉及第三个染色体（参见第 89 章图 89-8）。t(9;22)或复杂易位的遗传后果是将第 9 染色体上的 ABL1 癌基因的一个片段移植到紧接第 22 染色体上 BCR 基因的一个片段的位置。罕见的 CML 患者（大约 1% ~ 2%）缺少 t(9;22)易位，仅仅在分子水平上在其白血病细胞中检测到涉及 BCR 和 ABL1 基因的重排[12]。

　　t(9;22)易位及其所致 BCR-ABL1 融合是 CML 的核心[12]。BCR-ABL1 融合蛋白位于细胞膜上的胞质面，其获得了新的功能——将调节增殖的信号通过 RAS/MAPK、PI3K（磷酸肌醇 3-激酶，phosphatidylinositide 3-kinase）/AKT 和 JAK（Janus 激酶，Janus kinase）/STAT（信号传导子及转录激活子，signal transducer and activator of transcription）信号通路传递到核内。BCR-ABL1 融合蛋白的酪氨酸激酶活性能够被几种商业化的口服酪氨酸激酶抑制剂（tyrosine kinase inhibitors，TKIs）特异地抑制。这些抑制剂有甲磺酸伊马替尼（imatinib mesylate）（也称 Gleevec/STI571，Novartis Pharmaceuticals，East Hanover，NJ）、达沙替尼（dasatinib）（也称 Sprycel，BMS-354825，Bristol-Myers Squibb，Princeton，NJ）、尼罗替尼（nilotinib）（Tasigna，AMN107，Novartis Pharmaceuticals，East Hanover，NJ）（参见第 89 章）。其他的口服药物也在临床试验中[13,14]。BCR-ABL1 易位能够通过细胞遗传学、荧光原位杂交技术、定量 RT-PCR、Southern 杂交诊断出并实现残余病灶的检测。对使用 TKIs 治疗患者的研究显示，通过定量 RT-PCR 确定的外周血中 BCR-ABL1 的水平与骨髓中 Ph⁺细胞的比例具有很强的相关性。

　　数种类型的遗传学改变与伊马替尼抗性相关，其中包括点突变导致的 BCR-ABL1 蛋白激酶基团的氨基酸改变，进而影响其与伊马替尼的结合，并获得额外拷贝的 Ph 染色体或是对 BCR-ABL1 基因进行扩增，两者均可以通过 FISH 检出[14]。SNP 芯片分析还检出了 BCR-ABL1 融合复制以外的其他 TKI 抗性相关的基因组损伤，其中包括 1、8、9、17、19 和 22 号染色体上的获得性 LOH 区域[15]。尽管在一些对伊马替尼获得完全细胞遗传学反应的患者中，克隆性畸变——大部分是+8，-7 或 del(20q)仍能发生，但大部分病例并不进一步发展出 MDS 的临床表征[16]。这些早期发现的意义将会通过对大量 TKIs 起完全细胞遗传学反应并进行了前瞻性随访的患者的分析而被阐明。

　　当进入更加恶性的加速期和急变期时，据统计 80% 的 CML 患者呈现核型演化，即在 Ph 染色体之外又出现新的、具有显著特征的畸变。核型改变被认为是一个严重的预后指征[17]。最常见的改变，即获得一个额外的 8 号或 19 号染色体、或第二个 Ph 染色体（通过获得第一个）或一个 i(17q)，这些改变经常一起致使形态可辨的染色体（modal chromosome）数目达到47 ~ 50 条。在 CML 急变期发现的其他遗传学异常包括在 TP53、RB1、MYC、CDKN2A（P16）、KRAS/NRAS 或 RUNX1/AML1 等基因的突变。随着 TKI 治疗的出现，CML 的自然病程出现了改变，急变期的核型也与前期有所区别。但是异常的模式尚未得到很好地阐明。

　　在极少数的病例中，患者的骨髓活检与 CML 患者的表现相似，但其缺少 Ph 染色体或 BCR-ABL1 融合。最常见的情况是这些患者罹患 MDS 或骨髓增生性肿瘤（myeloproliferative neoplasm，MPN），其中最常见的为慢性粒单系白血病（chronic myelomonocytic leukemia）、伴有原始细胞增多的难治性贫血（refractory anemia with excess blasts，RAEB）以及认知较少的"非典型性慢性髓系白血病"（atypical CML）。后者部分出现 JAK2^V617F 突变，其表型与慢性中性粒细胞白血病一致（参见第 84、89 章）。骨髓活检的细胞遗传学分析显示上述患者通常具有正常的核型，或+8、+13、del(20q)及 i(17q)。这些患者的生存期要明显地短于具有 t(9;22)易位基因的患者。因为每种口服 TKIs 还能够阻断除 BCR-ABL1 外的激酶活性，它们已被证

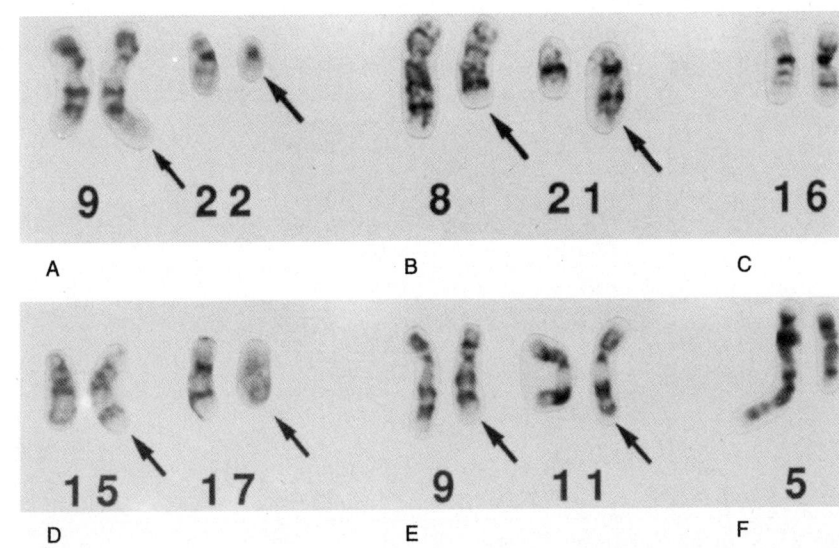

图 13-3　经胰蛋白酶-基姆萨显带的分裂中期细胞部分核型展示了在髓系白血病中复发性的染色体重排。箭头指示了重排的染色体。A. t(9;22)（q34.1;q11.2)，CML. B. t(8;21)（q22;q22.3)，AML-M2. C. inv（16)（p13.1q22)，AMMoL-M4Eo. D. t（15;17)（q24.1;q21.1)，APL. E. t(9;11)（p21.3;q23.3)，AMoL-M5. F. del(5)（q13q33)，t-AML

明对其他疾病的治疗有效,包括伴血小板衍生的生长因子受体(PDGFR)-β 重排的慢性 MPNs、表达 FIP1L1-PDGFRA 融合蛋白的一种嗜酸性粒细胞增多综合征的骨髓及外骨髓增生性变异及在 KIT 基因中表达活化的点突变的肥大细胞肿瘤(参见第 89 章)[18]。

其他髓系增生性肿瘤

细胞遗传学异常的克隆见于约 15% 的未治疗真性红细胞增多症患者,及 40% 治疗之后的患者(表 13-2)[19]。当此疾病发展成急性髓系白血病(acute myeloid leukemia, AML)时,几乎 100% 的患者具有一个细胞遗传学水平的异常克隆。初诊时异常染色体的存在不一定预示一个短的生存期或者将发展为白血病,但核型的变化确实是一不祥之兆。骨髓细胞常含有附加的染色体(+8 或 +9)。+8 三体和 +9 三体也可能同时发生,但概率很小[19]。在 30% 的患者中,最常见的染色体重排涉及 del(13q)或 del(20q)。第 7 号染色体丢失(约 20% 的患者)、del(5q)(约 40% 的患者)在白血病期常见,可能跟患者所接受的前期治疗有关(参见第 84 章)。

细胞遗传学分析显示 60% 的原发性骨髓纤维化(primary myelofibrosis)的患者具有克隆性畸变(参见第 86 章)[19]。这些异常与其他髓系肿瘤相似,最常见的畸变是 +8、-7 或 del(7q)、del(11q)、del(13q)以及 del(20q)[19]。核型的变化提示可能进展为 AML。不足 10% 的原发性血小板增多症患者具有一异常克隆(参见第 85 章)。重现的畸变包括 +8 和 del(13q)。尽管

表 13-2 恶性髓系细胞疾病中反复发生的染色体异常

疾病类型	染色体异常	发生频率	涉及的基因*		结果
CML	t(9;22)(q34.1;q11.2)	~99%[†]	ABL1	BCR	融合蛋白-改变的细胞因子信号通路,基因组不稳定性
CML 急变期	t(9;22)伴+8,+der(22)t(9;22),+19 或 i(17q)	~70%			
PV	+8	20%(所有异常总和)			
	+9				
	del(20q)				
	del(13q)				
	部分三体 1q				
PMF	+8	30%(所有异常总和)			
	+9				
	-7/del(7q)				
	del(5q)/t(5q)				
	del(20q)				
	del(13q)				
	部分三体 1q				
AML	t(8;21)(q22;q22.3)	10%	RUNX1T1/ETO	RUNX1/AML1	融合蛋白-转录调控的改变
	t(15;17)(q24.1;q21.1)	9%	PML	RARA	融合蛋白-转录调控的改变
	inv(16)(p13.1q22)或 t(16;16)(p13.1;q22)	5%	MYH11	CBFB	融合蛋白-转录调控的改变
	t(9;11)(p21.3;q23.3)	所有 t(11q23.3) 5%~8%	MLLT3/AF9	KMT2A/MLL	KMT2A 组蛋白甲基转移酶融合蛋白-染色体结构和转录调控的改变
	t(10;11)(p12;q23.3)		MLLT10/AF10	KMT2A	
	t(11;17)(q23.3;q25)		KMT2A	MLLT6/AF17	
	t(11;19)(q23.3;p13.3)		KMT2A	MLLT1/ENL	
	t(11;19)(q23.3;p13.1)		KMT2A	ELL	
	t(6;11)(q27;q23.3)		MLLT4/AF6	KMT2A	
	其他 t(11q23.3)		KMT2A		
	del(11)(q23)				

表 13-2 恶性髓系细胞疾病中反复发生的染色体异常(续)

疾病类型	染色体异常	发生频率	涉及的基因*		结果
	+8	8%			内部串联复制
	+11	1% ~2%	KMT2A		
	−7 或 del(7q)	14%			
	del(5q)/t(5q)	12%			
	t(6;9)(p23;q34.1)	1%	DEK	NUP214/CAN	MECOM 过表达
	inv(3)(q21.3q26.2)或t(3;3)	2%	MECOM/EVI1		
	del(20q)	5%			
	t(12p)或del(12p)	2%			
治疗相关的 MDS/AML	−7or del(7q)	45%			
	del(5q)/t(5q)	40%			
	der(1;7)(q10;p10)	2%			
	dic(5;17)(q11.1~13; p11.1~13)	5%		TP53	功能丢失-DNA 损伤响应
	t(9;11)(p21.3;q23.3)/t(11q23)	3%	MLLT3	KMT2A	KMT3A 组蛋白甲基转移酶融合蛋白-转录调控的改变
	t(11;16)(q23.3;p13.3)	2%(t-MDS)	KMT2A	CREBBP	
	t(21q22.3)	2%	RUNX1/AML1		过表达 MECOM
	t(3;21)(q26.2;q22.3)	3%	MECOM	RUNX1	
MDS(不平衡的)	+8	10%			
	−7/del(7q)‡	12%			
	del(5q)/t(5q)‡	15%			
	del(20q)	5% ~8%			
	−Y	5%			功能丢失-DNA 损伤响应
	i(17q)/t(17p)‡	3% ~5%	TP53		
	−13/del(13q)‡	3%			
	del(11q)‡	3%			
	del(12p)/t(12p)‡	3%			
	del(9q)‡	1% ~2%			
	idic(X)(q13)‡	1% ~2%			
(平衡的)	t(1;3)(p36.3;q21.2)‡	1%	MMEL1	RPN1	MMEL1-转录活化的失调?
	t(2;11)(p21;q23.3)/t(11q23.3)‡	1%		KMT2A	KMT2A 融合蛋白-转录调控的改变
	inv(3)(q21.3q26.2)/t(3;3)‡	1%	RPN1	MECOM/EVI1	MECOM 导致的转录调控改变
	t(6;9)(p23;q34.1)‡	1%	DEK	NUP214	融合蛋白-核孔蛋白
CMML	t(5;12)(q32;p13.2)	~2%	PDGFRB	ETV6/TEL	融合蛋白-信号通路的改变

AML,急性髓性白血病;CML,慢性髓性白血病;CMML,慢性粒单核细胞性白血病;MDS,骨髓增生异常综合征;PMF,原发性骨髓纤维化;PV,真性红细胞增多症。

* 基因是按照在核型中提及顺序来排序。例如在 CML 中,ABL1 位于 9q34,而 BCR 位于 22q11.2。

† 在极少数具有貌似正常的 22 染色体的 CML 患者中,一个 ABL1 插入可发生于 BCR 附近。

‡ 对于出现持续性血细胞减少,但不出现发育异常或原始细胞增加的病人,根据 WHO 2008 分级判定的细胞遗传学异常作为 MDS 的推定证据

del(5q)和inv(3)/t(3;3)与血小板增多症有关,但是这些畸变是MDS及急性AML的特征,而不是原发性血小板增多症的特征。

JAK2的突变(JAK2^{V617F})呈现组成性的酪氨酸激酶激活,进而激活红细胞生成素(EPO)受体、促血小板生成素(TPO)受体及粒细胞集落刺激因子(G-CSF)受体下游的STAT、PI3K和丝裂原激活蛋白激酶(mitogen-activated protein kinases,MAPK)信号通路,促进造血祖细胞的增殖和转化(参见第84章)。JAK2的突变发生在约95%的真性红细胞增多症、约50%的原发性血小板增多症及约50%的骨髓纤维化(参见第84~86章)[20]。在世界卫生组织(WHO)分类无法界定的、一类MDS/MPN——伴环状铁粒幼细胞及血小板增多的难治性贫血(RARS-T)中,其60%的患者具有JAK2^{V617F}突变,并表现出较高的白细胞数目及血小板数目(参见第87章)[21]。较为少见的是,在MPN中JAK-STAT通路的活化可由JAK2的外显子12突变(约1%~2%的真性红细胞增多症)、或TPO受体——MPL突变(约2%的原发性血小板增多症以及约5%的骨髓纤维化)导致。大部分JAK2不发生突变的原发性血小板增多症和骨髓纤维化患者都携带钙网蛋白(calreticulin,CALR)基因的体细胞突变(参见第85、86章)[22,23]。

骨髓增生异常综合征

骨髓增生异常综合征(MDS)是一组异质性的肿瘤,包括伴单系发育异常的难治性血细胞减少症、伴环状铁粒幼细胞的难治性贫血(RARS)、伴多系发育异常的难治性血细胞减少(RCMD)、伴原始细胞过多的难治性贫血(RAEB-1,2)、伴孤立del(5q)的MDS、不可分类的MDS及包括儿童难治性血细胞减少症在内的儿童MDS(参见第87章)[24]。克隆性的染色体异常存在于大约50%的原发性MDS初诊患者的髓细胞中[难治性贫血(RA),25%;RARS,10%;RCMD,50%;RAEB-1,2,50%~70%;MDS伴孤立del(5q),100%](表13-2)[25,26]。当某亚型向AML转化时,其比例会发生改变,在RCMD和RAEB中的比例最高。常见的染色体异常为+8、del(5q)、-7/del(7q)和del(20q),这些在原发性AML中也可见。与那些具有特征性形态学的原发性AML密切相关的重现性易位几乎在MDS中不可见。除伴孤立del(5q)的MDS之外,染色体的改变与MDS的亚型没有关联。伴孤立del(5q)的MDS发生在一群年老的患者中,尤其是妇女,表现为难治性贫血、低原始细胞计数、正常或升高的血小板数目[27]。这些患者具5q中间缺失,常常为唯一的畸变,并且具有一个相对良性的、持续数年的病程(参见第87章)[27]。对于核型正常的病人的诊断和预后信息可以通过CMA获得,CMA可以检测出这些病例中10%~15%的异常。CMA可检的一些异常,包括影响TET2基因的4q24中的亚微观基因微缺失,以及LOH 7q、LOH 11q和LOH 17p,都发现与MDS的预后不良相关[28,29]。

MDS的细胞遗传学异常能够预测其生存及向AML的进展[26]。"预后非常好"的患者只出现单独的-Y或del(11q)异常;"预后良好"的患者具有正常的核型,仅出现单独的del(5q)或伴随另一个孤立性del(12p)或del(20q)异常。"中等预后"患者具有del(7q)、+8、+19、i(17q)或其他单独或双重畸变。"预后差"的患者具有-7、inv(3q)/t(3;3),包括-7/del(7q)在内的双重异常,以及出现三个异常的复杂的核型;"非常差的预后"具有复杂核型和三个以上的异常,典型的是第5

号染色体的畸变[26]。在更大的患者数据库、包含更多的罕见重现性细胞遗传学异常的信息的帮助下,对于细胞遗传学风险的分组评估更加细化,为临床医生提供更多的信息来预测患者的预后[30,31]。

原发性急性髓系白血病

克隆性染色体畸变能够在80%~90%的AML患者中检测到。最常见的畸变为+8和-7,见于绝大部分AML的亚型[1]。特异的重排与特定的AML亚型联系紧密,其被WHO和法-美-英(FAB)分类方案所认可(表13-2,参见第88章)[32]。

t8;21易位

在1973年报道的8;21异位[t(8;21)(q22;q22)]是首个在AML中确认的易位(图13-3)。t(8;21)易位较常见,见于5%~10%的存在异常核型的所有AML患者及10%的出现突变的AML患者。此易位为AML儿童中最常见的畸变,约占核型异常的15%~20%。约75%的t(8;21)患者伴随有性染色体的丢失(男性丢失Y染色体,女性丢失X染色体)或者9q22染色体的丢失,del(9q)。t(8;21)的易位存在确立出一类在形态学和临床上具有显著特征的AML亚型,大部分具有t(8;21)的易位的病例被归类为成熟的AML。具有t(8;21)的易位的成年AML患者有良好的预后(总体5年生存率为70%),然而其预后在儿童中差[33]。在分子水平上,t(8;21)涉及RUNX1/AML1基因,该基因编码一转录因子(也称核心结合蛋白),在造血中发挥不可或缺的作用。第21号染色体上的RUNX1与第号8染色体上的RUNX1T1/ETO相融合,导致RUNX1-RUNX1T1融合蛋白的形成。RUNX1-RUNX1T1可能通过异常地招募核转录辅抑制物(corepressor)复合体来抑制正常RUNX1靶基因的转录,从而引起转化[33]。

第16号染色体倒置及16;16染色体易位

另外一个临床与细胞遗传学相关联的例子是伴有异常的嗜酸性粒细胞的急性髓单核细胞白血病(AMML),其含有大而不规则的嗜碱性颗粒,能够与过碘酸希夫和氯乙酸酯酶发生阳性反应。大部分患者具有16号染色体倒置(inv(16)(p13.1q22),图13-3),但一些患者具有t(16;16)(p13.1;q22)易位;WHO分类系统现在认为这些病例属于一独特形式的AML(参见第88章)。这些畸变相对比较常见,在AML中约占5%的比例,在AMML中约占25%的比例[1]。这些患者对强化疗法具有很好的反应性,可达到90%的完全缓解率和60%的5年总体生存率[33]。16q22的断裂点位于CBFB基因内,后者编码RUNX1/CBFB转录复合物的一个亚单位。因此,像t(8;21)易位一样,inv(16)破坏调节造血发生的RUNX1/AML1通路。发生在KIT、KRAS、NRAS的次级协同性突变常见于核心结合因子相关的白血病,尽管只有KIT突变其预后却很差[33]。

t15;17易位

t(15;17)(q22;q12~21.1)(图13-3)易位高度特异地存在于急性早幼粒细胞白血病(APL)细胞中,目前还没有在其他疾病中发现[34]。在不足2%的病例中可见罕见的变异型易位,包括t(11;17)(q23.2;q21.1)和t(5;17)(q35.1;q21.1)易位。它们分别导致ZBTB16(PLZF)-RARA和NPM1-RARA融合蛋白的形成。建立对带有经典 t(15;17) 易位的 APL 的诊断非常重要，因为这种疾病对全反式维 A 酸的治疗敏感，而其他类型的 AML 以及一些带有变异型易位的 APL 样疾病对此种治疗不反应（参见第 88 章）。t(15;17) 易位导致一融合性维 A 酸受体 α 蛋白（PML-RARA）的形成。APL 融合蛋白的致癌效应可能来自维 A 酸受体 α 蛋白（RARA）所调节基因的转录的异常抑制，其机制与组蛋白去乙酰化酶（HDAC）-α 依赖性的染色质重塑有关。与 PML-RARA 起协同作用的突变包括 FLT3 内部串联复制（ITDs），见于 35% 的患者。

涉及 11q 的易位

涉及 11q23.3 的重现性易位见于大约 35% 的急性单核细胞性白血病患者。有至少三个原因使其在急性白血病中备受关注[1,35]。首先，超过 50 种不同的重现性重排与 11q23.3 有关；因此其与 14q32.3 一样，是人类肿瘤细胞中的重排最常涉及的区域之一[35,36]。在急性淋巴细胞白血病（ALL）中最常见的易位伙伴染色体断裂点包括 1p32、4q21.3 和 19p13.3（参见第 91 章），在 AML 中包括 1q21、2q21、6q27、9p21.3、10p12、17q25、19p13.3 和 19p13.1（参见第 88 章）。其次，这些易位在淋系及髓系的白血病中均可发生。一个在胎儿中常见的易位——t(4;11)(q21.3;q23.3) 导致一淋巴母细胞的表型，而其他的易位如 t(9;11)(p21.3;q23.3)（图 13-3）和 t(11;19)(q23.3;p13.1) 则在急性单核细胞白血病中常见。最后，涉及 11q23.3 的易位在年龄分布上极不寻常，大约占一岁以下儿童所患白血病细胞染色体异常的 3/4[35]。除 t(9;11) 之外，11q23 易位与预后差相关联[32]。t(9;11) 具有中等程度的预后。11q23.3 易位与 KMT2A/MLL 基因相关，这是一个具有多个 12～15kb 转录本的巨大基因（>100kb）。KMT2A 蛋白是一种组蛋白甲基转移酶，组装成蛋白复合体后通过染色质重塑来调控基因的表达[36]。目前为止，所有的已知的 KMT2A 易位均导致形成融合蛋白。

11-三体

11-三体是一种罕见的畸变，作为孤立的畸变见于约 1%～2% 的 MDS 和 AML，会导致不良的预后[37]。值得注意的是 KMT2A 基因的内部串联复制（ITD）见于 90% 的携带孤立性 +11 畸变的 AML，和 10% 的核型正常的 AML。重排缘于一个 Alu 重复原件之间的重组介导的 KMT2A 的 2～6 外显子或 2～8 外显子的重复，且可能产生一个部分重复的蛋白。

第 3 号染色体倒置和 t(3;3) 易位

其他任何一种重现性易位在 AML 中的发生比例都不到 3%。涉及 3 号染色体长臂 [inv(3)(q21q26.2) 或 t(3;3)(q21; q26.2)] 的畸变的一个独特的特征是伴有高于 100×10⁹/L 的血小板数量，有时候高于 1000×10⁹/L，及骨髓中巨核细胞（尤其是微巨核细胞）数目的增加[1]。上述重现性易位见于中位年龄为 30 多岁的年轻患者，而其他异常，如 del(5q) 或 -7/del(7q)，主要发生在中位年龄大于 50 岁的患者。另外，许多后面提及的患者具有职业性接触致癌剂比如溶剂、石油、杀虫剂的接触史。

突变

AML 患者的预后也由突变决定，这些突变最常见于 FLT3、NPM1、CEBPA、KIT 等基因（表 13-3）[38]。FLT3 基因的突变，包括 ITDs 和酪氨酸激酶基团中的点突变，为 AML 中最为常见的遗传异常，可达 15%～35% 的比例。FLT3-ITD 突变可见于 AML 的任何亚型，但在 APL 和拥有正常核型的 AML 中较为普遍。FLT3-ITD 通常意味着较差的预后，尤其当剩余的野生型 FLT3 等位基因发生丢失时更严重[39]。FLT3 酪氨酸激酶基团的突变（参见第二个酪氨酸激酶基团的 835 或 836 密码子）可在 5%～8% 的 AML 患者中观察到[39]。NPM1 突变在 AML 中经常出现（35% 的成年病例，和 80%～90% 的急性单核白血病病例），但在携带重现性细胞遗传异常的患者中不常见。在不伴有 FLT3 突变的情况下，NPM1 的突变通常预示较好的预后[40]。NPM1 的突变通常涉及外显子 12，导致 C 末端的改变——实际上就是 288 和 290 位色氨酸的被替换，及蛋白在细胞质中的定位异常。CEBPA 突变（占总 AMLs 的 6%～15%）通常涉及双等位基因，通常与中度风险的细胞遗传学变化（intermediate risk cytogenetics）相关，但是一般具有良好的预后[38]。KIT 突变见于约 2% 的 AML 病例，对于那些与较差的预后相关联的伴 t(8; 21) 和 inv(16)/t(16;16)（20%～25%）AMLs，具有判断预后的价值[33]。就表观遗传学改变而言，通过 DNA 甲基化导致 CD-KN2B(p15INK4B) 转录沉默在 AML 患者以及治疗相关的髓系肿瘤中的比例很高，通常伴随着 -7/del(7q) 以及较差的预后[41]。

表 13-3　MDS 和 AML 中的基因突变

突变的基因	疾病		
	MDS	AML	t-MDS/t-AML
FLT3(ITD)	2.4%	15%～35%	0
FLT3(TKD)	1%	5%～8%	<1%
NRAS	10%～15%	10%	10%
KIT^D816	~1%	2%	NA
KMT2A(ITD)	3%	7%	2%～3%
RUNX1	10%～15%	12%	15%～30%
TP53	5%～10%	5%～10%	25%～30%
PTPN11	~1%	~1%	3%
NPM1	罕见	35%	4%～5%
CEBPA	1%～8%	6%～18%	罕见
JAK2^V617F	2%～5%	2%～5%	2%～5%
DNMT3A	8%	10%	16%

全基因组和外显子组测序研究揭示了更多参与 AML 发病机理的基因，这些基因包括 DNMT3A、TET2、ASXL1、IDH1、IDH2、PHF6、WT1、TP53、RUNX1 和 EZH2。但是 AML 的基因组相比其他成人肿瘤（平均出现 13 个突变）仍然属于突变较少的情况，而且仅有将近 20 个基因在 AML 中有明显较高的突变频率[42]。有几个新发现的遗传异常对于 AML 有预后价值，这些基因包括 DNMT3A、TET2、ASXL1 和 PHF6 突变，以及 KMT2A-PTD，它们均与较差的预后相关联[43]。随着更多的对特定突变在临床治疗中的意义的研究积累，开发和实施能够在临床上进行成本效益高的快速分子分析的检测就变得非常重要。

此外，对肿瘤组织的分子分析的出现提供了新的机会，可以确定个体对某种肿瘤的生殖系易感性[44-46]。根据对肿瘤组织开展的生物信息学分析的类型，在分析某个个人的原发性肿瘤时有可能确定其生殖系突变，因为人体内的每个细胞都会携带这个生殖系突变。举例来说，目前用于某个新发 AML 的病人的分子分析的标准是进行 CEBPA 的突变分析。CEBPA 在 AML 中只发生零星的突变，但是其家族性的形式与双等位 CEBPA 突变相关，常见的是出现在基因 5' 端的生殖系突变，在白血病中伴随获得继发的三个突变。生殖系的三个 CEBPA 突变也得到了鉴定[47,48]。在约 10% 的 AML 病人中发现其白细胞携带 CEBPA 双等位基因突变，这些突变中的一个事实上也是

生殖系突变，相应的，任何发现具有双等位 CEBPA 突变的 AML 病人必须对其生殖系组织进行遗传咨询和分子检测[44,49~51]。这类方案将随着对肿瘤组织的二代测序技术更加频繁的使用而越来越普遍。美国医学遗传学和基因组学学会（ACMG）发布了一系列在进行临床基因测序时关于遗传信息披露的评论和建议[52,53]。ACMG 建议对 24 个具有生殖系肿瘤易发性的基因信息进行公开[53]。图 13-4 展示了原发性 AML 中常见的细胞遗传学异常的发生频率。

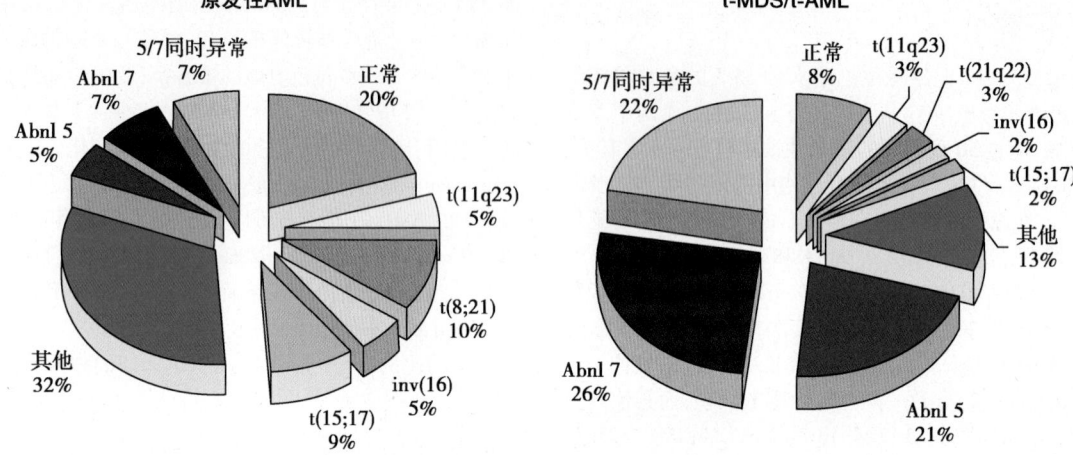

图 13-4   髓系白血病中复发性异常出现的频率

治疗相关的髓系肿瘤

治疗相关的髓系肿瘤（t-MNs）包括治疗相关的 MDS（t-MDS）和治疗相关的 AML（t-AML），通常被认为是一种在使用细胞毒疗法对恶性/非恶性疾病进行治疗后晚期出现的并发症[54]。在服用烷化剂的患者中，已观察到的特征性、重现性的染色异常为染色体 5 和（或）染色体 7 的整体或部分缺失［del(5q)或者-7/del(7q)］（图 13-4）。在临床表现上，这些患者有很长的潜伏期（5 年），表现为 MDS，随即迅速发展为具有多系细胞发育异常的 AML，且预后较差。根据我们的经验，92% 的 t-MN 患者核型异常，70% 的患者染色体 5 和染色体 7 单一或者二者共同异常[55]，这些发现在其他临床系列研究中得到了证实[56]。与此相反，仅有约 20% 的原发性 AML 患者具有类似的染色体 5 或染色体 7 的异常（单独或同时）[1]。

通过细胞生物学和分子生物学分析，研究者已经确认一条长度为 970kb 的常规删减片段（CDS），该片段包含染色体 5 长臂（5q31.2）上的 19 个基因，预测其中含有一个髓系肿瘤抑制基因[57]。位于 5q32 上第二个非重叠的 CDS 也涉及伴单独 del(5q) 的 MDS[58]。并行的研究则发现在 7q22 中有一个包含 16 个基因的、长度为 2.5Mb 的 CDS。分子水平分析未在残存的等位基因上发现失活性突变及转录沉默的证据[57]。这些现象与单倍体功能不足模型（haploinsufficiency model，一个等位基因缺失引起的基因剂量效应）相符，在染色体 5 长臂上已经发现了数个单倍体功能不足基因（EGR1、APC、CSNK1A1、RPS14）。EGR1 转录因子位于细胞因子信号通路的下游。在小鼠模型中，Egr1 等位基因中的一个的丢失协同烷化剂诱导的突变导致髓系疾病的发生[59]。RPS14 编码核糖体 40S 亚基中的一重要组分，它的单倍体功能不足效应在伴单独 del(5q) 的 MDS 中表现为红

系造血异常[60]。其他研究显示，两个由 RPS14 基因附近序列编码的 microRNA，miR-145 和 miR-146a 的单倍体不足效应，与 RPS14 的丢失协同导了这些疾病中出现的巨核细胞发育异常[61]。这些研究提示一种可能性，那就是造血干细胞（HSCs）中一个或多个此类基因的剂量效应促成了伴 del(5q) 的 MDS/AML 的病理性发生，一项研究显示，两个 del(5q) 基因，EGR1 和 APC，的单倍体不足效应与 TP53 的丢失一起导致了小鼠模型中 AML 的发生[62]。

现已鉴定出第二种亚型的 t-AML，它们与较常见的由烷化剂/射线引发的白血病显著不同。此类 t-AML 发生在服用抑制拓扑异构酶Ⅱ的药物如依托泊苷（etoposide）、替尼泊苷（teniposide）和多柔比星（doxorubicin）的患者身上。临床上，患者具有较短的潜伏期（1~2 年），表现为暴发性白血病，常具单核细胞特征，不经过一髓系异生的前期，并对强诱导性治疗有较好的反应。涉及 11q23.3 上的 KMT2A 基因或者 21q22.3 上的 RUNX1/AML1 基因的平衡易位在该组疾病中较为常见[54]。

急性淋巴细胞白血病（ALL）

ALL 是儿童中最常见的白血病（参见 91 章）。在儿童和成年 ALL 中，基于重现性细胞学遗传异常（表 13-4）和分子标记的预后分组已促成危险分层治疗（risk-adapted therapies）的应用[63]。最有用的预后指标是核型（包括染色体的倍数）、年龄、白细胞计数和对起始期治疗的反应（参见第 14 天骨髓应答情况和诱导终点的最小残留病灶）。根据这些参数，儿童肿瘤协作组（Childern's Oncology Group）已经定义了 4 个风险组：较低风险组［5 年无事件生存率（EFS）至少 85%］伴有 ETV6/RUNX1 融合或者同时出现的 4、10、17 染色体三体；标准风险组

表 13-4　恶性淋巴系统疾病中细胞遗传学-免疫表型之间的相关性

疾病类型	染色体异常	频率*	涉及的基因†		结果‡
急性淋巴母细胞白血病					
B 细胞前体	t(12;21)(p13.2;q22.3)	25%	ETV6/TEL	RUNX1/AML1	融合蛋白-TF
	t(9;22)(q34.1;q11.2)	10%#	ABL1	BCR	融合蛋白-细胞因子信号通路的改变
	t(4;11)(q21.3;q23.3)	5%	AFF4	KMT2A	融合蛋白-TF
	t(17;19)(q22;p13.3)	1%	HLF	TCF3(E2A)	融合蛋白-TF
	t(11;19)(q23.3;p13.3)	1%	KMT2A	MLLT1/ENL	融合蛋白-TF
前 B 细胞	t(1;19)(q23;p13.3)	6%(30%)	PBX1	TCF3(E2A)	融合蛋白-TF
B(SIg+)	t(8;14)(q24.2;q32.3)	5%(95%)	MYC	IGH	表达失调-TF
	t(2;8)(p12;q24.2)	<1%(1%)	IGK	MYC	表达失调-TF
	t(8;22)(q24.2;q11.2)	<1%(4%)	MYC	IGL	表达失调-TF
其他	超二倍体(50~60)	10%			
	del(12p),t(12p)	10%			
T	t(11;14)(p15.4;q11.2)	1%	LMO1	TRA	表达失调-TF
	t(11;14)(p13;q11.2)	3%	LMO2	TRA	表达失调-TF
	t(8;14)(q24.2;q11.2)	<1%	MYC	TRA	表达失调-TF
	inv(14)(q11.2q32.1)	<1%	TRA	TCL1A	表达失调-TF
	t(10;14)(q24.3;q11.2)	3%	TLX1	TRA	表达失调-TF
	t(1;14)(p33;q11.2)	1%	TAL1	TRD	表达失调-TF
	t(7;9)(q34;q34.3)		TRB	NOTCH1	表达失调-TF
	t(7;19)(q34;p13.3)	2%			表达失调-TF
	del(9p),t(9p)	<1%	CDKN2A		肿瘤抑制基因-细胞周期调控
		<1%(10%)	CDKN2B		
淋巴瘤					
B 细胞淋巴瘤					
Burkitt	t(8;14)(q24.2;q32.3)	95%	MYC	IGH	表达失调-TF
	t(2;8)(p12;q24.2)	1%	IGK	MYC	表达失调-TF
	t(8;22)(q24.2;q11.2)	4%	MYC	IGL	表达失调-TF
滤泡 SNCL	t(14;18)(q32.3;q21.3)	80%	IGH	BCL2	表达失调-抗凋亡蛋白
DLBCL	t(14;18)(q32.3;q21.3)	20%	IGH	BCL2	
DLBCL	t(3;22)(q27;q11.2)	总体的 45%	BCL6	IGL	表达失调-TF
	t(3;14)(q27;q32.3)	t(3q27)	BCL6	IGH	表达失调-TF
MCL	t(11;14)(q13.3;q32.3)	~100%	CCND1	IGH	表达失调-TF
LPL	t(9;14)(p13.2;q32.3)		PAX5	IGH	表达失调-TF
SLL	t(14;19)(q32.3;q13.3)		IGH	BCL3	表达失调-TF
MALT	t(11;18)(q22.2;q21.3)	40%~50%	BIRC3/API2	MALT1	融合蛋白-NFκB 活化
	t(1;14)(p22.3;q32.3)	10%	BCL10	IGH	表达失调-NFκB 活性提高
	t(14;18)(q32.3;q21.3)	10%~20%	IGH	MALT1	表达失调-NFκB 活性提高
	t(3;14)(p13;q32.3)	10%	FOXP1	IGH	表达失调-TF
	t(X;14)(p11.4;q32.3)	罕见	GPR34	IGH	G 蛋白偶联受体表达失调
PCMZL	t(14;18)(q32.3;q21.3)	罕见	IGH	MALT1	表达失调-NFκB 活性提高
PCFCL	t(14;18)(q32.3;q21.3)	40%	IGH	BCL2	表达失调-抗凋亡蛋白

表 13-4   恶性淋巴系统疾病中细胞遗传学-免疫表型之间的相关性(续)

疾病类型	染色体异常	频率*	涉及的基因†		结果‡
T 细胞淋巴瘤					
ALK+ALCL	t(2;5)(p23.2;q35.1)	75%	*ALK*	*NPM1*	表达失调-酪氨酸激酶
ALK−ALCL	t(6;7)(p25.3;q32.3)	10% ~ 15%	*IRF4*,*DUSP22*		TF(IRF4)和磷酸化酶(DUSP22) 表达失调
鼻/NK 细胞	i(1q),i(7q),i(17q)				
肝脾 NK 细胞	i(7q)	>95%			
外周血 NK 细胞	t(5;9)(q33.3;q22.2)	15%	*ITK*	*SYK*	酪氨酸激酶(SYK)结构性活化
慢性淋巴细胞白血病					
B	t(11;14)(q13.3;q32.3)	10%	*CCND1*	*IGH*	表达失调-细胞周期调控基因
	t(14;19)(q32.3;q13.2)	5%	*IGH*	*BCL3*	表达失调-NFκB 活性提高
	t(2;14)(p13;q32.3)	5%	*IGH*		
	t(14q32.3)	15%	*IGH*		
	del(13q)	30%			
	+12	25%			
T	t(8;14)(q24.2;q11.2)	5%	*MYC*	*TRA*	表达失调-TF
	inv(14)(q11.2q32.3)	5%	*TRA/TRD*	*IGH*	表达失调
	inv(14)(q11.2q32.1)	5%	*TRA/TRD*	*TCL1A*	表达失调-TF
多发性骨髓瘤					
B	−13/del(13q)	40%			表达失调-生长因子受体
	t(4;14)(p16;q32)	15%	*FGFR3*	*IGH*	
			WHSC1/MMSET	*IGH*	染色体修饰和基因表达失调-组蛋白甲基转移酶
	t(14;16)(q32.3;q23)	5%	*IGH*	*MAF*	表达失调-TF
	t(6;14)(p21;q32.3)	4%	*CCND3*	*IGH*	表达失调-细胞周期调控因子
	t(11;14)(q13.3;q32.3)	15%	*CCND1*	*IGH*	表达失调-细胞周期调控因子
	t(14q32.3)	50%	*IGH*		
	del(17p)/t(17p)	30%	*TP53*		DNA 损伤响应功能丢失
	获得 1q				
	超二倍体:+3,+5,+7, +9,+11	20%			
成人 T 细胞白血病/淋巴瘤					
	t(14;14)(q11.2;q32.3)		*TRA*	*IGH*	表达失调
	inv(14)(q11.2q32.3)		*TRA/TRD*	*IGH*	表达失调
	+3				

ALCL,退行性大细胞淋巴瘤;DLBCL,弥散性大 B 细胞淋巴瘤;LPL,淋巴浆细胞样淋巴瘤;MALT,黏膜相关淋巴瘤;MCL,套细胞淋巴瘤;NFκB,核因子 κB;NK,自然杀伤细胞;PCFCL,原发性皮肤滤泡中心性淋巴瘤;PCMZL,原发性皮肤边缘区淋巴瘤;Sig,表面免疫球蛋白;SLL,小淋巴细胞性淋巴瘤;SNCL,小无核裂细胞淋巴瘤;TF,转录因子。

*百分比例指的是在疾病中总的发生频率。括弧内的数字则指在某一形态学或者免疫学亚型中的发生频率。

†基因是按照在核型中提及顺序来排序。举个例子,前体 B 细胞 ALL 中,*ETV6* 位于 12p13.2,而 *RUNX1* 位于 21q22.3。

‡根据细胞遗传学分析,儿童的发生频率约为 5%,成人的发生频率约为 25%。根据分子探针分析,成人的总发生频率为 30%,而 60 岁以上的成人为 50%

和高风险组(仍与美国国家癌症研究所[NCI]判定的各风险组相对应);以及非常高风险组(5 年 EFS 等于或低于 45%)伴有极度的亚二倍体(少于 44 条染色体)或者 BCR/ABL1 融合及诱导治疗失败[64]。利用 CMA 进行的全基因组表达谱检测揭示出在儿童 ALL 中存在高频率的亚微观基因拷贝数异常,其中包括 PAX5 缺失(32%)、IKZF1(IKAROS,29%)、CDKN2A/B(50%)、BTG1 和 EBF1(8%)。这些异常中的很多都能破坏调控 B 细胞发育和分化的基因和信号通路,而其中临床意义最大的是 IKZF1 的遗传变异,这种变化总是与 B 细胞前体 ALL 极差的预后相关联[9]。

9;22 易位

t(9;22)在 ALL 中的发生率在成年中为 30%(60 岁以上患者中发生率能达到 50%),在儿童中为 5%。因此,Ph 染色体是成年 ALL 患者中最为常见的易位。大约 70% 的患者具有额外的染色体异常,这个频率显著地高于伴发+der(22)t(9;22)、+21、异常 9p、+8、−7 和+X(发生率在下降)等异常的 CML 发生率。7 号染色体单体型(monosomy)与一较差的预后相关[65]。一个具有正常染色体的细胞系能经常在 Ph 染色体阳性的 ALL 患者骨髓中发现(70%),但是在未治疗的 CML 患者中则罕见。大部分病例表现出 B 细胞系表型(CD10+、CD19+ 和 TdT+),但也常有髓系相关抗原的表达(CD13 和 CD133)。该疾病在成年和儿童中的典型表现为高白细胞计数、高比例的循环母细胞和预后差。就像在 CML,ALL 中 t(9;22)通常会导致 BCR-ABL1 融合基因产生。然而,在超过半数的患者中 BCR 断裂更为近端,导致形成一具有更强酪氨酸激酶活性的、较小型融合蛋白(BCR-ABL1 p190)。IKZF1 基因的遗传变异在多达 80% 的 Ph 染色体阳性 ALL 中都能检测到,这种变化即使在使用 TKIs 的情况下仍与不乐观的预后相关联[66]。

涉及 11q 的易位

涉及 11q23.3 上 KMT2A 基因的易位见于 5% 的 ALL 患者中[67]。其中,最为常见的是 t(4;11)(q21.3;q23.3)(图 13-5)。t(11;19)(q23.3;p13.3)在发生频率上排第二。然而这种重排不仅仅限于 ALL,其中约 50% 的病例是 AML,而且通常为单核母细胞型。值得注意是涉及 11q23.3 的易位在婴儿 ALL 中发生率极高(60% ~ 80%)。t(4;11)患者具有原 B(pro-B)细胞表型(CD10− 和 CD19+),合并表达单核细胞(CD15+)或较不常见的 T 细胞标志。临床上,儿童和成年患者都表现激进的特征,伴白细胞增生、髓外病以及对传统化疗反应[67]。t(4;11)易位的成年患者有 75% 的缓解率,但是中位 EFS 却仅仅有 7 个月。影响 KMT2A 的染色体重排代表急性白血病中的一主要突变类型,指示一组预后差的患者。

12;21 易位

t(12;21)(p13.2;q22.3)在儿童 B 细胞前体白血病中占有很高比例(约 25%),但在成年患者中较为少见(约占 ALL 病例的 5%)(图 13-6)[68]。由于 12p 和 21q 条带类型较为类似,该类型的易位较难用细胞遗传学分析检出。但是该类重排可以用 RT-PCR(反转录酶聚合酶链式反应)或者 FISH 分析较为可靠的检测出来。t(12;21)确定了一类特殊亚群的患者,其特征为 1 ~ 10 岁、B 系细胞免疫表型(CD10+、CD19+ 和 HLA-DR+)、预后乐观(尤其是当其他有利的风险因素也存在时)。在一项近期研究中,t(12;21)患者的 5 年 EFS 是 91%,而没有该易位的患者的 5 年 EFS 则是 65%。然而,t(12;21)可能与晚期的复发相关。t(12;21)导致一融合蛋白的生成,其含有 ETS 家族转录抑制物 ETV6/TEL 的 N 端和 RUNX1/AML1 转录因子的大部分。

超二倍体

一些 ALL 患者白血病细胞的特征为获得了多个额外染色体(图 13-6)。两个不同的亚组已被识别:一组是拥有 1 ~ 4 个额外的染色体(染色体达 47 ~ 50 条);较为常见另外一组具有 >50 的染色体数目。染色体的数目通常从 51 ~ 60 不等,个别患者具有多至 65 条的染色体。超二倍体(>50 和通常 <66 条染色体)在儿童中常见(约 30%),在成年中则少见(少于 5%)。某些额外染色体较为常见(X 染色体、4、6、10、14、17、18 和 21 号染色体)。21 号染色体的增加最为常见(占病例的 100%)。拥有超过 50 条染色体的超二倍体患者具有之前已确认的、预示一个好的预后的所有因素,其中包括年龄位于 1 ~ 9 岁之间、低白细胞数(均值为 6.7×10^9/L)),和一个有利的免疫学表型(早期前 B 细胞或前 B 细胞)[69]。获得 4、10 和 17 号染色体的

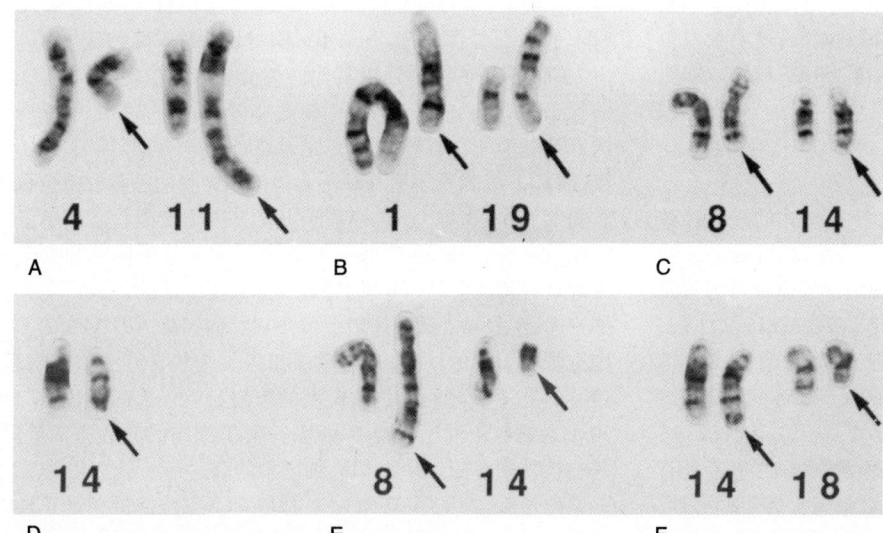

图 13-5　经胰蛋白酶-基姆萨显带的分裂中期细胞部分核型展示了在淋巴系恶性疾病中复发性的染色体重排。箭头指示了重排的染色体。A. ALL 中的 t(4;11)(q21.3;q23.3)。B. 前 B 细胞 ALL 中的 t(1;19)(q23;p13.3)。C. B 细胞 ALL 和伯基特淋巴瘤中的 t(8;14)(q24.2;q32)。D. T 细胞白血病/淋巴瘤中的 inv(14)(q11.2q32.1)。E. T 细胞白血病/淋巴瘤中的 t(8;14)(q24.2;q11.2)。F. B 细胞淋巴瘤中的 t(14;18)(q32.3;q21.3)

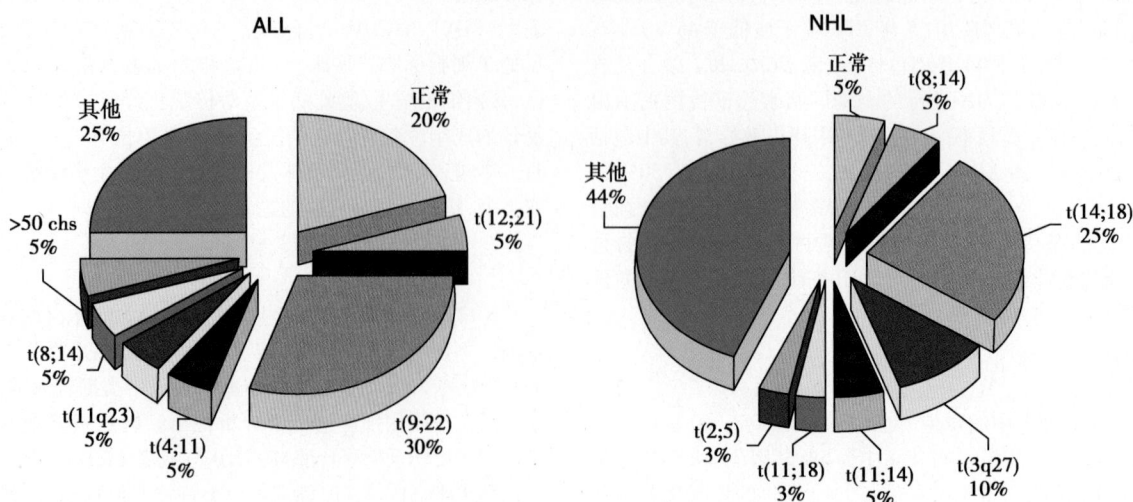

图 13-6　急性淋巴细胞/淋巴母细胞白血病(ALL)和非霍奇金氏淋巴瘤(NHL)复发性异常的发生频率

超二倍体通常有好的预后，而获得 5 号和 i(17q)的超二倍体患者则有一个差的预后[69]。

1;19 易位和 8;14 异位

t(1;19)(q23;pl3.3)被发现存在于大约6%的罹患 B 系白血病的儿童中(图 13-5)。白血病细胞含有胞质免疫球蛋白和 CD10[+]、CD19[+]、CD34[-] 和 CD9[+]等表面标志。在成熟 B 细胞 ALL 中能够观察到涉及 8 号和 14 号染色体长臂的相互易位[t(8;14)(q24.2;q32.3)](图 13-5)[70]。在初诊时，此类患者具有高发生率的中枢神经系统和/或腹部结节的牵连。尽管携带 t(8;14)易位的儿童或成年患者的预后差，但是高强度的化疗能够大幅度地改善预后(儿童 EFS 为 80%)[70]。

费城染色体样急性淋巴细胞、淋巴母细胞白血病

Ph 样 ALL 是高风险 ALL 中的一类新的亚型，其特征是 HSC 基因表达的升高，以及与 Ph 阳性 ALL 相似的基因表达谱。与 Ph 阳性 ALL 一样，Ph 样病例同样也表现为 IKZF1 缺失和突变的高发性，而这个特征将带来预后不良[9,10]。Ph 样 ALL 构成了多达 15% 的儿童 ALL 和多达 30% 的成人 ALL，与其他 Ph 阴性的病例相比复发风险更高。在 Ph 样 ALL 中导致激酶和细胞因子受体信号活化的遗传变异正在开始得到阐明，这些变异包括影响 CRLF2、JAK2、ABL1、PDGFRB、EPOR、EBF1、FLT3、IL7R、SH2B3 及其他基因的点突变和基因融合[71]。

T 细胞急性淋巴母细胞白血病

T 淋巴母细胞白血病/淋巴瘤具有一特殊模式的重现性核型异常[72]。涉及 14q11.2(图 13-5)和 7 号染色体的两个区域(7q34 和 7p14)的染色体的重排在 T 细胞恶性肿瘤中尤为常见(表 13-4)。最为常见的重排为 t(10;11)(q24.3;q11.2)(7%的儿童和 30%的成年患者，TLX1 基因)、隐匿型 t(5;14)(q35.1;q32.1)(TLX3，20%的儿童和 10%~15%的成年患者)、t(11;14)(p13;q11.2)(约 3%，LMO2 基因)、和 t(7;9)(q34;q34.3)(约 2%，NOTCH1 基因)。大约 30%的患者具有 NOTCH1 基因的活化性突变。T 细胞 ALL 患者常为年轻男性，有纵隔肿瘤、高白细胞计数，及在脑脊髓液中能够发现白血病

细胞。同样的临床特征也与另一 T 细胞恶性肿瘤——淋巴母细胞淋巴瘤相关联。

慢性淋巴细胞白血病

FISH 技术(参见第 92 章)可以很清晰地将与慢性淋巴细胞白血病(CLL)相关的染色体异常分析出来[73]，而使用传统的细胞遗传学技术，只有 50% 的 CLL 患者能够检测到染色体异常。最常见的染色体异常为 12 三体(约占 20%~60%)，而后为 13q 和 14q 的结构异常(表 13-4)。然而，当用 FISH 分析去研究特异性异常时，在超过 80% 的患者中能够检测出染色体异常。最常见的 FISH 测出的异常是:13q 的丢失或缺失(55%)、11q 即 ATM 基因定位区的缺失(18%)、12q 三体(16%)、17p 即 TP53 基因定位区的缺失和 6q 的缺失(6%)。LOH 影响的 17p 经常与 TP53 的突变(7%)相一致，也能被 CMA 检测到[74]。患者的存活与疾病的细胞遗传学亚型相关，17p(32 个月)或者 11q 缺失(79 个月)的患者较未检测出异常的患者(111 个月)、12q 三体患者(114 个月)和−13/del(13q)患者(133 个月)的中位存活时间为短。两个 microRNA 基因(miR-16~1 和 miR-15a)可能是位于 13q14.3 区域的靶基因。能够检测 11q、13q 和 17p 缺失、12 号染色体三体及免疫球蛋白重链(IGH)易位的 FISH 探针已经商品化，有助于风险分层治疗策略的应用。

CLL 患者的预后还由其他两类分子异常决定:IGH 可变区的状态和 CD38 的表达水平(参见第 92 章)。CLL 细胞所表达的 IGH 基因中含有体细胞突变的患者，其中位存活时间为 24 年，而 CLL 细胞所表达 IGH 不含体细胞突变的患者的中位存活时间仅为 6~8 年[75]。这种基于 IGH 基因突变的状态简单分组的现象反映了那些具有很少或者没有 IGH 基因体细胞突变患者常具有其他染色体异常，譬如 11q 或 17p 缺失，或者 12 染色体三体，这些异常赋予患者差的预后。而携带 IGH 突变的 CLL 细胞常有 13q 的缺失，后者赋予患者一个较良好的临床病程。遗憾的是，IGH 基因体细胞突变的检测目前未被商业化。ZAP-70 酶通常在 T 淋巴细胞中表达，并对 T 细胞的激活非常重要，其在携带未突变 IGH 的 CLL 细胞中的表达是上调的，这也赋予一差的预后(参见第 92 章)[76]。那些 CLL 细胞携带突变 IGH 并缺乏 ZAP-70 和 CD38(一具有信号转导活性的膜蛋白)表达的

患者,往往会拥有最长的初诊后无需治疗的时间[77]。

T 细胞 CLL 和大颗粒淋巴细胞白血病为不常见的疾病类型,其中的恶性淋巴细胞具有 T 细胞的免疫表型。在 T-CLL 和 T 细胞淋巴瘤中都发现了 14q11.2 的重排,间或伴有 14q32.1 的断裂(表 13-4)[72]。最为常见的是 inv(14)(q11.2q32.1)。

淋巴瘤

淋巴瘤的细胞遗传学分析显示超过 90% 的病例都出现克隆性染色体异常的特征。更为重要的是,许多重现性异常与组织学和免疫表型相关联(表 13-4;第 95 和 96 章)[78]。譬如,在高比例(70%~90%)的滤泡样小核裂细胞淋巴瘤中能够观察到 t(14;18);大部分具有 t(3;22)(q27;q11.2)或者 t(3;14)(q27;q32.3)的患者罹患 DLBCL;而具有 t(8;14)(q24.2;q32.3)的患者则罹患小无核裂细胞淋巴瘤或 DLBCL(参见第 98 章)。大部分 B 细胞瘤患者(约 70%)具有涉及 14q32.3 的染色体易位,而 IGH 位于该区域;相反的,大部分 T 细胞瘤患者则具有涉及 14q11.2、7q34 或 7p14 重排的特征,而 T 细胞受体基因位于这些区域(参见第 104 章)。在鉴别淋巴瘤的独特基因亚型时,基因表达谱分析已被证实非常有用[79]。

t(8;14)是地方性(endemic)和非地方性伯基特肿瘤(BL)以及 Epstein-Barr 病毒(EBV)阴性或阳性肿瘤的共同特征(图 13-5;参见第 102 章)。此外,t(8;14)也能在其他淋巴瘤检测到,尤其是在小非核裂(非伯基特)以及大细胞免疫母细胞瘤、HIV 相关的伯基特淋巴瘤(100% 的患者)和 HIV 相关的 DL-BCL(30% 的患者)中[80]。另外 t(2;8)(p12;q24.2)和 t(8;22)(q24.2;q11.2)这两种变异型易位也在伯基特淋巴瘤中出现。这三种易位都涉及 8q24.2 这段染色体条带。这些同样的易位也见于 B 细胞 ALL 中。t(8;14)涉及 14 号染色体上 IGH 座位的一个断裂和 8 号染色体上 MYC 5'端或者内部的一个断裂,并将 MYC 的编码外显子移位至 14 号染色体。MYC 是一个转录因子,它在数个细胞学过程包括 DNA 复制、增殖以及凋亡等中起着关键的作用。它的癌基因特性源自于它的组成型表达。

70%~90% 的滤泡性淋巴瘤患者(参见第 99 章)和 20% DLBCL 患者具有 t(14;18)易位(图 13-6)。具体来说,18q21.3 上的 BCL2 基因与 IGHJ 片段并置,导致 BCL2 表达的失调[81]。常见的次级异常则包括 -7、+18 和 del(6q)。其他的恶性肿瘤如毛细胞白血病和 CLL 虽然过表达 BCL2,但是并没有发生 t(14;18)易位。BCL2 基因编码一 26kDa 的线粒体膜蛋白,该蛋白通过抗凋亡和预防细胞程序性死亡机制来促进细胞的存活。

t(11;14)(q13.3;q32.3)则见于实际上所有的套细胞淋巴瘤病例(参见第 100 章)、3% 的骨髓瘤(参见第 107 章)和高达 20% 的幼淋巴细胞白血病(参见第 92 章)[82,83]。许多病例还具有 ATM 基因(11q22.3)的缺失或者点突变。目前套细胞淋巴瘤被认为是一种预后极差的疾病,确诊后的中位生存期为 3 年。这种易位导致 IGH 基因(J 区域)激活细胞周期素 D1(CC-ND1)[82]。CCND1 基因座位距 11q13.3 的断裂点有 100~130kb 之远。D 型细胞周期素以生长因子感应器的方式,使得细胞越过细胞周期中的 G1 限制点并通过对 RB1 进行磷酸化和灭活而使细胞走向分裂。

在具有 t(3;22)(q27;q11.2)、t(3;14)(q27;q32.3)或罕见的 t(2;3)(p12;q27)的易位特征的细胞中,从 3q27 中的频发断裂点处克隆到了 BCL6 基因[78]。BCL6 基因重排发生于 40%

的 DLBCLs,以及在一些系列研究中高达 10% 的滤泡性淋巴瘤中。易位导致 BCL6 基因在第一个外显子或者第一个内含子中发生截断,自身的启动子被一个 Ig 的启动子序列所替代,出现失调的表达。BCL6 基因的表达产物为一个 96kDa 的 POZ/锌指核蛋白,为一强力的转录抑制因子。它主要表达在 B 系细胞,尤其是成熟的 B 细胞中,可能会抑制一些参与淋巴细胞激活、分化、细胞周期停滞和凋亡的基因的表达。在 20% 不伴有易位致 BCL6 失调的 DLBCLs 患者中,BCL6 的 5'调控区被发现存在体细胞突变,这说明 BCL6 的过表达广泛参与了肿瘤的发生,超出了以前认知的范围[84]。

黏膜相关性淋巴瘤(MALT 淋巴瘤)中的结外边缘区 B 细胞淋巴瘤由数种基因型组成,一种以 3 号染色体三体附带其他染色体异常为特征(60% 患者),另外一种以 t(11;18)(q21.2;q21.3)(25%~50% 患者)以及它的变异型为特征(参见第 101 章)[85]。需要指出的是在原发性大 B 细胞胃淋巴瘤中没有发现 t(11;18)易位。t(11;18)易位导致凋亡抑制基因 BIRC3(API2)与位于 18q21.3 的一个新基因 MALT1 相融合。MALT1 基因的产物激活 NF-κB(核因子-κB)通路。

一些重现性染色体异常已在 T 细胞白血病和淋巴瘤中确认(表 13-3,参见第 104 章)。B 细胞肿瘤内经常发生涉及含免疫球蛋白基因座位的染色体条带的重排。在这方面,T 细胞肿瘤与 B 细胞肿瘤类似,其内部往往发生涉及 14q11.2 条带的重排,该区域为 T 细胞受体 TCR α 链(TRA)和 δ 链(TRD)基因座位,或较不常见地涉及 7 号染色体上两个区域(7q34 和 7p14)之一的重排,T 细胞受体 β 链(TRB)和 γ 链(TRG)基因已被分别定位于此二处[78]。这些重排源自于异常的 V-D-J 重排事件。除极少的例外,位于伙伴染色体上的被累及基因编码一转录因子,其由于染色体的重排发生表达失调或被激活(表 13-4)。由于染色体重排将一个原癌基因置于 T 细胞受体合成的启动子或者增强子的活性的影响之下,T 细胞获得了增殖的优势,导致恶性克隆的扩增。

淋巴瘤的一种不同亚型,称为间变性大细胞淋巴瘤(ALCL),其特征是发病年纪轻,皮肤和(或)淋巴结被大的、怪异的淋巴瘤细胞浸润,特别在旁皮质旁区和淋巴结窦区(参见第 98 章)。大部分这类肿瘤表达一个或多个 T 细胞抗原,少数表达 B 细胞抗原,还有一些同时表达两种抗原(null 表型)。一个 t(2;5)(p23.2;q35.1)或 t(1;2)(q25;p23)交互式易位,或涉及 2p23.2 上 ALK 酪氨酸激酶的其他变异型重排,似乎限于发生在 T 细胞或者 null 表型的 ALCL 上,在该类疾病中占一高的百分比[86]。该类肿瘤细胞的细胞膜和高尔基体呈 CD30 表达阳性,60%~85% 的病例能够检测到 ALK 的表达,这赋予一较好的预后(5 年存活率:ALK+肿瘤 80%,ALK-肿瘤 40%)。在 CD30+原发性皮肤淋巴瘤中也能检测到 t(2;5)易位。

骨髓瘤

如同在 CLL 的研究中,由于分子细胞遗传学分析工具的应用(比如 FISH),在骨髓瘤、骨髓瘤的前兆原发性单克隆丙种球蛋白病(参见第 105、106 章)及浆细胞白血病(参见第 107 章)中发现了为数众多的染色体异常[83,87]。单克隆丙种球蛋白病的特征为染色体非整倍体型、IgH 易位(45% 的患者)以及 13q 的缺失(15%~50% 患者)。浆细胞骨髓瘤是一种后滤泡 B 细胞的恶性肿瘤,其特征为复杂的染色体重排。在单克隆丙种球蛋白病中,最早期的改变涉及 13q14 的缺失和 *IGH* 基因的易位,因此异常调节了在易位断裂点附近的原癌基因的表达。骨髓瘤中最常见的染色体丢失是 13 号染色体的丢失或者 del(13q),它们赋予一差的预后[83]。利用 FISH 技术,13q 的缺失能在 40% ~50% 的骨髓瘤患者中检测到,这或许与特异的 14q 易位有关。

在浆细胞恶性肿瘤中最常见的染色体重排之一涉及 14q32 上 *IGH* 座位的易位。通过分裂间期 FISH 分析,10% 的单克隆丙种球蛋白病患者、40% ~50% 的骨髓瘤和超过 60% 的浆细胞白血病患者能够检测到 *IgH* 的易位[83]。t(11;14)(q13.3;q32.2)易位见于约 15% 的病例,导致过表达周期素 D1,以及可能会异常调节 *MYEOV*(骨髓瘤过表达基因)的表达。发生在大约 15% 患者中的 t(4;14)(p16.3;q32.3)易位使移位到 der(14)的纤维母细胞生长因子受体 3(FGFR3)基因的表达以及仍存在于 der(4)染色体上的 *WHSC1/MMSET* 基团的表达调节异常;发生在 5% 患者中的 t(14;16)(q32.3;q23)易位引起转录因子 *MAF* 基因的过表达;4% 患者中的 t(6;14)(p21.1;q32.3)易位则导致细胞周期素 D3 的过表达。目前尚未鉴定出剩余 10% ~15% 的骨髓瘤患者的易位伙伴。t(4;14)和 t(14;16)易位都与差的临床预后相关,然而 t(11;14)则赋予一个较好的预后,涉及不明伙伴的易位的预后赋予一中度的预后。

在多发性骨髓瘤中普遍出现 1 号染色体的异常,通常导致 1q 的获得和 1p 的丢失,这些变化也与更短的生存期相关联[88]。此外,对基因表达谱的研究鉴定出一项疾病的高风险征兆,其特点是定位于 1 号染色体上的基因高度富集表达[88]。基于这个原因,目前通常建议以一套全面的 FISH 检测盘来分析多发性骨髓瘤,其中就包括特别是利用 1q 探针开展的对 1 号染色体异常的检测。随着疾病的发展,其他事件如 *NRAS* 和 *KRAS* 的突变、*MYC* 表达异常以及表观遗传学的变化等进一步发生。*NRAS* 和 *KRAS* 的活化性突变已被确定发生在 5% 的单克隆丙种球蛋白病患者中,以较高的频率(30% ~40%)发生在骨髓瘤中。在复发的患者中,发生率可能会更高(80%)[89]。在单克隆丙种球蛋白病和骨髓瘤中,一些基因如 *DAPK1*(67%)、*SOCS1*、*CDKN2B*(*p15*)和 *CDKN2A*(*p16*)则可能因为异常的启动子高度甲基化而发生了沉默[83]。

翻译:谢小燕　互审:任瑞宝　校对:裴雪涛

参考文献

1. Carlson KM, Le Beau MM, Cytogenetics/Fluorescent in situ Hybridization in *Clinical Hematology*, edited by N S Young, SL Gerson, KA High, pp 1336–1351. Elsevier, Philadelphia, PA, 2005.
2. Gilliland DG: Molecular genetics of human leukemias: New insights into therapy. *Semin Hematol* 39:6–11, 2002.
3. Shaffer LG, McGowan-Jordan J, Schmid C, editors: *ISCN 2013: An International System for Human Cytogenetic Nomenclature (2013). Recommendations of the International Standing Committee on Human Cytogenetic Nomenclature.* S. Karger, Basel, 2013.
4. Gozzetti A, Le Beau MM: Fluorescence in situ hybridization: Uses and limitations. *Semin Hematol* 37:320–333, 2000.
5. Fonseca R, Bergsagel PL, Drach J, et al: International Myeloma Working Group molecular classification of multiple myeloma: Spotlight review. *Leukemia* 23:2210–2221, 2009.
6. Hartmann L, Biggerstaff JS, Chapman DB, et al: Detection of genomic abnormalities in multiple myeloma: The application of FISH analysis in combination with various plasma cell enrichment techniques. *Am J Clin Pathol* 136:712–720, 2011.
7. Radich JP, Oehler V: Monitoring chronic myelogenous leukemia in the age of tyrosine kinase inhibitors. *J Natl Compr Canc Netw* 5:497–504, 2007.
8. Alizadeh AA, Eisen MB, Davis RE, et al: Distinct types of diffuse large B-cell lymphoma identified by gene expression profiling. *Nature* 403:503–511, 2000.
9. Mullighan CG, Su X, Zhang J, et al: Deletion of IKZF1 and prognosis in acute lymphoblastic leukemia. *N Engl J Med* 360:470–480, 2009.
10. Den Boer ML, van Slegtenhorst M, De Menezes RX, et al: A subtype of childhood acute lymphoblastic leukemia with poor treatment outcome: A genome-wide classification study. *Lancet Oncol* 10:125–134, 2009.
11. Best T, Li D, Skol AD, et al: Variants at 6q21 implicate PRDM1 in the etiology of therapy-induced second malignancies after Hodgkin's lymphoma. *Nat Med* 17:941–943, 2011.
12. Melo JV, Barnes DJ. Chronic myeloid leukaemia as a model of disease evolution in human cancer. *Nat Rev Cancer* 7:441–453, 2007.
13. O'Hare T, Eide CA, Deininger MW. New Bcr-Abl inhibitors in chronic myeloid leukemia: Keeping resistance in check. *Expert Opin Investig Drugs* 17:865–878, 2008.
14. Hughes T, White D: Which TKI? An embarrassment of riches for chronic myeloid leukemia patients. *Hematology Am Soc Hematol Educ Program* 2013:168–175, 2013.
15. Nowak D, Ogawa S, Muschen M, et al: SNP array analysis of tyrosine kinase inhibitor-resistant chronic myeloid leukemia identifies heterogeneous secondary genomic alterations. *Blood* 115:1049–1053, 2010.
16. Deininger MW, Cortes J, Paquette R, et al: The prognosis for patients with chronic myeloid leukemia who have clonal cytogenetic abnormalities in Philadelphia chromosome–negative cells. *Cancer* 110:1509–1519, 2007.
17. Barnes DJ, Melo JV: Cytogenetic and molecular genetic aspects of chronic myeloid leukaemia. *Acta Haematol* 108:180–202, 2002.
18. Tefferi A: Molecular drug targets in myeloproliferative neoplasms: Mutant ABL1, JAK2, MPL, KIT, PDGFRA, PDGFRB and FGFR1. *J Cell Mol Med* 13:215–237, 2009.
19. Adeyinka A, Dewald GW: Cytogenetics of chronic myeloproliferative disorders and related myelodysplastic syndromes. *Hematol Oncol Clin North Am* 17:1129–1149, 2003.
20. Levine RL, Pardanani A, Tefferi A, et al: Role of JAK2 in the pathogenesis and therapy of myeloproliferative disorders. *Nat Rev Cancer* 7:673–683, 2007.
21. Zipperer E, Wulfert M, Germing U, et al: MPL 515 and JAK2 mutation analysis in MDS presenting with a platelet count of more than 500 x 10(9)/l. *Ann Hematol* 87:413–415, 2008.
22. Nangalia J, Massie CE, Baxter EJ, et al: Somatic CALR mutations in myeloproliferative neoplasms with nonmutated JAK2. *N Engl J Med* 369:2391–2405, 2013.
23. Klampfl T, Gisslinger H, Harutyunyan AS, et al: Somatic mutations of calreticulin in myeloproliferative neoplasms. *N Engl J Med* 369:2379–2390, 2013.
24. Vardiman JW, Thiele J, Arber DA, et al: The 2008 revision of the WHO classification of myeloid neoplasms and acute leukemia: Rationale and important changes. *Blood* 114:937–951, 2009.
25. Olney HJ, Le Beau MM: Evaluation of recurring cytogenetic abnormalities in the treatment of myelodysplastic syndromes. *Leuk Res* 31:427–434, 2007.
26. Greenberg PL, Tuechler H, Schanz J, et al: Revised international prognostic scoring system for myelodysplastic syndromes. *Blood* 120:2454–2465, 2012.
27. Nimer SD: Clinical management of myelodysplastic syndromes with interstitial deletion of chromosome 5q. *J Clin Oncol* 24:2576–2582, 2006.
28. Tiu RV, Gondek LP, O'Keefe CL, et al: Prognostic impact of SNP array karyotyping in myelodysplastic syndromes and related myeloid malignancies. *Blood* 117:4552–4560, 2011.
29. Makishima H, Maciejewski JP: Pathogenesis and consequences of uniparental disomy in cancer. *Clin Cancer Res* 17:3913–3923, 2011.
30. Haase D, Germing U, Schanz J, et al: New insights into the prognostic impact of the karyotype in MDS and correlation with subtypes: Evidence from a core dataset of 2124 patients. *Blood* 110:4385–4395, 2007.
31. Schanz J, Tuchler H, Sole F, et al: New comprehensive cytogenetic scoring system for primary myelodysplastic syndromes (MDS) and oligoblastic acute myeloid leukemia after MDS derived from an international database merge. *J Clin Oncol* 30:820–829, 2012.
32. Mrozek K, Bloomfield CD: Clinical significance of the most common chromosome translocations in adult acute myeloid leukemia. *J Natl Cancer Inst Monogr* (39):52–57, 2008.
33. Mrozek K, Marcucci G, Paschka P, et al: Advances in molecular genetics and treatment of core-binding factor acute myeloid leukemia. *Curr Opin Oncol* 20:711–718, 2008.
34. Mistry AR, Pedersen EW, Solomon E, et al: The molecular pathogenesis of acute promyelocytic leukaemia: Implications for the clinical management of the disease. *Blood Rev* 17:71–97, 2003.
35. Olney HJ, Mitelman F, Johansson B, et al: Unique balanced chromosome abnormalities in treatment-related myelodysplastic syndromes and acute myeloid leukemia: Report from an international workshop. *Genes Chromosomes Cancer* 33:413–423, 2002.
36. Krivtsov AV, Armstrong SA. MLL translocations, histone modifications and leukaemia stem-cell development. *Nat Rev Cancer* 7:823–833, 2007.
37. Farag SS, Archer KJ, Mrozek K, et al: Isolated trisomy of chromosomes 8, 11, 13 and 21 is an adverse prognostic factor in adults with de novo acute myeloid leukemia: Results from Cancer and Leukemia Group B 8461. *Int J Oncol* 21:1041–1051, 2002.
38. Dohner K, Dohner H: Molecular characterization of acute myeloid leukemia. *Haematologica* 93:976–982, 2008.
39. Bacher U, Haferlach T, Kern W, et al: A comparative study of molecular mutations in 381 patients with myelodysplastic syndrome and in 4130 patients with acute myeloid leukemia. *Haematologica* 92:744–752, 2007.
40. Falini B, Mecucci C, Tiacci E, et al: Cytoplasmic nucleophosmin in acute myelogenous leukemia with a normal karyotype. *N Engl J Med* 352:254–266, 2005.
41. Christiansen DH, Andersen MK, Pedersen-Bjergaard J: Methylation of p15INK4B is common, is associated with deletion of genes on chromosome arm 7q and predicts a poor prognosis in therapy-related myelodysplasia and acute myeloid leukemia. *Leukemia* 17:1813–1819, 2003.
42. Cancer Genome Atlas Research Network: Genomic and epigenomic landscapes of adult de novo acute myeloid leukemia. *N Engl J Med* 368:2059–2074, 2013.
43. Patel JP, Gonen M, Figueroa ME, et al: Prognostic relevance of integrated genetic profiling in acute myeloid leukemia. *N Engl J Med* 366:1079–1089, 2012.
44. Churpek JE, Lorenz R, Nedumgottil S, et al: Proposal for the clinical detection and management of patients and their family members with familial myelodysplastic

syndrome/acute leukemia predisposition syndromes. *Leuk Lymphoma* 54:28–35, 2013.

45. Nickels EM, Soodalter J, Churpek JE, et al: Recognizing familial myeloid leukemia in adults. *Ther Adv Hematol* 4:254–269, 2013.

46. West AH, Godley LA, Churpek JE. Familial myelodysplastic syndrome/acute leukemia syndromes: A review and utility for translational investigations. *Ann N Y Acad Sci* 1310:111–118, 2014.

47. Taskesen E, Bullinger L, Corbacioglu A, et al: Prognostic impact, concurrent genetic mutations, and gene expression features of AML with CEBPA mutations in a cohort of 1182 cytogenetically normal AML patients: Further evidence for CEBPA double mutant AML as a distinctive disease entity. *Blood* 117:2469–2475, 2011.

48. Udani R, Parlow M, Yin L, et al: *Novel Germline CEBPA Sequence Variations in Familial AML and Cytogenetically Normal AML.* American Society of Hematology Conference 2012, Atlanta, GA, December, 2012.

49. Pabst T, Eyholzer M, Fos J, et al: Heterogeneity within AML with CEBPA mutations; only CEBPA double mutations, but not single CEBPA mutations are associated with favourable prognosis. *Br J Cancer* 100:1343–1346, 2009.

50. Pabst T, Mueller BU: Complexity of CEBPA dysregulation in human acute myeloid leukemia. *Clin Cancer Res* 15:5303–5307, 2009.

51. Renneville A, Mialou V, Philippe N, et al: Another pedigree with familial acute myeloid leukemia and germline CEBPA mutation. *Leukemia* 23:804–806, 2009.

52. ACMG Board of Directors: Points to consider in the clinical application of genomic sequencing. *Genet Med* 14:759–761, 2012.

53. Green RC, Berg JS, Grody WW, et al: ACMG recommendations for reporting of incidental findings in clinical exome and genome sequencing. *Genet Med* 15:565–574, 2013.

54. Godley LA, Larson RA: Therapy-related myeloid leukemia. *Semin Oncol* 35:418–429, 2008.

55. Smith SM, Le Beau MM, Huo D, et al: Clinical-cytogenetic associations in 306 patients with therapy-related myelodysplasia and myeloid leukemia: The University of Chicago series. *Blood* 102:43–52, 2003.

56. Pedersen-Bjergaard J, Andersen MK, Christiansen DH: Therapy-related acute myeloid leukemia and myelodysplasia after high-dose chemotherapy and autologous stem cell transplantation. *Blood* 95:3273–3279, 2000.

57. Lai F, Godley LA, Joslin J, et al: Transcript map and comparative analysis of the 1.5-Mb commonly deleted segment of human 5q31 in malignant myeloid diseases with a del(5q). *Genomics* 71:235–245, 2001.

58. Boultwood J, Fidler C, Strickson AJ, et al: Narrowing and genomic annotation of the commonly deleted region of the 5q-syndrome. *Blood* 99:4638–4641, 2002.

59. Joslin JM, Fernald AA, Tennant TR, et al: Haploinsufficiency of EGR1, a candidate gene in the del(5q), leads to the development of myeloid disorders. *Blood* 110:719–726, 2007.

60. Ebert BL, Pretz J, Bosco J, et al: Identification of RPS14 as a 5q– syndrome gene by RNA interference screen. *Nature* 451:335–339, 2008.

61. Lindsley RC, Ebert BL: Molecular pathophysiology of myelodysplastic syndromes. *Annu Rev Pathol* 8:21–47, 2013.

62. Stoddart A, Fernald AA, Wang J, et al: Haploinsufficiency of del(5q) genes, Egr1 and Apc, cooperate with Tp53 loss to induce acute myeloid leukemia in mice. *Blood* 123:1069–1078, 2014.

63. Harrison CJ. Cytogenetics of paediatric and adolescent acute lymphoblastic leukaemia. *Br J Haematol* 144:147–156, 2009.

64. Schultz KR, Pullen DJ, Sather HN, et al: Risk- and response-based classification of childhood B-precursor acute lymphoblastic leukemia: A combined analysis of prognostic markers from the Pediatric Oncology Group (POG) and Children's Cancer Group (CCG). *Blood* 109:926–935, 2007.

65. Wetzler M, Dodge RK, Mrozek K, et al: Additional cytogenetic abnormalities in adults with Philadelphia chromosome–positive acute lymphoblastic leukaemia: A study of the Cancer and Leukaemia Group B. *Br J Haematol* 124:275–288, 2004.

66. van der Veer A, Zaliova M, Mottadelli F, et al: IKZF1 status as a prognostic feature in BCR-ABL1–positive childhood ALL. *Blood* 123:1691–1698, 2014.

67. Pui CH, Chessells JM, Camitta B, et al: Clinical heterogeneity in childhood acute lymphoblastic leukemia with 11q23 rearrangements. *Leukemia* 17:700–706, 2003.

68. Rubnitz JE, Downing JR, Pui CH, et al: TEL gene rearrangement in acute lymphoblastic leukemia: A new genetic marker with prognostic significance. *J Clin Oncol* 15:1150–1157, 1997.

69. Sutcliffe MJ, Shuster JJ, Sather HN, et al: High concordance from independent studies by the Children's Cancer Group (CCG) and Pediatric Oncology Group (POG) associating favorable prognosis with combined trisomies 4, 10, and 17 in children with NCI Standard-Risk B-precursor Acute Lymphoblastic Leukemia: A Children's Oncology Group (COG) initiative. *Leukemia* 19:734–740, 2005.

70. Faderl S, Jeha S, Kantarjian HM: The biology and therapy of adult acute lymphoblastic leukemia. *Cancer* 98:1337–1354, 2003.

71. Roberts KG, Morin RD, Zhang J, et al: Genetic alterations activating kinase and cytokine receptor signaling in high-risk acute lymphoblastic leukemia. *Cancer Cell* 22:153–166, 2012.

72. Graux C, Cools J, Michaux L, et al: Cytogenetics and molecular genetics of T-cell acute lymphoblastic leukemia: From thymocyte to lymphoblast. *Leukemia* 20:1496–1510, 2006.

73. Caporaso N, Goldin L, Plass C, et al: Chronic lymphocytic leukaemia genetics overview. *Br J Haematol* 139:630–634, 2007.

74. Hagenkord JM, Monzon FA, Kash SF, et al: Array-based karyotyping for prognostic assessment in chronic lymphocytic leukemia: Performance comparison of Affymetrix 10K2.0, 250K Nsp, and SNP6.0 arrays. *J Mol Diagn* 12:184–196, 2010.

75. Zenz T, Mertens D, Dohner H, et al: Molecular diagnostics in chronic lymphocytic leukemia-pathogenetic and clinical implications. *Leuk Lymphoma* 49:864–873, 2008.

76. Crespo M, Bosch F, Villamor N, et al: ZAP-70 expression as a surrogate for immunoglobulin-variable-region mutations in chronic lymphocytic leukemia. *N Engl J Med* 348:1764–1775, 2003.

77. Morilla A, Gonzalez de Castro D, Del Giudice I, et al: Combinations of ZAP-70, CD38 and IGHV mutational status as predictors of time to first treatment in CLL. *Leuk Lymphoma* 49:2108–2115, 2008.

78. Campbell LJ: Cytogenetics of lymphomas. *Pathology* 37:493–507, 2005.

79. Lenz G, Wright GW, Emre NC, et al: Molecular subtypes of diffuse large B-cell lymphoma arise by distinct genetic pathways. *Proc Natl Acad Sci U S A* 105:13520–13525, 2008.

80. Haralambieva E, Boerma EJ, van Imhoff GW, et al: Clinical, immunophenotypic, and genetic analysis of adult lymphomas with morphologic features of Burkitt lymphoma. *Am J Surg Pathol* 29:1086–1094, 2005.

81. Viardot A, Barth TF, Moller P, et al: Cytogenetic evolution of follicular lymphoma. *Semin Cancer Biol* 13:183–190, 2003.

82. Bertoni F, Zucca E, Cotter FE: Molecular basis of mantle cell lymphoma. *Br J Haematol* 124:130–140, 2004.

83. Chng WJ, Glebov O, Bergsagel PL, et al: Genetic events in the pathogenesis of multiple myeloma. *Best Pract Res Clin Haematol* 20:571–596, 2007.

84. Pasqualucci L, Migliazza A, Basso K, et al: Mutations of the BCL6 proto-oncogene disrupt its negative autoregulation in diffuse large B-cell lymphoma. *Blood* 101:2914–2923, 2003.

85. Starostik P, Patzner J, Greiner A, et al: Gastric marginal zone B-cell lymphomas of MALT type develop along 2 distinct pathogenetic pathways. *Blood* 99:3–9, 2002.

86. Chiarle R, Voena C, Ambrogio C, et al: The anaplastic lymphoma kinase in the pathogenesis of cancer. *Nat Rev Cancer* 8:11–23, 2008.

87. Shaughnessy JD Jr, Zhan F, Burington BE, et al: A validated gene expression model of high-risk multiple myeloma is defined by deregulated expression of genes mapping to chromosome 1. *Blood* 109:2276–2284, 2007.

88. Avet-Loiseau H, Li C, Magrangeas F, et al: Prognostic significance of copy-number alterations in multiple myeloma. *J Clin Oncol* 27:4585–4590, 2009.

89. Rasmussen T, Kuehl M, Lodahl M, et al: Possible roles for activating RAS mutations in the MGUS to MM transition and in the intramedullary to extramedullary transition in some plasma cell tumors. *Blood* 105:317–323, 2005.

第 14 章
血液肿瘤细胞的新陈代谢

Zandra E. Walton, Annie L. Hsieh, and Chi V. Dang

摘要

量子物理学家 Erwin Schrodinger 在他的专著"什么是生命"中推测,生命体通过消耗"负熵"来避免自身的衰变[1]。他的结论认为,负熵摄入是通过新陈代谢的方式实现的,而新陈代谢一词即来源于希腊语中对物质交换的描述。正是由于其在生命维持中的核心地位,新陈代谢的核心途径-糖酵解和呼吸作用-在地球历史漫长的演变过程起源很早且进化过程高度保守。新陈代谢为生命的每一个阶段提供了所需的营养、能量和物质基础。例如,胚胎发生需要通过母体来源营养物质的代谢来支持细胞的修复、生长、分裂及分化。特别是,细胞复制过程需要由 DNA 序列发出指令,经表观基因组调控,营养物被细胞摄入并通过代谢途径,产生构建细胞两个子代拷贝所需的物质组分及能量,并维持基因组高保真的复制。在生长和发育过程中,特别是在个体成年阶段,新陈代谢作为最重要的参与者,为细胞和有机体稳态维持提供必需的生物能量。此外,代谢异常也是疾病中一个突出的特征。本章将讨论经典生物学中代谢途径是如何支配生命以及在癌症中代谢

简写和缩略词

ABC,活化 B 细胞型(activated B-cell type);ALL,急性淋巴性白血病(acute lymphoid leukemia);AML,急性髓细胞样白血病(acute myeloid leukemia);AMPK,腺苷磷酸激酶(adenosine monophosphate kinase);ASCT2、ASC,氨基酸转运蛋白 2(amino-acid transporter 2);ATRA,全反式维 A 酸(all-trans retinoic acid);BPTES,一种谷氨酰胺酶抑制剂(a glutaminase inhibitor);CDK,周期蛋白依赖激酶(cyclin-dependent kinase);CL,心磷脂(cardiolipin);COO,细胞起源(cell of origin);DFMO,α-二氟甲基鸟氨酸(α-difluoromethylornithine);DLBCL,弥漫性大 B 细胞淋巴瘤(diffuse large B-cell lymphoma);eIF5A,真核翻译起始因子(eukaryotic translation initiation factor);ERK,细胞外(信号)调节激酶(extracellular regulated kinase);ETC,线粒体电子传递链(mitochondrial electron transport chain);Ets、E26,E26(E twenty-six);F1,6BP,果糖-1,6-二磷酸(fructose 1,6biphosphate);F2,6BP,果糖-2,6-二磷酸(fructose 2,6biphosphate);FAO,脂肪酸氧化(fatty acid oxidation);FDG-PET,脱氧葡萄糖正电子发射断层扫描(fluorodeoxyglucose positron emission tomography);FH,延胡索酸水合酶(fumarate hydratase);FOS,一种原癌基因(a protooncogene);G3P,3-磷酸甘油酸(glycerol 3-phosphate);G6PD,葡萄糖-6-磷酸脱氢酶(glucose-6-phosphate dehydrogenase);GAP,甘油醛-3-磷酸(glyceraldehyde 3-phosphate);GCB,生发中心 B 细胞型(germinal center B-cell type);GDP,鸟苷-5′-二磷酸(guanosine-5′-diphosphate);GLS,谷氨酰胺酶(glutaminase);GLUT,葡萄糖转运蛋白(glucose transporter);GM-CSF,粒-巨噬细胞集落刺激因子(granulocyte-macrophage colony-stimulating factor);GOT,谷草转氨酶(glutamate oxaloacetate transaminase);GPI,磷酸葡萄糖异构酶(glucose phosphate isomerase);GPT,谷氨酸丙酮酸转氨酶(glutamate pyruvate transaminase);GTP,鸟苷-5′-三磷酸(guanosine-5′-triphosphate);2-HG,2-羟基戊二酸(2-hydroxyglutarate);HIF,低氧诱导因子(hypoxia-inducible factor);HSC,造血干细胞(hematopoietic stem cell);IDH,异柠檬酸脱氢酶(isocitrate dehydrogenase);IMPDH,肌苷酸磷酸脱氢酶(inosine monophosphate dehydrogenase);LDHA,乳酸脱氢酶 A(lactate dehydrogenase A);LKB1,肝激酶 B1(Liver kinase B1);LSC,白血病干细胞(leukemic stem cell);Max,Myc 相关因子 X(Myc-associated factor X);MDM2,小鼠双微基因 2 同系物(mouse double minute 2homolog);Miz-1,Myc 相互作用锌指蛋白 1(Myc-interacting zinc finger protein 1);MLL2,混合系白血病蛋白 2(mixed-lineage leukemia protein 2);Mlx,类 Max 蛋白 X(Max-like protein X);MondoA,隶属于 MYC 转录因子网络并参与糖酵解水平提高(又称为 MLXIP,MLX 相互作用蛋白)(member of the MYC network of transcription factors that upregulates glycolysis (known as MLXIP,MLX interacting protein));mTOR,哺乳动物西罗莫司靶向蛋白(mammalian target of rapamycin);mTORC1,mTOR 复合物 1(mTOR complex 1);MYC,一种作为细胞生长代谢主要调控者的原癌基因(a protooncogene that is amajor regulator of cell growth and metabolism);NADH,烟酰胺腺嘌呤二核苷酸(nicotinamide adenine dinucleotide);NADPH,烟酰胺腺嘌呤二核苷酸磷酸(nicotinamide adenine dinucleotide phosphate);NAMPT,烟酰胺磷酸核糖转移酶(nicotinamide phosphoribosyltransferase);NRF2,核呼吸因子 2(nuclear respiratory factor-2);NTP,核苷酸(nucleotide triphosphate);ODC,鸟氨酸脱羧酶(ornithine decarboxylase);OGDH,α-酮戊二酸脱氢酶(oxoglutarate dehydrogenase);OXPHOS,氧化磷酸化(oxidative phosphorylation);P53,激活氧化磷酸酸化和抑制糖酵解(activates oxidative phosphorylation and inhibits glycolysis);PC,磷脂酰胆碱(phosphatidyl choline);PDH,丙酮酸脱氢酶(pyruvate dehydrogenase);PDK,丙酮酸脱氢酶激酶(pyruvate dehydrogenase kinase);PE,磷脂酰乙醇胺(phosphatidyl ethanolamine);PEP,磷酸烯醇式丙酮酸(phosphoenol pyruvate);PFK,磷酸果糖激酶(phosphofructokinase);PG,甘油磷酸甘油(glycerophosphoglycerol);PGC1α,一种线粒体生物合成激动剂(an activator of mitochondrial biogenesis);PI,磷脂酰肌醇(phosphatidyl inositol);PI3K,磷脂肌醇-3-激酶(phosphoinositol 3′-kinase);PML,早幼粒细胞性白血病(promyelocytic leukemia);PRPS,5-磷酸核糖焦磷酸合成酶(5-phosphoribosyl-pyrophosphate synthetase);PS,磷脂酰丝氨酸(phosphatidyl serine);PTEN,位于 10 号染色体上磷酸酶与张力蛋白同源蛋白,一种抑癌基因(phosphatase and tensin homologue deleted on chromosome 10, an antioncogene);RAS,属于小 G 蛋白并信号转导相关的蛋白质家族(name given to afamily of related proteins belonging to small GTPase involved in signal transduction);ROS,活性氧(reactive oxygen species);rRNA,核糖体 RNA(ribosomal RNA);SAM,S-腺苷甲硫氨酸(S-adenosylmethionine);SCO2,细胞色素 c 氧化酶(cytochrome coxidase);SDH,琥珀酸脱氢酶(succinate dehydrogenase);SLC1A5,ASC 氨基酸转运蛋白 2(ASC amino-acid transporter 2);SOD,超氧化物歧化酶(superoxide dismutase);TCA,三羧酸(tricarboxylic acid);TET,可以催化 5-甲基胞嘧啶转变为 5-羟甲基胞嘧啶的双加氧酶家族(family of dioxygenases that catalyze conversion of 5-methylcytosine to 5-hydroxymethylcytosine);TFEB,EB 转录因子(transcription factor EB);THF,四氢叶酸(tetrahydrofolate);VHL,von Hippel-Lindau 蛋白(von Hippel-Lindau protein)。

如何被颠覆以促进细胞的异常生长。

许多生物体摄入食物后,利用代谢为维持个体稳态、修复和繁殖提供必需的营养物质。为了适应机体对营养物质的供需平衡,哺乳动物能够通过眼和中枢神经系统感知明暗,并通过这一套昼夜节律钟,将机体代谢与睡眠周期联系在一起。以进食和睡眠周期为中心的调控将食物中营养物质的可利用程度与单个细胞代谢的昼夜节律变化联系在一起,使所有细胞都具有一个由转录因子网所组成的分子时钟并用于细胞代谢调控[2]。

食物通过胃肠道被消化吸收,其中一部分被加工或储存在关键代谢器官肝脏中[3]。脂质以脂蛋白的形式在肝脏中合成,并通过循环供应至各种器官中以满足其需求。氨基酸以及在循环中水平最高的谷氨酰胺(0.5mM),为细胞合成结构物质提供蛋白质。一些氨基酸(非必需)能够被人体合成,但必需氨基酸只能通过食物摄取的方式获得。复杂的碳水化合物被分解后以葡萄糖的形式进入循环系统,后者对几乎所有哺乳动物细胞而言都是至关重要的营养物质。与之相适应的,生物体进化出内分泌系统(胰岛素和胰高血糖素)来控制这种珍贵的生物能量分子在血液循环中的含量。当过量时,氨基酸和糖被用于脂肪合成,并且额外的能量以脂肪形式被储藏于脂肪组织中。过量的葡萄糖以糖原的形式被储存起来,并在机体饥饿的情况下释放葡萄糖以供使用。据考证,在我们的演变过程中,进食喂养期与持续饥饿期之间存在时间间隔,因此,机体已经进化出一种在饥饿条件下生存的适应机制。

饲喂状态下,随着葡萄糖水平提高,胰岛素水平相应地升高并促使细胞摄取和储存葡萄糖。与之相反的是,饥饿状态会引起胰腺分泌胰高血糖素,并将细胞内存储的糖原作为营养物质动员出来。长时间的饥饿会导致唯一的主要糖原储备——肝糖原和肌糖原被消耗殆尽,并促使脂肪储备被动员出来,所释放的脂肪酸提供甘油作为反应底物,通过糖异生途径合成葡萄糖,并与脂肪酸一起被线粒体氧化。更长时间的饥饿将触发肝脏将脂肪酸转化为酮体,后者可以穿过血脑屏障被大脑所利用。在长时间的饥饿过程中,生物体是如何触发自噬(自食)现象的机制尚未得到彻底的研究。但是,自噬对于哺乳动物的发育显然是必需的,尤其是在出生时特异性自噬调控基因的缺失将导致死亡[4]。尽管自噬对于线粒体和细胞器稳态维持及癌症代谢调控都极为重要,这部分内容将在第15章介绍。本章主要侧重介绍中间代谢。

尽管我们大多数细胞处于终末分化期并丧失了增殖的能力,但是干细胞作为替换无用或受损细胞的来源,却普遍存在于组织当中。造血干细胞和造血发生可能是目前研究最为透彻的干细胞系统[5]。细胞因子、生长因子和细胞外基质将为干细胞或维持其静息状态或增殖分化以补充受损细胞提供调控信号。在营养物质丰富的状态下,干细胞响应生长因子信号并实现自我更新,增殖,然后分化为功能细胞。在营养匮乏的状态下,正常的代谢检查点会切断生长因子对细胞增殖的刺激[6]。正常细胞在饲喂和饥饿状态下所有的调控机制都可能被肿瘤细胞应用于维

持其存活。遗传突变会驱动肿瘤细胞持续地生长和增殖,而脱离对环境营养物质的可利用状态的依赖。相比之下,正常细胞通过感受营养物质可利用的程度,保证其在饥饿条件下不会增殖。本章内容将覆盖基础细胞代谢与生长信号以及其同代谢关系等内容。通过介绍最新涌现的基础研究及转化应用的成果,我们将探讨血液肿瘤细胞中代谢的改变成为恶性血液疾病治疗靶标的可能性。

● 细胞生长与代谢

稳态

常规细胞维持其稳态时对生物能量有其独特的需求[6]。在稳态维持环境下,大部分合成的ATP被蛋白质合成及细胞膜维持所消耗[7]。在许多终末分化或静止期细胞中,脂肪酸氧化是能量的主要提供方式,其次是对葡萄糖的利用。在这方面,线粒体的呼吸作用对成体组织及细胞都是必不可缺的。然而,在许多组织中特殊细胞功能的实现又依赖于不同的代谢途径。例如,糖皮质激素生成细胞表现出独特的代谢途径。虽然心肌细胞主要依赖脂肪酸氧化,而骨骼肌细胞却使用葡萄糖供能。大脑活动主要依靠葡萄糖代谢,但它可以在饥饿状态下以酮体为食。作为哺乳类动物的主要细胞类群的分化细胞,稳态维持驱动对营养物的需求,而对营养物的利用状态是由摄食及多种组织(肝脏,肌肉及内分泌组织)代谢途径相互影响所共同决定的。例如,肌肉运动所产生的乳酸能够循环至肝脏,并通过乳酸循环生成葡萄糖[3]。胰腺能够产生胰岛素及胰高血糖素,肝脏(和肾脏)可通过糖异生作用生成葡萄糖,从而确保血浆中葡萄糖水平受到严格的控制。

细胞生长:信号、营养和代谢

正常的细胞生长和增殖是受到细胞外信号触发的。例如,对于酵母细胞而言,只需要有营养物质的存在,细胞就能够启动生长或增加体积[6]。在生长阶段,细胞摄入营养物质并将其导入主要由核糖体构成的生物量中。据估计,一半以上的细胞干物质由核糖体组成,因此高度受控的核糖体生物合成对细胞生长及增殖是至关重要的。一旦平衡的核苷酸库达到细胞体积(质量)临界值时就会启动DNA的合成。酵母细胞能够通过RAS信号通路靶向西罗莫司复合物1(TORC1),实现对控制核糖体生物合成的转录阻遏物的沉默,从而感知营养物质,特别是葡萄糖和谷氨酰胺的存在[8]。在营养匮乏的情况下,这些转录阻遏物的活化会形成代谢检查点,从而抑制细胞在没有足够生物能量支持下的生长。因此,营养物质的可利用度与细胞生长相结合形成经典的反馈环路:缺乏营养物质,生长停滞。通过缺失控制核糖体生物合成的转录阻遏物,并人为地破坏正常的反馈环路,能够导致酵母细胞突变体持续地生长。这些突变体类似于哺乳动物癌细胞,即都具有驱动细胞在不受营养物质限制的情况下自主性生长的突变。从生长信号中切断营养物质信号感受功能会导致这些酵母突变体对营养物形成生长依赖性,例如剥夺葡萄糖或谷氨酰胺会导致这些突变体无法生长。类似地,肿瘤细胞也同样能够对营养物质形成依赖性[6]。

多细胞生命体内细胞生长除了依赖营养物质可利用度还

需要额外的指示信号。尽管哺乳动物细胞生活在一个细胞群体中并能时刻感受来自循环中营养物质的刺激，但是这些细胞的增殖只有在接收到合适的生长因子或胞外基质信号后才会启动。哺乳动物细胞可以被设想为一类至少需要两种信号来控制生长的生物反应器：①生长因子和②营养物质[6]。缺乏生长因子或营养物质都会使细胞生长处于停滞状态。与酵母细胞类似，代谢检查点对于哺乳动物细胞生长调控同样是非常关键的。

生长中的细胞很大程度上需要依赖葡萄糖、谷氨酰胺和其他氨基酸的存在[9]。事实上，糖酵解、谷氨酰胺代谢及三羧酸循环（tricarboxylic acid，TCA）等核心代谢途径将氨基酸、葡萄糖代谢与脂肪代谢及核苷酸合成联系在一起（图 14-1）。一些被称为GLUTs 的葡萄糖转运蛋白负责将葡萄糖摄入细胞内并启动了糖酵解途径，其中 SLC2A1（GLUT1）就与刺激细胞生长密切相关。进入细胞内的葡萄糖经己糖激酶（hexokinases，HK）催化磷酸化形成葡萄糖-6-磷酸（Glucose-6-phosphate，G6P），这一步骤需要消耗 ATP。HKII 能够被许多生长信号刺激活化，并能被MYC 原癌基因或低氧诱导因子 1α（hypoxia-inducible factor，HIF-1α）直接调控。葡萄糖-6-磷酸能够经戊糖磷酸途径生成核糖并用于核苷酸合成（图 14-1），或经磷酸葡萄糖异构酶（glucose phosphate isomerase，GPI）催化的异构化反应转化为果糖-6-磷酸[9]。果糖-6-磷酸在磷酸果糖激酶催化的限速反应中，通过消耗第二个 ATP 分子被进一步磷酸化而形成为果糖-1,6-二磷酸（fructose-1,6-bisphosphate，F1,6BP）。果糖-1,6-二磷酸在醛缩酶及异构酶的作用下转化为一种称为甘油醛-3-磷酸（glyceraldehyde 3-phosphate，GAP）的三碳磷酸化分子，并在甘油醛-3-磷酸脱氢酶（GAPDH）的催化下被氧化和磷酸化为 1,3-二磷酸甘油酸。能量的获取是通过烟酰胺腺嘌呤二核苷酸（NAD+）介导的氧化和磷酸化完成的。1,3-二磷酸甘油酸在磷酸甘油酸激酶的催化下，将其高能磷酸基团转移到腺苷二磷酸（adenosine diphosphate，ADP）分子上从而形成 ATP 分子。这一

步的反应产物 3-磷酸甘油酸（3-phosphoglycerate，3-PG）能够作为丝氨酸及甘氨酸合成的反应底物，用于制备甘油或糖酵解反应中的磷酸烯醇式丙酮酸（phosphoenol pyruvate，PEP）。丙酮酸激酶能够催化 PEP 上的高能磷酸键转移至 ADP 并产生糖酵解的终末底物 ATP 和丙酮酸。总体来说，糖酵解利用 ATP 为几种中间体转化充能，并通过 NAD+ 来氧化中间体，并通过将无机磷酸盐与新的高能磷酸键结合产生能量。每分子葡萄糖经糖酵解途径催化 ADP 分子形成两个新的 ATP 分子。

葡萄糖经糖酵解途径、苹果酸经苹果酸酶催化或丙氨酸经转氨基反应均会产生丙酮酸。丙酮酸能通过特定转运蛋白进入线粒体并被丙酮酸脱氢酶（pyruvate dehydrogenase，PDH）转变为乙酰辅酶 A（acetyl-coenzyme A，CoA）（图 14-1）[10]。缺氧状态会导致葡萄糖碳由 TCA 循环转移至乳酸合成，从而导致丙酮酸脱氢酶激酶（PDH kinase，PDK）被活化，而 PDK 介导的磷酸化可导致 PDH 的活性降低。在有氧条件下，乙酰辅酶 A 与来自经 TCA 循环转变而来的草酰乙酸结合生成枸橼酸，枸橼酸可以被转移至细胞质中参与脂类物质的合成，或在 TCA 循环中被转变成异枸橼酸。异枸橼酸能够被异枸橼酸脱氢酶（isocitrate dehydrogenase，IDH）进一步氧化成 α-酮戊二酸，同时产生烟酰胺腺嘌呤二核苷酸（nicotinamide adenine dinucleotide，NADH）或烟酰胺腺嘌呤二核苷酸磷酸（nicotinamide adenine dinucleotide phosphate，NADPH）并释放二氧化碳分子。IDH 有三种同工酶，IDH1 位于细胞质中，IDH2 及 IDH3 位于线粒体中。线粒体中的 NADH 能够通过电子传递链被氧化，所释放的高能电子能够参与 ATP 形成。而由胞质 IDH1 或线粒体 IDH2 产生的 NADPH 可参与脂肪酸或核酸碱基的还原性生物合成反应。

作为连接许多代谢途径的 TCA 循环关键中间产物，α-酮戊二酸（或羟戊酸）可以作为许多重要加氧酶的辅助因子，参与诸如缺氧缺氧诱导因子（hypoxia inducible factors，HIF）羟化和降解、核糖体修饰或 DNA 和组蛋白去甲基化等过程[11,12]。值得注意的是，谷氨酰胺可以在该连接处进入 TCA 循环。α-酮戊二酸

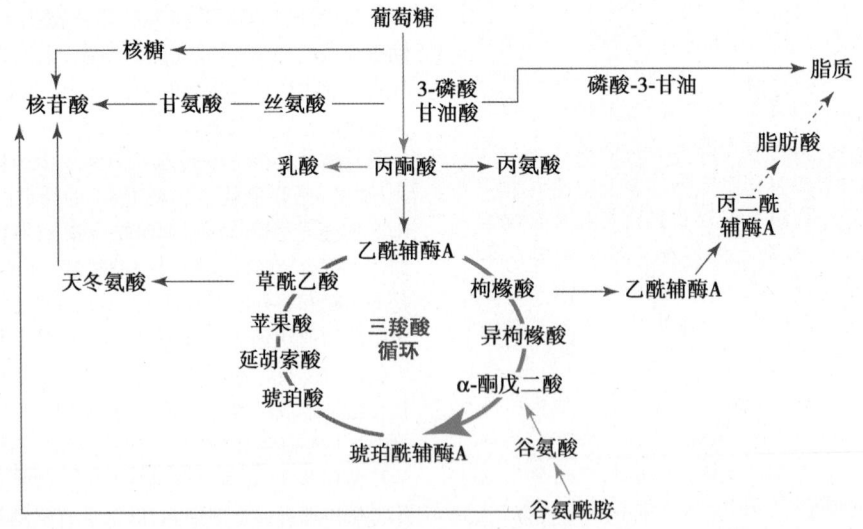

图 14-1　涉及糖酵解、谷氨酰胺代谢和三羧酸（TCA）循环的核心代谢途径。葡萄糖代谢为丙酮酸，后者可转化为乳酸、丙氨酸或乙酰辅酶 A（acetyl-CoA）。在丙酮酸上游，葡萄糖碳被分流至戊糖磷酸途径用于核糖合成、甘氨酸和甘油合成。乙酰辅酶 A（2-碳单元）与草酰乙酸（4-碳）结合形成枸橼酸（6-碳），在 TCA 循环中转化为异枸橼酸、α-酮戊二酸和其他中间体。谷氨酰胺被转化为谷氨酸后以 α-酮戊二酸形式进入 TCA 循环。葡萄糖通过产生甘油和枸橼酸盐，为脂肪酸合成贡献 2 个碳单位，并有助于脂质合成。谷氨酰胺和葡萄糖有助于核苷酸合成

能够被酮戊二酸脱氢酶（oxoglutarate dehydrogenase，OGDH）进一步氧化产生琥珀酰辅酶 A 和二氧化碳。同样能用于血红素合成的琥珀酰辅酶 A，能进一步转化为琥珀酸，同时将鸟苷-5′-二磷酸（guanosine-5′-diphosphate，GDP）转变为鸟苷-5′-三磷酸（guanosine-5′-triphosphate，GTP）。琥珀酸脱氢酶（succinate dehydrogenase，SDH）能催化琥珀酸转化为延胡索酸，该酶的突变会导致某些家族性癌综合征的发生。延胡索酸水合酶（fumarate hydratase，FH）能够催化延胡索酸转变为苹果酸，继而转化为草酰乙酸，其突变同样能导致癌综合征发生。草酰乙酸可以作为谷草转氨酶（glutamate oxaloacetate transaminase，GOT）的反应底物，被催化生成天冬氨酸并用于核苷酸合成，或者可以通过与乙酰辅酶 A 结合形成枸橼酸，再次进入 TCA 循环，至此就结束了 TCA（枸橼酸或克雷布斯）循环的整个过程。（图 14-1）

谷氨酰胺也是一种参与细胞生长的关键代谢底物（图 14-1）。谷氨酰胺能够通过膜转运蛋白（如如 SLC1A5 或 ASCT2）运输至细胞质中[13,14]，并通过贡献其氮元素促进蛋白质合成、葡糖胺或核碱基的生物合成。谷氨酰胺能进一步进入线粒体，在谷氨酰胺酶（glutaminase，GLS）的催化下转化为谷氨酸，并释放氨气。谷氨酸通过谷氨酸脱氢酶（主要在非生长状态）或氨基转移酶（GOT 或谷氨酸丙酮酸转氨酶［glutamate pyruvate transaminase，GPT］）的催化转化为 α-酮戊二酸。通过这种方式，谷氨酰胺成为主要的用于细胞生长的反应底物。因此，TCA 循环作为一个代谢枢纽，将来自葡萄糖、谷氨酰胺和脂肪酸的碳用于碳骨架的生物合成，或产生 NADH 用于 ATP 合成，亦或产生 α-酮戊二酸用于催化关键加氧酶反应。

葡萄糖、谷氨酰胺及脂肪酸的氧化为细胞的生长提供了能量。另一方面，脂肪酸及其他结构单元的合成需要 NADPH 的还原能力用于键的形成。几条研究相对透彻的途径已被证实是 NAPDH 的主要来源，包括戊糖磷酸途径、苹果酸酶、IDH 及叶酸途径[15]。葡萄糖-6-磷酸脱氢酶（Glucose-6-phosphate dehydrogenase，G6PD）能够将 G6P 氧化为 6-磷酸葡萄糖内酯，伴随着将 NADP+ 还原为 NADPH，通过维持还原型谷胱甘肽有助于保持一种抗氧化状态。研究明确发现，遗传性获得 G6PD 亚等位基因的病人中出现严重的溶血性贫血，与其 G6PD 功能缺失有密切的联系（参见第 47 章）。苹果酸酶将苹果酸氧化为丙酮酸的同时，会将烟酰胺腺嘌呤二核苷酸磷酸（nicotinamide adenine dinucleotide phosphate，NADP+）还原为 NADPH。IDH1 将异枸橼酸氧化成 α-酮戊二酸的同时，会将 NADP+ 还原为 NADPH。最后，近期有文献表明将亚甲基四氢叶酸（methylene-tetrahydrofolate，THF）氧化为甲酰基-THF 的叶酸途径，也是 NADPH 产生的一个主要来源[15]。另一方面，脂肪酸的合成是 NADPH 最大的消耗途径，紧随其后的就是谷胱甘肽的还原。因此，NADPH 的产生对于生物合成和氧化还原稳态的维持发挥至关重要的作用。

● 信号转导：癌基因、抑癌基因及代谢

生长因子与营养物质驱动了细胞的生长及增殖（图 14-2，参见第 17 章）。生长因子能够与生长因子受体（通常为二聚体）结合并导致其构象发生变化，对于受体酪氨酸激酶家族而言受体会发生自身磷酸化，对于造血细胞因子受体家族而言则依赖 Janus 激酶催化其磷酸化。磷酸化受体能够招募接头分子

并启动磷酸化级联反应，并最终通过磷酸肌醇-3-激酶（phosphoinositol 3′-kinase，PI3K）/PTEN/AKT 及 RAS-RAF-ERK（细胞外信号调节激酶）等并行途径的激活而达到信号终点（图 14-2）。这些级联信号会传递到代谢感应和短期转录后调控细胞生长的重要枢纽——mTOR 复合物[16]。mTOR 可能与 RAS-RAF-ERK 途径结合，触发了对生长信号的基因组响应。从本质上来说，mTOR 途径能够对生长刺激和营养物立即作出反应，然后通过转录水平调控合成更多特异性 mRNAs，以满足细胞生长时产生新的结构物质的需要。发生最初生长反应的细胞具有一定基数的核糖体，这些核糖体用于延后翻译一些早期响应基因。ERK 信号通路下游的级联反应也能够活化早期响应基因（如 FOS 和 MYC）的表达。MYC 的激活可能是通过 ERK 介导的 Ets 转录因子激活实现的，而该转录因子的调控基序存在于 MYC 基因中[17]。此外，ERK 能够磷酸化并稳定 MYC 蛋白，从而强化了 ERK 对生长转录调控的能力[18,19]。

腺苷磷酸激酶（adenosine monophosphate kinase，AMPK）及 mTOR 通路能够快速感应营养素的存在，并通过对相应的调控蛋白进行磷酸化修饰做出细胞反应（图 14-2）[9,16,20]。在营养物质存在的条件下，溶酶体通过活化 mTOR 复合物 1（mTOR complex 1，mTORC1）感知支链氨基酸的输入。谷氨酰胺能够转化为谷氨酸，而后者通过反向转运体 SLC7A1 在 mTOR 活化过程中发挥重要的作用。SLC7A1 能够将谷氨酸转出细胞并将亮氨酸转运至细胞内。亮氨酸作为 mTORC1 最强效的活化剂之一，能够反过来磷酸化关键的调控蛋白从而促进蛋白的翻译、线粒体生物合成及呼吸作用、糖酵解和脂肪生成。mTORC1 也能够通过调控 PGC1α（线粒体生物发生）、HIF-1α（糖酵解）和 SREBP（脂肪生成）等转录因子来调节这些过程。mTORC1 还能参与转录因子 TFEB 的磷酸化和失活，而该转录因子是溶酶体生物发生的主要正调节因子[16]。据推测，TFEB 的抑制同自噬降低存在一定的联系。虽然 mTORC1 也能够刺激核糖体的生物发生，但是其调控机制尚不清楚。目前对 mTORC2 复合物活化的意义了解尚少，但是 mTORC2 负责随后活化 AKT，而该分子是激活糖酵解过程的一个关键因子。因此，生长因子信号刺激营养物摄取过程，而营养物的摄入反过来激活 mTOR 从而刺激细胞的生长。

在营养匮乏的状态下，AMPK 通路调节细胞反应是通过优化能量产生并降低能量利用途径来实现的（图 14-2）[20,21]。AMPK 与单磷酸腺苷（adenosine monophosphate，AMP）结合后别构改变，这使得 AMPK 能受到肿瘤抑制基因 LKB1 的调控而被磷酸化和激活。磷酸化的 AMPK 反过来通过磷酸化修饰调控许多参与能量调节的信号通路。这其中最早的发现之一是 AMPK 磷酸化并灭活参与脂肪酸合成的乙酰辅酶 A 羧化酶。因此，AMPK 能够通过抑制脂肪生成来降低能量消耗过程并抑制细胞生长。此外，AMPK 还通过 RNA 聚合酶 I 的磷酸化来减弱蛋白质合成，这是核糖体生物发生所必需的。另一方面，AMPK 能通过磷酸化并活化 PFK-2，刺激糖酵解过程来促进能量生成。AMPK 能通过磷酸化 PGC1α 刺激线粒体生物发生，并通过磷酸化 ULK-1 增强自噬以实现能量的循环[21]。因此，AMPK 活性提高能够实现能量节约并最大限度地提高能量产生效率。

与生长信号和营养物质所参与的转录后响应一样，细胞核内转录响应也是维持细胞生长的必需因素，这一过程是通过生

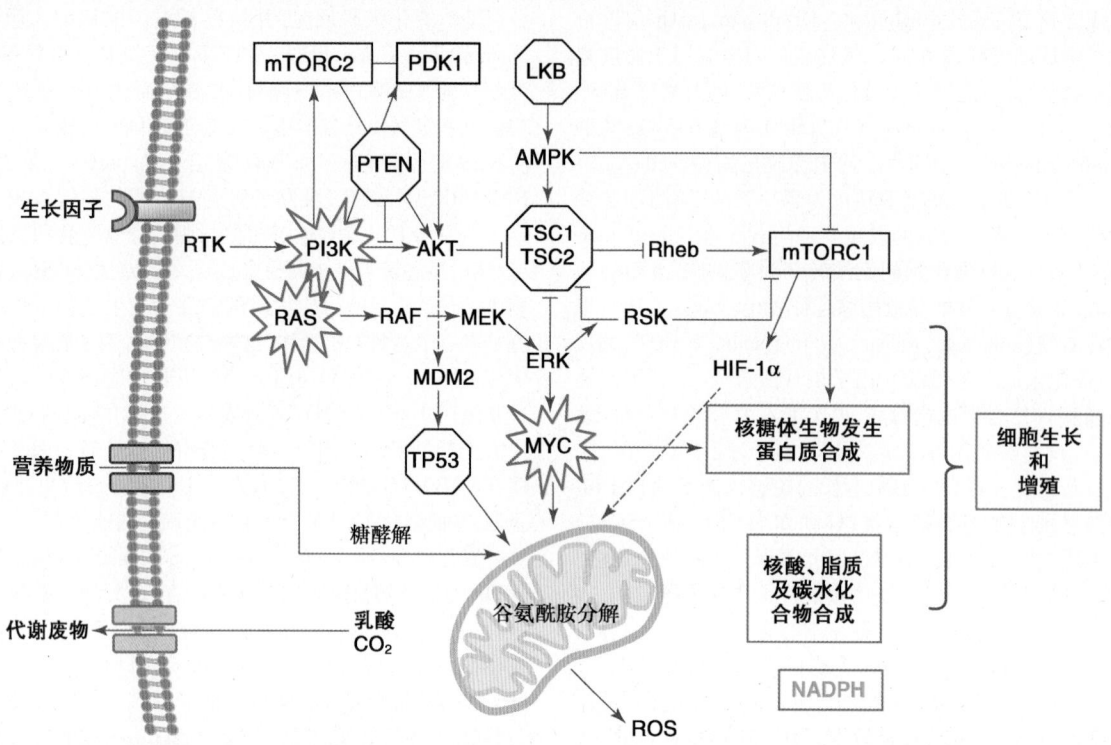

图 14-2　受体酪氨酸激酶信号转导途径与代谢的关系。显示磷酸肌醇 3-激酶（PI3K）-PTEN-Akt 和 Ras-Raf-ERK（细胞外信号调节激酶）信号通路与 MYC 和低氧诱导因子 1（HIF-1α）相联系，由后两者触发代谢转录。所有这些途径与生长因子响应协同调控，并将营养物质摄入细胞内用于 ATP 合成及脂质、核苷酸和蛋白质等细胞结构物质的合成构建。由此导致的最终结果是细胞生长和并产生活性氧（reactive oxygen species，ROS）、乳酸盐和二氧化碳等代谢废物。肿瘤抑制因子（红色八边形）和原癌基因（绿色标记）被突出显示

产核糖体和 mRNA 从而生成细胞内其他所有成分。mTOR 通过直接激活特异性转录因子帮助脂肪生成和线粒体生物发生。生长信号传导也能够激活 MYC 原癌基因，该基因通过广泛地调控基因表达以支持细胞生长和增殖（图 14-2 和图 14-3）[19]。果蝇 dMYC 的功能丧失会导致细胞和个体缩小，该表型明确了 MYC 在细胞生长中的作用[22]。上述表型拟似一组名为"Minutes"的核糖体蛋白基因的功能丧失型突变体的表型。因此，果蝇遗传学将 MYC 与细胞生长控制联系起来。此外，MYC 是唯一能够激活 RNA 聚合酶Ⅰ、Ⅱ和Ⅲ活性的转录因子，所有这些蛋白都参与了核糖体的生物发生。

MYC 与其分子伴侣 Max 二聚化并与一个名为 e-box（CACGTG）的特定 DNA 序列结合，并激活转录[23]。它还可以部分通过与 Miz-1 直接结合发挥转录抑制功能，并降低 Miz-1 靶基因的表达水平，包括细胞周期蛋白依赖激酶（cyclin-dependent kinase，CDK）抑制剂 p21 和参与自噬调控的基因。在 MYC 活化后，其通过与近端启动子结合发挥其在正常细胞中所具备的转录调控功能。如果将 MYC 表达量人为地提高至其在肿瘤中水平时[19]，过度表达的 MYC 将触发 p53 依赖的检查点（图 14-3），并导致细胞生长停滞或细胞凋亡发生。因此，在多步骤肿瘤发生进程中，p53 往往功能缺失，从而将 MYC 的致癌潜能完全释放出来。MYC 在非受控状态下高水平表达，允许它通过扩增特定的靶基因来改变转录组[24]。MYC 最初被证明是直接调控参与糖酵解的基因，从而将一个致癌转录因子与代谢联系起来[6,19]。基于这些最初的观察结果，高通量方法的应用进一步挖掘出 MYC 与参与糖酵解、谷氨酰胺分解和脂肪生成的众多代谢酶基因之间的联系。MYC 还直接调节了参与线粒体生物

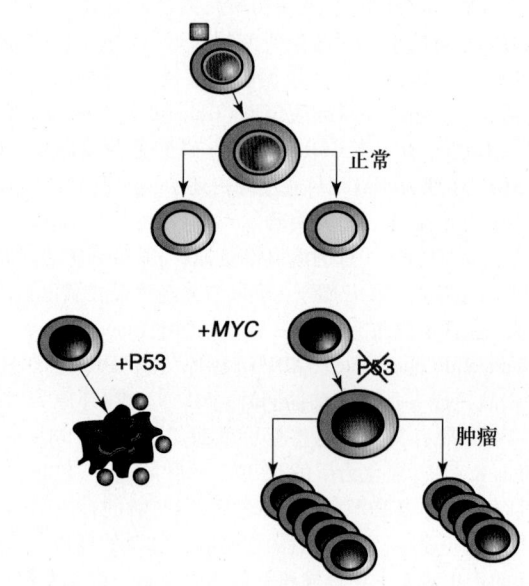

图 14-3　描述了生长因子刺激后正常细胞和 MYC 转化细胞的命运。在接触生长因子（粉红色方形）后，响应细胞作为生物反应器加速细胞反应，并导致其自身生长和复制。MYC 过表达会触发 p53 检查点，并引起细胞死亡。p53 丧失后，MYC 通过其转录活性将全面释放出细胞的转化潜力

发生和核糖体生成的基因。具体来说，由 MYC 驱动诱导的基因包括参与核仁功能和核糖体生物发生的基因，如 Ncl、NPM1、filarlarin 及 NOP52。总而言之，以上这些研究揭示了 MYC 作为

细胞生长的中央调控器，将能量代谢与细胞生物合成过程结合在一起。

核糖体生物发生对于细胞生长或细胞聚集而言是一个极其重要的过程[25,26]。核糖体是通过 RNA 聚合酶 Ⅰ（rRNA[核糖体 RNA]）、Ⅱ（信使 RNA）和Ⅲ（tRNA[转移 RNA]和小 RNA）转录而产生的。rRNA 是通过高拷贝数的 rDNA 合成的，其染色质结构和营养物质的可利用性控制是控制该转录过程的关键。在营养物质利用受限的条件下，rDNA 染色质结构变得不易接近，从而限制了核糖体的生物发生[26]。经 mRNA 翻译产生的核糖体蛋白质重新进入核仁，核糖体组分在这里被组装为成熟的核糖体颗粒后再被输出至细胞质中。rRNAs 和蛋白质的合成也为生物能量传感提供了一个机会，使其能够获得足够的营养，以支持生长所需的核酸和蛋白质合成。在这方面，特异性核糖体蛋白亚基（RPL5，RPL11 等）可以结合并抑制鼠双微基因 2 同系物（mouse double minute 2homolog，MDM2），该蛋白能通过与 p53 结合并介导其降解[25]。因此，推测核糖体蛋白超过 rRNA 将激活 p53，触发阻止细胞周期通过的检查点，可见 rRNA 和核糖体蛋白质合成失衡能够对营养物质缺乏做出某种响应。

除了能够感知核糖体的生物合成，p53 还能够通过直接调控代谢响应基因毒性应激状态（图 14-2）。通常情况下，P53 能激活氧化磷酸化并抑制糖酵解[27]。P53 可以激活负责在糖酵解第一步磷酸化葡萄糖的 HK，并且能刺激 TIGAR，从而降低 PFK 变构激活分子果糖-2,6-二磷酸（fructose-2,6-bisphosphate，F2,6BP）的水平，将葡萄糖分流到戊糖磷酸途径。P53 还能够通过诱导细胞色素 c 氧化酶（cytochrome coxidase，SCO₂）提高线粒体功能的效率[28]。总体看来，p53 的正常功能是通过重组代谢，通过增加 NADPH 和抗氧化剂谷胱甘肽的产生来减轻氧化应激。另一方面，通过特异性突变使 p53 功能增强，似乎也能通过参与胆固醇生物合成或磷脂酶功能的特定靶基因来改变代谢[29,30]。

其他肿瘤抑制因子也参与代谢调控（图 14-2）。PTEN 负调节 PI3K，因此其失活会激活 PI3K 通路，而该通路作为一条细胞代谢有力调控者，参与活化糖酵解并能够激活 mTOR、AKT、MYC 和 HIF 的激活[31]。在一些肺癌发生中失活的肿瘤抑制基因 LKB1，通常会激活 AMPK 途径并减少脂肪生成[21]。肿瘤抑制因子 von Hippel-Lindau（VHL）的失活会激活 HIF，后者能对葡萄糖代谢进行转录调控[32]。除了能直接参与细胞周期调控，肿瘤抑制因子具有与原癌基因相似的代谢调控功能。通过在营养物质的存在下调节细胞对生长因子刺激的反应，癌基因的激活和肿瘤抑制因子阻断协调代谢的转录及转录后调控，从而将营养物质转化为 ATP 的能量生成和细胞生长的物质基础。

生长因子刺激也会导致代谢废物和毒素的产生，包括二氧化碳、乳酸和活性氧（ROS）（图 14-2）。在这方面，细胞已经发展出各种代谢机制，在消耗"负熵"（大分子）以满足其自身生存和增长需要后，将熵转移至环境中从而消除这些代谢废物。二氧化碳和质子能够被碳酸酐酶中和。乳酸盐可由单羧酸转运蛋白输出[33]。活性氧（ROS）是由线粒体和其他细胞反应途径产生的，如通过 NADPH 氧化酶或二硫键形成[34]。ROS 能在环境水平上参与环境信号传导；然而，超高水平的 ROS 会给细胞造成氧化应激压力[34,35]。尤其是，经线粒体电子传递链（electron transport chain，ETC）泄漏的电子是促进细胞 ROS 产生的一个

来源[35]。在线粒体复合物 Ⅰ、Ⅱ 和Ⅲ中，NADH 或琥珀酸产生的电子能够进入呼吸链，并均能够产生 ROS。其中，复合物 Ⅰ 和 Ⅱ 将 ROS 释放到线粒体基质中，而复合物Ⅲ将 ROS 释放到线粒体内膜两侧的空间中。复合物 Ⅰ 接受来自 NADH 的电子，其由 TCA 循环氧化产生，并将其传递到也通过复合物 Ⅱ（SDH）从琥珀酸接受电子的泛醌或辅酶 Q。辅酶 Q 然后将电子传递到复合物Ⅲ，然后将其转移到细胞色素 c 上。最后，电子从细胞色素 c 传递到由电子，质子和氧气产生水的复合物Ⅳ或细胞色素 c 氧化酶，其作为最终的电子受体。在复合物 Ⅰ，Ⅲ 和Ⅳ接受电子时，质子被泵送到膜间隙中，从而在线粒体内膜上产生质子梯度。质子梯度通过复合 V 或 ATP 合成酶从 ADP 产生 ATP 消散。在制备 ATP 的过程中，电子从复合物 Ⅰ，Ⅱ 和Ⅲ的泄漏由氧产生超氧化物。

超氧化物具有很高的反应活性，如果没有降解该物质的途径可能会造成膜结构和蛋白质受损。因此，在进化过程中出现了超氧化物歧化酶（superoxide dismutase，SODs），该蛋白将超氧化物转化为过氧化氢，进而被过氧化氢酶所中和并转化为水和氧。除了通过酶促反应中和 ROS 之外，过氧化物酶家族还能够中和过氧化氢，在滴定线粒体及细胞质 ROS 水平中扮演重要的角色。由于 ROS 所施加的氧化应激是正常代谢的一部分，因此细胞进化出一套响应机制来对这种应激压力。对 ROS 的即刻响应是通过 SOD、过氧化氢酶，过氧化物酶和谷胱甘肽共同介导实现的。而对 ROS 的持续响应则主要通过转录因子 NRF2 所介导完成。KEAP1 蛋白作为 NRF2 的负性调节分子，其肽链上的敏感性半胱氨酸残基的氧化修饰会直接抑制该蛋白的活性[36]。NRF2 能够激活多种参与氧化还原稳态维持的基因，包括 SOD 和过氧化氢酶。有趣的是，KEAP1 已被证实为人类癌症中的肿瘤抑制因子，说明提高 NRF2 活性或抗氧化响应能通过引发代谢率和氧化应激提高的方式促进肿瘤早期发生。

代谢与表观遗传

细胞已经进化出一整套基因组用来在转录后和转录水平调控细胞生长所需的营养物质摄入、能量利用和细胞成分构建。反过来，由多种营养物质产生的代谢中间体同样可以调节基因表达，似乎是对代谢环境做出的适应性反应[37-39]。表观遗传多样性受到乙酰辅酶 A、S-腺苷甲硫氨酸（S-adenosylmethionine，SAM）、α-酮戊二酸，NAD+ 和 N-乙酰氨基葡萄糖等代谢中间体的调控[40]。乙酰辅酶 A 介导组蛋白乙酰化，并通过调控基因组对特定转录因子的开放程度来调控基因表达。SAM 介导组蛋白和 DNA 的甲基化，从而阻遏了转录复合物接近某些 DNA 序列。α-酮戊二酸作为辅助因子参与组蛋白和 DNA 去甲基化反应，从而抵消了 SAM 所介导的甲基化修饰。NAD+ 作为 sirtin 的辅助因子，在组蛋白去乙酰化反应中发挥关键作用。葡萄糖和谷氨酰胺产生的 N-乙酰氨基葡萄糖可参与组蛋白的修饰。其他中间体如丙酸酯、丁酸酯、甲酸酯和巴豆酸酯也作为基因表达的代谢传感器在组蛋白修饰中发挥作用[40]。

癌症的进化不仅仅是由直接的体细胞 DNA 突变和易感的生殖系等位基因驱动，而且还可以通过可逆的 DNA 和组蛋白共价修饰来驱动。在解除表观遗传调控系统的控制后，随机沉默或使基因组更加开放，都可以增强癌细胞的适应性，从而具备了不依赖 DNA 突变的选择优势。在这方面，对人类癌症特别是白血病的深度测序结果显示，染色质修饰蛋白，如混合型

白血病蛋白2(mixed-lineage leukemia protein 2,MLL2)在体细胞水平上经常突变[41,42]。因此,体细胞中染色质修饰蛋白的突变可以提高癌细胞对动态的肿瘤微环境的适应自由度,进而导致肿瘤的恶化及进展。

● 血液肿瘤与代谢

正常造血干细胞(hematopoietic stem cells,HSCs)和定向多能祖细胞似乎具有不同的代谢程序,并都能在肿瘤状态下被利用。HSC 存在于缺氧环境中,因此较低的线粒体代谢率及较高的糖酵解效率似乎有利于其存活。低氧 HSC 微环境控制干细胞处于静息状态的机制之一是通过 HIF-1α 及其抑制剂,通过反式激活参与糖酵解的基因及 DNA 复制抑制基因[32]。已有两项研究证实 HIF-1α 对于维持 HSC 静息状态是必需的,HIF-1α 的缺失导致 HSC 增殖和 HSC 的耗竭[43,44]。相反,通过敲除 VHL 稳定 HIF-1α 蛋白会导致 HSC 的扩增,但无法补充造血细胞而导致血细胞减少。有趣的是,三项研究表明,肿瘤抑制因子 LKB1 也在维持 HSC 静息状态中发挥作用[45~47]。在 HSC 中 LKB1 的丧失似乎并不仅仅通过 AMPK 介导,因为 HSC 中 AMPK 的丧失并没有显示出如同 LKB1 丧失所表现出的 HSC 非静息态的表型。相反,一项研究确定了线粒体生物发生共轭蛋白 PGC1α 和 PGC1β 是 LKB1 丧失表型的主要表现者[45]。HSC 中 LKB1 的丧失与 PGC1α 和 PGC1β 的表达降低存在联系,线粒体 DNA 含量及膜电位含量降低。这些研究共同表明,HIF-1α 和 LKB1 都是通过缺氧微环境诱导并对维持 HSC 静息状态是不可或缺的。HIF-1α 或 LKB1 的丧失均会导致 HSC 更快地增殖,并有可能向祖细胞分化,从而导致 HSC 池被耗竭。虽然低氧的 HSC 微环境表明糖酵解处于 HSC 代谢的主导地位,但应注意的是缺氧的细胞仍可以利用呼吸作用而消耗氧气。事实上,细胞色素 c 氧化酶仅在氧气含量低于 0.5% 的状态下才会丧失功能(与环境中的 21% 氧气或在灌注正常组织中约 6% 的氧气含量相比)。因此,LKB1 的丢失与 HSC 中线粒体蛋白相关联表明线粒体功能对于 HSC 维持是必需的,并且可以解释 HSC 似乎也依赖于谷氨酰胺氧化的悖论(图 14-4)。

HSC 通过对称分裂的方式来进行自我更新并维持干细胞池稳定,对承诺来补充和维持干细胞池的稳定,并通过不对称分裂的方式用于产生定向祖细胞(图 14-4)。HIF-1α 和 LKB1 似乎在维持 HSC 对称分裂中发挥作用。依赖线粒体功能的脂肪酸和谷氨酰胺氧化则对于不对称分裂形成定向祖细胞非常重要。令人惊讶的是,尽管预期 HIF 会介导提高糖酵解水平,但诱导型葡萄糖转运蛋白 GLUT1 在 HSC 中表达水平并不高,仅在分化时表达[48]。相反,谷氨酰胺转运蛋白 ASCT2 (SLC1A5)在 HSC 中表达水平相对更高,表明通过 TCA 循环实现谷氨酰胺氧化对于缺氧状态下干细胞代谢具有重要作用。最近对人 B 细胞或成纤维细胞的研究表明,与低氧状态下细胞会继续呼吸作用的观点一致,当葡萄糖大部分通过乳酸脱离 TCA 循环时,缺氧状态下细胞具有氧化谷氨酰胺的能力[49,50]。有趣的是,谷氨酰胺代谢也似乎影响细胞命运。例如,HSC 中持续的谷氨酰胺代谢似乎对红细胞分化十分重要,因为谷氨酰胺剥夺后红细胞核苷酸合成平衡被破坏,即使在红细胞生成素存在下细胞仍更倾向于向骨髓单核细胞分化[48]。另一方面,脂肪酸氧化似乎对不对称分裂也是必需的。激活过氧化物酶体增殖物激活受体(PPAR)-δ,并通过早幼粒细胞白血病(promye-locytic leukemia,PML)-PPARδ-脂肪酸氧化(fatty acid oxidation,FAO)途径增强线粒体功能和脂肪酸氧化水平,能够增强细胞的不对称分裂,而抑制 FAO 后细胞更倾向于对称分裂[51]。这些发现表明脂肪酸和谷氨酰胺在线粒体中被氧化可能在细胞对称分裂及谱系分化中发挥作用,而缺氧诱导糖酵解及谷氨酰胺氧化可能与维持静息状态 HSC 池密切相关。然而,这些代谢线索如何通过表观基因组影响细胞所处状态尚不清楚。

白血病

以我们对癌症的理解,代谢对于急性淋巴性白血病(acute lymphoid leukemia,ALL)的治疗十分重要。事实上,4-氨基蝶呤(氨基蝶呤)作为第一种抗代谢的药物对任何癌症都有治疗效果,它能通过破坏叶酸代谢干扰 NADPH 的产生和核苷生物合成[52]。由于 ALL 对天冬酰胺的依赖,通过使用 L-天冬酰胺酶消耗患者体内血浆中的天冬酰胺,为这种疾病的治疗提供了机会[53]。通过使用这种抗代谢药物使其 90% 以上的 ALL 患儿得到实质性改善,尽管这种疾病在 60 年前仍被认为是致死性疾病。尽管在临床上取得了显著进展,但我们对急性白血病代谢的理解仍然较为薄弱。然而,代谢组学和下一代 DNA 测序的

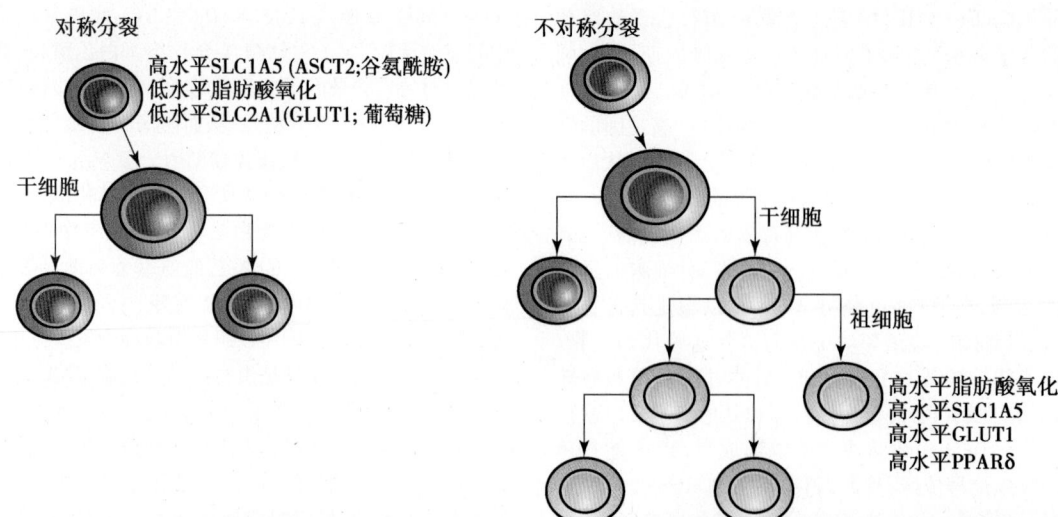

图 14-4　造血干细胞在对称和不对称分裂时表现出的代谢特征。其中某些特征被白血病干细胞保留下来

进步已经让我们对此有了许多新的认识。

白血病有不同的致癌驱动因素,比如在 ALL 和一些急性髓细胞白血病(acute myeloid leukemia,AMLs)中发现许多染色体易位[54,55]。但无论致癌的驱动因素是什么,白血病细胞都会利用常见的中枢代谢途径支持其生长和复制,尤其是糖酵解、谷氨酰胺分解和脂肪酸氧化途径。然而,通过这每一种途径中的物质通量可能是不同的,并且取决于由突变所导致的基因组改变。我们对此的认识都来自对白血病细胞系体外研究,这些细胞系已经显示出较高的糖酵解效率和对谷氨酰胺的利用。包括 Otto Warburg 研究在内的许多早期的研究,显示了白血病细胞中具有很高的葡萄糖向乳糖的转化效率[56]。最近的研究进一步延伸了这些观点;具体而言,原发性和复发性 AML 中的高糖酵解速率与全反式维 A 酸(all-trans retinoic acid,ATRA)耐药存在相关性。在这些病例中,通过进行诱导化疗能有效提高生存率并使病情得到完全缓解[57]。另一项研究证实,儿童期 ALLs 的基因表达谱提示糖酵解增加,同时氧化磷酸化和脂肪酸氧化的水平降低[58]。基因表达分析还揭示了葡萄糖代谢和白血病之间的另一个关联,即 MondoA 表达在 ALL 中显著升高[59]。MondoA 属于包括碳水化合物反应元件结合蛋白在内的转录因子家族,它可以感知营养状态并调节代谢[23]。MondoA 被发现为 MYC 家族的成员:Max 转录因子网络。MondoA 与类 Max 蛋白 X(Max-like protein X,Mlx)二聚化后结合于靶 DNA 序列上并参与葡萄糖代谢调控。因此 ALL 似乎依赖于 MondoA,降低 MondoA 在 ALL 中的表达水平能抑制糖酵解代谢并促进 ALL 细胞的分化。

对 AML 细胞系的体外研究揭示了该细胞对谷氨酰胺的依赖性,谷氨酰胺通过产生谷胱甘肽来维持氧化还原稳态[60,61]。与正常 CD34+细胞相比,原代 AML 细胞的存活依赖谷氨酰胺,当从培养体系中撤除谷氨酰胺会导致细胞发生凋亡[62,63]。mTORC1 活化减弱似乎发生于细胞凋亡之前。此外,通过作用于 ASCT2(SLC1A5)降低谷氨酰胺转运水平,减少了 AML 细胞系的生存,强调了 AML 中谷氨酰胺代谢的重要性[63]。对 L-天冬酰胺酶的临床应用和实验室研究也进一步强调谷氨酰胺代谢在 ALL 中的重要性。L-天冬酰胺酶是一种非常有效的 ALL 治疗药物,它是通过自身的酶活性和诱导谷氨酰胺酶活性"脱靶"所实现的。因为谷氨酰胺在 AML 的存活中也发挥关键作用,因此对 L-天冬酰胺酶同样敏感。L-天冬酰胺酶所具有的谷氨酰胺酶活性能用于增强药物的天冬酰胺酶活性[63],这是因为从白血病微环境中释放的谷氨酰胺可以通过天冬酰胺合成酶与天冬氨酸一起再生天冬酰胺[53]。一项研究比较了 AML 儿童在接受标准治疗前后骨髓中代谢物并与之前在血液中发现的代谢物进行了比较。治疗前骨髓中谷氨酰胺、葡萄糖和某些脂肪酸相对较少[64]。这些观察结果表明,淋巴母细胞或微环境提高了糖酵解、谷氨酰胺分解和脂肪酸消耗。治疗后,天冬酰胺和谷氨酰胺严重耗竭,外周血中谷氨酰胺水平恢复更快(另一项研究也证实了这一点)[65]。有趣的是,L-天冬酰胺酶对肥胖 ALL 患儿的治疗效果并不理想,尽管经治疗后天冬酰胺和谷氨酰胺的水平显著降低[66]。造成这种现象的可能原因是骨髓中的谷氨酰胺合成酶诱导谷氨酰胺从脂肪细胞中释放出来[66]。肿瘤微环境,特别是其中的间质细胞可能有助于天冬酰胺的产生的观点可能提示我们:天冬酰胺酶治疗后骨髓天冬氨酸水平高于血液,而天冬酰胺仍维持较低水平。因此,肿瘤微环境中的代谢

也有可能会影响治疗结果。

白血病干细胞(leukemic stem cell,LSCs)保持了正常 HSC 利用氧化磷酸化的能力(图 14-4)。越来越多的证据表明,脂肪酸氧化和活性氧簇在 LSC 和 HSC 的生存、自我更新和分化方面都扮演着重要角色[51,67]。在一项研究中,从低 ROS 水平的干细胞中分离出具有高克隆形成能力的 AML 的 LSCs[68]。对这些细胞与高 ROS 水平的白血病细胞或正常 CD34+HSCs 进行基因表达分析比较,结果显示 Bcl-2 基因的表达水平升高,这反映该蛋白除了具备调节细胞凋亡的经典功能,在线粒体代谢中也发挥着重要作用[69]。与正常的 CD34+HSCs 细胞相比,具有高 Bcl-2 基因表达活性的 LSCs 处于代谢静息状态,表现为较低的氧气消耗并能够产生乳酸。与之相反,ROS 水平较高的白血病细胞代谢活性更强,克隆形成能力降低。低 ROS 水平的细胞依赖氧化磷酸化,而不能进行糖酵解反应,对 Bcl-2 基因的抑制会造成氧化磷酸化水平降低,并导致 LSCs 生存能力下降。相比之下,高 ROS 水平的白血病细胞和正常 HSC 则可以因 Bcl-2 基因表达受抑制而启动糖酵解反应。在另一项研究中,通过联合使用 Bcl-2 的小分子抑制剂与脂肪氧化抑制剂,导致 AML 中 LSCs 含量减少[68],这表明 LSC 的存活可能依赖脂肪酸氧化。如果 AML 中的 LSC 与正常 HSC 类似(至少部分相似),并同样依赖 FAO 途径产生祖细胞,那么来源于 LSCs 的 AML 细胞增殖也可能需要脂肪酸。总的来说,这些结果表明 LSCs 可能依赖于氧化磷酸化,并可以利用脂肪酸作为燃料来源,用来维持其生存并产生更多分化自 LSC 的白血病细胞。对 FAO 途径的利用会提高 ROS 水平,而这似乎也是 HSC 向髓系分化所必需的。在这方面,已经有学者提出可以通过使用铁螯合剂诱导 ROS 从而使 LSCs 分化的治疗策略[67]。

AML 中常见的突变,如 FLT3-ITD,会组成性地活化受体酪氨酸激酶[70,71],最终激活 PI3K 等下游分子,促进糖酵解和谷氨酰胺分解(图 14-2)。据推测,这些途径会使 AML 细胞更加依赖线粒体功能。在这方面,AML 细胞对线粒体复合物 I 抑制剂二甲双胍十分敏感[72]。有趣的是,一项针对 400 名 AML 患者展开的研究揭示了一种血清代谢特征,表明 AML 中糖酵解和三羧酸循环活性增高与阿糖胞苷抗性存在联系[73]。基于这些观察结果,可以基于六种循环代谢物水平进行代谢预后评分。尽管该研究记录了 AML 患者存在代谢改变,但代谢预后评分的普遍适用性仍有待确定。

代谢途径(糖酵解,谷氨酰胺代谢和脂肪酸氧化)与不同白血病状态相联系并支持相应的细胞功能,但是推测这些特定的途径与维持该细胞状态的表观基因组是一致的。具体而言,可以通过特定代谢过程的中间体(例如 SAM,乙酰辅酶 A 和 α-酮戊二酸)的浓度变化实现对表观基因组的调控。最能说明代谢在表观遗传方面影响的范例,一是家族性癌症综合征中发现的关键代谢酶的生殖细胞突变,其次就是在多种癌症(包括 AML 和血管免疫母细胞淋巴瘤)中存在的 IDH1 和 IDH2 的体细胞突变[42]。

借助深度测序,异柠檬酸脱氢酶的体细胞突变首先在脑胶质瘤中被发现[74]。随后通过全基因组测序发现,在一例核型正常的急性髓细胞白血病患者中也存在相同突变[75]。这些发现证实了代谢的核心突变可能具有致瘤性。一项里程碑式的生化研究揭示了 IDH 突变酶具有新生活性[76],这对于我们理解异柠檬酸脱氢酶突变机制在血液肿瘤中的作用具有极大推动意义。

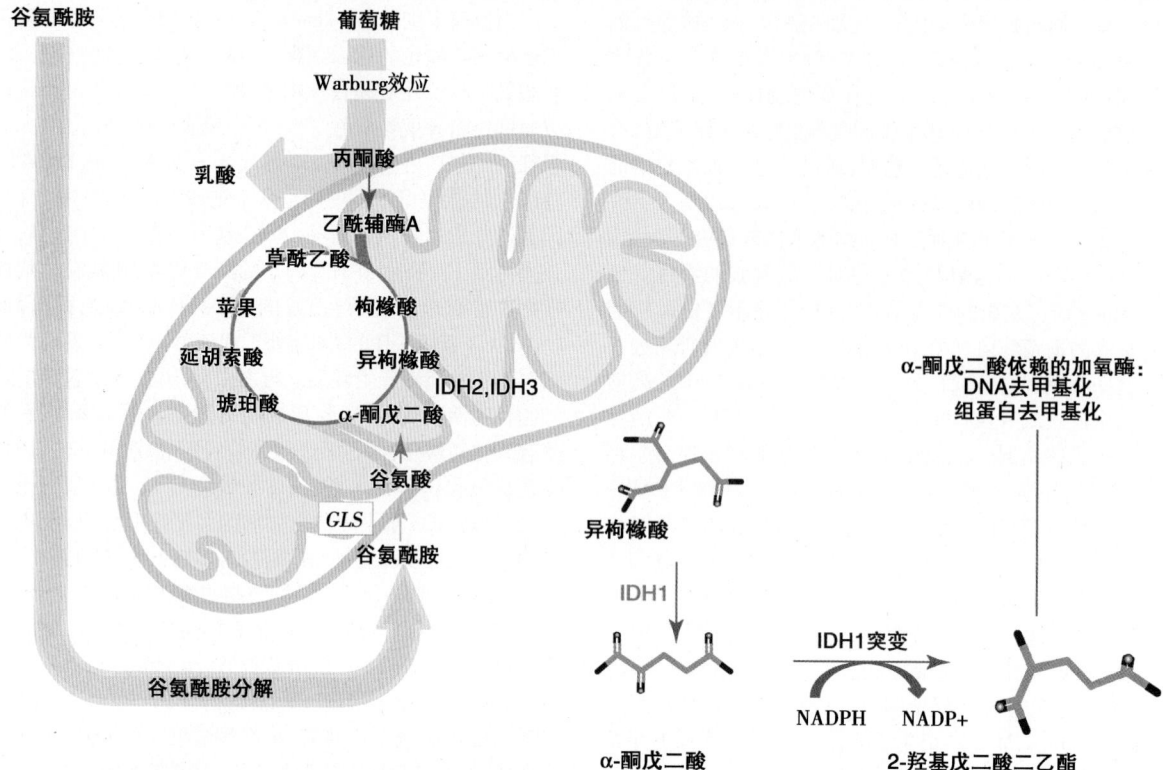

图 14-5   异枸橼酸脱氢酶（IDHs）突变体的新生酶活性。IDH1 位于细胞质中，IDH2 和 IDH3 参与线粒体内 TCA 循环。由枸橼酸产生的异枸橼酸通过 IDH2 或 IDH3 氧化产生 α-酮戊二酸，并在 TCA 循环中被进一步氧化。IDH1 将异枸橼酸转化成胞质内的 α-酮戊二酸。突变体 IDH1 可将 α-酮戊二酸还原为 2-羟基戊二酸（2-hydroxyglutarate，2-HG），并从 NADPH 产生 NADP+。谷氨酰胺是 IDH 突变体反应底物 α-酮戊二酸的主要来源

突变酶不只是失活而无法能将异枸橼酸转化为 α-酮戊二酸（图 14-5），而且还获得了还原 α-酮戊二酸形成肿瘤代谢物 2-羟基戊二酸（2-hydroxyglutarate，2-HG），而且在 AML 患者中水平很高[77]。利用粒-巨噬细胞集落刺激因子（granulocyte-macrophage colony-stimulating factor，GM-CSF）依赖性的 TF1 白血病细胞系的研究显示了 2-HG 在细胞生长中的作用，2-HG 的存在可以部分挽救因 GM-CSF 撤除引起细胞生长抑制[78,79]。生化研究表明，2-HG 可以在许多 α-酮戊二酸作为辅助因子参与的加氧酶反应中与 α-酮戊二酸发生竞争，特别是那些参与 DNA 或组蛋白去甲基化的酶促反应。

表观遗传修饰能被 2-HG 所干扰提示 IDH 突变主要通过表观遗传促进肿瘤发生[39]。在这方面，AML 基因组显示 IDH1 或 IDH2 突变与 TET2 突变之间存在相互排斥关系[42]。TET2 可以促进生成 DNA 去甲基化酶，因此 IDH 突变而产生高水平的 2-HG 与 TET2 缺失的 AML 表型相似。此外，全基因组甲基化分析揭示了 IDH 突变有着自身独特的甲基化修饰谱，也意味着 IDH 突变在促进髓系祖细胞的白血病发生过程中对表观基因组的改变所起的作用[80]。靶向 IDH1 或 IDH2 的特异抑制剂的应用显示抑制 IDH 突变体可以引起 AML 细胞的分化。这些结果表明高水平的 2-HG 所维持的表观基因组状态可以抑制髓系分化进程的活化，这与急性早幼粒细胞白血病中 PML-RAR 融合基因的作用机制相似，APL 白血病细胞可以被维 A 酸类药物诱导分化。有意思的是，在包括血管免疫母细胞性淋巴瘤的其他癌症中也发现了 IDH 突变，而在其他类型的淋巴瘤中却不存在类似突变[81]。

淋巴瘤

淋巴瘤是一大组的淋巴系统恶性肿瘤的总称，包括了从相对惰性的亚型到最具侵袭性的亚型，每种亚型都有一系列基因组改变[82～85]。大多数淋巴瘤是处于生发中心反应进程中不同分化阶段的 B 细胞增殖转化而来的（参见第 78 章）。这些 B 细胞在 T 细胞依赖性抗原激活后迅速增殖分化，形成体细胞超突变的生发中心，用来产生抗体多样性和浆细胞性分化。这些 B 细胞发育时相需要大量的生物能量支持，也是淋巴瘤发生的阶段。套细胞淋巴瘤发生于淋巴结外套层。Burkitt 淋巴瘤受 MYC 激活影响，主要出现在前生发中心区。生发中心型 B 细胞淋巴瘤产生于生发中心区，而活化 B 细胞型（activated B-cell type，ABC）淋巴瘤则由浆细胞分化而来。淋巴瘤为前体细胞维持了高水平能量供应，因此通过氟氧葡萄糖正电子发射断层扫描（fluorodeoxyglucose positron emission tomography，FDG-PET）来记录淋巴瘤中高水平的葡萄糖摄取和保留，可以对侵袭性淋巴瘤进行分期[86,87]。应当指出的是，FDG-PET 的阳性结果评判是基于 HK 的磷酸化导致的 2-脱氧葡萄糖的吸收和蓄积。因此高度阳性的 FDG-PET 结果并不能确定葡萄糖最终是转变成乳酸盐还是通过三羧酸循环所氧化。

Burkitt 淋巴瘤和弥漫性大 B 细胞淋巴瘤（diffuse large B-cell lymphoma，DLBCL）具有很高的糖酵解水平。在临床晚期病例中，这些淋巴瘤患者可以表现出严重的乳酸性酸中毒，而没有任何败血症的症状[88,89]。这些淋巴瘤中高水平的糖分解过程可以被 MYC 或 PI3K 激活的糖酵解所驱动，而且在淋巴瘤的低

氧区域还会受到 HIF-1α 的调节而稳定（图 14-2）。由于淋巴瘤中糖酵解水平较高，导致使淋巴瘤不仅对糖酵解抑制剂敏感，而且对负责排出乳酸的单羧酸转运蛋白抑制剂也同样敏感[90]。因为这些转运蛋白的抑制以及随后的乳酸盐积累会导致乳酸脱氢酶不能将 NADH 还原为 NAD+，而 GAPDH 在糖酵解上游途径中发挥功能需要 NAD+ 的参与，从而最终抑制了糖酵解过程。糖酵解的抑制导致淋巴瘤细胞对氧化磷酸化更加依赖，使得它们对二甲双胍这样的抗糖尿病药物和线粒体复合物 I 抑制剂十分敏感。

包括 B 细胞受体突变和 MYC 激活在内的淋巴瘤基因改变将基因组与细胞代谢的改变联系起来。B 细胞受体突变激活 PI3K 信号传导并使弥漫 B 细胞淋巴瘤糖酵解水平增高[91]。高糖酵解率促进核糖、甘氨酸和天冬氨酸的合成，这也是核苷酸生物合成的基础（图 14-1）。谷氨酰胺也是核苷酸和脂肪酸生成所必需的。而人类 Burkitt 淋巴瘤中的致癌 MYC 促进了谷氨酰胺的分解[49,92~94]。低氧状态的淋巴瘤细胞促进葡萄糖转变为乳酸，但是细胞仍然以谷氨酰胺依赖性方式呼吸，这使得可以用小分子 BPTES 抑制神经节苷脂的生成，从而在临床前异种移植物模型中抑制淋巴瘤的生长[49]。

侵袭性淋巴瘤的快速增殖需要充足的核苷酸库来合成 RNA 和 DNA。许多关键的核苷酸代谢基因是转录因子 MYC 的调控靶点，并且在许多类型的淋巴瘤中起着重要的作用[95,96]。正常淋巴细胞的激活显著促进 5-磷酸核糖焦磷酸合成酶（5-phosphoribosyl-pyrophosphate synthetase, PRPS）的生成。*PRPS2* 不仅是转基因小鼠中淋巴瘤形成所必需的 MYC 靶点，而且 *PRPS2* 基因表达可以偶联蛋白质合成与核苷酸合成过程的调节[97]。Prps2 的转录由 MYC 直接激活，而 Prps2 的 5′非翻译区（UTR）需要致癌性翻译因子 eIF4E 激活，这种机制将蛋白质合成与核苷酸代谢调控联系起来。在核苷酸生物合成中编码催化肌苷单磷酸氧化成黄嘌呤核苷酸的肌苷一磷酸脱氢酶的 IM-PDH1 和 IMPDH2 基因也是 MYC 靶基因。肌苷酸磷酸脱氢酶（inosine monophosphate dehydrogenase, IMPDH）的表达增加是淋巴瘤的一个特征，肌苷酸磷酸脱氢酶也具有转录因子的作用[98]。霉酚酸是一种针对淋巴细胞 IMPDH 的免疫抑制剂，但其在淋巴瘤治疗中的作用尚未得到充分研究。然而，核苷酸库的大小和不平衡性质决定了淋巴瘤的致癌性。DNA 复制的保真度依赖于平衡的核苷酸库，而三磷酸脱氧鸟苷（dGTP）可以限制脱氧核苷三磷酸（dNTPs）的生成[99,100]。因此，淋巴瘤中脱氧胞苷激酶的相对缺乏可能导致三磷酸脱氧胞苷库（dCTP）的减少，从而诱导应激复制并增加基因组的不稳定性[101]。在淋巴瘤发病过程中，核苷酸库中的改变伴随线粒体活性氧的增加共同呈现了诱变基因的表型，使淋巴瘤在所有癌症中具有相对较高的突变率。

多胺通过产生与 DNA 复制和动力学有关的聚阳离子对细胞生长起着重要作用。多胺、精胺和亚精胺的合成首先从鸟氨酸脱羧酶（ornithine decarboxylase, ODC）催化的鸟氨酸合成前体腐胺开始，它是第一个被确认的 MYC 靶标基因之一[102]。鸟氨酸脱羧酶对于转基因小鼠淋巴瘤的形成是必不可少的，鸟氨酸脱羧酶的活性可以被 α-二氟甲基鸟氨酸（α-difluoromethylornithine, DFMO）所抑制，尽管在过去的几十年中已经提出这种观点，但它还没有显著的临床效果[103]。亚精胺作为辅助因子参与赖氨酸向羟腐赖氨酸的翻译后转变。尽管在所有真核生物

中都发现了这种不寻常的氨基酸，但目前唯一已知的含有羟腐赖氨酸的蛋白质是真核翻译起始因子 eIF5A（eukaryotic translation initiation factor, eIF5A），它是淋巴细胞活化所必需的[104]。含羟腐赖氨酸的 eIF5A 蛋白削弱 MYC 的蛋白质翻译，从而形成负反馈回路，中断 MYC 介导的淋巴瘤的加速生成。这种亚精胺依赖性的含羟腐赖氨酸的 eIF5A 产生的肿瘤抑制作用可能是 DFMO 无法产生明显临床药效的原因。

有意思的是，基因表达谱分析还鉴定出一类涉及氧化磷酸化相关基因的高表达的 DLBCL 亚型，称为 DLBCL 的 OXPHOS 亚型[105]。通过基因表达谱还发现，相比 B 细胞受体亚型，OX-PHOS 亚型更多地依赖于脂肪酸氧化维持肿瘤细胞的存活和生长。而 FAO 需要有功能的过氧化物酶体或线粒体[106]。12 碳以上的脂肪酸与肉毒碱结合，然后通过肉毒碱-棕榈酰转移酶转运至过氧化物酶体或线粒体中。进入线粒体基质后，脂肪酸被降解成乙酰辅酶 A，并在 TCA 循环中被进一步氧化。在这方面，值得注意的是，在增殖细胞中 MYC 是通过激活线粒体的发生和功能相关基因来诱导线粒体的生物合成[19,107]。

除了脂肪酸氧化作为 DLBCL 亚型的分类特征外，脂质含量和类型的改变也有报道。在 MYC 诱导的淋巴瘤模型中，甘油磷酸甘油（glycerophosphoglycerol, PG）和心磷脂（cardiolipin, CL）含量以 MYC 依赖性的方式升高[108]。PG 和 CL，特别是 CL，对于线粒体膜完整性都是重要的。在 MYC 高表达的人类淋巴瘤中，这些磷脂的含量也同样升高。相反，在这些淋巴瘤中，磷脂酰丝氨酸（phosphatidyl serine, PS）、磷脂酰肌醇（phosphatidyl inositol, PI）和哺乳动物中最丰富的膜磷脂——磷脂酰乙醇胺（phosphatidyl ethanolamine, PE）均有所减少。有趣的是，通过使用 ^{31}P-MRS 成像来测定 DLBCL 中的 PE 和磷脂酰胆碱（phosphatidyl choline, PC）相对于三磷酸核苷（NTP）的丰度，揭示了较高的磷酸单酯对 NTP 的预处理比率与临床上对环磷酰胺、羟基柔红霉素、氨甲蝶呤和泼尼松（CHOP）为基础的疗法反应较差相关[109]。

对 OXPHOS 亚型淋巴瘤的研究也强调了这样的观察结果，即淋巴瘤中存在高水平的有氧糖酵解的同时，也可能存在依赖于功能性线粒体产生大部分 ATP 的 OXPHOS 过程[105]。按细胞来源（cell of origin, COO）可以将 DLBCL 分为生发中心 B 细胞亚型（germinal center B-cell type, GCB）或 ABC 亚型，但这种分类方法并不能完全区分不同的代谢特征，比如 ABC 亚型往往具有较高的 MYC 表达。然而，还有相当一部分 DLBCL 通过易位或表达水平改变同时增加 Bcl-2 和 MYC 的水平，导致高度耐药的"双重打击"DLBCL[110]。因为 MYC 诱导代谢通路的重新连接和生物物质积累（上文提及）的能力，以及 Bcl-2 对线粒体代谢和细胞凋亡的影响使得这一亚型淋巴瘤对标准疗法尤为耐受。

骨髓瘤

多发性骨髓瘤是典型的由 MYC 驱动的癌症，其关键因素是由于 MYC 通过伪染色体重排和 MYC 扩增引起的过表达[111,112]。在这方面，糖酵解和谷氨酰胺代谢水平提高在骨髓瘤发生和进展过程中发挥关键作用。尽管目前对骨髓瘤中代谢变化的研究很少，但是临床上通过 FDG-PET 扫描监测治疗对疾病反应[113]，发现与相邻的正常骨髓相比，骨髓瘤对葡萄糖的摄取和保留能力显著增强。此外，骨髓瘤中葡萄糖转运蛋白

GLUT4、GLUT8 和 GLUT11 的表达水平也显著提高[114]。PDK1 是负责将丙酮酸从乳酸转移到乙酰 CoA 上的关键酶[115]，由于骨髓瘤对糖酵解的依赖，导致骨髓瘤细胞系对 PDK1 的抑制十分敏感。这些观察结果表明，抑制葡萄糖代谢可以增强骨髓瘤对治疗的反应。

值得注意的是，一些研究表明通过作用于烟酰胺磷酸核糖转移酶（nicotinamide phosphoribosyltransferaseN，AMPT）抑制 NAD+ 合成，能够显著抑制骨髓瘤的生长和存活[116]。多种代谢过程需要 NAD+ 的产生，例如 NAD+ 在糖酵解过程中负责将糖酵解中间体氧化。在这方面，具有浆细胞样特征 B 细胞瘤的临床前模型显示，对联合抑制 NAMPT 和乳酸脱氢酶 A（lactate dehydrogenase，LDHA）能够显著增加肿瘤细胞的药物敏感性[116]。应用 NAMPT 抑制剂 FK866 能够减少骨髓瘤肿瘤的发生，引发自噬细胞的死亡，与蛋白酶体抑制剂协同作用对于多发性骨髓瘤具有显著的临床疗效[117]。总体来说，这些研究表明葡萄糖代谢在骨髓瘤发生中的重要作用。然而，目前对这种疾病中谷氨酰胺或脂肪酸代谢的认识仍相对较少。

自奥托·沃伯格（Otto Warburg）首次发现癌症中存在代谢异常已经过去九十余年，这类葡萄糖向乳酸高效转换的肿瘤代谢被命名为 Warburg 效应，亦称有氧糖酵解。我们对肿瘤代谢的认识主要源自于对实体肿瘤的研究，而血液肿瘤的基本代谢特征与实体瘤有许多相似之处。特别是，实体瘤及血液肿瘤细胞都会利用糖酵解和谷氨酰胺代谢这类核心代谢途径，维持细胞的生长、增殖及存活。葡萄糖和谷氨酰胺被细胞摄入并用于生产 ATP 和细胞生长结构物质。此外，谷氨酰胺和葡萄糖也是谷胱甘肽合成的底物，而后者对于降低代谢副产物 ROS 水平并维持氧化还原稳态具有重要的意义。另一方面，休眠细胞往往通过脂肪酸氧化的方式高效获取能量。在这点上，已经有证据表明肿瘤干细胞获取能量也同样依赖于该途径，因此可以通过靶向 FAO 途径用于肿瘤治疗。通过靶向葡萄糖、谷氨酰胺和线粒体代谢途径为抑制增殖性血液肿瘤细胞提供了类似的策略。目前，靶向治疗领域最突出的进展之一是在发现 AML 和淋巴瘤中存在 IDH 突变的基础上，研发出靶向 IDH1 和 IDH2 突变体的特异性药物。此外，AML 甲基化改变和 IDH 突变体抑制剂诱导 AML 细胞分化进一步强调代谢和表观遗传学之间的联系。正是通过对肿瘤代谢的了解，我们已经能够开发出类似于靶向突变型 IDH 的治疗方法，利用 FDG-PET 扫描对血液肿瘤的葡萄糖摄入能力进行诊断和随访，开发更多的靶向代谢的治疗策略，希望对这些致命的恶性肿瘤提供新的治疗获益。

翻译：张博文　互审：任瑞宝　校对：裴雪涛

参考文献

1. Schrodinger E: What is Life? Cambridge University Press, Cambridge, UK 1944.
2. Bass J: Circadian topology of metabolism. Nature 491:348–356, 2012.
3. Berg J, Tymoczko JL, Stryer L: Biochemistry. WH Freeman, New York, 2002.
4. Rabinowitz JD, White E: Autophagy and metabolism. Science 330:1344–1348, 2010.
5. Orkin SH, Zon LI: Hematopoiesis: An evolving paradigm for stem cell biology. Cell 132:631–644, 2008.
6. Dang CV: Links between metabolism and cancer. Genes Dev 26:877–890, 2012.
7. Rolfe DF, Brown GC: Cellular energy utilization and molecular origin of standard metabolic rate in mammals. Physiol Rev 77:731–758, 1997.
8. Lippman SI, Broach JR: Protein kinase A and TORC1 activate genes for ribosomal biogenesis by inactivating repressors encoded by Dot6 and its homolog Tod6. Proc Natl Acad Sci U S A 106:19928–19933, 2009.
9. Cantor JR, Sabatini DM: Cancer cell metabolism: One hallmark, many faces. Cancer Discov 2:881–898, 2012.
10. Schell JC, Rutter J: The long and winding road to the mitochondrial pyruvate carrier. Cancer Metab 1:6, 2013.
11. Chowdhury R, Sekirnik R, Brissett NC, et al: Ribosomal oxygenases are structurally conserved from prokaryotes to humans. Nature 510:422–426, 2014.
12. McDonough MA, Loenarz C, Chowdhury R, et al: Structural studies on human 2-oxoglutarate dependent oxygenases. Curr Opin Struct Biol 20:659–672, 2010.
13. Hensley CT, Wasti AT, DeBerardinis RJ: Glutamine and cancer: Cell biology, physiology, and clinical opportunities. J Clin Invest 123:3678–3684, 2013.
14. DeBerardinis RJ, Cheng T: Q's next: The diverse functions of glutamine in metabolism, cell biology and cancer. Oncogene 29:313–324, 2010.
15. Fan J, Ye J, Kamphorst JJ, et al: Quantitative flux analysis reveals folate-dependent NADPH production. Nature 510:298–302, 2014.
16. Laplante M, Sabatini DM: Regulation of mTORC1 and its impact on gene expression at a glance. J Cell Sci 126:1713–1719, 2013.
17. Roussel MF, Davis JN, Cleveland JL, et al: Dual control of myc expression through a single DNA binding site targeted by ets family proteins and E2F-1. Oncogene 9:405–415, 1994.
18. Farrell AS, Sears RC: MYC degradation. Cold Spring Harb Perspect Med 4, 2014.
19. Dang CV: MYC on the path to cancer. Cell 149:22–35, 2012.
20. Hardie DG: AMP-activated protein kinase: An energy sensor that regulates all aspects of cell function. Genes Dev 25:1895–1908, 2011.
21. Mihaylova MM, Shaw RJ: The AMPK signalling pathway coordinates cell growth, autophagy and metabolism. Nat Cell Biol 13:1016–1023, 2011.
22. Gallant P: Myc function in Drosophila. Cold Spring Harb Perspect Med 3:a014324, 2013.
23. Conacci-Sorrell M, McFerrin L, Eisenman RN: An overview of MYC and its interactome. Cold Spring Harb Perspect Med 4:a014357, 2014.
24. Dang CV: Gene regulation: Fine-tuned amplification in cells. Nature 511:417–418, 2014.
25. Golomb L, Volarevic S, Oren M: p53 and ribosome biogenesis stress: The essentials. FEBS Lett 588:2571–2579, 2014.
26. Mayer C, Grummt I: Ribosome biogenesis and cell growth: MTOR coordinates transcription by all three classes of nuclear RNA polymerases. Oncogene 25:6384–6391, 2006.
27. Vousden KH, Ryan KM: p53 and metabolism. Nat Rev Cancer 9:691–700, 2009.
28. Matoba S, Kang JG, Patino WD, et al: P53 regulates mitochondrial respiration. Science 312:1650–1653, 2006.
29. Freed-Pastor WA, Mizuno H, Zhao X, et al: Mutant p53 disrupts mammary tissue architecture via the mevalonate pathway. Cell 148:244–258, 2012.
30. Xiong S, Tu H, Kollareddy M, et al: Pla2g16 phospholipase mediates gain-of-function activities of mutant p53. Proc Natl Acad Sci U S A 111:11145–11150, 2014.
31. Ortega-Molina A, Serrano M: PTEN in cancer, metabolism, and aging. Trends Endocrinol Metab 24:184–189, 2013.
32. Semenza GL: HIF-1 mediates metabolic responses to intratumoral hypoxia and oncogenic mutations. J Clin Invest 123:3664–3671, 2013.
33. Parks SK, Chiche J, Pouyssegur J: Disrupting proton dynamics and energy metabolism for cancer therapy. Nat Rev Cancer 13:611–623, 2013.
34. Finkel T: Signal transduction by reactive oxygen species. J Cell Biol 194:7–15, 2011.
35. Schieber M, Chandel NS: ROS function in redox signaling and oxidative stress. Curr Biol 24:R453–R462, 2014.
36. Leinonen HM, Kansanen E, Polonen P, et al: Role of the Keap1-Nrf2 pathway in cancer. Adv Cancer Res 122:281–320, 2014.
37. Dawson MA, Kouzarides T: Cancer epigenetics: From mechanism to therapy. Cell 150:12–27, 2012.
38. Bhaumik SR, Smith E, Shilatifard A: Covalent modifications of histones during development and disease pathogenesis. Nat Struct Mol Biol 14:1008–1016, 2007.
39. Kaelin WG Jr, McKnight SL: Influence of metabolism on epigenetics and disease. Cell 153:56–69, 2013.
40. Choudhary C, Weinert BT, Nishida Y, et al: The growing landscape of lysine acetylation links metabolism and cell signalling. Nat Rev Mol Cell Biol 15:536–550, 2014.
41. Neff T, Armstrong SA: Recent progress toward epigenetic therapies: The example of mixed lineage leukemia. Blood 121:4847–4853, 2013.
42. Shih AH, Abdel-Wahab O, Patel JP, Levine RL: The role of mutations in epigenetic regulators in myeloid malignancies. Nat Rev Cancer 12:599–612, 2012.
43. Simsek T, Kocabas F, Zheng J, et al: The distinct metabolic profile of hematopoietic stem cells reflects their location in a hypoxic niche. Cell Stem Cell 7:380–390, 2010.
44. Takubo K, Goda N, Yamada W, et al: Regulation of the HIF-1alpha level is essential for hematopoietic stem cells. Cell Stem Cell 7:391–402, 2010.
45. Gan B, Hu J, Jiang S, et al: Lkb1 regulates quiescence and metabolic homeostasis of haematopoietic stem cells. Nature 468:701–704, 2010.
46. Gurumurthy S, Xie SZ, Alagesan B, et al: The Lkb1 metabolic sensor maintains haematopoietic stem cell survival. Nature 468:659–663, 2010.
47. Nakada D, Saunders TL, Morrison SJ: Lkb1 regulates cell cycle and energy metabolism in haematopoietic stem cells. Nature 468:653–658, 2010.
48. Oburoglu L, Tardito S, Fritz V, et al: Glucose and glutamine metabolism regulate human hematopoietic stem cell lineage specification. Cell Stem Cell 15:169–184, 2014.
49. Le A, Lane AN, Hamaker M, et al: Glucose-independent glutamine metabolism via TCA cycling for proliferation and survival in B cells. Cell Metab 15:110–121, 2012.
50. Fan J, Kamphorst JJ, Mathew R, et al: Glutamine-driven oxidative phosphorylation is a major ATP source in transformed mammalian cells in both normoxia and hypoxia. Mol Syst Biol 9:712, 2013.
51. Ito K, Carracedo A, Weiss D, et al: A PML-PPAR-delta pathway for fatty acid oxidation regulates hematopoietic stem cell maintenance. Nat Med 18:1350–1358, 2012.
52. Farber S, Diamond LK: Temporary remissions in acute leukemia in children produced by folic acid antagonist, 4-aminopteroyl-glutamic acid. N Engl J Med 238:787–793, 1948.
53. Emadi A, Zokaee H, Sausville EA: Asparaginase in the treatment of non-ALL hematologic malignancies. Cancer Chemother Pharmacol 73:875–883, 2014.
54. Pui CH, Relling MV, Downing JR: Acute lymphoblastic leukemia. N Engl J Med 350:1535–1548, 2004.

55. Meyer SC, Levine RL: Translational implications of somatic genomics in acute myeloid leukaemia. *Lancet Oncol* 15:e382–e394, 2014.

56. Koppenol WH, Bounds PL, Dang CV: Otto Warburg's contributions to current concepts of cancer metabolism. *Nat Rev Cancer* 11:325–337, 2011.

57. Herst PM, Howman RA, Neeson PJ, et al: The level of glycolytic metabolism in acute myeloid leukemia blasts at diagnosis is prognostic for clinical outcome. *J Leukoc Biol* 89:51–55, 2011.

58. Boag JM, Beesley AH, Firth MJ, et al: Altered glucose metabolism in childhood pre-B acute lymphoblastic leukaemia. *Leukemia* 20:1731–1737, 2006.

59. Wernicke CM, Richter GH, Beinvogl BC, et al: MondoA is highly overexpressed in acute lymphoblastic leukemia cells and modulates their metabolism, differentiation and survival. *Leuk Res* 36:1185–1192, 2012.

60. Kitoh T, Kubota M, Takimoto T, et al: Metabolic basis for differential glutamine requirements of human leukemia cell lines. *J Cell Physiol* 143:150–153, 1990.

61. Onuma T, Waligunda J, Holland JF: Amino acid requirements in vitro of human leukemic cells. *Cancer Res* 31:1640–1644, 1971.

62. Goto M, Miwa H, Shikami M, et al: Importance of glutamine metabolism in leukemia cells by energy production through TCA cycle and by redox homeostasis. *Cancer Invest* 32:241–247, 2014.

63. Willems L, Jacque N, Jacquel A, et al: Inhibiting glutamine uptake represents an attractive new strategy for treating acute myeloid leukemia. *Blood* 122:3521–3532, 2013.

64. Tiziani S, Kang Y, Harjanto R, et al: Metabolomics of the tumor microenvironment in pediatric acute lymphoblastic leukemia. *PLoS One* 8:e82859, 2013.

65. Steiner M, Hochreiter D, Kasper DC, et al: Asparagine and aspartic acid concentrations in bone marrow versus peripheral blood during Berlin-Frankfurt-Munster-based induction therapy for childhood acute lymphoblastic leukemia. *Leuk Lymphoma* 53:1682–1687, 2012.

66. Ehsanipour EA, Sheng X, Behan JW, et al: Adipocytes cause leukemia cell resistance to L-asparaginase via release of glutamine. *Cancer Res* 73:2998–3006, 2013.

67. Abdel-Wahab O, Levine RL: Metabolism and the leukemic stem cell. *J Exp Med* 207:677–680, 2010.

68. Samudio I, Harmancey R, Fiegl M, et al: Pharmacologic inhibition of fatty acid oxidation sensitizes human leukemia cells to apoptosis induction. *J Clin Invest* 120:142–156, 2010.

69. Lagadinou ED, Sach A, Callahan K, et al: BCL-2 inhibition targets oxidative phosphorylation and selectively eradicates quiescent human leukemia stem cells. *Cell Stem Cell* 12:329–341, 2013.

70. Small D: Targeting FLT3 for the treatment of leukemia. *Semin Hematol* 45:S17–S21, 2008.

71. Zheng R, Small D: Mutant FLT3 signaling contributes to a block in myeloid differentiation. *Leuk Lymphoma* 46:1679–1687, 2005.

72. Scotland S, Saland E, Skuli N, et al: Mitochondrial energetic and AKT status mediate metabolic effects and apoptosis of metformin in human leukemic cells. *Leukemia* 27:2129–2138, 2013.

73. Chen WL, Wang JH, Zhao AH, et al: A distinct glucose metabolism signature of acute myeloid leukemia with prognostic value. *Blood* 124:1645–1654, 2014.

74. Yan H, Parsons DW, Jin G, et al: IDH1 and IDH2 mutations in gliomas. *N Engl J Med* 360:765–773, 2009.

75. Mardis ER, Ding L, Dooling DJ, et al: Recurring mutations found by sequencing an acute myeloid leukemia genome. *N Engl J Med* 361:1058–1066, 2009.

76. Dang L, White DW, Gross S, et al: Cancer-associated IDH1 mutations produce 2-hydroxyglutarate. *Nature* 465:966, 2010.

77. Gross S, Cairns RA, Minden MD, et al: Cancer-associated metabolite 2-hydroxyglutarate accumulates in acute myelogenous leukemia with isocitrate dehydrogenase 1 and 2 mutations. *J Exp Med* 207:339–344, 2010.

78. Losman JA, Looper RE, Koivunen P, et al: (R)-2-hydroxyglutarate is sufficient to promote leukemogenesis and its effects are reversible. *Science* 339:1621–1625, 2013.

79. Koivunen P, Lee S, Duncan CG, et al: Transformation by the (R)-enantiomer of 2-hydroxyglutarate linked to EGLN activation. *Nature* 483:484–488, 2012.

80. Figueroa ME, Abdel-Wahab O, Lu C, et al: Leukemic IDH1 and IDH2 mutations result in a hypermethylation phenotype, disrupt TET2 function, and impair hematopoietic differentiation. *Cancer Cell* 18:553–567, 2010.

81. Cairns RA, Iqbal J, Lemonnier F, et al: IDH2 mutations are frequent in angioimmunoblastic T-cell lymphoma. *Blood* 119:1901–1903, 2012.

82. Schmitz R, Young RM, Ceribelli M, et al: Burkitt lymphoma pathogenesis and therapeutic targets from structural and functional genomics. *Nature* 490:116–120, 2012.

83. Pasqualucci L, Khiabanian H, Fangazio M, et al: Genetics of follicular lymphoma transformation. *Cell Rep* 6:130–140, 2014.

84. Dominguez-Sola D, Dalla-Favera R: Burkitt lymphoma: Much more than MYC. *Cancer Cell* 22:141–142, 2012.

85. Schneider C, Pasqualucci L, Dalla-Favera R: Molecular pathogenesis of diffuse large B-cell lymphoma. *Semin Diagn Pathol* 28:167–177, 2011.

86. Kostakoglu L, Cheson BD: Current role of FDG PET/CT in lymphoma. *Eur J Nucl Med Mol Imaging* 41:1004–1027, 2014.

87. Alvarez Paez AM, Nogueiras Alonso JM, Serena Puig A: 18F-FDG-PET/CT in lymphoma: Two decades of experience. *Rev Esp Med Nucl Imagen Mol* 31:340–349, 2012.

88. Chan FH, Carl D, Lyckholm LJ: Severe lactic acidosis in a patient with B-cell lymphoma: A case report and review of the literature. *Case Rep Med* 2009:534561, 2009.

89. Friedenberg AS, Brandoff DE, Schiffman FJ: Type B lactic acidosis as a severe metabolic complication in lymphoma and leukemia: A case series from a single institution and literature review. *Medicine (Baltimore)* 86:225–232, 2007.

90. Doherty JR, Yang C, Scott KE: Blocking lactate export by inhibiting the Myc target MCT1 Disables glycolysis and glutathione synthesis. *Cancer Res* 74:908–920, 2014.

91. Bhatt AP, Jacobs SR, Freemerman AJ, et al: Dysregulation of fatty acid synthesis and glycolysis in non-Hodgkin lymphoma. *Proc Natl Acad Sci U S A* 109:11818–11823, 2012.

92. Dutta P, Le A, Vander Jagt DL, et al: Evaluation of LDH-A and glutaminase inhibition in vivo by hyperpolarized 13C-pyruvate magnetic resonance spectroscopy of tumors. *Cancer Res* 73:4190–4195, 2013.

93. Liu W, Le A, Hancock C, et al: Reprogramming of proline and glutamine metabolism contributes to the proliferative and metabolic responses regulated by oncogenic transcription factor c-MYC. *Proc Natl Acad Sci U S A* 109:8983–8988, 2012.

94. Le A, Cooper CR, Gouw AM, et al: Inhibition of lactate dehydrogenase A induces oxidative stress and inhibits tumor progression. *Proc Natl Acad Sci U S A* 107:2037–2042, 2010.

95. Liu YC, Li F, Handler J, et al: Global regulation of nucleotide biosynthetic genes by c-Myc. *PLoS One* 3:e2722, 2008.

96. Mannava S, Grachtchouk V, Wheeler LJ, et al: Direct role of nucleotide metabolism in C-MYC-dependent proliferation of melanoma cells. *Cell Cycle* 7:2392–2400, 2008.

97. Cunningham JT, Moreno MV, Lodi A, et al: Protein and nucleotide biosynthesis are coupled by a single rate-limiting enzyme, PRPS2, to drive cancer. *Cell* 157:1088–1103, 2014.

98. Calvo-Vidal MN, Cerchietti L: The metabolism of lymphomas. *Curr Opin Hematol* 20:345–354, 2013.

99. Mathews CK: DNA precursor metabolism and genomic stability. *FASEB J* 20:1300–1314, 2006.

100. Song S, Pursell ZF, Copeland WC, et al: DNA precursor asymmetries in mammalian tissue mitochondria and possible contribution to mutagenesis through reduced replication fidelity. *Proc Natl Acad Sci U S A* 102:4990–4995, 2005.

101. Austin WR, Armijo AL, Campbell DO, et al: Nucleoside salvage pathway kinases regulate hematopoiesis by linking nucleotide metabolism with replication stress. *J Exp Med* 209:2215–2228, 2012.

102. Bello-Fernandez C, Packham G, Cleveland JL: The ornithine decarboxylase gene is a transcriptional target of c-Myc. *Proc Natl Acad Sci U S A* 90:7804–7808, 1993.

103. Nilsson JA, Keller UB, Baudino TA, et al: Targeting ornithine decarboxylase in Myc-induced lymphomagenesis prevents tumor formation. *Cancer Cell* 7:433–444, 2005.

104. Scuoppo C, Miething C, Lindqvist L, et al: A tumour suppressor network relying on the polyamine-hypusine axis. *Nature* 487:244–248, 2012.

105. Monti S, Savage KJ, Kutok JL, et al: Molecular profiling of diffuse large B-cell lymphoma identifies robust subtypes including one characterized by host inflammatory response. *Blood* 105:1851–1861, 2005.

106. Caro P, Kishan AU, Norberg E, et al: Metabolic signatures uncover distinct targets in molecular subsets of diffuse large B cell lymphoma. *Cancer Cell* 22:547–560, 2012.

107. Zirath H, Frenzel A, Oliynyk G, et al: MYC inhibition induces metabolic changes leading to accumulation of lipid droplets in tumor cells. *Proc Natl Acad Sci U S A* 110:10258–10263, 2013.

108. Eberlin LS, Gabay M, Fan AC, et al: Alteration of the lipid profile in lymphomas induced by MYC overexpression. *Proc Natl Acad Sci U S A* 111:10450–10455, 2014.

109. Arias-Mendoza F, Payne GS, Zakian K, et al: Noninvasive phosphorus magnetic resonance spectroscopic imaging predicts outcome to first-line chemotherapy in newly diagnosed patients with diffuse large B-cell lymphoma. *Acad Radiol* 20:1122–1129, 2013.

110. Lindsley RC, LaCasce AS: Biology of double-hit B-cell lymphomas. *Curr Opin Hematol* 19:299–304, 2012.

111. Affer M, Chesi M, Chen WD, et al: Promiscuous MYC locus rearrangements hijack enhancers but mostly super-enhancers to dysregulate MYC expression in multiple myeloma. *Leukemia* 28:1725–1735, 2014.

112. Kuehl WM, Bergsagel PL: Molecular pathogenesis of multiple myeloma and its premalignant precursor. *J Clin Invest* 122:3456–3463, 2012.

113. Agarwal A, Chirindel A, Shah BA, Subramaniam RM: Evolving role of FDG PET/CT in multiple myeloma imaging and management. *AJR Am J Roentgenol* 200:884–890, 2013.

114. McBrayer SK, Cheng JC, Singhal S, et al: Multiple myeloma exhibits novel dependence on GLUT4, GLUT8, and GLUT11: Implications for glucose transporter-directed therapy. *Blood* 119:4686–4697, 2012.

115. Fujiwara S, Kawano Y, Yuki H, et al: PDK1 inhibition is a novel therapeutic target in multiple myeloma. *Br J Cancer* 108:170–178, 2013.

116. Cea M, Cagnetta A, Fulciniti M, et al: Targeting NAD+ salvage pathway induces autophagy in multiple myeloma cells via mTORC1 and extracellular signal-regulated kinase (ERK1/2) inhibition. *Blood* 120:3519–3529, 2012.

117. Cagnetta A, Cea M, Calimeri T, et al: Intracellular NAD(+) depletion enhances bortezomib-induced anti-myeloma activity. *Blood* 122:1243–1255, 2013.

第 15 章
造血系统细胞凋亡机制

John C. Reed

摘要

细胞凋亡这个术语是用以描述细胞死亡过程中的一些形态学变化,包括细胞皱缩、胞膜成泡和核凝集。由于在多种生理条件下会发生这种细胞死亡的方式,因此有时也被称之为程序性细胞死亡。所有的动物都会发生细胞凋亡,以此来维持细胞增殖与损失的平衡。机体也会受益

简写和缩略词

ALL,急性淋巴细胞白血病(acute lymphocytic leukemia);ALPS,自身免疫性淋巴细胞增生性综合征(autoimmune lymphoproliferative syndrome);Asp,L-天冬氨酸(aspartic acid);B-CLL,慢性 B 淋巴细胞白血病(B-cell chronic lymphocytic leukemia);BH,Bcl-2 同源结构域(Bcl-2homology domain);CARDs,半胱氨酸天冬氨酸蛋白酶募集结构域(caspase recruitment domains);caspases,半胱氨酸天冬氨酸蛋白水解酶(cysteine aspartyl proteases);CLLs,慢性淋巴细胞白血病(chronic lymphocytic leukemias);CHOP,C/EBP 同源蛋白质(C/EBP homologous protein);CML,慢性髓细胞性白血病(chronic myelogenousleukemias);CTL,溶细胞性 T 淋巴细胞(cytolytic Tlymphocyte);Cyt-c,细胞色素 c(cytochrome c);DD,死亡结构域(death domain);DEDs,死亡效应域(death effector domains);DISC,死亡诱导信号复合体(death-inducing signaling complex);DLBCL,弥漫大 B 细胞淋巴瘤(diffuse large B-cell lymphoma);DR,死亡受体(death receptor);EBV,EB 病毒(Epstein-Barr virus);ER,内质网(endoplasmic reticulum);FasL,Fas 配体(Fas ligand);FKHD,叉头转录因子(forkhead transcription factors);IAP,凋亡抑制剂(inhibitor of apoptosis);IBD,炎性肠病(inflammatory bowel disease);IgH,免疫球蛋白重链(immunoglobulin heavy chain);IKKs,IκB 激酶(I-κB kinases);IL,白细胞介素(interleukin);KSV,卡波西肉瘤病毒(Kaposi sarcoma virus);MALT,黏膜相关性淋巴样组织(mucosa-associated lymphoid tissue);miRNAs,微小 RNA(microRNAs);MLKL,混合谱系激酶域蛋白(mixed-lineage kinase domain-like);MMs,多发性骨髓瘤(multiple myelomas);MOMP,线粒体外膜通透作用(mitochondrial outer membrane permeabilization);MPT,线粒体通透性转变(mitochondrial permeability transition);NHLs,非霍奇金淋巴瘤(non-Hodgkin lymphomas);NK,自然杀伤细胞(natural killer);PARP,多腺苷二磷酸核糖聚合酶(poly-ADP ribosyl polymerase);PCD,细胞程序性死亡(programmed cell death);PI3K,磷脂酰肌醇 3-激酶(phosphatidylinositol 3'-kinase);pro/pre-B-cells,前/原 B 淋巴祖细胞(B-lymphocyte progenitors);ROS,活性氧簇(reactive oxygen species);TNF,肿瘤坏死因子(tumor necrosis factor);TNFR1,肿瘤坏死因子受体-1(TNF receptor-1);UBCs,泛素缀合酶(ubiquitin conjugating enzymes)。

于细胞凋亡,例如机体可以清除那些不需要的、有缺陷的或者是被感染的细胞,并通过这种持续的成体组织更新来保持内环境的稳态,以此来维持合适的器官质量。在造血系统中,白细胞的生成与细胞死亡保持着精细的平衡,直至机体需要快速产生大量免疫和炎性细胞用来对抗病原体入侵。细胞因子、淋巴因子以及来源于组织微环境的细胞黏附分子和其他调控因子所产生的信号都可以调控造血细胞的生命周期。如果这一调控过程出现问题则会导致多种疾病的发生,包括不适当的细胞累积所致的白血病、淋巴瘤、自身免疫性疾病,以及一些细胞病理性损耗所导致免疫缺陷和血液恶质病。

众所周知,细胞程序性死亡(PCD)调控机制的异常会导致人类多种疾病的发生。细胞分裂(决定细胞的生成速率)和细胞死亡(决定细胞的损耗速率)共同调控机体的细胞数量。每个成年人每天都会产生并清除大约 5 百亿~7 百亿个细胞,其速度接近 1 百万个/s。正常情况下,细胞分裂和细胞死亡的过程是紧密偶联的,因此细胞数量的一般不会有净增加,偶或会有一些由环境刺激所致的短暂应激性增多。然而,PCD 调控基因表达或者功能的改变则会打破这种精细的平衡状态,从而导致疾病的发生。

多数情况下,PCD 以细胞凋亡的形式出现。细胞凋亡有一些特有的形态学特征。借助光学(或者电子)显微镜,我们观察到凋亡细胞的特征有:染色质凝集和细胞核碎裂(核固缩),细胞质膜出现空泡,以及细胞整体皱缩。最终,细胞会破裂成小的膜泡包裹着的碎片(凋亡小体)并被巨噬细胞所清除,整个过程不会诱发炎症反应。"细胞凋亡"一词来源于希腊语,有"凋零、脱离"的意思,用来描绘秋天树叶从枯树上掉落的景象[1],这也形象地表达了凋亡小体的释放过程。

近年来,凋亡分子机制的阐明也揭示了胞内的蛋白酶家族——半胱氨酸天冬氨酸蛋白水解酶(caspases),此类蛋白酶直接或间接地决定了凋亡特有形态与生化方面的改变[2,3]。大量 caspases 的调控分子也被报道,包括细胞死亡蛋白酶激活剂或者抑制剂。许多影响细胞死亡核心机制的信号转导通路的输入信号被鉴定,进一步明确了环境刺激与细胞死亡或者存活的关系。凋亡分子机制的研究将会为揭示多种疾病的发病原理,进而为寻找潜在的治疗新策略提供理论基础。

● CASPASES-诱发凋亡的蛋白酶

在细胞内,名为 caspases 的蛋白水解酶决定了我们所认为的"细胞凋亡"过程中的绝大部分形态学变化,以及细胞死亡过程中所伴随的许多生化反应的改变。具体来说,就是激活了胞内一类以天冬氨酸残基作为水解位点的半胱氨酸蛋白酶家族,即所谓天冬氨酰特异性的半胱氨酸蛋白酶[4]。这些蛋白酶在几乎所有动物细胞中保持非激活的前体酶原状态,但也可以被触发呈激活状态并具有水解保守天冬氨酸(Asp)残基的能力。激活过程中,酶原前体特定位点被水解去除多肽链中的 N-端前导肽,然后再被切割释放大亚基(~20kDa)和小亚基(~10kDa)。最后由大、小各两个亚基构成的异四聚体组成激活的蛋白酶,通常每个分子有 2 个激活位点[2,3]。

Caspases 切割靶蛋白 Asp 残基并通过该水解过程进一步被激活,这两者都表明这些蛋白酶共同作用于级联放大的蛋白水解过程,而在这些过程中 caspases 也被彼此活化。人类基因组中共包含 11 种 caspase。这些蛋白酶可以通过氨基酸序列的相似性或者蛋白酶的特异性被分为不同的亚群。

从功能的角度分析,caspase 不论是作为上游的启动酶,还是下游的效应酶都发挥了重要作用[5]。上游启动 caspase 前体含有大的、发挥蛋白连接作用的 N-端前导肽,可以促进其与众多蛋白的相互作用,从而进一步激活 caspase。相反的,下游效应 caspase 只包含没有明确功能的短的 N 端前导肽。多数情况下,下游 caspase 的激活和蛋白水解的过程都要依赖上游 caspase 的激活。近年来,通过蛋白组学手段发现效应 caspase 的作用底物种类繁多,包括细胞骨架和核骨架蛋白,染色质重塑蛋白(例如多腺苷二磷酸核糖聚合酶(PARP)),DNA 修复蛋白、核酸内切酶抑制亚基(CIDE 家族蛋白),蛋白激酶(分离催化亚基的自我抑制调节域)和其他信号转导蛋白。

● CASPASE 活化信号通路

图 15-1 描述了一些 caspase 激活信号通路。最简单的激活

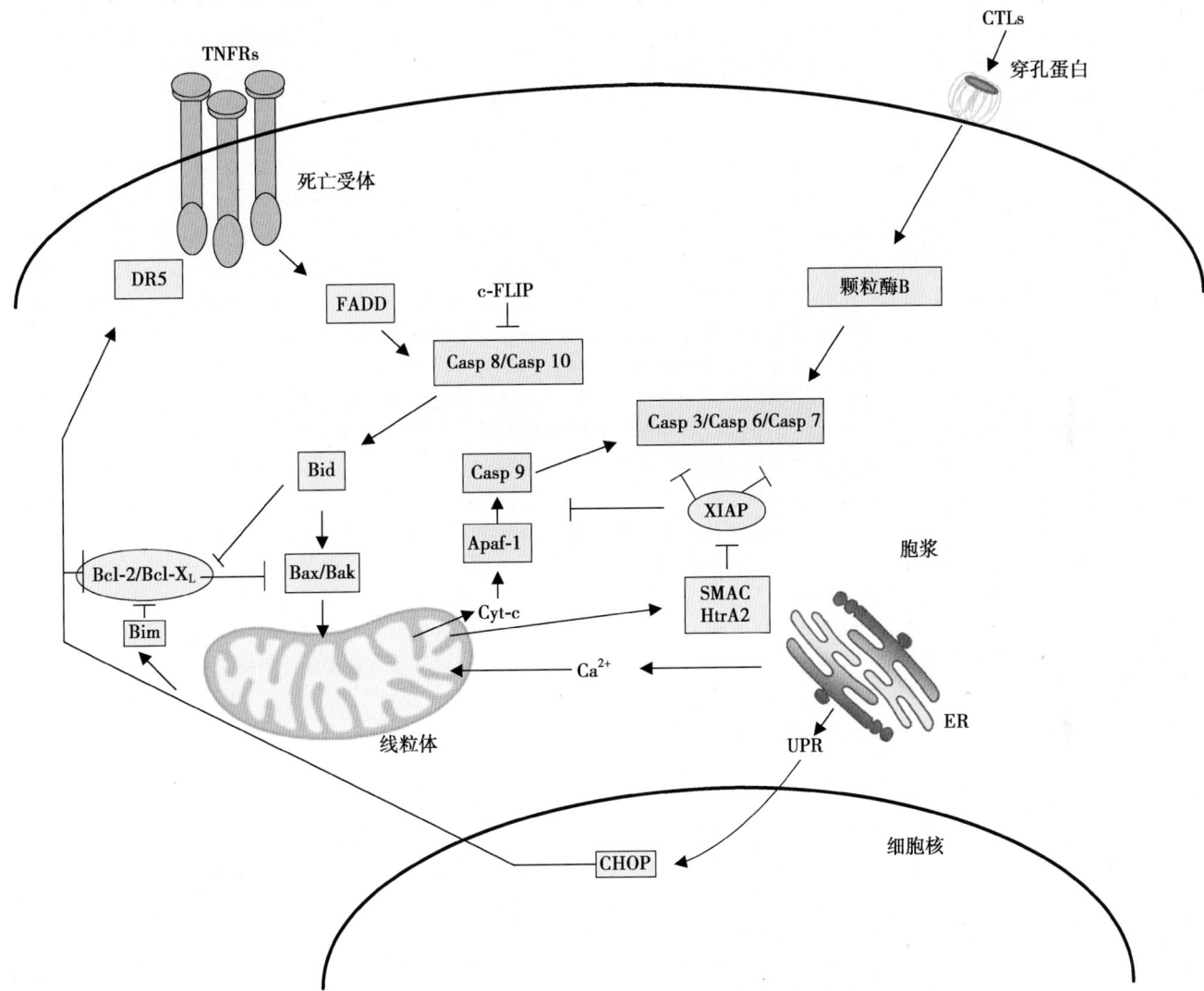

图 15-1　caspase 激活信号通路。该图展示了哺乳动物细胞中活化 caspase 的主要信号通路。外部激活剂(图左上部分)包括肿瘤坏死因子(TNF)家族成员受体,例如肿瘤坏死因子受体-1(TNFR1),Fas 和肿瘤坏死因子相关凋亡诱导配体(TRAIL)的受体。这些受体蛋白会招募衔接蛋白到其胞质端的死亡结构域(DD),这类衔接蛋白包括 Fas 相关死亡结构域(FADD),可以进一步结合到 caspase 前体(特别是 caspase 8 酶原)的死亡效应域(DEDs),导致其激活。CTLs 和 NK 细胞则介导颗粒酶 B 蛋白水解酶进入靶细胞(图右上部分)。这些蛋白水解酶切割并活化多种 caspase 家族成员。内部信号通路(图左下部分)是由线粒体释放的细胞色素 c(Cyt-c)激活的。包括促孔径形成的促凋亡蛋白 Bcl-2 家族成员(例如 Bax 和 Bak)浓度增高在内的多种刺激,都会激活 Cyt-c 从线粒体中的释放。在胞浆中,Cyt-c 结合并激活 Apaf-1,促进其结合并活化 caspase 9 前体。活化的 caspase 9(内源性凋亡途径的执行者)与 caspase8(外源性凋亡途径的执行者)共同切割并活化下游效应激酶 caspase3。由于其他 caspase 成员(未显示)均在上述信号通路中发挥作用,因此该图只是代表了体内环境中简化的凋亡过程。此外,内质网(ER)的改变也会激活内部和外部的凋亡信号通路(图右下部分),该过程主要是通过线粒体的 Ca^{2+} 通道和转录过程调控的,例如对 CHOP 表达的调控会进一步激活死亡受体5(DR5)和 Bim(Bcl-2 促凋亡家族成员)的表达。图中,长方形图注代表促凋亡蛋白,椭圆形图注代表抗凋亡蛋白

通路是利用溶细胞性 T 淋巴细胞（CTL）和自然杀伤细胞（NK），它们可以将颗粒酶 B（一系列蛋白水解酶）在内的凋亡诱导蛋白酶，通过穿孔蛋白介导的机制输入靶细胞中[6]。与 caspase 不同的是，颗粒酶 B 是一种丝氨酸蛋白水解酶。但是该酶也可以特异性切割 Asp 片段，这一点又与 caspase 有相似之处。颗粒酶 B 可以切割并活化多种 caspase 和一些 caspase 的底物[7]。基于对颗粒酶 B 的研究，目前已明确该凋亡激活剂的内源性和病毒性抑制剂[8~10]。

另一条典型 caspase 激活信号通路的代表为肿瘤坏死因子（TNF）家族受体。已知的人类 30 个 TNF 家族成员中，有 8 个在其胞质端含有所谓的 DD[11]。其中包含 DD 结构域的 TNF 家族成员受体利用 caspase 的活化介导信号转导，包括 TNFR1/CD120a；Fas/APO1/CD95；DR3/Apo2/Weasle；DR4/肿瘤坏死因子相关凋亡诱导配体受体 1（TRAILR1）；DR5/TRAILR2 和 DR6。配体与这些受体在细胞表面结合将会导致受体的多聚体化，并进一步募集包括特定 caspase 前体在内的其他胞内蛋白聚集到该受体的胞内域，从而形成死亡诱导信号复合体（DISC），进一步激活 caspase 并导致细胞凋亡的发生[12,13]。

招募形成 DISC 的特异 caspase 是 caspase 8，在某些特定情况下也会是 caspase 10。这些 caspase 在 N-端前导肽部分包含所谓的死亡效应域（DEDs），会进一步结合到在 Fas 相关死亡结构域（FADD，这是一个双重蛋白，既有 DD 也有 DED）对应 DED 的部分。事实上，FADD 作为 DD 和 DED 结构域家族的桥梁蛋白，也是人类基因组中唯一一个拥有该双重结构域的蛋白。小鼠细胞中，*fadd* 基因的敲除会导致 TNF 家族成员及其受体所介导凋亡过程的阻断。Caspase 8 基因敲除小鼠也会产生凋亡耐受现象，同样是由于 TNF 家族 DR 相应的配体或者抗体的应答受阻，可见此 caspase 在凋亡信号通路中的作用关键[14]。然而，小鼠细胞中缺少在人类高度保守的、位于 2 号染色体上的 caspase 10 前体等位基因[15]。因此，caspase 8 和 caspase 10 可能在人类细胞中是功能冗余的。

线粒体在细胞凋亡过程中也承担着重要作用，其可以向胞质中释放 Cyt-c 进一步招募组成 caspase 激活蛋白复合体（又称凋亡体）[16,17]。其核心组分是一种既可以将 Cyt-c 形成寡聚体，又可以特异性结合 caspase 9 前体的 caspase 激活蛋白——Apaf1。Apaf1 和 caspase 9 前体可以通过各自的 caspase 招募结构域（CARDs）相互结合。这些 CARD 和 CARD 的相互作用在多种细胞凋亡信号通路中都发挥了重要作用。除了 Cyt-c 以外，线粒体还会释放其他几个细胞凋亡相关蛋白，包括核酸内切酶 G，核酸内切酶激活蛋白（AIF），以及 SMAC（Diablo）和 Omi（HtrA）这类属于 caspase 抑制性蛋白家族的拮抗分子，亦被称为凋亡抑制蛋白（IAPs）（请见"凋亡抑制因子"部分）。

依赖 Cyt-c 的细胞凋亡信号通路的重要性体现在缺失 *apaf1* 或者 caspase 9 前体基因的小鼠细胞不能通过线粒体触发 Cyt-c 的释放来诱导细胞凋亡[18]。尽管如此，这些细胞可以通过非凋亡的方式被清除[19]，这表明线粒体既可以调控依赖 caspase 的细胞凋亡途径，也可以调控不依赖 caspase 的细胞凋亡途径。此外，多数情况下，区别线粒体诱导的凋亡和非凋亡的死亡模式还是存在一定困难，因为它们有一些类似的形态学变化，这是由于线粒体中释放的某些蛋白造成的，例如可以促进染色质凝集和 DNA 片段化的核酸内切酶 G 和 AIF。生长因子的缺少，氧化剂，Ca^{2+} 过载，DNA 损伤片段，微管修饰药物等大量刺

激都会引起线粒体介导的凋亡和非凋亡的细胞死亡模式[17,20]。从这个意义上讲，有时线粒体可以被看作是细胞压力信号的核心集成器，来最终决定细胞的存活或者死亡。

通过"交叉联系"的方式，线粒体也参与 TNF 家族 DRs 所介导的细胞死亡信号通路，涉及包括 Bid，BAR，Bap31 在内的蛋白[21~24]。然而，对大部分细胞而言，内源性的线粒体和外源性的 DR 信号通路介导的 caspase 的活化是两个完全独立的过程[25]。

细胞死亡机制也和内质网（ER）有关。然而，在大多数情况下，这些由 ER 起始的信号最终还是通过细胞死亡信号通路的下游效应蛋白进一步产生对线粒体的影响。就这一点而言，ER 是胞内 Ca^{2+} 的核心调控剂，通过 ER 和线粒体形成紧密结构可以调控 ER 到线粒体的 Ca^{2+} 流量，从而对线粒体的功能产生重要影响，进而调节细胞的存活与死亡。例如，Ca^{2+} 过量流入线粒体会引发线粒体通透性转变（MPT），从而导致线粒体的肿胀和最终的破裂。

然而，除了 ER 来源的 Ca^{2+} 和线粒体会导致细胞的死亡，其他凋亡信号通路也与 ER 蛋白的累积相关。特别是应激状态的 ER 会导致凋亡前体转录因子 CHOP 的表达，其又会进一步促进 DR5（TRAILR2）的表达，最终导致 caspase 8 介导的细胞凋亡的发生[26]。此外，有报道表明 CHOP 会直接激活 Bim 基因（Bcl-2 家族成员，见下面的"凋亡抑制因子"部分）的转录，进一步激活 Cyt-c 从线粒体中释放。因此，ER 应激可以有多种途径激活细胞死亡信号通路，但是鉴于细胞类型和生理环境的不同，其发挥主导作用的信号通路也会有所差异。

尽管存在大量上述激活 caspase 的作用机制，但是在多数情况下，这些作用机制有一定的相似性。多数 caspase 的激活都可以用"诱导接近模型"[27]来解释：caspase 前体发生二聚体化，从而形成可以激活蛋白水解酶的构象，进一步通过切割来维持蛋白水解酶完全激活的状态。激活 caspase 信号通路的 TNF 家族受体（外源性信号通路）和 Cyt-c/线粒体（内源性信号通路）很好地阐述了上述模型的作用机理。

● 凋亡抑制因子

在复杂的多细胞有机体中决定细胞的存活或者死亡有着至关重要的意义，因此，我们对 caspase 信号通路有着复杂、精细的蛋白网络调控一点也不感到奇怪，这些调控蛋白网络和水解酶之间往往有着直接或者间接的关系。细胞凋亡信号通路激活因子和抑制因子之间精细的平衡是调控的重要基石，从而能够确保对包括骨髓、胸腺和外周淋巴组织在内的众多组织中长周期细胞的存活和短周期细胞的更新进行适时地调控。凋亡抑制蛋白主要负责阻碍细胞死亡，并参与调控特异的 caspase 信号通路。

BCL-2 家族

BCL-2 蛋白家族是一个包含众多成员的蛋白家族（人类中多于 26 个），在细胞死亡信号通路中参与调控线粒体依赖的关键步骤，例如调控 Cyt-c 的释放（图 15-2）。Bcl-2 家族成员被明确划分为促凋亡和抗凋亡两类分子[28]。这些蛋白主要负责调控内源性（线粒体）细胞死亡信号通路[20]，而在 ER 信号通路中的作用亦有报道[29]。尽管人类基因组中包含至少 26 个 Bcl-2 家族成员，但只有 6 个是抗凋亡基因（人类中的 Bcl-2、Bcl-XL [BCL2L1]、Bcl-W [BCL2L2]、Mcl-1 [BCL2L3]、Bfl-1 [BCL2L5]

和 Bcl-B[BCL2L10])。少数动物病毒基因组中包含有 Bcl-2 家族基因,包括癌症细胞中的疱疹病毒,例如 EB 病毒(EBV)和卡波西肉瘤病毒(KSV)。Bcl-2 家族蛋白中抗凋亡和促凋亡成员的比例暗示着凋亡的基础敏感度,或者说是细胞对凋亡刺激信号的耐受程度,这些刺激信号包括生长因子缺失、低氧、辐射、抗肿瘤药物、氧化剂和 Ca²⁺ 过载等情况。

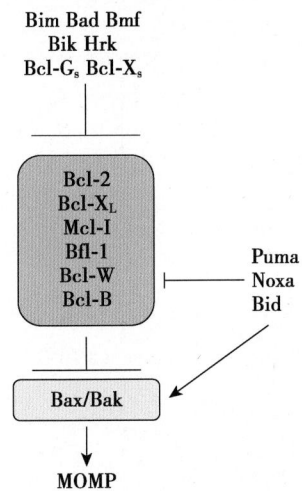

图 15-2　Bcl-2 家族蛋白成员间的网络通路。该图描述了 Bcl-2 家族蛋白成员中,促凋亡和抗凋亡蛋白的相互作用。图中仅显示文章中提及的 Bcl-2 家族成员

　　基因工程小鼠(基因敲除或者转基因)表型的变化以及人类疾病治疗的实验方案中都涉及 Bcl-2 家族成员(特殊情况下),这些都表明大多数 Bcl-2 家族成员参与造血细胞生命周期的调控。例如,抗凋亡蛋白 Bcl-2 是成熟 T 细胞和 B 细胞存活所必需的,如果 Bcl-2 缺失则会导致淋巴细胞的减少。相应地,促凋亡基因 Bim 对限制 T 淋巴细胞和 B 淋巴细胞的过度增殖是必需的,其缺失则会造成淋巴细胞的增多。Bim 在清除胸腺中自身反应性 T 淋巴细胞的过程中也发挥了重要作用(阴性选择),这对于揭示自体免疫系统疾病的发病机制有着重要的提示作用[30]。Bcl-XL 对维持血小板的内稳态是必需的,因此基因或者药理水平所致的 Bcl-XL 的缺少会引起血小板的减少。抗凋亡蛋白 Mcl-1 对于小鼠髓系和淋系的存活有着至关重要的作用。相反,抗凋亡蛋白 Bcl-W 虽然在小鼠髓系细胞中大量表达,但并不是造血系统所必需的。值得注意的是,鉴于小鼠和人 Bcl-2 家族基因组有所不同(例如人的 Bfl-1 与小鼠中的 A1 相对应,人的 Bcl-B 与小鼠的 Boo/Diva 相对应),因此直接比较两者的基因操作并不总是可行。

　　多数 Bcl-2 家族成员在羧基端有长的、疏水性氨基酸,这些氨基酸可以将蛋白锚定在线粒体的外膜上[17]。相反,其他的 Bcl-2 家族成员则缺少这些膜锚定结构域,例如 Bid、Bim 和 Bad,但是它们可以通过响应特异的刺激,从而结合到线粒体上。还有一些家族成员虽然有膜锚定结构域,但是由于蛋白构象导致该结构域并不会被暴露,直到受到刺激时才会被暴露出来(例如 Bax)[31]。

　　基于 3D 结构的假说(或者是实验性结果),Bcl-2 家族成员被分为两类。一类是在结构上有相似性,该结构对应细菌毒素的孔隙形成结构域,例如大肠杆菌素和白喉毒素[32~35]。这些拥有 α 螺旋孔径的蛋白包含抗凋亡蛋白(Bcl-2、Bcl-XL、Mcl-1、

Bfl-1、Bcl-W、Bcl-B)和促凋亡蛋白(Bax、Bak、Bok 和 Bid)。通过同源保守的氨基酸序列可以区分这些蛋白,例如是否包含 Bcl-2 同源的 4 个结构域(BH)、BH1、BH2、BH3 和 BH4。然而,这并不是普遍情况,因为 Bid 虽然只包含 BH3 结构域,但是与 Bcl-XL、Bcl-2 和 Bax 却有着大致相同的蛋白构象[33,34]。迄今,有研究表明,包括 Bcl-2、Bcl-XL、Bax 和 Bid 在内的蛋白可以在体外合成的膜结构中形成离子通道[36~40],但是目前并不清楚这些通道活跃的意义所在。

　　Bcl-2 另一个亚家族成员通常只包含 BH3 结构域,包括 Bad、Bik、Bim、Hrk、Bcl-GS、p193、APR(Noxa)和 PUMA。这些只包含 BH3 结构域的蛋白全部是促凋亡蛋白家族成员。多数情况下,它们的细胞死亡诱导活性依赖于和 Bcl-2 家族成员的抗凋亡蛋白形成二聚体,从而发挥反式抑制因子的作用,例如 Bcl-2 和 Bcl-XL[41,42]。然而,其中的某些蛋白(像 Bid、PUMA、Bim)既可以和促凋亡蛋白(Bax、Bak)结合发挥死亡激动剂的作用,也可以和抗凋亡蛋白(例如 Bcl-2、Bcl-XL)发生二聚体化,进一步抑制细胞生存蛋白的活性(图 15-2)[28~43]。Bid 与 Bax 或者 Bak 的结合会促进这些蛋白入膜,进一步发生寡聚体化形成分子通道,以利于 Cyt-c、SMAC 和 Omi 从线粒体中释放,或者通过更复杂的机制引起线粒体外膜通透性的增加[44,45]。Bax 和 Bak 可以诱发线粒体外膜通透作用(MOMP),这不仅可以释放线粒体死亡诱导蛋白而且还可以通过氧化磷酸化(当 Cyt-c 缺少时)解偶联进一步引发坏死,导致呼吸链中的电子转移产生毒性自由基[46,47]。

　　BH3 结构域可以介导 Bcl-2 家族蛋白成员的二聚体化。该结构域包含由 16 个氨基酸构成的双性 α-螺旋结构,位于抗凋亡蛋白 Bcl-2 和 Bcl-XL 的疏水端[48]。只包含 BH3 结构域的蛋白与多数情况下环境改变所致的线粒体凋亡信号通路有关,相关示例请见后面内容。

　　除了线粒体,我们也已经明确 Bcl-2 家族成员与 ER 应激和自噬的相关性。例如,Bax 和 Bak 可以与 ER 应激信号蛋白 IRE-1 结合,从而激活其内源性的激酶和核酸内切酶活性[49]。促凋亡蛋白(Bak/Bax)和抗凋亡蛋白(Bcl-2/Bcl-XL)家族成员对于 ER 的 Ca²⁺ 水平会有不同的响应,这可能是由于 ER 膜中的 Ca²⁺ 通道蛋白(例如 IP3Rs、BI-1 和 TmBim3)引起的。自噬蛋白苄氯素包含类 BH3 结构域,该结构域可以和 Bcl-2 抗凋亡家族蛋白相互作用,进一步减少苄氯素,降低自噬潮[50]。自噬是溶酶体介导的代谢通路,它可以在营养物质匮乏和低氧的情况下,通过提高营养物质来促进细胞的存活,也可以在极端应激时诱发细胞的死亡[51]。

FLIP

　　c-FLIP 蛋白是另一种通过与特定的 caspases 及其上游激活蛋白 FADD 直接结合而起作用的凋亡抑制因子。人的 c-FLIP 基因位于 2 号染色体上的串联基因簇中,含有编码 caspase8 前体和 caspase10 前体基因,其作用是用来指示基因的复制。c-FLIP 的两种亚型是由同一个基因产生,其中包括较长亚型,该亚型形式在整体序列中与含有串联 DED 的 caspase8 前体和 caspase10 前体高度相似,随后是缺乏酶活性的 pseud-ocaspase 结构域。较短的亚型仅仅包含 DED 结构域,因此类似于在一些哺乳动物病毒的基因组中编码同种的蛋白质[52]。短型 FLIP 仅可用于细胞凋亡,然而长型 FLIP 既可以促凋亡,又可以

抗凋亡,主要是取决于其相对于 procaspases 8 和 10 的表达水平[53]。一般来说,FLIP 蛋白与 procaspases 8 和 10 形成复合物,来阻止它们的二聚化和活化,以及竞争与 DR 复合物中 caspase 募集所需的衔接蛋白 FADD 的结合[54,55]。因此,在大多数情况下,FLIP 蛋白在凋亡的外源性通路中产生阻断作用。

另外,FLIP 与 caspase-8 的协同作用可以起到抑制非凋亡性细胞死亡(坏死性凋亡)的作用[56]。就此点而言,TNFR1 信号有时会依赖 Rip3 蛋白激酶来刺激细胞发生 caspase 非依赖性的死亡(通常称为"细胞坏死"),而这一过程可以被 FLIP 和 caspase-8 所抑制(请参阅下面的"细胞凋亡抑制因子"一节)。其中的机制一般认为是长型 c-FLIP 与 caspase-8 的二聚体引导 caspase-8 蛋白酶优先水解促进细胞存活的底物,而不是促进细胞死亡的底物[57]。其中相关底物是激酶 Rip1,它正是 Rip3 的上游激活因子。因此,FLIP 蛋白通过 TNF 受体家族在细胞死亡中起着复杂的作用。

细胞凋亡的抑制蛋白

IAP 蛋白(在人类中 $n=8$)通过多种机制抑制细胞凋亡,包括直接结合并抑制某些特定 caspase[58,59]。IAP 的特征在于存在称为 BIR(杆状病毒内部重复序列)的蛋白质相互作用结构域,每个蛋白的编号在 1~3 之间。大多数 IAP 还携带 RING 结构域,通过与泛素缀合酶(UBC)的相互作用来发挥 E3 连接酶的活性。一些从线粒体释放的凋亡蛋白,特别是 SMAC 和 HtrA2,结合特定的 BIR,从而与 IAPs 表面蛋白发生竞争性结合。我们在这里列举一些 IAP 发挥作用的例子。

XIAP(之所以这样称谓,是因为其编码基因位于 X 染色体上)包含 3 个 BIR 结构域。XIAP 的 BIR2 结合下游效应蛋白酶——caspase3 和 7,以抑制远端点的细胞凋亡。XIAP 的 BIR3 结合上游起始蛋白酶 caspase9,在线粒体凋亡中起到了抑制起始过程的作用。

尽管 c-IAP1(BIRC2)和 c-IAP2(BIRC3)蛋白作为直接酶抑制因子的作用效果比较差,并且可能依赖于它们的 E3 连接酶活性来控制 caspase 降解,但是它们依然能够与 caspases 3、7 和 9 结合。然而,这些 IAP 家族成员还通过影响 TNF 家族受体的信号转导而参与其他细胞死亡相关机制。TNF 与其在细胞上广泛表达的主要细胞受体之一的 TNFR1 的结合能够触发至少三种不同的信号传导途径,而每种信号传导途径参与在受体上组装的蛋白质复合物成员有重叠但也有不同(图 15-3)。这些 TNFR1 启动的途径之一是通过 DISC 装配来引起 caspase 活化和细胞凋亡(详见"胱天蛋白酶激活途径"一节,以及上面的图 15-1)。另一途径通常通过与 TNFR1 复合物相关的上游激酶 Rip1 引起激酶 Rip3 的激活[60]。Rip3 依赖的细胞死亡途径并不依赖 caspase,而是通过涉及由线粒体产生的活性氧(ROS)过程导致非凋亡细胞死亡("坏死性凋亡")。另一个丝氨酸/苏氨酸激酶,即混合谱系激酶结构域样(MLKL)蛋白,则是 Rip3 诱导的坏死性凋亡的关键下游介导。这种依赖于 Rip3 的促凋亡途径被 c-IAP1 和 c-IAP2 所抑制,可能通过它们作为 E3 连接酶的作用并导致泛素/蛋白酶体介导的 Rip3 蛋白水平的降低[61]。最后,TNFR1 刺激 c-IAP1 和 c-IAP2 参与的细胞存活通路。在这种 TNFR1 介导的存活途径中,激酶 Rip1 与 E3 连接酶 c-IAP1、c-IAP2 以及肿瘤受体相关因子2(TRAF2)一起刺激 Rip1 的非经典(赖氨酸63,而不是赖氨酸48)泛素化,从而启动了导

致转录因子核因子(NF-κB)活化的信号转导途径。NF-κB 影响许多参与宿主防御和免疫调节的靶基因的表达,其中有几个是可以抑制细胞凋亡的基因。因此,NF-κB 这一途径除了导致 TNF 这种细胞因子产生不良炎症作用之外,还会使 caspase 途径失效,从而细胞不能凋亡[62]。包括编码 c-FLIP,c-IAP2,Bcl-XL 和 Bfl-1 的基因在内的几种抗凋亡基因是 NF-κB(REL)家族蛋白的直接转录靶点。

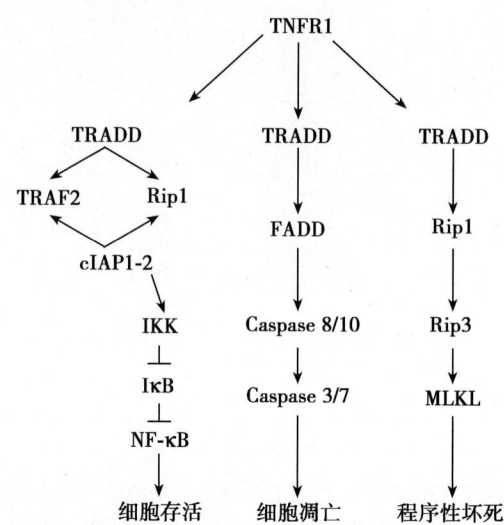

图 15-3　肿瘤坏死因子受体(TNFR)诱导细胞死亡和细胞存活的对立途径。TNFR1 是含死亡结构域(DD)的 TNF 家族受体中研究最多的,包括人 Fas(CD95)、肿瘤坏死因子相关的凋亡诱导配体(TRAIL)受体 1、(TRAILR1,DR4)、TRAILR2(DR5)、DR3 和 DR6。含有 DD 的衔接蛋白 TRADD(肿瘤坏死因子受体死亡结构域)将 DD 结合到 TNFR1 的胞质结构域中,然后连接到此概述的三种不同途径中的至少一种。细胞存活途径导致核因子(NF)-κB 活化,由此 TRADD 募集含 DD 的蛋白质 Rip1 并且还结合 E3 连接酶/衔接蛋白质 TRAF2(肿瘤受体相关因子 2)。Rip1 和 TRAF 2 结合 c-IAP1(凋亡抑制因子 1)和 c-IAP2。由此所产生的复合物促进激酶 Rip1 的非经典泛素化,触发信号转导激酶途径,从而导致了 I-κB 激酶(IKK)的激活,继而引起 I-κB 的泛素化和蛋白酶体降解,从而释放游离的 NF-κB 以使其易位至细胞核中,并且在细胞核中刺激多种抗凋亡基因的表达。在 TNFR1 介导的细胞凋亡途径中,TRADD 的 DD 与 FADD 的 DD 相结合,并且依次通过其死亡结构域结合 caspase8 和 10,从而使蛋白酶活化并刺激细胞凋亡。TNFR1 介导的坏死性凋亡途径涉及一系列事件,其中包括募集 Rip1,并且反过来又激活了 Rip3,进而激活混合谱系激酶结构域样激酶(MLKL),并且导致了线粒体和可能的溶酶体变化,从而刺激活性氧(ROS)的产生并导致坏死

在此方面,鉴于 c-IAP1 和 c-IAP2 蛋白与 TNF 受体复合物相关,因此它们最先被鉴定出来。这些 IAPs 通过它们的 BIR3 结构域结合激酶 Rip1,通过非典型 UBC 与它们的 RING 结构域的相互作用介导 Rip1 的非经典泛素化,并且还可能通过结合它们的 BIR1 结构域的 E3 连接酶 TRAF2 的相互作用间接介导。Rip1 的非经典泛素化是 TNFR1 介导 NF-κB 激活和抑制细胞因子诱导的细胞凋亡所必需的。c-IAP1 和 c-IAP2 蛋白质还存在"替代"途径调控 NF-κB 的活化,该机制涉及经典的赖氨酸48介导的激酶 Nik 的多聚泛素化。

本文未提及的其他 IAP 家族成员(Survivin, Apollon/Bruce, ML-IAP 等)也具有与细胞死亡途径组分相互作用的有趣机制,并且还可以具有除细胞死亡调控之外的其他作用。例如,XI-AP、c-IAP1 和 c-IAP2 具有其他的细胞活性,其中包括它们与参与诸如先天免疫和形态发生的过程中的激酶(如 Rip2)或激酶结合衔接蛋白(TAB/Tak)的相互作用。在这些情况下,IAP 的最相关活性似乎是它们的非经典 E3 连接酶活性,以及作为组装多蛋白复合物平台的蛋白质支架作用。IAP 家族成员还有调控细胞分裂的作用,例如,Survivin 蛋白在染色体分离和胞质分裂中发挥重要作用。

一些 IAPs 会被来自线粒体的 SMAC 和 HtrA2 蛋白所抑制。SMAC 和 Htra2 结合 IAPs 上的 BIR 结构域,来替代 caspase 和其他相关蛋白。在多数情况下,SMAC 与 IAP 结合会诱导后者的多聚泛素化和蛋白酶体降解。因此,这些 MOMP 诱导因子通过消除不同 IAP 家族蛋白来解除其对 caspase 的抑制作用。

● 信号转导和细胞凋亡调控

各种受体介导的信号传导途径聚集在上述细胞死亡机制的核心元件上,包括生长因子、淋巴因子和细胞因子的受体。在这里举例说明受体介导的信号传导和细胞凋亡途径之间紧密联系(图 15-4)。

淋巴因子

许多淋巴因子受体通过 Jak/STAT 信号通路介导信号转导。STAT 家族转录因子至少通过抑制细胞凋亡的众多机制中的一种机制来刺激 BCL-X 基因的转录。与造血系统相关的实例包括红细胞生成素介导的红细胞前体的存活,以及白细胞介素(IL)-3 和 IL-7 介导 B 淋巴细胞祖细胞(pro/pre-B 细胞)的存活。此外,Jak 家族非受体蛋白酪氨酸激酶能够刺激磷脂酰肌醇 3′-激酶(PI3K)活性[63],进而引起 Akt 家族激酶的激活。首先发现小鼠编码 Akt 的基因,一是因为它与某些鼠白血病病毒中发现的 v-akt 致癌基因相似,二是因为通过逆转录病毒在 c-akt 基因附近插入会引起其在胸腺肿瘤中的激活[64]。人类基因组中含有三个 AKT 基因。Akt 可以在核心凋亡机制内磷酸化多种蛋白质。例如,促凋亡 Bcl-2 家族成员 Bad 是 Akt 的靶标,Bad 的磷酸化导致其被 14-3-3 家族蛋白扣留,从而抑制 Bad 与 Bcl-XL 的异二聚体化[65]。Akt 还可以磷酸化人 caspase9,从而阻断线粒体下游的凋亡通路[66]。另一个与细胞凋亡相关的 Akt 底物是叉头转录因子(FKHD)。一些 FKHD 家族成员可能通过影响 FasL 编码基因的转录来调控细胞凋亡[67]。Akt 通过磷酸化 FKHD,阻止其进入细胞核。

细胞因子

一些细胞因子刺激 NF-κB(REL)家族转录因子的活化。

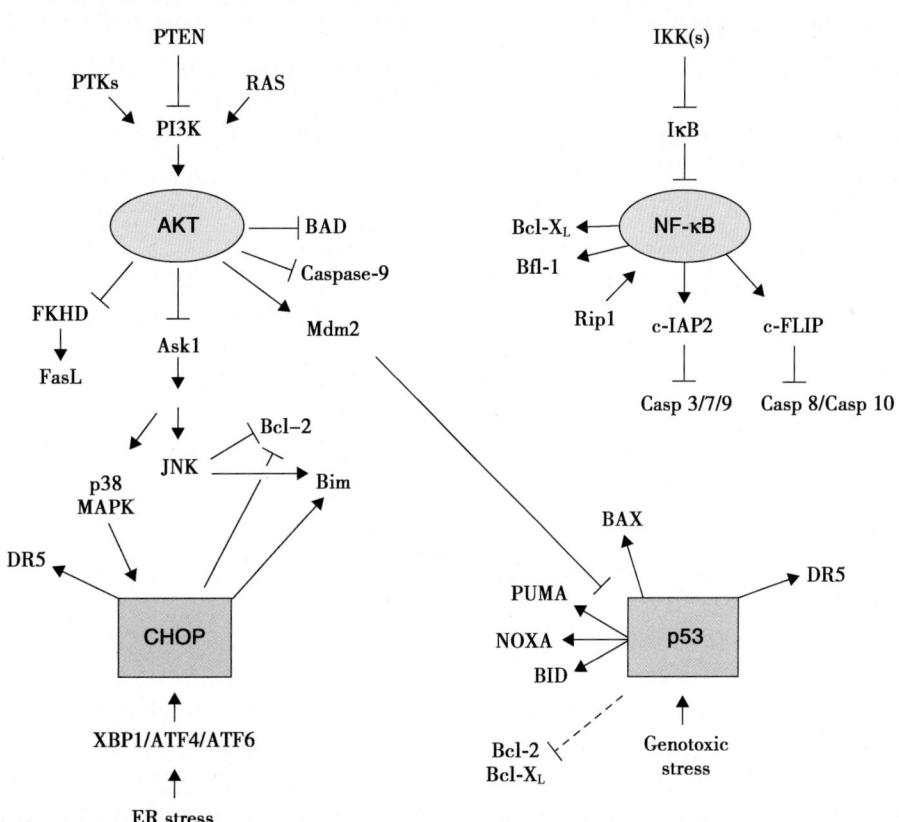

图 15-4　信号转导和凋亡调节。本图描述了一些在凋亡调控中起重要作用的转录因子和激酶,包括激酶 Akt(PKB)和转录因子 p53,NF-κB 和 CHOP。为从简,图中例举了部分凋亡调节蛋白和基因之间的相互联系。蛋白激酶 Akt(PKB)被由 PI3K 产生的第二信使激活,这种脂质激酶被许多生长因子受体和癌蛋白激活。PTEN 是一种能够阻止这些第二信使的积聚的脂质磷酸酶,并且在许多肿瘤中会由于基因删除、基因突变以及其他机制导致表达缺失[89]。Akt 可以通过磷酸化修饰来激活(箭头)或灭活(I)多种凋亡相关蛋白质,直接或间接地调控细胞凋亡[90]。在 ER 应激作用时,包括 XBP1、ATF4 和 ATF6 在内的转录因子会上调,进一步刺激转录因子 CHOP 的表达。更多详情请参阅正文

NF-κB 直接结合启动子,并且诱导 BCL-2 家族成员 BCL-X 和 BFL-1,IAP 家族成员 C-IAP2 和 C-FLIP 等几种抗凋亡基因的表达[62]。因此,NF-κB 活性的升高可以增加细胞对凋亡的抵抗力,进而影响下面三个部分:①通过升高抗凋亡 Bcl-2 家族蛋白的内在(线粒体)通路;②通过上调 c-Flip 的外部(TNF 家族的 DR)通路;③通过 c-IAP2 的过度表达影响处于下游共同通路的效应 caspase。

对禽类 Rev-T 逆转录病毒的研究,首次发现了 NF-κB 在恶性肿瘤中的作用,Rev-T 逆转录病毒是一种可以在幼雏中快速引起致命性淋巴瘤并携带 v-Rel 致癌基因的转化逆转录病毒。该病毒癌基因的细胞同系物是 C-REL,可编码 NF-κB 的 p65 亚基。C-REL 基因扩增在非霍奇金淋巴瘤(NHL)中有报道,特别是在弥漫性大 B 细胞淋巴瘤中常见,并且通常与结外呈递有关[68]。另外与 NF-κB 失调相关的遗传改变还有涉及 B-CLL 中 I-κB 家族成员 BCL-3 的染色体易位[69]。I-κB 家族蛋白结合并且隔离 NF-κB 复合物,从而阻止转录因子进入细胞核[70]。一般来说,IκB 的活性由 26S 蛋白酶体通过泛素介导的蛋白质转换机制来调节。因此,I-κB 突变可以通过产生不稳定的蛋白质或降低 NF-κB 与 I-κB 的亲和力来增强 NF-κB 的活性。抑制蛋白酶体药物被批准用于多发性骨髓瘤的治疗,其抗癌活性可部分归因于抑制了 I-κB 的降解,从而抑制了 NF-κB 的诱导活化[71]。

基因毒性压力

伽马射线和许多 DNA 损伤抗癌药物可以有效地刺激造血细胞的凋亡。由基因毒性压力诱导的细胞凋亡的主要介质是 p53。p53 蛋白为四聚体转录因子,其表达水平受 E3 连接酶 Mdm2 控制。这种转录因子直接诱导 BH3 特定蛋白 Noxa(APR)、Bid 和 PUMA 的表达[72~74],从而将 p53 与细胞死亡联系起来。此外,p53 直接结合并转录激活人 BAX 基因启动子。许多人类恶性肿瘤中 p53 的失活是通过多种机制发生的,如基因缺失,基因突变产生无转录活性的突变型 p53 蛋白,以及 MDM2 基因扩增。在临床前研究中,阻断 Mdm2 蛋白与 p53 相互作用的小分子药物显示出了对造血恶性肿瘤的良好治疗作用。

有趣的是,除了作为核转录因子的作用外,还有证据表明 p53 在一些情况下也可以通过非转录机制促进细胞凋亡。据报道,胞质中的 p53 还与线粒体有关,其可以直接诱导 Bax 的活化并抑制 Bcl-2 和 Bcl-XL 的活性[75]。重要的是,甚至是突变型的 p53 也能够激活这种细胞死亡途径。在许多肿瘤细胞中,p53 这一重要抑癌基因产物受累发生核内(转录)功能失活的体细胞突变,上述研究结果让我们有望寻找到诱导突变型 p53 攻击线粒体并触发癌细胞凋亡的药物干预策略。

● 血液学疾病和细胞凋亡

在大量不同类型血液疾病中,细胞凋亡的不足或过度都起着重要的作用。已有确切的证据表明,在大多数(未必全部)血液恶性肿瘤中细胞凋亡的不足对于维持肿瘤有重要的作用。细胞凋亡的缺陷可以延长细胞的生命周期,并进一步促进细胞数量累积,同时也增强了特定癌基因(例如 C-MYC、CYCLIN-邛 D1)的促凋亡作用,最终使得细胞的存活不依赖于细胞因子,并且促进对化疗、放疗和免疫介导的细胞杀伤产生抵抗力。

细胞凋亡的缺陷也似乎引起一些自身免疫的情况,从而导致了不能根除自体反应性淋巴细胞。相反,细胞过度凋亡可以发生在慢性 HIV 感染中的 CD4+T 淋巴细胞的消耗、细菌介导的巨噬细胞杀伤、骨髓衰竭导致的骨髓增生异常疾病引起的贫血及髓系造血障碍,以及许多其他疾病情况中。为举一反三,我们在此重点讨论一些与凋亡基因的遗传学变异有关的人类疾病的例子。

血液恶性肿瘤细胞凋亡相关基因的变化

细胞凋亡(细胞死亡)的缺陷基本上被认为是所有癌症必备的标志性特征之一。因此,在人类癌症中发现大量的细胞凋亡核心调控基因的变异是毫不奇怪的。事实上,许多最早也是最有代表性的发现都来自于血液恶性肿瘤,充分说明了细胞死亡对于限制异常的细胞增殖和累积的重要性。在此,为举一反三,我们重点关注上文提及的一些凋亡调节基因家族的遗传学变异。此外,血液恶性肿瘤中许多表观遗传学水平调节细胞凋亡基因表达的机制也不在此赘述。

BCL-2 家族

Bcl-2 家族的名称是源于在 B 淋巴细胞/白血病中发现了的其最早成员。人类 BCL-2 基因参与 NHLs 中常见的 t(14;18)染色体易位。具体来说,BCL-2 基因正常定位在 18 号染色体上。但是,在 B 细胞中负责抗体生成的 VDJ 基因重排机制发生异常,导致 BCL-2 基因与 14 号染色体上的免疫球蛋白重链(IgH)基因发生融合。在这种情况下,通过 IgH 基因座的强效顺式作用增强子元件作用,BCL-2 基因表达失去控制。这种激活 BCL-2 的染色体易位发生在绝大多数惰性 NHLs(尤其是滤泡性 B 细胞淋巴瘤)以及相当大比例的侵袭性 NHL(往往可能是从先前未被确诊的低等级 B 细胞淋巴瘤进展而来)中。而在近 20% 的侵袭性 B-NHL,尤其是弥漫性大 B 细胞淋巴瘤(DL-BCL)中,BCL-2 基因失调的另一种机制表现为基因扩增。因此,正是通过对 B 细胞恶性肿瘤的细胞遗传学研究,世界上首次发现了抗细胞凋亡基因(BCL-2)。

此外,在慢性 B 淋巴细胞白血病(B-CLL)中,广泛存在的 BCL-2 基因表达失调主要是由于负责诱导 Bcl-2 的信使 RNA 降解,从而在转录后阶段抑制 BCL-2 的微小 RNA(miRNAs)的基因发生缺失。具体来说,定位于 13q14 染色体上的 miRNA15 和 miRNA16 基因可以抑制 BCL-2 基因的表达,而它们在大约 90% 的 B-CLLs 中会发生纯合性功能失活突变或基因缺失。在 CLL 中发生的 miRNA15 和 miRNA16 基因的体细胞缺失是 miRNA 基因作为肿瘤抑制因子的首个范例。

在各种血液和非血液学恶性肿瘤中也发现了许多遗传学损伤可以引起 Bcl-2 家族其他成员的失调。在这些体细胞遗传机制中,约 1/10 的人类实体瘤中可能存在 BCL-X(BCL2L2)或 MCL-1(BCL2L3)基因座的扩增。相反地,在一些造血系统恶性肿瘤和实体瘤中,也发现了导致促凋亡的 BAX 基因失活的纯合基因突变。就这点而言,肿瘤抑制基因 p53 的缺失或失活突变也降低了多种促凋亡 Bcl-2 家族基因的表达,这些基因是 p53 的直接转录靶标,包括 BAX、PUMA、NO X A 和 bid(参见前文)[76]。p53 基因缺失和突变的发生率因不同恶性血液肿瘤而异,从低频率(<5%)的 T 细胞白血病及低度恶性 B 细胞淋巴瘤,到高频率(>30%)的诸如高度恶性 B 细胞淋巴瘤、伯基特淋巴瘤,复发性/侵袭性急性淋巴细胞白血病和发展到里氏综合征的慢性淋巴细胞白血病,以及急变期的慢性粒细胞白血病[77]。

细胞凋亡的抑制剂

IAP 家族基因的基因组损伤也与血液恶性肿瘤有关。例如,在边缘区黏膜相关淋巴组织(MALT)B 细胞淋巴瘤中,最常见的结外 NHLs 经常发生 t(11;18)(q21;q21)染色体易位[78]。这些易位融合了 c-IAP2 的三个 BIR 结构域与部分编码 caspase 样蛋白质 MALT1 的基因。c-IAP2/MALT1 融合蛋白抑制细胞凋亡的主要机制可能是由于 NF-κB 的过度活化。具体来说,c-IAP1 的 BIR1 结构域结合诱导性 NF-κB E3 连接酶 TRAF2,同时这种相互作用对于由 c-IAP2/MALT1 融合蛋白所诱导的 NF-κB 活化是至关重要的。此外,MALT1 的 C 末端区也结合相关的诱导性 NF-κB E3 连接酶 TRAF6,进一步激活了 NF-κB。有趣的是,在许多人类恶性肿瘤中也存在着 TRAF2 基因的扩增。

CASPASES

失活突变存在于多种癌症中。在已有的研究中,大约有15% 的 NHLs 存在影响 caspase-10 活性的突变。由此产生的突变 caspase-10 蛋白可能在 DR 介导的细胞凋亡中发挥显性负抑制作用[79]。虽然到目前为止还未有深入研究分析证实,但就整体而言,在造血系统恶性肿瘤中 caspase 编码基因的失活突变相对稀少,而表观遗传学沉默可能更加常见。

肿瘤坏死因子家族死亡受体

目前,在多发性骨髓瘤(MMs)和 NHLs 中发现了 FAS(CD95)基因的体细胞突变[80]。DD 结构域发生错义突变的 Fas(CD95)可以扣留相应野生型蛋白,提示了其显性负的调控机制,而除 DD 以外的错义突变则与杂合子丢失伴随发生[80]。由于肿瘤抑制因子 p53 可诱导 DRs 如 Fas(CD95)和 DR5(TRAILR2)在某些类型的肿瘤细胞中的转录[81,82],提示在人类恶性肿瘤中可能存在如 TNF 家族 DRs 的表达降低等其他癌症相关机制,换言之,仅次于那些使 p53 失活或引起内源性 p53 拮抗因子过表达的基因组损伤[83]。

其他与凋亡基因相关的基因组学的疾病

XIAP 的遗传缺陷是对炎性肠病(IBD)的早发一个非常危险的因素。XIAP 的这种功能可能与其在凋亡中的作用无关,而是源于 XIAP 可以作为参与先天免疫的 NACHT 和富含亮氨酸重复结构域受体(NLR)家族蛋白质复合物组分的功能。在自身免疫性淋巴组织增生综合征(ALPS)患者的 FAS(CD95)基因中已经发现了致病性突变,此类疾病也被称为 Canale-Smith 综合征[84]。因此,在体内,Fas/Fas 配体(FasL)系统在淋巴细胞的平衡中起着关键性的作用。在一些 ALPS 患者中发现的突变型 Fas 蛋白,已被证实是 Fas 的反式显性抑制因子,为该疾病的显性遗传模式提供了可能的解释。同样,已经发现的 Fas 和 FasL 中的种系突变可以分别作为 lpr/lpr 和 gdl/gdl 系小鼠的淋巴组织增生性自身免疫表型的基础[85,86]。然而,与人类不同的是,lpr-小鼠的 fas 基因的突变产生的是具有隐性遗传模式的疾病[85]。与大多数 TNF 家族成员一样,FasL 是一个三聚体,其受体也形成三聚体或者可能的高阶寡聚体,从而解释了为什么一些 Fas 突变体在野生型 Fas 上显示显性负效应,而另一些则不然。事实上,来自某些遗传性 ALPS 患者的 Fas 的突变型已被证实可以拮抗野生型 Fas[87],从而可能形成野生型和突变型分子的混合寡聚体。此外,在 ALPS 患者中已经发现了由Fas 诱导的细胞凋亡所引起的 caspase-10 基因突变,进而导致了其蛋白的改变[88]。

这些与细胞死亡调控基因中的与遗传变异相关的自身免疫性疾病的例子,突出了细胞死亡调节和宿主-病原体相互作用之间错综复杂的联系。人们认为,多生物体对病原体的最佳防御方式可能是利他性的细胞自噬,然而,与此观点不同的是,细胞凋亡机制的许多组分在先天免疫和适应性免疫方面同样也起着重要的作用。此外,caspase 亚家族(在人中如 caspase 1、4 和 5)的主要作用是细胞凋亡的蛋白水解加工和炎性细胞因子(IL-1β 前体、IL-18 前体等)的活化,代表了其在刺激过度的情况下的次要功能。

● 小结

程序性细胞死亡机制在造血细胞和免疫细胞的稳态中起着关键的作用。尽管许多详细的机制有待进一步地揭示,但是详细阐述细胞凋亡的复杂途径以及调控这些途径的蛋白质网络,可以为细胞生存-死亡决定的机制提供潜在的依据。在一些情况下,现有的信息正在努力的将这些信息作为基础,从而能转化为治疗策略。在实验性的治疗方案中,针对 Bcl-2 家族和 IAP 家族蛋白的小分子化合物抑制剂,以及 TNF 家族 DR 的大分子调节剂都可以靶向促进细胞凋亡,这些化合物已进入临床试验。同时,临床试验也正在评估调节细胞凋亡上游途径的化合物,如 Mdm2 的小分子抑制剂(可导致 p53 蛋白质积累)和Akt 家族激酶的小分子抑制剂。目前,在临床前药物研究中,对细胞凋亡通路中的许多其他靶点的研究仍是研究的重点。因此,现阶段的目标是继续推进细胞凋亡通路的研究,以期对包括造血系统疾病在内的多种疾病有治疗效益。

翻译:王思涵、房芳　互审:任瑞宝　校对:裴雪涛

参考文献

1. Kerr JF, Wyllie AH, Currie AR: Apoptosis: A basic biological phenomenon with wide-ranging implications in tissue kinetics. Br J Cancer 26(4):239–257, 1972.
2. Thornberry NA, Lazebnik Y: Caspases: Enemies within. Science 281:1312–1316, 1998.
3. Cryns V, Yuan Y: Proteases to die for. Genes Dev 12:1551–1570, 1999.
4. Alnemri ES, Livingston DJ, Nicholson DW, et al: Human ICE/CED-3 Protease Nomenclature. Cell 87:171, 1996.
5. Salvesen GS, Dixit VM: Caspases: Intracellular signaling by proteolysis. Cell 91:443–446, 1996, 1997.
6. Motyka B, Korbutt G, Pinkoski MJ, et al: Mannose 6-phosphate/insulin-like growth factor II receptor is a death receptor for granzyme B during cytotoxic T cell-induced apoptosis. Cell 103:491–500, 2000.
7. Martin SJ, Amarante-Mendes GP, Shi L, et al: The cytotoxic cell protease granzyme B initiates apoptosis in a cell-free system by proteolytic processing and activation of the ICE/CED-3 family protease, CPP32, via a novel two-step mechanism. EMBO J 15(10):2407–2416, 1996.
8. Zhou Q, Krebs J, Snipas S, et al: Interaction of the baculovirus antiapoptotic protein p35 with caspases. Specificity, kinetics, and characterization of the caspase/p35 complex. Biochemistry 37:10757–10765, 1998.
9. Quan LT, Caputo A, Bleackley RC, et al: Granzyme B is inhibited by the cowpox virus serpin cytokine response modifier A. J Biol Chem 270:10377–10379, 1995.
10. Sun J, Ooms L, Bird CH, et al: A new family of 10 murine ovalbumin serpins includes two homologs of proteinase inhibitor 8 and two homologs of the granzyme B inhibitor (proteinase inhibitor 9). J Biol Chem 272:15434–15441, 1997.
11. Locksley RM, Killeen N, Lenardo MJ: The TNF and TNF receptor superfamilies: Integrating mammalian biology. Cell 104:487–501, 2001.
12. Wallach D, Varfolomeev EE, Malinin NL, et al: Tumor necrosis factor receptor and Fas signaling mechanisms. Annu Rev Immunol 17:331–367, 1999.
13. Yuan J: Transducing signals of life and death. Curr Opin Cell Biol 9:247–251, 1997.

14. Varfolomeev EE, Schuchmann M, Luria V, et al: Targeted disruption of the mouse Caspase 8 gene ablates cell death induction by the TNF receptors, Fas/Apo1, and DR3 and is lethal prenatally. *Immunity* 9:267–276, 1998.

15. Reed JC, Doctor KS, Godzik A: The domains of apoptosis: A genomics perspective. *Sci STKE* 2004(239):re9, 2004.

16. Reed JC: Cytochrome C: Can't live with it; Can't live without it. *Cell* 91:559–562, 1997.

17. Green DR, Reed JC: Mitochondria and apoptosis. *Science* 281:1309–1312, 1998.

18. Hakem R, Hakem A, Duncan GS, et al: Differential requirement for caspase 9 in apoptotic pathways *in vivo*. *Cell* 94:339–352, 1998.

19. Haraguchi M, Torii S, Matsuzawa S, et al: Apoptotic protease activating factor (Apaf-1)-independent cell death suppression by Bcl-2. *J Exp Med* 191:1709–1720, 2000.

20. Kroemer G, Reed JC: Mitochondrial control of cell death. *Nat Med* 6:513–519, 2000.

21. Brunger AT, Adams PD, Clore GM, et al: Crystallography & NMR system: A new software suite for macromolecular structure determination. *Acta Crystallogr D Biol Crystallogr* 54(Pt 5):905–921, 1998.

22. Abuamer Y, Ross F, McHugh K, et al: Tumor necrosis factor-a activation of nuclear transcription factor-k-B in marrow macrophages is mediated by C-SRC tyrosine phosphorylation of I-k-B-a. *J Biol Chem* 273(45):29417–29423, 1998.

23. Adams MD, Celniker SE, Holt RA, et al: The genome sequence of *Drosophila melanogaster*. *Science* 287(5461):2185–2195, 2000.

24. Ng FWH, Nguyen M, Kwan T, et al: p28 Bap31, a Bcl-2/Bcl-X$_L$-and procaspase-8-associated protein in the endoplasmic reticulum. *J Cell Biol* 139:327–338, 1997.

25. Vaux DL, Strasser A: The molecular biology of apoptosis. *Proc Natl Acad Sci U S A* 93:2239–2244, 1996.

26. Chen G, Henter ID, Manji HK: Translational research in bipolar disorder: Emerging insights from genetically based models. *Mol Psychiatry* 15(9):883–895, 2010.

27. Salvesen GS, Dixit VM: Caspase activation: The induced-proximity model. *Proc Natl Acad Sci U S A* 96:10964–10967, 1999.

28. Youle RJ, Strasser A: The BCL-2 protein family: Opposing activities that mediate cell death. *Nat Rev Mol Cell Biol* 9(1):47–59, 2008.

29. Demaurex N, Distelhorst C: Apoptosis—The calcium connection. *Science* 300(5616):65–67, 2003.

30. Bouillet P, Purton JF, Godfrey DI, et al: BH3-only Bcl-2 family member Bim is required for apoptosis of autoreactive thymocytes. *Nature* 415(6874):922–926, 2002.

31. Nechushtan A, Smith C, Hsu Y-T, Youle R: Conformation of the Bax C-terminus regulates subcellular location and cell death. *EMBO J* 18:2330–2341, 1999.

32. Muchmore SW, Sattler M, Liang H, et al: X-ray and NMR structure of human Bcl-XL, an inhibitor of programmed cell death. *Nature* 381:335–341, 1996.

33. Chou J, Li H, Salvesen G, et al: Solution structure of BID, an intracellular amplifier of apoptotic signaling. *Cell* 96:615–624, 1999.

34. McDonnell JM, Fushman D, Milliman CL, et al: Solution structure of the proapoptotic molecule BID: A structural basis for apoptotic agonists and antagonists. *Cell* 96:625–634, 1999.

35. Schendel S, Montal M, Reed JC: Bcl-2 family proteins as ion-channels. *Cell Death Differ* 5:372–380, 1998.

36. Minn AJ, Velez P, Schendel SL, et al: Bcl-x$_L$ forms an ion channel in synthetic lipid membranes. *Nature* 385:353–357, 1997.

37. Schendel SL, Xie Z, Montal MO, et al: Channel formation by antiapoptotic protein Bcl-2. *Proc Natl Acad Sci U S A* 94:5113–5118, 1997.

38. Antonsson B, Conti F, Ciavatta A, et al: Inhibition of Bax channel-forming activity by Bcl-2. *Science* 277:370–372, 1997.

39. Schlesinger P, Gross A, Yin X-M, et al: Comparison of the ion channel characteristics of proapoptotic BAX and antiapoptotic BCL-2. *Proc Natl Acad Sci U S A* 94:11357–11362, 1997.

40. Schendel S, Azimov R, Pawlowski K, et al: Ion channel activity of the BH3 only Bcl-2 family member, BID. *J Biol Chem* 274:21932–21936, 1999.

41. Kelekar A, Thompson CB: Bcl-2-family proteins—The role of the BH3 domain in apoptosis. *Trends Cell Biol* 8:324–330, 1998.

42. Huang DC, Strasser A: BH3-only proteins-essential initiators of apoptotic cell death. *Cell* 103:839–842, 2000.

43. Walensky LD, Pitter K, Morash J, et al: A stapled BID BH3 helix directly binds and activates BAX. *Mol Cell* 24(2):199–210, 2006.

44. Kuwana T, Mackey MR, Perkins G, et al: Bid, bax, and lipids cooperate to form supramolecular openings in the outer mitochondrial membrane. *Cell* 111(3):331–342, 2002.

45. Korsmeyer SJ, Wei MC, Saito M, et al: Pro-apoptotic cascade activates BID, which oligomerizes BAK or BAX into pores that result in the release of cytochrome *c*. *Cell Death Differ* 7:1166–1173, 2000.

46. Spierings D, McStay G, Saleh M, et al: Connected to death: The (unexpurgated) mitochondrial pathway of apoptosis. *Science* 310:66–67, 2005.

47. Green DR, Kroemer G: The pathophysiology of mitochondrial cell death. *Science* 305:626–629, 2004.

48. Sattler M, Liang H, Nettesheim D, et al: Structure of Bcl-xL-Bak peptide complex: Recognition between regulators of apoptosis. *Science* 275:983–986, 1997.

49. Hetz C, Bernasconi P, Fisher J, et al: Proapoptotic BAX and BAK modulate the unfolded protein response by a direct interaction with IRE1alpha. *Science* 312:572–576, 2006.

50. Pattingre S, Tassa A, Qu X, et al: Bcl-2 antiapoptotic proteins inhibit Beclin 1-dependent autophagy. *Cell* 122(6):927–939, 2005.

51. Levine B, Kroemer G: Autophagy in the pathogenesis of disease. *Cell* 132(1):27–42, 2008.

52. Tschopp J, Thome M, Hofmann K, Meinl E: The fight of viruses against apoptosis. *Curr Opin Genet Dev* 8(1):82–87, 1998.

53. Chang DW, Xing Z, Pan Y, et al: c-FLIP$_L$ is a dual function regulator for caspase-8 activation and CD95-mediated apoptosis. *EMBO J* 21:3704–3714, 2002.

54. Tschopp J, Irmler M, Thome M: Inhibition of Fas death signals by FLIPs. *Curr Opin Immunol* 10:552–558, 1998.

55. Tschopp J, Martinon F, Hofmann K: Apoptosis: Silencing the death receptors. *Curr Biol* 9:R381-R384.

56. Vanlangenakker N, Bertrand MJ, Bogaert P, et al: TNF-induced necroptosis in L929 cells is tightly regulated by multiple TNFR1 complex I and II members. *Cell Death Dis* 2:e230, 2011.

57. Oberst A, Dillon CP, Weinlich R, et al: Catalytic activity of the caspase-8-FLIP(L) complex inhibits RIPK3-dependent necrosis. *Nature* 471(7338):363–367, 2011.

58. Deveraux QL, Reed JC: IAP family proteins: Suppressors of apoptosis. *Genes Dev* 13:239–252, 1999.

59. Salvesen GS, Duckett CS: IAP proteins: Blocking the road to death's door. *Nat Rev Mol Cell Biol* 3:401–410, 2002.

60. Giampietri C, Starace D, Petrungaro S, et al: Necroptosis: Molecular signalling and translational implications. *Int J Cell Biol* 2014:490275, 2014.

61. McComb S, Cheung HH, Korneluk RG, et al: cIAP1 and cIAP2 limit macrophage necroptosis by inhibiting Rip1 and Rip3 activation. *Cell Death Differ* 19(11):1791–1801, 2012.

62. Karin M, Lin A: NF-kappaB at the crossroads of life and death. *Nat Immunol* 3:221–227, 2002.

63. Rane SG, Reddy EP: Janus kinases: Components of multiple signaling pathways. *Oncogene* 19(49):5662–5679, 2000.

64. Ahmed NN, Franke TF, Bellacosa A, et al: The proteins encoded by c-akt and v-akt differ in post-translational modification, subcellular localization and oncogenic potential. *Oncogene* 8:1957–1963, 1993.

65. Datta S, Brunet A, Greenberg M: Cellular survival: A play in three Akts. *Genes Dev* 13:2905–2927, 1999.

66. Cardone MH, Roy N, Stennicke HR, et al: Regulation of cell death protease caspase-9 by phosphorylation. *Science* 282:1318–1320, 1998.

67. Brunet A, Bonni A, Zigmond MJ, et al: Akt promotes cell survival by phosphorylating and inhibiting a forkhead transcription factor. *Cell* 96:857–868, 1999.

68. Houldsworth J, Mathew S, Rao PH, et al: REL proto-oncogene is frequently amplified in extranodal diffuse large cell lymphoma. *Blood* 87:25–29, 1996.

69. Karnolsky IN: Cytogenetic abnormalities in chronic lymphocytic leukemia. *Folia Medica (Plovdiv)* 42:5–10, 2000.

70. Karin M, Cao Y, Greten FR, Li Z-W: NF-kB in cancer: From innocent bystander to major culprit. *Nat Rev Cancer* 2:301–310, 2002.

71. Hayashi T, Faustman D: Essential role of human leukocyte antigen-encoded proteasome subunits in NF-kappaB activation and prevention of tumor necrosis factor-alpha-induced apoptosis. *J Biol Chem* 275:5238–5247, 2000.

72. Oda E, Ohki R, Murasawa H, et al: Noxa, a BH3-only member of the Bcl-2 family and candidate mediator of p53-induced apoptosis. *Science* 288:1053–1058, 2000.

73. Nakano K, Vousden KH: *PUMA*, a novel proapoptotic gene, is induced by p53. *Mol Cell* 7:683–694, 2001.

74. Yu J, Zhang L, Hwang PM, et al: PUMA induces the rapid apoptosis of colorectal cancer cells. *Mol Cell* 7:673–682, 2001.

75. Chipuk JE, Kuwana T, Bouchier-Hayes L, et al: Direct activation of Bax by p53 mediates mitochondrial membrane permeabilization and apoptosis. *Science* 303:1010–1014, 2004.

76. Miyashita T, Reed JC: Tumor suppressor p53 is a direct transcriptional activator of human Bax gene. *Cell* 80:293–299, 1995.

77. Imamura J, Miyoshi I, Koeffler HP: p53 in hematologic malignancies. *Blood* 84(8):2412–2421, 1994.

78. Remstein ED, James CD, Kurtin PJ: Incidence and subtype specificity of API2-MALT1 fusion translocations in extranodal, nodal, and splenic marginal zone lymphomas. *Am J Pathol* 156(4):1183–1188, 2000.

79. Shin MS, Kim HS, Kang CS, et al: Inactivating mutations of CASP10 gene in non-Hodgkin lymphomas. *Blood* 99(11):4094–4099, 2002.

80. Gronbaek K, Straten PT, Ralfkiaer E, et al: Somatic Fas mutations in non-Hodgkin's lymphoma: Association with extranodal disease and autoimmunity. *Blood* 92:3018–3024, 1998.

81. Wu GS, Burns TF, McDonald ER 3rd, et al: KILLER/DR5 is a DNA damage-inducible p53-regulated death receptor gene. *Nat Genet* 17:141–143, 1997.

82. Owen-Schaub LB, Zhang W, Cusack JC, et al: Wild-type human p53 and a temperature-sensitive mutant induce Fas/APO-1 expression. *Mol Cell Biol* 15(6):3032–3040, 1995.

83. Momand J, Jung D, Wilczynski S, Niland J: The MDM2 gene amplification database. *Nucleic Acids Res* 26(15):3453–3459, 1998.

84. Drappa J, Vaishnaw AK, Sullivan KE, et al: Fas gene mutations in the Canale-Smith syndrome, an inherited lymphoproliferative disorder associated with autoimmunity. *N Engl J Med* 335(22):1643–1649, 1996.

85. Watanabe-Fukunaga R, Brannan CI, Copeland NG, et al: Lymphoproliferation disorder in mice explained by defects in Fas antigen that mediates apoptosis. *Nature* 356:314–317, 1992.

86. Takahashi T, Tanaka M, Brannan CI, et al: Generalized lymphoproliferative disease in mice, caused by a point mutation in the Fas ligand. *Cell* 76:969–976, 1994.

87. Fisher GH, Rosenberg FJ, Straus SE, et al: Dominant interfering fas gene mutations impair apoptosis in a human autoimmune lymphoproliferative syndrome. *Cell* 81:935–946, 1995.

88. Wang J, Zheng L, Lobito A, et al: Inherited human Caspase 10 mutations underlie defective lymphocyte and dendritic cell apoptosis in autoimmune lymphoproliferative syndrome type II. *Cell* 98(1):47–58, 1999.

89. Cantley L, Neel BG: New insights into tumor suppression: PTEN suppresses tumor formation by restraining the phosphoinositide 3-kinase/AKT pathway. *Proc Natl Acad Sci U S A* 96:4240–4245, 1999.

90. Testa JR, Bellacosa A: AKT plays a central role in tumorigenesis. *Proc Natl Acad Sci U S A* 98:10983–10985, 2001.

第 16 章
细胞周期调控和造血系统疾病

Yun Dai, Prithviraj Bose, and Steven Grant

摘要

复杂的反馈调节通路调节着细胞依次经过 G1、S、G2 和 M 期完成细胞的生长周期。两个重要的检查点（checkpoint）控制细胞是否进入 DNA 复制和有丝分裂。许多癌基因和缺陷的抑癌基因通过刺激细胞进入细胞周期或破坏检查点对 DNA 损伤的反应而促使细胞向恶性转化。基因调控的遗传和表观遗传机制的研究进展为新的治疗手段奠定了基础。本章节叙述了能够调节细胞复制的信号通路及遗传学、表观遗传学的改变，并列表说明多种与恶性血液系统疾病相关的癌基因和抑癌基因。

细胞周期可分为四个阶段：G_1、S、G_2 和 M 期（图 16-1），有丝分裂是这个固定程序的最后一步。一些监视系统（检查点）控制着细胞周期，并在 DNA 损伤或当细胞未能完成必要的事件时干扰细胞周期的进程[1]。这些检查点有着实证性的定义：当事件 B 的发生依赖于前一个事件 A 的完成时，如果发现一个功能缺失性突变能解除这一依赖，那么此依赖就是检查点存在的结果[1]。目前已发现三个主要的细胞周期检查点：DNA 损伤检查点，纺锤体检查点和纺锤体-极体复制检查点[2~4]。通常，无法"满足"细胞周期检查点要求而导致的功能性的后果是由细胞凋亡引发的细胞死亡。然而，少量遗传学改变的细胞也可以存活。检查点缺陷的细胞会在多种基因的变化时更有优势。癌细胞往往缺失一个或多个周期检查点，极大地促进了基因组演化的速率[5]。

抑癌基因或癌基因突变导致的细胞周期调控紊乱是许多恶性血液病发生的一个重要机制。直到 20 世纪末期，人们一直认为细胞周期的"看门人"失活的唯一机制是基因的缺失或突变（功能获得性或功能丢失性突变）。对基因表达调控理解的深入，使研究重点逐渐落到导致基因失活的另一种机制上，称为表观遗传学调控（参见第 10 章）。这个名称概括了几种分子水平的修饰，包括组蛋白去乙酰化、CpG 岛高甲基化、泛素化和磷酸化等。

简写和缩略词

ALL，急性淋巴细胞白血病（acute lymphoid leukemia）；AML，急性髓细胞性白血病（acute myelogenous leukemia）；APC 后期促进复合物（anaphase-promoting complex）；APL，急性早幼粒细胞白血病（acute promyelocytic leukemia）；ATM，毛细血管扩张性共济失调综合征突变（ataxia-telangiectasia mutated）；ATR，ATM 和 Rad3 相关（ATM and Rad3 related）；cdc，细胞分裂周期（cell division cycle）；cdk，周期蛋白依赖性激酶（cyclin-dependent kinase）；CDKI，周期蛋白依赖性蛋白激酶抑制物（cyclin-dependent kinase inhibitor）；Chk，细胞周期检测点激酶（checkpoint kinase）；CLL，慢性淋巴细胞白血病（chronic lymphocytic leukemia）；CML，慢性髓细胞性白血病（chronic myelogenous leukemia）；CTD，羧基末端结构域（carboxy-terminal domain）；DDR，DNA 损伤应答（DNA damage response）；DSIF，呋喃核糖苯并咪唑敏感性可诱导因子（DRB-sensitivity-inducing factor）；ER，内质网（endoplasmic reticulum）；FLAM，夫拉平度、阿糖胞苷、米托蒽醌（flavopiridol, cytarabine, mitoxantrone）；GADD，生长阻滞和 DNA 损伤（growth arrest and DNA damage）；HAT，组蛋白乙酰基转移酶（histone acetylases）；HDAC，组蛋白去乙酰化酶（histone deacetylase）；HDACI，组蛋白去乙酰化酶抑制剂（histone deacetylase inhibitor）；HR，同源重组（homologous recombination）；Id1，DNA 结合抑制剂 1（inhibitor of DNA-binding 1）；INK4，激酶 4 抑制剂（inhibitor of kinase 4）；JAK，Janus 相关激酶（Janus-associated kinase）；MTAP，甲硫腺苷磷酸化酶（methylthioadenosine phosphorylase）；MCL，套细胞淋巴瘤（mantle cell lymphoma）；MDM2，鼠双微体蛋白 2（murine double minute protein 2）；MLL，混合谱系白血病（mixed-lineage leukemia）；MTA，5'-脱氧 5'-甲硫基腺苷（5'-deoxy-5'-(methylthio) adenosine）；MTAP，甲硫腺苷磷酸化酶（methylthioadenosine phosphorylase）；NELF，负延伸因子（negative elongation factor）；N-TEF，负向转录延伸因子（negative transcription elongation factor）；ODC，鸟氨酸脱羧酶（ornithine decarboxylase）；PDGF，血小板衍化生长因子（platelet derived growth factor）；PI3K，磷脂酰肌醇 3'激酶（phosphatidylinositol 3'-kinase）；PLZF，早幼粒细胞白血病 Kruppel 样锌指结构（promyelocytic leukemia Kruppel-like zinc finger）；PML，早幼粒细胞白血病（promyelocytic leukemia）；P-TEFb，正向转录延伸因子（positive transcription elongation factor）；RARα，维 A 酸受体 α（retinoic acid receptor-α）；RB，视网膜母细胞瘤基因（retinoblastoma gene）；rPTK，受体酪氨酸激酶（receptor protein-tyrosine kinase）；STAT，信号传导子及转录激活子（signal transducer and activator of transcription）；TGF-β，转化生长因子-β（transforming growth factor-β）；TKI，酪氨酸激酶抑制剂（tyrosine kinase inhibitor）；UPR，未折叠蛋白反应（unfolded protein response）。

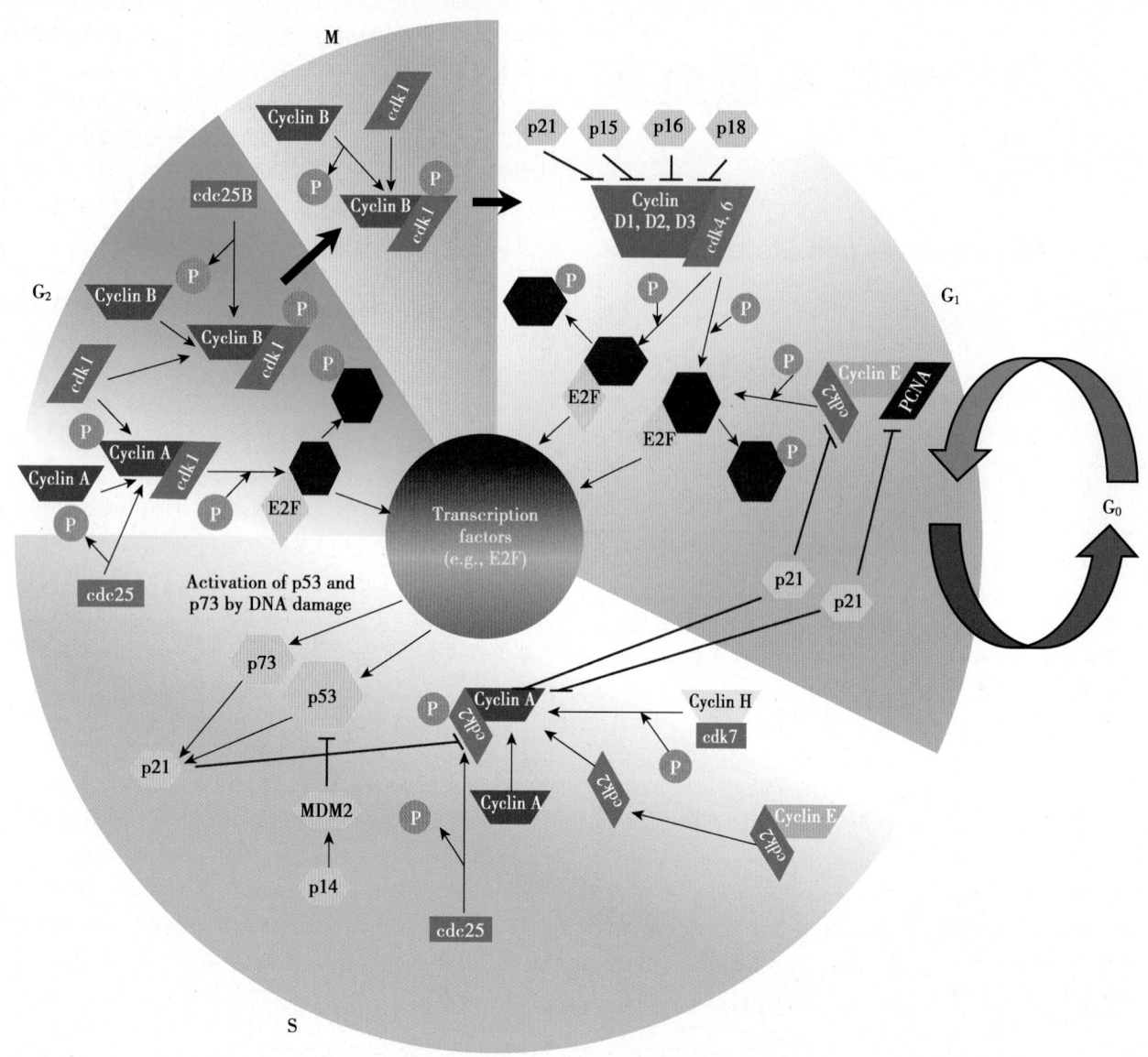

图 16-1　哺乳动物的细胞周期调节机制

周期蛋白和周期蛋白依赖性激酶

表 16-1 列举了周期蛋白依赖性激酶和相应的伴侣以及功能。

早期的实验为人类细胞在有丝分裂过程中存在着调控因素提供了证据,这些调控因素被称为 M 期和 S 期促进因子(M-phase and S-phase promoting factor)[6],其中 S 期促进因子里最重要元件曾被认为是细胞分裂周期 2(cell division cycle2,cdc2)。在爪蟾卵中进行的实验表明,cdc2 是 M 期特异性的组蛋白 H1 激酶[7],但它只是调节复合物中的一个亚单位。另一个组分是周期蛋白 B,它在间期合成,并在有丝分裂中期降解。超过 10 个哺乳动物周期蛋白家族成员已经被克隆。其中,多数周期蛋白与一组被称为周期蛋白依赖性激酶(cdks)的 cdc2 相关激酶相互作用[8,9],其余则与可变剪接过程有关[10]。酪氨酸 15 磷酸化对于调节人 cdc2 的活性十分重要。苏氨酸 14 也在 G2 期被磷酸化。上述两个磷酸化位点的去磷酸化是有丝分裂启动所必

需的。在有丝分裂时,cdc2 与周期蛋白 B 相互作用;而在有丝分裂之前,cdc2 与周期蛋白 A 形成复合物,该复合物的形成对周期通过 G2 晚期十分必要[11]。由于周期蛋白 A 和 B 在 G2 晚期或 G2/M 期上调,并在 M 期水解,它们也被称为有丝分裂周期蛋白。周期蛋白 B 的迅速泛素化和继而发生的降解是细胞完成有丝分裂的标志。周期蛋白 B 的缺乏或其降解机制的缺陷容易导致细胞成为非整倍体。有证据表明,周期蛋白 A 在 G2/M 转换中发挥作用,在 S 期与 cdk2 结合,并且对于后期促进复合物(APC,anaphase-promoting complex)的下调也是必需的[12]。在 G1 期中,上调周期蛋白 A 的表达将导致细胞加速进入 S 期[13]。一个蛋白激酶很可能在细胞周期的多个检查点发挥数种不同的功能,例如 cdc2 与有丝分裂期和 G1 期的周期蛋白都能相互作用。特别值得注意的是,越来越多的证据表明 cdc2 直接参与了 DNA 损伤应答(DDR,DNA damage response)的调节,包括 DNA 损伤检查点的激活和 DNA 的修复(特别是同源重组(HR,homologous recombination))[14]。在人类存在多种与 cdc2 相关的蛋白激酶与相应的周期蛋白相互作用。最初,三个

表 16-1　周期蛋白依赖性激酶和相应的伴侣以及功能

周期蛋白依赖性激酶	相应的伴侣和周期蛋白	功能
Cdk1	Cyclin A, B	G_2/M
Cdk2	Cyclin A, D, E; C	G_1/S; S; G_2/M
Cdk3	Cyclin C	G_{0exit}
Cdk4	Cyclin D	G_1; G_1/S
Cdk5	p35, p39	神经相关过程（神经的存活/死亡、迁移、皮层形成、突触可塑性等）
Cdk6	Cyclin D	G_1; G_1/S
Cdk7	Cyclin H, Mat1	Cdk1, 2, 4/6 激活；转录调节
Cdk8	Cyclin C, MED12, MED13	转录调节
Cdk9	Cyclin T1, T2	转录调节
Cdk10	Ets-2	G_2/M
Cdk11	RanBPM, RNPS1, casein kinase, cyclin L	RNA 剪接；转录调节；凋亡
Cdk12	Cyclin K, L(?)	转录调节；可变剪接
Cdk13	Cyclin K, L(?)	转录调节；可变剪接

cdc2 相关蛋白——cdk1、cdk2 和 cdk3 被分离，它们可以在芽殖酵母中替代缺陷性 cdc28 的功能[15~17]。随后发现的周期蛋白依赖性激酶依次被命名为 cdk4[18]、cdk5[19] 和 cdk6[20]。cdk4/6 由于能与周期蛋白 D（一种 G_1 期的周期蛋白）形成复合物，因此在过去几年中，成为了抑癌基因研究的焦点。该复合物是 p16INK4A-视网膜母细胞瘤（RB, retinoblastoma gene）基因信号通路中的一个重要元件，而这条通路在肿瘤中通常被破坏。有趣的是在骨髓瘤等一些特定类型的肿瘤中，cdk5 表达量很高，为这些肿瘤的治疗提供了可能的靶点[21]。cdk5 也许可以作为判断预后的标志并帮助判断患者对于某些治疗（例如硼替佐米）最有可能反应[22]。对于 cdk1 和/或 cdk5 的抑制可能会破坏那些继发于内质网（ER, endoplasmic reticulum）应激诱导剂的未折叠蛋白反应（UPR, unfolded protein response）[23]。另外三个周期蛋白依赖性激酶的特性也被部分地了解：cdk7 与周期蛋白 H 相互作用并且能够磷酸化周期蛋白依赖性激酶的苏氨酸残基[24]。cdk8 与周期蛋白 C、Med12 及 Med13 相互作用，形成一个被称为"CDK8 亚复合体"的复合物。研究发现 RNA 聚合酶 II 和组蛋白 H3 等 cdk8 的几个底物，能够与上述复合物中的蛋白结合[25]。在大肠癌中，cdk8 直接拮抗转录因子 E2F1 对 β-catenin 的转录抑制作用[26]，而 E2F1 对 β-catenin 转录抑制作用有助于细胞凋亡。因此，过表达 cdk8（或者 RB）会减少的细胞凋亡，并促进的细胞增殖[27]。cdk9 能够与周期蛋白 T 结合，并呈现组织特异性的表达模式。cdk9/周期蛋白 T 能够特异性地与 HIV-1 的 tat 元件相互作用，因此就将 cdk9 与艾滋病毒复制途径直接关联，甚至在一定情况下，也能与 HIV-1 相关的恶性肿瘤（例如卡波西肉瘤）直接相关[28]。cdk10[29] 和 cdk11[30] 确立了周

期蛋白依赖性激酶的一个新类型。二者都与细胞凋亡相关因子[30]或转录因子相互作用[31]。cdk10 具有两个不同功能的异形体（isoform）。cdk10 的第一个异形体在 G2/M 转换中发挥作用，而另一个异形体（其可变剪接形式）与转录因子 Ets2 的 N 末端相互作用。在小鼠模型中的研究显示，这种相互作用影响 G2/M 期转换[32]。两个已知的周期蛋白依赖性激酶——cdk12 与 cdk13，都与周期蛋白 L 的两种亚型（L1 和 L2）相互作用。这些复合体似乎涉及 RNA 的可变剪接[10,33]，并因此参与信使 RNA 前体的加工。所有的周期蛋白均有一约 150 个氨基酸的保守区域，称为细胞周期蛋白盒（cyclin box），它们与 cdk 相互作用[34]。G_1 周期蛋白（周期蛋白 C, D 和 E）和有丝分裂周期蛋白（周期蛋白 A 和 B）[35]各形成不同的类别，而周期蛋白 H、L1 和 L2，以及周期蛋白 T（T1、T2a 和 T2b）则落在这两个主要群体之外。

周期蛋白 A 主要在 S 期结合并激活 cdk2。然而，当把周期蛋白 A 的抗体显微注射到细胞中，却发现细胞周期停滞于 S 期之前[11]。此外，过表达周期蛋白 A 导致细胞加速进入 S 期，以上两项研究表明，周期蛋白 A 参与转化[13]。周期蛋白 A 能补偿周期蛋白 E 功能的缺失。周期蛋白 E 对于中心体（centrosome）的复制至关重要。在周期蛋白 E 缺陷的细胞，周期蛋白 A 可以取代周期蛋白 E 在 S 期的功能，而周期蛋白 A 对阻滞于 G_2 期的细胞中心体的扩增非常重要，该作用与周期蛋白 E 是否存在无关[36]。其他研究也报道了周期蛋白 A 在细胞分裂中的重要性[37]。除了在 G_1/S 期交界处的作用，周期蛋白 A 在 G_2 晚期与 cdk1 形成复合体而发挥作用。另一个与 cdk2 相互作用的周期蛋白-周期蛋白 E，可能调控细胞从 G_1 期进入 S 期，cdk2 从与周期蛋白 E 结合转换到与周期蛋白 A 结合的时间点，正好在前复制复合体（prereplication complex）组装完成，DNA 复制起始之后。高表达周期蛋白 E 的细胞从 G_1 向 S 期的转换明显加快，但 DNA 合成所需的时间仍然正常[38]。另一方面，cdk2 活性的分叉决定了细胞是直接进入下一个细胞周期还是退出有丝分裂进入一个短暂的静息状态[39]。周期蛋白 E 的水平同样受环境因素的控制，包括转化生长因子-β（TGF-β）和辐射。这些影响部分由小分子蛋白质-cdk 抑制物所介导。周期蛋白 E 在细胞周期的 G_1/S 交界处积累，在此它刺激细胞进入并通过 S 期[40]。在正常细胞中，周期蛋白 E 的水平受到高度调节，使得周期蛋白 E-cdk2 的活性峰值仅发生在近细胞 G_1/S 交界处的一个短的间隔[40]。周期蛋白 E-cdk2 复合物在 S 期开始活跃，然后迅速在磷酸化后被泛素化[41]。在多种人类恶性肿瘤中已观察周期蛋白 E 过表达导致预后不良[42]，导致整个细胞周期中，周期蛋白 E 水平增高。周期蛋白 E 过表达和肿瘤形成的直接联系尚不完全清楚。有研究显示周期蛋白 E-cdk2 复合物可磷酸化并导致 RB 蛋白失活[43]，或通过形成非整倍体细胞而致基因组不稳定[44]。周期蛋白 E 的过表达延误有丝分裂早期阶段的进程，并使有丝分裂以异常的方式执行，从而异常调节了有丝分裂的进程[45]。

B 型周期蛋白与 cdk1 结合，形成经典的有丝分裂周期蛋白-cdk 复合物[46]。周期蛋白 B 在 S 期合成并积累，在 M 期被泛素化和降解，使细胞退出有丝分裂。肿瘤细胞中 G_2/M 检查点经常缺陷，从而导致细胞进入 M 期失控和非整倍体形成。cdk1-周期蛋白 B 复合物的细胞定位呈现严格的细胞周期依赖性。虽然该复合物于 G_2 和 S 期在细胞质中积累，它们在有丝

分裂期迁移入细胞核并与纺锤体结合[47,48]。周期蛋白 B 家族包括不同的成员,各自实施不同的功能。在进入有丝分裂时,周期蛋白 B_1-cdk1 促进染色体浓缩、核膜溶解、星状体装配和高尔基体解聚,而周期蛋白 B_2-cdk1 复合物只能引起高尔基体解聚[49]。在前期(prophase),周期蛋白 B_1 在细胞核中积累[50],然后在前中期(prometaphase)定位于浓缩的染色质、纺锤体微管、中心体和染色质[51]。在有丝分裂过程中,不同的序列元件负责周期蛋白 B_1 在染色质、中心体和动粒(kinetochores)的定位[52]。

三个周期蛋白 D 分子(D_1、D_2 和 D_3)主要在 G_1 期与 cdk4 和 cdk6 结合而行使功能。这些复合物使 RB 磷酸化,限制其对 E2F 和相关转录因子的抑制作用。周期蛋白 D_1 在大多数细胞类型中都是主要的周期蛋白 D。所有的周期蛋白 D 分子在细胞 G1 晚期-即将进入到 S 期时发挥作用。细胞周期蛋白 D1 还具有多种非细胞周期的调控功能,例如,通过诱导 Dicer(microRNA 成熟的主要调控因素)来调节 microRNA 的生成[53]。许多肿瘤,在没有周期蛋白 D_1 结构基因的扩增或突变的情况下,具有较高的周期蛋白 D_1 水平。反过来,周期蛋白 D 的水平可能受到依赖 RB 的负反馈环的调节。肿瘤中 RB 基因的突变可能继而引发周期蛋白 D 转录的上调。由于在细胞周期调控中的核心作用,周期蛋白 D-cdk4 复合物成为抗癌药物研发的重要靶点。周期蛋白 D_1 缺失的小鼠可以完全抵抗 ErbB-2 引发的乳腺癌[54]。而周期蛋白 D_1 的伴侣 cdk4 失活也可避免 ErbB-2 诱导的乳腺肿瘤发生,彰显了该复合物在人类恶性肿瘤中的作用[55]。异常的 p16-cdk4-cyclin D-RB 通路在大多数的肿瘤中十分常见,因此 cdk4 选择性抑制剂(例如帕博西尼(palbociclib))的发现为乳腺癌,套细胞淋巴瘤,多发性骨髓瘤等高表达 cdk4 的肿瘤和脂肪肉瘤等 cdk4 基因扩增肿瘤的靶向治疗提供了希望[56]。在有丝分裂后期的细胞中周期蛋白 D-cdk4 复合物参与葡萄糖代谢的过程,提示该复合物具有非细胞周期依赖的生物学功能[57]。cdk6 是有功能的 cdk4 同源物,在某些特定情况下对肿瘤的发生也起到了重要的作用。例如,携带 MLL 基因重排(例如 MLL-AF9,MLL-AF4 和 MLL-AF6)的急性髓细胞性白血病(AML,acute myelogenous leukemia)细胞,其增殖依赖于 cdk6 而非 cdk4[58],表明 cdk6 可能为 MLL 驱动的白血病提供了靶点[59]。有趣的是,SUMO 化能够稳定 cdk6 蛋白,这可能有助于一些肿瘤(例如成胶质细胞瘤)的进展[60]。值得注意的是,细胞周期蛋白 D 依赖性 cdk4/6 也磷酸化 RB1 及其类似蛋白 RBL1 和 RBL2、SMAD2、SMAD3、FOXM1、MEP50 等各种底物,使其成为一个复杂的信号网络的中心点,通过活化或者抑制这些酶类,掌控细胞全部转录和生物应答[61]。

cdk7 在调节细胞周期和基因转录中起着双重作用。在细胞周期调节中,cdk7 与它的伴侣,周期蛋白 H 一起作为活化周期蛋白依赖性激酶的激酶,其通过磷酸化各种能够调控细胞周期的周期蛋白依赖性激酶(例如 cdk1、cdk2、cdk4 和 cdk6)的 T-环来顺序激活这些周期蛋白依赖性激酶[62]。例如,在 S 期和 G_2 期 cdk7 需要确定 cdc1 和 cdk2 的细胞周期蛋白特异性和激活顺序,在细胞退出静止期和 G_1 期通过限制点时,cdk7 需要维持 cdk4 的活性[63]。在基因转录调节中,cdk7 作为转录因子 TFIIH(cdk7/cyclin H/Mat1 复合物)的组成部分,能够磷酸化 RNA 聚合酶Ⅱ的羧基末端结构域(carboxy-terminal domain,CTD,丝氨酸 5 和 7),从而进行转录起始和启动子清除,完成转录起始到转录延伸转换的关键步骤[64]。cdk7 作为能将正常的转录机制维持在致癌状态的转录因子,针对于 cdk7 的药理性抑制作用为那些特别依赖转录的肿瘤类型(如 T 细胞急性淋巴细胞白血病(T-cell acute lymphoblastic leukemia,T-ALL)的治疗提供了新方法[65]。

cdk9,作为催化亚基与调节亚单位的周期蛋白 T(87kDa 具有三个亚基的 C 型周期蛋白蛋白)形成正向转录延伸因子 b(positive transcription elongation factor b,P-TEFb)[66]。所谓 cdk9 相关途径包括两个 cdk9 亚型(cdk9-42 和 cdk9-55)、周期蛋白 T1、T2a、T2b 和周期蛋白 K[27]。cdk9 和它的结合伴侣周期蛋白 T1 组成了正向转录延伸因子 b。正向转录延伸因子 b 过磷酸化 RNA 聚合酶Ⅱ的羧基末端结构域(主要是丝氨酸 2)的过程对于转录延伸至关重要[67]。P-TEFb 也磷酸化负向转录延伸因子(negative transcription elongation factors,N-TEFs),包括 DRB 敏感性诱导因子(DRB-sensitivity inducing factor,DSIF)和负向延伸因子(negative elongation factor,NELF),来解除上述两种 N-TEF 对去磷酸化的 RNA 聚合酶Ⅱ的转录阻滞(转录起始之后立刻发生的暂停)。cdk9 还可以通过活化 RNA 聚合酶Ⅱ参与核糖体 RNA 的加工过程[68]。在正常细胞中,P-TEFb 的活性严格维持在功能平衡的范围,适应各种生命活动对于转录的需求[69]。通常在致癌转化中,转化中的细胞必须通过维持 RNA 聚合酶Ⅱ活性来控制转录延伸过程,从而上调抗凋亡或促存活的蛋白,在这个过程中 cdk9 是主要的维持持续性因素[70]。换句话说,因为需要连续生产抗凋亡蛋白,特别是半衰期短的抗凋亡蛋白,所以转化中的细胞沉迷于转录。值得注意的是,cdk9 相关途径的异常活动发生在许多人类恶性肿瘤中[71]。例如,在几种类型的血液恶性肿瘤中发现了高水平的 cdk9/细胞周期蛋白 T1 表达,包括 B 细胞和 T 细胞前体来源的淋巴瘤,渐变性大细胞淋巴瘤和滤泡性淋巴瘤,并且在霍奇金病(Hodgkin)和里-施(Reed-Sternberg)细胞中经典的霍奇金淋巴瘤的细胞中,上述两种蛋白质呈现细胞核的深染。在这种情况下,在白血病和多发性骨髓瘤等临床前血液肿瘤模型中,选择性 cdk9 抑制剂优先靶向恶性细胞[72,73]。Mcl-1 和 Bcl-2 家族的抗凋亡蛋白的半衰期小于 3 小时[74],说明它们会成为被 cdk9 抑制的最常见的下游靶点之一[75]。此外,cdk9 抑制破坏细胞保护性自噬过程,例如,通过下调衔接蛋白 SQSTM1/p62,导致“货物装载”(cargo-loading)失败从而不能形成有效的自噬形式,反过来,通过上调仅含的 BH3 蛋白 NBK/Bik 触发细胞凋亡[76]。此外,cdk 抑制剂也上调 Bim 和 Noxa 等其他仅含 BH3 的蛋白[77]。尽管仍然需要确定这些事件是否源自抑制特异性一个或者多个 cdk,但目前可以确定的是,在细胞周期调节性 cdks 之外,转录调节性 cdks(例如 cdk9)也展示出另一类的治疗靶点。此外,P-TEFb 还与 HIV Tat 蛋白形成复合物,后者与转录激活反应元件结合。cdk9/周期蛋白 T 对 RNA 聚合酶Ⅱ的修饰促进病毒基因组高效复制[78]。cdk9 的其他结合伴侣蛋白,包括肿瘤坏死因子受体相关因子 2[79]、抑制性 MAQ1(HEXIM1)和 7SK 小核 RNA[80]。此外 cdk9 的表达贯穿了整个细胞周期[81],并且参与病毒(艾滋病病毒和疱疹病毒)的复制过程[27]。

cdk 中属于转录调节亚家族的成员还包括 cdk8 和 cdk12。Cdk8 是由 25 ~ 30 个蛋白质构成的大型中介蛋白复合体(large Mediator complex,~ 1.2MDa)的亚基,作为 DNA 结合转录因子和 RNA 聚合酶Ⅱ之间的分子桥梁。cdk8 在中介体的周期蛋白 C-cdk8 组分中结合细胞周期蛋白 C、MED12 和 MED13[82]。

cdk8/cyclin C 促进 RNA 聚合酶 II 的羧基末端结构域的丝氨酸2 和丝氨酸 5 的磷酸化[83]。cdk8 可以在不同转录阶段(例如起始前和延长阶段)起到正向和负向转录调控中作用,对于不同的启动子背景(例如结合了转录因子或 cdk8 模块)提供响应机制[82]。与控制全部基因表达的 cdk7 和 cdk9 不同,cdk8 仅促进特异性基因的转录。最近,在 70% 结直肠癌中检测到 cdk8 表达,并与 β-连环蛋白活化相关,表明 cdk8 可能在某些类型的癌症(例如结肠直肠癌和胰腺癌)中起癌基因的作用[84,85]。cdk12和 cdk13 是已经被鉴定出的羧基末端结构域的激酶,这两者都是中央包含了激酶结构域的十分巨大的蛋白质,细胞周期蛋白K 是它们共同的结合伴侣[86]。Cdk12/cyclin K1 磷酸化 RNA 聚合酶 II 的羧基末端结构域(特别是丝氨酸 2)[87]。有趣的是,cdk12/细胞周期蛋白 K 仅调节那些主要具有高外显子数和DDR 基因长的特征的这一小类基因的表达,包括对基因组稳定性起到关键调节作用的基因,例如 BRCA1、ATR、FANCI 和FANCD2[88]。

　　cdk10 基因编码两种不同的可能与 cdk 类似的激酶。人们推断它们在 G2/M 转换时发挥功能[29]。这两种同工型在除大脑和肌肉以外的其他人体组织中含量丰富,在整个细胞周期过程中,两种亚型的相对水平没有变化[29]。cdk10 与 Ets2 转录因子的中 N-末端区域相互作用,后者包含高度保守的"指向转录活化基团"(pointed transactivation domain)。指向基团涉及蛋白-蛋白相互作用,Ets2 需要一个完整的指向基团与 cdk10 相结合,后者抑制哺乳动物细胞中 Ets2 的转录活性[31]。这可能是滤泡性淋巴瘤发生的一个重要因素,因为在这个肿瘤中发现cdk10 过表达[89]。此外,cdk10 的沉默增加 ETS2 驱动的 c-RAF转录,导致丝裂原活化蛋白激酶(mitogen-activated protein kinase,MAPK)通路的激活,并使肿瘤细胞丧失对雌激素信号的依赖[90]。在恶性肿瘤细胞中 cdk10 启动子经常高度甲基化,造成 cdk10 的低表达和细胞周期调控的受损[90]。

　　cdk11 与周期蛋白 L 形成复合物[91]。它是 P34(cdc2)相关激酶家族的一分子,其功能似乎与细胞周期进展、肿瘤形成和凋亡信号相关。cdk11 在细胞凋亡过程中与真核细胞起始因子3 的 p47 亚单位相互作用,因此它直接参与细胞死亡机制[92]。酪蛋白激酶 2(casein kinase 2)磷酸化 cdk11 的氨基末端基团,这意味着 cdk11 参与了包含酪蛋白激酶 2 的信号通路,其功能可能是有助于协调控制 RNA 转录和加工事件[91]。到目前为止,已经确定了两个 cdk11 亚型,分别是较大的 p110 和较小的 p46亚型。在 Fas-或肿瘤坏死因子-α 诱导的细胞凋亡过程中,caspase 加工的 p46 亚型来源于较大的 p110 亚型,当 p46 亚型异位表达于人的细胞时促进细胞凋亡。cdk11 还起到稳定细胞微管装配的作用[93]。因此,cdk11 对维护姐妹染色单体的粘连(cohesion)是必需的[94],它的异常可以导致肿瘤的发生[95]。

底物和周期蛋白依赖性蛋白激酶抑制物

　　许多周期蛋白-cdk 的底物已通过免疫沉淀或酵母双杂交实验确定,但其中只有少数被认为直接参与细胞周期的调控。在过去数十年中,细胞周期调控被广泛研究,一个共识性的细胞周期调控模式已被提出[50,96]。根据模式,RB 家族蛋白是细胞周期转换的关键(图 16-2)。在其低度磷酸化状态,RB 结合并抑制一系列转录因子,其中研究最为透彻的是 E2F 转录因子。高度磷酸化导致 RB 脱离其结合位点,允许 DNA 合成和细胞分

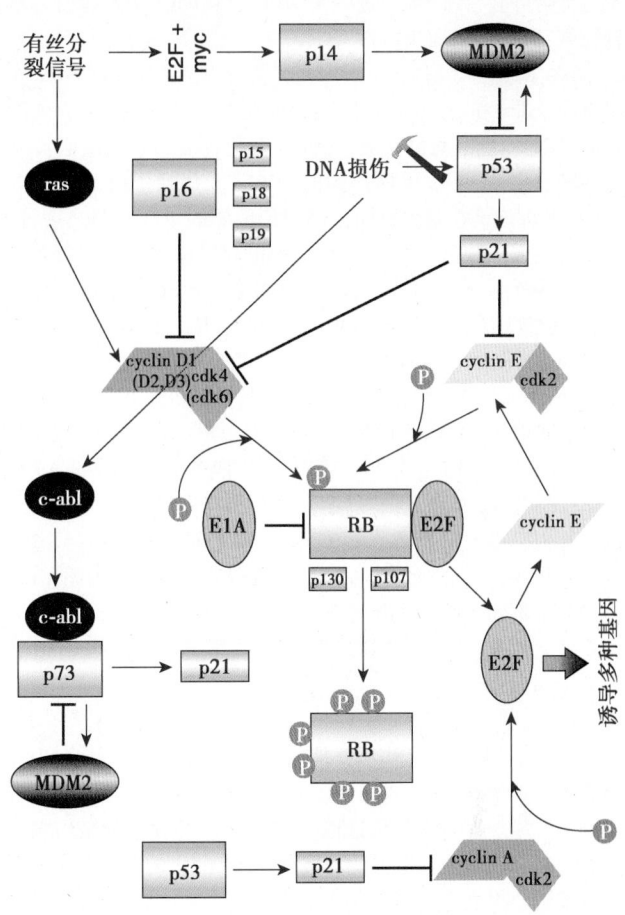

图 16-2　细胞周期蛋白依赖性蛋白激酶抑制物(p16、p14、p21),p53 和视网膜母细胞瘤蛋白(RB)之间的相互作用

裂必要基因的转录激活。细胞周期依赖的方式调节 RB 的磷酸化[97]。一个被广泛接受的模型表明,RB 通常在所谓的"R"点被不同的调节因子(如周期蛋白 E/cdk2)所磷酸化,"R"点处于G1 期并且此时细胞周期进程与外源刺激无关[98]。干扰 RB 的功能会损害 G1 检查点的调控并且促进细胞无限制增殖,这几乎是恶性肿瘤的普遍特征。RB 也控制多种其他细胞周期调控元件,如 Skp2[99]。Skp2 的调节遵循一个自分泌环路(autocrine loop):Skp2 触发 cdk 抑制物 p27[kip1] 降解,其次激活周期蛋白 E/cdk2,继而 cdk2 诱导 RB 磷酸化,最后反过来激活 E2F 依赖的Skp2 的表达[100]。RB 活性降低的原因包括结构基因的改变、病毒癌基因产物导致的蛋白扣压和失活、cdk4 和周期蛋白 D 基因活性的上调、或 cdk4 的 p16[INK4A] 抑制物的缺失所导致的 RB高度磷酸化。RB 的缺失、突变和易位常见于多种恶性肿瘤,而纯合性 p16[INK4A] 基因缺失更加多见。许多不同的转化性(transforming)病毒(乳头状瘤病毒和猿猴病毒 40)产生与 RB 相互作用的蛋白。周期蛋白 D$_1$-cdk4 和周期蛋白 D$_1$(D$_2$, D$_3$)-cdk6 复合物都能够磷酸化 RB[101,102]。RB 磷酸化的时间点与周期蛋白D1-cdk4 复合物的出现高度相关[103]。RB 功能的缺失导致周期蛋白 D 水平的下降,这一现象支持 RB 和周期蛋白 D 之间的联系[104]。然而,周期蛋白 D 并不是参与 RB 调节通路的唯一周期蛋白[99,102]。在肿瘤细胞系中周期蛋白 A 和 E 的异位表达都可恢复 RB 的高度磷酸化并导致细胞周期阻滞。cdk2-周期蛋白

A 复合物可能导致 RB 的进一步磷酸化,而 cdk2-周期蛋白 E 复合物则延长磷酸化的时间[105]。

RB/E2F 复合物是 G_1 到 S 期转换的关键调控元件。RB 在 G_1 期被 cdk4 和(或)cdk6 复合物,或在 G_1/S 间期被 cdk2 磷酸化后,E2F 的蛋白质被释放,并促进细胞过渡到 S 期所必需基因的转录[99,106]。正如上面提到的,p16[INK4A]/周期蛋白 D1/cdk4/RB/E2F 可能是在细胞周期控制中最重要的级联通路之一,而且常常在人类肿瘤中发挥作用。例如,这条通路几乎在所有急性髓细胞性白血病(AML)细胞系和多数原代 AML 细胞样品中缺失,尽管失活的确切机制并不总是很清楚。两个 RB 相关的小蛋白——p107 和 p130,与转录因子 E2F 形成复合物[107],结合到腺病毒 E1A 蛋白转化所需的区域,当它们在人类肿瘤细胞系中过表达时可诱导细胞周期阻滞于 G_1 期[108,109]。与 RB 不同,p107 和 p130 蛋白含有一个所谓的间隔区(space region)与 cdk2/周期蛋白 A 和 cdk2/周期蛋白 E 相互作用[110],尽管这两个复合物似乎不太可能调节 p107 和 p130 的活性[105]。相反,p107 可以结合并灭活周期蛋白 A 和周期蛋白 E 复合物。因此,p107 通过几个不同的机制调节细胞周期。由于 p107 和 p130 都通过磷酸化而被调节,所有 RB 相关蛋白的磷酸化总是与有效进入细胞周期相伴随[111]。

RB 除了参与细胞周期调控,也影响造血细胞分化[112]。RB 与转录因子 PU.1 相互作用并抑制 GATA-1 的活性[115]。当 PU.1 异位表达于骨髓细胞的时,会在前红系祖细胞阶段阻止红细胞的分化[113,114]。在这个分化过程中,造血干细胞和骨髓微环境之间的相互作用是非常重要的。此外,低磷酸化的 RB 在双向潜能祖细胞中更促进向单核细胞分化,而非向中性粒细胞分化,当 RB 表达受到抑制的时候,细胞转向中性粒细胞分化。这一发现阐明了 RB 的一个与细胞周期调控无关的重要功能[116]。

除了被磷酸化调节外,cdk 酶活性的特异性蛋白抑制物已经被鉴定[117]。周期蛋白依赖性蛋白激酶抑制物(cyclin-dependent kinase inhibitor,CDKI)使细胞阻滞在 G1 期,继而发生细胞分化和(或)衰老。第一个被鉴定的 CDKI 是 p21[cip1][118]。它结合于多个周期蛋白/cdk 复合物,包括周期蛋白 A/cdk2、周期蛋白 D/cdk4 和周期蛋白 E/cdk2(图 16-2)[97,119]。p21[cip1] 影响几个不同的细胞周期调控通路。此外,基础的 p21[cip1]-cdk2 轴确定细胞状态的静止和循环,从而控制正常细胞和肿瘤中的群体异质性,这使抗癌治疗的选择性面临挑战[120]。该分子在其基因启动子区具有一个 p53 结合位点,p53 蛋白水平上升会导致 p21[cip1] 转录激活,减缓细胞周期进程。除了这个 p53 依赖途径,p21[cip1] 还被 p53 非依赖的途径调节。例如,组蛋白去乙酰化酶抑制剂(histone deacetylase inhibitor,HDACI)能够在 p53 缺失的白血病细胞中通过核因子 κB(NF-κB)依赖性机制替代性地诱导 p21[cip1] 表达,可能因此限制这些药物发挥抗白血病作用[121,122]。已经鉴定了 Pim-1 等几个 p21[cip1] 的结合伴侣。Pim-1 在体内与 p21[cip1] 结合并将其磷酸化,从而影响了 p21[cip1] 的亚细胞定位[123]。p21[cip1] 在两个特定位点-苏氨酸[145]和丝氨酸[146]被 Pim-1 磷酸化;苏氨酸[145]磷酸化导致 p21[cip1] 的核定位改变及细胞周期的破坏,而丝氨酸 146 磷酸化导致 p21[cip1] 定位于细胞质[124],提示 Pim-1 表达量增高在某些肿瘤形成过程中发挥关键作用[125]。像 RB 一样,p21[cip1] 的表达和功能也受到不同机制的影响,包括基因突变和组蛋白去乙酰化(见下文"组蛋白去乙酰酶在细胞周期调控中的作用")。p21[cip1] 家族中 cdk 抑制物的其他成员包括 p27[kip1] 和 p57[kip1][101,126]。作为 cdk 抑制物,p27[kip1] 具有肿瘤抑制活性。除了调节 cdk 活性,p27[kip1] 还调节其他细胞过程,包括细胞运动;其中一些可能介导 p27[kip1] 的致癌活性。例如,p27[kip1] 高表达和 Myc 低表达的共同出现是慢性淋巴细胞白血病(chronic lymphocytic leukemia,CLL)细胞的特征[127]。p27[kip1] 的这些活性是通过多个磷酸化位点调节的。p27[kip1] 的多种功能有赖于不同的条件,并决定这些蛋白是拮抗还是促进肿瘤的形成[128]。细胞经 TGF-β 处理后,高水平表达的 p27[kip1] 阻滞细胞周期于 G1 期。p21[Cip1] 和 p27[kip1] 的一个主要区别是:前者主要结合于 cdk2,而后者主要与 cdk4 结合。

一些细胞周期调控因子,包括 p21[Cip1] 和 p27[kip1],其细胞内水平被泛素化调节,继而蛋白被裂解。多泛素化蛋白被 26S 蛋白酶体复合物降解。细胞内有两个主要的泛素化系统,被命名为 SCF 和 APC[108,110]。SCF 因其三个核心组件——Skp、Cullin 和含 F-盒蛋白质而得名。重要的 SCF 底物包括 Cln1、Sic1、Wee1、Cdc6/Cdc18、E2F、周期蛋白 D_1、周期蛋白 E、p21[cip1]、p27[kip1] 和 p57[kip2][129]。

第二组 cdc 抑制物属于激酶 4 抑制物(inhibitor of the kinase4,INK4)家族,包括 p15[INK4B]、p16[INK4A]、p18[INK4C] 和 p19[INK4D][104,107,130,131]。它们都结合并抑制周期蛋白 D_1-cdk4 和(或)周期蛋白 D_1-cdk6 复合体,后者通过 RB 调节细胞周期进程[104,130]。转化生长因子-β(TGF-β)也是一个 p15[INK4B] 的潜在诱导因子[104],这是细胞因子调节造血细胞增殖的机制之一(参见第 16 章)。p16[INK4A] 在许多不同的人类肿瘤中被多种机制灭活(基因剔除、突变和高甲基化),因此它可能是最重要的 CDKI[132]。令人惊讶的是,p16[INK4A] 和 p14[ARF] 在某些人血液系统恶性肿瘤中过表达[133]。这种过表达可能是 p16[INK4A] 的下游基因缺失的结果,特别是在 RB 基因突变的情况下[134]。血液系统恶性肿瘤中,p14[ARF]、p15[INK4B] 或 p16[INK4A] 基因失活最常发生在急性 T 细胞性淋巴细胞白血病[135]继发性高度恶性淋巴瘤和套细胞淋巴瘤[136,137]。p14[ARF] 和 p16[INK4A] 基因与致瘤性的潜在关系越来越明显,因为无论通过逆转录病毒感染,还是通过启动子区去甲基化诱导基因的重新表达,都导致恶性表型的完全逆转[138,139]。p14[ARF] 有多种肿瘤抑制功能,其中一些由 p53 信号介导。另一方面,p14[ARF] 能够以非 p53 依赖方式驱动肿瘤的进展,特别是在 myc 引发的淋巴瘤中[140]。

● 周期蛋白依赖性蛋白激酶的药理学抑制剂

人类恶性肿瘤中细胞周期的微小改变(例如细胞周期蛋白的过表达或内源性 CDKI 的低表达)几乎是普遍存在的。作为细胞周期进程和 RNA 转录的关键调节分子 cdks,抑制后可以导致细胞周期停滞和细胞凋亡[141,142],因此在抗癌药物开发中成为具有吸引力的作用靶点。另外,针对转录调节型 cdks(例如 cdk9)的药理学抑制所影响的蛋白半衰期短,例如抗细胞凋亡蛋白 Mcl-1 和 XIAP(X-linked inhibitor of apoptosis),细胞周期调控子,p53 和 NF-κB 反应基因产物[142]。血液系统的恶性肿瘤对于 cdk 的抑制十分敏感并能导致细胞发生凋亡。已经研发的多种药理学 CDKI 也正处于血液恶性肿瘤治疗的临床前和临床试验的阶段(详细请见参考文献[143])。选择性 cdk4/6 抑制剂帕博西尼已被美国 FDA 批准为作为激素反应性转移的乳腺癌有效的疗法。在套细胞淋巴瘤这种以细胞周期蛋白 D₁ 表达增高为特征的疾病中，该药物有了令人振奋的临床效果[144]。具有选择性的或者广谱的周期抑制是否可作为一种更好的治疗策略，这仍然存在争议[143]，甚至表现出肿瘤类型的特异性。夫拉平度（flavopiridol, alvocidib）是"泛 cdk 的抑制剂（pan-CDKI）"中第一个进入临床的 CDKI，在遗传性高危慢性淋巴细胞性白血病（CLL）患者中表现出作用前景，特别通过药理学上衍生出的"混合疗法"进行时[145,146]，但是目前这种药物的发展方向已经集中在 AML，被形象地称为"孤儿药"[147]。夫拉平度诱导原代白血病细胞凋亡，并将存活的白血病细胞招募到增殖状态，使在 S 期发挥作用的细胞毒性药物（如阿糖胞苷）能够杀死这些细胞[148,149]。"贯序治疗"方案也因上述现象而设计产生，例如 FLAM（夫拉平度，阿糖胞苷，米托蒽醌），在没有细胞遗传学偏好的 AML 患者中表现出有希望的临床效果[150]。有趣的是，在这种情况下采取"静脉推注"或者"混合疗法"使用夫拉平度产生了同样令人鼓舞的结果[151]。"泛 cdk 的抑制剂"（包括夫拉平度、核抑制剂（roscovitine））涉及的其他常见组合主要包括夫拉平度或者核抑制剂与蛋白酶体抑制剂（proteasome inhibitors, PIs）[152,153]、HDACIs[154] 或 BH3-模拟物[75] 的联合使用。针对复发或难治性惰性 B 细胞瘤的患者开展的 I 期临床试验中已经探索了一个治疗方案[155,156]，针对复发性骨髓瘤的患者使用硼替佐米和地塞米松（dexamethasone）加"泛 cdk 的抑制剂"dinaciclib 的 I 期试验正在进行中（NCT01711528）。"泛 cdk 的抑制剂"和 HDACI 在白血病的临床前研究中的表现出的协同作用主要依赖于细胞保护性 NF-κB 途径和内源性 cdk 抑制剂 p21$^{WAF1/CIP1}$ 的相互作用，以及 Mcl-1/XIAP 下调[154]。上述的部分现象在 AML 患者的治疗中也可以观察到[157]。

● 细胞周期检查点

细胞周期以有序的方式进行，并由细胞周期检查点的安全机制监测其进展，检查点的激活能够阻止细胞的分裂[158]。当 DNA 损伤发生时，不同作用的或重叠和协同作用的多个检查点途径被激活，分别发挥阻止进入 S 期（G₁/S 期检查点），延迟 S 期进展（内 S 期或 S 期检查点），或阻止进入分裂期（G₂/M 期检查点）的作用。这些事件通过转录修复相关的基因直接介导了特定时期的 DNA 修复机制。如果修复失败，检查点会触发细胞发生凋亡[159]。因此，检查点是重要的质量控制措施，确保细胞周期的顺序正确，并允许细胞对 DNA 损伤作出反应[160]。

G₁/S 检查点是处于周期中的细胞对抗基因组应激的第一道防线。为了应对 DNA 损伤，G₁/S 检查点通过抑制 DNA 复制起始来阻止细胞进入 S 期。在该检查点，检查点激酶 Chk2 由核心感应激酶 ATM 激活，继而磷酸化（从而抑制）cdc25A 磷酸酶，从而阻止细胞周期蛋白 E（A）/cdk2 的活化并暂停细胞周期。通过 ATM/Chk2 介导的鼠双微体蛋白 2（murine double minute protein2, MDM2）和 p53 的磷酸化来维持 G₁ 期阻滞，导致 p53 的稳定和积累。p53 又转录性地激活了内源性 cdk 抑制物 p21，其反过来抑制细胞周期蛋白 E（A）/cdk2 并保持 Rb 与 E2F 之间的关联[160]。

结构性 DNA 的损伤以及复制叉的停顿都可以激发内 S 期或 S 期检查点的活化响应。激活此检查点后，ATR/Chk1 和 ATM/Chk2 磷酸化 cdc25A 促进了磷酸酶的水解，并通过 14-3-3σ 结合抑制磷酸酶功能。因此细胞周期蛋白 E（A）/cdk2 被抑制并且周期停止在 S 期[158]。

G₂/M 检查点防止在 G₂ 期间遭受 DNA 损伤的细胞或者逃避 G₁/S 和 S 期检查点的细胞进入有丝分裂。G₂/M 检查点的关键下游靶标是有丝分裂期前的细胞周期蛋白 B/cdk1（cdc2）复合物。在间期，Myt1 和 Wee1 的磷酸化导致该复合物失活[158]。Chk1 可能磷酸化 Wee1，导致 Wee1 与 14-3-3 蛋白的结合，反过来可能刺激 Wee1 对 cdk1（cdc2）的激酶活性。因此，Chk1 和 14-3-3 蛋白都是 Wee1 的正向调节因子[161]。细胞周期蛋白 B/cdk1（cdc2）的激活需要由 cdc25 磷酸酶（A、B 和 C）去磷酸化。值得注意的是，失活 cdk1（cdc2）必须磷酸化 Tyr15 和 Tr14 两个抑制性位点，同样去磷酸化此两位点则完全激活 cdk1（cdc2）。G₂/M 检查点的启动由 ATR/Chk1 介导，磷酸化（从而抑制）cdc25A、B 和 C；而该检查点的维持需要 p53 及其下游效应物 p21、14-3-3σ 和生长阻滞和 DNA 损伤蛋白（growth arrest and DNA damage, GADD）的作用[158]。

在人类癌症中，检查点功能障碍十分常见，是肿瘤转化的病理特征[162]。相反，例如细胞毒性化疗和电离辐射等用于癌症治疗的方案能够激活细胞周期检查点[158]。因为 G₁/S 检查点机制早已存在缺陷（如 p53 和 RB 突变），故而癌细胞特别依赖于 S 期和 G₂ 期检查点，来进行 DNA 损伤的修复。又由于 S 期检查点往往使细胞周期减缓而不是阻止，携带 DNA 损伤的癌细胞可能会通过 S 期检查点，而只能停滞在 G₂/M 检查点。因此，G₂/M 检查点是癌细胞基因组关键的守护者，它的废除可以导致肿瘤细胞的死亡增加，同时使那些保存着完整的 G₁/S 期检查点正常细胞存活。G₂/M 期检查点的废除可以阻止癌细胞 DNA 损伤的修复，迫使它们进入不成熟的和致命的有丝分裂（"有丝分裂灾难"）[160]。

基于上述概念，DNA 损伤药物（细胞毒性化疗）和 G₂/M 检查点抑制剂之间的协同作用已经开展临床前和临床研究。在人类 AML 细胞系中，Chk1 抑制剂 MK-8776（SCH900776）显著增加了阿糖胞苷诱导的凋亡，对正常骨髓祖细胞的影响却微不足道[163]，基于上述结果开展了该组合用于治疗复发和难治性急性白血病患者的 I 期临床试验[164]。Chk1 抑制剂增加 HDACI 对于人类白血病细胞的杀伤力[165]。这可能反映了 HDACIs 在 AML 细胞中诱导 DNA 损伤[166]，以及抑制同源重组和非同源末端连接的 DNA 修复[167] 和下调/失活 Chk1 的能力[168]。然而，关于 MK-8776 的临床研发已经停止。基于 Hsp90 抑制剂下调 Chk1 的能力，开展了阿糖胞苷和 Hsp90 抑制剂 tanespimycin 联合应用用于治疗复发性或难治性急性成人白血病的 I 期临床研究，然而该组合仅表现出了有限的临床效果[169]。

Wee1 是 AML 中的一个有效的治疗靶标[170]。阿糖胞苷和 Wee1 抑制剂 AZD1775 的联合应用可以协同诱导髓系细胞株凋亡[171]。同样，全基因组短发夹 RNA（short hairpin RNA, shRNA）扫描显示，在阿糖胞苷作用后，细胞周期检查点相关蛋白，特别是 Wee1，成了调控 AML 细胞存活的关键因素[172]。在 AML 细胞系中，无论 p53 的功能如何，AZD1775 和阿糖胞苷的联合使用都能够协同地抑制细胞增殖[173]。AML 的另一种联合用药策略涉及了 AZD1775 与 HDACIs 的联合应用[174]。除了诱导 DNA 损伤和抑制 DNA 修复之外，HDACIs 也能下调对检测点功能起到关键作用的几种蛋白质，如 ATR，Chk1 和 Wee1[168,175~177]，而 Wee1 的抑制促进了具有尚未修复 DNA 损伤的细胞进入不成熟的有丝分裂[178]。这些临床前的研究结果也正在努力地向临床应用推进。

● 癌基因

表 16-2 列出了血液恶性肿瘤中常见的基因组畸变。表 16-3 和表 16-4 分别列出了主要髓系和淋巴系恶性血液病中常见的体细胞突变。

表 16-2　主要血液恶性肿瘤中常见的基因组畸变

染色体异常	影响的基因/位点或能作用的融合基因	功能结果(如果已知)	近期发病率(新诊断患者)	预后/治疗意义(如果有)
急性髓细胞性白血病				
t(8;21)(q22;q22)-为特征的 AML(不算原始细胞计数)	RUNX1-RUNX1T1 (AML1-ETO)	融合蛋白改变正常 RUNX1 靶基因的转录调控，并激活新的靶基因来阻止凋亡和/或分化	成人 7%；儿童 AML 最常见异常	成人(不是儿童)预后良好，除非 c-kit 突变；对高剂量阿糖胞苷方案的反应特别好；一般不能在 CR1 中同种异体移植
inv(16)(p13.1q22)或者 t(16;16)(p13.1;q22)-为特征的 AML(不算原始细胞计数)	CBFB-MYH11	融合蛋白破坏 RUNX1/CBFB 转录因子的功能→抑制转录；与 FAB M4 亚型和异常骨髓嗜酸性粒细胞相关	成人 5%	预后良好，除非 c-kit 突变；对高剂量阿糖胞苷方案的反应特别好；一般不能在 CR1 中同种异体移植
t(15;17)(q24.1;q21.1)-为特征的 AML(不算原始细胞计数)	PML-RARA	融合蛋白引起转录抑制，阻滞早幼粒细胞的分化	13%(APL 是与乙双吗啉治疗银屑病有关的最常见的 AML 形式)	通过药物剂量的 ATRA 可以克服了不同程度的分化阻滞；治愈率高；低/中危风险患者无需化疗即可治愈
11q23 重排	KMT2A(MLL) 和多个伴侣基因例如 AF9(最常见的伴侣)或者部分串联重复	复杂效应(CDKs 在白血病发生中很重要)；也可以导致淋巴表型(例如与 t(4;11)(q21;q23)的 KMT2A-AF4 融合	青年 6%，儿童高达 12%；常见于 DNA 拓扑异构酶 II 抑制剂治疗后 AML	预后不良，除 t(9;11)(p22;q23)导致的 MT2A-AF9 融合(中等预后)外，均预后不良；高剂量柔红霉素可能改善 MLL 易位白血病的预后
inv(3)(q21q26.2)或 t(3;3)(q21;q26.2)或 ins(5;3)(q14;q21q26.2)	MECOM(EVI)	MECOM(EVI)活化可以通过与转录或者表观调节因子的相互作用，依赖结合伴侣来促进或抑制转录	1%(全部 3q 异常为 4.4%)	预后不良；与血小板增多症和骨髓巨核细胞(多为异常)增多有关
t(6;9)(p23;q34)	DEK-NUP214(DEK-CAN)	融合蛋白是核孔蛋白，起转录因子作用，也能改变核转运	1%	预后不良；FLT3-ITD 发病率高；与嗜碱性粒细胞增多症，发育不良和全血细胞减少症有关
Trisomy 8			13%	中等预后
7 号染色体丢失或 del7q	CUX1,EZH2	CUX1 编码转录因子；EZH2 是组蛋白甲基转移酶；两者均是抑癌基因	-7 可见 9%	预后差；年龄较大，继发性 AML，复杂核型和先前的烷基化治疗或放疗密切相关
5 号染色体丢失或 del5q	RPS14,miR-145/146a,EGR1,NPM1,APC,CTNNA1	目前还不清楚；5q 上多个基因的联合丢失可能是发病机制所必需的	-5 可见 6%	预后不良，与年龄较大，继发性 AML，复杂核型和用先前的烷化剂或辐射治疗密切相关
del17p	TP53	丢失抑癌因子"基因卫士"，细胞周期检查点机制失效，DDR 破坏	TP53 突变仅见于 9% 的初发老年 AML 患者，但在复发和 t-AML 中更常见	预后非常差；治疗失败的高风险甚至同种异体 HSCT 都不能克服；与复杂核型相关
复杂核型(需要≥3，无关的异常，不存在 t(8;21)，inv(16)/t(16;16)或者 t(15;17))	多种		10%~12%，随年龄增长；在复发或者 t-AML 中更常见	预后非常差；5q,17p 和 7q 异常最常见；TP53 改变最重要的影响预后的因素
单核型(≥2 个单体，或存在结构异常的单个单体)	多种		多发 13%，随年龄增长	预后极差；甚至同种异体 HSCT 都不能克服

表 16-2　主要血液恶性肿瘤中常见的基因组畸变（续）

染色体异常	影响的基因/位点或能作用的融合基因	功能结果（如果已知）	近期发病率（新诊断患者）	预后/治疗意义（如果有）
慢性髓细胞性白血病				
t(9;22)(q34;q11)	BCR-ABL1（绝大多数以 p210"主要"融合蛋白为特征的病例）	融合蛋白（组成性活化酪氨酸激酶）驱动慢性期发病的各个方面；其他途径在进展期也很重要	所有病例（非典型 CML, Bcr-Abl 为阴性, 为单独实体）	在慢性期高度"致癌基因成瘾"允许通过小分子抑制剂成功靶向 Bcr-Abl 激酶；在急变期，随着对 Bcr-Abl 信号丧失了"成瘾"性，其效果不容乐观
骨髓增生异常综合征				
del5q33.1 或 del5q31	RPS14, miR-145/146a, EGR1, APC, CTNNA1	在 5q 综合征中，RPS14 的单倍型不足导致 40S 核糖体单位的成熟受损，引起红系祖细胞发生不成熟的 TP53 依赖的细胞凋亡	15%（总体）	MDS 中最常见的染色体异常；del5q31 更常见于较高风险或 t-MDS；del5q33.1 见于对来那度胺（lenalidomide）响应的生长缓慢的 5q 综合征；del5q 在 IPSS-R 中考虑为"好"
del7q 或 7 号染色体丢失	EZH2?	7q 上的致病基因不明确的丧失，绝大多数 EZH2 突变患者没有 del7q 或 -7	10%（新发 MDS）；在 t-MDS 中高达 50%	del7q 在 IPSS-R 中，考虑为"中等"；-7 则是预后不良
三染色体 8	c-MYC, 或者其他?	抗凋亡基因表达较高, c-MYC 过表达?	<10%	在 IPSS-R 中考虑为"中等"
del20q	未知	未知	<5%	在 IPSS-R 中考虑为"好"
Y 染色体丢失	多种	在 MDS 中被认为是无致病性	在男性中普遍的正常发现	在 IPSS-R 中考虑为"极好"
复杂核型（≥3 种异常）	多种		18%	在 IPSS-R 中，若染色体异常 >3 个，考虑为"极差"，若只有 3 个，考虑为"差"
t(5;12)(q33;p13)	ETV6-PDGFRB (TEL-PDGFRB)	融合 ETV6 转录因子基因与 PDGFRβ 基因	罕见	在 MDS/MPN 中可见；对伊马替尼（imatinib）有反应
急性 B 淋巴细胞性白血病				
t(9;22)(q34;q11)	BCR-ABL1（大多数病例以 p190"次要"融合蛋白为特征）	融合蛋白导致酪氨酸激酶的组成性活化；经常与 IKZF1 拼接异常有关	成人 25%～30%，儿童 2%～5%	传统上"高风险"，通常推荐在 CR1 中使用同种异体 HSCT；"TKI 时代"治愈率提高
t(8;14)(q24.2;q32) 或 t(2;8)(p12;q24.2) 或 t(8;22)(q24.2;q11.2)	c-MYC, 免疫球蛋白重链和轻链基因	致癌基因 c-MYC 的组成性表达	1%（伯基特淋巴瘤/白血病-FAB L3 形态；成熟 B 细胞表型）	预后不良涉及中枢神经系统和 TLS 的高发生率；用短期强化方案治疗
t(12;21)(p12;q22)	ETV6-RUNX1 (TEL-AML1)	融合蛋白通过正常的 RUNX1 抑制基因表达的反式激活	儿童 15%～25%，成人 3%～4%	有利的预后
21 号染色体内扩增（常见的复发染色体异常）			儿童 3%～5%	标准风险方案为不良预后，通过强化治疗（高风险方案）克服
11q23 异常	KMT2A (MLL), KMT2A-AF4 (AFF1) 最常见的由 t(4;11)(q21;q23) 引起；第二常见由 t(11;19)(q23;p13.3) 引起	KMT2A 编码调节 IKZF1 和 HOX 基因等基因转录的组蛋白甲基转移酶	5%～7%（全部的）；60%～80%（婴幼儿）	预后不良；常与髓系抗原共表达；同时有 t(11;19)(q23;p13.3) 的患者大约一半有 AML, 多数是 FAB M5a 亚型
t(1;19)(q23;p13.3) 或 der(19)t(1;19)(q23;p13.3) 和它的变体 t(17;19)(q21;p13.3)	PBX1-TCF3 (PBX-1-E2A) 或 HLF-E2A	融合蛋白激活基因转录机制的不清楚	30% 的儿童前体 B 细胞 ALL（占所有儿科 ALL 的 5%）	研究结果相互冲突；可能预后较好

表 16-2   主要血液恶性肿瘤中常见的基因组畸变(续)

染色体异常	影响的基因/位点或能作用的融合基因	功能结果(如果已知)	近期发病率(新诊断患者)	预后/治疗意义(如果有)
del9p	PAX5, JAK2(在唐氏综合征相关 ALL)		5%~10%	预后不良
超二倍性	多种		40%	>50 个染色体的患者良好预后
低二倍性	多种		5%~6%	预后不良
急性 T 淋巴细胞性白血病				
涉及 7p14(TCRγ)或 7q34(TCRβ)或 14q11.2(TCRα/δ)的异位	TCR 基因;多个伴侣-通常是细胞周期抑制因子或转录因子		35%	
1p32 上隐性间隙确实	SIL-TAL1	融合基因起到了转录因子的作用	9%~30%(儿童 T-ALL);成人发病率下降	
11q23 异常	KMT2A(MLL)和何种伴侣		8%	
t(10;11)(p13;q14)	CALM-AF10		10%	
t(9;9)(q34;q34)	NUP214-ABL1	核孔复合体组分与细胞内酪氨酸激酶融合,导致符合读码框融合的游离基因的扩增	多达 6%	伊马替尼有效?
del9p21	p16(INK4/ARF)	内源性 CDK 抑制物功能丧失	65%(儿童);15%(成人)	
del6q			20%~30%	
慢性淋巴细胞性白血病				
del13q	MIR15A, MIR16~1, RB1,与 MYD88 突变相关	抑癌因子 Rb 的功能缺失;能够抑制 Bcl-2 的 miR15a 和 miR16~1 缺失但也增加 TP53mRNA;MYD88 是激活 NF-κB 并增强 BTK 信号传导的 IL-1TLR 途径的关键衔接分子	55%	单独细胞遗传学异常时有利预后;MYD88 突变与突变的 IGHV 相关;BTK(BCR 途径)抑制作用对 CLL 高度有效
del11q	ATM;与 SF3B1 突变相关	ATM 是 DDR 网络的核心感应激酶;SF3B1 在 mRNA 剪接中起作用	18%	预后差,但可由 FCR 克服;是最常见的随着时间的推移的核型演化类型;与大体积淋巴结病有关
Trisomy 12q	与 NOTCH1 和 FBXW7 突变相关		16%	不明确且有争议的研究结果;NOTCH1 突变不利于预后,且与未突变的 IGHV 相关
del17p	TP53	抑癌因子"基因卫士"丧失,细胞周期检查点机制失效,DDR 破坏	7%	预后不良且细胞毒性化疗不能克服;阿仑单抗(alemtuzumab)和 BCR 途径抑制剂以及同种异体 HSCT 均有效
del6q			7%	
T-细胞幼淋巴细胞性白血病				
t(14;14)(q11;q32)或 inv(14)(q11;q32)或 t(X;14)(q28;q11)	TCR-TCL1 MTCP1-TCR	过表达癌基因 TCL-1 和它的同源物 MTCP1	90%	
8 号染色体异常	idic(8p11),t(8;8),三染色体 8q	上调癌基因 c-MYC	70%~80%	

表 16-2　主要血液恶性肿瘤中常见的基因组畸变（续）

染色体异常	影响的基因/位点或能作用的融合基因	功能结果（如果已知）	近期发病率（新诊断患者）	预后/治疗意义（如果有）
多发性骨髓瘤				
del13q14 或单染色体 13or 低二倍体	多种		48%	只有核型分析或通过 FISH 检测到其他异常情况下使用现代疗法治疗为中度危险（否则标准危险）
del17p13	TP53	抑癌因子"基因卫士"丧失，细胞周期检查点机制失效，DDR 破裂	11%	高风险
1q21 增加	CKS1B	CKS1B 通过促进内源性 CDK 抑制剂 p27 的降解，释放 CDK，进入有丝分裂，促进细胞周期进程	30% ~ 43%	有争议的；研究结果存在冲突
del1p	FAM46C, CDKN2C	内源性 CDK 抑制剂功能丧失导致过度增殖	30%	高风险
t(11;14)(q13;q32)	CCND1-IgH	cyclin D1 的过表达	21%（10% ~ 31%）	标准风险；非分泌性病例中患病率高；与较低水平的单克隆蛋白、CD20 表达、λ 轻链和淋巴浆细胞形态相关
t(6;14)(p25;q32)	CCND3-IgH	cyclin D3 的过表达		标准风险
t(8;14)(q24;q32)	c-MYC-IgH	c-MYC 的过表达		标准风险
t(4;14)(p16.3;q32.3)	MMSET-IgH	MMSET 是一种组蛋白甲基转移酶，其下调/过表达是病理发生的关键；FGFR3 也经常过表达	14%	中级至高风险；通过硼替佐米/HSCT 克服不良的预后
t(14;16)(q32.3;q23)	IgH-c-MAF	MAF 编码一种可以根据结合位点/伴侣激活或抑制转录的转录因子		高风险
t(14;20)(q32;q11)	IgH-MAFB	MAF 编码一种可以根据结合位点/伴侣激活或抑制转录的转录因子		高风险
超二倍体（除 1,13,21 以外的奇数染色体的三倍体）	多种		39%	标准风险；在存在并发三体性的情况下，"高风险"细胞遗传学成为标准风险
非霍奇金淋巴瘤（选择性异常）				
t(2;5)(p23;q35)及其变体	ALK-NPM 和其他	酪氨酸激酶的组成性活化触发恶性转化并激活抗凋亡途径	ALK+间变性大细胞淋巴瘤	ALK 靶向小分子抑制剂，例如克里唑蒂尼（crizotinib）
t(11;14)(q13;q32)	CCND1-IgH	细胞周期蛋白 D1 的过表达促使细胞增殖	套细胞淋巴瘤（几乎所有病例）	CDK4/6 抑制剂，例如，帕博西尼的疗效
t(14;18)(q32;q21)	IgH-BCL2	抗凋亡 Bcl-2 的组成性表达促进细胞存活	滤泡性淋巴瘤（80%），弥漫性大 B 细胞淋巴瘤（30%）	用 BH3-模拟物选择性靶向 Bcl-2，例如维奈妥拉（venetoclax）
t(11;18)(q21;q21) t(14;18)(q32;q21) t(1;14)(p22;q32) t(3;14)(p13;q32)	API2(IAP2)-MALT1 IgH-MALT1 BCL10-IgH FOXP1-IgH	BCL10 的过度表达导致通过 BCL10/MALT1 信号传导复合物活化 NF-κB；FOXP1 是功能未知的转录因子	MALT 淋巴瘤（淋巴结外边缘带淋巴瘤）	在胃 MALT 淋巴瘤中 BCL10 或 NF-κB 的在核中的表达与抗生素治疗耐药相关
9p24 扩增	包括编码 PD-L1, PD-L2, JAK2 的基因	PDL-1 通常过表达；MHC Ⅱ 类反式激活因子重排（PMBL 的 38%）也导致 PD-1 过表达	原发性纵隔 B 细胞淋巴瘤	PD-1 免疫检查点途径为潜在靶点
3q27 异常（突变，重排）	BCL6 转录阻抑物的位点	Bcl-6 过表达导致许多靶蛋白的下调，包括抑癌因子 p53	弥漫性大 B 细胞淋巴瘤（几乎所有病例）	正在开发能够破坏 Bcl-6 功能的新抑制剂

表 16-3　在主要的髓系恶性血液病中常见的体细胞突变

基因	编码蛋白的功能类别	突变性质和功能性后果	近期发病率	预后/治疗意义（如果有）
急性髓细胞性白血病				
FLT3（AML 中最常见的突变基因）	酪氨酸激酶（信号分子）	内部串联重复或酪氨酸激酶结构域突变（"Ⅰ类"突变赋予生存和增殖优势）	高达 35%（25% ITD，10% KD）；在 CN AML 中更高（31% ITD；11% TKD）	*FLT3-ITD* AML 的特点是白细胞计数和原始细胞计数或者百分比更高，早期复发，生存差；多种抑制剂尚在研发；通常推荐 CR1 期实施同种异体 HSCT；TKD 突变对预后影响不清楚；研究结果存在争议
NPM1（CN AML 中最常见的突变基因）	核仁磷酸蛋白	"Ⅱ类"突变，损害造血细胞的分化	27%（53% CN AML）	如果 *IDH1/2* 存在突变，则突变的 *NPM1* 与野生型的 FLT3 赋予 CN AML 有利的预后；患者一般不能在 CR1 期进行同种异体移植；预测高剂量柔红霉素能够改善预后
MLL-PTD	组蛋白甲基转移酶	部分串联重复；易位见表 2	在 CN AML 中，5%～7%	预后不良；与 *NPM1* 互斥；DOT1L 抑制剂进入早期临床试验；CDK9 和 HDAC 抑制剂治疗显示出希望
DNMT3A	DNA 甲基转移酶	失去功能的突变导致突变基因组甲基化减少	22%	与中度细胞遗传学风险密切相关；独立预测显示高剂量柔红霉素能够克服不良预后；与 *MLL* 易位相互排斥
IDH1/2	Krebs 循环酶	IDH 突变体由 α-酮戊二酸生成 2-羟基戊二酸，抑制 TET 酶，引起 DNA 超甲基化	15%～30%	老年患者发病率增加；新的小分子 IDH 抑制剂显示出希望；IDH2R140Q 突变能够增加生存率
TET2	催化 α-酮戊二酸依赖的 5-甲基胞嘧啶转化为 5-羟甲基胞嘧啶，导致 DNA 去甲基化	失去功能的突变→增加启动子甲基化→自我更新的增加和分化受损	10%	*TET2* 突变与 *IDH1/2* 突变相互排斥，在中度风险 AML 患者中提示预后不良
ASXL1	染色质结合蛋白多梳家族成员；表观遗传修饰基因；配体依赖的维 A 酸受体的共激活剂	失去功能的突变	年轻患者中 3%～5%，老年患者 16%	预后不良可能与 *NPM1* 突变相互排斥
CEBPA	髓细胞性转录因子	"Ⅱ类"突变，损害造血细胞的分化	在 CN AML 中，13%	中度风险 AML 患者，双相 *CEBPA* 突变有利于预后
RUNX1（*AML1*）	髓细胞性转录因子-造血主要调节因子	在近端 Runt 同源结构域为增加功能突变，而远端反式激活域为失去功能的突变	5%	与 *FLT3* 和 *NPM1* 突变相互排斥
TP53	在细胞周期、DNA 损伤反应和细胞凋亡（抑制因子）中主要的调控因子	17p 缺失和失活点突变；MDM2 过表达；其他功能丧失的机制	*TP53* 突变在老年新发的 AML 中仅 9%，但在再发和 t-AML 中更常见	预后极差；MDM2（TP53 阴性调节剂）拮抗剂已在临床试验中；与 *FLT3* 和 *NPM1* 突变相互排斥
PHF6	X 染色体关联的抑癌因子	失去功能的突变	3%	突变导致预后不良
NRAS	生存信号分子	"Ⅰ类"突变赋予生存和增殖优势	在 CN AML 中，为 13%；老年 AML 患者的 *RAS* 突变为 19%	*RAS* 突变预示对于 HiDAC 的后期缓解有益处
WT1	既可作为抑癌基因又可作为癌基因的转录因子	失去功能的突变	10%；在 CN AML 中最常见	对预后不清楚；可能是负面影响
KIT	酪氨酸激酶（信号分子）	活化的突变	在 CBF AML 中 30%～40%	突变 c-KIT 赋予 CBF AML 不良预后；TKI 的作用？

表 16-3 在主要的髓系恶性血液病中常见的体细胞突变（续）

基因	编码蛋白的功能类别	突变性质和功能性后果	近期发病率	预后/治疗意义（如果有）
骨髓增生异常综合征（MDS）				
SF3B1	RNA 剪接蛋白-U2snRNP 的核心成分，其识别内含子-外显子连接处的 3′剪接位点	剪接体突变→正常 pre-mRNA，外显子跳读，内含子保留和隐蔽剪接点的转录减少或增加；*SF3B1* 突变导致 ABCB7 异常剪接	24%	与环形铁粒幼红细胞密切相关；临床进展缓慢生存期延长（RARS）；获得 $JAK2^{V617F}$ 导致 RARS-T
TET2	催化 α-甲基戊酸依赖的 5-甲基甲苯磺酸转化为 5-羟基甲基嘧啶，导致 DNA 去甲基化	失去功能的突变→增加启动子甲基化→自我更新的增加和分化受损	20% ~ 22%	预计对 HMA 的治疗有反应，但总体上，甚至在 HSCT 后，预后不良
SRSF2	RNA 剪接蛋白质	剪接体突变→正常 pre-mRNA，外显子跳读，内含子保留和隐蔽剪接点的转录减少或增加	14%	*TET2* 和 *SRSF2* 突变的共同发生对 CMML 具有高度的特异性；与 *SF3B1* 突变相互排斥；从 *SRSF* 突变的 RC-MD-RS 到 RAEB 的进展可能涉及 *STAG2* 突变的出现
ASXL1	染色质结合蛋白多梳家族成员；表观遗传修饰基因；配体依赖的维 A 酸受体的共激活剂	在 C 端，失去功能的突变产生一种显性失活的蛋白质，能抑制其野生型对应物和多梳蛋白复合物的其他成员的	10%；在 CMML 患者中，>40%	预后不良
DNMT3A	DNA 甲基转移酶	失去功能的突变导致突变基因组甲基化减少	10% ~ 15%	甚至在 HSCT 后，预后不良
RUNX1（AML1）	髓细胞性转录因子-造血主要调节因子	在近端 Runt 同源结构域为增加功能突变，而远端反式激活域为失去功能的突变	7% ~ 15%；在 *t*-MDS 中更高	预后不良，RUNX1 突变常伴有 Ras 途径的激活
U2AF1	RNA 剪接蛋白	剪接体突变→正常 pre-mRNA，外显子跳读，内含子保留和隐蔽剪接点的转录减少或增加	5% ~ 10%	
TP53	在细胞周期、DNA 损伤反应和细胞凋亡（抑癌因子）中主要的调控因子	17p 缺失和失活的点突变；	5% ~ 15%；在 *t*-MDS 中更高	甚至在 HSCT 后，预后不良
EZH2	抑癌因子-组蛋白甲基转移酶（多梳抑制复合物（PRC2）的催化亚单位）	失去功能的突变→PRC2 活性丧失→造血干细胞数量和活性增加	6%	包括低风险患者，预后不良
IDH1/2	Krebs 循环酶	IDH 突变体由 α-酮戊二酸生成 2-羟基戊二酸，抑制 TET 酶，引起 DNA 超甲基化	3.5%	*IDH2* 比 *IDH1* 突变更加频繁，通常与 *SRSF2* 共同突变；*IDH* 突变导致分化阻断；抑制剂尚在开发中
ETV6（TEL）	转录因子		0.2% ~ 2.7%	预后不良，在 MDS/MPN 中的 ETV6-PDGFRB 重排对伊马替尼的治疗有反应
NRAS	生存信号分子	Ras-Raf-MEK-ERK 通路的活化	10% ~ 15%	预后不良
CBL	酪氨酸激酶相关的泛素连接酶，能通过靶向受体 TK 并使之降解来负调节 Ras 途径和 JAK-STAT 信号传导	突变体编码一种显性失活的蛋白质，能抑制其野生型和同系物 CBLB 的泛素连接酶活性	<5%；在 CMML 患者中为 15%	对预后影响不明确

表 16-3　在主要的髓系恶性血液病中常见的体细胞突变（续）

基因	编码蛋白的功能类别	突变性质和功能性后果	近期发病率	预后/治疗意义（如果有）
JAK2	酪氨酸激酶（JAK-STAT 信号对造血至关重要）	活化的突变（V617F）	5%；在 RARS-T 患者中为 50%	没有；从 RARS 到 RARS-T 的疾病进展过程涉及在 SF3B1 突变的基础上获得 JAK2^{V617F}

费城染色体阴性的骨髓增殖性肿瘤（Ph neg MPNs）

基因	编码蛋白的功能类别	突变性质和功能性后果	近期发病率	预后/治疗意义（如果有）
CSF3R	WBC 生长因子受体	激活的突变，通过 SRC 家族（TNK2 或 JAK）激酶导致致癌信号传导	非典型性 CML 或慢性嗜中性白血病患者中占 59%	可以帮助诊断没有费城染色体或 Bcr-Abl 的 CML 样疾病
JAK2	酪氨酸激酶（JAK-STAT 信号对造血至关重要）	在外显子 14（V617F）和 12 中，激活的突变	几乎出现在所有 PV 病例的和大约一半的 ET 和 MF 病例	在 JAK2 有或没有突变的情况下，JAK-STAT 通路异常活跃；小分子 TKI 卢索替尼（ruxolitinib）已批准用于 MF 和 PV 的治疗。
MPL	促血小板生成素的受体	激活的突变 例如 W515L	占 ET 和 MF 病例的 5%~10%	MPL W515L 激活 JAK-STAT 信号；与高龄，女性，较低的 Hgb 水平和较高的血小板计数相关
CBL	酪氨酸激酶相关的泛素连接酶，能通过靶向受体 TK 并使之降解来负调节 Ras 途径和 JAK-STAT 信号传导	突变体编码一种显性失活的蛋白质，能抑制其野生型和同系物 CBLB 的泛素连接酶活性	占 MF 病例的 6%	增强的 JAK-STAT 信号
LNK	抑制野生型和突变型 JAK2 信号传导的膜结合衔接蛋白	失活的突变	JAK2V617F 阴性的 ET 或 MF 病例中较为罕见；在 MF 的暴发期更常见（13%）	增强的 JAK-STAT 信号
CALR	内质网的分子伴侣（钙网蛋白）	外显子 9 中的移码突变产生具有新型 C 末端的突变蛋白→改变的亚细胞定位和损伤 Ca^{2+} 结合	在 PV 中不存在；在无 JAK2 或 MPL 突变患有 ET 或 MF 的患者中占大多数（~73%）（有助于从血小板增多症的反应性原因中区分克隆性骨髓增殖性肿瘤）	预测比 JAK2V617F 的临床进程更加缓慢；患者 Hgb 水平较低，血小板计数较高；在髓细胞中 CALR 突变可以激活 JAK-STAT 信号
TET2	催化 α-甲基戊酸依赖的 5-甲基甲苯磺酸转化为 5-羟基甲基胞嘧啶，导致 DNA 去甲基化	失去功能的突变→增加启动子甲基化→自我更新的增加和分化受损	在 PV 患者中占 16%；在 ET 患者中占 5%；在 MF 患者中占 17%；在 post-PV 或者 post-ET MF 患者中占 14%；发病率随年龄增加	对生存，白血病转化和血栓形成没有影响，可能与 MF 中的贫血有关
ASXL1	染色质结合蛋白多梳家族成员；表观遗传修饰基因；配体依赖的维 A 酸受体的共激活剂	在 C 端，失去功能的突变产生一种显性失活的蛋白质，能抑制其野生型对应物和多梳蛋白复合物的其他成员的	在有骨髓增殖性肿瘤的患者中占 8%	
IDH1/2	Krebs 循环酶	IDH 突变体由 α-酮戊二酸生成 2-羟基戊二酸，抑制 TET 酶，引起 DNA 超甲基化	在 MF 患者中占<5%，在暴发期更常见（~22%）；在 PV 和 ET 患者中占 1%~2%；	
EZH2	抑癌因子-组蛋白甲基转移酶（多梳抑制复合物（PRC2）的催化亚单位）	失去功能的突变→PRC2 活性丧失→造血干细胞数量和活性增加	在 MF 患者中占 13%；在 MDS/MPN 重叠综合征占 12%	
DNMT3A	DNA 甲基转移酶	失去功能的突变导致突变基因组甲基化减少	7%~10%	

表 16-3　在主要的髓系恶性血液病中常见的体细胞突变（续）

基因	编码蛋白的功能类别	突变性质和功能性后果	近期发病率	预后/治疗意义（如果有）
IKZF1	转录因子	一般缺失（del7p）而不是突变；晚期事件	MPN 的慢性期中不常见，但在暴发期为 19%	白血病转化的重要步骤

慢性髓细胞性白血病（CML）

基因	编码蛋白的功能类别	突变性质和功能性后果	近期发病率	预后/治疗意义（如果有）
BCR-ABL	组成性活化酪氨酸激酶（融合蛋白）	点突变，对一个或多个小分子 TKI 产生耐药	对伊马替尼耐药的患者中占 40% ~ 90% 的（T315I 占 15%）	"看门人" T315I 突变只受到潘他滨（ponatinib）的抑制
c-MYC	癌蛋白	通常由于获得性三染色体 8 而导致过度表达	克隆进化病例（三染色体 8）的病例中占 34%	进展到晚期阶段的特征为基因组不稳定
TP53	在细胞周期、DNA 损伤反应和细胞凋亡（抑癌因子）中主要的调控因子	17p 缺失和失活的点突变	在髓系暴发阶段，25% ~ 30% 的患者中发生突变	进展到晚期阶段的特征是抑癌基因的失活
p16（INK4A/ARF）	内源性 CDK 抑制因子（抑癌因子）	缺失，影响外显子 2 的位点	在淋系暴发阶段，50% 的患者中发生缺失	进展到晚期阶段的特征是抑癌基因的失活

表 16-4　主要的淋巴系恶性血液病中常见的体细胞突变

基因	编码蛋白的功能类别	突变性质和功能性后果	近期发病率	预后/治疗意义（如果有）

慢性淋巴细胞性白血病（大多数突变的频率随时间和治疗而升高）

基因	编码蛋白的功能类别	突变性质和功能性后果	近期发病率	预后/治疗意义（如果有）
TP53	在细胞周期、DNA 损伤反应和细胞凋亡（抑癌因子）中主要的调控因子，与 del17p 密切相关	缺失和失活的点突变	7% ~ 12%	预后不良；BCR 途径抑制剂、alemtuzumab 和同种异体 HSCT 是有效的且目前批准的仅有的治疗方法
NOTCH1	跨膜受体，通过其传导调节细胞死亡、增殖和分化的信号	功能增加移码突变，生成一个截短的组成性激活的且缺乏降解信号的蛋白质	10% ~ 12%	与 12 三体密切相关；预测添加利妥昔单抗（rituximab）对氟达拉滨（fludarabine）加环磷酰胺（cyclophos phamide）（CLL8 试验）的缺乏益处；能导致未突变的 IGHV 和不良预后
FBXW7	泛素连接酶被认为是抑癌因子	失去功能的突变→Notch1、c-Myc、c-Jun、细胞周期蛋白 E1、Mcl-1 的降解受损	2.5%（新诊断患者）	与 12 三体和 NOTCH1 突变有关；排斥 SF3B1 突变
SF3B1	RNA 剪接蛋白-U2snRNP 的核心成分，其识别内含子-外显子连接处的 3′剪接位点	剪接体突变→正常 pre-mRNA，外显子跳读，内含子保留和隐蔽剪接点的转录减少或增加；与 DDR 异常相关	9% ~ 18%	主要发现于 del11q 和正常染色体核型的患者；预后不良；几乎与 NOTCH1 和 FBXW7 突变相互排斥
BIRC3	非典型 NF-κB 通路的负性调控因子	失活的突变，缺失和插入，破坏基因功能→非规范的 NF-κB 活化	4%（新诊断患者）	与氟达拉滨耐药有关（24%）；与 TP53 的异常相互排斥
MYD88	白细胞介素-1/toll 样受体信号（TLR）通路的关键的调控分子	突变通过 IRAK1/4 激活 toll 样受体途径，从而参与 NF-κB 和 MAPK 途径	1.5%（新诊断患者）	年轻患者；与 del13q、突变的 IGHV 和低 CD38/ZAP-70 表达相关；有利于预后
XPO1	输出蛋白，控制细胞周期蛋白 B 和 MAPK 通路成员的定位		3.4%（新诊断患者）	可能与 CD38/ZAP-70 阳性，NOTCH1 突变和未突变的 IGHV 相关
SAMHD1	酶类能降解细胞内 dNTP 池的，限制 DNA 合成；涉及 DDR	失活的突变，导致抑癌因子的功能丧失→增加细胞存活和增殖	3%（在复发性/难治性中高达 11%）	尤其可以作为对氟达拉滨化学耐药性的生物标志物

表 16-4 主要的淋巴系恶性血液病中常见的体细胞突变(续)

基因	编码蛋白的功能类别	突变性质和功能性后果	近期发病率	预后/治疗意义(如果有)
ATM	是 DDR 网络中,DNA 损伤信号的核心感应激酶	突变会破坏 DDR 并减少凋亡	18%	*ATM* 基因失活与 del11q 有关
IGHV	免疫球蛋白重链可变区	"突变"表示>2% 的序列与种系序列的不同;表明 B 细胞的抗原暴露	62%	突变的 IGHV 通常有利于预后
NFKBIE	抑制 NF-κB 的活性,在 B 细胞中有独特的生物学性作用		11%(晚期患者)	
EGR2	转录因子,能参与细胞分化控制	错义突变靶基因的转录	8%(晚期患者)	与治疗时间短,生存率低相关
Wnt 信号通路基因	对包括 B 细胞在内的许多细胞类型的增殖和细胞命运的决定都至关重要	不同基因中激活的突变→更依赖于 Wnt 通路的信号传导(CLL 中已经过度活跃)	全部的 14%	与任何已知的影响 CLL 预后因素无关;多种 Wnt 通路抑制剂正在开发
Ras/Raf/MAPK 信号通路基因	主要细胞通路,控制增殖、分化,转录调节和发育	激活的突变;一些在亚克隆	<5%	可能适合用小分子抑制剂进行靶向治疗

毛细胞性白血病(HAIRY CELL LEUKEMIA, HCL)

基因	编码蛋白的功能类别	突变性质和功能性后果	近期发病率	预后/治疗意义(如果有)
BRAF	丝氨酸-苏氨酸激酶;Ras/Raf/MAPK 信号通路的一部分,其调节细胞存活,增殖和分化	激活 V600E 突变	几乎所有的病例	如威罗菲尼(vemurafenib),达拉菲尼(dabrafenib)等小分子激酶抑制剂的有效果,;可能有助于区分其他 B 细胞淋巴瘤和白血病

急性 B 淋巴细胞白血病(B-CELL ACUTE LYMPHOBLASTIC LEUKEMIA, B-ALL)

基因	编码蛋白的功能类别	突变性质和功能性后果	近期发病率	预后/治疗意义(如果有)
RB1	抑癌因子参与控制细胞周期	各种异常导致细胞周期进程调节异常	51%	
p16(CDKN2A)	内源性 CDK 抑制因子	各种异常(缺失,甲基化)	40%	预后不良
p15(CDKN2B)		导致细胞周期进程不受控制	70%	
TP53	在细胞周期、DNA 损伤反应和细胞凋亡(抑癌因子)中主要的调控因子	缺失和失活的点突变	16%(低二倍体患者为 92%,MYC 易位为 63%,复杂核型为 23%)	预后不良;在 B-ALL 中比 T-ALL 更常见;频率随年龄而增加;*TP53* 的"二次打击"预后最差
IKZF1	转录因子	拼接异常	Ph 阳性的 ALL 患者中占>80%	不良预后,与 Ph 的状态无关

费城染色体样 B-ALL(10%~13% 的儿童;21%~27% 的青少年/年轻人)

基因	编码蛋白的功能类别	突变性质和功能性后果	近期发病率	预后/治疗意义(如果有)
ABL1, ABL2, CSF1R, PDGFRB	各种重排涉及不同的融合伴侣,如 *EBF1-PDGFRB*,*NUP214-ABL1*	信号通路激活(CRKL 磷酸化,涉及 ABL1/2 融合)	12.6%	对 Bcr-Abl TKI 敏感,例如伊马替尼,达沙替尼(dasatinib)
EPOR	各种重排涉及不同的融合伴侣,如 *IGH-EPOR*	JAK-STAT 信号的激活	3.9%	对 JAK1/2 抑制剂敏感,例如卢索替尼
JAK2	各种重排涉及不同的融合伴侣,如 *PAX5-JAK2*,*ATF7IP-JAK2*,*BCR-JAK2*,*STRB3-JAK2*	JAK-STAT 信号的激活	7.4%	对 JAK1/2 抑制剂敏感,例如卢索替尼
CRLF2	各种重排涉及不同的融合伴侣,如 *P2RY8-CRLF2*,*IGH-CRLF2*	JAK-STAT 信号的激活	49.7%	55% 具有伴随的 JAK1/2 突变;即使没有伴随 JAK 突变,对卢索替尼敏感

表 16-4　主要的淋巴系恶性血液病中常见的体细胞突变（续）

基因	编码蛋白的功能类别	突变性质和功能性后果	近期发病率	预后/治疗意义（如果有）
IL7R,FLT3,SH2B3(LNK), JAK1,JAK3,TYK2,IL2RB	各种改变	JAK-STAT 信号的激活	12.6%	JAK 抑制剂的治疗作用？
Ras/Raf/MAPK 信号通路基因	主要细胞通路,控制增殖、分化、转录调节和发育	激活的突变	4.3%	MEK 抑制剂
NTRK3,DGKH	融合蛋白,如 ETV6-NTRK3		0.9%	ETV6-NTRK3 对 ALK 抑制剂克里唑蒂尼（crizotinib）敏感
IKZF1	转录因子	缺失或点突变	68%（在 Bcr-Abl 阴性非费城染色体样-ALL 占 16%）	生存期短,存在激酶融合的比存在点突变的患者更常见

急性 T 细胞性淋巴细胞白血病(T-ALL)

基因	编码蛋白的功能类别	突变性质和功能性后果	近期发病率	预后/治疗意义（如果有）
NOTCH1	NOTCH1 信号传导对于 T 细胞谱系的确定和前体 T 细胞在胸腺的增殖是必需的	NOTCH1 可能与 PRC2 相互作用,通过基因的表观遗传沉默影响干细胞的更新	>50%	具有 NOTCH1 和 FBXW7 突变的 T-ALL 可能有更长的生存期;在 NOTCH1 导致的 T-ALL 中 miR223 起促进作用;γ 分泌酶抑制剂正处于研究阶段
JAK1/JAK3/SH2B3 (LNK) Ras/Raf/MAPK path way genes	酪氨酸激酶（JAK-STAT 信号对造血至关重要）主要细胞通路,控制增殖、分化、转录调节和发育	细胞存活和增殖增加	前体 T 细胞（ETP）ALL 更常见;FLT3、转录因子（GATA3、ETV6、RUNX1、IKZF1）和组蛋白修饰因子（如,EZH2）经常在 ETP ALL 中突变	ETP ALL 不良预后,具有类似于骨髓肿瘤的突变谱;JAK1V658F 突变与 JAK2V617F 突变同源
PHF6	X 染色体关联的抑癌因子	缺失或失活的突变→TLX1（HOX11）表达异常 转录因子 癌基因	儿童 16%,成人 38%	可能解释男性 T-ALL 的发病率更高

多发性骨髓瘤(MM)

基因	编码蛋白的功能类别	突变性质和功能性后果	近期发病率	预后/治疗意义（如果有）
KRAS,NRAS,BRAF	主要细胞通路,控制增殖、分化、转录调节和发育	活化的突变导致 MAPK 通路的激活	23%（KRAS）,6%（BRAF）,20%（NRAS）	可以共存,但通常只有一个克隆;MEK/BRAF 联合抑制治疗克隆 BRAF 突变型多发性骨髓瘤值得探讨
FGFR3	成纤维细胞生长因子受体	过表达而不是突变	23%	
MAF	转录因子	过表达而不是突变	13%	c-MAF 过表达导致预后不良
DIS3 和 FAM46C	涉及 RNA 加工的核糖核酸酶（DIS3）两个基因都编码 RNA 结合蛋白;FAM46C 在翻译调控中起作用	杂合性丧失的点突变导致 DIS3 的抑癌功能丧失	每个均为 11%	DIS3 异常在非双倍体病例中更常见;与 del13q14 和 IGH 易位相关,并提示更差的生存率;这些突变在其他癌症中很少见
LRRK2	丝氨酸苏氨酸激酶能够磷酸化翻译起始因子 4EBP	突变导致对翻译过程控制的破坏	8%	由于免疫球蛋白生产率高,蛋白质体内平衡在 MM 中至关重要;也能解释蛋白酶体抑制剂的成功
TP53	在细胞周期、DNA 损伤反应和细胞凋亡（抑癌因子）中主要的调控因子	缺失和失活的点突变;	8%	预后不良,与 del17p 密切相关

表 16-4　主要的淋巴系恶性血液病中常见的体细胞突变（续）

基因	编码蛋白的功能类别	突变性质和功能性后果	近期发病率	预后/治疗意义（如果有）
TRAF3,BIRC2,BIRC3,CYLD, BTRC, CARD11, IKBIP, IK-BKB,MAP3K1,LTB,MAP3K14 RIPK4,TLR4,TNFRSF1A	与 NF-κB 信号通路调节相关的基因	激活 NF-κB 信号传导,如 CYLD 的缺失和突变或 LTB 的失活突变	TRAF3 突 变 占 5%; CYLD 突变占 2%;其他突变更不常见	构成 NF-κB 信号传导的基础,蛋白酶体抑制剂治疗有效
MLL, MLL2, MLL3, UTX, WHSC1,WHSC1L1	组蛋白修饰酶	突变导致转录因子 HOX A9 的表观遗传学去抑制作用		异常 HOXA9 表达可能提供了一个新的治疗靶点
PRDM1	转录抑制因子参与浆细胞分化	错义突变和截短的移码突变或剪接位点突变→抑癌功能丧失	5%	
RB1	抑癌因子参与控制细胞周期	各种异常导致细胞周期进程调节异常	3%	
ACTG1	细胞质肌动蛋白存在于非肌细胞中		2%	
EGR1	转录因子	体细胞高频突变	3%	是"驱动突变"还是"伴随突变"尚不清楚
IRF4(MUM1)	转录因子,它的表达促使 B 细胞向浆细胞分化	错义突变,例如 K123R,导致功能的增加		
SP140	转录因子(抑癌因子)	错义突变、移码突变和剪接位点突变		
CDKN2C, CDKN1B, CC-ND1	细胞周期调控基因	细胞周期蛋白的过表达和/或内源性 CDK 抑制因子的不足→增殖增加	细胞周期蛋白 D1 过表达占 36%	CDK 药理学抑制剂(如 dinaciclib、帕博西尼)的作用
PTPRD	酪氨酸磷酸酶能够将 STAT3 去磷酸化,促进 IL-6 信号传导	抑癌基因的纯合缺失		
MAX	转录因子,作为 MYC 的异二聚体伴侣	抑癌基因的杂合性丧失		

原发性巨球蛋白血症(WM)/淋巴浆细胞性淋巴瘤(LPL)

基因	编码蛋白的功能类别	突变性质和功能性后果	近期发病率	预后/治疗意义（如果有）
MYD88	白细胞介素-1/toll 样受体信号(TLR)通路的关键的调控分子	突变通过 IRAK1/4 激活 toll 样受体途径,从而参与 NF-κB 和 MAPK 途径	所有患有 LPL 的患者中占 91%	在不确定的情况下可以帮助诊断 WM/LPL;阐释了 BTK(依鲁替尼,(ibrutinib))和蛋白酶体抑制剂(硼替佐米)在 WM 中高度有效的原因

弥漫性大 B 细胞淋巴瘤(DLBCL)-生发中心 B 细胞型(GCB)和激活 B 细胞型(ABC)

基因	编码蛋白的功能类别	突变性质和功能性后果	近期发病率	预后/治疗意义（如果有）
EZH2	组蛋白甲基转移酶(多梳抑制复合物(PRC2)的催化亚单位)	失去功能的突变→PRC2 活性丧失→造血干细胞数量和活性增加	在 DLBCL-GCB 型,占 22%,在 DLBCL-ABC 型,	EZH2 抑制剂处在临床试验的早期阶段
PTEN	PI3K/Akt/mTOR 通路负调节因子(抑癌因子)	PTEN 缺失导致 PI3K/Akt/mTOR 信号传导的组成性和成瘾	在 DLBCL-GCB 型,占 11%	PI3K 抑制剂(如,艾代拉里斯(idelalisib))、Akt 和 mTOR 抑制剂(如依维莫司(everolimus)、替西罗莫司(temsiroli mus))处于研发阶段
BCL-2	Bcl-2 家族调节线粒体凋亡因子的重要成员;抗凋亡	促进细胞存活,化疗耐药的主要决定因素	DLBCL-GCB 型最常突变的基因;在 34% 的 DLBCL-GCB 型的病例中发现 t(14;18)	选择性 Bcl-2 拮抗剂(BH3-模拟物)维奈妥拉处于临床试验阶段

表16-4 主要的淋巴系恶性血液病中常见的体细胞突变（续）

基因	编码蛋白的功能类别	突变性质和功能性后果	近期发病率	预后/治疗意义（如果有）
BCL-6	转录因子抑制许多涉及增殖，存活，细胞生长和代谢的靶基因	经常在 DLBCL 中过表达；其活化可能是治疗耐受的基础	在几乎所有 DLBCL 病例中，突变占70%，重新排列占40%	能够破坏 Bcl-6 功能的小分子抑制剂处于研发阶段
CARD11	信号传导复合物的部分调节蛋白导致抗原刺激后的 BCR 依赖的 NF-κB 的激活	在 DLBCL-ACB 型中，对 BCR 信号传导和 NF-κB 的激活至关重要	在 DLBCL-ACB 型病例中，多达10%	CARD11 突变预示对上游 BCR 通路靶点抑制，例如 BTK（依鲁替尼）或 PKC-β，缺乏效果
CD79B	B 细胞辅助受体	在 DLBCL-ACB 型中，对 BCR 信号传导和 NF-κB 的激活至关重要	在 DLBCL-ACB 型病例中，占21%	CD79B 突变对选择性 PKC-β 抑制剂（sotrastaurin）治疗敏感
MYD88	白细胞介素-1/toll 样受体信号（TLR）通路的关键的调控分子	突变通过 IRAK1/4 激活 toll 样受体途径，从而参与 NF-κB 和 MAPK 途径→IL-6/IL-10 产生→自分泌 JAK 激活	在 DLBCL-ACB 型病例中，占30%	
TNFAIP3（A20）	NF-κB 通路的负性调控因子（抑癌因子）	失活的突变和缺失	在 DLBCL-ACB 型病例中，30%出现双等位基因失活	与 MYD88 和 CD79B 的突变可以共同存在
IRF4（MUM1）	转录因子，它的表达促使 B 细胞向浆细胞分化	NF-κB 通路上的直接靶点，能被 BCR 和 TLR 通路诱导	组成性 NF-κB 的激活是 DLBCL-ACB 型的一个病理特征	来那度胺通过依赖人小脑蛋白（cereblon）依赖的 IRF4 下调选择性地杀死 DLBCL-ABC 细胞
c-MYC（携带更多癌基因重排的病例，涉及 BCL2，BCL6 或 CCND1 被称为"二次打击"）	癌蛋白	抑制抑癌因子 tristetra-prolin 的转录	新诊断的 DLBCL 患者的10% 具有潜在的 MYC 重排（易位，扩增）	可能可以使用 BET 溴结构域 BRD4 抑制剂来靶向 MYC 治疗
BTK/Syk/Lyn/PKC-β/MALT1/JAK-STAT	涉及 BCR 信号的激酶（活化的 MYD88 突变驱动 JAK-STAT 信号传导）	治疗靶点，没有激活的突变	可以"慢性激活"BCR 信号传导和 NF-κB，对 DLBCL-ABC 型至关重要	正在研究的多种小分子抑制剂，例如依鲁替尼（BTK），恩扎妥林（PKC-β），卢索替尼（JAK1/2）
滤泡性淋巴瘤（FL）				
MLL2，CRE BBP，EZH2，MEF2B	组蛋白修饰酶	CREBBP，MLL2，EZH2 的改变是淋巴瘤生成和发展的早期事件	整体的突变频率非常高；EZH2 突变为7%～27%（功能增加突变，例如 Y641）	EZH2 抑制剂能否具有同治疗 DLBCL-GCB 一致的潜在作用？
HIST1H-1B-E，OCT2（POU2F2），IRF8，ARID1A	连接组蛋白（Linker histones）-促进染色质高级结构的折叠，调节组蛋白修饰酶和染色质改构复合物进入靶基因		27%（HIST1H1B-E），8%（OCT2/POU2F2），6%（IRF8），11%（ARID1A）	HIST1H1B-E 的突变和 EZH2 或 ARID1A 的突变基本相互排斥
STAT6，SOCS1	JAK-STAT 信号通路基因	突变有助于组成性活化 STAT6 和促进肿瘤细胞存活	12%（STAT6），8%（SOCS1）	JAK 抑制剂的最终作用？
CARD11，CD79B，TNFAIP3	NF-κB 通路基因-互斥突变	组成性活化 NF-κB	CARD11 和 TNFAIP3 每个占11%（整体的三分之一）	治疗的意义同 DLBCL-ABC 一致的
EBF1	转录因子，对 B 细胞发育很重要	功能丧失的突变导致 EBF1 的靶基因表达减少	整体的17%（在 B 细胞发育中很重要的基因）	

表 16-4   主要的淋巴系恶性血液病中常见的体细胞突变(续)

基因	编码蛋白的功能类别	突变性质和功能性后果	近期发病率	预后/治疗意义(如果有)
BCL2	Bcl-2 家族调节线粒体凋亡因子的重要成员;抗凋亡	促进细胞存活,化疗耐药的主要决定因素;FL 的过表达特征	诊断时突变频率12%;发生转化时53%(不同于 t(14;18)出现的频率80%～90%)	与转化和死亡的风险相关;Bcl-2 拮抗剂(BH3-模拟物)维奈妥拉在治疗 FL 的临床试验阶段
NOTCH1/2	跨膜受体,通过其传导调节细胞死亡,增殖和分化的信号	功能增加移码突变,生成一个截短的组成性激活的且缺乏降解信号的蛋白质	6.3%	女性优势,脾脏受累程度高,较 t(14;18)突变频率低;γ 分泌酶抑制剂处于研究阶段
CDKN2A	抑癌因子 p16(INK4a)和 p14(ARF)	通过缺失或甲基化失活抑癌基因	缺失(8%),甲基化(19%)	可能预示生存率较低,特别是在利妥昔单抗治疗的患者中
套细胞淋巴瘤(MCL)				
IGHV	免疫球蛋白重链可变区	突变为 MCL 肿瘤细胞中发生抗原特异性的克隆扩增提供支持	15%～40%	与 SOX11 阴性,临床进展缓慢和无淋巴结表现相关
SOX11	转录因子在绝大多数 MCL 病例中过表达(未突变)	通过 PDGF 促进血管生成,调节 PAX5 表达并阻断末端 B 细胞分化	>90% 的 MCL 病例,包括 cyclin D1 阳性和阴性的患者,但其可帮助诊断后者)	其表达与未突变的 IGHV,侵袭性的临床病程和核型复杂性相关
ATM	是 DDR 网络中,DNA 损伤信号的核心感应激酶	突变会破坏 DDR 并减少凋亡	55%(SOX11 + 的 MCL),0(SOX11-的 MCL)42%(整体)	与 del11q 相关
CCND1	Cyclin D1	活化的突变/过表达驱动细胞周期进程	突变更频繁发生在 SOX11-病例(86% vs.18%)和 IGHV 突变的病例中(58% vs.19%);14%(整体)	在生发中心微环境中更可能获得;CDK4/6 抑制剂帕博西尼在 MCL 的治疗中有效
TP53	在细胞周期、DNA 损伤反应和细胞凋亡(抑癌因子)中主要的调控因子	缺失和失活的点突变	19%～28%	均匀分布,与 SOX11 或 IGHV 的状态无关;与 del17p 相关
WHSC1(MMSET),MLL2,MEF2B	组蛋白甲基转移酶	WHSC1 突变增加 H3K36 的甲基化→H3K27 的全基因组低甲基化→增殖和细胞周期调节基因显著过表达	SOX11+/IGVH 未突变的 MCL,其中 WHSC1 占15%,MLL2 占18%,MEF2B 占5%;在所有 MCL 病例中,WHSC1 突变占10%;MLL2 为20%,MEF2B 为3.2%	WHSC1 突变的基因表达特征与 t(4;14)的多发性骨髓瘤中的非常相似;MLL2 和 MEF2B 突变类似于其在 DLBCL 或 FL 中的突变
TRAF2,BIRC3	BIRC3 是非经典的 NF-κB 通路的负性调控因子,TRAF2 从 TNF 受体传导信号到 NF-κB	灭活的或剪接位点的突变(BIRC3)和活化的突变(TRAF2)都增强了 NF-κB 的活化	6%(TRAF2);10%(BIRC3)	BIRC3 突变与 del11q 相关;两个突变都指示 NIK(而不是 BCR)信号传导和非经典的 NF-κB 通路激活(对 BCR 通路抑制剂,例如依鲁替尼,有药物抵抗)
TLR2	Toll 样受体 2(TLR 通路介导非抗原刺激依赖的先天免疫)	突变导致 IL-6,IL-1RA 和 IL-8 的产生显著增加	仅在 SOX11-/IGHV 突变的 MCL 中发现	
NOTCH1/2	跨膜受体,通过其传导调节细胞死亡,增殖和分化的信号	功能增加移码突变,生成一个截短的组成性激活的且缺乏降解信号的蛋白质	9.5%	具有不良的生物学和临床特征的肿瘤亚组;即胚泡形态和存活较差
大颗粒淋巴细胞白血病(LGL 白血病)				
STAT3	信号转导和转录激活因子,例如将信号从细胞因子受体相关的 Janus 激酶转导到细胞核	活化的突变	40%	可能与中性粒细胞减少和类风湿性关节炎的患病率相关

复杂的细胞周期调控网络与癌基因和抑癌基因协同参与肿瘤的发生和发展。癌基因的产物癌蛋白（oncoprotein）导致或促使正常细胞转化为恶性细胞。癌基因能够被病毒携带入细胞，或从细胞正常的基因突变而成。另外，白血病或淋巴瘤中的基因易位使得通常不相关的两个基因发生融合，而新融合基因形成癌基因。在此，通常大家所熟知的原癌基因激活的概念可能会有些模糊，因为融合蛋白往往拥有独特的功能，此功能在融合前的各自蛋白中并不存在。癌蛋白直接与细胞周期调控蛋白相互作用，或经磷酸化和去磷酸化控制细胞周期蛋白的活性。并不是所有的癌基因突变都会改变其最终产物的功能。癌基因和抑癌基因领域的命名也不总是清晰。按常规来说，如果一个基因的突变导致其功能的丧失（功能丧失型），且其功能的隐性丢失（recessive loss）直接导致细胞过度增殖，此基因可命名为抑癌基因。另外一面，如果一个基因的突变导致产物改变（功能获得型），进而与其他蛋白协同影响细胞周期使其不正常，此基因定义为癌基因（呈显性形式）。易位（translocation）是典型的癌基因，而在启动子区域（表观遗传沉默），纯合子缺失（homozygous deletion）及 CpG 核苷酸重复的高甲基化则为抑癌基因的特征。

文献报道了许多癌基因或候选的癌基因，这些癌基因与多种不同类型的肿瘤，尤其是血液系统肿瘤的发病机制和疾病进展密切相关。在所有染色体易位中，AML 和其他的髓系肿瘤易位是研究得最透彻的一部分，这些易位包括 t（8；21）（q22；q22），导致 AML1-ETO 或者 RUNX1-RUNX1T1 重排，del4（q12；q12），t（5；12）（q31-q32；p13），导致 TEL-血小板源性生长因子受体 β（platelet derived growth factor receptorβ，PDGFR）β 重排，t（15；17）（q22；12），导致 the promyelocytic leukemia（PML）-retinoic acid receptor（RAR）α 重排，inv16（p13；q22）或者 t（16；16）（p13；q22），导致 CBFβ-MYH11 重排，t（9；22）（q34；q11），导致 BCR-ABL 重排，t（3；3）（q21；q26），t（8；16）（p11；p13），t（6；9）（p23；q34），t（7；11）（p15；p15），t（9；11）（p22；q23），t（6；11）（q27；q23），t（11；19）（q23；p13.1），和 t（11；19）（q23；p13.3），上述改变均使 MLL 基因异位至 11q23，t（16；21）（p11；q22）和 t（1；22）（p13；q13）[179,180]。失调的表观遗传机制诱发了携带 MLL 重排的白血病，含有 MLL 的 N 末端序列的融合蛋白可在不需要"二次打击"的情况下，引起人类白血病[181]。MLL 重排白血病提供了一个表观遗传失调导致癌症范例，不正确的染色质结构随后激活了下游靶基因的致癌性从而导致了癌症的发生。在分子学上，对于 MLL 融合如何上调其结合靶点的理解逐渐加深，促使针对这种预后不良的疾病鉴定出了许多基于上述机制潜在的治疗的脆弱点。潜在的新型治疗方法包括 P-TEFb 的抑制（cdk9/细胞周期蛋白 T），组蛋白修饰酶 DOT1L（甲基转移酶）或 TIP60（乙酰转移酶）），破坏 MLL 融合与其他表观遗传系统（如 CpG 岛甲基化和多梳基因）的相互作用，例如 PRC2[181]。相反，在继发性髓系白血病中，频发的多种和不平衡的细胞遗传学畸变占主导地位，主要是 del（5q）、del（7q）、7/del（7q）以及 del（20q），通常预后差[180,182]。表 16-2 列举了一些融合蛋白。除了如上所述的 AML 中的染色体易位之外，与 AML 中存在的染色体易位相似，在急性淋巴白血病（ALL）中也存在异常融合蛋白，如 t（9；21），t（9；21）也在慢粒患者（CML）中存在，t（4；11）存在于前淋巴母细胞白血病和 t（12；22）易位存在于儿童 ALL。一些淋巴瘤的特征是染色体易位，这些染色体易位

位能将癌基因并入免疫球蛋白重链基因，其然后驱动致癌基因的过度表达，例如，t（8；14）易位（Burkitt 淋巴瘤），t（11；14）易位（MCL），及 t（14；18）（滤泡性淋巴瘤，见文献 125）[183]。Fröhling 和 Döhner 贡献了一篇非常好的、有关肿瘤染色体重排及其所影响基因的综述[180]。

融合蛋白导致肿瘤发生的精确机制目前还不清楚。不过在 AML 患者中，转录因子 RUNX1（AML1）的异常表达可缩短 G1 期和抑制 p21^{cip1} 的启动子活性，进而促进细胞周期进程。RUNX1 对于成体造血的发生是至关重要的[184]，调控参与向淋巴系、髓系和巨核系分化的基因[185]。RUNX1 基因缺失的小鼠不能产生定向造血（definitive hematopoiesis），提示其在成体造血干细胞形成过程中的作用[186]。相反，t（8；21）易位导致的 AML1/ETO 融合基因产物使细胞周期变缓，提示同一基因在不同"融合状态下"可以导致不同的细胞周期调控效应[187]。激活 RUNX1 抑制基团或 RUNX1 基因与 ETO 融合能够下调 cdk4 和 myc 的表达，这直接将融合蛋白与细胞周期检查点关联[187]。RUNX1 直接参与细胞周期调控的其他证据来自于一个观察：在巨核细胞中，转录因子 RUNX1 能够结合到 p19^{INK4D} 启动子，并下调 p19^{INK4D} 的表达[188]。抑制 ETO 的多聚化基团能够抑制 RUNX1/ETO 的癌基因活性，细胞失去祖细胞的特性，细胞周期阻滞，并进入细胞死亡[189]。另外一个有关染色体易位影响细胞周期的有趣例子来自急性早幼粒白血病（APL）或其变异型（vAPL），t（15；17）易位产生的融合蛋白——早幼粒白血病维 A 酸受体 α（PML-RARα）能够上调细胞周期蛋白 A1 的表达，尽管 PML 本身为细胞增殖的负调控因子，其高表达能够在多种细胞中抑制细胞增殖和导致 G1 期阻滞[190]。PML 在维 A 酸导致的生长抑制中发挥重要作用，PML 缺失消除维 A 酸依赖的 p21^{cip1} 转录活化[191]。另外一个解释"PML 致不可逆细胞生长抑制"的机制是其涉及抑癌基因 p16^{INK4A}/RB 通路的激活[192]。最新的数据将 PML 与核孔素相联系，尤其是 Nup98 和 Nup214。在一些 AML 的病例中，这些核孔素以促癌的融合蛋白形式表达；在 M 期向 G1 期转变时，在普通的胞质组分中其直接与 PML 形成复合体。在 APL 细胞中，PML 蛋白功能的缺失使得胞质结合核孔素与核膜结合核孔素的比例增加[193]。因此 PML 本身可作为抑癌基因调节细胞周期进程。进一步确认 PML 基因是抑癌基因的证据来自转基因小鼠，PML-/-小鼠的胚胎成纤维细胞主要富集在 S 期，而 G0/G1 期则被缩到最短[194]。在 APL 中，PML 与 RARα 融合后其调节功能受到破坏，其中一个机制能够解释这种融合蛋白（以及由罕见的 t[11；17]产生的 PML Kruppel-like zinc finger[PLZF]-RARα 融合）如何控制细胞周期。融合蛋白与 SMRT 或 N-CoR 这两个共抑制因子发生强有力的相互作用，而后者对组蛋白去乙酰化酶（HDACs）的招募非常重要，具体参见"组蛋白去乙酰化酶在细胞周期调控中的作用"。与此相符合的是，经逆转录病毒转染 PML-RARα 可使相应细胞不能成熟，提示由于招募组蛋白去乙酰化酶而引起构象改变，这些细胞不能表达某种转录因子[195]。在 APL 另一亚型的患者中，可观察到不同的染色体易位，形成 RARα 和 PLZF 融合的蛋白[195,196]。

t（9；22）易位形成的 BCR 基因与 c-ABL 基因的融合是慢性髓系白血病（CML）的典型特征（参见第 88 章）。第 9 染色体的断裂点（c-abl 基因定位处）涉及一很大的区域（约 200kb），但融合基因总是包含 c-abl 的第二个外显子。第 22 染色体上

的相应断裂点则定位于一包括 bcr 基因在内的小得多的区域[197]。Bcr-abl 融合蛋白定位于细胞骨架,显示增强的酪氨酸激酶活性[198]。Bcr-abl 融合基因也在一些 ALL 中发现,偶尔能在 AML 中检测到[199,200]。Bcr-abl 融合基因不仅调节细胞增殖、凋亡、分化、黏附,并且还能够通过调节 DNA 修复机制、细胞周期检查点、凋亡调控 Bcl-2 家族成员来诱导其对细胞生长抑制药物的抵抗。一旦 DNA 受到损伤,Bcr-abl 增加 DNA 修复能力,延长细胞周期检查点(如 G_2/M)的活性,从而提供更长的时间来修复致命错误,使这些细胞获得显著的存活优势[199]。Bcr-abl 融合蛋白是迄今为止唯一的、本身即可在体内导致癌性生长的癌基因产物,不需要其他的分子畸变。多个研究报道在化疗及辐射后,Bcr-abl 阳性的细胞显著延迟 G_2/M 期。延迟的具体机制目前还不清楚,但有证据提示 cdc2-周期蛋白 B1 的调节受到影响。此外,bcr-abl 信号通过激酶依赖性和激酶非依赖性机制将 p27kip1 从细胞核上的抑癌基因转化为细胞质中的癌基因,这可能易使 bcr-abl 酪氨酸激酶抑制剂(tyrosine kinase inhibitor,TKI)耐药[201]。Bcr-abl 信号转导过程涉及接头分子如 GRB2 和 GAB2 以及涉及的信号通路(例如磷脂酰肌醇 3-激酶(phosphatidylinositol 3′-kinase,PI3K)通路、Janus-相关激酶(Janus-associated kinase,JAK)和信号传导子及转录激活子(signal transducer and activator of transcription,STAT)通路)[198]。另外,目前尽管没有证据表明异常的 Bcr-abl 影响 M 期检查点,但一些数据提示 Bcr-abl 阳性的 CML 细胞高表达 MAD2 和 BUB1,这些蛋白能够抑制 APC 并诱导有丝分裂纺锤体阻滞[202]。在患者接受干扰素-α 以及酪氨酸激酶抑制剂(TKIs)治疗[203],或造血干细胞移植之后[204],扩增此融合基因通常用于微小残留病灶的检测。etv6 基因是唯一已知的 abl 的非 bcr 融合伙伴,etv6-abl 融合基因可见于 ALL 或伴 t(9;12)(q34;p13)易位的骨髓增生综合征[205],其累及细胞对伊马替尼只有微弱反应。

因突变而激活的受体蛋白酪氨酸激酶(rPTK)是一个研究的非常透彻的癌基因家族。rPTK 的组成性激活通常是由引起受体二聚体化和其胞内段催化基团的活化的突变所致[206]。另外的引起 rPTK 二聚化的原因是能产生嵌合蛋白的染色体易位。在数个间变性大细胞淋巴瘤病例中发现的 t(2;5)易位中,第 5 号染色体长臂上的核仁磷酸蛋白(nucleophosmin)的 N 端部分与第 2 号染色体上 ALK 蛋白的胞内段融合[207,208]。慢性粒单白血病的特征性 t(5;12)易位将转录因子 Tel 的序列与 PDGFRβ 的胞内段融合(TEL-PDGFRβR),形成一融合蛋白 TEL-PDGFRβR 和组成性活化的受体酪氨酸激酶(receptor tyrosine kinase,RTK)[209],也能靶向 Id1(inhibitor of DNA binding 1),抑制表达癌基因 FLT3-ITD 和 BCR-ABL 酪氨酸激酶的白血病细胞的生长[210]。具有 t(5;12)易位的患者能够对伊马替尼起反应,因为该药也能够抑制 PDGFR。TEL 基因周围的染色体区域为一脆弱位点,因为 TEL 与多个急性白血病中的易位相关(如 t(12;9))。TGF-β 的受体之一也与肿瘤发生有关,在结肠癌中常能见到该受体的突变。TGF-β 信号通路主要通过 Smad 家族转录因子介导。

两个重要的癌基因家族编码 Ras 和 Rho 蛋白。Ras 本身是一个 G 蛋白,H-ras、K-ras 和 N-ras 的活化突变见于几乎所有类型的人类肿瘤。几个不同的 Ras 突变能够转化组织培养中的正常细胞[211,212]。在肿瘤中已发现多个 Ras 相关的信号通路中(如 Raf1、p110PI3K、Rin1 和 Mekk1)的突变,并且这些突变的

多个下游信号效应也已明确。一个小 G 蛋白-Rac,将 Ras 和 Rho 致癌蛋白家族联系起来,其在 Ras 所致的转化中是必需的[213,214]。肌动蛋白微丝的正常形成对进入 G_1/S 期是必需的。最近的结果显示 Rho GTP 酶在 Wnt 信号通路中发挥重要作用,其中涉及细胞的极化过程[215]。因此,在 Rho 通路发生的改变可通过干扰细胞骨架的组织而使细胞过早的进入 M 期。Ras/Raf/Mek/Erk 通路将细胞表面的信号转入胞质内,通过影响细胞周期而触发细胞增殖。在多种白血病中,由于原癌基因 Ras 的活化性突变,这一级联信号通路被异常激活[216]。高表达外源性 Raf 促进细胞增殖,而外源性高表达活化的 Raf 却引起细胞周期在 G_1 期阻滞[217,218]。尽管 A-Raf 和 B-Raf 共享三个保守的基团,被命名为 CR1、CR2 和 CR3[219],不同的 Raf 基因仍具有不同的功能。A-Raf 能够上调周期蛋白 D_1、cdk2、周期蛋白 E 和 cdk4 的表达,而 B-Raf 和 Raf-1 则诱导 p21[cip1],导致 G_1 期阻滞[216,219]。这些 Raf 分子的工作模式仍不完全清楚,但对于何它们可以发挥不同效应的一个解释是,它们可能激活不同的下游通路,即 MAPK|MEK[MAP/ERK(extracellular signal-regulated kinase)]|通路。三种不同的 MAPK 级联信号通路为 ERK-JNK(c-Jun N-terminal kinase)/SAPK(stress-activated protein kinase)-和 p38 信号通路。MAPK 级联信号通路为三种激酶组成的系列:MAPKKK、MAPKK 和 MAPK(ERK),每上游激酶依次激活下游的激酶。MAPK 级联信号通路将来自不同细胞受体的信号传递到细胞核内[220]。MAPK 信号通路致癌效应的一个解释是,ERK 能够磷酸化 c-myc 蛋白 62 位的丝氨酸[221]。另外,在包括造血细胞在内的多种细胞的终末分化中,c-myc 的抑制是所必需的。因此,在 M1AML 细胞及小鼠骨髓正常髓系细胞中,c-myc 的异常表达阻滞终末分化和分化相关的生长抑制,还诱导外源性 Fas/CD95 通路依赖的细胞凋亡。新近的数据提示一个存在于 c-myc 下调和 p16[INK4A]/cyclinD1/RB-及 SMAC/Diabolo 凋亡通路之间的联系[222]。多个转录因子包括 C/EBP(CCAAT/enhancer binding protein)α、CTCF、BLIMP-1 和 RFX1 在分化过程中参与下调 c-myc 的表达。在这些转录因子的表达或功能上、或者在 c-myc 和 Max 的相互作用蛋白(包括 MM-1 和 Mxi1)上发生的变化能够影响肿瘤的进程[223,224]。

针对癌蛋白的试验主要集中在凋亡方面,即细胞对 DNA 损伤或细胞表面"死亡"受体所介导的致死反应。在 DNA 损伤诱导的凋亡中,重要的调节分子主要为 Bcl-2 蛋白家族的多个成员,主要包括 Bcl-2、Bcl-x_L、Mcl-1、Bax、Bak、Bim 和 Bad 蛋白。在滤泡性淋巴瘤中,经典地发现 Bcl-2 涉及 t(14;18)染色体易位[225]。这些基因座位的异常导致 bcl-2 的高表达,由于增殖和凋亡的失平衡,导致恶性 B 细胞过度积聚[226,227]。有证据显示 Bcl-x_L、Bax 和 Bad 也参与调节 AML 细胞。譬如,Bax 和 Bcl-2 的比例是这一髓系肿瘤的一个预后指标[228]。并且对 AML 的疾病发展和维持而言,Mcl-1 可能比 Bcl-2 或 Bcl-x_L更为关键[229]。ETO 的靶点——核 HDAC 复合物能够调节 DNA 的构象而影响几个基因的激活。在一些 AML 患者中,t(8;21)易位使得 RUNX1 与 ETO 形成融合蛋白,进而与 HDAC 形成稳定的复合体而促进白血病的发生[230,231]。PLZF、PLZF-RARa 和 BCL-6 是其他能够靶向组蛋白去乙酰化酶复合物的癌基因[232,233]。

● 抑癌基因

几乎每一个肿瘤都具有一个或更多的抑癌基因异常,这些

异常包括突变、易位、缺失、表观遗传学修饰等。另外，至少存在两种表观遗传学机制可在肿瘤细胞系及原代肿瘤中沉默抑癌基因：即启动子区 CpG 岛的高度甲基化和组蛋白（尤其是 H4 组蛋白）的异常乙酰化。

三个重要的抑癌基因（RB、p53 和 p16^{INK4A}）的产物在生化过程中相互联系。RB 基因定位于 13q14，下游具有多个效应分子，其中转录因子 E2F 的研究最为深入[234]。RB 基因家族包括 3 个密切相关的蛋白：RB、P107 和 P130。所有这三个蛋白均能够与 E2F 家族中的成员相互作用。

RB 家族、E2F 家族以及所谓的 DP 蛋白组成的复合体调节转录激活或抑制[235]。除了其在细胞周期控制方面的作用，RB 也能够调节 RNA 聚合酶的活性，使细胞周期进程与转录调控相偶联。许多不同的蛋白可与 RB 结合，这些蛋白可以划分为不同的类别，包括转录因子、生长因子、蛋白激酶、蛋白磷酸酶、核基质蛋白。RB 突变在白血病、软组织肉瘤、乳腺癌、食道癌、前列腺癌、肾癌等肿瘤中频发[236]。多个病毒蛋白及癌蛋白能够结合并灭活 RB[112,237]。

p53 能够传递各种形式的 DNA 损伤信号，引起细胞周期阻滞和凋亡，被誉为"基因卫士"。p53 同时也是各种诱发白血病的突变的靶点。各种损伤性因素，包括低氧应激、化学药物、辐射等能够改变 p53 蛋白本身或稳定其抑制物 MDM2（人的同源物称为 HDM2）[238]。MDM2 蛋白抑制 p53 的转录和促进 p53 降解[239,240]。对于前者，MDM2 能够通过 MDM2 氨基末端上的 p53 相互作用的结构域，结合到 p53 上的反式激活结构域，从而抑制 p53 与其转录辅助因子结合，进而阻止 p53 的转录。对于后者，MDM2 通过 RING 结构域结合 p53，并通过 MDM2 上的 E3 泛素连接酶泛素化 p53，导致 p53 核输出和最终降解[241]。此外，MDM2 能够通过不依赖于 p53 的机制影响染色体的稳定[242]。MDM2 的结合位点包括多个磷酸化位点[243]，这些位点（例如丝氨酸 395）能够被 DNA 损伤激活的激酶（DNA damage-activated kinases）例如，ATM 和 Chk2 磷酸化，这个过程对于 p53 的激活是必需的[244]。抑癌基因 p14^{ARF} 由 p16^{INK4A} 基因座位所编码，由替换性剪接而形成，其控制 MDM2 的活性[245]。在原发的 AML 中，虽然 p53 的突变并不常见[246]，但是经常遇到 MDM2 的过表达[247]，因此目前对于研发 MDM2 拮抗剂的兴趣十分浓厚，例如 MDM2 拮抗剂 RO5503781 与阿糖胞苷联合应用于复发性或难治性 AML 的患者。另外，MDM2 拮抗剂 nutlin-3A 可通过破坏 p53-MDM2 相互作用导致 AML 细胞发生 p53 依赖的细胞凋亡[248]，并与 BH3-模拟物[249]、MEK/ERK 抑制剂[250,251]、极光激酶抑制剂[249]、cdk1 抑制剂[252]、XIAP 拮抗剂[253]、FLT3 抑制剂[254,255]和核输出抑制剂（如 CRM1）[256]发挥协同作用。p14^{ARF} 与 p16^{INK4A} 共享第 2 和第 3 外显子，但是具有一不同的第 1 外显子。发现两个重要的抑癌基因由同一的染色体座位编码，且分享多个外显子，出乎人们意料，该现象在人类生物学中非常独特。p16^{INK4A} 的功能依赖于 p53。在 p53 野生型而不是 p53 缺失的细胞中，高表达 p16^{INK4A} 导致细胞周期阻滞[257]。p16^{INK4A} 的转录受到 E2F 的调节，而 E2F 受到 RB 蛋白的控制[258]。此现象提示存在另一未知的反馈机制使得 RB 信号通路与 p53 相联系[259]。Ras 是另一个确认的 p16^{INK4A} 因子，参与调节 MDM2-p53-p21-RB 通路[260,261]。在不同的信号通路中，将 DNA 损伤与 p53 相偶联的是一系列的丝氨酸/苏氨酸激酶，比如 ATM、ATR、Chk1 和 Chk2，它们能够磷酸化 p53[262]。在所有人类肿瘤中，p53 异常的

发生率略高于 50%；让人惊讶的是，甚至在一些正常细胞中也如此。现在还不清楚这些"正常"细胞是否代表着：基本健康的个体中存在一群前恶变细胞，或更可能的是，p53 的改变仅仅是肿瘤发生多个步骤中的一个步骤。p53 的两个同源物——p63 和 p73 已被鉴定，其具有与 p53 相似的 DNA 结合、转录激活、二聚体化的基团[263]。这种在 DNA 结合基团上的相似性使得 p63 和 p73 能够调节 p53 的靶基因，诱导细胞周期阻滞和细胞凋亡，从而行使抑癌基因的功能[264]。p73 基因定位于染色体 1p36，此区域是肿瘤细胞遗传学改变的频发位点。p73 也能够结合 p53，抑制其转录调节功能[265]。尽管 p53 的突变在几乎所有肿瘤中均常见，但 p63 和 p73 的突变则很少见[264,266]。但是在白血病及淋巴瘤中，p73 基因由于启动子区 CpG 岛的高甲基化而呈非活化状态[267]。

染色体 9p21 上 p16^{INK4A}/p14^{ARF} 的纯合子缺失见于神经胶质瘤[107,268]、原发性肺[107,269]、膀胱[270]和头颈癌[271]，以及急性 T 细胞白血病[272,273]和间皮瘤[274]。由于 p16^{INK4A} 第 2 外显子的可遗传突变影响其表达和/或功能，但不引起 p14^{ARF} 氨基酸的改变，目前明确 p16^{INK4A} 失活本身是肿瘤发展的重要一步。然而，在已建立的肿瘤细胞系中，染色体 9p21 缺失引起整个 p16^{INK4A}/p14^{ARF} 基因座位失活。这两个蛋白均在 G$_1$/S 转换中扮演抑制物的角色，尽管它们采用不同的通路：p16^{INK4A} 抑制周期蛋白 D1/cdk4 复合体，而 p14^{ARF} 通过抑制 MDM2 而稳定 p53。多种模型帮助了解 p16^{INK4A} 和 p14^{ARF} 调节细胞周期的不同模式。有趣的是，当小鼠中整个 p16^{INK4A}/p19^{ARF} 基因座位被破坏时（小鼠 p19^{ARF} 即人 p14^{ARF}），小鼠发生淋巴瘤、淋系白血病和肉瘤，提示这些抑癌基因对细胞周期的调控并不仅限于某一特异系列，而是作用于较广泛的组织。经逆病毒转染 p16^{INK4A} 可使一些肿瘤细胞恢复正常表型，表明 p16^{INK4A} 具有较强的抑癌基因功能。位于 p16^{INK4A} 着丝端侧大约 20kb 的 p15^{INK4B} 基因也定位于染色体 9p21，其缺失（以较低频率）也可测到。但是对原发性肿瘤的分析显示，并不是所有的 9p21 缺失均包含 p15^{INK4B}/p14^{ARF}/p16^{INKA} 这三个抑癌基因。在 T 细胞白血病中，引起这三个基因破坏的机制可能是非法 V(D)J（variable diversity joining）重组酶的作用[275]。目前已确认几个新的 p16^{INK4A} 结合伴侣蛋白。RB 基因与其中之一——BRG1 相互作用，重塑染色质的结构[276]。BRG1 也能在 RB 上游作用于 p16^{INK4A}，发挥抑癌基因的功能[276]。

位于染色体 9p21 上的 p15^{INK4B}/p16^{INKA}/p14^{ARF} 座位是人类肿瘤发生的一个突变热点，大约 50% 的人类肿瘤具有至少上述一个抑癌基因的突变。位于 p16^{INK4A} 端粒侧的 100kb 处的另外一个基因，甲硫腺苷磷酸化酶基因（methylthioadenosine phosphorylase，MTAP），编码一个对嘌呤代谢很重要的酶。一些早发的神经胶质瘤具有 MTAP 的缺失，但没有 9p21 染色体上其他基因的缺失，提示 MTAP 本身具有抑癌基因的特性。在乳腺癌细胞中，MTAP 的再表达显著抑制其在软琼脂和胶原上的克隆形成能力，也支持这一假说[277]。另外，当植入重症联合免疫缺陷小鼠（SCID）中时，MTAP 表达细胞的肿瘤形成被抑制。最近的研究发现鸟氨酸脱羧酶（ODC）在缺失 MTAP 的肿瘤细胞中高表达，提供了肿瘤发生新通路的证据。ODC 高表达已在多种肿瘤中被观察到，其与 Ras 通路相联系[278]。在 ODC 高表达的肿瘤细胞中，再表达 MTAP 能够降低 ODC 的水平和抑制肿瘤细胞增殖[279]。另外，高浓度的脱氧甲硫腺苷（MTA）能够诱导黑

色素瘤中基质金属蛋白酶及生长因子的表达,使其侵袭能力增强和促进血管性模拟(vasculogenic mimicry)生成。MTA 还能诱导 β-FGF 分泌和上调激活蛋白 1,显示 MTA 的促瘤作用,而其在 MTAP 缺失的细胞中增加[280]。

上述基因被抑制的具体原因可能大不相同,特别在永久性细胞系中,p15^{INK4B}/p14^{ARF}/p16^{INKA} 和 MTAP 为纯合子缺失。MTAP 单等位基因的缺失见于 AML 细胞系中,但在原代 AML 标本中并不存在。p15^{INK4B}/p14^{ARF}/p16^{INKA} 的突变比较少见,如果有突变也往往发生在第 2 外显子。p15^{INK4B}/p14^{ARF}/p16^{INKA} 启动子区高甲基化在造血系统肿瘤中比较常见[281~283],脱甲基化药物 5-氮杂胞苷和 5-氮杂-2'-脱氧胞苷(地西他滨,decitabine)的出现使得上述高甲基化现象成为一个令人感兴趣的化疗靶点[284,285]。地西他滨已经用于多种造血系统肿瘤的治疗,有报道称对晚期骨髓增生异常综合征(MDS)的治疗有效,伴有 p16^{INK4A} 启动子的去甲基化[285]。氮代西汀(azacytidine)和地西他滨已被批准用于治疗 MDS[286~288],并且广泛用于治疗 AML,尤其是被认为不适合细胞毒性化疗的老年患者,特别是当原始细胞计数低[289~291]。但是在造血系统肿瘤中,p16^{INK4A} 和 p15^{INK4B} 并不是这些去甲基化药物的仅有靶点[292]。甲基化介导的转录调控由一多蛋白复合体所介导,其包括 MeCP2,一个具有转录抑制基团的甲基胞嘧啶结合蛋白,能与辅抑制子 mSin3A 结合,而 mSin3A 本身为包含 HDAC1 和 HDAC2 在内的一多蛋白复合物的元件之一[293,294]。因此,肿瘤中沉默的基因再表达可以通过 DNA 去甲基化或使 HDACs 不稳定而实现,已证实这两个机制紧密相连[139]。在肿瘤中,HDACI 和去甲基化药物协同作用使得被高甲基化沉默的基因重新表达。另外一个新的基因表达调控和体内灭活的机制是由 microRNAs 介导的降解,这种机制业已证明对 p16^{INK4A}-cdk4/周期蛋白 D1/RB 通路中的多个成员进行调节[295]。

● 组蛋白去乙酰化酶在细胞周期调节中的作用

HDACs 催化组蛋白 N 端赖氨酸位点的去乙酰化,其存在于多个蛋白复合体构成的转录辅抑制子中。根据与酵母中已知 HDACs 的相似性,人类 HDACs 分为三个家族:Ⅰ类 HDACs 跟酵母中转录抑制因子 yRPD3 相似;Ⅱ类 HDACs 跟酵母中转录抑制因子 yHDA1 相似;Ⅲ类 HDACs 与酵母中 ySIR2 相似(表16-5,图 16-3)[296,297]。到目前为止,已经确认 11 种不同的 HDACs。HDACs 的生理性对应物是组蛋白乙酰基转移酶(HATs)。在核小体中,带正电荷的、低乙酰化的组蛋白与 DNA 的磷酸骨架紧密结合,使染色质处于非活性、沉默状态。通过与序列特异的转录因子和辅助因子形成复合体,HAT 和 HDACs 被招募到靶基因。这些辅助因子包括 NCoR 和 SMRT (图 16-4)。几个不同的转录因子参与装配形成复合体,包括 bcl-6、MAD1、PML 和 ETO[296]。HDACs 参与不同的细胞过程,包括增殖和分化。不规则的 HDACs 活性导致其细胞周期调节的失控[298]。HDACs 复合体介导的基因失活是 AML 发生的重要机制之一,尤其在急性早幼粒细胞白血病。PML-RARα 融合蛋白是一个促瘤蛋白(图 16-4B),其能招募 HDACs 到 RAR 调节的靶基因,抑制维 A 酸活化的转录,进而通过阻滞细胞周期使髓系成熟受阻。PML-RARα 融合蛋白中的 RARα 对生理浓度的

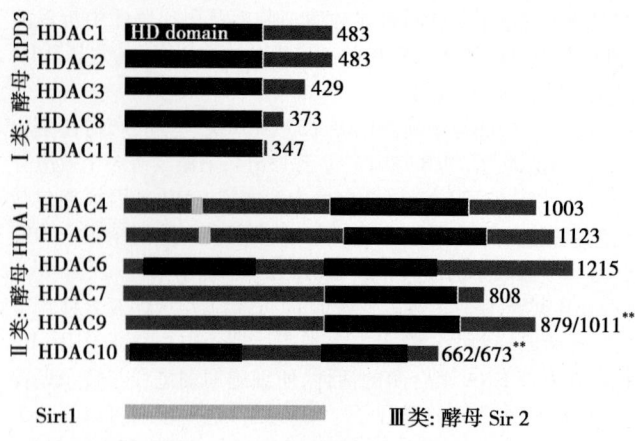

图 16-3　人组蛋白去乙酰化酶的分类

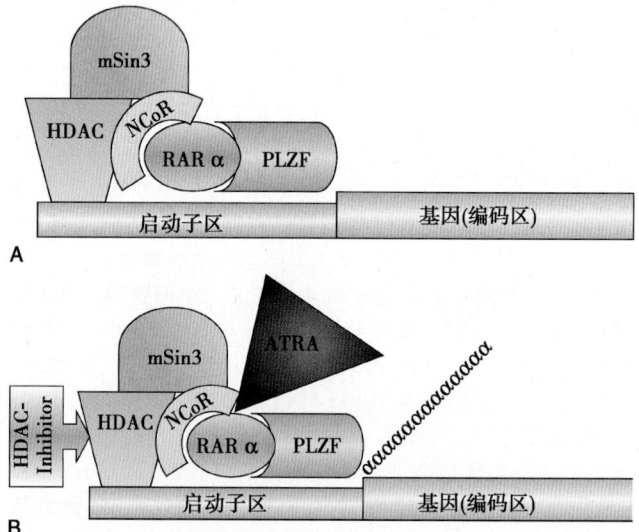

图 16-4　A.t(11;17)的急性骨髓性白血病(AML)中,组蛋白去乙酰化酶(HDAC)的招募导致转录沉默。详细说明,请参阅正文。B.t(11;17)的急性骨髓性白血病(AML)中,组蛋白去乙酰化酶抑制剂和全反式维 A 酸(ATRA)导致转录再激活和诱导分化。详细说明,请参阅正文

维 A 酸不反应,只有超生理浓度的全反式维 A 酸才能克服其与 HDACs 复合体的紧密结合,解除细胞周期阻滞[296]。罕见的 t(11;17)易位使得 RARα 与 PLZF 基因融合,后者直接与 NCoR-mSin3a-HDAC 复合体相互作用而抑制基因转录。只有加入外源 HDAC 抑制剂才能克服这种阻滞。另外一个为大家所熟知的通过招募 HDAC 引起转录沉默的例子是 t(8;21)易位形成的 AML1-ETO 融合蛋白。就像已提及的,加入 HDAC 抑制剂能够缓解 ETO 导致的转录抑制[299]。虽然 11 个 HDAC 家族成员已被鉴定,但人们对其冗余的生物学及生理学功能的认识非常有限。在图 16-4B 中,HDAC 抑制剂使得受抑制的基因重新表达及分化的诱导。大部分的抑制剂,包括酯肽(罗咪酯肽,romidepsin)、贝利司他(belinostat)、伏立诺他(vorinostat)等[300],均不具有同工酶的选择性,因此可能只有有限的治疗价值。目前,这些药物被批准用于有先前治疗的外周和皮肤 T 细胞淋巴

表 16-5 组蛋白去乙酰化酶的类型和分类

酶	去乙酰化活性的机制	表达组织	相互作用蛋白
第 I 类			
HDAC1	Zn^{2+} 依赖性	广谱表达	HDAC2,Sin3,CoREST,NuRD,RB/E2F1,p53,MYOD,NF-κB,YY1,DNMT1,DNMT3A,MBD2,SP1,SP3,BRCA1,MeCP2,ATM,AML1-ETO,PML,PLZF,BCL6,AR,ER
HDAC2	Zn^{2+} 依赖性	广谱表达	HDAC1,Sin3,CoREST,NuRD,RB,NF-κB,BRCA1,DNMT1,AML1-ETO,PML,PLZF,BCL6
HDAC3	Zn^{2+} 依赖性	广谱表达	HDAC4,HDAC5,HDAC7,RB,NF-κB,STAT1,STAT3,GATA1,GATA2,NCoR/SMRT,AML1-ETO,PML,PLZF,PML-RARα,PLZF-RARα,BCL6
HDAC8	Zn^{2+} 依赖性	广谱表达	SMC3,EST1B,Hsp70
第 IIa 类			
HDAC4	Zn^{2+} 依赖性	组织特异表达	MEF2,HDAC3-NCoR,GATA1
HDAC5	Zn^{2+} 依赖性	组织特异表达	MEF2,HDAC3-NCoR,GATA1,GATA2
HDAC7	Zn^{2+} 依赖性	组织特异表达	MEF2,HDAC3-NCoR,ERα
HDAC9	Zn^{2+} 依赖性?	组织特异表达	MEF2
第 IIb 类			
HDAC6	Zn^{2+} 依赖性	组织特异表达	α-tubulin,Hsp90,HDAC11
HDAC10	Zn^{2+} 依赖性?	组织特异表达	RB
第 III 类			
Sirt1 ~ 7	NAD^+ 依赖性	?	p53
第 IV 类			
HDAC11	Zn^{2+} 依赖性?	组织特异表达	白细胞介素-10,HDAC6

HDAC,组蛋白去乙酰化酶;NAD,烟酰胺腺嘌呤二核苷酸;NF-κB,核因子-κB;RB,视网膜母细胞瘤

瘤,其他适应证也在继续研究中,例如伏立诺他、联合化学疗法用于 AML(NCT01802333)。全-HDACI 帕比司他(panobinostat)与硼替佐米和地塞米松组合已经被批准用于治疗复发性或难治性骨髓瘤[301],而 I 类选择性 HDACI 恩替诺特(entinostat)与芳香酶抑制剂联合使用治疗晚期激素反应性乳腺癌正处于 III 期临床试验(NCT02115282)的研究阶段。最后,帕比司他(全-HDACI)和 mocetinostat(同型选择性 HDACI)已分别成为治疗 HAT 具有特殊突变(如 CREBBP 和 EP300)的 AML[147]、MDS 和弥漫性大 B 细胞淋巴瘤的"孤儿药"。然而,HDACI 丙戊酸,一种抑制的抗癫痫药,是这组药物中第一个可选择性地抑制一个 HDCA(HDAC2)的药物[302]。丙戊酸引起 HDAC2 的蛋白酶体降解。基础性和丙戊酸引起 HDAC2 的降解强烈地依赖 E2 泛素交联酶 Ubc8 以及 E3 泛素连接酶 RLIM。因此,多聚泛素化和蛋白酶体介导的降解提供了一同工酶特异的、HDAC2 下调的机制[302]。这也标示了另外一种细胞周期元件的重要性,蛋白酶体(proteasome)。

组蛋白酶体:再循环结构

蛋白酶体是一个 2.4mDa 的多活性中心的蛋白酶复合体,在细胞蛋白的调节中发挥重要作用。它的结构包括一个圆柱形的核心,即所谓的 20S 颗粒,其由 4 个叠加在一起的环所组成,每个环含 7 个蛋白质。蛋白酶体的另一组分为一个 19S 颗粒的两个拷贝,其与 20S 核心相结合。只有泛素化的蛋白后才能被蛋白酶体降解。不同蛋白底物的泛素化需要三个酶——E1(ATP 依赖的泛素活化酶)、E2(泛素交联酶)和 E3(泛素蛋白连接酶)的序贯作用。泛素-蛋白酶体途径,通过一依赖 ATP 的机制,在蛋白的降解过程中发挥重要作用,其涉及细胞周期控制、转录因子激活、凋亡、肿瘤增殖[303]。像 HDAC2 这样的蛋白可被多个泛素分子标记,而后被该机制降解[302]。几种肿瘤依赖于快速的细胞周期,这需要多种调控蛋白的表达和降解。一些会经蛋白酶体降解的蛋白质包括周期素(周期素 A、B、D、E)、内源性的 CDK 抑制物(p27^{kip1},p21^{cip1})、p53、RB、cdc25 磷酸酯酶和其他等[304]。上述蛋白的快速代谢引发某些人类肿瘤的快速增殖,因此蛋白酶体是一个的极好的新药物靶标。业已证明蛋白酶体抑制剂硼替佐米[305,306]和 carflzomib[307]在 MCL 和骨髓瘤中的作用,这些药物抑制蛋白酶体的降解功能,使得细胞积聚在细胞周期的 G_2-M 期,而处于 G_1 期的细胞减少[304,308]。利用硼替佐米处理骨髓瘤细胞后,p27^{kip1} 和 p21^{cip1} 蛋白上调,引起肿瘤细胞细胞周期阻滞和凋亡[309]。

蛋白酶体也为核转录因子 NF-κB 的激活所必需。NF-κB,在环境应力和细胞毒素作用下,转录凋亡抑制因子和维持 DDR(包括 DNA 损伤检查点[310]和 DNA 修复[311]),在保持细胞活力上发挥重要作用。根据这些研究,靶向蛋白酶体已经成为肿瘤治疗的成功途径[312],随着对细胞周期机制的深入了解,将来可能发展出新的抗肿瘤药物。

翻译:曲洺逸　互审:任瑞宝　校对:裴雪涛

参考文献

1. Hartwell LH, Weinert TA: Checkpoints: Controls that ensure the order of cell cycle events. *Science* 246(4930):629–634, 1989.
2. Elledge SJ: Cell cycle checkpoints: Preventing an identity crisis. *Science* 274(5293):1664–1672, 1996.
3. Russell P: Checkpoints on the road to mitosis. *Trends Biochem Sci* 23(10):399–402, 1998.
4. Murray AW: The genetics of cell cycle checkpoints. *Curr Opin Genet Dev* 5(1):5–11, 1995.
5. Hartwell LH, Kastan MB: Cell cycle control and cancer. *Science* 266(5192):1821–1828, 1994.
6. Rao PN, Johnson RT: Mammalian cell fusion: Studies on the regulation of DNA synthesis and mitosis. *Nature* 225(5228):159–164, 1970.
7. Lohka MJ, Hayes MK, Maller JL: Purification of maturation-promoting factor, an intracellular regulator of early mitotic events. *Proc Natl Acad Sci U S A* 85(9):3009–3013, 1988.
8. Sherr CJ: Mammalian G1 cyclins. *Cell* 73(6):1059–1065, 1993.
9. Pines J: Cyclins and cyclin-dependent kinases: Take your partners. *Trends Biochem Sci* 18(6):195–197, 1993.
10. Chen HH, Wong YH, Geneviere AM, Fann MJ: CDK13/CDC2L5 interacts with L-type cyclins and regulates alternative splicing. *Biochem Biophys Res Commun* 354(3):735–740, 2007.
11. Pagano M, Pepperkok R, Verde F, et al: Cyclin A is required at two points in the human cell cycle. *EMBO J* 11(3):961–971, 1992.
12. Rape M, Kirschner MW: Autonomous regulation of the anaphase-promoting complex couples mitosis to S-phase entry. *Nature* 432(7017):588–595, 2004.
13. Resnitzky D, Hengst L, Reed SI: Cyclin A-associated kinase activity is rate limiting for entrance into S phase and is negatively regulated in G1 by p27Kip1. *Mol Cell Biol* 15(8):4347–4352, 1995.
14. Trovesi C, Manfrini N, Falcettoni M, Longhese MP: Regulation of the DNA damage response by cyclin-dependent kinases. *J Mol Biol* 425(23):4756–4766, 2013.
15. Meyerson M, Enders GH, Wu CL, et al: A family of human cdc2-related protein kinases. *EMBO J* 11(8):2909–2917, 1992.
16. Solomon MJ: Activation of the various cyclin/cdc2 protein kinases. *Curr Opin Cell Biol* 5(2):180–186, 1993.
17. Lew J, Wang JH: Neuronal cdc2-like kinase. *Trends Biochem Sci* 20(1):33–37, 1995.
18. Matsushime H, Ewen ME, Strom DK, et al: Identification and properties of an atypical catalytic subunit (p34PSK-J3/cdk4) for mammalian D type G1 cyclins. *Cell* 71(2):323–334, 1992.
19. Xiong Y, Zhang H, Beach D: D type cyclins associate with multiple protein kinases and the DNA replication and repair factor PCNA. *Cell* 71(3):505–514, 1992.
20. Meyerson M, Harlow E: Identification of G1 kinase activity for cdk6, a novel cyclin D partner. *Mol Cell Biol* 14(3):2077–2086, 1994.
21. Zhu YX, Tiedemann R, Shi CX, et al: RNAi screen of the druggable genome identifies modulators of proteasome inhibitor sensitivity in myeloma including CDK5. *Blood* 117(14):3847–3857, 2011.
22. Levacque Z, Rosales JL, Lee KY: Level of cdk5 expression predicts the survival of relapsed multiple myeloma patients. *Cell Cycle* 11(21):4093–4095, 2012.
23. Nguyen TK, Grant S: Dinaciclib (SCH727965) inhibits the unfolded protein response through a CDK1- and 5-dependent mechanism. *Mol Cancer Ther* 13(3):662–674, 2014.
24. Fesquet D, Labbe JC, Derancourt J, et al: The MO15 gene encodes the catalytic subunit of a protein kinase that activates cdc2 and other cyclin-dependent kinases (CDKs) through phosphorylation of Thr161 and its homologues. *EMBO J* 12(8):3111–3121, 1993.
25. Knuesel MT, Meyer KD, Donner AJ, et al: The human CDK8 subcomplex is a histone kinase that requires Med12 for activity and can function independently of mediator. *Mol Cell Biol* 29(3):650–661, 2009.
26. Morris EJ, Ji JY, Yang F, et al: E2F1 represses beta-catenin transcription and is antagonized by both pRB and CDK8. *Nature* 455(7212):552–556, 2008.
27. Romano G, Giordano A: Role of the cyclin-dependent kinase 9-related pathway in mammalian gene expression and human diseases. *Cell Cycle* 7(23):3664–3668, 2008.
28. Chen D, Fong Y, Zhou Q: Specific interaction of Tat with the human but not rodent P-TEFb complex mediates the species-specific Tat activation of HIV-1 transcription. *Proc Natl Acad Sci U S A* 96(6):2728–2733, 1999.
29. Sergere JC, Thuret JY, Le Roux G, et al: Human CDK10 gene isoforms. *Biochem Biophys Res Commun* 276(1):271–277, 2000.
30. Hu D, Mayeda A, Trembley JH, et al: CDK11 complexes promote pre-mRNA splicing. *J Biol Chem* 278(10):8623–8629, 2003.
31. Kasten M, Giordano A: Cdk10, a Cdc2-related kinase, associates with the Ets2 transcription factor and modulates its transactivation activity. *Oncogene* 20(15):1832–1838, 2001.
32. Bagella L, Giacinti C, Simone C, Giordano A: Identification of murine cdk10: Association with Ets2 transcription factor and effects on the cell cycle. *J Cell Biochem* 99(3):978–985, 2006.
33. Chen HH, Wang YC, Fann MJ: Identification and characterization of the CDK12/cyclin L1 complex involved in alternative splicing regulation. *Mol Cell Biol* 26(7):2736–2745, 2006.
34. Hunt T: Cyclins and their partners: From a simple idea to complicated reality. *Semin Cell Biol* 2(4):213–222, 1991.
35. Lees EM, Harlow E: Sequences within the conserved cyclin box of human cyclin A are sufficient for binding to and activation of cdc2 kinase. *Mol Cell Biol* 13(2):1194–1201, 1993.
36. Hanashiro K, Kanai M, Geng Y, et al: Roles of cyclins A and E in induction of centrosome amplification in p53-compromised cells. *Oncogene* 27(40):5288–5302, 2008.
37. Krug U, Yasmeen A, Beger C, et al: Cyclin A1 regulates WT1 expression in acute myeloid leukemia cells. *Int J Oncol* 34(1):129–136, 2009.
38. Ohtsubo M, Roberts JM: Cyclin-dependent regulation of G1 in mammalian fibroblasts. *Science* 259(5103):1908–1912, 1993.
39. Spencer SL, Cappell SD, Tsai FC, et al: The proliferation-quiescence decision is controlled by a bifurcation in CDK2 activity at mitotic exit. *Cell* 155(2):369–383, 2013.
40. Ekholm SV, Reed SI: Regulation of G(1) cyclin-dependent kinases in the mammalian cell cycle. *Curr Opin Cell Biol* 12(6):676–684, 2000.
41. Strohmaier H, Spruck CH, Kaiser P, et al: Human F-box protein hCdc4 targets cyclin E for proteolysis and is mutated in a breast cancer cell line. *Nature* 413(6853):316–322, 2001.
42. Ekholm-Reed S, Mendez J, Tedesco D, et al: Deregulation of cyclin E in human cells interferes with prereplication complex assembly. *J Cell Biol* 165(6):789–800, 2004.
43. Zhang HS, Postigo AA, Dean DC: Active transcriptional repression by the Rb-E2F complex mediates G1 arrest triggered by p16INK4a, TGFbeta, and contact inhibition. *Cell* 97(1):53–61, 1999.
44. Rajagopalan H, Jallepalli PV, Rago C, et al: Inactivation of hCDC4 can cause chromosomal instability. *Nature* 428(6978):77–81, 2004.
45. Keck JM, Summers MK, Tedesco D, et al: Cyclin E overexpression impairs progression through mitosis by inhibiting APC(Cdh1). *J Cell Biol* 178(3):371–385, 2007.
46. McGowan CH, Russell P, Reed SI: Periodic biosynthesis of the human M-phase promoting factor catalytic subunit p34 during the cell cycle. *Mol Cell Biol* 10(7):3847–3851, 1990.
47. Buendia B, Draetta G, Karsenti E: Regulation of the microtubule nucleating activity of centrosomes in Xenopus egg extracts: Role of cyclin A-associated protein kinase. *J Cell Biol* 116(6):1431–1442, 1992.
48. Gallant P, Nigg EA: Cyclin B2 undergoes cell cycle-dependent nuclear translocation and, when expressed as a non-destructable mutant, causes mitotic arrest in HeLa cells. *J Cell Biol* 117(1):213–224, 1992.
49. Draviam VM, Orrechia S, Lowe M, et al: The localization of human cyclins B1 and B2 determines CDK1 substrate specificity and neither enzyme requires MEK to disassemble the Golgi apparatus. *J Cell Biol* 152(5):945–958, 2001.
50. Pines J: The cell cycle kinases. *Semin Cancer Biol* 5(4):305–313, 1994.
51. Arnaoutov A, Dasso M: The Ran GTPase regulates kinetochore function. *Dev Cell* 5(1):99–111, 2003.
52. Bentley AM, Normand G, Hoyt J, King RW: Distinct sequence elements of cyclin B1 promote localization to chromatin, centrosomes, and kinetochores during mitosis. *Mol Biol Cell* 18(12):4847–4858, 2007.
53. Yu Z, Wang L, Wang C, et al: Cyclin D1 induction of Dicer governs microRNA processing and expression in breast cancer. *Nat Commun* 4:2812, 2013.
54. Yu Q, Sicinska E, Geng Y, et al: Requirement for CDK4 kinase function in breast cancer. *Cancer Cell* 9(1):23–32, 2006.
55. Landis MW, Pawlyk BS, Li T, et al: Cyclin D1-dependent kinase activity in murine development and mammary tumorigenesis. *Cancer Cell* 9(1):13–22, 2006.
56. Dickson MA: Molecular pathways: CDK4 inhibitors for cancer therapy. *Clin Cancer Res* 20(13):3379–3383, 2014.
57. Lee Y, Dominy JE, Choi YJ, et al: Cyclin D1-Cdk4 controls glucose metabolism independently of cell cycle progression. *Nature* 510(7506):547–551, 2014.
58. Placke T, Faber K, Nonami A, et al: Requirement for CDK6 in MLL-rearranged acute myeloid leukemia. *Blood* 124(1):13–23, 2014.
59. Antony-Debre I, Steidl U: CDK6, a new target in MLL-driven leukemia. *Blood* 124(1):5–6, 2014.
60. Bellail AC, Olson JJ, Hao C: SUMO1 modification stabilizes CDK6 protein and drives the cell cycle and glioblastoma progression. *Nat Commun* 5:4234, 2014.
61. Choi YJ, Anders L: Signaling through cyclin D-dependent kinases. *Oncogene* 33(15):1890–1903, 2014.
62. Schachter MM, Fisher RP: The CDK-activating kinase Cdk7: Taking yes for an answer. *Cell Cycle* 12(20):3239–3240, 2013.
63. Schachter MM, Merrick KA, Larochelle S, et al: A Cdk7-Cdk4 T-loop phosphorylation cascade promotes G1 progression. *Mol Cell* 50(2):250–260, 2013.
64. Fisher RP: Secrets of a double agent: CDK7 in cell-cycle control and transcription. *J Cell Sci* 118(Pt 22):5171–5180, 2005.
65. Kwiatkowski N, Zhang T, Rahl PB, et al: Targeting transcription regulation in cancer with a covalent CDK7 inhibitor. *Nature* 511(7511):616–620, 2014.
66. Wei P, Garber ME, Fang SM, et al: A novel CDK9-associated C-type cyclin interacts directly with HIV-1 Tat and mediates its high-affinity, loop-specific binding to TAR RNA. *Cell* 92(4):451–462, 1998.
67. Peng J, Zhu Y, Milton JT, Price DH: Identification of multiple cyclin subunits of human P-TEFb. *Genes Dev* 12(5):755–762, 1998.
68. Burger K, Muhl B, Rohrmoser M, et al: Cyclin-dependent kinase 9 links RNA polymerase II transcription to processing of ribosomal RNA. *J Biol Chem* 288(29):21173–21183, 2013.
69. Ji X, Lu H, Zhou Q, Luo K: LARP7 suppresses P-TEFb activity to inhibit breast cancer progression and metastasis. *Elife* 3:e02907, 2014.
70. Wang S, Fischer PM: Cyclin-dependent kinase 9: A key transcriptional regulator and potential drug target in oncology, virology and cardiology. *Trends Pharmacol Sci* 29(6):302–313, 2008.
71. Romano G: Deregulations in the cyclin-dependent kinase-9-related pathway in cancer: Implications for drug discovery and development. *ISRN Oncol* 2013:305371, 2013.
72. Walsby E, Pratt G, Shao H, et al: A novel Cdk9 inhibitor preferentially targets tumor cells and synergizes with fludarabine. *Oncotarget* 5(2):375–385, 2014.
73. Yin T, Lallena MJ, Kreklau EL, et al: A novel CDK9 inhibitor shows potent antitumor efficacy in preclinical hematologic tumor models. *Mol Cancer Ther* 13(6):1442–1456, 2014.
74. Stewart DP, Koss B, Bathina M, et al: Ubiquitin-independent degradation of antiapoptotic MCL-1. *Mol Cell Biol* 30(12):3099–3110, 2010.

75. Chen S, Dai Y, Harada H, et al: Mcl-1 down-regulation potentiates ABT-737 lethality by cooperatively inducing Bak activation and Bax translocation. *Cancer Res* 67(2):782–791, 2007.
76. Chen S, Zhou L, Zhang Y, et al: Targeting SQSTM1/p62 induces cargo loading failure and converts autophagy to apoptosis via NBK/Bik. *Mol Cell Biol* 34(18):3435–3449, 2014.
77. Chen S, Dai Y, Pei XY, et al: CDK inhibitors upregulate BH3-only proteins to sensitize human myeloma cells to BH3 mimetic therapies. *Cancer Res* 72(16):4225–4237, 2012.
78. Fujinaga K, Cujec TP, Peng J, et al: The ability of positive transcription elongation factor B to transactivate human immunodeficiency virus transcription depends on a functional kinase domain, cyclin T1, and Tat. *J Virol* 72(9):7154–7159, 1998.
79. MacLachlan TK, Sang N, De Luca A, et al: Binding of CDK9 to TRAF2. *J Cell Biochem* 71(4):467–478, 1998.
80. Michels AA, Nguyen VT, Fraldi A, et al: MAQ1 and 7SK RNA interact with CDK9/cyclin T complexes in a transcription-dependent manner. *Mol Cell Biol* 23(14):4859–4869, 2003.
81. Garriga J, Bhattacharya S, Calbo J, et al: CDK9 is constitutively expressed throughout the cell cycle, and its steady-state expression is independent of SKP2. *Mol Cell Biol* 23(15):5165–5173, 2003.
82. Poss ZC, Ebmeier CC, Taatjes DJ: The Mediator complex and transcription regulation. *Crit Rev Biochem Mol Biol* 48(6):575–608, 2013.
83. Belakavadi M, Fondell JD: Cyclin-dependent kinase 8 positively cooperates with Mediator to promote thyroid hormone receptor-dependent transcriptional activation. *Mol Cell Biol* 30(10):2437–2448, 2010.
84. Firestein R, Shima K, Nosho K, et al: CDK8 expression in 470 colorectal cancers in relation to beta-catenin activation, other molecular alterations and patient survival. *Int J Cancer* 126(12):2863–2873, 2010.
85. Xu W, Wang Z, Zhang W, et al: Mutated K-ras activates CDK8 to stimulate the epithelial-to-mesenchymal transition in pancreatic cancer in part via the Wnt/β-catenin signaling pathway. *Cancer Lett* 356(2 Pt B):613–627, 2015.
86. Bosken CA, Farnung L, Hintermair C, et al: The structure and substrate specificity of human Cdk12/Cyclin K. *Nat Commun* 5:3505, 2014.
87. Cheng SW, Kuzyk MA, Moradian A, et al: Interaction of cyclin-dependent kinase 12/CrkRS with cyclin K1 is required for the phosphorylation of the C-terminal domain of RNA polymerase II. *Mol Cell Biol* 32(22):4691–4704, 2012.
88. Blazek D, Kohoutek J, Bartholomeeusen K, et al: The Cyclin K/Cdk12 complex maintains genomic stability via regulation of expression of DNA damage response genes. *Genes Dev* 25(20):2158–2172, 2011.
89. Husson H, Carideo EG, Neuberg D, et al: Gene expression profiling of follicular lymphoma and normal germinal center B cells using cDNA arrays. *Blood* 99(1):282–289, 2002.
90. Iorns E, Turner NC, Elliott R, et al: Identification of CDK10 as an important determinant of resistance to endocrine therapy for breast cancer. *Cancer Cell* 13(2):91–104, 2008.
91. Trembley JH, Hu D, Slaughter CA, et al: Casein kinase 2 interacts with cyclin-dependent kinase 11 (CDK11) in vivo and phosphorylates both the RNA polymerase II carboxyl-terminal domain and CDK11 in vitro. *J Biol Chem* 278(4):2265–2270, 2003.
92. Shi J, Feng Y, Goulet AC, et al: The p34cdc2-related cyclin-dependent kinase 11 interacts with the p47 subunit of eukaryotic initiation factor 3 during apoptosis. *J Biol Chem* 278(7):5062–5071, 2003.
93. Yokoyama H, Gruss OJ, Rybina S, et al: Cdk11 is a RanGTP-dependent microtubule stabilization factor that regulates spindle assembly rate. *J Cell Biol* 180(5):867–875, 2008.
94. Hu D, Valentine M, Kidd VJ, Lahti JM: CDK11(p58) is required for the maintenance of sister chromatid cohesion. *J Cell Sci* 120(Pt 14):2424–2434, 2007.
95. Chandramouli A, Shi J, Feng Y, et al: Haploinsufficiency of the cdc2l gene contributes to skin cancer development in mice. *Carcinogenesis* 28(9):2028–2035, 2007.
96. Sherr CJ: Cancer cell cycles. *Science* 274(5293):1672–1677, 1996.
97. Gu Y, Turck CW, Morgan DO: Inhibition of CDK2 activity in vivo by an associated 20K regulatory subunit. *Nature* 366(6456):707–710, 1993.
98. Blagosklonny MV, Pardee AB: The restriction point of the cell cycle. *Cell Cycle* 1(2):103–110, 2002.
99. Assoian RK, Yung Y: A reciprocal relationship between Rb and Skp2: Implications for restriction point control, signal transduction to the cell cycle and cancer. *Cell Cycle* 7(1):24–27, 2008.
100. Yung Y, Walker JL, Roberts JM, Assoian RK: A Skp2 autoinduction loop and restriction point control. *J Cell Biol* 178(5):741–747, 2007.
101. Nourse J, Firpo E, Flanagan WM, et al: Interleukin-2-mediated elimination of the p27Kip1 cyclin-dependent kinase inhibitor prevented by rapamycin. *Nature* 372(6506):570–573, 1994.
102. Santamaria D, Ortega S: Cyclins and CDKS in development and cancer: Lessons from genetically modified mice. *Front Biosci* 11:1164–1188, 2006.
103. Genovese C, Trani D, Caputi M, Claudio PP: Cell cycle control and beyond: Emerging roles for the retinoblastoma gene family. *Oncogene* 25(38):5201–5209, 2006.
104. Serrano M, Hannon GJ, Beach D: A new regulatory motif in cell-cycle control causing specific inhibition of cyclin D/CDK4. *Nature* 366(6456):704–707, 1993.
105. Chan FK, Zhang J, Cheng L, et al: Identification of human and mouse p19, a novel CDK4 and CDK6 inhibitor with homology to p16ink4. *Mol Cell Biol* 15(5):2682–2688, 1995.
106. DeGregori J, Leone G, Ohtani K, et al: E2F-1 accumulation bypasses a G1 arrest resulting from the inhibition of G1 cyclin-dependent kinase activity. *Genes Dev* 9(23):2873–2887, 1995.
107. Nobori T, Miura K, Wu DJ, et al: Deletions of the cyclin-dependent kinase-4 inhibitor gene in multiple human cancers. *Nature* 368(6473):753–756, 1994.
108. Bai C, Sen P, Hofmann K, et al: SKP1 connects cell cycle regulators to the ubiquitin proteolysis machinery through a novel motif, the F-box. *Cell* 86(2):263–274, 1996.
109. Feldman RM, Correll CC, Kaplan KB, Deshaies RJ: A complex of Cdc4p, Skp1p, and Cdc53p/cullin catalyzes ubiquitination of the phosphorylated CDK inhibitor Sic1p. *Cell* 91(2):221–230, 1997.
110. Skowyra D, Koepp DM, Kamura T, et al: Reconstitution of G1 cyclin ubiquitination with complexes containing SCFGrr1 and Rbx1. *Science* 284(5414):662–665, 1999.
111. Sun A, Bagella L, Tutton S, et al: From G0 to S phase: A view of the roles played by the retinoblastoma (Rb) family members in the Rb-E2F pathway. *J Cell Biochem* 102(6):1400–1404, 2007.
112. Krug U, Ganser A, Koeffler HP: Tumor suppressor genes in normal and malignant hematopoiesis. *Oncogene* 21(21):3475–3495, 2002.
113. Hagemeier C, Bannister AJ, Cook A, Kouzarides T: The activation domain of transcription factor PU.1 binds the retinoblastoma (RB) protein and the transcription factor TFIID in vitro: RB shows sequence similarity to TFIID and TFIIB. *Proc Natl Acad Sci U S A* 90(4):1580–1584, 1993.
114. Walkley CR, Sankaran VG, Orkin SH: Rb and hematopoiesis: Stem cells to anemia. *Cell Div* 3:13, 2008.
115. Zhang P, Zhang X, Iwama A, et al: PU.1 inhibits GATA-1 function and erythroid differentiation by blocking GATA-1 DNA binding. *Blood* 96(8):2641–2648, 2000.
116. Bergh G, Ehinger M, Olsson I, et al: Involvement of the retinoblastoma protein in monocytic and neutrophilic lineage commitment of human bone marrow progenitor cells. *Blood* 94(6):1971–1978, 1999.
117. Sherr CJ, Roberts JM: Inhibitors of mammalian G1 cyclin-dependent kinases. *Genes Dev* 9(10):1149–1163, 1995.
118. Zhang H, Xiong Y, Beach D: Proliferating cell nuclear antigen and p21 are components of multiple cell cycle kinase complexes. *Mol Biol Cell* 4(9):897–906, 1993.
119. Li Y, Jenkins CW, Nichols MA, Xiong Y: Cell cycle expression and p53 regulation of the cyclin-dependent kinase inhibitor p21. *Oncogene* 9(8):2261–2268, 1994.
120. Overton KW, Spencer SL, Noderer WL, et al: Basal p21 controls population heterogeneity in cycling and quiescent cell cycle states. *Proc Natl Acad Sci U S A* 111(41):E4386–E4393, 2014.
121. Dai Y, Rahmani M, Grant S: An intact NF-kappaB pathway is required for histone deacetylase inhibitor-induced G1 arrest and maturation in U937 human myeloid leukemia cells. *Cell Cycle* 2(5):467–472, 2003.
122. Dai Y, Rahmani M, Dent P, Grant S: Blockade of histone deacetylase inhibitor-induced RelA/p65 acetylation and NF-kappaB activation potentiates apoptosis in leukemia cells through a process mediated by oxidative damage, XIAP downregulation, and c-Jun N-terminal kinase 1 activation. *Mol Cell Biol* 25(13):5429–5444, 2005.
123. Wang Z, Bhattacharya N, Mixter PF, et al: Phosphorylation of the cell cycle inhibitor p21Cip1/WAF1 by Pim-1 kinase. *Biochim Biophys Acta* 1593(1):45–55, 2002.
124. Zhang Y, Wang Z, Magnuson NS: Pim-1 kinase-dependent phosphorylation of p21Cip1/WAF1 regulates its stability and cellular localization in H1299 cells. *Mol Cancer Res* 5(9):909–922, 2007.
125. Ellwood-Yen K, Graeber TG, Wongvipat J, et al: Myc-driven murine prostate cancer shares molecular features with human prostate tumors. *Cancer Cell* 4(3):223–238, 2003.
126. Kato JY, Matsuoka M, Polyak K, et al: Cyclic AMP-induced G1 phase arrest mediated by an inhibitor (p27Kip1) of cyclin-dependent kinase 4 activation. *Cell* 79(3):487–496, 1994.
127. Caraballo JM, Acosta JC, Cortes MA, et al: High p27 protein levels in chronic lymphocytic leukemia are associated to low Myc and Skp2 expression, confer resistance to apoptosis and antagonize Myc effects on cell cycle. *Oncotarget* 5(13):4694–4708, 2014.
128. Vervoorts J, Luscher B: Post-translational regulation of the tumor suppressor p27(KIP1). *Cell Mol Life Sci* 65(20):3255–3264, 2008.
129. Koepp DM, Harper JW, Elledge SJ: How the cyclin became a cyclin: Regulated proteolysis in the cell cycle. *Cell* 97(4):431–434, 1999.
130. Hirai H, Roussel MF, Kato JY, et al: Novel INK4 proteins, p19 and p18, are specific inhibitors of the cyclin D-dependent kinases CDK4 and CDK6. *Mol Cell Biol* 15(5):2672–2681, 1995.
131. Hannon GJ, Beach D: P15INK4B is a potential effector of TGF-beta-induced cell cycle arrest. *Nature* 371(6494):257–261, 1994.
132. Adams L, Roth MJ, Abnet CC, et al: Promoter methylation in cytology specimens as an early detection marker for esophageal squamous dysplasia and early esophageal squamous cell carcinoma. *Cancer Prev Res (Phila)* 1(5):357–361, 2008.
133. Lee YK, Park JY, Kang HJ, Cho HC: Overexpression of p16INK4A and p14ARF in haematological malignancies. *Clin Lab Haematol* 25(4):233–237, 2003.
134. Drexler HG: Review of alterations of the cyclin-dependent kinase inhibitor INK4 family genes p15, p16, p18 and p19 in human leukemia-lymphoma cells. *Leukemia* 12(6):845–859, 1998.
135. Sulong S, Moorman AV, Irving JA, et al: A comprehensive analysis of the CDKN2A gene in childhood acute lymphoblastic leukemia reveals genomic deletion, copy number neutral loss of heterozygosity, and association with specific cytogenetic subgroups. *Blood* 113(1):100–107, 2009.
136. Diccianni MB, Batova A, Yu J, et al: Shortened survival after relapse in T-cell acute lymphoblastic leukemia patients with p16/p15 deletions. *Leuk Res* 21(6):549–558, 1997.
137. Belaud-Rotureau MA, Marietta V, Vergier B, et al: Inactivation of p16INK4a/CDKN2A gene may be a diagnostic feature of large B cell lymphoma leg type among cutaneous B cell lymphomas. *Virchows Arch* 452(6):607–620, 2008.
138. Bender CM, Pao MM, Jones PA: Inhibition of DNA methylation by 5-aza-2′-deoxycytidine suppresses the growth of human tumor cell lines. *Cancer Res* 58(1):95–101, 1998.
139. Cameron EE, Bachman KE, Myohanen S, et al: Synergy of demethylation and histone deacetylase inhibition in the re-expression of genes silenced in cancer. *Nat Genet* 21(1):103–107, 1999.
140. Humbey O, Pimkina J, Zilfou JT, et al: The ARF tumor suppressor can promote the progression of some tumors. *Cancer Res* 68(23):9608–9613, 2008.
141. Schwartz GK, Shah MA: Targeting the cell cycle: A new approach to cancer therapy. *J Clin Oncol* 23(36):9408–9421, 2005.
142. Shapiro GI: Cyclin-dependent kinase pathways as targets for cancer treatment. *J Clin Oncol* 24(11):1770–1783, 2006.
143. Bose P, Simmons GL, Grant S: Cyclin-dependent kinase inhibitor therapy for hematologic malignancies. *Expert Opin Investig Drugs* 22(6):723–738, 2013.

144. Leonard JP, LaCasce AS, Smith MR, et al: Selective CDK4/6 inhibition with tumor responses by PD0332991 in patients with mantle cell lymphoma. *Blood* 119(20):4597–4607, 2012.
145. Byrd JC, Lin TS, Dalton JT, et al: Flavopiridol administered using a pharmacologically derived schedule is associated with marked clinical efficacy in refractory, genetically high-risk chronic lymphocytic leukemia. *Blood* 109(2):399–404, 2007.
146. Lin TS, Ruppert AS, Johnson AJ, et al: Phase II study of flavopiridol in relapsed chronic lymphocytic leukemia demonstrating high response rates in genetically high-risk disease. *J Clin Oncol* 27(35):6012–6018, 2009.
147. Bose P, Grant S: Orphan drug designation for pracinostat, volasertib and alvocidib in AML. *Leuk Res* 38(8):862–865, 2014.
148. Bible KC, Kaufmann SH: Cytotoxic synergy between flavopiridol (NSC 649890, L86-8275) and various antineoplastic agents: The importance of sequence of administration. *Cancer Res* 57(16):3375–3380, 1997.
149. Karp JE, Ross DD, Yang W, et al: Timed sequential therapy of acute leukemia with flavopiridol: In vitro model for a phase I clinical trial. *Clin Cancer Res* 9(1):307–315, 2003.
150. Zeidner JF, Foster MC, Blackford A, et al: Randomized multicenter phase II trial of timed-sequential therapy with flavopiridol (alvocidib), cytarabine, and mitoxantrone (FLAM) versus "7+3" for adults with newly diagnosed acute myeloid leukemia (AML). *ASCO Meeting Abstracts* 32(15 Suppl):7002, 2014.
151. Karp JE, Garrett-Mayer E, Estey EH, et al: Randomized phase II study of two schedules of flavopiridol given as timed sequential therapy with cytosine arabinoside and mitoxantrone for adults with newly diagnosed, poor-risk acute myelogenous leukemia. *Haematologica* 2012;97(11):1736–1742, 2014.
152. Dai Y, Rahmani M, Grant S: Proteasome inhibitors potentiate leukemic cell apoptosis induced by the cyclin-dependent kinase inhibitor flavopiridol through a SAPK/JNK- and NF-kappaB-dependent process. *Oncogene* 22(46):7108–7122, 2003.
153. Dai Y, Rahmani M, Pei XY, et al: Bortezomib and flavopiridol interact synergistically to induce apoptosis in chronic myeloid leukemia cells resistant to imatinib mesylate through both Bcr/Abl-dependent and -independent mechanisms. *Blood* 104(2):509–518, 2004.
154. Almenara J, Rosato R, Grant S: Synergistic induction of mitochondrial damage and apoptosis in human leukemia cells by flavopiridol and the histone deacetylase inhibitor suberoylanilide hydroxamic acid (SAHA). *Leukemia* 16(7):1331–1343, 2002.
155. Holkova B, Kmieciak M, Perkins EB, et al: Phase I trial of bortezomib (PS-341; NSC 681239) and "nonhybrid" (bolus) infusion schedule of alvocidib (flavopiridol; NSC 649890) in patients with recurrent or refractory indolent B-cell neoplasms. *Clin Cancer Res* 20(22):5652–5662, 2014.
156. Holkova B, Perkins EB, Ramakrishnan V, et al: Phase I trial of bortezomib (PS-341; NSC 681239) and alvocidib (flavopiridol; NSC 649890) in patients with recurrent or refractory B-cell neoplasms. *Clin Cancer Res* 17(10):3388–3397, 2011.
157. Holkova B, Supko JG, Ames MM, et al: A phase I trial of vorinostat and alvocidib in patients with relapsed, refractory, or poor prognosis acute leukemia, or refractory anemia with excess blasts-2. *Clin Cancer Res* 19(7):1873–1883, 2013.
158. Tse AN, Carvajal R, Schwartz GK: Targeting checkpoint kinase 1 in cancer therapeutics. *Clin Cancer Res* 13(7):1955–1960, 2007.
159. Dai Y, Grant S: New insights into checkpoint kinase 1 in the DNA damage response signaling network. *Clin Cancer Res* 16(2):376–383, 2010.
160. Bucher N, Britten CD: G2 checkpoint abrogation and checkpoint kinase-1 targeting in the treatment of cancer. *Br J Cancer* 98(3):523–528, 2008.
161. Lee MH, Yang HY: Negative regulators of cyclin-dependent kinases and their roles in cancers. *Cell Mol Life Sci* 58(12–13):1907–1922, 2001.
162. Kastan MB, Bartek J: Cell-cycle checkpoints and cancer. *Nature* 432(7015):316–323, 2004.
163. Schenk EL, Koh BD, Flatten KS, et al: Effects of selective checkpoint kinase 1 inhibition on cytarabine cytotoxicity in acute myelogenous leukemia cells *in vitro*. *Clin Cancer Res* 18(19):5364–5373, 2012.
164. Karp JE, Thomas BM, Greer JM, et al: Phase I and pharmacologic trial of cytosine arabinoside with the selective checkpoint 1 inhibitor Sch 900776 in refractory acute leukemias. *Clin Cancer Res* 18(24):6723–6731, 2012.
165. Dai Y, Chen S, Kmieciak M, et al: The novel Chk1 inhibitor MK-8776 sensitizes human leukemia cells to HDAC inhibitors by targeting the intra-S checkpoint and DNA replication and repair. *Mol Cancer Ther* 12(6):878–889, 2013.
166. Petruccelli LA, Dupere-Richer D, Pettersson F, et al: Vorinostat induces reactive oxygen species and DNA damage in acute myeloid leukemia cells. *PLoS One* 6(6):e20987, 2011.
167. Koprinarova M, Botev P, Russev G: Histone deacetylase inhibitor sodium butyrate enhances cellular radiosensitivity by inhibiting both DNA nonhomologous end joining and homologous recombination. *DNA Repair (Amst)* 10(9):970–977, 2011.
168. Brazelle W, Kreahling JM, Gemmer J, et al: Histone deacetylase inhibitors downregulate checkpoint kinase 1 expression to induce cell death in non-small cell lung cancer cells. *PLoS One* 5(12):e14335, 2010.
169. Kaufmann SH, Karp JE, Litzow MR, et al: Phase I and pharmacological study of cytarabine and tanespimycin in relapsed and refractory acute leukemia. *Haematologica* 96(11):1619–1626, 2011.
170. Weisberg E, Nonami A, Chen Z, et al: Identification of Wee1 as a novel therapeutic target for mutant RAS-driven acute leukemia and other malignancies. *Leukemia* 29(1):27–37, 2015.
171. Tibes R, Bogenberger JM, Chaudhuri L, et al: RNAi screening of the kinome with cytarabine in leukemias. *Blood* 119(12):2863–2872, 2012.
172. Porter CC, Kim J, Fosmire S, et al: Integrated genomic analyses identify WEE1 as a critical mediator of cell fate and a novel therapeutic target in acute myeloid leukemia. *Leukemia* 26(6):1266–1276, 2012.
173. Van Linden AA, Baturin D, Ford JB, et al: Inhibition of Wee1 sensitizes cancer cells to antimetabolite chemotherapeutics in vitro and in vivo, independent of p53 functionality. *Mol Cancer Ther* 12(12):2675–2684, 2013.
174. Zhou L, Zhang Y, Chen S, et al: A regimen combining the Wee1 inhibitor AZD1775 with HDAC inhibitors targets human acute myeloid leukemia cells harboring various genetic mutations. *Leukemia* 29(4):807–818, 2015.
175. Ha K, Fiskus W, Rao R, et al: Hsp90 inhibitor-mediated disruption of chaperone association of ATR with hsp90 sensitizes cancer cells to DNA damage. *Mol Cancer Ther* 10(7):1194–1206, 2011.
176. Sugimoto K, Sasaki M, Isobe Y, et al: Hsp90-inhibitor geldanamycin abrogates G2 arrest in p53-negative leukemia cell lines through the depletion of Chk1. *Oncogene* 27(22):3091–3101, 2008.
177. Tse AN, Sheikh TN, Alan H, et al: 90-kDa heat shock protein inhibition abrogates the topoisomerase I poison-induced G2/M checkpoint in p53-null tumor cells by depleting Chk1 and Wee1. *Mol Pharmacol* 75(1):124–133, 2009.
178. Aarts M, Sharpe R, Garcia-Murillas I, et al: Forced mitotic entry of S-phase cells as a therapeutic strategy induced by inhibition of WEE1. *Cancer Discov* 2(6):524–539, 2012.
179. Mrozek K, Heinonen K, Bloomfield CD: Clinical importance of cytogenetics in acute myeloid leukaemia. *Best Pract Res Clin Haematol* 14(1):19–47, 2001.
180. Frohling S, Dohner H: Chromosomal abnormalities in cancer. *N Engl J Med* 359(7):722–734, 2008.
181. Neff T, Armstrong SA: Recent progress toward epigenetic therapies: The example of mixed lineage leukemia. *Blood* 121(24):4847–4853, 2013.
182. Dann EJ, Rowe JM: Biology and therapy of secondary leukaemias. *Best Pract Res Clin Haematol* 14(1):119–137, 2001.
183. Vega F, Medeiros LJ: Chromosomal translocations involved in non-Hodgkin lymphomas. *Arch Pathol Lab Med* 127(9):1148–1160, 2003.
184. Ichikawa M, Asai T, Chiba S, et al: Runx1/AML-1 ranks as a master regulator of adult hematopoiesis. *Cell Cycle* 3(6):722–724, 2004.
185. Elagib KE, Racke FK, Mogass M, et al: RUNX1 and GATA-1 coexpression and cooperation in megakaryocytic differentiation. *Blood* 101(11):4333–4341, 2003.
186. Okuda T, van Deursen J, Hiebert SW, et al: AML1, the target of multiple chromosomal translocations in human leukemia, is essential for normal fetal liver hematopoiesis. *Cell* 84(2):321–330, 1996.
187. Scandura JM, Boccuni P, Cammenga J, Nimer SD: Transcription factor fusions in acute leukemia: Variations on a theme. *Oncogene* 21(21):3422–3444, 2002.
188. Gilles L, Guieze R, Bluteau D, et al: P19INK4D links endomitotic arrest and megakaryocyte maturation and is regulated by AML-1. *Blood* 111(8):4081–4091, 2008.
189. Wichmann C, Chen L, Heinrich M, et al: Targeting the oligomerization domain of ETO interferes with RUNX1/ETO oncogenic activity in t(8;21)-positive leukemic cells. *Cancer Res* 67(5):2280–2289, 2007.
190. Lin RJ, Sternsdorf T, Tini M, Evans RM: Transcriptional regulation in acute promyelocytic leukemia. *Oncogene* 20(49):7204–7215, 2001.
191. Le XF, Vallian S, Mu ZM, et al: Recombinant PML adenovirus suppresses growth and tumorigenicity of human breast cancer cells by inducing G1 cell cycle arrest and apoptosis. *Oncogene* 16(14):1839–1849, 1998.
192. Bischof O, Nacerddine K, Dejean A: Human papillomavirus oncoprotein E7 targets the promyelocytic leukemia protein and circumvents cellular senescence via the Rb and p53 tumor suppressor pathways. *Mol Cell Biol* 25(3):1013–1024, 2005.
193. Jul-Larsen A, Grudic A, Bjerkvig R, Boe SO: Cell-cycle regulation and dynamics of cytoplasmic compartments containing the promyelocytic leukemia protein and nucleoporins. *J Cell Sci* 122(Pt 8):1201–1210, 2009.
194. Salomoni P, Pandolfi PP: The role of PML in tumor suppression. *Cell* 108(2):165–170, 2002.
195. Hayakawa F, Abe A, Kitabayashi I, et al: Acetylation of PML is involved in histone deacetylase inhibitor-mediated apoptosis. *J Biol Chem* 283(36):24420–24425, 2008.
196. Chen Z, Brand NJ, Chen A, et al: Fusion between a novel Kruppel-like zinc finger gene and the retinoic acid receptor-alpha locus due to a variant t(11;17) translocation associated with acute promyelocytic leukaemia. *EMBO J* 12(3):1161–1167, 1993.
197. Tefferi A, Gilliland DG: Oncogenes in myeloproliferative disorders. *Cell Cycle* 6(5):550–566, 2007.
198. Ren R: Mechanisms of BCR-ABL in the pathogenesis of chronic myelogenous leukaemia. *Nat Rev Cancer* 5(3):172–183, 2005.
199. Skorski T: BCR/ABL regulates response to DNA damage: The role in resistance to genotoxic treatment and in genomic instability. *Oncogene* 21(56):8591–8604, 2002.
200. Gleissner B, Thiel E: Molecular genetic events in adult acute lymphoblastic leukemia. *Expert Rev Mol Diagn* 3(3):339–355, 2003.
201. Agarwal A, Mackenzie RJ, Besson A, et al: BCR-ABL1 promotes leukemia by converting p27 into a cytoplasmic oncoprotein. *Blood* 124(22):3260–3273, 2014.
202. Chi YH, Ward JM, Cheng LI, et al: Spindle assembly checkpoint and p53 deficiencies cooperate for tumorigenesis in mice. *Int J Cancer* 124(6):1483–1489, 2009.
203. Fabbro D, Ruetz S, Buchdunger E, et al: Protein kinases as targets for anticancer agents: From inhibitors to useful drugs. *Pharmacol Ther* 93(2–3):79–98, 2002.
204. Spinelli O, Peruta B, Tosi M, et al: Clearance of minimal residual disease after allogeneic stem cell transplantation and the prediction of the clinical outcome of adult patients with high-risk acute lymphoblastic leukemia. *Haematologica* 92(5):612–618, 2007.
205. Tirado CA, Sebastian S, Moore JO, et al: Molecular and cytogenetic characterization of a novel rearrangement involving chromosomes 9, 12, and 17 resulting in ETV6 (TEL) and ABL fusion. *Cancer Genet Cytogenet* 157(1):74–77, 2005.
206. Rodrigues GA, Park M: Dimerization mediated through a leucine zipper activates the oncogenic potential of the met receptor tyrosine kinase. *Mol Cell Biol* 13(11):6711–6722, 1993.
207. Fujimoto J, Shiota M, Iwahara T, et al: Characterization of the transforming activity of p80, a hyperphosphorylated protein in a Ki-1 lymphoma cell line with chromosomal translocation t(2;5). *Proc Natl Acad Sci U S A* 93(9):4181–4186, 1996.
208. Amin HM, Lai R: Pathobiology of ALK+ anaplastic large-cell lymphoma. *Blood* 110(7):2259–2267, 2007.
209. Golub TR, Barker GF, Lovett M, Gilliland DG: Fusion of PDGF receptor beta to a novel ets-like gene, tel, in chronic myelomonocytic leukemia with t(5;12) chromosomal translocation. *Cell* 77(2):307–316, 1994.

210. Tam WF, Gu TL, Chen J, et al: Id1 is a common downstream target of oncogenic tyrosine kinases in leukemic cells. *Blood* 112(5):1981–1992, 2008.

211. Graham SM, Cox AD, Drivas G, et al: Aberrant function of the Ras-related protein TC21/R-Ras2 triggers malignant transformation. *Mol Cell Biol* 14(6):4108–4115, 1994.

212. Saxena N, Lahiri SS, Hambarde S, Tripathi RP: RAS: Target for cancer therapy. *Cancer Invest* 26(9):948–955, 2008.

213. Khosravi-Far R, Solski PA, Clark GJ, et al: Activation of Rac1, RhoA, and mitogen-activated protein kinases is required for Ras transformation. *Mol Cell Biol* 15(11):6443–6453, 1995.

214. Yip SC, El-Sibai M, Coniglio SJ, et al: The distinct roles of Ras and Rac in PI 3-kinase-dependent protrusion during EGF-stimulated cell migration. *J Cell Sci* 120 (Pt 17):3138–3146, 2007.

215. Schlessinger K, Hall A, Tolwinski N: Wnt signaling pathways meet Rho GTPases. *Genes Dev* 23(3):265–277, 2009.

216. Chang F, Steelman LS, Lee JT, et al: Signal transduction mediated by the Ras/Raf/MEK/ERK pathway from cytokine receptors to transcription factors: Potential targeting for therapeutic intervention. *Leukemia* 17(7):1263–1293, 2003.

217. Crump M: Inhibition of raf kinase in the treatment of acute myeloid leukemia. *Curr Pharm Des* 8(25):2243–2248, 2002.

218. Davis RK, Chellappan S: Disrupting the Rb-Raf-1 interaction: A potential therapeutic target for cancer. *Drug News Perspect* 21(6):331–335, 2008.

219. Thiel G, Ekici M, Rossler OG: Regulation of cellular proliferation, differentiation and cell death by activated Raf. *Cell Commun Signal* 7:8, 2009.

220. Johnson NL, Gardner AM, Diener KM, et al: Signal transduction pathways regulated by mitogen-activated/extracellular response kinase kinase kinase induce cell death. *J Biol Chem* 271(6):3229–3237, 1996.

221. Seth A, Gonzalez FA, Gupta S, et al: Signal transduction within the nucleus by mitogen-activated protein kinase. *J Biol Chem* 267(34):24796–24804, 1992.

222. Amendola D, De Salvo M, Marchese R, et al: Myc down-regulation affects cyclin D1/cdk4 activity and induces apoptosis via Smac/Diablo pathway in an astrocytoma cell line. *Cell Prolif* 42(1):94–109, 2009.

223. Zhang H, Gao P, Fukuda R, et al: HIF-1 inhibits mitochondrial biogenesis and cellular respiration in VHL-deficient renal cell carcinoma by repression of C-MYC activity. *Cancer Cell* 11(5):407–420, 2007.

224. Hoffmann I, Clarke PR, Marcote MJ, et al: Phosphorylation and activation of human cdc25-C by cdc2—Cyclin B and its involvement in the self-amplification of MPF at mitosis. *EMBO J* 12(1):53–63, 1993.

225. Kramer MH, Hermans J, Wijburg E, et al: Clinical relevance of BCL2, BCL6, and MYC rearrangements in diffuse large B-cell lymphoma. *Blood* 92(9):3152–3162, 1998.

226. Bonnotte B, Favre N, Moutet M, et al: Bcl-2-mediated inhibition of apoptosis prevents immunogenicity and restores tumorigenicity of spontaneously regressive tumors. *J Immunol* 161(3):1433–1438, 1998.

227. Yin DX, Schimke RT: Inhibition of apoptosis by overexpressing Bcl-2 enhances gene amplification by a mechanism independent of aphidicolin pretreatment. *Proc Natl Acad Sci U S A* 93(8):3394–3398, 1996.

228. Del Principe MI, Del Poeta G, Venditti A, et al: Apoptosis and immaturity in acute myeloid leukemia. *Hematology* 10(1):25–34, 2005.

229. Glaser SP, Lee EF, Trounson E, et al: Anti-apoptotic Mcl-1 is essential for the development and sustained growth of acute myeloid leukemia. *Genes Dev* 26(2):120–125, 2012.

230. Gelmetti V, Zhang J, Fanelli M, et al: Aberrant recruitment of the nuclear receptor corepressor-histone deacetylase complex by the acute myeloid leukemia fusion partner ETO. *Mol Cell Biol* 18(12):7185–7191, 1998.

231. Wang J, Hoshino T, Redner RL, et al: ETO, fusion partner in t(8;21) acute myeloid leukemia, represses transcription by interaction with the human N-CoR/mSin3/HDAC1 complex. *Proc Natl Acad Sci U S A* 95(18):10860–10865, 1998.

232. Wong CW, Privalsky ML: Components of the SMRT corepressor complex exhibit distinctive interactions with the POZ domain oncoproteins PLZF, PLZF-RARalpha, and BCL-6. *J Biol Chem* 273(42):27695–27702, 1998.

233. David G, Alland L, Hong SH, et al: Histone deacetylase associated with mSin3A mediates repression by the acute promyelocytic leukemia-associated PLZF protein. *Oncogene* 16(19):2549–2556, 1998.

234. Yunis JJ, Ramsay N: Retinoblastoma and subband deletion of chromosome 13. *Am J Dis Child* 132(2):161–163, 1978.

235. Grana X, Garriga J, Mayol X: Role of the retinoblastoma protein family, pRB, p107 and p130 in the negative control of cell growth. *Oncogene* 17(25):3365–3383, 1998.

236. Bookstein R, Lee WH: Molecular genetics of the retinoblastoma suppressor gene. *Crit Rev Oncog* 2(3):211–227, 1991.

237. Chellappan S, Kraus VB, Kroger B, et al: Adenovirus E1A, simian virus 40 tumor antigen, and human papillomavirus E7 protein share the capacity to disrupt the interaction between transcription factor E2F and the retinoblastoma gene product. *Proc Natl Acad Sci U S A* 89(10):4549–4553, 1992.

238. Stommel JM, Wahl GM: Accelerated MDM2 auto-degradation induced by DNA-damage kinases is required for p53 activation. *EMBO J* 23(7):1547–1556, 2004.

239. Kubbutat MH, Jones SN, Vousden KH: Regulation of p53 stability by Mdm2. *Nature* 387(6630):299–303, 1997.

240. Eischen CM, Lozano G: P53 and MDM2: Antagonists or partners in crime? *Cancer Cell* 15(3):161–162, 2009.

241. Shadfan M, Lopez-Pajares V, Yuan ZM: MDM2 and MDMX: Alone and together in regulation of p53. *Transl Cancer Res* 1(2):88–89, 2012.

242. Bouska A, Eischen CM: Mdm2 affects genome stability independent of p53. *Cancer Res* 69(5):1697–1701, 2009.

243. Roth J, Dobbelstein M, Freedman DA, et al: Nucleo-cytoplasmic shuttling of the hdm2 oncoprotein regulates the levels of the p53 protein via a pathway used by the human immunodeficiency virus rev protein. *EMBO J* 17(2):554–564, 1998.

244. Li YC, Wahl GM: What a difference a phosphate makes: Life or death decided by a single amino acid in MDM2. *Cancer Cell* 21(5):595–596, 2012.

245. Quelle DE, Zindy F, Ashmun RA, Sherr CJ: Alternative reading frames of the INK4a tumor suppressor gene encode two unrelated proteins capable of inducing cell cycle arrest. *Cell* 83(6):993–1000, 1995.

246. Stirewalt DL, Kopecky KJ, Meshinchi S, et al: FLT3, RAS, and TP53 mutations in elderly patients with acute myeloid leukemia. *Blood* 97(11):3589–3595, 2001.

247. Faderl S, Kantarjian HM, Estey E, et al: The prognostic significance of p16(INK4a)/p14(ARF) locus deletion and MDM-2 protein expression in adult acute myelogenous leukemia. *Cancer* 89(9):1976–1982, 2000.

248. Kojima K, Konopleva M, Samudio IJ, et al: MDM2 antagonists induce p53-dependent apoptosis in AML: Implications for leukemia therapy. *Blood* 106(9):3150–3159, 2005.

249. Kojima K, Konopleva M, Samudio IJ, et al: Concomitant inhibition of MDM2 and Bcl-2 protein function synergistically induce mitochondrial apoptosis in AML. *Cell Cycle* 5(23):2778–2786, 2006.

250. Zhang W, Konopleva M, Burks JK, et al: Blockade of mitogen-activated protein kinase/extracellular signal-regulated kinase kinase and murine double minute synergistically induces Apoptosis in acute myeloid leukemia via BH3-only proteins Puma and Bim. *Cancer Res* 70(6):2424–2434, 2010.

251. Kojima K, Konopleva M, Samudio IJ, et al: Mitogen-activated protein kinase kinase inhibition enhances nuclear proapoptotic function of p53 in acute myelogenous leukemia cells. *Cancer Res* 67(7):3210–3219, 2007.

252. Kojima K, Shimanuki M, Shikami M, et al: Cyclin-dependent kinase 1 inhibitor RO-3306 enhances p53-mediated Bax activation and mitochondrial apoptosis in AML. *Cancer Sci* 100(6):1128–1136, 2009.

253. Carter BZ, Mak DH, Schober WD, et al: Simultaneous activation of p53 and inhibition of XIAP enhance the activation of apoptosis signaling pathways in AML. *Blood* 115(2):306–314, 2010.

254. Kojima K, McQueen T, Chen Y, et al: p53 activation of mesenchymal stromal cells partially abrogates microenvironment-mediated resistance to FLT3 inhibition in AML through HIF-1alpha-mediated down-regulation of CXCL12. *Blood* 118(16):4431–4439, 2011.

255. Kojima K, Konopleva M, Tsao T, et al: Selective FLT3 inhibitor FI-700 neutralizes Mcl-1 and enhances p53-mediated apoptosis in AML cells with activating mutations of FLT3 through Mcl-1/Noxa axis. *Leukemia* 24(1):33–43, 2010.

256. Kojima K, Kornblau SM, Ruvolo V, et al: Prognostic impact and targeting of CRM1 in acute myeloid leukemia. *Blood* 121(20):4166–4174, 2013.

257. Kamijo T, Zindy F, Roussel MF, et al: Tumor suppression at the mouse INK4a locus mediated by the alternative reading frame product p19ARF. *Cell* 91(5):649–659, 1997.

258. Bates S, Phillips AC, Clark PA, et al: p14ARF links the tumour suppressors RB and p53. *Nature* 395(6698):124–125, 1998.

259. Palmero I, Pantoja C, Serrano M: P19ARF links the tumour suppressor p53 to Ras. *Nature* 395(6698):125–126, 1998.

260. Prives C: Signaling to p53: Breaking the MDM2-p53 circuit. *Cell* 95(1):5–8, 1998.

261. Sherr CJ: Tumor surveillance via the ARF-p53 pathway. *Genes Dev* 12(19):2984–2991, 1998.

262. Kurz EU, Lees-Miller SP: DNA damage-induced activation of ATM and ATM-dependent signaling pathways. *DNA Repair (Amst)* 3(8–9):889–900, 2004.

263. Senoo M, Manis JP, Alt FW, McKeon F: P63 and p73 are not required for the development and p53-dependent apoptosis of T cells. *Cancer Cell* 6(1):85–89, 2004.

264. Deyoung MP, Ellisen LW: P63 and p73 in human cancer: Defining the network. *Oncogene* 26(36):5169–5183, 2007.

265. Di Como CJ, Gaiddon C, Prives C: P73 function is inhibited by tumor-derived p53 mutants in mammalian cells. *Mol Cell Biol* 19(2):1438–1449, 1999.

266. Melino G, Lu X, Gasco M, et al: Functional regulation of p73 and p63: Development and cancer. *Trends Biochem Sci* 28(12):663–670, 2003.

267. Kawano S, Miller CW, Gombart AF, et al: Loss of p73 gene expression in leukemias/lymphomas due to hypermethylation. *Blood* 94(3):1113–1120, 1999.

268. Olopade OI, Jenkins RB, Ransom DT, et al: Molecular analysis of deletions of the short arm of chromosome 9 in human gliomas. *Cancer Res* 52(9):2523–2529, 1992.

269. Schmid M, Malicki D, Nobori T, et al: Homozygous deletions of methylthioadenosine phosphorylase (MTAP) are more frequent than p16INK4A (CDKN2) homozygous deletions in primary non-small cell lung cancers (NSCLC). *Oncogene* 17(20):2669–2675, 1998.

270. Stadler WM, Olopade OI: The 9p21 region in bladder cancer cell lines: Large homozygous deletion inactivate the CDKN2, CDKN2B and MTAP genes. *Urol Res* 24(4):239–244, 1996.

271. Gonzalez MV, Pello MF, Lopez-Larrea C, et al: Deletion and methylation of the tumour suppressor gene p16/CDKN2 in primary head and neck squamous cell carcinoma. *J Clin Pathol* 50(6):509–512, 1997.

272. Yamada Y, Hatta Y, Murata K, et al: Deletions of p15 and/or p16 genes as a poor-prognosis factor in adult T-cell leukemia. *J Clin Oncol* 15(5):1778–1785, 1997.

273. Hori Y, Hori H, Yamada Y, et al: The methylthioadenosine phosphorylase gene is frequently co-deleted with the p16INK4a gene in acute type adult T-cell leukemia. *Int J Cancer* 75(1):51–56, 1998.

274. Kratzke RA, Otterson GA, Lincoln CE, et al: Immunohistochemical analysis of the p16INK4 cyclin-dependent kinase inhibitor in malignant mesothelioma. *J Natl Cancer Inst* 87(24):1870–1875, 1995.

275. Cayuela JM, Gardie B, Sigaux F: Disruption of the multiple tumor suppressor gene MTS1/p16(INK4a)/CDKN2 by illegitimate V(D)J recombinase activity in T-cell acute lymphoblastic leukemias. *Blood* 90(9):3720–3726, 1997.

276. Becker TM, Haferkamp S, Dijkstra MK, et al: The chromatin remodelling factor BRG1 is a novel binding partner of the tumor suppressor p16INK4a. *Mol Cancer* 8:4, 2009.

277. Christopher SA, Diegelman P, Porter CW, Kruger WD: Methylthioadenosine phosphorylase, a gene frequently codeleted with p16(cdkN2a/ARF), acts as a tumor suppressor in a breast cancer cell line. *Cancer Res* 62(22):6639–6644, 2002.

278. Lan L, Trempus C, Gilmour SK: Inhibition of ornithine decarboxylase (ODC) decreases tumor vascularization and reverses spontaneous tumors in ODC/Ras transgenic mice.

Cancer Res 60(20):5696–5703, 2000.

279. Subhi AL, Diegelman P, Porter CW, et al: Methylthioadenosine phosphorylase regulates ornithine decarboxylase by production of downstream metabolites. *J Biol Chem* 278(50):49868–49873, 2003.

280. Stevens AP, Spangler B, Wallner S, et al: Direct and tumor microenvironment mediated influences of 5′-deoxy-5′-(methylthio)adenosine on tumor progression of malignant melanoma. *J Cell Biochem* 106(2):210–219, 2009.

281. Jaffrain-Rea ML, Ferretti E, Toniato E, et al: p16 (INK4a, MTS-1) gene polymorphism and methylation status in human pituitary tumours. *Clin Endocrinol (Oxf)* 51(3):317–325, 1999.

282. Baylin SB, Herman JG, Graff JR, et al: Alterations in DNA methylation: A fundamental aspect of neoplasia. *Adv Cancer Res* 72:141–196, 1998.

283. Boultwood J, Wainscoat JS: Gene silencing by DNA methylation in haematological malignancies. *Br J Haematol* 138(1):3–11, 2007.

284. Timmermann S, Hinds PW, Munger K: Re-expression of endogenous p16ink4a in oral squamous cell carcinoma lines by 5-aza-2′-deoxycytidine treatment induces a senescence-like state. *Oncogene* 17(26):3445–3453, 1998.

285. Hennessy BT, Garcia-Manero G, Kantarjian HM, Giles FJ: DNA methylation in haematological malignancies: The role of decitabine. *Expert Opin Investig Drugs* 12(12):1985–1993, 2003.

286. Silverman LR, Demakos EP, Peterson BL, et al: Randomized controlled trial of azacitidine in patients with the myelodysplastic syndrome: A study of the cancer and leukemia group B. *J Clin Oncol* 20(10):2429–2440, 2002.

287. Kantarjian H, Issa JP, Rosenfeld CS, et al: Decitabine improves patient outcomes in myelodysplastic syndromes: Results of a phase III randomized study. *Cancer* 106(8):1794–1803, 2006.

288. Fenaux P, Mufti GJ, Hellstrom-Lindberg E, et al: Efficacy of azacitidine compared with that of conventional care regimens in the treatment of higher-risk myelodysplastic syndromes: A randomised, open-label, phase III study. *Lancet Oncol* 10(3):223–232, 2009.

289. Blum W, Garzon R, Klisovic RB, et al: Clinical response and miR-29b predictive significance in older AML patients treated with a 10-day schedule of decitabine. *Proc Natl Acad Sci U S A* 107(16):7473–7478, 2010.

290. Fenaux P, Mufti GJ, Hellstrom-Lindberg E, et al: Azacitidine prolongs overall survival compared with conventional care regimens in elderly patients with low bone marrow blast count acute myeloid leukemia. *J Clin Oncol* 28(4):562–569, 2010.

291. Kantarjian HM, Thomas XG, Dmoszynska A, et al: Multicenter, randomized, open-label, phase III trial of decitabine versus patient choice, with physician advice, of either supportive care or low-dose cytarabine for the treatment of older patients with newly diagnosed acute myeloid leukemia. *J Clin Oncol* 30(21):2670–2677, 2012.

292. Xiong J, Epstein RJ: Growth inhibition of human cancer cells by 5-aza-2′-deoxycytidine does not correlate with its effects on INK4a/ARF expression or initial promoter methylation status. *Mol Cancer Ther* 8(4):779–785, 2009.

293. Razin A: CpG methylation, chromatin structure and gene silencing-a three-way connection. *EMBO J* 17(17):4905–4908, 1998.

294. Jones PL, Veenstra GJ, Wade PA, et al: Methylated DNA and MeCP2 recruit histone deacetylase to repress transcription. *Nat Genet* 19(2):187–191, 1998.

295. Bueno MJ, Perez de Castro I, Malumbres M: Control of cell proliferation pathways by microRNAs. *Cell Cycle* 7(20):3143–3148, 2008.

296. Vigushin DM, Coombes RC: Histone deacetylase inhibitors in cancer treatment. *Anticancer Drugs* 13(1):1–13, 2002.

297. Thiagalingam S, Cheng KH, Lee HJ, et al: Histone deacetylases: Unique players in shaping the epigenetic histone code. *Ann N Y Acad Sci* 983:84–100, 2003.

298. Haberland M, Montgomery RL, Olson EN: The many roles of histone deacetylases in development and physiology: Implications for disease and therapy. *Nat Rev Genet* 10(1):32–42, 2009.

299. Wang J, Saunthararajah Y, Redner RL, Liu JM: Inhibitors of histone deacetylase relieve ETO-mediated repression and induce differentiation of AML1-ETO leukemia cells. *Cancer Res* 59(12):2766–2769, 1999.

300. Zhou W, Zhu WG: The changing face of HDAC inhibitor depsipeptide. *Curr Cancer Drug Targets* 9(1):91–100, 2009.

301. San-Miguel JF, Hungria VT, Yoon SS, et al: Panobinostat plus bortezomib and dexamethasone versus placebo plus bortezomib and dexamethasone in patients with relapsed or relapsed and refractory multiple myeloma: A multicentre, randomised, double-blind phase 3 trial. *Lancet Oncol* 15(11):1195–1206, 2014.

302. Kramer OH, Zhu P, Ostendorff HP, et al: The histone deacetylase inhibitor valproic acid selectively induces proteasomal degradation of HDAC2. *EMBO J* 22(13):3411–3420, 2003.

303. McBride WH, Iwamoto KS, Syljuasen R, et al: The role of the ubiquitin/proteasome system in cellular responses to radiation. *Oncogene* 22(37):5755–5773, 2003.

304. Richardson PG, Mitsiades C, Hideshima T, Anderson KC: Proteasome inhibition in the treatment of cancer. *Cell Cycle* 4(2):290–296, 2005.

305. Kouroukis TC, Baldassarre FG, Haynes AE, et al: Bortezomib in multiple myeloma: Systematic review and clinical considerations. *Curr Oncol* 21(4):e573–e603, 2014.

306. Bose P, Batalo MS, Holkova B, Grant S: Bortezomib for the treatment of non-Hodgkin's lymphoma. *Expert Opin Pharmacother* 15(16):2443–2459, 2014.

307. Kortuem KM, Stewart AK: Carfilzomib. *Blood* 121(6):893–897, 2013.

308. Elliott PJ, Ross JS: The proteasome: A new target for novel drug therapies. *Am J Clin Pathol* 116(5):637–646, 2001.

309. Pei XY, Dai Y, Grant S: Synergistic induction of oxidative injury and apoptosis in human multiple myeloma cells by the proteasome inhibitor bortezomib and histone deacetylase inhibitors. *Clin Cancer Res* 10(11):3839–3852, 2004.

310. Wu ZH, Shi Y, Tibbetts RS, Miyamoto S: Molecular linkage between the kinase ATM and NF-kappaB signaling in response to genotoxic stimuli. *Science* 311(5764):1141–1146, 2006.

311. Volcic M, Karl S, Baumann B, et al: NF-kappaB regulates DNA double-strand break repair in conjunction with BRCA1-CtIP complexes. *Nucleic Acids Res* 40(1):181–195, 2012.

312. Rajkumar SV, Richardson PG, Hideshima T, Anderson KC: Proteasome inhibition as a novel therapeutic target in human cancer. *J Clin Oncol* 23(3):630–639, 2005.

第 17 章
信号转导通路

Kenneth Kaushansky

摘要

对任何器官的细胞，绝大数外部影响都是通过生物化学和分子机制介导的；这些机制是由外来影响与细胞膜、细胞质或者细胞核受体的相互作用触发的。我们对这些受体以及将这些受体与细胞通路偶联起来的中间分子的理解已经大大扩展；这些细胞通路影响造血细胞的增殖、激活、分化或存活。传递来自细胞外环境的重要信息的血细胞表面的蛋白质包括单次跨膜的、同二聚体、异二聚体和异三聚体的跨膜蛋白，这些单跨膜蛋白有些具有内源性激酶活性，有些没有，但不论是否具有内源性激酶活性，都是通过诱导多种胞质蛋白的酪氨酸磷酸化来传导信号的；血细胞表面信号蛋白还包括通过 G 蛋白传递信号的 7 次跨膜结构域蛋白、能募集大的黏着斑（focal adhesion）的异源二聚体整合素和可诱导丝氨酸和苏氨酸磷酸化的异源二聚体蛋白的一些大家族。本章介绍影响造血细胞生成和功能的受体，第二信使和这些信使为使细胞警觉感应外来影响而发生的生化改变，协调同时影响细胞的多重信号的分子机制，以及这些信号影响的细胞过程。

简写和缩略词

AP2，接头蛋白-2（adaptor protein-2）；BCR，B 细胞抗原受体（B-cell antigen receptor）；BMP，骨形态发生蛋白（bone morphogenic protein）；CNTF，睫状神经营养因子（ciliary neurotrophic factor）；CT-1，心脏营养素-1（cardiotrophin-1）；DD，死亡结构域（death domain）；DR，死亡受体（death receptor）；EPO，促红细胞生成素（erythropoietin）；EPOR，促红细胞生成素受体（erythropoietin receptor）；ERK，胞外应答激酶（extracellular response kinase）；FADD，Fas 相关的死亡结构域（Fas-associated death domain）；FAK，黏着斑激酶（focal adhesion kinase）；GCSF，粒细胞集落刺激因子（granulocyte colony-stimulating factor）；Gab，Grb 结合（Grb binding）；GH，生长激素（growth hormone）；GM-CSF，粒细胞-巨噬细胞集落刺激因子（granulocyte-macrophage colony-stimulating factor）；GPCR，G 蛋白偶联受体（G protein-coupled receptor）；HCR，造血细胞因子受体（hematopoietic cytokine receptor）；IAP，凋亡蛋白抑制剂（inhibitors of apoptosis）；IKK，I-κB 激酶（I-κB kinase）；IL，白细胞介素（interleukin）；IRS，胰岛素受体底物（insulin receptor substrate）；ITAM，免疫酪氨酸受体激活基序（immunoreceptor tyrosine-based activation motif）；ITIM，免疫酪氨酸受体抑制基序（immunoreceptor tyrosine-based inhibitory motif）；JAK，Janus 家族激酶（Janus family kinase）；JNK，c-Jun 氨基末端激酶（c-Jun N-terminal kinase）；LIF，白血病抑制因子（leukemia inhibitory factor）；M-CSF，巨噬细胞集落刺激因子（macrophage colony-stimulating factor）；MAPK，有丝分裂原激活的蛋白激酶（mitogen-activated protein kinase）；NR，核受体（nuclear receptor）；OSM，抑瘤毒素 M（oncostatin M）；PI3K，磷酸肌醇 3 激酶（phosphoinositol 3kinase）；PIAS，活化的 STATs 蛋白抑制子（protein inhibitor of activated STATs）；PIP，磷酸肌醇磷酸盐（phosphoinositol phosphate）；PKC，蛋白激酶 C（protein kinase C）；PTP，蛋白酪氨酸磷酸酶（protein tyrosine phosphatases）；RACK，激活的 C 激酶的受体（receptor for activated Ckinase）；RTK，受体酪氨酸激酶（receptor tyrosine kinase）；SARA，SMAD 受体激活锚蛋白（SMAD anchor for receptor activation）；SCID，重症联合免疫缺陷（severe combined immunodeficiency）；SH2，Src 同源物 2（Src homology 2）；SOCS，细胞因子信号传导抑制蛋白（suppressors of cytokine signaling）；STATs，信号转导子和转录激活子（signal transducers and activators of transcription）；SUMO，小泛素样修饰蛋白（small ubiquitin-like modifier）；TGF，转化生长因子（transforming growth factor）；TM，跨膜（transmembrane）；TNF，肿瘤坏死因子（tumor necrosis factor）；TPO，血小板生成素（thrombopoietin）；TRADD，TNF 受体死亡结构域（TNF receptor death domain）；TRAF，TNF 受体相关因子（TNF receptor-associated factor）；TRAIL，肿瘤坏死因子相关的凋亡诱导配体（tumor necrosis factor-related apoptosis-inducing ligand）。

● 细胞信号概述

血液细胞及骨髓中的造血祖细胞对于环境的应答极其敏锐。成熟血细胞可感应对其功能有重要影响的大量不同的信号。例如，白细胞可以对有害刺激作出应答，通过趋化因子诱导的迁移而趋向炎症部位。它们通过与整合素结合而穿越内皮细胞屏障和细胞外基质，然后对趋化浓度梯度作出应答，进入炎症病灶（inflammatory foci），接触到细菌产物后，即将病原微生物吞噬。同样，血小板通过结合细胞外黏附蛋白而黏附于活性内皮表面或裸露的内皮下基质表面。黏附的血小板可以募集更多的血小板，并通过血小板整合素之间的相互作用而形成聚集体。这种聚集体可分泌生长因子来募集参与血管损伤修复的细胞，并通过与颗粒物质的结合而收缩，进而强化血小板栓的形成。即使是无核的红细胞，对于机械形变和血氧不足也会通过释放腺苷三磷酸（adenosine triphosphate，ATP）来进行应答。在正常红细胞对寄生物感染的应答过程中，以及病理性红细胞（pathologic red cell）和内皮细胞表面相互作用［例如血红蛋白病（hemoglobinopathies）病人］过程中，肾上腺素受体也都发挥着重要作用。这些事件中的每一个都会诱导一个胞内信号，从而导致对最初的刺激作出进一步的细胞反应，或为细胞随后的功能事件的发生做好准备。正如成熟造血细胞功能的激活一样，血液细胞的产生受到造血生长因子，细胞因子和骨髓微环境成分的严格调控。再如，促红细胞生成素（erythropoietin，EPO）对贫血的应答是通过红系祖细胞表面受体调控的；它们的协同相互作用涉及众多的信号通路，无论对于未分化还是已经定向分化的细胞的存活、生长和分化都产生重要作用。虽然贫血诱导红细胞产生，炎症导致白细胞产生和功能激活，但介导这两个应答的很多胞内信号大体上是重叠（overlap）的。本章阐述了在健康和疾病条件下，介导血液细胞及其祖细胞生长和功能应答的一些原理。通过了解更多血液细胞对环境应答的机制，可将其用于某些病理进程中的干预治疗，包括血液细胞产生的过量或过少、血细胞功能激活的不充足或过于强烈而导致的疾病。更重要的是，随着对血液肿瘤中生长和生存相关信号通路干扰的深入研究，人们可以依此对某些恶性血液系统疾病进行合理的干预治疗。

● 受体类型及其激活机制

造血细胞因子受体家族

促红细胞生成素受体

促红细胞生成素受体(erythropoietin receptor,EPOR)克隆于 1989 年[1],在澄清了若干争议之后,成为了受体生物学领域重要的研究范例。正如这一类的其他造血生长因子[粒细胞集落刺激因子(granulocyte colonystimulating factor, G-CSF),血小板生成素(thrombopoietin, TPO),生长激素(growth hormone, GH)]一样,EPO 以皮摩尔(picomolar)级亲和力[4]结合到一个同源二聚体受体上[2,3]。在造血及其他多种细胞信号系统中进行的大量研究都表明,关键胞质蛋白质的磷酸化在信号转导中至关重要[5~7],但一直以来都有一个难题困扰着研究者,即 EPOR 不具有任何激酶结构域[1]。更确切地说,随后的研究表明 EPOR 是通过胞质中 Janus 家族激酶(Janus family kinase, JAK)来启动信号通路的[8]。JAKs 通过名为 Box 1 和 Box 2 的基序结合到造血受体胞质区结构上。此外,目前 EPOR 及 EPO/EPOR 复合体的三级结构均已确定[9,10],这一系列新进展使得我们可以进一步深入了解 EPO 信号转导的启动过程。EPOR 预先在细胞膜上形成同源二聚体(图 17-1),此时 EPOR 两个亚基的胞内结构域处于分开的状态(因此也使得与其结合的两个 JAK 分子也分开)。通过自身的两个不同结合域,EPO 分子与 EPOR 二聚体的两个亚基依次结合。首先,EPO 的高亲和力结合域(即位点Ⅰ)与其中一个受体亚基结合,然后低亲和力结合域(即位点Ⅱ)与另一个受体亚基结合,其中位点Ⅱ介导的相互作用可以降低配体的解离速率(off-rate)。EPOR 两个亚基与配体结合后,将会发生一个构象改变,使得这两个亚基的胞内结构域之间的距离发生改变。这一过程被认为是将两个没有活性的

JAK 分子调整到足够接近的距离,从而相互磷酸化对方并获得激酶活性。一旦结合在受体胞内区的两个 JAK 分子激酶活性被激活,将发生级联反应,磷酸化 EPOR 以及与 EPOR 结合的信号分子上的酪氨酸残基,从而全面启动细胞对 EPO 刺激的应答。虽然还没有关于这一类型中其他细胞因子受体信号起始的直接证据,但是目前广泛认为,很多生长因子、白介素以及激素,都采用与 EPO 相同的方式激活细胞应答。

对于单个 EPO 分子可以同时和两个 EPOR 分子结合,以及其他多种细胞因子采用与 EPO 类似的方式激活下游信号的认识,使得人们可以将细胞因子改造为用于治疗的多肽类和化学类受体拮抗剂。EPO 通过位点Ⅰ结合到第一个 EPOR 分子上以后,受体构象的改变依赖于 EPO 位点Ⅱ和第二个 EPOR 亚基的结合。通过改变结合位点Ⅱ上的残基,有可能阻断在位点Ⅱ的结合,从而阻断受体的激活。如果改变位点Ⅰ增加其对第一个受体亚基的亲和力,使得突变蛋白与正常的天然蛋白发生与受体的亲和竞争,则能合理设计合成一个潜在的拮抗剂。采用这种策略已经成功地设计了生长激素拮抗剂-pegvisomant,用于治疗肢端肥大症(acromegaly)。

通过一个配体与两个受体亚基结合,使受体分子产生构象变化,随后激活 JAK,是诱导受体构象改变的一种机制。另外,还存在着一些其他机制,这些机制或者是自然界存在的,或者是人们改造利用的。小分子化合物或二聚体受体的抗体(dimeric antibodies)可用于诱导激活 EPOR 介导的信号,至少小分子可以作为 EPO 类似物进行疾病治疗[11]。此外,Friend 红白血病病毒(Friend erythroleukemia virus)55kDa 的糖蛋白(gp55)可以"胁迫"EPOR 激活病毒诱导的增殖[12]。gp55 蛋白是通过直接与 EPOR 结合,诱导 EPOR 发生构象改变来完成这个过程的。据推测,这种病毒诱导的构象改变与天然激素的作用是一致的。综上所述,存在着很多种激活 EPOR 的方式,而且这些激活方式依赖于 EPOR 三级结构的改变,因而存在着很多细微差别[13]。

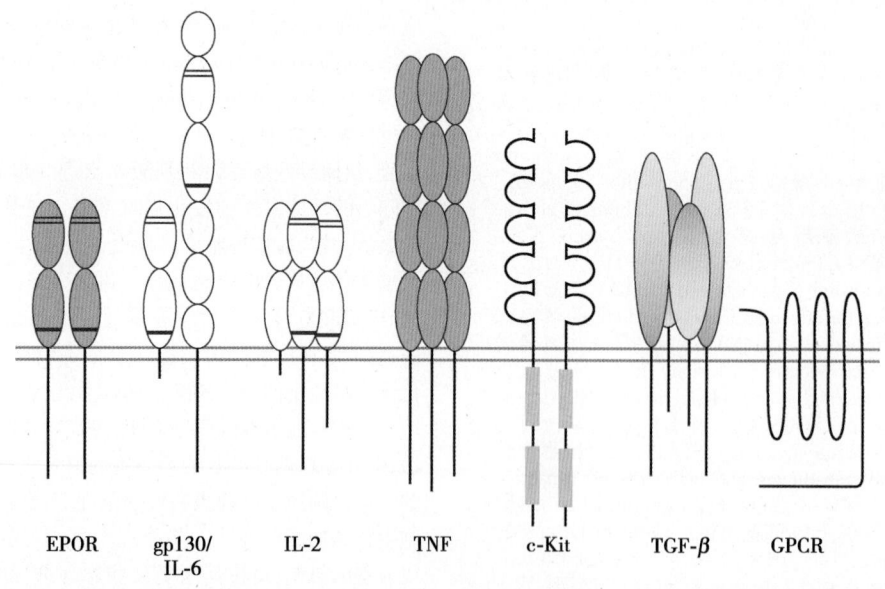

EPOR   gp130/   IL-2   TNF   c-Kit   TGF-β   GPCR
        IL-6

图 17-1   细胞表面受体图解。细胞表面受体的每一个成员都用图描绘为具有一个或多个结构域的一个胞外区域,保守的双硫键用细交叉线表示,保守的 WS 盒用粗的交叉线表示。每一个家族的代表性成员在图中标出。EPOR,红细胞生成素受体;GPCR,G 蛋白偶联受体;gp130,糖蛋白 130;IL,白细胞介素;TGF,转化生长因子;TNF,肿瘤坏死因子。除 GPCR 是七次跨膜蛋白之外,每一个受体亚基都是单次跨膜蛋白

IL-6 受体家族　IL-6 细胞因子受体家族展现出一些不同于 EPOR 及其相关受体的特征[14]。与本书到目前为止讨论的受体不同,IL-6 受体(IL-6R)家族成员是由一个异源二聚体构成。每一个受体的 α 亚基,以中等的亲和力与同源的(cognate)配体结合,但在信号传导中不发挥作用。相反,根据表观分子量(apparent molecular weight, Mr)命名的第二个受体亚基 gp130,或抑瘤毒素(OSM)受体,虽然自身对 IL-6 没有亲和力,但与 α 亚基一起可以增加异源二聚体受体的亲和力[15],从而在有配体存在的情况下启动信号传导。此外,一些受体的可溶形式如 IL-6R,在与 IL-6 结合的情况下,可溶形式的 IL-6R 可以结合到只表达 gp130 的细胞表面,并激活 gp130[16]。和 EPOR 以及该亚家族的其他成员一样,gp130 和 OSM 受体通过 JAKs 启动信号转导[17]。基本可以确定的是 IL-6R 复合物由至少两个分子的 IL-6R 和两个 gp130 组成[18],gp130 是招募并激活 JAK 分子所必需的。除了作为 IL-6R 信号亚基之外,gp130 还可以作为 IL-11、抑瘤毒素 M(oncostatin M, OSM)、白血病抑制因子(leukemia inhibitory factor, LIF)、睫状神经营养因子(ciliary neurotrophic factor, CNTF)、心肌营养因子 1 和 2(cardiotrophin-1, CT-1; cardiotrophin-2, CT-2)、心肌营养样细胞因子(cardiotrophin-like cytokine, CLC)和 IL-27 的受体亚基发挥作用。OSM-R 作为 OSM 和 IL-31 的信号亚基发挥作用。与在 IL-6R 中发挥的作用类似,gp130 与上述每一个配体结合,都需要另外一个细胞因子特异性的受体(如 IL-11R, LIF-R)存在以形成一个完整的信号受体。这种共享同一种受体(coreceptor)的生理学特性导致这样的结果:当有两个或更多的细胞因子特异性的受体表达于同一个细胞表面时,相关的配体会竞争细胞表面有限的 gp130 蛋白,因此各自介导的细胞因子特异性的信号也会发生竞争。这种生理学特性使得人们可以设计细胞因子-受体复合物,从而在表达 gp130 的所有细胞中激活信号通路[19]。而且,设计 EPO 或 GH 拮抗剂的原理,同样适用于 IL-6 拮抗剂的设计,以治疗那些依赖于与 gp130 受体相互作用并传导信号的疾病[20]。

IL-2 受体家族　IL-2 受体家族也是非常复杂的,在大部分情况下,这个家族和同种类的其他因子的受体共享一个,两个或三个亚基(图 17-1)。IL-2Rβ 与 IL-15R 共享亚基,IL-2Rγ(通常称为 γC[C 代表 common])与 IL-4、IL-7、IL-9、IL-15 和 IL-21 受体共享亚基[21]。IL-2R 与 EPOR、IL-6R 不同的另外一个特征是其对 JAK 家族成员的专一性。所有的 EPOR 亚家族和部分 IL-6R 亚家族成员都借助于 JAK2 传递信号,部分 IL-6R 亚家族成员采用 JAK1 和 TYK2 传递信号,但 JAK 家族第 4 个,也是最后一个成员 JAK3,却几乎只能被 γC 结合(一项研究表明 JAK3 能被 IL-8 激活,提示也可以使用 CXCR1 和/或 CXCR2 受体)[22]。对 IL-2 受体家族的深入研究,不仅使人们进一步地理解了信号传导的原理,同时也为了解临床上许多重要的免疫缺陷疾病提供了更多线索[23]。通过对重症联合免疫缺陷(SCID)起源的持续深入研究,这一受体家族的复杂性逐渐被人们所认知[24]。如同第 80 章所讨论的一样,SCID 是自然杀伤(natural killer, NK)细胞和 T 细胞的严重减少,其分子基础是 γC 或 JAK3 分子的缺失。在小鼠体内进行的上述两个分子的遗传敲除能够较好的重现 SCID 表型(但并非完全一致)。然而,敲除 IL-2 分子产生的表型完全不同于人类或小鼠的 SCID 表型。相反,在那些采用 γC 和 JAK3 分子介导信号传递的多种细胞因子中,只有敲除 IL-7 或 IL-7R 才能重现 SCID 表型[25,26]。这项发现

和目前对于 IL-7 的研究结果一致,IL-7 影响淋巴系共祖细胞(参见第 18 章),而这一家族的其他因子只影响分化程度高的淋巴细胞。

肿瘤坏死因子受体超家族

目前研究发现,肿瘤坏死因子(tumor necrosis factor, TNF)受体和配体超家族至少包括 30 种受体和 20 种配体[27,28],这些研究提出了关于信号转导通路中三聚体结合(trimeric binding)(图 17-1),受体紊乱(receptor promiscuity)和诱骗受体(decoy receptor)等一些新的观点。虽然很多 TNF 配体家族成员{TNF-α、TNF-β、CD40L(CD154)、NF-κB 配体的受体激活子[RANKL;骨保护素配体(OPGL)]、OX40L 等}能结合若干个受体,但这些配体大部分是亚家族(subfamily specific)特异性的。例如,TNF-α 只结合 6 个 TNF-α 受体;TNF 相关的凋亡诱导配体(TRAIL)只结合 5 个 TRAIL 受体[29],当然 TRAIL 也能和 OPG 受体结合。这一家族的配体以三聚体的形式与同源三聚体受体(homotrimeric receptors)结合,从而启动募集第二信使到达受体胞质结构域。一般来说,根据受体胞质结构域是否包含死亡结构域(death domain, DD)(即能结合那些启动凋亡的信号分子的区域,参见第 15 章)可分为两类,其中不含有 DD 或其他信号结构域的受体可作为"诱骗受体",使配体不能启动靶细胞中的程序性细胞死亡(programmed cell death)。例如,在 TNF-α 受体中,TNFRI(死亡受体 2[death receptor DR2])含有一个 DD,在 5 个 TRAIL 受体中,DR4 和 DR5 含有 DD,而 TNFR2、DcR1、DcR2 和 OPG 分别作为 TNF 和 TRAIL 的诱骗受体发挥作用。配体和相关肿瘤坏死因子受体(TNFR)家族成员结合后发挥的生物学效应,依赖于受体胞质结构域和多种接头蛋白(adaptor protein)之间的相对亲和力。TNF 受体死亡结构域(tumor necrosis factor receptor death domain, TRADD)和 Fas 相关的死亡结构域(Fas-associated death domain, FADD)结合,启动凋亡信号通路;另一方面,如果招募七个 TNF 受体相关因子(TRAF)家族成员中的一个,则会激活 NF-κB 等转录因子活性和 c-Jun 氨基端激酶(c-Jun N-terminal kinase, JNK)等激酶活性,进而调控细胞存活,增殖和炎症反应。

受体酪氨酸激酶

受体酪氨酸激酶(receptor tyrosine kinases, RTKs)是另外一类对造血和成熟血液细胞功能有至关重要作用的受体家族(图 17-1)。这个家族第一个被鉴定的造血相关受体成员被命名为 c-fms,是 v-fms 癌基因在真核细胞中的同源蛋白。进一步的研究揭示原癌基因 c-fms 是巨噬细胞集落刺激因子(macrophage colony-stimulating factor, M-CSF)的唯一受体[31]。虽然其含有一个剪辑酶结构域(split kinase domain)而稍显独特,但很快被认为是和胰岛素受体、血管内皮生长因子受体和表皮生长因子受体等为同一类受体。随后,基于病毒癌基因 v-kit 和 c-fms 的同源性,另外两个造血受体家族成员 c-Kit 和 Flt-3 也被克隆出来[32,33]。对于此家族的所有成员来说,在结合了它们的同源配体(cognate ligand)后,同源二聚体 RTKs 的激酶结构域构象发生变化并被激活,磷酸化受体胞质结构域和其他与之结合的底物上的酪氨酸残基。作为趋同进化(convergent evolution)的一个明显例子,人们发现 RTKs 和 HCR 家族的成员一样,也是采用 JAKs 启动信号通路[34],因此这两类受体激活的二级信号通路

绝大多数都是相同的。但一个更加令人惊讶的协同进化的例子是,造血类RTK的一系列配体和M-CSF的三级结构与造血细胞因子(如粒细胞-巨噬细胞集落刺激因子GM-CSF)受体家族的所有配体基本上都是同源的[35]。

转化生长因子β家族

转化生长因子(TGF)受体家族包括7个Ⅰ型和5个Ⅱ型受体,包括TGF-β/activin/nodal和骨形态发生蛋白(BMP)亚家族在内的多种TGF-β家族成员受体都是由上述Ⅰ型和Ⅱ型受体形成的异源二聚体构成。配体-受体结合的过程涉及配体二聚化,而后者的稳定性是由二硫键和(或)疏水键的作用,以及两个Ⅰ型亚基和两个Ⅱ型亚基来实现的(图17-1);而目前已经对受体复合物的三级结构进行了深入细致的研究[36]。Ⅰ型和Ⅱ型受体都含有一个N端配体结合结构域、跨膜结构域、胞质丝氨酸/苏氨酸(ser/thr)激酶结构域;此外,Ⅰ型受体还含有一个富含Gly/Ser的GS结构域[36]。对于TGF-β亚家族成员,Ⅱ型受体亚基具有一个配体的高亲和力结合位点,这个位点在结合TGF-β或activin之后即可募集Ⅰ型受体,将两个胞质结构域调整到适当的距离,使得Ⅱ型受体激酶磷酸化Ⅰ型受体GS结构域上的Ser残基,进而激活Ⅰ型受体激酶。细胞表面结合的共同受体(cell-surface-bound coreceptors)也可以辅助TGF-β而不是activin或BMP形成信号传导复合体。对于BMP家族成员来说,Ⅰ型受体具有一个配体的高亲和力结合位点,因此BMP最初结合于Ⅰ型受体上,随后募集Ⅱ型受体形成信号传导复合体。一旦两个受体激酶被激活,它们即开始募集和磷酸化Smad(Sma和Mad相关蛋白)蛋白,使其转移到核核内,调控其靶基因的表达。然而,不依赖Smad的TGF-β信号通路也是存在的[37]。

G蛋白偶联受体家族

在从酵母到人的广泛的物种中,最大的细胞表面受体家族是G蛋白偶联受体(G protein-coupled receptors,GPCRs),大约有1000种不同的基因产物构成,差不多占到人类基因组的3%。G蛋白偶联受体也称为serpentine或heptahelical受体[因为它们具有七次跨膜结构域,并形成四个胞外和三个胞内环(loops),见图17-1]。之所以这样命名,是因为GPCR采用三个小G结合蛋白(Gα、Gβ和Gγ)来进行信号传导。在未受刺激的状态下,所有三个G蛋白都结合在受体的胞内环上。配体可以采用很多种不同的方式结合到GPCR上。例如,小的亲脂性分子(如肾上腺素)结合到受体的跨膜(transmembrane,TM)结构域上,扰乱了TM3和TM6之间的相互作用,导致构象发生变化而改变了G蛋白的结合[38]。其他GPCRs采用不同的胞外结构域(如"Venus flytrap"结构域)[39]来结合和二聚化受体。而另外一些配体,是通过蛋白酶剪切其氨基端来被激活,从而在新的氨基末端暴露一个六肽(hexapeptide),这个六肽随后与受体胞外或TM结构域中的一个结构域发生相互作用[40]。不管采用何种机制,GPCR自身都要发生一个构象改变,使得单聚体Gα和二聚体Gβγ复合物从受体胞内环上脱落并分别启动后续的信号通路[41]。通过GPCRs发挥作用并具有造血活性的关键分子有凝血酶、肾上腺素和趋化因子等。这些分子与GPCRs结合后产生的生物学效应包括影响细胞生长、存活、功能激活和迁移。

整合素及其他黏附分子

虽然黏附分子的命名是因为它们在保持组织的结构完整中扮演了重要的结构基础角色,但在骨髓中,细胞之间以及细胞和胞外基质大分子之间的生理连接,以及在成熟血液细胞和内皮相互作用位点,血液及其祖细胞整合素与其他黏附分子的结合,也都产生了关键的细胞信号,从而影响这些细胞的生存、增殖和功能激活[42~44]。在成纤维细胞中,细胞黏附作用发生于黏着斑(focal adhesion)。黏着斑复合体位于整合素的胞质结构域[45],主要包括肌动蛋白细胞骨架(actin cytoskeleton)、黏着斑特异性激酶[46~48]、一些增强黏附和传递信号的支架分子(scaffolding molecules)。此外,生长因子受体与整合素发生功能性相互作用,也增加了信号转导的复杂性。因此,黏附分子也应当被看作一种信号受体。

核受体

核受体(NRs)是通过结合小的亲脂性激素分子,而发挥广泛的细胞生理学作用的转录因子。一些NRs(如糖皮质激素受体)不与同源配体结合时,定位与胞质中,而一旦结合配体后,则发生易位进入细胞核中,结合并激活包括回文(palindromic)序列、直接重复(direct repeat)序列或反向回文(inverted palindromic)序列在内的激素应答核苷酸元件(nucleotide hormone response elements)[49]。其他NRs(如维生素A的代谢产物视黄酸的受体),一直与核DNA结合,抑制转录,直到与配体结合后,即开始募集细胞核共激活因子(nuclear coactivators),从而增强基因转录[50~52]。虽然在血液细胞中,性激素、糖皮质激素、甲状腺激素在血液细胞中没有明显的功能,但是视黄酸受体在许多的类型细胞包括造血细胞中具有重要作用。视黄酸受体以异二聚体的形式和视黄醇类X受体(retinoid Xreceptor,RXR)上的视黄酸应答元件PuGTTCA(N)2,5PuGTTCA结合。视黄酸受体中的造血靶点包括c-myc、C/EBPε、p21[53]。由于这一类受体从刺激到应答几乎直接进行,而无中间信号分子介导,因此在后面的章节中不再进一步讨论。

● 下游信号的多样性

蛋白磷酸化

影响血液细胞生成和功能的受体,以及其他几乎所有类别的细胞表面受体,在与信号分子结合后,发生应答的第一步是蛋白磷酸化,这也是至关重要的一步。大量的研究表明,将一系列不同种类的造血细胞因子分别加入到血液细胞和它们的祖细胞中,1分钟后即可检测到蛋白质酪氨酸的磷酸化。各种采用化学抑制剂或基因敲除(knockout)和基因敲入(knockin)的研究表明,JAK的激活对造血细胞的存活、生长、分化以及成熟细胞对各种刺激的应答至关重要(图17-2)[54,55]。一些研究已经阐明了调节JAK激酶的一个重要机制,这种调控机制在骨髓增生疾病(myeloproliferative disease)真性红细胞增多症(polycythemia vera)、原发性血小板增多(essential thrombocytosis)、特发性骨髓纤维化(idiopathic myelofibrosis)等疾病中会发生异常(参见第84~86章)。

基于和其他大量蛋白质的同源性,JAK激酶可划分为七

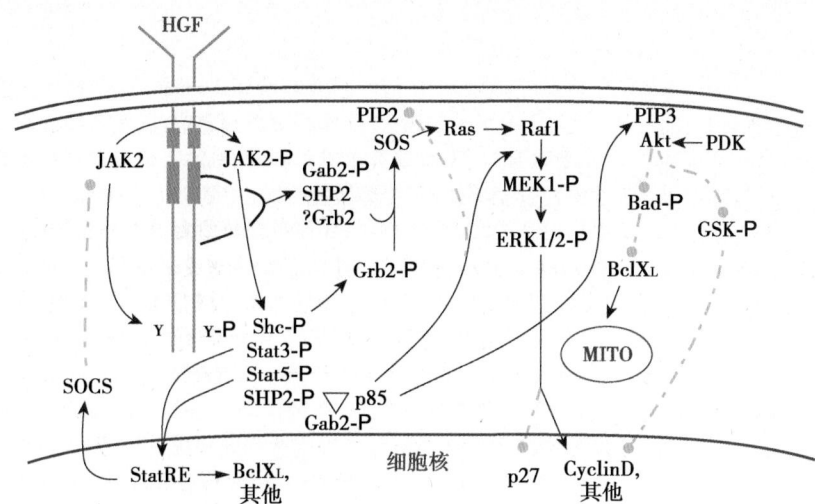

图 17-2　信号转导通路图解。信号转导要保证当一个造血生长因子（hematopoietic growth factor，HGF）结合到它的同源受体上后，要使其受体发生构象变化，从而将两个与之结合的 JAKs 分子拉到足够近的距离（与受体的结合位点用两个绿色的方框表示，代表 box1 和 box2）。磷酸后激活的分子用 P 表示。在如 Gab2 样的支架分子上形成的多分子复合物用三角形表示。激动性通路（细胞增殖相关）用带箭头的实线表示。抑制性通路用圆头的虚线表示。细胞核与线粒体（MITO）在图中标示出来

个结构域，包括：①将激酶连接到细胞因子受体胞质结构域的 JH3～JH7；②激酶结构域 JH1；③假激酶结构域（pseudokinase）JH2，之所以这样命名，是因为 JH2 和其他酪氨酸激酶具有同源性但是不具有激酶活性。虽然假激酶结构域不具有激酶活性，但单一和双结构域表达研究显示，它能抑制激酶结构域的激酶活性[56]。基于其他激酶已知的结构，研究者模拟了 JAK2 的激酶和假激酶结构域[57]。结构和功能实验都揭示了假激酶结构域一个意想不到的事实，假激酶结构域是一个可以磷酸化两个负调控的酪氨酸残基的激酶，这表明，在几乎所有的真性红细胞增多症病人、差不多一半的原发性血小板增多病人和特发性骨髓纤维化病人的造血细胞中存在的假基因结构域缬氨酸 Val$_{617}$ 残基到苯丙氨酸（Phe）残基的突变（参见第 84～86 章）[58~61]，可以使得假激酶结构域"僵化"，从而改变它的功能[57]。

在正常造血和血液肿瘤中，JAKs 和其他一些迅速应答的激酶的磷酸化靶点包括：信号受体自身、接头分子 Shc、Grb2、IRS、Gab（一旦被修饰则募集更多的信号底物）、二级激酶的调节性亚基[p85 phosphoinositol 3 kinase（PI3K）]、潜在的转录因子[signal transducers and activators of transcription（STATs）]、一些磷酸酶类（SHP2，SHIP）。RTKs 和 JAK2 通过磷酸化受体基序中的酪氨酸残基，可以修饰很多信号蛋白，从而使其能够结合含有 SH2 结构域的蛋白。激活的 TGF-β 受体诱导的 ser/thr 位点磷酸化可能具有同等重要的作用。然而目前情况下，对所有采用 JAK2 和其他激酶传递生长和分化信号的受体来说，它们的大部分下游信号分子都是通过候选基因法（candidate gene approaches）获得的，然后再使用信号传导蛋白的特异性抗体来验证这些研究获得的分子。如果要深刻的理解胞外信号刺激对造血的影响，研究者就需要建立一个无偏差的鉴定方法，来鉴定被所有上述受体所使用的完整的信号网络。这样的方法目前已经有一例报道[63]。

膜脂修饰

在被招募到双重磷酸化的受体胞质结构域或接头蛋白上后，磷酸肌醇 3 激酶（PI3K）的 p85 调节性亚基就会发生构象改变，使 PI3K 能结合它的 p110 激酶亚基，从而激活该激酶（图 17-2）[64]。PI3K 最主要的靶点是细胞膜肌醇（inositols），可能最重要的细胞膜肌醇就是 4,5-二磷酸磷脂酰肌醇（PIP2）。PI3K 可以将 PIP2 转换为 3,4,5-三磷酸磷脂酰肌醇（PIP3）。一旦达到足够的数量，PIP3 就会募集具有 pleckstrin 同源结构域的蛋白到细胞膜胞内侧，所募集的蛋白通过和另一个含有 PH 结构域的 PDK 激酶靠近到触发距离而被磷酸化[65]。目前最著名的 PIP3 募集蛋白是蛋白激酶 B（也称为 Akt），这是一个在各种不同种类的细胞中可以磷酸化多种底物的激酶，最终的生物学效应都是增强细胞的存活和（或）细胞周期[66]。例如，Akt 可以磷酸化前凋亡蛋白 Bad，从而使其降解[67]；Akt 间接激活转录因子 NF-κB[67]，NF-κB 能调控一些细胞周期和细胞存活相关蛋白[68][包括抗凋亡蛋白 Bcl 和凋亡抑制蛋白（inhibitors of apoptosis，IAP），以及细胞周期激活因子 c-Myc 和 cyclin D]。另外，Akt 可以磷酸化和失活 forkhead 家族成员[69]，这一家族成员可以增强细胞周期抑制蛋白（如 P27 和前凋亡蛋白 Fas 配体）的转录。与真性红细胞增多症病人一样，慢性髓系淋巴瘤（CML）病人血细胞中，原癌基因 bcr-abl 激活 Akt，而阻断 PI3K 可以大大降低病人的细胞增殖[70]。

核易位

除了在前面阐述的信号分子翻译后修饰的例子外，在细胞内，信号分子的重新定位（relocalization）也是一个至关重要的传递信息的过程。NF-κB 的激活很好地说明了细胞的这一信号传导策略[68]。NF-κB 是一类由生长因子受体、核受体、TGF/BMP 家族受体和整合素受体激活，影响细胞存活和生长相关关键基因的转录因子家族。在未受激的细胞中，NF-κB 存在于细胞质中，由于被 I-κB 结合而处于失活态，不能与它的细胞核内靶点结合。激活 Akt 信号后，I-κB 激酶（I-κB kinase，IKK）也通过磷酸化而被激活，进而磷酸化 I-κB，从而降解 I-κB 蛋白和释放 NF-κB，使得 NF-κB 蛋白可以易位进入细胞核中结合启动子调控序列，激活目的基因表达。

第二个被阻滞在胞质中而不能发挥核内功能的例子是介导 TGF-β 受体信号的 Smad 蛋白[36]。一旦招募到磷酸化的 TGF-βⅠ型受体上，SMAD2 被 TGF-βⅠ型受体磷酸化，从而降低其与 SMAD 受体激活锚蛋白（the SMAD anchor for receptor activation，SARA）的亲和力。与 SARA 解离后，SMAD2 与 SMAD4 形成异源复合物进入细胞核中。Smad2/Smad4 复合体的形成，产生了一个核定位信号，同时阻断了 SMAD4 的出核信号。另外，也可能与消除了 SARA 对 SMAD2 和核孔复合物（nuclear pore complex)结合位点的阻断有关[71]。

接头蛋白的结合

从大量的信号转导研究中发现的另一个广泛的现象是,通常信号通路中间阶段的多分子复合物都是装配在支架分子或接头蛋白(adaptor proteins)上的,一旦被磷酸化,这些支架分子或接头蛋白即具有装配信号复合物的能力[72]。第一个鉴定出来的接头蛋白是胰岛素受体底物(insulin receptor substrates,IRSs),该蛋白是由激活的胰岛素受体磷酸化的[73]。IRS蛋白也能被一些其他受体激活的酶(如JAKs)修饰[54]。Grb结合蛋白(Grb-binding protein,Gab)是一类至少含有三个成员的家族。该家族可以与Grb2结合,而Grb2是Ras激活所必需的[74]。IRS和Gab蛋白上都具有多个磷酸化位点,一旦被磷酸化修饰,则会产生大量的SH2结合位点和其他蛋白-蛋白相互作用基序(图17-2),使其可以组装信号复合物。在其他信号受体中,发挥同样功能的分子有张力蛋白2(tension 2),它结合到TPO受体c-Mpl上[63],从而招募p85PI3K到受体上;桩蛋白(paxillin),它可以结合在α整合素胞质部分尾端[48]。桩蛋白具有四种不同类型的蛋白-蛋白相互作用结构域[SH3、SH2、LD(Leu-Asp)和LIM(Lin⁻11/Isl-1/Mec-3)],使其能够结合下游激酶,包括黏着斑激酶(FAK)、相关的Pyk2激酶、Src激酶和桩蛋白相关激酶(PAK),以及其他接头蛋白分子(Crk、PIX、PKL)和磷酸酶(PTP-PEST)。很多激酶能够磷酸化接头蛋白,然后这些由接头蛋白介导形成的复合物可以将多重细胞刺激协调成为一个统一的应答网络。

接头蛋白将胞外信号转换为胞内生理性改变的另外一个例子,是在研究TNF配体的应答过程中发现的。TNFR具有DD结构域,诱导凋亡的能力依赖于接头蛋白FADD与受体胞质结构域的结合,然后TNFR开始募集和激活起始凋亡蛋白酶(initiator caspases)caspase 8和10,进而激活效应凋亡蛋白酶(effector caspases)3、6和7(参见第15章)[28,29,75]。与胞外信号介导的凋亡通路不同,细胞内源性凋亡通路是由DNA损伤、细胞循环检验点缺陷或存活因子缺失导致的前凋亡蛋白bcl家族成员(bax、bad、bclXs和bid)表达上调触发的。一旦抗凋亡家族成员(bcl2、BclXL)蛋白不足以抑制前凋亡蛋白的活性,线粒体TM电位(mitochondrial transmembrane potential)就开始下降,导致细胞色素c(cytochrome c)和SMAC向胞质的外泻(leakage)。细胞色素c结合接头蛋白凋亡蛋白酶激活因子(APAF),从而依次激活caspase 9和效应凋亡蛋白酶caspase家族成员。SMAC与多种凋亡抑制蛋白(inhibitor of apoptosis protein,IAP)相互作用,去除IAP对caspase的抑制作用。值得注意的是,我们在这里虽然将这两种凋亡途径作为不同的信号通路来进行讨论,但是它们的信号在caspase 3这一级上汇集。举例来说,TNF家族成员激活的caspase 8,也能剪切bid蛋白,而引起线粒体外露细胞色素c,增强细胞外信号通路介导的程序性细胞死亡。

TNF家族成员和受体的结合并不总是引起凋亡。对这一发现,虽然可能有很多不同的解释,但其中一种解释是通过与接头蛋白的结合来介导的。TNF家族受体通过TRAFs来募集和激活IKK,从而释放转录因子NF-κB,诱导促进细胞存活和增殖相关基因的表达[68]。

● 受体家族的信号特异性

在大量的细胞因子/受体系统得到鉴定,以及一些细胞因子/受体下游信号的研究工具得到发展后,人们发现同一家族的绝大多数细胞因子受体激发的核心信号反应是非常类似的。举例来说:EPO、TPO、GH、GM-CSF、IL-6和瘦素(leptin)都是激活JAK2的磷酸化,但是产生的细胞效应完全不同。一种关于造血的理论断定,生长因子仅仅是作为阻止凋亡而发挥作用,不同组合转录因子的随机诱导才是决定造血不同谱系分化事件的原因[76]。如果这个理论正确的话,那么也就可以解释由一系列不同的细胞因子诱导产生的信号重叠(overlapping)事件的发生,因为这种重叠有益于细胞达到同样的目的,即抑制程序性细胞死亡。然而同样很明确的是,一些细胞因子和胞外刺激会诱导关键的转录因子发生改变,且多潜能祖细胞(multipotent progenitor cells)的命运受到微环境中细胞因子的影响;如果是这样的话,每一种细胞因子会诱导不同的信号产生。对于信号事件的深入研究结果支持这种假说。举例来说,JAK3只被那些使用γC的细胞因子受体募集[77];虽然EPO和TPO都激活JAK2,前者导致激活STAT5[78],而后者导致STAT1、STAT3和STAT5的激活[79],最终靶向一系列不同的基因。此外,激活α₅β₁整合素的促进EPO诱导的红细胞发育,而刺激α₄β₁整合素介导的信号,则抑制红系造血而促进TPO诱导的巨核细胞生长[80,81]。其他一些不同类别细胞因子之间的这种信号相对特异性的例子还有:STAT5主要被IL-2激活,而STAT1和STAT3可以被IL-21密切相关的因子激活[82];STAT4几乎只被IL-12激活,STAT6几乎只被IL-4和IL-13激活[83],这种同样的STAT介导的"谱系选择"(lineage choice)也见于病理性造血。那些极有可能高表达STAT1并获得Jak2^V617F突变的人更可能发展为原发性血小板增多症而不是真性红细胞增多症[84]。我们对下游信号的理解还远远不够完整。除了结合JAKs所需的结构域外,细胞因子受体胞质结构域之间几乎再没有同源序列,另外也存在着一种适度的信号特异性,所以很有可能的是,尽管一些细胞因子诱导的中间信号分子有一系列的重叠,但每一种细胞因子都会导致一系列独特的信号事件。使用一种针对信号分子整体的无偏扫描(unbiased screens),对于解开配体和众多受体家族结合诱导的所有相互作用是非常必要的。这样的尝试在表皮生长因子受体家族中已经有报道[85],相信应该会对造血信号的研究非常有帮助。

● 信号隔离

很多在信号转导中有重要作用的激酶和其他中间介导分子,都不具有绝对意义上的底物特异性,然而这些信号分子确实参与了特异的信号通路而不会受到其他信号途径的干扰。在这方面,MAPK(mitogen-activated protein kinase)信号通路可能是最好的例子[86]。在大多数细胞中,至少有三个主要的MAPK信号通路发挥作用:p42/p44ERK(胞外应答激酶)、p38和JNK。它们中的每一个都是由不同的刺激触发的[细胞因子等有丝分裂原激活ERK、炎症因子和低氧激活p38、胁迫诱导(stress)和有毒物质刺激可激活JNK],但是它们最终的结果都是激活一系列级联反应激酶。MAPK激酶的激酶(MAPK kinase kinase, MEKK) 磷酸化激活 MAPK 激酶 (MAPK kinase, MEK), MAPK 激酶激活 MAPK。对 ERK1/2 来说, MAPK 激酶的激酶的激酶 (MAP kinase kinase kinase, MAPKKK) 是 Raf-1, MAPKK 是 MEK1; 对 P38 来说, MAPKKK 是 MEKK1, MAPKK 是 MKK3; 对 JNK 来说, MAPKKK 是 MEKK1, MAPKK 是 MKK4 或 MKK7。在体外, 这些激酶都表现出有限的底物特异性, 因此如果没有一些机制保证信号隔离 (signaling insulation), 那就很难解释 MEKK1 激活怎样才不会导致 ERK 激活。目前已经鉴定出一些结合特定的 MAPKKK、MAPKK 和 MAPK 的支架蛋白[87], 通过在通路特异性的支架分子上形成级联反应的复合物, 信号通路的完整性得以保留。此外, 一旦 MAPK 被激活, 其他支架分子可以将特定的 MAPK 和它的目标转录因子联系起来[88]。这种"隔离"信号的支架蛋白还与下述分子有关: NF-κB 和 TNF 受体[89]、B 细胞抗原受体[90]、蛋白激酶 C (PKC) 和整合素[91]。

● 信号终止

除了启动胞外配体诱导的信号之外, 细胞也必须能够终止外界刺激, 以进行其他细胞事件的准备, 并监控和防止持续的细胞生长。目前已经鉴定出一些终止胞外刺激启动的信号的机制。

受体下调

配体结合后不久, HCRs 和 RTKs 即发生快速的内在化 (internalization)[92], 进而开始下调信号的进一步产生[93]。受体的内在化是细胞膜蛋白内吞的主要方式。受体内在化的发生依赖于细胞膜上的网格蛋白 (clathrin)[93] 和配体诱导的信号通路的激活[94]。造血受体上负责内化位点的明确[95] 使得我们有可能干预这个过程。例如, TPO 激活的 c-Mpl, 募集接头蛋白 2 (AP2) 复合物, 从而导致网格蛋白结合和受体的内化。这个过程的动力学发生在信号激活后, 完成内在化过程需要耗时大约 30 分钟, 使得 TPO 信号只能持续很短一段时间[96]。

磷酸酶类

正如在"下游信号的多样性"一章中讨论的一样, 大量的蛋白和细胞膜脂的磷酸化在细胞的信号转导中发挥着重要作用。如果将这些磷酸修饰去除, 将会终止这些信号的转导。此外, 由于在恶性转化中一些同样的信号也被激活, 因此人们认为蛋白酪氨酸磷酸酶类 (protein tyrosine phosphatases, PTPs) 可能在肿瘤和自体免疫中发挥重要的作用。

造血细胞磷酸酶 (hematopoietic cell phosphatase, 也称为 SHP1) 具有两个 SH2 结构域, 可以与细胞因子和抑制性免疫共受体上的磷酸化的 ITIM 基序 (immunoreceptor tyrosine-based inhibitory motif, ITIM) 相互作用。一旦发生这样的相互作用, SHP1 被激活, 并使与之结合的受体、接头分子及与它们相结合的激酶上的酪氨酸磷酸化位点发生去磷酸化[97]。SHP1 在造血信号中发挥重要的作用, 最初人们是在 SHP1 功能的遗传缺失造成的 moth-eaten 小鼠表型中发现的[98]。这些小鼠的单核细胞和髓系细胞在组织中大量的扩增和积累, 从而导致慢性炎症反应、大量的免疫缺陷和过早的死亡。通过仔细地分析发现, 这些小鼠对外源性刺激 [如结合 B 细胞抗原受体 (BCR) 诱导的刺激] 诱导的细胞活化和增殖应答的控制是有缺陷的。在稳定状态下, SHP1 通过某种还不清楚的机制结合 BCR, 将抗原结合亚基 (免疫球蛋白 Igα, Igβ) 维持在一个去磷酸化的静止状态。一旦抗原结合后, 磷酸酶将从复合物中解离, 但是在含有 ITIM 的抑制共受体 (如 CD22、PIR-B、CD72、FcγR II b) 被磷酸化并募集到激活的复合物中后, SHP1 被重新募集到复合物中来[99]。一旦被募集到 BCR 复合物中, SHP1 将去除 Igα/β、共受体 CD19、接头蛋白 BLNK 和 Lyn 激酶的免疫酪氨酸受体激活基序 (immunoreceptor tyrosine-based activation motif, ITAM) 位点上的酪氨酸磷酸化位点, BCR 会重新回到静息状态。目前已发现 SHP1 在 T 细胞[100]、NK 细胞[101]、单核和巨噬细胞[102] 以及红细胞[103] 中都发挥着类似的作用。SHP1 在红细胞中的作用非常有趣, 因为 EPOR 上 SHP1 结合位点的突变会导致家族性红细胞增多症 (familial erythrocytosis), 从而导致 EPO 信号的延长。而有意思的是, 在一个出现了两次获得奥运会金牌的家族中发现了这种突变[104]。

SOCS 蛋白类

细胞因子信号抑制蛋白 (suppressors of cytokine signaling, SOCS) 同样能介导生长因子信号的终止。这个蛋白家族的基因包括 STAT 诱导的基因 CIS[105] 及其他一些与 CIS 具有序列同源性的基因[106,107]。该家族成员可直接抑制生长因子受体诱导的信号。正如之前在"下游信号多样性"中讨论的一样, HCRs 或 RTKs 的结合都会导致 STAT 的激活, STATs 的转录靶点之一是 SOCS 和活化的 STATs 抑制蛋白 (protein inhibitor of activated STATs, PIAS) 基因 (图 17-2)。在被转录和翻译后, 这两个基因产物就结合到磷酸化的酪氨酸残基上, 抑制 JAK 激酶, STATs 或磷酸化的受体自身, 从而阻断募集信号接头分子[108]。泛素 (ubiquitin) 和小类泛素修饰因子 (small ubiquitin-like modifier, SUMO) 也在 SOCS 和 PIAS 介导的细胞因子信号抑制中扮演重要角色[108,109]。

抑制信号

最后, 一些信号分子对其他受体激活的信号起到抑制作用。一个例子是造血生长因子促发的促生长信号和 TGF-β 来源的生长抑制信号的相互作用。TGF-β 持续地表达于骨髓基质, 通过驱动 SMAD2-SMAD4 复合物的核定位来发挥抑制造血干细胞 (HSC) 周期的作用, 该复合物随后受到其上的一个核输出抑制信号的调控。

干细胞生长因子 (SCF), FMS 样酪氨酸激酶 3 (Flt-3) 配体和 TPO 都能促进 HSC 的存活和生长, 部分是通过激活 MAPKs (ERK1 和 ERK2) 来实现的。激活的 ERK1/2 转而磷酸化 SMAD2 连接区域 (linker region) 上的一些位点, 抑制 SMAD2/SMAD4 抑制性复合物 (inhibitory SMAD2/SMAD4 complex) 的核定位, 降低 TGF-β 对细胞周期的抑制作用[110]。这种细胞因子之间的对话 (cross-talk) 的另一个例子是 TPO 和干扰素-α (IFN-α), IFN-α 抑制 TPO 启动的巨核细胞生成。IFN-α 是通过诱导 SOCS-1 来抑制 TPO 介导的信号的激活[111], 而 TPO 并不影响 SOCS-1 的表达。

● 信号协调和对话

在上述的讨论中, 也总结了一些信号通路汇聚 (convergence)和受体对话(receptor cross-talk)的例子。在过去的十年间,鉴定出了基于细胞膜的两种不同的超分子组织结构,即脂筏(lipid rafts)和 tetraspanin(又称为四跨膜区蛋白超家族)网格。Singer 和 Nicolson 在他们的细胞膜流动镶嵌模型(fluid-mosaic model)中提出,膜蛋白悬浮在随机分布的膜脂区域中[112]。这个模型后来进行了修改,以解释脂双分子层的局部异质性。脂筏,作为特定膜脂和蛋白的局部浓聚物(local concentrations),是以分离它们的方法定义的,即冷的去垢剂提取的不可溶成分,这些成分是悬浮于去垢剂提取的密度梯度上面的[113]。脂筏中出现的很多蛋白质在信号转导中都发挥重要作用,这些发现清楚地表明,这些细胞膜亚结构域(subdomain)可能作为一种重要的结构基础,在看起来不相关的信号转导分子之间的通讯过程中发挥作用[37,114,115]。

第二种基于细胞膜水平的信号分子组织结构体也已经得到鉴定——四次穿膜蛋白(tetraspanin)富集的细胞膜质微区(microdomain)或"网格"(webs)。tetraspanin 膜蛋白家族具有典型的四次 TM 结构域,其中两个胞外结构域具有独特特征:一个胞外结构域具有 CCG 基序,另外一个包含其他一些在胞外区域出现的保守的半胱氨酸残基。绝大多数或全部的 30 多个 tetraspanins 家族的成员[116],都与其他细胞表面分子有相互作用,因此这个家族和细胞黏附、分化和信号转导等功能密切相关。现在认为,作为蛋白-蛋白相互作用的"助力分子"(molecular facilitators),这个家族的成员通过与"伴侣"(partners)结合而发挥作用。这种双分子复合物随后和其他蛋白以一种稍显微弱的方式相互作用,在细胞膜质微区中处于一种松散的结合状态。作为 tetraspanins 家族中与造血细胞功能最为密切的成员,CD9、CD63 和 CD81 通常与 β1 和 β3 整合素结合[117],对很多种造血细胞都有影响[118~120],并与多种信号受体、激酶和磷酸酶协同发挥作用[121,122]。

翻译:周军年　互审:任瑞宝　校对:裴雪涛

参考文献

1. D'Andrea AD, Lodish HF, Wong GG: Expression cloning of the murine erythropoietin receptor. *Cell* 57:277, 1989.
2. Watowich SS, Hilton DJ, Lodish HF: Activation and inhibition of erythropoietin receptor function: Role of receptor dimerization. *Mol Cell Biol* 14:3535, 1994.
3. Livnah O, Stura EA, Middleton SA, et al: Crystallographic evidence for preformed dimers of erythropoietin receptor before ligand activation. *Science* 283:987, 1999.
4. Broudy VC, Lin N, Egrie J, et al: Identification of the receptor for erythropoietin on human and murine erythroleukemia cells and modulation by phorbol ester and dimethyl sulfoxide. *Proc Natl Acad Sci U S A* 85:6513, 1988.
5. Kanakura Y, Druker B, Cannistra SA, et al: Signal transduction of the human granulocyte-macrophage colony-stimulating factor and interleukin-3 receptors involves tyrosine phosphorylation of a common set of cytoplasmic proteins. *Blood* 76:706, 1990.
6. Spivak JL, Fisher J, Isaacs MA, et al: Protein kinases and phosphatases are involved in erythropoietin-mediated signal transduction. *Exp Hematol* 20:500, 1992.
7. Otani H, Erdos M, Leonard WJ: Tyrosine kinase(s) regulate apoptosis and bcl-2 expression in a growth factor-dependent cell line. *J Biol Chem* 268:22733, 1993.
8. Witthuhn BA, Quelle FW, Silvennoinen O, et al: JAK2 associates with the erythropoietin receptor and is tyrosine phosphorylated and activated following stimulation with erythropoietin. *Cell* 74:227, 1993.
9. Syed RS, Reid SW, Li C, et al: Efficiency of signalling through cytokine receptors depends critically on receptor orientation. *Nature* 395:511, 1998.
10. Cheetham JC, Smith DM, Aoki KH, et al: NMR structure of human erythropoietin and a comparison with its receptor bound conformation. *Nat Struct Biol* 5:861, 1998.
11. Wrighton NC, Farrell FX, Chang R, et al: Small peptides as potent mimetics of the protein hormone erythropoietin. *Science* 273:458, 1996.
12. Li JP, D'Andrea AD, Lodish HF, et al: Activation of cell growth by binding of Friend spleen focus-forming virus gp55 glycoprotein to the erythropoietin receptor. *Nature* 343:762, 1990.
13. Livnah O, Johnson DL, Stura EA, et al: An antagonist peptide-EPO receptor complex suggests that receptor dimerization is not sufficient for activation. *Nat Struct Biol* 5:993, 1998.
14. Taga T, Kishimoto T: Gp130 and the interleukin-6 family of cytokines. *Annu Rev Immu-*
nol 15:797, 1997.
15. Cornelissen C, Juliane Lüscher-Firzlaff J, Malte Baron J, Lüscher B. Signaling by IL-31 and functional consequences. *Eur J Cell Biol* 91:552, 2012.
16. Jones SA, Rose-John S: The role of soluble receptors in cytokine biology: The agonistic properties of the sIL-6R/IL-6 complex. *Biochim Biophys Acta* 1592:251, 2002.
17. Stahl N, Boulton TG, Farruggella T, et al: Association and activation of Jak-Tyk kinases by CNTF-LIF-OSM-IL-6 beta receptor components. *Science* 263:92, 1994.
18. Pflanz S, Kurth I, Grotzinger J, et al: Two different epitopes of the signal transducer gp130 sequentially cooperate on IL-6-induced receptor activation. *J Immunol* 165:7042, 2000.
19. Baiocchi M, Marcucci I, Rose-John S, et al: An IL-6/IL-6 soluble receptor (IL-6R) hybrid protein (H-IL-6) induces EPO-independent erythroid differentiation in human CD34(+) cells. *Cytokine* 12:1395, 2000.
20. Adachi Y, Yoshio-Hoshino N, Nishimoto N. The blockade of IL-6 signaling in rational drug design. *Curr Pharm Des* 14:1217, 2008.
21. Waldmann TA: T-cell receptors for cytokines: Targets for immunotherapy of leukemia/lymphoma. *Ann Oncol* 11(Suppl 1):101, 2000.
22. Henkels KM, Frondorf K, Gonzalez-Mejia ME, et al. IL-8-induced neutrophil chemotaxis is mediated by Janus Kinase 3 (Jak3). *FEBS Lett* 585:159, 2011.
23. Leonard WJ: The molecular basis of X-linked severe combined immunodeficiency: Defective cytokine receptor signaling. *Annu Rev Med* 47:229, 1996.
24. Uribe L, Weinberg KI: X-linked SCID and other defects of cytokine pathways. *Semin Hematol* 35:299, 1998.
25. von Freeden-Jeffry U, Vieira P, Lucian LA, et al: Lymphopenia in interleukin (IL)-7 gene-deleted mice identifies IL-7 as a nonredundant cytokine. *J Exp Med* 181:1519, 1995.
26. Appasamy PM: Biological and clinical implications of interleukin-7 and lymphopoiesis. *Cytokines Cell Mol Ther* 5:25, 1999.
27. Ashkenazi A: Targeting death and decoy receptors of the tumour-necrosis factor superfamily. *Nat Rev Cancer* 2:420, 2002.
28. Aggarwal BB: Signalling pathways of the TNF superfamily: A double-edged sword. *Nat Rev Immunol* 3:745, 2003.
29. Wang S, El-Deiry WS: TRAIL and apoptosis induction by TNF-family death receptors. *Oncogene* 22:8628, 2003.
30. Cabal-Hierro L, Lazo PS: Signal transduction by tumor necrosis factor receptors. *Cell Signal* 24:1297, 2012.
31. Sherr CJ: The role of the CSF-1 receptor gene (C-fms) in cell transformation. *Leukemia* 2:132S, 1988.
32. Lyman SD, Jacobsen SE: c-Kit ligand and Flt3 ligand: Stem/progenitor cell factors with overlapping yet distinct activities. *Blood* 91:1101, 1998.
33. Broudy VC: Stem cell factor and hematopoiesis. *Blood* 90:1345, 1997.
34. Linnekin D: Early signaling pathways activated by c-Kit in hematopoietic cells. *Int J Biochem Cell Biol* 31:1053, 1999.
35. Pandit J, Bohm A, Jancarik J, et al: Three-dimensional structure of dimeric human recombinant macrophage colony-stimulating factor. *Science* 258:1358, 1992.
36. Shi Y, Massague J: Mechanisms of TGF-beta signaling from cell membrane to the nucleus. *Cell* 113:685, 2003.
37. Feng XH, Derynck R: Specificity and versatility in tgf-beta signaling through Smads. *Annu Rev Cell Dev Biol* 21:659, 2005.
38. Chen S, Lin F, Xu M, et al: Phe(303) in TMVI of the alpha(1B)-adrenergic receptor is a key residue coupling TM helical movements to G-protein activation. *Biochemistry* 41:588, 2002.
39. Bessis AS, Rondard P, Gaven F, et al: Closure of the Venus flytrap module of mGlu8 receptor and the activation process: Insights from mutations converting antagonists into agonists. *Proc Natl Acad Sci U S A* 99:11097, 2002.
40. Coughlin S: Protease-activated receptors in hemostasis, thrombosis and vascular biology. *J Thromb Haemost* 3:1800, 2005.
41. Slupsky JR, Quitterer U, Weber CK, et al: Binding of Gbetagamma subunits to cRaf1 downregulates G-protein-coupled receptor signalling. *Curr Biol* 9:971, 1999.
42. Levesque JP, Simmons PJ: Cytoskeleton and integrin-mediated adhesion signaling in human CD34+ hemopoietic progenitor cells. *Exp Hematol* 27:579, 1999.
43. Martin KH, Slack JK, Boerner SA, et al: Integrin connections map: To infinity and beyond. *Science* 296:1652, 2002.
44. Rose DM, Alon R, Ginsberg MH: Integrin modulation and signaling in leukocyte adhesion and migration. *Immunol Rev* 218:126, 2007.
45. Mitra SK, Schlaepfer DD: Integrin-regulated FAK-Src signaling in normal and cancer cells. *Curr Opin Cell Biol* 18:516, 2006.
46. Sastry SK, Burridge K: Focal adhesions: A nexus for intracellular signaling and cytoskeletal dynamics. *Exp Cell Res* 261:25, 2000.
47. Schwartz MA, Ginsberg MH: Networks and crosstalk: Integrin signalling spreads. *Nat Cell Biol* 4:E65, 2002.
48. Schaller MD: Paxillin: A focal adhesion-associated adaptor protein. *Oncogene* 20:6459, 2001.
49. Aranda A, Pascual A: Nuclear hormone receptors and gene expression. *Physiol Rev* 81:1269, 2001.
50. Mehta K: Retinoids as regulators of gene transcription. *J Biol Regul Homeost Agents* 17:1, 2003.
51. Ahuja HS, Szanto A, Nagy L, et al: The retinoid X receptor and its ligands: Versatile regulators of metabolic function, cell differentiation and cell death. *J Biol Regul Homeost Agents* 17:29, 2003.
52. Carlberg C: Current understanding of the function of the nuclear vitamin D receptor in response to its natural and synthetic ligands. *Recent Results Cancer Res* 164:29, 2003.
53. Collins SJ: Retinoic acid receptors, hematopoiesis and leukemogenesis. *Curr Opin Hematol* 15:346, 2008.
54. Ihle JN, Kerr IM: Jaks and Stats in signaling by the cytokine receptor superfamily. *Trends Genet* 11:69, 1995.
55. Parganas E, Wang D, Stravopodis D, et al: Jak2 is essential for signaling through a vari-

ety of cytokine receptors. *Cell* 93:385, 1998.

56. Saharinen P, Vihinen M, Silvennoinen O: Autoinhibition of Jak2 tyrosine kinase is dependent on specific regions in its pseudokinase domain. *Mol Biol Cell* 14:1448, 2003.

57. Silvennoinen O, Ungureanu D, Niranjan Y, et al: New insights into the structure and function of the pseudokinase domain in JAK2. *Biochem Soc Trans* 41:1002, 2013.

58. James C, Ugo V, LeCouedic JP, et al: A unique clonal JAK2 mutation leading to constitutive signaling causes polycythaemia vera. *Nature* 434:1144, 2005.

59. Baxter EJ, Scott LM, Campbell PJ, et al: Acquired mutation of the tyrosine kinase JAK2 in human myeloproliferative disorders. *Lancet* 365:1054, 2005.

60. Kralovics R, Passamonti F, Buser AS, et al: A gain-of-function mutation of JAK2 in myeloproliferative disorders. *N Engl J Med* 352:1779, 2005.

61. Levine RL, Wadleigh M, Cools J, et al: Activating mutation in the tyrosine kinase JAK2 in polycythemia vera, essential thrombocytemia, and myeloid metaplasia with myelofibrosis. *Cancer Cell* 7:387, 2005.

62. Kaushansky K: On the molecular origins of the chronic myeloproliferative disorders: It all makes sense. *Blood* 105:4187, 2005.

63. Jung AS, Kaushansky A, Macbeath G, Kaushansky K: Tensin 2 is a novel mediator in thrombopoietin (TPO)-induced cellular proliferation by promoting Akt signaling. *Cell Cycle* 10:1838, 2011.

64. Rameh LE, Cantley LC: The role of phosphoinositide 3-kinase lipid products in cell function. *J Biol Chem* 274:8347, 1999.

65. Vanhaesebroeck B, Alessi DR: The PI3K-PDK1 connection: More than just a road to PKB. *Biochem J* 346 Pt 3:561, 2000.

66. Chang F, Lee JT, Navolanic PM, et al: Involvement of PI3K/Akt pathway in cell cycle progression, apoptosis, and neoplastic transformation: A target for cancer chemotherapy. *Leukemia* 17:590, 2003.

67. Datta SR, Brunet A, Greenberg ME: Cellular survival: A play in three Akts. *Genes Dev* 13:2905, 1999.

68. Karin M, Lin A: NF-kappaB at the crossroads of life and death. *Nat Immunol* 3:221, 2002.

69. Tothova Z, Gilliland DG: FoxO transcription factors and stem cell homeostasis: Insights from the hematopoietic system. *Cell Stem Cell* 1:140, 2007.

70. Kawauchi K, Ogasawara T, Yasuyama M, et al: Involvement of Akt kinase in the action of STI571 on chronic myelogenous leukemia cells. *Blood Cells Mol Dis* 31:11, 2003.

71. Inman GJ, Nicolas FJ, Hill CS: Nucleocytoplasmic shuttling of Smads 2, 3, and 4 permits sensing of TGF-beta receptor activity. *Mol Cell* 10:283, 2002.

72. Pawson T, Scott JD: Signaling through scaffold, anchoring, and adaptor proteins. *Science* 278:2075, 1997.

73. White MF: The IRS-1 signaling system. *Curr Opin Genet Dev* 4:47, 1994.

74. Gu H, Neel BG: The "Gab" in signal transduction. *Trends Cell Biol* 13:122, 2003.

75. Micheau O, Tschopp J: Induction of TNF receptor I-mediated apoptosis via two sequential signaling complexes. *Cell* 114:181, 2003.

76. Cantor AB, Orkin SH: Hematopoietic development: A balancing act. *Curr Opin Genet Dev* 11:513, 2001.

77. Liu KD, Gaffen SL, Goldsmith MA, et al: Janus kinases in interleukin-2-mediated signaling: JAK1 and JAK3 are differentially regulated by tyrosine phosphorylation. *Curr Biol* 7:817, 1997.

78. Wakao H, Harada N, Kitamura T, et al: Interleukin 2 and erythropoietin activate STAT5/MGF via distinct pathways. *EMBO J* 14:2527, 1995.

79. Drachman JG, Sabath DF, Fox NE, et al: Thrombopoietin signal transduction in purified murine megakaryocytes. *Blood* 89:483, 1997.

80. Kapur R, Cooper R, Zhang L, et al: Cross-talk between alpha(4)beta(1)/alpha(5)beta(1) and c-Kit results in opposing effect on growth and survival of hematopoietic cells via the activation of focal adhesion kinase, mitogen-activated protein kinase, and Akt signaling pathways. *Blood* 97:1975, 2001.

81. Fox N, Kaushansky K: Engagement of integrin alpha 4 beta 1 but not alpha 5 beta 1 enhances thrombopoietin (TPO)-induced megakaryocyte (MK) growth. *Blood* 98:292a, 2001.

82. Habib T, Nelson A, Kaushansky K: IL-21: A novel IL-2-family lymphokine that modulates B, T, and natural killer cell responses. *J Allergy Clin Immunol* 112:1033, 2003.

83. Bacon CM, Petricoin EF 3rd, Ortaldo JR, et al: Interleukin 12 induces tyrosine phosphorylation and activation of STAT4 in human lymphocytes. *Proc Natl Acad Sci U S A* 92:7307, 1995.

84. Chen E, Beer PA, Godfrey AL, et al: Distinct clinical phenotypes associated with JAK2V617F reflect differential STAT1 signaling. *Cancer Cell* 18:524, 2010.

85. Jones RB, Gordus A, Krall JA, MacBeath G: A quantitative protein interaction network for the ErbB receptors using protein microarrays. *Nature* 439:168, 2006.

86. Cobb MH, Goldsmith EJ: How MAP kinases are regulated. *J Biol Chem* 270:14843, 1995.

87. Whitmarsh AJ, Davis RJ: Structural organization of MAP-kinase signaling modules by scaffold proteins in yeast and mammals. *Trends Biochem Sci* 23:481, 1998.

88. Lee CM, Onesime D, Reddy CD, et al: JLP: A scaffolding protein that tethers JNK/p38MAPK signaling modules and transcription factors. *Proc Natl Acad Sci U S A* 99:14189, 2002.

89. Soond SM, Terry JL, Colbert JD, et al: TRUSS, a novel tumor necrosis factor receptor 1 scaffolding protein that mediates activation of the transcription factor NF-kappaB. *Mol Cell Biol* 23:8334, 2003.

90. Chiu CW, Dalton M, Ishiai M, et al: BLNK: Molecular scaffolding through "cis"-mediated organization of signaling proteins. *EMBO J* 21:6461, 2002.

91. Besson A, Wilson TL, Yong VW: The anchoring protein RACK1 links protein kinase Cepsilon to integrin beta chains. Requirements for adhesion and motility. *J Biol Chem* 277:22073, 2002.

92. Yee NS, Langen H, Besmer P: Mechanism of kit ligand, phorbol ester, and calcium-induced down-regulation of c-kit receptors in mast cells. *J Biol Chem* 268:14189, 1993.

93. Vieira AV, Lamaze C, Schmid SL: Control of EGF receptor signaling by clathrin-mediated endocytosis. *Science* 274:2086, 1996.

94. Broudy VC, Lin NL, Liles WC, et al: Signaling via Src family kinases is required for normal internalization of the receptor c-Kit. *Blood* 94:1979, 1999.

95. Dahlen DD, Broudy VC, Drachman JG: Internalization of the thrombopoietin receptor is regulated by 2 cytoplasmic motifs. *Blood* 102:102, 2003.

96. Hitchcock I, Chen M, Fox NE, Kaushansky K: YRRL motifs in the cytoplasmic domain of the thrombopoietin receptor regulate receptor internalization and degradation. *Blood* 112:2222, 2008

97. Zhang J, Somani AK, Siminovitch KA: Roles of the SHP-1 tyrosine phosphatase in the negative regulation of cell signalling. *Semin Immunol* 12:361, 2000.

98. Tsui HW, Siminovitch KA, De Souza L, et al: Motheaten and viable motheaten mice have mutations in the haematopoietic cell phosphatase gene. *Nat Genet* 4:124, 1993.

99. Otipoby KL, Draves KE, Clark EA: CD22 regulates B cell receptor-mediated signals via two domains that independently recruit Grb2 and SHP-1. *J Biol Chem* 276:44315, 2001.

100. Pani G, Fischer KD, Mlinaric-Rascan I, et al: Signaling capacity of the T cell antigen receptor is negatively regulated by the PTP1C tyrosine phosphatase. *J Exp Med* 184:839, 1996.

101. Binstadt BA, Brumbaugh KM, Dick CJ, et al: Sequential involvement of Lck and SHP-1 with MHC-recognizing receptors on NK cells inhibits FcR-initiated tyrosine kinase activation. *Immunity* 5:629, 1996.

102. Kim CH, Qu CK, Hangoc G, et al: Abnormal chemokine-induced responses of immature and mature hematopoietic cells from motheaten mice implicate the protein tyrosine phosphatase SHP-1 in chemokine responses. *J Exp Med* 190:681, 1999.

103. Sharlow ER, Pacifici R, Crouse J, et al: Hematopoietic cell phosphatase negatively regulates erythropoietin-induced hemoglobinization in erythroleukemic SKT6 cells. *Blood* 90:2175, 1997.

104. Longmore GD: Erythropoietin receptor mutations and Olympic glory. *Nat Genet* 4:108, 1993.

105. Yoshimura A, Ohkubo T, Kiguchi T, et al: A novel cytokine-inducible gene CIS encodes an SH2-containing protein that binds to tyrosine phosphorylated interleukin 3 and erythropoietin receptors. *EMBO J* 14:2816, 1995.

106. Naka T, Narazaki M, Hirata M, et al: Structure and function of a new STAT-induced STAT inhibitor. *Nature* 387:924, 1997.

107. Starr R, Willson TA, Viney EM, et al: A family of cytokine-inducible inhibitors of signalling. *Nature* 387:917, 1997.

108. Wormald S, Hilton DJ: Inhibitors of cytokine signal transduction. *J Biol Chem* 279:821, 2004.

109. Inagaki-Ohara K, Kondo T, Ito M, Yoshimura A. SOCS, inflammation, and cancer. *JAK-STAT* 2:e24053, 2013.

110. Grimm OH, Gurdon JB: Nuclear exclusion of Smad2 is a mechanism leading to loss of competence. *Nat Cell Biol* 4:519, 2002.

111. Wang Q, Miyakawa Y, Fox N, et al: Interferon-alpha directly represses megakaryopoiesis by inhibiting thrombopoietin-induced signaling through induction of SOCS-1. *Blood* 96:2093, 2000.

112. Singer SJ, Nicolson GL: The fluid mosaic model of the structure of cell membranes. *Science* 175:720, 1972.

113. Brown DA, Rose JK: Sorting of GPI-anchored proteins to glycolipid-enriched membrane subdomains during transport to the apical cell surface. *Cell* 68:533, 1992.

114. Viola A, Schroeder S, Sakakibara Y, et al: T lymphocyte costimulation mediated by reorganization of membrane microdomains. *Science* 283:680, 1999.

115. Sonnino S, Prinetti A: Membrane domains and the "lipid raft" concept. *Curr Med Chem* 20:4, 2013.

116. Hemler ME: Tetraspanin proteins mediate cellular penetration, invasion, and fusion events and define a novel type of membrane microdomain. *Annu Rev Cell Dev Biol* 19:397, 2003.

117. Cook GA, Longhurst CM, Grgurevich S, et al: Identification of CD9 extracellular domains important in regulation of CHO cell adhesion to fibronectin and fibronectin pericellular matrix assembly. *Blood* 100:4502, 2002.

118. Miyazaki T, Muller U, Campbell KS: Normal development but differentially altered proliferative responses of lymphocytes in mice lacking CD81. *EMBO J* 16:4217, 1997.

119. Clay D, Rubinstein E, Mishal Z, et al: CD9 and megakaryocyte differentiation. *Blood* 97:1982, 2001.

120. Anzai N, Lee Y, Youn BS, et al: C-kit associated with the transmembrane 4 superfamily proteins constitutes a functionally distinct subunit in human hematopoietic progenitors. *Blood* 99:4413, 2002.

121. Skubitz KM, Campbell KD, Iida J, et al: CD63 associates with tyrosine kinase activity and CD11/CD18, and transmits an activation signal in neutrophils. *J Immunol* 157:3617, 1996.

122. Kurita-Taniguchi M, Hazeki K, Murabayashi N, et al: Molecular assembly of CD46 with CD9, alpha3-beta1 integrin and protein tyrosine phosphatase SHP-1 in human macrophages through differentiation by GMCSF. *Mol Immunol* 38:689, 2002.

第18章
造血干细胞、祖细胞和细胞因子

Kenneth Kaushansky

摘要

血细胞的产生是一个极其复杂的过程，每天都有非常少量的造血干细胞通过扩增和分化形成超过 10^{11} 个血液细胞。基于大量的研究，实验血液学家给出了一个包括造血干细胞、造血前体细胞和成熟血细胞在内的层级图。在该图中，相应的细胞在后续发育阶段丢失了分化成其他特定类型或特定种类细胞的潜能。本章的主题是造血干细胞和祖细胞及其向成熟血细胞的分化，包括转录因子和胞外信号对谱系分化决定的调控作用；支持细胞存活、自我更新、扩增和分化的细胞因子和细胞黏附分子；以及用于分离纯化及细胞生化和遗传特性相关的细胞表面标志等。对造血干/祖细胞和支持其生长的微环境的深入了解为深入研究多细胞系统的发育生物学带来新的启示；同时对血细胞发育相关血液病和其他疾病患者的基因治疗有积极意义；不仅如此，甚至还为实现各种器官的再生提供了技术手段。

● 造血发生概述

血细胞的产生是一个庞大而复杂的过程。基于成人血容量(5L)，以每微升血液中血细胞类型以及它们的循环半衰期为参考，可以计算出这样的结果：一个成年人每天可以产生 2×10^{11} 的红细胞，1×10^{11} 的白细胞和 1×10^{11} 的血小板。当处于血细胞破坏或血需要量增多的情况，机体生成的这些血细胞的数量可增加大约 10 倍。在过去的 40 年实验血液学家已经建立了一种等级式的血细胞发育模式，即原始的、多能的造血干细胞逐渐失去一种或更多的造血系分化潜能，最终分化成为单一的细胞系，这些细胞系进一步成熟，生成相应的血细胞类型[1]。或许其中支持这种造血模型最令人信服的理由来自于可以利用特定的细胞表面标志分离并获得不同发育阶段的细胞的各种纯化方案[2](图 18-1)。虽然大多数研究者认为造血发育是不可逆转的过程并且分化潜能是逐步丧失的，但是近期的研究表明，处于分化过程的细胞可能会因他们在细胞周期中的位置不同而在不同的发育时期转换[3]。但如果暂且忽略造血发育不同阶段之间的确切关系，该模型的适用性以及构建该模型所使用到的数据能帮助我们更深入了解造血干/祖细胞的生物学特性及其临床应用。本章将从造血干细胞及它的后代谱系决定的前体细胞开始，重点介绍我们对血细胞发育分子基础的认识。

简写和缩略词

AGM，主动脉-性腺-中肾（aortagonad-mesonephros）；BFU-E，红细胞爆裂型集落生成单位（burst forming unit-erythroid）；BFU-MK，巨核系爆式集落形成单位（burst forming unit-megakaryocyte）；CAFC，卵石样区域形成细胞（cobblestone area forming cell）；CAR，CXCL12 富足的网状细胞（CXCL12-abundant reticular）；CLP，共同淋巴祖细胞（common lymphoid progenitor）；CFC，集落形成细胞（colony forming cell）；CFU-E，红系集落生成单位（colony forming unit-erythroid）；CFU-GM，粒细胞-巨噬细胞集落生成单位（colony forming unit-granulocyte-macrophage）；CFU-MK，巨核细胞集落生成单位（colony-forming unit-megakaryocyte）；CMP，共同髓系祖细胞（common myeloid progenitor）；EBF，早期B细胞因子（early B-cell factor）；EGF，内皮生长因子（endothelial growth factor）；ECM，细胞外基质（extracellular matrix）；EPO，促红细胞生成素（erythropoietin）；EPOR，促红细胞生成素受体（erythropoietin receptor）；FAK，黏着斑激酶（focal adhesion kinase）；FL，FLT-3 配体（FLT-3ligand）；G-CSF，粒细胞集落刺激因子（granulocyte colony-stimulating factor）；G-CSF-R，粒细胞集落刺激因子受体（granulocyte colony-stimulating factor receptor）；GM-CSF，粒细胞-巨噬细胞集落刺激因子（granulocyte-macrophage colony-stimulating factor）；GM-CSF-R，粒细胞-巨噬细胞集落刺激因子受体（granulocyte-monocyte colony-stimulating factor receptor）；GMP，粒细胞-巨噬细胞祖细胞（granulocyte-macrophage progenitor）；HSC，造血干细胞（hematopoietic stem cell）；Ig，免疫球蛋白（immunoglobulin）；IRF4，干扰素调节因子 4（interferon regulatory factor 4）；IL，白介素（interleukin）；LEF，淋巴细胞增强子结合因子（lymphoid-enhancer binding factor）；LR，层粘连蛋白受体（laminin receptor）；LTC，长期培养（long-term culture）；LTC-IC，长期培养启动细胞（long-term culture initiating cell）；M-CSF，巨噬细胞集落刺激因子（macrophage colony-stimulating factor）；MK，巨核细胞（megakaryocyte）；MEP，巨核细胞-红细胞祖细胞（megakaryocyte-erythroid progenitor）；R，受体（receptor）；RAG，重组活化基因（recombination activating gene）；SCF，干细胞因子（stem cell factor）；SCL，干细胞白血病（stem cell leukemia）；SDF-1，基质细胞衍生因子（stromal-derived factor-1）；SLAM，信号淋巴细胞活化分子（signaling lymphocyte activation molecule）；TCF，T细胞因子（T-cell factor）；TGF，转化生长因子（transforming growth factor）；TPO，血小板生成素（thrombopoietin）；VCAM，血管细胞黏附分子（vascular cell adhesion molecule）；VLA，极晚期抗原（very-late antigen）。

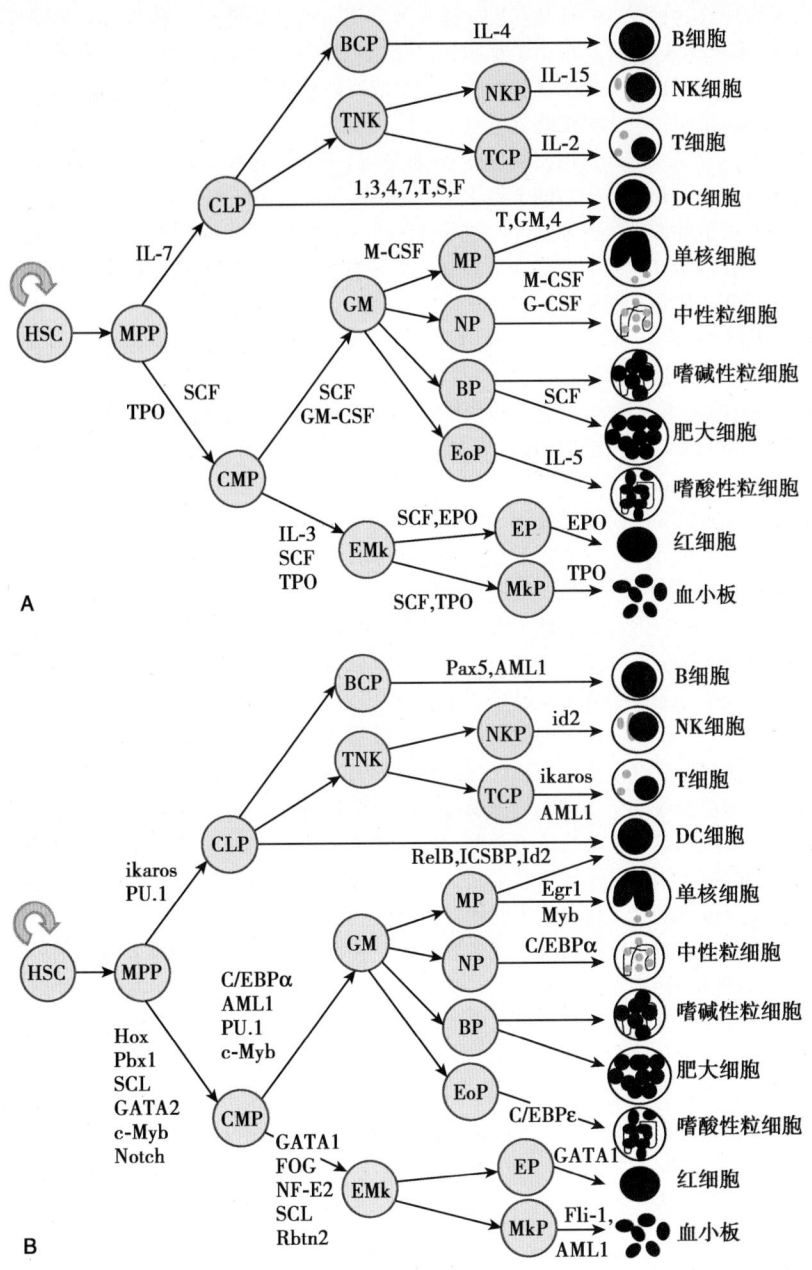

图18-1 该图显示的是已经通过体外检测或者更为复杂的组织检测验证得到的各级造血前体细胞。图（A）显示的是对应于相应的造血发育阶段所需要的影响细胞存活和增殖的生长因子，图（B）显示的是相应的转录因子。定义见正文，此外 T、GM、4 分别代表肿瘤坏死因子-α（TNF-α）、GM-CSF 和 IL-4；1、3、4、7、T、S、F 分别代表 IL-1、IL-3、IL-4、IL-7、TNF-α、SCF 和 Flt3 配体。虽然单一类型的巨噬细胞已在图上显示，但是单核细胞能够分化形成一系列的组织特异性的巨噬细胞，其中包括肝巨噬细胞、脑神经胶质细胞、破骨细胞（参见第67、69章）。同理，图上显示的树突状（DC）细胞，也可以分为淋巴系或者髓系 DC 细胞（参见第20章）

● 造血发育生物学

在小鼠交配后7天的胚胎中，血液细胞开始在卵黄囊中产生[4]，此时卵黄囊正是胚外中胚层发育成血管细胞和原始红细胞祖细胞的场所。外层未分化的中胚层细胞在此时扁平化并转变为内皮细胞，内层细胞圆球化，形成红系前体细胞簇[5]，这二者组成的结构称为血岛（blood islands）（参见第7章）。与胚体中一样，有很多证据表明这两种细胞来自于共同的前体细胞——血液血管干细胞（hemangioblast）[6]。在小鼠交配后第8天，一旦相邻的血岛开始融合，内皮细胞就会形成血管结构，到8.5天与胚胎血管系统连接，使得卵黄囊血液细胞从血岛中输出并进一步成熟，在胚胎血液循环中进一步发育成熟、脱核[7]。在小鼠和人类的发育过程中存在着一个共同的阶段，在此期间卵黄囊中会同时产生初级红细胞（鉴别特征是 ζ 珠蛋白表型）和次级红细胞，尽管前者的发生过程非常短暂。作为8.5天时

多潜能祖细胞发育过程的一部分，卵黄囊中也会出现髓系生成和血栓生成，尽管这一点还没有得到充分鉴定。具有多向分化潜能的造血细胞最早出现在卵黄囊造血时期[8]，但是这样的细胞只能重建髓系清除的动物胚胎，而不能重建成体造血[9]，这表明这群细胞不太可能是真正的 HSCs，目前对于该问题还存在一定争议。到第11天时卵黄囊中明确出现了具有重建潜能的 HSCs，但是这群细胞和在第10天时明确出现于胚内主动脉旁内脏壁（被称为主动脉-性腺-中肾，AGM）区的 HSCs 之间的关系还不能确定。到第12.5天时，卵黄囊的造血发育过程结束。

虽然此前一直认为成体哺乳动物造血起源于卵黄囊，但随后的研究表明，第一种成体类型的 HSCs 来自于 AGM 区背主动脉腹壁的中胚层细胞[10~12]。在小鼠交配后胚胎发育的第9.5~11.5天，以及人胚胎发育第30~37天，AGM 仍然是作为造血细胞起源的场所[13,14]。有趣的是，造血细胞在 AGM 和卵黄囊中的发育是以一种"相反"的方式进行着，也就是说，谱系分化祖细胞早于多能祖细胞之前出现，而后者又早于干细胞之前出

现。同时,该区域 AGM 区也有一群表达与内皮细胞一致的标志(如 CD34,转录因子 SCL 和 GATA-2,和受体 c-kit 和 FLK-1)的细胞[15]。此外,细胞培养实验已经证实这些细胞同时表现出内皮和造血分化潜能,从而将这群细胞定义为"hemangioblast",即假定的内皮-造血共祖细胞[16]。

在 HSCs 出现于 AGM 区 2 天后,胎肝造血开始发生。20 世纪 70 年代进行的细致解剖实验表明,胎肝造血依赖于外源的造血细胞。外源的造血细胞分两波进入胎肝,第一波包括红系和多潜能祖细胞在小鼠发育的第 9 天进入胎肝[17],第二波包括定向祖细胞和真正的 HSCs 在内的细胞在第 11 天时进入[18]。虽然还没有直接的证据,AGM 区中这群细胞先于胎肝中的造血细胞 1~2 天出现,也表明前者可能是胎肝造血细胞的起源。在人胚胎发育中,胎肝成为主要的造血器官是在怀孕后第 5 周,造血细胞开始进入骨髓是在孕期 8 周。与卵黄囊中造血细胞的随机分布形式不同,胎肝中造血发生是有序进行的;红系细胞通常出现于成簇的中央巨噬细胞周围,CD15+髓系细胞定位于肝门三联征肝门静脉周围,但是淋巴系祖细胞在肝中不具备特定的分布特征,而是随机的分布于肝细胞中间[19]。在小鼠胚胎 12~14 天时,接近 50% 的胎肝细胞是由造血细胞构成的,该比例随着肝细胞取代造血细胞而开始下降,接下来造血细胞逐渐转移到骨髓中直至胚胎出生。

最后一次造血位点的转换发生在胚胎出生前,虽然在鼠胚 16 天以及人胚 8 周时骨髓中会开始进驻由胎肝来源的造血细胞,但这些细胞本质上都是髓系细胞,而且直至胚胎出生前这种血液细胞对于血液循环是没有贡献的[20]。在胚胎期存在着大量的造血干/祖细胞参与血液循环,这在临床上也可以得到验证,因为脐带血是可用于移植的 HSCs 的一个丰富来源。但在出生后不久,这些初级造血细胞开始迁移和定居到骨髓中,因此循环血中只存在很少的初级造血细胞。遗传研究的结果显示 HSCs 在骨髓中的定位是依赖于趋化因子 CXCL12(也被称为基质细胞衍生因子 SDF-1)[21],因为敲除这个趋化因子或者它的受体(CXCR4)会导致骨髓发育不全[22]。这种在哺乳类发育过程中的造血细胞位点的变换可能是两方面因素作用的结果,一方面,个体发育过程中产生的造血干/祖细胞表面的细胞表面黏附分子发生了变化;另一方面,卵黄囊、AGM 区和胎肝以及成体骨髓中基质细胞特性发生了变化,这些造血位点提供了 HSC 生存、归巢和进驻、自我更新、增殖扩增和分化的微环境(参见第 7 章)。

● 造血干细胞

功能性定义

尽管 1909 年 Maximov 提出了成体内所有血液成分来源于一个共同"母细胞"的概念,1916 年 Danchakoff 指出这种"母细胞"可能与疾病相关[23],但是从干/祖细胞发育成成熟血细胞的层次结构的基本概念是 Till 和 McCulloch 利用脾集落形成实验总结出来的,从实验上证实了多能造血细胞的存在[24]。能够进行骨髓移植并让清髓患者进行造血重建为造血干细胞的研究提供了体内分析的手段,但是直到系共同祖细胞体外克隆分析出现之后,才得以建成一个完整的血细胞产生模型。Pluznik 和 Sachs[25] 以及 Bradley 和 Metcalf[26] 的开创性工作为骨髓造血细胞

的计数和表征提供了方法。这些研究者们各自独立地研究了从单个祖细胞到白细胞克隆的培养条件。然而体外进行红细胞生成和巨核细胞生成所需的营养条件更为复杂,培养这些祖细胞的方法直到十年以及更久的时间后才得以出现[27-31]。使用密度梯度、细胞分选、荧光染色排除法等方法可以得到纯化后的干细胞[32-36]、髓系[37]及淋巴祖细胞[38]以及谱系限制的造血祖细胞[39,40],这些方法极大地推进了我们对血细胞发育生物学中细胞水平和分子水平的理解。图 18-1 描述了这个过程的工作模型。

干细胞动力学

有移植数据显示小鼠和猫全身的造血干细胞数量极其接近的,我们推测所有的哺乳动物包括人类在内,拥有 2×10^4 个造血干细胞[41]。由于在任何时期只有一小部分干细胞存在于血液循环中(产生血细胞),我们清晰地认识到每天血细胞的发生是源自于在血液中循环的少数干细胞,它们能产生大约 4×10^{11} 成熟血细胞,这是一个大量扩增的过程。然而,造血干细胞的造血能力会随年龄的增长而改变(参见第 9 章)。在一些小鼠品系中造血干细胞的数量随年龄的增加而增加,但并不是所有的小鼠品系都是如此[42,43]。而且,老年动物中的造血干细胞倾向于向髓系而不是淋巴系细胞分化[44]。造成这些变化的分子机制研究还在紧张地进行中[45-48]。

干细胞动力学另一个检测方法是对接受致死剂量照射的动物进行骨髓细胞的移植,观察其造血系统的重建时间。利用逆转录病毒相关标志的研究显示,基于造血干细胞在静脉移植后的出现时间,可以将它们分成短期和长期重建细胞(小鼠移植后少于或者多于 3 个月)[49]。然而,利用直接骨髓注射的策略已经鉴定了一类能够快速重建的干细胞,单一注射这种细胞能在 2 周内生成大量红系和髓系细胞[50]。而且,利用荧光素酶标记的单个干细胞(一种可以在小鼠生命周期进行一系列追踪的方法)检测到干细胞在最初只有在移植部位进行细胞增殖,随后扩展到骨髓和脾的其他部位,然后以不同的动力学方式进行消退[51]。由这些实验方法可以清晰地看出造血干细胞是异质性的。

干细胞检测

移植检测

小鼠干细胞检测　动物移植实验能够最清晰地检测造血干细胞的性质,在致死剂量照射的动物中产生长期完整造血的能力仍然是该研究领域的黄金法则,此外该技术还可以进行定量分析。典型的是,将 2×10^5 个遗传标记的全骨髓细胞或者其他各类数量减少经过分离纯化的细胞通过静脉输注给受者动物,该动物事前接受全身 90~110cGy 的照射。接下来的每周和每月监测血细胞和骨髓以评价造血恢复能力,通过受体的存活率和长期的造血重建来衡量移植是否成功。供体细胞对恢复的贡献通过移植后对血细胞和骨髓细胞的分析来确定;区分供体和受体体内残留的血细胞和骨髓细胞最常用的方法是利用流式细胞计数检测所有造血细胞表面结合的不同亚型的磷酸化 CD45。一个更为精准的定量方法,是将一定数量不同遗传背景的细胞(例如 CD45.1+)和一群"刚刚足够"数量(以完全修复)的不同标志细胞(例如 CD45.2+)混合,移植后评估

CD45.1 在所有 CD45.1$^+$ 和 CD45.2$^+$ 细胞中的比例，并计算最初移植物中干细胞的数量，该方法称为竞争性重建[52]。由于存在着"短期"和"长期"重建细胞，供体细胞的嵌合度在移植 3 个月或者更长时间后再检测，以确保只有后者被检测。例如，巨核红系祖细胞的移植能使致死照射的小鼠存活，因为它们能够使受体体内照射残留的少量造血干细胞具有充足的时间来进行自身恢复[53]，因此细胞移植后仅靠存活率是不能充分说明特定群体中干细胞的存在。所以，在恰当的条件下，本方法提供了测试群体中干细胞的数量和"质量"的评价方式（一些遗传上改变的干细胞群体比野生型细胞的重建能力要弱很多，细胞因子或者其他基因的缺陷结果影响了这些干细胞的自我更新、存活或者增殖）。利用以上这些实验工具，我们能更好地了解鼠造血干细胞。很明显这种方法不能用来研究人的造血干细胞，因此开发了一些替代性实验方法。

人造血干细胞检测　严重免疫功能低下的小鼠能用于人造血干细胞的移植，但首先小鼠需要在严格可控的动物养护环境中为它们的生存提供条件，其次此类实验需在其他不良反应产生之前进行（例如肿瘤形成）。首次利用该检测方法的实验依赖于联合免疫缺陷的小鼠——由重症联合免疫缺陷（SCID）和非肥胖糖尿病（NOD）基因突变产生的小鼠[54]。随后发现这些老鼠存在排斥或影响人体细胞重建等发育特性的问题，于是其他研究者在 NOD-SCID 基础上增加了一些遗传缺陷，以此来提高人正常或疾病的骨髓细胞的移植效率，像 NOD-SCID/β2-微球蛋白缺失鼠[55]，NOD-SCID/γC 缺失鼠[56]，或者与表达人造血细胞因子的小鼠杂交形成的后代[57]。这些动物模型可以用来：①检测干细胞在人循环血或者脐带血中 CD34$^+$ 细胞中群中的数量[58]；②评估基因治疗载体[59,60]，细胞周期抑制剂[61]，或者能够通过增强重建能力而扩增干细胞数目的细胞因子"鸡尾酒"组合[58~64]；或者③模拟人体内的造血干细胞基本生物学特性的研究，比如细胞重建过程中的细胞周期调控[65]。

体外干细胞检测

体外干细胞检测的替代方法尽管体内分析仍然是黄金法则，但是 NOD-SCID 和严重免疫功能低下小鼠难于饲养维系，并且用于评估人造血干细胞数量和质量的花费昂贵并且该方法较为繁琐。因此，许多以培养为基础的方法已被开发并能更快和定量地评估人造血干细胞的功能。一般来说，这些模型的有效性都依赖于人造血干细胞能在培养条件下长期生长和其他特性等。

延长骨髓细胞培养时期的方法给人造血干细胞生物学的探索提供了重要的工具[66]。在长期培养时，人或者小鼠的骨髓孵育在特定条件下含有血清的培养基中；几周以后，滋养层细胞上被填充了新产生的骨髓细胞，这些细胞在之后的几个月能够产生成熟血细胞以及它们的祖细胞。细胞成分分析发现在这些培养体系中造血干细胞是吸附在滋养细胞层上[67]，滋养层酶破坏法能使补种的二级滋养细胞层上细胞在几周到几个月中具有产生造血细胞的能力，在此定义这种体外可分析的细胞为长周期培养起始细胞（LTC-IC）[68]。基于类似原则开发的另一种分析方法是鹅卵石区域形成细胞（CAFC），即利用相差显微法评价在长期培养的滋养细胞层上的多种造血细胞形成的复杂克隆[69]。令人遗憾的是，仔细比较这些方法和移植研究就会发现在骨髓中真正的造血干细胞只占了重建细胞很少的一

部分。因此，从这些体外分析得到的干细胞研究结果并不是很严格。

细胞表面表型

许多研究者使用越来越多的能够结合造血细胞表面蛋白的单克隆抗体来富集纯化原始的造血干/祖细胞。虽然只有少数干细胞表面标志功能是已知的，但这并不影响干细胞的研究或治疗效果。还有一些人利用荧光染料分离原始造血细胞或根据其浮力密度来纯化获得这些稀少的骨髓细胞群；大部分分离纯化干细胞的策略都采用这几种技术。

特异性或主要分布于造血干细胞表面的抗原性蛋白或者糖蛋白包括：①CD34，一种大小为 90~110kDa 的 I 型糖蛋白，能够调节细胞黏附和细胞周期[70~72]；②CD90（Thy1）[73]，一种高度糖基化 GPI 偶联蛋白，参与 T 细胞对基质细胞的黏附[74]；③CD117（c-kit 受体）[75]，支持原始造血细胞的存活和增殖[76,77]；④AA434，一种鼠源分子，与表达在人吞噬细胞的补体受体 C1q 同源[78]；⑤Sca1[79]，通过小鼠基因敲除研究证明是正常干细胞发育必需的表面分子[80]；⑥CD133[81]，一种 115kDa 的表达在神经上皮细胞和 HSCs 表面的 5 次跨膜的细胞表面糖蛋白，其功能是建立并维持质膜的突起[82]；⑦CD164[83]，一种以几个交替剪接异构体形式存在的细胞表面唾黏蛋白，能够促进血液细胞归巢和抑制脐血 CD34$^+$/CD38$^-$ 细胞的增殖[84]；CD150，淋巴细胞信号激活分子，是促淋巴细胞增殖受体家族的一员[85]；⑧CD110（血小板生成素受体 c-Mpl）[86]，在几乎所有造血干细胞上表达[87]，CD110 的鉴定对人类造血干细胞具有重要的生理学意义，遗传上缺失该受体会导致出生时先天性血栓囊血小板减少以及随后的再生障碍性贫血[88]（参见第 117 章）。

由于很多或者大部分造血干细胞表面标志也会在已定向分化的细胞表面表达，仅仅依靠阳性标记来进行干细胞的分离纯化是不完善的。因此，一些干细胞纯化方法也包括阴性选择，即同时使用在成熟的血细胞及其相应谱系定型的祖细胞中表达而在造血干细胞中不表达的表面标志。通常情况下，阴性选择的抗体组合包括 T 淋巴细胞表达的 CD38、HLA-DR、CD3、CD4、CD5 和 CD8；用于区分巨噬细胞和粒细胞的 CD11b、CD14 和 Gr-1；用于排除 B 淋巴细胞的 CD10、CD19、CD20 分子和 B220；用于排除红细胞的血型糖蛋白 A 和 Ter119。通过使用阴性选择抗体组合分离得到的细胞我们称之为 Lin$^-$ 细胞。

一个特别的难题是把真正的 HSCs 与已经进行了淋系或髓系细胞的分化决定但还未向这两类细胞分化的前体细胞分离开来。几项研究已经明确了共同淋巴祖细胞（CLP）的表面标志是 Lin$^-$/interleukin（IL）-7R（receptor）α$^+$/Thy1$^-$/Sca-1^{low}/c-kit^{low} [37]，共同骨髓祖细胞（CMP）的表面标志是 Lin$^-$/IL-7Rα$^-$/c-Kit$^+$/Sca-1$^{~-}$ [36]。人类 HSCs 表型可考虑用 CD34$^+$/CD38$^-$/KDR（VEGFR2）$^+$/Thy1$^+$/CD133$^+$/Lin$^-$，尽管大多数的标志在广泛应用于病人之前仍需要进行仔细的评估，但目前，至少对于小鼠细胞来说，这个标志问题已经解决。纯化小鼠造血干细胞最有效的分选方法就是 E-SLAM 方法，即负性选择 CD48 及正性选择 CD45、CD201、CD150。基于小鼠单细胞移植实验的结果来看，这个分选方法得到的细胞群中纯造血干细胞至少占 50%。

干细胞整合素

整合素是一类单向跨膜的蛋白家族，由 α 和 β 亚单位形成

异二聚体(18 种 α 亚单位和 8 种 β 亚单位构成了至少 24 种人类细胞表面的黏附受体)。其特征是具有多个免疫球蛋白样的胞外结构域,该结构域能够使细胞与其周围环境进行双向交流[89]。许多种类的细胞需要细胞接触才能存活,在体外,这通常表现为整合素依赖的细胞黏附,细胞或与细胞外基质蛋白黏附,或与其他细胞接触。在这样的培养体系中,细胞黏附的破坏会导致细胞进行程序性死亡,例如,在体外培养内皮细胞时,如果强制性地将其与基质分离,会导致多种整合素的破裂,其结果是细胞发生凋亡[90]。整合素也会通过影响细胞周期中细胞从 G_1 期向 S 期的过渡进而影响细胞的增殖[91]。这些影响在体内也同样适用;α1 整合素(胶原蛋白受体 α1β1 的一种组分)缺失的小鼠真皮发育不全,进而在胶原上生长的 α1$^{-/-}$ 成纤维细胞也会持续减少[92]。

造血干细胞及祖细胞表达多种整合素,包括:α4β1[也称为极晚期抗原(VLA)4],其与血管细胞黏附分子(VCAM)1 或者纤维连接蛋白结合;α5β1(VLA5),与纤维连接蛋白上不同于 β1β1 结合域的结构域结合。此外,在整合素 αⅡb 启动子调控的自杀基因转基因小鼠中多种造血细胞死亡,证明初级造血细胞表达整合素 αⅡbβ3,一种血小板纤维蛋白原受体[93]。然而,目前这一发现的生理学意义尚不明确。

造血前体细胞与整合素间的亲和力可以被一些外部因素改变;许多细胞因子和趋化因子能够增强整合素介导的细胞结合[94~96],其中包括对干细胞功能起关键作用的细胞因子,如干细胞因子 SCF,血小板生成素 TPO 和 CXCL-12。VCAM1 和纤维连接蛋白(FN)的两种整合素受体,高表达于骨髓基质和骨髓基质细胞(见下文"造血微环境"下"基质蛋白")中。整合素与基质的相互作用能促进干细胞和祖细胞归巢和在骨髓中维系,而干扰这种结合作用的抗体则能够促进干细胞和祖细胞进入血液[97]。然而,目前尚不能确定整合素是否能影响造血干细胞的生存或增殖,或影响其最终的造血发育。

代谢特点

HSCs 的标志之一,是其对化疗诱发细胞毒性的抗性。这一特性的形成是由于多重耐药蛋白药物流出泵的高水平表达[98]。这些维拉帕米敏感性流出泵的存在,使得分离纯化微量表达各种荧光标志物如罗丹明(rhodamine)123 和 Hoechst33342 的 HSCs 成为可能,也使小鼠细胞中的"Rhlo/Holo"群体和人类骨髓中的侧细胞群体(SP)的分离成为可能[99]。但在此类操作应用于临床干细胞富集之前,必须保证荧光染料不存在毒性。尽管如此,这些实验策略依然持续地为 HSCs 生物学研究提供线索。

将骨髓血管移除的后果就是干细胞微环境处于缺氧状态(参见"造血微环境"中的"解剖")。而代谢结果是造血干细胞显示低代谢状态,其胞内的大部分 ATP 由糖酵解产生。由于 HSCs 很少发生细胞分裂,所以它能够"承受"依赖糖酵解的细胞低代谢状态。对 HSCs 生理学功能发挥重要作用的一个转录因子,MEIS1[100],看似负责这种代谢,它通过驱动低氧诱导因子(HIF)1α 的表达而发挥作用,而 HIF-1α 可以上调糖酵解酶的表达[101]。此外,HIF-1α 诱导丙酮酸脱氢酶激酶(PDK1~4)表达,这些激酶通过抑制丙酮酸脱氢酶复合物防止线粒体丙酮酸氧化-推动 Krebs 循环的第一步。干细胞下调线粒体氧化磷酸化作用可减少活性氧(ROS)的生成,ROS 对造血干细胞具有高

毒性。有提示 HSCs 避免 ROS 产生的这种特性有助于在任何个体内维持造血干细胞池的寿命。

随着 HSCs 成熟为定向祖细胞,它们会向骨髓血管迁移,进入较高的氧张力环境。这似乎是必需的——通过氧化磷酸化获得额外的代谢率。PDK 担当这个"代谢转换"的一个组成部分,骨髓造血祖细胞表达低水平的 PDK,从而减少在 HSCs 出现的 PDK 介导的氧化磷酸化抑制[102]。

细胞周期特点

成体造血细胞的植入能力因处于细胞周期的不同阶段而异。多位研究者采用原始造血细胞群体实验证明,只有处于静息状态的 G_0/G_1 期细胞能够植入到死剂量照射后的受体动物;S 期和 G_2 早期细胞的植入能力很低[102,103],这一条件可进行实验控制;对一种关键性细胞周期调控进程的基因 p21 的抑制可促进干细胞扩增[104]。一种经过高度选择的原始造血细胞群体,在从 G_0/G_1 期向细胞周期诱导时,基因表达谱的改变与这一发现吻合[105]。但是,即使成体细胞中的干细胞植入具有细胞周期依赖性,来源于脐带血或胎肝的相应细胞群体则不具有细胞周期依赖性[106]。对这些发现的深入了解,很可能加深对调控植入基因的认识。

基因表达特点

HSCs 最为关键的特点,是其具有对凋亡、自我更新和定向分化为成熟血细胞这三个命运的定量平衡能力。此外,未分化的细胞表达(最低程度上)决定所有发育谱系潜能的启动基因。定向造血祖细胞可向多种造血分化途径发展,通过比较干细胞和定向造血祖细胞的基因表达谱,可以为这一过程构建一个有用的概念框架。在每个发育阶段,与相应分化途径有关的基因应该一直表达或上调,而与其他途径相关的特定基因很可能被停止。对这些基因表达谱的全面了解,有助于解释造血发育的特定流程和发育生物学的一般规律。

采用固定化多能造血细胞系进行的初步研究,强化了这一概念性框架;多能性的特征,是与多重细胞命运有关的多重基因的表达[107]。对纯化 HSCs 和定向祖细胞的研究强化了这一假设,该研究显示,在单一原始造血细胞中观察到多个不同系统基因群的共表达[108]。相比之下,HSCs 的下游祖细胞仅表达谱系特异性转录物,如粒细胞-巨噬细胞祖细胞(GMP)表达粒细胞集落刺激因子受体(G-CSF-R),定向的红系祖细胞表达 β-球蛋白和促红细胞生成素受体(EPOR)[36]。尽管 B 细胞祖细胞中发现一些特殊现象,在淋巴系定向细胞的研究也报道了类似的发现[109]。

在这些原则指导下,随着基因表达芯片技术及全转录组测序方法的进展,将造血发育各阶段表达的全部基因归类已经成为可能[110]。正如预期,对不同类型干细胞(如肝、皮肤、神经干细胞)进行更广泛的比较表明,不同干细胞所表达的基因存在重叠,这一结果支持了不同器官来源的细胞共享关键干细胞特性机制(如自我更新)的假设[111]。这一发现也为这些蛋白质的鉴定提供了有力的手段。此类研究也已开始发现 HSCs 表达的新基因,使我们能够深入了解其在造血中的作用。

转录因子特点

现代细胞生物学的一个重要目标,是为特定发育事件所需

的基因或基因群提供分子解释。这一过程的基础，是对细胞谱系、个体发育的阶段、发育水平特异性调控基因所表达的蛋白质的了解。与许多器官特异性的程序不同，到目前为止，还没有发现一个专门调控造血的调控因子家族。相反，它是多种特异性和非特异性因子和信号结合起来以决定细胞命运和谱系分化形式的模式。在干细胞群体中已经鉴定出几种转录因子，可影响干细胞向淋巴系和髓系的分化。除了调控 HSCs 扩增的转录因子外，已经发现多种表观遗传及 microRNA 的变化可影响这些细胞的基因表达。BMI1 基因编码一种蛋白质，作为多色性阻遏物复合体的一部分，抑制多种重要靶基因的表达，包括在正常和恶性造血组织中调节 HSCs 功能的细胞周期调节者 p16/INK4a[112]。此外，DNA 甲基化如 DNA 甲基转移酶 DNMT3A 和 DNMT3B 通过调控 HSCs 的基因表达进而影响 HSCs 的自我更新[113]。微小 RNA（miRNA）物种经常被鉴定出来能调节 HSCs 中关键基因的转录和翻译。例如，与 $CD34^+/CD38^+$ 细胞相比，$CD34^+/CD38^-$ HSCs 有 9 个上调表达的 miRNA，22 个下调表达的 miRNA。在更原始的 HSCs 中，上调表达最多的是 miR-520h，该 miRNA 被预测可以靶向 ATP 结合盒子——亚家族 G（(ABCG2)）基因，该基因已知参与调节干细胞的维持功能。将 miR-520h 转导入 $CD34^+$ 细胞中，可增加几种祖细胞的数量（红系集落形成单位［CFU-E］，红系爆式集落形成单位［BFU-E］和粒-巨噬细胞集落形成单位［CFU-GM］），也增加 $CD34^+$ 细胞的总数量[114]。

造血干细胞自我更新和扩增

Hox 转录因子家族对于造血细胞的命运决定非常重要，这至少表现在自我更新/扩增水平的调控上。原因主要是基于以下几个方面：①Hox 家族在多器官系统中的作用相似[115]；②Hox 基因在造血细胞中的表达具有谱系特异性和分化阶段特异性[116]；③Hox 基因表达水平或表达方式的破坏可导致造血系统增生或恶性肿瘤[117]；④去除 Hox 基因[118]，或去除调控它们表达的基因，都会导致显著性的造血缺陷[119]。此外，含有同源域的 extradenticle 家族成员通过改变其胞内定位、DNA 亲和力和特异性来作为 Hox 蛋白的辅助因子发挥作用。与 Hox 基因类似，抑制这些辅助因子的基因表达也可导致 HSCs 缺陷。例如，Pbx1 基因敲除小鼠的 CMP 数量显著减少[120]，MEIS1 的过表达或表达改变与血液系统恶性肿瘤相关[121]。

造血干细胞向共同淋系祖细胞的定向

Ikaros 基因编码一系列与果蝇驼背基因相关的淋巴系局限性锌指转录因子（lymphoid-restricted zinc-finger transcription factors）[122]。所有的 Ikaros 异构体都包括一个高度保守的 C-端激活结构域和两个介导其二聚体化的锌指结构域。但在 6 种已知的拼接异构体中，只有异构体 1~3 含有结合保守性 DNA 核心基序 GGGA 所需的 4 个 N-端锌指中的 3 个以上[123]。PU.1 基因是结合富含嘌呤序列 5'-GGAA-3' 的约 30 个 Ets 转录因子家族的成员之一[122]。Ikaros 和 PU.1 基因的抑制已经证实了其在 HSCs 向淋巴系定向中的关键作用；Ikaros-/-小鼠的胚胎干细胞不能生成任何确定的 T 或 B 淋巴细胞前体[124]，尽管胸腺细胞前体可在出生后被鉴定，它们表现出畸形分化，或不能在成体小鼠中发育成 CD4，树突状细胞和一些 γδT 细胞亚群。因此，Ikaros 对于个体发育早期的全部淋巴细胞生成和生命晚期

的部分淋巴细胞亚群是必需的。类似地，PU.1 缺陷小鼠在出生时淋巴器官内也缺乏任何确定的 T 和 B 细胞前体（和髓系细胞；见下文"HSCs 向 CMP 的定向"）[125]，如果敲除小鼠用抗生素维持，并能够在生命的最初 48 小时存活，在 3~5 天后开始生成外观正常的 T 细胞。相比之下，年长小鼠依然不能检测到成熟的 B 细胞和巨噬细胞，提示这一系统是绝对的组织依赖性。

造血干细胞向共同髓系祖细胞的定向

SCL（干细胞白血病）基因是编码髓系发育初期阶段的重要转录因子之一，该基因在一例干细胞白血病患者的染色体重排部位被首次鉴定[126]。该基因属于螺旋-环-螺旋转录因子家族，该家族形成二聚体，在保守性的 E-盒基序（CANNTG）处结合 DNA[127]。尽管最初在 T 细胞急性淋巴细胞白血病中作为重排基因被鉴定，基因敲除研究发现，在交配后第 9.5 天，scl-/-胚胎完全缺乏原始血细胞和胚胎致死现象，确证了 SCL 在造血发育中的重要作用[128]。与这一全造血系表型一致的是，既往研究发现，在分化的粒和单核系前体细胞中 SCL 表达下调，造血细胞系中该基因的强制表达则抑制了细胞因子诱导的粒系和单核系分化[129,130]。与其在促进干细胞和成熟细胞生存和增殖中的作用一致，SCF 可维持原始 $CD34^+$ 细胞中 SCL 的表达，使其维持在未分化状态，而粒细胞-巨噬细胞集落刺激因子（GM-CSF）下调 SCF 的水平，有利于 $CD34^+$ 细胞向粒细胞和巨噬细胞的分化[130,131]。总之，这些结果提示 HSCs 和 CMP 的维持需要 SCL，该转录因子的下调是髓系分化所必需的。

GATA 转录因子家族包括 6 个成员，拥有一个高度相关性的 DNA 结合结构域，该结构域由 2 个保守性的锌指基序组成[132]。GATA1 和 GATA2 在造血细胞中表达，GATA2 与 SCL 在相同的细胞中被发现，而 GATA1 的表达局限在红系/巨核系（MEP）分化的晚期阶段。由于 GATA2 的基因缺失是致命性的，可导致多种非造血缺陷，且因为个体的造血谱系特异敲除模型尚未建立，GATA2 在早期造血中的作用尚不能确定。但与 SCL 类似，GATA2 的表达抑制是造血细胞成熟所需要的[133]。

如上所述，多方面的证据提示 HSCs 表达 TPO 受体 c-Mpl，在能进行长期造血重建的所有 $AA4^+/Sca^+$ 细胞中均能发现该基因的表达，就是最好的例证[87]。多位研究者发现，c-mpl 基因的 5'侧翼序列含有一个有重要功能性的 GATA 位点，GATA1 能在造血细胞系中激活该基因的表达[134]。由于 GATA1 在造血细胞失去重建能力之前不会表达，推测可能是 GATA2 在 HSCs 中履行这一职能，尽管目前尚无证据证明此蛋白质可激活 c-Mpl 的 GATA 位点[135]。

干细胞衰老

在老年哺乳动物中，血细胞计数基本不变，但年老个体中的 HSCs 却展示出很多变化。在衰老小鼠体内，HSCs 可以扩增，但扩增能力降低[136]。一旦移植，衰老的 HSCs 显示出髓系分化的扭曲，产生淋系 T 和 B 祖细胞数量的减少，连同胸腺萎缩一起有助于解释老年个体的免疫耗竭。衰老的人干细胞移植到免疫低下小鼠体内时也有类似的发现[137]。这个主题曾经被评论过[138]。

● 造血微环境

据估算骨髓中的细胞浓度为 $10^9/ml$;因此就会发生各种各样的细胞-细胞和细胞-基质相互作用。实验血液学的一个主要进展就是造血细胞的长期培养。当高浓度的骨髓细胞放入含血清的培养基时,基质细胞层和细胞外蛋白质样基质就会形成,当再次加入新鲜的骨髓细胞时,只需简单的培养基半数消耗和更换,这些长期培养基(LTC)能够支持造血作用数月。据估计此类培养基中的细胞-细胞和细胞-基质相互作用更接近于体内情况,这有助于解释为什么此类培养基比不含基质细胞的培养基更具耐久性,并且能在体外更长期地维持造血干细胞和原始祖细胞的功能。一般认为,LTC 中造血环境改善的分子基础依赖于基质细胞表面分子,这些分子能够促进细胞-细胞接触,防止细胞发生程序性死亡,并能调节细胞生长。

造血微环境对 HSCs 的影响,也具有影响深远的临床意义;将骨髓干细胞用于移植的实现,已经显著改变了治疗血液系统和其他恶性肿瘤的方案,实验血液学家使用一系列细胞因子和基质细胞进行 HSCs 的体外扩增,并将其最终成功用于基因治疗和再生医学,无疑需要建立在对 HSCs 与其微环境相互作用的分子基础彻底了解的基础上(图 18-2)。

骨髓基质细胞通过产生多种正向或负向调控造血细胞生长的细胞因子,通过多种方式影响造血[139～142],其中包括如细胞表面表达的 SCF[143]。基质细胞是多种细胞外基质蛋白的来源,

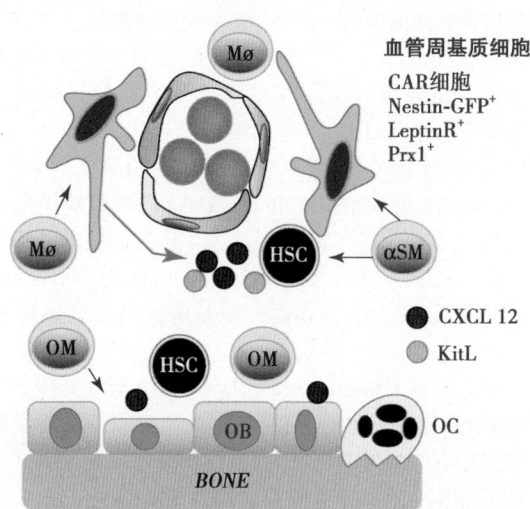

图 18-2　图中描绘出造血微环境中的多个元素。骨髓龛中有两个主要区域,由成骨细胞或脂肪细胞支持而成。几种类型的细胞为成骨细胞(OB)的维持提供细胞因子,而成骨细胞则通过分泌 CXCL12 和其他细胞因子进一步支持 HSCs。破骨细胞(OC)也出现在龛中,但在 HSCs 维持方面的重要性较小,可能抑制 HSCs 的存活/增殖。巨噬细胞通过表达 α 平滑肌肌动蛋白(αSM)来支持血管周细胞,包括 CXCL12 丰富的网状(CAR)细胞,它们向 HSCs 提供 CXCL12 和 SCF(这里称为 c-kit 配体[kit L])。除了旁分泌的支持之外,巨噬细胞还指导血管周细胞通过整合素与干细胞接触,以支持 HSCs。图片出"Calvi LM,Link DC:Cellular complexity of the bone marrow hematopoietic stem cell niche. Calcif Tissue Int 94 (1):112～124,2014."授权

这些蛋白质或者直接影响造血细胞,或通过结合生长因子并将其置于有效的环境中间接发挥作用[144]。它们还拥有 Jagged/Delta 家族配体,这些配体可刺激 Notch 蛋白,使其裂解并将其转移到核内,这是决定细胞命运的关键性事件[145,146],其中包括造血细胞[147]。造血细胞上的整合素和基质细胞上的配体所介导的细胞-细胞相互作用,对于造血发生也很重要[65,72]。整合素除了使造血细胞接近分泌可溶性或膜结合型的细胞因子的细胞,并因此增加这些促进生长蛋白的局部浓度外,还可促进胞内信号传导,促进细胞进入细胞周期和阻止程序性细胞死亡[148]。细胞外基质和基质细胞的结构高度有序,反映出造血微环境的重要作用以及对一些细胞系特定性的作用(参见第 5 章)。

解剖学

造血过程集中在红髓区域发生,红细胞在中央巨噬细胞周围成簇出现[149],粒细胞发育与基质细胞相关[150],巨核细胞则在邻近内皮的窦细胞内产生[151]。在成体骨髓中 HSCs 发育分化的特定微环境,被 Peault 命名为 hematon,该结构包括 Str01⁺ 间充质细胞,蛋白阳性的血管周围脂肪细胞,Flk1⁺ 内皮细胞、巨噬细胞和造血祖细胞[152]。从这些结构可衍生出全部系统的定向集落形成细胞[如粒细胞巨噬细胞集落形成单位(CFU-GM),和红细胞爆裂型集落生成单位(BFU-E)],以及在 CAFC 分析,LTC-IC,和高增殖潜能集落形成细胞分析(参见第 5 章)中计数阳性的原始细胞。

这种解剖结构产生的一个结果(或者可能是原因)是干细胞微环境相当缺氧。据估计,干细胞龛的 O_2 水平约为 5%。HSCs 对缺氧的反应在上述"代谢特征"中进行了讨论。

基质细胞

骨髓微环境由多种类型细胞组成。成纤维细胞可能是骨髓基质细胞中研究最为深入的细胞,可通过细胞表面整合素(cell surface integrins)结合原始造血细胞[153]。骨髓内皮细胞也可支持原始造血细胞,包括 LTC-IC[154]。在体内环绕窦状隙内皮细胞(sinusoidal endothelial cell),富含 CXCL12 的网状细胞(CAR),也很可能发挥血管壁的壁龛功能(the critical niche function)[155,156]。由于在实验中能够增加 HSCs 数量,排列在骨小梁并靠近原始造血细胞驻留的骨母细胞[157],也被认为是支持 HSCs 的微环境成分[158]。所有这些细胞种类可能来源于间充质干细胞,一个功能明确的实体,在特定环境下可被诱导形成成纤维细胞,内皮细胞、CAR 细胞和骨母细胞等[159],并具有治疗性操纵造血作用的应用前景[160]。第 30 章将对间充质干细胞进行更广泛的论述。

骨髓基质细胞通过多种方式影响 HSCs。已知这些细胞每种均可产生多种细胞因子,对于原始和成熟造血细胞的发育至关重要。例如,尽管多种器官可组成型产生 TPO[161],骨髓基质细胞只在血小板减少时被诱导产生这种激素[162,163]。基质细胞可组成型产生可溶性和膜结合型 SCF[76],基质细胞和淋巴细胞均可组成型产生 FLT-3 配体(FL),并可在全血细胞减少时被诱导至高水平[164]。

除了产生细胞因子外,基质细胞还被发现表达造血细胞上的整合素包括 VCAM1 的配体[165],这种相互作用可通过多种方式促进细胞存活和增殖[166]。骨母细胞产生的 annexin Ⅱ 可作为

HSCs 的黏附分子[167]。基质细胞还可产生细胞外基质成分,包括胶原、层粘连蛋白、纤连蛋白、肝素、透明质酸和生腱蛋白,对 HSCs 具有重要影响(见下文"基质蛋白")。这些物质反过来结合多种 HSCs 整合素和其他细胞表面分子,形成造血细胞牢固附着的固态基质。在临床上受显著关注的是,细胞-基质相互作用的干扰[168],或细胞外基质自身的消化[169],似乎参与一些药物对 HSCs 的动员,如粒细胞集落刺激因子(G-CSF)和 IL-8。

众所周知,骨髓是由自主神经系统支配[170],其通过几种方式影响 HSCs,例如通过作用于微环境中的 nestin⁺ 细胞指导 HSCs 穿梭[171]。自主神经细胞的一个或更多的功能看起来是维持造血干细胞稳态的关键,例如骨髓神经损伤会损害化疗损伤后血液的恢复[172]。

细胞因子

由于干细胞数量较少,而且需要通过复杂的移植分析进行评价,因此过去研究干细胞生存、增殖和分化调控比较困难。多种细胞因子能够影响 HSCs。对影响 HSCs 的细胞因子的研究不仅限于纯粹的生理学关注,因为这些蛋白质的合理组合,可在不牺牲其多能性和自我更新的前提下扩增治疗所需的细胞。三种蛋白质——SCF,FL 和 TPO——及其对应的受体(分别为 c-Kit、Flt3 和 c-Mpl),在体外和体内均可显著影响 HSCs 的数量和(或)生长(表 18-1)。

干细胞因子 也称为 SCF、steel 因子、肥大细胞生长因子或 c-Kit 配体,基于其与原癌基因 c-Kit 编码的细胞表面受体的结合[76],几个研究组对其进行了克隆,c-Kit 因为参与 W 小鼠造血、色素沉着和配子形成的严重缺陷而被鉴定。由于携带 W 等位基因的小鼠表型非常类似于 steel(Sl),但在移植研究中,一种品系表现为干细胞自发性缺陷(W),另一种品系则无(Sl),因此猜测这两个基因分别代表一种生长因子受体和生长因子本身,SCF 的克隆确证了这一假说。

c-kit 的胞外结构域由五个免疫球蛋白样结构域组成,它们通过一个典型的跨膜结构域与含有分裂型酪氨酸激酶的胞内结构域相连。一个 SCF 单分子可与两个 c-kit 受体的前三个免疫球蛋白结构域(D1D2D3)结合。一个 c-kit 受体二聚体的两个 D4 结构域显示出彼此之间大量的静电斥力,阻止两个跨膜结构域的并置,并扩展至细胞内的两个激酶结构域。一旦 SCF 结合到 c-kit,二聚体形成的亲和性克服了 D4 静电斥力,两个激酶结构域结合在一起启动信号[173]。SCF 结合 c-kit 而激活的细胞内介质包括磷酸肌醇 3 激酶(PI3K)、丝裂原活化蛋白激酶(MAPK)、磷脂酶 C(PLCγ)和 c-Src(17 章;见参考文献 174 的评论)。

SCF 由骨髓成纤维细胞和其他种类细胞合成。可溶性 SCF 是一种高度糖基化的 36kDa 蛋白质,通过蛋白水解作用从细胞膜释放。SCF 信使 RNA(mRNA)的一种选择性拼接形式不编码切割位点,使 SCF 依然保留在细胞膜上,是 c-Kit 受体携带细胞的一种更强效的刺激物[140]。可溶性与膜结合型编码 SCF mRNA 的比例在不同组织差异很大,从脑的 10:1,至骨髓的 4:1,和睾丸的 0.4:1。

SCF 对造血作用的重要性显而易见;2 个等位基因均缺失的小鼠(Sl/Sl)由于多种发育缺陷具有胚胎致死性,复合杂合子(Sl/Sld)由于部分功能性等位基因(Sld)的存在,小鼠仍可存活至成年,尽管由于 HSC 数量/质量下降引发重度贫血。除了在

表 18-1 干细胞和前体细胞内活跃的细胞因子及激素

细胞因子	主要活性
IL-1	诱导其他细胞产生其他细胞因子,并同这些细胞因子协同作用于原始的造血细胞
IL-2	T 细胞生长因子
IL-3	刺激参与到迟发型过敏反应的多种髓样细胞的生长
IL-4	刺激 B 细胞生长,通过影响免疫球蛋白类别转换来调节免疫应答
IL-5 *	嗜酸性粒细胞生长因子并影响成熟细胞的功能
IL-6	刺激 B 淋巴细胞的生长;协同其他细胞因子调节巨噬细胞的前体细胞
IL-7 *	早期淋巴细胞的主要调节因子
IL-9	Th2 淋巴细胞产生的因子,协同刺激多种类型的髓样细胞的生长
IL-11	与 IL-11 作用相同,也影响肠黏膜细胞
IL-15 *	调节 T 淋巴细胞的活性并刺激 NK 细胞的增殖
IL-21	影响 B、T 和 NK 细胞的生长和成熟
SCF *	影响到所有造血细胞系的原始细胞,同时影响嗜碱性粒细胞和肥大细胞的生长
EPO *	刺激红系前体细胞的增殖
M-CSF *	促进单核细胞前体细胞的增殖
G-CSF *	刺激中性粒细胞前体细胞的生长,与 IL-3 协同作用于原始髓样细胞,激活成熟的中性粒细胞
GM-CSF	影响粒细胞和巨噬细胞前体细胞,激活巨噬细胞
TPO *	影响造血干细胞和巨核细胞前体细胞
CXCL12	趋化因子,可通过与 CXC4 受体的结合吸引 HSCs

* 表示该因子为相应细胞系的主要调节因子。

胚胎和胎儿造血发育中的关键作用外,成年小鼠用抗体处理来中和 SCF 的受体 c-Kit,也可导致重度全血细胞减少,这表明了受体/配体配对在整个生命期的重要造血作用。

SCF 单独存在于培养基中即可维持小鼠 Sca-1⁺/Rhˡᵒ/Lin⁻ 造血细胞的长期再增殖能力,说明该细胞因子可在体外促进造血干细胞的存活[175]。但单纯 SCF 仅是细胞生长的一种微弱刺激物,在体外和体内主要诱导肥大细胞的发育。尽管如此,在 IL-3、IL-6、IL-11、G-CSF 或 TPO 存在下,SCF 对各系造血祖细胞的生成具有重大影响[176~178],提示原始造血细胞是关键靶标。这种协同性的分子机制正在逐渐被阐明[179]。细胞在 SCF 刺激后 c-Kit 与 EPOR 两种受体相互作用,证明二者存在功能上的协同性[180]。

Flt3 配体 FL 作为一种新被鉴定的孤儿受体 Flt3 的结合蛋白被克隆[181],这种孤儿受体与巨噬细胞集落刺激因子(M-CSF)受体(因此命名为 flt=fms 样酪氨酸激酶)和 c-Kit 密切相关。FL 表达于 T 淋巴细胞和骨髓基质细胞[164,181]。Flt3 受体是一种 160kDa 的细胞表面分子,主要表达于原始造血细胞[182]。像 c-kit 一样,FLT-3 的激活会导致多种信号转导因子的激活,

包括磷脂酰肌醇-3-激酶 p85 亚基、SHP、PLCγ 和鸟苷 5 磷酸酶（GTP 酶）激活蛋白，激活 RAS[183]。患有骨髓增生异常综合征或急性髓系白血病的患者中 25% 的 Flt3 变成致癌形式，与其相比，正常 Flt3 信号也可以激活 MAPK 的胞外信号调节激酶（ERK）1 和 ERK2，但仅引起信号转导与转录激活因子（STAT）5 微弱的磷酸化[184,185]。这些病人的白血病细胞上 Flt3 出现一个内串联序列-激酶结构域的重复，导致受体的活化。临床上，这种受体的活化降低了患者存活的概率。因此，这一发现促使了采用特异性 Flt3 激酶抑制剂来控制携带此类畸变受体的细胞的生长的尝试[186]，并取得了一定的成功（参见第 88 章）。

最初利用可溶性受体鉴定携带配体的细胞进而克隆出 FL[187]。由于其受体具有多种共同的结构特征，因此当发现 FL 与 M-CSF 和 SCF 具有显著的结构同源性和生物学特性一致性，就不那么令人惊讶了。与其他两种细胞因子类似，FL 具有一种 4α 螺旋束三级结构，由于对原始转录物的选择性拼接，产生了膜结合型和可溶性两种形式[188]。

SCF 在血液中的水平维持相对恒定，不依赖于血细胞数量的变化[76]，FL 在血液中的浓度与此不同，可在全血细胞减少时升高 25 倍以上[189]。有趣的是，只有全血细胞减少而非个别系统缺陷才导致血液 FL 浓度升高，提示该细胞因子是真正的干细胞和原始造血细胞调节者。与此观点一致的是，移植数据显示，Flt3 缺陷型小鼠的 HSC 不能有效重建造血系统[190]，再增殖效率比野生型细胞低 3~8 倍，与 c-Kit 突变小鼠的遗传组合实验强化了这一论断[190]。

与 SCF 类似，FL 似乎与其他造血生长因子协同作用于 HSCs[191,192]，与 TPO 的联合更是如此[193,194]。此外，FL 还强效刺激 B 淋巴细胞生成，粒细胞巨噬细胞增殖和发育，特别是后者向树突状细胞系的发育[195,196]。

促血小板生成素　TPO 是一种 45~70kDa 的激素，以一种孤儿 I 类细胞因子受体为基础，通过传统生物化学纯化和表达克隆策略进行了克隆获得，并作为小鼠转化癌基因 v-mpl 的细胞同源物被首次鉴定[197]。促血小板生成素与促红细胞生成素（EPO）具有广泛的序列同源性，同一性达 20%，另有 25% 的类似性。该激素由多种器官产生，包括肝脏、肾脏、骨骼肌和骨髓基质。根据小鼠肝移植的研究，大约半数的稳态 TPO 由肝脏产生[198]，但在血小板减少时其由骨髓基质的产生比例明显增加[160,163]。该激素作用于巨核系（MK）祖细胞，促进其存活和增殖，作用于不成熟的巨核细胞，促进其分化，但不作用于血小板形成阶段的成熟细胞[199]。多方面的证据提示，TPO 也对 HSCs 具有显著影响。该激素还支持潜在 HSCs 群体的存活，并与 IL-3 和 SCF 协同作用，诱导这些细胞进入细胞周期，并促进其向原始和各系定向造血祖细胞的转变[200,201]。这些特性也在体内实验观察到。例如，对骨髓抑制的动物使用该激素可导致其全部造血系统的更快速恢复，包括原始细胞[202-205]，TPO 或其受体的基因敲除可使各系骨髓干细胞和祖细胞数量下降至正常数值的 15%~25%[87,206,207]，此外，如 "Flt3 配体" 部分所述，TPO 可与 FL 协同作用，可在悬浮培养中扩增原始造血细胞，当用于补充 LTC 时，该激素可使 HSCs 数量维持长达 2 个月[207]，而不使用该激素的标准 LTC 在此时间段不再能检测到再增殖的 HSCs。

TPO 受体，细胞原癌基因 c-Mpl 的产物，是包含 EPO、G-CSF、生长激素、瘦素和许多其他因子在内的细胞因子受体家族中的一个成员。TPO 一旦与其受体结合，会使 c-Mpl 形成同型二聚体、激活 JAK2 激酶，导致胞内结构域的三个酪氨酸残基磷酸化。这些磷酸化的酪氨酸残基作为几个二级信号分子的对接位点，包括 STATs、MAPKs 和 PI3K，最终导致多个转录因子的表达（例如同源盒蛋白、HIFs）和细胞存活的分子（例如 BclXL）。第 17 章可以找到更完整的 TPO 影响 HSCs 的分子机制的讨论。

CXCL12（以前命名为基质细胞衍生因子 1）　CXCL12 由造血微环境中的多种细胞产生，对 HSCs 向干细胞壁龛定位具有重要影响[22]。此趋化因子也可直接影响造血干细胞和祖细胞的存活和增殖，既可单独发挥作用，也可与其他造血生长因子协同作用[208,209]。

Notch 配体　果蝇 Notch 的人类同源基因，在鉴定 T 细胞白血病异常表达的基因时被发现[210]。造血微环境的发现显示了 Notch 配体的存在，而 Notch 异构体存在于原始造血细胞上[211,212]，暗示 Notch 可能影响 HSCs。这一论断已经被直接证明：Notch 配体 Delta1 和 Delta4 可扩增原始造血细胞[213,214]。在骨母细胞被实验性扩增的小鼠中，Notch 的抑制处理可阻断 HSCs 的扩增，因此骨髓骨母细胞对 HSCs 的积极影响可能归因于其 Notch 配体的表达[158]。

Wnt 蛋白　其在胎儿血细胞产生部位的定位，及其扩增造血祖细胞的能力[215]，说明了其在造血发生中的作用。已发现 Wnt3a 可扩增长期再增殖 HSCs[216,217]。由于 Wnt 蛋白质表达于原始造血细胞[218]，因此除了传统的旁分泌信号外，还可能通过自分泌方式在 HSCs 生物学中发挥作用。

转化生长因子-β　转化生长因子（TGF）家族配体 [TGF-β，活化素，骨形态发生蛋白（BMP）]，结合到 TGF-β 受体家族成员后，触发细胞内介质 SMAD（Sma-和 Mad-相关蛋白质）的活化[219]。与上述细胞因子不同，TGF-β 成员抑制 HSCs 细胞周期[220,221]，因此至少在体外弱化细胞的扩增。但体内情况非常复杂；TGF-β 的基因敲除不改变体内的 HSCs 自我更新或再生[222]，可能归因于 TGF-β 配体系统的多余性[223]。但多种 SMAD 蛋白质的基因敲除可破坏正常的 HSCs 稳定状态[224,225]。最新的资料提示，BMP4 可能是 TGF 家族中影响 HSCs 生物学的一个关键成员[226]。

这些细胞因子影响 HSCs 的机制，目前刚刚从分子水平开始进行探索，但已知这些细胞因子对负责 HSCs 存活，自我更新和扩增的转录因子的影响，很可能起关键作用。已知 Wnt 蛋白质可升高细胞内一种新生转录因子 β-catenin 的水平。在 Wnt 存在下从蛋白酶体降解释放后，β-catenin 转移到核内，影响 T 细胞因子（TCF）/淋巴样增强子结合因子（LEF）保守序列的基因转录[227]。此外，TGF-β 诱发的 SMAD 蛋白质磷酸化的改变，影响其直接激活转录的能力[228]。但多数影响 HSCs 的细胞因子受体并不直接影响转录因子；而是通过影响信号途径，改变 HSCs 转录因子的表达、活化或亚细胞定位。

如 "HSCs 向 CMP 的定向" 部分所讨论，SCL 是一种螺旋-环-螺旋转录因子，对于造血作用至关重要。SCF 通过维持 SCL 的表达促进培养的原始造血细胞存活[131]，SCL 可促进 SCF 受体 c-Kit 表达[229]。另外两种对 HSCs 扩增至关重要的转录因子，HOXB4 和 HOXA9，均受到细胞因子的影响。外源性表达 HOXB4 仅为正常水平 2 倍时，即可导致在致死剂量照射后的受体中移植的 HSCs 明显和快速的扩增[116]。在模型细胞系和原始造血细胞中,TPO 均可通过 p38 有丝分裂激活蛋白激酶(MAPK)依赖的方式加倍 HOXB4 的表达[230]。TPO 对 HOXA9 的影响很可能更有意义,HOXA9 在引入这些细胞后也可导致 HSCs 的快速扩增,其基因敲除可导致体内多种 HSCs 的显著性缺陷[118]。尽管 TPO 在模型细胞系或原始小鼠 HSCs 群体中均不影响 HOXA9 的总体细胞水平,但是 TPO 可通过诱导其易位伴侣 MEIS1 的表达和促使 ERK1/2MAPK 诱导 MEIS1 磷酸化,进而促进 HOXA9 的核易位(nuclear translocation)[231]。

细胞因子影响 HSCs 扩增的第三种机制,是通过信号的整体抑制。TPO 除了直接影响 HSCs 的存活和自我更新途径外,还可与适配蛋白 LNK 相互作用[232],从而抑制多种造血生长因子的信号途径[233,234],其中也包括 TPO_2[35]。这些数据提示,TPO 与 LNK 似乎交替调控 HSCs 扩增并彼此相互调控[236]。

基质蛋白

纤连蛋白(FN)

纤连蛋白是一种 450kDa 的原纤维形成糖蛋白,由两个亚基组成,是造血微环境的主要成分。纤连蛋白由骨髓基质细胞(内皮细胞和成纤维细胞)和血细胞产生[237],在造血细胞的骨髓归巢过程中发挥作用[238]。纤连蛋白中已经鉴定出与不同整合素相互作用的独特结构域,如与 α4β1 或与 α5β1 相互作用的结构域[148]。HSCs 表达多种整合素,它们的存在有利于细胞的存活和(或)扩增。例如,在纤连蛋白上体外培养人类 CD34+ 细胞可维持 HSCs 的再增殖能力,而悬浮培养 CD34+ 细胞则消除其重建造血的能力[239]。与 α4β1 整合素结合的纤连蛋白也可促进大量定向造血祖细胞[240]和 LTC-IC[241]自原始细胞的生成。纤连蛋白对整合素携带细胞的影响,已经被鉴定出多种分子机制,并被作为整个微环境信号支持效应的范例。

纤连蛋白与整合素的结合可触发多种细胞内信号事件,影响细胞骨架和转录事件。通过与整合素胞质结构域相互作用的启动,由激酶、适配蛋白和细胞骨架成分组成的复合体聚集在整合素结合部位[89]。整合素信号系统的一种关键分子是桩蛋白(paxillin),一种分子量为 68kDa 的蛋白质,含有多个蛋白质-蛋白质结合结构域,并与整合素的胞质结构域结合[242]。其他结合伴侣也有助于触发细胞内信号,其中包括黏着斑激酶(FAK)和与之密切相关的 Pyk2 激酶。在聚集后,FAK 和 Pyk2 被活化,并启动 paxillin 和其他有关蛋白质的酪氨酸磷酸化,生成额外的蛋白质结合部位,并激活结合的第二信使分子。FAK 和 Pyk2 下游的一个至关重要的信号途径是磷脂酰肌醇激酶 3(PI3K),PI3K 途径由 p85 亚基与黏着激酶的结合所介导(参见第 14 章)[243]。FAK 还可直接激活一条信号通路,该信号途径可导致周期素 D 启动子上调[244],进而影响细胞增殖。整合素结合还可导致 Src 激活、Grb2 结合和 Ras 激活[245],这些通路也可被 SCF 和 TPO 激活,潜在的提供了一种汇聚各种体外刺激 HSCs 的作用机制。

透明质酸

另一种基质细胞基质糖蛋白是透明质酸,它结合两种造血细胞表面受体 RHAMM 和 CD44。尽管多数 CD34+ 骨髓细胞表达 CD44,只有其中一部分可结合透明质酸[246],这一过程可由细胞因子介导,归因于 CD44 在细胞表面表达的增加或其构型的

改变。与后一观点一致的是,CD44 的某些抗原表位具有可诱导性[247],CD44 抗体可改变 CD34+ 细胞对骨髓基质的黏着性[248]。尽管如此,其他数据提示 RHAMM 是透明质酸的主要受体[249]。值得特别关注的是,透明质酸在原始造血细胞中也表达,并在其锚定于骨髓和后续增殖中发挥重要作用[250]。

硫酸肝素

细胞长期培养过程中支持造血作用的是一个硫酸肝素蛋白聚糖层。免疫组织化学分析表明,骨髓基质细胞系合成和分泌硫酸肝素的黏结蛋白聚糖(syndecan)家族的多个成员,包括磷脂酰肌醇蛋白聚糖(glypican)、β 蛋白聚糖(betaglycan)和串珠蛋白聚糖(perlecan)[18]。逐渐积累的证据表明,含硫酸肝素的蛋白聚糖可能是干细胞壁龛的关键成分。例如,用于支持长期造血作用的基质细胞系,与非支持性基质细胞系比较,所分泌的硫酸肝素结构显著较大,硫酸化程度更高,当独立应用于长期培养时,前者可支持 LTC-IC,而脱硫酸化的硫酸肝素则不能[251]。

肌腱蛋白

肌腱蛋白是大分子细胞外基质(ECM)糖蛋白,发现于多种组织中,其合成水平在组织再生时上调。肌腱蛋白是多聚体蛋白质,由多个模块组成。例如,肌腱蛋白 C 由 6 个亚基组成,像车轮的辐条一样,通过 C 末端的纤维蛋白原样结构域连接,每个亚基由多重表皮生长因子(EGF)样和纤连蛋白 III 型模块组成。分子量 280kDa 和 220kDa 两种形式的肌腱蛋白也在骨髓基质细胞中高表达[252]。骨髓细胞可通过纤维蛋白原样和两套纤连蛋白 III 型重复附着于肌腱蛋白 C,附着后触发增殖反应[253]。肌腱蛋白的基因敲除可导致骨髓造血祖细胞的轻度缺陷[254],尽管此类小鼠的纤连蛋白水平也降低,但尚不清楚此种缺陷是起因于肌腱蛋白直接作用于造血细胞,还是由纤连蛋白与 β1 整合素结合的减少引发的。

层粘连蛋白

层粘连蛋白是异三聚体(αβγ)细胞外蛋白质,通过附着于整合素和非整合素受体调控细胞功能。目前已鉴定出 5 种 α 链、3 种 β 链和 2 种 γ 链,可形成至少 12 种独特的层粘连蛋白异构体[255]。含有 γ2 和 β1 或 α5 的层粘连蛋白表达于骨髓,但仅后者(层粘连蛋白 10/11)能够结合原始造血细胞系[256],人类原始 CD34+/CD38- 干细胞和祖细胞[257]上的 α6β1 整合素。第二种非整合素层粘连蛋白受体(LR)也可结合层粘连蛋白,以及其他细胞外基质成分如纤连蛋白、胶原和弹性蛋白,这种蛋白由 32kDa 亚基的酰化二聚体组成[258]。尽管不是整合素,但是 LR 与整合素(如整合素 α6β4)结合调控层粘连蛋白的结合[259]。在功能上,层粘连蛋白 10/11 可促进 SDF-1α 刺激的 CD34+ 细胞迁移[260],并在人类造血祖细胞的有丝分裂过程中[255]。非整合素 LR 与 GM-CSF 受体(GM-CSF-R)结合,并调控其信号特性,在层粘连蛋白缺乏时下调受体信号,当与配体结合时解除抑制[261]。这种机制可为层粘连蛋白如何影响细胞增殖提供一种新的分子解释;这种生理学是否可扩展至影响 HSCs 的其他细胞因子尚待研究。

I、III、IV 和 VI 型胶原

I、III、IV 和 VI 型胶原已通过多种方法在 LTC 和原位骨髓

切片中进行了鉴定[35,262]。尽管Ⅳ型胶原组装成网络,作为基底膜的一部分,多数骨髓来源性胶原组装成长的原纤维,形成骨髓切片可见的呈网状背景的染色。胶原还与骨髓中的层粘连蛋白结合。Ⅰ和Ⅵ型胶原是各种造血细胞系和骨髓单个核细胞的强效附着底物,包括定向髓系和红系祖细胞[262]。血细胞中传统的胶原受体有两类,β1整合素(α1β1和α2β1)和非整合素糖蛋白Ⅵ,主要存在于血小板上。

衰老的骨髓微环境

与HSCs本身一样(见前文"干细胞衰老"),HSCs龛随着衰老也发生了几次变化。虽然成骨细胞数量减少,但它们产生更高水平的ROS,包括诱导p38MAPK信号,这可能与老年哺乳动物造血干细胞自我更新能力下降有关。衰老的间充质干细胞出现扭曲的分化倾向,导致脂肪细胞数量的增加;增加的脂肪和减少的成骨生成导致衰老的骨髓中CXCL12水平减少。这一变化可能是老年个体中HSCs动员发生改变的原因。相比之下,增加的CC趋化因子配体5(CCL5;也被称为RANTES[受激活调节的正常T细胞表达和分泌因子])在龛中可能参与改变粒细胞/淋巴细胞的分化倾斜,这些变化可以在老年个体的HSCs中看到[263]。这部分已经被评论,但仍需额外的研究去解释[138]。

● 造血发生中的争论

谱系分化命运确定

造血作用中争论最为激烈的问题之一,是干细胞向各系血细胞定向的起因。存在两种观点:外在和内在控制。前者以Metcalf等人为代表[264],认为细胞因子、细胞外基质或其他刺激指导造血干细胞或祖细胞向特定细胞种类分化。相比之下,以Dexter等人为代表的观点认为[265],一系列转录因子指导细胞向特定类型分化,相互拮抗的转录因子中一种或多种随机性升高,通过增加某一特定途径的基因表达,而干扰其他途径转录因子的水平或功能,来驱动发育途径。

转录因子学说

干细胞细胞系分化决定的内在控制学说得到了一个有力的支持[265]。正如Enver等人所指出的:"简单来说,问题就是:单系定向分化是细胞自发的内在驱动的结果,还是细胞对外在环境因素反应的结果?"他们和其他一些研究者认为,多向祖细胞中决定某种细胞命运转录因子的随机性上调,最终导致了细胞系分化决定。

大量证据表明转录因子可直接指导造血细胞的谱系确定。局限于特定造血谱系的部分转录因子有Pax5(B细胞)[266],Ikaros(B/T细胞)[267],PU.1和C/EBPα(髓系和B细胞)[268,269],GATA1(红细胞和巨核细胞)[132,270],Fli1(巨核细胞)[271]和C/EBPε(粒细胞)[272]。多项功能缺失研究已经证明了这些蛋白质在相应细胞系统发育中的非冗余作用。例如,Pax5的基因敲除消除了B细胞[273];Ikaros的抑制使小鼠缺乏胎儿T细胞、胎儿和成体B细胞及其祖细胞[124];C/EBPα的缺失导致了完全的中性粒细胞减少[274]。另外,谱系定向分化祖细胞中外源性表达的多种转录因子可重新指导细胞的命运。例如,C/EBPα表达于髓系祖细胞,将可调控的C/EBPα基因引入纯化的红系祖细胞可导致其向髓系转变[275]。多方面的证据支持这一假设,例如,在生长因子依赖型多能造血细胞系中过表达抗凋亡基因bcl2可使其向生长因子非依赖型转变,并且当有相应的生长因子参与时,会自发分化成为所有可能的细胞系[276]。

除了提供这些证据支持干细胞命运的转录因子内在调控机制外,内在假说的支持者还提出了前馈开关样分子机制,两套转录因子中的一种随机性增加可导致负责细胞其他分化命运的转录因子水平或活性降低。红系转录因子GATA1与髓系转录因子PU.1的相互拮抗,为这一生理假说提供了范例;GATA1可抑制PU.1的髓系激活潜能[277],PU.1可阻断GATA1与其基因靶点的结合[278]。因此如果CMP中GATA1的水平随机性超过PU.1,粒细胞-巨噬细胞潜能将被抑制,MEP潜能则被促进。相反,如果CMP中的PU.1水平超过GATA1,细胞将沿髓系方向发育,既可通过PU.1直接刺激髓系基因表达,也可通过对GATA1介导的红系和巨核系基因表达的抑制来实现。

体液介质学说

尽管许多证据支持干细胞和祖细胞命运决定的内在机制假说,外在诱导假说的支持者也提供了大量令人信服的证据来支持外部信号的重要性。某些外在信号影响特定分化方式的一个有说服力的范例,是CLP外源性表达IL-2Rβ基因可诱导其向髓系细胞分化[279]。后续的研究表明,外源性受体的存在可导致CLP中GM-CSF-R的上调,GM-CSF-R的外源性表达可使CLP向单核细胞/巨噬细胞发育[2]。在其他研究中,也发现其他细胞因子可指导髓系的命运确定;与单独用抗凋亡刺激物SCF不同,IL-5的加入能显著增加骨髓细胞产生嗜酸性粒细胞的数量,而TPO的加入则使其主要形成巨核细胞集落,三种培养条件下凋亡细胞数量均无显著性改变。这些结果可以解释为,SCF可使几乎全部祖细胞在培养条件下维持存活,第二种细胞因子则可以指引多系祖细胞向特定细胞命运分化[280]。

已发现多种外在信号事件直接影响细胞的转录元件。例如,如前所述,导致HSCs自我更新和扩增的两种转录因子,HOXB4和HOXA9,可被TPO诱导至高水平表达,或受其影响移位到干细胞的核内[235,236]。此外,转录因子SCL在成熟造血细胞表达时,可抑制细胞因子诱导的粒系和单核系分化,使细胞维持在未分化状态,SCF可上调SCL的表达,GM-CSF可下调SCL的表达[131]。c-Myb的水平决定了一个巨核、红系细胞的共祖细胞向红系还是巨核细胞发育的命运,其水平是受TPO介导的miR150的表达来调控的[281]。因此,决定谱系命运的外在和内在控制假说均得到强有力的证据支持,与生物学中的许多争论一样,很可能两种机制均参与造血作用。

● 干细胞存活、扩增、自我更新和分化

像几乎所有其他细胞类型一样,HSCs会受到一些有害刺激,它们必需具备遭受有害刺激后的存活机制。此外,HSCs的水平是被精细调控的,例如移植后细胞数量的调节是通过细胞扩增、程序性死亡来实现。人们正开始确定驱动HSCs存活的机制。

许多细胞因子通过调节细胞凋亡抑制因子(如Bcl蛋白)影响细胞的存活。此外,为响应亚致死剂量的DNA损伤,细胞

因子也能触发 DNA 修复的机制。例如，TPO 响应辐照或化疗，会增加 DNA 蛋白激酶依赖的非同源末端连接反应的效率，帮助断裂的双链 DNA 进行修复[282]。

像几乎所有其他细胞类型，多数细胞包括 HSC 都具有对称分裂成相同后代细胞的特性。然而，多能性干细胞拥有另外一种能力，即进行不对称性细胞分裂、生成一个定向祖细胞和一个干细胞或两个分化的后代细胞；干细胞的对称性与不对称性分裂的平衡调控对于维持 HSCs 的数量以及分化的细胞至关重要。HSCs 进行不对称性细胞分裂的分子起源正在研究之中[283]。

与内在因素还是外在因素决定 HSCs 谱系命运相关的一个问题是，是内在因素还是外在因素决定分裂中的 HSC 的可能结局：两个 HSCs 后代细胞（干细胞扩增），一个 HSC 和一个分化细胞，或者是两个分化的后代细胞。显然存在一种反馈机制来调节干细胞库的大小，例如，在进行骨髓细胞清除并植入有限数量的 HSCs 后，骨髓细胞库的细胞数量在扩增至正常个体大小后就不再变化，即使过表达促进 HSCs 扩增的基因也是如此[284]。然而 HSCs 的扩增潜能似乎没有内在限制；骨髓细胞续贯移植的实验表明，即使在四次此类操作之后，有限数量 HSCs 的移植仍可在受体中进行十倍扩增[283]，四次续贯移植之间的扩增水平非常一致。因此，HSCs 扩增似乎没有干细胞库容量的内在性限制。然而定量移植的证据提示干细胞库的大小存在内在和外在性控制。

有限数量的 HSCs 在移植后扩增的程度，依赖于细胞的来源；胎肝细胞扩增的程度远大于类似数量的成体骨髓来源HSCs，提示了是内在机制控制干细胞的扩增分裂。但外在机制调节干细胞扩增的证据也存在，较小数量的胎肝或成体骨髓HSCs 移植与较大数量的细胞注入相比较，尽管其所导致的骨髓恢复较慢，但最终的 HSC 扩增水平较高。这些结果可以这样解释，较大数量的细胞移植以及干细胞数目的增加所导致的骨髓功能快速恢复是由于提前关闭了 HSCs 扩增，从而唤起对外在调控机制的注意。同时胚胎干细胞与成体干细胞扩增能力的差异也反映了外在因素的影响。当移植成体骨髓干细胞时，只有在移植时其尚处于休眠状态才能保持干细胞活性。相比之下，胎肝和脐带血干细胞无论在收集时处在细胞周期的哪一个阶段，均对长期造血发生有贡献[286]。据推测，胎儿干细胞的这一特性依赖于胚胎造血壁龛，很可能外在因素在自我更新或分化决定中起关键作用。实验证据提示，个体中的干细胞数量决定于造血壁龛的数量[287]。这些数据提示，至少在最低限度上，干细胞壁龛为 HSCs 扩增设定了上限。

低等生物发育生物学中的发育线索对揭示 HSCs 对称性与非对称性分裂的调控机制提供了重要的依据[288]。发育中的果蝇生殖腺组织壁龛内存在多层细胞。当雌性生殖干细胞分裂时，直接接触壁龛支持细胞的细胞依然为干细胞，失去接触的后代细胞分化并启动卵子发生。苍蝇精巢以及多种动物的多种组织中也存在类似的壁龛结构，用于生殖干细胞的维持。发育的原则为，与决定干细胞命运的壁龛基质细胞相接触的干细胞，或驻留在拥有高浓度干细胞决定性可溶因子的壁龛中的干细胞，将依然是干细胞，脱离接触或可溶性因子的干细胞将开始分化。在此类壁龛中，干细胞分裂的轴向将决定细胞命运；如果细胞分裂轴平行于干细胞决定接触或可溶性介质梯度前部，近端细胞将依然是干细胞，而远端细胞分化；如果分裂轴垂直，两个细胞将依然受到"干细胞命运决定"因素的影响，将依然是干细胞。因此，纺锤体极化信号可能决定干细胞分裂后的细胞命运，这方面研究受到高度关注，但目前尚无已经证实的机制。

干细胞的可塑性

在接受异性（男性向女性）骨髓移植，后续发生器官损伤，并在死亡时被进行详细研究的患者体内经常观察到干细胞的可塑性。在此情况下，在心肌梗死修复部位、脑卒中部位和其他器官损伤部位，发现携带 Y 染色体的细胞。这些结果提示造血细胞可参与多种器官的损伤细胞替代。更直接的实验证据支持这一观点。多位研究者发现，在一种称为分化转化的过程中，骨髓细胞可生成多种器官的细胞，包括神经[289,290]、肝脏[291,292]、骨骼肌[293]和心肌[294]。但确证这一观点的直接证据尚欠缺，因为多数此类研究采用的是部分纯化的细胞群体，也可能含有其他种类的干细胞[295]，几乎没有采用单细胞进行的研究，而这又是确证其多能性所必需的。对器官损伤的非造血部位存在明显造血细胞的另一种解释，是所谓的细胞融合。早已发现骨髓细胞（特别是巨噬细胞）可与其他种类的细胞融合，胚胎干细胞与骨髓来源细胞的自发性体外融合可产生杂合细胞，具有干细胞的功能[296,297]；尚需进行进一步的研究来证实或推倒HSCs 可塑性的概念[300]，这些证据将对再生医学产生深远影响。

● 造血祖细胞

HSCs 一种或多种发育潜能的丧失，导致了特定造血细胞系定向祖细胞的出现。定向造血祖细胞除了多能性的丧失外，还表现出多种不同于亲代细胞的性质，如自我更新能力的缺乏，穿越细胞周期的细胞比例较高，泵出外源性物质的能力下降及其表面蛋白表达的改变。HSCs 向定向祖细胞的转变，在基因水平上表现为大量 HSCs 相关基因的表达下调，和有限数量的谱系特异性基因的表达上调。此节聚焦于特定系统定向祖细胞的一些性质，为其纯化、鉴定和潜在的治疗性操作做准备。每种祖细胞分化的形态学、生物化学和遗传特征的细节见各种成熟血细胞相应的章节。

祖细胞检测

多数造血祖细胞的检测包括骨髓或（偶尔）血细胞、未分级或纯化至不同程度、半固体支持物（甲基纤维素或琼脂，防止细胞迁移）和造血生长因子的来源分析等。培养物在 37℃ 湿化环境下培养，小鼠细胞培养 2~7 天，人类细胞培养 5~14 天，在此过程中，开始培养时处在成熟阶段的多数细胞死亡，使少数造血祖细胞增殖和分化为成熟血细胞。由于此类培养系统的细胞被半固体支持介质固定，所得克隆的全部后代细胞均来源于单一祖细胞，使我们能够回顾性地确定这一集落形成细胞（CFC）或单位（CFU）的发育潜能。最初通过使用成纤维细胞、淋巴细胞或单核细胞作为基质细胞，或利用被各种正常和增殖性细胞来源调整的组织培养基，来满足对造血生长因子的需求，但所需要的全部生长因子目前均有纯化的重组形式。尽管我们已经对定向造血祖细胞的发育需求有了相当的了解，但我们尚不能对一些充分鉴定的造血祖细胞（如向 T 淋巴细胞或自然杀伤细胞系统定向的祖细胞）进行适宜的体外集落形成分析,尚需进行更复杂的分析(如胎儿胸腺外植体分析)。

特定祖细胞类型的特征

淋巴系祖细胞

共同淋巴系祖细胞 通过多种分析推测理论上存在一种细胞群体,可向全部淋巴系细胞定向分化,但缺乏向髓系定向分化的能力。例如,腺苷脱氨酶缺乏的患者,或者信号激酶JAK3 受体 γC 基因敲除的小鼠,抑或缺乏 T 和 B 淋巴细胞,并具有少数髓系缺陷的转录因子 Ikaros 基因敲除的小鼠,这些病变的缺陷可能影响 CLP;但这不能证明共同祖细胞的存在。CD10⁺/CD34⁺/Thy⁻/c-Kit⁻/Lin⁻ 人骨髓细胞分选的工作发现,该细胞具有发育为 T 细胞、B 细胞、NK 细胞和淋巴样树突突祖细胞的能力[298],但该报告未能在集落水平上证明能够生成各系统的共同祖细胞的存在。

最新的研究发现,IL-7 对全部单系统淋巴系祖细胞很重要,该基因被抑制的小鼠可出现重度淋巴细胞减少[299],提示 IL-7R 可作为 CLP 的标志物,通过流式细胞术分离 IL-7R⁺/Lin⁻/Thy⁻/Scaᵈˡᵒ/Kitˡᵒ 细胞群体,该群体可支持同类小鼠的淋巴细胞生成,但不支持髓系细胞生成[37]。例如,向致死剂量照射后的 CD45.2 受体注射 2000 个此类 CD45.1⁺ 细胞和 1×10⁵ 全骨髓 CD45.2⁺ 细胞,可产生 3% ~ 20% 的 CD45.1⁺ B 和 T 淋巴细胞,细胞大约 6 个月后消失。相比之下,这一策略从未产生 CD45.1⁺ 髓系细胞。极限稀释研究表明,当静脉内注射时,大约 1/20 的此类细胞可导致短期的 B 淋巴细胞生成,当胸腺内注射时,同样数量的细胞可导致 T 淋巴细胞生成。采用 IL-7、SCF 和 FL 进行的集落形成分析中,大约 20% 的此类细胞可在体外形成前 B 和原 B 细胞集落。因此,考虑到注射小鼠后细胞有效归巢的概率较低,几乎可以确定 CLP 存在,并且细胞是 IL-7R⁺/Lin⁻/Thy⁻/Scaˡᵒ/Kitˡᵒ。对 HSCs 和 CLP 的基因表达进行比较发现,后者中多种 HSCs 相关基因如细胞表面受体 c-Mpl、β1-整合素、Tie2、转录因子 HOXA9 和 EGR1 的表达下调,而 IL-7R 和重组活化蛋白 RAG2 的表达上调[300]。

T 淋巴细胞/NK 细胞、T 淋巴细胞和 NK 细胞祖细胞 混合 T/NK 细胞祖细胞的简易集落形成检测分析尚未建立,但 CD44⁺CD25⁻FcγRⅡ/Ⅲ⁻ 胎儿胸腺细胞与带有遗传标记的脱氧鸟苷处理的胎儿胸腺叶片在 70% 氧和 37℃ 培养揭示了这种双潜能祖细胞的存在。不加细胞因子时,此培养物主要产生 CD3⁺/Thy1⁺ T 细胞,但如果加入 IL-2 和 IL-15,这些细胞就出现了 NK 细胞潜能(CD3⁻/NK1.1⁺),如果再加入 IL-7,可生成两种系统的单细胞数量显著增加[301]。因为单纯第 12 天的胎儿胸腺细胞就有可能出现这类结果,此类研究证明双潜能 T/NK 细胞祖细胞确实存在。

E 盒结合蛋白包括 HEB、E2-2 和 E2A 基因产物 E12 和 E47,形成碱性螺旋-环-螺旋转录因子大家族中一个独特的亚族[302]。家族成员之间通过螺旋-环-螺旋(HLH)区域形成异二聚体或同二聚体,并通过其碱性区域结合规范的 E 盒 DNA 序列,并借此影响基因表达,包括 T 细胞靶标如 CD4[303] 和前 Tα[304],并参与 γδT 细胞受体的重组[305]。双潜能 T/NK 祖细胞向定向 T 细胞祖细胞的转变需要 E2A,该基因的敲除可导致前者的滞留和后者的消除[301]。

HLH 蛋白质的另一个重要亚群是 Id 家族,含有 HLH 区域但缺乏 DNA 结合结构域,因此作为无功能性 HLH 蛋白质并且负性调控 E 蛋白质的功能[306]。Id 蛋白质对于 NK 细胞的发育似乎是必要的,因为 Id2 基因的敲除可导致 NK 细胞祖细胞的明显丧失[307],Id3 的强迫表达可导致 T/NK 细胞向 NK 细胞系统的转变[308]。

Notch 活化也在 CLP 向 T 细胞系统的定向中发挥关键作用。Notch1 过表达可指导骨髓干细胞向不成熟 CD4⁺/CD8⁺ T 细胞发育,并抑制 B 淋巴细胞的发育[309]。RAG 缺陷前体中 Notch1 过表达也可导致 T 细胞系统的分化,尽管仅限于 CD4⁻/CD8⁻ 阶段,仍说明了 Notch 不能替代前 T 受体信号[310]。

B 淋巴细胞祖细胞 B 细胞祖细胞包括原 B 细胞、前 B 细胞和不成熟 B 细胞。原 B 细胞是最早阶段的不可逆性定向的细胞,为 CD34⁺/CD10⁺/CD38⁺/CD19⁺/CD20⁺,前 B 细胞表现 Ig 重排的初期阶段,胞质中表达免疫球蛋白重链,为 CD34⁻/CD10⁺/CD19⁺/CD20⁺/CD38⁻,不成熟 B 细胞开始产生免疫球蛋白轻链,表达细胞表面 IgM,为 CD10⁺/CD19⁺/CD20⁺。前 B 细胞可通过简易的集落形成分析检出[311]。B 细胞祖细胞通常在接触造血微环境时开始从祖细胞上的整合素 β1β1 和基质细胞 VCAM 或基质纤连蛋白介导发育。尽管基因敲除研究认为 B 细胞绝对仅依赖于 IL-7[299] 和 SDF-1[22],但是多种细胞因子影响 B 细胞祖细胞的增殖[312],包括 IL-7[313]、胰岛素样生长因子(IGF)-1[314]、SDF-1[315] 和 SCF[316]。

也有多种细胞因子抑制 B 细胞祖细胞的发育,包括干扰素-α/β(IFN-α/β)[317]、IFN-γ[318]、IL-4[319] 和 TGF-β[320]。这些和其他抑制性细胞因子在 B 淋巴细胞生成中的作用复杂,在某些情况下一种细胞因子抑制某一发育阶段但刺激另一发育阶段,但其他一些细胞因子可能是间接发挥作用。

成熟 B 细胞的功能需要多种转录因子调控,包括 PU.1、核因子-κB(NF-κB)、早期 B 细胞因子(EBF)、干扰素调控因子 4(IRF4)和 Oct2,其中许多与免疫球蛋白基因表达有关的启动子和增强子结合。与这些相对晚期阶段的影响相反,系统的定向需要 E2A[321]。E2A 缺陷小鼠的骨髓缺乏 CD19 B 细胞,以及多数 B 细胞特异性基因如 Rag1/2、Pax5、EBF 和 VpreB。此外不能检出免疫球蛋白重排,也没有 IL-17 反应性细胞。向裸小鼠骨髓细胞再引入 E2A 可重建前 B 细胞的发育[322]。

E2A 影响多种 B 细胞系统特异性基因和转录因子[323];E2A 直接调控 Rag1、λ5、D-JH、V-Jκ 和转录因子 EBF 的表达,后者反过来调控 VpreB、mb-1、D-JH、V-Jκ 和转录因子 Pax5 的表达,Pax5 反过来调控 CD19 和 LEF1 的表达,并关闭其他系统相关的基因,如 M-CSF-R(单核细胞性)、髓过氧化物酶(中性粒细胞性)、GATA1(MEP)和 pTα(T 淋巴细胞性)。如上文"Notch 配体"部分所述,B 细胞定向的一个关键条件是 Notch 信号通路的缺失。

髓系祖细胞

共同髓系祖细胞 流式细胞术已经广泛应用于纯化髓系祖细胞;小鼠骨髓细胞中的 IL-7R⁻/Lin⁻/c-Kit⁺/Sca-1⁻ 群体,因为 Sca-1⁻ 而区别于 HSCs,可发育成各系髓细胞[36]。根据 CD34 和 FcγRⅡ/Ⅲ 的表达情况,可通过流式细胞术进一步分为三个亚群体,IL-7Rα⁻/Lin⁻/c-Kit⁺/Sca-1⁻/CD34⁺/FcRγˡᵒ、IL-7Rα⁻/Lin⁻/c-Kit⁺/Sca-1⁻/CD34⁻/FcRγˡᵒ 和 IL-7Rα⁻/Lin⁻/c-Kit⁺/Sca-1⁻/CD34⁺/FcRγʰⁱ。当在 SCF、FL、IL-11、IL-3、GM-CSF、EPO 和 TPO

存在下进行集落形成分析时,每种细胞群体发育成独特的成熟细胞类型[36]。IL-7Rα$^-$/Lin$^-$/c-Kit$^+$/Sca-1$^-$/CD34$^+$/FcRγ^{lo} 细胞生成全部髓系集落类型,包括 CFU-Mix、BFU-E、CFU-巨核细胞(CFU-MK)、MEP、CFU-GM、CFU-粒细胞(CFU-G)和 CFU-巨噬细胞(CFU-M),与 CMP 的预期一致。相比之下,IL-7Rα$^-$/Lin$^-$/c-Kit$^+$/Sca-1$^-$/CD34$^+$/FcRγ^{hi} 细胞在各种细胞因子单独或联合作用下,仅生成 CFU-M-、CFU-G-和 CFU-GM-来源性集落,因此代表粒细胞/巨噬细胞限制性祖细胞(GMP)。最后,IL-7Rα$^-$/Lin$^-$/c-Kit$^+$/Sca-1$^-$/CD34$^-$/FcRγ^{lo} 细胞只生成 BFU-E-、CFU-MK-和混合巨核系-红系集落,使其被命名为 MEP。为了证明它们在体内的分化能力,将有限数量的每种细胞移植给同类小鼠;在此类研究中细胞命运的结果严格对应于体外集落分析。例如,在 5000 个 CMP 注射后 6 天,供体来源的 Gr-1$^+$/Mac-1$^+$髓单核细胞和 TER119$^+$红系细胞均可在受体中检出。相比之下,当移植 5000 个 GMP 时,只能检出 Gr-1$^+$/Mac-1$^+$细胞,并且只能持续短暂的时间。同样地,在类似的实验中,巨核系-红系祖细胞(MEP)只能重建 TER119$^+$细胞,且每种祖细胞群体的遗传标志性后代细胞在移植后 4 周内消失,提示了其有限的自我更新能力。

红系/巨核系、红系和巨核系祖细胞　体外红细胞生成所必需的培养条件,在 35 年前即已了解[324,325],集落形态从小鼠和人类骨髓血块培养中需要 2~5 天形成的 20~50 个红细胞的致密集落[(CFU-E),到甲基纤维素或琼脂培养中需要 7~14 天形成的多达数千细胞的复杂集落(BFU-E)。前一集落的细胞因子需求简单——EPO;但后一祖细胞类型需要刺激较早期细胞的细胞因子,如 IL-3 或 SCF。

支持 MK 祖细胞增殖的培养条件在小鼠和人类均已建立[29,31]。采用甲基纤维素、琼脂或血块,已经检出两种只含有巨核细胞的集落。CFU-MK 可发育成 3~50 个成熟 MK 组成的简单集落和包括卫星 MK 集合及来自暴发形成单位(BFU-MK)的数百细胞的更复杂的集落。由于其增殖潜能的差异与红系祖细胞的类似性,认为 BFU-MK 和 CFU-MK 分别代表 MK 系统的原始和成熟祖细胞。与其红系对应物一样,CFU-MK 的细胞因子需求简单:TPO 可刺激 75% 的 CFU-MK 生长,其余部分需要 IL-3 结合 TPO[77],而更复杂的较大 MK 集落从其原始祖细胞的形成需要 IL-3 或 SCF 结合 TPO。

红细胞与 MK 的祖细胞具有许多共同特征:它们分享许多转录因子(SCL、GATA1、GATA2 和 NF-E2)、细胞表面分子(TER119)和细胞因子受体(IL-3、SCF、EPO 和 TPO),并且多数红系和 MK 白血病细胞系表达或能被诱导表达其他系统的特征[326]。此外,这两个系统发育最相关的细胞因子-EPO 和 TPO-是造血生长因子家族中最为密切相关的蛋白质[148],在刺激两个系统祖细胞的生长方面具有协同性[77]。由这些和其他原因推测红系生成和巨核系生成分享共同的祖细胞[327],IL-7Rα$^-$/Lin$^-$/c-Kit$^+$/Sca-1$^-$/CD34$^-$/FcRγ^{lo} 细胞的鉴定对此进行了确证[36]。

与其他原始造血细胞一样,双潜能 MEP 祖细胞类似于小淋巴细胞,但可通过细胞表面蛋白质的特异性表达方式进行鉴别。如上所述,MEP 为 IL-7Rα$^-$/Lin$^-$/c-Kit$^+$/Sca-1$^-$/CD34$^-$/FcRγ^{lo}。向 MK 系统定向分化的细胞开始表达 CD41 和 CD61(整合素 αⅡbβ3)、CD42(糖蛋白 Ib)和糖蛋白 V。向红系系统定向分化的细胞开始表达 CD41 和转铁蛋白受体(CD71),随着成熟,CD41 的表达消失而血小板反应蛋白受体(CD36)和血型

糖蛋白开始表达,球蛋白最后表达[328]。这些和其他细胞表面标志物,为实验血液学家纯化定向 MK[39,329]和红系[330]祖细胞提供了多种策略。鉴定巨核系母细胞的另一种有用的方法是 von Willebrand 因子组织化学染色和啮齿类的乙酰胆碱酯酶(acetylcholinesterase)染色[331]。

红系和 MK 祖细胞表达并促使其向各自系统定向的转录因子正在被逐渐阐明。GATA1 是一种 X 连锁基因,表达一种 50kDa 多肽,含有两个用于 DNA 结合的锌指结构域[270]。转录因子的基因敲除研究证明了其在造血中的关键作用:GATA$^{-/-}$小鼠由于红细胞生成失败而具有胚胎致死性[332],GATA1 的 MK 特异性敲除可因为巨核细胞发育障碍导致严重的血小板减少[333]。另一种不结合 DNA 的转录因子,GATA 的朋友(FOG),与 GATA1 一起发挥作用[334]。这种相互作用对巨核系生成的重要性很显然:GATA1 上结合 FOG 位点的几种突变可导致先天性血小板减少症(congenital thrombocytopenia)[335]。

ets 家族转录因子包括大约 30 个成员,结合嘌呤盒序列,可以以正性和负性方式发挥作用。例如,PU.1 尽管似乎对巨核细胞发育重要,但是由于与脾焦点形成病毒诱发的红白血病有关而最初被命名为 Spi-1,其可以阻断红系发育[336]。此外,ets 因子 Fli-1 是巨核系生成所必需的[337],该转录因子的突变也与人类先天性血小板减少症有关[271]。

粒细胞/单核细胞、粒细胞和单核系祖细胞　如上所述,GMP(CFU-GM)为 IL-7Rα$^-$/Lin$^-$/c-Kit$^+$/Sca-1$^-$/CD34$^+$/FcRγ^{hi},反映它们开始向吞噬细胞分化(即 FcRγ 阳性)。人 GMP 为 CD34$^+$/CD33$^+$/CD13$^+$,该标志具有临床意义。例如,CD33 也称为 Siglec-2,是免疫球蛋白超家族中唾液酸结合表面膜蛋白家族的成员之一,参与细胞-细胞相互作用和信号传递。尽管 CD33 的作用尚未明确阐明,但由于其在多种急性髓系白血病的母细胞上高水平的表达,已经成为治疗的靶标[338];曲妥珠单抗奥唑米星,是人源化抗 CD33 单克隆抗体与一种强效抗肿瘤抗生素 N-乙酰-γ 加里刹霉素 1,2-二肼二甲氯的融合产物,单药治疗已使复发性疾病患者的完全缓解率达到 15%~20%[339]。这些初步的成功已促使其联用其他活性药物进行早期阶段疾病的治疗试验[340]。如果去除移植骨髓中携带 CD33 的细胞可产生较为持久的植入,但通常会过于延迟,同时也提示 CD33 不存在于 HSCs,此外移植产物中 GMP 的存在对于快速植入非常重要。

CD13 也称为氨基肽酶 N,是存在于骨髓之外多种器官的一种二肽酶,可切割生物学上重要的多肽,有时激活有时灭活这些多肽,在一些情况下也发挥细胞黏附功能,在细胞生长中也发挥重要作用。CD13 存在于早期造血细胞包括髓系和淋巴系祖细胞中,但在细胞的后续发育阶段消失,其表达在单核细胞成熟时升高。尽管其参与清除肠道刷状缘的多肽,和降解突出间隙的内啡肽和脑啡肽,并且 IL-8 是其蛋白降解活性的一种底物,但是其在造血中的作用尚不清楚。

双潜能 GMP 一旦分化,其发育潜能就进一步受限。单核系祖细胞以 PU.1 优势性为特征,粒系细胞以 C/EBP 家族成员——C/EBPα 和 C/EBPε——的优势性为特征,C/EBP 家族成员对中性粒细胞和嗜酸性粒细胞颗粒蛋白的表达至关重要[272,341]。一项最近的研究提示,双潜能 GMP 向两种系统的发育决定,可能通过 PU.1 和 C/EBP 相对表达水平的改变所介导[342];PU.1 半倍型不足(PU.1$^{+/-}$)可导致骨髓中 CFU-M 的频率

降低和 CFU-G 的频率升高,甚至可改良 G-CSF 裸小鼠的中性粒细胞减少。此外,通过增加一种促进粒系分化的转录因子 C/EBPα 的表达,G-CSF 可进一步影响粒系与单核系之间的分化选择。尽管如此,已知 PU.1 在两种系统中均具有重要作用,进一步的探索很可能发现髓系形成过程中新的分子作用机制。

翻译:李艳华、师伟、王治东、姚海雷

互审:任瑞宝　　校对:刘峰、裴雪涛

参考文献

1. Ogawa M: Differentiation and proliferation of hematopoietic stem cells. *Blood* 81:2844, 1993.
2. Kondo M, Wagers AJ, Manz MG, et al: Biology of hematopoietic stem cells and progenitors: Implications for clinical application. *Annu Rev Immunol* 21:759, 2003.
3. Colvin GA, Lambert JF, Moore BE, et al: Intrinsic hematopoietic stem cell/progenitor plasticity: Inversions. *J Cell Physiol* 199:20, 2004.
4. Moore MA, Metcalf D: Ontogeny of the haemopoietic system: Yolk sac origin of *in vivo* and *in vitro* colony forming cells in the developing mouse embryo. *Br J Haematol* 18:279, 1970.
5. Flamme I, Frolich T, Risau W: Molecular mechanisms of vasculogenesis and embryonic angiogenesis. *J Cell Physiol* 173:206, 1997.
6. Jaffredo T, Gautier R, Eichmann A, et al: Intraaortic hemopoietic cells are derived from endothelial cells during ontogeny. *Development* 125:4575, 1998.
7. Palis J, Yoder MC: Yolk-sac hematopoiesis: The first blood cells of mouse and man. *Exp Hematol* 29:927, 2001.
8. Huang H, Zettergren LD, Auerbach R: *In vitro* differentiation of B cells and myeloid cells from the early mouse embryo and its extraembryonic yolk sac. *Exp Hematol* 22:19, 1994.
9. Cumano A, Dieterlen-Lievre F, Godin I: Lymphoid potential, probed before circulation in mouse, is restricted to caudal intraembryonic splanchnopleura. *Cell* 86:907, 1996.
10. Peault B, Oberlin E, Tavian M: Emergence of hematopoietic stem cells in the human embryo. *C R Biol* 325:1021, 2002.
11. Robin C, Ottersbach K, de Bruijn M, et al: Developmental origins of hematopoietic stem cells. *Oncol Res* 13:315, 2003.
12. Golub R, Cumano A: Embryonic hematopoiesis. *Blood Cells Mol Dis* 51:226, 2013.
13. Wood HB, May G, Healy L, et al: CD34 expression patterns during early mouse development are related to modes of blood vessel formation and reveal additional sites of hematopoiesis. *Blood* 90:2300, 1997.
14. Tavian M, Coulombel L, Luton D, et al: Aorta-associated CD34+ hematopoietic cells in the early human embryo. *Blood* 87:67, 1996.
15. Marshall CJ, Moore RL, Thorogood P, et al: Detailed characterization of the human aorta-gonad-mesonephros region reveals morphological polarity resembling a hematopoietic stromal layer. *Dev Dyn* 215:139, 1999.
16. Marshall CJ, Kinnon C, Thrasher AJ: Polarized expression of bone morphogenetic protein-4 in the human aorta-gonad-mesonephros region. *Blood* 96:1591, 2000.
17. Johnson GR, Moore MA: Role of stem cell migration in initiation of mouse foetal liver haemopoiesis. *Nature* 258:726, 1975.
18. Dzierzak E, Medvinsky A: Mouse embryonic hematopoiesis. *Trends Genet* 11:359, 1995.
19. Timens W, Kamps WA: Hemopoiesis in human fetal and embryonic liver. *Microsc Res Tech* 39:387, 1997.
20. Clapp DW, Freie B, Lee WH, et al: Molecular evidence that in situ-transduced fetal liver hematopoietic stem/progenitor cells give rise to medullary hematopoiesis in adult rats. *Blood* 86:2113, 1995.
21. Ara T, Tokoyoda K, Sugiyama T, et al: Long-term hematopoietic stem cells require stromal cell-derived factor-1 for colonizing bone marrow during ontogeny. *Immunity* 19:257, 2003.
22. Nagasawa T, Hirota S, Tachibana K, et al: Defects of B-cell lymphopoiesis and bone-marrow myelopoiesis in mice lacking the CXC chemokine PBSF/SDF-1. *Nature* 382:635, 1996.
23. Danchakoff V: Origin of the blood cells. Development of the haematopoietic organs and regeneration of the blood cells from the standpoint of the monophyletic school. *Anat Rec* 10:397, 1916.
24. Till JE, McCulloch CE: A direct measurement of the radiation sensitivity of normal mouse bone marrow cells. *Radiat Res* 14:213, 1961.
25. Pluznik DH, Sachs L: The cloning of normal "mast" cells in tissue culture. *J Cell Physiol* 66:319, 1965.
26. Bradley TR, Metcalf D: The growth of mouse bone marrow cells *in vitro*. *Aust J Exp Biol Med Sci* 44:287, 1966.
27. Silver RK, Erslev AJ: The action of erythropoietin on erythroid cells *in vitro*. *Scand J Haematol* 13:338, 1974.
28. Hara H, Ogawa M: Erythropoietic precursors in mice with phenylhydrazine-induced anemia. *Am J Hematol* 1:453, 1976.
29. Metcalf D, MacDonald HR, Odartchenko N, et al: Growth of mouse megakaryocyte colonies *in vitro*. *Proc Natl Acad Sci U S A* 72:1744, 1975.
30. McLeod DL, Shreve MM, Axelrad AA: Induction of megakaryocyte colonies with platelet formation *in vitro*. *Nature* 261:492, 1976.
31. Vainchenker W, Bouguet J, Guichard J, et al: Megakaryocyte colony formation from human bone marrow precursors. *Blood* 54:940, 1979.
32. Spangrude GJ, Heimfeld S, Weissman IL: Purification and characterization of mouse hematopoietic stem cells. *Science* 241:58, 1988.
33. Civin CI, Strauss LC, Fackler MJ, et al: Positive stem cell selection—Basic science. *Prog Clin Biol Res* 333:387; discussion 402, 1990.
34. Matthews W, Jordan CT, Wiegand GW, et al: A receptor tyrosine kinase specific to hematopoietic stem and progenitor cell-enriched populations. *Cell* 65:1143, 1991.
35. Penn PE, Jiang DZ, Fei RG, et al: Dissecting the hematopoietic microenvironment. IX. Further characterization of murine bone marrow stromal cells. *Blood* 81:1205, 1993.
36. Kiel MJ, Yilmaz OH, Iwashita T, et al: SLAM family receptors distinguish hematopoietic stem and progenitor cells and reveal endothelial niches for stem cells. *Cell* 121:1109, 2005.
37. Akashi K, Traver D, Miyamoto T, et al: A clonogenic common myeloid progenitor that gives rise to all myeloid lineages. *Nature* 404:193, 2000.
38. Kondo M, Weissman IL, Akashi K: Identification of clonogenic common lymphoid progenitors in mouse bone marrow. *Cell* 91:661, 1997.
39. Muta K, Krantz SB, Bondurant MC, et al: Distinct roles of erythropoietin, insulin-like growth factor I, and stem cell factor in the development of erythroid progenitor cells. *J Clin Invest* 94:34, 1994.
40. Nakorn TN, Miyamoto T, Weissman IL: Characterization of mouse clonogenic megakaryocyte progenitors. *Proc Natl Acad Sci U S A* 100:205, 2003.
41. Abkowitz JL, Catlin SN, McCallie MT, et al: Evidence that the number of hematopoietic stem cells per animal is conserved in mammals. *Blood* 100:2665, 2002.
42. Yilmaz OH, Kiel MJ, Morrison SJ: SLAM family markers are conserved among hematopoietic stem cells from old and reconstituted mice and markedly increase their purity. *Blood* 107:924, 2006.
43. Chen J, Astle CM, Harrison DE: Genetic regulation of primitive hematopoietic stem cell senescence. *Exp Hematol* 28:442, 2000.
44. Roobrouck VD, Ulloa-Montoya F, Verfaillie CM: Self-renewal and differentiation capacity of young and aged stem cells. *Exp Cell Res* 314:1937, 2008.
45. Dykstra B, de Haan G: Hematopoietic stem cell aging and self-renewal. *Cell Tissue Res* 331:91, 2008.
46. Chambers SM, Shaw CA, Gatza C, et al: Aging hematopoietic stem cells decline in function and exhibit epigenetic dysregulation. *PLoS Biol* 5:e201, 2007.
47. Rossi DJ, Bryder D, Seita J, et al: Deficiencies in DNA damage repair limit the function of haematopoietic stem cells with age. *Nature* 447:725, 2007.
48. Nijnik A, Woodbine L, Marchetti C, et al: DNA repair is limiting for haematopoietic stem cells during ageing. *Nature* 447:686, 2007.
49. Mazurier F, Gan OI, McKenzie JL, et al: Lentivector-mediated clonal tracking reveals intrinsic heterogeneity in the human hematopoietic stem cell compartment and culture-induced stem cell impairment. *Blood* 103:545, 2004.
50. Mazurier F, Doedens M, Gan OI, et al: Rapid myeloerythroid repopulation after intrafemoral transplantation of NOD-SCID mice reveals a new class of human stem cells. *Nat Med* 9:959, 2003.
51. Cao YA, Wagers AJ, Beilhack A, et al: Shifting foci of hematopoiesis during reconstitution from single stem cells. *Proc Natl Acad Sci U S A* 101:221, 2004.
52. Harrison DE: Competitive repopulation: A new assay for long-term stem cell functional capacity. *Blood* 55:77, 1980.
53. Nakorn TN, Traver D, Weissman IL, Akashi K: Myeloerythroid restricted progenitors are sufficient to confer radioprotection and provide the majority of day 8 CFU-S. *J Clin Invest* 109:1579, 2002.
54. Larochelle A, Vormoor J, Hanenberg H, et al: Identification of primitive human hematopoietic cells capable of repopulating NOD/SCID mouse bone marrow: Implications for gene therapy. *Nat Med* 2:1329, 1996.
55. Thanopoulou E, Cashman J, Kakagianne T, et al: Engraftment of NOD/SCID-beta2 microglobulin null mice with multi-lineage neoplastic cells from patients with myelodysplastic syndrome. *Blood* 103:4285, 2004.
56. Ito M, Hiramatsu H, Kobayashi K, et al: NOD/SCID/gamma(c)(null) mouse: An excellent recipient mouse model for engraftment of human cells. *Blood* 100:3175, 2002.
57. Feuring-Buske M, Gerhard B, Cashman J, et al: Improved engraftment of human acute myeloid leukemia progenitor cells in beta 2-microglobulin-deficient NOD/SCID mice and in NOD/SCID mice transgenic for human growth factors. *Leukemia* 17:760, 2003.
58. Tanavde VM, Malehorn MT, Lumkul R, et al: Human stem-progenitor cells from neonatal cord blood have greater hematopoietic expansion capacity than those from mobilized adult blood. *Exp Hematol* 30:816, 2002.
59. Miyoshi H, Smith KA, Mosier DE, et al: Transduction of human CD34+ cells that mediate long-term engraftment of NOD/SCID mice by HIV vectors. *Science* 283:682, 1999.
60. Scherr M, Battmer K, Blomer U, et al: Lentiviral gene transfer into peripheral blood-derived CD34+ NOD/SCID-repopulating cells. *Blood* 99:709, 2002.
61. Cashman J, Dykstra B, Clark-Lewis I, et al: Changes in the proliferative activity of human hematopoietic stem cells in NOD/SCID mice and enhancement of their transplantability after *in vivo* treatment with cell cycle inhibitors. *J Exp Med* 196:1141, 2002.
62. Guenechea G, Segovia JC, Albella B, et al: Delayed engraftment of nonobese diabetic/severe combined immunodeficient mice transplanted with *ex vivo*-expanded human CD34(+) cord blood cells. *Blood* 93:1097, 1999.
63. Ueda T, Tsuji K, Yoshino H, et al: Expansion of human NOD/SCID-repopulating cells by stem cell factor, Flk2/Flt3 ligand, thrombopoietin, IL-6, and soluble IL-6 receptor. *J Clin Invest* 105:1013, 2000.
64. Zielske SP, Gerson SL: Cytokines, including stem cell factor alone, enhance lentiviral transduction in nondividing human LTCIC and NOD/SCID repopulating cells. *Mol Ther* 7:325, 2003.
65. Glimm H, Oh IH, Eaves CJ: Human hematopoietic stem cells stimulated to proliferate *in vitro* lose engraftment potential during their S/G(2)/M transit and do not reenter G(0). *Blood* 96:4185, 2000.
66. Dexter TM, Allen TD, Lajtha LG: Conditions controlling the proliferation of haemopoietic stem cells *in vitro*. *J Cell Physiol* 91:335, 1977.
67. Coulombel L, Eaves AC, Eaves CJ: Enzymatic treatment of long-term human marrow cultures reveals the preferential location of primitive hemopoietic progenitors in the adherent layer. *Blood* 62:291, 1983.
68. Sutherland HJ, Lansdorp PM, Henkelman DH, et al: Functional characterization of individual human hematopoietic stem cells cultured at limiting dilution on supportive marrow stromal layers. *Proc Natl Acad Sci U S A* 87:3584, 1990.

69. Ploemacher RE, van der Sluijs JP, Voerman JS, et al: An *in vitro* limiting-dilution assay of long-term repopulating hematopoietic stem cells in the mouse. *Blood* 74:2755, 1989.

70. Fackler MJ, Krause DS, Smith OM, et al: Full-length but not truncated CD34 inhibits hematopoietic cell differentiation of M1 cells. *Blood* 85:3040, 1995.

71. Krause DS, Fackler MJ, Civin CI, et al: CD34: Structure, biology, and clinical utility. *Blood* 87:1, 1996.

72. Verfaillie CM: Adhesion receptors as regulators of the hematopoietic process. *Blood* 92:2609, 1998.

73. Baum CM, Weissman IL, Tsukamoto AS, et al: Isolation of a candidate human hematopoietic stem-cell population. *Proc Natl Acad Sci U S A* 89:2804, 1992.

74. Barda-Saad M, Rozenszajn LA, Ashush H, et al: Adhesion molecules involved in the interactions between early T cells and mesenchymal bone marrow stromal cells. *Exp Hematol* 27:834, 1999.

75. Sanchez MJ, Holmes A, Miles C, et al: Characterization of the first definitive hematopoietic stem cells in the AGM and liver of the mouse embryo. *Immunity* 5:513, 1996.

76. Broudy VC: Stem cell factor and hematopoiesis. *Blood* 90:1345, 1997.

77. Broudy VC, Lin NL, Kaushansky K: Thrombopoietin (c-mpl ligand) acts synergistically with erythropoietin, stem cell factor, and interleukin-11 to enhance murine megakaryocyte colony growth and increases megakaryocyte ploidy *in vitro*. *Blood* 85:1719, 1995.

78. Dean YD, McGreal EP, Akatsu H, et al: Molecular and cellular properties of the rat AA4 antigen, a C-type lectin-like receptor with structural homology to thrombomodulin. *J Biol Chem* 275:34382, 2000.

79. Uchida N, Weissman IL: Searching for hematopoietic stem cells: Evidence that Thy-1.110 Lin– Sca-1+ cells are the only stem cells in C57BL/Ka-Thy-1.1 bone marrow. *J Exp Med* 175:175, 1992.

80. Ito CY, Li CY, Bernstein A, et al: Hematopoietic stem cell and progenitor defects in Sca-1/Ly-6A-null mice. *Blood* 101:517, 2003.

81. Miraglia S, Godfrey W, Yin AH, et al: A novel five-transmembrane hematopoietic stem cell antigen: Isolation, characterization, and molecular cloning. *Blood* 90:5013, 1997.

82. Fargeas CA, Florek M, Huttner WB, et al: Characterization of prominin-2, a new member of the prominin family of pentaspan membrane glycoproteins. *J Biol Chem* 278:8586, 2003.

83. Watt SM, Buhring HJ, Rappold I, et al: CD164, a novel sialomucin on CD34(+) and erythroid subsets, is located on human chromosome 6q21. *Blood* 92:849, 1998.

84. Zannettino AC, Buhring HJ, Niutta S, et al: The sialomucin CD164 (MGC-24v) is an adhesive glycoprotein expressed by human hematopoietic progenitors and bone marrow stromal cells that serves as a potent negative regulator of hematopoiesis. *Blood* 92:2613, 1998.

85. Kiel MJ, Yilmaz OH, Iwashita T, et al: SLAM family receptors distinguish hematopoietic stem and progenitor cells and reveal endothelial niches for stem cells. *Cell* 121:1109, 2005.

86. Zeigler FC, de Sauvage F, Widmer HR, et al: *In vitro* megakaryocytopoietic and thrombopoietic activity of c-mpl ligand (TPO) on purified murine hematopoietic stem cells. *Blood* 84:4045, 1994.

87. Solar GP, Kerr WG, Zeigler FC, et al: Role of c-mpl in early hematopoiesis. *Blood* 92:4, 1998.

88. Kent DG, Copley MR, Benz C, et al: Prospective isolation and molecular characterization of hematopoietic stem cells with durable self-renewal potential. *Blood* 113:6342, 2009.

89. Hynes RO: Integrins: Versatility, modulation, and signaling in cell adhesion. *Cell* 69:11, 1992.

90. Fukai F, Mashimo M, Akiyama K, et al: Modulation of apoptotic cell death by extracellular matrix proteins and a fibronectin-derived antiadhesive peptide. *Exp Cell Res* 242:92, 1998.

91. Fang F, Orend G, Watanabe N, et al: Dependence of cyclin E-CDK2 kinase activity on cell anchorage. *Science* 271:499, 1996.

92. Pozzi A, Wary KK, Giancotti FG, et al: Integrin alpha1beta1 mediates a unique collagen-dependent proliferation pathway *in vivo*. *J Cell Biol* 142:587, 1998.

93. Tropel P, Roullot V, Vernet M, et al: A 2.7-kb portion of the 5′ flanking region of the murine glycoprotein alphaIIb gene is transcriptionally active in primitive hematopoietic progenitor cells. *Blood* 90:2995, 1997.

94. Kovach NL, Lin N, Yednock T, et al: Stem cell factor modulates avidity of alpha 4 beta 1 and alpha 5 beta 1 integrins expressed on hematopoietic cell lines. *Blood* 85:159, 1995.

95. Zauli G, Bassini A, Vitale M, et al: Thrombopoietin enhances the alpha IIb beta 3-dependent adhesion of megakaryocytic cells to fibrinogen or fibronectin through PI 3 kinase. *Blood* 89:883, 1997.

96. Peled A, Kollet O, Ponomaryov T, et al: The chemokine SDF-1 activates the integrins LFA-1, VLA-4, and VLA-5 on immature human CD34(+) cells: Role in transendothelial/stromal migration and engraftment of NOD/SCID mice. *Blood* 95:3289, 2000.

97. Papayannopoulou T: Mechanisms of stem-/progenitor-cell mobilization: The anti-VLA-4 paradigm. *Semin Hematol* 37:11, 2000.

98. Chaudhary PM, Roninson IB: Expression and activity of P-glycoprotein, a multidrug efflux pump, in human hematopoietic stem cells. *Cell* 66:85, 1991.

99. Wolf NS, Kone A, Priestley GV, et al: *In vivo* and *in vitro* characterization of long-term repopulating primitive hematopoietic cells isolated by sequential Hoechst 33342-rhodamine 123 FACS selection. *Exp Hematol* 21:614, 1993.

100. Ariki R, Morikawa S, Mabuchi Y, et al: Homeodomain transcription factor meis1 is a critical regulator of adult bone marrow hematopoiesis. *PLoS One* 9:e87646, 2014.

101. Simsek, T, Kocabas, F, Zheng J, et al: The distinct metabolic profile of hematopoietic stem cells reflects their location in a hypoxic niche. *Cell Stem Cell* 7, 380, 2010.

102. Klimmeck D, Hansson J, Raffel S, et al: Proteomic cornerstones of hematopoietic stem cell differentiation: distinct signatures of multipotent progenitors and myeloid committed cells. *Mol Cell Proteomics* 11, 286, 2012.

102. Habibian HK, Peters SO, Hsieh CC, et al: The fluctuating phenotype of the lymphohematopoietic stem cell with cell cycle transit. *J Exp Med* 188:393, 1998.

103. Orschell-Traycoff CM, Hiatt K, Dagher RN, et al: Homing and engraftment potential of Sca-1(+)lin(−) cells fractionated on the basis of adhesion molecule expression and position in cell cycle. *Blood* 96:1380, 2000.

104. Stier S, Cheng T, Forkert R, et al: *Ex vivo* targeting of p21Cip1/Waf1 permits relative expansion of human hematopoietic stem cells. *Blood* 102:1260, 2003.

105. Lambert JF, Liu M, Colvin GA, et al: Marrow stem cells shift gene expression and engraftment phenotype with cell cycle transit. *J Exp Med* 197:1563, 2003.

106. Wilpshaar J, Falkenburg JH, Tong X, et al: Similar repopulating capacity of mitotically active and resting umbilical cord blood CD34(+) cells in NOD/SCID mice. *Blood* 96:2100, 2000.

107. Hu M, Krause D, Greaves M, et al: Multilineage gene expression precedes commitment in the hemopoietic system. *Genes Dev* 11:774, 1997.

108. Miyamoto T, Iwasaki H, Reizis B, et al: Myeloid or lymphoid promiscuity as a critical step in hematopoietic lineage commitment. *Dev Cell* 3:137, 2002.

109. Nutt SL, Heavey B, Rolink AG, et al: Commitment to the B-lymphoid lineage depends on the transcription factor Pax5. *Nature* 401:556, 1999.

110. Phillips RL, Ernst RE, Brunk B, et al: The genetic program of hematopoietic stem cells. *Science* 288:1635, 2000.

111. Terskikh AV, Easterday MC, Li L, et al: From hematopoiesis to neuropoiesis: Evidence of overlapping genetic programs. *Proc Natl Acad Sci U S A* 98:7934, 2001.

112. Lessard J, Sauvageau G: Bmi-1 determines the proliferative capacity of normal and leukaemic stem cells. *Nature* 423:255, 2003.

113. Tadokoro Y, Ema H, Okano M, Li E, Nakauchi H: *De novo* DNA methyltransferase is essential for self-renewal, but not for differentiation, in hematopoietic stem cells. *J Exp Med* 204:715, 2007.

114. Starnes LM, Sorrentino A: Regulatory circuitries coordinated by transcription factors and microRNAs at the cornerstone of hematopoietic stem cell self-renewal and differentiation. *Curr Stem Cell Res Ther* 6:142, 2011.

115. Cillo C, Cantile M, Faiella A, et al: Homeobox genes in normal and malignant cells. *J Cell Physiol* 188:161, 2001.

116. Magli MC, Largman C, Lawrence HJ: Effects of HOX homeobox genes in blood cell differentiation. *J Cell Physiol* 173:168, 1997.

117. Sauvageau G, Thorsteinsdottir U, Eaves CJ, et al: Overexpression of HOXB4 in hematopoietic cells causes the selective expansion of more primitive populations *in vitro* and *in vivo*. *Genes Dev* 9:1753, 1995..

118. Lawrence HJ, Helgason CD, Sauvageau G, et al: Mice bearing a targeted interruption of the homeobox gene HOXA9 have defects in myeloid, erythroid, and lymphoid hematopoiesis. *Blood* 89:1922, 1997.

119. Yagi H, Deguchi K, Aono A, et al: Growth disturbance in fetal liver hematopoiesis of Mll-mutant mice. *Blood* 92:108, 1998.

120. DiMartino JF, Selleri L, Traver D, et al: The Hox cofactor and proto-oncogene Pbx1 is required for maintenance of definitive hematopoiesis in the fetal liver. *Blood* 98:618, 2001.

121. Calvo KR, Knoepfler PS, Sykes DB, et al: Meis1a suppresses differentiation by G-CSF and promotes proliferation by SCF: Potential mechanisms of cooperativity with Hoxa9 in myeloid leukemia. *Proc Natl Acad Sci U S A* 98:13120, 2001.

122. Georgopoulos K: Transcription factors required for lymphoid lineage commitment. *Curr Opin Immunol* 9:222, 1997.

123. Molnar A, Georgopoulos K: The Ikaros gene encodes a family of functionally diverse zinc finger DNA-binding proteins. *Mol Cell Biol* 14:8292, 1994.

124. Wang JH, Nichogiannopoulou A, Wu L, et al: Selective defects in the development of the fetal and adult lymphoid system in mice with an Ikaros null mutation. *Immunity* 5:537, 1996.

125. McKercher SR, Torbett BE, Anderson KL, et al: Targeted disruption of the PU.1 gene results in multiple hematopoietic abnormalities. *EMBO J* 15:5647, 1996.

126. Begley CG, Aplan PD, Denning SM, et al: The gene SCL is expressed during early hematopoiesis and encodes a differentiation-related DNA-binding motif. *Proc Natl Acad Sci U S A* 86:10128, 1989.

127. Lecuyer E, Hoang T: SCL: From the origin of hematopoiesis to stem cells and leukemia. *Exp Hematol* 32:11, 2004.

128. Shivdasani RA, Mayer EL, Orkin SH: Absence of blood formation in mice lacking the T-cell leukaemia oncoprotein tal-1/SCL. *Nature* 373:432, 1995.

129. Brady G, Billia F, Knox J, et al: Analysis of gene expression in a complex differentiation hierarchy by global amplification of cDNA from single cells. *Curr Biol* 5:909, 1995.

130. Hoang T, Paradis E, Brady G, et al: Opposing effects of the basic helix-loop-helix transcription factor SCL on erythroid and monocytic differentiation. *Blood* 87:102, 1996.

131. Caceres-Cortes JR, Krosl G, Tessier N, et al: Steel factor sustains SCL expression and the survival of purified CD34+ bone marrow cells in the absence of detectable cell differentiation. *Stem Cells* 19:59, 2001.

132. Martin DI, Tsai SF, Orkin SH: Increased gamma-globin expression in a nondeletion HPFH mediated by an erythroid-specific DNA-binding factor. *Nature* 338:435, 1989.

133. Persons DA, Allay JA, Allay ER, et al: Enforced expression of the GATA-2 transcription factor blocks normal hematopoiesis. *Blood* 93:488, 1999.

134. Deveaux S, Filipe A, Lemarchandel V, et al: Analysis of the thrombopoietin receptor (MPL) promoter implicates GATA and Ets proteins in the coregulation of megakaryocyte-specific genes. *Blood* 87:4678, 1996.

136. Yamaguchi Y, Ackerman SJ, Minegishi N, et al: Mechanisms of transcription in eosinophils: GATA-1, but not GATA-2, transactivates the promoter of the eosinophil granule major basic protein gene. *Blood* 91:3447, 1998.

136. Dykstra B, Olthof S, Schreuder J, et al: Clonal analysis reveals multiple functional defects of aged murine hematopoietic stem cells. *J Exp Med* 208:2691, 2011.

137. Pang WW, Price EA, Sahoo D, et al: Human bone marrow hematopoietic stem cells are increased in frequency and myeloid-biased with age. *Proc Natl Acad Sci U S A* 108:20012, 2011.

138. Geiger H, de Haan G, Florian MC: The aging hematopoietic stem cell compartment. *Nat Rev Immunol* 13:376, 2013.

139. Kaushansky K, Lin N, Adamson JW: Interleukin 1 stimulates fibroblasts to synthesize

granulocyte-macrophage and granulocyte colony-stimulating factors. Mechanism for the hematopoietic response to inflammation. *J Clin Invest* 81:92, 1988.
140. Toksoz D, Zsebo KM, Smith KA, et al: Support of human hematopoiesis in long-term bone marrow cultures by murine stromal cells selectively expressing the membrane-bound and secreted forms of the human homolog of the steel gene product, stem cell factor. *Proc Natl Acad Sci U S A* 89:7350, 1992.
141. Selleri C, Maciejewski JP, Sato T, et al: Interferon-gamma constitutively expressed in the stromal microenvironment of human marrow cultures mediates potent hematopoietic inhibition. *Blood* 87:4149, 1996.
142. Guerriero A, Worford L, Holland HK, et al: Thrombopoietin is synthesized by bone marrow stromal cells. *Blood* 90:3444, 1997.
143. Miyazawa K, Williams DA, Gotoh A, et al: Membrane-bound Steel factor induces more persistent tyrosine kinase activation and longer life span of c-kit gene-encoded protein than its soluble form. *Blood* 85:641, 1995.
144. Gordon MY, Riley GP, Watt SM, et al: Compartmentalization of a haematopoietic growth factor (GM-CSF) by glycosaminoglycans in the bone marrow microenvironment. *Nature* 326:403, 1987.
145. Artavanis-Tsakonas S, Matsuno K, Fortini ME: Notch signaling. *Science* 268:225, 1995.
146. Nye JS, Kopan R: Developmental signaling. Vertebrate ligands for Notch. *Curr Biol* 5:966, 1995.
147. Karanu FN, Murdoch B, Miyabayashi T, et al: Human homologues of Delta-1 and Delta-4 function as mitogenic regulators of primitive human hematopoietic cells. *Blood* 97:1960, 2001.
148. Kapur R, Cooper R, Zhang L, et al: Cross-talk between alpha(4)beta(1)/alpha(5)beta(1) and c-Kit results in opposing effect on growth and survival of hematopoietic cells via the activation of focal adhesion kinase, mitogen-activated protein kinase, and Akt signaling pathways. *Blood* 97:1975, 2001.
149. Shaklai M, Tavassoli M: Cellular relationship in the rat bone marrow studied by freeze fracture and lanthanum impregnation thin-sectioning electron microscopy. *J Ultrastruct Res* 69:343, 1979.
150. Westen H, Bainton DF: Association of alkaline-phosphatase-positive reticulum cells in bone marrow with granulocytic precursors. *J Exp Med* 150:919, 1979.
151. Tavassoli M, Aoki M: Localization of megakaryocytes in the bone marrow. *Blood Cells* 15:3, 1989.
152. Blazsek I, Chagraoui J, Peault B: Ontogenic emergence of the hematon, a morphogenetic stromal unit that supports multipotential hematopoietic progenitors in mouse bone marrow. *Blood* 96:3763, 2000.
153. Simmons PJ, Masinovsky B, Longenecker BM, et al: Vascular cell adhesion molecule-1 expressed by bone marrow stromal cells mediates the binding of hematopoietic progenitor cells. *Blood* 80:388, 1992.
154. Rafii S, Shapiro F, Pettengell R, et al: Human bone marrow microvascular endothelial cells support long-term proliferation and differentiation of myeloid and megakaryocytic progenitors. *Blood* 86:3353, 1995.
155. Sugiyama T, Kohara H, Noda M, Nagasawa T: Maintenance of the hematopoietic stem cell pool by CXCL12-CXCR4 chemokine signaling in bone marrow stromal cell niches. *Immunity* 25:977, 2006.
156. Calvi LM, Link DC: Cellular complexity of the bone marrow hematopoietic stem cell niche. *Calcif Tissue Int* 94:112, 2014.
157. Islam A, Glomski C, Henderson ES: Bone lining (endosteal) cells and hematopoiesis: A light microscopic study of normal and pathologic human bone marrow in plastic-embedded sections. *Anat Rec* 227:300, 1990.
158. Ellis SL, Nilsson SK: The location and cellular composition of the hemopoietic stem cell niche. *Cytotherapy* 14:135, 2012.
159. Keating A: Mesenchymal stromal cells. *Curr Opin Hematol* 13:419, 2006.
160. Dazzi F, Horwood NJ: Potential of mesenchymal stem cell therapy. *Curr Opin Oncol* 19:650, 2007.
161. Lok S, Kaushansky K, Holly RD, et al: Cloning and expression of murine thrombopoietin cDNA and stimulation of platelet production *in vivo*. *Nature* 369:565, 1994.
162. McCarty JM, Sprugel KH, Fox NE, et al: Murine thrombopoietin mRNA levels are modulated by platelet count. *Blood* 86:3668, 1995.
163. Sungaran R, Markovic B, Chong BH: Localization and regulation of thrombopoietin mRNa expression in human kidney, liver, bone marrow, and spleen using *in situ* hybridization. *Blood* 89:101, 1997.
164. Solanilla A, Dechanet J, El Andaloussi A, et al: CD40-ligand stimulates myelopoiesis by regulating flt3-ligand and thrombopoietin production in bone marrow stromal cells. *Blood* 95:3758, 2000.
165. Quirici N, Soligo D, Caneva L, et al: Differentiation and expansion of endothelial cells from human bone marrow CD133(+) cells. *Br J Haematol* 115:186, 2001.
166. Yanai N, Sekine C, Yagita H, et al: Roles for integrin very late activation antigen-4 in stroma-dependent erythropoiesis. *Blood* 83:2844, 1994.
167. Jung Y, Wang J, Song J, et al: Annexin II expressed by osteoblasts and endothelial cells regulates stem cell adhesion, homing, and engraftment following transplantation. *Blood* 110:82, 2007.
168. Scott LM PG, Koni P, Papayannopoulou T: Adult mice with conditional VCAM-1 ablation show altered hemopoietic progenitor biodistribution, homing and regeneration patterns. *Blood* 102, 2003.
169. Carstanjen D, Ulbricht N, Iacone A, et al: Matrix metalloproteinase-9 (gelatinase B) is elevated during mobilization of peripheral blood progenitor cells by G-CSF. *Transfusion* 42:588, 2002.
170. Yamazaki K, Allen TD: Ultrastructural morphometric study of efferent nerve terminals on murine bone marrow stromal cells, and the recognition of a novel anatomical unit: the "neuro-reticular complex" *Am J AnatJ Anat* 187:261, 1990.
171. Méndez-Ferrer S, Michurina TV, Ferraro F, et al: Mesenchymal and hematopoietic stem cells form a unique bone marrow niche. *Nature* 466:829, 2010.
172. Lucas D, Scheiermann C, Chow A, et al: Chemotherapy-induced bone marrow nerve injury impairs hematopoietic regeneration. *Nat Med* 19:695, 2013.
173. Yuzawa S, Opatowsky Y, Zhang Z, et al: Structural basis for activation of the receptor tyrosine kinase kit by stem cell factor. *Cell* 130:323, 2007.
174. Liang J, Wu YL, Chen BJ, et al: The c-kit receptor-mediated signal transduction and tumor-related diseases. *Int J Biol Sci* 9:435, 2013.
175. Li CL, Johnson GR: Stem-cell factor enhances the survival but not the self-renewal of murine hematopoietic long-term repopulating cells. *Blood* 84:408, 1994.
176. Bernstein ID, Andrews RG, Zsebo KM: Recombinant human stem-cell factor enhances the formation of colonies by CD34+ and CD34+Lin cells, and the generation of colony-forming cell progeny from CD34+Lin cells cultured with interleukin-3, granulocyte colony-stimulating factor, or granulocyte-macrophage colony-stimulating factor. *Blood* 77:2316, 1991.
177. Brandt J, Briddell RA, Srour EF, et al: Role of c-Kit ligand in the expansion of human hematopoietic progenitor cells. *Blood* 79:634, 1992.
178. Ariyama Y, Misawa S, Sonoda Y: Synergistic effects of stem-cell factor and interleukin-6 or interleukin-11 on the expansion of murine hematopoietic progenitors in liquid suspension-culture. *Stem Cells* 13:404, 1995.
179. Kent D, Copley M, Benz C, et al: Regulation of hematopoietic stem cells by the steel factor/KIT signaling pathway. *Clin Cancer Res* 14:1926, 2008.
180. Wu H, Klingmuller U, Acurio A, et al: Functional interaction of erythropoietin and stem cell factor receptors is essential for erythroid colony formation. *Proc Natl Acad Sci U S A* 94:1806, 1997.
181. Lyman SD, James L, Johnson L, et al: Cloning of the human homolog of the murine Flt3 ligand—A growth factor for early hematopoietic progenitor cells. *Blood* 83:2795, 1994.
182. Rosnet O, Schiff C, Pebusque MJ, et al: Human Flt3/Flk2 gene—CDNA cloning and expression in hematopoietic cells. *Blood* 82:1110, 1993.
183. Parcells BW, Ikeda AK, Simms-Waldrip T, et al: FMS-like tyrosine kinase 3 in normal hematopoiesis and acute myeloid leukemia. *Stem Cells* 24:1174, 2006.
184. Thiede C, Steudel C, Mohr B, et al: Analysis of FLT3-activating mutations in 979 patients with acute myelogenous leukemia: Association with FAB subtypes and identification of subgroups with poor prognosis. *Blood* 99:4326, 2002.
185. Zwaan CM, Meshinchi S, Radich JP, et al: FLT3 internal tandem duplication in 234 children with acute myeloid leukemia: Prognostic significance and relation to cellular drug resistance. *Blood* 102:2387, 2003.
186. O'Farrell AM, Foran JM, Fiedler W, et al: An innovative phase I clinical study demonstrates inhibition of FLT3 phosphorylation by SU11248 in acute myeloid leukemia patients. *Clin Cancer Res* 9:5465, 2003.
187. Lyman SD, James L, Vanden Bos T, et al: Molecular cloning of a ligand for the flt3/flk-2 tyrosine kinase receptor: A proliferative factor for primitive hematopoietic cells. *Cell* 75:1157, 1993.
188. Lyman SD, James L, Escobar S, et al: Identification of soluble and membrane-bound isoforms of the murine flt3 ligand generated by alternative splicing of mRNAs. *Oncogene* 10:149, 1995.
189. Lyman SD, Seaberg M, Hanna R, et al: Plasma/serum levels of flt3 ligand are low in normal individuals and highly elevated in patients with Fanconi anemia and acquired aplastic anemia. *Blood* 86:4091, 1995.
190. Mackarehtschian K, Hardin JD, Moore KA, et al: Targeted disruption of the flk2/flt3 gene leads to deficiencies in primitive hematopoietic progenitors. *Immunity* 3:147, 1995.
191. Rasko JE, Metcalf D, Rossner MT, et al: The flt3/flk-2 ligand: Receptor distribution and action on murine haemopoietic cell survival and proliferation. *Leukemia* 9:2058, 1995.
192. Robinson S, Mosley RL, Parajuli P, et al: Comparison of the hematopoietic activity of flt-3 ligand and granulocyte-macrophage colony-stimulating factor acting alone or in combination. *J Hematother Stem Cell Res* 9:711, 2000.
193. Kobayashi M, Laver JH, Kato T, et al: Thrombopoietin supports proliferation of human primitive hematopoietic cells in synergy with steel factor and/or interleukin-3. *Blood* 88:429, 1996.
194. Piacibello W, Sanavio F, Garetto L, et al: Extensive amplification and self-renewal of human primitive hematopoietic stem cells from cord blood. *Blood* 89:2644, 1997.
195. Namikawa R, Muench MO, de Vries JE, et al: The FLK2/FLT3 ligand synergizes with interleukin-7 in promoting stromal-cell-independent expansion and differentiation of human fetal pro-B cells *in vitro*. *Blood* 87:1881, 1996.
196. Strobl H, Bello-Fernandez C, Riedl E, et al: Flt3 ligand in cooperation with transforming growth factor-beta1 potentiates *in vitro* development of Langerhans-type dendritic cells and allows single-cell dendritic cell cluster formation under serum-free conditions. *Blood* 90:1425, 1997.
197. Kaushansky K: Thrombopoietin: The primary regulator of platelet production. *Blood* 86:419, 1995.
198. Qian S, Fu F, Li W, et al: Primary role of the liver in thrombopoietin production shown by tissue-specific knockout. *Blood* 92:2189, 1998.
199. Kaushansky K: Thrombopoietin. *N Engl J Med* 339:746, 1998.
200. Sitnicka E, Lin N, Priestley GV, et al: The effect of thrombopoietin on the proliferation and differentiation of murine hematopoietic stem cells. *Blood* 87:4998, 1996.
201. Kobayashi M, Laver JH, Kato T, et al: Recombinant human thrombopoietin (Mpl ligand) enhances proliferation of erythroid progenitors. *Blood* 86:2494, 1995.
202. Kaushansky K, Broudy VC, Grossmann A, et al: Thrombopoietin expands erythroid progenitors, increases red cell production, and enhances erythroid recovery after myelosuppressive therapy. *J Clin Invest* 96:1683, 1995.
203. Akahori H, Shibuya K, Obuchi M, et al: Effect of recombinant human thrombopoietin in nonhuman primates with chemotherapy-induced thrombocytopenia. *Br J Haematol* 94:722, 1996.
204. Neelis KJ, Hartong SC, Egeland T, et al: The efficacy of single-dose administration of thrombopoietin with coadministration of either granulocyte/macrophage or granulocyte colony-stimulating factor in myelosuppressed rhesus monkeys. *Blood* 90:2565, 1997.
205. Farese AM, Hunt P, Grab LB, et al: Combined administration of recombinant human megakaryocyte growth and development factor and granulocyte colony-stimulating factor enhances multilineage hematopoietic reconstitution in nonhuman primates after

radiation-induced marrow aplasia. *J Clin Invest* 97:2145, 1996.

206. Alexander WS, Roberts AW, Nicola NA, et al: Deficiencies in progenitor cells of multiple hematopoietic lineages and defective megakaryocytopoiesis in mice lacking the thrombopoietic receptor c-Mpl. *Blood* 87:2162, 1996.

207. Yagi M, Ritchie KA, Sitnicka E, et al: Sustained *ex vivo* expansion of hematopoietic stem cells mediated by thrombopoietin. *Proc Natl Acad Sci U S A* 96:8126, 1999.

208. Broxmeyer HE, Kohli L, Kim CH, et al: Stromal cell-derived factor-1/CXCL12 directly enhances survival/antiapoptosis of myeloid progenitor cells through CXCR4 and G(alpha)i proteins and enhances engraftment of competitive, repopulating stem cells. *J Leukoc Biol* 73:630, 2003.

209. Lee Y, Gotoh A, Kwon H-J, et al: Enhancement of intracellular signaling associated with hematopoietic progenitor cell survival in response to SDF-1/CXCL12 in synergy with other cytokines. *Blood* 99:4307, 2002.

210. Ellisen LW, Bird J, West DC, et al: TAN-1, the human homolog of the *Drosophila* notch gene, is broken by chromosomal translocations in T lymphoblastic neoplasms. *Cell* 66(4):649, 1991.

211. Milner LA, Kopan R, Martin DI, Bernstein ID: A human homologue of the *Drosophila* developmental gene, Notch, is expressed in CD34+ hematopoietic precursors. *Blood* 83:2057, 1994.

212. Karanu FN, Murdoch B, Gallacher L, et al: The notch ligand jagged-1 represents a novel growth factor of human hematopoietic stem cells. *J Exp Med* 192:1365, 2000.

213. Karanu FN, Murdoch B, Miyabayashi T, et al: Human homologues of Delta-1 and Delta-4 function as mitogenic regulators of primitive human hematopoietic cells. *Blood* 97:1960, 2001.

214. Varnum-Finney B, Brashem-Stein C, Bernstein ID: Combined effects of Notch signaling and cytokines induce a multiple log increase in precursors with lymphoid and myeloid reconstituting ability. *Blood* 101:1784, 2003.

215. Austin TW, Solar GP, Ziegler FC, et al: A role for the Wnt gene family in hematopoiesis: Expansion of multilineage progenitor cells. *Blood* 89:3624, 1997.

216. Willert K, Brown JD, Danenberg E, et al: Wnt proteins are lipid-modified and can act as stem cell growth factors. *Nature* 423:448, 2003.

217. Reya T, Duncan AW, Ailles L, et al: A role for Wnt signaling in self-renewal of hematopoietic stem cells. *Nature* 423:409, 2003.

218. Van Den Berg DJ, Sharma AK, Bruno E, Hoffman R: Role of members of the Wnt gene family in human hematopoiesis. *Blood* 92:3189, 1998.

219. Shi Y, Massague J: Mechanisms of TGF-beta signaling from cell membrane to the nucleus. *Cell* 113:685, 2003.

220. Sitnicka E, Ruscetti FW, Priestley GV, et al: Transforming growth factor beta 1 directly and reversibly inhibits the initial cell divisions of long-term repopulating hematopoietic stem cells. *Blood* 88:82, 1996.

221. Batard P, Monier MN, Fortunel N, et al: TGF-(beta)1 maintains hematopoietic immaturity by a reversible negative control of cell cycle and induces CD34 antigen up-modulation. *J Cell Sci* 113(Pt 3):383, 2000.

222. Larsson J, Blank U, Helgadottir H, et al: TGF-beta signaling-deficient hematopoietic stem cells have normal self-renewal and regenerative ability *in vivo* despite increased proliferative capacity *in vitro*. *Blood* 102:3129, 2003.

223. Larsson J, Karlsson S: The role of Smad signaling in hematopoiesis. *Oncogene* 29:5676, 2005.

224. Blank U, Karlsson G, Moody JL, et al: Smad7 promotes self-renewal of hematopoietic stem cells *in vivo*. *Blood* 108:4246, 2006.

225. Karlsson G, Blank U, Moody JL, et al: Smad4 is critical for self-renewal of hematopoietic stem cells. *J Exp Med* 204:467, 2007.

226. Lengerke C, Schmitt S, Bowman TV, et al: BMP and Wnt specify hematopoietic fate by activation of the Cdx-Hox pathway. *Cell Stem Cell* 2:72, 2008.

227. Timm A, Grosschedl R: Wnt signaling in lymphopoiesis. *Curr Top Microbiol Immunol* 290:225, 2005.

228. Ross S, Hill CS: How the Smads regulate transcription. *Int J Biochem Cell Biol* 40:383, 2008.

229. Krosl G, He G, Lefrancois M, et al: Transcription factor SCL is required for c-kit expression and c-Kit function in hemopoietic cells. *J Exp Med* 188:439, 1998.

230. Kirito K, Fox N, Kaushansky K: Thrombopoietin stimulates Hoxb4 expression: An explanation for the favorable effects of TPO on hematopoietic stem cells. *Blood* 102:3172, 2003.

231. Kirito K, Fox N, Kaushansky K: Thrombopoietin (TPO) induces the nuclear translocation of HoxA9 in hematopoietic stem cells (HSC): A potential explanation for the favorable effects of TPO on HSCs. *Mol Cell Biol* 24:6751, 2004.

232. Tong W, Lodish HF: Lnk inhibits Tpo-mpl signaling and Tpo-mediated megakaryocytopoiesis. *J Exp Med* 200:569, 2004.

233. Tong W, Zhang J, Lodish HF: Lnk inhibits erythropoiesis and EPO-dependent JAK2 activation and downstream signaling pathways. *Blood* 105:4604, 2005.

234. Takaki S, Sauer K, Iritani BM, et al: Control of B cell production by the adaptor protein lnk: Definition of a conserved family of signal-modulating proteins. *Immunity* 13:599, 2000.

235. Seita J, Ema H, Ooehara J, et al: Lnk negatively regulates self-renewal of hematopoietic stem cells by modifying thrombopoietin-mediated signal transduction. *Proc Natl Acad Sci U S A* 104:2349, 2007.

236. Buza-Vidas N, Antonchuk J, Qian H, et al: Cytokines regulate postnatal hematopoietic stem cell expansion: opposing roles of thrombopoietin and LNK. *Genes Dev* 20:2018, 2006.

237. Schick PK, Wojenski CM, Bennett VD, et al: The synthesis and localization of alternatively spliced fibronectin EIIIB in resting and thrombin-treated megakaryocytes. *Blood* 87:1817, 1996.

238. Prosper F, Stroncek D, McCarthy JB, et al: Mobilization and homing of peripheral blood progenitors is related to reversible downregulation of alpha4 beta1 integrin expression and function. *J Clin Invest* 101:2456, 1998.

239. Dao MA, Hashino K, Kato I, et al: Adhesion to fibronectin maintains regenerative capacity during *ex vivo* culture and transduction of human hematopoietic stem and progenitor cells. *Blood* 92:4612, 1998.

240. Yokota T, Oritani K, Mitsui H, et al: Growth-supporting activities of fibronectin on hematopoietic stem/progenitor cells *in vitro* and *in vivo*: Structural requirement for fibronectin activities of CS1 and cell-binding domains. *Blood* 91:3263, 1998.

241. Bhatia R, Williams AD, Munthe HA: Contact with fibronectin enhances preservation of normal but not chronic myelogenous leukemia primitive hematopoietic progenitors. *Exp Hematol* 30:324, 2002.

242. Liu S, Kiosses WB, Rose DM, et al: A fragment of paxillin binds the alpha 4 integrin cytoplasmic domain (tail) and selectively inhibits alpha 4-mediated cell migration. *J Biol Chem* 277:20887, 2002.

243. Sarkar S, Svoboda M, de Beaumont R, et al: The role of Aktand RAFTK in beta1 integrin mediated survival of precursor B-acute lymphoblastic leukemia cells. *Leuk Lymphoma* 43:1663, 2002.

244. Zhao J, Bian ZC, Yee K, et al: Identification of transcription factor KLF8 as a downstream target of focal adhesion kinase in its regulation of cyclin D1 and cell cycle progression. *Mol Cell* 11:1503, 2003.

245. Schlaepfer DD, Hunter T: Focal adhesion kinase overexpression enhances ras-dependent integrin signaling to ERK2/mitogen-activated protein kinase through interactions with and activation of c-Src. *J Biol Chem* 272:13189, 1997.

246. Legras S, Levesque JP, Charrad R, et al: CD44-mediated adhesiveness of human hematopoietic progenitors to hyaluronan is modulated by cytokines. *Blood* 89:1905, 1997.

247. Bendall LJ, James A, Zannettino A, et al: A novel CD44 antibody identifies an epitope that is aberrantly expressed on acute lymphoblastic leukaemia cells. *Immunol Cell Biol* 81:311, 2003.

248. Bendall LJ, Kirkness J, Hutchinson A, et al: Antibodies to CD44 enhance adhesion of normal CD34+ cells and acute myeloblastic but not lymphoblastic leukaemia cells to bone marrow stroma. *Br J Haematol* 98:828, 1997.

249. Pilarski LM, Pruski E, Wizniak J, et al: Potential role for hyaluronan and the hyaluronan receptor RHAMM in mobilization and trafficking of hematopoietic progenitor cells. *Blood* 93:2918, 1999.

250. Nilsson SK, Haylock DN, Johnston HM, et al: Hyaluronan is synthesized by primitive hemopoietic cells, participates in their lodgment at the endosteum following transplantation, and is involved in the regulation of their proliferation and differentiation *in vitro*. *Blood* 101:856, 2003.

251. Gupta P, Oegema TR Jr, Brazil JJ, et al: Structurally specific heparan sulfates support primitive human hematopoiesis by formation of a multimolecular stem cell niche. *Blood* 92:4641, 1998.

252. Klein G, Beck S, Muller CA: Tenascin is a cytoadhesive extracellular matrix component of the human hematopoietic microenvironment. *J Cell Biol* 123:1027, 1993.

253. Seiffert M, Beck SC, Schermutzki F, et al: Mitogenic and adhesive effects of tenascin-C on human hematopoietic cells are mediated by various functional domains. *Matrix Biol* 17:47, 1998.

254. Ohta M, Sakai T, Saga Y, et al: Suppression of hematopoietic activity in tenascin-C-deficient mice. *Blood* 91:4074, 1998.

255. Siler U, Seiffert M, Puch S, et al: Characterization and functional analysis of laminin isoforms in human bone marrow. *Blood* 96:4194, 2000.

256. Gu Y, Sorokin L, Durbeej M, et al: Characterization of bone marrow laminins and identification of alpha5-containing laminins as adhesive proteins for multipotent hematopoietic FDCP-Mix cells. *Blood* 93:2533, 1999.

257. Siler U, Rousselle P, Muller CA, et al: Laminin gamma2 chain as a stromal cell marker of the human bone marrow microenvironment. *Br J Haematol* 119:212, 2002.

258. Landowski TH, Dratz EA, Starkey JR: Studies of the structure of the metastasis-associated 67 kDa laminin binding protein: Fatty acid acylation and evidence supporting dimerization of the 32 kDa gene product to form the mature protein. *Biochemistry* 34:11276, 1995.

259. Ardini E, Tagliabue E, Magnifico A, et al: Co-regulation and physical association of the 67-kDa monomeric laminin receptor and the alpha6beta4 integrin. *J Biol Chem* 272:2342, 1997.

260. Gu YC, Kortesmaa J, Tryggvason K, et al: Laminin isoform-specific promotion of adhesion and migration of human bone marrow progenitor cells. *Blood* 101:877, 2003.

261. Chen J, Carcamo JM, Borquez-Ojeda O, et al: The laminin receptor modulates granulocyte-macrophage colony-stimulating factor receptor complex formation and modulates its signaling. *Proc Natl Acad Sci U S A* 100:14000, 2003.

262. Klein G, Muller CA, Tillet E, et al: Collagen type VI in the human bone marrow microenvironment: A strong cytoadhesive component. *Blood* 86:1740, 1995.

263. Ergen AV, Boles NC, Goodell MA: Rantes/Ccl5 influences hematopoietic stem cell subtypes and causes myeloid skewing. *Blood* 119:2500, 2012.

264. Metcalf D: Lineage commitment and maturation in hematopoietic cells: The case for extrinsic regulation. *Blood* 92:345; discussion 352, 1998.

265. Enver T, Heyworth CM, Dexter TM: Do stem cells play dice? *Blood* 92:348; discussion 352, 1998.

266. Souabni A, Cobaleda C, Schebesta M, et al: Pax5 promotes B lymphopoiesis and blocks T cell development by repressing Notch1. *Immunity* 17:781, 2002.

267. Georgopoulos K, Moore DD, Derfler B: Ikaros, an early lymphoid-specific transcription factor and a putative mediator for T cell commitment. *Science* 258:808, 1992.

268. Hromas R, Orazi A, Neiman RS, et al: Hematopoietic lineage- and stage-restricted expression of the ETS oncogene family member PU.1. *Blood* 82:2998, 1993.

269. Hohaus S, Petrovick MS, Voso MT, et al: PU.1 (Spi-1) and C/EBP alpha regulate expression of the granulocyte-macrophage colony-stimulating factor receptor alpha gene. *Mol Cell Biol* 15:5830, 1995.

270. Martin DI, Zon LI, Mutter G, et al: Expression of an erythroid transcription factor in megakaryocytic and mast cell lineages. *Nature* 344:444, 1990.

271. Hart A, Melet F, Grossfeld P, et al: Fli-1 is required for murine vascular and megakaryocytic development and is hemizygously deleted in patients with thrombocytopenia. *Immunity* 13:167, 2000.

272. Gombart AF, Kwok SH, Anderson KL, et al: Regulation of neutrophil and eosinophil secondary granule gene expression by transcription factors C/EBP epsilon and PU.1. *Blood* 101:3265, 2003.

273. Enver T: B-cell commitment: Pax5 is the deciding factor. *Curr Biol* 9:R933, 1999.

274. Zhang DE, Zhang P, Wang ND, et al: Absence of granulocyte colony-stimulating factor signaling and neutrophil development in CCAAT enhancer binding protein alpha-deficient mice. *Proc Natl Acad Sci U S A* 94:569, 1997.

275. Cammenga J, Mulloy JC, Berguido FJ, et al: Induction of C/EBPalpha activity alters gene expression and differentiation of human CD34+ cells. *Blood* 101:2206, 2003.

276. Fairbairn LJ, Cowling GJ, Reipert BM, et al: Suppression of apoptosis allows differentiation and development of a multipotent hemopoietic cell line in the absence of added growth factors. *Cell* 74:823, 1993.

277. Nerlov C, Querfurth E, Kulessa H, et al: GATA-1 interacts with the myeloid PU.1 transcription factor and represses PU.1-dependent transcription. *Blood* 95:2543, 2000.

278. Zhang P, Zhang X, Iwama A, et al: PU.1 inhibits GATA-1 function and erythroid differentiation by blocking GATA-1 DNA binding. *Blood* 96:2641, 2000.

279. Kondo M, Scherer DC, Miyamoto T, et al: Cell-fate conversion of lymphoid-committed progenitors by instructive actions of cytokines. *Nature* 407:383, 2000.

280. Metcalf D: Lineage commitment in the progeny of murine hematopoietic preprogenitor cells: Influence of thrombopoietin and interleukin 5. *Proc Natl Acad Sci U S A* 95:6408, 1998.

281. Barroga C, Pham H, Kaushansky K: Thrombopoietin regulates c-myb expression by modulating microRNA (miR)150 expression. *Exp Hematol* 36:1585, 2008.

282. de Laval B, Pawlikowska P, Petit-Cocault L, et al: Thrombopoietin-increased DNA-P-K-dependent DNA repair limits hematopoietic stem and progenitor cell mutagenesis in response to DNA damage. *Cell Stem Cell* 12:37, 2013.

283. Zimdahl B, Ito T, Blevins A, et al: Lis1 regulates asymmetric division in hematopoietic stem cells and in leukemia. *Nat Genet* 46:245, 2014.

284. Thorsteinsdottir U, Sauvageau G, Humphries RK: Enhanced *in vivo* regenerative potential of HOXB4-transduced hematopoietic stem cells with regulation of their pool size. *Blood* 94:2605, 1999.

285. Iscove NN, Nawa K: Hematopoietic stem cells expand during serial transplantation *in vivo* without apparent exhaustion. *Curr Biol* 7:805, 1997.

286. Wilpshaar J, Bhatia M, Kanhai HH, et al: Engraftment potential of human fetal hematopoietic cells in NOD/SCID mice is not restricted to mitotically quiescent cells. *Blood* 100:120, 2002.

287. Czechowicz A, Kraft D, Weissman IL, Bhattacharya D: Efficient transplantation via antibody-based clearance of hematopoietic stem cell niches. *Science* 318:1296, 2007.

288. Fuchs E, Tumbar T, Guasch G: Socializing with the neighbors: Stem cells and their niche. *Cell* 116:769, 2004.

289. Mezey E, Chandross KJ, Harta G, et al: Turning blood into brain: Cells bearing neuronal antigens generated *in vivo* from bone marrow. *Science* 290:1779, 2000.

290. Brazelton TR, Rossi FM, Keshet GI, et al: From marrow to brain: Expression of neuronal phenotypes in adult mice. *Science* 290:1775, 2000.

291. Lagasse E, Connors H, Al-Dhalimy M, et al: Purified hematopoietic stem cells can differentiate into hepatocytes *in vivo*. *Nat Med* 6:1229, 2000.

292. Alison MR, Poulsom R, Jeffery R, et al: Hepatocytes from non-hepatic adult stem cells. *Nature* 406:257, 2000.

293. Ferrari G, Cusella-De Angelis G, Coletta M, et al: Muscle regeneration by bone marrow-derived myogenic progenitors. *Science* 279:1528, 1998.

294. Orlic D, Kajstura J, Chimenti S, et al: Bone marrow cells regenerate infarcted myocardium. *Nature* 410:701, 2001.

295. Jiang Y, Jahagirdar BN, Reinhardt RL, et al: Pluripotency of mesenchymal stem cells derived from adult marrow. *Nature* 418:41, 2002.

296. Ying QL, Nichols J, Evans EP, et al: Changing potency by spontaneous fusion. *Nature* 416:545, 2002.

297. Terada N, Hamazaki T, Oka M, et al: Bone marrow cells adopt the phenotype of other cells by spontaneous cell fusion. *Nature* 416:542, 2002.

298. Galy A, Travis M, Cen D, et al: Human T, B, natural killer, and dendritic cells arise from a common bone marrow progenitor cell subset. *Immunity* 3:459, 1995.

299. von Freeden-Jeffry U, Vieira P, Lucian LA, et al: Lymphopenia in interleukin (IL)-7 gene-deleted mice identifies IL-7 as a nonredundant cytokine. *J Exp Med* 181:1519, 1995.

300. Terskikh AV, Miyamoto T, Chang C, et al: Gene expression analysis of purified hematopoietic stem cells and committed progenitors. *Blood* 102:94, 2003.

301. Ikawa T, Kawamoto H, Fujimoto S, et al: Commitment of common T/natural killer (NK) progenitors to unipotent T and NK progenitors in the murine fetal thymus revealed by a single progenitor assay. *J Exp Med* 190:1617, 1999.

302. Massari ME, Murre C: Helix-loop-helix proteins: Regulators of transcription in eucaryotic organisms. *Mol Cell Biol* 20:429, 2000.

303. Sawada S, Littman DR: A heterodimer of HEB and an E12-related protein interacts with the CD4 enhancer and regulates its activity in T-cell lines. *Mol Cell Biol* 13:5620, 1993.

304. Takeuchi A, Yamasaki S, Takase K, et al: E2A and HEB activate the pre-TCR alpha promoter during immature T cell development. *J Immunol* 167:2157, 2001.

305. Bain G, Romanow WJ, Albers K, et al: Positive and negative regulation of V(D)J recombination by the E2A proteins. *J Exp Med* 189:289, 1999.

306. Norton JD: ID helix-loop-helix proteins in cell growth, differentiation and tumorigenesis. *J Cell Sci* 113 Pt 22:3897, 2000.

307. Yokota Y, Mansouri A, Mori S, et al: Development of peripheral lymphoid organs and natural killer cells depends on the helix-loop-helix inhibitor Id2. *Nature* 397:702, 1999.

308. Heemskerk MH, Blom B, Nolan G, et al: Inhibition of T cell and promotion of natural killer cell development by the dominant negative helix loop helix factor Id3. *J Exp Med* 186:1597, 1997.

309. Pui JC, Allman D, Xu L, et al: Notch1 expression in early lymphopoiesis influences B versus T lineage determination. *Immunity* 11:299, 1999.

310. Allman D, Karnell FG, Punt JA, et al: Separation of Notch1 promoted lineage commitment and expansion/transformation in developing T cells. *J Exp Med* 194:99, 2001.

311. Denis KA, Witte ON: *In vitro* development of B lymphocytes from long-term cultured precursor cells. *Proc Natl Acad Sci U S A* 83:441, 1986.

312. Takatsu K: Cytokines involved in B-cell differentiation and their sites of action. *Proc Soc Exp Biol Med* 215:121, 1997.

313. Namen AE, Lupton S, Hjerrild K, et al: Stimulation of B-cell progenitors by cloned murine interleukin-7. *Nature* 333:571, 1988.

314. Gibson LF, Piktel D, Landreth KS: Insulin-like growth factor-1 potentiates expansion of interleukin-7-dependent pro-B cells. *Blood* 82:3005, 1993.

315. Nagasawa T, Kikutani H, Kishimoto T: Molecular cloning and structure of a pre-B-cell growth-stimulating factor. *Proc Natl Acad Sci U S A* 91:2305, 1994.

316. McNiece IK, Langley KE, Zsebo KM: The role of recombinant stem cell factor in early B cell development. Synergistic interaction with IL-7. *J Immunol* 146:3785, 1991.

317. Gongora R, Stephan RP, Zhang Z, et al: An essential role for Daxx in the inhibition of B lymphopoiesis by type I interferons. *Immunity* 14:727, 2001.

318. Yoshikawa H, Nakajima Y, Tasaka K: IFN-gamma induces the apoptosis of WEHI 279 and normal pre-B cell lines by expressing direct inhibitor of apoptosis protein binding protein with low pI. *J Immunol* 167:2487, 2001.

319. Mitchell PL, Clutterbuck RD, Powles RL, et al: Interleukin-4 enhances the survival of severe combined immunodeficient mice engrafted with human B-cell precursor leukemia. *Blood* 87:4797, 1996.

320. Lee G, Namen AE, Gillis S, et al: Normal B cell precursors responsive to recombinant murine IL-7 and inhibition of IL-7 activity by transforming growth factor-beta. *J Immunol* 142:3875, 1989.

321. Bain G, Maandag EC, Izon DJ, et al: E2A proteins are required for proper B cell development and initiation of immunoglobulin gene rearrangements. *Cell* 79:885, 1994.

322. Bain G, Robanus Maandag EC, te Riele HP, et al: Both E12 and E47 allow commitment to the B cell lineage. *Immunity* 6:145, 1997.

323. Kee BL, Quong MW, Murre C: E2A proteins: Essential regulators at multiple stages of B-cell development. *Immunol Rev* 175:138, 2000.

324. Iscove NN, Sieber F: Erythroid progenitors in mouse bone marrow detected by macroscopic colony formation in culture. *Exp Hematol* 3:32, 1975.

325. Clarke BJ, Housman D: Characterization of an erythroid precursor cell of high proliferative capacity in normal human peripheral blood. *Proc Natl Acad Sci U S A* 74:1105, 1977.

326. Long MW, Heffner CH, Williams JL, et al: Regulation of megakaryocyte phenotype in human erythroleukemia cells. *J Clin Invest* 85:1072, 1990.

327. McDonald TP, Sullivan PS: Megakaryocytic and erythrocytic cell lines share a common precursor cell. *Exp Hematol* 21:1316, 1993.

328. Nakahata T, Okumura N: Cell surface antigen expression in human erythroid progenitors: Erythroid and megakaryocytic markers. *Leuk Lymphoma* 13:401, 1994.

329. Hodohara K, Fujii N, Yamamoto N, et al: Stromal cell-derived factor-1 (SDF-1) acts together with thrombopoietin to enhance the development of megakaryocytic progenitor cells (CFU-MK). *Blood* 95:769, 2000.

330. Sawada K, Krantz SB, Dai CH, et al: Purification of human blood burst-forming units-erythroid and demonstration of the evolution of erythropoietin receptors. *J Cell Physiol* 142:219, 1990.

331. Sporn LA, Chavin SI, Marder VJ, et al: Biosynthesis of von Willebrand protein by human megakaryocytes. *J Clin Invest* 76:1102, 1985.

332. Pevny L, Simon MC, Robertson E, et al: Erythroid differentiation in chimaeric mice blocked by a targeted mutation in the gene for transcription factor GATA-1. *Nature* 349:257, 1991.

333. Shivdasani RA, Fujiwara Y, McDevitt MA, et al: A lineage-selective knockout establishes the critical role of transcription factor GATA-1 in megakaryocyte growth and platelet development. *EMBO J* 16:3965, 1997.

334. Tsang AP, Visvader JE, Turner CA, et al: FOG, a multitype zinc finger protein, acts as a cofactor for transcription factor GATA-1 in erythroid and megakaryocytic differentiation. *Cell* 90:109, 1997.

335. Nichols KE, Crispino JD, Poncz M, et al: Familial dyserythropoietic anaemia and thrombocytopenia due to an inherited mutation in GATA1. *Nat Genet* 24:266, 2000.

336. Doubeikovski A, Uzan G, Doubeikovski Z, et al: Thrombopoietin-induced expression of the glycoprotein IIb gene involves the transcription factor PU.1/Spi-1 in UT7-Mpl cells. *J Biol Chem* 272:24300, 1997.

337. Athanasiou M, Clausen PA, Mavrothalassitis GJ, et al: Increased expression of the ETS-related transcription factor FLI-1/ERGB correlates with and can induce the megakaryocytic phenotype. *Cell Growth Differ* 7:1525, 1996.

338. Giles F, Estey E, O'Brien S: Gemtuzumab ozogamicin in the treatment of acute myeloid leukemia. *Cancer* 98:2095, 2003.

339. Pagano L, Fianchi L, Caira M, Rutella S, Leone G: The role of gemtuzumab ozogamicin in the treatment of acute myeloid leukemia patients. *Oncogene* 26:3679, 2007.

340. Stasi R: Gemtuzumab ozogamicin: an anti-CD33 immunoconjugate for the treatment of acute myeloid leukaemia. *Expert Opin Biol Ther* 8:527, 2008.

341. Khanna-Gupta A, Zibello T, Sun H, et al: C/EBP epsilon mediates myeloid differentiation and is regulated by the CCAAT displacement protein (CDP/cut). *Proc Natl Acad Sci U S A* 98:8000, 2001.

342. Dahl R, Walsh JC, Lancki D, et al: Regulation of macrophage and neutrophil cell fates by the PU.1:C/EBPalpha ratio and granulocyte colony-stimulating factor. *Nat Immunol* 4:1029, 2003.

第 19 章
炎症反应

Jeffrey S. Warren and Peter A. Ward

摘要

急性炎症反应表现为局部快速而短暂的血流量增加、毛细血管通透性增高,各种类型的白细胞随后聚集至炎症部位。急性炎症可继发慢性炎症及一系列组织修复过程(例如血管生成、产生细胞外基质、实质再生和瘢痕形成)。炎症部位早期血流动力学改变产生低剪切力状况,使边缘池的白细胞能以低亲和力选择素介导的滚动方式与血管内皮细胞相互作用。在局部产生的可溶性和细胞表面介质的作用下,内皮细胞和滚动的白细胞被激活,先后表达

简写和缩略词

ADAM,解离素金属蛋白酶(a disintegrin and metalloproteinase);BPI,杀菌/渗透性增高蛋白(bactericidal/permeability-increasing protein);CAP37,阳离子抗菌蛋白(cationic antimicrobial protein);DARC,Duffy 抗原趋化因子受体(Duffy antigen receptor for chemokines);CD,分化簇(cluster of differentiation);eNOS,内皮细胞一氧化氮合成酶(endothelial nitric oxide synthase);HEV,高内皮细胞小静脉(high endothelial venules);HPETE,5-过氧化氢甘碳四烯酸(hydroperoxyeicosatetraenoic acid);ICAM,细胞间黏附分子(intercellular adhesion molecule);IFN,干扰素(interferon);Ig,免疫球蛋白(immunoglobulin);IL,白细胞介素(interleukin);iNOS,诱导型一氧化氮合成酶(inducible nitric oxide synthase);LT,白三烯(leukotriene);LTB4/C4/D4/E4,白三烯 B4/C4/D4/E4(leukotriene B4/C4/D4/E4);MASP,甘露聚糖-结合凝集素-相关的丝氨酸蛋白酶(mannan-binding lectin-associated serine protease);MBL,甘露聚糖-结合凝集素(mannan-binding lectin);NADPH,烟酰胺腺嘌呤二核苷酸磷酸(还原型)(nicotinamide adenine dinucleotide phosphate(reduced));NO,一氧化氮(nitric oxide);PAF,血小板激活因子(platelet-activating factor);PARs,蛋白酶活化的受体(proteinase-activated receptors);PNAd,外周淋巴结地址素(peripheral node addressin);PSGL-1,P-选择素糖蛋白配体-1(P-selectin glycoprotein ligand-1);RGD,精氨酸-甘氨酸-天冬氨酸肽序列(arginine-glycine-aspartic acid peptide sequence);TACE,肿瘤坏死因子-α 转化酶(tumor necrosis factor-α converting enzyme);TNF,肿瘤坏死因子(tumor necrosis factor);VCAM,血管细胞黏附分子(vascular cell adhesion molecule);VLA,极晚期抗原(verylate antigen)。

一系列配对互补的黏附分子,包括整合素、选择素和免疫球蛋白超家族成员。白细胞及内皮细胞黏附分子介导白细胞沿趋化因子浓度梯度转移以及从血管腔渗出所必需的高亲和力黏附反应。类似的,由时间调控的可溶性介质和细胞黏附分子协同作用介导随后的以单核细胞和淋巴细胞为主的慢性炎症反应。这一基本模式受诸多表面活性分子及可溶性炎性介质调控。招募的白细胞和炎症局部的细胞均在宿主防御、炎症缓解和组织修复中发挥重要的作用。

● 历史回顾

早在五千年前,人们就认识了急性炎症的标志性临床特征——红、热、肿、痛[1]。18 世纪晚期著名的苏格兰外科医生 John Hunter 发现,炎症反应本身并不是一种疾病,而是机体对多种损伤因素的一种非特异性有益的应答。德国病理学家 Julius Cohnheim 通过显微镜观察透明的活体生物膜标本,推断炎症反应本质上是一种血管现象。19 世纪后期,Eli Metchnikoff 和他的同事描述了吞噬现象。应用活体动物及固定的组织标本的形态学研究转变了我们对炎症反应的认识,形成目前的炎症相关血流动力学变化、"急性"炎症和"慢性"炎症的概念[1,2]。在过去的五十年中,生物化学、组织培养、单克隆抗体制备、重组 DNA 技术、分离细胞及整体动物的遗传操作等现代技术,使我们对炎症反应、炎症的主动消退和组织修复与重建的细胞及分子机制有了更深入的理解。基于这些实验研究以及疾病的"天然实验",如慢性肉芽肿性疾病(参见第 66 章)及白细胞黏附缺乏性疾病(参见第 66 章),使我们能够建立复杂而巧妙的急、慢性炎症模型得以并有望制定各种有效的治疗方案。实际上,众多人类疾病表现为炎症反应缺陷或炎症反应自身的不良效应。

● 炎症的基本特征

虽然炎症被人为地划分为急性或慢性过程,但这种定义很有用。"急性"炎症持续数分钟至数日,表现为明显的局部血流动力学和微血管的改变及白细胞聚集[2,3]。急性炎症反应总是表现为微血管渗漏及中性粒细胞聚集。前述的炎症四大体征可在急性炎症的生理学范畴得到解释。炎症,特别是急性炎症的全身效应是引起我们所熟悉的发热、急性期反应及感觉改变等临床表现的原因。浓毒血症是一种由感染引起的全身性炎症反应综合征。严重的浓毒血症通常伴有急性器官功能紊乱。脓毒性休克是指浓毒血症并发难以恢复的血容量性低血压或高乳酸血症。

慢性炎症反应持续时间长得多,其效应亦变化较大,特征为新生毛细血管生成及炎症局部成纤维细胞增生[2,3]。浸润的细胞主要包括淋巴细胞和单核细胞,但慢性炎症病灶的浸润细胞构成、解剖学分布及发展速度变化大。根据这些变化可将慢性炎症过程进行分类。例如,肉芽肿性炎症是一种慢性过程,以单个核吞噬细胞呈结节性聚集为特征,这些浸润细胞已经"转化"成为所谓的上皮样组织细胞,因为它们看上去类似上皮

细胞。肉芽肿可沿血管分布(如血管中心性肉芽肿)、沿上呼吸道分布(如支气管中心性肉芽肿)或随机分布于整个器官的间质或实质。肉芽肿在形态学上亦存在差异。结核性肉芽肿常含有干酪样坏死区,而结节病样肉芽肿则常由细胞组成,具有纤维化的特征,但通常无坏死区[2]。其他慢性炎症过程以浆细胞或嗜酸性粒细胞浸润为主。与急性炎症损伤典型特征所不同的是,慢性炎症损伤的特殊征象有时可提示其病因(如结核病中的干酪样肉芽肿、寄生虫感染中的富含嗜酸性粒细胞的浸润及病毒性肝炎中的富含浆细胞的浸润)。

　　急、慢性炎症反应均伴有修复过程[2,5]。炎症反应的缓解或终止是修复过程中的一个重要步骤,受复杂调控。修复涉及损坏实质细胞的再生,这些细胞损伤可能是病变本身直接导致的,或者是由炎症反应的"旁观者效应"造成的。修复的特征为新毛细血管生成(血管生成)及成纤维细胞激活产生细胞外基质(如瘢痕组织)。在某些情况下,炎症反应具有自限性(如晒伤),而在其他情况下,炎症反应可能持续数年(如结核性肉芽肿)。损伤因素的持续或清除是影响预后的主要因素——决定了慢性炎症是否持续、完全再生或瘢痕形成。由可溶性的促炎因子、抗炎因子、炎症部位本身的细胞和被招募至炎症部位的细胞组成的复杂网络调控着炎症反应的发生、缓解及组织修复[2,3,5~7]。

　　本章首先论述急性炎症,包括局部血流变化、微血管通透性改变及中性粒细胞渗出[2,3]。除血流动力学变化外,炎症反应还包括内皮细胞激活、低亲和性白细胞-内皮细胞黏附、高亲和力或稳定的白细胞-内皮细胞的黏附反应、白细胞迁移、白细胞激活及随后的炎症反应消退等。白细胞从血管中迁移进入炎症部位或淋巴细胞通过次级淋巴组织进入病原体侵入部位是受严密调控的过程,对于炎症和免疫过程中的宿主防御反应至关重要。炎症反应调控过程的高度复杂性体现在(但不仅限于)产生促进炎症反应的促炎细胞因子(如肿瘤坏死因子α[TNF-α]、白细胞介素1β[IL-1β]、IL-6等),同时又产生抑制炎症反应的抗炎细胞因子(如IL-4、IL-10、IL-11、IL-13、转化生长因子β[TGF-β]、IL-1受体拮抗剂(interleukin 1 receptor antagonist)和其他可溶性细胞因子受体等)(见下文"细胞因子和趋化因子")。炎症反应终止或由急性炎症向伤口愈合及组织修复转化均为受精确调控的过程。炎症反应的"主动"终止的概念,包括趋化因子清除、中性粒细胞凋亡、消退素和保护素的作用以及干扰素γ(IFN-γ)驱动的经典活化M1型巨噬细胞向IL-4/IL-13驱动的选择性活化的M2型巨噬细胞转换等内容将在本章第一部分的最后一小节(M1和M2型巨噬细胞)中介绍。本章中的"炎症反应的调控因子"部分将介绍调控急性和慢性炎症反应及炎症消退的各种可溶性因子和表面活化介质。这些介质包括半衰期较短的活性氧和活性氮中间物及整个调控系统(如补体系统和凝血系统)。许多炎症调控分子已成为抗炎治疗策略的靶标。见"慢性炎症反应和修复"部分。本章提供了一个框架,有助于对炎症基本过程的认识,并加深对炎症调控机制高度复杂和整合本质的理解。

● 急性炎症

血流动力学变化

　　发生在急性炎症反应早期的血流动力学变化包括微动脉舒张和局部微血管通透性增高(图19-1)。许多情况下,微动脉舒张发生在快速而短暂的血管收缩后[2,3]。微动脉舒张导致血流量增加,这是产生急性炎症部位常见的红、热现象的原因。血流量增加及微血管渗透性增高,导致血液浓缩和局部血液黏稠度增高。这些局部的血流动力学改变对于随后发生的白细胞渗出至关重要,因为只有在血流剪切力降低时才能有效地发生选择素介导的低亲和力滚动式的白细胞-内皮细胞黏附反应。采用体外流体小室(flow chamber)及活体动物半透膜制备物的实验研究表明,在正常血流的剪切力情况下,不能发生选择素介导的白细胞-内皮细胞滚动式黏附反应。微血管通透性增高导致富含蛋白质的血浆渗出是急性炎症的特征。微血管发生渗漏是通过多种受时间调控的机制被调节的,包括快速、可逆且短暂的小静脉内皮细胞收缩,伴有细胞间缝隙增大;所谓的内皮细胞回缩,其机制尚不清楚,但可能涉及长效细胞因子介导的细胞骨架改变;物理性创伤直接导致的内皮细胞损伤和破坏;白细胞介导的内皮细胞损伤;新生毛细血管缺乏完全"密闭"的细胞间连接而导致的漏出[2]。胞转速率增加,即血浆中某些成分以囊泡或空泡(囊泡空泡细胞器)的方式穿过内皮细胞,其有利于新生血管形成,亦可能在炎症中发挥作用[2,8]。局部血流的改变发生在小动脉水平,小动脉血流主要受自主神经系统、一氧化氮、血管活性肽、类花生四烯酸类物质调节。多种可溶性介质亦通过上述几种机制诱导微血管通透性增高。

白细胞

　　招募白细胞至炎症部位是炎症反应的一个基本特征[2,3,9]。有序招募特定类型白细胞进入特定组织,无论是通过淋巴结发生的生理性淋巴细胞再循环,或是在抗病原体入侵诱发的细胞免疫反应中进入急性炎症部位的过程均称作归巢[3]。白细胞归巢的机制基本相似,但是白细胞及特定的介质分子有所不同。例如,在急性炎症反应中,中性粒细胞结合并穿过毛细血管后微静脉,而初始T细胞在淋巴细胞再循环过程中则结合并穿过淋巴结高内皮小静脉(HEVs),效应性T细胞和记忆性T细胞结合并穿过慢性炎症部位中的后毛细血管内皮细胞[3]。白细胞缺乏或白细胞功能缺陷的病例可充分说明白细胞在宿主防御中的重要性。白细胞的作用是非常关键的,因为它们可吞噬、限制或杀灭病原微生物,消化坏死的组织碎片。白细胞释放产物如蛋白水解酶、反应性氧中间物亦可引起组织损伤。

白细胞黏附和迁移

　　急性炎症早期血流动力学变化导致血流延缓、白细胞脱离血细胞中央轴柱、附着于内皮细胞表面。这一过程称为"附壁"(margination),在血流速度缓慢时白细胞附壁增强[2,3]。个别白细胞只是暂时而微弱地附着于内皮细胞表面。用活体膜制备物和应用单层培养的内皮细胞和纯化的悬浮白细胞流体小室的研究,揭示了白细胞实际上是沿着内皮细胞表面翻转滚动[10]。瞬时且微弱的中性粒细胞-内皮细胞滚动黏附反应于急性炎症起始的数分钟内发生,根据炎症反应的进展时期,发生黏附的白细胞涉及中性粒细胞、淋巴细胞、单核细胞、嗜碱性粒细胞或嗜酸性粒细胞。在发生高亲和力或所谓稳定的白细胞黏附及迁出之前,白细胞-内皮细胞滚动式黏附反应为一特异性的必要步骤[9~11]。早期的滚动黏附反应主要由选择素(selectin)及其富含糖类的受体介导[2,3,9,10]。而选择素(和其他黏附分子,参见

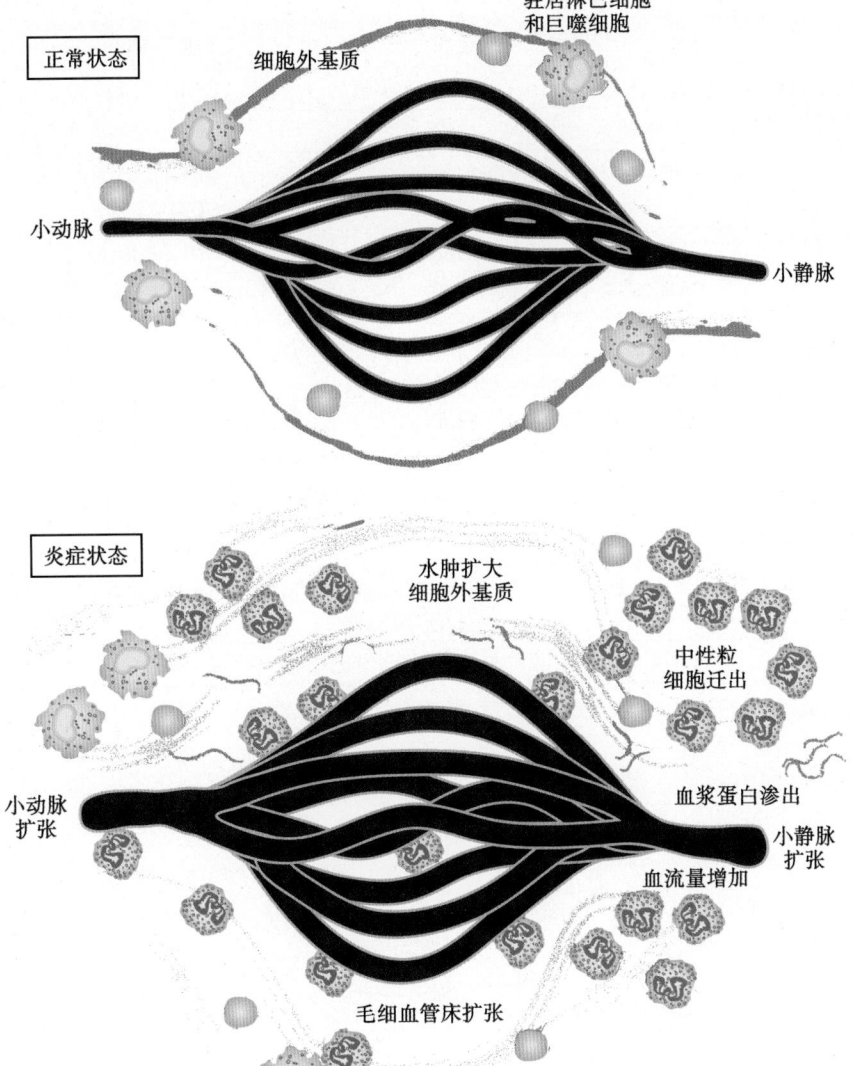

正常状态

细胞外基质

驻居淋巴细胞和巨噬细胞

小动脉

小静脉

炎症状态

水肿扩大细胞外基质

中性粒细胞迁出

小动脉扩张

血浆蛋白渗出

小静脉扩张

血流量增加

毛细血管床扩张

图 19-1　急性炎症早期的血流动力学事件。短暂动脉血管收缩后发生血管扩张、微血管通透性增加、液体转运、白细胞的招募和迁移。（此图经 Cotran RS，Kumar V，Collins T，Robbins SL（eds）的许可后修改，引自 Robbins Pathologic Basis of Disease, 6th ed. Philadelphia, PA：Saunders/Elsevier,1999）

下述）在细胞膜表面的表达受局部产生的多种促炎症介质的调控[9~11]。

　　选择素分子含有一个与哺乳动物外源凝集素同源的细胞外 N 端糖结合区、一个表皮生长因子样结构域、一系列补体调控结构域及一个亲脂的跨膜域（表 19-1）[2,3,9,10]。P-选择素表达于内皮细胞和血小板，E-选择素表达于内皮细胞，L-选择素则表达于大多数白细胞。P-选择素储存于内皮细胞中被称为Weibel-Palade 小体的胞质颗粒内。当内皮细胞暴露于组胺（histamine）、凝血酶（thrombin）、血小板激活因子（platelet-activating factor，PAF）或组织因子，已形成的 P-选择素迅速地（数分钟内）转移至内皮细胞表面，通过含唾液酸残基（如 P-选择素糖蛋白配体-1，PSGL-1）的糖基与附壁白细胞相互作用[2,3,10,12]。这种短暂而低亲和力的结合反应可部分解释炎症早期白细胞与内皮细胞的滚动反应（图 19-2）。随着选择素单基因（即缺失单个选择素（P-/-；E-/-；或 L-/-），双基因敲除小鼠（如 E-/-和 P-/-），以及甚至三基因敲除小鼠技术的发展，进一步证实了这种滚动作用几乎完全由选择素介导[13,14]。内皮细胞在接触肿瘤坏死因子-α（TNF-α）或白细胞介素-1β（IL-1β）时，导致新蛋白合成依赖性表达 E-选择素，此反应发生于

刺激后 1~2 小时内，4~6 小时达高峰[2,3,9]。E 选择素介导的白细胞黏附反应与 P-选择素相似，均通过一系列 Lewis X 和 A 血型抗原相关的，存在于白细胞表面的唾液酸化和岩藻糖化糖基介导（表 19-1）[9,10]。选择素的相应受体由被覆多种唾液酸基团的黏蛋白样糖蛋白组成。L-选择素组成性表达于白细胞，参与炎症部位的中性粒细胞和单核细胞与激活的内皮细胞结合、淋巴细胞-内皮细胞归巢[如淋巴细胞经高内皮小静脉（HEV）归巢至淋巴结]以及黏蛋白样糖蛋白介导的白细胞-白细胞间的黏附反应。当白细胞被激活时，L-选择素可被所谓"脱落酶"（sheddase）如 ADAM-17（TACE）切落（表 19-1）[3,15]。高内皮小静脉表达的黏蛋白样糖蛋白的反受体统称为外周淋巴结地址素（PNAds），包括 MadCAM-1、GlyCAM-1 和 CD34[3,15]。L-选择素的脱落有利于白细胞脱离内皮细胞而渗出。低亲和力的滚动黏附反应是 β-整合素和免疫球蛋白超家族分子介导的高亲和力黏附反应及白细胞游走前期的重要步骤[2,3,9]。

　　选择素介导的相对弱的黏附作用及高亲和力稳定的黏附作用在时间或机制上并非不相关的事件。例如，TNF-α 和 IL-1β 均可诱导 E-选择素表达并促进内皮细胞表达细胞间黏附分子（ICAM-1）和血管细胞黏附分子-1（VCAM-1）。静息态细胞

表 19-1　炎症反应中的黏附分子

家族	结构	成员	组织分布	相应受体
选择素	N 端凝集素结构域,表皮生长因子结构域,多个补体调控重复序列,跨膜区,胞质短尾端	P-选择素	内皮,血小板	PSGL-1,SLex 糖蛋白
		E-选择素	内皮	PSGL-1,SLex 糖蛋白
		L-选择素	粒细胞	GlyCam-1,MAdCAM-1,CD34
免疫球蛋白超家族	多个免疫球蛋白结构域,跨膜区,胞内尾端	ICAM-1	内皮	CD11a/CD18
		ICAM-2		CD11b/CD18
		ICAM-3		
		VCAM-1	内皮	VLA-4
		CD31(PECAM)	内皮	CD31
整合素(β2;白细胞)	异源二聚体:不同的 α 亚单位和共同的 β 亚单位	CD11a/CD18（LFA-1)	中性粒细胞,单核细胞,巨噬细胞,淋巴细胞	ICAM-1
				ICAM-2
				ICAM-3
		CD11b/CD18（Mac-1)	中性粒细胞,单核细胞,巨噬细胞	ICAM-1,iC3b,LPS,纤黏蛋白
		VLA-4	单核细胞,淋巴细胞	VCAM-1,纤黏蛋白

CD,分化簇;ICAM,细胞间黏附分子;LFA-1,白细胞功能相关抗原-1;LPS,脂多糖;PECAM,血小板内皮细胞黏附分子;PSGL-1,P-选择素糖蛋白配体-1;sLex,唾液酸化 Lewis X;VCAM,血管细胞黏附分子;VLA,迟现抗原

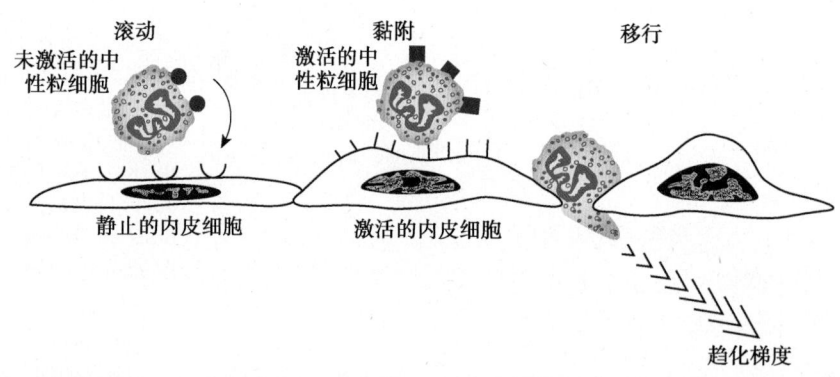

图 19-2　白细胞-内皮细胞黏附相互作用。在急性炎症反应的早期,周边的白细胞以短暂而低亲和力的滚动,与内皮细胞发生黏附相互作用。随着反应的进行,激活的白细胞和内皮细胞发生高亲和力 β2-整合素和免疫蛋白超家族介导的黏附作用。多种趋化因子触发白细胞迁出血管的动力

不表达 E-选择素,而 ICAM-1 和 VCAM-1 通常呈低浓度组成性表达[2,3]。ICAM-1 参与招募各类白细胞,VCAM-1 则参与招募慢性炎症反应的各类白细胞(淋巴细胞、单核细胞、嗜酸性粒细胞和嗜碱性粒细胞)[2,3,9]。ICAM-1 与 β2(白细胞)整合素结合。β2-整合素具有异源二聚体结构,含有不同的 α 链(CD11a、CD11b、CD11c 和 CD11d)和一条共同的 β 链(CD18)[11]。VCAM-1 与 β1-整合素(如 VLA-4/α4β1)结合(表 19-1)[2,3]。激活的内皮细胞分泌 PAF 和 CXCL8(IL-8),它们可活化选择素附着的白细胞[2,3,9,16]。单个白细胞中,CD11a/CD18(LFA-1)异源二聚体发生瞬时性构象变化,使得数个 CD11a/CD18 形成多分子簇[2,3,9]。CD11a/CD18 的构象变化和分子簇的形成增强了白细胞与内皮细胞 ICAM-1 的结合亲和力[3,16]。CD11b/CD18(Mac-1)与 ICAM-1、ICAM-2 和 iC3b 结合(见下文"补体"),后者促进补体包裹的分子的调理作用。CD11c/CD18 亦与 iC3b 分子结合并启动细胞的吞噬作用,但在中性粒细胞的黏附中,

其作用不如 CD11a/CD18 和 CD11b/CD18。除了内皮细胞,细胞间黏附分子也表达于许多其他类型的细胞。CD11c/CD18、CD11d/CD18 和 ICAM-3 在白细胞-内皮细胞黏附中的作用尚未确定。β1-整合素(值得注意的是迟现抗原 VLA-4)主要见于慢性炎症性白细胞表面(如淋巴细胞、单核细胞、嗜碱性粒细胞和嗜酸性粒细胞),通过 VCAM-1 介导白细胞结合[2,3,9]。β1-整合素通过 VCAM-1 和暴露于细胞表面的基质分子(如纤黏蛋白)中的精氨酸-甘氨酸-天冬氨酸肽序列(RGDs),介导黏附反应。与选择素介导的黏附反应相比,β2-整合素-ICAM-1 及 β1-整合素-VCAM-1 介导的细胞黏附反应在炎症反应中发生较迟(数小时至数天)。

β1 和 β2 整合素对于白细胞在急性和慢性炎症部位的募集具有非常重要的意义。在哺乳动物中,已经有 18 种不同的整合素 α 亚基、8 种 β 亚基和 24 种不同组合的异源二聚体得到鉴定[17]。除了介导白细胞和内皮细胞间的黏附反应,整合素

还介导其他多种细胞间及细胞与细胞外基质间的相互作用。许多靶向整合素的小分子、多肽和设计的抗体已研发用于临床治疗[17]。可应用整合素拮抗剂治疗的炎症-免疫相关疾病尚包括多发性硬化、克罗恩病和增龄性黄斑变性。

高亲和力稳定的黏附性相互作用的发生早于白细胞跨内皮迁移至内皮下间质。体外白细胞-内皮结合实验、应用靶向黏附分子的中和抗体、黏附分子的药理拮抗剂及基因敲除小鼠的在体研究阐明了各种补充性白细胞-内皮黏附反应的功能重要性[2,3]。对白细胞黏附缺乏患者的临床及实验观察亦证实了白细胞整合素（CD11a/CD18、CD11b/CD18、CD11c/CD18）的功能重要性（参见第 66 章）。

β2-整合素 ICAM-1、ICAM-2 以及 β1-整合素（VLA-4）VCAM-1 诱发黏附性相互作用，导致白细胞中细胞骨架重排，使白细胞伸展于内皮细胞表面，在内皮细胞间伸出伪足，并沿血管外趋化梯度迁移。大多数白细胞可以从相邻内皮细胞间的血管间隙迁出（细胞旁往返迁移）。细胞旁往返迁移不仅依赖于整合素-配体相互作用，也依赖于 CD31（PECAM-1[血小板内皮细胞黏附分子-1]）在白细胞和内皮细胞上的表达，以及瞬时可逆的紧密型内皮间血管内皮(VE)-黏附素连接复合物的解聚。有证据表明，白细胞亦可通过目前尚不完全清楚的跨细胞途径离开血管。

白细胞趋化和激活

在细胞间连接处，紧密黏附于内皮表面的白细胞伸出伪足、从血管腔游出，进入间质（图 19-2）[18]。分泌的中性蛋白酶，如弹性蛋白酶（elastase）、组织蛋白酶 G（cathepsin G）和蛋白酶 3（proteinase 3）在白细胞穿过或"侵入"内皮下细胞外基质过程中发挥了作用。胶原酶在白细胞穿越基底膜游走的过程中发挥尤其重要的作用。如后面详细叙述的那样，多种基质金属蛋白酶在组织重塑中亦发挥作用。这组酶包括不同类型细胞产生的介导分子。白细胞是沿化学浓度梯度转移出血管以及随后通过间质；白细胞整合素及其在细胞外基质分子（如纤黏蛋白）上的互补位点的相互结合促进了这些过程[9]。多种可溶性介质能触发这一过程[2,3,19]。中性粒细胞趋化性因子包括细菌来源的肽（如 N-甲酰肽）、补体来源的肽（如 C5a）、细胞膜来源的趋化脂类（如 PAF）以及多种类型细胞产生的细胞因子和趋化因子（如内皮细胞产生的 IL-8）[2,3,19]。趋化性因子对于不同类型的白细胞具有不同特异性。例如，N-甲酰肽和 C5a 均诱导中性粒细胞和单核细胞的趋化性，IL-8 诱导中性粒细胞的趋化性，而单核细胞趋化蛋白-1（MCP-1）诱导单核细胞和记忆性 T 细胞特定亚群的趋化反应。这些趋化因子中的每一种都通过结合特异性细胞表面受体激活"靶"细胞，而这些表面受体又与收缩性细胞运动装置相联[3]。CD4 辅助性 T 淋巴细胞的 Th17 亚群分泌参与中性粒细胞募集的 IL-17 和 IL-22[3]（IL-17 有几种，包括 IL-17A-IL-17F 同源二聚体和异源二聚体[20]）。这些趋化因子通过结合细胞表面特定受体激活"靶"细胞，而这些细胞表面受体则与细胞收缩运动"装置"相偶联[3,19]。

除趋化作用外，可溶性及细胞表面的介导分子还可诱导白细胞激活，表现为细胞功能的多种改变[如白细胞整合素表达上调和结合活性增强如（CD11a/CD18）、选择素脱落（如 L-选择素）、溶酶体脱颗粒及引发细胞呼吸暴发]。有关趋化作用、细胞激活及脱颗粒过程的生化通路研究已取得了重要进展[21]。

虽然涉及这些过程的信号转导通路仍存在许多细微的差别，但几条主线已明确。细胞表面受体被特异性的配体[如 C5a、白三烯 B4（leukotriene B4，LTB4）、IL-8]激活，受体激活的信号通过特异性 G 蛋白和膜相关磷脂酶传导，引起胞内钙动员、胞外钙内流及蛋白磷酸化[19]。多种罕见的与受体或效应分子遗传性缺陷相关的疾病（如干扰素-γ 受体缺陷和还原型烟酰胺腺嘌呤二核苷酸磷酸（NADPH）氧化酶缺陷）揭示了白细胞的功能及这些分子的特异活性在宿主防御中的重要意义（参见第 66 章）。

中性粒细胞和单核细胞的募集提供了大量活化的白细胞，后者可释放裂解性物质和杀伤外源性病原体的活性氧及活性氮中间体，这些白细胞还可通过吞噬作用清除外源性颗粒物。一些被招募的单核细胞可分化成巨噬细胞，被招募的效应性淋巴细胞和记忆性淋巴细胞则在获得性免疫反应中发挥重要的作用[3,6]。激活的炎细胞的产物以及炎细胞的杀伤效应有利于控制和杀灭入侵的病原体，但同时又因为引起组织损伤而对机体有害。中性粒细胞凋亡（程序性细胞死亡）在急性炎症反应终止中的作用及 IFN-γ 诱导的 M1 巨噬细胞极化和 IL-4/IL-13 诱导的 M2 巨噬细胞极化在炎性环境向伤口愈合或组织重建环境转换中的作用将在"M1 和 M2 巨噬细胞"中讨论。

白细胞激活，尤其是中性粒细胞和单个核吞噬细胞激活可释放多种抗微生物的肽类物质[如防御素（defensins）、杀菌/渗透性增高蛋白（BPI）、阳离子抗菌蛋白（CAP37）]和溶菌酶[如髓过氧化物酶（myeloperoxidase）、弹性蛋白酶（elastase）、组织蛋白酶 G（cathepsin G）][6,21,22]。在颗粒性物质释放的同时伴有活性氧和氮中间物（如 O_2^-、H_2O_2、NO）的生成、花生四烯酸代谢产物（如白三烯和前列腺素）的生成以及其他炎性介质（见下文）的生成[21,22]。在某些情况下，这些物质进入吞噬溶酶体，参与杀灭被吞噬的病原体；而在其他情况下，这些物质被分泌至细胞外，则可增强炎症反应，引起组织损伤。不同类型的中性粒细胞颗粒（初级嗜苯胺蓝颗粒、次级特异性颗粒、三级含明胶酶颗粒和分泌小泡）以协调、差异化的方式被释放[21,22]。

"炎症小体"是最近提出的一个重要概念，它是多种白细胞中形成的多蛋白复合物。炎症小体通过活化的半胱天冬酶-1 介导的 IL-1β 前体被切割产生 IL-1β[23]。多种微生物的产物（例如脂多糖）以及其他促炎分子（例如尿酸盐结晶、损伤相关分子模式[亦称为"警报素"]）均可诱导炎症小体的形成[23]。病原体可通过与几种模式识别受体相互作用激活免疫细胞。这些模式识别受体包括 C 型凝集素受体、toll 样受体（TLR）、视黄酸诱导基因（RIG）1 样细胞质受体和核苷酸结合寡聚结构域（NOD）样受体[23,24]。

有效的吞噬过程包括三个不同的步骤：识别与黏附、吞入及被吞噬物的降解（杀灭微生物）[21,22]。当颗粒物（如细菌）被调理素（opsonin）包裹时，可显著增强吞噬作用，而调理素又作为白细胞表面受体的配体发挥功能。主要调理素包括 IgG 和 IgM 的 Fc 区和补体片段 C3b 和 iC3b。C3b 和 iC3b 由补体级联反应激活产生，共价结合于颗粒及大分子的表面。Fc 受体（FcγR I、FcγR II、FcγR III B 等）和补体受体（如 CR1、CR3、CR4）种类繁多，当调理素包裹外源颗粒物时，这些受体特异性地与相应调理素结合 Fc 受体除促进调理素化颗粒物的吞噬外，还可触发细胞激活，同时伴有颗粒内容物释放及产生活性氧中间物[6]。白细胞表达的其他重要识别分子包括整合素、C1q 受体、甘露糖受体、清道夫受体和 Toll 样受体(TLRs)[6,24,25]。甘露糖受体与甘露糖和岩藻糖基团结合,这些糖基存在于某些微生物表面,但不存在于哺乳动物细胞表面;而清道夫受体可与多种微生物以及氧化和乙酰化的低密度脂蛋白结合,TLR 结合多种微生物组分,包括内毒素(脂多糖)和原核细胞的核酸(例如双链 RNA)[6,24,25]。人类表达至少 9 种 TLR,其中一些表达于细胞膜表面,另一些表达于内体内膜表面[24,25]。某些增强的吞噬反应不依赖于调理素。补体受体的同时参与可增强 FcR 触发的吞噬、脱颗粒及氧化暴发。在某些情况下,白细胞与特异性细胞外基质分子(如纤黏蛋白)或可溶性细胞因子结合,可增强吞噬能力。吞噬后形成的吞噬体(phagosome)与溶酶体融合,形成吞噬溶酶体(phagolysosome),外源颗粒物在吞噬溶酶体内被氧化和降解。有关微生物在吞噬溶酶体内被杀灭和(或)降解的多种机制已被阐明(表 19-2)。虽然杀伤和(或)降解微生物的机制可分氧化依赖性或氧化非依赖性,但某一特定微生物的杀伤可能需要两种过程的参与,且一种特定微生物对不同杀伤机制的易感性差异非常大[6,21,22]。活性氧和氮中间物、溶酶体酶、脂类介质和阳离子蛋白释放至细胞外均可导致炎症相关的组织损伤。

表 19-2　吞噬细胞中微生物的杀灭和降解

氧依赖性		氧非依赖性
超氧负离子	(O_2^-)	花生四烯酸代谢产物(前列腺素,白三烯类)
过氧化氢	(H_2O_2)	血小板激活因子
羟基	(HO·)	溶酶体蛋白酶
单态氧	($^1O_2$)	乳铁蛋白
N-氯胺	($R\text{-}NHCl, R\text{-}NCl_2$)	溶菌酶
次卤酸	(HO-X)	阳离子蛋白(如杀菌渗透性增高蛋白、主要碱性蛋白、防御素)
一氧化氮	(NO)	
过氧化亚硝酸盐	($ONOO^-$)	

如上所述,急性炎症反应之后,可能转为慢性炎症及一系列组织修复过程,这些过程可能导致炎症消退或疤痕形成。长期以来,炎症消退被认为是一种被动的过程,此过程中促炎介质和炎性细胞减少的机制尚不清楚[5]。目前已知,促炎环境和抗炎环境之间的平衡受促炎介质(例如促炎细胞因子:TNF-α、IL-1β、IL-6)和抗炎介质(例如抗炎细胞因子:IL-4、IL-10、IL-11、IL-13、TGFβ、IL-1ra 和可溶性细胞因子受体)的信号网络调控[5]。炎性细胞和炎性介质的清除是一个主动过程,其中包括白细胞凋亡、促炎趋化因子的失活及扣押以及白细胞迁出炎症部位。通过液相色谱-质谱法对炎性渗出物进行详细的系统生化分析结合结构功能分析和动物体内研究,已鉴定了"消散素"和"保护素"的特征,并揭示了 ω-3 多不饱和脂肪酸来源的脂类物质有助于炎症的消退[5,26,27]。根据巨噬细胞的功能可将其分为两类,即 IFN-γ 诱导的 M1 型和 IL-4/IL-13 诱导的 M2 型。这两型巨噬细胞功能的研究提供了对急性炎症向伤口愈合或组

织重塑转换过程的进一步认识[5,28,29]。目前已知巨噬细胞具有多种不同的表型,体现了从活跃的炎症反应向炎症消退及组织重建转换过程的复杂性。解析炎症终止及急性炎症向消退和组织重建转换的主动调控机制为炎症相关疾病提供了新的治疗策略。

急性期反应

急性期反应是机体应对创伤、组织损伤和感染等伤害的一种程式化反应[3]。TNF-α、IL-1β 和 IL-6 无须刺激即可稳定地产生。如本章所讨论的,这些可溶性细胞因子介导几种促炎过程。(促炎细胞因子 TNF-α、IL-1β、IL-6 和抗炎细胞因子在"细胞因子和趋化因子"部分将进一步讨论。)TNF-α、IL-1β 和 IL-6 作用于下丘脑,升高了体温设定点,导致发热。由于它们为内源性产生并在宿主全身性反应的过程中诱导发热,因此这些介质有时被称为"内源性致热原"。外源性致热原(例如内毒素或脂多糖)来自宿主之外,但可诱导 TNF-α、IL-1β 和 IL-6 产生。这些细胞因子作用的效应引起几种我们所熟悉的临床特征,包括发热、感官的改变以及肝细胞和其他细胞产生纤维蛋白原、血清淀粉样蛋白、C3、C4 和 C-反应蛋白。通过几个广泛应用的实验室检测方法(C-反应蛋白测定、血清蛋白电泳),揭示了急性期反应的生化指纹图谱。严重感染时,血清中高浓度的内毒素可诱导 TNF-α、IL-1β 和 IL-6 水平异常升高[4]。高浓度的 TNF-α 是出现严重菌毒血症和败血性休克的几个重要特征(例如心脏抑制、血管内血栓形成、毛细血管渗漏和胰岛素抵抗)的直接原因[3,4]。

阻断 TNF-α 已成为局部炎症的一种治疗策略,如风湿性关节炎时的关节炎症(及损伤)、克罗恩病和溃疡性结肠炎时的肠壁炎症以及严重败血症和脓毒性休克。应用中和 TNF-α 的工程化单克隆抗体(英夫利昔单抗[infliximab]和阿达木单抗[adalimumab])和抑制性可溶性 TNF 受体(依那西普[etanercept])的抗 TNF-α 治疗对于类风湿关节炎和炎症性肠病有效,但对严重的败血症或败血性休克病人无效[4,30]。与抗 TNF-α 治疗相关的主要副作用包括分枝杆菌感染的风险升高、产生自身抗体(但非自身免疫性疾病)和注射部位的炎症。血细胞减少、皮肤癌和充血性心力衰竭亦有个案报道[30]。

● 炎症消退

根据炎性病变组织的形态学检查,现已发现急性炎症消退以中性粒细胞消失和细胞碎片被招募的单核细胞及组织巨噬细胞吞噬为特征。近年来,炎症消退已被认为是一个主动的过程[5]。炎症消退的主要特征包括:①趋化因子失活及被扣押使中性粒细胞向炎症部位的流入停止;②中性粒细胞凋亡;③巨噬细胞从促炎(M1)向促进伤口愈合和组织重构(M2)型极化或功能转换;④快速、局限性产生包括脂氧素、消退素和保护素在内的促炎症消退的脂质介质[5]。

趋化因子失活和隔离

如前述部分所述,中性粒细胞流入炎症部位部分地由局部产生的趋化因子介导。促炎趋化因子被切割为无活性的片段及与非功能性的内源性诱饵受体或炎症局部产生的诱饵受体结合而被隔离,从而使趋化因子的活性丧失。例如,巨噬细胞

产生的基质金属蛋白酶 12 可切割中性粒细胞 CXC 趋化因子的 ELR 关键基序和基质金属蛋白酶切割单核细胞趋化因子 CCL7[5,31]。切割的 CCL7 仍然可以结合其同源受体 CCR1、CCR2 和 CCR3，但是这些细胞不能被 CCL7 的切割产物所趋化[5]。

趋化因子受体中含一个高度保守的 DRY 基序，该基序参与趋化因子受体与关键下游信号转导分子的相互作用。缺乏 DRY 基序的趋化因子受体作为诱饵受体发挥作用。趋化因子 Duffy 抗原受体（DARC）和 D6 目前被研究得最为清楚[5]。DARC 由白细胞渗出部位的内皮细胞表达，可结合 CC 和 CXC 趋化因子。功能研究表明，阻断 DARC 可增加中性粒细胞在炎症部位的募集。D6 结合几种不同的 CC 趋化因子，从而使他们失活。趋化因子诱饵受体也可从炎症部位原本具有完整活性的趋化因子受体转变而来。IL-10 促进维持 CCR1、CCR2 和 CCR5 表达，但可诱导这些受体的功能性失活，从而促进炎症的消退。

中性粒细胞凋亡

长期以来，血管外中性粒细胞的寿命被认为是有限的，但是最近的研究提示中性粒细胞寿命可能受局部介质的调控[5]。巨噬细胞分泌的 TNF-α 和 Fas 配体浓度较低时，可延长中性粒细胞的寿命，而在高浓度时则导致中性粒细胞寿命缩短[5]。高浓度的 TNF-α 和 Fas 可通过磷酸肌醇 3-激酶触发的氧代谢产物和 Btk-NADPH 调节途径导致中性粒细胞凋亡。其他中性粒细胞凋亡的局部调节因子包括氧张力调节的低氧诱导因子 1α（HIF-1α）和粒细胞-巨噬细胞集落刺激因子（GM-CSF）[5]。

凋亡的中性粒细胞可分泌膜联蛋白 A1，后者可抑制中性粒细胞的募集并促进中性粒细胞凋亡及被巨噬细胞吞噬，从而抑制炎症反应[5]。乳铁蛋白是中性粒细胞次级颗粒蛋白，它能够抑制中性粒细胞募集，当乳铁蛋白被释放进入炎性微环境后可诱导中性粒细胞凋亡。（乳铁蛋白对中性粒细胞存活受其铁饱和程度的影响。）巨噬细胞吞噬凋亡的中性粒细胞被称为"胞葬作用"，这一过程受所谓"找到我"和"吃掉我"的信号调控[5]。"找到我"信号包括核苷酸 ATP 和尿苷三磷酸（UTP）、fracta-lkine（CX₃CL1）、溶血磷脂酰胆碱和鞘氨醇-1-磷酸（S-1-P）。"找到我"信号的相应拮抗受体包括 P2Y2 受体、CX3CR1、G2A 和 S-1-P₁₋₅ 受体。这些"找到我/吃掉我"配体受体对参与多种凋亡细胞-效应细胞间的相互作用。在某些情况下，凋亡细胞"找到我"分子可作为凋亡本身的一个功能，而在其他情况下，细胞表面分子可被修饰或与介质分子偶联，从而使凋亡细胞更容易被效应细胞识别和吞噬。

M1 和 M2 巨噬细胞

在 20 世纪 80 年代和 90 年代，人们认识到不同的细胞因子可差异性调节巨噬细胞的功能。最初的研究观察了 IFN-γ 激活的巨噬细胞表型和 IL-4 激活的巨噬细胞表型，由此提出了"经典的 IFN-γ 激活的 M1 型"巨噬细胞和"选择性的 IL-4 活化的 M2 型"巨噬细胞的概念[5]。有时也将这样的巨噬细胞表述为 IFN-γ、IL-4 或其他介质"极化"的巨噬细胞。几种不同的活化巨噬细胞的"表型标签"已得到鉴定，但仍以 M1 和 M2 型巨噬细胞的定义标志巨噬细胞最显著的差异[5]。M2 型巨噬细胞尚可分为几个亚型[5]。IFN-γ 激活的巨噬细胞（M1）产生组织毒性自由基（如一氧化氮）和促炎细胞因子（如 TNF-α），而 M2 巨噬细胞仅产生少量的一氧化氮，但可产生大量的伤口愈合和/

或组织重构的重要介质 IL-10 和 TGF-β[5]。阐明组织巨噬细胞在急性炎症消退和伤口愈合及组织重建过渡中的作用有助于理解炎症是主动调控的应答的概念。

脂类调节因子：消退素和保护素

从中性粒细胞数量最为显著的急性炎症的高峰期向炎症消退转换的过程中，不仅局部的细胞因子和趋化因子发生了变化，而且脂类物质亦有明显的改变。特别是炎症局部由高浓度的促炎因子前列腺素和白三烯向抗炎因子脂质氧化酶、消退素和保护素转换。脂氧素的基本生化特性将在后面的"炎性脂质"部分介绍。ω-3 多不饱和脂肪酸衍生的消退素和保护素各自包含几类相关分子[5,26,27]。消退素和保护素均通过酶促反应合成。这些介质通过表达于中性粒细胞、巨噬细胞和树突状细胞表面的受体相互作用行使功能[5,26,27]。消散素和保护素产生的抗炎机制是多种多样的，包括增强巨噬细胞介导的对凋亡中性粒细胞的清除，上调细胞表面 CCR5 的表达以扣押促炎趋化因子，以及抗炎表型转换的生化通路的转换[3,26,27]。消散素和保护素的发现和鉴定为建立炎症性疾病的新型治疗策略奠定了基础[5,26]。动物炎症模型的研究已报道了几种"消炎脂质"的功效[5]。用于几种人类炎症性疾病的消退素 E1（一种合成的消退素类似物 RX-100045）和基于 LX A4 的化合物正在研发中[5]。

● 炎症反应的调控因子

本章前部分内容介绍了炎症反应的基本概念，特别是血流动力学改变、白细胞-内皮细胞特异性黏附反应的机制、趋化作用、白细胞激活、吞噬作用、胞内微生物的杀伤机制、急性炎症反应的主动消退及终止以及 M1 和 M2 型巨噬细胞在炎症和组织修复中的作用。这个过程中的许多步骤受炎症部位内皮细胞、白细胞或其他居住细胞（如组织巨噬细胞、成纤维细胞、肥大细胞）释放的多种可溶性介质调控，血液中蛋白的副产物（如补体系统、凝血系统；表 19-3）亦参与了炎症反应的调控。炎症调节系统间相互作用（如蛋白酶激活的受体）、复杂的调控网络（如促炎和抗炎细胞因子平衡）以及各种介质（如 TNF-α 和 IL-1β）的基因多态性的例证有很多。

活性氧中间物

早在 20 世纪 70 年代，人们就认识到，激活的吞噬细胞氧耗及还原型氧代谢产物的产生一过性显著增加[32]。虽然少量的活性氧中间物是作为多种生化反应过程的副产物，但其主要来源却是白细胞膜相关的 NADPH 氧化酶，该酶体复合物在慢性肉芽肿病患者中有缺陷（参见第 66 章）。活性氧中间物包括超氧阴离子（O₂-）、过氧化物（H₂O₂）、羟自由基（HO·）及单态氧（¹O₂）[32]。这些还原型的氧代谢产物在杀伤吞噬溶酶体内微生物的过程中发挥主要作用，而当这些物质释放至细胞外时，则直接或间接地参与多种炎症反应过程，包括内皮细胞溶解、细胞外基质降解、蛋白酶原的激活（胶原酶、明胶酶）、抗蛋白酶的失活、与 L-精氨酸毒性代谢产物相互作用以及由花生四烯酸和补体成分 C5 产生趋化因子[33]。活性氧中间物除产生内皮细胞毒性作用外，对于成纤维细胞、红细胞、肿瘤细胞及多种实质细胞亦具有细胞毒作用[33]。相关的生化机制主要包括脂质过氧化、羰基或亚硝基产物生成、胞内酶失活、蛋白氧化及氧化物

表19-3　炎症介质系统

介质系统	来源	主要作用
反应氧中间物（O_2^-、H_2O_2、HOX、HO）	白细胞、内皮细胞	通过溶细胞、降解基质、激活补体和产生趋化性脂类引起组织损伤
活性氮中间物（NO、$ONOO^-$、NO_2^-、NO_3^-）	单核细胞、巨噬细胞、淋巴细胞、内皮细胞	细胞淤滞、抑制DNA合成、抑制线粒体呼吸、生成OH
溶酶体颗粒成分（蛋白酶、溶菌酶、乳铁蛋白、阳离子蛋白）	中性粒细胞、单核细胞	通过蛋白酶解、降解基质和催化氧生成反应引起组织损伤
细胞因子和趋化因子（TNF、IL-1、IL-8、MCP-1等）	单核细胞、巨噬细胞、内皮细胞	细胞激活、诱导黏附、趋化、发热及急性期反应
血小板激活因子	白细胞、内皮细胞	血管通透性及细胞激活
花生四烯酸代谢物（前列腺素、5-HPETE、白三烯类物质）	细胞膜（内皮细胞、血小板、白细胞）	凝血、血管扩张、血管通透性、细胞激活及趋化作用
激肽类（缓激肽、激肽释放酶）	血浆	疼痛、血管通透性、血管扩张
血管活性胺（5-羟色胺、组织胺）	血小板、肥大细胞、嗜碱性粒细胞	血管通透性、诱导黏附
补体	血浆、巨噬细胞	趋化作用、血管通透性、细胞激活
凝血	血浆	趋化作用、血管通透性、补体激活

5-HPETE,5-过氧化氢甘碳四烯酸；MCP-1,单核细胞趋化蛋白-1,TNF,肿瘤坏死因子。

介导的DNA损伤。活性氧中间物（如 O_2^-）亦可与活性氮中间物［如一氧化氮（NO）;参见下文"活性氮中间物"］发生反应，产生有毒的NO衍生物[33]。一定范围内，宿主细胞可受到抗氧化防御系统（如超氧化物歧化酶、过氧化氢酶和还原型谷胱甘肽）的保护[33]。

活性氮介质

NO是L-精氨酸、O_2、NADPH及一氧化氮合成酶（NOS）的生物合成产物，为一种可溶性、作用短暂的气态物质。1980年发现NO是一种内皮衍生的舒张因子（EDRF）[34]。正如其原名提示的那样，NO介导血管平滑肌舒张。NO与鸟嘌呤环化酶的亚铁血红素结合，生成胞质内的环鸟苷一磷酸（cGMP），并通过一系列激酶的活化，诱导平滑肌舒张及血管扩张[35]。NOS有三种不同的形式：内皮细胞NOS（eNOS）、神经元NOS（nNOS）和诱导型NOS（iNOS）。一氧化氮可以组成型（eNOS、nNOS），或被诱导（iNOS）产生于多种类型的细胞（分别在内皮细胞、神经细胞和巨噬细胞）。由eNOS催化产生的NO在局部调节血管

张力的过程中发挥尤其重要的作用，而nNOS催化生成的NO在神经元信号转导中具有重要的功能。NO在抑制平滑肌增殖和炎症反应中也有重要作用[22]。NO在炎症反应中的作用包括抑制大多数细胞介导的炎症、减少血小板凝集和黏附及调节白细胞募集。具体来说，细胞因子-iNOS产生的NO可减少炎症部位的白细胞募集。NO可与活性氧中间物反应形成活性氧和活性氮自由基（如 $NO+O_2-NO_2-+HO\cdot$），抑制DNA合成、直接杀伤微生物和肿瘤细胞，也能使胞质内的谷胱甘肽和一些疏基酶失活。NO及其催化酶eNOS、nNOS和iNOS组成了一个调节系统，在不同部位和情况下，对炎症反应的效应也不同。

溶酶体颗粒成分

中性粒细胞、单核细胞和巨噬细胞激活后，通过胞吐作用或由于细胞死亡，释放大量的促炎症介质，在炎症反应中发挥重要作用。中性粒细胞含有三种主要的颗粒及分泌小泡（参见第60章）。大的初级（嗜苯胺蓝）颗粒含有髓过氧化物酶、溶菌酶、多种阳离子蛋白、防御素、磷脂酶、酸性水解酶及中性蛋白酶（如蛋白水解酶Ⅲ、胶原酶和弹性蛋白酶）。较小的次级（特异性）颗粒含有乳铁蛋白、溶菌酶、Ⅳ型胶原酶、NADPH氧化酶亚单位及 β2-整合素 CD11b/CD18。三级颗粒含有明胶酶、NADPH氧化酶亚单位及 CD11b/CD18。酸性蛋白酶在pH值偏低的吞噬溶酶体中作用最强，而中性蛋白酶在胞外炎性渗出物中能有效地发挥作用。溶酶体颗粒成分通过多种机制（如降解细胞外基质、水解蛋白产生趋化性肽和催化产生活性氧代谢产物）参与炎症反应及组织损伤。

细胞因子和趋化因子

细胞因子是由多种细胞产生的分子量相对小（5~20kDa）的蛋白，能调节其他细胞的功能。一种细胞可产生多种不同的细胞因子，而一种细胞因子又具有多种效应，即具有多效性（pleiotropic）[2,3,6]。除在免疫应答的不同方面（如淋巴细胞激活和分化）发挥重要的调节作用外，许多细胞因子也参与天然免疫（如 TNF-α、IL-1α、Ⅰ型干扰素）、激活炎性细胞（如干扰素-γ）以及参与造血（如 IL-13、粒细胞-单核细胞集落刺激因子、粒细胞集落刺激因子、巨噬细胞集落刺激因子）[2,3]。研究得最清楚的细胞因子有 IL-1 和 TNF-α。IL-1 和 TNF-α 结构不同，但具有许多相似的生物学活性，可以作为自分泌、旁分泌及内分泌炎症介质发挥作用（表19-4）[25]。IL-1 和 TNF-α 可由多种细胞产生，具有功能的多效性。其在炎症反应中的最重要功能包括激活内皮细胞、白细胞和成纤维细胞。

表19-4　IL-1 和 TNF-α 在炎症中的作用

急性期反应	诱导 IL-1、IL-6 和 IL-8
发热	促凝血表型
休克	白细胞黏附
中性粒细胞增多	成纤维细胞激活
嗜睡	细胞增殖
食欲减退	胶原合成
急性期蛋白表达	诱导胶原酶和蛋白酶
内皮激活	

在炎症反应过程中，可观察到 TNF-α、IL-1β 和 IL-6 的局部（有时全身）浓度持续升高。基于这些细胞因子在全身性急性反应期中的重要作用以及在炎症反应各阶段的协同作用（如内皮细胞白细胞黏附分子的诱导、吞噬细胞活化、促凝血介质诱导），这些介质被认为是典型的"促炎"细胞因子。这些细胞因子的表达受核因子 κB（NFκB）的调控。NFκB 是一种转录因子。在多种不同类型的细胞质中，NFκB 与 IκB（抑制因子 κB）以异二聚体的形式存在[36]。当细胞被各种微生物产物、病毒、活性氧中间体、细胞因子和化学治疗剂激活时，IκB 被磷酸化，随之从 NFκB 异二聚体中游离。被释放的 NFκB 转位至细胞核，上调多达 200 余种不同基因的表达，包括 TNF-α、IL-1β 和 IL-6。

各种促炎细胞因子及其活性可被多种抗炎细胞因子所拮抗，包括 IL-4、IL-10、IL-11、IL-13、TGFβ、IL-1ra 和几种可溶性细胞因子受体[2,3,7]。IL-4 是由 CD4Th2 细胞产生的分子量为 20kDa 的多肽，可抑制 IL-1β 合成，并诱导 IL-1ra（IL-1 受体拮抗剂）表达。可溶性 IL-1ra 可与 IL-1β（和 IL-1α）结合，阻止 IL-1 与 IL-1 受体结合。IL-10 亦由 CD4Th2 细胞（和调节 T 细胞、单核细胞和巨噬细胞）分泌。IL-10 与 IL-10 受体结合，从而抑制中性粒细胞、单核细胞、巨噬细胞和 T 淋巴细胞表达促炎细胞因子、黏附分子、趋化因子和细胞表面活化相关分子[7]。IL-10 还可诱导 TNF-α 受体的脱落，这些可溶性的 TNF-α 受体发挥 TNF-α 拮抗剂的作用。IL-11、IL-13 和 TGFβ 亦可拮抗 TNF-α、IL-1β 和 IL-6 的促炎活性。促炎和抗炎细胞因子间平衡机制的研究建立了"促炎-抗炎细胞因子平衡"的概念，成为建立合理的治疗策略以调控或恢复促炎-抗炎平衡的理论基础。

TNF-α、IL-1β 和 IL-6 是"急性期反应"早期的关键介质。细菌内毒素（脂多糖）、毒素、免疫复合物和物理性因素（如高温或创伤）等刺激均能诱导巨噬细胞（和其他细胞）分泌 TNF-α，IL-1β 和 IL-6。TNF-α、IL-1β 和 IL-6 又可引起发热、嗜睡、α1-抗蛋白酶和 α2-巨球蛋白等蛋白生成增高及白蛋白及转铁蛋白等的生成降低。急性期反应是机体对多种损伤应答固有的宿主代谢反应。在临床上，上述特定蛋白合成的变化产生一系列特征性的改变，可通过血清蛋白电泳检测出来。除引起全身性急性期反应外，TNF-α 和 IL-1β 亦可诱导内皮细胞激活，表现为白细胞黏附及促凝血反应增强；白细胞激活，表现为细胞因子分泌；成纤维细胞活化，表现为细胞增殖、合成胶原及产生胶原酶[2,3,7]。这些细胞活动是炎症和伤口愈合过程中的重要环节，亦表明炎症反应和凝血系统之间的联系。

TNF-α 在慢性感染和肿瘤伴发的系统衰竭中具有重要的作用，因而最初被称作"cachexin 或 cachectin"。TNF-α 能诱导多种细胞产生细胞因子，诱导中性粒细胞活化和内皮细胞表达黏附分子[25]。与 IL-1β 不同的是，TNF-α 对某些类型的细胞具有很强的细胞毒活性。IL-1β 和 TNF-α 均可在内毒素血症时产生，并能介导全身性休克样反应。

IL-1β 具有广泛的生物学活性，因能引起体温升高和急性期反应，最初被命名为内源性致热原[2,3,36]。现已清楚 IL-1β 与急性炎症相关，因为它能诱导单核细胞、巨噬细胞、成纤维细胞及内皮细胞分泌细胞因子。IL-1β 亦能诱导 NOS[36]。如前所述，IL-1β 能活化内皮细胞，导致黏附分子表达和促凝表型[2,3,36]。

IL-6 参与急性期反应，通过诱导肝细胞产生的促炎介质，

诱导产生 IL-17 的 CD4T 淋巴细胞分化，诱导骨髓中性粒细胞产生[2,3]。IL-6 可由多种细胞活化后产生。TNF-α、IL-1β 和病原相关分子模式（PAMPs）如脂多糖（内毒素）、甘露聚糖、鞭毛蛋白和微生物核酸可诱导这些细胞活化[3,6]。

趋化因子，或称"间分泌因子"（intercrine），是一类小分子蛋白，除具有细胞因子的普遍特性外，还具有显著的趋化活性[3,6,37]。依据趋化因子成熟肽中保守的半胱氨酸残基（Cys）的排列方式，可将其分为四类[6,37]。研究最多的两个亚族包括 α-亚族，或称"C-X-C"趋化因子和 β-亚族或称"C-C"趋化因子。"C-X-C"趋化因子因其 N-末端前两个半胱氨酸残基被一个氨基酸分开而得名。α-趋化因子具有中性粒细胞趋化活性，IL-8 是该亚族的原型分子；而 β 亚族，或 C-C 趋化因子，具有单核细胞趋化活性（表 19-5）[37,38]，MCP-1 是该亚族的原型。体内和体外实验均已证实趋化因子在炎症中的重要作用。例如，实验诱导腹膜炎和迟发型超敏反应的研究发现，MCP-1 基因敲除小鼠（MCP-1−/−）的单核细胞进入试验诱导的腹膜炎和延迟型过敏反应部位的数量减少[39]。而应用基因敲除小鼠的互补性研究显示，缺失 MCP-1 受体 CCR2（C-C 趋化因子受体 2）的小鼠不能形成典型的肉芽肿[39]。这类研究以及许多利用趋化因子特异性中和抗体或可溶性趋化因子受体拮抗剂的研究均使我们对炎症的病理生理学认识有了深入的理解。看上去矛盾的实验结果提示，白细胞招募的机制是多重的、重叠或冗余的，显然尚未完全明了。趋化因子通过含 7 次跨膜结构域和偶联异源三聚体 G 蛋白的一个膜受体家族（serpentines）激活白细胞[3,6]。

炎性脂质

炎症的脂类介质来源于细胞膜，可在细胞内或细胞外发挥作用，在细胞外的作用为局部性且时间短[40]。花生四烯酸为二十碳多不饱和脂肪酸（5,8,11,14-二十碳四烯酸），可由膳食摄入或由亚麻酸转化而来，以酯化磷脂的形式存在于细胞膜[30]。通过环氧化酶和脂质加氧酶通路，花生四烯酸可生成三类炎性介质家族[40]。花生四烯酸在细胞的磷脂酶如磷脂酶 A2 的作用下从膜磷脂中释出。机械/物理或化学刺激可激活磷脂酶。通过环氧化酶通路，花生四烯酸可被代谢生成前列腺素（如 PGG2、PGH2、PGD2、PGE2、PGF2）、前列环素（PGI2）或血栓素（TXA2）[41]。前列环素介导血管舒张及抑制血小板凝集，而血栓素则产生相反的效应，PGD2、PGE2、PGF2 介导血管舒张，引起水肿。脂质加氧酶途径的激活导致 5-过氧化氢甘碳四烯酸（5-HPETE）合成，5-HPETE 是强有力的中性粒细胞化学趋化剂，可经修饰而产生一系列白三烯类物质。LTB4 诱导中性粒细胞趋化、聚集、脱颗粒和黏附，而 LTC4、LTD4 和 LTE4 引起平滑肌收缩、血管通透性增高及支气管收缩。在炎性渗出物中已经检测到这两个家族的脂质介质成员。脂氧素（lipoxins）A4（LXA4）和 B4（LXB4）经脂质加氧酶途径的 12-脂质加氧酶旁路途径和独特的跨细胞生物合成途径生成[41,42]。中性粒细胞经 5-脂质加氧酶途径产生 LTA4，而在血小板 12-脂质加氧酶的作用下，LTA4 又可生成脂氧素（LXA4 和 LXB4）。阻止中性粒细胞与血小板结合，可干扰这一通路[42]。脂氧素可抑制中性粒细胞趋化性及对内皮的黏附[26,27]。

PAF 是由包括中性粒细胞、单核细胞、内皮细胞、IgE 致敏的嗜碱性粒细胞等多种细胞产生的一种强促炎症脂质分子[43]。PAF 来源于细胞膜成分胆碱磷酸甘油酯，是一种磷脂酶 A2 激

表 19-5 趋化因子

家族	成员	缩写	主要靶细胞
α-趋化因子(C-X-C)	白细胞介素-8	IL-8	中性粒细胞
	血小板因子 4	PF4	中性粒细胞
	黑色素细胞生长刺激因子	MGSA 或 GROα	中性粒细胞
	中性粒细胞活化肽-2	NAP-2	中性粒细胞
	干扰素-γ 诱导蛋白	γ-IP-10	中性粒细胞
β-趋化因子(C-C)	单核细胞趋化蛋白-1	MCP-1/MCAF 或 JE	单核细胞、嗜碱性粒细胞
	调节细胞激活,正常 T 细胞表达和分泌	RANTES	单核细胞、嗜酸性粒细胞、嗜碱性粒细胞
	巨噬细胞炎性蛋白-1α	MIP-1α	单核细胞、嗜酸性粒细胞
	巨噬细胞炎性蛋白-1β	MIP-1β	单核细胞

活后合成的乙酰甘油醚磷酸胆碱。PAF 能触发血小板聚集、脱颗粒,增加血管通透性及促进白细胞聚集和激活。采用 PAF 特异性拮抗剂的在体研究提示 PAF 在各种急性炎症损伤中发挥作用[43]。

激肽类

激肽系统通过凝血因子XII(Hageman 因子)接触激活被活化(参见第 113、114 章)[44]。该系统活化可产生由 9 个氨基酸组成的血管活性肽——缓激肽(bradykinin)。缓激肽具有多种生物学活性,包括增加血管通透性、诱导平滑肌收缩、引起血管舒张及疼痛[44]。活化的 Hageman 因子(因子XIIa),又称为前激肽释放酶激活剂,能将血浆前激肽释放酶转化成激肽释放酶。而激肽释放酶切割高分子量激肽原产生缓激肽。感染性休克模型的实验研究发现血浆激肽原与周围动脉阻力降低呈平行下降[44]。

血管活性胺

组织胺和 5-羟色胺(5-hydroxytryptamine)是低分子量的血管活性胺;组织胺存在于肥大细胞和嗜碱性粒细胞颗粒中,而血小板是 5-羟色胺的主要来源[45]。组织胺的局部释放可导致血管通透性增强而产生红斑。组织胺亦可诱导内皮细胞紧密连接处形成可逆的缝隙,刺激内皮细胞产生前列环素及诱导内皮释放 NO。此外,与凝血酶相似,组织胺可诱导内皮细胞 P-选择素的快速上调[45]。5-羟色胺通过血管平滑肌细胞的受体诱导血管收缩,而与内皮细胞受体的相互作用,则引起血管舒张(通过释放 NO)及血管通透性增高[2]。通过 IgE 介导的 I 型超敏反应,直接通过 C3a 或 C5a,以及直接通过中性粒细胞颗粒衍生的阳离子蛋白,均可触发肥大细胞和血小板释放组织胺及 5-羟色胺。

补体

补体系统,包括其可溶性和膜相关调节分子,差不多由两打血浆蛋白组成。这些蛋白产生趋化物、增高血管通透性、促进调理素活性、激活吞噬及溶细胞作用[46]。与凝血反应相似,补体系统也是通过蛋白水解裂解的级联反应被激活的。有三条激活途径汇聚到一起(图 19-3)。其中第一条途径,"经典途径",主要由补体固定免疫复合物(IgG 和 IgM)激发;而第二条途径,"替代途径",可由多种物质触发,包括 IgA 聚集物、内毒素、眼镜蛇毒素因子、某些细菌及真菌细胞壁的多糖成分。第三条途径,"甘露糖结合"凝集素(MBL)途径,是在 MBL 与微生物表面的碳水化合物结合时被激活。一旦发生结合,MBL 即激活 MBL 相关的丝氨酸蛋白酶(如 MASP-1,MASP-2),后者以类似经典通路中 C1r 和 C1s 的方式行使功能。MBL 所识别的碳水化合物基团在哺乳动物宿主中较罕见,所以组成了一个识别外源性颗粒物的系统[6]。C1(C1qr2s2)被细胞表面 IgG 或 IgM 的 Fc 段固定即启动经典途径。激活的 C1(C1qr2s2)切割 C2 和 C4,生成"经典途径"的 C3 转化酶 C4b2a。替代途径的激活可导致 C3 被直接切割,随后,在 Mg2+的存在下,C3b 与因子 B、D 相互作用,形成"旁路途径"的 C3 转化酶。所形成的复合物 C3bBb 经备解素(properdin)稳定,最终产生稳定的 C3 转化酶 C3bBbP。通过三条途径中的任一途径产生的 C3 转化酶均可切割 C3,生成 C3a 和 C3b。

C3b 能够与经典途径或者替代途径的 C3 转化酶结合,形成 C5 转化酶,可切割 C5 产生 C5a 和 C5b。C5a 与 C3a 释放入液相,C5b 先与 C6 结合,然后与 C7 结合,形成 C5b-7,C5b-7 又与 C8 及多个 C9 分子结合,形成膜攻击复合物 C5b-9。除 C5b-9 具有细胞激活及溶细胞活性外,补体系统的各裂解产物和复合物亦执行各种特异性及强有力的促炎作用[46]。这些不同的功能结合补体来源的介导分子数量的快速放大机制均显示补体在急性炎症中的重要作用。最重要的补体激活产物为 C5a 及过敏毒素(包括 C3a、C4a、C5a),C5a 是主要的趋化因子,而 C3a 在过敏毒素中数量最多。如果 C5b-9 复合物在易感细胞(如细菌)表面装配,可能是最主要的细胞毒性产物。

一系列可溶性及细胞膜相关的补体蛋白在补体级联反应中发挥重要的调控作用[46]。C1 酯酶抑制剂(C1E-INH)是经典途径的关键近端调控分子,它是一种丝氨酸蛋白酶抑制剂,能与 C1qrs 复合物的活化酯酶亚基共价结合,从而防止下游酶原的级联反应激活[46]。遗传性或获得性 C1E-INH 缺陷(如产生 C1E-INH 中和性抗体)可导致血管性水肿。血管性水肿可有多种临床表现,包括可危及生命的喉软组织肿胀。

凝血系统

凝血系统将在第 113、114、116 章中详细介绍。凝血系统和炎症介质系统之间的相互关系在宿主防御及感染性休克的

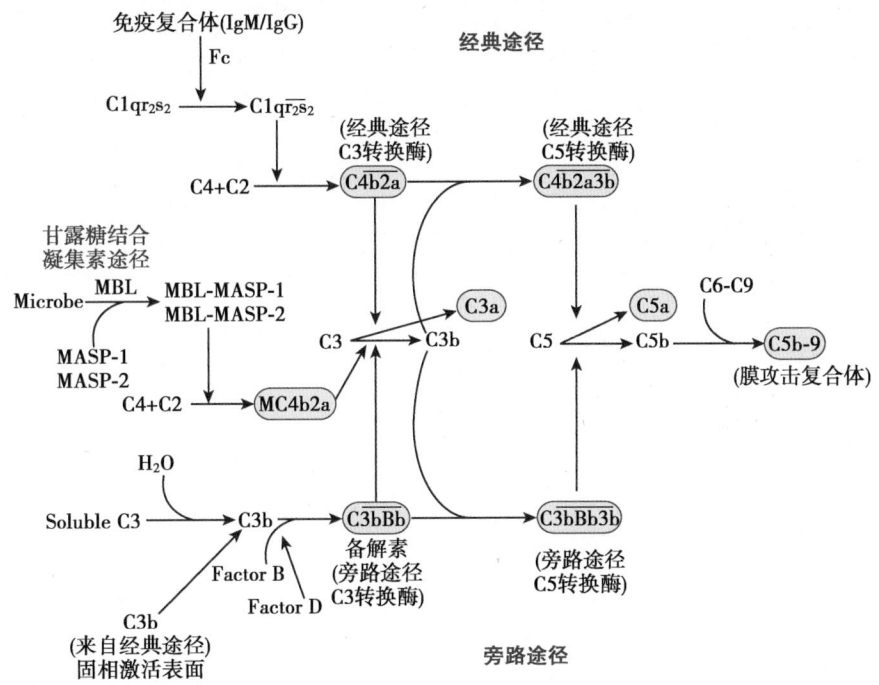

图 19-3　补体系统。补体系统由一系列可溶的表面相关介质组成,这些介质参与补体活化的经典途径、旁路途径和甘露糖结合凝集素(MBL)途径。三条途径最终均导致成孔膜攻击复合体的形成。经典途径通常由含 IgG 和 IgM 的免疫复合物激活,而旁路途径则可被多种碳水化合物包被的颗粒激活,MBL 途径亦可被多种碳水化合物覆盖面激活。三种情况下,均形成所谓 C3 和 C5 转换酶的复杂、多组分酶复合体。补体系统活化可产生多种可溶性促炎的多肽片段(如 C3a、C5a)

病理生理过程中发挥重要的作用[4]。凝血级联反应的激活导致纤维蛋白肽生成,纤维蛋白肽可增高血管通透性并对白细胞具有趋化性。凝血酶诱导内皮细胞表达 P-选择素,导致中性粒细胞黏附活性增强[12]。此外,纤溶酶可使 Hageman 因子活化,后者随后激活激肽系统,并可切割 C3 使其成为活性形式[44]。纤溶酶亦产生纤维蛋白裂解产物。内皮细胞接触 TNF-α 和 IL-1β 可诱导其促凝活性,进一步将凝血系统与炎症反应联系起来。

蛋白酶激活的受体

蛋白酶激活的受体(PAR)是一个可偶联参与炎症反应的几个看似完全不同的调节系统的重要通用机制[47]。PARs 属 G 蛋白偶联受体亚家族成员,该亚家族具有相同的激活机制[47]。PAR 家族成员含有一个 N 端胞外结构域、7 次跨膜螺旋结构域连接三个胞内和三个胞外环以及 C 端胞内结构域,可与胞质 G 蛋白相互作用介导信号传递[47]。当 PAR 的 N 端结构域在特定位点被细胞外蛋白酶切割后,产生所谓"系锁配体",PAR 被激活。系锁配体即残存且暴露的 PAR 的 N 端。它与邻近的非截断型 PAR 胞外域相互作用,从而激活该受体。PAR 家族拥有四个成员:PAR_1、PAR_2、PAR_3 和 PAR_4。每个 PAR 的胞外构域均具有几个潜在的切割位点。例如,经凝血酶切割后产生典型的 PAR_1 系锁配体 SFLLRN[47]。参与炎症反应的重要蛋白酶、血栓形成、凝血和伤口愈合(以及发育和癌症进展)过程均可激活 PARs。PAR_1、PAR_3 和 PAR_4 易被凝血酶切割。其他凝血系统相关的蛋白酶,如因子Ⅹa、活化的蛋白 C、纤溶酶和激肽释放酶亦可激活 PAR_1。此外,基质金属蛋白酶-1、中性粒细胞弹性蛋白酶和中性粒细胞蛋白酶-可 3 激活 PAR_1。各种蛋白酶在 PAR N 端胞外域的切割位点不同。与炎症相关的 PAR 激活的范例包括在关节炎的动物模型中凝血酶诱导的成骨细胞 CCL2 表达及 PAR_2 和 PAR_4 激活。目前,合理的治疗药物设计目标是应用配对药物或双功能制剂靶向类似的相互作用。虽然尚无靶向 PAR 的化合物用于临床,但这是一个有希望的领域[47]。

● 慢性炎症和修复

慢性炎症反应及修复过程受到严密的调控,这一点与急性炎症反应相似。"慢性"炎症的定义意味着该过程历时较长,可持续数周至数月,有时可迁延数年。慢性炎症表现为单个核细胞的募集,包括淋巴细胞、单核细胞及浆细胞,新毛细血管增生(血管发生)及细胞外基质沉积增多。损伤组织被新生小血管及细胞外基质所取代是慢性炎症的一个基本特征,同时也是伤口愈合及修复过程的不可分割的一部分。大量的不同类型细胞的募集是通过细胞因子、趋化因子及局部细胞的复杂相互作用实现的。近年来,有关血管生成和细胞外基质分子代谢机制的研究已取得了巨大的进展。

许多病原微生物的持续感染可引起慢性炎症(如梅毒螺旋体、结核分枝杆菌)。与引发急性化脓性感染的高毒性微生物(如肺炎链球菌和嗜血杆菌)不同,引起慢性炎症的病原微生物通常毒性相对较低,但难以清除,常导致迟发型超敏反应。长期接触不溶性外源颗粒(如碳尘、二氧化硅)亦可引起慢性炎症[2]。其他慢性炎症过程如动脉粥样硬化及自身免疫性疾病(如类风湿关节炎、系统性红斑狼疮)的发病机制了解不多,但很清楚,多种环境因素(如动脉粥样硬化中的饮食因素)及遗传因素(人白细胞抗原(HLA)连锁的易感性是类风湿关节炎)有重要作用。不同慢性炎症反应的特征取决于损伤的部位和损伤因素的类型。如本章所述，单个核细胞募集至炎症损伤部位与急性炎症过程中招募中性粒细胞的机制类似。与多数急性炎症不同的是，慢性炎症过程常呈现相对特异的形态学特征（如结核中的肉芽肿形成、寄生虫感染中的嗜酸性粒细胞性浸润）及同时存在组织修复过程（即血管生成和细胞外基质的产生）。

巨噬细胞是慢性炎症反应过程中的一类重要的细胞[3,5]。组织巨噬细胞源自循环血单核细胞，这些细胞在机体的特定部位完成分化（如肝脏库普弗细胞、肺泡巨噬细胞、中枢神经系统的小胶质细胞），可具有相对特异的功能。在慢性炎症情况下，组织巨噬细胞可经免疫学方式激活（抗原激活的 T 淋巴细胞分泌的 IFN-γ），亦可通过非免疫学方式激活（细菌内毒素、细胞外基质蛋白和外源性颗粒物，参见第 67 章）。激活的巨噬细胞胞体增大，代谢活动更加旺盛，吞噬能力增强，并分泌大量的介质[3,5]，包括蛋白酶、活性氧中间物及活性氮中间质、凝血因子、花生四烯酸类来源的脂质及细胞因子。如本章前几节详细讨论过的，这些介质参与炎症反应。激活的巨噬细胞还分泌参与组织重塑的胶原酶、血管生成因子（如成纤维细胞生长因子）和促纤维生成的生长因子（如成纤维细胞生长因子、转化生长因子-β、血小板源性生长因子）[3,5]。因此，激活的组织巨噬细胞参与了炎症反应本身、组织修复、血管生成和纤维化过程。

虽然巨噬细胞在慢性炎症的各个方面都发挥至关重要的作用，但其他类型的细胞也有重要作用。B 和 T 淋巴细胞经白细胞-内皮细胞黏附反应和类似招募中性粒细胞的趋化机制被募集至慢性炎症的损伤部位。如前所述，抗原激活的 T 淋巴细胞分泌的 IFN-γ 是组织巨噬细胞的重要可溶性活化因子[3]。激活的淋巴细胞可产生多种促炎症介质，这些介质参与淋巴细胞增殖（如 IL-2）和免疫调节（如 IL-5 调节 IgE 生成）[3]。

在某些慢性炎症反应中，嗜酸性粒细胞和肥大细胞发挥了重要作用。肥大细胞常沿小血管分布，其表面含有高亲和力的 IgE 受体 FcεR1 [38]。肥大细胞与 IgE 结合可引起细胞脱颗粒，导致组织胺和花生四烯酸源性脂类分子释放（参见第 63 章）。嗜酸性粒细胞特征性地出现于 IgE 介导的过敏反应和寄生虫感染（参见第 62 章）。嗜酸性粒细胞趋化因子（eotaxin）是一种 C-C 趋化因子，通过与 CCR3 结合而激活嗜酸性粒细胞[3,48]。炎症招募的嗜酸性粒细胞分泌多种颗粒蛋白，有利于杀伤寄生虫，但亦能引起组织损伤。如前所述，许多慢性炎症病灶的组织病理学表现可提示其发病机制及病因。多种降解不良的，本身毒性低的致病因子能诱导肉芽肿性炎症（如结核杆菌）[49]。许多寄生虫诱导嗜酸性粒细胞反应（如犬弓蛔虫）。最后，诱导组织重塑、血管生成及纤维化可能既促进组织损伤又有利于组织修复，亦可能提示疾病的病因（如石棉引起的肺纤维化）。对炎症反应理解的巨大进展将为未来疾病诊断和治疗带来新的希望。

翻译：施明，李中伟，刘丹　互审：任瑞宝　校对：郭宁

参考文献

1. Weissman G: Inflammation: Historical perspectives, in *Inflammation: Basic Principles and Clinical Correlates*, 2nd ed, edited by JJ Gallin, IM Goldstein, R Snyderman, p 5. Raven Press, New York, 1992.
2. Acute and chronic inflammation, in *Robbins and Cotran Pathologic Basis of Disease*, 8th ed, edited by V Kumar, AK Abbas, N Fausto, p 43. Saunders Elsevier, Philadelphia, 2010.
3. Leukocyte migration into tissues, in *Cellular and Molecular Immunology*, 7th ed, edited by AK Abbas, AH Lichtman, S Pillai, p 37. Elsevier Saunders, Philadelphia, 2012.
4. Angus DC, van der Poll T: Severe sepsis and septic shock. *N Engl J Med* 369:840, 2013.
5. Ortega-Gómez A, Perretti M, Soehnlein O: Resolution of inflammation: An integrated view. *EMBO Mol Med* 5:661, 2013.
6. Innate immunity, in *Cellular and Molecular Immunology*, 7th ed, edited by AK Abbas, AH Lichtman, S Pillai, p 55. Elsevier Saunders, Philadelphia, 2012.
7. Sultani M, Stringen AM, Bowen JM, Gibson RJ: Anti-inflammatory cytokines: Important immunoregulatory factors contributing to chemotherapy-induced gastrointestinal mucositis. *Chemother Res Pract* 10:1, 2012.
8. Dvorak AM, Feng D: The vesiculo-vacuolar organelle (vvo). A new endothelial cell permeability organelle. *J Histochem Cytochem* 49:419, 2001.
9. Ley KO, Laudanna C, Cybulsky MJ, Nourshargh S: Getting to the site of inflammation: The leukocyte adhesion cascade updated. *Nat Rev Immunol* 7:678, 2007.
10. Chen S, Springer TA: Selectin receptor-ligand bonds: Formation limited by shear rate and dissociation governed by the Bell model. *Proc Natl Acad Sci U S A* 98:950, 2001.
11. Kinashi T: Intracellular signaling controlling integrin activation in lymphocytes. *Nat Rev Immunol* 5:546, 2005.
12. Sim D, Flaumenhoft R, Furie B, Furie B: Interactions of platelets, blood-borne tissue factor, and fibrin during arteriolar thrombus formation in vivo. *Microcirculation* 12:301, 2005.
13. Jung U, Key K: Mice lacking two or all three selectins demonstrate overlapping and distinct functions for each selectin. *J Immunol* 162:6755, 1999.
14. Jung U, Ramos CL, Bullard DC, Ley K: Gene-targeted mice reveal importance of L-selectin-dependent rolling for neutrophil adhesion. *Am J Physiol Heart Circ Physiol* 274:H1785, 1998.
15. Bajenoff M, Egen JG, Qi H, et al: Highways, byways and breadcrumbs: Directing lymphocyte traffic in the lymph node. *Trends Immunol* 28:346, 2007.
16. Shimaoka M, Takagi J, Springer TA: Conformational regulation of integrin structure and function. *Annu Rev Biophys Biomol Struct* 31:485, 2002.
17. Millard M, Odde S, Neamati N: Integrin targeted therapeutics. *Theranostics* 1:154, 2011.
18. Luscinskas FW, Ma S, Nusrat A, et al: Leukocyte transendothelial migration: A junctional affair. *Semin Immunol* 14:105, 2002.
19. Ciacchetti G, Allen PG, Glogauer M: Chemotactic signaling pathways in neutrophils: From receptor to actin assembly. *Crit Rev Oral Biol Med* 13:220, 2002.
20. Iwakura Y, Ishigame H, Saijo S, Nakae S: Functional specialization of interleukin-17 family members. *Immunity* 34:149, 2011.
21. Dale DC, Boxer L, Liles WC: The phagocytes: Neutrophils and monocytes. *Blood* 112:935, 2008.
22. Nauseef WM: How human neutrophils kill and degrade microbes: An integrated view. *Immunol Rev* 219:88, 2007.
23. Schroder K, Tschopp J: The inflammasomes. *Cell* 190:821, 2010.
24. Takeuchi O, Akira S: Pattern recognition receptors and inflammation. *Cell* 140:805, 2010.
25. Blasius AL, Beutler B: Intracellular toll-like receptors. *Immunity* 32:305, 2010.
26. Kohli P, Levy BD: Resolvins and protectins: Mediating solutions to inflammation. *Br J Pharmacol* 158:960, 2009.
27. Serhan CN, Chiang N, Van Dyke TE: Resolving inflammation: Dual anti-inflammatory and pro-resolution lipid mediators. *Nat Rev Immunol* 8:349, 2008.
28. Stout RD: Macrophage functional phenotypes: No alternatives in dermal wound healing? *J Leukoc Biol* 87:19, 2010.
29. Martinez FO, Helming L, Gordon S: Alternative activation of macrophages: An immunologic functional perspective. *Annu Rev Immunol* 27:451, 2009.
30. Ding T, Deighton C: Complications of anti-TNF therapies. *Fut Rheumatol* 2:587, 2007.
31. Dean RA, Cox JH, Bellac IL, et al: Macrophage-specific metalloelastase (MMP-12) truncates and inactivates ELR + CXC chemokines and generates CCL2, -7, -8, and -13 antagonists: Potential role of the macrophage in terminating polymorphonuclear leukocyte influx. *Blood* 112: 3455, 2008.
32. Babior BM: Phagocytes and oxidative stress. *Am J Med* 109:33, 2003.
33. Bosmann M, Ward PA: Invited review. The inflammatory response in sepsis. *Trends Immunol* 34:129, 2013.
34. Furchgott RF, Zawadzki JV: The obligatory role of endothelial cells in the relaxation of arterial smooth muscle by acetylcholine. *Nature* 288:373, 1980.
35. Laroux FS, Pavlick KP, Hines IN, et al: Role of nitric oxide in inflammation. *Acta Physiol Scand* 173:113, 2001.
36. Sims JE, Smith DE: The IL-1 family: Regulators of immunity. *Nat Rev Immunol* 10:89, 2010.
37. Bromley SK, Mempel TR, Lyster AD: Orchestrating the orchestrators: Chemokines in control of T cell traffic. *Nat Immunol* 9:970, 2008.
38. Sallusto F, Baggiolini M: Chemokines and leukocytes traffic. *Nat Immunol* 9:949, 2008.
39. Lu B, Rutledge BJ, Gu L, et al: Abnormalities in monocyte recruitment and cytokine expression in monocyte chemoattractant protein 1-deficient mice. *J Exp Med* 187:601, 1998.
40. Kuziel WA, Morgan SJ, Dawson TC, et al: Severe reduction in leukocyte adhesion and monocyte extravasation in mice deficient in CC chemokine receptor 2. *Proc Natl Acad Sci U S A* 94:12053, 1997.
41. Zurier RB: Prostaglandins, leukotrienes, and related compounds, in *Kelley's Textbook of Rheumatology*, 6th ed, edited by ED Harris Jr, RC Budd, GS Firestein, MC Genovese, JS Sargent, S Ruddy, p 356. Saunders Elsevier, Philadelphia, 2005.
42. Levy BD, Serhan CN: Polyisoprenyl phosphates: Natural antiinflammatory lipid signals. *Cell Mol Life Sci* 59:729, 2002.
43. Zimmerman GA, McIntyre TM, Prescott SM, Stafforini DM: The platelet-activating factor signaling system and its regulators in syndromes of inflammation and thrombosis. *Crit Care Med* 30: S294, 2002.
44. Golias CH, Charalabopoulos A, Stagikas D, et al: The kinin system-bradykinin: Biological effects and clinical implications. Multiple role of the kinin system-bradykinin. *Hippokratia* 11:124, 2007.
45. Repka-Ramirez MS, Baraniuk JN: Histamine in health and disease. *Clin Allergy Immunol* 17:1, 2002.
46. Effector mechanisms of humoral immunity, in *Cellular and Molecular Immunology*, 7th ed, edited by AK Abbas, AH Lichtman, S Pillai, p 269. Elsevier Saunders, Philadelphia,

2012.

47. Giesler F, Ungefronen H, Settmacher U, et al: Proteinase-activated receptors (PARs)—Focus on receptor-receptor interactions and their physiological and pathological impact. *Cell Commun Signal* 11:86, 2013.

48. Gould HJ, Sutton BJ, Beavil AJ, et al: The biology of IgE and the basis of allergic disease.

Annu Rev Immunol 21:579, 2003.

49. Cellular pathology II: Adaptations, intracellular accumulations, and cell aging, in *Robbins Pathologic Basis of Disease*, 8th ed, edited by Kumar V, Abbas AK, Faustos N. Elsevier Saunders, Philadelphia, 2010.

第 20 章
天然免疫

Bruce Beutler

摘要

天然免疫系统提供了即时的保护以抵抗感染,并发挥必要的抗原呈递作用,以启动数天或数周后产生的适应性免疫应答。能感知感染性微生物的感应机制已大多被阐明,现已清楚,toll 样受体(TLRs)、NOD 样受体(NLRs)、RIG-Ⅰ样解螺旋酶(RLHs)、C 型凝集素受体(CLR)和胞质DNA 传感器,最受关注的是环鸟苷酸/腺苷一磷酸合成酶,能够识别来自微生物的特异分子。对这些感应机制被激活后的生化反应也已经了解了很多。人类对感染的易感性具有很强的遗传性,在很多影响这种易感性的遗传位点中,编码天然免疫反应中至关重要蛋白的位点发挥主要作用。此外,自身炎症性疾病及自身免疫性疾病亦依赖天然免疫信号通路的激活。

天然免疫与适应性免疫

在人类与在所有哺乳动物一样,抵御病原微生物感染部分依赖于淋巴细胞。淋巴细胞可产生针对微生物抗原的高度特异性的应答:产生抗体或对被感染细胞具有直接细胞毒性作用的 T 细胞克隆扩增(参见第 75、76 章)。这种适应性免疫应答仅见于脊椎动物,是进化中的近期产物,可追溯至大约 4 亿 5千万年前发生的基因组 DNA 重组机制,在某些谱系中,作用于编码含有免疫球蛋白结构域的基因以及在其他谱系中作用于编码富含亮氨酸重复序列蛋白的基因[1,2]。一种更为基本的免疫反应类型,被称为天然免疫,以不同形式出现在所有多细胞生物中。正因如此,天然免疫领域中的很多进展均来源于模式动物(如果蝇)和模式植物(如拟南芥菜)的研究。尽管这些生物与人类之间存在巨大的进化差异,但是两类物种所利用的防御蛋白及信号通路与人类具有祖先相关性。

与适应性免疫系统相似,天然免疫系统亦具有识别病原微生物、消灭病原微生物的机制,同时对自身产生耐受。这些机制比类似的适应性免疫机制更古老,因此也更为精细。虽然有时被称为"初级"(primitive)免疫系统,但天然免疫系统既复杂又高效。此外,适应性免疫很大程度上依赖于天然免疫,因为抗原的呈递和适应性免疫系统的激活均依赖于天然免疫细胞。

简写和缩略词

BIR,凋亡重复的杆状病毒抑制因子(baculovirus inhibitor of apoptosis repeat);CARD,半胱天冬酶激活和招募结构域(caspase activation and recruitment domain);CD,分化簇(cluster of differentiation);cGAS,环 AMP/GMP 合成酶(cyclic AMP/GMP synthetase);CTLA,细胞毒性 T 淋巴细胞抗原(cytotoxic Tlymphocyte antigen);DAI,IRFs 的 DNA 依赖性激活因子(DNA dependent activator of IRFs);ERK,细胞外信号调控的激酶(extracellular signal-regulated kinase);FADD,Fas 相关死亡结构域(Fas-associated death domain);G-CSF,粒细胞集落刺激因子(granulocyte colony-stimulating factor);GM-CSF,粒-单核细胞集落刺激因子(granulocyte-monocyte colony-stimulating factor);IFN,干扰素(interferon);I-κB,κB 的抑制因子(inhibitor of κB);IKK,I-κB 激酶(I-κB kinase);IL,白细胞介素(interleukin);IPAF,冰-蛋白酶激活因子(ice-protease activating factor);IPS-1,干扰素-β 启动子刺激因子 1(IFN-β promoter stimulator 1);IRAK,白细胞介素-1 受体相关激酶(interleukin-1receptor associated kinase);IRF,干扰素反应因子(interferon response factor);JAK,Janus 相关激酶(Janus-associated kinase);JNK,c-Jun N 端激酶(c-Jun N-terminal kinase);LPS,脂多糖(lipopolysaccharide);LRR,亮氨酸富集重复序列(leucine-rich repeat);MAL,MyD88 接头样分子(MyD88adaptor-like);MDA5,黑色素瘤分化相关基因 5(melanoma differentiation-associated gene 5);MDP,胞壁酰二肽(muramyl dipeptide);MyD88,髓系分化因子 88(myeloid differentiation primary response 88);NACHT,出现在 NAIP、CIITA、HET-E 和 TP-1 中的核苷酸结合结构域(a nucleotide-binding domain present in NAIP, CIITA, HET-E, and TP-1);NADPH,烟酰胺腺嘌呤二核苷酸磷酸(nicotinamide adenine dinucleotide phosphate);NBS,核苷酸结合序列(nucleotide binding sequence);NEMO,NF-κB 关键调控因子(NF-κB essential modulator);NF-κB,核因子 κB(nuclear factor-κB);NK,自然杀伤细胞(natural killer);NLR,NOD 样受体(NOD-like receptor);NOD,核苷酸结合寡聚化结构域(nucleotide-binding oligomerization domain);PAR-2,蛋白酶激活的 G 蛋白偶联受体(proteinase-activated G-protein-coupled receptor);PRAT4A,TLR4 相关蛋白(protein associated with TLR4);PYD,Pyrin 结构域(pyrin domain);RIG-Ⅰ,维 A 酸诱导基因-Ⅰ(retinoic acid inducible gene I);RIP,受体相互作用蛋白(receptor-interacting protein);RLH,RIG-Ⅰ样解螺旋酶(RIG-I like helicase);ROS,活性氧(reactive oxygen species);SARM,sterile-α 和犰狳模块(sterile-alpha and armadillo motif);SOCS-1,细胞因子信号抑制因子 1(suppressor of cytokine signaling 1);STAT,转录信号转导子与激活子(signal transducer and activator of transcription);STING,干扰素基因刺激因子(stimulator of interferon genes);TAK1,转化生长因子 B 活化激酶 1(transforming growth factor Bactivating kinase 1);TBK1,TANK 结合激酶 1(TANK-binding kinase 1);TIR,toll/IL-1 受体/抗性(toll/interleukin-1receptor/resistance);TLR,toll 样受体(toll-like receptor);TNF,肿瘤坏死因子(tumor necrosis factor);Tpl2,肿瘤进展位点 2(tumor progression locus 2);TRAF,肿瘤坏死因子受体相关因子(tumor necrosis factor receptor-associated factor);TRAM,TRIF 相关接头分子(TRIF-related adaptor molecule);TRIF,含有 toll-白细胞介素-1 受体结构域的接头分子诱导 IFN-β[toll-interleukin 1receptor(TIR)domain-containing adaptor inducing IFN-β];UCM,共刺激分子的上调(upregulation of costimulatory molecules)。

天然免疫系统在病原微生物入侵时提供了即时的保护，从而弥补了适应性免疫应答启动的时间差，因为当未致敏宿主接触一种新的病原体时，有效的适应性免疫反应的建立往往需要几天或几周的时间。在此期间内，天然免疫系统独立行使对宿主的保护作用。客观上，天然免疫比适应性免疫更为重要。缺乏天然免疫系统在有菌的环境中是无法生存的（表 20-1）。

表 20-1　天然免疫与适应性免疫的比较		
	天然免疫	**适应性免疫**
感应机制	TLRs、NK 受体、NLRs、RLHs、fMLP 受体	免疫球蛋白、T 细胞受体
细胞组分	巨噬细胞、树突状细胞、粒细胞、肥大细胞、NK 细胞	T 细胞、B 细胞
输出机制	产生细胞因子、炎症反应、吞噬、杀伤病原体	产生抗体、产生细胞因子、细胞杀伤
目的	向其他天然免疫或适应性免疫细胞提示出现病原体；直接杀伤病原体；促进适应性免疫应答	辅助天然免疫应答的效力，产生针对病原体的高度特异性的配体
反应时间	快（数分钟至数小时内达高峰）	慢（数天或数周内达高峰）
特异性记忆	无	有
种系发生	古老（所有多细胞生物）	近代（仅脊椎动物）

fMLP，N-甲酰基-蛋氨酸-亮氨酸-苯丙氨酸；NK，自然杀伤细胞；NLR，NOD（核苷酸结合寡聚化结构域）样受体；RLH，RIG（维 A 酸-诱导基因）-I 样解螺旋酶；TLR，toll-样受体

● 天然免疫的分类

天然免疫包含多种宿主防御机制，可将天然免疫系统分为细胞和非细胞组分，亦可分为传入和效应组分。天然免疫系统的非细胞部分包括可选择性破坏病原微生物细胞膜的抗菌肽、其组分亦可破坏细胞膜的补体、和一些蛋白如血液结合素和结合珠蛋白，二者均可阻碍入侵的微生物摄取铁。细胞组分包括髓系细胞（粒细胞、单核/巨噬细胞、肥大细胞和树突状细胞）和淋巴细胞（自然杀伤细胞和 NKT 细胞）。从这里可以看出，尽管进化起源较迟，但一些淋巴细胞已经成为了天然免疫系统中的一员，在天然免疫系统而非适应性免疫系统中发挥作用。许多其他类型的细胞亦具有某种程度的天然（常称之为"细胞自主性"）免疫功能。例如，成纤维细胞可感知病毒感染并作出反应产生干扰素。

很难清晰地将天然免疫应答分为"传入"或"效应"功能，因为免疫反应一旦启动，从感知微生物一直到杀伤微生物的全过程是以一种预编程的形式进行的。然而，我们常将天然免疫细胞中参与微生物识别、信号转导和转录反应的蛋白质归为"传入"组分，而介导应答的细胞因子和杀伤病毒和细菌的细胞

武器则被认为是"效应"组分。

本章的其余部分将集中于细胞天然免疫的传入部分，而其效应机制（中性粒细胞介导的杀伤、补体和抗菌肽）则在其他章节中介绍。由于正向和反向遗传学方法已用于解析允许宿主识别微生物的信号通路，极大地促进了对天然免疫反应的理解。在过去的十年中，触发天然免疫应答的微生物和宿主分子间的初始相互作用已得到深入的研究。每一个传入通路均能激活彼此部分相互重叠的应答。

通过 TOLL 样受体识别微生物

作为天然免疫系统主要感受器的哺乳动物 TLR 的发现

toll-样受体（TLR）共同介导对大多数微生物的识别。人类基因组的 10 个 TLR 中，9 个 TLR 识别的物质已部分得到阐明。虽然一些文献报道提示 TLR（特别是 TLR2 和 TLR4）可识别数十种分子，但支持大多数这种相互作用的证据不足，最好持保守的观点。因此，表 20-2 中仅列举了较为确定的 TLR 相互作用。

内毒素感应机制的研究导致了哺乳动物 TLR 对微生物感应功能的发现。100 多年前，内毒素［后被鉴定为脂多糖（LPS）］被 Pfeiffer 首次描述为霍乱弧菌的毒性成分[3]。多年后其化学结构才得以确定（综述见参考文献[4]）。1985 年，LPS 的一个毒性基团"脂质 A"被人工合成，并发现其具有 LPS 的全部生物学活性[5]。1998 年，通过对 Lps 基因的定位克隆发现了 LPS 受体，在实验小鼠中，该基因位点为内毒素的细胞应答及革兰氏阴性菌感染的有效清除所必需[6]。研究发现，对 LPS 无应答的小鼠含有 Tlr4 基因位点的失活突变[7]。此前已经认识到，果蝇蛋白 toll 为果蝇对真菌感染的天然免疫应答所必需[9]，已知蝇 toll 蛋白还参与发育过程[8]。人 TLR4 是 toll 的同源蛋白，因此，TLR4 对 LPS 感应功能的发现在进化上也得到很好的解释。

其他微生物来源的分子［如二酰化脂肽、三酰化脂肽、脂蛋白、脂膜酸、特殊菌中含 CpG 二核苷酸的非甲基化 DNA、鞭毛蛋白和双链 RNA（dsRNA）］亦可引发免疫应答，且其性质与 LPS 诱发的应答相似。其他 TLR 基因似乎是这些分子的良好候选受体。反向遗传学研究显示，这些分子中的每一个都是被一种特定的 TLR 或 TLRs 组成的异聚体识别的[10-14]。此外，遗传互补分析证实，至少一些微生物来源的配体可直接与 TLR 结合，以激活信号[15,16]。另一方面，其他分子亦可增强 TLR 信号并参与配体的识别。Dectin-1 是 II 型膜 C 型凝集素，可识别真菌细胞壁上的葡聚糖，脾酪氨酸激酶（Syk）和 Card9/Bcl-10/MALT1 复合物的信号激活核因子 κB（NF-κB）[17,18]，并增强 TLR2/6 信号传导[19]。同样，蛋白酶活化的 G 蛋白偶联受体（PAR-2）信号传导可增强 TLR4 对 LPS 的应答[20]。其他例子还包括 CD14 与 LPS 的结合[21] 及 LPS 应答的增强[22] 以及 CD36 介导的对细菌二酰基甘油反应的增强[23]。这些辅助分子很可能与 TLR 形成复合物，进而传导跨膜信号。在 TLRs 中，TLR4 是与 MD-2 形成紧密复合物而存在的分子。MD-2 是一个小分子的分泌型蛋白，为 TLR4 到达细胞表面及感应 LPS 所必需[24]。

TLR 的结构

TLR 属单次跨膜蛋白，在其胞外结构域中有富含亮氨酸重复（leucine-rich repeat，LRR）的基序，而在其胞质结构域中有一

表20-2　toll样受体、微生物特异性和信号转导因子

TLR	已知大分子相互作用	配体	所用接头分子	参考文献
1	TLR2	三酰基脂多肽	MyD88、MAL	12,137～139
2	TLR1、TLR6或同源二聚体	脂多肽、脂膜酸、酵母聚糖、原生动物的GPI	MyD88、MAL	11
3	–	dsRNA	TRIF	14,42,120
4	CD14、MD-2	LPS	MyD88、MAL、TRIF、TRAM	7,21,41,42,120,140
5	–	鞭毛蛋白	MyD88	13
6	TLR2	二酰基脂多肽、葡聚糖、脂膜酸	MyD88、MAL	141
7	–	ssRNA、咪唑喹啉	MyD88	142
8	–	ssRNA、咪唑喹啉	MyD88	143
9	–	未甲基化的CpG基序	MyD88	10
10	–	未知	未知	144

dsRNA，双链RNA；GPI，糖基磷脂酰肌醇；LPS，脂多糖；MAL，MyD88接头样分子；MyD88，髓系分化因子88；ssRNA，单链RNA；TRAM，TRIF相关接头分子；TRIF，含有toll/白细胞介素-1受体结构域的接头分子诱导IFN-β

特征性的TIR（toll/白细胞介素-1受体/抗性）基序。TIR结构域基于一个古老的蛋白折叠结构[25]，见于细胞质植物病抗性蛋白中［在这些蛋白中，该结构域经常与一个核苷酸结合序列（nucleotide binding sequence，NBS）和（或）LRR基序一起出现］。TIR结构域见于白细胞介素（IL）-1和IL-8受体家族、传递TLR信号的接头蛋白以及TLR本身。

TLR2/1、TLR2/6、TLR3、TLR4、TLR5及TLR8的胞外域结构已得到X-射线晶体学解析，含有LRR的蛋白质呈马蹄形。配体同时与两个TLR的不同受体链结合可诱导TLRs形成同源二聚体或异源二聚体由。配体和受体相互作用由几个上述受体决定，每种配体-受体相互作用的性质似有所不同（图20-1）。LPS与MD-2发生相互作用激活TLR4；MD-2有一疏水口

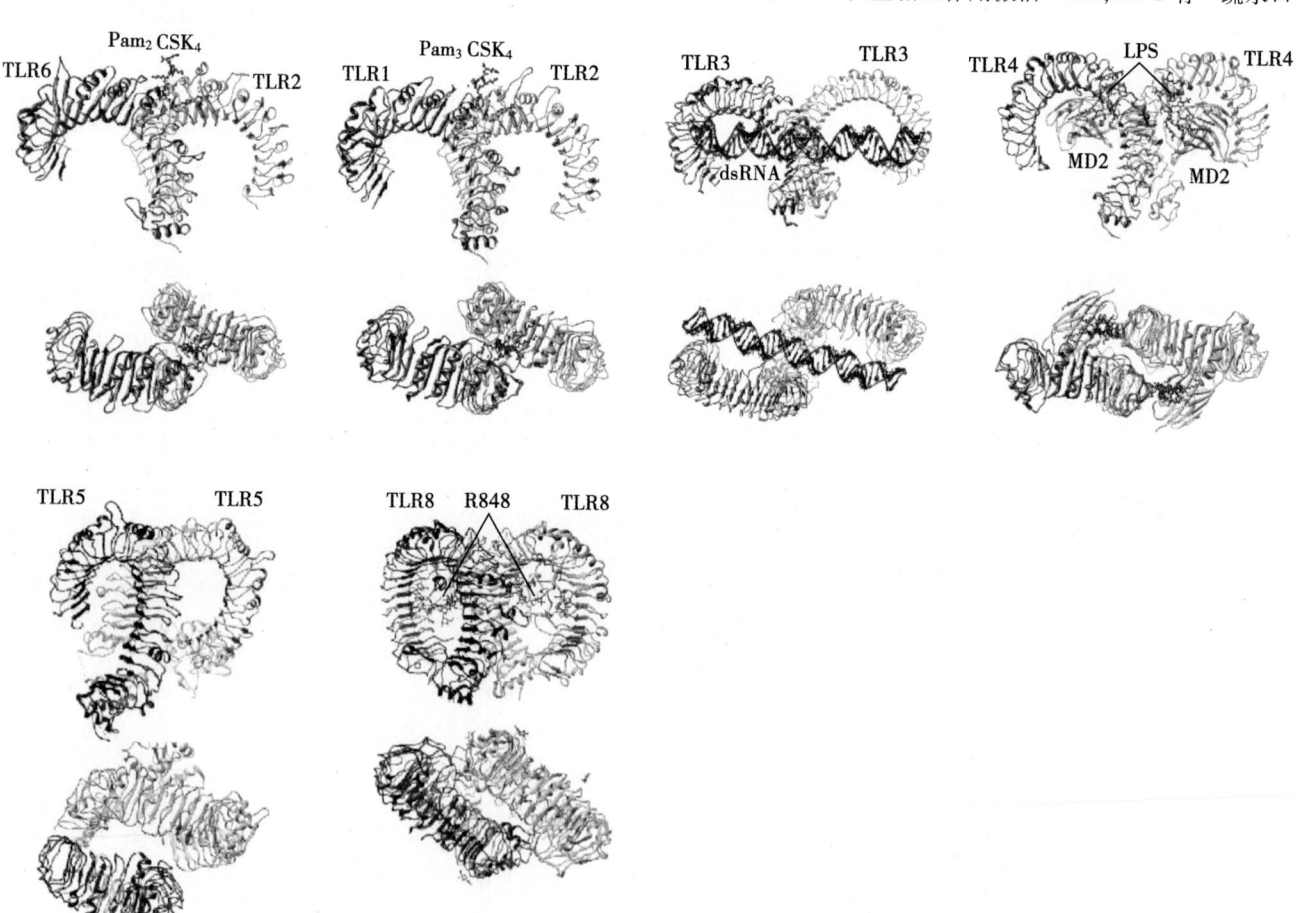

图20-1　Toll样受体（TLRs）及其配体的结构。图中显示了TLR2-TLR6-Pam2CSK4脂肽（3A79）、TLR2-TLR1-Pam3CSK4脂肽（2Z7X）、TLR3-dsRNA（3CIY）、TLR4-MD2-LPS（3FXI）、TLR5（3J0A）以及TLR8-R848（3W3L）。图中显示了侧视图（上面）和顶部视图（下面）。括号中为蛋白质数据库ID号。图由UCSF Chimera生成。dsRNA即双链RNA

袋,正好承接 LPS 的脂质 A[26,27],TLR1 的 2 条酰基链与 TLR2 的 1 条酰基链相互作用,导致 TLR2/1"交联"形成异源二聚体[28]。TLR3 可结合带负电荷的线性双链 RNA 寡核苷酸,从而触发其活化[29]。

TLR3、TLR7、TLR8、TLR9 在细胞表面表达量很低(TLR3)或不表达(TLR7 和 TLR9),但在转染细胞中发现携带标签的这些蛋白分子位于细胞内部[30]。这些 TLR 的胞外域可伸入内吞小泡,并感知内吞小泡中而非细胞外间隙中的外源分子。TLR3、TLR7、TLR8 和 TLR9 通过分泌途径从内质网(ER)被转运至内体,此过程需要分子伴侣的协助。TLR3、TLR7、TLR8 和 TLR9 需借助 UNC-93B(一种 12 次跨内质网膜蛋白)进入内涵体[31]。UNC-93B 可发挥伴侣分子的作用,它可将上述分子或许还有其他分子送达细胞内特定区域[32]。TLR4 相关蛋白蛋白 PRAT4A(由 TNRC5 基因编码)在转运多种 TLR 分子至细胞内特定区域的过程中发挥重要的伴侣分子作用[33],而内质网伴侣蛋白 gp96(又称作 GRP94 或 HSP90B1)则对于所有 TLR 的成

熟至关重要(图 20-2)[34]。TLR7 和 TLR9 在内吞溶酶体中发生蛋白水解,此裂解反应至少对于激活 TLR9 下游信号通路是必需的[35,36]。在浆细胞样树突状细胞中,TLR7 和 TLR9 被进一步从内体转运到溶酶体相关的细胞器中;这种转运对于特化的细胞大量产生 I 型 IFN 是必需的[37,38]。接头蛋白复合物 3(AP-3)通过分泌途径指导亚细胞转运,而 TLR7 和 TLR9 转运至溶酶体相关细胞器需要肽/组氨酸转运蛋白 1(PHT1)。

TIR 接头蛋白信号传导

已有的研究表明,TLR 触发的信号事件十分复杂(综述参见参考文献 39 和 40)。图 20-3 所示的 TLR 信号通路为目前所知的部分。必须认识到,并非所有 TLR 均在相同细胞中发挥作用,所有细胞对于 TLR 连接的应答亦不尽相同。值得注意的是,引起巨噬细胞和传统意义上的(髓系)树突状细胞应答的刺激不同于淋巴细胞或浆细胞样树突状细胞(特殊化的可产生 I 型干扰素的细胞)。此外,一些通常不属于"专职的"天然免疫

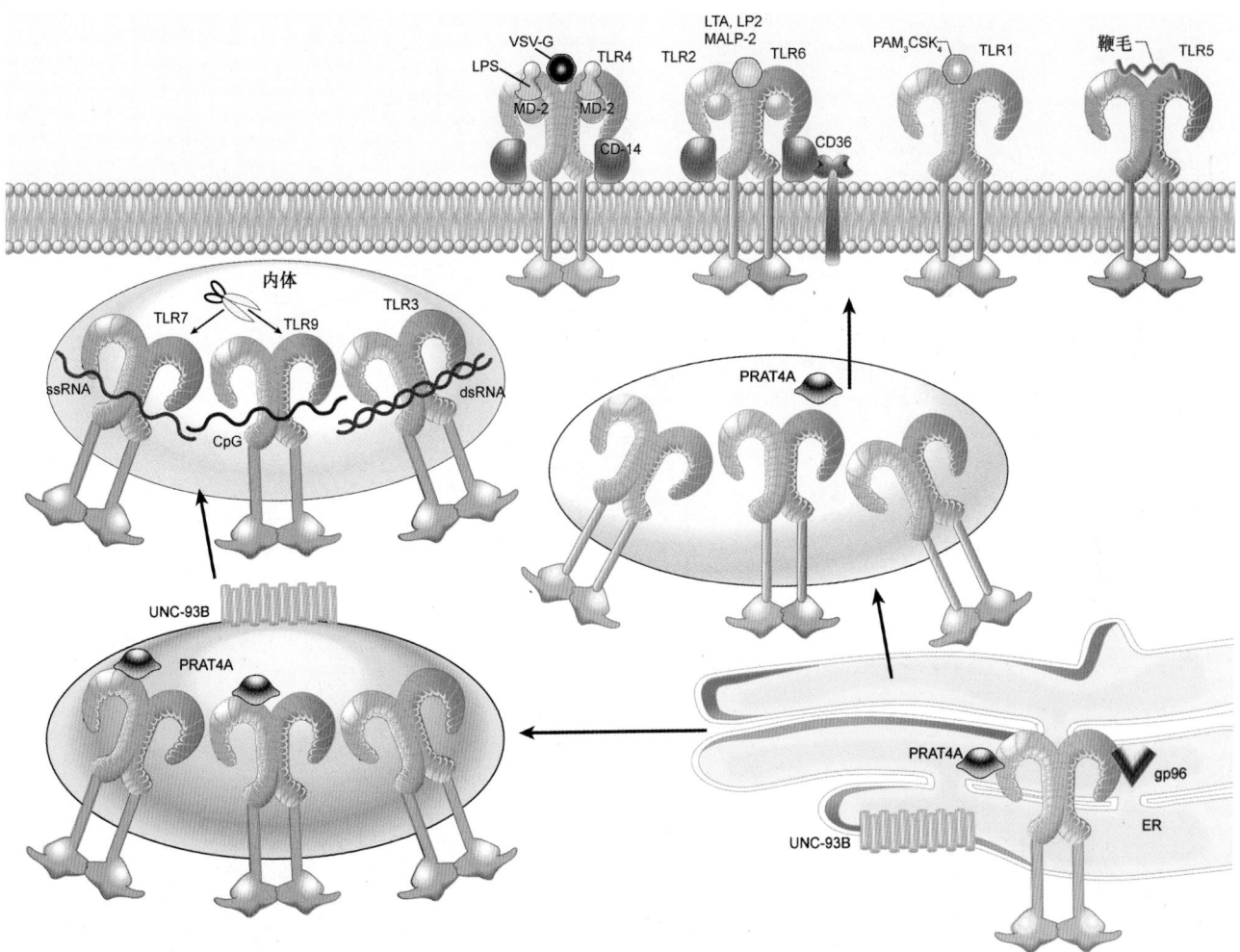

图 20-2　Toll 样受体(TLRs)。TLRs 以同源或异源二聚体形式存在,可感知病原微生物的多种分子。TLR1、TLR2、TLR4、TLR5 和 TLR6 位于细胞表面,而 TLR3、TLR7 和 TLR9 位于内体。所有 TLR 的成熟均依赖于内质网(ER)内的伴侣蛋白 gp96。另外两种内质网蛋白 PRAT4A 和 UNC93B1 在 TLR 转运中发挥重要作用。PRAT4A 为 TLR1、TLR2、TLR4、TLR7 和 TLR9 反应所必需,而 TLR3、TLR7 和 TLR9 转运需要 UNC93B1。在细胞表面,由 TLR4、MD2 和 CD14 组成的 TLR4 复合体与脂多糖(LPS)及水泡性口炎病毒糖蛋白 G(VSV-G)特异性结合。TLR2/6 异源二聚体和 CD36 及 CD14 共同识别二酰脂肽和脂膜酸(LTA)。TLR1/2 异源二聚体感知三酰脂肽(PAM₃CSK₄),TLR5 识别鞭毛。TLR7 可结合单链 RNA,TLR9 可结合 CpG DNA,而 TLR3 可结合双链 RNA。TLR7 和 TLR9 必须被内吞溶酶体中的溶酶体半胱氨酸蛋白酶水解(包括组织蛋白酶和天冬酰胺肽链内切酶)方可发挥功能,至少对 TLR9 而言。图示中的缩写与正文一致

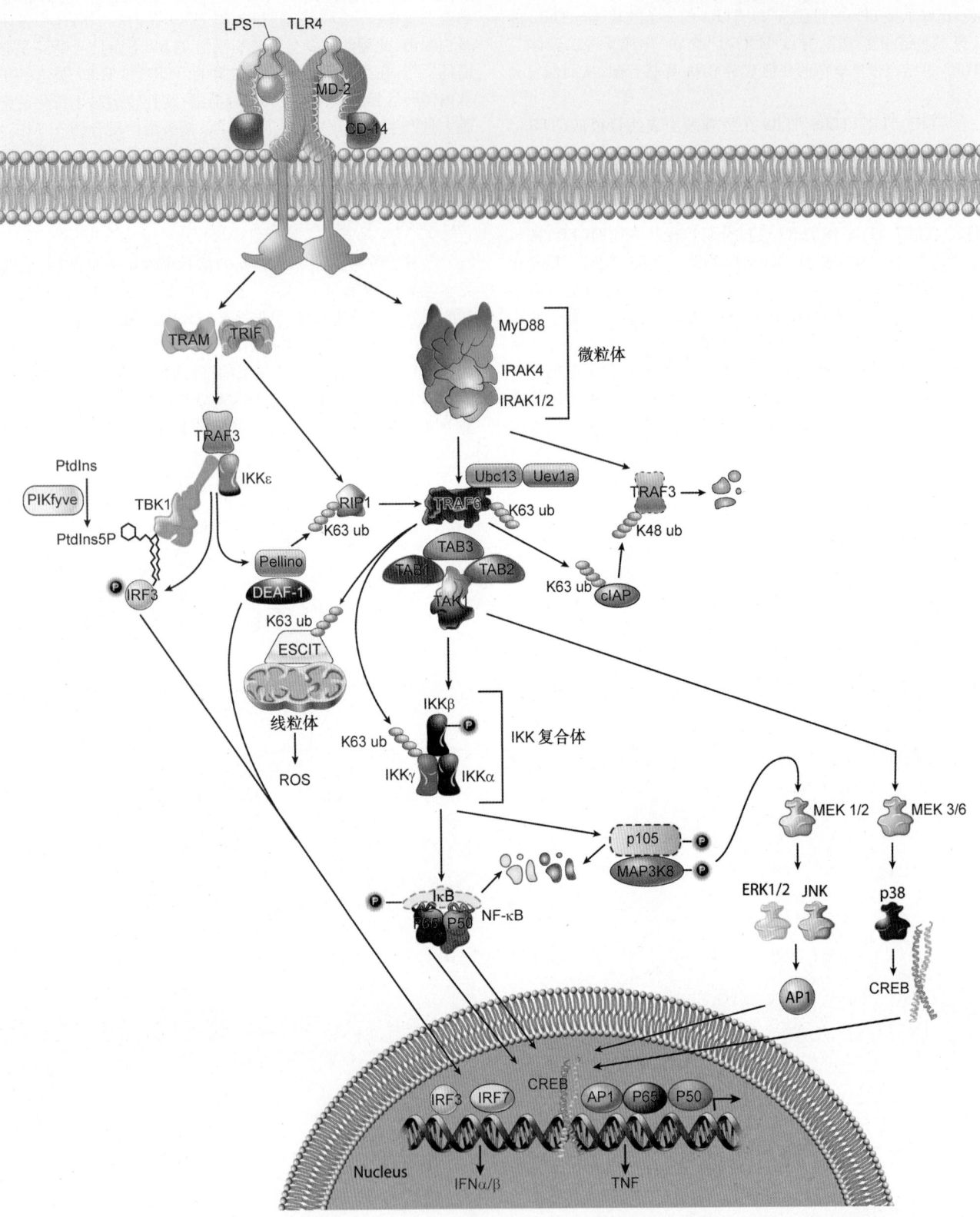

图 20-3　Toll 样受体(TLR)信号通路的概述。本图显示的是 TLR 激活的下游信号事件。TLR 信号活化可诱导成千上万基因的表达,包括编码肿瘤坏死因子(TNF)和 I 型干扰素(IFN)的基因,这些基因对于先天免疫和适应性免疫反应至关重要。本图以 TLR4 激活为例。当 TLR 复合体识别特定分子时,它们即招募接头蛋白(MyD88[髓系分化因子 88]、TRIF[含有 toll/白细胞介素-1 受体结构域的接头分子诱导 IFN-β]、TRAM[TRIF 相关接头分子]、MAL[MyD88 接头样分子]),并启动下游信号分子的激活。有关 MyD88 依赖性信号和 TRIF 依赖性信号的详细信息请参阅正文。当与水泡性口炎病毒糖蛋白 G(VSV-G)结合时,TLR4 可通过 TRAM 传递信号诱导干扰素反应因子(IRF)7 的激活,这一过程部分程度上依赖于 TRIF(未显示)。K63 和 K48 泛素化以球链表示。被降解的蛋白质用虚线显示。LP2,脂肽 2;LTA,脂膜酸。PAM₃CSK₄ 是一种三酰脂肽。磷酸化事件用 P 标记的圆圈表示。图中使用正文中的缩写词

系统组分的细胞能以不同的方式对 TLR 配体产生应答。

人类基因组总共编码 5 个 TIR 接头蛋白,分别为髓系分化因子 88(MyD88);MyD88 接头分子样蛋白(MAL),亦称为含有 toll/白细胞介素-1 受体结构域的接头蛋白(TIRAP);含有 TIR 结构域的接头分子诱导 IFN-β(TRIF),亦称为 TICAM-1,最初因突变体等位基因被发现而命名为 Lps2;TRIF 相关接头分子(TRAM),亦称为 TICAM-2;和 SARM(sterile-alpha and armadillo motif)。SARM 的功能仍不清楚,与这些接头蛋白亲缘关系最远。而其余 4 个接头分子在信号转导中的作用已明确。这 4 种接头分子均为 LPS 受体(TLR4)的正常信号传导所必需。MyD88 和 MAL 共同发挥作用,而 TRIF 则与 TRAM 协同作用,因此,LPS 信号通路在受体水平即分为两个主要的"分支"[41,42]。在 TLR3 信号传导中,TRIF 单独发挥作用;MyD88 与 MAL(而非 TRIF 或 TRAM)共同参与 TLR2 信号传导;而在 TLR7、TLR8 和 TLR9 信号传导中,MyD88 独立发挥作用。小鼠及人 MyD88 突变失活可导致严重的免疫缺陷状态[43,44],MyD88 和 TRIF 位点的复合性纯合子突变将导致更严重的免疫缺陷,缺陷型动物基本不能感知大多数微生物[42]。

在正常树突状细胞、巨噬细胞和成纤维细胞中,TLR 的效应主要通过 MyD88 或 TRIF 两条信号通路介导(图 20-3)。如上所述,MyD88 依赖性通路介导除 TLR3 以外的所有 TLR 的效应。MyD88 在受体激活时,装配成称为 Myddosome 的螺旋复合体,可招募丝氨酸激酶 IL-1 受体相关激酶 4(IRAK4)和 IRAK2 或 IRAK1,通过各自分子中含有的死亡结构域相互作用[45]。IRAK4 磷酸化 IRAK2 或 IRAK1 触发信号传递。关于 MAL、TRIF 或 TRAM 蛋白的功能尚无可比性结构数据,但已明确 TRIF 可直接招募 TLR3[46]。激活的 Myddosome 招募 E3 泛素酶肿瘤坏死因子(TNF)受体相关因子(TRAF)6。TRAF6 是一种细胞内的支架蛋白,可协同招募其他几种蛋白激酶。MyD88 也可与 TRAF3 相互作用。然而,在 MyD88 依赖的 TLR 信号传递过程中,cIAP1/2 可诱导 K48 相关的 TRAF3 泛素化降解,这对于丝裂原活化的蛋白激酶(MAPK)的激活和炎性细胞因子的产生是必需的[47]。TRAF6 具有 E3 泛素连接酶活性,可与 E2 连接酶 Ubc13/Uev1A、Ubc4 和 Ubc5 共同发挥作用,结合 E2 泛素连接酶 13(Ubc13)和 Ubc 样蛋白 Uev1a。TRAF6 将 K63 连接的多聚泛素链加于自身及其他分子,如 κB 抑制因子(I-κB)激酶 γ[IKKγ,又称为 NEMO(NF-κB 关键调控分子)]和 TRAF2(综述参见文献 48)。转化生长因子 β 活化激酶 1(TAK1)与 TAB1、TAB2 及 TAB3 形成复合物,亦被招募至 TRAF6 复合物,并磷酸化 IKKβ,后者与 IKKα 及 IKKγ 形成复合物,催化 I-κB(NF-κB p65 的抑制因子)磷酸化,导致 K48 泛素化介导的 I-κB 降解[48]。随后由 p65 和(或)p50 形成的同源或异源二聚体 NF-κB 转移至细胞核内。NF-κB 可驱动数百种参与炎症反应的蛋白编码基因转录。由于 TLR4、TLR2 及 TLR1 的激活,巨噬细胞也可产生线粒体活性氧(ROS);这种抗菌反应依赖于 TRAF6 的线粒体转位,以招募 ECSIT 并诱导其泛素化,ECSIT 参与线粒体呼吸链的组装[49]。

在静息状态下,复合物中的 MAP3K8 处于非活化状态。TAK1 可诱导 NF-κB 的 p105 和 MAP3K8 蛋白(又称为 Tpl2)磷酸化,从而形成 IKK 复合物活化而,导致 p105NF-κB 的降解并激活 MAP3K8[50,51]。MAP3K8 可磷酸化并激活 MEK1 和 MEK2,而 TAK1 独立激活 MEK3 和 MEK6[40]。MEK 可激活分裂原活化

蛋白激酶(mitogen-activated protein kinase,MAPK)家族成员,包括细胞外信号调节激酶 1(ERK1)和 ERK2、c-Jun N 端激酶(JNK)和 p38 激酶。这些激酶激活其他转录因子,其中有 c-Jun(与 c-Fos 形成转录因子 AP-1)。cAMP 反应元件结合蛋白(CREB)家族成员也被激活。

TLR3 和 TLR4 可激活 TRIF 依赖的 TLR 信号通路,从而诱导 I 型干扰素和炎性反应基因的表达(图 20-3)。在受体激活的情况下,TRIF 与 TRAF3 相互作用,后者招募 TANK 结合激酶 1(TBK1)和 IKKε(二者均与 IKK 远亲同源)[52,53]。该复合物与干扰素反应因子(IRF)3 结合并使之磷酸化,此相互作用可能由 PIKfyve 产生的磷脂酰肌醇-5-磷酸盐介导[54]。IRF3 二聚化并转位至细胞核,从而在变形上皮自身调节因子-1(DEAF-1)的协助下激活 I 型 IFN 基因的转录[55]。另外两种 IRF 蛋白,IRF1 和 IRF7,亦可激活 I 型 IFN 基因,但是在浆细胞样树突细胞中依赖于 TLR7 和 TLR9 信号[56,57]。IRF3 和 IRF1 活化可启动干扰素-β 基因的表达[58,59]。干扰素-β 介导抗病毒效应,亦为促进适应性免疫应答激活的共刺激分子(如 CD40、CD80 和 CD86)表达上调所必需。因此,LPS 和双链 RNA 的佐剂效应依赖于 I 型干扰素受体[60]。IRF7 可诱导干扰素-α 基因的表达[59,61]。干扰素-α 和干扰素-β 均与 I 型干扰素受体结合,发挥相似的生物学效应。

在 E3 连接酶 Pellino 的多聚泛素化作用下,TRIF 招募受体相互作用蛋白(RIP)1[62],从而诱导炎症反应基因的表达。通过上述的 MyD88 依赖性信号通路,RIP1 和 TRAF6/TAK-1 复合物相互作用,导致 NF-κB 激活。MyD88/MAL 异聚体复合物不能驱动 I 型干扰素基因表达,其原因尚不清楚。

TIR 接头信号传导中的补偿效应

IRAK-M 为 IRAK1、IRAK2 和 IRAK4 的同源分子,是 TIR 结构域信号传导的一种抑制分子,可参与被称为内毒素耐受(endotoxin tolerance)的信号传导的反馈抑制[63]。此外,细胞因子合成抑制因子 1(suppressor of cytokine synthesis 1,SOCS-1)抑制 I 型干扰素激活的 JAK/STAT 信号通路的信号传导,I 型干扰素是天然免疫应答过程中产生的关键细胞因子之一[64]。A20 和 CYLD 为去泛素化酶,能去除 TRAF6、NEMO 和 RIP 的 K63 泛素尾巴,抑制该通路活化级联反应[48]。在更远端,通过抗炎细胞因子(如 IL-10 或转化生长因子-β)对信号传导的抑制作用,可限制 TLR 启动的炎症反应。

核苷酸结合寡聚化结构域样受体家族的感受器

有一大类以特殊模块结构为特征的蛋白家族参与了对细胞内微生物以及非感染性刺激(如尿酸结晶和氢氧化铝颗粒)的天然免疫反应,这些结构域前后串联排列为半胱天冬酶(caspase,凋亡蛋白酶)激活和招募结构域(CARD)、Pyrin 或凋亡重复结构域的杆状病毒抑制因子(baculovirus inhibitor of apoptosis repeat,BIR)、随后为核酸结合"NACHT"结构域和 LRR 结构域。这类蛋白统称为核苷酸结合寡聚化结构域(NOD)样受体(the nucleotide-binding oligomerization domain-like receptors,NLRs),被分为几个亚家族(图 20-4)[65]。该家族不同代表性成员的突变可导致显性或半显性炎症性疾病。某些病例呈有限性外显率,强烈地依赖其他基因的突变。例如,有研究明确证实,NOD2 突变可增加患克罗恩病(Crohn disease)[66]的风险及引

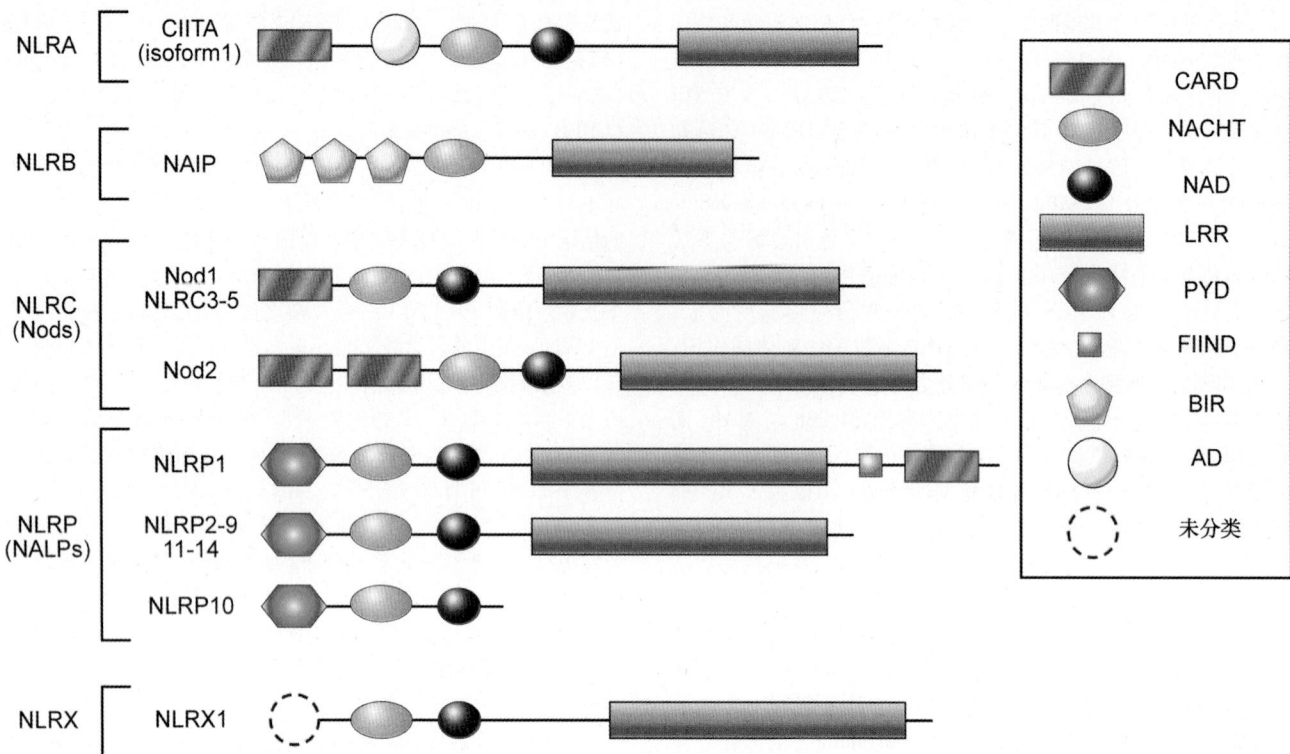

图20-4　核苷酸结合寡聚化结构域（NOD）样受体（NLRs）的结构。根据NLR家族成员的结构域和同源性，人类基因组基因命名委员会（HGNG）将该家族各成员分为不同的亚家族，但有时结构域分类和同源性仍不清楚。亮氨酸富集重复序列（LRR）结构域含不同数目的LRR重复序列。图中使用正文中的缩写词

起Blau综合征[67]，而特殊的NLPR3突变可能引起冷诱发的自身炎症性综合征（cold-induced autoinflammatory syndrome，CIAS）、慢性婴儿神经皮肤关节（chronic infantile neurologic，cutaneous and articular，CINCA）综合征以及新生儿多系统炎症性疾病（neonatal-onset multisystem inflammatory disease，NOMID）[68~70]。结构相关的MEFV（编码pyrin）基因突变可引起家族性地中海热（familial Mediterranean fever）[71]。研究表明，pyrin可与接头蛋白PSTPIP1（脯氨酸-丝氨酸-苏氨酸磷酸酶-相互作用蛋白1）相互作用。该蛋白编码基因突变亦可引起一种炎症性疾病、化脓性无菌性关节炎、坏疽性脓皮症及痤疮（PAPA）综合征[72]。

NLR超家族的致炎症潜能是通过两条信号通路发挥效应的："炎症小体"通路和"NOD1/2"通路。与TLR信号通路相比较，对这两条通路的理解较少。此外，这两条通路均可能与TLR信号通路发生交互作用，而对炎症小体通路而言，其活性的充分表达依赖TLR信号传导。

炎症小体通路

"炎症小体"通路（图20-5）至少由3种蛋白诱导，但可能还有其他分子。冰蛋白酶激活因子（ice-protease activating factor，IPAF/NLRC4；由CARD12基因编码）、NACHT（存在于NAIP、CIITA、NET-E和TP-1蛋白中的一种核苷酸结合结构域）结构域、亮氨酸富集重复序列结构域和含pyrin结构域蛋白1（NLRP1，亦称为CARD7）以及NLRP3（又名cyropyrin）均可触发炎症小体反应。多种细胞扰动可能导致IPAF、NLRP1和NLRP3激活。然而，Ⅲ型或Ⅳ型细菌分泌系统产生的胞质鞭毛蛋白可激活IPAF[73]。孔形成毒素引入的炭疽致死因子和胞壁酰

二肽（muramyldipeptide，MDP）可激活NLRP1[74,75]。肽聚糖（PGN）、MDP、脂肽、核酸、尿酸结晶、铝和其他外源物质可激活NLRP3[76~80]。NLRP3的完全活化依赖于胞内钾离子浓度降低，此过程部分由钾离子输出通道P2X7介导。P2X7的活化可招募间隙连接通道蛋白Pannexin-1（Panx-1），使细菌产物和其他分子进入细胞[81]。尽管尚不清楚诱导分子是否直接接触NLRPs或IPAF，但NLRPs或IPAF发生寡聚化（由NACHT结构域介导）。随后它们可直接激活信号（如IPAF），或通过接头蛋白（NLRP-1通过ASC，NLRP3通过ASC和CARDINAL）激活胞内半胱氨酸蛋白酶半胱天冬酶-1和（或）半胱天冬酶-5。活化反应是通过CARD相互作用介导的。半胱天冬酶-1和半胱天冬酶-5同源二聚体将炎症细胞因子IL-1β的前体转化成其活性形式。重要的是，炎症小体信号传导并不能直接激活IL-1β编码基因的表达。然而，导致NF-κB激活的TLR信号或IL-1β自身的信号传导可激活IL-1β基因的表达[65]。

IL-1β通过其受体激活信号通路，此通路与TLR信号通路相似，亦依赖MyD88及其下游信号级联分子组分。因此，IL-1β可被视为一种内源性配体，它所介导的应答与细菌配体介导的反应相似。这一信号最开始可能由局部感染以及非感染性炎症刺激共同作用诱导启动。

NOD通路

前面曾经提到过NOD1（CARD4）和NOD2（CARD15）蛋白分别为γ-D-谷氨酰二氨基庚二酸（γ-D-glutamyl diaminopimelic acid，DAP）和胞壁酰二肽的感受器，两者均为细菌胞壁成分。它们似乎可感知细胞内的细菌或细菌碎片[82~84]。连锁不平衡

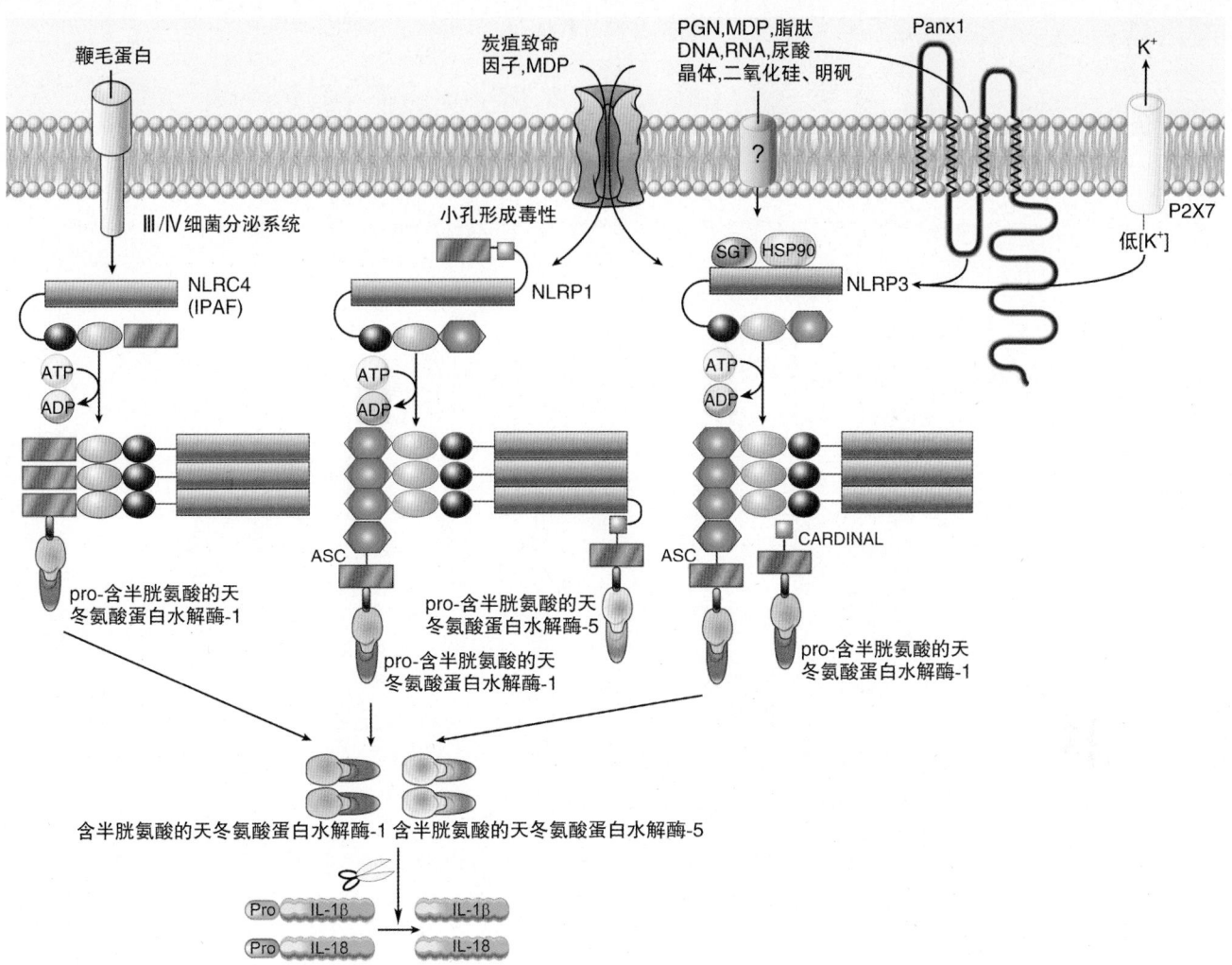

图 20-5　由 NLRP1（NALP1）、NLRP3（NALP3）和 NLRC4（IPAF[冰-蛋白酶激活因子]）组成的炎性小体复合物。在缺乏激活信号的情况下，NOD 样受体（NLRs）以无活性构象的形式存在于细胞质。SGT1/HSP90 伴侣复合物与 NLRP3 结合并使 NLRP3 保持预激活状态。当活化时，ATP 的结合与水解导致 NLRP3 寡聚化和炎性小体的形成。NLRP1 和 NLRP3 通过接头蛋白（NLRP3 结合 ASC 或 ASC/CARDINAL）招募脱天蛋白酶原 1，而 NLRC4 能直接结合于胞天蛋白酶原 1。NLRP1 能招募脱天蛋白酶原 5。这种相互作用导致半胱天冬酶蛋白的自身水解而成熟，从而裂解炎性因子的前体，使之成为具有生物学活性的形式。蛋白质结构域与图 20-4 中一致

作图和序列分析强烈提示 NOD2 在克罗恩病发病中的意义，但是 NOD2 突变引起的疾病外显率低，提示其他遗传因素及环境因素在疾病中的重要性[66]。尚未发现与 NOD1 明确相关的疾病。虽然最近的研究提示，在 MDP 刺激下，NOD2 能够与 NLRP1 和半胱天冬酶-1 相互作用，但 NOD 蛋白并不形成炎症小体的核心[85]。当受到微生物刺激时，NOD 蛋白发生寡聚化，通过 TRAF2 和 TRAF5（对 NOD1 而言），或 TRAF6（对 NOD2 而言）传递信号，引起 RICK2（又称 RIP2 或 CARDIAK）蛋白的 K63 泛素化。RICK2 是一种含 RIP 相似结构域的蛋白，已知 RIP 参与肿瘤坏死因子（TNF）信号的传导。RICK2 激活 TAK1，通过 TAK1 激活 NF-κB 和 MAPK 信号通路，导致转录因子 AP-1 活化（图 20-6）。

RLH 通路的感受器

虽然 TLR 能感知内涵体中的外源核酸，也对某些病毒（尤其疱疹病毒属）的探测起一定作用，但其他病毒则主要或完全依赖于胞质受体的感知。这些感受器中有 RIG-Ⅰ 样解螺旋酶（RLH），包括维 A 酸诱导基因-Ⅰ（retinoic acid-inducible gene Ⅰ, RIG-Ⅰ）、黑色素瘤分化相关基因 5（melanoma differentia-tion-associated gene 5, MDA5）和 LGP2，这些是目前研究最清楚的感受器，被认为可直接与核酸相互作用并启动应答。RIG-I 和 MDA5 能感知特定的病毒；例如，被 RIG-I 探测到的病毒包括 A 型流感病毒、仙台病毒和水泡性口炎病毒，而 MDA5 能探测脑心肌炎病毒和鼠肝炎病毒[86]。这些蛋白具有 RNA 解旋酶结构域（参与核酸结合）和一个调节结构域（RD）。RD 可抑制下游信号传导[87]，但亦为感知 RNA 所必需[88,89]。RIG-Ⅰ 和 MDA5 均含有更近端的 CARD 结构域，这些结构域参与信号的传递，而 LGP2 则不含此结构域。基于此，最初认为 LGP2 具有抑制功能[90]。然而，LGP2 似乎能增强感知功能及放大 RIG-I 和 MDA5 信号[89,91,92]。

虽然 TLR3 能探测双链 RNA 及人工合成的类似物多聚 I：C，但多聚 I：C 的体内感受器主要是 MDA5[93]。长链多聚 I：C 聚

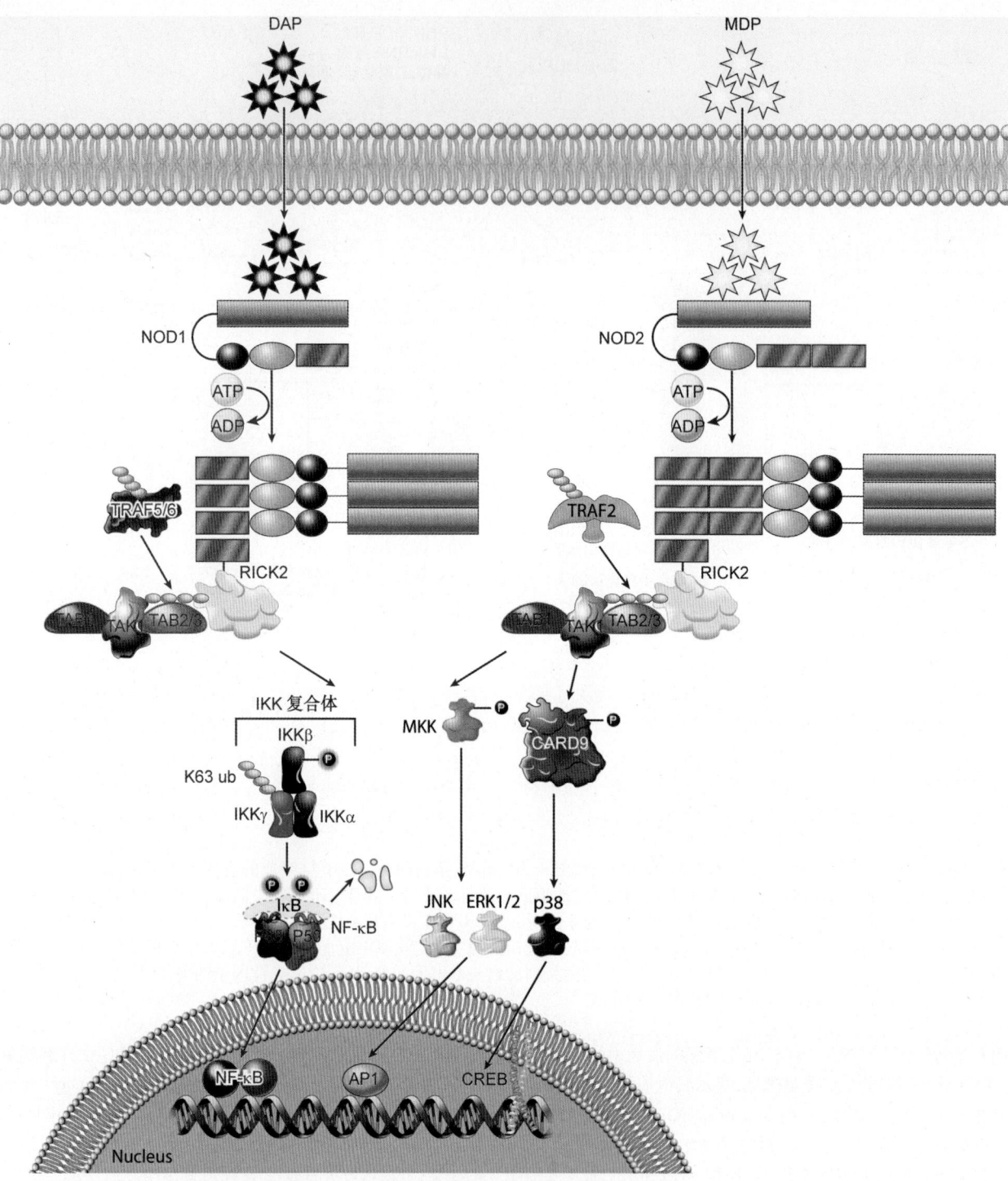

图20-6 核苷酸结合寡聚化结构域(NOD)1/2 信号通路。当感知到胞质中 PGN 来源的表位(γ-D-谷氨酰胺酸[DAP]和胞壁酰二肽[MDP])时,NOD1 和 NOD2 寡聚化并与丝氨酸/苏氨酸激酶 RICK2 形成复合物。通过肿瘤坏死因子受体相关因子(TRAFs,是 E3 泛素连接酶)的信号,导致 RICK2 的 K63 泛素化(球链),并招募转化生长因子 β 激活酶(TAK)-1。TAK-1 复合物的激活诱导 IκB 激酶(IKK)和 MKK 活化,导致类似 TLR 配体反应的信号级联反应。半胱天冬酶激活和招募结构域(CARD)9 对于 NOD2 下游的 p38 激活非常重要。NOD 样受体(NLR)结构域与图 20-4 中一致。磷酸化事件用 P 标记的圆圈表示。图中使用正文中的缩写词

合体由 MDA5 感知,而较短的 I:C 聚合体则由 RIG-I 探测。RIG-I 可与含平端或 5'突出端的双链 DNA 分子形成稳定的复合物,而含有 3'突出端的双链 DNA 则被 RIG-I 的解旋酶活性解开[88]。此外,RIG-I 还可识别单链 RNA 分子,通过检测存在于单链 RNA 分子 5'端的三磷酸结构区分宿主 RNA,如见于流感病毒的单链 RNA 分子[94,95]。RIG-I 必须通过一种宿主的抗性因子——T 细胞受体相互作用分子 25(T-cell receptor-interacting molecule 25,TRIM25)活化,TRIM25 受 K63 泛素化的调节。

在病毒识别过程中,RLHs 发出信号,导致分别依赖于 IRF 和 NF-κB 的 I 型 IFN 和炎症细胞因子的产生。RLHs 信号是通

过 CARD 结构域介导的与线粒体抗病毒信号蛋白(MAVS;又名 IPS-1、VISA 和 CARDIF)相互作用传导的。MAVS 是一种含 CARD 结构域的线粒体外膜组成蛋白,其 CARD 结构域伸入胞质[96~99]。当与 RIG-I 相互作用激活时,MAVS 形成朊病毒样聚合纤维,这种聚合纤维通过未接触的 MAVS 分子诱导类似的聚合体形成,从而得以激活 IRF3[100]。当被 RLHs 刺激后,IPS-1 能够激活三条不同的信号通路。一条通路与 TNF 信号通路相似,包括接头蛋白肿瘤坏死因子受体死亡结构域蛋白(tumor necrosis factor receptor death domain,TRADD)、Fas 相关死亡结构域蛋白(Fas-associated death domain protein,FADD)、RIP1、半胱天冬酶-8 和半胱天冬酶-10,导致 IKK 复合物及 NF-κB 活化。第二条通路招募 TRAF6 和分裂原活化蛋白激酶激酶 1(mitogen-activated kinase kinase 1,MEKK1),引起 MAPK 和 AP-1 活

化。这两条通路诱导炎性细胞因子产生。第三条通路激活 TBK1 和 IKK,导致 IRF3 和 IRF7 活化,并随后生成 I 型干扰素(图 20-7)。

哺乳动物细胞中亦存在一条对胞质双链 DNA 的反应通路(图 20-7)[101,102]。环磷腺苷(AMP)/鸟苷单磷酸(GMP)合成酶(cGAS)是一种通过结合 dsDNA 而别构激活的酶,它可以合成环磷鸟苷 GMP:AMP(cGAMP)。cGAMP 激活 IFN 基因刺激因子(STING)。STING 是一个 5 次跨膜的内质网膜蛋白,经构象变化导致 TBK1 活化,进而磷酸化 IRF3。磷酸化的 IRF3 发生二聚化并转位至细胞核,诱导 I 型 IFN 表达。STING 亦能激活 IKK 复合物,导致 IκB 降解,被释放的 NF-κB 进入细胞核并诱导细胞因子表达。研究亦描述了一种推测的胞质 DNA 感受器 DAI(IRF 的 DNA 依赖性激活子)。DAI 含有 DNA 结合结构

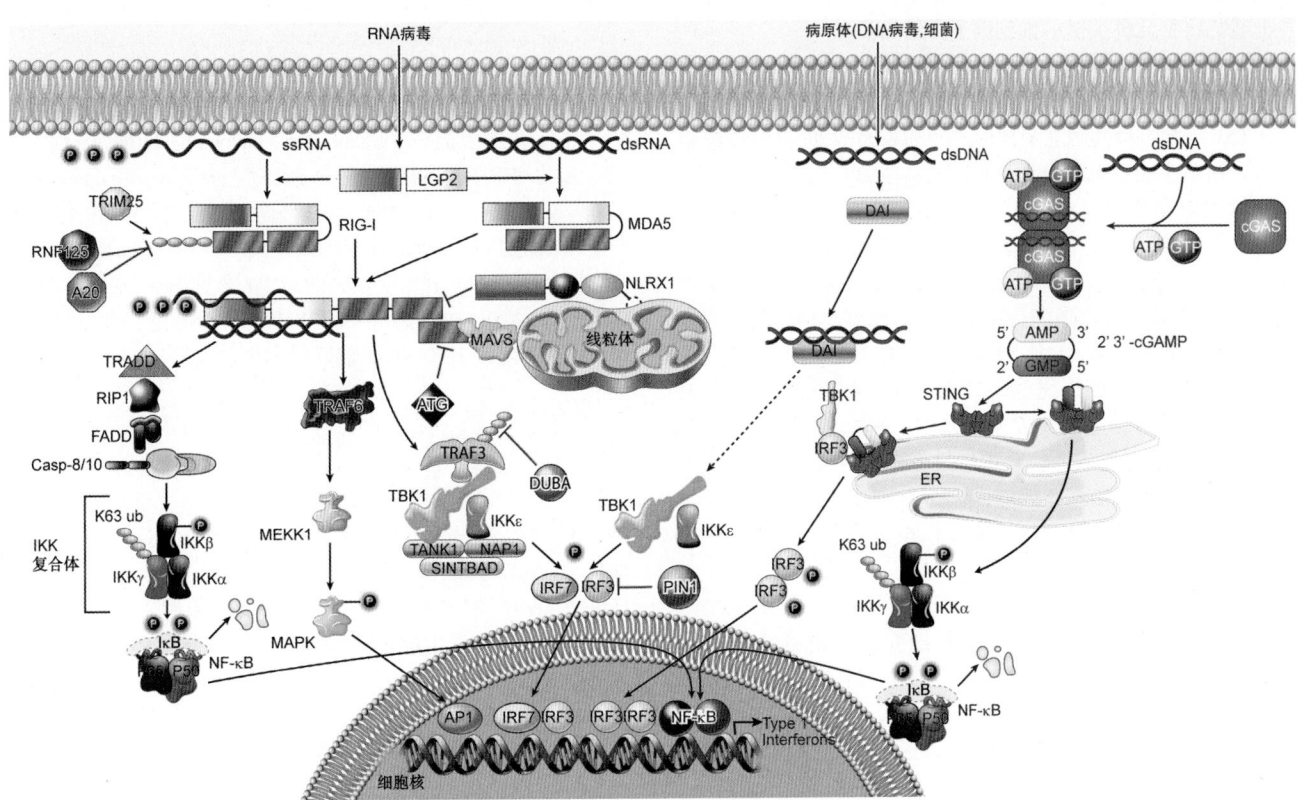

图 20-7　细胞传导和信号通路。维 A 酸诱导基因 I(RIG-I)和黑色素瘤分化相关基因 5(MDA5)分别识别单链 RNA(ssRNA)和双链 RNA(dsRNA),从而对不同的病毒感染作出反应。RIG-I 亦可探测短 dsRNA 序列。LGP2 可结合 dsRNA,并可能调节 RIG-I 和 MDA5 信号。T 细胞受体相互作用分子 25(TRIM25)介导的 RIG-I K63 泛素化(球链)为 RIG-I 充分活化所必须。RIG-I 和 MDA5 激活线粒体抗病毒信号蛋白(MAVS),后者与含受体相互作用蛋白 1(RIP1)、Fas 相关死亡结构域(FADD)和肿瘤坏死因子(TNF)受体相关死亡结构域(TRADD)及 TNF 受体相关因子(TRAF)6 和 TRAF3 的复合物相互作用。FADD 与胱天蛋白酶原 8 或胱天蛋白酶原 10 结合,切割并产生成熟而有活性的半胱天冬酶 8 或半胱天冬酶 10,从而激活核因子(NF)-κB。TRAF6 的招募导致丝裂原激活的蛋白(MAP)激酶通路和 AP1 激活,而 TRAF3 的 K63 泛素化通过 I-κB 激酶(IKK)ε 和 TANK 结合激酶(TBK)激活干扰素反应因子(IRF)3 和 IRF7。TBK 亦可与 TRAF 家族成员相关的 NF-κB 激活因子(TANK)、NAK 相关蛋白 1(NAP1)以及 NAP1TBK1 相似的接头蛋白(SINTBAD)相互作用。MAVS 受自噬共轭分子 Atg12-Atg5 和 NLRX1 的负调控,而 RIG-I 受 IFN 诱导的泛素连接酶 RNF125(K48 连接酶)和去泛素化酶 A20 负调节。TRAF3 依赖性通路受去泛素化酶 DUBA 负调节。肽-脯氨酰-异构酶 Pin1 诱导磷酸化的 IRF3 泛素化和降解。dsDNA 可被环磷腺苷(AMP)/鸟苷单磷酸(GMP)合成酶(cGAS)所感知,cGAS 可从 ATP 和鸟苷三磷酸(GTP)合成 cGAMP。cGAMP 与 STING 结合并激活 STING(干扰素基因刺激因子),STING 招募 TBK1,诱导 IRF3 磷酸化。STING 也激活 IKK 复合物。dsDNA 亦可被 IRFs 的 DNA 依赖性激活因子(DAI)所感知。STING 可与 RIG-I 相互作用(未显示)。半胱天冬酶激活和招募结构域(CARD)被标为红色矩形,解旋酶结构域为白色矩形,RD 结构域为绿色矩形。除未分类的结构外,NLRX1 结构域(图示为插入线粒体膜)与图 20-4 中一致。磷酸化事件用 P 标记的圆圈表示。未知的信号通路用虚线箭头表示。图中使用正文中的缩写词

域,能在体外增强 DNA 介导的 I 型干扰素产生[104]。但是,DAI 作为胞质 DNA 感受器的功能似乎是冗余的[105]。无论是什么信号通路参与,双链 DNA 应答仅诱导 IFN 产生(而没有炎症细胞因子产生),且完全依赖 TBK1(图 18-6)。

当受到 2 型 T 细胞非依赖性抗原如肺炎球菌疫苗(PPSV23)刺激时,B 细胞中 RLH-MAVS 通路和 cGAS-STING 通路均被激活[106]。这些通路能感应内源性逆转录病毒,导致持续性 B 细胞激活和免疫球蛋白(Ig)M 应答。

天然免疫应答中的关键效应细胞因子

天然免疫系统的细胞表现一定程度的自主性(如中性粒细胞可直接吞噬并消灭病原体),但也能启动针对病原体的适应性免疫应答,招集"增援部队"至感染部位。这些功能依赖于细胞因子的产生。由于细胞因子众多,无法一一在本章中描述。在此我们将把几种关键的细胞因子介绍如下。

肿瘤坏死因子-α(TNF-α)

TNF-α 是一种同源三聚体形式的细胞因子,可由多种细胞产生。而单个核吞噬细胞受到 LPS 或其他 TLR 激活性刺激后,产生的 TNF-α 量最大。TNF-α 最初被认识是作为内毒素效应的关键内源性介导分子[107],随后发现,TNF-α 也是其他多种类型炎症[包括无菌性炎症,如在类风湿关节炎中所见、克罗恩病、强直性脊柱炎和银屑病(牛皮癣)]的介质。TNF 信号传导通路依赖于两种受体,涉及 NF-κB 的活化,在进化上与识别革兰氏阴性菌的古老的果蝇 Imd(免疫缺陷)通路相关[108]。有关 TNF 信号传导的古老系统发生起源、在许多远系种属中的存在、TNF 中和在上述疾病治疗中的显著疗效、在动物中 TNF 和 TNF 受体突变的免疫损害效应,均提示 TNF 是天然免疫系统用来有效控制感染的最重要的细胞因子之一。

白细胞介素-1α 和 β

IL-1α 和 IL-1β 曾被视为多效性细胞因子,这两个相关性较远的配体共享同一套受体。天然免疫系统刺激可诱导 IL-1α 和 IL-1β 产生,引起发热、肿胀以及中性粒细胞在感染部位的黏附。I 型 IL-1 受体由两条链组成,每条链均含有胞质 TIR 结构域,可介导大多数或所有 IL-1 的生物学效应。IL-1 受体复合物通过 MyD88 传递信号,而不需要其他接头分子的参与。IL-1 信号传导可作为放大机制发挥作用,增强初级感染的信号,并可将感染的信号传递给缺乏探测微生物的天然免疫感受器的细胞。

白细胞介素-6

IL-6 通过一个利用 JAK/STAT 通路的受体传递信号,可激活"急性期反应"的多种元素,即肝脏产生纤维蛋白原、血清淀粉样 A 蛋白和 C 反应蛋白。IL-6 亦具有促血小板生成活性,既可以通过直接作用(效果较小)亦可通过刺激促血小板生成素产生的作用(起主要作用),刺激血小板生成,严重感染过程常导致血小板消耗(参见第 111 章)。

白细胞介素-12

TLR 活化可促进树突状细胞和其他细胞等产生大量的 IL-12,IL-12 又可刺激淋巴细胞产生干扰素-γ,从而增强单核吞噬细胞杀伤微生物的活性。与大多数细胞因子不同的是,IL-12 是一个异二聚体蛋白,p40 亚单位可被诱导产生,而 p35 亚单位在非刺激条件下即可被合成。已知 IL-12 及其受体或干扰素-γ 及其受体的编码基因突变可引起对分枝杆菌及其他细胞内感染的相对严重的易感性。因此,IL-12/干扰素-γ 反馈环路被认为是天然免疫与适应性免疫中最重要的相互作用之一。

趋化因子

趋化因子是一个小分子量蛋白家族,在受体特异性方面具有高度的冗余性。趋化因子分为 CC 和 CXC 两个亚家族。趋化因子受原发病原微生物刺激以及 TNF 和 IL-1 的诱导产生。有些趋化因子与 G 蛋白偶联受体结合,具有中性粒细胞趋化活性(参见第 61、68 章),在中性粒细胞从血液渗出进入感染组织过程中发挥作用。

粒细胞集落刺激因子和粒细胞-巨噬细胞集落刺激因子

中央造血系统的反应可根据外周组织中的情况进行调整,粒细胞集落刺激因子(granulocyte colony-stimulating factor, G-CSF)和粒细胞-巨噬细胞集落刺激因子(granulocyte-macrophage colony-stimulating factor, GM-CSF)可促进粒细胞及单核细胞的产生和释放,以应对病原微生物的感染。TLR 信号通路的活化可直接诱导 G-CSF 和 GM-CSF 的产生(参见第 61 章),次级细胞因子,如 TNF,亦可诱导 G-CSF 和 GM-CSF 的产生。G-CSF 和 GM-CSF 通过 JAK/STAT 偶联受体传递信号。

干扰素(interferon, IFN)

I 型干扰素(IFN-α 和 IFN-β)具有广泛的抗病毒活性,LPS、双链 RNA 或未甲基化的 DNA 均可诱导 I 型干扰素的立即表达。LPS 诱导的 I 型干扰素产生依赖于 TLR4 及接头分子 TRIF 和 TRAM。双链 RNA 诱导的 I 型干扰素产生依赖于 TLR3 及 TRIF(但不需要 TRAM)。DNA 中未甲基化 CpG 基序刺激的 I 型干扰素生成依赖于 MyD88。虽然多种细胞可被干扰素刺激诱导进入一种抗病毒状态,但特殊化以清除被病毒感染的靶细胞的 NK 细胞尤其依赖 I 型干扰素信号(参见第 77 章)[109],并需要这一信号来清除特异性病原体如巨细胞病毒[110]。I 型干扰素亦参与抗细菌感染的保护性应答[111],在内毒素性休克过程中亦发挥重要的作用[112]。浆细胞样树突状细胞是 I 型干扰素的一个特别重要的来源[113]。

II 型干扰素(IFN-γ)是 T 细胞 IL-12 受体受刺激产生的,其抗病毒活性较 I 型干扰素弱,但对清除胞内病原体(如寄居于被感染宿主巨噬细胞内的分枝杆菌)发挥关键作用。

● 适应性免疫的激活

Lewis 和 Loomis 的经典研究发现,结核分枝杆菌感染的豚鼠对蛋白抗原的抗体生成增高,他们将这种现象描述为"过敏易激性(allergic irritability)",此后微生物的佐剂效应就广为人知[114]。Freund 和 McDermott 证实,热灭活的分枝杆菌与蛋白抗原同时刺激可引发增强的抗体反应,这一事实表明微生物的某些分子组分(而非感染本身)具有佐剂效应[115]。1955 年,Condie 及同事的研究显示,LPS 具有佐剂活性[116]。到 1975 年,研究发现 Lps 基因位点为 LPS 介导的佐剂效应所必需(正如此位点也是 LPS 介导的其他细胞效应所必需)[117]。通过推论,Lps 基因的定位克隆揭示了 TLR4 在 LPS 的佐剂效应中发挥重要作用[7]。

特定抗原的适应性免疫应答的激活依赖抗原提呈过程中的两种信号。首先,T 细胞受体必须被激活。此外,抗原提呈细胞表面共刺激分子(如 CD40、CD69、CD80 和 CD86)水平上调,并与 T 细胞上的受体(或在某些情况下是与配体)相互作用。经过约 12 小时的信号交换[118],最终导致 T 细胞克隆的自主性扩增,从而激活特异性的 B 细胞。这些信号中有些已经明确。例如,CD80 和 CD86 均与 T 细胞表面的 CD28 及细胞毒性 T 淋巴细胞抗原(CTLA)相互作用,阻断通过这些共刺激受体传递的信号可显著削弱适应性免疫应答[119]。

虽然共刺激分子自身并不足以激活适应性免疫应答,但共刺激分子上调(upregulation of costimulatory molecules,UCM)是激活适应性免疫应答必不可少的。LPS 依赖 TRIF(具体来说是依赖 TRIF 介导的 I 型干扰素基因表达)诱导共刺激分子上调[42,60,120]。缺失 TRIF,LPS 则不能发挥佐剂效应。TRAM 亦为共刺激分子上调所必需[41]。MyD88 不能诱导共刺激分子上调,但在实验条件下参与 LPS 诱导的佐剂效应[60]。IL-12 是一个十分依赖 MyD88 的细胞因子,也可能与其他尚待鉴定的蛋白共同参与佐剂效应。

虽然一些研究提示 TLR 信号传导为触发适应性免疫应答所必需,但随后的观察发现,缺乏所有 TLR 信号的小鼠也能产生适应性免疫反应,包括针对与不同的佐剂免疫的特定抗原的抗体应答和免疫记忆反应[121]。现在已知适应性免疫应答中存在很多冗余性,几条天然免疫通路可独立触发适应性免疫应答。

天然免疫缺陷引起的疾病

感染致早产儿死亡在人类具有高度遗传性[122]。天然免疫感受器缺陷可引起人类对感染的易感性过高,就像在小鼠中一样,现已发现这类突变的具体例子,包括前面讨论的 NLR 疾病。TLR4 错义突变在正常白人群体中非常罕见,但在系统性脑膜炎球菌病患者中却相当常见,所以该基因突变被认为在该病易感性中有作用[123]。与接触性相当但无病的人群相比较,TLR5 的无义突变在军团菌肺炎病患者中的比例偏高[124]。IRAK4 和 MyD88 突变导致对化脓性革兰氏阳性菌的易感性[44,125]。在人类,TLR3[126] 和 UNC93B1[127] 突变可导致对复发性单纯疱疹病毒性脑炎的易感性,以及可能对其他疾病也易感。

而在效应器方面,对天然免疫缺陷引起的免疫损害的例子了解得更多,包括影响 IFN-γ[128]、IL-12[129] 及其受体的突变[130,131]、颗粒形成缺陷[132]、还原型烟酰胺嘌呤二核苷酸磷酸(NADPH)氧化酶缺陷引起的疾病[133]。

天然免疫应答的一般策略及自身免疫前反馈环路的概念

虽然自身免疫这一概念被表述为引起宿主组织损伤的异常适应性免疫反应,但天然免疫系统亦可能导致组织损伤或机体死亡,通常是在严重感染过程中出现全身免疫系统激活时。天然免疫应答需要细胞因子介导的炎症和凝血反应,通过促进

粒细胞浸润、吞噬并消灭病原体及刺激适应性免疫应答,以控制少量感染的微生物。如果由此产生的应答导致全身性而非局部反应,则可能引起致命的后果。有几个例子已经说明了微生物作为炎症反应驱动因子的重要作用,而前反馈环路可能导致炎症或自身免疫持续。例如,有研究报道,在系统性红斑狼疮的小鼠模型中,内源性 DNA 通过 TLR-9 信号传导导致持续性产生抗核蛋白抗体[134]。TLR-3 和 TLR-7 可能亦发挥重要的作用。

在嗜血性淋巴组织细胞增多症(HLH)的小鼠模型的研究中,已详细描述了微生物驱动、细胞毒性 T 细胞扩增及干扰素-γ 诱导的髓系细胞扩增构成的前反馈环路[135]。在 SHP1 缺乏型小鼠中,自身免疫和炎症反应亦依赖微生物刺激和 TIR 结构域的信号通路激活[136]。本章前面提到了 NOMID 和其他能激活 NLRP3 炎症小体的突变。此外,天然免疫系统可能参与无菌性炎症(自身炎症性疾病),正如在多种人类疾病中所见,但目前仍然不了解这些疾病的病因。

翻译:刘丹、刘庶慈、钱露、施明 互审:任瑞宝 校对:郭宁

参考文献

1. Pancer Z, Amemiya CT, Ehrhardt GR, et al: Somatic diversification of variable lymphocyte receptors in the agnathan sea lamprey. *Nature* 430:174, 2004.
2. Cooper MD, Alder MN: The evolution of adaptive immune systems. *Cell* 124:815, 2006.
3. Pfeiffer R: Untersuchungen über das Choleragift. *Z Hyg Infektionskr* 11:393, 1892.
4. Raetz CR, Whitfield C: Lipopolysaccharide endotoxins. *Annu Rev Biochem* 71:635, 2002.
5. Galanos C, Luderitz O, Rietschel ET, et al: Synthetic and natural *Escherichia coli* free lipid A express identical endotoxic activities. *Eur J Biochem* 148:1, 1985.
6. Rosenstreich DL, Weinblatt AC, O'Brien AD: Genetic control of resistance to infection in mice. *CRC Crit Rev Immunol* 3:263, 1982.
7. Poltorak A, He X, Smirnova I, et al: Defective LPS signaling in C3H/HeJ and C57BL/10ScCr mice: Mutations in Tlr4 gene. *Science* 282:2085, 1998.
8. Anderson KV, Bokla L, Nusslein-Volhard C: Establishment of dorsal-ventral polarity in the *Drosophila* embryo: The induction of polarity by the Toll gene product. *Cell* 42:791, 1985.
9. Lemaitre B, Nicolas E, Michaut L, et al: The dorsoventral regulatory gene cassette spätzle/Toll/cactus controls the potent antifungal response in *Drosophila* adults. *Cell* 86:973, 1996.
10. Hemmi H, Takeuchi O, Kawai T, et al: A Toll-like receptor recognizes bacterial DNA. *Nature* 408:740, 2000.
11. Takeuchi O, Kaufmann A, Grote K, et al: Preferentially the R-stereoisomer of the mycoplasmal lipopeptide macrophage-activating lipopeptide-2 activates immune cells through a Toll-Like receptor 2- and MyD88-dependent signaling pathway. *J Immunol* 164:554, 2000.
12. Takeuchi O, Sato S, Horiuchi T, et al: Cutting edge: Role of Toll-like receptor 1 in mediating immune response to microbial lipoproteins. *J Immunol* 169:10, 2002.
13. Hayashi F, Smith KD, Ozinsky A, et al: The innate immune response to bacterial flagellin is mediated by Toll-like receptor 5. *Nature* 410:1099, 2001.
14. Alexopoulou L, Holt AC, Medzhitov R, Flavell RA: Recognition of double-stranded RNA and activation of NF-kappaB by Toll-like receptor 3. *Nature* 413:732, 2001.
15. Poltorak A, Ricciardi-Castagnoli P, Citterio A, Beutler B: Physical contact between LPS and Tlr4 revealed by genetic complementation. *Proc Natl Acad Sci U S A* 97:2163, 2000.
16. Bauer S, Kirschning CJ, Hacker H, et al: Human TLR9 confers responsiveness to bacterial DNA via species-specific CpG motif recognition. *Proc Natl Acad Sci U S A* 98:9237, 2001.
17. Gross O, Gewies A, Finger K, et al: Card9 controls a non-TLR signalling pathway for innate anti-fungal immunity. *Nature* 442:651, 2006.
18. Rogers NC, Slack EC, Edwards AD, et al: Syk-dependent cytokine induction by Dectin-1 reveals a novel pattern recognition pathway for C type lectins. *Immunity* 22:507, 2005.
19. Gantner BN, Simmons RM, Canavera SJ, et al: Collaborative induction of inflammatory responses by dectin-1 and Toll-like receptor 2. *J Exp Med* 197:1107, 2003.
20. Rallabhandi P, Nhu QM, Toshchakov VY, et al: Analysis of proteinase-activated receptor 2 and TLR4 signal transduction: A novel paradigm for receptor cooperativity. *J Biol Chem* 283:24314, 2008.
21. Wright SD, Ramos RA, Tobias PS, et al: CD14, a receptor for complexes of lipopolysaccharide (LPS) and LPS binding protein. *Science* 249:1431, 1990.
22. Haziot A, Ferrero E, Kontgen F, et al: Resistance to endotoxin shock and reduced dissemination of gram-negative bacteria in CD14-deficient mice. *Immunity* 4:407, 1996.
23. Hoebe K, Georgel P, Rutschmann S, et al: CD36 is a sensor of diacylglycerides. *Nature* 433:523, 2005.
24. Nagai Y, Akashi S, Nagafuku M, et al: Essential role of MD-2 in LPS responsiveness and TLR4 distribution. *Nat Immunol* 3:667, 2002.
25. Xu Y, Tao X, Shen B, et al: Structural basis for signal transduction by the Toll/interleukin-1

receptor domains. *Nature* 408:111, 2000.

26. Kim HM, Park BS, Kim JI, et al: Crystal structure of the TLR4-MD-2 complex with bound endotoxin antagonist Eritoran. *Cell* 130:906, 2007.
27. Ohto U, Fukase K, Miyake K, Satow Y: Crystal structures of human MD-2 and its complex with antiendotoxic lipid IVa. *Science* 316:1632, 2007.
28. Jin MS, Kim SE, Heo JY, et al: Crystal structure of the TLR1-TLR2 heterodimer induced by binding of a tri-acylated lipopeptide. *Cell* 130:1071, 2007.
29. Liu L, Botos I, Wang Y, et al: Structural basis of Toll-like receptor 3 signaling with double-stranded RNA. *Science* 320:379, 2008.
30. Ahmad-Nejad P, Hacker H, Rutz M, et al: Bacterial CpG-DNA and lipopolysaccharides activate Toll-like receptors at distinct cellular compartments. *Eur J Immunol* 32:1958, 2002.
31. Tabeta K, Hoebe K, Janssen EM, et al: The Unc93b1 mutation 3d disrupts exogenous antigen presentation and signaling via Toll-like receptors 3, 7 and 9. *Nat Immunol* 7:156, 2006.
32. Kim YM, Brinkmann MM, Paquet ME, Ploegh HL: UNC93B1 delivers nucleotide-sensing Toll-like receptors to endolysosomes. *Nature* 452:234, 2008.
33. Takahashi K, Shibata T, Akashi-Takamura S, et al: A protein associated with Toll-like receptor (TLR) 4 (PRAT4A) is required for TLR-dependent immune responses. *J Exp Med* 204:2963, 2007.
34. Yang Y, Liu B, Dai J, et al: Heat shock protein gp96 is a master chaperone for Toll-like receptors and is important in the innate function of macrophages. *Immunity* 26:215, 2007.
35. Ewald SE, Lee BL, Lau L, et al: The ectodomain of Toll-like receptor 9 is cleaved to generate a functional receptor. *Nature* 456:658, 2008.
36. Park B, Brinkmann MM, Spooner E, et al: Proteolytic cleavage in an endolysosomal compartment is required for activation of Toll-like receptor 9. *Nat Immunol* 9:1407, 2008.
37. Blasius AL, Arnold CN, Georgel P, et al: Slc15a4, AP-3, and Hermansky-Pudlak syndrome proteins are required for Toll-like receptor signaling in plasmacytoid dendritic cells. *Proc Natl Acad Sci U S A* 107:19973, 2010.
38. Sasai M, Linehan MM, Iwasaki A: Bifurcation of Toll-like receptor 9 signaling by adaptor protein 3. *Science* 329:1530, 2010.
39. Beutler B, Jiang Z, Georgel P, et al: Genetic analysis of host resistance: Toll-Like receptor signaling and immunity at large. *Annu Rev Immunol* 24:353, 2006.
40. Kawai T, Akira S: TLR signaling. *Semin Immunol* 19:24, 2007.
41. Yamamoto M, Sato S, Hemmi H, et al: TRAM is specifically involved in the Toll-like receptor 4-mediated MyD88-independent signaling pathway. *Nat Immunol* 4:1144, 2003.
42. Hoebe K, Du X, Georgel P, et al: Identification of Lps2 as a key transducer of MyD88-independent TIR signaling. *Nature* 424:743, 2003.
43. Takeuchi O, Hoshino K, Akira S: Cutting edge: TLR2-deficient and MyD88-deficient mice are highly susceptible to *Staphylococcus aureus* infection. *J Immunol* 165:5392, 2000.
44. von Bernuth H, Picard C, Jin Z, et al: Pyogenic bacterial infections in humans with MyD88 deficiency. *Science* 321:691, 2008.
45. Lin SC, Lo YC, Wu H: Helical assembly in the MyD88-IRAK4-IRAK2 complex in TLR/IL-1R signalling. *Nature* 465:885, 2010.
46. Oshiumi H, Matsumoto M, Funami K, et al: TICAM-1, an adaptor molecule that participates in Toll-like receptor 3-mediated interferon-beta induction. *Nat Immunol* 4:161, 2003.
47. Tseng PH, Matsuzawa A, Zhang W, et al: Different modes of ubiquitination of the adaptor TRAF3 selectively activate the expression of type I interferons and proinflammatory cytokines. *Nat Immunol* 11:70, 2010.
48. Chen ZJ: Ubiquitin signalling in the NF-kappaB pathway. *Nat Cell Biol* 7:758, 2005.
49. West AP, Brodsky IE, Rahner C, et al: TLR signalling augments macrophage bactericidal activity through mitochondrial ROS. *Nature* 472:476, 2011.
50. Waterfield M, Jin W, Reiley W, et al: IkappaB kinase is an essential component of the Tpl2 signaling pathway. *Mol Cell Biol* 24:6040, 2004.
51. Beinke S, Deka J, Lang V, et al: NF-kappaB1 p105 negatively regulates TPL-2 MEK kinase activity. *Mol Cell Biol* 23:4739, 2003.
52. Fitzgerald KA, McWhirter SM, Faia KL, et al: IKKepsilon and TBK1 are essential components of the IRF3 signaling pathway. *Nat Immunol* 4:491, 2003.
53. Sato S, Sugiyama M, Yamamoto M, et al: Toll/IL-1 receptor domain-containing adaptor inducing IFN-beta (TRIF) associates with TNF receptor-associated factor 6 and TANK-binding kinase 1, and activates two distinct transcription factors, NF-kappa B and IFN-regulatory factor-3, in the Toll-like receptor signaling. *J Immunol* 171:4304, 2003.
54. Kawasaki T, Takemura N, Standley DM, et al: The second messenger phosphatidylinositol-5-phosphate facilitates antiviral innate immune signaling. *Cell Host Microbe* 14:148, 2013.
55. Ordureau A, Enesa K, Nanda S, et al: DEAF1 is a Pellino1-interacting protein required for interferon production by Sendai virus and double-stranded RNA. *J Biol Chem* 288:24569, 2013.
56. Kawai T, Sato S, Ishii KJ, et al: Interferon-alpha induction through Toll-like receptors involves a direct interaction of IRF7 with MyD88 and TRAF6. *Nat Immunol* 5:1061, 2004.
57. Shinohara ML, Lu L, Bu J, et al: Osteopontin expression is essential for interferon-alpha production by plasmacytoid dendritic cells. *Nat Immunol* 7:498, 2006.
58. Negishi H, Fujita Y, Yanai H, et al: Evidence for licensing of IFN-gamma-induced IFN regulatory factor 1 transcription factor by MyD88 in Toll-like receptor-dependent gene induction program. *Proc Natl Acad Sci U S A* 103:15136, 2006.
59. Honda K, Ohba Y, Yanai H, et al: Spatiotemporal regulation of MyD88-IRF-7 signalling for robust type-I interferon induction. *Nature* 434:1035, 2005.
60. Hoebe K, Janssen EM, Kim SO, et al: Upregulation of costimulatory molecules induced by lipopolysaccharide and double-stranded RNA occurs by Trif-dependent and Trif-independent pathways. *Nat Immunol* 4:1223, 2003.
61. Kaisho T: Type I interferon production by nucleic acid-stimulated dendritic cells. *Front Biosci* 13:6034, 2008.
62. Chang M, Jin W, Sun SC: Peli1 facilitates TRIF-dependent Toll-like receptor signaling and proinflammatory cytokine production. *Nat Immunol* 10:1089, 2009.
63. Kobayashi K, Hernandez LD, Galan JE, et al: IRAK-M is a negative regulator of Toll-like receptor signaling. *Cell* 110:191, 2002.
64. Kinjyo I, Hanada T, Inagaki-Ohara K, et al: SOCS1/JAB is a negative regulator of LPS-induced macrophage activation. *Immunity* 17:583, 2002.
65. Ye Z, Ting JP: NLR, the nucleotide-binding domain leucine-rich repeat containing gene family. *Curr Opin Immunol* 20:3, 2008.
66. Hugot JP, Chamaillard M, Zouali H, et al: Association of NOD2 leucine-rich repeat variants with susceptibility to Crohn's disease. *Nature* 411:599, 2001.
67. Miceli-Richard C, Lesage S, Rybojad M, et al: CARD15 mutations in Blau syndrome. *Nat Genet* 29:19, 2001.
68. Hoffman HM, Mueller JL, Broide DH, et al: Mutation of a new gene encoding a putative pyrin-like protein causes familial cold autoinflammatory syndrome and Muckle-Wells syndrome. *Nat Genet* 29:301, 2001.
69. Feldmann J, Prieur AM, Quartier P, et al: Chronic infantile neurological cutaneous and articular syndrome is caused by mutations in CIAS1, a gene highly expressed in polymorphonuclear cells and chondrocytes. *Am J Hum Genet Hum Genet* 71:198, 2002.
70. Neven B, Callebaut I, Prieur AM, et al: Molecular basis of the spectral expression of CIAS1 mutations associated with phagocytic cell-mediated autoinflammatory disorders CINCA/NOMID, MWS, and FCU. *Blood* 103:2809, 2004.
71. The International FMF Consortium: Ancient missense mutations in a new member of the RoRet gene family are likely to cause familial Mediterranean fever. *Cell* 90:797, 1997.
72. Wise CA, Gillum JD, Seidman CE, et al: Mutations in CD2BP1 disrupt binding to PTP PEST and are responsible for PAPA syndrome, an autoinflammatory disorder. *Hum Mol Genet* 11:961, 2002.
73. Miao EA, Andersen-Nissen E, Warren SE, Aderem A: TLR5 and Ipaf: Dual sensors of bacterial flagellin in the innate immune system. *Semin Immunopathol* 29:275, 2007.
74. Boyden ED, Dietrich WF: Nalp1b controls mouse macrophage susceptibility to anthrax lethal toxin. *Nat Genet* 38:240, 2006.
75. Bruey JM, Bruey-Sedano N, Luciano F, et al: Bcl-2 and Bcl-XL regulate proinflammatory caspase-1 activation by interaction with NALP1. *Cell* 129:45, 2007.
76. Martinon F, Agostini L, Meylan E, Tschopp J: Identification of bacterial muramyl dipeptide as activator of the NALP3/cryopyrin inflammasome. *Curr Biol* 14:1929, 2004.
77. Mariathasan S, Newton K, Monack DM, et al: Differential activation of the inflammasome by caspase-1 adaptors ASC and Ipaf. *Nature* 430:213, 2004.
78. Cassel SL, Eisenbarth SC, Iyer SS, et al: The Nalp3 inflammasome is essential for the development of silicosis. *Proc Natl Acad Sci U S A* 105:9035, 2008.
79. Eisenbarth SC, Colegio OR, O'Connor W, et al: Crucial role for the Nalp3 inflammasome in the immunostimulatory properties of aluminium adjuvants. *Nature* 453:1122, 2008.
80. Dostert C, Petrilli V, Van Bruggen R, et al: Innate immune activation through Nalp3 inflammasome sensing of asbestos and silica. *Science* 320:674, 2008.
81. Pelegrin P, Barroso-Gutierrez C, Surprenant A: P2X7 receptor differentially couples to distinct release pathways for IL-1beta in mouse macrophage. *J Immunol* 180:7147, 2008.
82. Girardin SE, Boneca IG, Carneiro LA, et al: Nod1 detects a unique muropeptide from Gram-negative bacterial peptidoglycan. *Science* 300:1584, 2003.
83. Girardin SE, Boneca IG, Viala J, et al: Nod2 is a general sensor of peptidoglycan through muramyl dipeptide (MDP) detection. *J Biol Chem* 278:8869, 2003.
84. Girardin SE, Travassos LH, Herve M, et al: Peptidoglycan molecular requirements allowing detection by Nod1 and Nod2. *J Biol Chem* 278:41702, 2003.
85. Hsu LC, Ali SR, McGillivray S, et al: A NOD2-NALP1 complex mediates caspase-1-dependent IL-1beta secretion in response to Bacillus anthracis infection and muramyl dipeptide. *Proc Natl Acad Sci U S A* 105:7803, 2008.
86. Loo YM, Gale M Jr: Immune signaling by RIG-I-like receptors. *Immunity* 34:680, 2011.
87. Saito T, Hirai R, Loo YM, et al: Regulation of innate antiviral defenses through a shared repressor domain in RIG-I and LGP2. *Proc Natl Acad Sci U S A* 104:582, 2007.
88. Takahasi K, Yoneyama M, Nishihori T, et al: Nonself RNA-sensing mechanism of RIG-I helicase and activation of antiviral immune responses. *Mol Cell* 29:428, 2008.
89. Pippig DA, Hellmuth JC, Cui S, et al: The regulatory domain of the RIG-I family ATPase LGP2 senses double-stranded RNA. *Nucleic Acids Res* 37:2014, 2009.
90. Rothenfusser S, Goutagny N, Diperna G, et al: The RNA helicase Lgp2 inhibits TLR-independent sensing of viral replication by retinoic acid-inducible gene-I. *J Immunol* 175:5260, 2005.
91. Venkataraman T, Valdes M, Elsby R, et al: Loss of DExD/H box RNA helicase LGP2 manifests disparate antiviral responses. *J Immunol* 178:6444, 2007.
92. Satoh T, Kato H, Kumagai Y, et al: LGP2 is a positive regulator of RIG-I- and MDA5-mediated antiviral responses. *Proc Natl Acad Sci U S A* 107:1512, 2010.
93. Gitlin L, Barchet W, Gilfillan S, et al: Essential role of mda-5 in type I IFN responses to polyriboinosinic:polyribocytidylic acid and encephalomyocarditis picornavirus. *Proc Natl Acad Sci U S A* 103:8459, 2006.
94. Hornung V, Ellegast J, Kim S, et al: 5′-Triphosphate RNA is the ligand for RIG-I. *Science* 314:994, 2006.
95. Pichlmair A, Schulz O, Tan CP, et al: RIG-I-mediated antiviral responses to single-stranded RNA bearing 5′-phosphates. *Science* 314:997, 2006.
96. Kawai T, Takahashi K, Sato S, et al: IPS-1, an adaptor triggering RIG-I- and Mda5-mediated type I interferon induction. *Nat Immunol* 6:981, 2005.
97. Seth RB, Sun L, Ea CK, Chen ZJ: Identification and characterization of MAVS, a mitochondrial antiviral signaling protein that activates NF-kappaB and IRF 3. *Cell* 122:669, 2005.
98. Xu LG, Wang YY, Han KJ, et al: VISA is an adapter protein required for virus-triggered IFN-beta signaling. *Mol Cell* 19:727, 2005.
99. Meylan E, Curran J, Hofmann K, et al: Cardif is an adaptor protein in the RIG-I antiviral pathway and is targeted by hepatitis C virus. *Nature* 437:1167, 2005.

100. Hou F, Sun L, Zheng H, et al: MAVS forms functional prion-like aggregates to activate and propagate antiviral innate immune response. *Cell* 146:448, 2011.
101. Sun L, Wu J, Du F, et al: Cyclic GMP-AMP synthase is a cytosolic DNA sensor that activates the type I interferon pathway. *Science* 339:786, 2013.
102. Wu J, Sun L, Chen X, et al: Cyclic GMP-AMP is an endogenous second messenger in innate immune signaling by cytosolic DNA. *Science* 339:826, 2013.
103. Ishikawa H, Barber GN: STING is an endoplasmic reticulum adaptor that facilitates innate immune signalling. *Nature* 455:674, 2008.
104. Takaoka A, Wang Z, Choi MK, et al: DAI (DLM-1/ZBP1) is a cytosolic DNA sensor and an activator of innate immune response. *Nature* 448:501, 2007.
105. Wang Z, Choi MK, Ban T, et al: Regulation of innate immune responses by DAI (DLM-1/ZBP1) and other DNA-sensing molecules. *Proc Natl Acad Sci U S A* 105:5477, 2008.
106. Zeng M, Hu Z, Shi X, et al: MAVS, cGAS, and endogenous retroviruses in T-independent B cell responses. *Science* 346:1486, 2014.
107. Beutler B, Milsark IW, Cerami AC: Passive immunization against cachectin/tumor necrosis factor protects mice from lethal effect of endotoxin. *Science* 229:869, 1985.
108. Georgel P, Naitza S, Kappler C, et al: *Drosophila* immune deficiency (IMD) is a death domain protein that activates antibacterial defense and can promote apoptosis. *Dev Cell* 1:503, 2001.
109. Orange JS, Biron CA: Characterization of early IL-12, IFN-alpha/beta, and TNF effects on antiviral state and NK cell responses during murine cytomegalovirus infection. *J Immunol* 156:4746, 1996.
110. Andrews DM, Scalzo AA, Yokoyama WM, et al: Functional interactions between dendritic cells and NK cells during viral infection. *Nat Immunol* 4:175, 2003.
111. Mancuso G, Midiri A, Biondo C, et al: Type I IFN signaling is crucial for host resistance against different species of pathogenic bacteria. *J Immunol* 178:3126, 2007.
112. Karaghiosoff M, Steinborn R, Kovarik P, et al: Central role for type I interferons and Tyk2 in lipopolysaccharide-induced endotoxin shock. *Nat Immunol* 4:471, 2003.
113. Cella M, Jarrossay D, Facchetti F, et al: Plasmacytoid monocytes migrate to inflamed lymph nodes and produce large amounts of type I interferon. *Nat Med* 5:919, 1999.
114. Lewis PA, Loomis D: The formation of anti-sheep hemolytic amboceptor in the normal and tuberculous guinea pig. *J Exp Med* 40:503, 1924.
115. Freund J, McDermott K: Sensitization to horse serum by means of adjuvants. *Proc Soc Exp Biol Med* 49:548, 1942.
116. Condie RM, Zak SJ, Good RA: Effect of meningococcal endotoxin on the immune response. *Proc Soc Exp Biol Med* 90:355, 1955.
117. Skidmore BJ, Chiller JM, Morrison DC, Weigle WO: Immunologic properties of bacterial lipopolysaccharide (LPS): Correlation between the mitogenic, adjuvant, and immunogenic activities. *J Immunol* 114:770, 1975.
118. Germain RN, Jenkins MK: In vivo antigen presentation. *Curr Opin Immunol* 16:120, 2004.
119. Borriello F, Sethna MP, Boyd SD, et al: B7-1 and B7-2 have overlapping, critical roles in immunoglobulin class switching and germinal center formation. *Immunity* 6:303, 1997.
120. Yamamoto M, Sato S, Hemmi H, et al: Role of adaptor TRIF in the MyD88-independent Toll-like receptor signaling pathway. *Science* 301:640, 2003.
121. Gavin AL, Hoebe K, Duong B, et al: Adjuvant-enhanced antibody responses in the absence of Toll-like receptor signaling. *Science* 314:1936, 2006.
122. Sorensen TI, Nielsen GG, Andersen PK, Teasdale TW: Genetic and environmental influences on premature death in adult adoptees. *N Engl J Med* 318:727, 1988.
123. Smirnova I, Mann N, Dols A, et al: Assay of locus-specific genetic load implicates rare Toll-like receptor 4 mutations in meningococcal susceptibility. *Proc Natl Acad Sci U S A* 100:6075, 2003.
124. Hawn TR, Verbon A, Lettinga KD, et al: A common dominant TLR5 stop codon polymorphism abolishes flagellin signaling and is associated with susceptibility to Legionnaires' disease. *J Exp Med* 198:1563, 2003.
125. Picard C, Puel A, Bonnet M, et al: Pyogenic bacterial infections in humans with IRAK-4 deficiency. *Science* 299:2076, 2003.
126. Zhang SY, Jouanguy E, Ugolini S, et al: TLR3 deficiency in patients with herpes simplex encephalitis. *Science* 317:1522, 2007.
127. Casrouge A, Zhang SY, Eidenschenk C, et al: Herpes simplex virus encephalitis in human UNC-93B deficiency. *Science* 314:308, 2006.
128. Jouanguy E, Altare F, Lamhamedi S, et al: Interferon-gamma-receptor deficiency in an infant with fatal bacille Calmette-Guerin infection. *N Engl J Med* 335:1956, 1996.
129. Picard C, Fieschi C, Altare F, et al: Inherited interleukin-12 deficiency: IL12B genotype and clinical phenotype of 13 patients from six kindreds. *Am J Hum Genet Hum Genet* 70:336, 2002.
130. Altare F, Durandy A, Lammas D, et al: Impairment of mycobacterial immunity in human interleukin-12 receptor deficiency. *Science* 280:1432, 1998.
131. De Jong R, Altare F, Haagen IA, et al: Severe mycobacterial and Salmonella infections in interleukin-12 receptor-deficient patients. *Science* 280:1435, 1998.
132. Barbosa MD, Nguyen QA, Tchernev VT, et al: Identification of the homologous beige and Chediak-Higashi syndrome genes. *Nature* 382:262, 1996.
133. Royer-Pokora B, Kunkel LM, Monaco AP, et al: Cloning the gene for an inherited human disorder—chronic granulomatous disease—on the basis of its chromosomal location. *Nature* 322:32, 1986.
134. Leadbetter EA, Rifkin IR, Hohlbaum AM, et al: Chromatin-IgG complexes activate B cells by dual engagement of IgM and Toll-like receptors. *Nature* 416:603, 2002.
135. Crozat K, Hoebe K, Ugolini S, et al: Jinx, an MCMV susceptibility phenotype caused by disruption of Unc13d: A mouse model of type 3 familial hemophagocytic lymphohistiocytosis. *J Exp Med* 204:853, 2007.
136. Croker BA, Lawson BR, Berger M, et al: Inflammation and autoimmunity caused by a SHP1 mutation depend on IL-1, MyD88, and a microbial trigger. *Proc Natl Acad Sci U S A* 105:15028, 2008.
137. Fitzgerald KA, Palsson-McDermott EM, Bowie AG, et al: Mal (MyD88-adapter-like) is required for Toll-like receptor-4 signal transduction. *Nature* 413:78, 2001.
138. Horng T, Barton GM, Medzhitov R: TIRAP: An adapter molecule in the Toll signaling pathway. *Nat Immunol* 2:835, 2001.
139. Yamamoto M, Sato S, Hemmi H, et al: Essential role for TIRAP in activation of the signalling cascade shared by TLR2 and TLR4. *Nature* 420:324, 2002.
140. Poltorak A, Smirnova I, He XL, et al: Genetic and physical mapping of the *Lps* locus-identification of the Toll-4 receptor as a candidate gene in the critical region. *Blood Cells Mol Dis* 24:340, 1998.
141. Takeuchi O, Kawai T, Muhlradt PF, et al: Discrimination of bacterial lipoproteins by Toll-like receptor 6. *Int Immunol* 13:933, 2001.
142. Hemmi H, Kaisho T, Takeuchi O, et al: Small anti-viral compounds activate immune cells via the TLR7 MyD88-dependent signaling pathway. *Nat Immunol* 3:196, 2002.
143. Jurk M, Heil F, Vollmer J, et al: Human TLR7 or TLR8 independently confer responsiveness to the antiviral compound R-848. *Nat Immunol* 3:499, 2002.
144. Chuang T, Ulevitch RJ: Identification of hTLR10: A novel human Toll-like receptor preferentially expressed in immune cells. *Biochim Biophys Acta* 1518:157, 2001.

第 21 章
树突状细胞及适应性免疫

Madhav Dhodapkar, Crystal L. Mackall, and Ralph M. Steinman*

摘要

树突状细胞(dendritic cell, DC)是一群多功能的细胞,他们作为免疫系统的前哨卫士,参与调控多种免疫功能。这群细胞在启动抗病原体的适应性免疫应答及抗肿瘤免疫中发挥核心作用。DC 受体可感知环境的刺激,并可对外源性病原体及组织损伤或免疫复合物引起的危险信号做出快速反应。在调控免疫激活或免疫抑制反应中,DC 将抗原呈递给 T 细胞,从而诱导 T 细胞增殖(活化)或失活(耐受)。通过这种方式,DC 协助调控适应性免疫系统的 B 和 T 细胞介导的免疫反应。本章主要介绍这群重要细胞的类型及功能。

● DC 的功能

宿主防御是由天然免疫和适应性免疫应答介导的,DC 在连接天然免疫及适应性免疫的过程中发挥重要的作用[1~3]。天然免疫在抵抗病原体入侵时可产生快速应答,但此后这种应答能力不会逐步增强。而 T、B 淋巴细胞介导的适应性免疫反应可产生免疫记忆,当再次接触抗原时,即可产生更为迅速而有效的免疫反应(参见第 75、76 章)。

简写和缩略词

CD,分化抗原簇(cluster of differentiation);CMV,巨细胞病毒(cytomegalovirus);DC,树突状细胞(dendritic cell);GM-CSF,粒细胞-单核细胞集落刺激因子(granulocyte-monocyte colony-stimulating factor);GVHD,移植物抗宿主病(graft-versus-host disease);GVL,移植物抗白血病效应(graft-versus-leukemia);Ig,免疫球蛋白(immunoglobulin);IL,白细胞介素(interleukin);M-CSF,单核细胞集落刺激因子(monocyte colony-stimulating factor);MHC,主要组织相容性复合体(major histocompatibility complex);NK,自然杀伤细胞(natural killer);Th,辅助性 T 细胞(T helper);TLR,toll 样受体(toll-like receptor);TNF,肿瘤坏死因子(tumor necrosis factor);Tr,调节性 T 细胞(T regulatory)。

* 在上一版中本章作者 Deceased. 撰写的部分内容在本版中予以保留。

DC 和天然免疫

在天然免疫反应中,DC 通过产生白细胞介素-12(IL-12)和 I 型干扰素(IFN)等细胞因子以及通过激活其他天然免疫系统的淋巴细胞[如自然杀伤性(natural killer, NK)细胞、NKT 细胞及 γδT 细胞]而发挥作用(参见第 75 章)。天然免疫反应通常由"模式识别受体(pattern-recognition receptor)"启始(参见第 20 章),这些受体对微生物、寄生虫和病毒中存在的某些进化上保守的分子作出反应[4,5]。模式识别受体包括 toll 样受体(TLR)、核苷酸结合寡聚化结构域样受体、维 A 酸诱导的基因 1 样受体以及大量的 C 型凝集素。模式识别受体识别各种各样的配体,如单链或双链 RNA、脂多糖以及其他的微生物组分。DC 表达模式识别受体,可对模式识别受体的激动剂作出反应,成为强力的免疫刺激细胞,并可将捕获的抗原以主要组织相容性抗原(major histocompatibility antigens, MHC)的形式呈递给 T 细胞。DC 表面的模式识别受体亦可被组织损伤和恶性细胞诱导的非感染性刺激信号激活,包括尿酸盐结晶、热休克蛋白、染色质蛋白。这种非感染性刺激通路在器官移植后或在癌症、过敏症等疾病状态下激活 DC 提呈肿瘤相关抗原可能至关重要。

活化或成熟的 DC 可激活静息的 NK 细胞,而 NK 细胞又可作用于 DC,促进 DC 成熟,启动适应性免疫反应[6]。NK 细胞亦可通过杀伤未成熟的 DC,从而负调控 DC 的功能,此效应在造血干细胞移植后 NK 细胞介导的移植物抗白血病(graft-versus-leukemia, GVL)反应中十分重要,且不发生移植物抗宿主反应(graft-versus-host disease, GVHD)[7]。这种 NK 细胞和 DC 间的免疫串话是免疫应答精妙的相互依赖性及复杂性的范例[8~10]。

DC 和适应性免疫

适应性免疫赋予宿主免疫记忆,当再次遭遇相同抗原时,可产生更为迅速及有效的免疫应答。适应性免疫反应由 B 和 T 淋巴细胞介导,但适应性免疫的诱导则主要受 DC 的调控。免疫记忆可增加抗原特异性淋巴细胞的数量并增强淋巴细胞的功能,导致保护性抗体、细胞因子及杀伤性分子水平的升高。通过一系列复杂的基因重排、高频突变和选择,B 细胞表面的抗体及 T 细胞表面的 T 细胞受体呈现显著的多样性和特异性。这种多样性和特异性的组合可能是世界上最大的特异性组合文库。

DC 在免疫系统中发挥哨兵的功能(表 21-1)[1,3,11],为天然免疫和适应性免疫提供重要的桥梁。实际上,抗原和淋巴细胞的存在并不足以诱导适应性免疫反应,而作为第三方的抗原提呈细胞的 DC 系统为诱导适应性免疫应答提供了关键性的免疫启始信号。DC 感知各种各样的环境刺激,产生如 IL-12 和 I 型 IFN 类的细胞因子,以激活免疫反应。DC 表达大多数类型的 TLRs,但各种 DC 的特异性亚群表达的 TLRs 有所不同,例如浆细胞样 DC 表达高水平的 TLR-7 和 TLR-9[12]。DC 亦能对内源性刺激起反应,包括如 TNF-α、IL-1 或 IFN 等炎性细胞因子及细胞死亡或组织损伤的中间产物。DC 能捕获微生物和肿瘤细胞,并将它们的抗原组分加工呈递给适应性免疫系统。DC 通过天然免疫受体而激活,使 DC 成熟并启动适应性免疫应答。除抗原加工和呈递外,前哨 DC 还可产生趋化因子和细胞因子。它们迁移至淋巴组织,招募初始抗原特异性的淋巴细胞,并介导这些细胞随后的发育。

表 21-1	免疫反应中 DC 的作用

感受器:应答病原体相关分子模式和其他信号产生快速而适当的分化

哨兵:定位于外周组织以优化抗原捕获并迁移至淋巴组织

耐受:清除及使自身反应性淋巴细胞失能,诱导调节性 T 细胞

天然防御:激活天然免疫的淋巴细胞,包括 NK 和 NKT 细胞,分泌保护性细胞因子

适应性免疫:诱导静息的初始 T 细胞分化为效应细胞,产生记忆性 T 细胞,诱导抗体反应

各类 DC 亚群的存在及 DC 活化的生物学过程依抗原刺激的不同差异较大。在免疫反应中,DC 可启动 T 细胞的克隆扩增并可直接或间接地影响 B 细胞的生长。此外,DC 还可调控淋巴细胞的分化,以使这些淋巴细胞发挥针对入侵病原体的特定功能[13]。例如,在 DC 的影响下,T 细胞优先产生干扰素-γ(1 型辅助性 T 细胞,Th1),激活巨噬细胞以抵抗细胞内微生物的感染;或产生 IL-4、IL-5 和 IL-13(Th2 细胞),动员白细胞以抵抗寄生虫的感染;或产生 IL-7(Th17 细胞),动员体表吞噬细胞抵抗细胞外细菌。

与适应性免疫相对的是适应性耐受,是指具自身抗原和无害的环境抗原受体反应性的细胞沉默。T 细胞可在胸腺发生中枢性耐受及在淋巴器官发生外周性耐受[14,15]。DC 在诱导耐受的过程中发挥重要的作用,特别是诱导 T 细胞耐受。DC 可通过清除或功能性失活而导致自身反应性 T 细胞沉默。DC 也能通过诱导 T 细胞表达 IL-10 或 FOXP3(调节性 T 细胞,Tr1 细胞),从而抑制免疫[16]。

● DC 生物学

DC 是"抗原提呈细胞"。抗原提呈细胞是指能利用 MHC 产物(或其他抗原提呈分子,如呈递糖脂类和脂聚糖的 CD1 分子)结合抗原片段并将其展示(即"提呈")给淋巴细胞的任何细胞。DC 比其他抗原提呈细胞更专业化或更职业化。这是因为 DC 拥有高效而受调控的抗原摄取和处理通路,且 DC 具有众多启始及控制免疫应答的特性(表 21-2)。例如,当 DC 在应答感染的过程中成熟时,成百乃至上千种基因的转录可发生上调或下调[17,18]。

抗原摄取和处理

DC 表达多种内吞受体,这些受体可增强抗原捕获、处理和提呈的效率。许多内吞受体被预测为 C 型凝集素,某些内吞受体的天然配体尚未得到鉴定。DC 也表达识别免疫复合物的 Fcγ 和 Fcε 受体以及清道夫受体(scavenger receptor)。DC 受体对病原体的识别可产生两种结果。其一是通过抗原提呈诱发免疫激活并导致有效免疫应答的发生。其二是病原体可利用 DC 受体逃避宿主的免疫反应。例如,一种表达于 DC 的凝集素 DC-SIGN(CD209)可被 HIV-1 和巨细胞病毒(CMV)所利用,分别与 T 细胞和内皮细胞接触[19,20];登革热病毒可利用 DC-SIGN 在 DC 中复制[21];而结核分枝杆菌则通过 DC-SIGN 诱导产生抑制性细胞因子 IL-10[22]。

表 21-2	DC 功能的重要组成

细胞突起或树突及运动:数量众多并可持续探查

抗原处理:特化的抗原摄取受体和经典(MHC)及非经典(CD1 及其他)抗原提呈分子的加工途径,包括交叉提呈至 MHC Ⅰ 类分子和 CD1

MHC Ⅱ 类分子产物:高表达且受调控

在淋巴管至淋巴器官内迁移及定位于 T 细胞区

环境感应:多种微生物和非微生物产物的受体并可增强对这些产物的应答

细胞因子受体,包括红细胞生成素(flt3L 和粒细胞-巨噬细胞集落刺激因子,但不包括单核细胞集落刺激因子和粒细胞集落刺激因子)

趋化因子受体,特别是归巢至组织(CCR6)和淋巴结(CCR7、CCR2)的受体

通过内源和外源途径诱导外周性耐受

激活天然淋巴细胞(如 NK 细胞)

DC 摄入抗原后,抗原的有效处理产生的肽段结合于 MHC Ⅱ 类和 Ⅰ 类分子。"外源性"抗原指摄入后被直接处理的分子,而"内源性"抗原是指在抗原提呈细胞中合成、然后被处理的抗原。抗原提呈的经典途径主要是"外源性"抗原的加工处理并将 MHC Ⅱ 类分子-肽复合物提呈给 CD4+T 淋巴细胞,而"内源性"抗原则以 MHC Ⅰ 类分子-肽复合物的形式呈递给 CD8+ T 细胞。然而,目前已明确这些通路中有较大的重叠,因此外源性抗原亦可能以 MHC Ⅰ 类分子产物的形式呈递给 CD8+ T 细胞。此过程被称为交叉提呈,它对于抗肿瘤应答的启动具有重要的意义。DC 的交叉提呈功能相当成熟,尤其是在淋巴组织中,取决于 DC 成熟刺激的差异,交叉提呈诱导 CD8+T 淋巴细胞耐受或激活[23]。例如,移植物、肿瘤、感染灶的濒死细胞产物和自体组织可被 DC 吞噬,然后将其通过 MHC Ⅰ 类分子提呈给 CD8+ T 细胞[24,25]。重要的是,抗原在 MHC Ⅰ 类分子上的交叉呈递需要参与内源性抗原的呈递过程的蛋白酶体和抗原肽的转运蛋白。

DC 细胞是蛋白类抗原交叉呈递的主要细胞类型[26,27],可能亦包括脂类抗原[28,29]。对于非复制型微生物、濒死细胞、DEC205 受体的配体及包括抗体覆盖的肿瘤细胞在内的免疫复合物的交叉呈递已有报道。交叉提呈途径使 DC 可诱导对抗原的耐受或免疫反应,但不包括在这些细胞中从头合成的抗原。除介导抗原提呈外,Fcγ 受体可影响 DC 的成熟,即通过活化型受体促进 DC 成熟或通过抑制型受体抑制 DC 成熟[30]。如应用抗体作为治疗药物时,则必须清楚 DC 成熟和交叉呈递中抗体与 DC Fc 受体结合后的重要特性。

一些 DC 亚群表达抗原呈递分子 CD1 家族。例如,CD1a 主要见于表皮的朗格汉斯细胞,而 CD1b 和 CD1c 则表达于真皮的 DC。CD1 分子呈递糖脂类抗原,迄今为止,CD1a、CD1b 和 CD1c 对微生物糖脂类抗原的呈递研究得最清楚。DC 上的 CD1d 分子亦可有效呈递合成的糖脂 α 半乳糖神经酰胺[31],导致限制性 T 细胞库的独特淋巴细胞(NKT 细胞)活化[32]。NKT 细胞是具有高潜能的效应细胞,因为它们可产生大量的干扰素-γ 并裂解肿瘤细胞。

一种新型的"非经典"抗原递呈途径涉及在 MHC Ⅱ 类分子

上呈递内源性蛋白,此途径参与自噬过程[33],且在 DC 中非常有效[34],可使细胞核、线粒体和胞质蛋白从 DC 的降解系统中呈递,EB 病毒的核抗原 1 即是该途径的第一个范例[35]。

DC 的成熟

未成熟 DC 细胞能有效地捕获抗原,但不能诱导免疫反应,也就是说不能产生免疫效应细胞和建立免疫记忆。为实现免疫反应的诱导,DC 需要某种附加刺激,从而引发称为"成熟"的内在分化过程。成熟过程涉及细胞内吞及抗原加工处理机制、趋化因子和细胞因子的产生、众多细胞表面分子(包括 B7、TNF、Notch 配体家族)表达的改变。DC 拥有一个精密调控的内吞系统,专用于捕获抗原的呈递而非抗原的清除。

对于骨髓和单核细胞前体衍生而来的 DC,其成熟伴随内吞系统功能的显著改变并由此影响抗原处理和呈递。在 DC 成熟过程中,由于 rho 鸟苷三磷酸酶又称 cdc42 的灭活,抗原摄取功能减弱[36]。同时,与抗原处理相关的机制增强。溶酶体处理系统通过一个活跃的质子泵的装配而激活,质子泵可酸化溶酶体,以便抗原和 MHC Ⅱ 类分子偶联的恒定链的加工处理得以进行。MHC-肽复合物在成熟 DC 的内吞系统中形成[37,38],进而通过独特的非溶酶体系统被转运至细胞表面。在成熟 DC 中,MHC Ⅱ 类分子通过泛素化修饰而发生的内化和降解过程亦受到抑制[39]。DC 成熟可增强 MHC Ⅰ 类分子上的抗原呈递,某种程度上是通过形成"免疫蛋白酶体"(immunoproteasome),一种组合形式的蛋白酶体,使呈递给 MHC Ⅰ 类分子的多肽谱增加[40]。

DC 在几种刺激信号下成熟的标志是共刺激分子如 CD80 和 CD86 的表达上调,这种上调反应至少部分是由于炎性细胞因子的产生特别是 TNF-α 所致[32]。但是,CD86 水平的上调不应直接等同于免疫激活,这个过程还需要 CD40 的偶联激活 DC 的其他功能,如 IL-12 或 Ⅰ 型 IFN 等细胞因子的产生和/或其他受体分子如 CD70 等的参与[32]。

DC 细胞可通过几种机制增强抗体的形成。经典的途径是诱导抗原特异性的 CD4+ 辅助性 T 细胞,后者促进 B 细胞生长和抗体分泌。然而,DC 细胞亦可直接影响 B 细胞而增强免疫球蛋白(Ig)的分泌和类型转换,包括参与黏膜免疫的 IgA 类抗体的产生[41,42]。DC 可通过产生某些配体分子,如 B 淋巴细胞刺激因子[属 TNF 家族(BAFF)的 B 细胞激活因子]和增殖诱导的配体(APRIL),以 CD40 非依赖的方式诱导 B 细胞类型转换及以 T 细胞非依赖性的方式诱导针对共生微生物的 IgA 抗体[43]。浆细胞样 DC 能刺激针对体外培养的流感病毒的抗体应答[44]。通过任何机制诱导的抗体产生均导致 DC 与 Fcγ-R 的相互作用,并由此产生 T 细胞的适应性应答。

● DC 的亚群

DC 的主要功能是监视宿主的组织及接受危险信号时启动免疫应答。DC 存在于机体内所有组织并在淋巴组织中富集,以便最大限度地发挥功能。未成熟 DC 沿体表(皮肤、气道、消化道)以及在多种器官(如心脏和肾脏)的组织间隙巧妙地分布。DC 能通过上皮中的紧密连接伸展他们的突起,而不改变上皮屏障,这使他们能从无害的环境抗原和共生微生物中提取抗原。在稳定状态下,DC 可不断地从组织迁移进入输入淋巴管,并可能进入血液。通过电子显微镜观察,淋巴组织中的 DC 形似含有透明"空虚"细胞质的大星形细胞,常被称作交错突细胞。

根据 DC 定位的组织,是对其分类的一种方法。定居于淋巴组织的 DC 特别是在小鼠模型中已得到了深入的研究。由于非淋巴组织中的 DC 数量稀少,多年来限制了对他们的重要性的认识,目前对这些细胞的研究仍面临困难。人体中循环 DC 是最容易获取的 DC 亚群,因而对该亚群的研究已较为透彻。然而,血中的 DC 不一定能精确地影响组织寄居细胞的生物学活动。简单而言,所有 DC 亚群均为 CD45+CD11c+class Ⅱ+ 细胞,而缺乏 T 细胞、B 细胞、红系、粒系及 NK 系相关的标志物。然而,对于某些具有此表型而又不同于 DC 家系的巨噬细胞,这样的定义尚不完全。确任 DC 家系的另一标志物为介导 DC 家系分化重要信号的 Flit-3(FMS-like tyrosin kinase 3,CD135)、c-kit 和/或 CCR7。

另一种对 DC 亚群分类的方法是将其主要家系分为经典型 DC(classical dendritic cell,cDC)及浆细胞样 DC(plasmacytoid dendritic cell,pDC)。cDC 数量最多,包括定居于淋巴组织和非淋巴组织的 DC。虽然 pDC 和 cDC 均来自同一祖细胞,pDC 形态上(与浆细胞相似)不同于 cDC,它们主要定居于血液和淋巴组织,而未见于非淋巴组织。pDC 是天然免疫的重要介导者,其表面富含 TLR-7 和 TLR-9 受体。当致病原接触这些受体时,pDC 可迅速产生高水平的 IFN-α。cDC 常被进一步分为淋巴组织和非淋巴组织中的 cDC。在小鼠体内,多数淋巴组织中的 cDC 为 CD8α+ CD11b-,而多数非淋巴组织中的 cDC 则为 CD103+CD11b-。CD8α+ CD11b- 淋巴组织中的 cDC 与 CD103+ CD11b- 非淋巴组织中的 cDC 具有相似的起源、表型和转录谱。不同的是,CD11b+cDC 可见于淋巴和非淋巴组织,这群细胞的显著特征是能在 GM-CSF、M-CSF 以及其他炎性介质的刺激下从单核细胞衍生。CD8α+ 和 CD8α- cDC 在诱导宿主应答中的分工明显不同[45]。CD8α+DC 可通过 MHC Ⅰ 类抗原提呈途径有效地交叉引导 CD8+ T 细胞免疫,而 CD8α-DC 则主要通过 MHC Ⅱ 类分子提呈途径刺激 CD4+ T 细胞的应答[46]。这可能在部分程度上是由于 CD8α+DC 内吞系统的 pH 值较高,抗原降解水平较低,大量的抗原输出至胞质,合成的 MHC Ⅰ 类分子储备更多[47,48]。

在人体中,所有的 DC 均缺乏 T 细胞、B 细胞、NK 细胞以及红系和粒系的标志物,且均表达 CD45 和 MHC Ⅱ 类分子。人的 pDC 具有 Lin-class Ⅱ+CD303(BDCA2)+CD304(BDCA4)+ 表型,而人血中的 cDC 亚群既可表达 CD1c(BDCA1),又可表达 CD141(BDCA3),但 CD1c+ 亚群的数量远超过 CD141+ 亚群。人体中,BDCA3+DC 相应于小鼠 CD8α+DC,这群细胞的交叉提呈能力比其他 DC 亚群更强[49]。然而,交叉提呈能力不仅限于这个亚群的人 DC。DEC205/CD205 凝集素受体也是人淋巴结中 DC 的一个有用的标志物[50]。除朗格汉斯细胞外,人体非淋巴组织中 DC 的特征尚不完全清楚。100 多年前的研究首次将朗格汉斯细胞描述为上皮组织中的 cDC。光学显微镜下可见细胞中定位于伯贝克颗粒(Birbeck granules)中的内化蛋白,使细胞具有"网球拍"样形态[51]。朗格汉斯细胞以表达 CD1a、EpCAM 及 CD207(Langerin,朗格汉斯细胞产生的特异性凝集素)为特征。朗格汉斯细胞组织细胞增多症(Langerhans cell histiocytosis,LCH)即是由朗格汉斯细胞异常增生引起的临床疾病。

对调控 DC 发育和功能特性的特定转录因子的发现使 DC 亚群的功能异质性得到了进一步的认识[52]。例如，z-DC 为调控经典型 DC 发育的转录因子[53,54]。DC 亚群的功能特化可能将对新一代疫苗产生影响。下面将讨论"DC 在免疫治疗中的应用"。

DC 生物学研究中最重要的发现之一是骨髓中克隆源性 DC 祖细胞的鉴定，该 DC 祖细胞定向分化为 DC 系，而不产生其他类型的细胞。此祖细胞被称为原 DC(pro-DC)，可产生浆细胞样 DC 以及 CD8α+ 和 CD8α− 经典型 DC，但不产生其他细胞亚群[55,56]。随后的研究证实定向分化的 DC 祖细胞源于一种更原始的细胞，后者可产生单核细胞和巨噬细胞[57]。特异性地产生 cDC 而非 pDC 的祖细胞亦得到鉴定[56]。在小鼠中，用 Flt-3 配体处理可扩增 DC 祖细胞的子代细胞。一系列的研究发现否定了体内 DC 主要来自炎症引起的单核细胞分化的概念，并证实了 DC 来自不同的造血谱系。在炎症状态下，DC 仍可在炎性介质如 GM-CSF 和 M-CSF 的存在下，从成熟的单核细胞中诱导产生。

● DC 在免疫治疗中的应用

由于抗原提呈细胞的重要作用，DC 在抗病原体/肿瘤免疫中已被用于增强 T 细胞免疫，或在自身免疫性疾病中用于抑制 T 细胞的功能[58]。虽然这些应用均与造血系统的疾病有关，但目前大量的工作亦致力于抗肿瘤疫苗中增强 T 细胞免疫。淋巴结中和迁移的 DC 亚群生物学知识亦可能对常规皮下注射蛋白疫苗免疫的研究产生影响[59]。目前利用 DC 增强 T 细胞免疫能力的策略有两种。一种方法是过继性输入荷载抗原的 DC[60]。在多数研究中，是在体外从血液单核细胞等前体细胞中诱导 DC，虽然一些研究也利用更原始的祖细胞，如 CD34+ 造血干细胞或循环 DC[61]。早期研究之一采用注射淋巴瘤独特型抗原冲击的 DC[62]。大多数此类研究规模小，而 DC 是耐受的，结果对于临床肿瘤客观性消退的效应并不显著。虽然这些研究为 DC 生物学提供了重要的基本见解，如 DC 成熟与其免疫原性间的关系，然而并未能拓展天然存在的 DC 和亚群的生物学知识[63,64]。这些研究也强调肿瘤环境中基于疫苗的治疗与克服抑制性因素相结合的必要性，包括抑制免疫检查点，并提出疫苗诱导调节性 T 细胞的产生的观点[65]。最近在人肿瘤治疗中采用阻断 T 细胞免疫检查点(如 PD1/PDL1 抗体)获得了令人兴奋的临床结果，为未来新型疫苗联合治疗奠定了基础[66,67]。DC 还用于激活除 T 细胞外的其他免疫细胞，如天然 NKT 细胞。在早期骨髓瘤治疗研究中，靶向 NKT 细胞的疫苗与低剂量来那度胺联用获得了免疫激活的协同效应和肿瘤消退[68]。

另一个策略是将抗原在原位直接靶向 DC。将抗原偶联于 DC 的抗原摄取受体 DEC205，在几个模型的研究中均可增强 T 细胞免疫的激活[58]。即使在这一条件下，DC 激活是启动免疫应答的前提，因为在静息状态下，将抗原靶向 DEC205 将诱导免疫耐受[69]。早期临床研究证实，抗原靶向 DEC205 与激活 DC 联用可诱导体液和细胞免疫反应[70]。在接受疫苗联合阻断 T 细胞检查点治疗的病人中获得了良好但仍是初步的结果，这些临床研究支持联合治疗方案的可行性[70]。其他原位靶向 DC 的新方案尚包括纳米颗粒技术。这些技术为疫苗的灵活性及个性化的实现带来了希望，但优化 DC 亚群的性质或佐剂/DC 成熟刺激剂的研究仍有待证实[71]。值得注意的是，有效的人用疫苗(如黄热病疫苗)需同时激活多种 DC 亚群[72]，提示可能需要靶向体内多种 DC 亚群，以优化 T 细胞免疫的产生[73]。

DC 生物学在血液学研究中的核心作用体现在异基因干细胞移植。在异基因干细胞移植中，供者 T 细胞的免疫学活性是清除残留恶性细胞的关键因素，这个过程被称为"移植物抗白血病"(graft-versus-leukemia，GVL)效应，但这也可能导致有害的 GVHD[74,75]。大量证据表明，GVHD 的诱导取决于残留的宿主抗原呈递细胞，其中最重要的就是 DC[76]。在介导 GVL 效应中 DC 的作用仍未被充分解读，虽然 DC 可能发挥了重要的作用。DC 亚群特别是 pDC 也已成为自身免疫性血液病的关键调控者，如儿童免疫性血小板减少症[77]。

因此，靶向 DC 可能将有助于自身免疫病及 GVHD 的治疗。

翻译：郭宁　互审：任瑞宝　校对：裴雪涛

参考文献

1. Steinman RM, Banchereau J: Taking dendritic cells into medicine. *Nature* 449:419–426, 2007.
2. Belkaid Y, Oldenhove G: Tuning microenvironments: Induction of regulatory T cells by dendritic cells. *Immunity* 29:362–371, 2008.
3. Melief CJ: Cancer immunotherapy by dendritic cells. *Immunity* 29:372–383, 2008.
4. Beutler BA: TLRs and innate immunity. *Blood* 113:1399–1407, 2009.
5. Rakoff-Nahoum S, Medzhitov R: Toll-like receptors and cancer. *Nat Rev Cancer* 9:57–63, 2009.
6. Zitvogel L: Dendritic and natural killer cells cooperate in the control/switch of innate immunity. *J Exp Med* 195:F9-F14, 2002.
7. Ruggeri L, Capanni M, Urbani E, et al: Effectiveness of donor natural killer cell alloreactivity in mismatched hematopoietic transplants. *Science* 295:2097–2100, 2002.
8. Walzer T, Dalod M, Robbins SH, et al: Natural-killer cells and dendritic cells: "l'union fait la force". *Blood* 106:2252–2258, 2005.
9. Munz C, Steinman RM, Fujii S: Dendritic cell maturation by innate lymphocytes: Coordinated stimulation of innate and adaptive immunity. *J Exp Med* 202:203–207, 2005.
10. Fujii S, Shimizu K, Hemmi H, Steinman RM: Innate Valpha14(+) natural killer T cells mature dendritic cells, leading to strong adaptive immunity. *Immunol Rev* 220:183–198, 2007.
11. Pulendran B: Modulating vaccine responses with dendritic cells and Toll-like receptors. *Immunol Rev* 199:227–250, 2004.
12. Gilliet M, Cao W, Liu YJ: Plasmacytoid dendritic cells: Sensing nucleic acids in viral infection and autoimmune diseases. *Nat Rev Immunol* 8:594–606, 2008.
13. Zhu J, Paul WE: CD4 T cells: Fates, functions, and faults. *Blood* 112:1557–1569, 2008.
14. Dhodapkar MV, Steinman RM, Krasovsky J, et al: Antigen-specific inhibition of effector T cell function in humans after injection of immature dendritic cells. *J Exp Med* 193:233–238, 2001.
15. Steinman RM, Hawiger D, Nussenzweig MC: Tolerogenic dendritic cells. *Annu Rev Immunol* 21:685–711, 2003.
16. Yamazaki S, Dudziak D, Heidkamp GF, et al: CD8+ CD205+ splenic dendritic cells are specialized to induce Foxp3+ regulatory T cells. *J Immunol* 181:6923–6933, 2008.
17. Granucci F, Vizzardelli C, Pavelka N, et al: Inducible IL-2 production by dendritic cells revealed by global gene expression analysis. *Nat Immunol* 2:882–888, 2001.
18. Huang Q, Liu D, Majewski P, et al: The plasticity of dendritic cell responses to pathogens and their components. *Science* 294:870–875, 2001.
19. Geijtenbeek TB, Kwon DS, Torensma R, et al: DC-SIGN, a dendritic cell-specific HIV-1-binding protein that enhances trans-infection of T cells. *Cell* 100:587–597, 2000.
20. Halary F, Amara A, Lortat-Jacob H, et al: Human cytomegalovirus binding to DC-SIGN is required for dendritic cell infection and target cell trans-infection. *Immunity* 17:653–664, 2002.
21. Tassaneetrithep B, Burgess TH, Granelli-Piperno A, et al: DC-SIGN (CD209) mediates dengue virus infection of human dendritic cells. *J Exp Med* 197:823–829, 2003.
22. van Kooyk Y, Geijtenbeek TB: DC-SIGN: Escape mechanism for pathogens. *Nat Rev Immunol* 3:697–709, 2003.
23. Bonifaz LC, Bonnyay DP, Charalambous A, et al: In vivo targeting of antigens to maturing dendritic cells via the DEC-205 receptor improves T cell vaccination. *J Exp Med* 199:815–824, 2004.
24. Liu K, Iyoda T, Saternus M, et al: Immune tolerance after delivery of dying cells to dendritic cells in situ. *J Exp Med* 196:1091–1097, 2002.
25. Inaba K, Turley S, Yamaide F, et al: Efficient presentation of phagocytosed cellular fragments on the major histocompatibility complex class II products of dendritic cells. *J Exp Med* 188:2163–2173, 1998.
26. Hildner K, Edelson BT, Purtha WE, et al: Batf3 deficiency reveals a critical role for CD8alpha+ dendritic cells in cytotoxic T cell immunity. *Science* 322:1097–1100, 2008.
27. Jung S, Unutmaz D, Wong P, et al: In vivo depletion of CD11c+ dendritic cells abrogates priming of CD8+ T cells by exogenous cell-associated antigens. *Immunity* 17:211–220, 2002.
28. Shimizu K, Kurosawa Y, Taniguchi M, et al: Cross-presentation of glycolipid from

tumor cells loaded with alpha-galactosylceramide leads to potent and long-lived T cell mediated immunity via dendritic cells. *J Exp Med* 204:2641–2653, 2007.

29. Wu DY, Segal NH, Sidobre S, et al: Cross-presentation of disialoganglioside GD3 to natural killer T cells. *J Exp Med* 198:173–181, 2003.

30. Kalergis AM, Ravetch JV: Inducing tumor immunity through the selective engagement of activating Fcgamma receptors on dendritic cells. *J Exp Med* 195:1653–1659, 2002.

31. Vincent MS, Gumperz JE, Brenner MB: Understanding the function of CD1-restricted T cells. *Nat Immunol* 4:517–523, 2003.

32. Fujii S, Liu K, Smith C, et al: The linkage of innate to adaptive immunity via maturing dendritic cells in vivo requires CD40 ligation in addition to antigen presentation and CD80/86 costimulation. *J Exp Med* 199:1607–1618, 2004.

33. Schmid D, Pypaert M, Munz C: Antigen-loading compartments for major histocompatibility complex class II molecules continuously receive input from autophagosomes. *Immunity* 26:79–92, 2007.

34. Schmid D, Munz C: Innate and adaptive immunity through autophagy. *Immunity* 27:11–21, 2007.

35. Paludan C, Schmid D, Landthaler M, et al: Endogenous MHC class II processing of a viral nuclear antigen after autophagy. *Science* 307:593–596, 2005.

36. Garrett WS, Chen LM, Kroschewski R, et al: Developmental control of endocytosis in dendritic cells by Cdc42. *Cell* 102:325–334, 2000.

37. Trombetta ES, Ebersold M, Garrett W, et al: Activation of lysosomal function during dendritic cell maturation. *Science* 299:1400–1403, 2003.

38. Inaba K, Turley S, Iyoda T, et al: The formation of immunogenic major histocompatibility complex class II-peptide ligands in lysosomal compartments of dendritic cells is regulated by inflammatory stimuli. *J Exp Med* 191:927–936, 2000.

39. Chow A, Toomre D, Garrett W, Mellman I: Dendritic cell maturation triggers retrograde MHC class II transport from lysosomes to the plasma membrane. *Nature* 418:988–994, 2002.

40. Shin JS, Ebersold M, Pypaert M, et al: Surface expression of MHC class II in dendritic cells is controlled by regulated ubiquitination. *Nature* 444:115–118, 2006.

41. Tezuka H, Abe Y, Iwata M, et al: Regulation of IgA production by naturally occurring TNF/iNOS-producing dendritic cells. *Nature* 448:929–933, 2007.

42. Fayette J, Dubois B, Vandenabeele S, et al: Human dendritic cells skew isotype switching of CD40-activated naive B cells towards IgA1 and IgA2. *J Exp Med* 185:1909–1918, 1997.

43. Macpherson AJ, Uhr T: Induction of protective IgA by intestinal dendritic cells carrying commensal bacteria. *Science* 303:1662–1665, 2004.

44. Jego G, Palucka AK, Blanck JP, et al: Plasmacytoid dendritic cells induce plasma cell differentiation through type I interferon and interleukin 6. *Immunity* 19:225–234, 2003.

45. Shortman K, Heath WR: The CD8+ dendritic cell subset. *Immunol Rev* 234:18–31, 2010.

46. Dudziak D, Kamphorst AO, Heidkamp GF, et al: Differential antigen processing by dendritic cell subsets in vivo. *Science* 315:107–111, 2007.

47. Savina A, Peres A, Cebrian I, et al: The small GTPase Rac2 controls phagosomal alkalinization and antigen crosspresentation selectively in CD8(+) dendritic cells. *Immunity* 30:544–555, 2009.

48. Segura E, Amigorena S: Cross-presentation by human dendritic cell subsets. *Immunol Lett* 158:73–78, 2014.

49. Bachem A, Guttler S, Hartung E, et al: Superior antigen cross-presentation and XCR1 expression define human CD11c+CD141+ cells as homologues of mouse CD8+ dendritic cells. *J Exp Med* 207:1273–1281, 2010.

50. Granelli-Piperno A, Pritsker A, Pack M, et al: Dendritic cell-specific intercellular adhesion molecule 3-grabbing nonintegrin/CD209 is abundant on macrophages in the normal human lymph node and is not required for dendritic cell stimulation of the mixed leukocyte reaction. *J Immunol* 175:4265–4273, 2005.

51. Merad M, Sathe P, Helft J, et al: The dendritic cell lineage: Ontogeny and function of dendritic cells and their subsets in the steady state and the inflamed setting. *Annu Rev Immunol* 31:563–604, 2013.

52. Murphy KM: Transcriptional control of dendritic cell development. *Adv Immunol* 120:239–267, 2013.

53. Meredith MM, Liu K, Darrasse-Jeze G, et al: Expression of the zinc finger transcription factor zDC (Zbtb46, Btbd4) defines the classical dendritic cell lineage. *J Exp Med* 209:1153–1165, 2012.

54. Meredith MM, Liu K, Kamphorst AO, et al: Zinc finger transcription factor zDC is a negative regulator required to prevent activation of classical dendritic cells in the steady state. *J Exp Med* 209:1583–1593, 2012.

55. Onai N, Obata-Onai A, Schmid MA, et al: Identification of clonogenic common Flt3+M-CSFR+ plasmacytoid and conventional dendritic cell progenitors in mouse bone marrow. *Nat Immunol* 8:1207–1216, 2007.

56. Naik SH, Sathe P, Park HY, et al: Development of plasmacytoid and conventional dendritic cell subtypes from single precursor cells derived in vitro and in vivo. *Nat Immunol* 8:1217–1226, 2007.

57. Liu K, Victora GD, Schwickert TA, et al: In vivo analysis of dendritic cell development and homeostasis. *Science* 324:392–397, 2009.

58. Steinman RM: Decisions about dendritic cells: Past, present, and future. *Annu Rev Immunol* 30:1–22, 2012.

59. Anandasabapathy N, Feder R, Mollah S, et al: Classical Flt3L-dependent dendritic cells control immunity to protein vaccine. *J Exp Med* 211:1875–1891, 2014.

60. Anguille S, Smits EL, Lion E, et al: Clinical use of dendritic cells for cancer therapy. *Lancet Oncol* 15:e257-e267, 2014.

61. Palucka K, Banchereau J: Dendritic-cell-based therapeutic cancer vaccines. *Immunity* 39:38–48, 2013.

62. Hsu FJ, Benike C, Fagnoni F, et al: Vaccination of patients with B-cell lymphoma using autologous antigen-pulsed dendritic cells. *Nat Med* 2:52–58, 1996.

63. Dhodapkar MV, Steinman RM, Krasovsky J, et al: Antigen specific inhibition of effector T cell function in humans after injection of immature dendritic cells. *J Exp Med* 193:233–238, 2001.

64. Dhodapkar MV, Krasovsky J, Steinman RM, Bhardwaj N: Mature dendritic cells boost functionally superior CD8(+) T-cell in humans without foreign helper epitopes. *J Clin Invest* 105:R9–R14, 2000.

65. Banerjee D, Dhodapkar MV, Matayeva E, et al: Expansion of FOXP3high regulatory T cells by human dendritic cells (DCs) in vitro and after DC injection of cytokine matured DCs in myeloma patients. *Blood* 108:2655–2661, 2006.

66. Sznol M, Chen L: Antagonist antibodies to PD-1 and B7-H1 (PD-L1) in the treatment of advanced human cancer. *Clin Cancer Res* 19:1021–1034, 2013.

67. Pardoll DM: The blockade of immune checkpoints in cancer immunotherapy. *Nat Rev Cancer* 12:252–264, 2012.

68. Richter J, Neparidze N, Zhang L, et al: Clinical regressions and broad immune activation following combination therapy targeting human NKT cells in myeloma. *Blood* 121:423–430, 2013.

69. Hawiger D, Inaba K, Dorsett Y, et al: Dendritic cells induce peripheral T cell unresponsiveness under steady state conditions in vivo. *J Exp Med* 194:769–779, 2001.

70. Dhodapkar MV, Sznol M, Zhao B, et al: Induction of antigen-specific immunity with a vaccine targeting NY-ESO-1 to the dendritic cell receptor DEC-205. *Sci Transl Med* 6:232ra51, 2014.

71. Kreutz M, Tacken PJ, Figdor CG: Targeting dendritic cells—Why bother? *Blood* 121:2836–2844, 2013.

72. Pulendran B, Tang H, Denning TL: Division of labor, plasticity, and crosstalk between dendritic cell subsets. *Curr Opin Immunol* 20:61–67, 2008.

73. Sehgal K, Ragheb R, Fahmy TM, et al: Nanoparticle-mediated combinatorial targeting of multiple human dendritic cell (DC) subsets leads to enhanced T cell activation via IL-15-dependent DC crosstalk. *J Immunol* 193:2297–2305, 2014.

74. Hashimoto D, Merad M: Harnessing dendritic cells to improve allogeneic hematopoietic cell transplantation outcome. *Semin Immunol* 23:50–57, 2011.

75. Merad M, Hoffmann P, Ranheim E, et al: Depletion of host Langerhans cells before transplantation of donor alloreactive T cells prevents skin graft-versus-host disease. *Nat Med* 10:510–517, 2004.

76. Toubai T, Mathewson N, Reddy P: The role of dendritic cells in graft-versus-tumor effect. *Front Immunol* 5:66, 2014.

77. Sehgal K, Guo X, Koduru S, et al: Plasmacytoid dendritic cells, interferon signaling, and FcγR contribute to pathogenesis and therapeutic response in childhood immune thrombocytopenia. *Sci Transl Med* 5:193ra89, 2013.

第五篇 治疗原则

第 22 章　抗肿瘤药物的药理
　　　　　学与毒性 …………… 289

第 23 章　造血细胞移植
　　　　　治疗原则 …………… 326

第 24 章　免疫功能受损患者
　　　　　感染的治疗 ………… 354

第 25 章　抗血栓治疗原则 ……… 364

第 26 章　免疫细胞治疗 ………… 380

第 27 章　疫苗治疗 ……………… 391

第 28 章　治疗性血液成分分离术:
　　　　　适应证、疗效及并发症 … 395

第 29 章　血液疾病的基因治疗 … 404

第 30 章　再生医学:用于组织
　　　　　修复的多潜能细胞
　　　　　治疗 ………………… 412

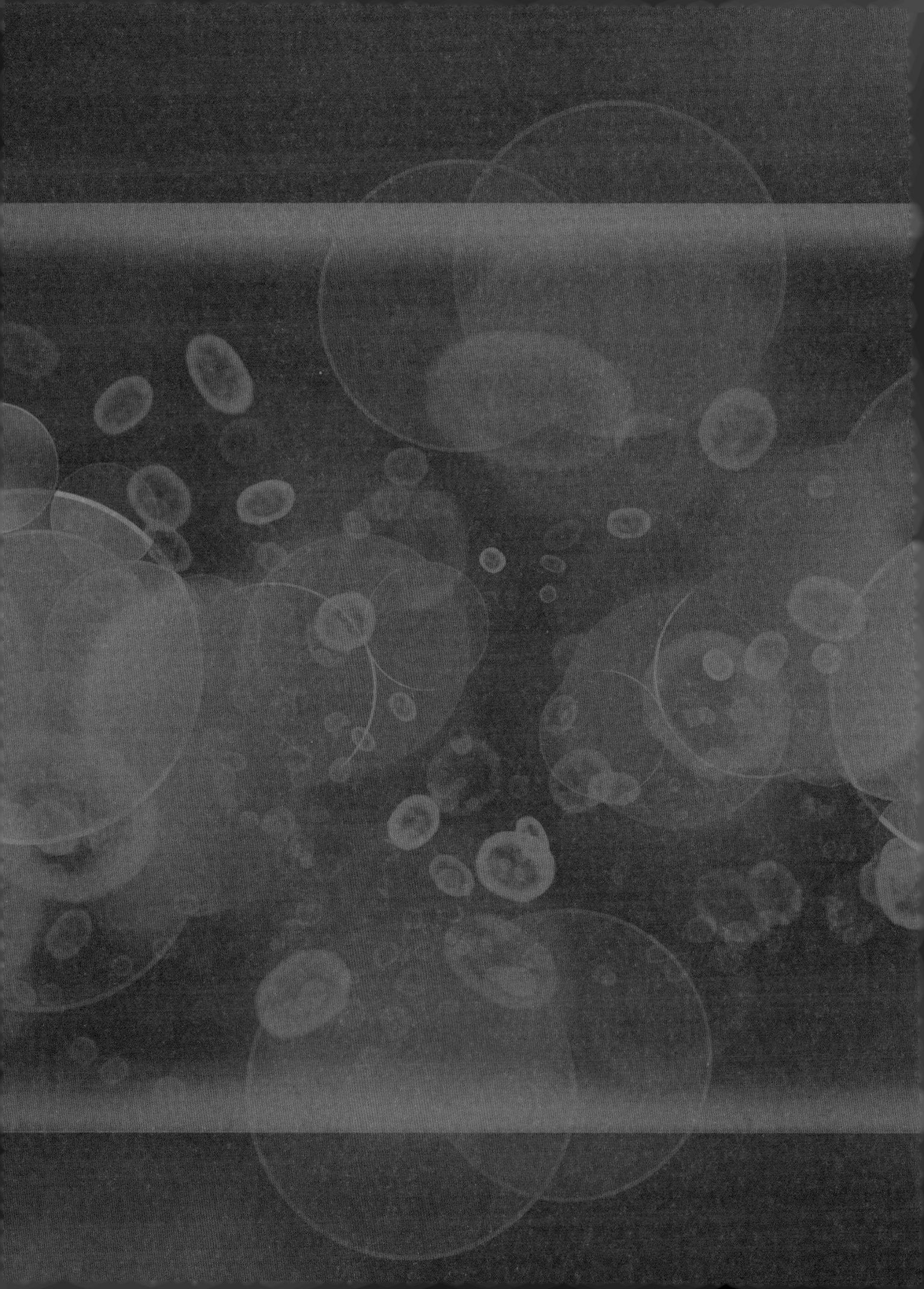

第 22 章
抗肿瘤药物的药理学与毒性

Benjamin Izar, Dustin Dzube, James M. Cleary,
Constantine S. Mitsiades, Paul G. Richardson,
Jeffrey A. Barnes, and Bruce A. Chabner

摘要

将抗肿瘤药物安全、有效地应用于血液系统恶性肿瘤的治疗需要深入认识其药理学机制。抗肿瘤药物对许多血液系统恶性肿瘤具有治疗和缓解作用,但同时这些药物的安全范围窄,具有潜在的严重的毒副作用。白血病和淋巴瘤药物治疗的创新和发展,为开发其他实体瘤的有效治疗途径提供了成功典范。

合理用药必须了解其作用机制。抗肿瘤药物具有抑制 DNA 合成或通过形成 DNA 内收蛋白或抑制酶介导反应而直接破坏 DNA 完整性的作用,如果这些损伤不能被机体的 DNA 损伤修复系统,比如最具代表性的 P53,所识别、修复,或者某些 DNA 损伤可直接激活程序性细胞死亡,那么将导致肿瘤缓解。发现肿瘤细胞特异的分子靶点或在肿瘤细胞中特异性高表达的细胞信号、细胞周期分子是今后抗肿瘤药物研究的重点方向,但药物的作用机制和耐药机制同样应引起关注。药物作用过程中的任何一个关键环节发生改变都可能导致耐药性的产生,比如药物的摄取吸收,通过血运或血脑屏障后的组织分布、穿过细胞膜进入胞内,在肿瘤细胞胞内或肝脏转化为活性形式,与药物靶

简写和缩略词

ABVD,多柔比星,博来霉素,长春新碱,达卡巴嗪[adriamycin(doxorubicin),bleomycin,vinblastine and dacarbazine];ADCC,抗体依赖细胞介导的细胞毒作用(antibodydependent cellular cytotoxicity);αKG,α-酮戊二酸(α-ketoglutarate);ALL,急性淋巴细胞白血病(acute lymphocytic leukemia);AML,急性髓细胞白血病(acute myelogenous leukemia);APL,急性早幼粒细胞白血病(acute promyelocytic leukemia);ara-C,阿糖胞苷(cytarabine);ara-CTP,阿糖胞苷三磷酸盐(cytarabine triphosphate);ara-G,阿糖鸟嘌呤(arabinosylguanine);ara-GTP,阿糖鸟嘌呤三磷酸盐(arabinosylguanine triphosphate);ara-U,阿糖尿嘧啶(arabinosyluracil);ATRA,全反式维 A 酸(all-trans-retinoic acid);BCNU,卡莫司汀(bischloroethylnitrosourea);BCRP,乳腺癌耐药蛋白(breast cancer resistance protein transporter);BET,溴区结构域与末端结构域(bromodomain and extraterminal);BTK,Bruton 酪氨酸激酶(Bruton tyrosine kinase);CHF,充血性心力衰竭(congestive heart failure);CLL,慢性淋巴细胞白血病(chronic lymphocytic leukemia);CML,慢性髓细胞白血病(chronic myelogenous leukemia);COMFORT,口服 JAK 抑制剂治疗骨髓纤维化研究(Controlled Myelofibrosis Study with Oral JAK Inhibitor Treatment);CrCl,肌酐清除率(creatinine clearance);CYP,细胞色素 P450(cytochrome P450);dCK,脱氧胞苷激酶(deoxycytidine kinase);dCTP,脱氧胞苷三磷酸盐(deoxycytidine triphosphate);DHFR,二氢叶酸还原酶(dihydrofolate reductase);DNMT,DNA 甲基转移酶(DNA methyltransferase);DTIC,二甲基-三氮烯-咪唑羧酰胺(dimethyltriazenoimidazole carboxamide);EPO,红细胞生成素(erythropoietin);ET,原发性血小板增多症(essential thrombocythemia);etoposide,依托泊苷(VP-16);EZH2,zest 同源体 2 的增强子(enhancer of zest homologue 2);FBP,叶酸结合蛋白(folate-binding protein);GM-CSF,粒-巨噬细胞克隆刺激因子(granulocyte-macrophage colony-stimulating factor);HDAC,组蛋白去乙酰化酶(histone deacetylase);hENT,人类平衡型核苷转运载体(human equilibrative nucleoside transporter);2HG,2-羟戊二酸(2-hydroxyglutarate);Hgb,血红蛋白(hemoglobin);HGPRT,次黄嘌呤鸟嘌呤磷酸核糖基转移酶(hypoxanthine guanine phosphoribosyltransferase);IC50,50% 生长抑制浓度(inhibiting growth by concentration 50percent);IL,白介素(interleukin);IMiD,免疫调节药物(immunomodulatory drug);IRF4,干扰素调节因子 4(interferon regulatory factor 4);IRIS,干扰素和 STI571 的国际随机对照研究(International Randomized Study of Interferon and STI571);JAK,Janus 型酪氨酸激酶(Janus-type tyrosine kinase);JMJC,Jumonji-C 区域(Jumonji-C domain);MDR,多药耐药(multidrug resistance);MDS,骨髓增生异常综合征(myelodysplastic syndrome);mesna,美司钠(sodium 2-mercaptoethane sulfonate);MLL,混合系白血病(mixed-lineage leukemia);MOPP,包括氮芥(nitrogen mustard),长春新碱(vincristine(Oncovin),甲基苄肼(procarbazine)和泼尼松(prednisone);6-MP,6-巯嘌呤(6-mercaptopurine);MPN,骨髓增殖性肿瘤(myeloproliferative neoplasm);MRI,核磁共振成像(magnetic resonance imaging);MRP,多药耐药相关蛋白(multidrug resistance-associated protein);MTD,最大耐受剂量(maximum tolerated dose);MUGA,多次吸收闸门控测扫描(multigated acquisition scan);NK,自然杀伤细胞(natural killer);OCT1,有机阳离子转运蛋白 1(organic cation transporter-1);PDGFR,血小板衍生生长因子受体(platelet-derived growth factor receptor);PEG,单甲氧基聚乙二醇(monomethoxypolyethylene glycol);PMF,原发性骨髓纤维化(primary myelofibrosis);PRC2,抑制型复合体 2(polycomb repressive complex 2);PRPP,磷酸核糖焦磷酸盐(phosphoribosyl pyrophosphate);PV,真性红细胞增多症(polycythemia vera);RARα,维 A 酸受体(retinoic acid receptor-α);REMS,危险度评估和缓解策略(risk evaluation and mitigation strategy);RNR,核糖核苷酸还原酶(ribonucleotide reductase);SAMe,S-腺苷-L-甲硫氨酸(S-adenosyl-L-methionine);S-phase,合成期(synthetic-phase);STAT,信号转导和转录活化因子(signal transducer and activator of transcription);teniposide,替尼泊苷(VM-26);6-TG,6-硫代鸟嘌呤(6-thioguanine);TKI,酪氨酸激酶抑制剂(tyrosine kinase inhibitor);Topo Ⅱ,拓扑异构酶Ⅱ(topoisomerase Ⅱ);TPMT,5-硫嘌呤甲基转移酶(5-thiopurine-methyltransferase);TPO,促血小板生成素(thrombopoietin)。

蛋白或核苷酸的相互作用,酶或化学失活作用,排出细胞外,通过肾脏或代谢转化排出机体等。同时,肿瘤潜在的可突变性,导致肿瘤细胞自发性发生药物摄取、转化、失活和靶蛋白结合的改变。在药物的选择压力下,耐药的肿瘤细胞取代敏感细胞成为肿瘤的优势克隆。联合化疗可以克服单药耐药的产生,但是表达多药耐药基因和丧失凋亡反应同样可以导致肿瘤对联合化疗的耐药性。

除了药物的分子机制,药物代谢动力学(机体对药物的代谢)同样在药物的有效性和毒性中发挥重要作用。药物的最佳使用方案是使药物在血浆和肿瘤细胞中达到最高的有效浓度和持续时间。由于抗肿瘤药物潜在的毒性,血液病科医生和肿瘤科医生必须了解药物的清除途径,从而合理调整药物剂量维持脏器功能,比如氨甲蝶呤、羟基脲和新的嘌呤类拮抗药物(氟达拉滨和克拉屈滨)主要通过肾脏代谢清除,因此肾功能不全的患者不能使用完全剂量,同样在肝功能不全伴有高血清胆红素的患者中,紫杉烷类、长春碱类和蒽环类药物要减少剂量。另外,还要注意药物潜在的相互作用,尤其是那些可以诱导或抑制细胞色素活性的药物,可改变药物的代谢模式。

药物代谢酶基因的遗传多态性可以导致药物毒性增加和影响抗肿瘤治疗疗效。在白血病治疗中最重要的家族性并发症就是硫代嘌呤甲基转移酶缺陷,导致体内6-巯嘌呤(6-MP)代谢清除减慢,使急性淋巴细胞白血病患者在维持治疗中发生不可预见的毒性反应。药物药代动力学监测在某些治疗,如高剂量氨甲蝶呤化疗,或新药药效评价及药物新的联合治疗方案的使用中已成为标准程序。

标准治疗方案和经同行评议的临床试验是评价药物合适剂量和毒性管理的最佳途径。严格遵守标准方案才能确保尽早发现影响肿瘤化学药物治疗疗效的药理学可变因素,从而避免严重毒副反应,维持药物疗效。

白血病和淋巴瘤是研究肿瘤化学药物治疗的良好模型。血液系统恶性肿瘤由于较快的增殖速率,缺乏外科手术治疗可能,肿瘤细胞采集便利和小鼠白血病模型的建立引起了早期肿瘤药物治疗研究者的关注。最早的抗肿瘤化学药物是1942年由Goodman、Gilman及其耶鲁大学的同事通过实验研究和随后的临床试验证实氮芥(nitrogen mustard)使一例霍奇金淋巴瘤患者获得肿瘤缓解[1]。6年后,一位波士顿儿童医院的病理学家Sidney Farber得到了更令人惊奇的发现,氨蝶呤(aminopterin)和氨甲蝶呤(methotrexate)能诱导急性淋巴细胞白血病(ALL)患者获得缓解,揭开了现代抗肿瘤药物研究时代[2]。在随后的20年,通过对白血病和淋巴瘤的临床试验研究建立了周期性联合治疗和强化治疗的基本原则[3],感染性和出血性并发症的有效防治策略,从而形成了这些疾病的化学治疗策略。高剂量化疗后再促进骨髓重建进一步提高了白血病和淋巴瘤的治愈率。随着我们对恶性肿瘤分子生物学机制研究的深入,肿瘤分子靶向治疗越来越受到关注,甲磺酸伊马替尼(imatinib)在慢性髓细胞白血病(CML)治疗中的应用是最早的一个成功典范[4]。通过对伊马替尼耐药患者的研究第一次明确证实了药物靶点基因突变是导致临床耐药的机制之一[5]。B细胞单克隆抗体,利妥昔单抗(rituxan)的应用极大地提高了弥漫大B细胞淋巴瘤患者的治愈率,诱导分化药物全反式维A酸(ATRA)使急性早幼粒细胞

白血病(APL)成为一种可治愈的恶性疾病[6]。其他独特的非细胞毒性、具有特殊作用机制的药物,如左旋门冬酰胺酶(L-asparaginase)、沙利度胺(thalidomide)和硼替佐米(bortezomib)均已成功应用于特定的血液系统恶性肿瘤的治疗。对淋巴瘤、白血病细胞生存和增殖的异常分子机制的深入研究为开发新的分子靶向药物奠定了基础。

● 肿瘤化学治疗的基本原则

在临床实践中,安全、有效的运用化学治疗必须充分理解药物作用的各个方面,以及重要的临床相关的药物毒性、药代动力学和药物的相互作用。抗肿瘤化疗常常是复杂的,因为药物具有潜在的、严重的甚至致死性的毒副作用。患者采用的治疗方案若是从临床试验中推荐而来,常常可以获得较好的疗效。通过临床试验,可获得药物最适合的治疗剂量,最佳药物联合和治疗方案。对于特殊治疗方案的选择不仅要考虑肿瘤的病史和发展阶段,而且要评估每个患者对特殊药物毒性的耐受性和敏感性。所以,对合并严重肾脏或肺病的患者,博来霉素不是安全的选择,而对于有充血性心力衰竭患者选择多柔比星是不恰当的,即使对于心肺功能正常的患者也应考虑药物累积剂量的限制。某些治疗方案只能应用于特定年龄和生理状况的患者,不能随意扩大使用于其他不符合条件的患者。如果药物主要在肝或肾清除,那么合并肝或肾功能不全的患者使用这些药物需适当调整剂量(表22-1)。

表22-1　肾功能障碍或肝功能障碍患者药物剂量改变
肾功能障碍:肌酐清除率<60ml/min
剂量的减少与肌酐清除率减少成正比
药物
1. 氨甲蝶呤
2. 顺铂
3. 卡铂
4. 博来霉素
5. 依托泊苷(足叶乙苷)
6. 羟基脲
7. 喷司他丁
8. 氟达拉滨磷酸盐
9. 克拉屈滨
10. 托泊替康
11. 伊马替尼(格列卫)
12. 达沙替尼(可能,尚未进入指南)
13. 来那度胺
肝功能障碍
胆红素>1.5mg/dl,减少原剂量的50%
胆红素>3.0mg/dl,减少原剂量的75%
药物
1. 安吖啶
2. 多柔比星
3. 柔红霉素
4. 长春新碱
5. 长春碱
6. 紫杉醇
7. 米托蒽醌
8. 伊马替尼
9. 达沙替尼

增加药物剂量(增强剂量化疗)和延长使用时间能增强药物的抗肿瘤效应,但也常常产生特定的毒性。随着骨髓和造血干细胞储存技术和化疗后骨髓重建技术的进步,对于那些标准剂量化疗方案疗效较差的恶性肿瘤,致死性大剂量化疗可能能够发挥作用。但一般而言,这些大剂量化疗方案,即使用于年轻及具有正常脏器功能储备的患者,也可能产生一系列常规剂量不会出现的脏器毒性,包括肺功能不全、心衰、血管内皮损伤和肝、肾功能不全。

化疗药物对恶性血液病的治疗机制还未完全明确。虽然靶向治疗药物的成功应用已表明肿瘤细胞存在特定基因的突变或异常扩增,但细胞毒药物对于肿瘤细胞和正常组织细胞是否具有不同作用尚不明确。然而恶性肿瘤细胞对化疗药物的毒性越敏感,则越易诱导缓解,同时对正常骨髓功能的损伤也越小,可能是因为有处于细胞周期非增殖期的正常骨髓干细胞的存在,它们对损害 DNA 的药物不敏感,并且表达耐受化学和低氧损伤的基因。此外,越来越多的证据表明,肿瘤细胞缺乏细胞周期中正常检测点,而这些检测点可识别和修复由化疗药物诱导的 DNA 链的断裂、碱基的缺失或其他损伤。正常细胞具有正常检测点,能识别和修复 DNA 损伤,很快从化疗诱导的损伤中恢复过来。

联合化疗

虽然大多数白血病和淋巴瘤对药物高度敏感,但除 Burkitt 淋巴瘤(使用环磷酰胺)和毛细胞白血病(使用克拉屈滨)外,这些肿瘤很少用单一化疗能治愈。联合化疗能减少耐药细胞的出现,因此在单一药物无效时,联合化疗有治愈的潜能。某些经验性的治疗原则,是来自于过去 40 年的联合化疗的经验。联合化疗中选择的药物,通常都具有抗肿瘤活性,或至少对肿瘤具有潜在的生物学作用。唯一例外的是抑制信号传导和血管生成的靶向药物,抗体药物比如曲妥单抗、利妥昔单抗等,这些药物虽然自身的抗肿瘤活性有限,但对其他的细胞毒性药物具有明显的协同作用[7]。联合化疗中每种药物都应有不同的作用机制,不能具有相同的耐药机制,如多药耐药(multidrug resistance, MDR)。所选择的药物的剂量限制性毒性不应重叠,否则,这些药物不能同时使用,或接近全量使用。特异联合化疗方案最终应用于临床必须建立在药物联合作用的临床前试验基础上,同时也需要考虑单一药物在疾病中的治疗活性。获得最佳的药物分子和生物化学作用要依赖于用药的特殊服药方案。在设计联合化疗方案时,就必须考虑药物的药代动力学的相互作用,避免联合应用后导致单一药物剂量过低或过高。

在设计联合化疗方案时,要考虑的另外一个重要因素是剂量强度,即单位时间所用剂量,整个治疗过程应保持剂量强度的一致。为达到这个目的,可能需要使用造血生长因子,以促进骨髓恢复,阻止因中性粒细胞减少所引起的反复发热,以便能及时进入下一个治疗周期。

化疗与外科手术及放疗联合应用,能充分利用化疗的细胞毒性和放射致敏效应,但同时化疗药物会增加放疗和手术对正常组织的损伤作用,因此在开展多学科联合治疗方案时需要综合考虑疗效和毒性。比如,5-氟尿嘧啶(5-fluorouracil)和顺铂(cisplatin)具有潜在的放射致敏效应,与放疗联合应用,可增强对实体肿瘤的控制。外科手术缩小肿瘤团块后可增加卵巢肿瘤对化疗的敏感性,可能是因为减少了肿瘤播散的可能性[12]。在治疗淋巴瘤中,放疗对于敏感脏器,如皮肤、肺、心脏和大脑的毒性会由于联合应用蒽环类药物(anthracyclines)而显著增加,因此,放疗通常在包含蒽环类药物的化疗之前或之后使用。此外,博

来霉素(bleomycin)对肺的损伤会因手术过程中氧浓度而增大,而对于近期有腹腔手术史的患者使用抗血管生成药物治疗(此类药物很少用于血液肿瘤),会增加肠穿孔的发生风险。

细胞动力学和肿瘤化疗

肿瘤化疗药物的细胞杀伤特性,根据其作用机制不同差异较大。最有效的抗白血病药物大多数属于抗代谢类药物,包括阿糖胞苷(cytarabine)和氨甲蝶呤(methotrexate)。这些药物最有效的细胞杀伤作用是在细胞周期的合成期(S 期)。对于这些药物,延长肿瘤接触药物的时间,在细胞周期的易受攻击期,最大限度地使细胞接触药物,能提高药物的疗效。能预测的是,抗代谢药物可有效作用于快速分裂的肿瘤细胞,如急性白血病和高分化的淋巴瘤。此外,还有许多其他抗肿瘤药物虽然和抗代谢药物一样对快速增殖的细胞比静止期细胞作用更强,但这些药物不需要在细胞周期的特定时期作用于细胞。还有其他的药物,如广为熟知的亚硝脲和白消安,对增殖和非增殖细胞都有毒性,并可损伤骨髓造血干细胞。一般而言,烷化剂的毒性取决于药物的总剂量,而细胞周期特异性药物(如氨甲蝶呤和阿糖胞苷),药物浓度和药物与细胞的作用时间都决定药物的杀细胞作用。然而,对于其他作用机制的药物,如紫杉醇对骨髓的抑制作用取决于血浆药物浓度高于阈值(紫杉醇的阈值是 50～100nM,多西他赛是 200nM)的持续时间[13]。

大剂量化疗方案能获得许多对治疗有益的作用,包括增加药物的跨膜转运,细胞内分解代谢的饱和以及延长有效药物浓度的作用时间。然而,这些作用的获得,是以增加对正常增殖的骨髓前体细胞的毒性为代价,可能产生严重和难以预料的对正常脏器的损害,如肝静脉闭塞症(烷化剂),小脑毒性(某些烷化剂和阿糖胞苷(ara-C)),或肺毒性(亚硝脲和白消安)。由于在大剂量化疗时通常进行造血干细胞的采集、储存和回输以促进造血的恢复,因此大剂量化疗的剂量限制性毒性一般影响非造血器官。

化疗时选择适当的药物剂量和联合方案,要考虑许多因素:①药物的细胞周期依赖性;②通过调整药物剂量及用药时间顺序以提高药物抗肿瘤效应的临床经验;③在特定的时间维持有效的药物浓度的药代动力学;④与其他药物潜在的相互作用;⑤患者的耐受性。单药化疗和联合化疗方案需经多重临床试验确定安全性和有效性。对于分子靶向药物,治疗目标是在长时间内维持对靶标的抑制作用,因此需要维持药物浓度仅高于对肿瘤细胞具有毒性的阈值,但同时尽量减轻对正常组织比如皮肤、肝脏和肠上皮的毒性。

抗药性

对药物敏感肿瘤接受不恰当的治疗,会促使肿瘤耐药克隆的产生。肿瘤抗药性产生的原因是多方面的。肿瘤细胞通常带有特异性的突变导致 DNA 修复功能受损,此外还可自发产生耐药突变,即使尚未接触相关药物。支持这一假说的证据是慢性粒细胞白血病(chronic myelogeneous leukemia, CML)患者在接受伊马替尼治疗前,骨髓中就已存在带有 BCR-ABL 基因突变的细胞克隆,这些带有突变的细胞克隆在药物治疗选择压力下,成为优势克隆最终导致对伊马替尼耐药性的发生[5]。同样,在非小细胞肺癌患者中亦发现在治疗前就存在带有耐药突变的细胞克隆,导致对表皮生长因子受体抑制剂治疗的耐药性[9]。此外,许多抗肿瘤药物如烷化剂和放射线本身就是致突变原,显著增加了耐药突变体的产生,比如莫替唑胺增加碱基错配修复导致突变产生。因此,为减少耐药细胞的产生,应将

具有不同耐药机制的多种药物同时使用,因为单一细胞可能同时产生多种独立的突变导致双重或三重耐药细胞突变体的产生。在任何一个基因位点,增殖细胞产生突变的可能性在体细胞的任何一次细胞分裂过程中占 10^{-6},在同一细胞,两种彼此独立的突变产生的可能性是 10^{12}。然而,肿瘤细胞的突变率显著增高,在接受烷化剂及放射线治疗后突变率可能会进一步提高。那些影响细胞凋亡的突变可能会导致对多种不同作用机制药物的耐药性,产生多药耐药细胞。

在选择联合化疗的药物时,一定要注意潜在的耐药机制。经典的 MDR 是由于增加药物流出泵的表达,如 P-糖蛋白或多药耐药相关蛋白(multidrug resistance protein, MRP)[11,12],使得肿瘤细胞对那些来自自然生物的广谱抗肿瘤药物耐药,如紫杉烷类、蒽环类药物、长春碱、表鬼臼毒素和多种潜在的靶向药物。其他耐药机制还包括诱导药物靶基因如二氢叶酸还原酶(DHFR)[13]和 BCR/ABL 激酶基因[14]的异常增殖,导致对药物的高度耐药性。常见的耐药机制见表 22-2。虽然这些生物学改变在治疗前肿瘤活组织检查中并未被常规检测出来,但在开发新的治疗方案和为患者选择治疗方案时,均应考虑这些耐药机制。对接受靶向治疗后复发的慢性粒细胞白血病(CML)患者或某些非小细胞肺癌患者,二线治疗方案的选择需明确肿瘤细胞耐药机制,因此复发后反复多次的实体肿瘤活检和 CML 细胞学检查具有重要意义。

表 22-2　抗肿瘤药物的耐药机制

机制	药物	临床应用
1. 减少药物的吸收		
减少叶酸转运体	氨甲蝶呤	ALL
核苷酸转运体	阿糖胞苷	AML
2. 增加药物外溢		
MDR 转运体(P-糖蛋白)	蒽环类、长春碱类、紫杉烷类、依托泊苷	发性骨髓瘤,AML,非霍奇金淋巴瘤
MRP 转运体,乳腺癌耐药蛋白	蒽环类、长春碱类、紫杉烷类、依托泊苷	乳腺癌
3. 在肿瘤细胞中减少药物活性		
脱氧胞嘧啶激酶缺失	阿糖胞苷、氟达拉滨,克拉屈滨,氯法齐明	AML, CLL,毛细胞白血病
次黄嘌呤磷酸核糖基转移酶缺失	6-巯嘌呤	不清楚
叶酰聚谷氨酸合酶	氨甲蝶呤	急性白血病
4. 增强药物灭活的缺陷		
巯基嘌呤甲基转移酶	6-巯嘌呤	ALL
博来霉素水解酶	博来霉素	不清楚
谷胱甘肽转移酶	烷化剂	不清楚
5. 减少药物靶酶		
拓扑异构酶 I	喜树碱	不清楚
拓扑异构酶 II	蒽环类,依托泊苷	不清楚
6. 增加药物靶酶		
二氢叶酸还原酶	氨甲蝶呤	急性白血病,小细胞肺癌
胸腺嘧啶核苷酸合成酶	5-氟尿嘧啶	实体瘤
腺苷脱氨酶	喷司他丁	不清楚
7. 药物细胞内靶点突变		
BCR-ABL 激酶	伊马替尼、达沙替尼	CML
微管蛋白	长春碱类、紫杉烷类	不清楚
拓扑异构酶 I	喜树碱	不清楚
拓扑异构酶 II	蒽环类、依托泊苷	不清楚
8. 加速 DNA 修复		
鸟嘌呤-0~6 甲基转移酶	丙卡巴肼、亚硝基脲,替莫唑胺	脑瘤
核苷酸切除修复	铂类药物	卵巢癌
9. 减少 DNA 损伤识别		
P53 突变	许多抗肿瘤药物、放疗	白血病、淋巴瘤
错配 DNA 修复突变	铂类药物、甲酸盐类、硫代别嘌呤醇	结肠癌、恶性胶质瘤、白血病

ALL,急性淋巴细胞白血病;AML,急性髓系白血病;CLL,慢性淋巴细胞白血病;CML,慢性髓系白血病;MDR,多药耐药;MRP,多药耐药相关蛋白。请参阅本文获取参考和解释。

除了化疗药物特异性的耐药机制外,影响识别 DNA 损伤的突变,如错配修复基因(MLH6 或 MSH2)[15]的丢失,导致对顺铂、巯嘌呤和烷化剂耐药,而阻断诱导凋亡的突变,如 P53 缺失[16],或抗凋亡因子如 Bcl-2 的过表达[17],可使肿瘤细胞对广谱抗肿瘤药物不敏感,包括放射治疗、烷化剂、抗代谢药和蒽环类药物。虽然,涉及细胞周期和凋亡的突变,如 P53 功能缺失,导致临床特异性耐药的具体机制尚不清楚,但研究结果提示这些突变与临床肿瘤的耐药和浸润密切相关,与药物的经典耐药机制相比,这些可能是导致临床耐药更重要的原因。

肿瘤干细胞对耐药和复发的作用尚不明确,但已引起了广泛的关注。包括骨髓在内的许多组织都存在干细胞,这些干细胞具有再生功能,即使只存在一个干细胞也有重建组织的可能性[18]。同样在肿瘤中亦存在干细胞,这些肿瘤干细胞与正常组织干细胞具有许多相同的细胞表面抗原[23],肿瘤干细胞对 DNA 损伤、放射或化疗药物产生的活性氧不敏感,并且易于将天然毒性药物排出细胞外,可能是导致抗肿瘤治疗失败的原因,但还需进一步深入研究。

细胞周期特异性药物

许多抗肿瘤药物,尤其是那些在细胞毒药物治疗时代被应用的药物,均通过对 DNA 合成的抑制发挥抗肿瘤作用。因此在细胞周期中,处于 DNA 合成活跃期(S 期)的细胞对这些药物最敏感,而处于静息期(G0 期)的细胞则影响较小。同样,那些具有高度增殖特性的肿瘤如白血病、侵袭性淋巴瘤对细胞周期特异性药物最敏感。

氨甲蝶呤

Farber 和同事们发现叶酸拮抗剂氨基蝶呤能诱导儿童急性淋巴细胞白血病(ALL)患者达到完全缓解,因此开创了现代肿瘤的化疗时代。但遗憾的是,其缓解期较短,白血病一定会对再次治疗产生耐药。之后,氨甲蝶呤(methotrexate),叶酸 4-氨基-N10-甲基类似物,因为具有更好控制的毒副作用而取代氨基蝶呤。氨甲蝶呤目前仍是 ALL 诱导、维持治疗和高度恶性淋巴瘤的联合化疗的主要药物,还被用于治疗及预防 CNS 白血病和淋巴瘤。

作用机制

氨甲蝶呤通过活化的吸收过程进入细胞内,在大多数的肿瘤细胞该吸收过程是通过叶酸转运体介导[20],而排出细胞通过 MRP 系统主动排出[21]。第二种转运体细胞膜叶酸结合蛋白(FBP),虽然对氨甲蝶呤的亲和力较低,但可以导致细胞摄取其他的叶酸拮抗剂,比如培美曲塞。FBP 在多种实体肿瘤中表达,可作为叶酸类似物的活性靶点和抗体介导药物的开发。第三种转运体低 PH 转运体,可能也参与了氨甲蝶呤的摄取,尤其是在肠道,但在肿瘤细胞对氨甲蝶呤摄取中的作用尚不明确[22]。氨甲蝶呤由于 4-氨基的替换,抑制二氢叶酸还原酶(DHFR)的活性,该酶可使氧化状态的二氢叶酸再活化成四氢叶酸。抑制 DHFR 可引起细胞内四氢叶酸辅酶很快被耗竭。由于胸腺嘧啶和嘌呤的生物合成需要四氢叶酸辅酶,因此 DNA 合成被阻断,细胞增殖停滞。氨甲蝶呤能长期保留在细胞内,是由于酶使 6 个谷氨酸部分加到氨甲蝶呤的 γ 羧基基团上(图 22-1)。多聚谷氨酸化可能是白血病细胞选择性吸收氨甲蝶呤的一个重要的决定因素,氨甲蝶呤多聚谷氨酸化,除了能长期停留在细胞和抑制 DHFR 外,还能强烈抑制其他叶酸依赖酶的活性,如胸腺嘧啶核苷酸合成酶和嘌呤合成酶(图 22-2)。能促进氨甲蝶呤多聚谷氨酸化的细胞,如白血病原始粒细胞和原始淋巴细胞,比正常髓系祖细胞对氨甲蝶呤更敏感,因为正常髓系祖细胞仅具有有限的促多聚谷氨酸化作用[23]。氨甲蝶呤多聚谷氨酸化越多,药物毒性越大,对儿童淋巴细胞白血病治疗效果越好[24]。超二倍体急性淋巴白血病细胞在产生多聚化谷氨酸时特别有效,因此在化疗时有较高的治愈率[25]。多聚谷氨酸被 γ-谷氨酰水解酶降解成谷氨酸单体后迅速排出体外,γ-谷氨酰水解酶的基因多态性(T127I)能降低其活性,使多聚谷氨酸在白血病细胞中的毒性增加[26]。白血病患者对氨甲蝶呤的耐药性的产生是由于几种不同的机制:基因异常扩增导致 DHFR 含量增加[13]、多聚谷氨酸缺乏[27]、药物吸收障碍[28]或 MRP 类转运体导致药物排出增多[29]。

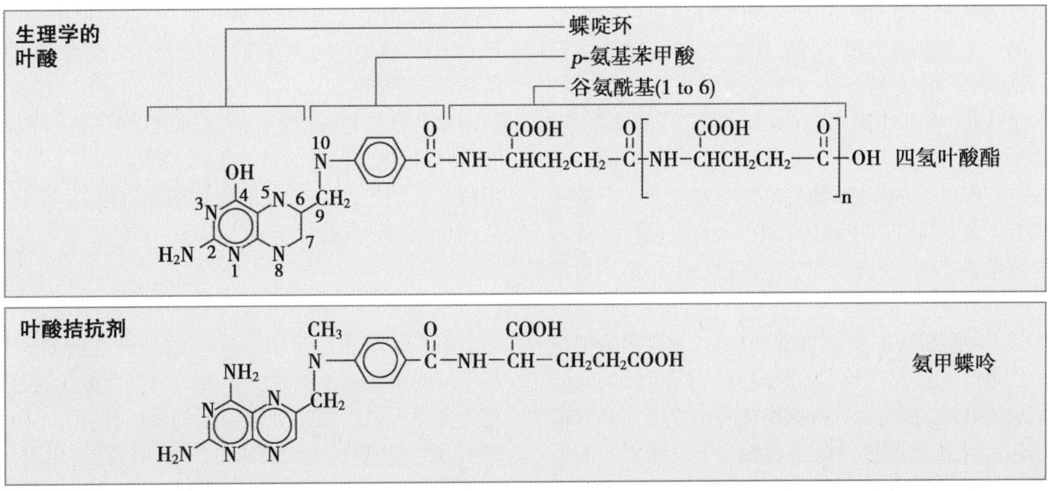

图 22-1 叶酸、四氢叶酸和叶酸拮抗剂氨甲蝶呤的结构。维生素以谷氨酸单体形式被吸收,在细胞内转化为多聚谷氨酸,两者均为其活性形式,并储存在细胞内。图中下部是氨甲蝶呤的结构,它是 2,4-二氨基叶酸类似物,同样可在细胞内转化为多聚谷氨酸

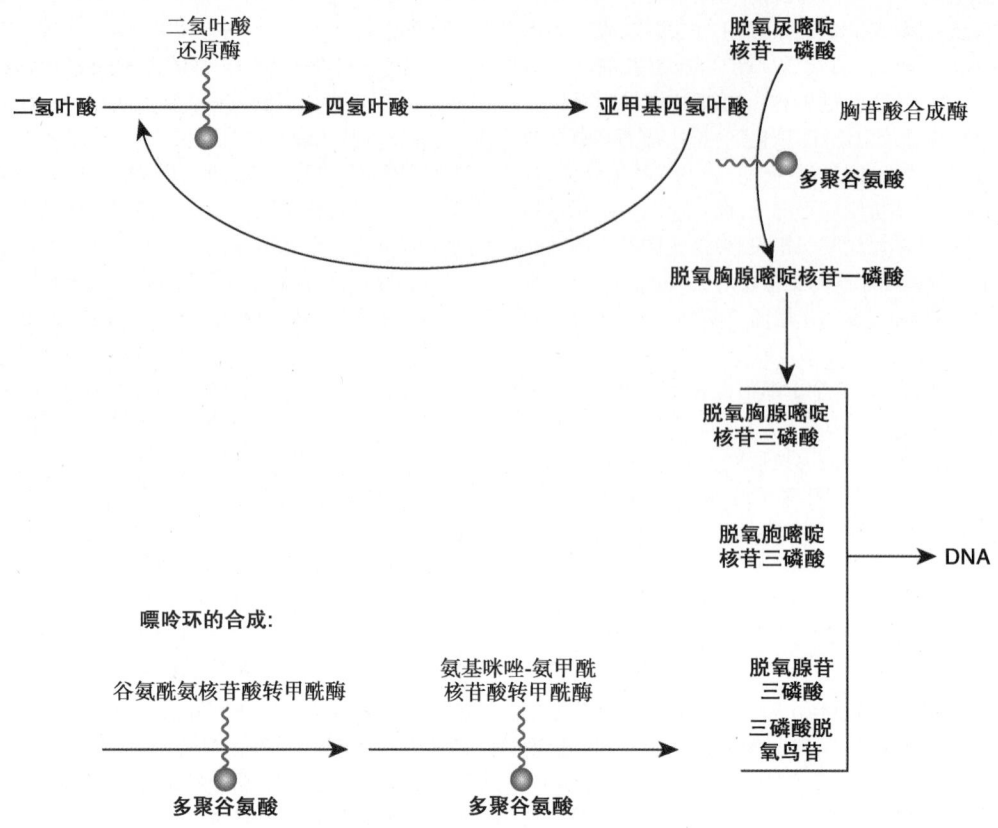

图 22-2   氨甲蝶呤作用机制。氨甲蝶呤抑制酶活性位点和多聚谷氨酸化位点

临床药理学

氨甲蝶呤低剂量($5 \sim 10 mg/m^2$)口服时吸收良好,但当剂量超过 $30 mg/m^2$ 时则吸收率不稳定,因此,当剂量超过 $25 mg/m^2$ 时应肠道外给药。

氨甲蝶呤血浆药物浓度是以指数形式衰减。在静脉使用氨甲蝶呤后,有非常快的起始分布期,该期仅持续 $2 \sim 3$ 分钟。中期分布期有 $2 \sim 4$ 小时,持续 $12 \sim 24$ 小时。药物的衰减末期非常慢,有 $8 \sim 10$ 小时的半衰期,这个时期对接受大剂量氨甲蝶呤治疗的患者的药物毒性和使用甲酰四氢叶酸解救的疗效非常重要。虽然一小部分氨甲蝶呤($7\% \sim 30\%$)经肝脏在 7 号位羧基化后灭活排出,但大部分是以未降解的形式经肾脏排出,因此肾功能不全(肌酐清除率 CrCl<60ml/min)的患者,在使用氨甲蝶呤治疗时,剂量需根据 CrCl 降低值成比例的减少,因为延长高浓度氨甲蝶呤的暴露时间,可能导致危及生命的造血和胃肠道毒性[30]。大剂量氨甲蝶呤($>0.5 g/m^2$)联合甲酰四氢叶酸解救是高危淋巴瘤、骨肉瘤和急性淋巴细胞白血病的常用治疗方案。

在 ALL 患者,利用药物浓度-时间曲线(c×t)调整药物剂量以维持有效治疗浓度能提高疗效[31]。由于甲酰四氢叶酸能有效补充细胞内减少的叶酸,接受大剂量氨甲蝶呤治疗的患者只需使用少量甲酰四氢叶酸就能接触药物毒性。甲酰四氢叶酸的使用方法是在注射氨甲蝶呤 $6 \sim 24$ 时后开始使用,每次静脉或口服 $10 \sim 15 mg/m^2$,每隔 6 小时一次,直至药物浓度降至 < $1 \mu m$。在接受大剂量氨甲蝶呤治疗的患者,应在给药 $24 \sim 48$ 小时后常规检测药物浓度以确定药物清除率及间断使用甲酰

四氢叶酸的安全性。氨甲蝶呤和它的羟化代谢产物都是有机酸,它们和尿酸一样在弱碱性尿液中更易溶解。在接受大剂量氨甲蝶呤治疗的患者,肾毒性主要是由于药物的清除率降低导致原药或药物 7-羟代谢物在肾内沉积所致致死性毒性。在治疗开始前和治疗中通过静脉给予碳酸氢钠,碱化尿液至 pH 7.0,同时大量水化,可以避免肾脏毒性的出现。由于甲酰四氢叶酸发挥有效的与氨甲蝶呤竞争转运体和多聚谷氨酸的作用必须高剂量,因此在大剂量氨甲蝶呤治疗中,如果给药 48 小时后血浆药物浓度超过 $1 \mu m$,甲酰四氢叶酸应以每次 $50 \sim 100 mg/m^2$ 剂量使用,每 6 小时一次,直至氨甲蝶呤药物浓度降至 $0.1 \mu m$ 以下。在终末期肾功能衰竭患者,若氨甲蝶呤血浆药物浓度维持在 $10 \mu m$ 范围,即使使用甲酰四氢叶酸也不能有效解除药物毒性,此时可通过持续血浆透析降低血浆药物浓度,使甲酰四氢叶酸发挥解救效应[32]。另一个有效的方法是使用羧基肽酶 G,是一种商品化细菌酶,该酶能降解叶酸拮抗剂,从而解除氨甲蝶呤的毒性[33]。

副作用

氨甲蝶呤的剂量限制性毒性是骨髓抑制和胃肠道毒性。氨甲蝶呤可致血小板减少和(或)白细胞减少,但致白细胞减少更为常见。氨甲蝶呤对胃肠道的毒性作用早期表现为口腔黏膜炎,而更严重的毒性反应是腹泻和胃肠道出血。较少见的毒性作用是皮疹(10%)、肺炎和药物性肝炎。接受大剂量氨甲蝶呤治疗的患者可出现转氨酶增高,但大多数患者是可逆的,很快恢复正常,但在某些银屑病(牛皮癣)、类风湿关节炎患者中,因长期口服小剂量氨甲蝶呤维持治疗,可引起肝纤维化和肝

硬化。

在 3 岁以上的儿童患者和成人患者中,每 4 天鞘内注射 12mg 氨甲蝶呤用于预防和治疗脑膜白血病和淋巴瘤。对 3 岁以下的儿童患者必须根据已建立的治疗方案对氨甲蝶呤剂量进行适当的调整。由于氨甲蝶呤腰椎注射后,药物很少分布在心室系统,因此对有活动性脑膜白血病的患者可以通过心室内置药物泵进行治疗。鞘内注射氨甲蝶呤的毒性有急性蛛网膜炎,伴有颈项强直和头痛,以及慢性 CNS 毒性,如痴呆、运动障碍、癫痫发作和昏迷[34]。这些神经毒性很少出现在鞘内注射给药后数小时,多出现在鞘内给药的数天或数周后,且在有活动性脑膜白血病的患者中更易出现。甲酰四氢叶酸在治疗或预防这些毒性方面是无效的。出现这些临床症状的患者应排除进行性 CNS 肿瘤,如考虑为氨甲蝶呤药物毒性反应,则应考虑用阿糖胞苷代替氨甲蝶呤进行鞘内注射治疗。

氨甲蝶呤和 6-巯嘌呤(6-MP)在抑制嘌呤生物合成方面有协同作用。左旋门冬酰胺酶(L-asparaginase)是一种蛋白合成抑制剂,并能阻止细胞 DNA 的合成,若在氨甲蝶呤之前使用则可拮抗氨甲蝶呤的药物作用,因此两药不能同时使用。

非甾体类抗炎症药物,能减少肾脏血流,减低氨甲蝶呤的肾脏清除率,因此非甾体类抗炎症药物和肾毒性抗生素、铂类衍生物以及其他肾毒性药物在患者接受高剂量氨甲蝶呤治疗时不能同时使用。

阿糖胞苷

阿糖胞苷(Ara-C)是一种抗代谢药物,它是胞嘧啶的类似物,与胞嘧啶在核糖的 C2′ 位置的羟基结构不同,阿糖胞苷 C2′ 位是通过 C1′-N-糖苷链连接的顺式羟基,而胞嘧啶核苷酸是反式羟基。Ara-C 主要是用于 AML 患者的诱导缓解治疗。

大剂量 Ara-C 是指 $1 \sim 3g/m^2$,静脉每间隔 12 小时一次,共用 6~8 次。在 AML 的巩固治疗中,大剂量 Ara-C 单独使用或联合蒽环类药物比常规剂量 Ara-C($100 \sim 150mg/m^2$,每 12 小时 1 次)更加有效,尤其是对于伴有细胞遗传学异常的患者更为有益,如那些与调控造血的核结合因子相关的细胞遗传学异常[t[8:21]、inv[16]、t[9:16]和 del[16]][35]。此外,白血病的其他一些亚型也对 Ara-C 的治疗比较敏感,比如带有混合系白血病(MLL)易位基因的 ALL 患者,由于高表达人类平衡型核苷转运载体(hENT),因此对 Ara-C 的治疗很敏感[36]。带有 K-RAS 基因突变的 AML 患者比野生型 AML 患者对高剂量 Ara-C 治疗的疗效更好[37]。

作用机制

Ara-C 在细胞内被转换为阿糖胞苷三磷酸盐(Ara-CTP),此反应的第一步是由脱氧胞苷激酶(dCK)催化,因此 dCK 基因多态性会影响反应的速率最终影响对 Ara-C 的治疗反应[38]。Ara-CTP 是 DNA 多聚酶的抑制因子,它也可结合到 DNA 中,从而终止 DNA 链的延伸[39],如果损伤不能修复则触发细胞凋亡反应。在细胞内胞嘧啶脱氨酶和脱氧胞苷脱氨酶分别灭活 Ara-C 和它的单核苷。

白血病的实验研究证实,获得性 Ara-C 耐药是由于缺乏 dCK[40]。肿瘤治疗的实验研究亦发现其他导致 Ara-C 耐药的改

变,包括由于平衡的核苷转运体表达减少导致药物吸收减少,脱氨作用增加,增加竞争性脱氧胞嘧啶三磷酸代谢池和抑制凋亡通路。这些导致耐药的改变,尤其是 dCK 活性丢失,在人类白血病的研究中已有报道,但这些结果尚需要在更确切的实验研究中去证实[41]。

临床药理学

Ara-C 可静脉推注,常用连续输注,但不能口服给药,是因为胃肠道上皮和肝脏中存在胞嘧啶脱氨酶,会导致 Ara-C 降解。Ara-C 使用的两个标准方案是:①每次 $100mg/m^2$ 快速输注,每 12 小时一次,共用 7 次;或②$100 \sim 200mg/(m^2 \cdot d)$ 持续输注,共用 7 天。Ara-C 使用后很快分布于整个体液中,通过血浆排泄,其生物半衰期是 7~20 分钟。大部分的 Ara-C 药物是以阿糖尿嘧啶(Ara-U)的形式排出体外,Ara-U 是一种 Ara-C 的非活性代谢产物,能在血浆、肝脏、粒细胞和其他组织中形成。Ara-U 抑制 Ara-C 的脱氨作用是大剂量应用 Ara-C 时药物生物半衰期延长的原因[42]。静脉推注和短时静脉输注(0.5~1 小时内),仅产生较小的骨髓毒性,使用剂量高达 $5g/m^2$,这是因为药物有较快的清除率,而超过 48 小时的静脉输注,即使剂量仅 $1g/m^2$ 仍然会产生严重的骨髓毒性。高剂量 Ara-C($3g/m^2$,每 12 小时一次,在第 1 天,第 3 天,第 5 天使用,共使用 3 天),已作为 AML 的常规巩固治疗方案,但是对于 60 岁以上患者,为避免 CNS 毒性,需降低剂量至 $1g/m^2$ 或更低。此外,与大多数其他药物不同,静脉应用 Ara-C 后,脑脊液中可达到较高的 Ara-C 药物浓度,可达到血浆浓度的 50%。

Ara-C 也能通过鞘内注射来治疗脑膜白血病,在成人鞘内注射 50~70mg Ara-C 可使脑脊液中的药物浓度达到 1mM,它在脑脊液中清除的半衰期是 2 小时。使用将 Ara-C 浸透在凝胶基质中制成的脂质体阿糖胞苷(DepoCyt),50mg/次,每 2 周 1 次,能持续释放 Ara-C 到脑脊液中,可以避免重复多次的腰椎穿刺。初步的临床研究表明,脂质体阿糖胞苷在治疗脊柱淋巴瘤脑膜浸润中显示与氨甲蝶呤等同的治疗效果[47]。

副作用

常规含 Ara-C 的治疗方案,其中静脉 Ara-C 的用量是每天 $100 \sim 150mg/m^2$,使用 5~10 天,它的剂量限制性毒性是骨髓抑制。常规剂量还可引起恶心、呕吐等反应,虽然重复应用 Ara-C 可导致患者对药物的耐受性增强,但大剂量应用 Ara-C 仍显著增加其毒性作用。通常在 Ara-C 治疗结束后的 7~10 天,白细胞和血小板计数降至最低值。此外,在大剂量 Ara-C 治疗时还会出现小脑、胃肠道、肝脏毒性和结膜炎。肝脏毒性可表现为仅出现血清转氨酶增高到出现明显的黄疸。这些毒性作用随着治疗时间的延长而增加,然而,在停止治疗后毒性作用可以很快消退。白血病患者在接受 Ara-C 治疗时,可由于非心源性肺水肿引起肺部浸润,导致严重的肺功能障碍,还可出现伴有出血和穿孔的胃肠道溃疡。此外,患者还易发生草绿色链球菌性肺炎[44]。

60 岁以上患者接受大剂量 Ara-C 治疗($3g/m^2$,每 12 小时一次,共 6 次),会出现小脑毒性,表现为共济失调和言语不清[49]。有的患者还可能伴随昏迷和痴呆,导致致死性的后果。在肾功能异常的患者,小脑毒性作用更为常见,这是由于 Ara-U

清除较慢从而抑制 Ara-C 的脱氨作用。虽然 Ara-C 的鞘内给药具有良好的耐受性,但仍然可能出现神经系统的毒副作用(癫痫发作和心理改变)。

吉西他滨

吉西他滨(gemcitabine),2'-2'-脱氧胞嘧啶核苷,最初用于实体瘤的治疗,目前显示对霍奇金淋巴瘤具有良好疗效。吉西他滨的抗肿瘤机制与 Ara-C 类似,作为三磷酸盐,在 DNA 延伸反应中与三磷酸脱氧胞苷竞争结合到 DNA 中,使 DNA 延伸反应终止。此外,吉西他滨还通过抑制核苷酸还原酶(dCTP)使体内三磷酸脱氧胞苷含量减少,增强其抗肿瘤作用。吉西他滨在细胞内转化为核苷三磷酸的水平比 Ara-C 高,并具有更长的细胞内半衰期。吉西他滨在体内很快被胞嘧啶核苷脱氨酶脱氨降解,血清半衰期($t_{1/2}$)仅 15~30 分钟。标准剂量吉西他滨(1000mg/m²)持续输注 30 分钟以上,能获得最高血清药物浓度 20~60μM。延长吉西他滨输注时间能使细胞内药物浓度增加,但是否能增加其抗肿瘤作用目前尚不明确[46]。

在实体瘤的治疗中出现对吉西他滨耐药是由于细胞摄取 hENT 表达减少,核苷酸还原酶表达增加,促进吉西他滨在细胞内被转换为核苷三磷酸反应的 dCK 表达减少。由于吉西他滨能增加放射治疗的毒性,因此除临床试验外吉西他滨不能与放射治疗同时应用。

吉西他滨的毒性表现为急性骨髓抑制、轻微的肝脏转氨酶增高和不太常见的可逆性肝炎。当治疗时间延长时,可能出现进行性溶血性尿毒综合征和毛细血管渗漏,导致胸腔积液、腹水和肾功能衰竭[47]。

5-氮杂胞苷嘧啶核苷

5-氮杂胞苷嘧啶核苷(5-azacytidine)和地西他滨都是脱氧核苷类似物,在低剂量时对肿瘤细胞具有细胞毒性和诱导分化作用。诱导分化作用是通过掺入到 DNA 中和使 DNA 甲基化转移酶失活,从而抑制 DNA 中的胞嘧啶碱基的甲基化,导致一些沉默基因的表达增强[48]。5-氮杂胞苷嘧啶的诱导分化作用,是其治疗镰刀状细胞贫血和珠蛋白生成障碍性贫血[53],用以诱导胎儿血红蛋白合成,以及低剂量治疗骨髓增生异常综合征(MDS)的基础。通常应用的剂量是 75mg/(m²·d)皮下或静脉注射,共用 7 天,每 28 天重复 1 疗程。也可以静脉输注 20mg/(m²·d),共用 5 天,每 4 周重复 1 疗程。骨髓增生异常综合征的患者接受 2~5 疗程治疗后会出现明显的治疗反应。

5-氮杂胞苷嘧啶和地西他滨一样被快速地脱氨基,产生化学性能不稳定的尿苷代谢产物,该代谢产物直接降解变为灭活产物。5-氮杂胞苷嘧啶和地西他滨发挥药理活性是通过对药物的磷酸化,这种磷酸化反应是通过胞苷激酶(5-氮杂胞苷嘧啶)和 dCK(地西他滨)催化,药物被转化为三磷酸核苷后掺入到 DNA 中。5-氮杂胞苷嘧啶和地西他滨[49]的主要的毒性反应是可逆性的骨髓抑制,高剂量时可引起恶心、呕吐、肝功能异常、肌痛、发热和皮疹。耐药性的出现可能是由于药物激活缺陷或催化组蛋白甲基化或乙酰化反应的基因失活。

嘌呤类似物

嘌呤类似物(图 22-3)在儿童 ALL 的维持治疗中具有重要作用。在过去十年中,新的嘌呤类似物已经表明有显著的细胞

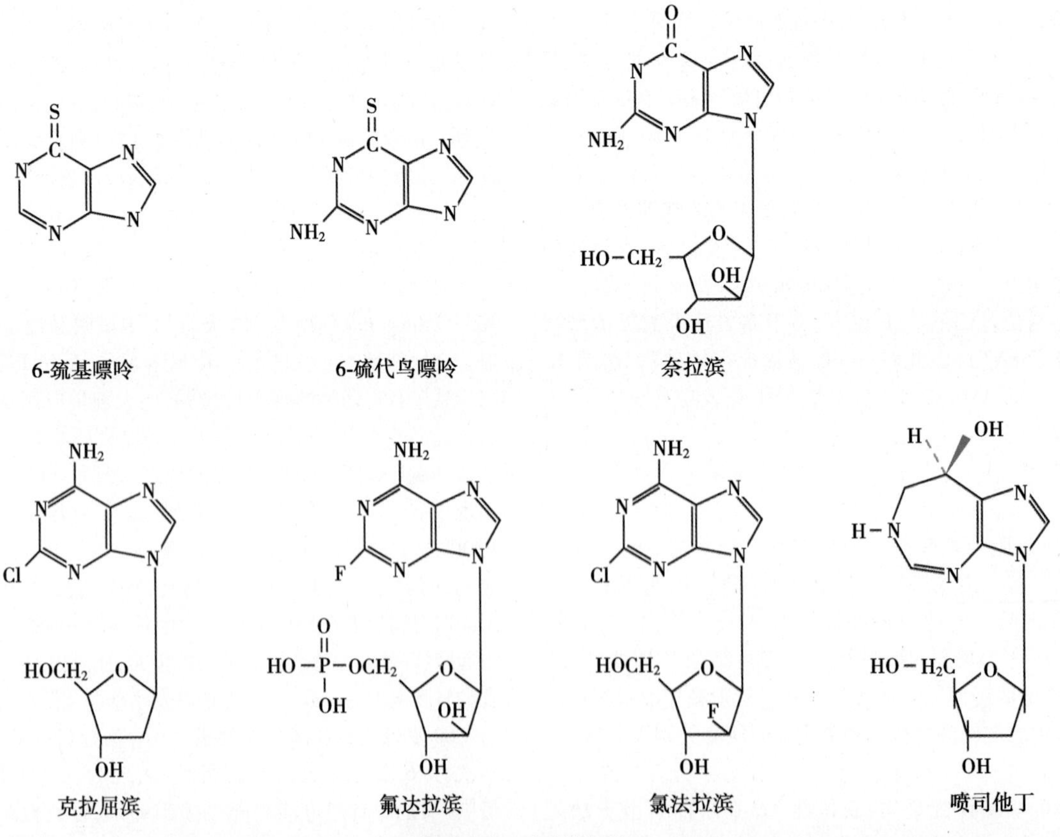

6-巯基嘌呤	6-硫代鸟嘌呤	奈拉滨
克拉屈滨	氟达拉滨	氯法拉滨	喷司他丁

图 22-3   嘌呤类似物

毒活性,尤其在治疗慢性白血病和小细胞淋巴瘤中。嘌呤类似物联合氨甲蝶呤、6-巯基嘌呤(6-MP)是儿童 ALL 维持治疗的重要方案。其他嘌呤类似物还包括硫唑嘌呤,它是 6-MP 的前体药物,还是有效的免疫抑制剂;别嘌醇,它能抑制黄嘌呤氧化酶,用来预防尿酸性肾病;2-氯脱氧腺苷治疗毛细胞白血病和其他淋巴系统恶性肿瘤有效。硫鸟嘌呤(6-硫代鸟嘌呤,6-thioguanine,6-TG)是临床不太常用的抗白血病药物;氟达拉滨磷酸盐是治疗慢性淋巴细胞白血病(CLL)、滤泡性淋巴瘤的有效药物,在造血干细胞移植中还具有抑制移植物抗宿主病的作用。一种新的嘌呤类似物,奈拉滨,是阿糖胞苷-鸟嘌呤的药物前体,对 T 细胞疾病包括白血病和淋巴瘤具有显著的治疗作用[50]。T 细胞对奈拉滨治疗敏感是由于 T 细胞能抑制阿糖胞苷-鸟嘌呤(arabinosylguanine,ara-G)被分解代谢酶和嘌呤核苷磷酸化酶降解,导致 T 细胞肿瘤中阿糖胞苷-三磷酸鸟嘌呤(arabinosylguanine triphosphate,ara-GTP)的累积,从而激活 Fas 配体诱导的凋亡。目前最新的嘌呤类似物,氯法拉滨(clofarabine)同样是一种阿糖胞苷类似物,在治疗儿童 ALL 和成人 AML 中显示良好疗效。喷司他丁(deoxycoformycin)是一种有效的腺苷脱氨酶抑制剂,能有效治疗 T 细胞恶性肿瘤和毛细胞白血病。

巯嘌呤的作用机制

6-MP 和 6-TG 的巯基分别替代次黄嘌呤和鸟嘌呤中的 6-巯基基团,通过次黄嘌呤鸟嘌呤磷酸核糖转移酶两者都可以转变为核苷酸。6-MP 和 6-TG 能抑制嘌呤的合成。6-MP 和 6-TG 两者都可以掺入 DNA,并被甲基化,由于被细胞错配修复系统识别,为了纠正错配从而触发链断裂和细胞凋亡[51]。诱导凋亡的效应与它们掺入 DNA 的程度相关。此外,6-MP 还能通过其代谢产物,甲基-硫肌苷单磷酸盐,抑制嘌呤的从头合成[52]。

在肿瘤细胞的实验性研究中,对 6-MP 耐药性产生最常见的原因是由于次黄嘌呤鸟嘌呤磷酸核糖转移酶(HGPRT)活性降低,运载体 MRP-4 介导的细胞外溢作用增强和细胞错配修复系统功能缺失。虽然人类白血病对 6-MP 的耐药机制目前了解甚少,但与 HGPRT 活性缺陷有关。患者对 6-MP 的代谢清除率和对 6-别嘌呤醇的细胞外溢能力存在个体差异。5-硫代嘌呤甲基转移酶(5-thiopurine-methyltransferase,TMPT)催化 6-MP 的巯基基团甲基化能导致 6-MP 快速被清除[53],这也是在 ALL 维持治疗中导致白血病复发率高的原因。在 ALL 患者中,红细胞巯基嘌呤核苷含量低导致 TMPT 活性增高(多见于非洲人种),临床白血病复发的风险增高[54]。由于个体间存在 TMPT 基因 5'端启动子区域串联重复序列的多态性,某些基因型与 TMPT 低表达相关,从而增加药物的毒性,目前已有利用红细胞酶活性或硫鸟嘌呤核苷酸含量检测 TMPT 基因多态性的商品化检测试剂盒。另一个明显影响药物疗效的基因多态性是存在于 MRP-4 基因,MRP-4 是一种介导细胞外溢作用的蛋白,在日本人群中约有 18% 的人发生使 MPR-4 失活的基因突变,这种失活突变使细胞内 6-MP 浓度增加,因此日本患者对 6-TG 的治疗更加敏感[55]。三磷酸肌酐焦磷酸化酶,是降解硫代嘌呤中间体的酶,三磷酸肌酐焦磷酸化酶基因的单核苷酸多态性(rs41320251)增加甲基化 6-巯基嘌呤核酸,导致儿童 ALL 患者粒细胞缺乏期发热发生率增高[56]。

氨甲蝶呤和 6-MP 具有很好的协同作用,可能是因为氨甲蝶呤阻断嘌呤的从头合成,增加磷酸核糖焦磷酸盐(PRPP),增

强 6-MP 活性。6-MP 在某些使用华法林的患者中能抑制华法林的抗凝作用,因此这些患者在接受长期 6-MP 作为免疫抑制治疗时需提高华法林的用量。

巯嘌呤的临床药理学

6-TG 和 6-MP 口服给药,每天剂量为 $50 \sim 100mg/m^2$。6-MP 口服吸收是不稳定的,口服给药仅有 16% ~50% 可利用[57],食物和抗生素可能减少吸收。6-TG 和 6-MP 都通过代谢灭活,血浆半衰期约为 1~1.5 小时。6-MP 服用后 2 小时达到血浆浓度高峰,达 $1 \sim 2\mu M$。6-TG 治疗时可使白血病细胞内 6-TG 的累积浓度明显增高,且增高程度高于 6-MP。在 6-MP 治疗后,无活性的 6-硫代核酸甲基化的浓度增高达 30 倍,明显高于 6-TG 治疗后[58]。6-MP 通过代谢灭活,变为 6-硫尿酸,该反应是通过黄嘌呤氧化酶催化。别嘌醇抑制 6-MP 的代谢失活,但不抑制 6-TG。因此,但患者同时接受别嘌醇治疗时,6-MP 的剂量应减少到 75%,但 6-TG 和别嘌醇同时使用时,不必减少剂量。6-TG 主要通过 S-甲基化作用及其后的氧化和脱硫作用灭活,此外还可以通过鸟嘌呤酶和黄嘌呤氧化酶灭活。

巯嘌呤的副作用

6-TG 和 6-MP 都有骨髓毒性,在治疗后 7~10 天,出现细胞毒药物的典型表现,白细胞和血小板计数降到最低点[59],亦可出现中度的恶心和呕吐。两种药物治疗后均可使患者出现短暂的、快速可逆性的肝脏毒性。在接受长期的 6-MP 治疗的白血病患儿,可出现肝硬化。TPMT 可灭活巯嘌呤,该酶基因的几种多态性导致酶活性改变,导致不能灭活嘌呤类似物。高加索人群中约 10% 是非活性酶的杂合子,故增加对硫代嘌呤骨髓毒性的敏感性,而约 1/300 患者是无活性酶的纯合子,明显增加白血病细胞和正常细胞内的硫鸟嘌呤的浓度,因此即使减低 6-MP 的剂量,仍然有出现严重药物毒性反应的风险[60]。

其他可能的药物毒性还包括过敏反应(发热、皮疹)、间质性肺炎、胰腺炎、条件致病菌感染,在长期接受 6-MP 作为慢性免疫抑制治疗的患者治疗相关 AML 的发生率增高。

氟达拉滨磷酸盐

最初合成氟达拉滨(fludarabine)是作为一种能抵抗脱氨基作用的腺苷类似物,氟达拉滨带有两个重要的结构变化,一个氟连接到嘌呤环上,使药物能抵抗脱氨基作用,一个阿拉伯糖取代脱氧核糖,赋予药物抑制 DNA 合成和抑制核苷酸还原酶的活性。氟达拉滨对慢性淋巴细胞白血病(chronic lymphocytic leukemia,CLL)具有显著的细胞毒活性[61]。与其他嘌呤类似物一样,它是一种强的免疫抑制剂,常被用于非清髓性异基因骨髓移植[62]和治疗自身免疫性疾病。

氟达拉滨活化发挥药理作用需要在血浆中去磷酸化后通过核苷转运体进入细胞内,然后在细胞内被再次磷酸化。氟达拉滨在脱氧胞苷激酶的作用下,被活化为氟达拉滨单磷酸盐,它的三磷酸盐能抑制 DNA 多聚酶,并掺入到 DNA 和 RNA 中[63]。氟达拉滨的细胞毒作用机制被认为是使 DNA 链的延伸终止和诱导细胞凋亡,除了氟达拉滨对核苷酸还原酶(ribonucleotide reductase,RNR)具有抑制作用,此外,氟达拉滨能自发的降低细胞内脱氧腺苷三磷酸(dATP)浓度,增强氟达拉滨掺入到 DNA 中[64]。氟达拉滨三磷酸盐在 CLL 细胞内的半衰期长

达 15 小时。耐药性的产生可能由于药物摄取减少,dCK 活性下降,细胞外排增加和 RNR 活性增加。

该药在美国有静脉制剂和口服制剂。该药的生物利用度是 60% ~ 80%。由于它可抵抗腺苷脱氨酶,主要通过肾脏排泄被清除(60%),半衰期是 10 小时。氟达拉滨标准的静脉用量是 25mg/($m^2 \cdot d$),共用 5 天,口服剂量是 40mg/($m^2 \cdot d$),共用 5 天。在肾功能受损的患者中,CrCl 为 17 ~ 40ml/(min $\cdot m^2$)的患者用量减少 20%,CrCl 低于 17ml/(min $\cdot m^2$)的患者用量减少 40%,仍然能到和正常肾功能患者使用标准剂量氟达拉滨同样的药物曲线下面积[65,66]。

使用这样的剂量治疗时,氟达拉滨仅出现中度的骨髓抑制。在 CLL 患者中,它的抗白血病作用使骨髓功能在经过 2 ~ 3 疗程的治疗后逐渐得到改善,疾病缓解的中位时间是 13 个月。然而,该药对 B、T 淋巴细胞亦具有细胞毒作用,可使 $CD4^+$ T 细胞降低至 150 ~ 200 个/μl,患者容易发生机会性感染。在肿瘤负荷较大的患者,快速的肿瘤细胞溶解导致产生高尿酸血症、肾衰和低钙血症(即肿瘤溶解综合征)[67]。因此,患者在开始治疗前应进行水化和碱化治疗。主要的药物急性毒性是可逆性骨髓抑制。在标准剂量治疗期间可能出现外周感觉和运动神经异常,产生自身免疫性抗体导致持续性甲状腺功能减低、粒细胞缺乏、温抗体和冷抗体所致的溶血性贫血也偶有报道[68]。大约 10% 的 CLL 患者在接受氟达拉滨治疗期间会出现过敏反应综合征,表现为发热、肺部浸润和低氧血症,对糖皮质激素治疗敏感[69]。偶有报道罕见的晚期并发症出现继发骨髓增生不良和急性白血病[70]。

克拉曲滨(2-氯脱氧腺苷,2-CDA)

正常和恶性淋巴细胞对耐脱氨作用的嘌呤类似物是极其敏感的,这在克拉曲滨治疗毛细胞白血病、CLL 和低分化淋巴瘤中得到了进一步的验证[71]。克拉曲滨 0.09mg/($kg \cdot d$),共用 7 天,连续静脉输注,仅一个疗效就能使 80% 的毛细胞性白血病患者获得完全缓解。同样的总剂量采用皮下注射或每天 2 小时持续静脉输注 5 天,可获得相同的疗效。该药与氟达拉滨具有同样的细胞内效应,通过脱氧胞苷激酶被磷酸化,进一步转化为三磷酸盐,该三磷酸盐能掺入到 DNA 中。克拉曲滨三磷酸盐在 CLL 细胞中的半衰期长达 9.7 小时之久,因此使 CLL 细胞区别于其他细胞对克拉曲滨异常敏感[72]。克拉曲滨三磷酸盐有多重代谢效应,在肿瘤细胞线粒体干扰、破坏氧化磷酸化,抑制 RNR,减低 NAD(辅酶 1)的含量。所有这些作用可以解释药物具有缓慢裂解淋巴系统恶性肿瘤如毛细胞性白血病和 CLL 的细胞毒性。虽然克拉曲滨诱导 DNA 链断裂的具体机制尚不完全清楚,但是和氟达拉滨一样,它能抑制 DNA 链的延伸和子代 DNA 链的合成[73]。此外克拉曲滨对核糖核苷还原酶的抑制降低了竞争性的 dATP 的水平。而且克拉曲滨在一些细胞中的累积可诱导细胞凋亡(程序性细胞死亡)。

克拉曲滨主要(50%)通过肾脏代谢而排出体外,血浆半衰期为 7 小时。在肾功能不全的患者,持续的血浆透析能有效清除药物防止出现严重的骨髓抑制[74]。对氟达拉滨和喷司他丁耐药的 CLL,克拉曲滨至少部分有效,尽管临床系列使用该药的经验尚不足。克拉曲滨可引起短暂的骨髓抑制、发热、机会感染,可能与免疫抑制有关。克拉曲滨反复多疗程治疗可导致持续的血小板减少,可能限制了其继续使用。肿瘤耐药的实验

研究显示耐药性的产生是由于药物摄入减少,脱氧胞苷激酶活性下降,核糖核苷还原酶活性增强,胞溢增加,5' 核苷酸酶的诱导作用等[75]。

氯法拉滨

氯法拉滨是第二代嘌呤核苷类似物,是将嘌呤环和阿拉伯糖进行卤素置换,使药物能更快速的被摄取和激活,氯法拉滨三磷酸盐在细胞内保持高度稳定(半衰期长达 24 小时),氯法拉滨三磷酸盐能使 DNA 的合成终止,抑制 RNR,诱导凋亡。成人的常用剂量是 52mg/($m^2 \cdot d$),持续输注 2 小时,使药物的血浆半衰期为 6.5 小时,连续使用 5 天。氯法拉滨主要通过肾脏代谢排出,肾功能不全的患者应根据 CrCl 适当调整药物剂量。

氯法拉滨常见的药物毒性是骨髓抑制,少见的有发热、低血压、因细胞因子释放引起毛细血管渗漏导致肺水肿,肝脏转氨酶升高、低血钾和低磷酸盐血症。AML 患者对氯法拉滨单药作为二线治疗有较好的耐受性,缓解率可达 30%。

奈拉滨(6-甲氧基-阿拉伯呋喃糖鸟嘌呤)

奈拉滨,作为鸟嘌呤核苷类似物,对 T 淋巴母细胞淋巴瘤和急性 T 细胞白血病具有有效疗效,是治疗的二线药物。奈拉滨和其他嘌呤类似物一样可以掺入到 DNA 中,使 DNA 合成终止,它对 T 细胞的选择性作用机制可能与 T 细胞能使嘌呤核苷活化,并使奈拉滨对其特异性降解酶,嘌呤核苷磷酸化酶的降解反应不敏感。

成人的常用剂量为 1500mg/m^2,持续输注 2 小时,第 1 天、第 3 天、第 5 天使用,儿童则把量减少至 650mg/m^2,连续使用 5 天。药物服用后在体能迅速被腺苷脱氨酶脱去甲基,变为阿拉伯呋喃糖鸟嘌呤(ara-G)而活化,ara-G 通过水解作用被清除,其血浆半衰期长达 3 小时。ara-G 在细胞内转化为三磷酸盐形式,可掺入到 DNA 中[77]。

奈拉滨的主要药物毒性为骨髓抑制和肝功能异常,除此之外还能导致广泛的神经系统功能异常,如癫痫发作、谵妄、嗜睡和吉兰-巴雷综合征致上行性麻痹。

喷司他丁(2-脱氧考福霉素)

喷司他丁含有一个 7 碳环,它与腺苷脱氨酶反应的中间产物非常相似。喷司他丁是该酶的有效抑制因子,导致细胞内腺苷和脱氧腺苷的蓄积。另外,喷司他丁三磷酸可掺入 DNA。由喷司他丁介导的嘌呤核苷酸池的不平衡,导致其细胞毒性。

虽然早期实验证实静脉喷司他丁 10mg/($m^2 \cdot d$)或更大剂量可产生严重的肾脏和神经毒性,但低剂量(4mg/m^2,每 2 周一次)在治疗毛细胞白血病中非常有效,可诱导完全缓解。但此剂量喷司他丁可致正常 T 细胞减少而易发生机会性感染。因此最佳剂量可能为每 2 周低于 4mg/m^2。该药通过肾脏完全排泄,对于 CrCl 降低的患者需要适当调整剂量。

核糖核苷还原酶抑制剂:羟基脲

羟基脲能抑制核糖核苷还原酶,该酶能使核糖核苷二磷酸转变为脱氧核糖核苷。羟基脲能与铁形成螯合物,铁是核糖核苷还原酶反应的重要辅助因子。在恶性疾病中,羟基脲最常用来治疗真性红细胞增多症、原发性血小板增多症、CML 慢性期以及在 AML 及 CML 急变期降低原始髓系细胞数。羟基脲是

避免镰状细胞贫血患者和具有 C/SS 异常血红蛋白的珠蛋白生成障碍性贫血患者出现疼痛危象和缩短住院时间的标准治疗药物。羟基脲对镰状贫血的治疗作用是其可激活 γ 珠蛋白基因的特异性启动子诱导血红蛋白 F（HbF）的表达，此外它还可以通过产生血管舒张剂一氧化氮而减少小血管的闭塞，减少中性粒细胞表面 L-选择素等黏附分子的表达[79]。在肿瘤的实验研究中发现，羟基脲的耐药性是由于增加核糖核苷还原酶催化亚基的活性，或者因核糖核苷还原酶基因突变使肿瘤细胞与药物的亲和力降低。

临床药理学

羟基脲口服给药吸收良好，即使是在需快速降低白细胞数而使用大剂量 50 ~ 75mg/kg 时。在治疗骨髓增殖性肿瘤慢性期需长期服药时，通常的起始剂量为 15mg/kg 口服，白细胞计数降至正常后根据白细胞计数调整药物剂量。羟基脲治疗镰状细胞贫血时需维持白细胞计数在 2×10^9/L 以上[80]。羟基脲在治疗严重的白细胞增高或血小板增高患者需迅速降低细胞数时亦可以静脉给药。药物在口服 1 小时后达到血浆峰值，其后以 3 ~ 4 小时的半衰期衰减。药物的清除主要通过肾脏排泄，因此在肾功能不全的患者应根据肌酐清除率的降低减少药物剂量。

副作用

羟基脲的主要毒性是白细胞减少和诱导巨幼样变。虽然羟基脲的耐受性很好，但恶心、药物热、肺炎、皮肤斑丘疹和疼痛性小腿斑丘疹等副反应仍有报道。羟基脲和阿糖胞苷一样，是细胞周期 S 期特异性药物。因此，单一大剂量除骨髓抑制外较少产生毒性。单一使用羟基脲 3 ~ 5 天后，白细胞计数降至最低值，但白细胞计数很快可恢复。羟基脲具有潜在的致畸作用，因此不能用在妊娠妇女。虽然有少量的报道发现羟基脲在治疗骨髓增殖性肿瘤时有潜在的致白血病作用，但尚未得到证实。

● 微管蛋白抑制剂

长春花生物碱

长春碱和长春新碱这两种药物被广泛用于治疗血液系统恶性肿瘤，长春碱在治疗霍奇金淋巴瘤具有极佳的活性，长春新碱主要用于治疗淋巴瘤和儿童白血病。这两种药物对实体瘤的治疗具有活性，长春新碱在治疗儿童肉瘤，长春碱治疗睾丸肿瘤中均具有良好的疗效。

作用机制

长春花生物碱通过结合到微管蛋白发挥它们的细胞毒作用。微管蛋白是在细胞质中发现的一种结构蛋白。微管是通过微管蛋白二聚体的聚合作用形成纺锤体，在细胞有丝分裂中染色体通过纺锤体迁移。微管也是神经轴突的重要细胞结构。长春花生物碱结合到微管蛋白上，抑制有丝分裂纺锤体的形成[82]，使分裂中期细胞发育停滞，从而诱导细胞凋亡。长春花生物碱耐药的获得是通过 MDR 外排泵的表达，MRD 可使耐药细胞中药物的外流增加。此外，耐药细胞可能含有突变的微管蛋

白，使与长春碱结合的亲和力降低。然而这些耐药机制的临床意义尚不明确。

临床药理学

长春新碱和长春碱两者均是通过静脉给药。长春新碱平均单药剂量是 $1.4mg/m^2$，而长春碱是 $8 ~ 9mg/m^2$。在一个治疗周期用药间隔通常是每 1 ~ 2 周 1 次，这样的药物剂量和频率获得血浆药物峰浓度达 1μM。长春碱类药物的血浆药代动力学是非常快的初始分布期，接着是一个慢的衰减期，其半衰期为 20 ~ 85 小时。大约 70% 的长春新碱是通过肝脏代谢，通过粪便排泄。细胞色素 P450（cytochrome P450，CYP）介导的代谢也是长春碱类药物的主要失活途径，在肝脏产生多种的非活性代谢产物，经胆汁排泄。CYP3A4 的诱导剂，如苯海因能增强长春碱类药物的清除，而细胞色素 P450 的抑制剂则减少清除，增加药物的毒性。因此，对于肝功能有损害的患者长春碱和长春新碱的剂量应当减少。目前药物剂量减少的指导标准尚未确定，一般患者胆红素高于 3mg/dl 时，其剂量减少 50%。肾功能受损的患者，不必减少药物剂量，因为原型药物很少通过尿液排泄。

副作用

长春新碱的剂量限制性副作用是神经毒性，当总剂量超过 $6mg/m^2$ 时则一定会出现。神经毒性的初始症状是手指和下肢的感觉异常，以及深腱反射消失。连续用药可能导致肌力下降，如脚背曲无力和手腕伸展无力。老年患者尤其对神经毒性敏感。偶尔可以引起脑神经麻痹，从而导致声带麻痹或复视，长春新碱还可导致严重的颌部疼痛。高剂量长春新碱（总的单次剂量大于 3mg），神经病变可能引起顽固性便秘和麻痹性肠梗阻。当药物停止使用后，感觉异常和反射异常通常恢复较慢，而运动功能的恢复则更慢，甚至可能是不可逆的。偶尔可观察到因长春新碱导致异常抗利尿激素的释放引起稀释性低钠血症。

长春新碱引起骨髓抑制并不常见。骨髓抑制一般出现在之前应用其他治疗药物导致骨髓功能异常的患者。血小板计数通常不受影响。

长春碱的基本毒性是白细胞减少。在用药第 7 天，白细胞计数降至最低，之后很快恢复。长春碱大剂量（$>8mg/m^2$）应用或与其他细胞毒药物联合应用时可引起黏膜炎。神经毒性很少见，但大剂量应用可引起肠梗阻。

两种药物外渗都可引起严重的疼痛和局部毒性，因此均不能鞘内给药，有报道长春新碱不慎进入脑脊液引起急性神经系统功能异常、昏迷和死亡。以电解质溶液、乳酸盐和 15ml/L 的新鲜冰冻血浆置换脑脊液，可避免致死性不良反应，但不能逆转严重的神经系统后遗症。

紫杉烷类

紫杉烷类药物，紫杉醇、多烯紫杉醇和白蛋白结合型紫杉醇是第二类抗有丝分裂药物，它们的作用机制与毒性不同于长春碱类药物，主要用于实体肿瘤。紫杉醇是从 brevifolia 紫杉树皮的提取物中纯化而来的，多烯紫杉醇则是类似的半合成的衍生物。白蛋白结合型紫杉醇是将紫杉醇嵌入白蛋白微粒中。紫杉烷类结合到微管的 β-微管蛋白亚单位上，促进微管的聚合

作用,干扰有丝分裂纺锤体的形成,从而阻断了有丝分裂的进程。两药在细胞培养试验中均能诱导肿瘤细胞的凋亡(无论细胞内 P53 的表达情况如何),在 10nM 浓度或更低对肿瘤细胞的杀伤作用呈时间依赖性[86]。实验研究发现药物耐药性的产生是由于细胞外流增加、β-微管蛋白突变、抗凋亡蛋白,如生存素表达增加[87]或有丝分裂象关激酶表达增加[88]。

紫杉类药物易出现由于 mdr 或 mrp 基因突变或 β-微管蛋白突变导致的多药耐药。由于它们在水溶液中具有高度不溶性,故紫杉醇和多烯紫杉醇都是制成溶于脂溶性溶媒的制剂,因此偶尔会引起过敏反应。所有紫杉醇在应用前应预先使用抗组胺药(西咪替丁和苯海拉明)和地塞米松。紫杉醇和紫杉萜都是通过肝脏 CYP 代谢而被清除,虽然是通过不同的同工酶。(紫杉醇主要通过 CYP2B6,紫杉萜通过 CYP3A4),血浆半衰期是 10～13 小时。苯妥英钠和其他 CYP 诱导药可激发它们的代谢,而 CYPd 作用底物如酮康唑则抑制其代谢。除过敏反应外,它们的主要毒性是快速而短暂的白细胞减少,中度的血小板减少和黏膜炎。大剂量或重复疗程使用紫杉类药物,可引起感觉和运动神经周围病变,但停药后,这些症状是可逆的。偶尔有患者出现房性传导性阻滞或房性或室性心律失常。紫杉醇和多柔比星联用比单用多柔比星更容易出现充血性心力衰竭[89]。患者接受多疗程的紫杉醇治疗,可出现进行性体液潴留综合征及外周性水肿,预先使用皮质醇类激素,可预防这些副作用的出现[90]。

紫杉烷类药物治疗血液系统恶性肿瘤中尚未发现起有效作用,但它的一些同型类似物和新的分子正在研究中。紫杉醇混悬液(abraxane),一种将紫杉醇与白蛋白微粒相结合的注射悬浊液,因不需要脂溶性溶媒溶解,因此不发生过敏反应,并通过白蛋白介导的转运进入细胞内,目前已被批准用于复发性乳腺癌和胰腺癌的治疗。卡巴他赛(cabazitaxel)是一种新的类似物,对 MRD 不敏感,已被批准用于前列腺癌。埃坡素(epothilones)是一种全新的自然产物,也具有同样的作用机制,且对 MRD 不敏感,在乳腺癌中显示良好的抗肿瘤活性[91]。

● 拓扑异构酶抑制剂

喜树碱类

这一组化合物包括人工合成的 20-(S)喜树碱的衍生物,它是从喜树中提取的化合物。喜树碱作用的唯一靶点是拓扑异构酶Ⅰ,并稳定该酶与 DNA 的复合物,阻止 DNA 单链断裂的修复。耐药性的产生源于拓扑异构酶Ⅰ基因突变、缺失或表达下降。最早在临床使用的喜树碱类药物是伊立替康(irinotecan),用于治疗结肠癌,托泊替康(topotecan)用于卵巢癌和小细胞肺癌的二线治疗。伊立替康的常用剂量是 125mg/m², 静脉输注,每周使用 1 次,连用 4 周为一疗程,每 42 天重复一疗程,在日本开展的Ⅱ期临床试验中显示对淋巴瘤有良好的疗效[92]。对非霍奇金淋巴瘤的治疗反应率达 42%,对复发、难治的成人 T 细胞白血病/淋巴瘤的治疗反应率为 38%,但结果仍需进一步证实。托泊替康对骨髓增生异常综合征和慢性髓细胞性白血病有显著的诱导缓解活性,治疗这两种疾病可单独使用,每天 1.5mg/m², 共用 5 天,或与 Ara-C 联合使用[93,94]。在Ⅰ期临床试验中亦发现托泊替康对 AML 患者亦有一定的疗

效[95]。伊立替康和托泊替康在毒性作用和药代动力学方面存在明显差异。伊立替康是水溶性药物,它在体内通过羧基酯酶裂解转化为活性代谢产物 SN-38,SN-38 与伊立替康均是通过葡萄糖醛酸化和经胆汁排泄。因此伊立替康在吉尔伯特病(或缺乏葡糖醛酸基转移酶 1A1)或肝功能异常患者应谨慎使用,并要减少剂量[96]。相比伊立替康主要通过肝脏摄取胆汁排泄,大约 2/3 的托泊替康是通过肾脏排泄,其余通过胆汁排泄,因此在肾功能不全的患者应根据肌酐清除率调整药物剂量[97]。托泊替康的毒性主要是骨髓抑制和轻度的黏膜炎,而伊立替康则可引起严重的腹泻,腹泻可用洛派丁胺治疗,其另一个毒性是中度的骨髓抑制。托泊替康在白血病患者中的最大可耐受剂量是 4.5mg/(m²·d),持续静脉输注 30 分钟,连续使用 5 天[98]。由于这个剂量远远高于实体肿瘤中的剂量,因此会出现剂量限制性的胃肠道毒性,如腹泻、恶心。

蒽环类抗生素

蒽环类抗生素是唯一一类抑制拓扑异构酶Ⅱ的自然产物,拓扑异构酶Ⅱ是 DNA 链复制和修复前,DNA 链解螺旋和延伸的重要酶。临床常用的蒽环类抗生素有多柔比星(doxorubicin)、柔红霉素(daunorubicin)、去甲氧柔红霉素(idarubicin)和表柔比星(epirubicin),它们有相似的结构,都有一个严格的、与氨基糖柔胺糖结合的二维核心,只是与蒽环相结合的侧链基团不同,因而具有不同的抗肿瘤谱、活性和毒性。米托蒽醌与蒽环类抗生素有非常相似的药理学特性,蒽环类抗生素来自链霉菌属,而米托蒽醌是人工合成化合物,它不含糖基。多柔比星是广谱抗肿瘤药物,尤其对治疗实体瘤和血液系统恶性肿瘤。多柔比星是治疗霍奇金淋巴瘤(ABVD 方案:多柔比星+博来霉素+长春新碱+达卡巴嗪)和侵袭性非霍奇金淋巴瘤(环磷酰胺+长春新碱+多柔比星+泼尼松)的标准联合化疗方案的重要组成药物。柔红霉素和去甲氧柔红霉素主要与 Ara-C 联合用于治疗 AML。表柔比星对实体瘤有良好疗效。米托蒽醌主要用于治疗 AML 和乳腺癌,和作为免疫抑制药物用于多发性硬化的治疗。脂质体阿霉素(Doxil)和柔红霉素衍生物已被批准用于实体肿瘤,他们能降低药物的峰浓度但延长药物持续时间,从而降低心脏毒性。柔红霉素脂质体在 AML 治疗中具有应用前景[99]。一种新的蒽环类药物,6,9-二[(2-氨乙基)氨基]苯并[g]喹啉-5,10-二酮(pⅨantrone),具有更低的心脏毒性,已在欧洲被条件性批准用于 B 细胞性非霍奇金淋巴瘤的治疗[100]。

作用机制

蒽环类抗生素主要破坏 DNA 结构的完整和影响复制。它们主要通过拓扑异构酶Ⅱ发挥作用,拓扑异构酶Ⅱ是使 DNA 链断裂,从而延伸的重要酶。DNA 链的延伸对 DNA 解螺旋为复制和修复作准备具有重要意义。一旦 DNA 链完成解螺旋和断裂,拓扑异构酶Ⅱ就与断裂的 DNA 链相结合。蒽环类抗生素通过与 DNA 和拓扑异构酶Ⅱ形成复合物,导致断裂的 DNA 不能重新连接,断裂的 DNA 在细胞内累积最终导致细胞凋亡。此外。蒽环类抗生素因其特殊的平面结构还能嵌入 DNA 双螺旋链的中间,导致 DNA 链特定位点的断裂。除了对拓扑异构酶Ⅱ的抑制,蒽环类抗生素还能通过其醌基基团的氧化-还原反应产生自由基,此反应受结合 Fe^{2+} 催化。自由基的产生

被认为是造成蒽环类抗生素心脏毒性的主要原因。

蒽环类抗生素的抗肿瘤活性主要通过抑制拓扑异构酶Ⅱ发挥作用,这在蒽环类药物对拓扑异构酶Ⅱ异常表达的乳腺癌患者具有更好的治疗效果中得到了证实[101]。拓扑异构酶Ⅱ基因位于 17 号染色体的增殖区,HER2 基因亦位于此区,因此,含蒽环类药物的治疗方案在 HER2 基因异常表达的乳腺癌患者中显示更好的疗效[102]。

蒽环类药物进入细胞是通过被动的转运,药物的亲脂性结构使其能达到较高的细胞内浓度。通过 ATP 依赖的运载体系统,包括 P-糖蛋白 MDR 转运子,乳腺癌耐药蛋白转运子(BCRP)和相关的外排泵排出胞外[11]。其他导致蒽环类药物耐药的机制还有拓扑异构酶Ⅱ活性降低,拓扑异构酶Ⅱ基因突变导致药物结合能力改变,以及细胞凋亡障碍和 DNA 链断裂检查机制受损。

临床药理学

柔红霉素和去甲氧柔红霉素可转变成有活性的羟基代谢产物,此外,多柔比星可转变成少量有活性的乙醇。柔红霉素和多柔比星产生的乙醇代谢物的抗肿瘤活性较低,但仍具有心脏毒性。

蒽环类药物均在肝脏被代谢为非活性代谢产物,包括糖苷配基、侧链被改变的产物、葡萄糖醛酸苷、硫酸盐和氧化代谢物。仅一小部分的原药或乙醇代谢产物通过尿液排出体外。临床使用的蒽环类药物的药代动力学主要受药物终末分布时相的影响,这个时相超过 24 小时。已有报道肝功能受损的患者,多柔比星的半衰期延长,但肝功能与药物毒性的相关性尚不清楚。尽管如此,对血清胆红素增高的患者接受多柔比星或柔红霉素治疗时,初始治疗最好还是仅使用标准剂量的 50%,以后根据患者的耐受情况调整剂量。去甲氧柔红霉素是仅有的一个具有较好的口服生物利用度的蒽环类药物,口服后 20% 的母体药和 40% 的母体药加去甲氧柔红霉素醇被吸收,去甲氧柔红霉素醇是一种主要的活性代谢产物。去甲柔红霉素的生物半衰期长达 50～60 小时,这也是其具有较强的抗肿瘤活性的主要原因。与多柔比星和柔红霉素主要通过肝脏代谢不同,去甲柔红霉素是通过肾脏排泄。因此在肝功能异常的患者中去甲柔红霉素剂量不需要调整。

米托蒽醌有很长的终末半衰期,长达 23～42 小时,仅有一小部分母体药物通过尿液(<10%)和粪便(<20%)排出体外,该药的大部分被组织代谢或结合到组织上。肝功能有损害的患者米托蒽醌的排出时间会延长。

多柔比星单药使用时的常规剂量是 45～75mg/m²,静脉输注,每 3～4 周使用 1 次,剂量根据肿瘤治疗和合并用药调整。通过调整给药方案,避免出现过高的血浆药物浓度峰值,如每周剂量 15～25mg/m²,或连续静脉内输注超过 48～96 小时,如 EPOCH 方案(依托泊苷+泼尼松+长春新碱+环磷酰胺+多柔比星)可减少心脏毒性[103]。当与其他骨髓毒性药物如环磷酰胺联合用药时,多柔比星的剂量应减少,以避免出现严重的骨髓毒性。柔红霉素与 Ara-C 联用是 AML 最常用的治疗方案,为了减少柔红霉素的心脏毒性,通常采用"3+7"方案,柔红霉素的总剂量分 3 天使用,避免出现过高的血浆药物浓度峰值,对于 60 岁以下的成年患者一般采用 45～60mg/(m²·d),虽然更大剂量 90mg/(m²·d)能获得更高的缓解率,对于老年 AML 患者通

常需减低剂量至 30mg/(m²·d)。

副作用

骨髓抑制是这类药物的主要毒性,在单药用后 7～10 天出现最低点,2 周后可恢复。米托蒽醌产生恶心和呕吐比柔红霉素和多柔比星要少。多柔比星可引起黏膜炎,尤其是使用最大耐受剂量超过 2～3 天,或与其他引起黏膜炎的药物合用时。蒽环类药物可引起那些曾经接受过放疗的部位再次出现放疗反应,尤其是当药物在放疗前或放疗后数周使用。这些药物常常引起脱发。药物外渗可引起组织坏死,因此需使用内置的中心静脉导管输注。皮下注射右丙亚胺可以缓解药物外渗可引起组织损伤[104]。使用多柔比星时应告知患者尿液会变红。

心脏毒性是蒽环类药物最主要的晚期毒性[105]。心脏毒性的产生很可能主要是由于蒽环类环的醌基催化形成的自由基导致的,虽然心脏的 Topo Ⅱb(不是在 DNA 复制中起主要作用的拓扑异构酶)也可能发挥了作用。此外,在治疗过程中,铁离子作为一种氧化-还原反应辅因子沉积在线粒体也导致毒性反应的产生[106]。心脏蛋白,包括心肌肌球蛋白结合蛋白 C,在蒽环类药物治疗后出现烷化和降解[107]。

蒽环类药物所致的心脏毒性多出现在多疗程治疗后。很少见急性心脏毒性反应,表现为心律失常、传导异常和心包炎-心肌炎综合征,而最常见的远期毒性反应是充血性心力衰竭(congestive heart failure,CHF),常发生于治疗期间或治疗后数月。在接受蒽环类药物作为辅助治疗的乳腺癌患者中大约有 0.5%～1% 的患者会发生心肌病[108]。尤其是在接受曲妥单抗或紫杉醇联合多柔比星治疗的患者中,心肌病的发生风险更高。

蒽环类药物的心脏毒性与其累积剂量有关,但也存在个体差异性。治疗前心功能正常的患者,当多柔比星的累积剂量达 400mg/m² 时,发生充血性心力衰竭的风险<1%,当累积剂量达 550mg/m² 时,发生风险达 7%～20%[109]。不同的蒽环类药物出现心脏毒性的耐受剂量不同。比如,柔红霉素的耐受剂量为 600～7000mg/m²,高于多柔比星(400mg/m²)。但是必须注意这些累积剂量的确定都是基于大多数人群的研究,对具体的患者仍然存在较大的个体差异性。因此临床医生在患者接受蒽环类药物治疗期间,不管是否达到耐受剂量,都应该密切观察患者是否出现呼吸困难、咳嗽、端坐呼吸、体重增加和踝关节水肿等充血性心力衰竭的表现。

除了累积剂量以外,其他导致患者出现心脏毒性的危险因素还包括患者接受斗篷式放疗、治疗前存在心脏疾病和患者年龄,尤其对小于 4 岁的儿童患者风险最大。儿童患者接受蒽环类药物剂量大于 300mg/m² 时,在其成年后发生心肌收缩力降低、心室容积缩小和心脏并发症(如传导异常、心肌梗死和充血性心力衰竭)的风险明显增高。在化疗时同时使用一种铁螯合剂,右丙亚胺,可以降低心脏毒性[110]。推荐阿霉素药物的儿童用药累积剂量不大于 300mg/m²,儿童使用蒽环类药物并应对患者的心脏功能进行长期随访[110]

射血分数作为一种非创伤性检查有助于评价心力衰竭的风险。射血分数的检查通常采用多极扫描仪(MUGA),通常在蒽环类药物治疗前要进行射血分数的检查,当出现心功能异常的早期临床症状时要重复多次检查,当阿霉素累积剂量超过 300mg/m² 时,每两个疗程要检查一次。当射血分数下降低于

40%或比治疗前下降20%时,应中断蒽环类药物的治疗。

由于蒽环类药物的心脏毒性主要由蒽环类药物-铁的复合物产生的自由基导致,因此铁螯合剂,右丙亚胺(dexrazoxane),体外可减少自由基的产生,在接受蒽类药物治疗的儿童 ALL 患者和成人转移性乳腺癌患者中发现可减少心脏毒性[110]。更让人兴奋的是右丙亚胺并不降低蒽环类药物的抗肿瘤活性。因此目前对那些仍需要继续使用蒽环类药物进行治疗,但已接近累积剂量的患者,使用蒽环类药物的同时加用右丙亚胺可避免患者不得不停用蒽环类药物。但有两个研究显示接受阿霉素和右丙亚胺治疗的患者具有更高的继发白血病和 MDS 的发生率[111,112]。因此仅在成年患者接受阿霉素累积剂量达 $300mg/m^2$ 或表阿霉素达 $540mg/m^2$ 加用右丙亚胺治疗。

拓扑异构酶 Ⅱ 抑制剂,包括蒽环类药物、米托蒽醌和鬼臼乙叉苷(接下来讨论),可导致 AML 的发生风险增高。AML 通常发生在接受拓扑异构酶 Ⅱ 抑制剂治疗后的 6 个月到 5 年[107]。AML 的发生风险增高主要是由于拓扑异构酶 Ⅱ 抑制剂可诱导 DNA 双链断裂增加,断裂的 DNA 双链可引起染色体比如 MLL 或 PML 的平行易位[111]。蒽环类药物和米托蒽醌对 DNA 的特定序列具有亲和性,从而导致染色体特定位点的易位,包括 PML 基因的 6 个碱基的断裂点区导致 15;17 号染色体易位,涉及 MLL 基因的 11q23 易位和涉及 NUP98 基因的 11;20 号染色体易位[113,114]。

鬼臼乙叉武

鬼臼乙叉苷的两个人工半合成的衍生物 VP-16(依托泊苷,etoposide)和 VM-26(替尼泊苷,teniposide)能抑制拓扑异构酶 Ⅱ,对造血系统恶性肿瘤有显著的临床药理作用。依托泊苷是治疗霍奇金淋巴瘤联合化疗方案常用成分,也是治疗大细胞非霍奇金淋巴瘤、白血病和各种实体瘤的大剂量化疗方案的常用成分。替尼泊苷在临床肿瘤治疗中的作用有限,通常仅用于治疗各种儿童急性白血病,表明与 Ara-C 有协同作用。这些化合物通过与 DNA 特异性序列结合从而与拓扑异构酶 Ⅱ 形成复合物,诱导 DNA 双链断裂[115]。其耐药形成的机制之一是 MRD 药物外泵体的表达增加[11]。另外一个机制是减低拓扑异构酶 Ⅱ 的活性或该酶发生突变,从而降低了药物的结合力[116,117]。

临床药理学

通常依托泊苷的用量是每天 $100 \sim 120mg/m^2$,共用 3 天,可以连续给药或每隔一天给药。大约依托泊苷静脉给药剂量的 30% ~ 40% 是以原型从尿排泄,剩余部分通过肝脏的葡糖苷脂化和去甲基化代谢清除。因此有肾功能损害或者肝功能异常的患者依托泊苷的剂量需要调整[118]。依托泊苷的血浆半衰期是 15 小时。依托泊苷的临床药理活性与用药方案高度相关。与连续 3 ~ 5 天每天给药相比,单次常规剂量基本无抗肿瘤活性。替尼泊苷的药代动力学与依托泊苷非常相似,终末药物血浆半衰期是 20 ~ 48 小时。然而很少药物通过尿液排泄,对肾功能障碍的患者不必要调整剂量。

副作用

当静脉给药时,依托泊苷和替尼泊苷均应该静脉输注超过 30 分钟以上,避免低血压的发生。这两个药的主要毒性是可逆性的白细胞减少,血小板减少不常见。依托泊苷用后常有恶心和呕吐,两药均可引起脱发。其他毒性如发热、肝功能检测指标轻度增高或外周神经病变均相对少见。由于依托泊苷的毒性主要局限于骨髓,因此该药常作为骨髓移植大剂量预处理方案的组分。大剂量依托泊苷方案($1.5g/m^2$ 或更大剂量,用药超过 3 ~ 5 天),口咽部黏膜炎是其一个主要的毒性反应。大剂量方案中,不常见的毒性反应包括肝细胞损害和罕见的过敏样综合征,可能与药物载体有关。依托泊苷治疗儿童 ALL[119] 和成人实体瘤[117] 后可引起与 11q23 或 PML 易位相关的继发性 AML。

● 通过细胞周期作用的药物

烷化剂

烷化剂在治疗造血系统恶性肿瘤中发挥重要作用,可采用单药治疗或作为标准剂量或高剂量联合化疗方案中的成分。这些药物对细胞的杀伤作用缺乏细胞周期特异性,可以用来治疗急性和慢性血液系统恶性肿瘤。烷化剂可以清除那些能够逃逸细胞周期特异性药物杀伤作用的非周期细胞。虽然烷化剂都具有与 DNA 的富电子位点(氧和氮的置换基团)形成共价结合的共同特点,但它们在内在反应性、细胞吸收药物途径以及 DNA 碱基上最佳的烷化位点和决定细胞能否生存的 DNA 特异性修复机制等方面仍存在明显的不同。这些不同是源自药物实验设计的不同,从而使对烷化剂的交叉耐药并不完全。因此,应用多种烷化剂的方案,尤其是大剂量方案,是有科学理论依据的[121]。烷化剂之间的差异还表现在它们的毒性不同。这类药物大部分引起骨髓抑制和黏膜炎,这是主要的急性毒性作用,以及延迟的肺部纤维化和继发性白血病。烷化剂引起的继发性白血病通常出现在一段时间的骨髓增生不良之后,多为耐药性 AML,带有 5 号和 7 号染色体的缺失。大剂量烷化剂,如白消安(busulfan)、卡莫司汀(bischloroethylnitrosourea,BCNU)和环磷酰胺(cyclophosphamide)极易引起血管内皮损伤,导致肝静脉闭塞病。但是这些药物在大剂量治疗时引起黏膜炎却较其他烷化剂少见。4-氢过氧环磷酰胺是一种具有活性的环磷酰胺类似物,它只特异性杀伤肿瘤细胞却不损伤骨髓干细胞,因此在自体移植中用于体外骨髓净化[122]。

虽然铂衍生物并不是真正的烷化剂,因为它们与 DNA、RNA 和蛋白质形成金属加合物而不是碳加合物,但它们的毒性反应、耐药机制等与经典的烷化剂是相同的。铂衍生物在血液系统恶性肿瘤中的治疗作用有限,卡铂(carboplatin)常作为淋巴瘤大剂量化疗方案的组分。铂衍生物与 DNA 形成的复合物受核苷酸切除修复、DNA 双链断裂修复,修复过程依赖功能性的 P53 的活性[123]。修复过程的差异,尤其是错配修复,常导致耐药的发生[124],而那些具有 DNA 双链断裂修复系统错误的肿瘤,如 BRCA1-和 BRCA-2 相关的实体瘤,则对铂酸盐类药物敏感。

作用机制

所有的烷化剂(图 22-4)都可产生高反应性带正电碳离子

中间产物，它们破坏DNA的富电子结合位点，如鸟嘌呤第7位氮、第2位氧和第6位氧，以及腺嘌呤的第1位氮、第3位氮和第7位氮。大部分烷化剂，烷化基团都有一个初始活化反应，该反应是由分子的化学重排，如氮芥和亚硝胺，或化学重排后的代谢性活化如环磷酰胺、异环磷酰胺和丙卡巴肼等。大多数烷化剂分子都具有2个反应中心，通常是2个氯乙烯基团，所以这些药物可以形成层内或层间的交叉连接。

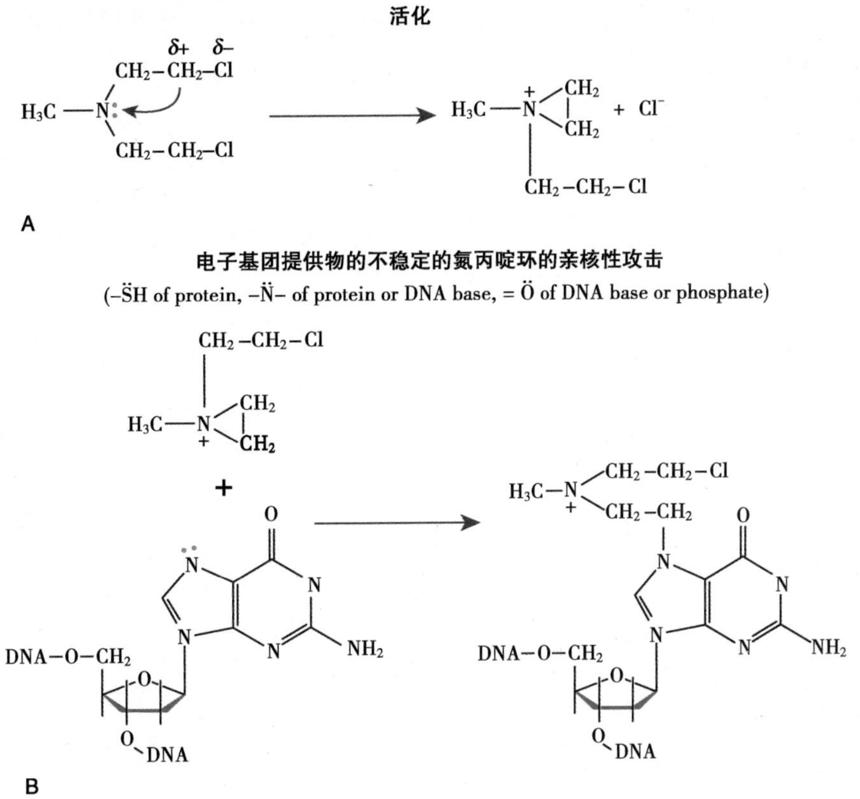
活化
δ+ δ−
CH₂−CH₂−Cl
H₃C
N
CH₂−CH₂−Cl
CH₂
CH₂
+ Cl⁻
CH₂−CH₂−Cl
A
电子基团提供物的不稳定的氮丙啶环的亲核性攻击
(−S̈H of protein, −N̈− of protein or DNA base, = Ö of DNA base or phosphate)
+
O
N
NH₂
DNA−O−CH₂
O
DNA
B

图22-4 烷化剂的作用机制

第二类烷化剂药物，如白消安和达卡巴嗪（DTIC）和高度相关的替莫唑胺和丙卡巴肼，虽然仅有单一链烷化作用，但可能具有高度致癌性，如丙卡巴肼。通常最常用的烷化剂药物，包括环磷酰胺、异环磷酰胺、美法仑和苯丁酸氮芥均产生相同的骨髓抑制、致癌作用和毒性作用，机体依赖正常的错配修复系统来识别烷化剂的加合，从而诱导凋亡。

烷化剂类药物独特的耐药机制在实验中已阐明[125]。对某些烷化剂其耐药机制是独特的（如氮芥的吸收受损，是由于胆碱膜载体的改变或美法仑载体氨基酸的缺失），而其他药物的耐药机制则缺乏特异性（如药物失活是细胞内巯基化合物的增加以及DNA交联核苷删除-修复过程增强有关）。各种烷化剂主要的耐药机制，在肿瘤治疗的试验研究中已证实的包括：增加醛脱氢酶的降解（特别对环磷酰胺）[126]，增加反应性中间产物与谷胱甘肽或谷胱甘肽还原酶的联结（全部氯乙基药物和铂衍生物），增加特异性烷基转移酶介导的第6位氧鸟嘌呤烷基损伤的修复（亚硝脲、丙卡巴肼、替莫唑胺和达卡巴嗪）[127]；增加核苷酸删除修复（所有的铂衍生物和氯乙基药物，除亚硝脲外）；减少吸收（美法仑和氮芥）；由于错配修复缺陷，尤其是MLH6丢失（大多数烷化剂和铂衍生物）[128]，DNA烷化和断裂识别缺陷，导致识别DNA损伤的能力降低和P53功能突变导致的诱导凋亡缺陷可以对所有烷化剂药物产生耐药。

临床药理学

烷化剂和它的活性中间产物通常在循环系统和细胞内存在时间较短。它们主要通过活化位点被水解、化学或生物化学方式结合于谷胱甘肽或蛋白的巯基上而清除，而异环磷酰胺和环磷酰胺通过氧化代谢排出体外。因此肾功能或肝功能受损的患者不需要减少药物剂量。

一些烷化剂需要酶的激活。环磷酰胺和异环磷酰胺与经肝脏CYP活化的活化分子密切相关，它们的活性代谢产物包括高度稳定的磷酰胺芥子气和具有高度毒性的丙烯醛，均通过尿液排泄[129]。对应用烷化剂的患者，同时使用相同剂量的巯基乙基磺酸盐（美斯纳，Mesna），可以拮抗丙烯醛对肾脏和膀胱的毒性。丙卡巴肼和达卡巴嗪（DTIC）需要肝脏CYP同工酶代谢激活，而替莫唑胺，DTIC的结构类似物，能自发活化为一种甲基化中间产物，已成为恶性胶质细胞瘤治疗的首选药物。

氮芥的母体形式是一种高度活跃的化合物，因此可外用治疗皮肤癌和皮肤淋巴瘤。这是一种强力起疱剂，在混合以及给药时必须小心。对儿童霍奇金淋巴瘤患者，氮芥联合长春新碱（Oncovin），甲基苄肼和泼尼松的MOPP方案仍然是常用的联合化疗方案。药物溢出可导致严重组织损伤。第二代烷化剂，包括环磷酰胺（cyclophosphamide）、美法仑（melphalan）、白消安

(busulfan)、苯丁酸氮芥(chlorambucil),化学上更稳定,口服时也吸收良好。

苯达莫司汀,是一种最新的烷化剂药物,其结构包含一个嘌呤碱和一个双-氯乙烯侧链,目前已被批准用于慢性淋巴细胞白血病和复发性淋巴瘤的治疗。苯达莫司汀在实验研究中显示仅与其他烷化剂有部分交叉耐药,其与 DNA 形成的交合物仅能被删除修复系统缓慢修复。它能诱导 P53 磷酸化、细胞凋亡及不同于细胞凋亡反应的细胞坏死[130]。苯达莫司汀通过其 4-羟基化作用和 N-脱甲基作用代谢产生两种具有少量毒性的代谢产物。苯达莫司汀主要通过与巯基化合物反应及形成复合物而被清除。它与其他烷化剂具有类似的毒性反应,只是对骨髓的抑制作用可能轻微一些。

卡铂,常大剂量用于淋巴瘤的治疗,主要通过肾脏排泄。因此其剂量需根据肾功能调整,为使药物的 AUC 达到 5~7,剂量的调整通常根据以下公式:

$$药物剂量(mg/m^2) = AUC \times (肾小球滤过率 + 25)$$

副作用

烷化剂药物最重要的急性毒性作用是骨髓毒性,且可蓄积并与总剂量相关。亚硝脲导致的骨髓抑制出现较晚,多在使用后 4~6 周血细胞降至最低点。白消安与亚硝脲一样清除干细胞,导致明显的造血发育不良或永久的造血衰竭。达卡巴嗪(DTIC)的毒性与剂量相关,通常导致恶心、呕吐而不是骨髓抑制。卡铂可导致急性的血小板减少和慢性的感觉神经病。

其他毒性包括胃肠道黏膜组织的剥脱,肺炎、心脏和内皮损伤,尤其在接受高剂量烷化剂治疗时更容易发生。实际上烷化剂可以导致全身任何一个脏器损伤。由于所有的烷化剂都作用于 DNA,所以这些药物的远期副作用是突变和继发性白血病。这些副作用与药物的总剂量密切相关。单功能甲基化药物(如丙卡巴肼)的此类毒性尤其明显。

除白消安和亚硝脲以外,所有的烷化剂都可以产生肺部纤维化。亚硝脲还可以引起肾毒性,尤其是在 BCNU 总剂量超过 1200mg/m² 时,而环磷酰胺和异环磷酰胺引起慢性膀胱毒性,膀胱出血和少数患者可致膀胱癌。环磷酰胺和异环磷酰胺的泌尿系统毒性可以通过同时使用美司钠(mesna)避免,一种含巯基化合物能在酸性 pH 值下解除丙烯醛毒性。

大剂量烷化剂治疗

造血干细胞移植治疗的进展使以往会导致危及生命的骨髓增生不良等毒性反应的大剂量化疗方案成为可能。为了达到更好的治疗效果,大剂量化疗方案中一定要包含具有线性剂量-效应关系的药物,一定不能含有在大剂量应用时有致死性髓外毒性的药物。在细胞毒性药物中,烷化剂在实验研究中显示特别好的药物剂量和细胞毒性的线性关系,对髓外脏器的毒性也只有在剂量增加许多倍时才出现,因此烷化剂是大剂量化疗方案的可供选择的理想药物。根据药物及其毒性特点,顺铂由于肾毒性使其用药剂量仅能增加 2 倍,而塞替派剂量可以增加 18 倍(表 22-3)[131~137]。但是,当这些药物组成大剂量化疗方案时,为了避免产生严重的器官功能损害,这些药物的髓外毒性的叠加作用一定要考虑(表 22-4)[138~142]。药物联合应用产生的重叠的髓外毒性(尤其是肺或肝功能障碍或继发白血病)不能完全避免,但是合理选择药物能使各个药物与其单药最大耐受剂量(maximum tolerated dose, MTD)相比,在联合方案中达到诱导剂量的最小化,从而保证联合方案的安全性。表 22-4 列举了各个药物在联合使用时的最大耐受剂量分数。可以预料,药物的这个分数在其与不同的药物联用时变化是很大的,在联合方案中平均 MTD 分数是 0.5~1。在联合方案中,明显的胃肠道、肺、肝和(或)肾毒性可能会一起出现,并表现为剂量限制性。因此,大剂量化疗方案在小于 70 岁的患者和既往接受的化疗或放疗越小的患者最安全。

表 22-3 单一化疗药物剂量限制性髓外毒性

药物	最大耐受剂量(mg/m²)*	在标准剂量以上增加剂量†	主要毒性‡
环磷酰胺	7000	7.0	心脏
异环磷酰胺	16 000	2.7	肾脏、中枢神经系统
塞替派§	1005	18.0	胃肠道、中枢神经系统
美法仑§	180	5.6	胃肠道
白消安§	640	9.0	胃肠道、肝脏
卡氮芥§	1050	5.3	肺、肝
顺铂	200	2.0	肾、神经病变
卡铂§	2000	5.0	肝、肾
依托泊苷	3000	6.0	胃肠道
阿糖胞苷	3000	10~30	神经系统、黏膜炎

* 单纯的血液系统毒性,总剂量分多天给予。
† 由于标准剂量的不同,增加值为大约值。
‡ 表中所列药物均可导致血管内皮损伤和静脉闭塞病以及继发白血病。
§ 干细胞支持治疗

表 22-4　干细胞支持下的大剂量化疗方案的剂量和毒性

方案	剂量（mg/m²）	MTD 分数 *	主要毒性	目标肿瘤	参考文献
环磷酰胺	6000	0.86	胃肠道、心脏毒性	乳腺癌	135
塞替派	500	0.5			
卡铂	800	0.4			
环磷酰胺	6000	0.86	肺、胃肠道毒性	淋巴瘤	136
卡氮芥	300	0.29			
依托泊苷	750	0.25			
白消安	640	1.0	肺、胃肠道、肝脏	淋巴瘤	137
环磷酰胺	8000	1.0			
异环磷酰胺	16 000	1.0	肾脏、肝脏、胃肠道	淋巴瘤	138
卡铂	1800	0.9			
依托泊苷	1500	0.5			
环磷酰胺	5625	0.8	心脏、肝脏、肾脏	乳腺癌	139
卡氮芥	600	0.57			
顺铂	164	0.82			

MTD，最大耐受剂量。

* 这是单因素 MTD 结果的分数（表 22-3 第 2 列）

具有多种作用机制的药物

博来霉素

博来霉素是从轮状链球菌中提取的具有细胞毒作用的多肽混合物[143]。由于其具有抗肿瘤活性，却对骨髓毒性较小，因此常作为联合化疗方案中的药物（如 ABVD 方案）用于治疗霍奇金淋巴瘤及与顺铂和长春新碱联用治疗生殖细胞肿瘤。博来霉素通过引起 DNA 双链和单链的断裂而发挥抗肿瘤作用。这种 DNA 断裂作用的形成是由于博来霉素和二价铁离子形成复合物，此复合物与 DNA 结合，与氧分子形成氧化-还原循环。药物的活性中心使质子从脱氧核糖释放，使核糖在 3' 碳位点断裂[144]。在实验性肿瘤治疗研究中，博来霉素的耐药性是由于肿瘤细胞的氨基水解酶浓度增高，分解并灭活该药引起的[145]。一些耐药细胞株表现为对 DNA 断裂修复的能力增强，而其他耐药性的产生是由于药物蓄积的减少。另外一些因素，如增加对自由基的解毒能力也影响药物的毒性。博来霉素对肿瘤的毒性作用具有特异性，如对表皮和肺部具有明显的毒性，而对骨髓和胃肠道没有毒性，这是由于这些组织中金属离子、博来霉素水解和净化酶的活性不同所致。博来霉素水解酶的单核苷酸多态性（SNP A1450G）因能增强酶的活性因而能导致耐药性的产生[146]。博来霉素对整个细胞周期的细胞都具有杀伤作用。

临床药理学

博来霉素可采用静脉或肌内注射，1～20 单位/周，在系统治疗以及胸腔内和腹腔内注射控制肿瘤治疗的累计剂量为 250

单位，药物从血浆清除的半衰期大约为 2～3 小时。在单一静脉给药后 24 小时，药物一半以上以原型通过尿液排出[144]。在肾功能异常的患者中，博来霉素的清除明显受损，可能会发生严重的皮肤和肺的毒性。因此对肌酐清除率为 30～80ml/min 的患者应该减少药物剂量的 50%，对肌酐清除率<30ml/min 的患者应停止使用。

副作用

博来霉素很少影响骨髓功能，但是在那些同时接受其他骨髓抑制药物治疗或正处于这些药物所致的骨髓毒性中恢复过来的患者，可观察到轻度的骨髓抑制作用。博来霉素的主要毒性作用是肺纤维化和皮肤改变。在实验研究中，博来霉素能活化 Hedgehog 通路，诱导肺泡巨噬细胞和炎症细胞分泌大量的细胞因子，包括白介素-6（IL-6）、肿瘤坏死因子-α（TNF-α）和转化生长因子-β（TGF-β），引起胶原沉积[148]。肺毒性的发生风险与药物的累计剂量有关，在药物累计剂量超过 450mg 的患者，肺毒性的发生风险增加 10%。其他易发生肺部毒性反应的危险因素包括：年龄超过 60 岁的患者[149]，存在基础肺部疾病的患者，在博来霉素治疗同时接受高浓度氧治疗和既往接受过肺部放疗的患者。单一静脉药物剂量超过 25mg/m² 以上，更容易发生肺部毒性反应。肺部毒性反应表现为咳嗽和呼吸困难。胸部 X 线片表现为非特异性浸润，尤其在下段肺叶。胸部 CT 检查可发现广泛的浸润，进展到晚期可出现纤维化、肺膨胀不全和空泡形成。正电子发射断层扫描（positron emission tomography，PET）检查则更为敏感。开胸肺活检可以鉴别博来霉素所致的肺毒性与肺部感染或肺部恶性疾病。博来霉素肺部毒性所致的病理改变包括炎性肺泡浸润伴水肿、肺透明膜形成和肺泡细胞的鳞状化生。这些病理改变在数月后可发展成肺泡内和肺间质纤维化。发生博来霉素肺毒性反应的患者一氧化碳弥散能力降低，这可作为早期预测肺损害的检测指标[150]。由于对博来霉素所致的肺毒性反应缺乏特异的治疗手段，因此要密切注意肺部损害的早期症状和 X 线片改变。发生博来霉素肺部毒性反应的患者，在停药后肺部症状可改善，但肺部纤维化改变通常不可逆转，糖皮质激素能减轻炎症反应，但对肺纤维化无明显治疗作用。要避免补充 O_2 治疗，因为会增加肺组织的氧化损伤。

博来霉素的皮肤毒性亦是剂量相关的。当使用药物常规剂量超过 2～3 周时，皮肤可出现红斑、色素沉着、过度角化甚至出现溃疡。皮肤的受压区域，尤其是手、指、关节最先受到影响，在远端指(趾)可出现明显的雷诺现象。连续使用该药还会出现指甲改变和脱发。在联合化疗方案中(如 ABVD)，博来霉素间断使用，皮肤毒性是很少出现的剂量限制性毒性反应。

发热和不适是博来霉素注射后的常见症状，对乙酰氨基酚可减轻该症状。也观察到过敏反应，但特发性心功能衰竭罕见。对于那些敏感患者，在用药后 30～60 分钟可出现低血压、心悸、肺功能不全或过敏反应。出现这些毒性反应的患者应不能继续使用博来霉素治疗。

L-门冬酰胺酶

L-门冬酰胺酶临床上用以治疗恶性淋巴系统肿瘤，特别是低危 B 细胞 ALL、T 细胞 ALL、自然杀伤细胞(NK)白血病和高危淋巴瘤。

作用机制

恶性淋巴系统肿瘤细胞的生长需要外源性 L-门冬酰胺，这些细胞从肝脏产生的氨基酸循环池中获得此种氨基酸。L-门冬酰胺酶可催化 L-门冬酰胺水解为天冬氨酸和氨，快速降低血浆中 L-门冬酰胺的含量，导致恶性淋巴系统肿瘤细胞中的 L-门冬酰胺的缺乏。耐药的肿瘤细胞因可产生门冬酰胺合成酶[151]，可以补充细胞内的门冬酰胺池。超二倍体的 ALL 细胞对 L-门冬酰胺酶特别敏感，而具有 BCR-ABL 易位突变的细胞却不敏感，其机制并不清楚[152]。

在美国，有 3 种可供选择的 L-门冬酰胺酶制剂[153]。第一种制剂从大肠杆菌中纯化而来，作为一线药物；第二种制剂(培门冬酶)是将聚乙二醇(PEG)与大肠杆菌来源的门冬酰胺酶连接而成，可用于首次治疗以及对未修饰 L-门冬酰胺酶过敏患者的治疗；第三种制剂从菊欧文菌中纯化而来，可从美国国家癌症研究所获得，用于对大肠杆菌来源的门冬酰胺酶或培门冬酶过敏的患者的治疗。这三种制剂在药代动力学、免疫原性和推荐剂量上存在差别。虽然较高剂量(每周 25 000IU)的大肠杆菌来源门冬酰胺酶对于治疗 ALL 可能有效，但其常用剂量为每三天 6000～10 000IU，肌内注射，持续 3～4 周。药物血浆浓度维持在 0.2IU/ml 以上，可完全去除血循环中的天冬酰胺。大肠杆菌来源门冬酰胺酶的半衰期为 14～24 小时。PEG 与大肠杆菌酶共价结合可降低其免疫源性和延长其半衰期至 6 天。培门冬酶可用于对未修饰门冬酰胺酶过敏的患者，每两周肌肉注射 2500IU/m^2，每次注射后可去除血浆中门冬酰胺酶达 2～3 周。有些患者对两种制剂的大肠杆菌来源门冬酰胺酶均过敏，尤其是首次使用未修饰门冬酰胺酶的患者，而从菊欧文菌中纯化来的门冬酰胺酶则较少发生过敏反应，其催化活性等同于大

肠杆菌来源门冬酰胺酶，但是具有较快的清除率[154]，因此菊欧文菌来源门冬酰胺酶使用剂量更高。

副作用

第一次给药就发生副作用并不常见，但在两次或更多次使用未修饰门冬酰胺酶后，20% 的患者可发生过敏反应，包括风疹样反应、低血压、喉痉挛以及心脏停搏。进行皮肤过敏反应测试对于一些患者是有益的，但并不适用于所有患者，该试验可用于证实临床可疑的超敏反应。发生超敏反应的患者其血浆中可能有抗 L-门冬酰胺酶的抗体。然而，一半以上具有循环抗体的患者并不出现明显的过敏反应，但是这些患者血浆中的抗体可灭活药物，使药物从血浆和细胞内快速清除，导致治疗失败。用 L-门冬酰胺酶治疗的患者，用药时要仔细观察数小时，以防发生过敏反应，发生过敏反应后可用肾上腺素治疗。大肠杆菌 L-门冬酰胺酶肌肉注射发生过敏反应的可能性要比静脉用药的可能性小。培门冬酶免疫源性大大减少，很少发生超敏反应。但是，在既往使用过未修饰的门冬酰胺酶的患者中，大约 20% 继续使用培门冬酶会出现过敏反应，并且血浆中检测不到酶含量，另外 8% 的患者会发生酶的失活。L-门冬酰胺酶其他主要的毒性作用是由于抑制正常组织蛋白质的合成而引起的。抑制肝脏中蛋白质的合成可引起低白蛋白血症、凝血因子减少、血清脂蛋白减少和血中甘油三酯显著增加。抑制胰岛素的产生可引起高血糖。L-门冬酰胺酶治疗可引起凝血异常，包括凝血因子-凝血酶Ⅲ、蛋白 C 和蛋白 S 的减少，偶尔引起动脉或静脉血栓形成，以及皮质窦血栓形成[155]。随着治疗时间的延长，可抑制促凝蛋白(如纤维蛋白原，凝血因子Ⅱ、Ⅶ、Ⅸ和Ⅹ)的形成，导致出血后遗症，因此建议治疗期间监测凝血因子。大剂量的 L-门冬酰胺酶可引起中枢神经系统功能异常，表现为精神错乱、木僵、癫痫、昏迷，MRI 扫描可诊断皮质窦血栓形成[156]。儿童 ALL 患者血栓形成可达 35%[157]。这些患者大部分是无症状的中心静脉导管血栓，少部分发生皮质窦和心房血栓。高氨血症和糖尿病酮症酸中毒会导致精神症状[158]。原来有凝血功能异常的，如存在抗磷脂抗体或因子 V Leiden 缺陷，可能较易发生血栓栓塞并发症[159]。

急性非出血性胰腺炎是 L-门冬酰胺酶治疗的一个并发症，尤其是血中甘油三酯水平极高(>20g/L)的患者[160]。由于 L-门冬酰胺酶对骨髓和胃肠黏膜几乎没有毒性，因此可以与有这类毒性的其他药物联合应用。

● 免疫调节药物

沙利度胺、来那度胺和泊马度胺

在 1953 年，沙利度胺(thalidomide，图 22-5)被证明可作为镇静剂，随后因其致畸性而被撤用。怀孕早期使用该药可导致肢体畸形(四肢短小)。然而，因其具有重要的抗菌和抗肿瘤作用而重新受到关注，该药能有效治疗麻风和骨髓瘤，尤其是和其他药物一起联用时[161]，其类似物来那度胺和泊马度胺(图 22-5)，毒性更低且对复发难治性骨髓瘤更有效。来那度胺(lenalidomide)和地塞米松、硼替佐米[162]联合作为骨髓瘤的一线治疗被证明非常有效，并可用于治疗伴有 5q-变异的骨髓增生综合征。最新的免疫调节药物(IMiD)，泊马度胺(pomalidomide)已被批准用于对雷那度胺和硼替佐米耐药的骨髓瘤患者[163]。

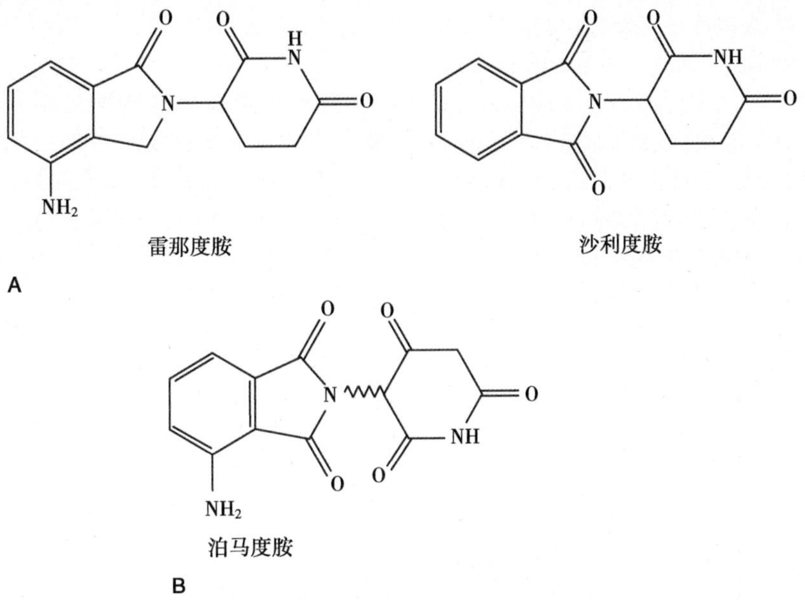

图 22-5　沙利度胺、雷那度胺和泊马度胺

沙利度胺及其类似物的作用机制并不清楚,其机制包括显著的抗肿瘤血管形成[164]、免疫调节以及抑制细胞因子分泌等。沙利度胺及其类似物可抑制小鼠角膜新生血管形成,抑制培养的内皮细胞增生[165],抑制血管内皮生长因子和其他血管生长因子分泌[166]。沙利度胺能有效刺激 CD28 共刺激分子的磷酸化和活化[167],该作用可增强 T 细胞的功能以及活化信号通路。沙利度胺可抑制细胞因子的分泌,可降低麻风病患者的 TNF-α 和干扰素-γ 的水平。此外,其可增加 NK 细胞数量和功能,抑制调节性 T 细胞,刺激细胞毒性 T 细胞的功能。沙利度胺还可以降低一种骨髓瘤细胞生存因子,干扰素调节因子 4(IRF4)的表达。虽然雷那度胺和泊马度胺还没有像沙利度胺一样被广泛临床前研究,但他们与沙利度胺具有一样的作用范围,甚至更有临床应用前景。

免疫调节药物(ImiD)另一个作用机制是能降解某些关键蛋白。IMiDs 通过作用于小脑,及与泛素 E3 形成复合物,继而促进 myc 蛋白和其他转录因子降解来发挥致畸作用和抗肿瘤活性[168]。

临床药理学

沙利度胺含有两个对映异构体,在溶解状态下可以快速发生构型转变。它的两个亚胺酰基不稳定,在溶解状态下可发生水解。该药溶解性差,口服吸收度可变性较大,口服 50～400mg 后,2.9～4.3 小时后达吸收峰值[169,170]。对于每天剂量采用一次给药的方法,未证实可以诱导药物代谢。血浆药物浓度半衰期为 5～7 小时,药物清除的主要途径包括亚胺酯的自发水解,以及肝脏 CYP 介导的代谢作用。当给予 1200mg 时,血浆药物清除率降低。尿液中只排泄出不到 1% 的未经转化的药物。虽然肾功能不全或淀粉样变可能会增加该药的神经毒作用,但是对于肾功能不全的患者,不需要调节药物剂量。当沙利度胺和其他药物联合应用时,需谨慎地减少药物剂量。

来那度胺口服剂量直至 400mg 都可被很好地吸收,常用剂量是 25mg/d,血浆半衰期为 3 小时。约 70% 的药物未被转化就从肾脏排泄,其余的以原形从粪便排出。有中度(肌酐清除率 30～50ml/min 时为 10mg/d)或重度(肌酐清除率小于 30ml/min 时为每隔一天 10mg)肾功能不全的患者,推荐调节给药剂量。对需要透析的患者,推荐剂量为 5mg/d,在透析后使用。

泊马度胺常用剂量是 4mg/d。泊马度胺在骨髓瘤患者中具有更长的血浆半衰期,长达 7.5 小时,主要在肝脏被 CYP1A2 和 CYP3A4 羟基化清除,极少量从肾脏清除。活化或抑制 CYP3A4 代谢的药物(主要是抗生素和抗 HIV 药物),以及 MDR1 外排泵蛋白抑制剂(天然提取物或肿瘤靶向治疗药物)与泊马度胺联用时需谨慎[171]。

临床应用

沙利度胺已被证实可用于治疗多种人类肿瘤,但对脑肿瘤、肾癌、肝癌、卡波西肉瘤基本无效。该药已被证实对一线化疗药物无效的骨髓瘤和新诊断的骨髓瘤均有效[172,173]。对于治疗有效的患者,疾病的各种表现如骨髓肿瘤细胞浸润、贫血、体能状态,治疗后均可获得改善。沙利度胺和糖皮质激素、干扰素-α、硼替佐米以及细胞毒物具有协同抑制骨髓瘤作用。雷那度胺因其副作用比沙利度胺明显较少,且作用效率更好,因此已经取代沙利度胺成为骨髓瘤的一线治疗药物。泊马度胺在对雷那度胺和硼替佐米耐药的骨髓瘤患者中仍呈现很好的疗效。

每天给予口服 50～1200mg 的沙利度胺,患者一般耐受性很好,但更高的剂量仍具有挑战。治疗骨髓瘤时,通常每天口服剂量 50～200mg,为期一个月的治疗疗程通常足以降低异常蛋白的水平,改善症状。治疗剂量可以每 2 周提高 200mg,直至每天 600～800mg 达最大限制剂量,但这些大剂量方案很少使用。年龄大于 65 岁的患者对药物不良反应的耐受性较差，尤其是镇静、便秘、疲劳、末梢神经元病变不良反应，其可耐受的中位剂量为最高 400mg/d，而较小剂量（100mg/d）更加常用[174]，而年轻患者可耐受中位剂量为最高 800mg/d，同样较小剂量（200mg/d）更加常用。接受每天剂量小于 400mg/d 的长期治疗时，末梢神经元病变、感觉异常，给进一步的治疗带来困难，但是减少剂量或停药后这些症状可改善。为了避免产生过度的镇静作用，常早晚分次给药，或者晚上单次给药。其他的副作用包括皮疹、头晕、体位性低血压、中性粒细胞减少症、情绪改变或抑郁以及恶心等，过敏反应以及心动过缓也有报道。极少数患者可能发生间质性肺炎或暴发性肝功能衰竭。

沙利度胺联合细胞毒药物或生物制品的试验显示可能会出现一些难以预期的毒性[175]。沙利度胺联合多柔比星或泼尼松可增加血栓栓塞的概率，同时给予低分子肝素或阿司匹林可以预防该并发症[176]。因其具有致畸性，处于生育年龄的患者服药期间应该避免怀孕。在一个沙利度胺联合干扰素治疗肾癌的试验中，每周三次皮下注射 900 万 IU 的干扰素，13 名患者中有 4 名出现复杂部分性发作和视觉障碍[177]；在一个治疗黑色素瘤的试验中，19 名给予沙利度胺和低剂量干扰素（每周三次皮下注射 150 万～300 万 IU）治疗的患者中有 2 名发生复杂部分性发作。

在美国，沙利度胺及其类似物需要经过特殊的风险与缓解评估（REMS），严格的药房准入和特殊同意书，以避免怀孕妇女使用。

沙利度胺类似物来那度胺，具有明显的抗骨髓瘤作用，而其镇静作用、便秘和神经毒性作用较弱，但是 20% 的患者可发生明显的骨髓抑制。来那度胺已被证实与硼替佐米、泼尼松联合或单独与泼尼松联合具有明显的诱导缓解作用。口服 25mg/d 使用 21～28 天后，其对伴有 5q- 的骨髓增殖性疾病患者具有明显的作用。有报道指出，对雷那度胺治疗有效的患者具有特征性的基因表达谱[178]。来那度胺可导致 CLL 患者发生明显的肿瘤溶解（一种潜在的致命的并发症），尤其是对常规治疗无效的患者。来那度胺对于那些具有不良细胞遗传学改变（11、17 号染色体缺失）的 CLL 患者同样有效。为了避免发生急性肿瘤溶解和肾功能不全，必须小剂量（起始剂量为 2.5～5mg/d，随后逐步增加）使用[179]。雷那度胺很少有严重的肝肾毒性。

同沙利度胺一样，雷那度胺与蒽环类药物或糖皮质激素联用时可导致 15% 的患者发生血栓栓塞。虽然缺乏前瞻性试验，来那度胺连用这两个药物时，应同时给予低分子肝素抗凝[180]。

泊马度胺的主要毒性是引起中性粒细胞减少，大约 50%～60% 患者会发生，大约 25% 的患者发生血小板减少。泊马度胺还有轻微的镇静作用，导致 10% 或更少患者出现神经症状。泊马度胺在复发、难治性骨髓瘤中具有很好治疗疗效，尤其和其他药物包括地塞米松和蛋白酶体抑制剂比如硼替佐米和卡非佐米联用时，效果更佳。罕见毒性包括血栓栓塞（3%）和个案报道肝功能衰竭[163]。

● 促分化药物

许多化学药物能诱导恶性肿瘤细胞的分化（或成熟）[181,182]。这些药物中最突出的是维生素 A 家族成员（胡萝卜烯类和视黄醛）、维生素 D 和它的类似物，苯乙酸、低浓度细胞毒药物（如羟基脲）、DNA 甲基化抑制剂如 5-氮杂胞苷和 5-氮脱氧杂胞苷或地西他滨和组蛋白去乙酰化抑制剂如硼替佐米（万珂），缩酚酸肽和各种苯酰胺类[183]。此外，生物制剂如干扰素和白介素可诱导恶性细胞与正常细胞的分化，但在人类的抗肿瘤的分化治疗中的作用尚不能确定，因为它们具有多种生物功能。

类视黄醇

作为第一种通过促分化在抗肿瘤治疗中有效的药物，全反式维 A 酸（all-trans-retinoic acid，ATRA）可使大部分急性早幼粒细胞白血病（acute promyelocytic leukemia，APL）患者获得完全缓解，并已成为治疗和治愈该种疾病的标准治疗方案的重要组成部分[184]。ATRA 是通过结合到一种核受体上发挥作用的，这种受体是维 A 酸 α 受体（RARα）与其伴侣类视黄醇 X 受体结合形成的异二聚体。在 APL 中，由于特异性 t(15;17) 染色体的易位形成异常的融合蛋白，该蛋白是由 RARα 受体和独特的转录因子蛋白（PML 基因产物）形成的[185]。这种异常融合蛋白对类视黄醇的亲和力比正常野生型蛋白要低。高浓度的类视黄醇能取代共抑制物从而与融合蛋白结合，并激活重要的分化因子如 CCAAT 增强子结合蛋白（CEBPA）和 PU.1[186]。APL 染色体易位形成的异常融合蛋白可形成多种同-或异-二聚体，干扰基因表达和促进白血病细胞自我更新，抑制凋亡和 DNA 修复，促进白血病的病程。在实验研究中，对 ATRA 促分化活性的耐药是由于 PML-RARα 基因的突变或丢失维 A 酸结合位点，表明融合基因产生的蛋白在维 A 酸治疗中发挥重要作用，若转染功能性 RARα 基因可恢复对药物的敏感性[187]。

ATRA 通常在服药后 1～2 小时到达最高血清浓度 300ng/ml，治疗 APL 患者采用的剂量是每天口服 25～45mg/m[2]，直至患者获得完全缓解[188]。ATRA 还与 6-MP、MTX 和 Ara-C 联合用于 APL 的维持治疗。在最初的治疗中，ATRA 的血浆半衰期小于 1 小时，但随着连续给药，药物的清除率会明显加速，这可能是造成 ATRA 耐药的一个因素。诱导 CYP26A-1 介导的代谢可能是这种加速排泄的原因，因此导致 ATRA 单药治疗时出现较高的疾病复发率[189]。ATRA 的基本毒性和其他类视黄醇类药物和维生素 A 相似，主要是引起皮肤干燥、唇炎、中度可逆的肝脏功能障碍、骨骼压痛和 X 线检查示骨肥大、高钙和高脂血症，偶尔出现假性脑瘤。咪唑类抗真菌药物能阻止 ATRA 的降解导致高钙血症和肾功能障碍。另外，大约 15% 的 APL 患者，尤其是初始白细胞计数大于 5×10^9/L，治疗过程中会出现维 A 酸综合征，表现为白细胞增多综合征、发热、神志改变、胸膜和心包积液及呼吸衰竭。白细胞增多症是由于 ATRA 治疗后外周血中成熟白血病细胞数量快速增加和白细胞黏附到小血管,白血病细胞表面整合素表达增加和分泌细胞因子。白细胞计数大于 $20 \times 10^9/L$ 的患者,容易出现胸膜、心包积液和周围性水肿,病程进展快,可能因呼吸窘迫、心衰和肾功能不全引起死亡。无对照研究报道大剂量糖皮质激素可能逆转这些病症,因为这些病症是由白细胞黏附和小血管的功能障碍和(或)细胞因子的释放引起的[191]。在细胞毒性化疗药物诱导治疗期间,早期应用地塞米松(10mg,一天两次,使用 3 天或以上),可能减少维 A 酸综合征的发生。

三氧化二砷

在 20 世纪 30 年代,砷剂就用来治疗慢性髓细胞白血病和其他的恶性肿瘤,但收效甚微。自 1992 年中国哈尔滨医科大学血液病研究所利用三氧化二砷(arsenic trioxide, As$_2$O$_3$)治疗复发的 APL 显示令人震惊的疗效后,三氧化二砷对多发性骨髓瘤和骨髓增生异常综合征均显示良好治疗效果[192]。三氧化二砷作用机制可能是能促进自由基的产生[193]。它能抑制机体对自由基的解毒和使机体重要的自由基清除剂谷胱甘肽失活[194]。它能促进 PML-RARα 融合蛋白的降解[195]和上调 P53 和凋亡前体蛋白的表达。三氧化二砷在 APL 细胞中的累积作用是诱导 APL 细胞分化和促进凋亡。此外它还有抗血管生成的作用。这些作用使三氧化二砷对许多但不是所有的肿瘤细胞具有抗肿瘤活性。在对 ATRA 和传统化疗耐药的 APL 患者中,三氧化二砷治疗能达到令人惊奇的持续的完全缓解率,因此目前已经用于 APL 的初始治疗。

三氧化二砷的使用剂量是 $0.15mg/(kg \cdot d)$,持续 2 小时静脉滴注,持续使用 60 天或直至骨髓达到缓解,缓解后 3 周开始巩固治疗。完全缓解出现在用药后的 2~3 个月,伴有白血病细胞的分化,治疗 2 周后出现外周血中白细胞增多[196]。三氧化二砷在治疗 APL 中的副作用是引起高血糖、肝酶增高和低血钾,但是不需中断治疗。偶尔有患者发生疲劳、感觉迟钝和头晕。大约 10% 的患者会出现肺应激综合征,症状类似维 A 酸综合征,经糖皮质激素、给氧和暂时停药症状可缓解。三氧化二砷能导致 QT 间期延长,罕见引起房性和室性心律失常。在三氧化二砷的治疗过程中,维持正常血钾浓度很重要,避免使用其他可能引起 QT 间期延长的药物,如大环内酯类药物、美沙酮或奎尼丁。

三氧化二砷治疗中偶尔会出现逆转性室性心动过速,一旦心律失常和血流动力学指标持续存在需立即静脉注射硫酸镁,维持血钾浓度和除颤[197]。

来自中国的初始研究表明,最大血浆浓度是 $5.5~7.3\mu M$,少部分药物和甲基化代谢产物从尿液排泄,其余药物保留在组织中[190]。

● 表观遗传修饰药物

去甲基化药物

DNA 甲基转移酶(DNMT)通过甲基化 DNA 的 CpG 启动子区域调节基因转录,从而使基因表达沉默。与 AML 相关的表观遗传基因突变,包括异枸橼酸脱氢酶 1 和 2(IDH1 和 IDH2)突变,TET2 和激活 DNMT 的突变导致 DNA 甲基化增加。甲基化阻断细胞分化并促进细胞增殖。两种 DNA 去甲基化药物,阿扎胞苷和地西他滨已被批准用于治疗 MDS。两种药物可掺入 DNA 中,代替胞嘧啶碱基,并与 DNMT 形成自杀性共价键。两种药物的活化途径及其对核酸甲基化的作用不同。地西他滨被 dCK 磷酸化,而阿扎胞苷被胞苷激酶激活。地西他滨仅可掺入 DNA,而阿扎胞苷可掺入 RNA 和 DNA 中。这些药物的临床治疗反应并不完全是由 DNA 甲基化或特定基因的甲基化导致。实际上,虽然传统观念认为,DNA 甲基化总是导致基因沉默,但目前新的研究已经表明许多转录活性的基因具有高水平的 DNA 甲基化,并且组织环境和 DNA 甲基化的特异性模式可能在确定基因转录活性中起重要作用[199]。

阿扎胞苷由于能提升血红蛋白、白细胞和血小板计数,延缓向 AML 转化,并改善患者生存质量和提高总生存率,已经被美国 FDA 批准用于治疗 MDS[200]。在最近的一项针对高危 MDS 患者的Ⅲ期临床四臂实验中,与最好的支持治疗,低剂量阿糖胞苷,以及蒽环类药物联合阿糖胞苷的诱导化疗相比较,阿扎胞苷治疗组总的中位生存期是 24.5 月,而其他三种方法治疗组是 15 月[201]。

地西他滨也被批准用于 MDS 治疗,可使 30% 的 MDS 患者获得血液学反应[202]。对中危-或高危-MDS 患者,能显著延长向 AML 转化的时间,但是地西他滨治疗并不能改善总生存[203]。虽然并没有在 MDS 患者中开展阿扎胞苷和地西他滨的头-对-头研究,但是一项 Meta 分析显示相比较支持治疗,仅阿扎胞苷能明显改善患者总生存,而地西他滨并未显现优势[204]。一项回顾性研究表明阿扎胞苷和地西他滨在治疗疗效上并没有显著性差异,但对于 65 岁以上的患者,阿扎胞苷治疗能获得更好的生存和更低的毒性。

阿扎胞苷和地西他滨治疗镰刀状贫血和珠蛋白生成障碍性贫血均能提升患者血红蛋白 F(HgbF)含量,改善症状,但是目前已被羟基脲替代。

阿扎胞苷的剂量为静脉或皮下注射 $75mg/(m^2 \cdot d)$,连续 7 天,每 28 天一个疗程,可以获得最大的 DNA 去甲基化疗效。每天 5 次的方案也具有相似的疗效[205]。获得治疗反应的中位疗程数为 3 个疗程,但是 80% 的患者直到第 6 个疗程才出现治疗反应[206]。目前有一种阿扎胞苷的口服制剂,在治疗 MDS 和慢性粒细胞白血病中显示活性。地西他滨获得最佳去甲基化疗效的剂量是 $20mg/(m^2 \cdot d)$,静脉注射,连续使用 5 天,每 4 周 一个疗程[205],虽然有些方案会采用更低剂量。由于患者出现骨髓抑制,进行剂量调整和下一个疗程延后也是非常必要的。

阿扎胞苷和地西他滨主要的毒性是可逆的骨髓抑制,高剂量导致的恶心、呕吐,肝功能损害,肌痛,发热和皮疹。两种药物都能迅速脱氨转变为化学结构不稳定的氮尿苷和氮扎-脱氧尿苷,并迅速被降解为非活性代谢物[202]。

还有相当一部分 MDS 患者对去甲基化药物无反应,并最终会复发。阿扎胞苷被不同的激酶(尿苷-胞嘧啶核苷激酶)磷酸化后的产物,可能对那些对阿扎胞苷无反应的患者有益[205]。

　　Ⅰ期临床试验表明氮胞嘧啶核苷与组蛋白去乙酰化酶（HDAC）抑制剂联合用于治疗 MD 和 AML 显示应用前景[205,207]。二代去甲基化药物具有更方便的使用方法和更低的毒性，目前正在进行临床试验[205]。

组蛋白去乙酰化抑制剂

　　组蛋白乙酰化是基因表达的重要决定因素，通过从组蛋白上的赖氨酸氨基酸残基添加和去除乙酰基来调节。乙酰基的去除有助于染色质紧密化，从而降低基因表达，并被组蛋白去乙酰化酶（HDAC）介导。HDAC 分为四类，表达具有差异。HDAC1～3 在许多肿瘤细胞中过表达。这些 HDAC 的过度表达与抑癌基因和 DNA 修复基因的表达抑制有关，导致预后差[208,209]。HDAC 抑制剂能逆转这些改变。它们维持染色质的乙酰化和结构松散，并促进抑癌基因的表达，从而诱导肿瘤细胞的终末分化和凋亡。令人感兴趣的是，HDACs 也会矛盾性地发挥抗肿瘤的作用，在小鼠 HDACs 敲除模型中，通过 p53 介导的机制导致自发性肿瘤发生[208,210,211]。HDACs 还能对多种非组蛋白脱乙酰化，包括 p53 和 DNA 修复复合物组成蛋白，但目前这些作用尚意义不明确。

　　目前有 3 种 HDAC 抑制剂批准用于临床：伏立诺（vorinostat）和罗米地辛（romidepsin）。伏立诺他胺是一种异羟肟酸衍生物，而罗米地辛是由青紫色素杆菌产生的天然产物。两种 HDAC 抑制剂都能阻断这些 HDACs 的锌依赖性酶活性，并且主要针对 1 类 HDAC（HDAC1～3）[212]。在淋巴瘤细胞中，罗米地辛能够克服 BCL-2 的促增殖作用，而伏立诺他没有这种作用。

　　HDAC 抑制剂在皮肤 T 细胞淋巴瘤中具有治疗活性。pabinostat 最近被批准与硼替佐米和地塞米松联合应用于治疗复发多发性骨髓瘤。罗米地辛通常用于外周 T 细胞淋巴瘤。美国 FDA 批准伏立诺他应用于临床是基于其能诱导 30% 的经过 2 疗程其他治疗病情仍继续进展的皮肤 T 细胞淋巴瘤（cutaneous T cell lymphoma，CTCL）在中位治疗后 168 天达到部分缓解[213]。罗米地辛被批准用于皮肤 T 细胞淋巴瘤是基于其能诱导既往治疗过的患者获得 34% 的总反应率，包括 7% 的完全缓解率[214]。

　　罗米地辛被批准用于那些至少接受过 1 疗程其他药物治疗的患者[212]。这些患者使用罗米地辛后能稳定获得 38% 的反应率。15% 的患者获得完全缓解，疾病无进展生存的中位时间为 29 个月[215,216]。

　　伏立诺他口服 400mg/d。伏立诺他被葡萄苷酸化和细胞色素代谢物侧链的氧化而失活。在肝功能轻度到中度损害的患者，剂量需减至 300mg/d。对肝功能重度受损患者需停用[217]。伏立诺他的半衰期是 2 小时，虽然组蛋白保持高度乙酰化会持续数小时。伏立诺他不经过肾脏消除[188]。罗米地辛在 28 天治疗周期的第 1、8 和 15 天，使用 14mg/m²，持续 4 小时静脉输注。对那些可能发生严重毒性反应的患者，可以将剂量降至 10mg/m²。罗米地辛主要通过 CYP3A4 和葡萄苷酸化代谢，并且在短时间内清除，半衰约 3.5 小时。具有尿苷二磷酸

（UDP)-葡萄糖醛酸转移酶的 2B57 基因型的亚洲患者，药物的清除会延长，毒性增加。

　　两种 HDAC 通常耐受性良好。伏立诺他最常见的不良事件是腹泻，疲劳，恶心和厌食，以及实验室检查，包括高血糖，血小板减少症和蛋白尿[213]。罗米地辛的主要毒性是恶心，呕吐，感染，疲劳和骨髓抑制[212]。心电图提示明显的 QT 间期延长和 T 波低平，但心电图（ECG）变化与临床心脏毒性不一定相关。然而，确保电解质正常在治疗之前和整个过程中都非常重要。

　　一些新的 HDACs 药物正在进行临床试验，虽然目前还没有新的 HDACs 证实优于伏立诺他和罗米地辛。一种叫 panobinostat 的新药，在皮肤 T 细胞淋巴瘤、霍奇金淋巴瘤和 Waldenström 巨球蛋白血症的 Ⅱ 期临床试验中，展示出有前景的治疗疗效[208]。

未来的表观遗传药物

异枸橼酸脱氢酶Ⅱ抑制剂

　　异枸橼酸脱氢酶（IDH）是一种代谢酶，能将异枸橼酸转化为 α-酮戊二酸（αKG）（图 22-6），作为在组蛋白和 DNA 脱甲基之前的加氧酶反应中的辅因子。

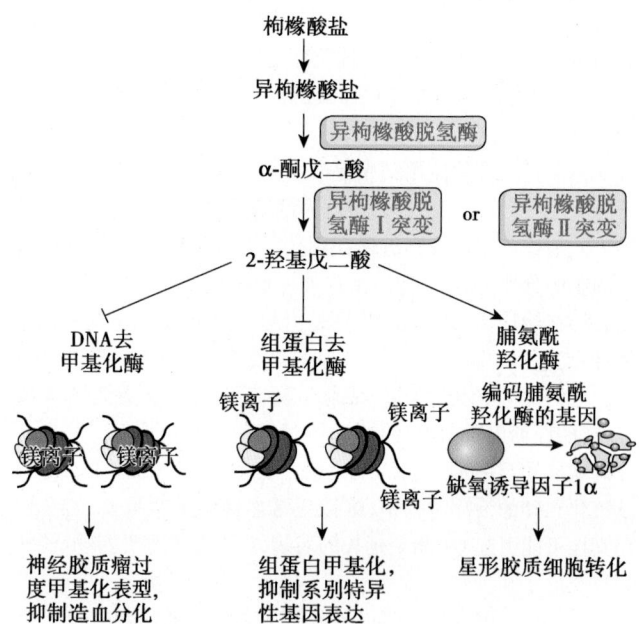

图 22-6　突变的异枸橼酸脱氢酶产生 2-羟基戊二酸，一种去甲基化反应抑制剂。2-羟基戊二酸的右旋异构体激活 EGLN1 基因，编码脯氨酰羟化酶，脯氨酰羟化酶激活缺氧诱导因子的泛素化活化和降解反应

　　某些癌症，包括 AML，神经胶质瘤，肝内胆管细胞癌，乳腺癌和肺癌以及中枢软骨肉瘤等，具有 IDH1/2 突变使酶活性增强。这些突变的酶（通常在 IDH1 的精氨酸 132 位或 IDH2 的精氨酸 170 位突变）将 αKG 转化为致癌代谢产物 2-羟基戊二酸（2HG）。高浓度的 2HG 通过与 TET 家族酶和组蛋白赖氨酸脱甲基酶的 Jumonji-C 结构域（JMJC）竞争双加氧酶，抑制

组蛋白和 DNA 的去甲基化。IDH 突变的结果是 DNA 和组蛋白均高度甲基化，导致分化阻滞[202]。25% 的 AML 中存在 IDH1 或 IDH2 突变，这些患者预后较好。但是，在 MDS 和其他骨髓增殖性肿瘤中，携带 IDH 突变的患者具有更高的转化为 AML 的风险[221]。在 IDH 突变患者的血浆和尿液中可检测到高浓度的 2HG，2HG 含量可以作为反映治疗疗效的敏感指标，并且可以用于微小残留病灶的监测[222]。在携带 IDH 突变的实体瘤中可以通过磁共振成像（MRI）光谱法成像检测 2HG。

针对 IDH 突变酶的小分子抑制剂已被发现。一种小分子抑制剂能以变构方式与 IDH2 二聚体表面结合，并且与野生型酶相比，这种抑制剂只对突变体 IDH2 具有非竞争性抑制，对突变体 IDH2 具有极大的特异性。携带 IDH 突变的 AML 细胞与这些抑制剂体外共培养，可被诱导分化[220]。

一种针对 IDH2 突变的口服抑制剂在初步的临床试验中显示有希望的诱导 AML 缓解的活性[220A]。

DOT1L 抑制剂

组蛋白甲基化也在转录调控中起作用。组蛋白甲基化导致 DNA 启动子位点的暴露，影响基因表达。DOT1L 是组蛋白甲基转移酶，催化组蛋白 H3（H3K79）上特异性赖氨酸残基甲基化，从而调节 RNA 聚合酶 II 介导的转录伸长。在携带 MLL 基因易位的白血病中，MLL 易位形成的融合蛋白，募集 DOT1L 到转录因子（HOXA9 和 MEIS1）的启动子位点，导致白血病发生。在急性淋巴细胞白血病、急性髓细胞白血病和急性混合/不确定谱系白血病中，5%~10% 的患者携带 MLL 易位，MLL 易位在婴儿急性白血病和因 Topo II 抑制剂诱导的继发性 AML 中特别常见[221]。一种氨基核苷 DOT1L 抑制剂已进入临床试验。它通过与 DOT1L 的 S-腺苷-L-甲硫氨酸（SAMe）结合位点结合，诱导 DOT1L 构象变化，从而导致 DOT1L 对抑制剂具有高亲和力，发生特异性结合。

临床前资料显示低浓度抑制剂就对 MLL 重排细胞系具有特异性抗增殖活性，在 MLL 重排白血病的大鼠异种移植模型中，加入抑制剂可以导致肿瘤完全消退。根据这些临床前数据，DOT1L 抑制剂最近已进入携带 MLT 基因在 11q23 易位的复发/难治性白血病患者临床试验（NCT01684150）[221]。

Zest 同系物 2 增强子的抑制剂

Zest 同系物 2（EZH2）的增强子是多聚抑制复合物 2（PRC2）的催化亚基，还能甲基化组氨酸 H3 上的赖氨酸 K-27 以及其他非组氨酸蛋白。在生发中心弥漫性大 B 细胞淋巴瘤和滤泡淋巴瘤中，EZH2 发生单等位基因突变，导致催化活性增强，使 H3K27 高度甲基化或高三甲基化，并抑制 DNA 损伤反应的转录修复作用[223]。Y641 残基是最常见的突变位点，在胃中央型弥漫性大 B 细胞淋巴瘤中突变率高达 22%，10% 的滤泡淋巴瘤患者携带突变[223]。有趣的是，在髓系肿瘤中，携带 EZH2 的功能丧失突变的患者具有更差的预后，提示 EZH2 可能根据突变的位点和上下基因的不同，分别发挥癌基因或抑癌基因作用。

已经通过高通量生化测定法检测 EZH2 突变体与 PRC2 复合物以及组蛋白底物鉴定出来 EZH2 抑制剂。临床前数据表明 EZH2 抑制剂对携带活化 EZH2 突变的细胞系具有选择性抑制作用。在利用携带 EZH2 活化突变的弥漫性大 B 细胞淋巴瘤细胞系建立的皮下异种移植小鼠模型中，观察到 EZH2 抑制剂具有显著肿瘤抑制作用。基于这些结果，EZH2 抑制剂目前在具有 EZH2 突变的复发性和难治性弥漫性大 B 细胞淋巴瘤患者中进行 I 期和 II 期临床试验[224]。

溴结构域和末端抑制剂

蛋白质的溴结构域和末端（BET）家族通过识别组蛋白中的乙酰化赖氨酸残基并将 pTEF-b 复合物募集至启动子区域，而与具有转录活性的乙酰化组蛋白相结合[225]。BET 蛋白还与非组蛋白乙酰化蛋白（包括 p53）相互作用。BET 抑制剂选择性地结合到 BET 蛋白的高保守溴结构域，从而抑制 BET 蛋白与组蛋白内乙酰化的赖氨酸残基结合的能力。

临床前研究显示 BET 抑制剂在骨髓瘤和 AML，尤其是携带 MLL 融合蛋白或 NPM1c+ 突变的细胞系中具有抑制活性[226]。BET 抑制剂通过抑制 c-MYC 和其他下游靶点导致早期细胞周期早期停滞和凋亡[226]。在 MLL 小鼠模型中也观察到使用 BET 抑制剂能使小鼠生存获益。HDAC 和 BET 抑制剂通过将组蛋白赖氨酸残基和 p53 维持在乙酰化状态而发挥协同作用，从而诱导细胞更加依赖于 BET 介导的转录[227,228]。基于这些研究结果，第一种 BET 抑制剂已进入早期临床试验[229]。

● 特异性靶点的小分子化合物

BCR-ABL 酪氨酸激酶抑制剂

伊马替尼（格列卫）用于慢性髓细胞白血病（chronic myelogeneous leukemia, CML）开创了肿瘤靶向治疗时代。伊马替尼是 ABL 酪氨酸激酶抑制剂，可以抑制特征性 ABL 突变型产生的 BCR-ABL 融合蛋白。BCR-ABL 融合蛋白是染色体 t（9；22）（q24，q11.2）易位形成，也称为费城染色体，染色体易位形成的融合蛋白可独立产生生长因子维持肿瘤生长，并使携带融合蛋白的白血病细胞能被伊马替尼和其他酪氨酸激酶抑制剂（TKIs）抑制[230]。经过对酪氨酸激酶抑制剂进行高通量筛选，伊马替尼被科学家选出在 Ciba-Geigy 公司（后来在诺华公司）进行临床试验。广泛的 III IRIS 临床试验（干扰素与 STI571 随机对照临床研究）证实服用伊马替尼的大部分患者可以获得持续缓解。基于可喜的试验结果，伊马替尼在 2001 年被批准用于治疗 CML，成为第一个分子靶向治疗药物[231,232]。此后，另外三种二代药物达沙替尼、尼罗替尼和博舒替尼（bosutinib）以及三代 TKI 药物帕纳替尼（ponatinib）也被批准用于治疗伊马替尼耐药或不耐受的患者（表 22-5）。还有另一种非 TKI 药物，omacetaxine，也被批准用于对两种或多种 TKI 耐药或不耐受的患者[233]。

表 22-5　酪氨酸激酶抑制剂治疗 CML

	靶点	独特的药代动力学	清除机制	半衰期	剂量	药物相互作用	毒性反应
伊马替尼	BCR-ABL, c-Kit, 血小板来源生长因子受体 (PDG-FR)	90%生物利用度 通过 OCT-1 转运	肝脏清除 严重的肝肾损伤需调整剂量	18 小时	qd 每次 400~800mg	CYP3A4 诱导剂（地塞米松、苯妥英、卡马西平等）CYP3A4 抑制剂（阿瑞吡坦、克拉霉素、伊曲康唑等）	剂量相关的体液潴留、心衰、肝毒性、恶心、呕吐、乏力、腹泄、皮肤反应、骨髓抑制
达沙替尼	BCR-ABL, c-Kit, PDGFR, Src 家族酶	吸收受 pH 值影响	肝脏清除	3~5 小时	qd 每次 100mg 或 bid 每次 70mg	CYP3A4 诱导剂（地塞米松、苯妥英、卡马西平等）CYP3A4 抑制剂（阿瑞吡坦、克拉霉素、伊曲康唑等）抗酸药、H2 阻滞剂、质子泵抑制剂	体液潴留（>20%）、包括胸腔积液、心包积液、心衰、肝毒性、恶心、呕吐、乏力、腹泄、皮肤反应、骨髓抑制、QT 间期延长、低磷、低钙
尼罗替尼	BCR-ABL, c-Kit, PDGFR	进食增加生物利用度	肝脏清除	17 小时	bid 每次 400mg	CYP3A4 诱导剂（地塞米松、苯妥英、卡马西平等）CYP3A4 抑制剂（阿瑞吡坦、克拉霉素、伊曲康唑等）延长 QT 间期的药物	体液潴留、心衰、肝毒性、恶心、呕吐、乏力、腹泻、腹痛、皮肤反应、骨髓抑制、QT 间期延长、低磷、低钙、血脂肪酶及淀粉酶升高
博舒替尼	BCR-ABL, SRC, LYN, HCK	吸收受摄入镁离子影响	肝脏清除，严重的肝肾损害需调整剂量	22 小时	qd 每次 500~600mg	CYP3A4 诱导剂（地塞米松、苯妥英、卡马西平等）CYP3A4 抑制剂（阿瑞吡坦、克拉霉素、伊曲康唑等）抑酸剂、H2 阻滞剂、质子泵抑制剂	骨髓抑制、皮肤反应、QT 间期延长、体液潴留、腹泻、低磷、高镁/低镁血症
帕钠替尼	BCR-ABL（包括 T315I 突变），VEGFR, PDGFR, FGFR, SRC, KIT, RET, TIE-2, FLT-3	吸收受 pH 值影响	肝脏清除	24 小时	qd 每次 30~45mg	CYP3A4 诱导剂（地塞米松、苯妥英、卡马西平等）CYP3A4 抑制剂（阿瑞吡坦、克拉霉素、伊曲康唑等）	动脉血栓形成、肝脏毒性、胃肠道穿孔、伤口愈合并发症、出血、骨髓抑制、心律失常、胰腺炎

帕钠替尼是 ABCG2 和 P-糖蛋白抑制物

作用机制

伊马替尼、尼罗替尼、达沙替尼、博舒替尼（bosutinib）和帕钠替尼（ponatinib）（图 22-7）均为 BCR-ABL 激酶抑制剂，同时抑制 c-KIT 激酶和血小板生长因子受体（PDGFR）[234]，而 c-KIT 激酶是伊马替尼治疗胃肠间质瘤的靶点[235]。另外伊马替尼还作用于异常激活的血小板生长因子受体（PDGFR），用于治疗嗜酸性粒细胞增多症[236]、慢性单核细胞白血病[237]、携带 PDGFR 重排的 MDS[237A] 和皮肤纤维肉瘤[238]。此外，达沙替尼和帕钠替尼还抑制 CML 患者重要的次要靶点——Src 家族激酶[239]。与伊马替尼［IC50（生长抑制 50% 时浓度）= 100nM］相比，达沙替尼[201]（IC50≤1nM）与尼罗替尼[202]（IC50≤20nM）[240]，博舒替尼（IC50≤1nM）和帕钠替尼（IC50≤1nM，10nM for T315I），均为 BCR-ABL 更有效的抑制剂。结晶与诱变实验显示，伊马替尼和尼罗替尼结合于 BCR-ABL 激酶片段结构域，使激酶处于关闭或失活状态，这样激酶就不能与其底物 ATP 结合[240~242]。激酶与伊马替尼结合区域的点突变可以导致耐药白血病细胞的产生。结合区域点突变导致伊马替尼与激酶不能紧密结合，而激酶处于长期活化构象，与底物 ATP 结合。

经过结构改造的第二代酪氨酸激酶抑制剂尼罗替尼可以克服耐伊马替尼的多种点突变[239,241,243~245]。而达沙替尼的独特之处在于它可以同时结合激活与非激活的构型，这也是它能克服耐药的机制之一[239]。更重要的是，帕钠替尼是目前唯一对最常见的耐药突变 T315I 有抑制作用的药物，T315I 突变是一种看门突变，能阻止其他 TKI 药物与 BCR-ABL 融合蛋白的ATP 结合位点结合[246]。

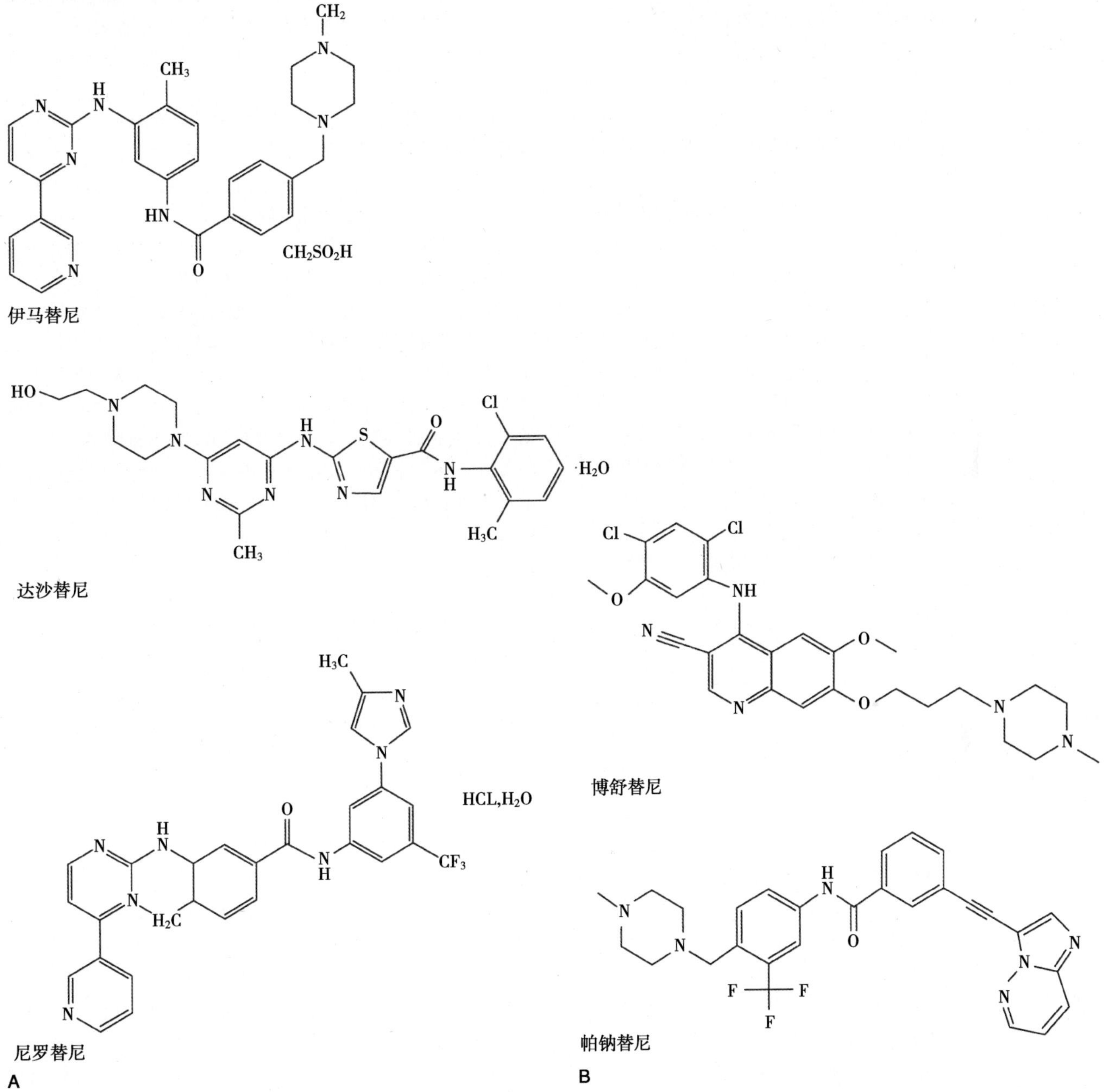

图 22-7 BCR/ABL 酪氨酸激酶抑制剂

临床药理学

BCR-ABL 激酶抑制剂口服吸收良好，由 CYP3A4 代谢清除。达沙替尼和帕钠替尼的吸收具有 pH 依赖性，所以可能受 H2 受体抑制剂与质子泵抑制剂的影响。同时摄入镁离子会影响博舒替尼的吸收。尼罗替尼的生物利用度在进食后增加，所

以该药需要空腹服用。肾功能不全的患者伊马替尼清除延迟，可能是由于肾衰患者 P450 活性减低。少量数据显示伊马替尼脑脊液穿透性差，同一个体脑脊液药物浓度只能达到血药浓度的百分之一[247]。关于其他 BCR-ABL 抑制剂在脑脊液中的浓度目前还没有相关报道。

所有美国 FDA 批准的 BCR-ABL 抑制剂蛋白结合率大于

94%,大部分与α1-酸性糖蛋白结合。α1-酸性糖蛋白为一种结合蛋白,在人体中较小鼠含量高[248],所以在小鼠中研究治疗作用可能会过度暴露药物活性。α1-酸性糖蛋白浓度在人体存在很大的个体差异,个体间差异大于四倍,故总的血浆中总的药物浓度与α1-酸性糖蛋白的水平相关。那些可以竞争α1-酸性糖蛋白结合位点的药物,比如克林霉素可以置换与α1-酸性糖蛋白结合的伊马替尼。在小鼠实验中发现克林霉素可以增加细胞中药物浓度。

不同的BCR-ABL抑制剂的生物利用度存在很大差异。伊马替尼的生物利用度最高(98%),博舒替尼(23%~64%),尼罗替尼(50%),和达沙替尼(14%~34%),帕钠替尼的生物利用度目前尚不明确。

尽管BCR-ABL抑制剂在治疗CML和其他恶性肿瘤患者方面取得了无可比拟的优势,但对TKIs的耐药性的产生是一个主要的问题。虽然存在多种耐药机制,但可以将TKI的耐药性分为两大类:原发性耐药,即对药物治疗开始就缺乏反应,以及继发性(获得性)耐药,即对药物开始治疗有反应,治疗一段时间后出现耐药性。最重要和最常见的TKI耐药机制是酪氨酸激酶三个不同片段的点突变会引起药物不能有效抑制激酶活性[249]。最常见与临床耐药相关的突变涉及氨基酸255与315,这两个点均是药物的结合点;这些点突变可能会导致伊马替尼与尼罗替尼的高度耐药。不同的BCR-ABL抑制剂对特定耐药突变的活性不同,比如达沙替尼与有活性或失活的构象均可结合,可以克服255位点的突变导致的耐药,但是315点突变仍然不能克服[241,250]。尼洛替尼对大多数耐药突变具有良好的活性,但对255和315位点的突变缺乏治疗活性。在所有批准的TKI中,帕钠替尼是唯一针对看门突变T315I具有治疗活性的药物。在既往接受过反复治疗的费城染色体阳性白血病患者的Ⅱ期试验中,帕钠替尼能使半数以上的携带T315I突变、达沙替尼或尼罗替尼治疗失败的患者产生主要细胞遗传学反应[246]。

突变影响磷酸化结合区域和域"活化环"导致不同程度的耐药。一些点突变比如在氨基酸351和355位点点突变可致较低水平伊马替尼耐药,发生以上点突变的肿瘤细胞对高剂量伊马替尼仍然敏感,对尼罗替尼和达沙替尼也敏感[241,251]。这可以解释一些耐药患者加大剂量后取得一定临床疗效。

在一些临床患者用药前可以检测到存在低频率的引起耐药的激酶点突变,携带这些突变的肿瘤细胞在接受药物治疗后,在药物的选择压力下成为优势克隆,突变频率增高,特别是一些Ph染色体阳性的ALL患者,或CML进展至急性期的患者[252,253]。这个发现有力地支持了耐药细胞的突变为自然发生,通过药物暴露的进一步选择而最终产生这一假说。

耐药突变的位点具有预测患者预后的意义。在一些服用伊马替尼的CML患者中可检测到突变,包括三分之一是在加速期或慢性晚期(诊断超过4年)[252]。大多数突变患者在检测到突变时已经发生耐药或者检测到后不久即发生了耐药。在二代TKI出现之前,在磷酸化结合环发生突变后疾病进展迅速,多数在4个半月内死亡。这些对所有已知的激酶突变有高效治疗活性的二代和三代TKI的出现,使耐药患者的疾病得到控制,生存得到改善[246,254~256]。尼罗替尼和达沙替尼作为一线

药物,疗效相当,均能获得很高的无进展生存率和总生存率。二线TKI的选择取决于疾病和患者特征以及不同药剂的副作用。例如,目前,没有任何药物能够替代帕钠替尼用于具有T315I突变的CML。在有针对性CHF或胸腔积液的患者中,达西替尼应避免使用,因其可导致高达35%的患者出现胸腔积液。这些患者应该给予尼罗替尼或博舒替尼。在患有严重糖尿病或胰腺炎病史的患者中,应避免使用尼罗替尼,选择其他二代TKI。那些对两种或多种TKIs治疗失败的患者,包括T315I突变的患者,均可能对高三尖杉脂碱治疗有效,高三尖杉脂碱是一种被美国FDA批准用于临床的天然细胞毒性产物[233]。

除了激酶突变,在一些治疗耐药的患者肿瘤标本中也检测到野生型激酶基因的扩增,从而导致激酶的过表达[257]。实验表明,编码药物泵出蛋白的MDR基因与伊马替尼的耐药相关[258]。但目前这个机制尚未在临床发现。除了泵出机制,流入机制也起很重要的作用。近期的研究表明,伊马替尼是通过阳离子转运体-1(organic cation transporter-1,OCT-1)转运,该通路的下调可能会引起耐药的发生,而尼罗替尼与达沙替尼则无关[259]。

不是所有的耐药都可以用激酶的扩增或突变或药物动力学因素来解释。在CML接受伊马替尼治疗的患者中出现携带有骨髓发育不良细胞核型的Ph染色体阴性克隆引起越来越多的关注,据报道少数患者进展为骨髓发育不良和AML[260,261]。目前治疗慢粒耐药新的药物正在进行中,比如研究组蛋白去乙酰化酶抑制剂、热休克蛋白抑制剂和其他通路的靶向治疗药物。

副作用

伊马替尼、达沙替尼、尼罗替尼和博舒替尼毒副作用很小。三种药物均可引起轻度的胃肠道反应包括恶心、呕吐。重度的恶心通常发生在服用伊马替尼和博舒替尼。这些药物均促进体液潴留包括水肿、浆膜腔积液。达沙替尼引起的水肿比其他药物更严重些[262,263]。尽管所有药物都会引起皮疹,但伊马替尼和博舒替尼会导致在三分之一以上的患者发生更严重的(Ⅲ/Ⅳ级)皮疹。所有BCR-ABL抑制剂均可引起轻度的转氨酶增高,但博舒替尼可能导致重度的转氨酶增高。胆红素血症是一种相当罕见的不良反应,但在使用尼罗替尼的患者中常发生。达沙替尼和尼罗替尼可引起QT间期延长,而其他TKI药物无此副作用。其他的非血液学毒性包括低磷血症(主要是达沙替尼和尼罗替尼)、肌痛、胰腺炎和体重增加(主要是伊马替尼)。所有TKI药物均可引起中性粒细胞减少、贫血和血小板减少,可能需要血制品支持、减量或停药。大多数非血液学副作用是自限性的,可以通过剂量调整而恢复。在副作用事件解决后,大多数情况可以继续服用起始剂量。帕钠替尼增高发生动脉血栓的风险,在既往有心肌梗死、心绞痛、卒中或外周动脉疾病病史的患者使用需谨慎。

JANUS 激酶抑制剂

骨髓增殖性肿瘤(MPNs)是一组异质性克隆性造血干细胞疾病,包括CML和"BCR-ABL阴性"MPNs真性红细胞增多症(PV),原发性血小板增多症(ET)和原发性骨髓纤维化

(PMF)[264]。这些疾病的特征是外观成熟的髓系细胞的累积。大多数 BCR-ABL 阴性的骨髓增殖性疾病患者具有 Janus 型酪氨酸激酶(JAK)基因突变,最常见的是 JAKV617F[265~267]。JAK 的家族成员包括 JAK1 至 JAK3 和 TYK。在生理功能上,JAK 对于那些没有固有酪氨酸激酶活性的受体的细胞内信号转导是必要的,例如促红细胞生成素(EPO),血小板生成素(TPO)和粒细胞-巨噬细胞集落刺激因子(GM-CSF)的受体[268]。当配体与受体结合时,JAK 自身磷酸化,与信号转导和转录激活因子(STAT)结合,并进一步与另一种 STAT 蛋白形成二聚体,转位到细胞核中,促进 STAT 应答基因的转录,这些基因控制细胞增殖,细胞凋亡和细胞分化[265]。置换突变 JAK2[V617F] 是最常见的获得性功能突变,在 65% ~97% 的 PV 患者,23% ~57% 的 ET 患者和 34% ~57% 的 PMF 患者携带该突变[261~263]。该突变的导致细胞不依赖生长因子增殖或增加细胞对细胞因子/生长因子的敏感性。

美国 FDA 2011 批准了第一个特异性 JAK 抑制剂,鲁索利替尼(Jakafi),用于治疗 PMF,PV 和 ET。这项批准是基于两项Ⅲ期临床试验的结果:口服 JAK 抑制剂治疗骨髓纤维化的对照研究(COMFORT-I 试验),在该研究中 309 例 PMF,PV 或 ET 患者,分为两组,一组患者使用鲁索利替尼(15mg 或 20mg,口服,每天两次),一组患者服用安慰剂,在另一项 COMFORT-Ⅱ研究中,纳入 219 例 PMF,PV 或 ET 患者[266,267]。在 COMFORT-I 研究中,鲁索利替尼能使 42% 的患者在治疗 24 周后脾脏体积缩小 35% 以上(主要治疗终点),相比较安慰剂组,治疗组的症状控制和总生存率明显改善。在 COMFORT-Ⅱ研究中,治疗组 28% 的患者脾脏体积缩小大于 35%,而安慰剂组为 0,相比较目前能获得的最好治疗(通常是羟基脲和糖皮质激素),鲁索利替尼治疗组患者具有更好的疾病相关症状减轻,更佳的身体机能和生活质量和较小的毒性反应。

作用机制

鲁索利替尼能抑制所有类型 JAK 激酶活性,并且不受 JAK 激酶是否发生基因突变或疾病状态的影响。但是鲁索利替尼对不同的 JAK 激酶的抑制活性不同,对 JAK1(IC50=1nM),对 JAK2(IC50=7.2nM),对 TYK2(IC50=9.3nM),对 JAK3(IC50=98nM)。分子动态模拟研究提示鲁索利替尼靶向作用于活化的 JAK 激酶的 ATP 结合位点[268]。服用鲁索利替尼可导致 STAT 应答基因表达下降。

临床药理学

鲁索利替尼是口服制剂,吸收快,生物利用率高达 95%。它通过 CYP3A4 代谢,主要从尿液排出。生物半衰期为 3 小时。体外高通量测序发现存在对鲁索利替尼原发耐药的突变,包括看门突变 M929I[269]。

副作用

鲁索利替尼不常引起非血液学不良反应,且反应大多比较轻微。非血液学不良反应包括但不限于腹泻、恶心、周围水肿、鼻咽炎、发热、关节痛、咳嗽和呼吸困难。鲁索利替尼可引起贫血和血小板减少,可能需要输血。但是,这些毒性反应通过减少剂量或治疗中断后均可改善,只有很小一部分患者不得不停药。鲁索利替尼引起重度中性粒细胞减少的发生率很低(大约 7%)[266,267]。

依鲁替尼

慢性淋巴细胞白血病(CLL)是成熟 B 淋巴细胞的惰性、慢性进展性血液恶性肿瘤[207]。几十年来,烷化剂是治疗 CLL 的主要药物,但对患者生存的改善较少。使用针对 B 淋巴细胞的 CD20 的抗体利妥昔单抗可改善 CLL 患者的生存率[271]。但是,具有特异性基因缺失的患者(如 17p13.1)对利妥昔单抗的治疗反应差。并且,目前没有治愈的方法[271]。虽然 CLL 患者中没有发现常见的驱动突变,但是 B 细胞受体的下游传导子,Bruton 酪氨酸激酶(BTK)对 B 细胞活化、增殖和生存发挥重要作用。选择性的 BTK 抑制剂,依鲁替尼,已被批准并用于高危的复发 CLL,具有高度活性。随访 26 个月后,依鲁替尼治疗能达到 88% 总发生率,无进展生存期率达 75%[272]。在随后的Ⅲ期临床试验中,纳入 391 例既往治疗过的 CLL 患者,依鲁替尼与一种批准用于复发 CLL 的 CD20 抗体(奥法木单抗)进行比较。依鲁替尼治疗组有更好的总反应率、无进展生存率和总生存率[273]。基于这些研究结果,依鲁替尼被美国 FDA 加速批准用于复发 CLL。依鲁替尼也被批准用于治疗外套细胞淋巴瘤患者。

作用机制

依鲁替尼通过与 BTK 的半胱氨酸残基形成共价结合,不可逆的抑制 BTK 活性。通过对 BTK 的抑制干扰其下游参与 B 淋巴细胞活化、增殖和黏附的重要通路的激活。

临床药理学

依鲁替尼每天口服一次。生物利用度数据尚未建立。半衰期为 4~6 小时。依鲁替尼主要通过 CYP3A4 在肝脏中代谢,仅 1% 在尿液中清除。对肝脏或肾功能不全的患者不需要调整剂量。对发生 3 级以上血液学或非血液学不良反应的患者,需要调整剂量。利用全基因外显子测序,在 6 名患者中鉴定出不同的耐药突变[274]。在 5 名患者中,发现存在 BTK 结合位点处的半胱氨酸-丝氨酸突变(C481S)。有趣的是,产生的突变蛋白质虽然依然对依鲁替尼敏感;但是依鲁替尼对突变蛋白的抑制作用是可逆的。在 2 名患者中发现的其他三种突变(L845F,R665W 和 S707Y),突变涉及 BTK 的下游节点,磷脂酶 γ2(PLCγ2)。目前尚不清楚加大依鲁替尼剂量是否可以克服这些耐药突变。

副作用

绝大多数患者对依鲁替尼发生的不良反应是轻微的。几乎一半的患者会出现腹泻,约三分之一的患者发生上呼吸道感染,咳嗽或疲劳。其他不良反应包括恶心,呕吐,便秘,发热,皮疹,水肿,高血压和头痛。约 15% 的患者发生 3~4 级中性粒细胞减少,依鲁替尼剂量减少后可继续耐受治疗[272,273]。

蛋白酶体抑制剂

硼替佐米和卡非佐米

这是一类靶向泛素-蛋白酶体途径的药物,泛素-蛋白酶体途径是复杂的调节系统,其在正常细胞和肿瘤细胞中消除具有潜在毒性的错误折叠蛋白质,并控制重要调节蛋白的细胞内水平[275]。该途径及其底物在人类肿瘤病理生理的不同方面均具有重要作用,因此为治疗干预创造了机会。蛋白酶体包括一个20S的核心成分,其具有 3 种不同的蛋白水解活性(类糜蛋白酶活性、类胰蛋白酶活性、肽-谷氨酰肽水解酶活性)。硼替佐米(以前称为 PS-341)和卡非霉素(图 22-8)通过与 20S 核心的 β5 亚基结合来抑制类糜蛋白酶活性。硼替佐米是一种硼氢化二磷酸盐,可逆性的抑制类糜蛋白酶活性,而卡非佐米,一种环

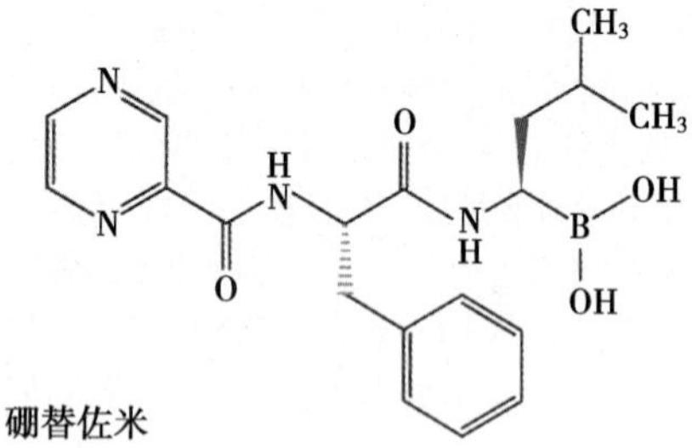

图 22-8　硼替佐米和卡非佐米

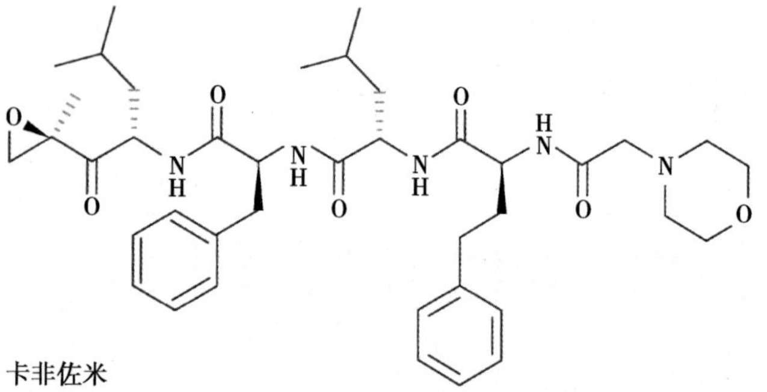

氧酮,与 β5 亚基通过两个共价键形成不可逆的复合物[276]。硼替佐米对骨髓瘤[277~279]及其他浆细胞疾病包括淀粉样变性[280]和 Waldenström 巨球蛋白血症[281],均有很好的治疗疗效,此外,对套细胞淋巴瘤也有治疗活性[282,283]。硼替佐米诱导一系列复杂的分子反应,例如降低细胞抗凋亡蛋白的水平(包括核因子[NF]-κB,半胱天冬酶抑制剂和 Bcl-2 家族成员)[284~287],最终导致骨髓瘤细胞发生不可逆转的凋亡,此外硼替佐米还能增强骨髓瘤细胞对目前已经临床应用的多种药物(例如烷基化[287,288],蒽环类药物[287,289],和沙利度胺及其衍生物)和尚处于研究阶段的药物如 HDAC 抑制剂的敏感性[287]。因此,硼替佐米一直是多种骨髓瘤联合化疗方案的关键组成部分[290]。但是,患者最终会对硼替佐米产生耐药或发生感觉性周围神经病变[291],感觉性周围神经病变是该药的主要剂量限制性毒性。为克服这些局限性,开发了卡非唑和其他二代蛋白酶体抑制剂。2012 年,卡非司米被美国 FDA 加速批准用于治疗对硼替佐米和至少一种沙利度胺衍生物治疗后复发、难治的骨髓瘤患者[292]。卡非佐米在对硼替佐米耐药的患者中显示出治疗活性,这归因于卡非佐米能与蛋白酶体发生不可逆的结合,细胞蛋白酶体的功能不能完全恢复,除非合成新的蛋白酶体。但是,蛋白酶体抑制剂的可逆或不可逆的结合特性不能作为判断其临床疗效的唯一决定

因素,例如,正在进行临床试验中的另一种第二代蛋白酶体抑制剂,MLN2238 及其临床前体药物,Ⅸ azomib(MLN9708),虽然与 β5 亚基发生可逆性结合,但在临床前研究和临床研究中均对硼替佐米耐药的细胞具有活性[293,294]。

尽管蛋白酶体对于正常细胞也具有重要作用,硼替佐米和卡非佐米的应用与临床有意义的治疗窗有关,可能是这些药物的临床应用剂量尚不能完全关闭蛋白酶体的类糜蛋白酶活性[295],以及其他蛋白水解酶(胰蛋白酶样和半胱天冬酶样)活性[296]。因此,在正常细胞或肿瘤细胞中蛋白质降解的速率只有适度(<40%)的降低。虽然正常细胞可以从这个打击中恢复,但恶性浆细胞不能,因为它们是通过增加细胞内未组装或错误折叠的蛋白质含量("蛋白酶体负载"),比如免疫球蛋白,获得活性蛋白酶体颗粒("蛋白酶体能力")从而实现其功能[297]。目前尚未明确该机制是否也适用于套细胞淋巴瘤。

硼替佐米和卡非佐米的使用安全性包括血小板减少症,可能反映了血小板需要基本的蛋白酶体活性去降解细胞凋亡蛋白 Bax,从而维持血小板的正常寿命[298]。与硼替佐米不同,卡非佐米不引起周围神经病变,但是已报道卡非佐米导致心肺毒性(例如呼吸困难,低氧血症,肺动脉高压)和血清肌酐升高[292]。研究已报道这些差异是由于硼替佐米,但不是卡非佐米,能抑制神经保护分子 Htra2/Omi[299],并阻断包括组织蛋白酶 G 和组织蛋白酶 A 在内的一些血清蛋白酶,从而导致肾功能损害[300~302]。抑制蛋白酶可能加重肾损伤[303]。蛋白酶体抑制剂的心肺毒性的具体机制仍在研究中。

硼替佐米和卡非佐米的临床疗效,以及其他二代蛋白酶体抑制剂的有希望的早期研究结果,已经证实通过调节细胞内的蛋白质稳态是恶性浆细胞病、套细胞淋巴瘤的重要治疗靶点,对其他肿瘤也具有潜在治疗价值。

● 治疗性单克隆抗体

单克隆抗体是治疗血液恶性疾病中一类重要的药物。淋巴细胞表达一组抗原可以成为单克隆抗体治疗的靶点,如表 22-6 所示。特异性靶点的单克隆抗体的制备方法已十分成熟,即用人肿瘤细胞免疫小鼠后筛选目的抗体的杂交瘤。由于小鼠抗体半衰期短且会诱导产生人抗小鼠的免疫反应,故在用于治疗之前需要人源化。到目前为止,几个抗体已经被美国 FDA 批准,用于治疗非霍奇金淋巴瘤(non-Hodgkin lymphoma,NHL)和 CLL,其中包括利妥昔单抗和阿仑单抗。单克隆抗体的作用机制包括直接诱导凋亡,抗体介导的细胞毒性作用(antibody-dependent cellular cytotoxicity,ADCC)及补体介导的细胞毒性作用。大部分临床上应用的抗体的重要机制尚不明确[304]。

单克隆抗体也可以通过连接毒素(免疫毒素)、放射性同位素或包含另一特异性(双特异性)而进行改造[305~307]。比如,可以在抗 B 细胞淋巴瘤特异性抗体上连接一个抗 CD3 的单克隆抗体,从而结合活化正常的 T 细胞,增强 T 细胞介导的淋巴瘤细胞的溶解。双特异性单抗比如 blinatumomab 同时具有抗CD3 与抗 CD19 特异性。B 淋巴细胞淋巴瘤特异性单克隆抗体的应用为一种新型治疗策略的典型,此单抗于 1982 年由 Miller 研究组报道[308]。

表 22-6　美国 FDA 批准的单克隆抗体药物的剂量和毒性

药物	机制	剂量和疗程	主要毒性反应
利妥昔单抗	抗体介导的毒性反应、补体激活、诱导凋亡	单药 375mg/m^2 每周一次 IV×4 周 375mg/m^2/次联合化疗	输注相关;迟发型中性粒细胞减少
奥法木单抗	抗体介导的毒性反应、补体依赖的毒性反应	每周一次×8 周,随后在 24 周内每月一次×4 月(参见第 1 次治疗剂量为 300mg;第 2 次到第 12 次治疗剂量为 2000mg)	输注相关;迟发型中性粒细胞减少
obinutuzumab	直接诱导细胞死亡、抗体介导的毒性反应	在第一疗程的第 1 天静脉输注 100mg,第 2 天 900mg。在第一疗程的第 8 和 15 天分别输注 1000mg,随后在第 2 到第 6 疗程的第 1 天均接受 1000mg。在每个疗程的第 1 天和第 15 天,同时口服苯丁酸氮芥	输注相关;中性粒细胞减少
阿仑珠单抗	补体激活、抗体介导的毒性反应、可能诱导凋亡	3,10,30mg/m^2 IV, TIW 然后 30mg/m^2 IV TIW 4～12 周	输注相关毒性如发热、皮疹和呼吸困难;T 细胞去除、增加感染
brentuximab vedotin	抗体-药物偶联物,将抗 CD30 单克隆抗体与 monomethylauristatin E 偶联	1.8mg/kg,每 3 周一次	周围神经病变,中性粒细胞减少
^{90}Y 替伊莫单抗	靶向放射治疗	0.4mCi/kg IV	血液学毒性、脊髓发育不良

单纯的单克隆抗体

利妥昔单抗

利妥昔单抗是第一个被美国 FDA 批准的治疗性单抗,包含人的免疫球蛋白 G_1 和小鼠源性的可变区(kappa 区)。利妥昔单抗是靶向 B 细胞抗原 CD20 的单克隆抗体。CD20 表达于正常 B 细胞及 90% 以上的 B 淋巴细胞肿瘤,从前 B 细胞至最终分化为浆细胞,各个阶段均有表达[309]。尽管用不同类型抗 CD20 单抗与 B 细胞共孵育对 B 细胞细胞周期有不同的作用,但到目前为止,CD20 的生物学功能仍不明确[310,311]。单抗与 CD20 结合后产生跨膜信号进而产生一系列分子事件,包括自磷酸化、激活丝氨酸/酪氨酸蛋白激酶,诱导癌基因 c-myc 及主要组织相容性抗原复合 II 的表达[312]。CD20 可促进 Ca^{2+} 跨膜传导,作为 Ca^{2+} 通道可能是 CD20 作用之一[312]。以上研究表明,CD20 在 B 细胞的自身分化调节中起重要作用,但上述研究并没有阐明 CD20 及其配体怎样不依赖于 ADCC 或补体介导途径而介导细胞死亡。

利妥昔单抗首先被批准用于单剂治疗复发惰性淋巴瘤,但是利妥昔单抗在其他多种疾病的临床治疗中也显示治疗活性。利妥昔单抗被批准与化疗结合治疗初发的滤泡状淋巴瘤及弥漫大 B 淋巴瘤[313,314]。利妥昔单抗还与化疗联用于慢性淋巴细胞白血病和惰性 B 细胞非霍奇金淋巴瘤,包括套细胞淋巴瘤、Waldenström 巨球蛋白血症及边缘性淋巴瘤;[313] 利妥昔单抗还与补救性化疗相结合治疗许多惰性及进展性的 B 细胞 NHL,即使这些患者既往已经接受过利妥昔单抗治疗[315]。利妥昔单抗的持续治疗是基于其被证实在复发患者中可以延缓疾病进展、提高总的生存率[316~318]。

不论是单用还是与化疗联用,利妥昔单抗均给予四次,剂量为 375mg/m^2,静脉给药。作为单药治疗时,采用维持剂量每周给一次,共四周。其半衰期大约为 22 天[319]。治疗前给予组胺药物、对乙酰氨基酚及糖皮质激素已成为预防输入反应的标准措施。在首次给予时,输注速度要由慢逐渐加快以预防输入反应。输注时开始速度调节为 50mg/h,如果没有输注反应,可以每 30 分钟提高 50mg/h,最大输注速度为 400mg/h。如果首次给予没有输注反应,再次给予时起始速度可以调节为 100mg/h,然后每 30 分钟增加 100mg/h,最大输注速度为 400mg/h。循环肿瘤细胞负荷高的患者肿瘤溶解综合征发生风险大,在治疗第 1 天应将剂量减至 50mg/m^2 以预防肿瘤溶解综合征,剩余的药量可以在第 3 天给予。

CD20 表达下调、ADCC 作用受损、补体活性下降、信号传导和凋亡作用受限及血药浓度过低都会导致对利妥昔单抗耐药[304,320]。在复发的惰性 B 细胞 NHL 研究中提示较高利妥昔单抗的血药浓度与反应率呈正相关,提示部分患者可以通过增加药物剂量可以克服耐药。抗体 Fc 段负责激活补体,其两个受体 FcγRIIIa 与 FcγRIIa 的多态性可以预测利妥昔单抗单用治疗滤泡性淋巴瘤的临床反应,但以上两个受体的多态性却不能预测慢性淋巴细胞白血病患者的治疗反应[322,323]。

利妥昔单抗具有一些已知的毒性反应,比如输注反应,可能威胁生命。给予药物预防,毒性反应一般比较轻微,包括发热、寒战、咽喉瘙痒、荨麻疹、轻度的血压升高,以上所有症状可以通过减慢输入速度而减轻或避免。利妥昔单抗会导致严重的皮肤黏膜反应(Stevens-Johnson 综合征)也有报道。作为一种免疫抑制剂,利妥昔单抗可能会激活乙型肝炎病毒,所以推荐在起始治疗之前筛选,检测患者肝炎病毒的感染情况。利妥昔单抗还可导致致命性的、由 John Cunningham 病毒感染引起的多灶性白质脑病[325]。低丙种球蛋白血症和中性粒细胞的延迟恢复也可能于治疗后 1 ~ 5 个月内发生,可导致严重感染[326,327]。

奥法木单抗

奥法木单抗(ofatumumab)是完全人源性免疫球蛋白 G1κ 链(IgG1κ)单克隆抗体,其靶向在正常、恶性前 B 细胞和成熟 B 细胞表面上发现的 CD20 抗原上的独特表位。奥法木单抗显示出比利妥昔单抗更多的潜在优势。与利妥昔单抗相比,它对 CD20 具有更高的亲和力[328]。体外实验已经表明奥法木单抗诱导细胞裂解的能力优于利妥昔单抗[328]。奥法木单抗和利妥昔单抗同样诱导抗体依赖性细胞毒作用,但是奥法木单抗还具有更强的诱导补体依赖性细胞毒作用[329]。此外,奥法木单抗是一种完全的人源性单克隆抗体,其诱导产生人-抗人抗体的发生率较低[330]。

奥法木单抗已被批准用于治疗对氟达拉滨和阿仑单抗耐药的 CLL 患者。在一项 II 期临床试验中,138 名患者每周接受一次奥法木单抗输注治疗,共治疗八次,然后在 24 周内每月输注一次,共输注四次(参见第 1 次治疗剂量为 300mg;第 2 次到第 12 次治疗剂量为 2000mg)。治疗总反应率为 58%,中位无进展生存期约 14 个月[331]。在奥法木单抗的 I / II 期临床研究中没有观察到剂量限制毒性反应。奥法木单抗最常见的不良反应(>10%)为输液反应、中性粒细胞减少症、肺炎、发热、咳嗽、腹泻、贫血、疲劳、呼吸困难、皮疹、恶心、支气管炎和上呼吸道感染。与利妥昔单抗一样,奥法木单抗正与化学疗法联合用于惰性和侵袭性 B 细胞非霍奇金淋巴瘤。

Obinutuzumab

Obinutuzumab 是靶向 CD20 抗原的第三代单克隆抗体。它与利妥昔单抗的不同之处在于它是一种糖基化工程 2 型抗体,在临床前研究中,Obinutuzumab 通过直接诱导细胞死亡和增强的抗体依赖性细胞介导的细胞毒作用(ADCC)显示出更好的疗效[332]。最近,Obinutuumab 被批准与苯丁酸氮芥联合用于既往未治过的 CLL。这项批准是基于一项 III 期临床试验结果,该试验纳入 781 名患者,比较苯丁酸氮芥单药、苯丁酸氮芥联合利妥昔单抗和苯丁酸氮芥联合 obinutuzumab 的治疗疗效[333]。该试验的一个主要特点是入选的患者主要是老年患者(中位年龄:73 岁),且有多种并发症,这代表了临床 CLL 患者的特征。obinutuzumab 联合苯丁酸氮芥治疗组患者的中位无进展生存期显著改善,为 26.7 个月,而单用苯丁酸氮芥组为 11.1 个月,利妥昔单抗联合苯丁酸氮芥组为 16.3 个月。Obinutuzumab 的输注反应与其他单克隆抗体相似。Obinutuzumab 首次剂量分为 2 天使用,患者在第一疗程的第 1 天静脉输注 100mg,第 2 天 900mg。随后患者在第一疗程的第 8 和 15 天分别接受 1000mg,随后在第 2 到第 6 疗程的第 1 天均接受 1000mg。患者在每个疗程的第 1 天和第 15 天,同时口服 0.5mg/kg 的苯丁酸氮芥。通常 obinutuzumab 联合苯丁酸氮芥具有较好的耐受性。与利妥昔单抗对照组相比,obinutuzumab 治疗组 3 级中性粒细胞减少症的风险略有增加(33% 比 28%),但没有增加感染的风险(12% 比 14%)。其他常见毒性包括输液反应,贫血,血小板减少症和白细胞减少症。

阿仑单抗

阿仑单抗是一种靶向于抗原 CD52 的人源化的单克隆抗体。CD52 表达于正常中性粒细胞、淋巴细胞以及大部分 B 细胞、T 细胞淋巴瘤[334]。CD52 表达水平合适且表达不会随抗体的结合而变化,使其成为结合单克隆抗体治疗的理想靶标。阿仑单抗可以通过 ADCC 作用及补体依赖途径诱导细胞死亡[335]。阿仑单抗主要用于治疗 CLL,特别是对嘌呤类似物耐药的患者[336,337]。多项研究结果显示,阿仑单抗治疗耐药的 CLL 患者总体反应率约为 38%,完全缓解率为 6%。对于初治的 CLL 患者,阿仑单抗治疗的总体反应率为 83%,完全缓解率为 24%[336]。主要的不良反应包括急性输注反应、正常中性粒细胞和淋巴细胞的减少。机会性感染是治疗中严重的威胁,特别是之前接受过嘌呤类似物治疗的患者[336,337]。在接受单抗治疗中,应给予患者预防卡氏肺囊虫及疱疹病毒感染的药物,严重的巨细胞病毒感染也有报道,因此需同时检测巨细胞病毒的感染情况。阿仑单抗联合化疗已用于治疗 T 细胞淋巴瘤,但是由于发生严重感染并发症导致研究有限[338]。

Elotuzumab、Daratumumab 及其他抗体药物

已经开发了许多未经修饰的抗体用于靶向治疗多发骨髓瘤。这种方法机制上都是依赖于 ADCC 作用,补体依赖性细胞毒作用和细胞凋亡,以及通过选择性靶向信号传导途径来抑制骨髓瘤细胞生长(图 22-9)[339]。靶标还包括细胞表面分子和信号分子(表 22-7)[339]。这些抗体中最有希望的是 elotuzumab,其特异性靶向 CS1(也称为 SLAMF7),其作用机制包括直接通过 SLAMF7 或间接通过 CD16 增强 NK 细胞活化,以及通过 ADCC 靶向杀伤表达 SLAMF7 的骨髓瘤细胞[340,341]。加入这些特殊药物的联合治疗方案具有应用前景,尤其是将这些药物加入目前已获得非常好的治疗反应和无进展生存的治疗方案中,如含有雷那度胺和地塞米松的方案[341]。

另外,作为有效靶向 CD38 的第一代单克隆抗体,daratumumab 单药和联合治疗多发性骨髓瘤均获得令人鼓舞的疗效。靶向 CD38 的单克隆抗体 SAR650984 同样也显示出显著的治疗活性,这证实 CD38 是多发性骨髓瘤一个合适的治疗靶点,针对 CD38 的抗体具有治疗前景[393,340]。联合研究正在进行中,合理的联合几种单克隆抗体治疗骨髓瘤非常具应用前景[341,342]。

免疫毒素类

免疫毒素是将毒素如蓖麻素 A 链或假单胞菌外毒素结合于免疫蛋白包括单克隆抗体、单抗 Fab 段、白介素。这些免疫毒素分子的优点在于其蛋白针对受体或抗原具有高度的特异性,一旦与受体结合,就迅速携带其结合的毒素进入靶细胞。此外还有两种药,在霍奇金淋巴瘤中具有治疗活性的非地尼白介素-2(为 IL-2 与具有催化活性的白喉毒素的结合物,以及在 AML 中具有治疗活性的吉妥单抗奥佐米星(由识别 CD33 的抗体与有效的化学毒素卡布霉素连接组成),虽然疗效确定,但已从市场上移除[343,344]。brentuximab vedotin 是目前唯一批准用于血液恶性肿瘤的抗体-药物偶联物,其他的抗体-药物偶联物正在开发中。

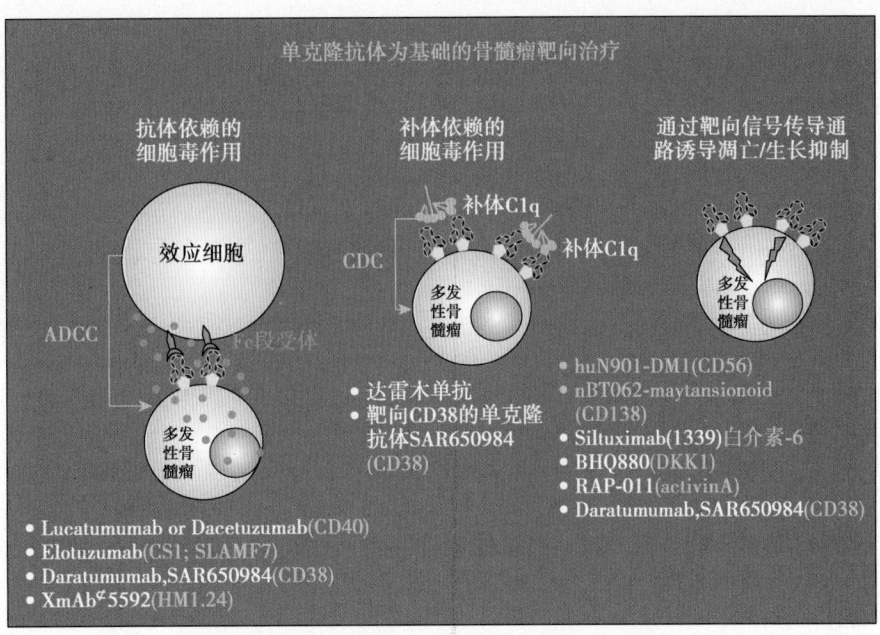

图 22-9　单克隆抗体为基础的骨髓瘤靶向治疗

表 22-7　用于骨髓瘤的单克隆抗体

治疗靶点	单克隆抗体	临床试验阶段
表面分子	elotuzumab	2/3 期
CS1/SLAMF7		
CD38	daratumumab	1/2/3
	SAR650984	1/2
	MOR202	1/2
CD74	milatuzumab	1/2
CD40	dacetuzumab	1
CD56	lorvotuzumab	1
	mertansine	
CD138	BT062	1
信号分子		
IL-6	siltuximab	3
RANKL	denosumab	3
B 细胞活化因子（BAFF）	tabalumab	2/3
血管生长因子（VEGF）	bevacizumab	2
DKK1	BHQ880	2

Brentuximab Vedotin

　　Brentuximab vedotin 是抗体-药物偶联物，其将抗 CD30 单克隆抗体通过一种蛋白酶可裂解的连接器偶联至有效的抗微管物质 monomethylauristatin E。当 brentuximab vedotin 与表达 CD30 的细胞特异性结合后，进入细胞内，蛋白酶裂解连接器，monomethylauristatin E 释放，破坏细胞内的微管系统，诱导细胞周期停滞和细胞凋亡[345]。Brentuximab vedotin 已被批准用于自体干细胞移植后复发的霍奇金淋巴瘤和既往接受至少两个疗程多药联合化疗疗效不佳、但又不适合移植的患者。

　　brentuximab vedotin 还被批准用于既往接受过至少 1 疗程多药联合化疗失败的间变大细胞淋巴瘤。在一项针对难治性霍奇金淋巴瘤的研究中，brentuximab vedotin 的总有效率为 75%，完全缓解率为 34%，96% 的患者获得疾病改善[346]。所有患者的中位无进展生存期为 5.6 个月，但值得注意的是，从治疗开始到达到完全缓解的中位持续时间为 20.5 个月。brentuximab vedotin 在难治性间变大细胞淋巴瘤中，总体反应率为 86%，57% 的患者达到完全缓解，97% 的患者肿瘤体积缩小[307]。从治疗到出现反应的持续时间为 12.6 个月，达到完全缓解需 13.2 个月。治疗剂量是静脉内输注 1.8mg/kg，每 3 周一次。对于肝脏或严重肾功能不全的患者，推荐剂量减少至 1.2mg/kg。主要毒性是累积性周围神经病变，在上述试验中高达 54% 的患者发生。患者新出现累积性周围神经病变或症状加重，需要减量、延缓或停用 brentuximab vedotin。其他常见毒性包括中性粒细胞减少症，血小板减少症，疲劳和恶心。

放射免疫结合物

　　放射免疫结合物使单克隆抗体将放射性颗粒运输至特异性靶向肿瘤细胞[306,347]。^{131}I 应用性好、价格低廉、与抗体连接容易，是最常用的放射性同位素。β 射线发射体（^{90}Y）由于其能量高、射程长、对大块肿瘤有效，可能成为有效的 ^{131}I 替代物。它同样具有半衰期短、结合牢固甚至在细胞内吞后仍牢固结合，对于门诊患者使用更加安全。临床应用的放射免疫结合物是利用针对 CD20 的鼠源单抗与 ^{131}I（tositumomab）或 ^{90}Y（ibritumomab tiuxetan,）结合，对于复发的淋巴瘤患者都有 65% ~ 80% 的反应率[306,347,348]。这些药物主要毒性是引起骨髓抑制外，耐受性较好，但是令人担忧的是有引起继发白血病的报道。以上药物治疗均需要临床治疗医生与放射科医生的密切协作。目前 ^{131}I tositumomab 临床不再使用[90]，Y ibritumomab tiuxetan 仍在临床使用，作为在干细胞移植前减轻肿瘤负荷的临床研究正在进行中。

翻译：肖浩文　互审：侯健　校对：黄河

参考文献

1. Goodman L, Wintrobe M, Dameshek W, et al: Nitrogen mustard therapy: Use of methyl bis (B-chlorethyl) amino hydrochloride for Hodgkin's disease, lymphosarcoma, leukemia and certain allied and miscellaneous disorders. *JAMA* 126:132, 1946.

2. Farber S, Diamond L, Mercer R, et al: Temporary remissions in acute leukemia in children produced by folic acid antagonist, 4-aminopteroyl-glutamic acid (aminopterin). *N Engl J Med* 238:787, 1948.

3. Devita VT, Serpick AA, Carbone PP: Combination chemotherapy in the treatment of advanced Hodgkin's disease. *Ann Intern MedIntern Med* 73:881–895, 1970.

4. Druker BJ, Tamura S, Buchdunger E, et al: Effects of a selective inhibitor of the Abl tyrosine kinase on the growth of Bcr-Abl positive cells. *Nat Med* 2:561–566, 1996.

5. Shah NP, Skaggs BJ, Branford S, et al: Sequential ABL kinase inhibitor therapy selects for compound drug-resistant BCR-ABL mutations with altered oncogenic potency. *J Clin Invest* 117:2562–2569, 2007.

6. Tallman MS: Treatment of relapsed or refractory acute promyelocytic leukemia. *Best Pract Res Clin Haematol* 20:57–65, 2007.

7. Slamon DJ, Leyland-Jones B, Shak S, et al: Use of chemotherapy plus a monoclonal antibody against HER2 for metastatic breast cancer that overexpresses HER2. *N Engl J Med* 344:783–792, 2001.

8. Bruno R, Hille D, Riva A, et al: Population pharmacokinetics/pharmacodynamics of docetaxel in phase II studies in patients with cancer. *J Clin Oncol* 16:187–196, 1998.

9. Maheswaran S, Sequist LV, Nagrath S, et al: Detection of mutations in EGFR in circulating lung-cancer cells. *N Engl J Med* 359:366–377, 2008.

10. Yip S, Miao J, Cahill DP, et al: MSH6 mutations arise in glioblastomas during temozolomide therapy and mediate temozolomide resistance. *Clin Cancer Res* 15:4622–4629, 2009.

11. Borst P, Elferink RO: Mammalian ABC transporters in health and disease. *Annu Rev Biochem* 71:537–592, 2002.

12. Kruh GD, Zeng H, Rea PA, et al: MRP subfamily transporters and resistance to anticancer agents. *J Bioenerg Biomembr* 33:493–501, 2001.

13. Goker E, Waltham M, Kheradpour A, et al: Amplification of the dihydrofolate reductase gene is a mechanism of acquired resistance to methotrexate in patients with acute lymphoblastic leukemia and is correlated with p53 gene mutations. *Blood* 86:677–684, 1995.

14. Nimmanapalli R, Bhalla K: Mechanisms of resistance to imatinib mesylate in Bcr-Abl-positive leukemias. *Curr Opin Oncol* 14:616–620, 2002.

15. Fink D, Aebi S, Howell SB: The role of DNA mismatch repair in drug resistance. *Clin Cancer Res* 4:1–6, 1998.

16. Kirsch DG, Kastan MB: Tumor-suppressor p53: Implications for tumor development and prognosis. *J Clin Oncol* 16:3158–3168, 1998.

17. Holleman A, den Boer ML, Cheok MH, et al: Expression of the outcome predictor in acute leukemia 1 (OPAL1) gene is not an independent prognostic factor in patients treated according to COALL or St Jude protocols. *Blood* 108:1984–1990, 2006.

18. Leong KG, Wang, BE, Johnson L, Gao WQ: Generation of a prostate from a single adult stem cell. *Nature* 456:804–808, 2008.

19. Diehn M, Cho RW, Lobo NA, et al: Association of reactive oxygen species levels and radioresistance in cancer stem cells. *Nature* 458:780–783, 2009.

20. Moscow JA, Connolly T, Myers TG, et al: Reduced folate carrier gene (RFC1) expression and anti-folate resistance in transfected and non-selected cell lines. *Int J Cancer* 72:184–190, 1997.

21. Barrado J, Synold T, Laver J, et al: Co-administration of probenecid, an inhibitor of a cMOAT/MRP-like plasma membrane ATPase, greatly enhanced the efficacy of a new 10-deazaaminopterin against human solid tumors in vivo. *Clin Cancer Res* 6: 3705–3712, 2000.

22. Zhao R, Qiu A, Tsai E, et al: The proton-coupled folate transporter: Impact on pemetrexed transport and on antifolates activities compared with the reduced folate carrier. *Mol Pharmacol* 74:854–862, 2008.

23. Galpin AJ, Schuetz JD, Masson E, et al: Differences in folylpolyglutamate synthetase and dihydrofolate reductase expression in human B-lineage versus T-lineage leukemic lymphoblasts: Mechanisms for lineage differences in methotrexate polyglutamylation and cytotoxicity. *Mol Pharmacol* 52:155–163, 1997.

24. Masson E, Relling MV, Synold TW, et al: Accumulation of methotrexate polyglutamates in lymphoblasts is a determinant of antileukemic effects in vivo. A rationale for high-dose methotrexate. *J Clin Invest* 97:73–80, 1996.

25. Synold TW, Relling MV, Boyett JM, et al: Blast cell methotrexate-polyglutamate accumulation in vivo differs by lineage, ploidy, and methotrexate dose in acute lymphoblastic leukemia. *J Clin Invest* 94:1996–2001, 1994.

26. Cheng Q, Wu B, Kager L, et al: A substrate specific functional polymorphism of human gamma-glutamyl hydrolase alters catalytic activity and methotrexate polyglutamate accumulation in acute lymphoblastic leukaemia cells. *Pharmacogenetics* 14:557–567, 2004.

27. Longo GS, Gorlick R, Tong WP, et al: Gamma-Glutamyl hydrolase and folylpolyglutamate synthetase activities predict polyglutamylation of methotrexate in acute leukemias. *Oncol Res* 9:259–263, 1997.

28. Ge Y, Haska CL, LaFiura K, et al: Prognostic role of the reduced folate carrier, the major membrane transporter for methotrexate, in childhood acute lymphoblastic leukemia: A report from the Children's Oncology Group. *Clin Cancer Res* 13:451–457, 2007.

29. Rothem L, Aronheim A, Assaraf YG: Alterations in the expression of transcription factors and the reduced folate carrier as a novel mechanism of antifolate resistance in human leukemia cells. *J Biol Chem* 278:8935–8941, 2003.

30. Stoller RG, Hande KR, Jacobs SA, et al: Use of plasma pharmacokinetics to predict and prevent methotrexate toxicity. *N Engl J Med* 297:630–634, 1977.

31. Evans WE, Crom WR, Abromowitch M, et al: Clinical pharmacodynamics of high-dose methotrexate in acute lymphocytic leukemia. Identification of a relation between concentration and effect. *N Engl J Med* 314:471–477, 1986.

32. Wall SM, Johansen MJ, Molony DA, et al: Effective clearance of methotrexate using high-flux hemodialysis membranes. *Am J Kidney Dis* 28:846–854, 1996.

33. Widemann BC, Schwartz S, Jayaprakash N, et al: Efficacy of glucarpidase (carboxypeptidase g2) in patients with acute kidney injury after high-dose methotrexate therapy. *Pharmacotherapy* 34:427–439, 2014.

34. Shapiro WR, Allen JC, Horten BC: Chronic methotrexate toxicity to the central nervous system. *Clin Bull* 10:49–52, 1980.

35. Bloomfield CD, Lawrence D, Byrd JC, et al: Frequency of prolonged remission duration after high-dose cytarabine intensification in acute myeloid leukemia varies by cytogenetic subtype. *Cancer Res* 58:4173–4179, 1998.

36. Stam RW, den Boer ML, Meijerink JP, et al: Differential mRNA expression of Ara-C-metabolizing enzymes explains Ara-C sensitivity in MLL gene-rearranged infant acute lymphoblastic leukemia. *Blood* 101:1270–1276, 2003.

37. Neubauer A, Maharry K, Mrózek K, et al: Patients with acute myeloid leukemia and RAS mutations benefit most from postremission high-dose cytarabine: A Cancer and Leukemia Group B study. *J Clin Oncol* 26:4603–4609, 2008.

38. Lamba JK, Crews K, Pounds S, et al: Pharmacogenetics of deoxycytidine kinase: Identification and characterization of novel genetic variants. *J Pharmacol Exp Ther* 323: 935–945, 2007.

39. Kufe DW, Munroe D, Herrick D, et al: Effects of 1-beta-D-arabinofuranosylcytosine incorporation on eukaryotic DNA template function. *Mol Pharmacol* 26:128–134, 1984.

40. Owens JK, Shewach DS, Ullman B, Mitchell BS: Resistance to 1-beta-D-arabinofuranosylcytosine in human T-lymphoblasts mediated by mutations within the deoxycytidine kinase gene. *Cancer Res* 52:2389–2393, 1992.

41. Flasshove M, Strumberg D, Ayscue L, et al: Structural analysis of the deoxycytidine kinase gene in patients with the acute myeloid leukemia and resistance to cytosine arabinoside. *Leukemia* 8:780–785, 1993.

42. Capizzi R, Powell B: Sequential high-dose ara-C and asparaginase versus high-dose ara-C alone in the treatment of patients with relapsed and refractory acute leukemias. *Semin Oncol* 14(2 Suppl 1):40–50, 1987.

43. Cole BF, Glantz MJ, Jaeckle KA, et al: Quality-of-life-adjusted survival comparison of sustained-release cytosine arabinoside versus intrathecal methotrexate for treatment of solid tumor neoplastic meningitis. *Cancer* 97:3053–3060, 2003.

44. Kern W, Kurrle E, Schmeiser T: Streptococcal bacteremia in adult patients with leukemia undergoing aggressive chemotherapy. A review of 55 cases. *Infection* 18:138–145, 1990.

45. Herzig RH, Hines JD, Herzig GP, et al: Cerebellar toxicity with high-dose cytosine arabinoside. *J Clin Oncol* 5:927–932, 1987.

46. Gandhi V: Questions about gemcitabine dose rate: Answered or unanswered? *J Clin Oncol* 25:5691–5694, 2007.

47. Walter RB, Joerger M, Pestalozzi BC: Gemcitabine-associated hemolytic-uremic syndrome. *Am J Kidney Dis* 40:E16, 2002.

48. Claus R, Lübbert M: Epigenetic targets in hematopoietic malignancies. *Oncogene* 22:6489–6496, 2003.

49. Kantarjian HM, O'Brien S, Cortes J, et al: Results of decitabine (5-aza-2′deoxycytidine) therapy in 130 patients with chronic myelogenous leukemia. *Cancer* 98:522–528, 2003.

50. Rodriguez CO Jr, Stellrecht CM, Gandhi V: Mechanisms for T-cell selective cytotoxicity of arabinosyl guanine. *Blood* 102:1842–1848, 2003.

51. Karran P, Attard N: Thiopurines in current medical practice: Molecular mechanisms and contributions to therapy-related cancer. *Nat Rev Cancer* 8:24–36, 2008.

52. Fotoohi AK, Coulthard SA, Albertioni F: Thiopurines: Factors influencing toxicity and response. *Biochem Pharmacol* 79:1211–1220, 2010.

53. Lennard L, Lilleyman JS: Are children with lymphoblastic leukaemia given enough 6-mercaptopurine? *Lancet* 2:785–787, 1987.

54. Lennard L, Lilleyman JS, Van Loon J, Weinshilboum RM: Genetic variation in response to 6-mercaptopurine for childhood acute lymphoblastic leukaemia. *Lancet* 336: 225–229, 1990.

55. Krishnamurthy P, Schwab M, Takenaka K, et al: Transporter-mediated protection against thiopurine-induced hematopoietic toxicity. *Cancer Res* 68:4983–4989, 2008.

56. Stocco G, Cheok MH, Crews KR, et al: Genetic polymorphism of inosine triphosphate pyrophosphatase is a determinant of mercaptopurine metabolism and toxicity during treatment for acute lymphoblastic leukemia. *Clin Pharmacol Ther* 85:164–172, 2009.

57. Zimm S, Collins JM, Riccardi R, et al: Variable bioavailability of oral mercaptopurine. Is maintenance chemotherapy in acute lymphoblastic leukemia being optimally delivered? *N Engl J Med* 308:1005–1009, 1983.

58. Erb N, Harms DO, Janka-Schaub G: Pharmacokinetics and metabolism of thiopurines in children with acute lymphoblastic leukemia receiving 6-thioguanine versus 6-mercaptopurine. *Cancer Chemother Pharmacol* 42:266–272, 1998.

59. Harms DO, Göbel U, Spaar HJ, et al: Thioguanine offers no advantage over mercaptopurine in maintenance treatment of childhood ALL: Results of the randomized trial COALL-92. *Blood* 102:2736–2740, 2003.

60. Jones TS, Yang W, Evans WE, Relling MV: Using HapMap tools in pharmacogenomic discovery: The thiopurine methyltransferase polymorphism. *Clin Pharmacol Ther* 81:729–734, 2007.

61. Keating MJ, O'Brien S, Lerner S, et al: Long-term follow-up of patients with chronic lymphocytic leukemia (CLL) receiving fludarabine regimens as initial therapy. *Blood* 92:1165–1171, 1998.

62. Slavin S, Nagler A, Naparstek E, et al: Nonmyeloablative stem cell transplantation and cell therapy as an alternative to conventional bone marrow transplantation with lethal cytoreduction for the treatment of malignant and nonmalignant hematologic diseases. *Blood* 91:756–763, 1998.

63. Brockman RW, Cheng YC, Schabel FM, Montgomery JA: Metabolism and chemotherapeutic activity of 9-beta-D-arabinofuranosyl-2-fluoroadenine against murine leukemia L1210 and evidence for its phosphorylation by deoxycytidine kinase. *Cancer Res* 40:3610–3615, 1980.

64. Gandhi V, Plunkett W: Cellular and clinical pharmacology of fludarabine. *Clin Pharmacokinet* 41:93–103, 2002.

65. Lichtman SM, Etcubanas E, Budman DR, et al: The pharmacokinetics and pharmacodynamics of fludarabine phosphate in patients with renal impairment: A prospective dose adjustment study. *Cancer Invest* 20:904–913, 2002.

66. Martell RE, Peterson BL, Cohen HJ, et al: Analysis of age, estimated creatinine clearance and pretreatment hematologic parameters as predictors of fludarabine toxicity in

patients treated for chronic lymphocytic leukemia: A CALGB (9011) coordinated intergroup study. *Cancer Chemother Pharmacol* 50:37–45, 2002.
67. Cheson BD, Frame JN, Vena D, et al: Tumor lysis syndrome: An uncommon complication of fludarabine therapy of chronic lymphocytic leukemia. *J Clin Oncol* 16: 2313–2320, 1998.
68. Cheson BD: Infectious and immunosuppressive complications of purine analog therapy. *J Clin Oncol* 13:2431–2448, 1995.
69. Helman DL Jr, Byrd JC, Ales NC, Shorr AF: Fludarabine-related pulmonary toxicity: A distinct clinical entity in chronic lymphoproliferative syndromes. *Chest* 122:785–790, 2002.
70. Tam CS, O'Brien S, Wierda W, et al: Long-term results of the fludarabine, cyclophosphamide, and rituximab regimen as initial therapy of chronic lymphocytic leukemia. *Blood* 112:975–980, 2008.
71. Estey EH, Kurzrock R, Kantarjian HM, et al: Treatment of hairy cell leukemia with 2-chlorodeoxyadenosine (2-CdA). *Blood* 79:882–887, 1992.
72. Albertoni M, Daub DM, Arden KC, et al: Genetic instability leads to loss of both p53 alleles in a human glioblastoma. *Oncogene* 16:321–326, 1998.
73. Beutler E: Cladribine (2-chlorodeoxyadenosine). *Lancet* 340:952–956, 1992.
74. Crews KR, Wimmer PS, Hudson JQ, et al: Pharmacokinetics of 2-chlorodeoxyadenosine in a child undergoing hemofiltration and hemodialysis for acute renal failure. *J Pediatr Hematol Oncol* 24:677–680, 2002.
75. de Wolf C, Jansen R, Yamaguchi H, et al: Contribution of the drug transporter ABCG2 (breast cancer resistance protein) to resistance against anticancer nucleosides. *Mol Cancer Ther* 7:3092–3102, 2008.
76. Bonate PL, Arthaud L, Cantrell WR Jr, et al: Discovery and development of clofarabine: A nucleoside analogue for treating cancer. *Nat Rev Drug Discov* 5:855–863, 2006.
77. Sanford M, Lyseng-Williamson KA: Nelarabine. *Drugs* 68:439–447, 2008.
78. Steis RG, Urba WJ, Kopp WC, et al: Kinetics of recovery of CD4+ T cells in peripheral blood of deoxycoformycin-treated patients. *J Natl Cancer Inst* 83:1678–1679, 1991.
79. Halsey C, Roberts IA: The role of hydroxyurea in sickle cell disease. *Br J Haematol* 120:177–186, 2003.
80. Platt OS: Hydroxyurea for the treatment of sickle cell anemia. *N Engl J Med* 358: 1362–1369, 2008.
81. Sterkers Y, Preudhomme C, Laï JL, et al: Acute myeloid leukemia and myelodysplastic syndromes following essential thrombocythemia treated with hydroxyurea: High proportion of cases with 17p deletion. *Blood* 91:616–622, 1998.
82. Madoc-Jones H, Mauro F: Interphase action of vinblastine and vincristine: Differences in their lethal action through the mitotic cycle of cultured mammalian cells. *J Cell Physiol* 72:185–196, 1968.
83. Cabral FR, Brady RC, Schibler MJ: A mechanism of cellular resistance to drugs that interfere with microtubule assembly. *Ann N Y Acad Sci* 466:745–756, 1986.
84. Dyke RW: Treatment of inadvertent intrathecal injection of vincristine. *N Engl J Med* 321:1270–1271, 1989.
85. Rowinsky EK, Donehower RC: Paclitaxel (taxol). *N Engl J Med* 332:1004–1014, 1995.
86. Lopes NM, Adams EG, Pitts TW, Bhuyan BK: Cell kill kinetics and cell cycle effects of taxol on human and hamster ovarian cell lines. *Cancer Chemother Pharmacol* 32:235–242, 1993.
87. Zaffaroni N, Pennati M, Colella G, et al: Expression of the anti-apoptotic gene survivin correlates with Taxol resistance in human ovarian cancer. *Cell Mol Life Sci* 59: 1406–1412, 2002.
88. Anand S, Penrhyn-Lowe S, Venkitaraman AR: AURORA-A amplification overrides the mitotic spindle assembly checkpoint, inducing resistance to Taxol. *Cancer Cell* 3:51–62, 2003.
89. Gianni L, Viganò L, Locatelli A, et al: Human pharmacokinetic characterization and in vitro study of the interaction between doxorubicin and paclitaxel in patients with breast cancer. *J Clin Oncol* 15:1906–1915, 1997.
90. Semb KA, Aamdal S, Oian P: Capillary protein leak syndrome appears to explain fluid retention in cancer patients who receive docetaxel treatment. *J Clin Oncol* 16: 3426–3432, 1998.
91. Rivera E, Lee J, Davies A: Clinical development of ixabepilone and other epothilones in patients with advanced solid tumors. *Oncologist* 13:1207–1223, 2008.
92. Ohno R, Okada K, Masaoka T, et al: An early phase II study of CPT-11: A new derivative of camptothecin, for the treatment of leukemia and lymphoma. *J Clin Oncol* 8:1907–1912, 1990.
93. Beran M, Kantarjian H, O'Brien S, et al: Topotecan, a topoisomerase I inhibitor, is active in the treatment of myelodysplastic syndrome and chronic myelomonocytic leukemia. *Blood* 88:2473–2479, 1996.
94. Beran M, Estey E, O'Brien S, et al: Topotecan and cytarabine is an active combination regimen in myelodysplastic syndromes and chronic myelomonocytic leukemia. *J Clin Oncol* 17:2819–2830, 1999.
95. Kantarjian HM, Beran M, Ellis A, et al: Phase I study of Topotecan, a new topoisomerase I inhibitor, in patients with refractory or relapsed acute leukemia. *Blood* 81:1146–1151, 1993.
96. Iyer L, King CD, Whitington PF, et al: Genetic predisposition to the metabolism of irinotecan (CPT-11). Role of uridine diphosphate glucuronosyltransferase isoform 1A1 in the glucuronidation of its active metabolite (SN-38) in human liver microsomes. *J Clin Invest* 101:847–854, 1998.
97. Grochow LB, Rowinsky EK, Johnson R, et al: Pharmacokinetics and pharmacodynamics of topotecan in patients with advanced cancer. *Drug Metab Dispos* 20:706–713, 1992.
98. Rowinsky EK, Kaufmann SH, Baker SD, et al: A phase I and pharmacological study of topotecan infused over 30 minutes for five days in patients with refractory acute leukemia. *Clin Cancer Res* 2:1921–1930, 1996.
99. Creutzig U, Zimmermann M, Bourquin JP, et al: Randomized trial comparing liposomal daunorubicin with idarubicin as induction for pediatric acute myeloid leukemia: Results from Study AML-BFM 2004. *Blood* 122:37–43, 2013.
100. Péan E, Flores B, Hudson I, et al: The European Medicines Agency review of pixantrone for the treatment of adult patients with multiply relapsed or refractory aggressive non -Hodgkin's B-cell lymphomas: Summary of the scientific assessment of the committee for medicinal products for human use. *Oncologist* 18:625–633, 2013.
101. O'Malley FP, Chia S, Tu D, et al: Topoisomerase II alpha and responsiveness of breast cancer to adjuvant chemotherapy. *J Natl Cancer Inst* 101:644–650, 2009.
102. Press MF, Sauter G, Buyse M, et al: Alteration of topoisomerase II-alpha gene in human breast cancer: Association with responsiveness to anthracycline-based chemotherapy. *J Clin Oncol* 29:859–867, 2011.
103. Gutierrez M, Chabner BA, Pearson D, et al: Role of a doxorubicin-containing regimen in relapsed and resistant lymphomas: An 8-year follow-up study of EPOCH. *J Clin Oncol* 18:3633–3642, 2000.
104. Kane RC, McGuinn WD, Dagher R, et al: Dexrazoxane (Totect): FDA review and approval for the treatment of accidental extravasation following intravenous anthracycline chemotherapy. *Oncologist* 13:445–450, 2008.
105. Moreb JS, Oblon DJ: Outcome of clinical congestive heart failure induced by anthracycline chemotherapy. *Cancer* 70:2637–2641, 1992.
106. Ichikawa Y, Ghanefar M, Bayeva M, et al: Cardiotoxicity of doxorubicin is mediated through mitochondrial iron accumulation. *J Clin Invest* 124:617–630, 2014.
107. Aryal B, Jeong J, Rao VA: Doxorubicin-induced carbonylation and degradation of cardiac myosin binding protein C promote cardiotoxicity. *Proc Natl Acad Sci U S A* 111:2011–2016, 2014.
108. Burstein HJ, Winer EP: Primary care for survivors of breast cancer. *N Engl J Med* 343:1086–1094, 2000.
109. Shan K, Lincoff AM, Young JB: Anthracycline-induced cardiotoxicity. *Ann Intern Med-Intern Med* 125:47–58, 1996.
110. Lipshultz SE, Alvarez JA, Scully RE: Anthracycline associated cardiotoxicity in survivors of childhood cancer. *Heart* 94:525–533, 2008.
111. Tebbi CK, London WB, Friedman D, et al: Dexrazoxane-associated risk for acute myeloid leukemia/myelodysplastic syndrome and other secondary malignancies in pediatric Hodgkin's disease. *J Clin Oncol* 25:493–500, 2007.
112. Salzer WL, Devidas M, Carroll WL, et al: Long-term results of the pediatric oncology group studies for childhood acute lymphoblastic leukemia 1984–2001: A report from the children's oncology group. *Leukemia* 24:355–370, 2010.
113. Mistry AR, Felix CA, Whitmarsh RJ, et al: DNA topoisomerase II in therapy-related acute promyelocytic leukemia. *N Engl J Med* 352:1529–1538, 2005.
114. Pedersen-Bjergaard J: Insights into leukemogenesis from therapy-related leukemia. *N Engl J Med* 352:1591–1594, 2005.
115. Binaschi M, Zunino F, Capranico G: Mechanism of action of DNA topoisomerase inhibitors. *Stem Cells* 13:369–379, 1995.
116. Bugg BY, Danks MK, Beck WT, Suttle DP: Expression of a mutant topoisomerase II in CCRF-CEM human leukemia cells selected for resistance to teniposide. *Proc Natl Acad Sci U S A* 88:7654–7658, 1991.
117. Zwelling LA, Hinds M, Chan D, et al: Characterization of an amsacrine-resistant line of human leukemia cells. Evidence for a drug-resistant form of topoisomerase II. *J Biol Chem* 264:16411–16420, 1989.
118. Stewart CF, Arbuck SG, Fleming RA, Evans WE: Changes in the clearance of total and unbound etoposide in patients with liver dysfunction. *J Clin Oncol* 8:1874–1879, 1990.
119. Winick NJ, McKenna RW, Shuster JJ, et al: Secondary acute myeloid leukemia in children with acute lymphoblastic leukemia treated with etoposide. *J Clin Oncol* 11: 209–217, 1993.
120. Ratain MJ, Kaminer LS, Bitran JD, et al: Acute nonlymphocytic leukemia following etoposide and cisplatin combination chemotherapy for advanced non-small-cell carcinoma of the lung. *Blood* 70:1412–1417, 1987.
121. Peters WP, Shpall EJ, Jones RB, et al: High-dose combination alkylating agents with bone marrow support as initial treatment for metastatic breast cancer. *J Clin Oncol* 6:1368–1376, 1988.
122. Yeager AM, Kaizer H, Santos GW, et al: Autologous bone marrow transplantation in patients with acute nonlymphocytic leukemia, using ex vivo marrow treatment with 4-hydroperoxycyclophosphamide. *N Engl J Med* 315:141–147, 1986.
123. Reed E: Platinum-DNA adduct, nucleotide excision repair and platinum based anticancer chemotherapy. *Cancer Treat Rev* 24:331–344, 1998.
124. Gurubhagavatula S, Liu G, Park S, et al: XPD and XRCC1 genetic polymorphisms are prognostic factors in advanced non-small-cell lung cancer patients treated with platinum chemotherapy. *J Clin Oncol* 22:2594–2601, 2004.
125. Tew K, Colvin M, Jones R, et al: Alkylating agents, in *Cancer Chemotherapy and Biotherapy: Principles and Practice*, 4th ed, edited by p 297. 2006.
126. Hilton J: Role of aldehyde dehydrogenase in cyclophosphamide-resistant L1210 leukemia. *Cancer Res* 44:5156–5160, 1984.
127. Erickson LC: The role of O-6 methylguanine DNA methyltransferase (MGMT) in drug resistance and strategies for its inhibition. *Semin Cancer Biol* 2:257–265, 1991.
128. Hunter C, Smith R, Cahill DP, et al: A hypermutation phenotype and somatic MSH6 mutations in recurrent human malignant gliomas after alkylator chemotherapy. *Cancer Res* 66:3987–3991, 2006.
129. Droller MJ, Saral R, Santos G: Prevention of cyclophosphamide-induced hemorrhagic cystitis. *Urology* 20:256–258, 1982.
130. Leoni LM, Bailey B, Reifert J, et al: Bendamustine (Treanda) displays a distinct pattern of cytotoxicity and unique mechanistic features compared with other alkylating agents. *Clin Cancer Res* 14:309–317, 2008.
131. Elias AD, Eder JP, Shea T, et al: High-dose ifosfamide with mesna uroprotection: A phase I study. *J Clin Oncol* 8:170–178, 1990.
132. Gianni AM, Bregni M, Siena S, et al: Recombinant human granulocyte-macrophage colony-stimulating factor reduces hematologic toxicity and widens clinical applicability of high-dose cyclophosphamide treatment in breast cancer and non-Hodgkin's lymphoma. *J Clin Oncol* 8:768–778, 1990.
133. Lazarus HM, Reed MD, Spitzer TR, et al: High-dose i.v. thiotepa and cryopreserved autologous bone marrow transplantation for therapy of refractory cancer. *Cancer Treat Rep* 71:689–695, 1987.
134. Ozols RF, Corden BJ, Jacob J, et al: High-dose cisplatin in hypertonic saline. *Ann Intern MedIntern Med* 100:19–24, 1984.
135. Peters WP, Henner WD, Grochow LB, et al: Clinical and pharmacologic effects of high dose single agent busulfan with autologous bone marrow support in the treatment of solid tumors. *Cancer Res* 47:6402–6406, 1987.
136. Phillips GL, Wolff SN, Fay JW, et al: Intensive 1,3-bis (2-chloroethyl)-1-nitrosourea (BCNU) monochemotherapy and autologous marrow transplantation for malignant

glioma. *J Clin Oncol* 4:639–645, 1986.
137. Shea TC, Flaherty M, Elias A, et al: A phase I clinical and pharmacokinetic study of carboplatin and autologous bone marrow support. *J Clin Oncol* 7:651–661, 1989.
138. Dunphy FR, Spitzer G, Buzdar AU, et al: Treatment of estrogen receptor-negative or hormonally refractory breast cancer with double high-dose chemotherapy intensification and bone marrow support. *J Clin Oncol* 8:1207–1216, 1990.
139. Eder JP, Elias A, Shea TC, et al: A phase I-II study of cyclophosphamide, thiotepa, and carboplatin with autologous bone marrow transplantation in solid tumor patients. *J Clin Oncol* 8:1239–1245, 1990.
140. Jones RJ, Piantadosi S, Mann RB, et al: High-dose cytotoxic therapy and bone marrow transplantation for relapsed Hodgkin's disease. *J Clin Oncol* 8:527–537, 1990.
141. Kessinger A, Armitage JO, Smith DM, et al: High-dose therapy and autologous peripheral blood stem cell transplantation for patients with lymphoma. *Blood* 74:1260–1265, 1989.
142. Wilson WH, Jain V, Bryant G, et al: Phase I and II study of high-dose ifosfamide, carboplatin, and etoposide with autologous bone marrow rescue in lymphomas and solid tumors. *J Clin Oncol* 10:1712–1722, 1992.
143. Umezawa H, Maeda K, Takeuchi T, Okami Y: New antibiotics, bleomycin A and B. *J Antibiot (Tokyo)* 19:200–209, 1966.
144. Burger RM: Cleavage of nucleic acids by bleomycin. *Chem Rev* 98:1153–1170, 1998.
145. Sebti SM, Jani JP, Mistry JS, et al: Metabolic inactivation: A mechanism of human tumor resistance to bleomycin. *Cancer Res* 51:227–232, 1991.
146. De Haas EC, Zwart N, Meijer C, et al: Variation in bleomycin hydrolase gene is associated with reduced survival after chemotherapy for testicular germ cell cancer. *J Clin Oncol* 26:1817–1823, 2008.
147. Alberts DS, Chen HS, Liu R, et al: Bleomycin pharmacokinetics in man. I. Intravenous administration. *Cancer Chemother Pharmacol* 1:177–181, 1978.
148. Karmiol S, Remick DG, Kunkel SL, Phan SH: Regulation of rat pulmonary endothelial cell interleukin-6 production by bleomycin: Effects of cellular fatty acid composition. *Am J Respir Cell Mol Biol* 9:628–636, 1993.
149. Evens AM, Hong F, Gordon LI, et al: The efficacy and tolerability of Adriamycin, bleomycin, vinblastine, dacarbazine and Stanford V in older Hodgkin lymphoma patients: A comprehensive analysis from the North American intergroup trial E2496. *Br J Haematol* 161:76–86, 2013.
150. Comis RL: Detecting bleomycin pulmonary toxicity: A continued conundrum. *J Clin Oncol* 8:765–767, 1990.
151. Hutson RG, Kitoh T, Moraga Amador DA, et al: Amino acid control of asparagine synthetase: Relation to asparaginase resistance in human leukemia cells. *Am J Physiol J Physiol* 272(5 Pt 1):C1691–C1699, 1997.
152. Kaspers GJ, Veerman AJ, Pieters R, et al: *In vitro* cellular drug resistance and prognosis in newly diagnosed childhood acute lymphoblastic leukemia. *Blood* 90:2723–2729, 1997.
153. Holle LM: Pegaspargase: An alternative? *Ann Pharmacother* 31:616–624, 1997.
154. Ettinger LJ, Ettinger AG, Avramis VI, Gaynon PS: Acute lymphoblastic leukaemia: A guide to asparaginase and pegaspargase therapy. *BioDrugs* 7:30–39, 1997.
155. Semeraro N, Montemurro P, Giordano P, et al: Unbalanced coagulation-fibrinolysis potential during L-asparaginase therapy in children with acute lymphoblastic leukaemia. *Thromb Haemost* 64:38–40, 1990.
156. Bushara KO, Rust RS: Reversible MRI lesions due to pegaspargase treatment of non-Hodgkin's lymphoma. *Pediatr Neurol* 17:185–187, 1997.
157. Mitchell LG, Andrew M, Hanna K, et al: A prospective cohort study determining the prevalence of thrombotic events in children with acute lymphoblastic leukemia and a central venous line who are treated with L-asparaginase: results of the Prophylactic Antithrombin Replacement in Kids with Acute Lymphoblastic Leukemia Treated with Asparaginase (PARKAA) Study. *Cancer* 97:508–516, 2003.
158. Heitink-Pollé KM1, Prinsen BH, de Koning TJ, et al: High incidence of symptomatic hyperammonemia in children with acute lymphoblastic leukemia receiving pegylated asparaginase. *JIMD Rep* 7:103–108, 2013.
159. Nowak-Göttl U, Wermes C, Junker R, et al: Prospective evaluation of the thrombotic risk in children with acute lymphoblastic leukemia carrying the MTHFR TT 677 genotype, the prothrombin G20210A variant, and further prothrombotic risk factors. *Blood* 93:1595–1599, 1999.
160. Parsons SK, Skapek SX, Neufeld EJ, et al: Asparaginase-associated lipid abnormalities in children with acute lymphoblastic leukemia. *Blood* 89:1886–1895, 1997.
161. Strobeck M: Multiple myeloma therapies. *Nat Rev Drug Discov* 6:181–182, 2007.
162. Roussel M, Lauwers-Cances V, Robillard N, et al: Front-line transplantation program with lenalidomide, bortezomib, dexamethasone combination as induction and consolidation followed by lenalidomide maintenance in patients with multiple myeloma: A phase II study by the Intergroupe Francophone du Myélome. *J Clin Oncol* 32: 2712–2717, 2014.
163. Richardson PG, Siegel DS, Vij R, et al: Pomalidomide alone or in combination with low-dose dexamethasone in relapsed and refractory multiple myeloma: A randomized phase 2 study. *Blood* 123:1826–1832, 2014.
164. D'Amato RJ, Loughnan MS, Flynn E, Folkman J: Thalidomide is an inhibitor of angiogenesis. *Proc Natl Acad Sci U S A* 91:4082–4085, 1994.
165. Moreira AL, Friedlander DR, Shif B, et al: Thalidomide and a thalidomide analogue inhibit endothelial cell proliferation *in vitro*. *J Neurooncol* 43:109–114, 1999.
166. Muller GW, Chen R, Huang SY, et al: Amino-substituted thalidomide analogs: Potent inhibitors of TNF-alpha production. *Bioorg Med Chem Lett* 9:1625–1630, 1999.
167. LeBlanc R, Hideshima T, Catley LP, et al: Immunomodulatory drug costimulates T cells via the B7-CD28 pathway. *Blood* 103:1787–1790, 2004.
168. Zhu YX, Braggio E, Shi CX, et al: Identification of cereblon binding proteins and relationship with response and survival following pomalidomide and dexamethasone in multiple myeloma. *Blood* 124:536–545, 2014.
169. Richardson PG, Schlossman RL, Weller E, et al: Immunomodulatory drug CC-5013 overcomes drug resistance and is well tolerated in patients with relapsed multiple myeloma. *Blood* 100:3063–3067, 2002.
170. Teo SK, Scheffler MR, Kook KA, et al: Thalidomide dose proportionality assessment following single doses to healthy subjects. *J Clin Pharmacol* 41:662–667, 2001.
171. Scott LJ: Pomalidomide: A review of its use in patients with recurrent multiple myeloma. *Drugs* 74:549–562, 2014.
172. Piscitelli SC, Figg WD, Hahn B, et al: Single-dose pharmacokinetics of thalidomide in human immunodeficiency virus-infected patients. *Antimicrob Agents Chemother* 41:2797–2799, 1997.
173. Singhal S, Mehta J, Desikan R, et al: Antitumor activity of thalidomide in refractory multiple myeloma. *N Engl J Med* 341:1565–1571, 1999.
174. Mileshkin L, Biagi JJ, Mitchell P, et al: Multicenter phase 2 trial of thalidomide in relapsed/refractory multiple myeloma: Adverse prognostic impact of advanced age. *Blood* 102:69–77, 2003.
175. Rajkumar SV, Hayman S, Gertz MA, et al: Combination therapy with thalidomide plus dexamethasone for newly diagnosed myeloma. *J Clin Oncol* 20:4319–4323, 2002.
176. Musallam KM, Dahdaleh FS, Shamseddine AI, Taher AT: Incidence and prophylaxis of venous thromboembolic events in multiple myeloma patients receiving immunomodulatory therapy. *Thromb Res* 123:679–686, 2009.
177. Nathan PD, Gore ME, Eisen TG: Unexpected toxicity of combination thalidomide and interferon alpha-2a treatment in metastatic renal cell carcinoma. *J Clin Oncol* 20: 1429–1430, 2002.
178. Ebert BL, Galili N, Tamayo P, et al: An erythroid differentiation signature predicts response to lenalidomide in myelodysplastic syndrome. *PLoS Med* 5:e35, 2008.
179. Andritsos LA, Johnson AJ, Lozanski G, et al: Higher doses of lenalidomide are associated with unacceptable toxicity including life-threatening tumor flare in patients with chronic lymphocytic leukemia. *J Clin Oncol* 26:2519–2525, 2008.
180. Weber DM, Chen C, Niesvizky R, et al: Lenalidomide plus dexamethasone for relapsed multiple myeloma in North America. *N Engl J Med* 357:2133–2142, 2007.
181. Kizaki M, Nakazato T, Ito K, et al: A novel therapeutic approach for hematological malignancies based on cellular differentiation and apoptosis. *Int J Hematol* 76 (Suppl 1): 250–252, 2002.
182. Parkinson D, Smith M: Retinoid therapy for acute promyelocytic leukemia: A coming of age for the differentiation therapy of malignancy. *Ann Intern Med* 117:338–340, 1992.
183. Sandor V, Bakke S, Robey RW, et al: Phase I trial of the histone deacetylase inhibitor, depsipeptide (FR901228, NSC 630176), in patients with refractory neoplasms. *Clin Cancer Res* 8:718–728, 2002.
184. Warrell RP Jr, Frankel SR, Miller WH Jr, et al.: Differentiation therapy of acute promyelocytic leukemia with tretinoin (all-trans-retinoic acid). *N Engl J Med* 324:1385–1393, 1991.
185. Kakizuka A, Miller WH Jr, Umesono K, et al: Chromosomal translocation t(15;17) in human acute promyelocytic leukemia fuses RAR alpha with a novel putative transcription factor, PML. *Cell* 66:663–674, 1991.
186. Collins SJ: Retinoic acid receptors, hematopoiesis and leukemogenesis. *Curr Opin Hematol* 15:346–351, 2008.
187. Robertson KA, Emami B, Collins SJ: Retinoic acid-resistant HL-60R cells harbor a point mutation in the retinoic acid receptor ligand-binding domain that confers dominant negative activity. *Blood* 80:1885–1889, 1992.
188. Muindi JR, Frankel SR, Huselton C, et al: Clinical pharmacology of oral all-trans retinoic acid in patients with acute promyelocytic leukemia. *Cancer Res* 52:2138–2142, 1992.
189. Muindi J, Frankel SR, Miller WH Jr, et al: Continuous treatment with all-trans retinoic acid causes a progressive reduction in plasma drug concentrations: Implications for relapse and retinoid "resistance" in patients with acute promyelocytic leukemia. *Blood* 79:299–303, 1992.
190. Frankel SR, Eardley A, Lauwers G, et al: The "retinoic acid syndrome" in acute promyelocytic leukemia. *Ann Intern MedIntern Med* 117:292–296, 1992.
191. De Botton S, Dombret H, Sanz M, et al: Incidence, clinical features, and outcome of all trans-retinoic acid syndrome in 413 cases of newly diagnosed acute promyelocytic leukemia. The European APL Group. *Blood* 92:2712–2718, 1998.
192. Soignet SL, Maslak P, Wang ZG, et al: Complete remission after treatment of acute promyelocytic leukemia with arsenic trioxide. *N Engl J Med* 339:1341–1348, 1998.
193. Miller WH Jr, Schipper HM, Lee JS, et al: Mechanisms of action of arsenic trioxide. *Cancer Res* 62:3893–3903, 2002.
194. Wang ZY, Chen Z: Acute promyelocytic leukemia: From highly fatal to highly curable. *Blood* 111:2505–2515, 2008.
195. Lallemand-Breitenbach V, Jeanne M, Benhenda S, et al: Arsenic degrades PML or PML-RARalpha through a SUMO-triggered RNF4/ubiquitin-mediated pathway. *Nat Cell Biol* 10:547–555, 2008.
196. Chen GQ, Shi XG, Tang W, et al: Use of arsenic trioxide (As2O3) in the treatment of acute promyelocytic leukemia (APL): I. As2O3 exerts dose-dependent dual effects on APL cells. *Blood* 89:3345–3353, 1997.
197. Gupta A, Lawrence AT, Krishnan K, et al: Current concepts in the mechanisms and management of drug-induced QT prolongation and torsade de pointes. *Am Heart J* 153:891–899, 2007.
198. Shen ZX, Chen GQ, Ni JH, et al: Use of arsenic trioxide (As2O3) in the treatment of acute promyelocytic leukemia (APL): II. Clinical efficacy and pharmacokinetics in relapsed patients. *Blood* 89:3354–3360, 1997.
199. Dawson MA, Kouzarides T: Cancer epigenetics: From mechanism to therapy. *Cell* 150:12–27, 2012.
200. Silverman LR, Demakos EP, Peterson BL, et al: Randomized controlled trial of azacitidine in patients with the myelodysplastic syndrome: A study of the cancer and leukemia group B. *J Clin Oncol* 20:2429–2440, 2002.
201. Fenaux P, Mufti GJ, Hellstrom-Lindberg E, et al: Efficacy of azacitidine compared with that of conventional care regimens in the treatment of higher-risk myelodysplastic syndromes: A randomised, open-label, phase III study. *Lancet Oncol* 10:223–232, 2009.
202. Kantarjian H, Issa JP, Rosenfeld CS, et al: Decitabine improves patient outcomes in myelodysplastic syndromes: Results of a phase III randomized study. *Cancer* 106:1794–1803, 2006.
203. Lübbert M, Suciu S, Baila L, et al: Low-dose decitabine versus best supportive care in elderly patients with intermediate- or high-risk myelodysplastic syndrome (MDS) ineligible for intensive chemotherapy: Final results of the randomized phase III study of the European Organisation for Research and Treatment of Cancer Leukemia Group and the German MDS Study Group. *J Clin Oncol* 29:1987–1996, 2011.
204. Lee YG, Kim I, Yoon SS, et al: Comparative analysis between azacitidine and decitabine for the treatment of myelodysplastic syndromes. *Br J Haematol* 161:339–347, 2013.

205. Khan H, Vale C, Bhagat T, Verma A: Role of DNA methylation in the pathogenesis and treatment of myelodysplastic syndromes. *Semin Hematol* 50:16–37, 2013.

206. Campbell RM, Tummino PJ: Cancer epigenetics drug discovery and development: The challenge of hitting the mark. *J Clin Invest* 124:64–69, 2014.

207. Navada SC, Steinmann J, Lübbert M, Silverman LR: Clinical development of demethylating agents in hematology. *J Clin Invest* 124:40–46, 2014.

208. West AC, Johnstone RW: New and emerging HDAC inhibitors for cancer treatment. *J Clin Invest* 124:30–39, 2014.

209. Duan H, Heckman CA, Boxer LM: Histone deacetylase inhibitors down-regulate bcl-2 expression and induce apoptosis in t(14;18) lymphomas. *Mol Cell Biol* 25:1608–1619, 2005.

210. Luo J, Su F, Chen D, et al: Deacetylation of p53 modulates its effect on cell growth and apoptosis. *Nature* 408:377–381, 2000.

211. Heideman MR, Wilting RH, Yanover E, et al: Dosage-dependent tumor suppression by histone deacetylases 1 and 2 through regulation of c-Myc collaborating genes and p53 function. *Blood* 121:2038–2050, 2013.

212. McGraw AL: Romidepsin for the treatment of T-cell lymphomas. *Am J Health Syst Pharm* 70:1115–1122, 2013.

213. Mann BS, Johnson JR, Cohen MH, et al: FDA approval summary: Vorinostat for treatment of advanced primary cutaneous T-cell lymphoma. *Oncologist* 12:1247–1252, 2007.

214. Piekarz RL, Frye R, Turner M, et al: Phase II multi-institutional trial of the histone deacetylase inhibitor romidepsin as monotherapy for patients with cutaneous T-cell lymphoma. *J Clin Oncol* 27:5410–5417, 2009.

215. Piekarz RL, Frye R, Turner M, et al: Phase 2 trial of romidepsin in patients with peripheral T-cell lymphoma. *Blood* 117:5827–5834, 2011.

216. Coiffier B, Pro B, Prince HM, et al: Romidepsin for the treatment of relapsed/refractory peripheral T-cell lymphoma: Pivotal study update demonstrates durable responses. *J Hematol Oncol* 7:11, 2014.

217. Ramalingam SS, Kummar S, Sarantopoulos J, et al: Phase I study of vorinostat in patients with advanced solid tumors and hepatic dysfunction: A National Cancer Institute Organ Dysfunction Working Group study. *J Clin Oncol* 28:4507–4512, 2010.

218. Iwamoto M, Friedman EJ, Sandhu P, et al: Clinical pharmacology profile of vorinostat, a histone deacetylase inhibitor. *Cancer Chemother Pharmacol* 72:493–508, 2013.

219. Wong NS, Seah EZh, Wang LZ, et al: Impact of UDP-gluconoryltransferase 2B17 genotype on vorinostat metabolism and clinical outcomes in Asian women with breast cancer. *Pharmacogenet Genomics* 21:760–768, 2011.

220. Wang F, Travins J, DeLaBarre B, et al: Targeted inhibition of mutant IDH2 in leukemia cells induces cellular differentiation. *Science* 340:622–626, 2013.

220A. Stein E, Tallman M, Pollyea D et al: Clinical safety and activity in a phase I trial of AG-221, a first in class, potent inhibitor of the IDH2-mutant protein, in patients with IDH2 mutant positive advanced hematologic malignancies [abstract]. In: Proceedings of the 105th Annual Meeting of the American Association for Cancer Research; 2014 Apr 5-9; San Diego (CA: AACR; 2014. Abstract nr CT103).

221. Daigle SR, Olhava EJ, Therkelsen CA, et al: Potent inhibition of DOT1L as treatment of MLL-fusion leukemia. *Blood* 122:1017–1025, 2013.

222. Fathi AT, Sadrzadeh H, Borger DR, et al: Prospective serial evaluation of 2-hydroxyglutarate, during treatment of newly diagnosed acute myeloid leukemia, to assess disease activity and therapeutic response. *Blood* 120:4649–4652, 2012.

223. McCabe MT, Ott HM, Ganji G, et al: EZH2 inhibition as a therapeutic strategy for lymphoma with EZH2-activating mutations. *Nature* 492:108–112, 2012.

224. Knutson SK, Kawano S, Minoshima Y, et al: Selective inhibition of EZH2 by EPZ-6438 leads to potent antitumor activity in EZH2-mutant non-Hodgkin lymphoma. *Mol Cancer Ther* 13:842–854, 2014.

225. Wyspiańska BS, Bannister AJ, Barbieri I, et al: BET protein inhibition shows efficacy against JAK2V617F-driven neoplasms. *Leukemia* 28:88–97, 2014.

226. Delmore JE, Issa GC, Lemieux ME, et al: BET bromodomain inhibition as a therapeutic strategy to target c-Myc. *Cell*. 146(6):904–17, 2011. (http://www.ncbi.nlm.nih.gov/pubmed/21889194) Last accessed June 2015.

227. Fiskus W, Sharma S, Qi J, et al: Highly active combination of BRD4 antagonist and histone deacetylase inhibitor against human acute myelogenous leukemia cells. *Mol Cancer Ther* 13:1142–1154, 2014.

228. Stewart HJ, Horne GA, Bastow S, Chevassut TJ: BRD4 associates with p53 in DNMT3A-mutated leukemia cells and is implicated in apoptosis by the bromodomain inhibitor JQ1. *Cancer Med* 2:826–835, 2013.

229. Zhao Y, Yang CY, Wang S: The making of I-BET762, a BET bromodomain inhibitor now in clinical development. *J Med Chem* 56:7498–7500, 2013.

230. Druker BJ: Perspectives on the development of a molecularly targeted agent. *Cancer Cell* 1:31–36, 2002.

231. Druker BJ, Guilhot F, O'Brien SG, et al: Five-year follow-up of patients receiving imatinib for chronic myeloid leukemia. *N Engl J Med* 355:2408–2417, 2006.

232. O'Brien SG, Guilhot F, Larson RA, et al: Imatinib compared with interferon and low-dose cytarabine for newly diagnosed chronic-phase chronic myeloid leukemia. *N Engl J Med* 348:994–1004, 2003.

233. Cortes J, Lipton JH, Rea D, et al: Phase 2 study of subcutaneous omacetaxine mepesuccinate after TKI failure in patients with chronic-phase CML with T315I mutation. *Blood* 120:2573–2580, 2012.

234. Heinrich MC, Griffith DJ, Druker BJ, et al: Inhibition of c-kit receptor tyrosine kinase activity by STI 571, a selective tyrosine kinase inhibitor. *Blood* 96:925–932, 2000.

235. Demetri GD, von Mehren M, Blanke CD, et al: Efficacy and safety of imatinib mesylate in advanced gastrointestinal stromal tumors. *N Engl J Med* 347:472–480, 2002.

236. Cools J, DeAngelo DJ, Gotlib J, et al: A tyrosine kinase created by fusion of the PDGFRA and FIP1L1 genes as a therapeutic target of imatinib in idiopathic hypereosinophilic syndrome. *N Engl J Med* 348:1201–1214, 2003.

237. Magnusson MK, Meade KE, Nakamura R, et al: Activity of STI571 in chronic myelomonocytic leukemia with a platelet-derived growth factor beta receptor fusion oncogene. *Blood* 100:1088–1091, 2002.

237A. Passamonti F: PDGFREB disease: Right diagnosis to prolong survival. *Blood*. 123:3526–8. 2014.

238. Sirvent N, Maire G, Pedeutour F: Genetics of dermatofibrosarcoma protuberans family of tumors: From ring chromosomes to tyrosine kinase inhibitor treatment. *Genes Chromosomes Cancer* 37:1–19, 2003.

239. Shah NP, Tran C, Lee FY, et al: Overriding imatinib resistance with a novel ABL kinase inhibitor. *Science* 305:399–401, 2004.

240. Weisberg E, Manley PW, Breitenstein W, et al: Characterization of AMN107, a selective inhibitor of native and mutant Bcr-Abl. *Cancer Cell* 7:129–141, 2005.

241. O'Hare T, Walters DK, Stoffregen EP, et al: *In vitro* activity of Bcr-Abl inhibitors AMN107 and BMS-354825 against clinically relevant imatinib-resistant Abl kinase domain mutants. *Cancer Res* 65:4500–4505, 2005.

242. Wisniewski D, Lambek CL, Liu C, et al: Characterization of potent inhibitors of the Bcr-Abl and the c-kit receptor tyrosine kinases. *Cancer Res* 62:4244–4255, 2002.

243. Khorashad JS, Kelley TW, Szankasi P, et al: BCR-ABL1 compound mutations in tyrosine kinase inhibitor-resistant CML: Frequency and clonal relationships. *Blood* 121:489–498, 2013.

244. Soverini S, Colarossi S, Gnani A, et al: Contribution of ABL kinase domain mutations to imatinib resistance in different subsets of Philadelphia-positive patients: By the GIMEMA Working Party on Chronic Myeloid Leukemia. *Clin Cancer Res* 12:7374–7379, 2006.

245. Soverini S, Hochhaus A, Nicolini FE, et al: BCR-ABL kinase domain mutation analysis in chronic myeloid leukemia patients treated with tyrosine kinase inhibitors: Recommendations from an expert panel on behalf of European LeukemiaNet. *Blood* 118:1208–1215, 2011.

246. Cortes JE, Kim DW, Pinilla-Ibarz J, et al: A phase 2 trial of ponatinib in Philadelphia chromosome–positive leukemias. *N Engl J Med* 369:1783–1796, 2013.

247. Takayama N, Sato N, O'Brien SG, et al: Imatinib mesylate has limited activity against the central nervous system involvement of Philadelphia chromosome-positive acute lymphoblastic leukaemia due to poor penetration into cerebrospinal fluid. *Br J Haematol* 119:106–108, 2002.

248. Gambacorti-Passerini C, Zucchetti M, Russo D, et al: Alpha1 acid glycoprotein binds to imatinib (STI571) and substantially alters its pharmacokinetics in chronic myeloid leukemia patients. *Clin Cancer Res* 9:625–632, 2003.

249. Shah NP, Nicoll JM, Nagar B, et al: Multiple BCR-ABL kinase domain mutations confer polyclonal resistance to the tyrosine kinase inhibitor imatinib (STI571) in chronic phase and blast crisis chronic myeloid leukemia. *Cancer Cell* 2:117–125, 2002.

250. O'Hare T, Eide CA, Deininger MW: Bcr-Abl kinase domain mutations, drug resistance, and the road to a cure for chronic myeloid leukemia. *Blood* 110:2242–2249, 2007.

251. Corbin AS, La Rosée P, Stoffregen EP, et al: Several Bcr-Abl kinase domain mutants associated with imatinib mesylate resistance remain sensitive to imatinib. *Blood* 101:4611–4614, 2003.

252. Branford S, Rudzki Z, Walsh S, et al: Detection of BCR-ABL mutations in patients with CML treated with imatinib is virtually always accompanied by clinical resistance, and mutations in the ATP phosphate-binding loop (P-loop) are associated with a poor prognosis. *Blood* 102:276–283, 2003.

253. Roche-Lestienne C, Laï, JL, Darré S, et al: A mutation conferring resistance to imatinib at the time of diagnosis of chronic myelogenous leukemia. *N Engl J Med* 348:2265–2266, 2003.

254. Cortes JE, Kantarjian HM, Brümmendorf TH, et al: Safety and efficacy of bosutinib (SKI-606) in chronic phase Philadelphia chromosome-positive chronic myeloid leukemia patients with resistance or intolerance to imatinib. *Blood* 118:4567–4576, 2011.

255. Kantarjian HM, Giles FJ, Bhalla KN, et al: Nilotinib is effective in patients with chronic myeloid leukemia in chronic phase after imatinib resistance or intolerance: 24-month follow-up results. *Blood* 117:1141–1145, 2011.

256. Shah NP, Kim DW, Kantarjian H, et al: Potent, transient inhibition of BCR-ABL with dasatinib 100 mg daily achieves rapid and durable cytogenetic responses and high transformation-free survival rates in chronic phase chronic myeloid leukemia patients with resistance, suboptimal response or intolerance to imatinib. *Haematologica* 95:232–240, 2010.

257. Morel F, Bris MJ, Herry A, et al: Double minutes containing amplified bcr-abl fusion gene in a case of chronic myeloid leukemia treated by imatinib. *Eur J Haematol* 70:235–239, 2003.

258. Mahon FX, Belloc F, Lagarde V, et al: MDR1 gene overexpression confers resistance to imatinib mesylate in leukemia cell line models. *Blood* 101:2368–2373, 2003.

259. White DL, Saunders VA, Dang P, et al: OCT-1-mediated influx is a key determinant of the intracellular uptake of imatinib but not nilotinib (AMN107): Reduced OCT-1 activity is the cause of low in vitro sensitivity to imatinib. *Blood* 108:697–704, 2006.

260. Andersen MK, Pedersen-Bjergaard J, Kjeldsen L, et al: Clonal Ph-negative hematopoiesis in CML after therapy with imatinib mesylate is frequently characterized by trisomy 8. *Leukemia* 16:1390–1393, 2002.

261. Bumm T, Müller C, Al-Ali HK, et al: Emergence of clonal cytogenetic abnormalities in Ph- cells in some CML patients in cytogenetic remission to imatinib but restoration of polyclonal hematopoiesis in the majority. *Blood* 101:1941–1949, 2003.

262. Kantarjian HM, Giles F, Gattermann N, et al: Nilotinib (formerly AMN107), a highly selective BCR-ABL tyrosine kinase inhibitor, is effective in patients with Philadelphia chromosome-positive chronic myelogenous leukemia in chronic phase following imatinib resistance and intolerance. *Blood* 110:3540–3546, 2007.

263. Talpaz M, Shah NP, Kantarjian H, et al: Dasatinib in imatinib-resistant Philadelphia chromosome-positive leukemias. *N Engl J Med* 354:2531–2541, 2006.

264. Tefferi A, Vardiman JW: Classification and diagnosis of myeloproliferative neoplasms: The 2008 World Health Organization criteria and point-of-care diagnostic algorithms. *Leukemia* 22:14–22, 2008.

265. Baxter EJ, Scott LM, Campbell PJ, et al: Acquired mutation of the tyrosine kinase JAK2 in human myeloproliferative disorders. *Lancet* 365:1054–1061, 2005.

266. James C, Ugo V, Le Couédic JP, et al: A unique clonal JAK2 mutation leading to constitutive signalling causes polycythaemia vera. *Nature* 434:1144–1148, 2005.

267. Levine RL, Wadleigh M, Cools J, et al: Activating mutation in the tyrosine kinase JAK2 in polycythemia vera, essential thrombocythemia, and myeloid metaplasia with myelofibrosis. *Cancer Cell* 7:387–397, 2005.

268. Ihle JN, Witthuhn BA, Quelle FW, et al: Signaling through the hematopoietic cytokine receptors. *Annu Rev Immunol* 13:369–398, 1995.

269. Sonbol MB, Firwana B, Zarzour A, et al: Comprehensive review of JAK inhibitors in myeloproliferative neoplasms. *Ther Adv Hematol* 4:15–35, 2013.

270. Chiorazzi N, Rai KR, Ferrarini M: Chronic Lymphocytic Leukemia. *N Engl J Med* 352:804–815, 2005.

271. Hallek M, Fischer K, Fingerle-Rowson G, et al: Addition of rituximab to fludarabine and cyclophosphamide in patients with chronic lymphocytic leukaemia: A randomised, open-label, phase 3 trial. *Lancet* 376:1164–1174, 2010.

272. Byrd JC, Furman RR, Coutre SE, et al: Targeting BTK with ibrutinib in relapsed chronic lymphocytic leukemia. *N Engl J Med* 369:32–42, 2013.

273. Byrd JC, Brown JR, O'Brien S, et al: Ibrutinib versus ofatumumab in previously treated chronic lymphoid leukemia. *N Engl J Med* 371:213–223, 2014.

274. Woyach JA, Furman RR, Liu TM, et al: Resistance mechanisms for the Bruton's tyrosine kinase inhibitor ibrutinib. *N Engl J Med* 370:2286–2294, 2014.

275. Goldberg AL: Protein degradation and protection against misfolded or damaged proteins. *Nature* 426:895–899, 2003.

276. Demo SD, Kirk CJ, Aujay MA, et al: Antitumor activity of PR-171, a novel irreversible inhibitor of the proteasome. *Cancer Res* 67:6383–6391, 2007.

277. Orlowski RZ, Stinchcombe TE, Mitchell BS, et al: Phase I trial of the proteasome inhibitor PS-341 in patients with refractory hematologic malignancies. *J Clin Oncol* 20:4420–4427, 2002.

278. Richardson PG, Barlogie B, Berenson J, et al: A phase 2 study of bortezomib in relapsed, refractory myeloma. *N Engl J Med* 348:2609–2617, 2003.

279. Richardson PG, Sonneveld P, Schuster MW, et al: Bortezomib or high-dose dexamethasone for relapsed multiple myeloma. *N Engl J Med* 352:2487–2498, 2005.

280. Sitia R, Palladini G, Merlini G: Bortezomib in the treatment of AL amyloidosis: Targeted therapy? *Haematologica* 92:1302–1307, 2007.

281. Goy A, Younes A, McLaughlin P, et al: Phase II study of proteasome inhibitor bortezomib in relapsed or refractory B-cell non-Hodgkin's lymphoma. *J Clin Oncol* 23:667–675, 2005.

282. Fisher RI, Bernstein SH, Kahl BS, et al: Multicenter phase II study of bortezomib in patients with relapsed or refractory mantle cell lymphoma. *J Clin Oncol* 24:4867–4874, 2006.

283. O'Connor OA, Wright J, Moskowitz C, et al: Phase II clinical experience with the novel proteasome inhibitor bortezomib in patients with indolent non-Hodgkin's lymphoma and mantle cell lymphoma. *J Clin Oncol* 23:676–684, 2005.

284. Mitsiades N, Mitsiades CS, Poulaki V, et al: Molecular sequelae of proteasome inhibition in human multiple myeloma cells. *Proc Natl Acad Sci U S A* 99:14374–14379, 2002.

285. Mitsiades N, Mitsiades CS, Poulaki V, et al: Apoptotic signaling induced by immunomodulatory thalidomide analogs in human multiple myeloma cells: Therapeutic implications. *Blood* 99:4525–4530, 2002.

286. Mitsiades N, Mitsiades CS, Richardson PG, et al: The proteasome inhibitor PS-341 potentiates sensitivity of multiple myeloma cells to conventional chemotherapeutic agents: Therapeutic applications. *Blood* 101:2377–2380, 2003.

287. Mitsiades CS, Mitsiades NS, McMullan CJ, et al: Transcriptional signature of histone deacetylase inhibition in multiple myeloma: Biological and clinical implications. *Proc Natl Acad Sci U S A* 101:540–545, 2004.

288. San Miguel JF, Schlag R, Khuageva NK, et al: Bortezomib plus melphalan and prednisone for initial treatment of multiple myeloma. *N Engl J Med* 359:906–917, 2008.

289. Orlowski RZ, Nagler A, Sonneveld P, et al: Randomized phase III study of pegylated liposomal doxorubicin plus bortezomib compared with bortezomib alone in relapsed or refractory multiple myeloma: Combination therapy improves time to progression. *J Clin Oncol* 25:3892–3901, 2007.

290. Richardson PG, Weller E, Lonial S, et al: Lenalidomide, bortezomib, and dexamethasone combination therapy in patients with newly diagnosed multiple myeloma. *Blood* 116:679–686, 2010.

291. Richardson PG, Briemberg H, Jagannath S, et al: Frequency, characteristics, and reversibility of peripheral neuropathy during treatment of advanced multiple myeloma with bortezomib. *J Clin Oncol* 24:3113–3120, 2006.

292. Herndon TM, Deisseroth A, Kaminskas E, et al: U.S. Food and Drug Administration approval: Carfilzomib for the treatment of multiple myeloma. *Clin Cancer Res* 19:4559–4563, 2013.

293. Chauhan D, Tian Z, Zhou B, et al: In vitro and in vivo selective antitumor activity of a novel orally bioavailable proteasome inhibitor MLN9708 against multiple myeloma cells. *Clin Cancer Res* 17:5311–5321, 2011.

294. Kupperman E, Lee EC, Cao Y, et al: Evaluation of the proteasome inhibitor MLN9708 in preclinical models of human cancer. *Cancer Res* 70:1970–1980, 2010.

295. Aghajanian C, Soignet S, Dizon DS, et al: A phase I trial of the novel proteasome inhibitor PS341 in advanced solid tumor malignancies. *Clin Cancer Res* 8:2505–2511, 2002.

296. Goldberg AL: Functions of the proteasome: From protein degradation and immune surveillance to cancer therapy. *Biochem Soc Trans* 35:12–17, 2007.

297. Meister S, Schubert U, Neubert K, et al: Extensive immunoglobulin production sensitizes myeloma cells for proteasome inhibition. *Cancer Res* 67:1783–1792, 2007.

298. Nayak MK, Kulkarni PP, Dash D: Regulatory role of proteasome in determination of platelet life span. *J Biol Chem* 288:6826–6834, 2013.

299. Arastu-Kapur S, Anderl JL, Kraus M, et al: Nonproteasomal targets of the proteasome inhibitors bortezomib and carfilzomib: A link to clinical adverse events. *Clin Cancer Res* 17:2734–2743, 2011.

300. Groll M, Berkers CR, Ploegh HL, Ovaa H: Crystal structure of the boronic acid-based proteasome inhibitor bortezomib in complex with the yeast 20S proteasome. *Structure* 14:451–456, 2006.

301. Adams J, Behnke M, Chen S, et al: Potent and selective inhibitors of the proteasome: Dipeptidyl boronic acids. *Bioorg Med Chem Lett* 8:333–338, 1998.

302. Dorsey BD, Iqbal M, Chatterjee S, et al: Discovery of a potent, selective, and orally active proteasome inhibitor for the treatment of cancer. *J Med Chem* 51:1068–1072, 2008.

303. Shimoda N, Fukazawa N, Nonomura K, Fairchild RL: Cathepsin g is required for sustained inflammation and tissue injury after reperfusion of ischemic kidneys. *Am J Pathol* 170:930–940, 2007.

304. Maloney DG, Smith B, Rose A: Rituximab: Mechanism of action and resistance. *Semin Oncol* 29:2–9, 2002.

305. Klinger M, Brandl C, Zugmaier G, et al: Immunopharmacologic response of patients with B-lineage acute lymphoblastic leukemia to continuous infusion of T cell-engaging CD19/CD3-bispecific BiTE antibody blinatumomab. *Blood* 119:6226–6233, 2012.

306. Witzig TE, Gordon LI, Cabanillas F, et al: Randomized controlled trial of yttrium-90-labeled ibritumomab tiuxetan radioimmunotherapy versus rituximab immunotherapy for patients with relapsed or refractory low-grade, follicular, or transformed B-cell non-Hodgkin's lymphoma. *J Clin Oncol* 20:2453–2463, 2002.

307. Pro B, Advani R, Brice P, et al: Brentuximab vedotin (SGN-35) in patients with relapsed or refractory systemic anaplastic large-cell lymphoma: Results of a phase II study. *J Clin Oncol* 30:2190–2196, 2012.

308. Miller RA, Maloney DG, Warnke R, Levy R: Treatment of B-cell lymphoma with monoclonal anti-idiotype antibody. *N Engl J Med* 306:517–522, 1982.

309. Stashenko P, Nadler LM, Hardy R, Schlossman SF: Characterization of a human B lymphocyte-specific antigen. *J Immunol* 125:1678–1685, 1980.

310. Tedder TF, Forsgren A, Boyd AW, et al: Antibodies reactive with the B1 molecule inhibit cell cycle progression but not activation of human B lymphocytes. *Eur J ImmunolJ Immunol* 16:881–887, 1986.

311. Smeland E, Godal T, Ruud E, et al: The specific induction of myc protooncogene expression in normal human B cells is not a sufficient event for acquisition of competence to proliferate. *Proc Natl Acad Sci U S A* 82:6255–6259, 1985.

312. Deans JP, Schieven GL, Shu GL, et al: Association of tyrosine and serine kinases with the B cell surface antigen CD20. Induction via CD20 of tyrosine phosphorylation and activation of phospholipase C-gamma 1 and PLC phospholipase C-gamma 2. *J Immunol* 151:4494–4504, 1993.

313. Marcus R, Imrie K, Belch A, et al: CVP chemotherapy plus rituximab compared with CVP as first-line treatment for advanced follicular lymphoma. *Blood* 105:1417–1423, 2005.

314. Habermann TM, Weller EA, Morrison VA, et al: Rituximab-CHOP versus CHOP alone or with maintenance rituximab in older patients with diffuse large B-cell lymphoma. *J Clin Oncol* 24:3121–3127, 2006.

315. Davis TA, Grillo-López AJ, White CA, et al: Rituximab anti-CD20 monoclonal antibody therapy in non-Hodgkin's lymphoma: Safety and efficacy of re-treatment. *J Clin Oncol* 18:3135–3143, 2000.

316. Salles G, Seymour JF, Offner F, et al: Rituximab maintenance for 2 years in patients with high tumour burden follicular lymphoma responding to rituximab plus chemotherapy (PRIMA): A phase 3, randomised controlled trial. *Lancet* 377:42–51, 2011.

317. van Oers MH, Van Glabbeke M, Giurgea L, et al: Rituximab maintenance treatment of relapsed/resistant follicular non-Hodgkin's lymphoma: Long-term outcome of the EORTC 20981 phase III randomized intergroup study. *J Clin Oncol* 28:2853–2858, 2010.

318. Hainsworth JD, Litchy S, Burris HA 3rd, et al: Rituximab as first-line and maintenance therapy for patients with indolent non-Hodgkin's lymphoma. *J Clin Oncol* 20:4261–4267, 2002.

319. Maloney DG, Grillo-López AJ, Bodkin DJ, et al: IDEC-C2B8: Results of a phase I multiple-dose trial in patients with relapsed non-Hodgkin's lymphoma. *J Clin Oncol* 15:3266–3274, 1997.

320. Cartron G, Watier H, Golay J, Solal-Celigny P: From the bench to the bedside: Ways to improve rituximab efficacy. *Blood* 104:2635–2642, 2004.

321. Berinstein NL, Grillo-López AJ, White CA, et al: Association of serum Rituximab (IDEC-C2B8) concentration and anti-tumor response in the treatment of recurrent low-grade or follicular non-Hodgkin's lymphoma. *Ann Oncol* 9:995–1001, 1998.

322. Cartron G, Dacheux L, Salles G, et al: Therapeutic activity of humanized anti-CD20 monoclonal antibody and polymorphism in IgG Fc receptor FcgammaRIIIa gene. *Blood* 99:754–758, 2002.

323. Farag SS, Flinn IW, Modali R, et al: Fc gamma RIIIa and Fc gamma RIIa polymorphisms do not predict response to rituximab in B-cell chronic lymphocytic leukemia. *Blood* 103:1472–1474, 2004.

324. Lowndes S, Darby A, Mead G, Lister A: Stevens-Johnson syndrome after treatment with rituximab. *Ann Oncol* 13:1948–1950, 2002.

325. Kranick SM, Mowry EM, Rosenfeld MR: Progressive multifocal leukoencephalopathy after rituximab in a case of non-Hodgkin lymphoma. *Neurology* 69:704–706, 2007.

326. Cattaneo C, Spedini P, Casari S, et al: Delayed-onset peripheral blood cytopenia after rituximab: Frequency and risk factor assessment in a consecutive series of 77 treatments. *Leuk Lymphoma* 47:1013–1017, 2006.

327. Cabanillas F, Liboy I, Pavia O, Rivera E: High incidence of non-neutropenic infections induced by rituximab plus fludarabine and associated with hypogammaglobulinemia: A frequently unrecognized and easily treatable complication. *Ann Oncol* 17:1424–1427, 2006.

328. Teeling JL, French RR, Cragg MS, et al: Characterization of new human CD20 monoclonal antibodies with potent cytolytic activity against non-Hodgkin lymphomas. *Blood* 104:1793–1800, 2004.

329. Teeling JL, Mackus WJ, Wiegman LJ, et al: The biological activity of human CD20 monoclonal antibodies is linked to unique epitopes on CD20. *J Immunol* 177:362–371, 2006.

330. Hagenbeek A, Gadeberg O, Johnson P, et al: First clinical use of ofatumumab, a novel fully human anti-CD20 monoclonal antibody in relapsed or refractory follicular lymphoma: Results of a phase 1/2 trial. *Blood* 111:5486–5495, 2008.

331. Wierda WG, Kipps TJ, Mayer J, et al: Ofatumumab as single-agent CD20 immunotherapy in fludarabine-refractory chronic lymphocytic leukemia. *J Clin Oncol* 28:1749–1755, 2010.

332. Patz M, Isaeva P, Forcob N, et al: Comparison of the in vitro effects of the anti-CD20 antibodies rituximab and GA101 on chronic lymphocytic leukaemia cells. *Br J Haematol* 152:295–306, 2011.

333. Goede V, Fischer K, Busch R, et al: Obinutuzumab plus chlorambucil in patients with CLL and coexisting conditions. *N Engl J Med* 370:1101–1110, 2014.

334. Kumar S, Kimlinger TK, Lust JA, et al: Expression of CD52 on plasma cells in plasma cell proliferative disorders. *Blood* 102:1075–1077, 2003.

335. Villamor N, Montserrat E, Colomer D: Mechanism of action and resistance to monoclonal antibody therapy. *Semin Oncol* 30:424–433, 2003.

336. Hillmen P, Skotnicki AB, Robak T, et al: Alemtuzumab compared with chlorambucil as first-line therapy for chronic lymphocytic leukemia. *J Clin Oncol* 25:5616–5623, 2007.

337. Keating MJ, Flinn I, Jain V, et al: Therapeutic role of alemtuzumab (Campath-1H) in patients who have failed fludarabine: Results of a large international study. *Blood* 99:3554–3561, 2002.

338. Gallamini A, Zaja F, Patti C, et al: Alemtuzumab (Campath-1H) and CHOP chemotherapy as first-line treatment of peripheral T-cell lymphoma: Results of a GITIL (Gruppo Italiano Terapie Innovative nei Linfomi) prospective multicenter trial. *Blood* 110:2316–2323, 2007.

339. Varga C, Laubach J, Hideshima T, et al: Novel targeted agents in the treatment of multiple myeloma. *Hematol Oncol Clin North Am* 28:903–925, 2014.

340. Richardson PG, Lonial S, Jakubowiak AJ, et al: Monoclonal antibodies in the treatment of multiple myeloma. *Br J Haematol* 154:745–754, 2011.

341. Lonial S, Kaufman J, Laubach J, Richardson P: Elotuzumab: A novel anti-CS1 monoclonal antibody for the treatment of multiple myeloma. *Expert Opin Biol Ther* 13:1731–1740, 2013.

342. Laubach JP, Tai YT, Richardson PG, Anderson KC: Daratumumab granted breakthrough drug status. *Expert Opin Investig Drugs* 23:445–452, 2014.

343. Dang NH, Pro B, Hagemeister FB, et al: Phase II trial of denileukin diftitox for relapsed/refractory T-cell non-Hodgkin lymphoma. *Br J Haematol* 136:439–447, 2007.

344. Larson RA, Sievers EL, Stadtmauer EA, et al: Final report of the efficacy and safety of gemtuzumab ozogamicin (Mylotarg) in patients with CD33-positive acute myeloid leukemia in first recurrence. *Cancer* 104:1442–1452, 2005.

345. Francisco JA, Cerveny CG, Meyer DL, et al: CAC10-vcMMAE, an anti-CD30-monomethyl auristatin E conjugate with potent and selective antitumor activity. *Blood* 102:1458–1465, 2003.

346. Younes A, Gopal AK, Smith SE, et al: Results of a pivotal phase II study of brentuximab vedotin for patients with relapsed or refractory Hodgkin's lymphoma. *J Clin Oncol* 30:2183–2189, 2012.

347. Horning SJ, Younes A, Jain V, et al: Efficacy and safety of tositumomab and iodine-131 tositumomab (Bexxar) in B-cell lymphoma, progressive after rituximab. *J Clin Oncol* 23:712–719, 2005.

348. Horning SJ, Weller E, Kim K, et al: Chemotherapy with or without radiotherapy in limited-stage diffuse aggressive non-Hodgkin's lymphoma: Eastern Cooperative Oncology Group study 1484. *J Clin Oncol* 22:3032–3038, 2004.

第23章
造血细胞移植治疗原则

Andrew R. Rezvani，Robert Lowsky，and
Robert S. Negrin

系恶性肿瘤、免疫缺陷症和先天性代谢性疾病患者进行根治治疗的先进医疗手段。移植免疫学和医疗支持技术的进步给造血干细胞移植带来了革命性进步，并使其进入新的时代。本章节将讨论造血干细胞移植生物学原理、临床应用及今后的发展。并将重点强调来源于循证医学的造血干细胞移植治疗原则。

摘要

在过去的60年中，造血细胞移植（hematopoietic cell transplantation，HCT）取得了重大进步，已经从动物骨髓移植的实验研究发展成为每年对上万例骨髓衰竭、髓系和淋

造血干细胞移植发展历史

造血细胞移植（hematopoietic cell transplantation，HCT）成功应用于临床基于近一个世纪的医学探索、研究和重大发现（表23-1）。

简写和缩略词

ALL，急性淋巴细胞白血病（acute lymphoblastic leukemia）；ALK+，间变性淋巴瘤激酶阳性（anaplastic lymphoma kinase-positive）；AML，急性髓细胞白血病（acute myeloid leukemia）；APC，抗原提呈细胞（antigen-presenting cells）；ASBMT，美国血液与骨髓移植学会（American Society for Blood&Marrow Transplantation）；ATG，抗胸腺细胞球蛋白（antithymocyte globulin）；BCNU，1，3-双（2-氯乙基）-1-亚硝基脲（1，3-bis（2-choloroethyl）-1-nitrosurea）；BEAM，卡氮芥，依托泊苷，阿糖胞苷和米尔法兰（BCNU，etoposide，cytarabine，and melphalan）；BMT-CTN，血液和骨髓移植临床试验网络（Blood&Marrow Transplant Clinical Trials Network）；BU，白消安（busulfan）；CIBMTR，国际血液与骨髓移植登记中心（Center for International Blood and Marrow Transplant Research）；CLL，慢性淋巴细胞白血病（chronic lymphocytic leukemia）；CML，慢性髓细胞白血病（chronic myelogenous leukemia）；CMV，巨细胞病毒（cytomegalovirus）；CR，完全缓解（complete remission）；CR1，第一次完全缓解（first complete remission）；CT，计算机断层扫描（computed tomography）；CXCL12，细胞基质衍生因子1（extracellular-matrix-bound stromal cell-derived factor-1）；CXCR4，趋化因子相关受体4（chemokine-related receptor 4）；CY，环磷酰胺（cyclophosphamide）；DAH，弥漫性肺泡出血（diffuse alveolar hemorrhage）；DLI，供者淋巴细胞输注（donor lymphocyte Infusion）；EBMT，欧洲骨髓移植协作组（European Society for Blood and Marrow Transplantation）；ECP，体外光分离置换疗法（extracorporeal photopheresis）；FDG，18，氟脱氧葡萄糖（18-fluorodeoxyglucose）；FLU，氟达拉滨（fludarabine）；G-CSF，粒细胞集落刺激因子（granulocyte colony-stimulating factor）；GI，胃肠道（gastrointestinal）；GM-CSF，粒细胞单核细胞集落刺激因子（granulocyte-monocyte colony-stimulating factor）；GVHD，移植物抗宿主病（graft-versus-host disease）；GVT，移植物抗肿瘤效应（graft-versus-tumor）；HCT，造血细胞移植（hematopoietic cell transplantation）；HCT-CI，造血细胞移植特异性共病指数（HCT-specific Comorbidity Index）；HL，霍奇金淋巴瘤（Hodgkin lymphoma）；HLA，人类白细胞抗原（human leukocyte antigen）；HSC，造血干细胞（hematopoietic stem cell）；HSV，单纯疱疹病毒（herpes simplex virus）；IFN，干扰素（interferon）；Ig，免疫球蛋白（immunoglobulin）；IL，白细胞介素（interleukin）；IPS，特发性肺炎综合征（idiopathic pneumonia syndrome）；KTLS，（c-Kit+，Thy-1. 1lo，lineage marker-/lo，and Sca-1+）；MMF，霉酚酸酯（mycophenolate mofetil）；MSC，间充质干细胞（mesenchymal stromal cell）；MTX，氨甲蝶呤（methotrexate）；NHL，非霍奇金淋巴瘤（non-Hodgkin lymphoma）；NIH，国家卫生研究所（National Institutes of Health）；NK，自然杀伤细胞（natural killer）；NMDP，国家骨髓捐赠计划（National Marrow Donor Program）；PAM，移植前死亡率评估（Pretransplant Assessment of Mortality）；PBPC，外周血祖细胞（peripheral blood progenitor cell）；PCA，自控镇痛（patient-controlled anesthesia）；PCR，聚合酶链反应（polymerase chain reaction）；PET，正电子发射断层成像（positron emission tomography）；Ph，费城染色体（Philadelphia chromosome）；PSGL-1，P选择素糖蛋白配体1（P-selectin glycoprotein ligand-1）；PTLD，移植后淋巴细胞增生性疾病（posttransplantation lymphoproliferative disorder）；RIC，减低剂量预处理（reduced-intensity conditioning）；SCID，严重联合免疫缺陷（severe combined immunodeficiency）；SOS，肝静脉窦闭塞综合征（sinusoidalobstruction syndrome）；SRL，西罗莫司（sirolimus）；TAC，他克莫司（tacrolimus）；TBI，全身照射（total-body irradiation）；Th，辅助性T细胞（T-cell helper）；TKI，酪氨酸激酶抑制剂（tyrosine kinase inhibitor）；TLI，全淋巴照射（total lymphoid irradiation）；TNF，肿瘤坏死因子（tumor necrosis factor）；TPN，全肠外营养（total parenteral nutrition）；Treg，调节性T细胞（regulatory Tcell）；TRM，移植相关死亡率（transplant-related mortality）；UCB，脐带血（umbilical cord blood）；VCAM，血管细胞黏附分子（vascular cell adhesion molecule）；VOD，肝静脉闭塞性疾病（venoocclusive disease）；VZV，水痘-带状疱疹病毒（varicella-zoster virus）。

表 23-1　造血干细胞移植的重要发展史

时间（年）	事件
1868 ~ 1906	证明骨髓细胞是各种血液细胞的来源
1896 ~ 1900	ABO 血型系统的发现使血液输注成为可能
1939	第一例有记录的临床骨髓移植
1949 ~ 1954	骨髓和器官移植的临床前动物模型的建立和发展
1956 ~ 1959	骨髓移植治疗人类疾病的早期研究
1960 ~ 1965	不同阶段造血干/祖细胞模型的建立和发展
1960s	骨髓移植治疗人类疾病的临床研究处于困顿期
1968 ~ 1969	第 1 例 SCID 的患者接受异基因 HCT 治疗获得成功
1975	异基因 HCT 第一次成功用于治疗一系列白血病患者
1978	自体 HCT 第一次成功用于治疗一系列白血病患者
1988	小鼠 HSC 的成功分离
1990	Dr. E. D. Thomas 被授予诺贝尔生理学和医学奖
2008	全球有超过 70 万例患者接受了造血干细胞移植治疗，其中 12 500 例患者存活超过 5 年以上

HCT，造血细胞移植；HSC，造血干细胞；SCID，重症联合免疫缺陷。

早在 1868 ~ 1906 年间，欧洲和美国的科学家已经证明了血细胞来源于骨髓细胞。1939 年人类历史上第一次骨髓造血干细胞移植是应用于重金属中毒引起的再生障碍性贫血患者[1]，患者经静脉输注 ABO 血型相合的兄弟所供给的骨髓，但遗憾的是骨髓移植未获得成功，患者骨髓输注 5 天后死亡。

1922 年，一个丹麦研究者给接受照射处理的豚鼠进行股骨屏蔽保护，以防止照射诱导的血小板减少症和出血[2]。但这项重要的发现在随后的 20 年并未引起足够的重视。1949 ~ 1954 年间，因国际政治形势的变化，冷战开始，人们对于核损伤的担忧促进了对放射作用及其防治的实验研究，从而促进了器官和骨髓移植研究领域的快速进步。Jacobson 和同事发现在受到致死剂量照射的小鼠中，如果用铅块对脾脏进行屏蔽（脾脏是小鼠的造血器官），则小鼠可获得生存[3]。随后很快 Lorenz 和同事的研究表明受致死剂量照射的小鼠和豚鼠在输注同基因骨髓后可获得生存，从而表明同基因异体或异基因的骨髓悬液具有治疗作用[4]。当时的研究者认为这种治疗作用是那些来源于受屏蔽的脾脏或输入的骨髓中的化学成分或分子，刺激全身照射后受损伤的内源性造血细胞的恢复[5~7]。1954 年，Barnes 和 Loutit 的实验表明，如果小鼠先用其他系小鼠的骨髓细胞进行免疫，然后接受致死剂量照射后，再输注此免疫种系的小鼠骨髓不能获得造血重建[8]。而未经免疫处理的小鼠则可存活超过 60 天，这项研究证明了造血细胞具有再生功能的假说，并首次提示造血重建源于细胞的再生功能，而非骨髓中的体液因子[8]。

1956 年 Barnes 和同事对白血病小鼠用超剂量的照射和骨髓移植进行治疗[9]。研究者们指出虽然单纯照射并不能清除所有白血病细胞，但植入的细胞可通过免疫作用清除残留白血病细胞，并提出了"过继免疫治疗"这一术语。在 1956 ~ 1959 年间，这些发现发表后引起了极大的兴趣，并使应用致死剂量照射联合骨髓移植治疗人类白血病成为共识。Thomas 和同事在 1957 年对 6 例终末期白血病患者应用照射治疗和静脉输注健康供者骨髓的临床实验[10]，只有 2 例患者可以一过性检测到供者造血移植物。所有患者都未存活超过 100 天。1959 年，Thomas 团队报告了 1 例终末期白血病患者经全身照射（TBI）后静脉输注同卵双生供者的骨髓[11]，该患者移植后造血迅速恢复，并且无病存活超过 4 个月，第一次证明了致死剂量照射后接受相合的骨髓具有抗白血病作用和造血重建作用。在同一年，Mathe 和同事报告了对在塞尔维亚贝尔格莱德核事故中可能受到致死剂量照射的 6 例患者进行骨髓输注[12]，5 例患者获得生存，但并没有明确的供者骨髓植入证据，因而并不认为供者骨髓输注是导致患者造血恢复的原因。

第一例自体骨髓移植的尝试也出现在这个时期。1958 年 Kurnick 和同事报告了对 2 例转移癌患者的骨髓进行采集后冷冻保存[13]，患者经过强剂量的照射治疗后，输注复苏的冻存骨髓，1 例患者死于移植后并发症，而另一例患者在经历了一段时间的全血细胞减少后获得造血恢复。在费城，另一名恶性淋巴瘤患者在经过大剂量的氮芥治疗后进行自体骨髓移植，患者移植后存活超过 30 年并基本处于完全缓解状态[14]。

1960 ~ 1967 年接受异基因骨髓移植的患者数量不断增加，虽然异基因骨髓移植在动物模型中已获得成功并已可在体外进行组织相容性抗原检测，但从 20 世纪 50 ~ 60 年代已发表的 203 例接受异基因骨髓移植的报告没有 1 例获得成功[15]。第一例成功的报告来自儿童免疫缺陷症的患者，1968 年，Gatti 和同事对 1 例重症联合免疫缺陷的儿童患者进行异基因骨髓移植获得成功[16]，供者移植物中的淋巴细胞使患者免疫缺陷获得纠正，在很短的时间内又有 2 例类似的报道[17,18]。这些患者在移植后 25 年获得生存[19]。

这些成功使处于困顿中的骨髓移植研究重获新生。1975 年西雅图研究组发表了引人注目的改善移植预后的研究成果[20]。该报告总结了 37 例再生障碍性贫血患者和 73 例进展期白血病患者接受异基因造血干细胞移植治疗的临床结果，提示组织相容性抗原检测和配型，以及移植前预处理方案的重要性，详细介绍了骨髓移植技术，强调移植后免疫抑制治疗和支持治疗，并且提出了应用无关供者的可能性，这个报告代表了现代异基因造血干细胞移植时代的开端。在 1977 年和 1980 年，无关供者造血干细胞移植首次成功应用于重症联合免疫缺陷和急性白血病患者[21,22]。在 1978 年年底，首个自体造血干细胞移植成功治疗淋巴瘤患者的系列研究见诸报告[23,24]。基于 E. D. Thomas 在造血干细胞移植领域的突出贡献，1990 年他被授予诺贝尔生理学和医学奖。到 2013 年为止，过去的 30 余年，全球有超过 70 万例患者接受了造血干细胞移植治疗，每年有超过 19 000 例患者接受移植[25]。

● 造血干细胞模型

在单细胞水平，干细胞一方面可以自我更新，另一方面可以进一步分化成具有特定功能的功能细胞（参见第 18 章）[26]。

而祖细胞可以具有多向、寡向和单向分化能力，但是缺乏自我更新能力。造血干细胞可以自我更新成为更多的造血干细胞，并可以分化形成血液系统的所有细胞。在人的生命过程中，造血的发育、维持和造血组织的再生都依赖造血干细胞，更重要的是造血干细胞也是在造血干细胞移植后获得成功植入和造血重建的唯一细胞[26]。在成年小鼠骨髓中，造血干细胞是具有 c-Kit$^+$，Thy-1.1lo，lineage marker$^-$/lo 和 Sca-1+（称为 KTLS）表型特征的一群细胞[27,28]。对经照射后的小鼠进行带有上述表型的造血干细胞单细胞移植，能获得终身的造血重建，包括形成上千个造血干细胞和每天生成超过 109 个血细胞[27~29]。在人类，通过 CD34$^+$、Thy+筛选和系列特异性标记抗原的阴性筛选的整合技术，可以获得一致性的造血干细胞群[30]。

用纯化的造血干细胞进行移植在动物模型获得成功后，人们在多发性骨髓瘤、非霍奇金淋巴瘤（non-Hodgkin lymphoma，NHL）和转移性乳腺癌患者中分别进行了纯化的造血干细胞移植治疗的临床研究[31~33]。该研究的目的是通过纯化造血干细胞以减少自体移植物中肿瘤细胞的残留。这些临床研究最初遇到的挑战是在骨髓和经粒细胞集落刺激因子（granulocyte colony-stimulating factor，G-CSF）动员的外周血中造血干细胞的比例很低，然而随着技术的进步，人们可以在大多数的患者中获得足量的造血干细胞并且没有肿瘤细胞残留。接受经纯化的造血干细胞移植的患者，其中性粒细胞和血小板恢复时间与接受未经处理的骨髓进行移植的患者无明显差异。但是几乎所有患者的 T 细胞，尤其是 CD4$^+$ T 细胞的恢复时间超过 6 个月。还有一定数量的患者会发生一些罕见的感染，如流感重症感染、呼吸道合胞病毒感染、巨细胞病毒和卡氏肺孢子虫性肺炎，因此对于应用纯化的造血干细胞作为临床移植的干细胞来源仍需关注其免疫延迟和感染等副作用。另一方面，尽管这些研究在检测纯化造血干细胞对复发和总体生存率的影响上无法提供有力证据，但它的结果相较于历史对照是有利的[34]。为了增强那些接受纯化的造血干细胞自体移植物的患者的 T 细胞特异性免疫性抑制作用，一个与抗原特异性成熟 T 细胞共移植的新方法正在进行中[35]。

● 造血干细胞的迁移和归巢

造血干细胞从骨髓向外周血迁移并在骨髓中重新归巢的能力是一种生物进化过程。尽管造血干细胞的迁移和归巢的生物学作用和生理学意义尚不完全明了，但它是造血细胞重建所必需，也是造血干细胞移植治疗血液系统和非血液系统疾病所必需的关键环节。

移植后成功的造血恢复取决于一系列发生在植入的造血干细胞和支持造血的骨髓微环境之间的相互作用（参见第 5 章）。输入的造血干细胞首先必须对骨髓内皮细胞具有足够的黏附能力[36]，造血干细胞表面发挥黏附作用的分子是选择蛋白配体 P，选择蛋白糖蛋白配体 1，造血细胞选择蛋白配体 L 和 E，它们主要与内皮细胞 E-选择蛋白相结合[37,38]。其他介导对骨髓内皮细胞起黏附作用的干细胞表面分子包括整联蛋白超家族亚群，主要是很晚期的抗原-4，整联蛋白 α4β7 和淋巴细胞功能抗原-1，它能与内皮细胞免疫球蛋白（Ig）超家族受体相结合（比如血管细胞黏附分子 VCAM-1）和透明质酸盐受体 CD44[39,40]。不表达 β-整合素的造血干细胞不能迁徙至骨髓微

环境，即使在胎儿肝脏中具有增殖和分化的能力[41]。造血干细胞与骨髓内皮细胞紧密结合后，随后穿过骨髓内皮细胞，进入位于骨内膜内层的造血龛归巢，这个过程主要受到基质细胞衍生因子-1（又称 CXCL12）的胞外浓度梯度变化所调控[12]。CXCR4 缺陷小鼠虽然具有胎儿肝脏造血功能，但因缺乏骨髓造血功能而在出生前死亡[42]。多项实验已证明造血干细胞表面 CXCR4 的表达是其归巢和植入所必需的[43]，并且已经推进 CXCR4 抑制剂如普乐沙福，进行造血干细胞动员的临床应用研究的开展。

在成功归巢后，黏附于造血龛表面的造血干细胞受到一些因子的调控，其中至少部分受到膜联蛋白 II 的调控[45]。骨髓龛是一个复杂的生物功能单位。其包括具有自我更新潜能的间充质干细胞（mesenchymal stromal cells，MSC）和具有甲状旁腺素受体的成骨细胞[46,47]。间充质干细胞和造血干细胞共移植时能促进造血干细胞的植入[48]。成骨细胞可能与窦状内皮细胞相结合，通过产生一系列的分子，如膜联蛋白 II、VCAM-1、胞间黏附分子-1、CD44、CD164 和骨桥蛋白对造血干细胞植入的调控起到关键作用[49,50]。在造血干细胞移植后以甲状旁腺素刺激成骨细胞，可导致造血干细胞群的扩增和动员[51]，尽管在一个研究人脐带血受者的临床实验中未表现出效果[52]。除了上述对造血干细胞黏附和归巢的调节因子外，造血干细胞的其他功能如休眠、自我更新、增殖、分化和凋亡等还受到其自身的遗传因素以及与骨髓微环境的细胞网络，包括各种 T 细胞亚群、脂肪细胞和成纤维细胞的相互作用的调节。鉴于造血干细胞迁徙与调控机制的复杂性，到目前为止临床造血干细胞移植实践中相对低的植入失败发生率已实属不易。

● 造血细胞的来源

移植中可利用的造血干细胞来源有多种，包括直接从骨髓、动员的外周血以及在分娩时采集的脐血。

骨髓

在异基因和自体干细胞移植中，骨髓是造血干细胞的传统来源。在局麻或全身麻醉下，供移植所需的骨髓的获取通过大孔径穿刺针反复从双侧髂后上棘抽吸，一般单侧抽吸 50 ~ 100 次。获得长期稳定植入所需的最低细胞数量尚未确定；然而一般的采集标准是达到 $2×10^8$ 个骨髓有核细胞/kg（受者）。最近的指南提示对于供者采集达到 20ml 骨髓液/kg（供者）通常也是安全的。

骨髓采集是非常安全的操作过程，极少发生严重的并发症。在美国国家骨髓供者登记中心（National Marrow Donor Program，NMDP）的资料表明近 10 000 多名健康成人无关供者中，较重的不良事件发生率约为 2.38%，其中绝大部分是操作或麻醉相关的并且一般具有自限性。0.99% 的供者发生意料之外的、危及生命的并发症或一些慢性并发症[53]。对儿童骨髓供者的评估更加少，一项针对 453 位欧洲骨髓移植协作组（European Group for Blood&Marrow Transplantation，EBMT）来源的儿童供者的安全性研究几乎没有发现严重的不良事件；疼痛是最常见的主诉并且一般只在移植后持续 1 天（中位数）[54]。通过调查，90% 移植中心将接受儿童的骨髓捐献，甚至 6 个月内的小婴儿也可作为供者[55]。

外周血

在外周血循环中造血干细胞的含量很少;然而在化疗、造血生长因子、特定趋化因子受体的抑制剂等刺激下,造血干细胞可以从骨髓动员至外周血。动员至外周血后分离采集的产物称之为外周血祖细胞(peripheral blood progenitor cells, PB-PCs),以区别于经分离纯化的而获得的血液造血干细胞。用于干细胞动员的动员剂包括:G-CSF、粒细胞-单核细胞集落刺激因子(granulocyte-monocyte colonystimulating factor, GM-CSF)、白介素-3(IL-3)、血小板生成素和 CXCR4 的拮抗剂普乐沙福[44,56,57]。

获得外周血祖细胞进行自体移植的最常用的动员方法是利用 G-CSF 或 G-CSF 联合化疗。相反地,为让健康供者免于化疗,单独用 G-CSF 来动员外周血祖细胞来进行异基因移植。动员后采集干细胞的方法十分安全,NMDP 一项对近 7000 例健康无关外周血祖细胞供者的调查显示严重不良事件的发生率为 0.56%,安全性显著高于骨髓移植[53]。外周血祖细胞动员和采集最常见的副作用是 G-CSF 应用后的骨痛,而像脾破裂或颅内出血等更严重的副作用也有报道,但十分罕见[58,59]。

短期使用生长因子动员是否会增加正常供者白血病发生的风险是值得关注的问题。然而,对健康成人外周血祖细胞供者的长期随访研究尚未发现 G-CSF 的应用或捐献带来任何远期并发症,特别地,癌症、自身免疫性疾病或者休克的发生率都没有增加[53]。对外周血祖细胞捐献前后一年的供者的外周血白细胞流式分群比较分析,发现在 G-CSF 动员前后,B 细胞、T 细胞、自然杀伤细胞(NK)、单核细胞与中性粒细胞等均无明显变化[60]。

CD34[+]数量/kg(受者)绝对数的检测是确定外周血祖细胞是否足够的方法。绝大部分实验室是通过流式细胞术(FAC)来检测 CD34[+]细胞量。足够剂量外周血祖细胞的最小推荐量是 2×10^6 CD34[+]细胞/kg(受者)是保证外周血祖细胞剂量足够的最小推荐,尽管更小的剂量也可以移植成功[61]。自体干细胞移植后成功植入所需干细胞的最小推荐量为 2×10^6 CD34[+]细胞/kg(受者),更高的干细胞数量可以使血小板恢复更快[67~69]。移植物中 CD34[+]细胞数量是血小板恢复最重要的影响因素。血小板的恢复受低剂量的外周血祖细胞 CD34[+]细胞影响。高剂量 CD34[+]细胞与更快的移植相关,最佳剂量等于或大于 4×10^6 CD34[+]细胞/kg(受者)。高剂量的 CD34[+]细胞对自体造血干细胞移植的影响尚未明确;一些研究认为,超过 8×10^6 CD34[+]细胞/kg(受者)的剂量会使相合供者的造血干细胞移植发生慢性移植物抗宿主病的发生率增高,而在非相合异基因造血干细胞移植中这两者的相关性尚未得到证实。目前为止尚无任何证据显示超过 8×10^6 CD34[+]细胞/kg(受者)剂量在异基因造血干细胞移植中的优势,因此这个阈值有时候虽然不普遍,被当作最大值应用[61]。

尽管正常供者动员后干细胞不能达到所需数量的情况极少出现,但进行自体移植的恶性肿瘤患者由于既往放化疗造成的骨髓损伤,因此动员后干细胞数量不足的情况时有发生。约 10%~20% 准备自体移植的患者单用 G-CSF 或化疗联合 G-CSF 不能动员足够数量的 CD34[+]细胞。但目前如何预测患者干细胞难以动员仍相当困难。对于单用 G-CSF 动员失败的 NHL、霍奇金淋巴瘤(Hodgkin lymphoma, HL)和多发性骨髓瘤

患者,最常用的再次动员方法是普乐沙福联合 G-CSF[62]。研究证实利用普乐沙福动员进行异基因造血干细胞移植也可以达到快速而稳定的植入[63]。动物研究显示,相较 G-CSF 动员的外周血祖细胞,普乐沙福动员的外周血祖细胞表型和细胞因子特性不同,还可能与急性移植物抗宿主病(graft versus host disease, GVHD)高发生率有关;然而,这些发现在人异基因移植上的相关性尚未明确[64]。对那些有动员不足高危因素的患者来说,对应的策略包括普乐沙福和/或化疗的提前应用以及大容量白细胞单采术,来补充 G-CSF 的动员[61]。2014 年,美国血液与骨髓移植学会(American Society for Blood&Marrow Transplantation, ASBMT)颁布了自体和异基因造血干细胞移植的 PBPCs 动员和采集的指南[61]。

研究发现造血干细胞的动员与释放受下丘脑昼夜节律的调控,其机制是通过调节骨髓微环境中 CXCL12 的表达而实现。人造血干细胞释放的高峰是在傍晚[65]。初步临床资料显示,与早上相比,傍晚采集的供者的 CD34[+]细胞产量更高,而晚上 8 点进行血液分离术,采集获得的外周血祖细胞数量明显多于早上 8 点[66]。为了提高外周血祖细胞造血干细胞的量而进行的探索昼夜节律依赖性的研究,至今尚未得出统一的定论。

动员的外周血祖细胞与骨髓的比较研究

对于自体移植而言,外周血祖细胞优于骨髓已十分明确。临床试验显示,相较骨髓自体移植,外周血祖细胞自体移植的移植速度更快,生活质量更高,成本更低[68~70]。基于上述研究结果,大部分移植中心采用动员的外周血祖细胞作为自体移植的干细胞来源,CD34[+]细胞量至少达到 2×10^6/kg(受者)[61]。

在异基因造血干细胞移植中,情况更为复杂。动员的外周血祖细胞中 T 细胞含量较骨髓增加了将近 10 倍,这可能使 GVHD 的发生率增加、程度加重。同时,G-CSF 可以在正常供者体内诱导功能性免疫耐受。G-CSF 动员的外周血祖细胞移植物中的 T 细胞表现出免疫耐受相关特性:2 型辅助性 T 细胞(Th2)及调节性 T 细胞(Treg)的相关基因表达上调而与 Th1 型细胞、细胞毒性 T 细胞、抗原提呈细胞及 GVHD 的相关基因表达下调[71]。

多项随机临床试验对异基因外周血祖细胞移植和异基因骨髓移植进行了比较[72~75]。据这些研究报道,外周血祖细胞移植相较骨髓移植,总体生存率和无病生存率均相似甚至更优。但同时,外周血祖细胞移植的患者慢性 GVHD 的发生率增加,其中还有一例接受外周血祖细胞移植的患者表现出更长的免疫抑制期[73]。此外,外周血祖细胞移植的患者定植更快,发生移植失败的概率更低。系统性回顾和 meta 分析都得出了不一致的结论。2014 年,一项由实证医学资料库发起的系统性回顾研究发现,外周血祖细胞和骨髓移植的总体生存率相近,而外周血祖细胞异基因移植的定植速度更快,慢性 GVHD 的发生率更高。而不同干细胞来源对复发和急性 GVHD 的影响尚未明确[76]。

现今,对移植物来源的选择主要遵循个体化原则,取决于患者、供者机构等考量。对于晚期的或高危的血液恶性肿瘤患者,根据参考文献,一般优先考虑外周血祖细胞移植,以降低复发率[79]。相反地,对于标危的恶性肿瘤患者,大部分采取骨髓移植以降低慢性 GVHD 的发生率。同样地,非恶性肿瘤的移植患者如再生障碍性贫血,一般也采取骨髓移植以降低慢性 GVHD

的发生率,此外 T 细胞介导的移植物抗恶性肿瘤效应对这类患者也不起任何作用。对于一些 GVHD 发生概率非常高的病例,如人类白细胞抗原(human leukocyte antigen, HLA)不相合的无关供者,很多机构也更倾向于采取骨髓移植来降低 GVHD 的发生率。而针对接受减低剂量预处理(reduced-intensity conditioning, RIC)的患者,大部分中心只采取外周血祖细胞移植,因为在这种情况下移植成活率主要取决于供者移植物中的 T 细胞。在异基因移植物的选择中,供者同样扮演了重要的角色。一些供者可能会拒绝骨髓捐赠或者外周血祖细胞的动员和采集。最后,随着外周血祖细胞作为移植物来源的优势越来越明显,在骨髓采集方面的来源和专家也有所减少,这同样限制了骨髓移植物可获得性。

造血干细胞的不同来源

对那些缺少 HLA 相合同胞供者或缺少 HLA 相合无关供者的病人,可替代供者的出现及应用经验的不断累积,成为近 10 年异基因造血干细胞移植领域中的一个重大进展。全同胞之间 HLA 全相合的概率是 25%,所以 HLA 相合同胞供者与同胞的数量同样呈相应比例。约75%的北欧患者可找到 HLA 相合的无关供者,但由于很多登记的供者属于混合种族或者非典型 HLA 单倍型,所以对患者来说找到真正适合的无关供者概率要低得多[80]。所以,相当一部分本可以接受异基因造血干细胞移植的患者是缺乏传统意义上的相关或无关供者的。对这些病人而言,有另外两种可作为替代的造血干细胞来源:脐血和 HLA 半相合的家族成员。

脐血

分娩后从脐静脉和胎盘中获得的脐血(umbilical cord blood, UCB)中含有丰富的造血干细胞。由于脐血细胞免疫原性相对较低,即使主要组织相容性抗原不完全相合,移植仍然可行。对于那些找不到合适供者的患者来说可以扩大供者选择范围[81]。1989 年 Gluckman 和他的同事报道了第一例成功的以脐血作为造血干细胞来源的异基因移植,是一个范可尼贫血的儿童[82]。自那以后,越来越多的脐血被收集和存储,为了加速移植配型过程,可供脐血搜索的登记库也已建立。目前为止已有超过 20 000 的患者用脐血作为异基因移植的造血干细胞来源[83]。脐血在低温保存前已完成高分辨分型检测,因此脐血的配型过程非常快(无关供者的配型一般需要 2~6 个月)。

大部分脐血在低分辨率(血清)方法下分为 HLA-A 和 HLA-B 型,在高分辨率(分子)方法下分为 HLA-DRB1。大于等于 4/6 个 HLA 位点吻合的脐血被认为是适于使用的,尽管 5/6 或 6/6 位点吻合时的移植相关死亡率更低[84,85]。脐血间的 HLA 吻合程度在双份脐血混合移植中所起的作用尚未明确,还没有表现出对长期植入率和 GVHD 发生率的影响[85,86]。

脐血主要的缺点是对于一般的成年受者来说一份脐血中造血干细胞相对含量较少[87],所以大部分成人患者的脐血移植都需要两个单位。单份脐血供移植所需的最小细胞量一般要大于等于 $2.5×10^7$ 个有核细胞或者大于等于 $2×10^5$ CD34+细胞/kg 受者体重,而一个单位要达到这个标准是非常困难的,因此大部分成人脐血移植都采用 2 个单位。在双份脐血移植中,需要经常观察来自两个单位的短暂性混合供者嵌合体,最终发现其中一个单位会占主导,另一个单位被消除,占主导的脐血单

位同时也负责长期造血重建[86]。经过大规模的调查,虽然发现 CD8+ T 细胞与非移植单位的反应可能有所关联,但决定哪个单位成为主导的因素仍然有些不清楚[89,90],对于具有单一适当大小的脐血的受者,单份脐血移植优于双份脐血移植,因其更好的血小板恢复和更低的 GVHD 发生率[88]。对于大多数缺乏合适的单份脐血单位的成年受者,通常使用双份脐血移植,并能产生相当的总体生存率[89]。对于儿童,单份脐血优于双份脐血移植[88]。脐血移植的主要研究领域是脐血造血干细胞或其他造血祖细胞的扩增,目的是提高移植率,缩短移植前中性粒细胞减少的时间,并减少双份脐血移植的需求。文献中已经描述了几种方法,包括 Notch 介导的或前列腺素介导的祖细胞扩增和离体间充质细胞共培养[91~93]。

与外周血祖细胞或骨髓同种异体移植物的受者相比,脐血异基因移植物的受者有更高的机会性感染风险,特别是病毒感染或再激活。据推测,脐血的免疫学性质克服 HLA 不完全相合的同时,也使得异基因造血干细胞移植后抗病毒免疫和免疫重建受损[94]。与骨髓异基因移植相比,脐血移植后 CD8+ T 细胞恢复显著延迟(中位数达到>0.25×10⁹ CD8+ T 细胞/L,7.7 个月 vs 2.8 个月),而 CD4+ T 细胞和 NK 细胞恢复相似[95]。在脐血受者中已经描述了一种新型的脐带结肠炎综合征,初步认为与 bradyrhizobium enterica(一种新鉴定的细菌)有关[96,97],有其他人质疑明显的脐带结肠炎综合征的存在与否,他们认为有关研究结果应归因于常规 GVHD[98,99]。

HLA 半相合供者

几乎所有患者都有 HLA-单倍体家族成员,包括家长,孩子和兄弟姐妹,都可作为捐赠者。半合造血干细胞作为造血干细胞移植的替代来源,目前关于它的研究已经开展了 20 多年。然而,由于涉及的 HLA 差异,早期的半相合移植中采用 T 细胞充盈移植会发生严重的 GVHD,而采用去除 T 细胞移植则会发生移植物排异[100,101]。体外抗 CD3+和抗 CD19+淋巴细胞的广泛消耗与大剂量 CD34+细胞和抗胸腺细胞球蛋白相结合可以突破屏障,成功植入[102]。这些方案中用于预防 GVHD 的广泛的 T 细胞消耗也可能导致移植物对恶性肿瘤的影响较弱或无。然而,尽管移植时缺乏 T 细胞介导的同种异体反应性和不利的预后特征,但是在首次完全缓解(CR1)移植的急性白血病患者中,这种方法的复发率仍为 18% ~30%。低复发率可能归功于供受者间 NK 细胞的异源性反应介导的抗肿瘤效应。接受了移植物中含有供者异源反应性 NK 细胞的患者白血病复发率相对较低,总生存率有所提高。因此一些专家推荐在半相合移植时选择存在 NK 细胞异源反应性的供者[104]。然而,由于免疫重建需要时间长,感染风险高,半相合造血干细胞移植仍未被广泛接受[105]。

最近,约翰·霍普金斯大学的研究小组在半相合造血干细胞移植中率先使用移植后环磷酰胺(CY)以预防 GVHD[106]。在这种方法中,HLA 半相合供者的未经处理的骨髓在非清髓性预处理后输注。输注后 48 ~72 小时,同种异体反应供者 T 细胞克隆被激活并增殖。然后在异基因移植后的第 3 天和第 4 天使用 CY,以消除活化的同种异体反应供者 T 细胞克隆,同时使其他非同源反应性克隆相对保持不变[107]。此方法的耐受率高且 GVHD 发生率和移植相关死亡率(transplant-related mortality, TRM)都非常低[108]。另外,由于这种方法避免了 T 细胞的随意

损耗,因此免疫重建功能是相对强大的,且 T 细胞耗尽的异基因移植可能产生的典型并发症(如移植后淋巴增生性疾病[PTLD])也很少见[109]。这种方法的主要限制因素是相对较高的复发率,这可能是由于可介导移植物抗肿瘤(graft-versus-tumor, GVT)效应以及介导 GVHD 的同种异体反应性供者 T 细胞克隆的消除[108]。

有回顾性研究针对当符合的 HLA 半相合供者超过一个时如何挑选最佳供者这种情况进行了调查。早期证据表明,与父母供者相比,HLA 半相合同胞供者的 TRM 较低,而母体供者与父体供者相比,慢性 GVHD 发生率较低,总体生存率较高[101,111]。相反,2014 年有文章报道在中国,HLA 半相合移植中,父体供者与母体供者相比 GVHD 发生率更低,总体生存率更高[112]。与以前的研究相同,半相合同胞(特别是那些与非遗传性母体抗原不同的)移植的结局最佳。有一些临床前证据表明,通过母乳喂养接触非遗传性母体抗原可能降低母体供体半相合移植中 GVHD 的风险[113],因此,关于母体供者不同的临床结果可能可以用不同的母乳喂养模式来解释。鉴于现有文献的矛盾性,目前尚没有通用的标准方法来选择 HLA 半相合供者;尽管文献有微弱的证据倾向于半相合同胞供者优于父母供者,母亲优于父亲。但通常还是由可获得性和健康状况来选择最终供者。

可替代供者间的比较

尽管脐血移植和 HLA 半相合造血干细胞移植均已被确定为缺乏常规供体的患者的可行且有效选择,但最佳的可替代供者来源尚不清楚。鉴于缺乏足够的比较数据,脐血和半相合造血干细胞之间的选择往往以机构经验,舒适程度和研究重点为指导。为了指出这些方法的相对优点,美国血液和骨髓移植临床试验网络(Blood & Marrow Transplant Clinical Trials Network, BMT-CTN)进行脐血和半相合造血干细胞移植后 RIC 的平行多中心 II 期临床试验(后者使用 T 细胞充盈的骨髓作为移植物源和移植后 CY 处理作为 GVHD 预防)。据这些试验报道,两种方法 1 年的总体无病生存率相近[108],脐血移植的 GVHD 风险和非复发死亡率更高,而半相合造血干细胞移植的复发风险更高。基于这些结果,BMT-CTN 正在进行全国多中心 III 期临床试验,将脐血移植和半相合造血干细胞移植的参与者进行随机分组。除临床结果外,本试验旨在衡量两种可替代供者方法之间的生活质量和成本差异,以全面阐述其相对优势和劣势。

● 造血干细胞移植作为可治愈性治疗的理论性概念

自体造血干细胞移植

通过体外试验和临床前动物模型对放化疗剂量与对肿瘤细胞杀伤力之间关系的广泛研究,形成了清髓性自体造血干细胞移植治疗的理论基础。对化疗敏感的肿瘤(包括大多数血液系统恶性肿瘤),呈剂量-效应正相关性。自体移植预处理时超大剂量的化疗或放化疗使得该疗法可作为恶性肿瘤的一种治愈手段,因为增加剂量明显提高了药物对肿瘤细胞的杀伤力并克服了耐药性,而同时大剂量预处理后采用干细胞输注以获取造血重建可防止大剂量的化疗和放疗对造血系统的剂量限制性毒性。

自体造血干细胞移植的优势体现在移植相关死亡率低。随着动员后的外周血祖细胞(而非骨髓)的使用,支持治疗的改善和患者的选择,中性粒细胞恢复时间明显缩短,大多数中心的移植相关死亡率由早期的 8% ~ 10% 降低到 1% ~ 3%。同时外周血祖细胞移植较低的治疗相关风险和快速植入使得许多患者能够在门诊接受自体移植治疗,并降低了治疗费用。

自体干细胞移植物中的肿瘤细胞残留

自体移植时患者体内残留的肿瘤细胞可存在于干细胞移植物中,这是导致自体移植后复发的主要原因。分清干细胞移植物中残留的肿瘤细胞与患者体内残留的肿瘤细胞各自的作用虽然不是不可能,但是非常困难。移植物中的肿瘤细胞导致复发的直接证据来自基因标记研究,即通过采集时对移植物进行标记,复发时检测肿瘤细胞中是否存在该种标记的方法来确定。这个方法应用于白血病、淋巴瘤和骨髓瘤患者,这其中移植物中残留的肿瘤细胞对复发的具体作用仍不确定[114,115]。

对自体干细胞移植物肿瘤细胞进行离体和体内净化的方法包括:患有 CD20+ 恶性肿瘤患者的自体 HSC 采集前利妥昔单抗的应用;CD34+ 细胞离体阳性选择;使用 CY 衍生物进行化疗基础上的净化;用溶瘤病毒净化[161~120]。单边或非对照的研究表明在其中一些情况下这可能有益,但是目前来自随机临床试验的证据很少或根本没有证据支持自体移植物净化的功效,因此其应用仍处于临床研究阶段。有一个随机临床试验得出结论,认为在自体 HSC 采集之前使用利妥昔单抗进行体内净化与离体 CD34+ 选择相比是有效的,并且可能更安全[121]。另一项随机临床试验发现 CD34+ 选择显著减少了自体移植物对骨髓瘤细胞的污染,但临床结局并没有得到改善[222]。净化存在一定的危害,因为它们消耗了成熟 T 细胞的自体移植,并增加了自体 HCT 后感染性并发症,特别是 CMV 或其他病毒再激活的风险[123,124]。由于缺少令人信服的临床证据证实其有益性,净化的方法目前并没有被广泛使用,大多数中心采集和注入未清髓性自体 HSC(尽管这些细胞通常用包括化学免疫治疗等方案动员过,这可以说是体内清除的一种形式)。复发仍然是自体 HCT 后的主要问题,所以现在的研究聚焦在对临床上更有效的自体移植手段的选择上。

异基因造血干细胞移植

异基因造血干细胞移植比自体移植需要更为复杂的移植前准备,具有更高的移植相关并发症的发生风险和移植相关死亡率,移植后需要短期的免疫抑制帮助植入和预防 GVHD。异基因造血干细胞移植治疗的选择取决于患者疾病的诊断、预后、疾病缓解状态,是否具有合适的干细胞供者以及患者的社会心理状况。异基因造血干细胞移植是否可行还取决于中心和具体病例的情况,患者和医生的判断等。

在异基因造血干细胞移植中的一个主要障碍是受者免疫系统对供者干细胞的排斥,主要由经预处理后残留的受者 T 细胞、NK 细胞介导。抑制受者免疫系统,促进供者干细胞植入的策略主要是移植前预处理(主要是放疗)以及移植后免疫抑制剂的使用。移植物中供者 T 细胞可促进供者干细胞的植入,T 细胞去除增加植入失败的风险[125,126]。在目前的预处理治疗方案下,移植前接受化疗的患者发生植入失败的可能性很低(一般<5%),因为化疗减弱了人体对移植物的免疫反应。相

反地,那些未接受移植前化疗的患者更易出现植入失败,如骨髓增殖性疾病的患者,或非恶性疾病患者如再生障碍性贫血,珠蛋白生成障碍性贫血,或镰状细胞性贫血,由于他们在移植前需要大量输血因此往往表现出对供者抗原的高度敏感性。

移植物抗肿瘤效应

异基因移植发挥抗肿瘤效应除了移植过程本身外,另一个最重要的机制就是供者来源的免疫细胞对残留肿瘤细胞的识别和清除,称为移植物抗肿瘤(GVT)效应,这被认为是过去半个世纪最重要的生物学发现之一。存在移植物抗白血病效应的证据列举如下。

- 异基因移植比同基因移植具有更低的肿瘤复发率:对同种异体反应性移植物抗肿瘤效应的认识最早源自于临床观察到接受同基因移植治疗的患者比接受 HLA 相合同胞移植的患者具有更高的疾病复发率[127,128]。
- 去除 T 细胞移植的复发率更高:对同种异体反应性 GVT 效应的进一步认识来自对移植物去除 T 细胞移植的研究[129]。移植物去除 T 细胞的目的是想通过去除供者特异性 T 细胞以减少 GVHD 的发生风险。但是随后的观察发现患者的疾病复发率和植入失败率明显增高。这些研究结果表明 GVHD 与 GVL 效应同时存在,患者发生一定程度的 GVHD,可明显降低疾病复发风险。
- 供者淋巴细胞输注能诱导疾病缓解:异基因造血干细胞移植后发生疾病复发的患者可通过接受供者淋巴细胞输注(donor lymphocyte infusions, DLIs)治疗再次获得疾病缓解,Kolb 等的发现为 GVT 效应的存在提供了最为确切的证据[130~132]。通过对大样本接受供者 DLIs 治疗的患者进行疗效分析,表明某些疾病,如慢性髓细胞白血病(chronic myelogenous leukemia, CML)治疗反应好,而某些疾病,如急性淋巴细胞白血病(acute lymphoblastic leukemia, ALL)则治疗反应差。对供者 DLIs 治疗反应好的患者具有更为持久的疾病缓解期和好的预后[132]。这些研究结果表明,GVT 效应是一种能控制致死性白血病的有效生物学途径。

移植物抗肿瘤效应的靶分子和效应细胞

GVT 效应的生物学机制目前仍不完全明确。供者免疫效应细胞识别的靶分子包括异种抗原,如供受者因遗传学差异而导致的主要或次要组织相容性抗原不合,谱系特异性抗原,肿瘤细胞特异性抗原,如染色体易位所形成的蛋白。发挥 GVT 效应的主要免疫细胞是 T 细胞,越来越多的研究表明,NK 细胞亦参与,尤其是在 T 细胞去除的 HLA 半相合移植中[133]。机体的体液免疫亦参与 GVT 效应[134]。临床前动物模型研究表明,具有潜在的引起临床 GVT 效应的细胞有:①CD8⁺细胞毒性 T 淋巴细胞,能识别与 I 类 MHC 相结合的肿瘤抗原。②CD4⁺T 淋巴细胞,识别与 II 类 MHC 相结合的肿瘤抗原后,通过干扰素(IFN-γ),白介素-2(IL-2)等 Th1 类细胞因子,从而上调 I 类 MHC 的表达,促进 CD8⁺ T 细胞的增殖、活化。③NK 细胞,可识别缺乏 MHC 表达的配体和细胞。NK 细胞中的效应在 HLA 半相合或不相合的异基因移植中尤为显著[104,142]。

诱导 GVHD 的 T 细胞亚群与诱导 GVT 效应的 T 细胞亚群是否是同一细胞亚群仍然是研究的主要焦点。这个研究旨在将有益的 GVT 效应和有害的 GVHD 进行分离。临床证据提示

这两者原则上是分离的,因为在一些表现 GVT 效应的患者中并未见到明显的 GVHD。143 尽管在临床前和动物模型中很多分离 GVT 和 GVHD 效应的方法都已成功,但还没有一个方法成功地应用于临床。其中一种在临床前模型中已被证实的,用到 Treg 的方法[144],在最近的 HLA 半相合移植研究中也表现出了作用[145,146]。

● 移植预处理方案

移植过程中预处理需达到 2 个目的。无论是自体,还是异基因移植都主要用于恶性肿瘤患者的治疗,因此预处理的一个最主要的目的就是减少肿瘤负荷,尽可能达到肿瘤清除。在异基因移植中预处理还要达到充分抑制宿主免疫功能的目的。在自体移植中,预处理的效果遵循剂量反应曲线,因此主要采用高剂量预处理方案。相反,异基因移植则主要取决于供者的同种异体免疫性,RIC 旨在在毒性最小时加速植入。

基于全身照射的预处理方案

全身照射是最早应用于自体或异基因移植治疗的预处理方案。全身照射对多种血液淋巴肿瘤都具有显著疗效,能诱导完全的免疫抑制,并清除睾丸和中枢神经系统等庇护所的病灶。除了一项单独将高剂量全身照射作为预处理方案的临床研究[171],其他的临床研究都是将全身照射联合细胞毒性药物,其中最为常用的是环磷酰胺。剂量研究表明,当剂量高达 15.75Gy 时,全身照射剂量越高,复发的风险就越高,但高于 12Gy 的剂量与 GVHD 和 TRM 的高风险相关,并抵消了复发风险的降低[147]。目前,基于高剂量全身照射的预处理方案使用的剂量为 12~13.2Gy 此外长期随访观察表明全身照射为基础的预处理方案,导致白内障、甲状腺功能低下、儿童患者的生长发育受抑及发生继发性肿瘤[148~150]。

采用超分割照射的方法,即每天进行 2~3 次的分次、小剂量照射,持续数天,在有效抑制白血病细胞再增殖的同时,可减少和胃肠道毒性[173,177],使得高剂量全身照射更安全。临床研究也表明采用分次照射可减少总的肺部毒性反应[151,152]。分次照射联合依托泊苷(etoposide)作为预处理方案取得良好疗效,尤其对急性淋巴细胞白血病患者[153,154]。

一个取代照射的方法是利用特异性抗体将放射性核素导向靶器官的放射免疫治疗。理论上该方法在发挥高效的靶向抗肿瘤作用的同时并不增加全身毒性。结合放射性碘(¹³¹I)或钇(⁹⁰Y)的抗 CD45 单克隆抗体的临床试验在自体和异基因移植中都显示出有希望的早期结果[155~158]。进一步改善辐射靶向的一种方法是使用 α 颗粒发射体。阿尔法粒子的有效范围非常短,但具有巨大的动能,使其成为最大限度增加恶性细胞杀伤同时最大限度减少周围损伤的选择。使用铋-213(²¹³Bi)和 ast-211(²¹¹At)的临床前研究已经证实了其有效性[159~162],且目前正在过渡到临床试验上。

非照射预处理方案

自体移植

HL 和 NHL 患者接受强化的局部照射,常因涉及纵隔而导致致死性、间质性肺炎的发生[163],因此不包含照射的预处理方

案开始得到发展。能通过提高药物剂量而扩大肿瘤清除效力，同时又不存在交叉毒性，是预处理方案中化疗药物选择的原则，如目前广泛应用于淋巴瘤的预处理方案的药物 1,3-双（2-氯乙基）-1-亚硝基脲（carmustine，BCNU，卡莫司汀/卡氮芥），依托泊苷（VP-16）和环磷酰胺。卡氮芥的剂量限制性非血液毒性主要影响肺，依托泊苷主要作用于肝脏，环磷酰胺是心脏，因此在最大可耐受剂量范围内使用这些药物组合作为预处理方案可达到最大的肿瘤清除效应，同时又降低预处理相关毒性。根据类似原则，已经产生了很多非照射预处理方案，包括BCNU，依托泊苷，阿糖胞苷和美法仑（BEAM）（淋巴瘤）和高剂量美法仑（骨髓瘤）。

异体移植

目前有很多不包含照射的预处理方案也用于异体移植，其中使用最为广泛的方案是口服白消安（busulfan）16mg/kg 4 天与静脉注射环磷酰胺 120mg/kg 2 天联合使用（称为 BU/CY 方案）[165,166]。一项随机研究比较了分次全身照射联合环磷酰胺（TBI/CY）与 BBU/CY 作为预处理方案，表明 BU/CY 方案具有更好的耐受性，但在总生存率、无病生存率和移植相关死亡率及 GVHD 的发生率上两者并没有显著差异[167]。尽管稳态血浆浓度在静脉注射后仍然是可变的，并且仍需要检测治疗药物，但静脉白消安的应用依然提高了 BU/CY 方案的可行性和耐受性[168,169]。有趣的是，用 BU 预处理可能耗尽肝谷胱甘肽，从而增强 CY 的毒性[170,171]。逆转药物的顺序（从 BU/CY 到 CY/BU）已被认为可减少预处理相关毒性，并且与减少在有毒的 CY 代谢物中的暴露和降低肝毒性有关[172]。

其他大剂量化疗方案治疗仍然在机构，疾病和患者特定的基础上使用。BU/CY 最常见的修改是氟达拉滨（FLU）替代 CY（BU/FLU）。与 BU/CY 相比，该方案已经被提出来避免 CY 的肝毒性并降低与预处理相关的毒性。然而，最近两次比较 BU/CY 和 BU/FLU 的随机临床试验发现其移植排斥和肺炎的风险增加，总体和无病生存率降低，表现出不及 BU/CY 方案[173,174]。

减低剂量预处理方案

有利于异基因移植后清除恶性肿瘤的免疫介导机制已被证实，从而对使用相对毒性较大的清除性预处理方案提出挑战。减低剂量预处理方案的预处理相关毒性低，联合充分的免疫抑制，以确保供者干细胞的完全植入，并通过 GVT 效应达到肿瘤清除作用。减低剂量预处理是近几十年来异基因造血干细胞移植领域重要的改革性进展，它让异基因移植适用于年龄更大和本来无法做高剂量预处理的临床上更不适合的患者。减低剂量预处理适用于处于相对惰性疾病状态的患者，尤其是非恶性疾病的患者，如遗传性疾病，自身免疫性疾病和在接受器官移植联合骨髓移植的患者中诱导免疫耐受。

目前已有许多不同剂量强度的减低剂量预处理方案。在犬类动物模型中研究的最为详尽的方案是 TBI 低剂量 2Gy 联合免疫抑制剂霉酚酸酯（mycophenolate mofetil，MMF）和环孢素（cyclosporine，CSP）[175]，随后加入 90mg/m² 氟达拉滨[176]，该方案应用于临床多种恶性肿瘤患者的移植治疗，可使患者获得造血植入。氟达拉滨联合低剂量全身照射已成功应用于大量恶性肿瘤患者的移植治疗，尤其是老年患者和惰性疾病患者如滤泡性非霍奇金淋巴瘤或慢性淋巴细胞白血病（chronic lymphocytic leukemia，CLL）。另一个的减低剂量预处理方案是氟达拉滨

（90～150mg/m²）联合环磷酰胺（900～2000mg/m²）[180]，该方案加用利妥昔单抗或 ⁹⁰Y 替伊莫单抗使惰性淋巴瘤获得很好的长期无病生存[181]。第三种减低剂量预处理方案是在啮齿类动物骨髓移植模型上使用分次、低剂量全身淋巴照射联合 T 淋巴细胞去除性抗体（抗胸腺球蛋白血清），显示受者 GVHD 的发生风险明显降低[182]。啮齿类动物模型中输注大剂量供者 T 淋巴细胞，并未观察到受者发生致死性的急性 GVHD。动物模型研究提示全身淋巴照射联合抗胸腺球蛋白血清，可改变宿主残留的 T 细胞亚群的组成，使宿主调节性 NK/T 细胞获得优势，调节性 NK/T 细胞通过诱导供者 T 细胞分泌非炎症性细胞因子 IL-4 和促进供者 CD4⁺CD25⁺FoxP3⁺ 调节性 T 细胞增殖而发挥 GVHD 的抑制作用[183]。他们进一步将全身淋巴照射联合抗胸腺球蛋白血清的预处理方案临床应用于接受 HLA 相合同胞或无关供者移植的肿瘤患者，获得了持续的供者造血细胞植入和很低的急性 GVHD 的发生率和非复发死亡率[184,185]。关于 RIC 相较高剂量预处理的优点的研究仍在继续；在 BMT-CTN 的支持下，一项比较急性骨髓性白血病（AML）或骨髓增生异常综合征（MDS）患者中大剂量与 RIC 的国家多中心前瞻性随机试验正在开展中。

减低剂量预处理后的嵌合状态

减低剂量预处理的一个共同特征就是至少在移植初期未彻底清除宿主的造血系统，因此绝大多数的患者在获得完全供者干细胞植入前，在移植后数月都会处于一种供受者嵌合状态。大多数的研究均表明持续的嵌合状态明显增加疾病的复发风险[185,186]。移植后停用免疫抑制药物、选择性供者 CD34⁺ 细胞输注和供者淋巴细胞输注是常用的改变嵌合状态、促进供者干细胞完全植入的干预手段，但是往往增加 GVHD 的发生风险。一项研究显示接受包含阿仑单抗的减剂量预处理方案的患者，移植后接受供者淋巴细胞输注可促进供者干细胞植入，避免免疫介导性植入失败，但 DLI 后 GVHD 的发生风险明显增高[187]。嵌合状态并不仅仅出现在减剂量移植中，也可出现在移植前曾接受过抗胸腺球蛋白血清治疗的患者，一项研究表明重型再生障碍性贫血的患者接受清髓性骨髓移植后，60% 的患者移植后出现嵌合状态，其中 2/3 的患者最终获得完全供者干细胞植入，1/3 的患者发生迟发性的植入失败[188]。

持续的嵌合状态在非肿瘤性患者接受异基因移植治疗中亦能发挥作用。在器官移植中，免疫耐受的定义是停用免疫抑制药物后不发生移植物被排斥，在肾脏移植中，可通过同时输注肾脏供者的骨髓使受者处于持续的嵌合状态，以诱导对移植器官的免疫耐受，而在发生供者造血细胞丢失未达到嵌合状态的患者中不能诱导免疫耐受的发生[189]。

● 移植受者的评价和选择

血液学家和肿瘤学家推荐大多数移植受者去能够进行移植治疗的三级医学中心进行进一步评估，考虑进行移植的患者需要由在这一领域富有经验的移植内科医生、护士和社工等进行详细、深入的咨询。患者的原始诊断，之前的用药和放射治疗过程，以及对于这些治疗措施的反应，此外还有对患者以及他们的看护者的社会心理学评估，都是非常重要的。表 23-2 列出了需要在评估咨询中与移植受者以及他们的看护人详细讨论的内容和问题[190]。

表 23-2　移植受者和医疗工作者在评估咨询中商讨的话题

Ⅰ.选择移植作为治疗方案的原因

Ⅱ.移植治疗如何实施

　　自体移植

　　异体移植——清髓性或 RIC 预处理方案

Ⅲ.干细胞来源

　　骨髓或外周血或其他来源

Ⅳ.移植治疗相关风险

Ⅴ.移植物被排斥或植入失败的发生风险

Ⅵ.GVHD 发生风险

　　急性或慢性 GVHD,移植物的相容性

　　长期使用免疫抑制药物治疗的可能性

Ⅶ.移植后 100 天和 1 年的无复发死亡率

Ⅷ.原发疾病复发风险

Ⅸ.移植时机的选择

Ⅹ.移植疗效

Ⅺ.需要细致的护理者

Ⅻ.其他

　　涉及经费问题

　　代理人的持续能力

　　精子银行,体外受精卵

　　在移植中心附近居住的时间

　　回家和工作

　　性能力

　　生活质量问题

　　吸烟,喝酒和药物成瘾性等的习惯问题

GVHD:移植物抗宿主病;RIC:减低剂量预处理方案。

影响到干细胞移植预后的一些重要因素包括(但并不限于此):移植时的疾病状态,供者的类型和配型情况,受者的年龄以及伴随的其他疾病等。移植咨询的早期转诊至关重要,特别是考虑异基因 HCT 的患者,因其鉴定合适的供体需要一定的时间。

移植时的疾病状态

移植时的疾病状态被认为是异基因或者自体干细胞移植后的患者长期无病生存的最重要的影响因素。对异基因干细胞移植的早期研究是在大多数难治和疾病进展的患者中开展的[191],尽管一小部分患者能从中受益,大多数患者并未获得移植成功。移植后完全缓解(CR)的急性白血病患者与移植后有活动性疾病的患者相比结局更好[199]。无论预处理强度如何,少量的残留病灶与接受异基因 HCT 的 AML 患者的复发风险有显著的相关性[193~195],这强调了移植后疾病状况对预后因素的重要性。另一项弥漫大 B 细胞淋巴瘤和 HL 患者接受自体造血干细胞移植的研究表明,移植前经正电子发射断层成像(positron emission tomography, PET)检查判定的疾病状态,是移植后无病生存的重要影响因素[196~199]。这些结果强调了一个原则:对于处于进展期疾病控制不佳的患者进行移植治疗的效果要远逊于在疾病早期和达到疾病控制状态的患者进行自体干细胞移植治疗的效果。由于对处于进展期、多种治疗手段均无

效的患者试图进行挽救性治疗极少获得成功,因此若移植被考虑作为治疗手段,则最好是在治疗的早期进行。但这些讨论是较为复杂的,因为早期移植,尤其是异基因干细胞移植会给患者带来风险。一些其他的疾病特异性因素对于决定移植的合适时机也是很重要的,包括细胞遗传学和分子生物学异常的存在和(或)持续的免疫表形和髓外以及结外疾病的证据。具有预后不良遗传特征的白血病和淋巴瘤患者,均应考虑在疾病的早期进行干细胞移植。

年龄

老年患者在高剂量预处理后易发生严重毒副反应,会影响异基因 HCT 的效果[200],然而,随着 RIC 越来越多地应用在异基因 HCT 中,年龄的影响已有所减小[201]。高剂量预处理联合异基因 HCT 通常适用于 60 岁或以下的患者,而与 RIC 合并的异基因移植已成功应用于 80 岁的患者。美国大多数中心对于异基因 HCT 没有严格的年龄限制,对老年患者会进行仔细筛查,如心脏,肺,肾脏和肝脏等疾病状况,但 70 岁或以上患者的异基因移植仍然存在争议。现有数据表明,异基因 HCT 可以在 60~75 岁的特定患者中安全进行,其中 5 年总体生存率为 35%[202,203]。有些研究者提出,年龄是一种较差且不精确的预后标记,主张使用并发症进行评估和评分,以确定异基因 HCT 的资格[204]。然而这种方法并没有得到前瞻性的验证;回顾性队列研究必然会受到患者选择偏倚的影响,因为它们只包括那些适合进行异基因 HCT 的老年患者。这一选定群体的结果不能推广到整个老年患者群体。

与异基因 HCT 相反,自体 HCT 依赖于高剂量预处理的抗肿瘤功效,所以无法在降低预处理强度的同时保证功效。因此,自体 HCT 的年龄限制通常比异基因 HCT 更严格,因前者的候选者必须能够耐受强化的高剂量化疗。对 75 岁以上的患者提供自体 HCT 是非常不易的[205,206]。

合并其他脏器并发症

合并其他脏器并发症是干细胞移植预后的一个重要影响因素。尤其对于老年患者来说,常规筛查心脏和肺功能是否异常是非常重要的。对于所有患者均应该常规进行肝肾功能的评估,以及潜在的病原微生物的筛查例如巨细胞病毒、乙型肝炎病毒、丙型肝炎病毒、疱疹病毒和人类免疫缺陷病毒(HIV)。另外一个影响移植预后的主要因素是患者的营养状况,一些与营养相关的极端状况例如恶病质或者肥胖都会对 TRM 产生不良的影响,应当引起额外关注[207,208]。

已经有几种评分工具来量化和比较移植并发症。其中最广泛使用的是 EBMT 风险评分[209],移植前死亡率评估(PAM)评分[210],和 HCT 特异性合并指数(HCT-CI;后来纳入年龄)[204,211]。在不同人群中对这些评分进行验证、修改和组合,表现出不同的成功率[212~216]。考虑到移植前并发症的定量评分时,有几个注意事项很重要。首先,因为这些评分工具来源于回顾性的患者群体,所以会有不可避免的选择偏倚,因为它们只包括适合移植的患者。这种选择偏倚限制了将其使用推广到未选择的患者群体。第二,移植结果随时间推移并不稳定;相反,随着支持疗法的进步和其他的改进,TRM 随着时间的推移稳步下降[217,218]。因此,可以想象,特定并发症对移植结局的相对影响不是固定的,可能会随时间而变化。目前正在做前瞻性研究来验证这些并发症评分工具。

对于准备接受异基因造血干细胞移植的患者应当指导其

保持良好的生活习惯,包括停止饮用酒精性饮料和吸烟,避免持续使用成瘾性药物。不同中心戒烟方式各有不同,但通常要求要进行自体或者异基因移植的患者永久停止所有烟草使用。吸烟会增加化疗(例如 BCNU)引起的肺并发症或涉及肺的慢性 GVHD 的风险,肺和其他器官的继发性癌症的风险也增加。值得关注的是大麻的使用逐渐合法化,广泛应用于癌症患者来抵抗化疗相关恶心和厌食症。据了解,越来越多的移植咨询的病人在移植前化疗阶段都在积极使用大麻来控制这些症状。在使用大麻的免疫抑制患者中已经报道了几例吸入孢子的严重或致命性肺曲霉病例[219,220]。关于医用大麻使用和控制,移植中心的政策总落后于美国迅速变化的大麻法律地位,这对患者的评估和指导带来了不小的挑战。

● 移植适应证

造血干细胞移植不仅应用于特定的实体瘤,也应用于不少恶性的或非恶性的血液系统疾病中。具体疾病应用造血干细胞移植治疗的疗效详见各个疾病章节,在此仅进行简单讨论。

一般情况下,自体造血干细胞移植适合对常规剂量治疗敏感的恶性疾病,并且使用的治疗药物不会严重损害骨髓,包括大多数淋巴瘤、生殖细胞肿瘤和部分儿科肿瘤。这些疾病的特点是肿瘤细胞可被预处理方案中的细胞毒药物清除,而自体骨髓回输则起到促进造血恢复的作用。相反,异基因造血干细胞移植通常用于起源于骨髓的恶性血液病的治疗,如急慢性白血病、再生障碍性贫血、骨髓增生异常综合征和骨髓增殖性肿瘤。对于那些具有广泛骨髓侵犯的疾病,如低分化淋巴瘤和骨髓瘤,究竟选择自体或异基因造血干细胞移植相对比较困难。一般而言,异基因造血干细胞移植更有利于控制疾病复发,但与自体移植相比,相关的风险因素,如 GVHD 和延长的免疫抑制期使异基因 HCT 的 TRM 更高。因此,对于这些患者,需要综合考虑患者的情况,如并存疾病、年龄、有无合适的供者、疾病本身特征和患者的意愿等,来决定进行自体或异基因造血干细胞移植。对于某些血液病,如骨髓增生异常综合征、骨髓增殖性肿瘤和再生障碍性贫血,则选择异基因造血干细胞移植治疗最为合适。

此外,某些实体瘤患者,如睾丸癌、神经母细胞瘤和一些儿科肿瘤,自体造血干细胞移植已经取得了可喜的疗效[221~224]。已有较多研究表明造血干细胞移植对乳腺癌、卵巢癌缺乏显著的临床疗效,而有限的研究也提示异基因造血干细胞移植对肾癌和小细胞肺癌临床疗效不明显[225,226]。除此之外,目前异基因 HCT 治疗的适应证还没有出现非血液系统实体瘤。

造血干细胞移植可治疗多种先天性疾病和后天性(获得性)良性肿瘤。在非恶性疾病中,异基因 HCT 最明确的适应证是重型再生障碍性贫血,并且疗效显著,特别是对于有 HLA 相合同胞供体的年轻患者,其长期无病存活率为 88% ~ 100%[227,228]。造血干细胞移植也可以用于治疗血红蛋白异常性疾病,在重型珠蛋白生成障碍性贫血,尤其尚未累及肝脏的患者中,异基因造血干细胞移植已取得了良好疗效[240,241]。同样,异基因 HCT 可作为重型镰刀状贫血年轻患者的治疗选择[231,232]。EBMT 于 2014 年发布了珠蛋白生成障碍性贫血和镰状细胞贫血患者的选择和管理指南[233]。对血红蛋白病患者,异基因造血干细胞移植相当于一种基因治疗手段:异基因造血干细胞可作为一种携带正常造血所必需基因的载体,在患者的骨髓中发挥正常的造血功能[234]。

对那些伴有严重免疫缺陷综合征或其他先天性免疫缺陷患者,异基因造血干细胞移植是一种可选择的治疗手段[235,236]。异基因造血干细胞移植已经被用于储积性疾病的治疗,这类疾病是由于溶酶体水解酶或过氧化氢酶的单个基因缺陷而导致一系列临床症状,在这类疾病中尤以黏多糖沉积症的某些亚类的疗效最为显著[237]。

造血干细胞移植疗效

本章只简略概述某些疾病移植相关预后,对移植疗效不作广泛的讨论,详细信息请参考相关疾病章节。

急性髓细胞白血病

异基因造血干细胞移植是治疗 AML 的重要手段。对于 CR1 患者,选择异基因 HCT 还是基于化疗的巩固治疗取决于预后标志物和供体可用性以及患者偏好。对于未达到 CR1 的患者,异基因 HCT 是根治的唯一选择。

第一次缓解的急性髓细胞白血病 对于诱导化疗后达第一次缓解的年轻 AML 患者,选择合适的治疗策略是一个重要的问题。已经使用所谓的遗传随机化进行了几项大型前瞻性试验:即具有 HLA 相合同胞的 CR1 患者接受异基因 HCT,而没有 HLA 相合同胞的患者接受基于化学疗法的巩固治疗或自体 HCT。有两项 meta 分析对异基因 HCT 与化学疗法的结果进行了比较,两者都发现,对于中危和高危细胞遗传学特征的 CR1 患者,接受异基因 HCT 的整体和无病生存率都较好,但对于有预后良好细胞遗传学特征的患者则不然[240,241]。对于具有高危细胞遗传学特征的患者,异基因 HCT 是适用于有适合供体的患者的首选缓解后治疗方法。相反,年龄在 60 岁以下的有预后良好的细胞遗传学特征的患者可通过诱导化疗快速达到 CR1,一般不会考虑异基因 HCT,而接受基于化疗的巩固治疗。对于具有中危细胞遗传学特征的年轻患者,异基因 HCT 是最佳的缓解后治疗方案,但其优于其他方法的优点不如高危患者那么明显。一个值得注意的事实是,使用遗传随机化进行的对异基因 HCT 优势的研究,严格来说,其结果仅适用于 HLA 相合的同胞供体患者。即便如此,单中心和注册资料数据表明在接受 HLA 相合的无关供体异基因移植的 CR1 的 AML 患者中,结果与那些有 HLA 相合的同胞供体的患者相似[242,243],因此将遗传随机化研究的结果推广到有 HLA 相合的无关供体的患者中是合理的。

60 岁以上的患者单用化疗时通常复发率较高(60% ~ 80%)[244,245],并且在具有相同细胞遗传学特征的情况下,结果也比年轻患者更差,这表明 CR1 的老年患者更受益于异基因 HCT。目前为止还没有比较 CR1 的 AML 老年患者异基因 HCT 和化疗方案的前瞻性、遗传随机性试验研究,但回顾性试验表明,异基因 HCT 可降低复发风险,改善这一人群的结局[244,245]。老年患者接受异基因 HCT 的决定往往较少取决于疾病风险因素,更多地取决于并发症和 TRM 的预计风险,这可能是令人望而却步的。

AML 风险分层迈入了基因组时代,通常根据 FLT3,NPM1 和 CEBPA 的突变来对中危患者进行分类。在没有 FLT3 突变的情况下,具有中危细胞遗传学特征和双等位基因 CEBPA 突变或 NPM1 突变的患者一般预后良好,并且在 CR1 往往不考虑异基因 HCT[246]。相反,FLT3 内部串联重复的患者预后较差,在 CR1 需要接受异基因 HCT。

欧洲白血病网络 AML 工作组已经出了详细的指南,指导 CR 的 AML 患者中异基因 HCT 的应用。根据现有数据,许多专家建议所有符合 CR1 的 60 岁以下 AML 患者接受异基因 HCT，除了那些第一个诱导治疗周期就达到 CR 并且无证据显示微小残留病灶的低危患者(包括具有中危的细胞遗传学特征合并有利的分子标志物)。对于所有其他较年轻的 CR1 患者，包括具有中危细胞遗传学特征和阴性分子标记的患者，以及诱导治疗后没有及时取得 CR 或有微小残留病灶的患者，异基因 HCT 都是最佳的缓解后治疗方案[248]。对于 CR1 的 AML 老年患者，除了那些高危患者外，所有都应考虑接受异基因 HCT。但支持这一建议的数据较少，而且随着患者年龄的增长，并发症在决策中起着越来越重要的作用。

移植前的巩固化疗在 CR1 患者中的作用尚不清楚。许多移植医生建议至少 1～2 个周期的巩固，特别是对于准备接受 RIC 的患者，以便最大程度地实现移植前细胞减灭。然而有两个回顾性研究质疑了巩固化疗的好处，并认为一旦有合适的供者应该立即接受异基因 HCT[249,250]。在供者配对时期巩固化疗可帮助维持缓解状态，而它对已找到合适供者的患者而言益处不太明显。

第二次或两次以上缓解的急性髓细胞白血病 第二次或两次以上缓解的 AML 患者，异基因 HCT 治疗是一种选择。虽然没有前瞻性随机试验比较过异基因 HCT 与单独的挽救性化疗的疗效，但回顾性数据强烈支持使用异基因 HCT[251]。自体 HCT 历史上被用于缺乏合适供体的患者[252]，但随着供者选择的增多，自体移植在 AML 中的应用已非常罕见，除非是在没有能力进行异基因 HCT 的发展中国家。缺乏合适的 HLA 相合供体的第二次或两次以上缓解的 AML 患者是 HLA 半相合移植或 UCB 移植的适用人群，有回顾性研究将这些方法与来自常规供体来源的异基因移植相比，显示其具有相等的总体和无病生存率[253,254]。

对于诱导治疗后无法达到 CR1(原发性诱导失败)，以及复发后耐药的 AML 患者，长期存活的可能性非常低。有回顾性研究指出，清髓性预处理的异基因 HCT 治愈了约 19%～30% 的这类患者[192,255]。但回顾性研究必然存在显著的选择偏倚，这些复发难治的 AML 患者并非随机接受移植，而是只有当医生认为他们产生应答的可能性高于平均值时才让其入组。因此，这些成功率未必能推广到复发或难治性 AML 患者的总体人群中。现已经尝试构建预后工具，来帮助确定最有可能从异基因 HCT 中获益的患者亚群[192]，有一些权威人士认为异基因 HCT 在该群体中未得到充分利用[248]。目前，没有单一的治疗标准面向难治复发或初次诱导失败的 AML 患者，合理的选择包括额外的挽救性化疗来诱导缓解、临床试验、异基因 HCT(精心挑选的患者)和姑息治疗，这些选择必须根据患者特征和供体可用性以做到个体化治疗。

急性淋巴细胞白血病

异基因造血干细胞移植已被广泛用于成人 ALL 患者的治疗，特别是具有高危因素的患者(定义为诊断时的白细胞计数>30 000 或 T-ALL 中白细胞计数>10 万，不良的细胞遗传学特征，祖 B 细胞免疫表型，年龄>60 岁，或在诱导化疗 4 周内未达到 CR)[256]。没有上述特征的被认为是标危型 ALL;成人 ALL 中尚没有明确的低危型人群。对于高危的成人 ALL 患者，接受异基因 HCT 是无可争议的，它同样也是 CR1 的符合条件的标危成人 ALL 患者的治疗选择。几项大型遗传随机前瞻性试验已经证明了异基因 HCT 对标危的 CR1 成人 ALL 患者的生存有益[257,258]。2013 年 meta 分析证实 35 岁或以下的成年患者中前

期异基因 HCT 的益处;而对于老年人来说，由于 TRM 的增加，益处很难评估[259]。与所有遗传随机临床试验数据一样，严格来说，这些发现仅适用于具有 HLA 相合同胞捐赠者的患者，尽管许多权威人士将其推广到 HLA 相合的无关供体，甚至包括替代供体。

在现有数据的基础上，我们认为，清髓性异基因 HCT 是所有有资格的在 CR1 期且有 HLA 相合同胞供者的成年 ALL 患者的最佳治疗方案，这在最近的一篇 Cochrane 图书馆的系统性综述得到支持[260]。将 HLA 相合同胞的情况进行推广，异基因 HCT 很可能也是有 HLA 相合不相关供体的患者的最佳治疗方法。在 CR1 标危 ALL 的患者中进行可替代供体异基因 HCT 的决定不太明确，取决于患者偏好和机构舒适度。无论如何，我们认为所有成年 ALL 患者应尽早进行移植咨询，以确定最佳治疗方法。

预处理方案强度似乎在 ALL 的异基因 HCT 的成功中起主要作用。对于第二次或两次以上缓解的费城染色体阴性(Ph-)的 ALL 患者，非清髓性异基因 HCT 的结果一直很差，几乎没有幸存者[261]。对于不适合作强化预处理的 Ph 阴性的老年 ALL 患者，最佳治疗方法仍不清楚，特别是对于第二次或两次以上缓解的患者。

Ph 染色体阳性的急性淋巴细胞白血病 Ph 染色体阳性的 ALL 患者的缓解后管理需要特别的关注。从历史上来看，应用化疗方案治疗 Ph 染色体阳性(Ph+)成人 ALL 患者疗效不佳，这种染色体的异常为认为是高危特征。在酪氨酸激酶抑制剂(tyrosine kinase inhibitor, TKI)的时代来临之前，TBI 基础上大剂量预处理联合异基因移植一直是 Ph+的成人 ALL 患者的治疗标准，第一次缓解和第二次或两次以上缓解的患者移植的 10 年总体存活率分别为 54% 和 29%[262]。

靶向 bcr/abl 的 TKIs 的发展显著改善了 Ph+ALL 的预后。随着 TKI 应用到移植前诱导和移植后维持中，Ph+ALL 现在成为所有形式的成人 ALL 的最佳预后之一，甚至是在那些采取非清髓性预处理的患者[261,263]。绝大多数权威人士继续推荐异基因 HCT 作为成人 ALL 的后期治疗方案。儿科文献表明，在 Ph+ALL 中单独使用 TKI 化疗可能是安全的[264]，但是由于成人与儿科 ALL 的临床行为非常不同，这些数据不能推广到成人中。对于异基因 HCT 不适用的 Ph+ALL 的成年人，含 TKI 的化疗方案加上微小残留病灶监测可能是一种替代方案，但这种方法尚未在临床试验中进行检验。

多发性骨髓瘤

自体 HCT 不能治愈骨髓瘤，但是随机临床试验已经证明，当将单次或双次自体 HCT 并入治疗方案时，无事件存活时间延长约 1 年[265~267]。其中一些还指出自体 HCT 可改善总生存期。此外，前期的自体 HCT 与骨髓瘤患者的生活质量有关，可能是因为它与较短的化疗期相关[268]。然而，这些研究是在引入高活性抗骨髓瘤药物如沙利度胺，来那度胺和硼替佐米之前进行的。2014 年，比较前期自体序贯 HCT 与来那度胺和地塞米松诱导后的维持治疗的随机试验结果公布。与随机分配到非移植组的患者相比，随机分配到前期自体 HCT 的患者的 4 年整体生存率显著提高(81.6% vs. 65,3%，$p=0.02$;图 23-1)。[269]随着疾病的进展，非移植组的病人仍可接受自体 HCT，但仅有 62.8% 的患者实际接受了移植，这表明由于复发后疾病恶化严重，延迟的自体 HCT 对很多患者而言都不可行。这些结果支持了现代医学中早期自体 HCT 是骨髓瘤患者的治愈标

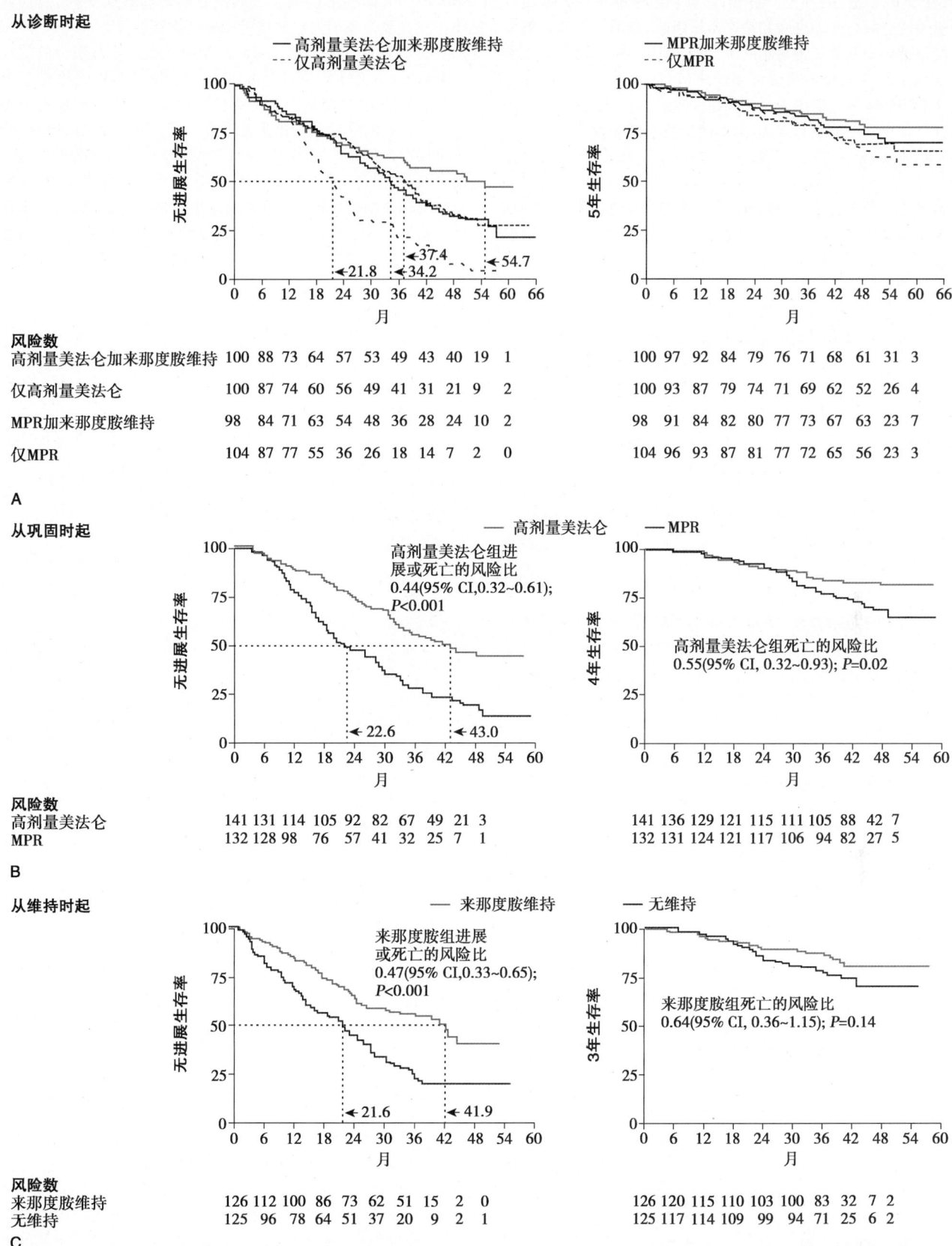

图 23-1　将前瞻性自体造血细胞移植与骨髓瘤维持治疗进行比较的前瞻性随机临床试验结果 269A 组显示从诊断时无进展生存期和 5 年总生存期。B 组显示从巩固治疗开始的无进展生存期和 4 年总生存期。图 C 显示维持治疗开始或无维持治疗时的无进展生存期和 3 年总生存期。CI,置信区间;MPR,美法仑,泼尼松和来那度胺。(转载自 Palumbo A, Cavallo F, Gay F:Autologous transplantation and maintenance therapy in multiple myeloma. N Engl J Med 4;371(10):895～905,2014)

准,有以下几点需要注意。首先,非移植组中的维持方案由低剂量美法仑联合来那度胺和地塞米松组成,目前尚不清楚这是否可以推广到其他更为常用的维持方案中。第二,随机分配到前期自体 HCT 的患者接受计划的序贯自体 HCT,需静脉注射美法仑 $200mg/m^2$,适用于每次移植。这种方法相对不常见,因为已有证据表明序贯自体 HCT 不能改善总体生存率[270]。在当前的临床实践中,第二次自体 HCT 通常适用于第一次自体 HCT 之后无法达到非常好的部分缓解的患者[271],并且通常使用较低剂量的静脉美法仑($140mg/m^2$)作为预处理方案。目前尚不清楚本试验中观察到的益处是否可推广到单次自体 HCT 的情况。尽管如此,前期自体 HCT 仍广泛应用于骨髓瘤患者,且在最近的临床试验中不断地得到有力的证据支持,尤其是因为近 40% 的打算接受移植的患者从未接受过干预。

异基因 HCT 仍然是骨髓瘤患者中具有潜在治愈性的唯一疗法,最经常地作为序贯自体/异基因双次移植方法的一部分。序贯自体/自体与序贯自体/RIC 异基因 HCT 的比较结果相互矛盾。意大利一项随机对照研究[257],例 EBMT-NMAM2000 试验的长期随访中,有 162 名患者观察到异基因移植术后总体生存率的改善[272~274],但异基因移植后复发率仍高达 60%[273]。相反,另外三项大型随机试验未能证明异基因移植的整体生存优势[275~277]。研究这一问题的最大型临床试验是由 BMT-CTN 完成的,登记了 710 例骨髓瘤患者,随机分配入自体/自体和自体/异基因移植组。试验发现异基因移植对整体或无进展生存期没有表现出明显益处。2013 年的 meta 分析得出的结果类似[279],这使得异基因 HCT 在骨髓瘤中的应用积极性降低。也有一些作者认为,异基因 HCT 的生存改善需要更长的随访时间[273]。然而,鉴于现有数据,骨髓瘤中的异基因 HCT 通常适用于具有高风险疾病或失败的自体 HCT 的年轻患者,同时要求理想的临床试验背景。

非霍奇金淋巴瘤和霍奇金淋巴瘤

对于进展性、强进展性的化疗敏感的淋巴瘤患者,即使在第二次及以后缓解期,接受自体造血干细胞移植移植疗效仍然优于单纯化疗的挽救性治疗方案[280,281]。自体 HCT 的疗效仅限于化疗敏感的患者。18-FDG PET 阴性的患者较之有 FDG 亲和的残留病灶的患者,移植疗效更显著[197,282,283]。历史上,约 50% 的化疗敏感的复发淋巴瘤患者在自体 HCT 后获得了长期无病生存[284]。矛盾的是,最近很多研究发现在利妥昔单抗时代,自体 HCT 在复发的 B 细胞淋巴瘤患者中治愈率很差(仅约 20%)。包含利妥昔单抗的一线化疗方案治愈了越来越多的患者,特别是那些复发时耐药的患者。

自体 HCT 有时可作为高危淋巴瘤患者第一次缓解后的巩固治疗方案,尤其是套细胞淋巴瘤,在一个临床Ⅲ期随机试验中表现出延长的无进展生存期[286]。在疾病早期接受自体 HCT 的效果更加明显,因此符合条件的套细胞淋巴瘤患者最好在诱导治疗时就进行移植相关咨询包括巩固性自体 HCT 的危险和益处。除了套细胞淋巴瘤,几乎没有其他 B 细胞淋巴瘤的第一次缓解期巩固性自体 HCT 疗效得到数据的支持。尽管如此,double-hit 淋巴瘤(同时具有 c-MYC 和 bcl-2 或 bcl-6 基因突变)是非常高危的,该类患者在第一次缓解期可接受自体 HCT。然而,最近的两项研究对这个方法提出了质疑。这两项研究中,在诱导化疗后达到 CR1 且 PET 阴性的患者总体生存率高达 75% ~83%,而自体 HCT 的效果较之并没有明显优势[289,290]。自体 HCT 同样也适用于 CR1 期 T 细胞淋巴瘤的巩固治疗,除了间变性淋巴瘤激酶阳性(anaplastic lymphoma kinase-positive,

ALK+)的大细胞淋巴瘤。虽然没有确切的数据支持,但自体 HCT 在高复发率的淋巴瘤患者中展现出其可行性。

异基因 HCT 在非霍奇金淋巴瘤中是高效且有潜力的治疗方案,特别是惰性非霍奇金淋巴瘤。惰性 NHL 中无论是早期还是晚期的 HCT 都表现了出色的无病生存期,甚至是难治患者或者移植时疾病活跃的患者[179,181]。因惰性 NHL 在传统化疗下可保存疾病稳定数年甚至数十年,故异基因移植的最佳时机尚未明确,对于进展性复发的 NHL 或自体移植失败的复发 NHL,异基因 HCT 是唯一可能的治愈方案选择。然而,对于那些侵袭性更强的恶性疾病,患者的化疗敏感性和 PET 阴性是必需的,否则在 GVT 建立之前,发生复发的情况会更普遍[291,292]。

● 造血干细胞移植相关并发症

表 23-3 列出了与造血干细胞移植相关的一些并发症。比较常见的我们将在以下作讨论。无论自体或异基因造血干细

表 23-3　造血干细胞移植相关并发症
血管通路并发症
植入失败
血型不合与溶血性并发症
急性 GVHD
慢性 GVHD
感染相关并发症
细菌感染
真菌感染
巨细胞病毒感染
单纯疱疹病毒感染
水痘-带状疱疹病毒感染
EB 病毒感染
腺病毒、呼吸道病毒、HHV-6、7、8 及其他病毒
胃肠道并发症
黏膜溃疡/出血
营养支持
肝损害
窦状隙闭塞综合征
肝炎:感染性、非感染性
肺损害
间质性肺炎:感染性、非感染性
弥漫性肺泡出血
植入综合征
闭塞性细支气管炎
肾脏及膀胱并发症
内分泌系统并发症
药物-药物相互作用
生长及发育
迟发性非恶性并发症
骨质疏松/骨质减少、无血管性坏死、齿科疾病、白内障、慢性疲劳、社会心理方面的影响、康复
继发恶性肿瘤
神经系统并发症
感染、移植预处理及免疫抑制药物介导的毒性

GVHD,移植物抗宿主病(graft-versus-host disease);HHV,人类疱疹病毒亚型(human herpes virus subtypes)

胞移植,干细胞输注后的 100 天内都是整个移植过程中最高危的时期,而这个过程是否由有经验的临床医师负责对于移植成败至关重要。支持治疗的进步也是改善整体预后的一个极其关键的因素。

植入失败

植入失败的定义为在自体或异基因造血干细胞移植后缺乏造血细胞的植入。根据发生的时间,植入失败可进一步分为原发(早期)和继发(晚期)两类。植入失败的后果通常较为严重,其死亡的主要原因常与感染、出血或复发性恶性疾病等有关。

原发(早期)和继发(晚期)植入失败

粒系植入通常的标准为首次连续三天外周血中的中性粒细胞绝对值超过 $0.5\times10^9/L$ [191],不管是来自哪一类供体,髓系植入的时间大多处于干细胞输注后 21 天内。血小板的恢复标准更加多样化,通常为外周血血小板绝对值达到 $20\times10^9/L$、$50\times10^9/L$ 或 $100\times10^9/L$,且脱离血小板输注能维持 7 天以上。血小板恢复通常较髓系延迟,尤其是对于 CD4$^+$ 细胞数量较低或者脐带血(UCB)的同种异体移植。广泛接受的红系植入的标准是脱离输血后血红蛋白水平能维持 80g/L 以上。以上这些标准都是从经清髓性预处理后出现的可预测的动力学趋势中得出的。通过 RIC,很多病人几乎不出现严重的细胞减少,因此在某些时候,可通过对受体血液或骨髓中的供体的嵌合现象来评估植入的情况。对这种评估方式来说,受体血液中来自供体嵌合的 CD3$^+$ 细胞的数量低于 5% 即可认为是移植丢失。

原发植入失败的定义为移植后 28 天仍无法达到上述各类阈值标准或供体嵌合水平。应注意若仅存在单系的血细胞减少不一定意味着植入失败,而很可能是感染、药物治疗、谱系特异的免疫介导作用或 GVHD 等相关的暂时现象。继发(晚期)植入失败是指在初期已达到植入的标准但随后出现涉及两个及以上的细胞系的移植物功能丧失。相对于自体移植,继发植入失败更多见于异基因移植,引起迟发植入失败的可能因素包括了残留的受者免疫系统对移植物的排斥作用、原发病的持续存在或进展、输注的供者干细胞数量少、药物副作用、感染或GVHD 等。

移植物排斥与移植物功能不良

移植物排斥是由于宿主残存的效应细胞对供体细胞的免疫介导的排斥反应所引起的原发性或继发性的移植失败。诊断移植物排斥需要检测外周血或骨髓的嵌合状态。移植物排斥常指在供体中无法检测到有实际意义的供体造血成分的浓度(常低于 5%),而移植物功能低下是指在异基因移植后供体造血细胞嵌合情况正常时,血细胞计数仍无法达到目标的水平。

与减低剂量预处理方案相关的植入失败

减低剂量预处理的异基因移植没有完全清除受者体内的造血成分。因此有一大部分的受者移植后在完全转变为供体型之前可经历长达数个月之久的多系混合的嵌合状态[186,293]。减剂量异基因造血干细胞移植的原发植入除三系的恢复达到上述标准,还须满足移植后 28 天时供者 T 细胞(CD3$^+$)比例达

到稳定水平。若移植后任何时间始终无法达到 5% 比例,称为减低剂量预处理方案相关的植入失败。若比例介于 5%~95% 之间,称之为混合嵌合状态。而当比例超过 95% 时,可称之完全嵌合。

植入失败的发生率

植入失败的发生率在不同的文献报道中差异较大。在评估自体造血干细胞移植后植入失败的发生率时,可以发现在大多数中心,TRM 约 5% 或更低,而其中仅有一小部分是由于植入失败所导致。还可用备存的自体干细胞回输率来估算自体移植后植入失败的发生率。在某项研究中,300 例接受自体移植的患者中约 4.7% 的患者需要进行备存的自体干细胞回输[294],因此有理由相信自体造血干细胞移植后植入失败的发生率约在 1%~5% 之间。

异基因造血干细胞移植后发生植入失败情况较自体移植复杂,因为其还存在组织相容性及 ABO 血型的匹配问题、移植物抗宿主及宿主抗移植物作用,以及移植后免疫抑制剂的使用等许多复杂因素。总的说来异基因移植的植入失败发生率约为 5%~6%[295]。一般来说,在异基因植入前用高剂量预处理或者用高强度的细胞毒性化疗药预处理的病人中植入失败较少发生。在一项随机试验中,对于接受 BU/CY 的患者,植入失败发生率约为 0(0/64),而在接受 BU/FLU 的患者中,发生率约为 8%(5/62)。由此可见,即使是在清髓处理的患者中,植入失败的发生率也会根据预处理的策略的不同而改变[174]。有些患者有很高的移植物排斥的风险,包括高度预致敏的患者、对造血细胞有直接的自体免疫(例如再障)的患者、接受的 CD34$^+$ 细胞量低的患者[295,296]或者有其他疾病的患者,比如骨髓微环境受到明显破坏的骨髓纤维化的患者。

植入失败的结果以及后续的治疗主要取决于自体造血恢复的可能性。在接受高剂量预处理的病人中,自体骨髓恢复时间常常显著延长,而且由于较长时间的细胞数减少,植入失败常伴随较高的死亡率。作为二线挽救方案的同种异体移植在治疗此类植入失败中有较为成功的效果,但不同的报道中所得的结论喜忧参半[297,298]。这可能与患者的选择有关。关于移植物排斥反应,对是否使用选择相同的供体来行解救性同种异体移植目前尚无定论,主要取决于是否存在合适的供体。对于有移植物排斥反应和全血细胞缺乏的病人来说花费时间去寻找和获取新的异体移植物是得不偿失的,因此现存的造血干细胞供体,例如脐带血和 HLA 单倍同一性的家属常作为供体被使用。

在减低剂量预处理发生植入失败的病人中,自体造血恢复的可能性更高。对于这些病人,常选择中止移植后免疫抑制治疗以及等待自体血细胞计数恢复。然而,对于恶性疾病的患者,复发的风险会随植入失败而上升,可能是由于 GVT 效应缺失导致的。

治疗相关的器官毒性

影响移植后发生的器官毒性的因素主要有:预处理治疗的强度、之前接受的总的药物治疗剂量、患者移植前存在其他脏器并发症情况,以及一些移植后的因素,如移植后免疫抑制剂以及抗生素的使用。

黏膜炎

黏膜炎是最难以根据患者状况预测是否会发生的并发症，在接受高剂量预处理方案的患者中，黏膜炎的发生率超过了90%[299]。目前对黏膜炎的治疗以支持治疗为主，治疗方法主要包括了盐溶液频繁含漱、抗生素、冷冻治疗、静脉给予阿片类药物镇痛以及必要时的肠外营养。症状常在移植后10～21天内即植入后得到一定的改善。清髓性预处理方案的强度、包含以TBI为基础的预处理方案，以及移植后使用氨甲蝶呤预防GVHD等因素与发生严重的黏膜炎有关[300]。严重的黏膜炎可造成重要组织脏器水肿，导致上呼吸道梗阻和（或）吸入性肺炎，所幸这种情况发生的概率相对很低。预处理相关胃肠道黏膜的损伤，可导致移植后持续数周的恶心、呕吐或腹泻。消化道黏膜损伤易导致胃肠道细菌进入血中，成为菌血症或败血症的高危因素。帕利夫明（角质化细胞生长因子）可以减少黏膜炎引起的自控镇痛（patient-controlled anesthesia，PCA）和全肠外营养（total parenteral nutrition，TPN）的用量，在接受TBI预处理的病人中疗效显著[301]，但花费高昂[302]。该药最初的目的是用于预防异基因移植后的GVHD，但无显著疗效[303,304]，现主要用于改善黏膜炎。

窦状隙闭塞综合征/静脉闭塞病

窦状隙闭塞综合征（sinusoidal obstructive syndrome，SOS）是一组以自体或异基因造血干细胞移植后与预处理相关的干细胞毒性损伤，常伴有触痛的肝肿大、体液潴留、体重增加以及血清胆红素升高的临床综合征，也被称作"肝静脉闭塞病"，但后者表述不够准确，没有阐明其最关键的发病机制。因为该病发生时肝脏的损伤是始于肝窦上皮，肝静脉的闭塞不是临床症状发展的必要环节[305]。由于诊断标准不同以及受到预处理强度的影响，窦状隙闭塞综合征的发生率可出现较大变动，在不同报告中，发生率可低于10%也可高达30%～40%。环磷酰胺是引起SOS的重要原因，且病人间对环磷酰胺的代谢率的不同导致了SOS的不可预测性[306,307]。在BU/CY的治疗方案中事先使用白消安可增加环磷酰胺的肝毒性。172原发的肝纤维化例如肝硬化和肝性髓外造血如骨髓纤维化以及高剂量的吉妥单抗的预治疗，以上这些因素都会增加SOS发生的风险[309,310]。目前随着RIC预处理的推广和使用熊去氧胆酸来预防SOS和其他形式的肝脏疾病，异基因移植后SOS的发病率有所下降[312,313]。

根据SOS的严重程度可将其分为轻度（有临床表现但无需治疗可自行缓解），中度（腹部不适需要利尿剂和疼痛控制但在100天内可完全缓解），重度（需要特异的治疗但在症状发生后100天内或死亡之前始终无法得到缓解）[314]。严重的SOS常可进展为多器官衰竭，死亡率常高达80%以上[315]。SOS的治疗为支持治疗，主要是使用利尿剂控制水钠平衡，保护肾血流，以及在因大量腹水造成明显不适或呼吸受限时予以腹腔穿刺引流。如果SOS的患者出现血清胆红素、体重及其他肝酶的急剧增高，肝静脉压超过20torr，门静脉血栓形成以及发生须依赖机械通气或肾透析的多器官功能衰竭，则预后极差[316]。

目前对重度SOS仍缺乏理想的治疗方案。静脉注射去纤苷（defibrotide）是目前最常见的治疗方案。去纤苷是从猪中提取的单链寡脱氧核苷酸混合物，在临床前模型中已证实其具有抗血栓和纤溶活性[317]，然而其治疗SOS的具体机制仍未明了。在最近的一项剂量探索的随机二期临床试验中，用去纤苷治疗的149例重度SOS的患者在发病后100天的存活率达到42%且无明显的不良事件，并选择25mg/（kg·d）的剂量继续随后的三期临床试验[318]。然而，到目前为止去纤苷尚未通过美国FDA的批准，在美国只能用于临床研究和安慰剂。

肺部并发症

非心源性和非感染性的弥漫性肺损害，亦称为"特发性肺炎综合征"，是自体或异基因造血干细胞移植后重要的并发症，发生率约为10%～15%[319]。影响其发生的危险因素包括了高强度的预处理、TBI、GVHD、老年患者、有吸烟史、有胸部/纵隔放射史，以及移植前肺功能检测存在气体交换障碍[320]。从临床前模型可以发现，供体的T细胞在IPS的形成发展过程中起着主要作用，这一现象提示IPS很可能是一种移植物抗宿主反应[319]。在一小部分的IPS患者中可出现以进行性的气促、咳嗽和低氧血症为主要表现的弥漫性肺泡出血（diffuse alveolar hemorrhage diffuse alveolar hemorrhage，DAH）。一般来说，DAH常以支气管肺泡灌洗液中血液成分的比重进行性升高而确诊。而即使通过积极地治疗，这类并发症的死亡率也常大于75%。还有一部分IPS患者也出现了移植后的呼吸窘迫，但没有出现血性的支气管肺泡灌洗液。自体移植后出现IPS的患者对于糖皮质激素敏感，但在异基因移植后出现IPS的患者中反应较差，可能是因为部分IPS患者合并有GVHD。

对于可疑的IPS患者通常首选支气管镜检查，排除是否为感染并评估弥漫性肺泡出血的风险。临床护理主要关注于改善呼吸功能和预防液体过量导致的多器官衰竭。通常予患者高剂量糖皮质激素（甲泼尼龙大于或等于2mg/（kg·d））合并广谱抗生素治疗，并予积极地支持治疗。有回顾性研究显示肿瘤坏死因子拮抗剂依那西普（etanercept）可有效辅助高剂量糖皮质激素治疗[321]，但在一项前瞻性研究中并未发现显著作用[322]，因此目前依那西普尚不能作为常规推荐的药物来使用。当IPS患者病情进展且需要机械通气时常提示患者预后不良。在这些病人，尤其是出现多器官衰竭的病人中需要对治疗的目的进行坦诚的探讨[323]。

卡氮芥治疗后肺炎是移植后受体出现的非感染性肺损伤的另外一种类型。BCNU治疗引发肺损伤的主要特征为无痰性干咳、进展性呼吸困难，胸部X线片见双肺浸润，可伴或不伴有发热，且通常于移植后30～60天内发生[324]。肺功能检测可见限制性的肺损伤，以及与移植前比较弥散能力下降。尽早地应用糖皮质激素治疗可显著降低该病的致死率，是治疗成功的关键。若未加治疗或延误治疗时机可能导致严重的肺纤维化。

感染

造血干细胞移植患者的易感染性是临床移植医生所面临的重要的挑战，其处理的基本原则是预防、严密地监测和及时地治疗各种细菌、真菌、病毒感染。虽然在不同的中心、不同的医生采取的日常处理方式可能有所不同，但是这些基本原则已经取得了广泛共识。减少处于免疫缺陷状态的移植患者发生感染有两个重要的措施：一是有效的洗手；二是防止呼吸道的交叉感染，包括变性肺炎病毒、呼吸道合胞病毒、副流感及流感病毒等。

在粒细胞植入之前,中性粒细胞缺乏的持续时间、预处理所致的口腔及胃肠道黏膜的损伤的严重程度是感染发生的危险因素。粒细胞植入之后,持续存在的 T、B 细胞介导的免疫功能缺陷增加了机会性致病菌的易感性。自体造血干细胞移植后免疫重建的速度相对要比异基因移植者快,大多数自体移植患者在移植后 3 个月内恢复对疱疹病毒(包括 CMV)的特异性 T 细胞免疫应答[325];异基因造血干细胞移植之后免疫缺陷的程度及持续的时间在一定程度上受到所用的免疫抑制剂的类型以及 GVHD 的严重程度的影响,慢性 GVHD 可以导致慢性的 T、B 细胞的免疫缺陷,可以长达数年,免疫球蛋白的产生以及网状内皮系统的功能也会受到损伤[326~328]。

细菌感染

细菌性感染通常发生在移植预处理后的中性粒细胞缺乏期间,感染可由革兰氏阳性菌和革兰氏阴性菌引起[329];除了中性粒细胞缺乏以外,预处理引起的内皮完整性破坏、细菌移位和留置静脉导管都会增加细菌感染的风险。除了洗手消毒以外,还有一些额外措施如穿隔离衣、戴口罩等。虽然目前还没有证据证明能减少感染的发生风险,但很多中心还是采取这些措施来减少感染的发生。细胞感染患者如果对治疗的反应差未能达到预期疗效,则需考虑拔除静脉导管。关于中性粒细胞缺乏合并细菌感染的患者的治疗策略在第 24 章中有详细介绍。

需要持续应用免疫抑制剂控制慢性 GVHD 的患者具有患复发性荚膜菌菌血症和鼻窦-肺感染的风险。尽管不同机构的预防策略各不相同,某些预防性使用的抗菌药物也常被应用于患者。此外,尤其是对于那些存在肺或淋巴结浸润的患者来说,还需要考虑一些不常见的病原菌,例如军团菌、诺卡菌、结核分枝杆菌和非典型性结核菌等。

真菌感染

真菌性感染也是造血干细胞移植后的严重的致死性并发症;通常发生于需要应用免疫抑制剂的异基因造血干细胞移植患者。不同中心真菌感染的发生率差异很大,引起这些差异的因素很多,包括地理位置、附近的建筑以及所采用的预防方案。念珠菌属和曲霉菌属是最常见的真菌病原,不过其他真菌也会引起致命性的真菌感染。于真菌感染的预防和治疗将在第 24 章讨论。

氟康唑预防可以降低侵袭性及浅表的白色念珠菌感染的发生率,降低异基因造血干细胞移植患者 100 天内的死亡率[330];氟康唑对克柔念珠菌、光滑念珠菌及曲霉菌类的作用有限;而且,还有报道显示在接受预防性氟康唑治疗的患者中耐药念珠菌的发生率增高。更加积极地预防性地使用抗真菌的药物,如伏立康唑和伊曲康唑可预防侵袭性的真菌感染,例如曲霉病。但是这些药物的使用会增加不良事件的风险,并且没有明确的证据指出这些药物的使用可降低死亡率。

病毒感染

疱疹病毒感染在造血干细胞移植后较为常见,有较高的发生率和死亡率。大多数感染是病毒活化的结果。在没有预防措施的情况下通常呈现出一种暂时性的相对可预测的模式:单纯疱疹病毒感染大多发生在移植后 2~3 周,巨细胞病毒病感染发生在移植后 2~3 月;水痘带状疱疹病毒感染复发发生的中位时间为移植后 5 月[334]。

CMV 是引起造血干细胞移植后感染的主要的病毒性病原体之一,感染来源包括潜伏的病毒再激活,以及从供者移植物和输血中新获得的感染。潜伏的病毒再激活在异基因移植中较为常见,但在自体移植中较罕见(除外 CD34+ 筛选和 T 细胞去除)[123]。在应用有效的预防措施之前,在 CMV 血清学阳性的患者中有 70% 会发生 CMV 感染,而 CMV 血清学阴性的患者在接受造血干细胞移植后 32% 的患者发生 CMV 感染。而 CMV 感染则是导致移植相关死亡的常见原因[335]。近年来,对于所有有 CMV 感染风险(CMV 血清学阳性或供体 CMV 血清学阳性)的移植后患者需要密切监测,联合干预治疗 CMV 再活化,这一举措显著降低了单纯性 CMV 感染引起的肠炎和肺炎的风险[336]。某些中心还会预防性地使用抗病毒药物抑制 CMV,尤其是在以脐带血(UCB)为供体的患者。对于异基因移植的患者,通常利用 PCR 来监测血浆 CMV 的 DNA 浓度,每周至少一次,至少持续到移植后 100 天。对于 PCR 结果超过阈值的需要及时治疗[334]。这样的干预治疗避免了预防性抗病毒治疗的全身毒性、减少了获得性耐药的风险,同时也减少了在预防组织病进展的治疗中存在的过度治疗。然而,尽管罕见,CMV 感染导致的组织病,例如肠炎和肺炎,也可在血浆 CMV 的 PCR 检查阴性的患者中出现;同时 CMV 感染引起的肠炎或肺炎也不能单凭血液学检查的结果来排除。

预防性地使用阿昔洛韦或者更高效的伐昔洛韦可以减少异基因移植后患者 CMV 再活化的风险,但仍不能取代 CMV 监测的地位[337,338]。静脉更昔洛韦给药通常作为 CMV 再活化或者组织病的一线治疗。不过对干预治疗而言,口服缬更昔洛韦也可取得相同的效果[339,340]。这些抗病毒药物最常见的副作用是骨髓抑制,因此通常需要生长因子的支持治疗。静脉膦甲酸钠(foscarnet)给药在 CMV 感染的预防和治疗方面和更昔洛韦的疗效相仿[341],而且不会产生骨髓抑制。但是膦甲酸钠具有肾毒性,需要繁琐的用药前和用药后的水化治疗,因此常作为二线药物,用于因严重的骨髓抑制而无法耐受更昔洛韦的患者。对于 CMV 病毒再活化的患者通常给予诱导剂量的抗 CMV 治疗(更昔洛韦、缬更昔洛韦或膦甲酸钠)持续至少两周,随后给予维持治疗直到 CMV 检测持续阴性。在停止抗病毒治疗以后,一些患者仍会出现额外的晚期的再活化。这些患者常需要在移植 100 天以后继续监测血清 CMV 水平。

CMX-001 是一种目前正处于临床研究阶段的用于 CMV 感染预防和治疗的药物。它是一种口服的前体药物,可以在细胞中转化为西多福韦,无肾毒性。在一项安慰剂对照的随机试验中,CMX-100 作为预防性用药可将异基因移植后的 CMV 活化发生减少到 10%(对照组为 37%)[342]。CMX-100 最常见的不良反应为腹泻,试验中未发现有骨髓抑制和肾脏毒性。MK-8228(letermovir)是一种新开发的端粒酶抑制剂,安慰剂对照的随机临床试验显示该药对基因移植后 CMV 的再激活有抑制作用[343]。1263W94(maribavir)是另一种抗病毒药物,它可以通过抑制一种由 HCMV 编码的蛋白激酶激活酶 UL97 来抑制病毒复制。在一项随机的剂量探索的研究中表现出对 CMV 显著的抑制作用[344],但在三期临床试验中该药疗效并不显著[345]。此外,利用供体来源的 CMV 特异性的细胞毒性淋巴细胞进行治疗的临床研究也取得了一些成果[346]。

移植术后发病率较高的另外两种疱疹病毒为单纯疱疹病毒和水痘带状疱疹病毒（varicella-zoster virus，VZV），这些病毒的发病机制中的共同特征是：潜伏、再激活和对神经系统的易感性。事实上，所有的移植后 HSV 感染都是病毒再激活的结果，受者的血清抗体状态决定患病的风险及是否需要预防治疗。口腔黏膜炎、皮肤感染、食道炎、生殖器疱疹、肺炎是最常见的临床表现。阿昔洛韦（无环鸟苷）对预防和治疗 HSV 非常有效，对于 HSV 血清学检查阳性的准备移植的患者，在预处理前和预处理过程中都应给予阿昔洛韦治疗。阿昔洛韦在移植后通常需要继续治疗一年，对于还需要继续使用免疫抑制剂的患者甚至需要持续更长时间以减少 HSV 复发的风险[347]。但是，移植后中性粒细胞数无明显改善的患者会产生对阿昔洛韦的快速耐受，此时可选择伐昔洛韦作为替代。在使用 1263W94（maribavir）、膦甲酸钠（foscarnet）、缬更昔洛韦、更昔洛韦或者西多福韦等抗病毒药物以进行预防性治疗时，不建议同时应用阿昔洛韦，因为这些药物已具备足够的抗 HSV 的作用。一般来说，阿昔洛韦的耐药是很罕见的，如果出现可予膦甲酸钠治疗[348]。

复发性的 VZV 感染可出现在自体或异基因移植后的患者中，大约半数的病人初始表现为局灶性的感染。在带状疱疹开始发作的 24~48 小时内使用阿昔洛韦进行治疗可防止感染扩散，缩短皮肤感染的病程。若出现 VZV 感染治疗后未出现快速好转或者在停药后感染又马上复发，这种现象常提示患者存在免疫系统功能障碍而非出现了阿昔洛韦的耐药。对于罕见的阿昔洛韦耐药的 VZV 感染，通常选用膦甲酸钠继续治疗[348]。在造血干细胞移植后的一年内持续阿昔洛韦治疗可有效地预防 VZV 感染的复发[349]。初步研究表明，为合适的异基因移植后的患者（移植后中位时间为 4 年，未继续免疫抑制治疗，血 CD4$^+$ 细胞计数大于 200/μl）接种减毒的 VZV 活疫苗是安全有效的[350]，但是在该疫苗可以推广使用之前尚需要进行更大规模的研究。除此以外，也有报道称热灭活的 VZV 疫苗对自体移植术后的患者有效[351]。

急性移植物抗宿主病

急性移植物抗宿主病（aGVHD）仍然是异基因造血干细胞移植后最为严重而富有挑战性的并发症之一，关于 GVHD 发生的理论在 40 年前就已提出，认为 GVHD 发生的要素包括：移植物中必须含有免疫活性细胞，宿主必须表达供者没有的组织相容性抗原，此外，宿主必须处于免疫抑制状态因而不能对移植物产生有效的免疫反应[352]。HLA 不一致是引发 GVHD 的主要原因，而 T 细胞对宿主的主要及次要组织相容性抗原的差异的识别则是引起 HLA 和供体一致的患者出现 GVHD 的原因[353,354]。人类体内有两种经典的 MHC 抗原：HLA I 类抗原广泛分布并表达在各种细胞表面；HLA II 类抗原表达于抗原递呈细胞，包括巨噬细胞、树突状细胞、B 细胞和活化的 T 细胞。次要组织相容性抗原是具有遗传多态性的内源性细胞蛋白，能够以结合在 MHC 凹槽的短肽的形式递呈给供者 T 细胞[355]。与急性 GVHD 相关的一些次要组织相容性抗原包括 CD31、HA-1 和男性特异的 DBY 基因[356,357]。到目前为止，在成千上万种与异基因移植后 GVHD 相关的次要组织相容性抗原，而我们只明确了寥寥数种。如今，我们正努力利用全基因组相关的研究来帮助我们探索影响 GVT 反应和 GVHD 的重要因素[358]。

发生 GVHD 最重要的危险因素是供受者间 HLA 差异的程度，接受 HLA 全相合的无关供者的患者急性 GVHD 的发生率高于接受 HLA 相同的亲缘供者的患者，这可能与次要组织相容性抗原的差异增加有关，也可能与表型相合的主要组织相容性位点存在不能识别的差异有关[359]。急性 GVHD 发生的其他危险因素包括预处理的强度、是否接受全身放疗（TBI），和移植物的来源也可能有关（目前尚无确切证据）[72,359]。

按照经典定义，急性 GVHD 发生在异基因移植后 100 天以内。但在 RIC 的患者中，急性 GVHD 常出现在移植后 100 天以后，而对于急性和慢性的 GVHD 的区分也不再是根据起病的时间，而是根据器官受累和组织学改变来划分[360]。急性 GVHD 主要累及器官有皮肤、胃肠道和肝脏（较罕见，原因不明）[218]。异基因移植后急性 GVHD 的发病率约为 40%~60%，但这一数据可能会因预处理的策略、HLA 的配型以及移植物来源的不同而产生较大变动。

皮肤受累常表现为红斑，可以是局限性的斑丘疹，在严重的病例里也可表现为伴有大疱和脱屑的弥漫性的红斑狼疮。明确诊断需要有经验的病理学家通过皮肤活检得出[361]，但是大多数时候单靠皮肤活检不能得出结论，而是得根据患者临床上的皮肤表现以及处于移植术后急性 GVHD 发生的时间窗来做出诊断。最近的决策分析提示对大多数异基因移植患者而言，通过临床表现来诊断皮肤 GVHD 的预测率大于等于 30%，不需要进行皮肤活检[362]。

急性 GVHD 的可出现上消化道症状，如恶心、呕吐、厌食和体重减轻等；也可出现下消化道症状，如腹泻伴或不伴腹部痉挛和血便；或者也可两者同时出现。急性 GVHD 引起的上消化道受累非常容易漏诊，因为这些症状通常比较轻微，而且移植术后的恶心和厌食也可由多种因素引起，缺乏特异性。上消化道受累通常需要有经验的病理科医生通过胃镜检查并取组织活检后才能做出诊断。这对于临床工作是非常重要的，因为这些上消化道症状对治疗的反应好，但如果延误治疗会导致患者的营养状况恶化。

相对而言，移植术后急性 GVHD 引起的下消化道损害则是一种更为严重和可怕的并发症。患者常表现为大量的腹泻，可达每天数升，而且常伴有腹痛和出血。急性 GVHD 由于损伤了消化道内皮细胞主要表现为分泌性的腹泻，通常会持续 24 小时。在腹部 CT 下常可见到肠壁增厚[363]，但单靠 CT 表现尚不能做出诊断。对于可疑的下消化道 GVHD 需尽早行内镜检查和活检，但是对于彻底清髓预处理的患者，在移植后 20 天内，一般很难通过胃镜下表现和组织学检查来区分是由预处理引起的亦或是由急性 GVHD 导致的。乙状结肠镜在大多数病例中已足以作为的诊断性的检查[364,365]，而且由于无需损伤性的准备，实际操作较全结肠镜更为简便。一般，尤其是对有相关经验的医生来说，肠道黏膜的肉眼检查就可以支持急性 GVHD 的诊断并指导治疗[366]，不过我们仍需要对黏膜进行活检以排除 CMV 导致的肠炎或者其他诊断[365]。如果在检查中发现有黏膜剥脱则提示预后不良。

急性 GVHD 的肝损害常表现为肝功能检查的异常，如血清胆红素和碱性磷酸酶水平的升高。明确诊断需要行肝脏活检但由于肝 GVHD 的预测率较低以及操作过程中的风险，现已很少实施。肝性 GVHD 的肝活检通常可发现由于胆管的损伤或缺失导致的胆汁淤积[367]。此外，尚有大量的原因可导致异基因移植后患者的肝功能异常,例如 SOS、病毒性肝炎、预处理相关的肝毒性损伤以及药物相关的肝毒性损伤(三唑类、环孢素等)。在除多系统的急性 GVHD 以外,肝性 GVHD 极少发生。

病理生理

目前认为急性 GVHD 的发生、发展过程分为三个阶段:第一阶段,移植预处理过程[化疗和(或)放疗]损伤并激活宿主组织,导致炎症性细胞因子 TNF-α 和 IL-1 的分泌增加;这些细胞因子通过上调宿主抗原递呈细胞的主要及次要组织相容性抗原并影响这些细胞内其他分子的表达,进而增强供者 T 细胞对宿主细胞的识别;预处理所致的胃肠道的组织损伤可导致脂多糖等内毒素进入体循环,发挥炎症刺激因子的作用[353]。在 aGVHD 的第二阶段,次级淋巴器官中静止的供者 T 细胞被宿主或者供者的 APC 激活,以 MHC 的形式向 T 细胞受体递呈同种异体抗原,T 细胞完全活化需要协同刺激。供者 T 细胞活化的特征是细胞增殖,以 Th1 细胞占主导地位,同时还会分泌 IL-2 和 IFN-γ。第三阶段,由效应细胞介导的 aGVHD 靶器官的组织损伤,进而产生临床症状;这一阶段包括炎症细胞因子的持续释放,并使针对宿主组织的 T 细胞迁移至靶器官——皮肤、肝脏、肠道,最终发生 aGVHD。在这个阶段中中性粒细胞,单核-巨噬细胞通过强化炎症反应而引起组织损伤。

急性移植物抗宿主病的预防

如果没有预防措施,几乎所有的异基因移植后的患者都会出现严重的致死的急性 GVHD。预防 aGVHD 的主要策略就是使用免疫抑制剂,在所有接受未经 T 细胞去除的移植物的异基因造血干细胞移植的患者中,都应该进行 GVHD 的预防。根据 19 世纪 80 年代的一项随机临床试验,对于清髓预处理的异基因移植术后患者预防 aGVHD 最常用的标准方案是,磷酸酶抑制剂(环孢素或者他克莫司(tacrolimus, FK-506))同时在术后第 1、3、6、11 天联合短疗程的氨甲蝶呤(methotrexate)[368,369]。另一项随机临床试验显示,加用泼尼松反而会增加急性 GVHD 的发病风险。因此,糖皮质激素很少被用于急性 GVHD 的预防治疗[370]。通过对两个随机试验的结果进行分析发现,对于经清髓预处理的异基因移植后的患者来说,他克莫司预防急性 GVHD 的效果要优于环孢素[371,372]。因此,在预防急性 GVHD 方面,他克莫司已经在很大程度上得取代了环孢素的地位。对于经清髓预处理的异基因移植后的患者的 GVHD 的预防,BMT-CTN 主导了一项随机临床试验,对 TAC/SRL(sirolimus, 西罗莫司)方案和标准的 TAC/MTX 方案进行了比较。试验中两种方案的主要终点(在移植术后 114 天内不出现 Ⅱ 度至 Ⅳ 度的急性 GVHD)、总体生存数和无进展生存期无明显差异[300]。这两个方案之间的药物毒性情况存在一些差异,但对移植相关死亡率无明显影响。研究还表明,使用含有西罗莫司的方案会增加慢性 GVHD 的发病率(53% vs. 45%, p = 0.06)。

另外一种预防急性 GVHD 的方法就是移植物 T 细胞清除。可通过机械性体外 T 细胞清除或利用抗胸腺球蛋白或者阿仑单抗直接体内疗法将移植物中的 T 细胞清除。这一方法的确可以减少 GVHD 的发生,但在很多情况下会导致移植物排斥、感染和复发的发生率增加,这往往是得不偿失的。在最近的一项随机临床试验中,研究者在标准的 CSP/MTX 方案中增加 ATG 并设置标准 CSP/MTX+安慰剂为对照组。试验结果表明

两种方案的 TRM 和总体生存率无明显差异,但 ATG 组的急性和慢性 GVHD 的发生率更低[373]。这项研究的长期随访显示 ATG 方案慢性 GVHD 的发生率显著下降(45% vs. 12%, p < 0.0001)[374]。但是,虽然在 T 细胞充足的移植后患者中非常罕见,PTLD 的发生风险会在使用 ATG 后上升。在试验中 ATG 组有 4 例患者死于 PTLD 而对照组则不存在因 PTLD 死亡的患者。这项试验提示 ATG 并不能改善 TRM 和总体生存率。随后在美国也有人重复和扩大了这项研究。

对于 RIC 的患者,术后常给予一系列的免疫抑制治疗,最常见的就是环孢素加 MMF(吗替麦考酚酯)[177,185]。移植术后的环孢素治疗对于 HLA 半相合的移植患者来说效果显著,对 HLA 匹配的患者也有效[375,376]。对于全身淋巴照射(TLI)联合 ATG 的方案,即使是术后接受标准的 CSP/MMF 免疫抑制治疗的患者,其急慢性 GVHD 的发生率也很低。这一结果提示保护性的预处理对 GVHD 的预防有很大的作用。

有一些实验室报道称是幼稚 T 细胞(CD62L⁺)诱导了实验条件下的急性 GVHD 而非效应记忆 T 细胞(CD62L⁻)[377,378]。根据这一发现,幼稚 T 细胞清除也被作为预防急性 GVHD 方法被纳入了临床研究[379]。在小鼠的骨髓移植中,同时输注辅助性 T 淋巴细胞(Treg)可以限制供体 T 细胞的增殖和克隆扩充,从而预防小鼠模型中急性 GVHD 的发生[144]。初步研究表明,人体内输注 Treg 以预防 GVHD 是安全有效的[145,146,380]。但是仍需要更大规模的试验来证实这一初步结果。更重要的是在小鼠模型中,额外输注 Treg 并不会增加复发的风险。

目前有一项预防 GVHD 的方法在进行临床研究,它通过阻断 CCR5 受体来抑制淋巴细胞转运。在最近的一项试验中,研究者发现在标准的 GVHD 预防治疗中加用 CCR5 抑制剂马拉维诺后急性 GVHD,尤其是胃肠道的 GVHD,发生率较低[381]。BMT-CTN 近期主导了一项三臂随机临床试验,分别是移植后环孢素、马拉维诺和硼替米诺依赖的免疫抑制治疗,用于比较 GVHD 预防的新方法。

急性移植物抗宿主病的治疗

甲泼尼龙(methylprednisolone)和泼尼松是急性 GVHD 的一线治疗方法,常规剂量是 1 ~ 2mg/(kg·d),以后视对治疗的反应逐渐减量。而且大剂量甲泼尼龙[10mg/(kg·d)]并不能控制疾病向Ⅲ或Ⅳ度急性 GVHD 进展或提高生存率[382]。对于Ⅱ度或以下的急性 GVHD Ⅰ患者,可以 1mg/(kg·d)为初始剂量给予治疗,治疗较为安全,且在该剂量下可减少糖皮质激素的总量和毒性[383]。对于 aGVHD 患者,初次应用糖皮质激素治疗只有不到 50% 的患者能获得完全缓解,而且对糖皮质激素治疗不敏感的 aGVHD 患者的长期生存率很低[384]。有很多方法,包括第三方骨髓间充质干细胞、MMF 以及 TNF 阻断剂等,尝试通过和糖皮质激素联合应用来改进 aGVHD 的治疗,但相较于单纯的糖皮质激素治疗无显著提高[385,386]。

对于糖皮质激素治疗不敏感的 aGVHD 患者,尚且没有标准的二线治疗可予选择。虽然有不少组织,比如 ASBMT 也曾提出过一些指南来指导治疗,但目前二线治疗的方式仍是千差万别[387]。尽管现在已经有很多药物被用于治疗,但是其具体疗效仍不确定。患者可以选择申请入组临床试验或者用可选的二线药物治疗亦或是选择姑息治疗。目前已经研究的药物包括达利珠单抗、西罗莫司、MMF、ABX-CBL(CD147 特异性单克

降抗体)、TNF 拮抗药、CD3 单抗(visilizumab)、卢索替尼(rux-olitinib)和 ATG 等[388,389]。由于缺乏可比较的临床试验数据,二线药物的使用通常根据所在机构的经验、医师的倾向性和药物的副反应决定。由于二线治疗的结果不佳,我们仍需要寻找新的方法来治疗糖皮质激素不敏感的 aGVHD。

慢性移植物抗宿主病

慢性 GVHD 是异基因 HCT 后影响长期生存患者的生活质量的主要因素[390,391]。但到目前为止,我们对 cGVHD 的理解也还不深刻,治疗的手段较为局限,以经验性治疗为主。在过去,不管是什么形式的 GVHD 只要它发生在异基因移植后 100 天以外就可以定义为 cGVHD。然而,随着我们对急性和慢性 GVHD 的生物学差异日益深入的了解以及 RIC 患者中 aGVHD 的延迟出现,我们对 cGVHD 的定义也发生了变化。到现在,cGVHD 需要参照由 2015 年世界卫生组织(NIH)所提出的临床特殊病理学特征和组织学标准来做出诊断。360NIH 提出的共识标准包括了对患者总体和特异性器官的评分来评估 cGVHD 的严重程度,这些分级方法在临床上已被证实和疾病的严重程度和预后相关[392,393]。CIBMTR 开发了一个关于 cGVHD 风险分层的算法,通过搜集患者的年龄、供体和宿主性别是否匹配、血清胆红素浓度、血小板计数、供体的类型以及患者的状态等,并通过对这些数据的分析来推测 cGVHD 患者的预后。cGVHD 的发作常伴随较强的移植物抗肿瘤作用(GVT)和较低的移植后复发的风险[177,395],但对总体的移植相关死亡率(TRM)来说,cGVHD 的消极作用比这些抗复发的优点影响更大[177]。

和 aGVHD 不同,慢性 GVHD 可有多种临床表现而不仅仅局限在皮肤、肠道和肝脏。cGVHD 的临床表现可以类似于累及多系统的自身免疫性疾病,比如硬化病、扁平苔藓样变、干燥综合征和皮肌炎等。慢性 GVHD 最常见的临床表现包括皮肤病变(起病时像扁平苔藓样变,之后可进展为全身性硬皮病)、干眼病、苔藓样的口腔黏膜损害、食道和阴道狭窄、肠道功能异常、慢性肝病、闭塞性细支气管炎。为了对 cGVHD 患者进行综合评估,我们需要详细地询问病史,进行全面的体格检查,这些关于 cGVHD 患者的临床综合评估的教学视频和培训工具是很容易找到的[397]。

目前我们对 cGVHD 的病理生理机制还没有深入的了解。和 aGVHD 不同,cGVHD 尚无从相关动物模型转化到人类的记录,现存的 cGVHD 小鼠模型有很严重的缺陷[398],从而限制了我们对其病理生理的理解和新型治疗方法的研究。尽管是否能成功转化还未可知,我们仍然需要继续致力于发展建立更具相关性的小鼠模型。

虽然 cGVHD 常常发生于 aGVHD 之后,但降低 aGVHD 的发生率的措施并不能降低 cGVHD 的发生率。而且随着以外周血干细胞采集(PBPC)为移植来源的患者数的增加,cGVHD 的发生率也随之增加。同时增加的还有异基因移植后长期生存患者的高危池。目前仅有两种方法被确实证明对预防 cGVHD 有效。首先是尽量使用骨髓作为移植源而非 PBPC[72],其次通过直接或间接的体内疗法清清除供体 T 细胞,但这会增加感染、PTLD 和复发的风险[373,400]。一项单臂研究曾提出移植术后使用环孢素可预防 cGVHD(CY 组有较低的发生率)[375,376],但因为移植物来源的不同(CY 组主要是以骨髓为移植物),这样的比较是存在问题的,还需要随机临床试验来证实。在以 CSP 为基础的 cGVHD 预防治疗中加用他汀类药物可显著地减少 cGVHD 的风险,但会使复发的风险上升[401]。由于 B 细胞被证实在 cGVHD 的进展中起着重要作用,利妥昔单抗也作为预防用药被用于临床研究。最终的研究的结果尚不清楚,斯坦福大学的一项临床试验显示利妥昔单抗显著地抑制了 B 细胞的同种免疫,但并没有显著地降低 cGVHD 的发生率[402]。Dana-Farber 癌症中心的一项非随机试验显示和同期对照组相比,利妥昔单抗减少了糖皮质激素依赖的 cGVHD 的发生率[403],但仍需随机临床试验来证实。

虽然近几十年来一直没有停止对新兴治疗方法的研究,但目前公认的初始系统性用药仍然是 1mg/(kg·d)的泼尼松和(或)磷酸酶抑制剂的治疗[404]。尽管有很多药物在无对照的二期临床试验中被证明有效,但三期临床试验的结果却不如人意。在过去的 20 年间,有至少 6 项大规模的随机临床试验对包括咪唑硫嘌呤、沙利度胺、MMF 和羟化氯喹的多种方案进行了研究,但都没有发现对 cGVHD 的治疗有显著效果[405~410]。

患 cGVHD 的患者通常需要长疗程的免疫抑制治疗,全身免疫的中位治疗时间为两年左右[411]。在治疗中,大约一半的病人会出现对糖皮质激素的反应不良而需要二线治疗。和 aGVHD 一样,对于糖皮质激素反应差的 cGVHD 的治疗方法是多样的,而入组临床试验则是一个不错的选择。由于没有充足的数据来指导用药,治疗的选择通常会根据病人的情况、医生的倾向性、药物的副反应和所在机构的优先级来决定。常见的二线治疗包括体外光分离置换治疗(extracorporeal photopheresis,ECP)、西罗莫司、沙利度胺、喷司他丁、利妥昔单抗和伊马替尼等[412]。ECP 虽然在操作上比较繁琐,但是疗效明显而副作用也较少;[413] 目前 BMT-CTN 正在对此进行随机临床试验。有一项关于 cGVHD 的单中心研究称低剂量的 IL2 可促进 Treg 的增殖和体内的稳态[414,415],不过 Treg 增殖的改变程度并不足以引起显著的临床表现的改善[414]。尽管如此,类似布鲁顿酪氨酸激酶抑制剂依鲁替尼这样的针对 Treg 的治疗方案的研究依旧非常热门[416]。更有效的预防和治疗 cGVHD 仍然是异基因 HCT 的关键研究需要。

HCT 后疾病的复发

自体和异基因 HCT 后疾病复发对移植患者来说是不良的临床事件。对于造血干细胞移植后患者必须通过有效的监测方法对患者进行原发疾病的监测,如大多数移植后患者可通过影像学检查发现残留病灶,尤其是淋巴瘤患者,而骨髓瘤患者移植后体内生化标记物的量随疾病的控制而逐渐减少,在接受自体造血干细胞移植的患者则通常要数月后才能达到最好疗效。RIC 移植后,GVT 效应往往要通过数周至数月才能清除肿瘤,因此在慢性进展性疾病中要确定原发病是否持续存在且缓慢进展通常很困难,在迟缓型的 NHL 和 CLL 中尤为明显。

自体 HCT 后的复发

自体 HCT 治疗失败的最主要原因是疾病复发。复发通常发生在原发病累及的组织脏器,表明患者体内残留的肿瘤细胞是复发的根源,而非自体移植物的污染[417]。由于这些残留的致病细胞在接受过超致死量的化疗可以存活至今,所以单用细胞毒性的化疗药物对于 HCT 后复发的患者来说很难起到治疗作用。自体 HCT 后复发的患者可以考虑其他的挽救治疗包括化疗、放疗、免疫调节剂和单克隆抗体治疗等。对部分患者而言,RIC 的抢救性异基因移植也有效果。对于接受自体移植后具有高风险的患者我们可以采取一些措施来预防,例如联合受累区域的放疗[418]、抗肿瘤的疫苗[418]、靶向药物维持治疗[269,419,420]以及计划后续的异基因移植[421]。

异基因 HCT 后的复发

异基因 HCT 后复发的治疗是一个很棘手的问题。尤其是对于那些具有高风险的恶性疾病和早期复发(复发时间在术后100 天以内)的患者,预后不佳,两年生存率小于 5%[422]。挽救性化疗可以取得一定的疗效,但是疗效并不持久。第二次清髓性移植由于很多患者不能耐受预处理的毒性作用,TRM 也大于 50%,因而成功率低。近来,部分患者接受了 RIC 的二次异基因移植。这一方法的治疗相关毒性较低,也有成功清除疾病的报道,但复发仍是这些患者的主要死因[423]。对这些复发的病人,关于是否选择和第一次相同的供体的问题目前尚未得出共识。而且更主要的是,大多数的异基因移植术后复发的患者由于很难控制疾病的情况或降低细胞量,是不适合进行二次移植的。实验性的嵌合型抗原受体被的自体 T 细胞治疗和其他的尚处于临床研究阶段的治疗对这些复发病人来说也是值得考虑的。而且在我们看来,对于那些异基因移植后早期复发或者化疗不敏感的复发患者,姑息治疗也是一个合理的选择。

对于移植后复发且存在供体 T 细胞嵌合保留的患者,可给予快速减量的免疫抑制药物的治疗,以激发移植物抗肿瘤的作用。尽管这一方法对于患惰性恶性病的患者,比如分级好的NHL 和 CLL,偶尔是有效的;但对于那些患有进展更快的疾病的患者,比如急性白血病,效果不佳,而且会增加重度 CVHD 的发生风险。

对于移植后复发且未接受免疫治疗的患者,如果没有发生GVHD 的证据,可以选择供体 T 细胞输注的方法来强化 GVT。DLI 的原理目前尚不清楚,可能是通过使 T 细胞的库正常化或者逆转所谓的 T 细胞耗竭来实现的[424,425]。从过去的数据来看,DLI 疗效最好的是 CML,虽然在大多数情况下都已被 TKIs 所取代[426]。由于单用 DLI 通常不足以控制侵袭性的血液学恶性疾病[427],因此患者在接受 DLI 的联合治疗前通常需要进行诱导性化疗或其他类型的杀细胞治疗。

DLI 最严重的不良反应主要包括 GVHD 和骨髓再生不良。DLI 治疗后发生 GVHD 的风险一般大于 20%,有时甚至可高达50% ~ 70%[428,429]。骨髓再生不良通常发生在宿主造血功能尚且保留的患者,当宿主的造血干细胞被 DLI 治疗清除以后,由于供体的 HSC 数量少,不足以使造血功能恢复,进而使再生不良的时间延长(大于 6 周)[430]。因此在实行 DLI 之前需要对患者的嵌合状态进行评估,对于那些宿主残留的造血功能显著的患者,在实行 DLI 时要格外注意。目前尚无足够的数据明确DLI 输注的最适剂量。在一项回顾性研究中,输注剂量大于 $1×10^8$ CD3+ 数量/kg 的患者,相比于疾病控制效果的提高,GVHD

的发生风险(约 50%)升高更为显著;如果选择 $1×10^7$ CD3+ 数量/kg 或者更小的剂量,GVHD 的发生风险可降至最低(约为21%)[428]。目前也还有多项临床研究在致力于改进 DLI 以提高其疗效和安全性,例如筛选 CD8+ 的效应性淋巴细胞或采集细胞因子诱导的杀伤细胞[141]。

● 未来的发展方向

在近年来,随着对 HCT 的研究的深入,临床工作也有了很大的进步,比如说可供选择的异基因 HCT 的完善、支持治疗的进步改善了患者预后以及实施 RIC 扩大了移植的适应人群等。近来对 HCT 的研究方向多种多样,以下将简单地介绍两个主要的方向。

在过去的几年间,大量的研究者都将自己的研究方向转向了微生物组以及宿主和微生物组之间的相互作用在调节免疫中的作用。这一领域和异基因移植的关系是非常显而易见的,因为皮肤和肠道是 GVHD 主要的受累器官。临床前证据显示肠道的微生物对肠道 GVHD 的形成起着重要的作用[431,432]。在人体内,有初始证据显示微生物组的改变和呼吸道的并发症[433]、胃肠道 GVHD[432,434]、菌血症[435]以及异基因 HCT 后的死亡率有关[436]。尽管我们对这种相互作用的理解仍处于初级阶段,这些发现在临床上的意义也尚未明了,但是有很多研究已经在回顾过去的策略,例如全消化道清洁或者用更先进的方法来调节微生物组以改良预后[437]。

异基因 HCT 也可作为提高实质器官移植耐受的平台,关于这方面的作用,目前也正在研究。实质性的器官移植通常需要维持终生的免疫抑制治疗来维持移植物的功能,但是在 20世纪 90 年代,有研究者发现异基因移植后的患者再进行同一供体来源的肾移植之后可以不接受维持终生的化疗[438,439]。同时,RIC 方案的发展也促进了这一领域的研究的进步,因为相对而言,RIC 方案的毒性更低,因此移植术后,患者通常表现为混合型的嵌合状态而非完全的供体嵌合状态,如此一来,GVHD的发生风险也会下降。

西北大学的研究人员调查了 15 个 HLA 不匹配的移植后病人。这些病人不仅接受了肾移植和还接受了 RIC 方案的来自同一供体的富有辅助细胞的骨髓输注。其中,有 6 名病人形成了稳定的嵌合状态而且完全停止了免疫抑制治疗,且没有出现移植物排斥反应[440,441]。波士顿也有类似报道,10 名接受了HLA 半相合的活体肾移植的宿主中有 4 名在形成了暂时性的混合型嵌合状态后,持续 11.4 年未接受免疫抑制治疗而未出现移植物功能不全[442]。斯坦福的研究员做了另一项研究,他们选择了 16 个接受来自亲属的 HLA 匹配的活体肾移植的病人。试验中给予了这些患者以 TLI-ATG 预处理的 CD34- 的造血祖细胞和固定剂量的 T 细胞输注。其中 15 个病人形成了多系混合的嵌合状态且未出现 GVHD,有 8 名患者在停止免疫抑制药物后未出现排斥反应,另外有 4 名病人只需接受中间剂量的免疫抑制治疗,只有 4 名病人因为重新出现了排斥反应或基础疾病而无法减药[189,443]。另外还有其他的病例报道发现异基因HCT 也可作为诱导肺移植耐受的平台[444]。

翻译:黄河 互审:侯健 校对:黄河

参考文献

1. Osgood EE, Riddle MC, Mathews TJ: Aplastic anemia treated with daily transfusions and intravenous marrow. *Ann Intern Med* 13:357–367, 1939.
2. Fabricius-Moller J: *Experimental Studies on the Hemorrhagic Diathesis of X-Ray Sickness.* Levin and Munksgards Forlag, Copenhagen, 1922.
3. Jacobson LO, Marks EK, Robson MJ: The effect of spleen protection on mortality following X-irradiation. *J Lab Clin Med* 34:1538, 1949.
4. Lorenz E, Uphoff D, Reid TR, et al: Modification of irradiation injury in mice and guinea pigs by bone marrow injections. *J Natl Cancer Inst* 12:197–201, 1951.
5. Cole LJ, Fishler MC, Bond VP: Subcellular fractionation of mouse spleen radiation protection activity. *Proc Natl Acad Sci U S A* 39:759–772, 1953.
6. Hilfinger MF Jr, Ferguson JH, Riemenschneider PA: The effect of homologous bone marrow emulsion on rabbits after total body irradiation. *J Lab Clin Med* 42:581–591, 1953.
7. Lorenz E, Congdon CC: Modification of lethal irradiation injury in mice by injection of homologous or heterologous bone. *J Natl Cancer Inst* 14:955–965, 1954.
8. Barnes DWH, Loutit JF: *Spleen Protection: The Cellular Hypothesis.* Butterworth, London, 1955.
9. Barnes DW, Corp MJ, Loutit JF, et al: Treatment of murine leukaemia with X rays and homologous bone marrow; preliminary communication. *Br Med J* 2:626–627, 1956.
10. Thomas ED, Lochte HL Jr, Lu WC, et al: Intravenous infusion of bone marrow in patients receiving radiation and chemotherapy. *N Engl J Med* 257:491–496, 1957.
11. Thomas ED, Lochte HL Jr, Cannon JH, et al: Supralethal whole body irradiation and isologous marrow transplantation in man. *J Clin Invest* 38:1709–1716, 1959.
12. Mathe G, Jammet H, Pendic B, et al: [Transfusions and grafts of homologous bone marrow in humans after accidental high dosage irradiation] [in French]. *Rev Fr Etud Clin Biol* 4:226–238, 1959.
13. Kurnick NB, Montano A, Gerdes JC, et al: Preliminary observations on the treatment of postirradiation hematopoietic depression in man by the infusion of stored autogenous bone marrow. *Ann Intern Med* 49:973–986, 1958.
14. Haurani FI: Thirty-one-year survival following chemotherapy and autologous bone marrow in malignant lymphoma. *Am J Hematol* 55:35–38, 1997.
15. Bortin MM: A compendium of reported human bone marrow transplants. *Transplantation* 9:571–587, 1970.
16. Gatti RA, Meuwissen HJ, Allen HD, et al: Immunological reconstitution of sex-linked lymphopenic immunological deficiency. *Lancet* 2:1366–1369, 1968.
17. De Koning J, Van Bekkum DW, Dicke KA, et al: Transplantation of bone-marrow cells and fetal thymus in an infant with lymphopenic immunological deficiency. *Lancet* 1:1223–1227, 1969.
18. Bach FH, Albertini RJ, Joo P, et al: Bone-marrow transplantation in a patient with the Wiskott-Aldrich syndrome. *Lancet* 2:1364–1366, 1968.
19. Bortin MM, Bach FH, van Bekkum DW, et al: 25th anniversary of the first successful allogeneic bone marrow transplants. *Bone Marrow Transplant* 14:211–212, 1994.
20. Thomas E, Storb R, Clift RA, et al: Bone-marrow transplantation (first of two parts). *N Engl J Med* 292:832–843, 1975.
21. Hansen JA, Clift RA, Thomas ED, et al: Transplantation of marrow from an unrelated donor to a patient with acute leukemia. *N Engl J Med* 303:565–567, 1980.
22. O'Reilly RJ, Dupont B, Pahwa S, et al: Reconstitution in severe combined immunodeficiency by transplantation of marrow from an unrelated donor. *N Engl J Med* 297:1311–1318, 1977.
23. Appelbaum FR, Herzig GP, Ziegler JL, et al: Successful engraftment of cryopreserved autologous bone marrow in patients with malignant lymphoma. *Blood* 52:85–95, 1978.
24. Appelbaum FR, Deisseroth AB, Graw RG Jr, et al: Prolonged complete remission following high dose chemotherapy of Burkitt's lymphoma in relapse. *Cancer* 41:1059–1063, 1978.
25. Center for International Blood & Marrow Transplant Research: *Progress Report January-December 2013...* Available at: http://www.cibmtr.org/About/ProceduresProgress/Documents/CIBMTR%20Progress%20Report%202013.pdf.
26. Weissman IL: Stem cells: Units of development, units of regeneration, and units in evolution. *Cell* 100:157–168, 2000.
27. Spangrude GJ, Heimfeld S, Weissman IL: Purification and characterization of mouse hematopoietic stem cells. *Science* 241:58–62, 1988.
28. Ikuta K, Weissman IL: Evidence that hematopoietic stem cells express mouse c-kit but do not depend on steel factor for their generation. *Proc Natl Acad Sci U S A* 89:1502–1506, 1992.
29. Osawa M, Hanada K, Hamada H, et al: Long-term lymphohematopoietic reconstitution by a single CD34-low/negative hematopoietic stem cell. *Science* 273:242–245, 1996.
30. Baum CM, Weissman IL, Tsukamoto AS, et al: Isolation of a candidate human hematopoietic stem-cell population. *Proc Natl Acad Sci U S A* 89:2804–2808, 1992.
31. Negrin RS, Atkinson K, Leemhuis T, et al: Transplantation of highly purified CD34+Thy-1+ hematopoietic stem cells in patients with metastatic breast cancer. *Biol Blood Marrow Transplant* 6:262–271, 2000.
32. Vose JM, Bierman PJ, Lynch JC, et al: Transplantation of highly purified CD34+Thy-1+ hematopoietic stem cells in patients with recurrent indolent non-Hodgkin's lymphoma. *Biol Blood Marrow Transplant* 7:680–687, 2001.
33. Michallet M, Philip T, Philip I, et al: Transplantation with selected autologous peripheral blood CD34+Thy1+ hematopoietic stem cells (HSCs) in multiple myeloma: Impact of HSC dose on engraftment, safety, and immune reconstitution. *Exp Hematol* 28:858–870, 2000.
34. Muller AM, Kohrt HE, Cha S, et al: Long-term outcome of patients with metastatic breast cancer treated with high-dose chemotherapy and transplantation of purified autologous hematopoietic stem cells. *Biol Blood Marrow Transplant* 18:125–133, 2012.
35. Muller AM, Shashidhar S, Kupper NJ, et al: Co-transplantation of pure blood stem cells with antigen-specific but not bulk T cells augments functional immunity. *Proc Natl Acad Sci U S A* 109:5820–5825, 2012.
36. Hidalgo A, Robledo MM, Teixido J: CD44-mediated hematopoietic progenitor cell adhesion and its complex role in myelopoiesis. *J Hematother Stem Cell Res* 11:539–547, 2002.
37. Frenette PS, Subbarao S, Mazo IB, et al: Endothelial selectins and vascular cell adhesion molecule-1 promote hematopoietic progenitor homing to bone marrow. *Proc Natl Acad Sci U S A* 95:14423–14428, 1998.
38. Katayama Y, Hidalgo A, Furie BC, et al: PSGL-1 participates in E-selectin-mediated progenitor homing to bone marrow: Evidence for cooperation between E-selectin ligands and alpha4 integrin. *Blood* 102:2060–2067, 2003.
39. Papayannopoulou T, Craddock C, Nakamoto B, et al: The VLA4/VCAM-1 adhesion pathway defines contrasting mechanisms of lodgement of transplanted murine hemopoietic progenitors between bone marrow and spleen. *Proc Natl Acad Sci U S A* 92:9647–9651, 1995.
40. Vermeulen M, Le Pesteur F, Gagnerault MC, et al: Role of adhesion molecules in the homing and mobilization of murine hematopoietic stem and progenitor cells. *Blood* 92:894–900, 1998.
41. Hirsch E, Iglesias A, Potocnik AJ, et al: Impaired migration but not differentiation of haematopoietic stem cells in the absence of beta1 integrins. *Nature* 380:171–175, 1996.
42. Nagasawa T, Hirota S, Tachibana K, et al: Defects of B-cell lymphopoiesis and bone-marrow myelopoiesis in mice lacking the CXC chemokine PBSF/SDF-1. *Nature* 382:635–638, 1996.
43. Lapidot T: Mechanism of human stem cell migration and repopulation of NOD/SCID and B2mnull NOD/SCID mice. The role of SDF-1/CXCR4 interactions. *Ann N Y Acad Sci* 938:83–95, 2001.
44. Liles WC, Broxmeyer HE, Rodger E, et al: Mobilization of hematopoietic progenitor cells in healthy volunteers by AMD3100, a CXCR4 antagonist. *Blood* 102:2728–2730, 2003.
45. Jung Y, Wang J, Song J, et al: Annexin II expressed by osteoblasts and endothelial cells regulates stem cell adhesion, homing, and engraftment following transplantation. *Blood* 110:82–90, 2007.
46. Calvi LM, Adams GB, Weibrecht KW, et al: Osteoblastic cells regulate the haematopoietic stem cell niche. *Nature* 425:841–846, 2003.
47. Mendez-Ferrer S, Michurina TV, Ferraro F, et al: Mesenchymal and haematopoietic stem cells form a unique bone marrow niche. *Nature* 466:829–834, 2010.
48. Masuda S, Ageyama N, Shibata H, et al: Cotransplantation with MSCs improves engraftment of HSCs after autologous intra-bone marrow transplantation in nonhuman primates. *Exp Hematol* 37:1250–1257.e1, 2009.
49. Zannettino AC, Buhring HJ, Niutta S, et al: The sialomucin CD164 (MGC-24v) is an adhesive glycoprotein expressed by human hematopoietic progenitors and bone marrow stromal cells that serves as a potent negative regulator of hematopoiesis. *Blood* 92:2613–2628, 1998.
50. Nilsson SK, Johnston HM, Whitty GA, et al: Osteopontin, a key component of the hematopoietic stem cell niche and regulator of primitive hematopoietic progenitor cells. *Blood* 106:1232–1239, 2005.
51. Brunner S, Zaruba MM, Huber B, et al: Parathyroid hormone effectively induces mobilization of progenitor cells without depletion of bone marrow. *Exp Hematol* 36:1157–1166, 2008.
52. Ballen K, Mendizabal AM, Cutler C, et al: Phase II trial of parathyroid hormone after double umbilical cord blood transplantation. *Biol Blood Marrow Transplant* 18:1851–1858, 2012.
53. Pulsipher MA, Chitphakdithai P, Logan BR, et al: Lower risk for serious adverse events and no increased risk for cancer after PBSC vs BM donation. *Blood* 123:3655–3663, 2014.
54. Styczynski J, Balduzzi A, Gil L, et al: Risk of complications during hematopoietic stem cell collection in pediatric sibling donors: A prospective European Group for Blood and Marrow Transplantation Pediatric Diseases Working Party study. *Blood* 119:2935–2942, 2012.
55. Chan KW, Gajewski JL, Supkis D Jr, et al: Use of minors as bone marrow donors: Current attitude and management. A survey of 56 pediatric transplantation centers. *J Pediatr* 128:644–648, 1996.
56. Siena S, Bregni M, Brando B, et al: Circulation of CD34+ hematopoietic stem cells in the peripheral blood of high-dose cyclophosphamide-treated patients: Enhancement by intravenous recombinant human granulocyte-macrophage colony-stimulating factor. *Blood* 74:1905–1914, 1989.
57. Chao NJ, Schriber JR, Grimes K, et al: Granulocyte colony-stimulating factor "mobilized" peripheral blood progenitor cells accelerate granulocyte and platelet recovery after high-dose chemotherapy. *Blood* 81:2031–2035, 1993.
58. Becker PS, Wagle M, Matous S, et al: Spontaneous splenic rupture following administration of granulocyte colony-stimulating factor (G-CSF): Occurrence in an allogeneic donor of peripheral blood stem cells. *Biol Blood Marrow Transplant* 3:45–49, 1997.
59. Falzetti F, Aversa F, Minelli O, et al: Spontaneous rupture of spleen during peripheral blood stem-cell mobilisation in a healthy donor. *Lancet* 353:555, 1999.
60. Storek J, Dawson MA, Maloney DG: Normal T, B, and NK cell counts in healthy donors at 1 year after blood stem cell harvesting. *Blood* 95:2993–2994, 2000.
61. Duong HK, Savani BN, Copelan E, et al: Peripheral blood progenitor cell mobilization for autologous and allogeneic hematopoietic cell transplantation: Guidelines from the American Society for Blood and Marrow Transplantation. *Biol Blood Marrow Transplant* 20:1262–1273, 2014.
62. Calandra G, McCarty J, McGuirk J, et al: AMD3100 plus G-CSF can successfully mobilize CD34+ cells from non-Hodgkin's lymphoma, Hodgkin's disease and multiple myeloma patients previously failing mobilization with chemotherapy and/or cytokine treatment: Compassionate use data. *Bone Marrow Transplant* 41:331–338, 2008.
63. Devine SM, Vij R, Rettig M, et al: Rapid mobilization of functional donor hematopoietic cells without G-CSF using AMD3100, an antagonist of the CXCR4/SDF-1 interaction. *Blood* 112:990–998, 2008.
64. Lundqvist A, Smith AL, Takahashi Y, et al: Differences in the phenotype, cytokine gene expression profiles, and in vivo alloreactivity of T cells mobilized with plerixafor compared with G-CSF. *J Immunol* 191:6241–6249, 2013.

65. Mendez-Ferrer S, Lucas D, Battista M, et al: Haematopoietic stem cell release is regulated by circadian oscillations. *Nature* 452:442–447, 2008.
66. Lucas D, Battista M, Shi PA, et al: Mobilized hematopoietic stem cell yield depends on species-specific circadian timing. *Cell Stem Cell* 3:364–366, 2008.
67. Shi PA, Isola LM, Gabrilove JL, et al: Prospective cohort study of the circadian rhythm pattern in allogeneic sibling donors undergoing standard granulocyte colony-stimulating factor mobilization. *Stem Cell Res Ther* 4:30, 2013.
68. Schmitz N, Linch DC, Dreger P, et al: Randomised trial of filgrastim-mobilised peripheral blood progenitor cell transplantation versus autologous bone-marrow transplantation in lymphoma patients. *Lancet* 347:353–357, 1996.
69. Vose JM, Sharp G, Chan WC, et al: Autologous transplantation for aggressive non-Hodgkin's lymphoma: Results of a randomized trial evaluating graft source and minimal residual disease. *J Clin Oncol* 20:2344–2352, 2002.
70. Vellenga E, van Agthoven M, Croockewit AJ, et al: Autologous peripheral blood stem cell transplantation in patients with relapsed lymphoma results in accelerated haematopoietic reconstitution, improved quality of life and cost reduction compared with bone marrow transplantation: The Hovon 22 study. *Br J Haematol* 114:319–326, 2001.
71. Toh HC, Sun L, Soe Y, et al: G-CSF induces a potentially tolerant gene and immunophenotype profile in T cells *in vivo*. *Clin Immunol* 132:83–92, 2009.
72. Anasetti C, Logan BR, Lee SJ, et al: Peripheral-blood stem cells versus bone marrow from unrelated donors. *N Engl J Med* 367:1487–1496, 2012.
73. Friedrichs B, Tichelli A, Bacigalupo A, et al: Long-term outcome and late effects in patients transplanted with mobilised blood or bone marrow: A randomised trial. *Lancet Oncol* 11:331–338, 2010.
74. Mielcarek M, Storer B, Martin PJ, et al: Long-term outcomes after transplantation of HLA-identical related G-CSF-mobilized peripheral blood mononuclear cells versus bone marrow. *Blood* 119:2675–2678, 2012.
75. Couban S, Simpson DR, Barnett MJ, et al: A randomized multicenter comparison of bone marrow and peripheral blood in recipients of matched sibling allogeneic transplants for myeloid malignancies. *Blood* 100:1525–1531, 2002.
76. Holtick U, Albrecht M, Chemnitz JM, et al: Bone marrow versus peripheral blood allogeneic haematopoietic stem cell transplantation for haematological malignancies in adults. *Cochrane Database Syst Rev* 4:Cd010189, 2014.
77. Zhang H, Chen J, Que W: Allogeneic peripheral blood stem cell and bone marrow transplantation for hematologic malignancies: Meta-analysis of randomized controlled trials. *Leuk Res* 36:431–437, 2012.
78. Chang YJ, Weng CL, Sun LX, et al: Allogeneic bone marrow transplantation compared to peripheral blood stem cell transplantation for the treatment of hematologic malignancies: A meta-analysis based on time-to-event data from randomized controlled trials. *Ann Hematol* 91:427–437, 2012.
79. Bensinger WI, Martin PJ, Storer B, et al: Transplantation of bone marrow as compared with peripheral-blood cells from HLA-identical relatives in patients with hematologic cancers. *N Engl J Med* 344:175–181, 2001.
80. Gragert L, Eapen M, Williams E, et al: HLA match likelihoods for hematopoietic stem-cell grafts in the U.S. registry. *N Engl J Med* 371:339–348, 2014.
81. Arcese W, Rocha V, Labopin M, et al: Unrelated cord blood transplants in adults with hematologic malignancies. *Haematologica* 91:223–230, 2006.
82. Gluckman E, Broxmeyer HA, Auerbach AD, et al: Hematopoietic reconstitution in a patient with Fanconi's anemia by means of umbilical-cord blood from an HLA-identical sibling. *N Engl J Med* 321:1174–1178, 1989.
83. Gluckman E, Ruggeri A, Volt F, et al: Milestones in umbilical cord blood transplantation. *Br J Haematol* 154:441–447, 2011.
84. Barker JN, Scaradavou A, Stevens CE: Combined effect of total nucleated cell dose and HLA match on transplantation outcome in 1061 cord blood recipients with hematologic malignancies. *Blood* 115:1843–1849, 2010.
85. Ponce DM, Gonzales A, Lubin M, et al: Graft-versus-host disease after double-unit cord blood transplantation has unique features and an association with engrafting unit-to-recipient HLA match. *Biol Blood Marrow Transplant* 19:904–911, 2013.
86. Avery S, Shi W, Lubin M, et al: Influence of infused cell dose and HLA match on engraftment after double-unit cord blood allografts. *Blood* 117:3277–3285; quiz 3478, 2011.
87. Wagner JE, Barker JN, DeFor TE, et al: Transplantation of unrelated donor umbilical cord blood in 102 patients with malignant and nonmalignant diseases: Influence of CD34 cell dose and HLA disparity on treatment-related mortality and survival. *Blood* 100:1611–1618, 2002.
88. Wagner JE Jr, Eapen M, Carter S, et al: One-unit versus two-unit cord-blood transplantation for hematologic cancers. *N Engl J Med* 371:1685–1694, 2014.
89. Sideri A, Neokleous N, Brunet De La Grange P, et al: An overview of the progress on double umbilical cord blood transplantation. *Haematologica* 96:1213–1220, 2011.
90. Gutman JA, Turtle CJ, Manley TJ, et al: Single-unit dominance after double-unit umbilical cord blood transplantation coincides with a specific CD8+ T-cell response against the nonengrafted unit. *Blood* 115:757–765, 2010.
91. Delaney C, Heimfeld S, Brashem-Stein C, et al: Notch-mediated expansion of human cord blood progenitor cells capable of rapid myeloid reconstitution. *Nat Med* 16:232–236, 2010.
92. de Lima M, McNiece I, Robinson SN, et al: Cord-blood engraftment with *ex vivo* mesenchymal-cell coculture. *N Engl J Med* 367:2305–2315, 2012.
93. Cutler C, Multani P, Robbins D, et al: Prostaglandin-modulated umbilical cord blood hematopoietic stem cell transplantation. *Blood* 122:3074–3081, 2013.
94. Risdon G, Gaddy J, Broxmeyer HE: Allogeneic responses of human umbilical cord blood. *Blood Cells* 20:566–570; discussion 571–572, 1994.
95. Renard C, Barlogis V, Mialou V, et al: Lymphocyte subset reconstitution after unrelated cord blood or bone marrow transplantation in children. *Br J Haematol* 152:322–330, 2011.
96. Herrera AF, Soriano G, Bellizzi AM, et al: Cord colitis syndrome in cord-blood stem-cell transplantation. *N Engl J Med* 365:815–824, 2011.
97. Bhatt AS, Freeman SS, Herrera AF, et al: Sequence-based discovery of *Bradyrhizobium enterica* in cord colitis syndrome. *N Engl J Med* 369:517–528, 2013.
98. Milano F, Shulman HM, Guthrie KA, et al: Late-onset colitis after cord blood transplantation is consistent with graft-versus-host disease: Results of a blinded histopathological review. *Biol Blood Marrow Transplant* 20:1008–1013, 2014.
99. Shimoji S, Kato K, Eriguchi Y, et al: Evaluating the association between histological manifestations of cord colitis syndrome with GVHD. *Bone Marrow Transplant* 48:1249–1252, 2013.
100. Ash RC, Horowitz MM, Gale RP, et al: Bone marrow transplantation from related donors other than HLA-identical siblings: Effect of T cell depletion. *Bone Marrow Transplant* 7:443–452, 1991.
101. Aversa F, Velardi A, Tabilio A, et al: Haplo-identical stem cell transplantation in leukemia. *Blood Rev* 15:111–119, 2001.
102. Aversa F, Tabilio A, Velardi A, et al: Treatment of high-risk acute leukemia with T-cell-depleted stem cells from related donors with one fully mismatched HLA haplotype. *N Engl J Med* 339:1186–1193, 1998.
103. Aversa F: Haplo-identical haematopoietic stem cell transplantation for acute leukaemia in adults: Experience in Europe and the United States. *Bone Marrow Transplant* 41:473–481, 2008.
104. Ruggeri L, Capanni M, Urbani E, et al: Effectiveness of donor natural killer cell alloreactivity in mismatched hematopoietic transplants. *Science* 295:2097–2100, 2002.
105. Aversa F, Terenzi A, Tabilio A, et al: Full haplotype-mismatched hematopoietic stem-cell transplantation: A phase II study in patients with acute leukemia at high risk of relapse. *J Clin Oncol* 23:3447–3454, 2005.
106. Luznik L, Jalla S, Engstrom LW, et al: Durable engraftment of major histocompatibility complex-incompatible cells after nonmyeloablative conditioning with fludarabine, low-dose total body irradiation, and posttransplantation cyclophosphamide. *Blood* 98:3456–3464, 2001.
107. O'Donnell PV, Luznik L, Jones RJ, et al: Nonmyeloablative bone marrow transplantation from partially HLA-mismatched related donors using posttransplantation cyclophosphamide. *Biol Blood Marrow Transplant* 8:377–386, 2002.
108. Brunstein CG, Fuchs EJ, Carter SL, et al: Alternative donor transplantation after reduced intensity conditioning: Results of parallel phase 2 trials using partially HLA-mismatched related bone marrow or unrelated double umbilical cord blood grafts. *Blood* 118:282–288, 2011.
109. Kanakry JA, Kasamon YL, Bolanos-Meade J, et al: Absence of post-transplantation lymphoproliferative disorder after allogeneic blood or marrow transplantation using post-transplantation cyclophosphamide as graft-versus-host disease prophylaxis. *Biol Blood Marrow Transplant* 19:1514–1517, 2013.
110. van Rood JJ, Loberiza FR Jr, Zhang MJ, et al: Effect of tolerance to noninherited maternal antigens on the occurrence of graft-versus-host disease after bone marrow transplantation from a parent or an HLA-haplo-identical sibling. *Blood* 99:1572–1577, 2002.
111. Stern M, Ruggeri L, Mancusi A, et al: Survival after T cell-depleted haplo-identical stem cell transplantation is improved using the mother as donor. *Blood* 112:2990–2995, 2008.
112. Wang Y, Chang YJ, Xu LP, et al: Who is the best donor for a related HLA haplotype-mismatched transplant? *Blood* 124:843–850, 2014.
113. Aoyama K, Koyama M, Matsuoka K, et al: Improved outcome of allogeneic bone marrow transplantation due to breastfeeding-induced tolerance to maternal antigens. *Blood* 113:1829–1833, 2009.
114. Alici E, Bjorkstrand B, Treschow A, et al: Long-term follow-up of gene-marked CD34+ cells after autologous stem cell transplantation for multiple myeloma. *Cancer Gene Ther* 14:227–232, 2007.
115. Brenner MK, Rill DR, Moen RC, et al: Gene-marking to trace origin of relapse after autologous bone-marrow transplantation. *Lancet* 341:85–86, 1993.
116. Kasamon YL, Jones RJ, Gocke CD, et al: Extended follow-up of autologous bone marrow transplantation with 4-hydroperoxycyclophosphamide (4-HC) purging for indolent or transformed non-Hodgkin lymphomas. *Biol Blood Marrow Transplant* 17:365–373, 2011.
117. Bartee E, Chan WM, Moreb JS, et al: Selective purging of human multiple myeloma cells from autologous stem cell transplantation grafts using oncolytic myxoma virus. *Biol Blood Marrow Transplant* 18:1540–1551, 2012.
118. Pettengell R, Schmitz N, Gisselbrecht C, et al: Rituximab purging and/or maintenance in patients undergoing autologous transplantation for relapsed follicular lymphoma: A prospective randomized trial from the lymphoma working party of the European group for blood and marrow transplantation. *J Clin Oncol* 31:1624–1630, 2013.
119. Yahng SA, Yoon JH, Shin SH, et al: Influence of ex vivo purging with CliniMACS CD34(+) selection on outcome after autologous stem cell transplantation in non-Hodgkin lymphoma. *Br J Haematol* 164:555–564, 2014.
120. Gribben JG, Freedman AS, Neuberg D, et al: Immunologic purging of marrow assessed by PCR before autologous bone marrow transplantation for B-cell lymphoma. *N Engl J Med* 325:1525–1533, 1991.
121. van Heeckeren WJ, Vollweiler J, Fu P, et al: Randomised comparison of two B-cell purging protocols for patients with B-cell non-Hodgkin lymphoma: In vivo purging with rituximab versus ex vivo purging with CliniMACS CD34 cell enrichment device. *Br J Haematol* 132:42–55, 2006.
122. Stewart AK, Vescio R, Schiller G, et al: Purging of autologous peripheral-blood stem cells using CD34 selection does not improve overall or progression-free survival after high-dose chemotherapy for multiple myeloma: Results of a multicenter randomized controlled trial. *J Clin Oncol* 19:3771–3779, 2001.
123. Holmberg LA, Boeckh M, Hooper H, et al: Increased incidence of cytomegalovirus disease after autologous CD34-selected peripheral blood stem cell transplantation. *Blood* 94:4029–4035, 1999.
124. Crippa F, Holmberg L, Carter RA, et al: Infectious complications after autologous CD34-selected peripheral blood stem cell transplantation. *Biol Blood Marrow Transplant* 8:281–289, 2002.
125. Kernan NA, Flomenberg N, Dupont B, et al: Graft rejection in recipients of T-cell-depleted HLA-nonidentical marrow transplants for leukemia. Identification of host-derived antidonor allocytotoxic T lymphocytes. *Transplantation* 43:842–847, 1987.

126. Kernan NA, Bordignon C, Heller G, et al: Graft failure after T-cell-depleted human leukocyte antigen identical marrow transplants for leukemia: I. Analysis of risk factors and results of secondary transplants. *Blood* 74:2227–2236, 1989.
127. Fefer A, Cheever MA, Thomas ED, et al: Bone marrow transplantation for refractory acute leukemia in 34 patients with identical twins. *Blood* 57:421–430, 1981.
128. Gale RP, Horowitz MM, Ash RC, et al: Identical-twin bone marrow transplants for leukemia. *Ann Intern Med* 120:646–652, 1994.
129. Martin PJ, Clift RA, Fisher LD, et al: HLA-identical marrow transplantation during accelerated-phase chronic myelogenous leukemia: Analysis of survival and remission duration. *Blood* 72:1978–1984, 1988.
130. Kolb HJ, Mittermuller J, Clemm C, et al: Donor leukocyte transfusions for treatment of recurrent chronic myelogenous leukemia in marrow transplant patients. *Blood* 76:2462–2465, 1990.
131. Drobyski WR, Keever CA, Roth MS, et al: Salvage immunotherapy using donor leukocyte infusions as treatment for relapsed chronic myelogenous leukemia after allogeneic bone marrow transplantation: Efficacy and toxicity of a defined T-cell dose. *Blood* 82:2310–2318, 1993.
132. Dazzi F, Szydlo RM, Cross NC, et al: Durability of responses following donor lymphocyte infusions for patients who relapse after allogeneic stem cell transplantation for chronic myeloid leukemia. *Blood* 96:2712–2716, 2000.
133. Ruggeri L, Mancusi A, Capanni M, et al: Donor natural killer cell allorecognition of missing self in haplo-identical hematopoietic transplantation for acute myeloid leukemia: Challenging its predictive value. *Blood* 110:433–440, 2007.
134. Bellucci R, Alyea EP, Chiaretti S, et al: Graft-versus-tumor response in patients with multiple myeloma is associated with antibody response to BCMA, a plasma-cell membrane receptor. *Blood* 105:3945–3950, 2005.
135. Faber LM, van der Hoeven J, Goulmy E, et al: Recognition of clonogenic leukemic cells, remission bone marrow and HLA-identical donor bone marrow by CD8+ or CD4+ minor histocompatibility antigen-specific cytotoxic T lymphocytes. *J Clin Invest* 96:877–883, 1995.
136. Bonnet D, Warren EH, Greenberg PD, et al: CD8(+) minor histocompatibility antigen-specific cytotoxic T lymphocyte clones eliminate human acute myeloid leukemia stem cells. *Proc Natl Acad Sci U S A* 96:8639–8644, 1999.
137. Scheibenbogen C, Letsch A, Thiel E, et al: CD8 T-cell responses to Wilms tumor gene product WT1 and proteinase 3 in patients with acute myeloid leukemia. *Blood* 100:2132–2137, 2002.
138. Delmon L, Ythier A, Moingeon P, et al: Characterization of antileukemia cells' cytotoxic effector function. Implications for monitoring natural killer responses following allogeneic bone marrow transplantation. *Transplantation* 42:252–256, 1986.
139. Higuchi CM, Thompson JA, Cox T, et al: Lymphokine-activated killer function following autologous bone marrow transplantation for refractory hematological malignancies. *Cancer Res* 49:5509–5513, 1989.
140. Linn YC, Niam M, Chu S, et al: The anti-tumour activity of allogeneic cytokine-induced killer cells in patients who relapse after allogeneic transplant for haematological malignancies. *Bone Marrow Transplant* 47:957–966, 2012.
141. Laport GG, Sheehan K, Baker J, et al: Adoptive immunotherapy with cytokine-induced killer cells for patients with relapsed hematologic malignancies after allogeneic hematopoietic cell transplantation. *Biol Blood Marrow Transplant* 17:1679–1687, 2011.
142. Venstrom JM, Pittari G, Gooley TA, et al: HLA-C-dependent prevention of leukemia relapse by donor activating KIR2DS1. *N Engl J Med* 367:805–816, 2012.
143. Ringden O, Labopin M, Gorin NC, et al: Is there a graft-versus-leukaemia effect in the absence of graft-versus-host disease in patients undergoing bone marrow transplantation for acute leukaemia? *Br J Haematol* 111:1130–1137, 2000.
144. Edinger M, Hoffmann P, Ermann J, et al: CD4+CD25+ regulatory T cells preserve graft-versus-tumor activity while inhibiting graft-versus-host disease after bone marrow transplantation. *Nat Med* 9:1144–1150, 2003.
145. Di Ianni M, Falzetti F, Carotti A, et al: Tregs prevent GVHD and promote immune reconstitution in HLA-haplo-identical transplantation. *Blood* 117:3921–3928, 2011.
146. Martelli MF, Di Ianni M, Ruggeri L, et al: HLA-haplo-identical transplantation with regulatory and conventional T-cell adoptive immunotherapy prevents acute leukemia relapse. *Blood* 124:638–644, 2014.
147. Clift RA, Buckner CD, Appelbaum FR, et al: Long-term follow-Up of a randomized trial of two irradiation regimens for patients receiving allogeneic marrow transplants during first remission of acute myeloid leukemia. *Blood* 92:1455–1456, 1998.
148. Faraci M, Barra S, Cohen A, et al: Very late nonfatal consequences of fractionated TBI in children undergoing bone marrow transplant. *Int J Radiat Oncol Biol Phys* 63:1568–1575, 2005.
149. Thomas O, Mahe M, Campion L, et al: Long-term complications of total body irradiation in adults. *Int J Radiat Oncol Biol Phys* 49:125–131, 2001.
150. Kolb HJ, Socie G, Duell T, et al: Malignant neoplasms in long-term survivors of bone marrow transplantation. Late Effects Working Party of the European Cooperative Group for Blood and Marrow Transplantation and the European Late Effect Project Group. *Ann Intern Med* 131:738–744, 1999.
151. Cosset JM, Baume D, Pico JL, et al: Single dose versus hyperfractionated total body irradiation before allogeneic bone marrow transplantation: A non-randomized comparative study of 54 patients at the Institut Gustave-Roussy. *Radiother Oncol* 15:151–160, 1989.
152. Shank B, O'Reilly RJ, Cunningham I, et al: Total body irradiation for bone marrow transplantation: The Memorial Sloan-Kettering Cancer Center experience. *Radiother Oncol* 18 (Suppl 1):68–81, 1990.
153. Marks DI, Forman SJ, Blume KG, et al: A comparison of cyclophosphamide and total body irradiation with etoposide and total body irradiation as conditioning regimens for patients undergoing sibling allografting for acute lymphoblastic leukemia in first or second complete remission. *Biol Blood Marrow Transplant* 12:438–453, 2006.
154. Jamieson CH, Amylon MD, Wong RM, et al: Allogeneic hematopoietic cell transplantation for patients with high-risk acute lymphoblastic leukemia in first or second complete remission using fractionated total-body irradiation and high-dose etoposide: A 15-year experience. *Exp Hematol* 31:981–986, 2003.
155. Pagel JM, Gooley TA, Rajendran J, et al: Allogeneic hematopoietic cell transplantation after conditioning with 131I-anti-CD45 antibody plus fludarabine and low-dose total body irradiation for elderly patients with advanced acute myeloid leukemia or high-risk myelodysplastic syndrome. *Blood* 114:5444–5453, 2009.
156. Gopal AK, Guthrie KA, Rajendran J, et al: (9)(0)Y-Ibritumomab tiuxetan, fludarabine, and TBI-based nonmyeloablative allogeneic transplantation conditioning for patients with persistent high-risk B-cell lymphoma. *Blood* 118:1132–1139, 2011.
157. Gopal AK, Gooley TA, Rajendran JG, et al: Myeloablative I-131-tositumomab with escalating doses of fludarabine and autologous hematopoietic transplantation for adults age ≥ 60 years with B cell lymphoma. *Biol Blood Marrow Transplant* 20:770–775, 2014.
158. Mawad R, Gooley TA, Rajendran JG, et al: Radiolabeled anti-CD45 antibody with reduced-intensity conditioning and allogeneic transplantation for younger patients with advanced acute myeloid leukemia or myelodysplastic syndrome. *Biol Blood Marrow Transplant* 20:1363–1368, 2014.
159. Nakamae H, Wilbur DS, Hamlin DK, et al: Biodistributions, myelosuppression, and toxicities in mice treated with an anti-CD45 antibody labeled with the alpha-emitting radionuclides bismuth-213 or astatine-211. *Cancer Res* 69:2408–2415, 2009.
160. Park SI, Shenoi J, Pagel JM, et al: Conventional and pretargeted radioimmunotherapy using bismuth-213 to target and treat non-Hodgkin lymphomas expressing CD20: A preclinical model toward optimal consolidation therapy to eradicate minimal residual disease. *Blood* 116:4231–4239, 2010.
161. Pagel JM, Kenoyer AL, Back T, et al: Anti-CD45 pretargeted radioimmunotherapy using bismuth-213: High rates of complete remission and long-term survival in a mouse myeloid leukemia xenograft model. *Blood* 118:703–711, 2011.
162. Orozco JJ, Back T, Kenoyer A, et al: Anti-CD45 radioimmunotherapy using (211)At with bone marrow transplantation prolongs survival in a disseminated murine leukemia model. *Blood* 121:3759–3767, 2013.
163. Pecego R, Hill R, Appelbaum FR, et al: Interstitial pneumonitis following autologous bone marrow transplantation. *Transplantation* 42:515–517, 1986.
164. Law LY, Horning SJ, Wong RM, et al: High-dose carmustine, etoposide, and cyclophosphamide followed by allogeneic hematopoietic cell transplantation for non-Hodgkin lymphoma. *Biol Blood Marrow Transplant* 12:703–711, 2006.
165. Santos GW, Tutschka PJ, Brookmeyer R, et al: Marrow transplantation for acute nonlymphocytic leukemia after treatment with busulfan and cyclophosphamide. *N Engl J Med* 309:1347–1353, 1983.
166. Tutschka PJ, Copelan EA, Klein JP: Bone marrow transplantation for leukemia following a new busulfan and cyclophosphamide regimen. *Blood* 70:1382–1388, 1987.
167. Clift RA, Buckner CD, Thomas ED, et al: Marrow transplantation for chronic myeloid leukemia: A randomized study comparing cyclophosphamide and total body irradiation with busulfan and cyclophosphamide. *Blood* 84:2036–2043, 1994.
168. Pidala J, Kim J, Anasetti C, et al: Pharmacokinetic targeting of intravenous busulfan reduces conditioning regimen related toxicity following allogeneic hematopoietic cell transplantation for acute myelogenous leukemia. *J Hematol Oncol* 3:36, 2010.
169. Lee JW, Kang HJ, Lee SH, et al: Highly variable pharmacokinetics of once-daily intravenous busulfan when combined with fludarabine in pediatric patients: Phase I clinical study for determination of optimal once-daily busulfan dose using pharmacokinetic modeling. *Biol Blood Marrow Transplant* 18:944–950, 2012.
170. DeLeve LD: Cellular target of cyclophosphamide toxicity in the murine liver: Role of glutathione and site of metabolic activation. *Hepatology* 24:830–837, 1996.
171. DeLeve LD, Wang X: Role of oxidative stress and glutathione in busulfan toxicity in cultured murine hepatocytes. *Pharmacology* 60:143–154, 2000.
172. Rezvani AR, McCune JS, Storer BE, et al: Cyclophosphamide followed by intravenous targeted busulfan for allogeneic hematopoietic cell transplantation: Pharmacokinetics and clinical outcomes. *Biol Blood Marrow Transplant* 19:1033–1039, 2013.
173. Liu DH, Xu LP, Zhang XH, et al: Substitution of cyclophosphamide in the modified BuCy regimen with fludarabine is associated with increased incidence of severe pneumonia: A prospective, randomized study. *Int J Hematol* 98:708–715, 2013.
174. Lee JH, Joo YD, Kim H, et al: Randomized trial of myeloablative conditioning regimens: Busulfan plus cyclophosphamide versus busulfan plus fludarabine. *J Clin Oncol* 31:701–709, 2013.
175. Storb R, Yu C, Wagner JL, et al: Stable mixed hematopoietic chimerism in DLA-identical littermate dogs given sublethal total body irradiation before and pharmacological immunosuppression after marrow transplantation. *Blood* 89:3048–3054, 1997.
176. McSweeney PA, Niederwieser D, Shizuru JA, et al: Hematopoietic cell transplantation in older patients with hematologic malignancies: Replacing high-dose cytotoxic therapy with graft-versus-tumor effects. *Blood* 97:3390–3400, 2001.
177. Storb R, Gyurkocza B, Storer BE, et al: Graft-versus-host disease and graft-versus-tumor effects after allogeneic hematopoietic cell transplantation. *J Clin Oncol* 31:1530–1538, 2013.
178. Sorror ML, Storer BE, Sandmaier BM, et al: Five-year follow-up of patients with advanced chronic lymphocytic leukemia treated with allogeneic hematopoietic cell transplantation after nonmyeloablative conditioning. *J Clin Oncol* 26:4912–4920, 2008.
179. Rezvani AR, Storer B, Maris M, et al: Nonmyeloablative allogeneic hematopoietic cell transplantation in relapsed, refractory, and transformed indolent non-Hodgkin's lymphoma. *J Clin Oncol* 26:211–217, 2008.
180. Khouri IF, Keating M, Korbling M, et al: Transplant-lite: Induction of graft-versus-malignancy using fludarabine-based nonablative chemotherapy and allogeneic blood progenitor-cell transplantation as treatment for lymphoid malignancies. *J Clin Oncol* 16:2817–2824, 1998.
181. Khouri IF, Saliba RM, Erwin WD, et al: Nonmyeloablative allogeneic transplantation with or without 90yttrium ibritumomab tiuxetan is potentially curative for relapsed follicular lymphoma: 12-year results. *Blood* 119:6373–6378, 2012.
182. Lan F, Zeng D, Higuchi M, et al: Host conditioning with total lymphoid irradiation and antithymocyte globulin prevents graft-versus-host disease: The role of CD1-reactive natural killer T cells. *Biol Blood Marrow Transplant* 9:355–363, 2003.
183. Pillai AB, George TI, Dutt S, et al: Host natural killer T cells induce an interleukin-4-

dependent expansion of donor CD4+CD25+Foxp3+ T regulatory cells that protects against graft-versus-host disease. *Blood* 113:4458–4467, 2009.

184. Lowsky R, Takahashi T, Liu YP, et al: Protective conditioning for acute graft-versus-host disease. *N Engl J Med* 353:1321–1331, 2005.

185. Kohrt HE, Turnbull BB, Heydari K, et al: TLI and ATG conditioning with low risk of graft-versus-host disease retains antitumor reactions after allogeneic hematopoietic cell transplantation from related and unrelated donors. *Blood* 114:1099–1109, 2009.

186. Baron F, Baker JE, Storb R, et al: Kinetics of engraftment in patients with hematologic malignancies given allogeneic hematopoietic cell transplantation after nonmyeloablative conditioning. *Blood* 104:2254–2262, 2004.

187. Morris E, Thomson K, Craddock C, et al: Outcomes after alemtuzumab-containing reduced-intensity allogeneic transplantation regimen for relapsed and refractory non-Hodgkin lymphoma. *Blood* 104:3865–3871, 2004.

188. Hill RS, Petersen FB, Storb R, et al: Mixed hematologic chimerism after allogeneic marrow transplantation for severe aplastic anemia is associated with a higher risk of graft rejection and a lessened incidence of acute graft-versus-host disease. *Blood* 67:811–816, 1986.

189. Scandling JD, Busque S, Dejbakhsh-Jones S, et al: Tolerance and withdrawal of immunosuppressive drugs in patients given kidney and hematopoietic cell transplants. *Am J Transplant* 12:1133–1145, 2012.

190. Blume KG, Krance RA: The evaluation and counseling of candidates for hematopoietic cell transplantation, in *Thomas' Hematopoietic Cell Transplantation* ed 4, edited by Appelbaum FR, Forman SJ, Negrin RS, Blume KG, p 445. Wiley-Blackwell, Hoboken, NJ, 2009.

191. Thomas ED, Buckner CD, Banaji M, et al: One hundred patients with acute leukemia treated by chemotherapy, total body irradiation, and allogeneic marrow transplantation. *Blood* 49:511–533, 1977.

192. Duval M, Klein JP, He W, et al: Hematopoietic stem-cell transplantation for acute leukemia in relapse or primary induction failure. *J Clin Oncol* 28:3730–3738, 2010.

193. Walter RB, Gooley TA, Wood BL, et al: Impact of pretransplantation minimal residual disease, as detected by multiparametric flow cytometry, on outcome of myeloablative hematopoietic cell transplantation for acute myeloid leukemia. *J Clin Oncol* 29:1190–1197, 2011.

194. Walter RB, Buckley SA, Pagel JM, et al: Significance of minimal residual disease before myeloablative allogeneic hematopoietic cell transplantation for AML in first and second complete remission. *Blood* 122:1813–1821, 2013.

195. Walter RB, Gyurkocza B, Storer BE, et al: Comparison of minimal residual disease as outcome predictor for AML patients in first complete remission undergoing myeloablative or nonmyeloablative allogeneic hematopoietic cell transplantation. *Leukemia* 29:137–144, 2015.

196. Crocchiolo R, Canevari C, Assanelli A, et al: Pre-transplant 18FDG-PET predicts outcome in lymphoma patients treated with high-dose sequential chemotherapy followed by autologous stem cell transplantation. *Leuk Lymphoma* 49:727–733, 2008.

197. Moskowitz CH, Matasar MJ, Zelenetz AD, et al: Normalization of pre-ASCT, FDG-PET imaging with second-line, non-cross-resistant, chemotherapy programs improves event-free survival in patients with Hodgkin lymphoma. *Blood* 119:1665–1670, 2012.

198. Akhtar S, Al-Sugair AS, Abouzied M, et al: Pre-transplant FDG-PET-based survival model in relapsed and refractory Hodgkin's lymphoma: Outcome after high-dose chemotherapy and auto-SCT. *Bone Marrow Transplant* 48:1530–1536, 2013.

199. Smeltzer JP, Cashen AF, Zhang Q, et al: Prognostic significance of FDG-PET in relapsed or refractory classical Hodgkin lymphoma treated with standard salvage chemotherapy and autologous stem cell transplantation. *Biol Blood Marrow Transplant* 17:1646–1652, 2011.

200. Wallen H, Gooley TA, Deeg HJ, et al: Ablative allogeneic hematopoietic cell transplantation in adults 60 years of age and older. *J Clin Oncol* 23:3439–3446, 2005.

201. Corradini P, Zallio F, Mariotti J, et al: Effect of age and previous autologous transplantation on nonrelapse mortality and survival in patients treated with reduced-intensity conditioning and allografting for advanced hematologic malignancies. *J Clin Oncol* 23:6690–6698, 2005.

202. Sorror ML, Sandmaier BM, Storer BE, et al: Long-term outcomes among older patients following nonmyeloablative conditioning and allogeneic hematopoietic cell transplantation for advanced hematologic malignancies. *JAMA* 306:1874–1883, 2011.

203. Brunner AM, Kim HT, Coughlin E, et al: Outcomes in patients age 70 or older undergoing allogeneic hematopoietic stem cell transplantation for hematologic malignancies. *Biol Blood Marrow Transplant* 19:1374–1380, 2013.

204. Sorror ML, Storb RF, Sandmaier BM, et al: Comorbidity-age index: A clinical measure of biologic age before allogeneic hematopoietic cell transplantation. *J Clin Oncol* 32:3249–3256, 2014.

205. Kumar SK, Dingli D, Lacy MQ, et al: Autologous stem cell transplantation in patients of 70 years and older with multiple myeloma: Results from a matched pair analysis. *Am J Hematol* 83:614–617, 2008.

206. Badros A, Barlogie B, Siegel E, et al: Autologous stem cell transplantation in elderly multiple myeloma patients over the age of 70 years. *Br J Haematol* 114:600–607, 2001.

207. Deeg HJ, Seidel K, Bruemmer B, et al: Impact of patient weight on non-relapse mortality after marrow transplantation. *Bone Marrow Transplant* 15:461–468, 1995.

208. Dickson TM, Kusnierz-Glaz CR, Blume KG, et al: Impact of admission body weight and chemotherapy dose adjustment on the outcome of autologous bone marrow transplantation. *Biol Blood Marrow Transplant* 5:299–305, 1999.

209. Gratwohl A, Hermans J, Goldman JM, et al: Risk assessment for patients with chronic myeloid leukaemia before allogeneic blood or marrow transplantation. Chronic Leukemia Working Party of the European Group for Blood and Marrow Transplantation. *Lancet* 352:1087–1092, 1998.

210. Parimon T, Au DH, Martin PJ, et al: A risk score for mortality after allogeneic hematopoietic cell transplantation. *Ann Intern Med* 144:407–414, 2006.

211. Sorror ML, Maris MB, Storb R, et al: Hematopoietic cell transplantation (HCT)-specific comorbidity index: A new tool for risk assessment before allogeneic HCT. *Blood* 106:2912–2919, 2005.

212. Barba P, Martino R, Perez-Simon JA, et al: Combination of the Hematopoietic Cell Transplantation Comorbidity Index and the European Group for Blood and Marrow Transplantation score allows a better stratification of high-risk patients undergoing reduced-toxicity allogeneic hematopoietic cell transplantation. *Biol Blood Marrow Transplant* 20:66–72, 2014.

213. Barba P, Pinana JL, Martino R, et al: Comparison of two pretransplant predictive models and a flexible HCT-CI using different cut off points to determine low-, intermediate-, and high-risk groups: The flexible HCT-CI Is the best predictor of NRM and OS in a population of patients undergoing allo-RIC. *Biol Blood Marrow Transplant* 16:413–420, 2010.

214. Pollack SM, Steinberg SM, Odom J, et al: Assessment of the hematopoietic cell transplantation comorbidity index in non-Hodgkin lymphoma patients receiving reduced-intensity allogeneic hematopoietic stem cell transplantation. *Biol Blood Marrow Transplant* 15:223–230, 2009.

215. Yamamoto W, Ogusa E, Matsumoto K, et al: Predictive value of risk assessment scores in patients with hematologic malignancies undergoing reduced-intensity conditioning allogeneic stem cell transplantation. *Am J Hematol* 89:E138–E141, 2014.

216. Nakaya A, Mori T, Tanaka M, et al: Does the hematopoietic cell transplantation specific comorbidity index (HCT-CI) predict transplantation outcomes? A prospective multicenter validation study of the Kanto Study Group for Cell Therapy. *Biol Blood Marrow Transplant* 20:1553–1559, 2014.

217. Horan JT, Logan BR, Agovi-Johnson MA, et al: Reducing the risk for transplantation-related mortality after allogeneic hematopoietic cell transplantation: How much progress has been made? *J Clin Oncol* 29:805–813, 2011.

218. Gooley TA, Chien JW, Pergam SA, et al: Reduced mortality after allogeneic hematopoietic-cell transplantation. *N Engl J Med* 363:2091–2101, 2010.

219. Hamadeh R, Ardehali A, Locksley RM, et al: Fatal aspergillosis associated with smoking contaminated marijuana, in a marrow transplant recipient. *Chest* 94:432–433, 1988.

220. Szyper-Kravitz M, Lang R, Manor Y, et al: Early invasive pulmonary aspergillosis in a leukemia patient linked to aspergillus contaminated marijuana smoking. *Leuk Lymphoma* 42:1433–1437, 2001.

221. Ladenstein R, Potschger U, Hartman O, et al: 28 years of high-dose therapy and SCT for neuroblastoma in Europe: Lessons from more than 4000 procedures. *Bone Marrow Transplant* 41 (Suppl 2):S118–S127, 2008.

222. Yalcin B, Kremer LC, Caron HN, et al: High-dose chemotherapy and autologous haematopoietic stem cell rescue for children with high-risk neuroblastoma. *Cochrane Database Syst Rev* 8:Cd006301, 2013.

223. Matthay KK, Reynolds CP, Seeger RC, et al: Long-term results for children with high-risk neuroblastoma treated on a randomized trial of myeloablative therapy followed by 13-cis-retinoic acid: A children's oncology group study. *J Clin Oncol* 27:1007–1013, 2009.

224. Lazarus HM, Stiff PJ, Carreras J, et al: Utility of single versus tandem autotransplants for advanced testes/germ cell cancer: A Center for International Blood and Marrow Transplant Research (CIBMTR) analysis. *Biol Blood Marrow Transplant* 13:778–789, 2007.

225. Howard DH, Kenline C, Lazarus HM, et al: Abandonment of high-dose chemotherapy/hematopoietic cell transplants for breast cancer following negative trial results. *Health Serv Res* 46:1762–1777, 2011.

226. Berry DA, Ueno NT, Johnson MM, et al: High-dose chemotherapy with autologous stem-cell support as adjuvant therapy in breast cancer: Overview of 15 randomized trials. *J Clin Oncol* 29:3214–3223, 2011.

227. Kahl C, Leisenring W, Deeg HJ, et al: Cyclophosphamide and antithymocyte globulin as a conditioning regimen for allogeneic marrow transplantation in patients with aplastic anaemia: A long-term follow-up. *Br J Haematol* 130:747–751, 2005.

228. Burroughs LM, Woolfrey AE, Storer BE, et al: Success of allogeneic marrow transplantation for children with severe aplastic anaemia. *Br J Haematol* 158:120–128, 2012.

229. Gaziev J, Marziali M, Isgro A, et al: Bone marrow transplantation for thalassemia from alternative related donors: Improved outcomes with a new approach. *Blood* 122:2751–2756, 2013.

230. La Nasa G, Caocci G, Efficace F, et al: Long-term health-related quality of life evaluated more than 20 years after hematopoietic stem cell transplantation for thalassemia. *Blood* 122:2262–2270, 2013.

231. Lucarelli G, Isgro A, Sodani P, et al: Hematopoietic SCT for the Black African and non-Black African variants of sickle cell anemia. *Bone Marrow Transplant* 49:1376–1381, 2014.

232. Hsieh MM, Fitzhugh CD, Weitzel RP, et al: Nonmyeloablative HLA-matched sibling allogeneic hematopoietic stem cell transplantation for severe sickle cell phenotype. *JAMA* 312:48–56, 2014.

233. Angelucci E, Matthes-Martin S, Baronciani D, et al: Hematopoietic stem cell transplantation in thalassemia major and sickle cell disease: Indications and management recommendations from an international expert panel. *Haematologica* 99:811–820, 2014.

234. Romero Z, Urbinati F, Geiger S, et al: Beta-globin gene transfer to human bone marrow for sickle cell disease. *J Clin Invest* 2013. [Epub ahead of print]

235. Pai SY, Logan BR, Griffith LM, et al: Transplantation outcomes for severe combined immunodeficiency, 2000–2009. *N Engl J Med* 371:434–446, 2014.

236. Moratto D, Giliani S, Bonfim C, et al: Long-term outcome and lineage-specific chimerism in 194 patients with Wiskott-Aldrich syndrome treated by hematopoietic cell transplantation in the period 1980–2009: An international collaborative study. *Blood* 118:1675–1684, 2011.

237. Boelens JJ, Aldenhoven M, Purtill D, et al: Outcomes of transplantation using various hematopoietic cell sources in children with Hurler syndrome after myeloablative conditioning. *Blood* 121:3981–3987, 2013.

238. Cornelissen JJ, van Putten WL, Verdonck LF, et al: Results of a HOVON/SAKK donor versus no-donor analysis of myeloablative HLA-identical sibling stem cell transplantation in first remission acute myeloid leukemia in young and middle-aged adults: Benefits for whom? *Blood* 109:3658–3666, 2007.

239. Suciu S, Mandelli F, de Witte T, et al: Allogeneic compared with autologous stem cell

transplantation in the treatment of patients younger than 46 years with acute myeloid leukemia (AML) in first complete remission (CR1): An intention-to-treat analysis of the EORTC/GIMEMAAML-10 trial. *Blood* 102:1232–1240, 2003.

240. Koreth J, Schlenk R, Kopecky KJ, et al: Allogeneic stem cell transplantation for acute myeloid leukemia in first complete remission: Systematic review and meta-analysis of prospective clinical trials. *JAMA* 301:2349–2361, 2009.

241. Yanada M, Matsuo K, Emi N, et al: Efficacy of allogeneic hematopoietic stem cell transplantation depends on cytogenetic risk for acute myeloid leukemia in first disease remission: A metaanalysis. *Cancer* 103:1652–1658, 2005.

242. Walter RB, Pagel JM, Gooley TA, et al: Comparison of matched unrelated and matched related donor myeloablative hematopoietic cell transplantation for adults with acute myeloid leukemia in first remission. *Leukemia* 24:1276–1282, 2010.

243. Saber W, Opie S, Rizzo JD, et al: Outcomes after matched unrelated donor versus identical sibling hematopoietic cell transplantation in adults with acute myelogenous leukemia. *Blood* 119:3908–3916, 2012.

244. Farag SS, Maharry K, Zhang MJ, et al: Comparison of reduced-intensity hematopoietic cell transplantation with chemotherapy in patients age 60–70 years with acute myelogenous leukemia in first remission. *Biol Blood Marrow Transplant* 17:1796–1803, 2011.

245. Kurosawa S, Yamaguchi T, Uchida N, et al: Comparison of allogeneic hematopoietic cell transplantation and chemotherapy in elderly patients with non-M3 acute myelogenous leukemia in first complete remission. *Biol Blood Marrow Transplant* 17:401–411, 2011.

246. Schlenk RF, Dohner K, Krauter J, et al: Mutations and treatment outcome in cytogenetically normal acute myeloid leukemia. *N Engl J Med* 358:1909–1918, 2008.

247. Cornelissen JJ, Gratwohl A, Schlenk RF, et al: The European LeukemiaNet AML Working Party consensus statement on allogeneic HSCT for patients with AML in remission: An integrated-risk adapted approach. *Nat Rev Clin Oncol* 9:579–590, 2012.

248. Appelbaum FR: Indications for allogeneic hematopoietic cell transplantation for acute myeloid leukemia in the genomic era. *Am Soc Clin Oncol Educ Book* e327–e333, 2014.

249. Yeshurun M, Labopin M, Blaise D, et al: Impact of postremission consolidation chemotherapy on outcome after reduced-intensity conditioning allogeneic stem cell transplantation for patients with acute myeloid leukemia in first complete remission: A report from the Acute Leukemia Working Party of the European Group for Blood and Marrow Transplantation. *Cancer* 120:855–863, 2014.

250. Warlick ED, Paulson K, Brazauskas R, et al: Effect of postremission therapy before reduced-intensity conditioning allogeneic transplantation for acute myeloid leukemia in first complete remission. *Biol Blood Marrow Transplant* 20:202–208, 2014.

251. Armistead PM, de Lima M, Pierce S, et al: Quantifying the survival benefit for allogeneic hematopoietic stem cell transplantation in relapsed acute myelogenous leukemia. *Biol Blood Marrow Transplant* 15:1431–1438, 2009.

252. Kroger N, Brand R, van Biezen A, et al: Autologous stem cell transplantation for therapy-related acute myeloid leukemia and myelodysplastic syndrome. *Bone Marrow Transplant* 37:183–189, 2006.

253. Laughlin MJ, Eapen M, Rubinstein P, et al: Outcomes after transplantation of cord blood or bone marrow from unrelated donors in adults with leukemia. *N Engl J Med* 351:2265–2275, 2004.

254. Rocha V, Labopin M, Sanz G, et al: Transplants of umbilical-cord blood or bone marrow from unrelated donors in adults with acute leukemia. *N Engl J Med* 351:2276–2285, 2004.

255. Fung HC, Stein A, Slovak M, et al: A long-term follow-up report on allogeneic stem cell transplantation for patients with primary refractory acute myelogenous leukemia: Impact of cytogenetic characteristics on transplantation outcome. *Biol Blood Marrow Transplant* 9:766–771, 2003.

256. Pui CH, Evans WE: Treatment of acute lymphoblastic leukemia. *N Engl J Med* 354:166–178, 2006.

257. Cornelissen JJ, van der Holt B, Verhoef GE, et al: Myeloablative allogeneic versus autologous stem cell transplantation in adult patients with acute lymphoblastic leukemia in first remission: A prospective sibling donor versus no-donor comparison. *Blood* 113:1375–1382, 2009.

258. Goldstone AH, Richards SM, Lazarus HM, et al: In adults with standard-risk acute lymphoblastic leukemia, the greatest benefit is achieved from a matched sibling allogeneic transplantation in first complete remission, and an autologous transplantation is less effective than conventional consolidation/maintenance chemotherapy in all patients: Final results of the International ALL Trial (MRC UKALL XII/ECOG E2993). *Blood* 111:1827–1833, 2008.

259. Gupta V, Richards S, Rowe J: Allogeneic, but not autologous, hematopoietic cell transplantation improves survival only among younger adults with acute lymphoblastic leukemia in first remission: An individual patient data meta-analysis. *Blood* 121:339–350, 2013.

260. Pidala J, Djulbegovic B, Anasetti C, et al: Allogeneic hematopoietic cell transplantation for adult acute lymphoblastic leukemia (ALL) in first complete remission. *Cochrane Database Syst Rev* 10:Cd008818, 2011.

261. Ram R, Storb R, Sandmaier BM, et al: Non-myeloablative conditioning with allogeneic hematopoietic cell transplantation for the treatment of high-risk acute lymphoblastic leukemia. *Haematologica* 96:1113–1120, 2011.

262. Laport GG, Alvarnas JC, Palmer JM, et al: Long-term remission of Philadelphia chromosome-positive acute lymphoblastic leukemia after allogeneic hematopoietic cell transplantation from matched sibling donors: A 20-year experience with the fractionated total body irradiation-etoposide regimen. *Blood* 112:903–909, 2008.

263. Mizuta S, Matsuo K, Nishiwaki S, et al: Pretransplant administration of imatinib for allo-HSCT in patients with BCR-ABL-positive acute lymphoblastic leukemia. *Blood* 123:2325–2332, 2014.

264. Schultz KR, Carroll A, Heerema NA, et al: Long-term follow-up of imatinib in pediatric Philadelphia chromosome-positive acute lymphoblastic leukemia: Children's Oncology Group study AALL0031. *Leukemia* 28:1467–1471, 2014.

265. Attal M, Harousseau JL, Stoppa AM, et al: A prospective, randomized trial of autologous bone marrow transplantation and chemotherapy in multiple myeloma. Intergroupe Francais du Myelome. *N Engl J Med* 335:91–97, 1996.

266. Child JA, Morgan GJ, Davies FE, et al: High-dose chemotherapy with hematopoietic stem-cell rescue for multiple myeloma. *N Engl J Med* 348:1875–1883, 2003.

267. Fermand JP, Katsahian S, Divine M, et al: High-dose therapy and autologous blood stem-cell transplantation compared with conventional treatment in myeloma patients aged 55 to 65 years: Long-term results of a randomized control trial from the Group Myelome-Autogreffe. *J Clin Oncol* 23:9227–9233, 2005.

268. Fermand JP, Ravaud P, Chevret S, et al: High-dose therapy and autologous peripheral blood stem cell transplantation in multiple myeloma: Up-front or rescue treatment? Results of a multicenter sequential randomized clinical trial. *Blood* 92:3131–3136, 1998.

269. Palumbo A, Cavallo F, Gay F, et al: Autologous transplantation and maintenance therapy in multiple myeloma. *N Engl J Med* 371:895–905, 2014.

270. Kumar A, Kharfan-Dabaja MA, Glasmacher A, et al: Tandem versus single autologous hematopoietic cell transplantation for the treatment of multiple myeloma: A systematic review and meta-analysis. *J Natl Cancer Inst* 101:100–106, 2009.

271. Attal M, Harousseau JL, Facon T, et al: Single versus double autologous stem-cell transplantation for multiple myeloma. *N Engl J Med* 349:2495–2502, 2003.

272. Bruno B, Rotta M, Patriarca F, et al: A comparison of allografting with autografting for newly diagnosed myeloma. *N Engl J Med* 356:1110–1120, 2007.

273. Gahrton G, Iacobelli S, Bjorkstrand B, et al: Autologous/reduced-intensity allogeneic stem cell transplantation vs autologous transplantation in multiple myeloma: Long-term results of the EBMT-NMAM2000 study. *Blood* 121:5055–5063, 2013.

274. Giaccone L, Storer B, Patriarca F, et al: Long-term follow-up of a comparison of non-myeloablative allografting with autografting for newly diagnosed myeloma. *Blood* 117:6721–6727, 2011.

275. Rosinol L, Perez-Simon JA, Sureda A, et al: A prospective PETHEMA study of tandem autologous transplantation versus autograft followed by reduced-intensity conditioning allogeneic transplantation in newly diagnosed multiple myeloma. *Blood* 112:3591–3593, 2008.

276. Garban F, Attal M, Michallet M, et al: Prospective comparison of autologous stem cell transplantation followed by dose-reduced allograft (IFM99–03 trial) with tandem autologous stem cell transplantation (IFM99–04 trial) in high-risk *de novo* multiple myeloma. *Blood* 107:3474–3480, 2006.

277. Lokhorst HM, van der Holt B, Cornelissen JJ, et al: Donor versus no-donor comparison of newly diagnosed myeloma patients included in the HOVON-50 multiple myeloma study. *Blood* 119:6219–6225; quiz 6399, 2012.

278. Krishnan A, Pasquini MC, Logan B, et al: Autologous haemopoietic stem-cell transplantation followed by allogeneic or autologous haemopoietic stem-cell transplantation in patients with multiple myeloma (BMT CTN 0102): A phase 3 biological assignment trial. *Lancet Oncol* 12:1195–1203, 2011.

279. Armeson KE, Hill EG, Costa LJ: Tandem autologous vs autologous plus reduced intensity allogeneic transplantation in the upfront management of multiple myeloma: Meta-analysis of trials with biological assignment. *Bone Marrow Transplant* 48:562–567, 2013.

280. Philip T, Armitage JO, Spitzer G, et al: High-dose therapy and autologous bone marrow transplantation after failure of conventional chemotherapy in adults with intermediate-grade or high-grade non-Hodgkin's lymphoma. *N Engl J Med* 316:1493–1498, 1987.

281. Yuen AR, Rosenberg SA, Hoppe RT, et al: Comparison between conventional salvage therapy and high-dose therapy with autografting for recurrent or refractory Hodgkin's disease. *Blood* 89:814–822, 1997.

282. Moskowitz AJ, Yahalom J, Kewalramani T, et al: Pretransplantation functional imaging predicts outcome following autologous stem cell transplantation for relapsed and refractory Hodgkin lymphoma. *Blood* 116:4934–4937, 2010.

283. Terasawa T, Dahabreh IJ, Nihashi T: Fluorine-18-fluorodeoxyglucose positron emission tomography in response assessment before high-dose chemotherapy for lymphoma: A systematic review and meta-analysis. *Oncologist* 15:750–759, 2010.

284. Philip T, Guglielmi C, Hagenbeek A, et al: Autologous bone marrow transplantation as compared with salvage chemotherapy in relapses of chemotherapy-sensitive non-Hodgkin's lymphoma. *N Engl J Med* 333:1540–1545, 1995.

285. Gisselbrecht C, Glass B, Mounier N, et al: Salvage regimens with autologous transplantation for relapsed large B-cell lymphoma in the rituximab era. *J Clin Oncol* 28:4184–4190, 2010.

286. Dreyling M, Lenz G, Hoster E, et al: Early consolidation by myeloablative radiochemotherapy followed by autologous stem cell transplantation in first remission significantly prolongs progression-free survival in mantle-cell lymphoma: Results of a prospective randomized trial of the European MCL Network. *Blood* 105:2677–2684, 2005.

287. LaCasce AS, Vandergrift JL, Rodriguez MA, et al: Comparative outcome of initial therapy for younger patients with mantle cell lymphoma: An analysis from the NCCN NHL Database. *Blood* 119:2093–2099, 2012.

288. Fenske TS, Zhang MJ, Carreras J, et al: Autologous or reduced-intensity conditioning allogeneic hematopoietic cell transplantation for chemotherapy-sensitive mantle-cell lymphoma: Analysis of transplantation timing and modality. *J Clin Oncol* 32:273–281, 2014.

289. Cohen JB, Geyer SM, Lozanski G, et al: Complete response to induction therapy in patients with Myc-positive and double-hit non-Hodgkin lymphoma is associated with prolonged progression-free survival. *Cancer* 120:1677–1685, 2014.

290. Petrich AM, Gandhi M, Jovanovic B, et al: Impact of induction regimen and stem cell transplantation on outcomes in double-hit lymphoma: A multicenter retrospective analysis. *Blood* 124:2354–2361, 2014.

291. Burroughs LM, O'Donnell PV, Sandmaier BM, et al: Comparison of outcomes of HLA-matched related, unrelated, or HLA-haplo-identical related hematopoietic cell transplantation following nonmyeloablative conditioning for relapsed or refractory Hodgkin lymphoma. *Biol Blood Marrow Transplant* 14:1279–1287, 2008.

292. Rezvani AR, Norasetthada L, Gooley T, et al: Non-myeloablative allogeneic haematopoietic cell transplantation for relapsed diffuse large B-cell lymphoma: A multicentre experience. *Br J Haematol* 143:395–403, 2008.

293. Kohrt H, Lowsky R: Nonmyeloablative conditioning with total lymphoid irradiation and antithymocyte globulin: An update. *Curr Opin Hematol* 16:460–465, 2009.

294. Pottinger B, Walker M, Campbell M, et al: The storage and re-infusion of autologous blood and BM as back-up following failed primary hematopoietic stem-cell transplantation: A survey of European practice. *Cytotherapy* 4:127–135, 2002.
295. Olsson R, Remberger M, Schaffer M, et al: Graft failure in the modern era of allogeneic hematopoietic SCT. *Bone Marrow Transplant* 48:537–543, 2013.
296. Baron F, Maris MB, Storer BE, et al: High doses of transplanted CD34+ cells are associated with rapid T-cell engraftment and lessened risk of graft rejection, but not more graft-versus-host disease after nonmyeloablative conditioning and unrelated hematopoietic cell transplantation. *Leukemia* 19:822–828, 2005.
297. Schriber J, Agovi MA, Ho V, et al: Second unrelated donor hematopoietic cell transplantation for primary graft failure. *Biol Blood Marrow Transplant* 16:1099–1106, 2010.
298. Gyurkocza B, Cao TM, Storb RF, et al: Salvage allogeneic hematopoietic cell transplantation with fludarabine and low-dose total body irradiation after rejection of first allografts. *Biol Blood Marrow Transplant* 15:1314–1322, 2009.
299. Vera-Llonch M, Oster G, Ford CM, et al: Oral mucositis and outcomes of allogeneic hematopoietic stem-cell transplantation in patients with hematologic malignancies. *Support Care Cancer* 15:491–496, 2007.
300. Cutler C, Logan B, Nakamura R, et al: Tacrolimus/sirolimus vs tacrolimus/methotrexate as GVHD prophylaxis after matched, related donor allogeneic HCT. *Blood* 124:1372–1377, 2014.
301. Goldberg JD, Zheng J, Castro-Malaspina H, et al: Palifermin is efficacious in recipients of TBI-based but not chemotherapy-based allogeneic hematopoietic stem cell transplants. *Bone Marrow Transplant* 48:99–104, 2013.
302. Nooka AK, Johnson HR, Kaufman JL, et al: Pharmacoeconomic analysis of palifermin to prevent mucositis among patients undergoing autologous hematopoietic stem cell transplantation. *Biol Blood Marrow Transplant* 20:852–857, 2014.
303. Levine JE, Blazar BR, DeFor T, et al: Long-term follow-up of a phase I/II randomized, placebo-controlled trial of palifermin to prevent graft-versus-host disease (GVHD) after related donor allogeneic hematopoietic cell transplantation (HCT). *Biol Blood Marrow Transplant* 14:1017–1021, 2008.
304. Jagasia MH, Abonour R, Long GD, et al: Palifermin for the reduction of acute GVHD: A randomized, double-blind, placebo-controlled trial. *Bone Marrow Transplant* 47:1350–1355, 2012.
305. Shulman HM, Fisher LB, Schoch HG, et al: Veno-occlusive disease of the liver after marrow transplantation: Histological correlates of clinical signs and symptoms. *Hepatology* 19:1171–1181, 1994.
306. McCune JS, Batchelder A, Deeg HJ, et al: Cyclophosphamide following targeted oral busulfan as conditioning for hematopoietic cell transplantation: Pharmacokinetics, liver toxicity, and mortality. *Biol Blood Marrow Transplant* 13:853–862, 2007.
307. McCune JS, Batchelder A, Guthrie KA, et al: Personalized dosing of cyclophosphamide in the total body irradiation-cyclophosphamide conditioning regimen: A phase II trial in patients with hematologic malignancy. *Clin Pharmacol Ther* 85:615–622, 2009.
308. Wong KM, Atenafu EG, Kim D, et al: Incidence and risk factors for early hepatotoxicity and its impact on survival in patients with myelofibrosis undergoing allogeneic hematopoietic cell transplantation. *Biol Blood Marrow Transplant* 18:1589–1599, 2012.
309. McKoy JM, Angelotta C, Bennett CL, et al: Gemtuzumab ozogamicin-associated sinusoidal obstructive syndrome (SOS): An overview from the research on adverse drug events and reports (RADAR) project. *Leuk Res* 31:599–604, 2007.
310. Wadleigh M, Richardson PG, Zahrieh D, et al: Prior gemtuzumab ozogamicin exposure significantly increases the risk of veno-occlusive disease in patients who undergo myeloablative allogeneic stem cell transplantation. *Blood* 102:1578–1582, 2003.
311. Carreras E, Diaz-Beya M, Rosinol L, et al: The incidence of veno-occlusive disease following allogeneic hematopoietic stem cell transplantation has diminished and the outcome improved over the last decade. *Biol Blood Marrow Transplant* 17:1713–1720, 2011.
312. Ohashi K, Tanabe J, Watanabe R, et al: The Japanese multicenter open randomized trial of ursodeoxycholic acid prophylaxis for hepatic veno-occlusive disease after stem cell transplantation. *Am J Hematol* 64:32–38, 2000.
313. Ruutu T, Eriksson B, Remes K, et al: Ursodeoxycholic acid for the prevention of hepatic complications in allogeneic stem cell transplantation. *Blood* 100:1977–1983, 2002.
314. McDonald GB, Hinds MS, Fisher LD, et al: Veno-occlusive disease of the liver and multiorgan failure after bone marrow transplantation: A cohort study of 355 patients. *Ann Intern Med* 118:255–267, 1993.
315. Coppell JA, Richardson PG, Soiffer R, et al: Hepatic veno-occlusive disease following stem cell transplantation: Incidence, clinical course, and outcome. *Biol Blood Marrow Transplant* 16:157–168, 2010.
316. Bearman SI, Anderson GL, Mori M, et al: Venoocclusive disease of the liver: Development of a model for predicting fatal outcome after marrow transplantation. *J Clin Oncol* 11:1729–1736, 1993.
317. Echart CL, Graziadio B, Somaini S, et al: The fibrinolytic mechanism of defibrotide: Effect of defibrotide on plasmin activity. *Blood Coagul Fibrinolysis* 20:627–634, 2009.
318. Richardson PG, Soiffer RJ, Antin JH, et al: Defibrotide for the treatment of severe hepatic veno-occlusive disease and multiorgan failure after stem cell transplantation: A multicenter, randomized, dose-finding trial. *Biol Blood Marrow Transplant* 16:1005–1017, 2010.
319. Panoskaltsis-Mortari A, Griese M, Madtes DK, et al: An official American Thoracic Society research statement: Noninfectious lung injury after hematopoietic stem cell transplantation: Idiopathic pneumonia syndrome. *Am J Respir Crit Care Med* 183:1262–1279, 2011.
320. Weiner RS, Horowitz MM, Gale RP, et al: Risk factors for interstitial pneumonia following bone marrow transplantation for severe aplastic anaemia. *Br J Haematol* 71:535–543, 1989.
321. Tizon R, Frey N, Heitjan DF, et al: High-dose corticosteroids with or without etanercept for the treatment of idiopathic pneumonia syndrome after allo-SCT. *Bone Marrow Transplant* 47:1332–1337, 2012.
322. Yanik GA, Horowitz MM, Weisdorf DJ, et al: Randomized, double-blind, placebo-controlled trial of soluble tumor necrosis factor receptor: Enbrel (etanercept) for the treatment of idiopathic pneumonia syndrome after allogeneic stem cell transplantation: Blood and marrow transplant clinical trials network protocol. *Biol Blood Marrow Transplant* 20:858–864, 2014.
323. Gilbert C, Vasu TS, Baram M: Use of mechanical ventilation and renal replacement therapy in critically ill hematopoietic stem cell transplant recipients. *Biol Blood Marrow Transplant* 19:321–324, 2013.
324. Alessandrino EP, Bernasconi P, Colombo A, et al: Pulmonary toxicity following carmustine-based preparative regimens and autologous peripheral blood progenitor cell transplantation in hematological malignancies. *Bone Marrow Transplant* 25:309–313, 2000.
325. Reusser P, Attenhofer R, Hebart H, et al: Cytomegalovirus-specific T-cell immunity in recipients of autologous peripheral blood stem cell or bone marrow transplants. *Blood* 89:3873–3879, 1997.
326. Dulude G, Roy DC, Perreault C: The effect of graft-versus-host disease on T cell production and homeostasis. *J Exp Med* 189:1329–1342, 1999.
327. Douek DC, Vescio RA, Betts MR, et al: Assessment of thymic output in adults after haematopoietic stem-cell transplantation and prediction of T-cell reconstitution. *Lancet* 355:1875–1881, 2000.
328. Bosch M, Khan FM, Storek J: Immune reconstitution after hematopoietic cell transplantation. *Curr Opin Hematol* 19:324–335, 2012.
329. Collin BA, Leather HL, Wingard JR, et al: Evolution, incidence, and susceptibility of bacterial bloodstream isolates from 519 bone marrow transplant patients. *Clin Infect Dis* 33:947–953, 2001.
330. Robenshtok E, Gafter-Gvili A, Goldberg E, et al: Antifungal prophylaxis in cancer patients after chemotherapy or hematopoietic stem-cell transplantation: Systematic review and meta-analysis. *J Clin Oncol* 25:5471–5489, 2007.
331. van Burik JH, Leisenring W, Myerson D, et al: The effect of prophylactic fluconazole on the clinical spectrum of fungal diseases in bone marrow transplant recipients with special attention to hepatic candidiasis. An autopsy study of 355 patients. *Medicine (Baltimore)* 77:246–254, 1998.
332. Marr KA, Crippa F, Leisenring W, et al: Itraconazole versus fluconazole for prevention of fungal infections in patients receiving allogeneic stem cell transplants. *Blood* 103:1527–1533, 2004.
333. Ethier MC, Science M, Beyene J, et al: Mould-active compared with fluconazole prophylaxis to prevent invasive fungal diseases in cancer patients receiving chemotherapy or haematopoietic stem-cell transplantation: A systematic review and meta-analysis of randomised controlled trials. *Br J Cancer* 106:1626–1637, 2012.
334. Tomblyn M, Chiller T, Einsele H, et al: Guidelines for preventing infectious complications among hematopoietic cell transplantation recipients: A global perspective. *Biol Blood Marrow Transplant* 15:1143–1238, 2009.
335. Neiman P, Wasserman PB, Wentworth BB, et al: Interstitial pneumonia and cytomegalovirus infection as complications of human marrow transplantation. *Transplantation* 15:478–485, 1973.
336. Einsele H, Ehninger G, Hebart H, et al: Polymerase chain reaction monitoring reduces the incidence of cytomegalovirus disease and the duration and side effects of antiviral therapy after bone marrow transplantation. *Blood* 86:2815–2820, 1995.
337. Ljungman P, de La Camara R, Milpied N, et al: Randomized study of valacyclovir as prophylaxis against cytomegalovirus reactivation in recipients of allogeneic bone marrow transplants. *Blood* 99:3050–3056, 2002.
338. Winston DJ, Yeager AM, Chandrasekar PH, et al: Randomized comparison of oral valacyclovir and intravenous ganciclovir for prevention of cytomegalovirus disease after allogeneic bone marrow transplantation. *Clin Infect Dis* 36:749–758, 2003.
339. van der Heiden PL, Kalpoe JS, Barge RM, et al: Oral valganciclovir as pre-emptive therapy has similar efficacy on cytomegalovirus DNA load reduction as intravenous ganciclovir in allogeneic stem cell transplantation recipients. *Bone Marrow Transplant* 37:693–698, 2006.
340. Ruiz-Camps I, Len O, de la Camara R, et al: Valganciclovir as pre-emptive therapy for cytomegalovirus infection in allogeneic haematopoietic stem cell transplant recipients. *Antivir Ther* 16:951–957, 2011.
341. Reusser P, Einsele H, Lee J, et al: Randomized multicenter trial of foscarnet versus ganciclovir for preemptive therapy of cytomegalovirus infection after allogeneic stem cell transplantation. *Blood* 99:1159–1164, 2002.
342. Marty FM, Winston DJ, Rowley SD, et al: CMX001 to prevent cytomegalovirus disease in hematopoietic-cell transplantation. *N Engl J Med* 369:1227–1236, 2013.
343. Chemaly RF, Ullmann AJ, Stoelben S, et al: Letermovir for cytomegalovirus prophylaxis in hematopoietic-cell transplantation. *N Engl J Med* 370:1781–1789, 2014.
344. Winston DJ, Young JA, Pullarkat V, et al: Maribavir prophylaxis for prevention of cytomegalovirus infection in allogeneic stem cell transplant recipients: A multicenter, randomized, double-blind, placebo-controlled, dose-ranging study. *Blood* 111:5403–5410, 2008.
345. Marty FM, Ljungman P, Papanicolaou GA, et al: Maribavir prophylaxis for prevention of cytomegalovirus disease in recipients of allogeneic stem-cell transplants: A phase 3, double-blind, placebo-controlled, randomised trial. *Lancet Infect Dis* 11:284–292, 2011.
346. Blyth E, Clancy L, Simms R, et al: Donor-derived CMV-specific T cells reduce the requirement for CMV-directed pharmacotherapy after allogeneic stem cell transplantation. *Blood* 121:3745–3758, 2013.
347. Erard V, Wald A, Corey L, et al: Use of long-term suppressive acyclovir after hematopoietic stem-cell transplantation: Impact on herpes simplex virus (HSV) disease and drug-resistant HSV disease. *J Infect Dis* 196:266–270, 2007.
348. Hatchette T, Tipples GA, Peters G, et al: Foscarnet salvage therapy for acyclovir-resistant varicella zoster: Report of a novel thymidine kinase mutation and review of the literature. *Pediatr Infect Dis J* 27:75–77, 2008.
349. Erard V, Guthrie KA, Varley C, et al: One-year acyclovir prophylaxis for preventing varicella-zoster virus disease after hematopoietic cell transplantation: No evidence of rebound varicella-zoster virus disease after drug discontinuation. *Blood* 110:3071–3077, 2007.
350. Chou JF, Kernan NA, Prockop S, et al: Safety and immunogenicity of the live attenuated varicella vaccine following T replete or T cell-depleted related and unrelated allogeneic hematopoietic cell transplantation (alloHCT). *Biol Blood Marrow Transplant* 17:1708–

1713, 2011.
351. Hata A, Asanuma H, Rinki M, et al: Use of an inactivated varicella vaccine in recipients of hematopoietic-cell transplants. *N Engl J Med* 347:26–34, 2002.
352. Billingham RE: The biology of graft-versus-host reactions. *Harvey Lect* 62:21–78, 1966.
353. Ferrara JL, Levine JE, Reddy P, et al: Graft-versus-host disease. *Lancet* 373:1550–1561, 2009.
354. Spierings E, Kim YH, Hendriks M, et al: Multicenter analyses demonstrate significant clinical effects of minor histocompatibility antigens on GvHD and GvL after HLA-matched related and unrelated hematopoietic stem cell transplantation. *Biol Blood Marrow Transplant* 19:1244–1253, 2013.
355. Spierings E: Minor histocompatibility antigens: Past, present, and future. *Tissue Antigens* 84:374–360, 2014.
356. Behar E, Chao NJ, Hiraki DD, et al: Polymorphism of adhesion molecule CD31 and its role in acute graft-versus-host disease. *N Engl J Med* 334:286–291, 1996.
357. Sahaf B, Yang Y, Arai S, et al: H-Y antigen-binding B cells develop in male recipients of female hematopoietic cells and associate with chronic graft vs. host disease. *Proc Natl Acad Sci U S A* 110:3005–3010, 2013.
358. Oostvogels R, Lokhorst HM, Minnema MC, et al: Identification of minor histocompatibility antigens based on the 1000 Genomes Project. *Haematologica* 99:1854–1859, 2014.
359. Jagasia M, Arora M, Flowers ME, et al: Risk factors for acute GVHD and survival after hematopoietic cell transplantation. *Blood* 119:296–307, 2012.
360. Filipovich AH, Weisdorf D, Pavletic S, et al: National Institutes of Health consensus development project on criteria for clinical trials in chronic graft-versus-host disease: I. Diagnosis and staging working group report. *Biol Blood Marrow Transplant* 11:945–956, 2005.
361. Sale GE, Lerner KG, Barker EA, et al: The skin biopsy in the diagnosis of acute graft-versus-host disease in man. *Am J Pathol* 89:621–636, 1977.
362. Firoz BF, Lee SJ, Nghiem P, et al: Role of skin biopsy to confirm suspected acute graft-vs-host disease: Results of decision analysis. *Arch Dermatol* 142:175–182, 2006.
363. Shimoni A, Rimon U, Hertz M, et al: CT in the clinical and prognostic evaluation of acute graft-vs-host disease of the gastrointestinal tract. *Br J Radiol* 85:e416–e423, 2012.
364. Ross WA, Ghosh S, Dekovich AA, et al: Endoscopic biopsy diagnosis of acute gastrointestinal graft-versus-host disease: Rectosigmoid biopsies are more sensitive than upper gastrointestinal biopsies. *Am J Gastroenterol* 103:982–989, 2008.
365. Liu A, Meyer E, Johnston L, et al: Prevalence of graft versus host disease and cytomegalovirus infection in patients post-haematopoietic cell transplantation presenting with gastrointestinal symptoms. *Aliment Pharmacol Ther* 38:955–966, 2013.
366. Kreisel W, Dahlberg M, Bertz H, et al: Endoscopic diagnosis of acute intestinal GVHD following allogeneic hematopoietic SCT: A retrospective analysis in 175 patients. *Bone Marrow Transplant* 47:430–438, 2012.
367. Shulman HM, Sharma P, Amos D, et al: A coded histologic study of hepatic graft-versus-host disease after human bone marrow transplantation. *Hepatology* 8:463–470, 1988.
368. Storb R, Pepe M, Deeg HJ, et al: Long-term follow-up of a controlled trial comparing a combination of methotrexate plus cyclosporine with cyclosporine alone for prophylaxis of graft-versus-host disease in patients administered HLA-identical marrow grafts for leukemia. *Blood* 80:560–561, 1992.
369. Storb R, Leisenring W, Deeg HJ, et al: Long-term follow-up of a randomized trial of graft-versus-host disease prevention by methotrexate/cyclosporine versus methotrexate alone in patients given marrow grafts for severe aplastic anemia. *Blood* 83:2749–2750, 1994.
370. Storb R, Pepe M, Anasetti C, et al: What role for prednisone in prevention of acute graft-versus-host disease in patients undergoing marrow transplants? *Blood* 76:1037–1045, 1990.
371. Ratanatharathorn V, Nash RA, Przepiorka D, et al: Phase III study comparing methotrexate and tacrolimus (Prograf, FK506) with methotrexate and cyclosporine for graft-versus-host disease prophylaxis after HLA-identical sibling bone marrow transplantation. *Blood* 92:2303–2314, 1998.
372. Nash RA, Antin JH, Karanes C, et al: Phase 3 study comparing methotrexate and tacrolimus with methotrexate and cyclosporine for prophylaxis of acute graft-versus-host disease after marrow transplantation from unrelated donors. *Blood* 96:2062–2068, 2000.
373. Finke J, Bethge WA, Schmoor C, et al: Standard graft-versus-host disease prophylaxis with or without anti-T-cell globulin in haematopoietic cell transplantation from matched unrelated donors: A randomised, open-label, multicentre phase 3 trial. *Lancet Oncol* 10:855–864, 2009.
374. Socie G, Schmoor C, Bethge WA, et al: Chronic graft-versus-host disease: Long-term results from a randomized trial on graft-versus-host disease prophylaxis with or without anti-T-cell globulin ATG-Fresenius. *Blood* 117:6375–6382, 2011.
375. Kanakry CG, Tsai HL, Bolanos-Meade J, et al: Single-agent GVHD prophylaxis with posttransplantation cyclophosphamide after myeloablative, HLA-matched BMT for AML, ALL, and MDS. *Blood* 124:3817–3827, 2014. .
376. Kanakry CG, O'Donnell PV, Furlong T, et al: Multi-institutional study of post-transplantation cyclophosphamide as single-agent graft-versus-host disease prophylaxis after allogeneic bone marrow transplantation using myeloablative busulfan and fludarabine conditioning. *J Clin Oncol* 32:3497–3505, 2014.
377. Anderson BE, Taylor PA, McNiff JM, et al: Effects of donor T-cell trafficking and priming site on graft-versus-host disease induction by naive and memory phenotype CD4 T cells. *Blood* 111:5242–5251, 2008.
378. Chen BJ, Cui X, Sempowski GD, et al: Transfer of allogeneic CD62L– memory T cells without graft-versus-host disease. *Blood* 103:1534–1541, 2004.
379. Bleakley M, Heimfeld S, Jones LA, et al: Engineering human peripheral blood stem cell grafts that are depleted of naive T cells and retain functional pathogen-specific memory T cells. *Biol Blood Marrow Transplant* 20:705–716, 2014.
380. Brunstein CG, Miller JS, Cao Q, et al: Infusion of ex vivo expanded T regulatory cells in adults transplanted with umbilical cord blood: Safety profile and detection kinetics. *Blood* 117:1061–1070, 2011.
381. Reshef R, Luger SM, Hexner EO, et al: Blockade of lymphocyte chemotaxis in visceral graft-versus-host disease. *N Engl J Med* 367:135–145, 2012.
382. Bacigalupo A: Management of acute graft-versus-host disease. *Br J Haematol* 137:87–98, 2007.
383. Mielcarek M, Storer BE, Boeckh M, et al: Initial therapy of acute graft-versus-host disease with low-dose prednisone does not compromise patient outcomes. *Blood* 113:2888–2894, 2009.
384. Castilla-Llorente C, Martin PJ, McDonald GB, et al: Prognostic factors and outcomes of severe gastrointestinal GVHD after allogeneic hematopoietic cell transplantation. *Bone Marrow Transplant* 49:966–971, 2014.
385. Couriel DR, Saliba R, de Lima M, et al: A phase III study of infliximab and corticosteroids for the initial treatment of acute graft-versus-host disease. *Biol Blood Marrow Transplant* 15:1555–1562, 2009.
386. Bolanos-Meade J, Logan BR, Alousi AM, et al: Phase III clinical trial steroids/mycophenolate mofetil vs steroids/placebo as therapy for acute graft-versus-host disease: BMT CTN 0802. *Blood* 124:3221–3227, 2014.
387. Martin PJ, Rizzo JD, Wingard JR, et al: First- and second-line systemic treatment of acute graft-versus-host disease: Recommendations of the American Society of Blood and Marrow Transplantation. *Biol Blood Marrow Transplant* 18:1150–1163, 2012.
388. Choi J, Cooper ML, Alahmari B, et al: Pharmacologic blockade of JAK1/JAK2 reduces GvHD and preserves the graft-versus-leukemia effect. *PLoS One* 9:e109799, 2014.
389. Spoerl S, Mathew NR, Bscheider M, et al: Activity of therapeutic JAK 1/2 blockade in graft-versus-host disease. *Blood* 123:3832–3842, 2014.
390. Fraser CJ, Bhatia S, Ness K, et al: Impact of chronic graft-versus-host disease on the health status of hematopoietic cell transplantation survivors: A report from the Bone Marrow Transplant Survivor Study. *Blood* 108:2867–2873, 2006.
391. Pidala J, Kurland B, Chai X, et al: Patient-reported quality of life is associated with severity of chronic graft-versus-host disease as measured by NIH criteria: Report on baseline data from the Chronic GVHD Consortium. *Blood* 117:4651–4657, 2011.
392. Baird K, Steinberg SM, Grkovic L, et al: National Institutes of Health chronic graft-versus-host disease staging in severely affected patients: Organ and global scoring correlate with established indicators of disease severity and prognosis. *Biol Blood Marrow Transplant* 19:632–639, 2013.
393. Moon JH, Sohn SK, Lambie A, et al: Validation of National Institutes of Health global scoring system for chronic graft-versus-host disease (GVHD) according to overall and GVHD-specific survival. *Biol Blood Marrow Transplant* 20:556–563, 2014.
394. Arora M, Klein JP, Weisdorf DJ, et al: Chronic GVHD risk score: A Center for International Blood and Marrow Transplant Research analysis. *Blood* 117:6714–6720, 2011.
395. Lee SJ, Klein JP, Barrett AJ, et al: Severity of chronic graft-versus-host disease: Association with treatment-related mortality and relapse. *Blood* 100:406–414, 2002.
396. Carpenter PA: How I conduct a comprehensive chronic graft-versus-host disease assessment. *Blood* 118:2679–2687, 2011.
397. Carpenter PA: *How to Conduct a Comprehensive Chronic GVHD Assessment. Vol. 2014.* Fred Hutchinson Cancer Research Center, Seattle, WA, 2011.
398. Chu YW, Gress RE: Murine models of chronic graft-versus-host disease: Insights and unresolved issues. *Biol Blood Marrow Transplant* 14:365–378, 2008.
399. Srinivasan M, Flynn R, Price A, et al: Donor B-cell alloantibody deposition and germinal center formation are required for the development of murine chronic GVHD and bronchiolitis obliterans. *Blood* 119:1570–1580, 2012.
400. Wagner JE, Thompson JS, Carter SL, et al: Effect of graft-versus-host disease prophylaxis on 3-year disease-free survival in recipients of unrelated donor bone marrow (T-cell Depletion Trial): A multi-centre, randomised phase II-III trial. *Lancet* 366:733–741, 2005.
401. Rotta M, Storer BE, Storb R, et al: Impact of recipient statin treatment on graft-versus-host disease after allogeneic hematopoietic cell transplantation. *Biol Blood Marrow Transplant* 16:1463–1466, 2010.
402. Arai S, Sahaf B, Narasimhan B, et al: Prophylactic rituximab after allogeneic transplantation decreases B-cell alloimmunity with low chronic GVHD incidence. *Blood* 119:6145–6154, 2012.
403. Cutler C, Kim HT, Bindra B, et al: Rituximab prophylaxis prevents corticosteroid-requiring chronic GVHD after allogeneic peripheral blood stem cell transplantation: Results of a phase 2 trial. *Blood* 122:1510–1517, 2013.
404. Wolff D, Gerbitz A, Ayuk F, et al: Consensus conference on clinical practice in chronic graft-versus-host disease (GVHD): First-line and topical treatment of chronic GVHD. *Biol Blood Marrow Transplant* 16:1611–1628, 2010.
405. Sullivan KM, Witherspoon RP, Storb R, et al: Prednisone and azathioprine compared with prednisone and placebo for treatment of chronic graft-v-host disease: Prognostic influence of prolonged thrombocytopenia after allogeneic marrow transplantation. *Blood* 72:546–554, 1988.
406. Koc S, Leisenring W, Flowers ME, et al: Thalidomide for treatment of patients with chronic graft-versus-host disease. *Blood* 96:3995–3996, 2000.
407. Arora M, Wagner JE, Davies SM, et al: Randomized clinical trial of thalidomide, cyclosporine, and prednisone versus cyclosporine and prednisone as initial therapy for chronic graft-versus-host disease. *Biol Blood Marrow Transplant* 7:265–273, 2001.
408. Koc S, Leisenring W, Flowers ME, et al: Therapy for chronic graft-versus-host disease: A randomized trial comparing cyclosporine plus prednisone versus prednisone alone. *Blood* 100:48–51, 2002.
409. Martin PJ, Storer BE, Rowley SD, et al: Evaluation of mycophenolate mofetil for initial treatment of chronic graft-versus-host disease. *Blood* 113:5074–5082, 2009.
410. Gilman AL, Schultz KR, Goldman FD, et al: Randomized trial of hydroxychloroquine for newly diagnosed chronic graft-versus-host disease in children: A Children's Oncology Group study. *Biol Blood Marrow Transplant* 18:84–91, 2012.
411. Stewart BL, Storer B, Storek J, et al: Duration of immunosuppressive treatment for chronic graft-versus-host disease. *Blood* 104:3501–3506, 2004.
412. Wolff D, Schleuning M, von Harsdorf S, et al: Consensus Conference on Clinical Practice in Chronic GVHD: Second-Line Treatment of Chronic Graft-versus-Host Disease. *Biol Blood Marrow Transplant* 17:1–17, 2011.
413. Abu-Dalle I, Reljic T, Nishihori T, et al: Extracorporeal photopheresis in steroid-

refractory acute or chronic graft-versus-host disease: Results of a systematic review of prospective studies. *Biol Blood Marrow Transplant* 20:1677–1686, 2014.

414. Koreth J, Matsuoka K, Kim HT, et al: Interleukin-2 and regulatory T cells in graft-versus-host disease. *N Engl J Med* 365:2055–2066, 2011.

415. Matsuoka K, Koreth J, Kim HT, et al: Low-dose interleukin-2 therapy restores regulatory T cell homeostasis in patients with chronic graft-versus-host disease. *Sci Transl Med* 5:179ra43, 2013.

416. Dubovsky JA, Flynn R, Du J, et al: Ibrutinib treatment ameliorates murine chronic graft-versus-host disease. *J Clin Invest* 124:4867–4876, 2014.

417. Mundt AJ, Sibley G, Williams S, et al: Patterns of failure following high-dose chemotherapy and autologous bone marrow transplantation with involved field radiotherapy for relapsed/refractory Hodgkin's disease. *Int J Radiat Oncol Biol Phys* 33:261–270, 1995.

418. Holman PR, Costello C, deMagalhaes-Silverman M, et al: Idiotype immunization following high-dose therapy and autologous stem cell transplantation for non-Hodgkin lymphoma. *Biol Blood Marrow Transplant* 18:257–264, 2012.

419. Attal M, Lauwers-Cances V, Marit G, et al: Lenalidomide maintenance after stem-cell transplantation for multiple myeloma. *N Engl J Med* 366:1782–1791, 2012.

420. McCarthy PL, Owzar K, Hofmeister CC, et al: Lenalidomide after stem-cell transplantation for multiple myeloma. *N Engl J Med* 366:1770–1781, 2012.

421. Cohen S, Kiss T, Lachance S, et al: Tandem autologous-allogeneic nonmyeloablative sibling transplantation in relapsed follicular lymphoma leads to impressive progression-free survival with minimal toxicity. *Biol Blood Marrow Transplant* 18:951–957, 2012.

422. Mielcarek M, Storer BE, Flowers ME, et al: Outcomes among patients with recurrent high-risk hematologic malignancies after allogeneic hematopoietic cell transplantation. *Biol Blood Marrow Transplant* 13:1160–1168, 2007.

423. Duncan CN, Majhail NS, Brazauskas R, et al: Long-term survival and late effects among 1-year survivors of second allogeneic hematopoietic cell transplantation for relapsed acute leukemia and myelodysplastic syndromes. *Biol Blood Marrow Transplant* 21:151–158, 2015.

424. Claret EJ, Alyea EP, Orsini E, et al: Characterization of T cell repertoire in patients with graft-versus-leukemia after donor lymphocyte infusion. *J Clin Invest* 100:855–866, 1997.

425. Bachireddy P, Hainz U, Rooney M, et al: Reversal of in situ T-cell exhaustion during effective human antileukemia responses to donor lymphocyte infusion. *Blood* 123:1412–1421, 2014.

426. Shanavas M, Messner HA, Kamel-Reid S, et al: A comparison of long-term outcomes of donor lymphocyte infusions and tyrosine kinase inhibitors in patients with relapsed CML after allogeneic hematopoietic cell transplantation. *Clin Lymphoma Myeloma Leuk* 14:87–92, 2014.

427. Collins RH Jr, Shpilberg O, Drobyski WR, et al: Donor leukocyte infusions in 140 patients with relapsed malignancy after allogeneic bone marrow transplantation. *J Clin Oncol* 15:433–444, 1997.

428. Bar M, Sandmaier BM, Inamoto Y, et al: Donor lymphocyte infusion for relapsed hematological malignancies after allogeneic hematopoietic cell transplantation: Prognostic relevance of the initial CD3+ T cell dose. *Biol Blood Marrow Transplant* 19:949–957, 2013.

429. Scarisbrick JJ, Dignan FL, Tulpule S, et al: A multicentre UK study of GVHD following DLI: Rates of GVHD are high but mortality from GVHD is infrequent. *Bone Marrow Transplant* 50:62–67, 2015.

430. Keil F, Haas OA, Fritsch G, et al: Donor leukocyte infusion for leukemic relapse after allogeneic marrow transplantation: Lack of residual donor hematopoiesis predicts aplasia. *Blood* 89:3113–3117, 1997.

431. Heimesaat MM, Nogai A, Bereswill S, et al: MyD88/TLR9 mediated immunopathology and gut microbiota dynamics in a novel murine model of intestinal graft-versus-host disease. *Gut* 59:1079–1087, 2010.

432. Jenq RR, Ubeda C, Taur Y, et al: Regulation of intestinal inflammation by microbiota following allogeneic bone marrow transplantation. *J Exp Med* 209:903–911, 2012.

433. Ames NJ, Sulima P, Ngo T, et al: A characterization of the oral microbiome in allogeneic stem cell transplant patients. *PLoS One* 7:e47628, 2012.

434. Holler E, Butzhammer P, Schmid K, et al: Metagenomic analysis of the stool microbiome in patients receiving allogeneic stem cell transplantation: Loss of diversity is associated with use of systemic antibiotics and more pronounced in gastrointestinal graft-versus-host disease. *Biol Blood Marrow Transplant* 20:640–645, 2014.

435. Taur Y, Xavier JB, Lipuma L, et al: Intestinal domination and the risk of bacteremia in patients undergoing allogeneic hematopoietic stem cell transplantation. *Clin Infect Dis* 55:905–914, 2012.

436. Taur Y, Jenq RR, Perales MA, et al: The effects of intestinal tract bacterial diversity on mortality following allogeneic hematopoietic stem cell transplantation. *Blood* 124:1174–1182, 2014.

437. Vossen JM, Guiot HF, Lankester AC, et al: Complete suppression of the gut microbiome prevents acute graft-versus-host disease following allogeneic bone marrow transplantation. *PLoS One* 9:e105706, 2014.

438. Helg C, Chapuis B, Bolle JF, et al: Renal transplantation without immunosuppression in a host with tolerance induced by allogeneic bone marrow transplantation. *Transplantation* 58:1420–1422, 1994.

439. Sayegh MH, Fine NA, Smith JL, et al: Immunologic tolerance to renal allografts after bone marrow transplants from the same donors. *Ann Intern Med* 114:954–955, 1991.

440. Leventhal J, Abecassis M, Miller J, et al: Chimerism and tolerance without GVHD or engraftment syndrome in HLA-mismatched combined kidney and hematopoietic stem cell transplantation. *Sci Transl Med* 4:124ra28, 2012.

441. Leventhal J, Abecassis M, Miller J, et al: Tolerance induction in HLA disparate living donor kidney transplantation by donor stem cell infusion: Durable chimerism predicts outcome. *Transplantation* 95:169–176, 2013.

442. Kawai T, Sachs DH, Sprangers B, et al: Long-term results in recipients of combined HLA-mismatched kidney and bone marrow transplantation without maintenance immunosuppression. *Am J Transplant* 14:1599–1611, 2014.

443. Scandling JD, Busque S, Dejbakhsh-Jones S, et al: Tolerance and chimerism after renal and hematopoietic-cell transplantation. *N Engl J Med* 358:362–368, 2008.

444. Szabolcs P, Buckley RH, Davis RD, et al: Tolerance and immunity after sequential lung and bone marrow transplantation from an unrelated cadaveric donor. *J Allergy Clin Immunol* 135:567–570.e3, 2015.

第24章
免疫功能受损患者感染的治疗

Lisa Beutler and Jennifer Babik

摘要

感染是严重遗传性或获得性中性粒细胞减少、再生障碍性贫血、中性粒细胞功能异常、尤其是接受血液系统恶性肿瘤化疗患者发病和死亡的主要原因。骨髓被恶性肿瘤细胞替代和超强化疗的联合作用常导致严重中性粒细胞减少和单核细胞减少。中性粒细胞减少的严重程度和持续时间决定感染发生的风险。细菌感染可以导致患者临床病情迅速恶化，甚至死亡。在化疗期间，真菌、病毒和寄生虫感染也可以导致潜在的致死性并发症。本章将介绍细菌、真菌、病毒、原虫感染的诊断方法和治疗方案。在中性粒细胞减少期间预防感染有助于降低感染发生率、改善预后，因此如何预防细菌、寄生虫、病毒和(或)真菌感染是本章关注的焦点。

● 危险因素和引起感染的病原体

中性粒细胞减少的严重程度

中性粒细胞减少患者可发生细菌、真菌、病毒和寄生虫等感染[1]。通常细菌感染是最常见、也是最严重的感染。如果中性粒细胞计数低于 $0.5 \times 10^9/L$，细菌感染的风险明显增加；当中性粒细胞计数低于 $0.1 \times 10^9/L$ 时，感染的风险进一步加大[1]。中性粒细胞下降速度和持续时间是决定细菌感染风险的重要因素。黏膜屏障破坏，尤其是口腔、食道和肠道黏膜的破坏为病原体的入侵打开门户，进一步促进了感染的发展。

简写和缩略词

CMV，巨细胞病毒(cytomegalovirus)；CT，计算机断层扫描(computed tomography)；ESBL，超广谱 β 内酰胺酶(extended-spectrum β-lactamase)；Ig，免疫球蛋白(immunoglobulin)；IGIg，静脉注射用免疫球蛋白(intravenous immunoglobulin)，LFT，肝功能试验(liver function test)；MRSA，耐甲氧西林金黄色葡萄球菌(methicillin-resistant *Staphylococcus aureus*)；PCP，卡氏肺孢子虫肺炎(*Pneumocystis jiroveci* pneumonia)；RSV，呼吸道合胞病毒(respiratory syncytial virus)；VRE，耐万古霉素肠球菌(vancomycin-resistant Enterococcus)。

细菌性病原体

从历史上看，革兰氏阴性杆菌是最常见的致病菌。这些病原菌包括克雷伯杆菌、大肠杆菌、假单胞菌和变形杆菌。这些细菌可引起多种感染，包括肺炎、软组织感染、肛周感染和菌血症。尿路感染较少见，除非使用导尿管或者发生尿路梗阻。革兰氏阴性杆菌引起脑膜炎也较少见。

而现在，有记录的中性粒细胞减少患者发生的感染大约一半由革兰氏阳性菌引起。其原因可能与半永久性静脉导管的普及和预防性应用抗革兰氏阴性杆菌的药物有一定关系。葡萄球菌和肠球菌是目前中性粒细胞减少并发感染患者中分离到的最常见病原菌[2]。据报道，草绿色链球菌感染逐渐增加，已经成为中性粒细胞减少患者一个主要的致病菌，特别是接受造血干细胞移植的患者，可能与其黏膜炎发生率较高有关[3]。对合并革兰氏阳性菌和革兰氏阴性菌的感染，抗菌药物耐药性问题日益严峻，这一问题我们将在下文"细菌感染"中讨论。除非合并牙周病或胃肠道疾病，厌氧菌感染较为少见。

罹患霍奇金淋巴瘤、其他淋巴瘤和慢性淋巴细胞白血病的患者，不但细胞免疫功能受损，而且抗体产生也减少[4]。因此这些患者的感染病原谱不同于中性粒细胞减少患者，一旦发生细菌感染，往往是有荚膜的病原菌如肺炎球菌或嗜血杆菌，李斯特菌属和诺卡菌感染在此类患者中也很常见[5]。

真菌

在迁延的中性粒细胞减少患者以及有细胞免疫功能受损的淋巴瘤或慢性淋巴细胞白血病患者，真菌感染的发生非常普遍。最常分离到的是念珠菌，既往最常分离到的是白色念珠菌；然而近几年，非白色念珠菌感染有所增加，部分原因可能是普遍预防性应用抗白色念珠菌药物所致[6]。胃肠道被认为是念珠菌的储存库，有可能发生糜烂性食管炎，念珠菌也可通过留置导管进入血流。

曲霉菌和引发毛霉菌病的真菌也可能引起侵袭性疾病。预防性治疗活动性真菌感染也可能与毛霉菌病发病率增加有关[7]。这些病原菌往往会定植感染鼻窦和支气管肺部。

在长期应用糖皮质激素的白血病和淋巴瘤患者中，隐球菌、曲霉菌、球孢子菌、组织胞浆菌和念珠菌感染更为常见。球孢子菌、组织胞浆菌感染是地方性真菌病。球孢子菌在美国西南部，尤其是亚利桑那州和加利福尼亚州的圣华金河谷流行。组织胞浆菌则在俄亥俄州和密西西比河谷流行。随着活动性真菌预防性治疗的广泛应用，新兴菌种如丝孢菌也越来越常见[8]。

耶氏肺孢子虫(曾被称为卡氏肺囊虫)是一种普遍存在的内源性真菌，会导致中性粒细胞减少患者和细胞免疫缺陷的患者发生肺炎。

病毒

病毒感染在细胞免疫功能受损的患者中尤其常见。在免疫功能受损宿主所感染的病毒中，单纯疱疹病毒、水痘带状疱疹病毒、巨细胞病毒和腺病毒最为重要。单纯疱疹病毒常引起皮肤病变和口腔黏膜炎。带状疱疹病毒感染可能特别严重，并有播散倾向。初发水痘病毒感染如果不治疗有较高死亡率。巨细胞病毒可能导致肺炎、肝炎和(或)胃肠道溃疡等相关的热病。呼吸道合胞病毒和流感病毒是引起造血干细胞移植受者冬季呼吸道感染的重要致病菌[9]。BK 病毒和腺病毒造成的病毒相关出血性膀胱炎在造血干细胞移植受者也很常见[10]。

分枝杆菌

淋巴系统恶性肿瘤和结核病之间的关系,特别是在美国以外出生的患者,一世纪前已经被人们认识。结核病的死灰复燃,耐药菌株的日益盛行,正在成为一个常见和严重的威胁性问题[11,12]。非结核分枝杆菌感染在 HIV 阳性患者中较为常见,但在化疗患者中较少见[13]。

● 感染的识别和诊断

中性粒细胞减少症患者发生感染时可以伴有引人瞩目的临床症状,也可以无任何临床症状。任何形式的发热都提示感染的存在。然而低体温、精神不振、肌肉酸痛或者嗜睡也暗示这些患者可能存在感染。而感染常见的局部症状,如脓液的形成,则可能会缺乏或延迟出现,因为这些症状需中性粒细胞参与[14]。

当观察到此类病情变化时,应该仔细进行体格检查。特别注意口腔和牙齿,是否存在鹅口疮、溃疡或牙周疾病。皮肤也应该作详细检查。一些看似无伤大雅的皮肤损伤可能是败血性细菌栓子的表现和散播性真菌感染的证据。常规静脉穿刺或静脉置管造成的轻微损伤可能发展成感染甚至败血症。中性粒细胞减少患者,直肠周围以及肛周感染的发病率亦逐渐增加[15]。对于缺乏其他临床表现的发热患者,直肠和会阴检查可能会提供线索。虽然免疫功能低下患者不应该进行这些不必要的体格检查,但在探究发热原因时,直肠和盆腔的检查却不能拖延。

起病时应拍摄胸片,并在必要时复查,尽管此项检查在没有呼吸系统不适的患者中受到质疑[16]。胸部 CT 扫描可显示常规摄片检测不到的病变[17]。还应根据临床表现需要增加其他影像检查。

血培养标本需要在抗生素治疗前采集,如果存在持续发热需要定期复查。如果留置静脉导管,除了血培养,还应从每个导管内腔采集标本进行细菌和真菌培养。中心和外周培养阳性的时间差对导管相关感染的诊断有意义[18]。连续送检 2～3 次可以提高某些苛求培养条件的致病菌检出率。如果无法获得时间差法血培养阳性,在拔除潜在感染的静脉导管时应同时进行病原体培养。

还应根据现有临床症状和危险因素进行其他培养。如患者有留置导尿管、怀疑有尿路感染或有泌尿系统症状,需送检尿培养。对于有呼吸道症状或胸片异常的患者,痰培养可帮助诊断,但必须谨慎解读痰培养的结果,因为培养出来的细菌有可能仅是口咽部的定植菌群,而非肺部感染病原体。常规培养方法可能难以检出肺部真菌和病毒感染,送检鼻腔洗液和支气管肺泡灌洗标本行聚合酶链反应和抗原检测有助于诊断[19,20]。皮肤病变性质可疑的应行活检及培养。腹泻患者应行粪便培养、虫卵和寄生虫检查,以及难辨梭状芽孢杆菌检测。对部分患者,还可检测轮状病毒、诺如病毒、腺病毒。

对于胸部 CT 提示有肺部感染但初始治疗无效和初始微生物检测阴性的患者,支气管活检或 CT 引导下可疑病灶穿刺活检对诊断有一定帮助[21]。

● 治疗及预防

初始治疗

细菌感染

对多种不同的方案进行评估后发现,中性粒细胞减少伴发热患者进行经验性治疗是可以接受的。对于中性粒细胞减少伴发热的患者,目前推荐经验性抗假单胞菌 β-内酰胺类药物单药初始治疗[22]。哌拉西林他唑巴坦[23]、亚胺培南[24]、美罗培南[25]、头孢吡肟[26]和头孢他啶[27]均可用于单药治疗。这些药物可以有效地防治中性粒细胞减少患者大多数致命性病原菌的感染。抗铜绿假单胞菌碳青霉烯类药物多尼培南,尚未在中性粒细胞减少合并感染的患者中做过前瞻性随机对照试验。虽然碳青霉烯类药物厄他培南每天单次剂量给药方案很具吸引力,但该药不具抗假单胞菌疗效,不应该用于经验性治疗[28]。初始治疗应根据不同医疗机构抗菌药物敏感度差异选择药物,随后应根据培养结果调整治疗方案。

尽管目前覆盖革兰氏阴性菌的单药治疗效果有改善[29],但对于病情不稳定或怀疑抗菌药物耐药的患者,可以使用另一种抗革兰氏阴性菌活性强的抗菌药物进行联合治疗。氨基糖苷类可提供协同抗革兰氏阴性杆菌作用,并进一步拓宽抗菌谱,但也增加了肾毒性风险。尚无良好的证据支持同时使用两种 β-内酰胺类药物。对于未接受过喹诺酮类预防治疗的患者喹诺酮类通常与其他抗菌药物联用有效[30]。

有留置导管、败血症表现、皮肤和软组织感染表现及其他高危因素患者应该接受经验性万古霉素抗革兰氏阳性菌治疗。没有这些危险因素的患者,若抗革兰氏阴性菌治疗后发热持续超过 3～5 天,也需要加用针对革兰氏阳性球菌的抗菌药物[22]。

多药耐药病原菌的出现已对经验性治疗的方案选择产生影响。大约 60% 的院内获得性金黄色葡萄球菌菌株为耐甲氧西林金黄色葡萄球菌(methicillin-resistant S. aureus, MRSA),社区获得性感染也有相应增多[31]。万古霉素、喹努普丁/达福普汀(quinupristin/dalfopristin)[32]、利奈唑胺[33]、达托霉素[34]、头孢洛林[35]和替加环素[36]对 MRSA 有效。但要注意,肺炎患者不应用达托霉素,因其会被肺泡表面活性物质灭活。替加环素在血清中达不到有效浓度,在血流感染中应避免使用,且鉴于该药的致死率越来越高,已被提出"黑匣子警告"。道古霉素(dalbavancin),一种二代糖肽类药物,每周使用一次即可,已被批准用于皮肤和软组织 MRSA 感染的治疗[37]。头孢托比罗(ceftobiprole)是一种广谱头孢菌素,亦可有效对抗耐甲氧西林金葡菌,但在美国至今仍未被批准[38]。

万古霉素耐药金黄色葡萄球菌的出现,可能会限制万古霉素在金黄色葡萄球菌感染中的应用[34]。但幸运的是,这种耐药株目前比较罕见[39]。另有文献综述了抗 MRSA 药物的毒副作用及仍在开发中的具有有效抗 MRSA 活性的全部抗菌药物清单[40]。利奈唑胺常被用来代替万古霉素,但该药会造成血小板减少症,因此在化疗患者中必须谨慎使用[41]。达托霉素是替代万古霉素用于血流感染的好选择。

耐万古霉素肠球菌(vancomycin-resistant *Enterococcus*,

VRE)的分离频率日益升高给治疗提出重大挑战,特别是在中性粒细胞减少患者[42,43]。头孢吡肟和头孢他啶对肠球菌缺乏活性。利奈唑胺[44]、达托霉素[45]和喹努普丁/达福普汀[32]是目前用于严重肠球菌感染治疗疗效最好的药物。替加环素也有抗VRE活性,但在血清中达不到有效水平,在血流感染中应避免使用。喹努普丁/达福普汀对粪肠球菌无效。VRE菌群易产生耐药性,即使之前未用过达托霉素,VRE菌群也可对其产生耐药性,所以初次使用达托霉素要检查其最低抑菌浓度[46]。

中性粒细胞减少症患者的革兰氏阴性菌耐药问题也备受临床关注。随着多药耐药革兰氏阴性菌的广泛出现,一些老药,如黏菌素又重返临床[47]。肠道致病菌,特别是产超广谱 β-内酰胺酶的克雷伯杆菌和大肠杆菌,已成为一个棘手的临床问题。多达25%的中性粒细胞减少伴革兰氏阴性菌血栓病例,最终都能够培养到产超广谱 β 内酰胺酶(extended-spectrum β-lactamase, ESBL)的病原菌[48]。这些病原菌对所有头孢菌素类耐药,对氨基糖苷类和喹诺酮类的敏感程度变化多样难以预测。碳青霉烯类(亚胺培南、美罗培南、多尼培南、厄他培南)对这些病原菌有效。目前产碳青霉烯酶的病原体尚属罕见,将来也有可能成为一个重要的临床问题。针对产碳青霉烯酶病原菌的治疗数据仅限于回顾性分析以及非对照非随机的前瞻性研究,但这些数据提示碳青霉烯类加黏菌素、氨基糖苷类或替加环素联合治疗可能比单药治疗更有效[49,50]。

真菌感染

中性粒细胞减少患者全身性真菌感染相当常见,经验性抗细菌药物治疗5~7天仍无效的发热患者应该考虑经验性抗真菌治疗[51]。历史上,两性霉素 B 脱氧胆酸盐曾是大多数中性粒细胞减少患者真菌感染治疗的可选药物,但在大多数中心,其地位现已被新引入的两性霉素脂质体制剂,以及新型唑类和棘白菌素类所取代[52,53]。

目前在美国两性霉素有三种脂质体制剂:两性霉素 B 脂质体(ambisome),两性霉素 B 脂质复合物(abelcet)和两性霉素 B 胶质分散体(amphotec/amphocil),三者不可相互替换。这些制剂,特别是脂质体两性霉素 B,肾毒性更低,而疗效似乎并不低于非脂质体制剂,虽然输注相关症状并不少见,但一般均属可控范围[47,48]。这些药物给药时须严密监测血清肌酐、血钾和血镁的水平。两性霉素制剂仍是治疗毛霉菌病的一线药物,但常与棘白霉素类合用[55]。

临床上即使并没有充分的数据支持都按惯例在两性霉素给药前、有时在给药后,给予静脉输注液体以减少肾毒性[56]。两性霉素输注相关的发热及寒战可以使用盐酸苯海拉明、对乙酰氨基酚或氢化可的松治疗或预防[57]。

氟康唑是一种可以口服也可静脉应用的唑类药物,批准用于白色念珠菌、新型隐球菌和粗球孢子菌的治疗;对非白色念珠菌疗效较差,对克柔假丝酵母菌完全无效,对曲霉菌亦无效[58]。

和氟康唑相比,伊曲康唑对曲霉菌有一定的疗效。伊曲康唑的活性比伏立康唑弱,但在中度感染以及患者不耐受伏立康唑时,伊曲康唑有一定作用[59]。

伏立康唑也是一种可以口服或静脉应用的唑类药物。一项大型研究发现,对中性粒细胞减少症伴发热患者进行经验性治疗,伏立康唑与两性霉素 B 脂质体具有同样的疗效,但这些结果仍存在争议[52,60]。对于无并发症且持续发热的中性粒细胞减少患者,口服伏立康唑可以很好替代静脉注射伏立康唑[61]。它是抗曲霉菌治疗的一线药物[62]。伏立康唑的副作用包括视力异常、幻觉、肝功能异常,这些副作用可能限制一些患者使用该药。最近,有数据表明移植受者使用伏立康唑后,患非黑色素瘤皮肤癌的风险增加,但目前该发病机制还不清楚[63]。伏立康唑对神经系统的副作用可能与血药浓度有关,后者受包括CYP2C19 基因型在内的诸多因素影响有很大变化。大量证据表明,治疗药物监测能够提高伏立康唑在侵袭性真菌感染治疗中的安全性和有效性[64,65]。

泊沙康唑是最新批准的唑类药物,有静脉和口服制剂,主要用于预防性治疗,同时也可用于侵袭性曲霉菌病的挽救治疗[66]。不同于以往的三唑类杀菌剂,泊沙康唑对多种病原菌导致的毛霉菌病有效,而且当其他治疗失败后该药仍有用;但是,目前没有相关的临床试验数据[67]。

艾沙康唑是仍在临床试验中的广谱唑类抗真菌药,有静脉制剂和口服制剂。目前,艾沙康唑正在进行与伏立康唑对照用于治疗曲霉菌病的 III 期临床试验,艾沙康唑对毛霉菌病也有一定疗效[68]。

棘白霉素类,包括卡泊芬净、米卡芬净和阿尼芬净,是一类对多种念珠菌属和曲霉菌属有效的静脉注射新药,一般具有较好的耐受性。随着非白色念珠菌感染的盛行,棘白霉素类的作用越来越重要[69]。目前,只有卡泊芬净被批准用于发热伴中性粒细胞减少症的一线经验治疗[70],也是唯一被批准用于曲霉病补救治疗的棘白霉素类药物,然而越来越多证据表明,米卡芬净对治疗侵袭性曲霉感染有效[71]。棘白霉素类与其他抗真菌药治疗曲霉菌感染和毛霉菌病方面可能存在协同作用[55,72]。一项评估有关棘白霉素类联合治疗曲霉病的前瞻性随机对照临床试验已在进行且即将出结果。阿尼芬净是最新被批准的棘白霉素类药物,治疗念珠菌感染非常有效[73]。

卡氏肺孢子虫肺炎(PCP)可用复方新诺明(甲氧苄啶-磺胺甲基异噁唑合剂)治疗。对复方新诺明过敏或不耐受中重度感染患者,须用戊烷脒或伯氨喹-克林霉素合剂。尽管有数据表明,对于 HIV 阳性患者,后者替代疗法更强有效[74]。其他可选方案有氨苯砜-甲氧苄啶合剂和阿托伐醌,但这些方案最好用于轻度 PCP。重度 PCP 常用糖皮质激素联合作辅助治疗,但对于非 HIV 感染患者,是否联用糖皮质激素仍有争议[75]。

对于高危中性粒细胞减少伴持续发热患者,经验性抗真菌治疗是标准治疗。有研究正在评估部分精挑的患者是否可以用抢先式抗真菌治疗代替经验性抗真菌治疗。所谓抢先式策略,即运用微生物学、分子学、放射学技术,在感染初期检测侵袭性真菌感染早期证据,并迅速启动初始治疗[76]。目前关于这两种治疗方式对比的研究数据并不统一[77~79]。监测血液中真菌壁成分 1,3-β-D-葡聚糖[80]和半乳甘露聚糖[81]在抢先式治疗中具有重要意义。对真菌基因产物做实时聚合酶链反应是另一种具有高敏感性、特异性检测念珠菌血症的技术,但如果要广泛推广,需制定相关标准[82]。

虽然目前真菌耐药不像细菌耐药般严峻,但真菌耐药的发展仍然是一个潜在的临床威胁。预防性抗真菌药物可能有助于治疗天然耐药菌属暴发感染[83]。各类抗真菌药物内部或之间的交叉耐药及相互作用,也是一个潜在的重要问题,值得进一步临床研究[84]。

病毒感染

病毒感染的治疗手段比较有限,阿昔洛韦对单纯疱疹病毒感染有效,大剂量阿昔洛韦可用于治疗水痘带状疱疹感染。其他药物,如泛昔洛韦和伐昔洛韦,对单纯疱疹病毒和带疱疹病毒感染同样有效,给药频率更少,但无静脉制剂[85]。

更昔洛韦、缬更昔洛韦、膦甲酸钠治疗巨细胞病毒感染有效,也可用于有效治疗单纯疱疹病毒感染[86]。在感染早期使用最有效。因此,频繁监测 CMV 和早期抢先治疗高危患者,如移植受者,可以改善预后[87]。更昔洛韦或缬更昔洛韦通常用于一线治疗 CMV 感染,但很大一部分患者在使用该药后出现骨髓抑制。二线药物膦甲酸钠可并发氮质血症及电解质紊乱。

利巴韦林联合免疫调节剂(如 RSV Ig 或 IGIg)可用于治疗免疫功能低下患者合并感染呼吸道合胞病毒肺炎。利巴韦林也用于上呼吸道 RSV 感染,还能阻止感染向下呼吸道扩散并降低死亡率;但目前缺少前瞻性研究[88]。利巴韦林的最佳给药

路径(口服还是吸入)尚无定论。可疑甲型流感可用奥司他韦和扎那米韦治疗[89]。

分枝杆菌感染

在全世界范围,血液系统恶性肿瘤患者都存在较高的结核分枝杆菌感染率,有肺结核风险因素并且伴有肺部浸润的中性粒细胞减少患者应该排除结核。一线抗结核治疗包括利福平、异烟肼、吡嗪酰胺和乙胺丁醇[90]。

多药耐药结核感染即感染的微生物对利福平和异烟肼耐药,它的治疗比较困难,而且预后不佳。不同国家多药耐药结核病的流行差异较大[91]。多药耐药结核病的治疗药物包括氟喹诺酮类、阿米卡星、卷曲霉素和卡那霉素。广泛耐药结核分枝杆菌,即对利福平、异烟肼、氟喹诺酮类药物以及至少一种注射用二线抗结核药物耐药的结核分枝杆菌,是一个潜在的严重临床问题[92]。

非结核分枝杆菌感染虽然相对少见,但恶性血液病患者仍可出现感染。结核分枝杆菌复合体通常用克拉霉素、利福喷丁和乙胺丁醇治疗。而快速生长分枝杆菌感染的治疗非常复杂,应该在传染病专家指导下进行[13]。

表 24-1 列出了中性粒细胞减少患者的经验性治疗药物。

表 24-1　用于经验治疗抗感染药物的病菌覆盖率和副作用				
药物种类	药物名称	商品名称	作用活性	毒性
抗假单胞菌青霉素	派拉西林-他唑巴坦	Zosyn	甲氧西林敏感金黄色葡萄球菌,链球菌,肠球菌,厌氧菌,铜绿假单胞菌,革兰氏阴性肠杆菌	低钾血症,抗血小板功能
抗假单胞菌头孢	头孢他啶	Fortaz	铜绿假单胞菌,革兰氏阴性肠杆菌,甲氧西林敏感金黄色葡萄球菌*	
	头孢吡肟	Maxipime	铜绿假单胞菌,革兰氏阴性肠杆菌,甲氧西林敏感金黄色葡萄球菌	头孢吡肟导致的神经毒性
氨基糖苷类	阿米卡星	Amikin	肠道革兰氏阴性棒状杆菌,铜绿假单胞菌	肾脏毒性,耳毒性
	妥布霉素	Nebcin		
	庆大霉素	Garamycin		
糖肽类	万古霉素	Vancocin	葡萄球菌(包括包括耐甲氧西林金黄色葡萄球菌),链球菌,粪肠球菌,棒状杆菌	耳毒性,快速输注红人综合征
碳青霉烯类	亚胺培南	Primaxin	革兰氏阴性杆菌,铜绿假单胞菌(除外厄他培南),甲氧苯青霉素敏感葡萄球菌属,链球菌,肠球菌(亚胺培南),厌氧菌	恶心,癫痫发作(亚胺培南)
	美罗培南	Merrem		
	厄他培南	Invanz		
	多利培南	Doribax		
单酰胺菌素	氨曲南	Azactam	革兰氏阴性杆菌,铜绿假单胞菌	
磺胺类	甲氧苄啶-磺胺甲噁唑	Bactrim; Septra	卡氏肺孢子虫,某些革兰氏阴性杆菌,葡萄球菌,诺卡菌属	磺胺过敏,肌酐增加,恶心,皮疹
氟喹诺酮类	环丙沙星	Cipro	革兰氏阴性杆菌,铜绿假单胞菌,草绿色链球菌	恶心,罕见的跟腱断裂
	左氧氟沙星	Levaquin	革兰氏阴性杆菌,铜绿假单胞菌,草绿色链球菌+	

表 24-1　用于经验治疗抗感染药物的病菌覆盖率和副作用(续)

药物种类	药物名称	商品名称	作用活性	毒性
核苷类	阿昔洛韦	Zovirax	单纯疱疹病毒,水痘带状疱疹病毒	结晶尿
	伐昔洛韦	Valtrex	单纯疱疹病毒,水痘带状疱疹病毒	
	泛昔洛维	Famvir	单纯疱疹病毒,水痘带状疱疹病毒	
	更昔洛韦	Cytovene	巨细胞病毒	骨髓抑制
	缬更昔洛韦	Valcyte	巨细胞病毒	骨髓抑制
膦甲酸盐	膦甲酸	Foscavir	巨细胞病毒	肾衰,电解质紊乱
多烯类抗真菌药	两性霉素 B	Fungizone	念珠菌、曲霉菌,其他真菌包括毛霉菌病	发热,寒战,恶心,呕吐,肾功能衰竭,低钾血症,低镁血症
	两性霉素 B 脂质复合物	Abelcet	念珠菌、曲霉菌,其他真菌包括毛霉菌病	发热,寒战,恶心,呕吐,肌酐升高
	两性霉素 B 胆固醇硫酸盐	Amphotec	念珠菌、曲霉菌,其他真菌包括毛霉菌病	发热,寒战,恶心,呕吐,肌酐升高
	两性霉素 B 脂质体	AmBisome	念珠菌、曲霉菌,其他真菌包括毛霉菌病	发热,寒战,恶心,呕吐,肌酐升高
唑类	氟康唑	Diflucan	念珠菌,隐球菌,粗球孢子菌	肝功能异常
	伊曲康唑	Sporonox	念珠菌,曲霉菌,组织胞浆菌	CHF,药物相互作用
	伏立康唑	Vfend	曲霉菌,球孢子菌,组织胞浆菌	暂时性视力丧失
	泊沙康唑	Noxafil	曲霉菌,球孢子菌,组织胞浆菌,毛霉菌病	恶心,腹泻,肝功异常
棘白素类	卡泊芬净	Cancidas	曲霉菌,念珠菌,毛霉菌病*	
	米卡芬净	Mycamine	曲霉菌,念珠菌,毛霉菌病*	
	阿尼芬净	Eraxis	曲霉菌,念珠菌,毛霉菌病*	
唑烷酮类	利奈唑胺	Zyvox	葡萄球菌(包括耐甲氧西林金黄色葡萄球菌),肠球菌(包括耐万古霉素肠球菌),链球菌	血小板减少,贫血,与SSRIs 类合用出现五羟色胺综合征的小风险,长期使用出现线粒体副作用
脂肽类	达托霉素	Cubicin	葡萄球菌(包括耐甲氧西林金黄色葡萄球菌),肠球菌(包括耐万古霉素肠球菌),链球菌	肌酐激酶的升高

治疗方案的调整

及时调整或更改初始的抗感染方案对于某些原因相当必要。培养的结果可能提示另一种治疗方案更有效而且毒性更低。患者对治疗无效时,所有的培养结果可能仍然是阴性。初始治疗有效的患者也可能再次发热,提示存在双重感染的可能性。

以培养结果为基础调整治疗方案通常很简单,但也可能出现进退两难的困境。这种情况下,则须考虑耐药病原菌以及非感染性发热的可能性,如药物热或恶性肿瘤复发。重复培养和细致的临床再评价对治疗有利。

维持治疗

针对特定病原体的抗感染治疗通常应在尽可能短的时间内完成,并直到粒细胞计数达到 $0.5 \times 10^9/L$。该治疗策略虽然可降低感染复发率,但有可能增加二重感染的风险和抗菌药物的毒性。低危患者在致热感染源未明确的情况下自行退热时,经验性静脉治疗经通常可以用口服疗法替代并直至粒细胞计数恢复。此外,有证据表明,在中性粒细胞计数绝对值达到 $0.5 \times 10^9/L$ 前采取预防性治疗对部分的患者可行[93]。在抗感染治疗终止或降阶梯时,需密切观察患者病情,当感染复发应立即重新开始治疗。

化疗恢复后的发热

发热偶尔可以持续到中性粒细胞计数恢复正常之后,甚至在中性粒细胞计数正常后患者才出现发热。此时需要考虑药物热及植入综合征所致发热,同时应当排除深部感染[94]。随着预防性抗真菌治疗策略的广泛应用,肝脾念珠菌感染率可能有所下降,但在这些患者中,感染肝脾念珠菌仍是一个重要因素(见下文"真菌感染")[95]。肝脏受累通常可表现为血清碱性磷酸酶水平升高和肝脏 CT 多发穿凿样病灶。往往血液培养通常是阴性的,因此可能需要通过活检进行病原微生物诊断[96]。肝脾念珠菌病需要长期治疗。建议使用的治疗方案包括氟康唑[97]、卡泊芬净[98]和两性霉素 B 脂质体[99],但尚无随机化的试验数据。在治疗时仍有持续症状可能是由免疫重建炎症综合征所致,通过糖皮质激素辅助治疗可以减轻[100]。无论采用哪种治疗方案,该病难以治愈且死亡率高[101]。

如果骨髓造血功能恢复后继续发热,需要考虑静脉留置导管引起的感染。诊断导管感染仍然面临着很大的挑战,可考虑应用抽出导管的诊断技术,拔除导管的必要性视不同的患者以及病原菌而异。血清凝固酶阴性的葡萄球菌是最常被分离的病原菌,并且通常与拔除导管治疗关系密切。如果需要保留管,推荐抗菌药物疗程为 10 ~ 14 天[102]。如果出现了导管窦道相关感染,绝大多数情况下不拔除导管则很难治愈。

一旦确定导管感染革兰氏阴性菌[103]、金黄色葡萄球菌[104]和真菌感染[105],通常必须拔除留置导管。如果必须留置导管,血培养阴性后可以换部位重新安置导管。推荐抗菌药物治疗至少 14 天,氯己定(洗必泰)和银溶液浸泡的中心静脉导管可能可以预防粒细胞缺乏患者发生血流感染[106]。导管感染及其处理在其他部分已有详细综述,这里不再作介绍[102]。

门诊治疗

二十年前,院外治疗发热的中性粒细胞减少患者是不可想象的。如今,由于经济压力、加上家庭输液服务的广泛利用以及更有效的口服抗菌药物,使得门诊治疗成为这些患者选择之一[107]。

只要经过适当的选择患者并且确保合理的监测手段,门诊治疗发热伴中性粒细胞减少患者的疗效能够与住院治疗的效果媲美。适合家庭治疗的患者包括中性粒细胞减少持续时间较短以及并发症较少的患者[108,109]。那些持续发热、需要多种抗菌药物联合治疗或者病情不稳定的患者,不考虑作为家庭治疗的患者。严格的家庭宣教是治疗成功的关键所在。

感染的预防

细菌感染

鉴于中性粒细胞减少症患者感染相关的高死亡率,需要优先考虑预防措施。中性粒细胞减少期进行严格无菌操作并注意个人卫生以预防细菌感染是极为重要的。尽量避免仪器检查操作,仔细护理静脉穿刺点。此外,目前中性粒细胞减少患者已经广泛地使用全身性抗菌药物预防革兰氏阴性菌的感染。

预防性抗菌药物的使用,可以降低预期会产生持续严重粒细胞减少的高危中性粒细胞减少症患者的革兰氏阴性菌感染次数和全因死亡率[110]。相反,对于预期中性粒细胞减少持续时间较短、感染风险较低的患者,预防性使用抗菌药物的获益不明确,大多数病例不推荐[111]。尽管一些研究提示预防性使用抗菌药物可以降低高危患者死亡率,但是这项预防措施同时也有助于耐药菌株的产生,因此在决定是否预防性使用抗菌药物时必须考虑利弊慎重衡量[112,113]。此外,尽管用于预防目的的抗感染药物通常是安全的,也必须考虑药物的毒副作用。预防性使用抗菌药物的相关副作用包括药物热、皮疹、血细胞减少的恶化,严重者甚至发生难辨梭状芽孢杆菌感染[114]。难辨梭状芽孢杆菌感染在干细胞移植受者中发生率很高,接受高风险抗菌药物治疗的患者(包括氟喹诺酮类)更容易感染[115]。预防性使用抗菌药物所致的难辨梭状芽孢杆菌感染值得我们重视。在过去的几年里,难辨梭状芽孢杆菌的耐药、高毒性菌株感染已经变得更加普遍了[116]。

氟喹诺酮类药物,特别是环丙沙星和左氧氟沙星,由于其具有预防中性粒细胞减少患者的革兰氏阴性菌感染而受到极大关注[110]。环丙沙星对假单胞菌属更有效,而左氧氟沙星对革兰氏阳性菌较有效。遗憾的是,社区滥用以及预防性用药,导致喹诺酮耐药的革兰氏阴性菌大量增长。从中性粒细胞减少的发热患者中分离的革兰氏阴性菌对喹诺酮类耐药比例高达 85%[117],喹诺酮类的预防性应用已经导致耐喹诺酮类草绿色链球菌株的增长[118]。预防性使用也降低了这些药物在同一患者治疗中的效果[119]。基于这些原因,一些中心禁止相关患者预防性使用喹诺酮类[120-122]。这些研究一致表明从中性粒细胞减少症患者中分离出对氟喹诺酮类药物耐药的患者数目有所减少。然而另一些研究却表明停止使用氟喹诺酮类药物预防性治疗不一定会导致菌血症的发生率增加[120]。在至少两个例子中,中断预防性喹诺酮类药物又增加了革兰氏阴性菌感染的发病率,重新预防性应用该药物可以逆转此现象[121,122]。因此对部分患者而言,预防性使用喹诺酮类药物有明确作用。然而随着其耐药性的增加,需要不断监测其功效并减少滥用。

对于使用高风险化疗方案患者、老年病人以及具有明确并发症的患者,通过使用粒细胞-巨噬细胞集落刺激因子和粒细胞集落刺激因子提高中性粒细胞绝对数可以减少患者发热的发生率[123,124]。但目前尚无明确证据表明预防性使用这些药物可降低感染相关死亡率或者总生存期[125]。

建议可能发生中性粒细胞减少的患者注意饮食卫生,但其预防感染的有效性尚未证实[126]。同样,保护性隔离已被作为预防措施,但其有效性亦尚未证实[127]。

病毒感染

阿昔洛韦及其前药伐昔洛韦可以预防化疗患者发生复发性单纯疱疹病毒感染[128]。长期使用阿昔洛韦可以预防造血干细胞移植患者[129]以及接受化疗的多发性骨髓瘤患者水痘带状疱疹病毒的重新激活[130]。未接受水痘带状疱疹病毒疫苗的高危患者可以在病毒暴露后接受水痘带状疱疹病毒免疫球蛋白以预防感染[131]。

造血干细胞移植受体是巨细胞病毒感染的高风险人群,包括移植前血清反应呈阳性的患者、接受血清阳性供者捐赠的血清阴性患者以及移植前接受过大量免疫抑制剂治疗的患者[132,133]。使用 CMV 血清反应阴性的血液成分可以显著降低对血清反应阴性病人的巨细胞病毒传播,应用去白细胞的血液成分似乎也有一定价值[134]。更昔洛韦[135]、口服缬更昔洛韦[136]、输注巨细胞病毒免疫球蛋白已用于预防移植受者的巨细胞病毒感染。更昔洛韦和缬更昔洛韦常常可以导致骨髓抑制，可能使得应用这些药物进行治疗的中性粒细胞减少症患者临床处理更加复杂[137]。此外也有报道，巨细胞病毒耐药的出现与预防治疗相关[138]。对常规化疗患者的巨细胞病毒感染预防尚未广泛研究，各国均无证据支持在这些人群中进行预防[139]。许多中心采取抢先策略，定期对患者进行巨细胞病毒血症筛查，仅在发现巨细胞病毒后才会开始治疗。预防性免疫治疗对于无法耐受抗病毒治疗骨髓毒性的患者可能获益[140]。最近的随机对照试验表明，移植后患者接受新型的抗巨细胞病毒制剂乐特莫韦（letermovir）和博西多福韦（brincidofovir）治疗可能抑制巨细胞病毒复制[141,142]。

推荐用灭活疫苗进行免疫接种，如流感疫苗等。但在免疫抑制期间应该避免应用麻疹和带状疱疹等减毒活疫苗[143]。

真菌感染

中性粒细胞减少症患者侵袭性真菌感染的高死亡率使得预防治疗相当重要。对这些患者预防性使用抗真菌药物的研究已持续了 20 多年，但其有效性仍存争议[144]。中性粒细胞减少患者真菌感染的预防作用较难评估。许多研究结果之间存在冲突，部分原因是不同定义和研究结果的应用以及不同抗真菌药物剂量的选择所造成，而且研究样本大多偏少。

与抗细菌药物的预防治疗相似，在预期有严重、长期中性粒细胞减少患者，尤其是异基因移植受体，预防性抗真菌治疗是明确获益的。预防性抗真菌治疗尚未被应用于低骨髓毒性的化疗患者[22]。在决定是否需要预防性用药时，必须考虑到药物的毒性。此外，抗真菌药物预防性使用可以选出更多的耐药真菌株，从而发生天然耐药菌株感染的暴发。例如，一些预防念珠菌感染有效的抗真菌药可以增加曲霉菌感染的发病率[145]。有些研究显示了抗真菌治疗预防高危患者的全身感染的能力，但尚未明确证实能够降低全因死亡率[146]。

一些唑类药物已经研究用于预防给药。若干研究证实，预防性应用氟康唑可以显著降低浅表和侵袭性真菌感染，结果具有统计学意义[147]。然而，预防性应用氟康唑可以导致曲霉菌、光滑念珠菌、克鲁斯假丝酵母菌感染的暴发[83]。伊曲康唑和伏立康唑[148]具有广谱抗真菌活性，预防曲霉菌感染更加有效，而且通常具有更好的耐受性[149]。预防性应用泊沙康唑可以降低曲霉菌感染的风险，而且具有降低死亡率的趋势[150]。

棘白霉素已经被广泛用于预防性抗真菌治疗。已证实在预防曲霉菌和念珠菌感染时卡泊芬净的效果与伊曲康唑相仿[151]。在预防造血干细胞移植患者的全身性真菌感染方面，已经证实米卡芬净的效果优于氟康唑[152]，阿尼芬净作为最新的棘白霉素，仍在研究之中。

卡氏肺孢子虫肺炎可以用复方新诺明预防[153]。在造血干细胞移植受者中，氨苯砜和阿托伐醌都已被用作二线预防药物；同时，鉴于复方新诺明具有骨髓抑制的风险，在某些情况下上述二者可以作为首选[154,155]。尽管卡氏肺孢子菌是一种普遍存在的微生物，但是在不同的医疗机构发生感染差异很大；因此，预防的需要也随之不同。

● 造血干细胞移植受者的感染

造血干细胞移植受者感染的危险性与化疗造成的中性粒细胞减少症患者相似，移植物抗宿主病和免疫抑制剂的使用使得这些患者具有更高的感染风险。巨细胞病毒和水痘-带状疱疹病毒，处理相当棘手。干细胞移植患者的感染问题已有综述[156]，并在本书第 23 章作了介绍。

翻译：蔡真　互审：侯健　校对：黄河

参考文献

1. Bodey GP, Buckley M, Sathe YS, Freireich EJ: Quantitative relationships between circulating leukocytes and infection in patients with acute leukemia. *Ann Intern MedIntern Med* 64:328, 1966.
2. Ramphal R: Changes in the etiology of bacteremia in febrile neutropenic patients and the susceptibilities of the currently isolated pathogens. *Clin Infect Dis* 39:S25, 2004.
3. Reilly AF, Lange BJ: Infections with viridans group streptococci in children with cancer. *Pediatr Blood Cancer* 49:774, 2007.
4. Wadhwa PD, Morrison VA: Infectious complications of chronic lymphocytic leukemia. *Semin Oncol* 33:240, 2006.
5. Morrison V: Infections in patients with leukemia and lymphoma, in *Infectious Complications in Cancer Patients*, edited by Stosor V, Zembower TR, p 319. Springer International Publishing, Switzerland, 2014.
6. Hachem R, Hanna H, Kontoyiannis D, et al: The changing epidemiology of invasive candidiasis: *Candida glabrata* and *Candida krusei* as the leading causes of candidemia in hematologic malignancy. *Cancer* 112:2493, 2008.
7. Chamilos G, Marom EM, Lewis RE, et al: Predictors of pulmonary zygomycosis versus invasive pulmonary aspergillosis in patients with cancer. *Clin Infect Dis* 41:60, 2005.
8. Walsh TJ, Gamaletsou MN: Treatment of fungal disease in the setting of neutropenia. *Hematology Am Soc Hematol Educ Program* 2013:423, 2013.
9. Mikulska M, Del Bono V, Gandolfo N, et al: Epidemiology of viral respiratory tract infections in an outpatient haematology facility. *Ann Hematol* 93:669, 2014.
10. Mori Y, Miyamoto T, Kato K, et al: Different risk factors related to adenovirus- or BK virus-associated hemorrhagic cystitis following allogeneic stem cell transplantation. *Biol Blood Marrow Transplant* 18:458, 2012.
11. Kamboj M, Sepkowitz KA: The risk of tuberculosis in patients with cancer. *Clin Infect Dis* 42:1592, 2006.
12. De La Rosa GR, Jacobson KL, Rolston KV, et al: *Mycobacterium tuberculosis* at a comprehensive cancer centre: Active disease in patients with underlying malignancy during 1990–2000. *Clin Microbiol Infect* 10:749, 2004.
13. Chen CY, Sheng WH, Lai CC, et al: Mycobacterial infections in adult patients with hematological malignancy. *Eur J Clin Microbiol Infect Dis* 31:1059, 2012.
14. Sickles EA, Greene WH, Wiernik PH: Clinical presentation of infection in granulocytopenic patients. *Arch Intern MedIntern Med* 135:715, 1975.
15. Chen CY, Cheng A, Huang SY, et al: Clinical and microbiological characteristics of perianal infections in adult patients with acute leukemia. *PLoS One* 8:e60624, 2013.
16. Korones DN, Hussong MR, Gullace MA: Routine chest radiography of children with cancer hospitalized for fever and neutropenia: Is it really necessary? *Cancer* 80:1160, 1997.
17. Heussel CP, Kauczor HU, Heussel G, et al: Early detection of pneumonia in febrile neutropenic patients: Use of thin-section CT. *AJR Am J Roentgenol* 169:1347, 1997.
18. Chen WT, Liu TM, Wu SH, et al: Improving diagnosis of central venous catheter-related bloodstream infection using differential time to positivity as a hospital-wide approach at a cancer hospital. *J Infect* 59:317, 2009.
19. Maschmeyer G, Beinert T, Buchheidt D, et al: Diagnosis and antimicrobial therapy of lung infiltrates in febrile neutropenic patients: Guidelines of the infectious diseases working party of the German Society of Haematology and Oncology. *Eur J Cancer* 45:2462, 2009.
20. Cuenca-Estrella M, Meije Y, Diaz-Pedroche C, et al: Value of serial quantification of fungal DNA by a real-time PCR-based technique for early diagnosis of invasive *Aspergillosis* in patients with febrile neutropenia. *J Clin MicrobiolMicrobiology* 47:379, 2009.
21. Gupta S, Sultenfuss M, Romaguera JE, et al: CT-guided percutaneous lung biopsies in patients with haematologic malignancies and undiagnosed pulmonary lesions. *Hematol Oncol* 28:75, 2010.
22. Freifeld AG, Bow EJ, Sepkowitz KA, et al: Clinical practice guideline for the use of antimicrobial agents in neutropenic patients with cancer: 2010 update by the infectious diseases society of America. *Clin Infect Dis* 52:e56, 2011.
23. Bow EJ, Rotstein C, Noskin GA, et al: A randomized, open-label, multicenter comparative study of the efficacy and safety of piperacillin-tazobactam and cefepime for the empirical treatment of febrile neutropenic episodes in patients with hematologic malignancies. *Clin Infect Dis* 43:447, 2006.
24. Klastersky JA: Use of imipenem as empirical treatment of febrile neutropenia. *Int J Antimicrob Agents* 21:393, 2003.
25. Feld R, DePauw B, Berman S, et al: Meropenem versus ceftazidime in the treatment of cancer patients with febrile neutropenia: A randomized, double-blind trial. *J Clin Oncol* 18:3690, 2000.
26. Raad II, Escalante C, Hachem RY, et al: Treatment of febrile neutropenic patients with cancer who require hospitalization: A prospective randomized study comparing imi-

penem and cefepime. *Cancer* 98:1039, 2003.

27. Egerer G, Goldschmidt H, Salwender H, et al: Efficacy of continuous infusion of ceftazidime for patients with neutropenic fever after high-dose chemotherapy and peripheral blood stem cell transplantation. *Int J Antimicrob Agents* 15:119, 2000.

28. Zhanel GG, Wiebe R, Dilay L, et al: Comparative review of the carbapenems. *Drugs* 67:1027, 2007.

29. Paul M, Dickstein Y, Schlesinger A, et al: Beta-lactam versus beta-lactam-aminoglycoside combination therapy in cancer patients with neutropenia. *Cochrane Database Syst Rev* 6:CD003038, 2013.

30. Bliziotis IA, Michalopoulos A, Kasiakou SK, et al: Ciprofloxacin vs an aminoglycoside in combination with a beta-lactam for the treatment of febrile neutropenia: A meta-analysis of randomized controlled trials. *Mayo Clin Proc* 80:1146, 2005.

31. Klein EY, Sun L, Smith DL, Laxminarayan R: The changing epidemiology of methicillin-resistant *Staphylococcus aureus* in the United States: A national observational study. *Am J Epidemiol* 177:666, 2013.

32. Klastersky J: Role of quinupristin/dalfopristin in the treatment of Gram-positive nosocomial infections in haematological or oncological patients. *Cancer Treat Rev* 29:431, 2003.

33. Falagas ME, Siempos II, Vardakas KZ: Linezolid versus glycopeptide or beta-lactam for treatment of Gram-positive bacterial infections: Meta-analysis of randomised controlled trials. *Lancet Infect Dis* 8:53, 2008.

34. Rolston KV, Besece D, Lamp KC, et al: Daptomycin use in neutropenic patients with documented gram-positive infections. *Support Care Cancer* 22:7, 2014.

35. Wilcox MH, Corey GR, Talbot GH, et al: CANVAS 2: The second phase III, randomized, double-blind study evaluating ceftaroline fosamil for the treatment of patients with complicated skin and skin structure infections. *J Antimicrob Chemother* 65:iv53, 2010.

36. Florescu I, Beuran M, Dimov R, et al: Efficacy and safety of tigecycline compared with vancomycin or linezolid for treatment of serious infections with methicillin-resistant Staphylococcus aureus or vancomycin-resistant enterococci: A phase 3, multicentre, double-blind, randomized study. *J Antimicrob Chemother* 62 (Suppl 1):i17, 2008.

37. Boucher HW, Wilcox M, Talbot GH, et al: Once-weekly dalbavancin versus daily conventional therapy for skin infection. *N Engl J Med* 370:2169, 2014.

38. Awad SS, Rodriguez AH, Chuang YC, et al: A phase 3 randomized double-blind comparison of ceftobiprole medocaril versus ceftazidime plus linezolid for the treatment of hospital-acquired pneumonia. *Clin Infect Dis* 2014.

39. Appelbaum PC: Reduced glycopeptide susceptibility in methicillin-resistant *Staphylococcus aureus* (MRSA). *Int J Antimicrob Agents* 30:398, 2007.

40. Rodvold KA, McConeghy KW: Methicillin-resistant staphylococcus aureus therapy: Past, present, and future. *Clin Infect Dis* 58:S20, 2014.

41. Beekmann SE, Gilbert DN, Polgreen PM, IDSA Emerging Infections Network: Toxicity of extended courses of linezolid: Results of an Infectious Diseases Society of America Emerging Infections Network survey. *Diagn Microbiol Infect Dis* 62:407, 2008.

42. DiazGranados CA, Jernigan JA: Impact of vancomycin resistance on mortality among patients with neutropenia and enterococcal bloodstream infection. *J Infect Dis* 191:588, 2005.

43. Kang Y, Vicente M, Parsad S, et al: Evaluation of risk factors for vancomycin-resistant Enterococcus bacteremia among previously colonized hematopoietic stem cell transplant patients. *Transpl Infect Dis* 15:466, 2013.

44. Smith PF, Birmingham MC, Noskin GA, et al: Safety, efficacy and pharmacokinetics of linezolid for treatment of resistant Gram-positive infections in cancer patients with neutropenia. *Ann Oncol* 14:795, 2003.

45. Rolston KV, Besece D, Lamp KC, et al: Daptomycin use in neutropenic patients with documented gram-positive infections. *Support Care Cancer* 22:7, 2014.

46. Kelesidis T, Chow AL, Humphries R, et al: Case-control study comparing de novo and daptomycin-exposed daptomycin-nonsusceptible *Enterococcus* infections. *Antimicrob Agents Chemother* 56:2150, 2012.

47. Cassir N, Rolain JM, Brouqui P: A new strategy to fight antimicrobial resistance: The revival of old antibiotics. *Front Microbiol* 5:551, 2014.

48. Kim SH, Kwon JC, Choi SM, et al: *Escherichia coli* and *Klebsiella pneumoniae* bacteremia in patients with neutropenic fever: Factors associated with extended-spectrum beta-lactamase production and its impact on outcome. *Ann Hematol* 92:533, 2013.

49. Rafailidis PI, Falagas ME: Options for treating carbapenem-resistant Enterobacteriaceae. *Curr Opin Infect Dis* 27:479, 2014.

50. Nordmann P, Cuzon G, Naas T: The real threat of Klebsiella pneumoniae carbapenemase-producing bacteria. *Lancet Infect Dis* 9:228, 2009.

51. Schiel X, Link H, Maschmeyer G, et al: A prospective, randomized multicenter trial of the empirical addition of antifungal therapy for febrile neutropenic cancer patients: Results of the Paul Ehrlich Society for Chemotherapy (PEG) Multicenter Trial II. *Infection* 34:118, 2006.

52. Jorgensen KJ, Gotzsche PC, Dalboge CS, Johansen HK: Voriconazole versus amphotericin B or fluconazole in cancer patients with neutropenia. *Cochrane Database Syst Rev* 2:CD004707, 2014.

53. Walsh TJ, Teppler H, Donowitz GR, et al: Caspofungin versus liposomal amphotericin B for empirical antifungal therapy in patients with persistent fever and neutropenia. *N Engl J Med* 351:1391, 2004.

54. Johansen HK, Gotzsche PC: Amphotericin B lipid soluble formulations versus amphotericin B in cancer patients with neutropenia. *Cochrane Database Syst Rev* 9:CD000969, 2014.

55. Spellberg B, Ibrahim AS: Recent advances in the treatment of mucormycosis. *Curr Infect Dis Rep* 12:423, 2010.

56. Girmenia C, Cimino G, Di Cristofano F, et al: Effects of hydration with salt repletion on renal toxicity of conventional amphotericin B empirical therapy: A prospective study in patients with hematological malignancies. *Support Care Cancer* 13:987, 2005.

57. O'Connor N, Borley A: Prospective audit of the effectiveness of hydrocortisone premedication on drug delivery reactions following amphotericin B lipid complex *. *Curr Med Res Opin* 25:749, 2009.

58. Cuenca-Estrella M, Arendrup MC, Chryssanthou E, et al: Multicentre determination of quality control strains and quality control ranges for antifungal susceptibility testing of yeasts and filamentous fungi using the methods of the Antifungal Susceptibility Testing Subcommittee of the European Committee on Antimicrobial Susceptibility Testing (AFST-EUCAST). *Clin Microbiol Infect* 13:1018, 2007.

59. Kim SJ, Cheong JW, Min YH, et al: Success rate and risk factors for failure of empirical antifungal therapy with itraconazole in patients with hematological malignancies: A multicenter, prospective, open-label, observational study in Korea. *J Korean Med Sci* 29:61, 2014.

60. Walsh TJ, Pappas P, Winston DJ, et al: Voriconazole compared with liposomal amphotericin B for empirical antifungal therapy in patients with neutropenia and persistent fever. *N Engl J Med* 346:225, 2002.

61. Przepiorka D, Buadi FK, McClune B: Oral voriconazole for empiric antifungal treatment in patients with uncomplicated febrile neutropenia. *Pharmacotherapy* 28:58, 2008.

62. Walsh TJ, Anaissie EJ, Denning DW, et al: Treatment of aspergillosis: Clinical practice guidelines of the Infectious Diseases Society of America. *Clin Infect Dis* 46:327, 2008.

63. Williams K, Mansh M, Chin-Hong P, et al: Voriconazole-associated cutaneous malignancy: A literature review on photocarcinogenesis in organ transplant recipients. *Clin Infect Dis* 58:997, 2014.

64. Pascual A, Calandra T, Bolay S, et al: Voriconazole therapeutic drug monitoring in patients with invasive mycoses improves efficacy and safety outcomes. *Clin Infect Dis* 46:201, 2008.

65. Park WB, Kim NH, Kim KH, et al: The effect of therapeutic drug monitoring on safety and efficacy of voriconazole in invasive fungal infections: A randomized controlled trial. *Clin Infect Dis* 55:1080, 2012.

66. Raad II, Hanna HA, Boktour M, et al: Novel antifungal agents as salvage therapy for invasive aspergillosis in patients with hematologic malignancies: Posaconazole compared with high-dose lipid formulations of amphotericin B alone or in combination with caspofungin. *Leukemia* 22:496, 2008.

67. Vehreschild JJ, Birtel A, Vehreschild MJ, et al: Mucormycosis treated with posaconazole: Review of 96 case reports. *Crit Rev MicrobiolMicrobiology* 39:310, 2013.

68. Falci DR, Pasqualotto AC: Profile of isavuconazole and its potential in the treatment of severe invasive fungal infections. *Infect Drug Resist* 6:163, 2013.

69. Colombo AL, Ngai AL, Bourque M, et al: Caspofungin use in patients with invasive candidiasis caused by common non-albicans *Candida* species: Review of the caspofungin database. *Antimicrob Agents Chemother* 54:1864, 2010.

70. Mikulska M, Viscoli C: Current role of echinocandins in the management of invasive aspergillosis. *Curr Infect Dis Rep* 13:517, 2011.

71. Enoch DA, Idris SF, Aliyu SH, et al: Micafungin for the treatment of invasive aspergillosis. *J Infect* 68:507, 2014.

72. Zhang M, Sun W, Wu T, et al: Efficacy of combination therapy of triazole and echinocandin in treatment of invasive aspergillosis: A systematic review of animal and human studies. *J Thorac Dis* 6:99, 2014.

73. Reboli AC, Rotstein C, Pappas PG, et al: Anidulafungin versus fluconazole for invasive candidiasis. *N Engl J Med* 356:2472, 2007.

74. Shankar SM, Nania JJ: Management of *Pneumocystis jiroveci* pneumonia in children receiving chemotherapy. *Paediatr Drugs* 9:301, 2007.

75. Lemiale V, Debrumetz A, Delannoy A, et al: Adjunctive steroid in HIV-negative patients with severe Pneumocystis pneumonia. *Respir Res* 14:87, 2013.

76. Almyroudis NG, Segal BH: Prevention and treatment of invasive fungal diseases in neutropenic patients. *Curr Opin Infect Dis* 22:385, 2009.

77. Cordonnier C, Pautas C, Maury S, et al: Empirical versus preemptive antifungal therapy for high-risk, febrile, neutropenic patients: A randomized, controlled trial. *Clin Infect Dis* 48:1042, 2009.

78. Pagano L, Caira M, Nosari A, et al: The use and efficacy of empirical versus pre-emptive therapy in the management of fungal infections: The HEMA e-Chart Project. *Haematologica* 96:1366, 2011.

79. Tan BH, Low JG, Chlebicka NL, et al: Galactomannan-guided preemptive vs. empirical antifungals in the persistently febrile neutropenic patient: A prospective randomized study. *Int J Infect Dis* 15:e350, 2011.

80. Senn L, Robinson JO, Schmidt S, et al: 1,3-Beta-D-glucan antigenemia for early diagnosis of invasive fungal infections in neutropenic patients with acute leukemia. *Clin Infect Dis* 46:878, 2008.

81. Pfeiffer CD, Fine JP, Safdar N: Diagnosis of invasive aspergillosis using a galactomannan assay: A meta-analysis. *Clin Infect Dis* 42:1417, 2006.

82. McMullan R, Metwally L, Coyle PV, et al: A prospective clinical trial of a real-time polymerase chain reaction assay for the diagnosis of candidemia in nonneutropenic, critically ill adults. *Clin Infect Dis* 46:890, 2008.

83. Hachem R, Hanna H, Kontoyiannis D, et al: The changing epidemiology of invasive candidiasis: *Candida glabrata* and *Candida krusei* as the leading causes of candidemia in hematologic malignancy. *Cancer* 112:2493, 2008.

84. Rodriguez-Tudela JL, Alcazar-Fuoli L, Mellado E, et al: Epidemiological cutoffs and cross-resistance to azole drugs in Aspergillus fumigatus. *Antimicrob Agents Chemother* 52:2468, 2008.

85. Glenny AM, Fernandez Mauleffinch LM, Pavitt S, Walsh T: Interventions for the prevention and treatment of herpes simplex virus in patients being treated for cancer. *Cochrane Database Syst Rev* (1):CD006706, 2009.

86. Biron KK: Antiviral drugs for cytomegalovirus diseases. *Antiviral Res* 71:154, 2006.

87. Almyroudis NG, Jakubowski A, Jaffe D, et al: Predictors for persistent cytomegalovirus reactivation after T-cell-depleted allogeneic hematopoietic stem cell transplantation. *Transpl Infect Dis* 9:286, 2007.

88. Chemaly RF, Shah DP, Boeckh MJ: Management of respiratory viral infections in hematopoietic cell transplant recipients and patients with hematologic malignancies. *Clin Infect Dis* 59 (Suppl 5):S344, 2014.

89. Chemaly RF, Torres HA, Aguilera EA, et al: Neuraminidase inhibitors improve outcome of patients with leukemia and influenza: An observational study. *Clin Infect Dis* 44:964, 2007.

90. Al-Anazi KA, Al-Jasser AM, Evans DA: Infections caused by mycobacterium tuberculosis in patients with hematological disorders and in recipients of hematopoietic stem cell transplant, a twelve year retrospective study. *Ann Clin Microbiol Antimicrob* 6:16, 2007.

91. Wright A, Zignol M, Van Deun A, et al: Epidemiology of antituberculosis drug resistance 2002-07: An updated analysis of the Global Project on Anti-Tuberculosis Drug Resistance Surveillance. *Lancet* 373:1861, 2009.

92. Jassal M, Bishai WR: Extensively drug-resistant tuberculosis. *Lancet Infect Dis* 9:19, 2009.

93. Hodgson-Viden H, Grundy PE, Robinson JL: Early discontinuation of intravenous antimicrobial therapy in pediatric oncology patients with febrile neutropenia. *BMC Pediatr* 5:10, 2005.

94. Barton TD, Schuster MG: The cause of fever following resolution of neutropenia in patients with acute leukemia. *Clin Infect Dis* 22:1064, 1996.

95. Rammaert B, Desjardins A, Lortholary O: New insights into hepatosplenic candidosis, a manifestation of chronic disseminated candidosis. *Mycoses* 55:e74, 2012.

96. Anttila VJ, Ruutu P, Bondestam S, et al: Hepatosplenic yeast infection in patients with acute leukemia: A diagnostic problem. *Clin Infect Dis* 18:979, 1994.

97. Torres-Valdivieso MJ, Lopez J, Melero C, et al: Hepatosplenic candidosis in an immunosuppressed patient responding to fluconazole. *Mycoses* 37:443, 1994.

98. Arda B, Soyer N, Sipahi OR, et al: Possible hepatosplenic candidiasis treated with liposomal amphotericin B and caspofungin combination. *J Infect* 52:387, 2006.

99. Walsh TJ, Whitcomb P, Piscitelli S, et al: Safety, tolerance, and pharmacokinetics of amphotericin B lipid complex in children with hepatosplenic candidiasis. *Antimicrob Agents Chemother* 41:1944, 1997.

100. Legrand F, Lecuit M, Dupont B, et al: Adjuvant corticosteroid therapy for chronic disseminated candidiasis. *Clin Infect Dis* 46:696, 2008.

101. Chen CY, Chen YC, Tang JL, et al: Hepatosplenic fungal infection in patients with acute leukemia in Taiwan: Incidence, treatment, and prognosis. *Ann Hematol* 82:93, 2003.

102. Mermel LA, Allon M, Bouza E, et al: Clinical practice guidelines for the diagnosis and management of intravascular catheter-related infection: 2009 Update by the Infectious Diseases Society of America. *Clin Infect Dis* 49:1, 2009.

103. Hanna H, Afif C, Alakech B, et al: Central venous catheter-related bacteremia due to gram-negative bacilli: Significance of catheter removal in preventing relapse. *Infect Control Hosp Epidemiol* 25:646, 2004.

104. Ghanem GA, Boktour M, Warneke C, et al: Catheter-related *Staphylococcus aureus* bacteremia in cancer patients: High rate of complications with therapeutic implications. *Medicine (Baltimore)* 86:54, 2007.

105. Raad I, Hanna H, Boktour M, et al: Management of central venous catheters in patients with cancer and candidemia. *Clin Infect Dis* 38:1119, 2004.

106. Jaeger K, Zenz S, Juttner B, et al: Reduction of catheter-related infections in neutropenic patients: A prospective controlled randomized trial using a chlorhexidine and silver sulfadiazine-impregnated central venous catheter. *Ann Hematol* 84:258, 2005.

107. Flowers CR, Seidenfeld J, Bow EJ, et al: Antimicrobial prophylaxis and outpatient management of fever and neutropenia in adults treated for malignancy: American Society of Clinical Oncology clinical practice guideline. *J Clin Oncol* 31:794, 2013.

108. Freifeld A, Sepkowitz K: The conundrum of fluoroquinolone prophylaxis. *Nat Clin Pract Oncol* 3:524, 2006.

109. Moores KG: Safe and effective outpatient treatment of adults with chemotherapy-induced neutropenic fever. *Am J Health Syst Pharm* 64:717, 2007.

110. Gafter-Gvili A, Fraser A, Paul M, et al: Antibiotic prophylaxis for bacterial infections in afebrile neutropenic patients following chemotherapy. *Cochrane Database Syst Rev* 1:CD004386, 2012.

111. Cullen M, Steven N, Billingham L, et al: Antibacterial prophylaxis after chemotherapy for solid tumors and lymphomas. *N Engl J Med* 353:988, 2005.

112. Macesic N, Morrissey CO, Cheng AC, et al: Changing microbial epidemiology in hematopoietic stem cell transplant recipients: Increasing resistance over a 9-year period. *Transpl Infect Dis* 16:887, 2014.

113. Bow EJ: Fluoroquinolones, antimicrobial resistance and neutropenic cancer patients. *Curr Opin Infect Dis* 24:545, 2011.

114. Leibovici L, Paul M, Cullen M, et al: Antibiotic prophylaxis in neutropenic patients: New evidence, practical decisions. *Cancer* 107:1743, 2006.

115. Alonso CD, Treadway SB, Hanna DB, et al: Epidemiology and outcomes of *Clostridium difficile* infections in hematopoietic stem cell transplant recipients. *Clin Infect Dis* 54:1053, 2012.

116. Cartman ST, Heap JT, Kuehne SA, et al: The emergence of "hypervirulence" in *Clostridium difficile*. *Int J Med Microbiol* 300:387, 2010.

117. Trecarichi EM, Tumbarello M: Antimicrobial-resistant Gram-negative bacteria in febrile neutropenic patients with cancer: Current epidemiology and clinical impact. *Curr Opin Infect Dis* 27:200, 2014.

118. Prabhu RM, Piper KE, Litzow MR, et al: Emergence of quinolone resistance among viridans group streptococci isolated from the oropharynx of neutropenic peripheral blood stem cell transplant patients receiving quinolone antimicrobial prophylaxis. *Eur J Clin Microbiol Infect Dis* 24:832, 2005.

119. Baden LR: Prophylactic antimicrobial agents and the importance of fitness. *N Engl J Med* 353:1052, 2005.

120. Verlinden A, Jansens H, Goossens H, et al: Clinical and microbiological impact of discontinuation of fluoroquinolone prophylaxis in patients with prolonged profound neutropenia. *Eur J Haematol* 93:302, 2014.

121. Kern WV, Klose K, Jellen-Ritter AS, et al: Fluoroquinolone resistance of Escherichia coli at a cancer center: Epidemiologic evolution and effects of discontinuing prophylactic fluoroquinolone use in neutropenic patients with leukemia. *Eur J Clin Microbiol Infect Dis* 24:111, 2005.

122. Reuter S, Kern WV, Sigge A, et al: Impact of fluoroquinolone prophylaxis on reduced infection-related mortality among patients with neutropenia and hematologic malignancies. *Clin Infect Dis* 40:1087, 2005.

123. Aarts MJ, Peters FP, Mandigers CM, et al: Primary granulocyte colony-stimulating factor prophylaxis during the first two cycles only or throughout all chemotherapy cycles in patients with breast cancer at risk for febrile neutropenia. *J Clin Oncol* 31:4290, 2013.

124. Dranitsaris G, Rayson D, Vincent M, et al: Identifying patients at high risk for neutropenic complications during chemotherapy for metastatic breast cancer with doxorubicin or pegylated liposomal doxorubicin: The development of a prediction model. *Am J Clin OncolJ Clin Oncol* 31:369, 2008.

125. Aapro MS, Bohlius J, Cameron DA, et al: 2010 Update of EORTC guidelines for the use of granulocyte-colony stimulating factor to reduce the incidence of chemotherapy-induced febrile neutropenia in adult patients with lymphoproliferative disorders and solid tumours. *Eur J Cancer* 47:8, 2011.

126. Gardner A, Mattiuzzi G, Faderl S, et al: Randomized comparison of cooked and non-cooked diets in patients undergoing remission induction therapy for acute myeloid leukemia. *J Clin Oncol* 26:5684, 2008.

127. Russell JA, Poon MC, Jones AR, et al: Allogeneic bone-marrow transplantation without protective isolation in adults with malignant disease. *Lancet* 339:38, 1992.

128. Warkentin DI, Epstein JB, Campbell LM, et al: Valacyclovir versus acyclovir for HSV prophylaxis in neutropenic patients. *Ann Pharmacother* 36:1525, 2002.

129. Boeckh M, Nichols WG: The impact of cytomegalovirus serostatus of donor and recipient before hematopoietic stem cell transplantation in the era of antiviral prophylaxis and preemptive therapy. *Blood* 103:2003, 2004.

130. Vickrey E, Allen S, Mehta J, Singhal S: Acyclovir to prevent reactivation of varicella zoster virus (herpes zoster) in multiple myeloma patients receiving bortezomib therapy. *Cancer* 115:229, 2009.

131. Centers for Disease Control and Prevention (CDC): Updated recommendations for use of VariZIG—United States, 2013. *MMWR Morb Mortal Wkly Rep* 62:574, 2013.

132. Ljungman P: The role of cytomegalovirus serostatus on outcome of hematopoietic stem cell transplantation. *Curr Opin Hematol* 21:466, 2014.

133. Ringden O, Erkers T, Aschan J, et al: A prospective randomized toxicity study to compare reduced-intensity and myeloablative conditioning in patients with myeloid leukaemia undergoing allogeneic haematopoietic stem cell transplantation. *J Intern Med* 274:153, 2013.

134. Kekre N, Tokessy M, Mallick R, et al: Is cytomegalovirus testing of blood products still needed for hematopoietic stem cell transplant recipients in the era of universal leukoreduction? *Biol Blood Marrow Transplant* 19:1719, 2013.

135. van der Heiden PL, Kalpoe JS, Barge RM, et al: Oral valganciclovir as pre-emptive therapy has similar efficacy on cytomegalovirus DNA load reduction as intravenous ganciclovir in allogeneic stem cell transplantation recipients. *Bone Marrow Transplant* 37:693, 2006.

136. Ayala E, Greene J, Sandin R, et al: Valganciclovir is safe and effective as pre-emptive therapy for CMV infection in allogeneic hematopoietic stem cell transplantation. *Bone Marrow Transplant* 37:851, 2006.

137. Ar MC, Ozbalak M, Tuzuner N, et al: Severe bone marrow failure due to valganciclovir overdose after renal transplantation from cadaveric donors: Four consecutive cases. *Transplant Proc* 41:1648, 2009.

138. Allice T, Busca A, Locatelli F, et al: Valganciclovir as pre-emptive therapy for cytomegalovirus infection post-allogenic stem cell transplantation: Implications for the emergence of drug-resistant cytomegalovirus. *J Antimicrob Chemother* 63:600, 2009.

139. Sandherr M, Einsele H, Hebart H, et al: Antiviral prophylaxis in patients with haematological malignancies and solid tumours: Guidelines of the Infectious Diseases Working Party (AGIHO) of the German Society for Hematology and Oncology (DGHO). *Ann Oncol* 17:1051, 2006.

140. Gerdemann U, Katari UL, Papadopoulou A, et al: Safety and clinical efficacy of rapidly-generated trivirus-directed T cells as treatment for adenovirus, EBV, and CMV infections after allogeneic hematopoietic stem cell transplant. *Mol Ther* 21:2113, 2013.

141. Chemaly RF, Ullmann AJ, Stoelben S, et al: Letermovir for cytomegalovirus prophylaxis in hematopoietic-cell transplantation. *N Engl J Med* 370:1781, 2014.

142. Marty FM, Winston DJ, Rowley SD, et al: CMX001 to prevent cytomegalovirus disease in hematopoietic-cell transplantation. *N Engl J Med* 369:1227, 2013.

143. Curtis KK, Connolly MK, Northfelt DW: Live, attenuated varicella zoster vaccination of an immunocompromised patient. *J Gen Intern Med.* 23:648, 2008.

144. Akan H, Antia VP, Kouba M, et al: Preventing invasive fungal disease in patients with haematological malignancies and the recipients of haematopoietic stem cell transplantation: Practical aspects. *J Antimicrob Chemother* 68 (Suppl 3):iii5, 2013.

145. Maschmeyer G: The changing face of febrile neutropenia-from monotherapy to moulds to mucositis. Prevention of mould infections. *J Antimicrob Chemother* 63 (Suppl 1):i27, 2009.

146. Michallet M, Ito JI: Approaches to the management of invasive fungal infections in hematologic malignancy and hematopoietic cell transplantation. *J Clin Oncol* 27:3398, 2009.

147. Goodman JL, Winston DJ, Greenfield RA, et al: A controlled trial of fluconazole to prevent fungal infections in patients undergoing bone marrow transplantation. *N Engl J Med* 326:845, 1992.

148. Vehreschild JJ, Bohme A, Buchheidt D, et al: A double-blind trial on prophylactic voriconazole (VRC) or placebo during induction chemotherapy for acute myelogenous leukaemia (AML). *J Infect* 55:445, 2007.

149. Ping B, Zhu Y, Gao Y, et al: Second- versus first-generation azoles for antifungal prophylaxis in hematology patients: A systematic review and meta-analysis. *Ann Hematol* 92:831, 2013.

150. Cornely OA, Maertens J, Winston DJ, et al: Posaconazole vs. fluconazole or itraconazole prophylaxis in patients with neutropenia. *N Engl J Med* 356:348, 2007.

151. Mattiuzzi GN, Alvarado G, Giles FJ, et al: Open-label, randomized comparison of itraconazole versus caspofungin for prophylaxis in patients with hematologic malignancies. *Antimicrob Agents Chemother* 50:143, 2006.

152. van Burik JA, Ratanatharathorn V, Stepan DE, et al: Micafungin versus fluconazole for prophylaxis against invasive fungal infections during neutropenia in patients undergoing hematopoietic stem cell transplantation. *Clin Infect Dis* 39:1407, 2004.

153. Green H, Paul M, Vidal L, Leibovici L: Prophylaxis for Pneumocystis pneumonia (PCP) in non-HIV immunocompromised patients. *Cochrane Database Syst Rev* (3):CD005590, 2007.

154. Colby C, McAfee S, Sackstein R, et al: A prospective randomized trial comparing the toxicity and safety of atovaquone with trimethoprim/sulfamethoxazole as *Pneumocystis carinii* pneumonia prophylaxis following autologous peripheral blood stem cell trans-

plantation. *Bone Marrow Transplant* 24:897, 1999.

155. Sangiolo D, Storer B, Nash R, et al: Toxicity and efficacy of daily dapsone as *Pneumocystis jiroveci* prophylaxis after hematopoietic stem cell transplantation: A case-control study. *Biol Blood Marrow Transplant* 11:521, 2005.

156. Appelbaum FR, Forman SJ, Negrin RS, Blume KG: *Thomas' Hematopoietic Cell Transplantation.* Wiley-Blackwell, New York, 2009.

第 25 章
抗血栓治疗原则

Gregory C. Connolly and Charles W. Francis

摘要

抗血栓药物是临床上最常用的药物之一，根据其主要作用机制通常分为抗凝血药、纤维蛋白溶解药和血小板抑制剂。华法林（warfarin）够抑制维生素 K 的活性，多年来它一度是唯一可以口服使用的抗血栓药物。维生素 K 抑制剂虽然具有持续时间长，药物动力学不可预测，使用时需要监测的缺点，但是仍然被广泛应用于预防和治疗心血管疾病。新型口服抗凝药的引入改变了这种状况。利伐沙班（rivaroxaban），阿哌沙班（apIXaban）和依杜沙班（edoxaban）是一类抑制激活状态因子 Xa 的新型口服药，而达比加群（dabigatran）是一种可口服的凝血酶抑制剂。普通肝素（heparin）和低分子量肝素（low molecular weight heparin，LMWH）通过抗凝血酶抑制丝氨酸酶类的活化，是最常用的非口服快速抗凝药物。磺达肝素（fondaparinux）是一种人工合成的肝素类药物，可以特异性抑制激活状态下的因子 Xa，常用于静脉栓塞的预防和治疗。另一些直接作用于凝血酶的非口服抑制剂抗凝效果也较显著，可用于替代肝素治疗。纤维蛋白溶解药可以将纤维蛋白溶酶原激活成纤溶酶来加速血凝块的溶解。这些药物之间的差异在于对纤维蛋白特异性的程度，半衰期和抗原性。抗血小板药在预防和治疗动脉栓塞中也起到了很大作用。阿司匹林（aspirin）是环氧化酶-1 的抑制剂，广泛用于预防脑卒中和心肌梗死。调节 cAMP 水平的药物包括双嘧达莫（dipyridamole）、己酮可可碱（pentoxifylline）和西洛他唑（cilostazol），主要用于治疗外周血管疾病。ADP 受体阻断剂主要用于治疗冠状动脉和外周动脉疾病，例如噻氯匹定（ticlopidine）、氯吡格雷（clopidogrel）和普拉格雷（prasugrel）。抑制纤维蛋白原和 αⅡbβ3 的结合的药物包括阿昔单抗（abciximab）、替罗非班（tirofiban）和依替巴肽（eptifibatide），这些药物对急性冠脉综合征的治疗有很好的效果。

简写和缩略词

ACT，活化凝血时间（activated clotting time）；ADP，二磷酸腺苷（adenosine diphosphate）；APPT，活化的部分凝血活酶时间（activated partial thromboplastin time）；cAMP，环腺苷单磷酸（cyclic adenosine monophosphate）；COX，环氧化酶（cyclooxygenase）；CYP，细胞色素P450（cytochrome P450）；DVT，深静脉血栓（deep vein thrombosis）；FFP，新鲜冷冻血浆（fresh-frozen plasma）；Gla，γ-羧基谷氨酸（γ-carboxyglutamic acid）；HIT，肝素诱导的血小板减少症（heparin-induced thrombocytopenia）；INR，国际标准化比率（international normalized ratio）；ISI，国际敏感度指数（international sensitivity index）；LMWH，低分子量肝素（low-molecular-weight heparin）；MI，心肌梗死（myocardial infarction）；NSAID，非类固醇抗炎药（nonsteroidal antiinflammatory drug）；PE，肺栓塞（pulmonary embolism）；PG，前列腺素（prostaglandin）；PGI2，前列腺环素（prostacyclin）；PRP，富含血小板的血浆（platelet-rich plasma）；PT，凝血酶原时间（prothrombin time）；SQ，皮下（subcutaneous）；TNK，替奈普酶（tenecteplase）；t-PA，组织型纤维蛋白溶酶原激活剂（tissue-type plasminogen activator）；VTE，静脉栓塞（venous thromboembolism）。

血栓性疾病是西方国家致死和致残的主要疾病，抗血栓药物的显著疗效使其成为医疗中最常用的药物之一。根据抗血栓药物的作用机制不同可分为抗凝剂、抗血小板药和纤溶药，尽管它们的作用和临床适应证之间有部分重叠（表 25-1）。它们最重要的应用是预防高危人群的血栓性疾病，但在治疗急性血栓的中也有着重要的应用。许多药物的风险受益比率较低，会导致出血性并发症的发生。而出血是在抗凝治疗中最常见的副作用，因此，医生在选择治疗方案时应为每位患者谨慎地权衡风险和利益。一般而言，这些药物本身不会导致出血，但会加重原有的出血或使消化道、泌尿生殖器或中枢神经系统的病理性损伤部位易于出血。在决定治疗方案时，仔细回顾患者可增加出血风险的伴随疾病是很重要的。

表 25-1　抗血栓药物的种类和作用

抗凝剂——通过抑制凝血酶功能或抑制凝血酶生成从而减少纤维蛋白形成

药物

口服——华法林和其他维生素 K 拮抗剂；达比加群酯（直接凝血酶抑制剂）和口服直接因子 Xa 抑制剂（利伐沙班，阿哌沙班，依杜沙班）

肠外——肝素，低分子量肝素，磺达肝素，直接凝血酶抑制剂（阿加曲班、地西卢定、比伐卢定）

抗血小板药——抑制血小板功能

药物

阿司匹林、氯吡格雷、普拉格雷、双嘧达莫、阿昔单抗、依替巴肽、替罗非班、沃拉帕沙

溶纤维蛋白药——纤溶酶原激活物并加速血凝块溶解

药物

链激酶、尿激酶、阿替普酶、瑞替普酶、替奈普酶

　　抗凝治疗通过抑制凝血酶的形成和激活来降低纤维蛋白的形成，最常用于预防房颤患者并发全身性栓塞，并可作为静脉栓塞的二级预防治疗。一些药物的抗凝疗效因生物个体的差异而变异性较大，故有时用凝血试验来监测其抗凝治疗。抗血小板药物能抑制血小板功能，主要用于预防脑血管和冠状动脉疾病导致的血栓性并发症，同时在治疗急性心肌梗死和预防静脉血栓形成中也起着一定的作用。纤溶药物通过使纤溶酶原激活为纤溶酶来加速血栓溶解，主要用于治疗急性心肌梗死，清理闭塞的导管和选择性用于部分脑卒中或静脉栓塞患者。溶栓治疗比抗凝药或抗血小板药有着更高的出血风险。治疗急性血栓性疾病通常结合多种不同作用机制的药物联合用药以发挥最大的效果。

　　随着几个新型靶点特异性口服抗凝药物的引入，抗血栓治疗已经发生了明显地改变。相比法华林，这些药物具有更明确的药物代谢动力学和更少的药物相互作用，因此不需要频繁监测。许多三期的随机临床试验已将这些药物的疗效同标准化的抗凝治疗进行了对比。大多数情况下，与传统的抗凝剂相比，新型抗凝剂同等有效地减少血栓的发生，但具有更低的出血并发症发生率。

● 维生素 K 拮抗剂

维生素 K 拮抗剂作为口服抗凝药的研究开始于 20 世纪 20 年代对家畜出血性疾病的调查,此类疾病的病因最终被确定为食用发霉的草料所致的低凝血酶原血症[1]。香豆素(coumarin),具有抑制维生素 K 的作用,在 20 世纪 40 年代被提纯并应用于临床。多种药理特性不同的香豆素衍生物统称为维生素 K 拮抗剂,在当今世界各地已被作为抗凝药广泛应用,其中的华法林在北美地区普遍使用。这些药物被广泛用于预防和治疗血栓性疾病,是现有最为普及的口服抗凝药[2]。

药理学

香豆素是维生素 K 的竞争性抑制剂,可抑制 γ 羧化反应从而抑制一系列凝血蛋白的合成,包括因子 II、因子 VII、因子 IX 和因子 X,同时对那些抑制止血的调节性蛋白的合成也有抑制作用,如蛋白 C 和蛋白 S。这些蛋白的合成需要对谷氨酸残基进行翻译后修饰,并将它们转化为 γ 羧化谷氨酸(Gla),这个过程为这些蛋白与膜正常相互作用和生物活性所必需(参见第 115 章)[3,4]。此外,羧化反应需要还原性维生素 K,并将其转化为维生素 K 环氧化物,随后环氧化物被一种可被华法林抑制的酶催化还原[5~7]。因此,使用华法林会减弱 γ 羧化反应,导致失活分子的合成[8~10]。

华法林(warfarin)是 S 异构体和 R 异构体的外消旋混合物,在口服制剂中二者含量大致相当,具有较高的生物利用度。华法林可溶于水,口服给药后迅速被吸收,在 60 ~ 90 分钟后达到峰浓度,不能口服或有吸收不良的患者也可以经静脉给药。华法林能紧密地同血浆蛋白结合,半衰期在 35 ~ 45 小时,但只有游离未结合的形式才能发挥生物学活性。华法林通过细胞色素 P450(CYP)系统代谢,该系统的活性受到环境因素以及基因多态性等可改变常规酶结构的因素影响。其他维生素 K 拮抗剂具有相似活性,但是在吸收和清除上有所不同。

由于华法林是一种维生素 K 拮抗剂,故其效用受到饮食中维生素 K 含量的影响。自然界中的维生素 K 存在于各种蔬菜中,因此饮食的改变会影响华法林的利用度和效用[11],这在那些严格使用减肥饮食或由于疾病导致纳差的患者中尤为明显。另外,腹泻也会影响维生素 K 利用度,例如住院患者由于使用广谱抗生素导致腹泻,对华法林的敏感性会有显著提高。同样,通过食品添加剂或维生素增加对维生素 K 的摄入也会影响华法林的敏感性。肝脏疾病中,凝血因子合成减少会增加对华法林的敏感性,亢进或减退的代谢状态都会改变对华法林的敏感性。遗传性的华法林耐药与维生素 K 环氧化物还原酶的特定突变有关[12]。除此之外,很多药物的相互作用会改变维生素 K 依赖的凝血因子的合成和清除或干扰华法林的代谢,因而影响华法林的药代动力学。应建议患者在更改药物治疗方案或开始使用新药时,向医生或药剂师咨询药物对抗凝作用的影响(表25-2)[11]。其他影响止血过程的药物,如阿司匹林、非甾体类抗炎药、肝素及其他抗凝药,也会增加华法林的抗凝效果并有可能导致出血。

表25-2　各类药物对华法林的影响

增强作用	
甲基多巴	吲哚美辛
对乙酰氨基酚	异烟肼
乙酰苯磺酰环己脲	甲灭酸
别嘌醇	甲巯咪唑
雄激素和合成类固醇	氨甲蝶呤
肠菌类抗生素(四环素,链霉素,红霉素,卡那霉素,萘啶酸,新霉素)	哌甲酯
	萘啶酸
	去甲替林
	羟布宗
头孢噻啶	对氨基水杨酸
水合氯醛	巴龙霉素
氯霉素	苯基丁氮酮
氯丙嗪	非尼拉朵
氯磺丙脲	苯妥英
西咪替丁	丙硫氧嘧啶
氯贝丁酯	奎尼丁
二氮嗪	水杨酸盐
戒酒硫	磺吡酮
依他尼酸	磺胺类药
胰高血糖素	甲状腺激素
胍乙啶	甲苯磺丁脲
抑制作用	
安替比林	格鲁米特
硫唑嘌呤	灰黄霉素
巴比妥类药物	氟哌啶醇
卡马西平	苯巴比妥
洋地黄	泼尼松
乙醇	利福平
乙氯维诺	维生素 K

给药和监测

华法林通过降低维生素 K 依赖的凝血因子水平而发挥抗凝血功能,而凝血因子浓度的维持是依赖合成和代谢的平衡。华法林减少维生素 K 依赖的凝血因子的合成,因此此时这些凝血因子的浓度主要取决于代谢。因子 VII 半衰期比较短只有 5 小时,因子 X 和因子 IX 比较长($t_{1/2}$ = 24 小时),因子 II 最长,半衰期将近 72 小时。抗凝效果的产生是由于平衡地降低了所有的凝血因子水平的结果,而这需要几天时间才能达到。在治疗初期可能发生凝血因子之间降低程度的失衡,因为因子 VII 降低的最快,而其他因子尤其是因子 II 降低的很慢。早期因子 VII 的迅速降低可导致凝血酶原时间（prothrombin time, PT）的早期延长，表示为国际标准比率（international normalized ratio, INR）增加，但并不能表示已经达到了理想的抗凝效果。因为蛋白C是半衰期较短的天然抗凝蛋白（半衰期约8小时），它的浓度在华法林治疗初期降低的很快，理论上可以导致促凝血状态。

因为华法林的抗凝作用延迟，如果需要达到迅速的抗凝效果，治疗起始必须使用有快速作用的药物，诸如肝素（heparin）或低分子量肝素（low molecular-weight heparin, LMWH）。例如，静脉血栓患者中，通常用肝素或低分子肝素迅速起效，而华法林也在第一个24小时内使用。5天或更久以后，当华法林的抗凝效果达到时，可以停用具有快速作用的非口服抗凝药。华法林抗凝治疗的起始剂量接近于预计的每天维持量，通常在5~10mg[13-15]。但是华法林用量有很大的个体差异性，对于年老虚弱营养差的患者或者有高出血倾向的患者应该使用较小剂量。在遗传性低蛋白C和低蛋白S的患者，华法林作为起始治疗如果不联合使用肝素或其他快速抗凝药，则可能使天然抗凝蛋白水平的降低，从而引发像皮肤坏死之类的血栓形成并发症。

维生素K拮抗剂的抗凝效果用PT监测，PT对依赖维生素K的凝血因子的降低很敏感，而且会随依赖维生素K的凝血因子水平的降低而逐渐延长。促凝血酶原激酶是影响PT检测的重要试剂。促凝血酶原激酶试剂的组成差异会导致PT结果的变化。在INR的广泛推广使用后，PT结果的标准化已经得到了改善[16]。制造商根据国际敏感度指数（international sensitivity index, ISI）的检测结果来确定促凝血酶原激酶的作用强度，这被用作PT检测中促凝血酶原激酶反应性的校正因子。INR指通过ISI校正的患者PT与正常PT的比率。用这种方法，不同实验室得到的INR值可以进行可靠比较，从而用作治疗监测。

治疗初期，INR应每隔2~3天检查一次一直持续1~2周，直到达到稳定的治疗效果。对大多数适应证来说目标INR是2.5，理想的治疗范围是2~3。对于心瓣膜置换术的患者和那些INR在2~3但抗凝治疗失败的患者，推荐达到更高的INR。在长期的抗凝治疗中，需要定期检查INR，根据INR的稳定性微调治疗剂量。近期在接受为期6个月的稳定剂量法华林长期治疗的患者中进行的一项随机研究表明，每12周监测一次INR的治疗窗内时间并不比每4周一次差（74.1% VS.71.6%）[17]。监测也可以用适合家中使用的便携仪器进行，这使部分患者学会根据INR的值调整华法林的剂量[18]。一项非盲法随机队列研究对在家中监测INR值和在专业的临床凝血诊所监测INR值的接受长期法华林治疗的病人进行了比较[19]。该研究表明，两个队列中的复合性临床试验终点事件（血栓，大出血或者死亡）的发生概率相当，但家中监测的病人组具有明显改善的满意度、生活质量和治疗窗内时间。专科诊所监测华法林治疗通常能更好地维持治疗治疗窗内时间，并减少出血并发症[20,21]。影响患者治疗效果维持的主要问题通常有，患者不服从医嘱，饮食改变，附加药物或酒精的摄入以及突发疾病。

华法林的敏感性受CYP和维生素K环氧化物还原酶复合体（vitamin K epoxide reductase complex, VKORC）基因多态性的影响，因此药物基因组研究对药物剂量的决定很重要。华法林通过肝脏代谢清除，CYP2C9是肝脏中介导华法林清除的最重要的酶[22]。这种酶已经鉴定出具有多种基因

多态性，其中最重要的是CYP2C9*2和CYP2C9*3，分别在11%和7%的患者体内发现，可分别使酶活性减少30%和80%[23-25]。这种代谢清除的减少会导致药物水平的升高和抗凝效果的增强。VKORC1可将氧化维生素K转换为还原态的活性形式，后者是羧基化翻译后修饰所必需的。VKORC1是华法林靶点，华法林是其竞争性抑制剂。许多可以影响华法林反应性的VKORC1编码基因的多态性已经被鉴定出来[26,27]，其基因单倍型可以分为低剂量型（A）和高剂量型（B），分别对华法林具有不同的敏感性。

无论是CYP2C9基因多态性还是VKORC1基因多态性可以影响华法林作用敏感性的证据已经很明确。一些回顾性研究表明，患者有至少一个等位基因的变异就有使INR的值超出治疗范围的风险，而且相对于野生型基因，突变群体需要更长时间来达到稳定治疗剂量[28,29]。另外，观察性的前瞻研究指出CYP2C9和VKORC1基因型影响法华林的敏感性[30-32]。一些前瞻性研究将CYP2C9和VKORC1基因型分析整合入传统的包含诸如年龄、性别、药物相互作用等临床变量的剂量运算公式，试图利用基因信息改善法华林使用剂量。然而，可能由于不同的试验设计和病人群体的不同，这些试验的结果存在冲突。一项随机研究将CYP2C9和VKORC1基因多态性整合入法华林剂量算法，更加精确的预测了法华林的用量，也减少了治疗过程中的剂量调整，但并没有改善治疗窗内时间[33]。另一项在近1000个病人中开展的随机研究将根据基因型和临床变量制定法华林剂量和只根据临床变量制定剂量进行了对比，结果表明它们在治疗窗内时间，出血和血栓栓塞上并没有差别[34]。在该研究中，依据基因型制定的使用剂量导致非洲裔病人的治疗窗内时间的显著缩短，表明这种方法在该人群中是不利的。而第三项在欧洲开展的研究中，依据基因制定的使用剂量明显改善了治疗窗内时间（67.4% vs 60.3%），减少了过度抗凝（INR>4）的发生和缩短了达到治疗性INR的中位时间（21天 vs 29天）[35]。同一小组的另一项设计相似的关于醋硝香豆醇或苯丙香豆醇的研究中，没有发现依据基因制定剂量能够改善上述指标[36]。对依据基因检测制定使用剂量是否应成为法华林标准化治疗的一部分还需要进一步研究。

并发症

法华林最严重和普遍的并发症是出血，而这种风险主要与个体差异性，抗凝程度和治疗时间长短有关。近期关于接受法华林3~6个月治疗的静脉血栓患者的临床试验表明，严重出血的发生概率是1.2%~2.2%[37-39]。为了预测接受法华林治疗的病人的出血风险，目前已经建立了数个出血风险模型。HAS-BLED得分模型起源于一项接受法华林治疗的6000余名心房纤颤病人的前瞻性队列研究（表25-3）[40]，并在该研究中的到确认。该模型中的变量包括高血压，肾或肝功能不全，卒中，既往出血并发症，不稳定的INR，年龄超过65岁，使用药物或酗酒。由INR反映的抗凝治疗强度是最重要的预测出血风险的指标，当INR在治疗范围内时出血风险小，而INR进一步升高时出血风险增大。在长时间的持续治疗中，积累性的出血风险会增加，但是治疗绝对风险在初期是最大的，可能和治疗开始时存在的病理损害有关。

表 25-3 预测服用香豆素后出血风险的 HAS-BLED 分值表

变量	得分
高血压(不加控制时,舒张压>160 托)	1 分
肝或肾功能不全	每项 1 分,最高 2 分
卒中(有既往史)	1 分
有出血倾向既往史	1 分
不稳定的 INR(<60% 治疗窗内时间)	1 分
年老(>65 岁)	1 分
饮酒或服药(非甾体类抗炎药,阿司匹林,抗血小板药物)	每项 1 分,最高 2 分

INR,国际标准化比率(international normalized ratio)
出血风险:0 分=0.8%,1 分=1.3%,2 分=2.2%,≥3 分=7.8%

皮肤坏死是华法林治疗中罕见的并发症,通常发生在抗凝治疗早期[41]。其原因是真皮和真皮下静脉血栓,这可能是由于蛋白质 S 和蛋白质 C 不成比例的快速减少所致。皮肤坏死典型的主诉症状是受累部位灼烧感和刺痛感,受累部位通常是那些具有广泛皮下组织的部位,如乳房、臀部、大腿。可发生疼痛性、出血性皮肤全层梗死,常需要皮肤移植。华法林的其他并发症比较少见,偶尔有报道患者脱发;过敏反应也很罕见,而且大多是由于药物制品中添加的增色剂而并非华法林自身引起的。

在肝素诱发的血小板减少症(heparin-induced thrombocytopenia, HIT)患者中应用华法林可出现静脉阻塞性血栓而引发四肢坏疽;这可能是由于非口服抗凝药物不充分的抗凝作用,蛋白 C 水平降低,和华法林摄入初期可维持较高的因子 Ⅱ 和因子 X 水平的共同作用[42]。该并发症提示 HIT 患者应持续使用非口服抗凝药物,直至血小板计数恢复正常或接近正常,提示凝血障碍已在很大程度上得到改善。

怀孕期间应避免使用口服抗凝药,因为华法林可以通过胎盘屏障。在胎儿器官形成的前三个月使用华法林,可导致伴有明显颅骨畸形的胚胎病变[43]。孕期接受抗凝治疗可增加出血等并发症,尤其在妊娠后期。华法林可用于妊娠第 4~6 个月,但是大多数情况下,肝素或 LMWH 是更好的选择。维生素 K 拮抗剂在哺乳期应用是安全的[44]。

抗凝作用的逆转

在出现出血、手术、创伤或抗凝剂过量的情况下必须逆转抗凝状态。对于 INR 过长但又没有出血的患者,合适的干预措施包括,控制华法林剂量,给予低剂量维生素 K(0.5~1.0mg),增加监控频率(表 25-4)[45]。严重的出血和华法林过量,则需要进行凝血因子置换和静脉给予更大剂量的维生素 K。四种因子浓缩物已经被开发并测试了其对逆转华法林的作用。在发生大出血,需要逆转治疗的应用华法林的非手术病人中进行的一项大型非盲法的前瞻性Ⅲ期 B 非劣性研究中,对比了新鲜冷冻血浆和四因子凝血酶原复合物浓缩物(PCC, four-factor prothrombin complex concentrate,包括因子Ⅱ、因子Ⅶ、因子Ⅸ、因子 V、蛋白质 S 和蛋白质 C)的逆转治疗效果。四因子浓缩物与新鲜冷冻血浆在达到正常止血效果上等效(72.4% 四因子对比65.4% 血浆;绝对差异,7.1%[95% 可信区间,−5.8,19.9]);但在输注后 0.5 小时后对 INR 的纠正上,四因子浓缩物优于新鲜冷冻血浆(62.2% 四因子对比 9.6% 血浆;绝对差异,52.6%

[95% 可信区间,39.4,65.9])。两组在死亡和血栓栓塞的副作用发生率上相似。

表 25-4 华法林治疗的逆转

情况	处理
NR<6	降低剂量,考虑停药至少一次 3~7 天复查
INR 6~10	降低剂量,停药 1~3 次 考虑口服维生素 K 1~2mg 24~48 小时内复查 INR
INR>10	停药,直到查明 INR 升高的原因并使其恢复到理想范围 口服维生素 K 2~4mg 24 小时内复查 INR
出血严重和服药过量	需要快速逆转可使用浓缩的含四种因子的凝血酶原复合物,如果没有,可以使用新鲜冰冻血浆。同时静脉输入 5~10mg 维生素 K

接受抗凝治疗的患者需要进行手术是临床管理的难题,围手术期的抗凝治疗应基于血栓栓塞风险和手术出血风险的平衡。目前已有经过评估的基于循证医学证据的指南[46,47]。目标是降低在术中和立即术后的出血风险,并避免疾病引起的血栓栓塞。一般来说,血栓再发的风险在急性血栓发生后的短期内是最高的,随着时间的推移血栓再发风险逐渐降低。因此,如果可能的话,在急性血栓发生后的最初几个月,可择期的手术和其他有高出血风险的侵入性操作应推迟。通常出血风险在手术中最高,而在随后的 7~10 天风险会迅速降低到最低。接受华法林抗凝治疗而 INR 小于或等于 1.5 的患者,可进行大多数手术而不会有大的出血风险。最近一项包括了 1496 个长期抗凝并接受围手术期桥接治疗的患者的队列研究显示,5.1%的病人发生了出血,出血的风险因素包括人工机械二尖瓣,进展期癌症,先前的出血病史,以及术后 24 小时内重新开始的抗凝治疗。一项在除纤颤器安置术病人中进行抗凝的随机研究发现,桥接治疗并未降低血栓栓塞并发症,但伴随着显著升高的装置内血肿发生率。有中、高度血栓再发风险的患者,当其 INR 低于治疗值时应该使用肝素或 LMWH"桥接治疗"。桥接治疗应该只用于那些治疗风险(主要为出血)小于可预见的治疗益处(降低血管栓塞危险)的患者。

● 肝素和低分子肝素

药理学

肝素(以及与其相关的低分子肝素(LMWH))是使用最广泛、作用迅速的非口服抗凝剂。肝素是含有不同链长度的硫酸化糖胺聚糖的混合物(分子质量在5000~30 000Da 之间)。肝素没有直接抗凝作用,它通过激活丝氨酸蛋白酶抑制剂——抗凝血酶(AT)发挥作用。只有约三分之一的肝素分子含有独特的能与 AT 结合的戊多糖序列并表现出有抗凝活性[50]。抗凝血酶对凝血酶、因子 Xa 和其他凝血丝氨酸蛋白酶的抑制作用很慢,但是有肝素存在时抗凝血酶的上述抑制作用可加速近 1000 倍[51]。抑制凝血酶的活性需要肝素与活化的凝血酶和抗凝血酶结合形成三元复合物,但对因子Xa的抑制作用是通过肝素-抗凝血酶复合物与因子Xa结合而发挥作用,并不需要肝素直接结合在因子Xa上。肝素-抗凝血酶-凝血酶三元复合物需要含有19个或更多糖单位的肝素分子才能形成,但比之更小的肝素分子就能促进因子Xa的失活。当凝血酶和因子Xa固定于血栓或细胞表面上时,可以相对保护它们免受肝素-抗凝血酶复合物的抑制[52]。

给药与监测

肝素不能口服吸收,所以必须皮下注射或静脉输注。由于广泛地与蛋白质结合,普通肝素的药代动力学比较复杂,其半衰期呈剂量依赖性,约在1~2.5小时之间。常用的方法是以75U/kg或5000U快速静脉推注起始,随后按1250~1660U/kg或18U/(kg·h)持续静滴。尽管其抗凝作用迅速,但是因为患者对肝素的反应性存在个体差异,实验室监测必不可少。最方便的实验室检测指标是活化部分凝血时间(activated partial thromboplastin time, aPTT),该方法能敏感检测0.1U/ml或者更高的血浆肝素浓度。由于不同试剂和测定系统对肝素的敏感性不同,故推荐各实验室采用精蛋白硫酸盐滴定法和肝素浓度0.2~0.4U校正aPTT,或用0.3~0.7U/ml肝素和抗因子Xa试验来建立肝素的有效药物浓度范围[54]。通常肝素治疗后的aPTT时间范围为正常均值的1.5~2.5倍。现已有用于临床的列线图,可以根据固定剂量或基于体重的剂量来调整肝素浓度[55]。此外,抗活化的因子Xa水平可在aPTT时间不可靠时作为替代检测指标,比如在因为狼疮抗凝物的表达而造成患者的aPTT基础值延长时。通过aPTT或抗活化因子Xa水平的检测来快速达到治疗剂量对于确保充分的抗凝效果是非常重要的。

尽管使用了足量甚至超治疗剂量的普通肝素,部分患者仍然不能表现出足够的aPTT时间延长。这种现象称为肝素抵抗,通常由急性反应产生的高含量的促凝蛋白引起,比如Ⅷ因子。肝素的抗血栓作用与患者体内血浆肝素浓度密切相关,在肝素抵抗情况下,尽管aPTT没有达到治疗范围,肝素抗血栓作用可能已经足够[56]。对于需要用超过35 000U/d的肝素量来使aPTT达到治疗范围的患者,需要考虑采用抗活化因子Xa试验调整肝素浓度,或者采用低分子量肝素替代治疗。尽管抗凝血酶缺失会引起肝素抵抗,但常规剂量的肝素还是能在绝大部分此类患者中发挥足够的抗凝作用。采用低剂量肝素预防静脉血栓形成时,即使aPTT时间有略微延长,也不需要监测肝素浓度。但是对于那些体重极轻的患者和体弱的年老者,即使使用常规的预防剂量也会达到抗凝血的效果,因此,可以考虑对这些病人进行aPTT监测。

一项大型研究表明,发生急性静脉血栓栓塞的患者可以在不需要aPTT监测的情况下安全接受固定的根据体重进行剂量调整的肝素治疗[51]。在这个研究中,708个患者随机分成2组,第一组用普通肝素,333U/kg皮下注射后,给予250U/kg,一天2次;第二组给予低分子量肝素,所有患者随访追踪3个月。结果显示:给予普通肝素组有13个患者静脉血栓栓塞再发,给予低分子量肝素组有12个患者再发。而普通肝素组有4例患者并发大出血,低分子量肝素组有5例患者并发大出血。这项研究对于根据体重调整的治疗剂量普通肝素是否需要常规监测aPTT提出了疑问,需要进一步确认。

逆转

肝素的半衰期很短,静脉注射停止后数小时其抗凝效果就消失。因此,停止静滴和局部治疗往往可以控制出血。在出现严重甚至威胁生命的大出血时,肝素的抗凝作用可以用鱼精蛋白硫酸盐中和。鱼精蛋白硫酸盐是一种碱性多肽,能和酸性的肝素分子紧密结合。通常1mg鱼精蛋白硫酸盐中和100U的肝素。鱼精蛋白硫酸盐的剂量应根据人体循环中的肝素含量进行调整。在心肺搭桥术后常规应用鱼精蛋白硫酸盐中和肝素的作用,可以用标准公式和活化凝血时间作为监测指标。

不良反应

肝素治疗的最频发的并发症是出血,这与用药剂量、治疗强度和患者的特征相关。HIT是一类免疫介导的血小板消耗性疾病,主要由一种针对肝素和血小板因子4复合体的抗体引起(参见第118章)。虽然导致血小板减少,HIT更多伴随血栓性并发症而不是出血。其中取决于肝素的种类,剂量,给药途径,以及肝素抗凝适应证(例如在外科患者中比内科患者更常见)的不同,约3%的患者会表现出HIT。4T评分是一个具有良好的阴性预测价值的临床预测工具[58]。无论是在肝素治疗期间或是停药以后,如发生血小板减少症,都应监测患者的血小板计数,而且应换用不会与肝素-血小板因子4复合物发生反应的抗凝药。维生素K的拮抗剂只在患者的血小板计数高于$150×10^9$/L后才能使用。长时间的肝素治疗还会导致骨质疏松,放射影像学证据还显示,15%的接受长时间肝素治疗的孕妇患者会出现骨丢失,其中2%还并发有症状的椎骨骨折,停用肝素后骨丢失可逐渐恢复。

低分子量肝素

普通肝素疗效的局限性导致了肝素结构和功能相关性的研究,最终导致LMWH的出现,目前已有几种LMWH可用。LMWH的制备主要通过化学方法或酶处理肝素,缩短其多糖链的长度,并且控制其平均分子量在4000~5000Da[59]。与普通肝素相似,LMWH发挥抗血栓效果是通过与抗凝血酶反应。LMWH对抗凝血酶灭活因子Xa的作用与普通肝素一样,但由于其多糖链较短而不能形成必要的三元复合物,LMWH对灭活凝血酶的作用较弱。因此,LMWH抗因子Xa活化的能力强于抗凝血酶的活化。

与普通肝素相比,LMWH具有不同的药代动力学特性[54]。经皮下注射后,LMWH几乎可以完全被人体吸收,与普通肝素的吸收具有不稳定性和剂量依赖性相比,具有明显的优越性。与普通肝素相比,LMWH更少与血浆中的蛋白或细胞结合,因此具有更容易预测的血浆水平和抗凝效果[54]。LMWH的半衰期要比普通肝素长,只需1~2次/d的皮下注射。

LMWH主要通过肾脏清除,肾功能不全的患者可能会出现LMWH过量累积,因此对于肾功能下降的患者,给予LMWH会增加出血风险[60],这类患者应注意给药剂量,并可能需要监测因子Xa的水平。同样,对于过度肥胖的患者,尽管根据体重给予相应剂量可以达到更好的抗凝效果,但血药监测依然十分必要。鱼精蛋白硫酸盐虽不能完全中和低分子量肝素的抗凝作用,但对其部分有效,因此可用于有严重出血的患者[61]。几种LMWH制剂已经获得批准用于预防和治疗静、动脉血栓性疾病。尽管它们对于预防和治疗静脉血栓的功效相似,但每种制剂仍不尽相同并具有各自独特的药理特性。

和普通肝素相似,LMWH最常见的不良反应也是出血,在同一适应证的相似患者群体中使用时并发出血的概率和严重程度也大致相同,但只有0.3%~0.45%的患者会出现HIT,大大低于普通肝素[62]。然而 LMWH 与普通肝素存在抗体交叉反应，因此 LMWH 不能用于需持续抗凝治疗的由普通肝素引起的 HIT 患者。另外，动物实验和数个小型临床研究表明，骨质疏松症在 LMWH 使用时并不常见[63]。

肝素或低分子量肝素的选择

肝素或 LMWH 的选择由多种因素决定，包括疗效、安全性、方便性和经济性。对于静脉血栓性疾病，普通肝素和 LMWH 的安全性和有效性相当。包括了 14 个研究的荟萃分析在 4754 例患者中比较了普通肝素和低分子量肝素的作用，结果表明低分子量肝素具有更少的复发性静脉血栓栓塞并发症（4.3% vs 5.6%，优势比 0.76,95% 可信区间 0.57 ~ 1.01）和更低的大出血事件（1.3% vs 2.1%，优势比 0.6,95% 可信区间 0.39 ~ 0.93）。LMWH 可以经皮下给药，允许非住院患者使用，因此使用更加方便。然而，因为肾功能不全的患者药物清除能力低，故此类患者更适合使用肝素静脉给药。LMWH 只能被鱼精蛋白硫酸盐部分中和，这使得它们很难应用于心脏搭桥手术。对于紧急状况下需要接受创伤性手术的患者，往往优先选择普通肝素，这是因为它具有较短的半衰期。LMWH 对急性冠脉综合征患者有较好的优势。

达那肝素

达那肝素（danaparoid）是一种糖胺聚糖的复合物，由大约 84% 的硫酸乙酰肝素，12% 的硫酸皮肤素和 4% 的硫酸软骨素构成。它是一种抗凝血酶依赖的抗凝血药，主要具有抗因子 X a 的作用。在血浆中的半衰期大约为 24 小时，并主要由肾脏代谢清除。达那肝素不能被鱼精蛋白硫酸盐中和。因为与普通肝素的结构不同，已被成功应用于 HIT 患者。尽管在体外实验中发现普通肝素抗体和达那肝素有 10% ~ 20% 的交叉反应，但其与临床相关性尚不明确。达那肝素可以经皮下给药，通过达那肝素抗因子 X a 的标准曲线可以进行疗效监测。目前，达那肝素在美国尚未批准使用，在其他地区的使用也有限。

磺达肝素

磺达肝素（Fondaparinux）是一类特殊的肝素样抗凝药，具有高度选择性、抗凝血酶依赖的抗因子 X a 活性[54]。它是一种全合成的戊多糖，其结构基于肝素序列中与抗凝血酶反应的部分。它对抗凝血酶有高亲和性并可与之可逆性结合，导致其构象改变进而有效抑制因子 X a，但由于其分子较小不能抑制凝血酶。普通肝素和所有低分子量肝素均来源于动物，磺达肝素与它们结构相似却不含有动物成分，故其不会引发过敏反应。因为它抑制因子 X a 却不直接作用于凝血酶，所以它的作用机制依赖于凝血酶的生成减少。

药理学研究表明，磺达肝素皮下给药约 2 小时后达到血浆最大药物浓度，它的半衰期大约为 17 小时，且不依赖于剂量[65]。皮下或者静脉给药后基本可以达到完全的生物利用度。磺达肝素连续使用数天，个体自身和个体之间的变异性以及药物蓄积都较小。因为磺达肝素主要由肾脏清除，并且药物以原形从尿液排出，故在患有严重肾功能损害的患者中禁用。磺达肝素在血浆中的水平可以由抗因子 X a 检测，而不能采用其他指标，如激活的凝血时间（activated clotting time, ACT）、aPTT 或凝血酶凝血时间等。

临床研究已经评估了磺达肝素应用的部分适应证，通过美国 FDA 批准的有，接受大的骨外科手术或髋部骨折患者静脉血栓栓塞的预防，腹部手术后的预防，深部静脉血栓（deep venous thrombosis, DVT）或肺栓塞（pulmonary embolism, PE）患者的治疗。预防性用药的剂量是每天一次皮下给药 2.5mg，静脉血栓的治疗剂量则需根据体重调节。磺达肝素最主要的不良反应是出血，发生的概率和严重程度与 LMWH 相似。肾功能不全的患者常发生药物蓄积，因此对于肾功能损害的患者，磺达肝素需慎用。由于不存在交叉反应，磺达肝素对 HIT 患者的抗凝治疗是一个较好的选择[6]。

比伐卢定

比伐卢定（bivalirudin）是凝血酶的直接抑制剂，其是一种基于水蛭素结构的重组蛋白，是水蛭素 C 端的十二肽段类似物，由 4 个甘氨酸残基连接于一个直接作用于凝血酶激活位点的结构。药代动力学研究表明，在肾功能正常的患者中，比伐卢定能从血浆中快速清除［血浆清除率 4.6ml/（min・kg）］，表观分布容积为 0.2L/kg，清除的半衰期约为 30 分钟[54]。ACT 和 aPTT 的延长与药物的血浆浓度呈剂量依赖性。比伐卢定能够被肾脏和肝脏清除，所以，对于那些中到重度功能性肝脏和肾脏疾病患者来说，推荐进行剂量调整。

比伐卢定和阿司匹林联用对于那些患有不稳定型心绞痛或者接受血管形成术的心肌梗死后心绞痛的患者有效，已被批准用于这些适应证[58]。它也被批准用于接受经皮冠脉介入治疗的 HIT 患者。在一些临床试验中，比伐卢定在预防冠状血管生成术后的血管再狭窄有效，还可作为急性心肌梗死中链激酶的辅助用药，并且在骨外科手术和 HIT 患者中用于防止形成静脉栓塞，但比伐卢定用于这些适应证还未获美国 FDA 批准。其最常见的不良反应是出血，而且现在没有特异性解毒剂。当患者并发出血时应停止静脉给药，且应监测 aPTT 或者其他凝血参数。此外，应用比伐卢定后，没有检测到会产生相应的抗体。

阿加曲班

阿加曲班（argatroban）是一类小分子精氨酸衍生物，能通过结合活性催化位点（Ki: 3.9×10⁻⁸ mol/L）可逆性地直接抑制凝血酶[54]。由于其分子量小，可以与表面结合的凝血酶或溶液中的凝血酶结合，故是一种有效的凝血酶抑制剂[69]。其抗凝血效果可通过 aPTT 或 ACT 评估，两项检测指标都与血浆药物浓度相关。阿加曲班大约有 50% 以蛋白质结合状态存在，表观分布容积为 0.2L/kg，半衰期为 39 ~ 51 分钟[70]。主要在肝脏代谢，肝功能异常患者药物的清除和半衰期延长，因此需要减少剂量，但肾脏功能对阿加曲班药物代谢动力学影响较小。

阿加曲班已被批准用于预防和治疗患有 HIT 及接受介入治疗的患者，在临床上对血栓性脑卒中也有一定疗效。用于治疗 HIT 时，阿加曲班的给药剂量是每小时 2μg/kg，并调整维持 aPTT 在正常范围的 1.5 ~ 3 倍。对于患有 HIT 并接受经皮冠脉介入治疗的患者，先以 350μg/kg 静脉推注一次，随后以 15 ~ 400μg/（kg・min）的剂量持续输注，将 ACT 维持在 300 ~ 450 秒。与其他抗凝血酶抑制剂类似，阿加曲班的主要不良反应是出血，而且目前还没有可以有效逆转其作用的特异性药物。在有肝功能损害的患者，其抗凝作用可能会延长。如果剂量过大或并发大出血，应该立即停药并监测 aPTT 和其他抗凝指标。

对于需要长期抗凝治疗的患者，从阿加曲班转换为华法林治疗过程很复杂，这是因为阿加曲班对 PT 和 aPTT 都会产生显著影响。对于此类患者，应该监测 INR，如其值大于 4.0，应停药数小时，而后重新测定 INR，如果依然超过 2.0，就需停止给药；如低于 2.0，可重新使用阿加曲班，并于次日重复上述监测过程。

来匹卢定

来匹卢定(lepirudin,重组水蛭素)是一种在水蛭唾液腺中发现的天然抗凝剂,其与水蛭素极其相似。它主要由肾脏分解代谢,在正常人体中的半衰期为1~3小时,但依赖透析的患者可能需要2天[71]。来匹卢定呈浓度依赖性地延长了aPTT(活化部分凝血活酶时间)[72]。目前生产商已经停止销售该产品,并且其不再被使用。

达比加群酯

达比加群酯(Dabigatran etexilate)是一种新型口服抗凝血药,其前体药物直接抑制凝血酶,口服后的生物利用度约6%,药物吸收后在酯酶作用下很快转变成达比加群,1~2小时后达到血浆浓度高峰,半衰期约12小时。达比加群不需要辅助因子即能可逆性抑制凝血酶的活性位点,对通过CYP酶(细胞色素P450)系统代谢的药物不产生干扰作用,其抗凝效应可以预测,不需要随时监测[73]。因此,达比加群酯能使一些凝血实验的凝血参数有所上升。尽管PT(凝血酶原时间),aPTT和ACT(活化的全血凝固时间)对于药物治疗水平缺乏敏感性,但稀释凝血酶时间和蛇静脉酶凝结时间似乎在一个广泛的药物水平内有很好的关联性。这些测试至今都没有被证明可以预测如血栓和出血等临床结果。

达比加群脂的主要不良反应是出血,尽管很多中和药物正在被研发,但目前并没有可用的特异性的中和药物[75]。因而一旦并发出血,只能进行对症处理。虽然没有充分研究,但已有病例报告显示透析或血液过滤疗法对从循环中清除这种复合物有一定疗效[76]。在动物模型中,给予不同的凝血因子复合物或重组活化因子Ⅶ(因子Ⅶa)能改善延长的出血时间,但这些成分并不能引起抗凝实验中相应的变化[77]。

达比加群酯和其他新型口服抗凝药一系列临床结果中是有效的(表25-5)。达比加群酯现在已被美国FDA批准应用于治疗静脉血栓和预防非瓣膜性房颤卒中和系统性栓塞。在RE-LY试验中,具有非瓣膜性房颤和卒中风险的患者随机分配到达比加群酯组(110mg bid 或150mg bid)或剂量相应的华法林组[78]。在这个非劣性试验中,华法林组实验者每年患卒中和系统性栓塞的概率是1.69%,而110mg达比加群酯组(相对风险[RR]0.91,非劣效率P<0.001)和150mg达比加群酯组(RR 0.66,优势效率P<0.001)的概率分别是1.53%和1.11%。在RE-LY试验的大出血测试中,相比于华法林组,高剂量的达比加群酯组与其出血的发生概率相似,但低剂量的达比加群酯组明显降低。且颅内出血概率在高低剂量时均比华法林组低。RE-COVER实验是随机双盲非劣性实验,将一些患有急性静脉栓塞并接受了平均九天的初始肠胃外抗凝治疗的患者分组,对比达比加群酯组(150mg bid)和相应剂量的华法林组得出结果[37]。发现两组的静脉血栓栓塞复发率相似(2.4% vs 2.1%,非劣效率P<0.001)。在三项大型随机试验的元分析中,关于预防静脉栓塞和降低髋关节和膝关节置换引发静脉栓塞死亡率方面,达比加群与LMWH(低分子量肝素)一样有效,且两者具有类似的出血风险[79]。达比加群酯似乎在预防心脏瓣膜置换后的血栓栓塞并发症方面并不安全有效。RE-ALIGN研究将患者随机分为达比加群酯组或华法林组,但在瓣膜置换术后,由于达比加群酯治疗组的患者血栓和出血并发症过多而实验终止[80]。

表25-5   新型靶向口服抗凝剂研究

抗凝剂	临床指征	研究	功效	安全性
达比加群酯	非瓣膜性房颤	RE-LY[78]	达比加群酯(150mg,bid)在减轻卒中上优于华法林	达比加群酯治疗后,大出血发生率相似,颅内出血等发生率较低
	VTE	RECOVER[37]	在预防复发性VTE上,达比加群酯(150mg,bid)不劣于华法林	达比加群酯治疗后,大出血发生率相似,总出血事件发生率降低
	机械心脏瓣膜	RE-ALIGN[80]	由于接受达比加群的患者的血栓形成和出血率升高,因此试验提前终止	
	髋关节置换术	RE-NOVATE[140]	预防总的VTE发生或死亡上,达比加群酯(220mg,qd 或150mg,qd,28~35天)不劣于依诺肝素(40mg,qd,28~35天)	大出血发生在达比加群组的概率是1.4%,在依诺肝素组的概率是0.9%(P=0.40)
	髋关节置换术	RE-NOVATEII[141]	在预防总VTE或死亡上,达比加群酯(220mg,qd,28~35天)(7.7% vs 8.8%)不劣于依诺肝素(40mg,qd,28~35天)。达比加群酯组主要VTE及死亡率较少(2.2% vs 4.2%)	大出血率相似(1.4% vs 0.9%)
	膝关节置换术	RE-MODEL[142]	在预防总VTE或死亡上,达比加群酯(220mg,qd 或150mg,qd,持续6~10天)不劣于依诺肝素(40mg,qd6~10天)	三组中大出血发生率无差异

表 25-5　新型靶向口服抗凝剂研究（续）

抗凝剂	临床指征	研究	功效	安全性
利伐沙班	非瓣膜性房颤	ROCKET-AF[83]	在降低卒中上，利伐沙班不劣于华法林	总体出血率相似，但利伐沙班的颅内出血明显减少（0.5% vs 0.7%）
	急性冠状动脉综合征	ATLAS ACS[143]	与安慰剂相比，利伐沙班（2.5 或 5mg，bid）显著降低心血管死亡，心肌梗死或卒中的联合终点事件	利伐沙班增加大出血（2.1% vs 0.6%）和颅内出血（0.6% vs 0.2%）发生率，而致命性出血无显著增加（0.3% vs 0.2%）
	PE	EINSTEIN-PE[39]	利伐沙班对急性 PE 治疗不劣于华法林	利伐沙班治疗后，总体出血率类似，但大出血明显减少（1.1% vs 2.1%）
	DVT	EINSTEIN-DVT[38]	利伐沙班对急性 DVT 治疗不劣于华法林	出血率类似
	髋关节置换术	RECORD1[84]	预防主要 VTE 上，长期应用的利伐沙班（10mg/d，31～39 天）优于依诺肝素（40mg/d，31～39 天）（0.2% vs 2.0%）	大出血率相似（0.3% vs 0.1%）
	髋关节置换术	RECORD2[144]	在预防总的 DVT，非致死性 PE 或死亡上，长期应用利伐沙班（10mg/d，31～39 天）优于短期应用依诺肝素（40mg/d，10～14 天）（2.0% vs 9.3%）	出血率类似（5.5% vs 6.6%）
	膝关节置换术	RECORD3[85]	在预防 DVT，非致死性 PE 或死亡上，短期利伐沙班治疗（10mg/d，10～14 天）优于短期依诺肝素（40mg/d，10～14 天）（9.2% vs 18.9%）	大出血率相似（0.5% vs 0.6%）
	疾病患者 VTE 的预防	MAGELLAN[86]	长期应用利伐沙班治疗（10mg/d，31～39 天）的总的近端 DVT 或症状性 VTE 的发生率在第 10 天时不劣于标准预防（依诺肝素 40mg/d，持续 10～14 天）（2.7% vs 2.7%），在 35 天时优于标准预防（4.4% vs 5.7%）。	接受长期利伐沙班的患者的主要或临床相关非大出血的复合发生率更高，在第 10 天（2.8% vs 1.2%）和第 35 天（4.1% vs 1.7%）
阿哌沙班	非瓣膜性房颤	ARISTOTLE[93]	阿哌沙班用于卒中预防优于华法林（1.3% vs 1.6%）	阿哌沙班有更少的大出血（2.1% vs 3.1%）
	非瓣膜性房颤不适用于华法林	AVERROES[94]	阿哌沙班用于卒中预防优于阿司匹林（1.6% vs 3.7%）	阿哌沙班和阿司匹林的出血率类似
	急性冠状动脉综合征	APPRAISE-2[145]	由于大出血发生率的增加，而心血管缺血事件并没有减少，试验提前终止	
	VTE	AMPLIFY[95]	阿哌沙班对急性 VTE 的治疗不劣于华法林	阿哌沙班显著降低大出血发生率（0.6% vs 1.8%）
	VTE 延长治疗	AMPLIFY-EXT[96]	阿哌沙班用于预防复发性 VTE 优于安慰剂（1.7% vs 8.8%）	阿哌沙班不增加大出血发生

● 血小板分离术

血小板分离术是指通过血液处理设备（单采）从患者体内选择性去除血小板以达到治疗目的。ASFA 推荐伴症状性血小板增多症的骨髓增殖性肿瘤患者（参见第 83、85 章）作为血小板分离术的 II 类适应证[4]。对于预防无症状患者或降低继发性或反应性血小板增多症患者血小板计数[102]，血小板分离术被列为 III 类（表 28-1）适应证，这是因为现有的证据不足以明确血小板分离术在这些情况下的作用，因此是否采用血小板分离术需个体化决定。在不存在混淆因素如恶性肿瘤或大手术的情况下，继发性血小板增多症本身与血栓栓塞发病率无明显关系[103~105]。对骨髓增殖性肿瘤患者，若发生一系列微血管血栓形成临床症状如肢端或脑缺血，推荐采用机器分离和/或药物快速降低血小板计数[106]。多个病例系列和病例报告显示，在无法首选化疗及化疗无法快速起效的患者中，采用血小板分离术能快速降低血小板计数[107~113]。在血小板分离中，处理 1.5 倍至 2 倍血容量，使用晶体置换液维持体液平衡，可以降低 30%~60% 的血小板计数水平[108,112,113]。然而，若无伴随化疗，单一的治疗不能很好地控制急性期后的血小板计数水平。从孕期第五周开始的每周一次的血小板分离术治疗，已用于原发性血小板增多症患者的高危妊娠管理[113]。对于同时应用罗米司亭、血小板计数大于 $2 \times 10^6/\mu l$ 的免疫性血小板减少性紫癜患者，及脾切术后数天内出现急性神经系统症状患者[114]，血小板分离术是有效且快速治疗的手段，也可用于具有急性症状且控制不佳的重症血小板增多症患者的心血管手术术前准备[115]。

● 体外光化学疗法（光分离法）

体外光化学疗法（ECP）将患者的单个核白细胞在体外处理后再回输至体内，以降低细胞毒性 T 细胞的活性[116]。本疗法涉及的过程包括离心分离循环中的单个核细胞，体外混合 8-甲氧沙林（8-MOP 一种光活化剂）并经紫外线（UVA）照射，最后回输至患者体内[56]。ECP 在 1998 年被批准用于治疗效果欠佳的皮肤 T 细胞淋巴瘤（参见第 103 章）的姑息治疗，进一步其对于心脏移植的急性排斥反应和慢性移植物抗宿主病被认为是"合理且必要"的治疗（参见第 23 章），并在 2006 年归为标准治疗方案[117]。ECP 发展自先前称为 PUVA（补骨脂素加紫外线）的治疗，患者需口服 8-MOP 然后站在紫外线箱内对受累皮肤进行照射从而进行治疗。ECP 只对通过单采收集的白细胞进行 8-MOP 和 UVA 的处理，因此只需口服约原 8-MOP 剂量的 0.25% 即可[116]。ECP 的具体作用机制仍未明确，但有可能涉及一个免疫调节的过程[118]。被紫外线激活的 8-MOP 嵌入正常及恶性 T 淋巴细胞核内 DNA，从而诱发 T 细胞而非单核细胞在治疗后 24 小时发生凋亡[119,120]。吞噬凋亡细胞的免疫学结果包括通过树突状细胞的抗原呈递诱导主要组织相容性复合体（MHC）I 类限制的 CD8[+] 细胞毒性 T 淋巴细胞，单核细胞和巨噬细胞抑制因子释放，包括白细胞介素（IL）-10 和 IL-1 受体拮抗剂[121]。此外，ECP 使得 CD83[+]CD86[+]（DC2）树突状细胞的数量增加，伴随 CD80[+]CD123[+]树突状细胞（DC1）的减少。DC2 细胞刺激 2 型辅助 T 细胞（Th2）分泌抑制性细胞因子（如 IL-4、IL-10、IL-13）、抑制 1 型辅助性 T 细胞（Th1）分泌促炎症细胞因子（如 IL-2、干扰素 γ），从而抑制 Th1 介导的同种异体反应[122]。ECP 也使得循环中 CD4[+] CD25[+] CD69[-] CTLA-4 + 调节 T 细胞（Treg 细胞）的数量增加，这些细胞具有免疫抑制功能从而诱导移植耐受[123]。这种 ECP 诱导的免疫反应，可用来解释在不同条件下所观察到的临床益处，如皮肤 T 细胞淋巴瘤，慢性移植物抗宿主病和心脏移植排斥反应[124~126]。

体外光化学疗法的不良反应

不良影响大多与体液变化导致的低血压有很大关系，这可以通过暂停过程和/或补液来纠正。临床上观察到，在回输后的 6~8 小时内，可出现 38°C 至 39C° 的短暂发热[127]。

翻译：余建　互审：侯健　校对：黄河

参考文献

1. Abel JJ, Rowntree LG, Turner BB: Plasma removal with return of corpuscles (plasma-pheresis). *J Pharmacol Exp Ther* 5:625, 1914.
2. Schwab PJ, Fahey JL: Treatment of Waldenström's macroglobulinemia by plasmapheresis. *N Engl J Med* 263:574, 1960.
3. Solomon A, Fahey JL: Plasmapheresis therapy in macroglobulinemia. *Ann Intern Med* 58:789, 1963.
4. Schwartz J, Winters JL, Padmanabhan A, et al: Guidelines on the use of therapeutic apheresis in clinical practice—Evidence-based approach from the Writing Committee of the American Society for Apheresis: The sixth special issue. *J Clin Apher* 28:145, 2013.
5. Guyatt GH, Oxman AD, Vist GE, et al: GRADE: An emerging consensus on rating quality of evidence and strength of recommendations. *Br Med J (Clin Res Ed)* 336:924, 2008.
6. AMA RUC Database 2014 version 2.
7. Weinstein R: Basic principles of therapeutic blood exchange, in *Apheresis: Principles and Practice*, 3rd ed, edited by BC McLeod, R Weinstein, JL Winters, AM Szczepiorkowski, p 269. AABB Press, Bethesda, MD, 2010.
8. Kiss JE: Therapeutic plasma exchange in hematologic diseases and dysproteinemias, in *Apheresis: Principles and Practice*, 3rd ed, edited by BC McLeod, R Weinstein, JL Winters, AM Szczepiorkowski, p 319. AABB Press, Bethesda, MD, 2010.
9. McLeod BC: Therapeutic plasma exchange, in *Rossi's Principles of Transfusion Medicine*, 4th ed, edited by TL Simon, EL Snyder, BG Solheim, CP Stoell, RG Strauss, M Petrides, p 629. Blackwell Publishing, Chichester, UK, 2009.
10. McGrath MA, Penny R: Paraproteinemia. Blood hyperviscosity and clinical manifestations. *J Clin Invest* 58:1155, 1976.
11. Somer T, Meiselman HJ: Disorders of blood viscosity. *Ann Med* 25:31, 1993.
12. Kwaan HC, Bongu A: The hyperviscosity syndromes. *Semin Thromb Hemost* 25:199, 1999.
13. Weinstein R, Mahmood M: Case records of Massachusetts General Hospital. Weekly clinicopathological exercises. Case 6-2002. A 54-year-old woman with left, then right, central-retinal-vein occlusion. *N Engl J Med* 346:603, 2002.
14. Bloch KJ, Maki DG: Hyperviscosity syndromes associated with immunoglobulin abnormalities. *Semin Hematol* 10:113, 1973.
15. Capra JD, Kunkel HG: Aggregation of gammaG3 proteins: Relevance to the hyperviscosity syndrome. *J Clin Invest* 49:610, 1970.
16. Fahey JL, Barth WF, Solomon A: Serum hyperviscosity syndrome. *JAMA* 192:464, 1965.
17. Beck JR, Quinn BM, Meier FA, Rawnsley HM: Hyperviscosity syndrome in paraproteinemia managed by plasma exchange, monitored by serum tests. *Transfusion* 22:51, 1982.
18. Chopek M, McCullough J: Protein and biochemical changes during plasma exchange, in *Therapeutic Hemapheresis*, edited by EM Berkman, J Umlas, p 13. AABB Press, Washington, DC, 1980.
19. Stone MJ, Bogen SA: Evidence-based focused review of management of hyperviscosity syndrome. *Blood* 119:2205, 2012.
20. Brouet J-C, Clauvel J-P, Danon F, et al: Biologic and clinical significance of cryoglobulins. A report of 86 cases. *Am J Med* 57:775, 1974.
21. Ferri C, Zignego AL, Pileri SA: Cryoglobulins. *J Clin Pathol* 55:4, 2002.
22. Ferri C, Moriconi L, Gremignai G, et al: Treatment of the renal involvement of mixed cryoglobulinemia with prolonged plasma exchange. *Nephron* 43:246, 1986.
23. Berkman EM, Orlin JB: Use of plasmapheresis and partial plasma exchange in the management of patients with cryoglobulinemia. *Transfusion* 20:171, 1980.
24. Shaw M, Van de Pette J, Fenton D, McGibbon DH: Mutilating cryoglobulinemia rapidly improved by plasmapheresis: Diagnostic features on blood film. *J R Soc Med* 78(Suppl 11):37, 1985.
25. Goldschmidt H, Lannert H, Brommer J, Ho AD: Multiple myeloma and renal failure. *Nephrol Dial Transplant* 15:301, 2000.
26. Feest TG, Burge PS, Cohen SL: Successful treatment of myeloma kidney by dieresis and plasmapheresis. *Br Med J* 1:503, 1976.
27. Misiani R, Remuzzi G, Bertani T, Licini R, et al: Plasmapheresis in the treatment of acute renal failure in multiple myeloma. *Am J Med* 66:684, 1979.
28. Zucchelli P, Pasquali S, Cagnoli L, Rovinetti C: Plasma exchange in acute renal failure due to light chain myeloma. *Trans Am Soc Artif Intern Organs* 30:36, 1984.

29. Zucchelli P, Pasquali S, Cagnoli L, Ferrari G: Controlled plasma exchange trial in acute renal failure due to multiple myeloma. *Kidney Int* 33:1175, 1988.
30. Johnson WJ, Kyle RA, Pineda AA, O'Brien PC, et al: Treatment of renal failure associated with multiple myeloma. Plasmapheresis, hemodialysis and chemotherapy. *Arch Intern Med* 150:863, 1990.
31. Clark WF, Stewart AK, Rock GA, et al: Plasma exchange when myeloma presents as acute renal failure. A randomized, controlled trial. *Ann Intern Med* 143:777, 2005.
32. Gertz MA: Managing myeloma kidney. *Ann Intern Med* 143:835, 2005.
33. George JN: Thrombotic thrombocytopenic purpura. *N Engl J Med* 354:1927, 2006.
34. Tsai HM: Current concepts in thrombotic thrombocytopenic purpura. *Annu Rev Med* 57:419, 2006.
35. Furlan M, Robles R, Galbusera M, et al: Von Willebrand factor-cleaving protease in thrombotic thrombocytopenic purpura and the hemolytic uremic syndrome. *N Engl J Med* 339:1578, 1998.
36. Tsai HM, Lian EC: Antibodies to von Willebrand factor-cleaving protease in acute thrombotic thrombocytopenic purpura. *N Engl J Med* 339:1585, 1998.
37. Levy GG, Nichols WC, Lian EC, et al: Mutations in a member of the ADAMTS gene family cause thrombotic thrombocytopenic purpura. *Nature* 413:488, 2001.
38. Rock GA, Shumak KH, Buskard NA, et al: The Canadian apheresis Study Group. Comparison of plasma exchange with plasma infusion in the treatment of thrombotic thrombocytopenic purpura. *N Engl J Med* 325:393, 1991.
39. Henon P: Treatment of thrombotic thrombopenic purpura. Results of a multicenter randomized clinical study. *Presse Med* 20:1761, 1991.
40. Sarode R, Bandarenko N, Brecher ME, et al: Thrombotic thrombocytopenic purpura: 2012 American Society for Apheresis (ASFA) consensus conference on classification, diagnosis, management, and future research. *J Clin Apher* 29:148, 2014.
41. Zakarija A, Kwaan HC, Moake JL, et al: Ticlopidine- and clopidogrel-associated thrombotic thrombocytopenic purpura (TTP): Review of clinical, laboratory, and epidemiological and pharmacovigilance findings (1989–2008). *Kidney Int* 75(Suppl 112):S20, 2009.
42. Tsai H-M, Rice L, Sarode R, et al: Antibody inhibitors to von Willebrand factor metalloproteinase and increased binding of von Willebrand factor to platelets in ticlopidine-associated thrombotic thrombocytopenic purpura. *Ann Intern Med* 132:794, 2000.
43. Sutton DMC, Nair RC, Rock G: Complications of plasma exchange. *Transfusion* 29:124, 1989.
44. Couriel D, Weinstein R: Complications of plasma exchange: A recent assessment. *J Clin Apher* 9:1, 1994.
45. Weinstein R: Hypocalcemic toxicity and atypical reactions in therapeutic plasma exchange. *J Clin Apher* 16:210, 2001.
46. Goss, GA, Weinstein, R: Pentastarch as partial replacement for therapeutic plasma exchange: Effect on plasma proteins, adverse events during treatment, and serum ionized calcium. *J Clin Apher* 14:114, 1999.
47. McLeod BC, Sniecinski I, Ciavarella D, Owen H, et al: Frequency of immediate adverse effects associated with therapeutic apheresis. *Transfusion* 39:282, 1999.
48. Shaz BH: Red cell exchange and other therapeutic alterations of red cell mass, in *Apheresis: Principles and Practice*, 3rd ed, edited by BC McLeod, R Weinstein, JL Winters, AM Szczepiorkowski, p 391. AABB Press, Bethesda, MD, 2010.
49. Swerdlow PS: Red cell exchange in sickle cell disease. *Hematology Am Soc Hematol Educ Program* 48, 2006.
50. Kernoff LM, Botha MC, Jacobs P: Exchange transfusion in sickle cell disease using a continuous-flow blood cell separator. *Transfusion* 17:269, 1977.
51. Klein HG, Garner RJ, Miller DM, et al: Automated partial exchange transfusion in sickle cell anemia. *Transfusion* 20:578, 1980.
52. Nadler SB, Hidalgo JU, Bloch T: Prediction of blood volume in normal human adults. *Surgery* 51:224; 1962.
53. Division of Blood Diseases and Resources: *The Management of Sickle Cell Disease*, 4th ed. NIH Publication No. 02-2117. NHLBI, Bethesda, MD, 2002.
54. Steinberg MH: Management of sickle cell disease. *N Engl J Med* 340:1021, 1999.
55. Platt OS: Prevention and management of stroke in sickle cell anemia. *Hematology Am Soc Hematol Educ Program* 54, 2006.
56. Weinstein R: Specialized therapeutic hemapheresis and phlebotomy, in *Rossi's Principles of Transfusion Medicine*, 4th ed, edited by TL Simon, EL Snyder, BG Solheim, CP Stowell, RG Strauss, M Petrides, p 652. AABB Press, Bethesda, MD, 2009.
57. Kim HC, Dugan NP, Silber JH et al: Erythrocytapheresis therapy to reduce iron overload in chronically transfused patients with sickle cell disease. *Blood* 83:1136, 1994.
58. Hilliard LM, Williams BF, Lounsbury AE: Erythrocytapheresis limits iron accumulation in chronically transfused sickle cell patients. *Am J Hematol* 59:28, 1998.
59. Singer ST, Quirolo, Nishi K: Erythrocytapheresis for chronically transfused children with sickle cell disease: An effective method for maintaining a low hemoglobin S level and reducing iron overload. *J Clin Apher* 14:122, 1999.
60. Sarode R1, Matevosyan K, Rogers ZR, et al: Advantages of isovolemic hemodilution-red cell exchange therapy to prevent recurrent stroke in sickle cell anemia patients. *J Clin Apher* 26:200, 2011.
61. Turner JM, Kaplan JB, Cohen HW, Billett HH: Exchange versus simple transfusion for acute chest syndrome in sickle cell anemia adults. *Transfusion* 49:863, 2009.
62. Trampuz A, Jereb M, Muzlovic I, Prabhu RM: Clinical review: Severe malaria. *Crit Care* 7:315, 2003.
63. Severe falciparum malaria. World Health Organization, Communicable Diseases Cluster. *Trans R Soc Trop Med Hyg* 84(Suppl 1):S1, 2000.
64. Centers for Disease Control and Prevention: *CDC Treatment Guidelines: Treatment of Malaria (Guidelines or Clinicians)*. CDC, Atlanta, GA, 2009.
65. Tan KR, Wiegand RE, Arguin PM: Exchange transfusion for severe malaria: Evidence base and literature review. *Clin Infect Dis* 57:923, 2013.
66. Amaratunga C, Sreng S, Suon S, et al: Artemisinin-resistant Plasmodium falciparum in Pursat province, western Cambodia: A parasite clearance rate study. *Lancet Infect Dis* 12:851, 2012.
67. World Health Organization: Global Plan for Artemisinin Resistance Containment (GPARC). HO Press, Geneva, 2011. Available online at http://www.who.int/malaria/publications/atoz/artemisinin_resistance_containment_2011.pdf (accessed 6 June 2014).
68. Ariey F, Witkowski B, Amaratunga C, et al: A molecular marker of artemisinin-resistant Plasmodium falciparum malaria. *Nature* 505:50, 2014.
69. Vannier E, Krause PJ: Human babesiosis. *N Engl J Med* 366:2397, 2012.
70. Rosner F, Zarrabi MH, Benach JL, et al: Babesiosis in splenectomized adults. Review of 22 reported cases. *Am J Med* 76:696, 1984.
71. Evenson DA, Perry E, Kloster B, et al: Therapeutic apheresis for babesiosis. *J Clin Apher* 13:32, 1998.
72. U.S. Food and Drug Administration: *Fatalities Reported to FDA Following Blood Collection and Transfusion: Annual Summary for Fiscal Year 2013*. Available online at http://www.fda.gov/BiologicsBloodVaccines/SafetyAvailability/ReportaProblem/TransfusionDonationFatalities/ucm391574.htm (accessed 9 June 2014).
73. Centers for Disease Control and Prevention (CDC): Babesiosis surveillance—18 states, 2011. *MMWR Morb Mortal Wkly Rep* 61:505, 2012.
74. Spaete J, Patrozou E, Rich JD, Sweeney JD: Red cell exchange transfusion for babesiosis in Rhode Island. *J Clin Apher* 24:97, 2009.
75. Werch J, Todd C: Resolution by erythrocytapheresis of the exposure of an Rh-negative person to Rh-positive cells: An alternative treatment. *Transfusion* 33:530, 1993.
76. Hale GA, Reece DE, Munn RK, et al: Blood tacrolimus concentrations in bone marrow transplant patients undergoing plasmapheresis. *Bone Marrow Transplant* 25:449, 2000.
77. McCarthy H, Inward C, Marriage S, et al: Red cell exchange transfusion as a rescue therapy for tacrolimus toxicity in a paediatric renal transplant. *Pediatr Nephrol* 26:2245, 2011.
78. Golden PJ, Weinstein R: Treatment of high-risk, refractory acquired methemoglobinemia with automated red blood cell exchange. *J Clin Apher* 13:28, 1998.
79. Streiff, MB, Smith B, Spivak JL: The diagnosis and management of polycythemia vera in the era since the Polycythemia Vera Study Group: A survey of American Society of Hematology members' practice patterns. *Blood* 99:1144, 2002.
80. Tefferi A: Polycythemia vera: A comprehensive review and clinical recommendations. *Mayo Clin Proc* 78:174, 2003.
81. Barton JC, McDonnell SM, Adams PC, et al: Diagnosis and management of hemochromatosis. *Ann Intern Med* 129:932, 1998.
82. Brissot P, de Bels, F: Current approaches to the management of hemochromatosis. *Hematology* 36, 2006.
83. Valbonesi M, Bruni R: Clinical application of therapeutic erythrocytapheresis (TEA). *Transfus Sci* 22:183, 2000.
84. Oechslin E: Hematological management of the cyanotic adult with congenital heart disease. *Int J Cardiol* 97:109, 2004.
85. Kaboth U, Rumpf KW, Lipp T, et al: Treatment of polycythemia vera by isovolemic large-volume erythrocytapheresis. *Klin Wochenschr* 68:18, 1990.
86. Liersch T, Vehmeyer K, Kaboth U: Large volume, isovolemic erythrocytapheresis in treatment of polycythemia vera. Effect of massive iron depletion of proliferation behavior of erythroid precursor cells (BFU-E). *Med Klin (Munich)* 90:390, 1995.
87. Zoller WG, Kellner H, Spengel FA: Erythrocytapheresis. A method for rapid extracorporeal elimination of erythrocytes. Results in 65 patients. *Klin Wochenschr* 66:404, 1988.
88. Conte D, Mandelli C, Cesana M, et al: Effectiveness of erythrocytapheresis in idiopathic hemochromatosis. Report of 14 cases. *Int J Artif Organs* 12:59, 1989.
89. Kellner H, Zoller WG: Repeated isovolemic large-volume erythrocytapheresis in the treatment of idiopathic hemochromatosis. *Z Gastroenterol* 30:779, 1992.
90. Cesana M, Mandelli C, Tiribelli C: Concomitant primary hemochromatosis and beta-thalassemia trait: Iron depletion by erythrocytapheresis and desferrioxamine. *Am J Gastroenterol* 84:150, 1989.
91. Fernández-Mosterín N, Salvador-Osuna C, García-Erce JA, et al: Comparison between phlebotomy and erythrocytapheresis of iron overload in patients with HFE gene mutations. *Med Clin (Barc)* 127:409, 2006.
92. Rombout-Sestrienkova E, Nieman FHM, Essers BAB, et al: Erythrocytapheresis versus phlebotomy in the initial treatment of HFE hemochromatosis patients: Results from a randomized trial. *Transfusion* 52:470, 2012.
93. Bunin NJ, Pui C-H: Differing complications of hyperleukocytosis in children with acute lymphoblastic or acute nonlymphoblastic leukemia. *J Clin Oncol* 3:1590, 1985.
94. Dutcher JP, Schiffer CA, Wiernik PH: Hyperleukocytosis in adult acute nonlymphocytic leukemia: Impact on remission rate and duration, and survival. *J Clin Oncol* 5:1364, 1987.
95. Ventura GJ, Hester JP, Smith TL, et al: Acute myeloblastic leukemia with hyperleukocytosis: Risk factors for early mortality in induction. *Am J Hematol* 27:34, 1988.
96. Porcu P, Cripe LD, Ng EW, et al: Hyperleukocytic leukemias and leukostasis: A review of pathophysiology, clinical presentation and management. *Leuk Lymphoma* 39:1, 2000.
97. Slats AM, Egeler RM, van der Does-van den Berg A, et al: Causes of death–other than progressive leukemia–in childhood acute lymphoblastic (ALL) and myeloid leukemia (AML): The Dutch Childhood Oncology Group experience. *Leukemia* 19:537, 2005.
98. Bruserud Ø, Liseth K, Stamnesfet S, et al: Hyperleukocytosis and leukocytapheresis in acute leukemias: Experience from a single centre and review of the literature of leukocytapheresis in acute myeloid leukaemia. *Transfus Med* 23:397, 2013.
99. Oberoi S, Lehrnbecher T, Phillips B, et al: Leukapheresis and low-dose chemotherapy do not reduce early mortality in acute myeloid leukemia hyperleukocytosis: A systematic review and meta-analysis. *Leuk Res* 38:460, 2014.
100. Pastore F, Pastore A, Wittmann G, et al: The role of therapeutic leukapheresis in hyperleukocytotic AML: *PLoS One* 9(4): E95062, 2014.
101. Lowe EJ, Pui C-H, Hancock ML, et al: Early complications in children with acute lymphoblastic leukemia presenting with hyperleukocytosis. *Pediatr Blood Cancer* 45:10, 2005.
102. Schaefer AI: Thrombocytosis. *N Engl J Med* 350:1211, 2004.
103. Griesshammer M, Bangertner M, Sauer T: Aetiology and clinical significance of thrombocytosis: Analysis of 732 patients with an elevated platelet count. *J Intern Med* 245:295,

1999.

104. Greist A: The role of blood component removal in essential and reactive thrombocytosis. *Ther Apher* 6:36, 2002.

105. Denton A, Davis P: Extreme thrombocytosis in admissions to paediatric intensive care: No requirement for treatment. *Arch Dis Child* 92:515, 2007.

106. Schafer AI: Bleeding and thrombosis in myeloproliferative disorders. *Blood* 64:1, 1984.

107. Baron BW, Mick R, Baron JM: Combined plateletpheresis and cytotoxic chemotherapy for symptomatic thrombocytosis in myeloproliferative disorders. *Cancer* 72:1209, 1993.

108. Taft EG, Babcock RB, Scharfman WB, et al: Plateletpheresis in the management of thrombocytosis. *Blood* 50:927, 1977.

109. Panlilio AL, Reiss RF: Therapeutic plateletpheresis in thrombocythemia. *Transfusion* 19:147, 1979.

110. Goldfinger D, Thompson R, Lowe C: Long-term plateletpheresis in the management of primary thrombocytosis. *Transfusion* 19:336, 1979.

111. Orlin JB, Berkman EM: Improvement of platelet function following plateletpheresis in patients with myeloproliferative diseases. *Transfusion* 20:540, 1980.

112. Janetzko K, Weber K, Klüter H, et al: Efficiency of the cell separator AMICUS for platelet depletion in the treatment of essential thrombocythemia. *J Clin Apher* 16:33, 2001.

113. Yamaguchi K, Hisano M, Sakata M, et al: Periodic plateletpheresis during pregnancy in a high-risk patient with essential thrombocythemia. *J Clin Apher* 21:256, 2006.

114. Raval JS, Redner RL, Kiss JE: Plateletpheresis for postsplenectomy rebound thrombocytosis in a patient with chronic immune thrombocytopenic purpura on romiplostim. *J Clin Apher* 28:321, 2013.

115. Natelson EA: Extreme thrombocytosis and cardiovascular surgery. Risks and management. *Tex Heart Inst J* 39:792, 2012.

116. Ward DM: Extracorporeal photopheresis: How, when and why? *J Clin Apher* 26:276, 2011.

117. Centers for Medicare and Medicaid Services: *Decision Memo for Extracorporeal Photopheresis* (CAG-00324R). (December 19, 2006.), Available online at http://www.cms.gov/medicare-coverage-database/details/nca-decision-memo.aspx?NCAId=255 (accessed 2 January 2015).

118. Babic AM: Extracorporeal photopheresis: Lighting the way to immunomodulation. *Am J Hematol* 83:589, 2008.

119. Yoo EK, Rook AH, Elenitsas R, et al: Apoptosis induction by ultraviolet light A and photochemotherapy in cutaneous T-cell lymphoma: Relevance to mechanism of therapeutic action. *J Invest Dermatol* 107:235, 1996.

120. Tambur AR, Ortegel JW, Morales A, et al: Extracorporeal photopheresis induces lymphocyte but not monocyte apoptosis. *Transplant Proc* 32:747, 2000.

121. Fimiani M, Di Renzo M, Rubegni P: Mechanism of action of extracorporeal photochemotherapy in chronic graft-versus-host disease. *Br J Dermatol* 150:1055, 2004.

122. Gorgun G, Miller KB, Foss FM: Immunologic mechanisms of extracorporeal photochemotherapy in chronic graft-versus-host disease. *Blood* 100:941, 2002.

123. Lamioni A, Parisi F, Isacchi G, et al: The immunological effects of extracorporeal photopheresis unraveled: Induction of tolerogenic dendritic cells in vitro and regulatory T cells in vivo. *Transplantation* 79:846, 2005.

124. McKenna KE, Whittaker S, Rhodes LE, et al: Evidence-based practice of photopheresis 1987-2001: A report of a workshop of the British Photodermatology Group and the UK Skin Lymphoma Group. *Br J Dermatol* 154:7, 2006.

125. Zic JA: The treatment of cutaneous T-cell lymphoma with photopheresis. *Dermatol Ther* 16:337, 2003.

126. Marques MB, Tuncer HH: Photopheresis in solid organ transplant rejection. *J Clin Apher* 21:72, 2006.

127. Choi J, Foss FM: Photopheresis, in *Apheresis: Principles and Practice*, 3rd ed, edited by BC McLeod, R Weinstein, JL Winters, AM Szczepiorkowski, p 615. AABB Press, Bethesda, MD, 2010.

第29章
血液疾病的基因治疗

Hua Fung and Stanton Gerson

摘要

基因治疗是利用工程载体将正常基因(或称转基因)导入疾病细胞或其他细胞,使之表达正常基因产物,而达到治疗目的。一旦进入细胞内,转基因能直接指导合成治疗性蛋白,补偿遗传性基因缺陷,或赋予该细胞一个特定的表型或功能。很多临床试验涉及各类基因缺陷的血液病患者的基因治疗,如严重联合免疫缺陷症、血友病、WAS 综合征、慢性肉芽肿、再生障碍性贫血、血红蛋白病、HIV 感染和白血病。部分临床试验结果提示基因治疗可以完全治愈或改善很多遗传性或获得性血液病。本章综述了基因转染的基本原理,同时列出了部分临床前和临床研究结果。

简写和缩略词

AVV,腺病毒相关病毒(adeno-associated virus);ADA-SCID,腺苷脱氨酶缺陷性严重联合免疫缺陷(adenosine deaminase deficiency severe combined immunodeficiency);ARSA,芳基硫酸酯酶A(arylsulfatase A);BCNU,双-(2-氯乙基)-1-亚硝基脲(1,3-bis-(2-chloroethyl)-1-nitrosourea);CAR,嵌合抗原受体(chimeric antigen receptor);CCR5,趋化因子受体5基因(chemokine(C-C motif) receptor 5gene);CGD,慢性肉芽肿病(chronic granulomatous disease);CLL,慢性淋巴细胞性白血病(chronic lymphocytic leukemia);CRISPR,成簇的规律重复的短回文间隔序列(clustered,regularly interspaced,short palin-dromic repeats);DSB,双链断裂(double-stranded break);FA,范可尼贫血(Fanconi anemia);FⅧ,凝血因子Ⅷ(factor Ⅷ);FⅨ,凝血因子Ⅸ(factor Ⅸ);GCV,更昔洛韦(ganciclovir);GVHD,移植物抗宿主病(graft-versus-host disease);Hgb,血红蛋白(hemoglobin);HR,同源重组(homologous recombination);HSC,造血干细胞(hematopoietic stem cell);HSV,单纯疱疹病毒(herpes simplex virus);HSV-TK,单纯疱疹病毒胸苷激酶(herpes simplex virus thymidine kinase);iCasp9,诱导性半胱天冬酶-9(inducible caspase 9protein);IL2RG,白细胞介素-2受体基因(inter-leukin-2receptor gene);LTRs,长末端重复序列(the long terminal repeats);MGMT,O^6-甲基鸟嘌呤-DNA 甲基转移酶(O^6-methylguanine-DNA methyltransferase);MLD,异染性脑白质营养不良(metachromatic leukodystrophy);SIN,自我失活(self-inactivating);siRNA,小干扰RNA(small interfering RNA);TALEN,转录激活样效应因子核酸酶(transcription activator-like effector nuclease);TMZ,替莫唑胺(temozolomide);WAS,WAS 综合征(Wiskott-Aldrich syndrome);X-ALD,X 性连锁的肾上腺脑白质营养不良(X-linked adrenoleukodystrophy);X-SCID,X 性连锁的严重联合免疫缺陷症(X-linked severe combined immunodeficiency);ZFN,锌指蛋白核酸酶(zinc finger nuclease)。

基因治疗的定义及历史

基因治疗是一种对遗传性或获得性血液病非常有前景的疗法。这种方法通过导入外源功能性基因替代内源突变基因来达到治疗目的,或者用一种治疗性基因补偿生物体某个缺失或缺陷的功能蛋白。在一些病例中,患者的血细胞被采集出来,特定的细胞如造血干细胞(HSCs)被分选出来作为基因治疗的靶细胞。治疗性基因被构建到一个载体上,然后导入靶细胞。这些基因修饰过的靶细胞最后会回输到病人体内。这种基因体外修饰细胞的方法称之为体外基因治疗(图 29-1A)。与之相反的是体内基因治疗,直接将携有治疗性基因的载体注射到病人体内而达到治疗目的。在体内基因治疗病例中,治疗性基因得已表达,产生有治疗效果的蛋白。理论上,如果被基因修饰的细胞能长期存活并且能在体内扩增,那么一次基因治疗就足以达到终生治疗的效果。目前基因治疗技术已经发展到能永久纠正许多单基因缺陷的血液病,例如 X 性连锁严重联合免疫缺陷症(X-SCID)和腺苷脱氨酶缺陷性严重联合免疫缺陷症(ADA-SCID)。

自 20 世纪 80 年代中期首次干细胞基因转染实验成功至今,基因治疗的有效性已有显著提高。科学家们最初经受了诸多严峻考验。首先,造血干细胞(HSCs)的基因转染困难重重,因其缺乏明确的细胞表面受体以及处于静止状态。其次,X 性连锁严重联合免疫缺陷症(X-SCID)的基因治疗在早期就被迫停止,因为有 20% 患者在治疗后 3～6 年发展为 T 细胞白血病。该事件是治疗性病毒载体在体内插入性诱变导致的;该病毒载体的长末端重复序列(LTRs)中包含有功能强大的增强子元件,插入到 LMO_2 原癌基因附近并激活了该基因表达[2]。迄今三十年间,这些难题很大程度上得到了解决。利用一系列细胞因子组合刺激增强 HSC 对基因转染的感受性,同时改进了的慢病毒载体,人 HSC 的转导效率能达到 80%～100%[3,4]。另外,先用清髓性预处理方案(如白消安,美法仑和卡莫司汀)减少内源性干细胞,然后输入基因修饰 HSCs,能够有效提高植入率(平均:1～2 个基因拷贝/细胞)[3,4]有研究报道在慢性肉芽肿性疾病(CGD),肾上腺脑白质营养不良(X-ALD)和异染性脑白质营养不良(MLD)等疾病中,高水平的干细胞植入是基因治疗关键[5,6]。值得一提的是,目前已改造出了更新的和安全的,病毒 LTR 增强子被完全移除的自我失活型(SIN)病毒载体。这些新的载体在临床试验中没有导致治疗相关的肿瘤,部分研究已随访了近 8 年之久[3,4]。基因治疗已不再是一种假设;有些临床研究已经获得了近 12 年之久的临床治疗效果。基因治疗正在进入鼎盛时期。本章讨论了基因治疗的两个关键技术因素:靶细胞和治疗载体;简明扼要的回顾一些常见的血液系统基因缺陷疾病的基因治疗;最后总结了体内筛选的新策略及插入位点靶向性基因治疗。

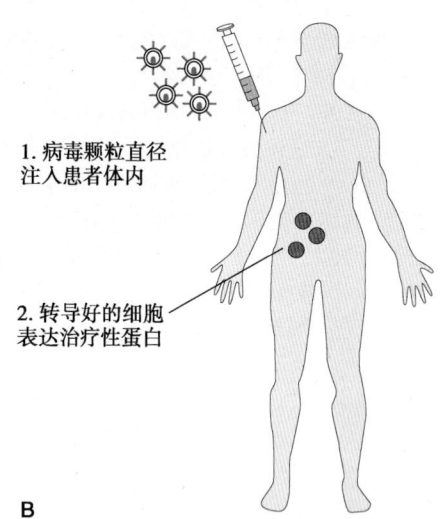

体外基因治疗
1. 从患者身上获取HSC或T细胞

2. 用设计好的包含待转基因的病毒转导HSC或T细胞

3. 转导好的细胞回输患者体内

4.转导细胞表达治疗性蛋白

A

体内基因治疗

1. 病毒颗粒直径注入患者体内

2. 转导好的细胞表达治疗性蛋白

B

图29-1　A. 体外基因治疗包括4个步骤：1. 获取患者的外周血（造血干细胞或T细胞）；2. 在实验室里，把包含待转基因的病毒转导入上述细胞中；3. 把转导细胞回输患者体内；4. 回输的转导细胞产生治疗性蛋白。B. 体内基因治疗：直接把病毒颗粒注入患者体内

● 基因治疗靶细胞

造血干细胞

HSCs是很多基因治疗应用的首选靶细胞，主要有以下一些原因。首先，许多血液系统疾病起源于干细胞水平的病变，因此，基因纠正的HSCs成了最佳替代。其次，HSCs是一群能寿命长且能自我更新的细胞，这能减少基因治疗的重复次数，甚至无需重复。HSCs极易从血液、骨髓及脐带血中获取。同时它们方便分离和易于实验室基因操作，并且回输病人也相对简单。第三，基因修饰过的HSCs能纠正所有造血谱系细胞的缺陷。第四，HSCs可以迁移到身体多个组织——骨髓、肝、脾和淋巴结。这些组织可能是非造血系统疾病定位基因传递的关键部位，如肝病患者。

T淋巴细胞

理论上，使用造血祖细胞或者前体细胞作为基因治疗的靶细胞需要重复治疗。然而，对于一些遗传性和获得性T淋巴细胞相关的疾病（例如SCID和AIDS），使用T淋巴前体细胞作为靶细胞能长期纠正T细胞的缺陷。但目前对此机制仍不明确，有些T细胞，如记忆性T细胞，能长期存活。记忆性T细胞群有三个亚族：记忆性T干细胞，中央记忆性T细胞和效应记忆性T细胞[7]。前两者被激活后能产生大量的效应T细胞。T细胞基因治疗在一些特定的癌症治疗中疗效显著。长期效果可能与记忆性T细胞有关。例如，效应T细胞能直接杀死肿瘤细胞。T细胞通常看不见肿瘤细胞。因而有了表达嵌合抗原受体（CAR）基因的基因修饰T细胞，修饰过的T细胞能识别肿瘤特异性抗原如慢性淋巴细胞白血病（CLL）细胞表面抗原CD19[8,9]。CAR修饰过的T细胞进入患者体内，攻击并消灭靶向的肿瘤细胞。在临床研究中，抗CD19的CAR-T细胞使三个

CLL终末期病人体内的肿瘤细胞显著下降[8,9]。

使用基因修饰的T细胞有个优势，就是不会影响正常的造血系统。然而，这也是它基因治疗应用中的一个限制。举个例子，使用T细胞治疗X-SCID，尽管T细胞恢复了正常水平，但其他受累细胞（例如B淋巴细胞，NK细胞）却没有得到纠正。在这种情况下，病人可能还需要免疫球蛋白替代并且NK细胞缺陷会一直存在。有关HIV治疗的临床试验，比较了CD4[+] T细胞和基于HSC的治疗之间的优劣。结果发现，总体而言，HSCs治疗效果比CD4[+] T细胞治疗好[10]。原因之一就是T细胞在没有刺激的环境下增殖率极低，初始T细胞大约每3.5年分裂1次，记忆性T细胞每22周分裂1次[11]。

● 基因治疗载体

迄今绝大多数基因治疗研究都采用病毒载体，因为病毒载体能高效地把目的基因传递至人细胞核内。为获得长期效果，采用基因组整合型逆转录病毒/慢病毒载体。然而，病毒载体整合至基因组DNA导致重要基因发生突变，影响了基因治疗的长期安全性。最终使非整合型病毒载体发展起来。

非整合型病毒载体

腺病毒载体

腺病毒载体不会整合到基因组中，但在基因治疗中效率很高，因为它对分裂细胞和非分裂细胞的转染效率都很高，且在长期存活的靶细胞中持续存在。腺病毒载体能携带大片段DNA（如7.5kbp）；在重组DNA技术中方便操作，并且能制备出高滴度病毒载体[12,13]。然而，腺病毒载体感染能产生一系列体液和细胞免疫反应[14]。因此，该载体的基因治疗可能会导致急性中毒和自体免疫，进而导致转基因表达细胞被清除，治疗效果打折扣[13]。有趣的是，这种自体免疫可以发生在腺病毒感染

的癌细胞,因而可被用作一种溶瘤剂[15]。

腺病毒相关病毒

腺病毒相关病毒(AAV)能感染非分裂和分裂细胞,并且能长期存在于宿主细胞中而不整合[16,17]。进入宿主细胞后,野生型 AAV DNA 可以以附加体形式存在或者整合进基因组;而修饰过的 AAV 载体失去整合能力[18]。AAV 能携带近 4.7kbp 的转基因。AAV 的基因组是单链 DNA,病毒的制备需要有携带病毒两条链其中一条的质粒载体的混合。转导后,双链互补使基因表达推迟。用一个自我互补的设计可以克服这个缺点,即转基因的两条链反向装在一个单发夹基因组中,一旦转导后能快速组装成一个转录单元[19]。

基因组整合型病毒载体

逆转录病毒

逆转录病毒载体的一个特点是能稳定整合入宿主基因组,实现转基因的长期表达。大多数逆转录病毒载体是 γ-逆转录病毒载体或者慢病毒载体。慢病毒载体通常基于 HIV-1,有的会含有猴免疫缺陷病毒的元件,与 γ-逆转录病毒载体相比至少有三个优势:首先,慢病毒载体预整合复合体能直接穿过核膜而不依赖宿主细胞有丝分裂,因而能转导如 HSCs 的非分裂细胞[20]。其次,慢病毒载体预整合复合体更加稳定且存在时间更久,提高了整合率,也增强了其整合入基因组的可能性[20]。第三,γ-逆转录病毒优先插入基因转录起始位点附近,例如 CpG 岛和保守的非编码序列和保守的转录因子结合区,然而慢病毒的插入位点分布则更为均衡,降低了驱动有害基因表达的风险[22]。慢病毒载体显著改善了血液病的基因治疗。

● 血液系统疾病基因治疗

重症联合免疫缺乏症

重症联合型免疫缺乏症(X-SCID)是一个单基因疾病,由 IL-2 受体基因 γIL2RG 突变导致[23]。γIL2RG 功能缺失导致 T 细胞和 NK 细胞缺失,及 B 细胞功能缺陷。这是一个致命绝症,未经治疗的患者常常在 2 岁前死亡[23]。1999 年到 2006 年,20 例 X-SCID 患儿在两个基因治疗临床试验中接受治疗[24,25]。因为患儿没有找到 HLA 相合的供者,无法进行根治性的造血干细胞移植治疗,所有 20 位患儿都接受了单纯 γ-逆转录病毒载体基因治疗,野生型的 γIL2RG 基因被传递到患儿的 T 细胞中。随访 5~12 年,20 例患者中有 17 例仍存活,且基因修饰的 T 细胞完全弥补了原有的 T 细胞功能缺陷[24,25]。

腺苷脱氨酶缺乏症

腺苷脱氨酶(adenosine deaminase,ADA)缺乏症是一个常染色体隐性遗传疾病,由位于第 20 号染色体上的 ADA 基因突变导致(参见第 80 章)。ADA 缺陷导致 DNA 合成抑制,对淋巴细胞影响尤为显著,因为淋巴细胞是有丝分裂最为活跃的细胞之一,最终导致严重联合免疫缺陷(SCID)。ADA-SCID 患儿通常生存期不超过 2 年。让正常 ADA 基因在自体 HSC 中表达的基因治疗是一种潜在的治疗手段。然而,早期的尝试没有任何

临床获益。在 20 世纪 90 年代晚期,使用改良的逆转录病毒载体和回输前预处理化疗后,基因治疗获得成功。2000 年至今,有 40 名患者在意大利,英国,美国接受了基因治疗[26,28]。均采用 γ-逆转录病毒载体携带 ADA 基因转导至 HSCs。包含白消安或马法兰的低强度预处理化疗提高了干细胞植入率。部分患者在接受治疗后 9 年余,仍能在血液单核细胞中检测到修正的 ADA 基因,同时 ADA 酶也维持正常[27]。

WAS 综合征

WAS 综合征(Wiskott-Aldrich syndrome)是编码 WAS 蛋白(WASp)的基因发生突变所导致[28]。该基因位于 X 染色体短臂,是一个 X 连锁的隐性遗传病。在几乎所有血细胞中,WASP 起激活肌动蛋白聚合的作用。WASP 遗传缺陷常导致血小板减少症,反复感染,湿疹,以及自身免疫病和血液肿瘤(淋巴瘤和白血病)的发病率增加[29]。2010 年,在意大利 3 例患者用白消安预处理后,接受了表达 WASp 的慢病毒载体基因治疗。3 例患者均获得很好的多系植入,到 30 个月时,仍有平均 0.4~0.9 个修正基因拷贝数/基因组。WAS 综合征的相关症状得到改善。湿疹在治疗后 6~12 个月内解决了。感染发生率和严重程度明显降低,巨细胞病毒复制也得到明显控制,其中 2 例患者不再需要预防性抗感染。血小板计数增高,不再需要输注血小板[3]。

肾上腺脑白质营养不良

肾上腺脑白质营养不良(ALD)主要有两类,X 连锁的肾上腺脑白质营养不良(X-ALD)和异染性脑白质营养不良(MLD);这两类疾病的基因治疗都很成功[4,6]。X-ALD 是一个严重的基因脱髓鞘疾病,由 X 染色体上编码 ALD 蛋白的 ABCD1 基因突变导致,ALD 蛋白是一个腺苷三磷酸结合转运子。ALD 缺陷导致中枢神经系统的超长链脂肪酸积累和进行性脱髓鞘。在 2009 年,两名法国患儿先接受包含环磷酰胺和白消安的清髓性预处理方案,然后回输转基因的自体 HSC,这些 HSC 转染了携带有野生型 ABCD1 基因的慢病毒载体[6]。结果,两名患儿的血液单核细胞分别有 23% 和 25% 的 ALD 蛋白表达。随访 3 年余,纠正的 ABCD1 基因在粒细胞、单核细胞、T 及 B 淋巴细胞中占比 7%~14%。脑脱髓鞘病变改善[6]。

MLD 是一个常染色体隐性遗传疾病,由位于 2 号染色体上编码芳基硫酸酯酶 A(ARSA)的 ARSA 基因突变导致。ARSA 缺陷导致硫脂累积,最终破坏神经系统的髓鞘。在 2013 年,3 名患儿接受了转基因的自体 HSC 治疗,这些 HSC 转导了携带有野生型 ARSA 基因的慢病毒载体[4]。采用了白消安的清髓性预处理方案。结果,植入率良好,能检测到 45%~80% 的转基因。ARSA 活性在血液各个谱系细胞和脑脊液中恢复到正常值以上[4]。疗效是显而易见的。在 X-ALD 和 MLD 基因治疗中,纠正的细胞并没有表现出明显的选择优势。在 2 例患者转入基因维持高水平表达(>10%)持续 2 年之久[4,6]。说明只要转导效率高,即使没有转导细胞选择优势,也能实现成功的基因治疗。

避免移植物抗宿主病

基因治疗会导致移植物抗宿主病(GVHD)的发生,尤其在异基因干细胞移植后。为了防止 GVHD 的发生,会在转基因的细胞中导入自杀基因。万一发生 GVHD,可以用前体药

激活自杀基因使转基因细胞死亡。这种"安全机制"也可以监控靶细胞过度增殖。常用的自杀基因是单纯疱疹病毒胸苷激酶(HSV-TK)，有更昔洛韦(GCV)存在时会"自我毁灭"。GCV被HSV-TK磷酸化后转变成为一个能抑制DNA合成的核苷酸类似物从而杀死细胞[30]。另一个新的自杀基因系统是靠诱导半胱天冬酶-9(iCasp9)建立，它通过激活线粒体凋亡途径而使细胞死亡。这个过程依赖于半胱天冬酶-9二聚化形成一个激活形式。半胱天冬酶-9的催化结构域与改良的FK506结合结构域发生融合，后者能被化学诱导剂(如：

AP1903)诱导发生同源二聚体化(图29-2)。在一项临床研究中，4例复发的急性白血病患者接受干细胞移植后，再用转基因T细胞治疗。发生GVHD时给了一剂AP1903，结果90%以上的转基因T细胞在30分钟内被清除，GVHD的临床症状同时也消失了[31]。iCasp9比HSV-TK更具优势，它能更快的诱导细胞死亡，不依赖于细胞增殖，因此也能清除肿瘤干细胞。同时，因为半胱天冬酶-9在线粒体下游，细胞对其激活的敏感性不依赖于BCL-2抗凋亡家族蛋白，后者在血液肿瘤中常常高表达。

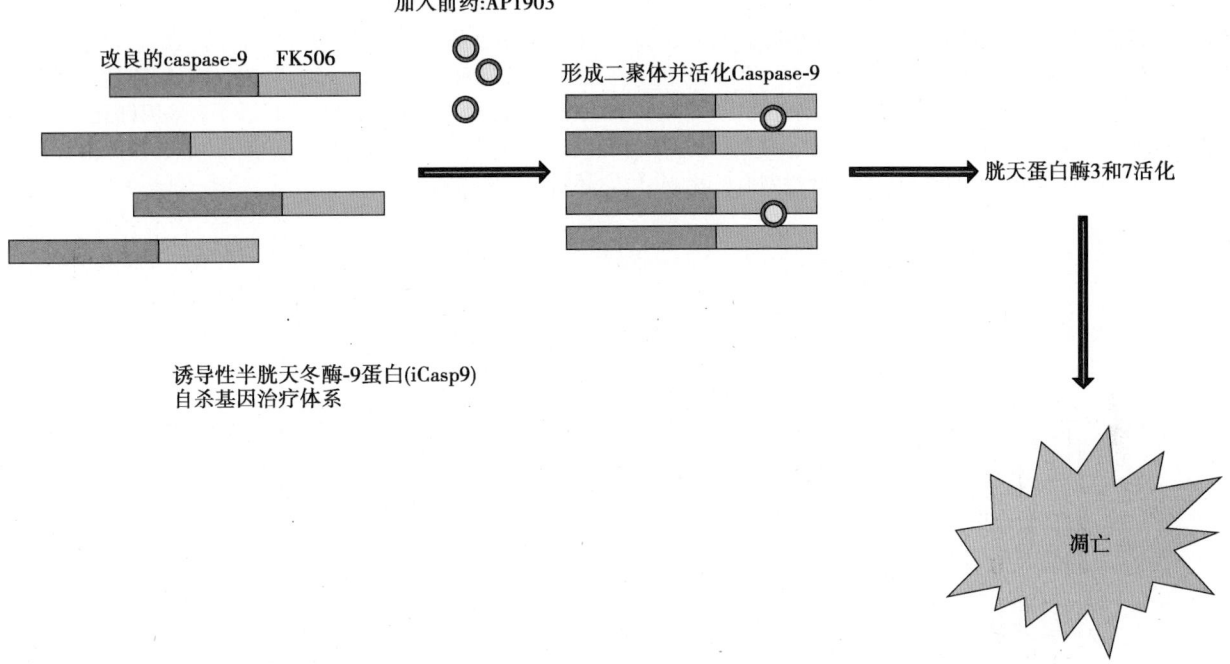

图29-2　诱导性半胱天冬酶-9蛋白(iCasp9)自杀基因治疗体系。一种包含FK506蛋白突变并与改良的半胱天冬酶-9(缺失激活和募集结构域)相连的融合蛋白。前药AP1903与FK506结构域相互作用并触发融合蛋白二聚化，其激活半胱天冬酶-9。激活的半胱天冬酶-9启动细胞半胱天冬酶级联(半胱天冬酶3和7)并通过细胞凋亡诱导细胞死亡

人类免疫缺陷病毒感染

人类免疫缺陷病毒(HIV)感染辅助T淋巴细胞，例如CD4+ T细胞，巨噬细胞，树突状细胞。HIV感染后，会杀死CD4+ T细胞，并严重影响细胞免疫(参见第81章)。不治疗的话，平均生存时间仅9~11年。2007年，一项基因治疗临床试验宣称能治愈艾滋病。1例感染HIV的急性髓细胞白血病患者接受了异基因造血干细胞移植，移植供者的趋化因子受体5基因(CCR5)因为突变而完全缺失[32]。CCR5是HIV攻击CD4+ T细胞的主要细胞表面共同受体。该患者移植后停用抗HIV药已经7年。这个病例引起了极大的兴趣，人们希望通过基因治疗阻断CCR5的表达，从而治愈HIV。其中比较有前景的方法是用锌指核酸酶(ZFNs)对CCR5基因产生一个功能丧失的突变。ZFNs是人造限制性内切酶，融合了锌指和一个非特异性的双链DNA剪切蛋白，一个截尾的Fox1[33]。设计一个锌指与CCR5DNA中一段18~24bp的靶序列结合。ZFNs能反复切割该DNA靶位点直至细胞内DNA修复出现错误，而后获得CCR5基因突变。在一个有12例患者的临床研究中，患者的CD4+ T细胞体外转染携带ZFN的腺病毒载体，用以破坏CCR5

基因[34]。转基因细胞随后输回患者体内。缺乏CCR5基因的CD4+ T细胞可以抵抗HIV感染。最终，患者体内易受HIV感染的CCR5野生型T细胞完全被转基因T细胞取代了。第一周，循环CD4+ T细胞迅速从中位数$488×10^9$/L升至$1517×10^9$/L。转基因T细胞还能在T细胞富集的肠相关淋巴组织中找到。此后患者停用抗病毒药近84天，在这期间循环CD4+ T细胞数量骤降而HIV病毒载量飙升。患者不得不再次接受抗病毒治疗[34]。在停用抗病毒药的期间内，CCR5突变的CD4+ T细胞数量保持稳定，这与它们抵抗HIV病毒杀伤相一致。然而，CCR5突变的CD4+ T细胞没有显著的迅速扩增，这也可以解释为什么在这项研究中单纯输注转基因T细胞不足以控制HIV感染。另一项临床研究采用一个抗HIV的小干扰RNA(siRNA)慢病毒表达载体来转染HSCs[35]。尽管在血液各系细胞中能检测到siRNA的长期表达(18个月)，但转基因细胞占比不到0.4%。两项临床研究表明，转基因的HSCs和转基因的T细胞都无法在体内重新扩增，提示转基因的抗HIV细胞在体内筛选作用很弱，或者转基因T细胞不能对HIV感染产生增殖反应。在上述病例中，植入率都很低(T<10%，HSC<0.2%)，提示转基因细胞没有达到扩增的起始量。新的临床研

究用改进过的慢病毒载体，新的植入方案和甲基鸟嘌呤-DNA-甲基转移酶（MGMT）体内筛选机制[36]。基因治疗有望治愈 HIV 感染，但还有临床困难有待克服。

血红蛋白病

　　珠蛋白生成障碍性贫血和镰状细胞贫血代表了世界上最常见的单基因缺陷疾病（参见第 48、49 章）。β-珠蛋白生成障碍性贫血由 β-珠蛋白基因突变导致，结果是成体型血红蛋白 A（HgbA）减少和严重的贫血[37]。基因治疗就是为了表达正常的 β-珠蛋白基因。人们在干细胞基因治疗上做各种尝试，但鲜有成功[37]。尽管基因纠正后的红细胞在早期成熟阶段稍具生存优势，但体内筛选不足以获得持续的纠正效果[38]。要获得明确的治疗收益需满足如下条件：至少有 20% 的初始造血细胞被基因矫正，且这些转基因细胞中的目标基因表达能达到正常水平。完全治愈这类疾病还需要更高水平的转基因细胞（大约 100%）[38]。2007 年报道了第一例成功的临床研究[39]。一位 18 岁的严重 β-珠蛋白生成障碍性贫血患者，从 3 岁开始每月接受红细胞输注。在该研究中他接受了用携带有 β-珠蛋白基因的慢病毒转导的 HSC 的治疗。病毒转导效率大约 30%。患者在移植治疗后继续输血治疗了 16 个月。此后，转基因表达的 HgbA 足够多并维持至 33 个月（图 29-3）。后 21 个月，100% 的 HgbA 都源自转基因细胞，患者完全脱离输血。后来发现治疗效果源自一个优势克隆（24 个月时有大于 60% 的病毒插入位点都在有核血细胞中）[39]。在这个优势克隆中，病毒插入导致红系细胞 HMGA2 基因的转录激活[39]。此后的 7 年里，患者生活质量好，Hgb 稳定在 9~10g/dl，脱离输血，没有继发肿瘤[40]。该研究中的优势克隆也许提示了一个很强的体内选择，然而，该患者体内的转基因细胞从未超过 21%，血液中的最高水平是 10.9%，原红细胞中最高是 3.3%，都低于预期水平。该优势克隆在很长时间内都保持稳定。总之，红系细胞过表达 HMGA2 基因，可能增强了体内选择，也促进了转基因细胞的增殖。但仅此一例，尚不清楚这种优势克隆对体内选择是否至关重要，还需要更多的临床研究。

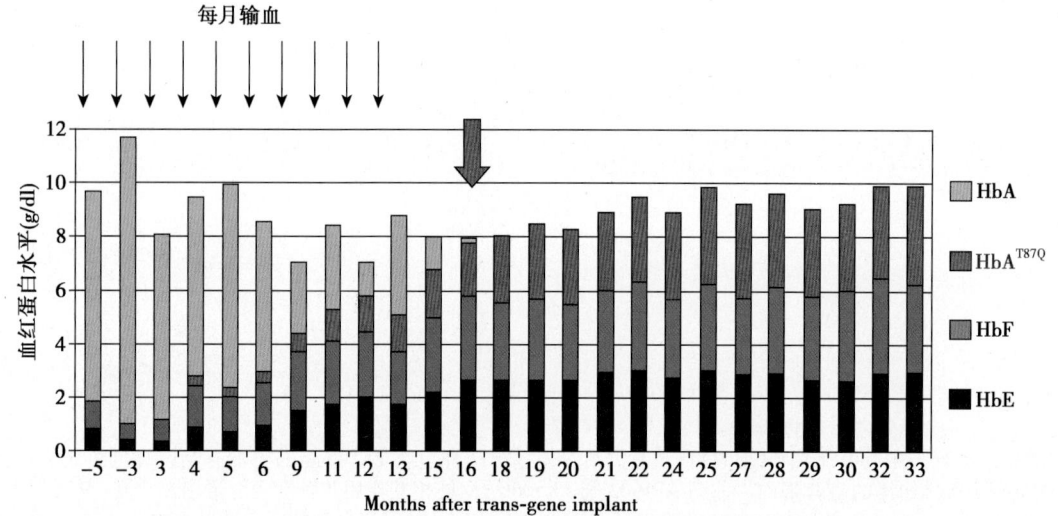

图 29-3　一个基因治疗成功典范。这个病例中，一位 β-珠蛋白生成障碍性贫血患者被给予含有转基因 HgbA^T87Q 的慢病毒载体。在接受 16 个月的经修饰的造血干细胞输注后（红色箭头），HgbA^T87Q（红色）完全取代此前输注的 HgbA（蓝色）。此时，患者摆脱输血依赖。（引用自：*Cavazzana-Calvo M，Payen E，Negre O，et al：Transfusion independence and HMGA2 activation after gene therapy of human β-thalassaemia. Nature 16；467（7313）：318~322，2010.*）

血友病

　　血友病是一个 X 连锁的单基因缺陷，70% 的患者是遗传的，30% 是由新的体细胞突变导致的（参见第 124 章）。血友病有两种主要类型：血友病 A，由编码凝血因子 Ⅷ（FⅧ）的基因发生表失功能性突变而导致疾病，另一种是血友病 B，是编码凝血因子 Ⅸ（FⅨ）的基因突变导致。血友病 A 占 80%，剩下 20% 是血友病 B[41]。不论因子 FⅧ 或因子 FⅨ 的缺失均严重影响凝血酶的生成，进而影响纤维蛋白的形成。当这两个因子其中之一的水平降至低于正常水平的 5% 时会导致自发性出血。理论上，慢病毒载体基因治疗使患者永久表达正常 FⅧ 基因和 FⅨ 基因，就能治愈血友病。然而，20 年来大量的研究表明，基因治疗在血友病上困难重重。FⅧ 和 FⅨ 在肝细胞中产生，而不在 HSCs 的子代细胞中产生[42]。因此，基于 HSC 的基因治疗不适合血友病。新兴的基因治疗血友病的方法是体内基因治疗（图 29-1）。即把病毒颗粒注入患者血管、肌肉、肝动脉，或者大网膜中[43]。最初的五个临床研究，采用逆转录病毒、腺病毒、或者 AAV 载体，均不能长期表达凝血因子，也没有临床获益[43]。而后，一个英美团队在 2011 年报道了阳性结果[15]。他们关注血友病 B。FⅨ 基因与 FⅧ 基因相比，更小也更易被插入 AAV 载体，并且血液中只要有 1%~2% 的 FⅨ 就能显著降低出血风险[43]。该研究使用了一个改良的新 AAV 载体（AAV8）。AAV8 载体包含一个自我互补基因组，能增加转导效率，同时衣壳蛋白产量提高 5 倍，以降低潜在的细胞毒性 T 细胞反应并增强嗜肝性。AAV 载体不是整合型载体，在细胞内以附加体形式存在。伴随着细胞分裂，附加体可能会丢失，因此这种载体在增殖细胞内的表达是短暂的。但是在静止的组织，AAV 载体作为细胞内附加体染色质，能长期表达目标基因[44]。有 6 例长期接受重组 FⅨ 治疗成年男性血友病 B 患者，接受单剂量的静脉输注 AAV 载体。没有观察到明显的急性或慢性毒性。所有 6 例患者均稳定表达 FIX 达 3 年之久,约为正常血液水平的 2% ~ 11%。其中 4 例患者脱离了重组 FIX 治疗,也没有自发出血[15,43,45]。该团队尝试用相似的方法治疗血友病 A,但 FVIII 基因的表达率很低。原因之一是 FVIII 基因过大(7kb),远超 AAV 载体的正常包装能力。通过改良 FVIII 的结构域 B,可以把基因大小降至 5.2kb,适合 AAV 载体表达框,因而病毒载体包装效率大大提高。另外,该 AAV 载体上还装有一个肝细胞特异性启动子。改良后的新载体在 4 只恒河猴中高表达 FVIII(正常水平的 15%),且持续了 20 ~ 45 周[46]。该新的 AAV 载体将被用于一个新的血友病 A 基因治疗临床试验。

范可尼贫血

范可尼贫血(FA)由范可尼基因的突变导致,该基因编码 DNA 修复蛋白参与形成一个功能复合体(参见第 35 章)。FA 细胞对 DNA 交联剂十分敏感[47]。已报道的范可尼基因有 16 个。其中任意一个缺陷都将导致 FA。该疾病通常伴有骨髓衰竭的高风险,以及其后的骨髓增生异常,急性白血病,或其他组织的肿瘤[47]。有一半以上 FA 患者是由 FANCA 基因突变导致;因而当前基因治疗侧重在 FANCA 基因功能不全。由于骨髓衰竭阶段的 HSCs 数量极少,且 FA 细胞对干细胞移植前作为预处理的骨髓抑制药物导致的 DNA 损伤十分敏感,因而 FA 的基因治疗尤其艰难。在一个罕见病例中,两个有遗传性 FANCA 基因突变但是血液干细胞 DNA 修复功能正常的双胞胎。他们的血液中能检测到功能修复的 FANCA,这是由一个发生在子宫内某个 HSC 细胞内的自发功能恢复型体细胞突变导致的。在该病例中,一个 HSC 细胞就足以修复整个造血系统,提示 FANCA 基因治疗也许仅仅需要转导微量的 HSCs 就足够了[48]。

2011 年,为了加快 FA 基因治疗的发展,成立了一个国际工作小组[49]。初始方案包括用第三代慢病毒载体转导正常的 FANCA 基因进入 HSC,并且利用 HOXB4 和 DELTA-1 蛋白体外扩增 HSC 确保获得足量细胞[50]。

肿瘤的基因治疗

基因治疗广泛应用于肿瘤领域。有综述详细报道了这个领域内的新进展[51]。本章综述一些重要的新方法。

靶向肿瘤的基因治疗中最具创新性的方法是 CAR 治疗 CLL,这种方法使修饰后的患者 T 细胞靶向肿瘤细胞(参见第

92 章)[7,8]。另一种方法是通过基因转移来保护骨髓细胞,从而提高常规化疗的效果。由于对骨髓细胞有严重的毒性和致白血病的潜在风险,使得化疗的治疗窗很有限。化疗的致死效应主要是 DNA 损伤,尤其是甲基化 O6-鸟嘌呤,为了克服这种影响,有研究将一个强化疗耐受受 DNA 修复基因,MGMT 的突变体(P140K)通过 γ-逆转录病毒载体转导至脑瘤患者的自体 HSC 中。经转导的骨髓祖细胞就会被改良的 MGMT 保护从而能耐受更多轮化疗。一项 I 期临床研究表明高强度的化疗是可行的,并且疗效和患者生存都有改善[52,53]。最近的一项利用慢病毒载体的临床研究也观察到了相类似的结果。(在 2014 年的 ASH 会议上有报道)

🔵 基因治疗新技术

体内选择和 O6-甲基鸟嘌呤-DNA 甲基转移酶选择性方法

干细胞基因治疗治愈疾病的关键是基因纠正细胞的功能。在早期成功治疗 X-SCID 和 ADA-SCID 的基因治疗临床试验中,低水平植入率(0.1% ~ 1%)就能维持长期的基因治疗疗效。其中最关键的因素就是转入的基因使基因修饰细胞获得选择性生存优势[38]。相反在其他基因治疗效果不理想的临床研究中,基因纠正的细胞没有或者只有极弱的选择性生存优势,导致转基因细胞过少不足以获得临床疗效。因而,体内选择是临床基因治疗是否成功的关键因素。

基因纠正细胞在大多数血液遗传病中都没有体内选择的优势[38]。为解决这个难题,通常共表达治疗性基因和筛选基因。筛选基因使细胞可被选择[38]。筛选基因和纠正基因共用一个载体,共享或各自拥有一个启动子。有研究报道了一些筛选基因如多药耐药蛋白、二氢叶酸还原酶和 MGMT[38]。MGMT 在大动物和人的临床研究中已展现出非常有前景的结果。MGMT 表达一个 DNA 修复酶 O6-烷基鸟嘌呤-DNA-烷基转移酶,使细胞能耐受卡莫司汀(BCNU)和替莫唑胺(TMZ)等的化疗毒性。[54]P140K-MGMT 是 MGMT 的突变体,抗药性增强 50 倍[55]。表达 P140K-MGMT 的细胞能耐受 BCNU 和 TMZ 的选择压力(图 29-4)。研究证实 P140K-MGMT 使基因修饰的细胞能耐受 TMZ 的毒性[52]。在小鼠的 HIV 基因治疗研究中也采用了这种方法[36]。

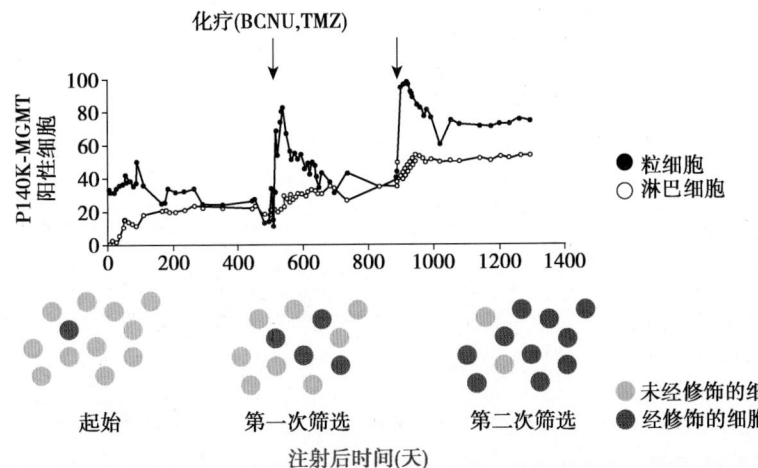

图 29-4 举例说明 P140K-MGMT(O6-甲基鸟嘌呤-DNA 甲基转移酶)的体内选择。对猴子进行研究,P140K-MGMT-修饰的细胞每次接受化疗后能继续增加(选择压力)。BCNU,1,3-双-(2-氯乙基)-1-亚硝基脲;TMZ,替莫唑胺。(引用自:Beard BC, Trobridge GD, Ironside C, et al: Efficient and stable MGMT-mediated selection of long-term repopulating stem cells in nonhuman primates. J Clin Invest 120(7):2345 ~ 2354,2010.)

高转基因水平(大约30%)成功地基因治疗依赖于三个要素:高效的 HSC 转导,高植入效率,体内选择[38]。有临床研究证明,如果转导效率很高(80%~90%),植入率高(基因拷贝数/基因组>0.5),达到这两个条件,即使没有体内选择机制也能确保持续的基因纠正[4]。换言之,如果转导效率低下且植入率也低,MGMT 介导的体内选择机制将有效提高基因治疗的成功率。

克服靶向插入型基因治疗的遗传毒性

为了获得持续的基因纠正,一些基因治疗采用整合型载体如 γ-逆转录病毒或慢病毒载体。关于 X-SCID[56]、WAS[57]和慢性肉芽肿病(CGD)[58]的基因治疗研究发现 γ-逆转录病毒插入在原癌基因附近和淋巴组织增生性肿瘤和骨髓增生性肿瘤的发生有关。改良的慢病毒载体更安全,例如不会优先插入到启动子区域,去除了病毒启动子区域的增强子,同时还能自我失活。

然而,即便如此,在人[6]及鼠的白血病研究中仍有报道慢病毒诱导的克隆优势[59]。DNA 插入是决定是否会发生治疗相关肿瘤的重要因素,尤其是 80%~90% 的慢病毒载体插入在基因区域[21]。因为插入位点不可控,有病毒载体插入的基因治疗,增加了发生继发性克隆疾病的危险。在美国,FDA 没有批准过任何一项基因治疗,很大的原因是存在不可控的插入突变风险。

降低这种风险的方法之一就是主动选择 DNA 插入位点。基因靶向和基因编辑技术使之成为可能。基因编辑是将 DNA 插入到指定位点[33]。它的关键组成就是人工改造的核酸酶,如 ZFNs 能靶向基因组的特定 DNA 序列并产生双链断裂点(DSB)。DSBs 随后被同源重组修复(HR)或非同源末端连接。与 ZFNs 共转染一个质粒(模版质粒),该质粒上插入一段转基因序列,两边能和 DSB 上下游序列互补。当这段 DNA 序列被当作 HR 的修复模板时,位点特异性插入就会发生(图 29-5)。

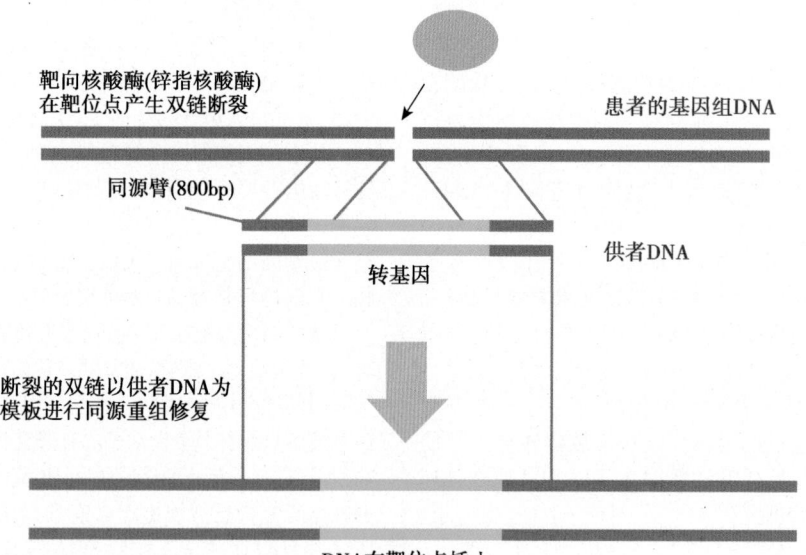

靶向核酸酶(锌指核酸酶)在靶位点产生双链断裂　　　　患者的基因组DNA

同源臂(800bp)

转基因　　　供者DNA

断裂的双链以供者DNA为模板进行同源重组修复

DNA在靶位点插入

图 29-5　靶向转基因插入。目标核酸酶如锌指核酸酶首先产生双链断裂(DSB)。随后,通过供体 DNA 与插入在两个同源臂内的转基因进行同源重组来修复断裂的双链。修复完成后,转基因插入靶向位点

ZFN 能将一个 DNA 片段(可以 9.6kb)[60]精确的插入到基因组指定位点。在人类基因组上有些被熟知的"安全港湾"。例如,19 号染色体上的 PPP1R12C 基因(AAVS1 位点)是 AAV 插入频率很高的位点,并且 AAV 相关的整合并不会导致任何继发病理改变[61]。利用 ZFN 基因靶向编辑技术,在人类细胞包括干细胞的研究中,已有很多基因被整合入 AAVS1 位点[60,62]。基因编辑纠正基因的效率仍然不高(约 1%)[63]。幸运的是,基因靶向编辑是一个飞速发展的领域。近年来不断有新的技术发展出来。例如转录激活子样效应因子核酸酶(TALEN)[64]和成簇的规律间隔的短回文重复序列(CRISPR)[65]编辑技术都展现出了应用前景。TALEN 和 CRISPR 比 ZFN 方法更加简单和快捷。这些新的基因靶向编辑技术有望解决逆转录病毒插入突变安全性问题。

翻译:郑伟燕　互审:侯健　校对:黄河

参考文献

1. Vollweiler JL, Zielske SP, Reese JS, Gerson SL: Hematopoietic stem cell gene therapy: Progress toward therapeutic targets. *Bone Marrow Transplant* 32(1):1–7, 2003.
2. Howe SJ, Mansour MR, Schwarzwaelder K, et al: Insertional mutagenesis combined with acquired somatic mutations causes leukemogenesis following gene therapy of SCID-X1 patients. *J Clin Invest* 118(9):3143–3150, 2008.
3. Aiuti A, Biasco L, Scaramuzza S, et al: Lentiviral hematopoietic stem cell gene therapy in patients with Wiskott-Aldrich syndrome. *Science* 341(6148):1233151, 2013.
4. Biffi A, Montini E, Lorioli L, et al: Lentiviral hematopoietic stem cell gene therapy benefits metachromatic leukodystrophy. *Science* 341(6148):1233158, 2013.
5. Grez M, Reichenbach J, Schwable J, et al: Gene therapy of chronic granulomatous disease: The engraftment dilemma. *Mol Ther* 19(1):28–35, 2011.
6. Cartier N, Hacein-Bey-Abina S, Bartholomae CC, et al: Hematopoietic stem cell gene therapy with a lentiviral vector in X-linked adrenoleukodystrophy. *Science* 326(5954):818–823, 2009.
7. Gattinoni L, Restifo NP: Moving T memory stem cells to the clinic. *Blood* 121:567–568, 2013.
8. Kalos M, Levine BL, Porter DL, et al: T cells with chimeric antigen receptors have potent antitumor effects and can establish memory in patients with advanced leukemia. *Sci Transl Med* 3(95):95ra73, 2011.
9. Porter DL, Levine BL, Kalos M, et al: Chimeric antigen receptor-modified T cells in chronic lymphoid leukemia. *N Engl J Med* 365(8):725–733, 2011.

10. Savkovic B, Nichols J, Birkett D, et al: A quantitative comparison of anti-HIV gene therapy delivered to hematopoietic stem cells versus CD4+ T cells. *PLoS Comput Biol* 10(6):e1003681, 2014.

11. McLean AR, Michie CA: *In vivo* estimates of division and death rates of human T lymphocytes. *Proc Natl Acad Sci U S A* 92(9):3707–3711, 2014.

12. Kamen A, Henry O: Development and optimization of an adenovirus production process. *J Gene Med* 6 Suppl 1:S184–S192, 2004.

13. Puntel M, A K M GM, Farrokhi C, et al: Safety profile, efficacy, and biodistribution of a bicistronic high-capacity adenovirus vector encoding a combined immunostimulation and cytotoxic gene therapy as a prelude to a phase I clinical trial for glioblastoma. *Toxicol Appl Pharmacol* 268(3):318–330, 2013.

14. Ahi YS, Bangari DS, Mittal SK: Adenoviral vector immunity: Its implications and circumvention strategies. *Curr Gene Ther* 11(4):307–320, 2011.

15. Alemany R: Chapter four—Design of improved oncolytic adenoviruses. *Adv Cancer Res* 115:93–114, 2012.

16. Nathwani AC, Tuddenham EG, Rangarajan S, et al: Adenovirus-associated virus vector-mediated gene transfer in hemophilia B. *N Engl J Med* 365(25):2357–2365, 2011.

17. Xiao PJ, Lentz TB, Samulski RJ: Recombinant adeno-associated virus: Clinical application and development as a gene-therapy vector. *Ther Deliv* 3(7):835–856, 2012.

18. Daya S, Berns KI: Gene therapy using adeno-associated virus vectors. *Clin Microbiol Rev* 21(4):583–593, 2008.

19. Raj D, Davidoff AM, Nathwani AC: Self-complementary adeno-associated viral vectors for gene therapy of hemophilia B: Progress and challenges. *Expert Rev Hematol* 4(5):539–549, 2011.

20. Cooray S, Howe SJ, Thrasher AJ: Retrovirus and lentivirus vector design and methods of cell conditioning. *Methods Enzymol* 507:29–57, 2012.

21. Naldini L, Blomer U, Gage FH, et al: Efficient transfer, integration, and sustained long-term expression of the transgene in adult rat brains injected with a lentiviral vector. *Proc Natl Acad Sci U S A* 93(21):11382–11388, 1996.

22. Cattoglio C, Pellin D, Rizzi E, et al: High-definition mapping of retroviral integration sites identifies active regulatory elements in human multipotent hematopoietic progenitors. *Blood* 116(25):5507–5517, 2010.

23. Cavazzana-Calvo M, Fischer A, Hacein-Bey-Abina S, Aiuti A: Gene therapy for primary immunodeficiencies: Part 1. *Curr Opin Immunol* 24(5):580–584, 2012.

24. Hacein-Bey-Abina S, Hauer J, Lim A, et al: Efficacy of gene therapy for X-linked severe combined immunodeficiency. *N Engl J Med* 363(4):355–364, 2010.

25. Zhang L, Thrasher AJ, Gaspar HB: Current progress on gene therapy for primary immunodeficiencies. *Gene Ther* 20(10):963–969, 2013.

26. Aiuti A, Cattaneo F, Galimberti S, et al: Gene therapy for immunodeficiency due to adenosine deaminase deficiency. *N Engl J Med* 360(5):447–458, 2009.

27. Candotti F, Shaw KL, Muul L, et al: Gene therapy for adenosine deaminase-deficient severe combined immune deficiency: Clinical comparison of retroviral vectors and treatment plans. *Blood* 120(18):3635–3646, 2012.

28. Gaspar HB, Cooray S, Gilmour KC, et al: Hematopoietic stem cell gene therapy for adenosine deaminase-deficient severe combined immunodeficiency leads to long-term immunological recovery and metabolic correction. *Sci Transl Med* 3(97):97ra80, 2011.

29. Aiuti A, Bacchetta R, Seger R, et al: Gene therapy for primary immunodeficiencies: Part 2. *Curr Opin Immunol* 24(5):585–591, 2012.

30. Ciceri F, Bonini C, Stanghellini MT, et al: Infusion of suicide-gene-engineered donor lymphocytes after family haploidentical haemopoietic stem-cell transplantation for leukaemia (the TK007 trial): A non-randomised phase I-II study. *Lancet Oncol* 10(5):489–500, 2009.

31. Di Stasi A, Tey SK, Dotti G, et al: Inducible apoptosis as a safety switch for adoptive cell therapy. *N Engl J Med* 365(18):1673–1683, 2011.

32. Hutter G, Nowak D, Mossner M, et al: Long-term control of HIV by CCR5 Delta32/Delta32 stem-cell transplantation. *N Engl J Med* 360(7):692–698, 2009.

33. Gaj T, Gersbach CA, Barbas CF 3rd: ZFN, TALEN, and CRISPR/Cas-based methods for genome engineering. *Trends Biotechnol* 31(7):397–405, 2013.

34. Tebas P, Stein D, Tang WW, et al: Gene editing of CCR5 in autologous CD4 T cells of persons infected with HIV. *N Engl J Med* 370(10):901–910, 2014.

35. DiGiusto DL, Krishnan A, Li L, et al: RNA-based gene therapy for HIV with lentiviral vector-modified CD34(+) cells in patients undergoing transplantation for AIDS-related lymphoma. *Sci Transl Med* 2(36):36ra43, 2010.

36. Chung J, Scherer LJ, Gu A, et al: Optimized lentiviral vectors for HIV gene therapy: Multiplexed expression of small RNAs and inclusion of MGMT(P140K) drug resistance gene. *Mol Ther* 22(5):952–963, 2014.

37. Drakopoulou E, Papanikolaou E, Anagnou NP: The ongoing challenge of hematopoietic stem cell-based gene therapy for beta-thalassemia. *Stem Cells Int* 2011:987–980, 2011.

38. Neff T, Beard BC, Kiem HP: Survival of the fittest: *In vivo* selection and stem cell gene therapy. *Blood* 107(5):1751–1760, 2006.

39. Cavazzana-Calvo M, Payen E, Negre O, et al: Transfusion independence and HMGA2 activation after gene therapy of human beta-thalassaemia. *Nature* 467(7313):318–322, 2010.

40. Nienhuis AW: Development of gene therapy for blood disorders: An update. *Blood* 122(9):1556–1564, 2013.

41. Pierce GF, Lillicrap D, Pipe SW, Vandendriessche T: Gene therapy, bioengineered clotting factors and novel technologies for hemophilia treatment. *J Thromb Haemost* 5(5):901–906, 2007.

42. Lenting PJ, van Mourik JA, Mertens K: The life cycle of coagulation factor VIII in view of its structure and function. *Blood* 92(11):3983–3996, 1998.

43. Cancio MI, Reiss UM, Nathwani AC, et al: Developments in the treatment of hemophilia B: Focus on emerging gene therapy. *Appl Clin Genet* 6:91–101, 2013.

44. Penaud-Budloo M, Le Guiner C, Nowrouzi A, et al: Adeno-associated virus vector genomes persist as episomal chromatin in primate muscle. *J Virol* 82(16):7875–7885, 2008.

45. Nathwani AC, Reiss UM, Tuddenham EG, et al: Long-term safety and efficacy of factor IX gene therapy in hemophilia B. *N Engl J Med* 371(21):1994–2004, 2014.

46. McIntosh J, Lenting PJ, Rosales C, et al: Therapeutic levels of FVIII following a single peripheral vein administration of rAAV vector encoding a novel human factor VIII variant. *Blood* 121(17):3335–3344, 2013.

47. D'Andrea AD: Susceptibility pathways in Fanconi's anemia and breast cancer. *N Engl J Med* 362(20):1909–1919, 2010.

48. Mankad A, Taniguchi T, Cox B, et al: Natural gene therapy in monozygotic twins with Fanconi anemia. *Blood* 107(8):3084–3090, 2006.

49. Tolar J, Becker PS, Clapp DW, et al: Gene therapy for Fanconi anemia: One step closer to the clinic. *Hum Gene Ther* 23(2):141–144, 2012.

50. Watts KL, Delaney C, Humphries RK, et al: Combination of HOXB4 and Delta-1 ligand improves expansion of cord blood cells. *Blood* 116(26):5859–5866, 2010.

51. Lattime EC, Gerson SL: *Gene Therapy of Cancer: Translational Approaches from Preclinical Studies to Clinical Implementation*, ed 3. Academic Press, San Diego, CA, 2014.

52. Adair JE, Beard BC, Trobridge GD, et al: Extended survival of glioblastoma patients after chemoprotective HSC gene therapy. *Sci Transl Med* 4(133):133ra57, 2012.

53. Adair JE, Johnston SK, Mrugala MM, et al: Gene therapy enhances chemotherapy tolerance and efficacy in glioblastoma patients. *J Clin Invest* 124(9):4082–4092, 2014.

54. Zielske SP, Gerson SL: Lentiviral transduction of P140K MGMT into human CD34(+) hematopoietic progenitors at low multiplicity of infection confers significant resistance to BG/BCNU and allows selection *in vitro*. *Mol Ther* 5(4):381–387, 2002.

55. Davis BM, Roth JC, Liu L, et al: Characterization of the P140K, PVP(138–140)MLK, and G156A O6-methylguanine-DNA methyltransferase mutants: Implications for drug resistance gene therapy. *Hum Gene Ther* 10(17):2769–2778, 1999.

56. Knight S, Zhang F, Mueller-Kuller U, et al: Safer, silencing-resistant lentiviral vectors: Optimization of the ubiquitous chromatin-opening element through elimination of aberrant splicing. *J Virol* 86(17):9088–9095, 2012.

57. Deichmann A, Brugman MH, Bartholomae CC, et al: Insertion sites in engrafted cells cluster within a limited repertoire of genomic areas after gammaretroviral vector gene therapy. *Mol Ther* 19(11):2031–2039, 2011.

58. Gaussin A, Modlich U, Bauche C, et al: CTF/NF1 transcription factors act as potent genetic insulators for integrating gene transfer vectors. *Gene Ther* 19(1):15–24, 2012.

59. Heckl D, Schwarzer A, Haemmerle R, et al: Lentiviral vector induced insertional haplo-insufficiency of Ebf1 causes murine leukemia. *Mol Ther* 20(6):1187–1195, 2012.

60. Fung H, Weinstock DM: Repair at single targeted DNA double-strand breaks in pluripotent and differentiated human cells. *PLoS One* 6(5):e20514, 2011.

61. Smith JR, Maguire S, Davis LA, et al: Robust, persistent transgene expression in human embryonic stem cells is achieved with AAVS1-targeted integration. *Stem Cells* 26(2):496–504, 2011.

62. DeKelver RC, Choi VM, Moehle EA, et al: Functional genomics, proteomics, and regulatory DNA analysis in isogenic settings using zinc finger nuclease-driven transgenesis into a safe harbor locus in the human genome. *Genome Res* 20(8):1133–1142, 2010.

63. Urnov FD, Miller JC, Lee YL, et al: Highly efficient endogenous human gene correction using designed zinc-finger nucleases. *Nature* 435(7042):646–651, 2005.

64. Reyon D, Tsai SQ, Khayter C, et al: FLASH assembly of TALENs for high-throughput genome editing. *Nat Biotechnol* 30(5):460–465, 2012.

65. Sander JD, Joung JK: CRISPR-Cas systems for editing, regulating and targeting genomes. *Nat Biotechnol* 32(4):347–355, 2014.

第30章
再生医学:用于组织修复的多潜能细胞治疗

Jakub Tolar, Mark J Osborn, Randy Daughters, Anannya Banga, and John Wagner

摘要

再生医学是一个错综复杂且快速发展的领域,它在治疗,甚至治愈很多疾病方面具有巨大的前景。阐明组织修复机制并实施调控干预是目前医学面临的急迫挑战之一。再生医学旨在募集患者的再生细胞或者人造组织来替换有功能障碍的器官以期修复器官功能。干细胞是所有类型再生治疗的关键,它具有分化为所有组织的能力。解释祖细胞分化能力的机制一直是极具挑战性的,最近的研究主要聚焦在编辑基因组本身。更难以阐述的是一个分化的细胞如何恢复到不成熟状态,并重新表达另一个分化细胞的表型,或者进行不对称分裂以产生更多的未成熟细胞。我们修饰基因组、利用干细胞和自体或同种异体组织移植的能力已经改变了生物医学研究,并为患有包括心脏、肺、中枢神经系统、肝脏和胰腺疾病在内的所有器官、系统疾病的患者带来了希望。

介绍

再生医学是从基因组调控和修饰的知识,从胚胎发育和细胞"干性"的理解,以及从50年的人类移植生物学经验中发现的概念。因此,任何单一学科的狭隘观点都不足以阐明已经取得成功的再生医学的基础理论和作用机制,并将新的基础生物学发现应用到有临床意义的再生医学中(图30-1)。

因此,本章涵盖主要的器官系统(骨髓、肝脏、胰腺、脑和脊髓),以显示它们在急性和慢性损伤时的联系和共同的生物反应。此外,再生疗法与常用药物的目标不同。药物通常旨在改善症状,而再生医学寻求募集患者的再生细胞或者人造组织来替换有功能障碍的器官,以期修复器官功能。

再生医学利用身体自身的修复机制,在糖尿病、心脏病、脊髓损伤和失明症等多种疾病中取代、恢复或再生受损伤或发生功能障碍的细胞和组织。一些再生医学疗法已经在应用,例如利用无关(供者)造血细胞移植,以重建被化疗或放疗破坏骨髓的病人的免疫系统。也有一些疗法在临床试验的早期阶段,例如,将患者的细胞接种在生物组织支架上,以得到新的气管、耳或鼻。还有一些疗法即将进入临床试验阶段,例如将人胚胎干细胞分化成可在糖尿病患者中产生胰岛素的β细胞。而另一些治疗方法,例如用患者自身的细胞生长出来新的肺脏和利用细胞间的连接修复脊髓损伤,仍然无法达到。

简写和缩略词

ALS:肌萎缩性脊髓侧索硬化(amyotrophic lateral sclerosis);AMI:急性心肌损伤(acute myocardial infarction);ATI或ATII:Ⅰ型或Ⅱ型肺泡上皮细胞(alveolar epithelial cells type Ior II);BASCs:细支气管肺泡干细胞(bronchiolar alveolar stem cells);BDNF:骨源性神经因子(bone-derived neurotrophic factor;BM-derived, marrow-derived);CAR:嵌合抗原受体(chimeric antigen receptor);CDCs:心源性干细胞(cardiac-derived stem cells);COPD:慢性阻塞性肺疾病(chronic obstructive pulmonary disease);CRISPRs:规律成簇间隔短回文重复(clustered regularly interspaced short palindromic repeats);dmPGE2:16, 16-二甲基-前列腺素E2(16, 16-dimethyl-prostaglandin E2);DPSCs:牙髓干细胞(dental pulp stem cells);DSB:双链断裂(double-strand break);EC:胚胎癌(embryonic carcinoma);ESCs:胚胎干细胞(embryonic stem cells);EPCs:上皮祖细胞(epithelial progenitor cells);FAH:富马酰乙酰乙酸水解酶(fumarylacetoacetate hydrolase);GVHD:移植物抗宿主病(graft-versus-host disease);HCT:造血细胞移植(hematopoietic cell transplantation);hESC:人胚胎干细胞(human embryonic stem cell);HR:同源重组(homologous recombination);IDLV:整合酶缺乏型慢病毒(integrase-deficient lentiviral);iPSCs:诱导的多能干细胞(induced pluripotent stem cells);MN:大范围核酸酶(meganuclease);MNCs:单核细胞(mononuclear cells);MSCs:间充质基质/干细胞(mesenchymal stromal/stem cells);NHEJ:非同源末端链接(nonhomologous end-joining);NSC:神经干细胞(neural stem cell);OPCs:少突胶质细胞祖细胞(oligodendrocyte progenitor cells);OT:脱靶(off target);PD:帕金森病(Parkinson disease);SCID-X1:X连锁重症联合免疫缺陷(X-linked severe combined immunodeficiency);SCNT:体细胞核转移(somatic cell nuclear transfer);TALEN:转录激活子样效应核酸酶(transcription activator-like effector nuclease);TCR:T细胞受体(T-cell receptor);TGF-β1:β1转化生长因(transforming growth factor-β1);UBCs:脐带血细胞(umbilical cord blood cells);VEGF:血管内皮生长因子(vascular endothelial growth factor);ZFN:锌指核酸酶(zinc finger nuclease)。

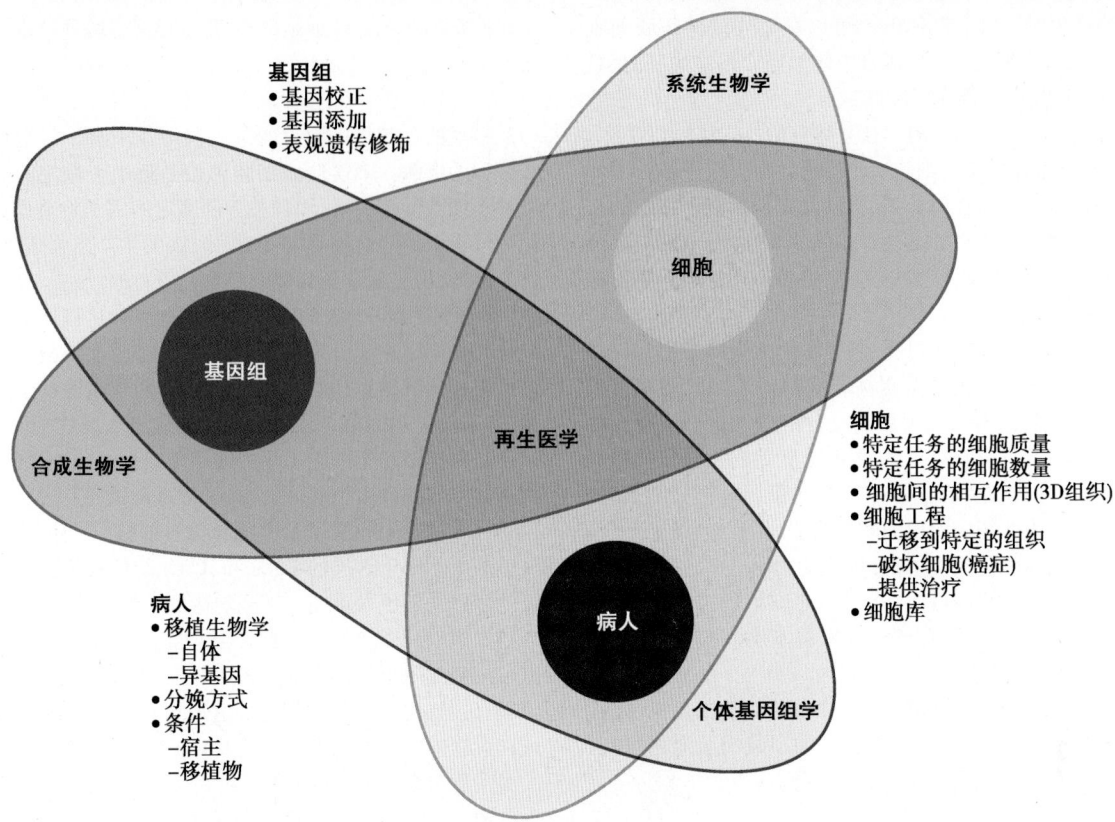

图 30-1　再生医学的三体问题。细胞,基因组和患者这三个因素以复杂甚至意想不到的方式相互影响。再生医学这三个独立的科学重点必须在彼此的背景下发展,以产生有意义的影响

受精卵具有发育为完整生物体的能力。生物体中的任何细胞基因组都具有编码体内任何蛋白质的能力。尽管我们知道这一点,但阐述祖细胞分化能力的机制一直是个挑战。对于这个漫长而复杂的过程中最早的关键步骤,我们必须关注发育生物学。Briggs, King 和 Gurdon[1~3] 所做的两栖动物的核转移说明了细胞命运决定的双向性是可能的。由 McGrath 和 Solter 建立的,这个过程是由时间和空间复杂性的多种因素所驱动的,它将使不可能通过核转移的哺乳动物细胞重新编程[4,5]。最近的研究主要聚焦在编辑基因组本身,在小鼠和人类 DNA 模型中均获得了成功。虽然将这项技术应用于人类的治疗中仍需很多努力,但在可预见的将来,细胞和生物体将不再被视为在出生时被给予密封的命令,而是其发展计划中的指示,同时也可以被认为是"软件",它可以被重写并用于重编程细胞的基因组"硬件"。

更难以想象并界定的是一个分化的细胞能够恢复到不成熟状态,并重新表达另一个分化细胞的表型,或者进行不对称分裂以产生更多的未成熟细胞。Yamanaka 的实验将这种复杂性简化为四因子方案,这个方案足以使皮肤成纤维细胞恢复为诱导的多能干细胞[6,7,8]。

本章概述了现代再生医学的状况,这是一个复杂且迅速发展的领域,在治疗甚至治愈许多引起疼痛和痛苦的疾病方面具有巨大的前景。

多能干细胞

胚胎干细胞

受精后 4~5 天,受精卵发育为有大约 100~150 个细胞的囊胚。囊胚内的一小组内层细胞具有多能性,它们有无限复制并分化成体内任何分化类型的组织的潜力。这些多能性细胞称为胚胎干细胞(embryonic stem cells, ESC)。ESCs 具有自我更新(自我复制)和分化(产生更多特殊类型的体细胞)的双重能力。

当人们发现胚胎癌(embryonic carcinoma, EC)细胞[9]像干细胞一样能够无限增殖并将其用于产生嵌合小鼠时,ESCs 才第一次从小鼠中分离出来。1981 年,由于使用饲养(支持)细胞培养 EC 细胞的培养条件的进一步发展以及 EC 细胞的表面抗原如 SSEA-1 和 F-9 的发现,才第一次从小鼠胚胎中分离出来 ESCs[10]。1995 年,Thomson 从灵长类动物中分离出 ESC 系[11],之后在 1998 年首次成功地分离出人类胚胎干细胞(hESC)系[12]。然而,由于社会问题以及当 ESC 产生囊胚时被破坏的宗教问题,人 ESCs 在研究中的应用受到了严重限制。

hESC 在与饲养细胞共培养时可以无限分裂。它们也可以在没有饲养细胞的情况下生长,发育为称为拟胚体的集落。在临床治疗中使用人类囊胚细胞一直很难,因此,Yamanaka 和 Takahashi 在 2006 年发现多能干细胞可以从皮肤细胞中产生[6],

是干细胞研究中的革命性进展。他们开创性的工作表明，用四种基因（Oct4，SOX2，Klf4 和 c-Myc）可以在体外诱导皮肤细胞产生多能胚胎干样细胞。这些源自于体细胞而不是囊胚的、具有 hESCs 基本性质的细胞称为 iPSCs。

获得多能干细胞的另一种方法是体细胞核转移（SCNT）[13]。这一过程，是将成体细胞的细胞核转移至已除去细胞核的卵细胞中。由于这种细胞能够分裂，所以可能是多能干细胞的来源。最近的一项研究证实，SCNT 多能干细胞比 iPSCs 更像 ESCs[14]。尽管仍有许多研究尚待完成，但 SCNT 多能干细胞似乎在再生医学中具有潜力。

胚胎发育是一个复杂的过程，期间发生的错误会引起许多障碍和缺陷。过去十年的研究提高了我们对小鼠胚胎发育关键步骤的认识；然而，有关人类胚胎发育的信息仍然有限。尽管与研究小鼠胚胎的知识有重叠，但人类胚胎的生长是独特而不同的。然而，通过在实验室培养 hESCs，可以研究控制细胞、组织和器官系统发育不同阶段的多种调节因子，并且还可以增加对成人组织维持和修复的了解，并通过发现干扰细胞命运获取的正常途径来避免出生缺陷。hESCs 也在诸如神经、心脏或 β 细胞等特殊细胞中应用，用于建立实验室疾病模型，并且还可以用于开发新的药物治疗。

尽管 hESCs 具有分化和替代人体中故障细胞的极大潜力，但其临床应用的进展仍受到很多阻碍，如形成畸胎瘤的可能、同种异体移植细胞的免疫排斥和生产问题。

可诱导的多能干细胞

iPSCs 的产生将以前的几个观察结果连接在一起。例如，转录因子 MyoD 能够将成纤维细胞转化为成肌细胞[15]，转录因子 Antennapedia 可以将果蝇的触须转化为腿[16]，揭示了已分化的细胞具有替代另一已定义命运的细胞、提供外部信号的潜力。

由于更多的重编程因子被确定[17]，表观遗传调控的关键作用被发现[18]和 iPSC 生成的动力学过程（从最初的随机事件到确定性过程）更加完善[19]，对于诱导多能性的理解已经变得越来越精确。

重编程技术应用于人类细胞，允许对不同的、典型基因的疾病进行 iPSCs 建模[20,21]。此外，如果没有病人特异性的 iPSCs 分化的细胞，那么，从病人自身来源的类器官培养以用于进行高通量药物的测试就是不可能的。

第一个概念上将 iPSC 技术应用于人类疾病的临床前实例已经在小鼠模型中改善了镰状细胞贫血的表型[22]。在撰写本文时，针对渗出性、年龄相关性的黄斑变性患者，首例基于 iPSC 的临床试验已在日本开展[23]。

来自快速发展的 iPSC 领域的新知识也重新激活了直接重编程技术的发展，由此可以诱导一种分化的细胞表型（如皮肤成纤维细胞）转化为另一种体细胞（如神经元），而不需要中间的 iPSC 阶段。与基于 iPSC 生成的分化细胞相比，应用直接重编程的过程产生治疗干预所需的大量细胞更具挑战性。

这种策略的一个例子是在啮齿动物模型中将外分泌胰腺细胞或胆道上皮细胞体内转分化为产生胰岛素的内分泌细胞[24,25]。解决相同临床挑战的一个理解上不同的概念是囊胚互补，通过将大鼠的 iPSCs 注射到来源于胰腺器官发生缺陷的小鼠的囊胚中，结果在小鼠体内发育出一个有功能的大鼠胰腺[26]。

除了减少建立有生理学意义的效应所需的细胞数量之外，通过将它们定位在允许的细胞微环境，可以增强两种策略的功效。

造血干细胞

最早的具有临床潜力的进展很可能来自于对造血干细胞重编程的理解。不仅造血干细胞移植是近半个世纪前开发的第一种干细胞治疗手段，而且关于用确定的因子将造血祖细胞转化为可移植的造血细胞[27,28]的报告，表明生产出临床级的、病人特异性的、用于移植的自体移植物是可行的。

将 ESCs 和 iPSCs 的多能性与其造血分化程序的定向分化结合起来同样重要。来源于鼠 ESC 的造血干细胞及其基因修饰已被用于鼠的重症联合免疫缺陷[29]；同样在镰状细胞贫血模型中，来源于基因修饰小鼠 iPSCs 的造血干细胞[22]已经建立了结合基因修饰和干细胞工程的临床前证据。此外，通过与饲养细胞共培养或产生拟胚体的方式，将来自鼠胚胎形成的认识应用于体外诱导中胚层和 ESC 分化为血细胞。然而，将这些看似简单的概念用于人类的 ESCs 和 iPSCs 却极具挑战性。尽管做过许多将来自于人多能干细胞的造血干细胞移植的尝试，目前的技术似乎只能导致低造血嵌合体[30,31]。产生可供移植的人造血干细胞的一个替代方法是将成纤维细胞不经过 iPSC 的中间阶段直接转化为造血干细胞。这是通过强制表达 OCT4[32]和通过在血管内皮细胞里强制表达 GATA-1，ETV2 和 TAL-1 来分化人类多能祖细胞来完成的[33]。

通过骨髓移植取代造血是再生医学的原型。虽然大西洋两岸骨髓移植的初步实验几乎立即被认为是血液学的创举，但后来才被扩展为再生医学领域的转折点。关键的证据是相对较少数量的供者细胞具有重植入宿主并重建其完整的淋巴造血系统的能力。尽管最初应用于白血病和淋巴瘤治疗目的在于努力用健康的野生型系统代替恶性淋巴细胞造血，但后来逐渐清楚肿瘤的免疫消除（移植物抗白血病，移植物抗淋巴瘤）是许多治疗成功的主要机制。

造血干细胞这种显著的再生能力建立了骨髓及后来的脐带血移植，成为了其他干细胞疗法的蓝图。

间充质基质细胞

最初把它们定义为骨髓来源的间充质基质/干细胞（MSCs）是由于它们是黏附在培养皿的表面而被发现的[34]，然后认为它们是细胞微环境的关键支持细胞。组织来源不同（如骨髓，脐带血和脂肪组织）的证据表明 MSCs 在不同的器官中具有不同的功能（例如作为血管外膜的周细胞，或作为骨髓骨膜和血管内造血微环境的支持细胞）[35~37]。除了这种发育的异质性，培养的 MSCs 显示出各种水平的"干性"，并且用于治疗的细胞产物与其说是生理功能完整的 MSCs 副本，不如说是细胞培养产物。但这不一定是缺点，因为培养过程不仅能够扩增细胞数量，而且定义了用于临床应用的释放标准。

迄今为止，MSCs 在医学中最引人注目的应用不仅只依赖于 MSCs 的再生能力，而且依赖于 MSC 培养物在重度移植物抗宿主病（GVHD）中的免疫抑制潜力[38~40]，GVHD 是同种异体造血细胞移植（HCT）的严重并发症。由于对糖皮质激素抵抗的严重 GVHD 患者的治疗选择有限，该亚组的死亡率仍然很高。在一个范式变化的研究中，证明培养扩增的 MSCs 可以减轻严重的 GVHD[38,42]。MSC 驱动的免疫和炎症反应调节的诱导和维持[43]，使得在实体器官移植之前评估其在自身免疫性和炎症性疾病中的作用成为可能，如克罗恩病，关节炎，糖尿病，器官排斥反应和桥接治疗[44~46]。

长期以来，MSCs 的再生潜力被认为是重建和替代由急性或慢性损伤损害的组织的工具，注射经培养过的 MSCs 能够激活内源性修复机制，而 MSCs 又在该过程中消失[47]。由于具有这种能力，临床前模型中的 MSCs 已被证明可减轻心脏、脑和肾脏的缺血性损伤、肺和肝脏毒性损伤以及关节的退行性损伤，并且在某些情况下，同种异体 MSCs 可能比自体 MSCs 更有效[48]。

最后，MSC 比较容易进行基因修饰，因此，MSCs 可以作为传递基因治疗试剂的细胞载体，用于治疗先天性遗传疾病和获得性疾病，后者如抗癌治疗或手术后的营养因子支持。

● 再生医学

心脏修复

心血管疾病是世界上的主要死亡原因，导致每年约 1700 万人的死亡[49]。随着发达国家的预期寿命的增加，与慢性心脏病有关的危险因素也随之上升。据估计，每年约有 80 万例新发的急性心肌梗死（AMI）病人[50]。当心肌组织显著缺氧时，会发生心力衰竭，从而导致心肌细胞减少、瘢痕形成和组织重塑[50]。找到再生或修复心脏组织的方法将是发展有效的心力衰竭治疗方案的关键。

自 20 世纪 90 年代中期以来，科学家一直在研究成体祖细胞用于心脏再生的潜力。这些早期研究是由于发现某些成体组织特异性的干细胞可以在体外分化成心脏样细胞引发的[51]。这一发现引起了许多评估成体干细胞在各种损伤后修复或增强心脏功能的能力的临床前研究。

据报道在体外分化为心脏样细胞的细胞是体内的卫星细胞，它是未分化的成骨骼肌细胞[52]，这引起了使用手术在心肌中植入自体成骨骼肌细胞的研究[53]。尽管这些细胞只能存活较短的时间，但它们保留了其内在的收缩性质，并没有完全融入心脏组织[54]，导致了心律失常，并且在整体心脏功能中几乎没有长期显著的益处。

一些骨髓来源的细胞群（Lin⁻；c-Kit⁺）能够分化为表达心肌细胞标志（如 Nkx2.5、Gata4 和 MEF）的肌细胞[55]。这些骨髓来源的细胞能够在梗死的心脏中存活，并且能够在体内分化成平滑肌和内皮细胞，但不能分化为心肌细胞[56]。另外一些研究表明，其他骨髓来源的祖细胞群（内皮祖细胞、成血管细胞或 CD34⁺ 细胞）能够有助于梗死心肌的血管生成和新生血管形成[57]。这不同于称为侧群细胞（Lin⁻ c-Kit⁺ Sca-1⁺）的更不成熟的骨髓祖细胞群体，后者不仅有助于新血管形成，而且能够再生心肌细胞[58]。这些骨髓来源的侧群细胞定居在梗死边界区域，能够改善左心室功能[58]。骨髓来源的祖细胞的心脏再生能力促进了大规模的临床研究，这些研究将异种群体的骨髓单核细胞（MNCs）（也称为上皮祖细胞（EPCs））用于 AMI[59,60] 或缺血性心肌病[61] 患者的心脏修复[61]。这些研究仅显示中度改善，因此在选择的干细胞群体中再灌注再生的骨髓来源的细胞（CD34⁺/CD133⁺）的选择标准和给药途径（冠状动脉内注射）进一步改善，但急性心肌梗死（REGENT）的研究仍然只取得适

度的成功[62]。

骨髓来源的 MNCs 的适度成功促进了其他成人祖细胞群的研究，以及新的给药途径。研究结果发现了 MSCs 和内源性心源性干细胞，后者在动物模型中可以分化成心肌细胞和内皮细胞[63]。鉴于这些发现，临床研究比较了以冠状动脉内注射的方式注射到缺血性心肌病患者体内，骨髓来源的 MNCs 与新发现的 MSCs 的效果[64]。这些研究表明用 MSCs 治疗的患者左心室射血分数显著改善。

迄今为止，心脏再生的细胞疗法的临床成功经验已经融合。这与鼓舞人心的早期临床前研究相反，这些研究在许多心脏功能检测中显示出显著的改善。这种差异归因于啮齿动物心脏损伤模型与人类临床病理学、细胞给药途径、细胞的来源以及注射的细胞数量之间的差异。

由于其多能性和无限增殖能力，ESCs 已成为许多组织，尤其是心脏组织修复的广泛临床前研究的主题[65,66]。然而，hESCs 来源的心肌细胞用于人的细胞治疗的热度较低，因为它们的同种异体性质需要联合免疫抑制治疗，还有 hESC 细胞来源的伦理问题。尽管存在这些挑战，临床研究已经开始收集用于心脏分化的 ESCs，目的是将其用于 AMI 患者的试验。然而，研究显示任何体细胞都可用于产生胚胎干样的 iPSCs[67]，其具有分化为心肌细胞、内皮细胞和平滑肌细胞的能力[68]。初期的临床前实验显示，将鼠 iPSC 来源的心肌细胞注射到缺血的心肌中，将导致免疫反应排斥移植细胞以及 iPSCs 不断增殖形成畸胎瘤[69]。虽然 iPSCs 的同种异体潜力具有吸引力，但是它们对于人类细胞治疗的潜在缺点是基于其致癌性、表观遗传记忆和维持其他细胞类型的效力。

已经研究了体外用于再生疗法的生长组织作为用于心脏修复细胞的另一种递送方法。这种组织工程方法包括将细胞接种到合适的支架上并使其生长以用于后续的移植或产生整个器官[70]。在这些系统中，将细胞和其附着的支架移植到心脏壁上，它能够提供结构支持和适于细胞迁移到损伤心肌中的更好的微环境[71]。

在大多数基于细胞治疗的临床前和临床研究中，一个普遍的现象是心脏功能的改善与注射的细胞数量或其注射后的细胞寿命无关。这一观察结果使研究者推测，移植的细胞是通过旁分泌而不是结构效应来改善心脏功能的。该模型表明观察到的心肌再生或血管生成的改善，是由于移植细胞分泌已知的、可以改善损伤后心血管功能的分子[72]。旁分泌因子的作用包括减轻炎症、增加血管生成、诱导心肌细胞增殖或保护现有心肌细胞和激活内源性干细胞[73]。缺血的心脏受到分泌因子的影响，显示为心肌发生基因的表达增加和细胞死亡标记物的下调，这有利于缺血心肌细胞的存活[74]。旁分泌模型的优点在于已经证明可能进行心脏修复的旁分泌因子具有商业发展的潜力。

肺脏修复

肺部疾病在过去的 50 年中急剧增加，如包括哮喘和肺气肿型慢性阻塞性肺疾病（COPDs）。预计到 2020 年，肺部疾病将成为世界第三大疾病相关的死亡原因。目前正在开发再生医学的新治疗方法，包括从干细胞疗法到移植呼吸系统整个组织的生物工程。这些方法基于初期的观察，内皮祖细胞和间充质干细胞可以在体外分化为表达肺上皮标志的细胞，并逐渐成

为功能成熟的生物工程组织。

在整个呼吸系统中存在许多不同的微环境，其中包含构成肺复杂性的不同上皮细胞类型。明确在生理状态和损伤下维持肺组织稳态的真正的内源性干细胞群是一个挑战，也是引起争议的根源[75]。来自啮齿动物模型和人肺的证据表明，成人内源性气道、肺泡上皮细胞、肺基质和肺血管系统均含有可修复受损组织的假定干细胞群[76,77]。这些研究表明，肺具有对近端和远端气道以及肺泡特异性的干细胞和祖细胞区域分级。

识别内源性肺干细胞是复杂的，因为在维持稳态或损伤后修复的自我更新中，许多不同的基础上皮细胞亚群表现出限制性的模式或作用[78,79]。在远端气道中，通过鉴定具有自我更新能力的肺上皮细胞的特异性标记[82,83]和作为细支气管肺泡干细胞（BASCs）的功能，假定的祖细胞已被证明存在于神经上皮体[80]和支气管肺泡连接处[81]。这与被认为是由2型肺泡上皮细胞（ATⅡ）调节的肺上皮修复相反，因为ATⅡ已被证明是1型肺泡上皮（ATI）细胞的前体[84,85]。通过分离的远端气道祖细胞（BASCs，CK5+/p63+）可以分化成ATⅡ和ATI细胞[86,87]，证明区域特异性干细胞群体其实更为复杂。无论如何，所有这些细胞在损伤后的修复中都具有独特的功能，它们存在于远端气道和肺泡上皮的不同位置，扮演着内源性肺上皮祖细胞的作用。

许多临床前研究表明，EPCs可以增加肺损伤模型中的肺功能[88~90]。这种功能的改善可能是由于结构、旁分泌作用、免疫反应的调节或这些影响的综合作用引起的[90]。在全身注射后，EPCs已被证明优先定居于肺损伤处[91]；因此，自体EPCs已被临床应用于肺动脉高压患者，且显示出改善心肺功能的作用[92,93]。

已知骨髓MSCs在很多的疾病中具有免疫调节作用[94,95]。MSCs的有益作用是由分泌可溶性介质和微粒体颗粒引起的，这些微粒体颗粒直接或通过调节随后的炎症细胞间接影响肺祖细胞来促进修复[96,97]。临床前和临床研究均证明，在急性肺损伤模型、哮喘、COPD和许多其他炎症相关肺损伤或疾病中通过全身或气管内输注MSCs的方法都表现出有效性[75,98]。虽然不同的研究显示出不同程度的疗效，但我们对于MSC改善疾病症状和所用MSCs特异性亚型的作用机制的理解仍然存在巨大差距。这点十分重要，因为研究已经证明某些MSCs可能在一些肺部疾病模型如肺纤维化中具有负向作用[99,100]。

尽管临床前研究显示用EPC和MSC的治疗方法进行肺修复是有意义的，但临床研究却进展缓慢。然而，由于临床前数据显示MSCs在慢性肺疾病中最有希望，目前有越来越多关于这个方面的临床试验开展起来。最近针对中度至重度COPD的全身途径给予骨髓MSCs的PROCHYMAL Ⅱ期试验[101]，这个试验表明使用MSC的安全性以及降低炎症指标的初步证据。

脑和脊髓修复

作为一种改善脑和脊髓损伤或疾病后结局的手段，基于干细胞的治疗正在迅速发展。人类CNS由超过1000亿个神经细胞组成，它们连接成复杂的网络，必须在我们的一生中不停地工作。有关CNS的疾病（如卒中、脑、脊髓损伤和神经退行性疾病）影响着全球数百万人。治疗性干预的困难在于这些疾病的复杂病理学以及CNS特殊的解剖结构，后者（如血脑屏障）阻止了通过全身给药途径的药物进入。

与再生医学的其他领域一样，鉴定具有最佳CNS修复潜力的细胞类型花费了大量精力。尽管最初认为成人CNS中没有用于修复的祖细胞，但现在认识到，虽然只作用于一些特定的区域且修复能力有限，人类CNS确实保留了一种具有部分修复能力的内源性神经干细胞（NSC）群体。从成人和胎儿分离出的NSCs可以扩增并分化为神经元、星形胶质细胞和少突胶质细胞这三种主要的CNS细胞类型。成人NSCs在整个生命中保留，并发现它们存在于纹状体下室和海马的齿状回。在临床前研究中，内源性NSCs在啮齿动物模型中已经显示出显著改善功能恢复的作用[102]。目前多项临床研究正在研究分离人类胎儿的NSCs（CD133+）[133]。此外，正在进行的多项以NSC为基础的细胞治疗试验[104,105]，目的在于确定其在肌萎缩性脊髓侧索硬化（ALS，有时也称为Lou Gehrig病）患者中的安全性和有效性[106,107]。尽管迄今为止的所有试验都证实了使用这些细胞的安全性，但关于它们的任何收益尚未得到报道。

虽然临床前试验也研究了其他成体干细胞类型（内皮祖细胞、脐带血细胞[UBCs]、牙髓干细胞[DPSC]），但只有MSCs显示与NSCs具有相同的功效水平。由于骨髓来源的MSCs有相对丰富的细胞资源和自体细胞移植的潜力，它们已经成为临床前和临床研究的主要焦点[108,109]。无论哪种输注MSCs的方式都已经在啮齿动物损伤和疾病模型中显示出改善转归的能力[106,110]。基于这些发现，已经开始了许多早期临床试验，以研究在CNS损伤后[111,112]或疾病发生后[113,114]MSC移植的作用。在这两种情况下，MSCs已被证明既安全又可行。尽管不是为了测试功效而设计的，但许多试验都观察到功能结果的改善[115]。

在过去20年，通过研究成人干细胞在CNS损伤或疾病的临床前模型中的治疗效果，有足够的证据表明移植的成体干细胞可以迁移到损伤部位并促进功能改善。然而，作用的机制仍然存在着争议[116]。有人猜测，细胞疗法的优势可能是多因素引起的。从用于治疗卒中的MSCs的临床前研究中发现，功能的改善是由于血管发生的增加、神经发生、增殖信号和免疫反应的减轻引起的[117,118]。这些机制可能是由各种可溶性因子介导的，这些因子通过受益于局部环境的移植干细胞分泌的旁分泌机制起作用。许多这些分泌因子已经开始被认识，并且是众所周知的与神经发生（骨源性神经营养因子[BDNF]）、血管生成（血管内皮生长因子[VEGF]）和免疫调节（转化生长因子-β1[TGF-β1]）有关的介质[117,119]。

利用多能性细胞（ESCs，iPSCs）作为CNS修复的治疗方法具有重要的潜力。ESCs/iPSCs的临床应用受限于不能分离出纯化的神经元细胞类型的分化群体[120,121]。尽管有这样的限制，脊髓损伤后髓鞘再生的临床前研究仍取得了相当大的进展[122,123]。这些研究和其他研究表明，ESCs/iPSCs可以分化为少突胶质细胞祖细胞（OPCs）、在脊髓内迁移并产生髓磷脂。而恢复的功效和机制仍然是有争议的[124~127]。2010年，Geron公司开始招募用ESC来源的OPCs治疗脊髓损伤的患者进行Ⅰ期临床试验。尽管患者有很大的热情，并且报告显示对一小群患者（n=4）的治疗也没有不良事件发生，但显著的方法学[128]和经济障碍迫使这个试验在早期就停止了。

肝脏和胰腺的修复

肝脏是协调糖原储存、药物解毒、各种血清蛋白生产和胆汁分泌的重要器官，胆汁在食物的消化和代谢中也起着关键作用。胆汁散布在称为小管的小型显微管中,通过胆管排出至胆囊。许多胆小管连接在一起成为许多较大的胆管,后者又结合为形成肝总管的分支结构。在肝脏外部的一部分胆总管称为肝外胆管,它与从胆囊延伸出的胆囊管汇合成胆总管,并与胰腺的外分泌管道连接。所有的分枝结构形成胆道树[129]。肝、胆道系统和胰腺起源于前定形内胚层,并且它们在发育的早期阶段来自于同一个干细胞群[130]。

正常肝脏在肝脏部分切除或肝脏损伤后具有非常强的再生能力。肝细胞和胆管细胞(胆管上皮细胞)通常是静止的,但是为了应对肝损伤,这些细胞会增殖并有助于再生[131]。通过实质或非实质细胞的分化和增殖来维持平均肝功能。然而,在慢性肝脏疾病中,当肝脏不能通过现有肝细胞的自身复制来修复肝脏时,能够分化为肝细胞或胆管细胞的小型双能祖细胞被激活[132]。已经发现酒精性肝病的严重损伤可以刺激人[133]和啮齿动物卵母细胞[134]中肝脏干/祖细胞增殖的增加。一些实验表明,干祖细胞不仅在受损的肝脏中活化,而且正常成年人肝脏中也含有大量可能有助于肝脏内稳态的肝脏祖细胞。

肝移植是目前急性肝衰竭的唯一选择。关于肝细胞移植的两项小型临床试验显示对一名患者酶功能的恢复有限,但对于生存而言不够,且患者最终需要肝移植[135]。肝细胞是否可以长期拯救患者的肝功能仍然是未知的。此外,生产出临床足够数量的干细胞是十分困难的,因为在体外培养时,肝细胞会失去其活力和功能。

移植人 ESC/iPSC 衍生的成熟肝细胞可以表达肝脏特异性酶,如白蛋白、抗胰蛋白酶和可以改善肝功能的细胞色素P450[136,137]。此外,发现由 iPSC 产生的功能性肝器官芽可以被植入并整合到宿主生物体内,甚至能够产生血管[138]。当将iPSCs 注射到富马酰乙酰乙酸水解酶(FAH)缺陷小鼠的囊胚中时,iPSC 来源的肝细胞可以有效地重建受损的肝脏并恢复肝功能[139]。

肝脏和胰腺都含有干细胞的微环境,统称为肝脏干/祖细胞[140,141]。在发育过程中来源于导管板细胞的,由肝内和肝外导管组成的胎儿胆道系统已被证明具有丰富的干/祖细胞。这些干/祖细胞与成肝细胞非常不同,成肝细胞在发育过程中分化为肝细胞或胆管细胞[143]。存在于胆道中的这些干/祖细胞通过其自我更新和根据微环境不同分化为肝细胞、胆管细胞或胰岛的能力与成肝细胞区分开来。在整个胰管、肝内和肝外导管以及通过主要十二指肠乳头连接的肠道隐窝中均检测到Sox9 表达,形成一个连续的 Sox9+区[144,145]。值得注意的是,当接触三种胰腺转录因子(Pdx1,Ngn3 和 MafA)的腺病毒被递送到肝脏中时,能够将胆管内的 Sox9+细胞群重编程为功能性胰岛素分泌型 β 样细胞[25]。当 Ad-PNM 和过氧化物酶体增殖物激活受体(PPAR)激动剂 WY14643 均在动物体内给予时,会导致对肝脏的损伤,引起胆管 Sox9+细胞的细胞分裂率增加,产生更多的胰岛素阳性 β 细胞。在受损的肝脏中,Wnt 信号通路被激活,刺激了祖细胞群体的子集,这反过来又参与了肝脏的再生[147]。基于它们的表面标记如 Lgr5 或 EpCAM 将干/祖细胞群分离出来,已经确定了将它们分化成肝细胞或 β 样细胞命运的可能性[145,148]。

胰腺在消化和维持血糖稳态方面起着重要的作用。它由导管组成,且主导管(胰管)的长度与胰腺相等。胰管与胆管合并形成主要的十二指肠壶腹,其将胰液排入小肠的第一部分十二指肠。胰腺由外分泌和内分泌部分组成。外分泌部分在消化中起着重要的作用。内分泌部分包含产生和分泌激素进入血液的 Langerhans 胰岛。胰激素、胰岛素和胰高血糖素一起工作以维持血液中适当的血糖含量。

糖尿病是由产生胰岛素的 β 细胞数量不足引起的代谢综合征。在 1 型糖尿病中,β 细胞被身体自身的免疫系统破坏。在 2 型糖尿病中,尽管胰腺含有功能性的 β 细胞,但胰岛素抵抗导致肝脏将过多的糖释放到血液中,且 β 细胞不能分泌足够的胰岛素以维持正常的血糖平衡。美国糖尿病协会估计,在 2012 年,约有 9.3% 的美国人患有糖尿病[149]。β 细胞疗法有望通过补充体内的 β 细胞来治疗 1 型糖尿病,然而,供体胰腺来源不足,且可移植的 β 细胞的需求不能满足。

此外,利用过表达转录因子、化学物质或生长因子的手段,已经成功地从 hESCs 和 iPSC 中分化出了 β 样细胞[150]。目前用于将多能干细胞分化为 β 细胞的方案遵循一个五阶段程序,它重述了胚胎发育阶段[151]。但目前只有前四个阶段在体外成功实施。涉及葡萄糖反应性、胰岛素分泌性 β 细胞和其他胰岛细胞成熟的第五阶段,直到最近才能够通过植入体内进行[152]。已经完成了期待已久的从 hESCs 定向分化出胰岛素生成细胞,这种完全定义的离体技术是立即相关的[153]。

已经发现胰腺内的非内分泌细胞在用三种胰腺基因混合物(Pdx1,Ngn3 和 MafA)诱导时,会转分化或重新编程为 β 细胞[24]。另一种将成人细胞重新编程为 β 细胞的来源已经被从产生胰高血糖素的 α 细胞中描述了。一项研究表明,α 细胞中Pax4(负责指定内分泌命运的基因)的过表达能够强制其成为β 样细胞[154]。在另一项研究中,观察到 β 细胞的近完全消失会迫使来自前 α 细胞的 β 细胞再生[155]。然而,在人或其他灵长类动物中尚未建立这样的体内研究。

● 基因编辑的多能性细胞

纠正有缺陷的细胞或赋予其更强效力(如抗肿瘤效应)的能力代表了移植医学的新方法,并为个体化治疗设定了阶段。这种策略有两个选择:提供由病毒或非病毒基因转移系统传递的基因的功能拷贝或原位校正致病序列。几项主要研究使用临床上使用的造血干细胞(HSCs)的病毒转基因。2010 年,使用 γ-逆转录病毒载体将 IL2RG 基因的互补 DNA 递送至患有 X 连锁严重联合免疫缺陷(SCID-X1)的患者的 CD34+祖细胞。大多数患者的免疫系统恢复正常;然而,四名患者由病毒载体从混杂的 LMO2 致癌基因激活发展为急性 T 细胞白血病[156]。为了减轻病毒元件异常调节内源性基因表达的潜力,在使用造血祖细胞的基因治疗试验中,研究者使用自身灭活的慢病毒载体进行 X 连锁肾上腺脑白质营养不良[157]、异染性白血病营养不良[158]和 Wiskott-Aldrich 综合征[159]的基因治疗。

尽管如此,病毒载体的整合性质优于转录活性区域,使得更精确的基因靶向成为非常理想的目标。可以通过合理设计的基因编辑核酸酶和具有识别和结合 DNA 独特序列的、有统一特征的工程蛋白来实现这种精确度。大多数研究已将这些蛋白质限制在核酸酶结构域或利用其固有的 DNA 切割能力。一旦 DNA 被破坏,两个主要的修复途径可被用于基因工程治疗:非同源末端连接(NHEJ)和同源重组(HR)。NHEJ 是一种容易出错的途径,在没有供体模板的情况下,以可能导致编码

DNA 序列的永久性破坏的小插入或缺失（"indel"）的方式修复 DNA 断裂。基因修复依赖于无差错的 HR 途径。在基因修复中，将与靶位点同源序列的外源单链或双链 DNA 供体模板包含在内能够避免破坏。为了应对双链断裂（DSB），供体模板作为修复模板，并允许用户定义的序列精确和永久地插入目标基因座处。两种修复途径都可用于治疗。用于 DNA 切割的主要候选者是大范围核酸酶（MNs）、锌指核酸酶（ZFNs）、转录激活子样效应核酸酶（TALENs）和规律成簇间隔短回文重复（CRISPR）/Cas9 系统。

每类被用于以 ZFNs（原文错误）进行干细胞和祖细胞基因修饰的试剂，这是迄今为止首次进入临床应用。首先使用 ZFNs 进行人类 ESC 工程的是，用 ZFNs 设计的用于灭活的 CCR5 基因（HIV 进入细胞的共同受体）靶向到 HUES-3 和 HUES-1 细胞系[160]。将 ZFNs 和含有绿色荧光蛋白（GFP）的供体序列引入到 CCR5 基因的外显子 3 中，并观察到约 5% 的靶向整合率。重要的是，细胞还能够保持其多能性和自我更新能力[160]。这项研究开创了以同源重组（HR）的方式将感兴趣的基因插入到 ESC 基因组中特定位点的先例。其他人将其扩展为允许基因添加，将诱导型表达盒放置在所谓的安全港位置 AAVS1 处。使用 ZFNs 作为 19 号染色体上的 PPP1R12C 基因的第一个外显子，引入含有启动子、嘌呤霉素基因和含有剪接受体-2A-嘌呤霉素基因的多聚腺苷酸化信号（或基因陷阱靶向载体）的"独立"表达盒，依靠 PPP1R12C 基因的第一个外显子的适当靶向和剪接[161]。因此，在 AAV 基因座上的基因靶向允许用启动子置换基因，驱动所需的表达水平，或由持续激活的原始型 PPP1R12C 启动子控制[162]。另一项研究中，采用安全港战略似乎并没有改变 ESC 的多能性[161~163]。在多能性靶细胞中修饰基因的能力对体外疾病建模至关重要，这已经成为加速转化医学研究的新基础。虽然这些研究建立了在特定位点和"安全港"位置修饰 ESCs 的能力，但其广泛使用受到数量相对较少的获得批准的 ESC 系以及更少的特定疾病数量的限制。

作为解决潜在的疾病特异性干细胞的缺点并且消除干细胞系之间变异性潜力的简洁的解决方案，已经使用 ZFNs 技术生产出同基因控制和帕金森病（PD）细胞系[164]。这项工作的重点是将 A53T 或 E46K PD 突变工程化为无病的 ESCs 或修复 PD 患者来源的 iPSCs 中的突变[164]。以这种方式，减轻个体与 ESC 和 iPSC 克隆之间存在的许多遗传差异和修饰物的影响。

为了实现干细胞的治疗潜力，研究人员从镰状细胞贫血的人源化小鼠模型中得到了成纤维细胞系；将这些细胞重编程为 iPSCs；使用质粒供体进行基因校正；将细胞分化成造血祖细胞；并将其移植到镰状细胞贫血小鼠中以重建正常的红系造血[22]。以类似策略延伸到利用人类细胞，证明使用 ZFNs 来校正 iPSC 中的镰状细胞突变，随后其分化为红系的细胞[165]。使用 ZFNs、TALENs 和 CRISPR/Cas9 的许多研究显示出能够纠正 iPSCs 或随后分化成 iPSCs 的原代细胞中的致病突变。这些血液学疾病策略的主要限制是 iPSCs 从体外真正的造血祖细胞形成能够重构功能循环系统的能力差和/或缺乏能力。然而，最直接的可供移植的途径可能是直接修饰患者自己的 HSC。迄今为止，只有两份报告记录了在 HSCs 中进行 HR 的能力。2007 年，使用 ZFNs 的 CCR5 基因座和含有 GFP 或嘌呤霉素抗性基因的供体的基因靶向最大效率达到了 0.11%[160]。随后，使用包含作为 mRNA 递送的 ZFNs 的优化条件和在整合酶缺陷型

慢病毒（IDLV）盒上递送的供体构建体来校正来自具有 SCID-X1 的个体的 IL2RG 基因并观察移植小鼠中的多系重建[166]。结合使用 StemRegenin 1 芳烃受体拮抗剂[167]和/或 16,16-二甲基-前列腺素 E_2（dmPGE$_2$）[168,169]的这种专门的递送方法允许通常优选使用 NHEJ 的 HSCs 选用 HR。这些数据为第一次人体研究提供了强大的平台。

DNA 修复的 NHEJ 臂也具有治疗用途的潜力。使用 NHEJ 永久性破坏基因的这一有希望的途径已被临床用于 HIV 患者的 T 细胞[170]。然而，由于 HIV 感染非 T 细胞亚群的能力[171]，实验也研究了临床前人源化小鼠模型中的 CCR5 的破坏情况，并表明修饰的细胞对 HIV-1 的感染具有抗性[172,173]。这些数据是特别相关的，因为最近使用具有纯合 CCR5Δ32 突变的移植物 HCT 治疗患者，破坏了 HIV 颗粒进入细胞[174]。针对发展为急性髓性白血病的一个 HIV/AIDS 患者（"柏林患者"），为了同时治疗其恶性肿瘤及 HIV 感染，开始了这一治疗方案[174,175]。由于 CCR5Δ32/CCR5Δ32 供体的缺乏，ZFN 修饰的 HSCs 被认为是广泛实施该方案的理想策略。然而，2013 年对这一个人的评估显示再感染，可能是与初始感染不同的 HIV 株，表明单独的 CCR5 缺失可能不会导致对所有的 HIV 抵抗。CXCR4 受体是 HIV 进入细胞的一个共同受体，并且大量 HIV 患者携带的是需要使用 CXCR4 的 HIV 株[176]。一个最近使用的组合 ZFN 方法，在实验室中使用 CXCR4 和 CCR5 腺病毒载体的 ZFNs，具有在人 T 细胞中同时除去 HIV 共同受体的能力[177]。这种方法的潜在临床限制是 CXCR4 是 HSCs 的关键归巢分子[177]，其破坏可能扰乱正常的 HSC 体内平衡。

使用核酸酶诱导的具有嵌合抗原受体（CAR）表达的基因破坏的联合方法减轻了细胞介导的同种异体反应性的潜力并最大化了抗肿瘤细胞效应。当 T 细胞受体（TCR）α 和 β 链被破坏并与 Wilms 肿瘤 CAR 配对时，会产生无 GVHD 的有效的杀肿瘤活性[178]。在慢性淋巴细胞白血病患者中已经实现了用 CD19 特异性 CAR 转导的 T 细胞的成功治疗[179]。科学家已经将这些发现扩展到包括通过使用 ZFNs 的 TCR-α 破坏的 CAR 表达[180]。未来该技术的改进将包括更多的肿瘤特异性抗原识别和/或与时俱进的 CAR 表达，以使 B 细胞发育不全和肿瘤溶解综合征最小化[179]。

血液系统可塑性及其广泛的临床应用使 HSCs 成为设计核酸酶基因工程的理想细胞类型；然而，它们形成造血以外组织的有限能力限制了它们在综合疾病模型和淋巴造血系统外的再生医学中的广泛用途。ESCs 和 iPSCs 是填充这种空白并进行多系干细胞的核酸酶基因组修饰的强大工具。总的来说，干细胞技术和精准基因工程的融合具有巨大的潜力，可以增加基于细胞的疗法的治疗效果，同时最大限度减少同种异体移植相关的风险。这对于实现其临床潜力至关重要，将成为每个平台严格的安全评估。

核酸酶和多能干细胞都具有可能限制其有效性的潜在的有害方面。对于多能干细胞，这涉及在重编程之前或期间遗传和表观遗传修饰的出现或积累。ESCs 和 iPSCs 均经受体外修饰，在增殖过程中可能表现在同一条线上，甚至在相同的培养容器内[181]。iPSCs（其父母细胞前体）和 ESCs 中已经报道了非整倍体的存在。国际干细胞计划的研究表明，核型异常可能发生在多达每三种细胞系中的一种[182]。12 号染色体三体是人类 ESCs 和 iPSCs 中最常见的异常，而 17 号染色体三体在小鼠

ESCs 中经常发生[182,183]。

　　根据定义,工程核酸酶被设计为识别特定的 DNA 序列;然而,由于主要目标和 OT 位点之间的重叠或低复杂度序列识别,它们也可能表现出脱靶(OT)效应。无偏差的基因水平筛选是评估推定的 OT 位点的有效方法,ZFN、TALEN 和 CRISPR/Cas9 现今已经显示出优异的安全性[184,185];然而,这种高分辨率的方法需要针对每个基因靶位进行。总之,工程核酸酶允许无比的特异性和灵活性来补充祖细胞的属性。精确操作基因组的能力将支持个体化的离体疗法,并将允许在体外进行更均一的疾病建模。

翻译:赵妍敏　　互审:侯健　　校对:黄河

参考文献

1. Briggs R, King TJ: Transplantation of living nuclei from blastula cells into enucleated frogs' eggs. *Proc Natl Acad Sci U S A* 38(5):455–463, 1952.
2. Gurdon JB: The developmental capacity of nuclei taken from intestinal epithelium cells of feeding tadpoles. *J Embryol Exp Morphol* 10:622–640, 1962.
3. Gurdon JB, Uehlinger V: "Fertile" intestine nuclei. *Nature* 210(5042):1240–1241, 1966.
4. Solter D, Aronson J, Gilbert SF, McGrath J: Nuclear transfer in mouse embryos: Activation of the embryonic genome. *Cold Spring Harb Symp Quant Biol* 50:45–50, 1985.
5. McGrath J, Solter D: Inability of mouse blastomere nuclei transferred to enucleated zygotes to support development in vitro. *Science* 226(4680):1317–1319, 1984.
6. Takahashi K, Yamanaka S: Induction of pluripotent stem cells from mouse embryonic and adult fibroblast cultures by defined factors. *Cell* 126(4):663–676, 2006.
7. Kuhn TS, Conant J, Haugeland J: *The Road Since Structure: Philosophical essays, 1970–1993, with an autobiographical interview.* University of Chicago Press, Chicago, 2000.
8. Kuhn TS: *The Structure of Scientific Revolutions.* University of Chicago Press, Chicago, 1962.
9. Martin GR, Evans MJ: The morphology and growth of a pluripotent teratocarcinoma cell line and its derivatives in tissue culture. *Cell* 2(3):163–172, 1974.
10. Evans MJ, Kaufman MH: Establishment in culture of pluripotential cells from mouse embryos. *Nature* 292(5819):154–156, 1981.
11. Thomson JA, Kalishman J, Golos TG, et al: Isolation of a primate embryonic stem cell line. *Proc Natl Acad Sci U S A* 92(17):7844–7848, 1995.
12. Thomson JA, Itskovitz-Eldor J, Shapiro SS, et al: Embryonic stem cell lines derived from human blastocysts. *Science* 282(5391):1145–1147, 1998.
13. Hwang WS, Roh SI, Lee BC, et al: Patient-specific embryonic stem cells derived from human SCNT blastocysts. *Science* 308(5729):1777–1783, 2005.
14. Ma H, Morey R, O'Neil RC, et al: Abnormalities in human pluripotent cells due to reprogramming mechanisms. *Nature* 511(7508):177–183, 2014.
15. Davis RL, Weintraub H, Lassar AB: Expression of a single transfected cDNA converts fibroblasts to myoblasts. *Cell* 51(6):987–1000, 1987.
16. Schneuwly S, Klemenz R, Gehring WJ: Redesigning the body plan of Drosophila by ectopic expression of the homoeotic gene Antennapedia. *Nature* 325(6107):816–818, 1987.
17. Yu J, Vodyanik MA, Smuga-Otto K, et al: Induced pluripotent stem cell lines derived from human somatic cells. *Science* 318(5858):1917–1920, 2007.
18. Apostolou E, Hochedlinger K: Chromatin dynamics during cellular reprogramming. *Nature* 502(7472):462–471, 2013.
19. Rais Y, Zviran A, Geula S, et al: Deterministic direct reprogramming of somatic cells to pluripotency. *Nature* 502(7469):65–70, 2013.
20. Park IH, Arora N, Huo H, et al: Disease-specific induced pluripotent stem cells. *Cell* 134(5):877–886, 2008.
21. Dimos JT, Rodolfa KT, Niakan KK, et al: Induced pluripotent stem cells generated from patients with ALS can be differentiated into motor neurons. *Science* 321(5893):1218–1221, 2008.
22. Hanna J, Wernig M, Markoulaki S, et al: Treatment of sickle cell anemia mouse model with iPS cells generated from autologous skin. *Science* 318(5858):1920–1923, 2007.
23. Kamao H, Mandai M, Okamoto S, et al: Characterization of human induced pluripotent stem cell-derived retinal pigment epithelium cell sheets aiming for clinical application. *Stem Cell Reports* 2(2):205–218, 2014.
24. Zhou Q, Brown J, Kanarek A, Rajagopal J, Melton DA: In vivo reprogramming of adult pancreatic exocrine cells to beta-cells. *Nature* 455(7213):627–632, 2008.
25. Banga A, Akinci E, Greder LV, Dutton JR, Slack JM: In vivo reprogramming of Sox9+ cells in the liver into insulin-secreting ducts. *Proc Natl Acad Sci U S A* 109(38):15336–15341, 2012.
26. Kobayashi T, Yamaguchi T, Hamanaka S, et al: Generation of rat pancreas in mouse by interspecific blastocyst injection of pluripotent stem cells. *Cell* 142(5):787–799, 2010.
27. Riddell J, Gazit R, Garrison BS, et al: Reprogramming committed murine blood cells to induced hematopoietic stem cells with defined factors. *Cell* 157(3):549–564, 2014.
28. Doulatov S, Vo LT, Chou SS, et al: Induction of multipotential hematopoietic progenitors from human pluripotent stem cells via respecification of lineage-restricted precursors. *Cell Stem Cell* 13(4):459–470, 2013.
29. Rideout WM 3rd, Hochedlinger K, Kyba M, Daley GQ, Jaenisch R: Correction of a genetic defect by nuclear transplantation and combined cell and gene therapy. *Cell* 109(1):17–27, 2002.
30. Wang L, Menendez P, Cerdan C, Bhatia M: Hematopoietic development from human embryonic stem cell lines. *Exp Hematol* 33(9):987–996, 2005.
31. Ledran MH, Krassowska A, Armstrong L, et al: Efficient hematopoietic differentiation of human embryonic stem cells on stromal cells derived from hematopoietic niches. *Cell Stem Cell* 3(1):85–98, 2008.
32. Szabo E, Rampalli S, Risueno RM, et al: Direct conversion of human fibroblasts to multilineage blood progenitors. *Nature* 468(7323):521–526, 2010.
33. Elcheva I, Brok-Volchanskaya V, Kumar A, et al: Direct induction of haematoendothelial programs in human pluripotent stem cells by transcriptional regulators. *Nat Commun* 5:4372.
34. Friedenstein AJ, Chailakhjan RK, Lalykina KS: The development of fibroblast colonies in monolayer cultures of guinea-pig bone marrow and spleen cells. *Cell Tissue Kinet* 3(4):393–403, 2014.
35. Phinney DG, Prockop DJ: Concise review: Mesenchymal stem/multipotent stromal cells: The state of transdifferentiation and modes of tissue repair—Current views. *Stem Cells* 25(11):2896–2902, 2007.
36. Pittenger MF, Mackay AM, Beck SC, et al: Multilineage potential of adult human mesenchymal stem cells. *Science* 284(5411):143–147, 1999.
37. da Silva Meirelles L, Caplan AI, Nardi NB: In search of the in vivo identity of mesenchymal stem cells. *Stem Cells* 26(9):2287–2299, 2008.
38. Le Blanc K, Rasmusson I, Sundberg B, et al: Treatment of severe acute graft-versus-host disease with third party haploidentical mesenchymal stem cells. *Lancet* 363(9419):1439–1441, 2004.
39. Rasmusson I, Ringden O, Sundberg B, Le Blanc K: Mesenchymal stem cells inhibit lymphocyte proliferation by mitogens and alloantigens by different mechanisms. *Exp Cell Res* 305(1):33–41, 2005.
40. Ringden O, Uzunel M, Rasmusson I, et al: Mesenchymal stem cells for treatment of therapy-resistant graft-versus-host disease. *Transplantation* 81(10):1390–1397, 2006.
41. Holtan SG, Pasquini M, Weisdorf DJ: Acute graft-versus-host disease: A bench-to-bedside update. *Blood* 124(3):363–373, 2014.
42. Ball LM, Bernardo ME, Roelofs H, et al: Multiple infusions of mesenchymal stromal cells induce sustained remission in children with steroid-refractory, grade III-IV acute graft-versus-host disease. *Br J Haematol* 163(4):501–509, 2013.
43. Bernardo ME, Fibbe WE: Mesenchymal stromal cells: Sensors and switchers of inflammation. *Cell Stem Cell* 13(4):392–402, 2013.
44. Dalal J, Gandy K, Domen J: Role of mesenchymal stem cell therapy in Crohn's disease. *Pediatr Res* 71(4 Pt 2):445–451, 2012.
45. Keerthi N, Chimutengwende-Gordon M, Sanghani A, Khan W: The potential of stem cell therapy for osteoarthritis and rheumatoid arthritis. *Curr Stem Cell Res Ther* 8(6):444–450, 2013.
46. Chhabra P, Brayman KL: Stem cell therapy to cure type 1 diabetes: From hype to hope. *Stem Cells Transl Med* 2(5):328–336, 2013.
47. Prockop DJ: Repair of tissues by adult stem/progenitor cells (MSCs): Controversies, myths, and changing paradigms. *Mol Ther* 17(6):939–946, 2009.
48. Tolar J, Wang X, Braunlin E, et al: The host immune response is essential for the beneficial effect of adult stem cells after myocardial ischemia. *Exp Hematol* 35(4):682–690, 2007.
49. Laslett LJ, Alagona P Jr, Clark BA 3rd, et al: The worldwide environment of cardiovascular disease: Prevalence, diagnosis, therapy, and policy issues: A report from the American College of Cardiology. *J Am Coll Cardiol* 60(25 Suppl):S1–S49, 2012.
50. Rosenstrauch D, Poglajen G, Zidar N, Gregoric ID: Stem cell therapy for ischemic heart failure. *Tex Heart Inst J* 32(3):339–347, 2005.
51. Bergmann O, Bhardwaj RD, Bernard S, et al: Evidence for cardiomyocyte renewal in humans. *Science* 324(5923):98–102, 2009.
52. Chiu RC, Zibaitis A, Kao RL: Cellular cardiomyoplasty: Myocardial regeneration with satellite cell implantation. *Ann Thorac Surg* 60(1):12–18, 1995.
53. Pouzet B, Vilquin JT, Hagege AA, et al: Intramyocardial transplantation of autologous myoblasts: Can tissue processing be optimized? *Circulation* 102(19 Suppl 3):III210–III215, 2000.
54. Menasche P: Stem cell therapy for heart failure: Are arrhythmias a real safety concern? *Circulation* 119(20):2735–2740, 2009.
55. Orlic D, Kajstura J, Chimenti S, et al: Bone marrow cells regenerate infarcted myocardium. *Nature* 410(6829):701–705, 2001.
56. Orlic D, Hill JM, Arai AE: Stem cells for myocardial regeneration. *Circ Res* 91(12):1092–1102, 2002.
57. Kocher AA, Schuster MD, Szabolcs MJ, et al: Neovascularization of ischemic myocardium by human bone-marrow-derived angioblasts prevents cardiomyocyte apoptosis, reduces remodeling and improves cardiac function. *Nat Med* 7(4):430–436, 2001.
58. Luth ES, Jun SJ, Wessen MK, et al: Bone marrow side population cells are enriched for progenitors capable of myogenic differentiation. *J Cell Sci* 121(Pt 9):1426–1434, 2008.
59. Strauer BE, Brehm M, Zeus T, et al: Repair of infarcted myocardium by autologous intracoronary mononuclear bone marrow cell transplantation in humans. *Circulation* 106(15):1913–1918, 2002.
60. Assmus B, Schachinger V, Tcupe C, et al: Transplantation of progenitor cells and regeneration enhancement in acute myocardial infarction (TOPCARE-AMI). *Circulation* 106(24):3009–3017, 2002.
61. Assmus B, Fischer-Rasokat U, Honold J, et al: Transcoronary transplantation of functionally competent BMCs is associated with a decrease in natriuretic peptide serum levels and improved survival of patients with chronic postinfarction heart failure: Results of the TOPCARE-CHD Registry. *Circ Res* 100(8):1234–1241, 2007.
62. Tendera M, Wojakowski W, Ruzyllo W, et al: Intracoronary infusion of bone marrow-derived selected CD34+CXCR4+ cells and non-selected mononuclear cells in patients with acute STEMI and reduced left ventricular ejection fraction: Results of randomized, multicentre Myocardial Regeneration by Intracoronary Infusion of Selected Population of Stem Cells in Acute Myocardial Infarction (REGENT) Trial. *Eur Heart J* 30(11):1313–1321, 2009.
63. Makino S, Fukuda K, Miyoshi S, et al: Cardiomyocytes can be generated from marrow stromal cells in vitro. *J Clin Invest* 103(5):697–705, 1999.

64. Heldman AW, DiFede DL, Fishman JE, et al: Transendocardial mesenchymal stem cells and mononuclear bone marrow cells for ischemic cardiomyopathy: The TAC-HFT randomized trial. *JAMA* 311(1):62–73, 2014.

65. Boheler KR, Czyz J, Tweedie D, Yang HT, Anisimov SV, Wobus AM: Differentiation of pluripotent embryonic stem cells into cardiomyocytes. *Circ Res* 91(3):189–201, 2002.

66. He JQ, Ma Y, Lee Y, Thomson JA, Kamp TJ: Human embryonic stem cells develop into multiple types of cardiac myocytes: Action potential characterization. *Circ Res* 93(1):32–39, 2003.

67. Yamanaka S, Blau HM: Nuclear reprogramming to a pluripotent state by three approaches. *Nature* 465(7299):704–712, 2010.

68. Wernig M, Meissner A, Foreman R, et al: In vitro reprogramming of fibroblasts into a pluripotent ES-cell-like state. *Nature* 448(7151):318–324, 2007.

69. Liu Z, Wen X, Wang H, et al: Molecular imaging of induced pluripotent stem cell immunogenicity with in vivo development in ischemic myocardium. *PLoS One* 8(6):e66369, 2013.

70. Jawad H, Lyon AR, Harding SE, Ali NN, Boccaccini AR: Myocardial tissue engineering. *Br Med Bull* 87:31–47, 2008.

71. Wendel JS, Ye L, Zhang P, Tranquillo RT, Zhang JJ: Functional consequences of a tissue-engineered myocardial patch for cardiac repair in a rat infarct model. *Tissue Eng Part A* 20(7–8):1325–1335, 2014.

72. Korf-Klingebiel M, Kempf T, Sauer T, et al: Bone marrow cells are a rich source of growth factors and cytokines: Implications for cell therapy trials after myocardial infarction. *Eur Heart J* 29(23):2851–2858, 2008.

73. Thum T, Bauersachs J, Poole-Wilson PA, et al: The dying stem cell hypothesis: Immune modulation as a novel mechanism for progenitor cell therapy in cardiac muscle. *J Am Coll Cardiol* 46(10):1799–1802, 2005.

74. Pavo N, Zimmermann M, Pils D, et al: Long-acting beneficial effect of percutaneously intramyocardially delivered secretome of apoptotic peripheral blood cells on porcine chronic ischemic left ventricular dysfunction. *Biomaterials* 35(11):3541–3550, 2014.

75. Weiss DJ, Bertoncello I, Borok Z, et al: Stem cells and cell therapies in lung biology and lung diseases. *Proc Am Thorac Soc* 8(3):223–272, 2011.

76. Rock JR, Hogan BL: Epithelial progenitor cells in lung development, maintenance, repair, and disease. *Annu Rev Cell Dev Biol* 27:493–512, 2011.

77. McQualter JL, Bertoncello I: Concise review: Deconstructing the lung to reveal its regenerative potential. *Stem Cells* 30(5):811–816, 2012.

78. Perl AK, Wert SE, Loudy DE, et al: Conditional recombination reveals distinct subsets of epithelial cells in trachea, bronchi, and alveoli. *Am J Respir Cell Mol Biol* 33(5):455–462, 2005.

79. Giangreco A, Arwert EN, Rosewell IR, et al: Stem cells are dispensable for lung homeostasis but restore airways after injury. *Proc Natl Acad Sci U S A* 106(23):9286–9291, 2009.

80. Hong KU, Reynolds SD, Giangreco A, et al: Clara cell secretory protein-expressing cells of the airway neuroepithelial body microenvironment include a label-retaining subset and are critical for epithelial renewal after progenitor cell depletion. *Am J Respir Cell Mol Biol* 24(6):671–681, 2001.

81. Giangreco A, Reynolds SD, Stripp BR: Terminal bronchioles harbor a unique airway stem cell population that localizes to the bronchoalveolar duct junction. *Am J Pathol* 161(1):173–182, 2002.

82. Teisanu RM, Chen H, Matsumoto K, et al: Functional analysis of two distinct bronchiolar progenitors during lung injury and repair. *Am J Respir Cell Mol Biol* 44(6):794–803, 2011.

83. Chapman HA, Li X, Alexander JP, et al: Integrin alpha6beta4 identifies an adult distal lung epithelial population with regenerative potential in mice. *J Clin Invest* 121(7):2855–2862, 2011.

84. Dobbs LG, Johnson MD, Vanderbilt J, et al: The great big alveolar TI cell: Evolving concepts and paradigms. *Cell Physiol Biochem* 25(1):55–62, 2010.

85. Buckley S, Shi W, Carraro G, et al: The milieu of damaged alveolar epithelial type 2 cells stimulates alveolar wound repair by endogenous and exogenous progenitors. *Am J Respir Cell Mol Biol* 45(6):1212–1221, 2011.

86. Kim CF, Jackson EL, Woolfenden AE, et al: Identification of bronchioalveolar stem cells in normal lung and lung cancer. *Cell* 121(6):823–835, 2005.

87. Kumar PA, Hu Y, Yamamoto Y, et al: Distal airway stem cells yield alveoli in vitro and during lung regeneration following H1N1 influenza infection. *Cell* 147(3):525–538, 2011.

88. Zhao YD, Courtman DW, Deng Y, et al: Rescue of monocrotaline-induced pulmonary arterial hypertension using bone marrow-derived endothelial-like progenitor cells: Efficacy of combined cell and eNOS gene therapy in established disease. *Circ Res* 96(4):442–450, 2005.

89. Lam CF, Roan JN, Lee CH, et al: Transplantation of endothelial progenitor cells improves pulmonary endothelial function and gas exchange in rabbits with endotoxin-induced acute lung injury. *Anesth Analg* 112(3):620–627, 2011.

90. Balasubramaniam V, Ryan SL, Seedorf GJ, et al: Bone marrow-derived angiogenic cells restore lung alveolar and vascular structure after neonatal hyperoxia in infant mice. *Am J Physiol Lung Cell Mol Physiol* 298(3):L315–323, 2010.

91. Stewart DJ, Mei SH: Cell-based therapies for lung vascular diseases: Lessons for the future. *Proc Am Thorac Soc* 8(6):535–540, 2011.

92. Wang XX, Zhang FR, Shang YP, et al: Transplantation of autologous endothelial progenitor cells may be beneficial in patients with idiopathic pulmonary arterial hypertension: A pilot randomized controlled trial. *J Am Coll Cardiol* 49(14):1566–1571, 2007.

93. Zhu JH, Wang XX, Zhang FR, et al: Safety and efficacy of autologous endothelial progenitor cells transplantation in children with idiopathic pulmonary arterial hypertension: Open-label pilot study. *Pediatr Transplant* 12(6):650–655, 2008.

94. Keating A: Mesenchymal stromal cells: New directions. *Cell Stem Cell* 10(6):709–716, 2012.

95. Prockop DJ, Oh JY: Medical therapies with adult stem/progenitor cells (MSCs): A backward journey from dramatic results in vivo to the cellular and molecular explanations. *J Cell Biochem* 113(5):1460–1469, 2012.

96. Islam MN, Das SR, Emin MT, et al: Mitochondrial transfer from bone-marrow-derived stromal cells to pulmonary alveoli protects against acute lung injury. *Nat Med* 18(5):759–765, 2012.

97. Tropea KA, Leder E, Aslam M, et al: Bronchioalveolar stem cells increase after mesenchymal stromal cell treatment in a mouse model of bronchopulmonary dysplasia. *Am J Physiol Lung Cell Mol Physiol* 302(9):L829–L837, 2012.

98. Matthay MA, Thompson BT, Read EJ, et al: Therapeutic potential of mesenchymal stem cells for severe acute lung injury. *Chest* 138(4):965–972, 2010.

99. Epperly MW, Guo H, Gretton JE, Greenberger JS: Bone marrow origin of myofibroblasts in irradiation pulmonary fibrosis. *Am J Respir Cell Mol Biol* 29(2):213–224, 2003.

100. Yan X, Liu Y, Han Q, et al: Injured microenvironment directly guides the differentiation of engrafted Flk-1(+) mesenchymal stem cell in lung. *Exp Hematol* 35(9):1466–1475, 2007.

101. Weiss DJ, Casaburi R, Flannery R, et al: A placebo-controlled, randomized trial of mesenchymal stem cells in COPD: *Chest* 143(6):1590–1598, 2013.

102. Song M, Kim YJ, Kim YH, et al: Effects of duplicate administration of human neural stem cell after focal cerebral ischemia in the rat. *Int J Neurosci* 121(8):457–461, 2011.

103. Uchida N, Buck DW, He D, et al: Direct isolation of human central nervous system stem cells. *Proc Natl Acad Sci U S A* 97(26):14720–14725, 2000.

104. Goldman SA: Progenitor cell-based treatment of the pediatric myelin disorders. *Arch Neurol Psychiatry* 68(7):848–856, 2011.

105. Sandrock RW, Wheatley W, Levinthal C, et al: Isolation, characterization and preclinical development of human glial-restricted progenitor cells for treatment of neurological disorders. *Regen Men* 5(3):381–394, 2010.

106. Boulis NM, Federici T, Glass JD, et al: Translational stem cell therapy for amyotrophic lateral sclerosis. *Nat Rev Neurol* 8(3):172–176, 2011.

107. Glass JD, Boulis NM, Johe K, et al: Lumbar intraspinal injection of neural stem cells in patients with amyotrophic lateral sclerosis: Results of a phase I trial in 12 patients. *Stem Cells* 30(6):1144–1151, 2012.

108. Minguell JJ, Allers C, Lasala GP: Mesenchymal stem cells and the treatment of conditions and diseases: The less glittering side of a conspicuous stem cell for basic research. *Stem Cells Dev* 22(2):193–203, 2013.

109. Singh SP, Tripathy NK, Nityanand S: Comparison of phenotypic markers and neural differentiation potential of multipotent adult progenitor cells and mesenchymal stem cells. *World J Stem Cells* 5(2):53–60, 2013.

110. Lunn JS, Sakowski SA, Federici T, et al: Stem cell technology for the study and treatment of motor neuron diseases. *Regen Men* 6(2):201–213, 2011.

111. Kondziolka D, Steinberg GK, Wechsler L, et al: Neurotransplantation for patients with subcortical motor stroke: A phase 2 randomized trial. *J Neurosurg* 103(1):38–45, 2005.

112. Bang OY, Lee JS, Lee PH, Lee G: Autologous mesenchymal stem cell transplantation in stroke patients. *Ann Neurol* 57(6):874–882, 2005.

113. Cashman N, Tan LY, Krieger C, et al: Pilot study of granulocyte colony stimulating factor (G-CSF)-mobilized peripheral blood stem cells in amyotrophic lateral sclerosis (ALS). *Muscle Nerve* 37(5):620–625, 2008.

114. Chio A, Mora G, La Bella V, et al: Repeated courses of granulocyte colony-stimulating factor in amyotrophic lateral sclerosis: Clinical and biological results from a prospective multicenter study. *Muscle Nerve* 43(2):189–195, 2011.

115. Deda H, Inci MC, Kurekci AE, et al: Treatment of amyotrophic lateral sclerosis patients by autologous bone marrow-derived hematopoietic stem cell transplantation: A 1-year follow-up. *Cytotherapy* 11(1):18–25, 2009.

116. Lees JS, Sena ES, Egan KJ, et al: Stem cell-based therapy for experimental stroke: A systematic review and meta-analysis. *Int J Stroke* 7(7):582–588, 2012.

117. Zhang ZG, Chopp M: Neurorestorative therapies for stroke: Underlying mechanisms and translation to the clinic. *Lancet Neurol* 8(5):491–500, 2009.

118. Janowski M, Walczak P, Date I: Intravenous route of cell delivery for treatment of neurological disorders: A meta-analysis of preclinical results. *Stem Cells Dev* 19(1):5–16, 2010.

119. Luo Y: Cell-based therapy for stroke. *J Neural Transm* 118(1):61–74, 2011.

120. Keirstead HS, Nistor G, Bernal G, et al: Human embryonic stem cell-derived oligodendrocyte progenitor cell transplants remyelinate and restore locomotion after spinal cord injury. *J Neurosci* 25(19):4694–4705, 2005.

121. Erceg S, Ronaghi M, Stojkovic M: Human embryonic stem cell differentiation toward regional specific neural precursors. *Stem Cells* 27(1):78–87, 2009.

122. Nistor GI, Totoiu MO, Haque N, et al: Human embryonic stem cells differentiate into oligodendrocytes in high purity and myelinate after spinal cord transplantation. *Glia* 49(3):385–396, 2005.

123. Sharp J, Frame J, Siegenthaler M, et al: Human embryonic stem cell-derived oligodendrocyte progenitor cell transplants improve recovery after cervical spinal cord injury. *Stem Cells* 28(1):152–163, 2010.

124. Lu QR, Sun T, Zhu Z, et al: Common developmental requirement for Olig function indicates a motor neuron/oligodendrocyte connection. *Cell* 109(1):75–86, 2002.

125. Zhou Q, Anderson DJ: The bHLH transcription factors OLIG2 and OLIG1 couple neuronal and glial subtype specification. *Cell* 109(1):61–73, 2002.

126. Brustle O, Maskos U, McKay RD: Host-guided migration allows targeted introduction of neurons into the embryonic brain. *Neuron* 15(6):1275–1285, 1995.

127. Pluchino S, Zanotti L, Rossi B, et al: Neurosphere-derived multipotent precursors promote neuroprotection by an immunomodulatory mechanism. *Nature* 436(7048):266–271, 2005.

128. Bretzner F, Gilbert F, Baylis F, Brownstone RM: Target populations for first-in-human embryonic stem cell research in spinal cord injury. *Cell Stem Cell* 8(5):468–475, 2011.

129. Roskams TA, Theise ND, Balabaud C, et al: Nomenclature of the finer branches of the biliary tree: Canals, ductules, and ductular reactions in human livers. *Hepatology* 39(6):1739–1745, 2004.

130. Furuyama K, Kawaguchi Y, Akiyama H, et al: Continuous cell supply from a Sox9-expressing progenitor zone in adult liver, exocrine pancreas and intestine. *Nat Genet* 43(1):34–41, 2011.

131. Duncan AW, Dorrell C, Grompe M: Stem cells and liver regeneration. *Gastroenterology*

137(2):466–481, 2009.

132. Schmelzer E, Zhang L, Bruce A, et al: Human hepatic stem cells from fetal and postnatal donors. *J Exp Med* 204(8):1973–1987, 2007.

133. De Vos R, Desmet V: Ultrastructural characteristics of novel epithelial cell types identified in human pathologic liver specimens with chronic ductular reaction. *Am J Pathol* 140(6):1441–1450, 1992.

134. Wilson JW, Leduc EH: Role of cholangioles in restoration of the liver of the mouse after dietary injury. *J Pathol Bacteriol* 76(2):441–449, 1958.

135. Ito M, Nagata H, Miyakawa S, Fox IJ: Review of hepatocyte transplantation. *J Hepatobiliary Pancreat Surg* 16(2):97–100, 2009.

136. Basma H, Soto-Gutierrez A, Yannam GR, et al: Differentiation and transplantation of human embryonic stem cell-derived hepatocytes. *Gastroenterology* 136(3):990–999, 2009.

137. Asgari S, Moslem M, Bagheri-Lankarani K, et al: Differentiation and transplantation of human induced pluripotent stem cell-derived hepatocyte-like cells. *Stem Cell Rev* 9(4):493–504, 2013.

138. Takebe T, Sekine K, Enomura M, et al: Vascularized and functional human liver from an iPSC-derived organ bud transplant. *Nature* 499(7459):481–484, 2013.

139. Espejel S, Roll GR, McLaughlin KJ, et al: Induced pluripotent stem cell-derived hepatocytes have the functional and proliferative capabilities needed for liver regeneration in mice. *J Clin Invest* 120(9):3120–3126, 2010.

140. Gaudio E, Carpino G, Cardinale V, et al: New insights into liver stem cells. *Dig Liver Dis* 41(7):455–462, 2009.

141. Zhang L, Theise N, Chua M, Reid LM: The stem cell niche of human livers: Symmetry between development and regeneration. *Hepatology* 48(5):1598–1607, 2008.

142. Semeraro R, Carpino G, Cardinale V, et al: Multipotent stem/progenitor cells in the human foetal biliary tree. *J Hepatol* 57(5):987–994, 2012.

143. Carpentier R, Suner RE, van Hul N, et al: Embryonic ductal plate cells give rise to cholangiocytes, periportal hepatocytes, and adult liver progenitor cells. *Gastroenterology* 141(4):1432–1438, 1438.e1431–1434, 2011.

144. Kawaguchi Y: Sox9 and programming of liver and pancreatic progenitors. *J Clin Invest* 123(5):1881–1886, 2013.

145. Cardinale V, Wang Y, Carpino G, et al: Multipotent stem/progenitor cells in human biliary tree give rise to hepatocytes, cholangiocytes, and pancreatic islets. *J Hepatol* 54(6):2159–2172, 2011.

146. Banga A, Greder LV, Dutton JR, Slack JM: Stable insulin-secreting ducts formed by reprogramming of cells in the liver using a three-gene cocktail and a PPAR agonist. *Gene Ther* 21(1):19–27, 2014.

147. Huch M, Dorrell C, Boj SF, et al: In vitro expansion of single Lgr5+ liver stem cells induced by Wnt-driven regeneration. *Nature* 494(7436):247–250, 2013.

148. Huch M, Bonfanti P, Boj SF, et al: Unlimited in vitro expansion of adult bi-potent pancreas progenitors through the Lgr5/R-spondin axis. *EMBO J* 32(20):2708–2721, 2013.

149. American Diabetes Association: *Statistics About Diabetes: Overall Numbers, Diabetes and Prediabetes.* Available online at http://www.diabetes.org/diabetes-basics/statistics/?loc=db-slabnav (accessed 8 August 2014).

150. Zhang D, Jiang W, Liu M, et al: Highly efficient differentiation of human ES cells and iPS cells into mature pancreatic insulin-producing cells. *Cell Res* 19(4):429–438, 2009.

151. Kroon E, Martinson LA, Kadoya K, et al: Pancreatic endoderm derived from human embryonic stem cells generates glucose-responsive insulin-secreting cells in vivo. *Nat Biotechnol* 26(4):443–452, 2008.

152. Rezania A, Bruin JE, Riedel MJ, et al: Maturation of human embryonic stem cell-derived pancreatic progenitors into functional islets capable of treating pre-existing diabetes in mice. *Diabetes* 61(8):2016–2029, 2012.

153. Pagliuca FW, Millman JR, Gurtler M, et al: Generation of functional human pancreatic beta cells in vitro. *Cell* 159(2):428–439, 2014.

154. Collombat P, Xu X, Ravassard P, et al: The ectopic expression of Pax4 in the mouse pancreas converts progenitor cells into alpha and subsequently beta cells. *Cell* 138(3):449–462, 2009.

155. Thorel F, Nepote V, Avril I, et al: Conversion of adult pancreatic alpha-cells to beta-cells after extreme beta-cell loss. *Nature* 464(7292):1149–1154, 2010.

156. Hacein-Bey-Abina S, Garrigue A, Wang GP, et al: Insertional oncogenesis in 4 patients after retrovirus-mediated gene therapy of SCID-X1. *J Clin Invest* 118(9):3132–3142, 2008.

157. Cartier N, Hacein-Bey-Abina S, Bartholomae CC, et al: Hematopoietic stem cell gene therapy with a lentiviral vector in X-linked adrenoleukodystrophy. *Science* 326(5954):818–823, 2009.

158. Biffi A, Montini E, Lorioli L, et al: Lentiviral hematopoietic stem cell gene therapy benefits metachromatic leukodystrophy. *Science* 341(6148):1233158, 2013.

159. Aiuti A, Biasco L, Scaramuzza S, et al: Lentiviral hematopoietic stem cell gene therapy in patients with Wiskott-Aldrich syndrome. *Science* 341(6148):1233151, 2013.

160. Lombardo A, Genovese P, Beausejour CM, et al: Gene editing in human stem cells using zinc finger nucleases and integrase-defective lentiviral vector delivery. *Nat Biotechnol* 25(11):1298–1306, 2007.

161. Hockemeyer D, Soldner F, Beard C, et al: Efficient targeting of expressed and silent genes in human ESCs and iPSCs using zinc-finger nucleases. *Nat Biotechnol* 27(9):851–857, 2009.

162. DeKelver RC, Choi VM, Moehle EA, et al: Functional genomics, proteomics, and regulatory DNA analysis in isogenic settings using zinc finger nuclease-driven transgenesis into a safe harbor locus in the human genome. *Genome Res* 20(8):1133–1142, 2010.

163. Lombardo A, Cesana D, Genovese P, et al: Site-specific integration and tailoring of cassette design for sustainable gene transfer. *Nat Methods* 8(10):861–869, 2011.

164. Soldner F, Laganiere J, Cheng AW, et al: Generation of isogenic pluripotent stem cells differing exclusively at two early onset Parkinson point mutations. *Cell* 146(2):318–331, 2011.

165. Zou J, Mali P, Huang X, Dowey SN, Cheng L: Site-specific gene correction of a point mutation in human iPS cells derived from an adult patient with sickle cell disease. *Blood* 118(17):4599–4608, 2011.

166. Genovese P, Schiroli G, Escobar G, et al: Targeted genome editing in human repopulating haematopoietic stem cells. *Nature* 510(7504):235–240, 2014.

167. Boitano AE, Wang J, Romeo R, et al: Aryl hydrocarbon receptor antagonists promote the expansion of human hematopoietic stem cells. *Science* 329(5997):1345–1348, 2010.

168. North TE, Goessling W, Walkley CR, et al: Prostaglandin E2 regulates vertebrate haematopoietic stem cell homeostasis. *Nature* 447(7147):1007–1011, 2007.

169. Goessling W, Allen RS, Guan X, et al: Prostaglandin E2 enhances human cord blood stem cell xenotransplants and shows long-term safety in preclinical nonhuman primate transplant models. *Cell Stem Cell* 8(4):445–458, 2011.

170. Perez EE, Wang J, Miller JC, et al: Establishment of HIV-1 resistance in CD4+ T cells by genome editing using zinc-finger nucleases. *Nat Biotechnol* 26(7):808–816, 2008.

171. McElrath MJ, Smythe K, Randolph-Habecker J, et al: Comprehensive assessment of HIV target cells in the distal human gut suggests increasing HIV susceptibility toward the anus. *J Acquir Immune Defic Syndr* 63(3):263–271, 2013.

172. Holt N, Wang J, Kim K, et al: Human hematopoietic stem/progenitor cells modified by zinc-finger nucleases targeted to CCR5 control HIV-1 in vivo. *Nat Biotechnol* 28(8):839–847, 2010.

173. Hofer U, Henley JE, Exline CM, et al: Pre-clinical modeling of CCR5 knockout in human hematopoietic stem cells by zinc finger nucleases using humanized mice. *J Infect Dis* 208 Suppl 2:S160–S164, 2013.

174. Allers K, Hutter G, Hofmann J, et al: Evidence for the cure of HIV infection by CCR5Delta32/Delta32 stem cell transplantation. *Blood* 117(10):2791–2799, 2011.

175. Hutter G, Nowak D, Mossner M, et al: Long-term control of HIV by CCR5 Delta32/Delta32 stem-cell transplantation. *N Engl J Med* 360(7):692–698, 2009.

176. de Mendoza C, Rodriguez C, Garcia F, et al: Prevalence of X4 tropic viruses in patients recently infected with HIV-1 and lack of association with transmission of drug resistance. *J Antimicrob Chemother* 59(4):698–704, 2007.

177. Didigu CA, Wilen CB, Wang J, et al: Simultaneous zinc-finger nuclease editing of the HIV coreceptors ccr5 and cxcr4 protects CD4+ T cells from HIV-1 infection. *Blood* 123(1):61–69, 2014.

178. Provasi E, Genovese P, Lombardo A, et al: Editing T cell specificity towards leukemia by zinc finger nucleases and lentiviral gene transfer. *Nat Med* 18(5):807–815, 2012.

179. Porter DL, Levine BL, Kalos M, et al: Chimeric antigen receptor-modified T cells in chronic lymphoid leukemia. *N Engl J Med* 365(8):725–733, 2011.

180. Torikai H, Reik A, Liu PQ, et al: A foundation for universal T-cell based immunotherapy: T cells engineered to express a CD19-specific chimeric-antigen-receptor and eliminate expression of endogenous TCR. *Blood* 119(24):5697–5705, 2012.

181. Liang G, Zhang Y: Genetic and epigenetic variations in iPSCs: Potential causes and implications for application. *Cell Stem Cell* 13(2):149–159, 2013.

182. Amps K, Andrews PW, Anyfantis G, et al: Screening ethnically diverse human embryonic stem cells identifies a chromosome 20 minimal amplicon conferring growth advantage. *Nat Biotechnol* 29(12):1132–1144, 2011.

183. Ben-David U, Benvenisty N: High prevalence of evolutionarily conserved and species-specific genomic aberrations in mouse pluripotent stem cells. *Stem Cells* 30(4):612–622, 2012.

184. Smith C, Gore A, Yan W, et al: Whole-genome sequencing analysis reveals high specificity of CRISPR/Cas9 and TALEN-based genome editing in human iPSCs. *Cell Stem Cell* 15(1):12–13, 2014.

185. Osborn MJ, Starker CG, McElroy AN, et al: TALEN-based gene correction for epidermolysis bullosa. *Mol Ther* 21(6):1151–1159, 2013.

第六篇　红细胞

第31章　红细胞的结构和组成 … 425

第32章　红细胞的生成 ………… 441

第33章　红细胞的更新 ………… 455

第34章　红细胞疾病的临床表现
　　　　和分类 ……………… 462

第35章　再生障碍性贫血：获得
　　　　性和遗传性 ………… 470

第36章　纯红细胞再生障碍性
　　　　贫血 ………………… 494

第37章　慢性病的贫血 ………… 503

第38章　内分泌病对红细胞生成
　　　　的影响 ……………… 511

第39章　先天性红细胞生成异常
　　　　性贫血 ……………… 515

第40章　阵发性睡眠性血红蛋
　　　　白尿 ………………… 523

第41章　叶酸、钴胺素和巨幼细
　　　　胞贫血 ……………… 534

第42章　铁代谢异常 …………… 564

第43章　铁缺乏和铁过载 ……… 574

第44章　其他营养缺乏导致的
　　　　贫血 ………………… 595

第45章　与骨髓浸润相关的
　　　　贫血 ………………… 601

第46章　红细胞膜疾病 ………… 605

第47章　红细胞酶相关疾病 …… 630

第48章　珠蛋白生成障碍性贫血：
　　　　珠蛋白合成异常 ……… 662

第49章　血红蛋白结构异常：镰状
　　　　细胞贫血及相关疾病 … 694

第50章　高铁血红蛋白血症和其
　　　　他异常血红蛋白血症 … 722

第51章　红细胞破碎性溶血性
　　　　贫血 ………………… 733

第52章　化学和物理因素引起的
　　　　红细胞疾病 ………… 741

第53章　微生物感染引起的溶血
　　　　性贫血 ……………… 745

第54章　免疫损伤引起的溶血性
　　　　贫血 ………………… 752

第55章　胎儿和新生儿同种免疫
　　　　性溶血性疾病 ………… 774

第56章　脾功能亢进与脾功能
　　　　减退 ………………… 788

第57章　原发性和继发性红细胞
　　　　增多症 ……………… 795

第58章　卟啉病 ………………… 812

第59章　多克隆和遗传性铁粒幼
　　　　细胞性贫血 ………… 836

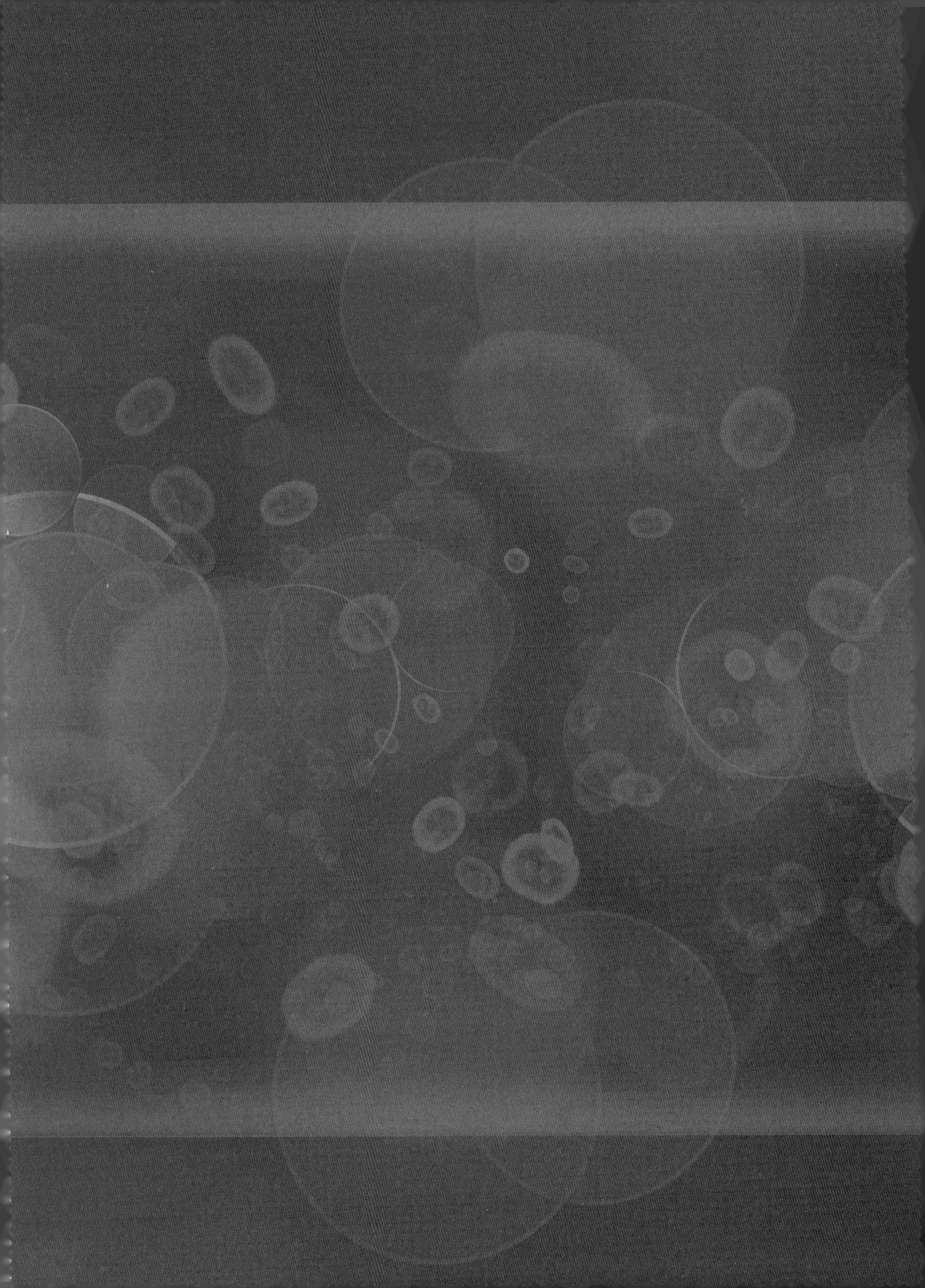

第 31 章
红细胞的结构和组成

Narla Mohandas *

摘要

总的来讲,红系祖细胞、终末分化的幼红细胞(前体)和成熟红细胞被称为红细胞系,这加强了红细胞系作为器官发挥功能这一概念。红细胞系细胞起源于多能干细胞,分布广泛。随着红系的定向分化,单能红系祖细胞发育为红系前体细胞、红细胞爆裂型集落生成单位(BFU-E),以及随后的红细胞集落形成单位(CFU-E),成为在体外可识别的典型克隆性细胞株。CFU-E继续末期分化,经历4~5个阶段,每个阶段皆有其特征性的光镜和超微结构特征。在红细胞的晚期分化阶段,血红蛋白合成物增加会伴随着核染色质浓聚,并在分化的最后阶段脱核形成无核的嗜多色大红细胞(网织红细胞活体染色)。嗜多色大红细胞(网织红细胞)经过2~3天成熟,从骨髓进入循环发育为盘形细胞。在网织红细胞发育成熟过程中,包括线粒体和核糖体残留的细胞质包涵体被降解,同时通过网织红细胞表面积损失从而达到形成盘形红细胞的平均体积和表面积。成熟红细胞直径约为7~8μm,可以经过灵活的变形而通过直径3μm的毛细血管和1μm宽、0.5μm厚的脾红髓内皮孔隙。红细胞的变形性由其几何形状、细胞质黏滞性(主要取决于血红蛋白浓度)构成。红细胞的变形性降低是多种病理状态下的特征表现。红细胞的主要物理结构是细胞膜包绕着聚集的血红蛋白溶液,故其在真核细胞中是独一无二的。因此红细胞的所有结构特征都与细胞膜有关。与其他细胞不同的是,红细胞没有细胞质结构或细胞器。而且只有红细胞和血小板没有细胞核。

简写和缩略词

BFU-E:红细胞爆裂型集落生成单位(burst-forming unit-erythroid);CFU-E:红细胞集落形成单位(colony-forming unit-erythroid);cP:厘泊(centipoise);DIC:弥散性血管内凝血(disseminated intravascular coagulation);EMP:幼红细胞-巨噬细胞蛋白(erythroblast macrophage protein);ICAM-4:细胞间黏附分子4(intercellular adhesion molecule-4);IL:白介素(interleukin);MCH,红细胞平均血红蛋白量(mean cell hemoglobin content);MCHC:红细胞平均血红蛋白浓度(mean corpuscular hemoglobin concentration);MCV:平均红细胞体积(mean cell volume);MDS:骨髓增生异常综合征(myelodysplastic syndrome);SA:V:表面积/体积(surface area-to-volume ratio);TTP:血栓性血小板减少性紫癜(thrombotic thrombocytopenic purpura)。

* 在上一版中本章作者 Brian Bull、Paul Herrmann 和 Ernest Beutler 撰写的部分内容在本版中予以保留。

● 红细胞系

循环中大量的红细胞构成了一个负责将 O_2 输送至组织并通过呼气将 CO_2 排出组织的器官。红系祖细胞、前体细胞和成熟红细胞共同组成了这个器官,称为红细胞系。红细胞系的细胞来自多能造血干细胞。随着红系的定向分化,单能红系祖细胞发育为红系前体细胞、红细胞爆裂型集落生成单位(BFU-E),随后成为红细胞集落形成单位(CFU-E),然后进一步成熟产生无核的嗜多色大红细胞(网织红细胞活体染色)。BFU-E和CFU-E的鉴别可通过在体外发育成形态上可分辨的红细胞克隆性细胞株来区分。网织红细胞在骨髓中经历 2~3 天,然后在循环中大约 1 天发育为盘形红细胞[1-5]。原红细胞是骨髓中第一个形态学上可识别的红系前体细胞,在经过 4~5 次有丝分裂后发育为晚幼红细胞,随之胞核脱出。红细胞生成发育的特征是,在每次有丝分裂后,子细胞总是比亲代细胞更趋向成熟状态,从而最终成为有功能性的成熟红细胞[4]。在此过程中,它们有了人血组织抗原,转运蛋白和红细胞膜构成的所有成分[4,6]。

在成人阶段,除非在病理情况下或受到环境损害干扰,循环中的红细胞总数保持稳定状态,但在胎儿时期,尤其是胚胎发育早期却并不是这样,并且在新生儿发育期间血细胞体积显著增加。因此,红细胞的生成在成人与胚胎/胎儿期有明显的差异。

早期的红细胞系

在人体成长发育的最早期阶段,红细胞的分化存在两种形式:原始造血和永久造血[7-10]。第 5~7 章提供了胚胎和胎儿造血的详细描述。在永久造血细胞种植到合适的龛内,开始发挥作用以前,原始造血红细胞系为快速生长时期的胚胎提供氧气。原始造血红细胞系的特征性标志是含有胎儿型血红蛋白的有核红系前体细胞的释放。尽管这些细胞进入血液循环时含有细胞核(从这个意义上讲是原始的细胞),但此种红系成熟形式与鸟类或爬行类动物的不同在于其细胞核最终会在循环过程中脱去。细胞核的短暂存在使红细胞不能以液滴的方式工作,从而降低了循环中原始红细胞系在肺和微血管中进行气体交换的能力[11]。永久造血阶段出现在大概胚胎形成的第 5 周,此时多能干细胞开始发育并在胎肝内种植,维持胎儿期大部分的红细胞系。胚胎后期骨骼发育,骨髓壁龛形成,红细胞系持续迁移至骨髓形成幼红细胞造血岛[12]。永久造血在胚胎发育后期占主要地位,也是人类儿童期和成年期唯一的红系成熟方式。所有正常的人类红细胞生成均以幼红细胞造血岛的形式在骨髓中发生[13]。

红系祖细胞

红细胞爆裂型集落生成单位(BFU-E)

最早的向红系定向的可识别的祖细胞是BFU-E(参见第32章图32-1)。BFU-E 以其能在体外半固体培养基上形成爆式集落而得名,即在 10~14 天内形成的一个包含成百上千个细胞的集落,在较大的中心周围形成小的卫星集落,形成"爆裂"样的结构。造血干细胞中的 BFU-E 的形成则需要白介素(IL)-3、干细胞因子和促红细胞生成素，以进行分化、增殖、逃避凋亡和成熟（参见第 18 章）[5,13]。

红细胞集落形成单位（CFU-E）

随着红系的分化成熟，由 BFU-E 分化而来的较晚期的红系祖细胞 CFU-E 能在体外得到确认。CFU-E 的发育依赖于促红细胞生成素，并且可分裂次数较少[5,14]。因此培养 5 ~ 7 天，形成一个较小的形态上可以辨认的红系前体细胞集落（参见第 32 章图 32-1）。红系细胞与巨噬细胞的黏附发生在分化成熟过程中的 CFU-E 阶段。

高纯度 BFU-E 和 CFU-E 亚群可以通过细胞表面标记、IL-3 受体、CD34 和 CD36，从人骨髓中分离出来[5]。基因表达谱显示，造血干细胞、BFU-E 和 CFU-E 的基因表达谱有着显著的变化[5]。一些骨髓衰竭综合征就是干细胞分化为红系祖细胞过程中缺陷的结果。

幼红细胞造血岛

正常成人红系造血的解剖单位是幼红细胞造血岛[13,16,17]。由定位于中央的一个巨噬细胞及其周围的一群分化成熟中的幼红细胞组成（图 31-1A）。一些与细胞间黏附有关结合蛋白在此过程起重要作用。例如幼红细胞中的 $\alpha_4\beta_1$ 整合素、成红细胞-巨噬细胞蛋白（EMP）和细胞间黏附分子-4（ICAM-4）以及巨噬细胞中的血管细胞黏附分子（VCAM-1）、EMP、α_V 整合素[16]。诱导性受体包括 CD69（唾液酸黏附素）和 CD163，但这些对幼红细胞的反受体作用仍待定[16]。相差显微摄像术显示巨噬细胞的活动极其活跃。有证据表明或者是幼红细胞造血岛自身移动，抑或是幼红细胞前体细胞从一个造血岛移动到另一个造血岛，因为靠近血窦的造血岛是由嗜酸性较强的成熟幼红细胞构成，而距离血窦较远的造血岛由原始红细胞构成[18]。巨噬细胞的伪足样胞质突起花环样围绕在其周围的幼红细胞表面移动。相差电子显微镜显示幼红细胞造血岛中央的巨噬细胞像海绵一样，其表面有凹陷，幼红细胞则位于其中（图 31-1B）。随着成熟，红细胞会沿着巨噬细胞的胞质突起不断移动并离开造血细胞岛。当红细胞成熟至脱核阶段，就与内皮细胞接触，以某种尚不清楚的机制通过内皮细胞胞质孔，作为嗜多色大红细胞（网织红细胞）进入血液循环[19~21]。在离开骨髓前，细胞核被脱出并被骨髓巨噬细胞吞噬和降解[22]。除了上述独特的细胞学特点，幼红细胞造血岛中的巨噬细胞还具有独特的免疫表型[23]。此外，幼红细胞造血岛中的巨噬细胞可以 EPO 非依赖的方式刺激红细胞生成。慢性炎症性贫血和骨髓增生异常综合征性贫血可能就由于巨噬细胞刺激红细胞生成不够所致，至少部分原因与此有关（参见第 5 章）。

尽管在体内，幼红细胞造血岛在红细胞生成中起主要作用，但在体外提供超过生理浓度的合适的细胞因子及生长因子同样可以在没有幼红细胞造血岛的情况下产生形态发育正常的红细胞。然而这种生长发生率相对于在体内存在幼红细胞造血岛情况下低很多[24]。幼红细胞造血岛的结构很脆弱，通常会在骨髓穿刺针抽吸获得骨髓的过程中被破坏，但是可通过骨髓活检来获得。

幼红细胞岛中的巨噬细胞不仅影响着红细胞的分化和/或增殖，还具有很多其他功能，包括由于包绕在核周围的细胞膜表面磷脂酰丝氨酸的暴露，而导致核脱出的快速吞噬作用（<10 分钟）[22]。因为这种吞噬作用，尽管实际上稳态红细胞生成过程每秒有 200 万个核脱出，但是在抽吸骨髓后无法发现其中脱出的核。现在已有与有效吞噬作用相关的保护性巨噬细胞功能的相关描述。在正常小鼠中，巨噬细胞中的 DNA 酶 II 降解摄取的核 DNA，但是在敲除 DNA 酶 II 的小鼠中，因为核 DNA 无法降解导致巨噬细胞毒性，使骨髓巨噬细胞数量减少，并会伴有严重贫血[25]。巨噬细胞的调控在人类红细胞的生成中是一把双刃剑，但这些调控的理论基础尚未完全研究透彻[16,24]。这些调控过程可能参与诸如 MDS、珠蛋白生成障碍性贫血和疟疾性贫血等红细胞无效生成的疾病的发生。

最初提出的中央巨噬细胞的另一个潜在的重要作用是铁的直接转运，巨噬细胞和红细胞间铁蛋白交换介导着红细胞发育（参见第 42 章）[13]。虽然这是一个有趣的观念，但是目前并没有决定性的证据来证明这种交换。

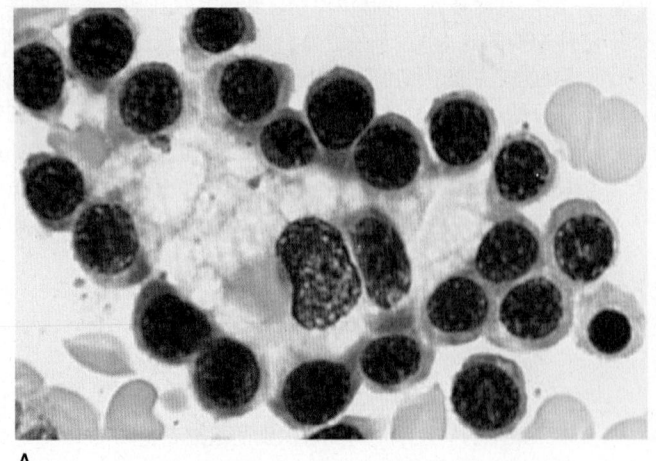
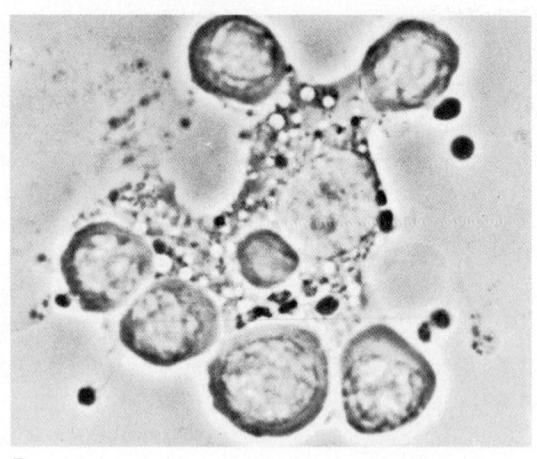

图 31-1 幼红细胞造血岛。A. 姆萨吉染色幼红细胞造血岛。处于中心的巨噬细胞被周围幼红细胞所围绕。B. 相差显微镜下的活体幼红细胞造血岛。巨噬细胞呈活动状态，及与此有关的外围幼红细胞。（A. 图片来自 Lichtman 血液学图集，www.accessmedicine.com）

红系祖细胞和红系前体细胞

早期祖细胞

造血系统中的"祖细胞"被定义为多能造血干细胞通过分化衍生的骨髓细胞，是"前体细胞"的前身，后者的形态学特征可通过光学显微镜识别（参见第 83 章图 83-2）。在红细胞生成过程中，最早的前体细胞是原始红细胞。红系祖细胞被认为是在体外半固体培养基中存在合适的生长因子的条件下能够形成红系菌落的骨髓细胞，可以通过流式细胞术鉴定表面 CD 抗原的特征性图谱而识别。红系祖细胞、BFU-E 和 CFU-E 在数量上只占人骨髓细胞的极少部分。BFU-E 数量约为（300 ~ 1700）×10⁶ 单个核细胞，CFU-E 数量为（1500 ~ 5000）×10⁶ 单个核细胞[5]。在体外培养中，应用血液、骨髓和脐带血中的 CD34⁺ 细胞作为起始细胞已鉴定出红系分化和成熟所需的关键性细胞因子而且也使从各形态阶段中鉴定和隔离纯的红系祖细胞和所有红系发育终末阶段的幼红细胞群成为可能[4,5]。

前体细胞

图 31-2 显示了骨髓片中的前体各阶段。图 31-3 显示了通过流式细胞技术分离的骨髓前体细胞。

原始红细胞　在染色的细胞涂片上原始红细胞体积较大，呈不规则圆形或略椭圆形[13]。核占细胞面积的 80%，核染色质细致并呈小块状分布。可见一个或多个清晰的核仁。高浓度的多核糖体使这些细胞胞质呈强嗜碱性。超高倍镜下可见铁蛋白分子单个遍布于胞质中，以及沿胞膜上网格蛋白包被小凹

排列（图 31-2 和图 31-4）。涂片上细胞质过氧化物酶染色显示已存在血红蛋白。胞质中还存在分散的糖原颗粒。

早幼红细胞　早幼红细胞比原始红细胞小，细胞核占细胞面积的 3/4，由特异的深紫色异染色质及分布于其中的粉红色常染色质团块组成，之间有不规则的条状物相连[13]。其排布类似于轮辐或时钟面。胞质深蓝，存在核周晕，高尔基体与核之间存在透亮区。此阶段由于多核糖体的持续存在，使胞质呈嗜碱性（图 31-2 和图 31-5）。

中幼红细胞　嗜碱性幼红细胞有丝分裂后，由于血红蛋白稀释了多核糖体的含量，使胞质由深蓝色变为灰色，在此阶段细胞体积比早幼红细胞小，细胞核不到细胞面积的一半。异染色质细密呈块状，均匀分布于细胞核中，形似棋盘。核仁消失，核周晕持续存在[13]。在这时，幼红细胞失去了有丝分裂的能力，电镜显示中幼红细胞核异染色质聚集增多[13]。活化的铁蛋白跨膜转运明显，胞质中可见伴随分散的铁蛋白分子分布的铁小体（图 31-2 和图 31-6）。

晚幼红细胞　在红系生成过程的最后一次有丝分裂后，幼红细胞内血红蛋白浓度增加。光镜下显示细胞核极其致密，无明显特征。细胞体积缩小，是幼稚红细胞中最小的细胞[13]。核偏心，占细胞体积的 1/4。相差显微镜下可观察到细胞运动现象。在细胞周围的不同部位可见圆形突起快速缩进。这种运动可能是为了脱核做准备[13]。细胞超微结构显示细胞边缘呈不规则形，反映了其运动状态。异染色质呈大块状。线粒体在数量和大小上均减少（图 31-2、31-7 和图 31-8）。

正常铁粒幼红细胞　在透射电子显微镜下，所有正常的幼红细胞均是铁粒幼红细胞，其结构中含铁故称为含铁小体。这

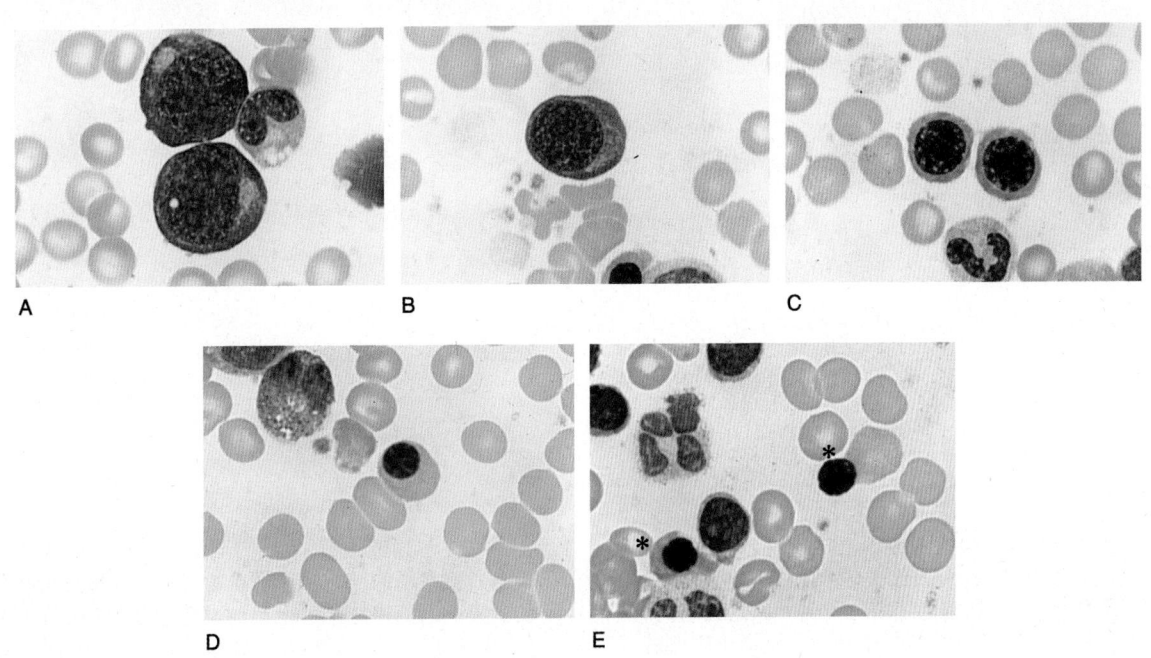

A　　B　　C

D　　E

图 31-2　人红系前体细胞。光镜图像。骨髓瑞氏染色。幼红细胞发育阶段有五个时期可在光镜下辨认。A. 原始红细胞。在途中可见两个原始红细胞，他们是最大的红系前体细胞，核染色质细致，多个核仁，胞质嗜碱性，在高尔基体位置出现空白区。B. 早幼红细胞。早幼红细胞比原始红细胞小，核染色质轻微浓聚，胞质嗜碱性。C. 中幼红细胞。中幼红细胞比早幼红细胞小，核染色质较前更浓聚，呈棋盘样，通常无核仁，胞质灰白。血红蛋白合成物增加了胞质含量，使染色呈嗜酸性，与残余的呈嗜碱性的蛋白合成器官混合，从而调节了细胞染色。D. 晚幼红细胞。相比于中幼红细胞，晚幼红细胞更小，核染色质浓缩聚集，胞质染色与成熟红细胞相似。E. 晚期的晚幼红细胞（星号标示）。右侧的晚幼红细胞正经历细胞脱核过程，其他的三个单个核细胞是淋巴细胞。一个正在衰退的四叶核中性粒细胞可见。（图片来自 Lichtman 血液学图集，www.accessmedicine.com）

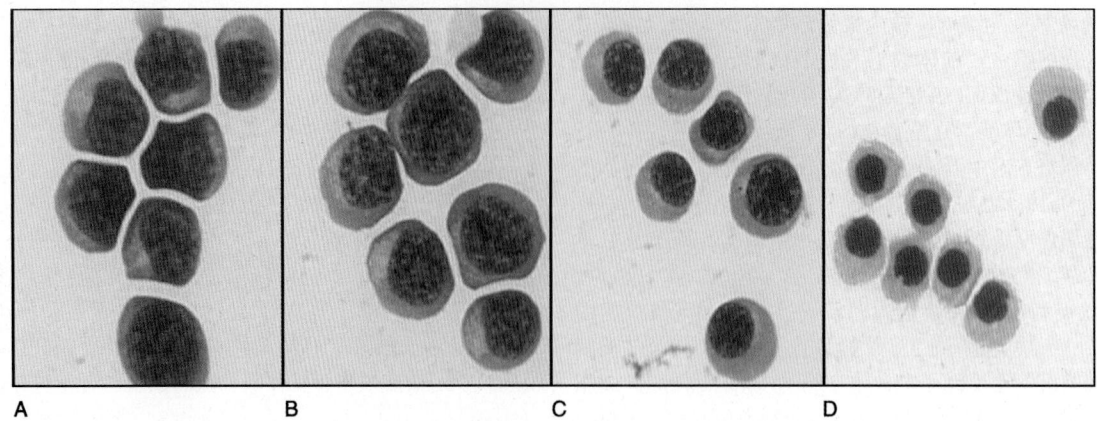

图 31-3 流式细胞技术分离人红系前体细胞。通过流式细胞术从人骨髓中分离红细胞成熟过程中红系前体细胞群体图像。A 和 B.原始红细胞和早期早幼红细胞;C.中幼红细胞;D.晚幼红细胞

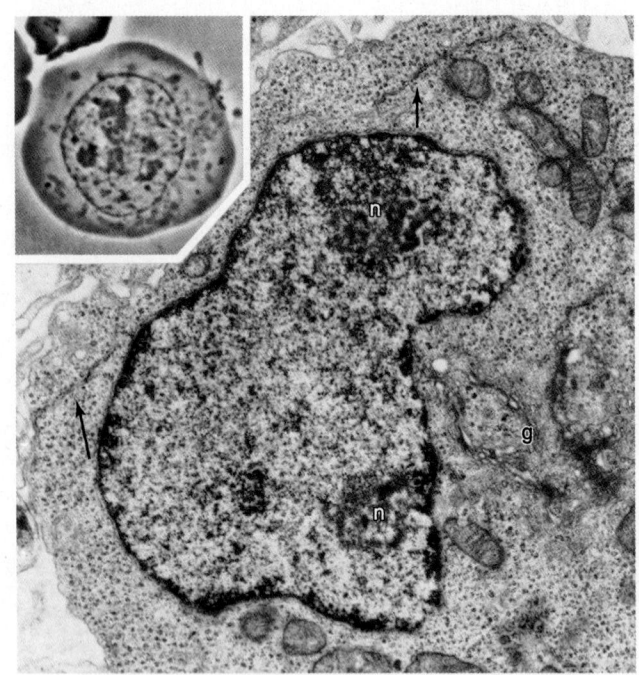

图 31-4 原始红细胞插图:原始红细胞相差显微镜相片,幼稚的核中可见核仁及细微分散的核染色质。中心体(无颗粒区)及其致密的线粒体可见。原始红细胞的电镜相片中可见核仁(n)与核膜相连。核染色质细密,在固定的核膜上形成小聚集体。核周管窄,但很清晰。大多数核糖体呈螺旋形散布于胞质中。高尔基器(g)发育良好,内质网可见(箭头处)

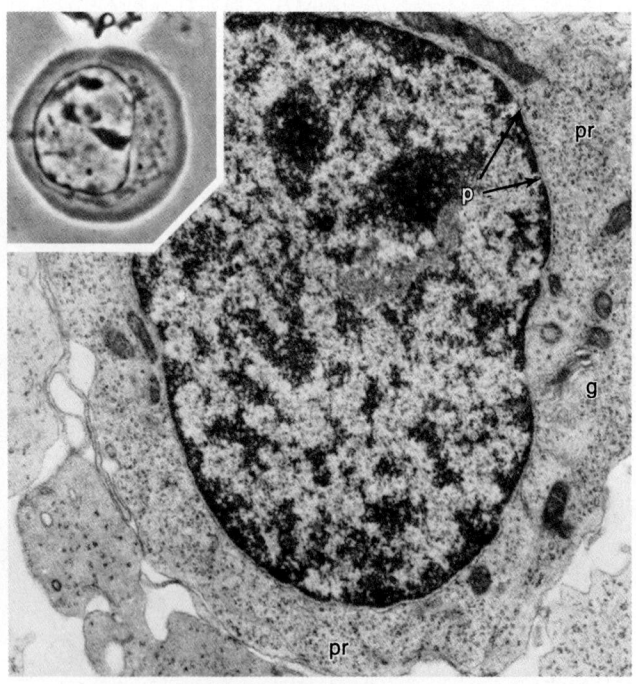

图 31-5 早幼红细胞。相差显微镜相片(插图)显示核染色质聚集增加,细胞更圆,在核凹陷处线粒体和中心体聚集。电镜相片显示聚集的核染色质、核孔(p)、核仁、高密度的多核糖体(pr)、发育良好的高尔基体(g)以及减少的光面内质网

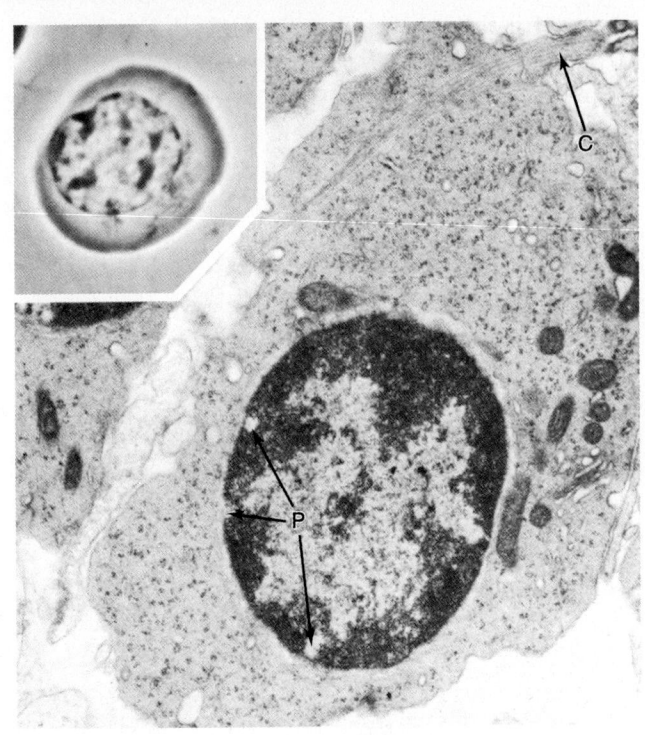

图 31-6　中幼红细胞。相差显微镜相片（插图）显示此细胞比前体细胞小，细胞核中核染色质进一步聚集，形似棋盘。中心体浓集，核周晕明显。电镜相片显示胞质中多核糖体密度相对减低，被胞质中一定浓度的嗜锇性血红蛋白稀释。核染色质聚集明显增多，核膜孔（P）变大

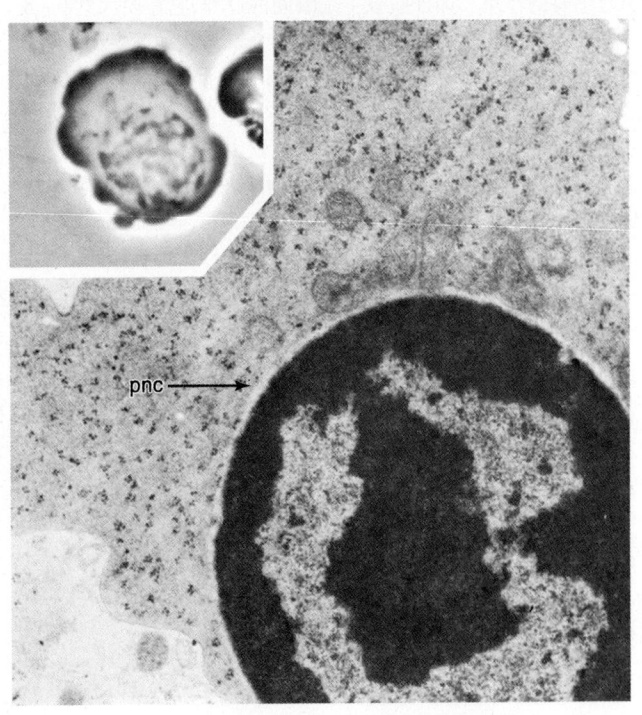

图 31-7　晚幼红细胞。细胞活体状态下的相差显微镜（插图）显示细胞边缘不规则，呈现出特殊的动态结构。偏心的核靠近细胞膜，核染色质进一步固缩，中心体浓集。电镜相片显示血红蛋白增加，进一步稀释多核糖体，部分多核糖体分解为单核糖体。线粒体数量减少，部分退化。核染色质聚集成大块，可见核周间隙（pnc）

些结构对于血红素（血红蛋白）合成中铁的转运至关重要。在光学显微镜下，经过普鲁士蓝铁染色，少数正常的幼红细胞（大约 15% ~ 20%）可以被发现存在含铁小体，并且这些幼红细胞有很少的（1 ~ 4 个）普鲁士蓝-阳性颗粒。

病理性铁粒幼红细胞　不同种类的红细胞障碍均伴随红系无效造血、红细胞异常形态和高铁血症。这些疾病包括获得性巨幼细胞性贫血（参见第 41 章）、先天性纯红细胞再障性贫血（参见第 39 章）、珠蛋白生成障碍性贫血（参见第 48 章）、遗传性和获得性铁粒幼细胞性贫血、维生素 B6 反应性贫血、乙醇诱发的铁粒幼细胞贫血和铅中毒（参见第 52、59 章）。其中一些存在病理性铁粒幼红细胞。病理性铁粒幼细胞有两种类型。一类是普鲁士蓝染色后细胞质中含铁颗粒数量和大小增加，另一类是含铁颗粒在细胞核周围排列成一个弧或是一个完整的圆（图 31-8）。这些病理性铁粒幼细胞通常被称为环形铁粒幼红细胞[26,27]。电镜研究发现，环形铁粒幼红细胞中的颗粒是含铁的线粒体，在有含铁线粒体的细胞中，许多铁蛋白分子沉积在邻近的幼红细胞膜之间。

网织红细胞

产生

在晚期晚幼红细胞阶段幼红细胞脱核之前，中间丝和微管的边缘带消失。脱核是一个高度动态的过程并且涉及多种机制的协调作用[28~30]。微管蛋白和肌动蛋白在核将脱出的位置浓聚。这些变化与微管的重组和肌动蛋白的聚集一起在脱核

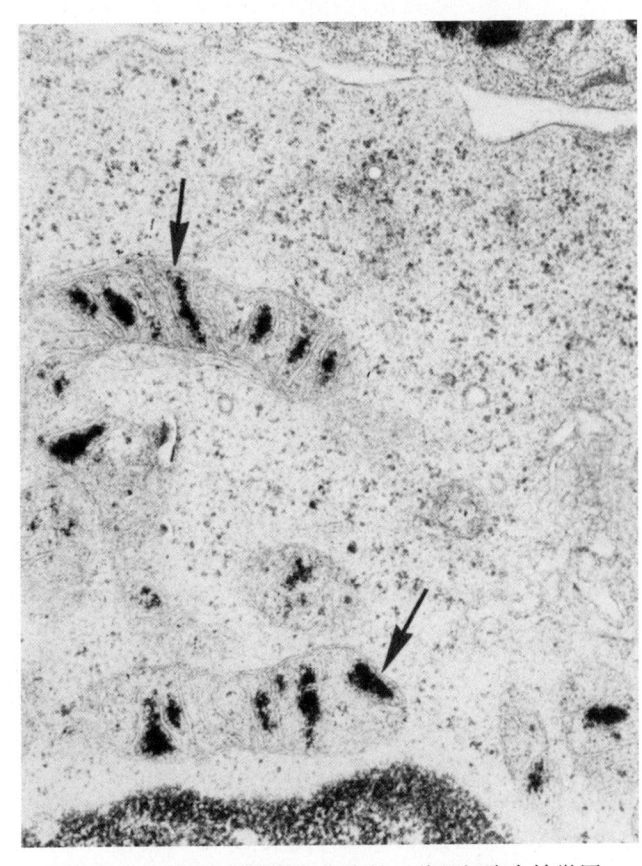

图 31-8　病理性铁粒幼红细胞是一种以细胞含铁微团（箭头处）沉积在线粒体嵴之间为特点的幼红细胞

中起重要的作用。体外脱核不是瞬间的过程,它需要大约 6~8 分钟。这个过程由靠近细胞中部的几个有力收缩开始,接着细胞分裂成体积不相等的部分。体积较小的部分由较窄的含血红蛋白的胞质带包绕脱出的核组成(图 31-9)。在体内,当幼红细胞还是幼红细胞造血岛一部分时就发生脱核,另外脱核还可以发生在幼红细胞通过骨髓窦时。由于核无法通过骨髓窦的小开口而留在骨髓中。脱出的核被膜包绕着,其磷脂酰丝氨酸

含量丰富,因此易被巨噬细胞辨识并吞噬(图 31-10)[22]。对于脱出的核是被幼红细胞造血岛中的巨噬细胞所吞噬还是被骨髓中其他巨噬细胞吞噬现在仍未明确。已有提出了两种假说来解释网织红细胞是如何离开骨髓的[19~21]。网织红细胞可能会主动穿过骨髓的上皮窦进入内腔。但由于不能进行定向的变形运动,它更可能因压力差的驱使而跨越上皮窦。具体机制尚不明确。

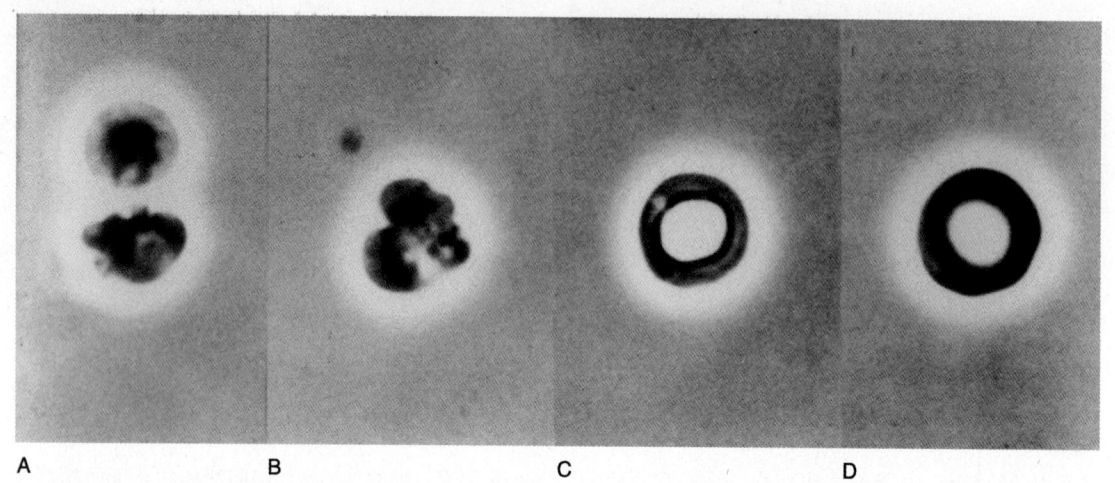

图 31-9　网织红细胞成熟过程的细胞形态。A. 晚幼红细胞脱核。B. 脱核后多叶活动的网织红细胞产生。C. 成熟后期杯形静止的网织红细胞。D. 成熟盘形红细胞

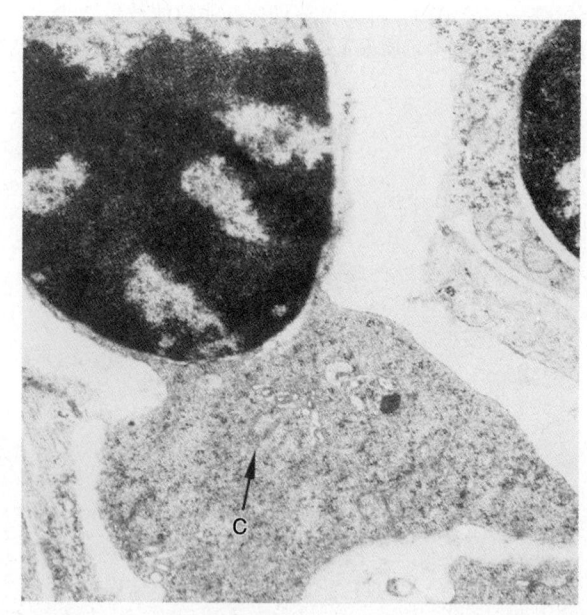

图 31-10　晚幼红细胞脱核过程。可见核周围环绕着较窄的细胞质带。胞质中可见一个中心粒(C)被高尔基囊部分围绕着

成熟

在脱核后,网织红细胞仍含有线粒体、少量的核糖体、中心粒及高尔基体残留物。网织红细胞中无内质网。亮甲酚蓝或新亚甲蓝活体染色可见核糖体、线粒体及其他细胞器的聚集。这些聚集物呈深蓝色网状纤维样,故得名网织红细胞。网织红细胞的成熟需要 48~72 小时。在此期间,约 20% 的膜表面积丧失,细胞体积减少 10%~15%,并完成细胞膜下骨架的最后

组装[31~33]。相差显微镜下观察活体网织红细胞,其形状不规则,细胞表面皱缩,出现细胞膜的活动。电镜下网织红细胞形态不规则,含多个残留的细胞器[13]。这些细胞器与光滑的小囊泡以及偶发的中心粒一起位于脱核的区域。早期网织红细胞中大部分核糖体弥散分布于胞质中,为多聚核糖体。而在成熟过程中随着蛋白质合成减少,多聚核糖体逐渐转变为单核糖体。在网状细胞成熟期间细胞膜重塑显著,包括膜蛋白(包括转铁蛋白受体、Na-K-ATP 酶和黏附分子)以及微管蛋白和细胞质肌动蛋白的丢失[33]。在重塑过程中,细胞膜变得更有弹性并且,从而提高了膜的机械稳定性[32]。

大网织红细胞

在急性贫血 EPO 急剧升高,或外源给以大剂量 EPO 的情况下,"应激"网织红细胞被释放入血循环[34]。这些细胞体积是正常红细胞的 2 倍以上,平均血红蛋白量(MCH)也相应增加。这种细胞体积的增加究竟是因为在成熟过程中有丝分裂减少,还是由于其他过程例如细胞循环的参与尚不清楚。有趣的是,小鼠没有产生红细胞平均体积(MCV)和 MCH 的能力。相反,即使在中等剂量 EPO 的刺激下也有部分网织红细胞从骨髓池进入循环池。这些 MCH 正常的"转移的"网织红细胞中的RNA 含量比正常细胞高,目前已可以定量检测。通常对 RNA 标记进行荧光染色,然后采用对荧光物质敏感的流式细胞仪检测,将网织红细胞分为高、中、低荧光强度组。既往文献中提及"应激"网织红细胞多为高、中等荧光强度组。遗憾的是,目前区分应激和转移的网织红细胞并未受到重视。

网织红细胞的病理

网织红细胞可在大小和染色性质上出现病理性改变。

它可能也含有在光镜下可见或仅通过超微分析才能识别的包涵体。通常归于红细胞的病理包涵体实际上存在于网织红细胞中,它们是细胞核或细胞质的残留物,来源于晚期幼红细胞。在脾切除的患者,它们也可见于成熟红细胞。

红细胞包涵体

见图 31-11,红细胞包涵体。

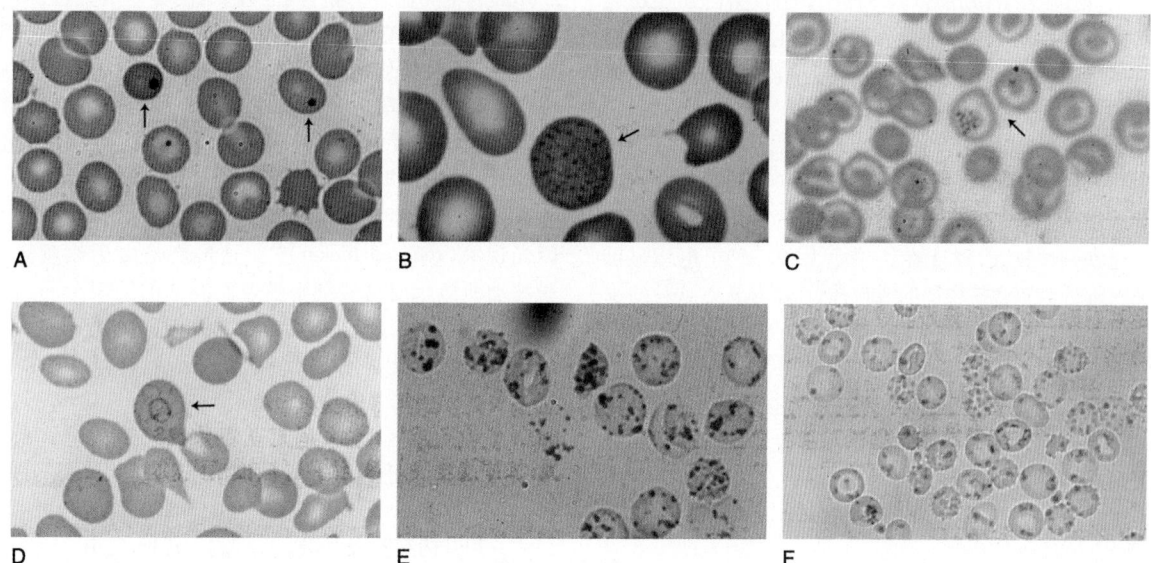

图 31-11 红细胞内含物。血涂片。A. 脾切除后含有 Howell-Jolly 小体(箭头处)的红细胞。位于细胞周边的松脆的深蓝色圆形物质。B. 嗜碱性点彩颗粒。嗜碱性的内含物呈细致或粗糙状。图中所示的是铅中毒中粗糙的嗜碱性点彩颗粒(箭头处)。C. 高铁红细胞。这些细胞在瑞氏染色下还有紫色的颗粒(含铁碱粒小体)。与嗜碱性点彩颗粒相比,含铁颗粒数量较少并常聚集成簇。普鲁士蓝染色的细胞可证明这些颗粒含铁(产生蓝色反应)。箭头指向两个高铁红细胞。D. Cabot 环。罕见的细胞内含物。E. Heinz 小体。葡萄糖-6-磷酸脱氢酶缺乏的患者的红细胞在体外孵育并染色,Heinz 小体即被着色的变性的球蛋白沉淀物。F. 血红蛋白 H 病(α 珠蛋白生成障碍性贫血)患者的红细胞。血红蛋白沉淀物被亮甲酚蓝染色。(图片来自 Lichtman 血液学图集,www.accessmedicine.com)

Howell-Jolly 小体

Howell-Jolly 小体是较小的核残留物,瑞氏染色下呈固缩核的颜色,DNA 福尔根反应阳性[35,36]。Howell-Jolly 小体呈球形,随机分布在红细胞中,直径多不超过 0.5μm。通常只见单个,有时也可见多个。病理情况下,Howell-Jolly 小体代表异常有丝分裂过程中从纺锤体分离出来的染色质,并含有高比例的着丝粒成分和异染色质。而在正常成熟过程中它一般来源于核碎裂或不完全性脱核。Howell-Jolly 小体在通过脾窦内皮间隙时脱出网织红细胞。它特征性见于脾切除术后,巨幼细胞性贫血及脾功能减退患者的血液中。

痘痕红细胞

干涉相差显微镜下痘痕红细胞表面上可见坑洞或凹陷[37~39]。此细胞中特异的小囊泡或凹陷是与细胞膜相邻的自体吞噬泡。这些囊泡可作为红细胞通过脾微循环时清除细胞残留物的工具。脾切除术后一周内,痘痕红细胞数开始上升,在 2~3 个月内达到高峰。痘痕红细胞计数有时被用来检测脾功能状态。

Cabot 环

Cabot 环呈环形或 8 字形,见于巨幼细胞性贫血患者的网织红细胞,偶见于晚期巨幼红细胞[40,41]。它们由胞核组成。有研究者认为它来源于异常有丝分裂中的纺锤体;有的则发现其

并不含 DNA 或纺锤丝,而与含组蛋白和非血红蛋白铁的附着颗粒有关。

嗜碱性点彩颗粒

嗜碱性点彩颗粒由瑞氏染色下呈深蓝色的颗粒组成,其大小、数量不等。电镜研究显示其由核糖体聚集而成[42]。它可在对细胞进行干燥和死后染色过程中形成,类似网织红细胞在体外活体染色过程中由核糖体沉积形成的网状结构。核糖体聚集物中也可包括退化的线粒体和铁蛋白体。某些情况如铅中毒(参见第 52 章)、嘧啶 5′-核苷酸酶缺乏症(参见第 47 章)和地中海性贫血(参见第 48 章),网织红细胞中的核糖体易于聚集,因此嗜碱性点彩颗粒较大,常被称为粗嗜碱性点彩红细胞。

Heinz 小体

Heinz 小体由变性的蛋白质,主要是血红蛋白组成,由下列诸因素导致其在红细胞内形成,如化学刺激、遗传性磷酸己糖通路缺陷、地中海型贫血(参见第 48 章)和不稳定性血红蛋白综合征(参见第 49 章)[43]。常规瑞氏或吉姆萨染色看不到 Heinz 小体,而在煌焦油蓝或结晶紫体外活体染色时易见,并且在红细胞穿过脾窦内皮缝隙时脱离。

血红蛋白 H 包涵体

血红蛋白 H 由 β 链四聚体组成,提示 α 链生成障碍导致 β

链相对过多(参见第 48 章)。与氧化还原性染料如煌焦油蓝、亚甲蓝或新亚甲蓝发生反应,可导致异常血红蛋白的变性和沉淀[44~46]。煌焦油蓝可导致大量小的膜包绕的包涵体形成,使细胞在光镜下呈特殊的高尔夫球样。亚甲蓝和新亚甲蓝导致少量大小不等、膜包绕的浮动的包涵体产生。血红蛋白 H 在 α 地中海性贫血中常见,也可见于不稳定血红蛋白综合征(参见第 49 章),偶见于伴有获得性血红蛋白 H 病的原发性骨髓纤维化。

含铁小体和 Pappenheimer 小体

包含含铁小体的正常或病理性细胞多为网织红细胞。病理情况下含铁颗粒较大,数量较多(参见第 59 章)。电镜显示这些小体大部分为有含铁微团的线粒体,而不是正常铁粒幼细胞中的铁蛋白聚集体[47]。含铁小体通常位于细胞的外周,而嗜碱性点彩颗粒常均匀分布于整个细胞中。Pappenheimer 小体是瑞氏染色下的含铁小体,电镜下由于酸性磷酸酯酶的存在,证明其中的铁存在于溶酶体中。含铁小体也可包含退化的线粒体、核糖体和其他细胞残留物。

红细胞形态和结构

正常静态红细胞呈双面凹的圆盘形(图 31-12),其形态和大小的差异对贫血的鉴别诊断有很大价值。正常成人红细胞直径约 7~8μm,并随细胞衰老轻微变小。脾促使的囊泡形成

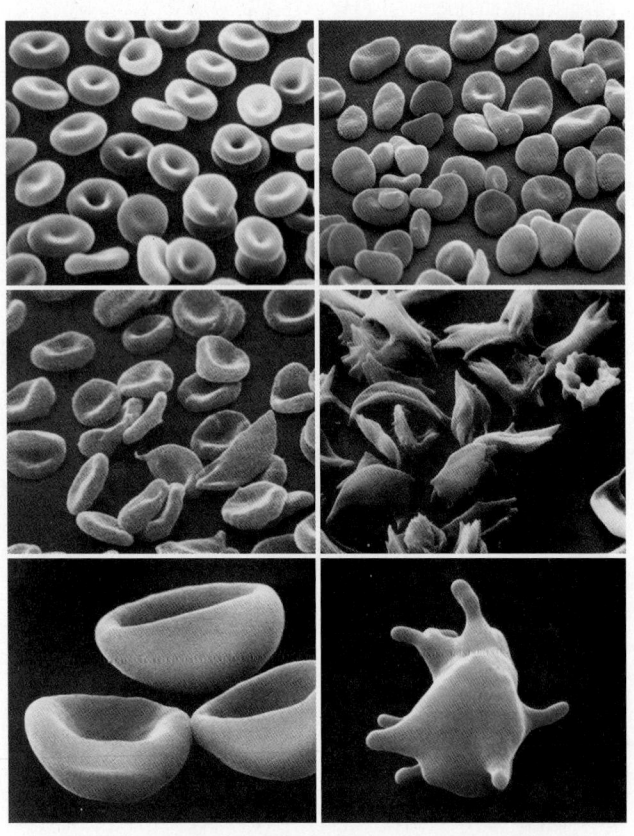

图 31-12　红细胞不同形态的扫描电子显微镜照片。正常盘形红细胞(左上)。椭圆形红细胞和破碎红细胞(右上)。氧合镰形红细胞(左中图)核脱氧合镰形红细胞(右中图)。口形红细胞(左下图)。棘形红细胞(右下图)

贯穿整个红细胞的生存阶段,它可导致细胞膜表面区域持续丢失,这可能是红细胞体积随衰老逐渐减小的原因。细胞的平均体积约 90fl,表面积约 140μm²。红细胞膜以过量的方式存在,使细胞肿胀成体积为 150fl 的球形,或变形使细胞进入直径为 2.8μm 的毛细血管。正常红细胞瑞氏染色下呈红棕色,吉姆萨染色下呈粉红色。与周边相比,红细胞中心 1/3 染色相对苍白,反映其双面凹形态。在制备血涂片过程中可产生许多假象,可能与玻片或盖玻片被痕量的油迹、洗涤剂或其他杂质污染有关。制片过程中的摩擦和表面张力可造成细胞碎片,或形成环形或新月形细胞。相差显微镜或干涉相差显微镜下观察红细胞内部可见闪烁的光点,称为红细胞闪光现象(red cell flicker)[48]。这可能是由于热刺激红细胞膜波动所致。对这些细胞膜表面波动的频率分析可给出一曲率弹性常数,以及此常数在乙醇、胆固醇负荷以及暴露于交联剂时的变化。

循环中红细胞形态及其生存期

循环中红细胞大部分时间在微循环的毛细血管中度过,在其生存 100~120 天里移动了大约 250km 的路程,并损失了约 15%~20% 的细胞表面积。红细胞生存期长,在一定程度上归因于红细胞膜具有能围绕红细胞内容物旋转的独特能力因而可以携带更多的氧。红细胞膜骨架是由高度折叠的六角形收缩蛋白网格结构形成的均质的外壳[49~51],这是导致这个不寻常现象的原因,也是引起静止红细胞双面凹形态的原因。红细胞通过微血管和从脾红髓进入微循环必须承受强大的剪切力和巨大而可逆的变形压力,细胞膜的弹性和流动性受到基于收缩蛋白的膜骨架调节[49]。膜下骨架中收缩蛋白量的不足或存在突变型的收缩蛋白均可导致异形细胞,见于遗传性球形红细胞增多症、椭圆形红细胞增多症及异型红细胞增多症(参见第 46 章)[49]。在血流停止或极其缓慢的区域,红细胞常 2~12 个聚集在一起前行,呈缗钱状。这种聚集在大血管中则被剪切力破坏。

红细胞的组成

红细胞是一种复杂的细胞。细胞膜由脂质和蛋白质组成,细胞内通过物质代谢维持红细胞度过 120 天的寿命以及保持血红蛋白功能完整。红细胞组成成分可表示为红细胞容积、血红蛋白克数或红细胞面积平方厘米数的函数。这些公式通常可以互换,但在一定情况下,又具有各自的优势。然而,由于疾病可能造成红细胞大小、血红蛋白含量或细胞表面积的改变,单独使用其中一种参数测量时可产生误差。为了方便和统一,附表中的数据(表 31-1 ~ 表 31-6)根据每毫升红细胞数和每克血红蛋白中的细胞成分来计算。在某些情况下,需要对已发表的数据进行重新计算。这些计算假设血细胞比容为 45%,每升红细胞中含血红蛋白 330g。将每毫升的红细胞数乘以 3.03 即可得到每克血红蛋白的浓度。以下附表只列出一些最常用的红细胞组成成分。每一表格的最后一行的第一个数字给出了数据的来源文献。在合适的地方,也给出进一步证实的文献。某些时候,只给出了某成分占总量的百分比。第 46 章讨论了红细胞膜及其各种蛋白质成分的详细蛋白质组成。

表 31-1　人红细胞蛋白质和水含量

成分	红细胞（mg/ml）	参考文献
水	721±17.3	71
总蛋白	371	71
除血红蛋白之外的蛋白质	9.2	71,72
不可溶基质蛋白	6.3	72
酶蛋白	2.9	72
蛋白质组学方法的广泛研究		73,74

表 31-2　人红细胞磷脂

脂质	含量	参考文献
总磷脂	（2.98 ± 0.20）mg/ml RBC	75
脑磷脂	1.17（0.38～1.91）mg/ml RBC	75
乙醇胺磷酸甘油酯	总磷脂的 29%	75
平均缩醛磷脂含量	乙醇胺磷酸甘油酯的 67%	75
丝氨酸磷酸甘油酯	总磷脂的 10%	75
平均缩醛磷脂含量	丝氨酸磷酸甘油酯的 8%	75
卵磷脂	0.32（0.03～0.95）mg/ml	76
鞘磷脂	0.12～1.13mg/ml	76
溶血卵磷脂	总磷脂的 1.82%	77

注:某些结果用均数±标准差表示

表 31-3　人红细胞辅酶和维生素

化合物	μmol/ml RBC	参考文献
维生素 C	0.028292±0.00431	78
游离胆碱	微量	79
辅羧酶	0.00021	80
辅酶 A	0.0027	81
烟酸	0.105	82
泛酸	0.001±0.00028	83
磷酸吡哆醛	$20\times10^{-6}\pm2\times10^{-6}$	84
吡哆醛	$11\times10^{-6}\pm3\times10^{-6}$	84
总维生素 B$_6$ 醛类	$30\times10^{-6}\pm8\times10^{-6}$	84
磷酸吡哆胺	$8\times10^{-6}\pm8\times10^{-6}$	84
4-吡哆酸	$4\times10^{-6}\pm4\times10^{-6}$	84
核黄素	0.00059±0.00021	85
黄素腺嘌呤二核苷酸	0.000398±0.000042	86
维生素 B$_1$	0.00027	87

注:某些结果用均数±标准差表示

表 31-4　核苷酸

成分	μmol/ml RBC	参考文献
腺苷一磷酸	0.021±0.003	88～91
腺苷二磷酸	0.216±0.036	88～91
腺苷三磷酸	1.35±0.035	90～94
环化腺苷酸	0.015±0.0024	95
环尿苷酸	0.013±0.0042	95
鸟苷二磷酸	0.018±0.005	90
鸟苷三磷酸	0.052±0.012	89,90
肌苷一磷酸	0.031±0.005	90～92
烟酰胺腺嘌呤二核苷酸		96,97
还原型	0.0018±0.001	96,97
氧化型	0.049±0.006	
烟酰胺腺嘌呤二核苷酸磷酸		96,97
还原型	0.032±0.002	
氧化型	0.0014±0.0011	
S-腺苷甲硫氨酸	0.005	98
总核苷酸	1.534±0.033	99
鸟苷二磷酸葡萄糖	0.031±0.005	90,100
N-乙酰尿苷二磷酸葡糖胺	0.018	100

注:某些结果用均数±标准差表示

表 31-5　人红细胞碳水化合物、有机酸和代谢产物

化合物	μmol/ml RBC	参考文献
磷酸二羟丙酮	0.0094±0.0028	88
2,3-二磷酸甘油酸	4.171±0.636	88,94
果糖	0.000354±0.0000191	101
6-磷酸果糖	0.0093±0.002	88,91,94,102
3-磷酸果糖	0.013±0.001	103,104
2,6-二磷酸果糖*	48±13	105
1,6-二磷酸果糖	0.0019±0.0006	88,91,94,102
葡萄糖醛酸	微量	106
葡萄糖	与血浆浓度平衡	107,108
6-磷酸葡萄糖	0.0278±0.0075	88,91,94,102
1,6-二磷酸葡萄糖	0.18～0.30	91,109
3-磷酸甘油醛	未测出	88
乳酸	0.932±0.211	71,88,110
1,6-二磷酸甘露糖	0.15	109
1,8-二磷酸辛酮糖	微量	111
丙酮酸	0.0533±0.0215	88
3-磷酸甘油酸	0.0449±0.0051	88,94
2-磷酸甘油酸	0.0073±0.0025	88,94
磷酸烯醇丙酮酸	0.0122±0.0022	88
核糖核酸	1.355mg	112
1,5-二磷酸核糖	<0.02	113,114
5-磷酸核酮糖	微量	115

表 31-5   人红细胞碳水化合物、有机酸和代谢产物（续）

化合物	μmol/ml RBC	参考文献
7-磷酸景天庚酮糖	微量	115
二磷酸景天庚酮糖	微量	116
唾液酸	0.825±0.028	113
山梨醇	31.1±5.3	101,103
3-磷酸山梨醇	0.013±0.001	104

*数值单位 pmol。
注：某些结果用均数±标准差表示

表 31-6   人红细胞电解质

电解质	μmol/ml RBC	参考文献
铝	0.0026	117
溴化物	0.1225	118,119
钙	0.0089±0.0030	119~121
氯化物	78	119,122
铬	0.0004	123
钴	0.0002	119,124
铜	0.018	123,125,126
氟化物	0.0131	127
碘,蛋白结合的	0.0013	127
铅	0.0082	117,119,125,129
镁	3.06	123,130~132
锰	0.0034	117,133
镍	0.0009	123
磷(溶于酸的)		
总磷	13.2	134
无机磷	0.466	134
脂质中的磷	3.84	135
未知磷	0.955	134
钾	102.4±3.9	130,136~140
铷	0.054	119
硅	0.036~0.060*	141
银	微量	117
钠	6.2±0.8	136~138
硫	0.0044	142
锡	0.0022	117
锌	0.153	123,143,144

*该数值由全血浓度减去血浆浓度获得。
注：某些结果用均数±标准差表示

红细胞的变形性

红细胞的寿命约为120天，这期间他们须经历较大的被动变形，并且必须足够稳定避免破裂，细胞变形性是循环中的红细胞能否存活的决定因素。红细胞变形性受三种不同细胞成分影响：①细胞形状或细胞几何形状，这决定了细胞表面积/体积比(SA:V)；SA:V越高越有助于变形；②细胞质黏滞性，主要由红细胞平均血红蛋白浓度(MCHC)调节，因此受到细胞体积影响；③细胞膜变形性和稳定性，由多种细胞膜特性调节，包括弹性剪切模量、弯曲模量和屈服应力[52~55]。细胞膜组分及其组织在直接或间接调节影响细胞变形性的每个因素中起重要的作用。

正常红细胞的双凹圆盘形可以产生适宜的SA:V，使红细胞在表面积保持恒定的同时发生明显变形。正常成人红细胞体积为90fl，表面积为140μm²。如果红细胞是一个体积恒定的球体，则其表面积仅为98μm²。因此圆盘形状可以提供大约40μm²或43%的额外表面积，使红细胞可以耐受巨大变形。红细胞在体内和体外发生的大多数变形并不涉及表面积的增加，因为正常红细胞可以在保持表面积不变的情况下承受高达原始大小230%的线性伸展，而如果甚至只增加了3%~4%的表面积就可导致细胞裂解。红细胞膜丢失导致表面积减小或细胞水含量的增加导致细胞体积增加，将产生具有较少额外表面积而更近似球形的形状。这种额外表面积的丢失使细胞变形性降低，红细胞功能受损，球形红细胞在脾脏被破坏缩短生存时间。表面积减少17%可导致人体脾脏加速清除红细胞[56]。

细胞质黏滞性是调控红细胞变形性的另一成分，主要由取决于细胞内水含量的MCHC决定。随着血红蛋白浓度从270g/L增加到350g/L（正常浓度范围），黏度从5厘泊(cP)升至15cP，是水的5~15倍。这时黏度对细胞变形性的影响非常小。但是当血红蛋白浓度超过370g/L时，黏度呈指数增加，400g/L时黏度为45cP,450g/L时黏度达170cP,500g/L时达到650cP。在这一水平，细胞质黏滞度可能成为影响细胞变形的决定性因素。因此细胞脱水导致细胞体积稳定状态失衡，从而严重损害细胞变形能力，使红细胞通过微血管时快速变形的能力降低，减少氧的输送。例如，遗传性干瘪细胞增多症、镰状细胞性贫血、血红蛋白C病和β-珠蛋白生成障碍性贫血[55,57,58]。但细胞脱水本身的变化对红细胞生存几乎没有影响。

细胞膜的变形性决定了可以由一定程度的作用力引起的细胞膜变形的能力。细胞膜可变形能力越大，细胞通过毛细血管和其他狭窄开口例如所需的作用力越小，例如通过脾索窗口。细胞膜的机械稳定性是指细胞可以耐受的最大变形程度，超过该范围则不能完全恢复其初始形状。这时细胞膜失去作用。正常的膜稳定性允许人红细胞在循环中100~120天不破裂，但其稳定性的降低导致红细胞在正常的循环应激下破裂。膜变形性和膜机械稳定性均受到膜蛋白结构的调节[54]。虽然膜变形性的降低可以减少组织传递氧能力，但似乎对红细胞的存活几乎没有影响，因为东南亚卵形红细胞具有明显减小的膜变形性但其生存接近正常红细胞。膜机械稳定性的丧失导致膜破裂和SA:V比例的降低，另一方面损害红细胞存活（如溶血性遗传性椭圆形红细胞增多症）[49]。

红细胞的衰老

网织红细胞在分化成熟，成为盘形红细胞的过程中发生膜的丢失，囊泡形成所致膜的丢失贯穿红细胞终生。红细胞衰老意味着膜的丢失，红细胞平均血红蛋白浓度(MCHC)升高及变形能力的下降（参见第33章）。尽管很明显膜表面积和细胞体积的减少是正常红细胞衰老的特征，细胞密度随细胞年龄的增加而增加，但因为网织红细胞进入循环后细胞密度具有很大异质性，因此目前细胞衰老和细胞密度之间并没有直接联系。明确的是,密度最大的 1% 的循环红细胞是最老化的,它们的糖化血红蛋白(HbA_{1C})最高,HbA_{1C} 是细胞衰老非常好的标记。衰老红细胞膜表面积的丢失似乎是膜氧化诱导带 3 蛋白(band 3)聚集和囊泡形成的结果,并且 SA:V 比最终严重下降导致这些细胞从循环中被清除[59,60]。

红细胞形态的病理生理

第 46 章对红细胞进行了详细讨论。

见表 31-7 和图 31-13 分别为红细胞病理形态的扫描和血涂片。

表 31-7 红细胞形状的命名及相关疾病

术语	旧命名法	特点	显微图	相关疾病
盘形红细胞	双凹面圆盘	双凹面圆盘形		
棘形红细胞 I ~ III 型	锯齿状细胞	整个细胞上布满短的分布均匀的刺,从 I ~ IV 型棘突几乎完全丢失		尿毒症、肝脏疾病、低钾红细胞、胃癌和消化性溃疡
棘形刺状红细胞	刺状细胞	红细胞上的刺形态不规则,长度不等,分布不均匀		无 β 脂蛋白血症、酒精性肝病、脾切除后、吸收障碍性疾病
口形红细胞(I ~ III)	口形细胞、杯形、蘑菇杯形、单面凹形、微球形	单面凹的碗型红细胞,形态由碗型(I 型)变为表面有小凹的球形(外周血片上为口的形状)		遗传性球形红细胞增多症、遗传性口形红细胞增多症、酒精性肝硬化、红细胞钠泵缺陷、阻塞性肝病
球形口形红细胞	微球形细胞,球形细胞	血红蛋白浓度致密的球形红细胞,电镜示持续存在小凹陷		遗传性球形红细胞增多症(通常呈球形口形细胞)、免疫性贫血、输血后、Heinz 小体溶血性贫血、低渗性溶血性、碎片性溶血
裂形红细胞	盔形红细胞、碎片细胞	通常呈半盘形,有两个或三个尖端,细胞较小,为不规则碎片		微血管病性溶血性贫血(TTP、DIC、脉管炎、肾小球肾炎、肾移植排斥反应)、癌症、心脏瓣膜病(人工或病理性瓣膜)、严重烧伤、行军性血红蛋白尿
椭圆形红细胞	椭圆形红细胞	延长的椭圆形(有血红蛋白的极性)		遗传性椭圆形红细胞增多症、地中海性贫血、铁缺乏、骨髓病性贫血、巨幼细胞性贫血
镰形红细胞	镰形红细胞	红细胞中含聚合的血红蛋白 S;有多种形态:双极形、冬青叶形和不规则的刺形		镰形细胞病(SS、S 性状、SC、SD、S 珠蛋白生成障碍性贫血等)、血红蛋白 C-Harlem、血红蛋白 Memphis/S

表 31-7   红细胞形状的命名及相关疾病(续)

术语	旧命名法	特点	显微图	相关疾病
靶形红细胞	靶形红细胞	呈钟形,在干燥的血片上呈靶形		阻塞性肝病、血红蛋白病(S、C)、地中海性贫血、铁缺乏、脾切除后、卵磷脂胆固醇酰基转移酶
泪滴形红细胞	泪滴形红细胞	只有一个延长的尖端		原发性骨髓纤维化、骨髓病性贫血、地中海性贫血
薄形红细胞	薄片细胞	细胞较薄,血红蛋白位于外周		地中海性贫血、阻塞性肝病(±铁缺乏)
角细胞	角细胞	红细胞上的空泡破裂形成红细胞的棘,细胞呈半月形或纺锤形		DIC 或人工血管

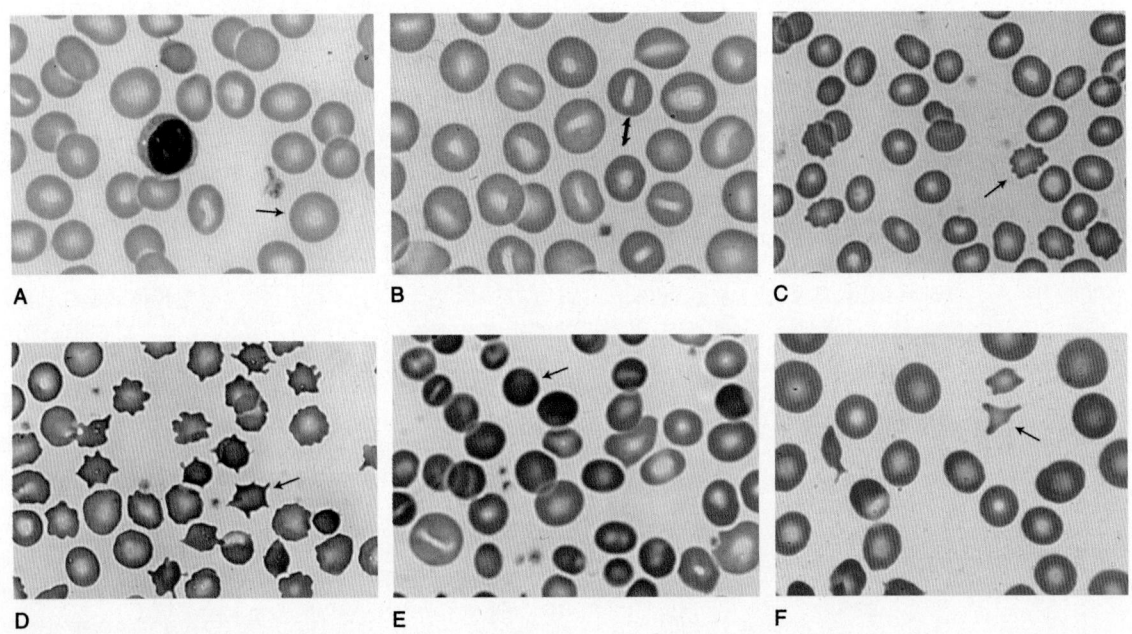

图 31-13   A. 正常红细胞。箭头指向的是正常盘形红细胞。B. 口形红细胞。箭头指的是口形红细胞形态学上的两个类型:上面的细胞由裂缝形的淡染区;下面的细胞有一个小的中心环形淡染区。C. 棘形红细胞。图片中有数个棘形红细胞。箭头所指的示例细胞具有伸向四周的、均一的、散在的、短直的突起。D. 棘形刺状红细胞。箭头所指的示例细胞具有一些尖刺样突起,分布不均,长度不等。E. 球形红细胞。小的、圆形的、浓染的细胞,完全球形的红细胞没有中央浓染区。F. 裂形红细胞。这些小细胞碎片表现多种形态,箭头所指的为三角形,此外在图中也可见到另外的两种形态的裂形红细胞。尽管这些细胞是被破坏的,并且体积很小,但它们多保持双面凹形态,并由此显示出其中心淡染区

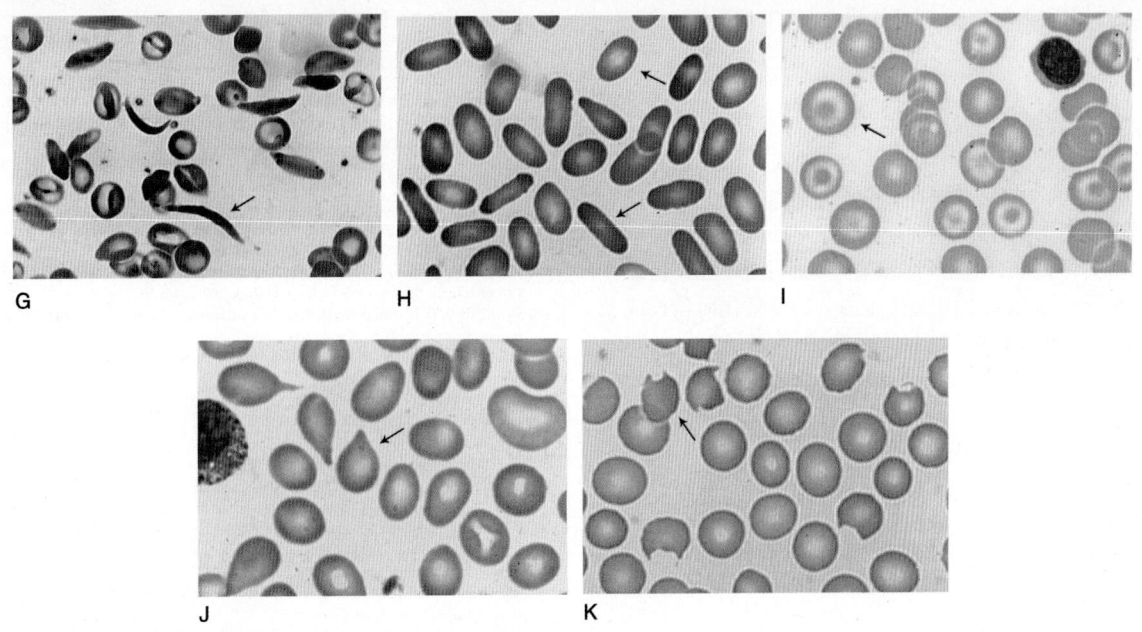

图 31-13（续）　G.镰形红细胞。图中可见多个镰形红细胞，其中两个是典型的镰刀刀锋形状（箭头所示）。一些红细胞正向镰形红细胞转化，表现为两头稍钝的椭圆形细胞，直径较窄，血红蛋白聚集于中央（外周结晶化）。在图中可见 8 个这样的细胞。H.椭圆形红细胞和卵圆形红细胞。下面的箭头指的是一个椭圆形红细胞（雪茄状）；上面的箭头指的是卵圆形红细胞（橄榄球状）。在遗传性疾病中这两种类型细胞可同时见到（同样的基因突变导致两种类型细胞产生）。罗马数字被用来标注这些椭圆形细胞，以表明其形态向椭圆形改变的程度。例：椭圆形红细胞Ⅰ、Ⅱ、Ⅲ。I.靶形细胞。箭头指向的图中数个靶形红细胞中较典型的一个，其被膜包绕的血红蛋白浓集并折向中心，呈靶样。J.泪滴形红细胞。图中可见三个泪滴形红细胞，其中一个被箭头指出。K.角细胞。图中可见数个角细胞。箭头指向的角细胞其具有两个尖锐的突起。（图片来自 Lichtman 血液学图集，www.access-medicine.com）

球形红细胞和口形红细胞

球形红细胞（参见第 46 章）可见于遗传性球形红细胞性增多症、免疫性溶血性贫血、贮存血、Heinz 小体溶血性贫血等红细胞 SA∶V 比明显降低导致细胞破裂的疾病[49,61]。口形红细胞见于遗传性口形红细胞增多症及遗传性球形红细胞增多症、酒精中毒、肝硬化、梗阻性肝病、红细胞泵钠功能缺陷[49,62,63]。被抗体、补体或免疫复合物致敏的红细胞会丧失胆固醇和出现细胞膜表面积减少。结果，球形红细胞变形能力降低和渗透脆性升高。Heinz 小体的形成导致膜以碎片形式丢失，形成球形红细胞。Heinz 小体溶血性贫血和免疫相关性溶血性贫血中常见的细胞球形化机制分别涉及吞噬包含变性血红蛋白聚合物的细胞部分和致敏的细胞膜部分。

口形红细胞似乎是产生球形红细胞增多症的中间形式，通过膜表面积丢失或细胞体积增加导致 SA∶V 比的严重减小。口形红细胞增多是遗传性水化细胞增多症的特征之一，后者由细胞容积增大和 SA∶V 减小引起。从正常的盘形到口形红细胞、球形口形红细胞和致密的小球形红细胞等一系列异常细胞可见于遗传性球形红细胞增多症。

椭圆形红细胞

椭圆形红细胞见于遗传性椭圆形红细胞增多症（参见第 46 章）、珠蛋白生成障碍性贫血（参见第 48 章）、铁缺乏（参见第 43 章）及巨幼红细胞性贫血（参见第 41 章）[49]。正常血涂片中椭圆形或卵形红细胞通常小于红细胞总数的 1%。在多种病

理情况伴或不伴贫血时（地中海性贫血、叶酸和铁缺乏等），椭圆形红细胞的比例可增至 10%。尤其是在红细胞生成异常时此比例可高达 50%。遗传性椭圆形红细胞增多症中该细胞比例从 1%～98%，波动范围很大。遗传性椭圆形红细胞增多症与细胞骨架的主要蛋白，收缩蛋白和 4.1 蛋白在质和量上的异常相关[49,64]。严重的溶血性贫血仅见于纯合子或杂合子病例（遗传性热异形红细胞增多症），这些病例中存在因 SA∶V 显著减小大量细胞破裂产生的热异形红细胞。

棘形尖刺样红细胞

棘形尖刺样红细胞（参见第 46 章）形态不规则，细胞上有 2～10 个不同长度不同半径的半球形尖刺。这些尖刺的基底部宽度不等，与棘形钝锯齿状红细胞不同，后者刺突的基底部非常均一。棘形尖刺样红细胞可见于神经棘红细胞增多症和无 β 脂蛋白血症[65]。这些疾病缺乏贫血表现说明这种细胞在循环中具有接近正常细胞的寿命。

靶形红细胞

靶形红细胞中膜的相对过多或细胞体积减小导致 SA∶V 比升高[66]。靶形红细胞可见于梗阻性肝病、血红蛋白 S 病和血红蛋白 C 病、珠蛋白生成障碍性贫血、铁缺乏、脾切除后及卵磷脂胆固醇乙酰基转移酶缺乏。梗阻性肝病患者卵磷脂胆固醇乙酰基转移酶（LCAT）活性受抑，使胆固醇/磷脂比率增高，并由此导致红细胞膜表面积绝对值增加。相反，缺铁性贫血和地中海性贫血患者因细胞容积减小，仅有红细胞膜的相对增多。与表现出

渗透脆性的球形红细胞相反,靶形红细胞表现其渗透性。

镰形红细胞

镰形红细胞(参见第 49 章)在染色图片上具有多种形态。最常见的是镰刀状血红蛋白多聚体化的脱氧合血样中的梭形细胞,表现为有两个尖端的新月体形。如果通过相差显微镜观察镰形红细胞的形成,伴随脱氧化出现最早的变化是红细胞闪光现象的消失,随后出现盘形红细胞边缘的变形,血红蛋白移至细胞的一侧,接着细胞由于血红蛋白 S 的多聚化而延长或变得僵硬。此过程中,随着长尖刺的回缩,细胞膜便以微球和碎片的形式丢失[67]。有证据表明,在慢性脱氧合作用下可出现更为典型的镰形细胞。随着每一次镰形化-去镰形化循环,膜损伤逐渐积累,形成了不可逆镰形红细胞(ISCs)[68,69]。即使在充分氧化时,这些细胞也不能恢复到双面凹盘形。这些细胞的血红蛋白浓度增加,阳离子通透性增加,细胞内钾离子水平降低,钠离子水平增高。

裂形红细胞

裂形红细胞(参见第 51 章)可见于微血管病性溶血性贫血、血小板减少性紫癜(TTP)、弥散性血管内凝血(DIC)、血管炎、肾小球肾炎、肾移植排斥、癌症转移、心瓣膜性溶血(人工瓣膜或病理性瓣膜)、严重烧伤及行军性血红蛋白尿(参见第 51 章)。纤维蛋白带可在受损血管中的排列从而过筛通过的红细胞。如果一个通过的红细胞折叠或附着于纤维蛋白带上,血流将牵拉红细胞,最终使其破碎[70]。脾脏会迅速清除 SA:V 比相对较低的裂形红细胞;余下的细胞可在循环中生存数天。

翻译:刘跃均、范钰晗　互审:黄晓军　校对:吴德沛

参考文献

1. Malik P, Fischer TC, Barsky LL, et al: An in vitro model of human red blood cell production from hematopoietic progenitor cells. Blood 91:2664, 1998.
2. Sato T, Maekawa T, Watanabe S, et al: Erythroid progenitors differentiate and mature in response to endogenous erythropoietin. J Clin Invest 106:263, 2000.
3. Giarratana MC, Kobari L, Lapillonne HC et al: Ex vivo generation of fully mature human red blood cells from hematopoietic stem cells. Nat Biotechnol 23:69, 2005.
4. Hu J, Liu J, Xue F, et al: Isolation and functional characterization of human erythroblasts at distinct stages: Implications for understanding of normal and disordered erythropoiesis in vivo. Blood 121:3246, 2013.
5. Li J, Hale J, Bhagia P et al: Isolation and transcriptome analysis of human erythroid progenitors. Blood 124:3636, 2014.
6. Southcott MJG, Tanner MJA, Anstee DJ: The expression of human blood group antigens during erythropoiesis in a cell culture system. Blood 93:4425, 1999.
7. Palis J: Ontogeny of erythropoiesis. Curr Opin Hematol 15:155, 2008.
8. Palis J: Primitive and definitive erythropoiesis in mammals. Front Physiol 5:3, 2014.
9. Zambidis ET, Peault B, Park TS, et al: Hematopoietic differentiation of human embryonic stem cells progresses through sequential hematoendothelial, primitive, and definitive stages resembling human yolk sac development. Blood 106:860, 2005.
10. Pereda J, Niimi G: Embryonic erythropoiesis in human yolk sac: Two different compartments for two different processes. Microsc Res Tech 71:856, 2008.
11. Schmid-Schonbein H, Wells R: Fluid drop-like transition of erythrocytes under shear. Science 165:288, 1969.
12. Sadahira Y, Mori M: Role of the macrophage in erythropoiesis. Pathol Int 49:841, 1999.
13. Bessis M: Living Blood Cells and Their Ultrastructure. Springer-Verlag, Berlin, 1973.
14. Gregory CJ, Eaves AC: Three stages of erythropoietic progenitor cell differentiation distinguished by a number of physical and biologic properties. Blood 51:527, 1978.
15. McLeod DL, Shreeve MM, Axelrad AA: Improved plasma culture system for production of erythrocytic colonies in vitro: Quantitative assay method for CFU-E. Blood 44:517, 1974.
16. Chasis JA, Mohandas N: Erythroblastic islands: Niches for erythropoiesis. Blood 112:470, 2008.
17. Manwani D, Bieker JJ: The erythroblastic island. Curr Top Dev Biol 82:23, 2008.
18. Yokoyama T, Etoh T, Kitagawa H, et al: Migration of erythroblastic islands toward the sinusoid as erythroid maturation proceeds in rat bone marrow. J Vet Med Sci 65:449, 2003.
19. Lichtman MA, Santillo P: Red cell egress from the marrow—Vis-à-tergo. Blood Cells 12:11, 1986.
20. Chamberlain JK, Lichtman MA: Marrow cell egress: Specificity of the site of penetra-tion into the sinus. Blood 52:959, 1978.
21. Waugh RE: Reticulocyte rigidity and passage through endothelial-like pores. Blood 78:3037, 1991.
22. Yoshida H, Kawane K, Koike M et al: Phosphatidylserine-dependent engulfment by macrophages of nuclei from erythroid precursor cells. Nature 437:754, 2005.
23. Jacobsen RN, Forristal CE, Raggatt LJ, et al: Mobilization with granulocyte colony-stimulating factor blocks medullar erythropoiesis by depleting F4/80(+)VCAM1(+)CD169(+)ER-HR3(+)Ly6G(+) erythroid island macrophages in the mouse. Exp Hematol 42:547, 2014.
24. Rhodes MM, Kopsombut P, Bondurant MC, et al: Adherence to macrophages in erythroblastic islands enhances erythroblast proliferation and increases erythrocyte production by a different mechanism than erythropoietin. Blood 111:1700, 2008.
25. Kawane K, Fukuyama H, Kondoh G, et al: Requirement of DNase II for definitive erythropoiesis in the mouse fetal liver. Science 292:1546, 2001.
26. Bowman WD Jr: Abnormal ("ringed") sideroblasts in various hematologic and non-hematologic disorders. Blood 18:662, 1961.
27. Hines JD, Grasso JA: The sideroblastic anemias. Semin Hematol 7:86, 1970.
28. Konstantinidis DG, Pushkaran S, Johnson JF, et al: Signaling and cytoskeletal requirements in erythroblast enucleation. Blood 119:6118, 2012.
29. Ubukawa K, Guo YM, Takahashi M, et al: Enucleation of human erythroblasts involves non-muscle myosin IIB. Blood 119:1036, 2012.
30. Keerthivasan G, Small S, Liu H, et al: Vesicle trafficking plays a novel role in erythroblast enucleation. Blood 116: 3331, 2010.
31. Pan BT, Johnstone RM: Fate of the transferrin receptor during maturation of sheep reticulocytes in vitro: Selective externalization of the receptor. Cell 33:967, 1983.
32. Chasis JA, Prenant M, Leung A, et al: Membrane assembly and remodeling during reticulocyte maturation. Blood 74:1112, 1989.
33. Liu J, Guo X, Mohandas N, et al: Membrane remodeling during reticulocyte maturation. Blood 115: 2021, 2010.
34. Brecher G, Haley JE, et al: Macronormoblasts, macroreticulocytes and macrocytes. Blood Cells 1:547, 1975.
35. Jolly JMJ: Recherches sur la formation des globules rouges des mammiféres. Arch Anat Microsc 9:133, 1907.
36. Felka T, Lemke J, Lemke C, et al: DNA degradation during maturation of erythrocytes—Molecular cytogenetic characterization of Howell-Jolly bodies. Cytogenet Genome Res 119:2, 2007.
37. Holroyde CP, Gardner FH: Acquisition of autophagic vacuoles by human erythrocytes. Physiological role of the spleen. Blood 36:566, 1970.
38. O'Grady JG, Harding B, Egan EL, et al: "Pitted" erythrocytes: Impaired formation in splenectomized subjects with congenital spherocytosis. Br J Haematol 57:441, 1984.
39. Buchanan GR, Holtkamp CA, Horton JA: Formation and disappearance of pocked erythrocytes: Studies in human subjects and laboratory animals. Am J Hematol 25:243, 1987.
40. Kass L: Origin and composition of Cabot rings in pernicious anemia. Am J Clin Pathol 64:53, 1975.
41. Kass L, Gray RH: Ultrastructural visualization of Cabot rings in pernicious anemia. Experientia 32:507, 1976.
42. Jensen WN, Moreno GD, Bessis MC: An electron microscopic description of basophilic stippling in red cells. Blood 25:933, 1965.
43. Heinz R: Uber Blutdegeneration und Regeneration. Beitr Pathol 29:299, 1901.
44. Chinprasertsuk S, Piankijagum A, Wasi P: In vivo induction of intraerythrocytic inclusion bodies in hemoglobin H disease: An electron microscopic study. Birth Defects Orig Artic Ser 23:317, 1987.
45. Sansone G, Sciarratta GV, Ivaldi G, Chiappara G: Hb H-like inclusions in red cells of patients with unstable haemoglobin. Haematologica 72:481, 1987.
46. Wickramasinghe SN, Hughes M, Higgs DR et al: Ultrastructure of red cells containing haemoglobin H inclusions induced by redox dyes. Clin Lab Haematol 3:51, 1981.
47. Bessis MC, Breton-Gorius J: Iron particles in normal erythroblasts and normal and pathological erythrocytes. J Biophys Biochem Cytol 3:503, 1957.
48. Evans J, Gratzer W, Mohandas N, et al: Fluctuations of the red cell membrane: Relation to mechanical properties and lack of ATP-dependence. Biophys J 94: 4134, 2008.
49. Mohandas N, Gallagher PG: Red cells: Past, present and future. Blood 112:393, 2008.
50. Discher D, Mohandas N, Evans EA: Molecular maps of red cell deformation: Hidden elasticity and in situ connectivity. Science 266:1032, 1994.
51. Liu SC, Derick LH, Palek J: Visualization of the hexagonal lattice in the erythrocyte membrane skeleton. J Cell Biol 104:527, 1987.
52. Mohandas N, Clark MR, Jacobs MS, Shohet SB: Analysis of factors regulating erythrocyte deformability. J Clin Invest 66:563, 1980.
53. Mohandas N, Chasis JA, Shohet SB: The influence of membrane skeleton on red cell deformability, membrane material properties and shape. Semin Hematol 20:225, 1983.
54. Chasis JA, Mohandas N: Erythrocyte membrane deformability and stability. Two distinct membrane properties which are independently regulated by skeletal protein associations. J Cell Biol 103:343, 1986.
55. Mohandas N, Chasis JA: Red cell deformability, membrane material properties and shape: Regulation by transmembrane, skeletal and cytosolic proteins and lipids. Semin Hematol 30:171, 1993.
56. Safeukui I, Buffet P, Delpaine G, et al: Quantitative assessment of sensing and sequestration of spherocytic erythrocytes by human spleen: Implications for understanding clinical variability of membrane disorders. Blood 120:424, 2012.
57. Clark MR, Mohandas N, Caggiano V, Shohet SB: Effects of abnormal cation transport on deformability of desiccytes. J Supramol Struct 8:521, 1978.
58. Evans E, Mohandas N, Leung A: Static and dynamic rigidities of normal and sickle erythrocytes: Major influence of cell hemoglobin concentration. J Clin Invest 73:477, 1984.
59. Pantaleo A, Giribaldi G, Mannu F, et al: Naturally occurring anti-band 3 antibodies and red cell removal under physiological and pathological conditions. Autoimmun Rev

7:457, 2008.

60. Arashiki N, Kimata N, Manno S, et al: Membrane peroxidation and methemoglobin formation are both necessary for band 3 clustering: Mechanistic insights into erythrocyte senescence. *Biochemistry* 52:5760, 2013.

61. Cooper RA: Loss of membrane components in pathogenesis of antibody-induced spherocytosis. *J Clin Invest* 51:16, 1972.

62. Lock SP, Smith RS, Hardisty RM: Stomatocytosis: A hereditary red cell anomaly associated with haemolytic anaemia. *Br J Haematol* 7:303, 1961.

63. Delaunay J, Stewart G, Iolascon A: Hereditary dehydrated and overhydrated stomatocytosis: Recent advances. *Curr Opin Hematol* 6:110, 1999.

64. Delaunay J: The molecular basis of hereditary red cell membrane disorders. *Blood Rev* 21:1, 2007.

65. De Franceschi L, Bosman GJ, Mohandas N: Abnormal red cell features associated with hereditary neurodegenerative disorders: The neuroacanthocytosis syndromes. *Curr Opin Hematol* 21:201, 2014.

66. Cooper RA, Jandl JH: Bile salts and cholesterol in the pathogenesis of target cells in obstructive jaundice. *J Clin Invest* 47:809, 1968.

67. Padilla F, Bromberg PA, Jensen WN: Sickle–unsickle cycle—Cause of cell fragmentation leading to permanently deformed cells. *Blood* 41:653, 1973.

68. Horiuchi K, Ballas SK, Asakura T: The effect of deoxygenation rate on the formation of irreversibly sickled cells. *Blood* 71:46, 1988.

69. Bertles JF, Milner PF: Irreversibly sickled erythrocytes: A consequence of the heterogeneous distribution of hemoglobin types in sickle-cell anemia. *J Clin Invest* 47:1731, 1968.

70. Bull BS, Kuhn IN: Production of schistocytes by fibrin strands (a scanning electron microscope study). *Blood* 35:104, 1970.

71. Ponder E: *Hemolysis and Related Phenomena*. Grune & Stratton, New York, 1948.

72. Behrendt H: *Chemistry of Erythrocytes*. Charles C Thomas, Springfield, IL, 1957.

73. Tyan YC, Jong SB, Liao JD, et al: Proteomic profiling of erythrocyte proteins by proteolytic digestion chip and identification using two-dimensional electrospray ionization tandem mass spectrometry. *J Proteome Res* 4:748, 2005.

74. Pasini EM, Kirkegaard M, Mortensen P, et al: In-depth analysis of the membrane and cytosolic proteome of red blood cells. *Blood* 108:791, 2006.

75. Farquhar JW: Human erythrocytes phosphoglycerides. I. Quantification of plasmalogens, fatty acids and fatty aldehydes. *Biochim Biophys Acta* 60:80, 1962.

76. Kirk E: The concentration of lecithin, cephalin, ether-insoluble phosphatide, and cerebrosides in plasma and red blood cells of normal adults. *J Biol Chem* 123:637, 1938.

77. Phillips GB, Roome NS: Quantitative chromatographic analysis of the phospholipids of abnormal human red blood cells. *Proc Soc Exp Biol Med* 109:360, 1962.

78. Westerman MP, Zhang Y, McConnell JP, et al: Ascorbate levels in red blood cells and urine in patients with sickle cell anemia. *Am J Hematol* 65:174, 2000.

79. Luecke R, Pearson PB: The microbiological determination of free choline in plasma and urine. *J Biol Chem* 153:259, 1944.

80. Beerstecher E, Spangler S, Granick S, et al: Blood vitamins, hormones, enzymes. Blood coenzymes: Vertebrates, in *Blood and Other Body Fluids*, edited by PL Altman, DS Dittmer, p 108. Federation of American Societies for Experimental Biology, Washington, DC, 1961.

81. Kaplan NO, Lipmann F: The assay of distribution of coenzyme A. *J Biol Chem* 174:37, 1948.

82. Klein JR, Perlzweig WA, Handler P: Determination of nicotinic acid in blood cells and plasma. *J Biol Chem* 145:27, 1942.

83. Pearson PB: The pantothenic acid content of the blood of mammalia. *J Biol Chem* 140:423, 1941.

84. Masse PG, Mahuren JD, Tranchant C, Dosy J: B-6, vitamers and 4-pyridoxic acid in the plasma, erythrocytes, and urine of postmenopausal women. *Am J Clin Nutr* 80:946, 2004.

85. Burch HB, Bessey OA, Lowry OH: Fluorometric measurements of riboflavin and its natural derivatives in small quantities of blood serum and cells. *J Biol Chem* 175:457, 1948.

86. Beutler E: Glutathione reductase: Stimulation in normal subjects by riboflavin supplementation. *Science* 165:613, 1969.

87. Burch HB, Bessey OA, Love RH, Lowry OH: The determination of thiamine and thiamine phosphates in small quantities of blood and blood cells. *J Biol Chem* 198:477, 1952.

88. Beutler E: *Red Cell Metabolism: A Manual of Biochemical Methods*. Grune & Stratton, New York, 1984.

89. Bishop C, Rankine D, Talbott JH: The nucleotides in normal human blood. *J Biol Chem* 234:1233, 1959.

90. Mandel P, Chambon P, Karon H, et al: Nucleotides libres des globules rouges et des reticulocytes. *Folia Haematol Int Mag Klin Morphol Blutforsch* 78:525, 1962.

91. Bartlett GR: Human red cell glycolytic intermediates. *J Biol Chem* 234:449, 1959.

92. Yoshikawa H, Nakano M, Miyamoto K, Tatibana M: Phosphorus metabolism in human erythrocyte. II. Separation of acid-soluble phosphorus compounds incorporating p32 by column chromatography with ion exchange resin. *J Biochem* 47:635, 1960.

93. Beutler E, Mathai CK: A comparison of normal red cell ATP levels as measured by the firefly system and the hexokinase system. *Blood* 30:311, 1967.

94. Minakami S, Suzuki C, Saito T, Yoshikawa H: Studies on erythrocyte glycolysis. I. Determination of the glycolytic intermediates in human erythrocytes. *J Biochem* 58:543, 1965.

95. Patterson WD, Hardman JG, Sutherland EW: A comparison of cyclic nucleotide levels in plasma and cells of rat and human blood. *Endocrinology* 95:325, 1974.

96. Canepa L, Ferraris AM, Miglino M, Gaetani GF: Bound and unbound pyridine dinucleotides in normal and glucose-6-phosphate dehydrogenase-deficient erythrocytes. *Biochim Biophys Acta* 1074:101, 1991.

97. Micheli V, Simmonds HA, Bari M, Pompucci G: HPLC determination of oxidized and reduced pyridine coenzymes in human erythrocytes. *Clin Chim Acta* 220:1, 1993.

98. Lagendijk J, Ubbink JB, Vermaak WJH: Quantification of erythrocyte S-adenosyl-L-methionine levels and its application in enzyme studies. *J Chromatogr B Biomed Appl* 576:95, 1992.

99. Overgard-Hansen K, Jorgensen S: Determination and concentration of adenine nucleotides in human blood. *Scand J Clin Lab Invest* 12:10, 1960.

100. Mills GC: Uridine diphosphate glucose and uridine diphosphate N-acetylglucosamine in erythrocytes. *Tex Rep Biol Med* 18:446, 1960.

101. Liang HR, Takagaki T, Foltz RL, Bennett P: Quantitative determination of endogenous sorbitol and fructose in human erythrocytes by atmospheric-pressure chemical ionization LC tandem mass spectrometry. *J Chromatogr B Analyt Technol Biomed Life Sci* 824:36, 2005.

102. Lionetti FJ, McLellan WL, Fortier NL, Foster JM: Phosphate esters produced from inosine in human erythrocyte ghosts. *Arch Biochem* 94:7, 1961.

103. Kawaguchi M, Fujii T, Kamiya Y, et al: Effects of fructose ingestion on sorbitol and fructose 3-phosphate contents of erythrocytes from healthy men. *Acta Diabetol* 33:100, 1996.

104. Petersen A, Szwergold BS, Kappler F, et al: Identification of sorbitol 3-phosphate and fructose 3-phosphate in normal and diabetic human erythrocytes. *J Biol Chem* 265:17424, 1990.

105. Colomer D, Pujades A, Carballo E, Vives Corrons JL: Erythrocyte fructose 2,6-bisphosphate content in congenital hemolytic anemias. *Hemoglobin* 15:517, 1991.

106. Deichmann WB, Dierker M: The spectrophotometric estimation of hexuronates (expressed as glucuronic acid) in plasma or serum. *J Biol Chem* 163:753, 1946.

107 Jung CY: Carrier-mediated glucose transport across human red cell membranes, in *The Red Blood Cell*, edited by DM Surgenor, p 705. Academic Press, New York, 1975.

108. Lacko L, Wittke B, Geck P: The temperature dependence of the exchange transport of glucose in human erythrocytes. *J Cell Physiol* 82:213, 1973.

109. Bartlett GR: Glucose and mannose diphosphates in the red blood cell. *Biochim Biophys Acta* 156:231, 1968.

110. Johnson RE, Edward HT, Dill DB, Wilson JW: Blood as a physicochemical system. XIII. The distribution of lactate. *J Biol Chem* 157:461, 1945.

111. Bartlett GR, Bucolo G: Octulose phosphates from the human red blood cell. *Biochem Biophys Res Commun* 3:474, 1960.

112. Mandel P, Métais P: Les acides nucléiques du plasma sanguin chez l'homme. *C R Seances Soc Biol Fil* 142:241, 1948.

113. Aminoff D, Anderson J, Dabich L, Gathmann WD: Sialic acid content of erythrocytes in normal individuals and patients with certain hematologic disorders. *Am J Hematol* 9:381, 1980.

114. Vanderheiden BS: Ribosediphosphate in the human erythrocyte. *Biochem Biophys Res Commun* 6:117, 1961.

115. Bruns FH, Noltmann E, Vahlhaus E: Über den Stoffwechsel von Ribose-5-phosphat in Hämolysaten. I. Aktivitäts-messung und Eigenschaften der Phosphoribose-isomerase. II. Der Pentosephosphate-Cyclus in roten Blutzellen. *Biochem Z* 330:483, 1958.

116. Bucolo G, Bartlett GR: Sedoheptulose diphosphate formation by the human red blood cell. *Biochem Biophys Res Commun* 3:620, 1960.

117. Kehoe RA, Cholak J, Story RV: A spectrochemical study of the normal ranges of concentration of certain trace metals in biological materials. *J Nutr* 19:579, 1940.

118. Hunter G: Micro-determination of bromide in body fluids. *Biochem J* 60:261, 1955.

119. Ojo JO, Oluwole AF, Durosinmi MA, et al: Baseline levels of elemental concentrations in whole blood, plasma, and erythrocytes of Nigerian subjects. *Biol Trace Elem Res* 43–45:461, 1994.

120. Bernard J-F, Bournier O, Boivin P: Human erythrocytic calcium concentration in hemolytic anemia. *Biomedicine* 23:431, 1975.

121. Shoji S, Komiyama A, Nakamura M, Nomoto S: Calcium content of healthy human erythrocytes. *Clin Chem* 35:1264, 1989.

122. Bernstein RE: Potassium and sodium balance in mammalian red cells. *Science* 120:459, 1954.

123. Herring WB, Leavell BS, Paizao LM, Yoe JH: Trace metals in human plasma and red blood cells: A study of magnesium, chromium, nickel, copper and zinc. I. Observations of normal subjects. *Am J Clin Nutr* 8:846, 1960.

124. Heyrovsky A: The biochemistry of cobalt. III. Amounts of cobalt in plasma, erythrocytes, urine, and feces of normal subjects. *Cas Lek Cesk* 91:680, 1952.

125. Mahalingam TR, Vijayalakshmi S, Prabhu RK, et al: Studies on some trace and minor elements in blood—A survey of the Kalpakkam (India) population. 2. Reference values for plasma and red cells, and correlation with coronary risk index. *Biol Trace Elem Res* 57:207, 1997.

126. Lahey ME, Gubler CJ, Cartwright GE, Wintrobe MM: Studies on copper metabolism. VI. Blood copper in normal human subjects. *J Clin Invest* 32:322, 1953.

127. Largent EJ, Cholak J: Blood electrolytes. Man, in *Blood and Other Body Fluids*, edited by PL Altman, DS Dittmer, p 21. Federation of American Societies for Experimental Biology, Washington, DC, 1961.

128. McClendon JF, Foster WC: Protein-bound iodine in erythrocytes and plasma and elsewhere. *Am J Med Sci* 207:549, 1944.

129. Jensovsky L, Roth Z: Der normale Bleigehalt im menschlichen Blute. *Naturwissenschaften* 48:382, 1961.

130. McCance RA, Widdowson EM: The effect of development, anaemia, and undernutrition on the composition of the erythrocyte. *Clin Sci* 15:409, 1956.

131. Huijgen HJ, Sanders R, van Olden RW, et al: Intracellular and extracellular blood magnesium fractions in hemodialysis patients: Is the ionized fraction a measure of magnesium excess? *Clin Chem* 44:639, 1998.

132. Martin BJ, Lyon TD, Fell GS, McKay P: Erythrocyte magnesium in elderly patients: Not a reliable guide to magnesium status. *J Trace Elem Med Biol* 11:44, 1997.

133. Miller DO, Yoe JH: Spectrophotometric determination of manganese in human plasma and red cells with benzohydroxamic acid. *Anal Chim Acta* 26:224, 1962.

134. Bartlett GR, Savage E, Hughes L, Marlow AA: Carbohydrate intermediates and related cofactors with benzohydroxamic acid. *J Appl Physiol* 6:51, 1953.

135. Ferranti F, Giannetti O: The microdetermination of phosphorus (inorganic, acid-soluble, lipoid and total) in the blood and excretions. *Diagn Tec Lab Napoli Riv Mens* 4:664,

1933.

136. Overman RR, Davis AK: The application of flame photometry to sodium and potassium determinations in biological fluids. *J Biol Chem* 168:641, 1947.

137. Mayer KDF, Starkey BJ: Simpler flame photometric determination of erythrocyte sodium and potassium: The reference range for apparently healthy adults. *Clin Chem* 23:275, 1977.

138. Bernard JF, Bournier O, Renoux M, et al: Unclassified haemolytic anaemia with splenomegaly and erythrocyte cation abnormalities—A disease of the spleen? *Scand J Haematol* 17:231, 1976.

139. Hald PM: Notes on the determination and distribution of sodium and potassium in cells and serum of normal human blood. *J Biol Chem* 163:429, 1946.

140. Streef GM: Sodium and calcium content of erythrocytes. *J Biol Chem* 129:661, 1939.

141. Tamada T: An indirect spectrophotometric method for the determination of silicon in serum, whole blood and erythrocytes. *Anal Sci* 19:1291, 2003.

142. Reed L, Denis W: On the distribution of the non-protein sulfur of the blood between serum and corpuscles. *J Biol Chem* 73:623, 1927.

143. Vallee BL, Gibson JG: The zinc content of normal human whole blood, plasma, leucocytes, and erythrocytes. *J Biol Chem* 176:445, 1948.

144. Zak B, Nalbandian RM, Williams LA, Cohen J: Determination of human erythrocyte zinc: Hemoglobin ratios. *Clin Chim Acta* 7:634, 1962.

第 32 章
红细胞的生成

Josef T. Prchal and Perumal Thiagarajan

摘要

红系造血每天新生约 2×10^{11} 个红细胞(占红细胞总数的 1%)以取代外周血中被清除的红细胞造血干细胞分化为红系祖细胞然后成熟为红细胞的过程是一个严格调控的过程。失血或溶血时红细胞生成会成倍增加。当一个子代多能造血干细胞向红系定向分化时,这些早期红系祖细胞经过一系列分化成熟后最终成为形态上可以识别的幼红细胞。这些大红细胞(瑞氏染色后呈多染色性,亚甲蓝染色后呈网织红细胞)经脱核后离开骨髓。在进入外周血的最初 24 小时内,网织红细胞通过自噬和膜重建失去残余细胞器(线粒体与核糖体),成为双凹圆盘形的成熟红细胞。红细胞生成受转录因子和细胞因子调控,其中主要的因子为 GATA1 与促红细胞生成素(EPO),它们影响红系定向比例、红细胞增殖、凋亡、分化以及由早期祖细胞分化至晚幼红细胞的数量。红细胞的生成数量随组织氧合作用而变化,后者决定了转录因子的水平,如缺氧诱导因子-1 与缺氧诱导因子-2(HIF-1 和 HIF-2)。HIF 是应对缺氧状态的主要调节因子,其通过调控 EPO 的生成、利用直接的非 EPO 依赖性机制和促进铁利用而调控红细胞的生成。

● 历史

红细胞主要以运送氧至组织为目的而进化。因此,红细胞总数及红细胞生成速率必须与组织的氧供求密切相关。19 世纪末,法国登山家和生理学家认为组织的低氧状态能刺激红细胞生成[1]。1906 年,梭尔帮大学的 Paul Carnot 教授及其同事 Mademoiselle DeFlandre 提出缺氧能产生具有刺激红细胞生成功能的体液因子[2]。基于有疑问的实验数据,一位有影响力的生物化学家 Friederich Miescher[3] 错误地提出骨髓缺氧可直接刺激红系造血。最终,1950 年,在应用连体大鼠进行的巧妙研究中,Kurt Reissmann[4] 证明缺氧与红系造血中存在一个间接的体液机制。Erslev 及其同事[5,6]的研究证实贫血的兔子和灵长类动物的血浆中含有一种红细胞刺激因子。这两项研究均为促红细胞生成素(EPO)的存在提供了强有力的证据。1957 年,Jacobson 及其合作者[7] 报道 EPO 由肾脏产生,这一发现使得 EPO 有可能被大量提取,从而为尿毒症患者的治疗带来益处。在 EPO 被克隆以及治疗性重组 EPO 被生产后,已证实 EPO 不仅能治疗贫血,还具有一些尚未完全阐明的红系以外的作用,如对细胞生长的作用。因此 EPO 在贫血治疗中的广泛应用已经超出了人们最初的期望。

简写和缩略词

BCL11A,γ-珠蛋白基因沉默关键调节子(a critical switching factor for silencing γ-globin);Bcl-xl,一种抗凋亡因子(an anti-apoptotic factor);BFU-E,红细胞爆裂型集落生成单位(burst-forming unit-erythroid);CFU-E,红细胞集落生成单位(colony-forming unit-erythroid);CFU-Ec-Kit,生长因子受体,同时也是原癌基因(growth factor receptor also aprotooncogene);CIS,一种下调促红细胞生成素受体活性的信号传导蛋白(a signal transduction protein that downregulates activity of erythropoietin receptor);CPM,每分钟的计数(counts per minute);EKLF,红系 Kruppel 样因子(erythroid Kruppel-like factor);Emp,幼红巨噬细胞细胞黏附蛋白(erythroblast-macrophage protein);EPO,促红细胞生成素(erythropoietin);EPOR,促红细胞生成素受体(EPO receptor);FOG,"GATA 的朋友",一种 GATA-1 相互作用蛋白("friend of GATA," a GATA-1 interacting protein);Gas6,生长停滞特异性蛋白 6(growth arrest-specific 6);GATA-1 转录因子(GATA-1 transcription factor);HCP,造血细胞磷酸酶(hematopoietic cell phosphatase);Hct,血细胞比容(hematocrit);HIF,缺氧诱导转录因子(hypoxia-inducible transcription factor);ICSH,国际血液学标准化委员会(International Committee on Standardization in Hematology);JAK2,一种与促红细胞生成素受体相互作用的酪氨酸激酶(a tyrosine kinase that interacts with erythropoietin receptor);KAP1,KRAB 相关蛋白 1,一种转录辅助因子(KRAB-associated protein-1 is atranscriptional cofactor);KRAB-ZFP,KRAB 型锌指蛋白,400 种基于人类锌指蛋白的转录因子中的一种(one of the 400human zinc finger protein-based transcription factors);mDia2,一种肌钙蛋白和黏着斑动力学的调节蛋白(a protein that regulates actin and focal adhesion dynamics);miRNAs,微小 RNA 是小分子非编码 RNA(microRNAs are small molecular noncoding RNA molecules);NFE-2,一种转录因子,是造血的主要调控因子(a transcription factor, one of the principal regulator of hematopoiesis);Nix,一种红细胞生成全程中表达的蛋白,调节线粒体凋亡/自噬,a protein that is expressed during erythropoiesis and regulates mitochondrial apoptosis(autophagy);OS-9,骨肉瘤蛋白9(osteosarcoma protein 9);PU.1,一种转录因子(a transcription factor);RACK1,活化的蛋白激酶 C 受体(receptor of activated protein kinase C);RCM,红细胞量(red cell mass);SCL/TAL1,干细胞白血病/T 细胞性急性淋巴细胞白血病 1 因子(stem cell leukemia/T-cell acute lymphoblastic leukemia 1factor);SOCS3,一种下调促红细胞生成素受体活性的信号转导蛋白,也称为 CIS3(a signal transduction protein(also known as CIS3)that downregulates activity of erythropoietin receptor);VHL,von Hippel-Landau 蛋白(von Hippel-Lindau protein)。

红细胞生成的种系发生学

血红蛋白和红细胞

血红蛋白存在于大多数原始生物形态中,如草履虫属和四膜虫属。一些甲壳动物如水蚤属,能发育出一套没有循环红细胞的氧转运系统[8]。一个有趣的例外是一种缺乏血红蛋白的南极银鱼(Chaenocephalus aceratus)[9]。这些银鱼通过其不寻常的一氧化氮代谢弥补了血红蛋白的缺乏[10~12]。它们具有非常大的心脏和直径异常大的毛细血管。这些特点使其外周阻力减低,以致大量血液能以高流速、低血管压力的方式循环,从而使得它们能在含氧量极高的南极水域生存[12]。

在循环系统发育过程中,红细胞具备了合成、携带血红蛋白并保护其不被氧化的能力。循环的有核红细胞最早出现于纽形动物门和海洋固着生物里的帚虫动物门。在这些原始无脊椎动物中,红细胞造血发生在源于内皮细胞的腹膜附近或其表面[13]。无核红细胞首次在更高级的环节动物门中被发现。然而,源于脱核的进化优势却表现得极其微弱。有核红细胞则在更高等的动物如爬行动物和鸟类中被发现[14]。所有哺乳动物的红细胞均为无核红细胞,且除个别物种红细胞为椭圆形外,大多数物种红细胞均为碟形[15]。红细胞脱核后其自身重量减轻了三分之一,因此可降低心脏工作负荷。

在非哺乳动物物种中,脾脏是基本的造血器官。但在一些鱼类中,肾脏也参与造血[16,17]。在脊椎动物中,造血经历了由脾脏至肝脏,再由肝脏至骨腔的进化过程[18]。对水蚤体内血液或血红蛋白生成的稳态调节[8]研究发现,需氧量与血红蛋白生成之间存在一个平衡。在更高等的动物中,这种关系是通过调节红系造血维持的。对鸟类[19]、鱼类[20]及哺乳动物[21]的研究提示红系造血由EPO控制,后者能根据组织氧需要量调节红细胞生成。哺乳动物体内的EPO具有很大的生物学相似性及遗传同源性[22]。

红细胞生成的个体发生学

胚胎和胎儿红系造血

骨髓内环境是细胞增殖及成熟的最佳环境。然而,骨腔直至妊娠第5个月才发育。其他部位虽非最佳,在胚胎早期也具有产生红细胞的能力(参见第7章)。人类的大型有核血细胞和一些无核血细胞[23]首先是在卵黄囊[24]中形成的。它们聚集在血岛,被内皮细胞包裹形成卵黄囊血管丛[25]。以上指的是原始型红系造血,与之对应的是发生在胎肝及骨髓的定向型红系造血。妊娠第二个月红系造血转移至胎肝,生成了比早期稍小的大型、无核红细胞[26,27]。出生时肝脏造血期停止,红系造血转移至骨髓(胚胎、胎儿与成人血红蛋白表达的发育改变,参见第7、48章)。

在新生儿阶段,造血细胞及骨髓脉管系统几乎占据了可利用骨髓腔的全部容量[28]。这一状态持续数年,直至骨骼及骨腔生长速度超过造血组织。然而,在新生儿及幼儿阶段,由于缺乏贮备空间,一旦红系造血需求增加(如失血、缺氧、无效造血、溶血),肝脏与脾脏的髓外红系造血功能即可再度激活[29]。在成人阶段,骨髓空间继续扩大,所有骨腔中的脂肪组织逐渐增多。由于骨髓空间充裕,成年后很少发生髓外器官代偿性造血。成人阶段的髓外造血往往提示了病理性而非代偿性造血,如在原发性骨髓纤维化(参见第86章)中其造血干细胞与细胞外基质存在着异常的相互作用[30]。在胎儿阶段,EPO主要在肝脏产生[31]。出生后,EPO生成部位则逐渐转移至肾脏。成年人体内约85%的EPO由肾脏产生[32,33]。

红系造血中的细胞成分

祖细胞

我们对早期红系造血的评估基于对造血祖细胞的功能分析。发育阶段中最早的红系祖细胞是红细胞爆裂型集落生成单位(BFU-E)。其最早被称为"爆式"是由于其含有能迁移的细胞。这些细胞在大的中心克隆周围形成小的卫星集落,呈辐射状(图32-1)。但是,克隆及其卫星集落中的所有细胞都源于单个BUF-E,因此都是克隆性的。BUF-E形成幼红细胞集落的时间要长于更成熟的红系祖细胞(10~14天),并且形成一个大的BFU-E克隆(2000~3000个细胞)。BFU-E表达低水平的EPO受体(EPORs)。BFU-E发育为更成熟的红系祖细胞,红细胞集落生成单位(CFU-E)。CFU-E是更为晚期、更加分化的红系祖细胞,能在体外形成小克隆(50~200个细胞),并于3~5天内成熟。随着祖细胞的成熟,EPOR密度及其对EPO依赖程度也逐渐增加,累积至CFU-E的水平[34,35]。BFU-E与CFU-E镜下无法区分(参见第31章),但是它们在体外应用半固体培养基,可以通过所谓的克隆形成试验产生显微镜可识别的血红蛋白前体(如幼红细胞)的能力进行体外研究。

前体细胞

相比之下,红系造血晚期阶段的细胞能通过光学显微镜鉴别(参见第31章)。形态学上最早可被识别的红系造血细胞为原始红细胞。原始红细胞体积大,细胞核大而疏松,胞浆重度嗜碱性,含有丰富的核糖体。原始红细胞大小为900fl,是成熟红细胞体积的10倍。每成功分化一次,体积减少一半。随着细胞分化成熟,细胞中血红蛋白合成增加,核酸凝集。最终,原始红细胞分化为嗜碱性红细胞。与原始红细胞相比,早幼红细胞因血红蛋白增多而胞质减少,且核酸大量减少。当早幼红细胞进一步分化,则形成血红蛋白更为丰富的中幼红细胞。中幼细胞进一步分化为晚幼红细胞,核染色体完全消失,胞浆因丰富的血红蛋白呈粉红色。晚幼红细胞以后的细胞不再分化,发育过程中核被排出而成为网织红细胞。由于网织红细胞中残余的内质网核少量核糖核酸在新亚甲蓝染色下呈网状,故而得名。网织红细胞在骨髓中停留48~72小时后被释放到外周血。网织红细胞呈不规则多分叶状,且含有多种膜性细胞器[36]。在外周血中,不成熟红细胞(网织红细胞)通过脱细胞器和细胞膜重组形成成熟的双凹圆盘状红细胞[37]。

红系前体细胞的数量很大程度上决定了红细胞产生的数量。原始红细胞也含有EPORs,在高于正常浓度的EPO环境下,能加速其进入第一次有丝分裂。这一过程可缩短幼红细胞的骨髓经过时间[38],并导致未成熟红细胞的释放(多染色性大红细胞),即所谓的应激性网织红细胞(图32-2)[39]。大小和形

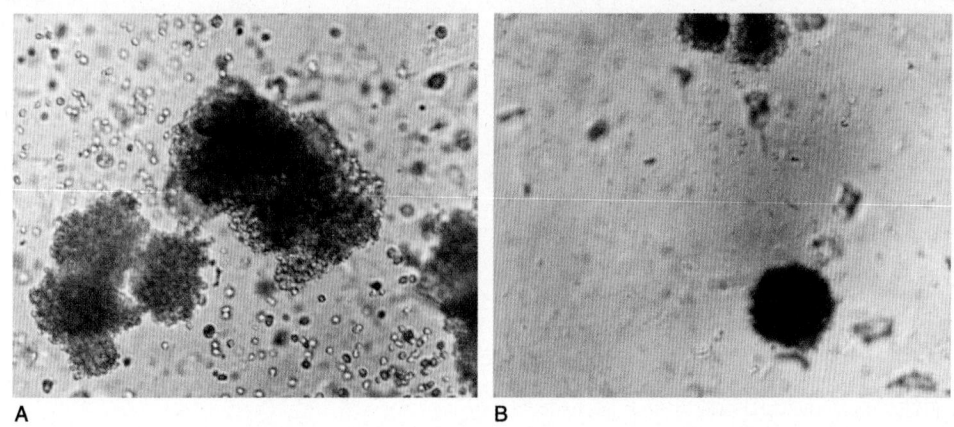

图 32-1 BFU-E 和 CFU-E 在加有促红细胞生成素的甲基纤维素培养基中生长的红细胞克隆,克隆经血红蛋白染色。A. 红细胞爆裂型集落生成单位(BFU-E)该克隆由单个骨髓红系祖细胞(BFU-E)增殖而来,这是培养 14 天拍摄的照片。BFU-E 是一个红系定向分化细胞。在红系成熟过程中,BFU-E 是较红细胞集落生成单位(CFU-E)更为原始的祖细胞。BFU-E 形成的克隆较 CFU-E 的大,具有伸展的边缘,常伴有卫星克隆。B. CFU-E,该克隆在培养第 7 天所拍摄,与 BFU-E 相比,CFU-E 起源于更成熟的单个祖细胞,CFU-E 相对更小,且具典型的紧密型克隆生长。红系发育的顺序是 BFU-E、CFU-E、红系前体细胞(原始红细胞等)。(来源于 Lichtman's Atlas of Hematology,www. accessmedicine. com)

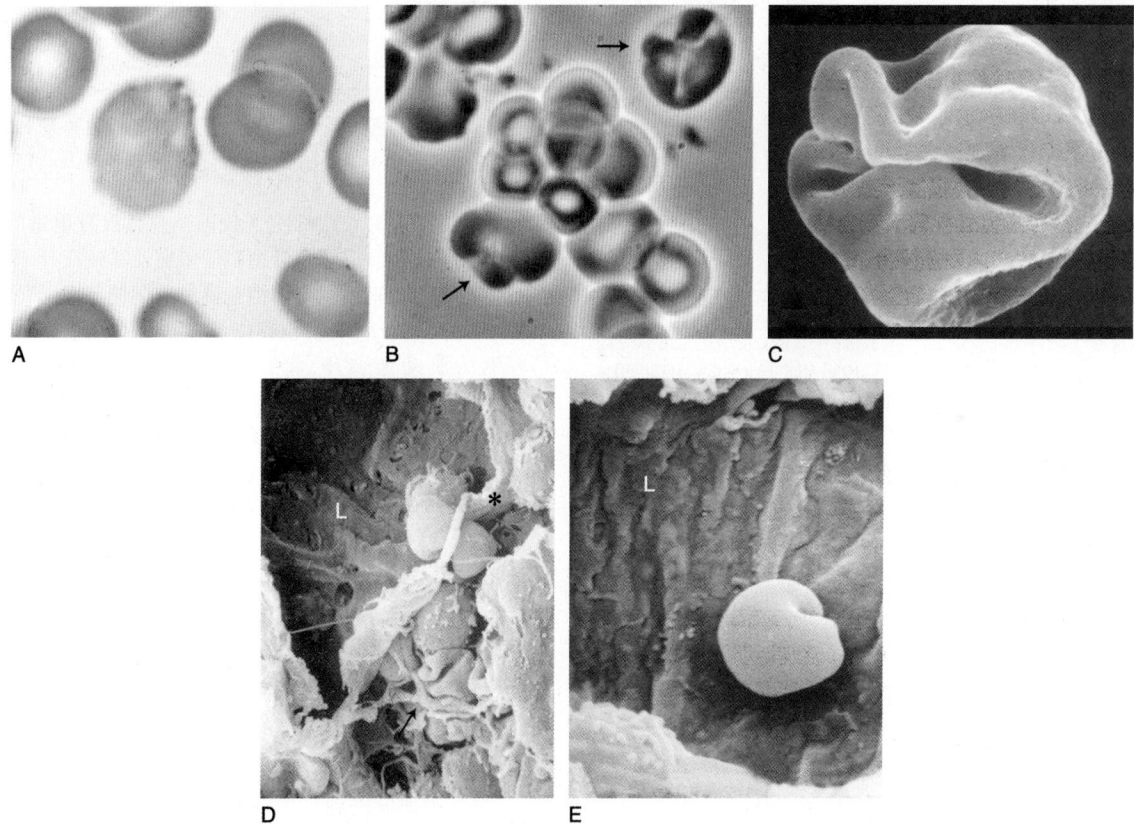

图 32-2 应激性网织红细胞。A. 血膜,溶血性贫血典型的应激性红细胞是一种四叶苜蓿形横断面上带有明显褶皱的多染性大红细胞,这样命名是因其尚未成熟即在高水平 EPO 作用下从骨髓中释放,通常发生于溶血性贫血时。该类细胞体积较大,强多染色性,常因表面积过大具有明显褶皱。B. 一例溶血性贫血患者的血细胞悬液的相差显微镜图像。箭头所指是两个具有褶皱表面的大红细胞,这是应激性网织红细胞的特性。C. 应激性网织红细胞的扫描电镜照片注意红细胞表面积与体积的比例明显增加。D. 小鼠骨髓窦的扫描电镜照片 L 指窦腔,星号所指为窦内壁的内皮边缘,是撕裂后镜检所见。箭头所指是两个无核红细胞折叠于组成骨髓基质的网状细胞伪足中。注意原位网织红细胞的重度折叠。注意扫描电镜照片中与(C)相似的细胞褶皱。星号下方是一个无核红细胞(网织红细胞),一半位于造血区域,一半位于窦腔,预示着即将排出。注意表面褶皱为细胞穿过内皮狭窄穿孔隙所需。E. 含有一个新出现于窦腔的无核红细胞骨髓窦。注意其褶皱为细胞排出时通过狭窄孔隙所需(红细胞排出,参见第 3 章)(来源于 Lichtman's Atlas of Hematology,www. accessmedicine. com.)

态正常的红细胞是无细胞核、含有血红蛋白、90fl 大小的碟形细胞，它是由具有大细胞核约 900fl 大小的原始红细胞经有序转变后最终生成的。尽管胞质的成熟是一个连续的过程，但插入的有丝分裂导致胞质和胞核容量的阶梯式缩减，使其成为光镜下可识别的原始红细胞，幼红细胞和多染性大红细胞（网织红细胞）（参见第 31 章）。直接测量骨髓幼稚红细胞、网织红细胞和原始红细胞的数量，其比例约为 50：124：1（表 32-1）[40,41]。红系细胞的数量呈金字塔样分布（表 32-1，图 32-3）。在这个金字塔中，每个幼稚红细胞均于脱核前的 5 天内经历了 5 次有丝分裂，随后进入 2～3 天的成熟期，继而自骨髓释放。这一红系金字塔中的细胞大小及形态各不相同，但这些差异在红系造血的生理性控制中起到一定作用。当红细胞生成受抑时，如 EPO 缺乏导致的慢性肾病性贫血中，幼红细胞的分布正常，没有形态学或铁动力学证据显示红系无效造血或异常的幼红细胞凋亡，但红系祖细胞减少[38]。当红细胞生成增加时，如严重的溶血性贫血，幼红细胞金字塔也是正常的，并无额外有丝分裂的证据，然而红系祖细胞数量增加。因此，红细胞生成的速率很大程度上取决于红系祖细胞的数量。

表 32-1 红细胞池		
细胞类型	细胞数×10^8/kg	
	实测值	理论模型（图 32-3）
原始红细胞	1	1
幼红细胞	49	58
骨髓网织红细胞	82	64
外周血网织红细胞	31	32
成熟红细胞	3300	3800

数据来源于 Donohue DM, Reiff RH, Hanson ML, et al. : Quantitative measurement of the erythrocytic and granulocytic cells of the marrow and blood. *J Clin Invest* 37（11）：1571～1576, 1958 and Finch CA, Harker LA and Cook JD：Kinetics of the formed elements of human blood. *Blood* 50（4）：699～707, 1977

随着幼红细胞发育成熟，它的合成活性迅速增加，产生了成熟红细胞具有的全部特征性蛋白，尤其是血红蛋白。最终红细胞中 95% 的蛋白是血红蛋白，其成人体内几乎均为血红蛋白 A（$\alpha_2\beta_2$），仅有少量血红蛋白 F（$\alpha_2\gamma_2$）和血红蛋白 A2（$\alpha_2\delta_2$）。血红蛋白 F 分布不均匀，仅存在于部分红细胞中，这些细胞被定为 F 细胞（参见第 48、49 章）。

EPOR 密度在早幼红细胞表面急剧下降，较成熟的幼红细胞无 EPORs，而转铁蛋白受体数量则明显增加，这反映了血红素的合成增加了对铁的需求。

红系原始细胞去核过程

微环境可能对幼红细胞的增殖和成熟极为重要。然而，原位分泌的或循环中的生长因子和细胞因子对前体细胞的作用不如对祖细胞那么重要。细胞间黏附分子确保了骨髓结构的完整性，而纤维连接蛋白对幼红细胞格外重要[42]。缺乏纤维连接蛋白受体预示着多染性大红细胞（网织红细胞）将迁移至血液，但一些新生成的红细胞释放入血后仍具有黏附性并暂时被脾脏扣押（参见第 6 章）。由于体外形成的红系克隆主要包含有核红细胞，因此脱核可能主要由骨髓基质细胞诱导（参见第 5、31 章）。

红系造血细胞在成熟后排出细胞核，形成双凹圆盘状细胞

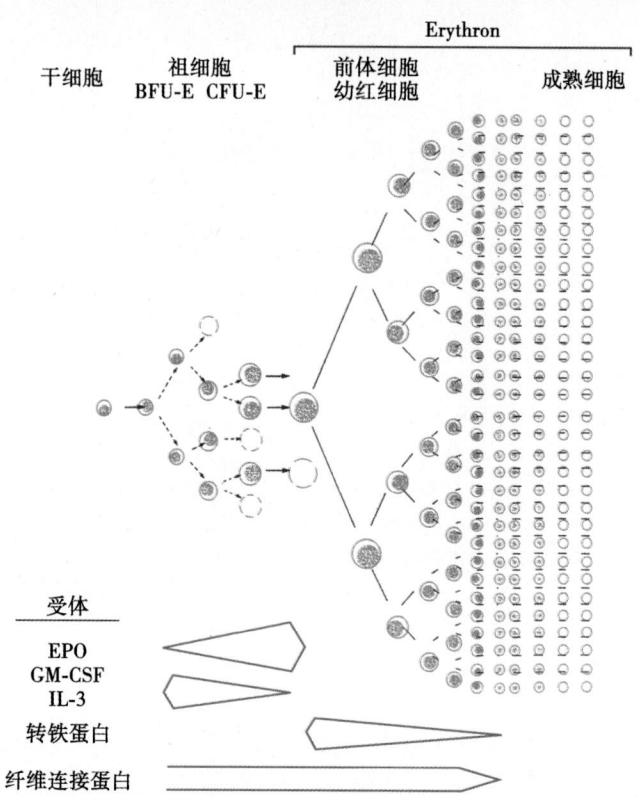

图 32-3 骨髓红系定向细胞增殖及其最重要受体的理论模型 GM-GSF 粒-巨核细胞集落刺激因子；IL 白介素

是哺乳动物独有的。红细胞去核可减少其自身重量的 1/3，进而减轻心脏负荷。视网膜母细胞瘤蛋白及其效应分子 E2f-2 是红系细胞脱离细胞周期排出细胞核的关键调节因子[43]。在分化的终末期，一部分胞质膜包裹细胞核，然后胞膜其他部位形成可收缩的肌动蛋白环，将核体排出[44]。GTP 酶和其效应器 mDia2 是形成肌动蛋白环、排出细胞核所必需的[45]。脱离细胞的细胞核暴露出磷脂酰丝氨酸，进而被巨噬细胞识别和吞噬[46]。Emp，一种介导有核红细胞与巨噬细胞黏附的蛋白，在红系细胞去核中发挥重要作用[47]。Emp 和 F-肌动蛋白相互作用是 F-肌动蛋白正常分布于有核红细胞和巨噬细胞的关键。Emp 缺陷的小鼠无法将细胞核从红细胞中排出，因此，Emp 是红系细胞去核的必要因子[48]。

显微镜下所确定的骨髓细胞构成和幼红细胞比例使之得以半定量地评估红系造血。然而，在红系无效造血的疾病状态下，如缺铁、慢性病性贫血，巨幼红细胞性贫血以及珠蛋白生成障碍性贫血等，形态学方法可能致误导（参见第 37、41、42、48 章）。红系造血的准确评估能通过铁动力学研究实现（利用 59Fe）。同样，红系造血终产物的数量，即红细胞数，亦可准确测量。遗憾的是，限制体内应用微量放射性同位素的法规不断增加，使其仅能在少数几个专业中心应用。

第 7、30、47、48 章讨论了红系造血发育的调控，酶和血红蛋白基因的差别应用，以及胚胎卵黄囊和胎儿/成人红系造血之间的重要区别。本章则主要关注成人红系造血。

红系造血调控

红系造血是一个严密调控的系统，但是具体细节尚未完全

阐明。许多破坏红系造血的先天性和获得性突变的分子调控机制有待进一步的了解。目前关于红系造血系统祖细胞分化机制有两种相互矛盾性假说。

细胞系定型模型论

根据细胞系定型模型论,特定的细胞外信号,如细胞因子,在血细胞谱系分化中发挥指导作用。

多能祖细胞(参见第 18 章)与原始红系祖细胞,以及 BFU-E 的生长和存活需要干细胞因子、白介素-3、粒-巨噬细胞集落刺激因子和/或血小板生成素(图 32-4)。

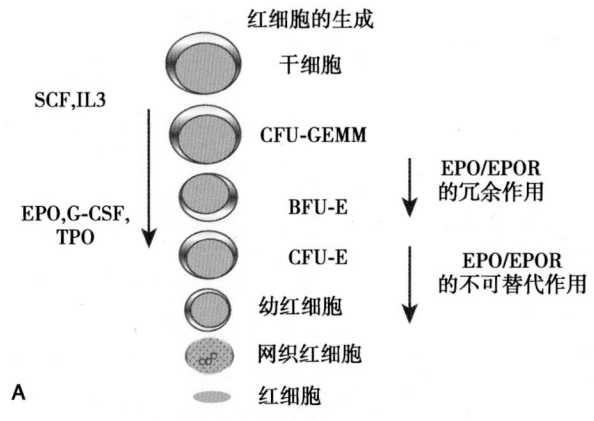

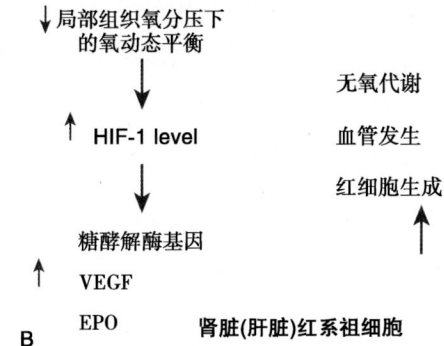

图 32-4　A. 细胞因子对造血的影响。CFU-GEMM,粒细胞、红细胞、巨核细胞和巨噬细胞前提集落形成单位;G-CSF,粒细胞集落刺激因子;IL3 白介素;SCF,干细胞因子;TPO,促血小板生成素。B. 缺氧条件下的红系造血调节。HIF-1,缺氧诱导因子-1;VEGF,血管内皮生长因子 1

红系分化随机论

相反,红系分化随机论认为红细胞分化受一系列转录因子独立调控,而不受下游外来信号的干扰。这些转录因子激活许多红系特异性基因,抑制其他转录因子和细胞因子,使其作用局限化。此理论的主要证据来源于基因靶点研究和体外培养研究。许多转录因子,如 GATA-1、FOG-1、EKLF、PU.1 及 SCL/TAL1,被证实参与红系分化。

转录因子 GATA 家族含锌指结构,首先被证实可与组蛋白基因增强子 GATA 序列相结合[49,50]。GATA-1 在红系分化中表达,CFU-E 和前体红细胞中表达量最高。GATA-1 通过激活多

种红系特异性基因的表达、抑制 Kit 受体和 GATA-2 表达,促进红系分化。GATA-1 缺陷的胚胎期小鼠在 10.5 天因红系前体细胞分化阻遏死于严重贫血[51]。体外研究发现,GATA-1 缺乏的胚胎干细胞不能分化为红系细胞,走向凋亡。GATA-1 和共刺激因子 CBP 在珠蛋白组蛋白乙酰化中发挥重要作用[52]。GATA-1 与 EPO 协同,能诱导抗凋亡蛋白 Bcl-xL[53] 的表达并与多种蛋白相互作用,如 FOG-1 及 PU.1[54]。FOG-1 是 GATA-1 的共刺激因子[55]。GATA-1 与 PU.1 相互作用则通过诱导多能干细胞向髓系和 B 淋巴细胞系分化并抑制红细胞生成而拮抗红系造血[54,56,57]。尽管 PU.1 的缺失为完成红系终末分化所必需,但 PU.1 的低水平表达则对胎儿红系造血及成人应激状态下红系造血的适度增加显得至关重要[58]。

GATA 的"朋友"

通过酵母双杂交技术发现,FOG-1 是一种与 GATA 蛋白家族相互作用的核蛋白[55],可结合于 GATA-1 的锌指结构。与 GATA-1 缺陷的小鼠类似,FOG-1 缺陷的小鼠在胚胎发育的 10.5～11.5 天死于红系成熟障碍导致的严重贫血[59]。FOG-1 可增强或抑制 GATA-1 转录活性,具体作用取决于二者的结合部位。

GATA-2 作为 GATA 修饰结合蛋白存在于红细胞生命全程。靶向清除 GATA-2 的胚胎在发育的 10.5 天因红细胞发育停滞死亡[60]。GATA-1 和 GATA-2 通过直接调控 GATA-2 转录在红系分化中发挥重要作用[61,62]。GATA-2 可在启动子区域与自身的调节子结合调控自身的转录。当 GATA1 取代 GATA2 时(GATA-2/GATA-1 switch,需要 FOG-1 参与),这种自调节作用消失[63]。染色质免疫沉淀相关研究表明,FOG-1 促进了 GATA-1 占据染色质的顺式作用元件。GATA-1 和 GATA-2 双敲除的胚胎细胞因完全红系缺失死亡[64]。对比 GATA-1 和 GATA-2 单独敲除 GATA1 或者 GATA2 基因,导致贫血的严重程度,研究人员认为 GATA-1 和 GATA-2 作用部分重叠。

Kruppel 样因子

红系 Kruppel 样因子(EKLF)是一种含锌指结构的转录因子,在红系分化中发挥重要作用[65]。EKLF 与 β 珠蛋白 CACCC 序列结合,调控珠蛋白转换。EKLF 敲除的小鼠胚胎在发育的 14.5 天到 15 天死于严重的红系细胞缺陷[66]。在 EKLF 缺陷的红细胞中,β 珠蛋白的 mRNA 和蛋白水平均下降。EKLF 缺陷的小鼠的网状内皮系统中铁大量堆积,形成无效红系造血。

干细胞白血病/T 细胞性急性淋巴细胞白血病 1 因子

干细胞白血病/T 细胞性急性淋巴细胞白血病 1 因子(SCL/TAL1)属于螺旋-环-螺旋转录因子家族成员,可调控巨核系和红系细胞发育[67]。敲除 SCL/TAL1 导致造血失败[68]。通过 SCL 增强子导入 SCL/TAL1 缺陷的细胞实验发现,SCL/TAL1 在红系和巨核系成熟中作用略不同[69]。有研究发现,红系和巨核系前体细胞无法在 SCL/TAL1 敲除的小鼠骨髓中发育[70]。SCL 的异源二聚体结构和其他转录因子(如 E2A)是 SCL/TAL1 发挥作用的先决条件。

BCL11A 最初在淋系细胞中发现的转录因子,调控红系分化,尤其是参与胎儿血红蛋白(Hb F)转化为成人血红蛋白

(Hb A)的过程[71]。出生后，Hb F 水平下降，被 Hb A 所取代，其转化的分子机制尚不完全清楚。全基因组关联分析在此问题的研究中取得重大突破[72]。红系细胞中，BCL11A 与 Hb F 表达呈负相关。BCL11A 占据 β 珠蛋白基因簇部分位点，可能在红系分化过程参与血红蛋白转化。

生长阻滞特异蛋白 6

生长阻滞特异蛋白 6（Gas6）是一种分泌性维生素 K 依赖蛋白，它能与细胞膜相互作用并通过其受体酪氨酸激酶引导细胞内信号传导。Gas6 受体表达于造血组织、巨核细胞、粒单核细胞前体及骨髓基质细胞。利用 Gas6 基因敲除的小鼠模型研究发现，Gas6 能放大红系造血对 EPO 的反应[73]。Gas6 亦能下调炎症因子的表达，如巨噬细胞产生的肿瘤坏死因子 α[74]。

图 32-5 展示了红系和巨核系特异性分化调节的分子机制[75]。

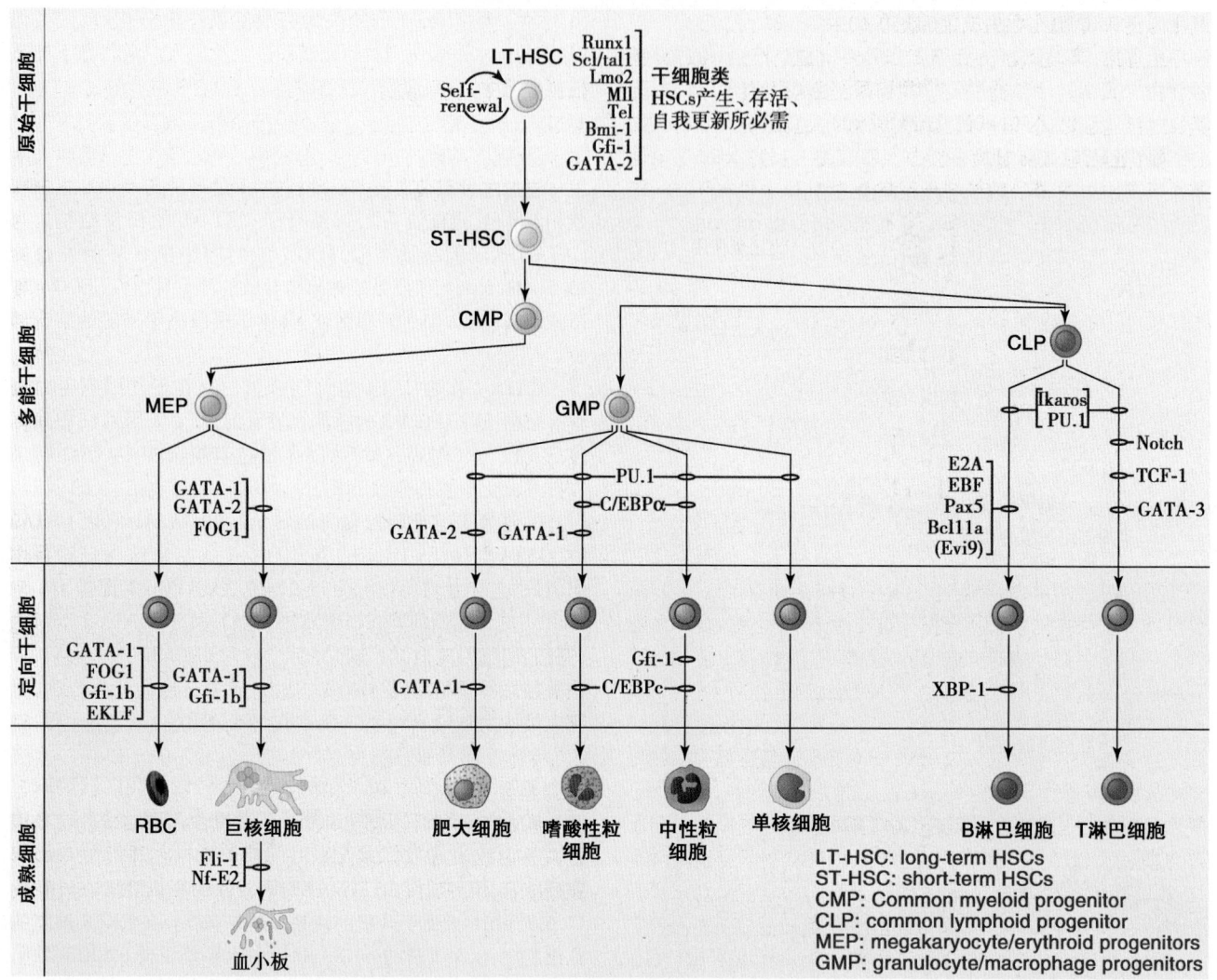

图 32-5   红系/巨核系各级造血前体细胞 RUNX-1，Scl1/Tal1，Lmo1，MllTel，PU-1，GATA-1，GATA-2，gf-1，C/EBPα，FOG1，EKLF，Ikaros，E2A，EBF，PAX-5，BCL11A，NOTCH，TCF-1 属于转录因子；CLP，共同淋系祖细胞；CMP，共同髓系祖细胞；GMP，粒细胞-巨噬细胞祖细胞；LT-HSC，长期造血干细胞；MEP，巨核细胞-红细胞祖细胞；RBC，红细胞；ST-HSC，短期造血干细胞（来源于 Orkin SH1，Zon LI：Hematopoiesis：an evolving paradigm for stem cell biology. Cell 22；132（4）：631～644，2008.）

促红细胞生成素，氧传感与缺氧诱导因子

促红细胞生成素

促红细胞生成素（EPO）是调控红系造血的主要激素，主要由肾脏产生[7]。红系祖细胞表达其自身的 EPO[76]。不同成熟阶段的红细胞都有其最佳的肾源性 EPO 水平[77]。通过纯化的 EPO 提供的不完整蛋白序列可以对其基因进行克隆，从而可以大量生产重组蛋白[78]。EPO 及其重组体是一种高度糖基化的 α

球蛋白，分子量为 34 000Da，其活性约为 200 000IU/mg[79,80]。重组蛋白分子量的 60% 由氨基酸组成，其余 40% 由碳水化合物组成。应用 EPO 分子探针，mRNA 将 EPO 的合成部位定位于内皮或成纤维细胞系的肾皮质间质细胞[81,82]。此类细胞以全或无的形式行使其功能，mRNA 的总生成量依赖于激活的细胞数量[83]。

位于上游 6000～12 000bp 的某些 5′端序列也影响了 EPO 基因的转录[84]。这些序列并非对缺氧敏感，但其对组织和细胞的特异性是必需的[84]。肝脏主要由肝细胞生成 EPO，但相对于

肾脏,其并不是 EPO 的主要来源[85]。然而在胎儿时期,肝脏产生的 EPO 对红细胞生成起主要作用(参见第 7 章)[86,87]。在转录水平上,EPO 的生成几乎只受缺氧调节。EPO 基因的转录活化受 3′ 端序列处特异性序列-缺氧反应元件控制[88~90]。EPO 基因增强子的核心序列为 CACGTGCT,核心序列的突变会使 EPO 对缺氧刺激不敏感。

EPO 无法储存,但可迅速分泌[81~83]。循环中的重组 EPO 和天然的 EPO 具有 4~12 小时的半衰期($T_{1/2}$),其分布容量比血浆容量稍大[91]。EPO 与 EPOR 结合后即被降解(见下文"促红细胞生成素受体")[92]。

促红细胞生成素受体

促红细胞生成素与其受体(EPOR)的相互作用导致了:①红细胞分裂的激活;②红系特异性蛋白表达诱导下的红系分化;③红系祖细胞凋亡的抑制[93]。这种相互作用的早期模式为基于配体(EPO)诱导的 EPOR 的同源二聚化。事实上,EPOR 是一个预制同源二聚体,其结合后发生主要的构象变化[94],由此启动 EPO 特异性的红系信号转导级联反应(图 32-6)。EPOR 的细胞质部分包含了能与 Janus 激酶 2(JAK2)相互作用的正调控区域[95]。与 EPO 结合后,JAK2 即与 EPOR 及其他蛋白如 STAT5 交叉磷酸化,继而启动红系特异性信号级联[96]。JAK2/STAT5 信号在 EPO-EPOR 介导的红系造血调控中起主要作用(图 32-6)[97]。EPO-EPOR 的缺乏可使胎肝的红系造血(而不是"早期"卵黄囊红系造血)停滞,从而致死。然而,在 EPO 或 EPOR 敲除的小鼠中,多能干细胞能向 BFU-E 分化,但不能进行随后的红系分化。这一现象证明 EPO 在终末期红系细胞成熟与分化中起关键作用[35,98,99]。EPOR 的 C-端细胞质部分也包含对抑制凋亡至关重要的区域(图 32-6),可经由磷酸肌醇 3 激酶(PI3K)而诱导 Bcl-xL 表达[53]。但是,EPOR 的细胞质部分也含有一个负调控区域[100],其能与造血细胞磷酸酶(HCP,亦称 SHP1)相互作用并下调信号转导[101]。一旦被促红细胞生成素受体酪氨酸(Y)429 募集,HCP 即结合至 EPOR 的细胞质区域并使 JAK2 去磷酸化。HCP 结合位点的失活导致 JAK2/STAT5 磷酸化延长[101,102]。CIS3(亦称 SOCS3)是另一个红系造血的负

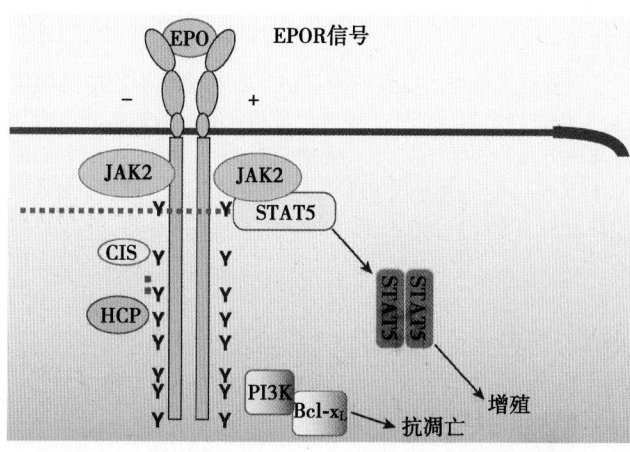

图 32-6 促红细胞生成素-促红细胞生成素受体(EPO-EPOR)信号通路简图。JAK2 与 STAT5 的激活表示红系造血促进信号。CIS 与 HCP 的相互作用抑制红系造血。P3I 激酶(PI3K)对 Bcl-xl 的激活抑制了红系祖细胞的凋亡。HCP,造血细胞磷酸酶

调控因子,其与 EPOR Y401 的细胞质部分结合并抑制 EPO 依赖的 JAK2/STAT5 信号传递[103,104]。因此,EPOR C-端胞质部分的远端缺失截短了 EPOR,去除了负调控元件,导致红系祖细胞增殖加速。功能获得性突变是由 EPOR 基因负调控元件的缺失造成的(参见第 57 章),这在一小部分患有家族性和先天性红细胞增多症的个体中已被证实,但在红白血病中却很少发现[105],然而 EPOR 的重排也见于高危 B-ALL 患者[106]。

由于激活信号在 EPO 与其受体结合后立即下调,并且 EPO 与受体结合后便迅速消失,因此 EPO-EPOR 内吞是 EPO 信号下调的机制之一[92]。EPO 与其受体结合后,EPO-EPOR 复合物即被泛素化,迅速内吞并定向降解。这一过程涉及两个蛋白水解系统:去除细胞表面 EPOR 胞内区域的蛋白酶体和降解细胞质内 EPO-EPOR 复合物的溶酶体[107]。

另一个尚未完全阐明的红系造血调控机制是数种 EPOR 异构体的存在,其中一些可能具有抑制红系造血的功能[108~110]。

促红细胞生成素信号通路的非红系作用

在重组 EPO 的红系作用阐述后不久,即发现其具有非红系作用[111]。其中一些作用是有益的,包括对神经系统、心血管系统、视网膜组织、免疫功能以及组织修复的作用。据称其还对运动成绩与神经认知具有益处,但尚无令人信服的依据证明。EPO 的非红系作用是 EPO 与 EPOR 结合的结果,与其在红系细胞内的作用相似,EPO-EPOR 的相互作用启动了调节相关组织生存、生长与分化的信号转导通路[112]。EPO 和 EPOR 在许多非红系细胞中具有生理作用,包括内皮细胞[113]、巨核细胞、脑、心脏、子宫、乳腺和睾丸细胞等。然而,由于 EPO 可与 EPOR 及 CD131 异源二聚体相互作用,因此在某些组织(如脑、心、肾)中,其信号转导机制可能有所不同[114,115]。

EPO 的有害作用包括尚未完全阐明的癌症死亡率增加[95,116,117]、血压增高以及血栓形成[114]。

缺氧诱导因子

在正常状态下,EPO 的生成是由血红蛋白血氧饱和度减低即低氧血症所介导的[77]。缺氧是生长、能量代谢、血管发生、铁代谢和肿瘤诱发中的一个重要因素,并且是红系造血的主要调节因子。对缺氧的反应受转录因子缺氧诱导因子(HIF)的控制[118,119]。对缺氧的适应性生理反应可引起:①增加细胞的氧输送;②通过激活糖酵解使细胞在低氧条件下存活;③减少活性氧的生成[120]。HIF-1 是一种异源二聚体转录因子,由高度调节的 HIF-1α 亚基和组成性表达的 HIF-1β 亚基组成。HIF-1β 亚基属于一种包含 PER-ARNT-SIM(PAS)-结构域转录因子家族的碱性螺旋-环-螺旋结构。缺氧细胞内转录因子 HIF-1 被诱导并与顺式作用核苷酸序列[指的是缺氧反应元件(HRE),最早发现于人 EPO 基因的 3'-旁区]结合[121]。HIF 转录因子还包括 HIF-2 和 HIF-3。HIF-1α 表达广泛,而 HIF-2α 则仅表达于特定组织,但 HIF-2 是 EPO 表达关键的调控因子[118,119]。HIF-1 可直接调控多种缺氧诱导基因。内皮组织表达的所有基因中,约 3% 是 HIF-1 调控[122]。在含氧量正常的情况下,细胞内 HIF-1α 的半衰期为数分钟。HIF-1 与 HIF-2 的 α 亚基被 von Hippel-Lindau(VHL)蛋白-泛素-蛋白酶体通路迅速降解[123]。HIF-α 亚基的靶向和后续多泛素化需要 VHL、铁、氧以及脯氨酸羟化酶活性的参与,这一复杂过程组成了氧传感系统(图 32-7)[124,125]。

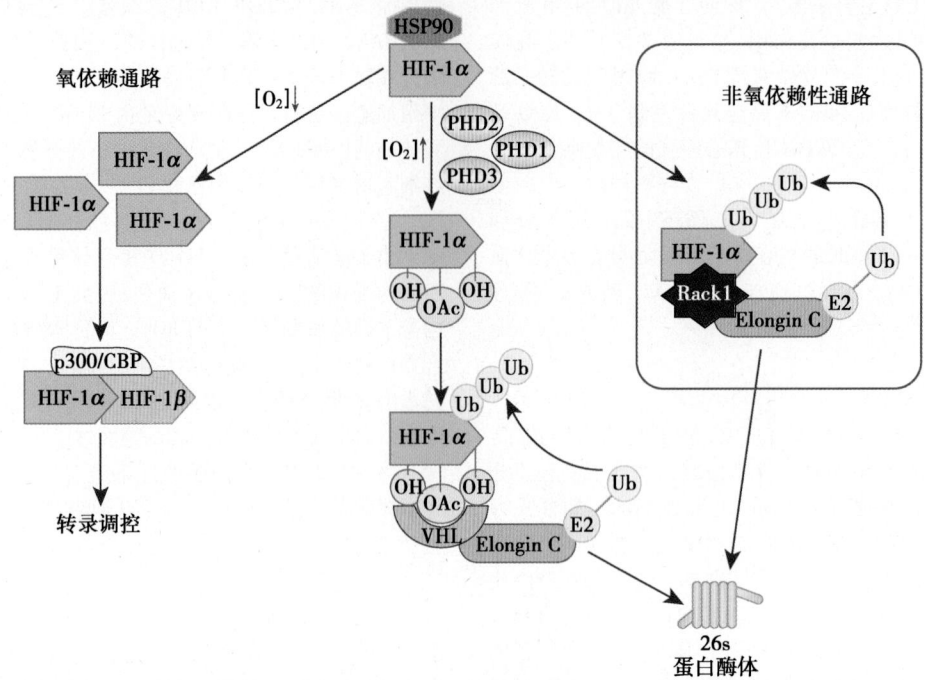

图 32-7   缺氧和非缺氧通路对 HIF-2 与 HIF-2α 亚基的调控 HIF,缺氧诱导因子;HSP90,热休克蛋白 90;PHDs,脯氨酸羟化酶;p300 与 CBP,HIF-1 的缺氧应答转录辅因子;RACK1,激活的蛋白激酶 C 受体;ub,泛素化残基;VHL,von Hippel-Lindau 蛋白

HIF-1α 的降解由一种含铁脯氨酸羟化酶(PHDs)介导的脯氨酸 564(p564)残基经翻译后羟基化修饰而启动。HIF-1α 的羟基化促进了与 VHL 蛋白的结合及后续的泛素化与蛋白酶体降解。骨肉瘤蛋白 9(OS-9)与 HIF-1α 及 PHD2 的结合是有效的脯氨酸羟基化所必需的[126]。在缺氧条件下,HIF-1 与 HIF-2 的 α 蛋白不被降解并且易位至细胞核,从而与 HIF-β 二聚化后形成 HIF 异二聚体,再通过与靶基因上的特异性 HREs 结合从而激活转录。另一个调控步骤涉及氧依赖性的 HIF-1α 上的天冬酰胺(N)803 的酰基羟化,这需要 FIH-1 酶的参与(HIF-1 抑制因子,亦称 HIF-3)。含氧量正常的情况下,N803 的羟化阻断了转录因子 p300 及 CBP 与 HIF-1 的结合,抑制了 HIF-1 所介导的基因转录。在缺氧条件下,HIF-α 则不被羟基化。未经羟基化修饰的蛋白逃避了 VHL 结合、泛素化及降解(图 32-7)。当 HIF-1α 的 N803 酰基不被羟基化时,p300 和 CBP 能与 HIF-1 异二聚体结合,使 HIF-1 靶向基因的转录得以激活。

HIF-2 转录因子   HIF-1α 与 HIF-2α 表现出高度的序列同源性,但却具有不同的 mRNA 表达模式:HIF-1α 表达广泛,而 HIF-2α 则仅表达于特定组织[118,127]。肾脏是 EPO 的主要生成部位(如肾间质细胞),并且 HIF-1 和 HIF-2 是肾脏 EPO 转录的主要调节物[118,127]。在其他组织中,如脑[128]和肝[87](产生约 15% 的循环 EPO),EPO 基因转录是 HIF-2 依赖性的[127]。一种 HIF-2α 的 5′端非翻译区铁-反应元件的发现揭示了可用铁与 HIF-2α 表达之间存在着一个新的调节链[129],它可能也影响红系造血的控制。功能获得性的 HIF-2α 突变所导致的红系造血作用,证明了 HIF-2α 在 EPO 基因调节中的重要性[130]。

HIF 的非缺氧依赖性调节   HIF-1α 亚基的氧依赖性调节是由脯氨酰羟化酶、VHL 蛋白及蛋白酶体复合物介导的,而 HIF-1α 的非缺氧依赖性调节机制亦已被揭示。这一新机制涉及激活的蛋白激酶 C 受体(RACK1),后者作为一种与 HIF-1α 相互作用的蛋白,促进了 HIF-1α 的脯氨酰羟化酶/VHL 非依赖性蛋白酶体降解。RACK1 与热休克蛋白 90(HSP90)竞争性结合 HIF-1α 的 PAS-A 域。HIF-1α 的降解被功能缺失的 RACK1 阻止。RACK1 与蛋白酶体亚基及延伸因子 C 结合并促进 HIF-1α 的泛素化(图 32-7)。因此,RACK1 与 HSP90 为调节 HIF-1α 的 O₂/PHD/VHL-非依赖机制中的重要成分[131]。

HIF 的快速降解受到复杂而严密的调控,影响编码调节因子的基因突变可能为一些未阐明机制的先天性红细胞增多症的基础。这一复合体系(参见第 34、57 章,图 32-7)构成了氧传感系统[124,125,132]。

胰岛素样生长因子-1,肾素-血管紧张素系统与造血

尽管红系造血的体外研究提供了红系造血调控的关键信息,但仍有许多实验证明了能够刺激和抑制红系造血的血清与血清成分蛋白的存在[133,134]。无血清状态下,胰岛素样生长因子-1(IGF-1)能部分替代 BFU-E 培养中的 EPO。此外,无肾性非贫血患者体内检测不到 EPO,而 IGF-1 的水平则有所增高[135]。

● 红系细胞细胞器清除

Nix 依赖的线粒体自噬

在分化的终末期,红系细胞丢失包括线粒体在内的所有的细胞器。基于早期形态学研究,自噬在此过程中发挥重要作用[136,137]。这一理论通过自噬抑制剂和 siRNA 沉默自噬相关基因证实[138,139]。在自噬的初始阶段,双膜结构包裹靶标形成自噬小体。自噬小体被运送至溶酶体形成自噬溶酶体,包裹的靶标

成分被降解。Nix, Bcl-2 蛋白家族成员, 在红系造血中表达, 调控线粒体凋亡/自噬。Nix 缺乏的小鼠无法清除红细胞中的线粒体。有趣的是 Nix 缺乏时, 自噬小体仍可形成, 说明 Nix 并不作用于自噬初始、自噬小体形成阶段。在 Nix 缺陷的网织红细胞中, 线粒体聚集于自噬小体外[138,140]。说明 Nix 在自噬小体结合线粒体中发挥作用。Nix 缺陷导致细胞无法清除线粒体, 但不广泛抑制自噬, 且不影响红系细胞成熟。体外研究发现, Nix 缺陷的网织红细胞缺乏清除线粒体的能力[138]。

细胞表面蛋白表达减低及其他细胞器清除

在红细胞成熟期间, 网织红细胞释放含有细胞蛋白的小囊泡。这些小囊泡被称为外泌体, 包裹着细胞细胞表面蛋白质, 如乙酰胆碱酯酶, CD71 转铁蛋白受体和整合素 $\alpha4\beta1$[141,142]。外泌体中的表面蛋白的富集表明外泌体途径在表面蛋白的清除中起主要作用。其他细胞器, 如溶酶体, 内质网, 高尔基体, 核糖体和 RNA 也在红细胞成熟过程中被清除。清除这些细胞器的具体机制不清楚。在 Nix 缺陷小鼠中, CD71 和核糖体可正常清除, 提示外泌体途径在清除 CD71 或核糖体中起主要作用[138]。

● 微小 RNA 在红系造血中的作用

微小 RNAs(miRNAs) 为小分子、非编码的 18 ~ 22nt 的 RNAs, 其通过抑制蛋白翻译或使靶基因 mRNA 丧失稳定性来调控基因表达, 是造血的重要调节物。miRNAs 在红系造血中的调节作用近期得以阐明。一些 miRNAs 主要表达于红系造血的早期阶段, 其余则在晚期阶段表达, 有些则在红系分化过程中呈双相式表达。部分 miRNAs 呈红系特异性表达[143]。miR-NAs 与红系分化必需的转录因子的相互作用, 调节红细胞生成。红细胞的关键转录因子 GATA-1 和 NFE-2, 通过 miRNA-199b-5p 直接调控红系分化。miRNA-199b-5p 的靶点是 c-kit。c-kit 是红系造血早期重要的调控因子[144]。部分 miRNA 在红系分化和巨核系分化中发挥不同的作用。miRNA-18a 在红细胞分化中表达水平高, 巨核系分化中表达水平低; 而 miRNA-145 在巨核系分化中表达水平高, 红系分化中表达水平低。LIN28B 和其靶点 let-7 在胎儿到成人的红系分化中均发挥重要作用[146]。KRAB-ZFP 是一类复杂转录抑制因子, 可与 KAP1(KRAB 相关蛋白-1) 协同作用, 调控异染色质生成。在小鼠中敲除 KAP1 后, miRNA-351 和其他 miRNA 表达升高, 抑制 Nix 和线粒体自噬(参见第 33 章中“新生红细胞破坏”), 导致红系祖细胞中线粒体扩张和严重的再生障碍性贫血发生[147]。

● 红细胞总体积的测量

红细胞总体积由肾脏与骨髓维持和调节, 其在稳定状态下能够精确地替换因衰老而丢失的细胞。红细胞总体积定义了贫血病因及红细胞增多症。红细胞生成与破坏的动力学成为这些疾病的发病机制。一些检验方法的建立使得人们可以测量红细胞动力学的三个主要指标: 红细胞总体积、红细胞生成率与红细胞破坏率。其中一些检验方法虽简便却是间接的且仅是半定量的, 如血细胞比容、网织红细胞计数、结合珠蛋白、乳酸脱氢酶与非结合胆红素浓度。骨髓检测能评估总体细

胞构成及相关红系分布, 但其局限性在于不能由取自全部骨髓中极小部分的单一静态图像推断细胞生成动力学。这些检验在总体上非常有用, 但可由更复杂且能直接定量的检测方法进行补充, 通常需要用到放射性同位素。

血细胞比容

红细胞积聚后的体积称为红细胞比容(Hct)。它由检测每毫升全血中红细胞所占体积来表示。Hct 以前通过全血离心测定, 现在则通过红细胞计数和平均红细胞体积(MCV)间接计算。人体总的血细胞比容是体内红细胞总体积除以总血容量。血细胞比容是最简单且最广泛应用的测量红细胞总体积大小的方法。在大多数贫血患者中, 血液细胞比容较好地反映了红细胞总体积的近似值和携氧能力与全血黏度的功能性评估。其主要缺点在于它是一个间接的检测方法, 会受血浆容量的影响而不能反映脱水患者红细胞体积的大小。脱水通常有显著的临床表现, 大多数情况下, 在评价特定血细胞比容测定值的意义时易被考虑到。只有直接测量红细胞总体积才能区分相对与绝对的红细胞增多症。但是, 当血细胞比容大于 60% 时, 几乎所有患者均有红细胞总体积的增高[148]。其增高程度不能单一地通过测量血细胞比容而进行精确评估(图 32-8)。

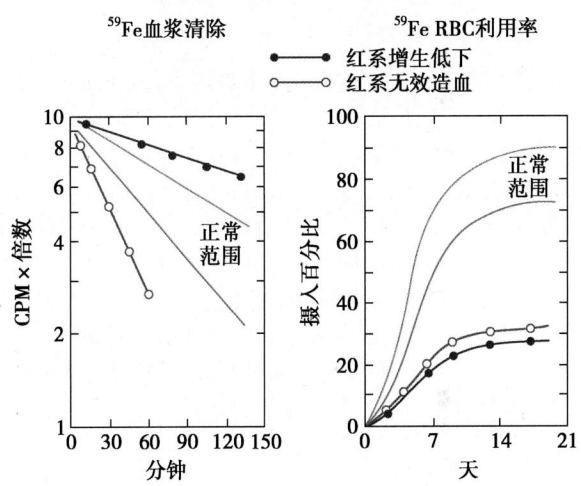

图 32-8　正常受试者、有效红细胞生成减低(红系增生低下)患者于红系无效造血患者的铁清除与铁利用。CPM, 次/分; RBC, 红细胞

红细胞体积与血浆容量

一种更直接且更准确评估红细胞总体积大小的方法是标记已知容积的红细胞, 并测定其在血中的稀释度。放射性铁元素对于红细胞是一种完美的标记物, 因为其在体内能够通过生物合成整合进入血红蛋白中。在试验动物中, 给予供体动物放射性铁元素, 并将供体的标记细胞输入需要测定红细胞体积的动物体内。然而, 供体的放射线暴露以及输注异基因细胞的危害妨碍了这一方法在人体内的应用。因此, 近来临床上采用的几乎所有方法都是选择一种同位素或生物素在体外标记自体移植的红细胞(参见第 33 章)。如果必须对放射性敏感的个体如妊娠妇女进行研究, 可应用非放射性铬-123 或生物素标记红细胞, 这些物质可以用结合荧光素的链霉亲和素来检测[149]。在可选用的同位素中, 尽管锝-99m(^{99m}Tc)既方便又准确, 但铬-51

(^{51}Cr)却是应用最广泛的标记物[150]。铬以铬酸盐离子形式（CrO_2-）易进入红细胞并与珠蛋白链结合。孵育混合物中过多的同位素能通过冲洗去除，或应用抗坏血酸维生素 C 将铬酸盐离子还原为非渗透性的铬离子。注射已知容量的标记细胞约 15 分钟后，可采取血样，测定其体积、血细胞比容和放射性，通过公式计算红细胞总体积：

$$红细胞体积(ml) = \frac{注射同位素的 CPM}{样本中红细胞的 CPM}$$

CPM＝计数/分。取样时间通常在第 15 分钟。由于铬同时也标记白细胞，如果白细胞计数较高（$>25\times10^9/L$），则在标记前应离心以去除淡黄色表层。

采用标记细胞测量红细胞体积在理论上没有异议。这一方法不依赖于用于检测放射性活性血样标本的血细胞比容，且重复检测的变异系数仅约 1.5%[126]。而主要的问题则在于如何报告测量的红细胞总体积。红细胞总体积可以用体表面积相对容积（ml/m^2）或体重相对容积（ml/kg）来表示。血液学标准化国际委员会（ICSH）广泛验证了现有数据并得出结论，即最具重复性的红细胞体积表达方式与依据身高和体重计算的体表面积相关[151]：

$$RCM(男性) = (1486\times S) -285$$
$$RCM(女性) = (822\times S) + (1.06\times 年龄)$$

这里 RCM＝红细胞体积，S＝体表面积（m^2），Age＝年龄（岁）。由此计算的数值±25% 范围内包括了 98% 受测男性及 99% 受测女性的数值[13]。

尽管 ICSH 推荐 ml/m^2，但最常用的报告红细胞体积值的方式是 ml/kg。但是，由于脂肪中血管较少，应用这种表示方式报告的肥胖人群红细胞体积值则为错误的低值。更好的方法可能是以去脂体重来表示红细胞体积。一般而言，正常男性的去脂体重比实际体重轻 20%，而正常女性则轻 25%[150]。然而估算肥胖人群的去脂体重极不精确。从实用角度看，RCM 可能最好以实际体重报告，并依据体型进行人为调整。一般而言，正常女性的 RCM 范围是 23～29ml/kg，正常男性则为 26～32ml/kg[151]。

血浆标记

红细胞体积亦可通过血浆容量进行估测。应用放射性碘（^{125}I）标记白蛋白并测量其分布容积[152]。除^{99m}Tc 外，亦曾使用其他放射性同位素碘，但实际上^{125}I 已取代了所有其他血浆标记物。用放射性碘标记的白蛋白已商品化，且静脉注射量已确定。在注射后的最初 15 分钟内获取数份血样标本，进行离心。检测每毫升血浆的 CPM，在半对数纸上绘制，并推断至零时。这是一个必需的过程，因为与标记的红细胞不同，标记的白蛋白在注射后即刻开始逐渐清除。血浆容量根据以下公式计算：

$$血浆容量(ml) = \frac{注射的标记白蛋白的 CPM}{0h 血浆的 CPM/ml}$$

血管内与血管外白蛋白的持续交换是应用标记白蛋白测量血浆容量中遇到的主要问题。即便推断至零时，所得血浆容量值仍稍大于应用绝对的血管内蛋白如纤维蛋白原作为标记测得的数值[153]。因此，如果血浆容量的测量是用于计算红细胞总体积的大小，所得结果的可信度则低于应用标记红细胞直接

测定的红细胞体积。由于应用静脉血细胞比容通过测定的血浆容量来计算红细胞体积并不能精确反映体内血浆与红细胞的分布，该方法的争议性进一步加剧。但是，从实际看，应用血浆容量估算的 RCM 值却令人惊讶的准确，且由于其简便、价廉而得以推广[152]。

● 全血比容

当应用标记红细胞测定总 RCM 时，其数值比采用血浆容量和血细胞比容计算所得的数值低约 10%。实际上，所有血管的平均血细胞比容（全血比容）明显略低于从大血管所测得的血细胞比容；这些差异源于不同大小的血管中血浆比例有所不同。

一般来说，通过直接测量大血管中的红细胞体积与血浆容量而计算所得的全血比容的比例范围是 0.89～0.92[154]。因此，当采用已测定的血浆容量计算 RCM 及总血容量时，通常必须使用 0.90 作为校正系数。

$$校正红细胞体积 = \frac{Hct\times 血浆容量\times 0.90}{100-Hct}$$

$$Hct = 血细胞比容$$

ICSH 列出了测定和评估血容量的推荐流程[155]。

● 红细胞生成量的测定

在正常情况下，大多数在骨髓中生成的大多数人类红细胞均存活或可能有一定的正常生存时间。然而，在某些情况下，一部分红细胞无效生成，这些无法存活的红细胞在骨髓内或进入血液循环后不久即被破坏[38]。

有效红细胞生成

评估有效造血最简便的方法就是检测网织红细胞计数。大多数现代自动计数器透过核酸染色测定网织红细胞数，比如流式细胞术检测噻唑橙染色的细胞。这些都是快速可靠的分析方法。有效红细胞生成通常以网织红细胞占红细胞的百分比表示，但亦可表示为每单位血液中循环网织红细胞总数（绝对网织红细胞计数与校正网织红细胞数；如公式1）。

公式1

$$绝对网织红细胞计数 = \frac{网织红细胞百分比\times 红细胞总数}{100}$$

临床上一个简便的估计有效红系造血的方法是利用网织红细胞数计算网织红细胞指数（公式2）[156]。这一测量方法是基于以下几个假设：①人红细胞寿命约为 100 天（实际寿命约为 115 天）；②红细胞寿命是有限的，因此每天约 1% 的衰老红细胞被清除（并且被替换）；③应用离体活体染色在 1 天内能够鉴别血液中的网织红细胞；④具有正常血细胞比容的人体中 1% 的网织红细胞计数值代表了正常的红细胞生成，因此"1"为网织红细胞基础指数。

在贫血患者中，需要两种计算方法测量网织红细胞指数并与基础状态下的正常值 1 作对比。为了校正贫血个体内较低红细胞计数状态下的网织红细胞比例，网织红细胞百分比乘以患者血细胞比容与正常血细胞比容均值的比例，就得到了一个

校正的网织红细胞百分比。

取网织红细胞计数换算值(见公式 1),把估测的网织红细胞寿命考虑进去就得到了网织红细胞指数(见公式 2)。正常个体血液中的网织红细胞寿命约为 1 天。然而,在重度贫血等刺激红系造血因素的作用下(除外肾功能不全致低水平 EPO 状态),红细胞生成增加时,网织红细胞被过早释放入血,从而在循环中持续存在 2~4 天。瑞氏染色下呈多染性的细胞称为应激或变形的网织红细胞。

公式 2

$$网织红细胞指数=\frac{校正的网织红细胞百分比}{校正因子(通常为2)}$$

相应地,校正的网织红细胞百分比可能使人对每天红细胞生成的实际速度产生错误的印象。考虑到这种情况,当估计网织红细胞数较高的贫血患者其红细胞生成速度时,将校正的网织红细胞百分比除以一个因子就可以对红细胞生成得出一个更准确的估计[156]。为了简便,经常使用平均因子 2;但是该因子的数值取决于贫血程度:轻度贫血时 1.5,中度贫血时 2.5,重度贫血时 3.0。

举例如下:一个患自身免疫性溶血性贫血的患者,其血细胞比容是 10%,网织红细胞计数是 70%。骨髓造血不可能增加 70 倍。为了测量红系造血真实的增加程度,可计算网织红细胞指数如下:校正网织红细胞百分比 = 70×10/45 = 15,网织红细胞指数 = 15/3 = 5×基础值。因此,为了代偿这种重度贫血,骨髓红系造血增加了 5 倍,对于这种程度的溶血性贫血,是可信的反应。

无效红系生成

当骨髓红系增生,但网织红细胞计数正常或仅轻度增加时,需要考虑无效红系造血的可能。通过给予标记的甘氨酸(一种血红素的前体),使同位素掺入粪胆原的研究,人们首次认识了无效红系造血的本质[157]。实验中观察到 2 个峰值:3~5 天时的早期峰值和 100~120 天时的晚期峰值。早期标记高峰的来源之一是未完成发育、在骨髓中或进入外周血不久即被破坏的红细胞血红蛋白。随后的研究揭示,在某些疾病如恶性贫血、珠蛋白生成障碍性贫血和铁粒幼细胞贫血等,无效红系造血为整个红系造血的主要部分。无效造血部分可通过测量掺入早期胆红素高峰[157]或铁循环[38]中的 15N-标记甘氨酸来进行定量。依据胆红素峰值和周转率计算,正常情况下的无效红系造血比例约占全部红系造血的 4%~12%。应用铁动力学方法,通过总血浆铁与红细胞铁加储存铁周转率之间的差异,可以计算出无效红系造血。在正常个体中应用这种方法估计所得的数值偏高,范围为 14%~34%[38]。但是,这些或高或低的数据都可能引起误导,因为这些方法中没有一种能真正检测细胞死亡,而仅仅是估计了血红素和铁的周转率。正常机体可能几乎没有细胞的早期死亡,但大多数早期释放的胆红素和铁均来源于幼红细胞脱核时外逸的血红蛋白边缘(参见第 31 章)。

总体红系造血

总体红系造血是有效与无效红细胞生成的总和,可以通过骨髓检查进行估计。骨髓穿刺和活检的涂片或切片可首先用来检测脂肪和造血组织的含量。该检查能估计骨髓的整体造血活性。然后进行分类计数得出粒系与红系前体细胞的比例(M∶E 比例)。正常成人粒红比为 3∶1~5∶1。这个比例可用来估计红系造血是正常、增高还是减低(参见第 3 章)。这个比值仅仅是红系总体造血活性的近似值,因为该比值会随着髓系与红系组分的改变而改变,且一小部分骨髓的穿刺或活检常常不能反应整体骨髓的造血活性。这些假设只有在骨髓处于稳定状态下才成立,如果骨髓正在从发育不良中恢复,或者正在向发育不良发展,那么它就不能准确反映成熟红细胞的产量。但是,当与红细胞计数及网织红细胞计数检测结合应用时,在大多数情况下,粒/红比能提供关于红细胞生成率和有效性的定性信息。而更准确的整体红系造血的定量信息则可以通过测量红细胞生成率(铁动力学),或稳定状态下的红细胞破坏率(红细胞寿命、胆红素生成、一氧化碳排泄)得到。

铁动力学

1950 年,Huff 及其同事[158]描述了一种应用铁代谢的简单模型测量红细胞生成率的方法(图 32-9,参见第 42 章)。该方法中,放射性铁在体外与转铁蛋白混合后静脉注射。另外,^{59}Fe 亦可无需与患者的自身血浆预孵育,而以葡萄糖酸盐的形式直接注射进入静脉,因为如果血浆中有足够的可利用未结合转铁蛋白,则 ^{59}Fe 几乎瞬间即与转铁蛋白结合。可以测定血浆转铁蛋白结合铁的清除率(^{59}Fe 的血浆半衰期)及随后红细胞的摄取率。根据上述两个数值和血浆铁浓度及血浆容量的测定值,可计算出红细胞生成率[38]。

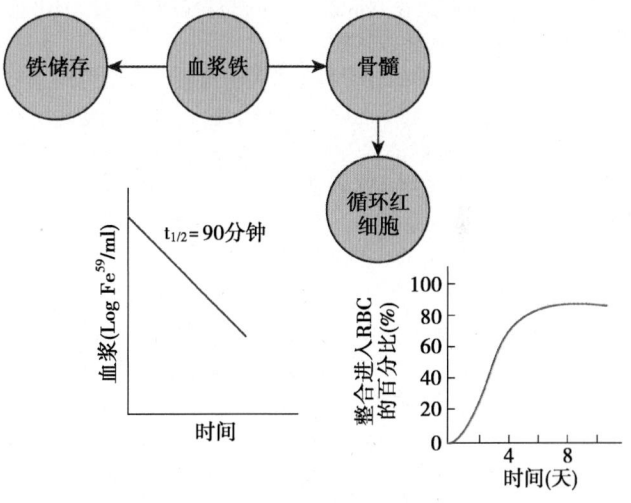

图 32-9　铁代谢单动力池模型。注入血浆铁池的放射性铁以单一指数速度自血浆中清除,越 80% 的铁整合进入循环的红细胞中

铁的初始清除呈指数级速度,这段时期内取样可用于计算半衰期。在正常个体中,平均初始清除率约为 90 分钟。铁的初始清除率在骨髓红系造血组织过度增生的患者中较短,而在骨髓增生低下的患者中则延长(图 32-9)。但是,铁清除率不是一种直接测定红系造血活性的方法,因为其依赖于未标记循环铁池的大小。因此,血浆铁转换率的计算必须包括血浆铁浓度。清除率以铁的毫克数来表示。参照值可以为血红蛋白量、血容量或体重,但是常用的表示方法为每天每分升全血中的铁

毫克数：

$$血清铁转换率[mg 铁/(dl 血 \cdot 24h)] = \frac{血浆铁(mg/dl) \times (100-Hct)}{T_{1/2}(min) \times 100}$$

正常情况下，放射性铁于注射后数天被整合进入新合成的红细胞中，并于注射后 10～14 天达到最高峰（图 32-9）。第 10～14 天的正常利用率为 70%～90%，利用率如此之高即使进一步增加也几乎没有意义。但是，利用率的降低具有重要意义，提示未成熟的红细胞在释放入血循环前即在骨髓中遭到破坏（无效红系造血），或血清铁向非红系造血组织转移（骨髓发育不良）。红细胞铁利用率曲线的形态亦很重要。早期的骤然升高（快速骨髓通过时间）提示了较高的 EPO 水平。最终，铁利用率的早期升高而随后下降提示了溶血的发生。

当计算铁利用率时，必须知道血容量：

$$红细胞铁利用率(\%) = \frac{1ml 血的 CPM \times 血容量 \times 100}{注射 ^{59}Fe 的 CPM}$$

应用血浆铁的清除率与铁利用率，以每 24 小时每分升血中的铁毫克数为单位的红细胞铁转换率计算方法如下：

$$红细胞铁转换率[mg 铁/(dl 血 \cdot 24h)] = 血浆铁转换率 \times 最大红细胞铁利用率$$

红细胞铁转换率的正常值为 0.30～0.70mg/(dl · 24h)[38]。该范围与粗略估计的用于维持 1dl 血中红细胞体积或 45ml 压积红细胞的铁量极其相符。假设红细胞寿命为 120 天，每天红细胞的生成量必须与其破坏量（45ml/120 = 0.38ml）相等。因为 1ml 压积红细胞约含 1mg 铁，为了维持稳态平衡，每天 1dl 血需要约 0.38mg 的血浆铁转换。

红细胞铁转换率的计算提供了关于红系造血组织的总容量及有效性的有用信息（表 32-2）。但是，血清铁浓度的增高使人们对红系造血状态产生错觉。此外，静脉注射 ^{59}Fe 后延长血浆采样时间，其结果显示铁的清除不是以单一指数形式，而是以多元指数形式进行[159]。这一发现导致引入了更复杂的铁动力学模型，即用单一的血浆铁池与一些血管外成红细胞池及非成红细胞池之间进行铁交换。对这类模型的细致分析促成了计算机支持方法的出现，可计算红系造血的程度和有效性[160]。虽然其结果可能比计算铁转换率的传统方法更精确，但对于临床应用而言该模型太过复杂。而且，即使是此类复杂的方法也可能无法得出红系造血状态的准确数值。尽管红细胞生成率相对恒定，但血浆铁转换率却随着血浆铁和转铁蛋白饱和度的增加而增加。这一发现最早被认为是由于非红系铁摄取增加所致，从而导致在计算红细胞铁转换率时引入了多种校正因子[160]。然而，血浆铁存在于两个池中，即二价铁与单价铁转铁蛋白池（参见第 42 章），且红系和非红系受体对二价铁转铁蛋白的亲和力是单价铁转铁蛋白的四倍。因此，总血浆铁转换率依赖于饱和度，而并不一定反映转铁蛋白受体的数量，后者则可能是测定红系造血能力的关键指标[161]。为测定转铁蛋白受体数量，应根据非红系铁摄取和转铁蛋白饱和度来调整血浆铁转换率公式，并以转铁蛋白而非铁来表示血浆铁转换率[162]。正常红系对转铁蛋白的摄取率为 (60 ± 12) μmol/(L · d)，该值在骨髓增生低下与过度活跃的患者中相应减少和增加。

表 32-2　血浆放射性铁清除率和红细胞摄取率

状态	血浆 ^{59}Fe T$_{1/2}$	红细胞摄取率(%)
正常	90 分钟	80～90
红系造血增加	快速（10～40 分钟）	80～90
溶血性贫血	快速	20～90 *
无效红系造血	正常或快速	10～30
缺铁性贫血	正常或快速	100
红系造血减低	慢（≥180 分钟）	0～20

* 该变化决定于溶血的程度与铁储存的多少

翻译：吴小津、张蕾丝　互审：黄晓军　校对：吴德沛

参考文献

1. Erslev AJ: Blood and mountains, in *Blood, Pure and Eloquent*, edited by MM Wintrobe, p 257. McGraw-Hill, New York, 1980.
2. Carnot P, Deflandre C: Sur l'activité hématopoiétique des serum au cours de la régénération du sang. *Acad Sci Med* 3, 1906.
3. Miescher F: Über die beziehungen zwischen meereshohe und beschaffenheit des blutes. *Koresp Bltt Schweitz Aerzte* 24, 1893.
4. Reissmann KR: Studies on the mechanism of erythropoietic stimulation in parabiotic rats during hypoxia. *Blood* 5(4):372, 1950.
5. Erslev A: Humoral regulation of red cell production. *Blood* 8(4):349, 1953.
6. Erslev A, Lavietes PH, Van Wagenen G: Erythropoietic stimulation induced by anemic serum. *Proc Soc Exp Biol Med* 83(3):548, 1953.
7. Jacobson LO, Goldwasser E, Fried W, et al: Role of the kidney in erythropoiesis. *Nature* 179(4560):633, 1957.
8. Fox H: The hemoglobin of daphnia. *Proc R Soc Lond B Biol Sci* 135, 1948.
9. Hemmingsen EA, Douglas EL: Respiratory characteristics of the hemoglobin-free fish Chaenocephalus aceratus. *Comp Biochem Physiol* 33(4):733, 1970.
10. Garofalo F, Amelio D, Cerra MC, et al: Morphological and physiological study of the cardiac nos/no system in the antarctic (hb-/mb-) icefish Chaenocephalus aceratus and in the red-blooded Trematomus bernacchii. *Nitric Oxide* 20(2):69, 2009.
11. Garofalo F, Pellegrino D, Amelio D, et al: The antarctic hemoglobinless icefish, fifty-five years later: A unique cardiocirculatory interplay of disaptation and phenotypic plasticity. *Comp Biochem Physiol A Mol Integr Physiol* 154(1):10, 2009.
12. Sidell BD, O'Brien KM: When bad things happen to good fish: The loss of hemoglobin and myoglobin expression in antarctic icefishes. *J Exp Biol* 209(Pt 10):1791, 2006.
13. Scott RB: Comparative hematology: The phylogeny of the erythrocyte. *Blut* 12(6):340, 1966.
14. Andrew W: *Comparative Hematology*, Grune & Stratton, New York, 1965.
15. Bolliger A: Observations on the blood of a monotreme Tachyglossus aculeatus. *Aust J Sci* 22, 1959.
16. Iorio RJ: Some morphologic and kinetic studies of the developing erythroid cells of the common gold fish Carassius auratus. *Cell Tissue Kinet* 2, 1969.
17. Jordan HE: Comparative hematology, in *Handbook of Hematology*, edited by H Downey, p 703. Hoeber-Harper, New York, 1938.
18. Robb-Smith AHT: *The Growth of Knowledge of the Functions of the Blood*, Academic Press, New York, 1961.
19. Rosse WF, Waldmann TA: Factors controlling erythropoiesis in birds. *Blood* 27(5):654, 1966.
20. Zanjani ED, Yu ML, Perlmutter A, et al: Humoral factors influencing erythropoiesis in the fish (blue gourami. Trichogaster trichopterus). *Blood* 33(4):573, 1969.
21. Erslev AJ: Control of red cell production. *Annu Rev Med* 11, 1959.
22. Shoemaker CB, Mitsock LD: Murine erythropoietin gene: Cloning, expression, and human gene homology. *Mol Cell Biol* 6(3):849, 1986.
23. Le Douarin NM: Cell migrations in embryos. *Cell* 38(2):353, 1984.
24. Kingsley PD, Malik J, Emerson RL, et al: "Maturational" globin switching in primary primitive erythroid cells. *Blood* 107(4):1665, 2006.
25. Ferkowicz MJ, Yoder MC: Blood island formation: Longstanding observations and modern interpretations. *Exp Hematol* 33(9):1041, 2005.
26. Hoyes AD, Riches DJ, Martin BG: The fine structure of haemopoiesis in the human fetal liver. I. The haemopoietic precursor cells. *J Anat* 115(Pt 1):99, 1973.
27. Palis J, Robertson S, Kennedy M, et al: Development of erythroid and myeloid progenitors in the yolk sac and embryo proper of the mouse. *Development* 126(22):5073, 1999.
28. Hudson G: Bone-marrow volume in the human foetus and newborn. *Br J Haematol* 11:446, 1965.
29. Brannon D: Extramedullary hematopoiesis in anemia. *Bull Johns Hopkins Hosp* 41, 1927.
30. Erslev AJ: Medullary and extramedullary blood formation. *Clin Orthop Relat Res* 52:25, 1967.
31. Zanjani ED, Poster J, Burlington H, et al: Liver as the primary site of erythropoietin formation in the fetus. *J Lab Clin Med* 89(3):640, 1977.
32. Flake AW, Harrison MR, Adzick NS, et al: Erythropoietin production by the fetal liver in an adult environment. *Blood* 70(2):542, 1987.
33. Zanjani ED, Ascensao JL, McGlave PB, et al: Studies on the liver to kidney switch of erythropoietin production. *J Clin Invest* 67(4):1183, 1981.

34. Sawyer ST, Penta K: Erythropoietin cell biology. *Hematol Oncol Clin North Am* 8(5):895, 1994.
35. Wu H, Liu X, Jaenisch R, et al: Generation of committed erythroid BFU-E and CFU-E progenitors does not require erythropoietin or the erythropoietin receptor. *Cell* 83(1):59, 1995.
36. Bessis M, Breton-Gorius J: [The reticulocyte. Vital staining and electron microscopy] [in French]. *Nouv Rev Fr Hematol* 4:77, 1964.
37. Gronowicz G, Swift H, Steck TL: Maturation of the reticulocyte in vitro. *J Cell Sci* 71:177, 1984.
38. Finch CA, Deubelbeiss K, Cook JD, et al: Ferrokinetics in man. *Medicine (Baltimore)* 49(1):17, 1970.
39. Noble NA, Xu QP, Hoge LL: Reticulocytes II: Reexamination of the in vivo survival of stress reticulocytes. *Blood* 75(9):1877, 1990.
40. Donohue DM, Reiff RH, Hanson ML, et al: Quantitative measurement of the erythrocytic and granulocytic cells of the marrow and blood. *J Clin Invest* 37(11):1571, 1958.
41. Finch CA, Harker LA, Cook JD: Kinetics of the formed elements of human blood. *Blood* 50(4):699, 1977.
42. Goltry KL, Patel VP: Specific domains of fibronectin mediate adhesion and migration of early murine erythroid progenitors. *Blood* 90(1):138, 1997.
43. Dirlam A, Spike BT, Macleod KF: Deregulated e2f-2 underlies cell cycle and maturation defects in retinoblastoma null erythroblasts. *Mol Cell Biol* 27(24):8713, 2007.
44. Repasky EA, Eckert BS: A reevaluation of the process of enucleation in mammalian erythroid cells. *Prog Clin Biol Res* 55:679, 1981.
45. Ji P, Jayapal SR, Lodish HF: Enucleation of cultured mouse fetal erythroblasts requires rac GTPases and mdia2. *Nat Cell Biol* 10(3):314, 2008.
46. Yoshida H, Kawane K, Koike M, et al: Phosphatidylserine-dependent engulfment by macrophages of nuclei from erythroid precursor cells. *Nature* 437(7059):754, 2005.
47. Hanspal M, Hanspal JS: The association of erythroblasts with macrophages promotes erythroid proliferation and maturation: A 30-kd heparin-binding protein is involved in this contact. *Blood* 84(10):3494, 1994.
48. Soni S, Bala S, Gwynn B, et al: Absence of erythroblast macrophage protein (emp) leads to failure of erythroblast nuclear extrusion. *J Biol Chem* 281(29):20181, 2006.
49. Evans T, Felsenfeld G: The erythroid-specific transcription factor eryf1: A new finger protein. *Cell* 58(5):877, 1989.
50. Tsai SF, Martin DI, Zon LI, et al: Cloning of cDNA for the major DNA-binding protein of the erythroid lineage through expression in mammalian cells. *Nature* 339(6224):446, 1989.
51. Pevny L, Lin CS, D'Agati V, et al: Development of hematopoietic cells lacking transcription factor gata-1. *Development* 121(1):163, 1995.
52. Letting DL, Chen YY, Rakowski C, et al: Context-dependent regulation of gata-1 by friend of gata-1. *Proc Natl Acad Sci U S A* 101(2):476, 2004.
53. Gregory T, Yu C, Ma A, et al: Gata-1 and erythropoietin cooperate to promote erythroid cell survival by regulating bcl-xl expression. *Blood* 94(1):87, 1999.
54. Nerlov C, Querfurth E, Kulessa H, et al: Gata-1 interacts with the myeloid pu.1 transcription factor and represses pu.1-dependent transcription. *Blood* 95(8):2543, 2000.
55. Tsang AP, Visvader JE, Turner CA, et al: Fog, a multitype zinc finger protein, acts as a cofactor for transcription factor gata-1 in erythroid and megakaryocytic differentiation. *Cell* 90(1):109, 1997.
56. Cantor AB, Orkin SH: Transcriptional regulation of erythropoiesis: An affair involving multiple partners. *Oncogene* 21(21):3368, 2002.
57. Xie H, Ye M, Feng R, et al: Stepwise reprogramming of b cells into macrophages. *Cell* 117(5):663, 2004.
58. Back J, Dierich A, Bronn C, et al: Pu.1 determines the self-renewal capacity of erythroid progenitor cells. *Blood* 103(10):3615, 2004.
59. Tsang AP, Fujiwara Y, Hom DB, et al: Failure of megakaryopoiesis and arrested erythropoiesis in mice lacking the gata-1 transcriptional cofactor fog. *Genes Dev* 12(8):1176, 1998.
60. Tsai FY, Keller G, Kuo FC, et al: An early haematopoietic defect in mice lacking the transcription factor gata-2. *Nature* 371(6494):221, 1994.
61. Leonard M, Brice M, Engel JD, et al: Dynamics of gata transcription factor expression during erythroid differentiation. *Blood* 82(4):1071, 1993.
62. Mouthon MA, Bernard O, Mitjavila MT, et al: Expression of tal-1 and gata-binding proteins during human hematopoiesis. *Blood* 81(3):647, 1993.
63. Pal S, Cantor AB, Johnson KD, et al: Coregulator-dependent facilitation of chromatin occupancy by gata-1. *Proc Natl Acad Sci U S A* 101(4):980, 2004.
64. Fujiwara Y, Chang AN, Williams AM, et al: Functional overlap of gata-1 and gata-2 in primitive hematopoietic development. *Blood* 103(2):583, 2004.
65. Miller IJ, Bieker JJ: A novel, erythroid cell-specific murine transcription factor that binds to the CACCC element and is related to the Kruppel family of nuclear proteins. *Mol Cell Biol* 13(5):2776, 1993.
66. Nuez B, Michalovich D, Bygrave A, et al: Defective haematopoiesis in fetal liver resulting from inactivation of the eklf gene. *Nature* 375(6529):316, 1995.
67. Aplan PD, Nakahara K, Orkin SH, et al: The scl gene product: A positive regulator of erythroid differentiation. *EMBO J* 11(11):4073, 1992.
68. Robb L, Lyons I, Li R, et al: Absence of yolk sac hematopoiesis from mice with a targeted disruption of the scl gene. *Proc Natl Acad Sci U S A* 92(15):7075, 1995.
69. Sanchez MJ, Bockamp EO, Miller J, et al: Selective rescue of early haematopoietic progenitors in scl(−/−) mice by expressing scl under the control of a stem cell enhancer. *Development* 128(23):4815, 2001.
70. Mikkola HK, Klintman J, Yang H, et al: Haematopoietic stem cells retain long-term repopulating activity and multipotency in the absence of stem-cell leukaemia scl/tal-1 gene. *Nature* 421(6922):547, 2003.
71. Zaitseva MP: [Effect of labor conditions on the development and course of rheumatism] [in Russian]. *Vopr Revm* 10(4):59, 1970.
72. Uda M, Galanello R, Sanna S, et al: Genome-wide association study shows bcl11a associated with persistent fetal hemoglobin and amelioration of the phenotype of beta-thalassemia. *Proc Natl Acad Sci U S A* 105(5):1620, 2008.
73. Angelillo-Scherrer A, Burnier L, Lambrechts D, et al: Role of gas6 in erythropoiesis and anemia in mice. *J Clin Invest* 118(2):583, 2008.
74. Lemke G, Lu Q: Macrophage regulation by tyro 3 family receptors. *Curr Opin Immunol* 15(1):31, 2003.
75. Orkin SH, Zon LI: Hematopoiesis: An evolving paradigm for stem cell biology. *Cell* 132(4):631, 2008.
76. Stopka T, Zivny JH, Stopkova P, et al: Human hematopoietic progenitors express erythropoietin. *Blood* 91(10):3766, 1998.
77. Krantz SB: Erythropoietin. *Blood* 77(3):419, 1991.
78. Lappin TR, Rich IN: Erythropoietin—The first 90 years. *Clin Lab Haematol* 18(3):137, 1996.
79. Jelkmann W: Erythropoietin: Structure, control of production, and function. *Physiol Rev* 72(2):449, 1992.
80. Jelkmann W, Metzen E: Erythropoietin in the control of red cell production. *Ann Anat* 178(5):391, 1996.
81. Koury ST, Bondurant MC, Koury MJ: Localization of erythropoietin synthesizing cells in murine kidneys by in situ hybridization. *Blood* 71(2):524, 1988.
82. Lacombe C, Da Silva JL, Bruneval P, et al: Peritubular cells are the site of erythropoietin synthesis in the murine hypoxic kidney. *J Clin Invest* 81(2):620, 1988.
83. Koury ST, Koury MJ, Bondurant MC, et al: Quantitation of erythropoietin-producing cells in kidneys of mice by in situ hybridization: Correlation with hematocrit, renal erythropoietin mrna, and serum erythropoietin concentration. *Blood* 74(2):645, 1989.
84. Semenza GL, Dureza RC, Traystman MD, et al: Human erythropoietin gene expression in transgenic mice: Multiple transcription initiation sites and cis-acting regulatory elements. *Mol Cell Biol* 10(3):930, 1990.
85. Schuster SJ, Koury ST, Bohrer M, et al: Cellular sites of extrarenal and renal erythropoietin production in anaemic rats. *Br J Haematol* 81(2):153, 1992.
86. Mole DR, Radcliffe PJ: Regulation of endogenous erythropoietin production, in *Erythropoietins and Erythropoiesis*, edited by G Molineux, MA Foote, and SG Elliot, p 19. Birkhäuser-Verlag AG, Basel, 2009.
87. Rankin EB, Biju MP, Liu Q, et al: Hypoxia-inducible factor-2 (hif-2) regulates hepatic erythropoietin in vivo. *J Clin Invest* 117(4):1068, 2007.
88. Semenza GL, Nejfelt MK, Chi SM, et al: Hypoxia-inducible nuclear factors bind to an enhancer element located 3′ to the human erythropoietin gene. *Proc Natl Acad Sci U S A* 88(13):5680, 1991.
89. Regenbogen L, Godel V: Spiral looping of retinal artery. *J Pediatr Ophthalmol* 14(2):117, 1977.
90. Pugh CW, Tan CC, Jones RW, et al: Functional analysis of an oxygen-regulated transcriptional enhancer lying 3′ to the mouse erythropoietin gene. *Proc Natl Acad Sci U S A* 88(23):10553, 1991.
91. Flaharty KK, Caro J, Erslev A, et al: Pharmacokinetics and erythropoietic response to human recombinant erythropoietin in healthy men. *Clin Pharmacol Ther* 47(5):557, 1990.
92. Sawyer ST, Krantz SB, Goldwasser E: Binding and receptor-mediated endocytosis of erythropoietin in friend virus-infected erythroid cells. *J Biol Chem* 262(12):5554, 1987.
93. Ebert BL, Bunn HF: Regulation of the erythropoietin gene. *Blood* 94(6):1864, 1999.
94. Constantinescu SN, Keren T, Socolovsky M, et al: Ligand-independent oligomerization of cell-surface erythropoietin receptor is mediated by the transmembrane domain. *Proc Natl Acad Sci U S A* 98(8):4379, 2001.
95. Witthuhn BA, Quelle FW, Silvennoinen O, et al: Jak2 associates with the erythropoietin receptor and is tyrosine phosphorylated and activated following stimulation with erythropoietin. *Cell* 74(2):227, 1993.
96. Damen JE, Wakao H, Miyajima A, et al: Tyrosine 343 in the erythropoietin receptor positively regulates erythropoietin-induced cell proliferation and stat5 activation. *EMBO J* 14(22):5557, 1995.
97. Parganas E, Wang D, Stravopodis D, et al: Jak2 is essential for signaling through a variety of cytokine receptors. *Cell* 93(3):385, 1998.
98. Divoky V, Prchal JT: Mouse surviving solely on human erythropoietin receptor (EPOR): Model of human EPOR-linked disease. *Blood* 99(10):3873; author reply 3874, 2002.
99. Lin CS, Lim SK, D'Agati V, et al: Differential effects of an erythropoietin receptor gene disruption on primitive and definitive erythropoiesis. *Genes Dev* 10(2):154, 1996.
100. D'Andrea AD, Yoshimura A, Youssoufian H, et al: The cytoplasmic region of the erythropoietin receptor contains nonoverlapping positive and negative growth-regulatory domains. *Mol Cell Biol* 11(4):1980, 1991.
101. Klingmuller U, Lorenz U, Cantley LC, et al: Specific recruitment of sh-ptp1 to the erythropoietin receptor causes inactivation of jak2 and termination of proliferative signals. *Cell* 80(5):729, 1995.
102. Arcasoy MO, Harris KW, Forget BG: A human erythropoietin receptor gene mutant causing familial erythrocytosis is associated with deregulation of the rates of jak2 and stat5 inactivation. *Exp Hematol* 27(1):63, 1999.
103. Marine JC, McKay C, Wang D, et al: Socs3 is essential in the regulation of fetal liver erythropoiesis. *Cell* 98(5):617, 1999.
104. Sasaki A, Yasukawa H, Shouda T, et al: Cis3/socs-3 suppresses erythropoietin (EPO) signaling by binding the EPO receptor and jak2. *J Biol Chem* 275(38):29338, 2000.
105. Prchal JT, Gregg XT: Erythropoiesis. Genetic abnormalities, in *Erythropoietins and Erythropoiesis*, edited by G Molineux, MA Foote, and SG Elliot, p 61. Birkhäuser-Verlag AG, Basel, 2009.
106. Roberts KG, Morin RD, Zhang J, et al: Genetic alterations activating kinase and cytokine receptor signaling in high-risk acute lymphoblastic leukemia. *Cancer Cell* 22(2):153, 2012.
107. Walrafen P, Verdier F, Kadri Z, et al: Both proteasomes and lysosomes degrade the activated erythropoietin receptor. *Blood* 105(2):600, 2005.
108. Arcasoy MO, Jiang X, Haroon ZA: Expression of erythropoietin receptor splice variants in human cancer. *Biochem Biophys Res Commun* 307(4):999, 2003.
109. Barron C, Migliaccio AR, Migliaccio G, et al: Alternatively spliced mRNAs encoding soluble isoforms of the erythropoietin receptor in murine cell lines and bone marrow. *Gene* 147(2):263, 1994.
110. Nakamura Y, Nakauchi H: A truncated erythropoietin receptor and cell death: A reanalysis. *Science* 264(5158):588, 1994.

111. Prchal JT, Semenza GL, Prchal J, et al: Familial polycythemia. *Science* 268(5219):1831, 1995.
112. Noguchi CT, Wang L, Rogers HM, et al: Survival and proliferative roles of erythropoietin beyond the erythroid lineage. *Expert Rev Mol Med* 10:e36, 2008.
113. Anagnostou A, Lee ES, Kessimian N, et al: Erythropoietin has a mitogenic and positive chemotactic effect on endothelial cells. *Proc Natl Acad Sci U S A* 87(15):5978, 1990.
114. Arcasoy MO: The non-haematopoietic biological effects of erythropoietin. *Br J Haematol* 141(1):14, 2008.
115. Brines M, Cerami A: Discovering erythropoietin's extra-hematopoietic functions: Biology and clinical promise. *Kidney Int* 70(2):246, 2006.
116. Agarwal N, Gordeuk VR, Prchal JT: Are erythropoietin receptors expressed in tumors? Facts and fiction—More careful studies are needed. *J Clin Oncol* 25(13):1813; author reply 1815, 2007.
117. Hardee ME, Cao Y, Fu P, et al: Erythropoietin blockade inhibits the induction of tumor angiogenesis and progression. *PLoS One* 2(6):e549, 2007.
118. Hirota K, Semenza GL: Regulation of angiogenesis by hypoxia-inducible factor 1. *Crit Rev Oncol Hematol* 59(1):15, 2006.
119. Yoon D, Pastore YD, Divoky V, et al: Hypoxia-inducible factor-1 deficiency results in dysregulated erythropoiesis signaling and iron homeostasis in mouse development. *J Biol Chem* 281(35):25703, 2006.
120. Fukuda R, Zhang H, Kim JW, et al: Hif-1 regulates cytochrome oxidase subunits to optimize efficiency of respiration in hypoxic cells. *Cell* 129(1):111, 2007.
121. Beck I, Ramirez S, Weinmann R, et al: Enhancer element at the 3′-flanking region controls transcriptional response to hypoxia in the human erythropoietin gene. *J Biol Chem* 266(24):15563, 1991.
122. Manalo DJ, Rowan A, Lavoie T, et al: Transcriptional regulation of vascular endothelial cell responses to hypoxia by Hif-1. *Blood* 105(2):659, 2005.
123. Maxwell PH, Wiesener MS, Chang GW, et al: The tumour suppressor protein VHL targets hypoxia-inducible factors for oxygen-dependent proteolysis. *Nature* 399(6733):271, 1999.
124. Ivan M, Kondo K, Yang H, et al: Hifalpha targeted for VHL-mediated destruction by proline hydroxylation: Implications for O₂ sensing. *Science* 292(5516):464, 2001.
125. Jaakkola P, Mole DR, Tian YM, et al: Targeting of HIF-alpha to the von Hippel-Lindau ubiquitylation complex by O₂-regulated prolyl hydroxylation. *Science* 292(5516):468, 2001.
126. Baek JH, Liu YV, McDonald KR, et al: Spermidine/spermine N(1)-acetyltransferase-1 binds to hypoxia-inducible factor-1alpha (HIF-1alpha) and rack1 and promotes ubiquitination and degradation of HIF-1alpha. *J Biol Chem* 282(46):33358, 2007.
127. Gruber M, Hu CJ, Johnson RS, et al: Acute postnatal ablation of HIF-2alpha results in anemia. *Proc Natl Acad Sci U S A* 104(7):2301, 2007.
128. Chavez JC, Baranova O, Lin J, et al: The transcriptional activator hypoxia inducible factor 2 (HIF-2/EPAS-1) regulates the oxygen-dependent expression of erythropoietin in cortical astrocytes. *J Neurosci* 26(37):9471, 2006.
129. Sanchez M, Galy B, Muckenthaler MU, et al: Iron-regulatory proteins limit hypoxia-inducible factor-2alpha expression in iron deficiency. *Nat Struct Mol Biol* 14(5):420, 2007.
130. Percy MJ, Furlow PW, Lucas GS, et al: A gain-of-function mutation in the HIF2a gene in familial erythrocytosis. *N Engl J Med* 358(2):162, 2008.
131. Liu YV, Baek JH, Zhang H, et al: Rack1 competes with hsp90 for binding to HIF-1alpha and is required for O(2)-independent and hsp90 inhibitor-induced degradation of HIF-1alpha. *Mol Cell* 25(2):207, 2007.
132. Epstein AC, Gleadle JM, McNeill LA, et al: C. Elegans egl-9 and mammalian homologs define a family of dioxygenases that regulate HIF by prolyl hydroxylation. *Cell* 107(1):43, 2001.
133. Correa PN, Eskinazi D, Axelrad AA: Circulating erythroid progenitors in polycythemia vera are hypersensitive to insulin-like growth factor-1 in vitro: Studies in an improved serum-free medium. *Blood* 83(1):99, 1994.
134. Mirza AM, Ezzat S, Axelrad AA: Insulin-like growth factor binding protein-1 is elevated in patients with polycythemia vera and stimulates erythroid burst formation in vitro. *Blood* 89(6):1862, 1997.
135. Brox AG, Congote LF, Fafard J, et al: Identification and characterization of an 8-kd peptide stimulating late erythropoiesis. *Exp Hematol* 17(7):769, 1989.
136. Kent G, Minick OT, Volini FI, et al: Autophagic vacuoles in human red cells. *Am J Pathol* 48(5):831, 1966.
137. Heynen MJ, Tricot G, Verwilghen RL: Autophagy of mitochondria in rat bone marrow erythroid cells. Relation to nuclear extrusion. *Cell Tissue Res* 239(1):235, 1985.
138. Sandoval H, Thiagarajan P, Dasgupta SK, et al: Essential role for nix in autophagic maturation of erythroid cells. *Nature* 454(7201):232, 2008.
139. Kundu M, Lindsten T, Yang CY, et al: Ulk1 plays a critical role in the autophagic clearance of mitochondria and ribosomes during reticulocyte maturation. *Blood* 112(4):1493, 2008.
140. Schweers RL, Zhang J, Randall MS, et al: Nix is required for programmed mitochondrial clearance during reticulocyte maturation. *Proc Natl Acad Sci U S A* 104(49):19500, 2007.
141. Hong CI, De NC, Tritsch GL, et al: Synthesis and biological activities of some N4-substituted 4-aminopyrazolo(3,4-d)pyrimidines. *J Med Chem* 19(4):555, 1976.
142. Eshghi S, Vogelezang MG, Hynes RO, et al: Alpha4beta1 integrin and erythropoietin mediate temporally distinct steps in erythropoiesis: Integrins in red cell development. *J Cell Biol* 177(5):871, 2007.
143. Bruchova H, Yoon D, Agarwal AM, et al: Regulated expression of microRNAs in normal and polycythemia vera erythropoiesis. *Exp Hematol* 35(11):1657, 2007.
144. Li Y, Bai H, Zhang Z, et al: The up-regulation of mir-199b-5p in erythroid differentiation is associated with GATA-1 and NF-E2. *Mol Cells* 37(3):213, 2014.
145. Raghavachari N, Liu P, Barb JJ, et al: Integrated analysis of miRNA and mRNA during differentiation of human cd34+ cells delineates the regulatory roles of microRNA in hematopoiesis. *Exp Hematol* 42(1):14, 2014.
146. Lee YT, de Vasconcellos JF, Yuan J, et al: Lin28b-mediated expression of fetal hemoglobin and production of fetal-like erythrocytes from adult human erythroblasts ex vivo. *Blood* 122(6):1034, 2013.
147. Barde I, Rauwel B, Marin-Florez RM, et al: A KRAB/KAP1-miRNA cascade regulates erythropoiesis through stage-specific control of mitophagy. *Science* 340(6130):350, 2013.
148. Pearson TC, Botterill CA, Glass UH, et al: Interpretation of measured red cell mass and plasma volume in males with elevated venous PCV values. *Scand J Haematol* 33(1):68, 1984.
149. Cavill I, Trevett D, Fisher J, et al: The measurement of the total volume of red cells in man: A non-radioactive approach using biotin. *Br J Haematol* 70(4):491, 1988.
150. Jones J, Mollison PL: A simple and efficient method of labelling red cells with 99mTc for determination of red cell volume. *Br J Haematol* 38(1):141, 1978.
151. Pearson TC, Guthrie DL, Simpson J, et al: Interpretation of measured red cell mass and plasma volume in adults: Expert panel on radionuclides of the international council for standardization in haematology. *Br J Haematol* 89(4):748, 1995.
152. Fairbanks VF, Klee GG, Wiseman GA, et al: Measurement of blood volume and red cell mass: Re-examination of 51cr and 125i methods. *Blood Cells Mol Dis* 22(2):169; discussion 186a, 1996.
153. Larson RA: Studies of the body hematocrit phenomenon: Dynamic hematocrit of large vessel and initial distribution space of albumin and fibrinogen in the whole body. *Scand J Clin Lab Invest* 22(3):189, 1998.
154. Button LN, Gibson JG 2nd, Walter CW: Simultaneous determination of the volume of red cells and plasma for survival studies of stored blood. *Transfusion* 5:143, 1965.
155. Recommended methods for measurement of red-cell and plasma volume: International committee for standardization in haematology. *J Nucl Med* 21(8):793, 1980.
156. Hillman RS, Finch CA: Erythropoiesis: Normal and abnormal. *Semin Hematol* 4(4):327, 1967.
157. Samson D, Halliday D, Nicholson DC, et al: Quantitation of ineffective erythropoiesis from the incorporation of [15N] delta-aminolevulinic acid and [15N] glycine into early labelled bilirubin. I. Normal subjects. *Br J Haematol* 34(1):33, 1976.
158. Huff RL, Hennessy TG, Austin RE, et al: Plasma and red cell iron turnover in normal subjects and in patients having various hematopoietic disorders. *J Clin Invest* 29(8):1041, 1950.
159. Cook JD, Marsaglia G, Eschbach JW, et al: Ferrokinetics: A biologic model for plasma iron exchange in man. *J Clin Invest* 49(2):197, 1970.
160. Ricketts C, Cavill I, Napier JA, et al: Ferrokinetics and erythropoiesis in man: An evaluation of ferrokinetic measurements. *Br J Haematol* 35(1):41, 1977.
161. Bauer W, Stray S, Huebers H, et al: The relationship between plasma iron and plasma iron turnover in the rat. *Blood* 57(2):239, 1981.
162. Beguin Y: The soluble transferrin receptor: Biological aspects and clinical usefulness as quantitative measure of erythropoiesis. *Haematologica* 77(1):1, 1992.

第 33 章
红细胞的更新

Perumal Thiagarajan and Josef Prchal

摘要

红细胞在循环中的生存期可通过多种方法测定：①放射性同位素标记法，尤其是铬-51（^{51}Cr），检测放射性同位素标记从循环中消失需要的时间；②通过生物素或者荧光染料标记红细胞，并测定这一标记随时间的变化；③输注抗原匹配的异体红细胞后，利用免疫标记方法测定其在体内存着的时间；④测定血红素代谢产物——一氧化碳的排泄量。

研究显示正常人体内红细胞寿命有限，平均为 120 天，同时很少被随机性破坏。网织红细胞在成熟过程中线粒体和核糖体逐步消失，细胞密度随之增加，但是红细胞成熟后进入血管几天后，红细胞密度不再进一步增加，其他物理特性也不再改变，因此红细胞密度不能作为红细胞衰老的标志，这使得标志红细胞将被破坏的衰老改变的研究非常困难。细胞膜带 3 蛋白的改变及膜磷脂酰丝氨酸的暴露作为红细胞衰老改变的候选标志物，可能具有重要意义。

● 红细胞寿命

正常红细胞寿命约 120 天，衰老的红细胞由巨噬细胞吞噬。巨噬细胞吞噬是一种高效的清除方式，每秒可吞噬约 500 万个红细胞，并不会导致循环中的血红蛋白并未明显升高。巨噬细胞识别和吞噬衰老红细胞的具体分子机制尚不明确。红

简写和缩略词
ADP，二磷酸腺苷（adenosine diphosphate）；AMP，单磷酸腺苷（adenosine monophosphate）；BNIP3L，一种低氧调节基因，促进线粒体自噬（an hypoxic regulated gene that facilitates mitochondrial autophagy）；C_3，补体的第 3 成分（third component of Complement）；^{14}C，放射性碳（radioactive carbon）；CD44，细胞分化抗原（cell differentiation antigen）；CO，一氧化碳（carbon monoxide）；^{50}Cr，铬-50（chromium-50）；^{51}Cr，铬-51（chromium-51）；DFP，二异丙基氟磷酸（diisopropylfluorophosphate）；^{55}Fe 或 ^{59}Fe，放射性铁（radioactive Iron）；G6PD，葡萄糖-6-磷酸脱氢酶（glucose-6-phosphate dehydrogenase）；HO，血红素加氧酶（heme oxygenase）；Ig，免疫球蛋白（immunoglobulin）；^{111}In，铟-111（indium-111）；^{15}N，氮（nitrogen）；PK，丙酮酸激酶（pyruvate kinase）；^{99m}Tc，锝-99m（technetium-99m）。

细胞衰老过程中产生的多种生理学改变可能成为巨噬细胞识别的信号[1,2]，这些生理学改变包括酶活性下降[3]，ATP 减少[4]，磷脂酰丝氨酸暴露[5]，脂质过氧化物产物堆积[6]，膜糖蛋白去唾液酸化[7]，衰老相关抗原暴露[8]，带 3 蛋白聚集（参见第 46 章）[9]，持续氧化应激导致的变形性下降[10]及介导红细胞破坏的自身抗体和补体增加（参见第 54 章）[11,12]，以上所有变化均被认为是衰老红细胞被巨噬细胞识别的信号。

红细胞破坏的测定

最早检测红细胞寿命的方法是 Ashby 技术，即输注相容但血型不同的红细胞；该方法称为差异凝集法，将 O 型红细胞输入到 A 型或 B 型被试者中，然后从被输入 O 型红细胞的 A 型或者 B 型被试者中抽取血样，此血样分别用抗 A 或者抗 B 血清凝集，血样中未凝集的红细胞数量可作为红细胞存活时间衡量指标[13]。第二次世界大战期间及之后不久，该方法被广泛应用，而近年来，由于输注同种异型红细胞的危害性且无法测定自身红细胞存活，该技术已完全被自体血细胞标记技术取代。

1946 年，Shemin 和 Rittenberg 证实将^{15}氮（^{15}N）标记的甘氨酸掺入血红素可用于检测红细胞寿命[14]。随后一系列其他同位素标记法相继出现。这些方法大致可分为三组：①同龄标记法；②随机标记法；③间接检测法，如检测红细胞生成率或血红素的降解率。前两种方法可提供红细胞寿命缩短性质的相关信息，是衰老依赖的或是随机性的。而这方法仅能得出红细胞的平均寿命。

队列检测法

队列检测法是将标记物通过生物合成掺入到生成中的红细胞内。该方法所标记的红细胞群大致处于同一发展阶段。所用的标记物包括^{15}N标记的甘氨酸[14]，放射性碳（^{14}C）[15]，或放射性铁（^{55}Fe 或^{59}Fe）[16~18]。该方法主要缺点是取样周期过长，尤其是对于红细胞寿命缩短不明显者（图 33-1）。此外，破坏红细胞释放的放射性铁可能被重新利用，而使结果解释出现困难。目前关于放射性元素使用有诸多限制，此方法逐

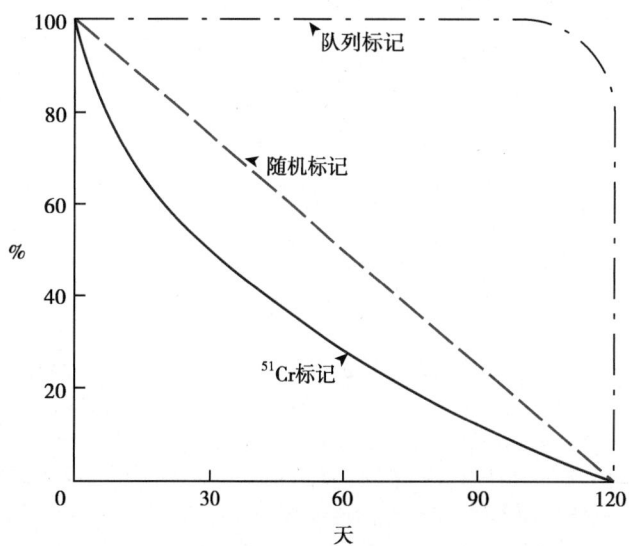

图 33-1　用队列标记法或随机标记法检测红细胞寿命。若用^{51}Cr随机标记红细胞，每天将有 1% 发生脱逸，计算总体红细胞寿命时需要进行校正

渐被舍弃。

引入非放射性元素的双标记物检测法是指在固定时间段引入两种截然不同的标记方法，通过检测相关标记物来相继的检测不同的细胞。首先使用生物素标记循环中的所有细胞（其中红细胞占绝大多数），具体方法是在生物素标记的前 1~2 天予地高辛标记，随后用异羟基洋地黄毒苷进行第二次标记，从而区别不同阶段的红细胞亚群[19]。

随机标记法

随机标记法是 Ashby 差异凝集技术[13]，利用免疫学标记，或其他的红细胞标记，如铬（^{50}Cr，^{51}Cr，^{53}Cr）[20-22]，用^{32}P 或^{14}C 标记的二异丙基氟磷酸（DFP）[23,24,14]，C 标记的氰酸盐[25]（一种亲脂染料[26,27]）或生物素[28,29]。

^{51}Cr 标记法

迄今应用最广泛的测定红细胞寿命的放射性同位素是^{51}Cr。铬酸离子可穿过细胞膜结合到珠蛋白的 β 链和 γ 链。遗憾的是，该结合是非共价键结合，同位素会持续以每天 0.5%~2.9% 的速率从标记的红细胞中自然脱逸[30]。而 DFP 与乙酰胆碱酯酶的结合是不可逆的。在试验的前 2~3 天未结合的 DFP 会部分脱逸，之后，DFP 的消失与红细胞破坏密切相关[23,31]。然而，因样本的制备较复杂，DFP 标记应用较少。

分析随机标记红细胞的生存情况即可估算红细胞寿命。引入标记物后，标记的红细胞和未标记红细胞的比例迅速稳定，此过程一般需要 5 分钟左右时间[32]，但脾大患者中，此时间可能延长。达到平衡后，标记过程中损伤的红细胞会在 24 小时内被机体清除，此过程中存活的红细胞寿命通常较长[33]。

为准确地计算红细胞寿命，采用随机标记法需要机体处于稳态，或同期发生的血液丢失或血液输注可进行校正。通过每周取样 3 次，共 1~2 周，通常可精确估算红细胞的半衰期。

正常人体内红细胞寿命是有限的，平均为 120 天，几乎不发生随机破会，也就是说细胞衰老的损失不用计算（每天 0.06%~0.4%）。在某些哺乳动物中红细胞随机破坏的数量较大[34]。从第 0~120 天，随机标记的人类红细胞的生存曲线呈线性，半衰期 60 天。而用^{51}Cr 做标记时，每天大约有 1% 标记物从红细胞中脱逸，生存曲线呈指数图形，半衰期约 30 天（图 33-1）。临床应用中，红细胞寿命常用铬半衰期（$T_{1/2}$）表示，正常值为 30 天。

仅仅用铬（铬 $T_{1/2}$）标记法测定的红细胞寿命，不能反映红细胞破坏的特征是衰老还是随机破坏造成的，因此推荐加入一个铬脱逸相关的校正因子，数据通过线性坐标记录[35]。若数据在一条直线上，说明破坏是由衰老所致，红细胞寿命即为半衰期的 2 倍。若数据的对数关系消失，必须用半对数纸记录使数据在一条直线上，说明破坏是随机的，红细胞寿命为半衰期的 1.44 倍。该方法的缺陷在于铬的脱逸水平并不是常数，它是随不同时间、不同疾病变化的[30]。而且，最好的拟合数据也很少是呈线性或指数关系，而是介于两者之间。虽然计算机辅助方法可以解决这种模糊性，但是检测红细胞寿命存在固有的生物学及技术方面的偏差，因此应将铬 $T_{1/2}$ 根据临床结果进行直观的调整。

生物素检测法

非放射性标记物也可用于 RBC 检测。生物素与红细胞膜蛋白共价结合，通过流式细胞仪分析标记细胞所占比例计算红细胞寿命[36]。在正常人群及镰刀型贫血患者中，生物素标记法与标准的^{51}Cr 标记法所测得的红细胞寿命一致。生物素标记法除无放射性外还有其他优点，如标记的细胞可分离作进一步研究。生物素标记法在可用于镰刀型贫血病的研究。研究发现，体内环境下，无 Hb F 的镰刀型红细胞比有 Hb F 的细胞寿命短[37]；磷脂酰丝氨酸在镰刀型细胞清除中发挥重要作用[38]。

间接检测法

通过间接检测法计算红细胞寿命有两种方法：利用放射铁测定红细胞生成率；检测血红素降解为胆红素的速率[39]，即检测血红素分解代谢产生释放的一氧化碳（CO）[40]。胆红素和 CO 几乎全部来自血红蛋白的分解代谢，测定其生成量可收集有关红细胞寿命的有用信息。但是因血清胆红素水平受很多因素影响，所以它不能作为定量测定红细胞破坏的可靠方法。CO 产率的测定过程较繁琐，需要精密的可重复呼吸的装置。随着新技术的发展[41,42]，CO 产率的测定方法已变得非常实用。CO 产率测定法反映红细胞寿命的优点在于能及时显示某一时间点红细胞的破坏率。ConSence 公司（Capnia Inc., Palo Alto, CA）开发的仪器在 2013 年 12 月获美国 FDA 批准，成为 Natus 呼气末分析仪（Natus Medical, San Carlos, CA）替代产品。ConSence 产品小巧便携，并采用无菌的一次性使用鼻套管定量检测呼气末 CO 和样品的环境 CO，可减少呼吸干扰，且适合新生儿使用。这个装置还能在几分钟内计算呼吸速率，分析单次呼吸中的 CO，提供百万分之一精度的 CO 浓度测定。

● 红细胞生成和破坏的体内定位

作为常规红细胞动力学研究的一部分，放射性铁和放射性铬可用于红细胞生成与破坏的定位研究。通常采用体内放置探针，体外计数的方法检测体内的放射性分布，计数的部位为骶骨、肝脏、脾和心脏[43]。

正常受试者，静脉注射的^{59}Fe 可迅速从血浆中清除，24 小时内 85% 的放射强度可在骨髓中检测到。剩余 15% 分布在肝脏和脾脏。之后 10 天，由于含有放射性标记血红蛋白的红细胞释放入外周血，骨髓中的放射性强度逐渐下降。现已发现在多种血液学疾病中放射性铁的吸收和分布模式不尽相同[44]。在脾功能亢进患者中，放射铁标记的细胞在脾脏内被阻留和破坏，使脾脏放射性强度迅速增强；而红系增生不良的患者，放射性铁的分布在肝脏和骨髓中是相反的（图 33-2）。

骨髓、肝脏、脾脏中巨噬细胞成像

更有效的原位显示红细胞生成的方法是用锝-99m（^{99m}Tc）硫黄胶质或铟-111（^{111}In）使骨髓、肝脏及脾脏成像[45]。虽然这些同位素主要标记单核-吞噬细胞系统，但它们的吸收与^{59}Fe 相似，可用作检测红细胞组织分布的替代标记。

体表铬-51 检测

体表检测铬-51（^{51}Cr）标记的红细胞可显示放射强度在脏器中的特征性分布，可用于检测肿大的脾脏中红细胞的扣获和破坏水平（图 33-2）[46]。该方法在临床已用于预测选择性脾切除的疗效，但其真正的实用价值受到质疑[47]。亦可通过检测

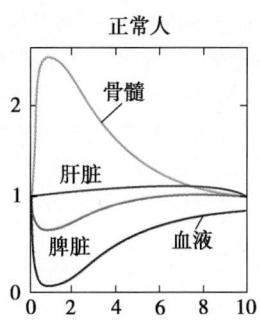
正常人

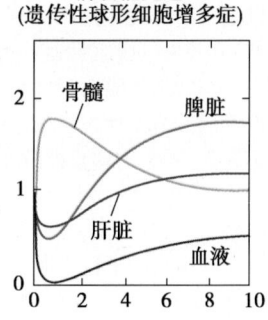
脾功能亢进
(遗传性球形细胞增多症)

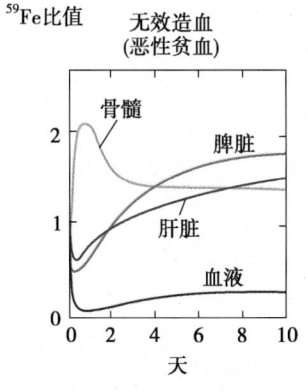
⁵⁹Fe比值
无效造血
(恶性贫血)

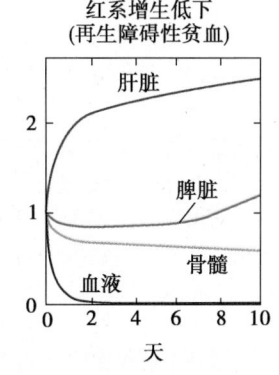
红系增生低下
(再生障碍性贫血)

图 33-2 ⁵⁹Fe 在正常人、脾功能亢进患者、贫血伴无效及有效红细胞生成患者中的组织分布。纵坐标放射强度是由不同时间点放射强度与同一器官注射同位素 15 分钟后的放射强度所得比值表示（来源于 Hillman RS and Finch CA；Erythropoiesis：Normal and abnormal. SeminHematol（4）：327～336,1967.）

⁵⁹Fe标记红细胞在组织中的分布来确定红细胞扣获或破坏的体内定位，尤其对于红细胞寿命较短者。

正常红细胞的衰老

方法学思考

用⁵⁹Fe 标记一组相同的人体红细胞，经密度梯度离心后显示，网织红细胞及早期红细胞的密度小于成熟红细胞[48,49]。然而，在红细胞生存期的最后阶段，放射性相当均匀地分布在所有密度的红细胞中，在密度较高的细胞中放射性聚集的趋势并不明显。遗憾的是，既往衰老红细胞特性的研究大都基于用不同技术分离得到的高密度红细胞。实际上，红细胞密度最高的部分并未充分富集衰老红细胞[50,51]。将密度分离与淘洗相结合所得结果似乎好于以血红蛋白 A1C 为标记的密度分离单一方法，但其富集程度并未用实际老化红细胞（生物素化或小鼠过量输血技术分离所得）予以证实[52]。

有两种动物模型以及一种人类疾病模型可提供真正衰老的红细胞。在小鼠中，通过持续输血，维持红细胞增多症状态以抑制所有的红细胞生成，可在体内产生衰老红细胞[53]。在其他动物中，尤其是家兔，红细胞通过微量生物素标记，能从循环血中收集衰老红细胞[54]。人类模型是儿童短暂性幼红细胞减少

症（参见第 36、55 章），该疾病中红细胞生成停滞数月；但是，这些患儿体内老化红细胞的密度和变形性是正常的[50]。该人类模型的应用争议较大，因为对该类疾病尚未认识清楚，循环中的红细胞可能并不完全正常[55]。然而从人类模型所得结果与动物模型中所得结果相一致，应该大致是可靠的（见下文"衰老红细胞的特性"）。

衰老红细胞的特性

虽然许多酶在网织红细胞中的活性高于成熟红细胞，其中包括己糖激酶、6-磷酸葡萄糖脱氢酶（G6PD）、丙酮酸激酶（PK），但在红细胞衰老过程中这些酶的活性并没有继续下降[54,56]。嘧啶-5′-核苷酸酶[57,58]及一磷酸腺苷脱氨酶（AMP）[59~61]是例外，这些酶的活性在红细胞存活过程中持续降低，与红细胞的"年龄"呈指数关系[3]。正常红细胞衰老过程中许多酶呈稳态，与蛋白酶（如 G6PD 和 PK）突变所致的情况形成鲜明对比，异常蛋白酶不稳定性加速了酶蛋白量的减少，是最终导致细胞死亡的重要因素（参见第 47 章）。将输注人体的 NN 血型红细胞进行荧光分选，结果显示密度最高的部分仅含少量的衰老红细胞[62]，家兔中生物素化的衰老红细胞膜表面积、细胞体积、水分含量及密度仅适度降低，从而使细胞变形性稍降低[51,63]。

循环中的红细胞可通过囊泡的形式排出相当一部分膜性物质和血红蛋白[64]，因此血红蛋白囊泡膜的丢失可能在细胞衰老过程中起作用[65]。正常外周循环中，红细胞小囊泡较少，每微升血中大约 190 个。在红细胞存储过程中，这些囊泡聚集在一起，可能与中性粒细胞相互作用，导致急性肺损伤的发生[66]。

正常、老化红细胞破坏的机制

衰老的红细胞被破坏可能存在几种不同机制。由于被标记即将破坏的细胞已被清除，在外周血中含量很低或没有，因此，确定红细胞真正破坏机制十分困难。许多早期的资料是通过研究密度较高的细胞所得，这群细胞被认为是"老化的"；而目前认为并非如此（见前文"方法学思考"）。而且，可能有多个将衰老的红细胞从循环中去除的机制；迄今无已知突变可延长红细胞寿命。

带 3 蛋白聚集模型

有推测认为带 3 蛋白的改变会起到受体的作用结合抗体，该抗体针对一种称之为衰老细胞抗原的新抗原，然后通过结合补体导致衰老细胞的被破坏。带 3 蛋白在体内的聚集机制未知。近期研究发现，胞质中带 3 蛋白通过过氧化反应羧基化，高铁血红蛋白与带 3 蛋白羧基端结合导致带 3 蛋白聚集[67]。这一模型的提出部分基于以下假说：密度高的细胞是老化细胞，被标识要被破坏的细胞也可被单核细胞吞噬[68]。但是，在生物素化的衰老兔红细胞中免疫球蛋白水平并未升高[69]，而且在丙种球蛋白缺乏症患者中从未发现红细胞寿命的延长，使免疫球蛋白介导衰老红细胞清除这一观点受到质疑。

磷脂酰丝氨酸暴露模型

与其他大部分细胞一样，正常情况下，带阴离子的磷脂酰丝氨酸仅位于红细胞膜内层胞浆面[70]。红细胞膜外表面磷脂酰丝氨酸的暴露是巨噬细胞识别凋亡细胞的信号之一。实际上也是巨噬细胞识别衰老红细胞的信号之一[5,71,72]。来自生物素

化的家兔红细胞模型得到的数据显示磷脂酰丝氨酸暴露的平均时间为 $0.3 \sim 0.5$ 天,所以任何时间内,外周循环中都很少存在伴磷脂暴露增加的细胞[71]。从高海拔地区降至低海拔地区的人,其磷脂酰丝氨酸的暴露水平升高[73]。一个有关新生红细胞破坏的模型是,随着循环中促红细胞生成素的变化,内皮细胞影响巨噬细胞与早期成熟红细胞的相互作用,通过表面黏附分子使巨噬细胞靶向于红细胞[74]。一项有关小鼠的研究中,利用不同的方法证实磷脂酰丝氨酸暴露在早期成熟红细胞中水平最高,并不随细胞老化而增高[75]。至今尚未明确磷脂酰丝氨酸的暴露是否为提示红细胞到达生命终点的唯一或者是主要信号,但这的确是至今证实的衰老细胞与非衰老细胞之间最主要的不同点[72]。

乳凝集素[76]、gas-6[77]、Del-1[78] 及一些补体[79]可与磷脂酰丝氨酸暴露的凋亡细胞结合。这些蛋白作为调理素,促进巨噬细胞清除磷脂酰丝氨酸暴露的凋亡细胞。血管内皮细胞可表达与巨噬细胞吞噬相关的整联蛋白,甚至吸收磷脂酰丝氨酸表达的衰老红细胞,可能在衰老红细胞清除中发挥作用[80]。

在高 Ca^{2+} 环境中,磷脂爬行酶激活,使膜磷脂发生翻转运动,导致磷脂酰丝氨酸外翻。磷脂酰丝氨酸暴露和细胞皱缩是红细胞死亡的标志[70]。红细胞死亡与疾病状态下红细胞清除相关[81],但在衰老细胞清除中的作用尚不明确[82]。

依据绿色自发荧光的轻度增加,提出的另一个模型认为红细胞衰老是氧化损伤的结果,在小鼠老化红细胞中已观察到此现象[83]。红细胞表面抗原 CD44 与透明质酸的相互作用可能在从循环中清除老化红细胞过程中起作用,但这种清除作用可能仅限于灵长类动物,一位伴 CD44 缺陷的患者表现为先天性红细胞生成异常性贫血[84]。

● 新生红细胞破坏

缺氧使缺氧诱导因子(HIF)表达增加,进而引起红细胞增加。回到正常氧分压环境中,这种继发红细胞增多状态被矫枉过正,新生的红细胞首先被破坏;此过程被定义为新生红细胞破坏(neocytolysis),具体机制未知[74]。这种现象首先在航天旅行的零重力环境中被观察到,机制不明。有人提出,由于缺氧控制基因(BNIP3L)可介导去除网织红细胞线粒体,并伴随过氧化氢酶活性的降低,在恢复正常氧时,由于 BNIP3L 转录本减少,线粒体增加会产生过量的活性氧(ROS)[85,86,87],导致红细胞破坏发生。新生儿红细胞比容的迅速变化同样提示新生红细胞破坏的发生。缺氧的胎儿在出生时红细胞含量高,但出生后这种状态被过度纠正,甚至在出生 2 周后出现贫血[88,89]。

● 红细胞破坏机制

前面部分(正常红细胞的衰老)列举了一些正常老化红细胞的死亡机制。人们有时假定红细胞在疾病状态下被过早破坏的机制是这些正常机制的反映。虽然很可能有部分重叠,但红细胞在疾病状态下的破坏机制可能不同。认为溶血性贫血产生的机制是由于红细胞的过早老化这一假说就如动物死于肺炎、肾衰竭、癌症代表提早衰老那样,更加不符合逻辑。

血管内破坏

若红细胞膜在外周循环中破裂,红细胞就会被破坏。这种

红细胞死亡模式正常情况下较少见,但在某些溶血性疾病中可以是主要的破坏方式,如在 ABO 血型不合性输血(参见第 138 章)和阵发性睡眠性血红蛋白尿症(参见第 40 章)中,补体复合物会在红细胞膜表面打孔;又如在心瓣膜源性溶血性贫血和微血管病性溶血性贫血(参见第 51、132 章)中,红细胞所受剪切力较大,致使细胞膜被破坏。

血管外破坏

红细胞的生命走向结束最常见的方式是被巨噬细胞摄取。显然,必定存在一些信号,使巨噬细胞可将年轻的成熟红细胞与损坏的或者老化的红细胞区分开来。这些信号可能包括细胞变形性的下降和(或)膜表面特性的改变。

变形性的下降

红细胞在循环时的形态并不是我们通常在显微镜下观察到的双凹圆盘状结构。相反,细胞因受循环中剪切力的影响而极度变形,这种变性对于红细胞从脾窦和红髓分开的狭孔中通过是必需的(参见第 6、56 章)。在临床上可用激光衍射仪检测红细胞的变形性,这种仪器可显示红细胞悬液在剪切力作用下的衍射图像[90,91]。脂质双层结构红细胞膜容易弯曲,但伸展能力很小。所以,红细胞的变形性主要取决于双凹圆盘状结构中过量细胞膜和细胞膜的构成,细胞中的血红蛋白的黏度在一定程度也对变形性有作用。若丢失胞膜,红细胞将变成球形,失去变形性。遗传性球形红细胞增多症和遗传性椭圆形红细胞增多症就是由于面积/体积比例下降而致的胞膜变形性下降,最终引起红细胞破坏的溶血性贫血的典型例证(参见第 46 章)。然而,细胞膜的丢失在许多病理性溶血中也起作用,包括自身免疫性溶血性贫血(参见第 54 章)。在镰状细胞性疾病和血红蛋白 C 病(参见第 49 章),是细胞内在黏滞度增加。当细胞膜丢失,钾离子外漏增加时,如在遗传性干燥细胞增多症中,红细胞水分的丢失,亦明显减低红细胞的变形性(参见第 46 章)。

膜表面特性的改变

红细胞膜表面可因抗体与表面抗原的结合、补体成分的结合、化学性改变、尤其是膜成分的氧化而发生改变。免疫球蛋白 IgG[92]和补体 C_3[93,94]包被的红细胞与巨噬细胞的 Fc 段受体结合,从而使其部分被吞噬,导致球形红细胞的生成。

在体外,红细胞被苯肼及腺苷二磷酸(ADP)加铁氧化后,导致胞膜带 3 蛋白的簇集。虽然其生理学意义尚不清楚,但簇集的蛋白可能作为识别位点结合 IgG[9,95]。氧化作用对细胞膜的损伤在从循环中清除镰状细胞(参见第 49 章)和珠蛋白生成障碍性贫血细胞(参见第 48 章)可能发挥重要作用。

● 破坏红细胞的命运

血管内破坏

血红蛋白

红细胞在血管中破坏后,血红蛋白进入血浆并与结合珠蛋白相结合。后者是一种糖蛋白二聚体,每一分子可结合两个血

红蛋白二聚体。血红蛋白与珠蛋白的结合不仅避免了它的潜在毒性,而且还触发了清除过程的第二步,即巨噬细胞受体 CD163 识别和随后受体介导的内吞作用[96]。CD163 是一种属于富半胱氨酸蛋白家族的清道夫受体蛋白。结合珠蛋白-血红蛋白复合物以 10~30 分钟的半衰期从血浆中被清除。血红蛋白中的血红素在血红素氧化酶作用下转化为铁和胆绿素,胆绿素经进一步代谢降解为胆红素。血红素氧化酶裂解血红素过程中释放 CO[97](见前文"间接检测法")。

珠蛋白

与血红蛋白-结合珠蛋白复合物不同,游离的结合珠蛋白半衰期为 5 天,若短时间内大量转化形成结合珠蛋白-血红蛋白复合物,血浆中结合珠蛋白将被消耗殆尽。血浆中结合珠蛋白含量的减少不仅见于发生直接血管内溶血的患者,还见于由巨噬细胞致红细胞破坏加速的患者,如镰状细胞综合征。溶血性贫血中无论血管内溶血或巨噬细胞所致血红蛋白泄漏入血浆均可导致结合珠蛋白的下降。因此,尽管检测血浆结合珠蛋白水平无法区分血管外溶血与血管内溶血,其对诊断溶血性贫血的存在仍有一定价值。

血红素

释放入循环的游离血红素以 1:1 的比例与血浆中的糖蛋白——血色素结合蛋白相结合[98],这种复合物从血浆中清除的半衰期为 7~8 小时[99,100]。血红素-血色素结合蛋白复合物被低密度脂蛋白相关受体——CD91 所摄取[101],如图 33-3 显示了血色素结合蛋白和结合珠蛋白的功能殊途同归。若血色素结合蛋白的血红素结合力已饱和,过剩的血红素与白蛋白结合形成正铁白蛋白[102]。过量的血红素对细胞有毒,因为血红素能促进产生羟基自由基,一种超氧自由基(ROS)。为了避免这种现象并补充血红素合成的负反馈调节,血红素加氧酶(HO)-1 的激

活,减少血红素而与白蛋白质结合。与 HO-1 不同,HO-2 生理量表达,参与血红素基础水平的调控。

血管外破坏

被巨噬细胞吞噬的红细胞在溶酶体中降解为脂质、蛋白和血红素。蛋白质和脂肪以其各自的分解途径被重新加工,血红素被微粒体中的血红素氧化酶分解[103]。血红素氧化酶经过需氧途径将血红素催化降解为胆绿素,并释放 CO 和"自由"铁。胆绿素能够高效的被胆绿素还原酶 α(BVRα)转换成胆红素。生理条件下所有组织均能完成此反应,但主要发生于脾脏和肝脏的巨噬细胞中[104]。因此,生理情况下,血清胆绿素浓度较低。

胆红素的排泄

无论血红蛋白的破坏发生于何处,胆红素都是其终产物之一。胆红素不溶于水,在血浆中与白蛋白结合进行转运。非结合胆红素经有机阴离子转运蛋白(OATP)介导进入肝脏细胞,在微粒体内与葡萄糖醛酸结合,以 ATP 依赖的方式进入胆汁。流经毛细血管肝细胞膜的过程由 MRP2 蛋白介导,MRP2 与单葡萄糖醛酸胆红素和双葡萄糖醛酸胆红素均具有高亲和性[105]。在胃肠道内被细菌还原转化为尿胆原[106]。尿胆原小部分被重新吸收并通过尿液排出。所以,粪及尿中的尿胆原排泄被作为溶血发生率的间接证据。但在目前临床实践中很少用于此目的,其原因是采样较麻烦,而且可选择性的降解途径显著降低了评价血红素分解代谢率的准确性。

翻译:吴小津、张蕾丝　互审:黄晓军　校对:吴德沛

参考文献

1. Bratosin D, Mazurier J, Tissier JP, et al: Cellular and molecular mechanisms of senescent erythrocyte phagocytosis by macrophages. A review. *Biochimie* 80(2):173, 1998.
2. Lutz HU, Bogdanova A: Mechanisms tagging senescent red blood cells for clearance in healthy humans. *Front Physiol* 4:387, 2013.
3. Clark MR: Senescence of red blood cells: Progress and problems. *Physiol Rev* 68(3):503, 1988.
4. Lichtman MA: Does ATP decrease exponentially during red cell aging? *Nouv Rev Fr Hematol* 15(6):625, 1975.
5. Connor J, Pak CC, Schroit AJ: Exposure of phosphatidylserine in the outer leaflet of human red blood cells. Relationship to cell density, cell age, and clearance by mononuclear cells. *J Biol Chem* 269(4):2399, 1994.
6. Ando K, Beppu M, Kikugawa K: Evidence for accumulation of lipid hydroperoxides during the aging of human red blood cells in the circulation. *Biol Pharm Bull* 18(5):659, 1995.
7. Shinozuka T: Changes in human red blood cells during aging in vivo. *Keio J Med* 43(3):155, 1994.
8. Kay MM: Generation of senescent cell antigen on old cells initiates igg binding to a neoantigen. *Cell Mol Biol (Noisy-le-grand)* 39(2):131, 1993.
9. Low PS, Waugh SM, Zinke K, et al: The role of hemoglobin denaturation and band 3 clustering in red blood cell aging. *Science* 227(4686):531, 1985.
10. Mohanty JG, Nagababu E, Rifkind JM: Red blood cell oxidative stress impairs oxygen delivery and induces red blood cell aging. *Front Physiol* 5:84, 2014.
11. Lutz HU, Gianora O, Nater M, et al: Naturally occurring anti-band 3 antibodies bind to protein rather than to carbohydrate on band 3. *J Biol Chem* 268(31):23562, 1993.
12. Gattegno L, Bladier D, Vaysse J, et al: Inhibition by carbohydrates and monoclonal anti-complement receptor type 1, on interactions between senescent human red blood cells and monocytic macrophagic cells. *Adv Exp Med Biol* 307:329, 1991.
13. Ashby W: The determination of the length of life of transfused blood corpuscles in man. *J Exp Med* 29(3):267, 1919.
14. Shemin D, Rittenberg D: The life span of the human red blood cell. *J Biol Chem* 166(2):627, 1946.
15. Berlin NI, Meyer LM, Lazarus M: Life span of the rat red blood cell as determined by glycine-2-c14. *Am J Physiol* 165(3):465, 1951.
16. Beutler E, Dern RJ, Alving AS: The hemolytic effect of primaquine. Iv. The relationship of cell age to hemolysis. *J Lab Clin Med* 44(3):439, 1954.
17. Birgens HS, Hansen OP, Henriksen JH, et al: Quantitation of erythropoiesis in myelomatosis. *Scand J Haematol* 22(4):357, 1979.
18. Weinstein IM, Beutler E: The use of cr51 and fe59 in a combined procedure to study erythrocyte production and destruction in normal human subjects and in patients with hemolytic or aplastic anemia. *J Lab Clin Med* 45(4):616, 1955.
19. Gifford SC, Yoshida T, Shevkoplyas SS, et al: A high-resolution, double-labeling method for the study of in vivo red blood cell aging. *Transfusion* 46(4):578, 2006.

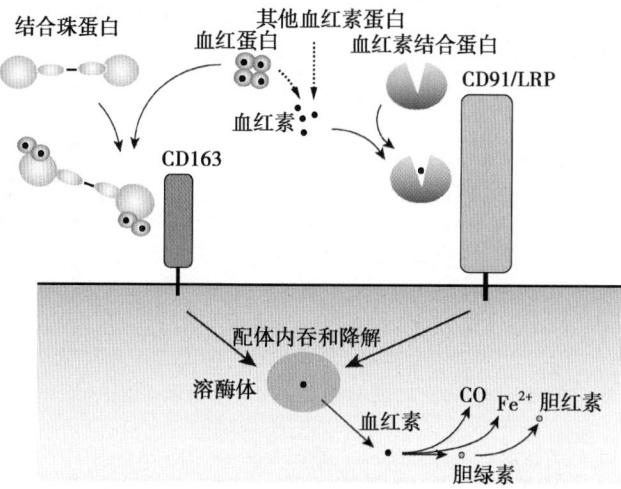

图 33-3　胞外血红素和血红蛋白分别与结合珠蛋白和血红素结合蛋白形成复合物发生内吞作用的受体途径概述。LRP/CD91 和 CD163 分别代表血色素结合蛋白-血红蛋白复合物和结合珠蛋白-血红蛋白中血红素被摄取的两种途径。两种受体在吞噬性巨噬细胞中均高表达,已知巨噬细胞将血红素代谢外胆绿素、铁、CO。除了在巨噬细胞表达外,LRP/CD91 还在若干类型细胞中高表达,包括肝细胞、神经细胞和合体滋养层

20. Beutler E, West C: Measurement of the viability of stored red cells by the single-isotope technique using 51cr. Analysis of validity. *Transfusion* 24(2):100, 1984.

21. Lindsell CJ, Franco RS, Smith EP, et al: A method for the continuous calculation of the age of labeled red blood cells. *Am J Hematol* 83(6):454, 2008.

22. Silver HM, Seebeck MA, Cowett RM, et al: Red cell volume determination using a stable isotope of chromium. *J Soc Gynecol Investig* 4(5):254, 1997.

23. Cline MJ, Berlin NI: Measurement of red cell survival with tritiated diisopropylfluorophosphate. *J Lab Clin Med* 60:826, 1962.

24. Milner PF, Charache S: Life span of carbamylated red cells in sickle cell anemia. *J Clin Invest* 52(12):3161, 1973.

25. Eschbach JW, Korn D, Finch CA: 14C cyanate as a tag for red cell survival in normal and uremic man. *J Lab Clin Med* 89(4):823, 1977.

26. Horan PK, Slezak SE: Stable cell membrane labelling. *Nature* 340(6229):167, 1989.

27. Slezak SE, Horan PK: Fluorescent in vivo tracking of hematopoietic cells. Part I. Technical considerations. *Blood* 74(6):2172, 1989.

28. Strauss RG, Mock DM, Widness JA, et al: Posttransfusion 24-hour recovery and subsequent survival of allogeneic red blood cells in the bloodstream of newborn infants. *Transfusion* 44(6):871, 2004.

29. Suzuki T, Dale GL: Biotinylated erythrocytes: In vivo survival and in vitro recovery. *Blood* 70(3):791, 1987.

30. Bentley SA, Glass HI, Lewis SM, et al: Elution correction in 51Cr red cell survival studies. *Br J Haematol* 26(2):179, 1974.

31. McCurdy PR, Sherman AS: Irreversibly sickled cells and red cell survival in sickle cell anemia: A study with both DF32P and 51CR. *Am J Med* 64(2):253, 1978.

32. Franco RS: Measurement of red cell lifespan and aging. *Transfus Med Hemother* 39(5):302, 2012.

33. Mollison P, Engelfriet CP, Contreras M: The transfusion of red cells, in *Blood Transfusion in Clinical Medicine*, edited by Mollison PL. p 95. Blackwell, Oxford, 1987.

34. Eadie GS, Brown IW Jr: Red blood cell survival studies. *Blood* 8(12):1110, 1953.

35. Recommended method for radioisotope red-cell survival studies. International committee for standardization in haematology. *Br J Haematol* 45(4):659, 1980.

36. Cavill I, Trevett D, Fisher J, et al: The measurement of the total volume of red cells in man: A non-radioactive approach using biotin. *Br J Haematol* 70(4):491, 1988.

37. Franco RS, Yasin Z, Palascak MB, et al: The effect of fetal hemoglobin on the survival characteristics of sickle cells. *Blood* 108(3):1073, 2006.

38. Yasin Z, Witting S, Palascak MB, et al: Phosphatidylserine externalization in sickle red blood cells: Associations with cell age, density, and hemoglobin f. *Blood* 102(1):365, 2003.

39. Berlin NI, Berk PD: Quantitative aspects of bilirubin metabolism for hematologists. *Blood* 57(6):983, 1981.

40. Doyle J, Vreman HJ, Stevenson DK, et al: Does vitamin C cause hemolysis in premature newborn infants? Results of a multicenter double-blind, randomized, controlled trial. *J Pediatr* 130(1):103, 1997.

41. Furne JK, Springfield JR, Ho SB, et al: Simplification of the end-alveolar carbon monoxide technique to assess erythrocyte survival. *J Lab Clin Med* 142(1):52, 2003.

42. Vreman HJ, Stevenson DK: Carboxyhemoglobin determined in neonatal blood with a co-oximeter unaffected by fetal oxyhemoglobin. *Clin Chem* 40(8):1522, 1994.

43. Proceedings: Recommended methods for surface counting to determine sites of red-cell destruction. A report by the panel on diagnostic applications of radioisotopes in haematology of the International Committee for Standardization in Haematology (ICSH tentative standard ep8/3: 1975). *Br J Haematol* 30(2):249, 1975.

44. Hillman RS, Finch CA: Erythropoiesis: Normal and abnormal. *Semin Hematol* 4(4):327, 1967.

45. Datz FL, Taylor A Jr: The clinical use of radionuclide bone marrow imaging. *Semin Nucl Med* 15(3):239, 1985.

46. Jandl JH, Greenberg MS, Yonemoto RH, et al: Clinical determination of the sites of red cell sequestration in hemolytic anemias. *J Clin Invest* 35(8):842, 1956.

47. Ferrant A, Cauwe F, Michaux JL, et al: Assessment of the sites of red cell destruction using quantitative measurements of splenic and hepatic red cell destruction. *Br J Haematol* 50(4):591, 1982.

48. Borun ER, Figueroa WG, Perry SM: The distribution of Fe59 tagged human erythrocytes in centrifuged specimens as a function of cell age. *J Clin Invest* 36(5):676, 1957.

49. Luthra MG, Friedman JM, Sears DA: Studies of density fractions of normal human erythrocytes labeled with iron-59 in vivo. *J Lab Clin Med* 94(6):879, 1979.

50. Linderkamp O, Friederichs E, Boehler T, et al: Age dependency of red blood cell deformability and density: Studies in transient erythroblastopenia of childhood. *Br J Haematol* 83(1):125, 1993.

51. Dale GL, Norenberg SL: Density fractionation of erythrocytes by Percoll/Hypaque results in only a slight enrichment for aged cells. *Biochim Biophys Acta* 1036(3):183, 1990.

52. Bosch FH, Werre JM, Roerdinkholder-Stoelwinder B, et al: Characteristics of red blood cell populations fractionated with a combination of counterflow centrifugation and Percoll separation. *Blood* 79(1):254, 1992.

53. Ganzoni AM, Oakes R, Hillman RS: Red cell aging in vivo. *J Clin Invest* 50(7):1373, 1971.

54. Suzuki T, Dale GL: Senescent erythrocytes: Isolation of in vivo aged cells and their biochemical characteristics. *Proc Natl Acad Sci U S A* 85(5):1647, 1988.

55. Haram S, Carriero D, Seaman C, et al: The mechanism of decline of age-dependent enzymes in the red blood cell. *Enzyme* 45(1–2):47, 1991.

56. Zimran A, Forman L, Suzuki T, et al: In vivo aging of red cell enzymes: Study of biotinylated red blood cells in rabbits. *Am J Hematol* 33(4):249, 1990.

57. Beutler E, Hartman G: Age-related red cell enzymes in children with transient erythroblastopenia of childhood and with hemolytic anemia. *Pediatr Res* 19(1):44, 1985.

58. Beutler E: The relationship of red cell enzymes to red cell life-span. *Blood Cells* 14(1):69, 1988.

59. Dale GL, Norenberg SL: Time-dependent loss of adenosine 5′-monophosphate deaminase activity may explain elevated adenosine 5′-triphosphate levels in senescent erythrocytes. *Blood* 74(6):2157, 1989.

60. Paglia DE, Valentine WN, Nakatani M, et al: Amp deaminase as a cell-age marker in transient erythroblastopenia of childhood and its role in the adenylate economy of erythrocytes. *Blood* 74(6):2161, 1989.

61. Dale GL, Norenberg SL, Suzuki T, et al: Altered adenine nucleotide metabolism in senescent erythrocytes from the rabbit. *Prog Clin Biol Res* 319:259; discussion 270, 1989.

62. Clark MR CL, Jensen RH: Density distribution of aging, transfused human red cells. *Blood* 74(Suppl 1):217a, 1989.

63. Waugh RE, Narla M, Jackson CW, et al: Rheologic properties of senescent erythrocytes: Loss of surface area and volume with red blood cell age. *Blood* 79(5):1351, 1992.

64. Tissot JD, Rubin O, Canellini G: Analysis and clinical relevance of microparticles from red blood cells. *Curr Opin Hematol* 17(6):571, 2010.

65. Willekens FL, Werre JM, Groenen-Dopp YA, et al: Erythrocyte vesiculation: A self-protective mechanism? *Br J Haematol* 141(4):549, 2008.

66. Jank H, Salzer U: Vesicles generated during storage of red blood cells enhance the generation of radical oxygen species in activated neutrophils. *ScientificWorldJournal* 11:173, 2011.

67. Arashiki N, Kimata N, Manno S, et al: Membrane peroxidation and methemoglobin formation are both necessary for band 3 clustering: Mechanistic insights into human erythrocyte senescence. *Biochemistry* 52(34):5760, 2013.

68. Arese P, Turrini F, Schwarzer E: Band 3/complement-mediated recognition and removal of normally senescent and pathological human erythrocytes. *Cell Physiol Biochem* 16(4–6):133, 2005.

69. Dale GL, Daniels RB: Quantitation of immunoglobulin associated with senescent erythrocytes from the rabbit. *Blood.* 77(5):1096-9, 1991.

70. Zwaal RF, Comfurius P, Bevers EM: Surface exposure of phosphatidylserine in pathological cells. *Cell Mol Life Sci* 62(9):971, 2005.

71. Boas FE, Forman L, Beutler E: Phosphatidylserine exposure and red cell viability in red cell aging and in hemolytic anemia. *Proc Natl Acad Sci U S A* 95(6):3077, 1998.

72. Kuypers FA, de Jong K: The role of phosphatidylserine in recognition and removal of erythrocytes. *Cell Mol Biol (Noisy-le-grand)* 50(2):147, 2004.

73. Risso A, Turello M, Biffoni F, et al: Red blood cell senescence and neocytolysis in humans after high altitude acclimatization. *Blood Cells Mol Dis* 38(2):83, 2007.

74. Rice L, Alfrey CP: The negative regulation of red cell mass by neocytolysis: Physiologic and pathophysiologic manifestations. *Cell Physiol Biochem* 15(6):245, 2005.

75. Khandelwal S, Saxena RK: A role of phosphatidylserine externalization in clearance of erythrocytes exposed to stress but not in eliminating aging populations of erythrocyte in mice. *Exp Gerontol* 43(8):764, 2008.

76. Dasgupta SK, Abdel-Monem H, Guchhait P, et al: Role of lactadherin in the clearance of phosphatidylserine-expressing red blood cells. *Transfusion* 48(11):2370, 2008.

77. Ishimoto Y, Ohashi K, Mizuno K, et al: Promotion of the uptake of ps liposomes and apoptotic cells by a product of growth arrest-specific gene, gas6. *J Biochem* 127(3):411, 2000.

78. Hanayama R, Tanaka M, Miwa K, et al: Expression of developmental endothelial locus-1 in a subset of macrophages for engulfment of apoptotic cells. *J Immunol* 172(6):3876, 2004.

79. Wang RH, Phillips G Jr, Medof ME, et al: Activation of the alternative complement pathway by exposure of phosphatidylethanolamine and phosphatidylserine on erythrocytes from sickle cell disease patients. *J Clin Invest* 92(3):1326, 1993.

80. Fens MH, Storm G, Pelgrim RC, et al: Erythrophagocytosis by angiogenic endothelial cells is enhanced by loss of erythrocyte deformability. *Exp Hematol* 38(4):282, 2010.

81. Lang F, Gulbins E, Lerche H, et al: Eryptosis, a window to systemic disease. *Cell Physiol Biochem* 22(5–6):373, 2008.

82. Franco RS, Puchulu-Campanella ME, Barber LA, et al: Changes in the properties of normal human red blood cells during in vivo aging. *Am J Hematol* 88(1):44, 2013.

83. Khandelwal S, Saxena RK: Age-dependent increase in green autofluorescence of blood erythrocytes. *J Biosci* 32(6):1139, 2007.

84. Kerfoot SM, McRae K, Lam F, et al: A novel mechanism of erythrocyte capture from circulation in humans. *Exp Hematol* 36(2):111, 2008.

85. Sandoval H, Thiagarajan P, Dasgupta SK, et al: Essential role for nix in autophagic maturation of erythroid cells. *Nature* 454(7201):232, 2008.

86. Fei P, Wang W, Kim SH, et al: Bnip3l is induced by p53 under hypoxia, and its knock-down promotes tumor growth. *Cancer Cell* 6(6):597, 2004.

87. Song J YD, Thiagarajan P. Prchal JT: Molecular basis of neocytolysis, in *54th Annual Meeting American Society of Hematology*, p 2093. ASH Annual Meeting Abstracts, Atlanta, GA, 2012.

88. Javier MC, Krauss A, Nesin M: Corrected end-tidal carbon monoxide closely correlates with the corrected reticulocyte count in Coombs test-positive term neonates. *Pediatrics* 112(6 Pt 1):1333, 2003.

89. Christensen RD, Lambert DK, Henry E, et al: Unexplained extreme hyperbilirubinemia among neonates in a multihospital healthcare system. *Blood Cells Mol Dis* 50(2):105, 2013.

90. Rigal CS: The place of instruments in the scientific work of Marcel Bessis (1917–1994): The electron microscope and the ektacytometer. *Hematol Cell Ther* 42(4):250, 2000.

91. Shin S, Hou JX, Suh JS, et al: Validation and application of a microfluidic ektacytometer (rheoscan-d) in measuring erythrocyte deformability. *Clin Hemorheol Microcirc* 37(4):319, 2007.

92. LoBuglio AF, Cotran RS, Jandl JH: Red cells coated with immunoglobulin g: Binding and sphering by mononuclear cells in man. *Science* 158(3808):1582, 1967.

93. Jandl JH, Tomlinson AS: The destruction of red cells by antibodies in man. II. Pyrogenic, leukocytic and dermal responses to immune hemolysis. *J Clin Invest* 37(8):1202, 1958.

94. Lutz HU SP, Stammler P, Kock D, Taylor RP: Opsonic potential of c3b-anti-band 3 complexes when generated on senescent and oxidatively stressed red cells or in fluid phase, in *Red Blood Cell Aging*, edited by M Magnani. Plenum Press, New York, 1991.

95. Beppu M, Mizukami A, Nagoya M, et al: Binding of anti-band 3 autoantibody to oxidatively damaged erythrocytes. Formation of senescent antigen on erythrocyte surface by

an oxidative mechanism. *J Biol Chem* 265(6):3226, 1990.

96. Nielsen MJ, Andersen CB, Moestrup SK: Cd163 binding to haptoglobin-hemoglobin complexes involves a dual-point electrostatic receptor-ligand pairing. *J Biol Chem* 288(26):18834, 2013.

97. Carter K, Worwood M: Haptoglobin: A review of the major allele frequencies worldwide and their association with diseases. *Int J Lab Hematol* 29(2):92, 2007.

98. Piccard H, Van den Steen PE, Opdenakker G: Hemopexin domains as multifunctional liganding modules in matrix metalloproteinases and other proteins. *J Leukoc Biol* 81(4):870, 2007.

99. Sears DA: Disposal of plasma heme in normal man and patients with intravascular hemolysis. *J Clin Invest* 49(1):5, 1970.

100. Wochner RD, Spilberg I, Iio A, et al: Hemopexin metabolism in sickle-cell disease, porphyrias and control subjects—effects of heme injection. *N Engl J Med* 290(15):822, 1974.

101. Hvidberg V, Maniecki MB, Jacobsen C, et al: Identification of the receptor scavenging hemopexin-heme complexes. *Blood* 106(7):2572, 2005.

102. Rosen H, Sears DA, Meisenzahl D: Spectral properties of hemospexin-heme. The Schumm test. *J Lab Clin Med* 74(6):941, 1969.

103. Maines MD: The heme oxygenase system: A regulator of second messenger gases. *Annu Rev Pharmacol Toxicol* 37:517, 1997.

104. Komuro A, Tobe T, Nakano Y, et al: Cloning and characterization of the cdna encoding human biliverdin-ix alpha reductase. *Biochim Biophys Acta* 1309(1–2):89, 1996.

105. Erlinger S, Arias IM, Dhumeaux D: Inherited disorders of bilirubin transport and conjugation: New insights into molecular mechanisms and consequences. *Gastroenterology* 146(7):1625, 2014.

106. Elder G, Gray CH, Nicholson DC: Bile pigment fate in gastrointestinal tract. *Semin Hematol* 9(1):71, 1972.

第 34 章
红细胞疾病的临床表现和分类

Josef T. Prchal

摘要

贫血和红细胞增多症的特征分别为红细胞减少或增多。在大多数临床情况下，红细胞容量的改变由血红蛋白浓度或血细胞比容推断而来。部分红细胞疾病与不伴或仅有轻度贫血的代偿性溶血有关。这些患者的临床表现不仅仅受到贫血的影响，还有血红蛋白代谢相关的改变如血清胆红素升高，若溶血持续，会出现胆石症、结合珠蛋白降低及通常慢性网织红细胞升高。部分红细胞疾病仅仅表现为形态异常如遗传性椭圆形红细胞增多症，通常不伴有溶血或贫血。

因为贫血的主要效应是降低血液携带氧气的能力，所以血红蛋白浓度是反映贫血严重程度的最佳指标。贫血可因组织缺氧而引起临床症状（如疲乏、劳力性呼吸困难等），但也有一些表现是由机体试图缓解缺氧的代偿机制所引起（如过度换气、心动过速和心输出量增加等）。这些临床表现取决于贫血的严重程度和发生的速度。缺氧诱导转录因子（HIFs）-1 和缺氧诱导因子-2 的表达水平增高，由此传导机体感应的各种组织的缺氧状况。缺氧诱导因子除了上调最主要的红细胞生长因子-促红细胞生长素（EPO）外，还可上调多种基因的转录水平，这些基因的产物不仅参与红细胞生成，也参与血管生成、能量代谢和铁平衡。受新的动力学和分子学研究成果的影响，贫血的分类也是不断发展变化的。

简写和缩略词

EGLN1，编码 PHD2 蛋白的基因（a gene encoding PHD2 protein）；*EPAS1*，编码缺氧诱导因子-2α 的基因（a gene encoding hypoxia-inducible factor-2α）；EPO，促红细胞生成素（erythropoietin）；EPOR，促红细胞生成素受体（erythropoietin receptor）；HIF，缺氧诱导因子（hypoxia-inducible factor）；MCHC，平均细胞血红蛋白浓度（mean corpuscular hemoglobin concentration）；MCV，平均细胞体积（mean corpuscular volume）；PFCP，原发性家族性和先天性红细胞增多症（primary familial and congenital polycythemia）；PHD2，脯氨酸羟化酶结构域蛋白 2（prolyl hydroxylase domain-containing protein 2）；*VHL*，一种编码 von Hippel-Lindau 肿瘤抑制物的基因（a gene encoding von Hippel-Lindau tumor suppressor）。

红细胞增多症（红细胞增多），即血细胞比容（红细胞比容）增大主要临床表现为红细胞容量增加导致的血黏度增加以及其他在分子水平上的特异性缺陷引起的病理生理异常（如真性红细胞增多症的血栓形成、先天性高铁血红蛋白病的发绀）。红细胞增多症可分为两大类，一类可能是原发性的，由体细胞或生殖系突变引起红系组细胞异常扩增并导致红细胞生成，如多能造血干细胞克隆性扩增（真性红细胞增多症）或红系祖细胞上促红细胞生成素受体（EPOR）获得性功能突变；另一类是继发性的，由循环血中红细胞生长刺激因子（通常是 EPO）增多所导致，而 EPO 升高是由组织缺氧引起（如慢性肺病、高氧亲和力血红蛋白突变、钴中毒）。部分红细胞增多症除 EPO 水平升高以外，还存在对 EPO 高敏感性的红系祖细胞，从而既有原发性又有继发性红细胞增多症的特征，包括楚瓦什（Chuvash）红细胞增多症和一些其他先天性缺氧感应性疾病。相对性（假性）红细胞增多症患者血细胞比容升高多由血浆容量减少而红细胞容量正常引起。

● 贫血

病理生理及临床表现

对氧的运输的影响

贫血的临床表现取决于组织缺氧的程度，以及诱发病因及发病机制（如遗传性球形红细胞增多症的脾肿大，恶性贫血的神经系统退行性变及胃黏膜萎缩）。由于携氧能力下降，机体通过代偿机制来阻止或缓解组织缺氧。虽然红细胞也从组织运送二氧化碳到肺（参见第 50 章），而且有助于一氧化氮的全身分配，但这些气体的转运并不依赖于血中的红细胞浓度，因而在贫血患者是正常的。当毛细血管的氧分压太低，不能供给周围细胞足够的氧气，以满足其代谢需要时，就出现组织缺氧。正常成人，红细胞总和必须供应大约为 250ml/min 的氧气量给全身组织才能维持生命。正常血液携带氧气的能力为每克血红蛋白 1.34ml（每升正常血液携氧约 200ml），而心输出量约为 5000ml/min，所以组织可利用的氧气量为 1000ml/min。若摄取其中的四分之一就可以使氧气张力从动脉端毛细血管的 100mmHg 下降至静脉端毛细血管的 40mmHg。这部分摄取量通常保证毛细血管内充足的扩散张力来提供细胞足够的氧气以满足细胞代谢需要（图 34-1）。对于贫血患者如果摄取同样四分之一的氧气量，会导致毛细血管静脉端血红蛋白的氧饱和度更低，氧分压也更低，从而迅速引起局部缺氧和一系列代偿机制以调节血氧供应，这些机制通常会表现出相应症状。

缺氧诱导转录因子 缺氧诱导转录因子（HIF）-1 及其组织限制性表达的同源物缺氧诱导因子-2 在人体对缺氧的应答中发挥重要作用（参见第 32、57 章）。最初缺氧诱导因子-1 被确认为调控促红细胞生成素（EPO）基因的转录因子（参见第 32 章）[1]。不久之后这一转录因子在缺氧的整体保护性调节中所起的重要性得以阐明，其作用包括呼吸控制、转录调控糖酵解酶的基因、血管生成和能量代谢[2-4]。对于缺氧诱导因子-1

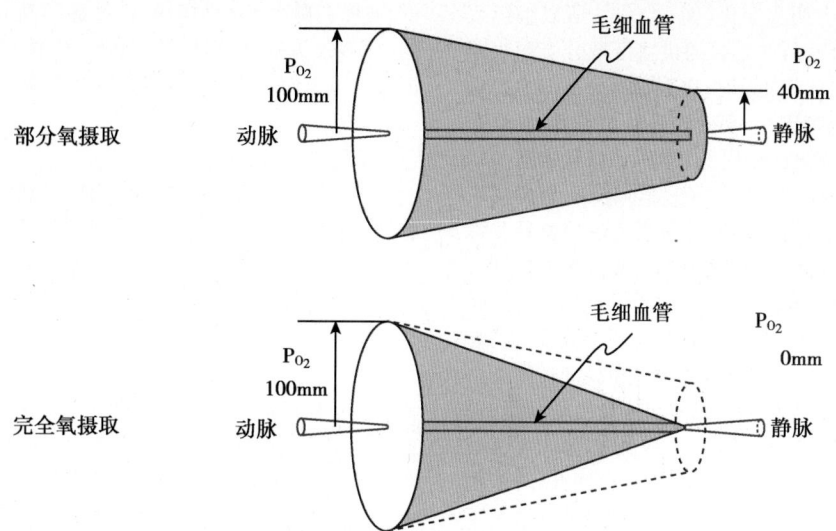

图 34-1　单根毛细血管供氧组织片段的理论模型。在动脉端氧扩散压为 100mmHg 局部氧摄取导致静脉端扩散压降为 40mmHg 时,单根毛细血管的组织细胞供氧范围呈截断型锥体状。但当氧被完全摄取时,此锥体根尖周围组织的细胞无法获得氧供

的缺氧调节亚单位(缺氧诱导因子-1α)的降解是由一种对氧敏感的酶控制的预测已经被证实[5]。因此 HIF 的下调受到两个主要负向调控子的调节:von Hippel-Lindau 肿瘤抑制基因(VHL)和脯氨酸羟化酶结构域蛋白 2(PHD2)。本书第 32 章详细描述了当前对于缺氧感应的认识。然而目前已经清楚 HIF-2 是 EPO 生成的主要调控子,而非 HIF-1。下面将阐述的组织特异性因素激发组织特异性的代偿机制从而保证缺氧条件下的生存。图 34-2 列出了缺氧状态下一些生理活动的调节。

耗氧量降低　在氧供给充足的状态下,能量代谢保持高效的氧化磷酸化。在氧供给不足时,能量供应转变为低效的糖酵解,这个过程需要糖酵解酶基因的转录上调[4]和葡萄糖转运增加,称为巴斯德(Pasteur)效应。在恶性组织中糖酵解过程增强,称为瓦勃(Warburg)效应。这两种效应都可以在分子水平通过缺氧诱导因子-1 的浓度变化得到诠释[4,6~8]。

氧亲和力减弱　通过降低血红蛋白与氧的亲和力(氧离曲线右移)可以增加组织氧供。这样可以促进组织从等量的血红蛋白中摄取更多的氧(参见第 49 章)[9]。急性贫血时,由于波尔(Bohr)效应,pH 的轻微变化即可对氧离曲线产生较大幅度影响。(1904 年丹麦内科医生玻尔描述到:"血红蛋白的氧结合亲和力与酸度和二氧化碳浓度成反比")[10]。慢性贫血时,2,3-二磷酸甘油酸的合成增加从而导致组织供氧量的提高(参见第 47 章)[9]。贫血时呼吸增快、过度换气引起呼吸性碱中毒,红细胞内 pH 增高,从而导致 2,3-二磷酸甘油酸合成增多(参见第 47 章)。这种效应在高原低氧血症的个体中得到了充分体现[11]。

组织灌注增加　携氧能力下降对组织氧张力的影响可以通过调节局部血管舒缩功能来增加组织灌注进行紧急的代偿,长远来看,则通过增加组织血管生成来进行代偿[2]。在慢性贫

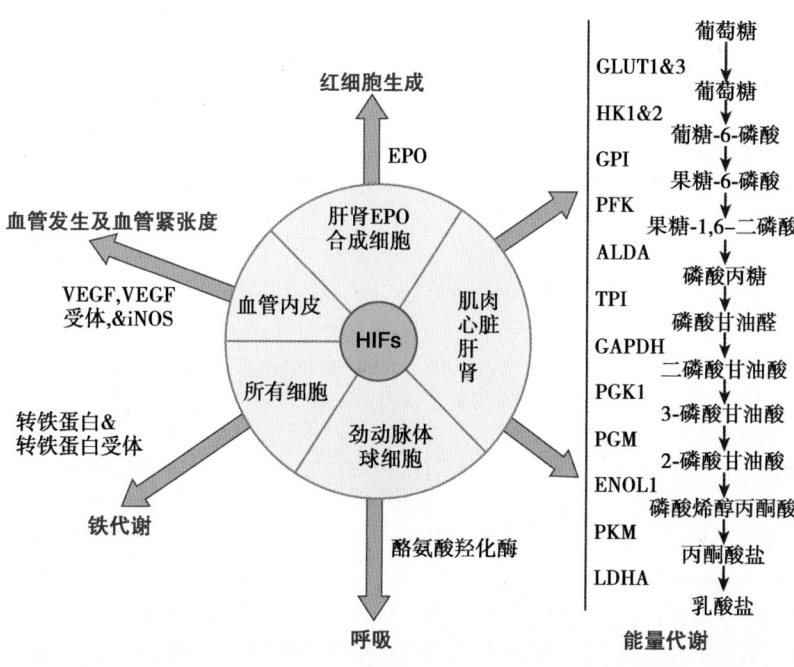

图 34-2　缺氧状态下缺氧诱导因子-1 对红细胞生成、血管发生、铁代谢、呼吸及能量代谢生理过程的调整。iNOS,诱导型一氧化氮合成酶;VEGF,血管内皮生长因子;GLUT1&3,葡萄糖载体 1 和 3;糖酵解酶:HK1&2,己糖激酶 1 和 2;CPI,磷酸葡萄糖异构体;PFK,果糖磷酸酶;ALDA,醛缩酶 A;TPI,磷酸丙糖异构酶;GAPDH,甘油酸脱氢酶;PCK1,磷酸甘油酸激酶;PGM,磷酸甘油酸变位酶;ENOL1,烯醇化酶 1;PKM,丙酮酸激酶 M 亚型;LDHA,乳酸脱氢酶 A 亚型。最右侧一栏为各种酶相应的代谢中间产物

血患者中,由于血容量没有明显变化(图 34-3)[12],所以组织灌注的增加是选择性的把血液从非重要的供血区域分流到对缺氧敏感的关键性器官。在急性贫血时,血液重新分配的主要供血区域是肠系膜和回肠血管床[13]。而在慢性贫血患者,血液重新分配的主要供血区域是皮肤组织[14]和肾脏[15]。血管收缩和缺氧导致了贫血时特征性的皮肤苍白。在正常状态下,肾的供氧量对于其需求量是过剩的。肾的动静脉血氧含量的差异非常小,仅 1.4ml/dl(与心肌相比较,心肌动静脉血氧含量的差别可高达 20ml/dl),这表明即使肾血液灌注严重减少也是可以耐受的。尽管如此,肾脏缺氧必须达到一定程度才能导致缺氧诱导因子-2 激活,并引起 EPO 量的增加和红细胞生成增加(参见第 32 章)。由于肾血流量的减少可通过高血浆容量抵消,因而对肾分泌机制的影响微乎其微。即使在严重贫血时,肾血流量减少几乎 50% 时,肾血浆流量也只是适度的减少。因此,对氧需求最迫切的器官,如心肌、脑等,在携氧能力中度降低的情况下基本上不受影响。但在其他组织中,严重贫血会导致组织缺氧,以及像视网膜出血这种组织特异性的后果[16]。

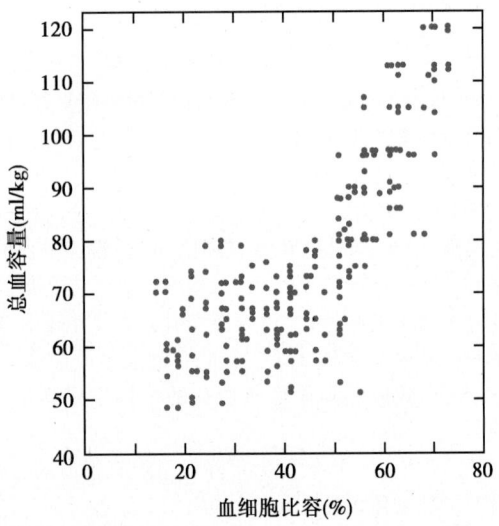

图 34-3　正常个体、贫血患者及红细胞增多症者血细胞比容和总血容量的关系

心输出量增加

心输出量增加是一种极好的、但从代谢上来说也是耗费很大的代偿方式[17]。心输出量增多使每次循环需要释放的氧气量减少,以此维持更高的氧分压。由于贫血患者的血黏度低于正常,而且选择性的血管扩张使外周血管阻力降低,所以增高的心输出量不会引起高血压[18]。在其他脏器功能正常的情况下,只有血红蛋白浓度低于 70g/L 时,才会发生静息时心输出量增加。血红蛋白浓度达到更低水平时,心脏过度活动的临床体征才出现[19]。

心脏过度活动的体征包括心动过速、动脉和毛细血管搏动加快和出现许多血流动力学杂音[20]。心脏杂音通常发生于收缩期,在心尖部或肺动脉瓣区最清晰。杂音在许多部位可听见,如颈静脉、眼球和颅顶骨,而且这些杂音常常被病人感觉到像耳的轰鸣音(耳鸣),尤其在夜间明显。其特征是在血红蛋白恢复至正常后杂音立即消失[20]。正常心肌能耐受相当长时间的过度活动。可是,如若贫血极端严重,以致影响了冠状动脉的氧

供,或患者有冠状动脉疾病,心绞痛和高心输出量心力衰竭将随之而来。临床上出现心肌肥厚、肺淤血、腹水和水肿。此等情况一旦出现即需给予吸氧和浓缩红细胞输注。

肺功能增强

严重贫血导致呼吸频率代偿性增加将降低从周围空气到肺泡气之间的氧气梯度,从而使用于氧和的氧气量比正常心输出量时增加。因此,劳力性呼吸困难和端坐呼吸被认为是严重贫血时特征性的临床表现[19~22]。

红细胞生成增加

对贫血最适当的反应是代偿性红细胞生成增多。急性贫血时红细胞生成可达正常状况的 2~3 倍;慢性贫血时可达正常状况的 4~6 倍,最极端情况下甚至 10 倍。代偿性红细胞生成增多是由 EPO 增多介导的,EPO 合成率与血红蛋白浓度呈对数负相关(参见第 32 章)。其血浆浓度可从正常红细胞浓度时的 10mU/ml 升高到严重贫血时 10 000mU/ml(图 34-4)[23,24]。EPO 水平的变化确保了溶血和其他贫血或亚急性失血时,红细胞生成增加。如果前者发病比较温和,贫血可被代偿,如果应用铁剂,失血停止后贫血会被纠正。骨髓红细胞系统的活跃增生有时可引起胸骨压痛和弥散性骨痛。循环中网织红细胞比例及数量增加是红细胞生成加速的表现。由于红细胞从骨髓迁移的时间缩短,会出现体积增大和表面积增多的"应激网织红细胞"(参见第 32 章图 32-2),在外周血涂片可见到因网织红细胞表面积/容量比例增加出现的特征性表面层叠。严重贫血时外周血可见有核红细胞[25]。

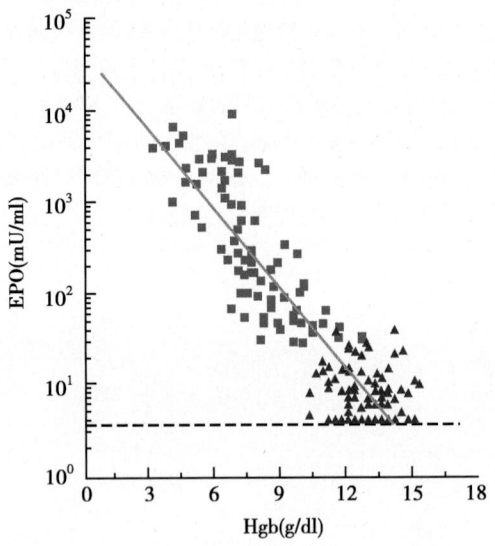

图 34-4　正常个体及非肾性或炎症贫血患者血浆 EPO 水平。EPO 分析精确性的低限是 3mU/ml,用虚线表示
■表示贫血▲表示正常

外源性人重组 EPO 的使用可补充或替代自身的合成。当肾衰竭或全身性疾病使内源性 EPO 低于正常时,治疗剂量的人重组 EPO 对血红蛋白浓度的作用效果最明显(参见第 37 章)。在严重贫血时,内源性 EPO 生成(若 EPO 生成未受影响)已使红细胞生成提高到最大限度,重组红细胞生成素的应用基本无效,因此这些患者需要输血治疗[24]。

未纠正的组织缺氧

尽管存在代偿机制,但仍有一定程度的组织缺氧无法被纠正。缺氧对激发心血管系统和红细胞生成的代偿机制是必不可少的,但严重组织缺氧可以引发一系列症状,如劳力性甚至静息状态的呼吸困难,心绞痛、间歇性跛行、夜间肌肉痉挛、头痛和疲乏。一些复杂的胃肠道症状也与贫血有关(如腹部绞痛、恶心),但这些症状是否与组织缺氧、代偿性血液再分布或贫血的潜在原因有关尚不确定。

分类

依据红细胞总量,贫血可分为相对或绝对的。相对性贫血的特征是具有正常的红细胞总量,但血浆容量增加导致稀释性贫血,血浆容量调节的紊乱。但是,稀释性贫血对血液病医生来说具有临床意义和鉴别诊断价值。

因为必须兼顾动力学、形态学和病理生理学等多重标准,

红细胞容量下降的绝对性贫血的分类比较困难。急性失血导致的贫血并不是一个诊断难题,它通常是泌尿生殖道或胃肠道问题,而不是血液学问题。首先,所有贫血应该被分为红细胞减少所致的贫血和红细胞破坏增加所致的贫血。这种分类在很大程度上基于网织红细胞计数。然后可以在形态学或病理生理学的基础上进行更详细的诊断学分类。

根据形态学可将贫血分为:①大细胞性贫血;②正常细胞性贫血;③小细胞低色素性贫血。这种分类法的主要优点是简单,以容易获得的红细胞指标比如平均红细胞容积(MCV)和平均红细胞血红蛋白浓度(MCHC)为基础,常常有助于内科医生判断可治愈的最重要的贫血类型:如维生素 B_{12}、叶酸和铁缺乏所致贫血。由于这种分类法是基于临床实践,因而被广泛接受。

贫血的病理生理学分类(表 34-1)更适合对相关疾病过程采取相应的治疗。此外,有很多因维生素和铁缺乏引起的贫血病人具有正常的红细胞指标。

表 34-1　贫血的分类

I . 绝对性贫血(红细胞容量减少)
  A. 红细胞生成减少
    1. 获得性
      a. 多能干细胞衰竭
      (1) 自身免疫(再生障碍性贫血)(参见第 35 章)
        (a) 辐射诱发的
        (b) 药物及化学物质(氯霉素、苯等)
        (c) 病毒(肝炎病毒、EB 病毒等)
        (d) 特发性的
      (2) 白血病和骨髓增生异常综合征导致的贫血(参见第 87、88、91 章)
      (3) 骨髓浸润相关的贫血(参见第 45 章)
      (4) 化疗后(参见第 22 章)
      b. 红系祖细胞衰竭
      (1) 纯红细胞再生障碍[细小病毒 B19 感染、药物性、胸腺瘤相关、自身抗体等(参见第 36 章)]
      (2) 内分泌疾病(参见第 38 章)
      (3) 后天性铁粒幼细胞贫血[药物性、铜缺乏等(参见第 59、87 章)]
      c. 红系和其他系列祖细胞因为营养和其他原因功能受损
      (1) 巨幼细胞性贫血(参见第 41 章)
        (a) 维生素 B_{12} 缺乏
        (b) 叶酸缺乏
        (c) 一氧化二氮(N_2O)导致的急性巨幼细胞性贫血
        (d) 药物引起的巨幼细胞性贫血(培美曲塞、氨甲蝶呤、苯妥英毒性等)
      (2) 缺铁性贫血(参见第 42 章)
      (3) 其他营养不良性贫血(参见第 44 章)
      (4) 慢性病及炎症性贫血(参见第 37 章)
      (5) 肾衰竭(参见第 37 章)
      (6) 化学物质导致的贫血[铅中毒(参见第 52 章)]
      (7) 获得性珠蛋白生成障碍性贫血[某些造血克隆性疾病(参见第 48、83 章)]

      (8) 促红细胞生成素抗体(参见第 36 章)
    2. 遗传性
      a. 多能干细胞衰竭(参见第 35 章)
      (1) Fanconi 贫血
      (2) Shwachman 综合征
      (3) 先天性角化不良
      b. 红系祖细胞衰竭
      (1) 迪亚蒙-布莱克范综合征(Diamond-Blackfan syndrome)(参见第 35 章)
      (2) 先天性红细胞生成异常综合征(congenital dyserythropoietic syndromes)(参见第 39 章)
      c. 红系和其他系列祖细胞因为营养和其他原因功能受损
      (1) 巨幼细胞性贫血(参见第 41 章)
        (a) 选择性维生素 B_{12} 吸收不良(Imerslund-Gräsbeck 病)
        (b) 先天性内因子缺乏
        (c) 钴胺素传递蛋白 II 缺乏
        (d) 先天性钴胺素代谢异常(甲基丙二酸尿症、高胱氨酸尿症等)
        (e) 先天性叶酸代谢异常(先天性叶酸吸收不良、二氢叶酸缺乏、甲基转移酶缺乏等)
      (2) 先天性嘌呤及嘧啶代谢障碍(Lesch-Nyhan 综合征、遗传性乳清酸尿症等)
      (3) 铁代谢异常疾病(参见第 42 章)
        (a) 先天性无转铁蛋白血症
        (b) 二价金属离子转运体(DMT)-1 突变导致的低色素性贫血
      (4) 遗传性铁粒幼细胞性贫血(参见第 59 章)
      (5) 珠蛋白生成障碍性贫血(参见第 48 章)
  B. 红细胞破坏增加
    1. 获得性
      a. 机械性
      (1) 微血管病性溶血性贫血[行军性血红蛋白尿、人工心脏瓣膜(参见第 51 章)]

表 34-1　贫血的分类（续）

（2）微血管病［弥散性血管内凝血（DIC）、血栓性血小板减少性紫癜（TTP）、脉管炎（参见第 51、122、129 章）］

（3）微生物和寄生虫［疟疾、巴尔通体病、巴贝虫病、产气荚膜梭菌感染等（参见第 53 章）］

b. 抗体介导的

（1）温抗体型自身免疫性溶血性贫血（参见第 54 章）

（2）冷抗体型综合征［冷凝集素病、阵发性冷性血红蛋白尿、冷球蛋白血症（参见第 54 章）］

（3）输血反应［急性和迟发型（参见第 54、136 章）］

c. 脾功能亢进（参见第 56 章）

d. 红细胞膜异常（参见第 46 章）

（1）刺状红细胞溶血性贫血

（2）获得性棘形红细胞增多及获得性口形红细胞增多等

e. 化学损伤［砷、铜、氯酸盐；蜘蛛、蝎子及蛇毒等（参见第 52 章）］

f. 物理损伤［热、氧及辐射（参见第 52 章）］

2. 遗传性

a. 血红蛋白病（参见第 49 章）

（1）镰状细胞贫血

（2）不稳定血红蛋白病

b. 红细胞膜缺陷（参见第 46 章）

（1）细胞膜骨架异常（遗传性球形红细胞增多症、遗传性椭圆形红细胞增多症、遗传性畸形红细胞增多症）

（2）膜脂质异常（先天性 β 脂蛋白缺乏症、遗传性口形红细胞增多症）

（3）红细胞膜抗原异常所致疾病（McLeod 综合征、Rh 缺乏综合征等）

（4）膜转运功能异常所致的疾病（遗传性干瘪红细胞增多症）

c. 红细胞酶缺陷［丙酮酸激酶，5'核苷酸酶，葡萄糖-6-磷酸脱氢酶缺陷及其他红细胞酶病（参见第 47 章）］

d. 卟啉病［先天性红细胞生成型卟啉病、肝性红细胞生成型卟啉病、红细胞生成型原卟啉病（参见第 58 章）］

C. 失血及血液重新分配

1. 急性失血

2. 脾滞留危象（参见第 56 章）

Ⅱ. 相对性贫血（血浆容量增加）

A. 巨球蛋白血症（参见第 109 章）

B. 妊娠（参见第 8 章）

C. 运动员（参见第 33 章）

D. 飞行后的宇航员（参见第 33 章）

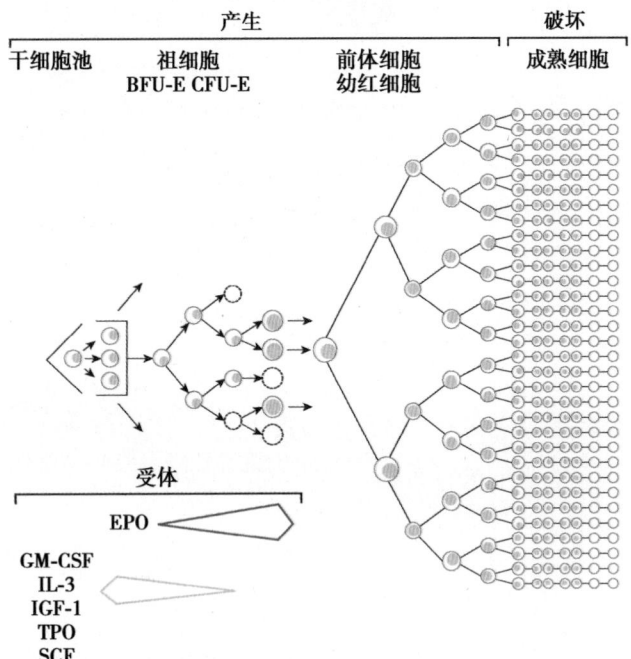

图 34-5　以红细胞生成和破坏为基础的红细胞增殖、分化和成熟概略图。一系列生长因子，包括粒-单核细胞集落刺激因子（GM-CSF）、白介素-3（IL-3）、胰岛素样生长因子-1（IGF-1）、血小板生成素（TPO）和干细胞因子（SCF）刺激多能干细胞分化为红系定向祖细胞。祖细胞、红细胞爆裂型集落生成单位（BFU-E）和红细胞集落生成单位（CFU-E）在 EPO 调控下增殖，并最后分化为红系前体细胞（幼红细胞）。在营养（维生素 B₁₂、叶酸、铁）充分的条件下，红系前体细胞增殖并成熟成为有核红细胞，网织红细胞和成熟红细胞。其寿命为 120 天，红细胞将逐渐衰老并破坏

根据正常红细胞生成和破坏的现代概念，本章提出了一种新的分类法。图 34-5 描绘了红细胞增殖、分化和成熟的转化流程图，阐述了从多能干细胞到红系祖细胞、再到红系前体细胞、最后到成熟红细胞的变化过程。这个过程的每个阶段受到损伤，都会导致贫血，而干预治疗取决于识别具体受损伤的阶段并给予特异性治疗。这种分类法的局限在于大部分贫血的发病机制都涉及多个阶段，如红细胞生成减少差不多都会引起寿命缩短的缺陷红细胞生成。因而，这里所提到病理生理学分类只是对理解红细胞生成和破坏为基础的理论提供一个概念性指导。

红细胞增多症

病理生理学

红细胞生成和存在增多所致的血黏度和血容量变化可引起某些常见的和特异性的后果。

血黏度随着血细胞比容的升高呈对数级增加（图 34-6）。当血细胞比容超过正常范围后，血黏度升高将导致血流减慢并增加心脏工作负担。由此所致的血流减慢将减少氧的转运，因此氧转运的最佳状态是血细胞比容维持 40% ~45%[26,27]。通过对大量动物红细胞的研究发现氧转运的最佳条件与其正常的血细胞比容基本一致[28]，这可解释为是进化的结果[29]。然而，在得出红细胞增多症并非最佳条件的结论之前，应该要考虑到血黏度是用血样本在直玻璃管黏度计（Ostwald 法，Ostwald viscosimeter）或锥形盘状黏度计在体外测得的，将这种指标与体内细微膨胀的血管内的血流联系起来有欠成熟[30]。首先，通过这些狭窄通道的血流速度很快（高切应力率），在血液这种不符合牛顿流体力学原理的液体中，这将引起明显的黏滞度下降。其

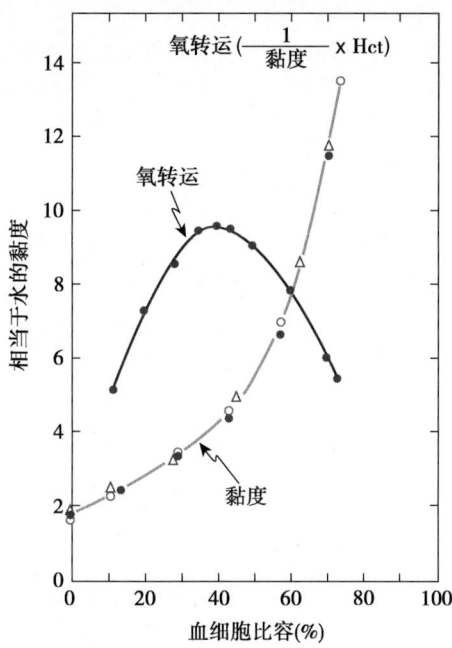

图 34-6　肝素华的正常人血黏度与血细胞比容的关系。黏度用 Ostwald 黏度计 (Ostwald viscosimeter) 在 37℃ 时测定，以相对于盐溶液的黏度表示。携氧量通过血细胞比容与氧流量 (1/黏度) 来计算，用任意单位记录

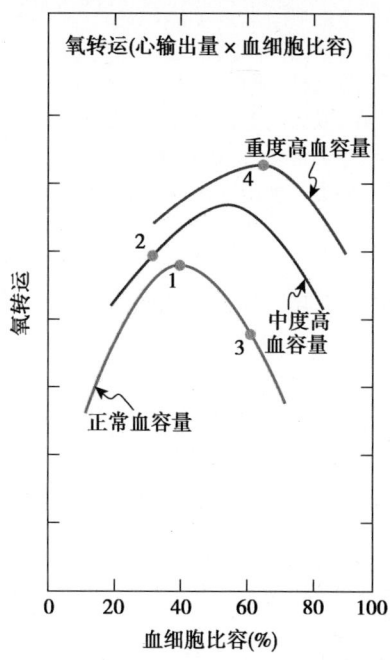

图 34-7　正常血容量、中度血容量增高和重度血容量增高时不同血细胞比容水平下的氧转运。氧转运根据"心输出量×血细胞比容"计算。(1) 血容量增加时最佳血细胞比容也逐渐增高，正常血容量时最佳氧转运发生于血细胞比容 45% 时。(2) 高血容量的人 (妊娠贫血) 血细胞比容低于最佳值，与正常血细胞比容、正常血容量的人相比可能氧转运能力更高。(3) 高血细胞比容而血容量不增加可能与氧转运能力下降和组织缺氧有关。(4) 只有高血细胞比容伴高血容量者伴有转运到组织的氧增加[29]

次，在体内通过狭窄通道的血流呈轴流，以聚集的红细胞为中心轴，沿着外层有润滑作用的低黏度的血浆滑动。最后，也是最重要的，绝对红细胞增多症血容量不正常，通常伴有血容量增加，从而使血管床扩大，外周阻力下降。因为血压保持恒定，血容量增加必然会伴有心输出量增加和氧转运 (心输出量×血红蛋白浓度) 增加。根据狗的心输出量测定值[31]和大鼠及小鼠的组织氧张力[30]绘制的曲线 (图 34-7)，可以反映出正常血容量和高血容量状态时氧转运与血细胞比容的关系。这些曲线表明，高血容量本身将增加氧转运，而且在这些条件下，最佳的氧转运需要比正常血容量状态有更高的血细胞比容值。所以，尽管血黏度增加，血细胞比容适当增高是有益的。但血细胞比容显著增加并非同样有益。目前对人[32]和实验动物[31]的观察表明高黏度引起多组织血流减少，并且在高海拔地区居民[33]和严重红细胞增多症患者[34,35]中偶尔出现大脑皮质和心血管的损伤。这类损伤也发生于自发使用过量 EPO 的运动员 (参见第 57 章)。

临床表现

真性红细胞增多症时红细胞生成的速率增加，尽管典型真性红细胞增多症患者的骨髓是高增殖状态，但是骨髓红系增生程度的改变很难用显微镜方法去评估。在正常状态，红细胞生成率适应于维持每千克体重大约 30ml 的红细胞总量。因为红细胞增多症时红细胞的寿命是正常的，红细胞的每天生成率仅增高一倍就足以维持 60ml/kg 的红细胞总量。在某些溶血性贫血时红细胞的生成率可以比正常值高 4～6 倍，其骨髓形态学和容量变化明显，与之相比，红细胞增多症的骨髓形态学和容量仅适度改变。红细胞增多时，每天大量破坏的红细胞仅引起胆红素水平轻度升高。继发性痛风和脾肿大通常是骨髓增殖性肿瘤而不是单纯红细胞增多症的表现。尽管 EPO 与促血

小板生成素之间存在相当多的同源性[36]，但目前没有证据证实这两个分子在各自的受体水平有交叉[37]。EPO 所致的红细胞增多一般不会出现血小板生成增多。

红细胞增多症的许多症状和体征与血黏度和血管床的增加相关。真性红细胞增多症患者特征性的皮肤红紫本身就是由于血液缓慢流过扩张的皮肤血管时过度脱氧所致。非特异性症状如偶有头痛、头晕、耳鸣、脸和头部发胀感等可能是由黏度增加和血管扩张两者共同引起的。在极度的红细胞增多症和某些特定类型的红细胞增多症 (如高铁血红蛋白血症，参见第 50 章) 中，脱氧血红蛋白超过 40g/L (血红蛋白浓度增高时更容易出现，参见第 57 章) 或高铁血红蛋白>15g/L 时即可出现发绀。

血小板和凝血因子正常的患者出现鼻或胃出血是由于毛细血管扩张所致，但引起局部缺血和坏死的循环淤滞也是很重要的原因。血栓形成多见于真性红细胞增多症时，而非其他类型的红细胞增多 (参见第 57、84 章)。在红细胞增多症时由于冠状动脉血流减少[34]，可以推测有血细胞容积增高的患者发生冠状动脉栓塞的危险就增大，但统计分析结果表达这种关系并不确定[35,38,39]。实际上，人们认为红细胞增多症并没有增加外科手术患者的风险[40]。虽然伴有血细胞容积适度升高的患者的脑血流确实有所减少[32,41]，但减少的程度无任何临床意义。尽管提倡真性红细胞增多症患者在术前红细胞数目需达到正常，但是缺少确切的数据支持 (参见第 84 章)。

分类

红细胞增多症或红细胞增多是指血细胞容积的百分数高于正常值的上限,或男性高于51%,女性高于48%。可分为两类:1)相对性红细胞增多:指红细胞容量正常但血浆量减;2)绝对性红细胞增多:指红细胞容量高于正常(参见第57章)。表34-2对红细胞增多进行了阐述。

在血细胞比容<60%时,区分相对和绝对的红细胞增多症常常比较困难。红细胞体积正常值的规定是非常不精确的,因为它受个体的年龄、性别、体重、身高和体型的影响,因此只要超过平均值的25%就被视为异常。

表34-2　红细胞增多症的分类

Ⅰ. 绝对性红细胞增多症(红细胞容量增加)(参见第56章)
- A. 原发性红细胞增多症
  1. 获得性
     - a. 真性红细胞增多症(参见第84章)
  2. 遗传性(参见第57章)
     - a. 原发性家族性先天性红细胞增多症(PFCP)
       - (1) 促红细胞生成素受体突变
       - (2) 未知基因突变
- B. 继发性红细胞增多症
  1. 获得性(参见第57章)
     - a. 低氧血症
       - (1) 慢性肺病
       - (2) 睡眠呼吸暂停
       - (3) 右向左分流的心脏病
       - (4) 高海拔
       - (5) 吸烟
     - b. 碳氧血红蛋白血症(参见第50章)
       - (1) 吸烟
       - (2) 一氧化碳中毒
     - c. 促红细胞生成素自主生成(参见第57章)
       - (1) 肝细胞肿瘤
       - (2) 肾细胞肿瘤
       - (3) 脑血管瘤
       - (4) 嗜铬细胞瘤
       - (5) 甲状旁腺癌
       - (6) 脑膜瘤
       - (7) 子宫肌瘤
       - (8) 多囊肾
     - d. 外源性促红细胞生成素增多(参见第57章)
     - e. 病因复杂或不确定
       - (1) 肾移植后(可疑性血管紧张素Ⅱ信号异常)(参见第57章)
       - (2) 雄激素/合成代谢类固醇激素(参见第57章)
  2. 遗传性
     - a. 高氧亲和力血红蛋白(参见第49章)
     - b. 2,3-二磷酸甘油酸缺乏(参见第47章)
     - c. 先天性高铁血红蛋白血症[细胞色素b5还原酶缺陷及珠蛋白基因突变(参见第49、57章)]
     - d. 非von Hip-pel-Lindau基因突变导致呈常染色体隐性遗传的促红细胞生成素增多(参见第57章)
- C. 缺氧感应性疾病(参见第57章)
  1. 已证实或可疑的先天性缺氧感应性疾病
     - a. 楚瓦什红细胞增多症
     - b. 除楚瓦什突变以外的,由von Hip-pel-Lindau基因突变导致的促红细胞生成素增多
     - c. HIF2a(EPAS1)突变
     - d. PHD2(EGLN1)突变

Ⅱ. 相对性红细胞增多症(红细胞容量正常)(参见第57章)
- A. 脱水
- B. 使用利尿剂
- C. 吸烟
- D. Gaisböck综合征

原发性红细胞增多症

无论造血祖细胞后天获得(真性红细胞增多症)还是遗传性突变(例如促红细胞生成素受体[EPOR]功能上调所致的家族性和先天性红细胞增多症[PFCP])所导致的原发或继发性红细胞增多症均表现为红细胞生成增加。

继发性红细胞增多症

继发性红细胞增多症是指由于循环血中刺激因子增加导致的红细胞生成增多,例如EPO(高原红细胞增多症)、钴及胰岛素样生长因子-1(参见第57章)。

缺氧感应性疾病

VHL基因突变性真性红细胞增多症　楚瓦什(Chuvash)红细胞增多症和其他一些缺氧感应性疾病,包括几种VHL基因隐性遗传突变,有升高的或同血细胞比容增加不相适宜的正常的EPO水平。这种表型不同于其他更常见的VHL突变,包括VHL肿瘤易感综合征在内,其显性遗传性性生殖系VHL突变发生在获得性体细胞突变之前,最终导致肿瘤生成(如血管母细胞瘤、肾细胞癌、嗜铬细胞瘤、胰腺内分泌肿瘤和内淋巴囊肿瘤)。在Chuvash红细胞增多症之后,又有其他纯合或复合杂合遗传性VHL突变导致的红细胞增多症而非肿瘤被报道(参见第57章)。一些肿瘤易感VHL综合征患者也会因肿瘤组织产生EPO而发展为获得性红细胞增多症[42]。

临床上,Chuvash红细胞增多症患者易发生血栓,他们有升高的肺动脉压和增加的死亡率,而这与血细胞比容增加不相关[43]。

HIF2α和PHD2突变导致的红细胞增多　HIF2α(EPAS1编码)显性遗传功能获得性突变,有升高的或是同血细胞比容增加不相适宜的正常的EPO水平。所有报道的PDH2(EGLN1编码)功能缺失性突变导致的红细胞增多症杂合子有正常的EPO水平。

因为 *HIF2α* 和 *PHD2* 突变极罕见,所以这些突变导致的非红系表型尚无明确定义,然而一些可能伴有遗传嵌合体的 *HIF2α* 突变同先天性红细胞增多症以及后期发展为嗜铬细胞瘤/副神经节瘤和生长抑素瘤有关。这些情况下,大多数患者的 *HIF2α* 突变出现在会经常复发肿瘤组织中,而非白细胞中[44,45]。

翻译:陈猛　互审:陈苏宁　校对:肖志坚

参考文献

1. Semenza GL, Nejfelt MK, Chi SM, et al: Hypoxia-inducible nuclear factors bind to an enhancer element located 3′ to the human erythropoietin gene. *Proc Natl Acad Sci U S A* 88(13):5680, 1991.
2. Guillemin K, Krasnow MA: The hypoxic response: Huffing and HIFing. *Cell* 89(1):9, 1997.
3. Hochachka PW, Buck LT, Doll CJ, et al: Unifying theory of hypoxia tolerance: Molecular/metabolic defense and rescue mechanisms for surviving oxygen lack. *Proc Natl Acad Sci U S A* 93(18):9493, 1996.
4. Semenza GL: O_2-regulated gene expression: Transcriptional control of cardiorespiratory physiology by HIF-1. *J Appl Physiol (1985)* 96(3):1173; discussion 1170, 2004.
5. Srinivas V, Zhu X, Salceda S, et al: Hypoxia-inducible factor 1alpha (HIF-1alpha) is a non-heme iron protein. Implications for oxygen sensing. *J Biol Chem* 273(29):18019, 1998.
6. Ivan M, Kondo K, Yang H, et al: HIFalpha targeted for VHL-mediated destruction by proline hydroxylation: Implications for O_2 sensing. *Science* 292(5516):464, 2001.
7. Jaakkola P, Mole DR, Tian YM, et al: Targeting of HIF-alpha to the von Hippel-Lindau ubiquitylation complex by O_2-regulated prolyl hydroxylation. *Science* 292(5516):468, 2001.
8. Epstein AC, Gleadle JM, McNeill LA, et al: C. elegans EGL-9 and mammalian homologs define a family of dioxygenases that regulate HIF by prolyl hydroxylation. *Cell* 107(1):43, 2001.
9. Edwards MJ, Novy MJ, Walters CL, et al: Improved oxygen release: An adaptation of mature red cells to hypoxia. *J Clin Invest* 47(8):1851, 1968.
10. Bohr C, Hasselbalch K, Krogh A: [Concerning a biologically important relationship: The influence of the carbon dioxide content of blood on its oxygen binding]. *Skan Arch Physiol* 16:401, 1904.
11. Moore LG, Brewer GJ: Beneficial effect of rightward hemoglobin-oxygen dissociation curve shift for short-term high-altitude adaptation. *J Lab Clin Med* 98(1):145, 1981.
12. Huber H, Lewis SM, Szur L: The influence of anaemia, polycythaemia and splenomegaly on the relationship between venous haematocrit and red-cell volume. *Br J Haematol* 10:567, 1964.
13. Vatner SF: Effects of hemorrhage on regional blood flow distribution in dogs and primates. *J Clin Invest* 54(2):225, 1974.
14. Abramson D, Fierst SM, Flachs K: Resting peripheral blood flow in the anemia state. *Am Heart J* 25, 1954.
15. Bradley SE, Bradley GP: Renal function during chronic anemia in man. *Blood* 2(2):192, 1947.
16. Merin S, Freund M: Retinopathy in severe anemia. *Am J Ophthalmol* 66(6):1102, 1968.
17. Duke M, Abelmann WH: The hemodynamic response to chronic anemia. *Circulation* 39(4):503, 1969.
18. Sharpey-Schafer EP: Cardiac output in severe anemia. *Clin Sci* 5, 1944.
19. Wintrobe MM: The cardiovascular system in anemia; with a note on the particular abnormalities in sickle cell anemia. *Blood* 1:121, 1946.
20. Wales RT, Martin EA: Arterial bruits in anaemia. *Br Med J* 2(5370):1444, 1963.
21. Blumgart HL, Altschule MD: Clinical significance of cardiac and respiratory adjustments in chronic anemia. *Blood* 3(4):329, 1948.
22. Fatemian M, Gamboa A, Leon-Velarde F, et al: Selected contribution: Ventilatory response to CO_2 in high-altitude natives and patients with chronic mountain sickness. *J Appl Physiol (1985)* 94(3):1279; discussion 1253, 2003.
23. Adamson JW: The erythropoietin-hematocrit relationship in normal and polycythemic man: Implications of marrow regulation. *Blood* 32(4):597, 1968.
24. Erslev AJ: Erythropoietin. *N Engl J Med* 324(19):1339, 1991.
25. Ward HP, Holman J: The association of nucleated red cells in the peripheral smear with hypoxemia. *Ann Intern Med* 67(6):1190, 1967.
26. Dintenfass L: A preliminary outline of the blood high viscosity syndromes. *Arch Intern Med* 118(5):427, 1966.
27. Stone HO, Thompson HK Jr, Schmidt-Nielsen K: Influence of erythrocytes on blood viscosity. *Am J Physiol* 214(4):913, 1968.
28. Erslev AJ, Caro J, Schuster SJ: Is there an optimal hemoglobin level? *Transfus Med Rev* 3(4):237, 1989.
29. Murray JF, Gold P, Johnson BL Jr: The circulatory effects of hematocrit variations in normovolemic and hypervolemic dogs. *J Clin Invest* 42:1150, 1963.
30. Thorling EB, Erslev AJ: The "tissue" tension of oxygen and its relation to hematocrit and erythropoiesis. *Blood* 31(3):332, 1968.
31. Fan FC, Chen RY, Schuessler GB, et al: Effects of hematocrit variations on regional hemodynamics and oxygen transport in the dog. *Am J Physiol* 238(4):H545, 1980.
32. Pearson TC, Humphrey PRD, Thomas DJ, et al: Hematocrit, blood viscosity, cerebral blood flow, and vascular occlusion, in *Clinical Aspects of Blood Viscosity and Cell Deformability*, edited by GDO Lowe. Springer-Verlag, New York, 1981.
33. Monge CM, Monge CC: *High-Altitude Diseases: Mechanism and Management*, Charles C Thomas, Springfield, IL, 1966.
34. Kershenovich S, Modiano M, Ewy GA: Markedly decreased coronary blood flow in secondary polycythemia. *Am Heart J* 123(2):521, 1992.
35. Conley CL, Russell RP, Thomas CB, et al: Hematocrit values in coronary artery disease. *Arch Intern Med* 113:170, 1964.
36. Kaushansky K: Thrombopoietin. *N Engl J Med* 339(11):746, 1998.
37. Geddis AE, Kaushansky K: Cross-reactivity between erythropoietin and thrombopoietin at the level of Mpl does not account for the thrombocytosis seen in iron deficiency. *J Pediatr Hematol Oncol* 25(11):919; author reply 920, 2003.
38. Mayer GA: Hematocrit and coronary heart disease. *Can Med Assoc J* 93(22):1151, 1965.
39. Hershberg PI, Wells RE, McGandy RB: Hematocrit and prognosis in patients with acute myocardial infarction. *JAMA* 219(7):855, 1972.
40. Lubarsky DA, Gallagher CJ, Berend JL: Secondary polycythemia does not increase the risk of perioperative hemorrhagic or thrombotic complications. *J Clin Anesth* 3(2):99, 1991.
41. Thomas DJ, du Boulay GH, Marshall J, et al: Cerebral blood-flow in polycythaemia. *Lancet* 2(8030):161, 1977.
42. Friedrich CA: Genotype-phenotype correlation in von Hippel-Lindau syndrome. *Hum Mol Genet* 10(7):763, 2001.
43. Gordeuk VR, Sergueeva AI, Miasnikova GY, et al: Congenital disorder of oxygen sensing: Association of the homozygous Chuvash polycythemia VHL mutation with thrombosis and vascular abnormalities but not tumors. *Blood* 103:3924, 2004.
44. Zhuang Z, Yang C, Lorenzo F, et al: Somatic HIF2A gain-of-function mutations in paraganglioma with polycythemia. *N Engl J Med* 367(10):922, 2012.
45. Lorenzo FR, Yang C, Ng Tang et al: A novel EPAS1/HIF2A germline mutation in a congenital polycythemia with paraganglioma. *J Mol Med (Berl)* 91(4):507, 2013.

第 35 章
再生障碍性贫血：获得性和遗传性

George B. Segel and Marshall A. Lichtman

摘要

　　获得性再生障碍性贫血是一种血液中红细胞、中性粒细胞、单核细胞和血小板减少，而骨髓组织被脂肪组织替代、造血祖细胞几乎缺如的临床综合征。网织红细胞减少为常见特征、粒细胞减少、单核细胞减少、血小板减少在严重时往往是致命性的，因为严重感染和出血的风险大增，而重度贫血又使病情变得更加复杂。大多数病例没有明确的病因，通常是自身反应性细胞毒 T 淋巴细胞抑制或破坏原始 CD34$^+$ 多能造血干细胞所致。这种疾病也可发生在以下情况之后：①某些毒性化学品(如苯)的长时间大剂量暴露；②特异病毒感染之后(如 EB 病毒)；③某些药物的特质反应(如噻氯匹定、氯霉素)；④自身结缔组织或自身免疫性疾病(如红斑狼疮)；⑤少数病例与妊娠有关。无论是特发性的还是由于药物所激发的再生障碍性贫血，其最终的共同途径可能都是通过细胞毒 T 细胞自身反应，因为它们对免疫抑制疗法的反应基本一致。获得性再生障碍性贫血的鉴别诊断包括可与阵发性睡眠性血红蛋白尿或低增生性少原始细胞(骨髓增生异常综合征)或原始细胞增多的髓性白血病伴发的少细胞性骨髓异常。虽然移植后可能伴有严重的移植物抗宿主疾病，异基因造血干细胞移植能治愈大约 80% 有人类白细胞抗原(HLA)高度相合的同胞供体的年轻病人。免疫疗法特别是抗胸腺细胞球蛋白与环孢素联合应用可以显著改善、在少数情况下甚至可以治愈这种疾病。但是，在免疫抑制剂治疗获得缓解后，再生障碍性贫血可能会复发或发展为克隆性髓性疾病，例如阵发性睡眠性血红蛋白尿、克隆性血细胞减少、少原始细胞性或多原始细胞性髓性白血病。几种少见的遗传性疾病，如范可尼(Fanconi)贫血、先天性角化不良症、舒-戴综合征(Shwachman-Diamond syndrome)及其他一些疾病，可以作为再生障碍性造血不良的早期表现。

简写和缩略词

A，腺嘌呤(adenine)；ALG，抗淋巴细胞球蛋白(antilymphocyte globulin)；ALL，急性淋巴细胞白血病(acute lymphocytic leukemia)；AML，急性髓性白血病(acute myelogenous leukemia)；ATG，抗胸腺细胞球蛋白(antithymocyte globulin)；ATR，共济失调-毛细血管扩张症突变及 rad3 相关激酶(ataxiatelangiectasia mutated and rad3-related kinase)；BFU-E，红细胞爆裂型集落生成单位(erythroid burst-forming units)；CD，分化决定簇(cluster of differentiation)；CFU-GM，粒细胞-巨噬细胞集落形成单位(colony-forming unit-granulocytemacrophage)；CMV，巨细胞病毒(cytomegalovirus)；EBV，Epstein-Barr 病毒(Epstein-Barr virus)；G，鸟嘌呤(guanine)；G-CSF，粒细胞集落刺激因子(granulocyte colony-stimulating factor)；HHV，人疱疹病毒(human herpes virus)；HLA，人白细胞抗原(human leukocyte antigen)；IL，白介素(interleukin)；MRI，磁共振成像(nuclear magnetic resonance imaging)；PCP，五氯苯酚(pentachlorophenol)；PNH，阵发性睡眠性血红蛋白尿(paroxysmal nocturnal hemoglobinuria)；SCF，干细胞因子(stem cell factor)；T，胸腺嘧啶(thymine)；TERC，端粒酶 RNA 基因(telomerase RNA component)；TERT，端粒酶反转录酶(telomerase reverse transcriptase)；TNF，肿瘤坏死因子(tumor necrosis factor)；TNT，三硝基甲苯(trinitrotoluene)；TPO，促血小板生成素(thrombopoietin)。

获得性再生障碍性贫血

定义及历史

　　再生障碍性贫血是由于骨髓血细胞生成显著减少引起的一种临床综合征。血细胞生成减少导致网织红细胞减少、贫血、粒细胞减少、单核细胞减少，以及血小板减少。诊断须符合以下标准：全血细胞减少，中性粒细胞计数小于 $1.5×10^9$/L，血小板计数小于 $50×10^9$/L，血红蛋白小于 100g/L，网织红细胞绝对值小于 $40×10^9$/L，骨髓呈低增生性且没有异常或恶性细胞以及纤维化[1]。为方便治疗选择、临床试验比较、数据分享，根据血细胞计数和骨髓增生程度将再生障碍性贫血分为中度重型、重型和极重型三种类型(表 35-1)。多数再生障碍性贫血是获得性的；少数病例为遗传性疾病，如范可尼(Fanconi)贫血、舒-戴综合征(Shwachman-Diamond syndrome)及其他一些疾病(见下文"遗传性再生障碍性贫血")。

　　再生障碍性贫血最初由 Paul Ehrlich 于 1888 年发现[2]。他描述了一位死于严重贫血及中性粒细胞减少的年轻孕妇。在当时，血小板减少难以测量且血尘(即血小板)的作用尚存在争议。尸检表明其骨髓呈脂肪化而缺乏造血。再生障碍性贫血这一名称是后来法国血液学家 Chauffard 于 1904 年用来称呼该病的[3]。尽管这可能是一个时代错误性的名称，因为该病的主要症状来自于全血细胞尤其是中性粒细胞及血小板的减少，但再生障碍性贫血的称呼在医学上一直不被修改而沿用至今。在此后的 40 年中，由于对患者骨髓组织学检查不完善或不恰当，许多可以导致全血细胞减少的疾病容易与再生障碍性贫血混淆[4]。20 世纪后半叶为经皮骨髓活组织检查设计的骨髓活检器械大大提高了诊断的精确性。1972 年，Thomas 和他的同事发现组织型相合同胞供者骨髓移植能够治愈本病[5]。起初人们认为本病发生于原始骨髓造血细胞的退化或者化学损伤。后来意外发现，在接受免疫抑制剂治疗的骨髓移植病人供体干细胞虽没有植入成功，但患者的骨髓造血却获得恢复，提出了本

表 35-1　获得性再生障碍性贫血的严重程度分级

诊断分类	血红蛋白	网织红细胞	中性粒细胞	血小板	骨髓活检	备注
中度重型	<100g/L	<40×10⁹/L	<1.5×10⁹/L	<50×10⁹/L	造血细胞显著减少	诊断时至少有 3 系中的 2 系符合
重型	<90g/L	<30×10⁹/L	<0.5×10⁹/L	<30×10⁹/L	造血细胞显著减少或缺如	若年龄允许须寻找 HLA 相合同胞供者
极重型	<80g/L	<20×10⁹/L	<0.2×10⁹/L	<20×10⁹/L	造血细胞显著减少或缺如	若年龄允许须寻找 HLA 相合同胞供者

注:所有数值均为近似值,实际应用时须考虑个体情况。(部分试验中,中度重型再生障碍性贫血诊断标准血细胞计数阈值较高,如血小板计数 <100×10⁹/L,网织红细胞绝对值<60×10⁹/L。)骨髓活检标本中可含有淋巴细胞和浆细胞。"热区",红细胞局部集中区域可见。骨髓里无纤维化、异常细胞或恶性细胞。外周血或骨髓细胞的异形性不是获得性再生障碍性贫血的特征。诊断时需考虑中性粒细胞绝对值低限的人种差异。(参见第 64 章)

病可能不是由于原始造血细胞缺陷,而是免疫细胞尤其是 T 淋巴细胞对造血细胞的免疫抑制结果的可能性[6]。接受同卵双胞胎移植物的受体患者仍需免疫抑制剂治疗以获得最优移植效果,支持这一观点[7]。证明抗淋巴细胞球蛋白能够改善大多数患者病情的临床试验也证实了该推测[8]。从那时候开始,获得性再生障碍性贫血源自细胞自身免疫机制的依据得以大量累积起来(见下文"病因及发病机制")。

流行病学

国际再生障碍性贫血及粒细胞缺乏症研究协作组及一个法国的研究报道,再生障碍性贫血的发病率大约为每年 2/100 万人[1,9]。这一粗略的年发病率得到了西班牙(巴塞罗那)[10]、巴西(帕拉纳州)[11]、加拿大(不列颠哥伦比亚)[12]等研究报道的证实。再生障碍性贫血发病的最高峰为 15~25 岁;第二个发病高峰期为 65~69 岁[1]。再生障碍性贫血在远东地区更为常见,其中在中国一些地区的发病率大约为 7/100 万人[13],泰国一些地区约为 4/100 万人[14],马来西亚约为 5/100 万人[15],而生活在加拿大的亚裔儿童发病率约为 7/100 万人[12]。东方国家的年发病率超过欧美国家的两倍,其原因是多方面的[16],存在易感基因可能是其中的一个因素[12,17]。研究并未证明氯霉素的应用是亚洲人群发病率高的原因。工人暴露在疏于管理的苯是一个因素[18],但是苯和其他有毒物质的暴露无法解释亚洲与欧洲、南美洲发病率的巨大差异[16,17]。不洁用水与泰国再生障碍性贫血的关联使人们怀疑某一感染性因素可能是病因之一,虽然包括血清阴性肝炎在内没有一种病原体被鉴定,而目前已知肝炎与再生障碍性贫血的发生有关。血清阴性病毒性肝炎是大约 7% 获得性再生障碍性贫血病人的先兆症状[17,19]。在大多数报告中,再生障碍性贫血男-女患病比率约为 1[17]。

病因及发病机制

表 35-2 列举了与再生障碍性贫血相关的情况。

骨髓血细胞生成的减少是导致再生障碍性贫血临床症状的最终共同途径。再生障碍性贫血病人,骨髓 CD34⁺ 细胞(多能造血祖细胞)及其衍生的中性粒细胞-巨噬细胞集落形成单位(CFU-GM)、红细胞爆裂型集落生成单位(BFU-E)的数量显著减少[20~23]。造血干细胞的体外替代试验——长期培养起始细胞也减少到正常值的 1% 左右[23]。获得性骨髓细胞衰竭的可能机制包括:①骨髓多能细胞受到细胞或体液免疫的抑制;

②染色体端粒的进行性缩短;③对多能造血细胞或干细胞的直接毒性;④对造血细胞发育所必需的骨髓基质微环境的缺陷;⑤多系造血必需的生长因子的生成或释放受损。骨髓基质微环境的缺陷、重要造血生长因子或其受体的不足尚缺乏实验证据,约 40% 患者存在端粒酶突变导致端粒缩短[25]。携带特定 HLA 类型如 HLA-DR15 的人群对于再生障碍性贫血存在易感性[25]。

表 35-2　再生障碍性贫血的病因学分类

获得性

自身免疫性

药物性
　见表 35-3

毒物
　苯
　有机氯碳水化合物
　有机磷

病毒
　Epstein-Barr 病毒
　非甲、乙、丙、丁、戊或庚型肝炎病毒
　人类免疫缺陷病毒(HIV)

阵发性睡眠性血红蛋白尿

自身免疫性疾病/结缔组织病
　嗜酸性粒细胞性筋膜炎
　免疫性甲状腺疾病(Graves 病,Hashimoto 甲状腺炎)
　类风湿关节炎
　系统性红斑狼疮

胸腺瘤

妊娠

医源性
　射线
　细胞毒性药物

遗传性

Fanconi 贫血

先天性角化不良

舒-戴综合征

其他少见综合征(表 35-9)

端粒修复的缺陷可以通过影响多能细胞池的大小及降低多能细胞对骨髓损伤的反应而使再生障碍性贫血易于产生,同时可以使基因组不稳定而导致再生障碍性贫血发展为一种克隆性髓性疾病[24]。在多数再生障碍性贫血出现的造血减少是细胞毒性 T 细胞介导的对非常早阶段 CD34[+] 造血多能祖细胞或干细胞的免疫抑制的结果[26]。少部分病人是由于毒物、药物暴露或病毒感染所引起,并且这些病人的发病机制也与自身免疫有关,因为有血清阴性肝炎、苯暴露后免疫失调的证据,且许多病人对 T 细胞抑制疗法有反应[26]。

自体反应性 T 淋巴细胞

体外实验及临床观察发现,细胞毒 T 淋巴细胞介导的对 CD34[+] 细胞池中的多能造血细胞的攻击是大多数获得性再生障碍性贫血的发病基础[27]。细胞免疫对药物、病毒或者毒素等引起增生不良的骨髓产生的进一步损害,可能是其诱导产生可刺激二次 T 细胞介导攻击造血细胞的新抗原的结果。这种机制可以解释部分接触外来因素而发病的患者经免疫抑制治疗有效。单个核细胞可自发或经丝裂原诱导增加 IFN-γ[28,29]、IL-2[29] 和 TNF-α[30,31] 的产生,这些因子抑制造血细胞的发育。30% 的再生

障碍性贫血患者血清中 IFN-γ 水平增高,且多数患者骨髓中可检测到其表达[32]。IFN-γ 异常患者的骨髓细胞在体外培养时加入 IFN-γ 抗体可增加其克隆生长[33]。可使 IFN-γ 产生更多的长期骨髓培养,能显著降低长期培养始动细胞的数量[26]。这些观察提示,获得性再生障碍性贫血是由细胞毒 T 细胞介导的细胞免疫,部分通过 1 型辅助 T 细胞(Th1)抑制因子、IFN-γ、TNF-α 的表达来诱导 CD34[+] 多能造血祖细胞凋亡的结果(图 35-1)[34]。IFN-γ 的分泌是转录调节因子 T-bet 上调的结果[35],而 CD34[+] 细胞的凋亡部分由 FAS 依赖途径所介导[26]。由于 HLA-DR2 在再生障碍性贫血患者中表达率更为普遍,抗原识别可能是其中的一个发病因素。部分患者体内发现了其他因素可能与发病有关,如细胞因子基因的核苷酸多态性、骨髓细胞穿孔素过表达,及抑制 IFN-γ 分泌的调节蛋白 SLAM 相关蛋白(SAP)的表达下降等[26]。

调节 T 细胞(CD4[+]CD25[+]FoxP3+)数量减少可导致自身反应性 CD8[+]CD28[-] T 细胞群的扩增,后者可以诱导自身多能造血细胞的凋亡[36~38]。调节 T 细胞为免疫系统的组成部分,可抑制其他细胞的免疫应答。它们终止已达目的的免疫反应,在防止自身免疫反应中也发挥一定作用(参见第 76 章)[34]。一种通过

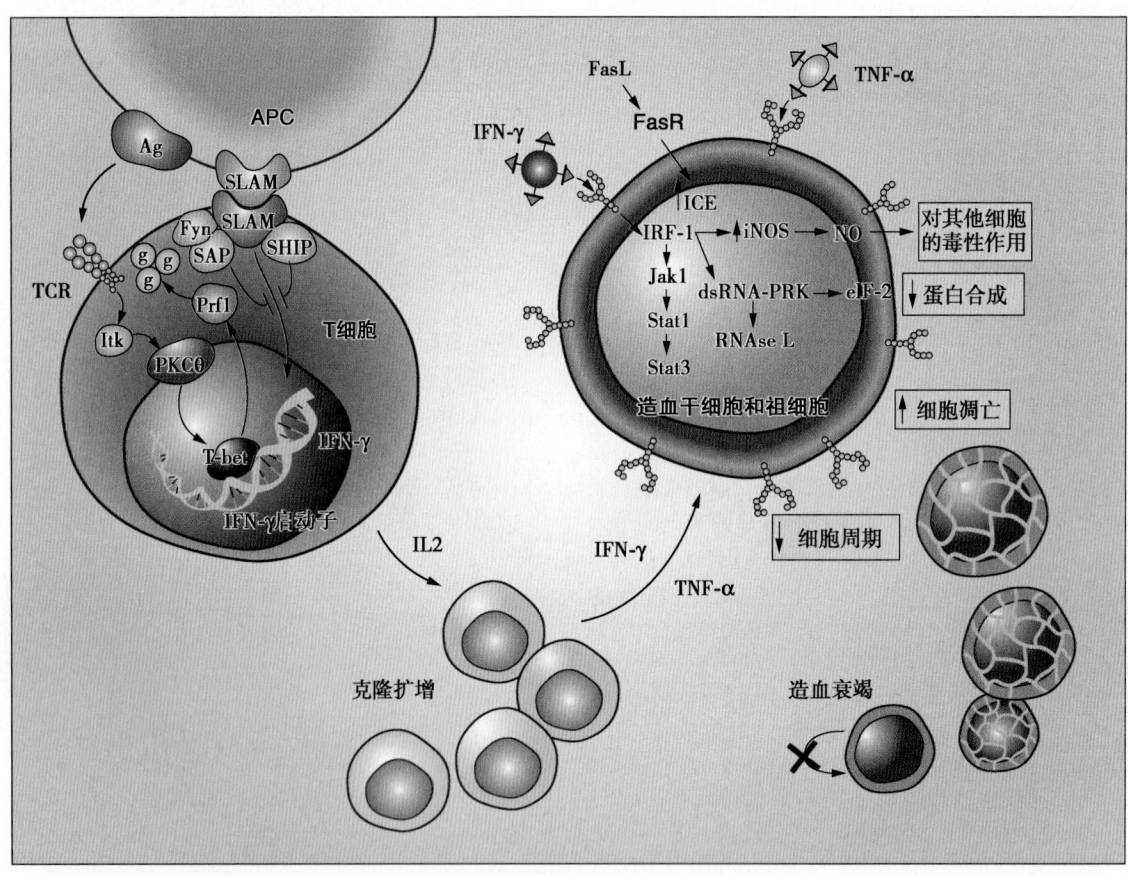

图 35-1 获得性再生障碍性贫血 CD34[+] 多能造血细胞发生凋亡的免疫病理机制。抗原经抗原提呈细胞(APCs)传递给 T 淋巴细胞,诱发 T 细胞活化和增殖。转录因子 T-bet 结合至干扰素-γ 表达,(IFN-γ)启动子区域并诱导基因表达。SLAM 相关蛋白(SAP)结合 Fyn,调节淋巴细胞活化信号分子(SLAM)活性,促进 IFN-γ 表达,减少基因转录。再生障碍性贫血患者存在组成型 T-bet 表达和较低的 SAP 水平。IFN-γ 和肿瘤坏死因-α(TNF-α)上调 T 细胞的细胞受体和 Fas 受体表达。白细胞介素-2(IL-2)产生增加导致多克隆 T 细胞扩增。Fas 配体激活 Fas 受体后导致靶细胞凋亡。IFN-γ 的部分功能经干扰素调节因子-1(IRF-1)介导,而 IRF-1 能够抑制基因的转录并延缓细胞进入细胞周期,IFN-γ 是包括可诱导型一氧化氮合成物(NOS)在内的多种基因的强诱导因子。而 NO 的产生可以扩大其细胞毒效应。这些事件最终导致细胞周期抑制和细胞凋亡

向 F1 杂交体受者注射亲代淋巴结细胞而建立的免疫相关骨髓衰竭的小鼠模型,可出现致死性的再生障碍性贫血。这种再生不良可用免疫抑制疗法或 IFN-γ 和 TNF-α 抗体来预防[26]。另一种通过注射含有对次要 H 抗原 H60 的组织不相容淋巴结细胞建立的再生障碍性贫血小鼠模型,由于受体鼠 H60 特异性 CD8 T 细胞扩增而造成严重的再生障碍性贫血。CD8 T 细胞的作用可被免疫抑制剂或 CD4+、CD25+ 调节 T 细胞所消除[39],为调节 T 细胞在预防再生障碍性贫血的作用提供了又一个实验证据。

几种在受累造血细胞表达的可能靶抗原已被鉴别。针对动联蛋白(kinectin)的自身抗体已在再生障碍性贫血患者体内检测到。对动联蛋白衍生肽有反应的 T 细胞,在体外试验中能够抑制粒细胞-单核细胞克隆生长。但是,在这些试验中具有该特异性的细胞毒 T 淋巴细胞均未能从病人中成功分离出来[40],因此,自身反应性 T 细胞的假定靶抗原尚未被识别。

端粒缩短

目前认为,部分获得性再生障碍性贫血患者与遗传性再生障碍性贫血(范可尼贫血或先天性角化不良)之间的关联是由于端粒酶及端粒修复缺陷,使得部分成年再生障碍性贫血患者可存在范可尼贫血及先天性角化不良的特征,但这部分病人并不存在该病家族史及遗传性疾病特征性表型异常(见下文"范可尼贫血"、"先天性角化不良")。由于端粒酶活性下降,随着年龄增长端粒长度生理性缩短。T 细胞介导的获得性再生障碍性贫血与端粒缩短相关,这反映了端粒酶的遗传缺陷或是衰老相关活性减退。端粒酶机制包括端粒酶逆转录酶(TERT)、TERT 的 RNA 模板、端粒酶 RNA 基因(TERC)及其他稳定蛋白[41,41a]。端粒缩短的细胞通常会发生凋亡,除非 DNA 修复机制受损而出现非整倍体及肿瘤转化。

药物

氯霉素是最臭名昭著的可以引起再生障碍性贫血的药物。虽然这种药物在很高剂量时因为其对线粒体 DNA 的作用而直接导致髓系抑制,但再生障碍性贫血的发生是异质性的,可能与个体对含有亚硝基的有毒中间体的遗传敏感性有关[42]。这种敏感性可能导致免疫性骨髓抑制,因为相当一部分患者对于免疫抑制治疗有反应[43]。经氯霉素治疗的患者再生障碍性贫血的风险约为 1/20 000,或者是普通人群的 25 倍[44]。尽管其作为抗生素在工业化国家已基本被弃用,但世界上仍有局部或全身应用该药导致致死性再生障碍性贫血的报道。

流行病学证据显示奎拉克林(阿的平)能够增加再生障碍性贫血的发生风险[45]。1943—1944 年,南太平洋及亚洲战场的美国军队中广泛应用该药以预防疟疾感染。在预防治疗士兵中再生障碍性贫血的发生率为每年 7/100 万 ~ 28/100 万,而未治疗士兵中其发病率仅为 1/100 万 ~ 2/100 万。再生障碍性贫血通常发生于药物服用期间,且近半数病例发生再生障碍性贫血前出现特征性的皮疹。有报道许多其他药物可能会增加再生障碍性贫血的发生风险,但由于报道中相关资料不全及相对少见,药物诱导性再生障碍性贫血的疾病谱很难全部列举。表 35-3 是部分相关药物的清单[46-54]。

表 35-3 与再生障碍性贫血相关的药物

药物种类	高危	中危	低危
镇痛药			非那西丁,阿司匹林,水杨酸盐
抗心律失常药			奎尼丁,妥卡胺
抗痛风药		金盐	秋水仙碱
抗惊厥药		卡马西平,乙内酰脲,非尔氨酯	乙琥胺,苯乙酰脲,扑米酮,三甲双酮,丙戊酸钠
抗组胺药			扑尔敏,美吡拉敏,曲吡那敏
抗高血压药			卡托普利,甲基多巴
抗感染药		青霉胺,保泰松,羟基保泰松	双氯芬酸,布洛芬,吲哚美辛,萘普生,舒林酸
抗生素			
抗细菌药		氯霉素	萘普生,舒林酸,青霉素,链霉素,β-内酰胺类抗生素
抗真菌药			两性霉素,氟胞嘧啶
抗原虫药		阿的平	氯喹,麦帕克林,乙胺嘧啶
抗肿瘤药			
烷化剂	白消安,环磷酰胺,美法仑,氮芥		
抗代谢药	氟尿嘧啶,巯嘌呤,氨甲蝶呤		
细胞毒抗生素	柔红霉素,阿霉素,米托蒽醌		
抗血小板药			噻氯匹定
抗甲状腺药			卡比马唑,甲巯咪唑,甲硫氧嘧啶,过氯酸钾,丙硫氧嘧啶,硫氰化钠

表 35-3 与再生障碍性贫血相关的药物（续）

药物种类	高危	中危	低危
镇静药			利眠宁,氯丙嗪,锂,甲丙氨酯,甲乙哌酮
磺胺类衍生物		磺胺药	
抗菌药			众多磺胺类药物
利尿剂		乙酰唑胺	氯噻嗪,呋塞米
降糖药			氯磺丙脲,甲苯磺丁脲
其他			别嘌醇,干扰素,己酮可可碱,青霉胺

注：明确能导致再生障碍性贫血的药物定义为高危；30 或 30 例以上报道与再生障碍性贫血有关的药物称为中危；其他少见相关性药物称为低危。

来源：本表编自 the AMA Registry，46 publications of the International Agranulocytosis and Aplastic Anemia Study，47~51 and other reviews and studies. 26,52-54 An additional comprehensive source for potentially offending drugs can be found in The Drug Etiology of Agranulocytosis and Aplastic Anemia，Oxford，UK：Oxford University Press，1991.

其中许多药物也能够诱导选择性血细胞减少，比如在停药后能自行恢复的粒细胞缺乏症。这些可逆的反应与再生障碍性贫血发生风险无关，因此通过监测血细胞计数作为避免再生障碍性贫血发生的方法的有效性尚有待商榷。

再生障碍性贫血是药物应用中的一种少见事件，只在具有潜在代谢或免疫易感性（基因多态性）基础的敏感个体中发生。与正常人或其他原因引起的再生障碍性贫血患者比较，保泰松相关的再生障碍性贫血病例存在化合物乙酰苯胺的氧化和清除延迟。这一发现表明药物的过多蓄积可能是再生障碍性贫血发生的潜在机制。在一些病例，药物相互作用或协同可能是骨髓再生障碍发生所必需。组胺 H2 受体拮抗剂西咪替丁偶可引起血细胞减少和再生障碍性贫血，可能源于该药对早期造血祖细胞的直接作用[55]。该药可加重化疗药物卡莫司汀的骨髓抑制作用[56]。在几个例子中，报道认为这可能是与氯霉素同时应用引起骨髓再生障碍的一个可能原因。

骨髓再生障碍发生前是否有药物暴露在年龄分布、性别、对免疫疗法、骨髓移植的反应或者存活方面没有明显差别。

毒性化合物

苯是第一个发现的与再生障碍性贫血有关的化学物，是以 20 世纪前对工厂工人的研究为基础而发现的[57~59]。苯被用作溶剂，广泛用于生产化学制品、药物、染料和炸药。在橡胶和皮革制品的生产中，苯起着极其重要的作用，在制鞋业苯也被广泛使用，导致暴露于管理欠佳环境的工人患再生障碍性贫血和急性髓系白血病的风险增加[59]。在中国的研究表明，工人中再生障碍性贫血的发生率是普通人群的 6 倍[18]。

美国职业安全和卫生管理局将苯的可容许空气暴露限值降低为 1ppm（8 小时时间加权平均浓度），短期暴露为 5ppm（15 分钟时间加权平均浓度）。国立职业安全及健康研究所建议的暴露限值是 8 小时平均加权浓度为 0.1ppm 及 15 分钟短期暴露为 1ppm。在这一管理条例改变之前，暴露于超过 100ppm 苯的工人再生障碍性贫血的发病率约为 1/100，而暴露于 10~20ppm 苯的工人的再生障碍性贫血发病率可降至 1/1000 [58]。

有机氯和有机磷杀虫剂被疑与再生障碍性贫血的发生有关[60,61]，有几个研究显示了这种风险，尤其是在农业[11,16,62,63]和家庭使用时风险尤为明显[11,63]。但是，由于剂量-疾病关系和其他重要因素未被确认，且在其他一些研究没有发现再生障碍性贫血与环境暴露之间的关联，上述这些联系仍属推测[12,64]。

DDT（二氯二苯三氯乙烷）、林丹、氯丹都是可导致再生障碍性贫血的杀虫剂[16,61]。仍有偶发病例在重度工厂暴露或使用杀虫剂之后发生[65]。林丹部分代谢成戊氯酚（PCP），这是另一种有毒物质，主要用于木材防腐剂的氯化烃类化合物。过去 25 年中，再生障碍性贫血和相关血液异常的发生与 PCP 有关[61,66]。过长时间暴露于斯托达among溶剂[67]、通过胶水吸入方式的甲苯急性暴露[68,69]也可引起骨髓再生障碍。三硝基甲苯（TNT）是一种在第一次世界大战和第二次世界大战期间广泛使用的炸药，容易通过吸入和皮肤接触而吸收[70]。从 1940—1946 年，英国接触了 TNT 的军火工人中有许多发生了致命的再生障碍性贫血[71]。在大多数情况下，这些结论不是从特定的研究、而是从积累的病例报告或者病人的病史得出的，使得这些结论成为暂时性的，虽然在所有的例子中减少潜在毒素暴露的提议都是符合逻辑的。

病毒

非甲、乙、丙、丁、戊、庚型肝炎病毒 肝炎与随后发生的再生障碍性贫血之间的联系已成为大量病例报道的主题，这种关系在 1970 年被两篇主要的综述所强调[72,73]。总而言之，这些报道总结了 200 例以上病人的发现。许多病例中，当再生障碍性贫血在 4~12 周后发生时，肝炎正在恢复或已治愈。近 10% 的病例是在肝炎诊断明确后超过一年才发生。多数病例是年轻人（18~20 岁），2/3 是男性，而且其生存期极短（10 周）。尽管有少量报道甲型和乙型肝炎病毒与再生障碍性贫血发生有关，多数病例却与非甲、非乙、非丙型肝炎有关[74~76]。在 31 例非甲、非乙、非丙型肝炎进行肝移植的患者中有 9 例发生了重型再生障碍性贫血，而 1463 例因其他指征进行肝移植的患者中无一发生[77]。多个证据表明，丙型肝炎病毒并非无因果联系，提示某一目前尚未认识的病毒可能与再生障碍性贫血的发生有关[16,78,79]。在没有输注血液制品的病人中，乙型和丙型肝炎可能是继发感染。在 15 例发生肝炎后再生障碍性贫血的患者中，未找到甲、乙、丙、丁、戊或庚型肝炎及输血传播病毒、细小病毒 B19 等的相关证据[80]。有几个报道提示细小病毒 B19 和再生障碍性贫血之间存在联系[81,82]，而其他报道未发现上述联系[79]。两者之间的关系尚不明确（参见第 36 章）。血清阴性肝炎的效应可能由自身免疫 T 细胞介导，因为有证据表明患者体内 T 细胞活化和细胞因子释放[26]。这些患者对于联合免疫治疗的反应类似于原发性再生障碍性贫血（见下文"治疗"下"联合免疫治疗")[83,84]。

EBV 病毒　也是诱发再生障碍性贫血的病因之一[85,86]。再生障碍性贫血通常发生于病毒感染 4～6 周内。在某些病例中，传染性单核细胞增多症是亚临床型的，血涂片可发现反应性淋巴细胞及与近期感染一致的血清学检测结果（参见第 82 章）。EBV 病毒可在骨髓细胞中检测到[86]，但骨髓造血不良是 EBV 感染的直接效应抑或宿主免疫反应的后果尚不清楚。患者经抗胸腺球蛋白治疗后可获得缓解[86]。

其他病毒　HIV 感染常伴有不同程度的血细胞减少。骨髓增生程度尚可，但也偶有再生障碍性贫血发生的记录[87~89]。这类患者骨髓增生低下可能是由于病毒对骨髓的直接抑制，也可能是控制病毒复制的药物所引起。人类疱疹病毒（HHV）-6 可以导致患者因为其他疾病接受骨髓抑制后发生重型再生障碍性贫血[90]。

自身免疫性疾病

在类风湿关节炎患者中发生重型再生障碍性贫血的概率增加 7 倍[52]。尚不确定再生障碍性贫血的发生是与类风湿关节炎直接相关还是治疗该病的各种药物所致（金盐、青霉胺、非甾体类抗炎药物）。偶有与系统性红斑狼疮相关的再生障碍性贫血的发生[91]。体外研究发现存在直接针对造血祖细胞的抗体[92]或抑制细胞[93,94]。患者经过血浆置换[92]、糖皮质激素[94]或者环孢素[93,95]治疗后可以恢复，这与该病存在免疫失调的病因的观点相符。

嗜酸性粒细胞性筋膜炎是一种少见的结缔组织病，常表现为皮肤和皮下组织的疼痛性肿胀与硬结，其与再生障碍性贫血的发生有关[96,97]。虽然某些病例可能是抗体所介导，但大部分对治疗没有反应[96]。尽管如此，干细胞移植、应用环孢素、ATG 或者两者联合的免疫抑制治疗可以治愈或者明显改善少数病人的病情[96,97]。

报道显示，重型再生障碍性贫血也可与免疫性甲状腺疾病（Graves 病）并发[98~102]，且在甲亢治疗后可以逆转。再生障碍性贫血也可与胸腺瘤[102~108]、自身免疫性肾病同时发生。严重自身免疫性疾病与再生障碍性贫血在病理上的联系，可能是细胞毒 T 淋巴细胞的作用[109]。

妊娠

现在已有不少关于妊娠相关再生障碍性贫血的报道，但是两者之间的具体联系尚不明确[110~115]。某些患者可能之前就存在再生障碍性贫血，妊娠期间加重，只能通过终止妊娠才能获得改善[110~111]。另外一些患者是在妊娠期间发病，且之后每次妊娠均会导致复发[111,112]。终止妊娠或者分娩可以改善骨髓造血功能，但是即使分娩后再生障碍性贫血也可继续进展甚至危及生命[110~112]。治疗选择包括选择性终止早期妊娠、支持治疗、免疫抑制治疗或者于分娩后行骨髓移植。经过免疫抑制治疗的再生障碍性贫血患者可以生产正常婴儿[115]。在上述的后一项研究中共有 36 例妊娠妇女，其中 22 例没有并发症，7 例伴有复发性的骨髓造血不良，5 例没有骨髓衰竭，但在分娩时需红细胞输注[115]。1 例患有阵发性睡眠性血红蛋白尿（PNH）与骨髓再生障碍的病人因为脑栓塞而死亡。

医源性因素

尽管细胞毒性化疗或放射线的骨髓毒性可以产生对造血干细胞和较成熟细胞的直接损伤并导致骨髓造血不良，多数获得性再生障碍性贫血患者并无可导致骨髓损伤的暴露因素。

慢性暴露于低剂量的辐射或治疗强直性脊柱炎的脊柱照射，可与增高但相对滞后的再生障碍性贫血和急性白血病的风险相关[116,117]。静脉注射二氧化钍（thorotrast）作为对照媒介的患者，可发生多种晚期并发症如恶性肝脏肿瘤、急性白血病和再生障碍性贫血[118]。制表工人用口唇湿润刷子，然后用发光涂料刷涂表盘而发生慢性镭中毒，可引起颌骨炎、骨肉瘤和再生障碍性贫血[119]。

急性暴露于大剂量放射线可引起骨髓再生不良和一种胃肠道综合征[120,121]。人体接触的放射线总量达到 1～2.5Gy 可引起胃肠道症状和白细胞数量减少，但多数患者可自愈。剂量达到 4.5Gy 可发生骨髓衰竭导致半数个体死亡（半数致死量，LD50）。剂量达到 10Gy 以上将导致所有个体死亡，除非患者接受足够的支持治疗并进行骨髓移植。1986 年乌克兰切尔诺贝利核电站核泄漏事故引起了与之相关的再生障碍性贫血[122]。

抗肿瘤药物如烷化剂、抗代谢药物、某些细胞毒抗生素均可导致骨髓增生不良。这通常都是由于本身药理作用造成的一过性反应，停药几周内能够自行恢复。虽然少见，应用烷化剂白消安可造成持续存在的重型再生障碍性贫血。患者在停用烷化剂治疗后 2～5 年仍可发生骨髓增生不良。上述情况通常会演变成低增生性骨髓增生异常综合征。

基质微环境和生长因子

针对骨髓基质细胞的短期克隆分析实验表明再生障碍性贫血患者的基质细胞存在不同程度的功能缺陷。有数个研究显示血清干细胞因子（SCF）水平呈中等程度减少或正常[123,124]。尽管 SCF 能够促进再生障碍性贫血患者骨髓造血集落的生长，但用于患者时却无法取得临床缓解。另一种早期活化生长因子 FLT-3 配体在再生障碍性贫血患者血清的水平要高出 30～100 倍，尽管这种改变的病理生理学作用尚不明确[125]。重型再生障碍性贫血患者的成纤维细胞产生的细胞因子低于正常。但是，血浆中 G-CSF[126]、EPO[127] 及 TPO[128] 的水平通常增高。再生障碍性贫血患者的单个核细胞造血早期刺激因子 IL-1 的合成降低[129]。对于微环境的研究表明基质细胞的增殖和生长因子的产生基本正常[130]。这些发现，结合再生障碍性贫血患者对生长因子治疗几无反应的事实，说明细胞因子缺陷并非多数病例的发病原因。最大的争议在于，大多数患者经过异基因供者干细胞和自体基质细胞移植后可获得治愈[131]。

对于造血生长因子在再生障碍性贫血病因学中几乎可忽略的致病作用来说，一个罕见的例外是 TPO 受体基因 MPL 的纯合或混合杂合突变可引起无巨核细胞性血小板减少症，其后可发展为再生障碍性贫血（参见第 117 章）。此外，TPO 受体激动剂艾曲波帕可刺激单系、或在部分患者中两系或三系血细胞计数的恢复，并可能在停药后维持疗效（见下文"治疗"一节中"细胞因子"）。

临床特征

再生障碍性贫血的初始症状可以是贫血造成且逐渐加重的苍白、乏力、呼吸困难及疲劳。血小板减少造成的身体下垂部位的出血点、淤斑、鼻出血、阴道流血及其他部位的出血都是该病的常见表现。少数情况下，还可出现由严重中性粒细胞和单核细胞减少导致的突发高热、寒战、咽炎及其他部位的感染。体格检查除了贫血症状（如结膜和皮肤苍白、静息时心动过速）或皮肤出血（如淤斑、出血点）、牙龈出血、口腔内紫癜外，通常无阳性发现。通常无淋巴结肿大和脾大，若出现须考虑克隆性髓系或淋巴细胞疾病。

实验室特征

血液检查

再生障碍性贫血患者有不同程度的全血细胞减少。贫血与低网织红细胞指数有关。网织红细胞计数通常低于1%，甚至可能是0，尽管促红细胞生成素水平很高。绝对网织红细胞计数通常低于$40×10^9$/L。血片可以出现大红细胞，平均红细胞体积（MCV）增大。中性粒细胞及单核细胞绝对值减低。绝对中性粒细胞计数小于$0.5×10^9$/L、同时血小板计数小于$30×10^9$/L提示重型再生障碍性贫血，若中性粒细胞计数小于$0.2×10^9$/L则提示病情非常严重（表35-1）。淋巴细胞生成通常被认为是正常的，但患者可有轻度的淋巴细胞减少。血小板功能正常。血片中红细胞、白细胞及血小板形态的显著改变不是经典的获得性再生障碍性贫血的特点。少数情况下，开始只有一系细胞产生受抑，导致早期被诊断为纯红细胞再生障碍性贫血或无巨核细胞性血小板减少。这些患者短期内（数天至数周）会出现其他细胞系计数下降，从而明确诊断。表35-4为初诊时的检查计划。

血浆检查

血浆中含有高水平的造血生长因子，包括促红细胞生成素、促血小板生成素和髓系集落刺激因子，然而，在临床治疗中无需测量生长因子水平。血浆内铁通常增高，^{59}Fe清除延迟，且整合入红细胞减少。

骨髓检查

形态学检查 骨髓穿刺典型者骨髓内脂肪很多而造血细胞相对较少，淋巴细胞、浆细胞、巨噬细胞和肥大细胞可见。偶有骨髓细胞较多甚至为多细胞性骨髓（热区），但巨核细胞数量通常减少。这些残存的局部造血区域不具有预后意义。残存

的粒系细胞通常形态正常，但轻度巨幼细胞性红系造血并非少见，这可能与促红细胞生成素水平增高有关。骨髓活检对于确定该病的总体低增生状态（图35-2）是必需的，因为许多其他疾病尤其是骨髓纤维化时骨髓增生均可是增生低下。

表35-4   诊断方法
病史和体格检查
• 血细胞计数，网织红细胞计数，血涂片检查
• 骨髓穿刺和活检
• 骨髓细胞细胞遗传学检查以评估克隆性髓系疾病
• DNA稳定性等Fanconi贫血标记检测
• 红细胞和白细胞免疫表型，尤其是CD55和CD59检测以排除PNH
• 直接和间接抗人球蛋白（Coombs）试验以除外免疫性血细胞减少
• 血清乳酸脱氢酶（LDH）和尿酸，如果升高则反映恶性细胞转化
• 肝功能检测以评价是否存在近期病毒性肝炎
• 甲型、乙型和丙型肝炎病毒筛查
• EBV病毒、CMV病毒和HIV病毒筛查
• 血清维生素B_{12}和叶酸水平检测以排除隐匿的巨幼细胞性全血细胞减少
• 血清铁、铁结合力和转铁蛋白检测，以作为长期输血治疗前的基础值

国际再生障碍性贫血研究组将重型再生障碍性贫血定义为：骨髓中可见少于25%的细胞成分或是少于50%的细胞成分而造血细胞少于30%。

造血祖细胞生长 体外试验表明造血祖细胞中CFU-GM和BFU-E克隆显著减少[19~22]。

细胞遗传学及遗传学 由于骨髓细胞数较少，细胞遗传学检查往往难以开展，多次穿刺有助于获得足够细胞，但结果通常是正常的。克隆性细胞遗传学异常提示存在低增生性克隆性髓系疾病[132]。新技术的发展如基于微阵列的比较基因组杂交（CGH）使得阵列中任何位点的非整倍性、缺失、复制和或扩增均得以发现。此外，基于微阵列的CGH也是发现亚显微镜

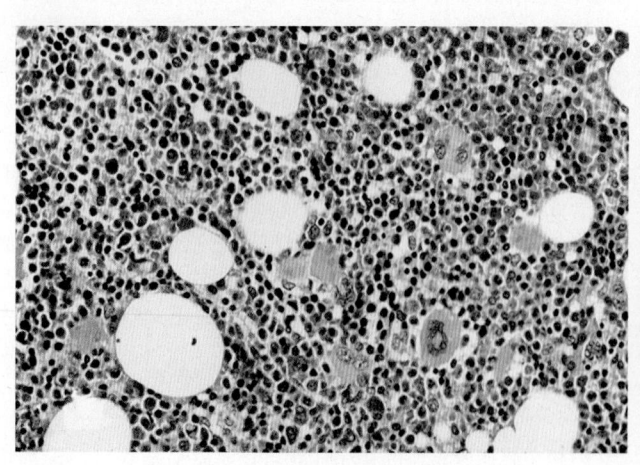
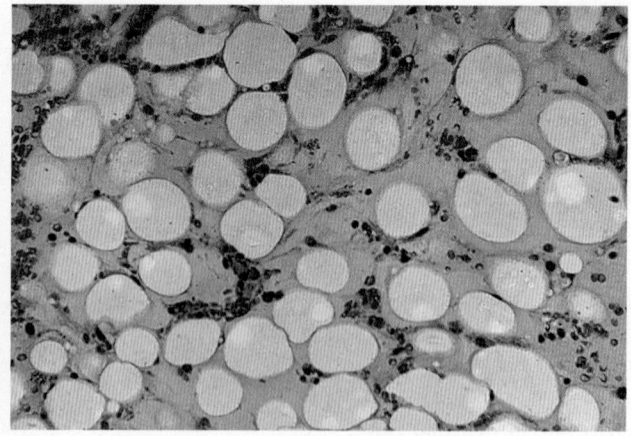

A   B

图35-2   再生障碍性贫血的骨髓活检病理。A. 正常成人骨髓活检病理。B. 极重型再生障碍性贫血患者的骨髓活检病理。标本中少见造血细胞、散在淋巴细胞和基质细胞。造血组织被网状细胞（前脂肪细胞性成纤维细胞）所替代

染色体异常的有效工具。尽管非造血基质细胞（如成纤维细胞）稀释了有限的造血细胞，与标准 G 显带相比，这种方法可以提高在增生极度低下的骨髓标本中发现染色体异常的敏感性。靶向外显子二代测序已经发现了 32 种与髓系肿瘤相关的突变。这些突变发生于约 20%（29/150）再生障碍性贫血患者中，其中 ASXL1、DNMT3A 及 BCOR 这三种基因突变被认为是骨髓增生异常综合征及急性髓系白血病的驱动基因。这 29 例患者中，17 例存在上述三种突变之一者演变成为完全的骨髓增生异常[132a]。

影像学检查　磁共振成像可用来鉴别骨髓脂肪和造血细胞[133]。这较形态学检查更有助于总体评价骨髓造血细胞密度，有助于鉴别低增生性髓系白血病[128]。

鉴别诊断

如果只考虑血细胞计数，很多疾病都可表现为类似于再生障碍性贫血的全血细胞减少。进行网织红细胞计数、外周血涂片检查及骨髓活检对于尽早确立诊断是必需的。网织红细胞比例在 0.5% ~ 0 强烈提示红系再生障碍，当合并白细胞减少和血小板减少时，指示为再生障碍性贫血。血涂片细胞形态没有异常而细胞显著减少是获得性再生障碍性贫血的典型特征。易与重型再生障碍性贫血相混淆的疾病包括 5% ~ 10% 表现为增生低下而非细胞增多的骨髓增生异常综合征。若存在与骨髓增生异常相对应的血细胞形态异常（如异形红细胞、嗜碱性点彩、分叶过少或伴有假 Pelger-Hüet 畸形的中性粒细胞），需考虑骨髓增生异常综合征。骨髓增生异常的红系前体细胞可有形态异常。病理性铁粒幼细胞是骨髓增生异常而非再生障碍性贫血的常见表现。粒细胞前体细胞中颗粒可减少或出现异常颗粒。巨核细胞可有核分叶异常（如单叶小巨核细胞，参见第 87 章）。如果发现克隆性细胞遗传学异常，需考虑克隆性髓系疾病，尤其是骨髓增生异常综合征或低增生性髓系白血病。骨骼 MRI 检查有助于鉴别重型再生障碍性贫血与克隆性髓系综合征。前者通常为脂肪信号而后者为弥漫细胞信号。

少细胞性骨髓通常与 PNH 有关。PNH 以具有一种编码合成甘露聚酯（mannolipids）的酶的 PIG-A 基因获得性突变为特征。该基因突变能够阻断糖基磷脂酰肌醇锚蛋白前体的合成。该酶可锚定几种蛋白，包括血细胞膜的补体途径抑制物，其缺陷导致 PNH 中补体介导的溶血发生。流式细胞术检测显示，多达 50% 的其他同样典型的再生障碍性贫血患者红细胞和白细胞中，也具有与 PNH 相似的糖基磷脂酰肌醇分子缺陷及磷脂酰肌醇锚定蛋白的减少[134]。这些膜蛋白的减少或缺失，使得 PNH 克隆细胞对针对正常骨髓成分的获得性免疫攻击产生耐受，或是给正常细胞的磷脂酰肌醇锚定蛋白提供了触发异常 T 细胞攻击的表位，造成 PNH 克隆对攻击相对耐受（参见第 40 章）[26]。

在少数情况下，明显的再生障碍性贫血可作为儿童[135]或少数成人[136]急性淋巴细胞白血病的前驱症状。有时候在光学显微镜下仔细观察或利用流式细胞仪分析可发现一群白细胞性原淋巴细胞。在其他一些情况下，急性白血病会在晚些时候发生。在少见情况下，毛细胞性白血病、霍奇金淋巴瘤或是其他类型淋巴瘤发病前也可出现一段时期的骨髓增生低下。利用流式细胞仪对骨髓和外周血细胞进行 CD25 检测有助于发现毛细胞。其他临床表现也可以是特征性的（参见第 93 章）。器官

如淋巴结、肝、脾等的肿大与再生障碍性贫血的萎缩性（低增生性）特点不相符。大颗粒淋巴细胞白血病同再生障碍性贫血之间也存在某些联系。也有少数典型获得性再生障碍性贫血病例后来发生了 t(9;22) 阳性急性淋巴细胞白血病或慢性髓系白血病（CML）[136]。

再生障碍性贫血、阵发性睡眠性血红蛋白尿及克隆性髓系疾病之间的关系

除了在少数情况下低增生性 MDS、AML 及 PNH 会出现难以诊断的情况外，这三种疾病与再生障碍性贫血可能存在根本性的联系。再生障碍性贫血患者出现克隆性细胞遗传学异常如染色体单体 7 或三体 8 易于进展为骨髓增生异常综合征或者急性白血病。有时这些细胞遗传学标记是一过性的，部分染色体单体 7 丢失的病例也可以获得血液学改善[137]。与染色体三体 8 相比，持续存在的单体 7 提示预后较差[138,139]。

大约有多达 20% 的再生障碍性贫血患者 5 年内可能发生骨髓增生异常[137]。如果排除了治疗 6 个月后转化为克隆性性疾病的可能以避免低增生克隆性疾病的误诊，在 39 个月的观察期内，经免疫抑制治疗的患者发生克隆性疾病的概率为经骨髓移植治疗患者的 15 倍[140]。这一结果提示，要么是抗 T 细胞的免疫抑制治疗增强了恶性克隆的演变，要么是其并不阻止再生障碍性贫血向克隆性疾病演变的内在趋势，但为患者表现出该转化趋势提供了更长的时间。后一种解释更有可能，因为单独接受雄激素治疗的患者发展为克隆性疾病的概率与接受免疫抑制治疗的患者相似[141]。骨髓移植可通过重建活跃的淋巴造血而减少克隆演变的概率。

端粒缩短可能在再生障碍性贫血向骨髓增生异常转化过程中起重要作用。再生障碍性贫血患者的端粒长度短于匹配的对照组，且持续性血细胞减少的增生障碍性贫血患者随时间延长端粒长度缩短的程度比匹配对照组更明显。端粒长度短于 5kb 的患者中有 3/5 发生克隆性细胞遗传学改变，而端粒较长患者不发生上述病情进展[23,142]。

约 20% 临床再生障碍性贫血患者中发现骨髓增生异常综合征及 AML 的驱动基因（见前文"骨髓检查"下"细胞遗传学及遗传学"）提示克隆性造血可能发展或潜伏存在。其与再生障碍性贫血的准确联系尚不明确，但可能是在多克隆造血干细胞严重抑制的背景下细胞单克隆生长所致。这些发现在病程长、端粒短的病人中更易发现[132a]。

PNH 和再生障碍性贫血之间的关系仍不清楚。由于在许多甚至所有正常个体中可存在数量很少的缺乏磷脂酰肌醇锚定蛋白的造血干细胞[143]，免疫表型分析在超过 50% 的再生障碍性贫血患者检测到 PNH 细胞群就不足为奇了[134]。再生障碍性贫血患者发生与 PNH 一致的临床症状的概率是 10% ~ 20%，且该症状并非由免疫抑制治疗引起[137]。患者也可发生 PNH 的溶血性贫血，并随后发展为进行性的骨髓衰竭，因此任何发病机制解释均需考虑这两种类型的 PNH 再生不良性骨髓的发展转归。PIG-A 突变可能为 PNH 细胞提供增殖或存活优势[144,145]。如果锚蛋白或其某个配体成为诱导骨髓再生不良的 T 淋巴细胞细胞毒作用的表位，则可 PNH 细胞获得生存优势。在这种情况下，临床症状既可反映细胞减少，也可反映红细胞对补体溶解和溶血的敏感性，这些均取决于 PNH 克隆的内在增殖优势。

以我们目前的认识来看,再生障碍性贫血是一种自身免疫过程,其中任何残存的造血均认为是多克隆性的。这与克隆性的低增生性白血病和PNH有着本质的区别。但是再生障碍性贫血的骨髓环境可能支持突变(恶性)克隆的最终演变,尤其当应用免疫治疗时;而造血干细胞移植要么能够去除这些危险克隆,要么重建活跃的对克隆演变不那么有利的造血系统,从而减少克隆演变。

治疗

治疗方法

初诊时的严重贫血、血小板减少导致的出血、不常见的继发于中性粒细胞和单核细胞减少的感染都需要及时治疗,以使患者脱离生命危险,改善一般状况(表35-5)。再生障碍性贫血较特异的治疗方法主要有两个基本的选择:①同基因或异基因造血干细胞移植;②免疫抑制疗法联合ATG和环孢素。治疗选择取决于几个方面,包括患者年龄、一般状况、是否有合适的等位基因水平的HLA相合供者。一般来讲,儿童和多数健康年轻患者适合进行造血干细胞移植。同胞之间尽早进行组织相容性检测尤为重要,因为这种检测能够明确病人是否可以获得最佳供者进行造血干细胞移植。理想的造血干细胞来源应该是HLA-A、B、C和DR位点均相合的同胞供者。

表35-5 再生障碍性贫血的起始治疗

- 停用可能引起该病的药物,如果必须应用则选择相应替代药物。
- 贫血:极重型再生障碍性贫血时输注去除白细胞或照射后的红细胞。
- 极严重血小板减少或出血:氨基己酸;输注血小板。
- 严重中性粒细胞减少:预防感染。
- 发热(可疑感染):细菌培养;广谱抗生素,G-CSF。若儿童或年轻成人发生严重感染(革兰氏阴性菌、真菌、持续血培养阳性)可给予G-CSF治疗后供者来源中性粒细胞输注。
- 立即进行异基因造血干细胞移植:行患者、父母及同胞间组织相容性检测。如有必要从骨髓库中寻找无关供者。

支持治疗

血制品输注 尽管已推荐对于可能进行移植患者尽量少输注红细胞和血小板,以减轻对组织相容性抗原的致敏作用,但随着ATG和环孢素作为预处理方案的应用使移植物排斥作用显著减轻,上述推荐意见就显得不那么重要了[146]。

对潜在的骨髓移植受者应输注低巨细胞病毒(CMV)风险的红细胞和血小板,以减少移植后CMV感染所带来的问题。一旦患者确定是CMV阳性,则这种限制不再必要。使用白细胞去除滤器或进行CMV血清检验是两种同样有效的降低CMV传播风险的方法。

红细胞输注 除非其他严重并发症需要更高的血红蛋白浓度,不然应在血红蛋白低于80g/L时才输注浓缩红细胞以改善贫血症状。血制品须经过滤去除白细胞以减轻白细胞和血小板的致敏作用、经照射减少输血相关移植物抗宿主反应。如果有可能进行亲属间骨髓移植,则不能输注亲属来源红细胞或血小板,因为这可能致敏患者次要组织相容性抗原,增加移植后宿主排斥移植物的风险。移植后或者不考虑移植的患者,输注亲属来源血小板是较为理想的选择。由于每输注一个单位红细胞可使机体增加200mg铁,长期输注红细胞可能会发生输血引起的铁过载。对于移植或免疫治疗有效的患者,这不是一个重要问题,但对治疗无效需要持续输注支持治疗的患者却是一个问题。后者通常需要考虑铁螯合治疗。新型口服制剂使这一程序更容易起效(参见第48章)[147]。

血小板输注 评估每位患者的出血风险十分重要。多数患者在血小板计数为10×10^9/L时无出血或淤斑,除非发生全身感染或血管完整性受损时[148,149]。外伤或手术时通常需输注血小板使其分别达到50×10^9/L或100×10^9/L以上。口服或静脉给予$50mg/(kg\cdot次)$、每4小时一次的ε-氨基己酸有助于减轻出血倾向[150]。虽然可以使用混合随机供体血小板直至发生过敏反应,但是从一开始就输注单一供者血小板以减轻对HLA或血小板抗原的致敏作用更为可取。此后,单一供者单采产品或HLA配型血小板成为必需。

长期输注血小板导致血小板无效是治疗的一个重要问题[151]。这种现象可能一过性的发生,伴有发热或感染,或作为继发于HLA致敏作用的慢性反应。既往经8~10周的血小板输注后可有近50%的患者发生这一现象。血制品过滤和血小板浓缩以去除白细胞可将长期输注患者发生这一现象的比例降至15%左右[151,152]。病人接受的应该是ABO血型相同的血小板,因为这可以增强血小板的存活能力并进一步减少血小板无效输注。对于此前有妊娠、已发生异基因致敏的输血患者或是输注少白细胞血小板后发生致敏反应的患者,有必要输注单一供者HLA相合单采血小板。这些情况发生的概率都小于10%。第139章讨论了长期输注血小板的方法。

中性粒细胞减少的处理 对中性粒细胞严重减少的住院患者需进行中性粒细胞预警及预防感染的处理。需要进行预警的中性粒细胞水平是小于0.5×10^9/L。一种方法是给患者单独的病房,并戴口罩、用杀菌肥皂洗手。未清洗干净的水果和蔬菜应予避免,因为这往往是细菌污染的源头。再生障碍性贫血病人出现严重感染并不常见。患者出现发热时,须进行咽部、痰、血、尿液、粪便及任何怀疑损伤的部位进行细菌培养。广谱杀菌性抗生素需马上应用而不必等待培养结果。抗生素的选择应根据当地细菌的流行情况和对抗生素的敏感性来决定。应考虑的致病菌通常包括金黄色葡萄球菌(尤其是甲氧西林和苯唑西林耐药菌株)、表皮葡萄球菌(有静脉置管患者)和革兰氏阴性菌。患者持续发热且多次培养阴性,需考虑抗真菌治疗(参见第24章)。

过去为减少短期感染死亡率,常每天输注白细胞。但输注几小时后很少检测到超过$(0.1\sim0.2)\times10^9$/L的中性粒细胞。中性粒细胞的产量可通过给供者注射G-CSF来增加[153],但多数医生避免使用白细胞制品,因为现在的抗生素往往足以控制败血症的发作。另外,值得注意的是对两性霉素无反应的侵入性曲霉菌感染(尤其是移植后的患者),这种感染的病原体对所有已知抗生素都耐药,即使应用抗生素治疗血培养仍持续阳性。白细胞输注对于儿童和体格较小的成年人更为有效,因为在这些患者输注的白细胞分布空间较小,可以达到较高的血液和组织浓度。

特殊治疗

造血干细胞移植快速积极的治疗往往适用于重型再生障碍性贫血患者。主要治愈性治疗手段为同胞相合的造血干细胞移植[154~156]。第 23 章介绍了这种治疗模式。在美国只有 20%~30% 的患者能够找到同胞相合供者。在少见的同卵双胞胎供者的情况下，为减少受体的免疫性疾病适当的预处理是必需的，但可仅限于环磷酰胺。在这些病例，预期存活率可达到 80%~90%。虽然仍在进一步研究证实，作为再生障碍性贫血病人的供体来源，骨髓干细胞比外周血干细胞效果更好。移植效果在 20 岁以下的患者最好（80%~90% 长期生存），而后年龄每增加 10 岁长期生存率相应有所降低。随着患者年龄的增长，移植后死亡率增加而存活率下降（图 35-3）。在超过 40 岁的患者，配型相合同胞供者干细胞移植的存活率可降至 50% 左右[157]。在年轻和年老患者，优化的预处理方案仍具有不确定性。ATG、环磷酰胺、全身照射、氟达拉滨和阿仑单抗是其中一些正在研究的药物[154,156~158]。包含阿仑单抗（Campath）的方案通过降低慢性移植物抗宿主病的发生率而改善预后[158]。

从诊断到移植的时间拖得越长，治疗效果可能就越差，这可能与血制品输注次数增多和移植前感染发生较多有关。急性和慢性移植物抗宿主病是严重的并发症，预防或减轻这些并发症的治疗是移植后治疗的标准疗法[154,157]。已经利用来自美国国家骨髓供者计划（National Marrow Donor Program）或其他国家的类似组织提供的部分配型相合的同胞供者或组织配型相合的无关供者干细胞，开展了骨髓移植[159]。脐带血是儿童（或少数情况下，同胞）无关供者骨髓移植的替代干细胞来源，而同胞相合供者移植的治疗结局最佳。应用高分辨 HLA 分型相合的无关供者能够显著改善移植的预后[160]。HLA-A、B、C 和-DRB1（8/8 等位基因）的高分辨 DNA 相合被认为是与最高水平的存活相一致的最低水平的配型相合。如果在一个或多个位点有 HLA 不匹配，尤其是 HLA-A 或 DRB1 位点，预后将受到影响[160]，而且治疗开始就应根据患者的年龄、巨细胞病毒感染状态和疾病严重程度，选择免疫抑制及联合治疗方法。年龄较大患者对于非同胞相合的替代供者的移植疗效较差。应该在对免疫抑制治疗无反应或不再有反应的患者考虑进行造血干细胞移植[157]。如果根据所有相关因素衡量患者均需考虑移植，那么不管年龄如何均应考虑同基因供者的骨髓移植。若有 HLA 等位基因水平相合的同胞供者，造血干细胞移植可作为 50 岁以下患者的第一治疗选择；如果 20 岁以下年轻患者有等位基因水平的 HLA 相合无关供者，移植应该作为治疗的第一选择[157]。这些方案还要根据个别病例的特定或特殊情况而定，例如若再生障碍性贫血患者进行了基因测序并发现存在骨髓增生异常或 AML 的驱动基因，异基因造血干细胞移植可能是更好的治疗选择。

抗 T 淋巴细胞（免疫抑制）治疗

抗淋巴细胞血清和抗胸腺细胞球蛋白　ATG 和 ALG 主要是通过降低细胞毒 T 细胞数量来发挥作用的。这涉及 ATG 通过 FAS 和 TNF 途径诱导的细胞凋亡[161]。组织蛋白酶 B（cathepsin B）在临床浓度下 ATG 的 T 细胞毒性也发挥一定作用，但涉及的是另外的凋亡途径[162]。ATG 和 ALG 也能够促进 T 细胞释放造血生长因子[163,164]。马和兔的 ATG 在美国已获批准应用。

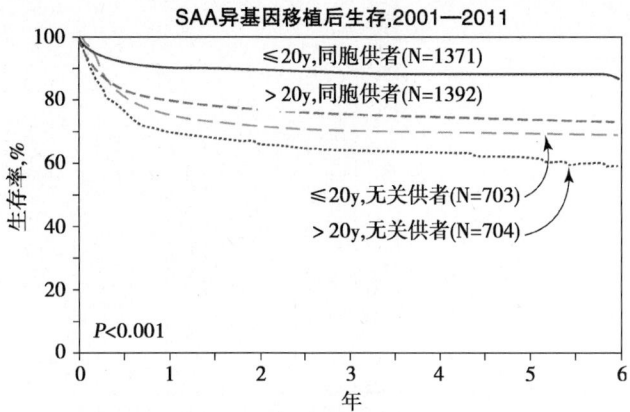

SAA异基因移植后生存,2001—2011

≤20y,同胞供者(N=1371)
> 20y,同胞供者(N=1392)
≤20y,无关供者(N=703)
> 20y,无关供者(N=704)

P<0.001

图 35-3　异基因造血干细胞移植是存在相合同胞供者的年轻重型再生障碍性贫血患者的主要治疗方法。2001 年至 2011 年共 2763 例因重型再生障碍性贫血接受 HLA-相合同胞供者造血干细胞移植的患者中，小于 20 岁的患者 3 年生存率为 88%±1%，大于等于 20 岁的患者为 76%±1%。在 1407 例接受无关供者造血干细胞移植的患者中，相对应的生存率分别为 70%±2% 和 63%±2%。（经 MC Pasquini，Z Wang 同意转载：Current use and outcome of hematopoietic stem cell transplantation：CIBMTR Summary Slides，2013. Available at：http://www.cibmtr.org.）

使用之前须进行马血清皮试[165]。如果皮试阳性，可以对患者进行脱敏治疗。ATG 每天给药，连用 4~10 天，每天剂量为 15~40mg/kg。发热、寒战是首次给药的常见症状。同时给予糖皮质激素如甲泼尼龙或地塞米松可以减轻对 ATG 的反应。数个研究同时或使用历史对照比较了马和兔 ATG 在治疗再生障碍性贫血中的疗效，一致认为马 ATG 优于兔 ATG，如果可用，建议推荐为一线治疗（表 35-6）[166~174]。然而，兔 ATG 也是有效的，如果马 ATG 不能达到满意疗效时应考虑使用（图 35-4）。

ATG 治疗可能会加速血小板破坏，降低中性粒细胞绝对值，并引起直接抗球蛋白（Coombs）试验阳性。这种效应会导致在 4~10 天的治疗间隙期间血制品输注需求增加。以高热、皮疹、关节疼痛为特征的血清病反应通常发生于 ATG 首次应用后的 7~10 天。从治疗第 10~17 天增加糖皮质激素剂量可减轻血清病症状。单用 ATG 治疗后约有 1/3 的患者不再需要血制品支持治疗[175~177]。

在 358 例对主要是单用 ATG 的免疫抑制治疗有反应的患者中，74 例（21%）在平均 2.1 年后复发。10 年实际复发率为 35%[178]。在另外 227 例接受主要是 ATG 单独应用的免疫抑制治疗的病人也观察到了类似的结果[179]。接受免疫抑制治疗的患者 15 年实际存活率为 38%[178]。不过，联合免疫抑制治疗可获得较单用 ATG 更好的效果（见下文"联合免疫治疗"）。

129 例经 ALG 治疗的患者中，有 28 例（22%）发生了骨髓增生异常综合征、白血病、PNH 或联合疾病[180]。欧洲骨髓移植合作组总结了 468 例患者复发和发展成克隆性血液系统疾病的情况，其中多数患者接受了 ATG 治疗[181]。血液系统并发症发生风险持续增加，免疫抑制治疗后 8 年达到 57%。另一项调查显示 860 例接受免疫抑制治疗的患者中，有 42 例（5%）发生了恶性肿瘤，而接受骨髓移植治疗的 748 例患者中只有 9 例（1%）发生了恶性转化[182]。

表 35-6　再生障碍性贫血病人对免疫抑制治疗的反应：抗胸腺细胞球蛋白来源

报道年份	使用药物	病例数	年龄范围（岁）	应答率	生存率	复发率	备注	参考
2013	H-ATG+CYA+GM-CSF	46	14~75	48@（NR）	84@5年	23@3年	H-ATG 和 R-ATG 相同	174
	R-ATG+CYA	53	15~66	51@（NR）	83@5年	27@3年		
2012	R-ATG+CYA+G-CSF+glucoc	24	19~81	64@3年	70@5年	28@5年		170
2012	R-ATG+CYA	46	2~15	85@1年	??	??	儿童	172
2012	R-ATG+CYA	35	17~75	60@6月	68@27	NR	H-ATG 优于 R-ATG*	173
2011	H-ATG+CYA	60	37±3	68@6月	96@3年	NR	H-ATG 优于 R-ATG	169
	R-ATG+CYA	60	31±3	37@6月	76@3年	NR		
2011	R-ATG+CYA+glucoc	20	19~80	50@1年	65@3年	NR	? R-ATG 与 H-ATG* 类似	171
2010	H-ATG	42	1~66	59@6月	78@2年	NR	H-ATG 优于 R-ATG	167
	R-ATG	29	4~63	34@6月	55@2年	NR		
2009	R-ATG+CYA+G-CSF	13	20~83	92@1年	NR	30@18月	? R-ATG 优于 H-ATG*	168
2006	H-ATG+CYA+GM-CSF+EPO	30	2~71	73@（NR）	80@5年	NR	H-ATG 优于 R-ATG	166
	R-ATG+CYA+GM-CSF+EPO	32	2~71	53@（NR）	66@5年	NR		

CYA，环孢素；EPO，促红细胞生成素；Glucoc，糖皮质激素；G-CSF，粒细胞集落刺激因子；GM-CSF，粒单核细胞集落刺激因子；NR，未报告；H-ATG，马抗胸腺细胞球蛋白；R-ATG，兔抗胸腺细胞球蛋白
*基于先前 H-ATG 的研究

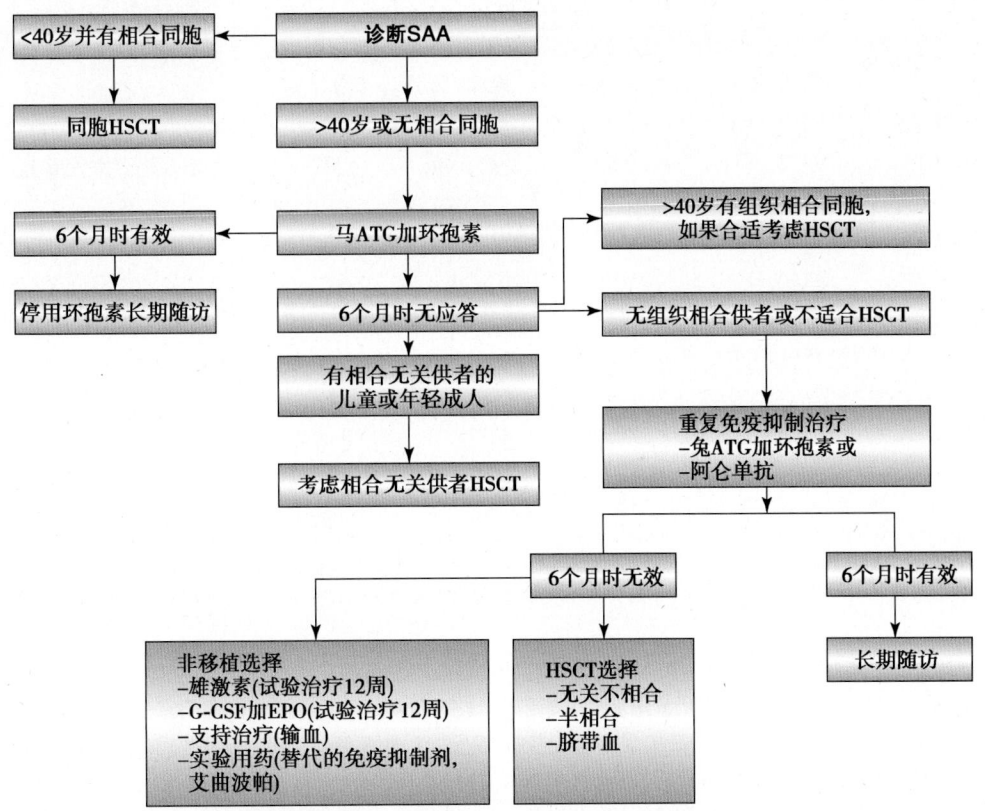

图 35-4　治疗通用指南的流程图。除非患者依从性差或中性粒细胞计数持续小于 $200\times10^9/L$，应随访 6 个月方可判定患者对马 ATG 加环孢素治疗未获得充分反应。在这种情况下可进行下一个合适治疗的选择。总的来说，在免疫治疗后 6 个月可重新评估移植，这取决于是否有供者及匹配质量、患者的年龄、可能增加移植风险的合并疾病以及中性粒细胞计数低下的严重程度。对于年轻患者，相合无关供者也是合适的。对于年长的患者，重复使用免疫治疗是更好的选择，除非中性粒细胞计数持续处于极高危组。两次免疫治疗尝试失败后，要进行个体化治疗并结合相关参数（如年龄、合并、体力状况及中性粒细胞计数）可考虑高风险的移植（轻微不匹配、单倍体相合、脐带血）。40 岁可作为初始行异基因造血干细胞移植的大致年龄参考，并可根据患者的病情及其他特征稍做上调（例如 41 ~ 50 岁）。（经 *Scheinberg Pand Young NS* 同意转载：*How Itreat aplastic anemia. Blood* 120(6):1185 ~ 1196,2012.）

虽然诊断时端粒长度较短同不良预后相关，目前尚无指标可预测患者克隆演变的风险[183]。

环孢素　另一种免疫抑制治疗方法为应用环孢素。环孢素是一种环状多肽化合物，能够抑制 T 淋巴细胞产生 IL-2，并阻断 IL-2 引起的细胞毒 T 细胞扩增。自 1984 年首先有报道环孢素能诱导再生障碍性贫血缓解后[184]，其他几个研究也开始应用该药，主要有以下几种用法：①初始治疗[185~188]；②用于对 ATG 或糖皮质激素无效的患者[186~191]；③联合 G-CSF 应用[192,193]；④联合其他治疗手段[194]。环孢素采用口服给药，用量为 10 ~ 12mg/(kg·d)，应用至少 4 ~ 6 周。使用时须调整剂量以维持最低血药物浓度在 200 ~ 400ng/ml。用药后肾损害较常见，需要加强水化或调整药物剂量以保证肌酐水平低于 2mg/dl。环孢素也可引起轻度高血压、不同程度神经系统症状及其他不良反应。某些药物可与环孢素相互作用增加（如某些抗生素、抗真菌药物）或减低（如某些抗惊厥药物）其血药浓度。药效往往在服药 3 个月后出现，缓解程度包括不再依赖血制品输注直至完全缓解。单用环孢素可使 25% 左右的患者获得治疗反应，但不同报道其治疗反应率在 0 ~ 80% 之间[194]。

尽管用 ALG 或 ATG 进行免疫抑制治疗时间更长，但似乎有更好的治疗反应率，环孢素仍有某些优势。应用环孢素不需要住院治疗或是进行中心静脉置管。与使用 ALG 或 ATG 相比，应用环孢素在治疗前几周内需要输注血小板的数量更少。一项法国的试验表明 ATG 联合泼尼松的疗效同单独应用环孢素基本等同[195]。在这项针对初诊患者的交叉试验中，观察至诊断后 12 个月的生存率达到 65%。

联合免疫治疗　对重型再生障碍性贫血的联合治疗通常包括：ATG，40mg/(kg·d)，共 4 天；环孢素，10 ~ 12mg/(kg·d)，共 6 个月；甲泼尼龙，1mg/(kg·d)，共 2 周[196]。须调整环孢素剂量使谷浓度达到 200 ~ 400ng/ml。接受联合免疫治疗的患者需考虑接受每天口服复方磺胺甲噁唑或每月使用喷他脒吸入剂来预防卡氏肺孢子菌肺炎。

在 ALG 联合糖皮质激素方案中加入环孢素可使有效率提高到 70% 左右（表 35-7）[197,198]。在联合免疫抑制治疗方案中加入 G-CSF 并不增加治疗有效率或生存率[199]。治疗有效通常定义为红细胞、白细胞及血小板的显著提高以消除感染和出血风险并减少红细胞输注的需求。

表35-7　重型再生障碍性贫血对免疫治疗的反应

发表年份	主要使用药物	病人数(年龄范围,岁)	明显有效率(%)	5/10年生存率(%)	5年复发(累计)	备注	参考
2011	ATG+CYA	95(7~80)	63(66)	76*/NR	33*	使用G-CSF早期感染更少,应答率及生存率无差异	223
	ATG+CYA+G-CSF	97(2~81)	71(73)	78*/NR	32*		
2008	ATG+CYA	77(<18)	57(74)	83/80	25	8.5%进展为克隆性髓系疾病	197
2007	ATG+CYA	44(NR)	31(70)	NR/88	NR	所有病例均与肝炎相关	198
2007	ATG+CYA	47(19~75)	31(66)	80/NR	45	5年未发生克隆性疾病	199
2007	ATG+CYA+G-CSF	48(19~74)	37(77)	90/NR	15	5年未发生克隆性疾病	199
2006	ATG+CYA	47(8~71)	37(79)	80/75	NR	10年未发生克隆性疾病	166
2006	ATG+CYA+G-CSF+rhuEPO	30(5~68)	22(73)	80/75	NR	1例患者发生克隆性髓系疾病	

ATG:抗胸腺细胞球蛋白,Cum:累计百分比;CYA,环孢素;G-CSF,粒细胞集落刺激因子;NR,未报告;rhuEPO:重组人促红细胞生成素
* 治疗后6年

联合免疫抑制治疗结束后的5年存活率接近造血干细胞移植[200]。自1983~1992年接受治疗的48例儿童患者中,接受骨髓移植治疗的病例10年生存率约为75%,而接受联合免疫抑制治疗组中尽管只有半数患者为重型再生障碍性贫血,总体生存率也接近75%[201]。因此,对于年龄大于30岁或者无法及时获得移植供者的患者来说,联合免疫抑制治疗是一个较合适的治疗选择。然而通过骨髓抑制可以彻底治愈再生障碍性贫血,而免疫抑制治疗后会出现较多后遗症[202~204],特别是相当比例的患者可发生骨髓增生异常综合征或急性髓系白血病。

新近设计的美国国立卫生研究院方案,试图通过特异性去除靶向作用于原始造血祖细胞的活化T淋巴细胞的方法以增强免疫耐受[26]。环孢素和ATG同时给药可能会减轻ATG的作用,因此该方案中环孢素常在较晚些时候给药。加入新的免疫抑制剂,如霉酚酸酯、西罗莫司或针对IL-2受体的单克隆抗体可能会更加有效的降低细胞毒T淋巴细胞,减少其对造血干细胞的作用[26]。

经免疫抑制治疗后30%~40%的患者复发,ATG和环孢素的重新治疗对其中50%~60%的患者是有效的[205,206]。另外可使用阿仑单抗,它是一种单克隆抗CD52抗体,靶向作用于T淋巴细胞上的CD52。对于复发或难治患者该药是一种有效的免疫抑制剂,并可与环孢素联合使用[207~209]。

大剂量糖皮质激素　经过大剂量糖皮质激素治疗后骨髓造血也可恢复[211,212]。给予甲泼尼龙每天500~1000mg,连用3~14天的治疗方法有效,但是存在多种不良反应,包括显著高血糖和高尿糖、电解质紊乱、胃刺激、精神失常、感染增加,以及严重的无菌性股骨头坏死。小剂量糖皮质激素通常用于再生障碍性贫血联合治疗当中,用以减轻ATG的毒副作用和提供附加的淋巴细胞抑制作用。

大剂量环磷酰胺治疗　大剂量环磷酰胺被作为免疫抑制治疗的一种方法[212]。尽管大剂量化疗不适用于重型再生障碍性贫血的患者,这种疗法是基于异基因骨髓移植准备治疗后未进行移植的患者自体造血恢复的观察[6]。在早期的研究中,10例患者连续4天给予45mg/(kg·d)的环磷酰胺静脉用药,联合或不联合100天的环孢素治疗。3个月后中性粒细胞及血小板缓慢恢复。7例患者获得了完全缓解,且在治疗11年后病情仍处于缓解期。大剂量环磷酰胺治疗可能不会损伤造血干细胞,因其含有丰富的醛脱氢酶且对于环磷酰胺相对耐药[213,214]。因此环磷酰胺在这种情况下,更多是起免疫抑制而不是骨髓抑制作用。一项样本最大的试验表明,大剂量环磷酰胺可使65%的患者在50个月时获得完全治疗反应[215]。但是,由于其早期毒性反应大于ATG和CSA联合用药,大剂量环磷酰胺作为再生障碍性贫血初始治疗的可能尚不明确[216]。虽然应用大剂量环磷酰胺后获得较长缓解期的可能性较大,但是仍然缺乏足够证据(临床对照试验)来表明其长期疗效是否优于ATG和环孢素联合用药。用后一方案在目前仍较受欢迎。

利妥昔单抗　一个应用抗CD20人源化鼠单克隆抗体利妥昔治疗取得成功的病例报道为其治疗再生障碍性贫血的有效性提供了初步的证据[217]。临床试验尚未比较其与标准免疫抑制治疗(ATG和环孢素)的疗效,其用于对标准治疗无效的患者,或作为免疫治疗方案的第三种药物其疗效如何。B淋巴细胞在T细胞介导的再生障碍性贫血中是否发挥作用尚未证实,因此,目前利妥昔单抗的使用无理论依据。然而,有个案报道自身抗体介导的再生障碍性贫血对利妥昔单抗有治疗反应且自身抗体无法检测到[218,219]。

雄激素　将雄激素作为重型再生障碍性贫血的主要治疗手段的随机试验并未显现出疗效[220,221]。雄激素能够刺激促红细胞生成素的生成,其代谢产物加入骨髓体外培养液中也可刺激红系造血。大剂量雄激素对某些中度重型再生障碍性贫血患者是有益的[220]。系列病例报道显示与历史对照相比,使用雄激素的患者生存率似乎得到提高,但这可能是得益于支持治疗的改善[141]。使用后可产生男性化及其他严重的副作用。长期存活的患者可产生与免疫抑制治疗患者相同的克隆性血液系统疾病[141]。免疫抑制治疗或异基因造血干细胞移植已经取代这类药作为主要的治疗方法。

细胞因子　尽管在加速化疗后血细胞恢复方面有一定的效果,细胞因子对重型再生障碍性贫血患者获得长期疗效的作

用是较差的。每天给予 G-CSF[222]可以改善骨髓造血,增加中性粒细胞数量近 1.5～10 倍。然而几乎所有患者在停药几天后血细胞计数会降至基线水平。尽管偶有患者经过长期治疗后可获得三系造血恢复,绝大多数患者并无治疗反应。髓系生长因子可用于严重感染,或者作为预防措施用于对干细胞移植或免疫抑制治疗无反应但需行会导致黏膜屏障损伤的牙科或其他手术的患者。皮下注射 5μg/kg 的 G-CSF 是最容易的给药途径,且副作用也最小。可根据治疗反应每天或每周几次给药。新的聚乙醇化制剂有更长的疗效,给药次数减少,通常隔周一次给药。欧洲血液及骨髓移植协作组重型再生障碍性贫血工作小组报道,G-CSF 联合 ATG 及环孢素可减少治疗早期感染,但并不影响生存及缓解时长[223]。总的来说,预防性使用生长因子作用未被证实。

IL-1 是一种能促进骨髓基质细胞产生其他细胞因子的强效刺激因子,它和 IL-3 经少数重型再生障碍性贫血患者使用后证实无效[224,225]。由于再生障碍性贫血患者体内生长因子水平增高,上述结果并不意外。而且,多数患者被抑制的是较原始的祖细胞,这些细胞可能对作用于较成熟阶段祖细胞的单个因子无反应。

细胞因子治疗反应欠佳的一个例外是艾曲波帕的使用,它是一种 TPO 受体激动剂,可连接 TPO 受体的跨膜区并激活 JAK 激酶信号转导、转录活化因子(STAT)和促分裂原活化蛋白(MAP)激酶通路。TPO 可扩增干细胞数量并提高 DNA 修复能力[226~229]。对 43 例免疫治疗无效的获得性再生障碍性贫血患者使用该药,17 例(40%)患者获得造血功能的改善及血细胞计数的提高,其中数例患者两系或三系造血及细胞计数得以提高。有 5 例患者全部血细胞计数均接近正常,在观察血细胞计数稳定 1～13 个月后于用药 9～37 个月停药[230]。虽然大多数患者血细胞未恢复正常,但数例患者脱离红细胞或血小板输注依赖。8 例患者出现新的细胞遗传学异常(其中 5 例发生-7 或 del[7]),但无一例进展为 AML。

脾切除　脾切除并不能增加造血,但在高度敏感的病人能够将中性粒细胞和血小板的数量提高 2～3 倍,延长输注红细胞或血小板的存活时间[231]。在血小板和白细胞均减少的病人外科手术存在一定的死亡率,使脾切除成为一个受争议的治疗手段。由于有多种更加有效的治疗方法,该方法不被推荐。

其他治疗方法　由于其在一些抗体介导纯红细胞性再生障碍性贫血患者的治疗中取得成功,大剂量静脉 γ-球蛋白已被用于少数重型再生障碍性贫血患者的治疗[232,233]。接受该疗法的 6 例患者中有 4 例出现了一些改善。另一种偶有成功的治疗方法是淋巴细胞单采以去除 T 细胞[234,235]。靶向其他 T 细胞功能的试剂,如阿法塞特(alefacept),是一种 CD2 介导的白细胞功能抗原-3(LFA-3)/Fc 融合蛋白,由人 LFA-3 与 CD2 结合的细胞外部分与人免疫球蛋白(Ig)G1 的 Fc(枢纽、CH2 和 CH3 区)部分结合组成,该药正作为获得性再生障碍性贫血的免疫抑制药物进行试验[236]。

病程及预后

初诊时绝对中性粒细胞和血小板计数同预后密切相关。绝对中性粒细胞计数是最重要的预后指标,其小于 $0.5×10^9/L$ 时考虑重型再生障碍性贫血,小于 $0.2×10^9/L$ 时考虑极重型再生障碍性贫血,后者对于免疫抑制治疗的反应较差,如果不能

早期行异基因移植则预后极差。以前肝炎后再生障碍性贫血预后更差[72,73]。不过更多的用免疫抑制[210]或造血干细胞移植治疗[237]的研究结果显示,原发性或药物诱导的病例对治疗的反应基本相同。

骨髓移植和免疫抑制治疗出现以前,超过 25% 的重型再生障碍性贫血患者在诊断后 4 个月内死亡;1 年内有一半病例死亡[235,239]。骨髓移植可使 80%～90% 小于 20 岁的患者、70% 在 20～40 岁的患者、50% 年龄超过 40 岁的患者获得治愈[157,240]。可惜的是,多达 40% 的移植存活者会发生慢性移植物抗宿主病[157],而接受移植的老年患者或已接受免疫抑制治疗但尚未行造血干细胞移植的患者发生肿瘤的风险达 10%[241,242]。预后最好的是那些有一个基于等位基因的 HLA 相合同胞供者、移植前未接受过免疫抑制治疗、未输注过血制品、有骨髓而非外周血供者干细胞、预处理未采取大剂量照射的患者[157,241,243,244]。

ATG 加环孢素的联合免疫抑制治疗可使 70% 的患者获得显著改善,更高的初始网织红细胞绝对值及淋巴细胞计数预示着对治疗有反应[245]。虽然有些患者血象可恢复正常,很多仍有中度贫血或血小板减少。在多达 40% 的病人开始时对免疫抑制治疗有效,观察 10 余年发现,这些病人病情会复发或进展至阵发性睡眠性血红蛋白尿、骨髓增生异常综合征或者急性髓性白血病[178~186,214~216]。168 例接受移植的患者 15 年存活率为 69%,而 227 例接受免疫抑制治疗的患者 15 年存活率为 38%[178]。小于 18 岁的儿科患者长期生存率更高,病程 10 年时约三分之一患者复发[246]。

大剂量环磷酰胺治疗早期可获得与 ATG 联合环孢素类似的治疗结果[247,248]。然而环磷酰胺早期毒性更大,造血恢复缓慢,但缓解期可能更长。由于其应用太少,尚不能得出其相对治疗价值的结论,而很少作为免疫疗法的首选。

● 遗传性再生障碍性贫血

范科尼贫血(Fanconi 贫血)

定义及历史

Fanconi 贫血是最常见的先天性再生障碍性贫血,最初是在 1927 年由 Fanconi 首先报道了三兄弟的发病情况[249]。它是一种由调节 DNA 稳定性的基因缺陷引起的常染色体隐性遗传性疾病。

流行病学

Fanconi 贫血是一种少见性疾病,发病率大约为 1/100 万,而在有欧洲血统的南非人后裔中发病率明显增高[250]。这种异常的高发病率与始祖效应有关。

病因学和发病机制

根据体细胞杂交确定的 16 种互补基因群均与 Fanconi 贫血的发生有关[251,252]。一个互补群是一个遗传学亚组。鉴定一个互补群需要向一个细胞的基因组加入一个基因以纠正(补偿)其遗传缺陷。这一过程可以通过细胞融合技术来完成。两个细胞融合后,可使各自的遗传物质结合在一起,即可检测细胞的基因缺陷。在 Fanconi 贫血中可进行二环氧丁烷试验,在

这个试验中,二环氧丁烷可使 Fanconi 贫血病人的细胞内染色体断裂。二环氧丁烷高度敏感可被纠正(补偿)的杂种细胞可能是具有不同基因亚组(互补群)的细胞相互融合的结果,而仍然敏感的杂种细胞可能是具有相同遗传学亚组细胞相融合的结果。因为可以在不知道受累基因的情况下确定一个细胞的遗传学亚组,该方法是了解疾病的遗传学基础的第一步。一旦受累基因明确,就不再需要细胞融合试验;而可利用逆转录病毒载体将纠正的基因插入病变细胞。

互补群基因被命名为 FANCA、B、C、D1、D2、E、F、G、I、J、L、M、N、O、P 和 Q。表 35-8 中列举了各互补群基因有关的基因突变,图 35-5 总结了已知的 Fanconi 贫血蛋白功能。绝大部分患者具有 FANCA、FANCC 或者 FANCG 的突变[253]。目前认为,基因 A 和 C 编码的胞质蛋白可与基因 B、E、F、G、L、M 编码的接

头蛋白或磷酸化蛋白形成"FA 核心复合物"[253,254]。该复合物转位至细胞核内,在此处作为 FANCD2 泛素化作用所必需的因子,并保护细胞免于 DNA 交联、参与 DNA 修复过程(图 35-6)。DNA 损伤能够启动 FA/BRCA 途径的激活及 FANCD2 的泛素化,后者靶向作用于发生改变的 DNA,并通过与 DNA 修复蛋白BRCA1、FANCD1/BRCA2、FANCN/PALB2 及 RAD51 相互作用而促进损伤修复。当存在突变基因的产物时,正常的保护及修复功能会受到干扰而导致敏感组织包括造血细胞的损伤。这种基因损伤可能与反应性氧自由基的副作用相关,如正常细胞代谢中产生的超氧化物、过氧化氢及乙醛[255~257]。除了导致 DNA 不稳定和 DNA 修复失能的基因缺陷外,TNF-α 和 γ 在 Fanconi 贫血患者骨髓中表达过高[258]。在这些患者中过量的TNF-α 可能在红系造血抑制中发挥一定作用。

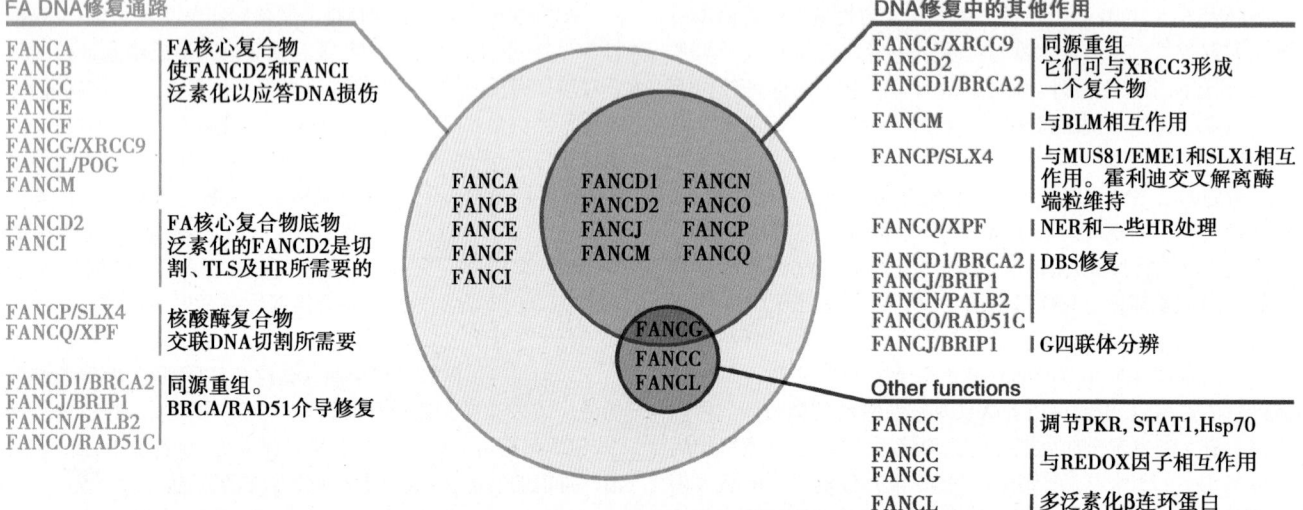

图 35-5　Fanconi 贫血蛋白间相互作用总结。这组蛋白的主要作用是修复交联的 DNA 以及维持基因稳定性。Fanconi 贫血 DNA 修复通路包括使其他成分泛素化的一个核心复合物(底物,FANCD2 和 FANCI)以及一个核酸酶复合物及一个同源重组 DNA 修复复合物。一些 Fanconi 贫血蛋白也参与其他细胞修复功能如端粒的维持及与氧化还原蛋白相互作用,见图中右列所示。(经 *Garaycoechea JI and Patel KJ* 同意转载:*Why does the bone marrow fail in Fanconi Anemia? Blood 123(1):26~34,2014.*)

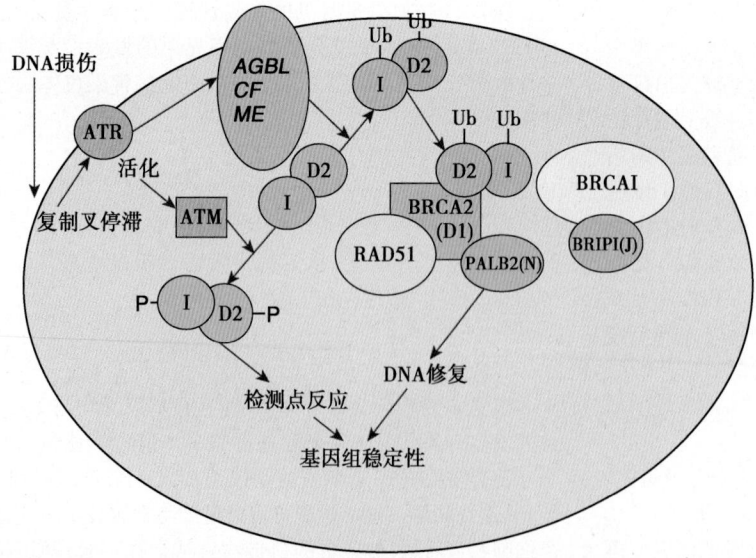

图 35-6　FA/BRCA 途径。DNA 损伤后、当复制叉遇到 DNA 交联时,ATR 被激活,进而激活 FA 途径,同时通过 ATM 蛋白活化细胞周期检测点,FA 途径活化导致 FA 核心复合物形成(由 FA 蛋白 A,B,C,E,F,C,L 和 M 组成)。活化的 FA 复合物引起 FANCD2(FANCD2⁻Ub)和 FANCI(I-Ub)的单泛素化。I-Ub/FANCD2⁻Ub 复合物靶向定位于含有交联剂的染色质,与 BRCA2 及其他 DNA 修复蛋白(如 RAD5、J、N)相互作用。修复 DNA 损伤。在不同 FA 亚型中突变的蛋白质用黄色显示

表 35-8 Fanconi 贫血中的基因突变

基因	染色体定位	患者	遗传方式	蛋白功能
FANCA	16q24.3	~65*	AR	FA 核心复合物
FANCB	Xp22.31	少见	XLR	FA 核心复合物
FANCC	9q22.3	~10	AR	FA 核心复合物
FANCDI(BRCA2)	13q12.3	少见	AR	RAD51 招募
FANCD2	3p25.3	少见	AR	单泛素化蛋白
FANCE	6p21.3	~10	AR	FA 核心复合物
FANCF	11p15	少见	AR	FA 核心复合物
FANCG(XRCC9)	9p13	~10	AR	FA 核心复合物
FANCI(KIAA1794)	15q25~26	少见	AR	单泛素化 FANCD2
FANCJ(BACH1/BRIP1)	17q22.3	少见	AR	5′至 3′DNA 螺旋酶/ATP 酶
FANCL(PHF9/POG)	2q16.1	少见	AR	FA 核心复合物,E3 泛素连接酶
FANCM(Hef)	14q21.3	少见	AR	FA 核心复合物,ATP 酶/转位酶,DNA 螺旋酶基序
FANCN(PALB2)	16q12.1	少见	AR	调节 BRCA2 的定位
FANCO(RAD51C/RAD51L2)	17q25.1	少见	AR	DNA 修复中同源性组合
FANCP(SLX4/BTBD12/KIAA)	16p13.3	少见	AR	SLX4 核酸内切酶亚单位
FANCQ(XPF/ERCC4)	16p13.12	少见	AR	DNA 修复核酸内切酶 XPF

AR,常染色体隐性遗传;XLR,X-连锁隐性遗传。
* 目前发现超过 100 种突变的 FANCA 等位基因,其中近 40% 为大的基因内缺失。此表是根据文献[251~256]的资料总结出来的

反应性氧自由基及乙醛的产生、DNA 修复机制受损、对细胞因子如 TNF-α 的高敏性及年龄相关 DNA 保护性端粒缩短使得 Fanconi 贫血患者存在显著的克隆演变及肿瘤发生倾向（见下文"治疗及病程"）。

临床特征

发育迟滞导致的体格矮小及骨骼异常较为常见。约有半数的患者具有拇指缺如、畸形或是多指及桡骨发育不全。股骨和脊柱发育异常也可发生。心脏间隔缺损、眼畸形以及肾脏缺如、萎缩和融合肾等也可存在。女性可有子宫及阴道发育异常、卵巢缺如、不孕及初潮过晚和绝经过早,男性可出现精子减少症,因此性腺功能减退显著。学习障碍较为常见,常有小颅畸形及智力发育迟滞。皮肤常有色素沉着,或者出现被称为牛奶-咖啡斑的扁平、淡褐色、直径 1~12cm 的异常皮肤色素沉着区域。本病通常没有肝脾肿大。部分患者没有或者仅有轻度表型异常,直到 50 多岁时由于发生骨髓衰竭或者肿瘤方才确诊断。

骨髓衰竭是一个渐进的过程,通常 5~10 岁才有明显症状。主要症状有乏力、易疲劳、活动后呼吸困难等贫血表现,以及鼻出血、紫癜或其他部位出血等血小板减少的表现。超过 1/3 的患者同时具有血液学和脏器异常表现,部分患者仅有血细胞减少或不显著的躯体异常,其他可有躯体异常不伴有或仅伴数月或数年的轻度血细胞生成的异常。一些携带突变基因的患者不一定发病[259~261]。有文献复习了 1300 例患者,100 例不具有明显异常的患者(<7%)是在同胞发病后经染色体断裂试验(见下文"实验室特征")确诊[227]。以前在 Fanconi 贫血家族中以再生障碍性贫血起病、不具有先天性体格异常的儿童患者被称作 Estren-Dameshek 综合征[262]。但这些患者的淋巴细胞对二环氧丁烷敏感,因此考虑为没有骨骼异常的 Fanconi 贫血。

实验室特征

5~10 岁前血细胞计数和骨髓增生程度常正常,需要较长时间才发展为全血细胞减少。血细胞减少前常出现伴有红细胞大小不一、异形红细胞的巨大红细胞。血小板减少可先于粒细胞减少和贫血的出现。发病时骨髓呈低增生性,体外克隆试验存在 CFU-GM 和 BFU-E 减少[261]。

随机染色单体断裂见于髓系细胞、淋巴细胞和绒膜绒毛活检标本。这种染色体损伤会在加入 DNA 交联剂如丝裂霉素 C 或二环氧丁烷后加重。骨髓细胞或淋巴细胞染色体对后者的高度敏感被用做本病的一种诊断方法。细胞周期中 G2 向 M 期转换时间延长,在体外培养时细胞对氧毒性更加敏感。由于 Fanconi 贫血和获得性再生障碍性贫血的治疗不同,检测再生障碍性贫血儿童患者的淋巴细胞对二环氧丁烷的敏感性十分重要。

在不久的将来,临床实验室将能够对疑似病人进行基因分型。确定病人特异的基因突变(表 35-8)很重要,因为这不仅可以确认诊断,识别与 BRCA2 相关联的肿瘤(如乳腺、卵巢肿瘤)易感基因型,并进行携带者检测[263]。

鉴别诊断

Fanconi 贫血需同其他原因造成的再生障碍性贫血鉴别,尤其是伴有骨骼异常和其他形体异常的家族性疾病。其他家族性发病的再生障碍性贫血可有或没有相关异常。那些对 DNA 损伤剂不敏感的病例,这种症状并不代表 Fanconi 贫血。几种少见的这种类型的综合征将在下文描述并参见表 35-9。

表35-9　其他少见的与再生障碍性贫血相关的综合征

病种	临床发现	遗传特征	突变基因	参考文献
共济失调-全血细胞减少（髓小脑症）	小脑萎缩与共济失调；再生障碍性全血细胞减少；±单体7；发生 AML 的风险增大	AD	未知	315～317
先天性无巨核细胞性血小板减少症	血小板减少；骨髓巨核细胞显著减少或缺如；出血倾向；TPO 水平增高；发展为再生障碍性全血细胞减少的倾向；进展为髓系克隆性疾病的倾向	AR（复合杂合子）	MPL	305～307
DNA 连接酶Ⅳ缺陷	产前和产后生长迟缓；异形面容；再生障碍性全血细胞减少	AR（复合杂合子）	LIG4	314, 318, 319
杜博维茨（Dubowitz）综合征	宫内和产后不发育；身材矮小；小头畸形；智力低下；独特面容；再生障碍性全血细胞减少；发生 AML 和 ALL 的风险增大	AR	未知	320, 321
Nijmegen 断裂综合征	小头畸形；营养不良面容；身材矮小；免疫缺陷；对辐射敏感；再生障碍性全血细胞减少；易于发生淋巴细胞性恶性肿瘤	AR	NBS1	322, 323
网状细胞发育不良（严重免疫缺陷综合征的一个类型）	淋巴细胞减少；贫血和中性粒细胞减少；造血干细胞移植可纠正	XLR	未知	308, 309
塞克尔（Seckel）综合征	宫内和产后不发育；小颅畸形；特异性面部畸形（鸟头外观）；再生障碍性全血细胞减少；发生 AML 的风险增大	AR	ATR（RAD3 相关基因）；PCNT	310～314
WT 综合征	尺骨/桡骨异常；再生障碍性全血细胞减少；发生 AML 的风险增大	AD	未知	324

AD，常染色体显性遗传；ALL，急性淋巴细胞白血病；AML，急性髓系白血病；AR，常染色体隐性遗传；XLR，X-连锁隐性遗传。

注：表中所列各个综合征的临床表现并不全面，所列出的临床表现也不是该综合征所有病例都会出现。伴有或不伴有与 Fanconi 贫血或其他特定综合征不相符的有关异常的家族性再生障碍性贫血的孤立病例已有报道[227]

治疗及病程

多数 Fanconi 贫血患者对 ATG 或环孢素治疗没有反应，但雄激素治疗可获得长达几年的改善。细胞因子可使血细胞计数改善，但效果会逐渐减弱。小鼠模型的研究也提示细胞因子的效果无法持续[264]。病情演变为渐进性的骨髓衰竭、转化为骨髓增生异常综合征、急性髓性白血病（约有10% 的病人）、或者发展为其他肿瘤（如生殖泌尿系统、消化系统尤其是肝、头和颈部的肿瘤），其累积中位生存时间是20年[265]。单个病人可发生多种肿瘤。有 25% 的患者肿瘤可晚至 50 多岁时才发生，且先于 Fanconi 贫血的诊断[265]。克隆性细胞遗传学异常或骨髓增生异常细胞形态的出现显著降低 5 年生存率[266]。异基因造血干细胞移植可治愈 Fanconi 贫血的骨髓症状[266～269]。由于患者组织对于 DNA 损伤药物过度敏感，显著减少移植前预处理方案中环磷酰胺和照射的剂量是必需的。本病癌变风险很高，条件允许时应进行检测，如经常进行女性骨盆检查，肝脏超声以排除腺瘤，以及仔细的口咽部检查。治疗 Fanconi 贫血患者继发肿瘤时需考虑患者细胞对 DNA 交联剂和照射治疗非常敏感，而应适当调整治疗方案。

已有研究将正常 cDNA 转入患者细胞，可恢复其对 DNA 损伤药物的耐受[270,271]。这一策略的难点在于，患者造血干细胞数量较少，以及基因转染方法存在潜在毒性。

先天性角化不良

定义

这种遗传性疾病以皮肤及黏膜异常、进行性骨髓衰竭及易于发生恶性转化为特征，发病率约为 1/100 万，男性发病率明显高于女性[251,272]。

病理机制

先天性角化不良时一种 X 染色体隐性连锁遗传疾病，不过少数病例为常染色体显性或隐形遗传（表35-10）。该疾病为端粒复合物功能异常性疾病[273～276]，是端粒酶相关基因突变导致端粒酶活性减低的结果（图35-7）[274,278,279]。端粒酶复合物维持端粒的长度，而端粒是位于真核生物细胞染色体末端的核苷酸串联重复结构（如 5'-TTAGGG-3'）。端粒酶能够恢复在正常细胞分裂由于末端加工而丢失的富鸟嘌呤（G）端粒重复序列的长度。定位于染色体末端的端粒与蛋白相结合，可通过阻止染色体末端融合、阻止染色体降解并防止染色体不稳定性来维持染色体的完整性。

先天性角化不良患者中端粒长度显著缩短，导致基因组不稳定和细胞（包括骨髓细胞）凋亡，潜在的基因缺陷可能改变 Box H/ACA 核仁小分子 RNA，如端粒酶 RNA 基因、TERC，这些成分对于维持端粒稳定极为重要[279a]。快速增殖的细胞功能失

表 35-10　先天性角化不良中的基因突变

基因	染色体定位	患者	遗传类型	蛋白功能
DKC1	Xq28	30	XLR	snoRNPs 和端粒酶的基本部分
TERC	3q26	5 ~ 10	AD	维持 RNA 3'端加工与稳定性
TERT	5p15. 33	5 ~ 10	AD, AR	AR 端粒酶逆转录酶成分
NOP10(NOLA3)	15q14-q15	<1	AR	RNA 结合
TINF2	14q11. 2	15	AD	结合至 TRF1 调节端粒长度?
CTC1	17p13. 1	Rare	AR	端粒维持成分
NHP2(NOLA2)	5q35. 3	<1	AR	RNA 结合蛋白;与 NOP10 和 DK1 相关
WRAP53(TCAB1, WDR79)	17p13. 1	Rare	AR	端粒酶运输
RTEL1(NHL)	20q13. 33	Rare	AD, AR	端粒延长解旋酶 1 调节因子
C16orF57(USB1)	16q21	2	AR	未知;病人端粒长度正常
hTR	3q	5 ~ 10	AD	hTR 是端粒酶 RNA 组分

AD,常染色体显性遗传;AR,常染色体隐性遗传;XLR,X-连锁隐性遗传。

注:该表来源于参考文献251、254、273、276 ~ 279 在线人类孟德尔遗传(online Mendelian inheritance in man,OMIM)。由于不断发现新的突变,病人百分比均为近似值

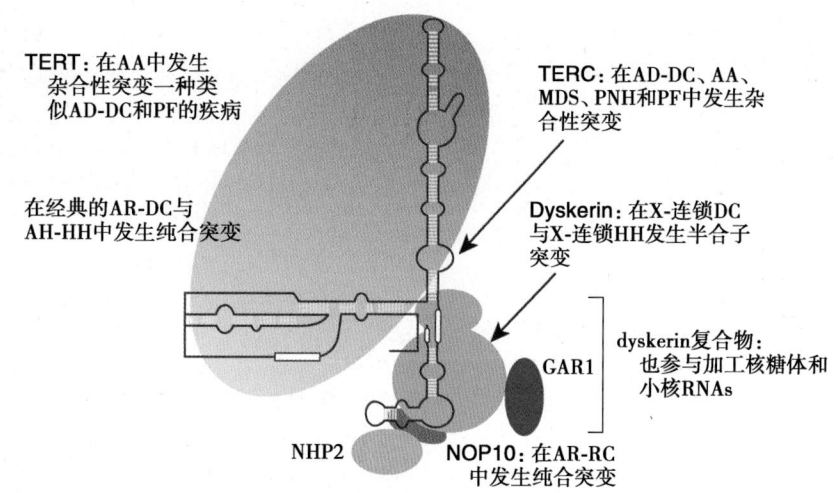

图 35-7　角化不良蛋白(dyskerin)与端粒酶复合物中其他分子(GAR1,NHP2,NOP10,TERC 和 TERT)的相互作用(及它们与不同疾病间的关系)示意图。端粒酶是一种 RNA-蛋白复合物。因为 TERC 是一种从不翻译 RNA 分子。其他分子(dyskerin,GAR1,NHP2,NOP10 和 TERT)均为蛋白。轻微活化的端粒酶包括 TERT,TERC 和 dyskerin 中的任何两种分子。dyskerin,GAR1,NHP2 和 NOP10 对于端粒复合物的稳定都是重要的。AA,再生障碍性贫血;AD-DC,常染色体显性遗传性先天性角化不良;AR-DC,常染色体隐形遗传性先天性角化不良;AR-HH,常染色体隐形遗传性 Hoyeraal-Hreidarsso 综合征;MDS,骨髓增生异常综合征;PNH,阵发性睡眠性血红蛋白尿;PF,肺纤维化;X-linked DC,X-连锁先天性角化不良;X-linked HH,X-连锁 Hoyeraal-Hreidarsso 综合征

调风险最高。DKC1 基因突变是引起 X-连锁隐性遗传性先天性角化不良的原因。DKC1 编码的角化不良蛋白,是端粒酶复合物的一个保守而多功能的蛋白组分。TERT、TERC 及 TINF2 基因突变是常染色体显性遗传性先天性角化不良的主要基因异常。TERC 是端粒酶逆转录酶中逆转录酶 TERT 用以合成端粒 DNA3'末端6bp 重复序列的 RNA 成分。TINF2 突变已在先天性角化不良的病人中描述[280]。TINF2 是 shelterin 复合物的组分,可以阻止端到端的端粒融合[280]。它同样可以将端粒与 DNA 损伤部位区别开来,阻止其不恰当的加工处理。编码与端粒酶复合体相关的部分小核糖核蛋白组分的基因 NHP2 和 NOP10 的隐形突变同样认为与角化不良相关[281,282]。TERT 的纯合隐性突变可产生一种严重变异型的角化不良、现命名为 Høyeraal-Hreidarsson 综合征的疾病[272]。

临床表现

皮肤改变通常在 5 岁以后出现,包括网状斑、灰褐斑、色素沉着斑或色素脱失斑;头发、睫毛与眉毛脱落;手指和脚趾皱褶消失;手掌和足底过度角化;75% 患者存在黏膜白斑;85% 以上

患者存在指（趾）甲营养不良[251,272,273]。其他部位黏膜如结膜、泪管、食管、尿道、阴道、肛门等也可累及，有时甚至会出现狭窄导致吞咽困难或排尿困难。肺部血管受累见于极少数儿童患者。再生障碍性贫血通常发生于年长儿童或年轻成人，表现同获得性再生障碍性贫血典型的外周血和骨髓检查相似。X-连锁先天性角化不良女性携带者通常存在轻度异常，如指（趾）甲营养不良、单一色素减退区，或轻度黏膜白斑[272]。这些临床表现提示疾病征兆，在患者后代中会更早表现出来，貌似与过早的端粒缩短相关[283]。

诊断

结合表型检查的发现和血细胞减少进行诊断。必须用端粒酶复合物基因突变的遗传学分析来确定诊断。白细胞缩短的端粒长度可用流式细胞仪荧光原位杂交技术检测[284]。

治疗

因为频发而严重的移植后并发症，造血干细胞移植的结果并不一致[285]。非清髓的移植可能改善预后[286~288]。移植可能改善血细胞减少，但无法纠正其他器官异常或减少继发非血液系统肿瘤的发生率。

病程及预后

黏膜部位鳞状细胞癌的发生率增高，并且常来源于皮肤、胃肠道或生殖泌尿道的白斑处[289]。通常发生于 20~30 岁之间。发生再生障碍性贫血的患者有 2/3 死于粒细胞缺乏性感染或血小板减少性出血。中位生存期约为 30 年。

舒-戴（Shwachman-Diamond）综合征

定义

一种少见的发病率约为 1/750 000 儿童的遗传性疾病[290]，表现为胰腺外分泌功能不足，继发脂肪泻、血细胞减少及骨骼异常。该病最早于 1964 年被报道描述[291,292]。

病理机制

舒-戴综合征发生缘自位于染色体 7q11 的 SBDS 基因突变，该突变能够通过 FAS 途径加速细胞凋亡[293]。随之而来的高增殖状态可解释白细胞端粒长度的异常缩短[294]。以下病理机制还不清楚：①胰腺腺泡细胞发育受阻；②骨骼形态发生异常；③骨髓造血细胞生成障碍。实验动物中 SBDS 基因敲除可影响与脑、骨骼、骨髓发育相关基因的表达，而这可能是 SBDS 在 RNA 加工过程中发挥一定作用所引起的[295,296]。SBDS 基因可促进真核起始因子 6 从前 60S 核糖体中释放[279a]，该反应对于成熟 80S 功能核糖体的形成以及产生适当的核糖体连接是必需的。SBDS 突变还导致中性粒细胞运动性及趋化功能异常，但体内脏的形成不受影响。

临床表现

多数患者在发病时即存在胰腺功能不全、脂肪泻及中性粒细胞减少[291,292,297]。肤色苍白反映贫血，容易出现血肿；鼻出血或其他部位的出血反映血小板减少。中性粒细胞减少见于约 95%、贫血见于约 50%、血小板减少见于约 35% 的患者[293]。因此多数患者有两系或三系血细胞减少而骨髓呈低增生性。大约 75% 的患者体内胎儿血红蛋白水平升高，可能是继发于红系造血不良。骨髓细胞累及 7 号及 20 号染色体的细胞遗传学异常已有报道。与肠道吸收障碍相关的营养缺乏常导致机体发育不良。身材矮小是特征性的表现。多数患者存在骨骼异常，主要为骨质减少，也可有并指（趾）、额外跖骨、髋内翻，以及牙釉质缺陷及龋齿。多数年轻患者可见以转氨酶升高为表现的肝功能异常并可随年龄增长消退[298]。青春期延迟较常见。中性粒细胞减少及趋化功能异常易导致反复感染，包括鼻窦炎、中耳炎、肺炎、骨髓炎及其他炎症。胰腺细胞脂肪酶的生成随年龄增长而增加，有多达半数的患者小肠脂肪吸收功能可随着时间的推移而获得改善。

诊断

诊断基于临床表现包括发育不良、脂肪泻及白细胞减少。小于 3 岁的患儿血清胰蛋白酶原水平低下可考虑胰腺功能不良。骨髓起病初可正常，但可发展为骨髓衰竭征象或有时出现细胞遗传学异常，尤其是儿童的 7 号染色体。表现出克隆性造血的年龄（如骨髓增生异常综合征或 AML）各不相同[299]，SBDS 基因突变存在于 90% 舒-戴综合征患者中，剩余的 10% 有该综合征的临床表现但未检测出该基因缺陷。

治疗

支持治疗，尤其是补充胰腺酶类以提供适当的营养，感染时应给予恰当而及时的抗生素治疗，十分重要。包括 G-CSF、糖皮质激素、胰腺提取物及维生素在内的很多药物已被用于本病以改善中性粒细胞减少，但效果不确定。一些药物具有潜在的风险，如 G-CSF 可能会加速克隆演变、而糖皮质激素可能会加重免疫缺陷。严重的造血不良和血细胞减少可通过造血干细胞移植来纠正[301]。

病程及预后

严重败血症导致的死亡比较常见。这些病人尤其是男性患者进展为骨髓增生异常综合征或急性髓系白血病的风险显著增高[292,302,303]。细胞遗传学异常常见，并同其他骨髓衰竭综合征一样存在端粒缩短[304]。生存率与血细胞减少的严重程度有关。如果血细胞减少是中度的，生存至 40~50 多岁并非少见。目前尚不清楚舒-戴综合征是否与实体瘤的发生率增加相关。

其他遗传性再生障碍性贫血

几种其他罕见综合征都伴有再生障碍性全血细胞减少，详见表 35-9。先天性（遗传性）无巨核细胞性血小板减少症（CAMT）是 TPO 受体基因 MPL 突变所引起[305~307]，患儿可分为两型：CAMT I 型存在的突变可使 TPO 受体功能完全丧失，导致更严重的血小板减少并迅速进展为全血细胞减少（再生障碍性贫血），CAMT II 型由各种无义突变所致，患儿血小板有时可升至 50×10^9/L 以上，进展为全血细胞减少的过程缓慢且有时程度较轻。网状细胞发育不良由多能干细胞缺陷引起，其淋系和粒系祖细胞均受累[308,309]。它是一种少见的常染色体隐性遗传病，由腺苷酸激酶 2（AK2）基因突变引起，其特征为双侧神经性耳聋、严重联合免疫缺陷及粒细胞缺乏，使得婴幼儿发生严重、频繁、危及生命的感染。Seckel 综合征由 ATR 基因突变引起，其骨髓细胞表现出高度的姐妹染色单体互换[310~314]。共济失调-毛细血管扩张症突变和 rad3 相关（ATR）激酶能够介导细胞对于 DNA 损伤和复制应激的反应。表 35-9 所描述的这八种综合征多数可进行骨髓移植治疗，但即使移植成功也只能纠正造血及免疫缺陷而无法纠正躯体异常。移植后旺盛的淋巴造血的恢复可减少其向髓系或在一些病例向淋系克隆演变的倾向。

翻译：史仲珣　　互审：陈苏宁　　校对：肖志坚

参考文献

1. Incidence of aplastic anemia: The relevance of diagnostic criteria. By the International Agranulocytosis and Aplastic Anemia Study. *Blood* 70:1718, 1987.
2. Ehrlich P: Über einen Fall von Anamie mit Bemerkungen über regenerative Veranderungen des Knochenmarks. *Charite Ann* 13:300, 1888.
3. Chauffard M: Un cas d'anémie pernicieuse aplastique. *Bull Soc Med Hop Paris* 21:313, 1904.
4. Scott JL, Cartwright GE, Wintrobe MM: Acquired aplastic anemia: An analysis of thirty-nine cases and review of the pertinent literature. *Medicine (Baltimore)* 38:119, 1959.
5. Thomas ED, Storb R, Fefer A, et al: Aplastic anemia treated by bone marrow transplantation. *Lancet* 1: 284, 1972.
6. Thomas ED, Storb R, Giblett B, et al: Recovery from aplastic anemia following attempted marrow transplantation. *Exp Hematol* 4:97, 1976.
7. Champlin RE, Feig SA, Sparkes RS, Gale RP: Bone marrow transplantation from identical twins in the treatment of aplastic anaemia: Implication for the pathogenesis of the disease. *Br J Haematol* 56:455, 1984.
8. Speck B, Gluckman E: Treatment of aplastic anemia by antilymphocyte globulin with and without allogeneic bone marrow infusions. *Lancet* 2:1145, 1977.
9. Mary JY, Baumelou E, Guiguet M: Epidemiology of aplastic anemia in France: A prospective multicenter study. *Blood* 75:1646, 1990.
10. Montané E, Ibáñez L, Vidal X, et al: Epidemiology of aplastic anemia: A prospective multicenter study. *Haematologica* 93:518, 2008.
11. Maluf EM, Pasquini R, Eluf JN, et al: Aplastic anemia in Brazil: Incidence and risk factors. *Am J Hematol* 71:268, 2002.
12. McCahon E, Tang K, Rogers PC, et al: The impact of Asian descent on the incidence of acquired severe aplastic anaemia in children. *Br J Haematol* 121:170, 2003.
13. Chongli Y, Ziaobo Z: Incidence survey of aplastic anemia in China. *Chin Med Sci J* 6:203, 1991.
14. Issaragrisil S: Epidemiology of aplastic anemia in Thailand. Thai Aplastic Anemia Study Group. *Int J Hematol* 70:137, 1999.
15. Yong AS, Goh AS, Rahman M, et al: Epidemiology of aplastic anemia in the state of Sabah, Malaysia. *Med J Malaysia* 53:59, 1998.
16. Issaragrisil S, Kaufman DW, Anderson T, et al: The epidemiology of aplastic anemia in Thailand. *Blood* 107:1299, 2006.
17. Young NS, Kaufman DW: The epidemiology of acquired aplastic anemia. *Haematologica* 93:489, 2008.
18. Yin SN, Hayes RB, Linet MS, et al: A cohort study of cancer among benzene-exposed workers in China: Overall results. *Am J Ind Med* 29:227, 1996.
19. Locasciulli A, Bacigalupo A, Bruno B, et al: Hepatitis-associated aplastic anaemia: Epidemiology and treatment results obtained in Europe. A report of The EBMT aplastic anaemia working party. Br J Haematol 149:890, 2010.
20. Kagan WA, Ascensao J, Pahwa R, et al: Aplastic anemia: Presence in human bone marrow of cells that suppress myelopoiesis. *Proc Natl Acad Sci U S A* 73:2890, 1976.
21. Maciejewski JP, Anderson S, Katevas P, Young NS: Phenotypic and functional analysis of bone marrow progenitor cell compartment in bone marrow failure. *Br J Haematol* 87:227, 1994.
22. Scopes J, Bagnara M, Gordon-Smith EC, et al: Haemopoietic progenitor cells are reduced in aplastic anaemia. *Br J Haematol* 86:427, 1994.
23. Maciejewski JP, Selleri C, Sato T, et al: A severe and consistent deficit in marrow and circulating primitive hematopoietic cells (long-term culture-initiating cells) in acquired aplastic anemia. *Blood* 88:1983, 1996.
24. Young NS, Scheinberg P, Calado RT: Aplastic anemia. *Curr Opin Hematol* 15:162, 2008.
25. Sugimori C, Yamazaki H, Feng X, et al: Roles of DRB1 *1501 and DRB1 *1502 in the pathogenesis of aplastic anemia. *Exp Hematol* 35:13, 2007.
26. Young NS, Calado RT, Scheinberg P: Why does the bone marrow fail in Fanconi anemia? *Blood* 108:2509, 2006.
27. Young NS, Maciejewski J: Mechanisms of disease: The pathophysiology of acquired aplastic anemia. *N Engl J Med* 336:1365, 1997.
28. Laver J, Castro-Malaspina H, Kernan NA, et al: In vitro interferon-gamma production by cultured T-cells in severe aplastic anaemia: Correlation with granulomonopoietic inhibition in patients who respond to anti-thymocyte globulin. *Br J Haematol* 69:545, 1988.
29. Gascon P, Zoumbos NC, Scala G, et al: Lymphokine abnormalities in aplastic anemia: Implications for the mechanism of action of antithymocyte globulin. *Blood* 65:407, 1985.
30. Hinterberger W, Adolf G, Bettelheim P, et al: Lymphokine overproduction in severe aplastic anemia is not related to blood transfusions. *Blood* 74:2713, 1989.
31. Shinohara K, Ayame H, Tanaka M, et al: Increased production of tumor necrosis factor alpha by peripheral blood mononuclear cells in the patients with aplastic anemia. *Am J Hematol* 37:75, 1991.
32. Nistico, A, Young, NS: Gamma-interferon gene expression in the bone marrow of patients with aplastic anemia. *Ann Intern Med* 120:463, 1994.
33. Zoumbos N, Gascon P, Djeu J, Young NS: Interferon is a mediator of hematopoietic suppression in aplastic anemia in vitro and possibly in vivo. *Proc Natl Acad Sci U S A* 82:188, 1985.
34. Sloand E, Kim S, Maciejewski JP, et al: Intracellular interferon-gamma in circulating and marrow T cells detected by flow cytometry and the response to immunosuppressive therapy in patients with aplastic anemia. *Blood* 100:1185, 2002.
35. Solomou EE, Keyvanfar K, Young NS: T-bet, a Th1 transcription factor, is up-regulated in T cells from patients with aplastic anemia. *Blood* 107:3983, 2006.
36. Risitano AM, Maciejewski JP, Green S, et al: In vivo dominant immune responses in aplastic anaemia: Molecular tracking of putatively pathogenetic T-cell clones by TCR beta-CDR3 sequencing. *Lancet* 364:355, 2004.
37. Solomou EE, Rezvani K, Mielke S, et al: Deficient CD4+ CD25+ FOXP3+ T regulatory cells in acquired aplastic anemia. *Blood* 110:1603, 2007.
38. Fujisaki J, Wu J, Carlson AL, et al: In vivo imaging of Treg cells providing immune privilege to the haematopoietic stem-cell niche. *Nature* 474:216, 2011.
39. Chen J, Ellison FM, Eckhaus MA, et al: Minor antigen h60-mediated aplastic anemia is ameliorated by immunosuppression and the infusion of regulatory T cells. *J Immunol* 178:4159, 2007.
40. Hirano N, Butler MO, Von Bergwelt-Baildon MS, et al: Autoantibodies frequently detected in patients with aplastic anemia. *Blood* 102:4567, 2003.
41. Young, NS: Current concepts in the pathophysiology and treatment of aplastic anemia. *Hematology Am Soc Hematol Educ Program* 2013:76, 2013.
41a. Townsley DM, Dumitriu B, Young NS. Bone marrow failure and the telomeropathies. *Blood* 124:2775, 2014.
42. Smick K, Condit PK, Proctor RL, Sutcher V: Fatal aplastic anemia: An epidemiological study of its relationship to the drug chloramphenicol. *J Chronic Dis* 17:899, 1964.
43. Modan B, Segal S, Shani M, Sheba C: Aplastic anemia in Israel: Evaluation of the etiological role of chloramphenicol on a community-wide basis. *Am J Med Sci* 270:441, 1975.
44. Yunis AA Chloramphenicol toxicity: 25 years of research. *Am J Med* 87:44N, 1989.
45. Custer RP: Aplastic anemia in soldiers treated with Atabrine (quinacrine). *Am J Med Sci* 212:211, 1946.
46. Best WR: Drug-associated blood dyscrasias. *JAMA* 185:286, 1963.
47. Risks of agranulocytosis and aplastic anemia. A first report of their relation to drug use with special reference to analgesics. The International Agranulocytosis and Aplastic Anemia Study. *JAMA* 256:1749, 1986.
48. Retsagi G, Kelly JP, Kaufman DW: Risk of agranulocytosis and aplastic anaemia in relation to use of antithyroid drugs. International Agranulocytosis and Aplastic Anaemia Study. *BMJ* 297:262, 1988.
49. Anti-infective drug use in relation to the risk of agranulocytosis and aplastic anemia. A report from the International Agranulocytosis and Aplastic Anemia Study. *Arch Intern Med* 149:1036, 1989.
50. Kelly JP, Kaufman DW, Shapiro S: Risks of agranulocytosis and aplastic anemia in relation to the use of cardiovascular drugs: The International Agranulocytosis and Aplastic Anemia Study. *Clin Pharmacol Ther* 49:330, 1991.
51. Kaufmann DW, Kelly JP, Jurgelon JM, et al: Drugs in the aetiology of agranulocytosis and aplastic anaemia. *Eur J Haematol* 57(Suppl):23, 1996.
52. Baumelou E, Guiguet M, Mary JY, et al: Epidemiology of aplastic anemia in France: A case control study. I. Medical history and medication use. *Blood* 81:1471, 1993.
53. Bithell TC, Wintrobe MM: Drug-induced aplastic anemia. *Semin Hematol* 4:194, 1967.
54. Williams DM, Lynch RE, Cartwright GE: Drug-induced aplastic anemia. *Semin Hematol* 10:195, 1973.
55. Tonkonow B, Hoffman R: Aplastic anemia and cimetidine. *Arch Intern Med* 140:1123, 1980.
56. Volkin RL, Shadduck RK, Winkelstein A, et al: Potentiation of carmustine-cranial-irradiation-induced myelosuppression by cimetidine. *Arch Intern Med* 142:243, 1982.
57. Khan HA: Benzene toxicity: A consolidated short review of human and animal studies. *Hum Exp Toxicol* 26:677, 2007.
58. Smith MT: Overview of benzene-induced aplastic anemia. *Eur J Haematol* 60:107, 1996.
59. Snyder R: Benzene and leukemia. *Crit Rev Toxicol* 32:155, 2002.
60. Fleming LE, Timmeny MA: Aplastic anemia and pesticides. An etiologic association? *J Occup Med* 35:1106, 1993.
61. Rugman FP, Cosstick R: Aplastic anaemia associated with organochlorine pesticide: Case reports and review of evidence. *J Clin Pathol* 43:98, 1990.
62. Muir KR, Chilvers CE, Harriss C, et al: The role of occupational and environmental exposures in the aetiology of acquired severe aplastic anaemia: A case control investigation. *Br J Haematol* 123:906, 2003.
63. Valdez Salas B, Garcia Duran EI, Wiener MS: Impact of pesticides use on human health in Mexico: A review. *Rev Environ Health* 15:399, 2000.
64. Ahamed M, Anand M, Kumar A, Siddiqui MK: Childhood aplastic anaemia in Lucknow, India: Incidence, organochlorines in the blood and review of case reports following exposure to pesticides. *Clin Biochem* 39:762, 2006.
65. Rauch AE, Kowalsky SF, Lesar TS, et al: Lindane (Kwell)-induced aplastic anemia. *Arch Intern Med* 150:2393, 1990.
66. Roberts HJ: Pentachlorophenol-associated aplastic anemia, red cell aplasia, leukemia and other blood disorders. *J Fla Med Assoc* 77:86, 1990.
67. Prager D, Peters C: Development of aplastic anemia and the exposure to Stoddard solvent. *Blood* 35:286, 1970.
68. Powers D: Aplastic anemia secondary to glue sniffing. *N Engl J Med* 273:700, 1965.
69. Kirtadze I, Zurabashvili D: Study of chemical composition of glue "RAZI" used by solvent abusers in Tbilisi. *Georgian Med News* 133:65, 2006.
70. Sabbioni G, Sepai O, Norppa H, et al: Comparison of biomarkers in workers exposed to 2,4,6-trinitrotoluene. *Biomarkers* 12:21, 2007.
71. Crawford MAD: Aplastic anaemia due to trinitrotoluene intoxication. *Br Med J* 2:430, 1954.
72. Ajlouni K, Doeblin TD: The syndrome of hepatitis and aplastic anaemia. *Br J Haematol* 27:345, 1974.
73. Hagler L, Pastore RA, Bergin JJ: Aplastic anemia following viral hepatitis: Report of 2

fatal cases and literature review. *Medicine (Baltimore)* 54:139, 1975.
74. Pol S, Driss F, Devergie A, et al: Is hepatitis C virus involved in hepatitis-associated aplastic anemia? *Ann Intern Med* 113:435, 1990.
75. Hibbs JR, Frickhofen N, Rosenfeld SJ, et al: Aplastic anemia and viral hepatitis: Non-A, non-B, non-C? *JAMA* 267:2051, 1992.
76. Honkaniemi E, Gustafsson B, Fischler B, et al: Acquired aplastic anaemia in seven children with severe hepatitis with or without liver failure. *Acta Paediatr* 96:1660, 2007.
77. Tzakis AG, Arditi M, Whitington PF, et al: Aplastic anemia complicating orthotopic liver transplantation for non-A, non-B hepatitis. *N Engl J Med* 319:393, 1988.
78. Brown KE, Tisdale J, Barrett AJ, Dunbar CE, Young NS: Hepatitis-associated aplastic anemia. *N Engl J Med* 336:1059, 1997.
79. Safadi R, Or R, Ilan Y, et al: Lack of known hepatitis virus in hepatitis-associated aplastic anemia and outcome after bone marrow transplantation. *Bone Marrow Transplant* 27:183, 2001.
80. Mishra B, Malhotra P, Ratho RK, et al: Human parvovirus B19 in patients with aplastic anemia. *Am J Hematol* 79:166, 2005.
81. Yetgin S, Cetin M, Ozyürek E, et al: Parvovirus B19 infection associated with severe aplastic anemia in an immunocompetent patient. *Pediatr Hematol Oncol* 21:223, 2004.
82. Wong S, Young NS, Brown KE: Prevalence of parvovirus B19 in liver tissue: No association with fulminant hepatitis or hepatitis-associated aplastic anemia. *J Infect Dis* 187:1581, 2003.
83. Locasciulli A, Bacigalupo A, Bruno B, et al: Hepatitis-associated aplastic anaemia: Epidemiology and treatment results obtained in Europe. A report of The EBMT aplastic anaemia working party. *Br J Haematol* 149:890, 2010.
84. Rauff B, Idrees M, Shah SAR, et al: Hepatitis associated aplastic anemia: A review. *Virol J* 8: 87, 2011.
85. Lazarus KH, Baehner RL: Aplastic anemia complicating infectious mononucleosis: A case report and review of the literature. *Pediatrics* 67:907, 1981.
86. Baranski B, Armstrong G, Truman JT, et al: Epstein-Barr virus in the bone marrow of patients with aplastic anemia. *Ann Intern Med* 109:695, 1988.
87. Vinters HV, Mah V, Mohrmann R, Wiley CA: Evidence for human immunodeficiency virus (HIV) infection of the brain in a patient with aplastic anemia. *Acta Neuropathol* 76:311, 1988.
88. Samuel D, Castaing D, Adam R, et al: Fatal acute HIV infection with aplastic anaemia, transmitted by liver graft. *Lancet* 1:1221, 1988.
89. Morales CE, Sriram I, Baumann MA: Myelodysplastic syndrome occurring as possible first manifestation of human immunodeficiency virus infection with subsequent progression to aplastic anaemia. *Int J STD AIDS* 1:55, 1990.
90. Rosenfeld CS, Rybka WB, Weinbaum D, et al: Late graft failure due to dual bone marrow infection with variants A and B of human Herpesvirus-6. *Exp Hematol* 23:626, 1995.
91. Pavithran K, Raji NL, Thomas M: Aplastic anemia complicating lupus erythematosus—Report of a case and review of the literature. *Rheumatol Int* 22:253, 2002.
92. Bailey FA, Lilly M, Bertoli LF, Ball GV: An antibody that inhibits in vitro bone marrow proliferation in a patient with systemic lupus erythematosus and aplastic anemia. *Arthritis Rheum* 31:901, 1989.
93. Roffe C, Cahill MR, Samanta A, et al: Aplastic anaemia in systemic lupus erythematosus: A cellular immune mechanism? *Br J Rheumatol* 30:301, 1991.
94. Sumimoto S, Kawai M, Kasajima Y, Hamamoto T: Aplastic anemia associated with systemic lupus erythematosus. *Am J Hematol* 38:329, 1991.
95. Winkler A, Jackson RW, Kay DS, et al: High-dose intravenous cyclophosphamide treatment of systemic lupus erythematosus-associated aplastic anemia [letter]. *Arthritis Rheum* 31:693, 1988.
96. Kim SW, Rice L, Champlin R, Udden MM: Aplastic Anemia in eosinophilic fasciitis: Responses to immunosuppression and marrow transplantation. *Haematologica* 28:131, 1997.
97. Debusscher L, Bitar N, DeMaubeuge J, et al: Eosinophilic fasciitis and severe aplastic anemia: Favorable response to either antithymocyte globulin or cyclosporin A in blood and skin disorders. *Transplant Proc* 20:310, 1988.
98. Kumar M, Goldman J: Severe aplastic anemia and Grave's disease in a paediatric patient. *Br J Haematol* 118:327, 2002.
99. Tomonari A, Tojo A, Iseki T, et al: Severe aplastic anemia with autoimmune thyroiditis showing no hematological response to intensive immunosuppressive therapy. *Acta Haematol* 109:90, 2003.
100. Aydin Y, Berker D, Ustün I, et al: A very rare cause of aplastic anemia: Graves disease. *South Med J* 101:666, 2008.
101. Lima CS, Zantut Wittmann DE, Castro V, et al: Pancytopenia in untreated patients with Graves' disease. *Thyroid* 16:403, 2006.
102. Das PK, Wherrett D, Dror Y: Remission of aplastic anemia induced by treatment for Graves disease in a pediatric patient. *Pediatr Blood Cancer* 49:210, 2007.
103. Dincol G, Saka B, Aktan M, et al: Very severe aplastic anemia following resection of lymphocytic thymoma: Effectiveness of antilymphocyte globulin, cyclosporine A and granulocyte-colony stimulating factor. *Am J Hematol* 64:78, 2000.
104. Ritchie DS, Underhill C, Grigg AP. Aplastic anemia as a late complication of thymoma in remission. *Eur J Haematol* 68:389, 2002.
105. Gaglia A, Bobota A, Pectasides E, et al: Successful treatment with cyclosporine of thymoma-related aplastic anemia. *Anticancer Res* 27:3025, 2007.
106. Trisal V, Nademanee A, Lau SK, Grannis FW Jr: Thymoma-associated severe aplastic anemia treated with surgical resection followed by allogeneic stem-cell transplantation. *J Clin Oncol* 25:3374, 2007.
107. Arcasoy MO, Gockerman JP: Aplastic anaemia as an autoimmune complication of thymoma. *Br J Haematol* 137:272, 2007.
108. Park CY, Kim HJ, Kim YJ, et al: Very severe aplastic anemia appearing after thymectomy. *Korean J Intern Med* 18:61, 2003.
109. Abrams EM, Gibson IW, Blydt-Hansen TD: The concurrent presentation of minimal change nephrotic syndrome and aplastic anemia. *Pediatr Nephrol* 24:407, 2009.
110. Aitchison RGM, Marsh JCW, Hows JM, et al: Pregnancy associated aplastic anaemia: A report of 5 cases and review of current management. *Br J Haematol* 73:541, 1989.
111. Pajor A, Kelemen E, Szak'acs Z, Lehoczky D: Pregnancy in idiopathic aplastic anemia (report of 10 patients). *Eur J Obstet Gynecol Reprod Biol* 45:19, 1992.
112. Bourantas K, Makrydimas G, Georgiou I, et al: Aplastic anemia: Report of a case with recurrent episodes in consecutive pregnancies. *J Reprod Med* 42:672, 1997.
113. Kwon JY, Lee Y, Shin JC, et al: Supportive management of pregnancy-associated aplastic anemia. *Int J Gynaecol Obstet* 95:115, 2006.
114. Thakral B, Saluja K, Sharma RR, et al: Successful management of pregnancy-associated severe aplastic anemia. *Eur J Obstet Gynecol Reprod Biol* 131:244, 2007.
115. Tichelli A, Socie G, Marsh J, et al: Outcome of pregnancy and disease course among women with aplastic anemia treated with immunosuppression. *Ann Intern Med* 137:164, 2002.
116. Court-Brown WM, Doll R: Leukaemia and aplastic anaemia in patients irradiated for ankylosing spondylitis. 1957. *J Radiol Prot* 27:B15-B154, 2007.
117. Darby SC, Doll R, Gill SK, Smith PG: Long term mortality after a single treatment course with x-rays in patients treated with ankylosing spondylitis. *Br J Cancer* 55:179, 1987.
118. Johnson SAN, Bateman CJT, Beard MEJ, et al: Long-term haematological complications of Thorotrast. *Q J Med* 182:259, 1977.
119. Martland HS: The occurrence of malignancy in radioactive persons: A general review of data gathered in the study of the radium dial painters, with special reference to the occurrence of osteogeneic sarcoma and the inter-relationship of certain blood diseases. *Am J Cancer* 15:2435, 1931.
120. Cronkite EP, Haley TJ: Clinical aspects of acute radiation injury, in *Manual on Radiation Haematology*, pp 169–173. International Atomic Energy Agency, Vienna, 1971.
121. Mettler FA Jr, Moseley RD Jr: *Medical Effects of Ionizing Irradiation*, pp 1–185. Grune and Stratton, New York, 1985.
122. Gale RP: USSR: Follow-up after Chernobyl. *Lancet* 1:401, 1990.
123. Nimer SD, Leung DHY, Wolin MJ, Golde DW: Serum stem cell factor levels in patients with aplastic anemia. *Int J Hematol* 60:185, 1994.
124. Kojima S, Matsuyama T, Kodera Y: Plasma levels and production of soluble stem cell factor by marrow stromal cells in patients with aplastic anaemia. *Br J Haematol* 99:440, 1997.
125. Lyman SD, Seaberg M, Hanna R, et al: Plasma/serum levels of flt3 ligand are low in normal individuals and highly elevated in patients with Fanconi anemia and acquired aplastic anemia. *Blood* 86:4091, 1995.
126. Kojima S, Matsuyama T, Kodera Y, et al: Measurement of endogenous plasma granulocyte colony-stimulating factor in patients with acquired aplastic anemia by a sensitive chemiluminescent immunoassay. *Blood* 87:1303, 1996.
127. Kojima S, Matsuyama T, Kodera Y: Circulating erythropoietin in patients with acquired aplastic anaemia. *Acta Haematol* 94:117, 1995.
128. Emmons RVD, Reid DM, Cohen RL, et al: Human thrombopoietin levels are high when thrombocytopenia is due to megakaryocyte deficiency and low when due to increased platelet destruction. *Blood* 87:4068, 1996.
129. Nakao S, Matsushima K, Young N: Deficient interleukin I production by aplastic anaemia monocytes. *Br J Haematol* 71:431, 1989.
130. Holmberg LA, Seidel K, Leisenring W, Torok-Storb B: Aplastic anemia: Analysis of stromal cell function in long-term marrow cultures. *Blood* 84:3685, 1994.
131. Stute N, Fehse B, Schroder J, et al: Human mesenchymal stem cells are not of donor origin in patients with severe aplastic anemia who underwent sex-mismatched allogeneic bone marrow transplant. *J Hematother Stem Cell Res* 11:977, 2002.
132. Applebaum FR, Barrall J, Storb R, et al: Clonal cytogenetic abnormalities in patients with otherwise typical aplastic anemia. *Exp Hematol* 15:1134, 1987.
132a. Kulasekararaj AG, Jiang J, Smith AE, et al: Somatic mutations identify a subgroup of aplastic anemia patients who progress to myelodysplastic syndrome. *Blood* 124:2698, 2014.
133. Negendank W, Weissman D, Bey TM, et al: Evidence for clonal disease by magnetic resonance imaging in patients with hypoplastic marrow disorders. *Blood* 78:2872, 1991.
134. Schrezenmeier H, Hertenstein B, Wagner B, et al: A pathogenetic link between aplastic anemia and paroxysmal nocturnal hemoglobinuria is suggested by a high frequency of aplastic anemia patients with a deficiency of phosphatidylinositol glycan anchored proteins. *Exp Hematol* 23:81, 1995.
135. Horsley SW, Colman S, McKinley M, et al: Genetic lesions in a preleukemic aplasia phase in a child with acute lymphoblastic leukemia. *Genes Chromosomes Cancer* 47:333, 2008.
136. Suzan F, Terré C, Garcia I, et al: Three cases of typical aplastic anaemia associated with a Philadelphia chromosome. *Br J Haematol* 112:385, 2001.
137. Socie G, Rosenfeld S, Frickhofen N, et al: Late clonal diseases of aplastic anemia. *Semin Hematol* 37:91–101 2000.
138. Gordon-Smith EC, Marsh JC, Gibson FM: Views on the pathophysiology of aplastic anemia. *Int J Hematol* 76(Suppl 2):163, 2002.
139. Maciejewski JP, Risitano A, Sloand EM, et al: Distinct clinical outcomes for cytogenetic abnormalities evolving from aplastic anemia. *Blood* 99:3129, 2002.
140. Socie G, Henryamar M, Bacigalupo A, et al: Malignant tumors occurring after treatment of aplastic anemia. *N Engl J Med* 329:1152, 1993.
141. Najean Y, Haguenauer O: Long-term (5–20 years) evolution of non-grafted aplastic anemias. *Blood* 76:2222, 1990.
142. Ball SE, Gibson FM, Rizzo S: Progressive telomere shortening in aplastic anemia. *Blood* 91:3582, 1998.
143. Rosse WF: New insights into paroxysmal nocturnal hemoglobinuria. *Curr Opin Hematol* 8:61, 2001.
144. Nakakuma H, Kawaguchi T: Pathogenesis of selective expansion of PNH clones. *Int J Hematol* 77:121, 2003.
145. Scheinberg P, Marte M, Nunez O, Young NS: Paroxysmal nocturnal hemoglobinuria clones in severe aplastic anemia patients treated with horse anti-thymocyte globulin plus cyclosporine. *Haematologica* 95:1075, 2010.
146. Storb R, Blume KG, O'Donnell MR, et al: Cyclophosphamide and antithymocyte globulin to condition patients with aplastic anemia for allogeneic marrow transplantation:

The experience in four centers. *Biol Blood Marrow Transplant* 7:39, 2001.
147. Metzgeroth G, Dinter D, Schultheis B, et al: Deferasirox in MDS patients with transfusion-caused iron overload-a phase-II study. *Ann Hematol* 88:301, 2009.
148. Sagmeister M, Oec L, Gmur J: A restrictive platelet transfusion policy allowing long-term support of outpatients with severe aplastic anemia. *Blood* 93:3124, 1999.
149. Lawrence JB, Yomtovian RA, Hammons T, et al: Lowering the prophylactic platelet transfusion threshold: A prospective analysis. *Leuk Lymphoma* 41:67, 2001.
150. Zeigler ZR: Effects of epsilon aminocaproic acid on primary haemostasis. *Haemostasis* 21:313, 1991.
151. Hod E, Schwartz J: Platelet transfusion refractoriness. *Br J Haematol* 142:348, 2008.
152. Slichter SJ, Davis K, Enright H, et al: Factors affecting posttransfusion platelet increments, platelet refractoriness, and platelet transfusion intervals in thrombocytopenic patients. *Blood* 105:4106, 2005.
153. Drewniak A, Boelens JJ, Vrielink H, et al: Granulocyte concentrates: Prolonged functional capacity during storage in the presence of phenotypic changes. *Haematologica* 93:1058, 2008.
154. Armand P, Antin JH: Allogeneic stem cell transplantation for aplastic anemia. *Biol Blood Marrow Transplant* 13:505, 2007.
155. Georges GE, Storb R: Stem cell transplantation for aplastic anemia. *Int J Hematol* 75:141, 2002.
156. Champlin RE, Perez WS, Passweg JR, et al: Bone marrow transplantation for severe aplastic anemia: A randomized controlled study of conditioning regimens. *Blood* 109:4582, 2007.
157. Locasciulli A, Oneto R, Bacigalupo A, et al: Outcome of patients with acquired aplastic anemia given first line bone marrow transplantation or immunosuppressive treatment in the last decade: A report from the European Group for Blood and Marrow Transplantation (EBMT). *Haematologica* 92:11, 2007.
158. Gandhi S, Kulasekararaj AG, Mufti GJ, Marsh JC: Allogeneic stem cell transplantation using alemtuzumab-containing regimens in severe aplastic anemia. *Int J Hematol* 97:573, 2013.
159. Viollier R, Socié G, Tichelli A, et al: Recent improvement in outcome of unrelated donor transplantation for aplastic anemia. *Bone Marrow Transplant* 41:45, 2008.
160. Lee SJ, Klein J, Haagenson M, Baxter-Lowe LA, et al: High-resolution donor-recipient HLA matching contributes to the success of unrelated donor marrow transplantation. *Blood* 110:4576, 2007.
161. Dubey S, Nityanand S: Involvement of Fas and TNF pathways in the induction of apoptosis of T cells by antithymocyte globulin. *Ann Hematol* 82:496, 2003.
162. Michallet M-C, Saltel F, Preville X, et al: Cathepsin-B-dependent apoptosis triggered by antithymocyte globulins: A novel mechanism of T-cell depletion. *Blood* 102:3719, 2003.
163. Mangan KF, D'Alessandro L, Mullaney MT: Action of antithymocyte globulin on normal human erythroid progenitor cell proliferation in vitro: Erythropoietic growth-enhancing factors are released from marrow accessory cells. *J Lab Clin Med* 107:353, 1986.
164. Kawano Y, Nissen C, Gratwohl A, Speck B: Immunostimulatory effects of different antilymphocyte globulin preparations: A possible clue to their clinical effect. *Br J Haematol* 68:115, 1988.
165. Bielory L, Wright R, Nienhuis AW, et al: Antithymocyte globulin hypersensitivity in bone marrow failure patients. *JAMA* 260:3164, 1988.
166. Zheng Y, Liu Y, Chu Y: Immunosuppressive therapy for acquired severe aplastic anemia (SAA): A prospective comparison of four different regimens. *Exp Hematol* 34:826, 2006.
167. Atta EH, Dias DS, Marra VL, de Azevedo AM: Comparison between horse and rabbit antithymocyte globulin as first-line treatment for patients with severe aplastic anemia: A single-center retrospective study. *Ann Hematol* 89:851, 2010.
168. Garg R, Faderl S, Garcia-Manero G, et al: Phase II study of rabbit anti-thymocyte globulin, cyclosporine and granulocyte colony-stimulating factor in patients with aplastic anemia and myelodysplastic syndrome. *Leukemia* 23:1297, 2009.
169. Scheinberg P, Nunez O, Weinstein B, et al: Horse versus rabbit antithymocyte globulin in acquired aplastic anemia. *N Engl J Med* 365:430, 2011.
170. Kadia TM, Borthakur G, Garcia-Manero G, et al: Final results of the phase II study of rabbit anti-thymocyte globulin, ciclosporin, methylprednisone, and granulocyte colony-stimulating factor in patients with aplastic anaemia and myelodysplastic syndrome. *Br J Haematol* 157:312, 2012.
171. Afable MG 2nd, Shaik M, Sugimoto Y, et al: Efficacy of rabbit anti-thymocyte globulin in severe aplastic anemia. *Haematologica* 96: 2069, 2011.
172. Chen, C, Xue HM, Li Y, et al: Rabbit-antithymocyte globulin combined with cyclosporine A as a first-line therapy: Improved, effective and safe for children with acquired severe aplastic anemia. *J Cancer Res Clin Oncol* 138:1105, 2012.
173. Marsh JC, Bacigalupo A, Schrezenmeier H, et al: Prospective study of rabbit antithymocyte globulin and cyclosporine for aplastic anemia from the EBMT Severe Aplastic Anaemia Working Party. *Blood* 119:5391, 2012.
174. Shin SH, Yoon JH, Yahng SA, et al: The efficacy of rabbit antithymocyte globulin with cyclosporine in comparison to horse antithymocyte globulin as a first-line treatment in adult patients with severe aplastic anemia: A single-center retrospective study. *Ann Hematol* 92:817, 2013.
175. Camitta B, O'Reilly RJ, Sensenbrenner L: Antithoracic duct lymphocyte globulin therapy of severe aplastic anemia. *Blood* 62:883, 1983.
176. Champlin R, Ho W, Gale RP: Antithymocyte globulin treatment in patients with aplastic anemia: A prospective randomized trial. *N Engl J Med* 308:113, 1983.
177. Young N, Griffin P, Brittain E, et al: A multicenter trial of antithymocyte globulin in aplastic anemia and related diseases. *Blood* 72:1861, 1988.
178. Schrezenmeier H, Marin P, Raghavachar A, et al: Relapse of aplastic anaemia after immunosuppressive treatment: A report from the European Bone Marrow Transplantation Group SAA Working Party. *Br J Haematol* 85:371, 1993.
179. Doney K, Leisenring W, Storb R, Appelbaum FR: Primary treatment of acquired aplastic anemia: Outcomes with bone marrow transplantation and immunosuppressive therapy. *Ann Intern Med* 126:107, 1997.
180. Tichelli A, Gratwohl A, Nissen C, Speck B: Late clonal complications in severe aplastic anemia. *Leuk Lymphoma* 12:167, 1994.
181. De Planque MM, Bacigalupo A, Würsch A, et al: Long-term follow-up of severe aplastic anaemia patients treated with antithymocyte globulin. *Br J Haematol* 73:121, 1989.
182. Socié G, Henry-Amar M, Bacigalupo A, et al: Malignant tumors occurring after treatment of aplastic anemia. *N Engl J Med* 319:1152, 1993.
183. Calado RT, Cooper JN, Padilla-Nash HM, et al: Short telomeres result in chromosomal instability in hematopoietic cells and precede malignant evolution in human aplastic anemia. *Leukemia* 26:700, 2012.
184. Stryckmans PA, Dumont JP, Velu T, Debusscher L: Cyclosporine in refractory severe aplastic anemia [letter]. *N Engl J Med* 310:655, 1984.
185. Lazzarino M, Morra E, Canevari A, et al: Cyclosporine in the treatment of aplastic anaemia and pure red-cell aplasia. *Bone Marrow Transplant* 4(Suppl 4):165, 1989.
186. Hinterberger-Fischer M, Höcker P, Lechner K, et al: Oral cyclosporin-A is effective treatment for untreated and also for previously immunosuppressed patients with severe bone marrow failure. *Eur J Haematol* 43:136, 1989.
187. Tötterman TH, Höglund M, Bengtsson M, et al: Treatment of pure red-cell aplasia and aplastic anaemia with cyclosporin: Long-term clinical effects. *Eur J Haematol* 42:126, 1989.
188. Leeksma OC, Thomas LLM, van der Lelie J, et al: Effectiveness of low dose cyclosporine in acquired aplastic anaemia with severe neutropenia. *Neth J Med* 41:143, 1992.
189. Leonard EM, Raefsky E, Griffith P, et al: Cyclosporine therapy of aplastic anaemia, congenital and acquired red-cell aplasia. *Br J Haematol* 72:278, 1989.
190. Tong J, Bacigalupo A, Piaggio G, et al: Severe aplastic anemia (SAA): Response to cyclosporin A (CyA) in vivo and in vitro. *Eur J Haematol* 46:212, 1991.
191. Nakao S, Yamaguchi M, Shiobara S, et al: Interferon-g gene expression in unstimulated bone marrow mononuclear cells predicts a good response to cyclosporine therapy in aplastic anemia. *Blood* 79:2531, 1992.
192. Kojima S, Fukada M, Miyajima Y, Matsuyama T: Cyclosporine and recombinant granulocyte colony-stimulating factor in severe aplastic anemia [letter]. *N Engl J Med* 313:920, 1990.
193. Bertrand Y, Amri F, Capdeville R, et al: The successful treatment of two cases of severe aplastic anaemia with granulocyte colony-stimulating factor and cyclosporine A [case report]. *Br J Haematol* 79:648, 1991.
194. Schrezenmeier H, Schlander M, Raghavachar A: Cyclosporin A in aplastic anemia—Report of a workshop. *Ann Hematol* 65:33, 1992.
195. Gluckman E, Esperou-Bourdeau H, Baruchel A, et al: Multicenter randomized study comparing cyclosporine-A alone and antithymocyte globulin with prednisone for treatment of severe aplastic anemia. *Blood* 79:2540, 1992.
196. Rosenfeld S, Follmann D, Nunez O, et al: Antithymocyte globulin and cyclosporine for severe aplastic anemia: Association between hematologic response and long-term outcome. *JAMA* 289:1130, 2003.
197. Scheinberg P, Wu CO, Nunez O, et al: Long-term outcome of pediatric patients with severe aplastic anemia treated with antithymocyte globulin and cyclosporine. *J Pediatr* 153:814, 2008.
198. Osugi Y, Yagasaki H, Sako M, et al: Antithymocyte globulin and cyclosporine for treatment of 44 children with hepatitis associated aplastic anemia. *Haematologica* 92:1687, 2007.
199. Teramura M, Kimura A, Iwase S, et al: Treatment of severe aplastic anemia with antithymocyte globulin and cyclosporin A with or without G-CSF in adults: A multicenter randomized study in Japan. *Blood* 110:1756, 2007.
200. Bacigalupo A, Brand R, Oneto R, et al: Treatment of acquired severe aplastic anemia: Bone marrow transplantation compared with immunosuppressive therapy—The European Group for Blood and Marrow Transplantation experience. *Semin Hematol* 37:69, 2000.
201. Gillio AP, Boulad F, Small TN, et al: Comparison of long-term outcome of children with severe aplastic anemia treated with immunosuppression versus bone marrow transplantation. *Biol Blood Marrow Transplant* 3:18, 1997.
202. De Planque MM, Kluin-Nelemans HC, Van Krieken HJM, et al: Evolution of acquired severe aplastic anaemia to myelodysplasia and subsequent leukaemia in adults. *Br J Haematol* 70:55, 1988.
203. Tichelli A, Gratwohl A, Würsch A, et al: Late haematological complications in severe aplastic anaemia. *Br J Haematol* 69:413, 1988.
204. Moore MAS, Castro-Malaspina H: Immunosuppression in aplastic anemia—Postponing the inevitable? *N Engl J Med* 314:1358, 1991.
205. Tichelli A, Passweg J, Nissen C, et al: Repeated treatment with horse antilymphocyte globulin for severe aplastic anaemia. *Br J Haematol* 100:393, 1998.
206. Scheinberg P, Nunez O, Young NS: Retreatment with rabbit anti-thymocyte globulin and ciclosporin for patients with relapsed or refractory severe aplastic anaemia. *Br J Haematol* 133:622, 2006.
207. Scheinberg P, Nunez O, Weinstein B, et al: Activity of alemtuzumab monotherapy in treatment-naive, relapsed, and refractory severe acquired aplastic anemia. *Blood* 119:345, 2011.
208. Marsh JC, Kulasekararaj AG: Management of the refractory aplastic anemia patient: What are the options? *Hematology Am Soc Hematol Educ Program* 2013:87, 2013.
209. Risitano AM, Schrezenmeier H: Alternative immunosuppression in patients failing immunosuppression with ATG who are not transplant candidates: Campath (Alemtuzumab). *Bone Marrow Transplant* 48:186, 2013.
210. Bacigalupo A, Van Lint MT, Cerri R, et al: Treatment of severe aplastic anemia with bolus 6-methylprednisolone and antilymphocyte globulin. *Blut* 41:168, 1980.
211. Issaragrisil S, Tangnai-Trisorana Y, Siriseriwan T, et al: Methylprednisolone therapy in aplastic anaemia: Correlation of in vitro tests and lymphocyte subsets with clinical response. *Eur J Haematol* 40:343, 1988.
212. Brodsky RA, Sensenbrenner LL, Jones RJ: Complete remission in severe aplastic anemia after high-dose cyclophosphamide without bone marrow transplantation. *Blood* 87:491, 1996.
213. Jones RJ, Barber JP, Vala MS, et al: Assessment of aldehyde dehydrogenase in viable cells. *Blood* 85:2742, 1995.
214. Kastan MB, Schlaffer I, Russo JE, et al: Direct demonstration of aldehyde dehydrogenase in human hematopoietic progenitor cells. *Blood* 75:1947, 1990.

215. Brodsky RA, Sensenbrenner LL, Smith BD, et al: Durable treatment-free remission following high-dose cyclophosphamide for previously untreated severe aplastic anemia. *Ann Intern Med* 135:477, 2001.
216. Brodsky RA: High-dose cyclophosphamide for aplastic anemia and autoimmunity. *Curr Opin Oncol* 14:143, 2002.
217. Hansen PB, Lauritzen AM: Aplastic anemia successfully treated with rituximab. *Am J Hematol* 80:292, 2005.
218. Hansen PB, Lauritzen AM. Aplastic anemia successfully treated with rituximab. *Am J Hematol* 80:292, 2005.
219. Takamatsu H, Yagasaki H, Takahashi Y, et al: Aplastic anemia successfully treated with rituximab: The possible role of aplastic anemia-associated autoantibodies as a marker for response. *Eur J Haematol* 86:541, 2011.
220. Androgen therapy in aplastic anemia: A comparative study of high and low doses of 4 different androgens. French Cooperative Group for the Study of Aplastic and Refractory Anemias. *Scand J Haematol* 36:346, 1986.
221. Champlin RE, Ho WG, Feig SA, et al: Do androgens enhance the response to antithymocyte globulin in patients with aplastic anemia? A prospective randomized trial. *Blood* 66:184, 1985.
222. Socie G, Mary JY, Schrezenmeier H, et al: Granulocyte-stimulating factor and severe aplastic anemia: A survey by the European Group for Blood and Marrow Transplantation (EBMT). *Blood* 109:2794, 2007.
223. Tichelli A, Schrezenmeier H, Socié G, et al: A randomized controlled study in patients with newly diagnosed severe aplastic anemia receiving antithymocyte globulin (ATG), cyclosporine, with or without G-CSF: A study of the SAA Working Party of the European Group for Blood and Marrow Transplantation. *Blood* 117:4434, 2011.
224. Ganser A, Lindemann A, Siepelt G, et al: Effects of recombinant human interleukin-3 in aplastic anemia. *Blood* 76:1287, 1990.
225. Walsh CE, Liu JM, Anderson SM, et al: A trial of recombinant human interleukin-1 in patients with severe refractory aplastic anaemia. *Br J Haematol* 80:106, 1992.
226. Hirao A: TPO signal for stem cell genomic integrity. *Blood* 123:459, 2014.
227. de Lavel B, Pawlikowska P, Barbieri D, et al: Thrombopoietin promotes NHEJ DNA repair in hematopoietic stem cells through specific activation of Erk and NF-κB pathways and their target, IEX-1. *Blood* 123:509, 2014.
228. Desmond R, Townsley DM, Dumitriu B, et al: Eltrombopag restores tri-lineage hematopoiesis in refractory severe aplastic anemia which can be sustained on discontinuation of drug. *Blood* 123:1818, 2014.
229. Olnes MJ, Scheinberg P, Calvo KR, et al: Eltrombopag and improved hematopoiesis in refractory aplastic anemia. *N Engl J Med* 367:11, 2012; erratum in *N Engl J Med* 367:284, 2012.
230. Desmond R, Townsley DM, Dunbar C, Young NS. Eltrombopag in aplastic anemia. *Semin Hematol* 52:31, 2015.
231. Speck B, Tichelli A, Widmer E, et al: Splenectomy as an adjuvant measure in the treatment of severe aplastic anaemia. *Br J Haematol* 92:818, 1996.
232. Sadowitz PD, Dubowy RL: Intravenous immunoglobulin in the treatment of aplastic anemia. *Am J Pediatr Hematol Oncol* 12:198, 1990.
233. Bodenstein H: Successful treatment of aplastic anemia with high-dose immunoglobulin [letter]. *N Engl J Med* 314:1368, 1991.
234. Ito T, Haraiwa M, Ishikawa Y, et al: Lymphocytapheresis in a patient with severe aplastic anaemia. *Acta Haematol* 80:167, 1988.
235. Morales-Polanco MR, Sanchez-Valle E, Guerrero-Rivera S, et al: Treatment results of 23 cases of severe aplastic anemia with lymphocytapheresis. *Arch Med Res* 28:85, 1997.
236. Tiu RV, Visconte V, Elson P, et al: LFA-3/CD2 pathway, potential target for immunosuppressive therapy in aplastic anemia: A phase I/II clinical trail of alefacept in patients with relapsed/ refractory aplastic anemia. *Blood* 122: abstract 3711, 2013.
237. Kiem HP, McDonald GB, Myerson D, et al: Marrow transplantation for hepatitis-associated aplastic anemia: A follow-up of long-term survivors. *Biol Blood Marrow Transplant* 2:93, 1996.
238. Lewis SM: Course and prognosis in aplastic anemia. *Br Med J* 1:1027, 1965.
239. Lynch RE, Williams DM, Reading JC, Cartwright GE: The prognosis in aplastic anemia. *Blood* 45:517, 1975.
240. Horowitz MM: Current status of allogeneic bone marrow transplantation in acquired aplastic anemia. *Semin Hematol* 37:30, 2000.
241. Ades L, Mary J-Y, Robin M, et al: Long-term outcome after bone marrow transplantation for severe aplastic anemia. *Blood* 103:2490, 2004.
242. Sangiolo D, Storb R, Deeg HJ, et al: Outcome of allogeneic hematopoietic cell transplantation from HLA-identical siblings for severe aplastic anemia in patients over 40 years of age. *Biol Blood Marrow Transplant* 16:1411, 2010.
243. Schrezenmeier H, Passweg JR, Marsh JC, et al: Worse outcome and more chronic GVHD with peripheral blood progenitor cells than bone marrow in HLA-matched sibling donor transplants for young patients with severe acquired aplastic anemia. *Blood* 110:1397, 2007.
244. Locasciulli A: Acquired aplastic anemia in children: Incidence, prognosis and treatment options. *Paediatr Drugs* 4:761, 2002.
245. Scheinberg P, Wu CO, Nunez O, Young NS: Predicting response to immunosuppressive therapy and survival in severe aplastic anaemia. *Br J Haematol* 144:206, 2009.
246. Scheinberg P, Wu CO, Nunez O, Young NS: Long-term outcome of pediatric patients with severe aplastic anemia treated with antithymocyte globulin and cyclosporine. *J Pediatr* 153:814, 2008.
247. Tisdale JF, Dunn DE, Maciejewski J: Cyclophosphamide and other new agents for the treatment of severe aplastic anemia. *Semin Hematol* 37:102, 2000.
248. Brodsky RA, Chen AR, Dorr D, et al: High-dose cyclophosphamide for severe aplastic anemia: Long-term follow-up. *Blood* 115:2136, 2010.
249. Fanconi G: Familiäre infantile perniziosaartige anämie (perniziöses blutbild und konstitution). *Jahrbuch Kinderheil* 117:257, 1927.
250. Rosendorff J, Bernstein R, Macdougall L, Jenkins T: Fanconi anemia: Another disease of unusually high prevalence in the Afrikaans population of South Africa. *Am J Med Genet* 27:793, 1987.
251. Dokal I, Vulliamy T: Inherited aplastic anaemias/bone marrow failure syndromes. *Blood Rev* 22:141, 2008.
252. Garaycoechea JI, Patel KJ: Why does the bone marrow fail in Fanconi anemia? *Blood* 123:26, 2014.
253. Jacquemont C, Taniguchi T: The Fanconi anemia pathway and ubiquitin. *BMC Biochem* 22(8 Suppl 1):S10, 2007.
254. Alter BP, Giri N, Savage SA, et al: Update on inherited bone marrow failure syndromes (IBMFS). *IBMFS Newsletter of the Clinical Genetics Branch*, National Cancer Institute. P.1, Summer 2008.
255. HGNC: HUGO Gene Nomenclature Committee of the National Human Genome Research Institute: Fanconi Anemia, complementation groups. Available at: http://www.genenames.org/genefamilies/fanc (last accessed 16 February 2015).
256. Somyajit K, Subramanya S, Nagaraju G: Distinct roles of FANCO/RAD51C protein in DNA damage signaling and repair. *J Biol Chem* 287:3366, 2012.
257. Kashiyama K, Nakazawa Y, Pliz DT, et al: Malfunction of Nuclease ERCC1-XPF results in diverse clinical manifestations and causes Cockayne syndrome, xeroderma pigmentosa, and Fanconi anemia. *Am J Hum Genet* 92:807, 2013.
258. Dufour C, Corcione A, Svahn J, et al: TNF-α and TNF-γ are overexpressed in the bone marrow of Fanconi anemia patients and TNF-α suppresses erythropoiesis in vitro. *Blood* 102:2053, 2003.
259. D'Apolito M, Zelante L, Savoia A: Molecular basis of Fanconi anemia. *Haematologica* 83:533, 1998.
260. Garcia-Higuera I, Kuang Y, D'Andrea AD: The molecular and cellular biology of Fanconi anemia. *Curr Opin Hematol* 6:83, 1999.
261. Young NA, Alter BP: *Aplastic Anemia: Acquired and Inherited*. WB Saunders, Philadelphia, 1994.
262. Estren S, Damshek W: Familial hypoplastic anemia of childhood: Report of 8 cases in 2 families with beneficial effects of splenectomy in 1 case. *Am J Dis Child* 73:671, 1947.
263. Swhimamura A, D'Andrea AD: Subtyping of Fanconi anemia patients: Implications for clinical management. *Blood* 102:3459, 2003.
264. Carreau M, Liu L, Gan OI, et al: Short-term granulocyte colony-stimulating factor and erythropoietin treatment enhances hematopoiesis and survival in the mitomycin C-conditioned Fancc(−/−) mouse model, while long-term treatment is ineffective. *Blood* 100:1499, 2002.
265. Alter BP: Cancer in Fanconi anemia. *Cancer* 97:425, 2003.
266. Alter BP, Caruso JP, Drachtman RA, et al: Fanconi anemia: Myelodysplasia as a predictor of outcome. *Cancer Genet Cytogenet* 117:125, 2000.
267. Gluckman E, Wagner JE: Hematopoietic stem cell transplantation in childhood inherited bone marrow failure syndrome. *Bone Marrow Transplant* 41:127, 2008.
268. Huck K, Hanenberg H, Nürnberger W, et al: Favourable long-term outcome after matched sibling transplantation for Fanconi-anemia (FA) and in vivo T-cell depletion. *Klin Padiatr* 220:147, 2008.
269. Ayas M, Al-Jefri A, Al-Seraihi A, et al: Second stem cell transplantation in patients with Fanconi anemia using antithymocyte globulin alone for conditioning. *Biol Blood Marrow Transplant* 14:445, 2008.
270. Kelly PF, Radtke S, von Kalle C, et al: Stem cell collection and gene transfer in Fanconi anemia. *Mol Ther* 15:211, 2007.
271. Dufour C, Svahn J: Fanconi anaemia: New strategies. *Bone Marrow Transplant* 41(Suppl 2):S90, 2008.
272. Dokal I: Dyskeratosis congenita in all its forms. *Br J Haematol* 110:768, 2000.
273. Nelson ND, Bertuch AA: Dyskeratosis congenita as a disorder of telomere maintenance. *Mutat Res* 730:43, 2012.
274. Savage SA, Alter BP: The role of telomere biology in bone marrow failure and other disorders. *Mech Ageing Dev* 129(1–2):35, 2008.
275. Keller RB, Gagne KE, Usmani GN, et al: Mutations in a patient with dyskeratosis congenita. *Pediatr Blood Cancer* 59:311, 2012.
276. Ballew B, Yeager M, Jacobs K, et al: Germline mutations of regulator of telomere elongation helicase 1, RTEL1, in dyskeratosis congenital. *Hum Genet* 132:473, 2013.
277. Vulliamy A, Marrone F, Goldman A, et al: The RNA component of telomerase is mutated in autosomal dominant dyskeratosis congenital. *Nature* 413:432, 2001.
278. Dokal I, Vulliamy T, Mason P, Bessler M: Clinical utility gene card for: Dyskeratosis congenital. *Eur J Hum Genet* Sep 3, 2014. doi: 10.1038/ejhg.2014.170. [Epub ahead of print].
279. Walne A, Bhagat T, Kirwan M, et al: Mutations in the telomere capping complex in bone marrow failure and related syndromes. *Haematologica* 98:334, 2013.
279a. Ruggero D, Shimamura A. Marrow failure: A window into ribosome biology. *Blood* 124:2784, 2014.
280. Savage SA, Giri N, Baerlocher GM, et al: TINF2, a component of the shelterin telomere protection complex, is mutated in dyskeratosis congenital. *Am J Hum Genet* 82:501, 2008.
281. Walne AJ, Vulliamy T, Marrone A, et al: Genetic heterogeneity in autosomal recessive dyskeratosis congenita with one subtype due to mutations in the telomerase-associated protein NOP10. *Hum Mol Genet* 16:1619, 2007.
282. Vulliamy T, Beswick R, Kirwan M, et al: Mutations in the telomerase component of NHP2 cause the premature aging syndrome, dyskeratosis congenital. *Proc Natl Acad Sci U S A* 105:8073, 2008.
283. Vulliamy T, Marrone A, Szydlo R, et al: Disease anticipation is associated with progressive telomere shortening in families with dyskeratosis congenital due to mutations in TERC. *Nat Genet* 36:447, 2004.
284. Alter BP, Baerlocher GM, Savage SA, et al: Very short telomere length by flow fluorescence in situ hybridization identifies patients with dyskeratosis congenita. *Blood* 110:1439, 2007.
285. Ghavamzadeh A, Alimoghadam K, Nasseri P, et al: Correction of bone marrow failure in dyskeratosis congenita by bone marrow transplantation. *Bone Marrow Transplant* 23:299, 1999.
286. Cesaro S, Oneto R, Messina C, et al: Haematopoietic stem cell transplantation for Shwachman-Diamond disease: A study from the European Group for Blood and Marrow Transplantation. *Br J Haematol* 131:231, 2005.
287. Güngör T, Corbacioglu S, Storb R, Seger RA: Nonmyeloablative allogeneic hematopoietic stem cell transplantation for treatment of dyskeratosis congenita. *Bone Marrow*

Transplant 31:407, 2003.

288. Dror Y, Freedman MH, Leaker M, et al: Low-intensity hematopoietic stem-cell transplantation across human leucocyte antigen barriers in dyskeratosis congenita. *Bone Marrow Transplant* 31:847, 2003.

289. Alter BP, Neelam G, Savage SA, et al: Cancer in dyskeratosis congenital. *Blood* 113:6549, 2009.

290. Goobie S, Popovic M, Morrison J, et al: Shwachman Diamond syndrome with exocrine pancreatic dysfunction and bone marrow failure maps to the centromeric region of chromosome 7. *Am J Hum Genet* 68:1048, 2001.

291. Ginzberg H, Shin J, Ellis L, et al: Shwachman syndrome: Phenotypic manifestations of sibling sets and isolated cases in a large patient cohort are similar. *J Pediatr* 135:81, 1999.

292. Shimamura A: Shwachman-Diamond syndrome. *Semin Hematol* 43:178, 2006.

293. Rujkijyanont P, Watanabe K, Ambekar C, et al: SBDS-Deficient cells undergo accelerated apoptosis through the FAS pathway. *Haematologica* 93:363, 2008.

294. Thornley I, Dror Y, Sung L, et al: Abnormal telomere shortening in leucocytes of children with Shwachman-Diamond syndrome. *Br J Haematol* 117:189, 2002.

295. Ganapathi KA, Shimamura A: Ribosomal dysfunction and inherited marrow failure. *Br J Haematol* 141:376, 2008.

296. Ganapathi KA, Austin KM, Lee CS, et al: The human Shwachman-Diamond syndrome protein, SBDS, associates with ribosomal RNA. *Blood* 110:1458, 2007.

297. Myers KC, Davies SM, Shimamura A: Clinical and molecular pathophysiology of Shwachman-Diamond syndrome: An update. *Hematol Oncol Clin North Am* 27:117, 2013.

298. Toiviainen-Salo S, Durie PR, Numminen K, et al: The natural history of Shwachman Diamond syndrome associated liver disease from childhood to adulthood. *J Pediatr* 155:807, 2009.

299. Dror Y, Durie P, Ginzberg H, et al: Clonal evolution in marrows of patients with Shwachman-Diamond syndrome: A prospective 5-year follow-up study. *Exp Hematol* 30:659, 2002.

300. Woloszynek JR, Rothbaum RJ, Rawis AS, et al: Mutations of the SBDS gene are present in most patients with Shwachman-Diamond syndrome. *Blood* 104:3588, 2004.

301. Bhatla D, Davies SM, Shenoy S, et al: Reduced-intensity conditioning is effective and safe for transplantation of patients with Shwachman-Diamond syndrome. *Bone Marrow Transplant* 42:159, 2008.

302. Dokal I, Rule S, Chen F, et al: Adult onset of acute myeloid leukaemia (M6) in patients with Shwachman-Diamond syndrome. *Br J Haematol* 99:171, 1997.

303. Dror Y, Squire J, Durie P, Freedman MH: Malignant myeloid transformation with isochromosome 7q in Shwachman-Diamond syndrome. *Leukemia* 12:1591, 1998.

304. Thornely I, Dror Y, Sung L, et al: Abnormal telomere shortening in leukocytes of children with Shwachman-Diamond syndrome. *Br J Haematol* 117:189, 2002.

305. Geddis AE: Inherited thrombocytopenia: Congenital amegakaryocytic thrombocytopenia and thrombocytopenia with absent radii. *Semin Hematol* 43:196, 2006.

306. Germeshausen M, Ballmaier M, Welte K: MPL mutations in 23 patients suffering from congenital amegakaryocytic thrombocytopenia: The type of mutation predicts the course of the disease. *Hum Mutat* 27:296, 2006.

307. King S, Germeshausen M, Strauss G, et al: Congenital amegakaryocytic thrombocytopenia: A retrospective clinical analysis of 20 patients. *Br J Haematol* 131:636, 2005.

308. Stephan JL, Vlekova V, Le Deist F, et al: Severe combined immunodeficiency: A retrospective single-center study of clinical presentation and outcome in 117 patients. *J Pediatr* 123:564, 1993.

309. Bertrand Y, Muller SM, Casanova JL, et al: Reticular dysgenesis: HLA non-identical bone marrow transplants in a series of 10 patients. *Bone Marrow Transplant* 29:759, 2002.

310. Esperou-Bourdeau H, Leblanc T, Schaison G, et al: Aplastic anemia associated with "bird-headed" dwarfism (Seckel syndrome). *Nouv Rev Fr Hematol* 35:99, 1993.

311. O'Driscoll M, Ruiz-Perez VL, Woods CG, et al: A splicing mutation affecting expression of ataxia-telangiectasia and RAD3-related protein (ATR) results in Seckel syndrome. *Nat Genet* 33:497, 2003.

312. Griffith E, Walker S, Martin CA, et al: Mutations in pericentrin cause Seckel syndrome with defective ATR-dependent DNA damage signaling. *Nat Genet* 40:232, 2008.

313. Hayani A, Suarez CR, Molnar Z, et al: Acute myeloid leukemia in a patient with Seckel syndrome. *J Med Genet* 31:148, 1994.

314. O'Driscoll M, Gennery AR, Seidel J, et al: An overview of three new disorders associated with genetic instability: LIG4 syndrome, RS-SCID and ATR-Seckel syndrome. *DNA Repair (Amst)* 3:1227, 2004.

315. Li FP, Hecht F, Kaiser-McCaw B, et al: Ataxia-pancytopenia: Syndrome of cerebellar ataxia, hypoplastic anemia, monosomy 7 and acute myelogenous leukemia. *Cancer Genet Cytogenet* 4:189, 1981.

316. Mahmood F, King MD, Smyth OO, et al: Familial cerebellar hypoplasia and pancytopenia without chromosomal breakages. *Neuropediatrie* 29:302, 1998.

317. González-del AA, Cervera M, Gomez L, et al: Ataxia-pancytopenia syndrome. *Am J Med Genet* 90:252, 2000.

318. Pierce AJ, Jasin M: NHEJ deficiency and disease. *Mol Cell* 8:1160, 2001.

319. O'Driscoll M, Jeggo PA: CSA can induce DNA double-strand breaks: Implications for BMT regimens particularly for individuals with defective DNA repair. *Bone Marrow Transplant* 41:983, 2008.

320. Walters TR, Desposito F: Aplastic anemia in Dubowitz syndrome. *J Pediatr* 106:622, 1985.

321. Berthold F, Fuhrmann W, Lampert F: Fatal aplastic anemia in a patient with Dubowitz syndrome. *Eur J Pediatr* 146:605, 1987.

322. Gennery AR, Slatter MA, Bhattacharya A, et al: The clinical and biological overlap between Nijmegen breakage syndrome and Fanconi anemia. *Clin Immunol* 113:214, 2004.

323. Gadkowska-Dura M, Dzieranowska-Fangrat K, Dura W, et al: Unique morphological spectrum of lymphomas in Nijmegen breakage syndrome (NBS) patients with high frequency of consecutive lymphoma formation. *J Pathol* 216:337, 2008.

324. Gonzalez CH, Durkin-Stamm MV, Geimer NF, et al: The WT syndrome—A "new" autosomal dominant pleiotropic trait of radial/ulnar hypoplasia with high risk of bone marrow failure and/or leukemia. *Birth Defects Orig Artic Ser* 13:31, 1977.

第 36 章
纯红细胞再生障碍性贫血

Neal S. Young

摘要

纯红细胞再生障碍性贫血(pure red cell aplasia,简称纯红再障)是指红系造血衰竭所致仅表现为贫血的疾病。该病主要表现为血红蛋白水平减低,网织红细胞减少及骨髓红系前体细胞极度减少或缺如。历史上,纯红再障又称为幼红细胞再生不良(erythroblast hypoplasia)、幼红细胞减低症(erythroblastopenia)、红细胞生成不良(red cell agenesis)、低再生性贫血(hypoplastic anemia)及增生不良性贫血(aregenerative anemia)。虽然再生障碍性贫血的含义与之相同,但该诊断主要用于骨髓衰竭引起的全血细胞减少症(参见第 35 章)。1922 年,Kaznelson 第一次将纯红再障的诊断从再生障碍性贫血中分离出来。20 世纪 30 年代,红细胞再生障碍与胸腺瘤的关系引起医师的关注,最终实验室研究发现纯红再障与免疫机制相关。这些研究成果包括早期 Krantz 证实抗红系前体细胞抗体的存在及后期抑制红系造血 T 细胞的发现。20 世纪 40 年代,研究者认识到红细胞再生障碍为镰状细胞性贫血及其他溶血性贫血的急性且危及生命的并发症,预示某种特异性病毒是急慢性红系造血衰竭的病因。尽管纯红再障的发病率低,但因其红系造血衰竭与免疫机制相关,而且具有细小病毒 B19 感染并破坏骨髓红系前体细胞,故已成为众多实验室的研究目标。然而,同样由于本病发病率低,无法开展大样本或对照的临床实验,因而可推荐的治疗方法只能基于单个病例报道及小样本临床研究。表 36-1 列出了纯红再障的实用分类。

简写和缩略词

B19,灵长类红细胞细小病毒 1(primate erythroparvovirus 1);BFU-E,红细胞爆裂型集落生成单位(burst forming unit-erythroid);CD20,一种表达于所有成熟 B 细胞表面的白细胞分化抗原(a cluster differentiation molecule expressed on the surface of all mature B cells);CFU-E,红细胞集落生成单位(colony-forming unit-erythroid);CLL,慢性淋巴细胞白血病(chronic lymphocytic leukemia);FA,范可尼贫血(Fanconi anemia);GATA1 gene,珠蛋白转录因子 1(globin transcription factor 1);HLA,人类白细胞分化抗原(human leukocyte antigen);Ig,免疫球蛋白(immunoglobulin);IL,白细胞介素(interleukin 3);LGL,大颗粒淋巴细胞白血病(large granular lymphocytic leukemia);RPS14 和 RPS19 基因,核糖体蛋白 S14 和 S19 编码基因(ribosomal protein S14 and S19 genes);STAT3 gene,信号转导因子和转录活化因子 3 基因(signal transducer and activator of transcription 3 gene);T-cell,胸腺源性淋巴细胞(thymus-derived lymphocyte)。

遗传性纯红细胞再生障碍性贫血
(Diamond-Blackfan 贫血)

定义及历史

遗传性纯红细胞再生障碍性贫血是指婴儿及早期儿童贫血伴外周血网织红细胞及骨髓红系前体细胞缺乏。本病曾于 1936 年被 Joseph[1] 描述为"红系造血衰竭",1938 年被 Diamond 和 Blackfan[2] 描述为"先天性低增生性贫血"。1951 年盖瑟[3] 首次报道一例糖皮质激素治疗有效患者,Diamond 及其同事[4] 报道了一系列接受了治疗的患者资料。遗传性研究从核糖体蛋白编码基因中发现了导致疾病发生的突变基因[5-9]。迄今已报道了成百例病例且发表了许多优秀的综述[10]。尽管该病由约瑟夫首次报道,但一直以来被称为 Blackfan-Diamond 贫血或 Diamond-Blackfan 贫血。

病因及发病机制

由人口统计数据估计该病的年发病率为每一百万活产婴儿中有 5 例[11]。典型的家系属于常染色体显性遗传或较少见的常染色体隐性遗传。散发病例最为常见。回顾性研究可能发现在患者父母的一方或其他并无贫血表现的亲属中存在轻微的血液学或生化检查异常或基因异常[12]。

近来遗传学研究提示 Diamond-Blackfan 贫血为核糖体合成性疾病[5-7,13,14]。通过对欧洲几十个家族的基因连锁分析确定突变基因位于染色体 19q13[15],且在一例患者中发现了一个易位导致核糖体蛋白 S19(RPS19)基因克隆化,该基因编码的蛋白参与核糖体组装过程[5-9]。多数患者的基因突变为整个基因的缺失、易位或截短;这一模式提示存在单倍体失活(haploinsufficiency)的机制而使 RPS19 基因表现为显性基因[16]。(当在小鼠胚胎干细胞中敲除该基因的两个等位基因时,该胚胎细胞将无法植入发育[17])约有 25% 遗传性红细胞再障患者中可检出 RPS19 基因突变[16,18],继而在部分 Diamond-Blackfan 贫血患者中又发现了许多其他核糖体合成基因突变(尤其是 RPS10,RPS26)[16,19,20]。最近,在一个 Diamond-Blackfan 贫血的家族中发现了一种珠蛋白转录因子 1(GATA1)基因突变,揭示了红系分化的信号转导通路也参与了本病的发生[21]。研究表明在骨髓增生异常综合征 5q-亚型中存在 RPS14 基因异常[22]。

核糖体蛋白基因缺陷如何导致组成性红细胞再生障碍的确切机制仍未明确。Diamond-Blackfan 贫血一直以来以红系前体细胞数量减少[红细胞集落生成单位(CFU-E)和红细胞爆裂型集落生成单位(BFU-E)]为特征[23,24]。细胞培养分析结果表明,早期的相对不依赖红细胞生成素的红系造血相对正常;主要缺陷发生在晚期依赖红细胞生成素的红系扩增及成熟过程[25]。在遗传性红细胞再生障碍中晚期红系的分化缺陷与巨红细胞的特征表现及血红蛋白 F 表达增加相一致。粒细胞-巨噬细胞集落形成单位法检测粒细胞生成及体外长期培养起始细胞法(鉴定早期多能造血祖细胞的方法)检测早期造血祖细胞的结果通常是异常的,但较红系(CFU-E 和 BFU-E 生成)功能异常程度为轻[26]。在斑马鱼模型中,早期胚胎发育时 rps19 缺失可导致红细胞减少和体形异常[27]。在组织培养实验中,RPS19 基因沉默显著影响了红系造血分化,对粒系造血也有程度相对较轻的影响[28,29]。体内和体外模型都表明,调节抑癌蛋白 p53 肿瘤抑制活性的游离核糖体蛋白在细胞中的堆积会稳定 p53 蛋白并增加细胞的凋亡[30]。这种特异存在于红系中的分子缺陷可能是红系干祖细胞对核糖体生物合成需求增加的结果。

尽管糖皮质激素治疗有效,但几乎无证据表明遗传性红细胞再生障碍性贫血患者存在细胞或体液免疫机制异常。

临床特征

约三分之一患者于出生时或分娩后数周内确诊,几乎所有患者在一岁内确诊[31]。从有关的体格异常进行诊断时,可出现与表型严重程度相关的较大变异,有的表现为胎儿水肿[32,33],有的到成年才出现症状[5,34]。本病发病无性别差异。已收集的病例提示患者早产及家族流产率增高[35]。早期儿童期贫血的症状包括苍白、淡漠、食欲低下及发育迟缓。体格异常见于约三分之一患者,以颅面畸形最为常见。Cathie[36]所描述的此病的典型表现为"亚麻色头发、塌鼻子、眼距宽、上唇厚和表情机警"。按发生概率自高而低的体格异常分别为拇指畸形、身材矮小、泌尿生殖系异常、蹼状颈、骨骼畸形和心脏异常[11,31,37]。但是这些体格异常不及在 Fanconi 贫血中那么普遍。

实验室特征

诊断时患者贫血程度可有高度差异。贫血可表现为大细胞性或正细胞性贫血。网织红细胞显著减少。骨髓通常表现为红系前体细胞缺乏,可有少量呈明显"成熟阻滞"的巨幼样变早期红细胞。血小板计数正常或升高。白细胞正常或轻度降低。中性粒细胞数常随年龄增长而下降,成年患者偶可出现严重粒细胞缺乏而易出现致命性感染[38]。

约75%患者红细胞腺苷脱氨酶水平升高,该酶升高也可出现于其他再生不良性贫血的儿童[39]。血清促红细胞生成素、血清铁及总铁结合力升高。多次输血后可有铁蛋白水平升高,如不接受铁螯合剂治疗,患者可出现铁超负荷。

鉴别诊断

临床诊断的典型三联症包括贫血、网织红细胞减少和骨髓红系前体细胞减少或缺如。红细胞腺苷脱氨酶活性增强及核糖体基因突变分析可为其诊断的补充证据。Fanconi 贫血可通过染色体断裂应激诱导下的细胞遗传学分析及 Fanconi 贫血致病基因突变分析而进行排除(参见第 35 章)。儿童一过性成红细胞减少症常发生于一岁患儿,具有自愈的特征。对于年龄较大患者,较难鉴别遗传性和获得性再生障碍性贫血[40]:阳性家族史,体格异常及特征性细胞遗传学、酶学或基因改变强烈提示遗传性疾病。

治疗、病程及预后

遗传性纯红再障若不治疗可致命,死因为严重贫血及充血性心力衰竭。输血、糖皮质激素及异体干细胞移植均为有效治疗方法[9,41]。糖皮质激素治疗有效的预测因素包括发时时年龄大、家族史和血小板计数正常。低龄发病及早产常与持续红细胞输注依赖相关[42]。支持治疗包括红细胞输注。为避免输血性含铁血黄素沉着症,应尽早开始去铁胺治疗(参见第 43 章)。以往铁超负荷导致的脏器损伤是主要的死亡原因。

输注红细胞时应去除白细胞以避免发生异源性免疫反应(参见第 138 章)。红细胞输注通常需维持血红蛋白水平于 $70 \sim 90$ g/L 从而消除症状和保证正常生长及性发育。

尽管糖皮质激素治疗本病的机制不明,毒性作用大,治疗反应也难以预期,但大多患者应用糖皮质激素治疗都有效[43]。本病一旦确诊就应给予泼尼松治疗,剂量为每天 2mg/kg,分三至四次口服[35,44,45]。大多数患者治疗后 $1 \sim 4$ 周可出现网织红细胞反应,后可出现血红蛋白水平上升。一旦血红蛋白水平达到 $90 \sim 100$ g/L,就可通过减少每天用药次数来非常缓慢的减少糖皮质激素剂量。当减至每天一次后,可采用隔日用药方案。通常来说,持续糖皮质激素治疗可避免发生严重贫血。维持剂量可很小(每天 $1 \sim 2$ mg)。虽然某些患者可耐受完全停止泼尼松治疗,但很多患者出现复发且大多数对治疗有反应者出现激素依赖。治疗反应的表现不一,有的迅速缓解明显治愈,有的治疗有效但多年后复发[35]。相反,在治疗失败多年后再次试用糖皮质激素可有效。在 76 例患者的长期随访中,59 例接受泼尼松治疗;31 例初次治疗有效,25 例初次治疗失败者中 2 例后来出现治疗有效[44]。糖皮质激素治疗有效与较好的生存率密切相关,服用小剂量泼尼松治疗患者及极少数自发缓解者预期可正常生活。长期服用大剂量泼尼松可出现显著的毒性作用,包括生长延迟、库欣面容、水牛背、骨质疏松症、髋关节无菌性坏死及骨折、糖尿病、高血压及白内障。红细胞输注伴铁螯合剂治疗效果要优于大剂量激素维持治疗者。

成功的异基因干细胞骨髓移植可治愈本病(参见第 23 章),但该疗法未广泛应用于治疗有效的儿童。需输血及铁螯合剂治疗患者的中位预期寿命为 $30 \sim 40$ 岁。疗效略差者与依从性差及铁超负荷所致的心脏及肝脏疾病有关[46]。由于考虑到异基因干细胞移植相关的不良反应发生率及死亡率,多数患者到疾病晚期,在大量输血、铁超负荷和产生同种异体免疫后才接受移植。尽管存在诸多不良预后因素,首次报道的 19 例移植患者中 15 例在移植后存活了 5 个月至数年[37]。欧洲[47]和日本[48]统计的报道的生存率也与此类似。无亲属关系捐献者的骨髓干细胞或脐血干细胞[47,49]移植的成功率较低。有一例儿童患者移植完全成功仍出现了纯红再障的复发[50]。

其他治疗方法包括白细胞介素(IL)3[51]、大剂量甲泼尼龙[52]、环孢素及其他免疫抑制剂[53,54]以及 metoclopropamide 诱导泌乳素治疗[55],虽经初步研究取得满意结果,但仍未被广泛接受。亮氨酸在动物模型中被证实有效[56],关于其疗效的临床试验正在进行中。

由于生存期较长,本病晚期发展为白血病的风险较高[14,43]。波士顿儿童医院随访的 76 例患者中,4 例死于急性髓系白血病,相对危险度较预期高 200 倍[44]。

体外基因转染可纠正 RSP19 基因(核糖体蛋白编码基因)突变细胞的功能[57]。在动物模型中,被纠正的细胞在体内表现出红系造血改善和体内生存优势[58],为基因治疗提供了可能性。

● 短暂性再障危象和儿童期短暂性幼红细胞减少症

定义及历史

短暂性红系造血衰竭除了症状可自发缓解、持续数周的实验室检查异常如正细胞正色素性贫血和骨髓红系增生低下可自行恢复外,其余临床表现与纯红再障相同。此病红系造血停滞的原因包括:①急性细小病毒 B19 感染,通常发生于溶血性疾病患者(称为短暂性再障危象);②在正常儿童中,通常发生于其他未知的儿童期病毒感染之后(儿童期短暂性幼红细胞减少症);③一过性药物反应。

20 世纪 40 年代,Lyngar[59] 首次描述了贫血危象,其后 Owren[60]、Gasser[3]、Dameshek 与 Bloom[61] 相继报道了遗传性球形细胞增多症伴有贫血危象。其中某家系中的几个儿童均发生贫血危象伴随不寻常的网织红细胞计数降低。短暂性再障危象也是镰状细胞贫血的并发症[62,63]。骨髓检查显示红系前体细胞降低或缺如,常可见巨大原红细胞[60,61]。由于家族史中有患者及其兄弟姐妹同时发热的疾病史,故该病被疑为感染所致。自一名正常献血者血中偶然发现细小病毒 B19 后,Pattison 及其同事检测了大量储备的血清以寻找近期感染证据。在伦敦发生过短暂性再障危象的患有镰状细胞贫血的牙买加儿童的血液中,全部都发现了 B19 病毒特异性免疫球蛋白(Ig)M 型抗体或病毒抗原[64]。后来证实细小病毒 B19 也是第五病的发病病因[65]。在 Serjeant 及其同事[66,67] 报道的大群牙买加镰状细胞贫血患者中,几乎所有短暂性再障危象的发生都与细小病毒 B19 相关。回顾性分析发现归咎于恶性营养不良病、维生素缺乏、细菌感染及化学物品接触的纯红再障也可能存在细小病毒感染。

Gasser[3] 描述了在正常儿童中出现幼红细胞减少并最终痊愈[60];20 世纪 70 年代 Wranne[68] 确定该病为独立病种。儿童期短暂性幼红细胞减少症的病因不明,但可能为某种病毒感染后免疫介导的综合征。这种综合征很罕见并且其发生率可能正在下降[69]。

病因学和发病机制

细小病毒 B19 为小 DNA 病毒,通常感染人类。大多数成人有 B19 特异性 IgG 抗体[65]。因为红系祖细胞的 P 抗原或红细胞糖苷脂为 B19 进入细胞的受体[71~72](图 36-1),故该病毒对红系祖细胞有亲嗜性[70]。体内及体外研究发现此病毒感染可溶解靶细胞并终止红系造血功能。在所有感染的患者中,细小病毒 B19 感染很可能伴有网织红细胞减少[73]。只有红细胞寿命缩短时,才会出现贫血。通常产生中和病毒的抗体后,感染才被终止(如果抗体缺乏时,病毒持续存在则会导致慢性纯红再障)。在正常人群中,细小病毒 B19 的感染导致第五病的流行;而在

特殊的镰状细胞性贫血类的血液专科病人中,该病毒常导致短暂性再障危象[74,75]。在第五病患者的血中存在 IgM 抗体,病毒水平低或检测不到。典型的症状及体征如"掌掴脸"皮疹及关节痛或关节炎都继发于抗体-病毒免疫复合物沉积。

相反的,在短暂性再障危象时,血循环中病毒浓度高,患者不会进展为第五病。镰状细胞性贫血儿童患者中,细小病毒 B19 感染的发生率约为 11%,75% 患者发生在 20 岁前[76]。在这种状况下,细小病毒感染与短暂性再障危象、反复发热、疼痛、急性胸腔综合征和急性脾隔断综合征等相关[76]。但是与正常人一样,镰状细胞性贫血患者感染细小病毒后也可以无症状[77]。

儿童期短暂性幼红细胞减少症的病因仍不明。典型表现为明显的病毒感染前驱症状[78],有一过性发病和季节性发病的特点[79~81]。有极少数例外[82],细小病毒 B19 不是病因[83,84],至今未检出其他病毒感染[78]。红细胞集落数(参见第 32 章)通常减少[85]。体外实验发现大部分患者血清中的 IgG 抑制红系造血,提示免疫反应在其发病中发挥作用[86,87]。细胞介导免疫机制也可能与发病有关。有研究报道去除 T 细胞可引起 CFU-E 集落生成显著增加[88]。家族性短暂性幼红细胞减少症患者中存在多态性等位基因成簇分布现象,提示儿童期短暂性幼红细胞减少症与遗传性红细胞再生障碍性贫血可能相关[89]。

导致慢性纯红再障的药物亦可导致暂时性红系造血衰竭[90]。针对继发于苯妥英[91] 及利福平[92] 的纯红再障的实验室研究发现存在半抗原机制,即只有药物共存时,血清抗体才影响红系前体细胞。

临床特征

短暂性再障危象一般好发于遗传性球形红细胞增多症、镰状细胞贫血或其他溶血性贫血的慢性贫血的年轻患者。红系造血功能下降导致更明显的面色苍白、活动或休息时乏力、倦怠及活动时呼吸困难。可能出现胃肠不适或头痛[93]。细小病毒感染可揭示之前未诊断的潜在的溶血性贫血。体格检查可发现贫血体征,如苍白、心动过速及吹风样杂音。未见皮疹及关节肿胀。血清胆红素水平升高或显性黄疸提示可能存在潜在溶血。

儿童期短暂性幼红细胞减少症可表现为既往健康儿童的急性贫血。该综合征的预计发生率为 4~5 例/100 万个儿童[94~96]。短暂性幼红细胞减少症在重症贫血儿童常见[95,97],也是儿童患者中获得性纯红再障的最常见原因[94,98]。多数患者为 1~3 岁幼儿[97,98],但儿童期短暂性幼红细胞减少症的发病可从

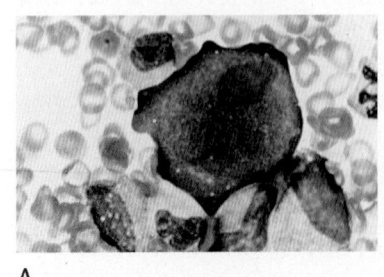
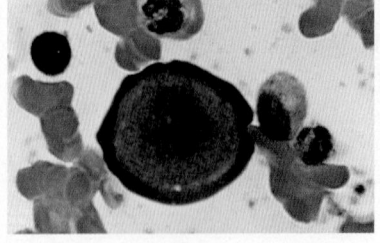
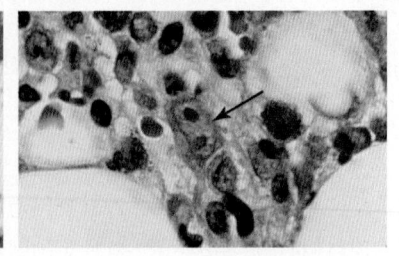

图 36-1　A 和 B. 一例继发于持续性细小病毒 B19 感染的慢性纯红再障患者的骨髓涂片,可见巨大早期红系前体细胞。注意核包涵体(细胞核内暗色阴影部分)代表细小病毒感染灶。C. 骨髓病理切片箭头所指双核红系前体细胞伴核包涵体代表细小病毒感染灶。(引用得到了 *Lichtman's Atlas of Hematology* 的许可,www.accessmedicine.com)

出生后第一年持续到青春期。其较少见的并发症包括癫痫及一过性神经系统异常[99~101]。

实验室评估

在两种综合征中，贫血是其显著特征，血红蛋白水平可明显降低。外周血网织红细胞常缺如，骨髓红系前体细胞缺乏或显著减少。红细胞指数正常。白细胞及血小板计数正常或升高。偶有患者可出现中性粒细胞或血小板轻度到中度减少，特别在脾功能正常的遗传性球形红细胞增多症或儿童期短暂性幼红细胞减少症患者中更易出现[97]。如果病程短暂且诊断时已经处于骨髓恢复期，患者可表现为网织红细胞增高，外周血涂片中可见有核红细胞。

鉴别诊断

网织红细胞计数可辨别溶血性贫血患者出现进行性贫血的原因是否源于暂时性再障危象。儿童期短暂性幼红细胞减少症最需要与遗传性纯红再障相鉴别。前者的发病年龄较大，患者常无家族史（但是儿童期短暂性幼红细胞减少有家族聚集性，可以在同胞中同时出现）[102]。患者无体格畸形，症状可自行缓解。

与遗传性纯红再障相反，儿童期短暂性幼红细胞减少症患者的红细胞腺苷脱氨酶水平正常，红细胞不表达胎儿血红蛋白及 i 抗原（主要在胎儿红细胞上表达的抗原）等"应激"模式。患者病史、红细胞指数和适当血清学检查可快速排除儿童期贫血更常见的原因，如缺铁或其他营养缺乏。当短暂性幼红细胞减少伴有中性粒细胞减少时，需怀疑急性淋巴细胞白血病和再障性贫血，骨髓检查可鉴别[103]。当前用药史更支持药物诱发而不是特发性的初步诊断，这对于成年患者尤为重要。

治疗、病程及预后

通常在感染后 1~2 周内，当出现细小病毒 B19 中和抗体时，暂时性再障危象可缓解。继而网织红细胞可升高，血红蛋白可一过性升高到正常水平以上。白细胞和血小板数量可"反弹"，可出现因骨髓增生而致的骨痛。重度贫血患者可能需输注红细胞（参见第 138 章）。免疫球蛋白输注无确定的治疗作用。

儿童期短暂性幼红细胞减少通常在数周后终止，但贫血偶可持续数月[98]。在该期间可能需要输血。应该避免对自限性疾病的过度治疗和对严重疾病的误诊。

对于药物相关性暂时性红系造血衰竭，应该停用可疑致病药物，若临床状况随之改善有助于确定该诊断。

● 获得性纯红再障

定义及历史

获得性纯红再障是一种少见的贫血，主要见于老年人。其血细胞计数与骨髓表现与 Diamond-Blackfan 贫血没有区分，即均有贫血、严重网织红细胞减少和骨髓红系前体细胞缺乏。获得性纯红再障的疾病分类学起源含混不清。早期的病例描述混杂于再障之中（以往再障是广义骨髓衰竭的笼统术语）。1922 年 Kaznelson[104] 报道了首例病例。纯红再障与胸腺瘤的关

系有助于早期鉴别这两种综合征。尽管纯红再障与再障一样均有免疫异常且免疫抑制剂治疗有效，但前者没有中性粒细胞、单核细胞及血小板受损，从而有助于鉴别。众多纯红再障的不同临床分类（表 36-1）均符合免疫介导的病理生理机制。其中红细胞衰竭最明确的机制为 T 细胞介导的免疫损伤及持续性细小病毒 B19 的感染。

表 36-1　纯红再障的分类

胎儿纯红再障（非免疫性胎儿水肿）
宫内细小病毒 B19
遗传性（（Diamond-Blackfan 贫血）
　RPS19 及其他 RPS 突变
获得性
　短暂性纯红再障
　溶血性疾病伴急性细小病毒 B19 感染（短暂性再障危象；0~100%）
　儿童期短暂性幼红细胞减少
　慢性纯红细胞再障
特发性
　大颗粒淋巴细胞性白血病
　慢性淋巴细胞性白血病
　克隆性髓系疾病（特别是 5q-综合征）
　免疫缺陷的宿主中持续性细小病毒 B19 感染（0~15%）
　胸腺瘤
　胶原血管疾病
　干细胞移植后
　抗 ABO 型抗体
　药物诱发
　抗 EPO 抗体
　妊娠

病因及发病机制

免疫介导的红系造血衰竭

临床和实验室依据均支持存在抑制红系造血的体液及细胞免疫机制。纯红再障与自身免疫性疾病相关，如类风湿关节炎、系统性红斑狼疮、重症肌无力、自身免疫性溶血性贫血、获得性低免疫球蛋白血症、自身免疫性多腺体综合征，特别是胸腺瘤；并与伴有免疫调节紊乱的淋巴增殖性疾病相关，如慢性淋巴细胞白血病（chronic lymphocytic leukemia，CLL）及霍奇金淋巴瘤。实验室检查常可检出血清抑制物。Krantz 及其同事在体外实验中发现患者血中的免疫球蛋白片段可抑制血红素合成及红细胞前体细胞实验[87]。纯红再障患者经常出现抑制 BFU-E 和 CFU-E 集落生成的抗体。此种抗体的病理生理学作用可由以下事实推断而知：首先，根据患者对针对性抗体治疗如血浆置换及 CD20（所有成熟 B 细胞表面表达的一种分化抗原）单克隆抗体的疗效反应趋向；其次，已治愈患者血浆中抗体滴度下降或消失。这些抗体可参与妊娠纯红再障的发生[105]。

针对红细胞生成素的自身抗体很少引起本病[106,107]。继发于抗体的纯红再障更常见于接受肾脏透析治疗而注射重组红细胞生成素所诱发的患者[108~113]。这种贫血可较严重，有些患

者即使停用激素治疗仍依赖输血。糖基化的重组红细胞生成素与天然分子不同，但是所产生的抗体是针对其蛋白的构象表位而非糖基部分；这种红细胞生成素的免疫原性与人类白细胞抗原(human leukocyte antigen, HLA)特异性相关[114]。第二类由已知特异性的抗体导致红细胞再障的例子发生于造血干细胞移植后。若供者在一个主要 ABO 位点不符合，就可导致受体红系移植延迟或晚期红系造血功能衰竭[115~118]。但是在大多数纯红再障患者中靶抗原仍然未知。

T 细胞抑制红细胞生成可能比抗体介导的红系造血衰竭更加常见[119]。临床观察提示 CLL 与纯红再障频繁相关(参见第92 章)，约有 6% 的病例出现纯红再障[120]；CLL 同时也与自身免疫性溶血性贫血、特发性血小板减少性紫癜[121]和大颗粒淋巴细胞白血病(LGL；参见第 94 章)相关，约 7% 的 CLL 患者出现这些疾病[122]。在一组 47 例纯红再障患者中，4 例为 CLL，9 例为LGL[123]。更加敏感的流式细胞术和分子学方法可以在外周血淋巴细胞正常的患者中检测到克隆性 T 细胞扩增[124,125]。CD8 阳性细胞扩增的一种有吸引力的分子机制，即信号转导因子和转录活化因子 3 基因(STAT3)突变，导致单克隆细胞毒 T 细胞的组成性激活，该突变在 LGL 患者中相对常见[126]，纯红再障的患者也会发生这种突变[127~129]。功能上看，从特发性纯红再障[130~132]或伴随 CLL[133,134]、LGL[135~137]、胸腺瘤[138]、其他淋巴恶性疾病[139,140]、Epstein-Barr 病毒感染[141]及人类 T 细胞白血病病毒1 感染[142]等疾病的纯红再障患者分离的淋巴细胞可抑制集落形成试验中的红系造血。研究表明存在数种细胞杀伤机制[122,143]。当效应细胞以组织相容性等位基因 A(HLA)- Ⅰ 类限制性方式杀伤细胞时，由表达 αβ-T 细胞受体的 T 细胞识别特异性抗原肽[144]。在 LGL 相关性纯红再障患者中，红系造血抑制是通过非主要组织相容性复合物(MHC)抗原限制性的 γδT 细胞溶解CFU-E 实现的。T 细胞下调 Ⅰ 类组织相容性抗原，因此不能同自然杀伤细胞的抑制性受体结合[137]。

持续性细小病毒 B19 感染

细小病毒 B19 特异性感染红系前体细胞并对其有毒性作用。正常情况下细小病毒感染在感染后 1~2 周通过体液免疫反应可终止。线性中和表位定位于衣壳蛋白相对小的区域上[145]。当缺乏有效抗体反应时，感染就会持续存在并造成纯红再障[65,145]。红系造血衰竭有可能是细小病毒感染的唯一表现。细小病毒 B19 持续感染可发生于免疫缺陷状态(参见第 80章)，最常见的原因包括化疗及免疫抑制药物治疗[146]、人类免疫缺陷病毒 1 感染[147]，偶尔也发生于伴有轻微免疫异常的 Nezelof综合征[148]。既往细小病毒曾导致约 15% 获得性免疫缺陷综合征患者出现重症贫血[149]，然而高度有效的抗反转录病毒药物降低了其致病作用[150,151]。持续性细小病毒 B19 感染可发生于妊娠中期胎儿(参见第 55 章)。这种感染可以通过病毒对胎肝红系前体细胞的细胞毒作用引起胎儿水肿，并且因为重度贫血及充血性心力衰竭而导致新生儿死亡[65]。极少情况下，由输注红细胞而得到解救的细小病毒感染或胎儿水肿表现的婴儿会出现先天性纯红细胞再障或红系造血异常性贫血[33]。

导致红细胞造血衰竭发生的细胞内在缺陷

红细胞再障可以是骨髓增生异常的首发或主要表现[152]。多个不相关的基因缺陷可以导致红系造血衰竭。一些骨髓增生异常综合征病例中可出现 N-RAS 基因(RAS 组的癌基因之一)的激活型点突变[153,154]。体外实验中 N-RAS 基因突变可诱导红系前体细胞增殖缺陷[155]。5q-综合征中的 RPS14 基因的缺失导致了此类 MDS 中的红系发育障碍[22,156]。体外集落形成可以将细胞内在的缺陷与免疫介导的骨髓衰竭区分开来，更多的BFU-E 数目预示对免疫抑制治疗的缓解[157]。

药物

特异性药物反应所致红细胞再障比例远远低于粒细胞缺乏(参见第 65 章)。病例报道提示多种药物与纯红再障有关，如苯妥英、磺胺及磺胺类药物、硫唑嘌呤、别嘌呤醇、异烟肼、普鲁卡因、噻氯匹啶、利巴韦林及青霉胺。由病例报道无法确定其因果关系。当使用非甾体抗炎药物、金及秋水仙碱时，原发的风湿性疾病可能为其病因。

临床特征

老年患者的症状性贫血可表现为苍白、乏力、倦怠、搏动性耳鸣及心前区疼痛(参见第 34 章)。长期应用糖皮质激素可出现医源性库欣综合征，长期输注红细胞可出现伴有生理性色素斑的继发性血色病。并发的疾病包括 CLL、淋巴瘤、胶原血管疾病、重症肌无力，特别是胸腺瘤和某些肿瘤。纯红再障可发于妊娠。以下患者出现贫血应考虑是否存在持续性细小病毒 B19 感染：干细胞移植后的肿瘤患者、接受免疫抑制剂治疗者、AIDS 患者和有家族史或个人史提示存在遗传性免疫性疾病者。其他已证实与纯红再障发病有关的病毒感染性疾病包括传染性单核细胞增多症和部分病原体不明的血清学阴性肝炎。

实验室特征

可为正细胞或大细胞性贫血，网织红细胞显著减少，白细胞和血小板计数大致正常。骨髓红系前体细胞极少或缺如，而粒系及巨核系造血正常。铁饱和度及铁蛋白水平均升高，且随反复输血而更高。红系集落培养法可预测对免疫抑制剂的治疗反应。骨髓或血液出现 BFU-E 或 CFU-E 与血液学改善相关[130,158,159]，不过此方法未能广泛采用。

胸腺瘤常与自身免疫性疾病相关，重症肌无力有时与骨髓衰竭综合征显著相关[160]。在纯红再障患者中，应行胸部影像学检查包括胸部计算机断层扫描(computed tomographic scan, CT)来检测胸腺瘤。胸腺瘤与纯红再障的关系已引起重视，不过这种关系并不常见：在 37 例纯红再障患者中仅 2 例胸腺瘤[161]，而在另一组 29 位胸腺瘤患者中，仅有 2 例纯红再障[162]。胸腺瘤常被外周包膜包裹且可见梭形细胞组织。在一项研究中，56 例胸腺瘤患者中有 10 例因局部浸润表现而认定为恶性肿瘤[163]，故如有可能，胸腺瘤应行手术切除。

CLL 的诊断应当依据淋巴细胞计数的增高和单克隆的免疫表型。LGL(参见第 94 章)是纯红再障更为常见的潜在病因，其诊断更为微妙。诊断 LGL 需要仔细观察血涂片以寻找典型的淋巴细胞，借助流式细胞术寻找自然杀伤细胞及细胞毒淋巴细胞特征性的表面分子标志，以及通过分子学研究找到单克隆 T 细胞增殖的证据。

持续性细小病毒感染较难诊断。骨髓涂片中散在巨大原红细胞是本病的特征性改变(图 36-1)，不过这种典型细胞比较难被观察到。有些报道骨髓形态学呈现病态造血或白血病样改变。血清病毒特异性抗体缺如或仅有 IgM 阳性。血液中细小病毒 DNA 表现为高浓度而且很容易用分子学方法检出。

鉴别诊断

年轻患者很难区分遗传性或获得性纯红再障。极少情况下,如其他血细胞计数处于临界水平,纯红再障难以与比较常见的骨髓衰竭区别开来。单纯贫血及网织红细胞减少患者的骨髓涂片出现病态造血及染色体异常等骨髓增生异常表现。由于可治愈性,免疫抑制者出现贫血时应总是考虑细小病毒 B19 感染并寻找相关依据。

治疗、病程及预后

治疗

输血治疗　与遗传性纯红再障相同,输血和铁螯合剂属于基本治疗[164]。对成年人而言,每周输注一个单位浓缩红细胞可替代骨髓红系造血,为方便计数,通常每两周输注两个单位红细胞。多数患者最低血红蛋白水平高于 70g/L 即可达到预防贫血症状的目标。在伴心肺疾病患者及老年患者中血红蛋白水平的期望值往往高于 90g/L。即使难治性纯红再障的生命亦有望延长,甚至可能达到正常预期寿命,可根据血清铁蛋白水平决定何时开始铁螯合剂治疗(参见第 43 章)。

免疫抑制治疗　可疑免疫源性疾病者可应用免疫抑制剂治疗。大多数患者可有效,但常需多种药物进行后继治疗。但有些患者持续治疗无效[119,164~166]。常用治疗方案为起始口服泼尼松每天 1~2mg/kg,约半数患者可获改善。用药 1~2 个月可出现明显毒性作用,表现库欣综合征。有报道环孢素治疗可获更高缓解率,因而有研究者倡议将本药作为一线治疗药物[53,167~171]。细胞毒性药物,特别是硫唑嘌呤和环磷酰胺也有一定疗效[172],但因其具有致突变和致白血病作用而不宜作为一线用药。此类药物更宜用于大颗粒淋巴细胞白血病相关性纯红再障等本身需要进行细胞减量的疾病[124,173,174]。获得性纯红再障常对抗胸腺细胞球蛋白(antithymocyte globulin, ATG))治疗有效[130,159,175]。更加特异性的单克隆抗体较抗淋巴细胞球蛋白毒性更低,因此不需住院监控用药[176]。达利珠单抗(daclizumab)是抗白细胞介素-2 受体的单克隆抗体,对纯红再障病人的有效率约 40%[177]。利妥昔单抗(抗 CD20 单克隆抗体)[178~180]和阿仑单抗(alemtuzumab)[抗 CD52 单克隆抗体][181~183]也有治疗成功的报道。有些治疗无效患者对氟达拉滨和克拉屈滨有反应[184,185]。小部分患者经血浆置换治疗[186,187]后可获长期改善,推测可能与去除了致病抗体有关[186]。由于缺乏随机临床实验,以及病例报告缺乏足够大的样本,因而很多治疗方法无法从病例报告中定量的评估治疗效果[164]。

胸腺瘤应该被切除以防止恶性肿瘤局部扩散,不过胸腺瘤切除术不能改善骨髓造血功能[163]。胸腺瘤切除术后也可出现纯红再障。环孢素为治疗胸腺瘤相关纯红再障最有效的药物[188]。纯红再障极少成为干细胞移植指征,因为这种贫血通常不需过于猛烈的治疗手段即可控制。无反应患者可经环磷酰胺预处理后,输注异基因干细胞达到治愈[189,190]。

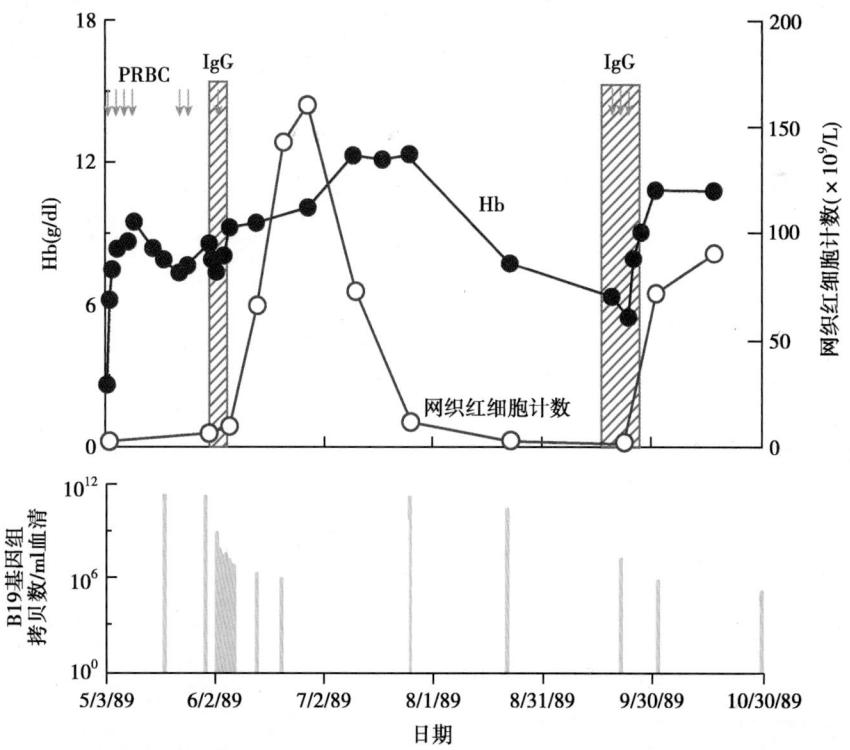

图 36-2　HIV-1-感染合并继发于持续性细小病毒 B19 感染的纯红再障患者的临床病程的图表。注意首次输注免疫球蛋白(Ig)G(阴影柱状图表示)后网织红细胞计数的增高(空心圆圈),继之以细小病毒滴度的下降。此后,网织红细胞计数和血红蛋白(Hgb)浓度(实心圆圈)下降反应贫血再发。再次 IgG 治疗后网织红细胞计数和 Hgb 浓度又升高,并有细小病毒滴度下降。PRBC,红细胞比容

其他治疗　尽管早期病例报道有一些疗效较好，但雄激素、红细胞生成素和脾切除术不属于纯红再障的常规治疗方案。

持续性细小病毒 B19 感染患者的免疫球蛋白治疗　细小病毒的持续感染存在于无法产生有效体液免疫的宿主体内。几乎所有患者可通过输注商业化免疫球蛋白得以有效治疗[191,192]，这种中和性抗体本身存在于大部分健康人群中。输注 5～10 天的免疫球蛋白，每天 0.4g/kg，可显著提高网织红细胞数，并可将患者血红蛋白恢复至理想水平。对于遗传性免疫缺陷综合征为基础病的纯红再障患者，一个周期的治疗即足以获得长期治愈[193]，而获得性免疫缺陷综合征患者一个周期的治疗可能无法清除血循环中的细小病毒而复发，需反复治疗[147]或以免疫球蛋白维持输注[147,194]（图 36-2）。持续性细小病毒 B19 感染患者没有发热等病毒感染的典型表现。这些患者输注免疫球蛋白后可诱发不同程度的第五病的症状，包括皮疹暴发及关节炎。既往报道有老年纯红再障患者对免疫球蛋白输注治疗有效，意味着有可能对未经发现的细小病毒感染进行了治疗。

翻译：黄慧君　互审：陈苏宁　校对：肖志坚

参考文献

1. Joseph WH: Anemia of infancy and early childhood. *Medicine (Baltimore)* 15:307, 1936.
2. Diamond LK, Blackfan KD: Hypoplastic anemia. *Am J Dis Child* 56:464, 1938.
3. Gasser C: Aplasia of erythropoiesis; acute and chronic erythroblastopenias or pure (red cell) aplastic anaemias in childhood. *Pediatr Clin North Am* 445, 1957.
4. Diamond LK, Wang WC, Alter BP: Congenital hypoplastic anemia. *Adv Pediatr* 22:349, 1976.
5. Farrar JE, Dahl N: Untangling the phenotypic heterogeneity of Diamond Blackfan anemia. *Semin Hematol* 48(2):124, 2011.
6. Ellis SR, Lipton JM: Diamond Blackfan anemia: A disorder of red blood cell development. *Curr Top Dev Biol* 82:217, 2008.
7. Khincha PP, Savage SA: Genomic characterization of the inherited bone marrow failure syndromes. *Semin Hematol* 50(4):333, 2013.
8. Vlachos A, Blanc L, Lipton JM: Diamond Blackfan anemia: A model for the translational approach to understanding human disease. *Expert Rev Hematol* 7(3):359, 2014.
9. Narla A, Vlachos A, Nathan DG: Diamond Blackfan anemia treatment: Past, present, and future. *Semin Hematol* 48(2):117, 2011.
10. Rodon P, Breton P, Courouble G: Treatment of pure red cell aplasia and autoimmune haemolytic anaemia in chronic lymphocytic leukaemia with Campath-1H. *Eur J Haematol* 70(5):319, 2003.
11. Ball SE, McGuckin CP, Jenkins G, et al: Diamond-Blackfan anaemia in the U.K.: Analysis of 80 cases from a 20-year birth cohort. *Br J Haematol* 94(4):645, 1996.
12. Orfali KA, Ohene-Abuakwa Y, Ball SE: Diamond Blackfan anaemia in the UK: Clinical and genetic heterogeneity. *Br J Haematol* 125(2):243–52, 2005.
13. Dianzani I, Loreni F: Diamond-Blackfan anemia: A ribosomal puzzle. *Haematologica* 93(11):1601, 2008.
14. Lipton JM: Diamond blackfan anemia: New paradigms for a "not so pure" inherited red cell aplasia. *Semin Hematol* 43(3):167, 2006.
15. Gustavsson P, Willing TN, van Haeringen A, et al: Diamond-Blackfan anaemia: Genetic homogeneity for a gene on chromosome 19q13 restricted to 1.8 Mb. *Nat Genet* 16(4):368, 1997.
16. Campagnoli MF, Ramenghi U, Armiraglio M, et al: RPS19 mutations in patients with Diamond-Blackfan anemia. *Hum Mutat* 29(7):911, 2008.
17. Matsson H, Davey EJ, Draptchinskaia N, et al: Targeted disruption of the ribosomal protein S19 gene is lethal prior to implantation. *Mol Cell Biol* 24(9):4032, 2004.
18. Willig TN, Draptchinskaia N, Dianzani I, et al: Mutations in ribosomal protein S19 gene and diamond blackfan anemia: Wide variations in phenotypic expression. *Blood* 94(12):4294, 1999.
19. Boria I, Quarello P, Avondo F, et al: A new database for ribosomal protein genes which are mutated in Diamond-Blackfan Anemia. *Hum Mutat* 29(11):E263, 2008.
20. Doherty L, Sheen MR, Vlachos A, et al: Ribosomal protein genes RPS10 and RPS26 are commonly mutated in Diamond-Blackfan anemia. *Am J Hum Genet* 86(2):222, 2010.
21. Sankaran VG, Ghazvinian R, Do R, et al: Exome sequencing identifies GATA1 mutations resulting in Diamond-Blackfan anemia. *J Clin Invest* 122(7):2439, 2012.
22. Ebert BL, Pretz J, Bosco J, et al: Identification of RPS14 as a 5q– syndrome gene by RNA interference screen. *Nature* 451(7176):335, 2008.
23. Perdahl EB, Naprstek BL, Wallace WC, et al: Erythroid failure in Diamond-Blackfan anemia is characterized by apoptosis. *Blood* 83(3):645, 1994.
24. Casadevall N, Croisille L, Auffray I, et al: Age-related alterations in erythroid and granulopoietic progenitors in Diamond-Blackfan anaemia. *Br J Haematol* 87(2):369, 1994.
25. Ohene-Abuakwa Y, Orfali KA, Marius C, et al: Two-phase culture in Diamond Blackfan anemia: Localization of erythroid defect. *Blood* 105(2):838, 2005.
26. Giri N, Kang E, Tisdale JF, et al: Clinical and laboratory evidence for a trilineage haematopoietic defect in patients with refractory Diamond-Blackfan anaemia. *Br J Haematol* 108(1):167, 2000.
27. Uechi T, Nakajima Y, Chakraborty A, et al: Deficiency of ribosomal protein S19 during early embryogenesis leads to reduction of erythrocytes in a zebrafish model of Diamond-Blackfan anemia. *Hum Mol Genet* 17(20):3204, 2008.
28. Flygare J, Olsson K, Richter J, Karlsson S: Gene therapy of Diamond Blackfan anemia CD34(+) cells leads to improved erythroid development and engraftment following transplantation. *Exp Hematol* 36(11):1428–35, 2008.
29. Miyake K, Flygare J, Keifer T, et al: Deficiency of ribosomal protein S19 in CD34+ cells generated by siRNA blocks erythroid development and mimics defects seen in Diamond-Blackfan anemia. *Blood* 105(12):4627–34, 2005.
30. Raiser DM, Narla A, Ebert BL: The emerging importance of ribosomal dysfunction in the pathogenesis of hematologic disorders. *Leuk Lymphoma* 55(3):491, 2014.
31. Halperin DS, Freedman MH: Diamond-Blackfan anemia: Etiology, pathophysiology, and treatment. *Am J Pediatr Hematol Oncol* 11(4):380, 1989.
32. Scimeca PG, Weinblatt ME, Slepowitz G, et al: Diamond-Blackfan syndrome: An unusual cause of hydrops fetalis. *Am J Pediatr Hematol Oncol* 10(3):241, 1988.
33. Brown KE, Green SW, Antunez de Mayolo J, et al: Congenital anaemia after transplacental B19 parvovirus infection. *Lancet* 343(8902):895, 1994.
34. Balaban EP, Buchanan GR, Graham M, et al: Diamond-Blackfan syndrome in adult patients. *Am J Med* 78(3):533, 1985.
35. Alter BP: Diamond-Blackfan anemia, in *Aplastic Anemia, Acquired and Inherited*, edited by NS Young, BP Alter, p 361. WB Saunders, Philadelphia, 1994.
36. Cathie IA: Erythrogenesis imperfecta. *Arch Dis Child* 25(124):313, 1950.
37. Tisdale J, Dunbar CE: Pure red cell aplasia, in *The Bone Marrow Failure Syndromes*, edited by NS Young, p 135. WB Saunders, Philadelphia, 2000.
38. Schofield KP, Evans DI: Diamond-Blackfan syndrome and neutropenia. *J Clin Pathol* 44(9):742, 1991.
39. Glader BE, Backer K: Elevated red cell adenosine deaminase activity: A marker of disordered erythropoiesis in Diamond-Blackfan anaemia and other haematologic diseases. *Br J Haematol* 68(2):165, 1988.
40. Freedman MH: Pure red cell aplasia in childhood and adolescence: Pathogenesis and approaches to diagnosis. *Br J Haematol* 85(2):246, 1993.
41. Vlachos A, Muir E: How I treat Diamond-Blackfan anemia. *Blood* 116(19):3715, 2010.
42. Willig TN, Niemeyer CM, Leblanc T, et al: Identification of new prognosis factors from the clinical and epidemiologic analysis of a registry of 229 Diamond-Blackfan anemia patients. DBA group of Société d'Hématologie et d'Immunologie Pédiatrique (SHIP), Gesellshaft für Pädiatrische Onkologie und Hamatologie (GPOH), and the European Society for Pediatric Hematology and Immunology (ESPHI). *Pediatr Res* 46(5):553, 1999.
43. Vlachos A BS, Dahl N, et al: Diagnosing and treating Diamond Blackfan anaemia: Results of an international clinical consensus conference. *Br J Haematol* 142:849, 2008.
44. Janov AJ, Leong T, Nathan DG, et al: Diamond-Blackfan anemia. Natural history and sequelae of treatment. *Medicine (Baltimore)* 75(2):77, 1996.
45. Willig TN, Gazda H, Sieff CA: Diamond-Blackfan anemia. *Curr Opin Hematol* 7(2):85, 2000.
46. Navenot JM, Muller JY, Blanchard D: Expression of blood group I antigen and fetal hemoglobin in paroxysmal nocturnal hemoglobinuria. *Transfusion* 37(3):291, 1997.
47. Vlachos A, Federman N, Reyes-Haley C, et al: Hematopoietic stem cell transplantation for Diamond Blackfan anemia: A report from the Diamond Blackfan Anemia Registry. *Bone Marrow Transplant* 27(4):381, 2001.
48. Mugishima H, Ohga S, Ohara A, et al: Hematopoietic stem cell transplantation for Diamond-Blackfan anemia: A report from the Aplastic Anemia Committee of the Japanese Society of Pediatric Hematology. *Pediatr Transplant* 11(6):601, 2007.
49. Fagioli F, Quarello P, Zecca M, et al: Haematopoietic stem cell transplantation for Diamond Blackfan anaemia: A report from the Italian Association of Paediatric Haematology and Oncology Registry. *Br J Haematol* 165(5):673, 2014.
50. Wynn RF, Grainger JD, Carr TF, et al: Failure of allogeneic bone marrow transplantation to correct Diamond-Blackfan anaemia despite haemopoietic stem cell engraftment. *Bone Marrow Transplant* 24(7):803, 1999.
51. Ball SE, Tchernia G, Wranne L, et al: Is there a role for interleukin-3 in Diamond-Blackfan anaemia? Results of a European multicentre study. *Br J Haematol* 91(2):313, 1995.
52. Ozsoylu S: High-dose intravenous corticosteroid treatment for patients with Diamond-Blackfan syndrome resistant or refractory to conventional treatment. *Am J Pediatr Hematol Oncol* 10(3):217, 1988.
53. Leonard EM, Raefsky E, Griffith P, et al: Cyclosporine therapy of aplastic anaemia, congenital and acquired red cell aplasia. *Br J Haematol* 72(2):278, 1989.
54. Marmont AM: Congenital hypoplastic anaemia refractory to corticosteroids but responding to cyclophosphamide and antilymphocytic globulin. Report of a case having responded with a transitory wave of dyserythropoiesis. *Acta Haematol* 60(2):90, 1978.
55. Rutella S, Pierelli L, Bonanno G, et al: Role for granulocyte colony-stimulating factor in the generation of human T regulatory type 1 cells. *Blood* 100(7):2562, 2002.
56. Narla A, Payne EM, Abayasekara N, et al: L-Leucine improves the anaemia in models of Diamond Blackfan anaemia and the 5q– syndrome in a TP53-independent way. *Br J Haematol* 167(4):524, 2014.
57. Hamaguchi I, Ooka A, Brun A, et al: Gene transfer improves erythroid development in ribosomal protein S19-deficient Diamond-Blackfan anemia. *Blood* 100(8):2724, 2002.
58. Flygare J, Olsson K, Richter J, et al: Gene therapy of Diamond Blackfan anemia CD34(+) cells leads to improved erythroid development and engraftment following transplantation. *Exp Hematol* 36(11):1428, 2008.
59. Lyngar E: Samtidig optreden av anemisk kriser hos 3 barn i en familie med hymolytisk ikterus. *Nord Med* 14:1246, 1942.
60. Owren PA: Congenital hemolytic jaundice; the pathogenesis of the hemolytic crisis. *Blood* 3(3):231, 1948.
61. Dameshek W, Bloom ML: The events in the hemolytic crisis of hereditary spherocytosis, with particular reference to the reticulocytopenia, pancytopenia and an abnormal splenic mechanism. *Blood* 3(12):1381, 1948.

62. Chernoff AI, Josephson AM: Acute erythroblastopenia in sickle-cell anemia and infectious mononucleosis. *AMA Am J Dis Child* 82(3):310, 1951.

63. Singer K, Motulsky AG, Wile SA: Aplastic crisis in sickle cell anemia; a study of its mechanism and its relationship to other types of hemolytic crises. *J Lab Clin Med* 35(5):721, 1950.

64. Pattison JR, Jones SE, Hodgson J, et al: Parvovirus infections and hypoplastic crisis in sickle-cell anaemia. *Lancet* 1(8221):664, 1981.

65. Young NS, Brown KE: Parvovirus B19. *N Engl J Med* 350(6):586, 2004.

66. Serjeant GR, Serjeant BE, Thomas PW, et al: Human parvovirus infection in homozygous sickle cell disease. *Lancet* 341(8855):1237, 1993.

67. Serjeant GR, Topley JM, Mason K, et al: Outbreak of aplastic crises in sickle cell anaemia associated with parvovirus-like agent. *Lancet* 2(8247):595, 1981.

68. Wranne L: Transient erythroblastopenia in infancy and childhood. *Scand J Haematol* 7(2):76, 1970.

69. van den Akker M, Dror Y, Odame I: Transient erythroblastopenia of childhood is an underdiagnosed and self-limiting disease. *Acta Paediatr* 103(7):e288, 2014.

70. Young N, Harrison M, Moore J, et al: Direct demonstration of the human parvovirus in erythroid progenitor cells infected in vitro. *J Clin Invest* 74(6):2024, 1984.

71. Brown KE, Anderson SM, Young NS: Erythrocyte P antigen: Cellular receptor for B19 parvovirus. *Science* 262(5130):114, 1993.

72. Brown KE, Hibbs JR, Gallinella G, et al: Resistance to parvovirus B19 infection due to lack of virus receptor (erythrocyte P antigen). *N Engl J Med* 330(17):1192, 1994.

73. Anderson MJ, Higgins PG, Davis LR, et al: Experimental parvoviral infection in humans. *J Infect Dis* 152(2):257, 1985.

74. Saarinen UM, Chorba TL, Tattersall P, et al: Human parvovirus B19-induced epidemic acute red cell aplasia in patients with hereditary hemolytic anemia. *Blood* 67(5):1411, 1986.

75. Chorba T, Coccia P, Holman RC, et al: The role of parvovirus B19 in aplastic crisis and erythema infectiosum (fifth disease). *J Infect Dis* 154(3):383, 1986.

76. Smith-Whitley K, Zhao H, Hodinka RL, et al: Epidemiology of human parvovirus B19 in children with sickle cell disease. *Blood* 103(2):422, 2004.

77. Serjeant BE, Hambleton IR, Kerr S, et al: Haematological response to parvovirus B19 infection in homozygous sickle-cell disease. *Lancet* 358(9295):1779, 2001.

78. Skeppner G, Kreuger A, Elinder G: Transient erythroblastopenia of childhood: Prospective study of 10 patients with special reference to viral infections. *J Pediatr Hematol Oncol* 24(4):294, 2002.

79. Beresford CH, Macfarlane SD: Temporal clustering of transient erythroblastopenia (cytopenia) of childhood. *Aust Paediatr J* 23(6):351, 1987.

80. Bhambhani K, Inoue S, Sarnaik SA: Seasonal clustering of transient erythroblastopenia of childhood. *Am J Dis Child* 142(2):175, 1988.

81. Hays T, Lane PA Jr, Shafer F: Transient erythroblastopenia of childhood. A review of 26 cases and reassessment of indications for bone marrow aspiration. *Am J Dis Child* 143(5):605, 1989.

82. Prassouli A, Papadakis V, Tsakris A, et al: Classic transient erythroblastopenia of childhood with human parvovirus B19 genome detection in the blood and bone marrow. *J Pediatr Hematol Oncol* 27(6):333, 2005.

83. Young NS, Mortimer PP, Moore JG, et al: Characterization of a virus that causes transient aplastic crisis. *J Clin Invest* 73(1):224, 1984.

84. Rogers BB, Rogers ZR, Timmons CF: Polymerase chain reaction amplification of archival material for parvovirus B19 in children with transient erythroblastopenia of childhood. *Pediatr Pathol Lab Med* 16(3):471, 1996.

85. Gussetis ES, Peristeri J, Kitra V, et al: Clinical value of bone marrow cultures in childhood pure red cell aplasia. *J Pediatr Hematol Oncol* 20(2):120, 1998.

86. Koenig HM, Lightsey AL, Nelson DP, et al: Immune suppression of erythropoiesis in transient erythroblastopenia of childhood. *Blood* 54(3):742, 1979.

87. Dessypris EN, Krantz SB, Roloff JS, et al: Mode of action of the IgG inhibitor of erythropoiesis in transient erythroblastopenia of children. *Blood* 59(1):114, 1982.

88. Tamary H, Kaplinsky C, Shvartzmayer S, et al: Transient erythroblastopenia of childhood. Evidence for cell-mediated suppression of erythropoiesis. *Am J Pediatr Hematol Oncol* 15(4):386, 1993.

89. Gustavsson P, Klar J, Matsson H, et al: Familial transient erythroblastopenia of childhood is associated with the chromosome 19q13.2 region but not caused by mutations in coding sequences of the ribosomal protein S19 (RPS19) gene. *Br J Haematol* 119(1):261, 2002.

90. Thompson DF, Gales MA: Drug-induced pure red cell aplasia. *Pharmacotherapy* 16(6):1002, 1996.

91. Dessypris EN, Redline S, Harris JW, et al: Diphenylhydantoin-induced pure red cell aplasia. *Blood* 65(4):789, 1985.

92. Mariette X, Mitjavila MT, Moulinie JP, et al: Rifampicin-induced pure red cell aplasia. *Am J Med* 87(4):459, 1989.

93. Smith JC, Megason GC, Iyer RV, et al: Clinical characteristics of children with hereditary hemolytic anemias and aplastic crisis: A 7-year review. *South Med J* 87(7):702, 1994.

94. Kynaston JA, West NC, Reid MM: A regional experience of red cell aplasia. *Eur J Pediatr* 152(4):306, 1993.

95. Farhi DC, Luebbers EL, Rosenthal NS: Bone marrow biopsy findings in childhood anemia: Prevalence of transient erythroblastopenia of childhood. *Arch Pathol Lab Med* 122(7):638, 1998.

96. Skeppner G, Wranne L: Transient erythroblastopenia of childhood in Sweden: Incidence and findings at the time of diagnosis. *Acta Paediatr* 82(6-7):574, 1993.

97. Cherrick I, Karayalcin G, Lanzkowsky P: Transient erythroblastopenia of childhood. Prospective study of fifty patients. *Am J Pediatr Hematol Oncol* 16(4):320, 1994.

98. Glader BE: Diagnosis and management of red cell aplasia in children. *Hematol Oncol Clin North Am* 1(3):431, 1987.

99. Michelson AD, Marshall PC: Transient neurological disorder associated with transient erythroblastopenia of childhood. *Am J Pediatr Hematol Oncol* 9(2):161, 1987.

100. Young RS, Rannels DE, Hilmo A, et al: Severe anemia in childhood presenting as transient ischemic attacks. *Stroke* 14(4):622, 1983.

101. Chan GC, Kanwar VS, Wilimas J: Transient erythroblastopenia of childhood associated with transient neurologic deficit: Report of a case and review of the literature. *J Paediatr Child Health* 34(3):299, 1998.

102. Skeppner G, Forestier E, Henter JI, et al: Transient red cell aplasia in siblings: A common environmental or a common hereditary factor? *Acta Paediatr* 87(1):43, 1998.

103. Leuschner S, Bodewaldt-Radzun S, Rister M: Increase of CALLA-positive stimulated lymphoid cells in transient erythroblastopenia of childhood. *Eur J Pediatr* 149(8):551, 1990.

104. Kaznelson P: Zur Enstehung der Blut Plattchen. *Verh Dtsch Ges Inn Med* 34:557, 1922.

105. Baker RI, Manoharan A, de Luca E, et al: Pure red cell aplasia of pregnancy: A distinct clinical entity. *Br J Haematol* 85(3):619, 1993.

106. Peschle C, Marmont AM, Marone G, et al: Pure red cell aplasia: Studies on an IgG serum inhibitor neutralizing erythropoietin. *Br J Haematol* 30(4):411, 1975.

107. Casadevall N, Dupuy E, Molho-Sabatier P, et al: Autoantibodies against erythropoietin in a patient with pure red-cell aplasia. *N Engl J Med* 334(10):630, 1996.

108. Prabhakar SS, Muhlfelder T: Antibodies to recombinant human erythropoietin causing pure red cell aplasia. *Clin Nephrol* 47(5):331, 1997.

109. Casadevall N, Nataf J, Viron B, et al: Pure red-cell aplasia and antierythropoietin antibodies in patients treated with recombinant erythropoietin. *N Engl J Med* 346(7):469, 2002.

110. Locatelli F and Del Vecchio L. Pure red cell aplasia secondary to treatment with erythropoietin. *J Nephrol* 16(4):461, 2003.

111. Pollock C, Johnson DW, Horl WH, et al: Pure red cell aplasia induced by erythropoiesis-stimulating agents. *Clin J Am Soc Nephrol* 3(1):193, 2008.

112. McKoy JM, Stonecash RE, Cournoyer D, et al: Epoetin-associated pure red cell aplasia: Past, present, and future considerations. *Transfusion* 48(8):1754, 2008.

113. Barger TE, Wrona D, Goletz TJ, et al: A detailed examination of the antibody prevalence and characteristics of anti-ESA antibodies. *Nephrol Dial Transplant* 27(10):3892, 2012.

114. Fijal B, Ricci D, Vercammen E, et al: Case-control study of the association between select HLA genes and anti-erythropoietin antibody-positive pure red-cell aplasia. *Pharmacogenomics* 9(2):157, 2008.

115. Bolan CD, Leitman SF, Griffith LM, et al: Delayed donor red cell chimerism and pure red cell aplasia following major ABO-incompatible nonmyeloablative hematopoietic stem cell transplantation. *Blood* 98(6):1687, 2001.

116. Grigg AP, Juneja SK: Pure red cell aplasia with the onset of graft versus host disease. *Bone Marrow Transplant* 32(11):1099, 2003.

117. Hayden PJ, Gardiner N, Molloy K, et al: Pure red cell aplasia after a major ABO-mismatched bone marrow transplant for chronic myeloid leukaemia: Response to re-introduction of cyclosporin. *Bone Marrow Transplant* 33(4):459, 2004.

118. Helbig G, Stella-Holowiecka B, Wojnar J, et al: Pure red-cell aplasia following major and bi-directional ABO-incompatible allogeneic stem-cell transplantation: Recovery of donor-derived erythropoiesis after long-term treatment using different therapeutic strategies. *Ann Hematol* 86(9):677, 2007.

119. Charles RJ, Sabo KM, Kidd PG, et al: The pathophysiology of pure red cell aplasia: Implications for therapy. *Blood* 87(11):4831, 1996.

120. Chikkappa G, Zarrabi MH, Tsan MF: Pure red-cell aplasia in patients with chronic lymphocytic leukemia. *Medicine (Baltimore)* 65(5):339, 1986.

121. Visco C, Barcellini W, Maura F, et al: Autoimmune cytopenias in chronic lymphocytic leukemia. *Am J Hematol* 2014.

122. Go RS, Lust JA, Phyliky RL: Aplastic anemia and pure red cell aplasia associated with large granular lymphocyte leukemia. *Semin Hematol* 40(3):196, 2003.

123. Lacy MQ, Kurtin PJ, Tefferi A: Pure red cell aplasia: Association with large granular lymphocyte leukemia and the prognostic value of cytogenetic abnormalities. *Blood* 87(7):3000, 1996.

124. Yamada O: Clonal T cell proliferation in patients with pure red cell aplasia. *Leuk Lymphoma* 35(1-2):69, 1999.

125. Fujishima N, Hirokawa M, Fujishima M, et al: Oligoclonal T cell expansion in blood but not in the thymus from a patient with thymoma-associated pure red cell aplasia. *Haematologica* 91(12 Suppl):ECR47, 2006.

126. Koskela HL, Eldfors S, Ellonen P, et al: Somatic STAT3 mutations in large granular lymphocytic leukemia. *N Engl J Med* 366(20):1905, 2012.

127. Qiu ZY, Fan L, Wang L, et al: STAT3 mutations are frequent in T-cell large granular lymphocytic leukemia with pure red cell aplasia. *J Hematol Oncol* 6:82, 2013.

128. Ghrenassia E, Roulin L, Aline-Fardin A, et al: The spectrum of chronic CD8+ T-cell expansions: Clinical features in 14 patients. *PLoS One* 9(3):e91505, 2014.

129. Ishida F, Matsuda K, Sekiguchi N, et al: STAT3 gene mutations and their association with pure red cell aplasia in large granular lymphocyte leukemia. *Cancer Sci* 105(3):342, 2014.

130. Abkowitz JL, Powell JS, Nakamura JM, et al: Pure red cell aplasia: Response to therapy with anti-thymocyte globulin. *Am J Hematol* 23(4):363, 1986.

131. Abkowitz JL, Kadin ME, Powell JS, et al: Pure red cell aplasia: Lymphocyte inhibition of erythropoiesis. *Br J Haematol* 63(1):59, 1986.

132. Hanada T, Abe T, Nakamura H, et al: Pure red cell aplasia: Relationship between inhibitory activity of T cells to CFU-E and erythropoiesis. *Br J Haematol* 58(1):107, 1984.

133. Mangan KF, D'Alessandro L: Hypoplastic anemia in B cell chronic lymphocytic leukemia: Evolution of T cell-mediated suppression of erythropoiesis in early-stage and late-stage disease. *Blood* 66(3):533, 1985.

134. Mangan KF, Chikkappa G, Farley PC: T gamma (T gamma) cells suppress growth of erythroid colony-forming units in vitro in the pure red cell aplasia of B-cell chronic lymphocytic leukemia. *J Clin Invest* 70(6):1148, 1982.

135. Hoffman R, Kopel S, Hsu SD, et al: T cell chronic lymphocytic leukemia: Presence in bone marrow and peripheral blood of cells that suppress erythropoiesis in vitro. *Blood* 52(1):255, 1978.

136. Nagasawa T, Abe T, Nakagawa T: Pure red cell aplasia and hypogammaglobulinemia associated with Tr-cell chronic lymphocytic leukemia. *Blood* 57(6):1025, 1981.

137. Handgretinger R, Geiselhart A, Moris A, et al: Pure red-cell aplasia associated with clonal expansion of granular lymphocytes expressing killer-cell inhibitory receptors. *N Engl J Med* 340(4):278, 1999.
138. Mangan KF, Volkin R, Winkelstein A: Autoreactive erythroid progenitor-T suppressor cells in the pure red cell aplasia associated with thymoma and panhypogammaglobulinemia. *Am J Hematol* 23(2):167, 1986.
139. Akard LP, Brandt J, Lu L, et al: Chronic T cell lymphoproliferative disorder and pure red cell aplasia. Further characterization of cell-mediated inhibition of erythropoiesis and clinical response to cytotoxic chemotherapy. *Am J Med* 83(6):1069, 1987.
140. Reid TJ 3rd, Mullaney M, Burrell LM, et al: Pure red cell aplasia after chemotherapy for Hodgkin's lymphoma: In vitro evidence for T cell mediated suppression of erythropoiesis and response to sequential cyclosporin and erythropoietin. *Am J Hematol* 46(1):48, 1994.
141. Socinski MA, Ershler WB, Tosato G, et al: Pure red blood cell aplasia associated with chronic Epstein-Barr virus infection: Evidence for T cell-mediated suppression of erythroid colony forming units. *J Lab Clin Med* 104(6):995, 1984.
142. Levitt LJ, Reyes GR, Moonka DK, et al: Human T cell leukemia virus-I-associated T-suppressor cell inhibition of erythropoiesis in a patient with pure red cell aplasia and chronic T gamma-lymphoproliferative disease. *J Clin Invest* 81(2):538, 1988.
143. Fisch P, Handgretinger R, Schaefer HE: Pure red cell aplasia. *Br J Haematol* 111(4):1010, 2000.
144. Lipton JM, Nadler LM, Canellos GP, et al: Evidence for genetic restriction in the suppression of erythropoiesis by a unique subset of T lymphocytes in man. *J Clin Invest* 72(2):694, 1983.
145. Kurtzman GJ, Cohen BJ, Field AM, et al: Immune response to B19 parvovirus and an antibody defect in persistent viral infection. *J Clin Invest* 84(4):1114, 1989.
146. Geetha D, Zachary JB, Baldado HM, et al: Pure red cell aplasia caused by Parvovirus B19 infection in solid organ transplant recipients: A case report and review of literature. *Clin Transplant* 14(6):586, 2000.
147. Frickhofen N, Abkowitz JL, Safford M, et al: Persistent B19 parvovirus infection in patients infected with human immunodeficiency virus type 1 (HIV-1): A treatable cause of anemia in AIDS. *Ann Intern Med* 113(12):926, 1990.
148. Wiktor-Jedrzejczak W, Szczylik C, Gonas P, et al: Different marrow cell number requirements for the haemopoietic colony formation and the curve of the W/Wv anemia. *Experientia* 35(4):546, 1979.
149. Abkowitz JL, Brown KE, Wood RW, et al: Clinical relevance of parvovirus B19 as a cause of anemia in patients with human immunodeficiency virus infection. *J Infect Dis* 176(1):269, 1997.
150. Mylonakis E, Dickinson BP, Mileno MD, et al: Persistent parvovirus B19 related anemia of seven years' duration in an HIV-infected patient: Complete remission associated with highly active antiretroviral therapy. *Am J Hematol* 60(2):164, 1999.
151. Morelli P, Bestetti G, Longhi E, et al: Persistent parvovirus B19-induced anemia in an HIV-infected patient under HAART. Case report and review of literature. *Eur J Clin Microbiol Infect Dis* 26(11):833, 2007.
152. Garcia-Suarez J, Pascual T, Munoz MA, et al: Myelodysplastic syndrome with erythroid hypoplasia/aplasia: A case report and review of the literature. *Am J Hematol* 58(4):319, 1998.
153. Hirai H: Molecular pathogenesis of MDS. *Int J Hematol* 76(Suppl 2):213, 2002.
154. Pellagatti A, Esoof N, Watkins F, et al: Gene expression profiling in the myelodysplastic syndromes using cDNA microarray technology. *Br J Haematol* 125(5):576, 2004.
155. Darley RL, Hoy TG, Baines P, et al: Mutant N-RAS induces erythroid lineage dysplasia in human CD34+ cells. *J Exp Med* 185(7):1337, 1997.
156. Vlachos A, Farrar JE, Atsidaftos E, et al: Diminutive somatic deletions in the 5q region lead to a phenotype atypical of classical 5q- syndrome. *Blood* 122(14):2487, 2013.
157. DeZern AE, Pu J, McDevitt MA, et al: Burst-forming unit–erythroid assays to distinguish cellular bone marrow failure disorders. *Exp Hematol* 41(9):808, 2013.
158. Lacombe C, Casadevall N, Muller O, et al: Erythroid progenitors in adult chronic pure red cell aplasia: Relationship of in vitro erythroid colonies to therapeutic response. *Blood* 64(1):71, 1984.
159. Mangan KF, Shadduck RK: Successful treatment of chronic refractory pure red cell aplasia with antithymocyte globulin: Correlation with in vitro erythroid culture studies. *Am J Hematol* 17(4):417, 1984.
160. Shelly S, Agmon-Levin N, Altman A, et al: Thymoma and autoimmunity. *Cell Mol Immunol* 8(3):199, 2011.
161. Oski FA: Hematologic consequences of chloramphenicol therapy. *J Pediatr* 94(3):515, 1979.
162. Holbro A, Jauch A, Lardinois D, et al: High prevalence of infections and autoimmunity in patients with thymoma. *Hum Immunol* 73(3):287, 2012.
163. Hirst E, Robertson TI: The syndrome of thymoma and erythroblastopenic anemia. A review of 56 cases including 3 case reports. *Medicine (Baltimore)* 46(3):225, 1967.
164. Sawada K, Fujishima N, Hirokawa M: Acquired pure red cell aplasia: Updated review of treatment. *Br J Haematol* 142(4):505, 2008.
165. Firkin FC, Maher D: Cytotoxic immunosuppressive drug treatment strategy in pure red cell aplasia. *Eur J Haematol* 41(3):212, 1988.
166. Kwong YL, Wong KF, Liang RH, et al: Pure red cell aplasia: Clinical features and treatment results in 16 cases. *Ann Hematol* 72(3):137, 1996.
167. Mamiya S, Itoh T, Miura AB: Acquired pure red cell aplasia in Japan. *Eur J Haematol* 59(4):199, 1997.
168. Yamada O, Motoji T, Mizoguchi H: Selective effect of cyclosporine monotherapy for pure red cell aplasia not associated with granular lymphocyte-proliferative disorders. *Br J Haematol* 106(2):371, 1999.
169. Raghavachar A: Pure red cell aplasia: Review of treatment and proposal for a treatment strategy. *Blut* 61(2-3):47, 1990.
170. Totterman TH, Hoglund M, Bengtsson M, et al: Treatment of pure red-cell aplasia and aplastic anaemia with ciclosporin: Long-term clinical effects. *Eur J Haematol* 42(2):126, 1989.
171. Sawada K, Hirokawa M, Fujishima N, et al: Long-term outcome of patients with acquired primary idiopathic pure red cell aplasia receiving cyclosporine A. A nationwide cohort study in Japan for the PRCA Collaborative Study Group. *Haematologica* 92(8):1021, 2007.
172. Yamada O, Mizoguchi H, Oshimi K: Cyclophosphamide therapy for pure red cell aplasia associated with granular lymphocyte-proliferative disorders. *Br J Haematol* 97(2):392, 1997.
173. Go RS, Li CY, Tefferi A, et al: Acquired pure red cell aplasia associated with lymphoproliferative disease of granular T lymphocytes. *Blood* 98(2):483, 2001.
174. Fujishima N, Sawada K, Hirokawa M, et al: Long-term responses and outcomes following immunosuppressive therapy in large granular lymphocyte leukemia-associated pure red cell aplasia: A Nationwide Cohort Study in Japan for the PRCA Collaborative Study Group. *Haematologica* 93(10):1555, 2008.
175. Harris SI, Weinberg JB: Treatment of red cell aplasia with antithymocyte globulin: Repeated inductions of complete remissions in two patients. *Am J Hematol* 20(2):183, 1985.
176. Robak T: Monoclonal antibodies in the treatment of autoimmune cytopenias. *Eur J Haematol* 72(2):79, 2004.
177. Sloand EM, Scheinberg P, Maciejewski J, et al: Brief communication: Successful treatment of pure red-cell aplasia with an anti-interleukin-2 receptor antibody (daclizumab). *Ann Intern Med* 144(3):181, 2006.
178. Ghazal H: Successful treatment of pure red cell aplasia with rituximab in patients with chronic lymphocytic leukemia. *Blood* 99(3):1092, 2002.
179. Auner HW, Wolfler A, Beham-Schmid C, et al: Restoration of erythropoiesis by rituximab in an adult patient with primary acquired pure red cell aplasia refractory to conventional treatment. *Br J Haematol* 116(3):727, 2002.
180. Scaramucci L, Niscola P, Ales M, et al: Pure red cell aplasia associated with hemolytic anemia refractory to standard measures and resolved by rituximab in an elderly patient. *Int J Hematol* 88(3):343, 2008.
181. Willis F, Marsh JC, Bevan DH, et al: The effect of treatment with Campath-1H in patients with autoimmune cytopenias. *Br J Haematol* 114(4):891, 2001.
182. Ru X, Liebman HA: Successful treatment of refractory pure red cell aplasia associated with lymphoproliferative disorders with the anti-CD52 monoclonal antibody alemtuzumab (Campath-1H). *Br J Haematol* 123(2):278, 2003.
183. Chow JK, Chan TK: Low-dose subcutaneous alemtuzumab is a safe and effective treatment for chronic acquired pure red cell aplasia. *Hong Kong Med J* 19(6):549, 2013.
184. Ahn J, Lee K, Lee J, et al: A case of refractory idiopathic pure red cell aplasia responsive to fludarabine treatment. *Br J Haematol* 112(2):527, 2001.
185. Robak T, Kasznicki M, Blonski JZ, et al: Pure red cell aplasia in patients with chronic lymphocytic leukaemia treated with cladribine. *Br J Haematol* 112(4):1083, 2001.
186. Messner HA, Fauser AA, Curtis JE, et al: Control of antibody-mediated pure red-cell aplasia by plasmapheresis. *N Engl J Med* 304(22):1334, 1981.
187. Freund LG, Hippe E, Strandgaard S, et al: Complete remission in pure red cell aplasia after plasmapheresis. *Scand J Haematol* 35(3):315, 1985.
188. Hirokawa M, Sawada K, Fujishima N, et al: Long-term response and outcome following immunosuppressive therapy in thymoma-associated pure red cell aplasia: A nationwide cohort study in Japan by the PRCA collaborative study group. *Haematologica* 93(1):27, 2008.
189. Muller BU, Tichelli A, Passweg JR, et al: Successful treatment of refractory acquired pure red cell aplasia (PRCA) by allogeneic bone marrow transplantation. *Bone Marrow Transplant* 23(11):1205, 1999.
190. Tseng SB, Lin SF, Chang CS, et al: Successful treatment of acquired pure red cell aplasia (PRCA) by allogeneic peripheral blood stem cell transplantation. *Am J Hematol* 74(4):273, 2003.
191. Kurtzman G, Frickhofen N, Kimball J, et al: Pure red-cell aplasia of 10 years' duration due to persistent parvovirus B19 infection and its cure with immunoglobulin therapy. *N Engl J Med* 321(8):519, 1989.
192. Crabol Y, Terrier B, Rozenberg F, et al: Intravenous immunoglobulin therapy for pure red cell aplasia related to human parvovirus b19 infection: A retrospective study of 10 patients and review of the literature. *Clin Infect Dis* 56(7):968, 2013.
193. Kurtzman GJ, Ozawa K, Cohen B, et al: Chronic bone marrow failure due to persistent B19 parvovirus infection. *N Engl J Med* 317(5):287, 1987.
194. Ramratnam B, Gollerkeri A, Schiffman FJ, et al: Management of persistent B19 parvovirus infection in AIDS. *Br J Haematol* 91(1):90, 1995.

第 37 章
慢性病的贫血

Tomas Ganz

摘要

大多数慢性感染,慢性炎症或一些恶性肿瘤的患者出现轻至中度的贫血。这种贫血称为慢性病贫血或慢性炎症性贫血,其特征为血清铁水平低,转铁蛋白水平正常或减低,铁蛋白水平正常或增高。这种贫血是由于炎性细胞因子直接或间接抑制红细胞生成所引起的。在众多细胞因子中,IL-6 具有核心作用,IL-6 通过增加肝细胞合成的铁调节激素铁调素而起作用。铁调素进而抑制巨噬细胞和肝细胞铁的释放,由此引起与这种贫血相关的特征性的低铁血症和发育期红细胞可利用铁受限。针对原发病的有效治疗可恢复正常红系造血。但如果针对原发病的治疗不能使红系恢复正常造血,而贫血又必须治疗,治疗试验已证实药理剂量的促红细胞生成素(EPO)对这种贫血常常有效。

慢性肾病性贫血(anemia of chronic kidney disease (CKD))和炎症性贫血表现类似,但由于肾脏是 EPO 的主要产生部位,因此 EPO 合成相对不足是该病的主要病因,表现为与贫血程度不相符的血清 EPO 水平降低。由肾脏原发病或血液透析及其并发症引起的系统性炎症可通过与炎症性贫血类似的发病机制引起疾病发生。血浆环铁调素水平也因肾脏清除能力下降而升高。终末期肾脏病患者贫血还可能与尿毒症引起的红细胞生成抑制和血液透析造成的血液丢失有关。红细胞生成刺激剂(ESAs)和静脉铁剂的联合应用可有效纠正贫血,但过度治疗则影响总体疗效。

简写和缩略词

ACD,慢性病贫血(anemia of chronic disease);AI,炎症性贫血(anemia of inflammation);CKD,慢性肾病(chronic kidney disease);CPG,临床实践指南(clinical practice guideline);CRP,C 反应蛋白(C-reactive protein);EPO,促红细胞生成素(erythropoietin);ESA,红细胞生成刺激剂(erythropoiesis-stimulating agent);IDA,缺铁性贫血(iron-deficiency anemia);IL,白细胞介素(interleukin);KDIGO,改善全球肾脏病预后组织(The Kidney Disease Improving Global Outcomes);sTfR,可溶性转铁蛋白受体(soluble transferrin receptor);TfR,转铁蛋白受体(transferring receptor);TNF,肿瘤坏死因子(tumor necrosis factor)。

● 定义及历史

慢性病贫血(ACD)的定义是指与慢性感染、炎症和一些恶性肿瘤相关的轻至中度贫血(血红蛋白[Hgb]70 ~ 120g/L)[1]。新的名称,炎症性贫血(anemia of inflammation, AI),不仅更能反映慢性病性贫血的病理生理学机制,而且也包括了急危重症贫血,后者是指表现类似于慢性病贫血,但在危急病症发病数天内即出现的贫血[2]。与 AI 相似的贫血还可见于一些无明确慢性疾病的老年人,这种贫血有时被称为不能解释的老年性贫血或衰老性贫血(参见第 9 章)[3]。

AI 的特征为尽管骨髓中巨噬细胞的储存铁正常甚至增多,但血清铁(serum iron)和铁结合力(iron binding capacity)降低(即转铁蛋白低),红细胞生成减少。通常红细胞为正细胞正色素性,也可表现为轻度的小细胞低色素性。重症监护病房中的急危重症贫血可以在短时间内(数天)出现[2],与原发疾病相关的或医源性的失血或红细胞破坏可加重感染或炎症引起的贫血,但这些因素本身并非严重至可引起贫血。老年人在无明确基础疾病情况下,出现血清铁和储存铁减少的正细胞正色素性贫血,诊断为老年性贫血[3]。这一特定亚类的老年患者典型表现为红细胞沉降率(ESR)增高和(或)C-反应蛋白(CRP)升高,血浆 IL-6 浓度增高以及虚弱。

慢性肾病性贫血往往随着慢性肾病的进展而发展,且随着肌酐清除率降低变的更为严重(图 37-1)。肾病性贫血与炎症性贫血临床表现类似,但由于 EPO 主要由肾脏产生,因此肾脏不断的破坏和纤维化导致 EPO 合成相对不足是 CKD 的主要病因。虽然至少是部分多囊肾患者常常不发生贫血,但是双肾切除的患者特别严重受到了 EPO 缺乏的影响。系统性炎症、真正的铁缺乏和铁调素清除障碍是基础肾病和透析治疗常见的结果,一种或多种因素常会加重贫血或降低 EPO 的治疗反应。

几百年前,医生们就已经注意到慢性感染患者有面色苍白

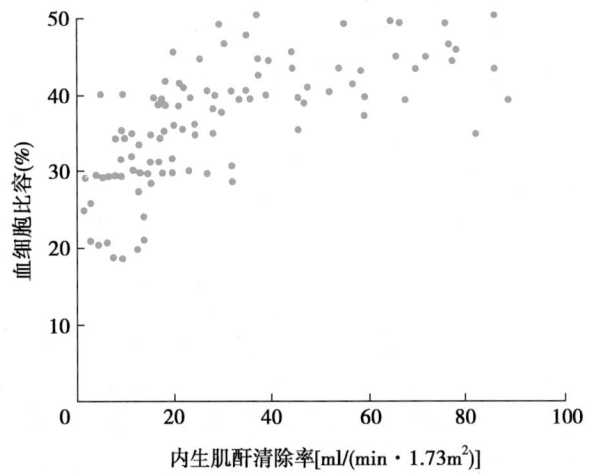

图 37-1 慢性肾脏病患者血细胞比容(Hct)与内生肌酐清除率的关系。贫血随内生肌酐清除率降低而加重(经允许后修改自 Radtke HW,Claussner A,Erbes PM,et al:Serum erythropoietin concentration in chronic renal failure:relationship to degree of anemia and excretory renal function. *Blood* 54(4):877 ~ 884,1979.)

的表现。在19世纪的欧洲,结核病是主要杀手,当时的文艺作品将结核病相关的面色苍白描述得很浪漫。红细胞计数的首次应用揭示了感染与贫血的关系。在1859年版的《人类生理学原理》(The principles of Human physiology)第372节"炎症中血液状况的改变"的讨论中,William B. Carpenter[4]描述了炎症和贫血的关系(作者的插入语):"血液中随着纤维蛋白和无色血细胞(白细胞)比例的升高,单独或同时伴有红细胞,白蛋白和盐分比例降低。"数百年后的1961年,Maxwell Wintrobe在第5版《临床血液学》[5]中将大多数感染和慢性系统性疾病相关的正细胞性贫血称为"单纯慢性贫血"(simple chronic anemia)。他把炎症相关的贫血归为一类常见亚型。Wintrobe提出"铁和卟啉代谢的显著改变"是其可能的病因,并参考他自己的实验结果所显示的红细胞寿命仅缩短了27%,这"通过增加红系造血就能轻松解决,如果骨髓造血功能未受损的话"。现在,尽管对这一十分常见的贫血的病理生理机制有了进一步的认识,但我们的知识仍不全面。

血液透析于20世纪60年代广泛应用于临床,延长了终末期肾脏病患者的生存期,同时也使慢性肾病性贫血成为一个普遍问题。慢性肾病性贫血往往严重到足以限制患者的日常活动,并且需要输血治疗。直到20世纪80年代重组EPO的广泛应用使得这种贫血的最严重形式得到缓解。

流行病学

全球感染性疾病的患病率居高不下,而在工业化国家炎性疾病和恶性疾病的患病率高,这些都提示AI可能是继缺铁性贫血(IDA)以及也有可能是在珠蛋白生成障碍性贫血之后,处于第二位或第三位的最常见的贫血类型[6]。尽管工业化国家的缺铁性贫血患病率正迅速下降[6,7],而随着人口老龄化,预计AI的患病率会增高。表37-1列出了与AI相关的最常见的疾病。

表37-1　AI相关的常见疾病

类别	AI 相关疾病
感染	AIDS/HIV、结核病、疟疾(促进贫血)、骨髓炎、慢性脓肿、脓毒症
炎症	类风湿关节炎、其他类风湿疾病、炎性肠病、系统性炎症反应综合征
恶性病	癌症、多发性骨髓瘤、淋巴瘤
细胞因子异常	老年性贫血

尽管贫血可以发生在CKD进展的早期,但通常随着肾脏衰竭而加重[8-10]。相应的,世界范围内慢性肾病性贫血的患病率受到终生维持的血液透析治疗应用的影响。据估计,目前美国大约有600 000例终末期肾病患者,并且以每年约100 000例的速度增加[11],其大多数人出现贫血或接受贫血治疗[9]。此外,据2007~2010年美国全国健康和营养调查(National Health and Nutritional Examination Surveys,NHANES)显示,约占美国人口6.7%(约2000万人)的可能的CKD患者(估算的肾小球滤过率[eGFR]<60ml/(min·1.73m^2))也发生轻度的慢性肾病性贫血[11]。

病因及发病机制

慢性疾病病程中,AI主要是因机体不能通过增加红细胞生成来代偿红细胞寿命轻度缩短[1]。病情稳定的情况下,红细胞的生成能力处于较高水平,因此相关的贫血只表现为轻度至中度。急危重症相关的贫血与其他类型的AI有相同的发病机制,但可能因其红细胞破坏更加严重,而且通常需要抽取较多血液进行化验而使其贫血发生的速度更快。AI发病机制中的两个关键问题仍然只有部分答案:①是什么原因导致AI患者骨髓不能增加红系造血?②这种缺陷与特征性的血清铁减少和巨噬细胞及肝细胞铁的扣留有何关联?慢性肾病性贫血发病与炎症性贫血类似,但是原发肾脏病理改变还造成肾脏EPO合成不足,进而引起代偿性红细胞生成不足。

红细胞破坏

研究发现AI患者的红细胞输入正常受者体内后其寿命正常,而正常人的红细胞输入AI患者体内其寿命缩短[1]。这表明红细胞破坏增加是由于宿主因素被激活所致,如巨噬细胞过早地从血流中清除衰老的红细胞。这一解释与AI患者体内主要为年轻的红细胞相符。现在仍不清楚红细胞破坏是否与细菌毒素、药物等外源性因素,或源于宿主的抗体或补体有关。

炎症对于红系前体细胞的抑制作用

某些细胞因子,主要是TNF-α、IL-1和干扰素,能抑制红系集落的形成[12]。尚不清楚这些机制在体内的作用以及介导这种抑制作用的特异性途径。在一鼠模型中,干扰素-γ产生过量可以在没有铁受限的证据下通过缩短红细胞寿命及减少红细胞生成来抑制红细胞的生成[13]。尚不清楚这些机制在何种程度上以及何种条件下有助于人类AI的发生。

EPO分泌不足和EPO抵抗

对红细胞破坏增加的正常反应是短暂的贫血后促红细胞生成素(EPO)合成增加,进而红系造血代偿性增加。一种关于AI患者骨髓反应不足的解释是EPO合成较其他类型贫血少。对同时患有类风湿关节炎(rheumatoid arthritis)和AI的患者的研究表明,EPO水平是增高的但较缺铁性贫血患者EPO的增加量少[14-19]。在实体肿瘤和恶性血液病伴贫血患者也有类似发现[20,21]。但是这些比较并未考虑缺氧条件下铁缺乏的潜在作用(参见第32、42章)[22]。这种作用可能使缺铁性贫血时EPO合成增加高于其他类型贫血,从而在比较时,AI的EPO合成就显得低了。用有EPO合成功能的细胞株所做的实验支持了EPO受抑假说。该实验表明,包括TNF-α和IL-1在内的炎性细胞因子可以抑制EPO合成。这种抑制作用是由转录因子GATA-1作用于EPO启动子来介导的,GATA抑制剂可逆转EPO合成的抑制[23]。此外,用细菌脂多糖(bacterial lipopolysaccharide)或IL-1β处理大鼠来模拟败血症,大鼠体内基础水平以及缺氧诱导的EPO基因表达均受抑[24]。然而,EPO合成受抑制并不是AI的主要发病机制。如果是的话,予以相对小剂量EPO应足以逆转AI。

与之相反,EPO合成相对不足是慢性肾病性贫血的主要致病原因。影响肾脏的最具破坏性的疾病还会减少EPO的释放[25,26]。神经嵴起源的肾间质成纤维细胞可能是肾脏 EPO 的主要来源[26,27]，但是合成 EPO 的肾脏细胞的身份仍存有争议，主要是由于肾脏 EPO 基础产量非常低，需要利用超敏检测手段确定其来源。在贫血或缺氧条件下，合成 EPO 的肾脏细胞数量增多。晚期 CKD 患者会发生终末期肾脏纤维化，在此过程中成纤维细胞可能转分化为肌成纤维细胞，并丧失对低氧反应产生合适水平 EPO 的能力。然而，通过脯氨酰羟化酶抑制剂治疗可以刺激这些肌成纤维细胞或其他肾脏细胞产生 EPO（参见第 32 章）[28]，正如"无肾"患者的刺激性 EPO 产物要比肾脏保留的终末肾病患者更低。动物模型研究显示，终末期肾病患者 EPO 合成损害可能是可逆的，可以被治疗性的修复[26,27]。

炎症在慢性肾病性贫血的发病机制中也具有重要作用。伴有炎症的肾病患者（血清 CRP>20mg/L）的 EPO 用量较单纯由肾病导致 EPO 缺乏的患者平均高 80%[29]。另一项研究中，CRP>50mg/L 的患者尽管使用的 ESAs 剂量更高，但其血红蛋白所达到的浓度依然较 CPR<50mg/L 的患者要低[30]。因此炎症诱导了一种对 EPO 的相对性抵抗状态，进而引起了慢性肾病性贫血。

● 可利用铁缺乏使红系造血受限

IL-6、铁调素和低铁血症

低铁血症是 AI 特征之一，在自炎症发生数小时内即可出现[1]。尽管早期有关介导低铁血症的细胞因子的研究没能得出结论，但后续工作[31]证明这一反应依赖于可以诱导合成铁调节激素——铁调素（hepcidin）的 IL-6[32]。与野生型小鼠不同，铁调素[33]或 IL-6[34]缺陷的小鼠在松节油（turpentine）诱导的炎症过程中不出现低铁血症。人肝细胞培养中，IL-6 是铁调素强效和直接的诱导剂，而 IL-1 和 TNF-α 均无此活性。此外，IL-6 缺陷的小鼠在对松节油引发的炎症反应中不能快速诱导铁调素，这一实验结果进一步提示 IL-6 起着核心作用。IL-6 输注给正常志愿者数小时后即可诱导铁调素的释放，并同时引起低铁血症[35]。IL-6-铁调素轴现在看起来是负责诱导炎症过程中低铁血症的。然而，这些研究不能排除活化素 B 和干扰素-γ 等其他细胞因子有助于人类疾病和更复杂的小鼠模型中 AI 的产生[13,36]。在小鼠炎症模型中，去除铁调素或 IL-6 均可减轻贫血，但是二者均不能使血红蛋白恢复至正常，提示多种途径引起 AI[37,38]。

血清铁浓度取决于巨噬细胞和肝细胞铁的释放

在稳态状况下，每天进入血浆铁/转铁蛋白池的 20～25mg 铁几乎全部来自巨噬细胞对衰老红细胞铁的再利用和肝细胞的储存铁，仅 1～2mg 摄自食物。仅有 2～4mg 的铁是与转铁蛋白结合的，但每天全部的铁流都是通过转铁蛋白来转运的，因此，这个循环池中的铁每几个小时就更新一次。炎症过程中，从巨噬细胞以及可能从肝脏储存铁的释放显著受抑[39-45]。对缺失和过表达的铁调素转基因小鼠研究表明，这种多肽是巨噬细胞释放铁和肠道吸收铁的一个负性调节因子[46,47]。炎症过程中，IL-6 诱导铁调素生成，铁调素转而抑制巨噬细胞（可能也包括肝细胞）铁的释放，导致低铁血症（图 37-2）。铁调素通过与铁输出细胞的唯一通道——膜铁转运蛋白（ferroportin）分子结合，诱导铁转运蛋白的胞内化和降解而发挥作用[48]。随着铁调素浓度的增高，可用于铁输出的铁转运蛋白越来越少，从巨噬

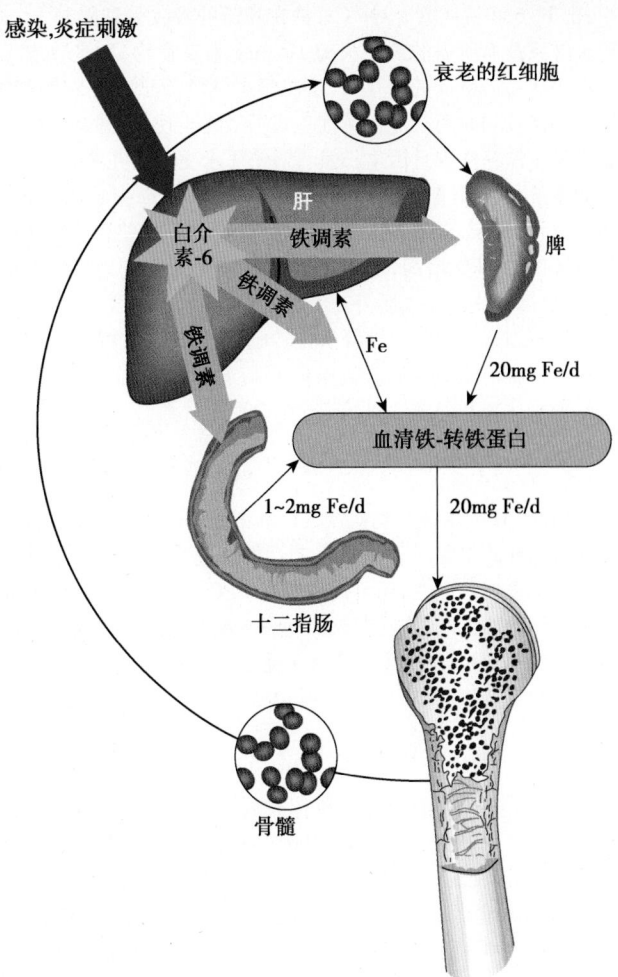

图 37-2　炎症对血浆铁浓度的影响示意图。标注"铁调素"的红色箭头指示铁调素抑制铁流向血浆转铁蛋白池的控制点

细胞、肝细胞和肠上皮细胞释放至血浆的铁随之减少。

AI 中红细胞生成受铁限制

铁与原卟啉 IX（protoporphyrin IX）结合是血红素合成过程的一个中间步骤。锌是原卟啉的另一配体。当铁缺乏时，与原卟啉结合的锌原子数量增加。在 AI 中，锌原卟啉也增高[49]。

没有足够的铁到达发育红细胞中血红素合成的部位导致了锌的替代。此外，铁粒幼红细胞（sideroblast），即用普鲁士蓝染色可显示铁粒的有核红系前体细胞，其数量在 AI 中减少[1]。在 AI 患者，铁为红细胞造血的限制因素但又没有缺铁的另一证据是，在 EPO 治疗同时，经肠外途径补铁，可以解决 AI 患者对 EPO 的抵抗[50,51]。由于很快铁就会被巨噬细胞扣留，因此单独用铁来治疗 AI 通常疗效欠佳[1,52,53]。

在慢性肾病性贫血患者，锌原卟啉水平升高和网织红细胞血红蛋白下降也是功能性铁缺乏的特征，通常在药理剂量的 EPO 衍生物刺激红细胞生成迅速增加时发生[54]。

肠道铁吸收受限和其他原因引起的系统性铁缺乏

AI 持续时间长，红细胞就会变成小细胞低色素性，部分原因是进行性铁的耗竭使铁这一限制因素更加突显。炎症过程

中,由 IL-6 和铁调素介导[58~62],铁在肠道的吸收受到限制[55~57]。每天红系造血所需的铁中只有 1~2mg 来自食物,大多数成年人有 400~2000mg 的储存铁(参见第 42 章),因此,耗竭储存铁需要相当长的时间。慢性炎性疾病可最终出现真正的铁缺乏,尤其见于储存铁少且因生长发育对铁需求更多的儿童;或见于诸如系统性发病青少年型慢性关节炎(systemic-onset juvenile chronic arthritis)等 IL-6 水平特别高的情况[63]。这些患儿的贫血伴有适度的 EPO 增高,但对口服铁剂补充无反应。要纠正贫血,至少部分铁剂要由肠外途径补充。

许多因素会引起慢性肾病性贫血患者真正的铁缺乏,如铁调素因肾脏清除减少而升高会阻碍肠道铁吸收,血液透析、实验室抽血检查和隐匿性胃肠道出血会引起失血。

发病机制总结

因此,AI 的主要发病机制是由红细胞寿命的轻度缩短和巨噬细胞内铁的扣留所致的铁限制性红细胞生成。在一些病例中由于原发病的存在,还可同时伴有 EPO 生成不足、炎症对红系前体细胞的抑制,或储存铁的耗竭。慢性肾病性贫血主要由 EPO 相对不足引起,但是炎症和失血也参与其中。

● 临床特征

AI 和慢性肾病性贫血的临床表现通常被原发病的症状和体征所掩盖。中度贫血(Hgb<100g/L)可以加重原有缺血性心脏病或呼吸系统疾病的症状,或导致乏力和活动耐力下降。主要见于 CKD 患者的更为严重且未经治疗的贫血,可引起极度乏力、劳力性呼吸困难和高排出量型充血性心力衰竭。诊断应基于所观察到的临床特征并结合典型的实验室异常。

● 实验室特征

AI 和慢性肾病性贫血的红细胞通常为正细胞正色素性,但

随着病情的加重或病程的延长,有时能演进为低色素性,并且最后演进为小细胞性[1]。网织红细胞绝对计数正常至轻度增高。

低铁血症和血清转铁蛋白升高

低铁血症,即血清铁浓度减低,是 AI 的一个特征,在未经铁剂治疗的情况下也常见于慢性肾性贫血。低铁血症可在感染或严重的炎症起病后数小时内即发生。AI 患者的铁结合蛋白,即转铁蛋白(作为总铁结合力测定)的浓度中度降低,这一点不同于 IDA,IDA 患者的转铁蛋白浓度是增高的。由于转铁蛋白的半衰期(8~12 天)[64]较血清铁的周转率(约 90 分钟)更长,因此,血清转铁蛋白浓度下降要慢于血清铁水平的下降。

血清铁蛋白增高

血清铁蛋白浓度反映了储存铁和炎症状况,在 AI 中增高,但在缺铁时则是降低的。因此,血清铁蛋白是低血清铁浓度患者鉴别诊断的一个有用指标[65]。由于铁蛋白是一种急性期蛋白,而且炎性细胞因子可增加其合成,因此,伴发炎症的铁储存耗竭的患者也可以出现铁蛋白水平中度升高(表 37-2,图 37-3)。这种情况下,如果铁蛋白浓度<60μg/L,应该怀疑有铁缺乏。可溶性转铁蛋白受体(sTfR)水平(表 37-2)随骨髓红系对铁需求的增高而增高,但是炎症对 sTfR 有直接抑制作用。因此,虽然 sTfR 水平在铁缺乏时升高,但与铁蛋白不同的是,其在感染或炎症状态下却不变或下降[66]。尽管这些特点使得 sTfR 单独或与铁蛋白联合成为有用的诊断指标[67],但是标准化不足和临床报道的不一致限制了其临床实践的应用。血清铁调素水平极度减低同时伴有血清铁减少对系统性铁缺乏具有诊断价值,因此,血清铁调素水平有望成为鉴别 AI 和系统性铁缺乏的新标志物。然而,铁调素的检测尚未标准化,其临床应用于贫血的鉴别诊断尚未在大的异质性患者群体中被测试[68]。

表 37-2   缺铁性贫血和炎性贫血中铁代谢的实验室检查

	IDA(n=48)	AI(n=58)	COMBI(n=17)
血红蛋白,g/L	93±16(96)	102±12(103)	88±20(90)
MCV,fl	75±9(75)	90±7(91)	78±9(79)
铁,μmol/L(10~40)	8±11(4)	10±6(9)	6±3(6)
转铁蛋白,g/L(2.1~3.4m,2.0~3.1f)	3.3±0.4(3.3)	1.9±0.5(1.8)	2.6±0.6(2.4)
转铁蛋白饱和度,%	12±17(5.7)	23±13(21)	12±7(8)
铁蛋白,μg/L(15~306m,5~103f)	21±55(11)	342±385(195)	87±167(23)
TfR,mg/L(0.85~3.05)	6.2±3.5(5.0)	1.8±0.6(1.8)	5.1±2.0(4.7)
TfR/log 铁蛋白	6.8±6.5(5.4)	0.8±0.3(0.8)	3.8±1.9(3.2)

f,女性;m,男性;TfR,转铁蛋白受体。
注:诊断是通过骨髓铁染色和同时存在相应疾病做出的。患者骨髓铁染色阴性同时存在相应疾病或 CRP 升高,则被分为"COMBI"。表中标出了该实验室男性和女性各检查指标的正常范围。检测结果用均数±SD(中位数)表示。经允许后修改自 Punnonen K,Irjala K,Rajamaki A:Serum transferrin receptor and its ratio to serum ferritin in the diagnosis of iron deficiency. *Blood* 89(3):1052-1057,1997

血清铁蛋白水平降低提示慢性肾性贫血患者铁缺乏,但是铁蛋白水平正常或升高不除外是肠外铁剂治疗后的临床反应(Hgb 升高)。这些的情况下,铁蛋白水平升高很可能反映了炎

症程度,可能需要加强补充铁剂以克服功能性铁缺乏[54],即提供足够的铁以支持由 EPO 或其衍生物药理剂量的间歇性给药引起的脉冲式的红细胞生成[69]。

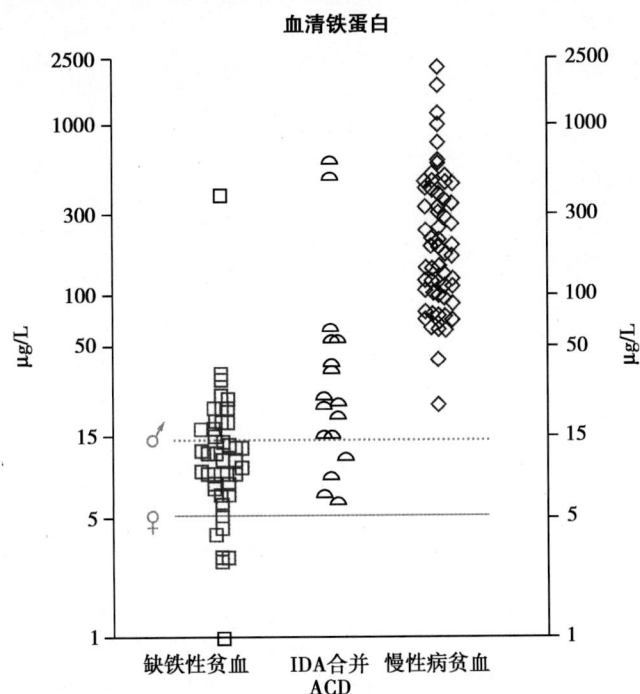

血清铁蛋白

图 37-3　IDA（缺铁性贫血）、慢性疾病贫血（ACD = AI）以及 IDA 合并 ACD（COMBI）患者的血清铁蛋白测定值分布。水平线代表健康男性和女性正常值的下限。经允许后修改自 Punnonen K, Irjala K, Rajamaki A: Serum Transferrin Receptor and Its Ratio to Serum Ferritin in the Diagnosis of Iron Deficiency. *Blood* 89（3）:1052 ~ 1057, 1997

骨髓铁染色

AI 的诊断极少需要做骨髓穿刺或骨髓活检。除非原发病造成骨髓病变，否则骨髓通常是正常的。骨髓检查可获得的最重要的信息是骨髓铁含量和分布情况。在骨髓标本中可以观察到位于巨噬细胞胞质内的储存铁和位于有核红细胞内的有生物学功能的铁。在正常个体，许多巨噬细胞胞内或附近仅可找到几个普鲁士蓝染色的颗粒。约 1/3 有核红细胞内含有 1 ~ 4 个这类蓝色的包涵体，这些细胞被称为铁粒幼红细胞。铁缺乏时，铁粒幼红细胞和巨噬细胞铁都缺如。相比而言，AI 中铁粒幼红细胞减少或缺如，而巨噬细胞铁是增多的。储存铁增高伴循环铁水平减低和铁粒幼红细胞数量减少是 AI 的特征。尽管骨髓染色可认为是鉴别 AI 和铁缺乏的"金标准"，但因该操作给患者带来的不适、报告解读的不一致[70]以及血清铁蛋白测定的广泛使用，骨髓染色的应用已减少。

● 鉴别诊断

大多数慢性感染，炎性疾病或肿瘤的患者存在贫血。仅当轻至中度贫血、血清铁和铁结合力降低并且血清铁蛋白升高时，才可做出 AI 的诊断。慢性肾病性贫血在轻度肾病中少见，但常见于终末期肾病，并且往往病情严重。原发病、并发症及针对原发病的治疗可以导致不同类型的贫血，因此应该注意考虑其他可能的原因。

1. 感染、炎性疾患、慢性肾病和肿瘤可并发药物诱导的骨髓抑制或药物诱导的溶血。细胞毒药物或特发性毒性反应导致骨髓抑制时，血清铁趋于升高而网织红细胞计数低。溶血时，网织红细胞计数、结合珠蛋白、胆红素和乳酸脱氢酶常常是增高的。

2. 慢性失血耗竭储存铁，血清铁和铁蛋白降低但转铁蛋白增高（参见第 43 章）。当 AI 与慢性失血共存时，尽管炎症本身可使血清铁蛋白升高，但血清铁蛋白通常反映主要疾病。血液透析或隐匿性胃肠道出血引起的慢性失血在慢性肾病性贫血中常见，由其引起的铁蛋白降低可能会被同时存在的炎症掩盖。通过检测便潜血及寻找抽血、尿液丢失、月经过多等易被忽视的隐匿性失血，常可确定出血的部位。如果明确了慢性失血问题，并且补铁的试验治疗有效，则可确诊 AI 或慢性肾病性贫血伴铁缺乏。

3. 内分泌病，包括甲状腺功能减退、甲状腺功能亢进、睾丸衰竭和糖尿病，可伴有慢性正细胞正色素性贫血（参见第 38 章）。除非同时存在炎症或相关的铁缺乏，否则在这些疾病中血清铁应是正常的。

4. 肿瘤转移浸润骨髓所致的贫血可以是肿瘤患者就诊的症状。贫血也可以在原来已经诊断癌症或淋巴瘤（lymphoma）的情况下发生，其本身血清铁蛋白正常或增高（参见第 45 章）。不过这类贫血常常是在患者机体已存在的恶性肿瘤相关 AI 的基础上进一步发展的。通常外周血涂片异常，可见异形红细胞、泪滴红细胞、晚幼细胞或不成熟的髓系细胞。确定诊断需要直接骨髓检查。

5. 轻型珠蛋白生成障碍性贫血是世界上很多地方常见的轻度贫血原因。容易与 AI 混淆（参见第 48 章）。这类患者体内小红细胞增多是终生性的，且通常较 AI 更严重。

6. 稀释性贫血可见于妊娠和因多发性骨髓瘤或巨球蛋白血症导致血浆蛋白水平极度增高的患者（参见第 109 章）。

● 治疗、病程及预后

见于感染，炎症，或恶性肿瘤等疾病的贫血需做充分的诊断性检查，以排除可逆性和具有更大潜在危险的原因，如隐匿性失血，铁、维生素 B₁₂ 和叶酸缺乏，溶血和药物反应。经过这些排查后，如果可以确诊为 AI，那么针对原发病的有效治疗可以解决贫血。如针对原发病治疗无效且患者出现贫血相关的症状或并发症时，应考虑给予一种或多种针对贫血的特异性治疗（表 37-3）。这些建议同样适用于慢性肾病性贫血，大多数肾病患者只有肾移植才可以纠正原发病。然而，尽管肾移植后贫血一般会得到纠正或改善，但 30% ~ 40% 的患者将继续存在贫血，主要原因是移植肾脏的病理改变和免疫抑制剂的副作用[71 ~ 78]。

针对 AI 和慢性肾病性贫血的特异性治疗包括红细胞输注、ESAs 和静脉铁剂治疗（表 37-3）。患者存在中重度贫血且有严重临床症状时，应予以应急性输注红细胞来纠正 AI 或慢性肾性贫血。虽然 ESAs 常可有效治疗慢性贫血，但其增加了血栓栓塞事件的发生风险[79 ~ 82]，已经发布了合理应用这些药物的指南。广泛的应用静脉铁剂辅助 ESAs 治疗可能会提高疗效，并降低需求剂量，但目前的证据尚未就静脉铁剂治疗的具体适应证及最佳治疗剂量达成共识[83]。

表 37-3　炎性贫血和慢性肾病性贫血的治疗

治疗方法	指征	典型情况	风险和副作用	特异疗效
输血	心肌缺血 对其他治疗无反应	Hgb<100g/L 胸痛和心电图改变	感染 容量负荷过重 输血反应	快速纠正贫血
EPO	乏力,体力下降	Hgb<100g/L 贫血症状 Hgb 100～120g/L 时要考虑副作用	起效需数周 EPO 的某些剂型引起罕见的纯红再障[107] 可使某些肿瘤恶化[108] 血栓栓塞的事件增加[79~82,96,109] 费用昂贵	通常耐受性好,相对安全
铁(口服或非肠道给药)[51]	同时存在缺铁 EPO 抵抗(试验性治疗)	怀疑或确诊存在铁缺乏	胃肠道副作用(口服) 全身性或局部反应(非肠道给药) 可降低抗感染能力[83,103~105]	便宜,相对安全

AI 的治疗

EPO 已试用于治疗各种癌症[84,85]、多发性骨髓瘤及恶性血液病[21,86,87]、类风湿关节炎[88~91]和炎性肠病[92,93]所致的 AI。绝大多数报道称50%以上的患者血红蛋白升高超过20g/L。2002年发布了血液系统及非血液系统恶性病相关贫血的 EPO 使用指南[94],并在 2007 年进行了修订[95],并于 2010 年再次更新[96]。由于癌症性贫血和 AI 发病机制类似,且没有更特异的推荐,因此这些指南可以指导 EPO 治疗 AI 的合理使用。对于必须避免红细胞输注,且对患者对输血和 EPO 治疗的倾向进行讨论后,指南(获许在此使用、引用或释义)推荐 EPO 用于治疗血红蛋白小于100g/L的患者。此外,美国 FDA 推荐 EPO 治疗剂量应"对每例患者精确调整,使其是达到或维持足以避免输血的最低血红蛋白水平。"由于有报道称,接受 EPO 制剂治疗的患者血栓栓塞发生的风险增高,因此临床医生对于要接受 ESAs 治疗的患者应仔细权衡发生血栓栓塞的风险。现有的文献资料尚不能确定最佳的血红蛋白治疗目标值。当血红蛋白足以避免输血或任意 2 周内血红蛋白增加超过10g/L时,ESA 应做减量调整以避免过量使用。美国 FDA 批准的 epoetin 起始剂量为150U/kg,每周三次或每周一次皮下注射 40 000U。美国 FDA批准的 darbepoetin 起始剂量为每周 2.2μg/kg 或皮下注射500μg 每三周一次。其他的起始剂量或用药方案可能更方便,但在疗效上(包括输血需求和血红蛋白反应)无显著差异。应根据美国 FDA 批准的说明书来增加剂量,目前无明确证据表明其他方案有不同的疗效。如果患者接受 ESA 治疗超过 6～8周仍无反应(如血红蛋白增加小于 10～20g/L),则继续治疗似乎不再有用,应该停药。在美国 FDA 批准的说明书里含有最新的、最详细的剂量减低指南。测定铁、总铁结合力、转铁蛋白饱和度、铁蛋白的基础水平并定期检测,而且一旦有指征便补铁,这样可以有助于限制 EPO 的用量、最大限度改善患者症状,以及判定对 EPO 治疗反应不足的原因。

慢性肾性贫血的治疗

改善全球肾脏病预后组织(The Kidney Disease Improving Global Outcomes,KDIGO)慢性肾性贫血临床实践指南(clinical practice guideline,CPG)是慢性肾性贫血的最新的治疗推荐[97]。该指南以截止至 2010 年 10 月的系统性文献检索为基础,并补充了一些到 2012 年 3 月的额外证据。对于成年患者,该指南建议新出现贫血的慢性肾病患者需要进行实验室检查以排除维生素 B_{12} 和叶酸缺乏(参见第 41 章),对于转铁蛋白饱和度≤30% 或铁蛋白水平≤500ng/ml 的患者可行静脉铁剂治疗试验。在该指南出版后,一项随机临床试验也支持静脉铁剂治疗,该研究显示静脉铁剂治疗可延迟或减少对包括 ESAs 在内的其他贫血治疗的需要[98]。然而,该研究的入组条件比指南严苛许多,故指南仍推荐血红蛋白<100g/L 时即应开始个体化 ESAs 治疗,并调整药物剂量使血红蛋白水平维持低于 115g/L,除非患者感觉更高的血红蛋白水平(不超过 130g/L)可增加其生活质量,并愿意承担增加的风险。

静脉铁剂和 EPO 联合治疗

当骨髓红细胞生成受到药物刺激时,铁会成为红细胞生成的限制因素,铁剂联合 EPO 便是基于这一理念而制定的一种治疗策略。在一些患者中,AI 伴有隐匿性铁缺乏[66,93]。在另外一些情况下,开始 EPO 治疗后有限的储存铁可被耗尽[91]。对伴高铁蛋白、低转铁蛋白饱和度(小于25%)和 EPO 用量高于平均水平的血液透析患者,EPO 治疗同时用静脉注射葡萄糖酸铁 1g 的补充治疗周期,可使血红蛋白小幅升高并降低 EPO 使用剂量[99,100]。目前还不确定该策略是否可用于其他类型 AI。其他方面的研究仍无定论,无明确缺铁迹象的 AI 患者在 EPO 治疗时补铁仍在实验阶段[51]。静脉铁剂治疗可减少 ESAs 的应用,故其普遍应用于血液透析的 CKD 患者,但目前尚未就铁剂治疗适应证和该治疗策略的潜在风险达成明确共识[83]。人们对 AI 和慢性肾性贫血补铁治疗增加对感染的易感性也存在担心[101,102],但是流行病学研究尚未对此达成一致结论[83,103,104]。经静脉导管注射高剂量铁剂[105]可能同感染增加相关。

翻译:蔡亚楠　互审:陈苏宁　校对:肖志坚

参考文献

1. Cartwright GE: The anemia of chronic disorders. *Semin Hematol* 3:351, 1966.
2. Corwin HL, Krantz SB: Anemia of the critically ill: "Acute" anemia of chronic disease. *Crit Care Med* 28:3098, 2000.
3. Ershler WB: Biological interactions of aging and anemia: A focus on cytokines. *J Am Geriatr Soc* 51:S18, 2003.
4. Carpenter WB: *Principles of Human Physiology*, edited by FG Smith. Blanchard and Lea, Philadelphia, 1859.
5. Wintrobe MM: *Clinical Hematology*, 5th ed. Lea & Febiger, Philadelphia, 1961.
6. Dallman PR, Yip R, Johnson C: Prevalence and causes of anemia in the United States, 1976 to 1980. *Am J Clin Nutr* 39:437, 1984.
7. Ramakrishnan U, Yip R: Experiences and challenges in industrialized countries: Control of iron deficiency in industrialized countries. *J Nutr* 132:820S, 2002.
8. Hsu CY, McCulloch CE, Curhan GC: Epidemiology of anemia associated with chronic renal insufficiency among adults in the United States: Results from the Third National Health and Nutrition Examination Survey. *J Am Soc Nephrol* 13:504, 2002.
9. Stauffer ME, Fan T: Prevalence of anemia in chronic kidney disease in the United States. *PLoS One* 9:e84943, 2014.
10. McClellan W, Aronoff SL, Bolton WK, et al: The prevalence of anemia in patients with chronic kidney disease. *Curr Med Res Opin* 20:1501, 2004.
11. U.S. Renal Data System: *USRDS 2013 Annual Data Report: Atlas of Chronic Kidney Disease and End-Stage Renal Disease in the United States.* National Institutes of Health, National Institute of Diabetes and Digestive and Kidney Diseases, Bethesda, MD, 2013.
12. Means RT Jr, Krantz SB: Inhibition of human erythroid colony-forming units by gamma interferon can be corrected by recombinant human erythropoietin. *Blood* 78:2564, 1991.
13. Libregts SF, Gutierrez L, de Bruin AM, et al: Chronic IFN-gamma production in mice induces anemia by reducing erythrocyte life span and inhibiting erythropoiesis through an IRF-1/PU.1 axis. *Blood* 118:2578, 2011.
14. Baer AN, Dessypris EN, Goldwasser E, et al: Blunted erythropoietin response to anaemia in rheumatoid arthritis. *Br J Haematol* 66:559, 1987.
15. Hochberg MC, Arnold CM, Hogans BB, et al: Serum immunoreactive erythropoietin in rheumatoid arthritis: Impaired response to anemia. *Arthritis Rheum* 31:1318, 1988.
16. Vreugdenhil G, Wognum AW, van Eijk HG, et al: Anaemia in rheumatoid arthritis: The role of iron, vitamin B12, and folic acid deficiency, and erythropoietin responsiveness. *Ann Rheum Dis* 49:93, 1990.
17. Kendall R, Wasti A, Harvey A, et al: The relationship of haemoglobin to serum erythropoietin concentrations in the anaemia of rheumatoid arthritis: The effect of oral prednisolone. *Br J Rheumatol* 32:204, 1993.
18. Noe G, Augustin J, Hausdorf S, et al: Serum erythropoietin and transferrin receptor levels in patients with rheumatoid arthritis. *Clin Exp Rheumatol* 13:445, 1995.
19. Remacha AF, Rodriguez-de la Serna A, Garcia-Die F, et al: Erythroid abnormalities in rheumatoid arthritis: The role of erythropoietin. *J Rheumatol* 19:1687, 1992.
20. Miller CB, Jones RJ, Piantadosi S, et al: Decreased erythropoietin response in patients with the anemia of cancer. *N Engl J Med* 322:1689, 1990.
21. Cazzola M, Messinger D, Battistel V, et al: Recombinant human erythropoietin in the anemia associated with multiple myeloma or non-Hodgkin's lymphoma: Dose finding and identification of predictors of response. *Blood* 86:4446, 1995.
22. Safran M, Kaelin WG Jr: HIF hydroxylation and the mammalian oxygen-sensing pathway. *J Clin Invest* 111:779, 2003.
23. Imagawa S, Nakano Y, Obara N, et al: A GATA-specific inhibitor (K-7174) rescues anemia induced by IL-1beta, TNF-alpha, or L-NMMA. *FASEB J* 17:1742, 2003.
24. Frede S, Fandrey J, Pagel H, et al: Erythropoietin gene expression is suppressed after lipopolysaccharide or interleukin-1 beta injections in rats. *Am J Physiol* 273:R1067, 1997.
25. Adamson JW, Eschbach J, Finch CA: The kidney and erythropoiesis. *Am J Med* 44:725, 1968.
26. Sato Y, Yanagita M: Renal anemia: From incurable to curable. *Am J Physiol Renal Physiol* 305:F1239, 2013.
27. Asada N, Takase M, Nakamura J, et al: Dysfunction of fibroblasts of extrarenal origin underlies renal fibrosis and renal anemia in mice. *J Clin Invest* 121:3981, 2011.
28. Bernhardt WM, Wiesener MS, Scigalla P, et al: Inhibition of prolyl hydroxylases increases erythropoietin production in ESRD. *J Am Soc Nephrol* 21:2151, 2010.
29. Barany P: Inflammation, serum C-reactive protein, and erythropoietin resistance. *Nephrol Dial Transplant* 16:224, 2001.
30. Macdougall IC, Cooper AC: Erythropoietin resistance: The role of inflammation and pro-inflammatory cytokines. *Nephrol Dial Transplant* 17:39, 2002.
31. Nemeth E, Rivera S, Gabayan V, et al: IL-6 mediates hypoferremia of inflammation by inducing the synthesis of the iron regulatory hormone hepcidin. *J Clin Invest* 113:1271, 2004.
32. Ganz T: Hepcidin, a key regulator of iron metabolism and mediator of anemia of inflammation. *Blood* 102:783, 2003.
33. Nicolas G, Chauvet C, Viatte L, et al: The gene encoding the iron regulatory peptide hepcidin is regulated by anemia, hypoxia, and inflammation. *J Clin Invest* 110:1037, 2002.
34. Nemeth E, Rivera S, Gabayan V, et al: IL-6 mediates hypoferremia of inflammation by inducing the synthesis of the iron regulatory hormone hepcidin. *J Clin Invest* 113:1271, 2004.
35. Nemeth E, Rivera S, Gabayan V, et al: IL-6 mediates hypoferremia of inflammation by inducing the synthesis of the iron regulatory hormone hepcidin. *J Clin Invest* 113:1271, 2004.
36. Besson-Fournier C, Latour C, Kautz L, et al: Induction of activin B by inflammatory stimuli upregulates expression of the iron-regulatory peptide hepcidin through Smad1/5/8 signaling. *Blood* 120:431, 2012.
37. Gardenghi S, Renaud TM, Meloni A, et al: Distinct roles for hepcidin and interleukin-6 in the recovery from anemia in mice injected with heat-killed Brucella abortus. *Blood* 123:1137, 2014.
38. Kim A, Fung E, Parikh SG, et al: A mouse model of anemia of inflammation: Complex pathogenesis with partial dependence on hepcidin. *Blood* 123:1129, 2014.
39. Freireich EM, Miller A, Emerson CP, et al: The effect of inflammation on the utilization of erythrocyte and transferrin-bound radio-iron for red cell production. *Blood* 12:972, 1957.
40. Haurani FI, Burke W, Martinez EJ: Defective reutilization of iron in the anemia of inflammation. *J Lab Clin Med* 65:560, 1965.
41. O'Shea MJ, Kershenobich D, Tavill AS: Effects of inflammation on iron and transferrin metabolism. *Br J Haematol* 25:707, 1973.
42. Hershko C, Cook JD, Finch CA: Storage iron kinetics. VI. The effect of inflammation on iron exchange in the rat. *Br J Haematol* 28:67, 1974.
43. Zarrabi MH, Lysik R, DiStefano J, et al: The anaemia of chronic disorders: Studies of iron reutilization in the anaemia of experimental malignancy and chronic inflammation. *Br J Haematol* 35:647, 1977.
44. Feldman BF, Kaneko JJ, Farver TB: Anemia of inflammatory disease in the dog: Ferrokinetics of adjuvant-induced anemia. *Am J Vet Res* 42:583, 1981.
45. Fillet G, Beguin Y, Baldelli L: Model of reticuloendothelial iron metabolism in humans: Abnormal behavior in idiopathic hemochromatosis and in inflammation. *Blood* 74:844, 1989.
46. Nicolas G, Bennoun M, Devaux I, et al: Lack of hepcidin gene expression and severe tissue iron overload in upstream stimulatory factor 2 (USF2) knockout mice. *Proc Natl Acad Sci U S A* 98:8780, 2001.
47. Nicolas G, Bennoun M, Porteu A, et al: Severe iron deficiency anemia in transgenic mice expressing liver hepcidin. *Proc Natl Acad Sci U S A* 99:4596, 2002.
48. Nemeth E, Tuttle MS, Powelson J, et al: Hepcidin regulates cellular iron efflux by binding to ferroportin and inducing its internalization. *Science* 306:2090, 2004.
49. Hastka J, Lasserre JJ, Schwarzbeck A, et al: Zinc protoporphyrin in anemia of chronic disorders. *Blood* 81:1200, 1993.
50. Taylor JE, Peat N, Porter C, et al: Regular low-dose intravenous iron therapy improves response to erythropoietin in haemodialysis patients. *Nephrol Dial Transplant* 11:1079, 1996.
51. Goodnough LT, Skikne B, Brugnara C: Erythropoietin, iron, and erythropoiesis. *Blood* 96:823, 2000.
52. Hume R, Currie WJ, Tennant M: Anaemia of rheumatoid arthritis and iron therapy. *Ann Rheum Dis* 24:451, 1965.
53. Beamish MR, Davies AG, Eakins JD, et al: The measurement of reticuloendothelial iron release using iron-dextran. *Br J Haematol* 21:617, 1971.
54. Brugnara C, Chambers LA, Malynn E, et al: Red blood cell regeneration induced by subcutaneous recombinant erythropoietin: Iron-deficient erythropoiesis in iron-replete subjects [see comments]. *Blood* 81:956, 1993.
55. Gubler CJ, Cartwright GE, Wintrobe MM: The anemia of infection. X. The effect of infection on the absorption and storage of iron by the rat. *J Biol Chem* 184:563, 1950.
56. Weber J, Werre JM, Julius HW, et al: Decreased iron absorption in patients with active rheumatoid arthritis, with and without iron deficiency. *Ann Rheum Dis* 47:404, 1988.
57. Weber J, Julius HW, Verhoef CW, et al: Absorption and retention of iron in rheumatoid arthritis. *Ann Rheum Dis* 32:83, 1973.
58. Nicolas G, Bennoun M, Porteu A, et al: Severe iron deficiency anemia in transgenic mice expressing liver hepcidin. *Proc Natl Acad Sci U S A* 99:4596, 2002.
59. Nicolas G, Chauvet C, Viatte L, et al: The gene encoding the iron regulatory peptide hepcidin is regulated by anemia, hypoxia, and inflammation. *J Clin Invest* 110:1037, 2002.
60. Anderson GJ, Frazer DM, Wilkins SJ, et al: Relationship between intestinal iron-transporter expression, hepatic hepcidin levels and the control of iron absorption. *Biochem Soc Trans* 30:724, 2002.
61. Roe MA, Collings R, Dainty JR, et al: Plasma hepcidin concentrations significantly predict interindividual variation in iron absorption in healthy men. *Am J Clin Nutr* 89:1088, 2009.
62. Young MF, Glahn RP, Riza-Nieto M, et al: Serum hepcidin is significantly associated with iron absorption from food and supplemental sources in healthy young women. *Am J Clin Nutr* 89:533, 2009.
63. Cazzola M, Ponchio L, de Benedetti F, et al: Defective iron supply for erythropoiesis and adequate endogenous erythropoietin production in the anemia associated with systemic-onset juvenile chronic arthritis. *Blood* 87:4824, 1996.
64. Awai M, Brown EB: Studies of the metabolism of I-131-labeled human transferrin. *J Lab Clin Med* 61:363, 1963.
65. Jacobs A, Worwood M: Ferritin in serum. Clinical and biochemical implications. *N Engl J Med* 292:951, 1975.
66. Punnonen K, Irjala K, Rajamaki A: Serum transferrin receptor and its ratio to serum ferritin in the diagnosis of iron deficiency. *Blood* 89:1052, 1997.
67. Skikne BS: Serum transferrin receptor. *Am J Hematol* 83:872, 2008.
68. Konz T, Montes-Bayon M, Vaulont S: Hepcidin quantification: Methods and utility in diagnosis. *Metallomics* 6:1583, 2014.
69. Goodnough LT, Nemeth E, Ganz T: Detection, evaluation, and management of iron-restricted erythropoiesis. *Blood* 116:4754, 2010.
70. Barron BA, Hoyer JD, Tefferi A: A bone marrow report of absent stainable iron is not diagnostic of iron deficiency. *Ann Hematol* 80:166, 2001.
71. Iwamoto H, Nakamura Y, Konno O, et al: Correlation between post kidney transplant anemia and kidney graft function. *Transplant Proc* 46:496, 2014.
72. Pascual J, Jimenez C, Franco A, et al: Early-onset anemia after kidney transplantation is an independent factor for graft loss: A multicenter, observational cohort study. *Transplantation* 96:717, 2013.
73. Jones H, Talwar M, Nogueira JM, et al: Anemia after kidney transplantation; its prevalence, risk factors, and independent association with graft and patient survival: A time-varying analysis. *Transplantation* 93:923, 2012.

74. Kamar N, Rostaing L, Ignace S, et al: Impact of post-transplant anemia on patient and graft survival rates after kidney transplantation: A meta-analysis. *Clin Transplant* 26:461, 2012.

75. Yabu JM, Winkelmayer WC: Posttransplantation anemia: Mechanisms and management. *Clin J Am Soc Nephrol* 6:1794, 2011.

76. Vanrenterghem Y: Anemia after kidney transplantation. *Transplantation* 87:1265, 2009.

77. Ott U, Busch M, Steiner T, et al: Anemia after renal transplantation: An underestimated problem. *Transplant Proc* 40:3481, 2008.

78. Ghafari A, Noori-Majelan N: Anemia among long-term renal transplant recipients. *Transplant Proc* 40:186, 2008.

79. Bennett CL, Silver SM, Djulbegovic B, et al: Venous thromboembolism and mortality associated with recombinant erythropoietin and darbepoetin administration for the treatment of cancer-associated anemia. *JAMA* 299:914, 2008.

80. Singh AK, Szczech L, Tang KL, et al: Correction of anemia with epoetin alfa in chronic kidney disease. *N Engl J Med* 355:2085, 2006.

81. Pfeffer MA, Burdmann EA, Chen CY, et al: A trial of darbepoetin alfa in type 2 diabetes and chronic kidney disease. *N Engl J Med* 361:2019, 2009.

82. Solomon SD, Uno H, Lewis EF, et al: Erythropoietic response and outcomes in kidney disease and type 2 diabetes. *N Engl J Med* 363:1146, 2010.

83. Gaweda AE, Ginzburg YZ, Chait Y, et al: Iron dosing in kidney disease: Inconsistency of evidence and clinical practice. *Nephrol Dial Transplant* 2014 [Epub ahead of print].

84. Ludwig H, Fritz E, Leitgeb C, et al: Prediction of response to erythropoietin treatment in chronic anemia of cancer [see comments]. *Blood* 84:1056, 1994.

85. Smith RE, Tchekmedyian NS, Chan D, et al: A dose- and schedule-finding study of darbepoetin alpha for the treatment of chronic anaemia of cancer. *Br J Cancer* 88:1851, 2003.

86. Dammacco F, Castoldi G, Rodjer S: Efficacy of epoetin alfa in the treatment of anaemia of multiple myeloma. *Br J Haematol* 113:172, 2001.

87. Hedenus M, Adriansson M, San Miguel J, et al: Efficacy and safety of darbepoetin alfa in anaemic patients with lymphoproliferative malignancies: A randomized, double-blind, placebo-controlled study. *Br J Haematol* 122:394, 2003.

88. Peeters HR, Jongen-Lavrencic M, Bakker CH, et al: Recombinant human erythropoietin improves health-related quality of life in patients with rheumatoid arthritis and anaemia of chronic disease; utility measures correlate strongly with disease activity measures. *Rheumatol Int* 18:201, 1999.

89. Peeters HR, Jongen-Lavrencic M, Vreugdenhil G, et al: Effect of recombinant human erythropoietin on anaemia and disease activity in patients with rheumatoid arthritis and anaemia of chronic disease: A randomised placebo controlled double blind 52 weeks clinical trial. *Ann Rheum Dis* 55:739, 1996.

90. Goodnough LT, Marcus RE: The erythropoietic response to erythropoietin in patients with rheumatoid arthritis. *J Lab Clin Med* 130:381, 1997.

91. Kaltwasser JP, Kessler U, Gottschalk R, et al: Effect of recombinant human erythropoietin and intravenous iron on anemia and disease activity in rheumatoid arthritis. *J Rheumatol* 28:2430, 2001.

92. Schreiber S, Howaldt S, Schnoor M, et al: Recombinant erythropoietin for the treatment of anemia in inflammatory bowel disease. *N Engl J Med* 334:619, 1996.

93. Gasche C, Dejaco C, Reinisch W, et al: Sequential treatment of anemia in ulcerative colitis with intravenous iron and erythropoietin. *Digestion* 60:262, 1999.

94. Rizzo JD, Lichtin AE, Woolf SH, et al: Use of epoetin in patients with cancer: evidence-based clinical practice guidelines of the American Society of Clinical Oncology and the American Society of Hematology. *J Clin Oncol* 20:4083, 2002.

95. Rizzo JD, Somerfield MR, Hagerty KL, et al: Use of epoetin and darbepoetin in patients with cancer: 2007 American Society of Hematology/American Society of Clinical Oncology clinical practice guideline update. *Blood* 111:25, 2008.

96. Rizzo JD, Brouwers M, Hurley P, et al: American Society of Hematology/American Society of Clinical Oncology clinical practice guideline update on the use of epoetin and darbepoetin in adult patients with cancer. *Blood* 116:4045, 2010.

97. Drueke TB, Parfrey PS: Summary of the KDIGO guideline on anemia and comment: Reading between the (guide)line(s). *Kidney Int* 82:952, 2012.

98. Macdougall IC, Bock AH, Carrera F, et al: FIND-CKD: A randomized trial of intravenous ferric carboxymaltose versus oral iron in patients with chronic kidney disease and iron deficiency anaemia. *Nephrol Dial Transplant* 2014.

99. Kapoian T, O'Mara NB, Singh AK, et al: Ferric gluconate reduces epoetin requirements in hemodialysis patients with elevated ferritin. *J Am Soc Nephrol* 19:372, 2008.

100. Coyne DW, Kapoian T, Suki W, et al: Ferric gluconate is highly efficacious in anemic hemodialysis patients with high serum ferritin and low transferrin saturation: Results of the Dialysis Patients' Response to IV Iron with Elevated Ferritin (DRIVE) Study. *J Am Soc Nephrol* 18:975, 2007.

101. Jurado RL: Iron, infections, and anemia of inflammation. *Clin Infect Dis* 25:888, 1997.

102. Oppenheimer SJ: Iron and its relation to immunity and infectious disease. *J Nutr* 131:616S, 2001.

103. Susantitaphong P, Alqahtani F, Jaber BL: Efficacy and safety of intravenous iron therapy for functional iron deficiency anemia in hemodialysis patients: A meta-analysis. *Am J Nephrol* 39:130, 2014.

104. Litton E, Xiao J, Ho KM: Safety and efficacy of intravenous iron therapy in reducing requirement for allogeneic blood transfusion: Systematic review and meta-analysis of randomised clinical trials. *BMJ* 347:f4822, 2013.

105. Brookhart MA, Freburger JK, Ellis AR, et al: Infection risk with bolus versus maintenance iron supplementation in hemodialysis patients. *J Am Soc Nephrol* 24:1151, 2013.

106. Radtke HW, Claussner A, Erbes PM, et al: Serum erythropoietin concentration in chronic renal failure: Relationship to degree of anemia and excretory renal function. *Blood* 54:877, 1979.

107. Rossert J, Casadevall N, Eckardt KU: Anti-erythropoietin antibodies and pure red cell aplasia. *J Am Soc Nephrol* 15:398, 2004.

108. Epoetin: For better or for worse? *Lancet Oncol* 5:1, 2004.

109. Bohlius J, Weingart O, Trelle S, et al: Cancer-related anemia and recombinant human erythropoietin—an updated overview. *Nat Clin Pract Oncol* 3:152, 2006.

第38章
内分泌病对红细胞生成的影响

Xylina T. Gregg

摘要

贫血是内分泌功能紊乱最常见的造血异常,且可能是内分泌功能紊乱最早的表现。红细胞增多症并不常见,但可发生在特定的内分泌功能紊乱中。贫血的病理生理基础往往是多因素的,但在某些情况下激素对红系造血的直接影响也可导致贫血的发生。一些内分泌功能紊乱疾病,会出现血浆容量减少,这可能掩盖贫血的严重程度。有人提出内分泌功能缺陷状态中的贫血可能为生理性的,以适应需氧量的下降。部分内分泌功能紊乱同促红细胞生成素的治疗反应受损有关。

● 甲状腺功能失调

甲状腺功能减退

贫血是甲状腺切除术或其他原因导致甲状腺功能减退的公认并发症,也可能发生在亚临床甲状腺功能减退[1]。在一项回顾性研究中,57%的甲状腺功能减退的患者存在贫血(定义为血红蛋白男性 Hb<13g/dl,女性 Hb<12g/dl)[2]。甲状腺功能减退性贫血可表现为正细胞、大细胞或小细胞性[3],合并的铁元素、维生素 B_{12}、叶酸的缺乏可以在一定程度上解释此异质性。一项纳入了大约60例未治疗的原发性甲状腺功能减退的贫血患者的研究中,10%的患者为大细胞性贫血,这些患者全部有维生素 B_{12} 缺乏,43%的患者为小细胞性贫血,并有铁缺乏,余患者为正细胞性贫血[4]。然而,即使这些营养因素缺乏被排除,部分甲状腺功能低下患者仍有大细胞性贫血[5]。另外,尽管大部分甲状腺功能低下患者的红细胞数量显著减少,但由于伴发血浆容量下降,血红蛋白和血细胞比容数值减少并不明显[6,7]。

甲状腺功能低下患者易出现月经过多而导致缺铁(参见第43章),尽管这种相关性比先前认为的要少[8]。因为甲状腺激素可能促进铁的吸收[9,10],甲状腺功能低下患者出现铁缺乏也可能由铁吸收受损所致,要么直接因为甲状腺激素减少,或是由于相关的胃酸缺乏症所致[11,12]。反之,缺铁又会降低血红素依赖性甲状腺过氧化物酶的活性,从而减少甲状腺激素的合成[13]。同时存在缺铁性贫血和亚临床甲状腺功能低下的患者,贫血对口服补铁治疗的反应通常欠佳。对于这些患者,口服铁剂和左旋甲状腺素联合较单用左旋甲状腺素能更好地改善血红蛋白和铁蛋白水平[14,15]。

虽然甲状腺功能低下患者伴发维生素 B_{12}[4,5]或叶酸[16]的缺乏(参见第41章)可能导致大红细胞增多,但是甲状腺功能减退也可导致大红细胞增多,这会随着甲状腺激素治疗缓解[5]。伴有维生素 B_{12} 缺乏的甲状腺功能减退患者的平均红细胞体积同那些不合维生素 B_{12} 缺乏的患者相似,因此平均红细胞体积并非是识别甲状腺功能减退患者合并维生素 B_{12} 缺乏的敏感指标[5]。尽管甲状腺功能减退同恶性贫血间已确定存在某种联系[17,18],但潜在的机制仍不清楚。在一项纳入116例甲状腺功能低下患者研究中,40%的患者血清维生素 B_{12} 水平减低[19]。虽然维生素 B_{12} 缺乏组平均血红蛋白浓度稍低(11.9g/L vs. 12.4g/L),但平均红细胞体积和抗甲状腺抗体的分布程度在两组间并无差异[19]。

然而,即便将缺铁、维生素 B_{12} 缺乏以及其他导致贫血的混杂因素排除后,甲状腺激素不足仍然可以直接引起贫血[5,16]。狗在接受甲状腺切除术后出现正细胞正色素性贫血,这同网织红细胞减少以及骨髓红系增生减低有关[20]。在甲状腺功能减退的患者和甲状腺切除后的动物中,红细胞寿命正常,而铁代谢动力学研究结果符合红系增生减低[20,21]。在动物实验中予以甲状腺素可提高红细胞生成率[22],而甲状腺切除则会降低红细胞生成[23]。因为甲状腺激素影响细胞对氧的需求,所以这些反应同适当的生理性调整相符。有证据表明甲状腺素对红系造血有直接影响。部分体外实验显示,T3、T4、rT3 均可以增强促红细胞生成素促进红系集落形成的效果[24]。在大鼠肾脏和人肝癌细胞株中,甲状腺激素还能够提高低氧诱导的促红细胞生成素生成[25]。然而其他体外实验显示 rT3 对红系集落形成有抑制性作用,特别是联合应用全反式维 A 酸[26]。

甲状腺功能减低也会影响对 EPO 治疗的反应。在调整其他变量后,对于血液透析的患者,甲状腺功能减低者维持目标血红蛋白水平所需的平均每月 EPO 剂量显著高于甲状腺功能正常的患者[27]。

甲状腺激素治疗后在几个月的时间里可见血红蛋白浓度的缓慢改善[5]。甲状腺功能低下时白细胞和血小板计数通常不受影响。但曾有报道一例黏液性水肿昏迷的患者出现了骨髓增生低下导致的全血细胞减少;而其血液学异常通过甲状腺激素替代疗法得到了纠正[28]。

甲状腺功能亢进

虽然予以甲状腺激素可以增加动物的红细胞生成[29],但人类甲状腺功能亢进者通常并无红细胞增多。而且其中 10% ~ 25%的患者表现为贫血[30~32]。这可能是血浆容量增加的结果[7];但是也有报道观察到红细胞寿命缩短[33]和红系无效造血[34]。抗甲状腺治疗可改善贫血[31,32]。曾有报道一例自身免疫性溶血性贫血合并甲状腺功能亢进患者,接受针对甲状腺功能亢进的治疗后溶血得到缓解[35]。全血细胞减少很少见,但针对甲亢的治疗也有反应[36,37]。

● 肾上腺疾病

肾上腺皮质功能不全

原发肾上腺功能不全(Addison 病)中可见正细胞正色素性贫血[12,38],但贫血也可能因为伴发了血浆容量下降而被掩盖,这在此类疾病中十分常见[38]。在一组 Addison 病患者中,部分患者表现为正常的血红蛋白水平,而开始激素替代治疗后则发生一过性贫血，可能继发于血浆容量增加[38]。

动物实验中，肾上腺切除可导致轻度贫血，而糖皮质激素治疗对其有效[39]。然而这类贫血发生的病理生理基础以及肾上腺皮质激素对红系造血的影响并不明确。

恶性贫血可发生于自身免疫性肾上腺功能不全的患者，但是主要还是见于Ⅰ型多腺体自身免疫综合征的患者中，这些患者的其他表现还包括皮肤黏膜念珠菌病和甲状旁腺功能减退[40]。其中有一例该综合征患者，据报道其贫血为原发促红细胞生成素分泌不足所致[41]。

库欣病和原发性醛固酮增多症

在体外实验中，糖皮质激素与促红细胞生成素相互作用可促进红系集落增殖[42]。糖皮质激素受体被其同源配体激活后，启动了JAK2磷酸化介导的胞质信号转导，从而刺激红系造血，这一点与促红细胞生成素的作用机制相同（参见第32、57章）。已有报道在Cushing综合征[43]、原发醛固酮增多症[44]以及Bartter综合征[45]中可见红细胞增多。

然而，一项纳入63名女性和17名男性Cushing综合征患者的研究发现，尽管女性患者的血红蛋白水平均匀地分布在正常范围内，但14/17的男性患者血红蛋白水平在最低四分位数，其中3例贫血[46]。男性患者下降的血红蛋白水平同低睾酮水平相关，在Cushing综合征治疗后缓慢改善。

先天性肾上腺皮质增生症

先天性肾上腺皮质增生症最常见的原因是21-羟化酶缺乏，其阻碍了17-羟孕酮转化为11-脱氧皮质醇[47]。"经典型"患者在新生儿期即表现为肾上腺皮质功能不全，但其他患者呈现迟发表现并伴有雄激素过量。有报道在21-羟化酶缺乏导致的先天性肾上腺皮质增生症患者出现红细胞增多症，可能是雄激素水平增高的结果[48]，红细胞增多症也可以作为这种疾病的初发表现[49]。

嗜铬细胞瘤

嗜铬细胞瘤和与其密切相关的副神经节瘤很少伴有红细胞增多。那些罕见病例，这一发现被认为是由于肿瘤细胞自主分泌促红细胞生成素的结果[50]，而这通常是由引起或者参与嗜铬细胞瘤形成的von Hippel-Lindau（VHL）突变介导的（参见第32、57章）。

然而有几例先天性红细胞增多症患者发展为复发性嗜铬细胞瘤、副神经节瘤，偶见生长抑素瘤[51,52]。他们的肿瘤是缺氧诱导因子-2α基因多种功能获得性突变的杂合体，并且肿瘤组织中存在促红细胞生成素转录本（参见第32、57章）。然而非肿瘤组织中通常没有这些突变，所以尚不清楚这些肿瘤伴有红细胞增多的病因[51,52]。

亦有报道一种先天性红细胞增多综合征，伴有2型脯氨酸羟化酶基因突变以及嗜铬细胞瘤形成[53]。

● 性腺激素

雄激素

与青春期前男性、老年男性以及女性相比，性成熟的男性血红蛋白水平较高[54]。这种差异是由雄激素的生成所导致的。在一个社区人群中，30～94岁男性的睾酮水平和血红蛋白水平直接相关[55]。另一项研究中也发现70～81岁男性人群中血红蛋白水平和睾酮水平有相关性，但是当血红蛋白低于13g/dl和/或睾酮水平低于8nmol/L的个体被排除后，这种相关性不再有统计学意义[56]。睾丸切除可导致血红蛋白浓度中位减低1.2g/dl[57]。利用促性腺激素释放激动剂和抗雄激素联合阻断雄激素达到"药物"去势，也会引起贫血[58]。

雄激素对红系造血的影响已被明确证实，并且已被广泛应用于治疗各种贫血，特别是在重组促红细胞生成素出现之前。在性腺功能减退的男性中，睾酮治疗3个月内平均红细胞比积由38%增长至43.1%[59]。两个荟萃分析发现睾酮治疗组红细胞增多症（定义为血细胞比容大于50%或52%）的发生率比安慰剂组高三倍以上[60,61]。也有报道女性乳腺癌患者接受芳香化酶抑制剂治疗出现红细胞增多症，芳香化酶抑制剂抑制雄烯二酮和睾酮转化为雌激素[62]。

雄激素作用的机制似乎比较复杂，有证据表明它能够刺激促红细胞生成素的分泌[63]，并且可直接作用于骨髓产生效应[64]。人类男性和女性的骨髓细胞均存在雄激素受体。然而表达这些受体的细胞包括基质细胞、内皮细胞、巨噬细胞以及髓系前体细胞，但是并无红系细胞[65]，因此，这种相关性的病理生理意义尚不清楚。睾酮的使用与促红细胞生成素水平升高和铁调素水平降低有关[63]。虽然随着睾酮的连续使用促红细胞生成素水平有所下降，但相对于提高了的血红蛋白水平，促红细胞生成素的水平仍处于不恰当的高水平，这意味着新的调定点[63]。

雌激素

目前关于雌激素的作用尚存在争议。给予大鼠大剂量外源性雌激素会导致中重度的贫血[66,67]。然而造血干细胞表达雌激素受体-α，并且雌激素通过此受体传递信号促进造血干细胞自我更新并刺激红细胞生成[68]。

● 垂体疾病

垂体功能不全

垂体功能不全最常见的原因是垂体肿瘤或其治疗引起的[69]。其他病因包括下丘脑的肿瘤或功能异常，类肉瘤病（sarcoidosis）或其他浸润性疾病，垂体出血或梗死，遗传原因，以及特发性垂体功能衰竭。无论何种原因导致的垂体功能减退，均会导致中重度的正细胞正色素性贫血，血红蛋白平均为10g/dl[12,70]。贫血及红系增生减低同样可以见于垂体切除的动物[71,72]。

在大鼠中，切除分泌血管加压素和催产素的神经垂体并不导致贫血[73]。因此推测，垂体功能低下导致的贫血可能是由于垂体前叶激素，如促肾上腺皮质激素、促甲状腺激素、促卵泡素、黄体生成素、生长激素、泌乳素缺乏所致；但这些激素在贫血的发生中各自所起的确切作用还是未知。垂体前叶激素缺乏而导致的甲状腺激素、肾上腺激素、雄激素的缺乏，可能是引起贫血的主要原因。动物接受肾上腺和甲状腺联合切除术后所导致的贫血，与垂体切除者相似但不完全相同[74]。在因无功能性垂体腺瘤导致垂体功能减退的男性患者中发现,贫血程度同睾酮水平减低相关联[75]。

垂体功能减退时红细胞寿命正常,但骨髓增生减低。铁代谢动力学研究结果也与红系造血减低相符[12]。除了贫血外,白细胞减少甚至全血细胞减少也会发生[76]。甲状腺、肾上腺、性腺激素联合替代治疗通常能够有效纠正贫血以及其他血细胞减少[76,77]。一例激素替代疗法无效的手术后垂体功能减退患者,应用促红细胞生成素治疗有效[78]。

其他垂体激素

生长激素

在体外实验中,生长激素可刺激促红细胞生成素诱导的红细胞生成[79,80]。单纯生长激素缺乏的儿童可出现贫血[81]。对生长激素缺乏的儿童或者成人患者予以生长激素替代治疗可增加血红蛋白水平[82~84]。

泌乳素

关于泌乳素对贫血的影响目前可供参考的数据十分有限。给予小鼠泌乳素可增加红系和髓系祖细胞的数量,并且能部分性纠正齐多夫定(azidothymidine)诱导的贫血[85]。甲氧氯普胺可刺激泌乳素的分泌,在9例Diamond-Blackfan患者中,甲氧氯普胺使3例患者血红蛋白水平提高或减少输血[86]。在体外研究红系的分化实验中,泌乳素受体可以替代促红细胞生成素受体[87,88]。

然而,泌乳素巨腺瘤并未与红细胞增多症相关,但却与贫血相关,这可能是泌乳素巨腺瘤伴随的雄激素水平降低的结果[89]。一项纳入了26例垂体泌乳素腺瘤男性患者的回顾性研究中,1/3的患者存在轻度贫血,这些患者均有巨大泌乳素瘤[90]。血红蛋白水平与血清泌乳素水平无相关性,但的确与性腺功能减退症的存在相关[90]。

促性腺激素

分泌促性腺激素的垂体腺瘤是罕见的,但已经有伴随红细胞增多症的报道,这可能是由于睾酮过多所致[91]。

● 甲状旁腺功能亢进

找不到其他原因的贫血见于3%~5%原发性甲状旁腺功能亢进患者;这些患者通常具有严重的甲状旁腺功能亢进[92,93]。贫血为正细胞正色素性,甲状旁腺切除术可纠正或改善贫血[92,93]。贫血的原因尚不明确,有报道部分患者存在骨髓纤维化,但并非所有患者都有[92~94]。尽管骨髓纤维化和甲状旁腺功能亢进持续的时间并无关系,但存在骨髓纤维化可能和甲状旁腺切除术后贫血的改善正相关[94]。

虽然肾衰竭患者的贫血是多因素性的,但继发性甲状旁腺功能亢进可使促红细胞生成素治疗无效。甲状旁腺切除或甲状旁腺功能亢进的药物治疗能够改善贫血,并减少对外源性促红细胞生成素的需求[95~98]。

翻译:陈猛 互审:陈苏宁 校对:肖志坚

参考文献

1. Bashir H, Bhat MH, Farooq R, et al: Comparison of hematological parameters in untreated and treated subclinical hypothyroidism and primary hypothyroidism patients. Med J Islam Repub Iran 26(4):172–178, 2012.
2. Omar S, Hadj Taeib S, Kanoun F, et al: [Erythrocyte abnormalities in thyroid dysfunction] [in French]. Tunis Med 88(11):783–788, 2010.
3. Fein HG, Rivlin RS: Anemia in thyroid diseases. Med Clin North Am 59(5):1133–1145, 1975.
4. Das C, Sahana PK, Sengupta N, et al: Etiology of anemia in primary hypothyroid subjects in a tertiary care center in eastern India. Indian J Endocrinol Metab 16(Suppl 2):S361–S363, 2012.
5. Horton L, Coburn RJ, England JM, et al: The haematology of hypothyroidism. Q J Med 45(177):101–123, 1976.
6. Das KC, Mukherjee M, Sarkar TK, et al: Erythropoiesis and erythropoietin in hypo- and hyperthyroidism. J Clin Endocrinol Metab 40(2):211–220, 1975.
7. Muldowney FP, Crooks J, Wayne EJ: The total red cell mass in thyrotoxicosis and myxoedema. Clin Sci (Lond) 16(2):309–314, 1957.
8. Kakuno Y, Amino N, Kanoh M, et al: Menstrual disturbances in various thyroid diseases. Endocr J 57(12):1017–1022, 2010.
9. Pirzio-Biroli G, Bothwell TH, Finch CA: Iron absorption. II. The absorption of radioiron administered with a standard meal in man. J Lab Clin Med 51(1):37–48, 1958.
10. Donati RM, Fletcher JW, Warnecke MA, et al: Erythropoiesis in hypothyroidism. Proc Soc Exp Biol Med 144(1):78–82, 1973.
11. Lerman J, Means JH: The gastric secretion in exophthalmic goitre and myxoedema. J Clin Invest 11(1):167–182, 1932.
12. Daughaday WH, Williams RH, Daland GA: The effect of endocrinopathies on the blood. Blood 3(12):1342–1366, 1948.
13. Zimmermann MB, Köhrle J: The impact of iron and selenium deficiencies on iodine and thyroid metabolism: Biochemistry and relevance to public health. Thyroid 12(10):867–878, 2002.
14. Cinemre H, Bilir C, Gokosmanoglu F, et al: Hematologic effects of levothyroxine in iron-deficient subclinical hypothyroid patients: A randomized, double-blind, controlled study. J Clin Endocrinol Metab 94(1):151–156, 2009.
15. Ravanbod M, Asadipooya K, Kalantarhormozi M, et al: Treatment of iron-deficiency anemia in patients with subclinical hypothyroidism. Am J Med 126(5):420–424, 2013.
16. Hines JD, Halsted CH, Griggs RC, et al: Megaloblastic anemia secondary to folate deficiency associated with hypothyroidism. Ann Intern Med 68(4):792–805, 1968.
17. Carmel R, Spencer CA: Clinical and subclinical thyroid disorders associated with pernicious anemia. Observations on abnormal thyroid-stimulating hormone levels and on a possible association of blood group O with hyperthyroidism. Arch Intern Med 142(8):1465–1469, 1982.
18. Green ST, Ng JP, Chan-Lam D: Insulin-dependent diabetes mellitus, myasthenia gravis, pernicious anaemia, autoimmune thyroiditis and autoimmune adrenalitis in a single patient. Scott Med J 33(1):213–214, 1988.
19. Jabbar A, Yawar A, Waseem S, et al: Vitamin B12 deficiency common in primary hypothyroidism. J Pak Med Assoc 58(5):258–261, 2008.
20. Cline MJ, Berlin NI: Erythropoiesis and red cell survival in the hypothyroid dog. Am J Physiol 204:415–418, 1963.
21. Kiely JM, Purnell DC, Owen CA: Erythrokinetics in myxedema. Ann Intern Med 67(3):533–538, 1967.
22. Shalet M, Coe D, Reissmann KR: Mechanism of erythropoietic action of thyroid hormone. Proc Soc Exp Biol Med 123(2):443–446, 1966.
23. Gordon AS, Kadow PC: The thyroid and blood regeneration in the rat. Am J Med Sci 212(4):385–394, 1946.
24. Golde DW, Bersch N, Chopra IJ, et al: Thyroid hormones stimulate erythropoiesis in vitro. Br J Haematol 37(2):173–177, 1977.
25. Fandrey J, Pagel H, Frede S, et al: Thyroid hormones enhance hypoxia-induced erythropoietin production in vitro. Exp Hematol 22(3):272–277, 1994.
26. Perrin MC, Blanchet JP, Mouchiroud G: Modulation of human and mouse erythropoiesis by thyroid hormone and retinoic acid: Evidence for specific effects at different steps of the erythroid pathway. Hematol Cell Ther 39(1):19–26, 1997.
27. Ng YY, Lin HD, Wu SC, et al: Impact of thyroid dysfunction on erythropoietin dosage in hemodialysis patients. Thyroid 23(5):552–561, 2013.
28. Song SH, McCallum CJ, Campbell IW: Hypoplastic anaemia complicating myxoedema coma. Scott Med J 43(5):149–150, 1998.
29. Sullivan PS, McDonald TP: Thyroxine suppresses thrombocytopoiesis and stimulates erythropoiesis in mice. Proc Soc Exp Biol Med 201(3):271–277, 1992.
30. Nightingale S, Vitek PJ, Himsworth RL: The haematology of hyperthyroidism. Q J Med 47(185):35–47, 1978.
31. Perlman JA, Sternthal PM: Effect of 131i on the anemia of hyperthyroidism. J Chronic Dis 36(5):405–412, 1983.
32. Gianoukakis AG, Leigh MJ, Richards P, et al: Characterization of the anaemia associated with Graves' disease. Clin Endocrinol (Oxf) 70(5):781–787, 2009.
33. McClellan JE, Donegan C, Thorup OA, et al: Survival time of the erythrocyte in myxedema and hyperthyroidism. J Lab Clin Med 51(1):91–96, 1958.
34. Donati RM, Warnecke MA, Gallagher NI: Ferrokinetics in hyperthyroidism. Ann Intern Med 63(6):945–950, 1965.
35. Ogihara T, Katoh H, Yoshitake H, et al: Hyperthyroidism associated with autoimmune hemolytic anemia and periodic paralysis: A report of a case in which antithyroid therapy alone was effective against hemolysis. Jpn J Med 26(3):401–403, 1987.
36. Lima CSP, Zantut Wittmann DE, Castro V, et al: Pancytopenia in untreated patients with graves' disease. Thyroid 16(4):403–409, 2006.

37. Akoum R, Michel S, Wafic T, et al: Myelodysplastic syndrome and pancytopenia responding to treatment of hyperthyroidism: Peripheral blood and bone marrow analysis before and after antihormonal treatment. *J Cancer Res Ther* 3(1):43–46, 2007.

38. Baez-Villasenor J, Rath CE, Finch CA: The blood picture in Addison's disease. *Blood* 3(7):769–773, 1948.

39. Bozzini CE, Barrio Rendo ME, Kofoed JA, et al: Effect of hydrocortisone administration on erythropoiesis in the adrenalectomized dog. *Experientia* 24(8):800–801, 1968.

40. Eisenbarth GS, Gottlieb PA: Autoimmune polyendocrine syndromes. *N Engl J Med* 350(20):2068–2079, 2004.

41. Toonkel R, Levine M, Gardner L: Erythropoietin-deficient anemia associated with autoimmune polyglandular syndrome type I. *Am J Hematol* 75(2):84–88, 2004.

42. von Lindern M, Zauner W, Mellitzer G, et al: The glucocorticoid receptor cooperates with the erythropoietin receptor and c-kit to enhance and sustain proliferation of erythroid progenitors in vitro. *Blood* 94(2):550–559, 1999.

43. Plotz CM, Knowlton AI, Ragan C: The natural history of Cushing's syndrome. *Am J Med* 13(5):597–614, 1952.

44. Mann DL, Gallagher NI, Donati RM: Erythrocytosis and primary aldosteronism. *Ann Intern Med* 66(2):335–340, 1967.

45. Erkelens DW, Statius van Eps LW: Bartter's syndrome and erythrocytosis. *Am J Med* 55(5):711–719, 1973.

46. Ambrogio AG, De Martin M, Ascoli P, et al: Gender-dependent changes in haematological parameters in patients with Cushing's disease before and after remission. *Eur J Endocrinol* 170(3):393–400, 2014.

47. White PC, Speiser PW: Congenital adrenal hyperplasia due to 21-hydroxylase deficiency. *Endocr Rev* 21(3):245–291, 2000.

48. Albareda MM, Rodríguez-Espinosa J, Remacha A, et al: Polycythemia in a patient with 21-hydroxylase deficiency. *Haematologica* 85 (E-letters):E08, 2000.

49. Ramos I, Regadera A, Román P, et al: [Congenital adrenal hyperplasia owing to 21-hydroxylase deficiency presenting with erythrocytosis] [in Spanish]. *Med Clin (Barc)* 131(16):638–639, 2008.

50. Drénou B, Le Tulzo Y, Caulet-Maugendre S, et al: Pheochromocytoma and secondary erythrocytosis: Role of tumour erythropoietin secretion. *Nouv Rev Fr Hematol* 37(3):197–199, 1995.

51. Zhuang Z, Yang C, Lorenzo F, et al: Somatic HIF2A gain-of-function mutations in paraganglioma with polycythemia. *N Engl J Med* 367(10):922–930, 2012.

52. Yang C, Sun MG, Matro J, et al: Novel HIF2A mutations disrupt oxygen sensing, leading to polycythemia, paragangliomas, and somatostatinomas. *Blood* 121(13):2563–2566, 2013.

53. Ladroue C, Carcenac R, Leporrier M, et al: PHD2 mutation and congenital erythrocytosis with paraganglioma. *N Engl J Med* 359(25):2685–2692, 2008.

54. Hawkins WW, Speck E, Leonard VG: Variation of the hemoglobin level with age and sex. *Blood* 9(10):999–1007, 1954.

55. Yeap BB, Beilin J, Shi Z, et al: Serum testosterone levels correlate with haemoglobin in middle-aged and older men. *Intern Med J* 39(8):532–538, 2009.

56. Lewerin C, Nilsson-Ehle H, Jacobsson S, et al: Serum estradiol associates with blood hemoglobin in elderly men: The MROS Sweden study. *J Clin Endocrinol Metab* 99(7):2549–2556, 2014.

57. Fonseca R, Rajkumar SV, White WL, et al: Anemia after orchiectomy. *Am J Hematol* 59(3):230–233, 1998.

58. Bogdanos J, Karamanolakis D, Milathianakis C, et al: Combined androgen blockade-induced anemia in prostate cancer patients without bone involvement. *Anticancer Res* 23(2C):1757–1762, 2003.

59. Snyder PJ, Peachey H, Berlin JA, et al: Effects of testosterone replacement in hypogonadal men. *J Clin Endocrinol Metab* 85(8):2670–2677, 2000.

60. Calof OM, Singh AB, Lee ML, et al: Adverse events associated with testosterone replacement in middle-aged and older men: A meta-analysis of randomized, placebo-controlled trials. *J Gerontol A Biol Sci Med Sci* 60(11):1451–1457, 2005.

61. Fernández-Balsells MM, Murad MH, Lane M, et al: Clinical review 1: Adverse effects of testosterone therapy in adult men: A systematic review and meta-analysis. *J Clin Endocrinol Metab* 95(6):2560–2575, 2010.

62. Iyengar A, Sheppard D: A case of erythrocytosis in a patient treated with an aromatase inhibitor for breast cancer. *Case Rep Hematol* 2013:615189, 2013.

63. Bachman E, Travison TG, Basaria S, et al: Testosterone induces erythrocytosis via increased erythropoietin and suppressed hepcidin: Evidence for a new erythropoietin/hemoglobin set point. *J Gerontol A Biol Sci Med Sci* 69(6):725–735, 2014.

64. Beran M, Spitzer G, Verma DS: Testosterone and synthetic and androgens improve the in vitro survival of human marrow progenitor cells in serum-free suspension cultures. *J Lab Clin Med* 99(2):247–253, 1982.

65. Mantalaris A, Panoskaltsis N, Sakai Y, et al: Localization of androgen receptor expression in human bone marrow. *J Pathol* 193(3):361–366, 2001.

66. Dukes PP, Goldwasser E: Inhibition of erythropoiesis by estrogens. *Endocrinology* 69:21–29, 1961.

67. Piliero SJ, Medici PT, Haber C: The interrelationships of the endocrine and erythropoietic systems in the rat with special reference to the mechanism of action of estradiol and testosterone. *Ann N Y Acad Sci* 149(1):336–355, 1968.

68. Nakada D, Oguro H, Levi BP, et al: Oestrogen increases haematopoietic stem-cell self-renewal in females and during pregnancy. *Nature* 505(7484):555–558, 2014.

69. Bates AS, Van't Hoff W, Jones PJ, et al: The effect of hypopituitarism on life expectancy. *J Clin Endocrinol Metab* 81(3):1169–1172, 1996.

70. Greig HB, Metz J, Sunn L: Anaemia in hypopituitarism; treatment with testosterone and cortisone. *S Afr J Lab Clin Med* 2(1):52–61, 1956.

71. Berlin NI, Van Dyke DC, Siri WE, et al: The effect of hypophysectomy on the total circulating red cell volume of the rat. *Endocrinology* 47(6):429–435, 1950.

72. Crafts RC, Meineke HA: The anemia of hypophysectomized animals. *Ann N Y Acad Sci* 77:501–517, 1959.

73. Van Dyke DC, Garcia JF, Simpson ME, et al: Maintenance of circulating red cell volume in rats after removal of the posterior and intermediate lobes of the pituitary. *Blood* 7(10):1005–1016, 1952.

74. Crafts RC: The similarity between anemia induced by hypophysectomy and that induced by a combined thyroidectomy and adrenalectomy in adult female rats. *Endocrinology* 53(5):465–473, 1953.

75. Ellegala DB, Alden TD, Couture DE, et al: Anemia, testosterone, and pituitary adenoma in men. *J Neurosurg* 98(5):974–977, 2003.

76. Kim D-Y, Kim JH, Park YJ, et al: Case of complete recovery of pancytopenia after treatment of hypopituitarism. *Ann Hematol* 83(5):309–312, 2004.

77. Ferrari E, Ascari E, Bossolo PA, et al: Sheehan's syndrome with complete bone marrow aplasia: Long-term results of substitution therapy with hormones. *Br J Haematol* 33(4):575–582, 1976.

78. Nomiyama J, Shinohara K, Inoue H: Improvement of anemia by recombinant erythropoietin in a patient with postoperative hypopituitarism. *Am J Hematol* 47(3):249–250, 1994.

79. Golde DW, Bersch N, Li CH: Growth hormone: Species-specific stimulation of erythropoiesis in vitro. *Science* 196(4294):1112–1113, 1977.

80. Merchav S, Tatarsky I, Hochberg Z: Enhancement of erythropoiesis in vitro by human growth hormone is mediated by insulin-like growth factor I. *Br J Haematol* 70(3):267–271, 1988.

81. Eugster EA, Fisch M, Walvoord EC, et al: Low hemoglobin levels in children with in idiopathic growth hormone deficiency. *Endocrine* 18(2):135–136, 2002.

82. Ten Have SM, van der Lely AJ, Lamberts SW: Increase in haemoglobin concentrations in growth hormone deficient adults during human recombinant growth hormone replacement therapy. *Clin Endocrinol (Oxf)* 47(5):565–570, 1997.

83. Bergamaschi S, Giavoli C, Ferrante E, et al: Growth hormone replacement therapy in growth hormone deficient children and adults: Effects on hemochrome. *J Endocrinol Invest* 29(5):399–404, 2006.

84. Miniero R, Altomare F, Rubino M, et al: Effect of recombinant human growth hormone (rhgh) on hemoglobin concentration in children with idiopathic growth hormone deficiency-related anemia. *J Pediatr Hematol Oncol* 34(6):407–411, 2012.

85. Woody MA, Welniak LA, Sun R, et al: Prolactin exerts hematopoietic growth-promoting effects in vivo and partially counteracts myelosuppression by azidothymidine. *Exp Hematol* 27(5):811–816, 1999.

86. Abkowitz JL, Schaison G, Boulad F, et al: Response of Diamond-Blackfan anemia to metoclopramide: Evidence for a role for prolactin in erythropoiesis. *Blood* 100(8):2687–2691, 2002.

87. Socolovsky M, Dusanter-Fourt I, Lodish HF: The prolactin receptor and severely truncated erythropoietin receptors support differentiation of erythroid progenitors. *J Biol Chem* 272(22):14009–14012, 1997.

88. Socolovsky M, Fallon AE, Lodish HF: The prolactin receptor rescues EPOR−/− erythroid progenitors and replaces EPOR in a synergistic interaction with c-kit. *Blood* 92(5):1491–1496, 1998.

89. Shimon I, Benbassat C, Tzvetov G, et al: Anemia in a cohort of men with macroprolactinomas: Increase in hemoglobin levels follows prolactin suppression. *Pituitary* 14(1):11–15, 2011.

90. Iglesias P, Castro JC, Díez JJ: Clinical significance of anaemia associated with prolactin-secreting pituitary tumours in men. *Int J Clin Pract* 65(6):669–673, 2011.

91. Ceccato F, Occhi G, Regazzo D, et al: Gonadotropin secreting pituitary adenoma associated with erythrocytosis: Case report and literature review. *Hormones (Athens)* 13(1):131–139, 2014.

92. Boxer M, Ellman L, Geller R, et al: Anemia in primary hyperparathyroidism. *Arch Intern Med* 137(5):588–593, 1977.

93. Abarca J, Trigonis C, Hamberger B, et al: Anaemia in primary hyperparathyroidism—fantasy or reality. *Ann Chir Gynaecol* 74(2):74–76, 1985.

94. Bhadada SK, Bhansali A, Ahluwalia J, et al: Anaemia and marrow fibrosis in patients with primary hyperparathyroidism before and after curative parathyroidectomy. *Clin Endocrinol (Oxf)* 70(4):527–532, 2009.

95. Argilés A, Mourad G, Lorho R, et al: Medical treatment of severe hyperparathyroidism and its influence on anaemia in end-stage renal failure. *Nephrol Dial Transplant* 9(12):1809–1812, 1994.

96. Trunzo JA, McHenry CR, Schulak JA, et al: Effect of parathyroidectomy on anemia and erythropoietin dosing in end-stage renal disease patients with hyperparathyroidism. *Surgery* 144(6):915–918; discussion 919, 2008.

97. Battistella M, Richardson RMA, Bargman JM, et al: Improved parathyroid hormone control by cinacalcet is associated with reduction in darbepoetin requirement in patients with end-stage renal disease. *Clin Nephrol* 76(2):99–103, 2011.

98. Oshiro Y, Tanaka H, Okimoto N: A patient undergoing chronic dialysis whose renal anemia was successfully corrected by treatment with cinacalcet. *Clin Exp Nephrol* 15(4):607–610, 2011.

第39章
先天性红细胞生成异常性贫血

Achille Iolascon *

摘要

先天性红细胞生成异常性贫血（CDA）是一组少见的异质性疾病，其特征包括贫血、骨髓中红系增生并出现多核红系前体细胞、红系无效造血以及继发性铁过载。绝大多数病例仅红系表现出显著异常。本病可分为Ⅰ型、Ⅱ型、Ⅲ型，但有一些病例看似符合 CDA 范畴却不能归入上述任何一种类型。Ⅰ型和Ⅱ型 CDA 为常染色体隐性遗传疾病，Ⅲ型则为常染色体显性遗传疾病。Ⅰ型 CDA 是由 *CDAN1* 基因突变所致。该基因产物 codanin-1 是一种受细胞周期调节的蛋白，其功能目前尚不清楚。当 codanin 阴性时，*C15ORF41* 突变可以导致Ⅰ型 CDA 的发生。Ⅱ型 CDA 也被称为酸化血清试验阳性的遗传性幼红细胞多核症，缩写为 HEMPAS。绝大部分的Ⅱ型 CDA 是由 *SEC23B* 基因突变所致，该基因编码胞浆 COPⅡ（外壳蛋白）的 SEC23B 组分，参与真核细胞的分泌途径。Ⅲ型 CDA 较其他两个类型更加罕见，其红细胞生成障碍常伴随着远期发生视网膜血管样条纹征以及骨髓瘤的倾向。Ⅲ型 CDA 是由 *KIF23* 基因突变所致，*KIF23* 基因编码有丝分裂驱动蛋白样蛋白[1]，其在胞质分裂中发挥重要作用。针对 CDA 并

无特殊治疗。采用的方法包括红细胞输注、祛铁或适时放血以降低体内过高铁负荷、切脾以及异基因造血干细胞移植。干扰素-α 仅可减少Ⅰ型 CDA 重型患者的输血需求。

定义及历史

由 Heimpel 和 Wendt 提出的先天性红细胞生成异常性贫血（CDA）这一术语[1]，主要指的是一类罕见的，以红系无效造血、红系增生、红系前体细胞形态异常和继发性组织内铁蓄积为特征的遗传性难治性贫血。

中幼红细胞早期或晚期的成熟停滞所致的多步骤红系发育异常和每天红细胞生成减少，导致了红细胞生成异常的发生（图 39-1A）。根据细胞缺陷的程度，可以出现不同程度的贫血。

红细胞生成异常可以视为骨髓衰竭综合征的一种亚型，以单系血细胞减少及红系前体细胞异常为特征（图 39-1B）。显微镜所见形态特征提示了这些综合征的异质性（图 39-2）。事实上，其他遗传缺陷（如珠蛋白生成障碍性贫血）和继发性因素（如快速的骨髓再生、骨髓增生异常等）也可以导致红系前体细胞的形态学异常。但这些疾病可以很容易被区分，前者通过病史、血液检查及实验室检查，后者则多系受累，且缺乏普遍的多核红细胞。此外，先天性这一术语也容易产生歧义，因为遗传性红细胞生成异常性贫血的临床表现可以出现在不同的年龄阶段。现认为这是旧命名法遗留的问题，应该以"遗传性"代替"先天性"，正如在某些疾病（如遗传性球形红细胞增多症）中一样。

简写和缩略词

AE1，阴离子交换蛋白 1（带 3 蛋白）（band 3 anion transport protein）；Arf6，二磷酸腺苷（ADP）-核糖基化因子 6（adenosine diphosphate［ADP］-ribosylation factor 6）；Asf1a，一种 H3/H4 组蛋白伴侣家族成员（a protein that is amember of the H3/H4 family of histone chaperones）；*C15ORF41*，一种功能未知的含两个螺旋-转角-螺旋结构域的蛋白编码基因（gene encoding aprotein with two predicted helix-turn-helix domains of unknown function）；CDA，先天性红细胞生成异常性贫血（congenital dyserythropoietic anemia）；*CDAN1* gene，codanin-1；COP，胞浆外壳蛋白（cytoplasmic coat protein）；*COX4I2*，细胞色素 c 氧化酶亚单位Ⅳ同工酶编码基因（gene encoding cytochrome coxidase subunit Ⅳ isoform）；E2F1，转录因子 1（transcription factor 1）；ER，内质网（endoplasmic reticulum）；G6PD，葡萄糖-6-磷酸脱氢酶（glucose-6-phosphate dehydrogenase）；GATA1，造血转录因子（hematopoietic transcriptionfactor）；GDF15，生长分化因子 15（growth differentiation factor 15）；HEMPAS，酸化血清试验阳性的遗传性幼红细胞多核症（hereditary erythroblastic multinuclearity associated with apositive acidified serum test）；HJV，铁调素调节蛋白基因（hemojuvelin gene）；HLA，人类白细胞抗原（human leukocyte antigens）；HS，遗传性球形红细胞增多症（hereditary spherocytosis）；KIF23，有丝分裂驱动蛋白样蛋白 1（mitotic kinesin-like protein 1）；*LPIN2*（18p11.31），编码 lipin2 蛋白（encoding lipin2）；KLF1，一种造血转录因子（a hematopoietic transcription factor）；MCV，平均红细胞体积（mean cell volume）；MKD，甲羟戊酸激酶缺陷（mevalonate kinase deficiency）；MKLP1，有丝分裂驱动蛋白样蛋白 1 编码基因（gene encoding mitotic kinesin-like protein 1）；SAR1B，尿苷三磷酸酶（GTP 酶）编码基因（a gene encoding asmall guanosine triphosphatase［GTPase］protein）；SDS-PAGE，SDS-聚丙烯酰胺凝胶（sodium dodecylsulfate polyacrylamide gelelectrophoresis）；*UGT1A1*，胆红素-UDP-葡萄糖苷酰转移酶 1A1 基因（bilirubin UDP-glucuronosyltransferase 1A1gene）。

---

* 在上一版中本章作者 Dr. Jean Delaunay 和 Dr. Roberta Russo 撰写的部分内容在本版中予以保留。

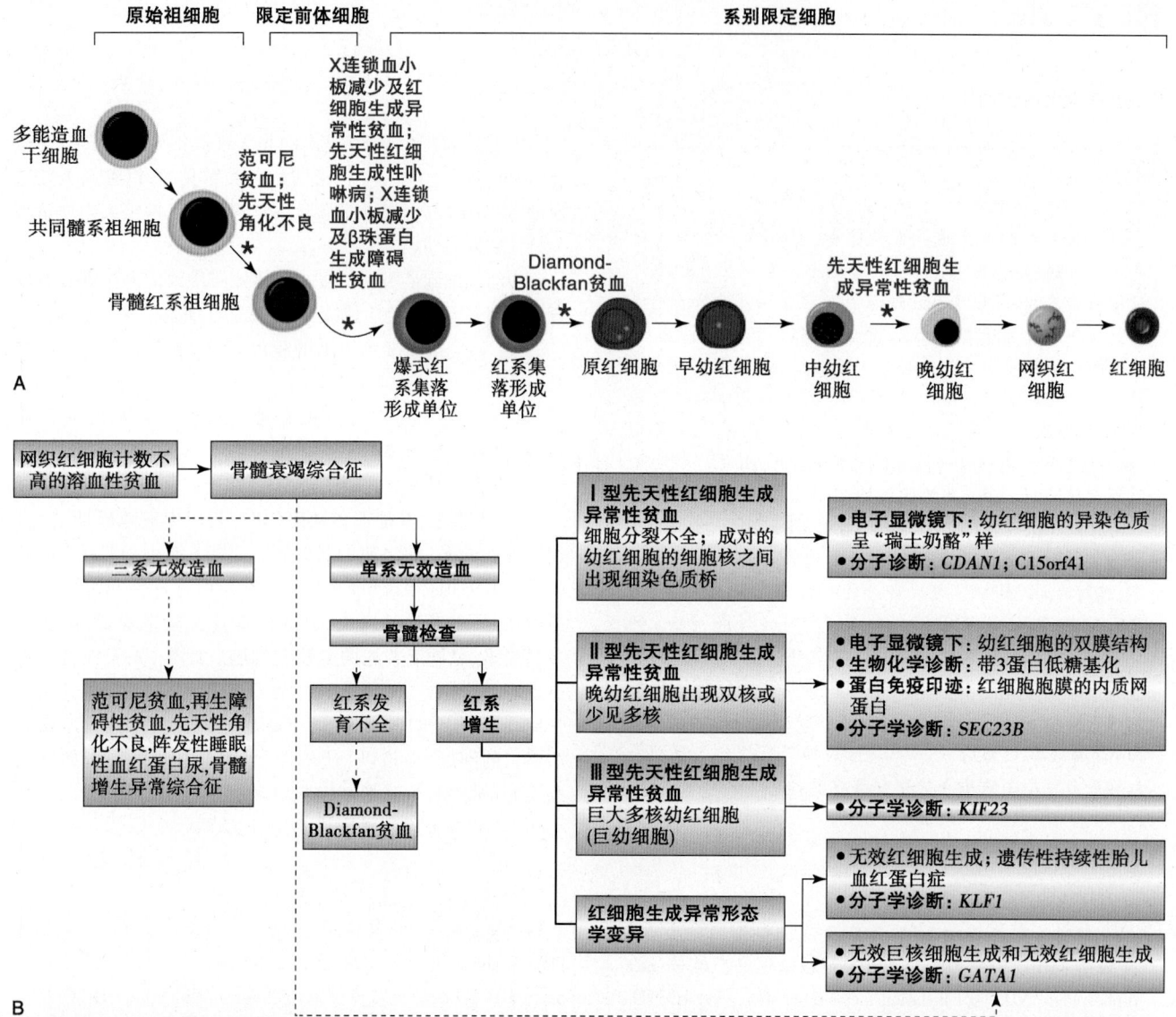

图 39-1　先天性红细胞生成异常性贫血（CDAs）在骨髓衰竭综合征中的鉴别诊断。A. 红系成熟阻滞可以发生在某几个特定阶段，进而导致不同类型的骨髓衰竭综合征。CDA 的骨髓以红系增生为特征，因为在这类患者中成熟阻滞发生在晚期阶段。B. 根据临床表现、形态学、生物化学以及分子学发现来鉴别诊断 CDA 各亚型的流程图。AA，再生障碍性贫血（aplastic anemia）；BFU-E，爆式红系集落形成单位（burst-forming unit-erythroid）；BM，骨髓（marrow）；BMF，骨髓衰竭（marrow failure）；CEP，先天性红细胞生成性卟啉病（congenital erythropoietic porphyria）；CFU-E，红系集落形成单位（colony-forming unit-erythroid）；DBA，Diamond-Blackfan 贫血（Diamond-Blackfan anemia）；DKC，先天性角化不良（dyskeratosis congenita）；EM，电子显微镜（electron microscopy）；ER，内质网（endoplasmic reticulum）；FA，范可尼贫血（Fanconi anemia）；HPFH，遗传性持续性胎儿血红蛋白症（hereditary persistence of fetal hemoglobin）；MDS，骨髓增生异常综合征（myelodysplastic syndromes）；PNH，阵发性睡眠性血红蛋白尿（paroxysmal nocturnal hemoglobinuria）；RBC，红细胞（red blood cell）；WB，蛋白免疫印迹（western blotting）；XLTDA，X 连锁血小板减少及红细胞生成异常性贫血（X-linked thrombocytopenia with dyserythropoietic anemia）；XLTT，X 连锁血小板减少及 β-珠蛋白生成障碍性贫血（X-linked thrombocytopenia with β-thalassemia）

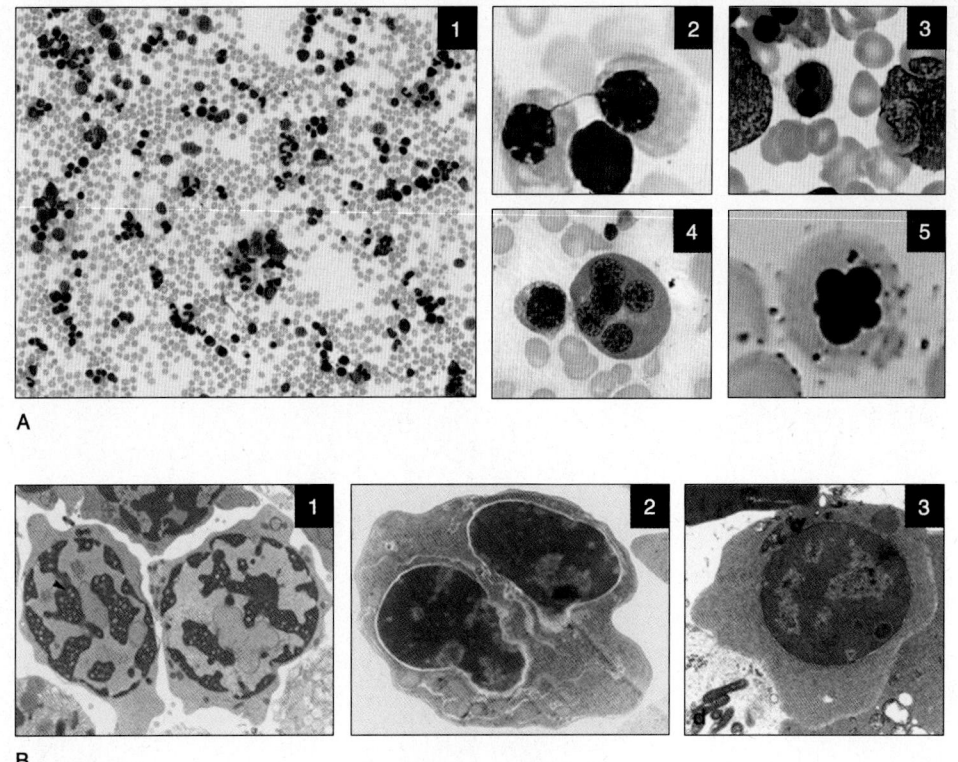

图 39-2 先天性红细胞生成异常性贫血（CDA）中幼红细胞的骨髓形态学特征。A. 光镜下 CDA 患者的骨髓通常显示为红系增生（插图 1）。然而，红系前体细胞的特征性形态学异常常作为辨别不同 CDA 亚型的标志。染色质核间桥的出现是 Ⅰ 型 CDA 的标志（插图 2），而在晚期红系前体细胞中出现双核或者多核是 Ⅱ 型 CDA 的鉴别特点（插图 3）。巨大多核幼红细胞（插图 4）和多核幼红细胞（插图 5）分别为 Ⅲ 型 CDA 和Ⅳ型 CDA 的典型特征。B. 电镜下 Ⅰ 型 CDA 患者的骨髓幼红细胞的细胞核中显示出特征性的瑞士奶酪样核染色质（插图 1），而 Ⅱ 型 CDA 的红系前体细胞则表现出特征性的双层核膜（插图 2）。Ⅳ型 CDA 没有特异性，与各型 CDA 均有类似，如显著的异染色质、核膜内陷、核内沉淀物质以及核出泡（插图 3）

贫血通常最早在婴儿或幼年时期发现。外周血中红细胞寿命轻度缩短，发病机制的主要因素是大量的无效造血（前体细胞凋亡造成的骨髓内细胞死亡）所致的不同程度的贫血，正常或轻度升高的网织红细胞绝对值，中度升高的间接胆红素值，减低的结合珠蛋白水平，以及逐渐升高的血清铁蛋白水平。脾大很常见。CDA 分为三型，称为 Ⅰ 型、Ⅱ 型和Ⅲ 型。此外，还报告了一些不能清楚地归于此三型中任何一型的病例[2]。

流行病学

由于临床异质性和诊断困难，CDA 的发病率很可能高于其报告率。确诊此病经常延迟至成年阶段。

欧洲登记处合并的信息显示：欧洲 Ⅰ 型 CDA 和 Ⅱ 型 CDA 的发病率分别约为 0.24/100 万和 0.71/100 万，Ⅲ 型 CDA 更加罕见[3,4]。2011 年，德国 CDA 登记处共登记了来自 614 个家族的 712 位患者，而在意大利，共有来自 183 个家族的 206 位患者。全球范围登记在册的共有来自 143 个家族的 169 位 Ⅰ 型 CDA 患者和来自 356 个家族的 454 位 Ⅱ 型 CDA 患者。因而，Ⅱ 型 CDA 的发病率约为 Ⅰ 型 CDA 的 3 倍。大部分报道的病例来自西欧及中东国家，美国、印度、日本和中国也有个别病例报道。

欧洲国家 CDA 发病率的巨大差异可归咎于遗传因素，另一方面也与 CDA 诊断参考中心的存在有关。然而，分子研究已经证实，至少在 Ⅱ 型 CDAI 中，在欧洲人中存在的两种最常见的 SEC23B 基因突变是发病基础[5,6]。

先天性红细胞生成异常性贫血，Ⅰ 型

临床表现

Ⅰ 型 CDA 是一种常染色体隐性遗传疾病。可在儿童期的任何年龄阶段发病，但是可能直到成年才被诊断。贫血可以从中度到重度不等，诊断年龄越小通常病情越重[7]。

贫血常为大红细胞性中度贫血，常伴随间断黄疸、脾大及部分病例发生的肝大。血红蛋白水平介于 9 ~ 10g/dl。患者通常不需要输血[7~9]。

新生儿期诊断此病的患者通常有肝大和黄疸的症状，并且可表现为胎儿宫内生长受限。脾脏大小随年龄增长而增大。胆石症为常见的并发症。黄疸常随着 UGT1A1 基因启动子的 A[TA]7TAA 多态性的发生而加重，此亦为导致 Gilbert 综合征发生的原因[10]。

本病常伴有多种畸形（发生于 4% ~ 14% 的患者中），最常见的为累及手、足骨（并指，单个或多个指/趾骨发育不全，额外的趾骨，内翻足）（图 39-3）[11]。也可表现出体格矮小，蓝色杏眼，眼距宽，小颌畸形，及其他异常。

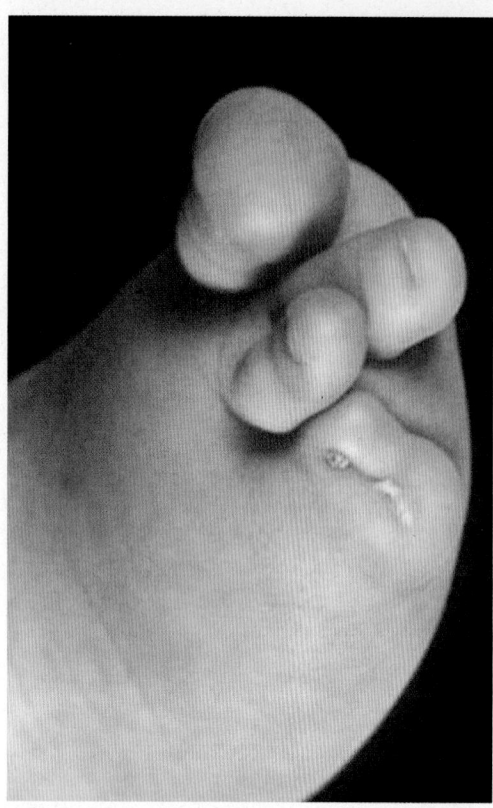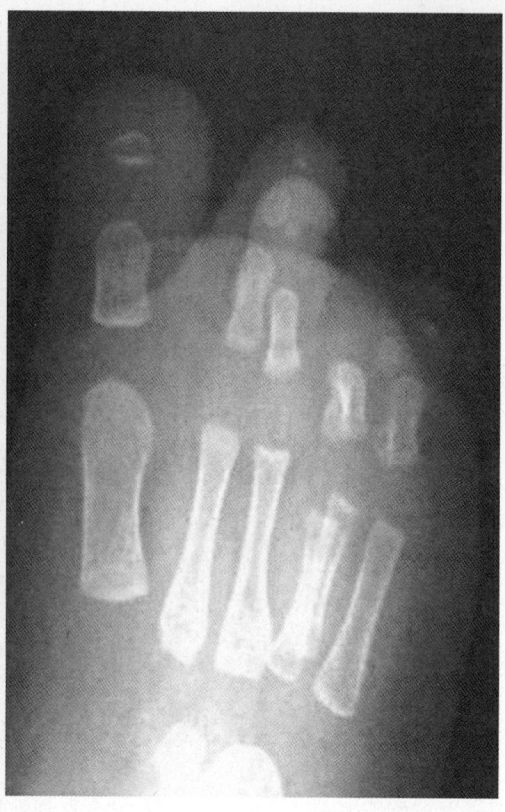

图 39-3   Ⅰ型先天性红细胞生成异常性贫血（CDA）患者的足畸形。左：图片显示趾甲发育不全，蹞趾宽大，第三趾发育不全，以及第四第五趾的短（并）趾。右：X 线片显示第四跖骨的重复畸形（两个趾骨均发育不全），第四近节趾骨重复，第四第五趾共有一个中间趾骨，以及第四远节趾骨缺失。（引用自 Tamary H，Dgany O，Proust A，et al：Clinical and molecular variability in congenital dyserythropoiet. Br J Haematol 130（4）：628-634，2005）

实验室特征

贫血很常见，血红蛋白通常介于 8~10g/dl 之间。血涂片常呈大细胞性（平均红细胞体积［MCV］约 90~100fl）和显著的红细胞异型性，偶见有核红细胞、椭圆形红细胞及嗜碱点彩细胞。网织红细胞计数较低，与贫血程度不相符[7~9]。骨髓示红系增生明显活跃。双核的中幼红细胞易见，占 3%~7%。一个高度特异性的特征是在尚未完全分开的中幼红细胞中有连接两个细胞核的染色质桥，每 100 个幼红细胞 0.6~2.8 股（图 39-2A）[12]。高达 60% 的中幼和晚幼红细胞的细胞核中有一种海绵（"瑞士奶酪"）样的超微结构异常。细胞核内电子致密的异染色质中存在许多电透光区，并且核膜上胞质内突呈线样，偶尔留有胞质内细胞器（图 39-2B）[9,11]。

遗传学

在Ⅰ型 CDA 患者中最常见的突变基因为 CDAN1（定位于 15q15.1~15.3），长 15kb，有 28 个外显子[13,14]。其编码的蛋白 codanin-1 包含 1227 个氨基酸，并且广泛表达。codanin-1 是一种受细胞周期调节的蛋白。近端的 CDAN1 基因启动子区是转录因子 E2F1 的直接靶点，高水平 codanin-1 见于细胞有丝分裂的 DNA 合成期（S 期）[15]。有丝分裂时 codanin-1 被磷酸化修饰且从凝集的染色体脱出。此外，codanin-1 可与 Asf1a 相结合，Asf1a 为一种参与染色质结构动力学的蛋白，在核小体的组装和拆卸中发挥作用[16]。

已在 CDAN1 基因中发现超过 30 种独特的突变，受累个体为该突变的纯合子或复合杂合子。基因型与表型之间的关系暂不明确。还没有关于纯合缺失突变的患者的记载，提示 codanin-1 蛋白缺失可能为一致死性改变。研究表明，Ⅰ型 CDA 敲除的小鼠胚胎在红细胞生成前的 6.5 天即死于宫内，这说明 codanin-1 蛋白除了对红细胞生成有影响，可能对生长发育也起到关键作用[17]。在将近 20% 的拥有Ⅰ型 CDA 表型的家族中未找到 CDAN1 突变的证据[18]。曾在贝都因人中发现了一种基础突变，即 R1042W [2,8,19]。

C15ORF41，为一种新发现的Ⅰ型 CDA 的致病基因，已经通过全基因组测序技术在三个无关的中东和东南亚家系中得到证实[20]。C15ORF41 基因编码的限制性核酸内切酶的细胞作用尚不明确。此蛋白可与 Asf1a 的旁系同源 Asf1b 相互作用，支持了一种假说，即Ⅰ型 CDA-的主要缺陷仅限于 DNA 的复制和染色质的组装。

在红系正常的成熟过程中，细胞分裂在中幼红细胞阶段停止，且细胞体积逐渐减小[21]。小鼠细胞有丝分裂周期的缺陷导致了 S 期阻滞、无效红细胞生成和大红细胞增多[22]。基于Ⅰ型 CDA 突变基因可能影响 DNA 的复制和染色质的组装，可以推测 CDAI 的发病机制可能与细胞周期动力学和红系成熟之间的内在关联的破坏有关。

基于 CDA 患者的分子缺陷的了解能够对 CDA 携带者进行产前诊断。

治疗、病程及预后

重症可能表现为胎儿水肿[23]。已报道有三例患有 CDA I 的贝都因新生儿出现肺动脉高压[24]。由于输血、含铁血黄素沉积和（或）无效造血特征性的铁吸收增加导致的铁过载，随着患者年龄的增长而成为主要关注的问题。病程中需要密切监测铁过载；推荐使用以下几种评价方法：①每年监测血清铁蛋白浓度；②青春期开始行心肌 T2* MRI 和肝脏 R2* MRI 检查（参见第 43 章）。不适当的低水平血浆铁调素可导致铁过载。研究证实 I 型 CDA 患者的 S-铁调素调节蛋白（s-HJV）水平比正常人高[25]。铁调素与铁蛋白之比和 s-HJV 水平呈负相关，提示 s-HJV 可能抑制铁调素[26]。极少数患者出现视网膜血管条纹征[27]。

患者的生育能力不受影响，然而，患者妊娠期间的胎儿贫血同一些发病率相关。在某些病例中，根据胎儿血样判断的严重贫血需要宫内输血[23]。

考虑到铁过载的风险应当尽可能避免输血。当贫血不严重且不需要输血时，可以以规律性少量放血治疗来降低体内的铁负荷。当血清铁蛋白水平超过 500 ~ 1000mg/L 时，应予以祛铁或放血治疗。祛铁治疗适用于不能耐受放血治疗的铁过载患者。脾切除通常并无益处[2,9]。因胆石症需要胆囊切除并不少见。

干扰素-α 曾用于治疗 1 例合并丙型肝炎的 CDA I 儿童；血红蛋白水平相应得到提高。9 年的随访显示，治疗仍然有效，并且反复的肝脏活检表明铁负荷恢复至正常。本例中干扰素-α 有效剂量为 200 万单位，每周两次。也可以应用聚乙二醇干扰素，剂量为每周 30μg[28]。这种缓解背后的机制还不明确。数例输血依赖的儿童成功地接受了同种异基因造血干细胞移植，并因此脱离了输血依赖[29]。

● 先天性红细胞生成异常性贫血，II 型

临床和实验室特征

II 型 CDA 是一种常染色体隐性遗传疾病，其贫血程度从轻度到重度不等，约 7% 的患者有输血依赖[2,8,30,31]。疾病在婴儿期、儿童期、青春期的表现不尽相同。胎儿在宫内出现典型的临床表现并不常见，但是已有关于严重贫血导致胎儿水肿的报道[32,33]。大多数情况下贫血是轻度的，一些病例的诊断是根据成年时期出现的并发症（主要是铁过载）确定的[2,8]。

II 型 CDA 患者的红细胞会在酸化血清中溶解（酸溶血试验；参见第 40 章），这是由于体内天然产生 IgM 类型抗体，识别一种只出现于 II 型 CDA 红细胞而正常细胞没有的抗原。因此，酸化血清试验阳性的溶血性贫血（缩写为 HEMPAS）常被视为 II 型 CDA 的同义词。本试验技术困难，且为了获得可靠的结果，需要对 30 多个正常血清进行交叉试验，从而削弱了其实用性[34]。

本型临床表现包括溶血性贫血伴骨髓红系扩增，常见肝脾肿大，间歇性黄疸以及胆石症[30,31]。血涂片可见中度到重度的红细胞大小不等、色素不均以及大量的球形红细胞。这种特征结合患者的临床表现，可能导致 II 型 CDA 与遗传性球形红细胞增多症（HS；参见第 46 章）相混淆。但是，典型的 HS 的网织红细胞计数相比于血红蛋白水平较高，血清转铁蛋白受体水平较低。此外，大部分 HS 的遗传方式是常染色体显性遗传，因此，患者的父母很可能在检查时发现球形红细胞增多，而 II 型 CDA 全部为常染色体隐性遗传。尽管有以上鉴别诊断特点，有时只有在对疑似 HS 的病人切脾治疗纠正贫血无效后，II 型 CDA 才得以诊断。骨髓中 10% ~ 30% 的中幼和晚幼红细胞有两至多个细胞核或分叶核（图 39-2A）。核碎裂（细胞核破裂）常见。幼红细胞被巨噬细胞吞噬，可呈现 Gaucher 样细胞。重症患者中可有环形铁粒幼红细胞[12]。电镜下常可见假性双膜结构（图 39-2B）。这些其实是沿红细胞质膜内表面延伸的内质网泡，其中含有内质网特异蛋白，可由免疫化学标记显示[35]。SDS 聚丙烯酰胺凝胶电泳之后（SDS-PAGE），应用适当的免疫印迹法发现有钙网蛋白、葡萄糖调节蛋白 78 及二硫化物异构酶，均为内质网特异性蛋白，在正常个体中检测不到[35]。

II 型 CDA 的诊断标志是依靠 SDS-PAGE 分析红细胞膜蛋白，识别显带变窄且泳动加速的红细胞阴离子交换蛋白（AE1 或带 3 蛋白）和带 4.5 蛋白[36,37]。AE1 低糖基化导致其在红细胞表面聚集，加速红细胞在脾中的破坏，使得 II 型 CDA 中红细胞破坏增多[38]。有极少的患者被报道缺乏 SDS-PAGE 特征性的表现，这些患者被推荐归类为 CDA II 样疾病。

遗传学

突变基因 SEC23B 的表达导致了 AE1 蛋白特征性的低糖基化[39]。

对来自 28 个无关家族的[33]位患者进行测序分析，发现均携带 SEC23B 基因的复合杂合子或纯合子突变[2,8,39]。体外基因静默模型通过抑制 SEC23B 基因的表达模拟了 SEC23B 静默细胞的缺陷[39]。

SEC23B 敲除的斑马鱼也表现出红系发育的异常[39]。SEC23B 是胞浆外壳蛋白（COP）II 的一种组成部分，参与真核细胞的分泌途径。COP II 是一种多亚基复合物，它在将折叠蛋白准确地从内质网转运至高尔基体的过程中发挥重要作用[40]。该途径对膜的稳定、胞内蛋白的定位和胞外因子的分泌至关重要[40,41]。

II 型 CDA 属于 COP II 相关人类遗传性疾病[42]。SEC23B 的旁系同源 SAR1B 的改变被认为是乳糜微粒保留性疾病（安德森病）的病因[43]，而 SEC23A 基因的特殊突变会导致颅骨豆状核骨缝发育不良（Boyadjiev-Jabs 综合征）[44]。CDA- II 表型的特异性看似取决于红系分化过程中 SEC23B 对比 SEC23A 的组织特异性表达[39]。或者，这种特异性也可由存在某种组织特异性蛋白（如红细胞中的带 3 蛋白）来解释，这些蛋白需要高水平且完整功能的特异的 COP II 组分来准确地转运[42,45]。

迄今为止，全球范围共发现超过 60 种不同的致病突变[2,8]。基因型与表现型看似存在相关性。错义和无义突变的复合杂合子的临床表现比两种错义突变的纯合子或复合杂合子的更加严重。目前尚无两种无义突变的纯合子或复合杂合子的报道，表明这种基因型可能是致死性的[46]。Sec23b 缺陷小鼠（Sec23b gt/gt）模型已经建立，其出生时已无贫血表现，但出生后不久即死亡，伴随胰腺和唾液腺等分泌器官退化[47]。

小鼠和人类的不同亚型可能是由于人类亚效等位基因突变残留 SEC23B 功能，或者是由于种属特异性的功能差异[48]。

治疗、病程及预后

本病的临床过程不尽相同。治疗方式的选择依据年龄、疾病严重程度和伴随疾病综合判断。大部分患者只有轻度到中度的贫血而不需要临床干预。约 10% 的新生儿需要至少一次红细胞输注，并且有部分患者会产生输血依赖[8,31]。在大部分青春期和成年患者中，仅在出现再障危象、妊娠、合并感染、大手术等情况下需要输血支持。

更多的中度贫血患者直到成年时期因为铁过载（参见第 43 章）才被诊断，而这种铁过载可以发生在从未输血的患者身上[2,8,49]。重度 CDA-Ⅱ 患者可能产生输血依赖。在某些病例中，严重的临床表现可能由于同时合并其他遗传学异常，比如同时拥有葡萄糖-6-磷酸脱氢酶（G6PD）缺陷或是珠蛋白生成障碍性贫血特性[50]。

铁过载与高水平的生长分化因子 15（GDF15）相关[51]。然而，尽管 Ⅰ、Ⅱ 两型患者组中铁过载的程度相似，CDA-Ⅱ 患者的 GDF15 浓度明显低于 CDA-Ⅰ 患者。据此可以推测，可能有额外的信号决定着 CDA-Ⅱ 患者的肝脏铁调素表达和铁过载程度[51]。

所有患者都至少每年检测一次铁蛋白水平，包括只有轻度贫血的患者。需要将铁蛋白浓度维持在正常水平[52]。当铁蛋白水平超过 500~1000cg/L 时需要行祛铁治疗（参见第 43 章）。在患者耐受的前提下，放血是最佳的治疗方案。当患者对放血不耐受时，应该采用祛铁药物。

胆石症和脾脏肿大是常见的并发症。UGT1A（TA）7/（TA）7 基因型可导致胆囊结石的发生率升高[53]。胆石症在所有类型的 CDA 中均很常见，可能需要行胆囊切除术，治疗方案需要根据胆石症治疗指南来拟定[54]。对 CDA-Ⅰ 和 CDA-Ⅱ 患者，普遍不推荐行脾切除术；根据输血依赖程度和巨脾的出现可以酌情行脾切除。广泛适用的脾切除指标标准尚未确定。脾切除术后血红蛋白浓度将会缓慢持续的升高，且血清胆红素水平也会下降。但是，脾切除不能预防铁过载的发生，且术后患者的血红蛋白浓度通常不能达到正常水平[5,6]。对于非输血依赖的患者，推荐参照轻度 HS 的治疗指南[54]。

同胞人白细胞抗原（HLA）全相合的异基因骨髓移植已经成功地应用于有输血依赖的非常严重的 Ⅱ 型 CDA 儿童患者和一例同时拥有 Ⅱ 型 CDA 和 β-珠蛋白生成障碍性贫血特性的成年患者[32,33,55,56]。

● 先天性红细胞生成异常性贫血，Ⅲ 型

临床表现及实验室特征

Ⅲ 型 CDA 是 CDA 中最少见的一个类型。本型为显性遗传性疾病，起初被命名为"遗传性良性红细胞增多症"。早在1951 年便报道了一位妇女及其三个孩子患有一种显性遗传形式的 CDA，其骨髓中 16%~22.7% 的幼稚红细胞呈多核性。外周血可见巨大红细胞。

关于 Ⅲ 型 CDA 的大部分知识来源于瑞典北部 Västerbotten 省的一个大家族[57]。在年长的儿童和成年人中做出了该病的诊断。脾脏不可触及，亦无铁过载的记录。因为该瑞典家族够大，使我们能够将致病基因定位于 15q22~25[58]。亦有报道一些散发的病例被诊断为 Ⅲ 型 CDA[59]。

在一个印度家族中曾出现死产，其中至少一次为胎儿水肿导致死产，母亲起初需要输血，脾切除后脱离了输血依赖[60]。

血涂片示大红细胞，偶可见巨大红细胞，并可见异形红细胞。患者均无明显症状，无贫血或仅有轻度贫血，轻度黄疸，且常有胆石形成。网织红细胞计数低于 3%[57,61]。骨髓内红系增生明显活跃，可见幼稚红细胞体积增大，呈多核性并含有大的分叶核，在一些巨大的多核幼红细胞中，细胞核可多达 12 个（图 39-2A）。在电镜下观察骨髓，胞质内还可见异染色质裂隙、自噬空泡、含铁的线粒体以及髓鞘样结构[62]。

遗传学

KIF23 基因 2747C>G（P916R）突变为致病性突变[63]。在一个瑞典家系和与之无关的美国家系的 Ⅲ 型 CDA 患者中发现了相同的突变[63]。KIF23 编码一种驱动蛋白超家族分子-有丝分裂驱动蛋白样蛋白 1（MKLP1），一种在胞浆分裂中发挥重要作用的有丝分裂蛋白[64,65]。MKLP1 与 Arf6（二磷酸腺苷[ADP]-核糖基化因子 6）相互作用，最终形成一种与细胞卵裂沟膜表面相互作用的延伸的 β-折叠。Arf6-MKLP1 复合体可使裂面上的微管束和膜相连接，因而在胞质分裂中起到关键作用[64]。Arf6 敲除后出现了 CDA-Ⅲ 特征性的双核和多核幼稚细胞[66]。体外细胞系的敲除和拯救实验表明，对比野生型 GFP-MKLP1，胞质分裂失败和双核细胞更常见于 P916R 突变型，提示 P916R 突变损害了 MKLP1 在胞质分裂中的功能[63]。

病程及预后

尽管 Ⅲ 型 CDA 似乎为良性病程，但倾向于出现各种远期并发症，包括血管内溶血、罹患骨髓瘤及其他单克隆丙种球蛋白病的风险增高[67]，以及血管条纹征[68]。

● 其他先天性红细胞生成异常性贫血

根据报道或综述，某些 CDA 病例没有 Ⅰ 型、Ⅱ 型的特征，在某种程度上，亦不符合 Ⅲ 型 CDA[69~74]。为将所有这些病例进行分类，已经提出了一种主要以细胞形态为依据的方法[75]。此外，已经发现一些与其他类型 CDA 相关的基因突变，包括 GATA1 和 KLF1 基因突变，它们分别在特异的细胞系发育中发挥重要作用（表 39-1）[69~74,76]。

表 39-1	非典型先天性红细胞生成异常性贫血分类
分型	主要特征
Ⅳ	输血依赖性贫血
	正幼红细胞显著增生，伴有不规则核或碎裂核的非特异性生成异常性幼红细胞的轻到中度增加
	幼红细胞中无沉淀蛋白
Ⅴ	血红蛋白接近正常，平均红细胞体积正常或轻度增加
	显著的高间接胆红素血症
	正幼红细胞/轻度的巨幼红细胞的显著增生
	红系发育不良少见或者没有

表 39-1　非典型先天性红细胞生成异常性贫血分类（续）

分型	主要特征
VI	正常或接近正常的血红蛋白水平伴显著增多的大红细胞
	红系增生伴非叶酸和维生素 B_{12} 缺乏所致的巨幼红细胞生成
VII	重度输血依赖性贫血
	正幼红细胞显著增生伴有很多不规则核型的幼红细胞
	幼红细胞内的包涵体类似于沉淀球蛋白但并不包含球蛋白

（数据来自 Wickramasinghe SN and Wood WG：Advances in the understanding of the congenital dyserythropoietic anaemias. Br JHaematol 131（4）：431～446, 2005.）

红系造血转录因子 KLF1 基因改变与 IV 型 CDA 相关[77]，本型 CDA 以严重的溶血性贫血、胎儿血红蛋白增多及红细胞系蛋白 CD44 和水通道蛋白 1 缺陷为特征（表 39-1）[78]。

此外，在一些已被发现的综合征中，CDA 只占综合征的一种临床特征（表 39-1）。例如，Majeed 综合征包括慢性复发性多部位骨髓炎、皮炎和 CDA。致病相关基因为编码 lipin 2 蛋白的 LPIN2（18p11.31）基因，lipin 2 蛋白是一种 ER-磷脂酸磷酸酶[79]。另外，在两个阿拉伯家系中，已经报道了由 COX4I2 基因突变导致的红系生成异常伴有胰腺外分泌不足和颅骨骨质增生[80]。有报道由 MVK 基因的一个错义突变所致的甲羟戊酸激酶缺乏（MKD）可显示出同 CDA II 类似的骨髓细胞形态异常[81]。

● 鉴别诊断

先天性红细胞生成异常性贫血可与珠蛋白生成障碍性贫血和其他溶血性贫血相混淆。但是，根据显著的红细胞异形性，包括大红细胞增多，与贫血程度不符的低或中度网织红细胞计数增高可指向 CDA 的诊断。事实上，CDA 是骨髓衰竭综合征的一种亚型，它以无效红系造血和亚型特异的红系前体细胞形态学异常为特征（图 39-1）。因此，当家族史不明确时骨髓检查至关重要。CDA 的骨髓细胞形态与其他类型的溶血性贫血或者珠蛋白生成障碍性贫血不同，多核的幼红细胞不是后两种类型贫血的特征。

翻译：黄慧君　互审：陈苏宁　校对：肖志坚

参考文献

1. Heimpel H, Wendt F: Congenital dyserythropoietic anemia with karyorrhexis and multinuclearity of erythroblasts. *Helv Med Acta* 34(2):103–115, 1968.
2. Iolascon A, Heimpel H, Wahlin A, et al: Congenital dyserythropoietic anemias: Molecular insights and diagnostic approach. *Blood* 122(13):2162–2166, 2013.
3. Gulbis B, Eleftheriou A, Angastiniotis M, et al: Epidemiology of rare anaemias in Europe. *Adv Exp Med Biol* 686:375–396, 2010.
4. Heimpel H, Matuschek A, Ahmed M, et al: Frequency of congenital dyserythropoietic anemias in Europe. *Eur J Haematol* 85(1):20–25, 2010.
5. Iolascon A, Servedio V, Carbone R, et al: Geographic distribution of cda-ii: Did a founder effect operate in southern Italy? *Haematologica* 85(5):470–474, 2000.
6. Russo R, Gambale A, Esposito MR, et al: Two founder mutations in the sec23b gene account for the relatively high frequency of CDA II in the Italian population. *Am J Hematol* 86(9):727–732, 2011.
7. Tamary H, Shalev H, Luria D, et al: Clinical features and studies of erythropoiesis in Israeli Bedouins with congenital dyserythropoietic anemia type I. *Blood* 87(5):1763–1770, 1996.
8. Iolascon A, Esposito MR, Russo R: Clinical aspects and pathogenesis of congenital dyserythropoietic anemias: From morphology to molecular approach. *Haematologica* 97(12):1786–1794, 2012.
9. Heimpel H, Schwarz K, Ebnother M, et al: Congenital dyserythropoietic anemia type I (CDA I): Molecular genetics, clinical appearance, and prognosis based on long-term observation. *Blood* 107(1):334–340, 2006.
10. Wickramasinghe SN, Thein SL, Srichairatanakool S, et al: Determinants of iron status and bilirubin levels in congenital dyserythropoietic anaemia type I. *Br J Haematol* 107(3):522–525, 1999.
11. Wickramasinghe SN: Congenital dyserythropoietic anaemias: Clinical features, haematological morphology and new biochemical data. *Blood Rev* 12(3):178–200, 1998.
12. Heimpel H, Kellermann K, Neuschwander N, et al: The morphological diagnosis of congenital dyserythropoietic anemia: Results of a quantitative analysis of peripheral blood and bone marrow cells. *Haematologica* 95(6):1034–1036, 2010.
13. Tamary H, Shalmon L, Shalev H, et al: Localization of the gene for congenital dyserythropoietic anemia type I to a <1-cm interval on chromosome 15q15.1–15.3. *Am J Hum Genet* 62(5):1062–1069, 1998.
14. Dgany O, Avidan N, Delaunay J, et al: Congenital dyserythropoietic anemia type I is caused by mutations in codanin-1. *Am J Hum Genet* 71(6):1467–1474, 2002.
15. Noy-Lotan S, Dgany O, Lahmi R, et al: Codanin-1, the protein encoded by the gene mutated in congenital dyserythropoietic anemia type I (cdan1), is cell cycle-regulated. *Haematologica* 94(5):629–637, 2009.
16. Ask K, Jasencakova Z, Menard P, et al: Codanin-1, mutated in the anaemic disease CDAI, regulates Asf1 function in S-phase histone supply. *EMBO J* 31(8):2013–2023, 2012.
17. Renella R, Roberts NA, Brown JM, et al: Codanin-1 mutations in congenital dyserythropoietic anemia type 1 affect HP1{alpha} localization in erythroblasts. *Blood* 117(25):6928–6938, 2011.
18. Ahmed MR, Chehal A, Zahed L, et al: Linkage and mutational analysis of the CDAN1 gene reveals genetic heterogeneity in congenital dyserythropoietic anemia type I. *Blood* 107(12):4968–4969, 2006.
19. Tamary H, Dgany O, Proust A, et al: Clinical and molecular variability in congenital dyserythropoietic anaemia type I. *Br J Haematol* 130(4):628–634, 2005.
20. Babbs C, Roberts NA, Sanchez-Pulido L, et al: Homozygous mutations in a predicted endonuclease are a novel cause of congenital dyserythropoietic anemia type I. *Haematologica* 98(9):1383–1387, 2013.
21. Sankaran VG, Ludwig LS, Sicinska E, et al: Cyclin D3 coordinates the cell cycle during differentiation to regulate erythrocyte size and number. *Genes Dev* 26(18):2075–2087, 2012.
22. Li FX, Zhu JW, Hogan CJ, et al: Defective gene expression, S phase progression, and maturation during hematopoiesis in e2f1/e2f2 mutant mice. *Mol Cell Biol* 23(10):3607–3622, 2003.
23. Parez N, Dommergues M, Zupan V, et al: Severe congenital dyserythropoietic anaemia type I: Prenatal management, transfusion support and alpha-interferon therapy. *Br J Haematol* 110(2):420–423, 2000.
24. Shalev H, Moser A, Kapelushnik J, et al: Congenital dyserythropoietic anemia type I presenting as persistent pulmonary hypertension of the newborn. *J Pediatr* 136(4):553–555, 2000.
25. Tamary H, Shalev H, Perez-Avraham G, et al: Elevated growth differentiation factor 15 expression in patients with congenital dyserythropoietic anemia type I. *Blood* 112(13):5241–5244, 2008.
26. Shalev H, Perez-Avraham G, Kapelushnik J, et al: High levels of soluble serum hemojuvelin in patients with congenital dyserythropoietic anemia type I. *Eur J Haematol* 90(1):31–36, 2013.
27. Tamary H, Offret H, Dgany O, et al: Congenital dyserythropoietic anaemia, type I, in a Caucasian patient with retinal angioid streaks (homozygous arg1042trp mutation in codanin-1). *Eur J Haematol* 80(3):271–274, 2008.
28. Lavabre-Bertrand T, Ramos J, Delfour C, et al: Long-term alpha interferon treatment is effective on anaemia and significantly reduces iron overload in congenital dyserythropoiesis type I. *Eur J Haematol* 73(5):380–383, 2004.
29. Ayas M, al-Jefri A, Baothman A, et al: Transfusion-dependent congenital dyserythropoietic anemia type I successfully treated with allogeneic stem cell transplantation. *Bone Marrow Transplant* 29(8):681–682, 2002.
30. Heimpel H, Anselstetter V, Chrobak L, et al: Congenital dyserythropoietic anemia type II: Epidemiology, clinical appearance, and prognosis based on long-term observation. *Blood* 102(13):4576–4581, 2003.
31. Iolascon A, Delaunay J, Wickramasinghe SN, et al: Natural history of congenital dyserythropoietic anemia type II. *Blood* 98(4):1258–1260, 2001.
32. Remacha AF, Badell I, Pujol-Moix N, et al: Hydrops fetalis-associated congenital dyserythropoietic anemia treated with intrauterine transfusions and bone marrow transplantation. *Blood* 100(1):356–358, 2002.
33. Braun M, Wolfl M, Wiegering V, et al: Successful treatment of an infant with CDA type II by intrauterine transfusions and postnatal stem cell transplantation. *Pediatr Blood Cancer* 61(4):743–745, 2014.
34. Crookston JH, Crookston MC, Burnie KL, et al: Hereditary erythroblastic multinuclearity associated with a positive acidified-serum test: A type of congenital dyserythropoietic anaemia. *Br J Haematol* 17(1):11–26, 1969.
35. Alloisio N, Texier P, Denoroy L, et al: The cisternae decorating the red blood cell membrane in congenital dyserythropoietic anemia (type II) originate from the endoplasmic reticulum. *Blood* 87(10):4433–4439, 1996.
36. Scartezzini P, Forni GL, Baldi M, et al: Decreased glycosylation of band 3 and band 4.5 glycoproteins of erythrocyte membrane in congenital dyserythropoietic anaemia type II. *Br J Haematol* 51(4):569–576, 1982.
37. Fukuda MN, Gaetani GF, Izzo P, et al: Incompletely processed N-glycans of serum glycoproteins in congenital dyserythropoietic anaemia type II (HEMPAS). *Br J Haematol* 82(4):745–752, 1992.
38. De Franceschi L, Turrini F, del Giudice EM, et al: Decreased band 3 anion transport activity and band 3 clusterization in congenital dyserythropoietic anemia type II. *Exp Hematol* 26(9):869–873, 1998.

39. Schwarz K, Iolascon A, Verissimo F, et al: Mutations affecting the secretory COPII coat component SEC23B cause congenital dyserythropoietic anemia type II. *Nat Genet* 41(8):936–940, 2009.
40. Fromme JC, Orci L, Schekman R: Coordination of COPII vesicle trafficking by SEC23. *Trends Cell Biol* 18(7):330–336, 2008.
41. Lee MC, Miller EA, Goldberg J, et al: Bi-directional protein transport between the ER and GOLGI. *Annu Rev Cell Dev Biol* 20:87–123, 2004.
42. Russo R, Esposito MR, Iolascon A: Inherited hematological disorders due to defects in coat protein (COP)II complex. *Am J Hematol* 88(2):135–140, 2013.
43. Jones B, Jones EL, Bonney SA, et al: Mutations in a Sar1 GTPase of COPII vesicles are associated with lipid absorption disorders. *Nat Genet* 34(1):29–31, 2003.
44. Boyadjiev SA, Fromme JC, Ben J, et al: Cranio-lenticulo-sutural dysplasia is caused by a SEC23A mutation leading to abnormal endoplasmic-reticulum-to-Golgi trafficking. *Nat Genet* 38(10):1192–1197, 2006.
45. De Matteis MA, Luini A: Mendelian disorders of membrane trafficking. *N Engl J Med* 365(10):927–938, 2011.
46. Iolascon A, Russo R, Esposito MR, et al: Molecular analysis of 42 patients with congenital dyserythropoietic anemia type II: New mutations in the SEC23B gene and a search for a genotype–phenotype relationship. *Haematologica* 95(5):708–715, 2010.
47. Tao J, Zhu M, Wang H, et al: SEC23B is required for the maintenance of murine professional secretory tissues. *Proc Natl Acad Sci U S A* 109(29):E2001–E2009, 2012.
48. Russo R, Langella C, Esposito MR, et al: Hypomorphic mutations of SEC23B gene account for mild phenotypes of congenital dyserythropoietic anemia type II. *Blood Cells Mol Dis* 51(1):17–21, 2013.
49. Fargion S, Valenti L, Fracanzani AL, et al: Hereditary hemochromatosis in a patient with congenital dyserythropoietic anemia. *Blood* 96(10):3653–3655, 2000.
50. Gangarossa S, Romano V, Miraglia del Giudice E, et al: Congenital dyserythropoietic anemia type II associated with G6PD Seattle in a Sicilian child. *Acta Haematol* 93(1):36–39, 1995.
51. Casanovas G, Swinkels DW, Altamura S, et al: Growth differentiation factor 15 in patients with congenital dyserythropoietic anaemia (CDA) type II. *J Mol Med (Berl)* 89(8):811–816, 2011.
52. Hofmann WK, Kaltwasser JP, Hoelzer D, et al: Successful treatment of iron overload by phlebotomies in a patient with severe congenital dyserythropoietic anemia type II. *Blood* 89(8):3068–3069, 1997.
53. Perrotta S, del Giudice EM, Carbone R, et al: Gilbert's syndrome accounts for the phenotypic variability of congenital dyserythropoietic anemia type II (CDA-II). *J Pediatr* 136(4):556–559, 2000.
54. Bolton-Maggs PH, Langer JC, Iolascon A, et al: Guidelines for the diagnosis and management of hereditary spherocytosis—2011 update. *Br J Haematol* 156(1):37–49, 2012.
55. Iolascon A, Sabato V, de Mattia D, et al: Bone marrow transplantation in a case of severe, type II congenital dyserythropoietic anaemia (CDA II). *Bone Marrow Transplant* 27(2):213–215, 2001.
56. Unal S, Russo R, Gumruk F, et al: Successful hematopoietic stem cell transplantation in a patient with congenital dyserythropoietic anemia type II. *Pediatr Transplant* 18(4):E130–E133, 2014.
57. Bergstrom I, Jacobsson L: Hereditary benign erythroreticulosis. *Blood* 19:296–303, 1962.
58. Lind L, Sandstrom H, Wahlin A, et al: Localization of the gene for congenital dyserythropoietic anemia type III, CDAN3, to chromosome 15q21-q25. *Hum Mol Genet* 4(1):109–112, 1995.
59. Accame EA, de Tezanos Pinto M: [Congenital dyserythropoiesis with erythroblastic polyploidy. Report of a variety found in Argentinian Mesopotamia (author's transl)] [in Spanish]. *Sangre (Barc)* 26(5-A):545–555, 1981.
60. Jijina F, Ghosh K, Yavagal D, et al: A patient with congenital dyserythropoietic anaemia type III presenting with stillbirths. *Acta Haematol* 99(1):31–33, 1998.
61. Wolff JA, Von Hofe FH: Familial erythroid multinuclearity. *Blood* 6(12):1274–1283, 1951.
62. Sandstrom H, Wahlin A: Congenital dyserythropoietic anemia type III. *Haematologica* 85(7):753–757, 2000.
63. Liljeholm M, Irvine AF, Vikberg AL, et al: Congenital dyserythropoietic anemia type III (CDA III) is caused by a mutation in kinesin family member, KIF23. *Blood* 121(23):4791–4799, 2013.
64. Boman AL, Kuai J, Zhu X, et al: ARF proteins bind to mitotic kinesin-like protein 1 (MKLP1) in a GTP-dependent fashion. *Cell Motil Cytoskeleton* 44(2):119–132, 1999.
65. Joseph N, Hutterer A, Poser I, et al: ARF6 GTPase protects the post-mitotic midbody from 14-3-3-mediated disintegration. *EMBO J* 31(11):2604–2614, 2012.
66. Makyio H, Ohgi M, Takei T, et al: Structural basis for ARF6-MKLP1 complex formation on the Flemming body responsible for cytokinesis. *EMBO J* 31(11):2590–2603, 2012.
67. Sandstrom H, Wahlin A, Eriksson M, et al: Intravascular haemolysis and increased prevalence of myeloma and monoclonal gammopathy in congenital dyserythropoietic anemia, type III. *Eur J Haematol* 52(1):42–46, 1994.
68. Sandstrom H, Wahlin A, Eriksson M, et al: Angioid streaks are part of a familial syndrome of dyserythropoietic anaemia (CDA III). *Br J Haematol* 98(4):845–849, 1997.
69. David G, VanDorpe A, Lewis SM, Verwilghen RL: Aberrant congenital dyserythropoietic anaemias, in *Dyserythropoiesis*, edited by SM Lewis RV. Academic Press, London, 1977.
70. Bethlenfalvay NC, Hadnagy C, Heimpel H: Unclassified type of congenital dyserythropoietic anaemia (CDA) with prominent peripheral erythroblastosis. *Br J Haematol* 60(3):541–550, 1985.
71. Brien WF, Mant MJ, Etches WS: Variant congenital dyserythropoietic anaemia with ringed sideroblasts. *Clin Lab Haematol* 7(3):231–237, 1985.
72. Pothier B, Morle L, Alloisio N, et al: Aberrant pattern of red cell membrane and cytosolic proteins in a case of congenital dyserythropoietic anaemia. *Br J Haematol* 66(3):393–400, 1987.
73. Ohisalo JJ, Viitala J, Lintula R, et al: A new congenital dyserythropoietic anaemia. *Br J Haematol* 68(1):111–114, 1988.
74. Woessner S, Trujillo M, Florensa L, et al: Congenital dyserythropoietic anaemia other than type I to III with a peculiar erythroblastic morphology. *Eur J Haematol* 71(3):211–214, 2003.
75. Wickramasinghe SN, Wood WG: Advances in the understanding of the congenital dyserythropoietic anaemias. *Br J Haematol* 131(4):431–446, 2005.
76. Ciovacco WA, Raskind WH, Kacena MA: Human phenotypes associated with GATA-1 mutations. *Gene* 427(1–2):1–6, 2008.
77. Arnaud L, Saison C, Helias V, et al: A dominant mutation in the gene encoding the erythroid transcription factor KLF1 causes a congenital dyserythropoietic anemia. *Am J Hum Genet* 87(5):721–727, 2010.
78. Jaffray JA, Mitchell WB, Gnanapragasam MN, et al: Erythroid transcription factor EKLF/KLF1 mutation causing congenital dyserythropoietic anemia type IV in a patient of Taiwanese origin: Review of all reported cases and development of a clinical diagnostic paradigm. *Blood Cells Mol Dis* 51(2):71–75, 2013.
79. Ferguson PJ, Chen S, Tayeh MK, et al: Homozygous mutations in LPIN2 are responsible for the syndrome of chronic recurrent multifocal osteomyelitis and congenital dyserythropoietic anaemia (Majeed syndrome). *J Med Genet* 42(7):551–557, 2005.
80. Shteyer E, Saada A, Shaag A, et al: Exocrine pancreatic insufficiency, dyserythropoietic anemia, and calvarial hyperostosis are caused by a mutation in the COX4I2 gene. *Am J Hum Genet* 84(3):412–417, 2009.
81. Samkari A, Borzutzky A, Fermo E, et al: A novel missense mutation in MVK associated with MK deficiency and dyserythropoietic anemia. *Pediatrics* 125(4):e964–e968, 2010.

第40章
阵发性睡眠性血红蛋白尿

Charles J. Parker

摘要

阵发性睡眠性血红蛋白尿(PNH)不同于其他红细胞内源性异常，它是一种获得性疾病，而非遗传性疾病。PNH 为一个或多个造血干细胞中，位于 X 染色体上的 PIGA 基因体突变所致，而 PIGA 是合成将某些蛋白锚定在细胞表面的糖基磷脂酰肌醇(GPI)所必需的。因此异常造血干细胞及其后代缺乏所有正常表达的 GPI 锚蛋白(GPI-APs)。正由于 GPI 连接的补体调节蛋白(CD55 和 CD59)的缺失，PNH 临床特点表现为补体介导的血管内溶血性贫血和血红蛋白尿。尽管 PNH 是一种肿瘤性(克隆性)疾病，但它并不是恶性病，因为肿瘤细胞没有过度增殖替代骨髓或扩散至其他组织，且患者之间异常克隆扩张的程度差异显著。所以，PNH 患者外周血血细胞为正常和异常表型细胞的嵌合体。异常克隆的大小是 PNH 临床表现的重要决定因素，这些临床表现包括溶血、血栓形成倾向，以及多数患者中由骨髓衰竭引起的全血细胞减少。应用流式细胞术检测和定量分析缺乏 GPI-APs 的红细胞和白细胞(比如中性粒细胞和单核细胞)比例(以细胞表面 CD55 和 CD59 的荧光强度来测量)，可以明确 PNH 诊断。应用艾库组单抗(eculizumab)可控制 PNH 的血管内溶血，艾库组单抗是一种人源化的单克隆抗体，能阻止补体膜攻击复合物形成。虽然使用艾库组单抗治疗可以有效改善 PNH 的

自然病程,但它对基础疾病过程没有影响(如 PIGA 突变的造血干细胞克隆)。同种异基因造血干细胞移植能清除 PIGA 突变的异常克隆,恢复正常造血功能,但接受艾库组单抗治疗患者的相对良性自然病程使他们对移植不再迫切,因为移植需要面临治疗相关死亡的风险。

定义和早期历史

尽管 PNH 常被认为是一种溶血性贫血,但它应当被分类为造血干细胞疾病。PNH 是因一个或多个存在获得性 X-连锁基因 PIGA(phosphatidylinositol glycan class A,磷脂酰肌醇聚糖 A)体突变的造血干细胞非恶性克隆性增殖所致。由于 PIGA 突变的缘故,任何受累干细胞的后代细胞(红细胞、粒细胞、单核细胞、血小板和淋巴细胞)中均缺失所有正常表达于造血细胞的 GIP-APs。PNH 的临床特征是溶血性贫血、血栓形成倾向和骨髓衰竭,但只有溶血性贫血毫无疑问是因 PIGA 基因体突变引起。PNH 不是传统意义上细胞增殖失控、侵犯到骨髓以外其他组织或置换造血空间的恶性肿瘤。但它也可以是致命的,并且在比较罕见的情况下也可以经过克隆演变进展为急性髓系白血病。

关于 PNH 历史的详尽学术性综述已有发表[1~4]。1866 年,William Gull 首次描述了 PNH 的临床症状,但未能将 PNH 与阵发性寒冷性血红蛋白尿相区分。直到 1882 年,Paul Strübing 清楚地认识到 PNH 是一种不同的疾病,并用预知性的试验验证了他的假说,睡眠性血红蛋白尿的发生是因睡眠时呼吸频率减慢,二氧化碳和乳酸聚积使血浆酸化所致。1911 年,A. A. Hijmans van den Berg 发现 PNH 的溶血现象是因红细胞的缺陷引起,而不是存在异常血浆因子(与阵发性寒冷性血红蛋白尿的情况一样;参见第 54 章)。20 世纪 30 年代后期,Thomas Hale Ham 又发现了补体介导的 PNH 红细胞溶血,直到 20 世纪 50 年代中期,Louis Pillemer 才认识到补体旁路途径为酸化血清

简写和缩略词

APC,补体旁路途径(alternative pathway of complement);CD55,一种编码 DAF 的抗原(an antigen encoding DAF);CD59,一种编码 MAC 抑制蛋白的抗原(an antigen encoding MAC-inhibitory protein);DAF,衰变加速因子(decay accelerating factor);GPI,糖基磷脂酰肌醇(glycosylphosphatidylinositol);GPI-APs,糖基磷脂酰肌醇连接蛋白(glycosyl phosphatidylinositol-anchored proteins);GVHD,移植物抗宿主病(graft-versus-host disease);HLA,人类白细胞抗原(human leukocyte antigen);INR,凝血酶原时间国际标准化比值(international normalized ratio of prothrombin assay data);LDH,乳酸脱氢酶(lactate dehydrogenase);MAC,膜攻击复合物(membrane attack complex of complement);MDS,骨髓增生异常综合征(myelodysplastic syndrome);MIRL,反应性溶血膜抑制物(membrane inhibitor of reactive lysis);PIGA,磷脂酰肌醇聚糖 A(phosphatidylinositol glycan class A);PMN,多形核白细胞(polymorphonuclear cell);PNH,阵发性睡眠性血红蛋白尿(paroxysmal nocturnal hemoglobinuria);PNH-sc,亚临床 PNH(subclinical PNH);RA,难治性贫血(refractory anemia);RAEB,难治性贫血伴原始细胞增多(refractory anemia with excess of blasts);RAEB-t,难治性贫血伴原始细胞增多转化型(refractory anemia with excess of blasts in transformation);RA-PNH+,RA 伴 PNH 细胞群(RA with apopulation of PNH cells);RA-PNH-,RA 不伴 PNH 细胞群(RA without apopulation of PNH cells);RARS,难治性贫血伴环状铁粒幼红细胞(refractory anemia with ringed sideroblast);RBC,红细胞(red blood cells);RCMD,难治性血细胞减少伴多系发育异常(refractory cytopenias with multilineage dysplasia);WHO,世界卫生组织(World Health Organization)。

溶血试验(Ham 试验)的基础。之前 PNH 的诊断标准为 Ham 建立的 Ham 试验及 Robert Hartmann 和 David Jenkins 建立的糖水溶血试验(蔗糖溶血试验),到 20 世纪 90 年代早期被流式细胞术所取代。Hartmann 及 William Crosby 使我们认识到血栓形成(尤其是 Budd-Chiari 综合征)在 PNH 自然病程中所起的重要作用,John Dacie 及其学生和同事 S. M. Lewis 首次系统地阐述了 PNH 和骨髓衰竭之间的关系。

● 流行病学

　　PNH 的患病率尚未确定。患病率的估算受研究设计的偏倚的影响,结果差异很大,这在很大程度上是因为疾病本身的异质性。PNH 患者血中存在正常和异常细胞的嵌合体,不同患者间嵌合程度大相径庭(见下文"表型嵌合体是阵发性睡眠性血红蛋白尿的特点")。PNH 克隆小的患者基本无溶血相关的症状。因此,有人认为 PNH 克隆小的无症状患者没有临床意义的 PNH,在估算患病率时应将其剔除。然而,另有人认为只要患者有流式细胞术证实缺乏 GPI-AP 的细胞,不管克隆的大小,即为 PNH,就应该纳入发病率的统计中。因此有必要对该病的异质性进行严谨而精心设计的流行病学研究,但是无论如何,PNH 为一种罕见病。临床上有意义的 PNH[即经典 PNH 和在另一骨髓衰竭综合征的情况下有相对大克隆的患者(见下文"临床特征"和表 40-2)]患病率低于<1/20 万,满足罕见病的标准(发病率<1/5 万)[5]。PNH 与再生障碍性贫血有密切相关性,引起再生障碍性贫血的环境因素、药物和毒素也增加发生 PNH 的风险。据报道 PNH 可发生于所有年龄段,但发病高峰年龄为 30～40 岁,这与再生障碍性贫血(参见第 35 章)相似。PNH 是一种获得性疾病,并无已知的发病的遗传危险因素。曾报道有几例同卵双胞胎中仅其中一个发病。

● 病因及发病机制

补体和阵发性睡眠性血红蛋白尿

　　PNH 标志性临床特征是由补体旁路途径(APC)(图40-1)[6]介导的慢性血管内溶血。APC 为天然免疫组成部分(参见第 20 章)[7],可保护宿主免受病原微生物的侵袭。不像获得性免疫系统的补体经典途径活化启动时需抗体参与,APC 始终处于活化状态,随时都参与保护机体(参见第 19 章中"补体")。APC 级联系统可分为两个功能性组分:C3、C5 转化酶和膜攻击复合物(MAC)。C3、C5 转化酶(图 40-1)是启动和放大 APC 活性的酶复合物。APC 的 C5 转化酶酶切 C5 获得 C5b,激活了补体的终末途径,最终导致有细胞溶解作用的 MAC 的组装。

　　因为 APC 时刻准备着免疫攻击,所以需要自身识别的耐受,以及保护宿主的机制,以抵抗 APC 介导的损伤机制。液相蛋白和膜结合蛋白均参与这个过程。正常人体主要通过衰变加速因子(DAF,CD55)[8~10]以及反应性溶血膜抑制物(MIRL,CD59)[11]抵抗 APC 介导的细胞溶解而保护红细胞。这些蛋白在补体级联的不同反应步骤发挥作用(图 40-1A)。CD55 能够调节 C3、C5 转化酶的形成和稳定性,而 CD59 可阻断 MAC 的形成。PNH 红细胞缺乏 CD55 和 CD59 是 Coombs 试验阴性的血管内溶血的病理生理基础(图 40-1),而 Coombs 试验阴性的

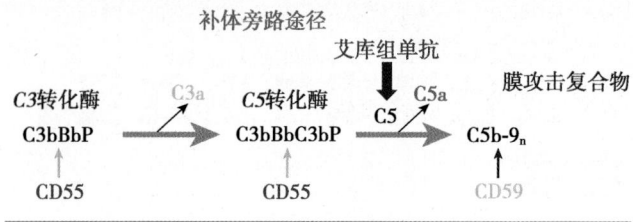

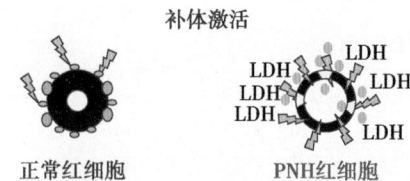

图 40-1　补体介导的阵发性睡眠性血红蛋白尿(PNH)红细胞的溶解。线上部分:PNH 中的溶血性贫血为 Coombs 试验阴性,因为这一过程是由不依赖抗体的补体旁路途径(APC)所介导。APC 的 C3 转化酶包括活化的 C3(C3b),活化 B 因子(Bb,复合物的催化亚基),和活化因子 P(一种稳定复合物的蛋白,通常称为备解素)。C5 转化酶需要两个 C3b 分子结合,其间由 Bb 将其隔开,除此以外其他组分与 C3 转化酶相同。C3a 和 C5a 是由 C3 和 C5 各自转化酶特异水解 C3 和 C5 后产生的生物活性肽。C3 和 C5 转化酶通过酶切多个底物分子极大地放大补体激活效应。膜攻击复合物(MAC)包括活化的 C5(C5b)、C6、C7、C8 和多聚分子 C9(C9n)。MAC 是补体系统的溶细胞亚单位。糖基磷脂酰肌醇(GPI)锚定的补体调节蛋白 CD55 通过活化因子 B(Bb)和 C3b(蓝色箭头所指)之间相互作用失去稳定而限制 C3 和 C5 放大转化酶的形成和稳定性,而 GPI 锚定的 CD59 通过抑制 C9 连接到 C5～8 复合物(棕色箭头所指)阻断 MAC 形成。人源化单克隆抗 C5 抗体艾库组单抗(红色箭头所指)抑制 MAC 形成可以缓解 PNH 血管内溶解。线下部分:正常的红细胞(左)主要受到 CD55(蓝色圆圈)和 CD59(绿色圆圈)的保护而免受补体介导的细胞溶解。这些 GPI 锚定的补体调节蛋白缺乏导致 PNH 红细胞上(右)APC 激活。CD55 和 CD59 由于缺乏,补体级联反应在细胞表面活化。因此,MAC 在红细胞膜上形成孔,导致胶体渗透压性裂解,将血红蛋白(红色圆圈)以及其他红细胞内容物包括乳酸脱氢酶(LDH)等释放到血管内。RBC,红细胞。(来自 *Parker CJ*:阵发性睡眠性血红蛋白尿的病理生理。*Exp Hematol 35(4):523～533,2007*. 经过同意并进行修改。)

血管内溶血又是该病的临床标志。但是为什么 PNH 的红细胞会缺乏这两个补体调节蛋白?

阵发性睡眠性血红蛋白尿的分子发病机制和遗传基础

　　PNH 是一个或多个伴 PIGA(位于 Xp22.1)突变的造血干细胞的克隆性增殖所致[12]。PIGA 的蛋白产物是糖基转移酶[12~16],为合成 GPI 锚的生物过程中所必需,而 GPI 锚又将各种不同功能的蛋白连接在细胞表面(图 40-2)。一旦 PIGA 突变,受累的干细胞后代缺失所有的 GPI-APs。虽然干细胞表面表达有 20 余种 GPI-APs,但红细胞表面缺失的两种 GPI 连接的补体调节蛋白,CD55 和 CD59,为 PNH 发生溶血性贫血的基

础[17]。缺乏 CD55 和 CD59 的红细胞由于 APC 异常活化可发生自发性的血管内溶血(图 40-1)。因此,PNH 特征性临床表现

(血管内溶血和由此产生的血红蛋白尿)出现是因为红细胞上两个调节补体的蛋白正好是 GPI 锚定的。

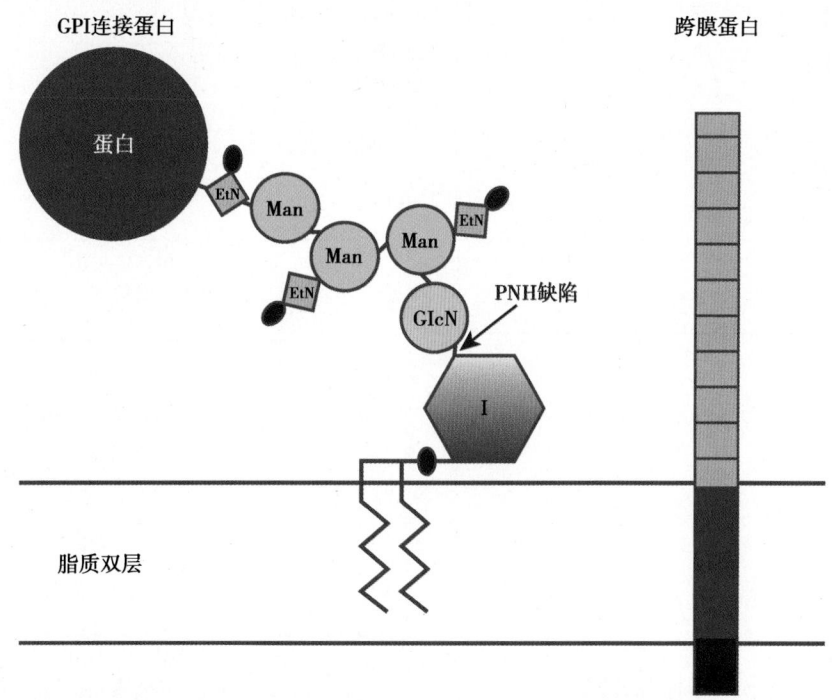

图 40-2　阵发性睡眠性血红蛋白尿(PNH)的分子和遗传基础。膜蛋白的 2 种锚定机制:跨膜和糖基磷脂酰肌醇(GPI)。跨膜蛋白通过疏水残基(蓝色方框)的一个短序列(约 25 个氨基酸)锚定在细胞的脂质双分子层中。典型跨膜蛋白有一段短的胞质尾区,它通常有细胞传导功能(红色方框)。蛋白的细胞外部分用灰蓝色方框表示。GPI 连接蛋白(AP)包括以下组分:磷脂酰肌醇(肌醇由标着 I 的蓝色六边形表示,磷酸由红色椭圆形表示);葡萄糖胺(GLcN,黄色圆圈);3 分子甘露糖(Man,绿色圆圈);乙醇铵磷酸盐(EtN,蓝色方框与红色椭圆形代表的磷酸酯相连接);蛋白质部分(蓝色圆圈)。脂质部分(由脂质双层内的折线表示)对于哺乳动物的 GPI-APs 来讲通常是 1-烷基,2-酰甘油酯。由于 X 连锁的 PIGA 基因的体细胞突变中断了生物合成通路的第一步(核苷酸糖 UDP-GlcNAc[尿苷二磷酸-N-乙酰氨基葡糖]转移至 GlcNAc-PI[磷酸酰肌醇])(箭头所指),所以 PNH 细胞缺乏所有 GPI-APs

理论上,PNH 表型可由参与 GPI 锚合成过程的 25 种以上基因中任何一个失活引起(图 40-2),但实际上[18],在 PNH 患者中除 PIGA 外,尚无其他 GPI-AP 合成的相关基因体突变的报道。这种现象是因为参与 GPI 锚合成的基因中,只有 PIGA 位于 X-染色体上。因为男性只有一条 X-染色体,女性胚胎发育过程中发生 X 失活,体细胞中也只含一条有活性的 X-染色体(参见第 10 章),因此只要一个等位基因发生体细胞突变即可出现表型。另一方面,参与 GPI 锚合成途径中的其他常染色体上的基因需同时有两个等位基因的突变才会失活。

体外实验及敲除 PIGA 基因的杂交动物模型显示 PIGA 突变的细胞并未表现出增殖优势[19]。突变的细胞在一些实验中表现出相对强的抵御凋亡的能力[20-23],但在其他实验中却无此现象[24,25]。虽然关于这个问题已提出许多假说,但 PNH 患者 PIGA 突变的干细胞克隆性的选择和扩增能力的基础仍难以理解[26]。

表型嵌合体是阵发性睡眠性血红蛋白尿的特点

PNH 患者的血液中是正常与异常细胞的嵌合体(图 40-3)。虽然 PNH 是一种克隆性疾病,但不同患者 PIGA 突变的克隆大小差别显著[17]。例如一些病例中,90% 以上的血细胞可能来自于 PIGA 突变的克隆,而其他病例中可能缺乏 GPI-AP 的血

细胞不到 10%。PNH 的这种特点(嵌合体程度的变异)与临床表现密切相关。PNH 克隆小的患者只会出现轻微或甚至没有临床症状,不需要 PNH 特异性治疗。而那些克隆大的病人,因补体介导的慢性血管内溶血而通常表现虚弱,并对补体抑制治疗有显著疗效。

PNH 的另一个显著特点是基于 PIGA 基因型[27](图 40-3B)的表型嵌合(图 40-3A)。这种嵌合决定了 GPI-AP 的缺乏程度[17]。PNH III 型细胞 GPI-APs 完全缺失,PNH II 型细胞部分(约 90%)缺失,PNH I 型细胞 GPI-APs 表达水平正常(据推测这些细胞来源于残存的正常干细胞后代;图 40-3A)。患者中表型不同(图 40-4)。有些患者只有 I 型和 III 型细胞(最常见的表型),有些有 I、II、III 型三种细胞(第二常见的表型),有些只有 I 型和 II 型细胞(最少见的表型)。而且患者各种表型的细胞在血中所占的比例也各不相同。表型嵌合对于临床十分重要,因为 PNH II 型细胞对自发溶血相对耐受,所以血中以 II 型细胞比例高的患者在溶血方面有相对良性的临床病程(图 40-4)。

PNH 患者的贫血由多种因素引起,其中之一为骨髓衰竭,它出现在所有的 PNH 患者中,但骨髓功能障碍程度不尽相同[28]。一些患者中,PNH 发生于再生障碍性贫血基础上。这些病例中,骨髓衰竭是造成贫血的重要原因。而另一些患者中,

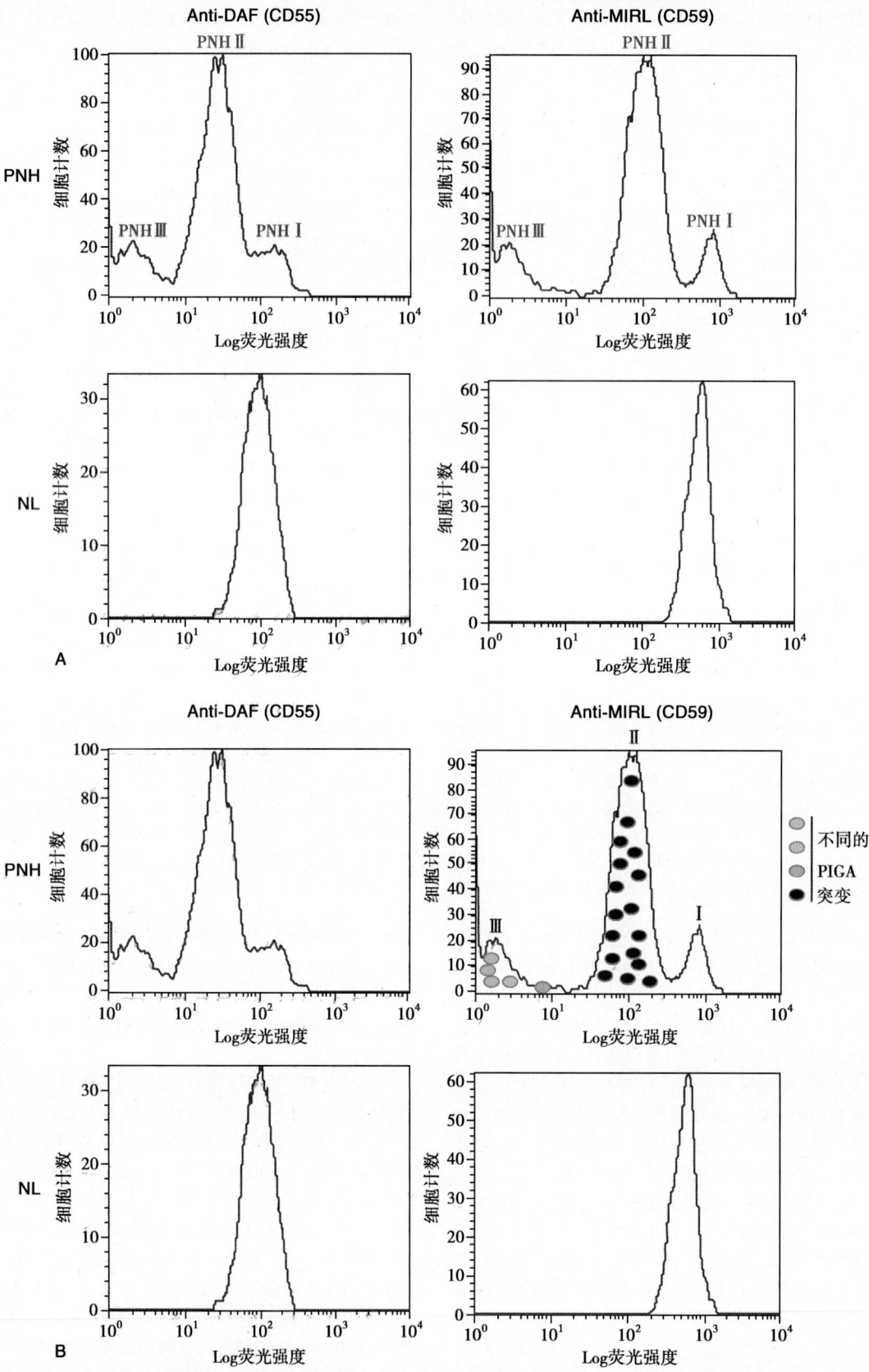

图 40-3　表型嵌合体是阵发性睡眠性血红蛋白尿(PNH)的特点。A. PNH 患者的血液中是表型正常与异常细胞的嵌合体。在一些患者外周血中,糖基磷脂酰肌醇连接蛋白(GPI-APs)部分缺乏的红细胞(PNH Ⅱ)与 GPI-APs 完全缺乏的红细胞(PNH Ⅲ)及表型正常的红细胞(PNH Ⅰ)共同存在。在图中所示病例中,来自 PNH 患者的红细胞(PNH,上半部分)和来自正常志愿者的红细胞(NL,下半部分)经荧光标记的抗体(抗 CD55,左半部分;抗 CD59,右半部分)染色并经流式细胞术分析。B. PIGA 基因型决定 PNH 表型。PNH Ⅱ的表型是由于 PIGA 突变使酶的活性部分丧失(红圈),而任何使酶活性完全丧失的 PIGA 突变产生 PNH Ⅲ表型(绿色,黄色和蓝色圆圈)。PNH Ⅰ细胞,PIGA 基因是野生型,是残存的正常干细胞后代。在单个个体中,可能会出现几种不同的 PIGA 突变,引起基于 GPI-AP 表达量的不同的表型嵌合体。DAF,衰变加速因子;MIRL,反应性溶血膜抑制物

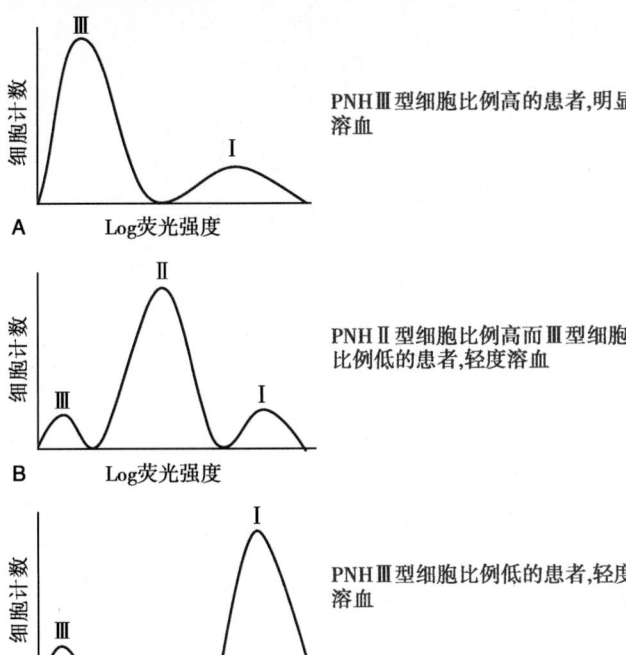

图 40-4　阵发性睡眠性血红蛋白尿（PNH）的临床取决于克隆大小和红细胞表型。如图所示，为 PNH 患者的红细胞用抗 CD59 抗体标记后模拟流式细胞仪的结果。在不同的 PNH 患者中异常红细胞的比例和类型的差异很大，且这些特征是临床表现的重要决定因素。一般来说，PNH Ⅲ型红细胞比例高的患者有明显的溶血（A）。如果红细胞部分缺乏糖基磷脂酰肌醇连接蛋白（PNH Ⅱ细胞），即使此类细胞比例很高，溶血程度也是中等（B）。但如果Ⅲ型比例很低，只能观察到溶血的生化证据（C），患者也可诊断为 PNH。（来自 Parker CJ，Omine M，Richards S 等：阵发性睡眠性血红蛋白尿的诊断和治疗．Blood 106（12）：3699～3709，2005．经过同意并进行修改。）

骨髓衰竭可能较轻微（例如网织红细胞计数不相称的减低），其贫血程度与溶血程度相关，归根结底由 PNH 克隆大小决定。

临床特征

　　PNH 主要临床表现为溶血、血栓形成和骨髓衰竭[28]。全身症状（疲倦、嗜睡、乏力、周身不适）在病程中表现明显，而仅 25% 左右的患者以夜间血红蛋白尿为主诉[29]。通过直接问诊，经常可发现患者有偶发的吞咽困难、吞咽疼痛，腹痛，男性阳痿，静脉血栓的病史。静脉血栓常发生在少见部位（如 Budd-Chiari 综合征、肠系膜、皮肤、脑静脉），可能会使 PNH 的临床表现更加复杂。动脉血栓少见。

实验室特征

　　非球形红细胞、Coombs 试验阴性的血管内溶血的所有患者应怀疑 PNH（表 40-1）。

表 40-1　阵发性睡眠性血红蛋白尿患者筛查建议*

发作性血红蛋白尿史

有非球形红细胞，Coombs 阴性血管内溶血的证据（必须有血清乳酸脱氢酶的异常升高）

再生障碍性贫血患者（即使无血管内溶血的表现也应该在诊断时即予筛查并每年筛查一次）

难治性贫血或骨髓增生异常综合征的变异型难治性血细胞减少伴多系发育异常†

静脉血栓形成累及少见部位（通常有血管内溶血证据）

- Budd-Chiari 综合征
- 其他腹腔内部位
- 脑静脉
- 皮肤静脉

*由流式细胞仪对红细胞及多形核粒细胞上糖基磷脂酰肌醇连接蛋白进行筛查。

†其他类型骨髓增生异常综合征患者无筛查指征。

　　虽然 PNH 临床表现很大程度取决于 PIGA 基因突变克隆的大小，但同时也明显地受骨髓衰竭程度的影响。因此，PNH 并不是一个简单的过程，根据其临床表现、骨髓特征以及 GPI-AP 缺陷的多形核白细胞（PMNs）所占比例决定的突变克隆的大小，国际 PNH 研究组将 PNH 分成三种亚型（表 40-2）[28]。

　　溶血时网织红细胞会反应性增多，但是受潜在骨髓造血衰竭的影响，网织红细胞计数可能比相应的贫血程度所预期的值要低（表 40-1）。血清 LDH 浓度在溶血症状明显的病例中异常增高，并且可以作为评估和监测血管内溶血程度的重要指标。再生障碍性贫血和 PNH 的联系相当密切，低危组骨髓增生异常综合征（MDSs）稍次之（参阅第 35、87 章，及以下"阵发性睡眠性血红蛋白尿和骨髓衰竭"）。通过高灵敏度的流式细胞分析术，发现大约 50% 的再生障碍性贫血和 15% 低危 MDS 患者有可检测到的 GPI-AP 缺失的红细胞和粒细胞群[30~33]。在大约 80% 的这些病例中，GPI-AP 缺失细胞的比例小于细胞总数的 1.0%，这些 GPI-AP 缺失红细胞群很小的患者无溶血的临床表现和实验室证据，可归为亚临床 PNH（PNH-sc；见表 40-2）。不同程度的白细胞、血小板减少以及相对的网织红细胞减少反映了骨髓衰竭的程度（见下文"阵发性睡眠性血红蛋白尿和骨髓衰竭"）。

　　一旦怀疑患有 PNH，利用流式细胞术很容易就能检测到 GPI 锚蛋白（GPI-APs）缺失的血细胞而予以诊断（图 40-5）[34,35]。虽然酸化血清溶解试验（Ham 试验）和蔗糖溶血试验（糖水试验）有一定的生物学意义和历史意义，但因与流式细胞术比较，敏感性和定量性不如流式细胞术，已基本被弃用。流式细胞术应分析红细胞以及多形核白细胞上的 GPI 锚蛋白，因为 GPI 锚蛋白缺失的红细胞易被补体选择性破坏，若只分析红细胞，PNH 的克隆数就会被低估，且近期输血也会影响到 PNH 克隆大小的测定，但若需检测 PNH 表型（Ⅰ型、Ⅱ型、Ⅲ型细胞所占百分比）就必须分析红细胞的组成。

　　除流式分析外，全血细胞计数也是评估 PNH 患者血细胞（红细胞、白细胞、血小板）受累程度的一项基本化验（表 40-3）。在典型 PNH 患者中，白细胞和血小板计数通常正常或接近正常，而 PNH/AA 和 PNH/MDS 患者常伴有白细胞减少和（或）血小板减少。网织红细胞计数可反映骨髓对贫血的代偿

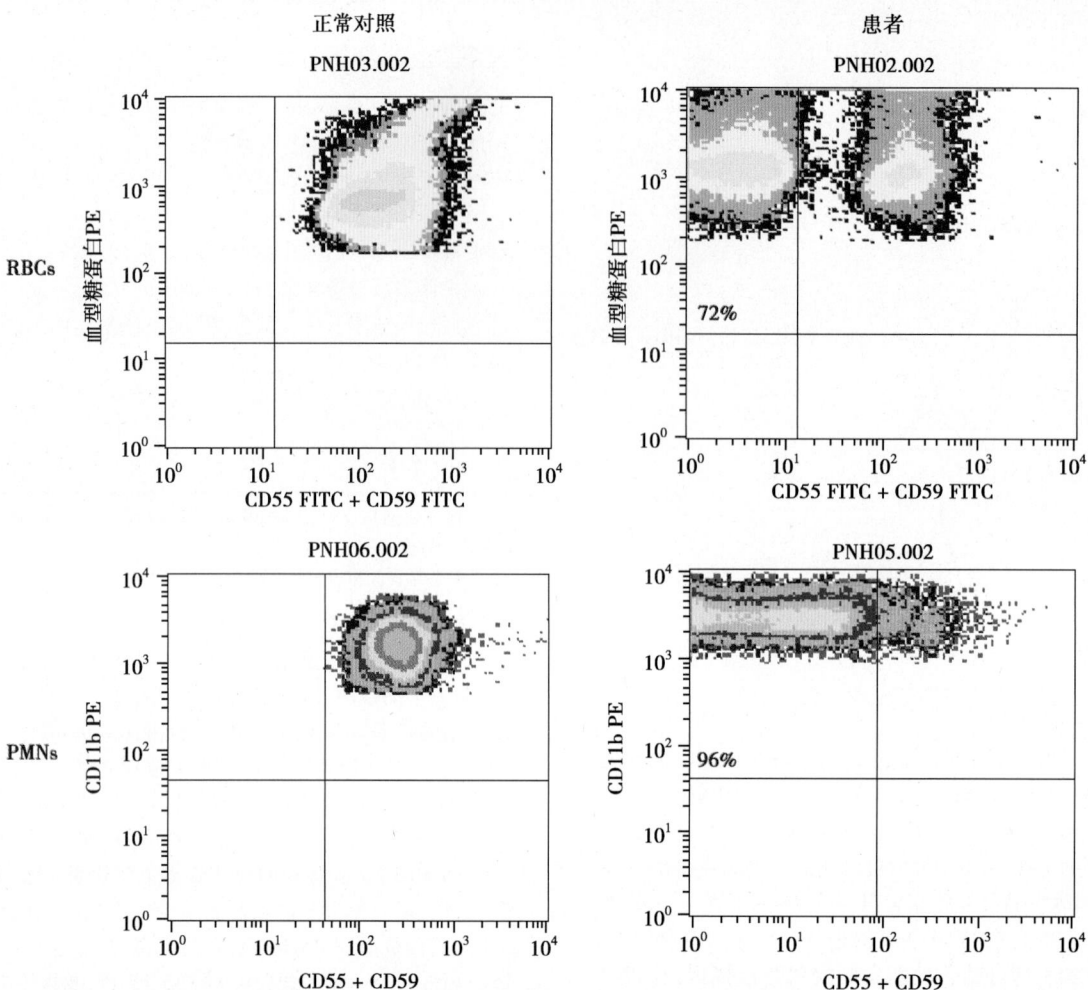

图 40-5   通过流式细胞术诊断 PNH。使用流式细胞术来检测一名健康志愿者和一名 PNH 患者的红细胞（RBC）和中性粒细胞（PMNs），用抗血型糖蛋白 A 抗体（上面一排，纵轴）来识别 RBC，抗 CD11b 抗体（下面一排，纵轴）识别 PMNs。糖基磷脂酰肌醇连接蛋白（GPI-AP）表达是通过联合抗 CD55 和抗 CD59（上下两排，横轴）来检测的同时缺乏 CD55 和 CD59 的 PNH 细胞。PNH 细胞缺乏 CD55 和 CD59（每张图的左上象限）。图上显示了每个样本 GPI-AP 缺失（PNH）细胞的比例

表 40-2 阵发性睡眠性血红蛋白尿分类*				
类别	血管内溶血发生概率†	骨髓	流式细胞分析	艾库组单抗治疗获益情况
经典型	明显（肉眼血红蛋白尿频繁发生或持续存在）	骨髓增生活跃,红系增生过高,形态正常或接近正常‡	缺乏 GPI-AP 的 PMN¶ 细胞群大（>50%）	有
另一骨髓衰竭综合征时发生的 PNH§	轻至中度（肉眼血红蛋白尿间歇出现或不发生）	同时有骨髓衰竭综合征的表现§	虽然变异性大,但缺乏 GPI-AP 的 PMN¶ 细胞群比例相对较小（<30%）	取决于 PNH 克隆大小
亚临床型	无血管内溶血的临床表现或生化证据	同时有骨髓衰竭综合征的表现§	高分辨流式细胞检测技术检测到小群 GPI-AP 缺乏细胞（<1%）	无

GPI-AP,糖基磷脂酰肌醇连接蛋白（glycosylphosphatidylinositol-anchored protein）；MDS,骨髓增生异常综合征（myelodysplastic syndrome）；PMN,多形核白细胞（polymorphonuclear cell）；PNH,阵发性睡眠性血红蛋白尿（paroxysmal nocturnal hemoglobinuria）；RBC,红细胞（red blood cell）。

* 基于国际 PNH 研究组建议[28]。
† 根据肉眼血尿,乳酸脱氢酶浓度,网织红细胞计数。
‡ 核型异常少见。
§ 再生障碍性贫血和难治性贫血/MDS 是最常见相关的骨髓衰竭性疾病。
¶ 对 PMN 进行分析比 RBC 更有意义,因为 GPI-AP 缺陷的红细胞会被选择性破坏。

反应能力。虽然网织红细胞计数在典型 PNH 患者中升高，如前面提到的，但相对于贫血严重程度而言却是偏低，反映了本病特征性的造血功能相对不足。PNH 伴再障或低危 MDS 的患者，网织红细胞计数是减少的。在典型 PNH 患者中，血清 LDH 水平明显升高，而在 PNH/AA 及 PNH/MDS 中，LDH 水平升高程度取决于 PNH 克隆大小（表 40-2）。从定义来讲，亚临床型 PNH 既无溶血的临床表现，又无溶血的生化证据（表 40-2）。典型 PNH 患者因为以血红蛋白尿和含铁血黄素尿的形式慢性丢失铁而常有铁缺乏（参见第 43 章）。对于鉴别典型 PNH 和另一骨髓异常时发生 PNH，需要做骨髓穿刺和活检。非随机的细胞遗传学异常在 PNH 中少见[26]。

表 40-3　阵发性睡眠性血红蛋白尿的基本评估
流式细胞术检测到多种 GPI 锚蛋白（GPI-APs）部分或完全缺失的红细胞和粒细胞群 *
全血细胞计数，网织红细胞计数，血清乳酸脱氢酶浓度,† 胆红素（分类）和结合珠蛋白，铁储备量，骨髓穿刺，活检和细胞遗传学‡
* 阵发性睡眠性血红蛋白尿（PNH）的克隆大小由缺乏 GPI-AP 的多形核白细胞所占比例决定。

† 表示血管内溶血的最重要的指标。
‡ 骨髓穿刺和活检用来区分经典 PNH 和另一种骨髓衰竭综合征伴发的 PNH。非随机的染色体核型异常在 PNH 中少见。

● 鉴别诊断

阵发性睡眠性血红蛋白尿和骨髓衰竭

尽管经典型 PNH 的骨髓形态学似乎相对表现正常（表 40-2），但是体外的大量研究显示骨髓来源的干细胞有异常的生长特征[21,36,37]。若把干细胞分为 GPI-AP− 和 GPI-AP＋ 两类细胞，与 GPI-AP＋ 相比，GPI-AP− 的生长特征更接近正常对照[21,36]。关于这种现象，一种可能的解释是 GPI-AP−细胞能被相对保护起来而免受介导骨髓损伤的病理生理机制破坏，即为 PIGA 突变克隆自然选择的基础。从这个观点看，骨髓微环境中 PIGA 突变克隆的增殖可以看成为达尔文进化论的一个例子。尽管这种假说理论上可行，但目前尚缺乏明确的实验支持。

PNH 同再生障碍性贫血的联系相当密切，低危组 MDS 稍次之。通过高分辨的流式细胞分析术[34]，约 50%～60% 的再生障碍性贫血患者和 15%～20% 的低危 MDS 患者中可以检测到 GPI-AP 缺乏的红细胞和粒细胞群[30,31,33,38,39]。在约 90% 的这些患者中，GPI-AP 缺乏的中性粒细胞比例少于总数的 25%[38]。这些较少数的红细胞群 GPI-API 缺乏患者（特指 PNH-sc）没有溶血的临床或生化证据，也不需要针对 PNH 的特殊治疗（表 40-2）。

曾有研究观察骨髓衰竭背景下的 PNH 的自然病程[38,40,41]。将 PNH-sc 和临床 PNH 区分的阈值是中性粒细胞克隆大小在 20%～25% 的范围内，而相应的 GPI-AP 缺乏的红细胞群在 3%～5%[40]。纵向研究显示这些病例中 15%～50% 会出现克隆扩增[38,40,41]。在 10%～25% 的病例中克隆会消失，25%～60% 的病例中克隆大小保持不变[38,40,41]。现有的证据显示 PNH-sc 的患者不会进展为临床 PNH[38,40,41]。在骨髓衰竭的背景下表现为临床 PNH 的患者中，约 50% 需要对 PNH 的并发症（用艾库组单抗治疗溶血或用抗凝药治疗血栓）进行治疗[41]。没有证据显示使用免疫抑制治疗可以正面或负面地影响克隆扩增。

PNH 和再生障碍性贫血之间相互关系的基础仍不确定。绝大多数 PNH 患者病程中有骨髓衰竭的证据[如血小板减少和（或）白细胞减少][26,42,43]。骨髓损伤可能在 PNH 的发生过程中起到关键作用，它为 PIGA 突变的缺失 GPI-AP 干细胞的生长/存活提供了有利条件。临床上发现，同时存在缺失 GPI-AP 红细胞群的再生障碍性贫血患者与不存在这一细胞群的患者相比，免疫抑制治疗的有效率更高、起效更快[31,33,44]。

在 MDS 患者中也可检测到 PNH 细胞[30,33,39,45]。值得注意的是 PNH 和 MDS 的关系似乎仅限于低危 MDS 患者，特别是难治性贫血（RA）患者[30,33,39]。Wang 等运用高灵敏度流式细胞术，以缺失 GPI-AP 的 RBC 或 PMNs 比例大于或等于 0.003% 为异常标准，检测到 18%（21/119）MDS-RA 患者存在 PNH 细胞，而在 RARS，RAEB 或 RAEB-t 患者中均未检测到相应细胞。伴有 PNH 克隆的 RA 患者（RA-PNH+）与不伴 PNH 克隆的 RA 患者（RA-PNH-）相比具有以下不同点：①血细胞形态异常较不明显；②较严重的血小板减少；③核型异常者比例较低；④HLA-DR15 阳性者比例较高；⑤进展为急性白血病者比例较低；⑥环孢素治疗有效率较高。

PNH 细胞只与低危 MDS 变异体相关，在北美的一项基于 WHO 标准分型的 137 例患者的研究中也得到证实[39,46]。这项研究发现 1/5（20%）的 5q-综合征，6/17（35%）的 RA，2/27（5%）的 RCMD 存在 PNH 细胞，而 RARS（0/9），RCMD-RS（0/6），RAEB（0/26），MDS-u（0/10），MDS/MPN（0/10），原发性骨髓纤维化患者（0/5），慢性粒单核细胞白血病患者（0/5），及急性髓系白血病（0/6）患者均未检测到 GPI-AP 缺失的血细胞[39]。

当与多克隆造血证据相结合时（基于女性患者 X 染色体失活的方式），MDS 患者中出现 PNH 细胞预示着相对良性的临床过程和对免疫抑制治疗有反应的可能性高[30]。北美和日本的研究均发现 HLA-DR15 阳性的 MDS 和再生障碍性贫血患者对免疫抑制治疗的反应均相对较好[47,48]。总之，这些发现为之后的研究提供了强有力的间接证据，即再生障碍性贫血和低危 MDS 的一个亚类是免疫介导的疾病，免疫病理生理过程提供了选择压力，有利于 PIGA 突变的、GPI-AP 缺失的干细胞扩张。

● 治疗

艾库组单抗

PNH 为补体介导的血管内溶血，可以通过阻断终末补体途径生成的膜攻击复合体（MAC）即补体系统的细胞溶解成分来抑制溶血（图 40-1）。MAC 由补体 C5b，C6，C7，C8 及多个 C9 分子组成。艾库组单抗（eculizumab，Soliris）是一种人源化的单克隆抗体，它可与补体 C5 结合来阻止其激活为 C5b，从而抑制 MAC 的形成（图 40-1）[49]。2007 年，艾库组单抗同时被美国 FDA 和欧盟（现欧洲药品管理局）批准用于 PNH 溶血的治疗。应用艾库组单抗治疗可以减少输血，改善 PNH 的贫血，并通过减轻与补体介导的慢性血管内溶血相关的全身症状（乏力、嗜睡、衰弱）明显改善生活质量[50]。治疗后，血清 LDH 水平可恢复正常,但轻度贫血及网织红细胞增多持续存在,可能与补体 C3 激活所致的 PNH 红细胞调解素作用介导的血管外溶血相关,因为艾库组单抗不能阻断 APC C3 转化酶的激活(图 40-1)[51,52]。在某些病例中,血管外溶血严重到了需要治疗的地步[53]。

血栓栓塞是 PNH 患病和死亡的主要原因[28]。艾库组单抗似乎可以改善 PNH 的血栓形成倾向,尽管支持这一结论的研究设计不够完美[54]。

艾库组单抗在每周一次持续五周的起始负荷治疗之后,按每两周一次静脉给药。一般情况下,该药的耐受性良好,然而对先天性补体 C5 缺乏的患者却增加了奈瑟菌属的感染风险。因此,使用艾库组单抗(阻止 C5 的功能;图 40-1)治疗的患者具有脑膜炎球菌败血症的风险。所有患者必须在开始治疗前两周接种脑膜炎球菌疫苗,但该疫苗的保护性并非 100%。在接受艾库组单抗治疗的患者为防止脑膜炎球菌的感染,预防性应用抗生素是否合理尚且不清。尽管在艾库组单抗治疗过程中 GPI 锚蛋白缺失的红细胞比例会增加[55],但在数量相对很少的停用艾库组单抗的 PNH 患者中尚无发生严重溶血危象的报道[54,56]。

艾库组单抗价格昂贵(在美国约每年 400 000 美元),并且对潜在的干细胞异常和相关的骨髓衰竭均无效。因此,治疗必须无限期地持续,而且如果有白细胞、血小板及网织红细胞的减少,这些异常将持续存在。

阵发性睡眠性血红蛋白尿的其他治疗

除艾库组单抗外,PNH 无特效治疗方案,对未使用艾库组单抗的 PNH 患者,主要给予支持治疗[28]。尽管有些患者应用糖皮质激素或雄激素可以改善溶血,但类固醇在 PNH 的治疗中尚有争议[28]。糖皮质激素的主要价值可能在于改善急性溶血的恶化。在这种情况下短周期应用泼尼松龙可能可以减轻溶血危象的严重程度和持续时间。糖皮质激素的毒性限制了其在慢性溶血中的应用,并且其长期应用的副作用不容忽视。隔日疗法或许可以减轻糖皮质激素长期应用的某些副作用[57],但患者可能会注意到在非用药日症状加重。

雄激素,无论单药或与糖皮质激素合用,均已被成功应用于 PNH 贫血的治疗[57,58]。其作用机制目前尚不十分清楚,尽管快速的治疗反应与补体抑制相一致[58]。雄激素治疗的潜在并发症包括肝毒性、前列腺肥大、男性化。这些副作用在人工合成的雄激素如达那唑(danazol)中较少,这使有反应的患者可以选择长期应用此药。推荐的起始剂量为 400mg,每天两次,但在控制慢性溶血时可采用较低剂量(100 ~ 400mg/d)[28]。

PNH 患者由于血红蛋白尿和含铁血黄素尿易引起缺铁[57,58]。即使没有肉眼血红蛋白尿,含铁血黄素尿也可引起有临床意义的铁丢失(参见第 43 章)。无论何种补铁途径常伴随溶血加重[57,58]。与肠外补铁相比,口服铁剂时严重的溶血加重可能相对较轻,但尿液中可能有大量铁丢失,以至于可能无法补充铁的贮存[57]。即使铁剂有诱发溶血加重的危险,亦不应该停止补铁[57]。如果在铁充足的情况下发生溶血加剧,可以用糖皮质激素、雄激素或通过输血抑制红细胞生成的治疗方法来控制溶血。在应用艾库组单抗控制溶血的患者,不用担心铁替代治疗会诱发溶血加剧的问题。

由于 PNH 的溶血是因为红细胞的内在缺陷所致,故其贫血对红细胞输注有效。红细胞制备中含有少量供者血浆输入

患者体内诱发溶血加剧的担忧似乎是无依据的[59]。然而,为防止供者白细胞与受者抗体相互作用引起的输血反应,建议进行血液过滤。由于 PNH 患者铁从血红蛋白尿/含铁血黄素尿中丢失,因长期输血引起的医源性血色病的发生可延迟[57]。但当贫血是由于骨髓衰竭而非血管内溶血引起并需要长期输血时,铁过载仍然是令人担忧的问题。

由于溶血造成红细胞生成增加,建议补充叶酸(1mg/d)来满足造血原料的利用增加(参见第 41 章)[28]。

脾切除在 PNH 患者的治疗中疗效尚未系统性研究。脾切除改善溶血及血细胞减少的报道缺乏对照。由于缺乏有效证据及潜在手术后并发症,尤其是血栓形成,引发了一些关于脾切除对 PNH 治疗无价值的争论[28]。

异基因造血干细胞移植

在艾库组单抗问世前,造血干细胞移植的主要适应证为骨髓衰竭、反复危及生命的血栓事件,以及不能控制的溶血(表 40-4)[28]。而艾库组单抗能有效控制 PNH 患者的溶血,并能减少血栓形成[54,60]。虽然如此,骨髓移植仍是目前唯一可治愈本病的手段,分子学上确定的,匹配的无关供者,低毒性的预处理方案,移植相关死亡率及发病率的降低,移植后支持治疗的改善等使得移植成为药物治疗外另一可行的备选方案。研究(见下文"病程及预后")表明 PNH 患者使用艾库组单抗后正常生存,使得是否需要推荐其他药物治疗或进行造血细胞干细胞移植变得尤为复杂[60]。需要理解 PNH 独特的病理生理学基础,并且需要有移植及 PNH 治疗经验的医师参与来为符合移植条件的患者制定出合适的治疗方案[61]。

表 40-4   对阵发性睡眠性血红蛋白尿进行造血干细胞移植

移植的适应证
- 骨髓衰竭——治疗策略主要根据骨髓异常的原因(如再生障碍性贫血),但治疗必须足以去除阵发性睡眠性血红蛋白尿(PNH)克隆
- PNH 的主要并发症
- 难治的输血依赖的溶血性贫血*
- 复发的、威胁生命的血栓性并发症[†]

预处理方案和供者
- 清髓和减低剂量预处理方案均有效
- 对于同卵双胞胎之间的移植,推荐清髓预处理方案[‡]
- 配型相合的无关供体移植已取得成功,但经验有限

预后
- 无 PNH 特异不良事件。严重的急性移植物抗宿主病在约 33% 患者中发生,慢性移植物抗宿主病发生的概率约 35%
- 非选择性的接受人类白细胞抗原(HLA)相合同胞供者进行移植的 PNH 患者总生存率在 50% ~ 60%

* 艾库组单抗治疗可以控制 PNH 血管内溶血的发生。使用艾库组单抗治疗的 PNH 患者中大多数仍有轻到中度的血管外溶血性贫血,可能是红细胞调解素作用激活及补体 C3 降解产物作用的结果。

[†] 艾库组单抗可能改善 PNH 的血栓形成倾向。

[‡] 缺乏移植物抗宿主效应可能会使得非清髓预处理显得不足。

对于因骨髓衰竭而准备接受移植的患者来说,治疗的重点在于骨髓衰竭的病因治疗(表 40-4)。对于 PNH 克隆小的再

障,且准备接受 HLA 相合同胞供者移植的患者,ATG 联合 CTX 的预处理方案及移植物抗宿主效应可有效清除 PNH 克隆[28]。然而,如果供者为同卵双生的双胞胎,因移植物抗 PNH 效应不能清除 PNH 克隆,故需要更强的预处理方案[62]。对于需行同种异基因移植的伴 PNH 克隆的低危 MDS 患者,预处理方案(清髓或减低强度的清髓)联合移植物抗肿瘤效应便足以清除 PNH 克隆。

典型的 PNH 患者移植目的在于清除 PNH 克隆,清髓的[63~65]和减低强度的[66,67]预处理方案均有效,但目前对减低强度的预处理方案经验尚有限。已有报道相合的无关供者及同胞供者移植成功的案例[66,68]。尽管无移植相关的 PNH 特异的并发症,但严重的急性移植物抗宿主病(GVHD)发生率超过 1/3,慢性 GVHD 发生率约占 35%。接受 HLA 相合同胞供者移植的 PNH 患者总生存率在 50%~60%[28]。

阵发性睡眠性血红蛋白尿易栓症的治疗

PNH 中血栓栓塞并发症是发病和死亡的主要原因[69]。预防血栓形成是 PNH 有争议的热点问题[69]。尽管目前栓塞危险度评估是基于回顾性的分析[54,70~73],但血栓发生率似乎与 PNH 克隆的大小相关联(基于流式细胞术分析缺乏 GPI-AP 的单个核细胞比例),因此建议缺乏 GPI-AP 的多形核白细胞比例大于 50%~60% 的患者应予预防性抗凝治疗[70,71]。对因治疗血栓栓塞事件或预防性治疗而需要长期抗凝的 PNH 患者,推荐使用华法林治疗,维持国际标准化比值(INR)在 2.0~3.0 之间。针对这种情况现没有使用低分子肝素或新型口服抗凝药的经验数据,但对于有足够的肾功能的患者,若华法林无效或无法维持 INR 在治疗范围内,也可以考虑使用这些药物。

尽管动脉亦可有血栓形成[54],但 PNH 患者血栓多累及静脉系统。急性血栓事件需用肝素抗凝。Budd-Chiari 综合征急性发作时应给予全身性溶栓治疗[74,75]或针对病灶的介入性溶栓治疗[76]。

PNH 常并发血小板减少,制定抗凝治疗计划时必须考虑此问题。血小板减少是抗凝治疗的相对禁忌证,可通过输血将血小板计数维持至安全范围,而不应不进行抗凝治疗[77]。有栓塞病史的 PNH 患者是否需要抗凝治疗尚无定论。反复发生、危及生命的血栓事件的患者可考虑骨髓移植,但这些患者是移植相关不良事件的高危患者(表 40-4)。

艾库组单抗可降低血栓栓塞发生的风险[54]。但对于无栓塞病史且正在接受艾库组单抗的患者,预防性的抗凝可能并非必要。

妊娠与阵发性睡眠性血红蛋白尿

PNH 女性患者妊娠期间发病率及病死率较高[77,78]。因考虑到潜在毒性治疗对胎儿及母体的危险性,抗凝和输血是主要的治疗手段。目前艾库组单抗被划分为美国 FDA 妊娠分级 C(不能排除有风险)。尚无关于艾库组单抗在人类妊娠期使用的对照研究;然而,案例报道和小型系列研究显示妊娠中使用艾库组单抗,包括妊娠早期使用,以及在一例患者中从受孕开始使用,均没有显著的不良反应[51,79,80]。尽管如此,除非我们能了解更多关于艾库组单抗在妊娠期使用是否安全的信息,现仍应谨慎地将该药物限制在孕晚期使用,其次是那些有血栓高风险而没有其他可替代治疗的患者。

中至重度的血小板减少可增加妊娠危险,这种情况下严重的出血必须输注血小板。女性 PNH 患者妊娠期临床表现明显的静脉血栓栓塞发生率为 10% 左右[77],且死亡率较高[77,78]。同非妊娠患者一样,脑静脉及肝静脉是血栓形成常见部位。合并 Budd-Chiari 综合征应考虑溶栓治疗。

PNH 患者妊娠期是否需预防性抗凝治疗目前尚无前瞻性研究;然而,鉴于此期间血栓栓塞发病率及病死率显著增高,因此仍建议预防性抗凝治疗。华法林(香豆素,coumadin,)在妊娠头三个月有潜在致畸作用,在妊娠晚期有增加出血的风险,被列为禁用药物(参见第 8 章)。一旦确诊妊娠,需立即使用肝素抗凝。低分子肝素引起药物相关性血小板减少和骨量减少的发生率较低,被认为优于普通肝素(参见第 118 章)。因抗凝期间血小板减少可能进一步加重,应密切监测血小板计数。分娩期间可暂时停用抗凝药物,但因产后易有血栓形成[77,78],故应尽早重新开始抗凝治疗并持续至产后 6 周。通过上述治疗,大多数孕妇可经阴道分娩,仅部分出现早产。虽然 PNH 患者妊娠期间存在诸多问题,但除少数患者外大多数孕妇可顺利分娩[72,77],然而 PNH 的治疗仍很复杂,需要有知识丰富的血液科及产科医师携手处理高风险的妊娠[27]。

儿童阵发性睡眠性血红蛋白尿

PNH 可发生在年轻人群中(大约 10% 的患者初诊时不到 21 岁)[28]。一项回顾性研究分析 26 例病例,发现儿童和成人的 PNH 具有诸多相似之处[81]。主要临床表现也为溶血、骨髓衰竭及血栓形成的症状和体征,但肉眼血红蛋白尿在年轻患者中相对少见。大多数年轻患者对免疫抑制治疗的反应较好[81],但是基于长期生存差,推荐儿童 PNH 进行造血干细胞移植。一项研究[82]报道 11 例儿童 PNH 患者有常见的骨髓衰竭临床表现,其中有 5 例最终接受了造血干细胞移植(3 例配型的无关供者,2 例配型的亲缘关系供者),4 例获得长期生存。另一项研究中有 12 名超过 18 岁的年轻患者,10 人有骨髓衰竭表现,只有 1 人有血红蛋白尿[40]。6 名儿童有血栓形成,5 人有骨髓增生异常表现,表明儿童 PNH 的临床表现可能比之前认为的更接近成人 PNH。艾库组单抗在小于 18 岁的儿童患者中的安全性和效果还不明确,然而,仍可以看到它在儿童 PNH 患者中使用的案例报道[83]。虽然艾库组单抗尚未批准用于小于 18 周岁的 PNH 患者,但一旦其药效学及药代动力学的特点被确定适合儿童/青少年人群,可能会征求批准用于该类患者[84]。在出现更确切疗效的治疗前,艾库组单抗用于治疗儿童 PNH 可能特别有优势。

● 病程及预后

PNH 临床病程多变,少数患者会在出现症状的几个月内死亡,但大多数患者呈慢性病程,随着正常细胞和 PNH 克隆的造血支配地位的此消彼长,病情时好时坏。少数情况下,异常克隆会完全消失,病人看起来像已治愈。向急性白血病转化少见(约在 1% 范围)。在有些情况下,白血病细胞也有 GPI-AP 缺乏[46]。

同许多其他疾病一样,对 PNH 的最初报告倾向于强调受影响较严重的患者,所以,其预后一般是极为严重的。随着判断可疑患者的敏感指数的建立,简化的诊断方法的逐步应用,一些轻症的患者可被确诊,这些患者长期预后较好。尽管如此,即使是今天,这种疾病必须被认为是一种严重的疾病。最常见的致死性事件为血栓发作,如 Budd-Chiari 综合征[69,73,85],但全血细胞减少引起的各种并发症也可导致死亡[29,43],少数患者最终转化为急性白血病[46]。在艾库组单抗前时代一项对 220 例患者长达 46 年的随访研究中,PNH 的 Kaplan-Meier 生存曲线显示诊断后 10 年存活率为 65%,15 年存活率为 48%[85]。另一项 80 例连续病例的观察结果与之类似,诊断后中位生存期为 10 年,25 年的存活率为 28%[43]。8 年累计全血细胞减少、血栓和 MDS 等主要并发症的发生率分别为 15%、28%、5%。确诊时年龄超过 55 岁、出现血栓并发症、全血细胞减少、MDS 或急性白血病及血小板减少等与生存率差相关。在发生 PNH 之前存在再生障碍性贫血的患者预后比未发生过再障者好[85]。

除了改善症状,艾库组单抗治疗似乎还能改变 PNH 的自然病程。一项回顾性研究总结了 79 名使用艾库组单抗的典型 PNH 或 PNH/骨髓衰竭患者的病史,诊断时中位年龄为 37 岁(范围:12 岁~79 岁),开始使用艾库组单抗治疗的中位年龄是 46 岁(范围:14 岁~84 岁)[60]。平均使用艾库组单抗治疗的持续时间为 39 个月(范围:1 个月~98 个月)。基于流式细胞术分析中性粒细胞发现,这些接受治疗的患者的平均克隆大小为 96.4%(范围:41.8%~100%)。24 名患者(30%)在诊断时有骨髓衰竭综合征的病史(23 人有再生障碍性贫血,1 人有 MDS)。开始使用艾库组单抗治疗前 27% 的患者有血栓事件(包括 12 例 Budd-Chiari 综合征,4 例肠系膜静脉血栓,3 例大脑静脉血栓)。研究者发现艾库组单抗治疗可以减少平均每年需要的输血量,从 19.3 单位减少至 5.0 个单位。在 61 名接受艾库组单抗治疗超过 1 年的患者中,40 人(66%)摆脱输血依赖。艾库组单抗治疗过程中,2 名患者出现血栓事件。21 名开始使用艾库组单抗后停止预防性抗凝治疗的患者中未报道有血栓事件。

使用艾库组单抗治疗的 79 名患者的生存率与来自普通人群的年龄和性别匹配的对照组是相同的。2 名接受艾库组单抗治疗的患者出现了明确的脑膜炎奈瑟球菌 B 血清群导致的脑膜炎感染,之后,研究者开始预防性使用抗生素。

一项涉及 195 名患者随访了 66 个月的多中心研究很大程度上肯定了这些发现[86]。

综上所述,艾库组单抗治疗可以通过抑制血管内溶血来减少或摆脱输血需求,及真正消除血管血栓塞并发症来改变 PNH 的自然病程。艾库组单抗治疗还可能减少疾病相关死亡率,尽管由于这些研究的试验设计未包括随机对照的患者组,这种药物具体能将生存率改善多少还未明确。艾库组单抗似乎没有改变疾病的骨髓衰竭情况,也没有改变疾病病理生理基础的克隆造血。尽管 PNH 是克隆性疾病,但我们之前也讨论过它不是恶性疾病,也正是 PNH 的这个特征,才允许我们在没有能针对性消除 PIGA 突变的造血干细胞的治疗方法的情况下能够长期有效地控制症状。

翻译:陈悦丹、焦蒙　互审:陈苏宁
校对:肖志坚、房静、刘建湘

参考文献

1. Crosby WH: Paroxysmal nocturnal hemoglobinuria; a classic description by Paul Strubling in 1882, and a bibliography of the disease. *Blood* 6:270, 1951.
2. Parker CJ: Historical aspects of paroxysmal nocturnal haemoglobinuria: "defining the disease." *Br J Haematol* 117:3, 2002.
3. Parker CJ: Paroxysmal nocturnal hemoglobinuria: An historical overview. *Hematology Am Soc Hematol Educ Program* 2008:93, 2008.
4. Rosse W: A brief history of PNH, in *PNH and the GPI-Linked Proteins*, edited by NS Young, J Moss, p 1. Academic Press, San Diego, 2000.
5. Hughes DA, Tunnage B, Yeo ST: Drugs for exceptionally rare diseases: Do they deserve special status for funding? *QJM* 98:829, 2005.
6. Parker CJ: Hemolysis in PNH, in *PNH and the GPI-Linked Proteins*, edited by NS Young, J Moss, p 49. Academic Press, San Diego, 2000.
7. Thurman JM, Holers VM: The central role of the alternative complement pathway in human disease. *J Immunol* 176:1305, 2006.
8. Nicholson-Weller A, Burge J, Fearon DT, et al: Isolation of a human erythrocyte membrane glycoprotein with decay-accelerating activity for C3 convertases of the complement system. *J Immunol* 129:184, 1982.
9. Nicholson-Weller A, March JP, Rosenfeld SI, Austen KF: Affected erythrocytes of patients with paroxysmal nocturnal hemoglobinuria are deficient in the complement regulatory protein, decay accelerating factor. *Proc Natl Acad Sci U S A* 80:5066, 1983.
10. Pangburn MK, Schreiber RD, Muller-Eberhard HJ: Deficiency of an erythrocyte membrane protein with complement regulatory activity in paroxysmal nocturnal hemoglobinuria. *Proc Natl Acad Sci U S A* 80:5430, 1983.
11. Holguin MH, Fredrick LR, Bernshaw NJ, et al: Isolation and characterization of a membrane protein from normal human erythrocytes that inhibits reactive lysis of the erythrocytes of paroxysmal nocturnal hemoglobinuria. *J Clin Invest* 84:7, 1989.
12. Kinoshita T, Inoue N, Takeda J: Defective glycosyl phosphatidylinositol anchor synthesis and paroxysmal nocturnal hemoglobinuria. *Adv Immunol* 60:57, 1995.
13. Miyata T, Takeda J, Iida Y, et al: The cloning of PIG-A, a component in the early step of GPI-anchor biosynthesis. *Science* 259:1318, 1993.
14. Miyata T, Yamada N, Iida Y, et al: Abnormalities of PIG-A transcripts in granulocytes from patients with paroxysmal nocturnal hemoglobinuria. *N Engl J Med* 330:249, 1994.
15. Takahashi M, Takeda J, Hirose S, et al: Deficient biosynthesis of N-acetylglucosaminyl-phosphatidylinositol, the first intermediate of glycosyl phosphatidylinositol anchor biosynthesis, in cell lines established from patients with paroxysmal nocturnal hemoglobinuria. *J Exp Med* 177:517, 1993.
16. Takeda J, Miyata T, Kawagoe K, et al: Deficiency of the GPI anchor caused by a somatic mutation of the PIG-A gene in paroxysmal nocturnal hemoglobinuria. *Cell* 73:703, 1993.
17. Parker CJ: The pathophysiology of paroxysmal nocturnal hemoglobinuria. *Exp Hematol* 35:523, 2007.
18. Krawitz PM, Hochsmann B, Murakami Y, et al: A case of paroxysmal nocturnal hemoglobinuria caused by a germline mutation and a somatic mutation in PIGT. *Blood* 122:1312, 2013.
19. Rosti V, Tremml G, Soares V, et al: Murine embryonic stem cells without pig-a gene activity are competent for hematopoiesis with the PNH phenotype but not for clonal expansion. *J Clin Invest* 100:1028, 1997.
20. Brodsky RA, Vala MS, Barber JP, Medof ME, Jones RJ: Resistance to apoptosis caused by PIG-A gene mutations in paroxysmal nocturnal hemoglobinuria. *Proc Natl Acad Sci U S A* 94:8756, 1997.
21. Chen R, Nagarajan S, Prince GM, et al: Impaired growth and elevated fas receptor expression in PIGA(+) stem cells in primary paroxysmal nocturnal hemoglobinuria. *J Clin Invest* 106:689, 2000.
22. Heeney MM, Ormsbee SM, Moody MA, et al: Increased expression of anti-apoptosis genes in peripheral blood cells from patients with paroxysmal nocturnal hemoglobinuria. *Mol Genet Metab* 78:291, 2003.
23. Horikawa K, Nakakuma H, Kawaguchi T, et al: Apoptosis resistance of blood cells from patients with paroxysmal nocturnal hemoglobinuria, aplastic anemia, and myelodysplastic syndrome. *Blood* 90:2716, 1997.
24. Ware RE, Nishimura J, Moody MA, et al: The PIG-A mutation and absence of glycosyl-phosphatidylinositol-linked proteins do not confer resistance to apoptosis in paroxysmal nocturnal hemoglobinuria. *Blood* 92:2541, 1998.
25. Yamamoto T, Shichishima T, Shikama Y, et al: Granulocytes from patients with paroxysmal nocturnal hemoglobinuria and normal individuals have the same sensitivity to spontaneous apoptosis. *Exp Hematol* 30:187, 2002.
26. Inoue N, Izui-Sarumaru T, Murakami Y, et al: Molecular basis of clonal expansion of hematopoiesis in 2 patients with paroxysmal nocturnal hemoglobinuria (PNH). *Blood* 108:4232, 2006.
27. Endo M, Ware RE, Vreeke TM, et al: Molecular basis of the heterogeneity of expression of glycosyl phosphatidylinositol anchored proteins in paroxysmal nocturnal hemoglobinuria. *Blood* 87:2546, 1996.
28. Parker C, Omine M, Richards S, et al: Diagnosis and management of paroxysmal nocturnal hemoglobinuria. *Blood* 106:3699, 2005.
29. Dacie JV, Lewis SM: Paroxysmal nocturnal haemoglobinuria: Clinical manifestations, haematology, and nature of the disease. *Ser Haematol* 5:3, 1972.
30. Ishiyama K, Chuhjo T, Wang H, et al: Polyclonal hematopoiesis maintained in patients with bone marrow failure harboring a minor population of paroxysmal nocturnal hemoglobinuria-type cells. *Blood* 102:1211, 2003.
31. Sugimori C, Chuhjo T, Feng X, et al: Minor population of CD55-CD59- blood cells predicts response to immunosuppressive therapy and prognosis in patients with aplastic anemia. *Blood* 107:1308, 2006.
32. Timeus F, Crescenzio N, Longoni D, et al: Paroxysmal nocturnal hemoglobinuria clones in children with acquired aplastic anemia: A multicentre study. *PLoS One* 9:e101948, 2014.
33. Wang H, Chuhjo T, Yasue S, et al: Clinical significance of a minor population of paroxysmal nocturnal hemoglobinuria-type cells in bone marrow failure syndrome. *Blood* 100:3897, 2002.
34. Borowitz MJ, Craig FE, Digiuseppe JA, et al: Guidelines for the diagnosis and monitoring of paroxysmal nocturnal hemoglobinuria and related disorders by flow cytometry. *Cytometry B Clin Cytom* 78:211, 2010.
35. Richards SJ, Rawstron AC, Hillmen P: Application of flow cytometry to the diagnosis of

paroxysmal nocturnal hemoglobinuria. *Cytometry* 42:223, 2000.

36. Chen G, Kirby M, Zeng W, et al: Superior growth of glycophosphatidy linositol-anchored protein-deficient progenitor cells in vitro is due to the higher apoptotic rate of progenitors with normal phenotype in vivo. *Exp Hematol* 30:774, 2002.

37. Dunn DE, Liu JM, Young NS: Bone marrow failure in PNH, in *PNH and the GPI-Linked Proteins*, edited by NS Young, J Moss p 113. Academic Press, San Diego, 2000.

38. Sugimori C, Mochizuki K, Qi Z, et al: Origin and fate of blood cells deficient in glycosylphosphatidylinositol-anchored protein among patients with bone marrow failure. *Br J Haematol* 147:102, 2009.

39. Wang SA, Pozdnyakova O, Jorgensen JL, et al: Detection of paroxysmal nocturnal hemoglobinuria clones in patients with myelodysplastic syndromes and related bone marrow diseases, with emphasis on diagnostic pitfalls and caveats. *Haematologica* 94:29, 2009.

40. Curran KJ, Kernan NA, Prockop SE, et al: Paroxysmal nocturnal hemoglobinuria in pediatric patients. *Pediatr Blood Cancer* 59:525, 2012.

41. Scheinberg P, Marte M, Nunez O, Young NS: Paroxysmal nocturnal hemoglobinuria clones in severe aplastic anemia patients treated with horse anti-thymocyte globulin plus cyclosporine. *Haematologica* 95:1075, 2010.

42. de Latour RP, Mary JY, Salanoubat C, et al: Paroxysmal nocturnal hemoglobinuria: Natural history of disease subcategories. *Blood* 112:3099, 2008.

43. Hillmen P, Lewis SM, Bessler M, et al: Natural history of paroxysmal nocturnal hemoglobinuria. *N Engl J Med* 333:1253, 1995.

44. Kulagin A, Lisukov I, Ivanova M, et al: Prognostic value of paroxysmal nocturnal haemoglobinuria clone presence in aplastic anaemia patients treated with combined immunosuppression: Results of two-centre prospective study. *Br J Haematol* 164:546, 2014.

45. Dunn DE, Tanawattanacharoen P, Boccuni P, et al: Paroxysmal nocturnal hemoglobinuria cells in patients with bone marrow failure syndromes. *Ann Intern Med* 131:401, 1999.

46. Harris JW, Koscick R, Lazarus HM, et al: Leukemia arising out of paroxysmal nocturnal hemoglobinuria. *Leuk Lymphoma* 32:401, 1999.

47. Saunthararajah Y, Nakamura R, Nam JM, et al: HLA-DR15 (DR2) is overrepresented in myelodysplastic syndrome and aplastic anemia and predicts a response to immunosuppression in myelodysplastic syndrome. *Blood* 100:1570, 2002.

48. Sugimori C, Yamazaki H, Feng X, et al: Roles of DRB1 *1501 and DRB1 *1502 in the pathogenesis of aplastic anemia. *Exp Hematol* 35:13, 2007.

49. Parker C: Eculizumab for paroxysmal nocturnal haemoglobinuria. *Lancet* 373:759, 2009.

50. Hillmen P, Young NS, Schubert J, et al: The complement inhibitor eculizumab in paroxysmal nocturnal hemoglobinuria. *N Engl J Med* 355:1233, 2006.

51. Marasca R, Coluccio V, Santachiara R, et al: Pregnancy in PNH: Another eculizumab baby. *Br J Haematol* 150:707, 2010.

52. Parker CJ: Thanks for the complement (inhibitor). *Blood* 118:4503, 2011.

53. Risitano AM, Marando L, Seneca E, Rotoli B: Hemoglobin normalization after splenectomy in a paroxysmal nocturnal hemoglobinuria patient treated by eculizumab. *Blood* 112:449, 2008.

54. Hillmen P, Muus P, Duhrsen U, et al: Effect of the complement inhibitor eculizumab on thromboembolism in patients with paroxysmal nocturnal hemoglobinuria. *Blood* 110:4123, 2007.

55. Hillmen P, Hall C, Marsh JC, et al: Effect of eculizumab on hemolysis and transfusion requirements in patients with paroxysmal nocturnal hemoglobinuria. *N Engl J Med* 350:552, 2004.

56. Ferreira VP, Pangburn MK: Factor H mediated cell surface protection from complement is critical for the survival of PNH erythrocytes. *Blood* 110:2190, 2007.

57. Rosse WF: Treatment of paroxysmal nocturnal hemoglobinuria. *Blood* 60:20, 1982.

58. Hartmann RC, Jenkins DE Jr, McKee LC, Heyssel RM: Paroxysmal nocturnal hemoglobinuria: Clinical and laboratory studies relating to iron metabolism and therapy with androgen and iron. *Medicine (Baltimore)* 45:331, 1966.

59. Brecher ME, Taswell HF: Paroxysmal nocturnal hemoglobinuria and the transfusion of washed red cells: A myth revisited. *Transfusion* 29:681, 1989.

60. Kelly RJ, Hill A, Arnold LM, et al: Long-term treatment with eculizumab in paroxysmal nocturnal hemoglobinuria: Sustained efficacy and improved survival. *Blood* 117:6786, 2011.

61. Peffault de Latour R, Schrezenmeier H, Bacigalupo A, et al: Allogeneic stem cell transplantation in paroxysmal nocturnal hemoglobinuria. *Haematologica* 97:1666, 2012.

62. Endo M, Beatty PG, Vreeke TM, et al: Syngeneic bone marrow transplantation without conditioning in a patient with paroxysmal nocturnal hemoglobinuria: In vivo evidence that the mutant stem cells have a survival advantage. *Blood* 88:742, 1996.

63. Bemba M, Guardiola P, Garderet L, et al: Bone marrow transplantation for paroxysmal nocturnal haemoglobinuria. *Br J Haematol* 105:366, 1999.

64. Hegenbart U, Niederwieser D, Forman S, et al: Hematopoietic cell transplantation from related and unrelated donors after minimal conditioning as a curative treatment modality for severe paroxysmal nocturnal hemoglobinuria. *Biol Blood Marrow Transplant* 9:689, 2003.

65. Raiola AM, Van Lint MT, Lamparelli T, et al: Bone marrow transplantation for paroxysmal nocturnal hemoglobinuria. *Haematologica* 85:59, 2000.

66. Saso R, Marsh J, Cevreska L, et al: Bone marrow transplants for paroxysmal nocturnal haemoglobinuria. *Br J Haematol* 104:392, 1999.

67. Takahashi Y, McCoy JP Jr, Carvallo C, et al: In vitro and in vivo evidence of PNH cell sensitivity to immune attack after nonmyeloablative allogeneic hematopoietic cell transplantation. *Blood* 103:1383, 2004.

68. Woodard P, Wang W, Pitts N, et al: Successful unrelated donor bone marrow transplantation for paroxysmal nocturnal hemoglobinuria. *Bone Marrow Transplant* 27:589, 2001.

69. Hill A, Kelly RJ, Hillmen P: Thrombosis in paroxysmal nocturnal hemoglobinuria. *Blood* 121:4985, 2013.

70. Hall C, Richards S, Hillmen P: Primary prophylaxis with warfarin prevents thrombosis in paroxysmal nocturnal hemoglobinuria (PNH). *Blood* 102:3587, 2003.

71. Moyo VM, Mukina GL, Barrett ES, Brodsky RA: Natural history of paroxysmal nocturnal haemoglobinuria using modern diagnostic assays. *Br J Haematol* 126:133, 2004.

72. Nishimura JI, Kanakura Y, Ware RE, et al: Clinical course and flow cytometric analysis of paroxysmal nocturnal hemoglobinuria in the United States and Japan. *Medicine (Baltimore)* 83:193, 2004.

73. Sloand EM, Young NS: Thrombotic complications in PNH, in *PNH and the GPI-Linked Proteins*, edited by NS Young, J Moss, p 101. Academic Press, San Diego, 2000.

74. Griffith JF, Mahmoud AE, Cooper S, et al: Radiological intervention in Budd-Chiari syndrome: Techniques and outcome in 18 patients. *Clin Radiol* 51:775, 1996.

75. McMullin MF, Hillmen P, Jackson J, et al: Tissue plasminogen activator for hepatic vein thrombosis in paroxysmal nocturnal haemoglobinuria. *J Intern Med* 235:85, 1994.

76. Sholar PW, Bell WR: Thrombolytic therapy for inferior vena cava thrombosis in paroxysmal nocturnal hemoglobinuria. *Ann Intern Med* 103:539, 1985.

77. Ray JG, Burows RF, Ginsberg JS, Burrows EA: Paroxysmal nocturnal hemoglobinuria and the risk of venous thrombosis: Review and recommendations for management of the pregnant and nonpregnant patient. *Haemostasis* 30:103, 2000.

78. Tichelli A, Socie G, Marsh J, et al: Outcome of pregnancy and disease course among women with aplastic anemia treated with immunosuppression. *Ann Intern Med* 137:164, 2002.

79. Danilov AV, Brodsky RA, Craigo S, et al: Managing a pregnant patient with paroxysmal nocturnal hemoglobinuria in the era of eculizumab. *Leuk Res* 34:566, 2010.

80. Kelly R, Arnold L, Richards S, et al: The management of pregnancy in paroxysmal nocturnal haemoglobinuria on long term eculizumab. *Br J Haematol* 149:446, 2010.

81. Ware RE, Hall SE, Rosse WF: Paroxysmal nocturnal hemoglobinuria with onset in childhood and adolescence. *N Engl J Med* 325:991, 1991.

82. van den Heuvel-Eibrink MM, Bredius RG, te Winkel ML, et al: Childhood paroxysmal nocturnal haemoglobinuria (PNH), a report of 11 cases in the Netherlands. *Br J Haematol* 128:571, 2005.

83. Bauters T, Bordon V, Robays H, et al: Successful use of eculizumab in a pediatric patient treated for paroxysmal nocturnal hemoglobinuria. *J Pediatr Hematol Oncol* 34:e346, 2012.

84. Reiss UM, Schwartz J, Sakamoto KM, et al: Efficacy and safety of eculizumab in children and adolescents with paroxysmal nocturnal hemoglobinuria. *Pediatr Blood Cancer* 2014.

85. Socie G, Mary JY, de Gramont A, et al: Paroxysmal nocturnal haemoglobinuria: Long-term follow-up and prognostic factors. French Society of Haematology. *Lancet* 348:573, 1996.

86. Hillmen P, Muus P, Roth A, et al: Long-term safety and efficacy of sustained eculizumab treatment in patients with paroxysmal nocturnal haemoglobinuria. *Br J Haematol* 162:62, 2013.

第 41 章
叶酸、钴胺素和巨幼细胞贫血

Ralph Green

摘要

叶酸或钴胺素(维生素 B_{12})缺乏因巨幼细胞性造血引起大细胞性贫血伴或不伴其他血细胞减少,而巨幼细胞性造血为 DNA 合成缺陷的表现。四氢叶酸是一碳单位的转运载体,被转运的一碳单位有三个氧化水平:甲醇、甲醛或甲酸。氧化(NADP)或还原(NADPH)形式的烟酰胺腺嘌呤二核苷酸磷酸可分别通过氧化还原反应改变与叶酸结合的一碳单位氧化水平。丝氨酸为一碳单位的主要来源,当其末端的碳被传递至叶酸后即转化为甘氨酸。一碳单位用于合成嘌呤、胸腺嘧啶、蛋氨酸。在嘌呤和蛋氨酸的

简写和缩略词

AdoCbl,腺苷钴胺(adenosylcobalamin);AICAR,5-氨基-4-咪唑甲酰胺核苷酸(5-amino-4-imidazole carboxamide ribotide);ATPase,三磷酸腺苷酶(adenosine triphosphatase);AZT,齐多夫定(azidothymidine);CnCbl,氰钴胺(cyanocobalamin);CoA,辅酶 A(coenzyme A);CUB,cubilin;CU-BAM,单磷酸脱氧胸腺嘧啶核苷(the binary ileal cubilin receptor complex consisting of cubilin and amnionless);dT-MP,脱氧胸腺嘧啶单磷酸(deoxythymidine monophosphate);dU,脱氧尿嘧啶(deoxyuridine);dUMP,单磷酸脱氧尿嘧啶核苷(deoxyuridine monophosphate);FH₄,四氢叶酸(tetrahydrofolate);FPGS,多聚谷氨酸合成酶(folylpoly-γ-glutamyl synthase);[³H]Thd,[³H]胸腺嘧啶脱氧核苷([³H]thymidine);HC,结合咕啉(haptocorrin);HCl,盐酸(hydrochloric acid);IM,肌肉内(intramuscular);LDH,乳酸脱氢酶(lactate dehydrogenase);MCV,平均红细胞体积(mean corpuscular volume);MeCbl,甲钴胺(methylcobalamin);MRI,磁共振成像(magnetic resonance imaging);MTHFR,亚甲基四氢叶酸还原酶(methylene-tetrahydrofolate reductase);NADP,烟酰胺腺嘌呤二核苷酸磷酸(nicotinamide adenine dinucleotide phosphate);NADPH,还原型烟酰胺腺嘌呤二核苷酸磷酸[nicotinamide adenine dinucleotide phosphate(reduced form)];N₂O,氧化亚氮(nitrous oxide);OHCbl,羟钴胺(hydroxocobalamin);PA,恶性贫血(pernicious anemia);PteGlu,叶酸(蝶酰谷氨酸)[pteroylglutamic acid(folic acid)];SAH,S-腺苷半胱氨酸(S-adenosylhomocysteine);SAMe,S-腺苷蛋氨酸(S-Adenosylmethionine);TC,转钴蛋白(transcobalamin)。

生物合成中,游离叶酸以四氢叶酸的形式被释放。而在胸腺嘧啶生物合成中,四氢叶酸被氧化成二氢形式,随后一碳单位代谢中又必须经二氢叶酸还原酶再次充分还原后来发挥功能。氨甲蝶呤因其强大的二氢叶酸还原酶抑制作用可阻断还原型叶酸的产生而成为抗肿瘤药物。

细胞中,叶酸与一条含 7~8 个谷氨酸残基的多聚谷氨酸链结合,这些残基使得叶酸可在细胞中贮留。当叶酸主要在十二指肠和空肠近端被吸收时,除了留下一个谷氨酸之外,其他所有谷氨酸都被谷氨酸羧肽酶(叶酸水解酶)切除。产生的单谷氨酸接着被位于小肠上皮顶端刷状缘的两种叶酸转运蛋白(还原型叶酸载体或质子耦合叶酸转运蛋白)之一摄取。血中叶酸主要以甲基四氢叶酸单谷氨酸形式随血流运输,并被细胞摄取。细胞内新摄入的叶酸很快又被多聚谷氨酸合成酶(FPGS)再次谷氨酸化。若谷氨酸化过程受阻,叶酸将不能保留于细胞中,从而导致细胞内叶酸缺乏。

两种反应需要钴胺素:甲基丙二酰辅酶 A(CoA)在线粒体内转化为琥珀酰 CoA 和同型半胱氨酸在胞质内转化为蛋氨酸。甲基丙二酰 CoA 为支链氨基酸和生酮氨基酸分解代谢产物,琥珀酰 CoA 为三羧酸循环中间产物;在同型半胱氨酸转化为蛋氨酸的反应中,甲基四氢叶酸的甲基基团转移至同型半胱氨酸的硫原子上。因为将甲基团传递至同型半胱氨酸是甲基四氢叶酸产生游离四氢叶酸的唯一途径,所以当钴胺素缺乏时,出现甲基四氢叶酸累积。游离四氢叶酸是 FPGS 良好的底物;而甲基四氢叶酸并非好的底物。结果,大量甲基四氢叶酸被缺乏钴胺素的细胞摄入后,在其被多谷氨酸化前从细胞中漏出。钴胺素缺乏性巨幼细胞贫血是因细胞内叶酸缺乏所致,因为细胞多谷氨酸化甲基四氢叶酸能力受限。

钴胺素的吸收是一个相当复杂的过程。当其进入胃后,被结合咕啉(haptocorrin,HC,也被称为 R 结合子,或嗜钴素)结合,HC 是一种糖蛋白,几乎见于所有分泌物中。当钴胺素 HC 复合物进入十二指肠,HC 被降解,钴胺素被释放至肠腔,又与来自胃壁细胞分泌的糖蛋白即内因子相结合。到达回肠后,钴胺素-内因子复合物由上皮细胞受体介导的内吞作用吸收,cubilin 和其他蛋白质参与了此过程。钴胺素在溶酶体内被释放,转运至血中,并与转钴蛋白(TC)结合,运送至全身细胞。叶酸(维生素 B_9)和钴胺素(维生素 B_{12})在增殖细胞的新陈代谢中起重要作用。

巨幼细胞贫血主要因叶酸或钴胺素缺乏所致。叶酸缺乏通常为营养性,可见于酗酒者和贫困者、老人中,同时还可见于静脉营养的溶血性贫血或血液透析患者。在许多实施叶酸强化饮食的国家(如美国、加拿大),叶酸缺乏症发病率明显下降,营养性叶酸缺乏已经几乎被消除。妊娠期即使轻度的叶酸缺乏亦可致胎儿神经管闭合异常,因此妊娠期妇女应常规补充叶酸。在北美自叶酸强化饮食实施后,神经管异常的发病率也显著下降。叶酸缺乏症的诊断有赖于血清和红细胞中叶酸的检测,血清检测可提供有关当前叶酸水平的信息,红细胞叶酸检测则可提供这些红细胞生成过程中总的叶酸状态。营养型叶酸缺乏可口服叶酸治疗。

在热带和非热带口炎性腹泻中，可出现因叶酸吸收不良导致的叶酸缺乏。热带口炎性腹泻所致的叶酸缺乏，可补充叶酸和应用抗生素治疗，而在非热带口炎性腹泻中，则用叶酸加无麸质饮食治疗。

恶性贫血（PA）为引起临床上明显的钴胺素缺乏的最常见原因，在恶性贫血中，通过自身免疫机制导致含壁细胞胃黏膜部分被破坏。壁细胞可分泌内因子，是肠道钴胺素生理性吸收所必需的。若无内因子，数年可发生钴胺素缺乏症。钴胺素缺乏不仅可引起巨幼细胞贫血，还可致脱髓鞘病，表现为外周神经损害、痉挛性麻痹伴共济失调（所谓脊髓的联合系统疾病）、痴呆、精神病或前面多种特征的联合。轻型钴胺素缺乏，常仅表现神经系统症状而不伴贫血，在老年人中相对更常见。PA 患者中胃癌发病率增高 2～3 倍。其他钴胺素缺乏的病因还有胃部切除，因盲袢、狭窄或运动减弱所致肠内容物淤积，末段回肠的疾病或切除，此部位为维生素 B_{12}-内因子复合物吸收处，此外素食者亦可出现钴胺素缺乏。通过检测血清甲基丙二酸水平或血液中总的或 TC 结合的维生素水平可诊断钴胺素缺乏症，钴胺素缺乏患者的甲基丙二酸在血液中积累。钴胺素缺乏的原因可通过 Schilling 试验确定，此试验用于检测钴胺素的吸收，但该试验现已过时，而且目前还没有替代试验可用。在营养性巨幼细胞贫血者中，必须确定贫血的原因为叶酸或钴胺素缺乏。若钴胺素缺乏的患者应用叶酸治疗，可纠正其贫血，但神经异常持续存在且可能会恶化。钴胺素缺乏患者通常用肠外钴胺素治疗，但亦可应用大剂量口服钴胺素治疗。

巨幼细胞贫血可急性发病，迅速出现白细胞减少和（或）血小板减少。有些急性巨幼细胞贫血是由一氧化亚氮麻醉或滥用引起的。在重症监护病房处于边缘叶酸状态的患者或严重的溶血性贫血患者，因为红细胞生成增加而致叶酸需求增高，偶尔亦可出现这类贫血。这种情况就像免疫性血细胞减少，但可通过骨髓检查将其排除，巨幼细胞贫血表现为增生相当活跃的巨幼细胞贫血骨髓象。

其他引起巨幼细胞贫血的因素还有药物（如羟基脲、核苷类似物）和一些先天性代谢缺陷。在遗传性疾病中，TC 缺乏特别突出，因其能引起婴儿严重的巨幼细胞贫血，大剂量钴胺素可完全纠正贫血。如未及时发现，会引起不可逆的神经系统并发症。骨髓增生异常综合征和急性红白血病中也可见不同程度的巨幼细胞样形态学改变。难治性贫血伴铁粒幼细胞增多相关的巨幼细胞贫血偶尔对相当大剂量的吡哆醛治疗有效。

● 叶酸

叶酸和钴胺素（维生素 B_{12}）在所有细胞，尤其是增殖细胞的代谢中起着重要作用。

化学结构

由叶酸及其衍生物组成的一组化合物被称为叶酸类。叶酸（蝶酰谷氨酸）由一个蝶啶衍生物、一个对氨基苯甲酸残基和一个 L-谷氨酸残基组成（图 41-1A）。前两者一起称为蝶酸[1]。自然界中，叶酸常以多聚谷氨酸结合的形式存在，这些谷氨酸链通过其 γ-羧基以肽键相连接（图 41-1B）。此外，天然出现的多聚谷氨酸叶酸在其蝶啶环的 5、6、7 和 8 位被还原（见下文；图 41-1B）。缀合物根据谷氨酸链的长度来命名［如 pteroyl-monoglutamate（蝶酰单谷氨酸盐），pteroyldiglutamate（蝶酰二谷氨酸盐），pteroylhexaglutamate（蝶酰六谷氨酸盐）］。用于治疗的叶酸（缩写为 PteGlu 或 F）含一个谷氨酸，且蝶啶环未被还原。

叶酸必须还原为四氢叶酸（FH_4）后才具有活性（图 41-1B）。在此还原反应中，二氢叶酸（FH_2）为中间产物。$F \rightarrow FH_2$ 及 $FH_2 \rightarrow FH_4$ 两个反应均由同一个酶，即二氢叶酸还原酶催化。

叶酸盐家族主要由含一碳取代基的 FH_4 衍生物（符号为 FH_4-C）组成。根据一碳单位不同及其与 FH_4 结合位点的不同，FH_4-C 种类也不同。图 41-2 显示有生化意义的一碳取代基及其主要的互变。

这些取代基通过 N^5 或（和）N^{10} 与 FH_4 结合（图 41-2）。特定的酶通过依赖烟酰胺腺嘌呤二核苷酸磷酸（NADP）的氧化反应或依赖其还原形式 NADPH 的还原反应将这些不同的 FH4 衍生物相互转化[2]。

叶酸的还原型衍生物常对空气氧化敏感。但 N^5-甲酰 FH_4 是一个重要例外，它又被称为橙菌因子（citrovorum factor）、甲酰四氢叶酸（leucovorin）、亚叶酸（folinic acid），因其稳定性而成为临床首选的使用类型。

营养

来源

叶酸有许多来源。最佳蔬菜来源为芦笋、椰菜、苦苣、菠菜、莴苣和青豆，每种干重 100g 蔬菜中含超过 1mg 的叶酸。最佳水果来源为橙子、柠檬、香蕉、草莓和甜瓜。肝脏、肾脏、酵母、蘑菇和花生也富含叶酸。自加强叶酸饮食以来，美国人平均每天摄入叶酸约 350μg[3]。过度烹调食物，尤其是用大量水烹饪，很容易破坏食物中的叶酸。

日常需求量

在健康成人中，每天叶酸最少需求量约 50μg。日常饮食常含数倍此剂量的叶酸，但部分不可利用。因此，官方推荐食物叶酸的膳食供给量为 0.4mg[3]。该数据的得出，考虑了满足 97%～98% 健康人的营养需求，以及食物叶酸和生物利用度更高的合成叶酸在吸收和生物利用度方面的相对差别。1μg 的食物叶酸等同于添加于膳食中的 0.6μg 叶酸。人体内叶酸贮存量为 5mg 左右[4]。当叶酸摄入降至 5μg/d 时，大约 4 个月后即会出现巨幼细胞贫血[5]。

在溶血性贫血、白血病、其他恶性疾病、酗酒者[6]、生长发育期、妊娠期和哺乳期的人群对叶酸的需求量增加，妊娠期和哺乳期叶酸需求量会增加 3～6 倍[7]，该时期妇女足量的叶酸摄入相当重要，为满足需要，建议日摄取量分别增至 600μg 和 500μg[8]。

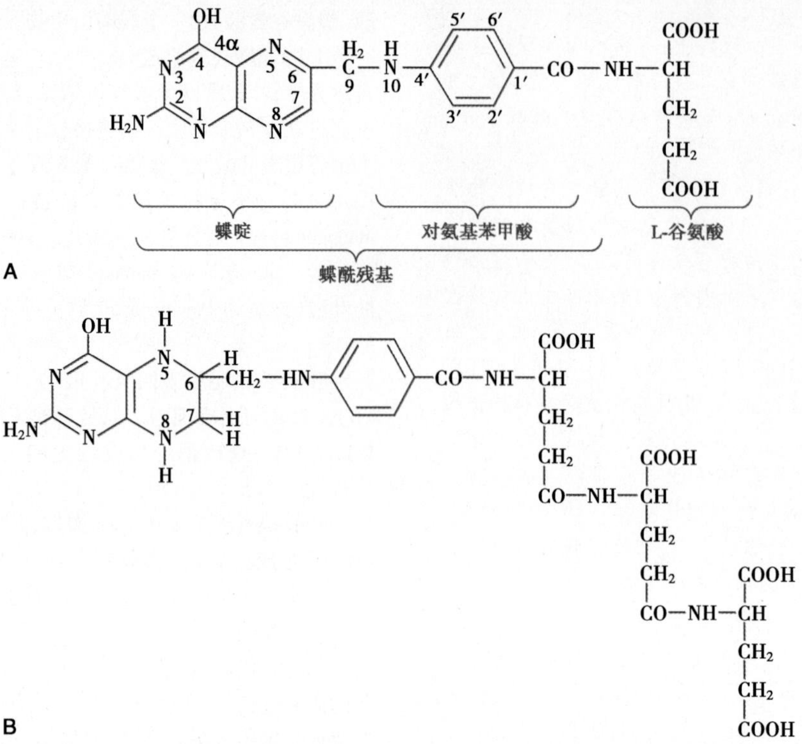

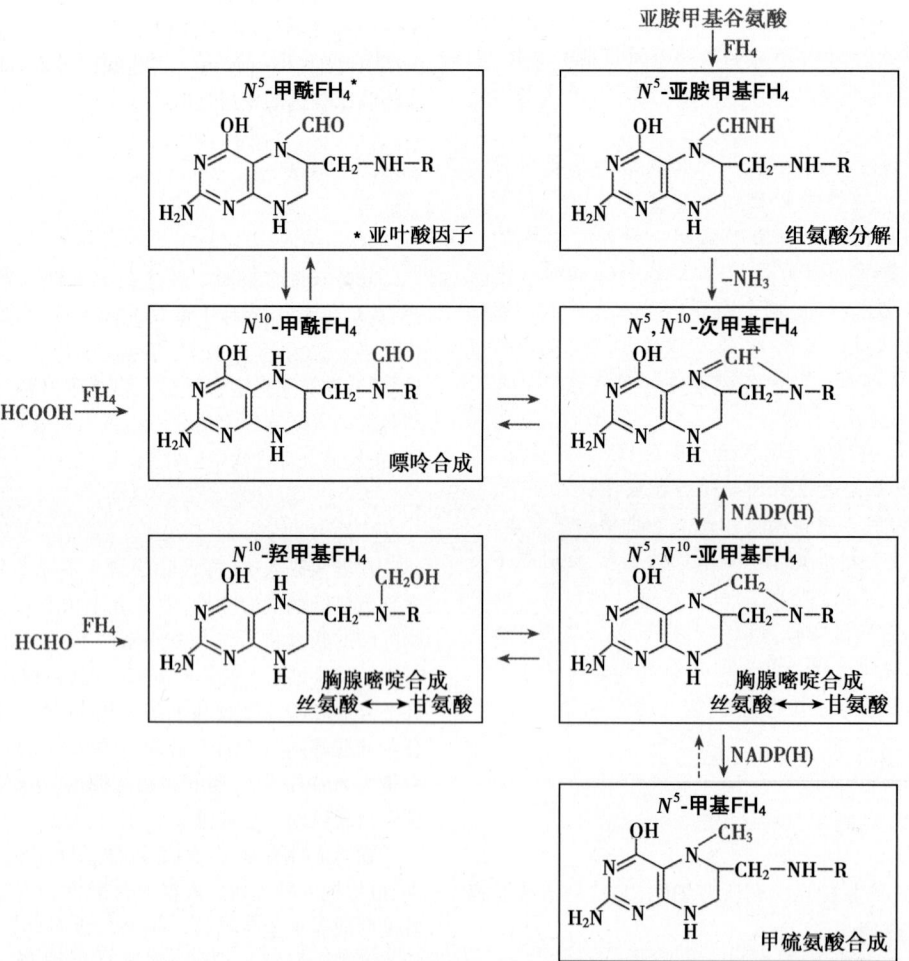

图 41-1   叶酸。A.叶酸(蝶酰谷氨酸)及其组分;B.三谷氨酸型四氢叶酸

图 41-2   四氢叶酸(FH₄)衍生物之间的转化,以及参与的代谢途径。一碳取代基以蓝色表示

代谢

叶酸依赖性酶

FH4 为一碳单位从供者转移至受体反应过程中的中间物。表 41-1 总结动物组织中已知依赖叶酸辅酶的代谢系统。

表 41-1　动物细胞中需要叶酸辅酶的代谢系统	
代谢系统	叶酸辅酶的相关转化
丝氨酸→甘氨酸	丝氨酸+四氢叶酸（FH_4）→N^5,N^{10}-亚甲 FH_4+甘氨酸
胸苷酸合成	脱氧尿苷酸（dUMP）+N^5,N^{10}-亚甲 FH_4→FH_2+脱氧胸苷酸（dTMP）
组氨酸分解	亚胺甲基谷氨酸+FH_4→N^5-亚胺甲基 FH_4+谷氨酸
蛋氨酸合成	同型半胱氨酸+N^5-甲基 FH_4→FH_4+蛋氨酸
嘌呤合成	甘氨酰胺核苷酸+N^{10}-甲酰 FH_4→FH_4+甲酰甘氨酰胺核苷酸
嘌呤合成	5-氨基-4-咪唑羧胺核苷酸+N^{10}-甲酰 FH_4→FH_4+5-甲酰胺-4-咪唑羧胺核苷酸

一碳单位主要经丝氨酸羟甲基转移酶（SHMT）反应进入叶酸池丝氨酸+FH_4甘氨酸+N^5,N^{10}-亚甲 FH_4+H_2O 此反应需磷酸吡哆醛作为辅助因子[9]。SHMT 有胞浆（SHMT1）及线粒体（SHMT2）两种亚型，使得这种重要的酶处于功能冗余的状态，该酶是嘌呤和嘧啶双合成主要的一碳单位来源。胞浆形式能够在 S 期经历类范素化，允许其核定位[10]。

$$Serine+FH_4→glycine+N^5,N^{10}\text{-methylene } FH_4+H_2O$$

在叶酸介导的多个一碳单位转移中，临床上最重要的是胸苷酸合成酶催化的单磷酸脱氧尿苷甲基化，形成胸苷酸[2,10,11]。这一反应是 DNA 合成中必不可少的一个步骤（图 41-3）。此反应中 N^5,N^{10}-亚甲基 FH_4 同时转移并还原一个一碳基团，其自身为还原反应提供氢原子[12]。该反应产生 FH_2，在它再一次成为辅酶之前，必须被二氢叶酸还原酶和 NADPH 再一次还原成 FH_4。

$$dUMP+N^5,N^{10}\text{-亚甲 } FH_4→FH_2+dTMP$$
$$FH_2+NADPH^+H^+→FH_4+NADP^+$$

其中 dUMP 为一磷酸脱氧尿苷；dTMP 为一磷酸脱氧胸苷；NADP 为烟酰胺腺嘌呤二核苷酸磷酸。叶酸缺乏时，胸苷酸合成受限致尿嘧啶取代腺嘧啶掺入 DNA 中[13]。

关键酶-亚甲基四氢叶酸还原酶（MTHFR）通过控制 NAPDH 介导的 N^5,N^{10}-亚甲基四氢叶酸向 N-甲基四氢叶酸的转化率调节还原型叶酸的分布。由于 N^5,N^{10}-亚甲基四氢叶酸是胸苷酸合成所必需的一碳单位提供者，其向 N-甲基四氢叶酸的转化可终止 DNA 合成及修复，将更多的叶酸转移至蛋氨酸合成酶反应中（图 41-2）。因此，MTHFR 的活性可作为细胞内叶酸运输和分布的检查点且在叶酸耗尽状态下更为重要。

MTHFR 多态型 MTHFR677C→T 具有一定的临床意义，该突变使伴有亚甲基四氢叶酸底物的更高 Km（米氏常数）值的酶处于热不稳定形式。叶酸甲基化周期的停滞使得更多的亚甲基四氢叶酸可在胸苷酸合成中利用（图 41-4）并且影响了同型半胱氨酸的水平，这种氨基酸的产生率取决于叶酸及钴胺素。

叶酸缺乏使以下几种反应减慢从而减少嘌呤生物合成：①甘氨酰胺核苷酸的叶酸依赖性甲酰化，形成 N-甲酰甘氨酰胺核苷酸，该反应将 C-8 转移至嘌呤环；②5-氨基-4-咪唑羧胺核苷酸（AICAR）依赖叶酸转化为 5-甲酰胺-4-咪唑羧胺核苷酸，该反应将 C-2 转移至嘌呤环内[14]。还有更多的反应依赖生物蝶呤，一种非叶酸蝶啶衍生物，具有潜在代谢重要作用的反应有苯丙氨酸羟基化形成络氨酸，甘油的长链烷基醚氧化成脂肪酸，色氨酸羟基化形成 6-羟基色氨酸（5-羟色胺的前体），黄体酮的 17α-羟基化[15]及一氧化氮的生成[16]。在体外，四氢叶酸在上述一些反应中有少许活性[17]，但在体内是否发挥这类作用仍未知。

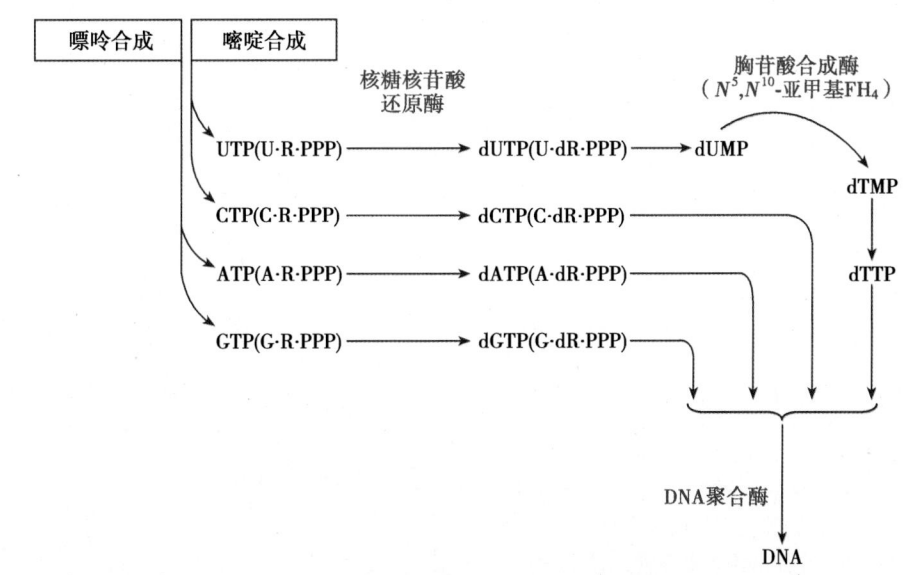

图 41-3　脱氧核苷酸和 DNA 合成途径

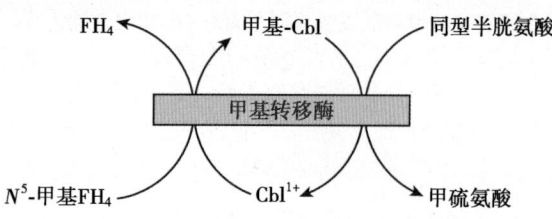

图 41-4 N^5-甲基 FH_4-同型半胱氨酸甲基转移酶反应

叶酰多聚谷氨酸的意义

细胞内叶酸最初以多聚谷氨酸结合形式存在[18]。人类红细胞和白细胞中约 75% 的叶酸多谷氨酸化[19]。血中叶酸主要为单谷氨酸型的 N^5-甲基 FH_4,并以该种形式转运至细胞中[20]。在细胞内,经依赖 ATP 的叶酸多聚谷氨酸合成酶(FPGS)[21]作用,再陆续合成为多聚谷氨酸型叶酸。FPGS 的活性主要决定于底物叶酸的形式,其活性以该顺序递减 $FH_4 > N^{10}$-甲酰 $FH_4 > N^5$-甲基 FH_4,该酶对 N^5-甲基 FH_4 基本上无活性[22]。在人类中,结合型叶酸平均携带 7~8 个谷氨酸残基[23],细胞内叶酸单谷氨酸可以相当快的速度从细胞中漏出,而叶酰多聚谷氨酸不会,可能因后者含高电荷的多聚谷氨酸尾[24]。所以,多聚谷氨酸链对于细胞贮留叶酸是必不可少的。作为叶酸依赖性酶反应的底物,叶酰多聚谷氨酸优于单谷氨酸[19]。

生理学

肠道吸收

叶酸主要在十二指肠及近端空肠吸收。不管是单谷氨酸或多谷氨酸形式的叶酸均在数分钟内开始吸收,1~2 小时血浆内水平达高峰。因血中仅存在单谷氨酸形式的叶酸,所有叶酰多聚谷氨酸在经肠道吸收时都必须先经过谷氨酸羧肽酶Ⅱ(叶酸水解酶)水解[25,26]。该酶(过去称之为解聚酶)位于刷状缘膜且在肠道吸收叶酸的过程中起重要作用[27]。叶酰多聚谷氨酸在小肠细胞的刷状缘被水解(图 41-5)。从人空肠纯化的叶酸水解酶催化依赖 Zn^{2+} 的叶酸多聚谷氨酸解릴反应,叶酸多聚谷氨酸包括从 PteGlu$_2$ 到至少 PteGlu$_7$[28]。一种外肽酶从多谷氨酸链末端将单个谷氨酸残基一个个移除,最终生成叶酰单谷氨酸。单谷氨酸形式叶酸可被位于刷状缘顶端的两种特异性叶酸转运蛋白还原型叶酸载体(RFC)或质子耦合叶酸转运蛋白

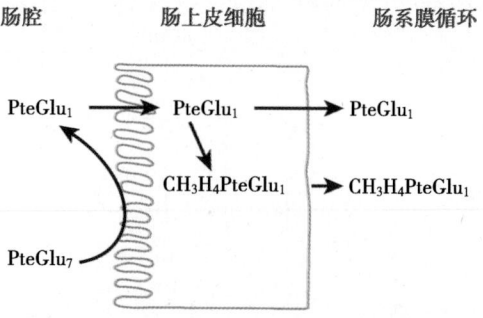

图 41-5 肠道对叶酸多聚谷氨酸的消化和吸收。多聚谷氨酸(在此为 PteGlu$_7$)在肠腔或刷状缘被水解。形成的叶酸单谷氨酸(PteGlu)被转入肠上皮细胞,被还原和甲基化,主要以 N^5-甲基 FH_4 的形式出现在循环中

(PCFT)之一所摄取[25],虽然 RFC 拥有最适 pH7.4,但 PCFT 是一种高亲和力的叶酸转运蛋白,可利用质子耦合系统促进叶酸吸收并在较低的 pH 值时显示出最强的转运活性[25,29],这一属性与肿瘤细胞保持着对新一代抗叶酸制剂-培美曲塞二钠较高亲和力的发现相一致。PCFT 缺陷是引起遗传性叶酸吸收不良的病因[30]。

肠道外亦可见叶酸水解酶。例如人类血浆中含有充足的水解酶活性可将含至少 3 个谷氨酸残基的多聚谷氨酸转化为单谷氨酸。其他的 γ-谷酰基水解酶还有溶酶体羧肽酶[31],它不参与肠道吸收叶酸但在叶酸从肝脏及肾脏的贮存部位释放中发挥重要作用[25]。

叶酸单谷氨酸可经 PCFT 介导转运进入小肠上皮细胞(Km =1~2μM),该转运不依赖 Na^+、K^+ 和跨膜电位[32],而靠空肠肠腔(pH 约 6)与上皮细胞内部之间的 pH 梯度来促使叶酸逆浓度梯度进入细胞内[33],有时亦可见被动转运[34]。肠道细胞中,吸收的叶酸单谷氨酸被还原,然后转化为 N^5-甲基四氢叶酸(有时为 N^{10}-甲酰 FH_4),随后以此形式转运至血中[35]。

叶酸在肠肝循环中首先主要以单谷氨酸型 N^5-甲基四氢叶酸逆浓度梯度分泌至胆汁,而后从小肠回吸收[36]。胆汁中叶酸含量为正常血清中的 2~10 倍,每天从胆汁排泄的叶酸约 0.1mg。这一排泄量相当大,以至于胆道分流所致的肠肝循环中断可使血清叶酸水平在不到 1 天的时间内降低 50% 以上[37]。有人提出,叶酸的肠肝循环可根据外源性叶酸供应状况,在肝脏贮存和外周组织之间进行重新分配[38]。

代谢

静脉注射的三氢叶酰单谷氨酸(^{3}H-F)几乎在数分钟内可从血液中清除[39]。叶酸吸收中涉及两类叶酸结合蛋白[40]:高亲和力叶酸受体[41]可将叶酸浓缩在细胞内囊泡中,而膜叶酸转运载体,可将叶酸从囊泡转运至胞质。高亲和力受体以糖基磷脂酰肌醇锚定的形式连接于细胞膜外表面而缺乏胞质内部分[42],它与大部分生理性叶酸单谷氨酸结合相当牢固(Kd[Kddistribution coefficient,分配系数]在纳摩尔范围)[43],尤其是循环中的主要叶酸形式,N^5-甲基四氢叶酸[44]。叶酸受体存在多种同种型(其中 α 和 β 亚型最为重要)。叶酸受体-α 虽然丢失了胞浆的延伸作用,但在胞吞作用中起效[45]。正因受体具高亲和力,甚至当 N^5-甲基四氢叶酸浓度仅为 10nM 时,也可将其从血中摄取。膜叶酸转运载体为丙磺舒抑制型的有机阴离子载体,能运送还原型叶酸和氨甲蝶呤进出胞质[40]。其对叶酸的 Km 值在微摩尔范围。一旦被内吞,叶酸部分通过多聚谷氨酸化[46]及与细胞内一套叶酸结合蛋白的紧密结合,被贮留于细胞内[47]。其中三种叶酸结合蛋白为参与甲基代谢的酶:肌氨酸脱氢酶,二甲基甘氨酸脱氢酶(线粒体内)[48]和甘氨酸-N-甲基转移酶(细胞质内)[49]。虽然据推测甘氨酸-N-甲基转移酶能够通过控制组织 S-腺苷高半胱氨酸(SAH)浓度来调节甲基基团代谢,但为何这些酶与叶酸结合如此紧密,以及这种结合是否会影响整个甲基基团代谢尚不清楚。SAH 是甘氨酸-N-甲基转移酶催化的反应产物之一,也是大多数甲基转移酶的强力抑制剂。

已经分析过的所有人体组织均有叶酸。其在组织和血中主要以 N^5-甲基化形式存在[50]。总的叶酸池更新十分缓慢[51]。降解为其更新的一部分。对氨基苯甲酸谷氨酸为其分解产物。蝶啶部分的去向未知。

血清和乳汁中的叶酸结合蛋白

　　血清和乳汁中可溶性叶酸结合蛋白是高亲和力的叶酸受体,在蛋白水解作用下从细胞膜上释放下来[52],可在 15% 的健康人体内检测到[53],在妊娠期及服用避孕药妇女、叶酸缺乏的酗酒者(并不是钴胺素缺乏者)[54]、尿毒症、肝硬化和慢性髓系白血病[55]患者中这些蛋白水平升高。在健康人中,2/3 结合蛋白为饱和的,血清总叶酸结合力约为 175pg/ml[56]。部分个体中,由于结合蛋白已被内源性未标记的叶酸饱和[57],可能检测不到。血清叶酸结合蛋白分子量为 40 000,结合氧化的叶酸比还原的叶酸强[55]。

　　乳汁和正常粒细胞中含叶酸结合蛋白[58]。哺乳期动物中,与乳汁内叶酸结合蛋白结合的叶酸主要在回肠吸收[59],而游离叶酸主要在空肠吸收。乳汁叶酸结合蛋白为一种糖蛋白,可促进叶酸经唾液酸糖蛋白受体转运至肝脏[60],该结合蛋白还能防止细菌将维生素从肠道吸收表面隔离开,从而保证婴儿叶酸吸收。粒细胞中叶酸结合蛋白位于特殊颗粒中,当粒细胞受到刺激时它会从中释放出来。

排泄

　　肾脏既可重吸收又可分泌叶酸。叶酸的重吸收由位于肾脏近端小管刷状缘的高亲和力的膜结合叶酸受体完成(N^5-甲基四氢叶酸的 Km = 0.4nM)[61],滤过的叶酸因此可被重吸收回到血液中,但只是重吸收大部分滤过的叶酸,而不是全部。

　　人类肾脏排泄完整叶酸及其裂解产物的速率为 2 ~ 5μg/d[62]。粪便中可检测到少部分经肠外给予的标记叶酸,主要为经肠肝循环未重吸收部分[63]。

血清叶酸检测

　　利用各种叶酸结合蛋白通过化学发光检测法可测得血清叶酸的含量,该方法与放射配体结合检测法原理相同,后者已被该方法取代。

● 钴胺素

化学

结构和命名

　　钴胺素分子有两个主要部分:卟啉样,近乎平面的大环,称为咕啉,和一个几乎与咕啉环垂直的核苷酸(图 41-6)。咕啉部分包含 4 个还原的吡咯环,中间结合一个钴原子,钴原子剩下两个结合位点分别与环下方的 5,6-二甲基苯并咪唑基团(5,6-DMB)及环上方的各种配体相连(在此为 CN 形式中的-N)[64]。

　　含有咕啉环的化合物称为类咕啉化合物。钴胺素即为类咕啉化合物,其核苷酸部分是 5,6-二甲基苯并咪唑。在咕啉和核苷酸之间有两处相连:①核苷酸磷酸与 D 环侧链之间;②钴和苯并咪唑的 N 原子之间。图 41-7 总结了咕啉系统的原子编号和环的命名。

　　维生素 B_{12} 有时作为钴胺素的通用名称。但该名称最好还是留作治疗上常用的氰钴胺素的代称。

　　动物细胞代谢中有四种重要的钴胺素。其中二种为氰钴

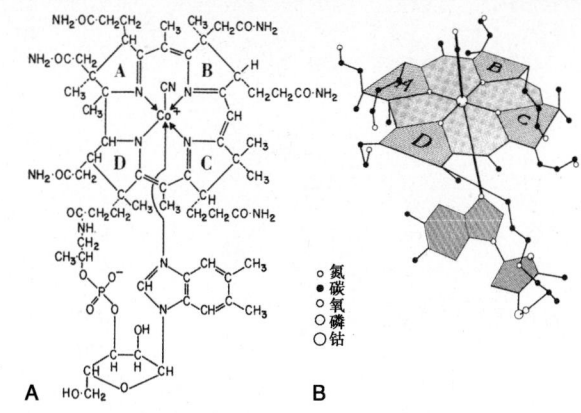

图 41-6　A. 氰钴胺的结构(CnCbl,维生素 B_{12})。B. CnCbl 的部分结构,显示咕啉环与核苷酸之间的位置关系

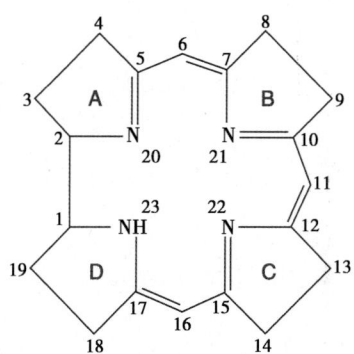

图 41-7　咕啉环的命名及标准原子编号

胺(CnCbl,维生素 B_{12})和羟钴胺(OHCbl)或水钴胺(HOHCbl)。另两种钴胺素为烷基衍生物,从 OHCbl 合成而来,作为辅酶。其中之一,腺苷钴胺(AdoCbl),为 5′-脱氧腺苷取代 OH,作为环上方钴的配体(图 41-8)[65]。另一个为甲钴胺(MeCbl),环上方配体为甲基基团。MeCbl 是人体血浆中钴胺素的主要形式[66]。

营养

来源

　　钴胺素只能由某些微生物合成;动物最终依靠微生物的合成为其提供钴胺素。含钴胺素的食物主要来源于动物:肉、肝脏、海鲜和乳制品。植物中尚未发现钴胺素。

日常需求

　　在西方国家,平均每天饮食含 5 ~ 30μg 钴胺素,其中有 1 ~ 5μg 被人体吸收[67],经尿排泄的钴胺素不到 250ng,其余未被吸收的随粪便排出。人体内钴胺素贮存量为 2 ~ 5mg[68],其中约 1mg 贮藏在肝脏,肾脏也富含钴胺素[69]。相对日常需求量,体内钴胺素的贮存量远远多于叶酸的储量。

　　钴胺素,不论体内贮存池的大小,每天均有总量的 0.1% 左右丢失。正因此,停止摄入钴胺素后数年也不会出现缺乏状态。官方推荐的成人每天膳食供给量为 2.4μg[2];生长发育时,高代谢状态,妊娠期日常需要量增加。1 ~ 13 岁儿童推荐每天膳食供给 RDA 量为 0.9 ~ 1.8μg。由于数据不足,尚未建立婴

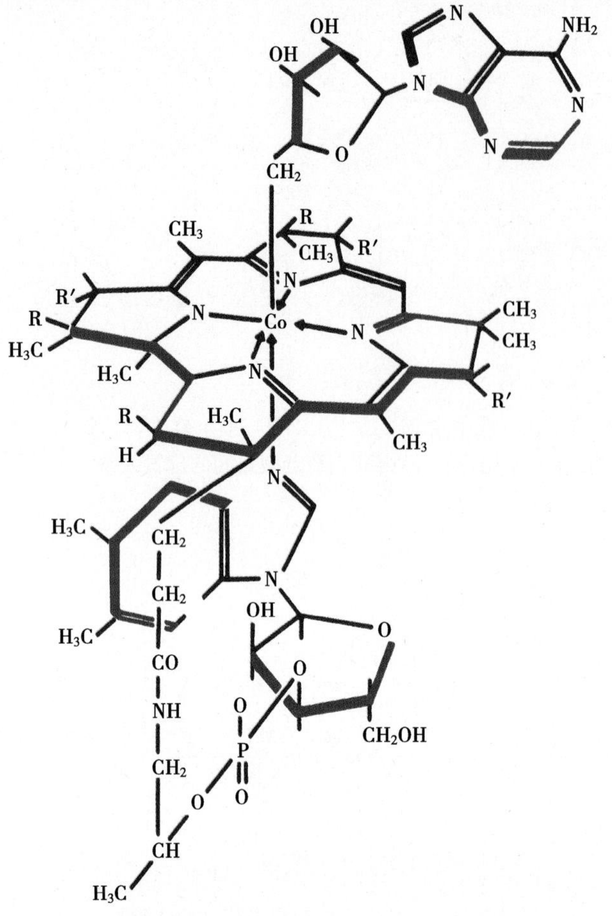

图 41-8　腺苷钴胺（AdoCbl）。R = CH₂CONH₂，R' = CH₂CH₂CONH₂

$$CH_2-CH-COOH \underset{\text{腺苷钴胺素}}{\overset{}{\rightleftharpoons \longrightarrow}} CH_2-CH-COOH$$

甲基丙二酰CoA　　　　　　　　琥珀酸CoA

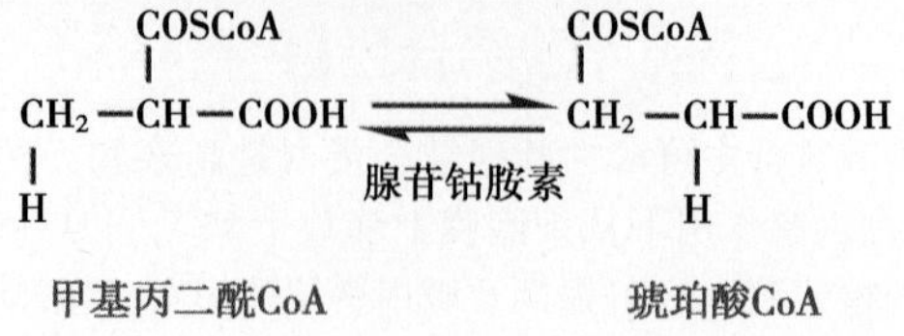

图 41-9　甲基丙二酰辅酶 A（CoA）变位酶反应

儿的 RDA 推荐供给量,0 ~ 6 个月及 7 ~ 12 月婴儿充足摄入的估计分别为 0.4μg 及 0.5μg。

代谢

　　人体中仅有两种依赖钴胺素的酶,分别为依赖 AdoCbl-甲基丙二酰 CoA(辅酶 A)变位酶和依赖 MeCbl-甲基四氢叶酸-同型半胱氨酸甲基转移酶。

甲基丙二酰 CoA 变位酶

　　甲基丙二酰 CoA 变位酶是一种线粒体酶,参与缬氨酸、异亮氨酸、奇数碳脂肪酸分解时所产生的丙酸盐的处理。该酶由位于 6 号染色体的基因编码的 78kDa 亚基形成的同二聚体[70]。甲基丙二酰 CoA 变位酶催化的反应中,丙酸盐代谢中生成的甲基丙二酰 CoA[71]可转化成琥珀酰 CoA,后者为三羧酸循环的中间产物。该反应过程中,底物的甲基碳上的氢原子与-COSCoA 基团互换位置(图 41-9)。

　　辅酶作为中间物氢原子的载体,在反应的最初阶段接受来自底物的氢原子,在 COSCoA 转移后将其归还至产物中。

N⁵-甲基四氢叶酸-同型半胱氨酸甲基转移酶

　　MeCbl 参与依赖钴胺素的蛋氨酸合成,它在同型半胱氨酸在 N⁵-甲基四氢叶酸-同型半胱氨酸甲基转移酶作用下合成的。甲基转移酶的活化需要腺苷蛋氨酸(SAMe)及蛋氨酸合酶还原酶[72]。还原酶能将氧化的钴转变为很容易碱化的 Co⁺,然后 Co⁺接受一个来自 SAMe 的甲基,以恢复其甲基转移酶的活性。人类中,该途径作为 N⁵-甲基四氢叶酸转化为 FH₄重要机制,为多谷氨酸合成及其他重要的叶酸一碳加合物所需。N⁵-甲基四氢叶酸的去甲基化是将多聚谷氨酸链连接到新获取的叶酸上的先决条件,这些新获取的叶酸主要是细胞以单谷氨酸 N⁵-甲基四氢叶酸的形式摄取的[24]。一氧化亚氮(N₂O)可通过将 cob(Ⅰ)alamin(甲基转移酶反应中的一个催化中间体)氧化成 cob(Ⅱ)alamin 使甲基转移酶失活。该反应使 MeCbl 耗竭,产生一种钴胺素缺乏样状态。

非酶催化的代谢

　　钴胺素因能结合氰化物,所以可参与氰化物的解毒。烟草和一些食物(水果、豆类、根茎类和坚果类)含硫氰酸盐形式的氰化物。虽然证据尚不确凿,但人们认为钴胺素在中和通过这些食物摄入的氰化物中发挥了作用。

叶酸-钴胺素相互关系

　　在叶酸和钴胺素缺乏症中,用适当的维生素治疗可完全纠正巨幼细胞贫血。钴胺素缺乏性巨幼细胞贫血中,仅补充叶酸而不给予钴胺素亦可不同程度的纠正贫血,虽然缓解只是部分的、暂时性的。相反,虽有研究报道一些叶酸缺乏的患者对大剂量钴胺素有部分应答,叶酸缺乏性贫血用钴胺素治疗整体来说是完全无效的。这些临床现象提示钴胺素缺乏性巨幼细胞贫血实际上是因叶酸代谢异常所致[24]。尿中排泄亚胺甲基谷氨酸(FIGlu)和 AICAR 通常被认为是叶酸缺乏的一种表现,而在单纯钴胺素缺乏者中有时也可观察到这一现象[74],进一步说明钴胺素缺乏使叶酸代谢紊乱。已经提出了两种解释来说明钴胺素缺乏性巨幼细胞贫血对叶酸有反应的原因:①甲基叶酸陷阱(methylfolate trap)假说,已被大部分专家接受;②甲酸酯缺乏(formate starvation)假说(图 41-10)。

甲基叶酸陷阱假说

　　甲基叶酸陷阱假说[75]的基础是需要叶酸的 N⁵-甲基四氢叶酸-同型半胱氨酸甲基转移酶同样需依赖钴胺素。在钴胺素缺乏的组织中因甲基转移反应变慢,叶酸逐渐转变为 N⁵-甲基四氢叶酸[76],甲基化的叶酸是叶酸从贮存池排除的唯一形式。随着 N⁵-甲基四氢叶酸水平升高,其他形式的叶酸水平下降,它们所参与反应的速度减慢。特别是 MTHFR 反应不可逆,当亚甲基-FH₄耗尽,dTMP 合成减慢,随即发生巨幼细胞贫血。

　　该假说认为钴胺素缺乏时组织中 N⁵-甲基 FH₄水平异常高,其他形式叶酸水平异常低,虽然血清 N⁵-甲基四氢叶酸水平常升高[77],但组织中叶酸,主要为多谷氨酸链型,水平下降[78]。下降的水平似乎与叶酸结合酶的底物特异性相关。该酶与 N⁵-

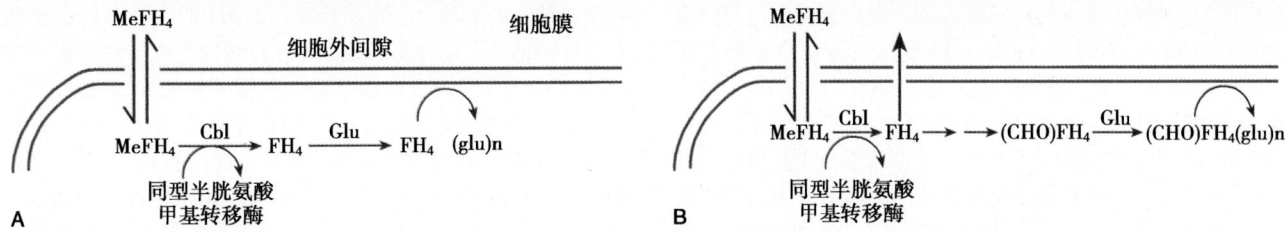

图 41-10 钴胺素缺乏使细胞内叶酸水平下降的方式。甲基四氢叶酸（MeFH₄），为血中叶酸的主要形式，以未结合的形式循环（即它无多谷氨酸侧链）。当它与其他未结合的 FH₄ 进入细胞后，如果不与谷氨酸结合。则会再次从细胞中漏出。甲基 FH₄ 并不是结合酶的底物，所以只有当甲基 FH₄ 转化为其他形式的叶酸后才能发生结合反应。此结合过程必须有钴胺素的存在，因为钴胺索为甲基 FH₄ 转化 FH₄ 的辅酶。钴胺素缺乏时，甲基 FH₄ 向 FH₄ 转化发生缺陷。新转运的叶酸仍然维持在甲基 FH₄ 的形式，不能结合谷氨酸，从细胞中漏出。A. 根据甲基叶酸陷阱假说，除甲基 FH₄ 外，所有的叶酸都能被结合，因此甲基 FH₄ 是唯一漏出细胞的叶酸类型。B. 甲酸酯缺乏假说与甲基叶酸陷阱假说的唯一区别在于，假设只有甲酰化的叶酸[N¹⁰-甲酰 FH₄ 和（或）N⁵，N¹⁰-次甲 FH₄]才能被谷氨酸结合，因此新转运的甲基 FH₄，N⁵，N¹⁰-亚甲 FH₄ 和游离 FH₄ 均从细胞中漏出。(CH₂)FH₄＝N⁵，N¹⁰-亚甲 FH₄；(CHO)FH₄＝N¹⁰-甲酰 FH₄ 或 N⁵，N¹⁰-亚甲 FH₄

甲基 FH₄ 反应效率极低，因新摄入的叶酸不能转化成合适的底物形式（即游离 FH₄ 或甲酰 FH₄），所以不能使钴胺素缺乏细胞中的新摄入的单谷氨酸型 N⁵-甲基四氢叶酸进行正常的 γ-谷氨酸化。所以，虽然组织 N⁵-甲基四氢叶酸池扩大并扣留了叶酸，是甲基转移酶活性被阻断的原因之一，但主要问题却是新摄入的叶酸不能转化成能在细胞中贮留的形式。因未结合的叶酸可漏出，组织叶酸缺乏可进一步加重（图 41-10）。由于甲基转移酶活性减弱，蛋氨酸的供应也减少，组织 SAM 水平亦降低，从而加重了整个叶酸缺乏过程[79]。SAM，为甲基转移酶活化所必需，也对 N⁵，N¹⁰-亚甲基四氢叶酸还原酶（MTHFR）有强大的抑制作用[80]，而 MTHFR 又是 N⁵-甲基四氢叶酸生成所需的酶。随着 SAM 水平下降，其对 MTHFR 的抑制作用被解除，加快了叶酸流向 N⁵-甲基四氢叶酸，使甲基转移酶活性受损引起的代谢不平衡进一步恶化。

若 N⁵-甲基 FH₄ 可通过其他途径转化为结合酶的底物形式，这个问题即可解决。理论上，这可通过 N⁵，N¹⁰-亚甲基 FH₄ 还原酶的反向反应来完成。但是，实际上在体内 N⁵，N¹⁰-亚甲基四氢叶酸还原反应是不可逆的[81]。

甲酸酯缺乏假说

该假说认为甲酸酯缺乏是钴胺素缺乏性巨幼细胞贫血对叶酸治疗有效的基础[82]。这个理论基于钴胺素缺乏的淋巴母细胞将甲醛掺入至嘌呤和蛋氨酸的能力减弱[79]。试验中显示钴胺素缺乏时，相比 FH₄ 而言，N⁵-甲酰 FH₄ 能更有效地纠正叶酸代谢异常[83]。在钴胺素缺乏的状态下，随着蛋氨酸合成减少，甲酸盐的合成亦受抑（因为正常情况下过多的蛋氨酸甲基会很快被氧化成甲酸盐[84]），导致 N⁵-甲酰 FH₄ 合成下降。

肠道吸收

内因子

钴胺素在机体转运过程中可与几种蛋白结合，内因子是其中之一（表 41-2）。口服生理剂量钴胺素时，其吸收需要内因子协助。人类内因子是由 11 号染色体上的一个基因编码的糖蛋白（分子量约 44 000）[85]构成，它有钴胺素结合位点和特异的回肠受体，前者位于分子的近羧基端，后者在氨基端[86]。内因子与

钴胺素的结合非常紧密，涉及分子的 5,6-DMB 低位轴向配体。这种连接的特异性，在受到严格调控的钴胺素吸收过程中，排除了其他非钴胺素的类咕啉化合物与内因子的结合[64]。维生素的结合改变了内因子的构象，形成一种更紧凑的构象，可抵抗蛋白酶的消化。

表 41-2　钴胺素结合蛋白

蛋白	来源	作用
内因子	胃壁细胞	促进回肠吸收摄取钴胺素
转钴蛋白	可能所有细胞	促进细胞摄取钴胺素
结合咕啉	外分泌腺，吞噬细胞	帮助清除钴胺素类似物（？）

人类内因子由胃贲门和胃底黏膜的壁细胞合成和分泌[87]。内因子常伴随盐酸（HCl）一起分泌。胃中食物，迷走刺激及组胺和胃泌素均可促进内因子的分泌。胃液还含有其他钴胺素结合糖蛋白[88]。这些蛋白质被称为 R 蛋白，因为与内因子相比，它们的电泳迁移率更快。R 蛋白的一级结构解析揭示它们与血浆结合咕啉（HC）（旧称：转钴蛋白 I 和 III）属于同一蛋白异构体家族。这些 HC 样蛋白主要由唾液腺分泌。

钴胺素的吸收：Cubilin

食物中钴胺素经胃蛋白酶的消化被释放[89]。然后与 HC 样蛋白而不是内因子结合，因为在胃的酸性环境下钴胺素与 HC 结合比内因子更紧密[90]。钴胺素-HC 蛋白复合物进入十二指肠时，经胰蛋白酶作用，钴胺素从中释放出来。在健康个体，胰蛋白酶可选择性降解 HC 和钴胺素-HC 复合物，而对内因子无作用[90]。只有在这种情况下钴胺素才能与内因子结合形成内因子-钴胺素复合物。

内因子-钴胺素复合物对消化作用有很强的抵抗力[91]，穿过肠道，到达内因子受体 cubilin[92]，cubilin 是一种 460kDa 的外周膜糖蛋白，位于回肠黏膜刷状缘的微绒毛凹陷处，形成多功能上皮细胞受体复合物的一部分，这种受体复合物亦见于卵黄囊和肾脏近曲小管细胞中[93]。在肾脏，cubilin 协助小管重吸收钴胺素[94]，但肾脏和其他极化上皮细胞表面的 cubilin 受体复合物的

功能不仅仅与钴胺素有关。回肠 cubilin 受体复合物由两种蛋白组成,cubilin(CUB)和 amnionless(AMN),为两个不同基因 CUB 和 AMN 的产物。这两种蛋白一起被称为"CUBAM 复合物"且定位于细胞内吞泡中,为钴胺素吸收过程所需[95],其中 AMN 作为内体靶向定位的伴侣分子。两种蛋白中任何一个突变都会使钴胺素的肠道部分吸收中断。除 CUBAM 复合物中紧密结合的组成部分外,还有一独特的大的多功能蛋白,megalin,属于低密度脂蛋白家族[96],也参与伴随内吞的构象改变。CUBAM 复合物浓度在肠道逐渐升高,近回肠末端处达最高[97]。在 pH 为 5.4 或更高时,及 Ca^{2+}(其他二价阳离子)存在下,内因子分子上特定的位点可与受体紧密结合,且无需耗能[98]。

内吞作用在 30~60 分钟时间里,将内因子-钴胺素受体复合物摄取进入回肠黏膜细胞[99],在此经数小时,维生素被加工并释放至门静脉系统。受体再循环回到微绒毛表面,转运另一个内因子-钴胺素复合物[99]。从该生理性过程单次吸收的钴胺素的最大量估计该过程吸收能力有限[64,100]。调节回肠吸收复杂机制的基因缺陷与常染色体隐性遗传性巨幼细胞贫血(MGA1)相关。该巨幼细胞贫血是由钴胺素肠道吸收不良所致[见下文"选择性钴胺素吸收不良,常染色体隐性巨幼细胞贫血,Imerslund-Gräsbeck 病"]。

该维生素进入回肠细胞后首先出现在溶酶体,但 4 小时后大部分维生素位于细胞质内[101]。在吸收过程中,整个内因子-钴胺素复合物均被摄入细胞,随后内因子被降解,钴胺素被释放[102]。

口服小剂量(10~20μg)的钴胺素 3~4 小时后开始在血中出现,6~12 小时达峰值。在门静脉血中,钴胺素又与一种被称为转钴胺素(TC,旧称:转钴胺素Ⅱ)的钴胺素转运蛋白结合[103]。有证据表明,钴胺素通过一个门离开肠上皮细胞,该入口为 ABC 药物转运系统即 ABCC1(也称为多药耐药相关蛋白1[MRP1])的一部分,与其他极细胞、非极细胞(巨噬细胞)一样位于肠上皮细胞基底侧表面[104]。现认为,钴胺素-TC 复合物在其离开回肠细胞或相邻的黏膜下层血管内皮细胞时形成,回肠细胞为能合成 TC 的多种细胞之一[105]。口服大剂量(1mg)的钴胺素无需内因子介导,直接通过单纯扩散吸收但吸收率低(口服剂量的 1%~2%)[100]。这种情况下,该维生素数分钟内即可出现在血中,也是以钴胺素-TC 复合物的形式。

钴胺素与叶酸一样也存在肠肝循环[106]。人类每天有 0.5~9μg 钴胺素排入胆汁并与 HC 结合[107],进入肠道后,小肠中胆汁来源的钴胺素-HC 复合物与来源于胃的一样,经胰蛋白酶作用,HC 被降解,钴胺素被释放,而后由内因子摄取被重吸收。通过肠肝循环,胆汁中 65%~75% 的钴胺素被重吸收[108]。由于钴胺素贮存池非常大,而且存在这一肠肝循环,因此需要相当长时间(可长达 20 年)的饮食摄取钴胺素不足(如严格素食),才会出现临床症状明显的钴胺素缺乏症[109]。然而,不能吸收该维生素的患者在 3~6 年内便可出现该维生素缺乏的临床表现,因为胆汁和饮食钴胺素吸收均已中断[110]。

细胞中的钴胺素:转钴胺素

细胞摄取钴胺素

TC 为介导钴胺素转运至组织的血浆蛋白[111]。TC 是一种 β-球蛋白,根据氨基酸序列计算其分子量为 45 538[112,113],它与钴胺素结合的亲和力特别高(Ka = 10~11M)[114]。与内因子相对特异的钴胺素结合不同,TC 还可与结构类似于钴胺素的咕啉结合,但它们在哺乳动物中无功能,称作钴胺素"类似物"[115]。TC 可由多种类型细胞合成,包括肠道细胞、肝细胞、内皮细胞、单核吞噬细胞、成纤维细胞和骨髓造血前体细胞[64]。尽管循环的 TC 仅携带血中少部分钴胺素,但肠道正是通过这种蛋白吸收钴胺素并以钴胺素-TC 复合物的形式进入门静脉,肠外摄入的钴胺素也可与其迅速结合[116]。复合物一旦入血数分钟内即可转运至各组织[117]。该转运过程首先是钴胺素-TC 复合物与多种细胞上的特异膜受体结合[118]。该蛋白和编码 TC 受体的基因已经从胎盘膜纯化并研究了其特性[119]。可根据 CD320 识别,该受体属于低密度脂蛋白受体家族,其内吞作用有 megalin 参与。该受体结合复合物由受体介导的胞吞作用内吞,然后转运至溶酶体,在溶酶体中,TC 被消化,钴胺素被释放[120,121]。

腺苷钴胺素和甲钴胺的形成

CnCbl 和 OHCbl 必须转化成具有辅酶活性的钴胺素 AdoCbl 和 MeCbl 才能拥有代谢活性。CnCbl 和 OHCbl 首先被位于线粒体和微粒体的 NADPH 和 NADH(烟酰胺腺嘌呤二核苷酸磷酸)依赖性还原酶还原成 Co^{2+} 形式[cob(Ⅱ)alamin][122],还原反应中 CN-和 OH-从金属原子上移除。线粒体中一部分[cob(Ⅱ)alamin]又被进一步还原为高度亲核形式 Co^{1+}[cob(Ⅰ)alamin],此后 ATP 烷化作用下形成 AdoCbl,其中 ATP 的 5′-脱氧腺苷部分转移至钴胺素,三个磷酸部分成为无机磷酸(图 41-11)。剩下的钴胺素与胞质的 N^5-甲基四氢叶酸-同型半胱氨酸甲基转移酶相结合,并被转化为 MeCbl。上述钴胺素转化为有辅酶活性形式的多步反应由基因调控,这些基因在该维生素的加工中起重要作用。对应于上述反应的一个或多个步骤中,存在一些遗传的代谢异常可引起影响钴胺素代谢的特异性症状,这将在后面章节叙述。

血浆结合咕啉(转钴蛋白Ⅰ和Ⅲ,"R"蛋白)

HC(旧称:R 蛋白)是一组免疫相关蛋白,分子量约60 000,由一条多肽链组成,有不同数量的寡聚糖取代基,末端有不等量的唾液酸[123]。它们存在于乳汁、血浆、唾液、胃液和许多其他体液中,由可分泌结合咕啉的器官黏膜细胞合成[124],并经吞噬细胞分泌[125]。尽管结合咕啉可结合钴胺素,但无内因子活性,即不能促进肠道吸收该维生素。

血浆 HC 可结合大部分(70%~90%)循环的钴胺素。它含有 9 个潜在的糖基化位点[126],由位于 11 号染色体上的一个基因编码,同一染色体还含有编码内因子的基因[127]。与 TC 相比,HC 的血浆清除速度十分慢[半衰期($T_{1/2}$):9~10 天][128]。脱唾液糖酸蛋白受体携带钴胺素-HC 复合物进入肝细胞,它们主要在此被清除。复合物被降解,其携带的钴胺素分泌至胆汁[106,129]。相比内因子和 TC,HC 与配体结合更紧密。此外,HC 对配体的特异性比内因子或 TC 都要宽松,可与结构迥异的类咕啉化合物结合[130]。HC 的配体结合特征及肝脏清除方式提示,HC 可帮助清除钴胺素降解产生或获得的非生理性钴胺素类似物[131,132]。当肝脏代谢类似物-HC 复合物时,将其分泌至胆汁,因为这些类似物与内因子结合差[130],从肠道的重吸收也差,最后随粪便排出。尽管 HC 在促进钴胺素类似物排泄并通过肠肝循环保留钴胺素中可能发挥了作用,HC 的确切作用仍未

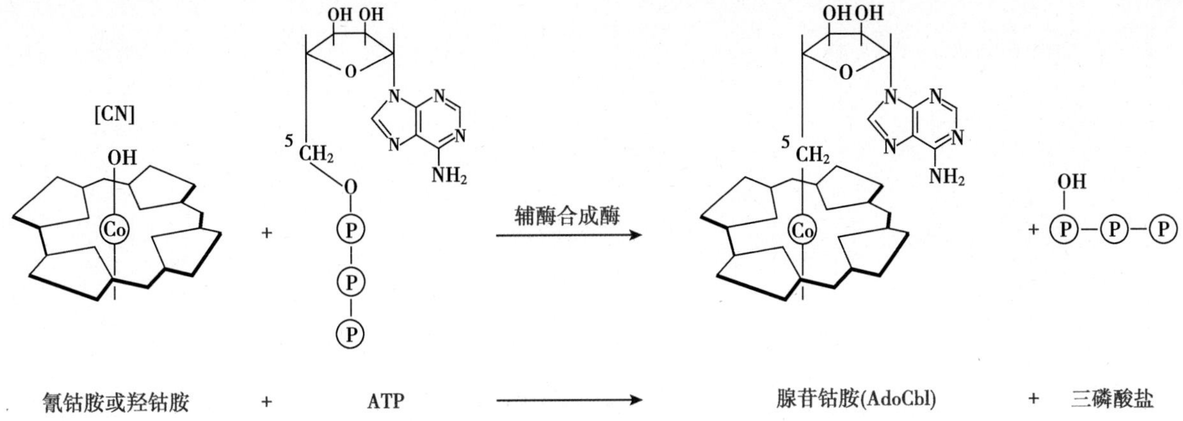

图 41-11　腺苷钴胺（AdoCbl）的生物合成

知。另外，有人认为 HC 可能有抗菌作用[64]。

血清钴胺素和转钴胺素检测

正如叶酸一样，钴胺素通常用内因子作为钴胺素结合蛋白采用自动化竞争替代分析（automated competitive displacement assays）来检测。当以结合咕啉而不是内因子作为结合蛋白时，用放射性同位素分析在血清和组织中检测到一组钴胺素类似物，这一发现解释了此前由竞争配体替代分析（competitive ligand displacement assays）得出的误导结果[133]。目前的检测手段用内因子作为结合物，使测得血清钴胺素值更可靠。类似物的化学特征和生物意义未知[134]，但最近证据提示，它们可能来源于胃肠道[131,132]。

表 41-3　疾病状态下钴胺素结合蛋白水平和结合能力

结合物	疾病
HC 升高（TCI，R 蛋白）	骨髓增殖性疾病
	真性红细胞增多症
	骨髓纤维化
	良性中性粒细胞增多症
	慢性髓系白血病
	肝癌（偶见）
	转移癌
TC 升高	骨髓增殖性疾病
	肝病
	炎症性疾病
	戈谢病
	抗-TC 抗体
未饱和钴胺素结合物	
升高	一过性中性粒细胞减少
	HC 升高
降低	肝病
	血清钴胺素升高

数据来源于 Lawler S，Roberts P，Hoff brand A：Chromosome studies in megaloblastic anaemia before and after treatment. *Scand J Haematol* 8（4）：309~320，1971

血浆中含微量 TC 和 HC（分别约 7 μg/L 和 20 μg/L）。空腹时，循环钴胺素中至少 70% 的与 HC 结合[135]，而 TC 仅结合 10%~25% 总血浆钴胺素[136]，但却提供大部分（约 75%）血浆未饱和钴胺素结合能力[135]。表 41-3 列出不同疾病状态下 HC 和 TC 水平以及未饱和钴胺素结合力的改变。近几年，实验方法进展可检测血清中与 TC 结合钴胺素的比例，这部分称为全反钴胺素（holoTC），与之前鉴别真正钴胺素缺乏的标准钴胺素检测法相比特异性更高，然而它们的敏感性大致相当[137~143]。

● 巨幼细胞贫血

定义

巨幼细胞贫血是一组 DNA 合成障碍所致的疾病。出现巨幼细胞是这一组疾病的形态学特征。巨幼红细胞的前体细胞比正常大，相对于胞核的大小有较多的胞质。原巨幼红细胞胞质蓝，无颗粒，"盐和胡椒"颗粒样染色质，而正常原红细胞胞质呈毛玻璃样。随着细胞的分化，其染色质凝集成较黑的块状并融合，但融合不均匀，使细胞核出现特征性的网状外观，染色质的凝集过程较正常慢。随着血红蛋白的合成，胞质逐渐成熟，而胞核看起来不成熟，这一特征称为核质发育不平衡。

巨幼粒细胞的前体细胞也较正常大并表现为核质发育不平衡。特征性的细胞为巨大晚幼粒细胞，该细胞有一大的马蹄形核，有时呈不规则形，染色质凹凸不平。

巨幼细胞、巨核细胞胞体可能异常的大，多分叶，胞质颗粒缺乏。在重度巨幼细胞症时，其核呈无连接状分叶。下文"实验室特征"和图 41-12、图 41-13 中有更详细描述。

病因及发病机制

引起巨幼细胞贫血的病因列入表 41-4，其最常见的病因仍是叶酸及钴胺素的缺乏。然而在北美和越来越多的其他执行食品叶酸强化的区域，叶酸缺乏的发生率有明显的下降。

巨幼细胞比正常的相应细胞胞质丰富，且含有较多的 RNA，但其 DNA 含量相对正常[144]，提示其胞质内容物（RNA 和蛋白质）较其 DNA 合成快。巨幼性前体细胞成熟延迟的证据支持这一结论[145]。DNA 合成有障碍[146]，DNA 复制叉移动及由滞后链（冈崎片段）合成的 DNA 片段的连接延迟[147]，以及细胞的 S 期也延长[146]。

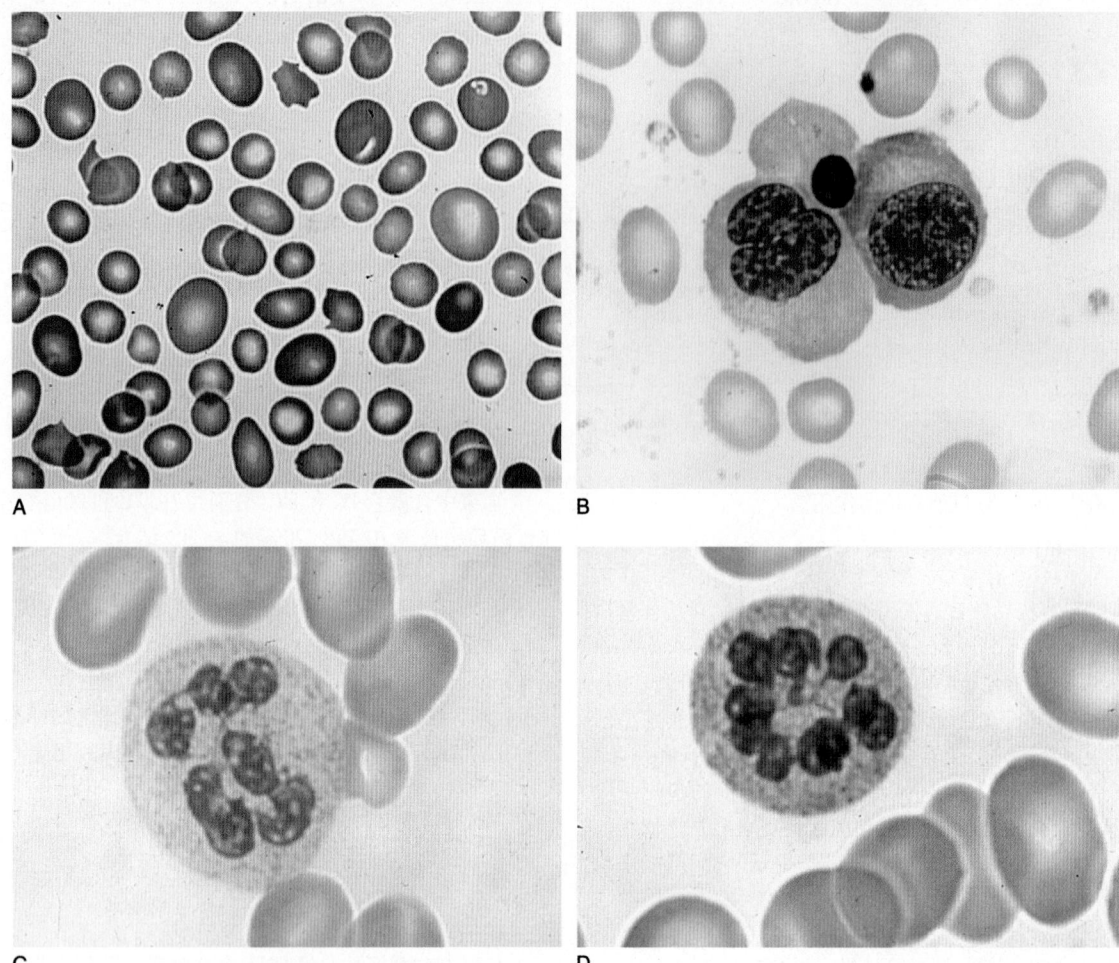

图 41-12　A. 恶性贫血。血除片。注意卵圆形大红细胞，体积大小变化很大并有异性细胞。尽管存在大小不均和小细胞。但平均红细胞体积变大，如该例（MCV = 121fl）。B. 恶性贫血中骨髓前体细胞，注意幼红细胞体积变大（巨幼红细胞性）及核质发育不平衡。右侧细胞为一嗜多色巨幼细胞，细胞核相对不成熟。左侧细胞为正色素幼细胞，未成熟分叶核。两者之间的上方为核固缩的正色素巨幼细胞。C 和 D. 两侧巨幼细胞贫血特征性的中性粒细胞分叶过多。叶酸缺乏和维生素 B_{12} 缺乏患者的外周血和骨髓形态改变相同。形态学改变的程度与维生素缺乏的严重程度相关

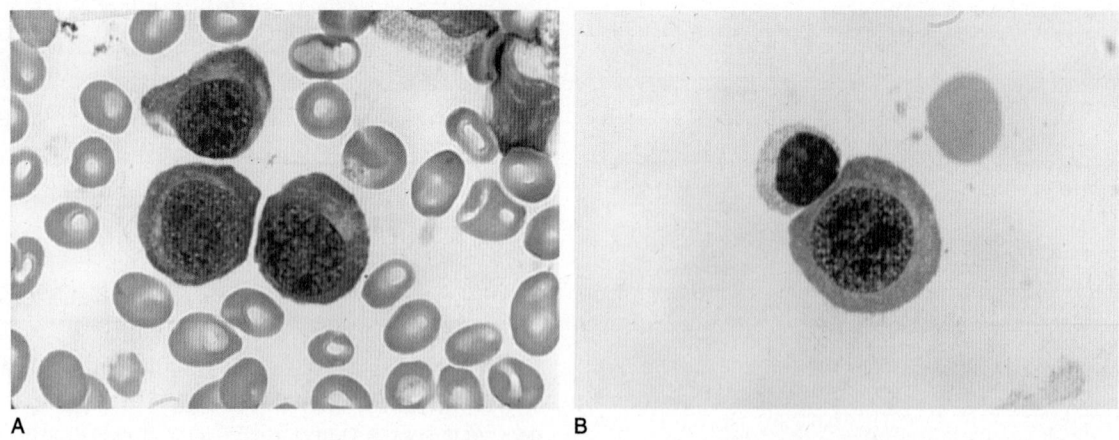

图 41-13　骨髓涂片。巨幼细胞贫血。恶性贫血患者（维生素 B_{12} 缺乏）。A. 嗜碱性巨细胞。胞体大、非常特征性的核染色质，常染色质比例增高。B. 嗜多色巨幼细胞。胞体相对发育阶段正常细胞大。常染色质比例异常高，无该成熟期相应的核固缩。相邻为淋巴细胞

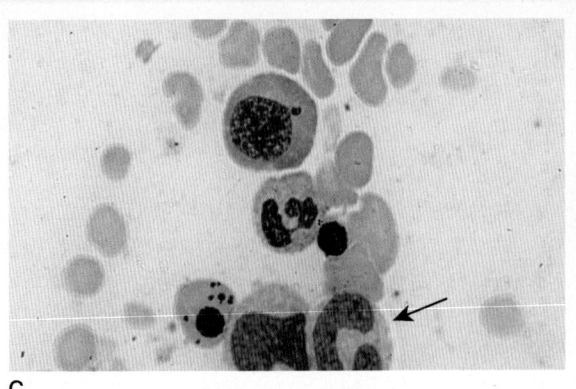
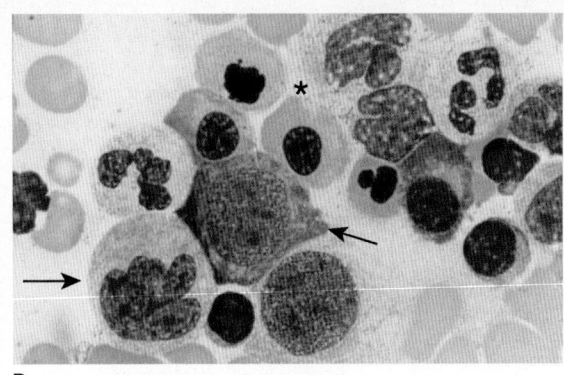

图 41-13（续） C.嗜多色巨幼细胞伴体小的核碎片,箭头所指为巨大杆状核中性粒细胞。左下方是正色素巨幼红细胞,含多个核碎片。D.斜箭头所指为巨早幼红细胞,水平箭头指向巨大杆状核中性粒细胞,星号的左侧和下方为四个正色素巨幼细胞——胞体相对于其成熟阶段大。其中两个核固缩延迟,另两个核固缩,但核边缘异常,有小或大的核出芽。星号右方为两个巨大杆状核中性粒细胞。图片中央靠右为一浆细胞,其下方为一淋巴细胞

表 41-4　巨幼细胞贫血的原因	
I . 叶酸缺乏	III. 急性巨幼细胞贫血
A. 摄入减少	A. 接触氧化亚氮
1. 营养不良	B. 严重疾病时
2. 老年、贫穷、酒精中毒	1. 大量输血
3. 营养过度	2. 透析
4. 血液透析	3. 全胃肠外营养
5. 早产儿	IV. 药物
6. 脊髓损伤	A. 二氢叶酸还原酶抑制剂
7. 吃合成食品的儿童	B. 抗代谢药
8. 羊奶性贫血	C. DNA 合成抑制剂
B. 吸收障碍	D. 抗惊厥药
1. 非热带口炎性腹泻	E. 口服避孕药
2. 热带口炎性腹泻	F. 其他,如长时间接触弱叶酸拮抗剂(甲氧苄啶或低剂量氨甲蝶呤)
3. 其他小肠疾病	V. 先天异常
C. 需要量增加	A. 钴胺素缺乏
1. 妊娠	1. Imerslund-Gräsbeck 病
2. 细胞更新加快	2. 先天性内因子缺乏
3. 慢性溶血性贫血	3. 转钴胺素缺乏
4. 剥脱性皮炎	B. 钴胺素代谢异常
II. 钴胺素缺乏	● "钴胺素突变体"综合征伴同型半胱氨酸尿症和(或)甲基丙二酸血症
A. 吸收障碍	C. 叶酸代谢异常
1. 胃源性因素	1. 先天性叶酸吸收不良
a. 恶性贫血	2. 二氢叶酸还原酶缺乏
b. 胃切除	3. N^5-甲基 FH4 同型半胱氨酸甲基转移酶缺乏
c. Zollinger-Ellison 综合征	D. 其他异常
2. 肠源性因素	1. 遗传性乳清酸尿
a. 回肠切除或疾病	2. Lesch-Nyhan 综合征
b. 盲袢综合征	3. 维生素 B_1 反应性巨幼细胞贫血
c. 裂头绦虫感染	VI. 原因未明
3. 胰腺功能不全	A. 先天性红细胞生成异常性贫血
B. 摄入减少	B. 难治性巨幼细胞性贫血
● 素食者	C. 红白血病

在叶酸和钴胺素缺乏引起的巨幼细胞贫血中,DNA复制的减慢似乎是由于叶酸依赖的dUMP向dTMP转化失败所致。由于这种转化障碍,dUTP增多,而DNA多聚酶对底物的特异性并不严格,可使叶酸缺乏的细胞内dUTP取代dTTP渗入至DNA上[148]。基于UTP一开始就被渗入DNA同样的原因,DNA切除修复机制通过用胸腺嘧啶替换尿嘧啶来修复DNA也发生障碍。结果是反复的DNA错误修复失败,最终导致DNA链断裂成片段,细胞发生凋亡[149]。

在培养的骨髓细胞中加入脱氧尿嘧啶(dU)一般可减少氚标记的胸腺嘧啶渗入DNA,因为它通过dUMP→dTMP,转化为未标记的dTTP,与氚标记的胸腺嘧啶竞争。在巨幼细胞中,加dU的这种作用被大大地削弱。这个发现与巨幼细胞中dUMP→dTMP反应受损相吻合,亦是现已废用的dU抑制试验[150]的基础。dUTP错误渗入DNA后切出修复失败的模型也解释了在巨幼细胞中发生的染色体断裂和其他的异常[151]。

临床特征

所有的巨幼细胞贫血均表现某些一般的临床特征。由于贫血进展缓慢,心肺系统和红细胞内可出现代偿性改变[152],在血细胞比容严重下降时才会出现明显症状。当出现症状时,表现为贫血、虚弱、心悸、乏力、头晕和气短。同时发生骨髓内和血管外溶血可引起严重的皮肤苍白和轻度黄疸,两种表现同时存在使皮肤呈现柠檬黄色。白细胞和血小板计数低,但极少引起临床问题。详尽的临床表现将在本章后面部分特定类型的巨幼细胞贫血中介绍。

实验室特征

血细胞

所有细胞系列均受累。红细胞大小、形态显著不一,通常较大,呈卵圆形。在严重病例可见嗜碱性点彩和核残留物(Cabot环,Howell-Jolly小体)。尽管巨幼细胞常在释放入血前死亡,导致组织红细胞计数下降,但骨髓红系增生活跃。贫血程度越重,红细胞形态改变越明显。当血细胞比容低于20%,外周血中可出现巨幼细胞核的幼红细胞,偶尔还有早巨幼红细胞。贫血呈大细胞性($MCV \geq 100 \sim 150fl$),如同时合并缺铁性贫血或珠蛋白生成障碍性贫血[153]、慢性炎症等可防止大红细胞血症的出现[154]。轻度的大红细胞血症可能是巨幼细胞贫血的早期征象。由于有正常大小红细胞被巨幼红细胞骨髓大细胞性子代细胞逐渐取代这一演进过程,最早观察到的红细胞指数改变是红细胞分布宽度(RDW)增高,反映了红细胞大小不均的加重。

中性粒细胞核分叶常多于正常的3~5叶(图41-12)[155]。在典型情况下,有5%以上的中性粒细胞核分叶为5叶。细胞可能有6个或更多的核叶,该形态在正常中性粒细胞中罕见,但并非巨幼细胞性造血特征。在叶酸缺乏所致的营养性巨幼细胞贫血中,中性粒细胞分叶过多是巨幼红细胞增多症的早期征象[4],治疗后仍可在外周血中存在多日[155]。中性粒细胞核分叶过多并不是检测轻度钴胺素缺乏的一个敏感实验[156]。细胞遗传学研究是非特异性的,可见染色体延长或断裂。特异性治疗常在两天内可纠正这些异常,但有些异常数月也不会消失[151,157]。血小板较正常稍小,明显大小不一(血小板分布宽度PDW增

加)[158]。经脾切除或是乳糜泻及镰状细胞性贫血中出现脾脏功能缺乏的患者,巨幼细胞性贫血的形态特征极为夸张,循环血液中可能存在大量的巨幼红细胞和奇怪的红细胞形态[159]。

骨髓

骨髓涂片为细胞增生活跃且有明显的巨幼细胞性改变,红系细胞尤为明显,与相同阶段正常细胞比,幼红细胞血红蛋白形成良好而细胞核核染色质成熟欠佳、过于疏松。早期嗜碱性幼红细胞较更成熟阶段细胞数量上占优势使得呈现出成熟障碍的整体印象(图41-13)。铁粒幼红细胞增多,且内含的铁颗粒数增多。粒红比降至1:1或更低,粒细胞贮备可减少。在严重患者中,易见有超常大数量分裂象的原巨幼红细胞。巨噬细胞铁含量常常增加。粒系细胞巨幼变的特征同样常常表现为巨核及马蹄状核。偶可见多分叶核的巨核细胞。

并存小细胞性贫血

当并存小细胞性贫血时,巨幼细胞贫血的许多特点可能被掩盖,其贫血可呈正细胞性甚至小细胞性,外周血涂片可同时出现小细胞和巨大卵圆细胞(双相贫血)。骨髓还可能出现"中间型"巨幼红细胞[160],这种细胞较经典的巨幼红细胞小,且"巨幼红细胞样变"不那么明显。这种混合型贫血中小细胞成分多源于合并缺铁性贫血,亦可能是轻型珠蛋白生成障碍性贫血[153]或慢性病性贫血。即使巨幼细胞贫血被严重的小细胞性贫血所掩盖,其外周血依然可观察到中性粒细胞分叶过多,骨髓中出现巨大的晚幼粒细胞和杆状核粒细胞,中性粒细胞髓过氧化物酶水平升高[161]。

混合型缺铁性贫血的巨幼变成分有时会被忽视,患者可能仅接受铁剂治疗。此时,贫血对治疗仅部分有效,且一旦当贮存铁补足时,巨幼细胞的特征就突出了。在这些情况下,巨幼样变被掩盖可能致恶性贫血诊断延迟或诊断困难,尤其在珠蛋白生成障碍性贫血和小细胞性血红蛋白病发病率高的某些特定地理区域和种族中[153,162,163]。某些情况支持巨幼细胞性改变及铁缺乏并存。如乳糜泻会伴有叶酸及铁两者的缺乏[164],甲钴胺和铁同时缺乏是治疗病态肥胖所采取的胃减容手术的并发症[165]。此外,幽门螺杆菌感染与胃黏膜萎缩相关,可先出现铁缺乏并随后致甲钴胺吸收不良甚至易患恶性贫血[166,167]。

不完全性巨幼细胞贫血

如果一个具有所有特征的巨幼细胞贫血患者,在骨髓穿刺前已接受钴胺素或叶酸治疗,其贫血持续存在,但巨幼细胞变可能不再明显。伴有感染[154]或输血后的早期巨幼细胞贫血患者,其巨幼细胞变亦可能不明显。

巨幼细胞贫血误诊为急性白血病

偶尔,非常严重的巨幼细胞贫血会致骨髓形态学如此奇怪,以至于被误诊为急性白血病。在某些患者,红细胞系未成熟,骨髓以巨原红细胞占优,核分裂象明显,异形细胞多,易误诊为红白血病。

其他细胞的巨幼细胞性改变

在大多数类型的巨幼细胞贫血中,其他增殖细胞可出现类似巨幼红细胞增多的细胞学异常。口腔、胃、小肠、宫颈的上皮

细胞可呈巨幼细胞样变化,其体积较正常细胞大,内含有不典型的像未成熟样细胞核。区分这些"巨幼细胞性"改变与恶性变会有困难[168]。

体液的化学改变

血浆胆红素、铁、铁蛋白水平常升高[169]。血清 LDH-1、LDH-2 明显升高,升高的幅度与髓内幼红细胞更新速度加快及贫血的严重程度相关[170]。在巨幼细胞贫血,LDH-1 升幅高于 LDH-2,而其他类型贫血 LDH-2 升幅高于 LDH-1[171]。血清溶菌酶水平也升高[172],但谷草转氨酶(天冬氨酸转氨酶,AST)水平正常[173]。红细胞生成素水平升高,其升高的水平较同等程度的其他类型的贫血低[174]。令人吃惊的是增高的红细胞生成素水平在治疗开始一天内急剧下降,这一间隔太短,不可能是由血细胞比容引导的,也不可能对血细胞比容有影响。

细胞动力学

巨幼细胞贫血与两个病理生理异常密切相关,即红细胞无效生成与溶血。无效红细胞生成导致前体细胞与网织红细胞比值增高,血浆铁转换增快[175],LDH-1、LDH-2[171] 和"早期标记"的胆红素[176]水平增高。在巨幼细胞贫血中出现髓内及髓外溶血,红细胞寿命因此缩短 30% ~ 50%[177]。

在巨幼细胞贫血中,血清溶菌酶水平的升高可能是由于粒细胞转换增快所引起的[172],可能是骨髓内粒细胞前体细胞裂解所致(粒细胞无效生成)。钴胺素缺乏时,巨核细胞产板率仅相当于正常的 10%[178],可能反映了血小板无效生成,重症钴胺素缺乏者有血小板功能异常[179]。

叶酸缺乏

病因及发病机制

叶酸缺乏的原因是:①饮食缺乏;②吸收障碍;③需求量或丢失增加(表41-4)。

营养不良所致的摄入减少 20 世纪 90 年代中期之前,叶酸缺乏的主要原因是饮食摄入不足。而在强化叶酸时代,叶酸缺乏的发病率明显下降。美国低血清叶酸的比例从 22% 降至 1.7%[180]。由于体内叶酸贮备量小,在营养不良的人群中,如老年人、穷人和酗酒者,可迅速出现叶酸缺乏。叶酸缺乏亦可发生于静脉营养者[181],亚临床叶酸缺乏可见于胃次全切者[182]。早产儿,尤其是合并感染、腹泻或溶血者[183];因先天缺陷而应用合成饮食的儿童[184],采用叶酸含量低的羊奶哺养的婴儿[185]等都可发生叶酸缺乏。过度烹饪可破坏叶酸加重叶酸缺乏。

酒精性肝硬化的巨幼细胞贫血通常因叶酸缺乏引起[186],此外,即便叶酸贮备充分,酒精可迅速降低血清叶酸水平[187],对处于早期的巨幼细胞贫血者可加速其病情进展[188]。酒精还可引起急性骨髓抑制,降低网织红细胞、血小板、粒细胞水平[189],引起红系和髓系前体细胞可逆性空泡形成和粒细胞功能障碍[190]。即便饮酒时给予大剂量的叶酸,也会出现这些改变[191]。

吸收不良所致的摄入减少 非热带口炎性腹泻非热带口炎性腹泻(儿童脂肪泻病)与麦麸的摄入有关[192]。病理学上,非热带口炎性腹泻显示小肠黏膜萎缩和慢性炎症,以近端最为严重。临床表现包括体重下降,舌炎(叶酸缺乏的典型表现),全部维生素缺乏的其他体征,腹泻,因为脂肪泻排出大量特殊恶臭气味的大便。可出现铁缺乏,低钙血症、骨质疏松和骨软化症。

大部分非热带口炎性腹泻患者会发生叶酸吸收不良[193],血清叶酸水平下降[194],发生巨幼细胞贫血十分常见。

热带口炎性腹泻 热带口炎性腹泻在西印度群岛、南印度、南部非洲的部分地区及东南亚地区是一种地方性流行病。前往这些地区的旅行者亦可患病,并且在离开后还可持续很多年[195]。尽管叶酸缺乏并不是导致该病的原因,但叶酸治疗却能迅速纠正该病。虽然该病对抗生素有反应,提示感染,但热带口炎性腹泻的具体病因仍不清楚[196]。

除远端小肠的病变更为严重外,热带口炎性腹泻在临床与病理方面与非热带口炎性腹泻相似[197]。因此,热带口炎性腹泻最终也引起钴胺素缺乏[198],可视为是热带地区前定居者钴胺素缺乏的病因之一,甚至在他们已经离开热带地区 20 年或更长时间后。热带口炎性腹泻的患者也可发生叶酸吸收不良[199],可能与病变的肠道不能使多聚谷氨酸型叶酸解聚所致[200]。因此,热带口炎性腹泻的病例中出现巨幼细胞贫血十分常见[201],可由于叶酸和钴胺素同时缺乏所致。

其他肠道疾病 叶酸吸收不良经常发生在局限性肠炎[201]、小肠广泛切除后[202]、小肠的淋巴瘤或白血病浸润[203]、Whipple 病[203]、硬皮病、淀粉样变性[204]及糖尿病[205]患者。全身性的细菌感染亦可干扰叶酸的吸收[206]。

叶酸需要量增加 妊娠因为叶酸需转运至生长的胎儿,妊娠期(参见第 8 章)[207]叶酸的需求量增加 5 ~ 10 倍[208],即使母体存在严重的叶酸缺乏,这种叶酸转运也使母体叶酸储备下降[209]。多胎、不良饮食、感染,并存溶血性贫血或服用抗惊厥药物等,会进一步导致需求量的增加。哺乳会加重叶酸缺乏[210]。因此妊娠期叶酸缺乏十分常见,是孕期巨幼细胞贫血的最主要病因[211],尤其在发展中国家[212]。

妊娠期叶酸缺乏难以诊断,因为叶酸缺乏的体征常被妊娠期的正常的血液学改变所掩盖。妊娠期发生生理性"贫血"是因为血浆容量增加只是被相伴随的红细胞数量增加部分抵消。血红蛋白水平可降至 100g/L。这种贫血与生理性大细胞增多相关,MCV 可升至 120fl,然而分娩时的平均水平为 104fl[213]。血清和红细胞叶酸水平在妊娠期持续下降,即使营养状况甚好但没有补充叶酸的妇女亦不例外[214]。中性粒细胞核分叶过多通常是早期巨幼细胞贫血的可靠线索,但在妊娠期巨幼细胞贫血的早期却不明显[215]。

细胞更新加速 在慢性溶血性贫血患者中,由于骨髓细胞的更新加速,叶酸的需求量急剧上升[216]。在慢性溶血性贫血的基础上发生急性溶血,骨髓可在数日内呈现巨幼变。

叶酸缺乏亦可发生于慢性表皮剥脱性皮炎。在这种状态下,患者每天丢失叶酸 5 ~ 20μg[217]。采用氨甲蝶呤治疗的银屑病患者发生叶酸缺乏的可能性更大。对此类患者采用叶酸进行预防性治疗,可防止叶酸缺乏而不影响氨甲蝶呤的疗效[217]。在透析过程中,叶酸会经透析液丢失[218]。

临床特征

叶酸缺乏的临床表现包括所有巨幼细胞贫血的非特异性表现,加上下列特异性表现:①病史与实验室检查提示叶酸缺乏;②无钴胺素缺乏所致的神经系统的表现(见下文"钴胺素缺乏");③对生理剂量的叶酸治疗完全反应。

实验室特征

叶酸缺乏的最早的实验室发现为血清叶酸降低。而在血清叶酸下降前，血清同型半胱氨酸水平可能已升高，但同型半胱氨酸升高的特异性差，因为几种因素均可致其升高[219]。血清叶酸水平之高低与其进食密切相关，故孤立的血清叶酸水平降低（低于大约 3ng/ml）可能仅仅提示过去几日叶酸摄入的减少[5]。同理，除吸收不良引起的缺乏，再次给予叶酸饮食，下降的血清叶酸可迅速上升。

显示组织叶酸状态的一个较好指标是红细胞叶酸[220]。当红细胞处于血液循环时，其叶酸相对稳定，故红细胞叶酸水平可反映此前 2~3 个月的叶酸状态。叶酸缺乏性巨幼细胞贫血患者其红细胞叶酸通常处于极低的水平。钴胺素缺乏性巨幼细胞贫血患者中，因其不能将单谷氨酸型甲基四氢叶酸保留于细胞内，超过半数的患者红细胞叶酸水平亦降低[100]。故不能采用红细胞叶酸测定用于区别叶酸与钴胺素缺乏的鉴定。在快速出现叶酸缺乏引起的巨幼细胞状态中，红细胞叶酸水平可正常，通常不伴有明显贫血（见下文"急性巨幼细胞贫血"）[221]。

dU 抑制试验被用于研究巨幼细胞状态的发病机制。但它对巨幼细胞贫血的临床评估没有多大价值。该试验在下面"脱氧尿嘧啶抑制试验"中有进一步讨论。

鉴别诊断

没有巨幼细胞贫血的大细胞可发生在酗酒者、肝脏疾病、甲状腺功能减退、再生障碍性贫血、某些类型的骨髓增生异常综合征、妊娠及任何可引起网织红细胞增多的情况（如自身免疫性溶血性贫血）。吸烟者中也有大细胞的报道[222]。然而，在这些情况下，MCV 很少超过 110fl。而在叶酸缺乏中，如果没有并发小红细胞增多，MCV 通常大于 110fl。

对生理剂量的叶酸（200μg/d）产生完全的血液学反应可将叶酸缺乏与钴胺素缺乏区别开来，钴胺素缺乏只对药理剂量（5mg/d）叶酸产生反应。但建议不要使用叶酸治疗作为诊断试验，因为单独使用叶酸治疗的钴胺素缺乏患者可出现神经系统问题。对叶酸缺乏患者采用大剂量钴胺素治疗，可有部分疗效[73]。

非热带口炎性腹泻的诊断依赖于：①证实吸收不良；②非侵入性血清学检查包括发现针对醇溶蛋白、肌内膜、组织型转谷氨酰胺酶及去酰胺基醇溶蛋白的抗体[223]；③空肠活检示绒毛萎缩；④无麸质饮食治疗有效。对 80% 的患者而言，无麸质饮食可纠正其叶酸吸收不良，逐渐逆转其肠功能紊乱[224]。

叶酸缺乏的非血液学效应

叶酸缺乏有关的血液学问题已经研究有几十年了。然而，叶酸缺乏与没有累及血液系统的一系列严重疾病相关。而且，这些疾病发生时，叶酸水平通常低于正常。这些疾病包括发育的、神经系统的、心血管的和肿瘤性疾病[225]。

神经管闭合异常

轻度叶酸缺乏与胎儿先天性异常密切相关，其中最引人注目的是神经管闭合异常，但累及心脏、泌尿道、四肢及其他部位的异常也有发生[226]。一部分神经管闭合异常似乎与抗叶酸受体的抗体相关，大剂量叶酸摄入可克服此异常[227]。累及叶酸代谢酶的突变及多态性改变，尤其是常见的 MTHFR 基因的 667C-T 多态性改变（也表示为 MTFHR 677C→T）[228]，亦可使胎儿易发生先天异常。如上所述，这种多态性导致亚甲基 FH4 向甲基四氢叶酸的转化减弱，支持了叶酸在蛋氨酸合成过程甲基化中发挥作用的观点（表 41-1），而后者在胚胎发育中至关重要。20 世纪 90 年代中期，美国和加拿大实施叶酸强化计划，作为一项公共健康措施使神经管异常胎儿的发生率成功下降 20%~50%[229,230]。

钴胺素同样作为神经管异常的危险因素亦起重要作用。正常妊娠期妇女 TC 水平与生育神经管闭合异常婴儿的概率相关。TC 浓度在最低的四分之一中的患者比 TC 在最高四分之一者分娩缺陷胎儿的概率高 5 倍[231]。有证据表明，在接受强化叶酸计划的人群中，在 TC 最低四分之一中的母亲分娩的后代神经管缺陷的危险性增加 3 倍左右[232]。

有报道在叶酸缺乏患者中，几种不太明确的神经精神异常对叶酸治疗有效。最明确的与叶酸相关的此类疾病为抑郁症[225,233]。

血管疾病

即使轻度同型半胱氨酸水平升高也是动脉粥样硬化和静脉血栓形成的一个主要独立危险因素，可能因为同型半胱氨酸对血管内皮的作用[234]。在叶酸缺乏时，同型半胱氨酸可能会明显升高，导致不同程度的高同型半胱氨酸血症。其在钴胺素及维生素 B_6 缺乏时同样会发生；因此，寻找能够改善高同型半胱氨酸血症的方法以降低心血管疾病风险的观点似乎很值得注意。然而，通过补充叶酸、钴胺素、吡哆醇使同型半胱氨酸水平下降对血管疾病风险的影响尚不明确[235]。但是，另有证据显示补充这些维生素可能实际上增加冠脉支架术后再狭窄[236]或其他不良的心血管病预后风险[237]。另一方面，在美国和加拿大，随着叶酸饮食的加强，卒中病死率加速下降[238]。在一篇对包含了 37 000 例个体的 8 项随机试验的荟萃分析中，作者总结到，补充叶酸并联合补充维生素 B_6 或维生素 B_{12} 达 7.3 年后，虽然在强化及非强化叶酸补充人群中血浆同型半胱氨酸水平分别下降 22% 及 25%，但在心血管事件、总体患癌或死亡率方面并无显著影响[239]。关于降低血清同型半胱氨酸是否对心血管病高危患者预后有改善或加重的作用，这些不同的实验设计很难得出一个确定的结论。关键因素可能与几个方面相关，包括干预之前存在的血管损伤程度，及摄入维生素的形式和剂量。

叶酸缺乏与高同型半胱氨酸血症相关患病风险的另一个潜在联系是升高的同型半胱氨酸水平与痴呆和非痴呆认知损害之间的关联，其独立于高同型半胱氨酸血症的血管并发症[240,241]。MTHFR 基因多态性 677C→T 可致低叶酸或钴胺素水平患者的同型半胱氨酸水平升高[242]。但是 MTHFR 677C→T 是否会增加血管疾病的发病率仍有争议。与叶酸一样，钴胺素似乎对降低血管疾病发生的风险也有重要作用[243]。编码二型谷氨酸羧肽酶的基因多态性改变 1561C→T 纯合子可增加血清叶酸水平而降低血清同型半胱氨酸水平，可能保护机体不患血管疾病[244]。

HELLP 综合征

据报道，严重叶酸缺乏类似溶血、肝酶升高、血小板减少

（HELLP）综合征表现（妊娠期先兆子痫伴肝脏肿胀和肝功能异常；参见第 8 章）[245]。在这些患者中，根据贫血和外周血和骨髓涂片的巨幼细胞改变，可做出严重叶酸缺乏的诊断。治疗前应检测血清和红细胞叶酸、血清钴胺素、同型半胱氨酸和甲基丙二酸水平[246]。随后应立即予大剂量的叶酸和钴胺素治疗，如果巨幼细胞贫血是因钴胺素缺乏所致，那么这样的情况更易发生于叶酸加强饮食的人群中。治疗的一个主要目标是避免胎儿早产。

结肠癌

美国护理协会的一项大样本研究提示，每天补充叶酸 400μg 以上可使结肠癌的发病风险降低 31%[247]。甲基四氢叶酸还原酶（MTHFR）667C-T 突变的纯合子个体其结肠癌的发病率较 677C-T 杂合子突变的个体及正常对照组亦有所下降[248]。一些其他证据表明，叶酸可能对结肠癌的发病率有不良影响。虽然近期一项尚未证实的流行病学研究报道，在美国和加拿大结直肠癌的发病率经过了连续多年的下降，但是随着叶酸加强饮食的引入其发病率又表现出明显增高[249]。这两个看似对立的结果可能并不矛盾，因为叶酸在细胞增殖和修复以及肿瘤发生的过程中起着多种复杂作用[250]。由于叶酸对胸腺嘧啶的从头合成具有关键作用，在 DNA 损伤修复中起重要作用，所以能修复突变和断裂的 DNA 继而有潜在致癌风险。另一方面，添加叶酸能促进既已存在的恶性克隆的增殖，使肿瘤进展迅速。如果考虑叶酸对基因表达具潜在的表观调节作用，则情况更为复杂。叶酸为各种甲基供者合成所必需，而甲基供者 SAM 又能为胞嘧啶和组蛋白甲基化提供甲基。基于此，理论上叶酸既能够促进肿瘤又能够抑制肿瘤，这取决于组蛋白甲基化后染色质重塑或 DNA CpG 岛甲基化导致的基因失活发生于原癌基因还是抑癌基因。

最近一篇包含了 50 000 例个体的荟萃分析研究了服用叶酸补充剂增加叶酸摄入对整体及特定部位肿瘤发生率的可能影响，作者得出的结论为使用叶酸补充剂 5 年后肿瘤的发生率没有明显的升高或降低[251]。

治疗、病程及预后

尽管 1mg/d 可满足一般需要，但常规叶酸治疗是 1~5mg/d 口服。按此剂量进行治疗，可纠正患者贫血，对有吸收障碍者同样有效。含 5mg/ml 叶酸的肠外剂型也已经上市。

热带口炎性腹泻的治疗包括常规剂量的叶酸和（或）钴胺素。为预防复发，治疗至少维持 2 年。尽管单用抗生素对治疗并无任何作用，但使用广谱抗生素对纠正疾病十分有利。

妊娠期妇女必须每天至少给予 400μg 叶酸[252]。至于忽略叶酸治疗导致的钴胺素缺乏的可能性，虽然白种人中育龄期妇女恶性贫血十分少见，而非洲裔和西班牙裔却并非如此[253,254]。对有钴胺素缺乏风险（素食者或有吸收不良的患者）的孕妇，妊娠期每 3 个月肠外给予 1mg 维生素 B₁₂，即可有效预防相关的钴胺素缺乏风险。

治疗量的叶酸可部分、临时纠正钴胺素缺乏所致的血液学异常，但其神经系统表现可能恶化，并会引起严重的后果[255]，故在接诊巨幼细胞贫血时早期评价患者叶酸与钴胺素状态很有必要。在需要进行紧急治疗而缺乏的性质又不明的情况下，取血样备检后可同时予叶酸和钴胺素治疗。

接受低剂量氨甲蝶呤作为免疫抑制剂治疗的患者可能出现副作用，其最严重的副作用是肝脏毒性。副作用发生率，包括肝脏毒性，与叶酸水平下降有关[256]。采用叶酸或甲酰四氢叶酸可预防其不良反应而不影响低剂量氨甲蝶呤的疗效。叶酸及维生素 B₁₂ 同时服用也可以减少新型多靶向抗叶酸药物培美曲塞二钠的副作用而不影响其疗效[257]。

钴胺素缺乏

病因及发病机制

导致不同严重程度的钴胺素消耗或缺乏的原因有很多。从血液学的角度，易于将 B₁₂ 缺乏的原因按照常导致巨幼细胞性贫血及不常导致巨幼细胞性贫血进行划分[64,258]。

表 41-4 列举了引起钴胺素缺乏的疾病。

吸收不良所致的摄入减少 钴胺素缺乏最常见的原因是吸收障碍，最主要的病因为恶性贫血（PA），PA 是内因子生成障碍而引起的一种疾病。还有其他很多原因主要通过影响胃或小肠，以及在较小程度上也包括胰腺，导致钴胺素吸收障碍。

恶性贫血中的胃部疾病 恶性贫血起病隐袭，一般在中年或中年以后发病（常超过 40 岁）[259]，本病因胃黏膜萎缩而致内因子分泌减少。PA 是一个自身免疫性疾病，其胃黏膜的萎缩可能源于分泌胃酸和胃蛋白酶部分的黏膜遭免疫损伤所致。恶性贫血有时可看作钴胺素缺乏的同义词，但其基本改变是体内抗壁细胞及其产物的自身免疫反应，使萎缩的胃黏膜产生内因子分泌障碍。

恶性贫血患者中，可检出针对 H⁺/K⁺-ATP 酶的抗体，这种抗体存在于壁细胞的分泌膜内，对酸化胃内容物起着一定的作用。这种抗壁细胞的抗体存在于约 60% 的单纯性萎缩性胃炎患者及 90% 恶性贫血患者中，但在随机抽样的 30~60 岁人群中，其阳性率仅为 5%[260]。此外它还存在于相当比例的甲状腺疾病患者中[261]。反过来，恶性贫血患者中抗甲状腺上皮细胞、淋巴细胞及肾集合管细胞的抗体阳性率大大超过了预期[262]。

抗壁细胞抗体并不是 PA 真正的发病机制。鼠的动物实验表明 PA 的胃黏膜萎缩是由 CD4⁺ T 细胞所引起的，这种 T 细胞受体能识别 H⁺/K⁺-ATP 酶。所以，胸腺切除的 BALB/c 小鼠所患的自身免疫性萎缩性胃炎与恶性贫血患者的胃炎相似。将这些已产生萎缩性胃炎小鼠的 CD4⁺ T 细胞注入裸鼠可诱发萎缩性胃炎[263]。

抗内因子抗体（"Ⅰ型"或"封闭型"抗体）或抗内因子-Cbl 复合物（"Ⅱ型"或"结合型"抗体）对 PA 患者有高度特异性[264]。阻止内因子-Cbl 复合物生成的封闭型抗体可在 70% 的恶性贫血患者血清中检出[264]，而阻止内因子-Cbl 复合物结合其回肠受体的结合型抗体约在 50% 的封闭型抗体阳性的患者中出现。在人类的一些发现也支持 T 淋巴细胞是引起恶性贫血患者胃黏膜萎缩的元凶。首先，恶性贫血患者的 T 淋巴细胞对胃抗原有超反应性[265]；其次，丙种球蛋白缺乏血症患者中恶性贫血的发病率比预期值高，尽管他们血清中并没有典型恶性贫血的任何抗体[266]。

其他自身免疫性疾病 一些其他自身免疫性疾病与 PA 同时存在提供了进一步证据，支持 PA 是一种自身免疫性疾病。伴有其他自身免疫性疾病的患者中，抗壁细胞抗体和 PA 发生率明显升高[267]，这些疾病包括自身免疫性甲状腺疾病（甲状腺功能亢进、甲状腺功能减退及桥本甲状腺炎)[268],1型糖尿病,甲状旁腺功能减退[269],Addison病,产后垂体炎[270],白癜风[271],获得性丙球蛋白缺乏症[266],40岁以下患有不孕症的妇女[272],及男性少精症和不育症[273,274]。然而,男性不育可能与性腺细胞DNA合成障碍有关,而不是自身免疫机制引起。

PA的遗传易感性   PA的易感性可遗传,该病常与人类白细胞抗原A2、A3、B7、B12[275]及A型血型相关[276]。PA患者的家族中,PA发病率和抗壁细胞抗体阳性率较预期高[277]。一项研究发现PA患者亲属中30%以上的人有胃萎缩,65%有抗壁细胞抗体,22%有抗内因子抗体[278]。PA在北欧人(尤其是斯堪的纳维亚人)[279]及非洲人中[163,280]发病率相对较高,但在亚洲人不常见。在美国的非洲裔中,PA发病年龄趋早,女性发病频率高,且通常较严重[163,254]。

PA中的胃肠道   PA患者胃部表现包括胃酸缺乏,通过先前的Schilling试验证实的获得性内因子缺乏,及某些肿瘤的发病率增高。胃癌发病率增加约2倍,血液系统恶性肿瘤的发病率亦有相同程度的增高,胃类癌的发生率也有所增加[279]。胃酸缺乏可在出现内因子分泌功能丧失和PA之前很多年便出现[281]。若无胃酸缺乏则可排除PA诊断。幽门螺杆菌(HP),感染胃黏膜的微生物,是胃炎和胃溃疡的主要病因。但关于幽门螺杆菌在PA中的作用,证据相互矛盾。在两组研究中,PA患者胃活检物培养显示HP感染率极低[282],其中一组还报道,仅一小部分PA患者血清检出抗HP抗体,另一组报道在大部分PA血清中可检出这些抗体,提示该组大部分患者既往感染过HP,故HP是否参与PA发病尚有待进一步研究。目前又提出一个有趣的假说,即由于分子模拟,HP慢性感染可能引发针对宿主H^+/K^+-ATP酶蛋白自身免疫反应[167,283]。

绝大多数PA患者空腹血浆胃泌素水平高而生长抑素水平低[284]。然而,PA胃组织活检中,胃底的胃泌素和生长抑素水平高,此结果与基底腺管嗜银细胞增多相符合,胃窦部胃泌素和生长抑素正常。没有PA的单纯胃酸缺乏者胃泌素水平高[285]。

PA患者胃部表现特征性组织学异常(图41-14)。胃贲门和胃底黏膜萎缩,仅存少量主细胞(分泌胃蛋白酶)或壁细胞。在萎缩的黏膜中有淋巴细胞[286]和浆细胞浸润,与之相反,胃窦和幽门部黏膜却是正常的。胃黏膜的萎缩在糖皮质激素治疗后可部分逆转,并伴一定程度的内因子分泌的恢复,这进一步说明PA是一种自身免疫性疾病[287]。在有神经系统疾病患者中应用糖皮质激素或促肾上腺皮质激素观察到的临床反应,可能反映了潜在的、未诊断的PA暂时的缓解[288]。

可被钴胺素逆转的巨幼细胞性改变也见于胃肠道上皮。通过胃部灌洗液细胞学检查发现,细胞体积大[168],有类似早期癌变的不典型细胞核[289]。小肠活检示腺管细胞分裂减少,绒毛缩短,上皮细胞巨幼样变,黏膜固有层浸润[290]。这些改变可能是引起PA患者D-木糖和胡萝卜素吸收不良的原因[291]。

识别恶性贫血可能较困难。PA患者结合了巨幼红细胞性贫血的一般特征和钴胺素缺乏的特异表现,并具有与其(可能的)自身免疫病因学及胃病理改变相关的独特临床特征。PA易被漏诊,因为:①它起病隐袭;②易因服用含叶酸的复合维生素而掩盖其表现[292];③许多表现不典型[293],包括它可表现为神经系统疾病而无血液学改变[77,294],以及在患有另一自身免疫病的患者中易被忽略。

尽管抗内因子抗体有特别重要的诊断价值,但实际上却很

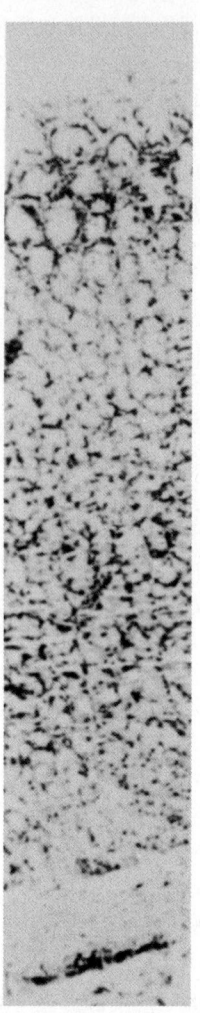
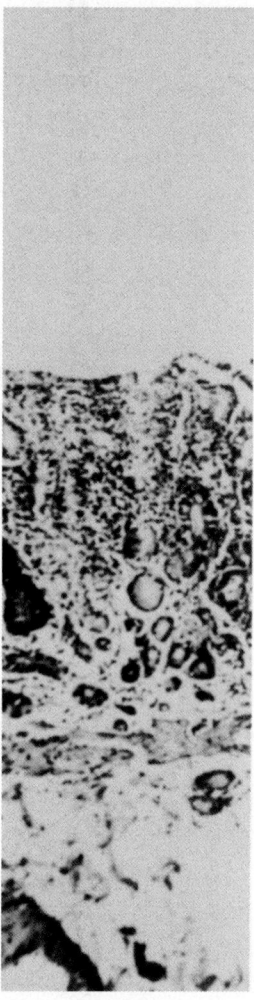

正常   恶性贫血

图41-14   恶性贫血胃组织学。(左)正常胃底黏膜厚,富含主要有主细胞和壁细胞组成的胃腺。黏液分泌细胞主要集中在腺体颈部。(右)PA胃底萎缩黏膜中胃腺稀疏,主要有黏液分泌细胞组成,黏膜中淋巴细胞密集浸润

少检测抗壁细胞抗体和内因子抗体[221]。在Schilling试验被弃用后,没有一种可靠的方法来评估维生素B_{12}的吸收,检测血清抗内因子抗体代表了唯一能够确诊PA的方法。抗内因子抗体对PA有高度特异性(尽管其敏感性一般),如果在巨幼细胞贫血中出现内因子抗体,基本上可确诊为PA。

胃切除综合征   胃部手术常引起贫血,其中缺铁性贫血最常见,钴胺素缺乏所致的巨幼细胞贫血亦可发生。全胃切除术后,因手术切除内因子的来源,钴胺素缺乏会在5~6年内发生[295]。外科手术和发生钴胺素缺乏症之间的延迟,反映了钴胺素吸收停止后耗竭钴胺素贮备所需的时间。如胆汁中钴胺素的肠肝循环再吸收发生障碍,钴胺素缺乏可出现得更快。

胃部分切除术后,仅少数患者出现明显的钴胺素缺乏症,但5%患者出现中等程度的巨幼细胞增多,约25%~50%血清钴胺素水平下降,还有许多存在不同程度的钴胺素吸收下降[296]。术前无胃酸缺乏者常在手术后数年发生胃酸缺乏。血清钴胺素水平低的胃切除术后的患者通常有血清铁水平下降[297],而典型的钴胺素缺乏症的血清铁水平是升高。

胃部分切除术后出现钴胺素缺乏可能是由于残胃黏膜萎缩所致[298]，或实施胃空肠吻合术后其输入袢内细菌过度增殖所致（见下文"肠道菌群的竞争：'盲袢综合征'"）。目前流行的外科治疗病态肥胖的方法为胃减容术。该手术导致多种微量元素的缺乏，其中包括钴胺素[299]。

在所列举的引起钴胺素吸收不良的多种原因中，引起巨幼细胞性贫血最常见的包括 PA、部分或全胃切除术、肠道盲袢综合征、鱼绦虫、回肠切除术、局限性结肠炎（克罗恩病）和热带口炎性腹泻[64]。此外，一些遗传疾病也可影响钴胺素吸收和代谢，如先天性内因子缺乏、选择性钴胺素吸收障碍和先天性 TC 缺乏也可导致巨幼细胞性贫血。

Zollinger-Ellison 综合征 Zollinger-Ellison 综合征是一种分泌胃泌素的肿瘤，多发生于胰腺，刺激胃黏膜分泌大量 HCl。主要的临床问题为严重的溃疡体质。当过度活跃的胃黏膜细胞分泌大量的 HCl 而不能被胰腺分泌物完全中和时，即可出现钴胺素吸收障碍。十二指肠内容物的酸化阻止了 Cbl 从 HC 结合物转移至内因子上，并使胰蛋白酶失去活性[300]。

肠道疾病 由于回肠末端为生理性钴胺素吸收的部位，所以许多肠道疾病可引起钴胺素的缺乏包括：①回肠大范围切除[301]；②炎症性肠病或局限性回肠炎或其他累及回肠的疾病（淋巴瘤、放射损伤[302]）；③与甲状腺功能减退或某些药物相关的钴胺素吸收不良[303,304]；④钴胺素缺乏本身的影响[305]；⑤热带性或较少见的非热带性口炎性腹泻[198]。在上述各种疾病中，就像在 Schilling 试验中一样，应用外源性的内因子并不能纠正其低于正常的钴胺素吸收。

肠道菌群的竞争："盲袢综合征" 盲袢综合征指由于解剖病变（狭窄、憩室、吻合、外科盲袢）致肠停滞或运动障碍（硬皮病、淀粉样变性）[306]所引起的钴胺素吸收不良伴巨幼细胞贫血。血清钴胺素水平低下，但内因子分泌正常。钴胺素吸收不良不能通过补充外源性内因子纠正，但可因抗生素的应用好转。钴胺素吸收障碍是由定植于病变部位小肠的细菌先于小肠黏膜吸收摄入钴胺素[307]。此外在盲袢综合征中还可出现脂肪泻。

另一种钴胺素缺乏的病因是小肠寄生有鱼绦虫-阔节裂头绦虫，波罗的海、加拿大、阿拉斯加的发病率最高，那里人们经常食用未加工或未煮熟的鱼而感染。钴胺素缺乏是由于绦虫与宿主竞争摄入的钴胺素[308]。其临床可表现完全无症状到有典型的巨幼细胞性贫血并伴有神经系统的改变。在粪便中找到绦虫卵可诊断该病。

获得性免疫缺陷综合征 相当数量的艾滋病患者血清钴胺素水平低，并有钴胺素吸收不良的相关证据[309]。另外，HIV 感染血清学阳性者也可能有血清钴胺素水平低下，并存在钴胺素吸收障碍的证据[309]。引起吸收障碍的原因可能为肠道、胃或者两者均有[310,311]。

胰腺疾病 在胰腺外分泌功能不全患者中，50% ~ 70% 有某种程度的钴胺素吸收不良[312]。其钴胺素吸收不良与其胰蛋白酶缺乏有关，胰蛋白酶缺乏使之不能完全裂解 HC-Cbl 复合物，从而无法将钴胺素转移至内因子[313]。但胰蛋白酶缺乏很少会引起具有明显临床表现的钴胺素缺乏症[314]。

饮食性钴胺素缺乏 过去认为饮食性钴胺素缺乏十分少见，主要局限于素食且不食用乳制品和蛋类者（素食主义者）[315]。此类人群中，50% ~ 60% 的个体有血清钴胺素水平下

降，其钴胺素缺乏症的发生要比吸收不良者慢。完全食用素食 10 ~ 20 年后才会表现出钴胺素缺乏的特征[316]，这是由于胆汁中钴胺素重吸收的途径仍是完整的，因此能保存体内钴胺素的贮藏[64]。素食者母亲母乳喂养的婴儿亦可出现钴胺素缺乏症[317]，素食者的钴胺素缺乏表现为轻度巨幼细胞贫血、舌炎和精神神经异常。然而，除了素食者外，在发展中国家有越来越多的证据表明儿童及年轻成人钴胺素不足，其不能用钴胺素吸收不良解释，因此被归结为饮食摄入不足[318]。

严重的全身营养不良亦可发生钴胺素缺乏。与钴胺素缺乏无关的巨幼细胞贫血可伴随水肿型营养不良症或消瘦同时出现[319]。

钴胺素缺乏的神经系统效应

以前认为，钴胺素缺乏神经系统异常是由于甲基丙二酸单酰 CoA 变位酶反应受损而导致的神经鞘脂代谢紊乱引起的[320]，但遗传性甲基丙二酸单酰 CoA 变位酶缺陷的患者却未出现类似的神经异常[260,321]。真正的联合系统疾病曾在一例营养性叶酸缺乏症[322]和一例 MTHFR 缺乏[323]的患者中出现过。后者的报告提示钴胺素缺乏的神经损害是由于甲基基团代谢紊乱所致。动物实验亦支持这一假说。酷似联合系统疾病的神经系统异常也出现在钴胺素缺乏的果蝇[324]、猪和猴[325]。蛋氨酸可预防这些疾病的发生，蛋氨酸是一种钴胺素依赖的反应产物，并可作为生物甲基化反应物 SAM 的前体。进一步支持甲基化缺陷的证据是发现钴胺素缺乏的猪脑中 SAH 的含量增加[326]，而 SAH 是一种甲基化反应的强有力抑制剂，通过 SAM 依赖的甲基化反应产生：

$$SAM+RH \rightarrow SAH^+RCH_3$$

其中 RH 为任意非甲基化复合物，RCH_3 为它的甲基化形式。不支持甲基化缺陷假说的证据是发现钴胺素缺乏对果蝇大脑中的 SAM、SAH、磷脂或髓鞘碱性蛋白的甲基化[317]没有什么影响。

临床特征

钴胺素缺乏的典型临床表现包括巨幼红细胞增多的非特异性表现，如贫血、血小板减少、中性粒细胞减少、镜面舌、心肌病、苍黄色皮肤和（或）体重下降等，及因缺乏钴胺素而引起的具有特征性的表现，如神经系统异常。还有报道在钴胺素缺乏中有细胞免疫功能紊乱和（或）体液免疫功能紊乱[328,329]。钴胺素缺乏还通过使同型半胱氨酸水平升高而增加血管疾病的风险。其他与钴胺素缺乏相关的疾病还有绝经前妇女乳腺癌的风险[330]和骨质疏松症的风险[331,332]可能增高。因钴胺素贮存量较大，因此停止吸收钴胺素数年后才会出现缺乏的症状。

神经系统异常

钴胺素缺乏引起的神经系统综合征特别危险，因其可单独出现[333]，不出现可提示钴胺素缺乏的巨幼细胞贫血[294,334]，且当其病情进展到足够程度以后不能被治疗所逆转。神经系统病变可因早期外周神经病变，最初表现为指、趾的感觉异常，伴有振动感和自身感觉障碍。最早的体征可先于其他神经体征数月出现，表现为第二趾的位置感丧失，对音叉 256Hz 的振动感丧失，但对 128Hz 振动感正常[335]。如果不治疗，由于脊髓侧索

和后索的脱髓鞘病变,神经系统病变可进展为强直性共济失调,称之为联合系统病(图 41-15)[336]。

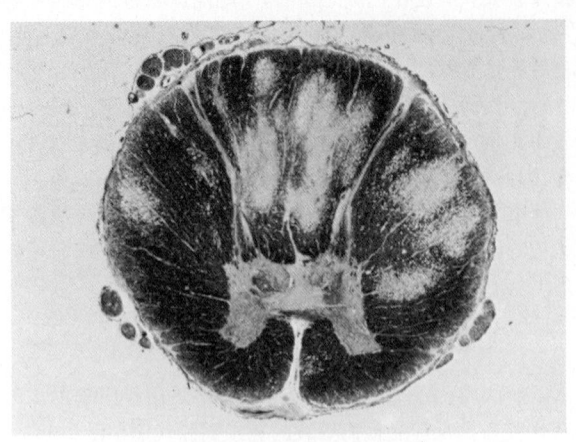

图 41-15 联合系统病中的脊索退变

周围神经、脊髓和大脑都受到钴胺素缺乏的影响。患者出现嗜睡、味觉和嗅觉倒错,偶尔因视神经萎缩发生视觉倒错并伴有脑电图出现慢波。可出现类似于 Alzheimer 病的痴呆[337]。最近有证据表明低钴胺素状态与大脑体积减小和脑白质病变相关[338,339]。精神紊乱,包括精神压抑、妄想型精神分裂症亦可能发生[340],在钴胺素缺乏的病例中发生明显的精神异常称为巨幼细胞性精神病[341]。

钴胺素缺乏引起的神经病变可通过 MRI 检测到。脱髓鞘呈现为白质区 T2 权重超强度信号[342],MRI 对确诊由钴胺素缺乏引起的神经病变尤其有用。MRI 也用作钴胺素缺乏治疗过程中监测神经异常的进展[342]。

轻型钴胺素缺乏

有观察提示存在相当大一部分轻症钴胺素缺乏的病例,其血液学指标正常,血细胞比容及平均红细胞体积正常,但患有对钴胺素治疗有反应的神经精神病变[294]。神经精神病变包括外周神经病变,步态不稳,记忆丧失,及有被诱发的异常可能性的精神症状。其血清钴胺素水平可正常,或处于临界值,或低于正常,但血清甲基丙二酸水平和(或)同性半胱氨酸水平持续高水平可提示组织钴胺素缺乏。绝大部分神经精神异常对钴胺素治疗有效。

实验室特征

血浆或血清钴胺素水平

绝大部分而不是所有的钴胺素缺乏者其血清钴胺素水平降低[219]。吸入一氧化亚氮,TC 缺乏或先天性钴胺素代谢异常所致的钴胺素缺乏中,钴胺素的血清水平常正常。由骨髓增殖性疾病引起的 HC 水平升高的钴胺素缺乏症患者,其血清钴胺素水平亦可正常。相反,素食者、摄入大量抗坏血酸[343]、妊娠(25%)、存在 HC 缺乏[344,345],以及由于叶酸缺乏所致的巨幼细胞贫血(30%)[219]其组织钴胺素正常而血清水平可能降低。钴胺素缺乏者其血清叶酸水平可能升高,因为 THF 在血清中主要以甲基化形式存在,而当钴胺素缺乏时,甲基化 THF 转化受阻。而钴胺素和叶酸同时缺乏者叶酸水平可能正常。

血浆或血清全反钴胺素

血清中与 TC 相结合的钴胺素仅占血清总钴胺素的 10% ~ 30%。即使如此,这部分钴胺素却有着重要的功能,也更好地反映了个体钴胺素吸收真实状态[142,346,347]。大部分与 HC 结合的血浆钴胺素被认为没有功能活性,因此与机体钴胺素状态没有太大关系。因此,随着对血浆中与 TC 结合这一部分钴胺素的检测手段的进展,越来越多的证据证实 TC 结合钴胺素(全反钴胺素)的用途[64,137,140,346]。

甲基丙二酸

除先天缺陷所致的钴胺素缺乏外,甲基丙二酸尿是钴胺素缺乏的可靠指征[348]。正常情况下尿中甲基丙二酸刚达可检测水平(0 ~ 3.4mg/d),但在钴胺素缺乏的患者,其尿甲基丙二酸水平通常升高[349],采用钴胺素治疗数天后即可使其排泄量降至正常。检测尿液而不是血浆中甲基丙二酸含量的另一个优点是肾功能不全者血浆甲基丙二酸可能会升高而产生误导,但尿中的代谢物经肌酐校正可排除这种影响[350]。

血浆或血清甲基丙二酸和同型半胱氨酸

血清甲基丙二酸与同型半胱氨酸水平上升提示组织钴胺素缺乏,超过 90% 的钴胺素缺乏者两者血清水平均升高,且其水平升高发生于血清钴胺素水平降至正常前[219,351]。除先天性疾病所致的代谢异常者外,血浆甲基丙二酸和(或)同型半胱氨酸水平上升是钴胺素缺乏的指征。这两者中,甲基丙二酸的敏感度和特异性均更高,且升高的甲基丙二酸可持续至钴胺素治疗后数日。同型半胱氨酸水平升高还可见于叶酸和吡哆醇缺乏及甲状腺功能减退,而甲基丙二酸水平升高仅见于钴胺素缺乏者[219],但在肾脏疾病患者中,这两者水平都经常升高。另外,肠道可合成丙酸盐,一种甲基丙二酸的前体。在肠道细菌过度繁殖时,微生物来源甲基丙二酸可致血浆甲基丙二酸水平升高[351,352]。尽管这些代谢物的检测可用于筛查人群钴胺素的缺乏,在缺乏任何可证实的钴胺素治疗反应时,单纯的血浆甲基丙二酸盐水平的升高并不能作为临床诊断钴胺素缺乏的先验依据[352,353]。

钴胺素缺乏者其脑脊液甲基丙二酸水平亦显著升高[354]。

钴胺素吸收及内因子的检测

虽然 Schilling 试验有许多不足之处,但它仍是以前检测钴胺素吸收的“金标准”。Schilling 试验通过口服一定剂量的放射性钴胺素,再测量患者尿中的放射活性来分析钴胺素吸收。这一试甚至能用于钴胺素缺乏已被纠正的患者。在胃肠排空后,患者空腹口服生理剂量放射性标记的 Co-CnCbl,同时开始收集其 24 小时尿液,2 小时后肌注大量(1mg)未标记的 CnCbl,此后病人可正常进食,采集 24 小时尿液进行放射活性测量。吸收正常者尿排泄的放射性活性为 7% 或更多。尿排泄低于正常者应再另外服用动物源性的内因子并重复上述试验,以确定吸收不良能否被纠正[355]。由于该试验中所用制剂已少用、费用、放射性废物处置以及动物源性组织应用于人体的担忧(即该试验第二部分需应用动物源性的内因子)等问题,目前已不再进行 Schilling 试验[64]。对于该实验的取代方案还在研发中。其中之一为口服非放射性钴胺素后,检测全反钴胺素的变化[346,347,356]。另一不同的方案要应用加速器质谱仪以及微生物产生的阿摩尔(attomolar)浓度的 $^{14}C^{357}$。在这个方案中,用药后 6～8 小时 ^{14}C 达峰值时测定血中含量。这两个方案均有一定的前景,但还未获批或证实常规应用于临床。

脱氧尿嘧啶抑制试验

dU 抑制试验室基于以下发现,即未标记 dU 能通过稀释标记的胸腺嘧啶池来抑制培养的淋巴细胞或骨髓细胞摄取[^3H]胸腺嘧啶脱氧核苷[(^3H)Thd]掺入 DNA[358]。这在腺苷合酶反应功能完好时才会发生,这需要足量的叶酸和钴胺素。

但是,dU 抑制试验目前仍主要作为一种研究手段。它有助于临床某些特殊问题的诊断[358],当然,这些问题亦可通过其他试验方法、维生素或铁剂的治疗试验或密切观察得到解决。此外,尽管已有 40 余年历史,dU 抑制试验始终未能从实验研究转入临床应用,看起来以后的临床工作中亦不会得到更广泛的应用。

治疗、病程及预后

钴胺素缺乏的治疗包括肠外给予氰钴胺(维生素 B_{12})或羟钴胺以补充每天丢失,补足贮存池,贮存池通常含钴胺素 2～5mg[359]。该治疗基本无毒性,剂量没有明确上限[2]。剂量超过 100μg 可使钴胺素结合蛋白(TC 和 HC)饱和,多余的自尿中排泄。经典的治疗方案包括 1000μg 钴胺素肌注每天一次,连用 2周,以后每周一次至血细胞比容正常,然后再每月一次,终生使用。有神经系统表现者,建议 1000μg 每 2 周一次,共 6 个月。对某些遗传性疾病(TC 缺乏)可给予更高剂量。有时,当血细胞比容低于 15% 或当病人处于衰弱、感染、心衰时,需要输血。在这种情况下,为避免肺水肿,应缓慢输入浓缩红细胞。感染会影响钴胺素的治疗效果,必须积极治疗。

治疗反应和治疗试验

钴胺素缺乏的患者在肠外使用钴胺素治疗后,其升高的血浆胆红素、铁、乳酸脱氢酶水平迅速下降(图 41-16)[360]。血浆铁更新率及粪尿胆原的下降反映无效红细胞生成的终止。治疗 12 小时内,骨髓细胞开始从巨幼红细胞转变为正常幼红细胞,这个过程在 2～3 天内完成。因此,在治疗开始后进行形态学诊断将会比较困难。网织红细胞在第 3～5 天开始增多,4～10天达高峰[361]。新的红细胞来源于新的正常幼稚红细胞而不是原来的巨幼红细胞,巨幼红细胞大部分在离开骨髓前已经死亡[149]。血液血红蛋白浓度在 1～2 个月内达正常。如果 2 个月仍未达正常,应考虑为其他原因引起的贫血。

其他的变化包括:①生活质量感觉迅速和显著改善;②白细胞和血小板计数正常,虽然中性粒细胞核分叶过多可持续10～14 天;③血清叶酸和钴胺素水平升高。钴胺素缺乏者对生理剂量叶酸(100～400μg/d)无治疗反应,而对于叶酸缺乏者而言,此剂量足以达到最大效应的治疗反应。大剂量的叶酸(5～15mg/d)可引起钴胺素缺乏性贫血患者的网织红细胞上升,部分或暂时纠正其贫血。为了避免叶酸反应性血象恢复掩盖了潜在的钴胺素缺乏,在排除存在潜在的钴胺素缺乏前每天叶酸摄入的最高剂量不应超过 1mg[3]。

特殊情况

胃切除术后　全胃切除术后,应给予钴胺素治疗。而部分胃切除术后钴胺素的给予并不是必需的,但应密切观察有否发

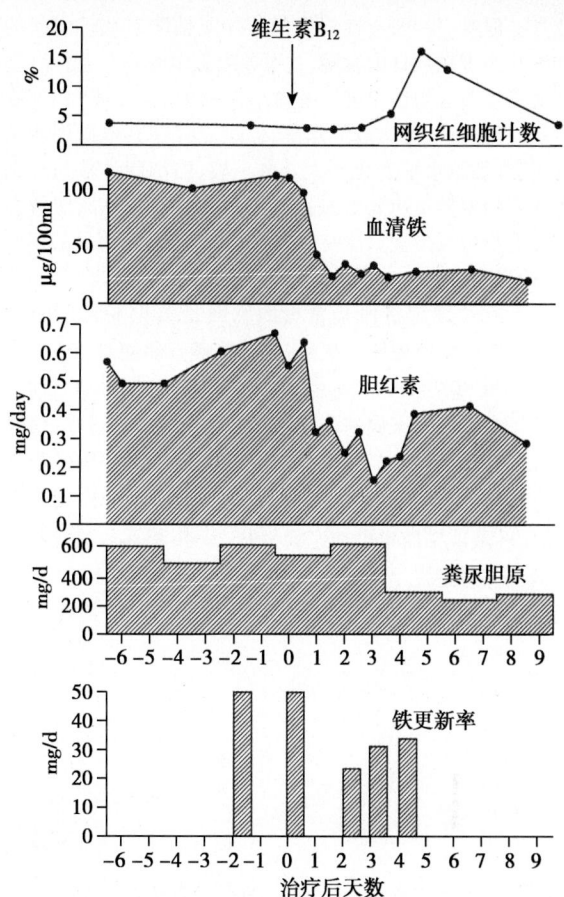

图 41-16 氰钴胺对网织红细胞计数、血清铁、血清胆红素、粪尿胆原和血浆铁更新率的作用

生巨幼细胞贫血,应当记住,此种情况下巨幼细胞贫血可被胃切除术后铁缺乏所掩盖[352,362]。

盲袢综合征　盲袢综合征所引起的贫血可行肠外钴胺素治疗,口服广谱抗生素一周左右亦会出现疗效[头孢氨苄(cephalexin monohydrate, Keflex)250mg 每天 4 次,加甲硝唑(metronidazole)250mg 每天 3 次,共 10 天][363],钴胺素吸收功能恢复,外科手术成功纠正其解剖学异常可治愈该综合征。

鱼绦虫　一次性口服氯硝柳胺(niclosamide)50mg/kg 或吡喹酮(praziquantel)5～10mg/kg。

使用口服钴胺素的复燃

以前曾经提出过采用口服钴胺素治疗钴胺素缺乏症,有关这一可能性已经引起人们极大的兴趣[364,365]。口服钴胺素不仅可用于治疗素食者和重症普通营养不良者的饮食性钴胺素缺乏症,亦可用于治疗钴胺素吸收不良[366]及 PA 患者,只是对接受口服治疗的患者需进行仔细追踪以确保疗效[367]。对缺乏内因子的病人而言,口服钴胺素剂量的 1% 可由于效量作用跨过小肠上皮而被吸收,这样,每天口服 1000～2000μg 钴胺素可满足大部分 PA 患者的日常所需,且此种治疗无需注射,无需受痛,价格较廉。饮食性钴胺素缺乏和不能接受肌肉注射的患者(血友病及年老体弱者),也应口服钴胺素治疗。

急性巨幼细胞贫血

一般而言,巨幼细胞贫血呈慢性过程,其发病过程约数周

或数月。但有一种因急性组织内叶酸或钴胺素缺乏引起的巨幼细胞状态可在数日内发病，并可导致患者死亡。急性巨幼细胞贫血患者表现为快速进展的血小板减少症和（或）白细胞减少症，其计数有时可达极低水平，但除非存在其他原因所致的贫血，其红细胞水平变化不大。血小板、白细胞计数与红细胞计数之间的差异反映了红细胞的寿命更长。从临床图像提示免疫性血小板减少症。诊断依靠骨穿检查，可见明显的巨幼细胞变，恰当的替代治疗可迅速起效，可证实诊断。

急性巨幼细胞贫血最常见的原因是氧化亚氮（N_2O）麻醉[368]。N_2O可快速破坏甲基钴胺素，导致巨幼细胞状态[369]。最终使AdoCbl丢失，SAMe与总叶酸水平下降，而N^5-甲基四氢叶酸比例增高[370]。临床病情演变迅速，在12～24小时后骨髓出现显著的巨幼变[371]。要在接触N_2O 5天后才出现中性粒细胞核分叶过多，但此后持续数日[372]。数日后N_2O的作用自行消失，使用叶酸或钴胺素可加速其消失[373]。接受N_2O治疗数周的破伤风病人曾经发生N_2O诱导的巨幼细胞增多导致的死亡[368]。长时间偶尔使用N_2O可导致类似联合系统病的神经系统异常[374]。

急性巨幼细胞贫血亦可发生于其他临床疾病病程中，快速进展的巨幼细胞状态伴急性血小板减少症可以发生于严重疾病患者，此情形常发生于重症监护病房[375]，发生风险特别高的还有术中大量输血者[376]、接受透析者、全肠外营养者及接受弱叶酸拮抗剂如甲氧苄啶（trimethoprim）治疗者。血涂片通常缺乏诊断的形态学线索（中性粒细胞核分叶过多）。红细胞叶酸水平与血清钴胺素水平正常，但骨髓总是呈现巨幼细胞改变。此类患者无一例外地对肠外治疗剂量的叶酸（5mg/d）和钴胺素（1mg）迅速起效。

药物导致的巨幼细胞贫血

如表41-5列举可引起巨幼细胞贫血的药物。氨基蝶呤（aminopterin）和氨甲蝶呤（methotrexate）在结构上几乎与叶酸相同。它们通过叶酸载体[377]进入细胞后获得一条多聚谷氨酸链[378]，可作为二氢叶酸还原酶强有力的抑制剂发挥作用[379]。通过阻断$FH_2 \rightarrow FH_4$反应，或同时抑制其他叶酸代谢酶使叶酸迅速从1-碳片段载体池移出，使核苷（尤其是胸苷）的生物合成下降，致使DNA复制紊乱（参见第10、20章）[380]。

表41-5　引起巨幼细胞贫血的药物

药物	作用	参考文献
抗叶酸盐		
氨甲蝶呤	二氢叶酸还原酶强抑制剂	425
氨基蝶呤	过量亚叶酸治疗	380
乙胺嘧啶	作用明显弱于氨甲蝶呤和氨基蝶呤	
甲氧苄啶	亚叶酸治疗或撤除药物	426,427
柳氮磺吡啶	敏感患者出现急性巨幼细胞贫血，特别是叶酸贮存少的患者	428
氯胍（proguanil）		429
氨苯蝶呤	培美曲塞二钠治疗中应用叶酸和钴胺素可减轻毒性反应	
培美曲塞二钠（alimta）		430
嘌呤类似物		
巯嘌呤（6-巯基嘌呤）	骨髓增生低下前出现巨幼样改变，程度较轻	431
硫鸟嘌呤（6-硫鸟嘌呤）	亚叶酸治疗有效，叶酸无效	432
硫唑嘌呤		433
阿昔洛韦	大剂量时可引起巨幼样改变	434
嘧啶类似物		
5-氟尿嘧啶	轻度巨幼样改变	435
氟脲苷（5-氟脱氧尿苷）		435
6-氮杂尿苷	抑制乳清酸脱羧酶，阻断尿苷酸生成，偶可见巨幼样改变，尿中出现乳清酸和乳清酸核苷	436
齐多夫定（AZT）	主要副作用是严重的巨幼细胞贫血	383
核糖核苷酸还原酶抑制剂		
羟基脲	治疗1～2天后出现明显的巨幼样改变，药物撤除后可迅速恢复	437
阿糖胞苷	常见巨幼样改变	438
抗惊厥药		
苯妥因钠	偶见巨幼样变，与叶酸水平低有关（二苯乙内酰脲）大剂量叶酸（1～5mg/d）治疗有效；抗惊厥药引起叶酸降低的原因尚不明确，但可能与药物所致的细胞色素P450水平升高相关	439～441

表41-5　引起巨幼细胞贫血的药物（续）

药物	作用	参考文献
苯巴比妥		439
扑痫酮		439
卡马西平		442
其他抑制叶酸药物		
口服避孕药	偶有巨幼细胞增多，有时宫颈增生异常	443
叶酸治疗有效		
格鲁米特		
环丝氨酸		
H^+/K^+-ATP 酶抑制剂		
奥美拉唑	长期应用导致血清钴胺素水平下降	386
兰索拉唑		
杂类		
N_2O	见"急性巨幼细胞贫血"	368
对氨基水杨酸	钴胺素吸收不良，偶有轻度巨幼细胞贫血	444
二甲双胍		445
苯乙双胍	钴胺素吸收不良，无贫血	
秋水仙碱		446
新霉素		447
亚砷酸	致骨髓增生异常性造血，有时有巨幼样改变	448

毒性作用包括：坏死性口腔病变；食道、小肠、结肠溃疡伴腹痛、呕吐和腹泻；巨幼细胞贫血；脱发；色素沉着过多。这类药物经肾脏排泄，所以，如果肾功能受损时，其药效和副作用效应加强，时间延长。

因这些叶酸拮抗剂引起的毒性作用，可采用亚叶酸（N^5-甲酰 FH_4）进行治疗。因还原酶被阻断，不能转换成有活性的四氢形式，故叶酸本身并无作用。亚叶酸已经是一种四氢形式，所以，尽管叶酸还原酶已被阻断，却仍然有效。亚叶酸的剂量通常是 3～6mg/d，肌注。更大的剂量常用于化疗方案，如有目的地使用致死剂量的氨甲蝶呤患者的解救治疗。一例因过量氨甲蝶呤意外注入蛛网膜下腔的患者，用鞘内注射亚叶酸解救[381]。

齐多夫定（zidovudine，azidothymidine，AZT）用于 HIV 感染（AIDS；参见第 81 章）[382]。其主要的毒性作用是严重的巨幼细胞贫血。由 AZT 所致的贫血和中性粒细胞减少已限制了该药的临床应用[383]。

HIV 感染本身也抑制造血，导致全血减少伴骨髓增生异常的特征（参见第 81、87 章）。血涂片检查可见单核细胞空泡变性。HIV 感染者的巨幼细胞增多可能为叶酸或钴胺素缺乏所致[384]，或由 AZT、甲氧苄啶（trimethoprim）毒性引起。

大剂量羟基脲用于治疗慢性髓系白血病、真性红细胞增多症和原发性血小板增多症，低剂量用于治疗银屑病、类风湿关节炎和镰状细胞病（参见第 22 章）。它抑制核糖核苷向脱氧核糖核苷的转变[385]。羟基脲开始治疗后 1～2 天，骨髓中即可出现显著巨幼样改变。这些变化在停药后可迅速恢复。因 N_2O 所致巨幼细胞增多已在以上"急性巨幼细胞贫血"中讨论过。

长时间使用奥美拉唑（omeprazole）及其他的 H^+/K^+-ATP

酶抑制剂与血清钴胺素水平下降有关，可能因为它们均可抑制壁细胞功能[386]。而短期应用这些药物并不会引起钴胺素水平下降的问题[387]。

培美曲塞二钠（pemetrexed）是一种抗叶酸药物，被批准用于间皮瘤治疗。它还曾经被用于治疗非小细胞肺癌。与其他抗叶酸药物一样，培美曲塞二钠引起的巨幼细胞贫血可用钴胺素和叶酸治疗，叶酸及钴胺素联合用药也可减少药物毒性。甲氧苄啶是二氢叶酸还原酶抑制剂，被设计作用于微生物而对哺乳动物酶无影响。然而在叶酸为临界水平的患者中，应用甲氧苄啶仍可引起叶酸缺乏状态。

儿童巨幼细胞贫血

儿童巨幼细胞贫血通常是由遗传性疾病所致，这些遗传病可影响钴胺素结合蛋白或影响细胞内钴胺素运输相关的酶或影响其转化为辅酶的活性形式。最近的几篇综述全面地阐述了这个话题[321,388,389]。

钴胺素结合蛋白缺陷

一些遗传突变和基因多态性可影响重要的钴胺素结合蛋白。它们的作用从呈临床良性改变到引起伴巨幼红细胞性贫血和神经系统并发症的钴胺素缺乏，这些表现一般在婴儿期或儿童早期即已出现，偶尔在青春期或成年早期出现。总的来说，影响编码蛋白的突变或缺失能导致严重的健康问题，而多态性变异体可能完全没有表现或仅有致病风险的可能性改变。

钴胺素吸收不良可见于下列四种与遗传组分相关的儿童期情况：①内因子分泌正常时钴胺素吸收不良；②内因子先天性异常；③TC 缺乏；④儿童真性恶性贫血。儿童钴胺素缺乏的处理已有全面的综述[389]。

选择性钴胺素吸收不良,常染色体隐性巨幼细胞贫血,Imerslund-Gräsbeck病　Imerslund-Gräsbeck病[390]是一种遗传性回肠对内因子-Cbl复合物转运障碍,通常伴有蛋白尿,多为白蛋白[389]。可能是婴儿钴胺素缺乏最常见的病因[391]。钴胺素缺乏的表现一般出现于2岁前,但也可出现得更早或更晚。内因子治疗并不能纠正这种钴胺素的缺乏,且内源性内因子和HCL分泌、TC和HC水平、胃和肠道的组织学检查均正常。抗内因子抗体阴性。内因子-Cbl受体可见于部分而不是所有患者中。引起此病的分子缺陷已阐明。在钴胺素回肠段的吸收中,有两个基因编码的不同蛋白组成了钴胺素-IF受体(钴胺素-内因子受体)复合物的一部分。其一为CUBN受几种突变的累及,这些突变在MGA1的芬兰人中有报道[95,392]。另一个蛋白为AMN,其突变导致较轻度的MGA1表型,见于挪威患者[95,393]。编码AMN蛋白的基因亦报道了几种突变[95]。可使用肌注钴胺素治疗患者。贫血可被纠正,但蛋白尿持续存在。

先天性内因子缺乏　先天性内因子缺乏是一种常染色体隐性遗传性疾病,患者壁细胞不能分泌功能正常的内因子[394]。当钴胺素储备(出生时<25μg)耗尽后,患者出现易激怒及巨幼细胞贫血。此病常于出生后6~24个月时发病。患儿的HCl分泌和胃组织形态学均正常,无蛋白尿,抗内因子抗体阴性[395]。口服内因子可纠正钴胺素吸收不良[396]。治疗为标准剂量钴胺素肌肉注射。

转钴蛋白缺乏　转钴蛋白缺乏是一种常染色体隐性遗传性疾病,引起早期严重的巨幼细胞贫血,通常于婴儿早期发病[395]。疾病表现颇具危险的欺骗性,常常在血清钴胺素水平正常时可有严重的组织钴胺素缺乏,这是因为大部分血浆钴胺素与HC结合,如果仅仅依赖于血浆钴胺素检测则会导致检查结果具有误导性。如不能及时诊疗,会引起不可逆的CNS损害[397]。患儿出生时正常,但在随后几周表现出钴胺素缺乏的体征和症状,如快速进展的全血细胞减少、口腔溃疡、呕吐、腹泻。可出现反复细菌感染[395]。疾病早期神经损害并不突出[397]。

血清叶酸和钴胺素正常(后者正常是因为大部分钴胺素由HC转运)。血浆同型半胱氨酸和(或)甲基丙二酸水平升高[398]。骨髓呈巨幼样变,钴胺素吸收通常(但不总是)异常,且内因子不能纠正[399]。该病须经检测血浆TC可诊断[389]。目前已可进行产前诊断[400]。用于TC检查的血样应在治疗前留取,因正常人使用钴胺素治疗后血清TC水平会明显下降。TC缺乏者应予大剂量的钴胺素以促使足量的钴胺素进入细胞内,使细胞发挥正常功能。初始治疗为口服维生素B₁₂(CnCbl)或羟钴胺(OHCbl)500~1000μg,每周两次,或每周肌注1000μg羟钴胺。治疗过程中应该监测血细胞计数、症状,必要时可调高剂量。

已报道了几个TC基因的单核苷酸多态性,最常见形式(776C>G)的等位基因频率在某些人群中偏高[401,402]。在G等位基因为纯合子的个体中全反钴胺素水平较低,而甲基丙二酸盐水平较高[401,402],提示该基因型可能与钴胺素状态不良相关[64]。

结合咕啉缺乏　先天缺乏与临床表现出来的钴胺素缺乏并没有相关性,尽管血浆或者血清钴胺素水平大大低于正常[345],而也正是因为这一点才认识了该病。这些患者没有发生钴胺素缺乏症表明结合咕啉对健康并非必不可少。

真性青少年恶性贫血　真性恶性贫血,伴胃萎缩和内因子

分泌缺陷,在儿童极为罕见[403]。常于十几岁发病,出现钴胺素缺乏。血清中常存在抗内因子抗体[265]。诊断和治疗同成人恶性贫血。

钴胺素代谢的先天缺陷

钴胺素经由一系列复杂的多步骤的过程转化为AdoCbl和MeCbl[388,398,404]。目前已报道8种影响该钴胺素转化途径的疾病,每一种疾病影响表转化中的一个步骤。鉴于它们的分子基础尚未完全阐明,这些疾病本身暂未根据其缺损蛋白命名,而是将之按大写字母顺序之前加一cbl前缀来表示。根据患者尿液中异常的代谢产物,这组疾病可分为三大临床综合征(表41-6)。这些异常常在检测那些不明原因的发育迟缓、酸中毒、贫血或神经系统异常的婴儿时发现的。典型患者血钴胺素水平正常。

表41-6　钴胺素突变体类型综合征

综合征	甲基丙二酸尿	同型半胱氨酸尿	巨幼细胞贫血
cblA、cblB、cblH	+	–	–
cblE、cblC	–	+	+
cblC、cblD、cblF	+	+	±

单纯甲基丙二酸尿(cblA、cblB和cblH)

在cblA和cblB中,AdoCbl生成受阻,但MeCbl生成正常。这可能因甲基丙二酰CoA变位酶异常(表示为muto或mut-)或其辅助因子AdoCbl的活化或生成有缺陷。cblH变异体似乎代表一种cblA等位基因间的变异体[405]。患者婴儿期即因其不能分解代谢甲基丙二酸而出现酸中毒。临床症状包括嗜睡,不能正常生长发育,呕吐及神经系统症状。精神发育迟滞并不显著,且无巨幼细胞贫血。大部分患者对1000μg/d的OHCbl或CnCbl治疗有效,然而muto和mut-患者无效。

单纯同型半胱氨酸尿血症(cblE和cblG)

在这些疾病中,N⁵-甲基四氢叶酸-同型半胱氨酸甲基转移酶存在缺陷,不能生成MeCbl[406]。在cblG患者中,蛋氨酸合酶缺失或存在缺陷[407]。cblE则是因为与蛋氨酸结合的钴胺素使蛋氨酸合成酶氧化失活后无法再活化所致[408]。患者在婴儿期发病,表现为呕吐、精神发育迟滞及巨幼细胞贫血。患者表现出显著的高胱氨酸尿和高同型半胱氨酸血症,但无甲基丙二酸尿或甲基丙二酸血症。采用CnCbl 1000μg/d或1000μg/周疗效佳,经产前诊断的婴儿出生后即开始治疗常发育正常。极少情况下,该病至成年时才开始有明显表现。

甲基丙二酸尿和同型半胱氨酸尿(cblC、cblD和cblF)

在这些疾病中,Cbl的转化缺陷同时影响AdoCbl和MeCbl,可能是由于钴元素自Co⁺⁺还原成Co¹⁺存在缺陷。这些患者同时存在高同型半胱氨酸血症和甲基丙二酸血症。其发病年龄自婴儿早期至青春期。除嗜睡和生长障碍外,患儿表现严重的神经损害。年龄较大的患者出现精神问题,进行性痴呆,和运动神经受损的症状和体征。cblC病在钴胺素代谢的先天缺陷中最常见。在cblF中,缺陷为钴胺素不能从溶酶体中释

放[409]。大约一半的患者存在巨幼细胞贫血,部分患者对 1000μg/d 的 OHCbl 或 CnCbl 治疗有效。

在具有以上"单纯甲基丙二酸尿"或者"单纯同型半胱氨酸尿"中描述的临床表现的患者证实分别存在甲基丙二酸尿和(或)同型半胱氨酸尿,可做出钴胺素突变的初步诊断。但其诊断的确立还需专门的实验室进行培养的成纤维细胞互补研究[388]。对疑似钴胺素突变的患者,在等待实验结果的同时即应开始治疗,因为早期大剂量的钴胺素治疗不仅无任何风险,且可能降低中枢神经系统损伤的机会。对患有这些疾病的胎儿,肠外给予其母亲大剂量的 CnCbl 进行宫内治疗已获成功[410]。

叶酸代谢的先天缺陷

已在三种遗传性叶酸代谢性疾病中报道了婴儿巨幼细胞性贫血[30,389,411]。

遗传性叶酸吸收不良

该病是一种少见的遗传性疾病,患者不能自胃肠道吸收叶酸或将叶酸穿过脉络丛转运至脑脊液[29,30]。该病分子学基础为 PCFT 的异常[29]。临床表现为严重的巨幼细胞贫血,癫痫发作,精神发育迟滞和其他中枢神经系统改变[412]。血清叶酸水平降低,脑脊液叶酸为零。肠外给予叶酸注射可纠正部分患者贫血和癫痫发作,但是对其他神经系统症状及脑脊液叶酸水平无效,而每天注射亚叶酸可维持脊髓液中叶酸水平,并可使发育正常[389]。

二氢叶酸还原酶缺乏

二氢叶酸还原酶缺乏可表现为出生后数日到数周内单纯巨幼细胞贫血。亚叶酸治疗有效,而叶酸无效[413]。

N⁵-甲基四氢叶酸-同型半胱氨酸甲基转移酶缺乏

在一例巨幼细胞贫血伴精神发育迟缓的小儿的肝活检中发现甲基转移酶活性下降。贫血对叶酸,钴胺素,或磷酸吡哆醛没有反应[414]。本病的表现与影响蛋氨酸合成反应的钴胺素代谢的先天缺陷类似,对于这一个不同的疾病,人们在分子水平上还没有很好的认识。

亚甲基四氢叶酸还原酶缺乏

在这个少见的常染色体隐性遗传病中,存在严重的高同型半胱氨酸血症和高胱氨酸尿症,血浆蛋氨酸水平低下。患者可有神经和血管的并发症,但无巨幼细胞贫血或甲基丙二酸尿症[389]。前面已讨论过 MTHFR 多态性变异及其对疾病易感性的影响及该酶在甲基化或 DNA 合成通路中主要叶酸类型分布的影响。

其他先天缺陷

遗传性乳清酸尿

遗传性乳清酸尿是嘧啶代谢异常[415]的一种常染色体隐性遗传病,表现为巨幼细胞贫血,生长受阻和尿中排泄乳清酸。其血清钴胺素和叶酸水平正常。

Lesch-Nyhan 综合征

Lesch-Nyhan 综合征是 X-连锁的嘌呤代谢疾病,其特征为高尿酸血症及伴自残行为的神经病变。该病是由次黄嘌呤-鸟

嘌呤磷酸核糖转移酶缺乏所致。已经报道的一例患者有巨幼细胞贫血[416]。

硫胺素反应性巨幼细胞贫血

已报道 7 例儿童患者,自婴儿期发病,表现为严重巨幼细胞贫血、感音神经性耳聋和糖尿病。贫血对硫胺素(25～100mg/d)有反应。据报道,2 例该病患者骨髓呈现增生异常象[417]。其致病基因定位于 1 号染色体长臂,其生化缺陷是由于硫胺素依赖的戊糖循环酶转酮醇酶异常导致核酸生成减少引起的,从而导致细胞周期停滞及巨幼样表型[418]。该病在第 44 章中也有讨论。

巨幼细胞贫血的其他原因

先天性红细胞生成不良性贫血

先天性红细胞生成不良性贫血是一种终身性贫血,常较轻微,仅红系表现出增生不良,最典型表现为幼红细胞多核。该病似乎是由于连接于膜蛋白和神经酰胺类的多聚乳糖胺聚糖的糖基化缺陷所致[419]。在该病的三种类型中,两型(常为 I 型[420],偶为 III 型[421])表现出巨幼红细胞前体细胞(参见第 39 章)。

难治性巨幼细胞贫血

难治性巨幼细胞贫血被认为是某些铁粒幼细胞性贫血(参见第 59 章)和骨髓增生异常疾病(参见第 87 章)的一种表现[422]。其巨幼细胞样改变不典型。增生异常的特征只限于红系。骨髓中没有巨大晚幼粒细胞和杆状核粒细胞。少数难治性巨幼细胞贫血患者对药理剂量的吡哆醇(200mg/d)治疗有效[423],可能因为对丝氨酸甲酰转移酶的作用,该酶既需要吡哆醇也需要叶酸。

急性红白血病

急性红白血病是急性髓系白血病的一种(参见第 89 章)[424]。血片可见有核红细胞,通常有明显大小不一和着色不均,并常见巨大红细胞。骨髓象显示红系过度增生,累及形态非常怪异的巨幼红细胞前体细胞,这些细胞通常含有多个细胞核或核碎片伴有原始细胞增多(参见第 88 章,图 88-1)。巨幼样红细胞前体细胞还常呈现空泡。

在除外常见的病因且导致叶酸和维生素 B₁₂ 缺乏的原因被纠正后,考虑到这些能引起巨幼细胞性贫血的少见病因是很重要的。这不仅对儿童患者很重要,对那些叶酸和维生素 B₁₂ 治疗无效的难治性巨幼红细胞贫血患者也很重要。

翻译:史仲珣　互审:陈苏宁　校对:肖志坚

参考文献

1. Butterworth CJ, Santini RJ, Frommeyer WJ: The pteroylglutamate components of American diets as determined by chromatographic fractionation. *J Clin Invest* 42:1929–1939, 1963.
2. Stover PJ, Field MS: Trafficking of intracellular folates. *Adv Nutr* 2(4):325–331, 2011.
3. Institute of Medicine: *Dietary Reference Intakes for Thiamin, Riboflavin, Niacin, Vitamin B6, Folate, Vitamin B12, Pantothenic Acid, Biotin, and Choline.* The National Academies Press, Washington, DC, 2000.
4. von der Porten AE, Gregory JF 3rd, Toth JP, et al: *In vivo* folate kinetics during chronic supplementation of human subjects with deuterium-labeled folic acid. *J Nutr* 122(6):1293–1299, 1992.
5. Herbert V: Experimental nutritional folate deficiency in man. *Trans Assoc Am Physi-*

cians 75:307–320, 1962.
6. Halsted C: Folate deficiency in alcoholism. *Am J Clin Nutr* 33(12):2736–2740, 1980.
7. Alperin J, Hutchinson H, Levin W: Studies of folic acid requirements in megaloblastic anemia of pregnancy. *Arch Intern Med* 117(5):681–688, 1966.
8. Schwarz R, Johnston RJ: Folic acid supplementation—When and how. *Obstet Gynecol* 88(5):886–887, 1996.
9. Ulevitch R, Kallen R: Purification and characterization of pyridoxal 5′-phosphate dependent serine hydroxymethylase from lamb liver and its action upon beta-phenylserines. *Biochemistry* 16(24):5342–5350, 1977.
10. Anderson DD, Stover PJ: SHMT1 and SHMT2 are functionally redundant in nuclear de novo thymidylate biosynthesis. *PLoS One* 4(6): E5839, 2009.
11. Deacon R, Chanarin I, Perry J, Lumb M: Marrow cells from patients with untreated pernicious anaemia cannot use tetrahydrofolate normally. *Br J Haematol* 46(4):523–528, 2009.
12. Wahba A, Friedkin M: The enzymatic synthesis of thymidylate. I. Early steps in the purification of thymidylate synthetase of *Escherichia coli*. *J Biol Chem* 237:3794–3801, 1962.
13. Fenech M: The role of folic acid and vitamin B12 in genomic stability of human cells. *Mutat Res* 475(1–2):57–67, 2001.
14. Huennekens F: Folic acid coenzymes in the biosynthesis of purines and pyrimidines. *Vitam Horm* 26:375–394, 1968.
15. Kaufman S: The phenylalanine hydroxylating system from mammalian liver. *Adv Enzymol Relat Areas Mol Biol* 35:245–319, 1971.
16. Kwon N, Nathan C, Stuehr D: Reduced biopterin as a cofactor in the generation of nitrogen oxides by murine macrophages. *J Biol Chem* 264(34):20496–20501, 1989.
17. Banerjee S, Snyder S: Methyltetrahydrofolic acid mediates N- and O-methylation of biogenic amines. *Science* 182(107):74–75, 1973.
18. Bird O, McGlohon V, Vaitkus J: Naturally occurring folates in the blood and liver of the rat. *Anal Biochem* 12(1):18–35, 1965.
19. Shane B: Folylpolyglutamate synthesis and role in the regulation of one-carbon metabolism. *Vitam Horm* 45:263–335, 1989.
20. Pratt R, Cooper B: Folates in plasma and bile of man after feeding folic acid—3H and 5-formyltetrahydrofolate (folinic acid). *J Clin Invest* 50(2):455–462, 1971.
21. Kisliuk R: Pteroylpolyglutamates. *Mol Cell Biochem* 39:331–345, 1981.
22. Atkinson I, Garrow T, Brenner A, Shane B: Human cytosolic folylpoly-gamma-glutamate synthase. *Methods Enzymol* 281:134–140, 1997.
23. Sussman D, Milman G, Shane B: Characterization of human folylpolyglutamate synthetase expressed in Chinese hamster ovary cells. *Somat Cell Mol Genet* 12(6):531–540, 1986.
24. Shane B, Stokstad E: Vitamin B12-folate interrelationships. *Annu Rev Nutr* 5:115–141, 1985.
25. Visentin M, Diop-Bove N, Zhao R, Goldman ID: The intestinal absorption of folates. *Annu Rev Physiol* 76:251–274, 2014.
26. Butterworth CJ, Baugh C, Krumdieck C: A study of folate absorption and metabolism in man utilizing carbon-14-labeled polyglutamates synthesized by the solid phase method. *J Clin Invest* 48(6):1131–1142, 1969.
27. Rosenberg I, Godwin H: The digestion and absorption of dietary folate. *Gastroenterology* 60(3):445–463, 1971.
28. Chandler C, Wang T, Halsted C: Pteroylpolyglutamate hydrolase from human jejunal brush borders. Purification and characterization. *J Biol Chem* 261(2):928–933, 1986.
29. Qiu A, Jansen M, Sakaris A, et al: Identification of an intestinal folate transporter and the molecular basis for hereditary folate malabsorption. *Cell* 127(5):917–928, 2006.
30. Zhao R, Matherly L, Goldman I: Membrane transporters and folate homeostasis: Intestinal absorption and transport into systemic compartments and tissues. *Expert Rev Mol Med* 11:e4, 2009.
31. Elsenhans B, Ahmad O, Rosenberg I: Isolation and characterization of pteroylpolyglutamate hydrolase from rat intestinal mucosa. *J Biol Chem* 259(10):6364–6368, 1984.
32. Schron C: PH modulation of the kinetics of rabbit jejunal, brush-border folate transport. *J Membr Biol* 120(2):192–200, 1991.
33. Schron C, Washington CJ, Blitzer B: The transmembrane pH gradient drives uphill folate transport in rabbit jejunum. Direct evidence for folate/hydroxyl exchange in brush border membrane vesicles. *J Clin Invest* 76(5):2030–2033, 1985.
34. Zimmerman J, Selhub J, Rosenberg I: Role of sodium ion in transport of folic acid in the small intestine. *Am J Physiol* 251(2 Pt 1):G218–G222, 1986.
35. Perry J, Chanarin I: Intestinal absorption of reduced folate compounds in man. *Br J Haematol* 18(3):329–339, 1970.
36. Kanazawa S, Herbert V: Mechanism of enterohepatic circulation of vitamin B12: Movement of vitamin B12 from bile R-binder to intrinsic factor due to the action of pancreatic trypsin. *Trans Assoc Am Physicians* 96:336–344, 1983.
37. Steinberg S, Campbell C, Hillman R: Kinetics of the normal folate enterohepatic cycle. *J Clin Invest* 64(1):83–88, 1979.
38. Steinberg S: Mechanisms of folate homeostasis. *Am J Physiol* 246(4 Pt 1):G319–G324, 1984.
39. Johns D, Sperti S, Burgen A: The metabolism of tritiated folic acid in man. *J Clin Invest* 40:1684–1695, 1961.
40. Antony A: The biological chemistry of folate receptors. *Blood* 79(11):2807–2820, 1992.
41. Weitman S, Weinberg A, Coney L, et al: Cellular localization of the folate receptor: Potential role in drug toxicity and folate homeostasis. *Cancer Res* 52(23):6708–6711, 1992.
42. Luhrs C, Slomiany B: A human membrane-associated folate binding protein is anchored by a glycosyl-phosphatidylinositol tail. *J Biol Chem* 264(36):21446–21449, 1989.
43. Green T, Ford HC: Human placental microvilli contain high-affinity binding sites for folate. *Biochem J* 218(1):75–80, 1984.
44. Rothberg K, Ying Y, Kolhouse J, et al: The glycophospholipid-linked folate receptor internalizes folate without entering the clathrin-coated pit endocytic pathway. *J Cell Biol* 110(3):637–649, 1990.
45. Moestrup SK: New insights into carrier binding and epithelial uptake of the erythropoietic nutrients cobalamin and folate. *Curr Opin Hematol* 13(3):119–123, 2006.
46. Hilton J, Cooper B, Rosenblatt D: Folate polyglutamate synthesis and turnover in cultured human fibroblasts. *J Biol Chem* 254(17):8398–8403, 1979.
47. Zamierowski M, Wagner C: High molecular weight complexes of folic acid in mammalian tissues. *Biochem Biophys Res Commun* 60(1):81–87, 1974.
48. Duch D, Bowers S, Nichol C: Analysis of folate cofactor levels in tissues using high-performance liquid chromatography. *Anal Biochem* 130(2):385–392, 1983.
49. Cook R, Wagner C: Glycine N-methyltransferase is a folate binding protein of rat liver cytosol. *Proc Natl Acad Sci U S A* 81(12):3631–3634, 1984.
50. Rosenblatt D, Cooper B, Lue-Shing S, et al: Folate distribution in cultured human cells. Studies on 5,10-CH2-H4PteGlu reductase deficiency. *J Clin Invest* 63(5):1019–1025, 1979.
51. Stites T, Bailey L, Scott K, et al: Kinetic modeling of folate metabolism through use of chronic administration of deuterium-labeled folic acid in men. *Am J Clin Nutr* 65(1):53–60, 1997.
52. Elwood P, Deutsch J, Kolhouse J: The conversion of the human membrane-associated folate binding protein (folate receptor) to the soluble folate binding protein by a membrane-associated metalloprotease. *J Biol Chem* 266(4):2346–2353, 1991.
53. Colman N, Herbert V: Total folate binding capacity of normal human plasma, and variations in uremia, cirrhosis, and pregnancy. *Blood* 48(6):911–921, 1976.
54. Waxman S: Folate binding proteins. *Br J Haematol* 29(1):23–29, 1975.
55. Waxman S, Schreiber C: Measurement of serum folate levels and serum folic acid-binding protein by 3H-PGA radioassay. *Blood* 42(2):281–290, 1973.
56. Colman N, Herbert V: Folate-binding proteins. *Annu Rev Med* 31:433–439, 1980.
57. Waxman S, Schreiber C: Characteristics of folic acid-binding protein in folate-deficient serum. *Blood* 42(2):291–301, 1973.
58. Rothenberg S: A macromolecular factor in some leukemic cells which binds folic acid. *Proc Soc Exp Biol Med* 133(2):428–432, 1970.
59. Mason J, Selhub J: Folate-binding protein and the absorption of folic acid in the small intestine of the suckling rat. *Am J Clin Nutr* 48(3):620–625, 1988.
60. Rubinoff M, Abramson R, Schreiber C, Waxman S: Effect of a folate-binding protein on the plasma transport and tissue distribution of folic acid. *Acta Haematol* 65(3):145–152, 1981.
61. Selhub J, Nakamura S, Carone F: Renal folate absorption and the kidney folate binding protein. II. Microinfusion studies. *Am J Physiol* 252(4 Pt 2):F757–F760, 1987.
62. O'Brien J: Urinary excretion of folic and folinic acids in normal adults. *Proc Soc Exp Biol Med* 104:354–355, 1960.
63. Clifford A, Arjomand A, Dueker S, et al: The dynamics of folic acid metabolism in an adult given a small tracer dose of 14C-folic acid. *Adv Exp Med Biol* 445:239–251, 1998.
64. Green R, Miller JW: Vitamin B12, in *Handbook of Vitamins*, ed 5. Taylor & Francis, Boca Raton, FL, 2014.
65. Lenhert P, Hodgkin D: Structure of the 5,6-dimethyl-benzimidazolylcobamide coenzyme. *Nature* 192:937–938, 1961.
66. Lindstrand K: Isolation of methylcobalamin from natural source material. *Nature* 204:188–189, 1964.
67. Heyssel R, Bozian R, Darby W, Bell M: Vitamin B12 turnover in man. The assimilation of vitamin B12 from natural foodstuff by man and estimates of minimal daily dietary requirements. *Am J Clin Nutr* 18(3):176–184, 1966.
68. Grasbeck R: Calculations on vitamin B12 turnover in man. With a note on the maintenance treatment in pernicious anemia and the radiation dose received by patients ingesting radiovitamin B12. *Scand J Clin Lab Invest* 11:250–258, 1959.
69. JM H: Vitamin B12 concentrations in human tissues. In: MPMJA Kawin B, editor.: Nature; 1966. p. 1264.
70. Nham S, Wilkemeyer M, Ledley F: Structure of the human methylmalonyl-CoA mutase (MUT) locus. *Genomics* 8(4):710–716, 1990.
71. Beck W, Flavin M, Ochoa S: Metabolism of propionic acid in animal tissues. III. Formation of succinate. *J Biol Chem* 229(2):997–1010, 1957.
72. Taylor R, Weissbach H: Enzymic synthesis of methionine: Formation of a radioactive cobamide enzyme with N5-methyl-14C-tetrahydrofolate. *Arch Biochem Biophys* 119(1):572–579, 1967.
73. Zalusky R, Herbert V, Castle W: Cyanocobalamin therapy effect in folic acid deficiency. *Arch Intern Med* 109:545–554, 1962.
74. Knowles J, Prankerd T: Abnormal folic acid metabolism in vitamin B12 deficiency. *Clin Sci* 22:233–238, 1962.
75. Herbert V, Zalusky R: Interrelations of vitamin B12 and folic acid metabolism: Folic acid clearance studies. *J Clin Invest* 41:1263–1276, 1962.
76. Kano Y, Sakamoto S, Hida K, et al: 5-Methyltetrahydrofolate related enzymes and DNA polymerase alpha activities in bone marrow cells from patients with vitamin B12 deficient megaloblastic anemia. *Blood* 59(4):832–837, 1982.
77. Waters A, Mollin D: Observations on the metabolism of folic acid in pernicious anaemia. *Br J Haematol* 9:319–327, 1963.
78. Jeejeebhoy K, Pathare S, Noronha J: Observations on conjugated and unconjugated blood folate levels in megaloblastic anemia and the effects of vitamin B12. *Blood* 26:354–359, 1965.
79. Boss G: Cobalamin inactivation decreases purine and methionine synthesis in cultured lymphoblasts. *J Clin Invest* 76(1):213–218, 1985.
80. Finkelstein JD, Martin JJ: Methionine metabolism in mammals. Adaptation to methionine excess. *J Biol Chem* 261(4):1582–1587, 1986.
81. Katzen H, Buchanan J: Enzymatic synthesis of the methyl group of methionine. 8. Repression-derepression, purification, and properties of 5,10-methylenetetrahydrofolate reductase from *Escherichia coli*. *J Biol Chem* 240:825–835, 1965.
82. Chanarin I, Deacon R, Lumb M, Perry J: Vitamin B12 regulates folate metabolism by the supply of formate. *Lancet* 2(8193):505–507, 1980.
83. Taheri M, Wickremasinghe R, Jackson B, Hoffbrand A: The effect of folate analogues and vitamin B12 on provision of thymine nucleotides for DNA synthesis in megaloblastic anemia. *Blood* 59(3):634–640, 1982.
84. Chanarin I, Deacon R, Lumb M, Perry J: Cobalamin and folate: Recent developments. *J Clin Pathol* 45(4):277–283, 1992.
85. Hewitt J, Gordon M, Taggart R, et al: Human gastric intrinsic factor: Characterization

of cDNA and genomic clones and localization to human chromosome 11. *Genomics* 10(2):432–440, 1991.

86. Tang L, Chokshi H, Hu C, et al: The intrinsic factor (IF)-cobalamin receptor binding site is located in the amino-terminal portion of IF. *J Biol Chem* 267(32):22982–22986, 1992.

87. Levine JS, Nakane PK, Allen RH: Immunocytochemical localization of human intrinsic factor: The nonstimulated stomach. *Gastroenterology* 79(3):493–502, 1980.

88. Stenman U: Vitamin B12-binding proteins of r-type, cobalophilin. *Scand J Haematol* 14(2):91–107, 1975.

89. Cooper B, Castle W: Sequential mechanisms in the enhanced absorption of vitamin B12 by intrinsic factor in the rat. *J Clin Invest* 39:199–214, 1960.

90. Allen R, Seetharam B, Podell E, Alpers D: Effect of proteolytic enzymes on the binding of cobalamin to R protein and intrinsic factor. *In vitro* evidence that a failure to partially degrade R protein is responsible for cobalamin malabsorption in pancreatic insufficiency. *J Clin Invest* 61(1):47–54, 1978.

91. Abels J, Schilling R: Protection of intrinsic factor by vitamin B12. *J Lab Clin Med* 64:375–384, 1964.

92. Moestrup S, Kozyraki R, Kristiansen M, et al: The intrinsic factor-vitamin B12 receptor and target of teratogenic antibodies is a megalin-binding peripheral membrane protein with homology to developmental proteins. *J Biol Chem* 273(9):5235–5242, 1998.

93. Barth JL, Argraves WS: Cubilin and megalin: Partners in lipoprotein and vitamin metabolism. *Trends Cardiovasc Med* 11(1):26–31, 2001.

94. Birn H, Willnow T, Nielsen R, et al: Megalin is essential for renal proximal tubule reabsorption and accumulation of transcobalamin-B(12). *Am J Physiol Renal Physiol* 282(3):F408–F416, 2002.

95. Fyfe J, Madsen M, Højrup P, et al: The functional cobalamin (vitamin B12)-intrinsic factor receptor is a novel complex of cubilin and amnionless. *Blood* 103(5):1573–1579, 2004.

96. Christensen E, Birn H: Megalin and cubilin: Multifunctional endocytic receptors. *Nat Rev Mol Cell Biol* 3(4):256–266, 2002.

97. Hagedorn C, Alpers D: Distribution of intrinsic factor-vitamin B12 receptors in human intestine. *Gastroenterology* 73(5):1019–1022, 1977.

98. Kapadia C, Serfilippi D, Voloshin K, Donaldson RJ: Intrinsic factor-mediated absorption of cobalamin by guinea pig ileal cells. *J Clin Invest* 71(3):440–448, 1983.

99. Robertson J, Gallagher N: *In vivo* evidence that cobalamin is absorbed by receptor-mediated endocytosis in the mouse. *Gastroenterology* 88(4):908–912, 1985.

100. Chanarin I: *The Megaloblastic Anaemias.* Blackwell Scientific, Oxford, 1969.

101. Horadagoda N, Batt R: Lysosomal localisation of cobalamin during absorption by the ileum of the dog. *Biochim Biophys Acta* 838(2):206–210, 1985.

102. Rothenberg S, Weisberg H, Ficarra A: Evidence for the absorption of immunoreactive intrinsic factor into the intestinal epithelial cell during vitamin B12 absorption. *J Lab Clin Med* 79(4):587–597, 1972.

103. Hall C: Transcobalamins I and II as natural transport proteins of vitamin B12. *J Clin Invest* 56(5):1125–1131, 1975.

104. Beedholm-Ebsen R, van de Wetering K, Hardlei T, et al: Identification of multidrug resistance protein 1 (MRP1/ABCC1) as a molecular gate for cellular export of cobalamin. *Blood* 115(8):1632–1639, 2010.

105. Quadros E, Regec A, Khan K, et al: Transcobalamin II synthesized in the intestinal villi facilitates transfer of cobalamin to the portal blood. *Am J Physiol* 277(1 Pt 1):G161–G166, 1999.

106. Green R, Jacobsen D, van Tonder S, et al: Enterohepatic circulation of cobalamin in the nonhuman primate. *Gastroenterology* 81(4):773–776, 1981.

107. Grasbeck R, Nyberg W, Reizenstein P: Biliary and fecal vit. B12 excretion in man: An isotope study. *Proc Soc Exp Biol Med* 97(4):780–784, 1958.

108. Green R, Jacobsen D, Van Tonder S, et al: Absorption of biliary cobalamin in baboons following total gastrectomy. *J Lab Clin Med* 100(5):771–777, 1982.

109. Antony A: Vegetarianism and vitamin B-12 (cobalamin) deficiency. *Am J Clin Nutr* 78(1):3–6, 2003.

110. Doscherholmen A, Hagen P: A dual mechanism of vitamin B12 plasma absorption. *J Clin Invest* 36(11):1551–1557, 1957.

111. Seetharam B, Alpers D: Cellular uptake of cobalamin. *Nutr Rev* 43(4):97–102, 1985.

112. Quadros EV, Rothenberg SP, Pan YC, Stein S: Purification and molecular characterization of human transcobalamin II. *J Biol Chem* 261(33):15455–15460, 1986.

113. Platica O, Janeczko R, Quadros E, et al: The cDNA sequence and the deduced amino acid sequence of human transcobalamin II show homology with rat intrinsic factor and human transcobalamin I. *J Biol Chem* 266(12):7860–7863, 1991.

114. Hippe E, Olesen H: Nature of vitamin B12 binding. 3. Thermodynamics of binding to human intrinsic factor and transcobalamins. *Biochim Biophys Acta* 243(1):83–88, 1971.

115. Kolhouse J, Allen R: Absorption, plasma transport, and cellular retention of cobalamin analogues in the rabbit. Evidence for the existence of multiple mechanisms that prevent the absorption and tissue dissemination of naturally occurring cobalamin analogues. *J Clin Invest* 60(6):1381–1392, 1977.

116. Donaldson RJ, Brand M, Serfilippi D: Changes in circulating transcobalamin II after injection of cyanocobalamin. *N Engl J Med* 296(25):1427–1430, 1977.

117. Schneider R, Burger R, Mehlman C, Allen R: The role and fate of rabbit and human transcobalamin II in the plasma transport of vitamin B12 in the rabbit. *J Clin Invest* 57(1):27–38, 1976.

118. Youngdahl-Turner P, Rosenberg L, Allen R: Binding and uptake of transcobalamin II by human fibroblasts. *J Clin Invest* 61(1):133–141, 1978.

119. Quadros E, Nakayama Y, Sequeira J: The protein and the gene encoding the receptor for the cellular uptake of transcobalamin-bound cobalamin. *Blood* 113(1):186–192, 2009.

120. Peters TJ, Quinlan A, Hoffbrand AV: Subcellular localization of radioactive vitamin B12 during absorption by guinea-pig ileum. *Clin Sci* 37(2):568–569, 1969.

121. Pletsch Q, Coffey J: Properties of the proteins that bind vitamin B12 in subcellular fractions of rat liver. *Arch Biochem Biophys* 151(1):157–167, 1972.

122. Watanabe F, Nakano Y: Comparative biochemistry of vitamin B12 (cobalamin) metabolism: Biochemical diversity in the systems for intracellular cobalamin transfer and synthesis of the coenzymes. *Int J Biochem* 23(12):1353–1359, 1991.

123. Burger R, Allen R: Characterization of vitamin B12-binding proteins isolated from human milk and saliva by affinity chromatography. *J Biol Chem* 249(22):7220–7227, 1974.

124. Hurlimann J, Zuber C: Vitamin B12-binders in human body fluids. II. Synthesis *in vitro*. *Clin Exp Immunol* 4(1):141–148, 1969.

125. Simons K, Weber T: The vitamin B12-binding protein in human leukocytes. *Biochim Biophys Acta* 117(1):201–208, 1966.

126. Johnston J, Bollekens J, Allen R, Berliner N: Structure of the cDNA encoding transcobalamin I, a neutrophil granule protein. *J Biol Chem* 264(27):15754–15757, 1989.

127. Johnston J, Yang-Feng T, Berliner N: Genomic structure and mapping of the chromosomal gene for transcobalamin I (TCN1): Comparison to human intrinsic factor. *Genomics* 12(3):459–464, 1992.

128. Burger R, Schneider R, Mehlman C, Allen R: Human plasma R-type vitamin B12-binding proteins. II. The role of transcobalamin I, transcobalamin III, and the normal granulocyte vitamin B12-binding protein in the plasma transport of vitamin B12. *J Biol Chem* 250(19):7707–7713, 1975.

129. Guéant J, Monin B, Boissel P, et al: Biliary excretion of cobalamin and cobalamin analogues in man. *Digestion* 30(3):151–157, 1984.

130. Gottlieb C, Retief F, Herbert V: Blockade of vitamin B12-binding sites in gastric juice, serum and saliva by analogues and derivatives of vitamin B12 and by antibody to intrinsic factor. *Biochim Biophys Acta* 141(3):560–572, 1967.

131. Allen R, Stabler S: Identification and quantitation of cobalamin and cobalamin analogues in human feces. *Am J Clin Nutr* 87(5):1324–1335, 2008.

132. Green R LK-S, Sutter S, Allen LH, Buchholz B, Dueker SR, Miller JW: Evidence that physiological doses of vitamin B12 are metabolized or degraded in the gastrointestinal tract: Implications for vitamin B12 bioavailability and fortification. *FASEB J* 2009:335.

133. Kolhouse J, Kondo H, Allen N, et al: Cobalamin analogues are present in human plasma and can mask cobalamin deficiency because current radioisotope dilution assays are not specific for true cobalamin. *N Engl J Med* 299(15):785–792, 1978.

134. Kondo H, Kolhouse J, Allen R: Presence of cobalamin analogues in animal tissues. *Proc Natl Acad Sci U S A* 77(2):817–821, 1980.

135. Hom B: Plasma turnover of 57cobalt-vitamin B12 bound to transcobalamin I and II. *Scand J Haematol* 4(5):321–332, 1967.

136. Carmel R: The distribution of endogenous cobalamin among cobalamin-binding proteins in the blood in normal and abnormal states. *Am J Clin Nutr* 41(4):713–719, 1985.

137. Nexo E, Hvas AM, Bleie Ø, et al: Holo-transcobalamin is an early marker of changes in cobalamin homeostasis. A randomized placebo-controlled study. *Clin Chem* 48(10):1768–1771, 2002.

138. Hvas A, Nexo E: Holotranscobalamin as a predictor of vitamin B12 status. *Clin Chem Lab Med* 41(11):1489–1492, 2003.

139. Lloyd-Wright Z, Hvas A, Møller J, et al: Holotranscobalamin as an indicator of dietary vitamin B12 deficiency. *Clin Chem* 49(12):2076–2078, 2003.

140. Obeid R, Herrmann W: Holotranscobalamin in laboratory diagnosis of cobalamin deficiency compared to total cobalamin and methylmalonic acid. *Clin Chem Lab Med* 45(12):1746–1750, 2007.

141. Herzlich B, Herbert V: Depletion of serum holotranscobalamin II. An early sign of negative vitamin B12 balance. *Lab Invest* 58(3):332–337, 1988.

142. Lindgren A, Kilander A, Bagge E, Nexø E: Holotranscobalamin-a sensitive marker of cobalamin malabsorption. *Eur J Clin Invest* 29(4):321–329, 1999.

143. Miller JW, Garrod MG, Rockwood AL, et al: Measurement of total vitamin B12 and holotranscobalamin, singly and in combination, in screening for metabolic vitamin B12 deficiency. *Clin Chem* 52(2):278–285, 2006.

144. Bertaux O, Mederic C, Valencia R: Amplification of ribosomal DNA in the nucleolus of vitamin B12-deficient Euglena cells. *Exp Cell Res* 195(1):119–128, 1991.

145. Rondanelli E, Gorini P, Magliulo E, Fiori G: Differences in proliferative activity between normoblasts and pernicious anemia megaloblasts. *Blood* 24:542–552, 1964.

146. Steinberg S, Fonda S, Campbell C, Hillman R: Cellular abnormalities of folate deficiency. *Br J Haematol* 54(4):605–612, 1983.

147. Wickremasinghe R, Hoffbrand A: Reduced rate of DNA replication fork movement in megaloblastic anemia. *J Clin Invest* 65(1):26–36, 1980.

148. Duthie S, McMillan P: Uracil misincorporation in human DNA detected using single cell gel electrophoresis. *Carcinogenesis* 18(9):1709–1714, 1997.

149. Koury M, Horne D, Brown Z, et al: Apoptosis of late-stage erythroblasts in megaloblastic anemia: Association with DNA damage and macrocyte production. *Blood* 89(12):4617–4623, 1997.

150. Metz J, Kelly A, Swett V, et al: Deranged DNA synthesis by bone marrow from vitamin B-12-deficient humans. *Br J Haematol* 14(6):575–592, 1968.

151. Das K, Mohanty D, Garewal G: Cytogenetics in nutritional megaloblastic anaemia: Prolonged persistence of chromosomal abnormalities in lymphocytes after remission. *Acta Haematol* 76(2–3):146–154, 1986.

152. Fernandes-Costa F, Green R, Torrance J: Increased erythrocytic diphosphoglycerate in megaloblastic anaemia. A compensatory mechanism? *S Afr Med J* 53(18):709–712, 1978.

153. Green R, Kuhl W, Jacobson R, et al: Masking of macrocytosis by alpha-thalassemia in blacks with pernicious anemia. *N Engl J Med* 307(21):1322–1325, 1982.

154. Spivak J: Masked megaloblastic anemia. *Arch Intern Med* 142(12):2111–2114, 1982.

155. Lindenbaum J, Nath BJ: Megaloblastic anaemia and neutrophil hypersegmentation. *Br J Haematol* 44(3):511–513, 1980.

156. Carmel R, Green R, Jacobsen DW, Qian GD: Neutrophil nuclear segmentation in mild cobalamin deficiency: Relation to metabolic tests of cobalamin status and observations on ethnic differences in neutrophil segmentation. *Am J Clin Pathol* 106(1):57–63, 1996.

157. Lawler S, Roberts P, Hoffbrand A: Chromosome studies in megaloblastic anaemia before and after treatment. *Scand J Haematol* 8(4):309–320, 1971.

158. Bessman J, Williams L, Gilmer PJ: Platelet size in health and hematologic disease. *Am J Clin Pathol* 78(2):150–153, 1982.

159. Marsh GW, Stewart JS: Splenic function in adult coeliac disease. *Br J Haematol* 19(4):445–457, 1970.

160. Fudenberg H, Estren S: Non-addisonian megaloblastic anemia; the intermediate

megaloblast in the differential diagnosis of pernicious and related anemias. *Am J Med* 25(2):198–209, 1958.

161. Gulley M, Bentley S, Ross D: Neutrophil myeloperoxidase measurement uncovers masked megaloblastic anemia. *Blood* 76(5):1004–1007, 1990.

162. Solanki DL, Jacobson RJ, McKibbon J, Green R: Racial patterns in pernicious anemia. *N Engl J Med* 298(24):1365.

163. Solanki D, Jacobson R, Green R, et al: Pernicious anemia in blacks. A study of 64 patients from Washington, D.C., and Johannesburg, South Africa. *Am J Clin Pathol* 1981;75(1):96–99, 1978.

164. Harper JW, Holleran SF, Ramakrishnan R, et al: Anemia in celiac disease is multifactorial in etiology. *Am J Hematol* 82(11):996–1000, 2007.

165. Green R: Anemias beyond B12 and iron deficiency: The buzz about other B's, elementary, and nonelementary problems. *Hematology Am Soc Hematol Educ Program* 2012:492–498, 2012.

166. Bunn HF: Vitamin B12 and pernicious anemia—The dawn of molecular medicine. *N Engl J Med* 370(8):773–776, 2014.

167. Hershko C, Ronson A, Souroujon M, et al: Variable hematologic presentation of autoimmune gastritis: Age-related progression from iron deficiency to cobalamin depletion. *Blood* 107(4):1673–1679, 2006.

168. Boddington M, Spriggs A: The epithelial cells in megaloblastic anaemias. *J Clin Pathol* 12(3):228–234, 1959.

169. Hussein S, Laulicht M, Hoffbrand A: Serum ferritin in megaloblastic anaemia. *Scand J Haematol* 20(3):241–245, 1978.

170. Emerson P, Wilkinson J: Lactate dehydrogenase in the diagnosis and assessment of response to treatment of megaloblastic anaemia. *Br J Haematol* 12(6):678–688, 1966.

171. Winston R, Warburton F, Stott A: Enzymatic diagnosis of megaloblastic anaemia. *Br J Haematol* 19(5):587–592, 1970.

172. Hansen N, Karle H: Blood and bone-marrow lysozyme in neutropenia: An attempt towards pathogenetic classification. *Br J Haematol* 21(3):261–270, 1971.

173. Heller P, Weinstein H, West M, Zimmerman H: Enzymes in anemia: A study of abnormalities of several enzymes of carbohydrate metabolism in the plasma and erythrocytes in patients with anemia, with preliminary observations on bone marrow enzymes. *Ann Intern Med* 53:898–913, 1960.

174. de Klerk G, Rosengarten P, Vet R, Goudsmit R: Serum erythropoietin (ESF) titers in polycythemia. *Blood* 58(6):1171–1174, 1981.

175. Myhre E: Studies on the erythrokinetics in pernicious anemia. *Scand J Clin Lab Invest* 16:391–402, 1964.

176. Lindahl J: Quantification of ineffective erythropoiesis in megaloblastic anaemia by determination of endogenous production of 14CO after administration of glycine-2-14C. *Scand J Haematol* 24(4):281–291, 1980.

177. Hamililton H, Sheets R, DeGowin E: Studies with inagglutinable erythrocyte counts. VII. Further investigation of the hemolytic mechanism in untreated pernicious anemia and the demonstration of a hemolytic property in the plasma. *J Lab Clin Med* 51(6):942–955, 1958.

178. Harker L, Finch C: Thrombokinetics in man. *J Clin Invest* 48(6):963–974, 1969.

179. Obeid R, Geisel J, Schorr H, et al: The impact of vegetarianism on some haematological parameters. *Eur J Haematol* 69(5–6):275–279, 2002.

180. Jacques P, Selhub J, Bostom A, et al: The effect of folic acid fortification on plasma folate and total homocysteine concentrations. *N Engl J Med* 340(19):1449–1454, 1999.

181. Ballard H, Lindenbaum J: Megaloblastic anemia complicating hyperalimentation therapy. *Am J Med* 56(5):740–742, 1974.

182. Mollin D, Hines J: Late post-gastrectomy syndromes. observations on the nature and pathogenesis of anaemia following partial gastrectomy. *Proc R Soc Med* 57:575–580, 1964.

183. Hoffbrand A: Folate deficiency in premature infants. *Arch Dis Child* 45(242):441–444, 1970.

184. Royston NJ, Parry TE: Megaloblastic anaemia complicating dietary treatment of phenylketonuria in infancy. *Arch Dis Child* 37(194):430–435, 1962.

185. Ford JD, Scott KJ: The folic acid activity of some milk foods for babies. *J Dairy Res* 35:85, 1968.

186. Savage D, Lindenbaum J: Anemia in alcoholics. *Medicine (Baltimore)* 65(5):322–338, 1986.

187. Eichner E, Hillman R: Effect of alcohol on serum folate level. *J Clin Invest* 52(3):584–591, 1973.

188. Lieber C: Metabolism and metabolic effects of alcohol. *Semin Hematol* 17(2):85–99, 1980.

189. Post R, Desforges J: Thrombocytopenia and alcoholism. *Ann Intern Med* 68(6):1230–1236, 1968.

190. Liu Y: Effects of alcohol on granulocytes and lymphocytes. *Semin Hematol* 17(2):130–136, 1980.

191. Lindenbaum J, Lieber C: Hematologic effects of alcohol in man in the absence of nutritional deficiency. *N Engl J Med* 281(7):333–338, 1969.

192. Trier J: Celiac sprue. *N Engl J Med* 325(24):1709–1719, 1991.

193. Halsted C, Reisenauer A, Romero J, et al: Jejunal perfusion of simple and conjugated folates in celiac sprue. *J Clin Invest* 59(5):933–940, 1977.

194. Hjelt K, Krasilnikoff P: The impact of gluten on haematological status, dietary intakes of haemopoietic nutrients and vitamin B12 and folic acid absorption in children with coeliac disease. *Acta Paediatr Scand* 79(10):911–919, 1990.

195. Klipstein F: Tropical sprue in New York City. *Gastroenterology* 47.457–470, 1964.

196. Klipstein F, Schenk E, Samloff I: Folate repletion associated with oral tetracycline therapy in tropical sprue. *Gastroenterology* 51(3):317–332, 1966.

197. Klipstein F: Progress in gastroenterology: Tropical sprue. *Gastroenterology* 275, 1968.

198. Sheehy T, Perez-Santiago E, Rubini M: Tropical sprue and vitamin B12. *N Engl J Med* 265:1232–1236, 1961.

199. Klipstein F: Folate in tropical sprue. *Br J Haematol* 23: Suppl:119–133, 1972.

200. Corcino J, Coll G, Klipstein F: Pteroylglutamic acid malabsorption in tropical sprue. *Blood* 45(4):577–580, 1975.

201. Chanarin I, Bennett M: Absorption of folic acid and D-xylose as tests of small-intestinal function. *Br Med J* 1(5283):985–989, 1962.

202. Booth C: The metabolic effects of intestinal resection in man. *Postgrad Med J* 37:725–739, 1961.

203. Pitney W, Joske R, Mackinnon N: Folic acid and other absorption tests in lymphosarcoma, chronic lymphocytic leukaemia, and some related conditions. *J Clin Pathol* 13:440–447, 1960.

204. Hoskins L, Norris H, Gottlieb L, Zamcheck N: Functional and morphologic alterations of the gastrointestinal tract in progressive systemic sclerosis (scleroderma). *Am J Med* 33:459–470, 1962.

205. Vinnik I, Kern FJ, Struthers JJ: Malabsorption and the diarrhea of diabetes mellitus. *Gastroenterology* 43:507–520, 1962.

206. Cook G, Morgan J, Hoffbrand A: Impairment of folate absorption by systemic bacterial infections. *Lancet* 2(7894):1416–1417, 1974.

207. Shojania AM: Folic acid and vitamin B12 deficiency in pregnancy and in the neonatal period. *Clin Perinatol* 11(2):433–459, 1984.

208. Landon M, Eyre D, Hytten F: Transfer of folate to the fetus. *Br J Obstet Gynaecol* 82(1):12–19, 1975.

209. Pritchard J, Scott D, Whalley P, Haling RJ: Infants of mothers with megaloblastic anemia due to folate deficiency. *JAMA* 211(12):1982–1984, 1970.

210. Shapiro J, Alberts H, Welch P, Metz J: Folate and vitamin B-12 deficiency associated with lactation. *Br J Haematol* 11:498–504, 1965.

211. Streiff R, Little A: Folic acid deficiency in pregnancy. *N Engl J Med* 276(14):776–779, 1967.

212. de Benoist B. Conclusions of a WHO Technical Consultation on folate and vitamin B12 deficiencies. *Food Nutr Bull* 29(2 Suppl):S238–S244, 2008.

213. Chanarin I, McFadyen I, Kyle R: The physiological macrocytosis of pregnancy. *Br J Obstet Gynaecol* 84(7):504–508, 1977.

214. Avery B, Ledger W: Folic acid metabolism in well-nourished pregnant women. *Obstet Gynecol* 35(4):616–624, 1970.

215. Giles C: An account of 335 cases of megaloblastic anaemia of pregnancy and the puerperium. *J Clin Pathol* 19(1):1–11, 1966.

216. Lindenbaum J, Klipstein F: Folic acid deficiency in sickle-cell anemia. *N Engl J Med* 269:875–882, 1963.

217. Hild D: Folate losses from the skin in exfoliative dermatitis. *Arch Intern Med* 123(1):51–57, 1969.

218. Whitehead V, Comty C, Posen G, Kaye M: Homeostasis of folic acid in patients undergoing maintenance hemodialysis. *N Engl J Med* 279(18):970–974, 1968.

219. Green R: Metabolite assays in cobalamin and folate deficiency. *Baillieres Clin Haematol* 8(3):533–566, 1995.

220. Hoffbrand A, Newcombe F, Mollin D: Method of assay of red cell folate activity and the value of the assay as a test for folate deficiency. *J Clin Pathol* 19(1):17–28, 1966.

221. Lindenbaum J: Status of laboratory testing in the diagnosis of megaloblastic anemia. *Blood* 61(4):624–627, 1983.

222. McNamee T, Hyland T, Harrington J, et al: Haematinic deficiency and macrocytosis in middle-aged and older adults. *PLoS One* 8(11):E77743, 2013.

223. Leffler DA, Schuppan D: Update on serologic testing in celiac disease. *Am J Gastroenterol* 2010;105(12):2520–2524, 2013.

224. Kinnear D, Macintosh P, Cameron D, et al: Intestinal absorption of tritium-labelled folic acid in idiopathic steatorrhea: Effect of a gluten-free diet. *Can Med Assoc J* 89:975–979, 1963.

225. Green R, Miller JW: Folate deficiency beyond megaloblastic anemia: Hyperhomocysteinemia and other manifestations of dysfunctional folate status. *Semin Hematol* 36(1):47–64, 1999.

226. Prevention of neural tube defects: Results of the Medical Research Council Vitamin Study. MRC Vitamin Study Research Group. *Lancet* 338(8760):131–137, 1991.

227. Rothenberg S, da Costa M, Sequeira J, et al: Autoantibodies against folate receptors in women with a pregnancy complicated by a neural-tube defect. *N Engl J Med* 350(2):134–142, 2004.

228. van der Put N, Gabreëls F, Stevens E, et al: A second common mutation in the methylenetetrahydrofolate reductase gene: An additional risk factor for neural-tube defects? *Am J Hum Genet* 62(5):1044–1051, 1998.

229. Honein M, Paulozzi L, Mathews T, et al: Impact of folic acid fortification of the US food supply on the occurrence of neural tube defects. *JAMA* 285(23):2981–2986, 2001.

230. De Wals P, Tairou F, Van Allen M, et al: Reduction in neural-tube defects after folic acid fortification in Canada. *N Engl J Med* 357(2):135–142, 2007.

231. Afman L, Van Der Put N, Thomas C, et al: Reduced vitamin B12 binding by transcobalamin II increases the risk of neural tube defects. *QJM* 94(3):159–166, 2001.

232. Thompson M, Cole D, Ray J: Vitamin B-12 and neural tube defects: The Canadian experience. *Am J Clin Nutr* 89(2):697S–701S, 2009.

233. Ramos MI, Allen LH, Haan MN, et al: Plasma folate concentrations are associated with depressive symptoms in elderly Latina women despite folic acid fortification. *Am J Clin Nutr* 80(4):1024–1028, 2004.

234. D'Angelo A, Selhub J: Homocysteine and thrombotic disease. *Blood* 90(1):1–11, 1997.

235. Schnyder G, Roffi M, Pin R, et al: Decreased rate of coronary restenosis after lowering of plasma homocysteine levels. *N Engl J Med* 345(22):1593–1600, 2001.

236. Lange H, Suryapranata H, De Luca G, et al: Folate therapy and in-stent restenosis after coronary stenting. *N Engl J Med* 350(26):2673–2681, 2004.

237. Bonaa KH, Njolstad I, Ueland PM, et al: Homocysteine lowering and cardiovascular events after acute myocardial infarction. *N Engl J Med* 354(15):1578–1588, 2006.

238. Yang Q, Botto LD, Erickson JD, et al: Improvement in stroke mortality in Canada and the United States, 1990 to 2002. *Circulation* 113(10):1335–1343, 2006.

239. Clarke R, Halsey J, Lewington S, et al: Effects of lowering homocysteine levels with B vitamins on cardiovascular disease, cancer, and cause-specific mortality: Meta-analysis of 8 randomized trials involving 37 485 individuals. *Arch Intern Med* 170(18):1622–1631, 2010.

240. Seshadri S, Beiser A, Selhub J, et al: Plasma homocysteine as a risk factor for dementia

and Alzheimer's disease. *N Engl J Med* 346(7):476–483, 2002.

241. Haan MN, Miller JW, Aiello AE, et al: Homocysteine, B vitamins, and the incidence of dementia and cognitive impairment: Results from the Sacramento Area Latino Study on Aging. *Am J Clin Nutr* 85(2):511–517, 2007.

242. Kluijtmans L, Young I, Boreham C, et al: Genetic and nutritional factors contributing to hyperhomocysteinemia in young adults. *Blood* 101(7):2483–2488, 2003.

243. Quinlivan E, McPartlin J, McNulty H, et al: Importance of both folic acid and vitamin B12 in reduction of risk of vascular disease. *Lancet* 359(9302):227–228, 2002.

244. Lievers K, Kluijtmans L, Boers G, et al: Influence of a glutamate carboxypeptidase II (GCPII) polymorphism (1561C—>T) on plasma homocysteine, folate and vitamin B(12) levels and its relationship to cardiovascular disease risk. *Atherosclerosis* 164(2):269–273, 2002.

245. Walker S, Wein P, Ihle B: Severe folate deficiency masquerading as the syndrome of hemolysis, elevated liver enzymes, and low platelets. *Obstet Gynecol* 90(4 Pt 2):655–657, 1997.

246. Hartong SC, Steegers EA, Visser W: Hemolysis, elevated liver enzymes and low platelets during pregnancy due to Vitamin B12 and folate deficiencies. *Eur J Obstet Gynecol Reprod Biol* 131(2):241–242, 2007.

247. Giovannucci E, Stampfer M, Colditz G, et al: Multivitamin use, folate, and colon cancer in women in the Nurses' Health Study. *Ann Intern Med* 129(7):517–524, 1998.

248. Ma J, Stampfer M, Giovannucci E, et al: Methylenetetrahydrofolate reductase polymorphism, dietary interactions, and risk of colorectal cancer. *Cancer Res* 57(6):1098–1102, 1997.

249. Mason JB, Dickstein A, Jacques PF, et al: A temporal association between folic acid fortification and an increase in colorectal cancer rates may be illuminating important biological principles: A hypothesis. *Cancer Epidemiol Biomarkers Prev* 16(7):1325–1329, 2007.

250. Kim Y: Will mandatory folic acid fortification prevent or promote cancer? *Am J Clin Nutr* 80(5):1123–1128, 2004.

251. Vollset SE, Clarke R, Lewington S, et al: Effects of folic acid supplementation on overall and site-specific cancer incidence during the randomised trials: Meta-analyses of data on 50,000 individuals. *Lancet* 381(9871):1029–1036, 2013.

252. Rosenberg I: Folic acid and neural-tube defects—Time for action? *N Engl J Med* 327(26):1875–1877, 1992.

253. Hibbard E, Spencer W: Low serum B12 levels and latent Addisonian anaemia in pregnancy. *J Obstet Gynaecol Br Commonw* 77(1):52–57, 1970.

254. Carmel R, Johnson C: Racial patterns in pernicious anemia. Early age at onset and increased frequency of intrinsic-factor antibody in black women. *N Engl J Med* 298(12):647–650, 1978.

255. Vilter CF, Vilter RW, Spies TD: The treatment of pernicious and related anemias with synthetic folic acid: I. Observations on the maintenance of a normal hematologic status and on the occurrence of combined system disease at the end of one year. *J Lab Clin Med* 32(3):262–273, 1947.

256. Andersen L, Hansen E, Knudsen J, et al: Prospectively measured red cell folate levels in methotrexate treated patients with rheumatoid arthritis: Relation to withdrawal and side effects. *J Rheumatol* 24(5):830–837, 1997.

257. Kim YS, Sun JM, Ahn JS, et al: The optimal duration of vitamin supplementation prior to the first dose of pemetrexed in patients with non-small-cell lung cancer. *Lung Cancer* 81(2):231–235, 2013.

258. Stabler SP: Clinical practice. Vitamin B12 deficiency. *N Engl J Med* 368(2):149–160, 2013.

259. Toh B, van Driel I, Gleeson P: Pernicious anemia. *N Engl J Med* 337(20):1441–1448, 1997.

260. Kano Y, Sakamoto S, Miura Y, Takaku F: Disorders of cobalamin metabolism. *Crit Rev Oncol Hematol* 3(1):1–34, 1985.

261. Irvine W, Davies S, Teitelbaum S, et al: The clinical and pathological significance of gastric parietal cell antibody. *Ann N Y Acad Sci* 124(2):657–691, 1965.

262. Gaarder P, Heier H: A human autoantibody to renal collecting duct cells associated with thyroid and gastric autoimmunity and possibly renal tubular acidosis. *Clin Exp Immunol* 51(1):29–37, 1983.

263. Suri-Payer E, Kehn P, Cheever A, Shevach E: Pathogenesis of post-thymectomy autoimmune gastritis. Identification of anti-H/K adenosine triphosphatase-reactive T cells. *J Immunol* 157(4):1799–1805, 1996.

264. Kapadia C, Donaldson RJ: Disorders of cobalamin (vitamin B12) absorption and transport. *Annu Rev Med* 36:93–110, 1985.

265. Chanarin I, James D: Humoral and cell-mediated intrinsic-factor antibody in pernicious anaemia. *Lancet* 1(7866):1078–1080, 1974.

266. Conn H, Binder H, Burns B: Pernicious anemia and immunologic deficiency. *Ann Intern Med* 68(3):603–612, 1968.

267. Conn HO, Binder H, Burns B: Pernicious anemia and immunologic deficiency. *Ann Intern Med* 68(3):603–612, 1968.

268. Ardeman S, Chanarin I, Krafchik B, Singer W: Addisonian pernicious anaemia and intrinsic factor antibodies in thyroid disorders. *Q J Med* 35(139):421–431, 1966.

269. Comin D, Hines J, Wieland R: Coexistent pernicious anemia and idiopathic hypoparathyroidism in a woman. *JAMA* 207(6):1147–1149, 1969.

270. Mazzone T, Kelly W, Ensinck J: Lymphocytic hypophysitis. Associated with antiparietal cell antibodies and vitamin B12 deficiency. *Arch Intern Med* 143(9):1794–1795, 1983.

271. Howitz J, Schwartz M: Vitiligo, achlorhydria, and pernicious anaemia. *Lancet* 1(7713):1331–1334, 1971.

272. Jackson I, Doig W, McDonald G: Pernicious anaemia as a cause of infertility. *Lancet* 2(7527):1159–1160, 1967.

273. Watson A: Seminal vitamin B12 and sterility. *Lancet* 2(7257):644, 1962.

274. Pront R, Margalioth EJ, Green R, et al: Prevalence of low serum cobalamin in infertile couples. *Andrologia* 2009;41(1):46–50, 1962.

275. Ungar B, Mathews J, Tait B, Cowling D: HLA-DR patterns in pernicious anaemia. *Br Med J (Clin Res Ed)* 282(6266):768–770, 1981.

276. Hoskins L, Loux H, Britten A, Zamcheck N: Distribution of ABO blood groups in patients with pernicious anemia, gastric carcinoma and gastric carcinoma associated with pernicious anemia. *N Engl J Med* 273(12):633–637, 1965.

277. Wangel A, Callender S, Spray G, Wright R: A famiy study of pernicious anaemia. I. Autoantibodies, achlorhydria, serum pepsinogen and vitamin B12. *Br J Haematol* 14(2):161–181, 1968.

278. Varis K, Ihamäki T, Härkönen M, et al: Gastric morphology, function, and immunology in first-degree relatives of probands with pernicious anemia and controls. *Scand J Gastroenterol* 14(2):129–139, 1979.

279. Eriksson S, Clase L, Moquist-Olsson I: Pernicious anemia as a risk factor in gastric cancer. The extent of the problem. *Acta Med Scand* 210(6):481–484, 1981.

280. Savage D, Gangaidzo I, Lindenbaum J, et al: Vitamin B12 deficiency is the primary cause of megaloblastic anemia in Zimbabwe. *Br J Haematol* 86(4):844–850, 1994.

281. Wilkinson JF: The gastric secretions in pernicious anemia. *Q J Med* 1(3)361, 1932.

282. Karnes WJ, Samloff I, Siurala M, et al: Positive serum antibody and negative tissue staining for Helicobacter pylori in subjects with atrophic body gastritis. *Gastroenterology* 101(1):167–174, 1991.

283. Green R: Protean *H. pylori*: Perhaps "pernicious" too? (Editorial) *Blood* 107(4):1247, 2006.

284. Slingerland D, Cardarelli J, Burrows B, Miller A: The utility of serum gastrin levels in assessing the significance of low serum B12 levels. *Arch Intern Med* 144(6):1167–1168, 1984.

285. Ganguli P, Cullen D, Irvine W: Radioimmunoassay of plasma gastrin in pernicious anaemia, achlorhydria without pernicious anaemia, hypochlorhydria, and in controls. *Lancet* 1(7691):155–158, 1971.

286. Kaye M, Whorwell P, Wright R: Gastric mucosal lymphocyte subpopulations in pernicious anemia and in normal stomach. *Clin Immunol Immunopathol* 28(3):431–440, 1983.

287. Rodbro P, Dige-Petersen H, Schwartz M, Dalgaard O: Effect of steroids on gastric mucosal structure and function in pernicious anemia. *Acta Med Scand* 181(4):445–452, 1967.

288. Ransohoff R, Jacobsen D, Green R: Vitamin B12 deficiency and multiple sclerosis. *Lancet* 335(8700):1285–1286, 1990.

289. Nieburgs H, Glass G: Gastric-cell maturation disorders in atrophic gastritis, pernicious anemia, and carcinoma. Histologic site of origin and diagnostic significance of abnormal cells. *Am J Dig Dis* 8:135–159, 1963.

290. Foroozan P, Trier J: Mucosa of the small intestine in pernicious anemia. *N Engl J Med* 277(11):553–559, 1967.

291. Bezman A, Kinnear D, Zamcheck N: D-Xylose and potassium iodide absorption and serum carotene in pernicious anemia. *J Lab Clin Med* 53(2):226–232, 1959.

292. Ellison A: Pernicious anemia masked by multivitamins containing folic acid. *JAMA* 173:240–243, 1960.

293. Carmel R: Subtle and atypical cobalamin deficiency states. *Am J Hematol* 34(2):108–114, 1990.

294. Lindenbaum J, Healton E, Savage D, et al: Neuropsychiatric disorders caused by cobalamin deficiency in the absence of anemia or macrocytosis. *N Engl J Med* 318(26):1720–1728, 1988.

295. MacLean L, Sundberg R: Incidence of megaloblastic anemia after total gastrectomy. *N Engl J Med* 254(19):885–893, 1956.

296. Gozzard D, Dawson D, Lewis M: Experiences with dual protein bound aqueous vitamin B12 absorption test in subjects with low serum vitamin B12 concentrations. *J Clin Pathol* 40(6):633–637, 1987.

297. Van der Weyden M, Rother M, Firkin B: Megaloblastic maturation masked by iron deficiency: A biochemical basis. *Br J Haematol* 22(3):299–307, 1972.

298. Lees F, Grandjean L: The gastric and jejunal mucosae in healthy patients with partial gastrectomy. *AMA Arch Intern Med* 101(5):943–951, 1958.

299. Chen M, Krishnamurthy A, Mohamed AR, Green R: Hematological disorders following gastric bypass surgery: Emerging concepts of the interplay between nutritional deficiency and inflammation. *Biomed Res Int* 2013:205467, 2013.

300. Shimoda S, Rubin C: The Zollinger-Ellison syndrome with steatorrhea. I. Anticholinergic treatment followed by total gastrectomy and colonic interposition. *Gastroenterology* 1968;55(6):695–704, 2013.

301. Kennedy H, Callender S, Truelove S, Warner G: Haematological aspects of life with an ileostomy. *Br J Haematol* 52(3):445–454, 1982.

302. Anderson C, Walton K, Chanarin I: Megaloblastic anaemia after pelvic radiotherapy for carcinoma of the cervix. *J Clin Pathol* 34(2):151–152, 1981.

303. Tudhope G, Wilson G: Deficiency of vitamin B12 in hypothyroidism. *Lancet* 1(7232):703–706, 1962.

304. Waxman S, Corcino J, Herbert V: Drugs, toxins and dietary amino acids affecting vitamin B12 or folic acid absorption or utilization. *Am J Med* 48(5):599–608, 1970.

305. Lindenbaum J, Pezzimenti JF, Shea N: Small-intestinal function in vitamin B12 deficiency. *Ann Intern Med* 80(3):326–331, 1974.

306. Cameron D, Watson G, Witts L: The clinical association of macrocytic anemia with intestinal stricture and anastomosis. *Blood* 4(7):793–802, 1949.

307. Murphy M, Sourial N, Burman J, et al: Megaloblastic anaemia due to vitamin B12 deficiency caused by small intestinal bacterial overgrowth: Possible role of vitamin B12 analogues. *Br J Haematol* 62(1):7–12, 1986.

308. Nyberg W: The influence of *Diphyllobothrium latum* on the vitamin B12-intrinsic factor complex. I. In vivo studies with Schilling test technique. *Acta Med Scand* 167:185–187, 1960.

309. Harriman G, Smith P, Horne M, et al: Vitamin B12 malabsorption in patients with acquired immunodeficiency syndrome. *Arch Intern Med* 149(9):2039–2041, 1989.

310. Herzlich B, Schiano T, Moussa Z, et al: Decreased intrinsic factor secretion in AIDS: Relation to parietal cell acid secretory capacity and vitamin B12 malabsorption. *Am J Gastroenterol* 87(12):1781–1788, 1992.

311. Remacha A, Cadafalch J: Cobalamin deficiency in patients infected with the human immunodeficiency virus. *Semin Hematol* 36(1):75–87, 1999.

312. Guéant J, Champigneulle B, Gaucher P, Nicolas J: Malabsorption of vitamin B12 in

pancreatic insufficiency of the adult and of the child. *Pancreas* 5(5):559–567, 1990.

313. Toskes P, Deren J, Conrad M: Trypsin-like nature of the pancreatic factor that corrects vitamin B12 malabsorption associated with pancreatic dysfunction. *J Clin Invest* 52(7):1660–1664, 1973.
314. Henderson J, Simpson J, Warwick R, Shearman D: Does malabsorption of vitamin B 12 occur in chronic pancreatitis? *Lancet* 2(7771):241–243, 1972.
315. Gilois C, Wierzbicki A, Hirani N, et al: The hematological and electrophysiological effects of cobalamin. Deficiency secondary to vegetarian diets. *Ann N Y Acad Sci* 669:345–348, 1992.
316. Ford M: Megaloblastic anaemia in a vegetarian. *Br J Clin Pract* 34(7):222, 1980.
317. Michaud J, Lemieux B, Ogier H, Lambert M: Nutritional vitamin B12 deficiency: Two cases detected by routine newborn urinary screening. *Eur J Pediatr* 151(3):218–220, 1992.
318. Allen LH: How common is vitamin B-12 deficiency? *Am J Clin Nutr* 89(2):693S–696S, 2009.
319. Wickramasinghe S, Akinyanju O, Grange A, Litwinczuk R: Folate levels and deoxyuridine suppression tests in protein-energy malnutrition. *Br J Haematol* 53(1):135–143, 1983.
320. Frenkel E: Abnormal fatty acid metabolism in peripheral nerves of patients with pernicious anemia. *J Clin Invest* 52(5):1237–1245, 1973.
321. Watkins D, Rosenblatt DS: Inborn errors of cobalamin absorption and metabolism. *Am J Med Genet C Semin Med Genet* 157C(1):33–44, 2011.
322. Lever E, Elwes R, Williams A, Reynolds E: Subacute combined degeneration of the cord due to folate deficiency: Response to methyl folate treatment. *J Neurol Neurosurg Psychiatry* 49(10):1203–1207, 1986.
323. Clayton P, Smith I, Harding B, et al: Subacute combined degeneration of the cord, dementia and parkinsonism due to an inborn error of folate metabolism. *J Neurol Neurosurg Psychiatry* 49(8):920–927, 1986.
324. Green R, Van Tonder S, Oettle G, et al: Neurological changes in fruit bats deficient in vitamin B12. *Nature* 254(5496):148–150, 1975.
325. Weir D, Keating S, Molloy A, et al: Methylation deficiency causes vitamin B12-associated neuropathy in the pig. *J Neurochem* 51(6):1949–1952, 1988.
326. Molloy A, Orsi B, Kennedy D, et al: The relationship between the activity of methionine synthase and the ratio of S-adenosylmethionine to S-adenosylhomocysteine in the brain and other tissues of the pig. *Biochem Pharmacol* 44(7):1349–1355, 1992.
327. Deacon R, Purkiss P, Green R, et al: Vitamin B12 neuropathy is not due to failure to methylate myelin basic protein. *J Neurol Sci* 72(1):113–117, 1986.
328. Kätkä K: Immune functions in pernicious anaemia before and during treatment with vitamin B12. *Scand J Haematol* 32(1):76–82, 1984.
329. Kätkä K, Eskola J, Granfors K, et al: Serum IgA deficiency and anti-IgA antibodies in pernicious anemia. *Clin Immunol Immunopathol* 46(1):55–60, 1988.
330. Zhang S, Willett W, Selhub J, et al: Plasma folate, vitamin B6, vitamin B12, homocysteine, and risk of breast cancer. *J Natl Cancer Inst* 95(5):373–380, 2003.
331. Dhonukshe-Rutten R, Lips M, de Jong N, et al: Vitamin B-12 status is associated with bone mineral content and bone mineral density in frail elderly women but not in men. *J Nutr* 133(3):801–807, 2003.
332. Stone K, Bauer D, Sellmeyer D, Cummings S: Low serum vitamin B-12 levels are associated with increased hip bone loss in older women: A prospective study. *J Clin Endocrinol Metab* 89(3):1217–1221, 2004.
333. Beck W: Neuropsychiatric consequences of cobalamin deficiency. *Adv Intern Med* 36:33–56, 1991.
334. Victor M, Lear A: Subacute combined degeneration of the spinal cord; current concepts of the disease process; value of serum vitamin B12; determinations in clarifying some of the common clinical problems. *Am J Med* 20(6):896–911, 1956.
335. Herbert V: Megaloblastic anemias. *Lab Invest* 52(1):3–19, 1985.
336. Di Lazzaro V, Restuccia D, Fogli D, et al: Central sensory and motor conduction in vitamin B12 deficiency. *Electroencephalogr Clin Neurophysiol* 84(5):433–439, 1992.
337. Fraser T: Cerebral manifestations of Addisonian pernicious anaemia. *Lancet* 2(7148):458–459, 1960.
338. Vogiatzoglou A, Refsum H, Johnston C, et al: Vitamin B12 status and rate of brain volume loss in community-dwelling elderly. *Neurology* 71(11):826–832, 2008.
339. de Lau L, Smith A, Refsum H, et al: Plasma vitamin B12 status and cerebral white-matter lesions. *J Neurol Neurosurg Psychiatry* 80(2):149–157, 2009.
340. Shulman R: Psychiatric aspects of pernicious anaemia: A prospective controlled investigation. *Br Med J* 3(5560):266–270, 1967.
341. Smith AD: Megaloblastic madness. *Br Med J* 2(5216):1840–1845, 1960.
342. Stojsavljević N, Lević Z, Drulović J, Dragutinović G: A 44-month clinical-brain MRI follow-up in a patient with B12 deficiency. *Neurology* 49(3):878–881, 1997.
343. Herbert V, Jacob E, Wong KT, et al: Low serum vitamin B12 levels in patients receiving ascorbic acid in megadoses: Studies concerning the effect of ascorbate on radioisotope vitamin B12 assay. *Am J Clin Nutr* 31(2):253–258, 1978.
344. Carmel R: R-binder deficiency. A clinically benign cause of cobalamin pseudodeficiency. *JAMA* 250(14):1886–1890, 1983.
345. Carmel R: Mild transcobalamin I (haptocorrin) deficiency and low serum cobalamin concentrations. *Clin Chem* 49(8):1367–1374, 2003.
346. Bor M, Nexø E, Hvas A: Holo-transcobalamin concentration and transcobalamin saturation reflect recent vitamin B12 absorption better than does serum vitamin B12. *Clin Chem* 50(6):1043–1049, 2004.
347. von Castel-Roberts K, Morkbak A, Nexo E, et al: Holo-transcobalamin is an indicator of vitamin B-12 absorption in healthy adults with adequate vitamin B-12 status. *Am J Clin Nutr* 85(4):1057–1061, 2007.
348. Barness LA: Vitamin B12 deficiency with emphasis on methylmalonic acid as a diagnostic aid. *Am J Clin Nutr* 20(6):573–582, 1967.
349. Norman E, Morrison J: Screening elderly populations for cobalamin (vitamin B12) deficiency using the urinary methylmalonic acid assay by gas chromatography mass spectrometry. *Am J Med* 94(6):589–594, 1993.
350. Norman E, Martelo O, Denton M: Cobalamin (vitamin B12) deficiency detection by urinary methylmalonic acid quantitation. *Blood* 59(6):1128–1131, 1982.
351. Lindenbaum J, Savage D, Stabler S, Allen R: Diagnosis of cobalamin deficiency: II. Relative sensitivities of serum cobalamin, methylmalonic acid, and total homocysteine concentrations. *Am J Hematol* 34(2):99–107, 1990.
352. Green R: Screening for vitamin B12 deficiency: Caveat emptor. *Ann Intern Med* 124(5):509–511, 1996.
353. Solomon LR: Cobalamin-responsive disorders in the ambulatory care setting: Unreliability of cobalamin, methylmalonic acid, and homocysteine testing. *Blood* 105(3):978–985; author reply 1137, 2005.
354. Stabler S, Allen R, Barrett R, et al: Cerebrospinal fluid methylmalonic acid levels in normal subjects and patients with cobalamin deficiency. *Neurology* 41(10):1627–1632, 1991.
355. Fairbanks V, Wahner H, Phyliky R: Tests for pernicious anemia: The "Schilling test." *Mayo Clin Proc* 58(8):541–544, 1983.
356. Bor M, Cetin M, Aytaç S, et al: Nonradioactive vitamin B12 absorption test evaluated in controls and in patients with inherited malabsorption of vitamin B12. *Clin Chem* 51(11):2151–2155, 2005.
357. Carkeet C, Dueker S, Lango J, et al: Human vitamin B12 absorption measurement by accelerator mass spectrometry using specifically labeled (14)C-cobalamin. *Proc Natl Acad Sci U S A* 103(15):5694–5699, 2006.
358. Metz J: The deoxyuridine suppression test. *Crit Rev Clin Lab Sci* 20(3):205–241, 1984.
359. Boddy K, King P, Mervyn L, et al: Retention of cyanocobalamin, hydroxocobalamin, and coenzyme B12 after parenteral administration. *Lancet* 2(7570):710–712, 1968.
360. Coleman D, Donohue D, Finch C, et al: Erythrokinetics in pernicious anemia. *Blood* 11(9):807–820, 1956.
361. Hillman R, Adamson J, Burka E: Characteristics of vitamin B12 correction of the abnormal erythropoiesis of pernicious anemia. *Blood* 31(4):419–432, 1968.
362. Sumner A, Chin M, Abrahm J, et al: Elevated methylmalonic acid and total homocysteine levels show high prevalence of vitamin B12 deficiency after gastric surgery. *Ann Intern Med* 124(5):469–476, 1996.
363. Paulk EJ, Farrar WJ: Diverticulosis of the small intestine and megaloblastic anemia: Intestinal microflora and absorption before and after tetracycline administration. *Am J Med* 37:473–480, 1964.
364. Kuzminski A, Del Giacco E, Allen R, et al: Effective treatment of cobalamin deficiency with oral cobalamin. *Blood* 92(4):1191–1198, 1998.
365. Crosby W: Improvisation revisited. Oral cyanocobalamin without intrinsic factor for pernicious anemia. *Arch Intern Med* 140(12):1582.
366. Andrès E, Kurtz J, Perrin A, et al: Oral cobalamin therapy for the treatment of patients with food-cobalamin malabsorption. *Am J Med* 2001;111(2):126–129, 1980.
367. Lederle F: Oral cobalamin for pernicious anemia: Back from the verge of extinction. *J Am Geriatr Soc* 46(9):1125–1127, 1998.
368. Amess J, Burman J, Rees G, et al: Megaloblastic haemopoiesis in patients receiving nitrous oxide. *Lancet* 2(8085):339–342, 1978.
369. Kondo H, Osborne M, Kolhouse J, et al: Nitrous oxide has multiple deleterious effects on cobalamin metabolism and causes decreases in activities of both mammalian cobalamin-dependent enzymes in rats. *J Clin Invest* 67(5):1270–1283, 1981.
370. Lumb M, Sharer N, Deacon R, et al: Effects of nitrous oxide-induced inactivation of cobalamin on methionine and S-adenosylmethionine metabolism in the rat. *Biochim Biophys Acta* 756(3):354–359, 1983.
371. O'Sullivan H, Jennings F, Ward K, et al: Human bone marrow biochemical function and megaloblastic hematopoiesis after nitrous oxide anesthesia. *Anesthesiology* 55(6):645–649, 1981.
372. Skacel P, Hewlett A, Lewis J, et al: Studies on the haemopoietic toxicity of nitrous oxide in man. *Br J Haematol* 53(2):189–200, 1983.
373. Kano Y, Sakamoto S, Sakuraya K, et al: Effects of leucovorin and methylcobalamin with N2O anesthesia. *J Lab Clin Med* 104(5):711–717, 1984.
374. Layzer R, Fishman R, Schafer J: Neuropathy following abuse of nitrous oxide. *Neurology* 28(5):504–506, 1978.
375. Easton D: Severe thrombocytopenia associated with acute folic acid deficiency and severe hemorrhage in two patients. *Can Med Assoc J* 130(4):418–420, 422, 1984.
376. Beard M, Hatipov C, Hamer J: Acute onset of folate deficiency in patients under intensive care. *Crit Care Med* 8(9):500–503, 1980.
377. Henderson G, Suresh M, Vitols K, Huennekens F: Transport of folate compounds in L1210 cells: Kinetic evidence that folate influx proceeds via the high-affinity transport system for 5-methyltetrahydrofolate and methotrexate. *Cancer Res* 46(4 Pt 1):1639–1643, 1986.
378. Schoo M, Pristupa Z, Vickers P, Scrimgeour K: Folate analogues as substrates of mammalian folylpolyglutamate synthetase. *Cancer Res* 45(7):3034–3041, 1985.
379. Huennekens FM, Duffy TH, Pope LE: Biochemistry of methotrexate: Teaching an old drug new tricks, in *Cancer Biology and Therapeutics* edited by Corry JG, Szentivanyi A, p 45. *Plenum*, New York, 1987.
380. Kesavan V, Sur P, Doig M, et al: Effects of methotrexate on folates in Krebs ascites and L1210 murine leukemia cells. *Cancer Lett* 30(1):55–59, 1986.
381. Spiegel R, Cooper P, Blum R, et al: Treatment of massive intrathecal methotrexate overdose by ventriculolumbar perfusion. *N Engl J Med* 311(6):386–388, 1984.
382. Yarchoan R, Broder S: Development of antiretroviral therapy for the acquired immunodeficiency syndrome and related disorders. A progress report. *N Engl J Med* 316(9):557–564, 1987.
383. Richman D, Fischl M, Grieco M, et al: The toxicity of azidothymidine (AZT) in the treatment of patients with AIDS and AIDS-related complex. A double-blind, placebo-controlled trial. *N Engl J Med* 317(4):192–197, 1987.
384. Boudes P, Zittoun J, Sobel A: Folate, vitamin B12, and HIV infection. *Lancet* 335(8702):1401–1402, 1990.
385. Krakoff I, Brown N, Reichard P: Inhibition of ribonucleoside diphosphate reductase by hydroxyurea. *Cancer Res* 28(8):1559–1565, 1968.
386. Termanini B, Gibril F, Sutliff VE, et al: Effect of long-term gastric acid suppressive therapy on serum vitamin B12 levels in patients with Zollinger-Ellison syndrome. *Am J Med*

104(5):422–430, 1998.

387. Koop H, Bachem M: Serum iron, ferritin, and vitamin B12 during prolonged omeprazole therapy. *J Clin Gastroenterol* 14(4):288–292, 1992.

388. Rosenblatt DS: Inherited disorders of folate and cobalamin transport and metabolism in *The Metabolic and Molecular bases of Inherited Metabolic Disease*, 8th ed, edited by Fenton WA, p 3897. McGraw-Hill, New York, 2001.

389. Whitehead V: Acquired and inherited disorders of cobalamin and folate in children. *Br J Haematol* 134(2):125–136, 2006.

390. Grasbeck R, Gordin R, Kantero I, Kuhlback B: Selective vitamin B12 malabsorption and proteinuria in young people. A syndrome. *Acta Med Scand* 167:289–296, 1960.

391. Zimran A, Hershko C: The changing pattern of megaloblastic anemia: Megaloblastic anemia in Israel. *Am J Clin Nutr* 37(5):855–861, 1983.

392. Aminoff M, Carter J, Chadwick R, et al: Mutations in CUBN, encoding the intrinsic factor-vitamin B12 receptor, cubilin, cause hereditary megaloblastic anaemia 1. *Nat Genet* 21(3):309–313, 1999.

393. He Q, Madsen M, Kilkenney A, et al: Amnionless function is required for cubilin brush-border expression and intrinsic factor-cobalamin (vitamin B12) absorption *in vivo*. *Blood* 106(4):1447–1453, 2005.

394. Carmel R: Gastric juice in congenital pernicious anemia contains no immunoreactive intrinsic factor molecule: Study of three kindreds with variable ages at presentation, including a patient first diagnosed in adulthood. *Am J Hum Genet* 35(1):67–77, 1983.

395. Cooper B, Rosenblatt D: Inherited defects of vitamin B12 metabolism. *Annu Rev Nutr* 7:291–320, 1987.

396. Miller D, Bloom G, Streiff R, et al: Juvenile "congenital" pernicious anemia. Clinical and immunologic studies. *N Engl J Med* 275(18):978–983, 1966.

397. Thomas P, Hoffbrand A, Smith I: Neurological involvement in hereditary transcobalamin II deficiency. *J Neurol Neurosurg Psychiatry* 45(1):74–77, 1982.

398. Carmel R, Green R, Rosenblatt D, Watkins D: Update on cobalamin, folate, and homocysteine. *Hematology Am Soc Hematol Educ Program* 62–81, 2003.

399. Barshop B, Wolff J, Nyhan W, et al: Transcobalamin II deficiency presenting with methylmalonic aciduria and homocystinuria and abnormal absorption of cobalamin. *Am J Med Genet* 35(2):222–228, 1990.

400. Rosenblatt D, Hosack A, Matiaszuk N: Expression of transcobalamin II by amniocytes. *Prenat Diagn* 7(1):35–39, 1987.

401. Namour F, Olivier J, Abdelmouttaleb I, et al: Transcobalamin codon 259 polymorphism in HT-29 and Caco-2 cells and in Caucasians: Relation to transcobalamin and homocysteine concentration in blood. *Blood* 97(4):1092–1098, 2001.

402. Miller JW, Ramos MI, Garrod MG, et al: Transcobalamin II 775G>C polymorphism and indices of vitamin B12 status in healthy older adults. *Blood* 100(2):718–720, 2002.

403. McIntyre O, Sullivan L, Jeffries G, Silver R: Pernicious anemia in childhood. *N Engl J Med* 272:981–986, 1965.

404. Fowler B: Genetic defects of folate and cobalamin metabolism. *Eur J Pediatr* 157 Suppl 2:S60–S66, 1998.

405. Watkins D, Matiaszuk N, Rosenblatt D: Complementation studies in the cblA class of inborn error of cobalamin metabolism: Evidence for interallelic complementation and for a new complementation class (cblH). *J Med Genet* 37(7):510–513, 2000.

406. Rosenblatt D, Cooper B, Pottier A, et al: Altered vitamin B12 metabolism in fibroblasts from a patient with megaloblastic anemia and homocystinuria due to a new defect in methionine biosynthesis. *J Clin Invest* 74(6):2149–2156, 1984.

407. Leclerc D, Campeau E, Goyette P, et al: Human methionine synthase: CDNA cloning and identification of mutations in patients of the cblG complementation group of folate/cobalamin disorders. *Hum Mol Genet* 5(12):1867–1874, 1996.

408. Gulati S, Chen Z, Brody L, et al: Defects in auxiliary redox proteins lead to functional methionine synthase deficiency. *J Biol Chem* 272(31):19171–19175, 1997.

409. Watkins D, Rosenblatt DS: Failure of lysosomal release of vitamin B12: A new complementation group causing methylmalonic aciduria (cblF). *Am J Hum Genet* 39(3):404–408, 1986.

410. van der Meer S, Spaapen L, Fowler B, et al: Prenatal treatment of a patient with vitamin B12-responsive methylmalonic acidemia. *J Pediatr* 117(6):923–926, 1990.

411. Erbe R: Inborn errors of folate metabolism (second of two parts). *N Engl J Med* 293(16):807–812, 1975.

412. Min S, Oh S, Karp G, et al: The clinical course and genetic defect in the PCFT gene in a 27-year-old woman with hereditary folate malabsorption. *J Pediatr* 153(3):435–437, 2008.

413. Zittoun J: Congenital errors of folate metabolism. *Baillieres Clin Haematol* 8(3):603–616, 1995.

414. Arakawa T, Narisawa K, Tanno K, et al: Megaloblastic anemia and mental retardation associated with hyperfolic-acidemia: Probably due to N5 methyltetrahydrofolate transferase deficiency. *Tohoku J Exp Med* 93(1):1–22, 1967.

415. Fox R, Wood M, Royse-Smith D, O'Sullivan W: Hereditary orotic aciduria: Types I and II. *Am J Med* 55(6):791–798, 1973.

416. van der Zee S, Schretlen E, Monnens L: Megaloblastic anaemia in the Lesch-Nyhan syndrome. *Lancet* 1(7557):1427, 1968.

417. Bazarbachi A, Muakkit S, Ayas M, et al: Thiamine-responsive myelodysplasia. *Br J Haematol* 102(4):1098–1100, 1998.

418. Boros L, Steinkamp M, Fleming J, et al: Defective RNA ribose synthesis in fibroblasts from patients with thiamine-responsive megaloblastic anemia (TRMA). *Blood* 102(10):3556–3561, 2003.

419. Zdebska E, Mendek-Czajkowska E, Ploski R, et al: Heterozygosity of CDAN II (HEMPAS) gene may be detected by the analysis of erythrocyte membrane glycoconjugates from healthy carriers. *Haematologica* 87(2):126–130, 2002.

420. Maeda K, Saeed S, Rebuck J, Monto R: Type I dyserythropoietic anemia. A 30-year follow-up. *Am J Clin Pathol* 73(3):433–438, 1980.

421. Wickramasinghe S, Parry T, Williams C, et al: A new case of congenital dyserythropoietic anaemia, type III: Studies of the cell cycle distribution and ultrastructure of erythroblasts and of nucleic acid synthesis in marrow cells. *J Clin Pathol* 35(10):1103–1109, 1982.

422. Najfeld V, McArthur J, Shashaty G: Monosomy 7 in a patient with pancytopenia and abnormal erythropoiesis. *Acta Haematol* 66(1):12–18, 1981.

423. Camaschella C: Recent advances in the understanding of inherited sideroblastic anaemia. *Br J Haematol* 143(1):27–38, 2008.

424. Roggli V, Saleem A: Erythroleukemia: A study of 15 cases and literature review. *Cancer* 49(1):101–108, 1982.

425. Matherly LH, Barlowe CK, Phillips VM, Goldman ID: The Effects on 4-aminoantifolates on 5-formyltetrahydrofolate metabolism in L1210 cells—A biochemical basis of the selectivity of leucovorin rescue. *J Biol Chem* 262(2):710–717, 1987.

426. Magee F, O'Sullivan H, McCann SR: Megaloblastosis and low-dose trimethoprim-sulfamethoxazole. *Ann Intern Med* 95(5):657, 1981.

427. Spector I, Green R, Bowes D, et al: Trimethoprim-sulphamethoxazole therapy and folate nutrition. *S Afr Med J* 1973;47(28):1230–1232, 1981.

428. Swinson CM, Perry J, Lumb M, Levi AJ: Role of Sulphasalazine in the etiology of folate-deficiency in ulcerative-colitis. *Gut* 22(6):456–461, 1981.

429. Boots M, Phillips M, Curtis JR: Megaloblastic anemia and pancytopenia due to proguanil in patients with chronic renal failure. *Clin Nephrol* 18(2):106–108, 1982.

430. Fossella FV: Pemetrexed for treatment of advanced non-small cell lung cancer. *Semin Oncol* 31(1 Suppl 1):100–105, 2004.

431. Bethell FH, Thompson DS: Treatment of leukemia and related disorders with 6-mercaptopurine. *Ann N Y Acad Sci* 60(2):436–438, 1954.

432. Christoph R, Pirnay D, Hartl W: [Megaloblastic anemia following treatment of rheumatoid arthritis with azathioprine] [in German]. *Med Welt* 46:1824–1827, 1971.

433. Klippel JH, Decker JL: Relative macrocytosis in cyclophosphamide and azathioprine therapy. *JAMA* 229(2):180–181, 1974.

434. Amos RJ, Amess JAL: Megaloblastic hematopoiesis due to acyclovir. *Lancet* 1(8318):242–243, 1983.

435. Reyes P, Heidelberger C: Fluorinated pyrimidines. XXV. The inhibition of thymidylate synthetase from ehrlich ascites carcinoma cells by pyrimidine analogs. *Biochim Biophys Acta* 103:177–179, 1965.

436. Cornell RC, Milstein HG, Fox RM, Stoughton RB: Anemia of azaribine in the treatment of psoriasis. *Arch Dermatol* 112(12):1717–1723, 1976.

437. Frenkel EP, Arthur C: Induced ribotide reductive conversion defect by hydroxyurea and its relationship to megaloblastosis. *Cancer Res* 27(6):1016–1019, 1967.

438. Papac RJ: Clinical and hematologic studies with 1-beta-D-arabinosylcytosine. *J Natl Cancer Inst* 40(5):997, 1968.

439. Druskin MS, Bohagura L, Wallen MH: Anticonvulsant-associated megaloblastic anemia. Response to 25 microgm. of folic acid administered by mouth daily. *N Engl J Med* 267(10):483–485, 1962.

440. Gerson CD, Brown N, Herbert V, et al: Inhibition by diphenylhydantoin of folic-acid absorption in man. *Gastroenterology* 63(2):246, 1972.

441. Carl GF, Smith ML, Furman GM, et al: Phenytoin-treatment and folate supplementation affect folate concentrations and methylation capacity in rats. *J Nutr* 121(8):1214–1221, 1991.

442. Isojarvi JIT, Pakarinen AJ, Myllyla VV: Basic haematological parameters, serum gammaglutamyl-transferase activity, and erythrocyte folate and serum vitamin B-12 levels during carbamazepine and oxcarbazepine therapy. *Seizure* 6(3):207–211, 1997.

443. Lindenbaum J, Whitehead N, Reyner F: Oral-contraceptive hormones, folate metabolism, and cervical epithelium. *Am J Clin Nutr* 28(4):346–353, 1975.

444. Heinivaa O, Palva IP: Malabsorption and deficiency of vitamin B12 caused by treatment with para-aminosalicylic acid. *Acta Med Scand* 177(3):337–341, 1965.

445. Callaghan TS, Hadden DR: Megaloblastic-anemia due to vitamin-B12 malabsorption associated with long-term metformin treatment. *BMJ* 280(6225):1214–1215, 1980.

446. Webb DI, Chodos RB, Mahar CQ, Faloon WW: Mechanism of vitamin B12 malabsorption in patients receiving colchicine. *N Engl J Med* 279(16):845–850, 1968.

447. Dobbins WO, Herrero BA, Mansbach CM: Morphologic alterations associated with neomycin induced malabsorption. *Am J Med Sci* 255: 63–77, 1968.

448. Lerman BB, Ali N, Green D: Megaloblastic, dyserythropoietic anemia following arsenic ingestion. *Ann Clin Lab Sci* 1980;10(6):515–517, 1968.

第 42 章
铁代谢异常

Tomas Ganz

摘要

铁是几乎所有生命体的构成元素。它在机体代谢过程中,特别是在电子传递反应中,起着重要作用。人体内大多数铁存在于循环红细胞内,每1ml压积红细胞中含有1mg铁。在肌红蛋白和很多酶内也有少量的铁。铁储存于细胞内的铁蛋白中,而循环于血浆则同转铁蛋白相结合。正常情况下,铁很少从机体丢失,因此人体内铁含量的调控主要是通过调节铁的吸收来实现的。当机体内铁缺乏时,铁吸收增加,铁过多时,铁吸收减少。无机铁的吸收涉及胃肠道管腔一侧肠细胞顶膜上的一种铁还原酶和一种二价铁转运蛋白 DMT-1,以及接触血液的肠细胞基底膜的膜铁转运蛋白和亚铁氧化酶。同元素铁不同,血红素铁通过一种目前尚未明确的独特途径吸收。

系统性铁代谢平衡受肝脏抗菌肽铁调素调节,铁调素调节血浆铁浓度、饮食铁吸收以及参与铁的再循环的巨噬细胞和与铁储存相关的肝细胞中铁的释放。细胞内铁输出蛋白膜铁转运蛋白是铁调素的受体,当两者形成复合物后即被降解。这就影响了铁从肠道黏膜细胞、巨噬细胞及肝细胞转运入血浆,从而使铁吸收或贮存铁释放减少。铁调素通过将铁扣留在细胞中而降低血浆铁水平,这些细胞主要包括巨噬细胞和肠细胞,后者则随其吸收的铁一同脱落。一旦三价铁进入血浆,它就被转铁蛋白结合,后者再

简写和缩略词

ABCB10,线粒体内膜 ATP 结合盒(ABC)二价金属转运蛋白(ATP-binding cassette(ABC)transporter divalent metal transporter);ALA 合成酶,氨基-γ-酮戊酸合成酶(aminolevulinic acid synthase);BMP,骨形成蛋白(bone morphogenetic protein);dcytb,十二指肠细胞色素 b(duodenal cytochrome b);DMT,二价金属转运蛋白(divalent metal transporter);GDF15,生长分化因子 15(growth differentiation factor 15);HFE,人血色病蛋白(human hemochromatosis protein);HRG1,血红素转运蛋白(heme transporter);IL,白细胞介素(interleukin);IRE,铁反应元件(iron-responsive element);IRP,铁调节蛋白(iron-regulatory protein);NADPH,还原型烟酰胺腺嘌呤二核苷酸磷酸(nicotinamide adenine dinucleotide phosphate);Nramp1,天然抗性相关巨噬细胞蛋白 1(natural resistance-associated macrophage protein one);STEAP3,前列腺 3 六跨膜上皮细胞抗原(six-transmembrane epithelial antigen of prostate 3);TfR,转铁蛋白受体(transferrin receptor)。

与转铁蛋白受体形成复合物,从而将铁转运入细胞内。转铁蛋白受体与其结合的转铁蛋白和铁一起被内在化,而铁则在细胞内被释放入一个酸化囊泡中。然后,转铁蛋白受体再回到细胞表面。

细胞内铁稳态主要通过对参与了铁转运、贮存和利用的关键蛋白的转录后调控来实现。通过铁调节蛋白(IRPs)与位于相应信使核糖核酸(mRNAs)的茎环结构中的铁反应元件(IREs)的结合,这些蛋白的合成可以被调控。IRP-1 是一种胞质内的顺乌头酸酶,当其未与铁形成复合物时,可与 IRE 结合,而当铁存在时,则不与 IRE 结合。IRP-2 是一种与前者密切相关的蛋白,铁的存在使其不稳定。当 IRPs 与位于 mRNA 的 5′ 端的 IREs 结合时,可阻止翻译,而当其与 mRNA 的 3′ 端结合时,则可使 mRNA 稳定。

铁是几乎所有生命体代谢的关键元素。铁是血红素的组成成分,在线粒体能量合成中的重要辅酶细胞色素和细胞色素加氧酶中,血红素是电子传递的活性位点。血红蛋白和肌红蛋白中的血红素这一部分结合 O_2,为 O_2 从肺部传递给组织提供了途径。血红素也是过氧化物酶的活性位点,该酶可将过氧化物还原为水从而保护细胞使其免于氧化损伤,或在粒细胞中产生杀菌剂次氯酸盐。DNA 合成需要核糖核苷酸还原酶以使核糖核苷酸转化为脱氧核糖核苷酸。当铁供应不足时,无论细菌或有核细胞均无法增殖。

● 正常人铁的分布

最重要的铁分布部位概括于表 42-1。

表 42-1 正常人的铁分布*

分布部位	铁含量(mg)	占人体总铁比例(%)
血红蛋白铁	2000	67
贮存铁(铁蛋白、含铁血黄素)	1000	27
肌红蛋白铁	130	3.5
不稳定池	80	2.2
其他组织铁	8	0.2
转运铁	3	0.08

* 这些数值代表了对一位"平均的"个体的估计值,即体重70kg、身高177cm。

血红蛋白

血红蛋白含铁约占其分子量的 0.34%,在男性体内,约含有 2g 的人体铁,女性约为 1.5g。1ml 压积红细胞含铁大约 1mg。因为人的红细胞寿命约 120 天,每天有 1/120 的血红蛋白铁经巨噬细胞再循环,并返还到血浆中,而血浆中的铁大部分被转运到骨髓原始红细胞中,用于新合成血红蛋白。

贮存部位

铁以铁蛋白或含铁血黄素的形式贮存。前者是水溶性的;后者是非水溶性的。铁蛋白由 24 个相似或相同的亚基组成,

排列成 12 个二聚体，并形成一个类似中空圆球的 12 面体，以水合氧化铁聚合物的形式贮存多达 4500 个铁原子[1,2]。铁蛋白的单体可为 H（重）型或 L（轻）型。H 单体具有亚铁氧化酶活性，因而使铁蛋白能相当快速地吸收或释放铁。富含 H 单体的铁蛋白更容易吸收铁，但保留铁的能力远不如富含 L 单体的铁蛋白。大多数肝和脾的铁贮存在主要含有 L 单体的铁蛋白中。

实际上，铁蛋白在机体的所有细胞以及组织液中均可发现。在血浆中，铁蛋白以很低的浓度存在。它是糖基化的，且主要由 L 亚基构成。除炎症的情况下，血浆（血清）铁蛋白浓度通常与人体总铁储备大致相关，因而使血清铁蛋白水平的检测对铁代谢病的诊断显得十分重要。

贮存池的铁含量变化很大。成年男性的正常量为 800 ~ 2000mg；而成年女性只有几百毫克。贮存铁动员时，Fe^{3+} 还原为 Fe^{2+}，后者从核心晶体释放，并弥散到脱铁铁蛋白壳之外。当铁从细胞质进入血浆时，在与转铁蛋白结合之前，必须被细胞膜中的亚铁氧化酶或被血浆或细胞膜中的铜蓝蛋白再次氧化。或者，铁蛋白通过自噬作用释放铁，随后铁蛋白被溶酶体降解[3]。

含铁血黄素主要见于巨噬细胞。在未染色的组织切片或骨髓涂片中，其显微镜下表现为金色的折光色素的团块或颗粒。病理情况下，在身体的几乎每种组织中，其均可大量沉积。含铁血黄素化学结构上类似于铁蛋白的含铁核心，可能来源于被溶酶体消化掉蛋白外壳的铁蛋白。

肌红蛋白

肌红蛋白结构上与血红蛋白相类似，但其为单体，而非四聚体。每个肌红蛋白分子含有一个血红素辅基，并有一条含有约 154 个氨基酸残基的多肽链环将其几乎完全包绕。在所有骨骼肌及心肌细胞中，肌红蛋白都是少量存在的，其在此可起到氧库的作用，以保护细胞，使其避免在缺氧期间发生细胞损伤，并可能清除一氧化氮和活性氧簇[4]。

不稳定铁池

通过对 ^{59}Fe 的血浆清除率的研究，人们推测出不稳定铁池的存在[5]。铁离开血浆后进入细胞间液和细胞内液，随后在短时间内即构成血红素或贮存复合物。一部分铁重新进入血浆，从而导致 ^{59}Fe 注射后 1 ~ 2 天其清除率呈双向曲线。其斜率的改变反映了不稳定池的大小，正常为 80 ~ 90mg 铁。现在往往认为其与可螯合铁池等量[6]。

组织铁池

正常情况下，组织铁（除外血红蛋白、铁蛋白、含铁血黄素、肌红蛋白和不稳定铁池）总量为 6 ~ 8mg。这包括细胞色素和其他含铁酶。尽管含量很少，但它对机体极其关键，而且对铁缺乏很敏感[7,8]。

转运池

从总含铁量的角度而言，在各种铁池中，血浆中的转运池是最小的，正常约为 3mg，但却是最活跃的：转运池的铁几乎完全由转铁蛋白携带，正常情况下，它所含有的铁每天至少周转 10 次。这是不同铁池之间进行铁交换的共同途径。

转铁蛋白

转铁蛋白是一种哑铃状的糖蛋白，分子量约为 80kDa。每个分子均为双叶，每叶中的 Fe^{3+} 结合部位均位于两个结构域间的裂隙之中[9~11]。正常情况下，转铁蛋白的铁结合位点约有三分之一被铁占据。正常时，人血浆中含有约 25 ~ 45μM（200 ~ 360mg/dl）的转铁蛋白，可结合大约 50 ~ 90μM 铁，但只携带 10 ~ 30μM（50 ~ 180μg/dl）的铁。脱铁转铁蛋白（缺乏铁的转铁蛋白）由肝细胞及单核巨噬细胞系统的细胞合成[12,13]。

● 饮食铁

含量

一位美国成年男性和女性平均每天摄入铁分别约 9 ~ 10mg 和 12 ~ 14mg[14]。正常成年男性所吸收的铁量只需与其每天排泄的极少量保持平衡，其铁排泄大多是通过粪便，每天约 1mg[15]。在生长期或失血时，铁需求增加。对女性而言，所吸收的铁必须足以补偿月经期间的丢失，或是妊娠期间及其后转移至胎儿及乳汁的铁。表 42-2 显示了不同年龄和性别组每天的需铁量[16]。

表 42-2　推荐饮食铁量（RDAs）[16]

年龄	男性	女性	孕妇	哺乳
出生至 6 个月	0.27mg *	0.27mg *		
7 ~ 12 个月	11mg	11mg		
1 ~ 3 岁	7mg	7mg		
4 ~ 8 岁	10mg	10mg		
9 ~ 13 岁	8mg	8mg		
14 ~ 18 岁	11mg	15mg	27mg	10mg
19 ~ 50 岁	8mg	18mg	27mg	9mg
51 岁及以上	8mg	8mg		

* 足够摄取量（AI）

生物利用率

对于西方国家的肉食者来说，来自血红蛋白和肌红蛋白的血红素正常包含约 15% 的饮食铁，但其吸收效率远超过非血红素铁，并且能促进非血红素铁的吸收[17]。非血红素铁的吸收极大的受食物中与铁相结合的成分影响。草酸盐、植酸盐和磷酸盐与铁形成复合物，可延缓铁吸收，然而，简单的还原性物质，如氢醌、抗坏血酸盐、乳酸盐、丙酮酸盐、琥珀酸盐、果糖、半胱氨酸和山梨醇等，可增加铁吸收[18]。在一些可实行配方制品的国家，铁强化麦片是主要的铁来源，使用铁锅烹饪也可以提供重要的外源性铁[17]。胃液分泌、食物通过的时间和黏液分泌都对铁吸收起作用。与通常人们所认为的相反，红酒可抑制铁吸收，这可能是因为多酚类的存在[19]。在小鼠中，酒精可抑制铁调素对铁的反应[20]，这可能导致在一些酗酒者中所见的铁过载现象。

● 铁吸收

正常情况下，铁通过胃肠道，主要通过十二指肠，进入人体内。铁吸收量通常严格按照身体需要来调节。红系造血活跃或铁缺乏时，铁吸收上调；铁过载和系统性炎症时，铁吸收下调。尽管如此，随着铁剂的应用，即使吸收百分率下降，但铁的吸收量仍增加（图 42-1）。因此偶然或是故意的摄入大量药用铁剂可导致铁中毒。

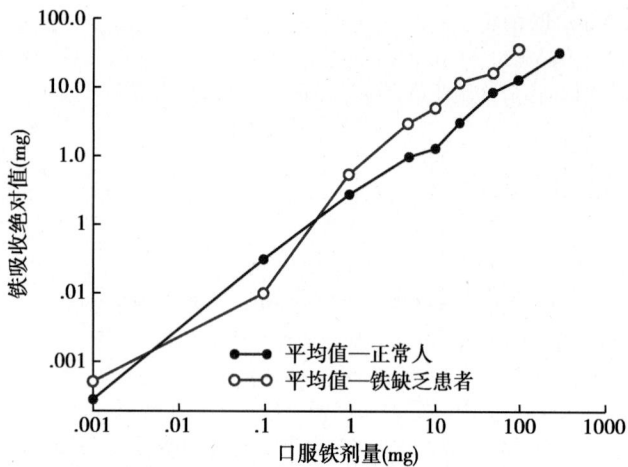

图 42-1　口服铁剂与人体铁吸收量之间的关系。口服剂量对数曲线与相应吸收剂量的对数曲线之间是一种直线的关系。因此，在所有水平，铁剂量越大，吸收就越多，尽管所吸收量的比例逐渐下降

通过肠黏膜的转运机制

血红素铁

由于吸收无机铁和血红素的途径不同，因此对铁吸收机制的理解变得更为困难。这些途径似乎在肠细胞内汇合，血红素在此转变为无机铁。并不清楚有多少血红素被肠细胞完整输出并与血浆血红素结合蛋白结合，但血红素结合蛋白敲除的小鼠，在未受到任何系统性铁代谢平衡的影响下，显示只有较少的铁扣留在十二指肠细胞[21]，因此，至少是在小鼠，并不支持血红素结合蛋白在血红素输出过程中发挥主要作用这一机制。肠细胞顶膜的血红素输入机制也尚未被确定[22]。

三价铁

随着三价铁被十二指肠细胞色素 b（dcytb）还原酶还原为二价铁[23]，二价铁被二价金属转运蛋白（DMT）-1 转运入小肠绒毛细胞[24,25]。铁如何转运入肠细胞仍不是很清楚。膜铁转运蛋白[26~28]联合亚铁氧化酶[29]以及血浆铜蓝蛋白[30]一同介导基底膜外侧输出，将二价铁输出并氧化为三价铁。三价铁被血浆脱铁转铁蛋白所摄取。图 42-2 显示了目前认为可对通过黏膜细胞的铁转运过程进行调节的一些步骤。

铁的再循环

单核巨噬系统的作用

人类红细胞的破坏和生成产生了大多数入血浆中的铁（成人每天再循环铁 20~25mg，对比每天吸收 1~2mg 铁）。其他类型细胞的铁也可再循环，但这种来源对铁流动的作用很小，尚未被研究。衰老红细胞的破坏和血红蛋白的降解均在巨噬细胞内发生（参见第 32 章）。其速度足以在数小时内将大约20% 的血红蛋白铁从细胞释放到血浆。这种铁中约有 80% 被迅速地重新组装入血红蛋白。因此，无生存能力的红细胞中的血红蛋白铁有 20%~70% 会在 12 天内重新出现在循环红细胞中。剩余的铁进入贮存池如铁蛋白或含铁血黄素，然后非常慢地进行周转。对正常个体，这些铁在 140 天后仍有约 40% 保留在贮存池。然而，当血红蛋白合成导致需铁量增加时，贮存铁动员可加快[31]。相反，当存在感染或其他炎症性过程（例如溃疡性结肠炎或恶性肿瘤）的情况下，铁在血红蛋白合成中的再次利用将变得缓慢得多，并同贫血相关（参见第 37 章）[32,33]。

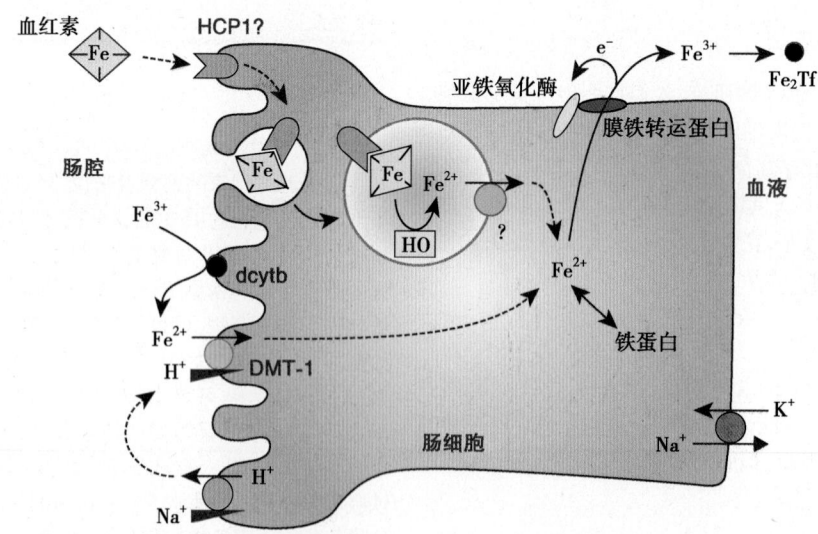

图 42-2　肠绒毛细胞从肠道摄入铁并转运到血浆的图解。非血红素饮食铁包括二价、三价铁盐和有机复合物。Fe^{3+} 被维生素 C 和顶膜铁还原酶（包括十二指肠细胞色素 b）（dcytb）还原为 Fe^{2+}。刷状缘酸性微环境提供了一个 H^+ 电位梯度，使 Fe^{2+} 经二价铁离子转运蛋白（DMT-1）转运至细胞内。DMT-1 可能亦有助于其他营养金属离子（例如：Mn^{2+}）的吸收。血红素通过内吞作用吸收，Fe^{2+} 在内涵体及溶酶体内被释放，但参与该过程的蛋白分子仍不完全清楚，其中包括血红素携带蛋白（HCP1）。基底膜输出二价铁可能是通过膜铁转运蛋白联合亚铁氧化酶介导。HO，血红素氧化酶；Fe_2Tf，二价铁转铁蛋白

噬红细胞作用

在红细胞平均120天的寿命过程中，随着红细胞的老化，它们变的皱缩、僵硬，并且细胞膜累积一些衰老的标志[34]。这些改变最终触发了红细胞被脾或肝窦的巨噬细胞吞噬。巨噬细胞也吞噬血管内溶血的产物，包括血红蛋白（同触珠蛋白结合）和血红素（同血红素结合蛋白相结合），这个过程需要相应的胞内受体[35]。为了消化细胞成分或蛋白复合物，以及将血红素从血红蛋白中释放，参与胞吞和内吞作用的囊泡必须同溶酶体融合。还原型烟酰胺腺嘌呤二核苷酸磷酸（NADPH）细胞色素 C 还原酶、血红素加氧酶1及胆绿素还原酶构成的膜复合体释放血红素中的二价铁，同时保护噬红巨噬细胞免受血红素诱导的毒性损伤[36]。将血红素转换为铁的亚细胞定位仍不确定。血红素加氧酶1主要定位于噬红巨噬细胞的内质网的细胞质催化面[37]，通常不会定位在吞噬体膜上。此外，吞噬体膜上富集血红素转运蛋白 HGR1[38]，而巨噬细胞血红素在诱导多种参与巨噬细胞铁代谢的蛋白中起到了信号作用，这也表明血红素可能离开吞噬体，而血红素加氧酶1介导的铁释放可能发生在胞浆。然而，二价铁转运蛋白 Nramp1，可能还包括 DMT-1，可能也参与了亚细胞的铁转运[39]。最终，有赖于系统的铁需求，释放的二价铁经过膜转铁蛋白输出到血浆[40]，或者被巨噬细胞胞浆铁蛋白捕获。通过在一些组织中发现的可能对低氧张力起重要作用的一种机制，血浆铜蓝蛋白[41~43]催化二价铁转化为三价铁，铁以与转铁蛋白结合的形式参与系统分配。

系统的铁稳态

在过去65年中，通过铁吸收的调节来调控机体铁含量的机制是引起人们强烈兴趣的课题。目前已经明确的是肠内铁吸收、血浆铁浓度，以及铁的组织分布受内分泌调节，类似于其他一些简单的营养物质，例如糖和钙，尽管是以一种更为复杂的方式。

铁调素和膜铁转运蛋白

铁调素是一种25个氨基酸的肽，具有四个二硫键[44~47]，它主要被肝细胞合成，在系统的铁稳态中起到重要作用。铁调素通过控制小肠黏膜的铁吸收以及铁从巨噬细胞及贮铁肝细胞释放来调节血浆铁浓度。铁调素同一种叫做防御素的抗微生物肽结构相类似，表明了铁调素是从后者进化而来以调节铁稳态，作为机体防御微生物的一种手段。在小鼠中，铁调素过度表达可导致显著的缺铁性贫血[48]，以及一种类似于人类慢性炎症性贫血的难治性贫血[49]，且注射人工合成的铁调素可迅速降低血浆铁浓度[50]。因为许多微生物在机体循环中存活依赖于血浆铁，因此铁调素能够发挥宿主防御作用。事实上，铁过载和高血浆铁水平的患者易于出现像小肠结肠炎耶尔森菌之类的感染（参见第37章）。

铁调素通过结合膜铁转运蛋白，一种在肠黏膜细胞、巨噬细胞和肝细胞上均有表达的跨膜铁输出蛋白，从而发挥其铁调节效应。一旦铁调素与膜铁转运蛋白相结合，膜铁转运蛋白即被内化并发生蛋白水解[40,51]。当膜上的膜铁转运蛋白耗尽后，铁不能从肠上皮细胞、巨噬细胞或肝细胞转运进入血浆（图42-3）。这就导致胃肠道铁吸收减少及血清铁水平降低。铁调素的生成受炎症性细胞因子如白介素（IL）-6等的刺激，而铁调素的过度生成很有可能是慢性炎症贫血的发病因素之一（参见第37章）。

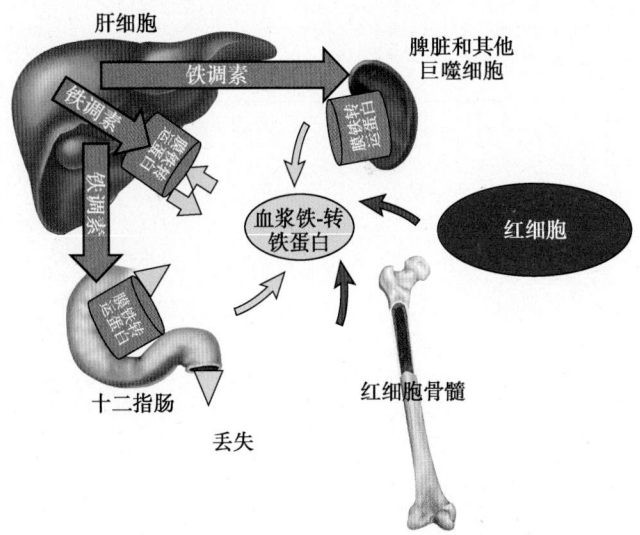

图 42-3　铁调素调节铁输入血浆。膜铁转运蛋白是目前唯一已知的能将铁从细胞输入到血浆（和细胞外液）的转运蛋白。铁调素介导膜铁转运蛋白胞吞作用和蛋白溶解，并因此控制所有铁的主要来源的铁转运，这些来源包括吸收铁的十二指肠上皮细胞，贮存铁的肝细胞和回收铁的巨噬细胞

铁调素生成的调节完全都在转录水平。在人类和实验室的啮齿目动物，铁调素 mRNA 和血浆铁调素水平的增加同铁过载和炎症刺激相伴[44,54,55]，而下降则同红细胞造血活性[56]以及铁缺乏相伴[57]。

铁对铁调素的调节

血浆铁浓度升高或是肝脏贮铁增加能被整个机体感受，并调节铁调素转录[58,59]，但仅有部分相关机制被了解。未被了解的原因可能包括肝细胞同肝脏其他细胞的复杂相互作用，在接受铁剂治疗后，分离下来的肝细胞并不能持续增加铁调素的合成，尽管小鼠新鲜采集的肝细胞可显示出微弱的效应[60]。铁调素转录失调的遗传性疾病为此提供了一些重要线索。如表42-3所示，数种基因功能的损害与人类及实验动物的铁负荷过多有关。除了编码铁调素及其受体即膜铁转运蛋白，或是编码主要参与铁转运的蛋白的基因以外，还有许多基因，其产物很可能有铁感应、信号转导和转录调节的功能。这些包括人血色病蛋白（HFE）、转铁蛋白受体2、骨形成蛋白（BMPs）、BMP受体和它的信号通路，以及血幼素的基因，正常情况下，所有上述基因编码的蛋白通过刺激铁调素转录来防止铁过载。在最为支持的模型中，铁调素转录通过 BMP 通路以铁依赖的方式被调控。HFE、转铁蛋白受体-1 和转铁蛋白受体-2 的复合物可能参与铁-转铁蛋白浓度感应，并且以一种尚未知晓的方式同 BMP 受体相互作用来刺激铁调素的转录[61~64]。血幼素作为 BMPs 的辅助受体，其编码基因的常染色体隐性突变可引起一种非常严重的遗传性血色病[65,66]。血幼素的一个可溶性片段可抑制 BMP 与受体相互作用，但不清楚其是否有生理调节作用[67,68]。铁调素转录的调节本身就很复杂，其过程涉及一种复合体的形成，即肝特异性和反应特异性的转录因子结合到铁调素启动子远端的 BMP-RE2/bZIP/HNF4α/COUP 区域及其近端的 BMP-RE1/STAT 区域，该复合物可能通过这两个区域

表 42-3　人类和动物模型中调节铁稳态的蛋白

影响铁稳态的蛋白	蛋白缺如或突变所致影响	人类数据的参考文献	鼠类数据的参考文献	注释
HFE	实质铁增加	94	95,96	大多数遗传性血色病患者为该基因 845A→G（C282Y）纯合突变。在铁调素信号通路中
膜铁转运蛋白（SLC40A1，SLC11A3）	巨噬细胞内铁增加（丢失功能）	97	98	常染色体显性，铁调素受体，细胞铁输出
	实质铁增加（铁调素抵抗）	99,100	101	常染色体显性
β2 微球蛋白	实质铁增加	不明	102,103	被认为是通过促进 HFE 转运到细胞膜而起作用
转铁蛋白	实质铁增加	104～106	107,108	血浆铁转运，总的转铁蛋白浓度调节铁调素
转铁蛋白受体-1	致命；CNS 铁增加	不明	109	介导细胞的铁摄取，对红细胞生成关键，可能参与铁调素调控信号
转铁蛋白受体-2	实质铁增加	84,110	111	铁调素调控信号
亚铁氧化酶	铁缺乏	不明	29	性连锁基因；在 sla 鼠中是由于外显子缺失
血浆铜蓝蛋白	铁增加	112	42	脑部积聚和神经疾病
铁蛋白 H 链	铁增加	113	不明	显性 IRE 突变
十二指肠细胞色素 b（dcytb）	不明	不明	23	红细胞生成压力下轻度铁限制
Nramp1（SLC11A1）	改变巨噬细胞内铁分布	不明	39	在小鼠中，其缺如增加对感染的易感性
Nramp2（DMT-1）	人类发生小细胞低色素性贫血和肝铁沉积；啮齿动物发生缺铁	114,115	116,117	在人类中，促红细胞生成素治疗可使贫血好转；在 mk 鼠和 Belgrade 大鼠中，发现同样的自然发生的突变
铁调素	实质铁增加	118	46,119	调节铁吸收，血浆铁浓度，系统铁分布
血幼素	实质铁增加	65	120,121	铁调素调节信号
Tmprss6	铁缺乏	49	70,72	铁调素调节信号，膜蛋白酶，切割血幼素
BMP6	实质铁增加	不明	122,123	小鼠铁调节所必需
BMP 受体亚单位	实质性铁增加	不明	124	小鼠铁调节所必需
肝脏 SMAD4	实质性铁增加	不明	125	铁调素调节信号通路
Neogenin	实质性铁增加	不明	126,127	铁调素调节所必需

BMP，骨形成蛋白；HFE，人血色素蛋白；IRE，铁反应元件

之间的物理作用而形成[69]。抑制铁调素转录的通路同样存在。Tmprss6（也叫做 matriptase2）是一种膜丝氨酸蛋白酶，很可能通过对血幼素的蛋白水解而阻止铁调素转录上调[70,71]。通过随机诱变小鼠而产生铁缺乏并伴有 Tmprss6 基因突变的动物模型，人们发现了此功能[72]。随后，又发现存在 Tmprss6 直系同源突变的患者表现为铁抵抗性缺铁性贫血，其对口服铁剂治疗无反应，对肠外铁剂治疗仅有部分反应[49]。

红细胞生成对铁调素的调节

肠道铁吸收在出血或是注射促红细胞生成素之后可增加数倍，而在无效红细胞生成患者呈慢性增加，再生障碍性贫血患者则不增加[73]。这些观察引出假设，即骨髓生成一种"红细胞调节物"[73]来调节肠道铁吸收。后经对鼠模型的研究[56]提出证据，表明这种红细胞调节物是一种来自骨髓的铁调素抑制物。Erythroferrone 是一种促红细胞生成素诱导幼红细胞分泌的糖蛋白，作用于肝细胞并抑制铁调素的生成，为出血或注射促红细胞生成素后迅速抑制铁调素的生成所必需[74]。在中度 β-珠蛋白生成障碍性贫血的鼠类模型中，Erythroferrone 也有助于铁调素生成抑制和铁过载。生长分化因子 15（GDF15）是一种 BMP 家族成员，可能也有助于红细胞无效生成贫血的病理性铁调素抑制[75]。

炎症对铁调素的调节

系统感染发生后数小时之内，血浆铁浓度下降。这种反应被认为有助于宿主防御，特别是抵抗那些对环境中的铁高度依赖的微生物[76]。这种炎症性低铁血症反应也可以被非感染性急、慢性炎症触发。炎症性低铁血症由细胞因子诱导的血浆铁调素浓度升高所介导[54]，后者导致铁调素诱导的巨噬细胞内铁扣留。在人类，诱导铁调素合成最主要的细胞因子是 IL-6[52,53]，通过 JAK2-STAT3 通路发挥作用[77~79]，其他一些细胞因子，包括活化素 B，也有助于铁调素合成[80]。慢性炎症损害红细胞生成的铁供给，结合其他一些炎症效应，导致炎症性贫血（慢性病性贫血；参见第 37 章）。

● 铁的转运

一旦铁原子从饮食铁吸收进入血浆，事实上就被封闭到了体内，在其中几乎不断的循环（图 42-4），从血浆到正在生成中

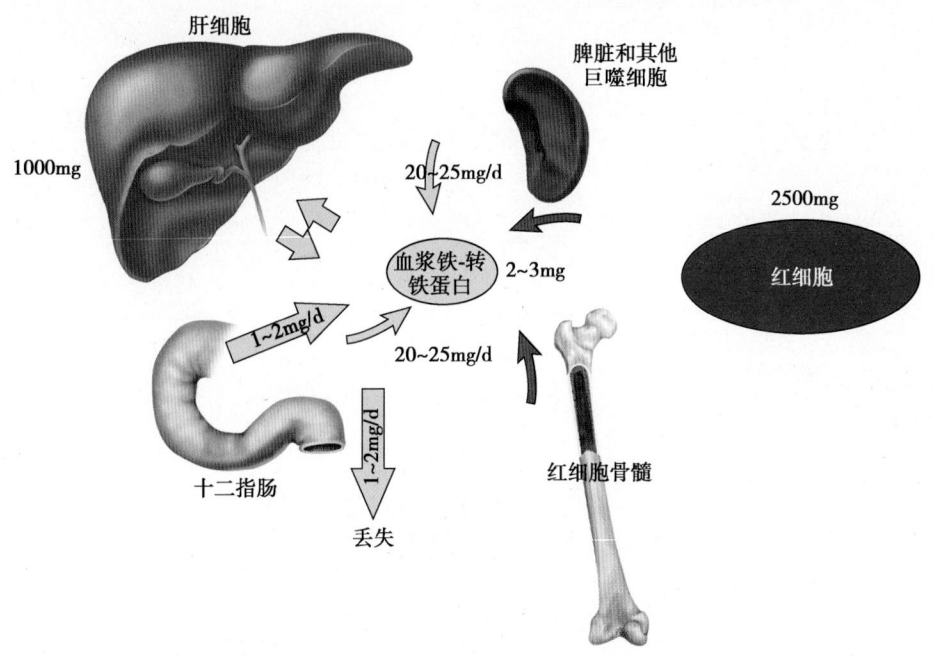

图 42-4　人体铁循环。铁几乎在完全封闭的系统内循环,每个铁原子都在血浆、细胞外液和骨髓重复循环,在骨髓构成血红蛋白。然后随红细胞进入血液中循环 4 个月。再进入到单核吞噬系统的吞噬细胞(脾和其他巨噬细胞),衰老红细胞在此被吞噬、破坏。血红蛋白被解离,铁被释放到血浆,开始新的循环。每个循环中,一部分铁以铁蛋白和含铁血黄素的形式储存,一部分贮存铁被释放入血浆,一部分随尿、汗、粪便或血液丢失,而等量的铁再从肠道吸收。除此之外,正常情况下约 10% 新生红细胞在骨髓被破坏并且释放出铁,而不经过血液循环(无效造血)。图中数字显示没有出血或其他血液疾病的健康成年人各种铁池每天铁出入量(mg/d)

的幼红细胞(被用于血红蛋白合成),然后在血液中循环大约 4 个月,之后再进入巨噬细胞。在这里,铁经血红素加氧酶作用,从血红素中分离并重新释放入血浆,从而重复循环。

转铁蛋白的主要功能是把铁从其进入血浆的位置(肠绒毛、脾和肝窦等)转运到骨髓中的幼红细胞以及其他铁利用的部位。

转铁蛋白的胞吞作用

双铁转铁蛋白与细胞表面的转铁蛋白受体(TfR)-1 相结合,转铁蛋白-TfR1 复合物在细胞膜凹陷处形成簇[81]。随后,该复合物经胞吞作用而被内在化(图 42-5)。在胞质中,转铁蛋白-TfR1 复合物存在于一个网格蛋白包裹的囊泡中。该囊泡与内涵体融合,在此发生酸化,pH 约为 5,并从转铁蛋白释放出铁。随后,脱铁转铁蛋白-TfR 复合物返回到细胞膜,在那里的中性 pH 环境下,脱铁转铁蛋白被释放入组织间液,并重新进入血浆以摄入更多的铁。

转铁蛋白受体是一种由两个亚基组成的蛋白,其亚基间由二硫键相连[9]。它的氨基端位于胞膜的胞质侧,而羧基端位于胞膜外侧。由于 TfR1 在结合和胞吞双铁转铁蛋白中的作用,使得对 TfR1 生物合成的调控成为调节铁代谢的一种主要机制。TfR1 的合成可被铁缺乏所诱导。铁通过使 TfR1 的 mRNA 不稳定来抑制 TfR1 合成,其机制可能涉及了铁反应元件(IRE)/铁调节蛋白(IRP)调控系统(图 42-6)[82,83]。TfR1 可以通过一个与转铁蛋白相重叠的结合点与 HFE 结合[61]。按照目前的铁感应模型,高浓度的转铁蛋白能将 HFE 从它与 Tfr1 的复合体上置换下来,留下来的 HFE 向 BMP 受体复合物发送信

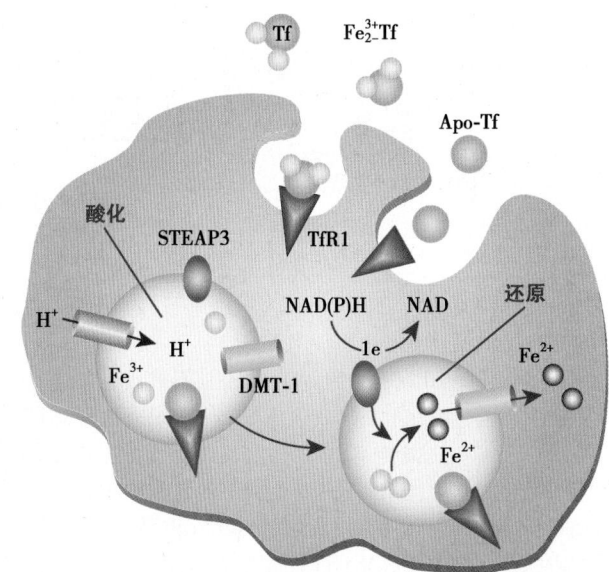

图 42-5　转铁蛋白循环。转铁蛋白(Fe_2^{3+}-Tf)在细胞表面与转铁蛋白受体(TfR1)结合。复合物定位到网格蛋白包被的小凹处,再此进行胞吞作用。通过质子泵活性内涵体形成酸性环境。酸化导致蛋白构象改变,使铁从转铁蛋白中释放出来。三价铁被 STEAP3 还原为二价铁,通过二价金属运载体 1 蛋白(DMT-1)作用而被转运出内涵体,随后脱铁转铁蛋白(Apo-Tf)和转铁蛋白受体返回到细胞表面,并在中性 pH 值情况下分离,参加下一轮的铁转运。在非红系细胞,铁以铁蛋白和含铁血黄素的形式贮存

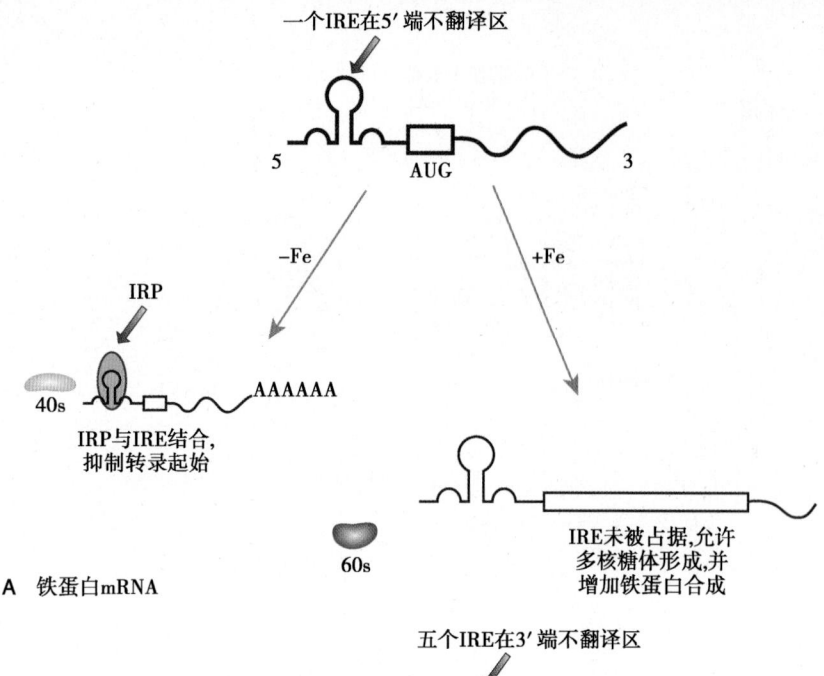

一个IRE在5′端不翻译区

A   铁蛋白mRNA

−Fe
IRP
IRP与IRE结合，
抑制转录起始

+Fe
IRE未被占据，允许
多核糖体形成，并
增加铁蛋白合成

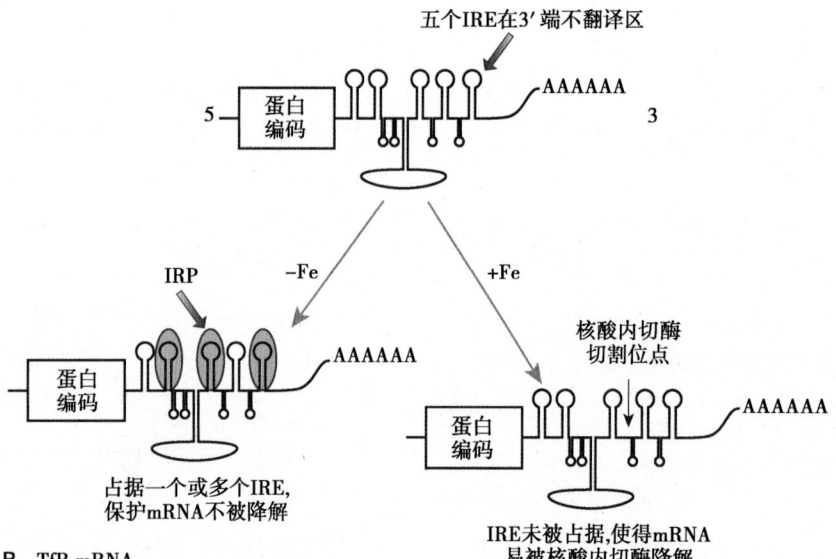

五个IRE在3′端不翻译区

B   TfR mRNA

−Fe
IRP
占据一个或多个IRE，
保护mRNA不被降解

+Fe
核酸内切酶
切割位点
IRE未被占据，使得mRNA
易被核酸内切酶降解

图 42-6　铁调节蛋白（IRP-1）通过与脱铁铁蛋白 mRNA（A）和转铁蛋白受体 mRNA（B）的铁反应元件（IREs）相互作用在胞浆 mRNA 水平调节铁代谢。当胞浆铁浓度较低时，IRP-1 可与两者 mRNAs 的 IREs 相结合。阻止脱铁铁蛋白 mRNA 的翻译，IRE 位于 mRNA 5′端，减少了脱铁铁蛋白的合成。稳定和增加 TfR mRNA 的翻译，IRE 位于 mRNA 3′端，增加转 TfR 合成。相反，当胞浆铁浓度较高时，IRP-1 与两者 mRNA 分离。这解除了对脱铁铁蛋白合成的抑制，并降解 TfR mRNA

号，来增加铁调素的转录。这个模型被一些可操控 HFE 或是它在 TfR1 上的结合点表达的研究所支持[61]。

第二种 TfR，TfR2，也可胞吞转铁蛋白，不被认为参与了铁向细胞的传递，但它在肝脏的表达是正常铁调素表达和调节所必需的[84]。TfR2 通过影响 BMP 复合物及其信号通路来调节铁调素转录，但是这种作用的分子机制尚不清楚。TfR2 也表达于红系前体细胞，同促红细胞生成素受体相互作用，并负性调控红细胞生成，在铁缺乏情况下可能阻断红细胞的生成[85]。

细胞内的铁稳态

每个细胞必须调节自身的铁摄取和亚细胞分布，确保多种细胞酶有足够的铁，并能防止过量的铁贮积造成损伤或是影响其他细胞获取足量的铁。相应的，一些参与铁转运、贮存和利用的关键细胞蛋白，其合成受细胞内铁浓度的转录后调控[82,83]。这些蛋白中的每一种 mRNA 均含有一个或数个 IREs。若 IRE 位于 mRNA 的 5′端，其作用为调控翻译；3′端的 IREs 则调控 mRNA 的稳定性。每个 IRE 均由一个茎环结构构成，其环状结构为核苷酸序列 CAGUG（图 42-7）。IRE/IRP 调节包括那些编码铁蛋白、TfR1、氨基-γ-酮戊酸（ALA）合酶、转铁蛋白、顺乌头酸酶、DMT-1 和膜铁转运蛋白合成的 mRNAs。铁蛋白的 mRNA 在 5′端（上游）区域有一个单独的茎环结构，作为其 IRE。与铁蛋白的 IRE 相反，在 TfR mRNA 的 3′端（下游）的非翻译区有多达 5 个茎环结构。IREs 是特异的 RNA 结合蛋白，IRPs，的靶点。IRP-1 是胞质顺乌头酸酶，有四个铁硫簇，具有与铁结合的能力，该能力为其顺乌头酸酶活性所需；IRP-2 与 IRP-1 高度同源，其不同在于 IRP-2 的 N 端有 73 个氨基酸的插入，且缺乏顺乌头酸酶活性。铁不存在时，IRP-1 与 IREs 结合，但铁存在时则变成胞质顺乌头酸酶，不能与 IREs 结合。另一方面，在铁存在的情况下，IRP-2（某种程度上也包括 IRP1）经过泛素化被蛋白酶体降解[86,87]。IRPs 与 IREs 的 5′端相结合的作用在于抑制蛋白翻译；IRP 与 3′端 IRE 相结合的作用在于增加 mRNA 的稳定性，从而增加基因产物的合成。图 42-6 显示了在铁蛋白和 TfR 合成调控中的这些关系。IRE/IRP 系统的网络效应是为了使细胞的铁摄取同贮存、利用以及某些类型细胞的铁输出相平衡。

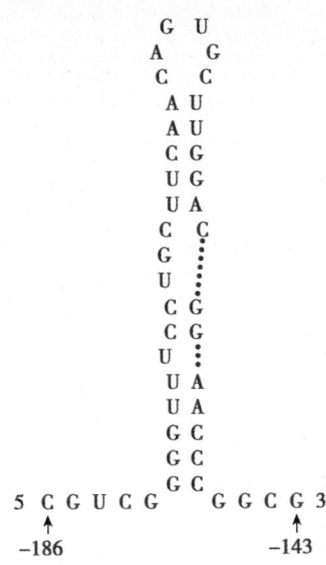

$$5'\ CGUCG\ \ \ \ \ \ \ GGCG\ 3'$$
$$\uparrow\ \ \ \ \ \ \ \ \ \ \ \ \ \uparrow$$
$$-186\ \ \ \ \ \ \ \ \ \ -143$$

图 42-7　脱铁铁蛋白 mRNA 的铁反应元件呈颈环结构

幼红细胞中的铁

铁一旦进入发育中的幼红细胞，就必须被转运至线粒体以组装入血红素，或被铁小体中的铁蛋白摄取。在囊泡内，STEAP3（前列腺六次跨膜上皮抗原 3）将三价铁还原为二价铁，另一个蛋白 DMT-1（同肠道铁吸收相同的转运蛋白）则输送 Fe^{2+} 进入细胞液，在那里被线粒体摄取用于血色素合成，摄取通过由 mitoferrin-1、ABCB10（线粒体内膜的 ATP 结合盒［ABC］二价金属转运蛋白）和亚铁螯合酶构成的复合物来完成[88]。可能也需要线粒体同内涵体之间的物理相互作用[89]。

线粒体铁

线粒体协同细胞浆给每个细胞供应血红素。尽管血红素合成对于所有细胞都很重要，幼红细胞比其他类型的细胞合成更多的血红素。血红素合成的最后步骤在线粒体，铁在亚铁螯合酶的作用下插入原卟啉。若血红素合成受损，如铅中毒或铁粒幼细胞性贫血时（参见第 59 章），线粒体可积聚大量非结晶形的铁聚集物。这样线粒体即可被普鲁士蓝染色，在光镜下显示为大的蓝色铁质沉积颗粒呈环状包绕幼红细胞核（环形铁粒幼红细胞）。在正常骨髓中，幼红细胞胞质中亦可见含铁颗粒。然而，这些颗粒极小，且数量上通常仅 1～3 个，随机分布于胞质中。这些正常的含铁颗粒为铁蛋白聚集物，位于名为含铁小体的溶酶体细胞器中[90]。包含这些含铁颗粒的幼红细胞即铁粒幼红细胞，正常情况下，在骨髓的红系前体细胞中占 20%～50% 的，在光镜下可见。在铁缺乏和伴有慢性病的贫血中，铁粒幼红细胞几乎从骨髓完全消失。相反，在铁过载的一些状态下，铁粒幼红细胞可很大量，且含有过多颗粒。

线粒体铁蛋白

环形铁粒幼红细胞含有铁蛋白的一种异构体，这是一种位于染色体 5q23.1 的无内含子，且 IRE 缺如的铁蛋白基因的产物，通过一段 60 个氨基酸的前导序列特异性地靶向线粒体[1,91]。线粒体铁蛋白没有 IRE，因此不被铁依赖的翻译调控所控制。其功能似为还原不稳定铁池，降低活性氧族的水平[78]。线粒体

铁蛋白在组织中的表达有限，在正常睾丸的线粒体和铁粒幼细胞贫血患者的铁粒幼红细胞中可见高浓度表达（参见第 59 章）[92]。

● 铁的排泄

机体贮存铁的效率十分显著。多数铁是随粪便中的肠道脱落细胞丢失的，正常量大约每天 1mg[15,93]，不到全身铁量的千分之一。皮肤剥脱和皮肤附属物以及出汗所导致的铁丢失要少得多。甚至在热带环境中，随汗液丢失的铁也很少[90]。很少量的铁随尿液丢失。哺乳可导致每天约排泄 1mg 铁，从而使每天铁的总丢失率加倍。正常月经失血可导致负铁平衡。

尽管在正常情况下，每天总铁丢失量在男性约为 1mg[15]，但在有月经的妇女中，平均约为 2mg。对于明显铁过载的患者，如血色病，每天铁丢失量可达 4mg 之多，其原因很可能是富含铁的细胞发生脱落，主要是巨噬细胞。

翻译：曲士强　互审：陈苏宁　校对：肖志坚

参考文献

1. Arosio P, Levi S: Cytosolic and mitochondrial ferritins in the regulation of cellular iron homeostasis and oxidative damage. *Biochim Biophys Acta* 1800:783, 2010.
2. Koorts AM, Viljoen M: Ferritin and ferritin isoforms I: Structure–function relationships, synthesis, degradation and secretion. *Arch Physiol Biochem* 113:30, 2007.
3. Mancias JD, Wang X, Gygi SP, et al: Quantitative proteomics identifies NCOA4 as the cargo receptor mediating ferritinophagy. *Nature* 509:105, 2014.
4. Ordway GA, Garry DJ: Myoglobin: An essential hemoprotein in striated muscle. *J Exp Biol* 207:3441, 2004.
5. Hosain F, Marsaglia G, Finch CA: Blood ferrokinetics in normal man. *J Clin Invest* 46:1, 1967.
6. Breuer W, Shvartsman M, Cabantchik ZI: Intracellular labile iron. *Int J Biochem Cell Biol* 40:350, 2008.
7. Dallman PR, Beutler E, Finch CA: Effects of iron deficiency exclusive of anaemia. *Br J Haematol* 40:179, 1978.
8. Radlowski EC, Johnson RW: Perinatal iron deficiency and neurocognitive development. *Front Hum Neurosci* 7:1, 2013.
9. Cheng Y, Zak O, Aisen P, et al: Structure of the human transferrin receptor-transferrin complex. *Cell* 116:565, 2004.
10. Bailey S, Evans RW, Garratt RC, et al: Molecular structure of serum transferrin at 3.3-A resolution. *Biochemistry* 27:5804, 1988.
11. Aisen P, Brown EB: Structure and function of transferrin. *Prog Hematol* 9:25, 1975.
12. Thorbecke GJ, Liem HH, Knight S, et al: Sites of formation of the serum proteins transferrin and hemopexin. *J Clin Invest* 52:725, 1973.
13. Haurani FI, Meyer A, O'Brien R: Production of transferrin by the macrophage. *J Reticuloendothel Soc* 14:309, 1973.
14. Egan SK, Tao SS, Pennington JA, et al: US Food and Drug Administration's Total Diet Study: Intake of nutritional and toxic elements, 1991-96. *Food Addit Contam* 19:103, 2002.
15. Dubach R, Moore CV, Callender S: Studies in iron transportation and metabolism. IX. The excretion of iron as measured by the isotope technique. *J Lab Clin Med* 45:599, 1955.
16. Trumbo P, Yates AA, Schlicker S, Poos M: Dietary reference intakes: Vitamin A, vitamin K, arsenic, boron, chromium, copper, iodine, iron, manganese, molybdenum, nickel, silicon, vanadium, and zinc. *J Am Diet Assoc* 101:294, 2001.
17. Heath AL, Fairweather T: Clinical implications of changes in the modern diet: Iron intake, absorption and status. *Best Pract Res Clin Haematol* 15:225, 2002.
18. Hurrell R, Egli I: Iron bioavailability and dietary reference values. *Am J Clin Nutr* 91:1461S, 2010.
19. Cook JD, Reddy MB, Hurrell RF: The effect of red and white wines on nonheme-iron absorption in humans. *Am J Clin Nutr* 61:800, 1995.
20. Anderson ER, Taylor M, Xue X, et al: The hypoxia-inducible factor-C/EBPalpha axis controls ethanol-mediated hepcidin repression. *Mol Cell Biol* 32:4068, 2012.
21. Fiorito V, Geninatti CS, Silengo L, et al: Lack of plasma protein hemopexin results in increased duodenal iron uptake. *PLoS One* 8:e68146, 2013.
22. Korolnek T, Hamza I: Like iron in the blood of the people: The requirement for heme trafficking in iron metabolism. *Front Pharmacol* 5:126, 2014.
23. Choi J, Masaratana P, Latunde-Dada GO, et al: Duodenal reductase activity and spleen iron stores are reduced and erythropoiesis is abnormal in Dcytb knockout mice exposed to hypoxic conditions. *J Nutr* 142:1929, 2012.
24. Gunshin H, Mackenzie B, Berger UV, et al: Cloning and characterization of a mammalian proton-coupled metalion transporter. *Nature* 388:482, 1997.
25. Shawki A, Knight PB, Maliken BD, et al: H(+)-coupled divalent metal-ion transporter-1: Functional properties, physiological roles and therapeutics. *Curr Top Membr* 70:169, 2012.
26. Donovan A, Brownlie A, Zhou Y, et al: Positional cloning of zebrafish ferroportin1 identifies a conserved vertebrate iron exporter. *Nature* 403:776, 2000.
27. McKie AT, Marciani P, Rolfs A, et al: A novel duodenal iron-regulated transporter,

IREG1, implicated in the basolateral transfer of iron to the circulation. *Mol Cell* 5:299, 2000.
28. Abboud S, Haile DJ: A novel mammalian iron-regulated protein involved in intracellular iron metabolism. *J Biol Chem* 275:19906, 2000.
29. Vulpe CD, Kuo YM, Murphy TL, et al: Hephaestin, a ceruloplasmin homologue implicated in intestinal iron transport, is defective in the sla mouse. *Nat Genet* 21:195, 1999.
30. Cherukuri S, Potla R, Sarkar J, et al: Unexpected role of ceruloplasmin in intestinal iron absorption. *Cell Metab* 2:309, 2005.
31. Noyes WD, Bothwell TH, Finch CA: The role of the reticulo-endothelial cell in iron metabolism. *Br J Haematol* 6:43, 1960.
32. Haurani FI, Burke W, Martinez EJ: Defective reutilization of iron in the anemia of inflammation. *J Lab Clin Med* 65:560, 1965.
33. O'Shea MJ, Kershenobich D, Tavill AS: Effects of inflammation on iron and transferrin metabolism. *Br J Haematol* 25:707, 1973.
34. Bosman GJCG, Werre JM, Willekens FLA, et al: Erythrocyte ageing in vivo and in vitro: Structural aspects and implications for transfusion. *Transfus Med* 18:335, 2008.
35. Beaumont C, Delaby C: Recycling iron in normal and pathological states. *Semin Hematol* 46:328, 2009.
36. Kovtunovych G, Eckhaus MA, Ghosh MC, et al: Dysfunction of the heme recycling system in heme oxygenase-1 deficient mice: Effects on macrophage viability and tissue iron distribution. *Blood* 116:6054, 2010.
37. Delaby C, Rondeau C, Pouzet C, et al: Subcellular localization of iron and heme metabolism related proteins at early stages of erythrophagocytosis. *PLoS One* 7:e42199, 2012.
38. White C, Yuan X, Schmidt PJ, et al: HRG1 is essential for heme transport from the phagolysosome of macrophages during erythrophagocytosis. *Cell Metab* 17:261, 2013.
39. Soe-Lin S, Apte SS, Andriopoulos B Jr, et al: Nramp1 promotes efficient macrophage recycling of iron following erythrophagocytosis in vivo. *Proc Natl Acad Sci U S A* 106:5960, 2009.
40. Knutson MD, Oukka M, Koss LM, et al: Iron release from macrophages after erythrophagocytosis is up-regulated by ferroportin 1 overexpression and down-regulated by hepcidin. *Proc Natl Acad Sci U S A* 102:1324, 2005.
41. Cherukuri S, Tripoulas NA, Nurko S, et al: Anemia and impaired stress-induced erythropoiesis in aceruloplasminemic mice. *Blood Cells Mol Dis* 33:346, 2004.
42. Harris ZL, Durley AP, Man TK, et al: Targeted gene disruption reveals an essential role for ceruloplasmin in cellular iron efflux. *Proc Natl Acad Sci U S A* 96:10812, 1999.
43. Sarkar J, Seshadri V, Tripoulas NA, et al: Role of ceruloplasmin in macrophage iron efflux during hypoxia. *J Biol Chem* 278:44018, 2003.
44. Pigeon C, Ilyin G, Courselaud B, et al: A new mouse liver-specific gene, encoding a protein homologous to human antimicrobial peptide hepcidin, is overexpressed during iron overload. *J Biol Chem* 276:7811, 2001.
45. Park CH, Valore EV, Waring AJ, et al: Hepcidin, a urinary antimicrobial peptide synthesized in the liver. *J Biol Chem* 276:7806, 2001.
46. Nicolas G, Bennoun M, Devaux I, et al: Lack of hepcidin gene expression and severe tissue iron overload in upstream stimulatory factor 2 (USF2) knockout mice. *Proc Natl Acad Sci U S A* 98:8780, 2001.
47. Ganz T: Hepcidin and iron regulation, 10 years later. *Blood* 117:4425, 2011.
48. Nicolas G, Bennoun M, Porteu A, et al: Severe iron deficiency anemia in transgenic mice expressing liver hepcidin. *Proc Natl Acad Sci U S A* 99:4596, 2002.
49. Finberg KE, Heeney MM, Campagna DR, et al: Mutations in TMPRSS6 cause iron-refractory iron deficiency anemia (IRIDA). *Nat Genet* 40:569, 2008.
50. Rivera S, Nemeth E, Gabayan V, et al: Synthetic hepcidin causes rapid dose-dependent hypoferremia and is concentrated in ferroportin-containing organs. *Blood* 106:2196, 2005.
51. Nemeth E, Tuttle MS, Powelson J, et al: Hepcidin regulates cellular iron efflux by binding to ferroportin and inducing its internalization. *Science* 306:2090, 2004.
52. Nemeth E, Rivera S, Gabayan V, et al: IL-6 mediates hypoferremia of inflammation by inducing the synthesis of the iron regulatory hormone hepcidin. *J Clin Invest* 113:1271, 2004.
53. Rodriguez R, Jung CL, Gabayan V, et al: Hepcidin induction by pathogens and pathogen-derived molecules is strongly dependent on interleukin-6. *Infect Immun* 82:745, 2014.
54. Nicolas G, Chauvet C, Viatte L, et al: The gene encoding the iron regulatory peptide hepcidin is regulated by anemia, hypoxia, and inflammation. *J Clin Invest* 110:1037, 2002.
55. Nemeth E, Valore EV, Territo M, et al: Hepcidin, a putative mediator of anemia of inflammation, is a type II acute-phase protein. *Blood* 101:2461, 2003.
56. Pak M, Lopez MA, Gabayan V, et al: Suppression of hepcidin during anemia requires erythropoietic activity. *Blood* 108:3730, 2006.
57. Ganz T, Olbina G, Girelli D, et al: Immunoassay for human serum hepcidin. *Blood* 112:4292, 2008.
58. Ramos E, Kautz L, Rodriguez R, et al: Evidence for distinct pathways of hepcidin regulation by acute and chronic iron loading in mice. *Hepatology* 53:1333, 2011.
59. Corradini E, Meynard D, Wu Q, et al: Serum and liver iron differently regulate the bone morphogenetic protein 6 (BMP6)-SMAD signaling pathway in mice. *Hepatology* 54:273, 2011.
60. Lin L, Valore EV, Nemeth E, et al: Iron transferrin regulates hepcidin synthesis in primary hepatocyte culture through hemojuvelin and BMP2/4. *Blood* 110:2182, 2007.
61. Schmidt PJ, Toran PT, Giannetti AM, et al: The transferrin receptor modulates Hfe-dependent regulation of hepcidin expression. *Cell Metab* 7:205, 2008.
62. Schmidt PJ, Huang FW, Wrighting DM, et al: Hepcidin expression is regulated by a complex of hemochromatosis-associated proteins. *ASH Annu Meet Abstr* 108:267, 2006.
63. D'Alessio F, Hentze MW, Muckenthaler MU: The hemochromatosis proteins HFE, TfR2, and HJV form a membrane-associated protein complex for hepcidin regulation. *J Hepatol* 57:1052, 2012.
64. Rishi G, Crampton EM, Wallace DF, et al: In situ proximity ligation assays indicate that hemochromatosis proteins Hfe and transferrin receptor 2 (Tfr2) do not interact. *PLoS One* 8:e77267, 2013.
65. Papanikolaou G, Samuels ME, Ludwig EH, et al: Mutations in HFE2 cause iron overload in chromosome 1q-linked juvenile hemochromatosis. *Nat Genet* 36:77, 2004.
66. Babitt JL, Huang FW, Wrighting DM, et al: Bone morphogenetic protein signaling by hemojuvelin regulates hepcidin expression. *Nat Genet* 38:531, 2006.
67. Lin L, Nemeth E, Goodnough JB, et al: Soluble hemojuvelin is released by proprotein convertase-mediated cleavage at a conserved polybasic RNRR site. *Blood Cells Mol Dis* 40:122, 2008.
68. Lin L, Goldberg YP, Ganz T: Competitive regulation of hepcidin mRNA by soluble and cell-associated hemojuvelin. *Blood* 106:2884, 2005.
69. Truksa J, Lee P, Beutler E: Two BMP responsive elements, STAT, and bZIP/HNF4/COUP motifs of the hepcidin promoter are critical for BMP, SMAD1, and HJV responsiveness. *Blood* 113:688, 2009.
70. Silvestri L, Pagani A, Nai A, et al: The serine protease matriptase-2 (TMPRSS6) inhibits hepcidin activation by cleaving membrane hemojuvelin. *Cell Metab* 8:502, 2008.
71. Truksa J, Gelbart T, Peng H, et al: Suppression of the hepcidin-encoding gene Hamp permits iron overload in mice lacking both hemojuvelin and matriptase-2/TMPRSS6. *Br J Haematol* 147:571, 2009.
72. Du X, She E, Gelbart T, et al: The serine protease TMPRSS6 is required to sense iron deficiency. *Science* 320:1088, 2008.
73. Finch C: Regulators of iron balance in humans. *Blood* 84:1697, 1994.
74. Kautz L, Jung G, Valore EV, et al: Identification of erythroferrone as an erythroid regulator of iron metabolism. *Nat Genet* 2014.
75. Tanno T, Bhanu NV, Oneal PA, et al: High levels of GDF15 in thalassemia suppress expression of the iron regulatory protein hepcidin. *Nat Med* 13:1096, 2007.
76. Drakesmith H, Prentice AM: Hepcidin and the iron-infection axis. *Science* 338:768, 2012.
77. Wrighting DM, Andrews NC: Interleukin-6 induces hepcidin expression through STAT3. *Blood* 108:3204, 2006.
78. Pietrangelo A, Dierssen U, Valli L, et al: STAT3 is required for IL-6-gp130-dependent activation of hepcidin in vivo. *Gastroenterology* 132:294, 2007.
79. Verga Falzacappa MV, Vujic SM, Kessler R, et al: STAT3 mediates hepatic hepcidin expression and its inflammatory stimulation. *Blood* 109:353, 2007.
80. Besson-Fournier C, Latour C, Kautz L, et al: Induction of activin B by inflammatory stimuli up-regulates expression of the iron-regulatory peptide hepcidin through Smad1/5/8 signaling. *Blood* 120:431, 2012.
81. Aisen P: Transferrin receptor 1. *Int J Biochem Cell Biol* 36:2137, 2004.
82. Muckenthaler MU, Galy B, Hentze MW: Systemic iron homeostasis and the iron-responsive element/iron-regulatory protein (IRE/IRP) regulatory network. *Annu Rev Nutr* 28:197, 2008.
83. Rouault TA: The role of iron regulatory proteins in mammalian iron homeostasis and disease. *Nat Chem Biol* 2:406, 2006.
84. Nemeth E, Roetto A, Garozzo G, et al: Hepcidin is decreased in TFR2 hemochromatosis. *Blood* 105:1803, 2005.
85. Silvestri L, Nai A, Pagani A, et al: The extrahepatic role of TFR2 in iron homeostasis. *Front Pharmacol* 5:93, 2014.
86. Vashisht AA, Zumbrennen KB, Huang X, et al: Control of iron homeostasis by an iron-regulated ubiquitin ligase. *Science* 326:718, 2009.
87. Salahudeen AA, Thompson JW, Ruiz JC, et al: An E3 ligase possessing an iron-responsive hemerythrin domain is a regulator of iron homeostasis. *Science* 326:722, 2009.
88. Chen W, Dailey HA, Paw BH: Ferrochelatase forms an oligomeric complex with mitoferrin-1 and Abcb10 for erythroid heme biosynthesis. *Blood* 116:628, 2010.
89. Sheftel AD, Zhang AS, Brown C, et al: Direct interorganellar transfer of iron from endosome to mitochondrion. *Blood* 110:125, 2007.
90. Cartwright GE, Deiss A: Sideroblasts, siderocytes, and sideroblastic anemia. *N Engl J Med* 292:185, 1975.
91. Levi S, Arosio P: Mitochondrial ferritin. *Int J Biochem Cell Biol* 36:1887, 2004.
92. Cazzola M, Invernizzi R, Bergamaschi G, et al: Mitochondrial ferritin expression in erythroid cells from patients with sideroblastic anemia. *Blood* 101:1996, 2003.
93. Green R, Charlton R, Seftel H, et al: Body iron excretion in man: A collaborative study. *Am J Med* 45:336, 1968.
94. Feder JN, Gnirke A, Thomas W, et al: A novel MHC class I-like gene is mutated in patients with hereditary haemochromatosis. *Nat Genet* 13:399, 1996.
95. Zhou XY, Tomatsu S, Fleming RE, et al: HFE gene knockout produces mouse model of hereditary hemochromatosis. *Proc Natl Acad Sci U S A* 95:2492, 1998.
96. Ahmad KA, Ahmann JR, Migas MC, et al: Decreased Liver Hepcidin Expression in the Hfe Knockout Mouse. *Blood Cells Mol Dis* 29:361, 2002.
97. Montosi G, Donovan A, Totaro A, et al: Autosomal-dominant hemochromatosis is associated with a mutation in the ferroportin (SLC11A3) gene. *J Clin Invest* 108:619, 2001.
98. Zohn IE, De Domenico I, Pollock A, et al: The flatiron mutation in mouse ferroportin acts as a dominant negative to cause ferroportin disease. *Blood* 109:4174, 2007.
99. Njajou OT, Vaessen N, Joosse M, et al: A mutation in SLC11A3 is associated with autosomal dominant hemochromatosis. *Nat Genet* 28:213, 2001.
100. Sham RL, Phatak PD, Nemeth E, et al: Hereditary hemochromatosis due to resistance to hepcidin: High hepcidin concentrations in a family with C326S ferroportin mutation. *Blood* 114:493, 2009.
101. Altamura S, Groene HJ, Kessler R, et al: In vivo disruption of the hepcidin-ferroportin regulatory circuitry causes fatal systemic and exocrine pancreatic iron overload [abstract]. *ASH Annu Meet Abstr* 175, 2013.
102. De Sousa M, Reimao R, Lacerda R, et al: Iron overload in beta 2-microglobulin-deficient mice. *Immunol Lett* 39:105, 1994.
103. Rothenberg BE, Voland JR: Beta2 knockout mice develop parenchymal iron overload: A putative role for class I genes of the major histocompatibility complex in iron metabolism. *Proc Natl Acad Sci U S A* 93:1529, 1996.
104. Goya N, Miyazaki S, Kodate S, et al: A family of congenital atransferrinemia. *Blood* 40:239, 1972.
105. Bernstein SE: Hereditary hypotransferrinemia with hemosiderosis, a murine disorder resembling human atransferrinemia. *J Lab Clin Med* 110:690, 1987.
106. Hamill RL, Woods JC, Cook BA: Congenital atransferrinemia. A case report and review

of the literature. *Am J Clin Pathol* 96:215, 1991.

107. Trenor CC, III, Campagna DR, Sellers VM, et al: The molecular defect in hypotransferrinemic mice. *Blood* 96:1113, 2000.

108. Bartnikas TB, Andrews NC, Fleming MD: Transferrin is a major determinant of hepcidin expression in hypotransferrinemic mice. *Blood* 117:630, 2011.

109. Levy JE, Jin O, Fujiwara Y, et al: Transferrin receptor is necessary for development of erythrocytes and the nervous system. *Nat Genet* 21:396, 1999.

110. Camaschella C, Roetto A, Cali A, et al: The gene TFR2 is mutated in a new type of haemochromatosis mapping to 7q22. *Nat Genet* 25:14, 2000.

111. Fleming RE, Ahmann JR, Migas MC, et al: Targeted mutagenesis of the murine transferrin receptor-2 gene produces hemochromatosis. *Proc Natl Acad Sci U S A* 99:10653, 2002.

112. Harris ZL, Takahashi Y, Miyajima H, et al: Aceruloplasminemia: Molecular characterization of this disorder of iron metabolism. *Proc Natl Acad Sci U S A* 92:2539, 1995.

113. Kato J, Fujikawa K, Kanda M, et al: A mutation, in the iron-responsive element of H ferritin mRNA, causing autosomal dominant iron overload. *Am J Hum Genet* 69:191, 2001.

114. Iolascon A, De FL: Mutations in the gene encoding DMT1: Clinical presentation and treatment. *Semin Hematol* 46:358, 2009.

115. Blanco E, Kannengiesser C, Grandchamp B, et al: Not all DMT1 mutations lead to iron overload. *Blood Cells Mol Dis* 43:199, 2009.

116. Fleming MD, Trenor CC, III, Su MA, et al: Microcytic anaemia mice have a mutation in Nramp2, a candidate iron transporter gene. *Nat Genet* 16:383, 1997.

117. Fleming MD, Romano MA, Su MA, et al: Nramp2 is mutated in the anemic Belgrade (b) rat: Evidence of a role for Nramp2 in endosomal iron transport. *Proc Natl Acad Sci U S A* 95:1148, 1998.

118. Roetto A, Papanikolaou G, Politou M, et al: Mutant antimicrobial peptide hepcidin is associated with severe juvenile hemochromatosis. *Nat Genet* 33:21, 2003.

119. Lesbordes-Brion JC, Viatte L, Bennoun M, et al: Targeted disruption of the hepcidin 1 gene results in severe hemochromatosis. *Blood* 108:1402, 2006.

120. Niederkofler V, Salie R, Arber S: Hemojuvelin is essential for dietary iron sensing, and its mutation leads to severe iron overload. *J Clin Invest* 115:2180, 2005.

121. Huang FW, Pinkus JL, Pinkus GS, et al: A mouse model of juvenile hemochromatosis. *J Clin Invest* 115:2187, 2005.

122. Meynard D, Kautz L, Darnaud V, et al: Lack of the bone morphogenetic protein BMP6 induces massive iron overload. *Nat Genet* 41:478, 2009.

123. Andriopoulos B Jr, Corradini E, Xia Y, et al: BMP6 is a key endogenous regulator of hepcidin expression and iron metabolism. *Nat Genet* 41:482, 2009.

124. Steinbicker AU, Bartnikas TB, Lohmeyer LK, et al: Perturbation of hepcidin expression by BMP type I receptor deletion induces iron overload in mice. *Blood* 118:4224, 2011.

125. Wang RH, Li C, Xu X, et al: A role of SMAD4 in iron metabolism through the positive regulation of hepcidin expression. *Cell Metab* 2:399, 2005.

126. Lee DH, Zhou LJ, Zhou Z, et al: Neogenin inhibits HJV secretion and regulates BMP-induced hepcidin expression and iron homeostasis. *Blood* 115:3136, 2010.

127. Enns CA, Ahmed R, Zhang AS: Neogenin interacts with matriptase-2 to facilitate hemojuvelin cleavage. *J Biol Chem* 287:35104, 2012.

128. Mackenzie B, Garrick MD: Iron Imports. II. Iron uptake at the apical membrane in the intestine. *Am J Physiol Gastrointest Liver Physiol* 289:G981, 2005.

129. Smith MD, Pannacciulli IM: Absorption of inorganic iron from graded doses: Its significance in relation to iron absorption tests and mucosal block theory. *Br J Haematol* 4:428, 1958.

130. McKie AT: A ferrireductase fills the gap in the transferrin cycle. *Nat Genet* 37:1159, 2005.

第 43 章
铁缺乏和铁过载

Tomas Ganz

摘要

铁缺乏和缺铁性贫血是常见的营养性和血液学疾病。婴幼儿铁缺乏最常见的原因是膳食中铁不足。极少情况下，可由 TMPRSS6 基因突变所致，该基因编码一种膜蛋白酶，正常情况下此蛋白酶是作为铁调素的负转录调控因子。对年轻女性而言，铁缺乏最常见的原因是月经失血或妊娠与分娩失血。中老年人的出血可来自于消化道，见于痔疮、消化道溃疡、食道裂孔疝、结肠癌或血管发育异常等。出血亦可因子宫平滑肌瘤、子宫癌或肾脏肿瘤所致。肺部失血的病因可为感染或恶性疾病所致的慢性咯血，或由原发性肺含铁血黄素沉积症所致。对婴儿而言，可导致其体格生长和智力发育受损。铁缺乏的血液学特征是非特异性的，常与其他引起小细胞性贫血的病因相混淆，如珠蛋白生成障碍性贫血、慢性炎症及肾肿瘤等。血清铁蛋白浓度降低是提示铁缺乏的一项很好的指标，但炎症时血清铁蛋白水平升高，且在癌症、巨噬细胞活化综合征、肝炎或慢性肾病时可极高，这就使得在慢性炎症性贫血与铁缺乏同时存在时，血清铁蛋白测定的敏感度下降。在铁重度缺乏时，血浆铁浓度下降，铁结合力升高，但在铁轻度缺乏时，这些改变并不恒定存在，且血浆铁水平减低亦为慢性炎症性贫血的特征。其他有用的实验室检查，包括血清转铁蛋白受体、网织红细胞血红蛋白含量、低色素红细胞百分比和红细胞锌原卟啉等。在诊断为铁缺乏之后，特别是对成人患者，临床医师必须明确失血的部位及原因，并尽可能予以矫正。多数铁缺乏患者最初的治疗采用二价铁盐，剂量为每天 100～200mg 元素铁。应避免使用肠溶片和

缓释剂型。贫血的完全纠正预计需要 8～12 周，这取决于患者的年龄。若未达到该疗效，须对患者及其诊断作出重新评估。贫血纠正后，应继续应用铁剂 12 个月，若出血仍持续，则应持续补铁。肠外铁剂用于用量远超口服给药剂量、不耐受口服铁盐、患有胃肠道疾病或是经过某种形式的减肥手术的患者，不服从医嘱的患者，以及正在接受肾透析治疗的患者。目前所有的肠外铁剂优于过去使用的高分子量右旋糖酐铁，因其不太可能导致严重的不良反应。

在铁相关疾病谱的另一端，铁贮积病(血色病)是参与铁稳态或铁转运调节的基因突变的结果，包括编码 HFE、转铁蛋白受体 2、膜铁转运蛋白、血幼素和铁调素的基因。因为铁不会大量排泄，因此对一些非失血或铁缺乏引起的贫血患者，长期红细胞输注是导致铁过载的最常见形式。

此外，一些红细胞无效生成疾病，包括 β-珠蛋白生成障碍性贫血、红细胞生成异常性贫血、丙酮酸激酶缺乏症、先天性红细胞生成异常性贫血以及一些铁粒幼细胞性贫血，因过度铁吸收也可以产生类似于遗传性血色病的铁过载。这些疾病甚至可以在没有红细胞输注或是医用铁剂应用的情况下引起铁过载，但两种情况往往会加重铁的贮积。

系统性铁过载的诊断在很大程度上依赖于血清铁蛋白伴随转铁蛋白饱和度一同升高，这往往反映铁贮存的增加。然而，在慢性炎症、肿瘤或在铁蛋白轻链的 IRE 突变所导致的高铁蛋白血症白内障综合征等疾病时，铁蛋白水平亦可升高。对遗传性血色病患者，即使铁蛋白水平正常，其转铁蛋白饱和度通常亦增加。

很多遗传性血色病患者从未发生过器官功能障碍，而那些出现功能障碍且有临床意义的血色病患者常以肝硬化、肤色变暗、糖尿病、心肌病为特征，并可能有关节病。铁主要在肝细胞内沉积，而巨噬细胞和肠黏膜细胞则相对缺铁，遗传性血色病最常见的原因是 HFE 基因突变。涉及两种突变：c. 854G→A(C282Y) 和 c. 187C→G(H63D) 的替换。在大多数 C282Y 突变的纯合子和许多 C282Y/H63D 复合杂合子或 H63D 纯合子患者中，其转铁蛋白饱和度、血清铁蛋白水平及贮存铁增高。然而，铁浓度升高所致的生化和(或)组织学上的表现较常见，与之相比，其临床表现较罕见，即使 C282Y 突变的纯合子亦如此。仅有极少数的 C282Y 纯合子患者发展成有临床意义的疾病，包括男性和酒精摄入等辅助因素能够促进疾病的发展。青少年血色病是一种发病更早且更为严重的血色病类型，其外显率高，为血幼素或铁调素基因突变所致。膜铁转运蛋白突变可产生两种类型的常染色体显性遗传的铁过载。其中一种，铁主要沉积在巨噬细胞内；另一种则类似于经典的遗传性血色病，铁沉积在肝细胞和其他实质细胞内。

遗传性血色病患者可通过系列的静脉放血而去除铁，但对红细胞生成受损的患者，需要铁螯合治疗，如去铁胺、口服螯合剂去铁酮或地拉罗司(deferasirox)。

简写和缩略词

BMP，骨形成蛋白(bone morphogenetic protein)；cDNA，互补 DNA(complementary DNA)；DMT，二价金属转运蛋白(divalent metal transporter)；HFE，人血色病蛋白(human hemochromatosis protein)；HLA，人类白细胞抗原(human leukocyte antigen)；IL，白细胞介素(interleukin)；IRE，铁反应元件(iron-responsive element)；IRP，铁调节蛋白(iron-regulatory protein)；MCV，平均红细胞体积(mean corpuscular volume)；MRI，磁共振成像(magnetic resonance imaging)；RDA，推荐的每天供给量(recommended daily allowance)；RDW，红细胞分布宽度(red cell distribution width)；TfR，转铁蛋白受体(transferrin receptor)；TIBC，总铁结合力(total iron-binding capacity)；UIBC，未饱和铁结合力(unsaturated iron-binding capacity)。

● 铁缺乏

定义及历史

铁缺乏是体内铁含量低于正常的一种状态。铁减少是铁缺乏的最初阶段,此时贮存铁减少或缺乏,但血清铁浓度、转铁蛋白饱和度和血液中的血红蛋白水平是正常的。铁缺乏但没有贫血是铁缺乏稍晚期的阶段,其特征是贮存铁减少或缺乏,血清铁浓度和转铁蛋白饱和度通常减低,但无明显的贫血。缺铁性贫血是铁缺乏的最晚期阶段。这一期的特点是贮存铁减少或缺乏,血清铁浓度、转铁蛋白饱和度和血液中的血红蛋白浓度均减低。

萎黄病或"绿色贫血",在 16 世纪中叶后被欧洲医生所熟悉。在法国,17 世纪中叶时,铁盐或其他疗法(包括十分古怪的放血疗法)被用于这种疾病的治疗。此后不久,铁被 Sydenham 推荐作为萎黄病的特效药。尽管对铁剂的作用机制及其应用的合理性还存在很大的争议,但在 1930 年前的 100 年间,铁剂仍被用于萎黄病的治疗,不过通常使用的是无效剂量。直至 20 世纪初,人们已经确认,萎黄病是以血液中铁含量减少以及低色素性红细胞的存在为特征的一种疾病,但直到 1932 年 Heath、Strauss 和 Castle[1] 的经典研究才表明贫血对铁剂治疗的反应与经化学计量的给铁量相关,而萎黄病实际上就是铁缺乏。有关铁缺乏的历史在其他地方有更详细的综述[2,3]。

流行病学

缺铁性贫血是世界范围内最常见的贫血,在一些地区的妇女和儿童中特别流行,如摄肉量少、食品没有铁剂添加的地区,以及疟疾、肠道感染和寄生蠕虫常见的地区[4~6]。频繁怀孕的妇女特别易感。在美国,铁缺乏最常见于 1~4 岁的儿童、青少年、育龄及怀孕的女性[7~9]。

病因及发病机制

病因

铁缺乏可能由以下原因引起,包括慢性失血、妊娠和哺乳期间铁转移至胎儿和婴儿的红系造血、饮食中铁摄入不足、铁吸收不良、血管内溶血伴血红蛋白尿、铁向非造血组织,如肺等转移、遗传因素等,或是这些因素联合所致。所有这些原因中,胃肠道或月经失血最为常见。正如第 42 章讨论的,平均成年男性约有 1000mg 贮存铁,但平均成年女性贮存铁不及男性的一半。平均每天饮食摄入铁约 10~12mg,但即便是吸收量最多的时候,饮食铁大多数也未被吸收。丢失 1ml 压积红细胞的血液代表损失了 1mg 铁。因此每天慢性丢失红细胞超过 5ml,将在数周或数月内耗尽体内的贮存铁,即便是出血完全停止,也将花费数月的时间来补足丢失的铁,包括贮存铁(平均成年男性大约 1000mg)在内。

血液丢失

胃肠道出血　在男性和绝经期后妇女,慢性胃肠道失血是铁缺乏最常见的原因。表 43-1 列出了此类失血的病因。通过病史和体格检查排除泌尿生殖或呼吸道等明显出血来源之后,

必须进行胃肠道评估[10],因为引起血液丢失的病理过程可能是致命性的。在成人中,最常见的原因是消化性溃疡、食道裂孔疝糜烂、胃炎(包括饮酒、口服阿司匹林所致者)、痔疮、血管异常(血管发育不良)和肿瘤。

表 43-1　血液丢失的原因

消化道
食道
静脉曲张
胃和十二指肠
　溃疡
　食道裂孔疝
　胃炎
癌症
　静脉曲张
　血管发育异常
　血管瘤
　平滑肌瘤(梅内特里耶病)
　黏膜肥大
　高胃泌素血症
　窦血管扩张
　"西瓜胃"
小肠
　血管扩张
　肿瘤
　溃疡
　梅克尔憩室
结肠和肛门直肠
　痔疮
　癌症
　息肉
　憩室
　溃疡性结肠炎
　血管发育异常
　血管瘤
　毛细血管扩张
　阿米巴病
胆道
肝内出血
癌症
胆石病
创伤
动脉瘤破裂
迷走胰腺
呼吸道
鼻出血
癌症
感染
毛细血管扩张症
特发性肺含铁血黄素沉积症

胃炎、脉管曲张、溃疡和炎症 口服药物所致的胃炎是一种常见的出血原因。阿司匹林、吲哚美辛、布洛芬或其他非甾体类抗炎药物可引起胃炎，也可能诱发胃或十二指肠溃疡导致出血，或是小肠[11]甚至是结肠的损伤。饮酒诱发的胃炎也可能导致严重的失血[12]。慢性失血也常是类风湿关节炎的贫血（可能是阿司匹林或糖皮质激素治疗的结果）和炎症性肠病贫血的原因。

食道或胃静脉曲张所引起的慢性失血亦可导致缺铁性贫血。痔疮出血可导致严重的缺铁性贫血。慢性失血可能由弥漫性胃黏膜肥厚（梅内特里耶病）引起[13]。胃或十二指肠消化性溃疡是铁缺乏的常见原因，且幽门螺杆菌（HP）感染与缺铁性贫血的关系已在大量的研究中被记载[14]。一些发现感染 HP 的铁缺乏患者单用口服铁剂无效，但对 HP 清除治疗有反应[15]。

胃溃疡和胃出血也可以发生于高胃泌素血症，如卓-艾（Zollinger-Ellison）综合征和假卓-艾综合征。尽管有担心长期应用质子泵抑制剂治疗这些疾病，将会因为胃 pH 值升高使铁溶解减少，从而导致铁缺乏，但实际情况并非如此[16]。胃次全切除手术后的贫血通常由饮食中铁的吸收减少所致（见下文"铁吸收不良"），但隐蔽的、间歇性的胃肠道出血，亦可为其促进因素，需要内镜评估[17]。

横膈疝 横膈（裂孔）疝常与胃肠道出血相关[18~20]。贫血的发生率从 8%～38% 不等。与滑疝或较小的疝相比，食道旁或较大的疝更容易出血。食道裂孔疝失血患者的黏膜改变常不能被食道镜或胃镜证实。然而，线性胃糜烂，或称"Cameron 溃疡"，通常发生于横膈水平的食道黏膜襞嵴，似为出血部位[21]。

肠道寄生虫感染 在世界很多地区，蠕虫是胃肠道失血的主要原因[22]。

血管异常 血管发育异常可发生于胃肠道的任何部位[23]。这些微小的血管异常可能导致严重的失血。其诊断通常需要内镜检查，常需在出血间歇重复检查。胃窦血管扩张[24]可表现出一种特征性的内镜表现（"西瓜胃"），这也是失血的另一原因。出血流入胆囊是慢性缺铁性贫血的一种罕见原因[25]。

年长者中常见的樱色血管瘤是一种迂曲扩张的舌下静脉结构，它和慢性肝病的蜘蛛痣通常很容易与遗传性出血性毛细血管扩张症相鉴别。小肠毛细血管扩张导致的出血亦可见于硬皮病[26]和 Turner 综合征[27]，这是一种异常血管发生出血导致的表现。皮肤血管瘤（蓝色橡皮疱样痣）可能与小肠血管瘤出血相关[28]。

在遗传性出血性毛细血管扩张症中（参见第 122 章），特征性的损害常发生于指尖、鼻中隔、舌、口唇、耳廓、口咽黏膜、手掌和足底以及其他全身各处的上皮和皮肤表面。发生于胃肠道的损害尤其容易出血并引起铁缺乏。

梅克尔憩室 梅克尔憩室是非常见的异常，其实是卵黄管的残余物。在儿童中，这种结构的出血在缺铁性贫血中占一小部分[29]。

泌尿生殖道 经血丢失是铁缺乏很常见的原因[30]。不同妇女的月经失血量差异很大[31]，且常难以通过询问患者来评估。平均每个月经周期的失血量大约 40ml，仅有 10% 妇女的每次月经周期失血超过 80ml（相当于约 30mg 铁）。对一些显得很健康的无贫血妇女，一个月经周期的失血量可能多达 495ml，而其本身并不认为其月经量过多。对于任何特定的个体而言，每

个周期的经血丢失量似不会有明显变化。口服避孕药可减少经血丢失，但宫内节育环的使用可增加经血丢失，特别是在使用的第一年期间。因为通常每天摄入 10～12mg 铁中仅有几毫克能被吸收，许多月经来潮的女性的铁平衡难以稳定。

月经量过多可能由子宫平滑肌瘤和恶性肿瘤引起。肾脏、输尿管或膀胱的肿瘤、结石及炎性疾病可致慢性失血，其量足以产生铁缺乏。

一些罕见的肾病综合征病例中，在没有血尿的情况下，每天尿铁丢失量可高达 1mg，其中一些患者有低铁血症和低色素性贫血[32]。我们仅发现一例报道，患者在没有蛋白尿和血尿的情况下，由于异常高的尿铁丢失引起贫血[33]。

出血性疾病 止血功能缺陷，特别是与血小板功能或数量有关的异常，可能导致胃肠道出血，除非是严重的血小板减少或是功能异常，胃肠道出血通常是代表胃肠道自身的异常。胃肠道出血在血管性血友病中很常见（参见第 126 章），但通常是因为合并消化道溃疡。真性红细胞增多症通常与铁缺乏相关，原因可能是该病常发生自发性胃肠道出血，或是静脉放血治疗，抑或是两种机制共同造成（参见第 84 章）。

当有止血功能异常的患者发生胃肠道出血时，人们必须考虑到，出血可能不单是因为止血功能缺陷，亦可能同时存在胃肠道解剖学病变。

医院性（医源性）贫血 医源性贫血在重症监护病房特别常见[34]，反复采取血样，可能导致每天丢失 40～70ml 血液，这种医源性的静脉放血亦可导致缺铁性贫血。

慢性肾病治疗时的体外透析可引起铁缺乏[35,36]，常与慢性肾病性贫血相叠加（参见第 37 章）。透析仪器内的血液潴留是主要原因，连同胃肠道出血、血液采样和血管通道的出血事件。

献血后的贫血事件 每次全血捐献从体内移除大约 200mg 的铁。在捐献血小板和白细胞时，较少量的铁被移除。血库对献血员进行筛查，以避免明显贫血者被放血。然而，当其被认为不能献血时，一些献血员已经发生铁减少[37~39]，相对小量的额外失血很容易使之发展为缺铁性贫血。

人为的贫血 人为的贫血是自我伤害造成出血的结果，可为诊断和治疗带来很大的困难。这种罕见的情况已经以文学作品中的一个虚构的角色而命名为"Lasthénie de Fejol 综合征"（在 Barbey d'Aurevilly 的忧郁小说《无名的历史》中，Lasthénie de Ferjol 是一位极度苍白和疲倦的年轻妇女，习惯于秘密地针刺自己的心脏而自身放血）[40,41]。大多数患者是女性，而且常常从事于医疗行业。常有大量的输血史。贫血是慢性的且可非常严重。失血的部位很隐蔽。因此，患者经过大量的影像学和内镜检查，通常毫无帮助。这种患者通常对医学建议和治疗较抗拒。患者可较抑郁以至具有自杀倾向；一些患者亦患有神经性厌食症。其需要心理治疗，但常常不成功。少数情况下，这种自我出血的结果可能是致命的[42]。

牛乳性贫血 摄入全牛乳可诱使婴儿发生蛋白丢失性肠病和胃肠道出血[43,44]，原因很可能是超敏反应或变态反应。对 4 例这种患者应用内镜观察，发现糜烂性胃炎或胃十二指肠炎很可能是出血的原因。至少在出生后第一年内，不应给予儿童全牛乳，无论是未加工的或是巴斯德消毒过的。如同婴儿配方的制备一样，延长加热时间，可以消除该问题。胃肠道的内在病变，如上述者，亦可在婴儿以及较大儿童中引起出血。

呼吸道 持续的反复咯血可导致缺铁性贫血。其原因可

能是呼吸道先天性异常、支气管内血管异常、慢性感染、肿瘤或心脏瓣膜病。严重的缺铁性贫血是特发性肺含铁血黄素沉积症[45]和肺出血肾炎综合征（进行性肾小球肾炎伴肺内出血）的表现。对这些疾病的某些患者，可能观察不到咯血，但大量的血痰可能被吞咽，导致粪便潜血试验阳性。囊性纤维化患者中，很大一部分存在铁缺乏[46,47]，甚至发生在没有咯血的情况下，表明饮食铁吸收的炎症抑制以及脓痰中的铁丢失可能起了重要的作用。

妊娠和分娩

尽管妊娠期间血红蛋白浓度的生理性下降是血液稀释的可预期结果，但真正的铁缺乏往往会引起更为严重的贫血。妊娠期间，部分铁转移至胎儿，分娩过程中失血（平均相当于150～200mg 的铁），以及哺乳所致的铁丢失量平均约为900mg；就含铁量而言，这相当于丢失2L 以上的血液。哺乳期间，大约每月消耗铁30mg。因为多数妇女妊娠开始时铁的储备量很低，这些额外的需求常常导致缺铁性贫血。据报道85%～100%的孕妇存在铁减少。铁缺乏的母亲很可能生下体重较小的婴儿。在每天或间断口服补充铁剂的妇女中发生贫血和铁缺乏的比例较低[48~51]。在一些疟疾流行的地区，单纯补铁可能增加疟疾感染风险，推荐铁剂联合抗疟药同时服用[52]。尽管存在不良反应，但多数专家认为怀孕期间补铁是合乎需要的。随着肠外铁剂治疗变的更为安全、方便，可能会重新评估其在预防和治疗妊娠期缺铁性贫血中的作用[53]。

饮食性铁缺乏

在婴儿中，铁缺乏最常见的原因是使用未添加铁的奶餐，这种饮食中的含铁量不足。在出生后第一年，为满足逐渐增长的红细胞量的需要，足月儿需要大约160mg 铁，而早产儿需要大约240mg 的铁。在出生后的第一周所发生的生理性红细胞破坏，可满足这种需要中的约50mg 铁（参见第7、33章）。其余铁则必须来自饮食。乳制品中含铁量很少，长期地母乳或瓶装乳喂养婴儿常导致缺铁性贫血，除非补充铁剂。特别对早产儿更是如此。欧洲小儿胃肠疾病、肝病、营养协会（ESPGHAN）的营养委员会呼吁所有的婴儿配方奶进行铁强化[54]；在北美，铁强化配方奶已经被广泛接受，但对于适宜的强化水平还存在争议[55]。

儿童和年轻妇女的铁平衡通常不稳定，其铁摄入低于推荐每天供给量（RDA）的80%[56]。给面包和谷物添加硫酸亚铁或金属铁是通常做法[56]。因担心使得带有血色病基因型的患者发生铁贮存增加的可能，该做法已经在瑞典停止，其结果则是缺铁性贫血的发生率升高[57]。

美国人饮食中的铁供应不足，这将年轻女性和儿童置于负铁平衡的极大风险中。成年男性每天仅需要从饮食中吸收1mg 的铁即可维持正常的铁平衡，因此老年男性的铁缺乏很少单纯因饮食摄取不足而引起。

铁吸收不良

铁缺乏患者胃酸分泌常常减少[58]。多达43%的铁缺乏患者可见抗组胺胃酸缺乏。缺铁纠正后胃功能可得到改善，所以铁缺乏可同时为胃酸分泌功能受损害的结果和原因。然而，在30岁以上的患者，胃酸缺乏通常不可逆。此外，当萎缩性胃炎

与铁缺乏同时存在时，胃分泌功能并未在铁治疗后得到改善。自身免疫性胃炎常常与 HP 感染相关[14,15]，它在缺铁性贫血和晚年恶性贫血的发生中可能起到一定作用。

小肠铁吸收不良很少引起铁缺乏，除了在胃肠道手术后和在吸收不良综合征时。在接受次全胃切除的患者中，有10%～34%多年后会发生缺铁性贫血。许多这类患者对食物中铁的吸收不良，部分是由于胃空肠转运加快，部分是手术吻合的位置使得已被部分吸收的食物绕过了部分十二指肠的结果。幸运的是，部分胃切除患者术后对医用铁剂吸收良好。此外，胃肠道血液丢失对胃切除后贫血的发生亦起到很重要的作用（见前文"胃肠道出血"）。在吸收不良综合征患者中，铁吸收量有限，以至于几年内发展成缺铁性贫血。乳糜泻，无论显性或隐性，均可与缺铁性贫血相关[14,15,59,60]。

血管内溶血和血红蛋白尿

缺铁性贫血可发生于阵发性睡眠性血红蛋白尿（参见第40章），以及由心内黏液瘤、瓣膜置换或修补等机械性红细胞破坏所致的溶血（参见第33、51章）。在这些疾病中，每天多达10mg 铁以肾小管脱落细胞中的含铁血黄素和铁蛋白的形式，或以血红蛋白二聚体的形式自尿中丢失，数量足以引起系统性铁缺乏[61,62]。

铁缺乏常发生在参与各项体育运动的运动员中（参见第33、51章），特别是女性运动员[63]。可有轻度贫血。血管内溶血的增加，或同时伴有一些铁从肾脏丢失，均可能起到一定作用，但现已证实从事紧张运动职业的人存在胃肠道的血液丢失。血红蛋白尿和含铁血黄素尿亦可见于竞技性和业余性跑步者，也就是行军性血红蛋白尿（参见第33、51章）。紧张性运动也会诱发血清白细胞介素（IL）-6 和铁调素水平升高，可因此降低饮食铁的吸收[63]。

女性士兵经历基础训练时检测到血清铁蛋白水平下降，发现铁缺乏，补充铁剂可以部分逆转铁缺乏[64]。其病因类似于运动员。

遗传因素

基于对双胞胎的研究[65]，遗传因素在铁缺乏中起到一定作用。多种基因突变，包括 HFE 和转铁蛋白编码基因，显示出同铁贮存的弱相关性，仅膜丝氨酸蛋白酶 Tmpss6 的突变，其在基因组相关性研究中被识别为铁缺乏的致病或易感的遗传因素[66]。铁难治性遗传性缺铁性贫血由 Tmprss6 的纯合或复合杂合突变引起，突变导致了铁调素异常升高[67~69]。增高的铁调素减少铁吸收，并引起脾脏巨噬细胞和库普弗细胞不适当的扣留可利用铁。

发病机制

随着铁缺乏的进展，不同铁池以一种序贯重叠的形式耗竭，如图 43-1 所示。

含铁蛋白

随着体内铁的减少，在许多组织中发生了改变。含铁血黄素和铁蛋白从骨髓和其他贮存部位消失。最初骨髓血红蛋白合成下降只出现在极少的幼红细胞[70]，但当铁缺乏更严重时，最终出现在所有的幼红细胞，产生缺乏血红蛋白的红细胞。许多

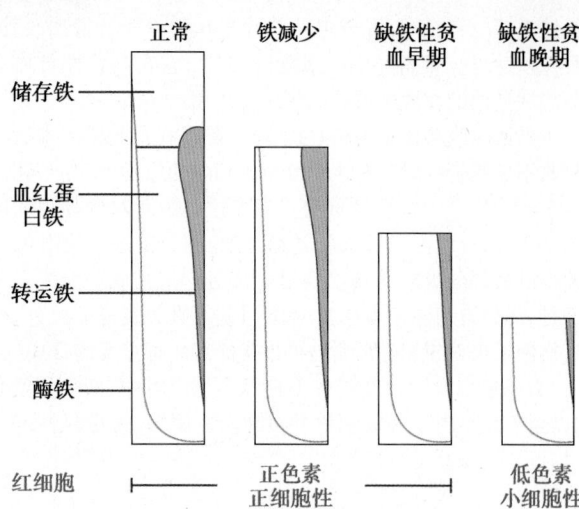

图43-1　铁缺乏发展的各个阶段。铁缺乏早期(铁减少)通常不伴任何血液学异常,此阶段,血清铁浓度偶尔低于正常,但储存铁明显减少。随着铁缺乏进展,贫血先于血液形态学改变发生,尽管一些细胞可能比正常小且苍白,此时血清铁浓度通常下降,但亦可能正常。随着铁进一步减少,可出现典型的低色素、小细胞、低铁血症性贫血

其他含铁蛋白的浓度也常以器官特异的方式受到影响[71]。在铁缺乏饮食的实验动物研究中这种过程最为清楚,因为人类铁缺乏常受到其他营养不良因素的干扰。在这些重度(纯)铁缺乏模型中,骨骼肌肌红蛋白轻微的下降,但心肌的肌红蛋白并未减少。细胞色素和其他线粒体含铁蛋白也是选择性的下降。正因为这些经典的研究发现,已显然很多含铁蛋白以一种铁依赖的形式被调控,主要是通过铁反应元件(IRE)/铁调节元件(IRP)系统(参见第42章)。含铁蛋白的变化可能是适应性的[72],为使机体能够存活至有更多的铁可以被利用时。

肌肉功能和运动耐量

即便在非贫血的铁缺乏情况下,高强度运动能力也有下降[63],且随着贫血加重而恶化[73]。众所周知高水平运动受限于血液中氧传递和血红蛋白的含量,因此一些运动员私下会滥用血液兴奋剂和促红细胞生成素。非贫血性铁缺乏可降低自发性活动(见于人类以及动物模型)和通气阈值,后者是通气开始增加并超过氧消耗的临界点[74]。其他已报道的损害包括耐力下降和增加肌肉疲劳。这些伴随非贫血性铁缺乏产生的损害的生化基础尚未被很好地理解,但其归因于参与能量代谢的线粒体含铁蛋白的消耗[63]。此种情况可被铁剂补充治疗逆转。

神经系统改变

尽管铁缺乏同儿童发育异常以及成人的不宁腿综合征相关,但铁缺乏未被证实为两者的原发病因[75,76]。黑质是脑部的一个含铁特别丰富的区域,包含多巴胺神经元,后者疑似与不宁腿综合征相关。在铁缺乏的鼠模型中,黑质的铁消耗是高度品系依赖性的[77],表明铁缺乏可能同目前尚不完全特征性遗传变异相互协同参与了不宁腿综合征的发病机制,其主要是通过消耗脑部参与多巴胺信号的易感区的铁来致病[78]。

宿主的防御

多个刊物上已经报道了铁缺乏损害多种免疫功能,但其影响表现轻微且不一致[79]。意外的是铁缺乏的保护作用和促炎症作用的证据似乎更强。铁缺乏降低疟疾感染的风险和严重性[80,81],而铁补充治疗可能起到反作用,特别是对没有铁缺乏的患者[52,82]。相关作用机制是值得关注的,但尚未被很好地理解[83]。一些指标表明铁缺乏可能有促炎症作用。在鼠模型中,铁缺乏能够以一种铁调素依赖的方式增强脂多糖的系统性影响[84],在哮喘的鼠模型中,铁缺乏促进过敏性炎症发生[85]。

生长和代谢

有报道铁缺乏的儿童生长迟缓,但很难将铁缺乏的影响同其他影响生长的营养和环境因素分开。两项随机对照试验的综合分析不能发现单独补充铁剂治疗对生长的影响[86,87]。铁缺乏的人类和实验动物发现其暴露在冷环境中的体温调节能力下降[88]。这主要由血流中下降的氧气含量同对最低热损失需求的冲突作用所致,正如铁缺乏对甲状腺功能的影响。

组织学表现

严重的铁缺乏可导致多种器官中发生组织学改变。上消化道迅速增殖的细胞似乎对铁缺乏的效应特别易感。可出现舌、食道[89]、胃[90]和小肠[91]黏膜的萎缩。尽管前体细胞增加,但舌侧缘的上皮厚度减少。这种表皮变薄可能反映了表皮细胞脱落加速[92]。颊黏膜表现为表皮变薄和角化,有丝分裂活性增加[93,94]。然而,使用光镜和电子显微镜对缺铁性贫血患者口腔黏膜脱落细胞进行检查显示其细胞核或胞质在形态上没有异常[95]。特发性肺含铁血黄素沉着症所致的缺铁性贫血中,特征性的病理学改变可见于肺部,包括肺泡衬细胞中的高度铁沉积和间质纤维化[45]。

骨板障间隙变宽,特别是在颅骨和手骨[96-98],可能是婴儿期就开始的慢性铁缺乏的后果。在颅部,这是与珠蛋白生成障碍性贫血相同的特征,只是β重型珠蛋白生成障碍性贫血有上颌骨肥大,而在重型缺铁性贫血时,上颌骨生长和气腔形成均正常。

临床特征

贫血的临床表现

铁缺乏患者的贫血可非常严重,在某些患者中可见血液中血红蛋白水平<40g/L。严重的缺铁性贫血与各种贫血症状均相关,这些症状由低氧以及机体对低氧的反应所导致,如第32章所述。因此,在严重贫血的患者中,伴有心悸的心动过速、耳鸣、头痛、头晕,甚至心绞痛等症状均可发生。

可能与贫血无关的临床症状

铁缺乏的临床特征包括了非血液学影响,以及贫血本身所产生的症状。大量对照研究结果显示,缺铁性贫血的各种症状均可发生于血红蛋白处于可接受的正常范围内的个体中。工作能力下降对工作能力进行客观的评价,以及将氧耗量作为工作能力指标的研究,这两种方法给出了互相矛盾的结论,但有一篇全面的综述总结出,重度铁缺乏贫血(Hb<80g/L)和轻度铁缺乏贫血(血红蛋白在80~120g/L之间)导致工作能力的下

降,主要是通过氧消耗峰值(最大 VO_2)的测量来评估,但对不伴贫血的铁缺乏亦可产生此效应,其依据并不具说服力[99]。然而,在铁蛋白水平减低,但血红蛋白水平正常的运动员中,补充铁剂的个体显示为最大 VO_2 增加,而红细胞数量未变,在其他研究中,应用铁剂治疗的无贫血个体亦显示出能力提高和(或)最大 VO_2 增加[63]。

婴儿和儿童发育　在婴儿和儿童中,铁缺乏与注意力持续时间短、对感觉刺激的反应差、行为发育和生长发育的迟缓有关,即使在没有贫血的情况下。这种因果相关性常被其他共存的营养缺乏和社会经济因素相混淆,因此补充铁剂治疗使症状能够逆转对于证实因果关系是非常重要的。然而,在系统的荟萃分析中,发现补铁治疗对这些缺陷逆转的作用很弱,或者是根本无效[86,100~102]。

多动综合征　目前人们推测,在不宁腿综合征、Tourette 综合征和注意缺陷多动症之间存在联系,且铁缺乏与其病理生理学相关。不宁腿综合征是一种常见的夜间问题,特别是在老年人中,它与铁缺乏相关,且已有报道其经铁剂治疗后有改善,但是这种受益并不确定,而且不能很好地被血浆铁蛋白和转铁蛋白饱和度预测[75,103,104]。在儿童中,铁缺乏和注意力缺陷多动症之间可能存在联系,但相关性也并不确定[105]。

其他神经症状　儿童屏气发作、头疼和感觉异常被认为与铁缺乏有关,但没有对照研究支持这种观点。有些对于伴视乳头水肿的颅内高压的零散报道,因铁剂治疗的显著疗效而得到注意[106~109]。因血小板增多诱发的儿童和成人卒中,可能也同缺铁性贫血相关[110~114]。

口和鼻咽症状　舌烧灼感已在许多铁缺乏病例中被零星描述,且尽管有人观察到这些症状随治疗而消失,但未进行对照性研究。舌部症状可能是并发维生素 B_6 缺乏的结果。尽管现已提出铁缺乏是萎缩性鼻炎的一种病因,但其依据尚不明确。

吞咽困难　在喉咽部,黏膜萎缩可使环状软骨后区形成蹼状物,从而产生吞咽困难(Paterson-Kelly 综合征,亦称为 Plummer-Vinson 综合征)[115]。若这些改变长期存在,则可能导致咽癌。尽管目前普遍认为这些改变继发于长期的铁缺乏,但该机制并未被广泛接受。

目前认为该疾病的发病率已明显降低,而在世界上很多的铁缺乏常见的地区也很罕见。

异食癖　喜好进食非同寻常的物质,如灰尘、黏土、冰、洗衣粉、盐、卡纸板和头发,是铁缺乏的一种典型表现,通常经铁剂治疗后可被迅速治愈[116~119]。

脱发　尽管脱发同铁缺乏的相关性存在争议[120],在一项大型的多因素分析中,铁蛋白水平低是脱发的危险因素[121]。铁缺乏小鼠一种显著的体征为不累及面部的脱发(蒙面鼠)[122]。

体征

缺铁性贫血的体征包括面色苍白、舌炎(光滑的、红舌)、口腔炎和口角炎。凹甲(匙状甲)曾经是常见表现,现在很少见到。视网膜出血和渗出可见于严重的贫血患者(血红蛋白浓度<50g/L)。脾肿大偶可因缺铁性贫血所致,但当其发生时,很可能是由其他原因所导致。

实验室特征

在严重而无并发症的缺铁性贫血中,红细胞呈低色素和小细胞性;血浆铁浓度降低;铁结合力增加;血清铁蛋白浓度较低;血清转铁蛋白受体和红细胞锌原卟啉浓度升高;且骨髓可染铁消失。然而,这些实验室结果的典型组合仅恒定发生于以下情况,即缺铁性贫血已处于很晚期,不合并感染或恶性肿瘤等复杂因素,且之前未经输血或肠外铁剂治疗。

血细胞

红细胞　在缺铁性贫血中,红细胞大小不均是红细胞最早可识别的形态学改变(图 43-2)[123]。典型的红细胞大小不均还伴随轻度卵圆形红细胞增多。随着铁缺乏加重,常发生轻度的正色素、正细胞性贫血。随着进一步进展,血红蛋白浓度、红细胞计数、平均红细胞体积(MCV)和平均红细胞血红蛋白含量均同步降低[124,125]。随着这些指标发生变化,红细胞在血涂片中表现为小细胞和低色素性。有时可能存在靶形红细胞。可见伸长的低色素性椭圆形细胞,其长边几乎平行。这种细胞被称为"铅笔细胞",尽管其形状更像雪茄。在成人患者中,仅当缺铁性贫血呈中度或重度(如男性 Hb<120g/L 或女性 Hb<100g/L)时,红细胞指标才会持续异常(图 43-3)。在已确诊的缺铁性贫血患者中,红细胞体积分布(如红细胞分布宽度,RDW)通常增加。RDW 常被报告为红细胞体积变异(以百分比形式)的系数(见下文"鉴别诊断")。

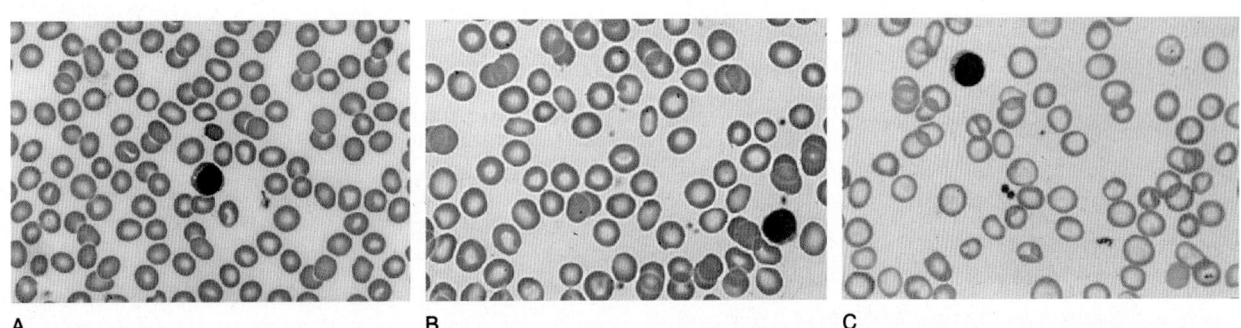

A　　　　　B　　　　　C

图 43-2　血涂片中缺铁性贫血形态学诊断的变异性。正如导致贫血的铁缺乏程度不同,血涂片形态和血细胞改变均与铁缺乏的严重性相关。A.正常血涂片。形态正常的正细胞正色素性红细胞。B.轻度铁缺乏。血清铁、铁蛋白和转铁蛋白饱和度与轻度铁缺乏相一致。尚不能分辨出平均红细胞体积减小,但可能会见到少量中心淡染区扩大的红细胞,少量的卵圆或椭圆形细胞。C.重度铁缺乏。血清铁、铁蛋白、转铁蛋白饱和度与重度铁缺乏相一致。注意显著低色素细胞明显增加和小细胞更多见

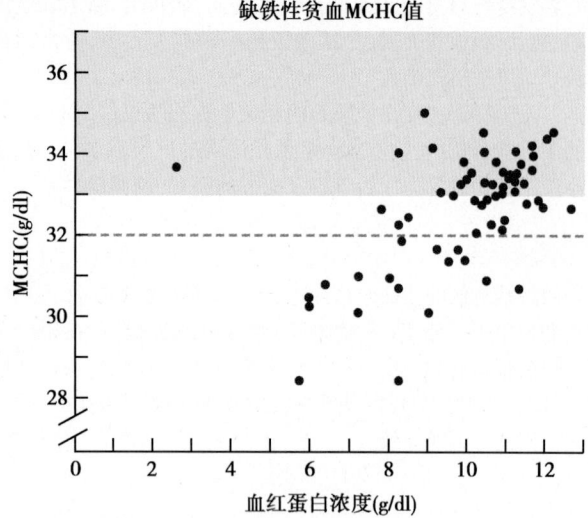

缺铁性贫血MCHC值

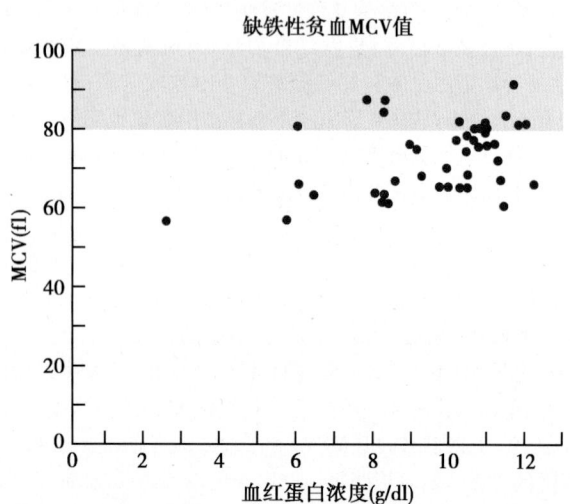

缺铁性贫血MCV值

图43-3 成人缺铁性贫血红细胞指标,应用 Coulter Counter 公司 S 型模型获取数据。阴影部分提示应用相同的设备测量大约 500 名健康成年人获得的该指标的正常范围。上图虚线所指为本书中广泛的接受的平均血红蛋白浓度(MCHCs)下限值。(上图)静脉血血红蛋白浓度和 MCHC 之间的相关性。62 名缺铁性贫血患者半数以上 MCHC 值在正常范围。(下图)静脉血血红蛋白浓度和平均红细胞体积(MCV)之间的相关性。几乎 70% 的患者有明显的小红细胞症。因此在用自动化细胞计数方法得出的指标分析铁缺乏状态的改变时,MCV 较 MCHC 敏感得多。然而,如果医生仅依赖这些红细胞指标,则至少 30% 的缺铁性贫血将会被误诊

白细胞 在一些缺铁性贫血的患者中可发现白细胞减少,但是铁缺乏患者白细胞计数的总体分布似为大致正常的。

血小板 血小板减少[126]和血小板增多[127]均可因铁缺乏所致。血小板异常通过铁剂治疗可以获得纠正。血栓并发症在缺铁性贫血患者也有报道,但较为罕见[128]。两种异常的病因学还不清楚。低铁饮食可在两周内诱导出缺铁性贫血的大鼠模型,常伴随持续达 50% 的血小板数量增加,同时伴有血小板体积增大,但已知的巨核细胞生长因子(促血小板生成素、IL-6 或 IL-11)水平并没有明显的改变。有人提出,高水平的促红细胞生成素可能会刺激血小板生成素受体,因为两种造血生长因子

结构相关,但实际情况似乎并非如此[129]。

网织红细胞 网织红细胞数量常轻度增加[130],该发现与骨髓红细胞活性增加相一致(见下文"骨髓")。

骨髓

因为正常情况下体内大多数的铁在红细胞内,且不被排泄,因而红细胞容积下降通常会导致贮存铁增多。但缺铁性贫血除外,因其在红细胞容积减少之前,铁储备已耗竭。因此,对于缺铁性贫血和其他贫血之间的鉴别,铁储备的评估应是一种敏感且较为可靠的方法。骨髓含铁血黄素减少或缺乏是铁缺乏的特征,采用简单的普鲁士蓝染色后的骨髓涂片很容易评估含铁血黄素的含量。骨髓中的巨噬细胞所贮存的铁可见于骨髓切片的骨小梁中或骨髓穿刺涂片中。正常情况下,在约 30% 的幼红细胞胞质内可发现铁颗粒,铁缺乏变得很罕见但不一定完全消失。

长期以来,评估骨髓中巨噬细胞的含铁量已被认为是诊断铁缺乏的"金标准"。然而,对骨髓中的铁进行准确的组织化学测定,目前仍有技术障碍。首先,需要采用骨髓穿刺这种侵袭性的诊断方法。其次,从一些假象中鉴别巨噬细胞内的铁并非易事,需要相当多的经验和技巧以获得准确的结果。在一项研究中,108 例患者中仅 74 例有正确的报告[131]。此外,在曾经输血或经肠外铁剂治疗的患者中,可获得易导致误判的检查结果[132]。这类患者的骨髓可染铁量达到正常甚至增加,类似于典型的对铁剂治疗敏感的缺铁性贫血。在这些患者中,骨髓检查所见的铁并不能很容易地用于红系造血。正因为这些原因,随着铁缺乏的血清标志被更广泛的应用,骨髓铁评估的首要地位已经受到质疑[133]。

血清铁浓度

在未经治疗的缺铁性贫血患者中,血清铁浓度通常较低;但其亦可为正常[125,134,135]。血浆中的铁每隔几个小时就周转一次,这部分铁不足成人体内总铁量的 0.1%,因此铁浓度很容易受到铁供给和需求的干扰。生理情况下,血清铁浓度具有昼夜节律,在傍晚和夜间降低,接近 21 点时降至最低点,在 7～10 点之间升至最高。这种效应基本不会达到足以影响诊断的幅度[136]。血清铁水平在月经出血期间下降[137,138],无论是月经受正常的激素调控时,还是当出血发生于口服避孕药停药之后。

在急慢性炎症[139]、恶性肿瘤[140]和急性心肌梗死[141,142]后,血清铁浓度亦降低[143,144]。在这些情况下,血清铁浓度可能下降至足以提示铁缺乏的水平。相反,在恶性肿瘤化疗期间,血清铁浓度可明显升高,因为药物对幼红细胞的细胞毒效应抑制红细胞生成和幼红细胞的铁摄取。该效应可见于多种肿瘤接受化疗后的第 3～7 天[143]。

血清铁浓度正常或升高很常见,甚至可见于缺铁性贫血患者,若其抽血检验前接受了铁剂治疗。甚至是多维生素制剂,每片常包含大约 18mg 的元素铁,亦可导致该效应。检测前 24 小时应停止口服铁剂。肠外注射右旋糖酐铁可导致血清铁浓度非常高(如 500～1000μg/dl),至少某些方法可如此[144],并可持续数周。在输注葡萄糖酸钠铁或蔗糖铁后,血清铁水平上升的持续时间短得多[145]。

铁结合力和转铁蛋白饱和度

铁结合力是测定循环血液中的转铁蛋白量的指标。正常

情况下,100ml 血清内存在足够的转铁蛋白,可结合 4.4~8μmol(250~450μg)的铁;因正常的血清铁浓度约为 1.8μmol/dl(100μg/dl),故可发现转铁蛋白约有三分之一被铁所饱和。未饱和的或潜在的铁结合力(UIBC)可通过放射性铁或分光光度计而很容易地被测定。UIBC 和血清铁之和代表了总铁结合力(TIBC)。TIBC 亦可直接被测量。在缺铁性贫血时,UIBC 和 TIBC 常升高;通常可见转铁蛋白饱和度低于 15% 或更低。由于炎症期间转铁蛋白浓度和 TIBC 会下降,因此慢性炎性贫血中,转铁蛋白饱和度正常,伴血清浓度下降。

血清铁蛋白

血清铁蛋白主要由巨噬细胞[146]和肝细胞分泌,包含铁相对而言极少量,然而经验上血清铁蛋白浓度与全身铁储备相关[147],但原因仍不是很清楚。血清铁蛋白浓度 ≤10μg/L 是缺铁性贫血的特征性表现。在不伴有贫血的铁缺乏中,血清铁蛋白浓度一般处于 10~20μg/L 之间。在类风湿关节炎等炎症性疾病、慢性肾病、恶性肿瘤等疾病中,血清铁蛋白浓度中度升高[148]。若上述疾病之一与铁缺乏同时存在,正如其常见的那样,则血清铁蛋白浓度通常在正常范围内;于是,对该检测结果的阐释就变得较困难。在具有贫血的类风湿关节炎者中,当血清铁蛋白浓度低于 60μg/L 时[149],应怀疑同时存在铁缺乏,但这种经验性的指南不可能应用到所有严重程度的炎症中。血清铁蛋白浓度中度升高也是一些恶性肿瘤的特征,在急慢性肝病和慢性肾功能不全亦是如此[150~153],在戈谢病、幼年型类风湿关节炎、各种巨噬细胞活化综合征,以及以大量铁沉积在巨噬细胞为特征性的膜铁转运蛋白病患者中,血清铁蛋白浓度常处于数千 μg/L 的范围内,并常可掩盖铁缺乏[154~158]。

红细胞锌原卟啉

红细胞原卟啉主要是锌原卟啉,在血红素合成性疾病升高,包括铁缺乏、铅中毒和铁粒幼细胞性贫血,以及其他疾病[159~161]。该检测分析红细胞的荧光仅需少量血样。它在诊断铁缺乏时相当敏感,在用于大规模筛选项目以对儿童铁缺乏或铅中毒进行识别时,亦十分实用[58,159]。但它不能对铁缺乏与伴随炎症或恶性肿瘤的贫血进行鉴别[162]。

血清转铁蛋白受体

关于转铁蛋白受体在将铁蛋白中的铁转运入细胞时所起的作用,之前已描述(参见第 42 章"铁的转运")。循环型受体是细胞型受体的一种截短形式,它缺乏细胞型受体的跨膜和胞质区域。它以与转铁蛋白相结合的形式进行循环。敏感的免疫学方法可在血清中检测到约 5mg/L 的受体。循环转铁蛋白受体的水平可明显反映出细胞型受体的量,因此同表达受体的幼红细胞数量成比例。因细胞缺铁时受体合成明显增加,故铁缺乏时循环受体量增加[163,164]。在炎症性贫血时,TfR 合成受细胞因子抑制,抵消了铁缺乏的刺激作用,致使血浆 TfR 的浓度比单纯铁缺乏时要低[165]。这种对铁缺乏的检测已逐渐进入临床应用,但其方法学尚未经标准化,这使实验室之间的对照很困难。关于对可溶性转铁蛋白受体进行可重复性的检测,已有一种方法被标准化[166]。同血清铁蛋白和血清铁一样,血清转铁蛋白受体的检测结果亦可被一些难以理解的改变而混淆,如在恶性肿瘤患者中;在血清转铁蛋白受体浓度下降的患者中;在

无症状的疟疾或珠蛋白生成障碍性贫血特征患者中[167,168],对这些患者,若不存在铁缺乏,则其检测值应上升。血清转铁蛋白受体与血清铁蛋白的比率是反映机体铁贮存的有用指标,但并非绝对可靠[169]。此外,数项研究显示,对于铁缺乏的检测,以 sTfR/铁蛋白对数之比值而计算得到的可溶性转铁蛋白指数(TfR-F 指数)比率优于其他方法[170~172]。

网织红细胞血红蛋白含量和其他新的红细胞指标

自动化血液学仪器可提供一种方法检测网织红细胞内的血红蛋白含量,作为诊断铁缺乏的新方法。此参数可以反映出测试前 3~4 天内的血红蛋白合成铁受限[173,174]。低色素红细胞百分率则提供了一种长期评估指标,反映了之前几个月铁利用受限的情况[173,175]。

鉴别诊断

缺铁性贫血以许多异常的实验室结果为其特征。因这些检查无一特异,故距正常值的很小偏离即可检出多数铁缺乏病例(高敏感性),但也会将不缺铁者误诊为铁缺乏(低特异性)。另一方面,距正常值的较大偏离将可排除大多数不缺铁的患者(高特异性),但会错过许多铁缺乏患者(低敏感性)。这种折中在受试者工作特征曲线上得到了图示。这些曲线将待分析的试验得到不同测值时的敏感度和假阳性率(1-特异度)进行作图,从而得到绘制。图 43-4 显示了对一些铁缺乏试验的受试者工作特征曲线。在铁缺乏时,情况很复杂,因为医生所面临的诊断上的问题不是将缺铁性贫血患者与正常人鉴别,而是将其与其他不同病因所导致的贫血患者相鉴别。部分因为该原因,不存在一个简单的公式可诊断铁缺乏。在重度贫血的患者,同正常人对比,小细胞增多有着非常高的特异性和敏感性,但事实上,与珠蛋白生成障碍性贫血患者对比,其特异性则非常低。类似地,在普通人群中,血清铁蛋白水平下降是优秀的检测指标,但在慢性肾病患者中,其价值则相对很小。在对铁缺乏的诊断性试验进行评估时,另一个固有的问题是其标准,该标准被用于判断谁是铁缺乏而谁不是。正如之前讨论过的,骨髓铁可作为一项"金标准",但有局限性(见前文"骨髓")。此外,对铁剂治疗的反应也可用作有力的指示物,以提示谁的

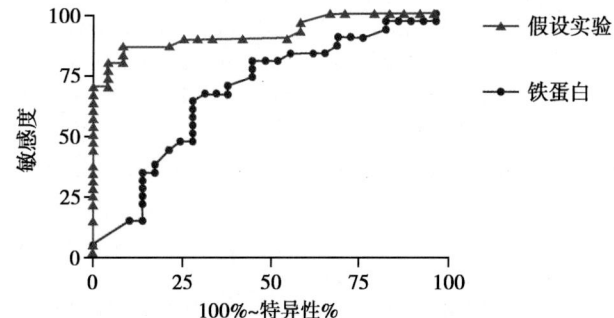

图43-4 两条受试者工作曲线。随着特异度增加,敏感度下降。血清铁蛋白的受试者工作特征曲线并不理想。当特异度较高时(横坐标左侧)敏感度较低,仅当特异度较低时才有合适的敏感度。从近乎理想的铁缺乏实验所获取的曲线应具有高度特异性和敏感性。曲线显示了对应高于 90% 的特异性能鉴别 75% 的铁缺乏患者的截断值。只可惜还不存在这样的实验

贫血确实是缺铁的结果。这里,也有其局限性,即某些铁缺乏患者可能因感染等因素的影响而不能对铁剂治疗产生足够的反应。目前对铁缺乏还缺少一种绝对的检测方法,因此医生参考特定患者的状况而作出判断的能力是至关重要的。

必须与缺铁性贫血相鉴别的贫血形式最常包括轻型珠蛋白生成障碍性贫血、慢性炎症性疾病、恶性肿瘤、慢性肝病和慢性肾病的贫血。小细胞性贫血最容易与铁缺乏相混淆。其中包含了一些其他血红蛋白合成受损的情况,包括珠蛋白生成障碍性贫血和珠蛋白生成障碍性贫血特性、药物或毒物诱导的血红素合成损害、铁粒幼细胞性贫血(参见第59章),以及一些涉及在铁传递、红细胞铁摄取和利用的罕见缺陷(表43-2)。

表 43-2　铁缺乏以外的小细胞性疾病

机制	疾病
损害球蛋白链合成或高度不稳定血红蛋白	β-珠蛋白生成障碍性贫血或特性,轻度 α-珠蛋白生成障碍性贫血,血红蛋白 H 病,血红蛋白 E 特性,上述并存
药物或毒物抑制血红素合成	铅,异烟肼,吡嗪酰胺,西罗莫斯
直接损害血红素合成,或者通过降低幼红细胞铁传递、铁摄取和利用的疾病铁粒幼细胞性贫血,红细胞生成性	卟啉病,无转铁蛋白血症[203],无铜蓝蛋白血症[284],DMT1 突变[207],STEAP3 缺陷[285]

DMT,二价金属转运蛋白;STRAP3,前列腺 3 六跨膜上皮细胞抗原

轻型珠蛋白生成障碍性贫血

在世界许多地方,以及在北美的许多社区,作为低色素小细胞性贫血的病因,轻型 β-珠蛋白生成障碍性贫血的发生率仅次于铁缺乏(参见第48章)。α-珠蛋白生成障碍性贫血-2 纯合子是每条染色体只存在一个 α-珠蛋白基因的状态,在非洲裔美国人,这是小细胞增多的常见原因。大约3%的非洲裔美国人是 α-珠蛋白生成障碍性贫血-2 的纯合子。这种情况仅与非常轻度的血红蛋白水平减少相关[177]。杂合子亦可有小细胞增多现象,但其血液学一般正常。地中海血统的人群中 α-珠蛋白生成障碍性贫血和 β-珠蛋白生成障碍性贫血非常普遍,特别是后者。在亚洲人中,特别是来自于东南亚者,轻型 α-珠蛋白生成障碍性贫血、轻型 β-珠蛋白生成障碍性贫血和血红蛋白 E 特性等,均频繁发生。所有均以小细胞增多为特征,无一可通过红细胞形态或单独的红细胞指标而与其他疾病进行可靠的区分。在上述各种疾病中,可能均仅有轻-中度的小细胞增多,而没有任何其他独特性改变。然而,在大部分轻型 α-珠蛋白生成障碍性贫血或 β-珠蛋白生成障碍性贫血、血红蛋白 Lepore 特性和血红蛋白 E 特性患者中,尽管血红蛋白浓度低于正常,但其红细胞计数常超过 5×10^{12}/L[178,179]。血红蛋白 E 纯合子亦以明显的低色素、小细胞增多、大量靶形细胞和红细胞计数升高为特征,但通常很少以轻度以上的贫血为其特征(参见第49章)[178]。

与这些血红蛋白病的表现相比较,在成人缺铁性贫血中,红细胞计数在 5×10^{12}/L 或以上者相对较不常见[180]。然而,在儿童缺铁性贫血患者或因出血或治疗性静脉放血引起铁缺乏的真性红细胞增多症患者中,可见红细胞增多[302]。因此,在轻

型 α-珠蛋白生成障碍性贫血或 β-珠蛋白生成障碍性贫血和血红蛋白 E 纯合子中,平均 MCV 几乎总是较低,一般其数值在 60～70fl 范围内,而与此同时,如此低的 MCV 值仅见于重型缺铁性贫血。在血红蛋白 Lepore 特性和血红蛋白 E 特性中,仅可观察到轻微的小细胞增多[178,179,181]。对于铁缺乏比珠蛋白生成障碍性贫血更为流行的人群,一些基于红细胞计数、MCV 或是 RDW 的鉴别法则并不足以可靠的将两者区分开。

相对于缺铁性贫血,轻度网织红细胞增多,嗜多色性和嗜碱性点彩现象更常见于轻型 β-珠蛋白生成障碍性贫血、轻型 δ、β-珠蛋白生成障碍性贫血和血红蛋白 Lepore 特性,但这些表现也可能并不出现。在珠蛋白生成障碍性贫血综合征患者中,血清铁浓度通常正常或升高,而在缺铁性贫血中,该值则通常减低。类似地,骨髓铁储备检测有助于鉴别这些疾病。β-珠蛋白生成障碍性贫血特性的存在可以通过血红蛋白 A2 和 F 比例的增加所证实,或通过电泳发现血红蛋白 H 或 Lepore 而证实(参见第48章)。目前,轻型 α-珠蛋白生成障碍性贫血的诊断通常是建立在排除其他引起小红细胞增多的原因的基础之上,但亦可以 DNA 技术直接证实 α-珠蛋白基因的突变,从而确认诊断。

铁缺乏可能会掩盖并存的珠蛋白生成障碍性贫血。存在铁缺乏时,血红蛋白 A2 和血红蛋白 H 的减少与血红蛋白 A 的减少量不成比例[182](参见第46章);然而,通常血红蛋白 A2 的水平仍然高于正常范围。

慢性炎症性贫血

慢性炎症性贫血(参见第37章)通常是正色素和正细胞性,但20%～30%的慢性感染或恶性肿瘤患者也可出现低色素小细胞性贫血[139]。因此通过血涂片不能将这些疾病与缺铁性贫血区分开来。此外,在这些疾病中,血清铁浓度通常减低[139],有时甚至很严重。在铁缺乏时,TIBC 通常增加,而在炎症或肿瘤疾病时,TIBC 常减少,但在正常个体、缺铁性贫血患者,以及慢性炎症性疾病患者中,TIBC 值均有相当程度的重叠。

在缺铁性贫血中,转铁蛋白饱和度可能正常,而相反的,在慢性炎症时,有时可观察到转铁蛋白饱和度下降。然而,在铁缺乏时循环可溶性转铁蛋白受体增加,而在慢性炎症性贫血则不增加[170]。血清铁蛋白水平在铁缺乏时通常减少,但在慢性炎症和肿瘤性疾病时则一般增加[147]。测量可溶性转铁蛋白受体和铁蛋白比率已发现在鉴别慢性炎症性贫血和缺铁性贫血时有用处[170],但相关临床研究的荟萃分析显示,这种比率在鉴别中的作用可能并不优于单独检测可溶性 TfR[183]。骨髓可染铁检查是一项有创性,并且要求读片技巧的检查,然而可能对于偶发病例鉴别有帮助。骨髓巨噬细胞铁染色在缺铁性贫血时极度减少或缺如,但在炎症性贫血时正常或增加。低血清铁调素浓度是缺铁性贫血的特征,而高血清铁调素浓度是炎症性贫血的特征,但这种测试尚未应用于临床,其临床价值还不清楚。正如所料,因铁调素抑制铁吸收,高水平铁调素可以预测对口服铁剂治疗反应差[184]以及红细胞与饮食铁结合率低[185]。

慢性肝病贫血

慢性肝病患者血涂片中的红细胞可为正色素正细胞性、大细胞性或低色素性。常可见大量靶形细胞。因缺铁性贫血患者的血涂片亦可表现这些特征,必须依靠其他观察来鉴别诊断。在肝硬化的情况下,血清铁蛋白测定有助于检出铁缺

乏[186]，但是正常、甚至是增加的血清铁蛋白浓度并不能排除铁缺乏，特别是存在活动性肝损伤的情况下[186,187]。

慢性肾病性贫血

铁缺乏在慢性肾病患者中很常见(参见第 37 章)。慢性肾病患者的缺铁性贫血诊断特别困难(参见第 37 章)，由于同时存在炎症，及红细胞生成刺激剂导致红细胞生成和铁需求量增加，因而转运到骨髓的铁通常不足。因该问题相当常见，且也许考虑到将铁剂治疗可能有效的患者识别出来而带来的利益，并减少对红细胞生成刺激剂的使用，人们进行了大量的研究，以明确在体外透析患者中诊断铁缺乏的最好方法。而诊断问题由于通常发生的"功能性铁缺乏"[188]变得更为复杂，"功能性铁缺乏"即虽然铁储存足量，但转运至骨髓的铁不能满足间断性红细胞生成对铁的加速需求的状态，后者是由于促红细胞生成素及相关制剂应用所导致。如果对静脉铁剂治疗有反应，通常诊断为铁缺乏，即便是许多患者铁蛋白水平异常升高，也应诊断为铁缺乏[150,189]。高水平的血清铁蛋白不能排除对静脉铁剂有反应，甚至对于那些没有进行血液透析的慢性肾病患者也是如此[190]。尽管网织红细胞血红蛋白和低色素红细胞百分比测量有望成为对铁剂治疗有效的预测指标，目前仍然没有足够的证据表明任何一种或几种生化标记的联合能够可靠的预测慢性肾病患者的铁剂治疗反应[191]。

溶血性疾病的贫血

溶血性疾病通常可以通过血涂片与缺铁性贫血相鉴别。显著的异形红细胞增多、嗜多色性、球形红细胞增多、海因小体、嗜碱性点彩以及其他一些在各类溶血中具有特征性的形态学特点，通常不会见于缺铁性贫血。此外，在溶血性贫血中，网织红细胞增多通常较显著，而在缺铁性贫血则只有轻微增多或不增多。然而，对这些一般有效的规律，也有一些明显的例外。

在不稳定血红蛋白病，如血红蛋白 H 病或血红蛋白 Köln 病，红细胞低色素可能很明显。在这些疾病中，存在中度的网织红细胞增多，这有助于将其与缺铁性贫血相鉴别。血清铁浓度正常或增加。第 49 章讨论了不稳定血红蛋白病的检测。

当存在慢性血管内溶血时，血涂片中的红细胞可能表现出明显的形态学异常，如棘红细胞和裂细胞。然而，因为尿中铁的丢失，铁缺乏可能是导致贫血的主要原因。骨髓涂片中的铁含量评估或是血清铁浓度和 TIBC 检测可明确此类形式贫血的诊断。

低增生性和再生障碍性贫血

在早期阶段，单独基于红细胞形态不能将这些疾病与轻度缺铁性贫血进行可靠的鉴别(参见第 35 章)。在低增生性或再生障碍性贫血中，网织红细胞数一般少于 0.5%。中性粒细胞减少和血小板减少的存在可提示再生障碍性贫血的诊断，但缺铁性贫血时亦可发生轻度中性粒细胞减少。在再生障碍性贫血时，血清铁浓度通常增加；转铁蛋白饱和度也随之上升。骨髓穿刺的取材可能不足以进行细胞学研究，必要时可行骨髓活检。在低增生性或再生障碍性贫血中，铁染色通常显示含铁血黄素数量增多。然而，若发生慢性出血，例如因血小板减少所致，则铁储备可被耗竭。

铁粒幼细胞性贫血

在这组异质性疾病中(参见第 59 章)，血液学表现常常类似于缺铁性贫血。网织红细胞通常不增多，血清铁浓度和血清铁蛋白一般正常或增高。骨髓检查显示特征性的环状铁粒幼红细胞以及可染铁量增加。

先天性红细胞生成异常性贫血

在少见的先天性红细胞生成异常性贫血中(参见第 39 章)，红细胞形态异常可能与铁缺乏或珠蛋白生成障碍性贫血相类似(参见第 48 章)。一般而言，在先天性红细胞生成异常性贫血中，异型红细胞增多非常显著，而且 MCV 减小不如铁缺乏或珠蛋白生成障碍性贫血明显。然而，在行骨髓检查前，这类病例常被误诊为珠蛋白生成障碍性贫血。

巨幼细胞性贫血

在恶性贫血和其他类型的巨幼细胞性贫血中(参见第 41 章)，通常血涂片形态改变已足够明显，因此鉴别诊断并不困难。治疗后所发生的血清铁蛋白浓度改变是一个可能的误诊原因。对恶性贫血或叶酸缺乏性贫血的患者，在开始治疗后的早期，当铁在血红蛋白合成中被迅速利用时，血清铁浓度明显降低[192]。因此，在这种情况下，若出现血清铁蛋白浓度下降，则不应被视为铁缺乏的依据。缺铁性贫血和叶酸或维生素 B_{12} 缺乏性贫血可能同时存在。在治疗期间，随着红细胞数量迅速增加，可逐渐出现重度铁缺乏的典型表现。小细胞低色素性和正色素正细胞性细胞的同时存在被称为二形性贫血(参见第 41 章)。

甲状腺功能减退导致的贫血

重度甲状腺功能减退导致的贫血(黏液性水肿；参见第 38 章)通常是正色素正细胞性，可能伴随轻到中度的血清铁蛋白浓度减低。可能需要骨髓检查以明确铁缺乏是否存在，特别当铁缺乏常并发于黏液性水肿，因月经量过多在此病中很常见。

治疗性试验

在最终分析时，铁剂治疗有效是证明缺铁性贫血诊断正确的证据。此外，某些医生或患者可能无法接触到上述用于缺铁性贫血诊断的所有技术。在这种情况下，患者对治疗的反应可能成为最主要的诊断方法。在这样的试验性治疗中所给予的铁剂通常为口服，但是如果有证据或者强烈怀疑同时存在有炎症、铁吸收障碍或是不能耐受口服铁剂的情况下，静脉铁剂可以被使用。不论何种情况下的治疗性试验都应被仔细随访。若贫血的原因是铁缺乏，足够的铁剂治疗应可使网织红细胞增多，在治疗 1~2 周后达到峰值，不过，若贫血为轻度，则网织红细胞反应可较轻微。3~4 周后，血液中的血红蛋白浓度应有显著增加，而在 2~4 个月内，血红蛋白浓度应达到正常值。除非有持续失血，否则若缺乏对口服或者是肠外铁剂上述治疗反应，则可以此为依据，认为缺铁并非贫血的原因。应停止铁治疗并寻找贫血的其他原因。

寻找铁缺乏原因的特殊检查

若医生考虑铁缺乏是失血所致，则其有责任对出血部位和原因进行明确。大便潜血检查特别有助于决定使用何种手段做进一步检查。应检查至少 3 天的样本，因出血可为间歇性。偶尔地，将患者的红细胞用 ^{51}Cr 铬酸钠进行标记以确定每天失血量,可有帮助。当有理由相信出血来自胃肠道时,应进行 X 线射片和其他影像学检查以及内镜检查。后者常包括胃镜、食道镜、结肠镜和内镜胶囊,极少情况下还会用到血管造影和闪烁显像技术。大量的临床研究表明,对患者进行全面的检查,特别是男性和绝经后女性,常可发现不曾预料的出血性病变,而其中许多均可治愈或可治疗[10,193]。应检查幽门螺旋杆菌感染,特别是对于对铁治疗看似没有反应的铁缺乏患者[14,15]。当有肺内出血的情况时,痰的铁染色可能会发现含铁血黄素沉积的巨噬细胞。

治疗

一旦确认患者存在铁缺乏,应该立即着手铁剂替代治疗。铁剂可以口服方式给药,以简单的铁盐形式;肠外给药,以铁碳水化合物复合物形式;或以输血形式。一般而言,口服给药为首选,但随着新型肠外铁剂安全性和方便性的提高,静脉方式给药正在增多。对大多数患者,缺铁性贫血是一种长期而进程缓慢的疾病。通过输血而使患者的血红蛋白浓度迅速恢复正常并无必要,除非患者存在急性心脏疾病。通常需要等待一定时间使正常的红系造血机制对身体的需要产生反应,并使心血管系统对循环红细胞总量的重新扩增逐渐适应。

口服铁治疗

饮食治疗　应该鼓励患者进食可供给所有营养需求的多样饮食。但必须强调,无论是肉类还是其他食材所包含的铁量均不足以满足治疗需要。肉类中含有少量的肌红蛋白和血红蛋白以及其他含铁很少的蛋白。尽管血红素铁较无机铁更容易吸收,但肉类中血红素铁的含量其实相当少。事实上,普通的一份牛排(85g)仅能提供大约 3mg 铁,等同于仅仅 3ml 的压积红细胞。欲提供足够的饮食铁使缺铁性贫血患者以最快速度恢复,可能需要每天进食至少 4.5kg 的牛排。基于上述以及其他原因,在治疗铁缺乏时,医用铁剂明显优于饮食铁。

铁制剂　药物市场被几乎每种形式的铁制剂所充斥;每种制剂被推广时都有这样或那样的理由吸引医生或患者。以下的简单原则有助于医生在这种混乱的情况中作出决定。

1. 用于一例成人的无机铁每剂应含有 30～100mg 的元素铁。这种剂量相对较少引起令人不快的不良反应[194]。在过去更流行使用较小剂量,但这可能导致患者康复延迟或者根本不能康复。

2. 铁应容易在酸性或中性的胃液或十二指肠液(通常 pH 值为 5～6)中被释放,因为当铁达到十二指肠黏膜时方可被最大限度吸收。肠溶片或缓释制剂在这些消化液中分解均很慢,因此,若用这些制剂,则最后释放的铁可能被送达小肠黏膜部分,而此处铁吸收效率非常低。某些用肠溶片或缓释制剂治疗不成功的患者改用非肠溶二价铁盐可迅速起效。

3. 铁一旦被释放,应很容易吸收。铁以二价铁的形式被吸收;因此,应仅使用二价铁盐。

4. 不良反应不常见。这点对于任何常见的商业化铁复合物似乎均非特殊问题。除了制药公司的宣传外,目前无可信依据表明任何一种有效的制剂在此方面优于其他试剂。

5. 便宜的铁剂可能同更贵的药物一样有效。同时使用几种制剂并无必要,反而会增加治疗不良反应。医生应注意,若仅一般地开具硫酸亚铁的处方,就将对制剂的选择权留给了药师,后者可能会发给患者肠溶片。最好特别指出为"非肠溶片"或以商品名开具一种非肠溶片产品的处方。尽管抗坏血酸、丁二酸盐和果糖均有助于铁吸收,但由此而带来的不良反应发生率、治疗花费的增加,或两者同时存在,在很大程度上抵消了其益处。现无可信依据支持应用螯合型铁或与润湿剂相结合的铁剂。

剂量　对于成人铁缺乏的治疗,其剂量应该足以每天提供 150～200mg 元素铁。这些铁可以分 3～4 次,饭前 1 小时口服。婴儿应分次给予每天 6mg/kg[195] 以进行治疗,或每天 12.5mg 以预防铁缺乏。

副作用　轻度胃肠道不良反应偶有发生,其形式可为呕吐、烧心、便秘或大便不成形。可出现金属异味感。大多数患者可耐受通常治疗剂量的铁而没有一点不良反应发生。但是,毫无疑问,某些患者,也许 10%～20%,可发生铁剂引起的症状,可能部分地与治疗剂量相关。对这些患者,将服用频率降低至每天一片,几天内症状即可得到缓解;此后,患者仍有可能耐受全剂量治疗。改换另一种铁剂,特别是与前一种外观不同的制剂,也可能有用。

羰基铁已被推荐为铁盐的替代物,因人们认为,该药可以较大剂量给药且不良反应很少。该物质实际上是金属铁粉末,其颗粒小于 5μm。因其不能溶解,所以只有转变为离子形式才可以被吸收。羰基铁的生物利用度估计约为等量硫酸亚铁生物利用度的 70%[196]。高达 600mg 每天三次的口服剂量亦不会产生毒副作用[196]。

在一些疟疾和胃肠道感染大量流行的地区,广泛补充铁剂同疟疾传播和儿童死亡率增加相关,这被认为是由感染增加所致[197]。尽管对这种情况尚未达成最优策略的共识,但对铁缺乏的儿童进行铁剂补充似乎是合理的。

急性铁中毒　急性铁中毒通常为婴儿或较小儿童意外摄入用于成人的含铁药物的后果。任何有效的口服制剂均可导致急性铁中毒,而且这种严重的事件并不少见,尽管进行了公共警示宣教和更安全的药品包装[198]。在美国,2008 年就有近于 30 000 起铁中毒事件。铁中毒最早出现的症状是呕吐,通常在摄入铁剂的 1 小时以内。可有呕血或黑便。之后很快出现烦躁、低血压、呼吸急促或发绀等,可能几小时内昏迷或死亡,但致命的结果目前极为罕见。通常,早期寻求医疗救助并进行合适的治疗,大多数铁中毒儿童能够存活。初始治疗是胃的立即排空。在家中,可通过手指刺激咽反射来诱发呕吐。如果患者在摄入后数分钟内到达急诊室,应立即插胃管并洗胃,全肠灌洗[198]目前被推荐用于所有的重金属中毒。若发生休克或代谢性酸中毒则需采取支持措施。去铁胺是高铁血症的特异性治疗药物,以每小时 15mg/kg 的最大速度滴注一小时,随后以每小时 125mg 速度滴注。病情好转通常出现在铁中毒开始后的几小时到几天内。存活超过 3～4 天的儿童通常能够恢复而不留后遗症。但是,可发生胃狭窄和纤维化或小肠狭窄等晚期并发症。

肠外铁治疗

适应证　随着肠外铁剂变的更为安全和方便,其使用也逐渐增加。肠外铁剂的适应证为因系统性炎症或胃肠道疾病引起的口服吸收不良、不能耐受口服铁剂、铁需求量超过口服铁能满足的最大量,或患者不顺应。在长期透析治疗的慢性肾病贫血患者中,肠外铁剂治疗可起到减少促红细胞生成素用量的作用[35,199,200]。因为系统性炎症,或者是其他因素,一些患者对口服铁剂治疗没有足够的反应。

计算剂量　对所需给铁量进行估算很简单,只要记住1ml红细胞约含1mg铁。目前有多种公式被用于估算治疗所需总剂量。因总血容量约为65ml/kg,而血红蛋白含铁量为其重量的0.34%,故对单独纠正贫血所需的总铁量进行估算的最简单的公式如下:

$$铁的剂量(mg) = 全血血红蛋白缺乏量(g/dl)$$
$$× 体重(lb)$$

假设正常的平均血红蛋白浓度为16g/dl(1g/dl = 10g/L),则体重170lb(100lb = 45kg)的男性,其血红蛋白浓度为7g/dl,将需要170×(16-7) = 1530mg铁以纠正贫血。还应补充足够量的铁以补足铁储备,男性约为1000mg,而女性约为600mg。因此,一名体重为170lb而血红蛋白浓度为7g/dl的男性应接受2530mg铁。

肠外制剂　因为以肠外方式给予铁盐有高度毒性,因此所有铁剂均由铁同碳水化合物形成的胶状(纳米颗粒)复合物构成。为了使铁能被红系造血和其他生物过程利用,铁复合物必须能被巨噬细胞摄取并消化,这样才能使铁剂的铁逐步的传递到血浆转铁蛋白。目前可用的制剂包括蔗糖铁、低分子量右旋糖酐铁、葡萄糖醛酸铁、纳米氧化铁、羧基麦芽糖铁和iron iso-maltoside。同其他制剂对比,高分子量右旋糖酐铁同过敏不良事件相关,应避免使用[201]。其他制剂较为安全,严重的不良事件极为罕见[202]。尽管有推荐的给药方法,包括不同制剂的测试剂量、每次输注量以及输注速度,但这些推荐都不是基于对照性的研究。目前可用的数据表明这些制剂在安全性和有效性上没有明显的不同。治疗前药物预防过敏反应通常用于较老的制剂,但对于新型制剂既不需要、也不清楚这样做的有效性,反而可能出现预防用药的不良反应。

病程及预后

病程

若治疗恰当,则缺铁性贫血的纠正通常令人满意。如头痛、乏力、异食癖、感觉异常和口咽黏膜烧灼感等症状可在几天内缓解。血液中,网织红细胞计数几天后即开始增加,通常约在7～12天时达到峰值,此后回落。在轻度贫血时,可见轻度网织红细胞增多或无增多。在最初两周内,血红蛋白浓度和血细胞比容仅有很少改变,但随后贫血会被迅速纠正。在治疗4～5周后,血液中血红蛋白浓度可能恢复了其与正常值差异的一半。在两个月治疗的末期,且往往在更早期,血红蛋白浓度应已达到正常水平。

当缺铁性贫血对口服铁剂治疗不能缓解时,对铁剂性状、治疗时间、铁剂治疗规律性进行仔细询问,可发现治疗失败的原因,并可通过恰当治疗而获得令人满意的疗效。在对这种情况进行评估时,其他一些应被考虑的问题是:①出血是否已被控制?②患者接受铁剂治疗的时间是否已长到足以显效?③铁剂是否足量?④是否有其他可能延缓起效的原因,如炎症性疾病、肿瘤性疾病、肝病或肾病、胃肠道手术史、伴随其他物质(维生素B$_{12}$、叶酸、甲状腺素)缺乏等?这些因素中很突出的

是幽门螺杆菌感染、自身免疫性胃炎和乳糜泻[15]。⑤诊断是否正确?

对于明确的铁缺乏,且口服铁剂数周后治疗失败的患者,静脉铁剂应该是有效的。而继续失血,或者罕见的遗传性铁难治性缺铁性贫血[15],可能解释对静脉铁剂的不完全反应。

预后

当铁缺乏的病因为良性疾病时,预后良好,前提为出血被控制或可被连续的铁治疗所代偿。如果存在反复出血的良性病因而不能被纠正,如食道裂孔疝、月经过多或遗传性出血性毛细血管扩张症,则口服铁治疗可能需要长期维持。若出血特别活跃,可能需要肠外补铁或在罕见情况下需输血。对继发于伴有血红蛋白尿的血管内溶血的缺铁性贫血患者,可能也需要连续应用铁剂。

● 铁贮积病

概念和历史

铁贮积病和血色病的名称通常用于命名因组织铁增加而导致的一种疾病状态;血色病表示组织铁贮积增加,同时伴或不伴组织损害。经典的血色病以古铜色皮肤、肝硬化和糖尿病为特征,曾被称为青铜色糖尿病。自19世纪70年代以来,血色病这一名词的使用已经明显超出了其最初含义。该诊断目前常被用于因血清铁蛋白水平升高而提示其体内铁增加的患者,甚至被用于那些仅有血色病HFE基因型的患者,不论其铁储备水平是否增多。

血色病可以被分为遗传性和获得性两种形式。有时前者被称为原发形式,后者被称为继发形式。曾被称为特发性血色病,而现在通常被称为遗传性血色病的这种疾病,为血色病的常见遗传形式,主要见于北欧血统者,为HFE基因突变的结果。这种形式的疾病亦曾被称为Ⅰ型血色病;在美国,这也是迄今最常见的血色病形式。其他少见的形式包括:血幼素和铁调素突变所致的青少年血色病(2型),转铁蛋白受体-2突变导致的血色病(3型),膜铁转运蛋白突变引起的血色病(4型)和非洲性铁过载等。表43-3对遗传性血色病进行了分类。继发性血色病发生于接受大量输血的患者,也可见于存在红细胞无效造血的患者,这类患者即便是不接受输血也会出现铁过载。

表43-3　血色病分类
Ⅰ　遗传性血色病
A. 经典血色病(HFE血色病)(1型)
B. 青少年血色病(2型)
1. 血幼素异常
2. 铁调素异常
C. 转铁蛋白受体2缺乏(3型)
D. 膜铁转运蛋白异常(4型)
1. 获得功能(系统性铁过载)
2. 丢失功能(巨噬细胞铁过载)
E. 铁蛋白H链铁反应元件突变
F. 非洲性铁过载
Ⅱ　继发性血色病

类似于血色病的系统性铁过载和肝铁沉积也是无转铁蛋白血症[203~206]和人类二价金属转运蛋白（DMT-1）[207,208]突变的特点。一种被称为新生儿血色病的胎儿和新生儿疾病，其特征为由母体对胎儿抗原免疫反应所致的肝内和肝外铁沉积以及暴发性肝炎[209]。

铁在局部蓄积，尤其是脑部，也可见于除血色病以外的其他疾病。脑内铁含量增加为血浆铜蓝蛋白血症的特征，并可见于阿尔茨海默病、帕金森症、弗里德赖希共济失调、哈-斯综合征和多发性系统性萎缩。因这些疾病无一是原发性血液系统疾病，且铁沉积在疾病的病理作用尚不确定，故在此不对其作进一步讨论。

1865 年，Trousseau 首次描述了血色病。该病中所发生的大量铁蓄积被认为是其主要特点。1949 年，Finch 建议采用多次静脉放血这种聪明的方法作为该疾病的治疗，并在 1952 年开始更大规模地应用该疗法[210]，这使人们清楚认识到铁蓄积是其最重要的致病因素。血色病患者中也常发现酒精摄入和其他环境因素[211]。当该病被证明与人类白细胞抗原（HLA 位点）紧密关联时，长期怀疑的遗传因素的存在则被确切证实。令人惊讶的是，该基因被证明是 HFE（最初被命名为 HLA-H），这是 6 号染色体上许多 HLA 样基因中的一个[212]。

HFE 基因的发现使人们得以第一次准确地评估 HFE 突变的频率及其外显率。这使遗传和环境因素两种明显相反的观点被结合在一起。纯合状态的外显率是如此低，以至于其可被认为是基本的危险因素，疾病的发展同时要求其他遗传或环境因素的参与[213]。

流行病学

HFE 基因突变的患病率非常高。其中最显著的是 c.845A→G（C282Y）突变，在北欧人群中的基因频率约为 0.07，1000 个北欧人中约有 5 人是该突变的纯合子。C282Y 和 S65C 突变几乎只发生在欧洲血统的个体中。H63D 突变的地域分布更广泛，但也最常见于欧洲人。在欧洲范围内，C282Y 突变基因频率最高的地方是南不列颠群岛和法国北部，但是其他北欧地区，包括斯堪的纳维亚半岛在内，也有较高的基因频率，这与突变起源于凯尔特人或维京人相一致[214]。

尽管早期的研究将非特异的症状归因于血色病，但大规模对照研究已显示，在 C282Y 突变纯合子中，多数这些症状的发生率并不比对照组高[215~217]，或最多是临界增加，而知道诊断的患者在回答有关症状的问题时则总是如此。在尸检和住院调查中报道的血色病患病率非常低，这些发现与其相一致。在北欧人群中，有症状的临床血色病的可能患病率仅约为 100 000 例个体中 5 例。若肝功能检测异常和（或）肝活检示存在纤维化的患者被包括在内，患病数量可能高出数倍[218~221]。对 C282Y 纯合基因型患者是否发病的决定因素，现尚未完全明确。患者的性别明显是一个影响因素，在男性患者中可观察到更严重的症状，因为妊娠和月经失血倾向于在妇女中改善该病。其他可能与 C282Y 纯合子基因型相互作用而产生临床上显著的铁贮积病的遗传因素也正在寻找中，但尚未发现，除了在罕见情况下同时遗传的铁调素突变可能有此作用。在严重受累的患者中，大量饮酒的比例增加[222,223]。

经典的遗传性血色病常导致临床疾病，这种普遍的认识使研究者对基于人群的筛查产生了强烈兴趣。然而，其成本效益分析是基于如下假设，即威胁生命的疾病表现将发生于 43% 的男性和 28% 的女性，而这种估算是基于该病的患病率，多数这些患者已被临床诊断为血色病。随着人们认识到其临床外显率低得多，对于在普通人群中筛查血色病的兴趣已极大减少。

其他形式血色病，包括青少年血色病、膜铁转运蛋白缺乏和无转铁蛋白血症引起的血色病，其患病率比经典的遗传性血色病的患病率低得多。这些形式的血色病是罕见疾病。

病因学和发病机制

铁的毒性

对于活体生物而言，铁同一些蛋白的氧储存和运输功能相关，以及在各种代谢反应中接受和释放电子。催化氧化还原反应的能力似为铁所介导的细胞和组织损害的基础。其中被认为是最重要的途径之一的是 Haber-Weiss 反应：

$$Fe^{2+}+H_2O_2 \longrightarrow Fe^{3+}+OH-+HO \cdot$$
$$O_2^- +Fe^{3+} \longrightarrow O_2+Fe^{2+}$$

这两个反应之和是 Fenton 反应：

$$O_2^- +H_2O_2 \longrightarrow O_2+OH-+HO \cdot$$

羟自由基（OH·）的反应性仅次于氧原子，且其与对多糖、DNA 和酶的损害以及与导致脂质过氧化的作用有关[224]。尽管没有直接证据表明羟自由基的产生是血色病组织损害的主要途径，但这种通常的推测看起来是合理的。在实验动物中证实单纯铁所致的损伤性影响很困难。尽管在一些遗传性鼠模型研究中，已记录了一些肠外或饮食铁过载细微的生物化学缺陷，但尚未发现明显的肝硬化改变。在沙鼠中，肠外铁过载除了会引起心脏损害外，还会引起肝硬化、纤维化和结节性再生[225]。在在大鼠中，单用铁剂不会引起肝脏纤维化，而单用酒精仅引起轻微的肝脏异常。然而，同时给予过量的铁和酒精则可导致纤维化[226]。已证实，在血色病基因型患者中，酒精摄入与肝纤维化之间存在强烈的相关性，而在大鼠中的这些发现与之相一致。在动物园或其他限制性环境中，已观察到大量物种，包括鸟类、犀牛、貘、蝙蝠和其他一些动物，存在铁过载现象，特别是在喂养非自然情况下的饮食之后。

铁能被储存在所有细胞胞质中的铁蛋白内。在人类组织中发现的多种同种铁蛋白是由不同比例的两种亚单位所构成：L-铁蛋白（轻型）和 H-铁蛋白（重型）[227]。因为游离铁对细胞有潜在的危害，它们被扣留并被亚铁氧化酶减毒为可溶性较低的三价铁形式；H-铁蛋白在细胞液发挥它的多数亚铁氧化酶活性。线粒体铁蛋白在线粒体基质内表达，亦有潜在的亚铁氧化酶活性，在铁粒幼细胞性贫血中，其表达显著上调。

铁过载的原因

因体内的铁含量通过调节吸收来维持，仅当铁吸收失调或是以医用铁或输注红细胞的形式注入体内时，过量铁才能蓄积。

铁过度吸收 在实验动物和人类中，有多种突变已知可导致铁吸收增加（表 43-3 所归纳）。编码 HFE、铁幼素、转铁蛋白受体-2、膜铁转运蛋白和铁调素的基因突变均与铁过载相关。铁过度吸收的普遍通路是由铁调素缺乏所引起的，其导致十二指肠细胞以及网状内皮系统的巨噬细胞的铁输出蛋白，即膜铁转运蛋白,过度活动。正常情况下,当体内铁增加时,铁调素表达上调。但在 Hfe、Tfr2 或 Hjv 缺乏的小鼠[228]或在人类疾病中[229~231]却并非如此,两者均显示了与铁过载程度不成比例的低水平铁调素。尽管这些蛋白间相互作用的生化机制尚不清楚,越来越多证据表明 HFE、TfR-2 和血幼素是调节铁调素表达的信号通路的一部分。常染色体显性遗传性血色病(4 型)中膜铁转运蛋白基因突变干扰了铁调素同膜铁转运蛋白的结合[232,233],或是影响膜铁转运蛋白的内吞。

红细胞无效造血　红细胞无效造血通常会引起系统性铁过载,伴肝脏、心脏和内分泌系统的损害。铁贮积病在珠蛋白生成障碍性贫血、遗传性红细胞生成障碍性贫血以及丙酮酸激酶缺乏症等疾病中特别常见。机体内铁的含量极大超出了输血所包含的铁量,而铁过载在一些少量或从未输血的患者中也很普遍。

中、重型 β-珠蛋白生成障碍性贫血患者中常见的铁过载,至少部分是由于铁调素这一铁调节蛋白被高水平的红细胞因子所抑制,后者由促红细胞生成素刺激的增殖性幼红细胞所分泌。铁调素的红细胞抑制物包括生长分化因子 15(GDF15)[234]和 erythroferrone[235]。GDF15 过表达亦可见于先天性红细胞生成不良性贫血[236,237]。

输血或铁治疗　铁过载可为医源性原因所致。因为每毫升红细胞中含有 1mg 铁,故输入 450ml 全血或 200ml 红细胞可使体内铁增加 200mg,铁不会被排泄。因此一名每月需要输注 2 单位血的患者每年将蓄积 4.8g 铁。若其输血需求源自于一种无效造血起到突出作用的疾病,铁的蓄积甚至可更多。珠蛋白生成障碍性贫血就是这样一种疾病,铁过载很可能是该疾病患者最重要的致死原因(参见第 48 章)。

鉴于机体的稳态机制,即使不适量的口服补铁也很少会产生临床上明显的铁过载。在已见描述的少数病例中,除了一例之外,所有病例均在 HFE 基因被克隆之前报道,因此,很有可能患者有遗传性血色病,因过量铁摄入而加速了其病情进展。注射铁剂后铁过载的报道更为少见,且伴随可见的组织损害。

病理学

受累组织和器官呈深棕色。组织学检查显示,多种组织和器官存在显著的含铁血黄素沉积。

肝脏　肝脏常变大。发生肝硬化后,此器官变为颗粒状或粗糙的结节状。在经典型血色病、转铁蛋白受体-2 突变和青少年血色病患者的肝脏中,含铁血黄素主要可见于肝细胞。库普弗细胞相对较少。在发展为肝硬化之前,含铁血黄素主要在门静脉周围的肝细胞中蓄积,很少朝向中央静脉。硬化肝脏的铁主要在再生结节周围。纤维化从门静脉周围开始,然后纤维性隔膜分割肝小叶。通常地,其结构扭曲不像酒精性肝硬化那样严重或均匀。血色病肝硬化通常呈小结节性外观。胆道上皮中的铁有时被认为是血色病的特异性标志,但这并不可靠。肝内铁量总是明显增多。这在用普鲁士蓝反应进行铁染色的切片进行检查时很明显,且可在肝活检样本上进行定量。当输血等原因被排除后,铁浓度超过 300μmol/g 干重(50μmol/g 湿重)被认为是血色病的有力证据。

在最初对非洲性铁过载的描述中,人们认为其肝脏病理学不能与经典型血色病者相鉴别。但在较新的研究中[238],似乎仅某些受累患者表现出铁贮积,主要在肝细胞内,而某些患者则主要贮积于库普弗细胞。在膜铁转运蛋白突变导致铁转运受阻的患者中,铁贮积主要发生在库普弗细胞,且未发生肝脏纤维化;另一方面,膜铁转运蛋白突变阻止了其与铁调素的相互作用,这与肝细胞铁过载有关,如经典型血色病中所见[233,239]。

心脏　心脏铁过载的发生晚于肝脏铁过载,但心脏对铁过载的毒性作用更加敏感。铁过载时,心肌损害可迅速出现,例如,在有效的铁螯合治疗出现之前 β-珠蛋白生成障碍性贫血患者通常在 20~30 岁时便死于输血导致的铁过载[240],而青少年血色病患者通常存在铁诱导的心肌病和内分泌疾病,而非肝功能衰竭[241]。心肌增厚,心脏变大;随后出现心律不齐和心力衰竭。心脏铁蓄积是经输血的重型 β-珠蛋白生成障碍性贫血的首要死因。输注依赖的贫血患者,如先天性红细胞生成不良性贫血和 Diamond-Blackfan 综合征等,也可发生铁过载所致的心肌病。在骨髓增生异常综合征输血患者中,推荐的输血阈值为 75 单位,该值被认为是心脏铁过载的危险因素,但其并非来自于可靠数据。使用磁共振成像直接测量心脏内铁可预测心脏并发症,并能将之后发生心功能不全的风险分层[242]。该技术测量心肌暗区(与回声时间相关)的半衰期,T2*,该暗区由具有磁力活性的心肌贮存铁所产生。

骨髓　经典型遗传性血色病患者骨髓中的含铁量若存在增加的话,一般仅中度增加。铁特征性地分散为体积相等的小颗粒,这些颗粒被发现位于内皮衬细胞内,而非巨噬细胞内。实际上,在经典型遗传性血色病中,相对于整体铁负荷,巨噬细胞[243]和小肠黏膜细胞含铁较少。

遗传学

遗传因素在铁贮积疾病的病因学中起到重要的作用。这不只在这类疾病的原发形式中是正确的,在继发性血色病中亦如此,后者最常见的原因为红系造血的遗传学异常。这些疾病的遗传学,包括珠蛋白生成障碍性贫血、红细胞生成障碍性贫血和红细胞酶病,在本书的其他章节进行介绍(参见第 39、47、48 章)。现已发现,在血色病中发挥重要作用的几种基因的突变可导致铁贮积疾病[244]。

HFE 突变　遗传性血色病最常见的原因是 HFE 基因突变。这一 HLA 样基因位于 6 号染色体。3 个多态性突变已被识别。这些突变位于 cDNA(互补 DNA)的 187、193 和 845 位核苷酸,分别编码 H63D、S65C、C282Y 突变。这些突变对铁稳态的表型影响可按以下顺序排列:C282Y>H63D>S65C。遗传性血色病基本上是常染色体隐性疾病。大约三分之二的 C282Y 纯合子和稍低百分比的 C282Y 和 H63D 突变复合杂合子表现为血清铁蛋白饱和度和血清铁蛋白水平增加。一般来讲,与野生型纯合子相比,单纯 C282Y 或 H63D 杂合突变的转铁蛋白饱和度和血清铁蛋白水平有增加。但是,这种增加的幅度非常低[245]。例如,野生型基因型男性的平均转铁蛋白饱和度是 26.69%,C282Y 杂合突变子的转铁蛋白饱和度平均为 30.63%。H63D 突变的影响更小,而 S65C 突变几乎无影响。

尽管 HFE 杂合突变状态对铁稳态影响很小,大量调查者已经提出杂合子发生多种疾病的风险增加。在这些研究中未考虑到的事实是,HFE 基因与 6 号染色体的许多免疫应答基因直接存在连锁不平衡;因而,不可能将 HFE 突变对铁稳态产生的微小影响与免疫应答的变化区分开来。

HAMP(铁调素)突变　铁调素突变很少见,与重型青少年血色病相关[246]。

SCL40A1（膜铁转运蛋白）突变　编码膜铁转运蛋白的基因突变导致一种常染色体显性遗传的铁贮积病。获得功能性突变，例如像 C326S 突变，干扰铁调素与膜铁转运蛋白结合或是膜铁转运蛋白的内吞，以至突变的膜铁转运蛋白分子持续将来自肠上皮细胞和巨噬细胞的铁排入血浆，即便是在高水平铁调素的情况下[232]，而正常时，这种高水平铁调素应该引起膜铁转运蛋白内吞和蛋白溶解。膜转铁蛋白突变的鼠模型显示杂合突变就足以引起严重的铁过载，纯合突变就更为严重[247]。丢失功能的突变更为常见，突变使其不能定位到细胞表面，阻止了铁转运。铁贮存主要发生在库普弗细胞和脾脏巨噬细胞，且一般不发生肝硬化。尚不清楚为什么这些作用都以一种显性的方式表达，或为何所有报道的突变（框移突变或终止密码子）编码的氨基酸替代产物或没有产物都是有害的[158,248]。一种引人注目的解释是这些突变是以一种显性负效应的方式发挥作用，但这种机制尚未被可信的生化数据所支持。一种常见的多态性 c.744G→T（Gln284His）显示为与非洲性铁过载相关[238,249,250]，但很明显并非存在于所有该综合征的患者。

TfR-2 突变　TfR-2 突变导致一种常染色体隐性疾病，临床上不能与常见的 HFE 相关的遗传性血色病形式相鉴别[230,251~253]。

血幼素突变　在名为 HFE2 和 HJV 的基因中的几种不同突变可导致青少年血色病[231,254~258]。血幼素属于糖基磷脂酰肌醇锚定蛋白反义导向（repulsive-guidance）分子类别，可能是骨形成蛋白（BMPs）的共同受体。BMP 受体目前被认为是一种铁调素转录的关键调节物[259]。

人类 DMT-1 突变　人类 DMT-1 突变都与肝脏血色病有关[207,208,260]，多数患者除了小细胞低色素性贫血外还伴有肝功能异常。这与小鼠和大鼠 DMT-1 突变相反，因这些 DMT-1 缺乏的啮齿类动物是铁缺乏的。这很可能是因为人类不同于啮齿类动物，当人类和啮齿类动物的 DMT1 依赖的幼红细胞铁利用方式被严重损害时，人类亦可吸收血红素铁，至少在少部分程度上以一种 DMT1 不依赖的方式进行。

动物模型

自然出现的模型　当在动物园或者是其他非自然栖息环境中，许多动物物种存在铁过载，如八哥、巨嘴妥空、萨雷肉牛、狐猴和食枝芽犀牛。犀牛可能代表了可捕获动物中发生铁贮积的有趣范例。尽管食枝芽犀牛存在铁过载，但食草物种无铁过载，即便是饲养在相同环境中。可能是因为食枝芽物种所进食的叶子中的铁不是很容易被利用，它就进化为能更有效地从饮食内吸收铁——当给予动物园饮食时，可能吸收多于需要量的铁。比较食枝芽或食草类犀牛物种的铁调控基因，显示出大量的差异，但尚未明确这些差异与已观察到的铁吸收过多是否相关[261]。

铁过载模型　通过口服或肠外给药途径给实验室动物加载铁，可建立血色病模型，对此人们已作出大量努力。只有少量的模型似从某些方面模拟了人类疾病。例如，铁过载的沙土鼠可发生具有与人类疾病相似特征的心脏病[262~265]。此外，这类模型已被用于研究潜在的螯合剂。

靶向破坏模型　现已能够对参与铁稳态的多数基因进行靶向破坏。包括 HFE[266]、转铁蛋白受体 2[252]、膜铁转运蛋白[267]、血幼素[255,256]和铁调素[268]。几种基因的靶向损害，包括 BMP6[269,270]或 BMP 受体成分[259]，在小鼠可引起铁过载，但相同的人类疾病尚未被发现。

临床特征

HFE-相关（1 型）遗传性血色病

发病　遗传性血色病最常见形式的临床特点是肝硬化、皮肤色素加深、心肌病和糖尿病。这些特征仅见于疾病的完全外显形式，可能还需要像酒精摄入等额外的辅助因素。该病的青少年形式起病通常在 20～30 岁左右，与之不同，HFE 基因相关的经典型遗传性血色病通常在 50～60 岁时得到诊断。

全身症状　许多症状被归因于遗传性血色病，包括腹痛、乏力、嗜睡、疲劳、性欲缺乏、阳痿和关节病。然而，所有这些症状在老年人群中都很常见，且流行病学研究也显示，在伴随 HFE 突变的血色病患者中，甚至在那些存在生化表型者中，没有哪种症状比其在一般个体中时更为常见。

关节病　血色病患者的关节痛被认为是特征性表现[218,271,272]。据称，它倾向于从手部的小关节开始，特别是第二和第三掌骨关节，而且在某些病例中可发生急性滑膜炎发作，如钙焦磷酸脱水沉积关节病（焦磷酸盐关节病；软骨钙质沉积症）。放射学显示，该关节病类似于骨关节炎，伴有关节腔损耗、软骨下囊、骨质硬化和骨赘增生。被认为有鉴别意义的特点包括关节分布，掌骨远端骨骺的桡侧出现骨赘，以及在股骨头软骨下区域存在透亮带。一般认为关节炎对静脉放血治疗无反应。此种类型的关节炎可能依赖于 HFE 连锁到其他 HLA 基因，使类似的关节炎基本不会出现在青少年血色病患者中[273]，因为后者在遗传学上独立于 HLA 位点。在一个铁调素抵抗的膜铁转运蛋白突变并伴有铁过载的家系中，也注意到股关节炎可以在很小时候就出现[239]。

肝脏　当存在肝脏铁过载时，特别是肝硬化存在时，患者发生肝癌的风险明显增加[274]。偶尔有报道遗传性血色病患者发生肝细胞癌，即便是在缺乏肝硬化的情况下，这表明铁过载可能直接导致肝癌的发生。

迟发性皮肤卟啉症

众所周知，迟发性皮肤卟啉症是一种与轻度铁过载相关的疾病，静脉放血治疗有效（参见第 58 章）。大量研究表明，伴 HFE 基因突变的该病患者的患病率明显增加[275]。

青少年血色病

这种罕见的幼年形式疾病外显率似乎很高，心肌病和内分泌缺陷为其主要临床特点[276]。关节症状在青少年血色病患者中亦相当常见[273]。

非洲性铁过载

尚不清楚非洲性铁过载至何种程度会出现症状。在班图，这种疾病最先被描述，有许多复杂的原因，包括营养不良和大量酒精摄入。在非洲裔美国人中，多种相关的疾病已被报道，但尚未明确其因果关系[277]。

继发性血色病

继发于输血和（或）红细胞生成性疾病的血色病患者，其临床表现一般不能与原发性血色病患者的表现相鉴别。

实验室特征

遗传性血色病的主要实验室特点是转铁蛋白饱和度增加，且血清铁蛋白水平增加。5%～10%的经典型HFE血色病患者表现为血清肝酶水平增加，在继发性血色病中，还可发现贫血以及潜在疾病的其他表现。巨大红细胞增多是一个常见特点，该表现似与肝病无关，且其原因尚未知。

鉴别诊断

为使贮存铁的量可被估计，已采用了大量方法[278]。对一例怀疑可能患有原发性血色病的患者，一般缘于其血清转铁蛋白饱和度增高，特别是发现同时存在血清铁蛋白水平升高时。转铁蛋白饱和度增高通常发生于不存在HFE基因突变的慢性肝病患者[279]。铁蛋白是一种急性期蛋白，其水平在多种疾病中升高。在巨噬细胞活化综合征、丢失功能的膜铁转运蛋白突变、急性肝炎、戈谢病、一些恶性肿瘤，和高铁蛋白血症-白内障综合征患者中，可见特别高水平的铁蛋白[280]。高铁蛋白血症-白内障综合征是一种不常见的常染色体显性缺陷，铁蛋白轻链5′IRE的突变阻止其与IRP结合，导致了铁蛋白链不受限制地持续表达。

很多临床医生认为肝活检是诊断铁过载的"金标准"。活检时获得的标本不仅提供了对患者肝组织的组织病理学进行评估的机会，亦可对标本中非血红蛋白铁的含量进行定量。将铁含量按患者年龄区分，可计算铁指数；其值大于2即提示血色病的存在。尽管在一些情况下肝活检可提供有用的信息，但这是一种侵入性的操作，尽管低危，但仍不能被认为毫无风险。随着简单易行的遗传学分析方法的应用，给每例疑似血色病的患者进行肝活检的主张已经消失。此外，明确患者是否铁过载的另一简单方法为实施静脉放血方案。这是一个基本无害的方法，用来确定体内有多少储存铁。磁共振成像技术（MRI）也能够检测并可靠定量肝脏的铁含量[281]。为检测心脏铁过载，T2*磁共振成像[242]是一种优越的诊断方法。

治疗

血色病的治疗主要是去除蓄积的铁。在静脉放血能使促红细胞生成素升高的患者中，通常放血是一种治疗选择。当患者有明显的红系造血异常时，如珠蛋白生成障碍性贫血和红细胞生成障碍性贫血，有必要应用螯合剂去除铁，不过，多次静脉放血可充分刺激红系造血，也不失为一种可行的治疗方法。

静脉放血术

每毫升压积红细胞含有约1mg铁。因此，从血细胞比容40%的患者体内去除500ml血液，即移除了约200mg的铁。随着红细胞量恢复到静脉放血治疗前水平，铁被从贮存中动员出来。当贮存耗尽时将发生铁缺乏的体征，这时就是静脉放血治疗方案最初部分的终点。此后患者接受随访并确定一个维持静脉放血的时间表，使静脉放血的频率能够维持血清铁蛋白水平在100ng/ml以下，后者是机体内铁贮存的最好的提示物。

每次静脉放血时的实际血液移除量取决于患者的体型。多数平均体型的患者可以耐受500ml血液的移除，但体重为50kg或以下的患者最好移除相对少量的血液，许多患者在最初

几次静脉放血后可能主诉一些症状。如果最初仅每隔14天行一次静脉放血术可以使这些不适症减到最小，从而获得更好的顺应性，一旦患者习惯于这种操作，并且经过刺激后活跃的骨髓造血可以迅速恢复去除的红细胞，则静脉放血的频率可以增加到每周一次。在每次静脉放血前，应检测血细胞比容或是血红蛋白和红细胞MCV。若血细胞比容或血红蛋白有明显下降，则静脉放血应该被推迟。MCV在治疗过程的早期可能升高，但随着铁缺乏的发生，其将降低，这提示已达到或接近治疗的终点。每2～3个月应检测转铁蛋白饱和度和血清铁蛋白水平。当转铁蛋白饱和度低于10%，血清铁蛋白低于10ng/ml，应该终止静脉放血，并每4～8周对患者进行监测。当血清铁蛋白在50～100ng/ml范围内时，应该开始维持阶段的治疗。一些患者可能需要每月静脉放血治疗以维持正常的血清铁蛋白值，另一些患者可能仅需要每年行2～3次静脉放血治疗。

螯合疗法

适时地进行螯合治疗能减少铁过载所致的潜在死亡率，并延长中、重型β-珠蛋白生成障碍性贫血等遗传性慢性铁过载疾病患者的生命。在某些获得性骨髓发育不良患者的治疗中亦有作用，前提是潜在疾病的预后以及患者的心理状态足以承受这种相对较麻烦的肠外铁螯合治疗。随着口服螯合剂变得更易于得到，螯合治疗应用于骨髓发育异常疾病的指征可能放宽。

去铁胺

去铁胺是一种天然产生的铁螯合复合物，由毛链霉菌产生，经进化使该微生物能从环境中获得铁。一个螯合剂分子与一个铁原子结合。其分子量为560Da。铁复合物被排泄入尿和粪便。尿铁主要来自于被巨噬细胞破坏的红细胞，而粪铁则被认为来自于肝脏内被螯合的铁[282]。

去铁胺在胃肠道的吸收很差，因此必须通过皮下或静脉途径肠外给药。快速的静脉或肌肉注射所动员的铁相对较少；为此，应用去铁胺时，有必要在8～10小时内缓慢静脉或皮下输注。去铁胺剂量的增加可导致铁排泄量增加，通常的推荐剂量是30～50ml/kg[282,283]。给予抗坏血酸（最多每天200mg）可增加铁的排泄量。铁排泄量将因患者不同而变化，并在很大程度上取决于铁负荷量。因为治疗过程麻烦而且花费高，故必须相当确定能够达到足够好的疗效，使治疗的努力不会白费。这可通过试验性输注去铁胺后再检测尿铁排出量而实现，应记住，尿排出量可能只占三分之一的铁排出量，其他的由粪便排出。

去铁胺通常可被良好耐受。轻微的局部反应并不少见，如局部瘙痒、硬结或输注部位疼痛等。大剂量可能与听力丧失、夜盲以及其他视觉异常、生长迟缓和骨骼改变等相关。在使用非常大剂量时，偶有肾脏及肺功能异常病例见于报道[282]，大约20%的接受去铁胺单独治疗的患者将继续存在心脏铁过载。

口服螯合剂

去铁胺治疗用药不方便且花费高，这促进了一项对安全、口服有效的螯合剂的加紧研究。去铁酮（L-1）是一种目前可得到的有效的口服二齿螯合剂；三个去铁酮分子结合一个铁原子。其分子量仅为139Da，且几乎完全从尿中排泄。通常剂量是每天75mg/kg，分三次服用。去铁酮的应用与许多不良反应相关，包括胃肠紊乱、关节病、血清肝酶水平一过性升高和锌缺

乏。主要的担心集中在该药倾向于导致中性粒细胞减少和中性粒细胞缺乏症。后一种并发症出现在约 1% 的患者中。看似体质特异性，更常见于女性，且似为可逆性。另有 5% 的患者反复发生中性粒细胞减少，中性粒细胞水平介于 $(0.5 \sim 1.5) \times 10^9$/L。一旦出现白细胞数量减少，应停止治疗[282]。有人提出，去铁酮去除心脏铁可能更有效，而去铁胺在治疗肝内铁蓄积时则更有效[283]。初步研究提示，联合去铁胺和去铁酮可能较单独使用更为有效。有人提出去铁酮可进入细胞内将铁移出，然后将铁传递给去铁胺[283]。这种联合用药对于铁过载导致的心功能不全患者可能会特别有效，可以降低患者死亡率，内分泌疾病患者亦是如此[283]。

地拉罗司（ICL670 或 Exjade）是一种三齿三唑螯合物，它是一种新的口服铁螯合剂，具有较长的血浆半衰期[283]。在每天 30mg/kg 的剂量下，目前发现它与去铁胺同样有效，且一般耐受良好。它已被推荐用于不能顺应去铁胺治疗的患者，如同去铁酮，地拉罗斯可能对去除心脏铁有效。地拉罗斯的主要毒性是肾脏和肝脏损害，但也可能引起胃肠道出血[283]。两种口服螯合剂联合治疗仍然只是试验性的应用。

病程及预后

目前对血色病的观念已经改变，因血色病患者的生存期已为正常或接近正常。这主要是由于这种疾病的定义改变的结果。在 20 世纪早期，该诊断只被用于罕见的完全青铜色糖尿病的患者。目前，该诊断已被用于任何被发现存在 C282Y 纯合突变的患者，或是被用于转铁蛋白饱和度增加和血清铁蛋白水平上升的任何患者。事实上，基于遗传或生物化学标准诊断的血色病患者有正常的生存期。这并非表明患者不是死于遗传性血色病；只是在遗传或生物化学基础上所检测到的疾病的外显率非常低，以至于所发生的死亡数量很少而无法被测得，甚至在非常大宗的研究中。

对那些临床受累的经典型遗传性血色病患者，静脉放血祛铁很可能可预防进一步的并发症并延长患者生存期。尽管有关静脉放血疗效的对照研究在伦理学上不可行，但对接受静脉放血治疗患者的连续观察显示，肝硬化情况保持稳定或至少在部分患者中有改善。未经治疗的青少年血色病病程看来比较差。心源性死亡似尤为常见[276]，几例心脏移植已经获得成功，但因该疾病极为罕见，目前数据还不足以就这种罕见疾病的前景提供更为准确的信息。

铁螯合剂的应用已经极大的改善了重型 β-珠蛋白生成障碍性贫血及其类似疾病患者的预后，当未进行铁螯合治疗时，其预后很差（参见第 48 章）。心力衰竭是最常见的死亡原因，但其可以被现代的铁螯合制剂所预防。

翻译：曲士强　互审：陈苏宁　校对：肖志坚

参考文献

1. Heath CW, Strauss MB, Castle WB: Quantitative aspects of iron deficiency in hypochromic anemia (the parenteral administration of iron). *J Clin Invest* 11(6):1293–1312, 1932.
2. Beutler E: History of iron in medicine. *Blood Cells Mol Dis* 29(3):297–308, 2002.
3. Poskitt EM: Early history of iron deficiency. *Br J Haematol* 122(4):554–562, 2003.
4. Stoltzfus RJ: Iron interventions for women and children in low-income countries. *J Nutr* 141(4):756S–762S, 2011.
5. McLean E, Cogswell M, Egli I, et al: Worldwide prevalence of anaemia, WHO Vitamin and Mineral Nutrition Information System, 1993–2005. *Public Health Nutr* 12(4):444–454, 2009.
6. Pasricha SR, Drakesmith H, Black J, et al: Control of iron deficiency anemia in low- and middle-income countries. *Blood* 121(14):2607–2617, 2013.
7. Cogswell ME, Looker AC, Pfeiffer CM, et al: Assessment of iron deficiency in US preschool children and nonpregnant females of childbearing age: National Health and Nutrition Examination Survey 2003–2006. *Am J Clin Nutr* 89(5):1334–1342, 2009.
8. Looker AC, Dallman PR, Carroll MD, et al: Prevalence of iron deficiency in the United States. *JAMA* 277(12):973–976, 1997.
9. Mei Z, Cogswell ME, Looker AC, et al: Assessment of iron status in US pregnant women from the National Health and Nutrition Examination Survey (NHANES), 1999–2006. *Am J Clin Nutr* 93(6):1312–1320, 2011.
10. Rockey DC: Occult and obscure gastrointestinal bleeding: Causes and clinical management. *Nat Rev Gastroenterol Hepatol* 7(5):265–279, 2010.
11. Blackler RW, Gemici B, Manko A, et al: NSAID-gastroenteropathy: New aspects of pathogenesis and prevention. *Curr Opin Pharmacol* 19C:11–16, 2014.
12. Bode C, Christian Bode J: Effect of alcohol consumption on the gut. *Best Pract Res Clin Gastroenterol* 17(4):575–592, 2003.
13. Coffey RJ, Washington MK, Corless CL, et al: Menetrier disease and gastrointestinal stromal tumors: Hyperproliferative disorders of the stomach. *J Clin Invest* 117(1):70–80, 2007.
14. Hershko C, Skikne B: Pathogenesis and management of iron deficiency anemia: Emerging role of celiac disease, *Helicobacter pylori*, and autoimmune gastritis. *Semin Hematol* 46(4):339–350, 2009.
15. Hershko CC: How I treat unexplained refractory iron deficiency anemia. *Blood* 123(3):326–333, 2013.
16. Stewart, Termanini, Sutliff, et al: Iron absorption in patients with Zollinger-Ellison syndrome treated with long-term gastric acid antisecretory therapy. *Aliment Pharmacol Ther* 12(1):83–98, 1998.
17. Bini EJ, Unger JS, Weinshel EH: Outcomes of endoscopy in patients with iron deficiency anemia after Billroth II partial gastrectomy. *J Clin Gastroenterol* 34(4):421–426, 2002.
18. Ruhl CE, Everhart JE: Relationship of iron-deficiency anemia with esophagitis and hiatal hernia: Hospital findings from a prospective, population-based study. *Am J Gastroenterol* 96(2):322–326, 2001.
19. Panzuto F, Di Giulio E, Capurso G, et al: Large hiatal hernia in patients with iron deficiency anaemia: A prospective study on prevalence and treatment. *Aliment Pharmacol Ther* 19(6):663–670, 2004.
20. Haurani C, Carlin A, Hammoud Z, et al: Prevalence and resolution of anemia with paraesophageal hernia repair. *J Gastrointest Surg* 16(10):1817–1820, 2012.
21. Camus M, Jensen DM, Ohning GV, et al: Severe upper gastrointestinal hemorrhage from linear gastric ulcers in large hiatal hernias: A large prospective case series of Cameron ulcers. *Endoscopy* 45(05):397–400, 2013.
22. Crompton DWT, Nesheim MC: Nutritional impact of intestinal helminthiasis during the human life cycle. *Annu Rev Nutr* 22(1):35–59, 2002.
23. Hemingway AP: Angiodysplasia as a cause of iron deficiency anaemia. *Blood Rev* 3(3):147–151, 1989.
24. Kar P, Mitra S, Resnick JM, et al: Gastric antral vascular ectasia: Case report and review of the literature. *Clin Med Res* 11(2):80–85, 2013.
25. Chin MW, Enns R: Hemobilia. *Curr Gastroenterol Rep* 12(2):121–129, 2010.
26. Duchini A, Sessoms S: Gastrointestinal hemorrhage in patients with systemic sclerosis and CREST syndrome. *Am J Gastroenterol* 93(9):1453–1456, 1998.
27. Bang JY, Peter S: Obscure gastrointestinal bleeding and Turner syndrome. *Dig Endosc* 25(4):462–464, 2013.
28. Wong CH, Tan YM, Chow WC, et al: Blue rubber bleb nevus syndrome: A clinical spectrum with correlation between cutaneous and gastrointestinal manifestations. *J Gastroenterol Hepatol* 18(8):1000–1002, 2003.
29. Sparberg M: Chronic iron deficiency anemia due to Meckel's diverticulum. *Am J Dis Child* 113(2):286–287, 1967.
30. Pai M, Chan A, Barr R: How I manage heavy menstrual bleeding. *Br J Haematol* 162(6):721–729, 2013.
31. Hallberg L, Rossander-Hulten L: Iron requirements in menstruating women. *Am J Clin Nutr* 54(6):1047–1058, 1991.
32. Brown EA, Sampson B, Muller BR, et al: Urinary iron loss in the nephrotic syndrome—an unusual cause of iron deficiency with a note on urinary copper losses. *Postgrad Med J* 60(700):125–128, 1984.
33. Kildahl-Andersen O, Dahl IM, Thorstensen K, et al: Iron deficiency anemia in a patient with excessive urinary iron loss. *Eur J Haematol* 64(3):204–205, 2000.
34. Hayden SJ, Albert TJ, Watkins TR, et al: Anemia in critical illness: Insights into etiology, consequences, and management. *Am J Respir Crit Care Med* 185(10):1049–1057, 2012.
35. Fishbane S, Frei GL, Maesaka J: Reduction in recombinant human erythropoietin doses by the use of chronic intravenous iron supplementation. *Am J Kidney Dis* 26(1):41–46, 1995.
36. Eschbach JW, Cook JD, Scribner BH, et al: Iron balance in hemodialysis patients. *Ann Intern Med* 87(6):710–713, 1977.
37. Salvin HE, Pasricha SR, Marks DC, et al: Iron deficiency in blood donors: A national cross-sectional study. *Transfusion* 54(10):2434–2444, 2014.
38. Baart AM, van Noord PAH, Vergouwe Y, et al: High prevalence of subclinical iron deficiency in whole blood donors not deferred for low hemoglobin. *Transfusion* 53(8):1670–1677, 2013.
39. Brittenham GM: Iron deficiency in whole blood donors. *Transfusion* 51(3):458–461, 2011.
40. Bernard J: [Lasthénie de Ferjol, Marie de Saint-Vallier, Emilie de Tourville or the novelist and anemia] [in French]. *Nouv Rev Fr Hematol* 24(1):43–44, 1982.
41. Karamanou M, Androutsos G: Lasthenie de Ferjol syndrome: A rare disease with fascinating history. *Intern Med J* 40(5):381–382, 2010.
42. Hirayama Y, Sakamaki S, Tsuji Y, et al: Fatality caused by self-bloodletting in a patient with factitious anemia. *Int J Hematol* 78(2):146–148, 2003.
43. Coello-Ramirez P, Larrosa-Haro A: Gastrointestinal occult hemorrhage and gastroduodenitis in cow's milk protein intolerance. *J Pediatr Gastroenterol Nutr* 3(2):215–218, 1984.

44. Kokkonen J, Simila S: Cow's milk intolerance with melena. *Eur J Pediatr* 135(2): 189–194, 1980.

45. Milman N, Pedersen FM: Idiopathic pulmonary haemosiderosis. Epidemiology, pathogenic aspects and diagnosis. *Respir Med* 92(7):902–907, 1998.

46. Reid DW, Withers NJ, Francis L, et al: Iron deficiency in cystic fibrosis: Relationship to lung disease severity and chronic pseudomonas aeruginosa infection. *Chest* 121(1):48–54, 2002.

47. von Drygalski A, Biller J: Anemia in Cystic fibrosis: Incidence, mechanisms, and association with pulmonary function and vitamin deficiency. *Nutr Clin Pract* 23(5):557–563, 2008.

48. Pena-Rosas JP, De-Regil LM, Dowswell T, et al: Daily oral iron supplementation during pregnancy. *Cochrane Database Syst Rev* 12:CD004736, 2012.

49. Pena-Rosas JP, De-Regil LM, Dowswell T, et al: Intermittent oral iron supplementation during pregnancy. *Cochrane Database Syst Rev* 7:CD009997, 2012.

50. Reveiz L, Gyte GM, Cuervo LG, et al: Treatments for iron-deficiency anaemia in pregnancy. *Cochrane Database Syst Rev* (10):CD003094, 2011.

51. Pena-Rosas JP, Viteri FE: Effects and safety of preventive oral iron or iron+folic acid supplementation for women during pregnancy. *Cochrane Database Syst Rev* (4):CD004736, 2009.

52. Sangare L, van Eijk AM, Ter Kuile FO, et al: The association between malaria and iron status or supplementation in pregnancy: A systematic review and meta-analysis. *PLoS One* 9(2):e87743, 2014.

53. Auerbach M: IV Iron in pregnancy: An unmet clinical need. *Am J Hematol* 89(7): 789–789, 2014.

54. Domellof M, Braegger C, Campoy C, et al: Iron requirements of infants and toddlers. *J Pediatr Gastroenterol Nutr* 58(1):119–129, 2014.

55. Baker RD, Greer FR; Committee on Nutrition American Academy of Pediatrics: Diagnosis and prevention of iron deficiency and iron-deficiency anemia in infants and young children (0–3 years of age). *Pediatrics* 126(5):1040–1050, 2010.

56. Egan SK, Tao SS, Pennington JA, et al: US Food and Drug Administration's Total Diet Study: Intake of nutritional and toxic elements, 1991–96. *Food Addit Contam* 19(2):103–125, 2002.

57. Hallberg L, Hulthqn L: Perspectives on iron absorption. *Blood Cells Mol Dis* 29(3): 562–573, 2002.

58. Jacobs A, Lawrie JH, Entwistle CC, et al: Gastric acid secretion in chronic iron-deficiency anaemia. *Lancet* 2(7456):190–192, 1966.

59. Schmitz U, Ko Y, Seewald S, et al: Iron-deficiency anemia as the sole manifestation of celiac disease. *Clin Investig* 72(7):519–521, 1994.

60. Kilpatrick ZM, Katz J: Occult celiac disease as a cause of iron deficiency anemia. *JAMA* 208(6):999–1001, 1969.

61. Sears DA, Anderson PR, Foy AL, et al: Urinary iron excretion and renal metabolism of hemoglobin in hemolytic diseases. *Blood* 28(5):708–725, 1966.

62. Roeser HP, Powell LW: Urinary iron excretion in valvular heart disease and after heart valve replacement. *Blood* 36(6):785–792, 1970.

63. McClung JP: Iron status and the female athlete. *J Trace Elem Med Biol* 26(2–3):124–126, 2012.

64. Karl JP, Lieberman HR, Cable SJ, et al: Randomized, double-blind, placebo-controlled trial of an iron-fortified food product in female soldiers during military training: Relations between iron status, serum hepcidin, and inflammation. *Am J Clin Nutr* 92(1): 93–100, 2010.

65. Whitfield JB, Treloar S, Zhu G, et al: Relative importance of female-specific and non-female-specific effects on variation in iron stores between women. *Br J Haematol* 120(5):860–866, 2003.

66. An P, Wu Q, Wang H, et al: TMPRSS6, but not TF, TFR2 or BMP2 variants are associated with increased risk of iron-deficiency anemia. *Hum Mol Genet* 21(9):2124–2131, 2012.

67. Finberg KE, Heeney MM, Campagna DR, et al: Mutations in TMPRSS6 cause iron-refractory iron deficiency anemia (IRIDA). *Nat Genet* 40(5):569–571, 2008.

68. Guillem F, Lawson S, Kannengiesser C, et al: Two nonsense mutations in the TMPRSS6 gene in a patient with microcytic anemia and iron deficiency. *Blood* 112(5):2089–2091, 2008.

69. Du X, She E, Gelbart T, et al: The serine protease TMPRSS6 is required to sense iron deficiency. *Science* 320(5879):1088–1092, 2008.

70. Kimura H, Finch CA, Adamson JW: Hematopoiesis in the rat: Quantitation of hematopoietic progenitors and the response to iron deficiency anemia. *J Cell Physiol* 126(2):298–306, 1986.

71. Dallman PR: Biochemical basis for the manifestations of iron deficiency. *Ann. Rev Nutr* 6:13–40, 1986.

72. Eisenstein RS, Ross KL: Novel roles for iron regulatory proteins in the adaptive response to iron deficiency. *J Nutr* 133(5):1510S-1516S, 2003.

73. Woodson RD, Wills RE, Lenfant C: Effect of acute and established anemia on O_2 transport at rest, submaximal and maximal work. *J Appl Physiol Respir Environ Exerc Physiol* 44(1):36–43, 1978.

74. Crouter SE, DellaValle DM, Haas JD: Relationship between physical activity, physical performance, and iron status in adult women. *Appl Physiol Nutr Metab* 37(4):697–705, 2012.

75. Allen RP, Auerbach S, Bahrain H, et al: The prevalence and impact of restless legs syndrome on patients with iron deficiency anemia. *Am J Hematol* 88(4):261–264, 2013.

76. McCann JC, Ames BN: An overview of evidence for a causal relation between iron deficiency during development and deficits in cognitive or behavioral function. *Am J Clin Nutr* 85(4):931–945, 2007.

77. Jellen LC, Lu L, Wang X, et al: Iron deficiency alters expression of dopamine-related genes in the ventral midbrain in mice. *Neuroscience* 252(0):13–23, 2013.

78. Earley CJ, Allen RP, Beard JL, et al: Insight into the pathophysiology of restless legs syndrome. *J Neurosci Res* 62(5):623–628, 2000.

79. Oppenheimer SJ: Iron and Its Relation to Immunity and Infectious Disease. *J Nutr* 131(2):616S–663S, 2001.

80. Gwamaka M, Kurtis JD, Sorensen BE, et al: Iron deficiency protects against severe *Plasmodium falciparum* malaria and death in young children. *Clin Infect Dis* 54(8):1137–1144, 2012.

81. Kabyemela ER, Fried M, Kurtis JD, et al: Decreased susceptibility to *Plasmodium falciparum* infection in pregnant women with iron deficiency. *J Infect Dis* 198(2):163–166, 2008.

82. Stoltzfus RJ, Heidkamp R, Kenkel D, et al: Iron supplementation of young children: Learning from the new evidence. *Food Nutr Bull* 28(4 Suppl):S572–S584, 2007.

83. Spottiswoode N, Duffy P, Drakesmith H: Iron, anemia and hepcidin in malaria. *Front Pharmacol* 5, 2014.

84. Pagani A, Nai A, Corna G, et al: Low hepcidin accounts for the proinflammatory status associated with iron deficiency. *Blood* 118(3):736–746, 2011.

85. Hale LP, Kant EP, Greer PK, et al: Iron supplementation decreases severity of allergic inflammation in murine lung. *PLoS One* 7(9):e45667, 2012.

86. Thompson J, Biggs BA, Pasricha SR: Effects of daily iron supplementation in 2- to 5-year-old children: Systematic review and meta-analysis. *Pediatrics* 131(4):739–753, 2013.

87. Sachdev H, Gera T, Nestel P: Effect of iron supplementation on physical growth in children: Systematic review of randomised controlled trials. *Public Health Nutr* 9(7): 904–920, 2006.

88. Beard JL, Borel MJ, Derr J: Impaired thermoregulation and thyroid function in iron-deficiency anemia. *Am J Clin Nutr* 52(5):813–819, 1990.

89. Baird IM, Dodge OG, Palmer FJ, et al: The tongue and oesophagus in iron-deficiency anaemia and the effect of iron therapy. *J Clin Pathol* 14:603–609, 1961.

90. Lees F, Rosenthal FD: Gastric mucosal lesions before and after treatment in iron deficiency anaemia. *Q J Med* 27(105):19–26, 1958.

91. Naiman JL, Oski FA, Diamond LK, et al: The gastrointestinal effects of iron-deficiency anemia. *Pediatrics* 33:83–99, 1964.

92. Scott J, Valentine JA, St Hill CA, et al: A quantitative histological analysis of the effects of age and sex on human lingual fluid epithelium. *J Biol Buccale* 11(4):303–315, 1983.

93. Jacobs A: The buccal mucosa in anaemia. *J Clin Pathol* 13:463–468, 1960.

94. Boddington MM: Changes in buccal cells in the anaemias. *J Clin Pathol* 12(3):222–227, 1959.

95. Macleod RI, Hamilton PJ, Soames JV: Quantitative exfoliative oral cytology in iron-deficiency and megaloblastic anemia. *Anal Quant Cytol Histol* 10(3):176–180, 1988.

96. Burko H, Mellins HZ, Watson J: Skull changes in iron deficiency anemia simulating congenital hemolytic anemia. *Am J Roentgenol Radium Ther Nucl Med* 86:447–452, 1961.

97. Moseley JE: Skull changes in chronic iron deficiency anemia. *Am J Roentgenol Radium Ther Nucl Med* 85:649–652, 1961.

98. Shahidi NT, Diamond LK: Skull changes in infants with chronic iron-deficiency anemia. *N Engl J Med* 262:137–139, 1960.

99. Haas JD, Brownlie T: Iron deficiency and reduced work capacity: A critical review of the research to determine a causal relationship. *J Nutr* 131(2):676S–690S, 2001.

100. Wang B, Zhan S, Gong T, et al: Iron therapy for improving psychomotor development and cognitive function in children under the age of three with iron deficiency anaemia. *Cochrane Database Syst Rev* 6:CD001444, 2013.

101. Abdullah K, Kendzerska T, Shah P, et al: Efficacy of oral iron therapy in improving the developmental outcome of pre-school children with non-anaemic iron deficiency: A systematic review. *Public Health Nutr* 16(8):1497–1506, 2013.

102. Hermoso M, Vucic V, Vollhardt C, et al: The effect of iron on cognitive development and function in infants, children and adolescents: A systematic review. *Ann Nutr Metab* 59(2–4):154–165, 2011.

103. Hornyak M, Scholz H, Kohnen R, et al: What treatment works best for restless legs syndrome? Meta-analyses of dopaminergic and non-dopaminergic medications. *Sleep Med Rev* 18(2):153–164, 2014.

104. Trotti LM, Bhadriraju S, Becker LA: Iron for restless legs syndrome. *Cochrane Database Syst Rev* 5:CD007834, 2012.

105. Cortese S, Angriman M, Lecendreux M, et al: Iron and attention deficit/hyperactivity disorder: What is the empirical evidence so far? A systematic review of the literature. *Expert Rev Neurother* 12(10):1227–1240, 2012.

106. Trujillo MH, Desenne JJ, Pinto HB: Reversible papilledema in iron deficiency anemia. Two cases with normal spinal fluid pressure. *Ann Ophthalmol* 4(5):378–380, 1972.

107. Knizley H Jr, Noyes WD: Iron deficiency anemia, papilledema, thrombocytosis, and transient hemiparesis. *Arch Intern MedIntern Med* 129(3):483–486, 1972.

108. Stoebner R, Kiser R, Alperin JB: Iron deficiency anemia and papilledema. Rapid resolution with oral iron therapy. *Am J Dig Dis* 15(10):919–922, 1970.

109. Lubeck MJ: Papilledema caused by iron-deficiency anemia. *Trans Am Acad Ophthalmol Otolaryngol* 63(3):306–310, 1959.

110. Kim LJ, Coelho FM, Tufik S, et al: New perspectives of iron deficiency as a risk factor for ischemic stroke. *Ann Hematol* 93(7):1243–1244, 2014.

111. Chang YL, Hung SH, Ling W, et al: Association between ischemic stroke and iron-deficiency anemia: A population-based study. *PLoS One* 8(12):e82952, 2013.

112. Munot P, De VC, Hemingway C, et al: Severe iron deficiency anaemia and ischaemic stroke in children. *Arch Dis Child* 96(3):276–279, 2011.

113. Maguire JL, deVeber G, Parkin PC: Association between iron-deficiency anemia and stroke in young children. *Pediatrics* 120(5):1053–1057, 2007.

114. Yager JY, Hartfield DS: Neurologic manifestations of iron deficiency in childhood. *Pediatr Neurol* 27(2):85–92, 2002.

115. Novacek G: Plummer-Vinson syndrome. *Orphanet J Rare Dis* 1:36, 2006.

116. Lumish RA, Young SL, Lee S, et al: Gestational iron deficiency is associated with pica behaviors in adolescents. *J Nutr* 144(10):1533–1539, 2014.

117. Uchida T, Kawati Y: Pagophagia in iron deficiency anemia. *Rinsho Ketsueki* 55(4): 436–439, 2014.

118. Spencer BR, Kleinman S, Wright DJ, et al: Restless legs syndrome, pica, and iron status in blood donors. *Transfusion* 53(8):1645–1652, 2013.

119. Barton J, Barton JC, Bertoli L: Pica associated with iron deficiency or depletion: Clinical

and laboratory correlates in 262 non-pregnant adult outpatients. *BMC Blood Disord* 10(1):9, 2010.
120. Olsen EA, Reed KB, Cacchio PB, et al: Iron deficiency in female pattern hair loss, chronic telogen effluvium, and control groups. *J Am Acad Dermatol* 63(6):991–999, 2010.
121. Deloche C, Bastien P, Chadoutaud S, et al: Low iron stores: A risk factor for excessive hair loss in non-menopausal women. *Eur J Dermatol* 17(6):507–512, 2007.
122. Beutler E, Lee P, Gelbart T, et al: The mask mutation identifies TMPRSS6 as an essential suppressor of hepcidin gene expression, required for normal uptake of dietary iron. *ASH Annu Meet Abstr* 110(11):3, 2007.
123. Bessman JD, Feinstein DI: Quantitative anisocytosis as a discriminant between iron deficiency and thalassemia minor. *Blood* 53(2):288–293, 1979.
124. England JM, Ward SM, Down MC: Microcytosis, anisocytosis and the red cell indices in iron deficiency. *Br J Haematol* 34(4):589–597, 1976.
125. Beutler E: The red cell indices in the diagnosis of iron-deficiency anemia. *Ann Intern Med* 50(2):313–322, 1959.
126. Verma V, Ayalew G, Sidhu G, et al: An analysis of the relationship between severe iron deficiency anemia and thrombocytopenia. *Ann Hematol* 1–3, 2014.
127. Dan K: Thrombocytosis in iron deficiency anemia. *Intern Med* 44(10):1025–1026, 2005.
128. Keung YK, Owen J: Iron deficiency and thrombosis: Literature review. *Clin Appl Thromb Hemost* 10(4):387–391, 2004.
129. Geddis AE, Kaushansky K: Cross-reactivity between erythropoietin and thrombopoietin at the level of Mpl does not account for the thrombocytosis seen in iron deficiency. *J Pediatr Hematol Oncol* 25(11):919–920, 2003.
130. Kasper CK, Whissell DY, Wallerstein RO: Clinical aspects of iron deficiency. *JAMA* 191:359–363, 1965.
131. Barron BA, Hoyer JD, Tefferi A: A bone marrow report of absent stainable iron is not diagnostic of iron deficiency. *Ann Hematol* 80(3):166–169, 2001.
132. Thomason RW, Lavelle J, Nelson D, et al: Parenteral iron therapy is associated with a characteristic pattern of iron staining on bone marrow aspirate smears. *Am J Clin Pathol* 128(4):590–593, 2007.
133. Cavill IA: Iron status indicators: Hello new, goodbye old? *Blood* 101(1):372–373, 2003.
134. Ellis LD, Jensen WN, Westerman MP: Marrow iron. An evaluation of depleted stores in a series of 1,332 needle biopsies. *Ann Intern Med* 61:44–49, 1964.
135. Garby L, Irnell L, Werner I: Iron deficiency in women of fertile age in a Swedish community. II. Efficiency of several laboratory tests to predict the response to iron supplementation. *Acta Med Scand* 185(1–2):107–111, 1969.
136. Dale JC, Burritt MF, Zinsmeister AR: Diurnal variation of serum iron, iron-binding capacity, transferrin saturation, and ferritin levels. *Am J Clin Pathol* 117(5):802–808, 2002.
137. Mardell M, Zilva JF: Effect of oral contraceptives on the variations in serum-iron during the menstrual cycle. *Lancet* 2(7530):1323–1325, 1967.
138. Zilva JF, Patston VJ: Variations in serum-iron in healthy women. *Lancet* 1(7435):459–462, 1966.
139. Cartwright GE: The anemia of chronic disorders. *Semin Hematol* 3(4):351–375, 1966.
140. Adamson JW: The anemia of inflammation/malignancy: Mechanisms and management. *Hematology Am Soc Hematol Educ Program* 159–165, 2008.
141. Huang CH, Chang CC, Kuo CL, et al: Serum iron concentration, but not hemoglobin, correlates with TIMI risk score and 6-month left ventricular performance after primary angioplasty for acute myocardial infarction. *PLoS One* 9(8):e104495, 2014.
142. Syrkis I, Machtey I: Hypoferremia in acute myocardial infarction. *J Am Geriatr Soc* 21(1):28–30, 1973.
143. Follezou JY, Bizon M: Cancer chemotherapy induces a transient increase of serum-iron level. *Neoplasma* 33(2):225–231, 1986.
144. Seligman PA, Schleicher RB: Comparison of methods used to measure serum iron in the presence of iron gluconate or iron dextran. *Clin Chem* 45(6 Pt 1):898–901, 1999.
145. Geisser P, Burckhardt S: The pharmacokinetics and pharmacodynamics of iron preparations. *Pharmaceutics* 3(1):12–33, 2011.
146. Cohen LA, Gutierrez L, Weiss A, et al: Serum ferritin is derived primarily from macrophages through a nonclassical secretory pathway. *Blood* 116(9):1574–1584, 2010.
147. Lipschitz DA, Cook JD, Finch CA: A clinical evaluation of serum ferritin as an index of iron stores. *N Engl J Med* 290(22):1213–1216, 1974.
148. Sears DA: Anemia of chronic disease. *Med Clin North Am* 76(3):567–579, 1992.
149. Hansen TM, Hansen NE: Serum ferritin as indicator of iron responsive anaemia in patients with rheumatoid arthritis. *Ann Rheum Dis* 45(7):596–602, 1986.
150. Fishbane S, Kalantar-Zadeh K, Nissenson AR: Serum ferritin in chronic kidney disease: Reconsidering the upper limit for iron treatment. *Semin Dial* 17(5):336–341, 2004.
151. Milman N, Graudal N, Hegnhøj J, et al: Relationships among serum iron status markers, chemical and histochemical liver iron content in 117 patients with alcoholic and non-alcoholic hepatic disease. *Hepatogastroenterology* 41(1):20–24, 1994.
152. Milman N, Graudal N: Serum ferritin in acute viral hepatitis. *Scand J Gastroenterol* 19(1):38–40, 1984.
153. Matzner Y, Konijn AM, Hershko C: Serum ferritin in hematologic malignancies. *Am J Hematol* 9(1):13–22, 1980.
154. Medrano-Engay B, Irun P, Gervas-Arruga J, et al: Iron homeostasis and inflammatory biomarker analysis in patients with type 1 Gaucher disease. *Blood Cells Mol Dis* 53(4):171–175, 2014.
155. Mekinian A, Stirnemann J, Belmatoug N, et al: Ferritinemia during type 1 Gaucher disease: Mechanisms and progression under treatment. *Blood Cells Mol Dis* 49(1):53–57, 2012.
156. Moore C Jr, Ormseth M, Fuchs H: Causes and significance of markedly elevated serum ferritin levels in an academic medical center. *J Clin Rheumatol* 19(6):324–328, 2013.
157. Lehmberg K, McClain KL, Janka GE, Allen CE: Determination of an appropriate cut-off value for ferritin in the diagnosis of hemophagocytic lymphohistiocytosis. *Pediatr Blood Cancer* 61(11):2101–2103, 2014.
158. Mayr R, Janecke AR, Schranz M, et al: Ferroportin disease: A systematic meta-analysis of clinical and molecular findings. *J Hepatol* 53(5):941–949, 2010.
159. Magge H, Sprinz P, Adams WG, et al: Zinc protoporphyrin and iron deficiency screening: Trends and therapeutic response in an urban pediatric center. *JAMA Pediatr* 167(4):361–367, 2013.
160. Mei Z, Parvanta I, Cogswell ME, et al: Erythrocyte protoporphyrin or hemoglobin: Which is a better screening test for iron deficiency in children and women? *Am J Clin Nutr* 77(5):1229–1233, 2003.
161. Braun J: Erythrocyte zinc protoporphyrin. *Kidney Int Suppl* 69:S57–S60, 1999.
162. Hastka J, Lasserre JJ, Schwarzbeck A, et al: Zinc protoporphyrin in anemia of chronic disorders. *Blood* 81(5):1200–1204, 1993.
163. Skikne BS, Flowers CH, Cook JD: Serum transferrin receptor: A quantitative measure of tissue iron deficiency. *Blood* 75(9):1870–1876, 1990.
164. Skikne BS: Serum transferrin receptor. *Am J Hematol* 83(11):872–875, 2008.
165. Pettersson T, Kivivuori SM, Siimes MA: Is serum transferrin receptor useful for detecting iron-deficiency in anaemic patients with chronic inflammatory diseases? *Br J Rheumatol* 33(8):740–744, 1994.
166. Thorpe SJ, Heath A, Sharp G, et al: A WHO reference reagent for the Serum Transferrin Receptor (sTfR): International collaborative study to evaluate a recombinant soluble transferrin receptor preparation. *Clin Chem Lab Med* 48(6):815–820, 2010.
167. Uaprasert N, Rojnuckarin P, Bhokaisawan N, et al: Elevated serum transferrin receptor levels in common types of thalassemia heterozygotes in Southeast Asia: A correlation with genotypes and red cell indices. *Clin Chim Acta* 403(1–2):110–113, 2009.
168. Mockenhaupt FP, May J, Stark K, et al: Serum transferrin receptor levels are increased in asymptomatic and mild *Plasmodium falciparum*-infection. *Haematologica* 84(10):869–873, 1999.
169. Cook JD, Flowers CH, Skikne BS: The quantitative assessment of body iron. *Blood* 101(9):3359–3363, 2003.
170. Skikne BS, Punnonen K, Caldron PH, et al: Improved differential diagnosis of anemia of chronic disease and iron deficiency anemia: A prospective multicenter evaluation of soluble transferrin receptor and the sTfR/log ferritin index. *Am J Hematol* 86(11): 923–927, 2011.
171. Suominen P, Punnonen K, Rajamaki A, et al: Serum transferrin receptor and transferrin receptor-ferritin index identify healthy subjects with subclinical iron deficits. *Blood* 92(8):2934–2939, 1998.
172. Punnonen K, Irjala K, Rajamaki A: Serum transferrin receptor and its ratio to serum ferritin in the diagnosis of iron deficiency. *Blood* 89(3):1052–1057, 1997.
173. Brugnara C, Mohandas N: Red cell indices in classification and treatment of anemias: From M. M. Wintrobes's original 1934 classification to the third millennium. *Curr Opin Hematol* 20(3):222–230, 2013.
174. Brugnara C, Schiller B, Moran J: Reticulocyte hemoglobin equivalent (Ret He) and assessment of iron-deficient states. *Clin Lab Haematol* 28(5):303–308, 2006.
175. Bovy C, Gothot A, Krzesinski JM, et al: Mature erythrocyte indices: New markers of iron availability. *Haematologica* 90(4):549–551, 2005.
176. Iolascon A, De FL, Beaumont C: Molecular basis of inherited microcytic anemia due to defects in iron acquisition or heme synthesis. *Haematologica* 94(3):395–408, 2009.
177. Beutler E, West C: Hematologic differences between African-Americans and whites: The roles of iron deficiency and alpha-thalassemia on hemoglobin levels and mean corpuscular volume. *Blood* 106(2):740–745, 2005.
178. Fairbanks VF, Oliveros R, Brandabur JH, et al: Homozygous hemoglobin E mimics beta-thalassemia minor without anemia or hemolysis: Hematologic, functional, and biosynthetic studies of first North American cases. *Am J Hematol* 8(1):109–121, 1980.
179. Fairbanks VF, Gilchrist GS, Brimhall B, et al: Hemoglobin E trait reexamined: A cause of microcytosis and erythrocytosis. *Blood* 53(1):109–115, 1979.
180. Johnson CS, Tegos C, Beutler E: Thalassemia minor: Routine erythrocyte measurements and differentiation from iron deficiency. *Am J Clin Pathol* 80(1):31–36, 1983.
181. Duma H, Efremov G, Sadikario A, et al: Study of nine families with haemoglobin-Lepore. *Br J Haematol* 15(2):161–172, 1968.
182. Cartei G, Chisesi T, Cazzavillan M, et al: Relationship between Hb and HbA2 concentrations in beta-thalassemia trait and effect of iron deficiency anaemia. *Biomedicine (Taipei)* 25(8):282–284, 1976.
183. Infusino I, Braga F, Dolci A, et al: Soluble transferrin receptor (sTfR) and sTfR/log ferritin index for the diagnosis of iron-deficiency anemia. A meta-analysis. *Am J Clin Pathol* 138(5):642–649, 2012.
184. Bregman DB, Morris D, Koch TA, et al: Hepcidin levels predict nonresponsiveness to oral iron therapy in patients with iron deficiency anemia. *Am J Hematol* 88(2):97–101, 2013.
185. Prentice AM, Doherty CP, Abrams SA, et al: Hepcidin is the major predictor of erythrocyte iron incorporation in anemic African children. *Blood* 119(8):1922–1928, 2012.
186. Intragumtornchai T, Rojnukkarin P, Swasdikul D, et al: The role of serum ferritin in the diagnosis of iron deficiency anaemia in patients with liver cirrhosis. *J Intern Med* 243(3):233–241, 1998.
187. Prieto J, Barry M, Sherlock S: Serum ferritin in patients with iron overload and with acute and chronic liver diseases. *Gastroenterology* 68(3):525–533, 1975.
188. Macdougall IC, Hutton RD, Cavill I, et al: Poor response to treatment of renal anaemia with erythropoietin corrected by iron given intravenously. *BMJ* 299(6692):157–158, 1989.
189. Dukkipati R and Kalantar-Zadeh K. Should we limit the ferritin upper threshold to 500 ng/mL in CKD patients? *Nephrol News Issues* 21(1):34–38, 2007.
190. Macdougall IC, Bock AH, Carrera F, et al: FIND-CKD: A randomized trial of intravenous ferric carboxymaltose versus oral iron in patients with chronic kidney disease and iron deficiency anaemia. *Nephrol Dial Transplant* 29(11):2075–2084, 2014.
191. Chung M, Chan JA, Moorthy D, et al: *Biomarkers for Assessing and Managing Iron Deficiency Anemia in Late-Stage Chronic Kidney Disease: Future Research Needs: Identification of Future Research Needs from Comparative Effectiveness Reviews, No. 83 [Internet].* Agency for Healthcare Research and Quality, Rockville, MD, 2013. Available at: http://www.ncbi.nlm.nih.gov/books/NBK242350/ (last accessed 14 January 2015).
192. Hilal H, McCurdy PR: A pitfall in the interpretation of serum iron values. *Ann Intern MedIntern Med* 66(5):983–988, 1967.

193. Rockey DC: Occult gastrointestinal bleeding. *Gastroenterol Clin North Am* 34(4):699–718, 2005.

194. Hallberg L, Ryttinger L, Solvell L: Side-effects of oral iron therapy. A double-blind study of different iron compounds in tablet form. *Acta Med Scand Suppl* 459:3–10, 1966.

195. Leung AK, Chan KW: Iron deficiency anemia. *Adv Pediatr* 48:385–408, 2001.

196. Gordeuk VR, Brittenham GM, Hughes M, et al: High-dose carbonyl iron for iron deficiency anemia: A randomized double-blind trial. *Am J Clin Nutr* 46(6):1029–1034, 1987.

197. Harding KB, Neufeld LM: Iron deficiency and anemia control for infants and young children in malaria-endemic areas: A call to action and consensus among the research community. *Adv Nutr* 3(4):551–554, 2012.

198. Chang TP, Rangan C: Iron poisoning: A literature-based review of epidemiology, diagnosis, and management. *Pediatr Emerg Care* 27(10):978–985, 2011.

199. Susantitaphong P, Alqahtani F, Jaber BL: Efficacy and safety of intravenous iron therapy for functional iron deficiency anemia in hemodialysis patients: A meta-analysis. *Am J Nephrol* 39(2):130–141, 2014.

200. Taylor JE, Peat N, Porter C, et al: Regular low-dose intravenous iron therapy improves response to erythropoietin in haemodialysis patients. *Nephrol Dial Transplant* 11(6):1079–1083, 1996.

201. Rodgers GM, Auerbach M, Cella D, et al: High-molecular weight iron dextran: A wolf in sheep's clothing? *J Am Soc Nephrol* 19(5):833–834, 2008.

202. Bircher AJ, Auerbach M: Hypersensitivity from intravenous iron products. *Immunol Allergy Clin North Am* 34(3):707–723, 2014.

203. Aslan D, Crain K, Beutler E: A new case of human atransferrinemia with a previously undescribed mutation in the transferrin gene. *Acta Haematol* 118(4):244–247, 2007.

204. Chen C, Wen S, Tan X: Molecular analysis of a novel case of congenital atransferrinemia. *Acta Haematol* 122(1):27–28, 2009.

205. Knisely AS, Gelbart T, Beutler E: Molecular characterization of a third case of human atransferrinemia. *Blood* 104(8):2607, 2004.

206. Shamsian BS, Rezaei N, Arzanian MT, et al: Severe hypochromic microcytic anemia in a patient with congenital atransferrinemia. *Pediatr Hematol Oncol* 26(5):356–362, 2009.

207. Iolascon A, De Falco L: Mutations in the gene encoding DMT1: Clinical presentation and treatment. *Semin Hematol* 46(4):358–370, 2009.

208. Mims MP, Guan Y, Pospisilova D, et al: Identification of a human mutation of DMT1 in a patient with microcytic anemia and iron overload. *Blood* 105(3):1337–1342, 2005.

209. Whitington PF: Gestational alloimmune liver disease and neonatal hemochromatosis. *Semin Liver Dis* 32(4):325–332, 2012.

210. Davis WD Jr, Arrowsmith WR: The treatment of hemochromatosis by massive venesection. *Ann Intern Med* 39(4):723–734, 1953.

211. MacDonald RA: Hemochromatosis: A perlustration. *Am J Clin Nutr* 23(5):592–603, 1970.

212. Feder JN, Gnirke A, Thomas W, et al: A novel MHC class I-like gene is mutated in patients with hereditary haemochromatosis. *Nat Genet* 13(4):399–408, 1996.

213. Beutler E: Iron storage disease: Facts, fiction and progress. *Blood Cells Mol Dis* 39(2):140–147, 2007.

214. Lucotte G, Dieterlen F: A European allele map of the C282Y mutation of hemochromatosis: Celtic versus Viking origin of the mutation? *Blood Cells Mol Dis* 31(2):262–267, 2003.

215. Adams PC, Deugnier Y, Moirand R, et al: The relationship between iron overload, clinical symptoms, and age in 410 patients with genetic hemochromatosis. *Hepatology* 25(1):162–166, 1997.

216. McDonnell SM, Preston BL, Jewell SA, et al: A survey of 2,851 patients with hemochromatosis: Symptoms and response to treatment. *Am J Med* 106(6):619–624, 1999.

217. Waalen J, Felitti V, Gelbart T, et al: Prevalence of hemochromatosis-related symptoms among individuals with mutations in the HFE gene. *Mayo Clin Proc* 77(6):522–530, 2002.

218. Allen KJ, Gurrin LC, Constantine CC, et al: Iron-overload-related disease in HFE hereditary hemochromatosis. *N Engl J Med* 358(3):221–230, 2008.

219. Beutler E: The HFE Cys282Tyr mutation as a necessary but not sufficient cause of clinical hereditary hemochromatosis. *Blood* 101(9):3347–3350, 2003.

220. Rossi E, Olynyk JK, Jeffrey GP: Clinical penetrance of C282Y homozygous HFE hemochromatosis. *Expert Rev Hematol* 1(2):205–216, 2008.

221. Bacon BR, Britton RS: Clinical penetrance of hereditary hemochromatosis. *N Engl J Med* 358(3):291–292, 2008.

222. Fletcher LM, Powell LW: Hemochromatosis and alcoholic liver disease. *Alcohol* 30(2):131–136, 2003.

223. Fletcher LM, Dixon JL, Purdie DM, et al: Excess alcohol greatly increases the prevalence of cirrhosis in hereditary hemochromatosis. *Gastroenterology* 122(2):281–289, 2002.

224. McCord JM: Iron, free radicals, and oxidative injury. *Semin Hematol* 35(1):5–12, 1998.

225. Carthew P, Dorman BM, Edwards RE, et al: A unique rodent model for both the cardiotoxic and hepatotoxic effects of prolonged iron overload. *Lab Invest* 69(2):217–222, 1993.

226. Tsukamoto H, Horne W, Kamimura S, et al: Experimental liver cirrhosis induced by alcohol and iron. *J Clin Invest* 96(1):620–630, 1995.

227. Arosio P, Ingrassia R, Cavadini P: Ferritins: A family of molecules for iron storage, antioxidation and more. *Biochim Biophys Acta* 1790(7):589–599, 2009.

228. Ramos E, Kautz L, Rodriguez R, et al: Evidence for distinct pathways of hepcidin regulation by acute and chronic iron loading in mice. *Hepatology* 53(4):1333–1341, 2011.

229. Bridle KR, Frazer DM, Wilkins SJ, et al: Disrupted hepcidin regulation in *HFE*-associated haemochromatosis and the liver as a regulator of body iron homoeostasis. *Lancet* 361:669–673, 2003.

230. Nemeth E, Roetto A, Garozzo G, et al: Hepcidin is decreased in TFR2 hemochromatosis. *Blood* 105(4):1803–1806, 2005.

231. Papanikolaou G, Samuels ME, Ludwig EH, et al: Mutations in HFE2 cause iron overload in chromosome 1q-linked juvenile hemochromatosis. *Nat Genet* 36(1):77–82, 2004.

232. Sham RL, Phatak PD, Nemeth E, et al: Hereditary hemochromatosis due to resistance to hepcidin: High hepcidin concentrations in a family with C326S ferroportin mutation. *Blood* 114(2):493–494, 2009.

233. Fernandes A, Preza GC, Phung Y, et al: The molecular basis of hepcidin-resistant hereditary hemochromatosis. *Blood* 114(2):437–443, 2009.

234. Tanno T, Bhanu NV, Oneal PA, et al: High levels of GDF15 in thalassemia suppress expression of the iron regulatory protein hepcidin. *Nat Med* 13(9):1096–1101, 2007.

235. Kautz L, Jung G, Valore EV, et al: Identification of erythroferrone as an erythroid regulator of iron metabolism. *Nat Genet* 46(7):678–684, 2014.

236. Tamary H, Shalev H, Perez-Avraham G, et al: Elevated growth differentiation factor 15 expression in patients with congenital dyserythropoietic anemia type I. *Blood* 112(13):5241–5244, 2008.

237. Casanovas G, Swinkels DW, Altamura S, et al: Growth differentiation factor 15 in patients with congenital dyserythropoietic anaemia (CDA) type II. *J Mol Med (Berl)* 89(8):811–816, 2011.

238. Barton JC, Acton RT, Rivers CA, et al: Genotypic and phenotypic heterogeneity of African Americans with primary iron overload. *Blood Cells Mol Dis* 31(3):310–319, 2003.

239. Sham RL, Phatak PD, West C, et al: Autosomal dominant hereditary hemochromatosis associated with a novel ferroportin mutation and unique clinical features. *Blood Cells Mol Dis* 34(2):157–161, 2005.

240. Porter JB, Garbowski M: The pathophysiology of transfusional iron overload. *Hematol Oncol Clin North Am* 28(4):683–701, vi, 2014.

241. Pietrangelo A: Juvenile hemochromatosis. *J Hepatol* 45(6):892–894, 2006.

242. Anderson LJ: Assessment of iron overload with T2* magnetic resonance imaging. *Prog Cardiovasc Dis* 54(3):287–294, 2011.

243. Herring WB, Gay RM: Absence of stainable bone marrow iron in hemochromatosis. *South Med J* 74(9):1088–1089, 1094, 1981.

244. Camaschella C, Poggiali E: Inherited disorders of iron metabolism. *Curr Opin Pediatr Pediatrics* 23(1):14–20, 2011.

245. Beutler E, Felitti VJ, Ho NJ, et al: Commentary on HFE S65C variant is not associated with increased transferrin saturation in voluntary blood donors by Naveen Arya, Subrata Chakrabrati, Robert A. Hegele, Paul C. Adams. *Blood Cells Mol Dis* 25(6):358–360, 1999.

246. Roetto A, Papanikolaou G, Politou M, et al: Mutant antimicrobial peptide hepcidin is associated with severe juvenile hemochromatosis. *Nat Genet* 33(1):21–22, 2003.

247. Altamura S, Kessler R, Gr+¦ne HJ, et al: Resistance of ferroportin to hepcidin binding causes exocrine pancreatic failure and fatal iron overload. *Cell Metab* 20(2):359–367, 2014.

248. Wallace DF, Harris JM, Subramaniam VN: Functional analysis and theoretical modeling of ferroportin reveals clustering of mutations according to phenotype. *Am J Physiol Cell Physiol* 298(1):C75–C84, 2010.

249. Barton JC, Acton RT, Lee PL, et al: SLC40A1 Q248H allele frequencies and Q248H-associated risk of non-HFE iron overload in persons of sub-Saharan African descent. *Blood Cells Mol Dis* 39(2):206–211, 2007.

250. Rivers CA, Barton JC, Gordeuk VR, et al: Association of ferroportin Q248H polymorphism with elevated levels of serum ferritin in African Americans in the Hemochromatosis and Iron Overload Screening (HEIRS) Study. *Blood Cells Mol Dis* 38(3):247–252, 2007.

251. Girelli D, Trombini P, Busti F, et al: A time course of hepcidin response to iron challenge in patients with HFE and TFR2 hemochromatosis. *Haematologica* 96(4):500–506, 2011.

252. Kawabata H, Fleming RE, Gui D, et al: Expression of hepcidin is down-regulated in TfR2 mutant mice manifesting a phenotype of hereditary hemochromatosis. *Blood* 105(1):376–381, 2005.

253. Camaschella C, Roetto A, Cali A, et al: The gene TFR2 is mutated in a new type of haemochromatosis mapping to 7q22. *Nat Genet* 25(1):14–15, 2000.

254. Huang FW, Babitt JL, Wrighting DM, et al: Hemojuvelin acts as a bone morphogenetic protein co-receptor to regulate hepcidin expression. *ASH Annu Meet Abstr.* 106(11):511, 2005.

255. Niederkofler V, Salie R, Arber S: Hemojuvelin is essential for dietary iron sensing, and its mutation leads to severe iron overload. *J Clin Invest* 115(8):2180–2186, 2005.

256. Huang FW, Pinkus JL, Pinkus GS, et al: A mouse model of juvenile hemochromatosis. *J Clin Invest* 115(8):2187–2191, 2005.

257. Lee PL, Beutler E, Rao SV, et al: Genetic abnormalities and juvenile hemochromatosis: Mutations of the HJV gene encoding hemojuvelin. *Blood* 103(12):4669–4671, 2004.

258. Lanzara C, Roetto A, Daraio F, et al: Spectrum of hemojuvelin gene mutations in 1q-linked juvenile hemochromatosis. *Blood* 103(11):4317–4321, 2004.

259. Steinbicker AU, Bartnikas TB, Lohmeyer LK, et al: Perturbation of hepcidin expression by BMP type I receptor deletion induces iron overload in mice. *Blood* 118(15):4224–4230, 2011.

260. Blanco E, Kannengiesser C, Grandchamp B, et al: Not all DMT1 mutations lead to iron overload. *Blood Cells Mol Dis* 43(2):199–201, 2009.

261. Ganz T, Goff J, Klasing K, et al: IOD in rhinos—immunity group report: Report from the Immunity, Genetics and Toxicology Working Group of the International Workshop on Iron Overload Disorder in Browsing Rhinoceros (February 2011). *J Zoo Wildl Med* 43(3 Suppl):S117–S119, 2012.

262. Yang T, Brittenham GM, Dong WQ, et al: Deferoxamine prevents cardiac hypertrophy and failure in the gerbil model of iron-induced cardiomyopathy. *J Lab Clin Med* 142(5):332–340, 2003.

263. Brittenham GM, Kuryshev YA, Obejero-Paz CA, et al: Yang et al response. *J Lab Clin Med* 141(6):420–422, 2003.

264. Wood JC, Otto-Duessel M, Gonzalez I, et al: Deferasirox and deferiprone remove cardiac iron in the iron-overloaded gerbil. *Transl Res* 148(5):272–280, 2006.

265. Hershko C, Link G, Konijn AM, et al: The iron-loaded gerbil model revisited: Effects of deferoxamine and deferiprone treatment. *J Lab Clin Med* 139(1):50–58, 2002.

266. Zhou XY, Tomatsu S, Fleming RE, et al: HFE gene knockout produces mouse model of hereditary hemochromatosis. *Proc Natl Acad Sci U S A* 95(5):2492–2497, 1998.

267. Donovan A, Lima CA, Pinkus JL, et al: The iron exporter ferroportin/Slc40a1 is essen-

tial for iron homeostasis. *Cell Metab* 1(3):191–200, 2005.

268. Lesbordes-Brion JC, Viatte L, Bennoun M, et al: Targeted disruption of the hepcidin 1 gene results in severe hemochromatosis. *Blood* 108(4):1402–1405, 2006.

269. Meynard D, Kautz L, Darnaud V, et al: Lack of the bone morphogenetic protein BMP6 induces massive iron overload. *Nat Genet* 41(4):478–481, 2009.

270. Andriopoulos B, Jr, Corradini E, Xia Y, et al: BMP6 is a key endogenous regulator of hepcidin expression and iron metabolism. *Nat Genet* 41(4):482–487, 2009.

271. Carroll GJ, Breidahl WH, Bulsara MK, et al: Hereditary hemochromatosis is characterized by a clinically definable arthropathy that correlates with iron load. *Arthritis Rheum* 63(1):286–294, 2011.

272. Elmberg M, Hultcrantz R, Simard JF, et al: Increased risk of arthropathies and joint replacement surgery in patients with genetic hemochromatosis: A study of 3,531 patients and their 11,794 first-degree relatives. *Arthritis Care Res (Hoboken)* 65(5):678–685, 2013.

273. Vaiopoulos G, Papanikolaou G, Politou M, et al: Arthropathy in juvenile hemochromatosis. *Arthritis Rheum* 48(1):227–230, 2003.

274. Ko C, Siddaiah N, Berger J, et al: Prevalence of hepatic iron overload and association with hepatocellular cancer in end-stage liver disease: Results from the National Hemochromatosis Transplant Registry. *Liver Int* 27(10):1394–1401, 2007.

275. Ryan CF, Sendi H, Bonkovsky HL: Hepatitis C, porphyria cutanea tarda and liver iron: An update. *Liver Int* 32(6):880–893, 2012.

276. Camaschella C, Roetto A, De GM: Juvenile hemochromatosis. *Semin Hematol* 39(4):242–248, 2002.

277. Bottomley SS: Secondary iron overload disorders. *Semin Hematol* 35(1):77–86, 1998.

278. Jensen PD: Evaluation of iron overload. *Br J Haematol* 124(6):697–711, 2004.

279. Poullis A, Moodie SJ, Ang L, et al: Routine transferrin saturation measurement in liver clinic patients increases detection of hereditary haemochromatosis. *Ann Clin Biochem* 40(Pt 5):521–527, 2003.

280. Yin D, Kulhalli V, Walker AP: Raised serum ferritin concentration in hereditary hyperferritinemia cataract syndrome is not a marker for iron overload. *Hepatology* 59(3):1204–1206, 2014.

281. Brissot P, Bardou-Jacquet E, Jouanolle AM, et al: Iron disorders of genetic origin: A changing world. *Trends Mol Med* 17(12):707–713, 2011.

282. Porter JB: Practical management of iron overload. *Br J Haematol* 115(2):239–252, 2001.

283. Hoffbrand AV, Taher A, Cappellini MD: How I treat transfusional iron overload. *Blood* 120(18):3657–3669, 2012.

284. Ogimoto M, Anzai K, Takenoshita H, et al: Criteria for early identification of aceruloplasminemia. *Intern Med* 50(13):1415–1418, 2011.

285. Grandchamp B, Hetet G, Kannengiesser C, et al: A novel type of congenital hypochromic anemia associated with a nonsense mutation in the STEAP3/TSAP6 gene. *Blood* 118(25):6660–6666, 2011.

第 44 章
其他营养缺乏导致的贫血

Ralph Green

摘要

一般而言，由维生素 B_{12}、叶酸（参见第 41 章）或铁（参见第 43 章）缺乏引起的贫血已被明确定义且相对较常见。

相反，由其他维生素或矿物质缺乏所引起的贫血的特征则不太明确，且在人群中相对罕见。当其发生时，通常不是单一的某种维生素或矿物质的缺乏，而是由于营养不良或吸收障碍引起多种物质同时缺乏。在这种情况下，难以推论出哪种异常是由哪种物质缺乏所引起。在实验动物中的研究不一定能准确反映微量元素在人体中的作用。相应的，我们对于许多微量元素对造血作用的认知也是支离破碎，是基于可能不准确的临床观察和解读。能影响单一微量营养物质代谢通路的先天性代谢缺陷可以阐明那些微量营养元素对造血作用的特异性效应。部分微量营养物质的每天需要量可从 http://www.nal.usda.gov/fnic/dga/rda.pdf 处获得，其在血清、红细胞及白细胞中的正常浓度水平列于表 44-1。

表 44-1　血液中维生素和矿物质浓度水平（成人水平）

维生素或矿物质	血清水平	血浆水平	红细胞水平	白细胞水平
铜	$11 \sim 24 \mu mol/L$		$14 \sim 24 \mu mol/L$	
叶酸	$7 \sim 45 nmol/L$		$>320 nmol/L$	
核黄素（B_2）	$110 \sim 640 nmol/L$		$265 \sim 1350 nmol/L$	
维生素 A	$1 \sim 3 \mu mol/L$			
维生素 B_6		$20 \sim 122 nmol/L$		
维生素 C		$25 \sim 85 \mu mol/L$		$11 \sim 30 attomol/$细胞
维生素 E	$12 \sim 40 \mu mol/L$			
硒	$1200 \sim 2000 nmol/L$			
锌	$11 \sim 18 \mu mol/L$			

数据来源于 Burtis CA and Ashwood EF：Tietz Textbook of Clinical Chemistry，3rd ed. Philadelphia，PA：WB Saunders，1999

● 维生素缺乏性贫血

维生素 A 缺乏

维生素 A 慢性缺乏引起的贫血与铁缺乏症中所见相似[1~4]。平均红细胞体积（mean corpuscular volume，MCV）和平均红细胞血红蛋白浓度（mean corpuscular hemoglobin concentration，MCHC）均减小，也可存在红细胞大小不均和异形红细胞增多，且血清铁浓度较低。与缺铁性贫血不同而与慢性病性贫血相类似，维生素 A 缺乏患者的肝脏和骨髓中的贮存铁增加，血清转铁蛋白浓度通常正常或减低，应用医用铁剂治疗不能纠

正贫血。然而，有证据显示维生素 A 缺乏能会破坏铁吸收或利用[5]，这种效应可能与调节铁在肠道吸收的基因表达有关[6]。关于维生素 A 可促进铁吸收的说法[7]，尚未得到证实[8]。尽管同时补充维生素 A 和铁较单独补充这两种营养元素可获得更好的治疗反应，但是单独补充维生素 A 也可改善贫血[9]。

在发展中国家进行的调查提示，维生素 A 缺乏在婴儿、学龄期儿童和育龄期妇女中是一个公共健康问题[10,11]。在这一人口统计学背景中，维生素 A 缺乏的患病率与铁缺乏症患病率非常相符。然而，除了可同时发生于全身性营养不良症外，这两种营养素之间没有任何因果关系。虽然研究发现美国人群可发生维生素 A 缺乏症，但其与贫血之间的联系仍未可知。

B 族维生素成员缺乏

除叶酸和维生素 B_{12} 以外，B 族维生素成员的单一营养性缺乏在人群中非常罕见。将吡哆醇、核黄素、泛酸和烟酸的单一缺乏与患者的贫血联系起来的那些依据均不确定。在动物中，实验性诱导的营养素缺乏状态与血液学异常之间的相关更为常见。

维生素 B_6 缺乏

维生素 B_6 包括吡哆醛、吡哆醇和吡哆胺。这些成分可转化

为5-磷酸吡哆醛,在氨基酸的脱羧反应、转氨基反应及氨基-γ酮戊酸(卟啉前体)的合成中起辅酶作用(参见第58章)。在婴儿中发生的维生素B_6缺乏与小细胞低色素性贫血有关[12]。曾有文献报道,1例营养不良的低色素性贫血患者应用铁剂治疗无效,而随后应用维生素B_6治疗起效[13]。在一些合并贫血的孕妇中,单独接受铁剂治疗无效,而随后接受维生素B_6治疗后能改善血红蛋白水平[14]。有时,接受抗结核药物(如异烟肼,可干扰维生素B_6代谢)治疗的患者会出现小细胞性贫血,而应用大剂量吡哆醇治疗后贫血可被纠正[15]。因此,吡哆醇通常与异烟肼同时服用以预防该效应。部分铁粒幼细胞性贫血患者可对大剂量吡哆醇治疗有反应(参见第59章),而其并不存在此种维生素缺乏。一项纳入200多例获得性铁粒幼细胞性贫血患者的综述研究发现,在接受吡哆醇治疗后,不超过7%的患者血红蛋白浓度提高超过1.5g/dl[16]。吡哆醇参与很多代谢过程。这些代谢途径的紊乱,有时涉及贫血,通常是由影响维生素B_6代谢和特定的磷酸吡哆醛依赖酶的先天性异常引起,或是由于先天性异常导致一些与磷酸吡哆醛反应及灭活相关的小分子异常聚积引起的[17]。其他影响吡哆醇代谢的获得性异常包括可与磷酸吡哆醛发生反应或影响其代谢的药物,以及吸收不良状态如腹部疾病和肾透析,后者可导致维生素B_6同效维生素从循环中的丢失增加,是因为这些同效维生素与血浆白蛋白相结合[18]。

核黄素缺乏

因为谷胱甘肽还原酶的活化需要黄素腺嘌呤二核苷酸参与,所以核黄素缺乏会导致红细胞内该酶活性减低。由核黄素缺乏所致的谷胱甘肽还原酶缺乏症与溶血性贫血或对氧化剂诱导损伤的易感性升高无关(参见第47章)[19]。长期接受半合成核黄素缺乏性饮食或服用核黄素拮抗剂半乳核黄素的人群受试者会发生纯红细胞再生障碍性贫血[20]。在再障发生之前,有空泡的红系前体细胞很明显。应用核黄素治疗可特异性逆转这类贫血。有研究提示核黄素缺乏所致贫血[21]可能是通过干扰铁蛋白中的铁释放所引起的[20]。尽管饮食中核黄素缺乏与贫血的关系尚未明确,但是在中国成人中,核黄素摄入不足能增加贫血发生风险;而同时铁摄入较低时罹患贫血可能性很高[16]。因此在铁摄入量较低时,核黄素缺乏可能干扰铁的代谢,成为贫血的病因。尚有一些证据提示核黄素通过对叶酸和氰钴胺等其他营养素发挥次级作用而引起贫血[22]。

泛酸缺乏

在人群中,人为诱导发生的泛酸缺乏与贫血无关[23]。

烟酸缺乏

糙皮病(烟酸缺乏)与贫血有关,应用烟酸治疗有效[24]。然而,贫血是烟酸缺乏的直接效应还是间接效应,目前仍不明确。

硫胺素缺乏

硫胺素治疗有效的巨幼红细胞性贫血,发生于一种儿童期综合征,并伴有糖尿病和感觉神经性耳聋。这类患者通常有显著的贫血,骨髓中红系有巨幼样变,伴或不伴环形铁粒幼细胞,偶尔会有血小板减少症[25]。据报道大部分病例发生在中东和远东地区患者中。该疾病是由一种高亲和力的硫胺素转运载体缺陷引起,该转运载体主要影响戊糖循环非氧化途径中的核苷酸核糖合成[26]。核糖合成减少是硫胺素依赖性戊糖循环中转酮醇酶作用的结果。通过受损的转酮醇酶催化生成的核酸减少是潜在的生物化学异常,这可能引起骨髓细胞周期阻滞或细胞凋亡,从而导致这类患者中发生硫胺素治疗有效(需终身口服硫胺素25~100mg/d)的巨幼红细胞性贫血。所有硫胺素治疗有效的巨幼红细胞性贫血患者均提示染色体1q23.3上的SLC19A2基因异常[27]。叶酸载体和硫胺素转运载体来源于同一可溶性载体家族[28]。

维生素C(抗坏血酸)缺乏

虽然约80%的坏血病患者存在贫血[29],但是通过严格限制人群志愿者饮食中抗坏血酸的摄入来尝试诱导贫血并不成功[30]。在坏血病受试者中观察到的贫血不单纯是因为抗坏血酸缺乏,而是失血或叶酸缺乏的结果[29]。患有坏血病和巨幼红细胞性贫血的受试者若持续食用叶酸缺乏饮食,是无法通过补充维生素C来纠正贫血的。当这些受试者接受50μg/d的叶酸治疗,可观察到迅速的血液学治疗反应[31]。

与其他有促细胞还原电位作用的物质一样,抗坏血酸参与维持二氢叶酸还原酶处于还原或活化形式。二氢叶酸还原酶活性异常导致叶酸的活性代谢产物四氢叶酸生成障碍(参见第41章)。坏血病和巨幼红细胞性贫血患者尿液中主要的叶酸代谢产物是10-甲酰基叶酸。随着抗坏血酸治疗的进行,5-甲基四氢叶酸成为尿液中主要的叶酸代谢产物。这一现象提示抗坏血酸阻止了甲基四氢叶酸向甲酰基叶酸发生不可逆性氧化反应[32]。如不能合成四氢叶酸或无法阻止其发生氧化反应,将最终导致巨幼红细胞性贫血的发生。在这样的情况下,只有当患者体内有足够的叶酸与抗坏血酸发生反应,抗坏血酸治疗才会起效[33]。在儿童中,饮食中铁缺乏常合并抗坏血酸缺乏。由于抗坏血酸能将铁维持在可溶性的还原状态或亚铁状态,从而促进肠道铁吸收,因此抗坏血酸缺乏时,铁平衡也无法维持。坏血病患者,尤其是儿童,也许同时需要铁剂和抗坏血酸的治疗来纠正小细胞低色素性贫血[34]。维生素C能影响涉及铁释放的氧化还原反应,并能刺激铁从核内体中动员以及转铁蛋白依赖的铁摄取。坏血病本身可通过失血导致铁缺乏。在反复输血而导致铁过载的患者中,其白细胞中的维生素C水平往往低于正常,这是由于抗坏血酸迅速转化为草酸盐所引起的[35]。去铁胺(去铁草酰氨)诱导的铁排泄量随着体内维生素C的储备减少而下降,随着维生素C的补充而恢复预期排泄水平[36,37]。对铁过载患者,大剂量补充抗坏血酸可能有害,应仅在甲磺酸去铁胺(desferal)输注开始后使用(参见第43章)。在铁过载患者中,坏血病的存在也许可能保护其免受组织损伤[38]。在合并营养性维生素C缺乏和饮食性含铁血黄素沉积的坏血病豚鼠及班图受试者中,铁聚积于单核巨噬细胞系统中,而非肝脏实质细胞中[39,40]。

维生素E缺乏

维生素E(α-生育酚)是一种脂溶性维生素,同时也是人体中一种抗氧化剂,且并非任何一种已知反应所必需的辅助因子。由于维生素E广泛存在于各种食物中,人群维生素E营养性缺乏是极其少见的。d-α-生育酚的成人每天需求量为5~7mg,但因食物中多不饱和脂肪酸含量及组织中可被氧化的脂质含量不同,生育酚需求量也存在很大差异。人群维生素E

缺乏引起的血液学异常仅发生于新生儿期和慢性脂肪吸收不良的病理状态下。

低出生体重儿出生时血清及组织中维生素 E 含量较低。若给这些婴儿哺食大量富含多不饱和脂肪酸和维生素 E 含量不足的食物，该婴儿将会在 4～6 周内发生溶血性贫血，尤其在饮食中同时含有铁元素时[41]。贫血常伴有红细胞形态改变[42]、血小板增多及足背、胫前水肿[43]。给予补充维生素 E 治疗能使血红蛋白水平迅速提高、网织红细胞计数下降、红细胞寿命恢复正常、血小板计数恢复正常以及水肿消失。在婴儿配方奶的调整中，对早产儿所有营养素的补充都予以足够的重视，唯独未注意纠正维生素 E 缺乏[44]。

维生素 E 缺乏常见于未日常补充维生素 E 水溶制剂的囊性纤维病患者[45]。这类患者的红细胞寿命缩短[51]，Cr 标记的红细胞平均半衰期为 19 天（正常约 30 天），可出现严重的贫血[45]。经过维生素 E 治疗，其红细胞半衰期延长至 27.5 天[46]。

在无维生素缺乏的患者中使用药理剂量的维生素 E 可以成功地代偿红细胞抗氧化防御能力受限的基因缺陷。在谷胱甘肽合成酶缺乏或葡萄糖-6-磷酸脱氢酶（G-6-PD）缺乏的遗传性溶血性贫血受试者中，长期予以口服维生素 E 400～800U/d，能使部分[47,48]但非全部[49]受试者的红细胞寿命延长。

镰状细胞性贫血患者应用维生素 E（450U/d，6～36 周）治疗可显著减少不可逆性镰状细胞的数量[50]。文献报道成人镰状细胞性贫血患者血清生育酚水平较正常对照显著减低[51,52]。与不伴维生素 E 缺乏的儿童镰状细胞性贫血患者相比，不可逆性镰状细胞数量在伴有维生素 E 缺乏的患者中显著增多[53]。

● 微量金属元素缺乏

铜缺乏

铜元素存在于许多金属蛋白质中。细胞色素 c 氧化酶、多巴胺 β-羟化酶、尿酸氧化酶、酪氨酸和赖氨酸氧化酶、抗坏血酸氧化酶及超氧化物歧化酶（血细胞铜蛋白）都是铜蛋白酶。血液中 90% 以上的铜元素通过与血浆铜蓝蛋白（一种具有亚铁氧化酶活性的 α2-球蛋白）结合进行运输。铜是铁吸收和利用过程中所需的元素。铜以膜铁转运辅助蛋白的形式将二价铁（Fe^{2+}）转化为三价铁（Fe^{3+}）再通过转铁蛋白运输[54]。

铜缺乏常见于营养不良的儿童[55]以及接受胃肠外营养的婴儿和成人[56~58]。铜缺乏性贫血是胃部分切除术或肥胖患者胃减容术后的并发症[59]。铜缺乏性贫血多表现为大细胞性贫血、铁剂治疗无效、血清铁减低、中性粒细胞减少，且常伴有骨髓中红系和粒系前体细胞空泡形成[57~60]。中性粒细胞减少的机制仍然未知，但有一些证据表明铜缺乏会抑制 CD34（+）造血祖细胞的分化和自我更新[61,62]。含铁浆细胞的存在、粒系前体细胞和环形铁粒幼细胞减少也曾有报道[59,60]。因此，铜缺乏症应作为具有骨髓增生异常综合征特点患者的鉴别诊断，尤其是既往有胃手术病史的患者（参见第 87 章）[60]。

贫血伴有脊髓神经炎，疑为钴胺素缺乏引起脊髓亚急性联合变性的患者，应与铜缺乏症相鉴别；神经病学检查最常见的结果是脊髓神经炎[63,64]。

铜缺乏的婴儿和较小的儿童普遍存在放射影像学异常，包括骨质疏松、合并肋骨自发性骨折的肋骨前段喇叭样改变、长

骨干骺端杯口样或喇叭样改变伴骨刺形成和干骺端下部骨折、骨骺分离。这些改变常被误认为坏血病的表现。

在使用过量含锌牙科固定剂的患者中已有报道长期摄入过量锌元素可导致铜缺乏并发生小细胞性贫血[65,66]。饮食中大量锌可通过减少铜的吸收而导致铜缺乏[67,68]。

血清铜蓝蛋白浓度或血清铜浓度减低，可诊断铜缺乏症，由于铜蓝蛋白是一种急性期蛋白，因此血清铜浓度水平检测作为诊断依据更为可靠[59]。对于出生后 2～3 个月内的婴儿血清铜或血浆铜蓝蛋白的正常值尚不确定，但在正常情况下常常低于幼儿及成人水平。尽管存在很多局限性，出生后 1～2 个月的婴儿，如血清铜浓度低于 70μg/dl（11μmol/L）或血浆铜蓝蛋白低于 15mg/dl 时即可诊断为铜缺乏症。在婴儿后期、儿童期和成人期，正常血清铜浓度应高于 70μg/dl。血清铜浓度减低可见于低蛋白血症性水肿患者，如渗出性肠病和肾病、威尔逊病（肝豆状核变性）。在这些情况下，铜缺乏症的诊断不能单纯以血清学检测为依据，而应行肝脏铜含量测定或观察患者试验性补充铜元素后的治疗反应。

铜缺乏症患者接受铜剂治疗后，其贫血和中性粒细胞减少可很快得到纠正。治疗婴儿铜缺乏症时，可口服铜含量约为 2.5mg[约 80μg/（kg·d）]的硫酸铜溶液[69]。也可通过静脉推注氯化铜溶液进行治疗[60]。

锌缺乏

锌元素为大量含锌金属酶、锌活化酶和"锌指"转录因子所必需的微量金属元素。人体在很多病理情况下均可发生锌缺乏，包括溶血性贫血，如珠蛋白生成障碍性贫血[70]和镰状细胞性贫血[71]。文献报道 1 例接受强化去铁胺治疗的患者[72]和部分肾脏重吸收微量元素功能减退的患者[73]，出现伴或不伴铜缺乏的锌缺乏症。

人体缺乏锌元素时会发生生长迟缓、伤口愈合不良、味觉受损、免疫异常和肠病性肢皮炎，但目前尚无证据表明单纯锌元素缺乏会导致贫血。

硒缺乏

硒缺乏症见于居住区土壤硒含量非常低的人群[74]，以及接受完全胃肠外营养的患者[75,76]。虽然硒缺乏会导致红细胞谷胱甘肽过氧化物酶水平显著减低，但这似乎对血液系统无任何不良影响。

一项关于血清硒和血液学指标相关性的研究发现，在美国老年男性和女性中，低血清硒与贫血独立相关[77]。生活在越南农村的少女中也有类似相关性报告[78]。

● 饥饿性贫血

第二次世界大战期间对战俘和良知拒绝服役者的研究结果显示，24 周的半饥饿状态会导致轻到中度的正细胞正色素性贫血[79]。骨髓细胞通常增生降低，伴红系细胞与粒系细胞比例下降。红细胞容积和血浆容量检测结果提示血液稀释是血红蛋白浓度降低的主要原因。

在无论是因试验需要或因重度肥胖症治疗而处于完全饥饿状态的人群中，在禁食最初 2～9 周未观察到贫血[80]，禁食后 9～17 周会出现血红蛋白下降和骨髓增生减低[81]。恢复正常饮

食后患者网织红细胞升高,贫血纠正。该研究提示饥饿性贫血是低代谢状态下机体对需氧量下降而产生的调节反应[82]。

● 蛋白质缺乏性贫血(Kwashiorkor 症)

即使是严格的素食主义者,也似乎不会因缺乏动物蛋白而发生血液系统疾病[83]。然而素食主义者会存在维生素 B_{12} 缺乏[84]。在这种情况下会因为钴胺素缺乏而非动物蛋白缺乏导致贫血,因为钴胺素仅能从动物食品中获得。Kwashiorkor 症主要发生于不发达国家和地区,但偶尔也见于受过教育或家境良好的家庭,主要是由于孩子喂养不合理而引起[85,86]。

在蛋白-热量营养不良的婴儿和儿童中,血红蛋白浓度可降至 $8g/dl$[86,87],但部分 Kwashiorkor 症患儿却可维持正常水平的血红蛋白浓度,这可能与其血浆容量减少有关。此类贫血多为正细胞正色素性,但血涂片上的红细胞大小和形态却有显著差异。白细胞和血小板计数多为正常。大多数患者骨髓增生正常或轻度减低,伴红系细胞与粒系细胞比例下降。同时患儿还可出现幼红细胞减少、网织红细胞减少、骨髓可见少量巨原红细胞,尤其伴有感染时,这些特点会更为明显。随着感染得到控制,骨髓中可见红系前体细胞,网织红细胞也可增高。给予高蛋白饮食后(奶粉或必需氨基酸),患儿营养状况改善,会先出现网织红细胞增高、血细胞比容轻度下降(与血液稀释有关),随后血红蛋白水平上升。然而,病情改善非常缓慢,在治疗的第 3～4 周,当患儿临床症状改善、血清蛋白水平接近正常水平时,可能会再次出现骨髓红系增生不良。病情反复与感染无关,抗生素治疗无效,且不会自发缓解,但核黄素或泼尼松治疗可能有效。给予高蛋白饮食后血红蛋白突然下降是预后不良甚至可能致死的征兆,及时输血纠正贫血或许可以挽救生命[87]。这提示红细胞再生障碍是核黄素缺乏的表现[88]。

虽然 Kwashiorkor 症患儿血浆容量减少程度不一,但由于蛋白质减少导致机体的代谢需求降低,因此总循环红细胞容积与去脂体重成正比下降。患儿饱食后,血浆容量增加先于红细胞容积增高,这时虽然网织红细胞增高,但可能表现为贫血进一步加重。一项来自土耳其的蛋白-热量营养不良患者的研究报道指出贫血的主要原因是铁缺乏或铁利用障碍[89]。

通过对蛋白质缺乏性贫血大鼠进行研究后推断患鼠氧耗量下降导致促红细胞生成素生成减少[90]。其他研究也证实了这一结果,但研究者将其减少归因于能量剥夺以及血清三碘甲状腺原氨酸(T3)和甲状腺素(T4)水平减低,结果导致红细胞生成减少,网织红细胞计数下降,血浆铁周转和红细胞摄取放射性铁均显著减低,红细胞容积逐渐下降[90]。蛋白质缺乏也会造成幼红细胞成熟障碍,并导致对促红细胞生成素敏感的前体细胞池轻度降低[91]。如提供外源性促红细胞生成素,即使患儿仍处于蛋白质缺乏状态,正常红细胞生成亦可恢复[92]。这一现象诠释了饥饿大鼠在促红细胞生成素生物学检测中的成功应用。

神经厌食性贫血表现出与蛋白-热量营养不良症的相似特征。大约 1/3 的患者存在贫血和白细胞减少,其中 50% 患者表现出骨髓萎缩,骨髓基质胶质转化[93]。

● 酒精中毒

长期饮酒者常常存在贫血。这类贫血的原因可能是营养缺乏、慢性胃肠道出血、肝功能不全或酒精对红细胞生成的直接毒性作用。这些因素通常协同作用,最终导致贫血。酗酒者常常存在磷酸吡哆醛和叶酸缺乏[94]。酒精不仅影响红细胞生成,同时也影响血小板生成(参见第 113 章)[95,96]。

长期酗酒者多出现巨红细胞增多[97],并常伴有巨幼红细胞性贫血。在营养不良性酗酒的住院患者中,巨幼红细胞性贫血最为常见,约占 40%,可单独出现或伴有环形铁粒幼红细胞[98,99]。相反,巨幼红细胞性贫血很少见于非住院的长期酗酒者或营养状况相对良好的住院戒酒患者[100]。酗酒者的巨幼红细胞性贫血多是由叶酸缺乏引起,同时铁缺乏也常伴随存在[100]。如患者同时缺乏这两种营养物质,血涂片可呈"双相性",既有巨红细胞、中性粒细胞分叶过多,也有中心浅染区扩大的小红细胞。叶酸缺乏伴有铁粒幼红细胞性贫血时也会出现类似的血涂片特点[98,99]。因此,MCV 可能正常,但由于红细胞大小显著不一,红细胞分布宽度(red cell distribution width,RDW)会增高[64]。尽管伴巨幼红细胞性贫血的酗酒者多存在肝脏疾病,但这不是叶酸缺乏的原因。巨幼红细胞性贫血几乎发生于所有饮食不佳的酗酒者。由于白酒和威士忌极少含有或不含叶酸,大量饮用该酒的人大多数都出现巨幼红细胞性贫血,而啤酒含有丰富的维生素,嗜好啤酒的人较少有罹患巨幼红细胞性贫血。

除了叶酸缺乏之外,长期饮酒者常常罹患多种微量营养素缺乏症,包括硫胺素,吡哆醇和维生素 A,这些均增加贫血的风险[101]。虽然酗酒者叶酸摄入减少是巨幼红细胞性贫血发生的一个必然原因,但酒精本身也可干扰叶酸代谢而参与该病的发生(参见第 41 章)[102,103]。

然而,巨红细胞增多并不总是提示存在巨幼红细胞性贫血[97],继发于溶血或出血的网织红细胞增高或肝脏疾病。一种名为"酒精中毒性巨红细胞增多症"的现象见于 96% 的酗酒者[104]。在这些患者中,巨红细胞增多为轻度,MCV 在 100～110fl 之间,且通常不伴有贫血。血涂片中巨红细胞多为圆形,而非椭圆形,且无中性粒细胞分叶过多现象。患者戒酒后,巨红细胞增多可消失,但由于红细胞寿命较长,戒酒 2～4 个月后 MCV 方能完全恢复正常[103]。

饮酒 5～7 天后早期红系前体细胞中可产生空泡,在体外骨髓细胞培养中可观察到空泡形成[99,105]。停止饮酒后这些改变可迅速消失。接受苯丙氨酸缺乏性饮食的受试者、应用氯霉素或吡嗪酰胺治疗的患者、高渗性昏迷患者及铜缺乏症或核黄素缺乏症患者均可出现类似的空泡改变[104]。

酒精中毒可出现两种相对少见的血液系统并发症,包括齐维综合征(Zieve syndrome)[106,107],指酒精引起的肝脏疾病,通常表现为高脂血症、黄疸,以及严重的酒精性肝病相关的一过性球形红细胞性溶血性贫血和棘突状红细胞性溶血性贫血,通常需要肝脏移植治疗[108,109]。第 45 章将讨论这些综合征。

翻译:张旻玥 互审:赵维莅 校对:陈芳源

参考文献

1. Blackfan KD, Wolbach SB: Vitamin A deficiency in infants, a clinical and pathological study. *J Pediatr* 3:679–706, 1933.
2. Vitamin A and iron deficiency. *Nutr Rev* 47(4):119–121, 1989.
3. Majia LA, Hodges RE, Arroyave G, et al: Vitamin A deficiency and anemia in Central American children. *Am J Clin Nutr* 30(7):1175–1184, 1977.
4. Hodges RE, Sauberlich HE, Canham JE, et al: Hematopoietic studies in vitamin A deficiency. *Am J Clin Nutr* 31(5):876–885, 1978.
5. Lynch S: Influence of infection/inflammation, thalassemia and nutritional status on

iron absorption. *Int J Vitam Nutr Res* 77(3):217–223, 2007.

6. Citelli M, Bittencourt LL, da Silva SV, et al: Vitamin A modulates the expression of genes involved in iron bioavailability. *Biol Trace Elem Res* 149(1):64–70, 2012.

7. Kolsteren P, Rahman SR, Hilderbrand K, et al: Treatment for iron deficiency anaemia with a combined supplementation of iron, vitamin A and zinc in women of Dinajpur, Bangladesh. *Eur J Clin Nutr* 53(2):102–106, 1999.

8. Walczyk T, Davidsson L, Rossander-Hulthen L, et al: No enhancing effect of vitamin A on iron absorption in humans. *Am J Clin Nutr* 77(1):144–149, 2003.

9. Mejia LA, Chew F: Hematological effect of supplementing anemic children with vitamin A alone and in combination with iron. *Am J Clin Nutr* 48(3):595–600, 1988.

10. Calis JC, Phiri KS, Faragher EB, et al: Severe anemia in Malawian children. *N Engl J Med* 358(9):888–899, 2008.

11. Tatala SR, Kihamia CM, Kyungu LH, et al: Risk factors for anaemia in schoolchildren in Tanga Region, Tanzania. *Tanzan J Health Res* 10(4):189–202, 2008.

12. Snyderman SE, Holt LE Jr, Carretero R, et al: Pyridoxine deficiency in the human infant. *J Clin Nutr* 1(3):200–207, 1953.

13. Foy H, Kondi A: Hypochromic anemias of the tropics associated with pyridoxine and nicotinic acid deficiency. *Blood* 13(11):1054–1062, 1958.

14. Hisano M, Suzuki R, Sago H, et al: Vitamin B6 deficiency and anemia in pregnancy. *Eur J Clin Nutr* 64(2):221–223, 2010.

15. McCurdy PR, Donohoe RF, Magovern M: Reversible sideroblastic anemia caused by pyrazinoic acid (Pyrazinamide). *Ann Intern Med* 64(6):1280–1284, 1966.

16. Baumann Kreuziger LM, Wolanskyj AP, Hanson CA, et al: Lack of efficacy of pyridoxine (vitamin B6) treatment in acquired idiopathic sideroblastic anaemia, including refractory anaemia with ring sideroblasts. *Eur J Haematol* 86(6):512–516, 2011.

17. Clayton PT: B6-responsive disorders: A model of vitamin dependency. *J Inherit Metab Dis* 29(2–3):317–326, 2006.

18. Anderson BB, Newmark PA, Rawlins M, et al: Plasma binding of vitamin B6 compounds. *Nature* 250(5466):502–504, 1974.

19. Beutler E, Srivastava SK: Relationship between glutathione reductase activity and drug-induced haemolytic anaemia. *Nature* 226(5247):759–760, 1970.

20. Lane M, Alfrey CP Jr: The anemia of human riboflavin deficiency. *Blood* 25:432–442, 1965.

21. Foy H, Kondi A: A case of true red cell aplastic anaemia successfully treated with riboflavin. *J Pathol Bacteriol* 65(2):559–564, 1953.

22. Powers HJ: Riboflavin (vitamin B-2) and health. *Am J Clin Nutr* 77(6):1352–1360, 2003.

23. Hodges RE, Bean WB, Ohlson MA, et al: Human pantothenic acid deficiency produced by omega-methyl pantothenic acid. *J Clin Invest* 38(8):1421–1425, 1959.

24. Spivak JL, Jackson DL: Pellagra: An analysis of 18 patients and a review of the literature. *Johns Hopkins Med J* 140(6):295–309, 1977.

25. Bay A, Keskin M, Hizli S, et al: Thiamine-responsive megaloblastic anemia syndrome. *Int J Hematol* 92(3):524–526, 2010.

26. Boros LG, Steinkamp MP, Fleming JC, et al: Defective RNA ribose synthesis in fibroblasts from patients with thiamine-responsive megaloblastic anemia (TRMA). *Blood* 102(10):3556–3561, 2003.

27. Beshlawi I, Al Zadjali S, Bashir W, et al: Thiamine responsive megaloblastic anemia: The puzzling phenotype. *Pediatr Blood Cancer* 61(3):528–531, 2014.

28. Zhao R, Goldman ID: Folate and thiamine transporters mediated by facilitative carriers (SLC19A1–3 and SLC46A1) and folate receptors. *Mol Aspects Med* 34(2–3):373–385, 2013.

29. Reuler JB, Broudy VC, Cooney TG: Adult scurvy. *JAMA* 253(6):805–807, 1985.

30. Hodges RE, Baker EM, Hood J, et al: Experimental scurvy in man. *Am J Clin Nutr* 22(5):535–548, 1969.

31. Zalusky R, Herbert V: Megaloblastic anemia in scurvy with response to 50 microgm. of folic acid daily. *N Engl J Med* 265:1033–1038, 1961.

32. Stokes PL, Melikian V, Leeming RL, et al: Folate metabolism in scurvy. *Am J Clin Nutr* 28(2):126–129, 1975.

33. Cox EV, Meynell MJ, Northam BE, et al: The anaemia of scurvy. *Am J Med* 42(2):220–227, 1967.

34. Clark NG, Sheard NF, Kelleher JF: Treatment of iron-deficiency anemia complicated by scurvy and folic acid deficiency. *Nutr Rev* 50(5):134–137, 1992.

35. Wapnick AA, Lynch SR, Krawitz P, et al: Effects of iron overload on ascorbic acid metabolism. *Br Med J* 3(5620):704–707, 1968.

36. Wapnick AA, Lynch SR, Charlton RW, et al: The effect of ascorbic acid deficiency on desferrioxamine-induced urinary iron excretion. *Br J Haematol* 17(6):563–568, 1969.

37. Chapman RW, Hussain MA, Gorman A, et al: Effect of ascorbic acid deficiency on serum ferritin concentration in patients with beta-thalassaemia major and iron overload. *J Clin Pathol* 35(5):487–491, 1982.

38. Cohen A, Cohen IJ, Schwartz E: Scurvy and altered iron stores in thalassemia major. *N Engl J Med* 304(3):158–160, 1981.

39. Lipschitz DA, Bothwell TH, Seftel HC, et al: The role of ascorbic acid in the metabolism of storage iron. *Br J Haematol* 20(2):155–163, 1971.

40. Bothwell TH, Abrahams C, Bradlow BA, et al: Idiopathic and Bantu Hemochromatosis. Comparative Histological Study. *Arch Pathol* 79:163–168, 1965.

41. Williams ML, Shoot RJ, O'Neal PL, et al: Role of dietary iron and fat on vitamin E deficiency anemia of infancy. *N Engl J Med* 292(17):887–890, 1975.

42. Oski FA, Barness LA: Hemolytic anemia in vitamin E deficiency. *Am J Clin Nutr* 21(1):45–50, 1968.

43. Ritchie JH, Fish MB, McMasters V, et al: Edema and hemolytic anemia in premature infants. A vitamin E deficiency syndrome. *N Engl J Med* 279(22):1185–1190, 1968.

44. Zipursky A: Vitamin E deficiency anemia in newborn infants. *Clin Perinatol* 11(2):393–402, 1984.

45. Wilfond BS, Farrell PM, Laxova A, et al: Severe hemolytic anemia associated with vitamin E deficiency in infants with cystic fibrosis. Implications for neonatal screening. *Clin Pediatr (Phila)* 33(1):2–7, 1994.

46. Farrell PM, Bieri JG, Fratantoni JF, et al: The occurrence and effects of human vitamin E deficiency. A study in patients with cystic fibrosis. *J Clin Invest* 60(1):233–241, 1977.

47. Corash L, Spielberg S, Bartsocas C, et al: Reduced chronic hemolysis during high-dose vitamin E administration in Mediterranean-type glucose-6-phosphate dehydrogenase deficiency. *N Engl J Med* 303(8):416–420, 1980.

48. Eldamhougy S, Elhelw Z, Yamamah G, et al: The vitamin E status among glucose-6 phosphate dehydrogenase deficient patients and effectiveness of oral vitamin E. *Int J Vitam Nutr Res* 58(2):184–188, 1988.

49. Johnson GJ, Vatassery GT, Finkel B, et al: High-dose vitamin E does not decrease the rate of chronic hemolysis in glucose-6-phosphate dehydrogenase deficiency. *N Engl J Med* 308(17):1014–1017, 1983.

50. Natta CL, Machlin LJ, Brin M: A decrease in irreversibly sickled erythrocytes in sickle cell anemia patients given vitamin E. *Am J Clin Nutr* 33(5):968–971, 1980.

51. Tangney CC, Phillips G, Bell RA, et al: Selected indices of micronutrient status in adult patients with sickle cell anemia (SCA). *Am J Hematol* 32(3):161–166, 1989.

52. Ren H, Ghebremeskel K, Okpala I, et al: Patients with sickle cell disease have reduced blood antioxidant protection. *Int J Vitam Nutr Res* 78(3):139–147, 2008.

53. Ndombi IO, Kinoti SN: Serum vitamin E and the sickling status in children with sickle cell anaemia. *East Afr Med J* 67(10):720–725, 1990.

54. Anderson GJ, Frazer DM, McKie AT, et al: The ceruloplasmin homolog hephaestin and the control of intestinal iron absorption. *Blood Cells Mol Dis* 29(3):367–375, 2002.

55. Graham GG, Cordano A: Copper depletion and deficiency in the malnourished infant. *Johns Hopkins Med J* 124(3):139–150, 1969.

56. Spiegel JE, Willenbucher RF: Rapid development of severe copper deficiency in a patient with Crohn's disease receiving parenteral nutrition. *JPEN J Parenter Enteral Nutr* 23(3):169–172, 1999.

57. Hirase N, Abe Y, Sadamura S, et al: Anemia and neutropenia in a case of copper deficiency: Role of copper in normal hematopoiesis. *Acta Haematol* 87(4):195–197, 1992.

58. Fuhrman MP, Herrmann V, Masidonski P, et al: Pancytopenia after removal of copper from total parenteral nutrition. *JPEN J Parenter Enteral Nutr* 24(6):361–366, 2000.

59. Halfdanarson TR, Kumar N, Li CY, et al: Hematological manifestations of copper deficiency: A retrospective review. *Eur J Haematol* 80(6):523–531, 2008.

60. Gregg XT, Reddy V, Prchal JT: Copper deficiency masquerading as myelodysplastic syndrome. *Blood* 100(4):1493–1495, 2002.

61. Lazarchick J: Update on anemia and neutropenia in copper deficiency. *Curr Opin Hematol* 19(1):58–60, 2012.

62. Prus E, Peled T, Fibach E: The effect of tetraethylenepentamine, a synthetic copper chelating polyamine, on expression of CD34 and CD38 antigens on normal and leukemic hematopoietic cells. *Leuk Lymphoma* 45(3):583–589, 2004.

63. Kumar N, Gross JB Jr, Ahlskog JE: Copper deficiency myelopathy produces a clinical picture like subacute combined degeneration. *Neurology* 63(1):33–39, 2004.

64. Green R: Anemias beyond B12 and iron deficiency: The buzz about other B's, elementary, and nonelementary problems. *Hematology Am Soc Hematol Educ Program* 2012:492–498, 2012.

65. Gabreyes AA, Abbasi HN, Forbes KP, et al: Hypocupremia associated cytopenia and myelopathy: A national retrospective review. *Eur J Haematol* 90(1):1–9, 2013.

66. Chen M, Krishnamurthy A, Mohamed AR, et al: Hematological disorders following gastric bypass surgery: Emerging concepts of the interplay between nutritional deficiency and inflammation. *Biomed Res Int* 2013:205467, 2013.

67. Hein MS: Copper deficiency anemia and nephrosis in zinc-toxicity: A case report. *S D J Med* 56(4):143–147, 2003.

68. Igic PG, Lee E, Harper W, et al: Toxic effects associated with consumption of zinc. *Mayo Clin Proc* 77(7):713–716, 2002.

69. Cordano A: Clinical manifestations of nutritional copper deficiency in infants and children. *Am J Clin Nutr* 67(5 Suppl):1012S–1016S, 1998.

70. Fuchs GJ, Tienboon P, Linpisarn S, et al: Nutritional factors and thalassaemia major. *Arch Dis Child* 74(3):224–227, 1996.

71. Prasad AS: Zinc deficiency in patients with sickle cell disease. *Am J Clin Nutr* 75(2):181–182, 2002.

72. Yuzbasiyan-Gurkan VA, Brewer GJ, Vander AJ, et al: Net renal tubular reabsorption of zinc in healthy man and impaired handling in sickle cell anemia. *Am J Hematol* 31(2):87–90, 1989.

73. De Virgiliis S, Congia M, Turco MP, et al: Depletion of trace elements and acute ocular toxicity induced by desferrioxamine in patients with thalassaemia. *Arch Dis Child* 63(3):250–255, 1988.

74. Thomson CD, Rea HM, Doesburg VM, et al: Selenium concentrations and glutathione peroxidase activities in whole blood of New Zealand residents. *Br J Nutr* 37(3):457–460, 1977.

75. Kien CL, Ganther HE: Manifestations of chronic selenium deficiency in a child receiving total parenteral nutrition. *Am J Clin Nutr* 37(2):319–328, 1983.

76. Cohen HJ, Brown MR, Hamilton D, et al: Glutathione peroxidase and selenium deficiency in patients receiving home parenteral nutrition: Time course for development of deficiency and repletion of enzyme activity in plasma and blood cells. *Am J Clin Nutr* 49(1):132–139, 1989.

77. Semba RD, Ricks MO, Ferrucci L, et al: Low serum selenium is associated with anemia among older adults in the United States. *Eur J Clin Nutr* 63(1):93–99, 2009.

78. Van Nhien N, Yabutani T, Khan NC, et al: Association of low serum selenium with anemia among adolescent girls living in rural Vietnam. *Nutrition* 25(1):6–10, 2009.

79. Keys A, Brozek J, Henschel A, et al: *The Biology of Semistarvation*. Minnesota Press, Minneapolis, MN, 1950.

80. Thomson TJ, Runcie J, Miller V: Treatment of obesity by total fasting for up to 249 days. *Lancet* 2(7471):992–996, 1966.

81. Drenick EJ, Swendseid ME, Blahd WH, et al: Prolonged starvation as treatment for severe obesity. *JAMA* 187:100–105, 1964.

82. Caro J, Silver R, Erslev AJ, et al: Erythropoietin production in fasted rats. Effects of thyroid hormones and glucose supplementation. *J Lab Clin Med* 98(6):860–868, 1981.

83. Lowik MR, Schrijver J, Odink J, et al: Long-term effects of a vegetarian diet on the nutritional status of elderly people (Dutch Nutrition Surveillance System). *J Am Coll Nutr* 9(6):600–609, 1990.

84. Chanarin I, Malkowska V, O'Hea AM, et al: Megaloblastic anaemia in a vegetarian Hindu community. *Lancet* 2(8465):1168–1172, 1985.

85. Carvalho NF, Kenney RD, Carrington PH, et al: Severe nutritional deficiencies in toddlers resulting from health food milk alternatives. *Pediatrics* 107(4):E46, 2001.

86. Lunn PG, Morley CJ, Neale G: A case of kwashiorkor in the UK. *Clin Nutr* 17(3):131–133, 1998.

87. Adams EB, Scragg JN, Naidoo BT, et al: Observations on the aetiology and treatment of anaemia in kwashiorkor. *Br Med J* 3(5563):451–454, 1967.

88. Foy H, Kondi A: Comparison between erythroid aplasia in marasmus and kwashiorkor and the experimentally induced erythroid aplasia in baboons by riboflavin deficiency. *Vitam Horm* 26:653–684, 1968.

89. Ozkale M, Sipahi T: Hematologic and bone marrow changes in children with protein-energy malnutrition. *Pediatr Hematol Oncol* 31(4):349–358, 2014.

90. Delmonte L, Aschkenasy A, Eyquem A: Studies on the hemolytic nature of protein-deficiency anemia in the rat. *Blood* 24:49–68, 1964.

91. Naets JP, Wittek M: Effect of starvation on the response to erythropoietin in the rat. *Acta Haematol* 52(3):141–150, 1974.

92. Ito K, Reissmann KR: Quantitative and qualitative aspects of steady state erythropoiesis induced in protein-starved rats by long-term erythropoietin injection. *Blood* 27(3):343–351, 1966.

93. Hutter G, Ganepola S, Hofmann WK: The hematology of anorexia nervosa. *Int J Eat Disord* 42(4):293–300, 2009.

94. Gloria L, Cravo M, Camilo ME, et al: Nutritional deficiencies in chronic alcoholics: Relation to dietary intake and alcohol consumption. *Am J Gastroenterol* 92(3):485–489, 1997.

95. Savage D, Lindenbaum J: Anemia in alcoholics. *Medicine (Baltimore)* 65(5):322–338, 1986.

96. Girard DE, Kumar KL, McAfee JH: Hematologic effects of acute and chronic alcohol abuse. *Hematol Oncol Clin North Am* 1(2):321–334, 1987.

97. Fernando OV, Grimsley EW: Prevalence of folate deficiency and macrocytosis in patients with and without alcohol-related illness. *South Med J* 91(8):721–725, 1998.

98. Colman N, Herbert V: Hematologic complications of alcoholism: Overview. *Semin Hematol* 17(3):164–176, 1980.

99. Sullivan LW, Herbert V: Suppression hematopoiesis by ethanol. *J Clin Invest* 43:2048–2062, 1964.

100. Eichner ER, Hillman RS: Effect of alcohol on serum folate level. *J Clin Invest* 52(3):584–591, 1973.

101. Halsted CH: Nutrition and alcoholic liver disease. *Semin Liver Dis* 24(3):289–304, 2004.

102. Lindenbaum J: Folate and vitamin B12 deficiencies in alcoholism. *Semin Hematol* 17(2):119–129, 1980.

103. Seppa K, Laippala P, Saarni M: Macrocytosis as a consequence of alcohol abuse among patients in general practice. *Alcohol Clin Exp Res* 15(5):871–876, 1991.

104. McCurdy PR, Rath CE: Vacuolated nucleated bone marrow cells in alcoholism. *Semin Hematol* 17(2):100–102, 1980.

105. Yeung KY, Klug PP, Lessin LS: Alcohol-induced vacuolization in bone marrow cells: Ultrastructure and mechanism of formation. *Blood Cells* 13(3):487–502, 1988.

106. Zieve L: Jaundice, hyperlipemia and hemolytic anemia: A heretofore unrecognized syndrome associated with alcoholic fatty liver and cirrhosis. *Ann Intern Med* 48(3):471–496, 1958.

107. Melrose WD, Bell PA, Jupe DM, et al: Alcohol-associated haemolysis in Zieve's syndrome: A clinical and laboratory study of five cases. *Clin Lab Haematol* 12(2):159–167, 1990.

108. Chitale AA, Sterling RK, Post AB, et al: Resolution of spur cell anemia with liver transplantation: A case report and review of the literature. *Transplantation* 65(7):993–995, 1998.

109. Malik P, Bogetti D, Sileri P, et al: Spur cell anemia in alcoholic cirrhosis: Cure by orthotopic liver transplantation and recurrence after liver graft failure. *Int Surg* 87(4):201–204, 2002.

第45章
与骨髓浸润相关的贫血

Vishnu VB Reddy and Josef T. Prchal

摘要

骨髓病性贫血是一种因骨髓浸润导致的贫血,以转移癌浸润最为典型,也可为一些非造血组织疾病如肉芽肿性炎症,或者纤维化所致。可表现为血涂片中幼红幼粒细胞显著增多或者出现少量的泪滴样红细胞。这些改变可能提示肿瘤(其他非造血组织)早期播散至骨髓或者髓腔被大量替换。可通过常规骨髓活检做出诊断。虽然放射性同位素扫描和磁共振成像不是十分灵敏,但有助于活检定位,并可协助评估骨髓受累百分比。

定义及历史

骨髓病性贫血曾经被用于描述不同病理过程,包括范可尼贫血[1],但目前是指因异常细胞或组织成分点状至大量浸润骨髓引起的贫血。严格来讲,急性白血病原始细胞、骨髓瘤的浆细胞、淋巴瘤、慢性白血病以及骨髓增殖性肿瘤的细胞均符合这个定义。然而,该名称[2]最常被用于描述骨髓被非血液系统肿瘤或非造血组织所替代。骨髓轻至中度受累通常不会出现症状或血液学改变。但这种浸润却有重要的临床意义,因为对于确诊的癌症患者而言,它表明了肿瘤的转移播散,疾病往往进入晚期。尽管广泛骨髓浸润可导致贫血甚至全血细胞减少,但贫血常常伴随白细胞计数增高,以及外周血中出现幼稚髓系细胞。血小板可表现为增高、减少或正常(外周血中偶尔可见巨核细胞碎片)。外周血中出现泪滴样红细胞(泪滴细胞)、未成熟的有核红细胞和幼稚髓系细胞称为幼粒幼红细胞反应(leukoerythroblastic reaction;参见第2、31、86章),通常反映骨髓被肿瘤替代或髓外造血。

病因及发病机制

肿瘤转移是肿瘤细胞和周围微环境之间发生复杂的相互作用的结果。侵犯是转移的主要形式,通常是E-钙黏蛋白丢失的结果。E-钙黏蛋白是一种钙离子依赖性细胞黏附分子,可能

简写和缩略词

MRI,磁共振成像(magnetic resonance imaging);⁹⁹ᵐTc,锝的一种放射性同位素(a radioisotope of technetium);⁹⁹ᵐTc sestamibi,连接到甲氧基异丁基异腈分子上的锝的一种放射性同位素(a radioisotope of technetium attached to the sestamibi molecule)。

在细胞间黏附和抑制肿瘤细胞侵袭方面发挥作用。E-钙黏蛋白的丢失可由多种机制引起,包括基因突变和基因沉默[3]。由基质相互作用分子(STIM)和钙渗透性瞬时受体电位(TRP)介导的钙内流途径的失调也在肿瘤侵袭和转移行为中起着重要作用[4]。基质金属蛋白酶家族的许多成员也能参与肿瘤细胞侵袭的过程。基质细胞如肿瘤相关巨噬细胞及其分泌的生长因子,如成纤维细胞生长因子,也促进肿瘤播散[5]。

表45-1列举了骨髓广泛细胞浸润的最常见原因。无论是原发还是继发性的骨髓纤维化,纤维化/骨质硬化限制了骨髓的可用空间,并且破坏骨髓结构(参见第86章)。这种破坏可以导致血细胞减少,出现畸形红细胞(特别是异形细胞和泪滴样细胞)以及幼红细胞、髓系细胞和巨大血小板的提前释放。白细胞计数也可能升高。有文献报道草酸钙结晶浸润骨髓后可出现类似异常[6]。转移癌患者最常见的贫血原因是细胞因子释放导致的慢性炎症性贫血(参见第37章)、由于胃肠道或子宫出血导致的铁缺乏(参见第42章)或其他营养素缺乏(参见第41、44章)。然而骨髓替代导致的骨髓病性贫血也可作为贫血的唯一原因。骨髓微环境易被血源性恶性细胞植入。几乎所有的癌症均可转移至骨髓[7~11],但是最常见的是肺部、乳腺和前列腺的恶性肿瘤。约20%~30%的小细胞肺癌患者在诊断时可发现骨髓转移灶,尸检时比例可高于50%[12~13]。明显的幼粒幼红细胞反应并不常出现,但没有并不代表骨髓一定未受累。

表45-1 骨髓浸润的原因

Ⅰ. 成纤维细胞和胶原
  A. 原发性骨髓纤维化(PMF)
  B. 其他骨髓增殖性肿瘤合并纤维化(MPNs)
  C. 毛细胞白血病的纤维化
  D. 恶性肿瘤转移(例如乳腺癌)
  E. 结节病[14,15]
  F. 继发性骨髓纤维化伴肺动脉高压

Ⅱ. 其他非细胞物质
  • 草酸盐沉积病[6]

Ⅲ. 肿瘤细胞
  A. 癌(乳腺、肺、前列腺、肾脏、甲状腺和神经母细胞瘤)[7,8,11]
  B. 肉瘤[10]

Ⅳ. 肉芽肿[14]
  A. 结节病
  B. 真菌感染
  C. 粟粒性结核

Ⅴ. 巨噬细胞
  A. 戈谢病
  B. 尼曼-匹克病[16]
  C. 巨噬细胞活化综合征(MAS)[34,35]

Ⅵ. 骨髓坏死
  A. 镰状细胞贫血[19]
  B. 实体肿瘤转移[18]
  C. 败血症[18]
  D. 急性淋巴细胞白血病
  E. 砷剂治疗[22]

Ⅶ. 破骨细胞发育衰竭
  • 骨硬化症[36]

在骨髓病性贫血患者中观察到的特征性改变可能部分源于代偿性髓外造血,通常是脾脏髓外造血。类似情况可见于骨髓被多种肉芽肿[14,15]病变(如结节病)、播散性结核、真菌感染、或含有无法分解的脂质的巨噬细胞(如戈谢病和尼曼-匹克病)所替代(参见第72章)[16]以及巨噬细胞活化综合征(MAS)。

骨髓坏死可以是骨髓病性贫血的潜在原因。形态学上(经苏木精和伊红染色的骨髓活检组织观察效果最佳)可见嗜酸性粒细胞无定形的背景中存在细胞碎片,偶见坏死细胞(图45-1)[17]。骨髓坏死通常非常少见,在骨髓活检中检出率低于1%。转移性肿瘤、儿童急性淋巴细胞白血病和败血症常是常见原因[17~18],也可见于镰状红细胞病[19~21]和急性早幼粒细胞白血病的砷剂治疗后[22]。坏死灶的范围可以很小也可以非常广泛(从5%~90%)。广泛的骨髓坏死往往导致无法获得满意的流式细胞检测和分子检测结果,故需要不同部位的重复活检[17,23,24]。

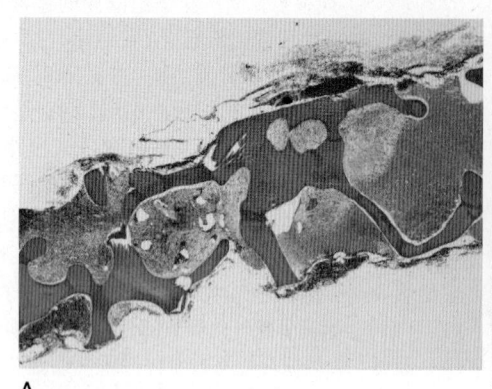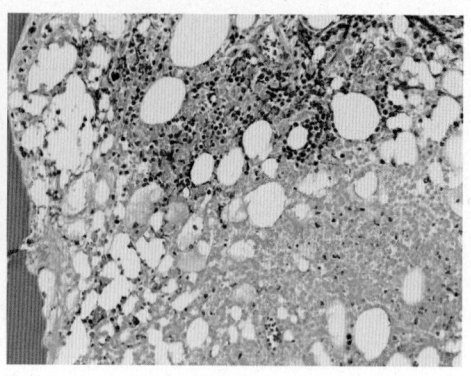

图45-1　骨髓坏死。A.低倍镜下活检组织显示大部分坏死(粉红区域)以及左侧的肿瘤病灶(蓝色区域)。B.高倍镜下的坏死显示细胞成分的缺失,可见嗜酸性颗粒及粉红色的细胞碎片

由于骨髓病性贫血非常少见,因此关于其发病机制方面的可靠研究也寥寥无几。体外研究显示,造血前体细胞的比例和增殖能力仅中度减低[25]。通过铁动力学检测红细胞生成数量也提示仅有中度缺陷(参见第32章)[26]。以下多种因素亦可促成贫血发生:铁调素(参见第37章)和其他因子的升高,包括肿瘤细胞释放的造血抑制因子(参见第37章)以及铁(参见第42章)、叶酸及维生素B_{12}(参见第41章)缺乏。排除上述因素以后,才能考虑贫血是由骨髓细胞被大量取代所致。

● 临床特征

与骨髓浸润相关的症状、体征通常与基础疾病有关。细胞因子上调或者贫血本身可导致乏力。一些患者没有症状,只是偶然间发现血细胞减少和外周血中出现幼红幼粒细胞,最终诊断出潜在的疾病。

● 实验室特征

血象

贫血通常为轻至中度,但也可为重度。白细胞和血小板计数高低不等。最显著的特征是血涂片中的红细胞形态改变,表现为大小不均及异形性,出现泪滴样和有核红细胞对骨髓浸润有特别提示作用(参见第31章;图45-2)。有核红细胞和幼稚髓系前体细胞同时出现的幼红幼粒现象是骨髓浸润及髓外造血的特征。血涂片中偶可见到癌细胞,常提示骨髓侵犯(图45-3)[27]。

骨髓

骨髓活检是诊断骨髓浸润性疾病的最可靠手段,所有怀疑

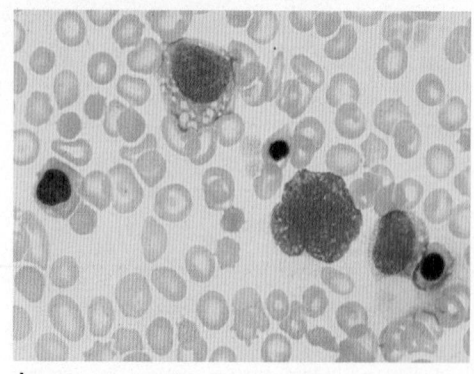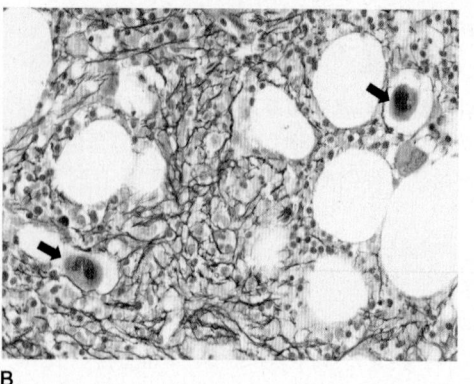

图45-2　幼红幼粒细胞现象。A.外周血可见有核红细胞(RBC),几乎未见幼稚细胞,红细胞可见严重的形态异常。B.对应的骨髓活检提示网状纤维化(3+),窦内可见巨噬细胞(黑色箭头)

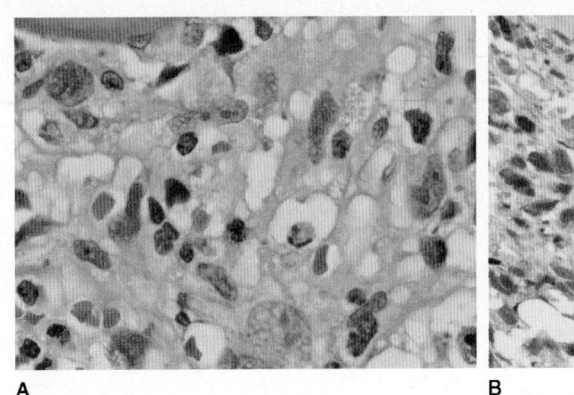
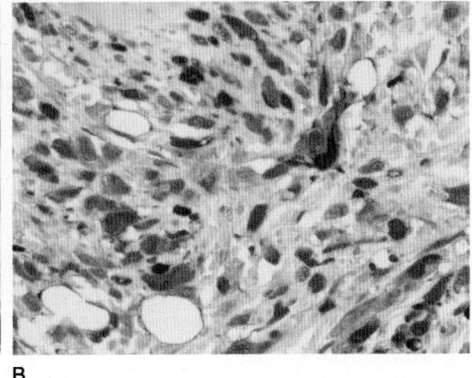

图 45-3 骨髓转移癌。A.骨髓中充满了黑色瘤细胞,取代了正常的骨髓成分。这类肿瘤细胞,核较大,有着特征性的粉红色核仁。B. S100 免疫组化染色显示骨髓中浸润的黑色素瘤细胞

骨髓转移癌或具有骨髓病性贫血特征的患者都应该行骨髓活检。骨髓穿刺抽吸[24,28]可能无法检出肿瘤细胞,并且在原发或继发性骨髓纤维化中尤为困难。无法抽出骨髓(干抽)时应高度怀疑骨髓被其他成分所占据并伴有骨髓纤维化。通过活检诊断骨髓浸润依赖于受检组织量,因此有时可能需要行双侧髂后嵴活检。在骨髓转移癌患者中,血液 CD34 阳性细胞数可比转移癌未累及骨髓者高 50 倍[29]。

同位素及影像学检查

99m 锝(99mTc) 甲氧基异丁基异腈(sestamibi)摄取试验能准确地识别骨髓戈谢细胞浸润。甲氧基异丁基异腈是一种核医学成像药物。磁共振成像(MRI)越来越多地用于确定骨髓浸润的严重程度。这种成像方法对于评价接受酶替代治疗的 1 型戈谢病患者的骨髓缓解程度尤为有用[20,30,31]。同位素骨扫描或 MRI 检查显示放射示踪剂局部蓄积能有助于确定合适的活检部位[20,32],但是阴性结果亦不能排除骨髓受累的可能性。在 MRI 检查中,出现外围强化环包绕信号强度不一的中心区域这样广泛、弥漫、地图样的影像异常往往是骨髓坏死的特征性改变[21]。

● 鉴别诊断

外周血出现幼红幼粒细胞可见于骨髓癌转移或恶性血液病。如临床评估不能提示可能的病因,那么首要的诊断措施是骨髓活检。尽管该方法并不十分敏感,但通过免疫细胞化学和流式细胞术标记肿瘤特异性抗原,可提高其诊断的敏感性和特异性。骨髓检查前行 MRI 或同位素扫描可以协助定位活检部位。血液疾病导致骨髓纤维化,特别是原发性骨髓纤维化,酷似骨髓病性异常,但两者的差别也是很明显的。原发性骨髓纤维化患者几乎都存在脾脏增大,而转移癌患者几乎不存在这种情况(参见第 91 章)。如果骨髓病是由贮积症或其他浸润导致,那么适当的化学检测连同骨髓活检有助于确定诊断。某些急症情况下也可见到外周血有核红细胞和白细胞增多,如重症脓毒血症、急性重症缺氧、心脏停搏后以及一些诸如重型珠蛋白生成障碍性贫血、充血性心力衰竭和严重溶血性贫血等慢性病。

● 治疗、病程及预后

该疾病的治疗目标是处理基础疾病。发生骨髓癌细胞浸润的患者应予恰当的治疗,但有时骨髓浸润可能对预后并没有不良影响。如果治疗成功,恶性细胞连同转移灶周围的反应性纤维化可以完全消失。在激素难治性前列腺癌患者中,出现幼红幼粒细胞血象似乎并不影响生存[33]。然而,大多数转移至骨髓的癌症患者生存期较短。

翻译:肖菲 互审:赵维莅 校对:黄洪晖、陈芳源

参考文献

1. Baumann T: Constitutional general myelophthisis with multiple degeneration (Fanconi syndrome). Ann Paediatr 177(2):65, 1951.
2. Rundles RW, Jonsson U: Metastases in bone marrow and myelophthisic anemia from carcinoma of the prostate. Am J Med Sci 218(3):241, 1949.
3. Thiery JP: Epithelial-mesenchymal transitions in tumour progression. Nat Rev Cancer 2(6):442, 2002.
4. Chen YF, Chen YT, Chiu WT, Shen MR: Remodeling of calcium signaling in tumor progression. J Biomed Sci 20:23, 2013.
5. Chiang AC. Massague J: Molecular basis of metastasis. N Engl J Med 359(26):2814, 2008.
6. Halil O, Farringdon K: Oxalosis: An unusual cause of leucoerythroblastic anaemia. Br J Haematol 122(1):2, 2003.
7. Makoni SN, Laber DA: Clinical spectrum of myelophthisis in cancer patients. Am J Hematol 76(1):92, 2004.
8. Mohanty SK, Dash S: Bone marrow metastasis in solid tumors. Indian J Pathol Microbiol 46(4):613, 2003.
9. Pham CM, Syed AA, Siddiqui HA, et al: Case of metastatic basal cell carcinoma to bone marrow, resulting in myelophthisic anemia. Am J Dermatopathol 35(2):e34, 2013.
10. Shinkoda Y, Nagatoshi Y, Fukano R, et al: Rhabdomyosarcoma masquerading as acute leukemia. Pediatr Blood Cancer 52(2):286, 2009.
11. Velasco-Rodriguez D, Castellanos-González M, Alonso-Domínguez JM, et al: Metastatic malignant melanoma detected on bone marrow aspiration. Br J Haematol 162(4):432, 2013.
12. Hirsch FR, Hansen HH: Bone marrow involvement in small cell anaplastic carcinoma of the lung: Prognostic and therapeutic aspects. Cancer 46(1):206, 1980.
13. Hirsch FR, Osterlind K, Kristjansen PE, Hansen HH: Bone marrow examination in small cell lung cancer. Ann Intern Med 106(6):913, 1987.
14. Eid A, Carion W, Nystrom JS: Differential diagnoses of bone marrow granuloma. West J Med 164(6):510, 1996.
15. Saliba WR, Elias MS: Recurrent severe hypercalcemia caused by bone marrow sarcoidosis. Am J Med Sci 330(3):147, 2005.
16. Hsu YS, Hwu WL, Huang SF, et al: Niemann-Pick disease type C (a cellular cholesterol lipidosis) treated by bone marrow transplantation. Bone Marrow Transplant 24(1):103, 1999.
17. Khoshnaw NS, Muhealdeen DN: Bone marrow necrosis in an adult patient with precursor B-cell acute lymphoblastic leukaemia at the time of presentation. BMJ Case Rep Apr 4:2014, 2014.
18. Paydas S, Ergin M, Baslamisli F, et al: Bone marrow necrosis: Clinicopathologic analysis of 20 cases and review of the literature. Am J Hematol 70(4):300, 2002.
19. Conrad ME, Studdard H, Anderson LJ: Aplastic crisis in sickle cell disorders: Bone marrow necrosis and human parvovirus infection. Am J Med Sci 295(3):212, 1988.
20. Howe BM, Johnson GB, Wenger DE: Current concepts in MRI of focal and diffuse malignancy of bone marrow. Semin Musculoskelet Radiol 17(2):137, 2013.
21. Tang YM, Jeavons S, Stuckey S, et al: MRI features of bone marrow necrosis. AJR Am J Roentgenol 188(2):509, 2007.
22. Chim CS, Lam CC, Wong KF, et al: Atypical blasts and bone marrow necrosis associated with near-triploid relapse of acute promyelocytic leukemia after arsenic trioxide treatment. Hum Pathol 33(8):849, 2002.

23. Conrad ME: Bone marrow necrosis. *J Intensive Care Med* 10(4):171, 1995.

24. Langsteger W, Haim S, Knauer M, et al: Imaging of bone metastases in prostate cancer: An update. *Q J Nucl Med Mol Imaging* 56(5):447, 2012.

25. Dainiak N, Kulkarni V, Howard D, et al: Mechanisms of abnormal erythropoiesis in malignancy. *Cancer* 51(6):1101, 1983.

26. Cazzola M, Bergamaschi G, Huebers HA, Finch CA: Pathophysiological classification of acquired bone marrow failure based on quantitative assessment of erythroid function. *Eur J Haematol* 38(5):426, 1987.

27. Gallivan MV, Lokich JJ: Carcinocythemia (carcinoma cell leukemia). Report of two cases with English literature review. *Cancer* 53(5):1100, 1984.

28. Garrett TJ, Gee TS, Lieberman PH, et al: The role of bone marrow aspiration and biopsy in detecting marrow involvement by nonhematologic malignancies. *Cancer* 38(6):2401, 1976.

29. Ciancia R, Martinelli V, Cosentini E, et al: High number of circulating CD34+ cells in patients with myelophthisis. *Haematologica* 90(7):976, 2005.

30. Erba PA, Minichilli F, Giona F, et al: 99mTc-sestamibi scintigraphy to monitor the long-term efficacy of enzyme replacement therapy on bone marrow infiltration in patients with Gaucher disease. *J Nucl Med* 54(10):1717, 2013.

31. Mariani G, Filocamo M, Giona F, et al: Severity of bone marrow involvement in patients with Gaucher's disease evaluated by scintigraphy with 99mTc-sestamibi. *J Nucl Med* 44(8):1253, 2003.

32. Terk MR, Dardashti S, Liebman HA: Bone marrow response in treated patients with Gaucher disease: Evaluation by T1-weighted magnetic resonance images and correlation with reduction in liver and spleen volume. *Skeletal Radiol* 29(10):563, 2000.

33. Shamdas GJ, Ahmann FR, Matzner MB, Ritchie JM: Leukoerythroblastic anemia in metastatic prostate cancer. Clinical and prognostic significance in patients with hormone-refractory disease. *Cancer* 71(11):3594, 1993.

34. George MR: Hemophagocytic lymphohistiocytosis: Review of etiologies and management. *J Blood Med* 5:69, 2014.

35. Ravelli A, Grom AA, Behrens EM, Cron RQ: Macrophage activation syndrome as part of systemic juvenile idiopathic arthritis: Diagnosis, genetics, pathophysiology and treatment. *Genes Immun* 13(4):289, 2012.

36. Stark Z, Savarirayan R: Osteopetrosis. *Orphanet J Rare Dis* 4:5, 2009.

第 46 章
红细胞膜疾病

Theresa L. Coetzer

摘要

人红细胞膜由含有跨膜蛋白的脂质双分子及通过连接蛋白复合物附着在双分子层的底层骨架膜组成。这个膜

简写和缩略词

AE1,阴离子交换蛋白 1（anion exchanger-1）；α^{LELY}，低表达 Lyon α 血影蛋白（α-spectrin low-expression Lyon）；α^{LEPRA}，低表达 Pregue α 血影蛋白（α-spectrin low-expression Prague）；AGLT,酸化甘油溶血试验（acidified glycerol lysis test）；ANK,锚蛋白（ankyrin）；AQP1,水通道蛋白 1（aquaporin-1）；BCSH,英国血液学标准委员会（British Committee for Standards in Haematology）；BPG,2,3-二磷酸甘油酸（2,3-bisphosphoglycerate）；CDA II,先天性红细胞生成不良性贫血 II（congenital dyserythropoietic anemia type II）；EMA,伊红 5′-马来酰亚胺（eosin 5′-maleimide）；4.1R,红细胞蛋白 4.1 亚型（erythrocyte isoform of protein 4.1）；GLT,甘油溶解试验（glycerol lysis test）；GLUT-1,葡萄糖转运蛋白-1（glucose transporter-1）；GP,血型糖蛋白（glycophorin）；GP-A,-B,-C,-D,-E,血型糖蛋白家族的各个成员（various members of glycophorin family）；GSSG,氧化型谷胱甘肽（oxidized glutathione）；HARP,低 β-脂蛋白血症，棘红细胞增多，色素性视网膜炎，苍白球变性综合征（hypobetalipoproteinemia, acanthocytosis, retinitis pigmentosa, and pallidal degeneration syndrome）；HE,遗传性椭圆形红细胞增多症（hereditary elliptocytosis）；HPP,遗传性热异形性红细胞增多症（hereditary pyropoikilocytosis）；HS,遗传性球形红细胞增多症（hereditary spherocytosis）；HSt,遗传性口形红细胞增多症（hereditary stomatocytosis）；MAGUK,膜相关鸟苷酸激酶（membrane-associated guanylate kinase）；MARCKS,富含酰胺化丙氨酸的 C 激酶底物（myristoylated alanine-rich C kinase substrate）；MCHC,平均红细胞血红蛋白浓度（mean corpuscular hemoglobin concentration）；MCV,均红细胞体积（mean corpuscular volume）；OF,渗透脆性（osmotic fragility）；PKAN,泛酸激酶相关神经退行性病变（pantothenate kinase-associated neurodegeneration）；RhAG,Rh-相关糖蛋白；（Rh-associated glycoprotein）；SAO,东南亚卵形红细胞症（southeast Asian ovalocytosis）；SDS-PAGE,十二烷基硫酸钠-聚丙烯酰胺凝胶电泳（sodium dodecylsulfate polyacrylamide gel electrophoresis）；UGT1,尿苷二磷酸葡萄糖醛酸转移酶 1（uridine diphosphate glucuronosyltransferase 1）。

对于维持红细胞独特的双凹圆盘状是至关重要的,使红细胞能够抵抗血液循环中的剪切应力。膜的完整性有赖于骨架及跨膜蛋白的垂直相互作用以及骨骼蛋白之间的水平相互作用。膜蛋白的遗传缺陷破坏了这些相互作用,并改变了细胞的形态及变形能力,最终导致过早破坏及溶血性贫血。这些疾病是典型的常染色体显性遗传,具有明显的临床、实验室、生化和遗传异质性。

遗传性球形红细胞增多症 是一种常见病,以血涂片上球形红细胞,网状红细胞增多,脾肿大为特征。其本质缺陷是缺乏下列某种膜蛋白,包括锚蛋白,带 3 蛋白、α-血影蛋白、β-血影蛋白或 4.2 蛋白,使得膜的垂直相互作用被削弱,导致膜表面积减少。球形红细胞的变形能力降低,使得它们在脾脏中被截留破坏。遗传性椭圆形红细胞增多症以血涂片上出现椭圆形红细胞为特征,影响 α-血影蛋白、β-血影蛋白、4.1R 蛋白及血型糖蛋白 C 等膜蛋白的水平相互作用。导致膜骨架不稳定,无法维持双凹圆盘状,从而表现为循环中的红细胞呈椭圆形畸变。

遗传性热异形性红细胞增多症 是一种罕见的、严重的溶血性贫血,以血影蛋白缺陷所致的红细胞形态异常为特征。东南亚卵形红细胞症大部分没有症状,是由带 3 蛋白缺陷所致。外周血涂片显示大量带有横跨中央线横嵴的卵形红细胞。棘形红细胞增多症以带有不规则突起的皱缩致密红细胞为特征,见于严重的肝脏疾病,无 β 脂蛋白血症、各种神经系统疾病,某种红细胞抗原异常以及脾切除术后。口形红细胞增多症是一种罕见的遗传性疾病,与红细胞膜通透性及阳离子含量异常有关,导致细胞内水分过多或脱水。

红细胞膜在红细胞的功能和结构中起关键作用。它具有独特的双凹圆盘形状,确保红细胞具有良好的稳定性及变形能力,使红细胞能够承受循环剪切压力,当通过狭窄的脾窦及微血管时能够承受反复的扭曲,保证 120 天的寿命。红细胞膜表面保持非活化状态,因而不黏附于内皮细胞或相互聚积而阻塞微循环。它具有选择性通透屏障,保留细胞内的必要成分,并允许代谢产物排出。为了促进二氧化碳的转移和维持 pH 平衡,细胞膜进行氯离子和碳酸氢根阴离子交换,并控制阳离子和水的含量。膜的隔离作用降低了外界对血红蛋白及其他细胞成分的氧化伤害,并且通过可逆性地结合和选择性地灭活糖酵解酶调节细胞代谢。

红细胞膜的异常会改变细胞的形态并影响细胞的完整性以及在复杂循环中存活的能力,从而导致红细胞早期破坏及溶血。红细胞膜疾病包含一组重要的遗传性溶血性贫血,根据红细胞形态可以分为遗传性球形红细胞增多症（HS）,遗传性椭圆形红细胞增多症（HE）以及遗传性口形红细胞增多症（HSt）。本章总结了目前对正常红细胞膜的最新认识,并讨论了这些疾病关键的分子缺陷,病理生理学机制以及临床表现。重点讲述球形红细胞增多症及椭圆形红细胞增多症这二种最常见并且最具有特征的疾病。

红细胞膜概述

红细胞膜是研究最多的细胞膜,可以作为所有细胞膜的范例。成熟红细胞容易获得,细胞内无细胞器,有利于红细胞膜的分离。能够导致红细胞形态异常的所谓"天然试验"为膜成分的功能研究提供了独特的机会。这些研究显示了红细胞膜的初级结构和一些重要功能。最新的分子技术将有助于进一步深入了解细胞膜结构与功能以及基因型与表型之间的关系。

红细胞膜是一个复杂的结构,包含一个相对流动的脂质双分子层,由底层二维膜骨架稳定,维持了红细胞双凹圆盘状的形态(图46-1)。骨架提供了细胞快速反复变形的强度和柔韧性,这样能够承受微循环毛细血管及脾脏中遇到的剪切应力。脂质双分子层包含磷脂和胆固醇以及必需的跨膜蛋白,通过与连接蛋白的相互作用而固定在膜骨架上,将红细胞胞浆与血浆隔离开。

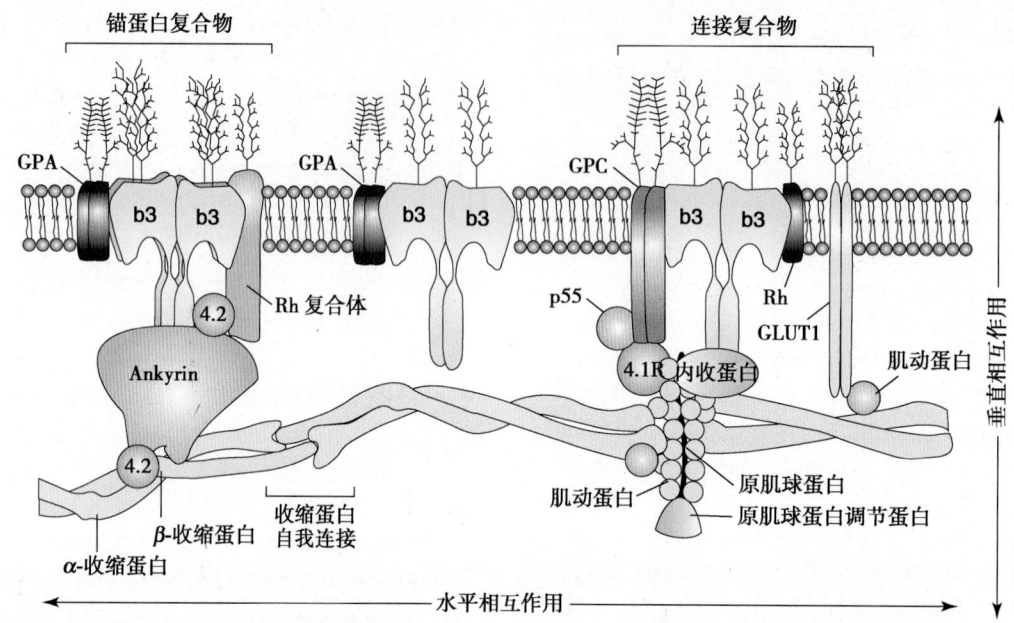

图46-1 人红细胞膜示意图,展示了主要蛋白质的分子构成。垂直作用垂直于膜平面,以锚蛋白和连接蛋白复合物为代表,连接膜血影蛋白骨架和嵌入脂质双分子层的整个蛋白。水平相互作用平行于膜平面,由血影蛋白四聚物和蛋白4.1R参与。蛋白质和脂质未画出。b3,带3蛋白;GPA/GPC,血型糖蛋白A/C;GLUT-1,葡萄糖转运蛋白-1

红细胞膜的组成

细胞膜脂质

脂质双分子层约构成红细胞膜重量的50%,包含几乎等量的未酯化胆固醇和磷脂以及少量糖脂和磷脂酰肌醇(Chap. 31)[1,2]。成熟红细胞不能合成脂肪酸、磷脂或新生胆固醇,只能依赖于脂质交换和有限的磷脂修复[3]。

胆固醇存在于膜的两面,调节膜的流动性,而磷脂呈不对称分布。磷脂酰胆碱,卵磷脂和鞘磷脂主要位于外侧面,参与胞浆脂质交换和膜磷脂的更新。糖脂仅存在于膜的外侧面,带有伸向胞浆的碳水化合物,携带包括A、B、H、P在内的数个重要红细胞抗原。氨基磷脂,磷脂酰丝氨酸和磷脂酰乙醇胺及磷脂酰肌醇位于脂质双分子内侧。

磷脂的非对称分布依赖内翻和外翻酶分别将氨基磷脂转移到膜内外面[4,5]。一种爬行酶介导磷脂顺浓度梯度双向运动[6]。磷脂的不对称分布对于红细胞的生存非常重要,在镰状细胞病和珠蛋白生成障碍性贫血中,磷脂酰丝氨酸暴露于细胞外表面带来诸多不良后果,包括激活凝血级联反应,导致血栓形成[4];促进红细胞与血管内皮细胞黏附;为巨噬细胞吞噬红细胞提供识别信号;减少骨架蛋白和双分子层的相互作用而削弱细胞膜的稳定性。

红细胞中存在脂筏[7]。它们形成了耐去污剂的膜区,富含胆固醇及鞘磷脂,包含stomatin及flotillin-1and-2等数个标记蛋白。这些脂筏在疟疾的信号传播和侵袭中起重要作用[8]。

膜蛋白

十二烷基硫酸钠-聚丙烯酰胺凝胶电泳(SDS-PAGE)作为一种开创性的检测方法揭示了红细胞膜的主要蛋白质,从最大的蛋白质分别编号为1~8,分子最大移动速度最慢(Chap. 31)[9]。随后的研究显示了主要蛋白质和那些被命名为小数之间的小条带。单个蛋白的分析导致其中某些重命名,比如带1和2,现在分别称为α-和β-收缩蛋白。技术的进步使得红细胞蛋白质组通过质谱分析得到更深入的研究,显示总共340个膜蛋白[10]。表46-1总结了主要成分的特征与功能。

根据在红细胞膜制备时去除的难易程度,膜蛋白可分为内在型和外周型。内在或跨膜蛋白通过疏水相互作用嵌入在脂质双分子层中,可用去垢剂进行提取。它们经常从双分子层突起延伸到血浆和/或红细胞内部,这些结构特征与它们运输蛋白、受体、信号分子和携带红细胞抗原功能有关。

表 46-1　主要红细胞膜蛋白

带	蛋白质	分子量 (gel)	分子量 (calc)	每细胞拷贝数 (×10³)	占总体的百分比 (%)ᵃ	基因名称	染色体定位	氨基酸	基因大小 (kb)	外显子数	所涉及的溶血性贫血
1	α-血影蛋白	240	280	240	16	SPTA1	1q22-q23	2429	80	52	HE, HS, HPP
2	β-血影蛋白	220	246	240	14	SPTB	14q23-q24.2	2137	>100	32	HE, HS, HPP
22.1	锚蛋白ᵇ	210	206	120	4.5	ANK1	8p11.2	1881	>100	40	HS
2.9	α-内收蛋白ᶜ	103	81	30	2	ADDA	4p16.3	737	85	16	N
2.9	β-内收蛋白ᶜ	97	80	30	2	ADDB	2p13~2p14	726	~100	17	N
3	阴离子交换蛋白-1	90~100	102	1200	27	EPB3	17q21-qter	911	17	20	HS, SAO, HAc
4.1	蛋白 4.1	80	66	200	5	EL11	1p33-p34.2	588ᵈ	>100	23	HE
4.2	蛋白 4.2	72	77	200	5	EB42	15q15-q21	691	20	13	HS
4.9	收束蛋白ᵉ	48+52	43	40ᶠ	1	EPB49	8p21.1	383	—	—	N
4.9	p55ᵉ	55	53	80	—	MPP1	Xq28	466	—	—	N
5	β-肌动蛋白	43	42	400~500	5.5	ACTB	7pter-q22	375	>4	6	N
5	原肌球蛋白调节蛋白	43	41	30	—	TMOD	9q22	359	—	—	N
6	G-3P-Dᵍ	35	37	500	3.5ᵍ	GAPD	12q13.31-p13.1	335	5	9	N
7	stomatin	31	32	—	2.5	EPB72	9q33-q34	288	12	7	HSt
7	原肌球蛋白	28	28	80	1	TPM3	1q31	239	—	—	N
PAS-1	血型糖蛋白 Aʰ	36	—	500~1000	85	GYPA	4q28-q31	131	>40	7	HE
PAS-2	血型糖蛋白 Cʰ	32	14	50~100	4	GYPC	2q14-q21	128	14	4	HE
PAS-3	血型糖蛋白 Bʰ	20	—	100~300	10	GYPB	4q28-q31	72	>30	5	N
	血型糖蛋白 Dʰ	23	—	20	1	GYPD	2q14-q21	107	14	4	N
	血型糖蛋白 E	—	—	—	—	GYPE	4q28-q31	59	>30	4	N

一，缺乏资料；G-3-PD，甘油醛 3-磷酸脱氢酶；HAc，遗传性棘形红细胞增多症；HE，遗传性椭圆形红细胞增多症；HPP，遗传性热异形性红细胞增多症；HS，遗传性球形红细胞增多症；SAO，东南亚卵圆形红细胞增多症；HSt，遗传性口形红细胞增多症；N，无血液学异常报告。

ᵃ 基于健康献血者红细胞膜 SDS 聚丙烯酰胺凝胶电泳扫描定量。血型糖蛋白值代表占 PAS 阳性物质的百分比。
ᵇ 带 2.1，带 2.2，带 2.3 和带 2.6 为红细胞膜锚蛋白异构体，至少某些由锚蛋白 mRNA 不同剪切体生成。
ᶜ 已经报告不同剪切生成大量红系和非红系带 4.1 蛋白异构体。
ᵈ 由于红收蛋白与带 3 蛋白一起移动，未再指定带数。
ᵉ 成束蛋白及 p55 在带 4.9 蛋白区域内。
ᶠ 一个红细胞有 40 000 个成束蛋白三聚体。
ᵍ 红细胞膜带 6 蛋白含量不同。
ʰ 仅可在 PAS 胶上检测。

外周蛋白构成膜骨架,松散地附着于脂质双分子层的胞质面,在高低不同浓度盐或高 pH 值条件下可被提取。外周型蛋白通过跨膜蛋白胞浆结构域共价或非共价相互作用以及与脂质双分子层内侧面的直接相互作用来附着。蛋白质翻译后的修饰作用,如磷酸化、甲基化、糖基化、或脂质修饰(豆蔻酰化、棕榈酰化、法尼基化)调节着上述分子结合的亲和力。外周蛋白通常既可作为结构蛋白,也可作为膜骨架的一部分,也可作为连接蛋白将骨架附着到双分子层上。

许多红细胞蛋白属于超家族成员,和结构相关但不同基因编码的非红细胞中蛋白具有同源性。这种遗传多样性解释了为什么大部分(但不是全部)红细胞膜蛋白突变仅限于红系的临床表现。几种蛋白存在不同亚型,是由组织或发育阶段特异性选择性剪接或使用其他起始密码子或启动子而产生的。许多膜蛋白是大分子多功能蛋白,因此,突变的位置决定了功能异常和临床表型。

内在膜蛋白

含量最丰富也最重要的跨膜蛋白是带 3 蛋白及血型糖蛋白(GPS),前者是红细胞的阴离子交换器(AE1)。

带 3 蛋白　是一个多功能及主要的内在膜蛋白(表 46-1)。红细胞约含有 120 万份 AE1。分子量 102kDa,因 N-糖基异构,在十二烷基硫酸钠(SDS)凝胶上迁移为不同条带。这个含有 911 个氨基酸的蛋白质,由两个功能域组成;N-端的 43kDa 的胞浆结构域和一个 52kDa 的跨膜通道,还包含一个由 3 个氨基酸构成的 C-端 3 细胞质短尾[11](图 46-2)。阴离子交换域包含由亲水环连接的 13α 螺旋跨膜片段和一个非螺旋片段[12,13]。细胞质

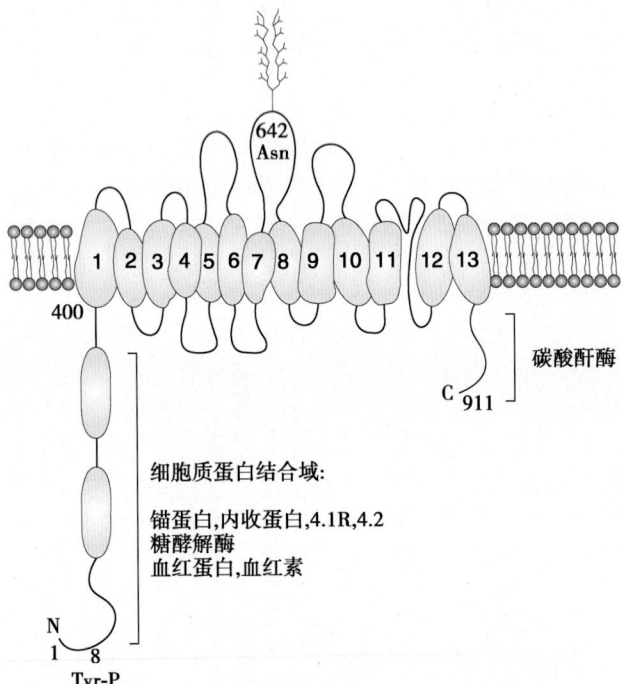

图 46-2　人红细胞带 3 蛋白图示模型。蛋白质的 N 和 C 端区域延伸到细胞质中,为几种红细胞蛋白质和酶提供结合位点。跨膜结构域形成阴离子交换通道,由 13 个嵌入脂质双分子层 α 螺旋片段和一个非螺旋片段组成。天冬酰胺 642 与凸出红细胞外面的糖复合物连接。酪氨酸 8 被磷酸化,此结构域不按比例绘制

质短尾和碳酸酐酶Ⅱ结合形成具有跨膜结构域的代谢物,使得 HCO3⁻ 和 Cl⁻ 离子得以交换,这是红细胞重要功能[14]。带 3 蛋白跨膜结构域的胞外表面携带多种抗原,包括 Diego, I/i, 和 Wright 血型。

N 端磷酸化的胞浆域是蛋白质之间相互作用的主要枢纽,起关键作用(图 46-1 和图 46-2)[15]。它通过螯合重要的糖酵解酶来调节代谢途径,如 3-磷酸甘油醛脱氢酶、磷酸甘油酸激酶、醛缩酶,结合时处于非活化状态。在酪氨酸 8 的磷酸化阻止了释放活性酶的结合[16]。细胞质结构域与血红蛋白和 hemichromes 相互作用,并在红细胞衰老中发挥作用[17];并与几种外周膜蛋白,包括蛋白质(4.1R)[18,19],蛋白质 4.2[20] 和内收蛋白[21] 的红细胞同源型以及磷酸酶和激酶相关。此结构域通过和结合在血影蛋白上的膜蛋白相互作用,也可以作为膜和底层骨架主要附着点(图 46-1 和图 46-2)[22,23]。

带 3 蛋白与其他跨膜蛋白形成大分子复合物(图 46-1)[24]。这包括主要的 GP, GPA[25] 和 Rh 蛋白复合物,由 Rh 相关糖蛋白(RHAG),Rh, CD47, LW 和 GPB 组成(参见第 136 章)[24]。此外,带 3 蛋白参与构成以蛋白质 4.1 为主的连接复合体[19]。

带 3 蛋白由 SLC4A1 基因编码,产生不同的组织特异性亚型[11,26]。红细胞亚型由外显子 1 上游的启动子控制,而肾亚型的转录由内含子 3 中的启动子启动,编码缺失 N-端前 65 个氨基酸的蛋白质。

血型糖蛋白　血型糖蛋白是完整的膜糖蛋白,由细胞外亲水性 N 端结构域,单个 α-螺旋跨膜结构域和 C 端胞质尾部组成。GPA、GPB 和 GPE 具有同源性,由起源于先祖 GPA 基因复制而来的紧密连锁基因进行编码[27]。GPC 和 GPD 来自相同的基因编码,但交替使用起始密码子[28]。

血型糖蛋白唾液酸的含量非常高,是导致红细胞外侧负电荷的主要蛋白,可以防止红细胞相互之间以及与血管内皮细胞的黏附。血型糖蛋白携带大量血型抗原,包括 MN, SsU, Miltenberger, En(a-), MK 和 Gerbich(参见第 136 章)。它们也作为恶性疟原虫(最毒疟原虫)的受体起作用。在脂质双分子层内,GPA 作为大分子复合物的一部分与带 3 蛋白相互作用,并且可以作为带 3 蛋白靶向膜的分子伴侣[25],GPC 与蛋白质 4.1R 和 p55 相关联,从而在膜和骨架之间提供额外的接触位点(图 46-1)[19],这些相互作用在稳定膜中起作用。

其他完整膜蛋白　Rh-RhAG 蛋白质是带 3 大分子复合物的一部分,其使膜稳定。RhAG 属于铵转运蛋白家族,但其功能是有争议的。此外还有一些与临床免疫血液学和膜疾病相关其他蛋白质嵌在脂质双分子层中,如 XK, Kell, Kidd, Duffy 和 Lutheran 糖蛋白(图 46-1)[11,19]。其他完整的膜蛋白还包括离子泵和通道,如 stomatin、水通道蛋白、葡萄糖转运蛋白(GLUT-1)以及各种阳离子阴离子转运蛋白。

外周膜蛋白

脂质双分子层的基础是外周膜骨架,它是一个结构蛋白的交错网络,在维持红细胞的形状和完整性上起关键作用。红细胞膜骨架的主要蛋白血影蛋白、肌动蛋白、蛋白 4.1R、4.2、4.9、p55 和内收蛋白,它们之间在水平方向上相互作用。连接蛋白介导骨架垂直附着于脂质双分子层内侧膜蛋白(图 46-1)。主要的连接蛋白是锚蛋白,连接血影蛋白与带 3 蛋白的细胞质结构域和 Rh-RhAG 复合物。蛋白质 4.1R 提供了 GPC 和带 3 蛋

白的其他链接。

血影蛋白 血影蛋白是红细胞膜骨架的主要成分,每个细胞大概有 240 000 个分子[29]。它是由两个同源但结构不同的 α 和 β-亚基组成的多功能蛋白,它们由不同的基因编码,可能从单一祖先基因重复进化而来[30](表 46-1 和图 46-3)。α 和 β-血影蛋白都含有串联的同源重复序列,约 106 个氨基酸长,折叠 3 个反向平行螺旋,A, B, 和 C。每个重复序列通过短序的 α-螺旋接头和邻近的重复序列连接(图 46-3)[31,32]。红细胞 α-血影蛋白是一种 280kDa 蛋白质,其包含 20 个完整重复序列,一个 N 端部分重复序列,中心 SH3 结构域和 C 端钙结合 EF 手。β-血影蛋白亚基是由 16 个完整重复序列,一个 N 端肌动蛋白结合域,一个 C 端附近的部分重复序列和一个非同源磷酸化 C 端组成的 246kDa 多肽构成。血影蛋白经胰蛋白酶轻微作用后,其二个亚基被剪切成不同的结构域:α I -V 和 β I -IV。血影蛋白重复序列的三重螺旋结构使分子具有高度的柔性,能够可逆地延伸和收缩,使红细胞具有持久的弹性能承受循环中遇到的剪切应力。

红细胞骨架的核心结构由血影蛋白异四聚体组成,它们是强而柔性的细丝。四聚体由各个单体经过一系列步骤组装而成。对于初始异二聚体形成,α-和 β-血影蛋白链以反向平行排列,在成核位置通过远程静电作用与高亲和力相互作用,包括

α20-21 和 β1-2 重复序列[33]。这触发了两个亚基中剩余的重复序列以拉链方式相关联。α-血影蛋白(α I 结构域)N-端和 β-血影蛋白(β I 结构域)的 C-端重复序列是涉及二聚体自身结合形成四聚体的区域。β17 部分重复序列由两个螺旋(A 和 B)组成,其与 α0 部分重复序列的单螺旋 C 相互作用以形成完整的三重螺旋重复序列(图 46-3)。该四聚体位点的界面以疏水接触为主,辅以静电相互作用[34]。β-血影蛋白超越自身结合位点的 C-端区域磷酸化降低了膜的机械稳定性。

在血影蛋白四聚体对侧的尾端,蛋白 4.1R 增强 β-血影蛋白的 N 端与短 F-肌动蛋白丝的结合,形成一个连接复合体的核心[35],将六个四聚体连接在一起成为六边形骨架网络[36](图 46-4)。α-血影蛋白的 C-端 EF 手增强了这种血影蛋白-肌动蛋白-蛋白 4.1R 的相互作用[37]。许多其他蛋白质参与连接复合物,包括内收蛋白,蛋白 4.9,p55,原肌球调节蛋白和原肌球蛋白(图 46-1)[19]。蛋白 4.1R 结合 GPC 和带 3,作为骨骼和内侧膜蛋白次级附着位点。将骨架绑定到脂质双分子层的主要相互作用是通过将 β-血影蛋白连接到带 3 蛋白的锚蛋白实现的(图 46-1)。锚蛋白结合位点是由分子 C 端附近的 β-血影蛋白 14 和 15 重复序列形成的一个灵活凹陷部位[38,39]。血影蛋白还与脂质双分子层内侧面上的磷脂酰丝氨酸相互作用。

血影蛋白中的非重复序列提供了与修饰基因结合的识别

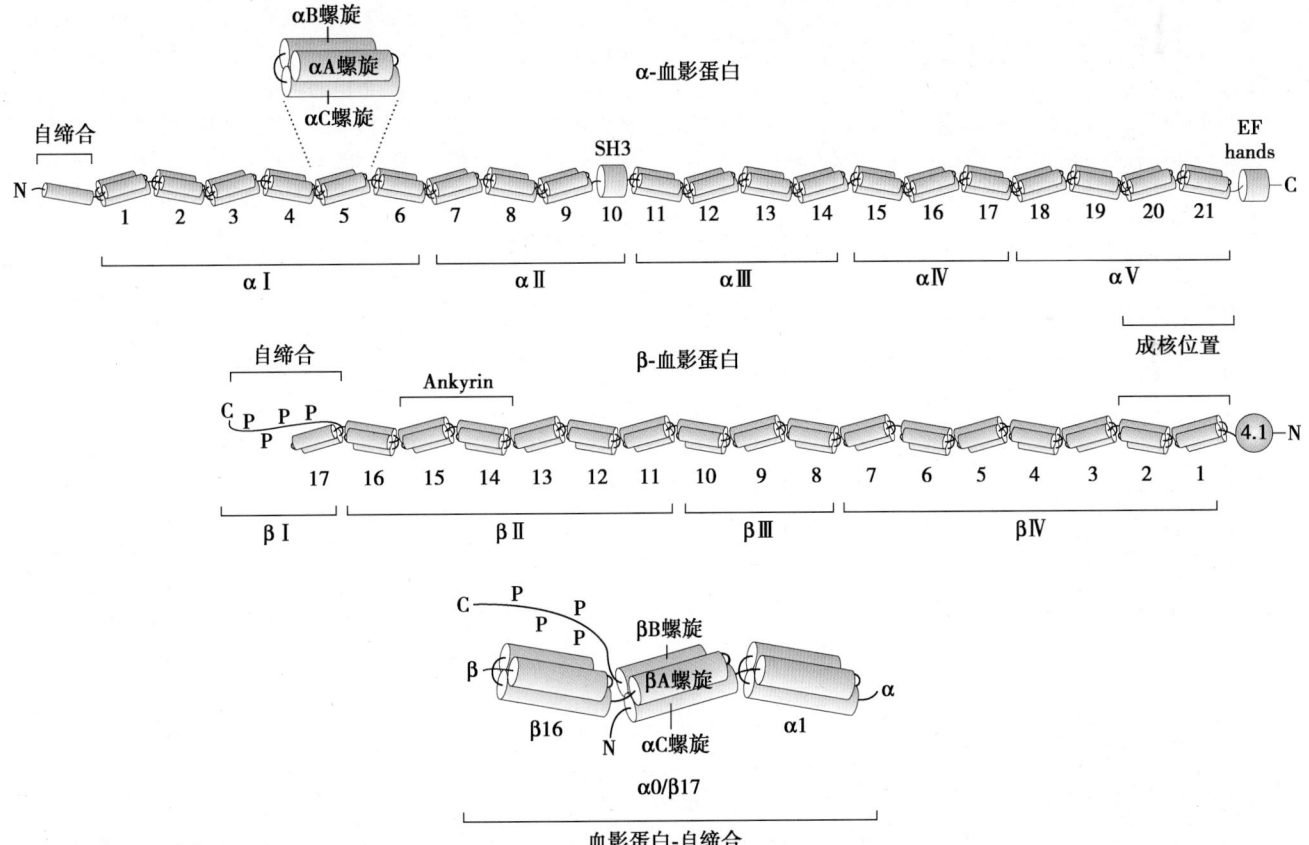

图 46-3 人红细胞 α-和 β-血影蛋白示意模型。蛋白质由多个 N 端编号的大约 106 个氨基酸的血影蛋白同源重复序列组成。每个重复序列由三个 α-螺旋组成。非同源区域包含一个 SH3 结构域和一个 α-血影蛋白中的钙结合 EF-手,一个蛋白 4.1R 结合域和 β-血影蛋白中的 C 端磷酸化的尾巴。成核位置表示 α 和 β 单体之间的初始相互作用区域,形成反向平行的异二聚体。血影蛋白二聚体自身结合成四聚体涉及 α-血影蛋白的 α0 部分重复序列的螺旋 C 和 β-血影蛋白 β17 部分重复序列的螺旋 A 和 B,形成完整的三重螺旋重复序列。锚蛋白与 β-血影蛋白 14 和 15 重复序列结合。胰蛋白酶限制性消化血影蛋白,剪切蛋白成分散的 α I -V 和 β I -IV 域

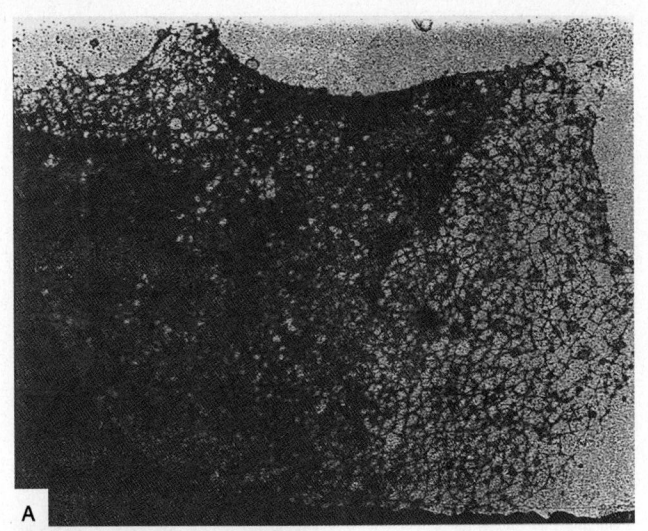

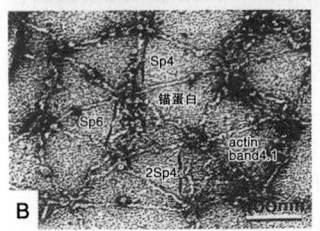

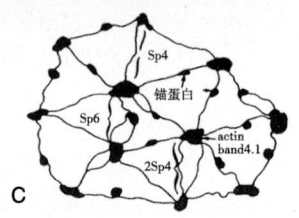

图 46-4　人红细胞膜骨架的电子显微镜照片。制备过程中去除了膜脂质和跨膜蛋白，延长了骨架，负染色显示了结构。A. 低倍大图像显示有序的蛋白质网络。B 和 C. 高倍放大图像和六方晶格示意图显示了血影蛋白四聚体（Sp4）和六聚体（Sp6）或双四聚体（2Sp4）。连接复合体含有肌动蛋白丝和蛋白 4.1R。球状锚蛋白分子结合血影蛋白四聚体。（获得 Liu SC 等再版许可：Visualisation of the hexagonal lattice in the erythrocyte membrane skeleton. J Cell Biol 104（3）:527～536,1987.）

位点，包括激酶和钙调蛋白。血影蛋白的功能是保持红细胞的双凹盘形状，调节结合膜蛋白的横向移动性，并为脂质双分子层提供结构支持。

锚蛋白　红细胞锚蛋白由 ANK1 基因编码，包含三个独立的组织特异性启动子和剪接成普通的外显子 2 的第一外显子[40]。这个 206kDa 蛋白是通用的结合配体，具有三个功能域：N 端 89kDa 膜结合域，包含带 3 蛋白和其他配体的位点；一个中央 62kDa 血影蛋白结合域和一个 C 端 55kDa 调节结构域，负责蛋白质的不同亚型，这些亚型影响了锚蛋白-蛋白的相互作用（图 46-5）[29]。

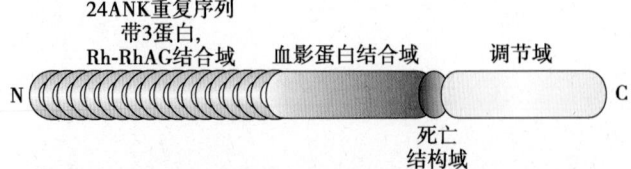

图 46-5　人类红细胞锚蛋白示意图。N 端结构域由 24 个 ANK 重复序列组成，可结合带 3 和 Rh-RHAG 复合物。中央域附着于血影蛋白。C-末端结构域在不同锚蛋白亚型中不同，这是由基因的选择性剪接产生的。该域还包含一个未知功能的保守死亡域

膜结合结构域含有 24 个串联重复锚蛋白（ANK）片段，它们叠成一个超螺旋阵列，绕成螺线管。这种结构类似于可逆弹簧，可能有助于膜的弹性[22]。每个 33 氨基酸的 ANK 重复序列是高度保守的，形成由 β 发夹分离的两个反向平行的 α 螺旋组成的 L 形结构[41]。ANK 重复序列通过非结构化环连接，并为许多蛋白质-蛋白质相互作用提供了界面。红细胞 ANK 重复序列特异性结合带 3 蛋白和 Rh-RhAG 大分子复合物[19,29]。

血影蛋白结合域含有一个独特的小亚结构域，称为 ZU5-ANK。具有多个表面环的 β-链核心，并通过疏水和静电相互作用与 β-血影蛋白结合[42]。调节域包含红细胞中未知功能的高度保守死亡域。由交替剪切[43]产生的锚蛋白各同源型（蛋白 2.1～2.6）的调节域 C-末端是不同的，由此导致对带 3 蛋白和血影蛋白的亲和力也不尽相同。锚蛋白的磷酸化降低了与带 3 蛋白和血影蛋白四聚体的结合。

蛋白质 4.1R　编码蛋白质 4.1 的基因在不同组织和不同发育阶段产生不同的亚型。这种多样性是通过不同启动子控制下交替第一外显子以及交替启动密码子来实现的。这种转录调节与复杂的 mRNA 前体剪接事件相结合[44,45]。红细胞亚型，蛋白 4.1R 由下游起始密码子产生，含有编码血影蛋白-肌动蛋白结合域必需部分的外显子 16。

蛋白质 4.1R 是一种球状磷蛋白，含有 30kDa，16kDa，10kDa 和 22～24kDa 的四个结构功能结构域（图 46-6）。N 端 30kDa 结构域负责结合带 3 蛋白、GPC 以及 p55 的胞质结构域，从而将骨架与脂质双分子层结合[19]。10kDa 结构域增强了连接复合物中血影蛋白和肌动蛋白的相互作用，它将血影蛋白四聚体彼此连接。其他两个结构域的功能尚不明确。蛋白 4.1R 的磷酸化抑制血影蛋白-肌动蛋白-蛋白 4.1R 复合物形成，也降低与带 3 蛋白的结合。蛋白质 4.1R 与脂质双分子层中的磷脂酰丝氨酸微弱结合。

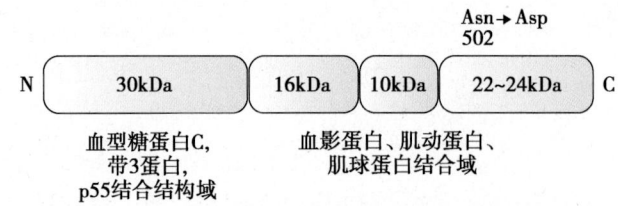

图 46-6　人红细胞蛋白 4.1R 示意图。该蛋白由四个结构域组成，其中 30kDa 和 10kDa 结构域与其他红细胞膜蛋白结合。蛋白 4.1a 型 C-端结构域在 502 位有天冬酰胺残基，这是老的红细胞脱酰氨基形成天冬氨酸和蛋白 4.1b 亚型

红细胞中存在蛋白 4.1Ra 和 b 2 种亚型，其中蛋白 4.1b 主要存在于年轻红细胞中。这两种同源蛋白之间的差异与天冬酰胺 502 在年龄依赖性非酶作用下逐渐脱酰为天冬氨酸有关，由此导致蛋白在 SDS 凝胶上的迁移率有所差异[46]。

蛋白质 4.2　蛋白质 4.2 是转谷氨酰胺酶蛋白家族的成员[47]，但它没有酶活性，因为它缺乏形成活性转谷氨酰胺酶位点的关键的三个残基。蛋白 4.2 的确切作用尚未阐明，但它稳定了骨架和脂质分子双层之间的联系。蛋白 4.2 与多种蛋白质相互作用，包括带 3 蛋白的细胞质结构域，其结合位点就是朝向蛋白 4.2 分子中心的发夹区域[11,47]。锚蛋白[47]膜结合域中 ANK 重复序列和 CD47（Rh 复合物的成分）相互作用已有记

录[19,47]。体外结合研究显示蛋白 4.2 与蛋白 4.1R 和血影蛋白的关联。蛋白 4.2 结合钙毗邻血影蛋白结合环提示钙可以调节这个相互作用。蛋白质经历翻译后棕榈酰化和肉豆蔻酰化，是与脂质双层相互作用的结果[47]。

p55　是膜相关鸟苷酸激酶（MAGUK）蛋白家族的磷蛋白成员[48]。在红细胞中与 GPC、蛋白 4.1R 一起构成复合物，它增强了骨架和双分子层之间的联系[19]。p55 包含五个结构域，包含结合 GPC 的 N 端 PDZ 结构域；一个 SH3 域；与蛋白 4.1R30kDa 结构域相互作用的中心 HOOK 域；一个具有酪氨酸磷酸化位点的区域和 C 端鸟苷酸激酶结构域（图 46-7）[48]。蛋白质的广泛棕榈酰化体现出与膜脂质双分子层的相互作用。

内收蛋白　内收蛋白是一种位于血影蛋白-肌动蛋白连接复合物上的钙离子/钙调蛋白结合磷酸蛋白，由 αβ 内收蛋白异二聚体组成，它们是由独立基因编码的结构相似的蛋白质组成。内收蛋白含有一个 39kDa 的球状头部区域，一个 9kDa 的小颈区域参与寡聚化以形成 $\alpha_2\beta_2$ 异四聚体，以及一个 30kDa 在 C 末端富含十四烷基丙氨酸的 C-激酶底物（MARCKS）磷酸化结构域的细胞质尾,（图 46-8）。内收蛋白尾部覆盖肌动蛋白丝和促进血影蛋白和肌动蛋白的相互作用[49]。它们也结合带 3 蛋白和 GLUT-1，从而形成连接血影蛋白骨架与脂质双分子层的大分子连接复合物的一部分（图 46-1）[21,50]。内收蛋白的功能受钙依赖性钙调蛋白结合和差异磷酸化调控。目前尚未报道过人类疾病中内收蛋白的原发性缺陷。靶向灭活 α-或 β-内收蛋白的小鼠发生代偿性的球形红细胞贫血，提示内收蛋白基因突变可能是隐性遗传性溶血性贫血候选基因[51]。

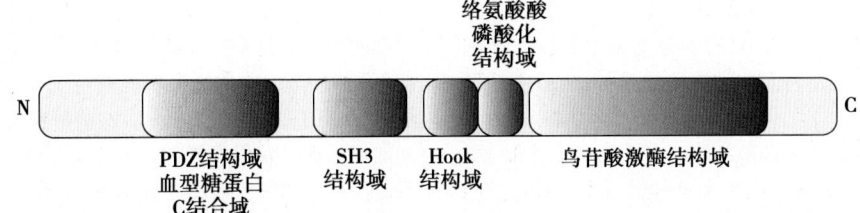

图 46-7　人类红细胞 p55 示意图。这个蛋白质是膜相关鸟苷酸激酶家族的一部分，激酶结构域接近 C 末端。毗邻酪氨酸磷酸化区。中心 HOOK 结构域结合蛋白 4.1R

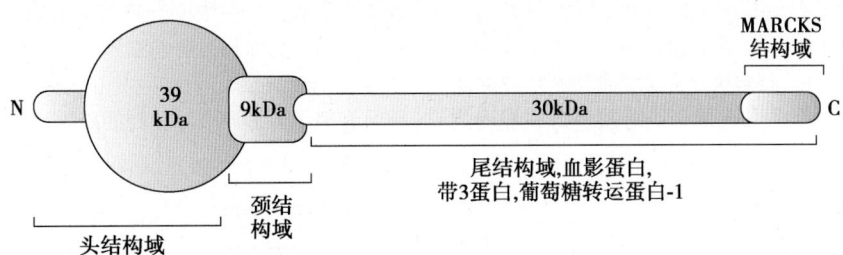

图 46-8　人红细胞内收蛋白的示意图。α 和 β 内收蛋白的结构域相似。颈结构域负责寡聚化，尾部代表其他红细胞膜蛋白的主要结合位点。MARCKS,末端富含十四烷基丙氨酸的 C-激酶底物

肌动蛋白和肌动蛋白结合蛋白　红细胞含有 β 型肌动蛋白，装配成 14 ~ 16 个单体的短 F-肌动蛋白原丝。长丝的长度由沿细丝结合的两个棒状原肌球蛋白分子的"分子尺"和在尖端覆盖原丝的两个原肌球调节蛋白分子调节[52]。在倒钩的末端，肌动蛋白为内收蛋白异二聚体覆盖。Dematin 或蛋白 4.9 是三聚磷蛋白，可以捆绑肌动蛋白丝[53]，还能通过结合跨膜 GLUT-1 成为一种链接分子[21,50]。

● 膜组织

红细胞膜的结构决定于多个蛋白之间的相互作用：①脂质双分子层内的完整膜蛋白；②骨架中的外周蛋白和③将骨架系到跨膜蛋白的连接蛋白（图 46-1）。双分子层内或阴离子磷脂与下层膜骨架之间蛋白质-脂质相互作用也在膜成分内聚中起作用。以嵌入蛋白的细胞质结构域作为附着点，膜骨架不仅将其自身固定在脂质双分子层上，而且还影响跨膜蛋白的拓扑结构并限制其横向和旋转移动性。

膜骨架类似于网格状，大约 60% 的脂质双分子层直接层叠到下层骨架上[36]。拉伸膜骨架的电子显微镜显示，各个蛋白质为高度有序的六边形网格（图 46-4）[36]。每个六角形的角由球状大分子连接蛋白复合物构成，包括蛋白 4.1R 和与血影蛋白四聚体相互作用的肌动蛋白、原肌球蛋白、原肌球调节蛋白、内收蛋白、dematin 以及 p55[19,21,50]。血影蛋白四聚体形成六边形的边，交叉连接各个连接复合物。这些蛋白质水平相互作用在维持细胞结构完整性方面是重要的，保证红细胞具有高拉伸强度（图 46-1）。

血影蛋白/肌动蛋白骨架通过两种主要的膜蛋白复合物锚定到磷脂双分子层：①含有跨膜蛋白，带 3 蛋白，GPA，Rh 和 RhAG 复合蛋白的锚蛋白复合物，以及外周锚蛋白、蛋白 4.2 和几种糖酵解酶；②除外周蛋白 4.1R、肌动蛋白、原肌球蛋白外，还含有跨膜蛋白带 3、GPC、GLUT-1、Rh、Kell 和 XK 蛋白的远端连接复合物，加上外周蛋白 4.1R、肌动蛋白、原肌球蛋白、原肌球调节蛋白、内收蛋白、dematin 和 p55。这些蛋白质-蛋白质垂直相互作用对稳定脂质双分子层是关键的，防止微泡从细胞中丢失（图 46-1）。

蛋白翻译后修饰,尤其是磷酸化,参与调解这些水平和垂

直相互作用的亲和力。红细胞含有多种蛋白激酶和磷酸酶,它们通过不断磷酸化和去磷酸化带3蛋白,β-血影蛋白,锚蛋白,蛋白4.1R,内含物和dematin上的特异性丝氨酸,苏氨酸和酪氨酸残基,从而紧密调节膜的结构特性。此外,膜蛋白之间的相互作用也受各种膜内因子的影响,包括钙,钙调蛋白,磷酸肌醇和多聚阴离子如2,3-二磷酸甘油酸(BPG)。红细胞膜蛋白还受许多其他翻译后修饰作用的调控,包括肉豆蔻酰化,棕榈酰化,糖基化,甲基化,脱酰胺化,氧化和有限的蛋白水解剪切,但这些改变的功能效应尚不清楚。

● 细胞可变性和膜稳定性

红细胞在携带氧到组织时,必须反复通过微血管中的微小毛细血管,以及比细胞直径小得多的脾脏中的狭小裂隙。因此,它必须经历严重的扭曲变形而不破碎或丧失完整性,这种变形的特性对于红细胞拥有120天的寿命至关重要。红细胞膜的结构使其具有高度灵活性及非常完美的弹性,能适应循环当中的剪切应力。

深入的生理学研究显示了调节细胞变形能力的三个特征:①双凹圆盘形状,反映细胞表面积与体积的比;②膜的黏弹性,取决于膜骨架结构和功能的完整性;③细胞质黏度,主要由细胞内血红蛋白决定[54]。

红细胞的独特双凹盘状使得表面积与细胞体积比值增大,膜表面积增加对于细胞的存活是至关重要的。它能使红细胞在通过微循环时伸展和扭曲,并防止其被破坏。为了保持细胞的形状并防止膜微泡的丢失,脂质双分子层和骨架必须彼此间接接触。膜的两个部分之间的黏附依赖于跨膜蛋白和外周蛋

白在膜垂直平面上的蛋白-蛋白相互作用。这种作用是由将骨架锚定在完整蛋白上的两个大分子复合物(锚蛋白-带3蛋白复合物和连接复合物)来完成的。为了防止膜的破裂和双凹槽形状的丢失,膜骨架的结构完整性很重要。在这方面,连接复合物的外周蛋白质,主要是蛋白4.1R和肌动蛋白的水平相互作用,将血影蛋白四聚体的尾端连接在一起,对膜稳定性起到了决定作用。血影蛋白异二聚体自身结合,并与血影蛋白四聚体的头部区域像连接也是不可或缺的因素。

膜的黏弹性是血影蛋白骨架的固有特征。通过微血管时,通过血影蛋白四聚体动态解离成二聚体来承受红细胞所受到的巨大扭曲,之后一旦剪切应力去除,再重新结合以恢复最初形状[55]。骨架的晶格结构确保了这种灵活性,单个六边形既可以是致密构型也可以呈伸展构型,前者依赖连接复合物彼此靠近伴以血影蛋白四聚体缠绕其中,后者能够承受巨大的单向变形而不破坏骨架(图46-4)。血影蛋白重复序列结构是膜骨架弹性的保证。每个三联螺旋重复序列作为独立折叠单元,并具有不同的热稳定性[56]。半胱氨酸标记研究表明,剪切应力可使最不稳定的重复序列展开[57]。这些研究证实了血影蛋白重复序列的灵活性。它们展开和再折叠有助于膜的变形。此外,ANK重复序列的弹性也有助于膜在承受循环剪切应力时产生动态改变[22]。

红细胞黏度很大程度上决定于细胞内血红蛋白的浓度,在细胞变形过程中可以精细调节以使细胞质黏性耗散最小化。随着平均血红蛋白浓度升到37g/dl以上,黏度呈指数增加,在循环剪切应力增加时影响细胞的变形性[54]。血红蛋白浓度严格地依赖于红细胞体积,它主要由细胞总阳离子含量决定。许多膜泵和离子通道调节钠和钾的跨膜运输(图46-9)。

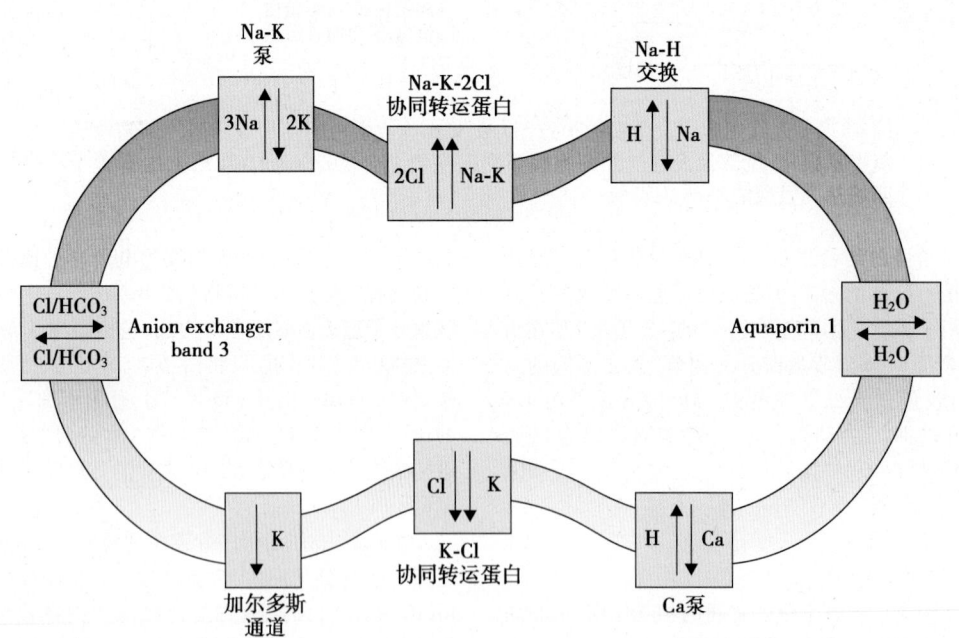

图46-9   人类红细胞主要离子转运和离子交换通道和被动渗透途径

● 膜通透性

红细胞膜对阳离子和阴离子具有选择性渗透,使细胞内保

持高钾,低钠和极低的钙含量[58]。红细胞膜的离子转运途径(图46-9)包括能量驱动膜泵,梯度驱动系统和各种通道。阳离子的转运机制包括两种能量驱动泵[58]。钠泵是一种Na^+-K^+腺苷三磷酸酶(ATPase),通过泵出三个钠离子以交换两个钾离子

进入红细胞。钙通过钙调蛋白激活的 Ca^{2+} ATP 酶从细胞中泵出，保护细胞免受钙的不利影响，如棘球红细胞增多症（参见第 31 章），膜微泡，钙蛋白酶激活，膜蛋白水解和细胞脱水[58]。Ca^{2+} 激活的 K^+ 通道，也称为加尔多斯通道，细胞内 Ca^{2+} 升高，Y 引起继发性选择性丢失 K^+。由钠泵建立的 Na^+-K^+ 梯度被几个被动梯度驱动系统用于离子跨膜转运[58]，包括 K^+Cl^- 共转运蛋白、Na^+-K^+-$2Cl^-$ 共转运蛋白和 Na^+-H^+ 交换器。

氯离子和碳酸氢根阴离子通过带 3 蛋白迅速地交换。红细胞膜对水具有高通透性，由水通道蛋白-1（AQP1）完成[59]，葡萄糖通过被葡萄糖转运蛋白吸收[60]。红细胞膜还含有 ATP 驱动的氧化谷胱甘肽（GSSG）转运蛋白和氨基酸转运系统[58]。但带电荷大分子，如 ATP，无法穿过细胞膜。

● 红细胞膜疾病

由红细胞膜缺陷引起的溶血性贫血包含一类重要的遗传性贫血。在这些疾病中红细胞具有特征性的形态改变，正如 HS、HE、遗传性热异形性红细胞增多症（HPP）和东南亚卵形红细胞增多症（SAO）的命名。蛋白质研究能够确定膜的异常，分子生物学的进步能够检测出致病性突变，使得对这些疾病的了解更加深入。分子分析为这些疾病的发病机制提供了更多信息是为了解红细胞膜蛋白的结构-功能关系提供的重要契机。

正如 1984 年 Jiri Palek 所预测的[61]，研究证实，影响膜骨架和脂质双分子层之间垂直相互作用的蛋白质缺陷导致双分子层失去稳定，消耗膜微泡，形成球形红细胞；而影响膜骨架网络内蛋白水平相互作用的突变会破坏骨架，导致红细胞无法恢复正常形状而生成椭圆形红细胞（表 46-2）。红细胞膜疾病在临床，形态学，实验室和分子特征方面表现出显著的异质性。

表 46-2	遗传性红细胞形态疾病中红细胞膜蛋白缺陷	
蛋白质	疾病	评论
锚蛋白	HS	典型显性遗传 HS 最常见原因
带 3 蛋白	HS, SAO, NI-HF, HAc	脾切除前血涂片见到的"钳夹"HS 球形细胞；SAO 由 9 个氨基酸缺失导致
β-血影蛋白	HS, HE, HPP, NIHF	脾切除前血涂片见到的"棘形"球形细胞；β-血影蛋白突变位点决定临床表型
α-血影蛋白	HS, HE, HPP, NIHF	α-血影蛋白突变位点决定临床表型；α-血影蛋白突变是典型 HE 最常见原因
蛋白 4.2	HS	主要发现于日本患者
蛋白 4.1	HE	发现于一些欧洲人和阿拉伯人群
GPC	HE	GPC 缺陷 HE 伴有蛋白 4.1 缺失

GPC，血型糖蛋白 C；HAc，遗传性棘形红细胞增多症；HE，遗传性椭圆形红细胞增多症；HPP，遗传性热不稳定性异形红细胞增多症；HS，遗传性球形红细胞增多症；NIHF，非免疫性胎儿水肿；SAO，东南亚卵形红细胞增多症。

遗传性球形红细胞增多症

定义及历史

遗传性球形红细胞增多症以血涂片上出现渗透脆性弱的球形红细胞为特点（图 46-10B）。1871 年两个比利时医生在病

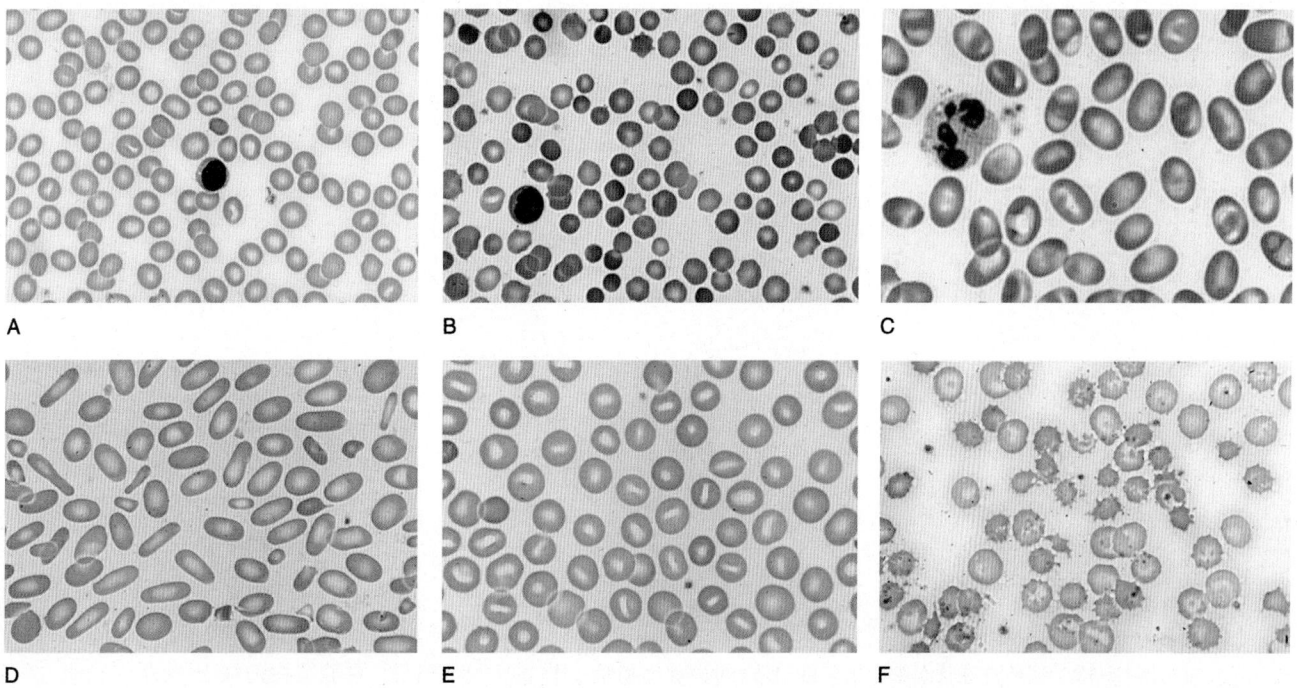

图 46-10 来自红细胞膜疾病患者的血涂片。A. 正常血涂片。B. 具有密集球状细胞的 HS。C. 显示横向脊大卵形细胞的 SAO。D. 狭长的椭圆细胞的 HE 和一些异形红细胞。E. 杯状口形细胞的 HSt。F. 遗传性无 β 脂蛋白血症棘红细胞（经允许转载 Lichtman's Atlas of Hematology，www.accessmedicine.com）

史中首次将该疾病描述为小红细胞症[62]。

流行病学

HS 在所有种族和人种中发生，是北欧人后裔最常见的遗传性溶血性贫血。北美和欧洲大约每 2000 人中 1 人患病[63]。日本和非洲南部的非洲人也很常见。男性和女性发病机会均等。

病因及发病机制

HS 红细胞的标志是膜表面积相对于细胞体积呈现明显减少，因而细胞呈球形且出现中央苍白区（图 46-10B 和 图 46-11C）。球形细胞的变形能力下降，因此被选择性地滞留，损伤并最终在脾脏中破坏，导致 HS 患者发生溶血。HS 红细胞膜由于血影蛋白，锚蛋白，带 3 蛋白和蛋白 4.2 等关键膜蛋白缺陷而不稳定，降低了骨架和双分子层之间的垂直相互作用，导致微泡的释放和表面积的减少（图 46-12）。膜损失可能的两个基础机制包括：①血影蛋白/锚蛋白缺乏，脂质双分子层和带 3 蛋白不与骨架接触，增加了带 3 蛋白横向和旋转的流动性，产生含有带 3 蛋白的微脂膜泡；②在带 3 蛋白/蛋白 4.2 含量减少的细胞中，带 3 蛋白跨膜区对脂质双分子层的稳定作用丧失，促进无带 3 蛋白-微泡的形成[13]。

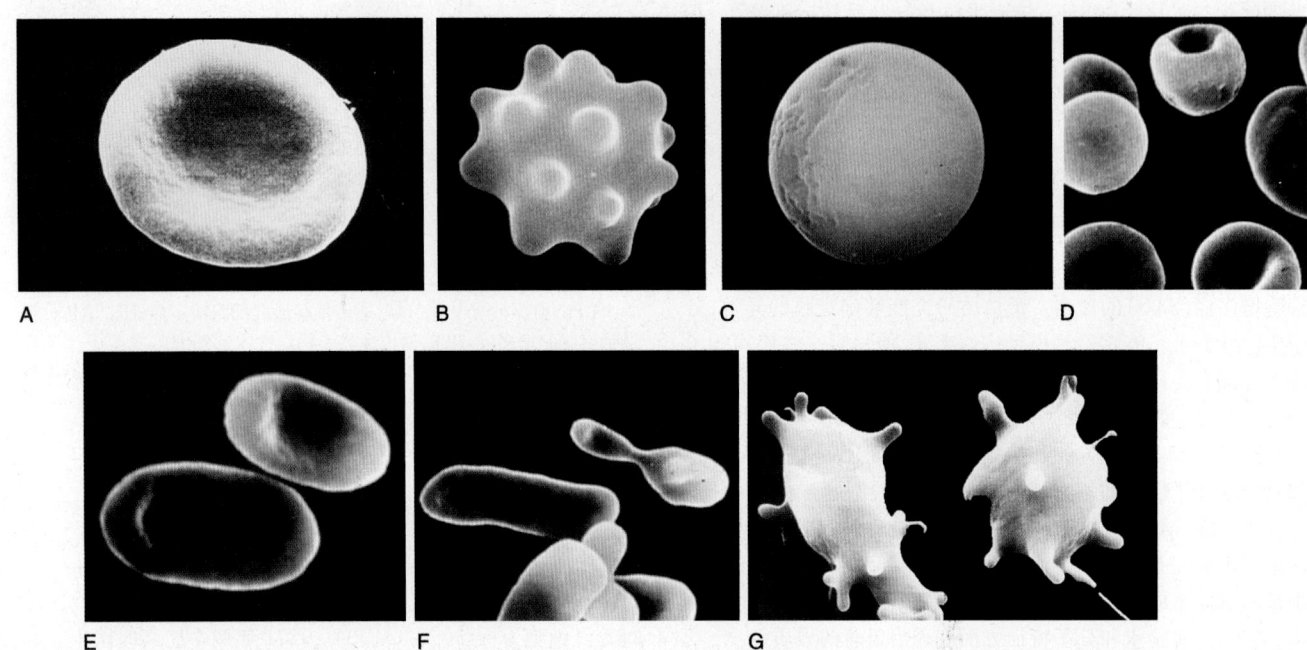

图 46-11　由于膜缺陷致异常红细胞形态扫描电子显微照片。A. 正常盘状细胞。B. 棘红细胞。C. 球形红细胞。D. 口形细胞。E. 卵形红细胞。F. 椭圆形红细胞。G. 棘红细胞。（经许可转载 Lichtman's Atlas of Hematology，www. accessmedicine. com）

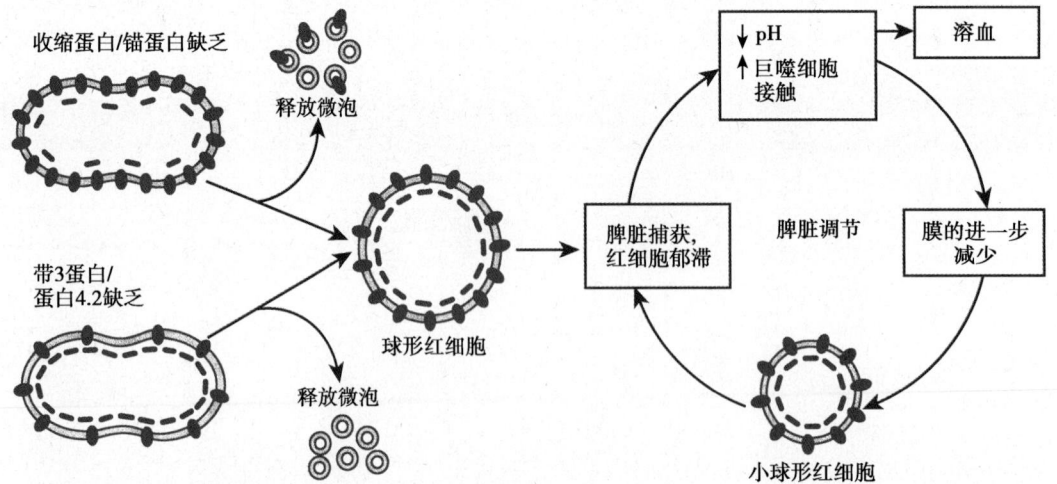

图 46-12　遗传性球状红细胞增多症（HS）的病理生物学。HS 的主要缺陷是一种膜蛋白的缺乏，使脂质双分子层不稳定并导致微泡形式的膜损失。这减少了细胞的表面积并致球形细胞形成。具有血影蛋白或锚蛋白缺乏的红细胞产生含有带 3 蛋白的微泡，而减少带 3 或蛋白质 4.1R 的量产生无带 3 蛋白的微泡。球形红细胞变形能力降低，并且被捕获在脾脏中，膜被脾脏调节进一步破坏，这最终导致溶血

红细胞膜蛋白缺陷

几个研究组对 HS 红细胞膜蛋白的分析显示,在 70% ~ 90% 的病例中,血影蛋白,锚蛋白,带 3 蛋白和蛋白 4.2 的定量异常[13,63,64]。全球所有已被研究的 HS 中均可见血影蛋白缺陷,但每个缺陷的相对频率随地理位置和种族不同而发生变化。在美国、欧洲部分地区和韩国,最常见的缺陷是锚蛋白缺乏(30% ~60%)[63,65,66],而在其他地区则相对少见(<15%)。在欧洲其他地区[64,67]和南非(未发表),3 区蛋白缺乏是主要缺陷。在日本,几乎一半的 HS 病例是由蛋白质 4.2 含量减少引起的,在韩国和南非此缺陷是第二常见的,但在其他人群中却极为罕见(<6%)[63~65]。尽管并非所有 HS 受试者均检测了潜在的基因突变,但已经发现了 140 多种不同的突变,它们通常是一个家族独有的。

锚蛋白 锚蛋白合并血影蛋白缺乏在两例严重非典型 HS 患者中首次被描述,主要缺陷被鉴定为一种锚蛋白异常[68]。随后在典型 HS 患者中检测出 ANK1 基因的几种突变[69]。众多研究表明,锚蛋白/血影蛋白缺乏是 HS 的常见原因。锚蛋白以高亲和力结合血影蛋白,并将其附着在膜上,从而使分子稳定。由于锚蛋白数量有限,故锚蛋白的缺乏导致血影蛋白出现等量缺失。

基因筛查可以确定不同类型的锚蛋白突变,揭示了最终导致锚蛋白量减少的机制。有趣的是,这些突变大多数是移码和无义突变,导致不稳定的转录物被无意义密码子介导的 mRNA 降解破坏,或产生截短的缺陷型锚蛋白分子[66]。迄今已记载了超过 50 个突变,它们通常带有家族特异性。除去已知的一些频发突变[69,70],15% ~20% 的突变是新发的[63]。所有锚蛋白结构域中的错义突变被认为是破坏了正常的锚蛋白-蛋白相互作用。剪接突变,包括产生新的剪接受体位点和复杂的异常剪接模式的内含子 16 突变也已被明确[71]。双亲对于该突变是杂合子而先证者是纯合子,表明锚蛋白突变的纯合性能为生命兼容。

隐性 HS 中 ANK1 基因的红系特异性启动子突变较为常见。一个二核苷酸的缺失影响转录因子复合物的结合,从而导致锚蛋白转录物数量减少[72]。启动子的阻隔绝缘体元件中的点突变也降低了基因的转录[73]。

细胞遗传学研究发现了一些锚蛋白缺乏 HS 患者合并存在邻近基因综合征,包括位于 8p11.2 位点的锚蛋白基因缺失。这些患者还同时存在畸形、精神发育迟缓和性腺功能减退[74]。

带 3 蛋白 HS 患者的一个亚型存在带 3 蛋白缺乏,通常伴有继发性蛋白 4.2 减少,这是带 3 蛋白细胞质结构域的蛋白 4.2 结合位点减少的结果。杂合子患者带 3 蛋白缺失的范围在 20% ~50% 之间,这取决于突变的严重性和正常等位基因反向的补偿作用。在带 3 蛋白异常的 HS 患者的血涂片上通常可以看到蘑菇状的"螯"细胞。

目前已经鉴定出超过 55 个潜在突变。它们可以发生在整个带 3 基因中,并且是可变的[13,66]。无效突变通常是家族特异性的,由移码或无义突变引起,仅在少数情况下通过异常剪接引起,所有这些都导致截短的非功能性蛋白质或不翻译成蛋白质的不稳定转录物。错义突变是常见的,通常发生在几个宗族中。蛋白质跨膜片段的内侧面上高度保守的精氨酸残基,包括 490、518、760、808 和 870 残基(图 46-2)频繁突变[66,75]。突变可

能干扰带 3 蛋白共转录插入内质网及最终进入红细胞膜。短的框内插入或缺失也已被发现,可能也会影响突变蛋白插入脂质双分子层。

带 3 蛋白胞质域的突变影响带 3 蛋白与膜骨架蛋白的相互作用,改变蛋白质的构象,使其在插入膜之前不稳定并易于降解。一些细胞质突变,例如带 3 开普敦和带 3Mondega,在杂合状态下是静默的,但是当转变为另一个突变时会加重临床表现恶化[67,77]。

血影蛋白 血影蛋白或锚蛋白缺陷的 HS 患者其红细胞缺乏血影蛋白,缺乏程度与溶血的严重程度、脾切除后的反应以及抵抗机械性剪切应力的能力有关[78,79]。红细胞膜骨架显影可见与连接复合物相连的血影蛋白丝密度下降[80]。致病突变发生在 α-或 β-血影蛋白基因。

α-血影蛋白 α-血影蛋白缺陷是罕见的,与重型隐性 HS 相关。在红细胞生成期间,α-血影蛋白合成比 β-血影蛋白多二至四倍,因此杂合子仍然产生足够的 α-血影蛋白与所有 β-血影蛋白分子形成异源二聚体,这不会导致血影蛋白缺乏。这种缺陷只会在 α-血影蛋白突变纯合子或双重杂合子的个体上表现。血影蛋白缺乏的机制尚未完全阐明,但低表达等位基因或基因多态性产生的无效突变起着重要的作用。低表达等位基因的一个实例是 α^{LEPRA}(低表达布拉格),由于剪接和 mRNA 加工缺陷,α-血影蛋白转录物比正常减少 20% ,但即使在纯和子状态也不引起任何症状。然而,与 α-血影蛋白另一个等位基因不同突变结合,产生无功能截断的蛋白质可以导致血影蛋白明显缺陷和严重贫血[81]。在几名携带另一种未被描述的致病性 α-血影蛋白缺陷的隐性 HS 患者中发现了血影蛋白 Bug Hill αII 结构域多态性错义突变[82]。针对重型非显性 HS 先证者的 α-血影蛋白基因的泛研究显示,染色体 1 的部分母体等位切除导致含有母体 SPTA1 基因 1q23 区域的纯合子,携带 R891X 无义突变[83]。单亲二倍体显示母亲隐性突变可导致儿童出现严重的临床症状。

β-血影蛋白 β-血影蛋白多肽的产生是决定血影蛋白异二聚体形成的重要因素,一个突变等位基因足以引起常染色体显性 HS 中的血影蛋白缺陷。除球形红细胞外,这些患者的血涂片通常可见一群刺形细胞(棘红细胞和棘形细胞)[63]。β-血影蛋白突变可出现在整个基因中,主要是由移码,无义,剪接和起始密码子缺陷引起的无效突变,使等位基因突变沉默[84]。截短的 β-血影蛋白链由移码突变,框内缺失或外显子跳过所致。这些突变导致不稳定蛋白的合成减少[85],或干扰与锚蛋白的相互作用,从而影响血影蛋白插入细胞膜[86]。一些错义突变已经被明确,其中包括由 4.1R/肌动蛋白结合域突变造成的 β-血影蛋白[Kissimmee,87]。突变蛋白不稳定且不与蛋白 4.1R 结合,仅与肌动蛋白发生弱相互作用,这或许能够解释为什么这些红细胞缺乏血影蛋白[87]。

蛋白 4.2 蛋白 4.2 缺乏在日本隐性遗传性 HS 患者中常见,表现为几乎完全缺失[63],这种蛋白质缺陷也发生在白人和其他人种中。家系个体蛋白 4.2 基因中已发现 13 个突变,包括错义突变、框内缺失以及核苷酸插入。无义、移码和剪接缺陷导致翻译早期终止,在细胞膜上未检测到这些突变截短的蛋白质,表明它们是不稳定的并可能被降解[47]。氨基酸 306 ~ 320 是高度保守的,有 5 个已知突变(三个错义和两个无义)发生在该区域。该区域在蛋白 4.2 三级结构中与带 3 蛋白结合的发夹

区相邻[88]。蛋白 4.2Nippon 是最常见也是唯一反复出现的突变，由影响 mRNA 处理的点突变引起[89]。患者可能是这个突变的纯和子或者是带有其他等位基因继发突变的杂合子[47]。在欧洲、突尼斯和巴基斯坦的隐性 HS 的患者中也检测出了此突变。已经发现存在蛋白 4.2 缺乏的常染色体显性 HS 南非家族，但其潜在的突变尚不明确。

继发性膜缺陷

遗传性球形红细胞膜表面积减少涉及每种膜脂质的对称丢失。因此胆固醇和磷脂的相对比例是正常的，继而能够维持磷脂的不对称分布。

HS 红细胞阳离子渗透性增加，可能是继发于潜在的膜缺陷[90]。过量的钠流入激活 Na^+-K^+-ATP 酶阳离子泵，加速了 ATP 循环和糖酵解。球形细胞，尤其是来源于脾髓的细胞呈脱水状态，具体机制尚不清楚。脾脏的酸性环境和脾巨噬细胞的氧化损伤增加了 K^+-Cl^- 共转运蛋白的活性，可能在脱水中起作用。高度活跃的 Na^+-K^+-ATP 酶泵也可能参与其中，泵出三个钠离子以交换两个钾离子，由此产生的一价阳离子损失伴随着水的流失。脱水还可能与表面积的损失有关。

临床严重程度的分子因素

同一家系中受累成员通常具有相似程度的溶血。然而，在一些家系中，临床表现不尽相同，这可能受到几个因素的影响。等位基因低表达可降低基因的转录或影响蛋白质的合成或结合至膜表面，而在杂合状态中因为正常等位基因的代偿不会出现临床表现。当携带导致 HS 的突变等位基因时临床表现可能加重。影响 HS 的低表达等位基因包括带 3 蛋白 Genas，带 3 蛋白 Mondego 和两个 α-血影蛋白等位基因，$α^{LELY}$ 与 $α^{LEPRA\,77,81,91\sim94}$。

HS 中缺陷基因的比例、原发突变或轻型的隐性遗传均可能影响临床表现的严重程度。两个轻度带 3 蛋白突变的双重杂合子可具有叠加效应[76]，带 3 蛋白缺陷纯合子导致重度输血依赖性溶血性贫血或胎儿死亡的病例则较为罕见[91,95,96]。伴随

其他遗传性血液学疾病或由尿苷二磷酸-葡萄糖醛酸转移酶（UGT1）基因启动子突变所引起的 Gilbert 综合征亦可影响临床症状的严重程度[63,97,98]。

脾脏的作用

脾脏在 HS 的病理生理学中起重要作用。球形细胞在脾脏中滞留并最终被破坏是 HS 患者发生慢性溶血的主要原因（图 46-12）。球形细胞的变形能力下降，阻碍其通过红髓脾索与脾窦之间的内皮狭缝。红细胞变形能力的降低主要与其表面积减少有关，其次是与细胞轻度脱水引起的内部黏度增加有关。使用灌注的人类脾脏和用溶血磷脂酰胆碱处理的红细胞诱导球形红细胞增多症的体外实验表明，红细胞在脾脏滞留程度与表面积/体积比的降低有关[99]。

脾脏中 pH 值减低、葡萄糖和 ATP 浓度降低、氧自由基增高等这些不利的代谢环境均对红细胞有害。红细胞淤滞于脾脏的时候，球形细胞不得不适应，以至于渗透性更强，球形变也更为明显[100]。脾脏中的巨噬细胞最终将其吞噬导致红细胞破坏增多。

遗传

约 75% 的 HS 患者呈常染色体显性遗传。其余患者可能为常染色体隐性遗传性或由新发突变引起，后者相对更为常见[101,102]。α-血影蛋白或蛋白 4.2 的突变通常与隐性 HS 相关。

临床特征

HS 的临床表现差异很大。典型的临床表现包括溶血（贫血、黄疸、网织红细胞增多症，胆结石，脾肿大）、球形红细胞增多（血涂片球形细胞和渗透脆性增加）以及阳性家族史。根据血红蛋白，胆红素和网织红细胞计数的差异（表 46-3）可以分为轻度、中度和重度 HS，这与溶血的代偿程度相关。对怀疑 HS 患者进行初次评估时应询问贫血、黄疸、有无胆结石与脾切除史以及家族史。体格检查时需注意巩膜黄染、黄疸和脾肿大等体征。

表 46-3 遗传性球形红细胞增多症分类

实验室检查	HS 性状或携带者	轻度球形细胞增多	中度球形细胞增多	中重度球形细胞增多[*]	重度球形细胞增多[†]
血红蛋白（g/dl）	正常	11～15	8～12	6～8	<6
网织红细胞（%）	1～2	3～8	±8	≥10	≥10
胆红素（mg/dl）	0～1	1～2	±2	2～3	≥3
血影蛋白含量（正常）[‡]	100	80～100	50～80	40～80[§]	20～50
血涂片	正常	轻度球形细胞增多	球形细胞增多	球形细胞增多	球形、异形细胞增多
渗透脆性					
新鲜血液	正常	正常或轻度增加	明显增加	明显增加	明显增加
孵育血液	轻度增加	明显增加	明显增加	明显增加	明显增加

[*] 未输血患者值。

[†] 按定义，重度球形细胞增多症患者为输血依赖性。检测值为输血前即刻获取。

[‡] 正常：每个红细胞含 $(245±27)×10^3$ 血影蛋白二聚体。

[§] 这组患者血影蛋白含量不同，可能反映基础病理生理机制的异质性。

经许可转载自 Eber SW，Armbrust R，Schröter W：Variable clinical severity of hereditary spherocytosis：Relation to erythrocytic spectrin concentration，osmotic fragility，and autohemolysis. J Pediatr 1990Sep;117(3):409～416。

典型遗传性球形红细胞增多症　约 60%～70% 的 HS 患者疾病呈中度，通常在婴儿期或儿童期发病，亦可发生于任何年龄。在儿童中，贫血是最常见的临床表现（50% 的病例），其次是脾肿大、黄疸或阳性家族史[13,63]。成人患者缺乏相应数据。溶血可能不能被完全代偿而致轻度至中度贫血（表 46-3）。中度贫血通常是无症状的，亦可表现为疲劳和/或轻度苍白。黄疸可能是间歇性的，见于约半数患者，通常与病毒感染有关。出现黄疸时，为非胆红素尿黄疸，即为非结合胆红素血症，尿胆红素阴性。大多数（>75%）的大龄儿童和成年人具有明显的脾肿大。通常脾脏呈轻度增大（肋下 2～6cm），但亦有可能呈巨脾。没有证据显示脾脏大小与 HS 严重程度相关。然而，鉴于疾病的病理生理学以及对脾切除术的治疗反应，两者间可能存在相关性。

轻度遗传性球形红细胞增多症　大约 20%～30% 的 HS 患者表现为"代偿性溶血"轻症，红细胞生成和破坏处于平衡状态，血红蛋白浓度正常（表 46-3）[63,103]。球形红细胞的寿命缩短，但患者通过骨髓红系造血增加而完全代偿溶血。这些患者通常无症状，脾肿大为轻度，网织红细胞通常小于 6%，血涂片上球形红细胞数量较少，导致诊断困难。这些患者中的许多人直至成年期出现贫血或慢性溶血相关并发症或者在检查其他无关疾病时才被发现。当合并传染性单核细胞增多症等有可能加重脾肿大的疾病、或者妊娠、持续剧烈运动时溶血会加重。鉴于上述患者病程中并无症状，若在临床中偶然发现脾肿大、年轻人合并胆结石，微小病毒 B19 或其他病毒感染引起的贫血时应考虑 HS 的诊断。

中重度与重度遗传性球形红细胞增多症　大约 5%～10% 的 HS 患者为中重度，贫血比典型的中度 HS 更明显，需要间歇性输血（表 46-3）。该类患者包括显性和隐性遗传 HS。少数（<5%）患者为重度，贫血危及生命，呈输血依赖性。这些患者几乎均为隐性遗传 HS。大多数存在严重的血影蛋白缺陷，主要是 α-血影蛋白缺陷[78,79]，但也有因锚蛋白或带 3 蛋白缺陷所致[91,96]。重度 HS 患者除血涂片中见到典型的球形红细胞和小球形红细胞外，通常还可以见到不规则形态或出芽的球形红细胞以及怪异的异形红细胞。除反复输血的风险之外，患者还经常发生溶血危象和再障危象，并可能发生严重的贫血失代偿性并发症，包括发育迟缓，性成熟延迟以及珠蛋白生成障碍性贫血面容。

无症状携带者　隐性遗传 HS 患者的父母为无症状携带者，临床无症状，无贫血、脾肿大、高胆红素血症或血涂片中球形红细胞增多，但大多数存在 HS 的轻微实验室检查异常（表 46-3），包括轻度网织红细胞增多，触珠蛋白水平降低，孵育渗透脆性轻度升高，尤其是 100% 红细胞裂解点所需氯化钠浓度高于正常人[103]。酸化甘油裂解试验也可能有助于发现携带者。在北美和欧洲部分地区，约有 1% 的人口是静默携带者[63]。

妊娠与遗传性球形红细胞增多症

大多数患者在怀孕期间即使因为血浆容量增加及溶血加剧而加重贫血，但一般情况良好[104]。少数患者仅在怀孕期间有症状，很少需要输血。

新生儿遗传性球形红细胞增多症

黄疸是 HS 新生儿最常见的表现，约 90% 的患儿会出现。若同时合并由 UGT1 基因纯合子突变引起的 Gilbert 综合征可能会使病情更加恶化（参见第 33、47 章）[63,97,98]。不到半数的婴儿出现贫血，重度贫血罕见。由带 3 蛋白或血影蛋白缺陷纯合子或复合杂合子所致胎儿水肿也有报道[91,105,106]。

并发症

胆囊疾病　慢性溶血导致胆红素性结石形成是最常见的并发症，约半数的 HS 患者可以发生。共遗传的 Gilbert 综合征可显著增加胆结石形成的风险。胆结石主要发生在青少年和年轻人，儿童偶尔也能检测出[13,63]。由于许多胆石症和 HS 患者无症状，故需定期超声检查胆结石。定期超声检查可以及时诊断，有助于预防胆汁性梗阻，胆囊炎和胆管炎等症状性胆道疾病并发症。

溶血危象、再障危象和巨幼细胞危象　溶血危象最常见，通常与病毒感染有关，多见于儿童[13,63]。程度多为轻度，以黄疸、脾肿大、贫血和网织红细胞增多为特征，很少需要治疗干预。出现罕见的重度溶危象时需要红细胞输注。

病毒感染引起骨髓抑制之后发生再障危象并不常见，但可能导致重度贫血伴发严重的并发症，包括充血性心力衰竭甚至死亡，需要住院和输血[13,63]。最常见的病原体是微小病毒 B19（参见第 36 章），该病毒选择性地感染红系造血祖细胞并抑制其生长。再障危象通常持续 10～14 天，其特征是尽管发生重度贫血，但网织红细胞计数降低，这也是促使无症状、未确诊并具有溶血代偿的 HS 患者就诊的原因之一[63]。

巨幼细胞危象可发生于叶酸需求增加的 HS 患者，例如妊娠、生长发育期儿童或再障危象中恢复期患者。适量补充叶酸可预防该并发症。

其他并发症　腿部溃疡，腿部慢性皮炎和痛风是 HS 的罕见表现，通常在脾切除术后迅速治愈。严重时骨髓扩张可引起骨骼异常。髓外造血可引发沿胸椎、腰椎或肾门的肿瘤，常见于未行脾切除术治疗的轻中度 HS 患者[13,63]。在脾切除术后肿块发生内卷及脂肪变性。

有观点认为 HS 患者易罹患血液系统恶性肿瘤，包括骨髓增殖性疾病，尤其是骨髓瘤，但其原因和结果尚未得到证实。有报道 HS 患者在脾切除术后发生血栓。HS 若不治疗可能导致充血性心脏病和血色病加重[13,63]。

非红系表现

大部分 HS 患者的临床表现仅限于红系，但亦有少数例外。据报道，一些 HS 家族具有非红系表现，尤其是神经肌肉系统的异常，包括心肌病、慢性进行性脊髓小脑退行性疾病，脊髓功能障碍和运动障碍。肌肉、大脑和脊髓中也存在红细胞锚蛋白和 β-血影蛋白于，故而增加了这些 HS 患者发生上述蛋白缺陷的可能性[13]。

肾脏中存在带 3 蛋白的同源蛋白，在具有正常红细胞的遗传性远端肾小管性酸中毒患者中发现带 3 蛋白的杂合缺陷。这一缺陷不同于大多数具有正常肾酸化功能和异常红细胞的带 3 蛋白杂合突变患者。由带 3[Pribram] 和带 3[Campinas] mRNA 加工突变引起的肾酸化缺陷伴随同源型 HS 已有报道[107,108]。V488M 错义突变的带 3[Coimbra] 纯合子导致重度 HS 婴儿缺乏带 3 蛋白同时合并肾小管性酸中毒[91]。

实验室特征

HS 的实验室检查结果千变万化，与临床表现的异质性相关。

血涂片　HS 的红细胞形态不均一。典型的 HS 患者血涂片中具有易识别的缺乏中央淡染区的球形红细胞（图 46-10B 和图 46-11C）。轻度 HS 患者可能仅具有少量的球形红细胞，而重度患者可出现大量小而致密的球形红细胞和大小不一形态怪异的红细胞。带 3 蛋白缺陷患者的血涂片中可见"鳞状"或蘑菇形红细胞，而球形棘红细胞与 β-血影蛋白突变相关。对疑似球形红细胞增多症患者确保高质量的血涂片至关重要。因为球形红细胞可能是人为假象，故应确保红细胞适度分离有利于在视野中检测到部分中央淡染的细胞。

红细胞　指数大多数患者存在轻度至中度贫血，血红蛋白在 9～12g/dl（表 46-3），平均血红蛋白浓度（MCHC）增高（> 36g/dl），这时由于半数患者存在相对细胞脱水。采用血液自动分析仪测量单个红细胞的血红蛋白浓度，检出高密度红细胞群及红细胞分布宽度增加可作为 HS 的筛选检查。平均红细胞体积（MCV）通常正常，重度 HS 患者 MCV 可轻度减低。

溶血标志物　HS 的其他实验室特征为溶血相关标志物。网织红细胞增多、不同程度的乳酸脱氢酶增高，尿和粪的尿胆原增多，高非结合性胆红素血症和血清结合珠蛋白降低反映溶血和红细胞生成增加（参见第 32、33 章）。网织红细胞计数的升高可能与贫血程度并不成比例。

红细胞脆性实验　球形红细胞的表面积相对于细胞体积降低，导致其渗透脆性增加。多项实验室检查即利用这一特性诊断 HS。最常见的渗透脆性（OF）试验是将新鲜抽取的血液样本在 37℃ 低渗氯化钠中孵育 24 小时后检测其裂解程度。与双凹圆盘状的正常红细胞相比，球形细胞更易肿胀和爆裂。甘油裂解试验（GLT）和酸化甘油裂解试验（AGLT）也是基于相同原理检测缓冲甘油溶液中红细胞裂解的速率和程度。但上述试验的灵敏度相对较差，无法检测存在少量球形红细胞的轻型 HS 患者或者近期输血的患者[63,67,109]。对于存在铁缺乏、阻塞性黄疸或再障危象恢复期的患者，上述试验并不可靠，检测结果往往是正常的[63]。此外，这些试验还无法区分 HS 与其他继发性球形红细胞增多症，如自身免疫性溶血性贫血（参见第 54 章）。

其他脆性试验还包括基于 HS 红细胞对高渗条件下 0℃ 冷却敏感性的冷溶血试验和自身溶血试验，但是这些试验也无法检测出所有 HS 病例[13]。通过渗透梯度激光衍射法测量球形红细胞的表面积减少是最为可靠的手段，但是这种方法所需设备专业化程度高，故只能在少数以研究为主的实验室中得以应用。

伊红 5′-马来酰亚胺流式细胞检测　伊红 5′-马来酰亚胺（EMA）是一种荧光染料，可以结合至跨膜蛋白，如带 3 蛋白、Rh 蛋白、Rh 糖蛋白和 CD47[110]。HS 患者无论存在何种膜蛋白缺陷，与对照相比均显示荧光降低，但也不是所有的 HS 患者均能被检出。而且在 HE、HPP、某些红细胞酶疾病和其他带 3 蛋白异常的患者中，例如 Ⅱ 型先天性红系生成异常性贫血（CDA Ⅱ；参见第 39 章），亦能观察到荧光降低。该检测的灵敏度和特异性取决于所选荧光的阈值，各实验室之间存在差异[109,111~113]。

分子诊断　由于 HS 可由数个不同基因突变引起，且很少为常见突变，所以应用简单的 DNA 检测来诊断 HS 并不可行。需要通过定量 SDS-PAGE 对红细胞膜蛋白进行初步分析以确

定潜在的蛋白质缺陷。该方法的敏感性在不同实验室和不同的患者群体之间有所差异，通常可检测出 75%～93% 的病例[63,64,67]。临床诊断为 HS 但 SDS-PAGE 检测结果正常可能是因为某种膜蛋白略微下降 10%～15% 而未被密度分析仪检测出，或者其异常的蛋白不是目前能够定量的蛋白且与 HS 关系不明，例如内收蛋白。

尽管由于引起 HS 的基因很大且含有许多外显子导致方法学上具有挑战性，但对于缺陷蛋白的认识仍有助于采用 DNA/RNA 研究方法来确定基因缺陷。可以应用多态性鉴定单个等位基因的表达减少或因无效突变所致的杂合性缺失。在具有不同临床表现的 HS 家族中，对低表达等位基因和其他修饰基因进行分子研究是必要的。分子诊断对于缺乏典型特征、疾病严重、家族史不明或隐性遗传、原发突变以及原因不明的溶血性贫血患者具有提示意义。此外，产前诊断和鉴定静默携带者也需要依赖分子检测。

鉴别诊断

应联合临床特征、家族史和初步实验室检查，包括全血细胞计数、血涂片、网织红细胞计数、直接抗球蛋白试验（Coombs 试验）和血清胆红素测定。需排除其他原因所致贫血，特别是自身免疫性溶血性贫血、CDA Ⅱ 和 HSt。对欧洲 25 个中心的调查结果显示，进一步的诊断性试验（之前在"实验室特征"中讨论过），经方法并未标准化[114]。由于没有任何一种现有检测方法具有 100% 的灵敏度，故所有实验室均至少采用两次试验才能获得最终诊断。其中 EMA 试验最常用。英国血液学标准委员会（BCSH）的最新指南[115]推荐使用 EMA 试验或低温溶血试验，而不再推荐常规应用渗透脆性（OF）试验。

在新生儿中需与 ABO 血型不相容鉴别。在出生后数月鉴别更为容易。根据不同的临床背景要考虑其他导致球形红细胞性溶血性贫血的原因，如自身免疫性溶血、梭状芽孢杆菌败血症、输血反应、严重烧伤和蛇、蜘蛛、蜜蜂以及黄蜂的叮咬（参见第 52～54 章）。脾肿大患者（例如肝硬化或骨髓纤维化）或微血管病性贫血患者可以偶见球形红细胞（参见第 51 章），但与 HS 的鉴别通常较为容易。

HS 可能被导致红细胞表面积与容积比增加的其他疾病所掩盖，如阻塞性黄疸、铁缺乏（参见第 43 章）、β-珠蛋白生成障碍性贫血或血红蛋白 SC 病（参见第 48、49 章）以及维生素 B$_{12}$ 或叶酸缺乏（参见第 41 章）。

治疗和预后

脾切除　红细胞在脾脏滞留是影响 HS 患者红细胞寿命的主要决定因素。因此，脾切除能治愈或缓解绝大多数患者的贫血，减少或消除对红细胞输注的需求，降低日后铁过载及其相关的终末器官损伤。胆石症的发生率降低。尽管脾切除不能逆转球形红细胞增多和渗透脆性改变，但通过脾脏调节球形红细胞亚群所产生的 OF 曲线的"尾巴"消失了。红细胞的寿命接近正常，网织红细胞计数降至正常或接近正常水平。血涂片上可以出现 Howell-Jolly 小体、靶形红细胞、Pappenheimer 小体（铁粒红细胞）和棘红细胞（参见第 2、31 章）等典型的脾切除术后改变。极重度 HS 患者虽然在脾切除后仍然存在红细胞生存时间缩短和溶血，但其临床症状得到明显改善[79]。

脾切除的并发症　脾切除的早期并发症包括局部感染、血

栓形成特别是肝脏和肠系膜血栓形成、出血和胰腺炎,后者可能是切脾过程中胰尾部损伤所致。总体来说,HS 脾切除并发症的发生率低于其他血液系统疾病。第 5、6 章讨论脾切除术的并发症。

脾切除的指征 由于手术死亡率低,脾切除术既往被认为是 HS 患者的常规治疗手段。然而,鉴于脾切除术后重症感染和出现耐青霉素肺炎链球菌的风险,导致重新评估脾切除术在 HS 治疗中的作用[116]。权衡利弊,合理的治疗方法是对所有输血依赖的重度球形红细胞增多症患者以及所有具有显著贫血症状或体征,包括生长障碍、骨骼改变、下肢溃疡和髓外造血肿瘤的患者实施切脾治疗。其他适宜切脾者为伴有重要器官血管受累的老年 HS 患者。

对于那些中度 HS 或代偿性无症状性贫血的患者,是否进行切脾治疗还存在争议。对于轻度 HS 和代偿性溶血患者可以随访,如有临床指征则推荐脾切除治疗。对于轻、中度 HS 和胆结石患者的治疗尚存在争议,尤其是因为胆石症的新疗法,包括腹腔镜胆囊切除术和内镜括约肌切开术降低了该并发症的风险。如果这类患者有胆结石症状,特别是发生急性胆囊炎或胆道梗阻时,可行胆囊切除和脾切除联合手术。尚无证据证明过去分开进行胆囊切除和脾切除的益处。

鉴于婴幼儿期脾切除后发生败血症的风险很高,如果可能的话,即使这期间需长期依赖输血,脾切除术仍建议尽可能推迟至 5～9 岁,或至少 3 岁之后进行脾切除。无证据表明进一步延迟脾切除术有益。实际上,由于 10 岁以上的孩子发生胆石症的风险急剧增加,继续延迟手术可能反而有害。

一旦决定行脾切除术,腹腔镜脾切除术已成为具备相关经验的外科中心的首选[117]。若有需要,可同时进行腹腔镜胆囊切除术。腹腔镜脾切除术后的不良反应较少,患者短期内即可恢复术前饮食和活动,住院日短,费用低,瘢痕小。即使巨脾(>600g)亦能经腹腔镜切除,术中脾脏被置于一个大袋子中,切碎后经吸引导管清除。腹腔镜脾切除术出血风险较高,约 10% 的患者因各种原因不得不改为开腹手术。

对于红细胞膜疾病引起重度贫血的婴幼儿,建议行腹腔镜部分脾切除术[118]。此方法旨在缓解溶血和贫血的同时,还保留了残存脾脏的免疫功能。有关该方法的长期随访数据尚不统一。

脾切除术之前,最好是术前数周,患者应免疫接种针对肺炎球菌,流感嗜血杆菌 B 和脑膜炎双球菌的疫苗。对于脾切除术后预防性应用抗生素防止肺炎链球菌败血症尚有争议。有人建议脾切除术后预防性应用抗生素至少 5 年(<7 岁者,青霉素 V 125mg,口服,2 次/d;>7 岁者,包括成人,250mg,口服,2 次/d),亦有人主张终生应用。脾切除术后预防性应用抗生素的最佳持续时间尚不清楚。HS 患者脾切除术前以及重症 HS 患者脾切除术后,应给予叶酸(1mg/d,口服)以预防叶酸缺乏。

脾切除失败 脾切除失败并不常见。失败可能缘于术中遗漏副脾、术中脾组织自体移植形成副脾或存在其他红细胞内在缺陷,如丙酮酸激酶缺乏(参见第 47 章)。副脾见于 15%～40% 的患者,因此术中必须探查副脾。脾切除术后数年甚至数十年再次出现溶血性贫血复发,尤其是血涂片中不再见到 Howell-Jolly 小体时应怀疑存在副脾,(参见第 2、31 章)。通过对肝-脾进行放射性胶体扫描或 ^{51}Cr 标记的热损伤红细胞扫描,可确定异位脾组织。

遗传咨询

患者确诊为 HS 后,应检查其家族成员是否存在 HS。如果可能,应对患者的父母、子女和兄弟姊妹采集病史、体格检查有无脾肿大、检测全血细胞计数、网织红细胞计数、血涂片找球形红细胞等。

遗传性椭圆形红细胞增多症、异形红细胞增多症
定义及历史

遗传性椭圆形红细胞增多症(HE)的特征是患者血涂片中出现椭圆形或卵圆形红细胞(图 46-10D 和图 46-11F)。1904 年,美国俄亥俄州哥伦布市俄亥俄州立大学的生理学家 Dresbach 首先报道了 HE。Dresbach 在一名正在实验室练习检查自己血液的医学生中发现了该病[119]。由于那名患病的学生随后不久即死亡,所以该报道引发了一些争议,从而推测此学生实际患有恶性贫血。一个家族中的三代人均诊断椭圆细胞增多症证明了这种疾病的遗传特性[120]。另一种相关疾病,遗传性热不稳定性异形红细胞增多症(HPP)是一种罕见疾病,于 1975 年首次报道,患儿有重度新生儿贫血,其异常红细胞的形态与严重烧伤患者相似(图 46-13)[121]。这些患者的红细胞呈现

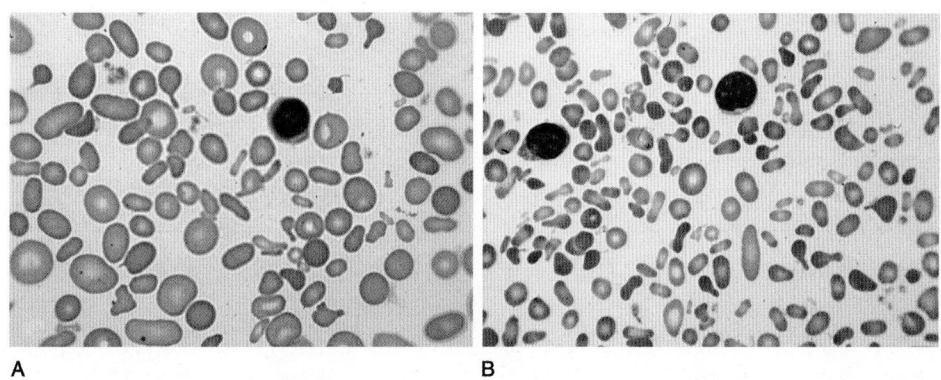

A **B**

图 46-13 一名 HPP 患者的外周血涂片。A. 脾切除术前。B. 脾切除术后。注意镜下显著增多的,尤其是在脾切除术后的小异形红细胞,小球形红细胞,以及细胞碎片。(经许可转载自 Lichtman's Atlas of Hematology, www.accessmedicine.com.)

热敏感性增加。

流行病学与遗传

HE 遍布全球，由于该病呈异质性而许多患者无症状，所以其真实的发病率尚不清楚。在美国，估计发病率为 1/2000 ~ 1/4000[13,122]。HE 可见于所有种族群体中，但在西非后裔中更为普遍，大概是因为椭圆红细胞可能对疟疾具有一定的抵抗力[123,124]。HPP 通常见于非洲裔患者，但亦有欧洲和阿拉伯裔被诊断[122,125,126]。

病因及发病机制

HE 和 HPP 红细胞的主要异常是膜骨架成分之间的水平相互作用存在缺陷，削弱了骨架，损害了其在循环剪切应力下维持红细胞双凹圆盘形状的能力。红细胞膜蛋白研究发现这些疾病中 α-和 β-血影蛋白，蛋白质 4.1 和 GPC 存在异常[122]。最常见的缺陷时红细胞膜骨架的主要结构蛋白血影蛋白，其二聚体结合形成四聚体和寡聚体的能力受损，从而破坏了骨架[55]。4.1R 的异常削弱了连接复合物中血影蛋白四聚体尾端之间的相互作用，从而使骨架不稳定。GPC/GPD 缺陷与 4.1R 水平降低有关，这可能是造成椭圆细胞增多症的原因。

当骨架的完整性受损时，红细胞在循环中骨架的变形和重塑的能力降低。血影蛋白四聚体的动态解离和重塑能力下降导致膜的机械不稳定性，影响红细胞在微循环中长时间和反复的单向轴变形后恢复为正常的细胞双凹圆盘形状[127]。HE 网织红细胞在释放至循环中时具有正常的形状，但随着细胞年龄的增长，成熟的红细胞逐渐变得更具椭圆形，最终成为永久的异常形状[13,122]。随着缺陷严重程度的增加，异形红细胞更易于破碎。HPP 患者水平（血影蛋白四聚体形成受损）和垂直（血影蛋白缺乏）相互作用均存在缺陷，后者使红细胞呈小球状并加剧溶血性贫血[128,129]。

红细胞膜蛋白缺陷

血影蛋白　在大多数 HE 患者和所有 HPP 患者中均发现了影响血影蛋白异二聚体自身结合的突变。这种功能性缺陷导致血影蛋白二聚体相对于四聚体的百分比增加[130]，反映在结构水平上表现为蛋白质的胰蛋白酶水解模式异常，导致正常肽减少而较低分子量的异常肽增加。大多数缺陷影响 α-血影蛋白的 80kDa αI 结构域，其 9 种结构变异体[128]中最常见的是 Spα[I/74]，Spα[I/65] 和 Spα[I/46或50a]。

迄今已经发现了 α-或 β-血影蛋白基因的 50 余种突变。大多数突变是代替高度保守的氨基酸或紧邻氨基酸的错义突变。异常氨基酸通常具有不同的电荷，或者在甘氨酸或脯氨酸取代的情况下，破坏血影蛋白重复的螺旋结构，改变 α-亚基和 β-亚基之间的相互作用。有趣的是，α-血影蛋白的突变主要发生在重复序列的螺旋 C 中，这突出了该螺旋在三重螺旋束中的重要性（图 46-3）。已明确其具体机制是突变损害了血影蛋白四聚体的形成。

Spα[I/74] 突变大多为自交联位点发现的错义突变，由 α0 部分血影蛋白重复的螺旋 C 组成，与 β-血影蛋白部分重复 17 的螺旋 B 和 C 相互作用形成完整的三重螺旋束[34]。体外研究显示，α0 中错义突变肽是稳定的折叠结构，与野生型相似，但是它们对 β-血影蛋白的亲和力是可变的。这表明它们通过破坏

接触部位蛋白质-蛋白质相互作用以及分子识别缺陷影响四聚体的形成，而非改变其结构[131]。与之相反，β-血影蛋白的 β17 重复突变是扰乱了该部分重复和相邻 β16 重复的结构构象[132]。α0 的螺旋 C 中的密码子 28 被确定为突变"热点"，因为在该位置上发生了四个不同的点突变形成不同的氨基酸亚基，并且在几个无关宗系中均发现了此类突变[133]。精氨酸 28 是高度保守的氨基酸，此位点的任何改变可导致重度 HE 或 HPP[133,134]。最近报道了一例犹他州家系中的 Spα[I/74]HE 患者，其发病机制涉及 α-血影蛋白基因与单亲二倍体的基因内交换以及潜在的 R34P 突变。

Spα[I/74] 缺陷也可由 β-血影蛋白的突变引起的，使血影蛋白的 αI 结构域暴露于增强的胰蛋白酶消化作用。这些异常均位于部分重复 17。在 β17 重复的螺旋 A 和 B 中均发现了错义突变，但螺旋 A 中的血影蛋白[Providence]，血影蛋白[Cagliari] 以及血影蛋白[Buffalo] 突变尤其严重，导致纯合子胎儿或新生儿发生重度贫血和非免疫性胎儿水肿[105,106,135]。框架移位突变和剪接缺陷在螺旋 B 中占主导地位，导致截短的血影蛋白分子缺乏自交联位点[13,122,136]。

即使在纯合状态下，Spα[I/65] 突变也是轻度缺陷，因为 α1 重复的螺旋 C 中亮氨酸 154 存在复制[137]。这在西非和中非的黑人以及北非的阿拉伯人中较为常见，提示遗传选择保护携带者抵御恶性疟原虫[13,122,123]。

Spα[I/46或50a] 突变远离自交联位点，通常发生在单个重复序列之间的螺旋连接区，并且通常为脯氨酸残基取代氨基酸，可破坏螺旋结构[13,122]。体外研究表明，α-血影蛋白重复序列 4 和 5 之间的 Q471P 突变使重复失去偶联并引起协同解折叠，从而消除了螺旋连接子对相邻重复序列的稳定作用[138]。由于 β-血影蛋白的重复序列少于 α-血影蛋白，异二聚体的排列使 α4 和 α5 与 β16 和 β17 接触，表明突变型血影蛋白重复序列的展开会干扰自身结合部位并防止四聚体形成[139]。L260P 突变与 Q471P 处于相似的位置，但位于血影蛋白的重复序列 α2 和 α3 之间。当异二聚体排列时，重复序列 α03 不与 β-血影蛋白接触，它们代表开放的二聚体构型，有助于四聚体形成。开放二聚体与闭合二聚体相平衡，由此 α0 至 α3 折叠到相同二聚体的 β16 和 β17 上，从而防止二价四聚体形成[139]。体外实验展示了 L260P 突变的构象变化，其能够稳定闭合二聚体构型中的突变血影蛋白并减少四聚体组装[140]。

和导致 HE 的血影蛋白 αII 结构域突变非常罕见。血影蛋白 St Claude 由 α-血影蛋白的内含子 19 中的单个点突变引起[141,142]，产生复杂剪接最终损害 α-和 β-血影蛋白的功能，导致与锚蛋白的结合降低，血影蛋白自交联紊乱和血影蛋白缺失[141]。这些膜异常对红细胞形态和寿命有重要的影响，可导致重度 HE。

蛋白 4.1R　红细胞上与 HE 相关的蛋白 4.1 的同源型缺陷在一些阿拉伯和欧洲人群中相对常见[13]。杂合子部分缺乏 4.1R，表现为轻度或无症状 HE，而纯合子缺乏 4.1R 和 p55，GPC 含量降低，发生重度 HE。这些红细胞在中等剪切应力作用下不稳定并呈片段化，但是通过 4.1R 或 4.1R 血影蛋白-肌动蛋白结合域重建缺陷红细胞可以恢复其膜稳定性[143]。体外研究显示，在缺乏 4.1R 的红细胞中恶性疟原虫的侵袭和生长有所降低[144]。

4.1R 基因突变通常影响红细胞特异性起始密码子，使得

转录终止,或者倾向于聚集在血影蛋白-肌动蛋白结合结构域中,其外显子缺失或重复导致突变蛋白比正常更小或更大[122]。

血型糖蛋白 C　GPC 和 GPD 携带 Gerbich 抗原,具有 Leach 表型的罕见患者为 Gerbich 阴性并缺乏两种 GPs。潜在的突变是基因组 DNA 的 7-kb 缺失或移码突变[145]。杂合子携带者无症状,具有正常的红细胞形态,而纯合子在血涂片上有椭圆红细胞,呈现轻度 HE,可能是由于伴随 4.1R 部分缺乏所致[13,145]。

决定临床严重程度的分子因素

HE 患者表现出明显的临床异质性,从无症状的携带者到严重的输血依赖型贫血。血影蛋白异二聚体自交联缺陷的患者,致使其血影蛋白二聚体增加而伴随血影蛋白四聚体减少,削弱了膜骨架,促进了循环剪切应力下椭圆红细胞的形成。这些患者溶血严重程度的最重要决定因素是血影蛋白二聚体的百分比和膜骨架的血影蛋白含量。这些参数受突变血影蛋白的功能障碍程度和基因剂量(杂合子对纯合子或复合杂合子)的影响[128]。基因型-表型的相关性表明,αI 结构域缺陷的临床严重程度顺序为 $Sp\alpha^{I/74} > Sp\alpha^{I/46-50a} > Sp\alpha^{I/65}$,它取决于蛋白内的突变位置以及突变的类型。血影蛋白二聚体自交联接触部位的缺陷导致的 $Sp\alpha^{I/74}$ 突变是最严重的突变[128],如密码子 28 突变,其影响高度保守和关键的精氨酸残基,通常与表型严重的 HE 或 HPP 相关[133]。即使在纯合状态下,更远端的突变如亮氨酸 154 的复制引起 $Sp\alpha^{I/65}$ 的表型也非常轻微[137]。即使远离自交联位点,脯氨酸或甘氨酸螺旋破坏的突变导致的 $Sp\alpha^{I/46或50a}$ 更为严重[138]。

尽管所有受影响的个体携带相同的致病突变,HE 的临床表现通常在同一家族内亦有所不同。这种异质性是遗传修饰子等位基因或其他缺陷的结果。低表达 α^{LELY} 是影响血影蛋白含量和临床严重程度的最常见多态性。等位基因被 L1857V 氨基酸特征性取代,在 50% 的 α-血影蛋白 mRNA 中存在外显子 46 的部分跳跃[94]。由外显子 46 编码的六个氨基酸对于血影蛋白异二聚体的组装是必需的,因此当单体迅速降解时,$Sp\alpha^{LELY}$ 导致血影蛋白含量减少[146]。因为 α-血影蛋白正常合成三至四倍富余量,故即使是纯合子,$Sp\alpha^{LELY}$ 等位基因在临床上亦是沉默的[147]。当遗传的 $Sp\alpha^{LELY}$ 与椭圆红细胞增多症的 α-血影蛋白突变处于顺式时,能改善症状[148],而遗传处于反式时则导致突变型血影蛋白的相对增加,从而加剧疾病[94]。

共同遗传其他分子缺陷也在调控临床表现中发挥作用。HPP 患者受影响非常大,因其为血影蛋白自交联突变的纯合子或双重杂合子,且缺乏血影蛋白[129]。已确定血影蛋白缺乏症的数种潜在分子机制,包括 RNA 加工缺陷[149];α-血影蛋白 mRNA 和蛋白质合成减少[150];异常剪接导致过早终止密码子[151];和 α-血影蛋白的降解[150]。最近的一项研究揭示两个犹太大家系中北欧后裔基因型-表型相互作用的复杂性,其中 α-血影蛋白中的新型 R34P 突变与三种形态表型相关[126]。这种异质性是由其他因素的复杂相互作用和共同遗传引起的,包括处于反式中的 $Sp\alpha^{LELY}$、α-血影蛋白基因的转录减少和交叉[126]。

在新生儿中,HE 的临床严重程度可能受到 BPG 与胎儿血红蛋白的弱结合影响,导致游离 BPG 增加,这反过来使血影蛋白-肌动蛋白-蛋白 4.1 相互作用而不稳定[152]。最后,一些获得性情况可加重溶血性贫血,包括改变微循环对细胞的压力。

遗传

HE 通常为常染色体显性遗传性疾病。原发突变罕见[134]。临床症状的严重程度高度不一,反映了分子异常的异质性,而共遗传其他基因缺陷或多态性亦能调控疾病表达。HE 和 HPP 之间存在很强的遗传关系,HPP 患者的父母或兄弟姐妹通常有典型的 HE。

临床特征

HE 的临床表现具有异质性,从无症状携带者至威胁生命的严重贫血患者。绝大多数 HE 患者无症状,是在检查不相关疾病时偶然发现而得以诊断。婴儿期或儿童早期的 HPP 患者具有非常严重的溶血性贫血。

已经发现一些无症状的携带者具有和其患 HE 的亲属相同的分子缺陷,但是血涂片正常或接近正常。红细胞的寿命是正常的,患者没有贫血。在发生感染、脾功能亢进、维生素 B_{12} 缺乏或微血管病性溶血性贫血,如弥散性血管内溶血或血栓性血小板减少性紫癜的情况下,无症状的 HE 患者可发生溶血。在后两种情况中,溶血增加可能源于红细胞潜在的机械不稳定性基础上又叠加了微循环损伤。

慢性溶血的 HE 患者发生中度至重度溶血性贫血时,血涂片中可见椭圆形红细胞和异形红细胞。红细胞寿命缩短,患者可发生慢性溶血的并发症,如胆囊疾病。在有些家族,溶血性 HE 已经遗传了数代。另外一些家族中,不是所有的 HE 患者均有慢性溶血;一些患者仅有轻度溶血,可能是因为其他遗传因子改变了疾病的表现。最严重的慢性溶血的 HE 患者血涂片可见椭圆形红细胞、异性红细胞、红细胞碎片和小的小球形红细胞,与 HPP 类似。

HPP 是普通 HE 的一个亚型,在同一家族中 HE 和 HPP 可共存,且两者有相同的血影蛋白分子缺陷[130]。HE 亲属携带杂合的椭圆形红细胞血影蛋白突变,而 HPP 患者是纯合子或双重杂合子,同时也存在血影蛋白部分缺乏[128,129]。

婴儿期遗传性椭圆形红细胞增多症和异形红细胞增多症新生儿期椭圆形红细胞增多症的临床症状不常见。一般来说,椭圆形红细胞直至 4 ~ 6 个月龄时才出现于血涂片中。偶尔,新生儿期可见重度 HE,表现为严重的溶血性贫血,伴明显的异形红细胞增多症和黄疸。这类患者可能需要输注红细胞、光疗或换血治疗。通常,即使是严重受累的患者,在 9 ~ 12 个月龄时溶血也会减轻,患者会进展为具有轻度贫血的典型 HE。1 岁后,仍需依赖输血并需行早期脾切除的患者少见。对于疑似新生儿 HE 或 HPP 的患者,回顾家族史和检查父母的血涂片通常较其他检查更有助于诊断。

有报道,少数极重的 HE 导致胎儿水肿而死于胎儿期或新生儿早期[105]。一例重症胎儿水肿经宫内输血(参见第 55 章)和早期换血疗法得以救治,之后一直依赖输血超过两年。

实验室特征

HE 的标志是血涂片中可见雪茄形的椭圆形红细胞(图 46-10D 和图 46-11F)。这些正细胞正色素性椭圆形红细胞的数量可以从很少至 100%。溶血的程度与椭圆形红细胞的数量并不相关。血涂片中也可见到球形红细胞、口形红细胞和破碎红细胞。严重的 HE 和 HPP 的渗透脆性是异常的。网织红细胞计数通常低于 5%，但在严重溶血时可能会更高。HE 的其他实验室检查结果与其他类型的溶血性贫血相似，具有红细胞生成和破坏增加的非特异性标志。例如，血清胆红素增高，尿中尿胆原增加和血清结合珠蛋白减少，均表明红细胞破坏增加。

HPP 的血涂片显示与重度 HE 相似的特征，但另外还可发现极度的异形红细胞增多，一些奇怪形状的细胞碎片或出芽，且通常只有很少的椭圆形红细胞或没有椭圆形红细胞（图 46-13）。小球形红细胞常见，MCV 通常较低（50～70fl）。固缩红细胞在新生儿 HPP 血涂片中很明显。起先被认为对 HPP 有诊断意义的红细胞热不稳定性并非该病独有，还常见于 HE 红细胞。

对于疑难病例或需要分子学诊断的病例，需要进行特殊的检查。对分离膜蛋白的特殊检查包括通过 SDS-PAGE 分析和定量蛋白质；从膜中提取血影蛋白以评估非变性凝胶上的血影蛋白-二聚体-四聚体比例，以及限制胰蛋白酶消化血影蛋白，然后进行 SDS-PAGE 或二维凝胶电泳以鉴定缺陷结构域。Ektacytometry 可用于测量膜的稳定性和变形性。基因组 DNA 和/或互补 DNA 分析用于确定潜在的突变。

鉴别诊断

椭圆形红细胞可见于数种疾病，包括巨幼细胞贫血、小细胞低色素性贫血（缺铁性贫血和珠蛋白生成障碍性贫血）、骨髓增生异常综合征和骨髓纤维化等。在这些疾病中，椭圆形红细胞是获得性的，一般在血涂片中少于红细胞的 1/4。病史和额外的实验室检查通常可以明确这些疾病的诊断。假性椭圆形红细胞是制备血涂片时人为形成的，仅见于血涂片的特定区域，通常在片尾附近。假性椭圆形红细胞的长轴是平行的，而真正的椭圆形红细胞的长轴是随机分布的。

治疗和预后

HE 患者很少需要治疗。极少数患者可能偶尔需要输注红细胞。对于重度 HE 和 HPP 患者，脾切除缓解了病情，因为脾脏是红细胞被扣押和破坏的部位。有症状的 HE 和 HPP 患者其切脾指征同 HS。脾切除后，HE 或 HPP 患者血细胞比容增加，网织红细胞计数减低，临床症状改善。

在疾病急性期应注意患者的失代偿征象，其特征为因同时发生的急性事件导致红系造血的非特异性抑制以致红细胞比容急剧减少。HE，特别是 HPP 患者的细小病毒感染风险增加，一般需要短期输血支持（参见第 36 章）[153]。应该定期行超声检查胆结石。具有明显溶血的患者应每天补充叶酸。

东南亚卵圆形红细胞增多症

东南亚卵圆形红细胞增多症 SAO，亦称 Melanesian 椭圆形椭圆形红细胞增多症或口形椭圆形红细胞增多症，广泛分布于马来西亚，巴布亚新几内亚，菲律宾和印度尼西亚的某些族群[123]，但在南非的开普有色人种中也很普遍[154]。其特征为存在大的卵圆形红细胞，此类细胞多数包含一个或两个横向的脊或一个纵向的裂（图 46-10C 和图 46-11E）。

由于带 3 蛋白的结构和功能异常，SAO 红细胞是刚性和高稳定性的。SAO 带 3 蛋白与锚蛋白紧密结合，形成寡聚体，表现为侧向和旋转移动受限[155,156]，且不能运输阴离子[157]。其基础的分子异常是带 3 基因中 27bp 的框内缺失，导致位于带 3 蛋

白胞质和胞膜结构域交界处氨基酸 400～408 的缺失[158]。SLC4A1 等位基因缺陷也携带连锁带 3[Memphis]多态性，L56E。

SAO 呈显性遗传特征，假定在胚胎发育过程中的纯合子是致命[159]。近期报道一例纯合子 SAO，胎儿通过两次子宫内输血而得以存活，并且自出生以来每月输血一次[160]。由于 SAO 患者的带 3 蛋白不能运输阴离子，患儿 3 个月大时诊断为远端肾小管性酸中毒。

SAO 红细胞的一个显著特征是它们对几种疟原虫感染的抗性。这已被许多体外研究证明，体内证据亦表明 SAO 提供了针对重型疟疾和脑型疟的保护措施[123,161]。流行病学数据以及 SAO 在受疟疾威胁人群中的流行增加提示该基因具有选择性优势[123]。许多因素与保护作用相关，但 SAO 红细胞疟疾抗性的确切机制尚未得到充分阐述。

临床上，血涂片中至少有 20% 的卵圆形细胞红细胞，有些含有中央纵裂或横向脊，又明显缺乏溶血的临床和实验室证据，则高度提示 SAO。可以通过扩增带 3 基因的缺陷区并证实含有 27bp 缺失的 SAO 等位基因杂合子来进行快速遗传学诊断。

棘状红细胞增多症

棘刺样红细胞分为两类：棘状红细胞和刺状红细胞。棘状红细胞小而致密，细胞表面有许多长宽均不等的不规则突起（图 46-10F 和图 46-11G）。刺状红细胞有小而均一的突起，均匀的遍布细胞膜上（图 46-11B）。在诊断上，区别并不重要，而且棘刺样红细胞疾病通常被归为一类。正常成年人可能具有高达 3% 的棘刺样红细胞，但在制备和检查血涂片时应注意，因为棘刺样细胞，特别是刺状红细胞是血涂片制备和血液储存中常见的人为假象。

棘状红细胞/刺状红细胞见于多种遗传疾病和获得性病症。棘刺样红细胞可以在某些情况下短暂发生，例如用输注储存血、摄入酒精和某些药物、暴露于电离辐射或某些毒液，以及血液透析期间[13]。棘刺样红细胞常见于功能性或实际脾切除、严重肝病、严重尿毒症、先天性 β 脂蛋白缺乏症、某些遗传性神经系统疾病和 Kell 血型异常的患者血涂片。偶尔棘状红细胞和/或刺状红细胞可见于患有糖酵解酶缺陷、骨髓增生异常综合征、甲状腺功能减退、神经性厌食、维生素 E 缺乏和早产儿患者[13]。Lutheran 血型系统的主要抗原 Lua 和 Lub 表达抑制者也可能出现棘状红细胞[13]。

棘状红细胞如何产生的分子机制尚未完全阐明。然而，带 3 蛋白的变化已成为一个关键的致病因素。红细胞膜脂质组成的异常以及脂质双层内外层之间脂质分布的改变仅见于部分患者而非所有患者，这意味着其可能起次要作用[162]。

严重肝病的棘形红细胞增多症

定义

由于红细胞上的突起，肝病患者的贫血通常被称为"靴刺细胞贫血"。尽管只有少数患有终末期肝病的患者发生靴刺细胞贫血，但临床实践中这部分患者占据了棘形红细胞增多症的大多数。

病因及发病机制

肝病患者的贫血有着复杂的病因。常见原因包括失血、铁

或叶酸缺乏、脾功能亢进、酒精导致的骨髓抑制、营养不良、病毒感染或其他因素。红细胞膜的获得性异常可加重这类患者的贫血[163]。

靴刺细胞贫血中棘形红细胞在体内的形成分为两步:游离胆固醇(非酯化)在红细胞膜的累积和脾脏对异常形态红细胞的重塑[13,163]。患者的病肝产生过量胆固醇的异常脂蛋白,被循环红细胞摄取,使胆固醇含量增加。胆固醇优先分布进入红细胞外膜中,增加表面积与容积比并形成扇形边缘。在脾脏中,膜片段丢失而细胞形成特征性的棘状红细胞突起。胆固醇与带 3 蛋白相互作用并改变其构象,这可能影响膜骨架并降低细胞的变形性[162],导致红细胞陷入狭窄的脾血窦并最终被破坏。

临床特征

靴刺红细胞贫血的特征是迅速进展的溶血性贫血,血涂片上有大量棘状红细胞。脾肿大和黄疸更加显著,可伴随严重的腹水、出血倾向和肝性脑病。靴刺红细胞贫血最常见于酒精性肝病患者,但亦报道见于相似的临床综合征如晚期转移性肝病、心源性肝硬化、Wilson 病、暴发性肝炎和婴儿胆汁淤积性肝病[13]。

实验室特征

大多数患者有中度贫血、血细胞比容 20% ~ 30%、间接胆红素显著增高,以及重度肝细胞疾病的实验室证据。血涂片中可见明显的棘状红细胞,部分患者还可见刺状红细胞、靶形细胞和小球形细胞,很多细胞带有非常细小的刺(图 46-13)。

鉴别诊断

靴刺红细胞溶血性贫血应与其他与肝病相关的溶血综合征相鉴别,包括充血性脾肿大患者,表现为慢性轻度溶血并偶见球形红细胞;以及短暂性溶血性发作的患者。

治疗,病程及预后

靴刺红细胞贫血的贫血通常不是一个严重的临床问题,但是它可加剧已有的贫血(如消化道出血引起的)至需要输注红细胞的程度。由于脾脏的"扣押",靴刺红细胞的寿命明显缩短,在切除脾脏后,溶血如同预期的一样可缓解。但是,对于这些垂危患者,脾切除术非常危险且可能致命,通常不作推荐。

神经棘红细胞增多症

术语"神经棘状红细胞增多症"描述了具有不同临床表型和遗传的一组异质性罕见疾病。其共同特征是神经元变性和异常的棘状红细胞形态。这些综合征可分为:①引起周围神经病的脂蛋白异常,如无 β 脂蛋白血症和低 β 脂蛋白血症;②基底神经节的神经变性导致伴正常脂蛋白的运动障碍,如舞蹈样运动棘状红细胞增多症和 McLeod 综合征;③偶见棘状红细胞的运动异常,如亨廷顿样病 2 型(HDL2)和泛酰酸激酶相关神经退行性疾病(PKAN)。

无 β 脂蛋白血症

定义　无 β 脂蛋白血症或称 Bassen-Kornzweig 综合征是一种罕见的常染色体隐性遗传性疾病,其特征是进行性共济失调性神经疾病、饮食性脂肪吸收不良、色素性视网膜炎和棘状红

细胞增多,该病见于不同种群背景的人群[164]。

病因及发病机制　本病因不能合成或分泌含有载脂蛋白 B 基因产物的脂蛋白,并导致血浆脂质谱的改变[164]。主要的分子缺陷是缺乏微粒体甘油三酯转运蛋白,该蛋白执行合成含载脂蛋白 B 的脂蛋白的基本步骤[165]。红细胞膜磷脂的相对分布改变,磷脂酰胆碱含量随鞘磷脂的相应增加而降低。过量的鞘磷脂优先分布于脂质双层膜的外层,可能引起外层膜的扩张并调节带蛋白 3 的构象,进而导致红细胞表面轮廓的不规则性[162]。红细胞前体细胞和网织红细胞形态正常,随着红细胞在循环中成熟,棘状红细胞增多变得明显,随着红细胞年龄的增长而恶化[166]。

临床特征　本病表现为出生后的第 1 个月出现脂肪泻。患者 5 ~ 10 岁时可发生导致失明的不典型色素性视网膜炎和以共济失调、意向性震颤为特点的进行性神经损害,进展至 20 ~ 30 岁时死亡[166]。

实验室特征　患者通常有轻度贫血、红细胞指数正常、网织红细胞计数正常或轻度增加[166]。棘状红细胞明显,占红细胞的 50% ~ 90%。尽管无 β 脂蛋白血症患者的红细胞存在脂质异常,相对于靴刺红细胞贫血患者而言,其仅有轻度溶血且脾脏正常。常伴明显的维生素 E 缺乏症(参见第 44 章),被认为是神经病变的主要刺激因素。还可观察到凝血异常[164]。

鉴别诊断　低 β 脂蛋白血症、甘油三酯正常的无 β 脂蛋白血症和乳糜微粒驻留病等相关疾病与部分生成含载脂蛋白 B 的脂蛋白、或分泌含截断型载脂蛋白 B 的脂蛋白有关。患有这些疾病的患者可能会发生神经系统疾病和棘状红细胞增多症,这取决于其基础缺陷的严重程度。

治疗、病程及预后　治疗包括膳食限制甘油三酯和补充大剂量维生素 A、K、D 和 E[166]。长期给予维生素 E 可以延缓或预防神经系统症状。

舞蹈病-棘状红细胞增多综合征

舞蹈病-棘状红细胞增多综合征是一种罕见的常染色体隐性遗传性运动疾病,其特点是基底节神经节萎缩和进行性神经退行性疾病,在青春期或成年期发病[167]。在部分患者中,棘状红细胞增多症可能先于神经症状发生。脂蛋白正常。

分子学研究已确定了编码舞蹈病蛋白的 VPS13A 基因的约 100 个突变,舞蹈病蛋白广泛表达于大脑,亦表达于成熟红细胞[168-170]。舞蹈病蛋白是保守蛋白家族的成员,参与细胞间隔之间膜蛋白的运输,但其在红细胞、舞蹈病-棘状红细胞增多综合征发病机制和棘状红细胞中的作用尚未知。突变导致舞蹈病蛋白缺乏或水平显著降低,而在日本、法国、加拿大家系中均已鉴定出此类基础突变[167]。

患者无贫血症状,红细胞寿命仅轻度缩短。血浆和红细胞膜脂质以及膜蛋白组分和含量均正常,但是电子显微镜研究发现骨架结构异常和膜内颗粒分布不均匀。红细胞膜流动性降低。有报道带 3 蛋白、β-血影蛋白和 β-内收蛋白的丝氨酸-苏氨酸和酪氨酸磷酸化增加[171]。尤其是 Lyn 激酶的异常激活导致带 3 蛋白的酪氨酸磷酸化增加,这改变了带 3 蛋白与 β-内收蛋白以及骨架连接复合物的结合[171]。这可能导致骨架-膜相互作用的局部破坏,促进突出的形成。在一个舞蹈病-棘状红细胞增多综合征家系中,已鉴定出带 3 蛋白 C 端附近的点突变,这可能影响带 3 蛋白与骨架的相互作用[172]。

McLeod 综合征

McLeod 综合征是一种罕见的 X-连锁的 Kell 血型系统缺陷,其细胞与 Kell 抗血清反应弱。XK 蛋白是一种通过二硫键与 Kell 抗原共价连接的完整的膜转运通道蛋白,XK 基因突变导致 XK 蛋白缺陷[167,170]。缺乏 XK 蛋白的男性半合子其血涂片中可见高达 85% 的棘状红细胞,伴有轻度代偿性溶血,并发展为迟发性多系统性肌病或舞蹈病,称为 McLeod 综合征。由于 X 染色体失活的嵌合,女性杂合子携带者可能偶见棘状红细胞。大部位缺失不仅涉及 Xp21.1 的 XK 位点,而且涉及连续的基因,导致 McLeod 综合征与其他疾病相关,如儿童慢性肉芽肿性疾病、色素性视网膜炎、Duchenne 型肌营养不良症和鸟氨酸转氨酶缺乏。

红细胞膜蛋白和脂质组成是正常的,但是其膜内颗粒的分布发生了改变,膜蛋白的磷酸化增加,尤其是带 3 蛋白,这再次提示了带 3 蛋白为棘状红细胞生成的关键参与者。

其他神经棘状红细胞增多综合征

HDL2 病症是由亲联蛋白-3 基因中三核苷酸重复突变引起 CGT/CAG 的扩增引起,该基因编码的蛋白参与膜结构连接和钙调节[167]。该病是常染色体显性遗传,表现为迟发性舞蹈病、帕金森病和进行性认知障碍。部分患者存在棘状红细胞。曾报道一例不寻常的家系具有常染色体显性遗传性舞蹈病-棘状红细胞增多症,伴有多聚谷氨酰胺神经元包涵体,与 HDL2 相关。还可见带 3 蛋白的水解,这可能导致红细胞形态的改变[170,173]。

具有肌张力失常、发音障碍、儿童僵硬等特征的部分 PKAN(以前称为 Hallervorden-Spatz 综合征)患者可见棘状红细胞,HARP 综合征(低 β 脂蛋白血症、棘状红细胞增多症,色素性视网膜炎和苍白球退行性变)亦可见棘状红细胞。这两种综合征均由泛酰酸激酶 2 的突变所致,该酶参与辅酶 A 和磷脂的合成[167,170,174]。

伴正常脂蛋白的神经棘状红细胞增多综合征鉴别诊断

舞蹈病-棘状红细胞增多症、McLeod 综合征、HDL2 和泛酰酸激酶疾病具有相重叠的神经系统症状和临床表型,也类似于亨廷顿病,致使临床诊断困难。应用分子检测方法识别潜在的基因缺陷显著提高了诊断准确性。亦得以深入了解潜在发病机制,并提示所有受影响的蛋白质,均与膜结构相关,可能参与共同的通路并最终导致基底神经节变性。

遗传性口形红细胞增多综合征

单价阳离子 Na^+ 和 K^+ 的细胞内浓度会影响红细胞容积稳态。这些阳离子的净增加致使水进入细胞,产生水化过度的细胞或口形红细胞,而阳离子的净损失则导致细胞脱水并形成干瘪细胞。红细胞阳离子通透性疾病是以常染色体显性方式遗传的非常罕见的疾病,具有显著的临床和生物化学异质性(表 46-4)[175]。

表 46-4　遗传性口形红细胞增多综合征的异质性

	口形红细胞增多症(水化症)		中间综合征			
	重度溶血	轻度溶血	冷水化细胞增多症	口形红细胞增多的干瘪细胞增多症	干瘪细胞增多症伴高磷脂酰胆碱	干瘪细胞增多症
溶血	重度	轻中度	中度	轻度	中度	中度
贫血	重度	轻中度	轻中度	无	轻度	中度
血涂片	口形红细胞	口形红细胞	口形红细胞	口形红细胞	靶形红细胞	靶形红细胞、刺状红细胞
MCV(80~100fl)*	110~150	95~130	90~105	91~98	84~92	100~110
MCHC(32%~36%)	24~30	26~29	34~40	33~39	34~38	34~38
未孵育渗透脆性	明显增加	增加	正常	减少	明显减少	明显减少
RBC† $Na^{+5~12}$	60~100	30~60	40~50	10~20	10~15	10~20
RBC $K^{+90~103}$	20~55	40~85	55~65	75~85	75~90	60~80
RBC $Na^++K^{+95~110}$	110~140	115~145	100~105	87~103	93~99	75~90
磷脂酰胆碱含量	正常	±增加	正常	正常	增加	正常
冷自身溶血	无	无	有	无	无	?
脾切除效果‡	好	好	可	?	?	? 差
遗传	常染色体显性遗传? 常染色体隐性遗传	常染色体显性遗传	常染色体显性遗传	常染色体显性遗传	常染色体显性遗传	常染色体显性遗传

MCHC:平均红细胞血红蛋白浓度;MCV:平均红细胞体积;RBC:红细胞。

* 括号里为正常值范围。

† 钠、钾、钠+钾单位为 mEq/L RBC。

‡ 这些综合征可能切脾不当。

口形红细胞是以中心不含血红蛋白区为特征的杯形红细胞(图 46-10E 和图 46-11D)。口形红细胞形成的分子机制尚未阐明,但已提出数种假设理论。脂质双层假说预测扩张内侧膜的药物或异常将趋向形成口形红细胞[176]。其他理论将脂质归类为次要作用,提出膜蛋白,特别是带 3 蛋白,在调节红细胞结构中起主要作用[162]。带 3 蛋白四聚体附着于血影骨架,而带 3 蛋白向内或向外的不同构型可影响骨架的形貌和细胞的形状。

遗传性干瘪细胞增多症

定义

遗传性干瘪细胞增多症,也称为脱水的遗传性口形红细胞增多症(HSt),是阳离子渗透性缺陷的最常见形式。它是一种常染色体显性遗传性溶血性贫血,以 K^+ 流出和红细胞脱水为特征。遗传性干瘪细胞增多症是 pleiotropic 综合征的一部分,患者也可能出现假性高血钾和围产期水肿[177]。

病因及发病机制

引起本病的膜通透性缺陷比较复杂,涉及钾从红细胞的净流失,但不伴有成比例的钠摄取。因此,细胞内净阳离子含量和细胞水含量降低。在某些情况下,红细胞磷脂酰胆碱增加而 BPG 含量降低[13]。

本病的基因位点在 16q23-q24 [177]。随后精细检测几个大型无关多代家系的位点和外显子序列,发现编码 PIEZO1 蛋白的基因中存在许多错义突变[178,179]。对具有多种疾病表型的家族中某些突变的分离提示 PIEZO 与围产期水肿之间存在相关性[178]。PIEZO 蛋白最近被鉴定为形成拉伸激活阳离子通道一部分的机械感觉分子。PIEZO1 蛋白存在于红细胞膜中,而两个 PIEZO1 突变 R2456H 和 R2488Q 经证明可调节机械敏感转导通道,导致红细胞中阳离子转运增加[178,179]。

临床特征

患者可表现为代偿性溶血性贫血症状,包括黄疸、脾肿大、胆石症。部分患者也可能出现假性高血钾和围产期水肿,甚至胎儿水[13,177]。本病呈现不同的外显率,同一家系的受累患者可有明显不同的临床症状。患者易于发生铁过载(参见第 43 章)[175]。

实验室特征

血液学表现为轻至中度的代偿性溶血性贫血(表 46-4),伴网织红细胞计数增高。K^+ 含量降低,Na^+ 含量增加,但单价阳离子总含量降低。平均血红蛋白浓度(MCHC)增高反映细胞脱水,平均红细胞体积(MCV)常轻度增高[175]。红细胞抵抗渗透性裂解,通过渗透梯度激光衍射法获得的钟形曲线左移。口形红细胞不是血涂片上的突出特征,但可见一些靶形红细胞和棘细胞。在有些细胞中,血红蛋白浓聚("水坑样")于细胞周边的分散区域。

治疗、病程及预后

多数患者仅经历轻度贫血,无需治疗。此类患者应补充叶酸,并监测溶血并发症。脾切除术不能显著改善贫血,提示干瘪细胞在网状内皮系统的其他区域中被识别并清除。由于脾切除术后高凝状态和危及生命的血栓事件发生风险显著增高,因此该手术存在禁忌证[13]。

遗传性口形红细胞增多症/水化细胞增多症

定义及历史

遗传性口形红细胞增多症,也称为遗传性水化细胞增多症,或过度水化的口形红细胞增多症,其特征为明显的被动性钠泄漏,导致红细胞过度水化与大细胞增多。本病是常染色体显性遗传的溶血性贫血。该综合征首次报道见于一例显性遗传性溶血性贫血的女孩,其血涂片含口形红细胞[180]。随后发现了本病的标志,即红细胞异常的阳离子转运和过度水化[181]。

病因及发病机制

口形红细胞的红细胞膜对单价阳离子,特别是钠离子的渗透性增强。这种显著的被动性钠泄漏入细胞代表本病的主要病变。Na^+-K^+-ATP 酶泵在正常情况下维持细胞内低钠和高钾,本病中 Na^+-K^+-ATP 酶泵被激活,其主动转运增加结合糖酵解增加以提供 ATP,但并不足以克服渗漏[175,182]。

一些患者其过度水化的红细胞缺乏口细胞素,一种大小为 31kDa 的完整膜蛋白,但至今尚未发现相关的基因突变,表明该蛋白的缺乏是继发现象[13,175]。口细胞素与 GLUT-1 相互作用并将其转化为脱氢抗坏血酸转运蛋白,提示抑制口形红细胞[175]。

在一些口形红细胞增多症患者中,有报道错义突变导致 RhAG 蛋白跨膜结构域中保守残基的氨基酸被替代,RhAG 蛋白是带 3-Rh-RhAG 膜多蛋白复合物的组成部分[183]。RhAG 是一种转运蛋白,可通过微孔状结构起到气体和/或铵通道的作用。这些突变被认为能扩大微孔,允许阳离子渗透过膜。在一例患有与红系异常造血相关的口形红细胞增多症患者中,发现带 3 蛋白的跨膜结构域具有原发的错义突变[184]。该突变改变了带 3 蛋白的转运功能,将其由阴离子交换器转变为阳离子通道。由于 Syk 和 Lyn 酪氨酸激酶的活性增强,口形红细胞膜的酪氨酸磷酸化谱显示带 3 蛋白和口细胞素的磷酸化增加,提示参与调控细胞容积的磷酸化信号通路可能受到干扰[184]。

临床特征

存在中度至严重贫血存在。黄疸和脾肿大常见,慢性溶血的并发症如胆石症亦常见。患者易发生铁过载,这与输血状态或脾切除无关。尚未观察到其他器官系统异常[13,175]。在一例轻度贫血患者中观察到红细胞异常造血表型[184]。

实验室特征

血涂片显示明显的口形红细胞增多,高达 50% 的红细胞可能具有异常形态(图 46-10E 和图 46-11D)。除贫血外,红细胞指数显示 MCHC 降低以及明显的大细胞增多,反映为 MCV 升高,一些严重受累的患者可能达 150fl(表 46-4)。K^+ 含量降低,Na^+ 含量显著增高,导致单价阳离子总含量升高。口形红细胞的渗透脆性显著增加,因为许多肿胀的红细胞接近其临界溶血体积,导致渗透梯度激光衍射法曲线右移。红细胞变形能力下降。

治疗、病程及预后

多数水化细胞增多症患者终生有明显的贫血。应监测溶血并发症如胆石症和细小病毒感染，并应补充叶酸。脾切除术的治疗效果不一，但通常对严重受累的患者有益并能改善溶血性贫血[13]。这是可以预期的，因为口形红细胞消耗大量 ATP 来泵入阳离子以避免渗透性裂解，因此，其在脾脏极具挑战性的代谢环境中是脆弱的。然而，在患有本病的患者中行脾脏切除术应慎重考虑，因为他们在脾切除术后发生高凝状态的风险很高，可导致严重的血栓事件[13]。

冷水化细胞增多症

一些伴口形红细胞的患者其临床表型和生化特点介于遗传性水化细胞增多症和遗传性干瘪口形细胞增多症的极端表现之间。冷水化细胞增多症是此类疾病之一，低温下其轻度的阳离子渗漏显著增强。本病非常罕见，与轻至中度的溶血性贫血相关，脾切除术似乎有益[175]。在带 3 蛋白的跨膜区已发现错义突变，其聚集在膜跨度 8 和最后两个跨膜结构域之间[184~186]。体外研究表明，突变蛋白已丧失其阴离子交换能力，并转化为非选择性阳离子通道[177,186,187]。

已报道两例冷水化细胞增多症和口细胞素缺乏的患者具有 GLUT-1 突变，突变消除了 GLUT-1 的葡萄糖转运功能并产生了阳离子渗漏[188]。

其他口形红细胞疾病

Rh 缺乏综合征是指极少数患者缺乏所有 Rh 抗原(Rh-null)或者 Rh 抗原表达显著降低(Rhmod)。与 RhAG 有关的 RhCE 和 RhD 蛋白携带 Rh 抗原，并能够在红细胞膜中形成 Rh 多蛋白复合物。Rh 缺乏综合征患者其 Rh 复合物缺如或显著减少，且呈现轻至中度溶血性贫血。血涂片可见口形红细胞并偶见球形红细胞，细胞具有阳离子转运异常，导致脱水。脾切除术可改善溶血性贫血[13,175]。第 136 章对 Rh 抗原的结构、定位和功能进行了综述。

家族性高密度脂蛋白缺乏症是导致胆固醇酯在许多组织中聚集的罕见病症，形成橙色大扁桃体和肝脾肿大的临床表现。血液学表现包括中度溶血性贫血伴口形红细胞增多。红细胞膜脂质分析显示低胆固醇含量和磷脂酰胆碱的相对增高以牺牲鞘磷脂为代价[13]。

获得性口形红细胞增多症

正常人血涂片有高达 3%的口形红细胞。获得性口形红细胞增多症常见于酒精中毒，特别是急性酒精中毒患者。用于白血病和淋巴瘤化疗剂量的长春碱类，如长春新碱和长春花碱可诱发溶血，并伴有钠渗透性增高和口形红细胞增多[189]。长距离赛跑者比赛结束后即刻可观察到短暂的口形红细胞增多。获得性口形红细胞增多症的分子基础未知[13]。

翻译:王婷、刘佳　互审:赵维莅　校对:陈芳源

参考文献

1. Jakobik V, Burus I, Decsi T: Fatty acid composition of erythrocyte membrane lipids in healthy subjects from birth to young adulthood. *Eur J Pediatr* 168:141, 2009.
2. Ways P, Hanahan DJ: Characterization and quantification of red cell lipids in normal man. *J Lipid Res* 5:318, 1964.
3. Mulder E, Van Deenen LLM: Incorporation in vitro of fatty acids into phospholipids from mature erythrocytes. *Biochim Biophys Acta* 106:106, 1965.
4. Daleke DL: Regulation of phospholipid asymmetry in the erythrocyte membrane. *Curr Opin Hematol* 15(3):191, 2008.
5. Devaux PF, Herrmann A, Ohlwein N, et al: How lipid flippases can modulate membrane structure. *Biochim Biophys Acta* 1778(7–8):1591, 2008.
6. Sahu SK, Gummadi SN, Manoj N, et al: Phospholipid scramblases: An overview. *Arch Biochem Biophys* 462:103, 2007.
7. Salzer U, Prohaska R: Stomatin, flotillin-1, and flotillin-2 are major integral proteins of erythrocyte lipid rafts. *Blood* 97(4):1141, 2001.
8. Murphy SC, Samuel BU, Harrison T, et al: Erythrocyte detergent-resistant membrane proteins: their characterization and selective uptake during malarial infection. *Blood* 103(5):1920, 2004.
9. Fairbanks G, Steck TL, Wallach DFH: Electrophoretic analysis of the major polypeptides of the human erythrocyte membrane. *Biochemistry* 10(13):2606, 1971.
10. Pasini EM, Kirkegaard M, Mortensen P, et al: In-depth analysis of the membrane and cytosolic proteome of red blood cells. *Blood* 108(3):791, 2006.
11. Van den Akker E, Satchwell TJ, Williamson RC, et al: Band 3 multiprotein complexes in the red cell membrane; of mice and men. *Blood Cells Mol Dis* 45(1):1, 2010.
12. Fujinaga J, Tang X-B, Casey JR: Topology of the membrane domain of human erythrocyte anion exchange protein, AE1. *J Biol Chem* 274(10):6626, 1999.
13. Walensky Loren D, Narla Mohandas Lux SE: Disorders of the red blood cell membrane, in *Blood: Principles and Practice of Hematology*, 2nd ed., edited by Handin RI, Lux SE, Stossel TP, p 1709. Lippincott Williams & Wilkins, New York, 2003.
14. Sterling D, Reithmeier RAF, Casey JR: A transport metabolon: Functional interaction of carbonic anhydrase II and chloride/bicarbonate exchangers. *J Biol Chem* 276(51):47886, 2001.
15. Zhang D, Kiyatkin A, Bolin JT, et al: Crystallographic structure and functional interpretation of the cytoplasmic domain of erythrocyte membrane band 3. *Blood* 96(9):2925, 2000.
16. Chu H, Low PS: Mapping of glycolytic enzyme-binding sites on human erythrocyte band 3. *Biochem J* 400(1):143, 2006.
17. Low PS, Waugh SM, Zinke K, et al: The Role of hemoglobin denaturation and band 3 clustering in red blood cell aging. *Science* 227(4686):531, 1985.
18. Pasternack GR, Anderson RA, Leto TL, et al: Interactions between protein 4.1 and band 3. An alternative binding site for an element of the membrane skeleton. *J Biol Chem* 260(6):3676, 1985.
19. Salomao M, Zhang X, Yang Y, et al: Protein 4.1R-dependent multiprotein complex: New insights into the structural organization of the red blood cell membrane. *Proc Natl Acad Sci U S A* 105(23):8026, 2008.
20. Rybicki AC, Musto S, Schwartz RS: Identification of a band-3 binding site near the N-terminus of erythrocyte membrane protein 4.2. *Biochem J* 309:677, 1995.
21. Anong WA, Franco T, Chu H, et al: Adducin forms a bridge between the erythrocyte membrane and its cytoskeleton and regulates membrane cohesion. *Blood* 114(9):1904, 2009.
22. Lee G, Abdi K, Jiang Y, et al: Nanospring behaviour of ankyrin repeats. *Nature* 440(7081):3, 2006.
23. Michaely P, Bennett V: The ANK repeats of erythrocyte ankyrin form two distinct but cooperative binding sites for the erythrocyte anion exchanger. *J Biol Chem* 270(37):22050, 1995.
24. Bruce LJ, Beckmann R, Ribeiro ML, et al: A band 3-based macro complex of integral and peripheral proteins in the RBC membrane. *Blood* 101(10):4180, 2003.
25. Williamson RC, Toye AM: Glycophorin A: Band 3 aid. *Blood Cells Mol Dis* 41(1):35, 2008.
26. Schofield AE, Martin PG, Spillett D, et al: The structure of the human red blood cell anion exchanger (EPB3, AE1, band 3) gene. *Blood* 84(6):2000, 1994.
27. Rearden A, Magnet A, Kudo S, et al: Glycophorin B and glycophorin E genes arose from the glycophorin A ancestral gene via two duplications during primate evolution. *J Biol Chem* 268(3):2260, 1993.
28. Cartron JP, Le Van Kim C, Colin Y: Glycophorin C and related glycoproteins: structure, function and regulation. *Semin Hematol* 30:152, 1993.
29. Bennett V, Healy J: Organizing the fluid membrane bilayer: diseases linked to spectrin and ankyrin. *Trends Mol Med* 14(1):28, 2008.
30. Thomas GH, Newbern EC, Korte CC, et al: Intragenic duplication and divergence in the spectrin superfamily of proteins. *Mol Biol Evol* 14(12):1285, 1997.
31. Grum VL, Li D, MacDonald RI, et al: Structures of two repeats of spectrin suggest models of flexibility. *Cell* 98(4):523, 1999.
32. Speicher DW, Marchesi VT: Erythrocyte spectrin is comprised of many homologous triple helical segments. *Nature* 311(5982):177, 1984.
33. Li D, Tang H-Y, Speicher DW: A structural model of the erythrocyte spectrin heterodimer initiation site determined using homology modeling and chemical cross-linking. *J Biol Chem* 283(3):1553, 2008.
34. Ipsaro JJ, Harper SL, Messick TE, et al: Crystal structure and functional interpretation of the erythrocyte spectrin tetramerization domain complex. *Blood* 115(23):4843, 2010.
35. Becker PS, Schwartz MA, Morrow JS, et al: Radiolabel-transfer cross-linking demonstrates that protein 4.1 binds to the N-terminal region of β spectrin and to actin in binary interactions. *Eur J Biochem* 193:827, 1990.
36. Liu SC, Derick LH, Palek J: Visualization of the hexagonal lattice in the erythrocyte membrane skeleton. *J Cell Biol* 104:527, 1987.
37. Korsgren C, Lux SE: The carboxyterminal EF domain of erythroid alpha-spectrin is necessary for optimal spectrin-actin binding. *Blood* 116(14):2600, 2010.
38. Ipsaro JJ, Huang L, Mondragón A: Structures of the spectrin-ankyrin interaction binding domains. *Blood* 113(22):5385, 2009.
39. Stabach PR, Simonović I, Ranieri MA, et al: The structure of the ankyrin-binding site of β-spectrin reveals how tandem spectrin-repeats generate unique ligand-binding properties. *Blood* 113(22):5377, 2009.
40. Yocum AO, Steiner LA, Seidel NE, et al: A tissue-specific chromatin loop activates the erythroid ankyrin-1 promoter. *Blood* 120(17):3586, 2012.
41. Michaely P, Tomchick DR, Machius M, Anderson RG: Crystal structure of a 12 ANK

repeat stack from human ankyrinR. *EMBO J* 21(23):6387, 2002.
42. Ipsaro JJ, Mondragón A: Structural basis for spectrin recognition by ankyrin. *Blood* 115(20):4093, 2010.
43. Gallagher PG, Tse WT, Scarpa L, et al: Structure and organization of the human ankyrin-1 gene: Basis for complexity of pre-mRNA processing. *J Biol Chem* 272(31):19220, 1997.
44. Hou VC, Conboy JG: Regulation of alternative pre-mRNA splicing during erythroid differentiation. *Curr Opin Hematol* 8(2):74, 2001.
45. Parra MK, Gee SL, Koury MJ, et al: Alternative 5′ exons and differential splicing regulate expression of protein 4.1R isoforms with distinct N-termini. *Blood* 101(10):4164, 2003.
46. Inaba M, Kuwabara M, Takahashi T, et al: Deamidation of human erythrocyte protein 4.1: Possible role in aging. *Blood* 79:3355, 1992.
47. Satchwell TJ, Shoemark DK, Sessions RB, et al: Protein 4.2: A complex linker. *Blood Cells Mol Dis* 42(3):201, 2009.
48. Chishti AH: Function of p55 and its nonerythroid homologues. *Curr Opin Hematol* 5(2):116, 1998.
49. Li X, Matsuoka Y, Bennett V: Adducin preferentially recruits spectrin to the fast growing ends of actin filaments in a complex requiring the MARCKS-related domain and a newly defined oligomerization domain. *J Biol Chem* 273(30):19329, 1998.
50. Khan AA, Hanada T, Mohseni M, et al: Dematin and adducin provide a novel link between the spectrin cytoskeleton and human erythrocyte membrane by directly interacting with glucose transporter-1. *J Biol Chem* 283(21):14600, 2008.
51. Robledo RF, Ciciotte SL, Gwynn B, et al: Targeted deletion of α-adducin results in absent β- and γ-adducin, compensated hemolytic anemia, and lethal hydrocephalus in mice. *Blood* 112(10):4298, 2008.
52. Fowler VM: Regulation of actin filament length in erythrocytes and striated muscle. *Curr Opin Cell Biol* 8(1):86, 1996.
53. Azim AC, Knoll JHM, Beggs AH, Chishti AH: Isoform cloning, actin binding, and chromosomal localization of human erythroid dematin, a member of the villin superfamily. *J Biol Chem* 270(29):17407, 1995.
54. Mohandas N, Gallagher PG: Red cell membrane: past, present, and future. *Blood* 112(10):3939, 2008.
55. An X, Lecomte MC, Chasis JA, et al: Shear-response of the spectrin dimer-tetramer equilibrium in the red blood cell membrane. *J Biol Chem* 277(35):31796, 2002.
56. An X, Guo X, Zhang X, et al: Conformational stabilities of the structural repeats of erythroid spectrin and their functional implications. *J Biol Chem* 281(15):10527, 2006.
57. Johnson CP, Tang H-Y, Carag C, et al: Forced unfolding of proteins within cells. *Science* 317(5838):663, 2007.
58. Brugnara C: Erythrocyte membrane transport physiology. *Curr Opin Hematol* 4(2):122, 1997.
59. Moon C, Preston GM, Griffin CA, et al: The human aquaporin-CHIP gene. Structure, organization, and chromosomal localization. *J Biol Chem* 268(21):15772, 1993.
60. Mueckler M, Caruso C, Baldwin SA, et al: Sequence and structure of a human glucose transporter. *Science* 229(4717):941, 1985.
61. Palek J: Disorders of the red cell membrane skeleton, in *Erythrocyte Membranes 3: Recent Clinical and Experimental Advances*, edited by Kruckeberg WL, Eaton JW, Brewer GJ, p 177. Alan R. Liss, New York, 1984.
62. Vanlair CF MJ: De la microcythemie. *Bull Acad R Med Belg* 5:515, 1871.
63. Perrotta S, Gallagher PG, Mohandas N: Hereditary spherocytosis. *Lancet* 372(9647):1411, 2008.
64. Iolascon A, Avvisati RA: Genotype/phenotype correlation in hereditary spherocytosis. *Haematologica* 93(9):1283, 2008.
65. An X, Mohandas N: Disorders of red cell membrane. *Br J Haematol* 141(3):367, 2008.
66. Eber S, Lux SE: Hereditary spherocytosis—Defects in proteins that connect the membrane skeleton to the lipid bilayer. *Semin Hematol* 41(2):118, 2004.
67. Mariani M, Barcellini W, Vercellati C, et al: Clinical and hematologic features of 300 patients affected by hereditary spherocytosis grouped according to the type of the membrane protein defect. *Haematologica* 93(9):1310, 2008.
68. Coetzer TL, Lawler J, Liu S-C, et al: Partial ankyrin and spectrin deficiency in severe, atypical hereditary spherocytosis. *N Engl J Med* 318(4):230, 1988.
69. Eber SW, Gonzalez JM, Lux ML, et al: Ankyrin-1 mutations are a major cause of dominant and recessive hereditary spherocytosis. *Nat Genet* 13:214, 1996.
70. Gallagher PG, Ferreira JDS, Costa FF, et al: A recurrent frameshift mutation of the ankyrin gene associated with severe hereditary spherocytosis. *Br J Haematol* 111:1190, 2000.
71. Edelman EJ, Maksimova Y, Duru F, et al: A complex splicing defect associated with homozygous ankyrin-deficient hereditary spherocytosis. *Blood* 109(12):5491, 2007.
72. Gallagher PG, Nilson DG, Wong C, et al: A dinucleotide deletion in the ankyrin promoter alters gene expression, transcription initiation and TFIID complex formation in hereditary spherocytosis. *Hum Mol Genet* 14(17):2501, 2005.
73. Gallagher PG, Steiner LA, Liem RI, et al: Mutation of a barrier insulator in the human ankyrin-1 gene is associated with hereditary spherocytosis. *J Clin Invest* 120(12):4453, 2010.
74. Lux SE, Tse WT, Menninger JC, et al: Hereditary spherocytosis associated with deletion of human erythrocyte ankyrin gene on chromosome 8. *Nature* 345(6277):736, 1990.
75. Jarolim P, Rubin HL, Brabec V, et al: Mutations of conserved arginines in the membrane domain of erythroid band 3 lead to a decrease in membrane-associated band 3 and to the phenotype of hereditary spherocytosis. *Blood* 85(3):634, 1995.
76. Bracher NA, Lyons CA, Wessels G, et al: Band 3 Cape Town (E90K) causes severe hereditary spherocytosis in combination with band 3 Prague III. *Br J Haematol* 113(3):689, 2001.
77. Alloisio N, Texier P, Ribeiro ML, et al: Modulation of clinical expression and band 3 deficiency in hereditary spherocytosis. *Blood* 90(1):414, 1997.
78. Agre P, Casella JF, Zinkham WH, et al: Partial deficiency of erythrocyte spectrin in hereditary spherocytosis. *Nature* 314(6009):380, 1985.
79. Agre P, Asimos A, Casella JF, et al: Inheritance pattern and clinical response to splenectomy as a reflection of erythrocyte spectrin deficiency in hereditary spherocytosis. *N Engl J Med* 315(25):1579, 1986.
80. Liu SC, Derick LH, Agre P PJ: Alteration of the erythrocyte membrane skeletal ultrastructure in hereditary spherocytosis, hereditary elliptocytosis, and pyropoikilocytosis. *Blood* 76:198, 1990.
81. Wichterle H, Hanspal M, Palek J, et al: Combination of two mutant alpha spectrin alleles underlies a severe spherocytic hemolytic anemia. *J Clin Invest* 98(10):2300, 1996.
82. Tse WT, Gallagher PG, Jenkins PB, et al: Amino-acid substitution in α-spectrin commonly coinherited with nondominant hereditary spherocytosis. *Am J Hematol* 54:233, 1997.
83. Bogardus H, Schulz VP, Maksimova Y, et al: Severe nondominant hereditary spherocytosis due to uniparental isodisomy at the SPTA1 locus. *Haematologica* 99(9):e168, 2014.
84. Hassoun H, Vassiliadis JN, Murray J, et al: Characterization of the underlying molecular defect in hereditary spherocytosis associated with spectrin deficiency. *Blood* 90(1):398, 1997.
85. Hassoun H, Vassiliades J, Murray J, et al: Hereditary spherocytosis with spectrin deficiency due to an unstable truncated beta spectrin. *Blood* 87(6):2538, 1996.
86. Hassoun H, Vassiliadis JN, Murray J, et al: Molecular basis of spectrin deficiency in beta spectrin Durham. A deletion within spectrin adjacent to the ankyrin-binding site precludes spectrin attachment to the membrane in hereditary spherocytosis. *J Clin Invest* 96:2623, 1995.
87. Becker PS, Tse WT, Lux SE, et al: β Spectrin Kissimmee: A spectrin variant associated with autosomal dominant hereditary spherocytosis and defective binding to protein 4.1. *J Clin Invest* 92(2):612, 1993.
88. Hammill AM, Risinger MA, Joiner CH, et al: Compound heterozygosity for two novel mutations in the erythrocyte protein 4.2 gene causing spherocytosis in a Caucasian patient. *Br J Haematol* 152:777, 2011.
89. Bouhassira EE, Schwartz RS, Yawata Y, et al: An alanine-to-threonine substitution in protein 4.2 cDNA is associated with a Japanese form of hereditary hemolytic anemia (protein 4.2NIPPON). *Blood* 79(7):1846, 1992.
90. De Franceschi L, Olivieri O, Miraglia del Giudice E, et al: Membrane cation and anion transport activities in erythrocytes of hereditary spherocytosis: Effects of different membrane protein defects. *Am J Hematol* 55(3):121, 1997.
91. Ribeiro LM, Alloisio N, Almeida H, et al: Severe hereditary spherocytosis and distal renal tubular acidosis associated with the total absence of band 3. *Blood* 96(4):1602, 2000.
92. Delaunay J, Nouyrigat V, Proust A, et al: Different impacts of alleles αLEPRA and αLELY as assessed versus a novel, virtually null allele of the SPTA1 gene in trans. *Br J Haematol* 127(1):118, 2004.
93. Alloisio N, Maillet P, Carre G, et al: Hereditary spherocytosis with band 3 deficiency. Association with a nonsense mutation of the band 3 gene (allele Lyon), and aggravation by a low-expression allele occurring in trans (allele Genas). *Blood* 88(3):1062, 1996.
94. Wilmotte R, Maréchal J, Morlé L, et al: Low expression allele αLELY of red cell spectrin is associated with mutations in exon 40 (αV/41 polymorphism) and intron 45 and with partial skipping of exon 46. *J Clin Invest* 91(5):2091, 1993.
95. Toye AM, Williamson RC, Khanfar M, et al: Band 3 Courcouronnes (Ser667Phe): A trafficking mutant differentially rescued by wild-type band 3 and glycophorin A. *Blood* 111(11):5380, 2008.
96. Perrotta S, Borriello A, Scaloni A, et al: The N-terminal 11 amino acids of human erythrocyte band 3 are critical for aldolase binding and protein phosphorylation: implications for band 3 function. *Blood* 106(13):4359, 2005.
97. Delhommeau F, Cynober T, Schischmanoff PO, et al: Natural history of hereditary spherocytosis during the first year of life. *Blood* 95(2):393, 2000.
98. Iolascon A, Faienza MF, Moretti A, et al: UGT1 promoter polymorphism accounts for increased neonatal appearance of hereditary spherocytosis. *Blood* 91(3):1093, 1998.
99. Safeukui I, Buffet PA, Deplaine G, et al: Quantitative assessment of sensing and sequestration of spherocytic erythrocytes by the human spleen. *Blood* 120(2):424, 2012.
100. Emerson CP Jr, Chu SS, Ham TH, et al: Studies on the destruction of red blood cells. IX. *AMA Arch Intern Med* 97(1):1, 1956.
101. Miraglia del Guidice E, Lombardi C, Francese M, et al: Frequent de novo monoallelic expression of β-spectrin gene (SPTB) in children with hereditary spherocytosis and isolated spectrin deficiency. *Br J Haematol* 101:251, 1998.
102. Miraglia del Giudice E, Francese M, Nobili B, et al: High frequency of de novo mutations in ankyrin gene (ANK1) in children with hereditary spherocytosis. *J Pediatr* 132(1):117, 1998.
103. Eber SW, Armbrust R, Schröter W: Variable clinical severity of hereditary spherocytosis: relation to erythrocytic spectrin concentration, osmotic fragility, and autohemolysis. *J Pediatr* 117(3):409, 1990.
104. Pajor A, Lehoczky D, Szakács Z: Pregnancy and hereditary spherocytosis. Report of 8 patients and a review. *Arch Gynecol Obstet* 253:37, 1993.
105. Gallagher PG, Weed SA, Tse WT, et al: Recurrent fatal hydrops fetalis associated with a nucleotide substitution in the erythrocyte β-spectrin gene. *J Clin Invest* 95:1174, 1995.
106. Gallagher PG, Petruzzi MJ, Weed SA, et al: Mutation of a highly conserved residue of βI spectrin associated with fatal and near-fatal neonatal hemolytic anemia. *J Clin Invest* 99(2):267, 1997.
107. Lima PRM, Gontijo JAR, Lopes de Faria JB, et al: Band 3 Campinas: A novel splicing mutation in the Band 3 gene (AE1) associated with hereditary spherocytosis, hyperactivity of Na+/Li+ countertransport and an abnormal renal bicarbonate handling. *Blood* 90(7):2810, 1997.
108. Ryšavá R, Tesař V, Jirsa M Jr, et al: Incomplete distal renal tubular acidosis coinherited with a mutation in the band 3 (AE1) gene. *Nephrol Dial Transplant* 12:1869, 1997.
109. Bianchi P, Fermo E, Vercellati C, et al: Diagnostic power of laboratory tests for hereditary spherocytosis: A comparison study in 150 patients grouped according to molecular and clinical characteristics. *Haematologica* 97(4):516, 2012.
110. King M-J, Smythe JS, Mushens R: Eosin-5-maleimide binding to band 3 and Rh-related proteins forms the basis of a screening test for hereditary spherocytosis. *Br J Haematol* 124:106, 2004.

111. Bianchi P, Fermo E, Zanella A: Reply to "Flow cytometry test for hereditary spherocytosis." Haematologica. 2012;97(12):e47. *Haematologica* 97(12):e50, 2012.
112. Mackiewicz G, Bailly F, Favre B, et al: Flow cytometry test for hereditary spherocytosis. *Haematologica* 97(12):e47, 2012.
113. Mayeur-Rousse C, Gentil M, Botton J, et al: Testing for hereditary spherocytosis: A French experience. *Haematologica* 97(12):e48, 2012.
114. Bianchi P: Current diagnostic approach and screening methods for hereditary spherocytosis. *Thalassemia Reports* 3(s1)(e32):78, 2013.
115. Bolton-Maggs PHB, Langer JC, Iolascon A, et al: Guidelines for the diagnosis and management of hereditary spherocytosis—2011 update. *Br J Haematol* 156(1):37, 2012.
116. Schilling RF: Risks and benefits of splenectomy versus no splenectomy for hereditary spherocytosis—A personal view. *Br J Haematol* 145(6):728, 2009.
117. Rescorla FJ, West KW, Engum SA, et al: Laparoscopic splenic procedures in children: Experience in 231 children. *Ann Surg* 246(4):683, 2007.
118. Tracy ET, Rice HE: Partial splenectomy for hereditary spherocytosis. *Pediatr Clin North Am* 55(2):503, 2008.
119. Dresbach M: Elliptical human red corpuscles. *Science* 19:469, 1904.
120. Hunter WC, Adams RB: Hematologic study of three generations of a white family showing elliptical erythrocytes. *Ann Intern Med* 2(11):1162, 1929.
121. Zarkowsky HS, Mohandas N, Speaker CB, et al: A congenital haemolytic anaemia with thermal sensitivity of the erythrocyte membrane. *Br J Haematol* 29(4):537, 1975.
122. Gallagher PG: Hereditary elliptocytosis: spectrin and protein 4.1R. *Semin Hematol* 41(2):142, 2004.
123. Nurse GT, Coetzer TL, Palek J: The elliptocytoses, ovalocytosis and related disorders. *Baillieres Clin Haematol* 5(1):187, 1992.
124. Glele-Kakai C, Garbarz M, Lecomte M-C, et al: Epidemiological studies of spectrin mutations related to hereditary elliptocytosis and spectrin polymorphisms in Benin. *Br J Haematol* 95(1):57, 1996.
125. Garbarz BM, Lecomte M, Feo C, et al: Hereditary pyropoikilocytosis and elliptocytosis in a white French family with the spectrin alpha I/74 variant related to a CGT to CAT codon change (Arg to His) at position 22 of the spectrin alpha I domain. *Blood* 75:1691, 1990.
126. Swierczek S, Agarwal AM, Naidoo K, et al: Novel exon 2 α spectrin mutation and intragenic crossover: Three morphological phenotypes associated with four distinct α spectrin defects. *Haematologica* 98(12):1972, 2013.
127. Mohandas N, Chasis JA: Red blood cell deformability, membrane material properties and shape: regulation by transmembrane, skeletal and cytosolic proteins and lipids. *Semin Hematol* 30(3):171, 1993.
128. Coetzer T, Palek J, Lawler J, et al: Structural and functional heterogeneity of α spectrin mutations involving the spectrin heterodimer self-association site: relationships to hematologic expression of homozygous hereditary elliptocytosis and hereditary pyropoikilocytosis. *Blood* 75(11):2235, 1990.
129. Coetzer TL, Palek J: Partial spectrin deficiency in hereditary pyropoikilocytosis. *Blood* 67:919, 1986.
130. Coetzer T, Lawler J, Prchal JT, et al: Molecular determinants of clinical expression of hereditary elliptocytosis and pyropoikilocytosis. *Blood* 70(3):766, 1987.
131. Gaetani M, Mootien S, Harper S, et al: Structural and functional effects of hereditary hemolytic anemia-associated point mutations in the alpha spectrin tetramer site. *Blood* 111(12):5712, 2008.
132. Lecomte MC, Nicolas G, Dhermy D, et al: Properties of normal and mutant polypeptide fragments from the dimer self-association sites of human red cell spectrin. *Eur Biophys J* 28:208, 1999.
133. Coetzer TL, Sahr K, Prchal J, et al: Four different mutations in codon 28 of α spectrin are associated with structurally and functionally abnormal spectrin αI/74 in hereditary elliptocytosis. *J Clin Invest* 88:743, 1991.
134. Lorenzo F, Miraglia del Giudice E, Alloisio N, et al: Severe poikilocytosis associated with a de novo α28 Arg>Cys mutation in spectrin. *Br J Haematol* 83:152, 1993.
135. Sahr KE, Coetzer TL, Moy LS, et al: Spectrin Cagliari: An Ala>Gly substitution in helix 1 of β spectrin repeat 17 that severely disrupts the structure and self-association of the erythrocyte spectrin heterodimer. *J Biol Chem* 268(30):22656, 1993.
136. Yoon S, Yu H, Eber S, et al: Molecular defect of truncated β-spectrin associated with hereditary elliptocytosis. β-spectrin Göttingen. *J Biol Chem* 266(13):8490, 1991.
137. Roux A-F, Morlé F, Guertarni D, et al: Molecular basis of Sp αI/65 hereditary elliptocytosis in North Africa: Insertion of a TTG triplet between codons 147 and 149 in the α-spectrin gene from five unrelated families. *Blood* 73(8):2196, 1989.
138. Johnson CP, Gaetani M, Ortiz V, et al: Pathogenic proline mutation in the linker between spectrin repeats: disease caused by spectrin unfolding. *Blood* 109(8):3538, 2007.
139. Harper SL, Li D, Maksimova Y, et al: A fused α-β "mini-spectrin" mimics the intact erythrocyte spectrin head-to-head tetramer. *J Biol Chem* 285(14):11003, 2010.
140. Harper SL, Sriswasdi S, Tang H-Y, et al: The common hereditary elliptocytosis-associated α-spectrin L260P mutation perturbs erythrocyte membranes by stabilizing spectrin in the closed dimer conformation. *Blood* 122(17):3045, 2013.
141. Burke JP, Van Zyl D, Zail SS, Coetzer TL: Reduced spectrin-ankyrin binding in a South African hereditary elliptocytosis kindred homozygous for spectrin St Claude. *Blood* 92:2591, 1998.
142. Fournier CM, Gaël N, Gallagher PG, et al: Spectrin St Claude, a splicing mutation of the human α-spectrin gene associated with severe poikilocytic anemia. *Blood* 89(12):4584, 1997.
143. Takakuwa Y, Tchernia G, Rossi M, et al: Restoration of normal membrane stability to unstable protein 4.1-deficient erythrocyte membranes by incorporation of purified protein 4.1. *J Clin Invest* 78:80, 1986.
144. Chishti AH, Palek J, Fisher D, et al: Reduced invasion and growth of Plasmodium falciparum into elliptocytic red blood cells with a combined deficiency of protein 4.1, glycophorin C, and p55. *Blood* 87(8):3462, 1996.
145. Winardi R, Reid M, Conboy J, et al: Molecular analysis of glycophorin C deficiency in human erythrocytes. *Blood* 81(10):2799, 1993.
146. Wilmotte R, Harper SL, Ursitti JA, et al: The exon 46-encoded sequence is essential for stability of human erythroid α-spectrin and heterodimer formation. *Blood* 90(10):4188, 1997.
147. Hanspal M, Palek J: Biogenesis of normal and abnormal red blood cell membrane skeleton. *Semin Hematol* 29(4):305, 1992.
148. Randon J, Boulanger L, Garbarz M, et al: A variant of spectrin low-expression allele αLELY carrying a hereditary elliptocytosis mutation in codon 28. *Br J Haematol* 88:534, 1994.
149. Gallagher PG, Tse WT, Marchesi SL, et al: A defect in alpha spectrin mRNA accumulation in hereditary pyropoikilocytosis. *Trans Assoc Am Physicians* 104:32, 1991.
150. Hanspal M, Fibach E, Nachman J, et al: Molecular basis of spectrin deficiency in hereditary pyropoikilocytosis. *Blood* 82:1652, 1993.
151. Costa DB, Lozovatsky L, Gallagher PG, et al: A novel splicing mutation of the α-spectrin gene in the original hereditary pyropoikilocytosis kindred. *Blood* 106(13):4367, 2005.
152. Mentzer WC Jr, Iarocci TA, Mohandas N, et al: Modulation of erythrocyte membrane mechanical stability by 2,3-diphosphoglycerate in the neonatal poikilocytosis/elliptocytosis syndrome. *J Clin Invest* 79(3):943, 1987.
153. Lowenthal EA, Prchal JT: Parvovirus B19 induced red blood cell aplasia in a patient with hereditary pyropoikilocytosis. *Blood* 86:411, 1995.
154. Coetzer TL, Beeton L, van Zyl D, et al: Southeast Asian ovalocytosis in a South African kindred with hemolytic anemia. *Blood* 87:1656, 1996.
155. Liu SC, Zhai S, Palek J, et al: Molecular defect of the band 3 protein in southeast Asian ovalocytosis. *N Engl J Med* 323(22):1530, 1990.
156. Mohandas N, Winardi R, Knowles D, et al: Molecular basis for membrane rigidity of hereditary ovalocytosis. *J Clin Invest* 89:686, 1992.
157. Schofield AE, Reardon DM, Tanner MJA: Defective anion transport activity of the abnormal band 3 in hereditary ovalocytic red blood cells. *Nature* 355(6363):836, 1992.
158. Jarolim P, Palek J, Amato D, et al: Deletion in erythrocyte band 3 gene in malaria-resistant Southeast Asian ovalocytosis. *Proc Natl Acad Sci U S A* 88:11022, 1991.
159. Liu S-C, Jarolim P, Rubin HL, et al: The homozygous state for the band 3 protein mutation in Southeast Asian ovalocytosis may be lethal. *Blood* 84(10):3590, 1994.
160. Picard V, Proust A, Eveillard M, et al: Homozygous Southeast Asian ovalocytosis is a severe dyserythropoietic anemia associated with distal renal tubular acidosis. *Blood* 123(12):1963, 2014.
161. Genton B, AI-Yaman F, Mgone CS, et al: Ovalocytosis and cerebral malaria. *Nature* 378(6557):564, 1995.
162. Wong P: A basis of echinocytosis and stomatocytosis in the disc-sphere transformations of the erythrocyte. *J Theor Biol* 196(3):343, 1999.
163. Cooper RA: Hemolytic syndromes and red cell membrane abnormalities in liver disease. *Semin Hematol* 17(2):103, 1980.
164. Zamel R, Khan R, Pollex RL, Hegele RA: Abetalipoproteinemia: Two case reports and literature review. *Orphanet J Rare Dis* 3:19, 2008.
165. Wetterau JR, Aggerbeck LP, Bouma M, et al: Absence of microsomal triglyceride transfer protein in individuals with abetalipoproteinemia. *Science* 258:999, 1992.
166. Kane J, Havel R: Disorders of the biogenesis and secretion of lipoproteins containing the B apolipoproteins, in *The Metabolic and Molecular Bases of Inherited Disease*, edited by Scriver C, Beaudet A, Sly W, Valle DL, p 1853. McGraw-Hill, New York, 1995.
167. Danek A, Walker RH: Neuroacanthocytosis. *Curr Opin Neurol* 18:386, 2005.
168. Rampoldi L, Dobson-Stone C, Rubio JP, et al: A conserved sorting-associated protein is mutant in chorea-acanthocytosis. *Nat Genet* 28:119, 2001.
169. Ueno S, Maruki Y, Nakamura M, et al: The gene encoding a newly discovered protein, chorein, is mutated in chorea-acanthocytosis. *Nat Genet* 28:121, 2001.
170. Walker RH, Jung HH, Dobson-Stone C, et al: Neurologic phenotypes associated with acanthocytosis. *Neurology* 68(2):92, 2007.
171. De Franceschi L, Tomelleri C, Matte A, et al: Erythrocyte membrane changes of chorea-acanthocytosis are the result of altered Lyn kinase activity. *Blood* 118(20):5652, 2011.
172. Bruce LJ, Kay MM, Lawrence C, Tanner MJ: Band 3 HT, a human red-cell variant associated with acanthocytosis and increased anion transport, carries the mutation Pro-868Leu in the membrane domain of band 3. *Biochem J* 293:317, 1993.
173. Walker RH, Rasmussen A, Rudnicki D, et al: Huntington's disease-like 2 can present as chorea-acanthocytosis. *Neurology* 61(7):1002, 2003.
174. Walker RH, Jung HH, Danek A: Neuroacanthocytosis. *Handb Clin Neurol* 100(89):141, 2011.
175. Bruce LJ: Hereditary stomatocytosis and cation-leaky red cells-Recent developments. *Blood Cells Mol Dis* 42(3):216, 2009.
176. Lim GHW, Wortis M, Mukhopadhyay R: Stomatocyte-discocyte-echinocyte sequence of the human red blood cell: Evidence for the bilayer-couple hypothesis from membrane mechanics. *Proc Natl Acad Sci U S A* 99(26):16766, 2002.
177. Grootenboer S, Schischmanoff PO, Laurendeau I, et al: Pleiotropic syndrome of dehydrated hereditary stomatocytosis, pseudohyperkalemia, and perinatal edema maps to 16q23-q24. *Blood* 96(7):2599, 2000.
178. Andolfo I, Alper SL, De Franceschi L, et al: Multiple clinical forms of dehydrated hereditary stomatocytosis arise from mutations in PIEZO1. *Blood* 121(19):3925, 2013.
179. Zarychanski R, Schulz VP, Houston BL, et al: Mutations in the mechanotransduction protein PIEZO1 are associated with hereditary xerocytosis. *Blood* 120(9):1908, 2012.
180. Lock SP, Smith RS, Hardisty RM: Stomatocytosis: A hereditary red cell anomaly associated with haemolytic anaemia. *Br J Haematol* 7(3):303, 1961.
181. Zarkowsky HS, Oski FA, Sha'afi R, et al: Congenital hemolytic anemia with high sodium, low potassium and red cells. *N Engl J Med* 278(11):573, 1968.
182. Flatt JF, Bruce LJ: The hereditary stomatocytoses. *Haematologica* 94(8):1039, 2009.
183. Bruce LJ, Burton NM, Gabillat N, et al: The monovalent cation leak in overhydrated stomatocytic red blood cells results from amino acid substitutions in the Rh-associated glycoprotein. *Blood* 113(6):1350, 2009.
184. Iolascon A, De Falco L, Borgese F, et al: A novel erythroid anion exchange variant (Gly796Arg) of hereditary stomatocytosis associated with dyserythropoiesis. *Haematologica* 94(8):1049, 2009.
185. Bruce LJ, Robinson HC, Guizouarn H, et al: Monovalent cation leaks in human red

cells caused by single amino-acid substitutions in the transport domain of the band 3 chloride-bicarbonate exchanger, AE1. *Nat Genet* 37(11):1258, 2005.

186. Guizouarn H, Martial S, Gabillat N, et al: Point mutations involved in red cell stomatocytosis convert the electroneutral anion exchanger 1 to a nonselective cation conductance. *Blood* 110(6):2158, 2007.

187. Bogdanova A, Goede JS, Weiss E, et al: Cryohydrocytosis: Increased activity of cation carriers in red cells from a patient with a band 3 mutation. *Haematologica* 95(2):189, 2010.

188. Flatt JF, Guizouarn H, Burton NM, et al: Stomatin-deficient cryohydrocytosis results from mutations in SLC2A1: A novel form of GLUT1 deficiency syndrome. *Blood* 118(19):5267, 2011.

189. Neville AJ, Rand CA, Barr RD, et al: Drug-induced stomatocytosis and anemia during consolidation chemotherapy of childhood acute leukemia. *Am J Med Sci* 287(1):3, 1984.

第 47 章
红细胞酶相关疾病

Wouter W. van Solinge and Richard van Wijk

摘要

红细胞内有非常活跃的代谢机制可提供能量，使离子可以逆电子化学梯度流动，维持红细胞形态、血红蛋白中铁

简写和缩略词

ADA，腺苷脱氨酶（adenosine deaminase）；ADP，腺苷二磷酸（adenosine diphosphate）；AK，腺苷酸激酶（adenylate kinase）；AP-1，转录因子（a transcription factor）2,3-BPG,2,3-双磷酸甘油酸（2,3-bisphosphoglycerate）；BPGM，二磷酸甘油酸变位酶（bisphosphoglycerate mutase enzyme）；CDP，二磷酸胞苷（cytidine diphosphate）；2,3-DPG,2,3-二磷酸甘油（2,3-diphosphoglycerate）；EMP，EM 途径，糖酵解途径（embden-Meyerhof direct glycolytic pathway）；FAD，黄素腺嘌呤二核苷酸（flavin adenine dinucleotide）；G6PD，葡萄糖-6-磷酸脱氢酶（glucose-6-phosphate dehydrogenase）；GAPDH，磷酸甘油醛脱氢酶（glyceraldehyde phosphate dehydrogenase）；GCL，谷氨酸半胱氨酸连接酶（glutamate cysteine ligase）；GLUT，葡萄糖转运蛋白 1（glucose transporter 1）；GPI，磷酸葡萄糖异构酶（glucose phosphate isomerase）；GR，谷胱甘肽（glutathione reductase）；GS，谷胱甘肽合成酶（lutathione synthetase）；GSH，还原型谷胱甘肽（reduced glutathione）；GSSG，氧化型谷胱甘肽（oxidized glutathione）；HFE，遗传性血色素沉着症相关基因（the gene associated with hereditary hemochromatosis）；HK，己糖激酶（hexok-inase）；KLF1，关键红系转录因子（key erythroid transcription factor）；LDH，乳酸脱氢酶（lactate dehydrogenase）；miRNA，microRNA；MRP1,（多药耐药蛋白 1）multidrug resistance protein 1；NAD，烟酰胺腺嘌呤二核苷酸（nicotinamide adenine dinucleotide）；NADPH，还原型烟酰胺腺嘌呤二核苷酸磷酸（nicotinamide adenine dinucleotide phosphate（reduced form））；nt，核苷酸（nucleotide）；P5′N1,5′-嘧啶-核苷酸酶 1（pyrimidine-5′-nucleotidase-1）；PFK，磷酸果糖激酶（phosphofructose kinase）；PFKM，编码 PFK 肌肉亚基基因（gene encoding muscle subunit of PFK）；PGK，磷酸甘油酸激酶（phosphoglycerate Kinase）；PK，丙酮酸激酶（pyruvate kinase）；PKLR，编码红细胞和肝脏 PK 酶活性基因（gene encoding PK enzyme activity in red cells and liver）；SNP，单核苷酸多态性（single nucleotide polymorphism）；SOD1，超氧化物歧化酶 1 型（superoxide dismutase type 1）；TPI，磷酸丙糖异构酶（triose-phosphate isomerase）；WHO，世界卫生组织（World Health Organization）。

的还原状态，以及酶和血红蛋白中巯基的活性。代谢能量的主要来源为葡萄糖。葡萄糖通过糖酵解途径和磷酸己糖旁路途径代谢。由于成熟红细胞内缺乏丙酮酸进一步氧化反应所必需的线粒体，通过糖酵解途径，葡萄糖最终被分解为丙酮酸和乳酸，二磷酸腺苷（ADP）磷酸化为ATP，烟酰胺腺嘌呤二核苷酸（NAD）+还原为 NADH。同时，糖酵解过程可产生 2,3-双磷酸甘油酸，它是调节血红蛋白氧亲和力的重要因子。磷酸己糖旁路途径可氧化 6-磷酸葡萄糖，将 NADP+还原为烟酰胺腺嘌呤二核苷酸磷酸盐（NADPH）。除了葡萄糖，红细胞还可以利用其他形式的糖类和核苷类物质提供能量。红细胞没有从头合成嘌呤的能力，但它存在一个可以利用嘌呤合成嘌呤核苷酸的补救途径。红细胞内存在高浓度的谷胱甘肽，它通过谷胱甘肽还原酶分解代谢 NADPH 使其维持在还原状态。谷胱甘肽由谷氨酸、甘氨酸和半胱氨酸通过二步法合成，需要ATP 提供能量。过氧化氢酶和谷胱甘肽过氧化酶可保护红细胞免受氧化性损伤。在从网织红细胞到成熟红细胞的过程中，几种酶的活性下降非常迅速，而其他酶的活性在红细胞衰老过程中下降非常慢，甚至根本不下降。

红细胞酶缺乏可引起溶血性贫血，这种缺陷在其他细胞系表达也可引起病理变化，如神经肌肉异常。葡萄糖 6-磷酸脱氢酶（glucose-6-phosphate dehydrogenase；G6PD）缺乏是最常见的红细胞酶缺陷。在某些人群中它的发病率可超过 20%。在常见的多态性形式中，如 G6PD A-型、G6PD Mediterranean 型、G6PD Canton 型，溶血发作只在有感染或应用"氧化性"药物，以及某些个体进食蚕豆等应激时才发生。临床上，最严重的并发症是新生儿黄疸，这似乎在很大程度上是与此不相干的胆红素结合缺陷的相互作用导致的。少见的、严重功能障碍的 G6PD 变异体的病人表现为慢性溶血，被命名为遗传性非球形红细胞溶血性贫血。

遗传性非球形红细胞溶血性贫血（hereditary non-spherocytic hemolytic anemia；HNSHA）也可见于其他酶的缺乏，其中最常见的是丙酮酸激酶（pyruvate kinase；PK）缺乏。而葡萄糖磷酸异构酶（glucose phosphate isomerase；GPI）、磷酸丙糖异构酶（triose-phosphate isomeraseTPI）和嘧啶 5′-核苷酸酶缺乏（pyrimidine 5′-nucleotidase；P5′N）较少见。某些酶缺乏，特别是谷胱甘肽合成酶（gluta-thione synthetase；GS）、磷酸丙糖异构酶、磷酸甘油酸激酶（phosphoglycerate kinase；PGK）缺乏，这些缺陷可在身体的多个系统有表现，如神经系统和其他系统缺陷可成为临床综合征的重要组成部分。

通过定量分析或者筛选试验来测定红细胞酶活性是确定诊断的最佳方法。除了嘧啶 5′-核苷酸酶缺乏症中嗜碱性点彩红细胞具有特征性但非特异性外，红细胞形态对于红细胞酶缺陷的鉴别没有帮助。在大多数这些酶缺乏中都发现了各种各样的分子缺陷。DNA 分析被推荐用于明确诊断：某些酶缺乏的患者（如 GPI 缺乏）对脾切除治疗反应好，而其他类型（如 G6PD 缺乏）并非如此，因此，准确诊断对遗传咨询是必不可少的，也有助于治疗方案的选择。有些酶缺陷，如 PK 和 GPI 缺乏，是以常染色体隐性的方式遗传，而 G6PD 和 PGK 缺乏则为 X 连锁遗传。

● 定义及历史

许多红细胞酶活性的缺乏可引起红细胞寿命缩短,葡萄糖 6-磷酸脱氢酶(G6PD)缺陷是其中第一个被认识,也是最常见的。

G6PD 缺乏是在 20 世纪 50 年代研究抗疟疾药伯氨喹(primaquine)的溶血作用时发现的,文献中有详细描述[1~3]。早期研究将 G6PD 缺乏定义为一种主要影响红细胞的性连锁遗传性酶缺乏。由于随着红细胞的衰老这种突变酶活性进一步降低,衰老红细胞较新生红细胞受影响程度更严重。这种酶缺乏在非洲、地中海、亚洲人种族中非常常见,但在任何种族均有发现。G6PD 缺乏导致的贫血多发生在应激状态下,如使用氧化性药物、感染和新生儿期。

无应激条件下发生的慢性溶血见于少见的严重 G6PD 缺乏和多种其他红细胞酶缺乏的病人。这些病人表现为一种遗传性非球形红细胞溶血性贫血。尽管有人更早描述了符合遗传性非球形红细胞溶血性贫血的患者,但这一概念是 Crosby[4] 在 1950 年首先提出的。Dacie 及同事[5]随后报道了几个家族,受累家族成员早年就表现为溶血性贫血,而且红细胞渗透脆性正常。这一发现为区别该病与遗传性球形红细胞增多症的主要特征。因而,遗传性非球形红细胞性溶血性贫血被定义为除外遗传性球形红细胞增多症(或没有重大红细胞形态异常)的遗传性溶血性贫血,毫不奇怪,已经证实遗传性非球形红细胞性溶血性贫血在病因及临床表现上存在高度异质性。有时此病也被称为先天性非球形红细胞溶血性贫血,但是遗传性的名称似乎更准确更可取。尽管遗传性卵形红细胞增多症、热异形性红细胞增多症、口形红细胞增多症(参见第 46 章)甚至镰形红细胞病和重型珠蛋白生成障碍性贫血(参见第 48、49 章)均为非球形红细胞遗传性溶血性贫血,但它们并没有被归于此类。

尽管 G6PD 缺乏可以解释一些遗传性非球形红细胞性溶血性贫血病人的溶血症状,但绝大多数病例的原因不明。1954 年,Selwyn 和 Dacie[6]研究了 4 例遗传性非球形红细胞溶血性贫血患者的自身溶血(即红细胞在 37℃ 无菌孵育 24~48 小时后发生自发溶解),发现两例患者溶血只有轻微增加,且葡萄糖可防止自发溶血,这些病人被称为 1 型;而其他患者的自身溶血不能被葡萄糖纠正,被称为 2 型。加入 ATP 后可影响 2 型红细胞的自身溶血反应,然而 ATP 无法穿透红细胞膜,其作用很可能是通过影响悬浮液渗透压和 pH 值实现的。这些发现提示了 DeGruchy 及同事们[7],使他们认为 2 型自身溶血患者存在 ATP 生成缺陷。这一提议本来源于对红细胞生物化学的错误认识,却被证明是正确的,因为遗传性非球形红细胞性溶血性贫血的主要原因之一被证明就是产生 ATP 的酶缺陷,即丙酮酸激酶(PK)缺乏[8],但是这只是引起这类异质性综合征的众多酶缺陷当中的第一个。

● 流行病学

G6PD 缺乏是最常见的红细胞酶异常。在白种人的发病率从北欧人群中低于 1/1000 到库德犹太男性的 50%。G6PD 缺乏在南北美洲人群中发病率最低(≤1%),预测在撒哈拉以南非洲热带地带的发病率最高(15%~30%;图 47-1)。其在亚洲和亚太地区的分布存在很大的不同,有些地区发病率几乎为零,而有些地区发病率相当的高[9,10]。尽管 G6PD 缺乏预测在撒哈拉沙漠以南非洲国家发病率最高,但亚洲各地的人口密度非常高,从以上情况可以推断总体人口负担主要集中在这里。在所有疟疾流行国家中,G6PD 缺乏等位基因频率预计为 8%。尽管这一 X 染色体编码基因的杂合子女性患者没有足够数量的缺陷红细胞以明显的溶血表现,但是仍有 2 亿 2000 万的男性和更大数量的女性受影响。G6PD 缺乏在各种人群分布另有文献详细描述[9~12]。

G6PD 缺乏基因在许多人群中的高频率说明 G6PD 缺乏存在一种选择优势。对 G6PD 缺乏的高频率与疟疾在全世界分布相符是由于对疟疾的抵抗引起的,这一提法也符合 G6PD 变异的多样性。这些基因多态性频率很多是在遗传隔离人群中发现的,提示了每个变异体的自主选择[11~13]。从 G6PD A-型杂合子的研究获得的证据显示 G6PD 充足的细胞较 G6PD 缺乏的细胞更易被感染[14]。感染疟原虫的缺乏 G6PD 的细胞比正常细胞能更有效地被吞噬[15]。哪种 G6PD 基因型可以不受疟疾感染值得讨论[16~18]。大多数研究认为,G6PD 缺乏的半合子男性和纯合子女性对疟疾感染有明显保护作用。而 G6PD 缺乏的杂合子女性的嵌合状态是否也有保护性还有待证实[18,19]。

G6PD 缺乏在镰状细胞病患者中的发病率高于一般非洲人群,这可能是酶缺乏在镰状细胞病的临床过程中存在有利影响[20]。然而,旨在对 G6PD 缺乏在镰状细胞病患者临床表现的影响研究中得出的结果却是矛盾的。一些研究发现并没有证据显示存在上述影响[21,22],而另一些研究报道不管是否有溶血增加[23,24],同时患有上述两种疾病的患者血红蛋白水平更低。

PK 缺乏是导致遗传性非球形红细胞溶血性贫血最常见的病因。大规模基因突变分析显示 PK 缺乏在白种人中的发病率约 50/100 万[25]。目前已经开始在大量脐带血样本中研究其他等位基因的缺陷,如腺苷酸激酶、二磷酸甘油酸变位酶、烯醇酶、磷酸丙糖异构酶(TPI)和磷酸甘油酸激酶[26]。家族研究显示,杂合子 TPI 缺乏在非洲裔美国人中的发病率特别高(>4%)[27]。上述情况并未在相对较高的出生率中反映出来,因此等位基因的纯合子很可能是致命的。

除了常见的 G6PD 突变,其他酶的突变在人群中也可经常遇到。在 PK 缺乏患者中,c.1529G>A,p.(Arg510Gln)突变是美国、北欧和中欧最常见的突变[28,29];c.1456C>T,p.(Arg486Trp)突变常见于南欧[30];c.1468C>T,(p. Arg490Trp)突变常见于亚洲[31]。同样,c.315G>C,p.(Glu104Asp)突变在 TPI 缺乏患者中也是反复出现的[32]。磷酸果糖激酶(PFK)缺乏患者中约有 1/3 是犹太人,并且该人群中最常见的是一个内含子剪接位点的突变 c.237+1G>A 和一个单碱基对的缺失 c.2003delC[33]。在每一个这类例子中,相同单倍体背景下存在的每一个突变表明存在奠基者效应(founder effect),也就是说,仅发生了一次突变,现在带有这个突变的所有人都是最初发生突变的那个人的后裔。这种突变的扩散可能是杂合子的选择性优势,但也有可能是由于随机因素、一个或多个紧密连锁基因产生的选择性优势所致。

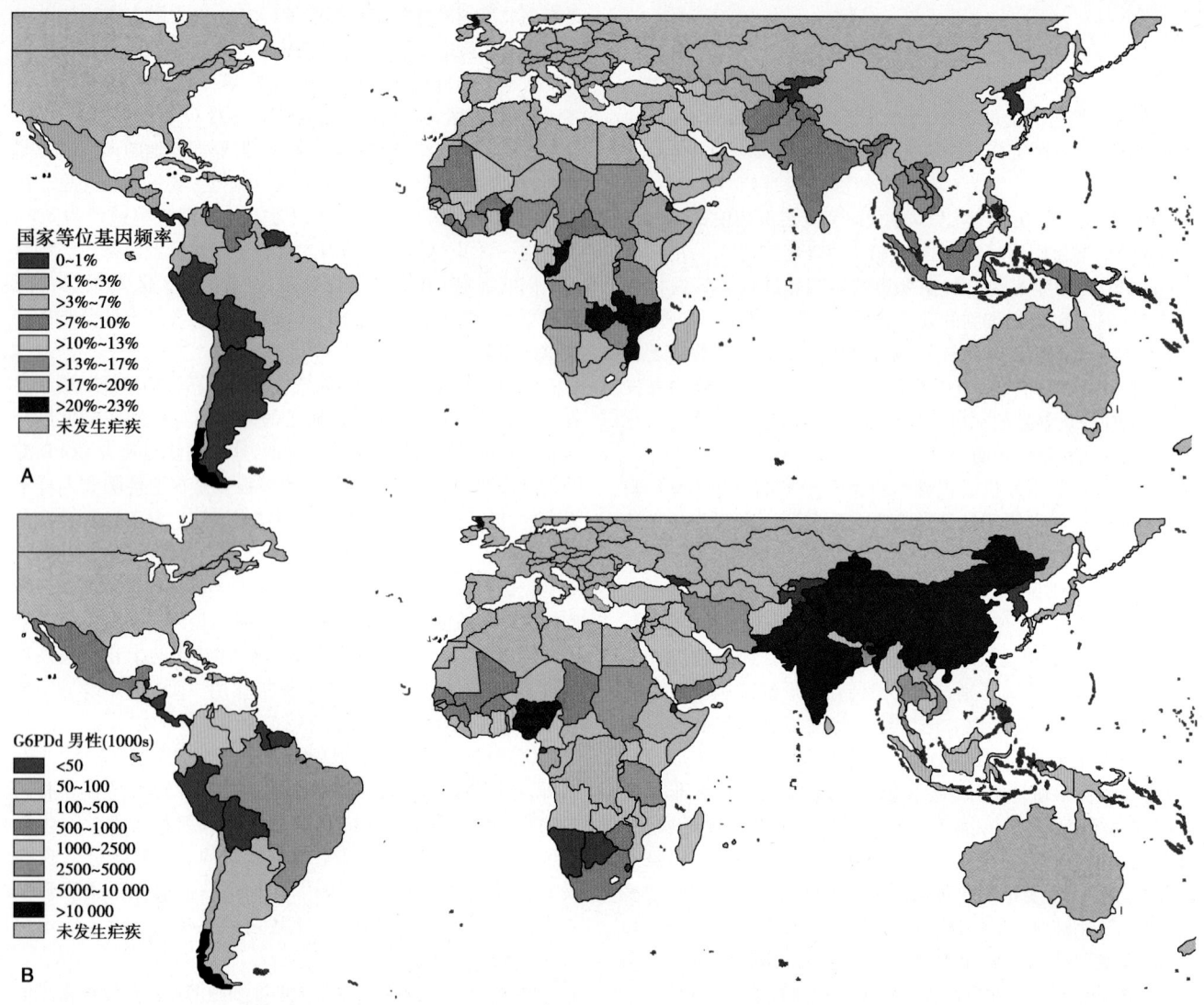

图 47-1　　葡萄糖 6-磷酸脱氢酶（G6PD）缺乏预计患病情况。A. 国家水平的等位基因频率。B. 国家水平男性人口 G6PD 缺乏情况（经 Howes RE，Piel FB，Patil AP 等许可引用：G6PD deficiency prevalence and estimates of affected populations in malaria endemic countries：a geostatistical model-based map. PLoS Med 2012；9（11）：e1001339）

● 病因及发病机制

红细胞代谢

　　虽然结合、转运、氧气传递并不需要消耗红细胞的代谢能量，但是红细胞能够正常行使功能和在循环中维持其正常约 120 天的寿命均需要能量来源。能量可用来维持：①血红蛋白铁的二价状态；②在血浆高钙、高钠、低钾情况下，逆离子梯度维持红细胞内高钾低钙和低钠水平；③维持红细胞酶、血红蛋白和细胞膜巯基的活化和还原形式；④维持红细胞的双凹面形态。如果红细胞丧失能量来源，红细胞将发生钠钙负荷过重和钾流失，并且红细胞柔韧的双凹面形态也会改变。这样的细胞将很快被单核吞噬细胞系统和脾脏的过滤系统从循环中清除。这种细胞即使存活下来，随着红细胞内血红蛋白被高浓度的氧气氧化成高铁血红蛋白，丧失能量的红细胞也将逐渐变成褐色。这样的细胞不能行使转运氧和二氧化碳的功能。

　　从一种底物，如葡萄糖，获得能量和利用这些能量的过程都需要大量酶来完成（表 47-1）。因为红细胞在进入循环前脱去细胞核，并且在红细胞被释放入循环后的 1～2 天内，其大多数 RNA 也丢失，所以红细胞不能合成新的酶分子来替代在其生命周期内被降解的那些酶。红细胞内的酶主要是在有核的骨髓细胞阶段形成，并且少量可在网织红细胞合成。

葡萄糖代谢

　　正常情况下葡萄糖是红细胞的主要能量来源。红细胞内的糖代谢主要有两条途径：糖酵解途径和磷酸己糖旁路。这些代谢途径的步骤本质上与其他组织和其他生物体中发生的一样，甚至包括相对简单的生物，如大肠杆菌和酵母菌。然而，不同于其他细胞，红细胞内缺乏枸橼酸循环。只有网织红细胞保持了部分将丙酮酸降解为 CO_2 的能力，同时能够高效产生 ATP。成熟红细胞几乎只能靠无氧糖酵解途径来获取能量。葡萄糖必须先通过细胞膜才能被红细胞代谢。这一过程需通过葡萄糖转运蛋白 1 受体 GLUT1 促成，可能通过膜蛋白 stomatin 调节；然而这一蛋白的功能尚未十分明确[34]。人类和其他哺乳动物已经丧失葡萄糖合成抗坏血酸的能力，而 GLUT1 也能促成抗坏血酸转运[34]。红细胞表面也存在胰岛素受体,但是将葡萄糖转运至红细胞内不依赖胰岛素。

表 47-1　某些红细胞酶的活性

酶	37℃ 的活性 IU/g Hb(均值±标准差)
乙酰胆碱酯酶	36.93±3.83
腺苷脱氨酶	1.11±0.23
腺苷酸激酶	258±29.3
醛缩酶	3.19±0.86
二磷酸甘油酸变位酶	4.78±0.65
过氧化氢酶	53 117±2390
烯醇化酶	5.39±0.83
半乳糖激酶	0.0291±0.004
半乳糖-4-差向异构酶	0.231±0.061
葡萄糖磷酸异构酶	60.8±11.0
葡萄糖 6-磷酸脱氢酶	8.34±1.59
γ-谷氨酰半胱氨酸合成酶	1.05±0.19
谷胱甘肽过氧化物酶*	30.82±4.65
不伴 FAD 谷胱甘肽还原酶	7.18±1.09
伴 FAD 谷胱甘肽还原酶	10.4±1.50
谷胱甘肽-S-转移酶	6.66±1.81
谷胱甘肽合成酶	0.34±0.06
磷酸甘油醛脱氢酶	226±41.9
己糖激酶	1.78±0.38
乳酸脱氢酶	200±26.5
单磷酸甘油酸变位酶	37.71±5.56
NADH 高铁血红蛋白还原酶	19.2±3.85(30℃)
NADPH 心肌黄酶	2.26±0.16
核苷磷酸化酶	359±32
磷酸果糖激酶	11.01±2.33
葡萄糖磷酸变位酶	5.50±0.62
磷酸甘油酸激酶	320±36.1
磷酸乙醇酸磷酸酶	1.23±0.10
磷酸甘露糖异构酶	0.054±0.026
嘧啶 5'-核苷酸酶	0.138±0.018
丙酮酸激酶	15.0±1.99
6-磷酸葡糖酸脱氢酶	8.78±0.78
6-磷酸葡糖酸内酯酶	50.6±5.9
磷酸核糖异构酶	200
超氧化物歧化酶	2225±303
转醛醇酶	1.21±0.24
转酮酶	0.725±0.17
丙糖磷酸异构酶	2111±397

FAD,黄素腺嘌呤二核苷酸;NADH,还原型烟酰胺腺嘌呤二核苷酸;NADPH,烟酰胺腺嘌呤二核苷酸磷酸。

*适用于美国人和欧洲人。

葡萄糖代谢途径直接糖酵解途径　在 Embden-Meyerhof 直接糖酵解途径中(EMP,图 47-2),葡萄糖在无氧条件下被分解代谢为丙酮酸和乳酸。虽然消耗 2mol 的高能磷酸化合物 ATP 用于葡萄糖的进一步代谢,但是代谢每摩尔的葡萄糖可以将 4mol 的 ADP 磷酸化为 ATP;因此,每摩尔葡萄糖代谢后可净生成 2mol ATP。己糖激酶和磷酸果糖激酶反应控制着葡萄糖的利用速率。这两种酶都适宜在相对较高的 pH 值环境下催化反应,并且当 pH 值低于 7 时几乎没有活性。因此,红细胞糖酵解对 pH 值非常敏感,pH 值上升可刺激糖酵解。然而,当 pH 值高于生理状态时,激活的己糖激酶和磷酸果糖激酶只会造成二磷酸果糖和磷酸丙糖的堆积;这时参与磷酸甘油醛脱氢酶反应的 NAD+成为了限制因素。

在生成 1,3-二磷酸甘油酸(1,3-bisphosphoglycerate;1,3-BPG)后,葡萄糖代谢途径的分支使红细胞在代谢每摩尔葡萄糖生成 ATP 的量的方面具备灵活性。1,3-BPG 可以代谢为 2,3-二磷酸甘油酸(2,3-bisphosphoglycerate;2,3-BPG),也被称为 2,3-DPG(2,3-diphosphoglycerate),因此,"浪费"了甘油酸位置 1 的高能磷酸键。通过二磷酸甘油酸磷酸酶脱去位置 2 的磷酸基可形成 3-磷酸甘油酸。在这一独特的糖酵解旁路途径中,这两个反应被称为 Rapoport Luebering 分流,它们都由红细胞系统特有的多功能酶,双磷酸甘油酸变位酶催化[35]。在哺乳动物的红细胞上,2,3-BPG 磷酸酶活性是由多磷酸肌醇磷酸酶决定的[36]。相对于双磷酸甘油变位酶,多磷酸肌醇磷酸酶-1 能脱去位置 3 的磷酸基,从而避免形成 3-磷酸甘油酸。多磷酸肌醇磷酸酶-1 对人红细胞的生理功能和调节 2,3-BPG 的水平功能意义有待进一步明确。

另一方面,3-磷酸甘油酸也可以由 1,3-BPG 通过磷酸甘油酸激酶(PGK)直接生成,导致 1mol 的 ADP 磷酸化为 ATP。葡萄糖通过 2,3-BPG 步骤代谢不能获得 ATP 的高能磷酸键,而通过磷酸甘油酸激酶途径代谢每摩尔葡萄糖可形成两个这种高能磷酸键。直接糖酵解的这部分叫做"能量离合器"(energy clutch)。在这个代谢分支点的调节不仅决定了 ADP 磷酸化为 ATP 的速率,还决定了 2,3-BPG 的浓度,后者是调节血红蛋白氧亲和力的重要因素(参见第 49、57 章)。2,3-BPG 的浓度取决于其生成速率和二磷酸甘油酸变位酶对它降解的速度。氢离子抑制双磷酸甘油酸变位酶反应而刺激磷酸酶反应。因此,红细胞内 2,3-BPG 水平对 pH 值非常敏感:pH 值上升使 2,3-BPG 水平升高;而酸中毒导致 2,3-BPG 缺乏。氧合血红蛋白和脱氧血红蛋白的比例也可以影响 2,3-BPG 的合成,这可能是因为只有脱氧血红蛋白能够与其结合,因此,这影响了可反馈抑制导致 2,3-BPG 形成的酶类的游离 2,3-BPG 浓度。然而,现有的证据表明,pH 值是最主要的控制因素。

葡萄糖通过 EMP 途径代谢还可以还原型烟酰胺腺嘌呤二核苷酸(NADH)形式产生还原能量。NAD+被还原为 NADH 发生在 GAPDH 反应中。如果 NADH 在还原高铁血红蛋白为血红蛋白过程中被氧化,那么葡萄糖代谢的终产物为丙酮酸。反之,丙酮酸则在乳酸脱氢酶(LDH)反应步骤中被还原,形成葡萄糖代谢的终产物乳酸。生成的乳酸或丙酮酸被转运到红细胞外,并被身体其他组织代谢。因而,红细胞具有一个灵活的 EMP 途径,它可以根据细胞需要来调节每摩尔葡萄糖磷酸化 ADP 的数量。

红细胞糖酵解代谢的调节机制是非常复杂的。某些反应

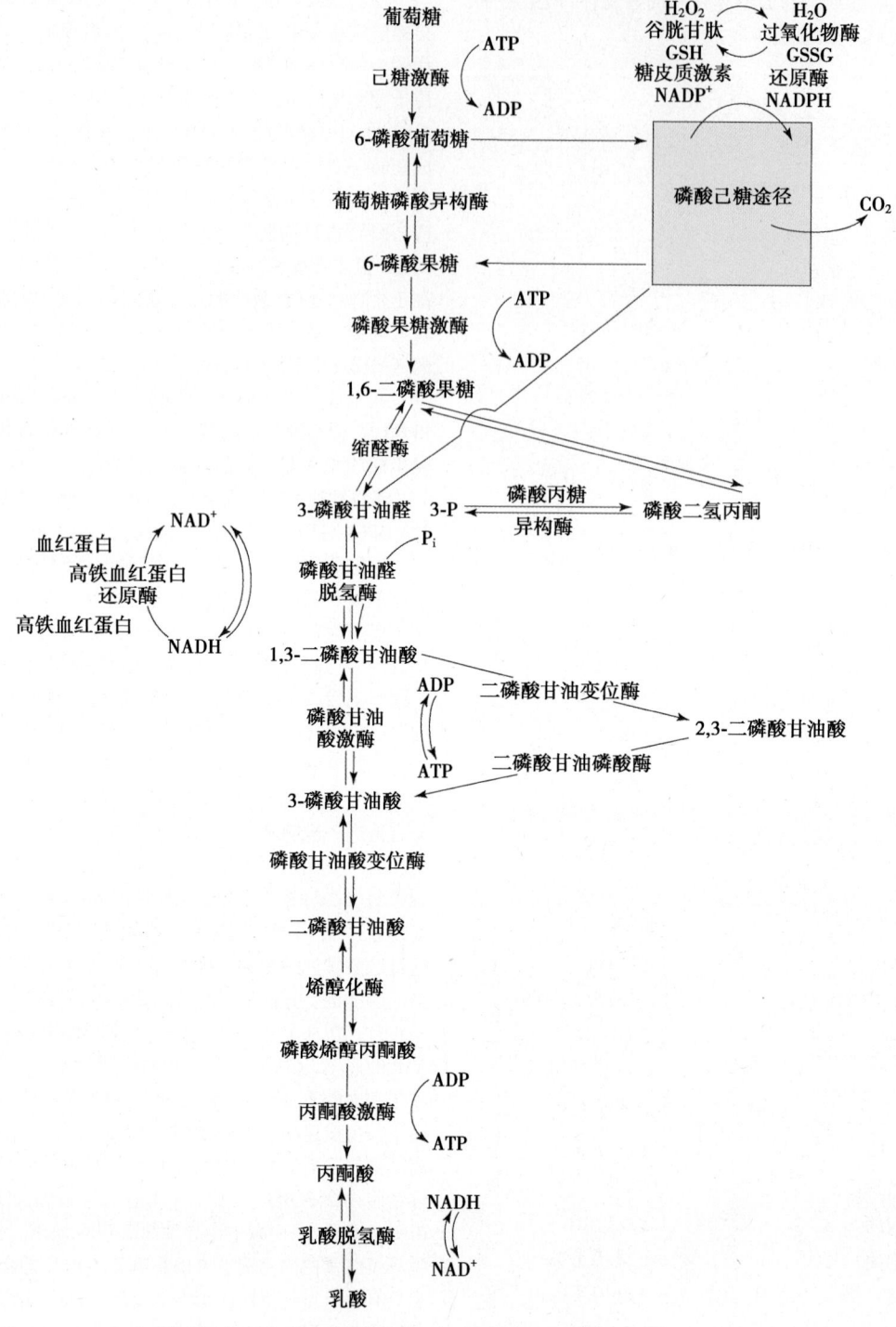

图47-2　红细胞葡萄糖代谢。磷酸戊糖途径的细节详见图47-3

产物可以刺激其他反应。例如,PK 反应对 PFK 的产物 1,6-二磷酸果糖特别敏感。相反,其他的代谢产物是酶的强烈抑制剂。此外,越来越多证据表明在红细胞膜内部糖酵解酶组合成酶复合物[37]。这些复合物是受血红蛋白携氧状态和 3 带的磷酸化状态调节的[37,38],表明它们可能在调节氧依赖的糖酵解和戊糖支路的变化发挥直接的作用[39]。

值得注意的是许多糖酵解酶具有其他的功能。例如,除了在糖酵解中的作用外,磷酸葡萄糖异构酶还作为神经白细胞素和自分泌运动因子。另一个例子是烯醇化酶,它也可以作为纤溶酶原受体[40,41]。这些"moonlighting"酶的其他功能可能与相

关疾病表型的复杂性有关。

磷酸己糖旁路　红细胞内葡萄糖并不都是通过直接糖酵解途径来代谢的,也可通过磷酸己糖旁路代谢,这是一个直接氧化途径。在这个途径中,6-磷酸葡萄糖在位置 1 被氧化,并产生二氧化碳。在这个葡萄糖氧化过程中,NADP+被还原为 NADPH。葡萄糖脱羧基形成的戊糖磷酸经过一系列分子重排形成 1 个丙糖(3-磷酸甘油醛)和 1 个己糖(果糖-6-磷酸)(图47-3)。这些都是无氧糖酵解过程中正常的中间产物,并且可再次进入代谢过程。由于磷酸葡萄糖异构酶的反应是完全可逆的,果糖-6-磷酸可以转变为 6-磷酸葡萄糖,也可以进入磷酸

己糖旁路再循环。与无氧糖酵解途径不同,磷酸己糖旁路途径不能产生高能磷酸键。它的主要功能是生成 NADPH,而且通过这一途径代谢的葡萄糖的量似乎是由 NADPH 氧化为 NADP+的量来调节的。NADPH 的主要功能是作为底物参与谷胱甘肽还原酶还原谷胱甘肽二硫化物的反应,这种酶可以催化氧化型谷胱甘肽(GSSG)还原为谷胱甘肽(GSH),以及血红蛋白和 GSH 形成的混合二硫化物的还原反应[42]。

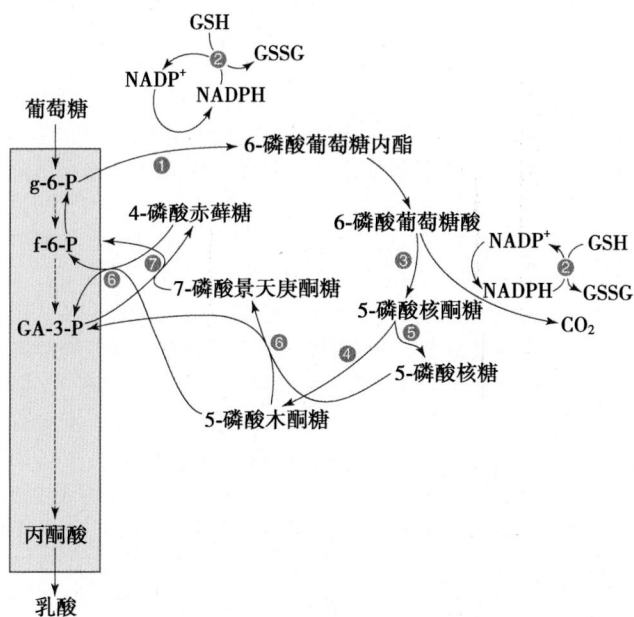

图 47-3 红细胞磷酸己糖途径:①葡萄糖 6-磷酸脱氢酶,②谷胱甘肽还原酶,③磷酸葡糖酸脱氢酶,④核酮糖磷酸差向异构酶,⑤核糖磷酸异构酶,⑥转酮酶和⑦转醛醇酶

葡萄糖代谢的酶

己糖激酶 己糖激酶(hexokinase)催化 ATP 在位置 6 磷酸化葡萄糖。不论是无氧糖酵解还是磷酸己糖旁路,这都是葡萄糖利用的第一步。甘露糖或是果糖也可以作为这种酶的底物。红细胞己糖激酶不能磷酸化半乳糖。网织红细胞己糖激酶活性水平比成熟红细胞高很多[43,44]。

己糖激酶反应需要镁参与。它的催化产物 6-磷酸葡萄糖可以强烈抑制其活性,并且无机磷酸盐离子[45,46]和高浓度的葡萄糖可解除这种抑制[47]。无机磷酸盐可以提高红细胞利用葡萄糖的速率。这个效应不是通过己糖激酶而是通过刺激 6-磷酸果糖激酶反应实现的,导致红细胞内 6-磷酸葡萄糖浓度降低,从而使己糖激酶从其抑制物中释放出来[48]。GSSG[49]和其他二硫化物,以及 2,3-BPG[50]均可以抑制己糖激酶。人类和大鼠的己糖激酶同工酶的结构测定使我们对配体结合部位和这些配体的相互作用模式有了深入认识[51,52]。

红细胞己糖激酶的两个主要组分被称为 HKI 和 HKR,后者是红细胞,尤其是网织红细胞独有的[53]。两种同工酶都是由分子量为 112kDa 的己糖激酶 1 基因(HK1)产生的[54,55]。这个基因位于染色体 10q22,长度超过 100kb。它包含 29 个外显子[56,57],并且通过组织特异性转录和 5′外显子的选择性使用,产生多个转录本[57,58]。红细胞特异性转录控制使红细胞形成唯一

的 mRNA,其 5′端不同于己糖激酶 1。结果造成己糖激酶 R 缺乏连接己糖激酶 1 到线粒体的孔蛋白连接区域[59]。在欧洲人群中发现 HKR 第一个内含子的单核苷酸多态性(SNP)与血红蛋白和红细胞比容水平密切相关[60]。己糖激酶缺乏是遗传性非球形红细胞溶血性贫血的一个少见病因。

6-磷酸葡萄糖异构酶 6-磷酸葡萄糖异构酶(glucose-6-phosphate isomerase;GPI)催化 6-磷酸葡萄糖和 6-磷酸果糖的互相转化,即糖酵解途径的第二步。人类 GPI 的晶体结构已经确定。这个酶是由两个 63kDa 的亚单位形成的同源二聚体。这个酶的活性部位是由两个亚单位的多肽链构成,组成二聚体形式后才具有催化活性[61]。与反应底物分子不直接接触的残基也被报道与 GPI 的催化活性密切相关[62]。GPI 的编码基因位于染色体 19q13.1,包含 18 个外显子,长度至少 50kb,互补 DNA(cDNA)长度为 1.9kb[63]。GPI 缺乏是遗传性非球形红细胞溶血性的病因之一。

磷酸果糖激酶 PFK 催化 ATP 磷酸化 6-磷酸果糖成为 1,6-二磷酸果糖这一限速步骤。在细胞内,这一反应几乎是不可逆的。因此,磷酸果糖激酶是糖酵解通量的重要调节器。这种酶的分子量大约 340kDa。红细胞 PFK 存在五种同源或异源四聚体,它包含肌肉(M)和肝脏(L)亚单位。每个四聚体发挥独特的催化与调节功能。该酶活性需镁参与。PFK 的活性受到严格的调控,也受许多代谢效应物的调节。PFK 最重要的激活剂是 ADP,环磷酸腺苷(cAMP)和 2,6-二磷酸果糖,而磷酸果糖激酶底物 ATP、枸橼酸和乳酸在 PFK 的活化作用中起抑制作用[64,65]。这些代谢效应分子可能是通过稳定最小的活性二聚体,同时充分活化 PFK 的四聚体[66]。PFK 的活性也受与之结合的钙调素和红细胞膜酶联的调节[67,68],特别是结合 3 带[69,70]和肌动蛋白[71]分别抑制或激活 PFK 的活性。

野生型人肌肉的 PFK 二聚体初步的晶体学分析已报道[72]。编码 85kDa 的 M 亚单位(PFKM)基因定位在染色体 12q13.3,长约 30kb。该基因包含 27 个外显子,并且至少存在 3 个启动子区域[73]。80kDa 的 L 亚单位(PFKL)编码基因定位在染色体 21q22.3,包含 22 个外显子,长度超过 28kb[74]。缺乏 PFK 与轻度溶血性贫血和糖原贮积症Ⅶ(Tarui 病)相关[75]。

醛缩酶 醛缩酶(aldolase)可逆地将 1,6-二磷酸果糖切割为两个丙糖。1,6-二磷酸果糖分子的"上半部分"成为二羟丙酮磷酸;"下半部分"成为 3-磷酸甘油醛。醛缩酶为同源四聚体,分子量为 159kDa,每个亚单位约 40kDa[76]。已经发现有三种不同的同工酶:醛缩酶 A、B、C。醛缩酶 A 由 364 个氨基酸组成,它存在于红细胞和肌肉中[77]。人类的醛缩酶结构已经清楚[78]。红细胞的醛缩酶与 F-肌动蛋白[79]和 3 带[80]的 N-末端结合,抑制其活性[70]。醛缩酶 A 的编码基因(ALDOA)位于染色体 16q22-24,长约 7.5kb,包含 12 个外显子。该基因存在几个转录起始部位,并且 ALDOA 的前 mRNA 的剪接存在组织特异性[81]。醛缩酶缺乏是遗传性非球形红细胞性溶血性贫血非常少见的病因之一。

磷酸丙糖异构酶 TPI 是无氧糖酵解途径中活性最高的酶。它的代谢作用是催化醛缩酶作用形成的两个丙糖之间,即二羟丙酮磷酸和 3-磷酸甘油醛之间的互相转化[82]。虽然平衡倾向于二羟丙酮磷酸,3-磷酸甘油醛可通过磷酸甘油醛脱氢酶被持续氧化,从平衡中移去。磷酸丙糖异构酶由两个相同的亚单位组成,每个亚单位包含 248 个氨基酸,分子量为 27kDa[83]。几

种晶体结构已经建立[84,85]。这表明活性位点在二聚体的交界面上，也已鉴定出一些关键的残基。一些水分子，其中一些是高度保守的，是二聚体交界面的必须组成部分。磷酸丙糖异构酶没有已知的同工酶类，但是，由于不同的翻译后修饰，该酶有三个不同的电泳形式[86]。红细胞磷酸丙糖异构酶活性不随红细胞衰老而变化。磷酸丙糖异构酶是由一个基因（TPI1）转录而来，它位于染色体12p13，长约3.5kb，包含7个外显子。已鉴定出三种加工后假基因[87]。磷酸丙糖异构酶缺乏见于有严重神经肌肉障碍的遗传性非球形红细胞溶血性贫血的患者。

磷酸甘油醛脱氢酶　GAPDH具有氧化和磷酸化3-磷酸甘油醛的双重功能，生成1,3-BPG。在这个过程中，NAD+还原为NADH。这种酶与红细胞膜band3的N-末端紧密连接[70,88]。这种膜的连接影响GAPDH的活性[89]，从而调节糖酵解通量[90]。人类红细胞GAPDH已经被纯化。它是一个分子量约为150kDa的四聚体，由分子量为36kDa的亚单位组成，并显示对NAD$^+$绝对特异性[91]。GAPDH[40,41]非糖酵解功能之一是转铁蛋白受体[92]。人类肝脏磷酸甘油醛脱氢酶的晶体结构是同源四聚体，每一个亚单位可结合一个NAD+分子[93]。GAPDH缺乏十分罕见，并不会造成功能上的影响[94]。

磷酸甘油酸激酶　PGK可催化1,3-DPG的1碳的高能磷酸键转至ADP，形成ATP。这个反应是可逆的，也可通过Rapoport-Luebering旁路分流。同工酶PGK-1广泛分布在所有体细胞内，是一个48kDa的单体酶，包含417个氨基酸[95]。PGK-2的同工酶在睾丸中发现[96]。PGK有两个结构域组成。N端结构域结合3-磷酸甘油酸和1,3-DPG，ADP和ATP与C端的结构域结合。为了发生催化反应，蛋白需要经历一次大的构象变化（铰链弯曲）[97~99]。PGK-1的编码基因位于X染色体的长臂（Xq13），长23kb，由11个外显子组成。无功能的假基因位于19号染色体和X染色体[96]。PGK缺乏是遗传性非球形红细胞溶血性贫血的少见病因之一，通常伴有神经肌肉异常。

双磷酸甘油酸变位酶　红细胞中同一蛋白分子具有双磷酸甘油酸变位酶和二磷酸甘油酸磷酸酶的双重活性[35,100]。这种酶的作用特别重要，因为它能够调节红细胞内2,3-BPG的浓度。当作为二磷酸甘油酸变位酶时，它与磷酸甘油酸激酶竞争作用于1,3-BPG，并将其转变为2,3-BPG，从而消耗掉高能磷酸键的能量[101]。它的活性可被其产物2,3-BPG和无机磷酸盐抑制，可被2-磷酸甘油酸和pH值升高激活，激活时需要3-磷酸甘油酸。当作为二磷酸甘油酸磷酸酶时，它催化2,3-BPG脱掉碳2位置上的磷酸基[101]。它的活性可被其产物3-磷酸甘油酸和巯基物抑制。该酶在弱酸性环境下活性最大，并可被亚硫酸氢和磷酸羟乙酸强力激活。磷酸羟乙酸是磷酸酶活性最有效的激活剂，它在红细胞内的浓度非常低[102]，但在红细胞中这种物质的来源仍不清楚[103,104]。还发现红细胞内有水解磷酸羟乙酸的磷酸羟乙酸磷酸酶[105]。

双磷酸甘油酸变位酶是同型二聚体，亚单位约30kDa，含有258个氨基酸。人双磷酸甘油酸变位酶的晶体结构已经清楚，确定了对它作为合成酶、变位酶和磷酸酶活性起关键作用的特异性残基[106,107]。双磷酸甘油酸变位酶（BPGM）的编码基因位于染色体7q31-34，含3个外显子，长度超过22kb。

双磷酸甘油酸变位酶缺乏可引起红细胞2,3-BPG水平显著下降，氧解离曲线左移，最终导致红细胞增多（参见第57章）。

单磷酸甘油酸变位酶　磷酸甘油酸变位酶维持3-磷酸甘油酸和2-磷酸甘油酸之间的平衡状态[108]。2,3-BPG是转变过程中必需的辅因子。红细胞的单磷酸甘油酸变位酶是异源二聚体，即M和B亚单位组成，由不同的基因编码[109]。仅有一例红细胞单磷酸甘油酸变位酶部分缺乏的患者的特征被阐明，这位患者为B亚单位上的a p. Met230Ile氨基酸变化的纯合子[110]。发生突变的酶不稳定，半衰期短[111]。出人意料的是所有糖酵解中间产物减少，可能因为乳酸堆积[112]。这种红细胞酶病变的临床后果仍不明确。

烯醇化酶　烯醇化酶是一种同源二聚体酶，它维持2-磷酸甘油酸和磷酸烯醇丙酮酸之间的平衡状态。这个反应可被金属离子易化[113]。除了参与糖酵解途径，α-烯醇酶（ENO1）还与众多疾病有关，包括转移性肿瘤、自身免疫性疾病、缺血和细菌感染[114]。ENO1的编码基因位于染色体1p36.23.。烯醇化酶缺乏十分罕见。虽然一直有烯醇化酶与遗传性非球形红细胞溶血性贫血有关[115,116]，但两者的因果关系还有待进一步确定。

丙酮酸激酶　丙酮酸激酶是一种变构酶，催化磷酸基从磷酸烯醇丙酮酸转移至ADP，形成ATP和丙酮酸。这是糖酵解途径第二个能量产生的步骤。哺乳动物组织中存在四种PK同工酶：PK-M1（骨骼肌）；PK-M2（白细胞、肾脏、脂肪组织和肺）；PK-L（肝脏）；PK-R（红细胞）。这四种同工酶由两个基因（PKLR和PKM2）产生。PK-M1和PK-M2由PKM2基因通过选择性剪接形成[117]。PK-L（肝脏酶）和PK-R（红细胞酶）是PKLR基因的产物，它们通过两个不同的组织特异性启动子转录[118,119]。有证据表明仍有其他未知的调节因素在PKLR基因的表达中发挥作用[120]。PKLR基因包含12个外显子，长度超过10kb。外显子1仅在红细胞转录；而外显子2仅在肝脏转录[119]。红细胞特异性的mRNA长约2kb，编码分子量为的PK-R亚单位，其由574个氨基酸组成[121]。红细胞PK是由2个分子量分别为62kDa、63kDa和2个分子量分别为57Kda、58kDa的亚单位组成的异源四聚体组成，其中后者是由全长亚单位有限蛋白水解的结果[122,123]。每个PK-R亚单位均包含：N区、A区、B区、C区（图47-4）[124]。A区是高度保守的，而B区和C区是可变的[125]。N区的功能作用尚不清楚，可能在酶的调节中发挥作用[126,127]。PK的活性部位位于A区和可变的B区之间的裂缝中。C区包含1,6-二磷酸果糖的结合部位。亚单位内部和亚单位之间的相互作用是变构反应的关键决定簇，它可将PK四聚体从低亲和力的T状态转变为高亲和力的R状态[128~132]。即使存在很少量1,6-二磷酸果糖，也能观察到双曲线动力学[122,123]，所以，在磷酸烯醇丙酮酸浓度低时，二磷酸果糖可大大增加该酶活性。PK缺乏是引起遗传性非球形红细胞性溶血性贫血最常见的病因。

乳酸脱氢酶　LDH催化从丙酮酸通过NADH到乳酸的可逆还原反应，这是EMP途径的最后一步。此酶由H型（心脏）和M型（肌肉）亚单位组成。在红细胞中占主导地位的是H亚单位。然而，遗传性H亚单位缺乏似乎是良性状态，通常没有任何临床表现[134,135]，尽管曾报道过1例溶血患者[136]。M亚单位缺乏也曾报道过[137]，也没有血液学表现。从这些报道的来源判断，LDH缺乏可能在日本最常见。在那里的人群调查显示，每种类型缺乏的基因频率大约为0.05，并且已经发现几种突变[138]。

葡萄糖6-磷酸脱氢酶　G6PD是研究最广泛的红细胞酶。它催化6-磷酸葡萄糖氧化为6-磷酸葡萄糖酸内酯，后者很快被

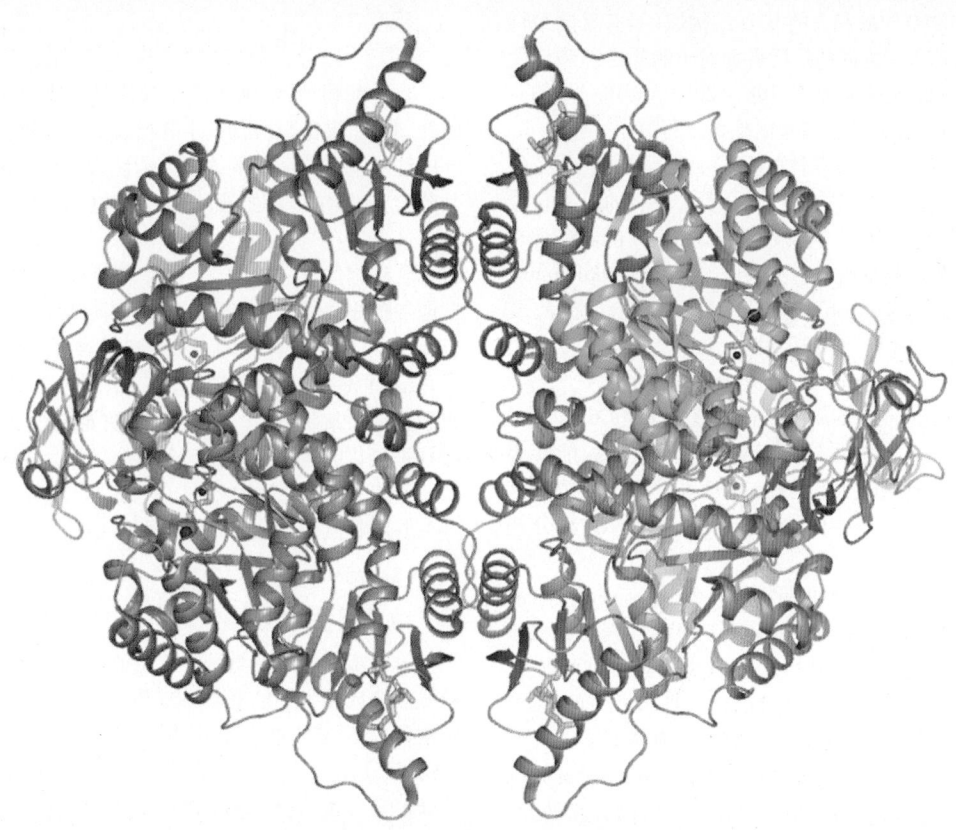

图 47-4　人类红细胞丙酮酸激酶四聚体条带图。底物磷酸乙醇酸和果糖-1,6-二磷酸分别以球棍图示意,分别为黄色和灰色。活性位点中的金属离子显示为蓝色(钾)和粉红色(锰)球形。单个亚单位是绿色,青色,紫色和橙色

水解为 6-磷酸葡萄糖酸,这是磷酸己糖旁路代谢的第一步。在此过程中,NADP[+] 被还原为 NADPH,生成 1mol NADPH。在红细胞中,磷酸己糖途径是 NADPH 的唯一来源,这对保持高水平的 GSH 保护细胞免受氧化应激诱发的损伤至关重要。

G6PD 单体由 515 个氨基酸组成,分子量约 59kDa[139]。这些无活性单体聚集成催化活性二聚体和更高的形式需要 NADP[+] 的存在(图 47-5)[140]。因此,NADP[+] 在亚基界面与酶结合,作为结构成分也作为反应的底物之一[141,142,143]。在生理条件下,活化

的人类酶存在于二聚体四聚体平衡物中。降低 pH 值引起向四聚体形式的转变[141,144,145]。

G6PD 可被生理量的 NADPH 强烈抑制[146],被生理浓度的 ATP 抑制程度较轻[147]。网织红细胞比成熟红细胞酶活性更强,尤其是酶的突变形式[43,148]。在溶血性发作后高网织红细胞计数的病例可能使 G6PD 缺乏症诊断更为复杂(见下文"实验室特征")。

人 G6PD 晶体结构的三维模型表明,G6PD 单体由两个结

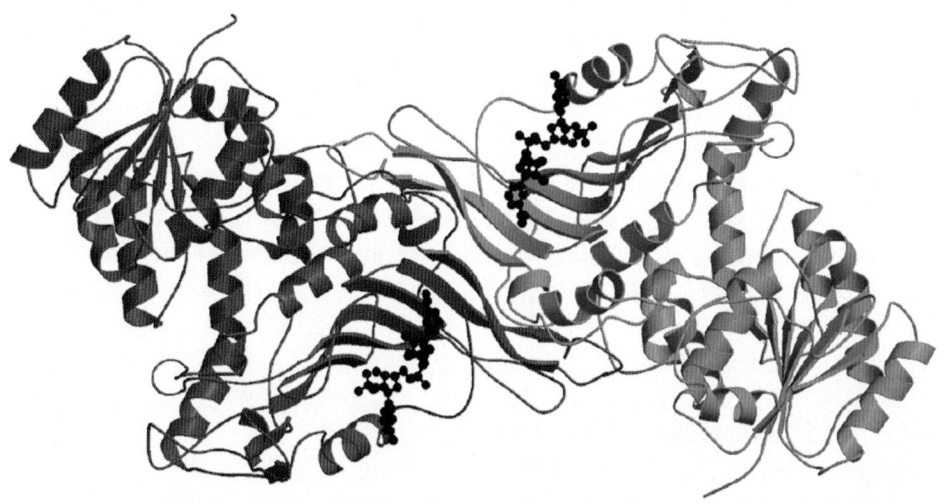

图 47-5　人葡萄糖-6-磷酸脱氢酶的二聚体。亚基 A 和 B 分别是红色和蓝色。结构烟酰胺腺嘌呤二核苷酸磷酸(NADP+)分子以球-棒模式绘制并着色为深蓝色

构域构成,即 N 末端结构域和大的 $\beta^+\alpha$ 结构域(具有反向平行的九层片段)。两种单体之间的广泛界面对于酶稳定性和活性至关重要[143]。完全保守的氨基酸 198～205(Arg-Ile-Asp-His-Tyr-Leu-Gly-Lys)对于底物结合和催化是必需的[143,149~151]。

G6PD 编码基因位于 X 染色体(Xq28),长 18kb,含 13 个外显子,其中外显子 1 是非编码的。3′端某些胞苷的甲基化被认为具有调节作用功能[152,153]。3′-UTR(非翻译区)也含有潜在的 microRNA(miRNA)靶位点,这些位点可能具有对 G6PD mR-NA 下调的功能,从而影响 G6PD mRNA 的稳定性和翻译,或 miRNA 调控过程[154]。G6PD 缺陷是世界上最常见的遗传病之一。已经报道和研究了许多突变和变异体[1,2,155~160]。

磷酸葡萄糖酸内酯酶 6-磷酸葡萄糖酸内酯是 G6PD 氧化葡萄糖-6-磷酸的直接产物,虽然在正常生理 pH 值时,能够相对较快的自发水解,但是酶水解更快,并且也是活化的磷酸己糖旁路正常代谢路径所需要的[161,162]。已发现此酶的部分缺陷[163],但可能是良性的[164]。

磷酸葡萄糖脱氢酶 磷酸葡萄糖脱氢酶(phosphogluconate dehydrogenase)催化磷酸葡萄糖氧化生成 5-磷酸核酮糖和二氧化碳,同时 NADP+被还原为 NADPH。在人类和几种动物,常见该酶具有不同的电泳迁移率[165]。此酶的缺乏是非常少见的,而且可能基本上是无害的,或许可能伴有轻度溶血[166~168]。

核糖磷酸异构酶 核糖磷酸异构酶(ribosephosphate isomerase)催化 5-磷酸核酮糖和 5-磷酸核糖之间的相互转化。据报道此酶缺乏是人类最罕见的疾病之一[169],与进展型脑白质病及神经病变有关。没有报道红细胞功能障碍[170]。

核酮糖-磷酸差向异构酶 核酮糖磷酸差向异构酶(ribulose-phosphate epimerase)催化核酮糖-5-磷酸转化为木酮糖-5-磷酸。该酶在溶血产物中的活性虽未见报道,但似乎弱于核糖磷酸异构酶。

转酮醇酶 转酮醇酶(transketolase)催化两个碳原子从 5-磷酸木酮糖到 5-磷酸核糖的转移,导致形成 7 碳糖,7-磷酸景天庚酮糖和 3 碳糖,3-磷酸甘油醛[171~173]。它还能催化 5-磷酸木酮糖和 4-磷酸赤藓糖之间的反应,生成果糖-6-磷酸和 3-磷酸甘油醛。焦磷酸硫胺素是转酮醇酶的辅酶,并且红细胞转酮醇酶的活性已经作为反应硫胺素营养充足状况的指数[174]。

转醛醇酶 转醛醇酶(transaldolase)催化 7-磷酸景天庚酮糖和 3-磷酸甘油醛转变为 4-磷酸赤藓糖和 6-磷酸果糖的反应[175]。这是分子重排系列的另一个反应,导致磷酸葡萄糖脱氢酶步骤中形成的 5-碳糖转换成 EMP 的代谢中间产物。在 2001 年首次报道了转醛醇酶缺乏症是一种先天的磷酸戊糖途径缺陷[176]。迄今为止,已有来自 13 个家族的 23 名患者被报道[177,178]。该病是一种多效性代谢异常,患者在新生儿期或产前期具有异形特征,包括肝脾肿大,肝功能异常,心脏缺陷,血小板减少症,出血倾向和贫血。后者似乎在本质上是溶血性贫血,可能是由于 NADPH 的水平降低引起[179,180]。

L-六羟季铵烟酸脱氢酶 红细胞含有 L-六羟季铵烟酸脱氢酶(L-hexonate dehydrogenase),它能够还原醛糖,如葡萄糖、半乳糖或甘油醛,成为相应的多元醇(即葡萄糖还原为山梨糖醇,半乳糖还原为半乳糖醇,甘油醛还原为甘油)。NADPH 为这个反应提供氢[181]。醛糖还原酶是催化此反应的另一种酶。该酶存在于红细胞内[182],其水平的升高涉及糖尿病相关并发症例如视网膜病变[183]和自主神经病变[184]。

除了葡萄糖外作为能量来源的其他底物的利用

除了葡萄糖,红细胞还可利用其他物质作为能量来源,如腺苷、肌苷、果糖、甘露糖、半乳糖、二羟丙酮和乳酸[185]。虽然循环中红细胞正常情况下依靠葡萄糖为其能量来源,但也可利用其他物质,特别是在血液储存过程中(参见第 138 章)和某些实验条件下。

红细胞的谷胱甘肽代谢 红细胞内含有高浓度的含巯基三肽即谷胱甘肽(GSH)。它在抗氧化防御,解毒和维持硫醇状态方面起着重要作用。目前报道其浓度范围介于 0.4 和 3.0mM 之间,终末半衰期($T_{1/2}$)约为 4 天[187]。广泛的个体差异表明 GSH 水平至少在某种程度上是由遗传决定的[188]。抗氧化应激方面 GSH 被氧化成谷胱甘肽二硫化物(GSSG),GSSG 可通过谷胱甘肽还原酶的作用还原成 GSH。此外,GSSG 可以转运至细胞外。

谷胱甘肽的生物合成需要两步依赖 ATP 的步骤:

$$\text{谷氨酸+半胱氨酸+ATP} \longrightarrow \gamma\text{-谷氨酰半胱氨酸+ADP+Pi}$$
$$\gamma\text{-谷氨酰半胱氨酸+甘氨酸+ATP} \longrightarrow \text{GSH}^+\text{ADP+Pi}$$

第一步反应由谷氨酸半胱氨酸连接酶(GCL)(γ-谷氨酰半胱氨酸合成酶)催化,是限速步骤。GSH 对 GCL 的反馈抑制通常被认为是 GSH 稳态中的关键调节步骤,但其他途径可能在维持 GSH 水平方面发挥作用[189]。GCL 是个异二聚体,由一个 73kDa 催化亚基(GCLC)和一个 31kDa 修饰亚基(GCLM)组成[190,191]。亚基间的二硫键与异源二聚体的稳定性和催化效率有关,通过细胞氧化还原转换成酶活性,因此 GSH 水平与细胞的还原-氧化(氧化还原)状态有关[192,193]。另一种模型表明,随着氧化应激水平的增高可以诱导由低活性单体和全酶形式形成高活性异源二聚体复合物[194]。GCL 亚基由不同的基因编码,分别位于染色体 6p12(GCLC)和 1p22.1(GCLM)上。GCLC 含有 16 个外显子,编码 637 个氨基酸的催化亚单位,而 GCLM 含有 7 个外显子编码 274 个氨基酸的修饰亚基。5′-UTR 中的三核苷酸重复多态性影响 GCLC 基因表达,并与 GCL 活性和 GSH 水平的变化相关[195]。GCL 缺乏是溶血性贫血的罕见病因。

GSH 合成的第二步反应是不可逆转的,由谷胱甘肽合成酶(GS)介导。该酶是由 52kDa 亚基组成的同二聚体[196],人类 GS 的晶体结构已被解析[197]。GS 由一个基因编码。这个 23-kb 基因(GSS)位于染色体 20q11.2 上,含有 13 个外显子,其中第一个外显子是非编码的,该基因编码含 474 个氨基酸的蛋白质。GS 的缺陷是 GSH 合成中最常见的病症,与溶血性贫血有关。

红细胞中 GSH 的一个重要功能是对自发或服药形成的低水平过氧化氢的解毒作用。谷胱甘肽过氧化物酶可将过氧化氢还原为水[198],从而将 GSH 氧化成 GSSG(图 47-7)。存在几种谷胱甘肽过氧化物酶,但只有 1 型似乎在红细胞中表达[199]。谷胱甘肽过氧化物酶是由 21kDa 亚基组成的含硒的四聚体酶[200]。已有文献报道了该酶的一个多态性影响其活性,该多态性最常见于地中海人后裔[201]。该多态性导致的酶活性下降没有临床效应[202]。与此同时,研究发现小鼠中谷胱甘肽过氧化物酶活性的完全丧失即使在高水平的氧化应激下也没有任何后果,因此表明谷胱甘肽过氧化物酶对红细胞功能的影响甚微。

GSH 还通过还原膜蛋白的巯基[203],和糖酵解酶[204],例如 PK[205]来维持红细胞的完整性。在还原过氧化物或氧化的蛋白质巯基的过程中,GSH 被转化为 GSSG,或可形成混合二硫化物。因此,例如,GSSG 可以抑制红细胞己糖激酶[49,206],但是要发挥这一效应需要比生理水平高得多的浓度。GSSG 也可以与血红蛋白 A 结合形成血红蛋白 A$_3$[207]。

谷胱甘肽还原酶(GR)可有效地将红细胞内 GSSG 还原为 GSH,从而维持高细胞内 GSH 水平。很可能是由于选择性起始翻译造成,同一 mRNA 可产生线粒体型和胞质型两种同工酶[208]。GSR 是由二硫键连接的同型二聚体。每一个亚单位约 56kDa,包含 4 个结构域,结构域 1 和 2 分别结合 FAD(flavin adenine dinucleotide,黄素腺嘌呤二核苷酸)和 NADPH,结构域 4 形成相互作用界面[209]。该蛋白由位于染色体 8p21.1 上的 GR 基因编码。GR 基因长 50kb,含有 13 个外显子,并编码 522 个氨基酸长的蛋白质。GR 是一种黄素酶,NADPH 或 NADH 都可以作为其氢供体[210]。在完整的细胞中,只有 NADPH 系统才能起作用[211]。同一酶系也能够还原 GSH 和蛋白质形成混合的二硫化物[42]。红细胞中 GR 的活性受到食物中核黄素含量的显著影响[212],其活性可被用作核黄素状态的生物标志物[213]。研究报道通过补充核黄素来纠正 GR 部分缺陷在不稳定血红蛋白病中可以起到改善溶血作用[214]。遗传性 GR 缺乏病是一种非常罕见的疾病,与溶血性贫血有关。

红细胞也含有巯醇转移酶,它也可以催化 GSH 依赖的某些二硫化物的还原反应[215,216]。

氧化型谷胱甘肽可以从红细胞中排出[217,218],GSSG 外排可能是红细胞 GSH 周转的重要调节因子[219]。这一系统至少包含两种 GSSG 活化的 ATP 酶,作为这一转运过程的酶促反应基础[220]。除了转运 GSSG,该系统似乎还可以转运由谷胱甘肽-S-转移酶作用形成的 GSH 和亲电子物质的硫醚轭合物[221,222]。初步证据表明多药耐药蛋白 1(MRP1)可能是谷胱甘肽-S 结合物和 GSSG 的输出蛋白[89,223]。红细胞含有谷胱甘肽-S-转移酶 rho,sigma 和 theta[224~226]。谷胱甘肽-S-转移酶可以催化 GSH 和多种生物异源物质形成硫醚键。红细胞中谷胱甘肽-S-转移酶的作用尚不清楚,也许是用于清除血液中可透过红细胞膜的生物异源物质。谷胱甘肽-S-转移酶可以将这类物质结合到 GSH,形成的解毒产物被转运到红细胞外以便进一步处理。此酶能与血红素可逆性结合,已经有人提出这在血红素的转运中可能有作用[227]。该酶的缺乏与溶血性贫血相关,但其因果关系尚不明确[228]。

其他抗氧化酶　超氧自由基通过含铜酶超氧化物歧化酶(SOD)的作用转化为过氧化氢[229]。红细胞含有 SOD 1 型(SOD1)。SOD1 的突变与家族性肌萎缩性侧索硬化症相关[230]。患者无血液学相关临床表现。与此同时,对 SOD1 缺陷小鼠的研究表明,红细胞中 SOD 活性降低 50% 可能足以发挥其保护作用[231]。SOD1 缺乏小鼠可以存活,但氧化应激水平提高会导致再生性贫血以及触发自身抗体生产[232]。

过氧化氢也可以通过过氧化氢酶和过氧氧化还原酶分解成水和氧。这两种酶在红细胞中大量存在,这表明它们在细胞的氧化防御中起重要作用。尽管如此,无过氧化氢酶血症或过氧化氢酶缺乏症是罕见的良性病症,没有血液学异常表现。然而,对于衰老和疾病如糖尿病[233]和氧化应激相关情况[234]它可能是个复杂的因素。人类尚未报道过氧物氧化还原酶 2(主要的红细胞过氧氧化还原酶)的缺陷[235]。无过氧物氧化还原酶 2 的小鼠因 Heinz 体形成而发生严重溶血性贫血[236],并出现异常红细胞生成的迹象[237]。基于小鼠模型,有人提出在清除过氧化氢和抗氧化防御方面谷胱甘肽过氧化物酶,过氧化氢酶和过

氧化物氧化还原酶各自具有不同的作用。

红细胞的核苷酸代谢

成熟红细胞中 97% 的总核苷酸由可互换的磷酸腺苷组成(参见第 31 章)。总核苷酸中小于 3% 的是磷酸鸟苷。ATP 是最丰富的磷酸腺苷(约占 84% 的总腺苷核苷酸),而 ADP(14%)和腺苷单磷酸(AMP,1%)以相当低的含量存在。腺苷酸激酶(AK)调节腺嘌呤核苷酸的相互转化:

$$Mg^{2+}+ATP+AMP \longrightarrow Mg^{2+}+ADP+ADP$$

通过催化 ATP,ADP 和 AMP 之间可逆性的磷酰基转移,AK 有助于维持细胞内腺嘌呤核苷酸的动态平衡。红细胞含有 AK1 同工酶,由 194 个氨基酸组成的单体酶存在于细胞质中。重组纯化酶的分子量约为 22kDa[241]。AK1 基因位于染色体 9q34.1 上,由 7 个外显子组成,其外显子 1 无编码作用。AK 活性取决于 Mg^{2+} 的存在。

ATP 在许多反应中起辅助因子的作用,如糖酵解中 HK 和 PFK 介导的磷酸化步骤,GSH 的合成以及 ATP 酶依赖的细胞膜泵功能。因此,ATP 对维持红细胞的结构和功能至关重要。因为成熟的红细胞不能从前体分子合成磷酸腺苷,所以它依赖于补救途径去维持腺苷核糖核酸。这对于 AMP 是特别重要的,因为这种腺苷核糖核苷酸有可能通过对腺苷去磷酸化而从腺嘌呤池中流失,随后通过腺苷脱氨酶(ADA)对肌苷进行不可逆脱氨。因此,ADA 在红细胞中的腺苷核糖核酸的浓度起调节作用。编码 ADA(ADA)的基因位于染色体 20q13.12 上,含 12 个外显子编码 363 个氨基酸的蛋白质分子。

AK 缺乏和 ADA 高活性是遗传性非球形红细胞溶血性贫血的罕见原因。

嘌呤代谢的其他酶也存在于红细胞中。尽管这些酶的缺陷与许多代谢疾病有关,但是它们的功能似乎与红细胞无关,因为这些疾病没有血液学表现[242]。

嘧啶-5′-核苷酸酶-1　成熟红细胞中仅发现微量的嘧啶核糖核苷酸。它们在网织红细胞成熟过程中随着核糖体和 RNA 的降解而一同丢失。嘧啶-5′-核苷酸酶-1(P5′N1)通过催化嘧啶核苷单磷酸脱磷酸化成相应的核苷(胞嘧啶和尿苷)来介导这一过程,它们可以自由地穿透细胞膜[243]。P5′N1 是特异性针对嘧啶核苷酸,不使用嘌呤核苷酸作为底物[244]。该酶的活化需要 Mg^{2+},并被许多重金属(包括 Pb^{2+})抑制[245]。像其他红细胞酶一样,在网织红细胞中 P5′N1 活性要高得多。随着红细胞衰老该酶的活性逐渐下降[246]。P5′N1 还具有磷酸转移酶特性,表明该酶在核苷酸代谢中起了额外的作用[247]。小鼠 P5′N1 的晶体结构已被解析,为理解人类 P5′N1 的核苷酸酶和磷酸转移酶动力活性提供了依据[248]。

P5′N1 由染色体 7p14.3 上的 NT5C3A 基因编码。它包含 11 个外显子,并通过选择性剪接产生三个不同的 mRNA。红细胞 P5′N1 由缺失外显子 2 和 R 的 mRNA 翻译而来[249,250]。它是一种 286 个氨基酸长的单体蛋白,其分子量约为 34kDa[249]。

红细胞中存在另一个 P5′N,其活性通常与 P5′N1 的活性一起测量。该酶(P5′N2)由单独的基因编码,与 P5′N1 几乎没有同源性,且并不严格是嘧啶特异的。它不能弥补 P5′N1 的缺陷[247,251]。P5′N1 缺乏是遗传性非球形红细胞溶血性贫血的最常见原因之一。

人类红细胞表达低 NAD 合成活性,由烟酰胺单核苷酸腺苷酸转移酶介导[252]。红细胞中主要的同工酶是烟酰胺单核苷酸腺苷酰转移酶-3[253]。人类该酶的功能缺陷尚未报道,但是在小鼠中该酶的缺陷会将糖酵解途径阻断在 GAPDH 步骤,并与溶血性贫血有关[254]。

遗传学

绝大多数可引起溶血性贫血的红细胞酶缺陷都是遗传性的。其遗传方式大多通过常染色体隐性遗传,但 G6PD 和 PGK 缺乏是 X 染色体连锁遗传的。绝大多数红细胞酶的编码基因已经明确,这使得遗传性红细胞酶缺乏的分子学诊断成为可能。偶尔也可见到获得性红细胞酶缺陷,尤其是 PK 缺乏,通常是在血液肿瘤患者中见到[255~259]。

酶缺陷-生化遗传学和分子生物学

表 47-2 列出了引起溶血性贫血的红细胞酶缺乏。其他的红细胞酶缺乏(表 47-3)不会引起溶血或其他红细胞功能异常[202]。例如,无过氧化氢酶血症,是红细胞内完全没有过氧化氢酶的状态,却没有血液学表现[233]。同样,缺乏胆碱酯酶的红细胞,在大多数情况下也可以正常存活[260]。

缺乏临床表现通常并非绝对的。在某些情况下,有报道某一种酶缺乏在某些患者中会引起溶血性贫血,而在另一些患者却没有。例如,大多数 LDH 缺乏者没有贫血,但也有发生溶血的报道[136]。这些模糊不清的情况可能是由于环境和遗传因素的不同,或是由于诊断的偏差引起的。溶血性贫血患者通常要进行红细胞酶测定。因此,一个良性的酶缺陷可能被误认为是溶血的原因,因为是在无关和未检测到缺陷的溶血性贫血患者中发现的。PGK,GS 或 AK 缺乏通常可引起遗传性非球形红细胞性溶血性贫血,但是也有报道这些缺乏的一些患者没有任何血液学表现[261~263]。有时认为谷胱甘肽过氧化物酶活性中度降低可引起溶血性贫血,但是现有的最好的证据表明,此酶通常不是红细胞代谢的限速酶,其缺乏不会引起溶血性贫血[264]。

表 47-2   导致溶血性疾病的红细胞酶异常

酶	临床表现	遗传	红细胞形态	诊断(参考文献)		对脾切的反应*	大概频率†
				筛选试验	检测试验		
己糖激酶	HNSHA	AR	不显著	—	580	++	少见
葡萄糖磷酸异构酶	HNSHA;神经系统异常(?)	AR	不显著	580	580	+++	不常见
磷酸果糖激酶	HNSHA 和(或)肌糖原贮积病	AR	不显著	—	580	0	少见
醛缩酶	HNSHA 和轻度肝糖原贮积;肌病;精神迟滞	AR	不显著	—	580	?	很少见
丙糖磷酸异构酶	HNSHA;严重神经肌肉疾病	AR	不显著	580	580	?	少见
磷酸甘油酸酯激酶	HNSHA;肌红蛋白尿;神经肌肉障碍	SL	不显著	—	580	++	少见
丙酮酸激酶	HNSHA	AR	通常不显著,偶有收缩棘红细胞	580	580	++	不常见
葡萄糖 6-磷酸脱氢酶	HNSHA;药物或感染诱发的溶血;蚕豆病	SL	通常不显著,少见咬伤细胞	580	580	±	很常见
谷胱甘肽还原酶	药物敏感溶血性贫血和蚕豆病	AR	不显著	580	580	?	很少见
谷氨酰半胱氨酸合成酶	HNSHA;药物或感染诱发的溶血;神经系统异常	AR	不显著	644	645	?	很少见
谷胱甘肽合成酶	HNSHA;药物或感染诱发的溶血;有些病人出现神经缺陷和 5-羟脯氨酸尿	AR	通常不显著	644	645	0	少见
嘧啶 5′-核苷酸酶	HNSHA,某些病人精神迟滞	AR	显著点彩	646	647	0	不常见
腺苷酸激酶	HNSHA	AR	不显著	—	580	?	少见
腺苷脱氨酶(活性增加)	HNSHA	AD	不显著	—	580	?	很少见

AD,常染色体显性;AR,常染色体隐性;HNSHA,遗传性非球形红细胞性溶血性贫血;SL,性连锁。—,不适用

* 在 0~++++级,++++是完全反应。许多病例资料缺乏。

† 若发生率>5% 为非常见;若病例报告数>100 为不常见;若病例报告 10~100 为少见;若病例报告数<10 为很少见。

表 47-3 不引起溶血性疾病的红细胞酶异常

酶	临床表现	遗传	诊断参考试验	估计频率*	参考文献
6-磷酸葡萄糖脱氢酶(完全缺乏)	无	AR	580	不常见	166~168
6-磷酸葡萄糖酸内酯酶(部分缺陷)	可能无	AD	648	不常见	163
δ-ALA 脱水酶	无	AD	649		
乙酰胆碱酯酶	无	AR	580	很少见	260
腺嘌呤磷酸核糖基转移酶	肾结石	AR	650	少见	651
腺苷脱氨酶(活性减少)	免疫缺陷	AR	580	少见	652
AMP 脱氨酶	无	AR	653	不常见	654
二磷酸甘油酸变位酶	红细胞增多症	AR	580	很少见	377,380
碳酸酐酶 I	无	AR	655	少见	656
碳酸酐酶 II	骨质疏松症	AR		少见	657
过氧化氢酶	有些类型有口腔溃疡	AR	580	少见	658
细胞色素-b5-还原酶	高铁血红蛋白血症;精神迟滞	AR	580	不常见	659
烯醇化酶	HNSHA?	AD?	580	少见	115,116
半乳糖激酶	白内障	AR	580	少见	660
半乳糖-1-P-尿苷酰转移酶	白内障;精神迟滞;肝病	AR	580	少见	661
谷胱甘肽过氧化酶(部分缺乏)	无	AR 和 AD[662]	580	很常见	580,662
谷胱甘肽还原酶(部分缺乏)	无	通常无遗传性[662]	580	很常见	662,663
谷胱甘肽-S-转移酶	HNSHA	?	580	很少见	228
甘油醛-3-磷酸脱氢酶(部分缺陷)	无	AD	580	不常见	94
乙二醛酶 I	无	AR		少见	664
次黄嘌呤鸟嘌呤磷酸核糖基转移酶(次黄嘌呤鸟嘌呤磷酸核糖转移酶症)	尼曼综合征(神经症状和痛风)	SL	665	少见	666
肌苷三磷酸酶	无	AR	656	少见	667
乳酸脱氢酶	无	AR	580	少见	135
NADPH 心肌黄酶	无	AR	580	少见	668
葡萄糖磷酸变位酶	无	AR	580	少见	669
转醛醇酶	肝脏疾病;血小板减少症;HNSHA?	AR	670	少见	175
尿卟啉原 I 合酶	卟啉症	AD	671	不常见(在选择性人群常见	672

AD,常染色体显性;ALA,氨基酮戊酸;AMP,腺苷一磷酸;AR,常染色体隐性;HNSHA,遗传性非球形红细胞性溶血性贫血;NADPH,烟酰胺腺嘌呤二核苷酸磷酸(还原体);SL,性连锁。

* 发病率>5% 为很常见;1%~5% 为常见;0.01%~1% 为不常见;<0.01% 为少见。

表 47-3 列出了可能引起溶血性贫血,但其因果关系并不明确的红细胞酶缺乏,如磷酸葡萄糖酸内酯酶[163],烯醇酶[115,116],和谷胱甘肽-S-转移酶[228]。

不稳定血红蛋白病(参见第 49 章)患者可呈现遗传性非球形红细胞溶血性贫血的临床表现。红细胞膜脂质成分异常,尤其是磷脂酰胆碱增加引起的溶血性贫血非常少见(参见第 46 章)。

葡萄糖 6-磷酸脱氢酶

"正常"或野生型的酶表示为 G6PD B。世界各地发现了许多 G6PD 变异型,与多种生化特征和表型有关。相应的,基于酶活性和临床表现可分为 5 组 G6PD 变异型(表 47-4)[265]。在能够从 DNA 水平区分 G6PD 变异型之前,通常根据生化特征互相区分,如电泳迁移率、对 NADP 和 6 磷酸葡萄糖的 Km、底物类似物的利用能力、pH 值活性谱和热稳定性等。为了有利于不同实验室鉴定的变异体的比较,在方法上确立了国际标准[266]。在常见的 G6PD A-型和 G6PD Mediterranean 型突变病例中,这些异常的酶的合成速度可以正常或接近正常,但是其在体内的稳定性下降[267]。红细胞内酶抗原的含量降低,同时酶活

表 47-4　主要的 G6PD 变异型多态性

变异型	核苷酸替换	氨基酸替换	WHO 分类[†]	分布	参考文献
Gaohe	c. 95A>G	p. (His32Arg)	III	中国	673
Honiara	c. 99A>G	p. (Ile33Met)	I	所罗门群岛	674
	c. 1360C>T	p. (Arg454Cys)			
Orissa	c. 131C>G	p. (Ala44Gly)	III	印度,意大利	675 676
Aures	c. 143T>C	p. (Ile48Thr)	III	阿尔及利亚,突尼斯	677 678
Metaponto	c. 172G>A	p. (Asp58Asn)	III	意大利	679
A-	c. 202G>A	p. (Val68Met)	III	非洲	277
	c. 376A>G	p. (Asn126Asp)			
Namoru	c. 208T>C	p. (Tyr70His)	II	瓦努阿图群岛	680
Ube-Konan	c. 241C>T	p. (Arg81Cys)	III	日本,意大利	676,681
A+	c. 376A>G	p. (Asn126Asp)	III-IV	非洲,地中海地区	272
Vanua Lava	c. 383T>C	p. (Leu128Pro)	II	西南太平洋	680
Quing Yan	c. 392G>T	p. (Gly131Val)	III	中国	682
Mahidol	c. 487G>A	p. (Gly163Ser)	III	东南亚	683
Santamaria	c. 542A>T	p. (Asp181Val)	II	哥斯达黎加,意大利	684 685
	c. 376A>G	p. (Asn126Asp)			
Mediterranean, Dallas, Panama, Sassari	c. 563C>T	p. (Ser188Phe)	II	地中海地区	277 686
Coimbra	c. 592C>T	p. (Arg198Cys)	II	印度,葡萄牙	687
A-	c. 680G>T	p. (Arg227Leu)	III	非洲	274
	c. 376A>G	p. (Asn126Asp)			
Seattle, Lodi, Modena, Ferrara II, Athens-like		p. (Asp282His)	III	美国,意大利	688 ~ 690
Montalbano	c. 854G>A	p. (Arg285His)	III	意大利	691
Viangchan, Jammu	c. 871G>A	p. (Val291Met)	II	中国	692 693
Kalyan, Kerala, Jamnaga, Rohini	c. 949G>A	p. (Glu317Lys)	III	印度	694 695
A-, Betica, Selma, Guantanamo	c. 968T>C	p. (Leu323Pro)	III	非洲,西班牙	274
	c. 376A>G	p. (Asn126Asp)			
Chatham	c. 1003G>A	p. (Ala335Thr)	II	意大利,亚洲,非洲	277
Chinese-5	c. 1024C>T	p. (Leu342Phe)	III	中国	682
Ierapetra	c. 1057C>T	p. (Pro353Ser)	II	希腊	696
Cassano	c. 1347G>C	p. (Gln449His)	II	意大利,希腊	697 698
Union, Maewo, Chinese-2, Kalo	c. 1360C>T	p. (Arg454Cys)	II	意大利,西班牙,中国,日本	697 699 700
Canton, Taiwan-Hakka, Gifu-like, Agrigento-like	c. 1376G>T	p. (Arg459Leu)	II	日本,意大利	701 702
Cosenza	c. 1376G>C	p. (Arg459Pro)	II	意大利	697
Kaiping, Anant, Dhon, Sapporo-like, Wosera	c. 1388G>A	p. (Arg463His)	II	中国	700 702

[†]1 类严重缺陷,与非血红细胞溶血性贫血有关;2 类,急性溶血性贫血相关的严重缺乏(1% ~ 10% 的残留活性);3 级,中度缺陷(10% ~ 60% 的残留活性);4 级,不缺乏(活性 60% ~ 150%);5 级,活性增加(>150%)。

改编自 PJ Mason,JM Bautista,F Gilsanz[158] 和 A Minucci,K Moradkhani,MJ Hwang 等[160]

数据来自 Mason,P. J. ,Bautista,J. M. ,and Gilsanz,F. G6PD deficiency:The genotype-phenotype association. Blood reviews. 21:267 ~ 283,2007and Minucci,A. ,Moradkhani,K. ,Hwang,M. J. ,et al. Glucose-6-phosphate dehydrogenase(G6PD)mutations database:Review of the "old" and update of the new mutations. Blood cells,molecules&diseases 48:154 ~ 165,2012.

性也下降[268]。这表明这些变异体的突变蛋白对红细胞环境中的蛋白降解作用非常敏感[269]。其他突变形成的酶分子可伴有酶活性降低[268]和动力学特性改变[270],其中某些突变可使酶的功能不足。到目前为止,绝大多数突变(85%)是由单个氨基酸的改变而造成的错意突变[158]。更严重的突变例如移码和无意突变还没有被发现,提示细胞存活需要一些残留的酶活性。与此同时,靶向敲除 G6PD 的小鼠会造成胚胎死亡[271]。已列表总结了约 400 种可能不同的 G6PD 变异体和 200 多种突变的详细生化和基因特征[155,160]。表 47-4 列出了在某些人群中达到多态频率的常见 G6PD 变异体。

非洲变异型　在非洲后裔中有一突变酶的多态性,G6PD A+,具有正常酶活性。它在电泳时迁移速度比正常的 B 酶要快,其 126 位密码子的 Asn 被替换为 Asp,这是由核苷酸 376 位的 A→G 突变引起[272]。非洲人群中发现的主要缺乏变异型是 G6PD A-。红细胞只含有酶活性正常量的 5%～15%。由于此酶的不稳定性,其活性随着红细胞衰老而下降,所以衰老红细胞的酶缺乏更严重,且更容易发生溶血。在非洲人群中,这两个电泳速度快的变异型都是常见的;其共同点是都在 cDNA 核苷酸 376 位发生了一个核苷酸置换,并产生了氨基酸置换,导致电泳迁移速率加快。大多数伴有 G6PD A-的样本在核苷酸 202 位还有一个突变(核苷酸 202 位的 G→A,造成 68 位密码子的 Val 被 Met 替换),与其在体内的不稳定性有关[273]。少数情况下,另一种突变也可发生在其他的不同部位(核苷酸 680 位的 G→T 或者 968 位的 T→G)[273]。因此,G6PD A-发生在已经有 G6PD A+突变的个体。然而,通过研究我们最近的亲缘动物大猩猩的序列[274]和连锁不平衡分析[275],均显示人类祖先的序列是 G6PD B。虽然已经表明只有 p. Val68Met 和 p. Asn126Asp 的相互作用才会导致 G6PDA 缺陷[276],但在一例 G6PD226 缺乏的病人中发现了核苷酸 202 位的突变,而没有核苷酸 376 位的突变[274]。

地中海地区的变异型　在白种人中,G6PD 缺乏最常见于地中海国家。这个地区最常见的酶变异型是 G6PD Mediterranean 型[270,277]。遗传有这个异常基因的个体的红细胞酶活性几乎检测不出来。在地中海区域也可见到其他的变异型,包括 G6PD A-型和 G6PD Seattle 型等(表 47-4)。

亚洲的变异型　在亚洲人群中发现了许多不同的变异型。其中有些变异体在分子水平是相同的(如 G6PD Gifu 样、Agrigento 样、Canton 和 Taiwan-Hakka 都在 cDNA 核苷酸 1376 位发生同样的突变,见表 47-4)。DNA 分析也显示,在不同的亚洲人群中有 100 种以上的不同突变[160,278]。

引起遗传性非球形红细胞性溶血性贫血的变异型　某些 G6PD 突变在没有诱因时也可引起慢性溶血,但是诱因可加重溶血。这类变异型被称为 I 类变异型[世界卫生组织(WHO)1 类][265]。从功能上看,这些突变比那些更常见的酶的多态性形式更严重,如 G6PD Mediterranean 型和 G6PD A-型。在分子水平上,这些变异型的突变通常位于编码亚单位相互作用界面的外显子 10 和 11 上,或是影响与 NADP 分子结合的残基[143,158]。当然也有例外[28,279～281]。这些变异型的临床严重性变化相当大[282]。

G6PD 缺乏已经在大鼠、狗[283]、小鼠[284]和马[285]等动物中发现。可以通过转基因方法,在造血组织中稳定表达人源 G6PD 基因可以挽救 G6PD 缺乏的小鼠[271,286]。

丙酮酸激酶

丙酮酸激酶缺乏是糖酵解过程中第二常见的酶缺陷,是引起非球形红细胞溶血性贫血最常见的病因[287]。同 G6PD 缺乏一样,这种疾病也是遗传异质性的,不同突变形成的酶引起不同的动力学改变。甚至有的病例其 PK 活性在体外比正常高,但是动力学异常的酶可引起溶血性贫血[288]。丙酮酸激酶突变的动力学特性分析比 G6PD 突变的分析更复杂。大多数丙酮酸激酶缺乏病人是两种不同(错义)突变的复合杂合体,而不是单一突变的纯合子。假设可合成稳定的突变单体,在复合杂合子个体中可出现七种不同的丙酮酸激酶四聚体,每一种都具有不同的结构和动力学特性。由于很难推断究竟是哪种突变主要造成了酶功能缺乏和临床表型,因此,在这些个体中确立基因型-表型的关系变得复杂化[289,290]。目前已经发现了 230 多种编码红细胞 PK 的 PKLR 基因突变。这些突变中 70% 是错义突变,累及 PK 在结构和功能上重要结构域的保守氨基酸残基。氨基酸替换的性质和定位与分子紊乱之间似乎没有直接关系[124]。因此,突变的性质对临床病程严重性的预测价值较小,并且在病人中同一突变的表型表达可以是完全不同的[29,289～291]。

除了减少红细胞存活,由于凋亡细胞数增加而造成的无效红细胞生产,也被认为是 PK 缺乏的病理生理学特征之一[292,293]。特别地,通过 PKLR 突变来抑制糖酵解可以增强氧化应激,导致促凋亡基因表达[293]。

PK 缺陷也可能由不直接涉及 PKLR 基因的突变引起,如 PK 缺乏是红细胞转录因子 KLF1 基因突变所引起的严重先天性溶血性贫血的主要特征之一[294]。

有证据表明 PK 缺乏可保护人们对抗恶性疟原虫的感染和在红细胞内的繁殖[295,296],可能是通过 PK 缺陷型红细胞中 ATP 水平降低而引起的一种效应[297]。曾经有人提出,在疟疾的流行地区 PK 缺乏可以给人们对抗这种疾病提供一种保护性的优势。与此同时,撒哈拉以南非洲人口的人口研究表明,疟疾是 PKLR 基因组区域的选择性力量[298～300]。

PK 缺乏已经在小鼠、狗和多种家猫中发现[301]。在所有这些动物中,这种缺乏可引起严重贫血和显著网织红细胞增多,这与人类的 PK 缺乏十分接近。PK 缺陷的巴塞恩金(Basenji)狗完全缺乏 PKLR 的酶活性,其红细胞内只有 PK-M2 同工酶表达[302]。快速进展的骨髓纤维化和骨硬化是 PK 缺乏狗的一个独特的特征。骨髓纤维化可能是对铁过载造成的损伤的反应[303],但与显著红细胞增生相关的因素也起了一定作用[304]。基因治疗已被用于治疗 PK 缺乏狗[305]。PK 缺乏的小鼠表现为 PK-M2 到 PK-R 的转换延迟,导致迟发型溶血性贫血[306]。已经通过在小鼠造血干细胞中表达人源 PK-R 同工酶来挽救 PK 缺乏小鼠[307,308]。

其他酶缺乏

己糖激酶缺乏　迄今为止已经发现 19 个 HK 缺乏的家族[309～311],只有 4 个病人在分子水平进行了分析[310～313]。其中两个病人是纯合子,一个是酶活性部位的高度保守的氨基酸置换[313],另一个是致命的 HK1 外显子 5～8 的缺失[310]。在一个病人中发现了潜在的红细胞特异性前体的调节突变。在体内,该突变影响了 AP-1 转录因子复合体的结合,导致基因表达的明显降低[311]。

在小鼠中,一个被称为 downeast 贫血的突变引起严重溶血性贫血,并伴有广泛组织铁沉积和显著的网织红细胞升高,代表了全身的 HK 缺乏的小鼠模型[314]。

葡萄糖磷酸异构酶缺乏　就糖酵解酶病而言,葡萄糖磷酸异构酶缺乏在发生率上仅次于 PK 缺乏。全世界已报道约 55 个家族伴有葡萄糖磷酸异构酶缺乏[315~320]。这些病人基本都是杂合子突变导致该酶活性的部分下降。迄今为止 31 种 GPI 突变几乎都是错意突变。在人类酶晶体结构上定位这些突变以及遗传变异型的重组表达使人们对这种疾病引起溶血性贫血的分子机制有了相当的了解[321,322]。大部分的突变直接或间接的影响了酶活性部位的重要相互作用[321]。某些少见病例中,GPI 缺乏也可影响红细胞以外的组织,引起严重的神经症状和粒细胞功能障碍[323~328]。GPI 也有神经白介素[329],自分泌的运动因子[330],神经生长因子[331]和分化成熟调节作用[332],这就提出 GPI 突变依赖的细胞因子功能缺失会产生神经肌肉症状这一假设[333]。另一种解释是 GPI 缺陷影响了甘油酯的生物合成,可以显著影响细胞膜的形成,细胞膜的功能和轴突的迁移[334,335]。

纯合子 GPI 缺乏的小鼠表现与人类酶病类似的血液学特征。另外,其他组织也受累及,表明整个机体的糖酵解能力下降[336]。在小鼠中,GPI 完全缺失是胚胎致死性的[337]。

磷酸果糖激酶缺乏　因为红细胞含有 PFK M 和 L 两种亚单位,所以,在 PFK 缺乏中,影响任意一个基因(PFKM 或 PFKL)的突变都可导致红细胞酶活性下降。PFKM 基因突变导致 PFKM 缺乏货糖原储积病Ⅶ(Tarui 病)[338]。这种疾病的特点是中重度的疾病,尤其是活动耐力下降,肌肉抽搐和肌红蛋白尿。相关的溶血反应通常很轻微或可能没有溶血发生。目前,只有一例病例中发现不稳定亚基。该患者没有肌病或溶血的表现[75]。至今已发现约 100 列 PFK 缺乏病例,已报道了 23 种 PFKM 等位基因突变[254,255]。已发现的突变中约一半为错意突变,其他的突变主要影响剪接。有趣的是,PFK 缺乏德系犹太人有两个共同的突变:5 号内含子供体剪接位点的碱基 G 突变为 A(c.237+1G>A)和 2 号外显子单个碱基的缺失(c.2003delC)[33,339]。错意突变如何导致疾病目前并不十分清楚[33,340~347]。

PFK-M 缺乏的狗模型[301]表现为剧烈运动所致溶血危象[348]。无 Pfkm 小鼠表现出活动耐力下降,生存期缩短,心肌肥厚表明 Tarui 可能是一种复杂的系统性疾病而不是肌肉糖原病[349,350]。

醛缩酶缺乏　只报道了 6 名醛缩酶缺乏的病人,4 例病例改变在 DNA 水平。所有的病人均表现为中等程度的慢性溶血性贫血,一些只表现贫血[351],一些伴有肌病[352,353]、横纹肌溶解[354]、心理运动滞后[352]、智力低下[77,352]。

磷酸丙糖异构酶缺乏　磷酸丙糖异构酶缺乏的特征是溶血性贫血,常可伴有新生儿高胆红素血症,需要进行血浆置换。除此之外,病人还可表现为进行性的神经功能障碍、感染易感性增加和心肌病[355]。大多数患者死于 6 岁前的儿童期,但也有明显例外的[356]。TPI 缺乏是糖酵解病中最严重的病症。导致严重的神经肌肉病的病理生理关键是形成了毒性蛋白聚集体:二羟基丙酮磷酸化导致有毒性的甲基乙二醛含量增高,造成蛋白质的终末糖化,然而突变诱导 TPI 四级结构的改变导致合成了有聚集倾向的蛋白质[357,358]。因此,TPI 缺乏是一种构象病而不是代谢病[357]。

在 TPI 缺乏病例中已发现约 40 例患者和 19 种不同突变[355,358~363]。最常见的突变是 p.(Glu104Asp)氨基酸改变,约 80% 的患者存在这种突变,他们均来自同一祖先[364]。对重组突变的 TPI 的研究表明 p.(Glu104Asp)并不影响催化作用。该突变扰乱了保守的埋水分子的网络联系,阻止了活化的 TPI 二聚体有效形成,导致其解离成无活性的单体形式[85]。

无 TPI 的小鼠在生长发育早期即死亡[365]。唯一存活的 TPI 缺乏小鼠主要表现为溶血性贫血[366]。对 TPI 缺乏所致神经病变的 Drosophila 模型的研究表明一种同工酶非依赖的 TPI 功能缺失涉及 TPI 缺乏的神经病变的病理过程中[368]。

磷酸甘油酸激酶缺乏　PGK 缺乏是遗传性非球形红细胞性溶血性贫血相对较少见的病因之一。在这个 X 染色体连锁疾病中的基因突变可引起中重度慢性溶血,神经系统异常和肌病[369]。约 40 例存在 PGK 缺乏的病例被报道[369,370]。大多数患者出现溶血性贫血与神经系统症状,包括精神发育迟滞,癫痫,运动功能逐渐衰退,发育迟缓或孤立性肌[370~372]。所有临床表现的组合是罕见的仅在 2 个家庭中描述[373,374]。已经报道脾切除术是有益的,但不能纠正溶血过程[343,369]。骨髓移植已经进行,以防止出现严重的神经系统症状[375]。

目前已发现 22 个独特的突变[370,371]。大多数突变(80%)为错意突变。大多数编码的氨基酸变化严重影响蛋白质的热稳定性和催化效率[371,376]。为了将基因型与表型相关联,发现氨基酸变化严重影响了蛋白质稳定性和中度影响动力学,这些与溶血性贫血和神经症状相关。干扰催化和热稳定性的突变与单独的肌病相关,而微弱影响 PGK 的分子性质的突变与广泛的临床症状相关[376]。然而,同一基因相同突变产生的不同临床表现确切原因仍然未知,提示这种酶未知其他功能,环境,代谢,遗传和/或表观遗传学因素可能参与其中[372,376]。

双磷酸甘油酸变位酶缺乏　双磷酸甘油酸变位酶缺乏是一个非常少见的疾病。只发现三个家族。双磷酸甘油酸变位酶缺乏是常染色体隐性遗传性疾病。然而,一些杂合子亲属的血红蛋白浓度也升高至临界值[377,378],在一个独立发病的患者中只发现了一种突变[379]。红细胞增多是临床上正常的渊源者(proband)的主要特征,可能是 2,3-BPG 水平降低[380],导致血红蛋白氧亲和力增高引起的(参见第 57 章)。

谷氨酸半胱氨酸连接酶缺乏　GCL 缺乏与轻度遗传性非球形红细胞溶血性贫血相关,可被充分代偿。由于 GSH 水平的降低可能产生药物和感染诱导的溶血危象。截至本文中,已有 8 例 GCL 缺乏症被描述,属于 6 个无关家族[381~388]。在约有一半的 GCL 缺乏患者中,溶血性贫血伴有神经功能受损[388]。6 例已经在分子水平上确认,并报道了五种不同的突变[385~388]。在所有这些病例中,致病突变影响 GCL 的催化亚基。基于酿酒酵母(Saccharomyces cerevisiae)的 GCL 晶体结构,临床观察到的突变已经映射到人类酶的同源性模型,从而解释了 GCL 缺乏导致 GSH 消耗的分子基础[192]。小鼠的互补表达研究表明这些 GCL 突变通过降低 GCL 催化亚单位的活性来损害谷胱甘肽的产生。修饰子亚基的添加能够大大恢复酶活性,从而强调了 GCLM 的关键作用[389]。已报道 GCLC 的完全缺乏在小鼠中是致死性的[390,391],而无 GCLM 小鼠是可存活的,同时没有明显的表型尽管显著降低了体内 GSH 水平(在红细胞内下降 90% 以上)[392]。然而,暴露于氧化应激时,这些小鼠的红细胞会发生大量溶血并产生致命的结果[393]。

谷胱甘肽合成酶缺乏 GS缺乏[394]是最常见的红细胞谷胱甘肽代谢异常。GS缺乏可分为三种不同的临床类型[395]，很可能反映了GSS基因的不同突变或表观遗传修饰[396]。轻度GS缺乏病例表现为轻度溶血性贫血且是唯一的症状。相比之下，中度缺乏的患者通常在新生儿期间出现代谢性酸中毒，5-羟脯氨酸尿，轻度至中度溶血性贫血。除了这些症状，第三种即最严重类型的患者会出现进行性神经症状，如精神运动迟缓，智力迟钝，癫痫发作，共济失调和痉挛状态。5-羟脯氨酸尿是由于γ-谷氨酰半胱氨酸的积累引起的，因为GSH的降低减弱了GCL的反馈抑制作用[397]。另外，5-羟脯氨酸尿液可能有其他原因[398,399]。大鼠实验表明，紧急给予5-氧代脯氨酸造成大脑中的氧化损伤是可能参与严重GS缺乏症的神经症状的机制[400]。

GS缺乏已在50个家族的70多例患者中发现[396,397,401,402]，其中约25%死于儿童时期[401]。已发现32种与GS缺乏有关的突变。基于突变的性质，并考虑到GS活性和GSH水平，似乎有可能预测轻度与更严重的表型[396]。已经确定了许多错义突变的结构效应[197]。

一个长期的随访研究表明早期诊断，纠正酸中毒以及早起补充抗氧化维生素C和E可以改善临床表现及生存[395]。基于这些原因，有人认为GS缺乏症应包括在新生儿筛查计划[401]。

GS的完全缺乏已经显示在小鼠中是致命的，而杂合子动物可以在没有明显的表型的情况下存活[403]。

谷胱甘肽还原酶缺乏 只有两个遗传性GR缺乏的家族被报道[404,405]。一个家族的成员们的红细胞GR完全缺乏，与仅可能由蚕豆引起的罕见的溶血性发作相关。这个家族由大量基因组缺失的纯合子导致GR缺乏。其他家族的GR缺乏是由于无义突变形成的杂合子和影响高度保守残基的错义突变引起的。红细胞中的GR检测不到，但在患者的白细胞中发现了一些残留活性[404]。

GR缺陷家庭成员的体外研究提供了实验证据表明GR缺陷可以通过增强对感染红细胞的吞噬作用来保护免受疟疾感染[406]。

腺苷脱氨酶功能亢进 腺苷脱氨酶活性增加也可引起遗传性非球形红细胞溶血性贫血。它是唯一的常染色体显性遗传的红细胞酶异常[415]。腺苷脱氨酶活性过度引起红细胞ATP耗竭[415,416]。只报道了有少数几个酶活性增加30~70倍的患者。这种疾病的分子机制尚未确定，但受影响个体中ADA mRNA的显著增加量表明红细胞特异性过表达发生在mRNA水平[417]，引起结构正常酶的过度产生[418]。腺苷脱氨酶活性增加可能是ADA基因附近的顺式作用突变的结果[419]。

由于不了解的原因，大多数但不是全部的Diamond-Blackfan贫血患者的红细胞ADA活性也轻度升高（2~6倍）[186]。ADA的缺乏与严重的联合免疫缺陷有关（参见第80章）。在这种疾病中，会有大量通常不存在于红细胞中的脱氧腺嘌呤核苷酸积累。

嘧啶5'-核苷酸酶缺乏 嘧啶5'-核苷酸酶缺乏是最常见的红细胞核苷酸代谢异常，也是引起轻到中度溶血性贫血的相对常见原因[420~422]。已经报道100多例病人，但是由于其相对轻的表型，可能有许多病人未被发现。酶功能的缺陷导致核苷酸的聚集。这导致了血涂片上显著的点彩，这是这种疾病的标志（图47-6）[244]。因此，嘧啶5'-核苷酸酶缺乏是唯一的红细胞形态对诊断有帮助的红细胞酶缺乏。导致P5'N1缺乏的红细

胞过早破坏的确切机制尚不明确。有些病理生理机制将嘧啶核苷酸的聚集和红细胞膜形态改变联系在一起，这是由于胞嘧啶二磷酸（CDP）-胆碱和CDP-乙醇酰胺水平升高[423]，戊糖磷酸盐分流活性的降低[424~426]，螯合了作为许多酶的辅因子的Mg^{2+}，磷酸核糖焦磷酸合成酶活性降低[428,429]，增加嘧啶核苷单磷酸激酶的活性[430]，GSH水平升高[431]和与需要ADP或ATP的反应竞争[432]。但是，明确的因果关系尚未建立。

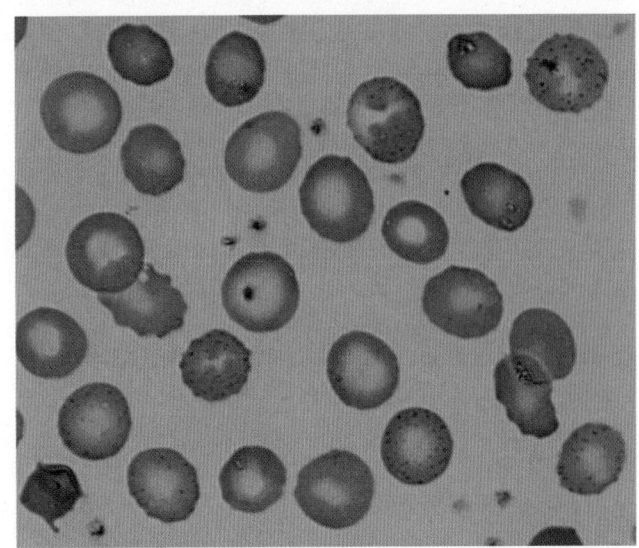

图47-6 嘧啶-5'-核苷酸酶-1（P5'N1）缺陷特征性的嗜碱性点彩

撰写此书时，已报道了27种不同的在NT5C3A上的突变与P5'N1缺乏有关[420,433,434]。发现大多数患者是特定突变的纯合子。大多数突变是移码突变或无义突变，缺失或影响剪接的突变。可以使用重组突变蛋白进行已报道的错意突变的功能分析。这些反映了动力学行为和热稳定性的显著变化与患者红细胞中实际的残留酶活性之间的对比结果，可能是由于其他核苷酸上调的补偿[435]。有趣的是研究发现没有一个报告的错义突变影响催化位点的残基，表明催化效率的下降和/或不稳定性是由与构象变化相关的二次效应引起[248]。

获得性P5'N1的缺陷可能是铅中毒引起的。结构研究表明，Pb^{2+}在活性位点内特异性结合，与Mg^{2+}不同，但亲和力更高[248]。由于Mg^{2+}和Pb^{2+}的同时结合是不可能的，因此Pb^{2+}与Mg^{2+}竞争，从而阻止这种必需的辅因子结合，进而消除催化活性。P5'N1活性也在β-珠蛋白生成障碍性贫血和导致过量的α-珠蛋白链，如血红蛋白E，可能是由过量α-珠蛋白链诱导的氧化损伤的相关疾病中被抑制[436,437]。

溶血机制

G6PD缺乏

G6PD缺乏的红细胞寿命在很多情况下都缩短，尤其在用药和感染期间，其确切的原因还不清楚。

药物诱发的溶血

在G6PD缺乏的红细胞，药物诱发的溶血一般伴有Heinz小体（变性血红蛋白颗粒）和基质蛋白（参见第49章）（仅在有

氧条件下形成）的形成[438]。加上无法保护其 GSH 免受药物攻击，这表明溶血过程的主要是 G6PD 缺陷型细胞不能保护巯基免受氧化损伤[2]。对 Heinz 小体形成和其附着在红细胞基质的机制进行了大量研究和推测。当红细胞与某些药物接触时，药物与血红蛋白相互作用，形成低水平的过氧化氢[439]。除此之外，一些药物可形成自由基氧化 GSH，而不形成过氧化物中间体[404]。GSH 可通过过氧化物的作用或直接与药物形成的自由基作用被氧化成二硫化形式（GSSG），或者谷胱甘肽与血红蛋白复合成混合二硫化物。据信这种混合二硫化物最初与 β-珠蛋白的 β-93 位的巯基形成[441]。GSH 和血红蛋白形成的这种混合二硫化物可能不稳定，发生构象改变，暴露内部巯基使之氧化，形成混合二硫化物。珠蛋白链分离成游离的 α-和 β-链也发生了[442]。一旦发生这种氧化，血红蛋白发生不可逆变性而形成 Heinz 小体。正常红细胞可通过谷胱甘肽还原酶反应，将 GSSG 还原成 GSH，以及将血红蛋白与 GSH 的混合二硫化物还原，在很大范围内抵抗这种改变[42]。然而，这些二硫键的还原反应需要 NADPH。因为 G6PD 缺乏的红细胞不能以正常的速率将 NADP+ 还原成 NADPH，所以不能还原过氧化氢或血红蛋白与 GSH 形成的混合二硫化物。而且，由于过氧化氢酶的活性也需要紧密结合的 NADPH[443]，所以，没有产生充足的 NADPH 可供利用，还阻碍了过氧化氢通过过氧化氢酶依赖途径的清除[444]。当这类细胞遭受药物攻击时，比正常细胞更容易形成 Heinz 小体。含有 Heinz 小体的细胞不易变形通过脾脏髓窦[445]，在循环中被清除的速度相对快。图 47-7 总结了导致红细胞损伤并最终被破坏的代谢过程。然而，小鼠研究中表明当小鼠红细胞遇到过氧化物攻击时，编码谷胱甘肽过氧化物酶的基因的

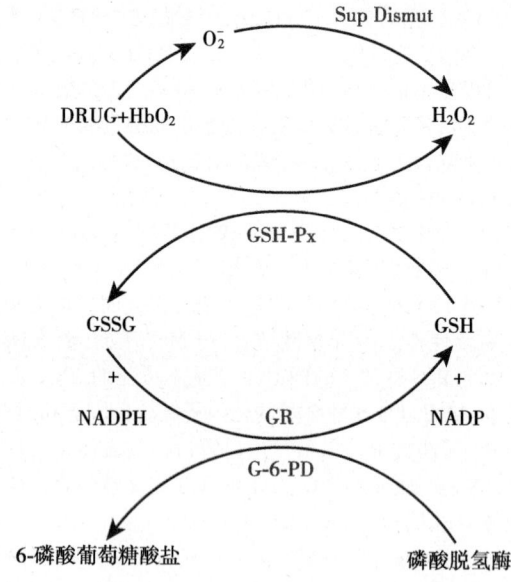

图 47-7　红细胞中过氧化氢的产生和分解反应。在 G6PD 缺乏和相关的疾病中，磷酸酰胺腺嘌呤二核苷酸（还原型）（NADPH）减少导致氧化型谷胱甘肽（GSSG）和过氧化氢（H₂O₂）的累积，这些物质的累积导致了血红蛋白变性、Heinz 小体变构进而导致红细胞寿命缩短。GR：谷胱甘肽还原酶，GSH：还原型谷胱甘肽的缩写，GSH-Px：谷胱甘肽过氧化物酶，GSSG：谷胱甘肽硫化物（氧化型谷胱甘肽），HbO₂：氧合血红蛋白，NADP：烟酰胺腺嘌呤二核苷酸磷酸，Sup Dismut：超氧化物歧化酶

靶向破坏并不影响红细胞的氧化[199]。此外，高铁血红蛋白的形成经常伴有能够诱发 G6PD 缺乏细胞溶血的药物摄入[448]。假如这种小鼠模型反映了人体的这种情况，那么例如硫氧还原蛋白和（或）过氧化物还原酶反应的这类需要 GSH 的反应就显得尤为重要[446,447]。

高铁血红蛋白的血红素比氧合血红蛋白的更易从珠蛋白上脱离[449]。高铁血红蛋白的形成是否在血红蛋白氧化降解为 Heinz 小体中起重要作用，或者高铁血红蛋白的形成仅是氧化性药物的副作用，目前还不清楚[450,451]。

感染诱发的溶血

感染诱发的溶血或 G6PD 缺乏患者发生的自发溶血机制还不清楚。吞噬白细胞产生的过氧化氢可能在这种溶血反应中发挥了作用[451]。

蚕豆病

从蚕豆中已经分离出能破坏红细胞 GSH 的物质[452]，但是依然缺乏这些成分（即蚕豆双嘧啶 Divicine 和异脲咪 Isouramil）真正引起溶血的科学证据。蚕豆病仅发生在 G6PD 缺乏的患者，但特定家族中并非所有成员都对蚕豆的溶血效应敏感。但是家族发病的某种倾向提示另一种遗传因素可能很重要[453]。人们观察到葡萄糖二酸的排泌增加[454]，这提示可能存在葡糖苷酸生成缺陷。酸性磷酸酶的特殊基因型，酪氨酸磷酸酶的 f 异构体减少所产生的特殊的酸性磷酸酶的基因型，引起 GSH 水平降低[455]。免疫因素在蚕豆病中似乎没有作用[456]。红细胞内钙离子水平的增加[457,458]可能引起的细胞膜"交联"。其他膜表面的变化包括膜蛋白的氧化和聚集，高铁血红素吸附于内膜面上，不稳定的膜和释放微泡[459~462]。

新生儿黄疸

G6PD 缺乏的新生儿有更高风险发生严重的新生儿溶血。但是这种黄疸通常不伴有溶血导致的血液指标的异常。这种差异的原因尚不清楚[463~465]。G6PD 缺乏的新生儿黄疸可能主要是因为婴儿不成熟的肝脏对胆红素处理不足引起。亚铁血红素分解增加导致碳氧血红蛋白浓度升高，进而引起红细胞寿命缩短也可能发挥了作用[466]。G6PD 缺乏患儿出现严重的溶血的一个诱发因素是尿苷二磷酸葡萄糖醛酸转移酶 1A1（UGT1A1）基因启动子的突变[467]，或亚洲 c.211G→A 编码突变中[468]。在成人中这些突变与 Gilbert 综合征有关。关于成人肝脏 G6PD 缺乏的资料不多[469]，表明存在相当大程度的缺乏。如果婴儿也存在这种缺乏，则可能在进一步损害 UGT1A1 启动子缺陷的婴儿肝脏分解胆红素的能力方面发挥了作用，尤其溶血的发生与环境中的因素相关，例如红细胞破坏（参见第 33 章）、某一种药物、樟脑丸等胆红素代谢的调节和血清胆红素水平是在复杂的基因调控下的[470]，其他一些共表达的基因的突变如 SLCO1B3[471]，可能在 G6PD 缺乏患者中引起胆红素的生成-结合的失衡[472]。

磷酸己糖旁路和谷胱甘肽代谢的其他酶缺乏

谷氨酸半胱氨酸合成酶、GS 和 GR 的缺失与红细胞 GSH 水平下降有关。一般在这些疾病中会发生轻度的溶血，机制与 G6PD 缺乏的溶血机制类似，其他磷酸己糖旁路和相关代谢途

径的酶的缺乏与溶血无相关性（表 47-3）。

其他酶缺乏

除磷酸己糖旁路以外的酶缺乏是如何造成红细胞寿命缩短的还不清楚，虽然对此已进行了大量实验室工作和理论推测。通常认为 ATP 耗竭是细胞损伤和破坏的常见途径[473]，但是这方面的证据并不总是有说服力[474]。然而，似乎有一个合理的假设，一个红细胞失去能量来源后，钠和钙堆积，钾耗尽，红细胞的形状不再是双凹圆盘状。这样一个细胞很快会被脾脏和单核-巨噬细胞系统从循环中清除，即使它存活下来，也会因为红细胞内氧浓度过高而被氧化成高铁血红蛋白，逐渐变成棕色。钙被认为发挥了核心作用。特别是 ATP 依赖的钙转运蛋白的失调，导致细胞内钙离子水平升高，影响红细胞膜表面蛋白（即蛋白 4.1）、脂质双分子层、体积调节、代谢和持续氧化状态，从而导致蛋白质水解、氧化、不可逆的细胞收缩，磷脂端暴露和过早被清除[475]。与此一致的是，PK 缺乏已被证明是钙离子水平的升高导致了体积减少和代谢失调的结果[476,477]。

至少在部分病例，在细胞发育早期，红细胞中间代谢产物水平的改变可干扰细胞成分的合成。与此观点一致的是，在 PK 缺乏的小鼠中，丙酮酸的缺乏导致了红系祖细胞成熟的障碍[478]。

● 临床表现

G6PD 缺乏的常见表现

遗传有普通型（多态性）G6PD 缺乏的患者，如 G6PD A-型或 G6PD Mediterranean 型，通常没有临床症状。G6PD 缺乏的主要临床表现为成人期溶血性贫血，在婴儿期发生新生儿黄疸。贫血常间断发作，但是一些不常见的 G6PD 变异型可引起遗传性非球形红细胞溶血性疾病（见前文"引起遗传性非球形红细胞性溶血性贫血的变异型"）。一般来说，溶血与应激、药物摄入（最明显的）、感染等有关，某些人与吞食蚕豆有关。

药物诱发的溶血性贫血

表 47-5 基于循证[3,479]列出了在 G6PD 缺乏患者中能诱发溶血反应的药物和其他化学物质。常规剂量不会引起溶血的药物在过大剂量时可诱发溶血。典型的例子是，维生素 C 常规剂量不会诱发溶血性贫血，但静脉给药剂量 80g 或更大时会引起严重的甚至危及生命的溶血[480~482]。一些药物，如氯霉素（chloramphenicol），在严重的 G6PD Mediterranean 型缺乏的患者中可诱发轻度溶血[484]，但在那些较轻微的 A-型或 Canton 型[485]缺乏的患者中则不会。而且，有相同 G6PD 变异型的不同患者对同一种药物产生反应的严重程度似乎也不同。例如，一个 G6PD 缺乏患者的红细胞在应用噻唑砜（thiazolsulfone）的某些输血受者的循环中发生溶血，而在其他受者的循环中生存时间却是正常的[438]。在实验研究中，已明确磺胺甲噁唑（sulfamethoxazole）能引起溶血，而在临床中它却不是常见的溶血的诱因[486]。毫无疑问，药物代谢和排泄的个体差异性影响着 G6PD 缺乏的红细胞破坏的程度[487,488]。

几个动物模型已经发展成为测定药物在 G6PD 缺乏症中溶血毒性的筛选平台[489,490~492]。一般来说，药物诱发的 G6PD

缺乏的溶血通常是在药物摄入后 1~3 天开始发作[493]。红细胞中出现 Heinz 小体，血红蛋白浓度开始迅速降低[494]。随着溶血进展，Heinz 小体从循环中消失，预示着 Heinz 小体或含有 Heinz 小体的红细胞在脾脏被清除。严重溶血的病人可出现腹痛或背痛。尿色加深甚至变黑。网织红细胞计数一般会在 4~6 天内升高，除非病人存在活动性感染并接受有损害性的药物治疗从而抑制红系造血（参见第 37 章）。由于感染和应激情况有使 G6PD 缺乏患者发生溶血的倾向，很多药物被错误地认为是溶血的诱因。出现在很多禁用药物名单上的其他药物，如阿司匹林，大剂量使用能引起红细胞寿命轻度缩短。认识到这些药物并不引起临床上显著的溶血性贫血是很重要的。建议病人不要使用这些药物不但剥夺了病人可能有效的用药措施，还可能降低对已用的药物的信心。毕竟大多数 G6PD 缺乏的患者摄入阿司匹林后无副作用，而且他们很可能不相信告诉他们阿司匹林有严重的副作用的劝告。

表 47-5 可以诱发 G6PD 缺乏患者溶血反应的药物

药物种类	导致溶血	可能溶血
抗疟药	氨苯砜	氯喹
	伯氨喹	奎宁
	亚甲蓝	
解热镇痛药	非那吡啶	阿司匹林（大剂量）
		扑热息痛（对乙酰氨基酚）
抗生素	复方新诺明	柳氮磺胺吡啶
	磺胺嘧啶	
	喹诺酮（包括萘啶酸、环丙沙星、氧氟沙星）	
	呋喃妥英	
其他	拉布立酶	氯霉素
	甲苯胺蓝	异烟肼
		维生素 C
		格列本脲
		维生素 K
		硝酸异山梨酯

经许可改编自 Luzzatto L, Seneca E: G6PD deficiency: A classic example of pharmacogenetics with on-going clinical implications. *Br J Haematol* 164（4）:469~480, 2014.

在 A-型 G6PD 缺乏中，溶血性贫血是自限性的[493]，这是因为溶血后生成的新生红细胞有接近正常的 G6PD 水平，相对能够抵抗溶血[495]。即使仍然给予开始引起溶血相同剂量的药物，血红蛋白也能回升到正常水平。相反，在更严重的如 G6PD Mediterranean 型缺乏中，溶血不是自限性的[496]。

感染期间发生的溶血性贫血

在发热性疾病开始几天内，G6PD 缺乏的患者常突然发生贫血。贫血一般相对较轻，血红蛋白浓度下降 30g/L 或 40g/L。溶血在甲型肝炎、乙型肝炎、巨细胞病毒感染、肺炎和伤寒热的病人中特别明显[497~499]。暴发性溶血经常发生在 G6PD 缺乏伴落基山斑疹热的患者中[500]。黄疸不是临床上突出的特点，除非溶血与感染性肝炎有关[501,502]。如果是这种情况,黄疸可相当严重。可能因为感染的影响,网织红细胞常不增多,贫血的恢复一般延迟到活动性感染减轻后。在一些罕见的病例中,G6PD缺乏症患者会因为病毒感染而发生一过性的再障危象[503,504]。

蚕豆病

蚕豆病是G6PD缺乏潜在的最严重的临床结局之一。儿童较成人更常见,几乎仅发生在遗传有引起严重G6PD缺乏的变异体的患者中(最常见的是与Mediterranean变异体有关),但很少发生在G6PD A-型缺乏的病人[505]。溶血发作可以很突然,有在接触蚕豆后1小时内发生溶血的报道。常见的溶血发作是渐进的过程,在进食蚕豆1~2天后见到[506]。尿色变成红色或深黑色,病情严重者短时间内可发生休克。必须采取措施避免急性肾衰竭。氧化应激引起红细胞膜损伤,导致血管外溶血(除了可在血管内破坏以外)[3]。中国人习惯蚕豆混合在食物中一起吃[507],在中东地区蚕豆混合在色拉三明治中吃,因此有时病人或其父母并未意识到已摄入蚕豆。偶尔也有报道摄入其他食物,如未成熟的桃子[508]或调味的尼日利亚烤肉(red suya)[509],可引起溶血。蚕豆的有毒成分可传送到哺乳母亲的乳液中,这会给受累的婴儿带来危险[510]。

新生儿黄疸

尽管药物引起的溶血、蚕豆病或慢性溶血性贫血会产生严重的后果,但通常不是致命的,蚕豆病引起的死亡是非常罕见的事件。G6PD缺乏最严重的后果是新生儿黄疸[463]。G6PD缺乏的新生儿比G6PD充足的新生儿发生高胆红素血症和光疗的风险预计高3~4倍[511],根据人口和地区调查[512]。黄疸常在围产期开始就出现,常在出生后1~4天明显,与生理性黄疸相似,但是比血型同种免疫延迟[513]。黄疸可能更严重,如不治疗,还可能导致核黄疸。报道显示,不论是在总体人口背景还是在G6PD缺乏发病比例低的国家,发生核黄疸的病例中G6PD缺乏的比例过高[472]。因此,G6PD缺乏是智力障碍可预防的原因[514~516],而且此病的这个方面有着重要的公共健康意义。新生儿筛查G6PD缺乏可以降低核黄疸的发生例数[472]。

非球形红细胞性溶血性贫血

正如描述的那样,G6PD缺乏引起的贫血常呈间歇急性发作,但一些散发的G6PD变异体也可引起遗传性非球形红细胞溶血性疾病,氧化应激可加重病情。受累患者有严重新生儿黄胆的病史,还有慢性溶血的特征(见前文"引起遗传性非球形红细胞性溶血性贫血的变异型"),其溶血主要为血管外。

对其他组织的影响

在常见的G6PD变异型中,如G6PD A-型和Mediterranean型,甚至是大多数严重的G6PD缺乏的变异型中,通常没有白细胞数量和功能的缺陷[517]。然而,有个别病例报道,白细胞功能异常与罕见的严重G6PD缺乏变异型同时出现[280,281,518~522]。G6PD缺乏的患者没有出血倾向,血小板功能的研究结果尚存争议[523,524]。有时,白内障可见于引起遗传性非球形红细胞溶血性贫血的G6PD变异型患者[525~527]或新生患儿中[528]。在G6PD缺乏的患者中,老年性白内障的发病率可能会增加[529~530],但这一结论仍有争议[531~532]。来自中东的小型研究提示G6PD活性

的下降可能导致更易发展为糖尿病[533~535]。

一些研究报道急性横纹肌溶解的病人存在G6PD缺乏,提示可能是通过消耗NADPH[541],更易导致肌肉损伤[535~540]。然而其他一些报道提示G6PD缺乏的患者可以参加体育活动,甚至是高强度的肌肉训练[542],而不会导致肌肉功能和氧化还原的负面影响[543,544]。

尽管已有人声称在各种类型G6PD缺乏和肿瘤之间存在相关性[545,546],肿瘤和G6PD缺乏之间的关系还不清楚,因为没有流行病学的证据证明在G6PD缺乏和正常的人群中,肿瘤发生的风险有差异[547~549]。一些G6PD致癌的理论依据可能是发现p53基因突变后导致这个主要的抑癌基因与G6PD的直接联系消失,从而增强了磷酸己糖支路的流量和肿瘤细胞的生物合成[550]。

需要更多的人群研究以阐明G6PD缺乏和心血管系统疾病发展的关系[278,551]。

G-6-PD以外的酶缺乏

大多数遗传性非球形红细胞性溶血性贫血的患者仅表现慢性溶血的一般症状和体征。在这组疾病中,贫血程度差异很大。在有些很严重的PK缺乏病例中,循环中几乎没有任何有缺陷的细胞生存,只能见到输入的红细胞或稳定状态的低至50g/L的血红蛋白水平。其他遗传性非球形红细胞性溶血性贫血病人可表现为溶血代偿,血红蛋白浓度稳定维持在正常范围。慢性黄疸和脾肿大常见。胆结石常见。像其他类型的慢性溶血性贫血一样,可出现踝溃疡[522,553]。在PK缺乏,甚至可能在杂合子病人中,妊娠可诱发溶血[554~556]。在PK缺乏中,2,3-BPG水平增高可降低氧与血红蛋白的亲和力,从而改善贫血症状。一些PK缺乏的患者可出现胎儿水肿[557]。

在一些酶缺陷中,可出现特征性的非血液系统的全身表现,这些可能是酶缺乏的唯一征象。例如,PFK缺乏的患者可有Ⅶ型肌糖原贮存病。在一些Ⅶ型肌糖原贮存病的患者中,有溶血表现但无肌病症状,但在另一些患者中肌肉异常和溶血同时发生558。谷胱甘肽合成酶缺乏可有5-羟脯氨酸尿和神经肌肉功能紊乱,这些异常可伴[559]或不伴有血液系统异常[262]。另一方面,有些谷胱甘肽合成酶缺乏病人只表现血液系统方面的异常[382]。脊髓小脑变性见于首例报道的γ-谷氨酰半胱氨酸合成酶缺乏病人[381,384],但在随后研究的病人中却没有发现[382,383]。TPI缺乏病人几乎都有严重的神经肌肉疾病,而且大多数遗传这种疾病的患者10岁以内死亡[560,561],但也有例外,如兄弟两个有相同的基因型,却只有一个表现神经系统疾病(见下文"表型的遗传修饰因素")[562,563]。葡萄糖磷酸异构酶和PGK缺乏的患者也可表现出神经系统症状[333,564]。肌红蛋白尿见于PGK[261,565]、醛缩酶[352]和G6PD缺乏病人[539]。表47-2总结了引起非球形红细胞溶血性贫血的酶缺乏的临床特点。

表观遗传修饰因素

急性和慢性溶血的临床表型可被共遗传的(尽管不相关)红细胞的其他缺陷改变。已报道了多种联合缺乏,例如,GPI和G6PD[316],PK和3带[566,568],PK和α-珠蛋白生成障碍性贫血[569],PK和G6PD[570]。

遗传的多态性UGT1A1启动子等位基因加重了G6PD缺乏的新生儿和成人的黄疸(见前文"溶血机制")[472]。显然PK缺乏中的铁过载和铁相关病变被认为是源自HFE的突变,一

种与遗传性血色病相关的基因[571]。

在一个 TPI 缺乏的匈牙利家族中，报道了基因型和表型之间不相符的复杂相互作用的例子。两个生殖系相同的复合杂合子成年兄弟，表现出的表型却有很大不同。两人都有相同的、严重的 TPI 活性降低和先天性溶血性贫血，但只有其中之一患严重神经系统病。针对这种两兄弟间不同表型的发病机制的研究表明，红细胞膜蛋白的脂质环境不同影响了酶的活性[562]，而且在一些神经退行性疾病中报道了 TPI 1mRNA 的表达差异，脯氨酰寡肽酶蛋白水平表达的下降[572]。

与不同酶病相关的临床特征类型，不管其背后的分子机制如何，都明确说明遗传性红细胞酶病的表型不只单独依赖突变蛋白分子的特性，而是反应了生理、环境和其他（遗传）因子之间的复杂相互作用。影响表型的可能因素包括遗传背景的不同，伴随的其他糖酵解酶的功能多态性（很多酶受其产物或其他代谢物的调节），翻译后修饰，无效红系造血和不同的脾功能。例如，有报道在严重 PK 缺乏的患者（和动物）的红细胞中，有 PK-M2 异构酶的持续表达[59,573]。PK 活性代偿性的增加或许可使这些患者生存，然而并不是所有病例都能幸存[574]。

● 实验室特征

遗传性非球形红细胞溶血性贫血的血液学实验室特征主要是不同程度的贫血和网织红细胞增多。药物诱发溶血的 G6PD 缺乏病人的红细胞中常可见海恩茨小体（Heinz bodies）。在没有溶血时，G6PD 缺乏患者的红细胞在光镜下的形态似乎正常。但在电镜下可见到细胞膜结构不同[575]。当给予 G6PD 缺乏病人溶血性药物时，海恩茨小体（参见第 31 章）在红细胞溶血发作前和溶血发生早期出现。若溶血性贫血很重，则在染色涂片中可见球形细胞增多和红细胞碎裂。尽管"咬伤细胞"可能出现在药物诱发溶血的 G6PD 缺乏病人的血液中，但其与 G6PD 缺乏的相关性值得怀疑，因为这种细胞在常见的 G6PD 变异型病人发生急性溶血状态时，或在慢性溶血的 G6PD 病人中往往见不到。而且，"咬伤细胞"也见于没有 G6PD 缺乏的病人[576,577]。

在 G6PD 缺乏之外的缺陷引起的遗传性非球形红细胞溶血性贫血病人的血片中，常可观察到小而染色致密的细胞。特别是表现为棘形红细胞时，这种细胞被认为在丙酮酸激酶缺乏中很常见。在一例病例报道中[578]，见到数量惊人的这种细胞。但这种细胞可见于许多病人的血涂片中，既有其他糖酵解酶缺乏的，也有其他疾病。仅基于这种发现即试图做出酶缺乏诊断是危险的。嗜碱性点彩红细胞在多数 5-嘧啶核苷酸酶缺乏病人中很突出，但它本身不是一种特异性的发现，而且在乙二胺四乙酸（EDTA）抗凝剂收集的血样本中并不明显。白细胞减少偶可见于遗传性非球形红细胞溶血性贫血病人，可能继发于脾肿大。其他溶血增加的实验室特征包括血清胆红素水平升高、结合珠蛋白水平降低和血清 LDH 活性增加（参见第 33 章）。网织红细胞增多常见，可导致平均红细胞体积增大。在丙酮酸激酶缺乏中，脾切除术可以进一步增加网织红细胞计数，因为较年轻的 PK 缺乏的红细胞尤其容易被脾脏扣留[579]。与非脾脏切除的病人相比，P5'N1 缺失的网织红细胞在脾脏切除的病人中也更高[420]。

红细胞酶缺乏的诊断有赖于通过定量分析或筛选试验确

立酶活性降低[580~583]。大多数酶的测定是通过测量烟酰胺腺嘌呤核苷酸在紫外线分光光度计下的氧化或还原率来进行的，一些筛选试验的设计是根据荧光的出现或丢失[584]。

然而，当病人接受输血时，抽取的血样代表病人自己的红细胞和来自血库的红细胞的混合物，这给检测带来困难。在这种情况下，DNA 分析就显示其重要价值，因为 DNA 是从血液中白细胞提取的，而输入的白细胞不能在血循环中持续存在。作为一种选择，密度分离法被用来分离病人的红细胞片段，进而发现酶的缺乏[585]。

尽管在健康而完全受累（半合子）的男性中，很容易通过酶分析或筛选试验检测出 G6PD 缺乏，但当 A-型 G6PD 缺乏患者发生溶血时就会出现困难。当较老和较多的酶缺陷的细胞从循环中被清除，并被年轻细胞所取代，酶水平开始升高至正常。这种情况下，即使网织红细胞计数增加，但酶活性不增加，应怀疑病人有 G6PD 缺乏[586,587]。进行 DNA 突变分析、家系研究或等循环红细胞老化至暴露出酶缺乏之后再进行检测均很有用。

尝试诊断 G6PD 缺乏的杂合子更为困难[588]。因为基因是 X 连锁的，所以存在一群正常的红细胞与缺陷细胞。当使用筛选试验时，酶缺乏可能被掩盖。甚至在杂合子女性红细胞进行酶分析也可经常在正常范围。这时，依靠 DNA 特变分析和组织化学方法分析单个红细胞酶活性可能很有用[589,590]。另外，由于抗坏血酸氰化物试验[591]筛选的是整个细胞群体而不是裂解物，可能比其他筛选方法更为敏感。使用 DNA 突变分析可以进行 G6PD 缺乏的产前诊断。

红细胞酶缺乏的实验室诊断最好是在专业实验室进行。可邮寄血液样本到参考实验室。通常，全血样本是合适的，最好在 4℃ 条件下邮寄，因为某些酶特别是 PEK 相当不稳定[580]。一个健康志愿者的血样需要和病人的血样一起同时被送检以作为运输过程中的对照。检测磷酸化糖中间体，2,3-BPG 和核苷酸中间体等是例外，由于这些物质在新鲜抽取的血液中不稳定，所以需要立即在高氯酸中进行去蛋白。

解释实验结果时有几个方面要注意。首先，在测定丙酮酸激酶等试验中必要时采取措施去除白细胞和血小板，因为这些细胞含有丙酮酸激酶活性，可掩盖红细胞的缺乏。其次，应该意识到前面已经提到的红细胞酶的年龄依赖性，如丙酮酸激酶、己糖激酶和 G6PD。检测这些酶同时可以了解红细胞寿命和相对缺乏。如果病人接受输血，则不能对红细胞酶检测做出解读，因为献血者的红细胞将会掩盖病人红细胞的任何缺乏。某些突变酶在体外活性正常，然而在体内则会发生严重的溶血，表明理想的体外环境和体内的细胞环境存在差异。在这些病例中必须使用更复杂的试验来检测，如热不稳定性和动力学等。解释婴儿和成人的红细胞能量代谢和酶活性的区别特别有挑战性，尤其在新生儿病人中[592~596]。现在所有的红细胞酶缺乏可用分子诊断。

● 鉴别诊断

在临床特征和某些实验室检查方面，G6PD 缺乏引起的药物诱发溶血性贫血与不稳定血红蛋白病导致的药物诱发的溶血性贫血（参见第 49 章）类似。其他累及戊糖磷酸旁路的酶缺陷，如谷胱甘肽合成酶缺乏，也与 G6PD 缺乏的临床表现相似。通过稳定性试验和血红蛋白电泳或 DNA 序列分析可排除血红蛋白病[597]。在 G6PD 缺乏中，这些试验都是正常的。在上述疾病中，某些筛选试验，特别是抗坏血酸氰化物试验[591]，可能是阳性的；但是 G6PD 含量测定和荧光筛选试验只在 G6PD 缺乏时才是阳性的。另外，也应该排除红细胞膜缺陷疾病（参见第 46 章），但是这些细胞支架和其他的膜缺陷通常伴有特征性的形态异常，这使它们容易和酶缺陷导致的溶血区分开。

医生经常试图根据血涂片上红细胞的形态来确定遗传性非球形红细胞溶血性贫血的病因。实际上，红细胞形态仅仅对诊断嘧啶 5′-核苷酸酶缺乏有用，这是因为这种疾病可以见到特征性的红细胞点彩。出现海因茨小体表明可能存在不稳定血红蛋白，或是 GSH 代谢缺陷。它们更有可能出现在脾切除后。

因为这些疾病的实验室诊断需要花费大量的时间和精力，所以明智的做法是，首先针对遗传性非球形红细胞溶血性贫血最常见的病因开展最简单的检查。根据此原则，开展针对 G6PD 和 PK 缺乏的筛选试验[580,582]，以及针对不稳定血红蛋白的异丙醇稳定性试验是很有帮助的（参见第 49 章）。若出现显著的红细胞点彩，红细胞高氯酸提取物的紫外线广谱检查，反射比例在嘧啶和嘌呤核苷酸之间，可帮助确立嘧啶 5′-核苷酸酶缺乏的诊断[598]。除了这些相对简单的试验，基于家族史或是临床表现来选择个别酶进行检测可能很难获益。因此，恰当的做法通常是将血样送到一个能够进行表 47-3 列出的所有酶检测的参考实验室。那些特殊酶失调引起遗传性非球形溶血性贫血的怀疑，已经被 DNA 序列分析所证实。这也使得产前诊断能获知某些酶的缺乏[599~607]。

显然大约 70% 的怀疑遗传性非球形红细胞溶血性贫血，没有找到酶的异常[608,609]。希望最近的红细胞蛋白组学[610~612]和或新一代测序技术[613]，可以帮助我们更好更全面的理解这些疾病的病因。

● 治疗

G6PD 缺乏

G6PD 缺乏的患者应避免可能诱发溶血发作的药物（表 47-5）。然而，重要的是应该认识到这些病人能够耐受大多数药物。遗憾的是，在过去的一些病例报告错误地认为许多药物有诱发溶血的潜在可能，而后来这些药物被证明是安全的（表 47-5）。尽管这些药物在某些病人或是在某些情况下有可能诱发溶血，但是其概率很小，不应该剥夺 G6PD 缺乏病人可能从这些药物中获益。

如果溶血是由药物摄入或是感染诱发，特别是在较轻的 A-型缺乏患者中，通常不需要输血。然而，如果溶血发生的速度非常快，例如，像在蚕豆病发作那样，浓缩红细胞输入可有用。有血红蛋白尿的患者应该维持尽量多的尿量，以防止肾脏损害。出现 G6PD 缺乏引起的新生儿黄疸的婴儿需要光疗或是换血疗法（血浆置换）；在 G6PD 流行地区，必须注意不要给这些新生儿输入 G6PD 缺乏的血液[614]。为了消除对光疗的需要，可给予单次剂量的锡-中卟啉（Sn-mesoporphyrin），这是血红素氧化酶的强力抑制剂[615]。G6PD 缺乏造成的遗传性非球形红细胞溶血性贫血的病人通常不需要任何治疗。尽管曾报道一些病例在脾脏切除后获得一些改善，但是脾切除通常是无效

的[264,616]。在大多数情况下，贫血并不是很严重，但是在某些情况下却需要频繁输血[617,618]。维生素 E 的抗氧化特性曾在 G6PD 缺乏个体中进行了测试，结果观察到溶血有轻度减少，但具有统计显著性[619,620]。在其他研究中，这些结果未能被证实[621,622]。也有人认为去铁铵（desferrioxamine）可减少溶血发生[623,624]。应用组蛋白去乙酰酶抑制剂抑制了组蛋白乙酰化后可以增加红系祖细胞内 G6PD 的基因转录及修复 G6PD 的缺乏[625]。

其他酶缺乏

大多数继发于红细胞酶病的遗传性非球形红细胞溶血性贫血病人不需要治疗；如果临床需要纠正贫血，在溶血期间可输血。也有 PK 缺乏的病人需要频繁输血。慢性输血治疗的患者如果铁负荷过高通常需要去铁治疗。TPI 缺乏的病人一般死于童年，这不是因为溶血的严重性而是因为酶缺乏引起的严重神经肌肉障碍。有人建议 TPI 外源性替代治疗对治疗该病有用[626]，但是还没有进行临床试验。PK[627] 和 PGK[375] 缺乏已经通过干细胞移植治疗成功，但这一疗法仍然用得很少。现在已着手研究改善 PK 缺乏的基因治疗[305,307,308]。在 PK 缺乏中，红细胞在体外经过糖酵解的中间产物处理以纠正红细胞代谢功能障碍[628]。初步的证据表明，PK 突变的小分子激活物可以修复糖酵解通路使得红细胞代谢恢复正常[629]。葡萄糖磷酸异构酶缺乏引起的黄疸通过应用苯巴比妥（phenobarbital）来治疗[630]。

对于遗传性非球形红细胞溶血性贫血病人，医生首先要决定是否需要切脾。做出这个决定并不容易，因为切脾后的反应不能预测，有些无反应的病人可能发生由脾切除后血小板增高引起的严重的血栓并发症，当脾切除没有改善溶血时，这个不良反应经常加重。切脾的建议应该根据以下几个方面来考虑：①疾病的严重度；②对切脾反应的家族史；③致病的缺陷；④可能需要胆囊切除。由于脾切除治疗一般仅有部分反应，所以此方法可能仅用于贫血损害生活质量的病人。对于需要频繁输血和需要胆囊手术的病人尤其要考虑手术，此时脾切除作为手术的一部分可同时进行。切脾可能有效的最佳指南是家族中其他受累者对切脾的反应。遗憾的是，仅仅偶尔能够获得这一信息。因此，医生需要根据其他类似病因的遗传性非球形红细胞溶血性贫血病人的经验作为参考。然而，如同一大组遗传性非球形红细胞溶血性贫血病人代表一个异质性群体一样，单一酶病变的个体，如 PK 缺乏，也是异质性的。每一个家族可能有不同的酶突变，不同突变在临床表现和切脾反应上也不同。一些有关遗传性非球形红细胞溶血性贫血患者对脾切除反应的信息已有综述[264]，表 47-2 中也有总结。

糖皮质激素在这组疾病中没有已知的价值。与其他骨髓造血活性增加的病人一样，叶酸常被给予此类疾病患者，但是没有证实有血液学益处。没有铁缺乏时，禁用铁剂。铁过载是这组疾病中的常见并发症，特别是在非移植病人中[633]与 PK 缺乏相关[289,571,631,632]。铁过载可能是多因素的（参见第 43 章），包括慢性溶血，无效造血，脾切除以及遗传性血色病（HFE）基因突变、生长分化因子 15 和铁调素水平的共同作用。

● 病程及预后

即使持续用药，A-型缺乏的溶血发作通常也是自限性的。

但严重的 Mediterranean 型缺乏则不同[636]。G6PD 缺乏导致的遗传性非球形红细胞溶血性贫血的病人可能发生胆结石[637]。在感染或用药期间贫血可能会加重。除此之外，受累个体的血红蛋白水平保持相对稳定。

几乎所有药物或感染引发溶血的病人都能很好恢复。蚕豆病是一个相对来说比较危险的疾病。G6PD 缺乏的最严重并发症是新生儿黄疸。如果没有及时发现和治疗，则会导致核黄疸。（见前文"临床表现"）

在一项大规模的人群研究中，观察到 G6PD 缺乏的发病率随着人群年龄的增加而降低[638]，但在另一个研究中并没有这种现象[22]。虽然年龄分层可能代表 A-缺乏患者寿命缩短，但是更可能是其他因素引起的。超过 65 000 名美国退伍男性军人的健康记录调查显示，G6PD 缺乏患者患任何其他疾病的频率并不比没有缺乏者高[639]。此外，没有证据显示 G6PD 患者不能作为献血者或造血干细胞捐献者[641]。考虑到常见型 G6PD 缺乏的良性特点，不建议做社区人群筛查。但是对于所有入院病人进行 G6PD 缺乏筛查有利于预测溶血反应，并在溶血反应发生时对其有所了解。然而，对这个建议并没有进行严谨的分析，并且因为发生任何可预防的溶血的可能性很低，所以对其还有争议。如果要给予一种已知可引起 G6PD 缺乏患者溶血的药物，如氨苯砜（dapsone），尤其要谨慎考虑[483,642]。对患有这种 X 染色体连锁的酶缺乏病人的家庭成员进行研究，有助于为受累患者提供适当咨询。

曾经在年龄高达 70 多岁的老人诊断过遗传性非球形红细胞性溶血性贫血[202]，而且这种疾病可在几岁时致命。TPI 缺乏是引起该病的所有已知缺陷中预后最差的。患有这种缺乏的病人在 5、6 岁时多因心肺衰竭死亡，很少有例外。丙酮酸激酶缺乏在儿童早期也可致命。在宾夕法尼亚安曼派教徒流行的 PK 突变所产生的疾病尤为严重[643]。除非对受累纯合子儿童进行切脾治疗，否则疾病一般是致命的。在丙酮酸激酶缺乏症中，复合杂合子和纯合子都要经历慢性溶血、反复输血和铁螯合治疗带来的重要副作用。然而，一般来说，遗传性非球形红细胞溶血性贫血是一个相对较轻的疾病，而且大多数患者能过相对正常的生活，生存期没有明显受影响。

翻译：倪蓓文、蔡佳翌、殷婷玉　互审：赵维莅
校对：韩晓凤、陈芳源

参考文献

1. Beutler E: G6PD deficiency. *Blood* 84:3613–3636, 1994.
2. Beutler E: Glucose-6-phosphate dehydrogenase deficiency: A historical perspective. *Blood* 111:16–24, 2008.
3. Luzzatto L, Seneca E: G6PD deficiency: A classic example of pharmacogenetics with on-going clinical implications. *Br J Haematol* 164:469–480, 2014.
4. Crosby WH: Hereditary nonspherocytic hemolytic anemia. *Blood* 5:233–253, 1950.
5. Dacie JV: The congenital anaemias, in *The Haemolytic Anaemias*, p 171. Grune & Stratton, New York, 1960.
6. Selwyn JG, Dacie JV: Autohemolysis and other changes resulting from the incubation in vitro of red cells from patients with congenital hemolytic anemia. *Blood* 9:414–438, 1954.
7. Robinson MA, Loder PB, DeGruchy GC: Red-cell metabolism in non-spherocytic congenital haemolytic anaemia. *Br J Haematol* 7:327–339, 1961.
8. Valentine WN, Tanaka KR, Miwa S: A specific erythrocyte glycolytic enzyme defect (pyruvate kinase) in three subjects with congenital non-spherocytic hemolytic anemia. *Trans Assoc Am Physicians* 74:100–110, 1961.
9. Howes RE, Piel FB, Patil AP, et al: G6PD deficiency prevalence and estimates of affected populations in malaria endemic countries: A geostatistical model-based map. *PLoS Med* 9:e1001339, 2012.
10. Howes RE, Dewi M, Piel FB, et al: Spatial distribution of G6PD deficiency variants across malaria-endemic regions. *Malar J* 12:418, 2013.
11. Howes RE, Battle KE, Satyagraha AW, et al: G6PD deficiency: Global distribution, genetic variants and primaquine therapy. *Adv Parasitol* 81:133–201, 2013.
12. Nkhoma ET, Poole C, Vannappagari V, et al: The global prevalence of glucose-6-phosphate dehydrogenase deficiency: A systematic review and meta-analysis. *Blood Cells Mol Dis* 42:267–278, 2009.
13. Tishkoff SA, Varkonyi R, Cahinhinan N, et al: Haplotype diversity and linkage disequilibrium at human G6PD: Recent origin of alleles that confer malarial resistance. *Science* 293:455–462, 2001.
14. Luzzatto L, Usanga EA, Reddy S: Glucose 6-phosphate dehydrogenase deficient red cells: Resistance to infection by malarial parasites. *Science* 164:839–842, 1969.
15. Cappadoro M, Giribaldi G, O'Brien E, et al: Early phagocytosis of glucose-6-phosphate dehydrogenase (G6PD)-deficient erythrocytes parasitized by plasmodium falciparum may explain malaria protection in G6PD deficiency. *Blood* 92:2527–2534, 1998.
16. Luzzatto L: G6PD deficiency and malaria selection. *Heredity (Edinb)* 108: 456, 2012.
17. Clark TG, Fry AE, Auburn S, et al: Allelic heterogeneity of G6PD deficiency in West Africa and severe malaria susceptibility. *Eur J Hum Genet* 17:1080–1085, 2009.
18. Guindo A, Fairhurst RM, Doumbo OK, et al: X-linked G6PD deficiency protects hemizygous males but not heterozygous females against severe malaria. *PLoS Med* 4:e66, 2007.
19. Bienzle U, Ayeni O, Lucas AO, et al: Glucose-6-phosphate dehydrogenase and malaria. Greater resistance of females heterozygous for enzyme deficiency and of males with non-deficient variant. *Lancet* 1:107–110, 1972.
20. Piomelli S, Reindorf CA, Arzanian MT, et al: Clinical and biochemical interactions of glucose-6-phosphate dehydrogenase deficiency and sickle-cell anemia. *N Engl J Med* 287:213–217, 1972.
21. Gibbs WN, Wardle J, Serjeant GR: Glucose-6-phosphate dehydrogenase deficiency and homozygous sickle cell disease in Jamaica. *Br J Haematol* 45:73–80, 1980.
22. Steinberg MH, West MS, Gallagher D, et al: Effects of glucose-6-phosphate dehydrogenase deficiency upon sickle cell anemia. *Blood* 71:748–752, 1988.
23. Benkerrou M, Alberti C, Couque N, et al: Impact of glucose-6-phosphate dehydrogenase deficiency on sickle cell anaemia expression in infancy and early childhood: A prospective study. *Br J Haematol* 163:646–654, 2013.
24. Nouraie M, Reading NS, Campbell A, et al: Association of G6PD with lower haemoglobin concentration but not increased haemolysis in patients with sickle cell anaemia. *Br J Haematol* 150:218–225, 2010.
25. Beutler E, Gelbart T: Estimating the prevalence of pyruvate kinase deficiency from the gene frequency in the general white population. *Blood* 95:3585–3588, 2000.
26. Mohrenweiser HW: Functional hemizygosity in the human genome: Direct estimate from twelve erythrocyte enzyme loci. *Hum Genet* 77:241–245, 1987.
27. Watanabe M, Zingg BC, Mohrenweiser HW: Molecular analysis of a series of alleles in humans with reduced activity at the triosephosphate isomerase locus. *Am J Hum Genet* 58:308–316, 1996.
28. Baronciani L, Beutler E: Analysis of pyruvate kinase-deficiency mutations that produce nonspherocytic hemolytic anemia. *Proc Natl Acad Sci U S A* 90:4324–4327, 1993.
29. Lenzner C, Nurnberg P, Jacobasch G, et al: Molecular analysis of 29 pyruvate kinase-deficient patients from central Europe with hereditary hemolytic anemia. *Blood* 89:1793–1799, 1997.
30. Manco L, Abade A: Pyruvate kinase deficiency: Prevalence of the 1456C→T mutation in the Portuguese population. *Clin Genet* 60:472–473, 2001.
31. Zanella A, Bianchi P: Red cell pyruvate kinase deficiency: From genetics to clinical manifestations. *Baillieres Best Pract Res Clin Haematol* 13:57–81, 2000.
32. Schneider A, Westwood B, Yim C, et al: The 1591C mutation in triosephosphate isomerase (TPI) deficiency. Tightly linked polymorphisms and a common haplotype in all known families. *Blood Cells Mol Dis* 22:115–125, 1996.
33. Sherman JB, Raben N, Nicastri C, et al: Common mutations in the phosphofructokinase-M gene in Ashkenazi Jewish patients with glycogenesis VII—and their population frequency. *Am J Hum Genet* 55:305–313, 1994.
34. Montel-Hagen A, Kinet S, Manel N, et al: Erythrocyte Glut1 triggers dehydroascorbic acid uptake in mammals unable to synthesize vitamin C. *Cell* 132:1039–1048, 2008.
35. Rosa R, Gaillardon J, Rosa J: Diphosphoglycerate mutase and 2,3-diphosphoglycerate phosphatase activities of red cells: Comparative electrophoretic study. *Biochem Biophys Res Commun* 51:536–542, 1973.
36. Cho J, King JS, Qian X, et al: Dephosphorylation of 2,3-bisphosphoglycerate by MIPP expands the regulatory capacity of the Rapoport-Luebering glycolytic shunt. *Proc Natl Acad Sci U S A* 105:5998–6003, 2008.
37. Puchulu-Campanella E, Chu H, Anstee DJ, et al: Identification of the components of a glycolytic enzyme metabolon on the human red blood cell membrane. *J Biol Chem* 288:848–858, 2013.
38. Campanella ME, Chu H, Low PS: Assembly and regulation of a glycolytic enzyme complex on the human erythrocyte membrane. *Proc Natl Acad Sci U S A* 102:2402–2407, 2005.
39. Lewis IA, Campanella ME, Markley JL, et al: Role of band 3 in regulating metabolic flux of red blood cells. *Proc Natl Acad Sci U S A* 106:18515–18520, 2009.
40. Sriram G, Martinez JA, McCabe ER, et al: Single-gene disorders: What role could moonlighting enzymes play? *Am J Hum Genet* 76:911–924, 2005.
41. Kim J-W, Dang CV: Multifaceted roles of glycolytic enzymes. *Trends Biochem Sci* 30:142–150, 2005.
42. Srivastava SK, Beutler E: Glutathione metabolism of the erythrocyte. The enzymic cleavage of glutathione-haemoglobin preparations by glutathione reductase. *Biochem J* 119:353–357, 1970.
43. Jansen G, Koenderman L, Rijksen G, et al: Age dependent behaviour of red cell glycolytic enzymes in haematological disorders. *Br J Haematol* 61:51–59, 1985.
44. Lakomek M, Schröter W, De Maeyer G, et al: On the diagnosis of erythrocyte enzyme defects in the presence of high reticulocyte counts. *Br J Haematol* 72:445–451, 1989.
45. Wilson JE: Isozymes of mammalian hexokinase: Structure, subcellular localization and metabolic function. *J Exp Biol* 206:2049–2057, 2003.
46. Cárdenas ML, Cornish-Bowden A, Ureta T: Evolution and regulatory role of the hexok-

inases. *Biochim Biophys Acta* 1401:242-264, 1998.
47. Fujii S, Beutler E: High glucose concentrations partially release hexokinase from inhibition by glucose-6-phosphate. *Proc Natl Acad Sci U S A* 82:1552–1554, 1985.
48. Gerber G, Kloppick E, Rapoport S: Über den Einfluss des Anorganischen Phosphats auf die Glykolyse; seine Unwirksamkeit auf die Hexokinase des Menschenerythrozyten. *Acta Biol Med Ger* 18:305–312, 1967.
49. Beutler E, Teeple L: The effect of oxidized glutathione (GSSG) on human erythrocyte hexokinase activity. *Acta Biol Med Ger* 22:707–711, 1969.
50. Beutler E: 2,3-Diphosphoglycerate affects enzymes of glucose metabolism in red blood cells. *Nat New Biol* 232:20–21, 1971.
51. Mulichak AM, Wilson JE, Padmanabhan K, et al: The structure of mammalian hexokinase-1. *Nat Struct Biol* 5:555–560, 1998.
52. Aleshin AE, Kirby C, Liu X, et al: Crystal structures of mutant monomeric hexokinase I reveal multiple ADP binding sites and conformational changes relevant to allosteric regulation. *J Mol Biol* 296:1001–1015, 2000.
53. Murakami K, Blei F, Tilton W, et al: An isozyme of hexokinase specific for the human red blood cell (HK_R). *Blood* 75:770–775, 1990.
54. Ruzzo A, Andreoni F, Magnani M: Structure of the human hexokinase type I gene and nucleotide sequence of the 5′ flanking region. *Biochem J* 331:607–613, 1998.
55. Magnani M, Serafini G, Stocchi V: Hexokinase type I multiplicity in human erythrocytes. *Biochem J* 254:617–620, 1988.
56. Andreoni F, Ruzzo A, Magnani M: Structure of the 5′ region of the human hexokinase type I (HKI) gene and identification of an additional testis-specific HKI mRNA. *Biochim Biophys Acta* 1493:19–26, 2000.
57. Hantke J, Chandler D, King R, et al: A mutation in an alternative untranslated exon of hexokinase 1 associated with hereditary motor and sensory neuropathy–Russe (HMSNR). *Eur J Hum Genet* 17:1606–1614, 2009.
58. Murakami K, Kanno H, Miwa S, et al: Human HK_R isozyme: Organization of the hexokinase I gene, the erythroid-specific promoter, and transcription initiation site. *Mol Genet Metab* 67:118–130, 1999.
59. Murakami K, Piomelli S: Identification of the cDNA for human red blood cell-specific hexokinase isozyme. *Blood* 89:762–766, 1997.
60. Bonnefond A, Vaxillaire M, Labrune Y, et al: Genetic variant in HK1 is associated with a proanemic state and A1C but not other glycemic control-related traits. *Diabetes* 58:2687–2697, 2009.
61. Read J, Pearce J, Li X, et al: The crystal structure of human phosphoglucose isomerase at 1.6 A resolution: Implications for catalytic mechanism, cytokine activity and haemolytic anaemia. *J Mol Biol* 309:447–463, 2001.
62. Somarowthu S, Brodkin HR, D'Aquino JA, et al: A tale of two isomerases: Compact versus extended active sites in ketosteroid isomerase and phosphoglucose isomerase. *Biochemistry* 50:9283–9295, 2011.
63. Xu W, Lee P, Beutler E: Human glucose phosphate isomerase: Exon mapping and gene structure. *Genomics* 29:732–739, 1995.
64. Sola-Penna M, Da Silva D, Coelho WS, et al: Regulation of mammalian muscle type 6-phosphofructo-1-kinase and its implication for the control of the metabolism. *IUBMB Life* 62:791–796, 2010.
65. Schöneberg T, Kloos M, Brüser A, et al: Structure and allosteric regulation of eukaryotic 6-phosphofructokinases. *Biol Chem* 394:977–993, 2013.
66. Costa Leite T, Da Silva D, Guimaraes Coelho R, et al: Lactate favours the dissociation of skeletal muscle 6-phosphofructo-1-kinase tetramers down-regulating the enzyme and muscle glycolysis. *Biochem J* 408:123–130, 2007.
67. Marinho-Carvalho MM, Costa-Mattos PV, Spitz GA, et al: Calmodulin upregulates skeletal muscle 6-phosphofructo-1-kinase reversing the inhibitory effects of allosteric modulators. *Biochim Biophys Acta* 1794:1175–1180, 2009.
68. Higashi T, Richards CS, Uyeda K: The interaction of phosphofructokinase with erythrocyte membranes. *J Biol Chem* 254:9542–9550, 1979.
69. Jenkins JD, Kezdy FJ, Steck TL: Mode of interaction of phosphofructokinase with the erythrocyte membrane. *J Biol Chem* 260:10426–10433, 1985.
70. Chu H, Low PS: Mapping of glycolytic enzyme binding sites on human erythrocyte band 3. *Biochem J* 400:143–151, 2006.
71. Real-Hohn A, Zancan P, Da Silva D, et al: Filamentous actin and its associated binding proteins are the stimulatory site for 6-phosphofructo-1-kinase association within the membrane of human erythrocytes. *Biochimie* 92:538–544, 2010.
72. Kloos M, Bruser A, Kirchberger J, et al: Crystallization and preliminary crystallographic analysis of human muscle phosphofructokinase, the main regulator of glycolysis. *Acta Crystallogr F Struct Biol Commun* 70:578–582, 2014.
73. Yamada S, Nakajima H, Kuehn MR: Novel testis- and embryo-specific isoforms of the phosphofructokinase-1 muscle type gene. *Biochem Biophys Res Commun* 316:580–587, 2004.
74. Elson A, Levanon D, Brandeis M, et al: The structure of the human liver-type phosphofructokinase gene. *Genomics* 7:47–56, 1990.
75. Vora S, Davidson M, Seaman C, et al: Heterogeneity of the molecular lesions in inherited phosphofructokinase deficiency. *J Clin Invest* 72:1995–2006, 1983.
76. Yeltman DR, Harris BG: Fructose-bisphosphate aldolase from human erythrocytes. *Methods Enzymol* 90 Pt E:251–254, 1982.
77. Beutler E, Scott S, Bishop A, et al: Red cell aldolase deficiency and hemolytic anemia: A new syndrome. *Trans Assoc Am Physicians* 86:154–166, 1973.
78. Dalby A, Dauter Z, Littlechild JA: Crystal structure of human muscle aldolase complexed with fructose 1,6-bisphosphate: Mechanistic implications. *Protein Sci* 8: 291–297, 1999.
79. Yeltman DR, Harris BG: Localization and membrane association of aldolase in human erythrocytes. *Arch Biochem Biophys* 199:186–196, 1980.
80. Perrotta S, Borriello A, Scaloni A, et al: The N-terminal 11 amino acids of human erythrocyte band 3 are critical for aldolase binding and protein phosphorylation: Implications for band 3 function. *Blood* 106:4359–4366, 2005.
81. Izzo P, Costanzo P, Lupo A, et al: Human aldolase A gene. Structural organization and tissue-specific expression by multiple promoters and alternate mRNA processing. *Eur J Biochem* 174:569–578, 1988.
82. Wierenga RK, Kapetaniou EG, Venkatesan R: Triosephosphate isomerase: A highly evolved biocatalyst. *Cell Mol Life Sci* 67:3961–3982, 2010.
83. Lu HS, Yuan PM, Gracy RW: Primary structure of human triosephosphate isomerase. *J Biol Chem* 259:11958–11968, 1984.
84. Mande SC, Mainfroid V, Kalk KH, et al: Crystal structure of recombinant human triosephosphate isomerase at 2.8 A resolution. Triosephosphate isomerase-related human genetic disorders and comparison with the trypanosomal enzyme. *Protein Sci* 3:810–821, 1994.
85. Rodríguez-Almazán C, Arreola R, Rodríguez-Larrea D, et al: Structural basis of human triosephosphate isomerase deficiency: Mutation E104D is related to alterations of a conserved water network at the dimer interface. *J Biol Chem* 283:23254–23263, 2008.
86. Peters J, Hopkinson DA, Harris H: Genetic and non-genetic variation of triose phosphate isomerase isozymes in human tissues. *Ann Hum Genet* 36:297–312, 1973.
87. Brown JR, Daar IO, Krug JR, et al: Characterization of the functional gene and several processed pseudogenes in the human triosephosphate isomerase gene family. *Mol Cell Biol* 5:1694–1706, 1985.
88. Rogalski AA, Steck TL, Waseem A: Association of glyceraldehyde-3-phosphate dehydrogenase with the plasma membrane of the intact human red blood cell. *J Biol Chem* 264:6438–6446, 1989.
89. Tsai IH, Murthy SN, Steck TL: Effect of red cell membrane binding on the catalytic activity of glyceraldehyde-3-phosphate dehydrogenase. *J Biol Chem* 257:1438–1442, 1982.
90. Low PS, Rathinavelu P, Harrison ML: Regulation of glycolysis via reversible enzyme binding to the membrane protein, band 3. *J Biol Chem* 268:14627–14631, 1993.
91. Mountassif D, Baibai T, Fourrat L, et al: Immunoaffinity purification and characterization of glyceraldehyde-3-phosphate dehydrogenase from human erythrocytes. *Acta Biochim Biophys Sin (Shanghai)* 41:399–406, 2009.
92. Raje CI, Kumar S, Harle A, et al: The macrophage cell surface glyceraldehyde-3-phosphate dehydrogenase is a novel transferrin receptor. *J Biol Chem* 282:3252–3261, 2007.
93. Ismail SA, Park HW: Structural analysis of human liver glyceraldehyde-3-phosphate dehydrogenase. *Acta Crystallogr D Biol Crystallogr* 61:1508–1513, 2005.
94. McCann SR, Finkel B, Cadman S, et al: Study of a kindred with hereditary spherocytosis and glyceraldehyde-3-phosphate dehydrogenase deficiency. *Blood* 47:171–181, 1976.
95. Huang IY, Welch CD, Yoshida A: Complete amino acid sequence of human phosphoglycerate kinase. Cyanogen bromide peptides and complete amino acid sequence. *J Biol Chem* 255:6412–6420, 1980.
96. McCarrey JR, Thomas K: Human testis-specific PGK gene lacks introns and possesses characteristics of a processed gene. *Nature* 326:501–505, 1987.
97. Banks RD, Blake CC, Evans PR, et al: Sequence, structure and activity of phosphoglycerate kinase: A possible hinge-bending enzyme. *Nature* 279:773–777, 1979.
98. Szabo J, Varga A, Flachner B, et al: Communication between the nucleotide site and the main molecular hinge of 3-phosphoglycerate kinase. *Biochemistry* 47:6735–6744, 2008.
99. Palmai Z, Chaloin L, Lionne C, et al: Substrate binding modifies the hinge bending characteristics of human 3-phosphoglycerate kinase: A molecular dynamics study. *Proteins* 77:319–329, 2009.
100. Ikura K, Sasaki R, Narita H, et al: Multifunctional enzyme, bisphosphoglyceromutase/2,3-bisphosphoglycerate phosphatase/phosphoglyceromutase from human erythrocytes. *Eur J Biochem* 66:515–522, 1976.
101. Rose ZB: The enzymology of 2,3-bisphosphoglycerate. *Adv Enzymol Relat Areas Mol Biol* 51:211–253, 1980.
102. Vora S, Spear D: Demonstration and quantitation of phosphoglycolate in human red cells. *Clin Res* 34:664A, 1986.
103. Fujii S, Beutler E: Where does phosphoglycolate come from in red cells? *Acta Haematol* 73:26–30, 1985.
104. Sasaki H, Fujii S, Yoshizaki Y, et al: Phosphoglycolate synthesis by human erythrocyte pyruvate kinase. *Acta Haematol* 77:83–86, 1987.
105. Beutler E, West C: An improved assay and some properties of phosphoglycolate phosphatase. *Anal Biochem* 106:163–168, 1980.
106. Wang Y, Wei Z, Bian Q, et al: Crystal structure of human bisphosphoglycerate mutase. *J Biol Chem* 279:39132–39138, 2004.
107. Patterson A, Price NC, Nairn J: Unliganded structure of human bisphosphoglycerate mutase reveals side-chain movements induced by ligand binding. *Acta Crystallogr Sect F Struct Biol Cryst Commun* 66(Pt 11):1415–1420, 2010.
108. Hass LF, Kappel WK, Muller KB, et al: Evidence for structural homology between human red cell phosphoglycerate mutase and 2,3-bisphosphoglycerate synthase. *J Biol Chem* 253:77–81, 1978.
109. Climent F, Roset F, Repiso A, et al: Red cell glycolytic enzyme disorders caused by mutations: An update. *Cardiovasc Hematol Disord Drug Targets* 9:95–106, 2009.
110. Repiso A, Perez de la Ossa P, Aviles X, et al: Red blood cell phosphosphoglycerate mutase. Description of the first human BB isoenzyme mutation. *Haematologica* 88:eCR07, 2003.
111. de Atauri P, Repiso A, Oliva B, et al: Characterization of the first described mutation of human red blood cell phosphoglycerate mutase. *Biochim Biophys Acta* 1740:403–410, 2005.
112. Repiso A, Ramirez Bajo MJ, Corrons JL, et al: Phosphoglycerate mutase BB isoenzyme deficiency in a patient with non-spherocytic anemia: Familial and metabolic studies. *Haematologica* 90:257–259, 2005.
113. Hoorn RK: J., Filkweert JP, Staal GE: J. Purification and properties of enolase of human erythrocytes. *Int J Biochem* 5:845–852, 1974.
114. Kang HJ, Jung SK, Kim SJ, et al: Structure of human alpha-enolase (hENO1), a multifunctional glycolytic enzyme. *Acta Crystallogr D Biol Crystallogr* 64:651–657, 2008.
115. Stefanini M: Chronic hemolytic anemia associated with erythrocyte enolase deficiency exacerbated by ingestion of nitrofurantoin. *Am J Clin Pathol* 58:408–414, 1972.
116. Boulard-Heitzmann P, Boulard M, Tallineau C, et al: Decreased red cell enolase activity in a 40-year-old woman with compensated haemolysis. *Scand J Haematol* 33:401–404,

1984.

117. Noguchi T, Inoue H, Tanaka T: The M₁- and M₂-type isozymes of rat pyruvate kinase are produced from the same gene by alternative RNA splicing. *J Biol Chem* 261: 13807–13812, 1986.

118. Kanno H, Fujii H, Miwa S: Structural analysis of human pyruvate kinase L-gene and identification of the promoter activity in erythroid cells. *Biochem Biophys Res Commun* 188:516–523, 1992.

119. Noguchi T, Yamada K, Inoue H, et al: The L- and R-type isozymes of rat pyruvate kinase are produced from a single gene by use of different promoters. *J Biol Chem* 262: 14366–14371, 1987.

120. van Oirschot BA, Francois JJ, van Solinge WW, et al: Novel type of red blood cell pyruvate kinase hyperactivity predicts a remote regulatory locus involved in *PKLR* gene expression. *Am J Hematol* 89:380–384, 2014.

121. Kanno H, Fujii H, Hirono A, et al: CDNA cloning of human R-type pyruvate kinase and identification of a single amino acid substitution (Thr³⁸⁴→Met) affecting enzymatic stability in a pyruvate kinase variant (PK Tokyo) associated with hereditary hemolytic anemia. *Proc Natl Acad Sci U S A* 88:8218–8221, 1991.

122. Kahn A, Marie J, Garreau H, et al: The genetic system of the L-type pyruvate kinase forms in man. Subunit structure, interrelation and kinetic characteristics of the pyruvate kinase enzymes from erythrocytes and liver. *Biochim Biophys Acta* 523:59–74, 1978.

123. Kahn A, Marie J: Pyruvate kinases from human erythrocytes and liver. *Methods Enzymol* 90:131–140, 1982.

124. Valentini G, Chiarelli LR, Fortin R, et al: Structure and function of human erythrocyte pyruvate kinase. Molecular basis of nonspherocytic hemolytic anemia. *J Biol Chem* 277:23807–23814, 2002.

125. Enriqueta Muñoz M, Ponce E: Pyruvate kinase: Current status of regulatory and functional properties. *Comp Biochem Physiol B Biochem Mol Biol* 135:197–218, 2003.

126. Wang C, Chiarelli LR, Bianchi P, et al: Human erythrocyte pyruvate kinase: Characterization of the recombinant enzyme and a mutant form (R510Q) causing nonspherocytic hemolytic anemia. *Blood* 98:3113–3120, 2001.

127. Fenton AW, Tang Q: An activating interaction between the unphosphorylated n-terminus of human liver pyruvate kinase and the main body of the protein is interrupted by phosphorylation. *Biochemistry* 48:3816–3818, 2009.

128. Jurica MS, Mesecar A, Heath PJ, et al: The allosteric regulation of pyruvate kinase by fructose-1,6-bisphosphate. *Structure* 6:195–210, 1998.

129. Rigden DJ, Phillips SE, Michels PA, et al: The structure of pyruvate kinase from *Leishmania mexicana* reveals details of the allosteric transition and unusual effector specificity. *J Mol Biol* 291:615–635, 1999.

130. Valentini G, Chiarelli L, Fortin R, et al: The allosteric regulation of pyruvate kinase. *J Biol Chem* 275:18145–18152, 2000.

131. Wooll JO, Friesen RH, White MA, et al: Structural and functional linkages between subunit interfaces in mammalian pyruvate kinase. *J Mol Biol* 312:525–540, 2001.

132. Fenton AW, Blair JB: Kinetic and allosteric consequences of mutations in the subunit and domain interfaces and the allosteric site of yeast pyruvate kinase. *Arch Biochem Biophys* 397:28–39, 2002.

133. Blume KG, Hoffbauer RW, Busch D, et al: Purification and properties of pyruvate kinase in normal and in pyruvate kinase deficient human red blood cells. *Biochim Biophys Acta* 227:364–372, 1971.

134. Kitamura M, Iijima N, Hashimoto F, et al: Hereditary deficiency of subunit H of lactate dehydrogenase. *Clin Chim Acta* 34:419–423, 1971.

135. Joukyuu R, Mizuno S, Amakawa T, et al: Hereditary complete deficiency of lactate dehydrogenase H-subunit. *Clin Chem* 35:687–690, 1989.

136. Wakabayashi H, Tsuchiya M, Yoshino K, et al: Hereditary deficiency of lactate dehydrogenase H-subunit. *Intern Med* 35:550–554, 1996.

137. Kanno T, Maekawa M: Lactate dehydrogenase M-subunit deficiencies: Clinical features, metabolic background, and genetic heterogeneities. *Muscle Nerve Suppl* 3:S54–S60, 1995.

138. Maekawa M, Sudo K, Nagura K, et al: Population screening of lactate dehydrogenase deficiencies in Fukuoka Prefecture in Japan and molecular characterization of three independent mutations in the lactate dehydrogenase-B(H) gene. *Hum Genet* 93:74–76, 1994.

139. Persico MG, Viglietto G, Martini G, et al: Isolation of human glucose-6-phosphate dehydrogenase (G6PD) cDNA clones: Primary structure of the protein and unusual 5′ non-coding region. *Nucleic Acids Res* 14:2511–2522, 1986.

140. Kirkman HN, Hendrickson EM: Glucose 6-phosphate dehydrogenase from human erythrocytes. II. Subactive states of the enzyme from normal persons. *J Biol Chem* 237:2371–2376, 1962.

141. Bonsignore A, Cancedda R, Nicolini A, et al: Metabolism of human erythrocyte glucose-6-phosphate dehydrogenase. VI. Interconversion of multiple molecular forms. *Arch Biochem Biophys* 147:493–501, 1971.

142. Canepa L, Ferraris AM, Miglino M, et al: Bound and unbound pyridine dinucleotides in normal and glucose- 6-phosphate dehydrogenase-deficient erythrocytes. *Biochim Biophys Acta* 1074:101–104, 1991.

143. Au SW, Gover S, Lam VM, Adams MJ: Human glucose-6-phosphate dehydrogenase: The crystal structure reveals a structural NADP⁺ molecule and provides insights into enzyme deficiency. *Structure* 8:293–303, 2000.

144. Cohen P, Rosemeyer MA: Subunit interactions of glucose-6-phosphate dehydrogenase from human erythrocytes. *Eur J Biochem* 8:8–15, 1969.

145. Wrigley NG, Heather JV, Bonsignore A, et al: Human erythrocyte glucose 6-phosphate dehydrogenase: Electron microscope studies on structure and interconversion of tetramers, dimers and monomers. *J Mol Biol* 68:483–499, 1972.

146. Yoshida A: Hemolytic anemia and G6PD deficiency. *Science* 179:532–537, 1973.

147. Ben-Bassat I, Beutler E: Inhibition by ATP of erythrocyte glucose-6-phosphate dehydrogenase variants. *Proc Soc Exp Biol Med* 142:410–411, 1973.

148. Zimran A, Torem S, Beutler E: The in vivo ageing of red cell enzymes: Direct evidence of biphasic decay from polycythaemic rabbits with reticulocytosis. *Br J Haematol* 69:67–70, 1988.

149. Cosgrove MS, Naylor C, Paludan S, et al: On the mechanism of the reaction catalyzed by glucose 6-phosphate dehydrogenase. *Biochemistry* 37:2759–2767, 1998.

150. Lee WT, Levy HR: Lysine-21 of Leuconostoc mesenteroides glucose 6-phosphate dehydrogenase participates in substrate binding through charge-charge interaction. *Protein Sci* 1:329–334, 1992.

151. Bautista JM, Mason PJ, Luzzatto L: Human glucose-6-phosphate dehydrogenase. Lysine 205 is dispensable for substrate binding but essential for catalysis. *FEBS Lett* 366:61–64, 1995.

152. Battistuzzi G, D'Urso M, Toniolo D, et al: Tissue-specific levels of human glucose-6-phosphate dehydrogenase correlate with methylation of specific sites at the 3′ end of the gene. *Proc Natl Acad Sci U S A* 82:1465–1469, 1985.

153. Toniolo D, D'Urso M, Martini G, et al: Specific methylation pattern at the 3′ end of the human housekeeping gene for glucose 6-phosphate dehydrogenase. *EMBO J* 3: 1987–1995, 1984.

154. Amini F, Ismail EA: R. 3′-UTR variations and G6PD deficiency. *J Hum Genet* 58: 189–194, 2013.

155. Beutler E: Genetics of glucose-6-phosphate dehydrogenase deficiency. *Semin Hematol* 27:137–164, 1990.

156. Luzzatto L, Mehta A: Glucose 6-phosphate dehydrogenase deficiency, in *The Metabolic and Molecular Basis of Inherited Disease*, 7th ed, edited by Scriver C, Beaudet AL, Sly WS, Valle D, pp 3367–3398. McGraw Hill, New York, 1995.

157. Mason PJ: New insights into G6PD deficiency. *Br J Haematol* 94:585–591, 1996.

158. Mason PJ, Bautista JM, Gilsanz F: G6PD deficiency: The genotype-phenotype association. *Blood Rev* 21:267–283, 2007.

159. Cappellini MD, Fiorelli G: Glucose 6-phosphate dehydrogenase deficiency. *Lancet* 371:64–74, 2008.

160. Minucci A, Moradkhani K, Hwang MJ, et al: Glucose-6-phosphate dehydrogenase (G6PD) mutations database: Review of the "old" and update of the new mutations. *Blood Cells Mol Dis* 48:154–165, 2012.

161. Beutler E, Kuhl W: Limiting role of 6-phosphogluconolactonase in erythrocyte hexose monophosphate pathway metabolism. *J Lab Clin Med* 106:573–577, 1985.

162. Rakitzis ET, Papandreou P: Kinetic analysis of 6-phosphogluconolactone hydrolysis in hemolysates. *Biochem Mol Biol Int* 37:747–755, 1995.

163. Beutler E, Kuhl W, Gelbart T: 6-Phosphogluconolactonase deficiency, a hereditary erythrocyte enzyme deficiency: Possible interaction with glucose-6-phosphate dehydrogenase deficiency. *Proc Natl Acad Sci U S A* 82:3876–3878, 1985.

164. Thorburn DR, Kuchel PW: Computer simulation of the metabolic consequences of the combined deficiency of 6-phosphogluconolactonase and glucose-6-phosphate dehydrogenase in human erythrocytes. *J Lab Clin Med* 110:70–74, 1987.

165. Shih L, Justice P, Hsia DY: Purification and characterization of genetic variants of 6-phosphogluconate dehydrogenase. *Biochem Genet* 1:359–371, 1968.

166. Parr CW, Fitch LI: Inherited quantitative variations of human phosphogluconate dehydrogenase. *Ann Hum Genet.* 30:339–353, 1967.

167. Caprari P, Caforio MP, Cianciulli P, et al: 6-Phosphogluconate dehydrogenase deficiency in an Italian family. *Ann Hematol* 80:41–44, 2001.

168. Vives Corrons JL, Colomer D, Pujades A, et al: Congenital 6-phosphogluconate dehydrogenase (6PGD) deficiency associated with chronic hemolytic anemia in a Spanish family. *Am J Hematol* 53:221–227, 1996.

169. Wamelink MM, Gruning NM, Jansen EE, et al: The difference between rare and exceptionally rare: Molecular characterization of ribose 5-phosphate isomerase deficiency. *J Mol Med (Berl)* 88:931–939, 2010.

170. Huck JH, Verhoeven NM, Struys EA, et al: Ribose-5-phosphate isomerase deficiency: New inborn error in the pentose phosphate pathway associated with a slowly progressive leukoencephalopathy. *Am J Hum Genet* 74:745–751, 2004.

171. Dische Z, Bishop C, Surgenor DM: The pentose phosphate metabolism in red cells, in *The Red Blood Cell*, pp 189–209. Academic Press, New York, 1964.

172. Brownstone YS, Denstedt OF: The pentose phosphate metabolic pathway in the human erythrocyte. II. The transketolase and transaldolase activity of the human erythrocyte. *Can J Biochem* 39:533–545, 1961.

173. Kochetov GA, Solovjeva ON: Structure and functioning mechanism of transketolase. *Biochim Biophys Acta* 1844:1608–1618, 2014.

174. Soukaloun D, Lee SJ, Chamberlain K, et al: Erythrocyte transketolase activity, markers of cardiac dysfunction and the diagnosis of infantile beriberi. *PLoS Negl Trop Dis* 5:e971, 2011.

175. Wamelink MM, Struys EA, Jakobs C: The biochemistry, metabolism and inherited defects of the pentose phosphate pathway: A review. *J Inherit Metab Dis* 31:703–717, 2008.

176. Verhoeven NM, Huck JH, Roos B, et al: Transaldolase deficiency: Liver cirrhosis associated with a new inborn error in the pentose phosphate pathway. *Am J Hum Genet* 68:1086–1092, 2001.

177. Eyaid W, Al Harbi T, Anazi S, et al: Transaldolase deficiency: Report of 12 new cases and further delineation of the phenotype. *J Inherit Metab Dis* 36:997–1004, 2013.

178. Tylki-Szymanska A, Wamelink MM, Stradomska TJ, et al: Clinical and molecular characteristics of two transaldolase-deficient patients. *Eur J Pediatr* 173:1679–1682, 2014.

179. Valayannopoulos V, Verhoeven NM, Mention K, et al: Transaldolase deficiency: A new cause of hydrops fetalis and neonatal multi-organ disease. *J Pediatr* 149:713–717, 2006.

180. Wamelink MM, Struys EA, Salomons GS, et al: Transaldolase deficiency in a two-year-old boy with cirrhosis. *Mol Genet Metab* 94:255–258, 2008.

181. Beutler E, Guinto E: The reduction of glyceraldehyde by human erythrocytes. L-hexonate dehydrogenase activity. *J Clin Invest* 53:1258–1264, 1974.

182. Das B, Srivastava SK: Purification and properties of aldose reductase and aldehyde reductase II from human erythrocyte. *Arch Biochem Biophys.* 238:670–679, 1985.

183. Reddy GB, Satyanarayana A, Balakrishna N, et al: Erythrocyte aldose reductase activity and sorbitol levels in diabetic retinopathy. *Mol Vis* 14:593–601, 2008.

184. Gupta P, Verma N, Bhattacharya S, et al: Association of diabetic autonomic neuropathy with red blood cell aldose reductase activity. *Can J Diabetes* 38:22–25, 2014.

185. van Solinge WW, van Wijk R: Disorders of red cells resulting from enzyme abnormal-

ities, in *Williams Hematology*, 8th ed, pp 647–674, edited by Kaushansky KJ, Lichtman MA, Beutler E, Kipps TJ, Selighsohn U, Prchal JT. McGraw-Hill, New York, 2010.
186. Fargo JH, Kratz CP, Giri N, et al: Erythrocyte adenosine deaminase: Diagnostic value for Diamond-Blackfan anaemia. *Br J Haematol* 160:547–554, 2013.
187. Dimant E, Landberg E, London IM: The metabolic behavior of reduced glutathione in human and avian erythrocytes. *J Biol Chem* 213:769–776, 1955.
188. van't Erve TJ, Wagner BA, Ryckman KK, et al: The concentration of glutathione in human erythrocytes is a heritable trait. *Free Radic Biol Med* 65:742–749, 2013.
189. Ellison I, Richie JP Jr: Mechanisms of glutathione disulfide efflux from erythrocytes. *Biochem Pharmacol* 83:164–169, 2012.
190. Gipp JJ, Chang C, Mulcahy RT: Cloning and nucleotide sequence of a full-length cDNA for human liver gamma-glutamylcysteine synthetase. *Biochem Biophys Res Commun* 185:29–35, 1992.
191. Gipp JJ, Bailey HH, Mulcahy RT: Cloning and sequencing of the cDNA for the light subunit of human liver gamma-glutamylcysteine synthetase and relative mRNA levels for heavy and light subunits in human normal tissues. *Biochem Biophys Res Commun* 206:584–589, 1995.
192. Biterova EI, Barycki JJ: Mechanistic details of glutathione biosynthesis revealed by crystal structures of *Saccharomyces cerevisiae* glutamate cysteine ligase. *J Biol Chem* 284:32700–32708, 2009.
193. Kumar S, Kasturia N, Sharma A, et al: Redox-dependent stability of the gamma-glutamylcysteine synthetase enzyme of *Escherichia coli*: A novel means of redox regulation. *Biochem J* 449:783–794, 2013.
194. Krejsa CM, Franklin CC, White CC, et al: Rapid activation of glutamate cysteine ligase following oxidative stress. *J Biol Chem* 285:16116–16124, 2010.
195. Nichenametla SN, Lazarus P, Richie JP Jr: A GAG trinucleotide-repeat polymorphism in the gene for glutathione biosynthetic enzyme, GCLC, affects gene expression through translation. *FASEB J* 25:2180–2187, 2011.
196. Gali RR, Board PG: Sequencing and expression of a cDNA for human glutathione synthetase. *Biochem J* 310(Pt 1):353–358, 1995.
197. Polekhina G, Board PG, Gali RR, et al: Molecular basis of glutathione synthetase deficiency and a rare gene permutation event. *EMBO J* 18:3204–3213, 1999.
198. Cohen G, Hochstein P: Glutathione peroxidase: The primary agent for the elimination of hydrogen peroxide in erythrocytes. *Biochemistry* 2:1420–1428, 1963.
199. Johnson RM, Goyette G, Jr, Ravindranath Y, et al: Red cells from glutathione peroxidase-1-deficient mice have nearly normal defenses against exogenous peroxides. *Blood* 96:1985–1988, 2000.
200. Rotruck JT, Pope AL, Ganther HE, et al: Selenium: Biochemical role as a component of glutathione peroxidase. *Science* 179:588–590, 1973.
201. Beutler E, Matsumoto F: Ethnic variation in red cell glutathione peroxidase activity. *Blood* 46:103–110, 1975.
202. Beutler E: Red cell enzyme defects as nondiseases and as diseases. *Blood* 54:1–7, 1979.
203. Jacob HS, Jandl JH: Effects of sulfhydryl inhibition on red blood cells. I. Mechanism of hemolysis. *J Clin Invest* 41:779–792, 1962.
204. Valentine WN, Toohey JI, Paglia DE, et al: Modification of erythrocyte enzyme activities by persulfides and methanethiol: Possible regulatory role. *Proc Natl Acad Sci U S A* 84:1394–1398, 1987.
205. Ogasawara Y, Funakoshi M, Ishii K: Pyruvate kinase is protected by glutathione-dependent redox balance in human red blood cells exposed to reactive oxygen species. *Biol Pharm Bull* 31:1875–1881, 2008.
206. Magnani M, Stocchi V, Ninfali P, et al: Action of oxidized and reduced glutathione on rabbit red blood cell hexokinase. *Biochim Biophys Acta* 615:113–120, 1980.
207. Huisman TH, Dozy AM: Studies on the heterogeneity of hemoglobin. V. Binding of hemoglobin with oxidized glutathione. *J Lab Clin Med* 60:302–319, 1962.
208. Kelner MJ, Montoya MA: Structural organization of the human glutathione reductase gene: Determination of correct cDNA sequence and identification of a mitochondrial leader sequence. *Biochem Biophys Res Commun* 269:366–368, 2000.
209. Karplus PA, Schulz GE: Refined structure of glutathione reductase at 1.54 A resolution. *J Mol Biol* 195:701–729, 1987.
210. Wong KK, Blanchard JS: Human erythrocyte glutathione reductase: PH dependence of kinetic parameters. *Biochemistry* 28:3586–3590, 1989.
211. Beutler E, Yeh MK: Y. Erythrocyte glutathione reductase. *Blood* 21:573–585, 1963.
212. Beutler E: Glutathione reductase: Stimulation in normal subjects by riboflavin supplementation. *Science* 165:613–615, 1969.
213. Hoey L, McNulty H, Strain JJ: Studies of biomarker responses to intervention with riboflavin: A systematic review. *Am J Clin Nutr* 89:1960S–1980S, 2009.
214. Mojzikova R, Dolezel P, Pavlicek J, et al: Partial glutathione reductase deficiency as a cause of diverse clinical manifestations in a family with unstable hemoglobin (Hemoglobin Hana, beta63(E7) His-Asn). *Blood Cells Mol Dis* 45:219–222, 2010.
215. Mieyal JJ, Starke DW, Gravina SA, et al: Thioltransferase in human red blood cells: Kinetics and equilibrium. *Biochemistry* 30:8883–8891, 1991.
216. Mieyal JJ, Starke DW, Gravina SA, et al: Thioltransferase in human red blood cells: Purification and properties. *Biochemistry* 30:6088–6097, 1991.
217. Srivastava SK, Beutler E: The transport of oxidized glutathione from human erythrocytes. *J Biol Chem* 244:9–16, 1969.
218. Prchal J, Srivastava SK, Beutler E: Active transport of GSSG from reconstituted erythrocyte ghosts. *Blood* 46:111–117, 1975.
219. Lunn G, Dale GL, Beutler E: Transport accounts for glutathione turnover in human erythrocytes. *Blood* 54:238–244, 1979.
220. Kondo T, Kawakami Y, Taniguchi N, et al: Glutathione disulfide-stimulated Mg2+-ATPase of human erythrocyte membranes. *Proc Natl Acad Sci U S A* 84:7373–7377, 1987.
221. Board PG: Transport of glutathione S-conjugate from human erythrocytes. *FEBS Lett* 124:163–165, 1981.
222. Kondo T, Murao M, Taniguchi N: Glutathione S-conjugate transport using inside-out vesicles from human erythrocytes. *Eur J Biochem* 125:551–554, 1982.
223. Pulaski L, Jedlitschky G, Leier I, et al: Identification of the multidrug-resistance protein (MRP) as the glutathione-S-conjugate export pump of erythrocytes. *Eur J Biochem* 241:644–648, 1996.
224. Marcus CJ, Habig WH, Jakoby WB: Glutathione transferase from human erythrocytes. Nonidentity with the enzymes from liver. *Arch Biochem Biophys* 188:287–293, 1978.
225. Awasthi YC, Singh SV: Purification and characterization of a new form of glutathione S-transferase from human erythrocytes. *Biochem Biophys Res Commun* 125:1053–1060, 1984.
226. Schroder KR, Hallier E, Meyer DJ, et al: Purification and characterization of a new glutathione S-transferase, class theta, from human erythrocytes. *Arch Toxicol.* 70:559–566, 1996.
227. Harvey JW, Beutler E: Binding of heme by glutathione S-transferase: A possible role of the erythrocyte enzyme. *Blood* 60:1227–1230, 1982.
228. Beutler E, Dunning D, Dabe IB, et al: Erythrocyte glutathione S-transferase deficiency and hemolytic anemia. *Blood* 72:73–77, 1988.
229. Winterbourn CC, Hawkins RE, Brian M, et al: The estimation of red cell superoxide dismutase activity. *J Lab Clin Med* 85:337–341, 1975.
230. Rosen DR, Siddique T, Patterson D, et al: Mutations in Cu/Zn superoxide dismutase gene are associated with familial amyotrophic lateral sclerosis. *Nature* 362:59–62, 1993.
231. Grzelak A, Kruszewski M, Macierzyńska E, et al: The effects of superoxide dismutase knockout on the oxidative stress parameters and survival of mouse erythrocytes. *Cell Mol Biol Lett* 14:23–34, 2009.
232. Iuchi Y, Okada F, Takamiya R, et al: Rescue of anaemia and autoimmune responses in SOD1-deficient mice by transgenic expression of human SOD1 in erythrocytes. *Biochem J* 422:313–320, 2009.
233. Goth L, Nagy T: Inherited catalase deficiency: Is it benign or a factor in various age related disorders? *Mutat Res* 753:147–154, 2013.
234. Takahara S: Progressive oral gangrene probably due to lack of catalase in the blood (acatalasaemia); report of nine cases. *Lancet* 2:1101–1104, 1952.
235. Low FM, Hampton MB, Peskin AV, et al: Peroxiredoxin 2 functions as a noncatalytic scavenger of low-level hydrogen peroxide in the erythrocyte. *Blood* 109:2611–2617, 2007.
236. Lee T-H, Kim S-U, Yu S-L, et al: Peroxiredoxin II is essential for sustaining life span of erythrocytes in mice. *Blood* 101:5033–5038, 2003.
237. Kwon TH, Han YH, Hong SG, et al: Reactive oxygen species mediated DNA damage is essential for abnormal erythropoiesis in peroxiredoxin II(–/–) mice. *Biochem Biophys Res Commun* 424:189–195, 2012.
238. Johnson RM, Ho Y-S, Yu D-Y, et al: The effects of disruption of genes for peroxiredoxin-2, glutathione peroxidase-1, and catalase on erythrocyte oxidative metabolism. *Free Radic Biol Med* 48:519–525, 2010.
239. Nagababu E, Mohanty JG, Friedman JS, et al: Role of peroxiredoxin-2 in protecting RBCs from hydrogen peroxide-induced oxidative stress. *Free Radic Res* 47:164–171, 2013.
240. van Zwieten R, Verhoeven AJ, Roos D: Inborn defects in the antioxidant systems of human red blood cells. *Free Radic Biol Med.* 67:377–386, 2014.
241. Abrusci P, Chiarelli LR, Galizzi A, et al: Erythrocyte adenylate kinase deficiency: Characterization of recombinant mutant forms and relationship with nonspherocytic hemolytic anemia. *Exp Hematol* 35:1182–1189, 2007.
242. Balasubramaniam S, Duley JA, Christodoulou J: Inborn errors of purine metabolism: Clinical update and therapies. *J Inherit Metab Dis* 37:669–686, 2014.
243. Valentine WN, Paglia DE: Erythrocyte disorders of purine and pyrimidine metabolism. *Hemoglobin* 4:669–681, 1980.
244. Valentine WN, Fink K, Paglia DE, et al: Hereditary hemolytic anemia with human erythrocyte pyrimidine 5′-nucleotidase deficiency. *J Clin Invest* 54:866–879, 1974.
245. Paglia DE, Valentine WN: Characteristics of a pyrimidine-specific 5′-nucleotidase in human erythrocytes. *J Biol Chem* 250:7973–7979, 1975.
246. Beutler E, Hartman G: Age-related red cell enzymes in children with transient erythroblastopenia of childhood and with hemolytic anemia. *Pediatr Res* 19:44–47, 1985.
247. Amici A, Emanuelli M, Magni G, et al: Pyrimidine nucleotidases from human erythrocyte possess phosphotransferase activities specific for pyrimidine nucleotides. *FEBS Lett* 419:263–267, 1997.
248. Bitto E, Bingman CA, Wesenberg GE, et al: Structure of pyrimidine 5′-nucleotidase type 1. Insight into mechanism of action and inhibition during lead poisoning. *J Biol Chem* 281:20521–20529, 2006.
249. Marinaki AM, Escuredo E, Duley JA, et al: Genetic basis of hemolytic anemia caused by pyrimidine 5′ nucleotidase deficiency. *Blood* 97:3327–3332, 2001.
250. Kanno H, Takizawa T, Miwa S, et al: Molecular basis of Japanese variants of pyrimidine 5′-nucleotidase deficiency. *Br J Haematol* 126:265–271, 2004.
251. Hirono A, Fujii H, Natori H, et al: Chromatographic analysis of human erythrocyte pyrimidine 5′-nucleotidase from five patients with pyrimidine 5′-nucleotidase deficiency. *Br J Haematol* 65:35–41, 1987.
252. Sestini S, Ricci C, Micheli V, et al: Nicotinamide mononucleotide adenylyltransferase activity in human erythrocytes. *Arch Biochem Biophys* 302:206–211, 1993.
253. Di Stefano M, Galassi L, Magni G: Unique expression pattern of human nicotinamide mononucleotide adenylyltransferase isozymes in red blood cells. *Blood Cells Mol Dis* 45:33–39, 2010.
254. Hikosaka K, Ikutani M, Shito M, et al: Deficiency of nicotinamide mononucleotide adenylyltransferase 3 (Nmnat3) causes hemolytic anemia by altering the glycolytic flow in mature erythrocytes. *J Biol Chem* 289:14796–14811, 2014.
255. Arnold H, Blume KG, Lohr GW, et al: "Acquired" red cell enzyme defects in hematological diseases. *Clin Chim Acta* 57:187–189, 1974.
256. Boivin P, Galand C, Hakim J, et al: Acquired erythroenzymopathies in blood disorders: Study of 200 cases. *Br J Haematol* 31:531–543, 1975.
257. Kahn A, Marie J, Bernard J-F, et al: Mechanisms of the acquired erythrocyte enzyme deficiencies in blood diseases. *Clin Chim Acta* 71:379–387, 1976.
258. Kahn A: Abnormalities of erythrocyte enzymes in dyserythropoiesis and malignancies. *Clin Haematol* 10:123–138, 1981.

259. Kornberg A, Goldfarb A: Preleukemia manifested by hemolytic anemia with pyruvate-kinase deficiency. *Arch Intern Med* 146:785–786, 1986.

260. Shinohara K, Tanaka KR: Hereditary deficiency of erythrocyte acetylcholinesterase. *Am J Hematol* 7:313–321, 1979.

261. Rosa R, George C, Fardeau M, et al: A new case of phosphoglycerate kinase deficiency: PGK Creteil associated with rhabdomyolysis and lacking hemolytic anemia. *Blood* 60:84–91, 1982.

262. Marstein S, Jellum E, Halpern B, et al: Biochemical studies of erythrocytes in a patient with pyroglutamic acidemia (5-oxoprolinemia). *N Engl J Med* 295:406–412, 1976.

263. Beutler E, Carson D, Dannawi H, et al: Metabolic compensation for profound erythrocyte adenylate kinase deficiency. *J Clin Invest* 72:648–655, 1983.

264. Beutler E: *Hemolytic Anemia in Disorders of Red Cell Metabolism.* Plenum Press, New York, 1978.

265. Glucose-6-phosphate dehydrogenase deficiency. WHO Working Group. *Bull World Health Organ* 67:601–611, 1989.

266. Betke K, Beutler E, Brewer GJ, et al: Standardization of procedures for the study of glucose-6-phosphate dehydrogenase. Report of a WHO scientific group. *World Health Organ Tech Rep Ser* 366:1–53, 1967.

267. Piomelli S, Corash LM, Davenport DD, et al: In vivo lability of glucose-6-phosphate dehydrogenase in GdA- and Gd Mediterranean deficiency. *J Clin Invest* 47:940–948, 1968.

268. Kahn A, Cottreau D, Boivin P: Molecular mechanism of glucose-6-phosphate dehydrogenase deficiency. *Humangenetik* 25:101–109, 1974.

269. Beutler E: Selectivity of proteases as a basis for tissue distribution of enzymes in hereditary deficiencies. *Proc Natl Acad Sci U S A* 80:3767–3768, 1983.

270. Kirkman HN, Schettini F, Pickard BM: Mediterranean variant of glucose-6-phosphate dehydrogenase. *J Lab Clin Med* 63:726–735, 1964.

271. Longo L, Vanegas OC, Patel M, et al: Maternally transmitted severe glucose 6-phosphate dehydrogenase deficiency is an embryonic lethal. *EMBO J* 21:4229–4239, 2002.

272. Takizawa T, Yoneyama Y, Miwa S, et al: A single nucleotide base transition is the basis of the common human glucose-6-phosphate dehydrogenase variant A(+). *Genomics* 1:228–231, 1987.

273. Hirono A, Beutler E: Molecular cloning and nucleotide sequence of cDNA for human glucose-6-phosphate dehydrogenase variant A(−). *Proc Natl Acad Sci U S A* 85:3951–3954, 1988.

274. Beutler E, Kuhl W, Vives-Corrons JL, et al: Molecular heterogeneity of glucose-6-phosphate dehydrogenase A−. *Blood* 74:2550–2555, 1989.

275. Vulliamy TJ, Othman A, Town M, et al: Polymorphic sites in the African population detected by sequence analysis of the glucose-6-phosphate dehydrogenase gene outline the evolution of the variants A and A−. *Proc Natl Acad Sci U S A* 88:8568–8571, 1991.

276. Town M, Bautista JM, Mason PJ, et al: Both mutations in G6PD A− are necessary to produce the G6PD deficient phenotype. *Hum Mol Genet.* 1:171–174, 1992.

277. Vulliamy TJ, D'Urso M, Battistuzzi G, et al: Diverse point mutations in the human glucose-6-phosphate dehydrogenase gene cause enzyme deficiency and mild or severe hemolytic anemia. *Proc Natl Acad Sci U S A* 85:5171–5175, 1988.

278. Ho HY, Cheng ML, Chiu DT: Glucose-6-phosphate dehydrogenase-beyond the realm of red cell biology. *Free Radic Res* 48:1028–1048, 2014.

279. MacDonald D, Town M, Mason P, et al: Deficiency in red blood cells. *Nature* 350:115–115, 1991.

280. Roos D, van Zwieten R, Wijnen JT, et al: Molecular basis and enzymatic properties of glucose 6-phosphate dehydrogenase volendam, leading to chronic nonspherocytic anemia, granulocyte dysfunction, and increased susceptibility to infections. *Blood* 94:2955–2962, 1999.

281. van Bruggen R, Bautista JM, Petropoulou T, et al: Deletion of leucine 61 in glucose-6-phosphate dehydrogenase leads to chronic nonspherocytic anemia, granulocyte dysfunction, and increased susceptibility to infections. *Blood* 100:1026–1030, 2002.

282. van Wijk R, Huizinga EG, Prins I, et al: Distinct phenotypic expression of two de novo missense mutations affecting the dimer interface of glucose-6-phosphate dehydrogenase. *Blood Cells Mol Dis* 32:112–117, 2004.

283. Smith JE, Ryer K, Wallace L: Glucose-6-phosphate dehydrogenase deficiency in a dog. *Enzyme* 21:379–382, 1976.

284. Sanders S, Smith DP, Thomas GA, et al: A glucose-6-phosphate dehydrogenase (G6PD) splice site consensus sequence mutation associated with G6PD enzyme deficiency. *Mutat Res* 374:79–87, 1997.

285. Stockham SL, Harvey JW, Kinden DA: Equine glucose-6-phosphate dehydrogenase deficiency. *Vet Pathol* 31:518–527, 1994.

286. Rovira A, De Angioletti M, Camacho-Vanegas O, et al: Stable in vivo expression of glucose-6-phosphate dehydrogenase (G6PD) and rescue of G6PD deficiency in stem cells by gene transfer. *Blood* 96:4111–4117, 2000.

287. van Wijk R, van Solinge WW: The energy-less red blood cell is lost: Erythrocyte enzyme abnormalities of glycolysis. *Blood* 106:4034–4042, 2005.

288. Beutler E, Forman L, Rios-Larrain E: Elevated pyruvate kinase activity in patients with hemolytic anemia due to red cell pyruvate kinase "deficiency." *Am J Med* 83:899–904, 1987.

289. Zanella A, Fermo E, Bianchi P, et al: Pyruvate kinase deficiency: The genotype-phenotype association. *Blood Rev* 21:217–231, 2007.

290. Van Wijk R, Huizinga EG, Van Wesel AC: W., et al: Fifteen novel mutations in *PKLR* associated with pyruvate kinase (PK) deficiency: Structural implications of amino acid substitutions in PK. *Hum Mutat* 30:446–453, 2009.

291. Demina A, Varughese KI, Barbot J, et al: Six previously undescribed pyruvate kinase mutations causing enzyme deficiency. *Blood* 92:647–652, 1998.

292. Aizawa S, Kohdera U, Hiramoto M, et al: Ineffective erythropoiesis in the spleen of a patient with pyruvate kinase deficiency. *Am J Hematol* 74:68–72, 2003.

293. Aizawa S, Harada T, Kanbe E, et al: Ineffective erythropoiesis in mutant mice with deficient pyruvate kinase activity. *Exp Hematol* 33:1292–1298, 2005.

294. Viprakasit V, Ekwattanakit S, Riolueang S, et al: Mutations in Krüppel-like factor 1 cause transfusion-dependent hemolytic anemia and persistence of embryonic globin gene expression. *Blood* 123:1586–1595, 2014.

295. Durand PM, Coetzer TL: Pyruvate kinase deficiency protects against malaria in humans. *Haematologica* 93:939–940, 2008.

296. Ayi K, Min-OoG, Serghides L, et al: Pyruvate kinase deficiency and malaria. *N Engl J Med* 358:1805–1810, 2008.

297. Ayi K, Liles WC, Gros P, et al: Adenosine triphosphate depletion of erythrocytes simulates the phenotype associated with pyruvate kinase deficiency and confers protection against *Plasmodium falciparum* in vitro. *J Infect Dis* 200:1289–1299, 2009.

298. Machado P, Pereira R, Rocha AM, et al: Malaria: Looking for selection signatures in the human PKLR gene region. *Br J Haematol* 149:775–784, 2010.

299. Berghout J, Higgins S, Loucoubar C, et al: Genetic diversity in human erythrocyte pyruvate kinase. *Genes Immun* 13:98–102, 2011.

300. Machado P, Manco L, Gomes C, et al: Pyruvate kinase deficiency in sub-Saharan Africa: Identification of a highly frequent missense mutation (G829A;Glu277Lys) and association with malaria. *PLoS One* 7:e47071, 2012.

301. Owen JL, Harvey JW: Hemolytic anemia in dogs and cats due to erythrocyte enzyme deficiencies. *Vet Clin North Am Small Anim Pract* 42:73–84, 2012.

302. Whitney KM, Goodman SA, Bailey EM, et al: The molecular basis of canine pyruvate kinase deficiency. *Exp Hematol* 22:866–874, 1994.

303. Zaucha JA, Yu C, Lothrop CD, Jr, et al: Severe canine hereditary hemolytic anemia treated by nonmyeloablative marrow transplantation. *Biol Blood Marrow Transplant* 7:14–24, 2001.

304. Bader R, Bode G, Rebel W, et al: Stimulation of bone marrow by administration of excessive doses of recombinant human erythropoietin. *Pathol Res Pract* 188:676–679, 1992.

305. Trobridge GD, Beard BC, Wu RA, et al: Stem cell selection in vivo using foamy vectors cures canine pyruvate kinase deficiency. *PLoS One* 7:e45173, 2012.

306. Tsujino K, Kanno H, Hashimoto K, et al: Delayed onset of hemolytic anemia in CBA-Pk-1^{slc}/Pk-1^{slc} mice with a point mutation of the gene encoding red blood cell type pyruvate kinase. *Blood* 91:2169–2174, 1998.

307. Kanno H, Utsugisawa T, Aizawa S, et al: Transgenic rescue of hemolytic anemia due to red blood cell pyruvate kinase deficiency. *Haematologica* 92:731–737, 2007.

308. Meza NW, Alonso-Ferrero ME, Navarro S, et al: Rescue of pyruvate kinase deficiency in mice by gene therapy using the human isoenzyme. *Mol Ther* 17:2000–2009, 2009.

309. Kanno H: Hexokinase: Gene structure and mutations. *Baillieres Best Pract Res Clin Haematol* 13:83–88, 2000.

310. Kanno H, Murakami K, Hariyama Y, et al: Homozygous intragenic deletion of type I hexokinase gene causes lethal hemolytic anemia of the affected fetus. *Blood* 100:1930, 2002.

311. de Vooght KM: K., van Solinge WW, van Wesel AC, et al: First mutation in the red blood cell-specific promoter of hexokinase combined with a novel missense mutation causes hexokinase deficiency and mild chronic hemolysis. *Haematologica* 94:1203–1210, 2009.

312. Bianchi M, Magnani M: Hexokinase mutations that produce nonspherocytic hemolytic anemia. *Blood Cells Mol Dis* 21:2–8, 1995.

313. Van Wijk R, Rijksen G, Huizinga EG, et al: HK Utrecht: Missense mutation in the active site of human hexokinase associated with hexokinase deficiency and severe nonspherocytic hemolytic anemia. *Blood* 101:345–347, 2003.

314. Peters LL, Lane PW, Andersen SG, et al: Downeast anemia (dea), a new mouse model of severe nonspherocytic hemolytic anemia caused by hexokinase (HK$_1$) deficiency. *Blood Cells Mol Dis* 27:850–860, 2001.

315. Kugler W, Lakomek M: Glucose-6-phosphate isomerase deficiency. *Baillieres Best Pract Res Clin Haematol* 13:89–101, 2000.

316. Clarke JL, Vulliamy TJ, Roper D, et al: Combined glucose-6-phosphate dehydrogenase and glucosephosphate isomerase deficiency can alter clinical outcome. *Blood Cells Mol Dis* 30:258–263, 2003.

317. Repiso A, Oliva B, Vives Corrons JL, et al: Glucose phosphate isomerase deficiency: Enzymatic and familial characterization of Arg346His mutation. *Biochim Biophys Acta* 1740:467–471, 2005.

318. Repiso A, Oliva B, Vives-Corrons JL, et al: Red cell glucose phosphate isomerase (GPI): A molecular study of three novel mutations associated with hereditary nonspherocytic hemolytic anemia. *Hum Mutat* 27: 1159, 2006.

319. Rossi F, Ruggiero S, Gallo M, et al: Amoxicillin-induced hemolytic anemia in a child with glucose 6-phosphate isomerase deficiency. *Ann Pharmacother* 44:1327–1329, 2010.

320. Warang P, Kedar P, Ghosh K, et al: Hereditary non-spherocytic hemolytic anemia and severe glucose phosphate isomerase deficiency in an Indian patient homozygous for the L487F mutation in the human GPI gene. *Int J Hematol* 96:263–267, 2012.

321. Read J, Pearce J, Li X, et al: The crystal structure of human phosphoglucose isomerase at 1.6 A resolution: Implications for catalytic mechanism, cytokine activity and haemolytic anaemia. *J Mol Biol* 309:447–463, 2001.

322. Lin HY, Kao YH, Chen ST, et al: Effects of inherited mutations on catalytic activity and structural stability of human glucose-6-phosphate isomerase expressed in Escherichia coli. *Biochim Biophys Acta* 1794:315–323, 2009.

323. Helleman PW, Van Biervliet JP: Haematological studies in a new variant of glucose-phosphate isomerase deficiency (GPI Utrecht). *Helv Paediatr Acta* 30:525–536, 1976.

324. Kahn A, Buc HA, Girot R, et al: Molecular and functional anomalies in two new mutant glucose-phosphate-isomerase variants with enzyme deficiency and chronic hemolysis. *Hum Genet* 40:293–304, 1978.

325. Schroter W, Eber SW, Bardosi A, et al: Generalised glucosephosphate isomerase (GPI) deficiency causing haemolytic anaemia, neuromuscular symptoms and impairment of granulocytic function: A new syndrome due to a new stable GPI variant with diminished specific activity (GPI Homburg). *Eur J Pediatr* 144:301–305, 1985.

326. Beutler E, West C, Britton HA, et al: Glucosephosphate isomerase (GPI) deficiency mutations associated with hereditary nonspherocytic hemolytic anemia (HNSHA). *Blood Cells Mol Dis* 23:402–409, 1997.

327. Zanella A, Izzo C, Rebulla P, et al: The first stable variant of erythrocyte glucose-phosphate isomerase associated with severe hemolytic anemia. *Am J Hematol* 9:1–11, 1980.
328. Shalev O, Shalev RS, Forman L, et al: GPI Mount Scopus—a variant of glucosephosphate isomerase deficiency. *Ann Hematol* 67:197–200, 1993.
329. Chaput M, Claes V, Portetelle D, et al: The neurotrophic factor neuroleukin is 90% homologous with phosphohexose isomerase. *Nature* 332:454–455, 1988.
330. Watanabe H, Takehana K, Date M, et al: Tumor cell autocrine motility factor is the neuroleukin/phosphohexose isomerase polypeptide. *Cancer Res* 56:2960–2963, 1996.
331. Gurney ME, Heinrich SP, Lee MR, et al: Molecular cloning and expression of neuroleukin, a neurotrophic factor for spinal and sensory neurons. *Science* 234:566–574, 1986.
332. Xu W, Seiter K, Feldman E, et al: The differentiation and maturation mediator for human myeloid leukemia cells shares homology with neuroleukin or phosphoglucose isomerase. *Blood* 87:4502–4506, 1996.
333. Kugler W, Breme K, Laspe P, et al: Molecular basis of neurological dysfunction coupled with haemolytic anaemia in human glucose-6-phosphate isomerase (GPI) deficiency. *Hum Genet* 103:450–454, 1998.
334. Haller JF, Smith C, Liu D, et al: Isolation of novel animal cell lines defective in glycerolipid biosynthesis reveals mutations in glucose-6-phosphate isomerase. *J Biol Chem* 285:866–877, 2010.
335. Haller JF, Krawczyk SA, Gostilovitch L, et al: Glucose-6-phosphate isomerase deficiency results in mTOR activation, failed translocation of lipin 1alpha to the nucleus and hypersensitivity to glucose: Implications for the inherited glycolytic disease. *Biochim Biophys Acta* 1812:1393–1402, 2011.
336. Merkle S, Pretsch W: Glucose-6-phosphate isomerase deficiency associated with nonspherocytic hemolytic anemia in the mouse: An animal model for the human disease. *Blood* 81:206–213, 1993.
337. West JD: A genetically defined animal model of anembryonic pregnancy. *Hum Reprod* 8:1316–1323, 1993.
338. Nakajima H, Raben N, Hamaguchi T, et al: Phosphofructokinase deficiency; past, present and future. *Curr Mol Med* 2:197–212, 2002.
339. Raben N, Sherman J, Miller F, et al: A 5′ splice junction mutation leading to exon deletion in an Ashkenazic Jewish family with phosphofructokinase deficiency (Tarui disease). *J Biol Chem* 268:4963–4967, 1993.
340. Tsujino S, Servidei S, Tonin P, et al: Identification of three novel mutations in non-Ashkenazi Italian patients with muscle phosphofructokinase deficiency. *Am J Hum Genet* 54:812–819, 1994.
341. Fujii H, Miwa S: Other erythrocyte enzyme deficiencies associated with non-haematological symptoms: Phosphoglycerate kinase and phosphofructokinase deficiency. *Baillieres Best Pract Res Clin Haematol* 13:141–148, 2000.
342. Raben N, Exelbert R, Spiegel R, et al: Functional expression of human mutant phosphofructokinase in yeast: Genetic defects in French Canadian and Swiss patients with phosphofructokinase deficiency. *Am J Hum Genet* 56:131–141, 1995.
343. Musumeci O, Bruno C, Mongini T, et al: Clinical features and new molecular findings in muscle phosphofructokinase deficiency (GSD type VII). *Neuromuscul Disord* 22:325–330, 2012.
344. Vives Corrons J-L, Koralkova P, Grau JM, et al: First identification of phosphofructokinase deficiency in Spain: Identification of a novel homozygous missense mutation in the PFKM gene. *Front Physiol* 4: 393, 2013.
345. Brüser A, Kirchberger J, Schöneberg T: Altered allosteric regulation of muscle 6-phosphofructokinase causes Tarui disease. *Biochem Biophys Res Commun* 427(1):133–137, 2012.
346. Nichols RC, Rudolphi O, Ek B, et al: Glycogenosis type VII (Tarui disease) in a Swedish family: Two novel mutations in muscle phosphofructokinase gene (PFK-M) resulting in intron retentions. *Am J Hum Genet* 59:59–65, 1996.
347. Hamaguchi T, Nakajima H, Noguchi T, et al: Novel missense mutation (W686C) of the phosphofructokinase-M gene in a Japanese patient with a mild form of glycogenosis VII. *Hum Mutat* 8:273–275, 1996.
348. Inal Gultekin G, Raj K, Lehman S, et al: Missense mutation in *PFKM* associated with muscle-type phosphofructokinase deficiency in the Wachtelhund dog. *Mol Cell Probes* 26:243–247, 2012.
349. Garcia M, Pujol A, Ruzo A, et al: Phosphofructo-1-kinase deficiency leads to a severe cardiac and hematological disorder in addition to skeletal muscle glycogenosis. *PLoS Genet* 5:e1000615, 2009.
350. Gerber K, Harvey JW, D'Agorne S, et al: Hemolysis, myopathy, and cardiac disease associated with hereditary phosphofructokinase deficiency in two Whippets. *Vet Clin Pathol* 38:46–51, 2009.
351. Miwa S, Fujii H, Tani K, et al: Two cases of red cell aldolase deficiency associated with hereditary hemolytic anemia in a Japanese family. *Am J Hematol* 11:425–437, 1981.
352. Kreuder J, Borkhardt A, Repp R, et al: Brief report: Inherited metabolic myopathy and hemolysis due to a mutation in aldolase A. *N Engl J Med* 334:1100–1104, 1996.
353. Esposito G, Vitagliano L, Costanzo P, et al: Human aldolase A natural mutants: Relationship between flexibility of the C-terminal region and enzyme function. *Biochem J* 380:51–56, 2004.
354. Yao DC, Tolan DR, Murray MF, et al: Hemolytic anemia and severe rhabdomyolysis caused by compound heterozygous mutations of the gene for erythrocyte/muscle isozyme of aldolase, ALDOA(Arg303X/Cys338Tyr). *Blood* 103:2401–2403, 2004.
355. Schneider AS: Triosephosphate isomerase deficiency: Historical perspectives and molecular aspects. *Baillieres Best Pract Res Clin Haematol* 13:119–140, 2000.
356. Orosz F, Olah J, Alvarez M, et al: Distinct behavior of mutant triosephosphate isomerase in hemolysate and in isolated form: Molecular basis of enzyme deficiency. *Blood* 98:3106–3112, 2001.
357. Orosz F, Oláh J, Ovádi J: Triosephosphate isomerase deficiency: New insights into an enigmatic disease. *Biochim Biophys Acta* 1792:1168–1174, 2009.
358. Orosz F, Olah J, Ovadi J: Triosephosphate isomerase deficiency: Facts and doubts. *IUBMB Life* 58:703–715, 2006.
359. Serdaroglu G, Aydinok Y, Yilmaz S, et al: Triosephosphate isomerase deficiency: A patient with Val231Met mutation [in process citation]. *Pediatr Neurol* 44:139–142, 2011.
360. Fermo E, Bianchi P, Vercellati C, et al: Triose phosphate isomerase deficiency associated with two novel mutations in TPI gene. *Eur J Haematol* 85:170–173, 2010.
361. Aissa K, Kamoun F, Sfaihi L, et al: Hemolytic anemia and progressive neurologic impairment: Think about triosephosphate isomerase deficiency. *Fetal Pediatr Pathol* 33:234–238, 2014.
362. Manco L, Ribeiro ML: Novel human pathological mutations. Gene symbol: TPI1. Disease: Triosephosphate isomerase deficiency. *Hum Genet* 121: 650, 2007.
363. Sarper N, Zengin E, Jakobs C, et al: Mild hemolytic anemia, progressive neuromotor retardation and fatal outcome: A disorder of glycolysis, triose- phosphate isomerase deficiency. *Turk J Pediatr* 55:198–202, 2013.
364. Schneider A, Westwood B, Yim C, et al: The 1591C mutation in triosephosphate isomerase (TPI) deficiency. Tightly linked polymorphisms and a common haplotype in all known families. *Blood Cells Mol Dis* 22:115–125, 1996.
365. Zingg BC, Pretsch W, Mohrenweiser HW: Molecular analysis of four ENU induced triosephosphate isomerase null mutants in Mus musculus. *Mut Res* 328:163–173, 1995.
366. Pretsch W: Triosephosphate isomerase activity-deficient mice show haemolytic anaemia in homozygous condition. *Genet Res (Camb)* 91:1–4, 2009.
367. Celotto AM, Frank AC, Seigle JL, et al: Drosophila model of human inherited triosephosphate isomerase deficiency glycolytic enzymopathy. *Genetics* 174:1237–1246, 2006.
368. Roland BP, Stuchul KA, Larsen SB, et al: Evidence of a triosephosphate isomerase non-catalytic function crucial to behavior and longevity. *J Cell Sci* 126:3151–3158, 2013.
369. Beutler E: PGK deficiency. *Br J Haematol* 136:3–11, 2007.
370. Tamai M, Kawano T, Saito R, et al: Phosphoglycerate kinase deficiency due to a novel mutation (c. 1180A>G) manifesting as chronic hemolytic anemia in a Japanese boy. *Int J Hematol* 2014.
371. Valentini G, Maggi M, Pey AL: Protein stability, folding and misfolding in human PGK1 deficiency. *Biomolecules* 3:1030–1052, 2013.
372. Spiegel R, Gomez EA, Akman HO, et al: Myopathic form of phosphoglycerate kinase (PGK) deficiency: A new case and pathogenic considerations. *Neuromuscul Disord* 19:207–211, 2009.
373. Morimoto A, Ueda I, Hirashima Y, et al: A novel missense mutation (1060G -> C) in the phosphoglycerate kinase gene in a Japanese boy with chronic haemolytic anaemia, developmental delay and rhabdomyolysis. *Br J Haematol* 122:1009–1013, 2003.
374. Fermo E, Bianchi P, Chiarelli LR, et al: A new variant of phosphoglycerate kinase deficiency (p.I371K) with multiple tissue involvement: Molecular and functional characterization. *Mol Genet Metab* 106:455–461, 2012.
375. Rhodes M, Ashford L, Manes B, et al: Bone marrow transplantation in phosphoglycerate kinase (PGK) deficiency. *Br J Haematol* 152:500–502, 2011.
376. Chiarelli LR, Morera SM, Bianchi P, et al: Molecular insights on pathogenic effects of mutations causing phosphoglycerate kinase deficiency. *PLoS One* 7:e32065, 2012.
377. Lemarchandel V, Joulin V, Valentin C, et al: Compound heterozygosity in a complete erythrocyte bisphosphoglycerate mutase deficiency. *Blood* 80:2643–2649, 1992.
378. Hoyer JD, Allen SL, Beutler E, et al: Erythrocytosis due to bisphosphoglycerate mutase deficiency with concurrent glucose-6-phosphate dehydrogenase (G6PD) deficiency. *Am J Hematol* 75:205–208, 2004.
379. Petousi N, Copley RR, Lappin TR, et al: Erythrocytosis associated with a novel missense mutation in the *BPGM* gene. *Haematologica* 99:e201–e204, 2014.
380. Rosa R, Prehu M-O, Beuzard Y, et al: The first case of a complete deficiency of diphosphoglycerate mutase in human erythrocytes. *J Clin Invest* 62:907–915, 1978.
381. Konrad PN, Richards F II, Valentine WN, et al: γ-Glutamyl-cysteine synthetase deficiency. A cause of hereditary hemolytic anemia. *N Engl J Med* 286:557–561, 1972.
382. Hirono A, Iyori H, Sekine I, et al: Three cases of hereditary nonspherocytic hemolytic anemia associated with red blood cell glutathione deficiency. *Blood* 87:2071–2074, 1996.
383. Beutler E, Moroose R, Kramer L, et al: Gamma-glutamylcysteine synthetase deficiency and hemolytic anemia. *Blood* 75:271–273, 1990.
384. Richards F 2nd, Cooper MR, Pearce LA, et al: Familial spinocerebellar degeneration, hemolytic anemia, and glutathione deficiency. *Arch Intern Med* 134:534–537, 1974.
385. Beutler E, Gelbart T, Kondo T, et al: The molecular basis of a case of γ-glutamylcysteine synthetase deficiency. *Blood* 94:2890–2894, 1999.
386. Ristoff E, Augustson C, Geissler J, et al: A missense mutation in the heavy subunit of γ-glutamylcysteine synthetase gene causes hemolytic anemia. *Blood* 95:1896–1897, 2000.
387. Hamilton D, Wu JH, Alaoui-Jamali M, et al: A novel missense mutation in the γ-glutamylcysteine synthetase catalytic subunit gene causes both decreased enzymatic activity and glutathione production. *Blood* 102:725–730, 2003.
388. Manu Pereira M, Gelbart T, Ristoff E, et al: Chronic non-spherocytic hemolytic anemia associated with severe neurological disease due to γ-glutamylcysteine synthetase deficiency in a patient of Moroccan origin. *Haematologica* 92:e102–E105, 2007.
389. Willis MN, Liu Y, Biterova EI, et al: Enzymatic defects underlying hereditary glutamate cysteine ligase deficiency are mitigated by association of the catalytic and regulatory subunits. *Biochemistry* 50:6508–6517, 2011.
390. Shi ZZ, Osei-Frimpong J, Kala G, et al: Glutathione synthesis is essential for mouse development but not for cell growth in culture. *Proc Natl Acad Sci U S A* 97:5101–5106, 2000.
391. Dalton TP, Dieter MZ, Yang Y, et al: Knockout of the mouse glutamate cysteine ligase catalytic subunit (Gclc) gene: Embryonic lethal when homozygous, and proposed model for moderate glutathione deficiency when heterozygous. *Biochem Biophys Res Commun* 279:324–329, 2000.
392. Yang Y, Dieter MZ, Chen Y, et al: Initial characterization of the glutamate-cysteine ligase modifier subunit *Gclm(–/–)* knockout mouse. Novel model system for a severely compromised oxidative stress response. *J Biol Chem* 277:49446–49452, 2002.
393. Foller M, Harris IS, Elia A, et al: Functional significance of glutamate-cysteine ligase modifier for erythrocyte survival in vitro and in vivo. *Cell Death Differ* 20:1350–1358, 2013.
394. Shi Z-Z, Habib GM, Rhead WJ, et al: Mutations in the glutathione synthetase gene

cause 5-oxoprolinuria. *Nat Genet* 14:361–365, 1996.

395. Ristoff E, Mayatepek E, Larsson A: Long-term clinical outcome in patients with gluta-thione synthetase deficiency. *J Pediatr* 139:79–84, 2001.

396. Njalsson R, Ristoff E, Carlsson K, et al: Genotype, enzyme activity, glutathione level, and clinical phenotype in patients with glutathione synthetase deficiency. *Hum Genet* 116:384–389, 2005.

397. Ristoff E: Inborn errors of GSH metabolism, in *Glutathione and Sulfur Amino Acids in Human Health and Disease*, edited by Masella R, Mazza G, pp 343–362. John Wiley & Sons, New York, 2009.

398. Riudor E, Arranz JA, Alvarez R, et al: Massive 5-oxoprolinuria with normal 5-oxoprolinase and glutathione synthetase activities. *J Inherit Metab Dis* 24:404–406, 2001.

399. Mayatepek E: 5-Oxoprolinuria in patients with and without defects in the gamma-glu-tamyl cycle. *Eur J Pediatr* 158:221–225, 1999.

400. Pederzolli CD, Mescka CP, Zandona BR, et al: Acute administration of 5-oxoproline induces oxidative damage to lipids and proteins and impairs antioxidant defenses in cerebral cortex and cerebellum of young rats. *Metab Brain Dis* 25:145–154, 2010.

401. Simon E, Vogel M, Fingerhut R, et al: Diagnosis of glutathione synthetase deficiency in newborn screening. *J Inherit Metab Dis* 32 Suppl 1:S269–S272, 2009.

402. Burstedt MS, Ristoff E, Larsson A, et al: Rod-cone dystrophy with maculopathy in genetic glutathione synthetase deficiency: A morphologic and electrophysiologic study. *Ophthalmology* 116:324–331, 2009.

403. Winkler A, Njalsson R, Carlsson K, et al: Glutathione is essential for early embryo-genesis—analysis of a glutathione synthetase knockout mouse. *Biochem Biophys Res Commun* 412:121–126, 2011.

404. Kamerbeek NM, van Zwieten R, de Boer M, et al: Molecular basis of glutathione reduc-tase deficiency in human blood cells. *Blood* 109:3560–3566, 2007.

405. Loos H, Roos D, Weening R, et al: Familial deficiency of glutathione reductase in human blood cells. *Blood* 48:53–62, 1976.

406. Gallo V, Schwarzer E, Rahlfs S, et al: Inherited glutathione reductase deficiency and *Plasmodium falciparum* malaria–a case study. *PLoS One* 4:e7303, 2009.

407. Miwa S, Fujii H, Tani K, et al: Red cell adenylate kinase deficiency associated with hereditary nonspherocytic hemolytic anemia: Clinical and biochemical studies. *Am J Hematol* 14:325–333, 1983.

408. Matsuura S, Igarashi M, Tanizawa Y, et al: Human adenylate kinase deficiency associ-ated with hemolytic anemia. A single base substitution affecting solubility and catalytic activity of the cytosolic adenylate kinase. *J Biol Chem* 264:10148–10155, 1989.

409. Qualtieri A, Pedace V, Bisconte MG, et al: Severe erythrocyte adenylate kinase defi-ciency due to homozygous A–>G substitution at codon 164 of human AK1 gene asso-ciated with chronic haemolytic anaemia. *Br J Haematol* 99:770–776, 1997.

410. Bianchi P, Zappa M, Bredi E, et al: A case of complete adenylate kinase deficiency due to a nonsense mutation in AK-1 gene (Arg 107 —> Stop, CGA —> TGA) associated with chronic haemolytic anaemia. *Br J Haematol* 105:75–79, 1999.

411. Corrons JL, Garcia E, Tusell JJ, et al: Red cell adenylate kinase deficiency: Molecu-lar study of 3 new mutations (118G>A, 190G>A, and GAC deletion) associated with hereditary nonspherocytic hemolytic anemia. *Blood* 102:353–356, 2003.

412. Fermo E, Bianchi P, Vercellati C, et al: A new variant of adenylate kinase (delG138) associated with severe hemolytic anemia. *Blood Cells Mol Dis* 33:146–149, 2004.

413. Lachant NA, Zerez CR, Barredo J, et al: Hereditary erythrocyte adenylate kinase defi-ciency: A defect of multiple phosphotransferases? *Blood* 77:2774–2784, 1991.

414. Toren A, Brok-Simoni F, Ben-Bassat I, et al: Congenital haemolytic anaemia associated with adenylate kinase deficiency. *Br J Haematol* 87:376–380, 1994.

415. Valentine WN, Paglia DE, Tartaglia AP, et al: Hereditary hemolytic anemia with increased red cell adenosine deaminase (45- to 70-fold) and decreased adenosine tri-phosphate. *Science* 195:783–785, 1977.

416. Perignon JL, Hamet M, Buc HA, et al: Biochemical study of a case of hemolytic anemia with increased (85 fold) red cell adenosine deaminase. *Clin Chim Acta* 124:205–212, 1982.

417. Chottiner EG, Ginsburg D, Tartaglia AP, et al: Erythrocyte adenosine deaminase over-production in hereditary hemolytic anemia. *Blood* 74:448–453, 1989.

418. Fujii H, Miwa S, Suzuki K: Purification and properties of adenosine deaminase in normal and hereditary hemolytic anemia with increased red cell activity. *Hemoglobin* 4:693–705, 1980.

419. Chen EH, Tartaglia AP, Mitchell BS: Hereditary overexpression of adenosine deaminase in erythrocytes: Evidence for a *cis*-acting mutation. *Am J Hum Genet* 53:889–893, 1993.

420. Zanella A, Bianchi P, Fermo E, et al: Hereditary pyrimidine 5′-nucleotidase deficiency: From genetics to clinical manifestations. *Br J Haematol* 133:113–123, 2006.

421. Rees DC, Duley JA, Marinaki AM: Pyrimidine 5′ nucleotidase deficiency. *Br J Haematol* 120:375–383, 2003.

422. Vives i Corrons JL: Chronic non-spherocytic haemolytic anaemia due to congenital pyrimidine 5′ nucleotidase deficiency: 25 years later. *Baillieres Best Pract Res Clin Hae-matol* 13:103–118, 2000.

423. Swanson MS, Markin RS, Stohs SJ, et al: Identification of cytidine diphosphodiesters in erythrocytes from a patient with pyrimidine nucleotidase deficiency. *Blood* 63:665–670, 1984.

424. Tomoda A, Noble NA, Lachant NA, et al: Hemolytic anemia in hereditary pyrimidine 5′-nucleotidase deficiency: Nucleotide inhibition of G6PD and the pentose phosphate shunt. *Blood* 60:1212–1218, 1982.

425. David O, Ramenghi U, Camaschella C, et al: Inhibition of hexose monophosphate shunt in young erythrocytes by pyrimidine nucleotides in hereditary pyrimidine 5′ nucleotidase deficiency. *Eur J Haematol* 47:48–54, 1991.

426. Rees DC, Duley J, Simmonds HA, et al: Interaction of hemoglobin E and pyrimidine 5′ nucleotidase deficiency. *Blood* 88:2761–2767, 1996.

427. Lachant NA, Tanaka KR: Red cell metabolism in hereditary pyrimidine 5′-nucleotidase deficiency: Effect of magnesium. *Br J Haematol* 63:615–623, 1986.

428. Lachant NA, Zerez CR, Tanaka KR: Pyrimidine nucleotides impair phosphoribosylpy-rophosphate (PRPP) synthetase subunit aggregation by sequestering magnesium. A mechanism for the decreased PRPP synthetase activity in hereditary erythrocyte pyrimidine 5′-nucleotidase deficiency. *Biochim Biophys Acta* 994:81–88, 1989.

429. Zerez CR, Lachant NA, Tanaka KR: Decrease in subunit aggregation of phosphori-bosylpyrophosphate synthetase: A mechanism for decreased nucleotide concentrations in pyruvate kinase-deficient human erythrocytes. *Blood* 68:1024–1029, 1986.

430. Lachant NA, Zerez CR, Tanaka KR: Pyrimidine nucleoside monophosphate kinase hyperactivity in hereditary erythrocyte pyrimidine 5′-nucleotidase deficiency. *Br J Haematol* 66:91–96, 1987.

431. Valentine WN, Anderson HM, Paglia DE, et al: Studies on human erythrocyte nucleo-tide metabolism. II. Nonspherocytic hemolytic anemia, high red cell ATP, and ribose-phosphate pyrophosphokinase (RPK, E.C.2.7.6.1) deficiency. *Blood* 39:674–684, 1972.

432. Oda E, Oda S, Tomoda A, et al: Hemolytic anemia in hereditary pyrimidine 5′-nucleotidase deficiency. II. Effect of pyrimidine nucleotides and their derivatives on gly-colytic and pentose phosphate shunt enzyme activity. *Clin Chim Acta* 141:93–100, 1984.

433. Chiarelli LR, Morera SM, Galizzi A, et al: Molecular basis of pyrimidine 5′-nucleotidase deficiency caused by 3 newly identified missense mutations (c.187T>C, c.469G>C and c.740T>C) and a tabulation of known mutations. *Blood Cells Mol Dis* 40:295–301, 2008.

434. Warang P, Kedar P, Kar R, et al: New missense homozygous mutation (Q270Ter) in the pyrimidine 5′ nucleotidase type I-related gene in two Indian families with hereditary non-spherocytic hemolytic anemia. *Ann Hematol* 92:715–717, 2013.

435. Chiarelli LR, Bianchi P, Fermo E, et al: Functional analysis of pyrimidine 5′-nucleotidase mutants causing nonspherocytic hemolytic anemia. *Blood* 105:3340–3345, 2005.

436. David O, Vota MG, Piga A, et al: Pyrimidine 5′-nucleotidase acquired deficiency in beta-thalassemia: Involvement of enzyme-SH groups in the inactivation process. *Acta Haematol* 82:69–74, 1989.

437. Vives Corrons JL, Pujades MA, Aguilari Bascompte JL, et al: Pyrimidine 5′nucleotidase and several other red cell enzyme activities in beta-thalassaemia trait. *Br J Haematol* 56:483–494, 1984.

438. Dern RJ, Beutler E, Alving AS: The hemolytic effect of primaquine. V. Primaquine sen-sitivity as a manifestation of a multiple drug sensitivity. *J Lab Clin Med* 45:30–39, 1955.

439. Cohen G, Hochstein P: Generation of hydrogen peroxide in erythrocytes by hemolytic agents. *Biochemistry* 3:895–900, 1964.

440. Kosower NS, Song KR, Kosower EM, et al: Glutathione. II. Chemical aspects of azoester procedure for oxidation to disulfide. *Biochim Biophys Acta* 192:8–14, 1969.

441. Birchmeier W, Tuchschmid PE, Winterhalter H: Comparison of human hemoglobin A carrying glutathione as a mixed disulfide with the naturally occurring human hemoglo-bin A3. *Biochemistry* 12:3667–3672, 1973.

442. Rachmilewitz EA, Harari E, Winterhalter KH: Separation of alpha- and beta-chains of hemoglobin A by acetylphenylhydrazine. *Biochim Biophys Acta* 371:402–407, 1974.

443. Kirkman HN, Gaetani GF: Catalase: A tetrameric enzyme with four tightly bound mol-ecules of NADPH. *Proc Natl Acad Sci U S A* 81:4343–4347, 1984.

444. Gaetani GF, Rolfo M, Arena S, et al: Active involvement of catalase during hemolytic crises of favism. *Blood* 88:1084–1088, 1996.

445. Rifkind RA: Heinz body anemia: An ultrastructural study. II. Red cell sequestration and destruction. *Blood* 26:433–448, 1965.

446. Ho YS, Xiong Y, Ma W, et al: Mice lacking catalase develop normally but show differen-tial sensitivity to oxidant tissue injury. *J Biol Chem* 279:32804–32812, 2004.

447. Cheah FC, Peskin AV, Wong FL, et al: Increased basal oxidation of peroxiredoxin 2 and limited peroxiredoxin recycling in glucose-6-phosphate dehydrogenase-deficient erythrocytes from newborn infants. *FASEB J* 28:3205–3210, 2014.

448. Bunn HE: F., Jandl JH: Exchange of heme among hemoglobin molecules. *Proc Natl Acad Sci U S A* 56:974–978, 1966.

449. Jandl JH: The Heinz body hemolytic anemias. *Ann Intern Med* 58:702–709, 1963.

450. Beutler E: Abnormalities of glycolysis (HMP shunt). *Bibl Haematol* 29:146–157, 1968.

451. Baehner RL, Nathan DG, Castle WB: Oxidant injury of Caucasian glucose-6-phosphate dehydrogenase-deficient red blood cells by phagocytosing leukocytes during infection. *J Clin Invest* 50:2466–2473, 1971.

452. Arese P, De Flora A. Denaturation of normal and abnormal erythrocytes II. Pathophys-iology of hemolysis in glucose-6-phosphate dehydrogenase deficiency. *Semin Hematol* 27:1–40, 1990.

453. Stamatoyannopoulos G, Fraser GR, Motulsky AG, et al: On the familial predisposition to favism. *Am J Hum Genet* 18:253–263, 1966.

454. Cassimos CH: R., Malaka-Zafiriu K, Tsiures J: Urinary d-glucaric acid excretion in nor-mal and G6PD deficient children with favism. *J. Pediatrics* 84:871–872, 1974.

455. Bottini E, Bottini FG, Borgiani P, et al: Association between ACP1 and favism: A possi-ble biochemical mechanism. *Blood* 89:2613–2615, 1997.

456. Fiorelli G, Podda M, Corrias A, et al: The relevance of immune reactions in acute favism. *Acta Haematol.* 51:211–218, 1974.

457. Turrini F, Naitana A, Mannuzzu L, et al: Increased red cell calcium, decreased calcium adenosine triphosphatase, and altered membrane proteins during fava bean hemolysis in glucose-6-phosphate dehydrogenase-deficient (Mediterranean variant) individuals. *Blood* 66:302–305, 1985.

458. De Flora A, Benatti U, Guida L, et al: Favism: Disordered erythrocyte calcium homeo-stasis. *Blood* 66:294–297, 1985.

459. Fischer TM, Meloni T, Pescarmona GP, et al: Membrane cross bonding in red cells in favic crisis: A missing link in the mechanism of extravascular haemolysis. *Br J Haema-tol.* 59:159–169, 1985.

460. Caprari P, Bozzi A, Ferroni L, et al: Membrane alterations in G6PD- and PK-deficient erythrocytes exposed to oxidizing agents. *Biochem Med Metab Biol* 45:16–27, 1991.

461. Johnson RM, Ravindranath Y, ElAlfy MS, et al: Oxidant damage to erythrocyte membrane in glucose-6-phosphate dehydrogenase deficiency: Correlation with in vivo reduced glutathione concentration and membrane protein oxidation. *Blood* 83:1117–1123, 1994.

462. Pantaleo A, Ferru E, Carta F, et al: Irreversible AE1 tyrosine phosphorylation leads to membrane vesiculation in G6PD deficient red cells. *PLoS One* 6:e15847, 2011.

463. Kaplan M, Hammerman C: Severe neonatal hyperbilirubinemia. A potential compli-cation of glucose-6-phosphate dehydrogenase deficiency. *Clin Perinatol* 25:575–590, 1998.

464. Kaplan M, Hammerman C: Glucose-6-phosphate dehydrogenase deficiency: A poten-

tial source of severe neonatal hyperbilirubinaemia and kernicterus. *Semin Neonatol* 7:121–128, 2002.
465. Kaplan M, Hammerman C: Glucose-6-phosphate dehydrogenase deficiency: A hidden risk for kernicterus. *Semin Perinatol* 28:356–364, 2004.
466. Kaplan M, Hammerman C, Vreman HJ, et al: Severe hemolysis with normal blood count in a glucose-6-phosphate dehydrogenase deficient neonate. *J Perinatol* 28: 306–309, 2008.
467. Kaplan M, Renbaum P, Levy-Lahad E, et al: Gilbert syndrome and glucose-6-phosphate dehydrogenase deficiency: A dose-dependent genetic interaction crucial to neonatal hyperbilirubinemia. *Proc Natl Acad Sci U S A* 94:12128–12132, 1997.
468. Huang CS, Chang PF, Huang MJ, et al: Glucose-6-phosphate dehydrogenase deficiency, the UDP-glucuronosyl transferase 1A1 gene, and neonatal hyperbilirubinemia. *Gastroenterology* 123:127–133, 2002.
469. Oluboyede OA, Esan GJ: F., Francis TI, et al: Genetically determined deficiency of glucose 6-phosphate dehydrogenase (type A–) is expressed in the liver. *J Lab Clin Med* 93:783–789, 1979.
470. Kaplan M, Hammerman C, Maisels MJ: Bilirubin genetics for the nongeneticist: Hereditary defects of neonatal bilirubin conjugation. *Pediatrics* 111:886–893, 2003.
471. Sanna S, Busonero F, Maschio A, et al: Common variants in the SLCO1B3 locus are associated with bilirubin levels and unconjugated hyperbilirubinemia. *Hum Mol Genet* 18:2711–2718, 2009.
472. Kaplan M, Hammerman C: Glucose-6-phosphate dehydrogenase deficiency and severe neonatal hyperbilirubinemia: A complexity of interactions between genes and environment. *Semin Fetal Neonatal Med* 15:148–156, 2010.
473. Valentine WN, Paglia DE: The primary cause of hemolysis in enzymopathies of anaerobic glycolysis: A viewpoint. *Blood Cells* 6:819–829, 1980.
474. Beutler E: "The primary cause of hemolysis in enzymopathies of anaerobic glycolysis: A viewpoint." A commentary. *Blood Cells* 6:827–829, 1980.
475. Bogdanova A, Makhro A, Wang J, et al: Calcium in red blood cells-a perilous balance. *Int J Mol Sci* 14:9848–9872, 2013.
476. Ronquist G, Rudolphi O, Engström I, et al: Familial phosphofructokinase deficiency is associated with a disturbed calcium homeostasis in erythrocytes. *J Intern Med* 249: 85–95, 2001.
477. Sabina RL, Waldenström A, Ronquist G: The contribution of Ca+ calmodulin activation of human erythrocyte AMP deaminase (isoform E) to the erythrocyte metabolic dysregulation of familial phosphofructokinase deficiency. *Haematologica* 91:652–655, 2006.
478. Aisaki K, Aizawa S, Fujii H, et al: Glycolytic inhibition by mutation of pyruvate kinase gene increases oxidative stress and causes apoptosis of a pyruvate kinase deficient cell line. *Exp Hematol* 35:1190–1200, 2007.
479. Youngster I, Arcavi L, Schechmaster R, et al: Medications and glucose-6-phosphate dehydrogenase deficiency: An evidence-based review. *Drug Saf* 33:713–726, 2010.
480. Campbell GD Jr, Steinberg MH, Bower JD: Ascorbic acid-induced hemolysis in G6PD deficiency. *Ann Intern Med* 82: 810, 1975.
481. Rees DC, Kelsey H, Richards JD: Acute haemolysis induced by high dose ascorbic acid in glucose-6-phosphate dehydrogenase deficiency. *BMJ* 306:841–842, 1993.
482. Mehta JB, Singhal SB, Mehta BC: Ascorbic-acid-induced haemolysis in G6PD deficiency. *Lancet* 336:944–944, 1990.
483. Relling MV, McDonagh EM, Chang T, et al: Clinical Pharmacogenetics Implementation Consortium (CPIC) guidelines for rasburicase therapy in the context of G6PD deficiency genotype. *Clin Pharmacol Ther* 96:169–174, 2014.
484. McCaffrey RP, Halsted CH, Wahab MF, Robertson RP: Chloramphenicol-induced hemolysis in Caucasian glucose-6-phosphate dehydrogenase deficiency. *Ann Intern Med* 74:722–726, 1971.
485. Chan TK, Chesterman CN, McFadzean AJ, Todd D: The survival of glucose-6-phosphate dehydrogenase-deficient erythrocytes in patients with typhoid fever on chloramphenicol therapy. *J Lab Clin Med* 77:177–184, 1971.
486. Markowitz N, Saravolatz LD: Use of trimethoprim-sulfamethoxazole in a glucose-6-phosphate dehydrogenase-deficient population. *Rev Infect Dis* 9 Suppl 2:S218–S229, 1987.
487. Magon AM, Leipzig RM, Zannoni VG, et al: Interactions of glucose-6-phosphate dehydrogenase deficiency with drug acetylation and hydroxylation reactions. *J Lab Clin Med* 97:764–770, 1981.
488. Woolhouse NM, Atu-Taylor LC: Influence of double genetic polymorphism on response to sulfamethazine. *Clin Pharmacol Ther* 31:377–383, 1982.
489. Rochford R, Ohrt C, Baresel PC, et al: Humanized mouse model of glucose 6-phosphate dehydrogenase deficiency for in vivo assessment of hemolytic toxicity. *Proc Natl Acad Sci U S A* 110:17486–17491, 2013.
490. Ko CH, Li K, Li CL, et al: Development of a novel mouse model of severe glucose-6-phosphate dehydrogenase (G6PD)-deficiency for in vitro and in vivo assessment of hemolytic toxicity to red blood cells. *Blood Cells Mol Dis* 47:176–181, 2011.
491. Patrinostro X, Carter ML, Kramer AC, et al: A model of glucose-6-phosphate dehydrogenase deficiency in the zebrafish. *Exp Hematol* 41:697–710 e692, 2013.
492. Zhang P, Gao X, Ishida H, et al: An in vivo drug screening model using glucose-6-phosphate dehydrogenase deficient mice to predict the hemolytic toxicity of 8-aminoquinolines. *Am J Trop Med Hyg* 88:1138–1145, 2013.
493. Dern RJ, Beutler E, Alving AS: The hemolytic effect of primaquine. II. The natural course of the hemolytic anemia and the mechanism of its self-limited character. *J Lab Clin Med* 44:171–175, 1954.
494. Beutler E, Dern RJ, Alving AS: The hemolytic effect of primaquine. III. A study of primaquine-sensitive erythrocytes. *J Lab Clin Med* 44:177–184, 1954.
495. Beutler E, Dern RJ, Alving AS: The hemolytic effect of primaquine. IV. The relationship of cell age to hemolysis. *J Lab Clin Med* 44:439–442, 1954.
496. George JN, Sears DA, McCurdy P, et al: Primaquine sensitivity in caucasians: Hemolytic reactions induced by primaquine in G6PD deficient subjects. *J Lab Clin Med* 70:80–93, 1967.
497. Siddiqui T, Khan AH: Hepatitis A and cytomegalovirus infection precipitating acute hemolysis in glucose-6-phosphate dehydrogenase deficiency. *Mil Med* 163:434–435, 1998.
498. Tugwell P: Glucose-6-phosphate-dehydrogenase deficiency in Nigerians with jaundice associated with lobar pneumonia. *Lancet* 1:968–969, 1973.
499. Choremis C, Kattamis CA, Kyriazakou M, et al: Viral hepatitis in G-6-PD deficiency. *Lancet* 1:269–270, 1966.
500. Walker DH, Hawkins HK, Hudson P: Fulminant Rocky Mountain spotted fever. *Arch Pathol Lab Med* 107:121–125, 1983.
501. Huo TI, Wu JC, Chiu CF, et al: Severe hyperbilirubinemia due to acute hepatitis a superimposed on a chronic hepatitis B carrier with glucose-6-phosphate dehydrogenase deficiency. *Am J Gastroenterol* 91:158–159, 1996.
502. Chau TN, Lai ST, Lai JY, et al: Haemolysis complicating acute viral hepatitis in patients with normal or deficient glucose-6-phosphate dehydrogenase activity. *Scand J Infect Dis* 29:551–553, 1997.
503. Green L, De Lord C, Clark B, et al: Transient aplastic crisis as presentation of a previously unknown G6PD deficiency with iron overload. *Br J Haematol* 154:288, 2011.
504. Garcia S, Linares M, Colomina P, et al: Cytomegalovirus infection and aplastic crisis in glucose-6-phosphate dehydrogenase deficiency. *Lancet* 2:105, 1987.
505. Pietrapertosa A, Palma A, Campanale D, et al: Genotype and phenotype correlation in glucose-6-phosphate dehydrogenase deficiency. *Haematologica* 86:30–35, 2001.
506. Kattamis CA, Kyriazakou M, Chaidas S: Favism. Clinical and biochemical data. *J Med Genet* 6:34–41, 1969.
507. Wong WY, Powars D, Williams WD: "Yewdow"-induced anemia. *West J Med* 151: 459–460, 1989.
508. Globerman H, Novak T, Chevion M: Haemolysis in a G6PD-deficient child induced by eating unripe peaches. *Scand J Haematol* 33:337–341, 1984.
509. Williams CK, Osotimehin BO, Ogunmola GB, Awotedu AA: Haemolytic anaemia associated with Nigerian barbecued meat (red suya). *Afr J Med Med Sci* 17:71–75, 1988.
510. Schiliro G, Russo A, Curreri R, et al: Glucose-6-phosphate dehydrogenase deficiency in Sicily. Incidence, biochemical characteristics and clinical implications. *Clin Genet* 15:183–188, 1979.
511. Liu H, Liu W, Tang X, et al: Association between G6PD deficiency and hyperbilirubinemia in neonates: A meta-analysis. *Pediatr Hematol Oncol* 32:92–98, 2015.
512. Valaes T: Severe neonatal jaundice associated with glucose-6-phosphate dehydrogenase deficiency: Pathogenesis and global epidemiology. *Acta Paediatr* 394:58–76, 1994.
513. Kaplan M, Hammerman C, Vreman HJ, et al: Acute hemolysis and severe neonatal hyperbilirubinemia in glucose-6-phosphate dehydrogenase-deficient heterozygotes. *J Pediatr* 139:137–140, 2001.
514. Fok TF, Lau SP: Glucose-6-phosphate dehydrogenase deficiency: A preventable cause of mental retardation. *BMJ* 292: 829, 1986.
515. Singh H: Glucose-6-phosphate dehydrogenase deficiency: A preventable cause of mental retardation. *BMJ* 292:397–398, 1986.
516. Olusanya B, Emokpae A, Zamora T, et al: Addressing the burden of neonatal hyperbilirubinaemia in countries with significant glucose-6-phosphate dehydrogenase deficiency. *Acta Paediatr* 103:1102–1109, 2014.
517. Ardati KO, Bajakian KM, Tabbara KS: Effect of glucose-6-phosphate dehydrogenase deficiency on neutrophil function. *Acta Haematol* 97:211–215, 1997.
518. Cooper MR, DeChatelet LR, McCall CE, et al: Complete deficiency of leukocyte glucose-6-phosphate dehydrogenase with defective bactericidal activity. *J Clin Invest* 51:769–778, 1972.
519. Gray GR, Klebanoff SJ, Stamatoyannopoulos G, et al: Neutrophil dysfunction, chronic granulomatous disease, and nonspherocytic haemolytic anaemia caused by complete deficiency of glucose-6-phosphate dehydrogenase. *Lancet* 2:530–534, 1973.
520. Vives-Corrons JL, Feliu E, Pujades MA, et al: Severe glucose-6-phosphate dehydrogenase (G 6 PD) deficiency associated with chronic hemolytic anemia, granulocyte dysfunction and increased susceptibility to infections. Description of a new molecular variant (G 6 PD Barcelona). *Blood* 59:428–434, 1982.
521. Rosa-Borges A, Sampaio MG, Condino-Neto A, et al: Glucose-6-phosphate dehydrogenase deficiency with recurrent infections: Case report. *J Pediatr (Rio J)* 77:331–336, 2001.
522. Chao YC, Huang CS, Lee CN, et al: Higher infection of dengue virus serotype 2 in human monocytes of patients with G6PD deficiency. *PLoS One* 3:e1557, 2008.
523. Gray GR, Naiman SC, Robinson GC: Platelet function and G6PD deficiency. *Lancet* 1:997, 1974.
524. Schwartz JP, Cooperberg AA, Rosenberg A: Platelet-function studies in patients with glucose-6-phosphate dehydrogenase deficiency. *Br J Haematol* 27:273–280, 1974.
525. Westring DW, Pisciotta AV: Anemia, cataracts, and seizures in patient with glucose-6-phosphate dehydrogenase deficiency. *Arch Intern Med* 118:385–390, 1966.
526. Harley JD, Agar NS, Gruca MA, et al: Cataracts with a glucose-6-phosphate dehydrogenase variant. *BMJ* 2:86, 1975.
527. Harley JD, Agar NS, Yoshida A: Glucose-6-phosphate dehydrogenase variants: Gd (+) Alexandra associated with neonatal jaundice and Gd (–) Camperdown in a young man with lamellar cataracts. *J Lab Clin Med* 91:295–300, 1978.
528. Nair V, Hasan SU, Romanchuk K, et al: Bilateral cataracts associated with glucose-6-phosphate dehydrogenase deficiency. *J Perinatol* 33:574–575, 2013.
529. Panich V, Na-Nakorn S: G 6 PD deficiency in senile cataracts. *Hum Genet* 55:123–124, 1980.
530. Orzalesi N, Sorcinelli R, Guiso G: Increased incidence of cataract in male subjects deficient in glucose-6-phosphate dehydrogenase. *Arch Ophthalmol* 99:69–70, 1981.
531. Bhatia RP, Patel R, Dubey B: Senile cataract and glucose-6-phosphate dehydrogenase deficiency in Indians. *Trop Geogr Med* 42:349–351, 1990.
532. Assaf AA, Tabbara KF, el-Hazmi MA: Cataracts in glucose-6-phosphate dehydrogenase deficiency. *Ophthalmic Paediatr Genet* 14:81–86, 1993.
533. Niazi GA: Glucose-6-phosphate dehydrogenase deficiency and diabetes mellitus. *Int J Hematol* 54:295–298, 1991.
534. Saeed TK, Hamamy HA, Alwan AA: Association of glucose-6-phosphate dehydroge-

nase deficiency with diabetes mellitus. *Diabet Med* 2:110–112, 1985.

535. Heymann AD, Cohen Y, Chodick G: Glucose-6-phosphate dehydrogenase deficiency and type 2 diabetes. *Diabetes Care* 35:e58, 2012.

536. Ninfali P, Bresolin N, Baronciani L, et al: Glucose-6-phosphate dehydrogenase Lodi[844C]: A study on its expression in blood cells and muscle. *Enzyme* 45:180–187, 1991.

537. Ninfali P, Baronciani L, Bardoni A, et al: Muscle expression of glucose-6-phosphate dehydrogenase deficiency in different variants. *Clin Genet* 48:232–237, 1995.

538. Bresolin N, Bet L, Moggio M, et al: Muscle G6PD deficiency. *Lancet* 2:212–213, 1987.

539. Bresolin N, Bet L, Moggio M, et al: Muscle glucose-6-phosphate dehydrogenase deficiency. *J Neurol* 236:193–198, 1989.

540. Liguori R, Giannoccaro MP, Pasini E, et al: Acute rhabdomyolysis induced by tonic-clonic epileptic seizures in a patient with glucose-6-phosphate dehydrogenase deficiency. *J Neurol* 260:2669–2671, 2013.

541. Mailloux RJ, Harper ME: Glucose regulates enzymatic sources of mitochondrial NADPH in skeletal muscle cells; a novel role for glucose-6-phosphate dehydrogenase. *FASEB J* 24:2495–2506, 2010.

542. Demir AY, van Solinge WW, van Oirschot B, et al: Glucose 6-phosphate dehydrogenase deficiency in an elite long-distance runner. *Blood* 113:2118–2119, 2009.

543. Theodorou AA, Nikolaidis MG, Paschalis V, et al: Comparison between glucose-6-phosphate dehydrogenase-deficient and normal individuals after eccentric exercise. *Med Sci Sports Exerc* 42:1113–1121, 2010.

544. Jamurtas AZ, Fatouros IG, Koukosias N, et al: Effect of exercise on oxidative stress in individuals with glucose-6-phosphate dehydrogenase deficiency. *In Vivo* 20:875–880, 2006.

545. Sulis E: G6PD deficiency and cancer. *Lancet* 1:1185, 1972.

546. Zampella EJ, Bradley EL, Pretlow TG: Glucose-6-phosphate dehydrogenase: A possible clinical indicator for prostatic carcinoma. *Cancer* 49:384–387, 1982.

547. Ferraris AM, Broccia G, Meloni T, et al: Glucose-6-phosphate dehydrogenase deficiency and incidence of hematologic malignancy. *Am J Hum Genet* 42:516–520, 1988.

548. Forteleoni G, Argiolas L, Farris A, et al: G6PD deficiency and breast cancer. *Tumori* 74:665–667, 1988.

549. Pisano M, Cocco P, Cherchi R, et al: Glucose-6-phosphate dehydrogenase deficiency and lung cancer: A hospital based case-control study. *Tumori* 77:12–15, 1991.

550. Jiang P, Du W, Wang X, et al: p53 regulates biosynthesis through direct inactivation of glucose-6-phosphate dehydrogenase. *Nat Cell Biol* 13:310–316, 2011.

551. Hecker PA, Leopold JA, Gupte SA, et al: Impact of glucose-6-phosphate dehydrogenase deficiency on the pathophysiology of cardiovascular disease. *Am J Physiol Heart Circ Physiol* 304:H491–H500, 2013.

552. Müller-Soyano A, Tovar de Roura E, Duke PR, et al: Pyruvate kinase deficiency and leg ulcers. *Blood* 47:807–813, 1976.

553. Curiel CD, Velasquez GA, Papa R: Hemolytic anemia and leg ulcers due to pyruvate kinase deficiency. Report of the second Venezuelan family. *Sangre (Barc)* 22:64–77, 1977.

554. Dolan LM, Ryan M, Moohan J: Pyruvate kinase deficiency in pregnancy complicated by iron overload. *BJOG* 109:844–846, 2002.

555. Wax JR, Pinette MG, Cartin A, et al: Pyruvate kinase deficiency complicating pregnancy. *Obstet Gynecol* 109:553–555, 2007.

556. Fanning J, Hinkle RS: Pyruvate kinase deficiency hemolytic anemia: Two successful pregnancy outcomes. *Am J Obstet Gynecol* 153:313–314, 1985.

557. Ferreira P, Morais L, Costa R, et al: Hydrops fetalis associated with erythrocyte pyruvate kinase deficiency. *Eur J Pediatr* 159:481–482, 2000.

558. Vora S, Rattazzi MC, Scandalios JG, et al: Isozymes of human phosphofructokinase: Biochemical and genetic aspects, in *Isozymes: Current Topics in Biological and Medical Research*, pp 3–23. Alan R. Liss, New York, 1983.

559. Wellner VP, Sekura R, Meister A, et al: Glutathione synthetase deficiency, an inborn error of metabolism involving the gamma-glutamyl cycle in patients with 5-oxoprolinuria (pyroglutamic aciduria). *Proc Natl Acad Sci U S A* 71:2505–2509, 1974.

560. Skala H, Dreyfus JC, Vives-Corrons JL, et al: Triose phosphate isomerase deficiency. *Biochem Med* 18:226–234, 1977.

561. Valentine WN, Schneider AS, Baughan MA, et al: Hereditary hemolytic anemia with triosephosphate isomerase deficiency. *Am J Med* 41:27–41, 1966.

562. Hollán S, Magócsi M, Fodor E, et al: Search for the pathogenesis of the differing phenotype in two compound heterozygote Hungarian brothers with the same genotypic triosephosphate isomerase deficiency. *Proc Natl Acad Sci U S A* 94:10362–10366, 1997.

563. Hollán S, Fujii H, Hirono A, et al: Hereditary triosephosphate isomerase (TPI) deficiency: Two severely affected brothers one with and one without neurological symptoms. *Hum Genet* 92:486–490, 1993.

564. Noel N, Flanagan JM, Ramirez Bajo MJ, et al: Two new phosphoglycerate kinase mutations associated with chronic haemolytic anaemia and neurological dysfunction in two patients from Spain. *Br J Haematol* 132:523–529, 2006.

565. DiMauro S, Dalakas M, Miranda AF: Phosphoglycerate kinase deficiency: Another cause of recurrent myoglobinuria. *Ann Neurol* 13:11–19, 1983.

566. Branca R, Costa E, Rocha S, et al: Coexistence of congenital red cell pyruvate kinase and band 3 deficiency. *Clin Lab Haematol* 26:297–300, 2004.

567. Zarza R, Moscardó M, Alvarez R, et al: Co-existence of hereditary spherocytosis and a new red cell pyruvate kinase variant: PK Mallorca. *Haematologica* 85:227–232, 2000.

568. Vercellati C, Marcello AP, Fermo E, et al: A case of hereditary spherocytosis misdiagnosed as pyruvate kinase deficient hemolytic anemia. *Clin Lab* 59:421–424, 2013.

569. Beutler E, Forman L: Coexistence of α-thalassemia and a new pyruvate kinase variant: PK Fukien. *Acta Haematol* 69:3–8, 1983.

570. Vives Corrons JL, García AM, Sosa AM, et al: Heterozygous pyruvate kinase deficiency and severe hemolytic anemia in a pregnant woman with concomitant, glucose-6-phosphate dehydrogenase deficiency. *Ann Hematol* 62:190–193, 1991.

571. Zanella A, Bianchi P, Iurlo A, et al: Iron status and *HFE* genotype in erythrocyte pyruvate kinase deficiency: Study of Italian cases. *Blood Cells Mol Dis* 27:653–661, 2001.

572. Olah J, Orosz F, Puskas LG, et al: Triosephosphate isomerase deficiency: Consequences of an inherited mutation at mRNA, protein and metabolic levels. *Biochem J* 392:675–683, 2005.

573. Kanno H, Wei DC, Chan LC, et al: Hereditary hemolytic anemia caused by diverse point mutations of pyruvate kinase gene found in Japan and Hong Kong. *Blood* 84:3505–3509, 1994.

574. Diez A, Gilsanz F, Martinez J, et al: Life-threatening nonspherocytic hemolytic anemia in a patient with a null mutation in the PKLR gene and no compensatory PKM gene expression. *Blood* 106:1851–1856, 2005.

575. Danon D, Sheba C, Ramot B: The morphology of glucose 6 phosphate dehydrogenase deficient erythrocytes: Electron-microscopic studies. *Blood* 17:229–234, 1961.

576. Greenberg MS: Heinz body hemolytic anemia. *Arch Intern Med* 136:153–155, 1976.

577. Nathan DM, Siegel AJ, Bunn HF: Acute methemoglobinemia and hemolytic anemia with phenazopyridine. *Arch Intern Med* 137:1636–1638, 1977.

578. Oski FA, Nathan DG, Sidel VW, et al: Extreme hemolysis and red-cell distortion in erythrocyte pyruvate kinase deficiency. *N Engl J Med* 270:1023–1030, 1964.

579. Mentzer WC Jr, Baehner RL, Schmidt-Schonbein H, et al: Selective reticulocyte destruction in erythrocyte pyruvate kinase deficiency. *J Clin Invest* 50:688–699, 1971.

580. Beutler E: *Red Cell Metabolism. A Manual of Biochemical Methods*, 3rd ed., Grune & Stratton, Orlando, FL, 1984.

581. Recommended methods for the characterization of red cell pyruvate kinase variants. International Committee for Standardization in Haematology. *Br J Haematol* 43:275–286, 1979.

582. Beutler E, Blume KG, Kaplan JC, et al: International Committee for Standardization in Haematology: Recommended methods for red-cell enzyme analysis. *Br J Haematol* 35:331–340, 1977.

583. Beutler E, Blume KG, Kaplan JC, et al: International Committee for Standardization in Haematology: Recommended screening test for glucose-6-phosphate dehydrogenase (G6PD) deficiency. *Br J Haematol* 43:465–467, 1979.

584. Beutler E, Mitchell M: Special modifications of the fluorescent screening method for glucose-6-phosphate dehydrogenase deficiency. *Blood* 32:816–818, 1968.

585. Rijksen G, Veerman AJ, Schipper-Kester GP, et al: Diagnosis of pyruvate kinase deficiency in a transfusion-dependent patient with severe hemolytic anemia. *Am J Hematol* 35:187–193, 1990.

586. Herz F, Kaplan E, Scheye ES: Diagnosis of erythrocyte glucose-6-phosphate dehydrogenase deficiency in the negro male despite hemolytic crisis. *Blood* 35:90–93, 1970.

587. Ringelhahn B: A simple laboratory procedure for the recognition of A- (African type) G6PD deficiency in acute haemolytic crisis. *Clin Chim Acta* 36:272–274, 1972.

588. Beutler E, Yoshida A: X-inactivation in heterozygous G6PD variant females, in *Glucose-6-Phosphate Dehydrogenase*, pp 405-415. Academic Press, Orlando, FL, 1986.

589. Beutler E, Yunis JJ: G6PD activity of individual erythrocytes and X-chromosomal inactivation, in *Biochemical Methods in Red Cell Genetics*, pp 95–113. Academic Press, New York, 1969.

590. Vogels IM, van Noorden CJ, Wolf BH, et al: Cytochemical determination of heterozygous glucose-6-phosphate dehydrogenase deficiency in erythrocytes. *Br J Haematol.* 63:402–405, 1986.

591. Jacob H, Jandl JH: A simple visual screening test for G6PD deficiency employing ascorbate and cyanide. *N Engl J Med* 274:1162–1167, 1966.

592. Oski FA: Red cell metabolism in the newborn infant. V. Glycolytic intermediates and glycolytic enzymes. *Pediatrics* 44:84–91, 1969.

593. Travis SF, Kumar SP, Paez PC, et al: Red cell metabolic alterations in postnatal life in term infants: Glycolytic enzymes and glucose-6-phosphate dehydrogenase. *Pediatr Res* 14:1349–1352, 1980.

594. Gross RT, Schroeder EA, Brounstein SA: Energy metabolism in the erythrocytes of premature infants compared to full term newborn infants and adults. *Blood* 21:755–763, 1963.

595. Lestas AN, Rodeck CH, White JM: Normal activities of glycolytic enzymes in the fetal erythrocytes. *Br J Haematol* 50:439–444, 1982.

596. Konrad PN, Valentine WN, Paglia DE: Enzymatic activities and glutathione content of erythrocytes in the newborn: Comparison with red cells of older normal subjects and those with comparable reticulocytosis. *Acta Haematol* 48:193–201, 1972.

597. Carrell RW, Kay R: A simple method for the detection of unstable haemoglobins. *Br J Haematol.* 23:615–619, 1972.

598. Valentine WN, Paglia DE, Fink K, et al: Lead poisoning. Association with hemolytic anemia, basophilic stippling, erythrocyte pyrimidine 5′-nucleotidase deficiency, and intraerythrocytic accumulation of pyrimidines. *J Clin Invest* 58:926–932, 1976.

599. Beutler E, Kuhl W, Fox M, et al: Prenatal diagnosis of glucose-6-P dehydrogenase (G6PD) deficiency. *Acta Haematol* 87:103–104, 1992.

600. Baronciani L, Beutler E: Prenatal diagnosis of pyruvate kinase deficiency. *Blood* 84:2354–2356, 1994.

601. Rouger H, Girodon E, Goossens M, et al: PK Mondor: Prenatal diagnosis of a frameshift mutation in the LR pyruvate kinase gene associated with severe hereditary non-spherocytic haemolytic anaemia. *Prenat Diagn* 16:97–104, 1996.

602. Gupta N, Bianchi P, Fermo E, et al: Prenatal diagnosis for a novel homozygous mutation in *PKLR* gene in an Indian family. *Prenat Diagn* 27:117–118, 2007.

603. Kedar PS, Nampoothiri S, Sreedhar S, et al: First-trimester prenatal diagnosis of pyruvate kinase deficiency in an Indian family with the pyruvate kinase-Amish mutation. *Genet Mol Res* 6:470–475, 2007.

604. So C-C, Tang M, Li C-H, et al: First reported case of prenatal diagnosis for pyruvate kinase deficiency in a Chinese family. *Hematology* 16:377–379, 2011.

605. Pekrun A, Neubauer BA, Eber SW, et al: Triosephosphate isomerase deficiency: Biochemical and molecular genetic analysis for prenatal diagnosis. *Clin Genet* 47:175–179, 1995.

606. Repiso A, Corrons JL, Vulliamy T, et al: New haplotype for the Glu104Asp mutation in triose-phosphate isomerase deficiency and prenatal diagnosis in a Spanish family. *J Inherit Metab Dis* 28:807–809, 2005.

607. Arya R, Lalloz MR, Nicolaides KH, et al: Prenatal diagnosis of triosephosphate isomerase deficiency. *Blood* 87:4507–4509, 1996.

608. Hirono A, Forman L, Beutler E: Enzymatic diagnosis in non-spherocytic hemolytic

anemia. *Medicine (Baltimore)* 67:110–117, 1988.
609. Beutler E, Luzzatto L: Hemolytic anemia. *Semin Hematol* 36:38–47, 1999.
610. von Löhneysen K, Scott TM, Soldau K, et al: Assessment of the red cell proteome of young patients with unexplained hemolytic anemia by two-dimensional differential in-gel electrophoresis (DIGE). *PLoS One* 7:e34237, 2012.
611. Barasa B, Slijper M: Challenges for red blood cell biomarker discovery through proteomics. *Biochim Biophys Acta* 1844:1003–1010, 2014.
612. Bordbar A, Jamshidi N, Palsson BO: iAB-RBC-283: A proteomically derived knowledge-base of erythrocyte metabolism that can be used to simulate its physiological and patho-physiological states. *BMC Syst Biol* 5:110, 2011.
613. Lyon GJ, Jiang T, Van Wijk R, et al: Exome sequencing and unrelated findings in the context of complex disease research: Ethical and clinical implications. *Discov Med* 12:41–55, 2011.
614. Mimouni F, Shohat S, Reisner SH: G6PD-deficiency donor blood as a cause of hemolysis in two preterm infants. *Isr J Med Sci* 22:120–122, 1986.
615. Kappas A, Drummond GS, Valaes T: A single dose of Sn-mesoporphyrin prevents development of severe hyperbilirubinemia in glucose-6-phosphate dehydrogenase-deficient newborns. *Pediatrics* 108:25–30, 2001.
616. Hamilton JW, Jones FG, McMullin MF: Glucose-6-phosphate dehydrogenase Guadalajara—a case of chronic non-spherocytic haemolytic anaemia responding to splenectomy and the role of splenectomy in this disorder. *Hematology* 9:307–309, 2004.
617. Baronciani L, Tricta F, Beutler E: G6PD "campinas:" A deficient enzyme with a mutation at the far 3′ end of the gene. *Hum Mutat* 2:77–78, 1993.
618. Beutler E, Mathai CK, Smith JE: Biochemical variants of glucose-6-phosphate dehydrogenase giving rise to congenital nonspherocytic hemolytic disease. *Blood* 31:131–150, 1968.
619. Corash L, Spielberg S, Bartsocas C, et al: Reduced chronic hemolysis during high-dose vitamin E administration in Mediterranean-type glucose-6-phosphate dehydrogenase deficiency. *N Engl J Med* 303:416–420, 1980.
620. Spielberg SP, Boxer LA, Corash LM, et al: Improved erythrocyte survival with high dose vitamin E in chronic hemolyzing G6PD and glutathione synthetase deficiencies. *Ann Intern Med* 90:53–54, 1978.
621. Johnson GJ, Vatassery GT, Finkel B, et al: High-dose vitamin E does not decrease the rate of chronic hemolysis in glucose-6-phosphate dehydrogenase deficiency. *N Engl J Med* 308:1014–1017, 1983.
622. Newman JG, Newman TB, Bowie LJ, et al: An examination of the role of vitamin E in glucose-6-phosphate dehydrogenase deficiency. *Clin Biochem* 12:149–151, 1979.
623. Al Rimawi HS, Al Sheyyab M, Batieha A, et al: Effect of desferrioxamine in acute haemolytic anaemia of glucose-6-phosphate dehydrogenase deficiency. *Acta Haematol.* 101:145–148, 1999.
624. Ekert H, Rawlinson I: Deferoxamine and favism. *N Engl J Med* 312:1260, 1985.
625. Makarona K, Caputo VS, Costa JR, et al: Transcriptional and epigenetic basis for restoration of G6PD enzymatic activity in human G6PD-deficient cells. *Blood* 124: 134–141, 2014.
626. Ationu A, Humphries A, Lalloz MR, et al: Reversal of metabolic block in glycolysis by enzyme replacement in triosephosphate isomerase-deficient cells. *Blood* 94:3 193–3198, 1999.
627. Tanphaichitr VS, Suvatte V, Issaragrisil S, et al: Successful bone marrow transplantation in a child with red blood cell pyruvate kinase deficiency. *Bone Marrow Transplant* 26:689–690, 2000.
628. Kanno H, Aisaki, K.-I., Hamada T, et al: Ex vivo treatment of erythroid cells with glycolytic intermediates for metabolic correction of pyruvate kinase deficiency [abstract]. *Blood* 104: P3689, 2004.
629. Kung C, Hixon J, Kosinski P, et al: Small molecule activation of pyruvate kinase normalizes metabolic activity in red cells from patients with pyruvate kinase deficiency-associated hemolytic anemia, in *American Society of Hematology (ASH) 55th Annual meeting*, New Orleans, LA, 2013.
630. Schroter W: Successful long-term phenobarbital therapy of hyperbilirubinemia in congenital hemolytic anemia due to glucose phosphate isomerase deficiency. *Eur J Pediatr* 135:41–43, 1980.
631. Andersen FD, d'Amore F, Nielsen FC, et al: Unexpectedly high but still asymptomatic iron overload in a patient with pyruvate kinase deficiency. *Hematol J* 5:543–545, 2004.
632. Rider NL, Strauss KA, Brown K, et al: Erythrocyte pyruvate kinase deficiency in an old-order Amish cohort: Longitudinal risk and disease management. *Am J Hematol* 86:827–834, 2011.
633. Zanella A, Berzuini A, Colombo MB, et al: Iron status in red cell pyruvate kinase deficiency: Study of Italian cases. *Br J Haematol* 83:485–490, 1993.
634. Finkenstedt A, Bianchi P, Theurl I, et al: Regulation of iron metabolism through GDF15 and hepcidin in pyruvate kinase deficiency. *Br J Haematol* 144:789–793, 2009.
635. Mojzikova R, Koralkova P, Holub D, et al: Iron status in patients with pyruvate kinase deficiency: Neonatal hyperferritinaemia associated with a novel frameshift deletion in the *PKLR* gene (p.Arg518fs), and low hepcidin to ferritin ratios. *Br J Haematol* 165: 556–563, 2014.
636. Pannacciulli I, Tizianello A, Ajmar F, et al: The course of experimentally-induced hemolytic anemia in a primaquine- sensitive Caucasian. A case study. *Blood* 25:92–95, 1965.
637. Meloni T, Forteleoni G, Noja G, et al: Increased prevalence of glucose-6-phosphate dehydrogenase deficiency in patients with cholelithiasis. *Acta Haematol* 85:76–78, 1991.
638. Petrakis NL, Wiesenfeld SL, Sams BJ, et al: Prevalence of sickle-cell trait and glucose-6-phosphate dehydrogenase deficiency. *N Engl J Med* 282:767–770, 1970.
639. Heller P, Best WR, Nelson RB, et al: Clinical implications of sickle-cell trait and glucose-6-phosphate dehydrogenase deficiency in hospitalized black male patients. *N Engl J Med* 300:1001–1005, 1979.
640. Renzaho AM, Husser E, Polonsky M: Should blood donors be routinely screened for glucose-6-phosphate dehydrogenase deficiency? A systematic review of clinical studies focusing on patients transfused with glucose-6-phosphate dehydrogenase-deficient red cells. *Transfus Med Rev* 28:7–17, 2014.
641. Pilo F, Baronciani D, Depau C, et al: Safety of hematopoietic stem cell donation in glucose 6 phosphate dehydrogenase-deficient donors. *Bone Marrow Transplant* 48:36–39, 2013.
642. Pamba A, Richardson ND, Carter N, et al: Clinical spectrum and severity of hemolytic anemia in glucose 6-phosphate dehydrogenase-deficient children receiving dapsone [in process citation]. *Blood* 120:4123–4133, 2012.
643. Bowman HS, McKusick VA, Dronamraju KR: Pyruvate kinase deficient hemolytic anemia in an Amish isolate. *Hum GenetAm J Hum Genet* 17:1–8, 1965.
644. Beutler E, Duron O, Kelly BM: Improved method for the determination of blood glutathione. *J Lab Clin Med* 61:882–890, 1963.
645. Beutler E, Gelbart T: Improved assay of the enzymes of glutathione synthesis: Gamma-glutamylcysteine synthetase and glutathione synthetase. *Clin Chim Acta* 158: 115–123, 1986.
646. Valentine WN, Fink K, Paglia DE, et al: Hereditary hemolytic anemia with human erythrocyte pyrimidine 5′-nucleotidase deficiency. *J Clin Invest* 54:866–879, 1974.
647. Torrance J, West C, Beutler E: A simple rapid radiometric assay for pyrimidine-5′-nucleotidase. *J Lab Clin Med* 90:563–568, 1977.
648. Beutler E, Kuhl W, Gelbart T: Blood cell phosphogluconolactonase: Assay and properties. *Br J Haematol.* 62:577–586, 1986.
649. Bird TD, Hamernyik P, Nutter JY, et al: Inherited deficiency of delta-aminolevulinic acid dehydratase. *Am J Hum Genet* 31:662–668, 1979.
650. Kamatani N, Hakoda M, Otsuka S, et al: Only three mutations account for almost all defective alleles causing adenine phosphoribosyltransferase deficiency in Japanese patients. *J Clin Invest* 90:130–135, 1992.
651. Hidaka Y, Palella TD, O'Toole TE, et al: Human adenine phosphoribosyltransferase. Identification of allelic mutations at the nucleotide level as a cause of complete deficiency of the enzyme. *J Clin Invest* 80:1409–1415, 1987.
652. Resta R, Thompson LF: SCID: The role of adenosine deaminase deficiency. *Immunol Today* 18:371–374, 1997.
653. Ogasawara N, Goto H, Yamada Y, et al: Distribution of AMP-deaminase isozymes in rat tissues. *Eur J Biochem* 87:297–304, 1978.
654. Yamada Y, Goto H, Wakamatsu N, et al: A rare case of complete human erythrocyte AMP deaminase deficiency due to two novel missense mutations in AMPD3. *Hum Mutat* 17:78, 2001.
655. Armstrong JM, Myers DV, Verpoorte JA, et al: Purification and properties of human erythrocyte carbonic anhydrases. *J Biol Chem* 241:5137–5149, 1966.
656. Kendall AG, Tashian RE: Erythrocyte carbonic anhydrase I: Inherited deficiency in humans. *Science* 197:471–472, 1977.
657. Roth DE, Venta PJ, Tashian RE, et al: Molecular basis of human carbonic anhydrase II deficiency. *Proc Natl Acad Sci U S A* 89:1804–1808, 1992.
658. Goth L, Rass P, Pay A: Catalase enzyme mutations and their association with diseases. *Mol Diagn* 8:141–149, 2004.
659. Percy MJ, Lappin TR: Recessive congenital methaemoglobinaemia: Cytochrome b(5) reductase deficiency. *Br J Haematol* 141:298–308, 2008.
660. Simonelli F, Giovane A, Frunzio S, et al: Galactokinase activity in patients with idiopathic presenile and senile cataract. *Metab Pediatr Syst Ophthalmol* 15:53–56, 1992.
661. Karas N, Gobec L, Pfeifer V, et al: Mutations in galactose-1-phosphate uridyltransferase gene in patients with idiopathic presenile cataract. *J Inherit Metab Dis* 26:699–704, 2003.
662. Beutler E: Red cell enzyme defects as non-diseases and as diseases. *Blood* 54:1–7, 1979.
663. Beutler E: Effect of flavin compounds on glutathione reductase activity: In vivo and in vitro studies. *J Clin Invest* 48:1957–1966, 1969.
664. Valentine WN, Paglia DE, Neerhout RC, et al: Erythrocyte glyoxalase II deficiency with coincidental hereditary elliptocytosis. *Blood* 36:797–808, 1970.
665. Johnson LA, Gordon RB, Emmerson BT: Hypoxanthine-guanine phosphoribosyltransferase: A simple spectrophotometric assay. *Clin Chim Acta* 80:203–207, 1977.
666. Larovere LE, Romero N, Fairbanks LD, et al: A novel missense mutation, c.584A > C (Y195S), in two unrelated Argentine patients with hypoxanthine-guanine phosphoribosyl-transferase deficiency, neurological variant. *Mol Genet Metab* 81:352–354, 2004.
667. Sumi S, Marinaki AM, Arenas M, et al: Genetic basis of inosine triphosphate pyrophosphohydrolase deficiency. *Hum Genet* 111:360–367, 2002.
668. Sass MD, Caruso CJ, Farhangi M: TPNH-methemoglobin reductase deficiency: A new red-cell enzyme defect. *J Lab Clin Med* 70:760–767, 1967.
669. Ferrell RE, Escallon M, Aguilar L, et al: Erythrocyte phosphoglucomutase: A family study of a PGM1 deficient allele. *Hum Genet* 67:306–308, 1984.
670. Banki K, Hutter E, Colombo E, et al: Glutathione levels and sensitivity to apoptosis are regulated by changes in transaldolase expression. *J Biol Chem* 271:32994–33001, 1996.
671. Chamberlain BR, Buttery JE: Reappraisal of the uroporphyrinogen I synthase assay, and a proposed modified method. *Clin Chem* 26:1346–1347, 1980.
672. Strand LJ, Meyer UA, Felsher BF, et al: Decreased red cell uroporphyrinogen I synthetase activity in intermittent acute porphyria. *J Clin Invest* 51:2530–2536, 1972.
673. Chao LT, Du CS, Louie E, et al: A to G substitution identified in exon 2 of the G6PD gene among G6PD deficient Chinese. *Nucleic Acids Res* 19:6056, 1991.
674. Hirono A, Ishii A, Kere N, et al: Molecular analysis of glucose-6-phosphate dehydrogenase variants in the Solomon Islands. *Am J Hum Genet* 56:1243–1245, 1995.
675. Kaeda JS, Chhotray GP, Ranjit MR, et al: A new glucose-6-phosphate dehydrogenase variant, G6PD Orissa (44 Ala—>Gly), is the major polymorphic variant in tribal populations in India. *Am J Hum Genet* 57:1335–1341, 1995.
676. Minucci A, Antenucci M, Giardina B, et al: G6PD Murcia, G6PD Ube and G6PD Orissa: Report of three G6PD mutations unusual for Italian population. *Clin Biochem* 43:1180–1181, 2010.
677. Nafa K, Reghis A, Osmani N, et al: G6PD Aures: A new mutation (48 Ile—>Thr) causing mild G6PD deficiency is associated with favism. *Hum Mol Genet.* 2:81–82, 1993.
678. Daoud BB, Mosbehi I, Prehu C, et al: Molecular characterization of erythrocyte glucose-6-phosphate dehydrogenase deficiency in Tunisia. *Pathol Biol (Paris)* 56:260–267, 2008.

679. Calabro V, Giacobbe A, Vallone D, et al: Genetic heterogeneity at the glucose-6-phosphate dehydrogenase locus in southern Italy: A study on a population from the Matera district. *Hum Genet* 86:49–53, 1990.

680. Ganczakowski M, Town M, Bowden DK, et al: Multiple glucose 6-phosphate dehydrogenase-deficient variants correlate with malaria endemicity in the Vanuatu archipelago (southwestern Pacific). *Am J Hum Genet* 56:294–301, 1995.

681. Nakatsuji T, Miwa S: Incidence and characteristics of glucose-6-phosphate dehydrogenase variants in Japan. *Hum Genet* 51:297–305, 1979.

682. Chiu DT, Zuo L, Chao L, et al: Molecular characterization of glucose-6-phosphate dehydrogenase (G6PD) deficiency in patients of Chinese descent and identification of new base substitutions in the human G6PD gene. *Blood* 81:2150–2154, 1993.

683. Vulliamy TJ, Wanachiwanawin W, Mason PJ, et al: G6PD Mahidol, a common deficient variant in South East Asia is caused by a (163)glycine—serine mutation. *Nucleic Acids Res* 17: 5868, 1989.

684. Beutler E, Kuhl W, Saenz GF, et al: Mutation analysis of glucose-6-phosphate dehydrogenase (G6PD) variants in Costa Rica. *Hum Genet* 87:462–464, 1991.

685. Cittadella R, Civitelli D, Manna I, et al: Genetic heterogeneity of glucose-6-phosphate dehydrogenase deficiency in south-east Sicily. *Ann Hum Genet* 61:229–234, 1997.

686. De Vita G, Alcalay M, Sampietro M, et al: Two point mutations are responsible for G6PD polymorphism in Sardinia. *Am J Hum Genet* 44:233–240, 1989.

687. Corcoran CM, Calabro V, Tamagnini G, et al: Molecular heterogeneity underlying the G6PD Mediterranean phenotype. *Hum Genet* 88:688–690, 1992.

688. Kirkman HN, Simon ER, Pickard BM: Seattle variant of glucose-6-phosphate dehydrogenase. *J Lab Clin Med* 66:834–840, 1965.

689. Cappellini MD, Sampietro M, Toniolo D, et al: Biochemical and molecular characterization of a new sporadic glucose-6-phosphate dehydrogenase variant described in Italy: G6PD Modena. *Br J Haematol* 87:209–211, 1994.

690. Cappellini MD, Martinez di Montemuros F, Dotti C, et al: Molecular characterisation of the glucose-6-phosphate dehydrogenase (G6PD) Ferrara II variant. *Hum Genet* 95:440–442, 1995.

691. Viglietto G, Montanaro V, Calabro V, et al: Common glucose-6-phosphate dehydrogenase (G6PD) variants from the Italian population: Biochemical and molecular characterization. *Ann Hum Genet* 54:1–15, 1990.

692. Beutler E, Westwood B, Kuhl W: Definition of the mutations of G6PD Wayne, G6PD Viangchan, G6PD Jammu, and G6PD "LeJeune". *Acta Haematol* 86:179–182, 1991.

693. Poon MC, Hall K, Scott CW, et al: G6PD Viangchan: A new glucose 6-phosphate dehydrogenase variant from Laos. *Hum Genet* 78:98–99, 1988.

694. Ahluwalia A, Corcoran CM, Vulliamy TJ, et al: G6PD Kalyan and G6PD Kerala; two deficient variants in India caused by the same 317 Glu—>Lys mutation. *Hum Mol Genet* 1:209–210, 1992.

695. Sukumar S, Mukherjee MB, Colah RB, et al: Two distinct Indian G6PD variants G6PD Jamnagar and G6PD Rohini caused by the same 949 G—>A mutation. *Blood Cells Mol Dis* 35:193–195, 2005.

696. Beutler E, Westwood B, Prchal JT, et al: New glucose-6-phosphate dehydrogenase mutations from various ethnic groups. *Blood* 80:255–256, 1992.

697. Calabro V, Mason PJ, Filosa S, et al: Genetic heterogeneity of glucose-6-phosphate dehydrogenase deficiency revealed by single-strand conformation and sequence analysis. *Am J Hum Genet* 52:527–536, 1993.

698. Menounos P, Zervas C, Garinis G, et al: Molecular heterogeneity of the glucose-6-phosphate dehydrogenase deficiency in the Hellenic population. *Hum Hered* 50:237–241, 2000.

699. Perng LI, Chiou SS, Liu TC, et al: A novel C to T substitution at nucleotide 1360 of cDNA which abolishes a natural Hha I site accounts for a new G6PD deficiency gene in Chinese. *Hum Mol Genet* 1:205, 1992.

700. Wagner G, Bhatia K, Board P: Glucose-6-phosphate dehydrogenase deficiency mutations in Papua New Guinea. *Hum Biol* 68:383–394, 1996.

701. Stevens DJ, Wanachiwanawin W, Mason PJ, et al: G6PD Canton a common deficient variant in South East Asia caused by a 459 Arg—Leu mutation. *Nucleic Acids Res* 18:7190, 1990.

702. Chiu DT, Zuo L, Chen E, et al: Two commonly occurring nucleotide base substitutions in Chinese G6PD variants. *Biochem Biophys Res Commun* 180:988–993, 1991.

第 48 章
珠蛋白生成障碍性贫血：珠蛋白合成异常

David J. Weatherall

摘要

珠蛋白生成障碍性贫血是人类最常见的单基因疾病。在地中海人群、中东、印度次大陆和缅甸，从中国南部经过泰国和马来半岛，一直到太平洋岛屿的人群中都有较高的基因频率。本病在这些高基因频率人群移民所至的国家也比较常见。

简写和缩略词

AATAAA，聚腺苷酸化信号位点（the polyadenylation signal site）；ATR-16，α-珠蛋白生成障碍性贫血 16 号染色体链锁的智力缺陷综合征（α-thalassemia chromosome 16-linked mental retardation syndrome）；ATR-X，α-珠蛋白生成障碍性贫血 X-染色体链锁的智力缺陷综合征（α-thalassemia X-linked mental retardation syndrome）；BCL11A，B 细胞淋巴瘤/白血病致癌基因使血红蛋白 γ-β 切换（B-cell lymphoma/leukemia oncogene important for γ-to β-globin switching）；CAP site，DNA 位点位于或接近一个启动子（a DNA site located in or near apromoter）；DNase I，一种用于检测 DNA 蛋白质相互作用的酶（an enzyme used to detect DNA-protein interaction）；GATA-1，促进红细胞生成的转录因子（a transcription factor essential for productive erythropoiesis；HPFH，hereditary persistence of fetal hemoglobin）；DPFH，遗传性胎儿血红蛋白持续存在症（hereditary persistence of fetal hemoglobin）；HS，DNase I 作用超敏感位点（hypersensitive site to DNase Itreatment）；IVS，基因干预序列，如：内含子（intervening sequence of agene）；KLF1，红细胞 Kruppel-样因子（erythroid Kruppel-like factor）；LCR，基因调控区域（locus control region；MCS，multispecies conserved sequences）；MCS，多物种保守序列（multispecies conserved sequences）；NFE-2，"核转录因子、红细胞 2"是一个促进红细胞生成的转录因子（"nuclear factor, erythroid 2"is atranscription factor essential for productive erythro-poiesis）；PHD region，一段含锌指基序的 DNA 区域，在 ATR-Xα-珠蛋白生成障碍性贫血中常缺失（known as plant homeodomain is aDNA region with zinc finger motif commonly deleted in ATR-Xα-thalassemia）；RFLP，限制性片段长度多态性（restriction fragment length polymorphism）；TATA box，基因启动子区域的一段 DNA 序列，顺式-转录因子［a DNA sequence（cis-regulatory element）found in the pro-moter region of genes］。

珠蛋白生成障碍性贫血主要有 α 和 β-珠蛋白生成障碍性贫血两类，分别累及珠蛋白 α 和 β 链基因，少见类型是由其他球蛋白基因异常所致。一些极其罕见的先天性和获得珠蛋白生成障碍性贫血，有着完整的球蛋白基因，是由非血红蛋白基因突变或有待阐明因素造成。所有珠蛋白生成障碍性贫血都有成人血红蛋白珠蛋白链的生成不平衡，即 β-珠蛋白生成障碍性贫血时过量的 α 链和 α-珠蛋白生成障碍性贫血时过量的 β 链。目前已发现数百个 α 和 β-珠蛋白位点的突变，导致 α 或 β 链生成的减少或缺失。珠蛋白生成障碍性贫血高频率和遗传的多样性与过去或现在杂合子对疟疾的抵抗有关。

珠蛋白生成障碍性贫血的病理生理学可以从过多产生的珠蛋白链的有害效应来探讨。在 β-珠蛋白生成障碍性贫血，过多的 α 链导致红细胞前体和红细胞的损伤，造成重度贫血。继而又造成无效骨髓扩张，严重影响生长发育、骨骼形成。主要的致病和致死原因是由于小肠吸收铁增加和输血引起的铁在内分泌器官、肝脏和心脏的沉积。α-珠蛋白生成障碍性贫血的病理生理学则不同，因为 α 链合成缺陷引起过多的 β 链形成 β4 分子或血红蛋白 H，它们是可溶性的而不沉积于骨髓。然而，它不稳定且沉积于衰老的红细胞，因此，α-珠蛋白生成障碍性贫血的贫血原因是溶血而不是红细胞生成异常。

α 和 β-珠蛋白生成障碍性贫血临床表现变化很大，有关影响表型的遗传和环境因素的知识正在逐步积累。

由于在妊娠 9～10 周后可以通过 DNA 分析鉴定珠蛋白生成障碍性贫血的携带者并诊断受累的胎儿，因此，对这些疾病可进行广泛的产前诊断。目前，唯有骨髓移植能够治愈本病。对症治疗主要是常规红细胞输注，铁螯合治疗和慎重使用脾切除。试验性治疗方法包括刺激胎儿血红蛋白合成和尝试体细胞基因治疗。

● 定义及历史

1925 年，Cooley 和 Lee[1] 首次描述了一种发病年龄早，并伴有脾肿大和骨骼改变的严重贫血。1932 年，George H. Whipple 和 William L. Bradford[2] 对本病的病理学发现做了全面的报道。由于早期的患者都有地中海的出身背景，Whipple 从 θαλασσα（海洋）撰写了一个新词"thalassic anemia"（珠蛋白生成障碍性贫血），缩写为"thalassemia"[3,4]。1940 年以后，本病真正的遗传学特征才被充分认识。由 Cooley 和 Lee 描述的这种疾病是一种常染色体基因的纯合子，其杂合子有着较轻的血液学改变。严重的纯合子状态即重型珠蛋白生成障碍性贫血，而杂合子状态、地中海特征，根据其严重程度被命名为轻型珠蛋白生成障碍性贫血[3,5~7]。后来，珠蛋白生成障碍性贫血中间型用来描述那些比重型轻，但又比轻型珠蛋白生成障碍性贫血重的类型。

珠蛋白生成障碍性贫血不是一个单一的疾病，而是一组异常，其中每一种都是由于一种遗传性珠蛋白合成异常导致的疾病[7]。这些疾病构成了被统称为血红蛋白病的疾病谱的一部分，后者大体上分为两类。第一类包括由于一条珠蛋白链的遗传性结构改变导致的异常，如镰状细胞贫血。虽然这种异常珠蛋白可能比正常成人血红蛋白合成效率低，或降解速率更快，但相关的临床异常是由异常血红蛋白的物理特性引起的(参见第 49 章)。第二大类血红蛋白病,即珠蛋白生成障碍性贫血,则包括一条或多条珠蛋白链合成速率缺陷的遗传性疾病。其结果是珠蛋白链合成的不平衡,无效红细胞生成,溶血和不同程度的贫血。

有几个专论更详细地描述了珠蛋白生成障碍性贫血的历史[5,7]。

不同类型的珠蛋白生成障碍性贫血

珠蛋白生成障碍性贫血可以定义为这样一种疾病,因一个或多个珠蛋白链合成率减低导致珠蛋白链合成的不平衡,血红蛋白生成缺陷,其他相对过多的珠蛋白亚单位损伤红细胞或前体红细胞[7,8]。表 48-1 总结了目前已明确的主要珠蛋白生成障碍性贫血类型。

表 48-1　珠蛋白生成障碍性贫血及相关疾病
α-珠蛋白生成障碍性贫血
α⁰
α⁺
缺失型(-α)
非缺失型($α^T$)
β-珠蛋白生成障碍性贫血
β⁰
β⁺
正常 Hgb A_2
显性
与 β-珠蛋白基因不连锁
δβ-珠蛋白生成障碍性贫血
(δβ)⁺
(δβ)⁰
($^Aγδβ$)⁰
γ-珠蛋白生成障碍性贫血
δ-珠蛋白生成障碍性贫血
δ⁰
δ⁺
εγδβ-珠蛋白生成障碍性贫血
遗传性胎儿血红蛋白持续存在
缺失型
(δβ)⁰,($^Aγδβ$)⁰
非缺失型
与 β-珠蛋白基因连锁
$^Gγβ^+$,$^Aγβ^+$
与 β-珠蛋白基因不连锁

β-珠蛋白生成障碍性贫血分为两个主要类型,一种是 β⁰-珠蛋白生成障碍性贫血,无 β 链生成。另一种是 β⁺珠蛋白生成障碍性贫血,β 链部分缺乏。普通类型 β-珠蛋白生成障碍性贫血的特征是杂合子的血红蛋白 A2 水平升高。有一种少见类型的 β-珠蛋白生成障碍性贫血,杂合子的血红蛋白 A2 水平正常。其他少见类型包括 β-珠蛋白生成障碍性贫血中间型表现为显性遗传方式,即杂合子表现严重,还有一种变异型,其基因决定簇与 β-珠蛋白基因簇不联锁[7,9,10]。

δβ-珠蛋白生成障碍性贫血呈杂合状态,有些没有 δ 和 β 链的合成。最初根据生成的血红蛋白 F 的结构来分类,即分为 $^Gγ^Aγ$(δβ)⁰和 $^Gγ$(δβ)⁰珠蛋白生成障碍性贫血。这样分类其实是不合理的,最好根据有合成缺陷的珠蛋白链来描述,即简单分为(δβ)⁺、(δβ)⁰、($^Aγδβ$)⁰-珠蛋白生成障碍性贫血。在(δβ)⁺-珠蛋白生成障碍性贫血,产生了异常血红蛋白,这种血

红蛋白由正常的 α 链与 δ 链的 N 末端残基融合到 β 链的 C 末端的非 α 链组合而成。这种融合是多种多样的,称为 lepore 血红蛋白,呈现结构的异质性。

δ-珠蛋白生成障碍性贫血特征是 δ 链生成减少从而合成的血红蛋白 A2 减少(杂合子)或缺如(纯合子)[7,10]。一般没有临床意义,只有当 β-地中海性状遗传时,血红蛋白 A2 水平会降低到正常范围。

在临床和分子生物学水平还发现了 ε,γ,δ 和 β 合成缺陷的一种疾病,纯合状态下即 εγδβ-珠蛋白生成障碍性贫血,胎儿可能无法存活,故只见到杂合子。

遗传性胎儿血红蛋白持续存在(HPFH)是一种杂合子状态,其特征是胎儿血红蛋白持续存在[7,9~10],它又分为缺失型和非缺失型[7,9~10]。像 δβ-珠蛋白生成障碍性贫血一样,缺失型 HPFH 可分为(δβ)⁰HPFH 等,然后根据累及的特殊人群和相关分子缺陷进一步分类。实际上,缺失型 HPFH 与 β-珠蛋白生成障碍性贫血非常相似,只是前者能更有效地合成 γ 链,从而珠蛋白链的合成不平衡更轻,表现也更轻。纯合子表现为轻型珠蛋白生成障碍性贫血的改变。β-珠蛋白生成障碍性贫血和缺失型 HPFH 形成了连续统一的过程。非缺失型 HPFH 也是异质性的,在某些病例,它们与 β-珠蛋白基因簇的突变有关,有与 HPFH 决定簇呈顺式(Cis)的 β 链合成。这些情况又可以分为 $^Gγβ^+$HPFH 和 $^Aγβ^+$HPFH。根据累及人群又可以再分类,如希腊型 HPFH 和英国型 HPFH 等。最后,还有一组与极低水平持续胎儿血红蛋白存在相关的异质性 HPFH 决定簇,至少在一些病例中其基因位点与 β-珠蛋白基因簇不链锁。

因为 α 链在胎儿和成人血红蛋白中均存在,α 链的缺失就对胎儿和成人血红蛋白的合成都有影响。胎儿时期 α 链的合成减少导致产生过多 γ 链,形成 γ4 四聚体或血红蛋白 Bart,成人期 α 链的缺乏导致过多的 β 链生成,形成 β4 四聚体,即血红蛋白 H。因为每个单倍体基因组有两个 α-珠蛋白基因,所以 α-珠蛋白生成障碍性贫血的遗传学较 β-珠蛋白生成障碍性贫血更为复杂。有两组主要的珠蛋白生成障碍性贫血[7,10],一个是 α⁰-珠蛋白生成障碍性贫血(旧称为 α-珠蛋白生成障碍性贫血 1),受累染色体不产生 α 链,也就是两个链锁的 α-珠蛋白基因均无活性。其次是 α⁺-珠蛋白生成障碍性贫血(旧称为 α-珠蛋白生成障碍性贫血 2),链锁的一对 α-珠蛋白基因中有一个是缺陷基因。α⁺-珠蛋白生成障碍性贫血又进一步分为缺失型和非缺失型。α⁰-珠蛋白生成障碍性贫血和缺失型、非缺失型 α⁺-珠蛋白生成障碍性贫血在分子水平均是极端异质性的。α-珠蛋白生成障碍性贫血有两个主要临床表型:血红蛋白 Bart 胎儿水肿综合征,通常反映 α⁰-珠蛋白生成障碍性贫血的纯和子状态和血红蛋白 H 病,通常是由于 α⁰-和 α⁺-珠蛋白生成障碍性贫血的复合杂合状态导致的。

由于血红蛋白结构的变异体以及珠蛋白生成障碍性贫血在某些人群的发生频率高,在同一个体可以发现两种遗传缺陷。珠蛋白生成障碍性贫血的不同遗传类型以及与异常血红蛋白基因的组合,产生一系列疾病,总称为珠蛋白生成障碍性贫血综合征[7]。

● 流行病学和群体遗传学

β-珠蛋白生成障碍性贫血广泛分布于地中海人群,中东、印度和巴基斯坦部分地区和整个南亚(图 48-1)[7,11~12]。本病常

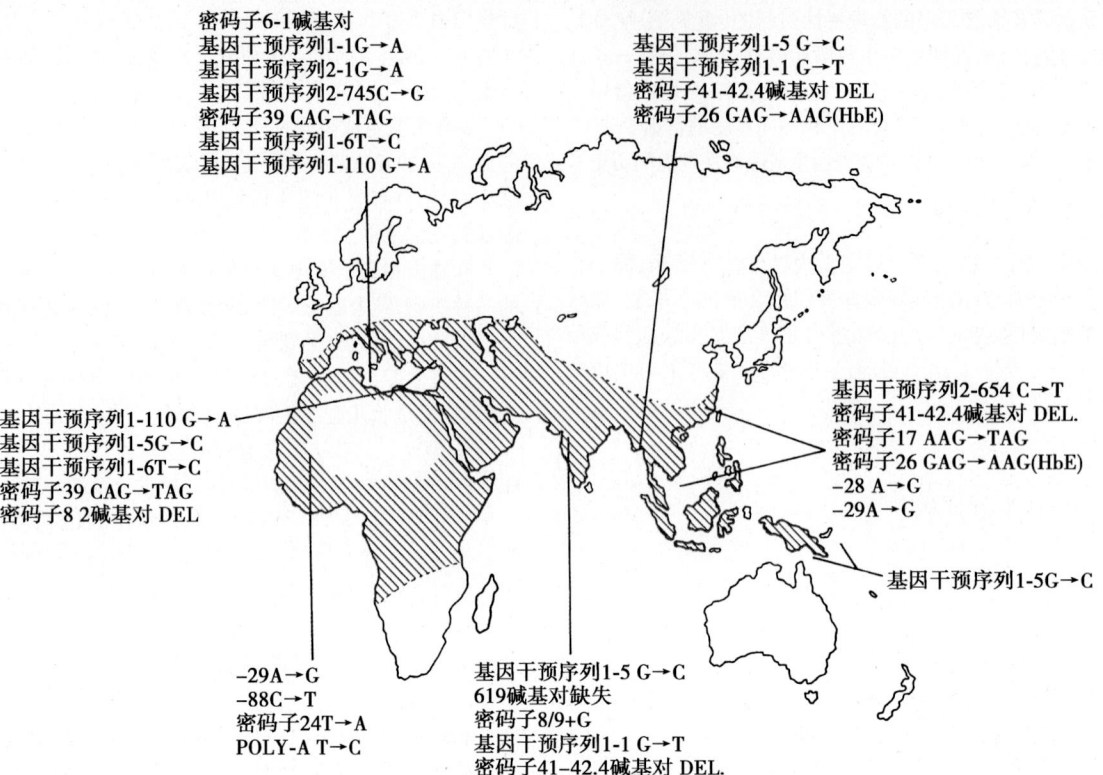

密码子6-1碱基对
基因干预序列1-1G→A
基因干预序列2-1G→A
基因干预序列2-745C→G
密码子39 CAG→TAG
基因干预序列1-6T→C
基因干预序列1-110 G→A

基因干预序列1-5 G→C
基因干预序列1-1 G→T
密码子41-42.4碱基对 DEL
密码子26 GAG→AAG(HbE)

基因干预序列1-110 G→A
基因干预序列1-5G→C
基因干预序列1-6T→C
密码子39 CAG→TAG
密码子8 2碱基对 DEL

基因干预序列2-654 C→T
密码子41-42.4碱基对 DEL.
密码子17 AAG→TAG
密码子26 GAG→AAG(HbE)
−28 A→G
−29A→G

基因干预序列1-5G→C

−29A→G
−88C→T
密码子24T→A
POLY-A T→C

基因干预序列1-5 G→C
619碱基对缺失
密码子8/9+G
基因干预序列1-1 G→T
密码子41−42.4碱基对 DEL.

图 48-1   β-珠蛋白生成障碍性贫血世界分布图

见于塔吉克斯坦、土库曼斯坦、吉尔吉斯斯坦和中国。由于从高基因频率地区如地中海地区(如意大利,希腊),非洲和亚洲广泛迁移到美洲,在北美和南美 α 和 β-珠蛋白生成障碍性贫血基因和临床患病相对常见,尤其是北美。除了西非的少数地区,主要是利比里亚和北非的部分地区,β-珠蛋白生成障碍性贫血在非洲少见。但是,β-珠蛋白生成障碍性贫血散发于各种族人群,而且在纯血统的盎格鲁撒克逊人中也发现了纯合子状态。因此,病人的种族背景不能排除此诊断。

δβ-珠蛋白生成障碍性贫血尽管没有发现高发人群,但已经在很多种族人群中观察到散发病例。同样,血红蛋白 Lepore 综合征也在很多人群中被发现,但可能除意大利中部、西欧和西班牙及葡萄牙的部分地区外,还未发现本病在任何特定地区的发生频率高。

α-珠蛋白生成障碍性贫血遍及非洲、地中海、中东和东南亚地区(图 48-2)[7,11~12]。α[0]-珠蛋白生成障碍性贫血在地中海地区和东方人群中最常见,但是在非洲和中东人群中极少见。而缺失型 α[+]-珠蛋白生成障碍性贫血却在整个西非、地中海、中东和东南亚地区的发生频率高。在美国,大约30%非洲后裔美国人携带 α[+]-珠蛋白生成障碍性贫血基因。部分巴布亚新几内亚地区有高达80%的 α[0]-珠蛋白生成障碍性贫血缺失型的携带者。非缺失型 α[+]-珠蛋白生成障碍性贫血在任一特定人群中的发生率尚未确定,但在一些地中海岛屿以及中东和东南亚的亚洲人群中屡有报道。由于血红蛋白 Bart 水肿综合征和血红蛋白 H 病需要 α[0]-珠蛋白生成障碍性贫血决定簇的作用,所以它们仅在东南亚和地中海的部分地区高发。α 链终止密码子突变如血红蛋白 Constant Spring,似乎在东南亚尤其常见。在泰国有4% 人群是携带者。

1949 年,J. B. S Haldane[13] 提出,珠蛋白生成障碍性贫血在

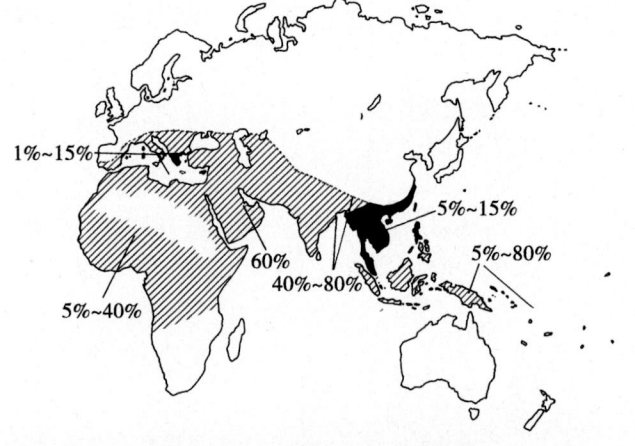

1%~15%

5%~15%

5%~80%

60%

40%~80%

5%~40%

图 48-2   α[+]-珠蛋白生成障碍性贫血(阴影线)和 α[0]-珠蛋白生成障碍性贫血(阴影)世界分布图

热带地区达到了高频率是由于杂合子对疟疾感染的保护作用[13]。虽然许多群体研究检验过这个假说,但只有 DNA 重组技术的出现才使类似珠蛋白生成障碍性贫血的这种多态性系统背后及其复杂的群体遗传学得以部分阐明。

在每一个 β-珠蛋白生成障碍性贫血的高发地区都可以见到几个常见的突变和一些少见突变(图 48-1)。而且,在每一个区域突变模式都是不同的,通常见于在相关 β-珠蛋白基因簇中不同的单倍体型[11,14~15]。α-珠蛋白生成障碍性贫血也有类似的观察结果(图 48-2)。这些研究提示珠蛋白生成障碍性贫血独立地发生于不同人群,然后通过选择达到其高发频率。尽管珠蛋白生成障碍性贫血基因通过漂移可能引起一些移动,独立的突变和选择无疑提供了其世界分布的总的基础。在萨丁尼亚(Sardinia)的早期研究显示 β-珠蛋白生成障碍性贫血在疟疾传

播低的山区相对少见，支持了 Haldane 的意见，即珠蛋白生成障碍性贫血达到高发生频率是由于对疟疾感染的保护作用[16]。多年来这些资料仍然是保护效应的唯一令人信服的证据。后来利用疟疾的地域性资料和珠蛋白基因作图进行研究，可以清楚地看出海拔高度对巴布亚新几内亚的 α-珠蛋白生成障碍性贫血发生率的影响。此外，从巴布亚新几内亚向南延伸，经美拉尼亚（Melanesia）岛屿至新喀里多尼亚（New Caledonia），发现 α-珠蛋白生成障碍性贫血的发生频率有明显的渐变群（表型随地理区域而逐渐改变）。这与类似的疟疾分布梯度相对应[17]。由于其他 DNA 多态性在整个地区呈随机分布，没有类似于 α-珠蛋白生成障碍性贫血和疟疾分布特征的渐变群，所以大体可排除在这些岛屿人群中的漂移效应和首建立者效应（founder effect）。

已经有可靠证据证明，轻型 α⁺-珠蛋白生成障碍性贫血能够保护患者对抗恶性疟疾感染。在巴布亚新几内亚一个病例对照研究中，α⁺-珠蛋白生成障碍性贫血的纯合子状态对由疟疾引发的严重并发症，特别是昏迷或重度贫血而住院者可提供大约 60% 的保护[18]。在几个不同的非洲人群中也发现 α-珠蛋白生成障碍性贫血对恶性疟疾有类似水平的保护作用[19]。然而，越来越明显的是这种保护的多态性之间存在复杂的基因上位作用（epistasis，非等位基因之间的相互作用——译者注）。例如，尽管 α-珠蛋白生成障碍性贫血和镰状细胞性状均对恶性疟疾有强力保护作用，但那些遗传了两种特性的患者，这种保护作用就会被相互抵消从而对疾病完全易感[20]。在一些国家的相同人群中同时存在一个以上性状时，这种类型的相互作用对保护多态性的基因频率有重要影响。

越来越多的证据证明免疫和细胞机制可能是不同红细胞多态性对抗疟疾感染的保护效应的基础。对一组 α-珠蛋白生成障碍性贫血婴儿的随访观察显示，出生后第一年更易罹患间日疟和恶性疟疾的感染。因为有证据说明这两种疟原虫之间存在交叉免疫，所以可能是这种效应诱发了早期免疫，使这些 α-珠蛋白生成障碍性贫血婴儿以后变得更能抵抗恶性疟疾感染[21]。在细胞水平没有证据证明 α-珠蛋白生成障碍性贫血的红细胞对寄生虫侵犯和生长速率有任何影响。然而，被寄生的红细胞在体外更易被吞噬，与正常红细胞相比不易形成玫瑰花结。玫瑰花结形成是未感染的红细胞在体外与感染细胞结合的现象，感染的红细胞与感染程度密切相关，并表达低水平补体受体[1]，借此形成玫瑰花结[22]。最近的综述文献对高度复杂的免疫和细胞间相互作用进行了详细讨论[19,23~24]。尽管在 β-珠蛋白生成障碍性贫血中类似资料较少，但也有强有力的间接证据表明，其高频率也是通过对恶性疟疾的保护得以维持的。

● 病因及发病机制

血红蛋白的遗传调控及合成

血红蛋白的结构和个体发育过程分别在第 7、49 章有总结。这里仅讨论与珠蛋白生成障碍性贫血特别相关的方面。

成人血红蛋白是一个异质性的蛋白质混合物，由主要成分血红蛋白 A 和次要成分血红蛋白 A_2 组成，后者大约占总量的 2.5%。在宫内期，主要血红蛋白是血红蛋白 F。这些血红蛋白的结构是类似的。每个包含不同的两对珠蛋白链。除了某些胚胎期血红蛋白（见下文），所有正常人的血红蛋白都有一对 α 链。在血红蛋白 A 中，α 链联合 β 链（$\alpha_2\beta_2$），在血红蛋白 A2 中则联合 δ 链（$\alpha_2\delta_2$），在血红蛋白 F 中则联合 γ 链（$\alpha_2\gamma_2$）。

人类血红蛋白有很大异质性，尤其在胎儿时期，这对于理解珠蛋白生成障碍性贫血和产前诊断方法有很重要的意义。血红蛋白 F 是 $\alpha_2\gamma_2^{136Gly}$ 和 $\alpha_2\gamma_2^{136Ala}$ 的混合物。136 位含有甘氨酸的 γ 链被称为 $^G\gamma$ 链，含丙氨酸的则被称为 $^A\gamma$ 链。出生时含 $^G\gamma$ 链的分子与含 $^A\gamma$ 链的分子的比例是 3∶1，这个比例在正常成人中非常微量的血红蛋白 F 中变化很大。

宫内 8 周之前，有 3 种胚胎血红蛋白：Gower 1（$\xi_2\varepsilon_2$），Gower 2（$\alpha_2\varepsilon_2$），和 Portland（$\xi_2\gamma_2$）。ξ 和 ε 链分别是成人 α、β 及 γ、δ 链的胚胎期对应物。在某些 α-珠蛋白生成障碍性贫血中，ξ 链的合成可持续至胚胎期之后。持续性的 ε 链合成还未见于任何一种珠蛋白生成障碍性贫血综合征。在胎儿发育过程中，珠蛋白生成依次从 ξ 链转换成 α 链，以及从 ε 链转换成 γ 链，出生后即生成 β 和 α 链。

图 48-3 显示不同的成人血红蛋白及 16 号染色体上的 α 基因簇和 11 号染色体上的 β 基因簇的排列。

珠蛋白基因簇

虽然存在个别变异，但 α 基因簇通常包含功能性 ξ 基因和两个 α 基因，分别称为 α2 和 α1。它还含有四个假基因：ψξ₁、

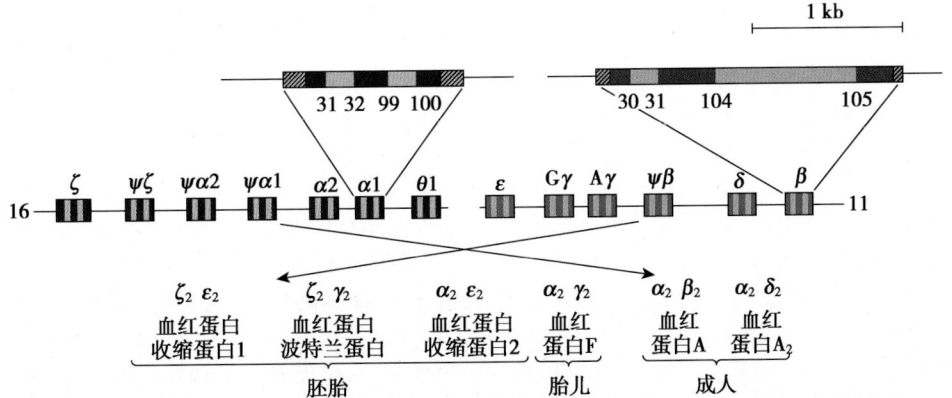

图 48-3 人类血红蛋白基因图：主要的血红蛋白基因簇位于染色体 11 和 16。在血红蛋白生成的每个阶段，不同的基因被激活或者抑制。不同的球蛋白链受调于各个基因，独立合成而后以随机的方式组合，如图中箭头所示

$\psi\alpha_1$、$\psi\alpha_2$和θ_1[9,10]。后者在不同的种属中是高度保守的。虽然它似乎表达于胎儿早期，但功能尚不清楚。它可能并不产生有功能的珠蛋白链。每个α基因定位于近4kb长的一个同源性区域，其间被两个小的非同源性区域分隔[25~27]。同源性区域被认为来自于基因复制，非同源性片段是随后由DNA插入到两个α基因之一附近的非编码区而形成的。两个α-珠蛋白基因的外显子有相同的序列。每个基因的第一个内含子是相同的，α_1的第二个内含子比α_2的多9个碱基对，而且有3个碱基不同[27~29]。两个α-珠蛋白基因序列尽管有高度同源性，但两者在TAA终止密码子13个碱基后的3′端非翻译区的序列大不相同。这些区别有利于评价基因的相关产物，这也是分析α-珠蛋白生成障碍性贫血的重要部分[30,31]。α_2信使RNA的生成似乎要比α_1多1.5~3倍。$\psi\xi_1$和ξ_2基因也是高度同源的，其内含子明显大于α-珠蛋白基因的内含子。与后者不同，其IVS-1比IVS-2大。在每个ξ基因中，IVS-1包含一个简单的14-碱基对（bp）重复序列，该序列与两个ξ基因之间的序列和人类胰岛素基因邻近的序列类似。$\psi\xi_1$的第一个外显子编码序列含有3个碱基改变，其中一个产生提前的终止密码子，从而使$\psi\xi_1$成为无活性假基因。

对分隔及围绕α样结构基因的区域已经作了详细分析。与珠蛋白生成障碍性贫血特别相关的是这个基因簇的多态性本质[32]。该基因簇含有5个高变区：一个位于α1基因下游，一个在ξ和$\psi\xi$基因之间，一个在ξ和$\psi\xi$基因的第一个内含子中，一个在该基因簇的5′端。这些区域由不同数量的核苷酸重复串联序列组成。加上单个碱基限制性片段长度多态性（RFLPs），α-珠蛋白基因簇的变异性达到杂合水平约0.95。因此，能够在大多数人中鉴定每个亲代的α基因簇。此异质性对于追踪珠蛋白生成障碍性贫血的历史有重要意义。

图48-3显示了β-珠蛋白基因簇在11号染色体短臂的排列。每个基因及其侧翼区域都已经测序[33~36]。与α_1和α_2基因对一样，$^G\gamma$和$^A\gamma$基因也有相似的序列。实际上，一条染色体上的Gγ和Aγ基因在其大内含子中央5′端的区域是完全相同的，然而，在该位置3′端则显示差异。在保守区与分歧区之间的分界区，有一段简单序列，可能是导致单向基因转换的重组事件启动的"热点"。

与α-珠蛋白基因类似，β-珠蛋白基因簇包含一系列的单一位点RFLPs（restriction fragment length polymorphism，限制性片段长度多态性），但没有发现高变区[37,38]。β-珠蛋白基因簇中RFLPs或单倍体的排列分成两个区域。β基因的5′侧，包含从ε基因至ψβ基因的3′末端的大约32kb的区域，含有三种常见类型的RFLPs。包括至β基因3′侧的大约18kb的区域，在不同人群中也有三种常见RFLPs类型。在这些区域之间有一个长约11kb的序列，其中有5′和3′结构域的随机分布，因此，能够发生相对高频率的重组[38]。β-珠蛋白单倍体在大多数人群是相似的，但在非洲裔个体中明显不同。这些发现表明单倍体排列在进化过程中很早就形成了。这也与来自线粒体DNA多态性的资料一致。自线粒体DNA多态性数据显示人类早期出现在非洲相对较小的人群，随后分离成其他人种[39]。这对分析群体遗传学和珠蛋白生成障碍性贫血突变的历史极为有用。

珠蛋白基因编码区侧翼的区域包含一些保守序列，对其表达是必不可少的[28,33]。第一个保守序列是TATA盒，其作用是将转录起始位点准确定位于CAP位置，通常在其下游30个碱基处。TATA盒似乎也影响转录速率。另外还有两个所谓的上

游启动子元件。第二个保守序列，CCAAT盒，位于上游70bp或80bp。第三个保守序列，即CACCC同源盒，位于5′处，大约离CAP位置80~100bp。其序列可能是颠倒或重复的。这些启动子序列也是最佳转录所需要的。β-珠蛋白基因的这一区域突变会造成其表达缺陷，这些发现为了解其他人类基因的调控提供了基础。珠蛋白基因的3′侧翼区也有保守序列，特别是AATAAA，是多聚腺苷酸信号位点。

珠蛋白基因簇的调节 图48-4总结了珠蛋白基因的表达机制。初级的转录本是包含有内含子和外显子序列的信使RNA（mRNA）前体。它在核内经历了大量的加工处理，包括5′端带帽和3′端多聚腺苷酸化，两者可能起着稳定转录本的作用（参见第10章）。插入序列从mRNA前体移除是一个复杂的两步骤过程，这一过程依赖内含子-外显子结合区的某些关键序列。

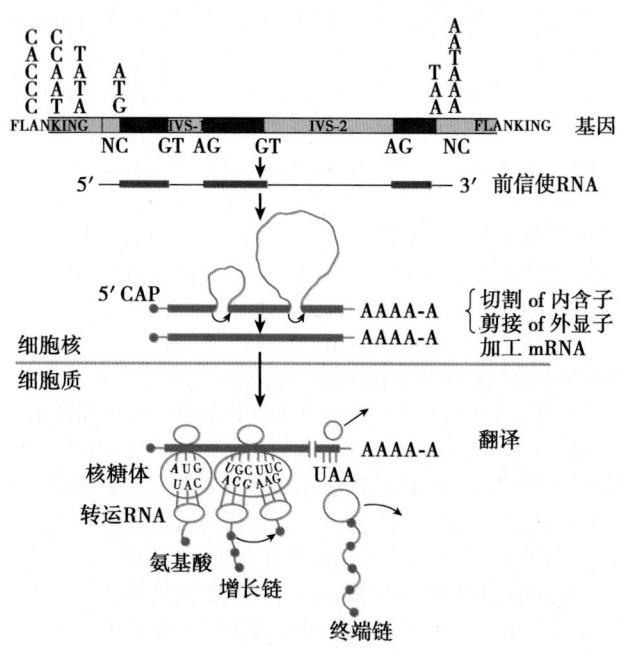

图48-4 人类球蛋白基因表达。IVS=基因干预序列

珠蛋白基因簇调节方式对于理解珠蛋白生成障碍性贫血的发病机制很重要。尽管有很多细节尚待研究，但过去几年的研究至少已经提供了珠蛋白基因簇调节的某些主要机制的轮廓[7,9,40~42]。

细胞中基因转录不相关的多数DNA被包裹成致密形式从而不能与转录因子和RNA聚合酶接近。转录活性的特点是特定基因周围染色质结构的明显变化。这些染色质结构的改变能够通过对外源性核酸酶的敏感性增强来识别。在β-珠蛋白基因簇的几个位点发现有红系特异性核酸酶高敏位点，这些位点在发育的不同阶段是不同的。在胎儿时期，这些位点与所有4个珠蛋白基因的启动子区域有关。在成人红系细胞，则缺乏与γ基因相关的位点。这些基因的甲基化状态对于其表达能力也有重要作用。在人类和其他动物组织，珠蛋白基因在非红系器官是广泛甲基化的，而在造血组织则是相对去甲基化的。在发育的不同阶段珠蛋白基因甲基化状态的改变也反映了其周围染色质构象的改变。

除了启动子元件，在珠蛋白基因簇中其他几个重要的调节序列也已经得到鉴定。例如，已经发现几个参与组织特异表达

的增强子序列,与上游启动子元件的激活序列相似。两者都由一些"模块"(module)或基序(motif)组成,这些序列含有转录激活或抑制因子的结合位点。增强子序列被认为是通过与启动子一起形成空间并列从而增加特定基因的转录效率来起作用的。目前已经清楚转录调节蛋白既可结合到基因的启动子区域又可结合增强子。一些转录蛋白如 GATA-1 和 NFE-2,似乎大都只限于造血组织[40]。这些蛋白的作用可能是将启动子和增强子物理上拉近,使得与增强子结合的转录因子可与 TATA 附近形成的转录复合物相互作用。至少有些造血基因转录因子可能是发育阶段特异性。

另一套红系特异性核酸酶高敏位点位于胚胎珠蛋白基因的 α、β 基因簇上游。这些位点是重要控制元件区域的标记。在 β-珠蛋白基因簇,这个区域有 5 个对 DNA 酶 1(一种用于检测 DNA-蛋白相互作用的酶)的高敏位点[40]。最 5′端的位点(HS5)没有组织特异性。但一起形成位点控制区(LCR)的 HS1～4 则是红系特异性的。LCR 的每个区域包含了各种各样的红系转录因子的结合位点。LCR 的精确功能尚不清楚,但是无疑它对于建立整个珠蛋白基因簇的转录活性功能域是必不可少的。α-珠蛋白基因簇也有这种主要的调控元件 HS40[41],它形成了 4 个高度保守的非编码序列或者多物种保守序列(MC-Ss)的一部分,称为 MSC-R1-R4;在这些元件中,只有 MSC-R2,即 HS40,是 α-珠蛋白基因表达所必需的。尽管去除这个区域能使整个珠蛋白基因簇失活,但其作用从根本上说也肯定与 β-珠蛋白 LCR 不同,因为在所有组织中,α-珠蛋白基因簇的染色质结构都处于一个开放构象中。

一些类型的珠蛋白生成障碍性贫血是由于累及这些调节区域的缺失导致的。此外,这些基因簇缺失的表型效应有很强的位置性,这也反映了特定基因离 LCR 和 HS40 的相对距离。

珠蛋白基因表达的发育变化

人珠蛋白基因的一个尤其重要的方面是由胎儿血红蛋白向成人血红蛋白的转换调节。因为很多珠蛋白生成障碍性贫血和 β-珠蛋白基因簇相关的疾病都与持续的 γ 链合成有关,全面理解它们的病理生理学必须包括对这一重要现象的解释,这一现象对调节表型的表达起着重要作用。

血红蛋白转换这个复杂的问题已有若干综述论及[7,42]。β-珠蛋白合成开始于胎儿早期,大约在孕期的 8～10 周。β-珠蛋白随后继续在低水平合成,大约占所有非 α-珠蛋白链的 10%,一直到孕 36 周左右,此后便显著增多。同时 γ-珠蛋白链合成降低,因此,到出生时 γ 与 β-珠蛋白链合成量大约相等。在出生第一年,γ 链合成逐渐下降,至第一年末,γ 链合成总量少于非 α 链总量的 1%。在成人,少量的血红蛋白 F 仅限于称为 F 细胞的红系细胞群。

这一系列随发育的转换是如何调节的尚不清楚。这个过程不是器官特异性的,而是在整个造血组织发育中同步的。尽管环境因素可能参与其中,但大量的实验证据说明造血干细胞有某种内在的"时间钟"。在染色体水平,调节似乎是以一种复杂方式来进行的,既涉及发育阶段特异性的反式激活因子,又涉及 β-珠蛋白基因簇中的不同基因与 LCR 的靠近。除了 EKLF(红系 Kruppel 样因子)外,尚未发现参与人珠蛋白基因发育阶段特异性调节的元件;EKLF 是一个发育阶段富集的蛋白质,能够激活 β-珠蛋白基因表达并参与人类 γ 到 β-珠

蛋白基因转换[43]。最近认为 BCL11A 和 MYB 也被确认为参与这个过程[42]。

造血应急状态可重新激活低水平胎儿血红蛋白合成,而某些血液恶性肿瘤可重新激活较高水平的胎儿血红蛋白合成,特别是青少年髓系白血病。然而,成人时期高水平血红蛋白 F 仅在血红蛋白病时才会持续生成。

● 珠蛋白生成障碍性贫血的分子基础

当很多不同类型的珠蛋白生成障碍性贫血病人的珠蛋白基因能被克隆和测序时,我们弄清楚了引起这些疾病的广泛的突变谱。呈现出的图像具有显著的异质性。想了解更多内容,读者可参考几篇专题论著和综述[7,9,10,44～46]。

β-珠蛋白生成障碍性贫血

β-珠蛋白生成障碍性贫血在分子水平是极端异质性的[7]。已经发现有 200 种以上不同的突变与 β-珠蛋白生成障碍性贫血表型相关[7]。大体上,它们可分为 β-珠蛋白基因缺失和可影响 β-珠蛋白 mRNA 的转录、加工或翻译的非缺失型突变(表 48-2,图 48-5)。每个主要的群体都有一套不同的 β 突变,通常包括 2～3 个主要突变和大量的少见突变。由于这种分布格局,所以绝大多数 β-珠蛋白生成障碍性贫血的决定因素只有 20 个左右的等位基因(图 48-1)。

表 48-2　β-珠蛋白生成障碍性贫血的分子病理学
β⁰ 或 β⁺-珠蛋白生成障碍性贫血
转录
缺失
插入
启动子
5′非翻译区
mRNA 的加工
接合
共有区的剪接序列
内含子中的隐蔽剪接位点
外显子中的隐蔽剪接位点
Poly(A)添加位点
翻译
起始
无义
移码
翻译后的稳定性
不稳定 β-链变异
正常 Hgb A₂ β-珠蛋白生成障碍性贫血
β-珠蛋白生成障碍性贫血和 δ-珠蛋白生成障碍性贫血,顺式和反式
"沉默型"β-珠蛋白生成障碍性贫血
一些启动子突变
CAP+1,CAP+3,等
5′UTR
一些剪切突变
显性 β-珠蛋白生成障碍性贫血
外显子 3 的点突变和重排
其他不稳定变异型

UTR,非翻译区域。
注:突变的全部列表见于参考文献 7 和 45。

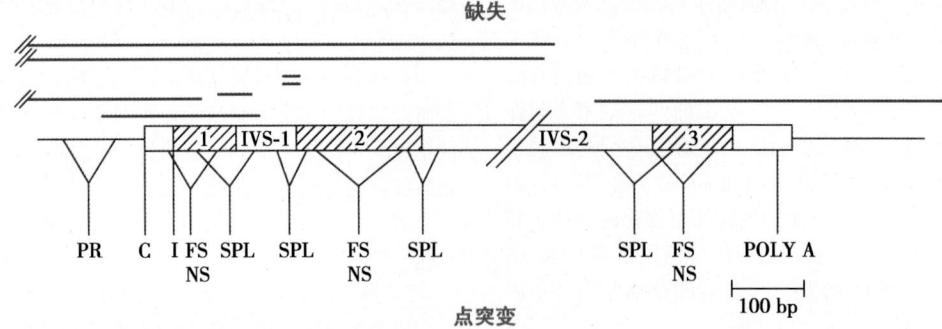

图 48-5   导致 β-珠蛋白生成障碍性贫血的突变分型。C，CAP 位点；FS，移码；I，起始位点；NS，无义突变；POLY A，加 A 位点突变；PR，启动子；SPL，剪接突变。全部列表见于参考文献 304

基因缺失

只影响 β 基因的缺失目前至少发现有 17 个，除了一个例外，其余都很少见，似乎是独立的单发事件。3′末端的 619bp 的缺失比较常见[47]，但也仅限于巴基斯坦和印度的 Sind 人群和 Gujarati 人群，在这些人群中，它占了 β-珠蛋白生成障碍性贫血等位基因的 50%[48]。印度 619bp 缺失去掉了 β 基因的 3′末端，但 5′端保留完整。其他许多缺失是去掉了基因的 5′端而保留完整的 δ 基因[49~53]。这些缺失的纯合子患 β⁰-珠蛋白生成障碍性贫血。印度缺失的杂合子同 β-珠蛋白生成障碍性贫血及其他常见的杂合子一样，血红蛋白 A2 和 F 水平增高。其他缺失的杂合子通常血红蛋白 A2 都增高[7]。δ 链生成增加是由于与缺失呈顺位（cis）的 δ 基因转录增加，可能这是因为 5′的 β 基因缺失对转录因子的竞争减少的结果。

其他转录突变

已经发现几个不同的碱基替换累及 β-珠蛋白基因上游的保守序列[7]，虽然不同的突变在临床严重程度上有很大变异，但都表现 β⁺-珠蛋白生成障碍性贫血。例如，几个突变在相应于 mRNA CAP 位点的 −88 和 −87 位置[54,55]，靠近 CCAAT 盒，而其他的突变则在 TATA 同源盒内[56~59]。

β-珠蛋白基因上游的某些突变与表型上更加微妙的改变有关。例如，−101 位 C→T 替换，累及一个上游启动子元件，与"静止型"β-珠蛋白生成障碍性贫血相关，即表型完全正常（"静止"），只有通过其与更严重类型的 β-珠蛋白生成障碍性贫血形成复合杂合子时才能识别[60]。曾报道一例亚洲印度人在 CAP 位点（+1）A→C 的替换，尽管是突变的纯合子，却只表现珠蛋白生成障碍性贫血特性[61]。

上游调节突变证实了这个区域的保守序列作为 β-珠蛋白基因转录调节因子的重要性，也为某些最轻型的 β-珠蛋白生成障碍性贫血，特别是在非洲人群的那些类型，以及一些"静止型"β-珠蛋白生成障碍性贫血提供了理论基础。

RNA 加工突变

关于 β-珠蛋白生成障碍性贫血的一个奇怪现象是能干扰 mRNA 核内加工的单碱基突变的显著多样性。

外显子与内含子的交界由恒定的二核苷酸标记，在 5′位的 GT（供体）和 3′位的 AG（受体）。涉及这两个剪接结合区任一个的单碱基改变就会完全消除正常的 RNA 剪接，导致 β⁰-珠蛋白生成障碍性贫血表型[7,62~66]。

在剪接结合区的恒定二核苷酸周围，是参与 mRNA 加工的高度保守的序列。β-珠蛋白生成障碍性贫血的不同类型涉及 IVS-1 供体部位一致序列内的单个碱基替换[55,58,63~69]。这些突变有趣之处在于其相关表型的显著可变性。例如，在 IVS-1 的第 5 位的 G 由 C 或 T 替换，即产生严重的 β⁺-珠蛋白生成障碍性贫血[55]。另一方面，常见于地中海地区的第 6 位的 T→C 改变，则产生很轻的 β⁺-珠蛋白生成障碍性贫血[70]。第 5 位的 G→C 替换也见于美拉尼西亚，似乎是巴布亚新几内亚 β-珠蛋白生成障碍性贫血最常见的原因[71]。

在外显子或内含子内产生新剪接位点的突变也影响 RNA 的加工。而且这些突变在其表型效应上也是高度可变的，这依赖于新位点相比较于正常剪接位点的利用程度。例如，IVS-1 的 110 位的 G→A 替换，在地中海地区是 β-珠蛋白生成障碍性贫血最常见的类型之一，在正常位点只形成大约 10% 的剪接，并因之产生严重的 β⁺-珠蛋白生成障碍性贫血表型[72,73]。类似地，在 IVS-1 的 116 位产生一个新的受体位点的突变，结果很少或者没有 β-珠蛋白 mRNA 产生，形成 β⁰-珠蛋白生成障碍性贫血[74]。已报道有若干突变在 β-珠蛋白基因的 IVS-2 内产生新的供体位点[56,68]。

异常剪接的另一机制是外显子内的供体位点的激活（图 48-6）。例如，在外显子 1 内，在密码子 24~27 区域有一个隐蔽供体位点。这个位点包含一个 GT 二核苷酸。一个邻近的碱基替换使该位点改变从而与一致性供体剪接位点更类似，导致其激活，尽管正常位点仍然有活性。此区域的几个突变能激活这个位点，使得它在 RNA 加工过程中被利用，产生异常的 mRNA[75~78]。其中的三个替换，密码子 19 的 A→G，密码子 26 的 G→A 和密码子 27 的 G→T，既产生氨基酸替换，也导致 β-珠蛋白 mRNA 的生成减少，这样，正常剪接的 mRNA 翻译成了蛋白质。产生的不正常的血红蛋白分别为血红蛋白 Malay、E 和 Knossos，都伴有 β-珠蛋白生成障碍性贫血表型，可能是由于正常 mRNA 的总量减少所致（图 48-6）。外显子和内含子内的多种其他隐蔽性剪接突变也有报道[44]。

另一类加工突变累及 β-珠蛋白 mRNA 的 3′非翻译区内的多聚腺苷酸信号位点 AAUAAA[79~81]。例如，此序列的一个 T→C 替换使 β-珠蛋白 mRNA 只有正常量的 1/10，从而形成严重的 β⁺-珠蛋白生成障碍性贫血表型[79]。

造成信使 RNA 异常翻译的突变

碱基替换将氨基酸密码子变为链的终止密码，即无义突

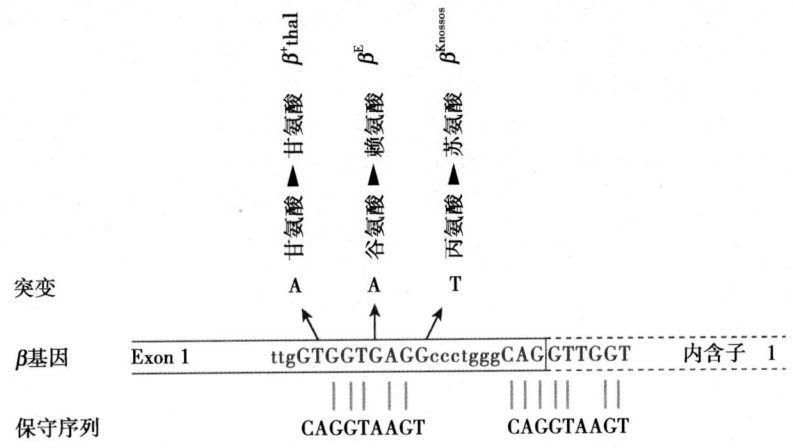

图 48-6　外显子 1 隐蔽剪切位点的激活是引起 β⁺珠蛋白生成障碍性贫血、血红蛋白 E 和血红蛋白 Knossos 的原因。位于内含子 15′拼接区域和外显子 1 隐蔽剪切位点的相似性以大写字母显示

变，阻碍了 mRNA 的翻译，导致 β⁰-珠蛋白生成障碍性贫血。许多这种类型的替换已有报道[7,44]。例如，密码子 17 突变常见于东南亚[82,83]，密码子 39 突变在地中海地区发生频率高[84,85]。

β-珠蛋白基因编码区的一个、两个或四个核苷酸插入或缺失，可扰乱正常的阅读框，结果在 mRNA 翻译时加入异常氨基酸，直至达到新的阅读框中的终止密码子。有几种这类移码突变报道[7,44]。两种常见于亚洲的印度，在密码子 8 和 9 之间插入一个核苷酸，和在密码子 41 与 42 中的四个核苷酸缺失[63]。后者也常见于东南亚不同人群[83]。

曾经报道一例来自于捷克的不同寻常的 β⁺-珠蛋白生成障碍性贫血患者，一全长 L1 转座子（transposon）插入到 β-珠蛋白基因的第二个内含子中，形成 β⁺-珠蛋白生成障碍性贫血表型，其分子机制不明[86]。

显性遗传性 β-珠蛋白生成障碍性贫血

有一些散发病例报道，一些家族呈现与中度严重 β-珠蛋白生成障碍性贫血难以区分的表现，并以孟德尔显性方式遗传[87,88]。由于此情形经常以红细胞前体内存在包涵体为特点，所以曾经被称为包涵体 β-珠蛋白生成障碍性贫血。但是因为所有严重类型 β-珠蛋白生成障碍性贫血的红细胞前体都有包涵体，故将其称为显性遗传性 β-珠蛋白生成障碍性贫血更为妥当[7,89]。序列分析表明，这些疾病在分子水平呈异质性，但许多都涉及 β-珠蛋白基因外显子 3 的突变。它们包括移码突变、链提前终止突变、和导致链合成缩短或延长以及高度不稳定的 β-珠蛋白基因产物的复杂重排[7,89~93]。此型最常见的突变是 121 密码子的 GAA→TAA 改变，导致合成缩短的 β-珠蛋白链[94]。尽管此型突变影响的位点产生的异常 β-链并不常见，但其中很多被表示为血红蛋白变异型。

外显子 1 和 2 上的突变产生经典的隐性 β-珠蛋白生成障碍性贫血，而大部分显性 β-珠蛋白生成障碍性贫血是由于外显子 3 上的突变导致的，其中的原因已比较清楚。前者是由于红细胞前体的细胞质中异常 β-珠蛋白的 mRNA 非常少，而外显子 3 突变则引起全长的异常 mRNA 的累积。这些提前终止密码子的不同表型反映了所谓的"无义介导的 RNA 降解"现象，这是一种防止编码截短型肽段的 mRNA 转运的监督系统。有可能在

外显子 1 或 2 突变的情况下，该过程是活跃的，受累的 mRNA 被降解；但在外显子 3 突变时该过程是不活跃的[95~97]。参考文献 44 中列举了全部引起显性 β-珠蛋白生成障碍性贫血的突变。

不稳定 β-珠蛋白变异

某些 β-珠蛋白链的变异型高度不稳定，但能够形成四聚体。产生的不稳定血红蛋白可以在红细胞前体或血液中沉淀，引起一系列疾病状态，从显性遗传的 β-珠蛋白生成障碍性贫血到类似于与其他不稳定血红蛋白相关的溶血性贫血[98]。第一个要提到的是血红蛋白 indianapolis[98]。通过对储存的尸检标本进行 DNA 分析阐明了这种血红蛋白的结构；而最初的描述被证明是错误的[99]。

沉默型 β-珠蛋白生成障碍性贫血

一些极轻型的 β-珠蛋白生成障碍性贫血等位基因要么是沉默型的，要么在杂合子状态几乎鉴定不出来（表 48-2）。有些等位基因在 β-珠蛋白基因的启动子盒区域，另一些累及 CAP 位点或 5′或 3′非翻译区[7,44]。这些等位基因通常通过发现一种类型的 β-珠蛋白生成障碍性贫血中间型而被识别，在这种 β-珠蛋白生成障碍性贫血中，父母之一有一典型的珠蛋白生成障碍性贫血性状，而另一方看来正常，但实际上是这些轻型 β-珠蛋白生成障碍性贫血的一个等位基因的携带者。

与 β-珠蛋白基因簇不连锁的 β-珠蛋白生成障碍性贫血突变

几个家族的研究提示存在一些导致 β-珠蛋白生成障碍性贫血表型但却不与 β-珠蛋白基因共分离的突变[100]，然而其分子基础还未确定。这类新型突变存在的进一步证据可在参考文献 7 中找到。

β-珠蛋白生成障碍性贫血的变异型

在几种 β-珠蛋白生成障碍性贫血类型中，血红蛋白 A2 水平在杂合子中是正常的。有些病例是由于"沉默型"β-珠蛋白生成障碍性贫血等位基因导致的，而另一些反映了 β 和 δ-珠蛋白生成障碍性贫血的共遗传[7]。

δβ-珠蛋白生成障碍性贫血

δβ-珠蛋白生成障碍性贫血分为(δβ)⁺和(δβ)⁰-(表48-3)。(δβ)⁰可进一步分为δ和β-珠蛋白基因都缺失的(δβ)⁰-珠蛋白生成障碍性贫血和(ᴳγδβ)⁰-珠蛋白生成障碍性贫血。由于已经报道了δβ-珠蛋白生成障碍性贫血许多不同形式的缺失,可根据最先发现的国家对它们进一步进行分类(表48-3)。

表48-3　δβ 珠蛋白生成障碍性贫血
(δβ)⁺-珠蛋白生成障碍性贫血
Hgb Lepore 珠蛋白生成障碍性贫血
Hgb Lepore Washington-Boston
Hgb Lepore Hollandia
Hgb Lepore Baltimore
(δβ)⁺珠蛋白生成障碍性贫血的拟表型
撒丁岛型 δβ-珠蛋白生成障碍性贫血
科孚岛 δβ-珠蛋白生成障碍性贫血
中国型 δβ-珠蛋白生成障碍性贫血
β-珠蛋白生成障碍性贫血伴 δ-珠蛋白生成障碍性贫血
(δβ)⁰-珠蛋白生成障碍性贫血
西西里型
印度型
日本型
西班牙型
黑人型
东欧型
马其顿型
土耳其型
老挝型
泰国型
(ᴬγδβ)⁰-珠蛋白生成障碍性贫血
印度型
德国型
广东型
土耳其型
马来2型
比利时型
黑人型
中国型
云南型
泰国型
意大利型

Hbg 血红蛋白
注:这些情况的分子病理学详见参考资料7和45。

(δβ)⁰-和(ᴬγδβ)⁰-珠蛋白生成障碍性贫血

这些疾病几乎都是由于缺失了不同长度的β-珠蛋白基因簇的结果。在不同人群中已报道了许多不同的变异型(表48-3),其杂合子和纯合子表型极为相似[7]。这些疾病的少见类型是由于更复杂的基因重排所致。例如,一类见于印度人种的(Aγδβ)0-珠蛋白生成障碍性贫血并非由于简单的线性缺失,而是由两个缺失的复杂重排引起,一个影响到 Aγ 基因,另一个影响到 δ 和 β 基因。基因间区域是完整的,但发生了倒转[101]。图48-7阐释了某些这类情况。

(δβ)⁺-珠蛋白生成障碍性贫血

(δβ)⁺-珠蛋白生成障碍性贫血通常与被称作 Lepore 的血红蛋白结构变异型的生成相关[102]。血红蛋白 Lepore 含有正常的 α 链和由 δ 链的头 50~80 个氨基酸残基以及 β 链的正常 C 端氨基酸序列的最后 60~90 个残基组成的非 α 链。这样,Lepore 的非 α 链是一个 β 融合链。已报道了几种不同的血红蛋白 Lepore-Washington-Boston、Baltimore 和 Hollandia 在这些异常血红蛋白中,δ 链向 β 链序列的转换发生在不同的位点[7]。这种融合链可能是由于在一条染色体上 δ 位点的一部分与其互补染色体上 β 位点的一部分之间发生非同源交叉互换的结果(图48-8)。这是在减数分裂时染色体错配所致,以致 δ 链基因与 β 链基因配对,而不是与其同源基因配对[103]。如图48-8所示,此机制应该产生两个异常染色体:第一个是 Lepore 染色体,没有正常的 δ 或 β 位点,只有一个 δβ 融合基因。在染色体同源配对的对方,就应该是一个反-Lepore(δβ)融合基因和正常的 δ 和 β 位点。已发现各种类似反 Lepore 的血红蛋白,包括血红蛋白 Miyada、P-Congo、Lincoln park 和 P-Nilotic 等[7]。所有的血红蛋白 Lepore 病都表现为严重型的 δβ-珠蛋白生成障碍性贫血。含有 δβ 融合基因的染色体上的 γ-珠蛋白基因产物的增加不足以代偿 δβ 融合基因产物的减少。血红蛋白 Lepore 的 δβ 融合链的生成率下降可能反映了其遗传决定簇有 δ 基因的启动子区,它在结构上与 β-珠蛋白基因启动子不同,其基因产物转录的速率是降低的。

β-珠蛋白基因簇中两个突变导致的 δβ-地中海

已报道了一组异质性非缺失型 δβ-珠蛋白生成障碍性贫血,大多数都是由于 εγδβ-珠蛋白基因簇的两个突变引起的(表48-3)。严格来讲,它们并不都是 δβ-珠蛋白生成障碍性贫血,但是由于它们的表型与(δβ)⁰-珠蛋白生成障碍性贫血的缺失型相似,所以在文献中它们常出现在该标题下。在 Sardinian 型 δβ-珠蛋白生成障碍性贫血中,β-珠蛋白基因有常见的地中海人密码子39的无义突变,导致 β-珠蛋白合成缺乏。由于 Aγ 基因上游-196 位有一个点突变(见下文“遗传性胎儿血红蛋白持续”),顺式的 Aγ 基因表达相对高,产生 δβ-珠蛋白生成障碍性贫血表型。表型特征同 δβ-珠蛋白生成障碍性贫血,杂合子有 15%~20% 的血红蛋白 F 和正常水平的血红蛋白 A2[103]。一名中国人发现另一种有 β-珠蛋白生成障碍性贫血表型的情况,在杂合子中血红蛋白 F 超过 20%,该患者的 β-珠蛋白链合成缺陷似乎是由于 β-珠蛋白启动子区域的 ATA 序列的 A→G 替换所导致[104]。然而,似乎涉及与此突变呈顺式关系的 Gγ 和 Aγ 的 γ 链合成为什么会增加还不清楚。在 Corfu 人群报道了一种起初曾被称为 δβ-珠蛋白生成障碍性贫血的疾病[105,106]。这也是由 β-珠蛋白基因簇的两个突变所引起,首先,有一个 7201bp 的缺失,它从 δ-珠蛋白基因 IVS-2 的 818~822 位开始,向上游延伸至一个位于 ψβ 基因的终止密码子 3′端 1719~1722bp 的 5′断裂点;第2个突变是位于 β-珠蛋白基因的 IVS-1 的剪接供体位点一致区域第5位的 G→A 突变。此染色体的产物有相对高水平的 γ 链和很低水平的 β 链。这种情况在纯合子状态时与 δβ-珠蛋白生成障碍性贫血类似,血红蛋白 F 几乎为 100%、微量的血红蛋白 A,但没有血红蛋白 A2。杂合子的血红蛋白 F 水平仅轻微增高,表型与“A2 正常的 β-珠蛋白生成障碍性贫血”相似。

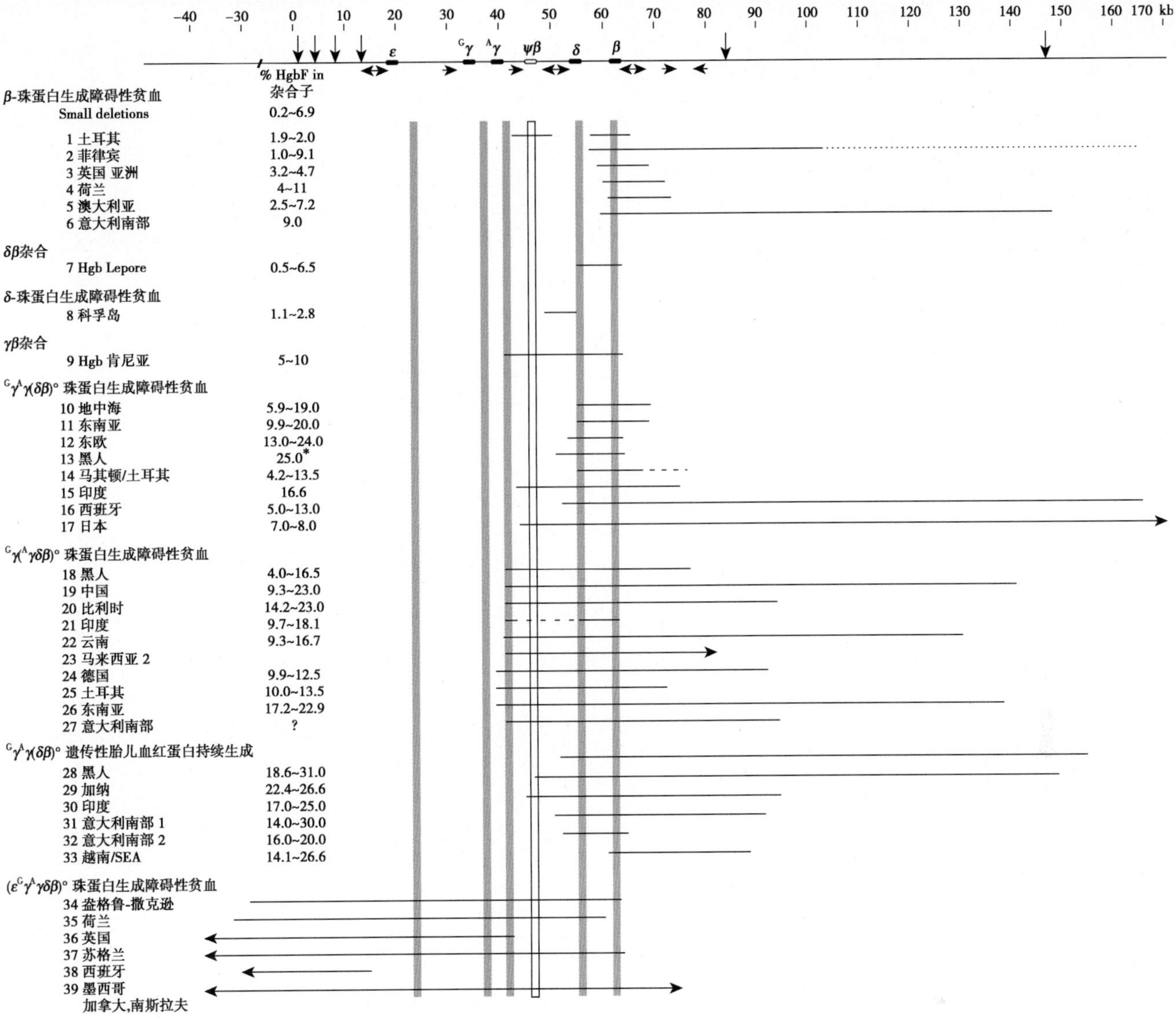

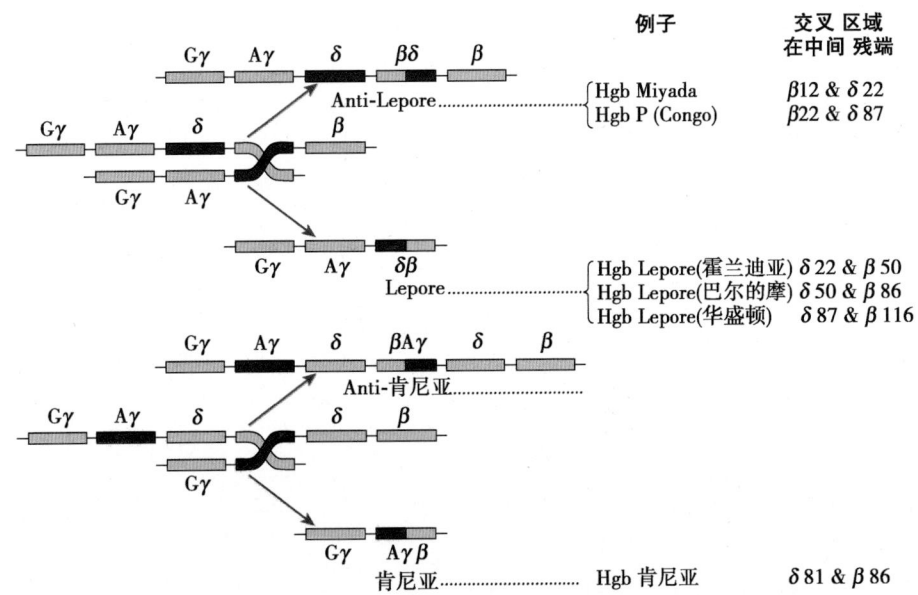

-40 -30 0 10 20 30 40 50 60 70 80 90 100 110 120 130 140 150 160 170 kb
ε Gγ Aγ ψβ δ β
% HgbF in
杂合子
β-珠蛋白生成障碍性贫血
Small deletions 0.2~6.9
1 土耳其 1.9~2.0
2 菲律宾 1.0~9.1
3 英国 亚洲 3.2~4.7
4 荷兰 4~11
5 澳大利亚 2.5~7.2
6 意大利南部 9.0
δβ杂合
7 Hgb Lepore 0.5~6.5
δ-珠蛋白生成障碍性贫血
8 科孚岛 1.1~2.8
γβ杂合
9 Hgb 肯尼亚 5~10
$^{G}\gamma^{A}\gamma(\delta\beta)^{\circ}$ 珠蛋白生成障碍性贫血
10 地中海 5.9~19.0
11 东南亚 9.9~20.0
12 东欧 13.0~24.0
13 黑人 25.0*
14 马其顿/土耳其 4.2~13.5
15 印度 16.6
16 西班牙 5.0~13.0
17 日本 7.0~8.0
$^{G}\gamma(^{A}\gamma\delta\beta)^{\circ}$ 珠蛋白生成障碍性贫血
18 黑人 4.0~16.5
19 中国 9.3~23.0
20 比利时 14.2~23.0
21 印度 9.7~18.1
22 云南 9.3~16.7
23 马来西亚 2
24 德国 9.9~12.5
25 土耳其 10.0~13.5
26 东南亚 17.2~22.9
27 意大利南部 ?
$^{G}\gamma^{A}\gamma(\delta\beta)^{\circ}$ 遗传性胎儿血红蛋白持续生成
28 黑人 18.6~31.0
29 加纳 22.4~26.6
30 印度 17.0~25.0
31 意大利南部 1 14.0~30.0
32 意大利南部 2 16.0~20.0
33 越南/SEA 14.1~26.6
$(\varepsilon^{G}\gamma^{A}\gamma\delta\beta)^{\circ}$ 珠蛋白生成障碍性贫血
34 盎格鲁-撒克逊
35 荷兰
36 英国
37 苏格兰
38 西班牙
39 墨西哥
加拿大,南斯拉夫

图 48-7　β-和 δβ-珠蛋白生成障碍性贫血以及遗传性胎儿血红蛋白持续存在症中的基因缺失。全部列表见于参考文献 304

例子
交叉 区域
在中间 残端
Gγ Aγ δ βδ β
Anti-Lepore
Hgb Miyada β12 & δ22
Hgb P (Congo) β22 & δ87
Gγ Aγ δ β
Gγ Aγ
Gγ Aγ δβ
Lepore
Hgb Lepore(霍兰迪亚) δ22 & β50
Hgb Lepore(巴尔的摩) δ50 & β86
Hgb Lepore(华盛顿) δ87 & β116
Gγ Aγ δ βAγ δ β
Anti-肯尼亚
Gγ Aγ δ δ β
Gγ
Gγ Aγβ
肯尼亚
Hgb 肯尼亚 δ81 & β86

图 48-8　Lepore 和 anti-Lepore 血红蛋白生成机制。Hgb，血红蛋白

εγδβ-珠蛋白生成障碍性贫血

这些少见情况[107~113]是由于一些长片段缺失所致,这些缺失从 β 基因簇上游离 ε 基因 55kb 或更 5′端开始,终止于 β 基因簇内(图 48-7)。这两种情况,被称为荷兰型[110,111]和英国型[112],缺失并没有影响β-珠蛋白基因完整性,却不能产生 β 链,尽管该基因在异源性系统中也能表达。

在 εγδβ-珠蛋白基因簇(见前文"血红蛋白的遗传调控与合成")上游 50kb 处发现了 LCR,从而澄清了与这些缺失呈顺式的 β-珠蛋白基因失活的分子基础。去掉这个关键性的调节区可使下游的珠蛋白基因复合物完全失活。εγδβ-珠蛋白生成障碍性贫血的 Hispanic 型是由于包含大部分 LCR 的缺失,包括 5 个 DNA 酶-1 高敏位点中的 4 个[113]。这些缺损关闭了通常在红系组织中开放的染色质结构域,并且也延迟细胞周期中 β-珠蛋白基因的复制。因此,这些疾病尽管少见但相当重要,因为正是对荷兰型缺失的分析才第一次指出可能在 β-珠蛋白基因簇的上游存在一个主要控制区,从而最终发现了 β-珠蛋白的 LCR。

遗传性胎儿血红蛋白持续生成

此组异质性疾病产生的表型与 δβ-珠蛋白生成障碍性贫血非常类似,只是缺陷 β 链的生成几乎被持续生成的 γ 链代偿,尽管在有些类型中代偿并不完全。这些情况最好分成缺失型和非缺失型(表48-4)。过去依据胎儿血红蛋白在细胞间的分布把它们分为全细胞(pancellular)变异型和异质性细胞(heterocellular)变异型。但现在看来这种区分与其分子基础无关,而更可能与特有的胎儿血红蛋白水平和决定胎儿血红蛋白的细胞分布方式有关[7]。

缺失型 HPFH 是异质性的(图 48-7)。两种非洲变异型是由于有类似长度(<70kb)但含有错开末端的大范围缺失导致的,表型上的差异仅为合成 Gγ 和 Aγ 链的比例不同[114]。HPFH 的另一类型是由于 Aγ 和 β-珠蛋白基因之间在交叉过程中排列错误,导致产生 Aγβ 融合基因(图 48-8)。后者产生 δβ 融合产物,与 α 链组合形成一种血红蛋白变异型,称为血红蛋白 Kenya[115,116]。血红蛋白 Kenya 伴有血红蛋白 F 生成增高,但是其血红蛋白 F 水平较缺失型 HPFH 低。还没有一种理论能够很好地解释 δβ-珠蛋白生成障碍性贫血与缺失型 HPFH 之间的表型差异[7]。

HPFH 的非缺失型决定簇可以分为位于 β-珠蛋白基因簇内的,以及独立分离的两类。前者又可分为 Gγβ+ 和 Aγβ+ 变异型,表明与 HPFH 决定簇呈顺式(在同一染色体上)的 β 基因可指导 β-珠蛋白合成,同时有持续的 Gγ 和 Aγ 链联合。对每一例

表 48-4　遗传性胎儿血红蛋白持续

缺失(全血细胞性 *)
　(δβ)⁰
　黑人型(HPFH 1)
　加纳型(HPFH 2)
　印度型(HPFH 3)
　意大利型(HPFH 4 和 5)
　越南型(HPFH 6)
Gγ(Aγβ)⁺(Hgb 肯尼亚)
非缺失
　与 β-珠蛋白基因簇连锁(全细胞性 *)
　Gγβ⁺
　　黑人型 Gγ-202C→G
　　突尼斯型 Gγ-200+C
　　黑人/撒丁型 Gγ-175T→C
　　日本型 Gγ-114C→T
　　澳大利亚型 Gγ-114C→G
　Aγβ⁺
　　希腊/撒丁/黑人型 Aγ-117G→A
　　英国型 Aγ-198T→C
　　黑人型 Aγ-202C→T
　　意大利/中国型 Aγ-196C→T
　　巴西型 Aγ-195C→G
　　黑人型 Aγ-175T→C
　　黑人型 Aγ-114 至 -102(del)
　　格鲁吉亚 Aγ-114C→T
　Gγ Aγβ⁺
　与 β-珠蛋白基因簇连锁(异种细胞性 *)
　　亚特兰大型
　　捷克型
　　西雅图型
　　其他(包括有些 Gγ-158T→C 的病例)
不与 β-珠蛋白基因簇连锁(异种细胞性 *)
　　6 号染色体
　　其他

 * Hb F 细胞间的分布不是总有报道,组内亦有不一致的。详见参考文献[7]。

过量表达 γ 基因的分析发现紧邻转录起始部位上游区域有单个碱基替换[7,117~120]。这些碱基替换的集簇,以及在正常 γ 基因缺乏这些碱基替换,均提示这些替换就是持续性血红蛋白 F 产生的原因(图 48-9)。这个区域的 DNA 可能参与反式作用蛋白结合,这些蛋白在正常发育中抑制 γ 基因的表达,其机制是通

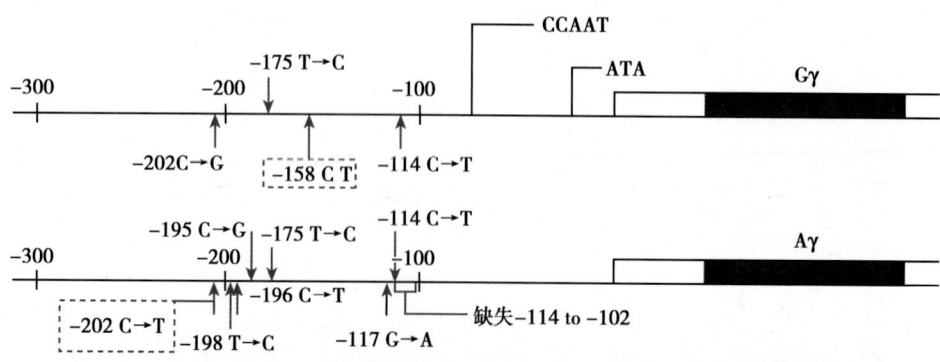

图 48-9　与遗传性胎儿血红蛋白持续生成相关的一些上游基因突变

过降低正常成人期存在的某个抑制因子的亲和力，或增强某个启动基因表达因子的亲和力。其中最常见的是 $Greek^A\gamma\beta^+$ HPFH 和一种 $^G\gamma\beta^+$ HPFH，后者已经在几个不同的非洲人群中被发现。如果与持续 γ 链合成相关的上游点变与携带 β^0-珠蛋白生成障碍性贫血突变的 β 基因在同一条染色体上，临床表型就从 HPFH 转为 $\delta\beta$-珠蛋白生成障碍性贫血，尽管血红蛋白 A2 水平不同。

在某些病例，其他非缺失型 HPFH 与 β-珠蛋白基因簇的小结构改变有关（表48-4）。严格讲，虽然 $^G\gamma$-珠蛋白基因-158 位的 T-C 多态性[121]不是真正的 HPFH，因为即使在纯合子中，血红蛋白 F 水平也可能不增高，但是，在造血应激状态下，也可能出现血红蛋白 F 增高。

其他类型 HPFH 的特征是持续产生低水平胎儿血红蛋白，以异质性细胞方式分布。在所有研究的群体中，一小部分血红蛋白 F 和 F 细胞总量增加，即用血红蛋白 F 抗体处理血片时可以探测到红细胞。由于它是在瑞士招募的新兵中首次认识到的疾病，这种状态最初称为 Swiss 型 HPFH[122]，但在每个种族人群中都可以见到。用不同的遗传分析方法已经阐明，几个基因可能参与了异质性细胞 HPFH 的产生，包括位于 Xp22. 2-p22. 3,6q23,8q 和 2p15 的位点[123~128]。后者的连锁已经被认定为癌基因 BCL11-α。这些不同基因位点影响正常人 F 细胞水平，在某些情况下如珠蛋白生成障碍性贫血和镰状细胞贫血，增加 F 细胞水平的机制尚不清楚，但它们与这些疾病的共同遗传对其相关表现型可能非常有益[129]。

δ-珠蛋白生成障碍性贫血

已报道几种点突变和缺失降低 δ-珠蛋白的合成。在参考文献 7 中对此有总结。

α-珠蛋白生成障碍性贫血

表48-5 总结了不同类型的 α-珠蛋白生成障碍性贫血突变。α-珠蛋白基因单倍体型可以写成 $\alpha\alpha$，分别表示 α_1 和 α_2 基因。正常人基因型是 $\alpha\alpha/\alpha\alpha$。累及一个 ($-\alpha$) 或两个 ($--$) α 基因的缺失可根据缺失大小进一步分类，用上标表示；因此，$-\alpha^{3.7}$ 表示累及一个 α 基因的 3.7kb 的缺失。当缺失大小尚未确定时，用上标描述其地域或家族起源是很有用处的，$--^{MED}$ 表明首次在地中海地区人群中发现的两个 α 基因缺失。在两个基因均完整的珠蛋白生成障碍性贫血单倍体中，即非缺失型，就用 $\alpha T\alpha$ 来命名，上标 T 表示它是珠蛋白生成障碍性贫血的基因。然而，当知道了精确的分子缺陷，例如在血红蛋白 Constant Spring，$\alpha T\alpha$ 就可以用信息更全面的标记 $\alpha CS\alpha$ 代替。α-珠蛋白生成障碍性贫血的分子病理学和群体遗传学已经有几个全面的综述论及[7,41,45,130,131]。

α^0-珠蛋白生成障碍性贫血

许多累及两个 α 基因的缺失，导致 α 链的缺如（图48-10）[7]。有几个 3′断裂点位于 α-珠蛋白基因复合物的 3′末端6~8kb 区域，提示这是一个高水平重组的断裂点集簇区[132]。这些缺失中至少有 5 个 5′断裂点也呈现集簇。这就产生了这样一种情形，即这些 5′断裂点在染色体上的位置与其各自的 3′断裂点大致有同样的距离和同样的顺序。可能这种错开缺失来自于一些不正常的重组事件，这些重组使整数的染色质环在复制

期通过其核附着点时丢失。这也可能是某些缺失型 HPFH 的发病基制。其中一种缺失 ($--^{MED}$) 涉及更复杂的重排，它引入一个新的 DNA 片段桥接 α 基因簇的两个断裂点。这个新的序列在上游起源于 α 簇，似乎以某种方式被复制到了结合点，这种方式提示上游的 DNA 片段也可位于复制袢的基底部。至少某些这类缺失的发生是通过 Alu 重复序列之间的重组事件所致。

表48-5 造成 α-珠蛋白生成障碍性贫血的突变类别

α^0-珠蛋白生成障碍性贫血
　累及 2 个 α-珠蛋白基因的缺失
　α_2 基因下游的缺失
　16p 端粒区的截断
　HS40 区域的缺失
α^+-珠蛋白生成障碍性贫血
　累及 α_2 或 α_1 的缺失
　累及 α_2 或 α_1 的点突变
　mRNA 加工
　　剪接位点
　　Poly(A)信号
　mRNA 翻译
　　起始
　　无义,移码
　　终止
　翻译后
　　不稳定 α-珠蛋白变异体
α-珠蛋白生成障碍性贫血精神发育迟缓综合征
　ATR-16
　16p 缺失或端粒截断
　异位
　ATR-X
　ATR-X 突变
　缺失
　剪接位点
　错义突变
　无义突变

注：个体突变的全表见参考文献 7、10 和 51。

已发现一些产生 α^0-珠蛋白生成障碍性贫血的其他机制。在一例具有遗传学意义的病例中，发现了一段长 (>18kb) 的缺失，丢失了 α_1 基因及其下游区域，α_2 基因保持完整但是完全失活，导致了 α^0-珠蛋白生成障碍性贫血的表型。尽管失活的 α_2 基因保留了其附近和远端的顺式调控元件，其表达完全被抑制，并且因为该大片段缺失，使一个位点与 α_2 基因并列而表达反义 RNA，导致 α_2 基因的 CpG 岛被完全甲基化[133,134]。在有些情况下，该状态是由于从 16 号染色体短臂末端至 α-珠蛋白基因远端 50kb 位置处的截断导致的[135]。有趣的是端粒的一致序列 (TTAGGGG)n 被直接加入到断裂位点。由于该突变被稳定遗传，看来仅端粒 DNA 就足以稳定断裂染色体末端。这一发现提示染色体截断也可能引起其他遗传性疾病。还发现几种缺失似乎通过引起 α-珠蛋白基因的 LCR (HS40) 的丢失使其表达下调[7,136,137]。在每种情况下，α-珠蛋白基因都是完整的；但在一例病人中，发现 3′断裂点在 ξ 和 $\psi\xi$ 基因之间，因而导致了 ξ 基因的缺失。这些缺失使得 α-珠蛋白基因复合物完全失活，就

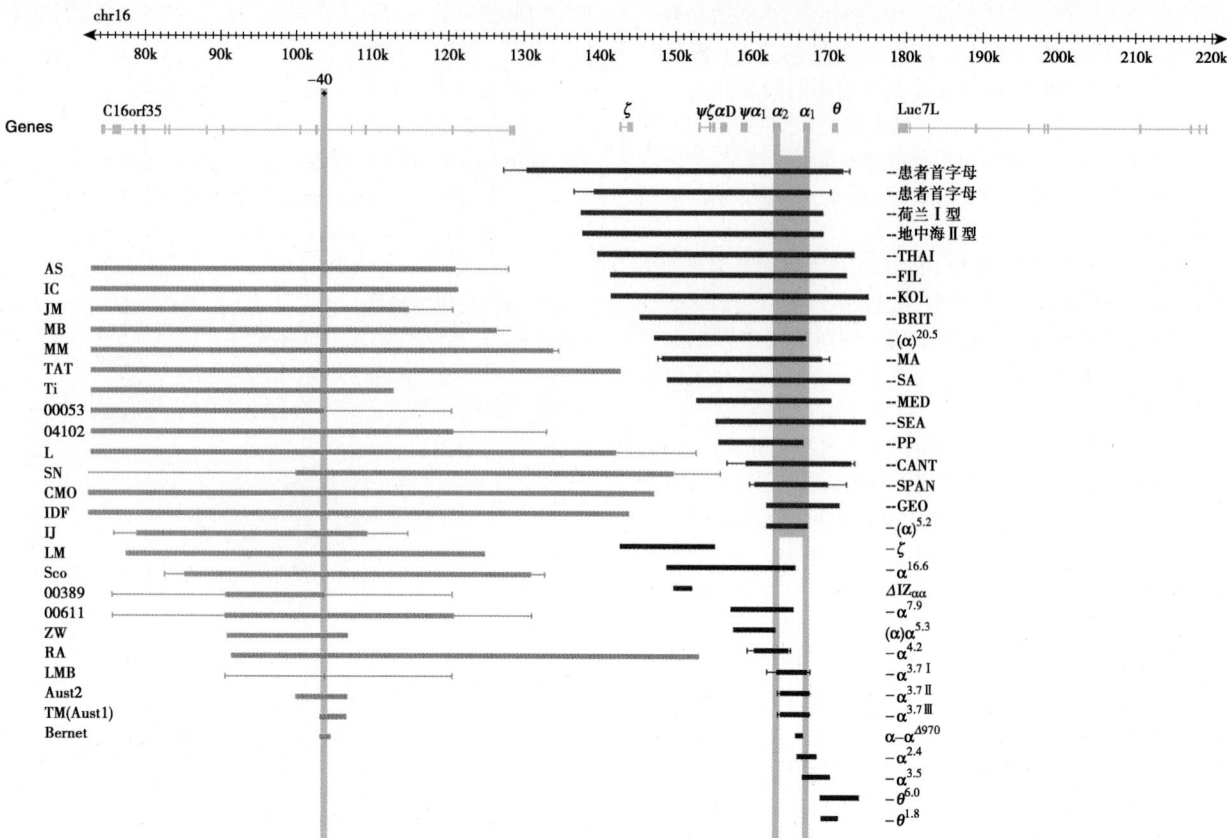

图 48-10　α⁰-珠蛋白生成障碍性贫血中 α-球蛋白基因簇中的一些基因缺失。缺失：MC，患者首字母；CAL，患者首字母；THAI，泰国；FIL，菲律宾；CI，康威群岛；BRIT，英国；SA，南非；MED，地中海；SEA，东南亚；SPAN，西班牙。顶轴表示碱基（K）区域的大小，下标注有构成 α-球蛋白基因簇，HS40 和该簇主要调控域的不同基因位点以及该区其他基因的位置蓝线表示在 α⁰-珠蛋白生成障碍性贫血中已被描述的基因缺失的范围，而位于蓝线之下图示右侧的红线所表示的基因缺失，已经在不同形式的 α+珠蛋白生成障碍性贫血被报道。左侧黄线的图代表一些被报道处于 α-球蛋白基因簇上游水平的基因缺失，因为主要调控区域被移除，从而导致了 α⁰-珠蛋白生成障碍性贫血的表型。关于图中显示的缺失及标记更详细的全表见参考文献 45 和 304

如同 β-珠蛋白基因 LCR 的缺失导致整个 β 基因复合物的失活。还没有被发现这些缺失的纯合子状态，可能是因为这些缺失是致死的。

α⁺-珠蛋白生成障碍性贫血基因缺失

　　α⁺-珠蛋白生成障碍性贫血最常见类型（-α³·⁷和-α⁴·²）是两个 α-珠蛋白基因之一的缺失（图 48-10,图 48-11）。

　　每个 α 基因定位于一个近 4kb 长的同源区域内，由 2 个非同源区域所隔断。有人认为这些同源区域是由于一次古老的复制事件所致，随后可能通过插入和缺失被再分割，形成 3 个同源性片段，称为 X、Y、和 Z（图 48-11）。重复的 Z 盒相距 3.7kb，X 盒之间相距 4.2kb。在减数分裂时，这些片段之间的排列错误及相互交叉可产生带有单个 α(-α)或者 3 重 α-珠蛋白基因(ααα)的染色体。这种发生在同源 Z 盒之间的 DNA 缺失为 3.7kb（向右缺失）。而两个 X 片段之间的类似交叉缺失的 DNA 为 4.2kb（向左缺失-α⁴·²）[138]。相应的三重 α 基因重排被称为 αααanti-3.7 和 αanti-4.2[139~141]。更详细分析表明它们更常发生于 Z 盒。根据交叉发生的确切部位，至少已发现 3 种不同的-α³·⁷缺失[142]。它们分别被命名为-α³·⁷ I、-α³·⁷ II 和-α³·⁷ III。还观察到了一些其他较少见的单一 α 基因缺失[7]。

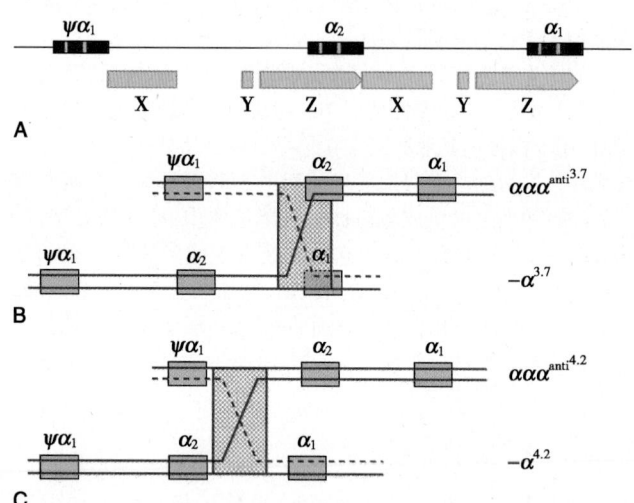

图 48-11　α⁺-珠蛋白生成障碍性贫血中常见基因缺失的产生机制：A. 正常 α-球蛋白基因簇呈现同源的 X、Y、Z 框。B. 通过 Z 骨架右移发生错位交换，导致 3.7kb 基因缺失和一条染色体中有 3 个 α-球蛋白基因。C. 通过 Z 框左移发生错位交换，导致 4.2kb 基因缺失和一条染色体含有 3 个 a 基因

非缺失型 α-珠蛋白生成障碍性贫血

由于 α2 基因的表达比 α1 基因要高 2～3 倍,迄今已发现的非缺失突变大多主要影响 α2 基因的表达就不奇怪了。推测可能是因为这些突变的表型效应较大造成的确认偏移。也可能是 α2 基因表达的缺陷存在更大的选择压力。

与 β-珠蛋白生成障碍性贫血一样,α-珠蛋白生成障碍性贫血突变可以根据它们影响的基因表达水平来分类(表 48-5)。已经发现了几个 mRNA 的加工突变。例如,一种 5 核苷酸缺失包括 α2-珠蛋白基因的 IVS-1 的 5′剪接位点。这个突变涉及恒定的 GT 供体剪接序列,因而使 α2 基因完全失活[143]。这种类型的第二个突变,常见于中东,累及加多聚腺苷酸的信号位点(AATAAA→AATAAG),通过干扰 3′末端的加工而使 α2 基因的表达下调[144,145]。

第二组非缺失型 α-珠蛋白生成障碍性贫血是由于干扰 mRNA 翻译的突变导致的[7]。有几个突变累及启动密码子[146~149]。例如,在其中一例,启动密码子由于 T→C 转换而失活[146]。而在另一例,由于启动信号周围的一致性序列中缺失 2 个核苷酸而使翻译启动效率下降[149]。已经发现了 5 个影响翻译终止并产生延长 α 链的突变:血红蛋白恒力弹簧(Constant Spring,CS),Icaria,Koya Dora,Seal Rock 和 Pakse[7]。每个突变特异性改变了终止密码子 TAA,从而产生一个插入的氨基酸而不是肽链的终止(图 48-12)。在该过程之后,正常时不翻译的 mRNA 被通读(read-through),直到另一个"同步"(in-phase)终止密码子。因此每个变异型的 α 链均延长。通常不被利用的 α-珠蛋白 mRNA 被"通读"很可能降低其稳定性[150]。还有几个无义突变发生,例如,一种位于 α2-珠蛋白基因外显子 3 中[151]。最后,还有几个通过产生高度不稳定 α 链的突变导致 α-珠蛋白生成障碍性贫血,包括血红蛋白 Quong Sze[152],Suan Doc[153],Petah Tikvah[154] 和 Evanston[155]。参考文献 45 给出了全部非缺失型 α-珠蛋白生成障碍性贫血等位基因。

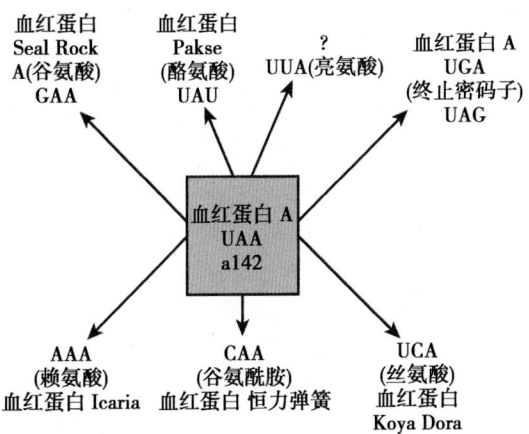

图 48-12 位于 α-球蛋白基因终止密码子的点突变

α-珠蛋白生成障碍性贫血单倍型的相互作用

已报道了很多 α-珠蛋白生成障碍性贫血的单体型,它们之间的相互作用有可能超过 500 多种[7]。表型上,它们可分为四大类:①正常;②轻度的血液学改变,但无临床表型;③血红蛋白 H 病;④血红蛋白 Bart 胎儿水肿综合征。缺失或非缺失型

的 α+-珠蛋白生成障碍性贫血的杂合状态可引起极轻的血液学异常或者完全隐匿。在 α-珠蛋白生成障碍性贫血多见的人群,α+-珠蛋白生成障碍性贫血纯和子状态(-α/-α)能产生与 α0-珠蛋白生成障碍性贫血杂合子状态(--/αα)相同的血液学表型,即伴 MCH 和 MCV 值减低的轻度贫血。

血红蛋白 H 病通常是由于 α0-珠蛋白生成障碍性贫血和缺失或非缺失型的 α+-珠蛋白生成障碍性贫血的复合杂合子状态。该病在东南亚(--^{SEA}/-α$^{3.7}$)和地中海地区(通常是--^{MED}/-α$^{3.7}$)最常见。

血红蛋白 Bart 胎儿水肿综合征通常由于 α0-珠蛋白生成障碍性贫血的纯合子状态引起,最常见的是--^{SEA}/--^{SEA} 或者--^{MED}/--^{MED}。已有报道患有该综合征的几例婴儿在出生时合成极低水平的 α 链。基因定位研究提示这些病例是由于 α0-珠蛋白生成障碍性贫血和非缺失型的突变(ααT)相互作用的结果。

α-珠蛋白生成障碍性贫血的不常见类型

α-珠蛋白生成障碍性贫血的一些少见类型与发生在热带人群的常见类型完全无关。这些情况可以发生在任何种族人群,包括 α-珠蛋白生成障碍性贫血伴智力发育迟缓或白血病。其重要性在于这些疾病带来的诊断问题,更重要的是阐明 α-珠蛋白生成障碍性贫血的病理有助于理解更多疾病的机制。

α-珠蛋白生成障碍性贫血精神发育迟缓综合征的分子病理学

对非遗传性的 α-珠蛋白生成障碍性贫血伴有精神发育迟缓的最初描述提示,累及 α-珠蛋白基因位点的突变是从父亲的生殖细胞获得的,其分子病理学可有助于阐明相关的发育改变[156]。现在已经清楚这种类型有两种不同的综合征。在一组病人中,长片段缺失累及 α-珠蛋白基因簇,丢失至少一百万个碱基[157]。这种情况的发生可能有几种方式,包括 16 号染色体非平衡易位,16 号染色体顶端的截断和 α-珠蛋白基因簇及其侧翼区域通过其他机制丢失。这些发现在 α-珠蛋白基因近端的 16p13.3 带中定位了一个约 1.7Mb 的区域,与精神障碍有关[41]。

第二组的特征是 α-珠蛋白合成缺陷伴有严重智力发育迟缓和相对均一的畸形[158]。详细的结构研究显示 α 基因并无异常。在小鼠红白血病细胞中,这些染色体能够指导合成正常量的 α-珠蛋白,说明本病的发生是由于调节 α-珠蛋白基因的反式活化因子缺乏所致。此由 X-染色体短臂上的一个位点编码[159]。受累基因 ATR-X,是一个 DNA 解旋酶,具有 DNA 结合蛋白的很多特征。在不同 ATR-X 综合征的家族中已经发现了该基因的很多不同突变[131,160]。研究还发现了一个 PHD 区域和一个 ATP 酶/解旋酶结构域[161]。因为重组 DNA 阵列分析显示 ATR-X 综合征患者有 DNA 甲基化缺陷及相关缺陷,该病可能是由于染色质重塑异常导致的越来越多的疾病当中的一种[162,163]。

α-珠蛋白生成障碍性贫血和骨髓增生异常

在髓系白血病或 MDS 老年患者中,有时可以观察到血红蛋白 H 病或轻型 α-珠蛋白生成障碍性贫血的血液学改变。早期的研究提示这种血液学改变是由于 α-珠蛋白基因在肿瘤造血细胞系完全失活,导致获得性 α-珠蛋白合成缺陷所致[164]。现在知道其分子基础在于累及 ATR-X 的各种突变[41,165]。这些 ATR-X 的体细胞突变与肿瘤转化的关系还有待确定。其他获

得性 α-珠蛋白生成障碍性贫血的分子缺陷仍有待阐明,如见于变异型联合免疫缺陷病中的 α-珠蛋白生成障碍性贫血[166]。

● 病理生理学

几乎所有珠蛋白生成障碍性贫血的病理生理学特点都与主要的珠蛋白链合成失衡有关。这一现象使得珠蛋白生成障碍性贫血从根本上有别于其他遗传性和获得性血红蛋白合成疾患,而且在很大程度上能够解释纯合子和复合杂合子状态的极端严重性(图 48-13)。

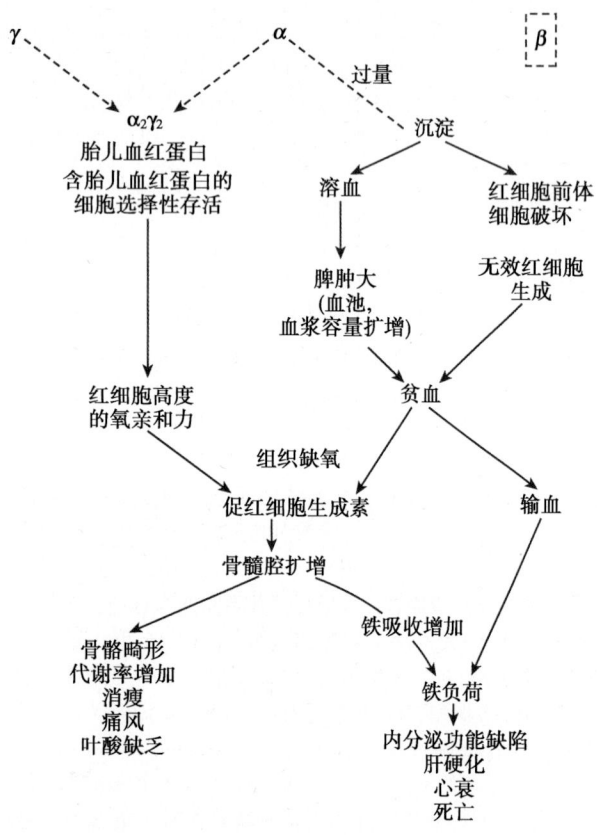

图 48-13　β-珠蛋白生成障碍性贫血的病理生理学。HgbF,血红蛋白 F;RBC,红细胞

β-珠蛋白生成障碍性贫血患者的贫血原因主要有三个方面。首先,也是最为重要的是无效造血,不同比例的发育期红系前体细胞在骨髓内被破坏。其次,是由于含 α 链包涵体的成熟红细胞破坏导致的溶血。最后,是因为总的血红蛋白合成减少产生的小细胞低色素红细胞。

β-珠蛋白生成障碍性贫血的缺陷主要是涉及 β 链的产生,血红蛋白 F 和 A₂ 的合成应不受影响。宫内胎儿血红蛋白生成正常。只有当新生儿由 γ 链向 β 链转换时才出现珠蛋白生成障碍性贫血的临床表现。然而,几乎在所有类型的 β-珠蛋白生成障碍性贫血中,胎儿血红蛋白的合成均持续到新生儿期之后(见下文"持续性胎儿血红蛋白生成和细胞异质性")。β-珠蛋白生成障碍性贫血杂合子的血红蛋白 A₂ 水平增高。其增高的水平不仅反映了由于 β 链合成缺陷导致的血红蛋白 A 相对减少,而且也体现了突变 β-珠蛋白基因的顺式和反式 δ 链生成的绝对增加[7]。

因为血红蛋白 F、A 和 A₂ 均包含 α 链,因此 α-珠蛋白生成障碍性贫血中血红蛋白 F 不增高。由于 α 链合成缺陷导致过剩的 β 链和 γ 链形成可溶性的同源四聚体(见下文"红系前体细胞和成熟红细胞损伤的机制和后果")。因此较 β-珠蛋白生成障碍性贫血无效造血程度轻,贫血的主要原因是溶血和红细胞血红蛋白化不良。

珠蛋白链合成的不平衡

检测不同类型珠蛋白生成障碍性贫血[167,168]患者的血或骨髓中体外珠蛋白链的合成,以及对同时遗传了 α 或 β-珠蛋白结构变异型[7,9]的患者进行家系研究,检查珠蛋白生成障碍性贫血基因的作用,从而为珠蛋白生成障碍性贫血决定簇的作用提供了一个清晰的图谱。在纯合子 β-珠蛋白生成障碍性贫血中,β-珠蛋白的合成缺乏或明显减低。其结果造成 α-珠蛋白链产物过剩。这些 α-珠蛋白链不能形成有功能的血红蛋白四聚体,因此在红系前体细胞中形成沉淀。这些包涵体在光镜和电镜下均可见[169,170]。在骨髓中,从最早期的已血红蛋白化的前体细胞到发育过程各阶段的细胞内都可见到这种沉淀[171]。这些大包涵体导致红系前体细胞在髓内被破坏,因此引起所有类型 β-珠蛋白生成障碍性贫血特征性的无效造血。在重症病例中,有相当高比例的发育期幼红细胞在骨髓内被破坏[172]。任何由骨髓释放的红细胞都经如下"红系前体细胞和成熟红细胞损伤的机制和后果"讨论的机制被过早破坏。β-珠蛋白生成障碍性贫血杂合子也有珠蛋白链合成的失衡,但此时 α 链过剩的程度要轻得多,推测可能被红系前体蛋白水解酶解决[173]。尽管如此,还是有轻度的无效造血。

尽管严重的 α-珠蛋白生成障碍性贫血也存在显著的珠蛋白链不平衡,但过剩的 β 和 γ 链形成的同源四聚体并不在红系前体细胞内沉积,这有别于 β-珠蛋白生成障碍性贫血中 α 链过剩的情形。因此这两种疾病中贫血的病理生理学从根本上是不同的。

红系前体细胞和成熟红细胞损伤的机制和后果

珠蛋白链沉淀过程对红细胞膜的损伤主要通过两个途径:过剩的 α 链产生高铁血红素(参见第 49 章),继而造成红细胞膜的结构损伤,过剩 α 链的降解产物也可介导产生类似的损伤[7,174-176]。游离 α 链的降解产物——珠蛋白、血红素、氯化高铁血红素(氧化的血红素)和游离铁——也在红细胞膜的损伤中发挥作用。过多的珠蛋白链结合于不同的膜蛋白,改变其结构和功能。过多的铁,通过产生氧自由基,损害红细胞的一些膜成分(包括脂质和蛋白)以及胞内细胞器。血红素及其产物可催化各种活性氧的形成,损害红细胞膜。这些改变通过红系前体细胞的凋亡率增加得到体现[177]。这些红细胞脆性增高,含水量下降,钾流失,钙离子水平增高,ATP 浓度低且不稳定。红细胞在通过脾脏时也可通过坚硬的包涵体介导损伤。

α-珠蛋白生成障碍性贫血中非 α 链生成过剩的后果是大相径庭的。由于胎儿血红蛋白和成人血红蛋白均有 α 链(参见第 6、48 章),所以 α 链生成缺陷在胎儿和成人均可出现,在胎儿导致过多的 γ 链产生;在成人则为过多的 β 链。过剩的 γ 链形成 γ₄ 同源四聚体,或血红蛋白 Bart[178];过剩的 β 链形成 β₄ 同源四聚体或血红蛋白 H[179]。γ 与 β 链形成同源四聚体是 α 和 β-珠蛋白生成障碍性贫血在病理生理学上存在根本区别的原因。由于 γ_4 与 β_4 四聚体是可溶性的,所以在骨髓内不出现明显沉淀,因此,α-珠蛋白生成障碍性贫血没有严重的无效造血的特征。然而,β_4 四聚体在红细胞老化时沉淀,形成包涵体。这样,成人较严重类型的 α-珠蛋白生成障碍性贫血是由于红细胞存在包涵体,并在脾脏微血管中造成损伤而使红细胞寿命缩短。另外,由于血红蛋白合成缺陷,红细胞呈小细胞低色素性。血红蛋白 Bart 比血红蛋白 H 更稳定,不形成大的包涵体。

尽管与 β-珠蛋白生成障碍性贫血一样,α-珠蛋白生成障碍性贫血中过剩的珠蛋白链会引起红细胞膜损伤,但两种疾病的损伤机制是不同的。如之前的"病因及发病机制"中所述,在 β-珠蛋白生成障碍性贫血中,过剩的 α 链对各种膜蛋白造成机械不稳定性和氧化损伤,特别是蛋白 4.1。然而,在 α-珠蛋白生成障碍性贫血中,细胞膜是高度稳定的,并且没有膜蛋白发生氧化或功能障碍的证据。而且,α-珠蛋白生成障碍性贫血中红细胞水合作用的状态是不同的。过量 β 链的累积导致水合作用增加。α 和 β-珠蛋白生成障碍性贫血中这些膜损伤的病理生理的差异在参考文献 7 和 174~176 中有详细讨论。

还有另一个因素可加重 α-珠蛋白生成障碍性贫血的组织缺氧。血红蛋白 Bart 和血红蛋白 H 都没有血红素-血红素的相互作用,氧解离曲线几乎呈双曲线,氧亲和力极高。这样在生理性组织氧张力状态时不能释放氧,实际上起不到氧载体的作用[7]。

所以血红蛋白 Bart 浓度很高的胎儿有严重的宫内缺氧。这是纯合子 α^0-珠蛋白生成障碍性贫血临床表现的主要基础,它导致水肿婴儿在妊娠晚期或出生时是死胎。胎儿的水肿状态反映了氧缺乏,可能是由于毛细血管渗透性增高以及严重的幼红细胞血症所致。胎儿供氧不足很可能是胎盘严重肥大的原因,也可能是重型宫内 α-珠蛋白生成障碍性贫血中相关的发育异常的原因[7]。

持续性胎儿血红蛋白生成和细胞异质性

患有严重珠蛋白生成障碍性贫血的儿童血红蛋白 F 水平增高,并一直持续到童年或更晚[7,10]。β^0-珠蛋白生成障碍性贫血中,除少量血红蛋白 A_2 外,血红蛋白 F 是唯一生成的血红蛋白。使用血红蛋白 F 特殊染色法检查血液显示,血红蛋白 F 在红细胞间的分布是不均匀的[7]。持续性血红蛋白 F 生成不是较严重类型 α-珠蛋白生成障碍性贫血的主要特征。

珠蛋白生成障碍性贫血的持续性 γ 链合成的机制还不十分清楚。正常成人有少量的血红蛋白 F,不均匀分布于红细胞中。含有可测出的血红蛋白 F 的细胞称为 F 细胞。β-珠蛋白生成障碍性贫血的患者血中出现高水平血红蛋白 F 的重要机制是细胞选择[7,180~183]。β-珠蛋白生成障碍性贫血中无效造血和红细胞寿命缩短的主要原因是过剩的 α 链对骨髓中红系细胞成熟和血中红细胞生存的毒害效应。因此,合成 γ 链的红细胞前体具有选择优势。过剩的 α 链与 γ 链结合产生血红蛋白 F,继而 α 链沉淀量减低。分级离心实验[181~183]和体内标记研究[180]表明,血红蛋白 F 含量相对高的红细胞群生成的效率更高,在血中存活时间更长。纯合子 β-珠蛋白生成障碍性贫血患者血中的红细胞寿命有显著异质性,例如,主要含血红蛋白 A 的细胞群在脾脏和其他部位破坏非常快,血红蛋白 F 含量相对高的细胞寿命更长,还有一些细胞群的寿命和血红蛋白组成居两者之间[7,182]。

尽管细胞选择可能是 β-珠蛋白生成障碍性贫血中红细胞内血红蛋白 F 水平增高的主要原因,其他的机制也可能起作用。在任何形式下的"造血应激",也就是指快速红系增生,都

有 γ 链生成相对增加的趋势。此外,在之前"遗传性胎儿血红蛋白持续生成"章节中讨论过,已发现了几个基因或染色体位点,其多态性与 γ 链基础生成的增加和血中 F 细胞数量的相对升高有关。这些不同位点的相互作用可能是 β-珠蛋白生成障碍性贫血和镰状细胞贫血中血红蛋白 F 水平增高,产生较轻表型的原因[125~128,184]。然而,生物合成研究表明,在血红蛋白 E/β-珠蛋白生成障碍性贫血中,骨髓腔扩张、F 细胞前体及其子代的选择性存活是生成血红蛋白 F 的主要因素[183]。

由于 γ 和 δ 链的合成存在互反关联,所以含大量血红蛋白 F 的 β-珠蛋白生成障碍性贫血纯合子的红细胞中血红蛋白 A_2 水平相对较低[7]。这样,这些个体所测量的血红蛋白 A_2 的百分比是非常不均一的细胞群的平均数。这一发现解释了为什么此病的纯合子血红蛋白 A_2 水平极度不一致。β-珠蛋白生成障碍性贫血中血红蛋白 F 持续存在的进一步的后果是红细胞具有高度的氧亲和力。

珠蛋白生成障碍性贫血中贫血代偿机制的后果

纯合子 β-珠蛋白生成障碍性贫血的重度贫血和血红蛋白 F 相对较高的氧亲和力导致组织严重缺氧。由于血红蛋白 Bart 和 H 的氧亲和力高,在更严重类型 α-珠蛋白生成障碍性贫血的组织中也发生同样的氧结合缺陷。组织缺氧的主要适应性反应就是促红细胞生成素产生增加。已证实患有血红蛋白 E β-珠蛋白生成障碍性贫血的严重贫血儿童中,年龄和血红蛋白水平是促红细胞生成素反应的独立变量,对于一个给定的血红蛋白水平,更幼年的儿童具有相对较高的促红细胞生成素水平[185]。这些观察发现解释了 β-珠蛋白生成障碍性贫血的很多中间型在儿童早期表型相当不稳定的原因。极高水平的促红细胞生成素的主要作用就是红系病态造血骨髓腔的扩增。其结果造成颅骨与面部的变形和长骨的骨质疏松[7]。极端的病例可发生髓外造血系肿瘤。除了产生严重骨骼畸形外,骨髓扩张可造成病理性骨折以及由于引流不畅产生的鼻窦和中耳感染。

骨髓细胞群极度扩张产生另一个重要效应是正常发育所需的能量转而供应了无效的红细胞前体。因而,珠蛋白生成障碍性贫血患者受到严重的影响表现出发育不良和而消瘦。大量红系前体细胞不断破坏和增殖可导致继发性高尿酸血症、痛风以及严重的叶酸缺乏。

纯合子 α^0-珠蛋白生成障碍性贫血的严重宫内缺氧的影响已有报道。在可存活到成年的症状型 α-珠蛋白生成障碍性贫血(如血红蛋白 H 病)中,可见红系过度增生所致的骨骼改变和其他后果,但不如在 β-珠蛋白生成障碍性贫血中常见。

脾肿大:稀释性贫血

脾脏持续接触含有由珠蛋白链沉淀形成的包涵体的红细胞,产生"工作性肥大"现象。α 和 β-珠蛋白生成障碍性贫血都会发生进行性脾肿大,使贫血加重[7,10]。巨大的脾脏就像红细胞的贮存池,可储留大量红细胞。而且,脾肿大也可以造成血浆容量的扩张,骨髓红系的高度增殖会使其加重。红细胞在脾脏贮积,加上血浆容量的扩张,在 α 和 β-珠蛋白生成障碍性贫血中都可以加重贫血。

铁代谢异常

有贫血表现的 β-珠蛋白生成障碍性贫血纯合子小肠铁吸收增加,而且与红细胞前体细胞群扩张的程度相关。输血可使

铁吸收降低[7,10]。铁吸收增加造成持续性铁蓄积,首先是在肝脏的 Kupffer 细胞和脾脏的巨噬细胞,后来是在肝实质细胞。大多数 β-珠蛋白生成障碍性贫血纯合子患者都需要定期输血,这样输血性铁沉积又会加重铁的累积。铁沉积于内分泌腺[7,186],特别是甲状旁腺、垂体和胰腺,沉积于皮肤导致色素增多,沉积于肝脏,最重要的是,还可沉积在心肌[7,187]。铁蓄积在心肌,累及传导组织或者造成顽固性心衰而导致死亡。其他铁负荷的后果包括糖尿病、甲状旁腺功能减退、甲状腺功能减退和导致生长迟缓与性功能减退的下丘脑-垂体功能异常[7,186]。最近对于铁调素下调与骨髓过度扩张的相关机制研究为珠蛋白生成障碍性贫血等疾病中的铁负载机制提供了更好的理解,并且有可能在未来提出新的治疗方式[188](参见第 43 章)。

通过肝脏铁测定能获得患者体内的铁水平的准确信息,了解哪些患者有铁负荷过重的严重并发症风险[7,189]。这些研究从遗传性血色素沉着症患者推导出数据,这些数据表明,肝脏每克湿重含 $80\,\mu mol$ 铁(约等于肝脏每克干重含 15mg 铁)时,肝脏和内分泌器官损害的危险性增加。体内铁负荷更高的患者发生心肝损害和早死的风险特别高(参见第 43 章)。

铁代谢紊乱在成年型 α-珠蛋白生成障碍性贫血较不常见。原因尚不清楚,可能和贫血程度较轻,输血较少以及骨髓红系增生较不显著有关。

在诸如珠蛋白生成障碍性贫血之类的疾病中,铁,特别是非转铁蛋白结合铁,介导组织损伤的机制,以及铁调素在铁吸收异常调节中的关键作用的新近证据,在第 42 章中已有讨论。

感染

各种类型的严重珠蛋白生成障碍性贫血似乎都对细菌易感性增加[7]。原因尚不清楚。相对高水平的血清铁浓度可能有利于细菌的生长。另一个可能的机制是由于红细胞破坏增加造成单核-巨噬细胞系统阻滞。还没有关于白细胞与免疫功能缺陷的一致性的报道,而且血清铁增高是否是重要因素也有待证实。一个例外是发生小肠结肠耶尔森菌感染(Yersinia enterocolitica),该菌在正常情况下是无毒致病菌,能产生自己的含铁血黄素细胞,因而能在铁过多的条件下繁殖。输血依赖的珠蛋白生成障碍性贫血患者发生血源性感染的危险性特别高,包括乙型肝炎、丙型肝炎、HIV/AIDS,在世界某些地区还包括疟疾。

凝血缺陷

关于一些类型珠蛋白生成障碍性贫血中潜在的高凝状态的认识日益增多,已有详细综述[174~176,190]。有证据表明,特别是脾切除后及血小板计数高的患者,血小板在肺循环内聚集造成进行性肺动脉疾病。此外,用珠蛋白生成障碍性贫血红细胞作为磷脂来源,在凝血酶原酶试验中,证实凝血酶生成增加。珠蛋白生成障碍性贫血细胞的促凝效应似乎是由于红细胞表面阴离子磷脂的表达增加(参见第 33 章)。正常情况下,中性或带负电荷氨基酸局限于红细胞膜的内层,此效应是由氨基磷脂易位酶(又称为翻转酶)介导的。此酶实际上是将弥散到外层的氨基磷脂翻转,使其回到内层(参见第 31、46 章)。目前认为,在珠蛋白生成障碍性贫血的红细胞上,这些氨基磷脂被移到外层,这样便提供了激活凝血的表面。凝血通路及其拮抗物的其他非特异性改变也见于不同类型的珠蛋白生成障碍性贫血病人。

如同镰状细胞贫血的情况(参见第 49 章),越来越多的证据表明,β-珠蛋白生成障碍性贫血中的溶血与血红蛋白和精氨

酸酶的释放有关,可引起一氧化氮利用障碍和内皮功能失常,出现进行性肺动脉高压[191]。可能还有其他机制共同引起该并发症,包括高凝状态和过量铁沉积造成的肺局部结构受损。

临床异质性

上述病理生理机制为珠蛋白生成障碍性贫血综合征临床表现的显著多样性提供了基础[7,192]。β-珠蛋白生成障碍性贫血所有的临床表现都与 α 链生成过剩有关。因此任何降低 α 链过量生成的机制都可减轻临床症状。几个设计一流的"反应事实的实验"已经证实这一推论是正确的,并且正好证实了珠蛋白链的不平衡是决定珠蛋白生成障碍性贫血严重程度的主要因素。

α-珠蛋白生成障碍性贫血的共遗传可降低较重型 β-珠蛋白生成障碍性贫血的严重度[193,194]。此效应在不同类型 β^+-珠蛋白生成障碍性贫血的纯合子或复合杂合子个体更为显著。遗传有 α-珠蛋白生成障碍性贫血的 β^0-珠蛋白生成障碍性贫血纯合子患者,如果说能得到某种保护,似乎也微不足道。

共遗传增加 γ 链生成的遗传决定簇可改变重症 β-珠蛋白生成障碍性贫血的表现。可能涉及几类决定簇。例如,β-珠蛋白基因 5' 区域内的一个特定的 RFLP 单倍体型的遗传可能是一个重要因素[195,196]。这一特定的 β-珠蛋白基因单倍体型与 $^G\gamma$-珠蛋白基因-158 位的一个单碱基改变($C \to T$)相关,这一改变形成了一个限制酶 Xmn I 的酶切位点 121。在不同的人群中,与重型珠蛋白生成障碍性贫血的表型比较,珠蛋白生成障碍性贫血中间型表型个体中 T(Xmn I ++)纯合子过多[196~198]。现在仍不完全清楚是否这种多态性在这些病例中是血红蛋白 F 生成增加的唯一因素。在之前"胎儿血红蛋白持续生成"中讨论过,目前已经明确,在第 2,6,8 号,以及也可能在 X-染色体上有一些位点,其多态性与胎儿血红蛋白的合成增高相关,其共遗传可显著改变不同类型 β-珠蛋白生成障碍性贫血的表型。

一些造成 β-珠蛋白生成障碍性贫血的突变与轻微表型有关,因为它们仅仅导致 β 链生成的轻度降低。例如,在非洲人中发现,-29 和-88 位的突变伴有轻型 β^+-珠蛋白生成障碍性贫血。同样,在地中海人群发现一些特别轻的表型,常在 IVS-1 的 6 位和 β-珠蛋白基因的 5' 侧翼区中的-87 位有碱基替换。IVS-1 的第 6 位突变的纯合子状态通常产生相当轻的 β-珠蛋白生成障碍性贫血类型。当这些"轻型"突变与较严重的 β-珠蛋白生成障碍性贫血决定簇共遗传时,复合杂合子状态呈现更严重的珠蛋白生成障碍性贫血中间型类型的特点。其他种类的珠蛋白生成障碍性贫血中间型发生于 $\delta\beta$-珠蛋白生成障碍性贫血的纯合子状态、$\delta\beta$-珠蛋白生成障碍性贫血与 β-珠蛋白生成障碍性贫血的各种相互作用,以及严重变异型或有 3 个 α 基因位点的杂合子 β-珠蛋白生成障碍性贫血[7,10,198]。对于这些复杂的相互作用已有一些全面的文献综述[198~200]。

β-珠蛋白生成障碍性贫血表型多变性的这些机制仅代表了我们对于这类疾病基因多样性认识的开始。因而,从不同层次确定一系列基因修饰因素很有意义[192]。一级修饰因素代表 β-珠蛋白基因位点突变的多样性。二级修饰因素指那些直接影响珠蛋白链产量不平衡的相关程度的因素,如 α-珠蛋白生成障碍性贫血和血红蛋白 F 生成增高。然而,越来越多的三级修饰因素,即遗传多样性,对于疾病的复杂性也有重要影响。这些包括参与铁、骨和胆红素代谢,以及决定感染易感抵抗性的位点。进而,表型的多样性可反映对于贫血的适应性和环境影响的不同程度。对这些复杂问题已有综述[192],图 48-14 也有解

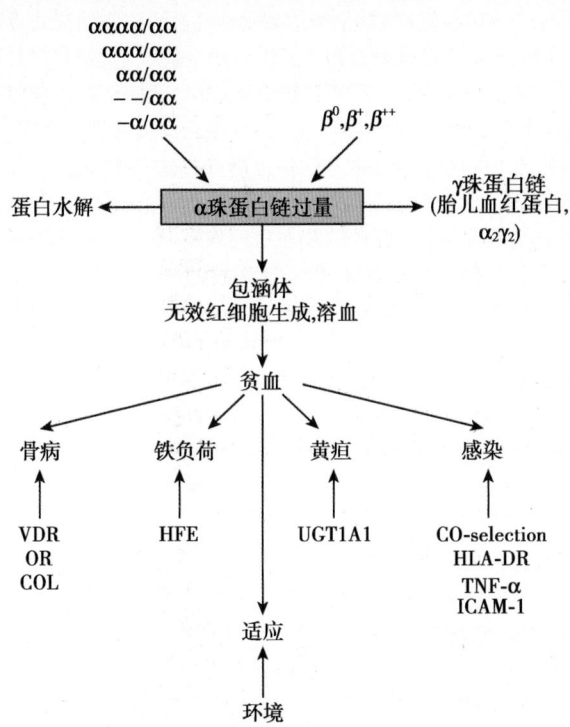

图 48-14　β-珠蛋白生成障碍性贫血表型中不同程度的调节。COL,是指各种基因参与胶原代谢;CO-selection,是指与不同珠蛋白生成障碍性贫血基因一起的易感染基因相关基因的多变的选择;HFE,遗传性血色病;Hgb F,胎儿血红蛋白;ICAM,细胞间黏附分子;OR,雌激素受体;TNF,肿瘤坏死因子;UGT1A1,尿苷二磷酸-葡萄糖醛酸转移酶;VDR,维生素 D 受体。(获许可改编自 Weatherall DJ: Phenotype-genotype relationships in monogenic disease: lessons from the thalassaemias. Nat Rev Genet 2(4):245～255,2001.)

释。有几篇综述对不同人群中 β-珠蛋白生成障碍性贫血中间型的病理生理也进行了详细讨论[199,200]。

　　α-珠蛋白生成障碍性贫血,特别是血红蛋白 H 病,呈现极大的临床多样性。有些临床变异可能与特定的基因型相关[7,41],但是这类疾病的异质性的原因不明。

● 临床特征

β 和 δβ-珠蛋白生成障碍性贫血

　　临床表现最严重的 β-珠蛋白生成障碍性贫血称为重型珠蛋白生成障碍性贫血。而发病时间晚,无输血需求或比重症病患输血需求少的临床表现被定义为 β-珠蛋白生成障碍性贫血中间型。轻型 β-珠蛋白生成障碍性贫血是指珠蛋白生成障碍性贫血的杂合子携带者状态。这些疾病的临床特点在两份专著中有更详细阐述[7,9]。

重型 β-珠蛋白生成障碍性贫血

　　β-珠蛋白生成障碍性贫血的纯合子或复合杂合子状态即为重型珠蛋白生成障碍性贫血,其临床表现由 Cooley 和 Lee[1] 于 1925 年首次描述。患儿出生时正常。贫血常发生于出生后头几个月内并逐渐加重。患婴发育障碍并可能伴喂养问

题、反复发热、腹泻以及其他胃肠道症状。大多数依赖输血的纯合子 β-珠蛋白生成障碍性贫血婴儿在一岁之内出现这些症状。而发病较晚者则提示疾病可能会发展为 β-珠蛋白生成障碍性贫血中间型中的一种(见前文"病理生理学")。

　　儿童期的病程几乎完全取决于是否有充分的输血治疗[7,9]。经典教科书对于 Cooley 贫血的描述是指在这些患儿能定期输血维持相对正常血红蛋白水平之前的临床表现。如果能充分输血,患儿生长发育可正常,没有异常体征。儿童期的并发症很少。只是在十多岁时,由于红系无效造血和反复输血造成的铁负荷增加逐渐明显,本病才开始出现问题。以充分铁螯合剂治疗的患儿发育正常,尽管有些身高稍矮。

　　输血治疗不充分的患儿会出现 Cooley 贫血的典型特征。发育迟缓。额骨隆起,上颌区过度生长,面部逐渐显现先天愚型样的面容。这些改变伴有颅骨、长骨和手的特征性放射学表现(图 48-15)。骨板障加宽,有"立毛状"或"太阳线"现象以及长骨和指骨的花边状小梁形成。可有骨骼畸形。肝脾肿大,皮肤色素沉着增多。可出现许多高代谢状态特征,如发热、消瘦和高尿酸血症。

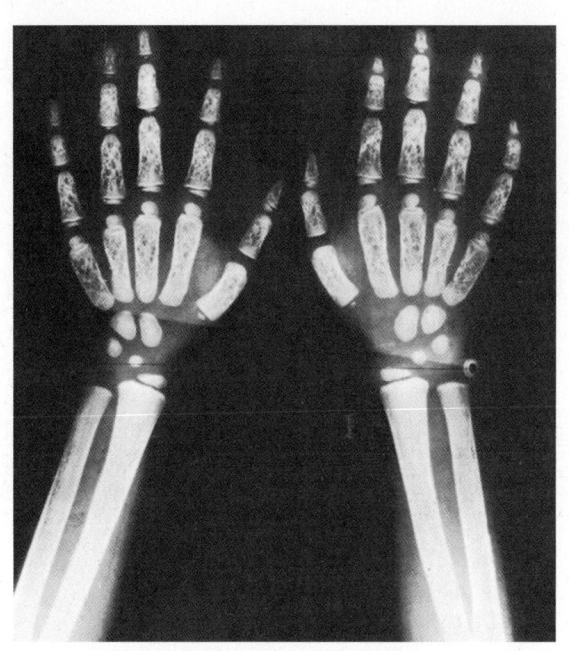

图 48-15　纯合子 β-珠蛋白生成障碍性贫血的手部影像学表现。手指骨骼上散在的透明区域反映了末梢区域的骨髓显著扩张

　　临床病程特点为严重的贫血伴频发并发症。患儿尤其容易感染,是常见的死亡原因。由于骨髓腔扩张,长骨和颅骨变薄,从而经常发生自发性骨折。上颌骨变形常造成咬合不正而出现牙科问题。髓外造血组织的团块状沉积可能引起神经系统并发症。可出现脾肿大,随之经常出现继发性血小板和白细胞减少,从而进一步引起感染和出血倾向。脾脏切除术可以减少输血频率和改善严重的血小板减少,但是脾切后感染极为常见[7]。没有血小板减少也可能有出血倾向,鼻出血尤为常见。这些凝血方面的问题在有些病例与肝功能损害有关。也可出现慢性腿部溃疡,不过更常见于珠蛋白生成障碍性贫血中间型。

　　接受定期输血的患儿在 10 岁以前生长发育始终正常,进入青春期时开始出现铁负荷症状,特别是没有接受适当铁螯合剂

治疗的儿童[7,9]。铁负荷的首要表现是缺乏青春期阶段的发育冲刺，女性无月经初潮。随后几年可发生各种各样的内分泌紊乱，特别是糖尿病、低促性腺素性功能减退症和生长激素缺乏；也可出现甲状腺功能低下和肾上腺皮质功能不全，但较少见[7,186]。近20岁时，开始出现心脏并发症，而且患者通常在10～30岁死于心脏铁沉着症[187-189]。心脏铁沉着症可因心律失常或难治性心衰而致急性心性死亡。伴并发感染可加重这两种并发症。

即使适当充分输血并接受铁螯合剂治疗的儿童也可能发生多种并发症。尽管血源性感染的发生率由于广泛使用供血筛选程序而不断下降，但在某些人群中，乙型或丙型肝炎[201]，HIV[202]，或疟疾[203]极为常见。青春期延迟和生长迟缓也很常见，可能反映了低促性腺素性功能减退和垂体损伤[201,204]。骨质疏松症也越来越被人们所注意，可能至少部分反映了性腺功能减退[201]。

β-珠蛋白生成障碍性贫血中间型

珠蛋白生成障碍性贫血中间型患者的临床表现比无症状的珠蛋白生成障碍性贫血严重，但是比输血依赖的重型珠蛋白生成障碍性贫血轻[7,199,200]。这种综合征包含有不同程度致残性的一组疾病。其中的重症类型中，患者出现贫血症状晚于输血依赖性纯合子β-珠蛋白生成障碍性贫血，不输血者仅能将血红蛋白水平维持在60g/L左右。但其生长发育迟缓，而且严重残疾，有明显的骨骼畸形、关节炎和骨痛，进行性脾肿大，生长阻滞，以及在踝关节以上的慢性溃疡。此类疾病的另一极端，一直到成年期仍完全无症状，不依赖输血，血红蛋白水平高达100～120g/L。还可见到各种中等严重程度的类型。有些病人仅仅由于脾功能亢进而致残。深入的分子病理学研究提供了有关基因型-表现型相互关系的指导，对遗传咨询非常有用（表48-6）。

表48-6　中间型β-珠蛋白生成障碍性贫血患者的基因类型

轻型β-珠蛋白生成障碍性贫血

　轻度β⁺-珠蛋白生成障碍性贫血等位基因的纯合子

　两个轻度β⁺-珠蛋白生成障碍性贫血等位基因的复合杂合子

　一个"沉默的"或轻度的与较严重的β-珠蛋白生成障碍性贫血等位基因的复合杂合子

α-和β-珠蛋白生成障碍性贫血的遗传

　β⁺-珠蛋白生成障碍性贫血伴 α⁰-珠蛋白生成障碍性贫血（--/αα）或 α⁺-珠蛋白生成障碍性贫血（-α/αα 或-α/-α）

　β⁺-珠蛋白生成障碍性贫血样 Hgb H 病基因型（--/-α）

β-珠蛋白生成障碍性贫血伴 γ-链合成增高

　伴异型细胞 HPFH 的纯合子β-珠蛋白生成障碍性贫血

　伴纯合子[G]γ158T→C 改变的纯合子β-珠蛋白生成障碍性贫血（某些病例）

　β-珠蛋白生成障碍性贫血与 HPFH 缺失型的复合杂合子

β-珠蛋白生成障碍性贫血与β-链变异型的复合杂合子

　Hgb E/β-珠蛋白生成障碍性贫血

　其他与少见β-链变异型的相互作用

伴三倍或四倍 α-链基因（ααα 或 αααα）的杂合子β-珠蛋白生成障碍性贫血

　β-珠蛋白生成障碍性贫血显性形式

β-与(δβ)⁺-或(δβ)⁰-珠蛋白生成障碍性贫血的相互作用

Hgb，血红蛋白；HPFH，遗传性胎儿血红蛋白持续存在症。

总之，中间型β-珠蛋白生成障碍性贫血的临床特征与重型β-珠蛋白生成障碍性贫血相似。疾病谱中的严重类型患者，尤其是伴有生长迟缓者，需要定期输血治疗。然而，有些轻型的患者，也会发生一些重要并发症，包括进行性脾肿大。临床上，由于铁吸收的增多引起明显的铁负荷增加，这种情况甚至可见于无频繁输血史的患者（参见第43章）。铁过载经常引起糖尿病和内分泌紊乱，常见于40岁左右的病人。有报道，这类疾病中，胆色素结石，骨骼畸形，骨关节疾病，下肢溃疡和血栓形成的发生率增高，尤其是脾切除后[7]。

血液学家需要注意的是，少数情况下，在某些罕见类型β-珠蛋白生成障碍性贫血的杂合子患者中，可遇到一种罕见中间型珠蛋白生成障碍性贫血，导致常染色体显性遗传的珠蛋白生成障碍性贫血临床表现（见前文"病理生理学"）。

轻型β-珠蛋白生成障碍性贫血

β-珠蛋白生成障碍性贫血的杂合子状态通常是在对重症β-珠蛋白生成障碍性贫血进行家系研究、群体普查或常常在血液常规检查时被发现。有大量关于这种类型疾病的文献[7]，有些研究发现受累者可能有贫血相关症状，脾肿大少见，而也有报道认为这种状况下可以完全没有症状，不会出现明显的脾肿大。出人意料的，这些研究都没有进行对照。一项对照研究报道，β-珠蛋白生成障碍性贫血患者有乏力和其他临床表现，但这些症状与其他原因引起的轻度贫血无法区别。在珠蛋白生成障碍性贫血和对照组之间，可触及性脾肿大的发生率并无区别[205]。这类患者在妊娠期间引起中等程度的贫血也并不少见，有些病例需要进行输血治疗。某些患者贮存铁增高，这常常是由于误诊后不适当的铁剂治疗导致。在遗传性血色病相对高发的国家，如果遇到一个β-珠蛋白生成障碍性贫血的患者伴有异常增高的血清铁或血清铁蛋白，应该记住，很可能存在这两种疾病的共遗传。

α-珠蛋白生成障碍性贫血

血红蛋白 Bart 胎儿水肿综合征

此病是东南亚死产的常见原因。在孕34～40周之间胎儿死亡，或者出生时存活但出生后几小时内死亡[7,206]。可见苍白、水肿和肝脾肿大，临床表现与 Rh 血型不合造成的胎儿水肿类似。尸检见大量的髓外造血和胎盘增大。可观察到多种先天性异常。

有少数通过产前诊断和换血疗法挽救婴儿的报道。这些婴儿虽然依赖输血，但生长发育正常[207,208]。

孕妇的妊娠毒血症和分娩时难产的发生率增高，后者是由于巨大的胎盘导致[206]。胎盘肥大的原因还不清楚，由于类似现象也见于 Rh 血型不相合造成的胎儿水肿，它可能是严重的宫内缺氧所致。

血红蛋白 H 病

血红蛋白 H 病在 1956 年分别在美国和希腊被报道[209,210]。临床表现多种多样：少数患者几乎与重型β-珠蛋白生成障碍性贫血一样严重，而大多数病人的临床病程要轻得多[7,211]。患者终生有贫血，伴不同程度的脾肿大，骨骼改变不常见。

在之前的"病因及发病机制"中曾经论及，曾经进行过几次尝试,试图将血红蛋白 H 病的表型与基因型联系起来。一般来说,与预期相符,非缺失型 α-珠蛋白生成障碍性贫血的患者,累及优势的 $α_2$ 基因,与 $α^0$-珠蛋白生成障碍性贫血决定簇 $α^{ND}α/--$,或 $α^{Constant\ Spring}α/--$ 相互作用,与 $--/-α$ 基因型患者相比,有更高的血红蛋白 H 水平、程度更高的贫血和更严重的临床病程[212~215]。

轻型的 α-珠蛋白生成障碍性贫血

由于每个单倍体基因组有 2 个 α-珠蛋白基因,它们之间各种相互作用造成的重叠表型产生了一系列不同状态[7]。缺失型和非缺失型 α-珠蛋白生成障碍性贫血的携带者状态,$-α/αα$ 和 $α^{ND}α/αα$,是无症状的。同样,缺失型 $α^+$-珠蛋白生成障碍性贫血的纯合子状态,$-α/-α$,以及 $α^0$-珠蛋白生成障碍性贫血的杂合状态,$--/αα$,尽管有轻度贫血和红细胞改变,但没有症状。另一方面,非缺失型 α-珠蛋白生成障碍性贫血的纯合子状态,$α^{ND}α/α^{ND}α$,有极其多样化的表型。在"α-珠蛋白生成障碍性贫血单倍体的相互作用"部分已经说过,他们有时产生血红蛋白 H 病的临床现象,而在另一些患者中,则仅有轻度低色素性贫血[7]。链终止密码子突变的纯合子状态,特别是血红蛋白 Constant Spring,由于产生特征性的表型而成为一种特殊情况。在这种情况下,可见中等程度的溶血性贫血伴有脾肿大[7,216,217]。

α-珠蛋白生成障碍性贫血和智力障碍

此类疾病的临床表型有多种多样。存在染色体缺失(16 号染色体末端缺失;ATR-16[α-珠蛋白生成障碍性贫血 16 号染色体连锁智力低下综合征])的患者,临床缺陷随着染色体缺失的程度而变化;只有 α-珠蛋白生成障碍性贫血和智力障碍始终存在[157]。在某种程度上,临床表现的变异与相关缺失部分的长度有关;这些缺失部分可以影响到 2000kb 基因。其中涉及结节性硬化症和多囊性肾病的基因。

这类疾病的第二组临床表型是由 ATR-X 突变引起,除了智力障碍和 α-珠蛋白生成障碍性贫血外,临床表型还有骨骼异常,面容异常,新生儿张力减退,生殖期异常和多种不常见的特征[158]。

εγδβ-珠蛋白生成障碍性贫血

临床表现随着不同发育阶段而变化[7]。新生儿可能有显著的贫血并需要输血治疗。相反,儿童和成人患者没有症状。他们的临床表现和实验室检查与杂合子 β-珠蛋白生成障碍性贫血相同,只是血红蛋白 A_2 的水平正常。不同发育阶段临床表现不同的原因不明。此病纯合子状态是致命性的。

● 实验室特征

β-珠蛋白生成障碍性贫血重型

就诊时血红蛋白水平可能在 20~30g/L 或甚至更低[7]。红细胞呈现明显异形性,伴低色素性、靶形红细胞形成,并有不同程度嗜碱性点彩(图 48-16)。外周血涂片根据脾脏完整与否而有不同表现。未行脾脏切除术的患者,大的异形红细胞很常见。脾切除后,大的扁平的大红细胞和小的变形的小红细胞常见。网织红细胞计数中度增高,外周血出现有核红细胞。上述异常红细胞在脾切除后可达到很高水平。白血病和血小板计数轻度增高,除非有继发性脾亢。血片用甲紫染色,特别是脾切除者,红细胞内可见点彩或破碎的包涵体[169]。这些包涵体几乎总能在骨髓的红细胞前体中见到。骨髓通常表现红系增生过度,伴幼红细胞形态异常,如显著的嗜碱性点彩和铁沉着增加。铁动力学检查表明有明显的无效造血,红细胞寿命通常缩短。有短寿命的细胞群,也有较长生存期的细胞群,后者含有相对较多的胎儿血红蛋白。胎儿血红蛋白水平增加,范围从低于 10%~超过 90%,是纯合子 β-珠蛋白生成障碍性贫血的特征。$β^0$-珠蛋白生成障碍性贫血不产生血红蛋白 A。胎儿血红蛋白在红细胞间的分布不均匀。纯合子 β-珠蛋白生成障碍性贫血的血红蛋白 A_2 水平可以降低、正常或增高。然而若以血红蛋白 A 的比例表示,血红蛋白 A_2 的水平总是增高的。差速离心研究表明珠蛋白生成障碍性贫血红细胞间血红蛋白 F 和 A_2 的分布有某种异质性,它们在全血中的水平并不能提示总的合成率。

对骨髓或血液进行体外血红蛋白合成研究显示珠蛋白链有明显的不平衡。α 链的生成总是明显超过 β 和 γ 链。本病的其他实验室检查,包括红细胞寿命、铁吸收、铁动力学、红细胞动力学和铁负荷造成的影响,前面已经有讨论(见前文"病因及发病机制")。

通过检查同胞、父母和孩子等,发现其他家庭成员的异常对于证实诊断非常重要。检查的医师应尽力获得家庭成员的全套外周血计数。除了有较高的血红蛋白水平,β-珠蛋白生成障碍性贫血中间型的血液学改变和 β-珠蛋白生成障碍性贫血重型相似(图 48-17)。

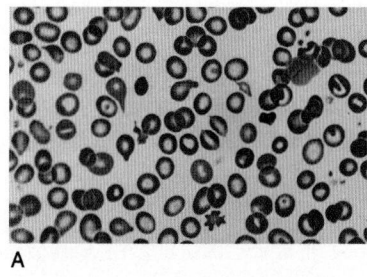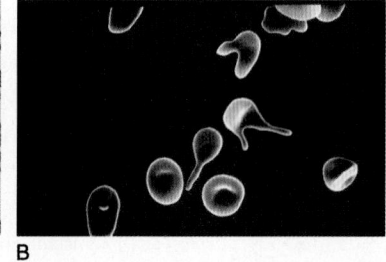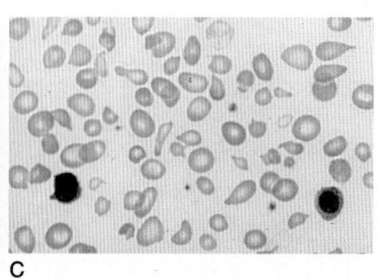

图 48-16 β-珠蛋白生成障碍性贫血的血涂片。A. 轻型 β-珠蛋白生成障碍性贫血。红细胞大小不均,异形红细胞,染色不足,偶见球形红细胞和口型红细胞。B. 电子显微镜下的(A)中的细胞显示出更多的异形细节。注意右下方的连接细胞(瓶侧内凹的细胞)。C. 重型 β-珠蛋白生成障碍性贫血。红细胞明显大小不均伴有大量小红细胞。显而易见的异形红细胞。染色不均匀。右侧见有核红细胞,左侧为小淋巴细胞。(获许可转载自:Lichtman's Atlas of Hematology,www.accessmedicine.com.)

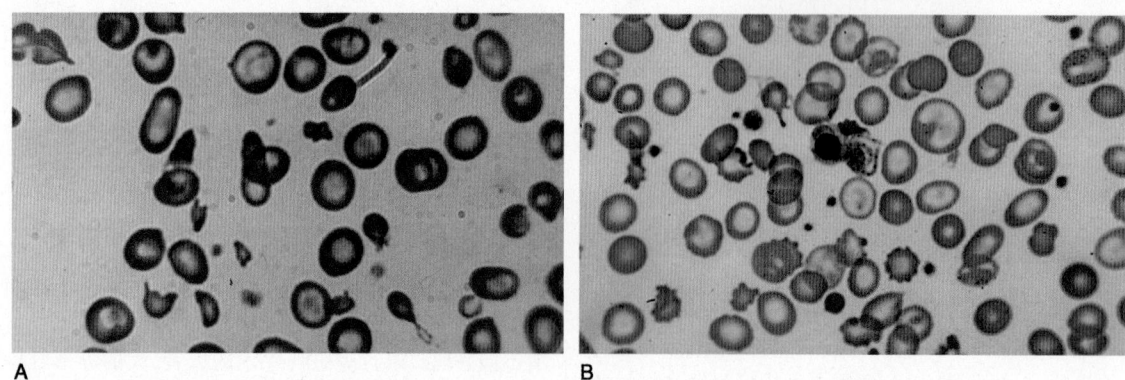

图 48-17 A. 中间型珠蛋白生成障碍性贫血。血涂片。红细胞明显大小不均，见椭圆形、卵圆形红细胞、泪滴形红细胞和红细胞碎片。靶形红细胞。B. 脾切除术后。细胞形态学与(A)相似，但可见有核红细胞，中央区域有粗点彩红细胞和许多大的血小板，说明脾切除的重叠改变。(获许可转载自：Hematology，www. accessmedicine. com.)

β-珠蛋白生成障碍性贫血轻型

轻型β-珠蛋白生成障碍性贫血的患者血红蛋白水平常在90～110g/L。一直可以观察到小的血红蛋白化较差的红细胞(图48-16)，平均血红蛋白含量(MCH)为20～22pg，平均血红蛋白容积(MCV)为50～70fl。红细胞计数通常正常或升高，但血红蛋白和血细胞比容常轻度低于正常，而红细胞指标对于人群筛查珠蛋白生成障碍性贫血杂合子携带者特别有用。β-珠蛋白生成障碍性贫血杂合子的骨髓提示轻度红系增生过度，红细胞包涵体少见。叶酸缺乏者偶可产生巨幼样改变，特别是在妊娠期间。可见轻度的红系无效造血，但红细胞寿命正常或接近正常。血红蛋白A_2水平增至3.5%～7%。大约50%的患者胎儿血红蛋白水平增高，常为1%～3%，极少数大于5%。

α-珠蛋白生成障碍性贫血

血红蛋白 Bart 胎儿水肿综合征

胎儿水肿综合征患婴的血涂片表现严重的珠蛋白生成障碍性贫血改变，可见较多有核红细胞。血红蛋白主要由血红蛋白 Bart 构成，有10%～20%左右的血红蛋白 Portland。通常无血红蛋白 A 或 F 存在，但是极少数病例由于 α^0-珠蛋白生成障碍性贫血和重症非缺失型 α^+-珠蛋白生成障碍性贫血的相互作用，显示有少量血红蛋白 A。

血红蛋白 H 病

血涂片表现为低色素性和红细胞大小不均一。网织红细胞计数通常约5%左右。亮甲酚蓝孵育的红细胞可在几乎所有细胞内都产生破碎的包涵体。包涵体的形成是由于血红蛋白 H 在染料的氧化还原作用下，在体外形成沉淀所致。脾脏切除后，一些细胞内可见大的单个海因茨小体(图48-18)，这些小体是由于不稳定的血红蛋白 H 分子在体外沉淀所致，而且仅见于脾脏切除术后。血红蛋白 H 占总血红蛋白的5%～40%之间。可有微量血红蛋白 Bart，血红蛋白A_2水平常稍低于正常。

α^0-珠蛋白生成障碍性贫血和 α^+-珠蛋白生成障碍性贫血特征

α^0-珠蛋白生成障碍性贫血的特点是在出生时血红蛋白

Bart 在5%～15%[7]。这种血红蛋白在成熟过程中消失且不能被等量的血红蛋白 H 所替代。经亮甲酚蓝孵育后偶见个别细胞有血红蛋白 H 包涵体。这一现象常用作 α^0-珠蛋白生成障碍性贫血的诊断试验。但这试验本身很难标准化且需要丰富经验才有用。在成年期，杂合子珠蛋白生成障碍性贫血的红细胞有低 MCH 和 MCV 值的杂合子珠蛋白生成障碍性贫血的形态改变。电泳图是正常的。珠蛋白合成研究提示 α 链生成缺乏，α 链/β 链生成比率约为0.7。

α^+-珠蛋白生成障碍性贫血($-\alpha/\alpha\alpha$)的特点是 MCH 和 MCV 轻度下降，在有些患者中是正常的，并非所有患者出生时有1%～2%血红蛋白 Bart，以及 α 链/β 链生成比率轻度减少，约为0.8；因此这种基因型常被称为沉默携带。大量的研究通过 DNA 分析比较出生时血红蛋白 Bart 水平，结果证实相当数量的 α^+-珠蛋白生成障碍性贫血杂合子新生儿没有可检测到的血红蛋白 Bart[218,219]。珠蛋白基因合成比率只有通过研究较大量的样本并且同正常对照人群的 α/β 平均比率相比较才能与正常区分。这种方法对诊断个别 α^+-珠蛋白生成障碍性贫血特征病例并不可靠，但是除了 DNA 分析之外，没有其他可靠的诊断方法可用。

非缺失型 α-珠蛋白生成障碍性贫血的纯合子状态

非缺失型纯合子状态的 α-珠蛋白生成障碍性贫血，累及优势(α_2)珠蛋白基因，造成 α 链合成不足比 α^+-珠蛋白生成障碍性贫血更严重。有些病例可造成血红蛋白 H 病。

血红蛋白 Constant Spring 或其他链终止密码子突变的纯合子状态有伴有中等严重程度的溶血性贫血，而且由于未知的原因，在这种溶血性贫血中没有血红蛋白 H，但有少量血红蛋白 Bart 持续到成年期。其他非缺失型 α^+-珠蛋白生成障碍性贫血的纯合子状态与血红蛋白 H 病有关。在血红蛋白 Constant Spring 的纯合子状态，血涂片可见轻度珠蛋白生成障碍性贫血改变，红细胞大小正常[216,217]。血红蛋白包含约5%～6%的血红蛋白 Constant Spring，正常水平的血红蛋白A_2和微量的血红蛋白 Bart。其余的是血红蛋白 A。

血红蛋白 Constant Spring 杂合子状态无血液学异常。除存在大约0.5%的血红蛋白 Constant Spring 外，血红蛋白类型正常。碱性淀粉凝胶电泳上可以观察到血红蛋白 Constant Spring，显示为在血红蛋白A_2与起始点之间的一条微弱条带。在重负载淀粉

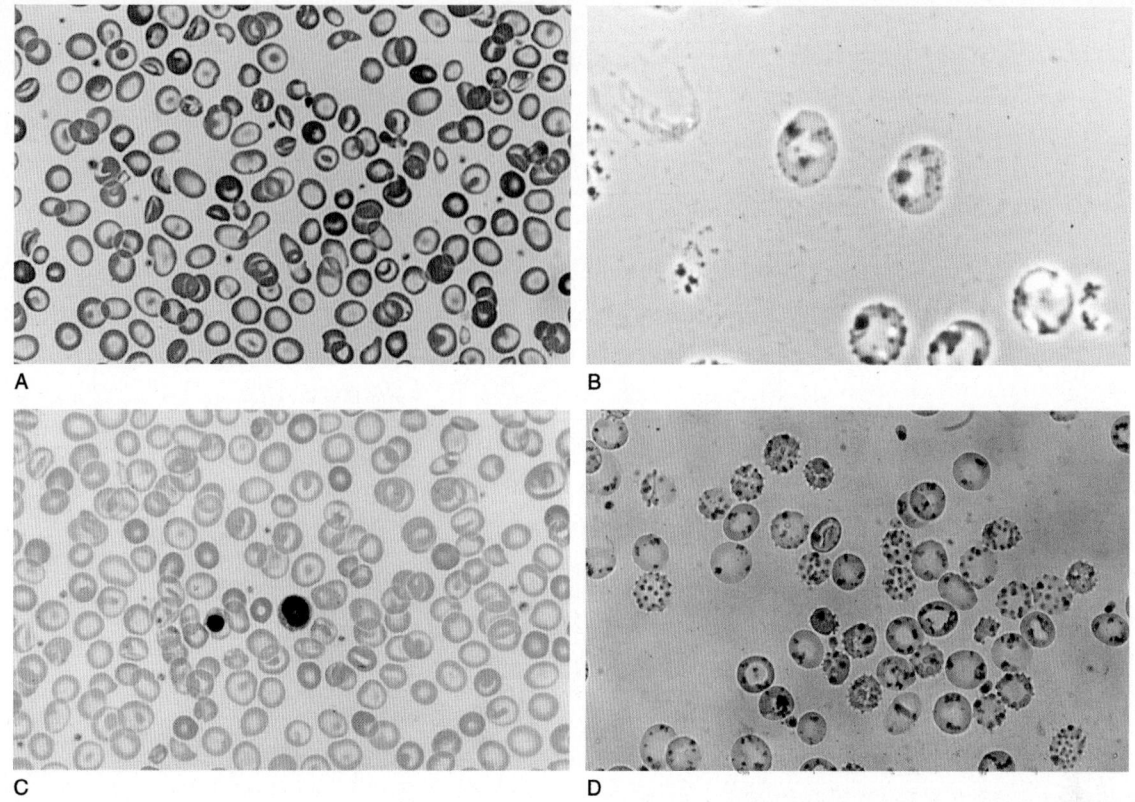

图 48-18　血红蛋白 H 病(α-珠蛋白生成障碍性贫血)的血涂片。A. 注意染色不足的红细胞,红细胞大小不均,靶形红细胞,异形红细胞包括泪滴形红细胞。B. 湿片制备结晶紫染色。红细胞包涵体(海因茨小体)通常附着在膜上。C. 脾切除术后。注意异形红细胞和靶形红细胞的频率减少,符合血红蛋白 H 病并为脾切除术后效应所增强的改变。视野中见一个有核红细胞,反映了脾切除后血液中的发生率增加。D. 用亮甲酚蓝孵化 90 分钟。出现许多细胞内血红蛋白 H 沉淀物(过量的 β-珠蛋白链沉淀)。经常出现红细胞皱缩是孵化条件下的产物。(获许可转载自:Lichtman's Atlas of Hematology,www. accessmedicine. com.)

凝胶上看得最清楚,而用其他的电泳方法则容易遗漏(图 48-19)。在新生儿期,脐带血中常有 1% ~3% 的血红蛋白 Bart。

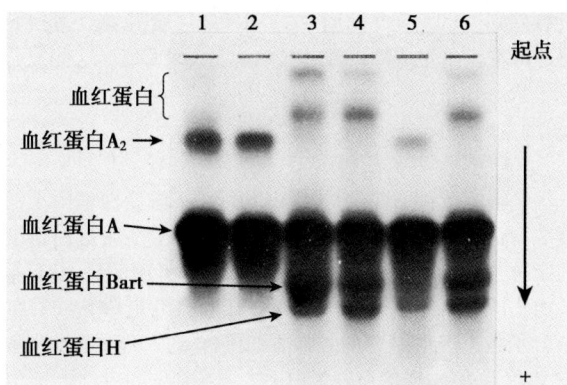

图 48-19　血红蛋白 Constant Spring。淀粉凝胶电泳 1,2,正常成人;3,4 血红蛋白 Constant Spring 复合杂合子和伴血红蛋白 H 病的 α-珠蛋白生成障碍性贫血;5,正常成人;6,α-珠蛋白生成障碍性贫血和血红蛋白 Constant Spring 的复合杂合子

缺失型 α⁺-珠蛋白生成障碍性贫血的纯合子状态

缺失型 α⁺-珠蛋白生成障碍性贫血的纯合子状态的特点是出生时表现为含 5% ~10% 血红蛋白 Bart 的珠蛋白生成障碍

性贫血血象,以及在成年期表现类似于 α^0-珠蛋白生成障碍性贫血杂合子的血液学改变。一般而言,$-\alpha^{4.2}$ 缺失比 $-\alpha^{3.7}$ 缺失的表型更严重[7]。

● 鉴别诊断

纯合子 β-珠蛋白生成障碍性贫血和血红蛋白 H 病的临床和血液学表现具有特征性,诊断并不困难。图 48-20 显示可疑病例的实验室检查简单流程图。

在幼童时期,珠蛋白生成障碍性贫血与先天性铁粒幼红细胞性贫血可能难以区分,但是后者的骨髓象很有特征性。由于青少年型慢性粒细胞白血病也可有血红蛋白 F 升高,所以,这种疾病表面上与 β-珠蛋白生成障碍性贫血相似。然而,青少年型慢性粒细胞白血病患者骨髓出现原始细胞,血红蛋白电泳中无血红蛋白 A₂ 水平升高,碳酸酐酶下降,和髓系祖细胞体外对粒单细胞集落刺激因子的特征性反应(参见第 87 章)等,很容易将此病与 β-珠蛋白生成障碍性贫血鉴别。

较少见类型珠蛋白生成障碍性贫血

(δβ)⁰-珠蛋白生成障碍性贫血

δβ-珠蛋白生成障碍性贫血纯合子状态在临床上较 Cooley 贫血轻,是一种中间型珠蛋白生成障碍性贫血[220~222]。仅出现血

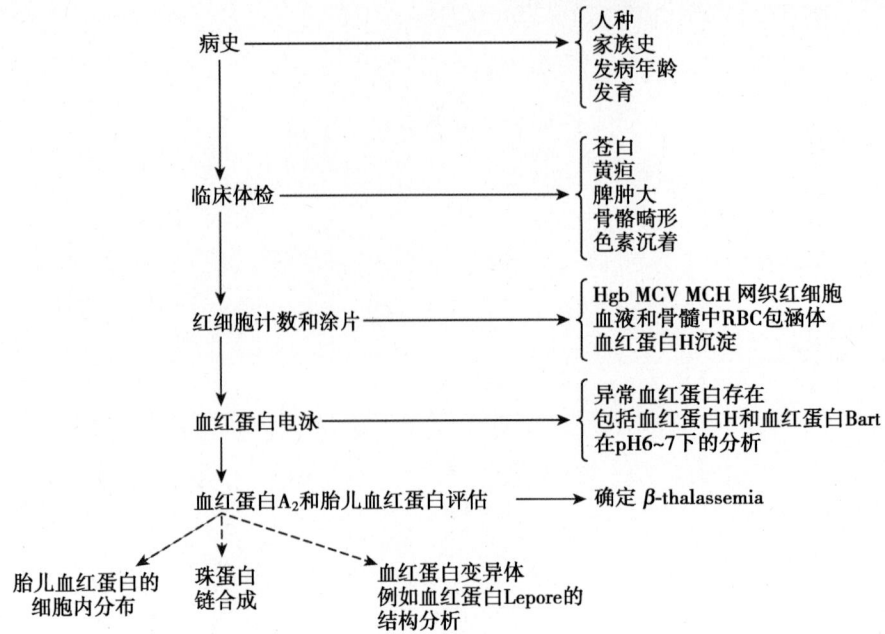

图 48-20　珠蛋白生成障碍性贫血综合征的诊断流程图。Hgb,血红蛋白;MCH,平均血
红蛋白量;MCV,平均血红蛋白容积;RBC,红细胞计数

红蛋白 F,没有血红蛋白 A 和 A₂产生。杂合子 δβ-珠蛋白生成障碍性贫血血液学表现类似于轻型 β-珠蛋白生成障碍性贫血[7]。胎儿血红蛋白水平更高(范围:5% ~20%),血红蛋白 A₂值正常或轻度减少。同 β-珠蛋白生成障碍性贫血一样,胎儿血红蛋白在红细胞中的分布不均一,因此可以与 HPFH 相鉴别(图 48-21)。

β-珠蛋白生成障碍性贫血杂合子和 δβ-珠蛋白生成障碍性贫血的杂合子在临床上类似于库利贫血但症状更轻。其血红蛋白由大量的血红蛋白 F 和少量的血红蛋白 A₂构成。这是由于相关的 β-珠蛋白生成障碍性贫血基因通常为 β⁰变异型。δβ-珠蛋白生成障碍性贫血也见于血红蛋白 S 或 C 的杂合子个体[7]。

(δβ)⁺-珠蛋白生成障碍性贫血和血红蛋白 Lepore 病

血红蛋白 Lepore 病可有纯合子和杂合子状态,可单独发生或与 β-或 δβ-珠蛋白生成障碍性贫血、血红蛋白 S 或血红蛋白 C 一同出现[7,9,223]。在纯合子状态中,其血红蛋白约 20% 为 Lepore 型,80% 为胎儿血红蛋白,没有血红蛋白 A 和 A₂。临床表现多样。一些病例与输血依赖的纯合子 β-珠蛋白生成障碍性贫血一样;其他病例与中间型珠蛋白生成障碍性贫血相似。在杂合子状态中,临床表现与轻型 β-珠蛋白生成障碍性贫血相似。其血红蛋白构成包含约 10% 的血红蛋白 Lepore,血红蛋白 A₂水平减低,总有胎儿血红蛋白轻度增高。在大多数种族中,都发现了散发的血红蛋白 Lepore 病。大多数病例的化学分析显示这些血红蛋白与血红蛋白 Lepore Washington-Boston 一致。血红蛋白 Lepore Hollandia 和 Lepore Baltimore 只见于少数病人[7,223]。

遗传性胎儿血红蛋白持续症

关于 HPFH 的分子病理学知识在之前的"病因及发病机制"中已有论述。表 48-4 总结了现在已被接受的对这组复杂疾病的分类和命名。这些不同类型的 HPFH 没有多大临床意义,除非它们与珠蛋白生成障碍性贫血或血红蛋白结构变异型相互作用。

(δβ)⁰遗传性胎儿血红蛋白持续症

纯合子型(δβ)⁰ HPFH 的血红蛋白由 100% 的血红蛋白 F 构成。血液表现为轻度珠蛋白生成障碍性贫血改变,MCV 和 MCH 值减小,与杂合子 β-珠蛋白生成障碍性贫血非常相似。同样的,他们有珠蛋白链合成不平衡,其比率在 β-珠蛋白生成障碍性贫血杂合子中所见的范围内[224]。杂合子型有 20% ~30% 的血红蛋白 F,血红蛋白 A₂值轻度减少,而血象完全正常。因而,这种状况就像是 δβ-珠蛋白生成障碍性贫血非常良好的代偿形式,γ 链的产量几乎(但是并没有)完全代偿 β 和 δ 链的完全缺乏。除了 ᴳγ 链的比例外,该病的不同分子形式在表型上没有差别。已发现非洲型(δβ)⁰ HPFH 可合并血红蛋白 S 和 C 或是 β-珠蛋白生成障碍性贫血(参见第 49 章)。这些复合的杂合子状态几乎没有临床表现[7]。

非缺失型遗传性胎儿血红蛋白持续症

已经报道了许多非缺失型 HPFH 与 γ-珠蛋白基因上游的点突变有关(表 48-4)。在非洲人群中,已在 β-珠蛋白链变异体的杂合子和复合杂合子状态中发现了 ᴳγβ⁺ HPFH。没有报道相关的临床和血液学表现。ᴳγβ⁺ HPFH 和血红蛋白 S 或 C 的复合杂合子状态产生 45% 的异常血红蛋白,约 30% 的血红蛋白 A 和 20% 仅含有 ᴳγ 链的血红蛋白 F[225,226]。

非缺失型 HPFH 最常见的类型是 ᴬγβ⁺ HPFH,它是在希腊人中发现的[227~229]。在纯合子状态,没有发现临床和血液学异常。血红蛋白检查具有特征性,表现为大约 25% 的胎儿血红蛋白和血红蛋白 A₂水平下降,约为 0.8%[230]。杂合子状态的血液学表现也是正常的,有 10% ~15% 的血红蛋白 F,几乎都是 ᴬγ 变异型。与 β-珠蛋白生成障碍性贫血的复合杂合子有血红蛋白 F 水平升高,临床表现仅比 β-珠蛋白生成障碍性贫血特征稍重。

在英国人的 ᴬγβ⁺ HPFH[231] 杂合子类型中大约有 5% ~12% 的血红蛋白 F,而纯合子约有 20%。尽管在这种非缺失型

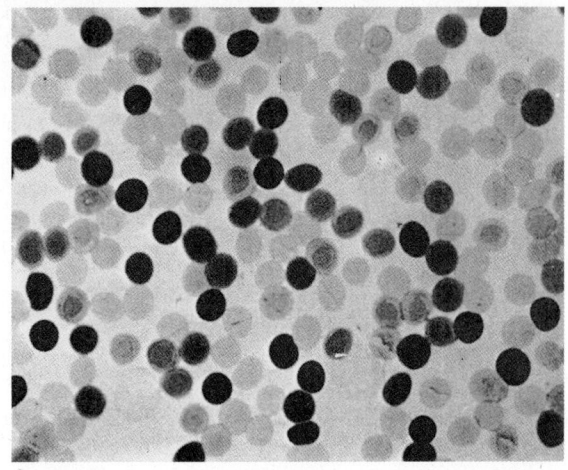

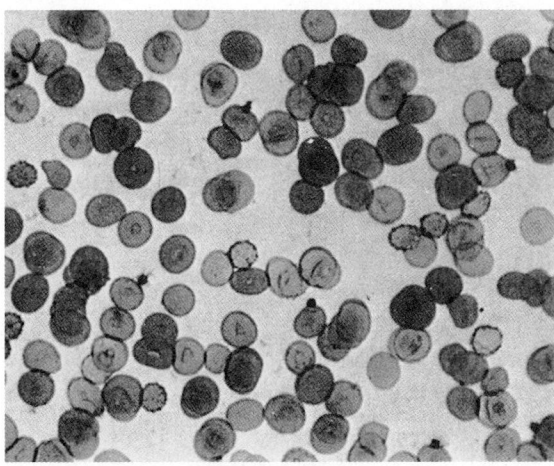

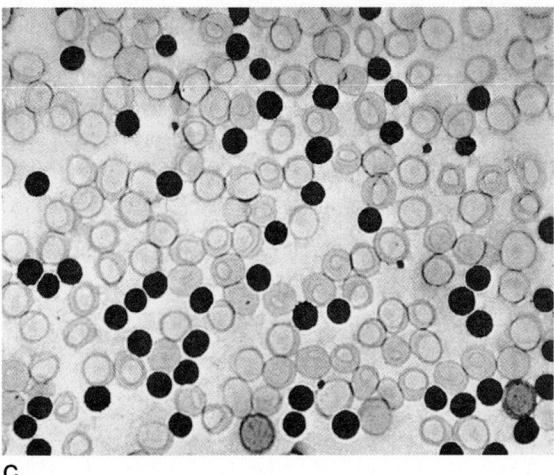

图 48-21 血涂片酸洗脱制备 (A) δβ-珠蛋白生成障碍性贫血, (B) 遗传性胎儿血红蛋白持续存在症, (C) 胎儿与成人红细胞人为混合。深色细胞包含有胎儿血红蛋白。胎儿血红蛋白对酸性洗脱有抵抗作用

HPFH 中,奇怪的是血红蛋白 F 在红细胞中分布不均,但是没有发现相关的血液学异常。

有一组在成年期仍持续生成少量血红蛋白 F 的异质性疾病。它们统称为异质细胞性 HPFH。它们的临床重要性在于:与不同类型 β-珠蛋白生成障碍性贫血共遗传时,可导致血红蛋白 F 产量增加,产生较轻的表型。如果一个患者的父母一方为

β-珠蛋白生成障碍性贫血中间型,却有异常高水平的血红蛋白 F,即应怀疑存在这种类型的相互作用。同样,有时会发现未受累的旁系亲属或其他家庭成员有血红蛋白 F 水平轻度升高。

伴 β 链血红蛋白结构变异型的 β-珠蛋白生成障碍性贫血

临床上 β-珠蛋白生成障碍性贫血与 β 血红蛋白结构变异体的最重要的类型是镰状细胞性贫血、血红蛋白 C 珠蛋白生成障碍性贫血和血红蛋白 E 珠蛋白生成障碍性贫血(参见第 49 章)。另外也有许多 β-珠蛋白生成障碍性贫血与罕见血红蛋白结构变异体相互作用的报道[7,9,10]。

镰状细胞性贫血[7,232,233]发生在部分非洲和地中海人群,特别是希腊和意大利。在中东和印度的部分地区也有报道。带有单一血红蛋白 S 基因和单一 β-珠蛋白生成障碍性贫血基因的临床后果完全依赖于 β-珠蛋白生成障碍性贫血突变的类型。镰状细胞基因和 $β^0$-珠蛋白生成障碍性贫血相互作用的特点是临床病症非常类似于镰状细胞性贫血。同样,镰状细胞基因与有 β-珠蛋白合成明显减少的重型 $β^+$-珠蛋白生成障碍性贫血的相互作用产生类似的临床表型。另一方面,镰状细胞基因与非常轻型的 $β^+$-珠蛋白生成障碍性贫血相互作用可能是完全无害的[233]。后面这种疾病的特点是轻度贫血,伴有脾肿大,血红蛋白浓度中有 60% ~ 70% 的血红蛋白 S 和 25% 的血红蛋白 A,并且血红蛋白 A_2 水平升高。在这些所有的相互作用中,父母的一方是镰状细胞特征,另一方是 β-珠蛋白生成障碍性贫血特征。

血红蛋白 C 珠蛋白生成障碍性贫血是一种伴有脾肿大的轻度溶血性疾病[7,9,10]。同样,血红蛋白的构成取决于珠蛋白生成障碍性贫血基因是 $β^+$ 型还是 $β^0$ 型。这种相对无害的状况主要见于北非,亦见于西非人群。其特点是轻度溶血性贫血和脾肿大,血片显示所有血红蛋白 C 病特有的大量靶形细胞。

血红蛋白 E 珠蛋白生成障碍性贫血是全世界人群内最重要的血红蛋白病之一,此病高发于印度次大陆的东半部和整个东南亚[7,9,10,234~240]。正如前文"病因及发病机制"中所提到的那样,血红蛋白 E 合成速率减低,产生轻型 β-珠蛋白生成障碍性贫血的临床表型。当它与 β-珠蛋白生成障碍性贫血共遗传时(在东南亚和印度最常见的为 $β^0$ 或严重的 $β^+$-珠蛋白生成障碍性贫血突变),就会有显著的 β 链生成缺乏,临床表现为严重的 β-珠蛋白生成障碍性贫血。血红蛋白 E 珠蛋白生成障碍性贫血临床表现呈显著的多样性[234~238],从轻型的中间型珠蛋白生成障碍性贫血到临床上与纯合子 β-珠蛋白生成障碍性贫血难以区别的输血依赖性珠蛋白生成障碍性贫血。表现多样性的原因不清楚,不过,有些因素可能与修饰其他类型 β-珠蛋白生成障碍性贫血的因素相同[239,240]。

在更严重的血红蛋白 E 珠蛋白生成障碍性贫血病例中,可见严重贫血,伴生长迟滞、腿部溃疡、骨骼畸形、极易感染、铁过载,以及不同程度的脾肿大和脾功能亢进。由髓外造血组织构成的大的肿块可造成各种各样的挤压综合征,包括与脑肿瘤非常相似的临床表现。另一个似乎只发生于脾切除病人的不寻常的临床表现是肺血管栓塞,有人认为是由血小板计数的极度增高导致的[241]。

输血依赖患者的临床过程和并发症与纯合子 β-珠蛋白生成障碍性贫血相似。较轻类型的主要并发症包括进行性脾功能亢进、铁过载造成的器官损害(由吸收加快引起的)、髓外造

血肿块、骨病和感染。血象呈典型的珠蛋白生成障碍性贫血模式，血红蛋白由 E、F 和 A_2 组成。因为 β^0-珠蛋白生成障碍性贫血特别常见于有血红蛋白 E 的地区，所以通常没有血红蛋白 A。

最新的研究着重于遗传因素，对贫血适应性的差异，特别是在生命早期（见前文"病理生理学"）和环境，尤其是对疟疾的易感性等方面之间复杂的相互作用[239,240]，这些是造成血红蛋白 Eβ-珠蛋白生成障碍性贫血病人表型差异大且不稳定的原因[238,239]。

血红蛋白 A_2 水平正常的 β-珠蛋白生成障碍性贫血

在一些少见类型的 β-珠蛋白生成障碍性贫血中，杂合子的血红蛋白 A2 水平正常。它们主要的临床意义是与 α-珠蛋白生成障碍性贫血杂合子状态的较严重类型易混淆，造成遗传咨询和产前诊断的困难。根据血液学研究，有两大类所谓"血红蛋白 A_2 正常的 β-珠蛋白生成障碍性贫血"，有时称为 1 型和 2 型[242]。1 型是 β-珠蛋白生成障碍性贫血的"静止"型，而 2 型是异质性的，许多病例代表 β-珠蛋白生成障碍性贫血与 δ-珠蛋白生成障碍性贫血的复合杂合子状态。

"静止"型 β-珠蛋白生成障碍性贫血[7,243]的特点是在杂合子中没有血液学改变。已经报道了几种引起这一表型的轻型 β-珠蛋白生成障碍性贫血[44,45]。尽管这种情况部分可通过发现轻度珠蛋白链生成不平衡被证实，其 α/β-珠蛋白链合成比约为 1.5 : 1，但是只能通过 DNA 分析来确诊。它与 β-珠蛋白生成障碍性贫血形成的复合杂合子呈轻症中间型 β-珠蛋白生成障碍性贫血。

血红蛋白 A_2 正常的 β-珠蛋白生成障碍性贫血 2 型的杂合子与有血红蛋白 A_2 水平升高的典型 β-珠蛋白生成障碍性贫血无法鉴别[242]。纯合子状态还未见报道。此基因与血红蛋白 A_2 水平升高的 β-珠蛋白生成障碍性贫血的复合杂合子状态临床上表现为严重输血依赖的 β-珠蛋白生成障碍性贫血。在意大利和撒丁尼亚获得的家族资料表明，此种情况代表了 β-珠蛋白生成障碍性贫血和 δ-珠蛋白生成障碍性贫血的复合杂合子状态[244,245]。观察到大多数 δ-珠蛋白生成障碍性贫血都与 β-珠蛋白生成障碍性贫血相反。然而，第 59 位密码子丢失一个 A 碱基所造成的 δ-珠蛋白生成障碍性贫血类型，与表现为轻型 β-珠蛋白生成障碍性贫血的血红蛋白 Knossos 突变发生在同一个染色体上[246]。这一发现解释了在此病中血红蛋白 A_2 水平正常的原因，这在地中海地区是血红蛋白 A_2 正常的 β-珠蛋白生成障碍性贫血的最常见类型。

本章前面"病因及发病机制"所提到的其他几种情况的表型与正常 A_2 的 β-珠蛋白生成障碍性贫血的表型无法鉴别。其中包括 $\delta\beta$-珠蛋白生成障碍性贫血 Corfu 型的杂合子状态，以及 $\varepsilon\gamma\delta\beta$-珠蛋白生成障碍性贫血。

β-珠蛋白生成障碍性贫血的其他不常见类型

显性 β-珠蛋白生成障碍性贫血的临床特征与中间型珠蛋白生成障碍性贫血相似[7]。有中度的贫血和脾肿大。血象显示珠蛋白生成障碍性贫血的红细胞改变。骨髓显示红系增生过度，红系前体细胞中含有非常明显的包涵体，脾切除后可见于外周血。血红蛋白分析可见血红蛋白 A 和 A_2，血红蛋白 F 水平通常不比 β-珠蛋白生成障碍性贫血特征高很多。血红蛋白

A_2 水平总是升高的。

β-珠蛋白生成障碍性贫血其他少见的变异型包括那些有异常高水平的血红蛋白 F 或 A_2 的类型。大多数情况都是由于缺失累及 β-珠蛋白基因及其启动子区域。例如所谓的 β-珠蛋白生成障碍性贫血 Dutch 型[247]，其杂合子就有异常高的血红蛋白 F 和血红蛋白 A_2 水平。已报道了此型的其他几种情形，均由于不同大小的缺失所致[7]。

δ^0-珠蛋白生成障碍性贫血

δ^0-珠蛋白生成障碍性贫血纯合子造成血红蛋白 A_2 的完全缺失，杂合子则导致血红蛋白 A_2 水平降低[248]。除了在杂合 β-珠蛋白生成障碍性贫血中引起血红蛋白 A_2 水平降低外，没有临床意义。

$\varepsilon\gamma\delta\beta$-珠蛋白生成障碍性贫血

这种异质性的情形仅见于少数家族中的杂合子状态[7,108,109]。其特点是新生儿期溶血和成人期出现杂合子 β-珠蛋白生成障碍性贫血的血液学图像，血红蛋白 A_2 水平正常。

伴有 α 及 β 链血红蛋白变异型的 α-珠蛋白生成障碍性贫血

有几种 α-珠蛋白结构变异型是由于 α 链座位的单个氨基酸替换形成的，这些 α 链座位的染色体仅有单个的 α 链基因。遗传有这种变异型和 α^0-珠蛋白生成障碍性贫血决定簇的个体形成一种血红蛋白 H 病，其血红蛋白由 α 链变异型血红蛋白和血红蛋白 H 组成。充分确认的类型包括：血红蛋白 QH 病（$--/-\alpha^Q$）[249,250]，血红蛋白 G Philadelphia H 病（$--/-\alpha^G$）[251,252]，和血红蛋白 Hasharon H 病（$--/-\alpha^{Hash}$）[253]。还有许多 β 链血红蛋白变异型的纯合子或杂合子状态与不同 α-珠蛋白生成障碍性贫血决定簇共存的例子[7,9,10]。特别明确的疾病包括 α^0 或 α^+-珠蛋白生成障碍性贫血与血红蛋白 E[7,234]和血红蛋白 S 的各种相互作用（参见第 49 章）[254,255]。这些血红蛋白变异型的携带者如果也有 α^0 或 α^+-珠蛋白生成障碍性贫血特征，则表现为珠蛋白生成障碍性贫血的红细胞指数和非常低的异常血红蛋白水平。有 α-珠蛋白生成障碍性贫血的镰状细胞性贫血个体与不含珠蛋白生成障碍性贫血基因者比较，表现为珠蛋白生成障碍性贫血的红细胞改变，更持久的脾肿大，和更低的血红蛋白 F 值。

● 治疗、病程及预后

对珠蛋白生成障碍性贫血儿童可用的治疗只有定期输血，铁螯合治疗以防止铁过载，并发脾功能亢进的病例谨慎应用脾切除术，以及高标准的全面儿科护理[7,9,256]。在特定病例中骨髓移植也是非常重要的手段（参见第 23 章）。

输血

血红蛋白水平维持在 95 ~ 140g/L 的 β-珠蛋白生成障碍性贫血儿童可以正常生长发育。他们不会发生令人烦恼的珠蛋白生成障碍性贫血骨骼并发症[7,256]。维持低于此范围的血红蛋白水平，而不影响发育并且具有减低铁负荷水平的优势也是可能的。这个方案维持平均输血前水平不超过 95g/L[257]。输血方案不应该过早开始，并且只有当血红蛋白水平过低影响正常发

育时才开始。如果过早开始输血,可能会漏诊珠蛋白生成障碍性贫血中间型,并且这些孩子可能接受了不必要的输血治疗。在门诊病人中,通常每 4 周进行一次输血。为了避免输血反应,应该使用洗涤、过滤或冰冻红细胞以便去除大部分白细胞和血浆蛋白成分(参见第 138 章)。

铁螯合治疗

每一个维持高频率输血方案的儿童最终都会发展为铁过载并且死于心肌铁沉着病。因此,这些儿童必须在 2~3 岁内开始铁螯合治疗[256]。去铁胺(desferrioxamine)是第一个被证明对珠蛋白生成障碍性贫血有长期治疗价值的铁螯合剂。其最佳给药方法是夜间前腹壁皮下持续泵入 8~12 小时[258,259]。在血清铁蛋白水平达到约 1000μg/dl 时应该开始铁螯合治疗。在实践中,在第 12~15 次输血后就基本达到这个水平。为了防止毒性反应,当铁负荷仍较低时,婴儿不能过度进行铁螯合治疗。起始剂量通常为 20mg/kg,每周 5 晚,在输注铁螯合剂的当天口服 100mg 维生素 C(较大儿童和成人为 200mg)[259]。一些证据和普遍观点认为,如果输入去铁胺前就给予维生素 C,抗坏血酸可加重这些患者的心肌病[260,261]。在一些重度铁负荷的患者,特别是合并心脏病或内分泌并发症的,高达 50mg/kg 的去铁胺静脉输入可有效地降低体内铁储存。这个步骤通常需要插入静脉输液置管。

去铁胺应用的广泛经验和它的毒性反应的经验已经报道了很多[189]。除了输液部位的局部红斑和疼痛性皮下结节以及非常少见的严重过敏反应外,几乎没有严重并发症发生。通过在输液中加入 5~10mg 氢化可的松可控制这些反应,至少是部分控制。或许最应该关注的是高达 30% 的感觉神经毒性。毒性可引起高频听力丧失,可引起临床症状[262,263]。在少数病例中,停药也不能改善毒性,造成永久听力丧失。眼睛的毒性也已有报道[262]。症状包括视力障碍、夜盲、色盲和视野缺损。也已报道在停药后症状可逆转。去铁胺也可引起骨骼变化和生长迟缓,有时也引起骨痛。身体测量显示特征性的顶-耻至耻-足跟比例减低[264]。这些变化可伴有脊柱的放射学异常。通过非常仔细地监测接受长期去铁胺治疗的病人可预防这些并发症。年轻儿童和通过铁螯合去掉大部分铁的个体有特别高的危险性。建议每隔 6 个月进行一次正规的听力监测和眼科检查。

由于每夜进行皮下输注去铁胺存在实际困难,所以人们花费了大量努力寻找口服铁螯合剂。当前这类药物可用的有两种:去铁酮(奥贝安可,L1)和地拉罗斯。对这些药物已经有大量文献综述[265~267]。去铁酮的用药剂量为 75mg/kg,每天 3 次给药。遗憾的是,它和去铁胺疗效的长期对照研究非常有限,但是总体上在维持体内安全铁水平方面不如去铁胺有效。服用去铁酮也有许多并发症,其中最重要的是中性粒细胞减少,在某些病例中可出现中性粒细胞缺乏,导致一些患者死亡。因此,建议接受该药物治疗的患者每周进行一次白细胞计数检查。它也可引起不同程度的关节炎,并且在不同人种中表现不同。然而,由于其跨膜能力,有人提出该药在去除心脏铁方面或许更有效(参见第 43 章)。令人遗憾的是迄今为止,认为去铁酮可减低输血依赖性珠蛋白生成障碍性贫血患者的心脏并发症发生率的研究都是回顾性的,并且没有长期对照数据。目前建议它应与去铁胺联合应用,尤其是因为其对心脏铁的去除

效应;此外,还需要长期前瞻性数据。

关于地拉罗斯的初期研究令人鼓舞[266],这些研究建议的药物剂量为每天 5~10mg/kg,或是在铁负荷过重的患者中给予更高剂量时,在控制足够肝脏铁水平方面与去铁胺有类似疗效。初步临床研究也显示这个药物可有效地去除过量的心脏铁。最近的随访数据证实了这些早期观察结果[267]。地拉罗斯最常见的副作用包括胃肠道紊乱、一过性皮疹和血肌酐非进行性增高。然而,目前判断这个药物的总体疗效和评价其长期安全性仍为时过早。

因为有非常充分的数据显示接受适当去铁胺治疗的患者可获得长期生存[268~270],所以这个药物仍然作为输血依赖珠蛋白生成障碍性贫血的一线治疗方案。然而,鉴于地拉罗司治疗的依从性和有希望的药物试验成果,此药已经越来越多地应用于一线治疗。但是,还需要更多关于安全性的长期随访数据。

在铁螯合治疗期间密切监测铁蓄积程度是绝对重要的。特别是在没有先进技术的国家,最简单的方法是定期检测血清铁蛋白水平,应该维持在低于 1500μg/L 的水平。肝脏铁浓度评估的价值已在前面的"异常铁代谢"中作了论述。目前已经研发了更新的评估身体铁负荷的无创检查法。目前有力的证据表明,通过适当的校准,用磁共振成像(MRI)的方法测定和定位肝脏铁浓度是定期评估铁螯合治疗有效性的一个非常有效的方法[271]。同样,也发展改进了应用 T2* MRI 对心肌铁含量进行无创性的检测。用这个方法获得的证据表明肝脏和心肌铁浓度之间的相关性是不恒定的[272]。显然,心肌功能的研究应与心脏铁水平的评估相结合,特别是射血分数、肺动脉压和心搏等其他参数。这些用来评估心肌铁水平和功能的新方法的真实价值还需要通过前瞻性对照试验来进一步研究。

越来越多的证据表明维持较高血红蛋白水平的儿童不会发生脾功能亢进[7]。伴有输血需求增加的脾脏增大通常发生于维持较低血红蛋白水平的病人。如果输血需求显著增加或是脾大程度引起疼痛,则应行脾切除治疗。由于会出现肺炎球菌感染的风险,因此小于 5 岁的儿童不应行脾切除术。在进行此步骤以前患者应预先接受肺炎球菌疫苗接种。并且在术后预防性口服青霉素治疗。同时也建议给予 B 型流感嗜血菌和脑膜炎双球菌疫苗。

重型珠蛋白生成障碍性贫血的患儿有好发其他的感染倾向。出现腹痛、腹泻和呕吐时总是提示一种耶尔森菌的感染。应该立即经验性使用氨基糖苷类抗生素或复方磺胺甲噁唑治疗。在某些人群中常见输血传播的病毒感染。所有长期输血的患者每年都应检查丙肝、乙肝和 HIV。有慢性活动性肝炎血清学证据的病人都应治疗。

前面"异常铁代谢"部分中已提及,轻微内分泌缺乏症日渐被认识,特别是与生长延迟和性腺功能低下相关的类型。这些病人需要内分泌专家评估并且在适当时候接受代替治疗。

干细胞移植

时至 1997 年,意大利的三个中心已经进行了超过 1000 例骨髓移植[273~276]。基于这些经验和后来的数据[7],疾病预后明显依赖于移植前充分的铁螯合治疗。因此,病人被分为三组:第一组患者有接受充分的铁螯合治疗史,没有肝纤维化和肝肿大;第二组符合以上 3 条特征中的 1 或 2 个;第三组患者 3 个特征都有。第一组中的患儿在病程早期进行移植,其 5 年无病生

存率为90%～93%，移植相关死亡率为4%。第二组即中危组，其生存率和无病生存率分别为86%和82%。对于第三组，高危组患者，其生存率和无病生存率分别为62%和51%。除了在移植后立即出现严重感染的并发症外，大多数问题与急性或慢性移植物抗宿主病的发展有关。轻-重型的总体发生率为27%～30%[277]。调整预处理药物方案可以降低药物毒性反应的发生率。混合嵌合体的出现可能是移植物抗宿主病的危险因素。患者移植后随访最长达15～20年，没有发现血液系统恶性肿瘤。近来的经验完全证实了这些开拓性研究[278]，认为没有匹配供者的患者也可以接受单倍体相合的母婴移植，并从中获益。对当前造血干细胞移植情况在第23章中有进一步讨论。

常规护理

珠蛋白生成障碍性贫血的处理需要高标准的儿科常规护理。感染应该早期治疗。如果饮食缺乏叶酸，应该给予补充。维持频繁输血治疗的儿童不必补充叶酸。因为颅骨改变可引起慢性鼻窦感染和中耳病，所以应特别关注耳、鼻和咽喉部。同样的，因为不能充分输血治疗的珠蛋白生成障碍性贫血儿童可发生多样的上颚变形和牙齿发育不良，所以定期进行牙科检查是非常重要的。在疾病的后期，当铁负荷过载成为主要的临床特征，可能需要进行内分泌替代治疗。对代谢性骨病和心力衰竭也需要进行对症治疗。

特殊类型珠蛋白生成障碍性贫血的治疗

血红蛋白H病通常不需要特殊治疗，但是脾切除术对于严重贫血和脾脏肿大的患者可能有用[7,9,10]。因为脾切除后血栓栓塞性疾病的发病率高于脾切除的β-珠蛋白生成障碍性贫血儿童[7]，所以切脾只适用于极端贫血和脾肿大的病例。血红蛋白H病人应避免使用氧化性药物。有症状的镰状细胞珠蛋白生成障碍性贫血的处理按照镰状细胞贫血的治疗原则进行（参见第49章）。

珠蛋白生成障碍性贫血中间型的治疗特别复杂。很难确定血红蛋白水平稳定在60～70g/L的患儿是否需要输血。可能最好的折中办法是在出生后第一年密切观察这样的儿童。如果生长发育正常，且没有骨骼改变的征象，就不需要维持输血。然而，如果由于贫血他们的早期生长延迟或是活动受限，就应该定期输血治疗。随着患儿长大，如果脾功能亢进加重了贫血，应该行脾切除术。由于这些患者显著的铁负荷来自于胃肠道，所以应常规检测血清铁和铁蛋白，在适当的时候进行铁螯合治疗。

试验性治疗方案

为了寻找珠蛋白生成障碍性贫血更有效的治疗方案，目前有两种主要的试验性方案：①重新激活或增加胎儿血红蛋白的生产；②体细胞基因疗法。

利用增加血红蛋白F的药物的主要原理，是基于观察到患者从细胞毒化疗恢复时，或在其他红系扩增阶段时，可重新激活血红蛋白F的合成。还观察到丁酸类似物可以刺激血红蛋白F生产，这引起了对这类药物可能用来治疗珠蛋白生成障碍性贫血的一些试验。目前，已经开展了一些临床试验[279～282]。应用的药物包括多种细胞毒药物、促红细胞生成素和几种不同的丁酸类似物。总体上，单独或联合使用这些药物对胎儿血红蛋白的生成产生了某些小效果，但是这些试验的结果一直令人失望。然而，也有某些例外的结果，特别是血红蛋白Lepore的纯合子或复合杂合子型的几例患者，单独应用羟基脲或联合苯丁酸钠治疗，其血红蛋白F生成明显上升。其中两例血红蛋白Lepore的纯合子患者治疗后不再需要输血[283]。这个发现提出了这样一种有意思的可能性，即某些突变，可能是β-珠蛋白基因簇的缺失，对这类治疗方法更敏感。关于寻找调节胎儿血红蛋白的靶基因的研究有了最新进展[42]。

另一个试验性治疗方案是体细胞基因疗法。当前，这种治疗方法主要是利用逆转录病毒载体直接将基因转入潜在的造血干细胞内[284]。也有用其他方法的，包括尝试在剪接突变的患者中恢复正常剪接[285]和应用反式剪接核糖酶来修复β-珠蛋白基因的转录本[286]。在应用小鼠模型的研究中，应用重组慢病毒载体的研究表明，有可能达到持久和高水平的珠蛋白基因表达，至少在这个试验系统中是如此[287,288]。用于治疗血红蛋白病的体细胞基因治疗方面仍有缓慢进展[289]，目前至少一项看上去取得了成功并且计划开展另外几项临床试验。

● 预后

多年以来，充分输血和去铁治疗已经明显改善了重型β-珠蛋白生成障碍性贫血患者的预后。关于长期应用去铁胺对心脏病进展的影响，已经开展了三个大型研究[268～270]。在一项研究中，通过评估血清铁蛋白水平使之低于$2500\mu g/L$，使病人体内的铁能够持续维持在低水平，随访超过12年，预计无心脏病生存率为91%。而与之相对照，大多数血浆铁蛋白测定值超过此范围的病人预计无心脏病生存率不足20%。在第二个研究中，用肝脏贮铁值来直接测量生存率和全身铁负荷之间的关系。当病人肝脏铁浓度维持在至少每克肝脏（干重）15mg铁时，活到25岁的概率为32%。当病人肝脏铁水平低于此阈值时，不发生心脏病。这些研究以及其他研究都提供了明确的证据，说明充分的输血和去铁治疗对长期生存和提高生活质量有益。另一方面，治疗依从性差或者没有铁螯合药物，病人很难活到二十几岁。

● 预防

在世界上珠蛋白生成障碍性贫血发病率高的地区，这种疾病给社会造成了巨大的经济负担。例如，如果所有出生在塞浦路斯的患珠蛋白生成障碍性贫血的儿童都进行定期输血和铁螯合治疗，估计15年内单独治疗这一种病将要花费该岛全部的医疗预算[290]。显然这个方法是不可行的，所以，人们努力发展不同类型珠蛋白生成障碍性贫血的预防方法。

这个预防目标可以通过两种方法来实现。第一种方法是前瞻性遗传咨询，就是说，筛查所有在校儿童，并告知携带者与另一名携带者结婚的潜在风险。关于这种计划的价值，可用的数据很少，在希腊的一个实验性研究也不成功[291]。因为人们认为这一方法在许多人群中不会成功，所以人们已经在努力发展产前诊断方法。

预防珠蛋白生成障碍性贫血的产前诊断要求在第一次母亲的产前检查时进行筛查，如果母亲是α-珠蛋白生成障碍性贫血携带者，则筛查父亲，告知该夫妇产前诊断的概率，如果父母都是严重型珠蛋白生成障碍性贫血的基因携带者,建议终止妊娠。当前,这个方法主要用于存在严重输血依赖的 β^+ 或 β^0 纯合子的产前诊断。考虑到妊娠时间长及其带来的痛苦,以及因为巨大胎盘的水肿婴儿分娩引起的产科问题,对怀有血红蛋白 Bart 水肿综合征婴儿的母亲风险的产前诊断已经积累了大量经验。

β-珠蛋白生成障碍性贫血最早的产前检测方法是应用孕18周的胎儿血样进行珠蛋白链合成分析。尽管存在许多技术困难,但是许多国家已能成功应用此方法,并且降低了 β-珠蛋白生成障碍性贫血婴儿的出生率[292]。这项技术也降低了母体发病率,胎儿死亡率约为3%～4%,差错率为1%～2%。这项技术的最主要的缺点是必须在妊娠相对晚期才能进行。因此,目前致力于孕早期产前诊断。

DNA 技术通过 DNA 分析在子宫内就能诊断重要的血红蛋白病。尽管可以基于羊水 DNA 进行分析,但是这个方法是有缺点的,因为这也必须在妊娠相对晚期进行,并且羊水细胞必须在培养基中生长以获得足够的 DNA[293]。然而,早在孕9周就可通过绒毛膜绒毛取样获得 DNA。虽然对这项技术的安全性仍然没有全面评估,而且在孕早期(9或10周)进行该检测可能发生短肢缺陷畸形,但是基于随后对这项技术的经验,绒毛膜绒毛取样已经成为珠蛋白生成障碍性贫血主要的产前诊断方法[7,293~297]。

DNA 技术的巨大进步为在胎儿 DNA 中直接鉴定突变提供了多种方法[77]。即使是在非常少见的突变家族中,DNA 测序技术也可以迅速做出诊断。应用技术不同错误率也是不同的,这主要取决于特定实验室的经验,大多数中心报道错误率低,不到1%。可能的错误来源包括胎儿 DNA 中的母体污染和非亲子关系。

这一新技术的应用大大降低了整个地中海区域和中东,以及印度次大陆和东南亚的部分地区珠蛋白生成障碍性贫血婴儿的出生率。为了避免像绒毛膜绒毛取样那样的侵入性操作,人们继续研究几种新的方法。现在正在应用多种方法从母体血液中的胎儿细胞或是从母体血清中提取胎儿 DNA[298,299],越来越多尝试在胚胎植入前诊断珠蛋白生成障碍性贫血[300,301]。期望在不久的将来这些方法中的某些可以应用于临床[302]。

珠蛋白生成障碍性贫血是一个全球性的健康问题

在本章中描述的珠蛋白生成障碍性贫血在诊断、预防和治疗方面的巨大进步只在世界上较发达国家。在许多珠蛋白生成障碍性贫血非常常见的发展中国家,可用于此类疾病诊断和治疗的设施非常有限。由于许多这些发展中国家正处于流行病的过渡时期,包括在营养、更清洁的水供应和更好的公共卫生服务方面获得改善,以前会死于感染或是严重贫血的重型珠蛋白生成障碍性贫血婴儿现在可存活并获得治疗。

对在发展中国家更好地控制和治疗珠蛋白生成障碍性贫血的策略已有综述[303,304]。包括发达国家与发展中国家之间的发展合作伙伴关系,为其培训这个领域的工作人员,一旦这些伙伴关系得到发展,可进一步演化成发展中国家之间的合作伙伴关系,即具有该领域知识和技术的地区与没有相关知识或设施的地区之间的合作。没有这方面的组织机构,珠蛋白生成障碍性贫血将继续导致全球成百上千的婴儿未成熟死亡。

翻译:肖丹、徐岚　互审:赵维莅　校对:钟华、陈芳源

参考文献

1. Cooley TB, Lee P: A series of cases of splenomegaly in children with anemia and peculiar bone changes. *Trans Am Pediatr Soc* 37:29, 1925.
2. Whipple GH, Bradford WL: Racial or familial anemia of children associated with fundamental disturbances of bone and pigment metabolism (Cooley von Jaksch). *Am J Dis Child* 44:336, 1932.
3. Whipple CH, Bradford WL: Mediterranean disease—Thalassemia (erythroblastic anemia of Cooley): Associated pigment abnormalities simulating hemochromatosis. *J Pediatr* 9:279, 1936.
4. Weatherall DJ: Toward an understanding of the molecular biology of some common inherited anemias: The story of thalassemia, in *Blood, Pure and Eloquent*, edited by Wintrobe MM, p 373. McGraw-Hill, New York, 1980.
5. Weatherall DJ: *Thalassaemia: The Biography*. Oxford University Press, Oxford, 2010.
6. Chernoff AI: The distribution of the thalassemia gene: A historical review. *Blood* 14:899, 1959.
7. Weatherall DJ, Clegg JB: *The Thalassaemia Syndromes*, 4th ed. Blackwell, Oxford, 2001.
8. Ingram VM, Stretton AOW: Genetic basis of the thalassemia diseases. *Nature* 184:1903, 1959.
9. Steinberg MH, Forget BG, Higgs DR, Weatherall DJ: *Disorders of Hemoglobin*, 2nd ed. Cambridge University Press, Cambridge, UK, 2009.
10. Weatherall DJ, Clegg JB, Higgs DR, Wood WG: The hemoglobinopathies, in *The Metabolic and Molecular Bases of Inherited Disease*, 8th ed, edited by Scriver CR, Beauder AL, Sly WS, Valle D, p 4571. McGraw-Hill, New York, 2001.
11. Weatherall DJ, Clegg JB: Inherited haemoglobin disorders: An increasing global health problem. *Bull World Health Organ* 79:704, 2001.
12. Christianson A, Howson CP, Modell B: *March of Dimes Global Report on Birth Defects*. March of Dimes Birth Defects Foundation, New York, 2006.
13. Haldane JBS: The rate of mutation of human genes. *Hereditas* 35(Suppl):267, 1949.
14. Orkin SH, Kazazian HH: The mutation and polymorphism of the human β-globin gene and its surrounding DNA. *Annu Rev Genet* 18:131, 1984.
15. Orkin SH, Antonarakis SE, Kazazian HH: Polymorphisms and molecular pathology of the human β-globin gene. *Prog Hematol* 13:49, 1983.
16. Siniscalco M, Bernini L, Filippi G, et al: Population genetics of haemoglobin variants, thalassemia and glucose-6-phosphate dehydrogenase deficiency, with particular reference to malaria hypothesis. *Bull World Health Organ* 34:379, 1966.
17. Flint J, Hill AVS, Bowden DK, et al: High frequencies of α thalassemia are the result of natural selection by malaria. *Nature* 321:744, 1986.
18. Allen SJ, O'Donnell A, Alexander NDE, et al: α^+-Thalassemia protects children against disease due to malaria and other infections. *Proc Natl Acad Sci U S A* 94:14836, 1997.
19. Williams TN: Red blood cell defects and malaria. *Mol Biochem Parasitol* 149:121, 2006.
20. Williams TN, Mwangi TW, Wambua S, et al: Negative epistasis between the malaria-protective effects of alpha$^+$-thalassemia and the sickle cell trait. *Nat Genet* 37:1253, 2005.
21. Williams TN, Maitland K, Bennett S, et al: High incidence of malaria in α-thalassemic children. *Nature* 383:522, 1996.
22. Cockburn IA, Mackinnon MJ, O'Donnell A, et al: A human complement receptor 1 polymorphism that reduces *Plasmodium falciparum* rosetting confers protection against severe malaria. *Proc Natl Acad Sci U S A* 101:272, 2004.
23. Weatherall DJ: Genetic variation and susceptibility to infection: The red cell and malaria. *Br J Haematol* 141:276, 2008.
24. Williams TN, Weatherall DJ: World distribution, population genetics, and health burden of the hemoglobinopathies. *Cold Spring Harb Perspect Med* 2:a011692, 2012.
25. Orkin SH: The duplicated human α globin genes lie close together in cellular DNA. *Proc Natl Acad Sci U S A* 75:5950, 1978.
26. Lauer J, Shen C-KJ, Maniatis T: The chromosomal arrangement of human α-like globin genes: Sequence homology and α-globin gene deletions. *Cell* 20:119, 1980.
27. Liebhaber SA, Goossens N, Kan YW: Homology and concerted evolution at the α_1 and α_2 loci of human α-globin. *Nature* 20:26, 1981.
28. Liebhaber SA, Goossens MJ, Kan YW: Cloning and complete nucleotide sequence of human 5'-α-globin gene. *Proc Natl Acad Sci U S A* 77:7054, 1980.
29. Proudfoot NJ, Maniatis T: The structure of a human α-globin pseudo-gene and its relationship to α-globin duplication. *Cell* 21:537, 1980.
30. Liebhaber SA, Kan YW: Differentiation of the mRNA transcripts originating from the α_1- and α_2-globin loci in normals and α-thalassemics. *J Clin Invest* 68:439, 1981.
31. Orkin SH, Goff SC: The duplicated human α-globin genes: Their relative expression as measured by RNA analysis. *Cell* 24:345, 1981.
32. Higgs DR, Wainscoat JS, Flint J, et al: Analysis of the human α globin gene cluster reveals a highly informative genetic locus. *Proc Natl Acad Sci U S A* 83:5156, 1986.
33. Fritsch EF, Lawn RM, Maniatis T: Molecular cloning and characterization of the human β-like globin gene cluster. *Cell* 19:959, 1980.
34. Spritz RA, DeRiel JK, Forget BG, Weissman SM: Complete nucleotide sequence of the human δ-globin gene. *Cell* 21:639, 1980.
35. Baralle FE, Shoulders CC, Proudfoot NJ: The primary structure of the human ε globin gene. *Cell* 21:621, 1980.
36. Slightom JL, Blechl AE, Smithies O: Human G gamma- and A gamma-globin genes: Complete nucleotide sequences suggest that DNA can be exchanged between these duplicated genes. *Cell* 21:627, 1980.
37. Jeffrey AJ: DNA sequences in the G gamma-, A gamma-, delta- and beta-globin genes of man. *Cell* 18:1, 1979.
38. Antonarakis SE, Boehm CD, Giardina PVJ, Kazazian HH: Nonrandom association of polymorphic restriction sites in the β-globin gene complex. *Proc Natl Acad Sci U S A* 79:137, 1982.
39. Wainscoat JS, Hill AVV, Boyce A, et al: Evolutionary relationships of human populations from an analysis of nuclear DNA polymorphisms. *Nature* 319:491, 1982.
40. Katsumura KR, DeVilbiss AW, Pope NJ, et al: Transcriptional mechanisms underlying

hemoglobin synthesis. *Cold Spring Harb Perspect Med* 3:a015412, 2013.
41. Higgs DR, Weatherall DJ: The alpha thalassaemias. *Cell Mol Life Sci* 66:1154, 2008.
42. Sankaran VG, Orkin SH: The switch from fetal to adult hemoglobin. *Cold Spring Harb Perspect Med* 3:a011643, 2013.
43. Donze D, Townes TM, Bieker JJ: Role of erythroid Kruppel-like factor in human gamma- to beta-globin gene switching. *J Biol Chem* 270:1955, 1995.
44. Thein SL, Wood WG: The molecular basis of β thalassemia, $\delta\beta$ thalassemia, and hereditary persistence of fetal hemoglobin, in *Disorders of Hemoglobin,* 2nd ed, edited by Steinberg MH, Forget BG, Higgs DR, Weatherall DJ, p 323. Cambridge University Press, Cambridge, UK, 2009.
45. Higgs DR: The alpha thalassemias. *Cold Spring Harb Perspect Med* 2:a011718, 2012.
46. Giardine B, van Baal S, Kaimakis P, et al: HbVar database of human hemoglobin variants and thalassemia mutations: 2007 Update. *Hum Mutat* 28:206, 2007.
47. Orkin SH, Old JM, Weatherall DJ, Nathan DG: Partial deletion of beta-globin gene DNA in certain patients with beta 0-thalassemia. *Proc Natl Acad Sci U S A* 76:2400, 1979.
48. Thein SL, Old JM, Wainscoat JS, Weatherall DJ: Population and genetic studies suggest a single origin for the Indian deletion beta thalassaemia. *Br J Haematol* 57:271, 1984.
49. Anand R, Boehm CD, Kazazian HH, Vanin EF: Molecular characterization of a beta zero-thalassemia resulting from a 1.4 kilobase deletion. *Blood* 72:636, 1988.
50. Padanilam BJ, Felice AE, Huisman THJ: Partial deletion of the 5' beta-globin gene region causes beta zero-thalassemia in members of an American black family. *Blood* 64:941, 1984.
51. Popovich BW, Rosenblatt DS, Kendall AG, Nishioka Y: Molecular characterization of an atypical beta-thalassemia caused by a large deletion in the 5' beta-globin gene region. *Am J Hum Genet* 39:797, 1986.
52. Diaz-Chico JC, Yang KG, Kutlar A, et al: An approximately 300 bp deletion involving part of the 5' beta-globin gene region is observed in members of a Turkish family with beta-thalassemia. *Blood* 70:583, 1987.
53. Aulehla-Scholz C, Spiegelberg R, Horst J: A beta-thalassemia mutant caused by a 300-bp deletion in the human beta-globin gene. *Hum Genet* 81:298, 1989.
54. Orkin SH, Antonarakis SE, Kazazian HH: Base substitution at position −88 in a beta-thalassemic globin gene. Further evidence for the role of the distal promoter element ACACCC. *J Biol Chem* 259:8679, 1984.
55. Orkin SH, Kazazian HH, Antonarakis SE, et al: Linkage of beta-thalassemia mutations and beta-globin gene polymorphisms with DNA polymorphisms in human globin gene cluster. *Nature* 296:267, 1982.
56. Poncz M, Ballantine M, Solowiejczyk D, et al: beta-Thalassemia in a Kurdish Jew. *J Biol Chem* 257:5994, 1983.
57. Orkin SH, Sexton JP, Cheng TC, et al: TATA box transcription mutation in beta-thalassemia. *Nucleic Acids Res* 11:4827, 1983.
58. Antonarakis SE, Irkin SH, Cheng TC, et al: beta-Thalassemia in American Blacks: Novel mutations in the "TATA" box and an acceptor splice site. *Proc Natl Acad Sci U S A* 81:1154, 1984.
59. Surrey S, Delgrosso K, Malladi P, Schwartz E: Functional analysis of a beta-globin gene containing a TATA box mutation from a Kurdish Jew with beta-thalassemia. *J Biol Chem* 260:6507, 1985.
60. Gonzalez-Redondo JH, Stoming TA, Kutlar A, et al: A C→T substitution at nt −101 in a conserved DNA sequence of the promoter region of the beta-globin gene is associated with "silent" beta-thalassemia. *Blood* 73:1705, 1989.
61. Wong C, Dowling CE, Saiki RK, et al: Characterization of beta-thalassemia mutations using direct genomic sequencing of amplified single copy DNA. *Nature* 330:384, 1987.
62. Treisman R, Orkin SH, Maniatis T: Specific transcription and RNA splicing defects in five cloned beta-thalassemia genes. *Nature* 302:591, 1983.
63. Kazazian HH, Orkin SH, Antonarakis SE, et al: Molecular characterization of seven beta-thalassaemia mutations in Asian Indians. *EMBO J* 3:593, 1984.
64. Padanilam BJ, Huisman THJ: The beta zero-thalassemia in an American Black family is due to a single nucleotide substitution in the acceptor splice junction of the second intervening sequence. *Am J Hematol* 22:259, 1986.
65. Atweh GF, Anagnou NP, Shearin J, et al: beta-Thalassemia resulting from a single nucleotide substitution in an acceptor splice site. *Nucleic Acids Res* 13:777, 1985.
66. Orkin SH, Sexton JP, Goff SC, Kazazian HH: Inactivation of an acceptor splice site by a short deletion in beta-thalassemia. *J Biol Chem* 258:7249, 1983.
67. Atweh GF, Wong C, Reed R, et al: A new mutation in IVS-1 of the human beta globin gene causing beta thalassemia due to abnormal splicing. *Blood* 70:148, 1987.
68. Cheng T, Orkin SH, Antonarakis SE, et al: beta-Thalassemia in Chinese: Use of *in vivo* RNA analysis and oligonucleotide hybridization in systematic characterization of molecular defects. *Proc Natl Acad Sci U S A* 81:2821, 1984.
69. Gonzalez-Redondo JH, Stoming TA, Lanclos KD, et al: Clinical and genetic heterogeneity in Black patients with homozygous beta-thalassemia from the southeastern United States. *Blood* 72:1007, 1988.
70. Tamagnini GP, Lopes MC, Castanheira ME, et al: Beta + thalassaemia—Portuguese type: Clinical, haematological and molecular studies of a newly defined form of beta thalassaemia. *Br J Haematol* 54:189, 1983.
71. Hill AVS, Bowden DK, O'Shaughnessy DF, et al: beta-Thalassemia in Melanesia: Association with malaria and characterization of a common variant. *Blood* 72:9, 1988.
72. Spritz RA, Jagadeeswaran P, Choudary PV, et al: Base substitution in an intervening sequence of a beta+-thalassemic human globin gene. *Proc Natl Acad Sci U S A* 78:2455, 1981.
73. Busslinger M, Moschonas N, Flavell RA: Beta + thalassemia: Aberrant splicing results from a single point mutation in an intron. *Cell* 27:289, 1981.
74. Metherall JE, Collins RS, Pan J, et al: Beta zero thalassaemia caused by a base substitution that creates an alternative splice acceptor site in an intron. *EMBO J* 5:2551, 1986.
75. Orkin SH, Kazazian HH Jr, Antonarakis SE,, et al: Abnormal RNA processing due to the exon mutation of beta E-globin gene. *Nature* 300:768, 1982.
76. Goldsmith ME, Humphries RK, Ley T, et al: "Silent" nucleotide substitution in beta+-thalassemia globin gene activates splice site in coding sequence RNA. *Proc Natl Acad Sci U S A* 88:2318, 1983.
77. Orkin SH, Antonarakis SE, Loukopoulos D: Abnormal processing of beta Knossos RNA. *Blood* 64:311, 1984.
78. Yang KG, Kutlar F, George E, et al: Molecular characterization of beta-globin gene mutations in Malay patients with Hb E-beta-thalassaemia major. *Br J Haematol* 72:73, 1989.
79. Orkin SH, Cheng TC, Antonarakis SE, Kazazian HH Jr: Thalassaemia due to a mutation in the cleavage-polyadenylation signal of the human beta-globin gene. *EMBO J* 4:453, 1985.
80. Jankovic L, Efremov GD, Petkov G, et al: Three novel mutations leading to beta thalassemia. *Blood* 74:226, 1989.
81. Rund D, Filon D, Rachmilewitz EA, et al: Molecular analysis of beta-thalassemia in Kurdish Jews: Novel mutations and expression studies. *Blood* 74:821, 1989.
82. Chang JC, Kan YW: beta-Thalassemia: A nonsense mutation in man. *Proc Natl Acad Sci U S A* 76:2886, 1979.
83. Kazazian HH, Dowling CE, Waber PG, et al: The spectrum of beta-thalassemia genes in China and Southeast Asia. *Blood* 68:964, 1986.
84. Trecartin RF, Liebhaber SA, Chang JC, et al: Beta zero thalassemia in Sardinia is caused by a nonsense mutation. *J Clin Invest* 68:1012, 1981.
85. Rosatelli C, Leoni GB, Tuveri T, et al: Beta thalassaemia mutations in Sardinians: Implications for prenatal diagnosis. *J Med Genet* 24:97, 1987.
86. Kimberland ML, Divoky V, Prchal J, et al: Full-length human L1 insertions retain the capacity for high frequency retrotransposition in cultured cells. *Hum Mol Genet* 8:1557, 1999.
87. Weatherall DJ, Clegg JB, Knox-Macaulay HHM, et al: A genetically determined disorder with features both of thalassaemia and congenital dyserythropoietic anaemia. *Br J Haematol* 24:681, 1973.
88. Stamatoyannopoulos G, Woodson R, Papayannopoulou T, et al: Inclusion-body beta-thalassemia trait: A form of beta thalassemia producing clinical manifestations in simple heterozygotes. *N Engl J Med* 290:939, 1974.
89. Thein SL: Dominant beta thalassaemia: Molecular basis and pathophysiology. *Br J Haematol* 80:273,1992.
90. Thein SL, Hesketh C, Taylor P, et al: Molecular basis for dominantly inherited inclusion body beta thalassemia. *Proc Natl Acad Sci U S A* 87:3924, 1990.
91. Beris RP, Miescher PA, Diaz-Chico JC, et al: Inclusion body beta-thalassemia trait in a Swiss family is caused by an abnormal hemoglobin (Geneva) with an altered and extended beta chain carboxy-terminus due to a modification in codon 114. *Blood* 72:801, 1988.
92. Kazazian HH, Dowling CE, Hurwitz RL, et al: Thalassemia mutations in exon 3 of the beta-globin gene often cause a dominant form of thalassemia and show no predilection for malarial-endemic regions of the world. *Am J Hum Genet* 45:A242, 1989.
93. Fei YJ, Stoming TA, Kutlar A, et al: One form of inclusion body beta thalassemia is due to a GAA—TAA mutation at codon 121 of the beta chain. *Blood* 73:1075, 1989.
94. Kazazian HH, Orkin SH, Boehm CD, et al: Characterization of a spontaneous mutation to a beta-thalassemia allele. *Am J Hum Genet* 38:860, 1986.
95. Sachs AB: Messenger RNA degradation in eukaryotes. *Cell* 74:413, 1993.
96. Thermann R, Neu-Yilik J, Deters A, et al: Binary specification of nonsense codons by splicing and cytoplasmic translation. *EMBO J* 17:3484, 1998.
97. Thein SL: Is it dominantly inherited beta thalassaemia or just a beta-chain variant that is highly unstable? *Br J Haematol* 107:12, 1999.
98. Adams JG, Steinberg MH, Boxer LA, et al: The structure of hemoglobin Indianapolis [(beta112(G14) arginine]: An unstable variant detectable only by isotopic labeling. *J Biol Chem* 254:3489, 1979.
99. Coleman MB, Steinberg MH, Adams JG 3rd: Hemoglobin Terre Haute arginine beta 106. A posthumous correction to the original structure of hemoglobin Indianapolis. *Blood* 76:57, 1990.
100. Thein SL, Wood WG, Wickramasinghe SN, Galvin MC: Beta-thalassemia unlinked to the beta-globin gene in an English family. *Blood* 82:961, 1993.
101. Jones RW, Old JM, Trent RJ, et al: Major rearrangement in the human beta-globin gene cluster. *Nature* 291:39, 1981.
102. Baglioni C: The fusion of two peptide chains in hemoglobin Lepore and its interpretation as a genetic deletion. *Proc Natl Acad Sci U S A* 48:1880, 1962.
103. Ottolenghi S, Giglioni B, Pulazzini A, et al: Sardinian delta beta zero-thalassemia: a further example of a C to T substitution at position −196 of the A gamma globin gene promoter. *Blood* 69:1058, 1987.
104. Atweh GF, Zhu XX, Brickner HE, et al: The beta-globin gene on the Chinese delta beta-thalassemia chromosome carries a promoter mutation. *Blood* 70:1480, 1987.
105. Wainscoat JS, Thein SL, Wood WG, et al: A novel deletion in the beta globin gene complex. *Ann N Y Acad Sci* 445:20, 1985.
106. Kulozik A, Yarwood N, Jones RW: The Corfu delta beta zero thalassemia: A small deletion acts at a distance to selectively abolish beta globin gene expression. *Blood* 71:457, 1988.
107. Fritsch EF, Lawn RM, Maniatis T: Characterization of deletions which affect the expression of fetal globin genes in man. *Nature* 279:598, 1979.
108. Orkin SH, Goff SC, Nathan DG: Heterogeneity of DNA deletion in gamma delta beta-thalassemia. *J Clin Invest* 67:878, 1981.
109. Pirastu M, Kan YW, Lin CC, et al: Hemolytic disease of the newborn caused by a new deletion of the entire beta-globin cluster. *J Clin Invest* 72:602, 1983.
110. Fearon ER, Kazazian HH Jr, Waber PG, et al: The entire beta-globin gene cluster is deleted in a form of gamma delta beta-thalassemia. *Blood* 61:1269, 1983.
111. Van der Ploeg LH, Konings A, Oort M, et al: gamma-beta-Thalassaemia studies showing that deletion of the gamma- and delta-genes influences beta-globin gene expression in man. *Nature* 283:637, 1980.
112. Curtin P, Pirastu M, Kan YW, et al: A distant gene deletion affects beta-globin gene function in an gamma delta beta-thalassemia. *J Clin Invest* 76:1554, 1985.
113. Driscoll MC, Dobkin CS, Alter BP: Gamma delta beta-thalassemia due to a de novo mutation deleting the 5′ beta-globin gene activation-region hypersensitive sites. *Proc Natl Acad Sci U S A* 86:7480, 1989.
114. Tuan D, Feingold E, Newman M, et al: Different 3′ end points of deletions causing delta

beta-thalassemia and hereditary persistence of fetal hemoglobin: Implications for the control of gamma-globin gene expression in man. *Proc Natl Acad Sci U S A* 80:6937, 1983.
115. Kendall AG, Ojwang PJ, Schroeder WA, Huisman TH: Hemoglobin Kenya, the product of a gamma-beta fusion gene: Studies of the family. *Am J Hum Genet* 25:548, 1973.
116. Smith DH, Clegg JB, Weatherall DJ, Gilles HM: Hereditary persistence of foetal haemoglobin associated with a gamma beta fusion variant, haemoglobin Kenya. *Nat New Biol* 246:184, 1973.
117. Collins FS, Stoeckert CJ, Serjeant GR, et al: G gamma beta+ hereditary persistence of fetal hemoglobin: Cosmid cloning and identification of a specific mutation 5' to the G gamma gene. *Proc Natl Acad Sci U S A* 81:4894, 1984.
118. Giglioni B, Casini C, Mantovani R, et al: A molecular study of a family with Greek hereditary persistence of fetal hemoglobin and beta-thalassemia. *EMBO J* 3:2641, 1984.
119. Gelinas R, Endlich B, Pfeiffer C, et al: G to A substitution in the distal CCAAT box of the A gamma-globin gene in Greek hereditary persistence of fetal haemoglobin. *Nature* 313:323, 1985.
120. Tate VE, Wood WG, Weatherall DJ: The British form of hereditary persistence of fetal hemoglobin results from a single base mutation adjacent to an S1 hypersensitive site 5' to the A gamma globin gene. *Blood* 68:1389, 1986.
121. Gilman JG, Huisman TH: DNA sequence variation associated with elevated fetal G gamma globin production. *Blood* 66:783, 1985.
122. Marti HR: *Normale und Abnormale Menschliche Haemoglobin*. Springer-Verlag, Berlin, 1963.
123. Dover GJ, Smith KD, Chang YC, et al: Fetal hemoglobin levels in sickle cell disease and normal individuals are partially controlled by an X-linked gene located at Xp22.2. *Blood* 80:816, 1992.
124. Craig JE, Rochette J, Fisher CA, et al: Dissecting the loci controlling fetal haemoglobin production on chromosomes 11p and 6q by the regressive approach. *Nat Genet* 12:58, 1996.
125. Garner C, Silver N, Best S, et al: Quantitative trait loci on chromosome 8q influences the switch from fetal to adult hemoglobin. *Blood* 104:2184, 2004.
126. Menzel S, Garner C, Gut I, et al: A QTL influencing F cell production maps to a gene encoding a zinc-finger protein on chromosome 2p15. *Nat Genet* 39:1197, 2007.
127. Uda M, Galanello R, Sanna S, et al: Genome-wide association study shows *BCL11A* associated with persistent fetal hemoglobin and amelioration of the phenotype of beta-thalassemia. *Proc Natl Acad Sci U S A* 105:1620, 2008.
128. Menzel S, Thein SL: Genetic architecture of hemoglobin F control. *Curr Opin Hematol* 16:179, 2009.
129. Wood WG, Weatherall DJ, Clegg JB: Interaction of heterocellular hereditary persistence of foetal haemoglobin with beta thalassaemia and sickle cell anaemia. *Nature* 264:248, 1976.
130. Gibbons RJ, Wada T: ATRX and X-linked (alpha)-thalassemia mental retardation syndrome, in *Inborn Errors of Development*, edited by Epstein CJ, Erickson RP, Wynshaw-Boris A, p 748. Oxford University Press, Oxford, 2004.
131. Gibbons RJ, Wada T, Fisher CA, et al: Mutations in the chromatin-associated protein ATRX. *Hum Mutat* 29:796, 2008.
132. Nicholls RD, Fischel-Ghodsian N, Higgs DR: Recombination at the human alpha-globin gene cluster: Sequence features and topological constraints. *Cell* 49:369, 1987.
133. Barbour VM, Tufarelli C, Sharpe JA, et al: Alpha-thalassemia resulting from a negative chromosomal position effect. *Blood* 96:800, 2000.
134. Tufarelli C, Stanley JA, Garrick D, et al: Transcription of antisense RNA leading to gene silencing and methylation as a novel cause of human genetic disease. *Nat Genet* 34:157, 2003.
135. Wilkie AOM, Lamb J, Harris PC, et al: A truncated human chromosome 16 associated with alpha thalassaemia is stabilized by addition of telomeric repeat (TTAGGG). *Nature* 346:868, 1990.
136. Hatton CS, Wilkie AO, Drysdale HC, et al: Alpha-thalassemia caused by a large (62 kb) deletion upstream of the human alpha globin gene cluster. *Blood* 76:221, 1990.
137. Liebhaber SA, Griese E-U, Cash FE, et al: Inactivation of human alpha-globin gene expression by a de novo deletion located upstream of the alpha-globin gene cluster. *Proc Natl Acad Sci U S A* 81:9431, 1990.
138. Embury SH, Miller JA, Dozy AM, et al: Two different molecular organizations account for the single alpha-globin gene of the alpha-thalassemia-2 genotype. *J Clin Invest* 66:1319, 1980.
139. Higgs DR, Old JM, Pressley L, et al: A novel alpha-globin gene arrangement in man. *Nature* 284:632, 1980.
140. Goossens M, Dozy AM, Embury SH, et al: Triplicated alpha-globin loci in humans. *Proc Natl Acad Sci U S A* 77:518, 1980.
141. Trent RJ, Higgs DR, Clegg JB, Weatherall DJ: A new triplicated alpha-globin gene arrangement in man. *Br J Haematol* 49:149, 1981.
142. Higgs DR, Hill AVS, Bowden DK, Weatherall DJ: Independent recombination events between duplicated human alpha globin genes: Implications for their concerted evolution. *Nucleic Acids Res* 12:6965, 1984.
143. Orkin SH, Goff SC, Hechtman RL: Mutation in an intervening sequence splice junction in man. *Proc Natl Acad Sci U S A* 78:5041, 1981.
144. Higgs DR, Goodbourn SE, Lamb J, et al: Alpha-thalassaemia caused by a polyadenylation signal mutation. *Nature* 306:398, 1983.
145. Thein SL, Wallace RB, Pressley L, et al: The polyadenylation site mutation in the alpha-globin gene cluster. *Blood* 71:313, 1988.
146. Pirastu M, Saglio G, Chang JC, et al: Initiation codon mutation as a cause of alpha thalassemia. *J Biol Chem* 259:12315, 1984.
147. Olivieri NF, Chang LS, Poon AO, et al: An alpha-globin gene initiation codon mutation in a black family with HbH disease. *Blood* 70:729, 1987.
148. Paglietti E, Galanello R, Moi P, et al: Molecular pathology of haemoglobin H disease in Sardinians. *Br J Haematol* 63:485, 1986.
149. Morlé F, Lopez B, Henni T, Godet J: alpha-Thalassaemia associated with the deletion of two nucleotides at position -2 and -3 preceding the AUG codon. *EMBO J* 4:1245, 1985.
150. Weatherall DJ, Clegg JB: The alpha-chain-termination mutants and their relationship to the alpha-thalassaemias. *Philos Trans R Soc London B Biol Sci* 271:411, 1975.
151. Liebhaber SA, Coleman MB, Adams JG 3rd, et al: Molecular basis for nondeletion alpha-thalassemia in American blacks. Alpha 2(116GAG—UAG). *J Clin Invest* 80:154, 1987.
152. Liebhaber SA, Kan YW: A Thalassemia caused by an unstable alpha-globin mutant. *J Clin Invest* 71:461, 1983.
153. Sanguansermsri T, Matragoon S, Changloah L, Flatz G: Hemoglobin Suan-Dok (alpha 2 109 (G16) Leu replaced by Arg beta 2): An unstable variant associated with alpha-thalassemia. *Hemoglobin* 3:161, 1979.
154. Honig GR, Shamsuddin M, Zaizov R, et al: Hemoglobin Petah Tikva (alpha 110 ala replaced by asp): A new unstable variant with alpha-thalassemia-like expression. *Blood* 57:705, 1981.
155. Honig GR, Shamsuddin M, Vida LN, et al: Hemoglobin Evanston (alpha 14 Trp—Arg). An unstable alpha-chain variant expressed as alpha-thalassemia. *J Clin Invest* 73:1740, 1984.
156. Weatherall DJ, Higgs DR, Bunch C, et al: Hemoglobin H disease and mental retardation: A new syndrome or a remarkable coincidence? *N Engl J Med* 305:607, 1981.
157. Wilkie AO, Buckle VJ, Harris PC, et al: Clinical features and molecular analysis of the alpha thalassemia/mental retardation syndromes: I. Cases due to deletions involving chromosome band 16p13.3. *Am J Hum Genet* 46:1112, 1990.
158. Wilkie AO, Zeitlin HC, Lindenbaum RH, et al: Clinical features and molecular analysis of the alpha-thalassemia/mental retardation syndromes: II. Cases without detectable abnormality of the alpha globin complex. *Am J Hum Genet* 46:1127, 1990.
159. Gibbons RJ, Suthers GK, Wilkie AO, et al: X-linked alpha-thalassemia/mental retardation (ATR-X) syndrome: Localization to Xq12–21.31 by X-inactivation and linkage analysis. *Am J Hum Genet* 51:1136, 1992.
160. Gibbons RJ, Picketts DJ, Villard L, Higgs DR: Mutations in a putative global transcriptional regulator cause X-linked mental retardation with alpha-thalassemia (ATR-X syndrome). *Cell* 80:837, 1995.
161. Gibbons RJ, Bachoo S, Picketts DJ, et al: Mutations in transcriptional regulator *ATRX* establish the functional significance of a PHD-like domain. *Nat Genet* 17:146, 1997.
162. Ausió J, Levin DB, De Amorim GV, et al: Syndromes of disordered chromatin remodeling. *Clin Genet* 64:83, 2003.
163. Gibbons RJ, McDowell TL, Raman S, et al: Mutations in ATRX, encoding a SWI/SNF-like protein, cause diverse changes in the pattern of DNA methylation. *Nat Genet* 24:368, 2000.
164. Weatherall DJ, Old J, Longley J, et al: Acquired haemoglobin H disease in leukaemia: Pathophysiology and molecular basis. *Br J Haematol* 38:305, 1978.
165. Gibbons RJ: alpha-Thalassemia, mental retardation, and myelodysplastic syndrome. *Cold Spring Harb Perspect Med* 2:a011759, 2012.
166. Belickova M, Schroeder HW, Guan YL, et al: Clonal hematopoiesis and acquired thalassemia in common variable immunodeficiency. *Mol Med* 1:56, 1995.
167. Weatherall DJ, Clegg JB, Naughton MA: Globin synthesis in thalassemia: An in vitro study. *Nature* 208:1061, 1965.
168. Weatherall DJ, Clegg JB, Na-Nakorn S, Wasi P: The pattern of disordered haemoglobin synthesis in homozygous and heterozygous beta-thalassaemia. *Br J Haematol* 16:251, 1969.
169. Fessas P: Inclusions of hemoglobin in erythroblasts and erythrocytes of thalassemia. *Blood* 21:21, 1963.
170. Wickramasinghe SN, Hughes M: Some features of bone marrow macrophages in patients with beta-thalassaemia. *Br J Haematol* 38:23, 1978.
171. Yataganas X, Fessas P: The pattern of hemoglobin precipitation in thalassemia and its significance. *Ann N Y Acad Sci* 165:270, 1969.
172. Finch CA, Deubelbeiss K, Cook JD, et al: Ferrokinetics in man. *Medicine (Baltimore)* 49:17, 1970.
173. Chalavelakis G, Clegg JB, Weatherall DJ: Imbalanced globin chain synthesis in heterozygous beta-thalassemic bone marrow. *Proc Natl Acad Sci U S A* 72:3853, 1975.
174. Rund D, Rachmilewitz E: Advances in the pathophysiology and treatment of thalassemia. *Crit Rev Oncol Hematol* 20:237, 1995.
175. Schrier SL: Pathobiology of thalassemic erythrocytes. *Curr Opin Hematol* 4:75, 1997.
176. Fibach E, Rachmilewitz E: The role of oxidative stress in hemolytic anemia. *Curr Mol Med* 8:609, 2008.
177. Yuan J, Angelucci E, Lucarelli G, et al: Accelerated programmed cell death (apoptosis) in erythroid precursors of patients with severe beta-thalassemia (Cooley's anemia). *Blood* 82:374, 1993.
178. Ager JAM, Lehmann H: Observations in some "fast" haemoglobins: K, J, N, and "Bart's." *Br Med J* 1:929, 1958.
179. Rigas DA, Kohler RD, Osgood EE: New hemoglobin possessing a higher electrophoretic mobility than normal adult hemoglobin. *Science* 121:372, 1955.
180. Gabuzda TG, Nathan DG, Gardner FH: The turnover of hemoglobins A, F, and A(2) in the peripheral blood of three patients with thalassemia. *J Clin Invest* 42:1678, 1963.
181. Loukopoulos D, Fessas P: The distribution of hemoglobin types in thalassemic erythrocyte. *J Clin Invest* 44:231, 1965.
182. Nathan DG, Gunn RB: Thalassemia: The consequences of unbalanced hemoglobin synthesis. *Am J Med* 41:815, 1966.
183. Rees DC, Porter JB, Clegg JB, Weatherall DJ: Why are hemoglobin F levels increased in HbE/beta thalassemia? *Blood* 94:3199, 1999.
184. Thein SL, Weatherall DJ: A non-deletion hereditary persistence of fetal hemoglobin (HPFH) determinant not linked to the β-globin gene complex, in *Hemoglobin Switching, Part B: Cellular and Molecular Mechanisms*, edited by Stamatoyannopoulos G, Nienhuis AW, p 97. Alan R. Liss, New York, 1989.
185. O'Donnell A, Premawardhena A, Arambepola M, et al: Age-related changes in adaptation to severe anemia in childhood in developing countries. *Proc Natl Acad Sci U S A* 104:9440, 2007.
186. Multicentre study on prevalence of endocrine complications in thalassemia major. Italian Working Group on Endocrine Complications in Non-endocrine Diseases. *Clin Endocrinol (Oxf)* 42:581, 1995.
187. Wood JC, Enriquez C, Ghugre N, et al: Physiology and pathophysiology of iron cardiomyopathy in thalassemia. *Ann N Y Acad Sci* 1054:386, 2005.
188. Ganz T, Nemeth E: Iron metabolism: Interactions with normal and disordered erythro-

poiesis. *Cold Spring Harb Perspect Med* 2:a011668, 2012.
189. Olivieri NF, Brittenham GM: Iron-chelating therapy and the treatment of thalassemia. *Blood* 89:739, 1997.
190. Singer ST, Ataga KI: Hypercoagulability in sickle cell disease and beta-thalassemia. *Curr Mol Med* 8:639, 2008.
191. Morris CR, Kuypers FA, Kato GJ, et al: Hemolysis-associated pulmonary hypertension in thalassemia. *Ann N Y Acad Sci* 1054:481, 2005.
192. Weatherall DJ: Phenotype-genotype relationships in monogenic disease: Lessons from the thalassaemias. *Nat Rev Genet* 2:245, 2001.
193. Weatherall DJ, Pressley L, Wood WG, et al: The molecular basis for mild forms of homozygous beta thalassaemia. *Lancet* 1:527, 1981.
194. Wainscoat JS, Old JM, Weatherall DJ, Orkin SH: The molecular basis for the clinical diversity of beta thalassaemia in Cypriots. *Lancet* 1:1235, 1983.
195. Labie D, Pagnier J, Lapoumeroulie C, et al: Common haplotype dependency of high G gamma-globin gene expression and high Hb F levels in beta-thalassemia and sickle cell anemia patients. *Proc Natl Acad Sci U S A* 82:2111, 1985.
196. Thein SL, Sampietro M, Old JM, et al: Association of thalassaemia intermedia with a beta-globin gene haplotype. *Br J Haematol* 65:370, 1987.
197. Thein SL, Hesketh C, Wallace RB, Weatherall DJ: The molecular basis of thalassaemia major and thalassaemia intermedia in Asian Indians: Application to prenatal diagnosis. *Br J Haematol* 70:225, 1988.
198. Ho PJ, Hall GW, Luo LY, et al: Beta thalassaemia intermedia: Is it possible to predict phenotype from genotype? *Br J Haematol* 100:70, 1998.
199. Rund D, Oron-Karni V, Filon D, et al: Genetic analysis of beta-thalassemia intermedia in Israel: Diversity of mechanisms and unpredictability of phenotype. *Am J Hematol* 54:16, 1997.
200. Rund D, Fucharoen S: Genetic modifiers in hemoglobinopathies. *Curr Mol Med* 8:600, 2008.
201. Wonke B, Hoffbrand AV, Bouloux P, et al: New approaches to the management of hepatitis and endocrine disorders in Cooley's anemia. *Ann N Y Acad Sci* 850:232, 1998.
202. Girot R, Lefrére JJ, Schettini F, et al: HIV infection and AIDS in thalassemia, in *Thalassemia 1990: 5th Annual Meeting of the COOLEY-CARE Group*, edited by Rebulla P, Fessas P, p 69. Centro Trasfusionale Ospedale Maggiore Policlinico Dio Milano, Athens, 1991.
203. Choudhury NV, Dubey ML, Jolly JG, et al: Post-transfusion malaria in thalassaemia patients. *Blut* 61:314, 1990.
204. Chatterjee R, Katz M, Cox TF, Porter JB: Prospective study of the hypothalamic-pituitary axis in thalassaemic patients who developed secondary amenorrhoea. *Clin Endocrinol (Oxf)* 39:287, 1993.
205. Premawardhena A, Arambepola M, Katugaha N, et al: Is the beta thalassaemia trait of clinical importance? *Br J Haematol* 141:407, 2008.
206. Liang ST, Wong VCW, So WWK, et al: Homozygous alpha-thalassaemia: Clinical presentation, diagnosis and management: A review of 46 cases. *Br J Obstet Gynaecol* 92:680, 1985.
207. Beaudry MA, Ferguson DJ, Pearse K, et al: Survival of a hydropic infant with homozygous alpha-thalassemia-1. *J Pediatr* 108:713, 1986.
208. Bianchi DW, Beyer EC, Stark AR, et al: Normal long-term survival with alpha thalassemia. *J Pediatr* 108:716, 1986.
209. Gouttas A, Fessas P, Tsevrenis H, Xefteri E: Description d'une nouvelle variete d'anemie hemolytique congenitale. *Sang* 26:911, 1955.
210. Rigas DA, Koler RD, Osgood EE: Hemoglobin H: Clinical, laboratory, and genetic studies of a family with a previously undescribed hemoglobin. *J Lab Clin Med* 48:51, 1956.
211. Wasi P: Hemoglobinopathies in southeast Asia, in *Distribution and Evolution of the Hemoglobin and Globin Loci*, edited by Bowman JE, p 179. Elsevier, New York, 1983.
212. Kattamis C, Tzotzos S, Kanavakis E, et al: Correlation of clinical phenotype to genotype in haemoglobin H disease. *Lancet* 1:442, 1988.
213. Galanello R, Pirastu M, Melis MA, et al: Phenotype-genotype correlation in haemoglobin H disease in childhood. *J Med Genet* 20:425, 1983.
214. Fucharoen S, Winichagoon P, Pootrakul P, et al: Differences between two types of Hb H disease, alpha-thalassemia 1/alpha-thalassemia 2 and alpha-thalassemia 1/Hb constant spring. *Birth Defects Orig Artic Ser* 23:309, 1988.
215. Styles L, Foote DH, Kleman KM, et al: Hemoglobin H-Constant Spring disease: An under recognized, severe form of alpha thalassemia. *Int J Pediatr Hematol Oncol* 4:69, 1977.
216. Lie-Injo LE, Ganesan J, Clegg JB, Weatherall DJ: Homozygous state for Hb Constant Spring (slow-moving Hb X components). *Blood* 43:251, 1974.
217. Derry S, Wood WG, Pippard MJ, et al: Hematologic and biosynthetic studies in homozygous hemoglobin Constant Spring. *J Clin Invest* 73:1673, 1984.
218. Higgs DR, Pressley L, Clegg JB, et al: Detection of alpha thalassaemia in Negro infants. *Br J Haematol* 46:39, 1980.
219. Higgs DR, Lamb J, Aldridge BE, et al: Inadequacy of Hb Bart's as an indicator of alpha-thalassaemia. *Br J Haematol* 48:177, 1982.
220. Silvestroni E, Bianco I, Reitano G: Three cases of homozygous delta beta-thalassemia (or microcythemia) with high haemoglobin F in a Sicilian family. *Acta Haematol* 40:220, 1968.
221. Ramot BN, Ben-Bassat I, Gafni D, Zaanoon R: A family with three delta beta-thalassemia homozygotes. *Blood* 35:158, 1970.
222. Tsistrakis GA, Amarantos SP, Konkouris LL: Homozygous beta delta-thalassaemia. *Acta Haematol* 51:185, 1974.
223. Efremov GD: Hemoglobins Lepore and anti-Lepore. *Hemoglobin* 2:197, 1978.
224. Charache S, Clegg JB, Weatherall DJ: The Negro variety of hereditary persistence of fetal haemoglobin is a mild form of thalassaemia. *Br J Haematol* 34:527, 1976.
225. Huisman TH, Miller A, Schroeder WA: A G gamma type of hereditary persistence of fetal hemoglobin with beta chain production in cis. *Am J Hum Genet* 27:765, 1975.
226. Higgs DR, Clegg JB, Wood WG, Weatherall DJ: G gamma beta + type of hereditary persistence of fetal haemoglobin in association with Hb C. *J Med Genet* 16:288, 1979.
227. Fessas P, Stamatoyannopoulos G: Hereditary persistence of fetal hemoglobin in Greece: A study and a comparison. *Blood* 24:223, 1964.
228. Sofroniadou K, Wood WG, Nute PE, Stamatoyannopoulos G: Globin chain synthesis in Greek type (A gamma) of hereditary persistence of fetal haemoglobin. *Br J Haematol* 29:137, 1975.
229. Clegg JB, Metaxatou-Mavromati A, Kattamis C, et al: Occurrence of G gamma Hb F in Greek HPFH: Analysis of heterozygotes and compound heterozygotes with beta thalassaemia. *Br J Haematol* 43:521, 1979.
230. Camaschella C, Oggiano L, Sampietro M, et al: The homozygous state of G to A–117A gamma hereditary persistence of fetal hemoglobin. *Blood* 73:1999, 1989.
231. Weatherall DJ, Cartner R, Clegg JB, et al: A form of hereditary persistence of fetal haemoglobin characterized by uneven cellular distribution of haemoglobin F and the production of haemoglobins A and A2 in homozygotes. *Br J Haematol* 29:205, 1975.
232. Silvestroni E, Bianco I: *La Malattia Microdrepanocitica*. Il Pensiero Scientifico, Rome, 1955.
233. Serjeant GR: *Sickle Cell Disease*, 3rd ed. Oxford University Press, New York, 2001.
234. Fucharoen S, Winichagoon P: Hemoglobinopathies in southeast Asia: Molecular biology and clinical medicine. *Hemoglobin* 21:299, 1997.
235. Agarwal S, Gulati R, Singh K: Hemoglobin E-beta thalassemia in Uttar Pradesh. *Indian Pediatr* 34:287, 1997.
236. Khanh NC, Thu LT, Truc DB, et al: Beta-thalassemia/haemoglobin E disease in Vietnam. *J Trop Pediatr* 36:43, 1990.
237. De Silva S, Fisher CA; Members of the Sri Lanka Thalassaemia Study, et al: Thalassaemia in Sri Lanka: Implications for the future health burden of Asian populations. *Lancet* 355:786, 2000.
238. Olivieri NF, Muraca GM, O'Donnell A, et al: Studies in haemoglobin E beta-thalassaemia. *Br J Haematol* 141:388, 2008.
239. Premawardhena A, Fisher CA, Olivieri NF, et al: Haemoglobin E beta thalassaemia in Sri Lanka. *Lancet* 366:1467, 2005.
240. Fisher CA, Premawardhena A, De Silva S, et al: The molecular basis for the thalassaemias in Sri Lanka. *Br J Haematol* 121:1, 2003.
241. Sonakul D, Suwanagool P, Sirivaidyapong P, Fucharoen S: Distribution of pulmonary thromboembolic lesions in thalassemic patients, in *Thalassemia: Pathophysiology and Management*, Part A, edited by Fucharoen S, Rowley PT, Paul NW, p 375. Alan R. Liss, New York, 1988.
242. Kattamis C, Metaxotou-Mavromati A, Wood WG, et al: The heterogeneity of normal Hb A2-beta thalassaemia in Greece. *Br J Haematol* 42: 109, 1979.
243. Schwartz E: The silent carrier of beta thalassemia. *N Engl J Med* 281:1327, 1969.
244. Bianco I, Graziani B, Carboni C: Genetic patterns in thalassemia inter-media (constitutional microcytic anemia): Familial, hematologic and biosynthetic studies. *Hum Hered* 27:257, 1977.
245. Pirastu M, Ristaldi MS, Loudianos G, et al: Molecular analysis of atypical beta-thalassemia heterozygotes. *Ann N Y Acad Sci* 612:90, 1990.
246. Olds RJ, Sura T, Jackson B, et al: A novel delta 0 mutation in cis with Hb Knossos: A study of different interactions in three Egyptian families. *Br J Haematol* 78:430, 1991.
247. Schokker RC, Went LN, Bok J: A new genetic variant of beta-thalassaemia. *Nature* 209:44, 1966.
248. Ohta Y, Yamaoka K, Sumida I, et al: Homozygous delta-thalassemia first discovered in Japanese family with hereditary persistence of fetal hemoglobin. *Blood* 37:706, 1971.
249. Vella F, Wells RMC, Ager JAM: A haemoglobinopathy involving haemoglobin H and a new (Q) haemoglobin. *Br J Haematol* 1:752, 1958.
250. Lie-Injo LE, Pillay RP, Thuraisingham V: Further cases of Hb-Q-H disease (Hb Q-alpha-thalassemia). *Blood* 28:830, 1966.
251. Milner PF, Huisman THJ: Studies on the proportion and synthesis of haemoglobin G Philadelphia in red cells of heterozygotes, a homozygote, and a heterozygote for both haemoglobin G and alpha thalassaemia. *Br J Haematol* 34:207, 1976.
252. Rieder RF, Woodbury DH, Rucknagel DL: The interaction of alpha-thalassaemia and haemoglobin G Philadelphia. *Br J Haematol* 32:159, 1976.
253. Pich P, Saglio G, Camaschella C, et al: Interaction between Hb Hasharon and alpha thalassemia: An approach to the problem of the number of human alpha loci. *Blood* 51:339, 1978.
254. Higgs DR, Aldridge BE, Lamb J, et al: The interaction of alpha-thalassemia and homozygous sickle cell disease. *N Engl J Med* 306:1441, 1982.
255. Embury SH, Dozy AM, Miller J, et al: Concurrent sickle-cell anemia and alpha-thalassemia. *N Engl J Med* 306:270, 1982.
256. Olivieri N, Weatherall DJ: Clinical aspects of β thalassemia and related disorders, in *Disorders of Hemoglobin*, 2nd ed, edited by Steinberg MH, Forget BG, Higgs DR, Weatherall DJ, p 357. Cambridge University Press, Cambridge, UK, 2009.
257. Cazzola M, Borgna-Pignatti C, Locatelli F, et al: A moderate transfusion regimen may reduce iron loading in beta-thalassemia major without producing excessive expansion of erythropoiesis. *Transfusion* 37:135, 1997.
258. Propper RD, Cooper B, Rufo RR, et al: Continuous subcutaneous administration of deferoxamine in patients with iron overload. *N Engl J Med* 297:418, 1977.
259. Pippard MJ, Callender ST, Letsky EA, Weatherall DJ: Prevention of iron loading in transfusion-dependent thalassaemia. *Lancet* 1:1178, 1978.
260. Pippard MJ, Callender ST, Weatherall DJ: Intensive iron-chelation therapy with desferrioxamine in iron loading patients. *Clin Sci Mol Med* 54:99, 1978.
261. Nienhuis AW: Safety of intensive chelation therapy. *N Engl J Med* 296:114, 1977.
262. Olivieri NF, Bunic JR, Chew E, et al: Visual and auditory neurotoxicity in patients receiving subcutaneous deferoxamine infusions. *N Engl J Med* 314:869, 1986.
263. Porter JB, Jawson MS, Huehns ER, et al: Desferrioxamine ototoxicity: Evaluation of risk factors in thalassaemia patients and guidelines for safe dosage. *Br J Haematol* 73:403, 1989.
264. Olivieri NF, Basran RK, Talbot AL, et al: Abnormal growth in thalassemia major associated with deferoxamine-induced destruction of spinal cartilage and compromise of sitting height. *Blood* 86:482a, 1995.
265. Porter JB: Practical management of iron overload. *Br J Haematol* 115:239, 2001.
266. Nisbet-Brown E, Olivieri NF, Giardina PJ, et al: Effectiveness and safety of ICL670 in iron-loaded patients with thalassaemia: A randomized, double-blind, placebo-con-

trolled dose-escalation trial. *Lancet* 361:1597, 2003.

267. Olivieri NF, Brittenham GM: Management of the thalassemias. *Cold Spring Harb Perspect Med* 3:a011767, 2013.

268. Olivieri NF, Nathan DG, MacMillan JH, et al: Survival in medically treated patients with homozygous beta-thalassemia. *N Engl J Med* 331:574, 1994.

269. Brittenham GM, Griffith PM, Nienhuis AW, et al: Efficacy of deferoxamine in preventing complications of iron overload in patients with thalassemia major. *N Engl J Med* 331:567, 1994.

270. Borgna-Pignatti C, Rugolotto S, De Stefano P, et al: Survival and complications in patients with thalassemia major treated with transfusion and deferoxamine. *Haematologica* 89:1187, 2004.

271. St Pierre TG, Clark PR, Chua-Anusorn W: Measurement and mapping of liver iron concentrations using magnetic resonance imaging. *Ann N Y Acad Sci* 1054:379, 2005.

272. Pennell DJ: T2* magnetic resonance and myocardial iron in thalassemia. *Ann N Y Acad Sci* 1054:373, 2005.

273. Lucarelli G, Giardini C, Baronciani D: Bone marrow transplantation in beta-thalassemia. *Semin Hematol* 32:297, 1995.

274. Lucarelli G, Giardini C, Baronciani D: Bone marrow transplantation in thalassemia. *Semin Hematol* 32:297, Review, 1995.

275. Di Bartolomeo P, Di Girolamo G, Olioso P, et al: The Pescara experience of allogenic bone marrow transplantation in thalassemia. *Bone Marrow Transplant* 19(Suppl 2):48, 1997.

276. Argiolu F, Sanna MA, Addari MC, et al: Bone marrow transplantation in thalassemia: The experience of Cagliari. *Bone Marrow Transplant* 19(Suppl 2):65, 1997.

277. Gaziev D, Polchi P, Galimberti M, et al: Graft-versus-host disease following bone marrow transplantation for thalassemia: An analysis of incidence and risk factors. *Transplantation* 63:854, 1997.

278. Lucarelli G, Isgro A, Sodani P, Gaziev J: Hematopoietic stem cell transplantation in thalassemia and sickle cell anemia. *Cold Spring Harb Perspect Med* 2:a011825, 2012.

279. Olivieri NF, Weatherall DJ: The therapeutic reactivation of fetal haemoglobin. *Hum Mol Genet* 7:1655, 1998.

280. Swank RA, Stamatoyannopoulos G: Fetal gene reactivation. *Curr Opin Genet Dev* 8:366, 1998.

281. Weatherall DJ: Pharmacological treatment of monogenic disease. *Pharmacogenomics J* 3:264, 2003.

282. Quek L, Thein SL: Molecular therapies in beta-thalassaemia. *Br J Haematol* 136:353, 2007.

283. Olivieri NF, Rees DC, Ginder GD, et al: Treatment of thalassaemia major with phenylbutyrate and hydroxyurea. *Lancet* 350:491, 1997.

284. Sadelain M: Genetic treatment of the haemoglobinopathies: Recombinations and new combinations. *Br J Haematol* 98:248, 1997.

285. Dominski Z, Kole R: Restoration of correct splicing in thalassemic pre-mRNA by antisense oligonucleotides. *Proc Natl Acad Sci U S A* 90:8673, 1993.

286. Lan N, Howrey RP, Lee S-W, et al: Ribozyme-mediated repair of sickle beta-globin mRNAs in erythrocyte precursors. *Science* 280:1593, 1998.

287. Rivella S, Sadelain M: Therapeutic globin gene delivery using lentiviral vectors. *Curr Opin Mol Ther* 4:505, 2002.

288. Persons DA, Nienhuis AW: Gene therapy for the hemoglobin disorders. *Curr Hematol Rep* 2:348, 2003.

289. Nienhuis AW, Persons DA: Development of gene therapy for thalassemia. *Cold Spring Harb Perspect Med* 2:a011833, 2012.

290. WHO Working Group: Hereditary anemias: Genetic basis, clinical features, diagnosis and treatment. *Bull World Health Organ* 60:543, 1982.

291. Stamatoyannopoulos G: Problems of screening and counseling in the hemoglobinopathies, in *Proceedings of the IV International Conference on Birth Defects*, p 268. Exerpta Medica, Vienna, 1974.

292. Alter BP: Antenatal diagnosis: Summary of results. *Ann N Y Acad Sci* 612:237, 1990.

293. Kazazian HH, Phillips JAI, Boehm CD, et al: Prenatal diagnosis of beta-thalassemia by amniocentesis: Linkage analysis of multiple polymorphic restriction endonuclease sites. *Blood* 56:926, 1980.

294. Old JM, Ward RH, Petrou M, et al: First trimester diagnosis for haemoglobinopathies: Three cases. *Lancet* 2:1413, 1982.

295. Old JM, Fitches A, Heath C, et al: First trimester fetal diagnosis for haemoglobinopathies: Report on 200 cases. *Lancet* 2:763, 1986.

296. Cao A, Galanello R, Rosatelli MC: Prenatal diagnosis and screening of the haemoglobinopathies. *Clin Haematol* 11:215, 1998.

297. Modell B, Petrou M, Layton M, et al: Audit of prenatal diagnosis for haemoglobin disorders in the United Kingdom: The first 20 years. *BMJ* 315:779, 1997.

298. Cheung MC, Goldberg JD, Kan YW: Prenatal diagnosis of sickle cell anemia and thalassemia by analysis of fetal cells in maternal blood. *Nat Genet* 14:264, 1996.

299. Hung EC, Chiu RW, Lo YM: Detection of circulating fetal nucleic acids: A review of methods and applications. *J Clin Pathol* 62:308, 2009.

300. Kuliev A, Rechitsky S, Verlinsky O, et al: Preimplantation diagnosis of thalassemias. *J Assist Reprod Genet* 15:219, 1998.

301. Kuliev A, Rechitsky S, Verlinsky O, et al: Birth of healthy children after preimplantation diagnosis of thalassemia. *J Assist Reprod Genet* 16:201, 1999.

302. Cao A, Kan YW: The prevention of thalassemia. *Cold Spring Harb Perspect Med* 3:a011775, 2013.

303. Weatherall DJ, Akinyanju O, Fucharoen S, et al: Inherited disorders of hemoglobin, in *Disease Control Priorities in Developing Countries*, 2nd ed, edited by Jamison DT, Breman JG, Measham AR, Alleyne G, Claeson M, Evans DB, Jha P, Mills A, Musgrove P, p 663. Oxford University Press and the World Bank, New York, 2006.

304. A database of human hemoglobin variants and thalassemias. http://globin.bx.psu.edu/hbvar/

第 49 章
血红蛋白结构异常：镰状细胞贫血及相关疾病

Kavita Natrajan and Abdullah Kutlar

摘要

血红蛋白病是全球最常见的遗传性红细胞疾病。在这类疾病中，镰状细胞综合征及珠蛋白生成障碍性贫血是危害公共健康的主要问题。成人血红蛋白(HbA)的 β-珠蛋白链第六位氨基酸谷氨酸被缬氨酸所替代，导致形成镰状血红蛋白(HbS)。镰状细胞病是由于该突变的纯合子、镰状血红蛋白与 β-珠蛋白生成障碍性贫血或另一种 β-珠蛋白变异，如 HbC、HbD、HbE 或 HbO_{Arab} 的复合杂合子所导致。镰状突变导致血红蛋白分子脱氧时变得不可溶，以致含有脱氧 HbS 多聚体的红细胞变得僵硬且血液流变学特性也受损。下游的镰变过程包括红细胞膜改变导致钾流失及细胞脱水，镰状血红蛋白与微血管内皮细胞、中性粒细胞及单核细胞相互作用，溶血、一氧化氮耗竭，炎症蛋白释放和凝血激活。这些过程导致溶血性贫血、炎症状态、疼痛性血管堵塞发作，及多器官系统受损致寿命缩短。镰状细胞病的严重程度有相当大的异质性，我们最了解的影响因素是 HbF 水平增高，具有很强的抗镰状贫血效果。伴发 α-珠蛋白生成障碍性贫血也是造成镰状细胞贫血的影响因素，可减轻溶血。人们对镰状细胞病的非珠蛋白遗传影响因素产生了兴趣。在过去的 30 年来，支持治疗和改变病情治疗的进展已使患者的寿命延长，如从抗 γ 球蛋白到抗 β 球蛋白治疗的转换可使 HbF 合成的增加和 HbS 合成的减少。羟基脲已经作为一种有效的疾病影响制剂通过了美国 FDA 批准用于成人镰状细胞病患者。虽然其主要作用机制是提高 HbF 的生成，但其他效应如降低中性粒细胞、血小板及降低黏附分子表达等均促进其药效。新的抗转换药物，最引人注意的是 DNA 甲基转移酶 1 抑制剂(5-氮杂胞苷及地西他滨)及组蛋白去乙酰化酶抑制剂(丁酸盐衍生物及其他类)，目前正在进行临床试验。正在研发的治疗包括阻止镰刀细胞与微血管内皮细胞相互作用的抗黏附治疗、抗炎治疗和可以预防镰化的对血红蛋白-氧亲和力的调控。目前，唯一的治愈方法仍是异体造血干细胞移植。

镰状细胞性状是镰状血红蛋白的杂合子状态，在美国的非洲后裔发生率约为 8%，除个别外，一般无临床症状。HbC 与脾脏肿大及外周血涂片中的靶形及球形红细胞相关。HbD 病基本上无临床症状。HbE 病在东南亚很常见，因为此地大量人口迁移，HbE 也成为世界其他地区的一种常见血红蛋白病。HbE 是一种珠蛋白生成障碍性贫血的变异型，其与 β^0-珠蛋白生成障碍性贫血突变共遗传，可导致严重的输血依赖性重型珠蛋白生成障碍性贫血。不稳定血红蛋白变异体少见且散发，其特征为 Heinz 小体溶血性贫血。改变血红蛋白分子氧亲和力的变异型可导致红细胞增多(高氧亲和力变异型)或贫血(低氧亲和力变异型)，为这类综合征不多见的病因。

● 正常血红蛋白的结构和功能

这种红色的蛋白质即血红蛋白(Hb)把氧气从肺部运送到组织，并将 CO_2 从组织运回到肺。血红蛋白还可结合在生理上有重要作用的一氧化氮(NO)。这一蛋白已经进化成能够高效

简写和缩略词

ACS，急性胸腔综合征(acute chest syndrome)；ADMA，非对称性二甲基精氨酸(asymmetric dimethylarginine)；AHSCT，异体造血干细胞移植(allogeneic hematopoietic stem cell transplantation)；BMP，骨形态生成蛋白(bone morphogenic protein)；2,3-BPG，2,3-二磷酸甘油酸(2,3-bisphosphoglycerate)；CO_2，二氧化碳(carbon dioxide)；CSSCD，镰状细胞病合作研究(Cooperative Study of Sickle Cell Disease)；eNOS，内皮型一氧化氮合成酶(endothelial nitric oxide synthase)；Hb，血红蛋白(hemoglobin)；HbAS，镰刀细胞性状(sickle cell trait)；HbF，胎儿血红蛋白(fetal hemoglobin)；HbS，镰状细胞贫血珠蛋白(sickle hemoglobin)；HbSC，镰状细胞-血红蛋白 C 病(sickle cell-HbC disease)；HIF，缺氧诱导因子(hypoxia-inducible factor)；HLA 人白细胞抗原(human leukocyte antigen)；HPLC，高压液相色谱(high-performance liquid chromatography)；IL，白介素(interleukin)；iNKT cells，不变自然杀伤 T 细胞(invariant natural killer Tcells)；K^+，钾离子(potassium)；LDH，乳酸脱氢酶(lactate dehydrogenase)；MCHC，平均细胞血红蛋白浓度(mean cell hemoglobin concentration)；MCV，红细胞平均体积(mean corpuscular volume)；MPs，微粒(microparticles)；MRI，磁共振成像(magnetic resonance imaging)；NO，一氧化氮(nitric oxide)；NT-pro-BNP，N-末端脑钠肽前体(N-terminal pro-brain natriuretic peptide)；O_2，氧气(oxygen)；P50，血红蛋白 50% 饱和时的氧分压(point at which hemoglobin is one-half saturated with oxygen)；PCV7，肺炎球菌疫苗的多价共轭结合物 7(pneumococcal polyvalent conjugate 7of pneumococcal vaccine)；PH，肺动脉高压(pulmonary hypertension)；PIGF，胎盘生长因子(placenta growth factor)；PO_2，氧分压(partial pressure of oxygen)；R state(relaxed oxy)，R 构象(松弛构象，氧化构象)；SCD，镰状细胞病(sickle cell disease)；SCT，干细胞移植(stem cell transplantation)；sPLA2，分泌型磷脂酶 A2(secretory phospholipase A2)；STOP，镰状细胞病脑卒中预防试验(Stroke Prevention Trial in Sickle Cell Disease)；T state(tense, deoxy)，T 构象(紧张构象，去氧构象)；TCD，经颅多普勒超声检查(transcranial Doppler)。TF，组织因子(tissue factor)；TGF-β，转化生长因子-β(transforming growth factor-beta)；TNF-α，肿瘤坏死因子-α(tumor necrosis factor-alpha)；UDP，尿苷二磷酸(uridine diphosphate)；UGT1A1，葡萄糖醛酸转移酶 1 家族(UDP glucuronosyltransferase 1family)；VOE，血管闭塞发作期(vasoocclusive episode)；VTE，静脉血栓(venous thromboembolism)。

地完成其气体运输功能。血红蛋白对养的亲和力使其在肺中与氧的结合几乎达到完全饱和状态,并且由于 S 形的氧解离曲线,在组织能够有效地释放氧气。这种氧解离曲线是由于血红蛋白是一种由四个亚基组成的变构分子,其构象以及氧分子的亲和力,随每一分子氧的相继结合而改变。血红蛋白在酸碱平衡中也有重要作用:脱氧血红蛋白结合质子,而氧合血红蛋白释放质子。

氧解离曲线受调节以满足机体需求。缺氧的组织迅速出现酸中毒,释放的质子使氧解离曲线偏移以向组织释放更多的氧。然而,长期酸中毒或碱中毒(如高海拔地区)的作用,由红细胞 2,3-二磷酸甘油酸(2,3-BPG)的调节作用降低血红蛋白氧亲和力而抵消(参见第 47 章)。

正常哺乳动物血红蛋白包含两对相关的多肽链:每对中的一条为 α 或类似 α 的珠蛋白链,而另一条则非 α 链(β、γ 或 δ)。所有人类的血红蛋白 α 链在胚胎早期发育后都是一样的。而非 α-链则包括正常成人血红蛋白[Hb(α2β2)]的 β-链,胎儿血红蛋白[Hb(α2γ2)]的 γ-链,以及正常成人血红蛋白次要组分[Hb A2(α2δ2)]的 δ-链,占正常成人血红蛋白的 2.5%。第 48 章讨论了珠蛋白链生成的调节机制。

每一珠蛋白多肽链氨基酸序列的某些残基对血红蛋白的稳定性及功能起关键作用。通常这些残基在 α 链或 β 链是相同的(不变的)。β-链上 NH2-终端的缬氨酸对与 2,3-BPG 的相互作用非常重要。其 C 端的几个残基则在形成没有配体结合的特征性盐桥中发挥重要作用。在多肽链之间以及血红素与珠蛋白之间接触的区域倾向于含有不变的残基。非 α 链(β、γ、δ、ε)长度均为 146 个氨基酸。胎儿血红蛋白(Hb F)的 γ-链与 β-链有 39 个残基不同。γ 基因有两个拷贝:在第 136 残基上一个编码甘氨酸($^{G}γ$),另一个编码丙氨酸($^{A}γ$)[7],于是产生两种 γ 链。另外一个常见的多态性是$^{A}γ$链的第 75 位的苏氨酸残基常常被异亮氨酸取代。

α 和 β-链的氨基酸大约 75% 呈螺旋排列。我们所有研究过的血红蛋白螺旋结构含量都相似(图 49-1A)。β-链有 8 个螺

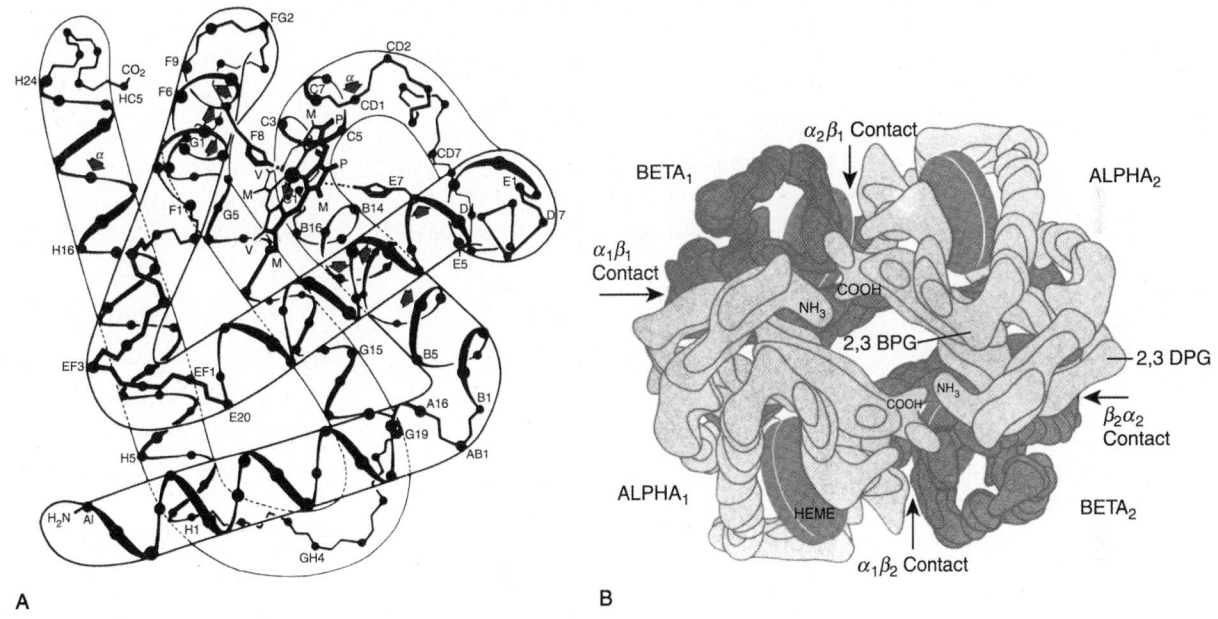

A

B

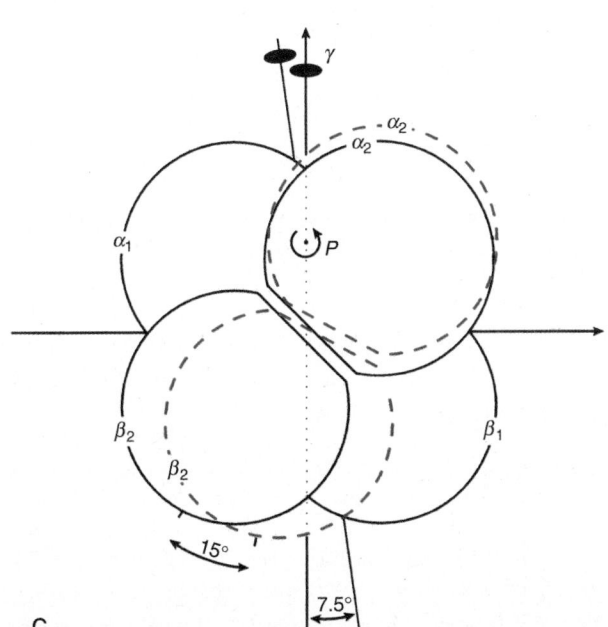

C

图 49-1　A. β 链的结构示意图。箭头表示一些不稳定血红蛋白氨基酸置换的位置。B. 通过 X-线衍射推断的血红蛋白分子结构,从上往下看。血红蛋白分子由四个亚单位组成:两条相同的 α 链(浅色部分)。2,3-BPG 在脱氧血红蛋白分子中与两条 β 链结合。C. 在由脱氧血红蛋白(实线)变为碳氧血红蛋白(虚线)的四级结构变化中,α2β2 二聚体相对于 α1β1 的旋转示意图

旋段,用字母 A~H 表示。血红蛋白的命名法规定螺旋内的氨基酸由氨基酸的序号和螺旋字母命名,螺旋段之间的氨基酸以氨基酸序号和两个螺旋段字母命名。所以,EF3 是连接 E 和 F 螺旋的非螺旋片段的第三个残基,F8 是 F 螺旋段的第 8 个残基。按照螺旋命名方式排列使得同源性显而易见:F8 残基是近端血红素连接的组氨酸,血红素远侧的组氨酸是 E7。

图 49-1B 显示 α 链和 β 链的三级结构。血红蛋白的辅基是亚铁原卟啉Ⅸ,图 49-2A 显示其结构。在每条链上血红素位于 E 和 F 螺旋之间的缝隙中(图 49-2B)。血红素高度极性的丙酸侧链位于分子表面,并且在生理 pH 值下发生电离。血红素的其余部分在分子内部,除了两个组氨酸外均被疏水残基所包围。铁离子与 F8 组氨酸咪唑基的氮(N)原子通过配位键结合。在血红素平面的另一侧,E7 位的远端组氨酸没有与铁离子结合,但非常接近配体结合部位。

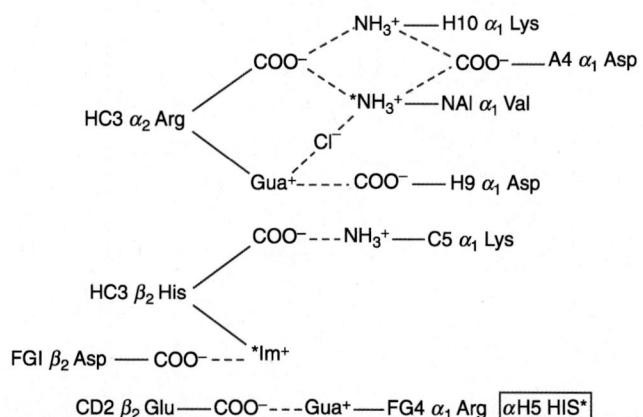

图 49-2　A. 血红素的结构(亚铁原卟啉Ⅸ)。B. 血红素基团和它在未结合配体的 α 链中的环境。只选择性显示了某些侧链,省略了 4-丙酸血红素。(转载自 Gelin BR, Lee AW, Karplus M: Hemoglobin tertiary structural change on ligand binding. J Mol Biol 25;171(4):489~559,1983.)

S 型氧解离曲线是血红蛋白分子从配体结合状态至配体解离状态构象改变的函数(表 49-1)。在脱氧状态,血红蛋白四聚体除了一些氢键(图 49-3)外,还通过亚基之间的盐键(图 49-1B)和亚基之间的疏水键结合在一起。在脱氧血红蛋白中,2,3-BPG 位于两条 β 链之间的中央腔(图 49-1B)。当血红素与氧结合时,血红蛋白分子通过一系列复杂而协调的结构改变而实现构象变化。氧解离曲线可以通过希尔标绘法转换成线性关系:

$$\log[y/(1-y)] = \log K + n \log P_{O_2}$$

K 是一个总的经验常数,不随理化状态改变。n 是斜率,可检测协同效应的指标。没有相互作用的血红蛋白呈现双曲线而非 S 型氧解离曲线(如肌红蛋白),其 n 值约为 1。正常四聚体血红蛋白有四个氧合位点,最大 n 值是 4,不过在正常血红蛋白中常见的 n 值在 2.7~3.0 之间。

血红蛋白 50% 饱和时的氧分压(P50)通常用来作为衡量氧亲和力的指标。它依赖于 pH 值(波尔效应)、温度和 2,3-BPG 的浓度。通常,标准 P50 值定在 37℃ 和 pH 7.20。新鲜抽取的血液的标准 P50 值大约在 26.7torr,但去除了 2,3-BPG 的血红蛋白的氧分压(PO₂)只有大约 13torr。虽然胎儿及新生儿

表 49-3　脱氧血红蛋白的盐键(* = 在 pH 9.0 比 pH 7.0 时结合质子较少的可电离基团)。这些基团占碱性波尔效应的 60%。其余归于 αH5His。(数据来自 Perutz MF, Wilkinson AJ, Paoli M, et al:The stereochemical mechanism of the cooperative effects in hemoglobin revisited, Annu Rev Biophys Biomol Struct 1998;27:1~34.)

红细胞中 2,3-BPG 水平与成人相似,但他们的氧解离曲线发生左移(氧亲和力增加),其 P50 值大约为 23torr,因为胎儿血红蛋白与 2,3-BPG 反应不如 HbA 强。

● 异常血红蛋白的命名

自从 1956 年 Ingram 和他的同仁发现了 Hb S 的分子生物学特征后,变异型或"异常"HbS 的数量呈快速和指数性增长[1]。迄今已经超过了 1000 种。对变异型血红蛋白及其化学和功能

表 49-1　血红蛋白四级结构的命名

配体结合(氧结合)	没有配体结合(还原型)
氧合	脱氧
R-状态	T-状态
松弛型	紧张型
高亲和力	低亲和力

性质，以及人群分布的详细描述可在珠蛋白基因服务器网页［Globin Gene Server website（http://globin.cse psu.edu/）］上查到。起初，变异型用英文字母表来表示（如 HbC、HbD、HbE、HbJ），字母被用完后，则采用变异型血红蛋白最开始被发现的地理位置来命名（如 Hb Koln、Hb Zurich）。如果某一电泳或功能特征与以前描述的异常血红蛋白相似的变异型则用字母加地理位置一同命名（如 HbDPunjab、HbESaskatoon、HbM-Hyde Park）。有些字母标注也被用于表示某些变异型的电泳特性，有几种 Hb Ds（D-Punjab，D-Iran，D-Ibadan）。所有这些变异型都与 HbS 在碱性（醋酸纤维素）电泳中的迁移率相似，而在酸性 pH 值时（枸橼酸盐琼脂电泳）则与 HbA 的迁移率一样。与之相似，HbEs 在碱性电泳中具有与 HbC 相似的迁移率，而在枸橼酸盐琼脂电泳中则与 HbA 一致。

绝大多数血红蛋白的变异体都是单个核苷酸突变所引起，导致血红蛋白四聚体亚基 α、β、δ 或 γ-珠蛋白链的氨基酸改变，形成 HbA（α 或 β），HbA2（δ）或 HbF（γ）的变异型。其他机制包括缺失或插入、链延长和融合（血红蛋白变异型及其相关临床综合征的详细描述见下文"其他异常血红蛋白"）。

Hb S 与其他血红蛋白变异体或者 β-珠蛋白生成障碍性贫血突变共遗传导致几种镰状细胞综合征。在美国最常见的镰变疾病是纯合子 HbS（Hb SS，镰状细胞贫血），现在常被称为镰状细胞病（SCD）。其次是镰状细胞-Hb C 病（Hb SC），镰状细胞 β⁺-珠蛋白生成障碍性贫血（HbS-β⁺-thalassemia），镰状细胞 β⁰-珠蛋白生成障碍性贫血（HbS-β⁰-thalassemia）。其他较罕见类型包括 HbSDPunjab、HbSOArab、HbSLepore 和 HbSE 病。大量 β 链变异型与 HbS 共遗传并不导致症状性镰变疾病；在临床与血液学上与镰状细胞性状（HbAS）不能区别。

HbC 在西非的发病率高达 17%~28%，尤其是在尼日尔河（Niger River）以东的北加纳（Ghana）附近。引起这一高发病率的选择因素目前尚不清楚，但是 HbC 也许对抗疟疾提供了一定的抵抗力。在美国非洲裔人群，HbC 发病率为 2%~3%。散发病例报道也见于其他人群，包括意大利及欧洲血统的南非人。

现在已经知道 HbDPunjab 与 HbDLos Angeles 是相同的，因为都有 α2β2 121Glu→Gln 结构，与 Hb S 相互作用形成脱氧构象的聚合体。Hb D 曾在世界多处被发现，包括非洲、北欧和印度。

HbE 很常见，可能是最常见的异常血红蛋白，或者仅次于 HbS。主要分布于缅甸、泰国、老挝、柬埔寨、马来西亚和印度尼西亚。在部分地区，HbE 携带者比例可高达 30%。不过在中国人中发病率并不高。β-珠蛋白基因族限制性长度多态性研究表明 HbE 起源于几次独立的突变。HbE 也可能对疟疾感染有某些抵抗性。

● 镰状细胞病

定义及历史

1910 年报道了第一例镰状细胞病（SCD），是一名来自格林纳达（Grenada）在芝加哥学习的牙科学生 Walter Clement-Noel。在 1904~1907 年间，James Herrick 医生和他的实习生 Ernest Irons 负责 Noel 的治疗。在此期间，Noel 有几次发热和咳嗽以及下肢溃疡、黄疸及不能耐受体力运动的病史。Herrick 和 Irons 进行了细致的临床观察并制备了外周血片，显微镜照片观察发现有核红细胞及"细长的镰刀状"红细胞（图 49-4）[2]。在随后的 10 年间又报道了另外两例这种罕见的贫血。1915 年 Cook 和 Meyer 根据报道的第三例患者的家族史，提出了该病的

遗传基础这一问题。1917 年 Victor Emmel 利用体外培养显示，镰状红细胞代表形态学上貌似正常的红细胞的物理学改变，而不是以镰状细胞从骨髓释放出来的[3]。他还发现一例患者父亲的形态正常的红细胞在体外培养后也发生了镰变。1922 年 Vernon Mason 报道了第四例患者，在观察到当时所有报道过的病例之间的相似之处后，使用了"镰状细胞贫血"这一名称。1923 年 Sydenstricker 和 Huck 在已诊断的患者的亲属中观察到"潜伏镰状细胞贫血患者"，从而证实并扩展了 Emmel 的发现。1927 年 Hahn 和 Gillespie 发现细胞镰形变与低氧及低 pH 值有关。1933 年，Diggs 将有症状的患者区分为镰状细胞贫血，无症状的患者称为镰状细胞性状，并发现大约 8% 的美籍非洲裔后代为镰状细胞性状[4]。

Irving Sherman 还是 Johns Hopkins 医学生时就发现镰状细胞在偏光显微镜下有双折射性，而这种现象在氧合状态下是可逆的。在听取了著名试验血液学家 Williams Castle 的建议后，这个观察结果最终引导 Linus Pauling 投身于镰状血红蛋白病的研究工作。在 1949 年，Pauling 和他的同仁证实来自正常、镰状细胞性状和镰状细胞贫血个体的血红蛋白电泳时有差异，并假设必定存在化学差异，从而确立了镰状细胞贫血为第一个分子病。在 50 年代晚期，Hunt 和 Ingram 测定了珠蛋白肽链的序列，并将此异常与 β-珠蛋白链的氨基酸组成改变（第 6 位的谷氨酸残基被缬氨酸取代）联系起来。1977 年，Marotta 及同事们揭示了 β-珠蛋白链基因的第六位密码子的相应改变是 GAG→GTG。Y. W. Kan 在羊水细胞中比较 HbA 后发现的 HbS 限制性内切核酸酶图为 SCD 产前诊断铺平了道路，并开启了用重组 DNA 技术的现代基因组道路[5]。

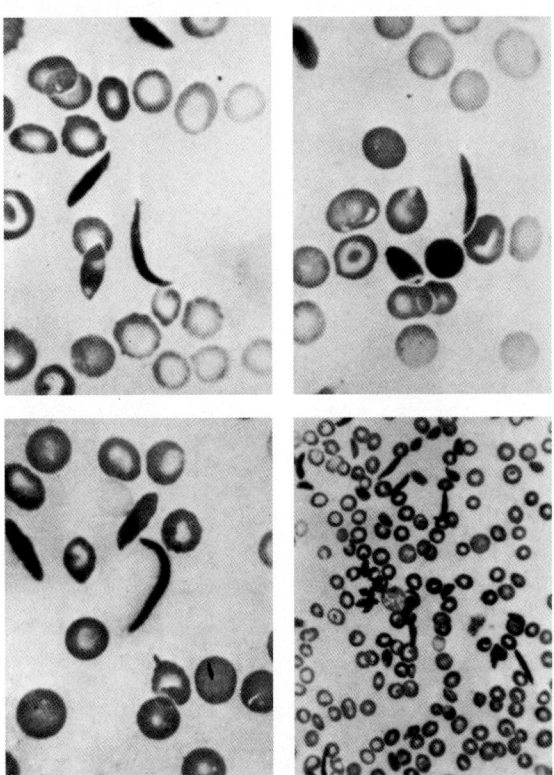

图 49-4　第一例报道的镰状细胞贫血患者的独特的长形镰状红细胞。（经许可转载自 Herrick JB：Peculiar elongated and sickle-shaped red corpuscles in acase of severe anemia. Arch Intern Med 6:517,1910.）

镰状细胞病的历史时刻提醒人们记住临床和实验室观察研究的力量，而在机制基础研究时代，也强调了病床到试验桌以及试验桌到病床研究整合的重要意义[6~9]。

流行病学

1949 年，东非的 Alan Raper 医师首先提出镰状细胞性状可能对某些环境因素有生存优势。Mackey 及 Vivarelli 医生提出这一环境影响因素可能是疟疾。随后观察到镰状细胞性状患者外周血含有的疟疾寄生虫较少，镰状细胞性状对早期儿童罹患疟疾有一定的保护作用。数据显示与无症状的寄生虫血症或轻微疾病相比，镰状细胞性状对疟疾有极大的保护作用[10]。而这一保护作用的机制一直存在争论。可能的机制包括寄生虫感染的红细胞选择性发生镰变，使单核巨噬细胞系统能更加有效地清除感染的红细胞，通过钾流失增加，红细胞 pH 值降低，寄生虫感染的红细胞对内皮细胞黏附增加等，对寄生虫的生长产生抑制效应。

因此，镰状细胞贫血的发病密切反映了世界范围内疟疾的分布；然而，随着人群向西方工业化城市迁移，镰状细胞病在疟疾并不流行的地区也变得多起来。

2006 年，WHO 估测称大约 5% 的世界人口携带血红蛋白病基因。镰状细胞贫血在亚撒哈拉及赤道非洲地区患病率高，在中东、印度和地中海地区略低，但仍然居高。SCD 发病率在亚撒哈拉非洲国家为 1% ~ 2% 之间，就是说每年发病患者约 500 000 例。一个牙买加的队列研究对 100 000 例顺产新生儿进行了筛选，发现 10% 新生儿有镰状细胞性状[11]。

在美国，疾病控制和预防中心（Centers for Disease Control and Prevention）估计非洲裔美国人新生儿大约 1/500 有镰状细胞贫血，1/12 非洲裔美国人有镰状细胞性状，大约 100 000 美国人（大多为非洲后裔）患有该病。在西班牙裔美国人中，存活新生儿镰状细胞病的发生率为 1/36 000。在美国由于缺乏标准数据收集和集中报道，故较难得到 SCD 精确的人群数据[12]。

截至 2002 年，美国每年要花费超过 10 亿美元用于 SCD 患者的住院治疗[13]。来自美国一个州的医疗补助计划的数据评估平均每个 SCD 患者一生中要花费 500 000 美元。在这个患者人群中，医疗费用随着年龄的增长而增长，包括在非 SCD 相关的健康问题上的花费。绝大多数是用于住院医疗的费用[14]。

原先，关于镰状突变是否只发生一次然后分布至全球，还是世界不同地区的突变是独立发生的，还存在猜测。β-珠蛋白基因簇群限制性内切酶的多态性非随机相关性确定了 β-珠蛋白基因的单倍体型。β-珠蛋白基因簇产生五种不同的镰状细胞突变相关的单倍体型（参见第 9 章）[15~17]。五种单倍体型中有四种出现在非洲，并被命名为塞内加尔（Senegal）、贝宁（Benin）、班图（Bantu）和喀麦隆（Cameroon）单倍体型，第五种起源于印度次大陆地区[18]。这些发现表明镰状突变是在五个不同时期独立发生的。

病理生理

镰状细胞贫血是 β-珠蛋白链的第六位谷氨酸被缬氨酸替代所致。然而，其病理生理过程导致的临床表型并不局限于红细胞（图 49-5）。临床上，不同患者之间以及同一患者在不同时

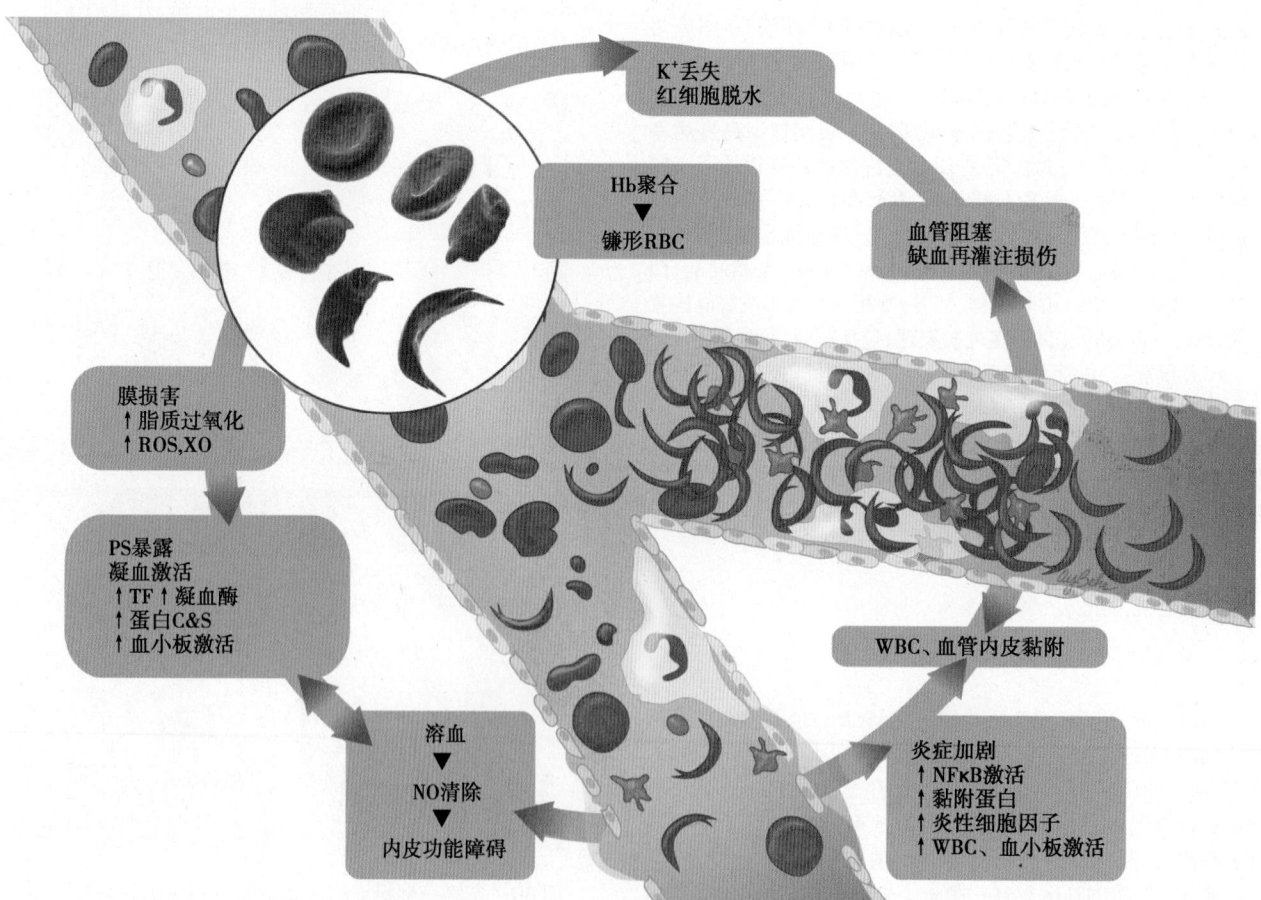

图 49-5 镰状细胞贫血病理生理的总结图。K+，钾离子；NO，一氧化氮；PS，磷脂酰丝氨酸；RBC，红细胞；ROS，活性氧簇；TF，组织因子；WBC，白细胞；XO，黄嘌呤氧化酶

期表现差异明显。同一异常基因型的异质性也提示一定有多种其他因素参与了镰状细胞贫血的病理过程。其病理学已远非简单的缺氧导致的微血管阻塞。镰状细胞贫血是一种慢性炎症状态,期间有急性炎症发作,在急性炎症发作时,除了几十年前已经发现的血红蛋白多聚化异常外,还有内皮细胞、中性粒细胞和单核细胞、血小板、凝血途径、一些血浆蛋白、黏附分子及 NO 代谢紊乱等的相互作用(图 49-6)。异常的腺嘌呤核苷信号通路和不变自然杀伤 T 细胞(iNKT)的激活也参与了疾病病理。另外,还存在组织特异性血管床的复杂差异和同一器官不同部位的血管的差异。除了 β-珠蛋白基因之外的其他基因变异可以改变器官损伤的环境条件,也可影响临床表现。

镰状细胞贫血的病理生理学在不同章节分别讨论,但因为没有一个单独的主要的途径能解释它临床表现的多样性,所以也没有一个单独的治疗方案能消除所有的病理表现。大部分的实验都是单独在动物模型或者相对简单化的实验条件下做的,很少有在人体进行的体内实验,所以,无法反映本病的复杂性。

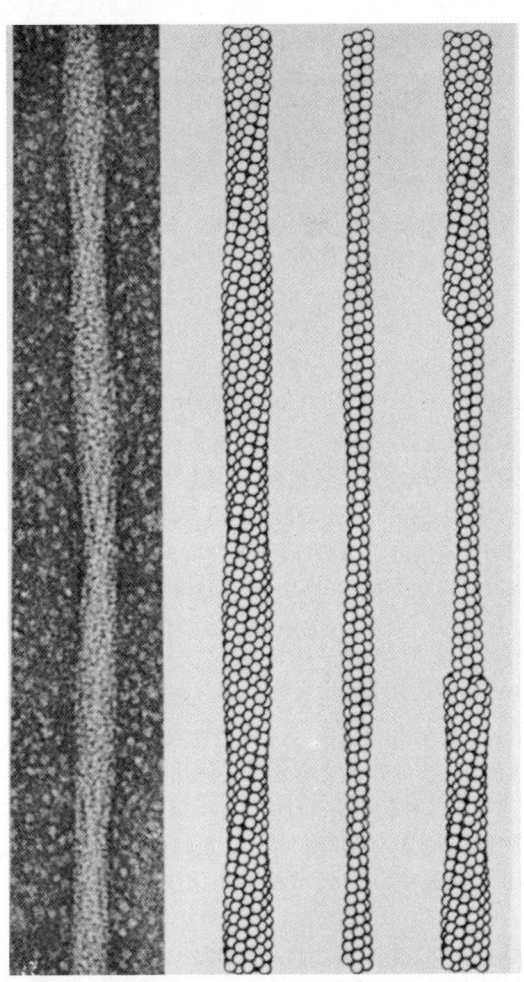

图 49-6　HbS 纤维的电子显微镜照片和通过三维图像重建推断的结构。重建的纤维以球模型为代表,每个球形代表一个 HbS 四聚体。模型显示为外部的套(左)、内核(中)和内外纤维丝的组合(右)。(经许可转载自 the University of Texas Medical Branch.)

血红蛋白多聚化

脱氧的 HbS 分子聚积达到热动力学的临界值时,可形成多聚体。这个过程称为"同源成核",可促进多聚体生长的最小聚集体被称为临界核[9-24]。随后,在先前形成的多聚体上再加上脱氧的 HbS 分子被称为异源成核,导致多聚体分支。所以,多聚体的生长是一指数过程,其中在出现脱氧 HbS 分子与多聚体形成之间有一个时间延迟。延迟时间与 HbS 分子的浓度呈反比。多聚体的形成改变了红细胞的流变学特征。

与脱氧状态不同,氧合 HbS 的四级结构不能维持轴向和侧向的疏水接触,这也解释了再氧合后细胞的去镰变现象[25-28]。去氧 Hb S 氧合的镰变过程起初是可逆的,但红细胞在循环中反复的镰变与去镰变时,细胞膜受损,镰形细胞在氧合时不能再回到其正常的双凹圆盘形态。这些细胞称为不可逆镰形细胞。聚合化的速度和程度依赖于几个因素,包括细胞内血红蛋白浓度,出现除了 HbS 之外的其他血红蛋白、血氧饱和度、pH 值、温度和 2,3-BPG 水平[29]。含有多聚体的镰形红细胞通过微循环的时间延长,以及甚至在动脉循环中的氧饱和度水平,含有多聚体的致密的镰形红细胞数量也增加并快速脱氧,促使形成微血管栓塞[29-32]。但也有人认为 HbS 多聚化并不是镰状细胞病理生理的决定因素,理由包括,尽管发生持续性红细胞镰变,但却没有明显临床症状发作、中性粒细胞升高和血管闭塞发作期(VOEs),以及出现的临床特点表明是大血管而不是微血管病变,例如大血管脑卒中[33]。

细胞脱水

HbSS 红细胞中的细胞膜损伤打破了阳离子的动态平衡,维持细胞内钾浓度的能力下降。钙激活的钾离子通道(Gardos 通道)、钾-氯共转运通道和镰化诱导非选择性阳离子泄露通道参与了镰状红细胞脱水。最终结果是细胞内钾和水的流失并导致细胞脱水[34-39]。这改变有效地增高了红细胞内血红蛋白浓度,促进镰变。

溶血和 NO 清除

NO 是血管内皮细胞的重要组分,具有血管舒张、抗炎及抗血小板作用[40]。NO 是一可溶性气体,由内皮细胞的内皮型一氧化氮合成酶(eNOS)催化 L-精氨酸合成[41]。镰状红细胞溶血后释放红细胞 L-精氨酸,使精氨酸转变为鸟胺酸,从而限制 NO 合成所需 L-精氨酸的供给。据记载,在 SCD 患者,尤其在 VOE 时,由于内源性 NO 合成酶(NOS)抑制物水平的升高,特别是非对称性二甲基精氨酸(ADMA)和 L-精氨酸的减少,导致 NO 生成减少[42-46]。血浆精氨酸的降低和 ADMA 的升高也可引起 NOS 偶联,导致活性氧簇而不是 NO 的产生[47,48]。慢性溶血致血浆游离血红蛋白释放,导致 NO 耗竭,引起内皮功能障碍,利于镰状细胞黏附[49,50]。

细胞黏附性异常

几个小组的杰出研究显示,与正常红细胞不同,镰状细胞黏附于激活的内皮[51,52]。新近释放的红细胞即网织红细胞高表达黏附分子、整合素 α4β1 和 CD36,且比致密的镰状细胞对内皮黏附性更强[53,54]。与浓密红细胞的黏附相比,内皮网织红细胞的黏附增加被认为是继发于变形红细胞黏附于内皮细胞,然后致密的红细胞被网罗,导致微血管堵塞[29]。其他参与镰状红细胞-内皮细胞相互作用的分子包括血管细胞黏附分子-1(VCAM-1)、整联蛋白 α V β3、P-选择素、P-选择糖蛋白配体(PSGL)-1、E-选择素、Lutheran 血型抗原及凝血酶敏感蛋白[55~60]。据推测,黏附的部位在毛细血管后微静脉,在这里镰变红细胞与黏附在内皮上的白细胞相互作用,而不是直接黏附在内皮[31]。

中性粒细胞增多是镰状细胞贫血的不良预后因素。因为黏附的白细胞比较大,比红细胞引起的血管孔径缩小更严重。在镰形细胞贫血中,细胞渗出发生在毛细血管后微静脉,即发生血管阻塞处[31,61~63]。中性粒细胞整合素 αMβ2 微结构域捕获镰状红细胞在镰状细胞老鼠模型中引起血管阻塞。单核细胞在镰状细胞贫血中也高度激活,这些单核细胞通过增加肿瘤坏死因子(TNF)-α 和白介素(IL)-1 的产生而促进内皮激活[60]。中性粒细胞黏附分子、L-选择素蛋白以及整合素 αMβ2 水平的增高都与严重临床表型相关[61,64]。

炎症和慢性血管病

镰状细胞贫血特征是慢性白细胞增高、中性粒细胞及单核细胞异常激活,以及某些促炎症介质增高,包括 TNF-α、IL-6 及IL-1β。一些黏附分子上调,包括 VCAM、选择素、整合素,急性期反应蛋白、C-反应蛋白、分泌型磷脂酶 A2(sPLA2)以及凝血因子的激活[46~76]。红细胞释放胎盘生长因子(PlGF)可激活单核细胞产生炎症因子和通过内皮素 B 受体上调内皮素-1 通路。内皮素-1 是强大的血管收缩剂,其上调与 SCD 的预后不良有关。胎盘生长因子也被认为是与疾病严重程度相关的独立因素[77,78]。高铁血红素可通红系 Kruppel 样因子激活 PlGF,因而PlGF 可能在铁过载的病理生理中也起重要作用[79]。红细胞的黏附异常导致炎症,还是炎症导致红细胞异常黏附于血管内皮细胞,仍然是公开争论的问题。也许两者皆有可能是正确的,因为红细胞黏附后刺激内皮细胞活性,而感染诱导的炎症在临床上使患者的血管病变加重。

镰状细胞性贫血患者的血管床所呈现的变化类似动脉硬化性血管疾病的表现:大血管内膜增生以及平滑肌细胞增殖。但是却未在此类贫血患者血管中发现动脉硬化性血管疾病特有的脂质斑块[64]。

缺血-再灌注损伤

类似于其他疾病状态,如心肌梗死,血管阻塞消除后导致再灌注损伤,其特征为通过黄嘌呤氧化酶激活导致氧自由基形成的增多、产生氧化性应激、脂质过氧化、细胞黏附分子和炎症过程中的关键因子核因子 NF-κB 的上调[64,82,83]。

凝血系统激活

凝血系统的启动因子-组织因子(TF),在镰状细胞贫血患者中升高[40,74,85~87]。在 SCD 中,可见到来源于单核细胞、巨噬细胞、中性粒细胞和循环内皮细胞的负载有组织因子的微粒(MPs)[58,68,74,88]。文献报道的结果在表达 TF 的微粒的表现和作用方面存在矛盾。在 SCD 中,表达 TF 的微粒和促凝活性之间缺乏关联。红细胞和血小板释放的 MPs 不表达 TF,且是 SCD中微粒的主要成分。红细胞和血小板释放的不表达 TF 的微粒通过磷脂酰丝氨酸依赖的机制激活了内源性凝血途径,这在

SCD 微粒依赖出凝血激活中起主要作用。血管通透性的增加和继发于反复镰变的红细胞表面磷脂酰丝氨酸暴露的增加使外周血管 TF 和血浆,凝血因子之间的相互作用成为可能,为凝血系统激活提供了原动力[89]。凝血酶生成的增加、血小板的活化和蛋白 C 和蛋白 S 的降低有利于促凝状态的形成[69,90,91]。血浆 D-二聚体、凝血酶-抗凝血酶复合物、凝血酶原片段 1.2 和纤溶酶-抗纤溶酶复合物的升高提示凝血酶介导的凝血增强并继发纤溶[92]。镰状细胞贫血患者的血浆含有较多 von Willebrand因子超大多聚体,这是由于内皮释放增加和 ADAMTS13(整合素样金属蛋白酶与凝血酶 1 型-13)的切割障碍引起的[93]。

腺苷通路

细胞应激引起腺嘌呤核苷酸的降解,导致腺苷的产生。腺苷的动态平衡需要两种酶来维持:腺苷激酶可使腺苷磷酸化至腺苷一磷酸,腺苷脱氨酶可使腺苷转变为肌苷。腺苷信号通路由四个具有不同功能的受体组成。在大多数白细胞和血小板表达的 A2AR 通路可引起抗炎效应;而 A2BR 通路通过缺氧诱导因子(HIF)-1 介导磷酸二酯酶减少引起 SCD 小鼠阴茎异常勃起[5]。A2BR 通路也可引起红细胞 2,3-BPG 的增多导致氧和血红蛋白的亲和力下降,促进镰变。用聚乙二醇化的腺苷脱氨酶治疗 SCD 小鼠可使减少溶血和缺氧复氧损伤[94,95]。

镰状细胞性状

如果只是遗传了一条 HbS 等位基因,称为镰状细胞性状(Hb AS)。估计全世界有 3 亿该性状携带者[96]。在镰状细胞性状中 HbA 所占比例(约 60%)总是高于 HbS(约 40%)。

HbAS 通常被认为是一种没有临床表现的状态,细胞中的HbA 除了一些非常特殊的情况外都可以阻止镰变。Hb AS 细胞在 O_2 张力大约为 15torr 时发生镰变[97]。

据报道,HbAS 个体在运动且限制液体摄入时,血浆髓过氧化物酶和红细胞镰变增多[98]。与正常人或者 HbAS 同时伴有 α-珠蛋白生成障碍性贫血者比较,运动后 HbAS 的血浆 VCAM-1水平升高并维持在高水平,提示该人群微循环有细微的功能障碍[99]。HbAS 个体的骨骼肌肉毛细血管的结构与健康个体不同。在有 HbAS 的黑人军人中,猝死危险可增加 30 倍[100]。尽管存在争议,2009 年全国大学体育协会推荐在所有学生运动员中强制检测 HbAS[101]。

肾功能异常是 HbAS 最常见的表现之一。肾髓质环境呈现缺氧、高渗和 pH 值降低,更容易产生红细胞镰变。肾乳头坏死引起镜下血尿或肉眼血尿通常是无痛的。如果有持续肉眼血尿,应该排除肾脏肿瘤及肾结石。等渗尿可能见于并参与了运动诱导的横纹肌溶解和猝死[102]。肾髓质肉瘤是种少见但严重的 HbAS 并发症。HbAS 女性发生泌尿道感染的风险较高,尤其在怀孕期间。Hb AS 合并多囊肾患者早年即可发生终末期肾病,HbAS 也参与了促红素抵抗[103]。

HbAS 个体在极端环境条件下发生脾梗死;大多数能自发缓解[104,105]。对出现外伤性眼前房积血的 HbAS 个体应当谨慎给予即刻医疗干预[106]。Hb AS 患者静脉血栓栓塞的危险性比无镰状性状的个体增加了两倍。肺栓塞发生的危险性比深静脉血栓更高[101,105]。HbAS 患者在围术期的发病率和死亡率并不增高。Hb AS 患者寿命正常[107]。

实验室特征

镰状细胞贫血实验室表现为出现溶血性贫血的证据,乳酸脱氢酶(LDH)、间接胆红素和网织红细胞计数升高,而血清结合珠蛋白降低。贫血通常表现为正色素正细胞性,其稳态血红蛋白水平通常在 50～110g/L[1,108]。红细胞密度增高但平均细胞血红蛋白浓度(MCHC)正常[109]。相对于贫血程度而言,血清红细胞生成素水平降低[110]。即使在无症状的患者,也能观察到中性粒细胞及血小板升高,反映存在持续的低度炎症[111,115]。

血浆维生素 E 及锌水平低下[114~116]。血清铁蛋白增高,尤其在铁过载患者。在伴有肺动脉高压(PH)及充血性心力衰竭的患者,可见大脑钠尿肽升高。形态学上,血涂片检查可见典型的镰形红细胞,骨髓常表现为红系增生过度。

应用高效液相色谱法(HPLC)及等电聚焦法可精确诊断镰状细胞贫血[117]。快速检测方法如溶解性实验以及焦亚硫酸钠使红细胞镰变的实验可靠性较差[118]。聚合酶链反应(PCR)是产前诊断的首选方法[119]。在 HbSS、HbSC 或者 HbSβ0 患者中,检测不到 HbA。而在 HbSβ[+] 患者中,可检测到不等量的 HbA(视 β-珠蛋白生成障碍性贫血突变的严重程度而定)。

病程及预后

从 1968 年起,美国 SCD 的死亡率出现下降趋势,与肺炎链球菌多价疫苗(PCV 7)的引入相符。与 1979 年到 1998 年相比,1999～2009 年婴儿的死亡率降低了 61%,1～4 岁儿童降低了 67%,5～19 岁的小孩降低了 35%。这几十年的比较发现儿童到成人医疗的转变增加了死亡率[120]。美国 Hb SS 男性和女性患者平均预期寿命分别是 42 岁和 48 岁[121]。在牙买加,男性和女性人群的中位生存期分别为 53 岁和 58 岁,在 1943 年前出生的人只有 44% 在 2009 年仍活着[122]。随着镰状细胞贫血人群的衰老,死亡原因将从感染变为与终末器官损伤如肾衰相关。

临床特征及治疗

建议读者参考 NIH(National Institutes of Health),NHLBI(National Heart,Lung and Blood Institute)2002 年的指南中有关内容的详细综述,修订的指南于 2014 年秋季在 http://www.nhl-bi.nih.gov/health-pro/guidelines/sickle-cell-disease-guidelines/上发布[123]。对 SCD 的一般治疗及疼痛的处理另有描述(表 49-2)。

镰状细胞危象

镰状细胞病人的典型病程为尽管存在慢性贫血和继续进展的血管阻塞,但功能相对正常,当出现疼痛的增加和实验室各种参数的一系列改变时,被定义为"镰状细胞危象"。危象通常被分为 VOEs、再障危象、滞留危象及高溶血危象。

血管阻塞危象　SCD 的标志就是 VOE。它是本病最常见的临床表现,但不同个体的发生频率有所不同。它是由血管闭塞加重后导致组织缺氧引起,表现为疼痛。血管闭塞可影响任何组织,但病人通常诉胸部、下背部和四肢疼痛。也可发生腹痛,与其他原因引起的急腹症相似。不同的患者在 VOE 时疼痛的模式不同,但是每个患者复发时的疼痛模式通常与前相似。患者也常有发热,即使没有感染时也可出现发热。脱水、感染、天气寒冷等可诱发危象发作,然而大约大多数患者找不到诱发因素[124]。

表 49-2　SCD 中的病理生理机制及可能的治疗靶点

病理生理/并发症	治疗措施
Hb S 多聚化	Hb F 诱导
细胞脱水	Gardos 通道抑制
	钾-氯共转运通道抑制
黏附至内皮细胞	
红细胞	抗选择素
	抗整联蛋白
中性粒细胞	抗选择素
	静注免疫球蛋白
	羟基脲
炎症	NF-κβ 抑制
	免疫调节剂
	羟基脲
	他汀类药物(statins)
NO 耗竭	NO 供体(NO,HU,BH4)
	前列腺素 E5 抑制
	溶血的调控
凝血	组织因子抑制
	抗血小板治疗
	抗凝治疗
脾功能减退/感染	青霉素预防治疗
缺血再灌注	黄嘌呤氧化酶抑制
铁过载	铁螯合

图 49-7 显示了 VOEs 的各个阶段[125]。约有 20% 的患者在出院后一周内由于危象需要再次入院[125]。

危象分期有利于临床研究,特别是对疼痛的处理,在危象早期介入可使患者预后较好。

再障危象　镰状细胞贫血中的再障危象的产生是由于尽管有持续溶血,但是红细胞生成明显减少,导致急性严重的血红蛋白水平下降。特征性实验室发现为网织红细胞计数减低至 1% 以下。最常见的病原体为细小病毒 B19,可黏附于红系祖细胞上的 P 抗原受体,导致红细胞生成暂时停止(参见第 36 章)。因为会产生保护性抗体,所以,细小病毒 B19 导致的再障危象很少会反复发作。其他细小病毒 B19 相关的少见并发症包括急性脾脏滞留、肝脏滞留、急性胸腔综合征,骨髓坏死和肾衰竭。患者通常在两周内恢复,但严重有症状的贫血需要红细胞输注。然而,重度贫血患者需要输注红细胞。对细小病毒 B19 感染的 SCD 患者的同胞应该密切监视再障的发生,因细小病毒 B19 的继发性感染率高(>50%)。考虑到细小病毒 B19 感染会增加胎儿水肿的危险,患者需要从怀孕个体总分离出来监测[126]。

滞留危象　此类危象的特征是突然出现的大量红细胞汇聚,主要是在脾脏,肝脏次之[127]。危象通常见于发生自发性脾切除之前的儿童(通常<5 岁),但也可见于有持续性脾脏肿大的 HbSC 病或 Hb Sβ-珠蛋白生成障碍性贫血成人患者[128~130]。轻型滞留危象发作时血红蛋白常高于 70g/L,而重型发作时血红蛋白常低于 70g/L 或者较基线水平下降 30g/L[131]。

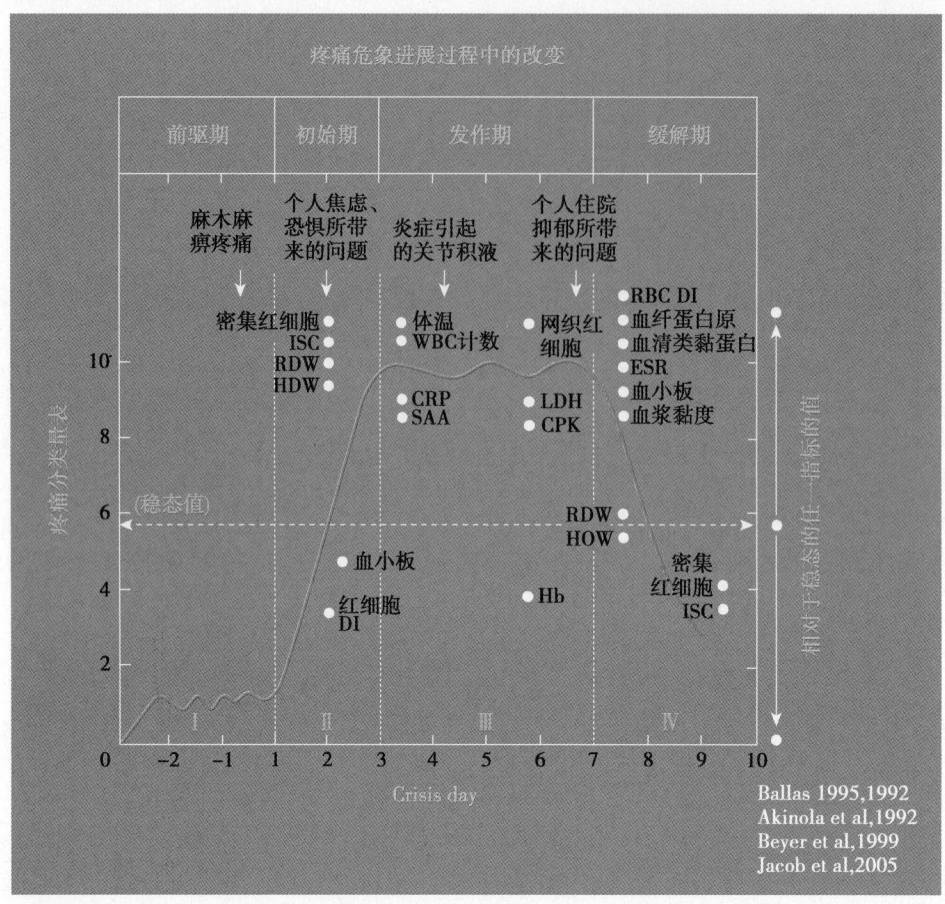

图 49-7　一个没有明显感染或其他并发症的严重镰状细胞疼痛危象的成人在疾病进展过程中发生的典型事件图。这样的事件通常需要住院 9～11 天进行治疗。在危象发生的第 3 天疼痛最严重，在第 6 天或第 7 天开始疼痛下降。用罗马数字来表示危象的分期：Ⅰ期代表前驱期；Ⅱ期代表初始期；Ⅲ期代表发作期；Ⅳ期代表缓解期。X 轴上的点提示发生明显变化的时间点；Y 轴上的点用水平虚线表示与稳定状态相比变化的相对值。箭头提示当特定临床症状变得明显的事件。表示的值被不同的研究者报道了至少两次；无对照、不一致的或没有报道具体发生在危象哪一天的值未被显示。CPK，肌酐磷酸激酶；CRP，C 反应蛋白；ESR，红细胞沉降率；HDW，血红蛋白分布宽度；ISC，不可逆镰状细胞；LDH，乳酸脱氢酶；RBC DI，红细胞变形系数；RDW，红细胞分布宽度；SAA，血清淀粉样蛋白 A（经允许后使用该图 *SK Ballas，K Gupta，P Adams-Graves：Sickle cell pain：A critical reappraisal. Blood* 120（18）：3647～3656，2012.）

　　急性脾脏及肝脏滞留危象可表现为肝脾迅速肿大、疼痛、低氧血症和低血容量性休克。治疗包括红细胞输注。输血带来的风险是一旦危象缓解，滞留的红细胞又返回到全身血液循环，从而导致血黏度过高。脾滞留危象可复发率高，尤其在儿童。为防止复发而在年幼的儿童进行脾切仍有争议。有报道应用长期红细胞置换输注可延缓至患儿年龄较大时再行脾脏切除，而其他报道该方法并无任何益处。对于年龄<2 岁的患儿可行长期换血疗法，等年龄较大时再考虑切脾手术。推荐在危及生命的脾滞留危象第一期或慢性脾功能亢进时进行脾切。在危象时不推荐部分脾脏切除术和急诊切脾。重要的是要教育患者父母早期发现问题，以便及时寻求医疗护理[126]。

　　高溶血危象　高溶血危象是指出现溶血加速、血红蛋白降低、网织红细胞升高以及其他溶血的标志（高胆红素血症、LDH 升高）。由于不可逆的镰变和致密红细胞被迅速破坏和延迟型溶血性输血反应，高溶血可在 VOE 缓解期发生[126,132]。

疼痛的处理

　　SCD 患者有急性疼痛、慢性疼痛或者两者兼具。作为一种

症状，疼痛的强度常被治疗者低估，也未给予充分治疗，尤其是经验不足的医师。患者常被认为是来寻求药物或者是药物成瘾，而事实上只有不足 10% 的患者药物成瘾，与其他疾病状态相当。疼痛缓解不满意使患者行为对护理人员来说像成瘾的征象——一种被称为假性药物成瘾的状态。一项研究比较了频繁或者不常就诊于急诊室的镰状细胞贫血患者，发现频繁就诊于急诊室的患者生活质量明显降低并且反映病情严重程度的标志增多，澄清了患者频繁急诊是因为他们对麻醉药成瘾的错误认识，事实上是因为他们的病情可能更加严重[31,33～137]。具有里程碑意义的镰状细胞疼痛流行病学研究提示成人 SCD 患者在家时有 55% 的时间可出现疼痛，儿童的疼痛研究结果则有很大不同，儿童大约 9% 在家时间可出现疼痛[138,139]。

　　急性疼痛可用阿片类（opioids）、非甾体类抗炎药、对乙酰氨基酚（acetaminophen）或这些药物联合应用。对疼痛的即刻评估及适当用药后的再评估直到疼痛缓解是十分重要的。对于成人或者体重超过 50kg 的儿童，可用吗啡（morphine）起始剂量为 0.1～0.15mg/kg。氢吗啡酮（hydromorphone）静脉给药剂量应该为 0.015～0.020mg/kg。这些推荐剂量是对未用过阿片

的患者而言,是在剂量范围的低限[123,140,141]。由于神经系统的副作用,哌替啶(meperidine)的使用出现下降,尤其在肾衰患者,这些患者由于联用其他药物而有5-羟色胺(serotonin)综合征风险[142~144]。吗啡的应用也并非毫无风险,人们越来越担心吗啡引起的急性胸腔综合征、烦躁不安和神经兴奋性副作用等的增多[125]。在决定阿片的起始用量时,应该考虑先前阿片治疗情况,因为这些患者可产生耐受性并需要更高的剂量。如果有肝肾功能不良,非甾体消炎药和对乙酰氨基酚应慎用。对于急性疼痛的处理最好在镰状细胞病患者专用的环境下进行[145]。需要多科合作处理疼痛,尤其是慢性疼痛[146,147]。应警惕并处理阿片的副作用。抗抑郁药物、抗惊厥药物、可乐定(clonidine)可用于神经病性疼痛。有时,严重的无法控制的疼痛可能需要红细胞输注,使血液中镰形红细胞降低至30%以下[148]。

关于优化SCD疼痛控制的数据目前仍然缺乏。一个优化患者止痛策略的随机临床试验由于获益差而被终止[149]。一个用NO吸入治疗VOE的临床试验并不能改善疼痛[150]。

肺部表现

急性胸腔综合征　急性胸腔综合征(acute chest syndrome,ACS)是SCD患者的一组症状和体征,包括胸部X线检查可见由肺泡实变而非肺不张所致的新的浸润灶、胸痛、发热、呼吸急促、喘息或咳嗽及低氧症(图49-8)[151]。临床检查有呼吸系统的表现但缺乏影像学发现的情况下,也应该要高度怀疑ACS并密切监测。ACS是SCD患者死亡的头号原因[121]。年龄不同ACS病因也不同,病毒或细菌感染是儿科年龄组的主要死亡原因,VOE时骨髓坏死导致的脂肪栓塞是成人组的主要死亡原因[152,153]。重要的病原体包括肺炎衣原体、肺炎支原体、肺炎链球菌、金黄色葡萄球菌、细小病毒B19、呼吸道合胞病毒和流行性感冒。不管是何种原因诱发的ACS,其发病机制都包括肺内红细胞镰变增多,肺内炎症及微血管通透性增加和肺泡实变。ACS可很快进展到肺浸润和实变,导致急性呼吸衰竭,需要气管插管和通气辅助。

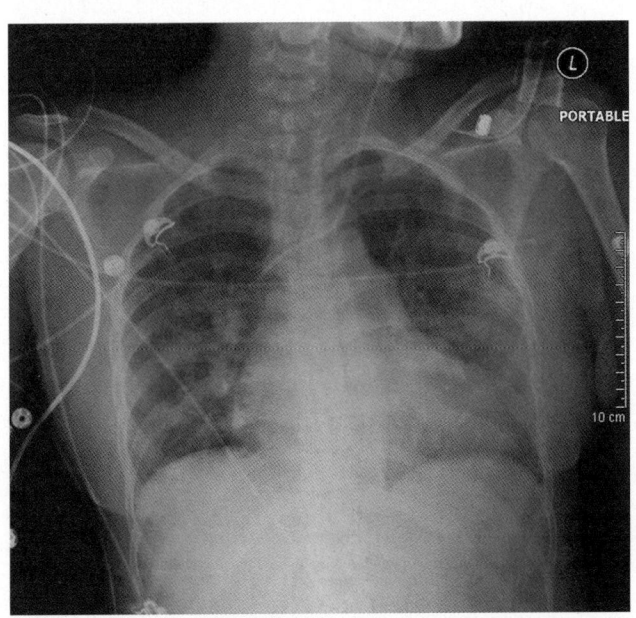

图49-8　一例30岁的女性SCD患者进展为胸腔综合征时的前后位胸片,显示双侧、斑块状肺浸润

呼吸衰竭的独立危险因素有年龄>20岁、血小板计数少于20×10⁹/L、多叶肺受累和心脏病史[152]。血小板减少是ACS住院期间出现神经系统并发症的独立预测因素,在国家急性胸部综合征研究中,成人患者发生率为22%[154]。

ACS的治疗包括给氧、刺激性呼吸机、充分止痛以避免胸甲板疗法、覆盖所示的非典型细菌和流感的抗生素治疗、避免过量饮水、应用支气管扩张剂以及红细胞输注以减少肺内镰形红细胞[152,155~160]。糖皮质激素的使用可以延缓ACS的病程,但其使用尚待完善,且增加了在ACS缓解后VOE的再住院率[153]。sPLA2是ACS的预测因素,但是一个基于sPLA2增高进行早期输注的临床试验由于获益差而被终止。由于羟基脲在成人和儿童中分别可降低50%和73%的发生率,所有的有ACS史的患者都应该进行羟基脲治疗[161]。

肺高压　PH定义为右心导管检查静息肺动脉平均压25torr,见于6%~11%的SCD患者。三尖瓣返流速度增快2.5m/s在SCD的PH患者中的阳性预测值为25%,见于1/3患者。当患者经右心导管检查确认为PH,当出现三尖瓣喷射返流速度增快2.5m/s或血清N-末端脑钠肽前体(NT-pro-BNP)160pg/ml时提示较高的死亡风险[162]。

NO的代谢异常、溶血和炎症参与了PH的病理生理过程[162]。其他原因包括ACS反复发作引起的肺实质疾病和血栓栓塞。

PH临床症状包括乏力、眩晕、劳力性呼吸困难、胸痛和晕厥。这些症状被认为与PH无关,因为在SCD患者中PH常得不到诊断。

SCD应根据与SCD无关的原发性肺高压的治疗指南对肺动脉高压进行治疗。两个关于波生坦(内皮素受体阻滞药)临床试验由于发起者的撤回而终止。一个关于昔多芬的临床试验由于VOE发生率上升早期就终止了。静脉血栓栓塞的PH患者应予无限期的抗凝治疗。

羟基脲应给予所有具有任何上述增加死亡率的危险因素的患者[162]。

哮喘、肺功能试验异常及呼吸道高反应性　哮喘是常见的并发症。SCD患者哮喘的发病率较高与ACS、VOE、卒中和死亡率的危险性增高相关。呼吸道高反应性见于2/3的SCD患者,通过肺功能检测支气管扩张反应阳性证实,与基线功能无关,对冷空气或乙酰胆碱刺激有反应。与哮喘相关的炎症、低氧血症及氧化性应激增高均可参与SCD的血管病变[163]。

来自镰形细胞病合作研究(CSSCD)的资料显示,310例患者中90%出现肺功能试验异常,其中的绝大多数有限制性肺疾病。

哮喘的治疗参照非SCD人群的治疗指南[164,165]。

心脏表现

SCD贫血可通过增加搏出量而使心输出量增加,心率增加很少[166,167]。

临床表现为高动力循环引起的,包括强有力的心前区心尖搏动以及收缩期和舒张期血流杂音,在血流动力学应激增加时,可增加心动过速的发生。心脏舒张期及收缩期的异常可在儿童期很早开始出现,且是死亡的独立风险因素,PH患者发生死亡的危险更大。左室肥大常见,并可随年龄而进展,晚期可发生左室功能障碍。心肌梗死是SCD中尚未被确认的问题。心外膜冠脉病少见,微血管缺血很可能是其原因。40%尸解的患者被报道心源性猝死[168~170]。以前心源性猝死归因于镇痛剂过量，目前在绝大多数的患者中被认为继发于心肺疾病。SCD患者QTc延长、房性和室性心律失常、非特异性ST-T波改变常见。胸痛患者应进行彻底的检查以排除心脏疾病。心脏磁共振可能是进行微血管血流现象和心脏铁过载定量的一个很好的方法[171,172]。SCD患者血压明显低于年龄、性别和种族匹配的对照组，低血压部分继发于贫血[173]。轻度的高血压与器官终末损伤相关。SCD患者可用利尿剂，但应谨记患者可有顽固性低渗尿并易于发生脱水，这些可促进VOE。

中枢神经系统

最初曾经被认为是小血管疾病，SCD中的脑卒中却是一种可带来灾难性后果的大血管现象，在20岁以下的患者中发生率大约为11%[174,175]。在生命的前10年发生脑卒中的风险最高，而29岁以后是第二个较小的发病高峰期。缺血性脑卒中最常见于儿童及年龄较大的成年人，而出血性脑卒中主要发生在30多岁的患者[175]。卒中在初发后的最初2年内复发最为常见[176]。表现为磁共振显像（MRI）T2信号异常增高的隐性梗死，从婴儿期开始发生，到14岁时累积发生率为37%。隐性梗死发生在脑的分水岭区域，不能经颅多普勒超声的异常血流进行预测，尽管有慢性灌注但仍可进展[177~180]。尽管由于贫血和低氧使脑显像正常，但在无症状的成人中发现有神经认知的减退[154]。

因贫血及低氧血症，SCD患者脑血流显著增加，但没有加重缺氧应激，从而易产生缺血[181,182]。大血管狭窄发生在连接处，有许多其他因素参与包括慢性溶血、NO代谢紊乱和血管自身调节受损，特别易发生在Willis环，没有经典的动脉粥样硬化斑块形成[182]。脑血管疾病其他少见的原因包括脂肪栓塞及静脉窦血栓。报道先前发生过脑卒中的患者中，五分之一以上有烟雾型脆性血管，可能以后会导致出血性脑卒中[183~188]。

缺血性脑卒中的危险因素包括短暂性缺血发作、新近发作或反复发作的ACS、夜间缺氧、隐性梗死、高血压、乳酸脱氢酶升高和中性粒细胞升高，而糖皮质激素的使用和近期输血史是出血性脑卒中的独立风险因素，特别在儿童中[175,189~195]。除HbSS之外的其他镰形细胞基因型比HbS α-珠蛋白生成障碍性贫血的风险要低[175,196,197]。然而，预测脑卒中的最好风险因素是在TCD图上检测到主要颅内动脉中的血流速度增高[197]。血流速度低于170cm/s为正常。介于170~200cm/s之间被称为条件性增高，而大于200cm/s则被认为升高，在2~16岁儿童中与缺血性脑卒中增加10倍相关。

SCD患者的同胞发生脑卒中的频率也比正常增高，有可能其他修饰基因也对脑卒中的风险有贡献[183]。TNF(-308)G/A启动子的多态性与大血管脑卒中风险增高相关，IL-4受体基因503S/P变异型虽然未在受试人群达统计学显著性，但也与风险增高相关。白三烯C4合酶(-444)C变异型可能具有保护性[228]。SCD患者脑卒中的临床特征包含其他疾病脑卒中的典型发现，包括但不限于偏瘫、癫痫、昏迷、感觉错乱、头痛和脑神经麻痹。在IQ、记忆力、语言和执行力方面的神经认知障碍也有报道[154,198]。

急性脑卒中中的影像学检测方法与非SCD患者相同，包括MRI和磁共振血管造影（MRA）。

预防首次脑卒中　根据镰形细胞病脑卒中预防（STOP）研究的结果，建议年龄>2岁的无症状HbSS病儿童应该使用TCD筛查脑卒中风险[197]。那些TCD有高血流的患者应该给予长期红细胞输注以预防首次卒中发作。即使血流速率正常或条件性增高的患者也应该每3~12个月复查TCD，因患者可进展为高危类型。尽管TCD筛查遇到一些阻力，但基于STOP研究而作出的临床实践改变已使1991年以来的脑卒中发生率下降[199,200]。

预防二次脑卒中　对于发生过一次脑卒中的SCD患者且未行长期输血的，应该给予输血治疗以预防脑卒中再发。交换输血优于周期性红细胞输血法，因其不仅能避免铁过载，而且可进一步降低卒中风险。在一项回顾性研究中，接受周期性输血治疗的儿童脑卒中复发的相对风险比交换输血高5倍[201]。尽管接受了慢性输血，患者仍可有脑卒中复发，特别是HbS超过30%的SCD患者[202]。在患者获得足够剂量的羟基脲之前同时维持输血，脑卒中复发率与只给长期输血相当，而在开始给予羟基脲治疗之前突然停止输血有负面影响。在超过90%的受试患者中，羟基脲降低了条件性和增高的TCD速度[203]。然而，一个随机临床试验比较了输血合用铁螯合剂和羟基脲合用静脉放血术，发现羟基脲组有10%的卒中发生率，因而建立了输血是更好的预防措施[204]。

抗凝治疗在SCD患者中尚未被研究，故目前还不能对该治疗进行推荐。颅内出血的治疗与非SCD相关的颅内出血治疗相同，输血在SCD中的作用也不太清楚，尤其是当颅内出血原因不明时。有脑底异常血管网病（moyamoya disease）的患者预后极为不佳，应用硬膜外脑动脉联合术（encephaloduroarterio-synangiosis）重建血管可对此类患者有益[205,206]。

泌尿生殖系统

肾衰竭　在肾髓质的缺氧、酸性和高渗环境中HbSS红细胞的镰变、氧化应激、肾脏前列腺素和内皮素-1的增加和肾素血管紧张素系统参与了SCD肾脏病的病理生理[207]。肾衰竭的发生率为4%~20%不等[208~211]。脱水是SCD急性肾衰最常见的原因。等渗尿在SCD中非常常见，可增加脱水风险，且不可逆[212]。对肾小球肥大、局灶节段性肾小球硬化和近端肾小管上皮含铁血黄素的沉积有报道，然而没有哪个病变是镰状细胞肾病特异病征性的。胱抑素C是反映肾小球滤过的一个精确指标，因而在肾功能的评估中优于血清肌酐[213,214]。SCD病人从婴儿期开始就相继出现肾小球超滤过、微量白蛋白尿和大量白蛋白尿，随年龄增加其发生频率也增加[122,161,215]。35岁以上患者的蛋白尿的发生率超过60%[213]。需要透析的终末期肾病提示预后差，中位生存期为4年[216]。

在SCD中，血管紧张素转化酶抑制剂能减少蛋白尿和高滤过，然而，仍需进行大规模的试验来确定该药的效果。SCD肾病的治疗遵循非SCD肾病的原则，包括有效控制血压、避免肾毒性药物和治疗尿路感染。观察到血清促红细胞生成素水平相对降低与贫血的程度呈正比，然而促红细胞生成素治疗在升高Hb同时，由于增加了血黏度可使VOEs的发生率升高[213]。

IV型肾小管酸中毒继发于远端小管钾离子和氢离子减少，可在肾功能降低的患者中引起不成比例的酸中毒和高钾血症。

血尿在镰状细胞性状章节中有讨论。

阴茎异常勃起　阴茎异常勃起发生在至少35%的男性SCD患者中，并导致严重的心理后果，由于常被少报，真正的发病率可能更高[217~219]。平均发病年龄为15岁，三分之二的患者有"口吃型阴茎异常勃起"，是指持续 3 小时以下的情况[220]。NO 代谢的重排和腺苷信号通路被认为是 SCD 阴茎异常勃起的主要原因[94]。超过 95% 的 SCD 患者发生的阴茎异常勃起被描述为由于缺血引起"低流动"状态，患者出现疼痛，归于医学急症。因为阴茎海绵体血窦中的红细胞镰变导致的静脉淤滞并形成促"镰变"因子的恶性循环。反复出现的阴茎异常勃起引起阴茎纤维化，导致 36% ~ 86% 的患者阳痿[258]。12 小时内勃起消退预示着预后较好[250,259]。

针吸阴茎海绵体并随后注入肾上腺素、交换输血、α 和 β 激动剂等都曾经被使用过，但有关疗效的数据很少。α 激动剂乙苯福林每天 50mg、麻黄素每天 15 ~ 30mg 可减少口吃型阴茎异常勃起的发生率[222]。激素治疗包括抗雄激素和促黄体素释放素可减少夜间勃起，但可导致性欲丧失[221]。输血治疗可引起神经系统后遗症"ASPEN 综合征"（Association of Sickle Cell Disease 与镰状细胞病相关，Priapism 阴茎异常勃起，Exchange Transfusion 置换输注），该综合征被认为继发于高黏滞血症，所以需要关注不能将红细胞比容提高超过 30%[223]。对一些顽固病例，曾采用分流术治疗，但导致了永久性阳痿[222]。阴茎修复术可改善性功能障碍。

夜间遗尿症　夜间遗尿症发生于 25% ~ 30% 的儿童镰状细胞病人群中，高于年龄匹配的对照组[224~226]。随年龄增长呈下降趋势，但在成人患者中仍多见。社会和环境因素、功能性膀胱容积减小和睡眠时觉醒降低似乎为致病因素。

肌肉骨骼系统

VOE 通常表现为骨髓梗死导致的肌肉骨骼疼痛、受累部位肿胀、发热和白细胞增高。通常认为骨髓增生过度通过降低局部血流和氧合作用导致这一现象。

指（趾）炎　指（趾）炎是指手指和脚趾的疼痛肿胀（"手-足综合征"）。它发生于婴儿早期，因为在这个年龄这些骨头中还存在骨髓造血。大多数发作在 2 周内消退[227~230]。骨骺梗死能导致关节疼痛和肿胀，与化脓性关节炎相似。在 BABY HUG 临床试验中发现羟基脲治疗可使指（趾）炎的发生率显著减少[161]。

骨髓炎、脓性关节炎和骨梗死　受损的细胞和体液免疫与骨骼的梗死导致该并发症，估计发生率为 12%。沙门菌属的不典型血清型、金黄色葡萄球菌和革兰氏阴性杆菌为主要病原菌。没有可靠的单一实验室或影像学检查可区分骨髓炎和骨梗死[227,229,231~235]。培养结果可能不能用于诊断，因为患者通常发热时会接受抗生素治疗，所以骨和关节穿刺中出现白细胞应要高度怀疑骨髓炎[126]。脓性关节炎倾向于发生在无血管性坏死的关节，也可见于臀部关节成形术。可累及多个关节。C 反应蛋白的升高应怀疑脓性关节炎，并应马上用合适的抗生素进行干预，以防止关节退化和塌陷[227]。椎体梗死及随后的塌陷在脊柱 X 线片上表现为椎骨典型的"鱼嘴"样改变。

骨质减少和骨质疏松症　骨质减少和骨质疏松症在镰状细胞贫血患者中很常见（30% ~ 80%），好发于腰椎。伴有局部骨重排的无血管性坏死可在股骨颈的骨密度测试中出现假阴性结果[126]。长骨的骨折常被漏诊，在年轻的 SCD 成人中骨折的自我报告率很高。骨质疏松的原因是多因素的，有性腺功能减退、甲状腺功能减退、营养不良和铁过载，其中铁过载可干扰成骨细胞功能，成为骨质疏松的主要原因[126,236~238]。超过 50% 的患者有维生素 D 缺乏症，其中的绝大多数（>80%）小于最优水平。

高剂量的补充维生素 D 可改善慢性疼痛和体力活动的强度[239]。

无血管性坏死　血管阻塞导致的长骨关节表面的梗死最常发生于股骨，其次是肱骨。以前曾经认为，相对于 HbSS，此综合征在 HbSC 病中的发生率更高。但是，随着 HbSS 患者寿命延长，此综合征在 HbSS 病患者中最为普遍[240~242]。而根据 CSSCD 估计，50% 的患者在 33 岁时将发生股骨头的无血管性坏死（图 49-9）。同时存在基因缺失的 α-珠蛋白生成障碍性贫血（$-\alpha^{3.7}$）和 VOE 的频繁发作史均为无血管性坏死的经典危险因素。其他危险因素包括男性性别、高浓度 Hb、低胎儿 Hb 和维生素 D 缺乏[126,243,244]。BMP6，膜联蛋白（annexin）A2 和 Klotho 基因的多态性与无血管性坏死相关[245]。

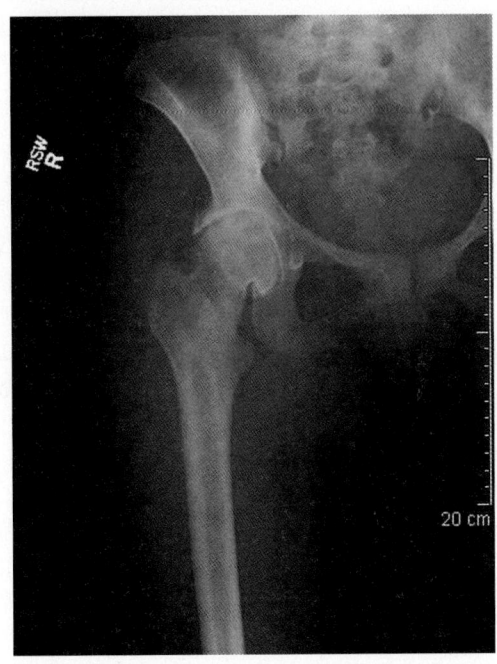

图 49-9　一例 31 岁的女性 SCD 患者右髋关节的无血管性坏死，图中显示斑驳的亮点和骨质硬化，以及股骨头轮廓不规则和关节间隙消失

患者表现为慢性关节疼痛，且受累关节的活动范围进行性下降。通常多关节受累[246]。绝大多数未治疗的患者在 5 年内进展为股骨头塌陷[247,248]。

已经应用多种方法对无血管性坏死进行了治疗，包括髓心减压术、截骨术、骨骼移植、表面关节成形术和关节置换。两个关于无血管性坏死中的随机临床试验比较了髓心减压术联合物理治疗与单纯物理治疗，结果两组的结果并无差异；但是随访时间短，其中一个临床试验包括了相当数量的 Ⅲ 期髋关节，标本量也有限[249]。以我们的经验，髓心减压术为无血管性坏死早期阶段的有效治疗方法。几项研究显示，SCD 患者全髋关节置换引起较高的骨科和医疗并发症。然而，其他研究却显示骨科并发症发生率较低。SCD 的结构性骨病使关节置换难度很大[250~252]。羟基脲和慢性输血治疗并没有显示可降低无血管性坏死的危险性[243]。

腿部溃疡

腿部溃疡发生于 2% ~ 40% 的 SCD 患者，且发病率存在地理差异，据报道牙买加的发生率最高[1,253]。在美国，4% ~ 6% 的

SCD 患者发生腿部溃疡,最常见于 10 岁以上的患者中[254]。通常发生于下肢,尤其是脚踝,并导致慢性疼痛和残疾。静脉淤滞为诱发因素,而同时伴有 α-珠蛋白生成障碍性贫血,则似乎具有保护作用。使用羟基脲与腿部溃疡的发生率增加之间的关系尚有争议[255]。转化生长因子(TGF)-β 和骨形态生成蛋白(BMP)通路中 KLOTHO、TEK 和其他几个基因的多态性与腿部溃疡有关[245]。一旦明确诊断,溃疡比较顽固且显著影响生活质量[256]。

腿部溃疡的治疗主要是靠经验。常用的治疗方法包括腿抬高、尽量卧床休息、创面湿-干敷、轻柔的清创术、乌纳糊靴(Unna boots,一种绷带)、治疗感染、局部或全身抗生素的应用。初步研究显示,编码多种细胞外基质蛋白的整联蛋白相互作用部位的肽(RGD 肽)能促进溃疡的愈合,但遗憾的是,因为非医学方面的原因,它从没有进入临床实用[257]。HbF 的增加和输血治疗偶尔可加快腿部溃疡的愈合[258]。

肝胆并发症

SCD 的慢性肝功能异常很常见且有不同的病因,包括血管阻塞、输血性铁过载、色素胆结石导致胆管阻塞、急性或慢性胆囊炎、病毒性肝炎和胆汁淤积[259,260]。常见的临床表现包括腹部右上象限疼痛、发热、肝肿大、恶心和呕吐。慢性溶血的胆红素水平通常不超过 6mg/dl,其中的绝大多数是间接胆红素升高[261]。因为有时天冬氨酸转氨酶升高相伴于溶血出现,故丙氨酸转氨酶的升高是反映肝损伤的更精确的指标。

在一个研究中,肝窦状隙的血管闭塞见于 39% 的患者;而以前累及肝的血管闭塞定义危急性镰状肝危象,报道见于 10% 的患者。发病率的不同是由于使用不同的包括生化和临床异常的诊断标准[262]。急性肝淤滞危象以快速增大的柔软肝脏和血容量减少为特征,类于脾淤滞,但更为少见。其需要马上红细胞输注治疗。肝内胆汁郁积伴血清胆红素水平高达 100mg/dl 是一种危重情况,需要交换输血来缓解;肝的合成功能丧失,表现为低血清白蛋白和出凝血蛋白异常,也可出现肾损伤。也有报道良性程度更高的胆汁淤积形式,用传统的方法治疗可恢复[263~268]。

慢性溶血可引起血红素分解代谢途径负荷的增加,导致非结合胆红素的升高和胆色素结石的形成。随年龄增加,胆色素结石发生率增高,据报道在 22 岁时胆色素结石发生率为 50%[267~271]。共遗传的 α-珠蛋白生成障碍性贫血(参见第 48 章)能降低镰状细胞病患者的胆红素水平,且尿苷二磷酸葡萄糖醛酸转移酶 1 家族(UGT1A1)启动子(TA)的重复数量(Gilbert 综合征相关的多态性)与胆结石和胆红素水平密切相关[272]。腹腔镜胆囊切除术被推荐用来治疗有症状的胆石症。对腹部超声检查有阳性发现但无症状的患者的治疗还有更多争议。在一项牙买加人的队列研究中,只有 7% 的超声结果阳性的患者有提示胆道疾病的症状且需要行胆囊切除术。而美国患者的症状似乎更加明显,且大多数在只有超声阳性结果后即切除的胆囊都有胆囊炎的病理证据[269]。无症状且超声图像筛查为阴性的患者需要观察,但是筛查的时间和频度尚未标准化。

眼睛并发症

视网膜的相对低氧的微血管系统有利于红细胞"镰变",与其他几种血管床类似。微循环阻塞发生后,随之出现新生血管

和动静脉瘤。出血、瘢痕形成和视网膜脱落导致失明为其后遗症。早期这些改变发生在视网膜周边,因此中心视力不受到影响。镰状红细胞性视网膜病包括非增生性和增生性改变。

非增生性改变包括"三文鱼斑"出血、外周视网膜损伤称为"透过云层的黑色日光"和彩虹斑,而新生血管具备增生性改变的特征,形成一种类似于海洋无脊椎动物的血管病灶形态,被称为"海扇"[273]。

据记录,增生性镰状细胞视网膜病患者血浆和眼内的血管内皮细胞生长因子、血管紧张素 1 和 2 及血管假性血友病因子增高。此外,色素上皮源性因子和血管生成抑制因子也增加,尤其在不能存活的"海扇"区[274~276]。

增生性镰状细胞性视网膜病不同于其他增生性视网膜病之处在于,高达 60% 的病例新生血管可自发消退[277,278]。牙买加人的队列研究结果报道 HbSS 患者的增生性镰状细胞性视网膜病的年发生率为 0.5/100,而 HbSC 患者为 2.5/100。在 Hb-SC 患者中的患病率也更高,在 30~40 岁间的患病率为 43%,而 HbSS 相应的患病率为 14%。然而,自发消退率为 32%。在进行该研究时,Hb SC 患者到 26 岁时,不可逆的视力丧失仅发生于 2% 病例中[277]。

在 HbSS 病中,视网膜中央动脉阻塞很罕见[279]。与对照组相比,SCD 患者的结膜血管分布减少,且在血管阻塞期间结膜血管分布进一步减少,且结膜红细胞速率也相应降低[280~283]。

在 SCD 患者可出现以发热、头痛、眼眶肿胀、继发于视神经功能障碍的视力受损等为特征的眼眶压迫综合征。眼眶骨髓梗死为常见原因[284]。

所有镰状血红蛋白病的患者应该从儿童期起每年进行眼科检查。此检查应该由眼科专家执行,应该包括前房的裂隙灯检查和包括视敏度和荧光素血管造影的详细的视网膜检查。

增生性镰状细胞视网膜病的治疗的评估有些复杂,因为可发生自然消退。激光凝固为最常用的方法。外伤性前房积血需要紧急转诊眼科,因为镰状红细胞增多能导致流出管道阻塞,导致急性青光眼。这个血管阻塞可引起视网膜和视神经灌注降低,导致进一步的视力问题。未吸收的玻璃体积血和视网膜脱落需要外科介入治疗。建议应用交换输血来保持 Hb A 高于 50%。中央视网膜动脉阻塞需要紧急的交换输血和眼科会诊[277,285~287]。眼眶压迫综合征可用糖皮质激素治疗,如果伴随感染不能排除可加用抗生素[126]。

脾脏并发症

功能性无脾为脾脏的单核巨噬细胞系统功能受损,可在 86% SCD 婴儿中出现。功能性无脾定义为血液中存在豪-周小体(Howell-Jolly bodies),以及即使能够触摸到脾脏,脾脏也不能摄取 ^{99m}Tc(锝-99m)。脾脏红髓中的血流减慢为促进红细胞镰变提供了条件。反复的脾梗死导致了"自体脾切除"。结果,患者易发生微生物感染,尤其是有荚膜的微生物如肺炎链球菌、流感嗜血杆菌和脑膜炎双球菌。7 岁之前的儿童高灌注可逆转功能性无脾。在部分年龄较大的患者中,骨髓移植和羟基脲也能逆转功能性无脾。脾隔离症发生于年幼的儿童中[289~293]。

妊娠期处理

在 SCD 孕妇中报道了不同的发病率和病死率,其中有些归因于地理位置和医疗普及程度。尽管 CSSCD 的数据提示流产

率和死亡率低,但其他研究提示与非 SCD 患者比较,死亡率增加了 10~100 个数量级[285~290]。30%~50% SCD 患者可发生早产,三分之二孕妇生产的婴儿出生体重低于第 50 百分位数[294,295]。孕期报道的 VOES 的发病率上升。一个研究比较了 SCD 孕妇和非 SCD 但有并发症的孕妇的妊娠结局,发现 SCD 患者尽管更年轻,但合并静脉血栓(VTE)、非出血性产科休克(定义为肺血栓、羊水栓塞、急性子宫内翻和败血症)的发生率显著升高[296,297]。其他研究发现了类似结果,特别在该人群中 VTE 的危险呈 5 倍的增加[295,297,298]。

考虑到先兆子痫和子痫的危险性增加,患者在孕 20 周后应仔细检测血压和蛋白尿。28 周后应进行胎儿无负荷脐带动脉多普勒超声研究,以识别可能从早期生产中获益的患者。妊娠期预防性红细胞输注研究的结果不一致。当患者 Hb 浓度低于 60g/L 时应输血,因为有报道在非 SCD 人群中低于该 Hb 水平,胎儿可出现异常氧合和死亡。除此之外,应根据 SCD 非妊娠患者指南行输血治疗[294]。根据动物模型和自发流产或胎儿死亡的小报道,羟基脲不推荐在孕期和哺乳期使用[299,300]。羟基脲可减少精子产生,因而男性患者需在其配偶试孕时暂停用药。缓解疼痛的止痛剂的使用没有被发现引起胎儿损伤,但妈妈曾在孕期暴露于止痛剂的宝宝应监测新生儿戒断综合征[294]。

考虑到不够充分的数据,尽管可能增加 VTE 的风险,对避孕药使用的建议同非 SCD 妇女[301]。

感染的预防和处理

多种原因使 SCD 患者易于发生感染,包括功能性无脾和中性粒细胞应答缺陷[302~306]。E. Barrett-Connor 在 1971 年发表的具有里程碑意义的论文中强调了这个问题的重要性[306]。功能性无脾能导致患者对带荚膜的微生物易感,特别是肺炎链球菌,小于 5 岁的患儿尤其易感。CSSCD 数据报道,小于 3 岁的儿童侵袭性细菌感染为每 100 名患者年率[patient years rate,感染次数/患者数量×时间(年)——译者注]为 8[307]。

鉴于感染的高发生率,尤其在儿童,感染预防和对已形成感染的快速诊断非常重要[308,309]。肺炎球菌疫苗 PCV7 可在婴儿期给予,在 2 岁前可产生有效的免疫应答。美国儿科学会推荐总共 4 次疫苗注射,分别在 2 个月、4 个月、8 个月和 12~15 个月时。PCV7 疫苗能减少 80%~90% 的侵袭性肺炎链球菌感染[310]。肺炎球菌多糖疫苗 PPV23 能覆盖更多的血清型,但在 24 个月之前不能产生免疫反应,此后,其免疫应答可持续 3 年。建议在 24 个月大时进行第一次免疫,3~5 年之后再加强免疫[309,311~314]。非疫苗覆盖的肺炎链球菌成为了重要的病原体,因而马上将疑似患者转到医疗机构进行治疗十分重要[315]。

目前推荐预防性应用口服青霉素,对于 0~3 岁的患儿剂量为 125mg,每天 2 次,对于 3~5 岁的患儿,剂量为 250mg,每天 2 次[316]。对于大于 5 岁的患儿,仅仅对反复出现肺炎链球菌感染或已经手术切脾的患儿给予预防性青霉素。对青霉素过敏的患者,可给予红霉素。

脑膜炎球菌疫苗覆盖大多数脑膜炎奈瑟氏球菌的分离株,为美国儿科学会所推荐[317]。应该给予患儿抗嗜血流感杆菌和乙肝病毒的标准的儿童免疫接种。流感病毒疫苗应该每年接种,因为呼吸道病毒感染后易发生侵袭性细胞感染。

患儿的父母和护理者应该学习怎样早期识别感染和寻求医学治疗。诊断已发生的感染,感染的部位和病原体可不同。对于侵袭性肺炎球菌感染,头孢曲松(ceftriaxone)仍为首选药物,尽管存在免疫介导的溶血方面的担忧。SCD 患者中常见的感染包括沙门菌性骨髓炎和引起肺炎的非典型细菌如肺炎支原体,均应该使用合适的抗生素进行治疗。

对于成人,感染并发症的范围可能有所不同。一项研究报道了成人患者发生血液感染的数据[302]。肺炎球菌感染罕见,而金黄色葡萄球菌为主要的病原体。感染金黄色葡萄球菌的病人更易发生骨骼-关节感染。那些留置静脉导管和疾病过程严重的患者发生血流感染的风险高。

尽管镰状细胞状可抵御疟疾,但是其保护作用是不完全的,在 SCD 患者中报道过重型疟疾和疟疾引起的死亡。对所有居住在疫区或打算去疫区旅行的患者建议进行疟疾的预防化疗[318,319]。

麻醉和手术期的处理

SCD 患者在围手术前期应该密切监测 Hb 浓度、水化、氧气和代谢。在围术期,急性胸腔综合征和 VOE 的发生率较高。年龄增加与并发症增加相关[320~322]。推荐输血治疗维持 Hb 在 100g/L。尽管之前的随机临床试验显示频发输血使平均 HbS 少于 30% 的人群与输血使总 Hb 达到 100g/L、平均 HbS 百分比为 59% 的人群比较没有减少 SCD 相关并发症,更新的数据显示在低危和中危手术前的输血人群中临床重要事件没有减少[202,323],特别是严重的并发症。

疾病严重程度的影响因素

有些患者临床过程轻微,SCD 相关的问题也不多,可生存至 60~70 多岁。而有些患者临床过程艰难,有多种并发症、频繁住院就医、脏器严重受损,预期寿命明显缩短[324,325]。α-珠蛋白生成障碍性贫血性状遗传和高 HbF 水平是改善 SCD 许多并发症的两大因素。全基因组关联分析示三个主要位点与 HbF 水平相关:位于 11 号染色体的 β 球蛋白、位于 6 号染色体 HB-SIL 基因和 MYB 基因之间的基因间隔区及位于 2 号染色体的 BCL11 基因[326]。BCL11A 的抑制可引起 γ-球蛋白表达增高,从而增加 HbF 的表达量。关于 BCL11A 如何静止 γ-球蛋白表达的确切机制不明,其表达受红系特异转录因子 KLF1 的调控,敲除 KLF1 基因转录本可降低 BCL11A 的表达[326,327]。

α-珠蛋白生成障碍性贫血遗传特性和 HbF 水平不能解释 SCD 患者临床表现的差异。这一发现以及人类基因组测序计划的完成,推动了我们研究可能影响疾病严重程度的候选基因的多态性。已经对不同患者进行分组,研究了候选基因的多态性与 SCD 不同的临床特征的相关性,如脑卒中[328~330]、ACS[331]、胆红素水平及胆石症[332~335]、无血管性坏死[245]、阴茎异常勃起[336]、腿部溃疡[253],以及 Hb F 水平[337~342] 和 HbF 对羟基脲治疗的反应[343]。

TGF-β-BMP 途径是一种参与很多细胞过程和通路的通用信号传导途径,在很多这些研究中,该信号途径的多态性重复出现。其中有些相关性导致功能方面的后果,胆红素水平与 UGT1A1 基因启动子多态性的相关性就是这样一个例子。启动子中 7TA 重复导致该酶活性降低,从而使胆红素的葡萄糖酸化减低。因此,就很容易理解这一多态性与胆红素水平较高的相关性。另一方面,普遍存在的 TGF-β-BMP 途径的多态性与 SCD 各种并发症之间的关联机制还不清楚,所以,也不能确立因果关系。我们期待通过对这些变异型的功能研究及基因组范围的相关性研究,对 SCD 表型的遗传调控有更加深入的了解。

镰状细胞病的一般治疗

提高胎儿血红蛋白水平的药物治疗

观察到 Hb F 可以改善 SCD 的表型导致研究重点集中在通过调节 HbF 来治疗 SCD 上。因为 HbF 的 γ-链不参与脱氧 HbS 多聚体的形成,所以镰形红细胞中的 HbF 发挥了有力的抗镰变作用。临床观察也支持这一效应:在生命最初几个月 SCD 的表现不明显,直至出生后基本完成从 γ-链的生成至 β-链的生成的转换,才会出现明显的 SCD 表现。此外,HbS 和其他导致成人期 Hb F 表达升高(δβ-珠蛋白生成障碍性贫血,遗传性胎儿血红蛋白持续存在)的某些复合杂合子患者的表型很轻(参见第 47 章)。事实上,HbS 和缺失性遗传性胎儿血红蛋白持续存在[HbF 持续高水平表达(30% ~ 35%),并均匀分布在所有红细胞中(全细胞型)]的复合杂合子临床上并无症状,血液学也正常。20 世纪 70 年代后期,对沙特阿拉伯一些镰状细胞贫血患者的观察为 HbF 的改善效应提供了进一步证据。这些患者很少有 SCD 症状,轻度贫血,直至成年才诊断出 SCD[344]。这些患者 HbF 水平在 20% ~ 25% 之间,而与此不同的是,大部分非洲患者或非洲裔美国人患者 HbF 水平约 5%。印度也报道过相似的病例,这种 SCD 患者高 Hb F 水平的遗传倾向与一种独特的 β-珠蛋白基因簇单倍体型(沙特阿拉伯-印度)连锁,而非洲的单倍体型则完全不同。这些观察为积极研究围生期胎儿至成人(γ 至 β)珠蛋白转换的细胞和分子机制,并寻找"抗转换"药物,既维持高水平 HbF 的药物,又铺平了道路。研究者发现骨髓再生障碍或骨髓抑制恢复过程中存在短暂的 HbF 水平升高,这为使用骨髓抑制剂作为抗转换治疗提供了理论依据(表 49-3)。抗转换表明了一种防止从 γ-珠蛋白链转换为 β-珠蛋白链的机制。

羟基脲　尽管许多骨髓抑制剂都在灵长类中进行过研究,其中一些还曾用于少数患者,但只有羟基脲在 20 世纪 80 年代早期开始进行了大规模的临床试验。这在很大程度上要归因于它良好的口服生物利用度、相对短的半衰期(从毒性的快速逆转性看,这点很重要)、没有导致癌症发病率增加的证据、副作用少。

羟基脲是唯一一个美国 FDA 批准用于治疗 SCD 的药物。

表 49-3　抗转换治疗

药物	机制
羟基脲	骨髓抑制 抗炎 NO 供体 cGMP 升高
地西他滨	DNA 甲基转移酶 1 抑制,即低甲基化
5-氮杂胞苷	DNA 甲基转移酶 1 抑制,即低甲基化
丁酸盐衍生物	组蛋白去乙酰基酶抑制
组蛋白去乙酰基酶抑制剂	组蛋白去乙酰基酶抑制
免疫调节药物	P38 丝裂原活化的蛋白激酶途径

它是一种核糖核苷酸还原酶抑制剂,为细胞周期中的 S 期特异性。羟基脲增加 HbF 合成的机制尚不完全清楚。曾假设其骨髓抑制作用导致了对早期红系祖细胞的募集,这些细胞仍有合成胎儿(γ)珠蛋白的能力,生成了 Hb F 含量较高的 RBC。一些研究显示羟基脲充当了 NO 的供体,经由环磷酸鸟苷(cGMP)途径增加 Hb F 的合成[345]。其他研究示羟基脲可通过减少中性粒细胞的数量来发挥作用,从而减少了中性粒细胞对镰状红细胞异常血管黏附的作用。除了增加 HbF 外,羟基脲还有一些其他作用可解释其在 SCD 中的药效,包括降低白细胞、血小板和网织红细胞,改善红细胞水化作用,降低红细胞对血管内皮的黏附性(图 49-10)[346-348]。

在里程碑式的多中心研究中发现,羟基脲可以降低疼痛危象、ACS、住院率和输血的频率。对随机药物治疗的患者进行随访显示,羟基脲可以使死亡率下降 40%[160,349]。曾出现 3 次及以上 VOEs 或者有 ACS 病史的患者建议使用羟基脲。起始剂量可为 15mg/kg,每天一次给药,每 8 周增加 5mg/(kg·d)直到出现毒性反应或达最大剂量 35mg/kg。最大耐受剂量定义为达到中性粒细胞绝对计数在 $(2 \sim 4) \times 10^9/L$ 和网织红细胞在 $(100 \sim 200) \times 10^9/L$ 的剂量[350,351]。应定期监测血细胞计数和血清生化指标非常重要,尤其在治疗的第一年。HbF 最大的效应要到 6 ~ 12 个月的治疗结束后才能看到。肾衰竭时应减量。尽管 SCD 患者使用羟基脲未发生致畸或白血病作用,建议孕妇及哺乳期妇女不使用该药。根据小鼠试验,有人担心羟基脲对精子生成有不利影响[352-355]。

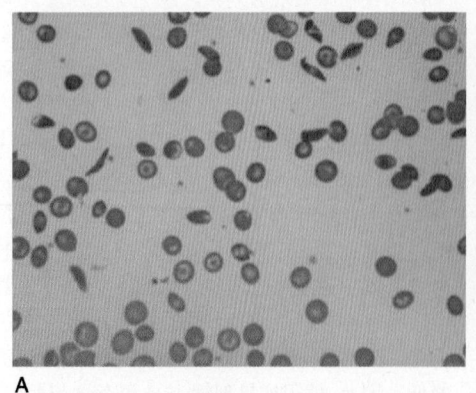
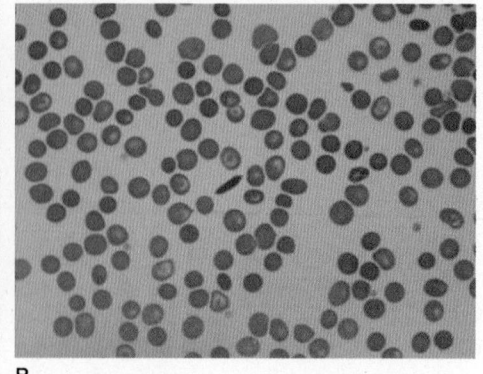

图 49-10　SCD 患者血片:羟基脲治疗的效果。A. 治疗前血片。可见大量的镰状细胞。B. 治疗后镰状细胞明显减少

在接受羟基脲治疗期间死亡的患者，很可能在开始治疗时年龄较大、贫血更严重、可能有 Bantu 或 Cameron β-球蛋白基因单倍体型及肾功能受损[324]。

关于婴儿和儿童羟基脲的使用，现在已经发表了几项临床试验研究结果。羟基脲可从 6 月龄至 9 月龄开始治疗，较为安全，在儿童治疗中耐受性好，可以改善患儿的生长率，保护脏器功能，以及在成人治疗中观察到的其他益处[161,351,356,357]。

其他胎儿血红蛋白诱导剂　虽然在了解围产期 γ 至 β-珠蛋白合成的基本机制方面已取得了巨大进展，但对这一机制的全部理解仍很遥远。出生后，某些表观遗传学机制（组蛋白的去乙酰化和 DNA 甲基化）参与了 γ-珠蛋白基因的静默。这导致了应用靶向两种常见的表观遗传学静默机制的药物，即组蛋白去乙酰基酶抑制剂和 DNA 甲基转移酶 1 抑制剂。

在 SCD 及某些 β-珠蛋白生成障碍性贫血患者进行早期小规模临床试验的应用最广泛的组蛋白去乙酰基酶抑制剂是丁酸盐衍生物（丁酸精氨酸、苯基丁酸钠、异丁酰胺）。丁酸精氨酸必须静脉输注，早期的研究显示，每天连续输注丁酸精氨酸并不能有效地导致 HbF 的持续增高[258]。后来发现，每天连续输注丁酸精氨酸将导致快速耐药，因而不能有效地诱导持续的 HbF 反应。而间隔给药（每隔 4 周输注 4 天）可以有效地提高 HbF 水平[358]。虽然口服苯基丁酸钠可有效升高 HbF，但要维持 HbF 反应，每天要服用大量的药片，不实用[359]。一个 II 期临床试验发现 2,2-叔丁乙酸钠盐（HQK1001）不能显著提高 HbF，并与 VOE 发生增加相关[360]。KLF-1-BCL11a 轴是使 β-球蛋白转变为 γ-球蛋白的主要因子，因而这些因子成为引人注意的治疗靶点；然而到目前为止，尚未开发出针对这些转录因子的有效手段。

具有抗转换活性的两种 DNA 甲基转移酶抑制剂为 5-氮杂胞苷（5-azacytidine）和地西他滨（decitabine，5-aza-2-deoxycytidine，5-氮杂-2-脱氧胞苷）。这两种药大剂量时都有骨髓抑制作用，而在低剂量时，都是强有力的 DNA 甲基转移酶 1 的抑制剂，在狒狒及 SCD 患者可提高 HbF 的合成[361~368]。不同的是，5-氮杂胞苷既掺入 DNA 又掺入 RNA，而地西他滨只掺入 DNA，基因毒性谱较好。DNA 甲基转移酶 1 抑制剂用于对羟基脲反应不佳的 SCD 患者，有效地增加了 HbF，并改善了病情严重程度[363]。

免疫调节剂[沙利度胺（thalidomide）和其衍生物]可以提高 SCD 患者红细胞集落 HbF 的合成[369]。泊马度胺（pomalidomide）可在镰状细胞小鼠中提高 HbF[370]。仍需要等待在镰状细胞患者中的使用数据。

造血干细胞移植

由于 SCD 是一种造血干细胞的遗传缺陷，所以，造血干细胞移植（SCT）永久治愈该病的是有吸引力的选择，而不是一个一个处理其后遗症。然而，该病的表型差异很大，也没有准确的模型来预测哪些患者可能会有灾难性的病程，使得选择患者进行异体造血干细胞移植（AHSCT）非常具有挑战性。最理想的是对有可能进展为重病的患者进行 AHSCT，但应在早期，即在出现器官终末损害前施行。AHSCT 相关的发病率和死亡率的风险-疗效比必须与非恶性血液疾病的严重程度权衡。

AHSCT 在 SCD 中尚未充分运用，不仅由于缺乏供体和社会经济因素影响，即使在合适的患者中也是如此[371]。人白细胞抗原（HLA）配型相合的同胞供者移植及清髓性预处理是 SCD 中最常见的移植方式。脑血管病、反复发作的 ACS 和高频率的 VOEs 是 SCT 最常见的指征。来自全世界的约 1200 名患者的总体生存率为 95%，早期或晚期移植失败导致疾病复发的发生率为 10%~15%[371,372]。最常用预处理方案为白消安（busulfan）、环磷酰胺（cyclophosphamide）和抗胸腺细胞球蛋白，抗胸腺细胞球蛋白的加入使排斥率显著下降。移植相关的死亡率为 2%~8%[372]。急性 GVHD 发生率为 10%~15%，而慢性 GVHD 发生率为 12%~20%。大多研究者单独应用环孢素（cyclosporine）或者联合应用氨甲蝶呤（methotrexate）预防 GVHD 的发生（参见第 21 章）。

移植后神经系统并发症发生危险度增高，在预防性应用抗癫痫药后得到改善。严格控制动脉高血压、纠正低镁血症、保持红细胞蛋白>100g/L 和血小板>50×10^9/L 都是很重要的。长期的毒性反应仍然令人担忧，特别是有关生长、生殖及继发性肿瘤的发生等。1991 年至 2000 年间儿童 AHSCT 的随访数据示显著的性腺毒性和不孕不育，特别是在女性患者[373]。

考虑到预处理方案的毒性，成人 AHSCT 不好处理。使用减低强度预处理方案可解决这个问题，但导致了移植失败率增加。一小队患者接受了 HLA 匹配的同胞供者的血液干细胞，使用低剂量全身照射，加用阿仑单抗作为预处理方案，并用西罗莫司预防 GVHD，在 30 月的随访中移植物植入稳定[374]。

少数 SCD 患者用脐带血和 HLA 半相合移植，但移植物植入失败是个显著的问题[371,375,376]。

输血

SCD 患者频繁使用红细胞输注，有即刻输注，也有长期慢性的。SCD 输血有双重作用。除了可以提高血红蛋白浓度，增加血液携氧能力，输血还能减低血液循环中含 HbS 的红细胞比例。血红蛋白水平单独不应该作为输血的指征，因为患者可对其血红蛋白水平产生适应性，所以了解患者的血红蛋白基线水平很重要。同时作为骨髓产生红细胞的测量，检测网织红细胞计数是否正常也很重要。

即刻输注红细胞的指征包括症状性贫血、ACS、脑卒中、再障危象及滞留危象、继发于血管阻塞的其他主要脏器受损及顽固性阴茎异常勃起。在大手术或者涉及重要脏器的手术前也需要输血。最确定的慢性输血指征为脑卒中和 TCD 速度异常。有其他慢性或者反复发作疾病的患者有时也可进行慢性输血。非输血指征包括慢性稳定状态贫血，没有并发症的 VOE、妊娠、小手术、感染及无血管性坏死[377]。

可以选择单纯红细胞输注或者交换输血[378]。与交换输血相比，单纯输血较简单易行，一般并发症较少；交换输血的优点是不增加总血红蛋白，因而也不升高总黏度，但循环镰状细胞比例却可以降低，这是因为镰状细胞患者由于血黏度增高在血细胞比容（HCT）超过 30% 后携带至组织的氧减少[379~381]。交换输血也不会导致铁过载。

20%~50% 的输血 SCD 患者发生同种免疫反应[382~384]。很多同种抗体是一过性的，所以可引发比较大的麻烦。在美国，大多数献血者为欧洲后裔，而 SCD 患者多为非洲后裔（参见第 136、138 章）。这导致血型抗原差别很大，抗 E、C、K、Jkb、S 和 Fyb 的抗体很常见。首次输血的年龄、输血总次数、炎症情况下的输血和免疫调节基因的作用可影响同种异体免疫的发生率和程度。故除了通常的 ABO 和 D 抗原外，还应该进一步对其他抗原进行分型(Kell、Duff、Kidd、Lewis、Lutheran、P 和 M&S)(参见第 136、138 章)，并应去除血制品当中的白细胞[378,382,384,385]。大约 4%~11% 的输血 SCD 患者并发迟发性溶血性输血反应，可表现为疼痛危象[386]。典型的表现是在输血后 1 周出现，是由非 ABO 抗原的同种抗体诱发的。这种反应可能导致血红蛋白水平下降至低于输血前水平，并可出现网织红细胞降低和自身抗体。同种异体的抗体介导的溶血可引起 HbA 比例明显下降，而 HbS 则相反。输血后未发现新同种异体抗体不应排除迟发性溶血输血反应(参见第 136、138 章)。在这种情况下，除非患者有明显的贫血症状，否则再次输血会使情况更加恶化[377,384]。

铁过载及其相关并发症以及感染传播仍是输血的其他主要并发症。

铁过载治疗

SCD 中的铁过载与其他慢性长期输血的患者类似(参见第 43 章)[169,387,388]。铁过载研究组的多中心研究示经输血治疗的镰状细胞患者与经输血治疗的珠蛋白生成障碍性贫血患者和未输血的镰状细胞患者相比，其发病率和死亡率增高[389]。

显著铁过载的早期准确诊断比较困难。血清铁蛋白是个简易且被广泛应用的检测手段，但因是急性期反应蛋白，在 SCD 中不可靠。其检测值可能较实际水平高估或者低估，并且与肝脏铁含量的相关性较差[390]。稳定状态下血清铁蛋白超过 1000mg/ml 被作为铁过载的指标。肝脏铁含量目前大家接受的标准，超过 7.7mg/g 干重被用做治疗的指征[391]。然而，评估铁过载的非侵入性方法，如超导量子干涉装置(SQUID)或 MRI T2*(参见第 43 章)，正成为新的标准。红细胞输注量达 120ml 红细胞每千克体重也可用作开始铁螯合剂祛铁治疗的指标[382]。

铁螯合剂治疗(参见第 43 章)通常用去铁胺(desferoxamine)，剂量为 25~40mg/(kg·d)，在 8 小时中皮下注射[392]。去铁胺能逆转心脏铁过载。每天一次的口服铁螯合剂去铁斯若(deferasirox)目前已在美国批准使用，是一个三价铁配体，与铁以 2:1 比例高亲和力结合。其半衰期为 8~16 小时，通过葡萄糖酸化代谢，经粪便排泄。在一项去铁斯若对去铁胺 2:1 随机分组的公开标签 II 期临床试验中，已经确定了其安全性和耐受性。报道有恶心和呕吐、腹痛、皮疹、可逆的肝脏功能试验升高、血清肌酐水平稳定升高等。还报道有少数患者大多在治疗开始的第一个月发生过敏反应。该药上市后报道提示肾衰竭发病率增高，所以，在治疗前肾功能不全不容易被发现的患者人群中，用药应审慎。上市后该药还被报道引起致命的肝毒性及粒细胞缺乏。不足 1% 的患者出现听觉及视觉方面的副作用，所以，与去铁胺一样，去铁斯若治疗的患者也应该每年进行眼睛及听力测试。建议每天剂量为 20mg/kg，如果服药未达到理想疗效，可每隔 3~5 个月调整剂量，每次加量 5~10mg/kg，尽管每天总量不得超过 40mg/kg。与其他铁螯合剂联合用药的安全性尚未确定[393]。去铁酮没有在美国上市，但其他国家有被使用。去铁酮是口服给药的，由于可通过细胞膜被认为是较好的心脏铁螯合剂[394]。尽管 SCD 中铁螯合剂的使用遵循其他铁过载人群中铁螯合剂的通用指南，但仍缺乏对其对 SCD 发病率和死亡率影响的缜密研究[394,395]。

治疗进展

考虑到 SCD 病理生理的复杂性，以不同通路为靶向的许多治疗尝试着改善疾病表现。很多药物由于没有选择合适的终止时间或聚焦过于狭窄，没有显示出疗效，特别是在 II/III 临床试验中。表 49-4 较为全面地列出了临床实验及其结果。一些新的有前途的研究有免疫调节药物(沙利度胺/泊马度胺)、E-选择素和 P-选择素抑制剂、iNKT 拮抗剂和 Aes-103，在本章写作时这些药物都在进行临床试验中。

表 49-4　镰状细胞病的新治疗

药物	作用机制	靶向 SCD 的通路	临床试验分期/类型	入组人数	结果	参考文献
GMI1070	E-选择素抑制剂	细胞黏附异常	I	15	凝血功能、白细胞和内皮细胞激活下降	412
Aes-103	血红蛋白变构调节剂	红细胞镰变、在切应变力下细胞膜稳定	I/IIa	18	疼痛和红细胞镰变标记减少	
瑞加德松(Regadenoson)	iNKTA2A 受体拮抗剂	炎症	I	27	显示安全;iNKT 细胞抑制	413,414
Omega-3 脂肪酸	减少氧化应激	细胞黏附异常	RCT	140	补充组出现 VOE、贫血和输血减少	415
精氨酸	NO 产生增加	NO 信号通路	RCT	38	减少肠外阿片药物的使用和降低疼痛评分	416
硫酸镁	增加细胞水化作用	细胞脱水	RCT	106	LOS、疼痛评分或镇痛剂使用上无差异	416
普拉格雷	P2Y12ADP 受体拮抗剂	血小板激活	II	62	干预后疼痛程度和强度降低;血小板激活的生物标记减少	418

表 49-4　镰状细胞病的新治疗 (续)

药物	作用机制	靶向 SCD 的通路	临床试验分期/类型	入组人数	结果	参考文献
依替巴肽	血小板 α Ⅱ bβ3 抑制物	血小板激活	RCT	13	安全但在解决 VOE 上无差异	419
Senicapoc	Gardos 通路抑制剂	细胞脱水	Ⅲ	144	血红蛋白和红细胞比容增多,红细胞和网织红细胞减少	420
泊洛沙姆	两亲共聚物	组织氧合作用	Ⅲ	255	安全,耐受好,百分之五的患者出现危象解决(儿童高于成人)	421
TRF-1101	P-选择素抑制物	细胞黏附异常	Ⅱ	5	安全并增加微血管血流	422

　ADP,二磷酸腺苷;Hb,血红蛋白;iNKT,不变自然杀伤 T 细胞;LOS,停留时间;NO,一氧化氮;RBC,红细胞;RCT,随机对照临床试验;SCD,镰状细胞病;VOE,血管闭塞发作期

其他异常血红蛋白

　　到本章写作时已经发现的血红蛋白变异共有 1187 种。幸运的是,这些变异绝大多数是良性的,并不导致任何临床症状或血液学疾病,所以,也只有遗传学家和生物化学家对其感兴趣(http://globin.cse.psu.edu)。大多数血红蛋白变异是珠蛋白基因(α、β、γ、δ)中单个核苷酸被替代导致的错义突变。其他不常见的突变机制包括单个或多个核苷酸的缺失或插入突变导致阅读框的改变;血红蛋白基因融合并发生基因间 DNA 序列缺失(HbKenya 中的 γβ 融合以及 HbLepore 中的 δβ 融合);终止密码子突变导致珠蛋白链延长。

　　明显改变血红蛋白分子的结构、稳定性、合成或功能的变异体会导致血液学和(或)临床不良后果。可对这些表型进行分类(表 49-5)。HbS 和 HbC 是突变发生在血红蛋白分子表面的两个例子,突变导致分子电荷及理化性质的改变,脱氧 Hb S 形成多聚体,Hb C 则形成结晶,严重影响到红细胞的功能、形态、流变性质和寿命。有几种机制用来解释不稳定血红蛋白病变异体的发病机制。通常的机制是不稳定的血红蛋白分子在红细胞内沉积并黏附在红细胞膜内层(形成"Heinz 小体"),含有黏附在细胞膜上的 Heinz 小体的红细胞(参见第 31 章图 31-11)变形性和过滤性受损,导致红细胞提前破坏(先天性 Heinz 小体溶血性贫血)。某些氨基酸残基的突变改变血红蛋白分子对 O_2 的亲和力,血红蛋白 R 构象(松弛构象,氧和构象)的稳定导致形成高氧亲和力变异体和红细胞增多;相反,血红蛋白 T 构象(紧张构象,脱氧构象)的稳定会导致形成低氧亲和力变异体,其在组织中释放氧增多,在某些情况下可导致发绀和贫血(因为 O_2 感应通路受抑制)(参见第 32、50 章)。血红素结合位点的突变,特别是那些影响保守的近端(F8)和远端(E7)组氨酸残基的突变,导致血红素中的亚铁(Fe^{2+})被氧化为正铁(Fe^{3+}),导致高铁血红蛋白血症(血红蛋白 M)和发绀(参见第 50 章)。一组突变同时改变珠蛋白结构和合成速率,导致所谓的"珠蛋白生成障碍性贫血"表型(参见第 48 章)。这些突变包括融合血红蛋白(如 HbLepore,其 5′端 δ 珠蛋白基因序列与 3′端 β 珠蛋白序列融合,而基因间 DNA 序列缺失;形成的 δβ 融合基因被置于低效的 δ 珠蛋白启动子的转录控制下,使融合

珠蛋白表达水平低,导致珠蛋白生成障碍性贫血表型),有些错义突变同时形成一个异常的剪接位点(如 HbE,HbKnossos 和 HbMalay),以及"超不稳定"珠蛋白,即新生成的珠蛋白链高度不稳定,被蛋白酶快速降解,导致受累的珠蛋白降低。

表 49-5　有临床意义的血红蛋白变异体

Ⅰ.理化性质改变

　A. Hb S(脱氧血红蛋白 S 多聚化):镰状细胞综合征

　B. Hb C(结晶):溶血性贫血;小红细胞症

Ⅱ.不稳定血红蛋白变异体

　● 先天性 Heinz 小体溶血性贫血($n=135$)

Ⅲ.氧亲和力改变的变异体

　A. 高亲和力变异体:红细胞增多症($n=92$)

　B. 低亲和力变异体:贫血,发绀

Ⅳ. M 血红蛋白

　● 高铁血红蛋白血症,发绀($n=9$)

Ⅴ.导致珠蛋白生成障碍性贫血表型的变异体($n=50$)

　A. β-珠蛋白生成障碍性贫血

　　1. Hb Lepore(δβ)融合($n=3$)

　　2. RNA 加工异常(Hb E, Hb Knossos, Hb Malay)

　　3. 高度不稳定珠蛋白(Hb Geneva, Hb Westdale 等)

　B. α-珠蛋白生成障碍性贫血

　　1. 珠蛋白链终止突变体(Hb Constant Spring)

　　2. 高度不稳定变异体(Hb Quong Sze)

　　除了一些常见的变异体外(HbS, HbC, HbE 和 HbD-Los Angeles),很少看到有异常血红蛋白的纯合子状态。变异型血红蛋白通常为杂合子状态。虽然 γ-珠蛋白变异体只在胎儿期表达,其水平在出生后随着 γ 至 β(胚胎至成人)珠蛋白转换而逐渐下降,但 β 和 α-珠蛋白的变异体却是终生表达的。δ-珠蛋白变异体表达水平很低,而且只在成人珠蛋白合成转换全部完成后才可检测到。因为所有在胚胎期后表达的血红蛋白都含有 α-珠蛋白链(HbF-α2γ2;HbA-α2β2 和 HbA2-α2δ2),因此,α-珠蛋白链的变异也引起 HbF(α2xγ2)和 HbA2(α2xδ2)变异体的产生。在杂合子状态中,红细胞血红蛋白的 40%～50% 为 β-珠蛋白变异体;但应该记住,某些因素可影响携带者变异型 β-珠蛋白链的量。这些因素包括变异体的稳定性、变异型 β 链

的表面电荷,以及同时存在的α或β-型珠蛋白生成障碍性贫血(参见第48章)。变异体的稳定性越差,其量越低。变异体的表面电荷也是决定红细胞内变异体量的多少的因素之一,这是由于αβ二聚体(α1β1和α2β2接合体)的形成是血红蛋白四聚体形成的关键的第一步,该步骤主要是由α和β链之间的静电作用驱动的。由于α-珠蛋白链表面相对带正电荷,更易与相对带负电荷的β-珠蛋白变异体相互作用形成αβ二聚体。这也反映在表面带负电荷的β-珠蛋白变异体百分比较高,如HbN在杂合子中占约50%,相比之下,带正电荷的β-珠蛋白变异体,HbS(β6Glu→Val)或HbC(β6Glu→Lys),在杂合子中占40%~45%。当同时存在α-珠蛋白生成障碍性贫血时,带负电荷的β-珠蛋白变异体在与α-珠蛋白竞争性结合中占优;这一现象反映在当出现常见的缺失型α-珠蛋白生成障碍性贫血时,这些变异体携带者的HbS和HbC比例便更低[HbS在杂合子α+-珠蛋白生成障碍性贫血(−α/αα)中占30%~35%;而在纯合子α+-珠蛋白生成障碍性贫血(−α/−α)中仅占25%~30%][396,397]。与此相反,如果同时存在反式(trans)β-珠蛋白生成障碍性贫血等位基因,β-珠蛋白变异体将会增加,变异体的百分比与β-珠蛋白生成障碍性贫血等位基因的表达呈反比,所以,变异体比例越高,β+-珠蛋白生成障碍性贫血等位基因的表达就越低。如果存在反式β0-珠蛋白生成障碍性贫血等位基因,红细胞血红蛋白中变异体链可超过90%甚至更多,其余由HbA2和HbF组成。根据受累的α-珠蛋白基因不同,以及是否同时存在α或β-型珠蛋白生成障碍性贫血,α-珠蛋白变异体的量也可不同。因为正常情况下有四个α-珠蛋白基因位点(αα/αα),其中上游5′端的α-珠蛋白基因(α2)表达水平较高,α-珠蛋白变异体水平的变化在某种程度上也要看是哪一个α-珠蛋白基因突变;α2-珠蛋白突变通常占总血红蛋白的20%~25%,而α1-珠蛋白变异体表达较低(15%~20%)。若同时存在α-珠蛋白生成障碍性贫血,α-珠蛋白变异体表达水平较高。常见的α-珠蛋白变异体,Hb G-Philadelphia(α68Asn→Lys),呈现不同的表达水平,也说明了这一点[398]。虽然该变异体见于约25%的意大利北部人群中;而在非洲裔美国人中,其比例可达33%或大约50%;这明显是与这两种截然不同的人群的基因型不同有关;意大利北部及撒丁岛,基因型为αGα/αα,表达水平为25%,而在非洲裔美国人中G-费城突变常见于杂合型α2α1基因,与常见的3.7kb的α+珠蛋白生成障碍性贫血缺失(−αG/αα)相关,表达水平约为33%。而当有反式α+-珠蛋白生成障碍性贫血缺失(−αG/−α基因型)时,就像预期的一样,HbG-Philadelphia表达水平约为50%。α-珠蛋白变异体与β-珠蛋白生成障碍性贫血共遗传导致α-珠蛋白变异体水平下降。

血红蛋白C病(Hb C)

定义及历史

HbC是继HbS后第二个被阐明的血红蛋白变异[399]。Spaet和同事们[400]以及Ranney和同事们[401]报道了纯合子HbC。HbC性状见于2%的非洲裔美国人,大约1/6000为纯合子Hb C[402]。HbC和HbS共遗传导致HbSC病,在美国是第二常见的SCD类型。还有少数HbC-β+和HbC-β0-珠蛋白生成障碍性贫血病例。HbC被认为源于非洲中西部;在西非一些地区,HbC发生率达12.5%。HbC基因见于三个不同的β-珠蛋白基因簇单倍体型

上,分别称为CⅠ、CⅡ和CⅢ;最常见的为CⅠ,占到所有研究过的染色体的70%或以上[403]。

病因及发病机制

HbC的是由于β-珠蛋白基因的6号密码子发生了GAG→AAG转换所致,使该位置的氨基酸残基由谷氨酸变成赖氨酸(Glu→Lys)。所形成的血红蛋白变异体带正电荷,通过电泳或色谱,包括高压液相色谱(HPLC),很容易与HbA和HbS区别。在溶解性方面HbC与HbA没有区别;然而,纯化的HbC溶液在高摩尔浓度的磷缓盐缓冲液中形成四方体结晶。纯合子HbC个体的红细胞与高渗盐水共孵育后也可形成结晶,在体内也观察到HbC结晶,特别是在脾切除后的HbCC患者的红细胞中(图49-11F)。含有结晶的HbCC红细胞变形性与滤过性受损。HbCC红细胞还有一个有趣的特点就是容易流失K+,进而造成水分流失;但与镰形红细胞不同,这种K+流失似乎既不通过K-Cl共转运通道,也不通过Ca2+激活的K+外流通道(Gardos通道)介导,而被认为是一种容量激活的K+外流[402]。这种K+流失的结果是红细胞脱水、通常变为球形、MCHC升高及渗透脆性降低。这些改变导致HbCC红细胞流变性质受损,其寿命缩短至40天。

临床特征

轻到中度脾脏肿大是纯合子HbC的一个常见特征。与其他慢性溶血性疾病一样,可出现胆结石。HbCC个体没有血管栓塞性疼痛或阵发性疼痛。有时可出现腹痛,可能是由于脾肿大和(或)胆结石所致。怀孕并不增加HbCC患者的风险。HbCC患者的预期寿命与非HbC非洲裔美国人相当。在一个最近的单中心研究中,脾肿大和胆石症在8岁以下患者的发病率约为2.5%,但在8岁以上患者中发病更为常见(71%)[404]。

实验室特征

HbCC患者有轻-中度溶血性贫血。血红蛋白常在100~110g/L之间;网织红细胞比例升高,常在3%~4%之间。常有轻度红细胞体积减小[平均细胞体积(MCV):70~75fl]。血片比较有特征,显示有大量靶形红细胞,偶可见小球形红细胞,以及HbC结晶,特别是在脾切除患者(图49-11F)。间接胆红素可轻度升高。如无脾功能亢进,白细胞及血小板计数正常。

鉴别诊断

常通过血红蛋白电泳做出鉴别诊断。HbC向负极移动,在碱性pH值(醋酸纤维)电泳中与HbA2、HbE和HbO-Arab共迁移。以上血红蛋白的进一步区别可通过在酸性pH值的枸橼酸琼脂凝胶电泳,HbE和HbA2与HbA共迁移,HbO-Arab与HbS迁移率类似,而HbC有独特的迁移条带。另外,也可用更新的方法进行诊断,包括等电点聚焦,可在醋酸纤维膜电泳中将HbC与迁移率相似的其他血红蛋白区别开来。在阳离子交换HPLC和毛细管电泳中,HbC的洗脱特性与HbE和HbO-Arab截然不同;这些新方法还可用于分离和定量HbC纯合子和HbC性状中的HbA2。这一优点使得HbCC与罕见的HbC-β0-珠蛋白生成障碍性贫血患者(HbA2明显较高,约5%)很容易鉴别。

治疗

绝大多数HbCC患者无需任何治疗。症状性胆石症患者可能需要胆囊切除。很少有患者发生脾亢而出现白细胞和血

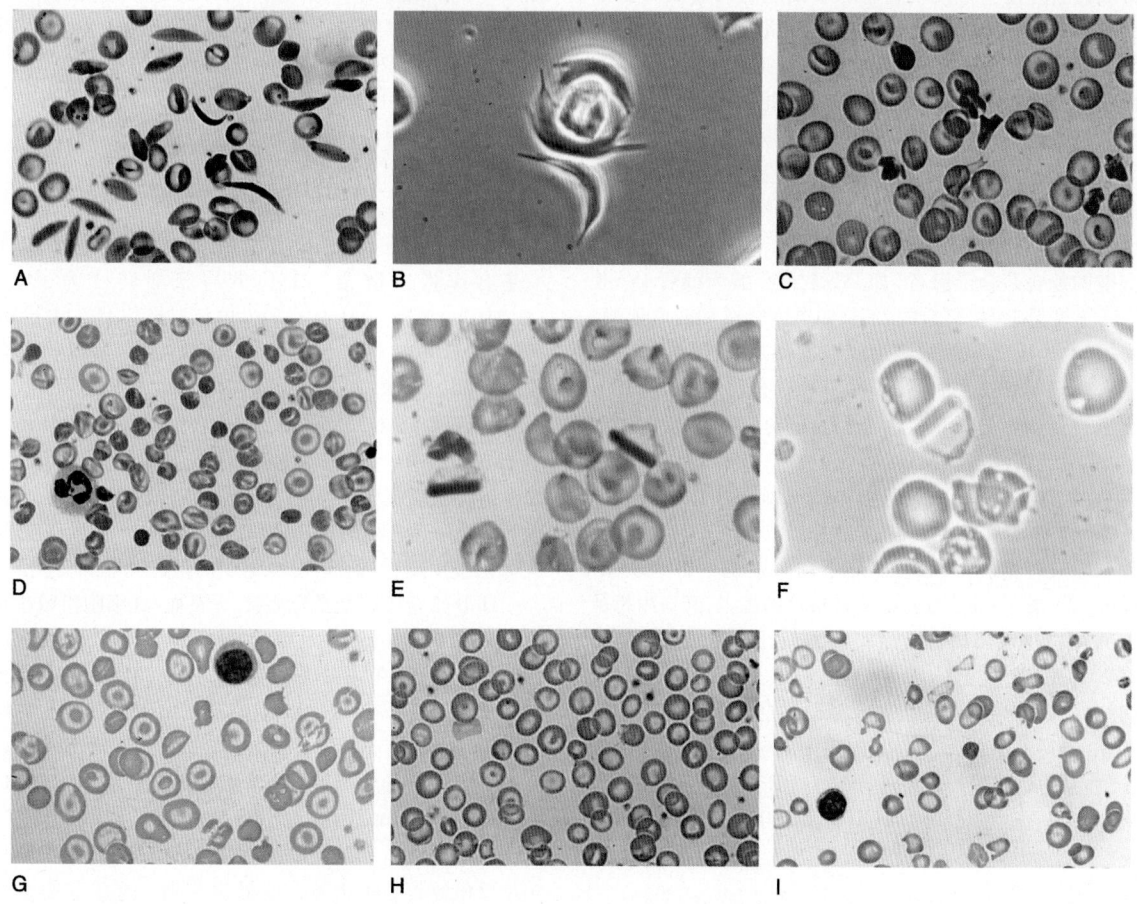

图 49-11　结构异常血红蛋白病患者的血细胞形态学。A. 血涂片。HbSS 病中特征性镰形细胞及中心血红蛋白染色之谜的极端椭圆形红细胞。偶见靶形红细胞。B. 湿片相显微镜检查。可见三个镰形细胞，因类晶团聚体形成而出现末端细胞突起，偶见靶形细胞。C. HbSC 病。血涂片。可见大量 HbC 特征性的靶形细胞，以及因含有 HbS 而呈小而致密、不规则、收缩的细胞。D. HbCC 病。血涂片。可见特征性的大量靶形红细胞与一群致密（高色素）小球形红细胞。非球形细胞几乎均为靶形细胞。E. HbCC 病脾切除术后。血涂片。可见两个细胞内出现棒状包涵体，这是 HbC 形成副结晶体造成的。在没有切除脾脏的患者，这些细胞都被脾脏清除。F. HbCC 病脾脏切除后。湿片的相差显微镜检查。可见一个细胞内有 HbC 棒状结晶体。G. HbDD 病。血涂片。可见大量靶细胞混杂有小球形细胞、异形红细胞和微小的红细胞碎片。H. HbEE 病。血涂片。可见低色素、大小不等的红细胞及靶形细胞。I. HbE 珠蛋白生成障碍性贫血。血涂片。显著的细胞大小不等（以小细胞为主）和异形红细胞。红细胞呈低色素性

小板计数减少，以及有时出现贫血加重。如果出现这种情况，应该考虑脾切除。脾脏切除的另一个指征是脾脏肿大伴疼痛。在考虑行脾切除的患者，一些通常的注意事项也同样适用（适当的疫苗接种，预防性使用抗生素，以及年轻儿童应延缓切脾等）。许多慢性溶血性贫血患者补充叶酸，但并无证据表明补充叶酸对 HbC 有用。

血红蛋白 E 病（HbE 病）

定义及历史

　　HbE（β26Glu-Lys）是第四个被发现的异常血红蛋白[405]。最常见于东南亚，在一些地区（泰国、老挝和缅甸交界地区，所谓的 HbE 三角）其基因频率可高达 0.50[406]，这种高频率被认为是其对抗疟疾的保护作用所致。HbE 也见于其他疟疾流行地区，如孟加拉、印度和马达加斯加。由于东南亚和南亚有大量人口移民到西欧和北美，现在 HbE 分布广泛，目前可能已成为全世界最常见的 Hb 变异体。

病因及发病机制

　　β-珠蛋白基因第 26 位密码子的 GAG-AAG 突变不仅导致了该位置错义突变（Glu-Lys），而且通过增加该部位与剪接一致序列的相似性，激活了外显子 1 与内含子 1 交界处的隐性供者剪接位点。这造成通过选择性剪接位点的异常剪接，而正确拼接的 mRNA 减少，因而导致 β+-珠蛋白生成障碍性贫血表型。这也反映在 HbE 杂合子只有 20% ~ 25% 的变异体，而如果同时有 α-珠蛋白生成障碍性贫血，变异体的比例进一步下降。HbE 与其他珠蛋白变异体（α-珠蛋白生成障碍性贫血、β-珠蛋白生成障碍性贫血或其他血红蛋白变异体）共遗传在 HbE 流行地区也很常见，可导致不同严重程度的血红蛋白病（HbE 疾病或者 HbE 综合征）。其中最重要的是 HbE-β-珠蛋白生成障碍性贫血综合征。也有报道 HbE 合并 HbS（HbSE 病）。

临床特征

　　纯合子 HbE 个体没有症状。大部分患者无肝脾肿大或黄疸。患者常常是在筛查或对严重 HbE 患者进行家系研究过程

中或在常规血涂片检查中发现显著的小细胞但无贫血而被诊断的。HbE-β-珠蛋白生成障碍性贫血是一组异质性很大的疾病，临床表现可由中型珠蛋白生成障碍性贫血样表型至严重的依赖输血的重型珠蛋白生成障碍性贫血(参见第48章)。这种异质性部分是由于共遗传的 β-珠蛋白生成障碍性贫血突变的类型不同所造成的。HbE 和一个轻型 $β^+$-珠蛋白生成障碍性贫血突变的复合杂合子患者(如轻型的启动子突变,-28A→G)只有轻-中度贫血,而 HbE 和一个更加严重的 $β^+$-珠蛋白生成障碍性贫血突变的复合杂合子患者(如 IVS I 核苷酸 5 或者 IVS II 核苷酸 654 突变)则有更严重的表型,如重度贫血和输血依赖。HbE-$β^0$-珠蛋白生成障碍性贫血患者中也存在高度异质性,这些患者不产生任何 HbA,仅有 HbE 和不等量的 HbF。影响表型的已知因素包括产生 HbF 的能力和是否同时有 α-珠蛋白生成障碍性贫血。能够合成大量 HbF 者(如在 Gγ-珠蛋白启动子有 Xmn I C→T 突变者)能够减缓珠蛋白链失衡,因而表型较轻。同时有 α-珠蛋白生成障碍性贫血也通过减轻珠蛋白链的不平衡缓解病程。在某些情况下,有些非珠蛋白因素也可影响表型。患有严重的 HbE-$β^0$-珠蛋白生成障碍性贫血的患者,其临床特征与重型 β-珠蛋白生成障碍性贫血非常类似,出现并发症,如脾亢、铁过载、易感染、血栓栓塞并发症、心衰以及预期寿命缩短[406]。切脾后的 HbE-$β^0$-珠蛋白生成障碍性贫血患者与未切脾的患者相比,更易出现血管内溶血、内皮细胞激活的标记和凝血的激活,凝血激活表现为细胞游离 Hb、游离 E 选择素、游离 P 选择素、高敏 C 反应蛋白和凝血酶-抗凝血酶复合物的升高[407]。

实验室特征

HbE 性状个体有边缘性的小红细胞症(MCV 在 80fl 的低限),但不会出现贫血。纯合子 HbE 常常无明显贫血(血红蛋白:110～130g/L),但存在小红细胞症(MCV:约70fl)。血涂片可见靶形红细胞,低色素和小红细胞症(图 49-11H)。红细胞渗透脆性降低。血红蛋白电泳可见 HbE 超过 90% 或更高,HbF 为 5%～10%。某些色谱技术能够将 Hb E 和 HbA2 分离,可发现 HbA2 水平增高。轻型的 HbE-$β^+$-珠蛋白生成障碍性贫血患者血红蛋白水平在 90～95g/L 之间,而重型 HbE-$β^+$-珠蛋白生成障碍性贫血更严重(血红蛋白:65～80g/L)。HbE-$β^0$-珠蛋白生成障碍性贫血患者有不同程度贫血,取决于他们产生 HbF 的能力,这些患者 HbE 占 40%～60%,其余为 HbF。HbF 较高的患者贫血较轻。

治疗

HbE 纯合子患者不需任何治疗。严重的 HbE-$β^0$-珠蛋白生成障碍性贫血类似于中型或重型珠蛋白生成障碍性贫血,应该长期输血将血红蛋白维持在接近 100g/L,标准治疗方案还应包括铁螯合治疗。若患者出现脾亢应考虑切脾。呈现中型珠蛋白生成障碍性贫血样表型的患者可能需要间断输血。羟基脲可以提高 HbE-β-珠蛋白生成障碍性贫血患者 HbF 水平,并降低 HbE-β-珠蛋白生成障碍性贫血红细胞无效生成[408]。AHSCT(包括一名曾使用脐带血干细胞的患者)也曾被用于 HbE-β-珠蛋白生成障碍性贫血。

病程及预后

预后取决于临床表型。表型较轻的患者预后好。严重的 HbE-β-珠蛋白生成障碍性贫血患者需要长期输注红细胞并接受铁螯合治疗,而这明显极大增加了本病高发国家的经济负担。AHSCT 虽然有可能治愈本病,但绝大多数患者难以得到这种治疗。产前诊断和新生儿筛查应该是减轻疾病负担及改善护理的一个重要部分。长期使用羟基脲和其他 HbF 诱导剂(组蛋白去乙酰基酶抑制剂和 DNA 甲基转移酶 1 抑制剂)也是改变病程的重要治疗方法。

血红蛋白 D 病(HbD 病)

HbD 是第三个被发现的血红蛋白变异体[409]。HbD 中的突变是 β-珠蛋白链第 121 位的谷氨酸转变为了谷氨酰胺(β121Glu→Gln)。HbD 在碱性电泳时迁移率类似于 HbS,但在酸性 pH 值电泳时与 HbA 共迁移。随后,一些其他电泳特性与 HbD 相同的异常血红蛋白也被发现,也以 HbD 命名(HbD-Ibadan, HbD-Gainesville 等)。最常见的 HbD 是 HbD-Los Angeles(β121Glu→Gln),是最早被发现的 HbD,与 HbD-Punjab 相同。该变异体最常见于印度的旁遮普(Punjab),在这一地区的人口中有 2%～3%携带有 HbD 基因。随后,该变异体在其他一些人群中也被发现,包括欧洲人、地中海地区和非洲裔美国人[410]。

HbD 杂合子完全没有症状,无贫血,红细胞指数也正常。纯合子 HbD-Los Angeles 无症状,无血液学异常,红细胞指数也正常。在血涂片中可见靶形红细胞(图 49-11G)。细胞渗透脆性可能降低。HbD-Los Angeles 和 $β^0$-珠蛋白生成障碍性贫血突变复合杂合子有轻度小细胞性贫血和轻微溶血。而 HbD-Los Angeles 和 HbS 共遗传导致严重的镰形细胞病表型,与纯合子 HbS 相同。

HbD-Los Angeles 应与 HbS 相鉴别。可以联合使用常规血红蛋白酸性电泳和碱性电泳方法鉴别。等电点聚焦,HPLC,和毛细管电泳等技术也可容易做出鉴别。这些方法可以精确诊断 Hb D-Los Angeles 和 HbS 复合杂合子引起的 SCD。

不稳定血红蛋白

不稳定血红蛋白是一组有重要临床意义的变异体。几种不同机制导致不稳定变异体的产生,造成先天性溶血性贫血,红细胞内形成包涵体(Heinz 小体),因此也被称为先天性 Heinz 小体溶血性贫血。

定义及历史

1952 年 Cathie 首先报道了一例患有溶血性贫血,黄疸和脾肿大的 10 个月大的婴儿[411]。脾切除治疗无效。患儿的红细胞内可见大的 Heinz 小体(参见第 31 章)。世界各地也报道了类似病例,且观察到这些患者的特点是红细胞溶解遇热后产生沉淀,提示血红蛋白异常可能为其病因。随后发现几乎所有类似病例都有血红蛋白变异,Cathie 报道的病例为 Hb Bristol(β67Val→Asp)。到目前为止,已报道 146 种不稳定变异体,其中绝大多数为散发病例,仅报道一例。只有少数变异在不同人群中重复出现。

病因及发病机制

几种不同机制可导致珠蛋白分子不稳定,在红细胞内形成沉淀,引起溶血。这些机制总结如下:

血红素袋附近的氨基酸替换   血红素插入至每个珠蛋白分子中的一个疏水口袋,在此,血红素与一些保守的非极性的氨基酸残基接触(图 49-2)。如果这些保守的非极性氨基酸残基被取代将降低血红素-珠蛋白结合的稳定性,最终使珠蛋白变得不稳定。HbZurich（β63His→Arg）、HbKoln（β98Val→Met）和 HbHammersmith（β42Phe→Ser）均属于此类变异。

二级结构（α螺旋）破坏　珠蛋白链二级结构 75% 为 α 螺旋（图49-1）。脯氨酸残基不参与 α 螺旋构象的形成。因此，除 α 螺旋头三位氨基酸残基外，脯氨酸残基取代其他任何氨基酸残基都将破坏二级结构，并导致突变的珠蛋白链破坏和沉淀。

α1β1 界面上的突变　血红蛋白四聚体组装的第一步是形成 αβ 二聚体。二聚体结构通过二级结构得以稳定，这一二级结构将带电荷氨基酸（谷氨酸、天冬氨酸、赖氨酸和精氨酸）暴露于分子表面与水接触，并通过疏水作用使分子内部（α1β1 界面）稳定。参与 α1β1 接触的非极性氨基酸被带电荷的（极性）氨基酸残基取代将破坏二聚体形成，使其不稳定，并导致血红蛋白分子的沉淀。

氨基酸缺失　一个或多个氨基酸残基的缺失将破坏珠蛋白链的二级结构和稳定性。已经报道了一个或多个氨基酸残基缺失的珠蛋白突变体。这类突变的例子包括 HbLeiden（β6 或 β7Glu→0）、HbGun Hill（β91～95→0），以及 Hb Freiburg（β23Val→0）。

珠蛋白链延长　一些变异体是由于终止密码子突变或移框突变导致合成的珠蛋白链比正常珠蛋白链长。这些突变体倾向于不稳定，因为出现了没有功能的片段。例如 HbCranston 和 HbTak。

无论是什么机制，不稳定血红蛋白变异体在发育中的红系前体细胞中沉淀形成高铁血色原（血红蛋白变性的中间物质），并最终形成聚合物与红细胞内膜连接（Heinz 小体）。Heinz 小体可通过离体活体染色观察到，如煌焦油蓝染色。含有 Heinz 小体的红细胞的流变特性受损（变形性和滤过性），并在流经脾脏时被扣留（参见第 5、33、55 章），与膜结合的小体处形成孔洞。最终发生溶血。溶血的程度与突变体的量和不稳定性成正比。

临床特征

不稳定血红蛋白变异体患者有不同程度的溶血性贫血。可从代偿性、无症状溶血状态到严重的危及生命的溶血。但一般为轻到中度溶血，无需治疗。氧化应激如感染和使用氧化性药物可加重溶血。患者可出现黄疸和脾肿大。像其他慢性溶血一样，患者可能出现胆结石。有些患者出现脾亢。许多仅有轻度、代偿性溶血的不稳定血红蛋白变异体是在偶然情况下，或者在血红蛋白病人群筛查时诊断的。不稳定血红蛋白变异以孟德尔方式遗传，患者常常表现为杂合子状态。也有新生突变的情况，受累者父母没有变异体。在已知的 146 种不稳定变异体中，很多只见于一例或有限的几例病例。然而，也有一些不稳定变异体在世界各地很多人群中均有发现，如 HbKoln（β98Val→Met）和 Hb Zurich（β67His→Arg）。就临床表型而言，不稳定β-珠蛋白变异体一般症状较明显，因为其表达水平较高。

实验室特征

不稳定血红蛋白变异体患者可有不同程度贫血。贫血一般为轻度，不需要治疗。然而，一个共同特点是氧化应激刺激时（如感染和使用氧化性药物）贫血加重。患者存在溶血状态的特征（网织红细胞升高，间接胆红素血症，LDH 升高，结合珠蛋白降低或检测不到）。红细胞形态学显示嗜多色性、大小不均和异形性，偶可见嗜碱性点彩。该病的一个典型特征是出现

Heinz 小体，用煌焦油蓝离体活体染色可见与红细胞内膜相连的包涵体。血红蛋白电泳可发现一条多余的异常条带。异常血红蛋白的量可变化不定，并与异常血红蛋白的不稳定性成反比（如变异体越不稳定，则量越少）。通过阴离子交换或者反相高效液相色谱可更精确定量。红细胞溶解产物中的不稳定血红蛋白变异体可以通过简单的稳定性试验检测出来。最常用的是热变性试验和异丙醇沉淀试验。热变性试验更麻烦费时，实际上很少使用。异丙醇沉淀试验是筛查不稳定变异体的简单试验，将红细胞溶解物与 17% 的异丙醇共孵育，含不稳定血红蛋白变异体的溶血产物将形成沉淀，而正常红细胞溶解物仍然清澈。

血红蛋白 M 和氧亲和力发生改变的血红蛋白

M 血红蛋白是由于血红素袋周围的氨基酸突变改变了该结构的疏水特性，导致血红素中的亚铁（Fe^{2+}）氧化成正铁（Fe^{3+}），引起高铁血红蛋白症（参见第 50 章）。

珠蛋白分子的某些关键区域的突变将改变其氧亲和力。一般而言，稳定分子 T 的突变导致血红蛋白变异体氧亲和力降低，临床表现为发绀和轻度贫血。稳定 R 构象或使 T 构象不稳定的突变导致血红蛋白变异体氧亲和力升高。这些变异体造成继发性红细胞增多症（参见第 57 章）。影响血红蛋白分子配体结合亲和力的突变大多数位于 α1β2 界面。极少数情况下，α1β1 交界界面的突变也改变血红蛋白氧亲和力。产生高氧亲和力变异体的另一个机制是突变影响 2,3-BPG 的结合。

翻译：方怡　互审：赵维莅　校对：陈芳源

参考文献

1. Beutler E, ed. Disorders of hemoglobin structure: Sickle cell anemai and related abnormalities, in *Williams Hematology*, ed 7, edited by _____, pp ___–___. McGraw-Hill, New York, 2003.
2. Herrick JB: Peculiar elongated and sickle-shaped red corpuscles in a case of severe anemia. *Arch Intern Med* 6:517, 1910.
3. Grahmann PH, Jackson KC 2nd, Lipman AG: Clinician beliefs about opioid use and barriers in chronic nonmalignant pain. *J Pain Palliat Care Pharmacother* 18(2):7–28, 2004.
4. Diggs LW, Ahmann CF, Bibb J: The incidence and significance of the sickle cell trait. *Ann Intern Med* 7:769–778, 1933.
5. Kan YW, Dozy AM: Antenatal diagnosis of sickle-cell anaemia by D.N.A. analysis of amniotic-fluid cells. *Lancet* 2(8096):910–912, 1978.
6. Gormley M: The first "molecular disease": A story of Linus Pauling, the intellectual patron. *Endeavour* 31(2):71–77, 2007.
7. Haller JO, Berdon WE, Franke H: Sickle cell anemia: The legacy of the patient (Walter Clement Noel), the interne (Ernest Irons), and the attending physician (James Herrick) and the facts of its discovery. *Pediatr Radiol* 31(12):889–890, 2001.
8. Serjeant GR: The emerging understanding of sickle cell disease. *Br J Haematol* 112(1):3–18, 2001.
9. Williams VL: Pathways of innovation: A history of the first effective treatment for sickle cell anemia. *Perspect Biol Med* 47(4):552–563, 2004.
10. Goldsmith JC, Bonham VL, Joiner CH, et al: Framing the research agenda for sickle cell trait: Building on the current understanding of clinical events and their potential implications. *Am J Hematol* 87(3):340–346, 2012.
11. Serjeant GR, Serjeant BE, Forbes M, et al: Haemoglobin gene frequencies in the Jamaican population: A study in 100,000 newborns. *Br J Haematol* 64(2):253–262, 1986.
12. Hassell KL: Population estimates of sickle cell disease in the U.S. *Am J Prev Med* 38(4 Suppl):S512–S521, 2010.
13. Okumura MJ, Campbell AD, Nasr SZ, et al: Inpatient health care use among adult survivors of chronic childhood illnesses in the United States. *Arch Pediatr Adolesc Med* 160(10):1054–1060, 2006.
14. Kauf TL, Coates TD, Huazhi L, et al: The cost of health care for children and adults with sickle cell disease. *Am J Hematol* 84(6):323–327, 2009.
15. Kan YW, Dozy AM: Polymorphism of DNA sequence adjacent to human beta-globin structural gene: Relationship to sickle mutation. *Proc Natl Acad Sci U S A* 75(11):5631–5635, 1978.
16. Nagel RL, Fabry ME, Pagnier J, et al: Hematologically and genetically distinct forms of sickle cell anemia in Africa. The Senegal type and the Benin type. *N Engl J Med* 312(14):880–884, 1985.
17. Pagnier J, Mears JG, Dunda-Belkhodja O, et al: Evidence for the multicentric origin of the sickle cell hemoglobin gene in Africa. *Proc Natl Acad Sci U S A* 81(6):1771–1773, 1984.

18. Powars DR: Sickle cell anemia: Beta s-gene-cluster haplotypes as prognostic indicators of vital organ failure. *Semin Hematol* 28(3):202–208, 1991.

19. Dykes GW, Crepeau RH, Edelstein SJ: Three-dimensional reconstruction of the 14-filament fibers of hemoglobin S. *J Mol Biol* 130(4):451–472, 1979.

20. Fronticelli C, Gold R: Conformational relevance of the beta6Glu replaced by Val mutation in the beta subunits and in the beta(1–55) and beta(1–30) peptides of hemoglobin S. *J Biol Chem* 251(16):4968–4972, 1976.

21. Wishner BC, Ward KB, Lattman EE, et al: Crystal structure of sickle-cell deoxyhemoglobin at 5 A resolution. *J Mol Biol* 98(1):179–194, 1975.

22. Ferrone FA, Hofrichter J, Eaton WA: Kinetics of sickle hemoglobin polymerization. I. Studies using temperature-jump and laser photolysis techniques. *J Mol Biol* 183(4): 591–610, 1985.

23. Ferrone FA, Hofrichter J, Eaton WA: Kinetics of sickle hemoglobin polymerization. II. A double nucleation mechanism. *J Mol Biol* 183(4):611–631, 1985.

24. Huang Z, Hearne L, Irby CE, et al: Kinetics of increased deformability of deoxygenated sickle cells upon oxygenation. *Biophys J* 85(4):2374–2383, 2003.

25. Carragher B, Bluemke DA, Gabriel B, et al: Structural analysis of polymers of sickle cell hemoglobin. I. Sickle hemoglobin fibers. *J Mol Biol* 199(2):315–331, 1988.

26. Padlan EA, Love WE: Refined crystal structure of deoxyhemoglobin S. II. Molecular interactions in the crystal. *J Biol Chem* 260(14):8280–8291, 1985.

27. Vekilov PG: Sickle-cell haemoglobin polymerization: Is it the primary pathogenic event of sickle-cell anaemia? *Br J Haematol* 139(2):173–184, 2007.

28. Ferrone FA: Polymerization and sickle cell disease: A molecular view. *Microcirculation* 11(2):115–128, 2004.

29. Ballas SK, Mohandas N: Sickle red cell microrheology and sickle blood rheology. *Microcirculation* 11(2):209–225, 2004.

30. Eaton WA, Hofrichter J: Hemoglobin S gelation and sickle cell disease. *Blood* 70(5):1245–1266, 1987.

31. Kaul DK, Fabry ME, Nagel RL: Microvascular sites and characteristics of sickle cell adhesion to vascular endothelium in shear flow conditions: Pathophysiological implications. *Proc Natl Acad Sci U S A* 86(9):3356–3360, 1989,

32. Noguchi CT, Schechter AN: The intracellular polymerization of sickle hemoglobin and its relevance to sickle cell disease. *Blood* 58(6):1057–1068, 1981.

33. Embury SH: The not-so-simple process of sickle cell vasoocclusion. *Microcirculation* 11(2):101–113, 2004.

34. Steinberg MH: Pathophysiologically based drug treatment of sickle cell disease. *Trends Pharmacol Sci* 27(4):204–210, 2006.

35. Stuart MJ, Nagel RL: Sickle-cell disease. *Lancet* 364(9442):1343–1360, 2004.

36. Brugnara C: Sickle cell disease: From membrane pathophysiology to novel therapies for prevention of erythrocyte dehydration. *J Pediatr Hematol Oncol* 25(12):927–933, 2003.

37. Stocker JW, De Franceschi L, McNaughton-Smith GA, et al: ICA-17043, a novel Gardos channel blocker, prevents sickled red blood cell dehydration *in vitro* and *in vivo* in SAD mice. *Blood* 101(6):2412–2418, 2003.

38. Bennekou P, Pedersen O, Moller A, et al: Volume control in sickle cells is facilitated by the novel anion conductance inhibitor NS1652. *Blood* 95(5):1842–1848, 2000.

39. Joiner CH, Jiang M, Claussen WJ, et al: Dipyridamole inhibits sickling-induced cation fluxes in sickle red blood cells. *Blood* 97(12):3976–3983, 2001.

40. Aslan M, Freeman BA: Redox-dependent impairment of vascular function in sickle cell disease. *Free Radic Biol Med* 43(11):1469–1483, 2007.

41. Gladwin MT, Schechter AN: Nitric oxide therapy in sickle cell disease. *Semin Hematol* 38(4):333–342, 2001.

42. Enwonwu CO, Xu XX, Turner E: Nitrogen metabolism in sickle cell anemia: Free amino acids in plasma and urine. *Am J Med Sci* 300(6):366–371, 1990.

43. Lopez BL, Barnett J, Ballas SK, et al: Nitric oxide metabolite levels in acute vaso-occlusive sickle-cell crisis. *Acad Emerg Med* 3(12):1098–1103, 1996.

44. Lopez BL, Davis-Moon L, Ballas SK, et al: Sequential nitric oxide measurements during the emergency department treatment of acute vasoocclusive sickle cell crisis. *Am J Hematol* 64(1):15–19, 2000.

45. Morris CR, Kuypers FA, Larkin S, et al: Arginine therapy: A novel strategy to induce nitric oxide production in sickle cell disease. *Br J Haematol* 111(2):498–500, 2000.

46. Morris CR, Kuypers FA, Larkin S, et al: Patterns of arginine and nitric oxide in patients with sickle cell disease with vaso-occlusive crisis and acute chest syndrome. *J Pediatr Hematol Oncol* 22(6):515–520, 2000.

47. Kato GJ, Wang Z, Machado RF, et al: Endogenous nitric oxide synthase inhibitors in sickle cell disease: Abnormal levels and correlations with pulmonary hypertension, desaturation, haemolysis, organ dysfunction and death. *Br J Haematol* 145(4):506–513, 2009.

48. Kato GJ, Taylor JG 6th: Pleiotropic effects of intravascular haemolysis on vascular homeostasis. *Br J Haematol* 148(5):690–701, 2010.

49. Frenette PS, Atweh GF: Sickle cell disease: Old discoveries, new concepts, and future promise. *J Clin Invest* 117(4):850–858, 2007.

50. Reiter CD, Wang X, Tanus-Santos JE, et al: Cell-free hemoglobin limits nitric oxide bioavailability in sickle-cell disease. *Nat Med* 8(12):1383–1389, 2002.

51. Hebbel RP, Yamada O, Moldow CF, et al: Abnormal adherence of sickle erythrocytes to cultured vascular endothelium: Possible mechanism for microvascular occlusion in sickle cell disease. *J Clin Invest* 65(1):154–160, 1980.

52. Hoover R, Rubin R, Wise G, et al: Adhesion of normal and sickle erythrocytes to endothelial monolayer cultures. *Blood* 54(4):872–876, 1979.

53. Barabino GA, McIntire LV, Eskin SG, et al: Rheological studies of erythrocyte-endothelial cell interactions in sickle cell disease. *Prog Clin Biol Res* 240:113–127, 1987.

54. Mohandas N, Evans E: Sickle erythrocyte adherence to vascular endothelium. Morphologic correlates and the requirement for divalent cations and collagen-binding plasma proteins. *J Clin Invest* 76(4):1605–1612, 1985.

55. Kaul DK, Tsai HM, Liu XD, et al: Monoclonal antibodies to alphaVbeta3 (7E3 and LM609) inhibit sickle red blood cell-endothelium interactions induced by platelet-activating factor. *Blood* 95(2):368–374, 2000.

56. Frenette PS: Sickle cell vaso-occlusion: Multistep and multicellular paradigm. *Curr Opin Hematol* 9(2):101–106, 2002.

57. Gee BE, Platt OS: Sickle reticulocytes adhere to VCAM-1. *Blood* 85(1):268–274, 1995.

58. Parsons SF, Lee G, Spring FA, et al: Lutheran blood group glycoprotein and its newly characterized mouse homologue specifically bind alpha5 chain-containing human laminin with high affinity. *Blood* 97(1):312–320, 2001.

59. Swerlick RA, Eckman JR, Kumar A, et al: Alpha 4 beta 1-integrin expression on sickle reticulocytes: Vascular cell adhesion molecule-1-dependent binding to endothelium. *Blood* 82(6):1891–1899, 1993.

60. Udani M, Zen Q, Cottman M, et al: Basal cell adhesion molecule/lutheran protein. The receptor critical for sickle cell adhesion to laminin. *J Clin Invest* 101(11):2550–2558, 1998.

61. Okpala I: The intriguing contribution of white blood cells to sickle cell disease—A red cell disorder. *Blood Rev* 18(1):65–73, 2004.

62. Okpala I: Leukocyte adhesion and the pathophysiology of sickle cell disease. *Curr Opin Hematol* 13(1):40–44, 2006.

63. Tan P, Luscinskas FW, Homer-Vanniasinkam S: Cellular and molecular mechanisms of inflammation and thrombosis. *Eur J Vasc Endovasc Surg* 17(5):373–389, 1999.

64. Hebbel RP, Osarogiagbon R, Kaul D: The endothelial biology of sickle cell disease: Inflammation and a chronic vasculopathy. *Microcirculation* 11(2):129–151, 2004.

65. Steinberg MH, Mohandas N: Laboratory values, in *Sickle Cell Disease: Basic Principles and Clinical Practice*, edited by Embury SH, Hebbel RP,, Mohandas N, , Steinberg MH, pp 469–484. Raven, New York, 1994.

66. Belcher JD, Marker PH, Weber JP, et al: Activated monocytes in sickle cell disease: Potential role in the activation of vascular endothelium and vaso-occlusion. *Blood* 96(7):2451–2459, 2000.

67. Benkerrou M, Delarche C, Brahimi L, et al: Hydroxyurea corrects the dysregulated L-selectin expression and increased H(2)O(2) production of polymorphonuclear neutrophils from patients with sickle cell anemia. *Blood* 99(7):2297–2303, 2002.

68. Fadlon E, Vordermeier S, Pearson TC, et al: Blood polymorphonuclear leukocytes from the majority of sickle cell patients in the crisis phase of the disease show enhanced adhesion to vascular endothelium and increased expression of CD64. *Blood* 91(1): 266–274, 1998.

69. Francis R Jr, Hebbel RP: Hemostasis, in *Sickle Cell Disease: Basic Principles and Clinical Practice*, edited by Embury SH, Hebbel RP, Mohandas N, Steinberg MH, pp 299–310. 1994, Raven, New York, 1994..

70. Hofstra TC, Kalra VK, Meiselman HJ, et al: Sickle erythrocytes adhere to polymorphonuclear neutrophils and activate the neutrophil respiratory burst. *Blood* 87(10): 4440–4447, 1996.

71. Inwald DP, Kirkham FJ, Peters MJ, et al: Platelet and leucocyte activation in childhood sickle cell disease: Association with nocturnal hypoxaemia. *Br J Haematol* 111(2): 474–481, 2000.

72. Lard LR, Mul FP, de Haas M, et al: Neutrophil activation in sickle cell disease. *J Leukoc Biol* 66(3):411–415, 1999.

73. Nath KA, Grande JP, Haggard JJ, et al: Oxidative stress and induction of heme oxygenase-1 in the kidney in sickle cell disease. *Am J Pathol* 158(3):893–903, 2001.

74. Solovey A, Gui L, Key NS, et al: Tissue factor expression by endothelial cells in sickle cell anemia. *J Clin Invest* 101(9):1899–1904, 1998.

75. Solovey A, Lin Y, Browne P, et al: Circulating activated endothelial cells in sickle cell anemia. *N Engl J Med* 337(22):1584–1590, 1997.

76. Wun T, Cordoba M, Rangaswami A, et al: Activated monocytes and platelet-monocyte aggregates in patients with sickle cell disease. *Clin Lab Haematol* 24(2):81–88, 2002.

77. Patel N, Gonsalves CS, Malik P, et al: Placenta growth factor augments endothelin-1 and endothelin-B receptor expression via hypoxia-inducible factor-1 alpha. *Blood* 112(3):856–865, 2008.

78. Perelman N, Selvaraj SK, Batra S, et al: Placenta growth factor activates monocytes and correlates with sickle cell disease severity. *Blood* 102(4):1506–1514, 2003.

79. Wang X, Mendelsohn L, Rogers H, et al: Heme-bound iron activates placenta growth factor in erythroid cells via erythroid Kruppel-like factor. *Blood* 124(6):946–954, 2014.

80. Hillery CA, Panepinto JA: Pathophysiology of stroke in sickle cell disease. *Microcirculation* 11(2):195–208, 2004.

81. Prengler M, Pavlakis SG, Prohovnik I, et al: Sickle cell disease: The neurological complications. *Ann Neurol* 51(5):543–552, 2002.

82. Granger DN, Korthuis RJ: Physiologic mechanisms of postischemic tissue injury. *Annu Rev Physiol* 57:311–332, 1995.

83. Grisham MB, Granger DN, Lefer DJ: Modulation of leukocyte-endothelial interactions by reactive metabolites of oxygen and nitrogen: Relevance to ischemic heart disease. *Free Radic Biol Med* 25(4–5):404–433, 1998.

84. Field JJ, Nathan DG, Linden J: Targeting iNKT cells for the treatment of sickle cell disease. *Clin Immunol* 140(2):177–183, 2011.

85. Eilertsen KE, Osterud B: Tissue factor: (patho)physiology and cellular biology. *Blood Coagul Fibrinolysis* 15(7):521–538, 2004.

86. Key NS, Slungaard A, Dandelet L, et al: Whole blood tissue factor procoagulant activity is elevated in patients with sickle cell disease. *Blood* 91(11):4216–4223, 1998.

87. Krishnaswamy S: The interaction of human factor VIIa with tissue factor. *J Biol Chem* 267(33):23696–23706, 1992.

88. Chantrathammachart P, Pawlinski R: Tissue factor and thrombin in sickle cell anemia. *Thromb Res* 129 Suppl 2:S70–S72, 2012.

89. Setty BN, Kulkarni S, Dampier CD, et al: Fetal hemoglobin in sickle cell anemia: Relationship to erythrocyte adhesion markers and adhesion. *Blood* 97(9):2568–2573, 2001.

90. Kurantsin-Mills J, Ofosu FA, Safa TK, et al: Plasma factor VII and thrombin-antithrombin III levels indicate increased tissue factor activity in sickle cell patients. *Br J Haematol* 81(4):539–544, 1992.

91. Tomer A, Harker LA, Kasey S, et al: Thrombogenesis in sickle cell disease. *J Lab Clin Med* 137(6):398–407, 2001.

92. Sparkenbaugh E, Pawlinski R: Interplay between coagulation and vascular inflammation in sickle cell disease. *Br J Haematol* 162(1):3–14, 2013.

93. Chen J, Hobbs WE, Le J, et al: The rate of hemolysis in sickle cell disease correlates with the

quantity of active von Willebrand factor in the plasma. *Blood* 117(13):3680–3683, 2011.

94. Zhang Y, Dai Y, Wen J, et al: Detrimental effects of adenosine signaling in sickle cell disease. *Nat Med* 17(1):79–86, 2011.

95. Zhang Y, Xia Y: Adenosine signaling in normal and sickle erythrocytes and beyond. *Microbes Infect* 14(10):863–873, 2012.

96. Tsaras G, Owusu-Ansah A, Boateng FO, et al: Complications associated with sickle cell trait: A brief narrative review. *Am J Med* 122(6):507–512, 2009.

97. Harris JW, Brewster HH, Ham TH, et al: Studies on the destruction of red blood cells. X. The biophysics and biology of sickle-cell disease. *AMA Arch Intern Med* 97(2):145–168, 1956.

98. Bergeron MF, Cannon JG, Hall EL, et al: Erythrocyte sickling during exercise and thermal stress. *Clin J Sport Med* 14(6):354–356, 2004.

99. Monchanin G, Serpero LD, Connes P, et al: Effects of progressive and maximal exercise on plasma levels of adhesion molecules in athletes with sickle cell trait with or without alpha-thalassemia. *J Appl Physiol* 102(1):169–173, 2007.

100. Weisman IM, Zeballos RJ, Johnson BD: Cardiopulmonary and gas exchange responses to acute strenuous exercise at 1,270 meters in sickle cell trait. *Am J Med* 84(3 Pt 1):377–383, 1988.

101. Key NS, Derebail VK: Sickle-cell trait: Novel clinical significance. *Hematology Am Soc Hematol Educ Program* 2010:418–422, 2010.

102. Gupta AK, Kirchner KA, Nicholson R, et al: Effects of alpha-thalassemia and sickle polymerization tendency on the urine-concentrating defect of individuals with sickle cell trait. *J Clin Invest* 88(6):1963–1968, 1991.

103. Yium J, Gabow P, Johnson A, et al: Autosomal dominant polycystic kidney disease in blacks: Clinical course and effects of sickle-cell hemoglobin. *J Am Soc Nephrol* 4(9):1670–1674, 1994.

104. Kark JA, Ward FT: Exercise and hemoglobin S. *Semin Hematol* 31(3):181–225, 1994.

105. Austin H, Key NS, Benson JM, et al: Sickle cell trait and the risk of venous thromboembolism among blacks. *Blood* 110(3):908–912, 2007.

106. Pastore LM, Savitz DA, Thorp JM Jr: Predictors of urinary tract infection at the first prenatal visit. *Epidemiology* 10(3):282–287, 1999.

107. Heller P, Best WR, Nelson RB, et al: Clinical implications of sickle-cell trait and glucose-6-phosphate dehydrogenase deficiency in hospitalized black male patients. *N Engl J Med* 300(18):1001–1005, 1979.

108. Glader BE, Propper RD, Buchanan GR: Microcytosis associated with sickle cell anemia. *Am J Clin Pathol* 72(1):63–64, 1979.

109. Mohandas N, Johnson A, Wyatt J, et al: Automated quantitation of cell density distribution and hyperdense cell fraction in RBC disorders. *Blood* 74(1):442–447, 1989.

110. Sherwood JB, Goldwasser E, Chilcote R, et al: Sickle cell anemia patients have low erythropoietin levels for their degree of anemia. *Blood* 67(1):46–49, 1986.

111. Boggs DR, Hyde F, Srodes C: An unusual pattern of neutrophil kinetics in sickle cell anemia. *Blood* 41(1):59–65, 1973.

112. Buchanan GR, Glader BE: Leukocyte counts in children with sickle cell disease. Comparative values in the steady state, vaso-occlusive crisis, and bacterial infection. *Am J Dis Child* 132(4):396–398, 1978.

113. Corvelli AI, Binder RA, Kales A: Disseminated intravascular coagulation in sickle cell crisis. *South Med J* 72(4):505–506, 1979.

114. Karayalcin G, Lanzkowsky P, Kazi AB: Zinc deficiency in children with sickle cell disease. *Am J Pediatr Hematol Oncol* 1(3):283–284, 1979.

115. Natta C, Machlin L: Plasma levels of tocopherol in sickle cell anemia subjects. *Am J Clin Nutr* 32(7):1359–1362, 1979.

116. Niell HB, Leach BE, Kraus AP: Zinc metabolism in sickle cell anemia. *JAMA* 242(24):2686–2687, 1979.

117. Mario N, Baudin B, Aussel C, et al: Capillary isoelectric focusing and high-performance cation-exchange chromatography compared for qualitative and quantitative analysis of hemoglobin variants. *Clin Chem* 43(11):2137–2142, 1997.

118. Partington MD, Aronyk KE, Byrd SE: Sickle cell trait and stroke in children. *Pediatr Neurosurg* 20(2):148–151, 1994.

119. Steinberg MH: DNA diagnosis for the detection of sickle hemoglobinopathies. *Am J Hematol* 43(2):110–115, 1993.

120. Hamideh D, Alvarez O: Sickle cell disease related mortality in the United States (1999–2009). *Pediatr Blood Cancer* 60(9):1482–1486, 2013.

121. Platt OS, Brambilla DJ, Rosse WF, et al: Mortality in sickle cell disease. Life expectancy and risk factors for early death. *N Engl J Med* 330(23):1639–1644, 1994.

122. Serjeant GR, Serjeant BE, Mason KP, et al: The changing face of homozygous sickle cell disease: 102 patients over 60 years. *Int J Lab Hematol* 31(6):585–596, 2009.

123. National Heart, Lung, and Blood Institute: *The Management of Sickle Cell Disease*, ed 4, pp 59–74. NIH Publication No. 02-2117. National Institutes of Health, Bethesda, MD, 2002.

124. Yale SH, Nagib N, Guthrie T: Approach to the vaso-occlusive crisis in adults with sickle cell disease. *Am Fam Physician* 61(5):1349–1356, 1363–1364, 2000.

125. Ballas SK, Gupta K, Adams-Graves P: Sickle cell pain: A critical reappraisal. *Blood* 120(18):3647–3656, 2012.

126. Ballas SK, Kesen MR, Goldberg MF, et al: Beyond the definitions of the phenotypic complications of sickle cell disease: An update on management. *ScientificWorldJournal* 2012:949535, 2012.

127. Kinney TR, Ware RE, Schultz WH, et al: Long-term management of splenic sequestration in children with sickle cell disease. *J Pediatr* 117(2 Pt 1):194–199, 1990.

128. Solanki DL, Kletter GG, Castro O: Acute splenic sequestration crises in adults with sickle cell disease. *Am J Med* 80(5):985–990, 1986.

129. Bowcock SJ, Nwabueze ED, Cook AE, et al: Fatal splenic sequestration in adult sickle cell disease. *Clin Lab Haematol* 10(1):95–99, 1988.

130. Koduri PR, Agbemadzo B, Nathan S: Hemoglobin S-C disease revisited: Clinical study of 106 adults. *Am J Hematol* 68(4):298–300, 2001.

131. Vichinsky E, Lubin BH: Suggested guidelines for the treatment of children with sickle cell anemia. *Hematol Oncol Clin North Am* 1(3):483–501, 1987.

132. de Montalembert M, Dumont MD, Heilbronner C, et al: Delayed hemolytic transfusion reaction in children with sickle cell disease. *Haematologica* 96(6):801–807, 2011.

133. Solomon LR: Treatment and prevention of pain due to vaso-occlusive crises in adults with sickle cell disease: An educational void. *Blood* 111(3):997–1003, 2008.

134. Labbe E, Herbert D, Haynes J: Physicians' attitude and practices in sickle cell disease pain management. *J Palliat Care* 21(4):246–251, 2005.

135. Elander J, Lusher J, Bevan D, et al: Understanding the causes of problematic pain management in sickle cell disease: Evidence that pseudoaddiction plays a more important role than genuine analgesic dependence. *J Pain Symptom Manage* 27(2):156–169, 2004.

136. Ballas SK: Ethical issues in the management of sickle cell pain. *Am J Hematol* 68(2):127–132, 2001.

137. Aisiku IP, Smith WR, McClish DK, et al: Comparisons of high versus low emergency department utilizers in sickle cell disease. *Ann Emerg Med* 53(5):587–593, 2009.

138. McClish DK, Smith WR, Dahman BA, et al: Pain site frequency and location in sickle cell disease: The PiSCES project. *Pain* 145(1–2):246–251, 2009.

139. Dampier C, Ely E, Brodecki D, et al: Home management of pain in sickle cell disease: A daily diary study in children and adolescents. *J Pediatr Hematol Oncol* 24(8):643–647, 2002.

140. Rees DC, Olujohungbe AD, Parker NE, et al: Guidelines for the management of the acute painful crisis in sickle cell disease. *Br J Haematol* 120(5):744–752, 2003.

141. Benjamin L, Dampier CD, Jacox, A, et al: *Guideline for Management of Acute Pain in Sickle-Cel Disease*. Glenview, IL, 2001.

142. Ballas SK: Meperidine for acute sickle cell pain in the emergency department: Revisited controversy. *Ann Emerg Med* 51(2):217, 2008.

143. Howland MA, Goldfrank LR: Why meperidine should not make a comeback in treating patients with sickle cell disease. *Ann Emerg Med* 51(2):203–205, 2008.

144. Morgan MT: Use of meperidine as the analgesic of choice in treating pain from acute painful sickle cell crisis. *Ann Emerg Med* 51(2):202–203, 2008.

145. Benjamin LJ, Swinson GI, Nagel RL: Sickle cell anemia day hospital: An approach for the management of uncomplicated painful crises. *Blood* 95(4):1130–1136, 2000.

146. Platt OS, Thorington BD, Brambilla DJ, et al: Pain in sickle cell disease. Rates and risk factors. *N Engl J Med* 325(1):11–16, 1991.

147. Vichinsky EP, Johnson R, Lubin BH: Multidisciplinary approach to pain management in sickle cell disease. *Am J Pediatr Hematol Oncol* 4(3):328–333, 1982.

148. Styles LA, Vichinsky E: Effects of a long-term transfusion regimen on sickle cell-related illnesses. *J Pediatr* 125(6 Pt 1):909–911, 1994.

149. Dampier CD, Smith WR, Wager CG, et al: IMPROVE trial: A randomized controlled trial of patient-controlled analgesia for sickle cell painful episodes: Rationale, design challenges, initial experience, and recommendations for future studies. *Clin Trials* 10(2):319–331, 2013.

150. Gladwin MT, Kato GJ, Weiner D, et al: Nitric oxide for inhalation in the acute treatment of sickle cell pain crisis: A randomized controlled trial. *JAMA* 305(9):893–902, 2011.

151. Gladwin MT, Vichinsky E: Pulmonary complications of sickle cell disease. *N Engl J Med* 359(21):2254–2265, 2008.

152. Vichinsky EP, Neumayr LD, Earles AN, et al: Causes and outcomes of the acute chest syndrome in sickle cell disease. National Acute Chest Syndrome Study Group. *N Engl J Med* 342(25):1855–1865, 2000.

153. Miller ST: How I treat acute chest syndrome in children with sickle cell disease. *Blood* 117(20):5297–5305, 2011.

154. Vichinsky EP, Neumayr LD, Gold JI, et al: Neuropsychological dysfunction and neuroimaging abnormalities in neurologically intact adults with sickle cell anemia. *JAMA* 303(18):1823–1831, 2010.

155. Emre U, Miller ST, Gutierez M, et al: Effect of transfusion in acute chest syndrome of sickle cell disease. *J Pediatr* 127(6):901–904, 1995.

156. Emre U, Miller ST, Rao SP, et al: Alveolar-arterial oxygen gradient in acute chest syndrome of sickle cell disease. *J Pediatr* 123(2):272–275, 1993.

157. Bellet PS, Kalinyak KA, Shukla R, et al: Incentive spirometry to prevent acute pulmonary complications in sickle cell diseases. *N Engl J Med* 333(11):699–703, 1995.

158. Uchida K, Rackoff WR, Ohene-Frempong K, et al: Effect of erythrocytapheresis on arterial oxygen saturation and hemoglobin oxygen affinity in patients with sickle cell disease. *Am J Hematol* 59(1):5–8, 1998.

159. Bernini JC, Rogers ZR, Sandler ES, et al: Beneficial effect of intravenous dexamethasone in children with mild to moderately severe acute chest syndrome complicating sickle cell disease. *Blood* 92(9):3082–3089, 1998.

160. Charache S, Terrin ML, Moore RD, et al: Effect of hydroxyurea on the frequency of painful crises in sickle cell anemia. Investigators of the Multicenter Study of Hydroxyurea in Sickle Cell Anemia. *N Engl J Med* 332(20):1317–1322, 1995.

161. Wang WC, Ware RE, Miller ST, et al: Hydroxycarbamide in very young children with sickle-cell anaemia: A multicentre, randomised, controlled trial (BABY HUG). *Lancet* 377(9778):1663–1672, 2011.

162. Klings ES, Machado RF, Barst RJ, et al: An official American Thoracic Society clinical practice guideline: Diagnosis, risk stratification, and management of pulmonary hypertension of sickle cell disease. *Am J Respir Crit Care Med* 189(6):727–740, 2014.

163. Morris CR: Asthma management: Reinventing the wheel in sickle cell disease. *Am J Hematol* 84(4):234–241, 2009.

164. Klings ES, Wyszynski DF, Nolan VG, et al: Abnormal pulmonary function in adults with sickle cell anemia. *Am J Respir Crit Care Med* 173(11):1264–1269, 2006.

165. Newaskar M, Hardy KA, Morris CR: Asthma in sickle cell disease. *ScientificWorldJournal* 11:1138–1152, 2011.

166. Varat MA, Adolph RJ, Fowler NO: Cardiovascular effects of anemia. *Am Heart J* 83(3):415–426, 1972.

167. Balfour IC, Covitz W, Davis H, et al: Cardiac size and function in children with sickle cell anemia. *Am Heart J* 108(2):345–350, 1984.

168. Fitzhugh CD, Lauder N, Jonassaint JC, et al: Cardiopulmonary complications leading to premature deaths in adult patients with sickle cell disease. *Am J Hematol* 85(1):36–40, 2010.

169. Manci EA, Culberson DE, Yang YM, et al: Causes of death in sickle cell disease: An

autopsy study. *Br J Haematol* 123(2):359–365, 2003.

170. Darbari DS, Kple-Faget P, Kwagyan J, et al: Circumstances of death in adult sickle cell disease patients. *Am J Hematol* 81(11):858–863, 2006.

171. Chacko P, Kraut EH, Zweier J, et al: Myocardial infarction in sickle cell disease: Use of translational imaging to diagnose an under-recognized problem. *J Cardiovasc Transl Res* 6(5):752–761, 2013.

172. Voskaridou E, Christoulas D, Terpos E: Sickle-cell disease and the heart: Review of the current literature. *Br J Haematol* 157(6):664–673, 2012.

173. Pegelow CH, Colangelo L, Steinberg M, et al: Natural history of blood pressure in sickle cell disease: Risks for stroke and death associated with relative hypertension in sickle cell anemia. *Am J Med* 102(2):171–177, 1997.

174. Stockman JA, Nigro MA, Mishkin MM, et al: Occlusion of large cerebral vessels in sickle-cell anemia. *N Engl J Med* 287(17):846–849, 1972.

175. Ohene-Frempong K, Weiner SJ, Sleeper LA, et al: Cerebrovascular accidents in sickle cell disease: Rates and risk factors. *Blood* 91(1):288–294, 1998.

176. Steen RG, Xiong X, Langston JW, et al: Brain injury in children with sickle cell disease: Prevalence and etiology. *Ann Neurol* 54(5):564–572, 2003.

177. Webb J, Kwiatkowski J: L. Stroke in patients with sickle cell disease. *Expert Rev Hematol* 6(3):301–315, 2013.

178. Bernaudin F, Verlhac S, Arnaud C, et al: Impact of early transcranial Doppler screening and intensive therapy on cerebral vasculopathy outcome in a newborn sickle cell anemia cohort. *Blood* 117(4):1130–1140; quiz 1436, 2011.

179. DeBaun MR, Sarnaik SA, Rodeghier MJ, et al: Associated risk factors for silent cerebral infarcts in sickle cell anemia: Low baseline hemoglobin, sex, and relative high systolic blood pressure. *Blood* 119(16):3684–3690, 2012.

180. Hulbert ML, McKinstry RC, Lacey JL, et al: Silent cerebral infarcts occur despite regular blood transfusion therapy after first strokes in children with sickle cell disease. *Blood* 117(3):772–779, 2011.

181. Prohovnik I, Pavlakis SG, Piomelli S, et al: Cerebral hyperemia, stroke, and transfusion in sickle cell disease. *Neurology* 39(3):344–348, 1989.

182. Wang WC: The pathophysiology, prevention, and treatment of stroke in sickle cell disease. *Curr Opin Hematol* 14(3):191–197, 2007.

183. Switzer JA, Hess DC, Nichols FT, et al: Pathophysiology and treatment of stroke in sickle-cell disease: Present and future. *Lancet Neurol* 5(6):501–512, 2006.

184. Powars D, Adams RJ, Nichols FT, et al: Delayed intracranial hemorrhage following cerebral infarction in sickle cell anemia. *J Assoc Acad Minor Phys* 1(3):79–82, 1990.

185. Diggs LW, Brookoff D: Multiple cerebral aneurysms in patients with sickle cell disease. *South Med J* 86(4):377–379, 1993.

186. Anson JA, Koshy M, Ferguson L, et al: Subarachnoid hemorrhage in sickle-cell disease. *J Neurosurg* 75(4):552–558, 1991.

187. Oyesiku NM, Barrow DL, Eckman JR, et al: Intracranial aneurysms in sickle-cell anemia: Clinical features and pathogenesis. *J Neurosurg* 75(3):356–363, 1991.

188. Preul MC, Cendes F, Just N, et al: Intracranial aneurysms and sickle cell anemia: Multiplicity and propensity for the vertebrobasilar territory. *Neurosurgery* 42(5):971–977; discussion 977–978, 1998.

189. O'Driscoll S, Height SE, Dick MC, et al: Serum lactate dehydrogenase activity as a biomarker in children with sickle cell disease. *Br J Haematol* 140(2):206–209, 2008.

190. Miller ST, Macklin EA, Pegelow CH, et al: Silent infarction as a risk factor for overt stroke in children with sickle cell anemia: A report from the Cooperative Study of Sickle Cell Disease. *J Pediatr* 139(3):385–390, 2001.

191. Pegelow CH, Macklin EA, Moser FG, et al: Longitudinal changes in brain magnetic resonance imaging findings in children with sickle cell disease. *Blood* 99(8):3014–3018, 2002.

192. Kirkham FJ, Hewes DK, Prengler M, et al: Nocturnal hypoxaemia and central-nervous-system events in sickle-cell disease. *Lancet* 357(9269):1656–1659, 2001.

193. Kinney TR, Sleeper LA, Wang WC, et al: Silent cerebral infarcts in sickle cell anemia: A risk factor analysis. The Cooperative Study of Sickle Cell Disease. *Pediatrics* 103(3):640–645, 1999.

194. Moser FG, Miller ST, Bello JA, et al: The spectrum of brain MR abnormalities in sickle-cell disease: A report from the Cooperative Study of Sickle Cell Disease. *AJNR Am J Neuroradiol* 17(5):965–972, 1996.

195. Strouse JJ, Hulbert ML, DeBaun MR, et al: Primary hemorrhagic stroke in children with sickle cell disease is associated with recent transfusion and use of corticosteroids. *Pediatrics* 118(5):1916–1924, 2006.

196. Adams RJ, Kutlar A, McKie V, et al: Alpha thalassemia and stroke risk in sickle cell anemia. *Am J Hematol* 45(4):279–282, 1994.

197. Adams R, McKie V, Nichols F, et al: The use of transcranial ultrasonography to predict stroke in sickle cell disease. *N Engl J Med* 326(9):605–610, 1992.

198. Berkelhammer LD, Williamson AL, Sanford SD, et al: Neurocognitive sequelae of pediatric sickle cell disease: A review of the literature. *Child Neuropsychol* 13(2):120–131, 2007.

199. Fullerton HJ, Gardner M, Adams RJ, et al: Obstacles to primary stroke prevention in children with sickle cell disease. *Neurology* 67(6):1098–1099, 2006.

200. Fullerton HJ, Adams RJ, Zhao S, et al: Declining stroke rates in Californian children with sickle cell disease. *Blood* 104(2):336–339, 2004.

201. Hulbert ML, Scothorn DJ, Panepinto JA, et al: Exchange blood transfusion compared with simple transfusion for first overt stroke is associated with a lower risk of subsequent stroke: A retrospective cohort study of 137 children with sickle cell anemia. *J Pediatr* 149(5):710–712, 2006.

202. Vichinsky EP, Haberkern CM, Neumayr L, et al: A comparison of conservative and aggressive transfusion regimens in the perioperative management of sickle cell disease. The Preoperative Transfusion in Sickle Cell Disease Study Group. *N Engl J Med* 333(4):206–213, 1995.

203. Zimmerman SA, Schultz WH, Burgett S, et al: Hydroxyurea therapy lowers transcranial Doppler flow velocities in children with sickle cell anemia. *Blood* 110(3):1043–1047, 2007.

204. Ware RE, Helms RW, SWiTCH Investigators: Stroke With Transfusions Changing to Hydroxyurea (SWiTCH). *Blood* 119(17):3925–3932, 2012.

205. Dobson SR, Holden KR, Nietert PJ, et al: Moyamoya syndrome in childhood sickle cell disease: A predictive factor for recurrent cerebrovascular events. *Blood* 99(9):3144–3150, 2002.

206. Hankinson TC, Bohman LE, Heyer G, et al: Surgical treatment of moyamoya syndrome in patients with sickle cell anemia: Outcome following encephaloduroarteriosynangiosis. *J Neurosurg Pediatr* 1(3):211–216, 2008.

207. Nur E, Biemond BJ, Otten HM, et al: Oxidative stress in sickle cell disease; pathophysiology and potential implications for disease management. *Am J Hematol* 86(6):484–489, 2011.

208. Sklar AH, Campbell H, Caruana RJ, et al: A population study of renal function in sickle cell anemia. *Int J Artif Organs* 13(4):231–236, 1990.

209. Falk RJ, Scheinman J, Phillips G, et al: Prevalence and pathologic features of sickle cell nephropathy and response to inhibition of angiotensin-converting enzyme. *N Engl J Med* 326(14):910–915, 1992.

210. Powars DR, Elliott-Mills DD, Chan L, et al: Chronic renal failure in sickle cell disease: Risk factors, clinical course, and mortality. *Ann Intern Med* 115(8):614–620, 1991.

211. Powars DR, Chan LS, Hiti A, et al: Outcome of sickle cell anemia: A 4-decade observational study of 1056 patients. *Medicine (Baltimore)* 84(6):363–376, 2005.

212. Scheinman J: *Sickle Cell Nephropathy*. Williams & Wilkins, Boston, 1994.

213. Sharpe CC, Thein SL: Sickle cell nephropathy—A practical approach. *Br J Haematol* 155(3):287–297, 2011.

214. Huang SH, Sharma AP, Yasin A, et al: Hyperfiltration affects accuracy of creatinine eGFR measurement. *Clin J Am Soc Nephrol* 6(2):274–280, 2011.

215. McKie KT, Hanevold CD, Hernandez C, et al: Prevalence, prevention, and treatment of microalbuminuria and proteinuria in children with sickle cell disease. *J Pediatr Hematol Oncol* 29(3):140–144, 2007.

216. Kanso AA, Hassan NMA, Badr KF: *Microvascular and Macrovascular Diseases of the Kidney*, ed 8. WB Saunders, Philadelphia, 2007.

217. Mantadakis E, Cavender JD, Rogers ZR, et al: Prevalence of priapism in children and adolescents with sickle cell anemia. *J Pediatr Hematol Oncol* 21(6):518–522, 1999.

218. Fowler JE Jr, Koshy M, Strub M, et al: Priapism associated with the sickle cell hemoglobinopathies: Prevalence, natural history and sequelae. *J Urol* 145(1):65–68, 1991.

219. Emond AM, Holman R, Hayes RJ, et al: Priapism and impotence in homozygous sickle cell disease. *Arch Intern Med* 140(11):1434–1437, 1980.

220. Adeyoju AB, Olujohungbe AB, Morris J, et al: Priapism in sickle-cell disease; incidence, risk factors and complications-an international multicentre study. *BJU Int* 90(9):898–902, 2002.

221. Olujohungbe A, Burnett AL: How I manage priapism due to sickle cell disease. *Br J Haematol* 160(6):754–765, 2013.

222. Olujohungbe AB, Adeyoju A, Yardumian A, et al: A prospective diary study of stuttering priapism in adolescents and young men with sickle cell anemia: Report of an international randomized control trial—the priapism in sickle cell study. *J Androl* 32(4):375–382, 2011.

223. Siegel JF, Rich MA, Brock WA: Association of sickle cell disease, priapism, exchange transfusion and neurological events: ASPEN syndrome. *J Urol* 150(5 Pt 1):1480–1482, 1993.

224. Field JJ, Austin PF, An P, et al: Enuresis is a common and persistent problem among children and young adults with sickle cell anemia. *Urology* 72(1):81–84, 2008.

225. Jordan SS, Hilker KA, Stoppelbein L, et al: Nocturnal enuresis and psychosocial problems in pediatric sickle cell disease and sibling controls. *J Dev Behav Pediatr* 26(6):404–411, 2005.

226. Barakat LP, Smith-Whitley K, Schulman S, et al: Nocturnal enuresis in pediatric sickle cell disease. *J Dev Behav Pediatr* 22(5):300–305, 2001.

227. Almeida A, Roberts I: Bone involvement in sickle cell disease. *Br J Haematol* 129(4):482–490, 2005.

228. Kim SK, Miller JH: Natural history and distribution of bone and bone marrow infarction in sickle hemoglobinopathies. *J Nucl Med* 43(7):896–900, 2002.

229. Lonergan G, Cline DB, Abbondanzo SL: Sickle cell anemia. *Radiographics* 21:971–994, 2001.

230. Smith J: Bone disorders in sickle cell disease. *Hematol Oncol Clin North Am* 10:1 345–1356, 1996.

231. Atkins BL, Price EH, Tillyer L, et al: Salmonella osteomyelitis in sickle cell disease children in the east end of London. *J Infect* 34(2):133–138, 1997.

232. Burnett MW, Bass JW, Cook BA: Etiology of osteomyelitis complicating sickle cell disease. *Pediatrics* 101(2):296–297, 1998.

233. William R, Hussein SS, Jeans WD, et al: A prospective study of soft-tissue ultrasonography in sickle cell disease patients with suspected osteomyelitis. *Clin Radiol* 55:307–310, 2000.

234. Umans H, Haramati, N, Flusser G. The diagnostic role of gadolinium enhanced MRI in distinguishing between acute medullary bone infarct and osteomyelitis. *Magn Reson Imaging* 18:255–262, 2000.

235. Neonato M, Guilloud-Bataille M, Beauvais P, et al: Acute clinical events in 299 homozygous sickle cell patients living in France. French study group on sickle cell disease. *Eur J Haematol* 65:155–164, 2000.

236. Guggenbuhl P, Fergelot P, Doyard M, et al: Bone status in a mouse model of genetic hemochromatosis. *Osteoporos Int* 22(8):2313–2319, 2011.

237. Tsay J, Yang Z, Ross FP, et al: Bone loss caused by iron overload in a murine model: Importance of oxidative stress. *Blood* 116(14):2582–2589, 2010.

238. Fung EB, Harmatz PR, Milet M, et al: Fracture prevalence and relationship to endocrinopathy in iron overloaded patients with sickle cell disease and thalassemia. *Bone* 43(1):162–168, 2008.

239. Osunkwo I, Ziegler TR, Alvarez J, et al: High dose vitamin D therapy for chronic pain in children and adolescents with sickle cell disease: Results of a randomized double blind pilot study. *Br J Haematol* 159(2):211–215, 2012.

240. Milner P, Kraus AP, Sebes JJ, et al: Sickle cell disease as a cause of osteonecrosis of the femoral head. *N Engl J Med* 325:1479–1481, 1991.

241. Ware H, Brooks AP, Toye R, Berney SI: Sickle cell disease and silent avascular necrosis of the hip. *J Bone Joint Surg Br* 73:947–949, 1991.
242. Adekile AD, Gupta R, Yacoub F, et al: Avascular necrosis of the hip in children with sickle cell disease and high Hb F: Magnetic resonance imaging findings and influence of alpha-thalassemia trait. *Acta Haematol* 105(1):27–31, 2001.
243. Mahadeo KM, Oyeku S, Taragin B, et al: Increased prevalence of osteonecrosis of the femoral head in children and adolescents with sickle-cell disease. *Am J Hematol* 86(9):806–808, 2011.
244. Akinyoola AL, Adediran IA, Asaleye CM, et al: Risk factors for osteonecrosis of the femoral head in patients with sickle cell disease. *Int Orthop* 33(4):923–926, 2009.
245. Baldwin C, Nolan VG, Wyszynski DF, et al: Association of Klotho, bone morphogenic protein 6, and annexin A2 polymorphisms with sickle cell osteonecrosis. *Blood* 106(1):372–375, 2005.
246. Milner P, Kraus AP, Sebes JJ, et al: Osteonecrosis of the humeral head in sickle cell disease. *Clin Orthop Relat Res* 289:136–143, 1993.
247. Hernigou P, Bachir D, Galacteros F: The natural history of symptomatic osteonecrosis in adults with sickle-cell disease. *J Bone Joint Surg Am* 85-A(3):500–504, 2003.
248. Hernigou P, Habibi A, Bachir D, et al: The natural history of asymptomatic osteonecrosis of the femoral head in adults with sickle cell disease. *J Bone Joint Surg Am* 88(12):2565–2572, 2006.
249. Neumayr LD, Aguilar C, Earles AN, et al: Physical therapy alone compared with core decompression and physical therapy for femoral head osteonecrosis in sickle cell disease. Results of a multicenter study at a mean of three years after treatment. *J Bone Joint Surg Am* 88(12):2573–2582, 2006.
250. Hernigou P, Zilber S, Filippini P, et al: Total THA in adult osteonecrosis related to sickle cell disease. *Clin Orthop Relat Res* 466(2):300–308, 2008.
251. Moran MC, Huo MH, Garvin KL, et al: Total hip arthroplasty in sickle cell hemoglobinopathy. *Clin Orthop Relat Res* (294):140–148, 1993.
252. Acurio MT, Friedman RJ: Hip arthroplasty in patients with sickle-cell haemoglobinopathy. *J Bone Joint Surg Br* 74(3):367–371, 1992.
253. Nolan VG, Adewoye A, Baldwin C, et al: Sickle cell leg ulcers: Associations with haemolysis and SNPs in Klotho, TEK and genes of the TGF-beta/BMP pathway. *Br J Haematol* 133(5):570–578, 2006.
254. Koshy M, Entsuah R, Koranda A, et al: Leg ulcers in patients with sickle cell disease. *Blood* 74(4):1403–1408, 1989.
255. Best PJ, Daoud MS, Pittelkow MR, et al: Hydroxyurea-induced leg ulceration in 14 patients. *Ann Intern Med* 128(1):29–32, 1998.
256. Halabi-Tawil M, Lionnet F, Girot R, et al: Sickle cell leg ulcers: A frequently disabling complication and a marker of severity. *Br J Dermatol* 158(2):339–344, 2008.
257. Wethers DL, Ramirez GM, Koshy M, et al: Accelerated healing of chronic sickle-cell leg ulcers treated with RGD peptide matrix. RGD Study Group. *Blood* 84(6):1775–1779, 1994.
258. Sher GD, Olivieri NF: Rapid healing of chronic leg ulcers during arginine butyrate therapy in patients with sickle cell disease and thalassemia. *Blood* 84(7):2378–2380, 1994.
259. Traina F, Jorge SG, Yamanaka A, et al: Chronic liver abnormalities in sickle cell disease: A clinicopathological study in 70 living patients. *Acta Haematol* 118(3):129–135, 2007.
260. Banerjee S, Owen C, Chopra S: Sickle cell hepatopathy. *Hepatology* 33(5):1021–1028, 2001.
261. West MS, Wethers D, Smith J, et al: Laboratory profile of sickle cell disease: A cross-sectional analysis. The Cooperative Study of Sickle Cell Disease. *J Clin Epidemiol* 45(8):893–909, 1992.
262. Koskinas J, Manesis EK, Zacharakis GH, et al: Liver involvement in acute vaso-occlusive crisis of sickle cell disease: Prevalence and predisposing factors. *Scand J Gastroenterol* 42(4):499–507, 2007.
263. Buchanan GR, Glader BE: Benign course of extreme hyperbilirubinemia in sickle cell anemia: Analysis of six cases. *J Pediatr* 91(1):21–24, 1977.
264. Johnson CS, Omata M, Tong MJ, et al: Liver involvement in sickle cell disease. *Medicine (Baltimore)* 64(5):349–356, 1985.
265. Shao SH, Orringer EP: Sickle cell intrahepatic cholestasis: Approach to a difficult problem. *Am J Gastroenterol* 90(11):2048–2050, 1995.
266. Ahn H, Li CS, Wang W: Sickle cell hepatopathy: Clinical presentation, treatment, and outcome in pediatric and adult patients. *Pediatr Blood Cancer* 45(2):184–190, 2005.
267. Sheehy TW: Sickle cell hepatopathy. *South Med J* 70(5):533–538, 1977.
268. Schubert TT: Hepatobiliary system in sickle cell disease. *Gastroenterology* 90(6):2013–2021, 1986.
269. Suell MN, Horton TM, Dishop MK, et al: Outcomes for children with gallbladder abnormalities and sickle cell disease. *J Pediatr* 145(5):617–621, 2004.
270. Rennels MB, Dunne MG, Grossman NJ, et al: Cholelithiasis in patients with major sickle hemoglobinopathies. *Am J Dis Child* 138(1):66–67, 1984.
271. Bond LR, Hatty SR, Horn ME, et al: Gall stones in sickle cell disease in the United Kingdom. *Br Med J (Clin Res Ed)* 295(6592):234–236, 1987.
272. Vasavda N, Menzel S, Kondaveeti S, et al: The linear effects of alpha-thalassaemia, the UGT1A1 and HMOX1 polymorphisms on cholelithiasis in sickle cell disease. *Br J Haematol* 138(2):263–270, 2007.
273. To KW, Nadel AJ: Ophthalmologic complications in hemoglobinopathies. *Hematol Oncol Clin North Am* 5(3):535–548, 1991.
274. Mohan JS, Lip PL, Blann AD, et al: The angiopoietin/Tie-2 system in proliferative sickle retinopathy: Relation to vascular endothelial growth factor, its soluble receptor Flt-1 and von Willebrand factor, and to the effects of laser treatment. *Br J Ophthalmol* 89(7):815–819, 2005.
275. Aiello LP, Avery RL, Arrigg PG, et al: Vascular endothelial growth factor in ocular fluid of patients with diabetic retinopathy and other retinal disorders. *N Engl J Med* 331(22):1480–1487, 1994.
276. Aiello LP, Northrup JM, Keyt BA, et al: Hypoxic regulation of vascular endothelial growth factor in retinal cells. *Arch Ophthalmol* 113(12):1538–1544, 1995.
277. Downes SM, Hambleton IR, Chuang EL, et al: Incidence and natural history of proliferative sickle cell retinopathy: Observations from a cohort study. *Ophthalmology* 112(11):1869–1875, 2005.
278. Condon PI, Serjeant GR: Behaviour of untreated proliferative sickle retinopathy. *Br J Ophthalmol* 64(6):404–411, 1980.
279. Liem RI, Calamaras DM, Chhabra MS, et al: Sudden-onset blindness in sickle cell disease due to retinal artery occlusion. *Pediatr Blood Cancer* 50(3):624–627, 2008.
280. Paton D: The conjunctival sign of sickle-cell disease. *Arch Ophthalmol* 66:90–94, 1961.
281. Paton D: The conjunctival sign ox sickle-cell disease. Further observations. *Arch Ophthalmol* 68:627–632, 1962.
282. Cheung AT, Chen PC, Larkin EC, et al: Microvascular abnormalities in sickle cell disease: A computer-assisted intravital microscopy study. *Blood* 99(11):3999–4005, 2002.
283. Knisely MH, Bloch EH, Eliot TS, et al: Sludged blood. *Science* 106(2758):431–440, 1947.
284. Curran EL, Fleming JC, Rice K, et al: Orbital compression syndrome in sickle cell disease. *Ophthalmology* 104(10):1610–1615, 1997.
285. Sayag D, Binaghi M, Souied EH, et al: Retinal photocoagulation for proliferative sickle cell retinopathy: A prospective clinical trial with new sea fan classification. *Eur J Ophthalmol* 18(2):248–254, 2008.
286. Fox PD, Minninger K, Forshaw ML, et al: Laser photocoagulation for proliferative retinopathy in sickle haemoglobin C disease. *Eye (Lond)* 7(Pt 5):703–706, 1993.
287. Fox PD, Vessey SJ, Forshaw ML, et al: Influence of genotype on the natural history of untreated proliferative sickle retinopathy—An angiographic study. *Br J Ophthalmol* 75(4):229–231, 1991.
288. Rogers ZR, Wang WC, Luo Z, et al: Biomarkers of splenic function in infants with sickle cell anemia: Baseline data from the BABY HUG Trial. *Blood* 117(9):2614–2617, 2011.
289. Brousse V, Buffet P, Rees D: The spleen and sickle cell disease: The sick(led) spleen. *Br J Haematol* 166(2):165–176, 2014.
290. Pearson HA, Spencer RP, Cornelius EA: Functional asplenia in sickle-cell anemia. *N Engl J Med* 281(17):923–926, 1969.
291. Ferster A, Bujan W, Corazza F, et al: Bone marrow transplantation corrects the splenic reticuloendothelial dysfunction in sickle cell anemia. *Blood* 81(4):1102–1105, 1993.
292. Buchanan GR, McKie V, Jackson EA, et al: Splenic phagocytic function in children with sickle cell anemia receiving long-term hypertransfusion therapy. *J Pediatr* 115(4):568–572, 1989.
293. Claster S, Vichinsky E: First report of reversal of organ dysfunction in sickle cell anemia by the use of hydroxyurea: Splenic regeneration. *Blood* 88(6):1951–1953, 1996.
294. Naik RP, Lanzkron S: Baby on board: What you need to know about pregnancy in the hemoglobinopathies. *Hematology Am Soc Hematol Educ Program* 2012:208–214, 2012.
295. Sun PM, Wilburn W, Raynor BD, et al: Sickle cell disease in pregnancy: Twenty years of experience at Grady Memorial Hospital, Atlanta, Georgia. *Am J Obstet Gynecol* 184(6):1127–1130, 2001.
296. Boulet SL, Okoroh EM, Azonobi I, et al: Sickle cell disease in pregnancy: Maternal complications in a Medicaid-enrolled population. *Matern Child Health J* 17(2):200–207, 2013.
297. Villers MS, Jamison MG, De Castro LM, et al: Morbidity associated with sickle cell disease in pregnancy. *Am J Obstet Gynecol* 199(2):125 e1–e5, 2008.
298. James AH, Jamison MG, Brancazio LR, et al: Venous thromboembolism during pregnancy and the postpartum period: Incidence, risk factors, and mortality. *Am J Obstet Gynecol* 194(5):1311–1315, 2006.
299. Wilson JG, Scott WJ, Ritter EJ, et al: Comparative distribution and embryotoxicity of hydroxyurea in pregnant rats and rhesus monkeys. *Teratology* 11(2):169–178, 1975.
300. Thauvin-Robinet C, Maingueneau C, Robert E, et al: Exposure to hydroxyurea during pregnancy: A case series. *Leukemia* 15(8):1309–1311, 2001.
301. Austin H, Lally C, Benson JM, et al: Hormonal contraception, sickle cell trait, and risk for venous thromboembolism among African American women. *Am J Obstet Gynecol* 200(6):620 e1–3, 2009.
302. Zarrouk V, Habibi A, Zahar JR, et al: Bloodstream infection in adults with sickle cell disease: Association with venous catheters, *Staphylococcus aureus*, and bone-joint infections. *Medicine (Baltimore)* 85(1):43–48, 2006.
303. Mollapour E, Porter JB, Kaczmarski R, et al: Raised neutrophil phospholipase A2 activity and defective priming of NADPH oxidase and phospholipase A2 in sickle cell disease. *Blood* 91(9):3423–3429, 1998.
304. Overturf GD: Infections and immunizations of children with sickle cell disease. *Adv Pediatr Infect Dis* 14:191–218, 1999.
305. Sullivan JL, Ochs HD, Schiffman G, et al: Immune response after splenectomy. *Lancet* 1(8057):178–181, 1978.
306. Barrett-Connor E: Bacterial infection and sickle cell anemia. An analysis of 250 infections in 166 patients and a review of the literature. *Medicine (Baltimore)* 50(2):97–112, 1971.
307. Zarkowsky HS, Gallagher D, Gill FM, et al: Bacteremia in sickle hemoglobinopathies. *J Pediatr* 109(4):579–585, 1986.
308. Leikin SL, Gallagher D, Kinney TR, et al: Mortality in children and adolescents with sickle cell disease. Cooperative Study of Sickle Cell Disease. *Pediatrics* 84(3):500–508, 1989.
309. Adamkiewicz TV, Sarnaik S, Buchanan GR, et al: Invasive pneumococcal infections in children with sickle cell disease in the era of penicillin prophylaxis, antibiotic resistance, and 23-valent pneumococcal polysaccharide vaccination. *J Pediatr* 143(4):438–444, 2003.
310. Gaston MH, Verter JI, Woods G, et al: Prophylaxis with oral penicillin in children with sickle cell anemia. A randomized trial. *N Engl J Med* 314(25):1593–1599, 1986.
311. Halasa NB, Shankar SM, Talbot TR, et al: Incidence of invasive pneumococcal disease among individuals with sickle cell disease before and after the introduction of the pneumococcal conjugate vaccine. *Clin Infect Dis* 44(11):1428–1433, 2007.
312. Kyaw MH, Lynfield R, Schaffner W, et al: Effect of introduction of the pneumococcal conjugate vaccine on drug-resistant *Streptococcus pneumoniae*. *N Engl J Med* 354(14):1455–1463, 2006.
313. Section on Hematology/Oncology Committee on Genetics; American Academy of Pediatrics: Health supervision for children with sickle cell disease. *Pediatrics* 109(3):526–535, 2002.

314. Adamkiewicz TV, Silk BJ, Howgate J, et al: Effectiveness of the 7-valent pneumococcal conjugate vaccine in children with sickle cell disease in the first decade of life. *Pediatrics* 121(3):562–569, 2008.
315. McCavit TL, Quinn CT, Techasaensiri C, et al: Increase in invasive *Streptococcus pneumoniae* infections in children with sickle cell disease since pneumococcal conjugate vaccine licensure. *J Pediatr* 158(3):505–507, 2011.
316. Falletta JM, Woods GM, Verter JI, et al: Discontinuing penicillin prophylaxis in children with sickle cell anemia. Prophylactic Penicillin Study II. *J Pediatr* 127(5):685–690, 1995.
317. Rice TW, Rubinson L, Uyeki TM, et al: Critical illness from 2009 pandemic influenza A virus and bacterial coinfection in the United States. *Crit Care Med* 40(5):1487–1498, 2012.
318. Makani J, Komba AN, Cox SE, et al: Malaria in patients with sickle cell anemia: Burden, risk factors, and outcome at the outpatient clinic and during hospitalization. *Blood* 115(2):215–220, 2010.
319. McAuley CF, Webb C, Makani J, et al: High mortality from *Plasmodium falciparum* malaria in children living with sickle cell anemia on the coast of Kenya. *Blood* 116(10):1663–1668, 2010.
320. Koshy M, Weiner SJ, Miller ST, et al: Surgery and anesthesia in sickle cell disease. Cooperative Study of Sickle Cell Diseases. *Blood* 86(10):3676–3684, 1995.
321. Firth PG, Head CA: Sickle cell disease and anesthesia. *Anesthesiology* 101(3):766–785, 2004.
322. Griffin TC, Buchanan GR: Elective surgery in children with sickle cell disease without preoperative blood transfusion. *J Pediatr Surg* 28(5):681–685, 1993.
323. Howard J, Malfroy M, Llewelyn C, et al: The Transfusion Alternatives Preoperatively in Sickle Cell Disease (TAPS) study: A randomised, controlled, multicentre clinical trial. *Lancet* 381(9870):930–938, 2013.
324. Kutlar A: Sickle cell disease: A multigenic perspective of a single gene disorder. *Hemoglobin* 31(2):209–224, 2007.
325. Steinberg MH: Predicting clinical severity in sickle cell anaemia. *Br J Haematol* 129(4):465–481, 2005.
326. Sankaran VG: Targeted therapeutic strategies for fetal hemoglobin induction. *Hematology Am Soc Hematol Educ Program* 2011:459–465, 2011.
327. Zhou D, Liu K, Sun CW, et al: KLF1 regulates BCL11A expression and gamma- to beta-globin gene switching. *Nat Genet* 42(9):742–744, 2010.
328. Hoppe C, Klitz W, Cheng S, et al: Gene interactions and stroke risk in children with sickle cell anemia. *Blood* 103(6):2391–2396, 2004.
329. Sebastiani P, Ramoni MF, Nolan V, et al: Genetic dissection and prognostic modeling of overt stroke in sickle cell anemia. *Nat Genet* 37(4):435–440, 2005.
330. Taylor JG 6th, Tang DC, Savage SA, et al: Variants in the VCAM1 gene and risk for symptomatic stroke in sickle cell disease. *Blood* 100(13):4303–4309, 2002.
331. Sharan K, Surrey S, Ballas S, et al: Association of T-786C eNOS gene polymorphism with increased susceptibility to acute chest syndrome in females with sickle cell disease. *Br J Haematol* 124(2):240–243, 2004.
332. Adekile A, Kutlar F, McKie K, et al: The influence of uridine diphosphate glucuronosyl transferase 1A promoter polymorphisms, beta-globin gene haplotype, co-inherited alpha-thalassemia trait and Hb F on steady-state serum bilirubin levels in sickle cell anemia. *Eur J Haematol* 75(2):150–155, 2005.
333. Fertrin KY, Melo MB, Assis AM, et al: UDP-glucuronosyltransferase 1 gene promoter polymorphism is associated with increased serum bilirubin levels and cholecystectomy in patients with sickle cell anemia. *Clin Genet* 64(2):160–162, 2003.
334. Haverfield EV, McKenzie CA, Forrester T, et al: UGT1A1 variation and gallstone formation in sickle cell disease. *Blood* 105(3):968–972, 2005.
335. Passon RG, Howard TA, Zimmerman SA, et al: Influence of bilirubin uridine diphosphate-glucuronosyltransferase 1A promoter polymorphisms on serum bilirubin levels and cholelithiasis in children with sickle cell anemia. *J Pediatr Hematol Oncol* 23(7):448–451, 2001.
336. Nolan VG, Baldwin C, Ma Q, et al: Association of single nucleotide polymorphisms in Klotho with priapism in sickle cell anaemia. *Br J Haematol* 128(2):266–272, 2005.
337. Close J, Game L, Clark B, et al: Genome annotation of a 1.5 Mb region of human chromosome 6q23 encompassing a quantitative trait locus for fetal hemoglobin expression in adults. *BMC Genomics* 5(1):33, 2004.
338. Garner CP, Tatu T, Best S, et al: Evidence of genetic interaction between the beta-globin complex and chromosome 8q in the expression of fetal hemoglobin. *Am J Hum Genet* 70(3):793–799, 2002.
339. Lettre G, Sankaran VG, Bezerra MA, et al: DNA polymorphisms at the BCL11A, HBS1L-MYB, and beta-globin loci associate with fetal hemoglobin levels and pain crises in sickle cell disease. *Proc Natl Acad Sci U S A* 105(33):11869–11874, 2008.
340. Thein SL, Menzel S: Discovering the genetics underlying foetal haemoglobin production in adults. *Br J Haematol* 145(4):455–467, 2009.
341. Uda M, Galanello R, Sanna S, et al: Genome-wide association study shows BCL11A associated with persistent fetal hemoglobin and amelioration of the phenotype of beta-thalassemia. *Proc Natl Acad Sci U S A* 105(5):1620–1625, 2008.
342. Wyszynski DF, Baldwin CT, Cleves MA, et al: Polymorphisms near a chromosome 6q QTL area are associated with modulation of fetal hemoglobin levels in sickle cell anemia. *Cell Mol Biol (Noisy-le-grand)* 50(1):23–33, 2004.
343. Wyszynski DF, Baldwin CT, Cleves MA, et al: Genetic polymorphisms associated with fetal hemoglobin response to hydroxyurea in patients with sickle cell anemia. *Blood Coagul Fibrinolysis* 104 (Suppl):34a, 2004.
344. Pembrey ME, Wood WG, Weatherall DJ, et al: Fetal haemoglobin production and the sickle gene in the oases of Eastern Saudi Arabia. *Br J Haematol* 40(3):415–429, 1978.
345. Platt OS: Hydroxyurea for the treatment of sickle cell anemia. *N Engl J Med* 358(13):1362–1369, 2008.
346. Gladwin MT, Shelhamer JH, Ognibene FP, et al: Nitric oxide donor properties of hydroxyurea in patients with sickle cell disease. *Br J Haematol* 116(2):436–444, 2002.
347. Hillery CA, Du MC, Wang WC, et al: Hydroxyurea therapy decreases the *in vitro* adhesion of sickle erythrocytes to thrombospondin and laminin. *Br J Haematol* 109(2):322–327, 2000.
348. Orringer EP, Blythe DS, Johnson AE, et al: Effects of hydroxyurea on hemoglobin F and water content in the red blood cells of dogs and of patients with sickle cell anemia. *Blood* 78(1):212–216, 1991.
349. Steinberg MH, Barton F, Castro O, et al: Effect of hydroxyurea on mortality and morbidity in adult sickle cell anemia: Risks and benefits up to 9 years of treatment. *JAMA* 289(13):1645–1651, 2003.
350. Ware RE: How I use hydroxyurea to treat young patients with sickle cell anemia. *Blood* 115(26):5300–5311, 2010.
351. Ware RE: Hydroxycarbamide: Clinical aspects. *C R Biol* 336(3):177–182, 2013.
352. Brawley OW, Cornelius LJ, Edwards LR, et al: National Institutes of Health Consensus Development Conference statement: Hydroxyurea treatment for sickle cell disease. *Ann Intern Med* 148(12):932–938, 2008.
353. Lanzkron S, Strouse JJ, Wilson R, et al: Systematic review: Hydroxyurea for the treatment of adults with sickle cell disease. *Ann Intern Med* 148(12):939–955, 2008.
354. Shelby MD: National Toxicology Program Center for the Evaluation of Risks to Human Reproduction: Guidelines for CERHR expert panel members. *Birth Defects Res B Dev Reprod Toxicol* 74(1):9–16, 2005.
355. Shelby MD: Center for the Evaluation of Risks to Human Reproduction 2007; Available from: http://cerhr.niehs.nih.gov/chemicals/hydroxyurea/Hydroxyurea_final.pdf.
356. Hankins JS, Ware RE, Rogers ZR, et al: Long-term hydroxyurea therapy for infants with sickle cell anemia: The HUSOFT extension study. *Blood* 106(7):2269–2275, 2005.
357. Kinney TR, Helms RW, O'Branski EE, et al: Safety of hydroxyurea in children with sickle cell anemia: Results of the HUG-KIDS study, a phase I/II trial. Pediatric Hydroxyurea Group. *Blood* 94(5):1550–1554, 1999.
358. Atweh GF, Sutton M, Nassif I, et al: Sustained induction of fetal hemoglobin by pulse butyrate therapy in sickle cell disease. *Blood* 93(6):1790–1797, 1999.
359. Dover GJ, Brusilow S, Charache S: Induction of fetal hemoglobin production in subjects with sickle cell anemia by oral sodium phenylbutyrate. *Blood* 84(1):339–343, 1994.
360. Reid ME, El Beshlawy A, Inati A, et al: A double-blind, placebo-controlled phase II study of the efficacy and safety of 2,2-dimethylbutyrate (HQK-1001), an oral fetal globin inducer, in sickle cell disease. *Am J Hematol* 89(7):709–713, 2014.
361. DeSimone J, Heller P, Schimenti JC, et al: Fetal hemoglobin production in adult baboons by 5-azacytidine or by phenylhydrazine-induced hemolysis is associated with hypomethylation of globin gene DNA. *Prog Clin Biol Res* 134:489–500, 1983.
362. Saunthararajah Y, Hillery CA, Lavelle D, et al: Effects of 5-aza-2′-deoxycytidine on fetal hemoglobin levels, red cell adhesion, and hematopoietic differentiation in patients with sickle cell disease. *Blood* 102(12):3865–3870, 2003.
363. Saunthararajah Y, Molokie R, Saraf S, et al: Clinical effectiveness of decitabine in severe sickle cell disease. *Br J Haematol* 141(1):126–129, 2008.
364. Charache S, Dover G, Smith K, et al: Treatment of sickle cell anemia with 5-azacytidine results in increased fetal hemoglobin production and is associated with nonrandom hypomethylation of DNA around the gamma-delta-beta-globin gene complex. *Proc Natl Acad Sci U S A* 80(15):4842–4846, 1983.
365. DeSimone J, Heller P, Hall L, et al: 5-Azacytidine stimulates fetal hemoglobin synthesis in anemic baboons. *Proc Natl Acad Sci U S A* 79(14):4428–4431, 1982.
366. Ley TJ, DeSimone J, Noguchi CT, et al: 5-Azacytidine increases gamma-globin synthesis and reduces the proportion of dense cells in patients with sickle cell anemia. *Blood* 62(2):370–380, 1983.
367. Lowrey CH, Nienhuis AW: Brief report: Treatment with azacitidine of patients with end-stage beta-thalassemia. *N Engl J Med* 329(12):845–848, 1993.
368. Mavilio F, Giampaolo A, Care A, et al: Molecular mechanisms of human hemoglobin switching: Selective undermethylation and expression of globin genes in embryonic, fetal, and adult erythroblasts. *Proc Natl Acad Sci U S A* 80(22):6907–6911, 1983.
369. Moutouh-de Parseval LA, Verhelle D, Glezer E, et al: Pomalidomide and lenalidomide regulate erythropoiesis and fetal hemoglobin production in human CD34+ cells. *J Clin Invest* 118(1):248–258, 2008.
370. Meiler SE, Wade M, Kutlar F, et al: Pomalidomide augments fetal hemoglobin production without the myelosuppressive effects of hydroxyurea in transgenic sickle cell mice. *Blood* 118(4):1109–1112, 2011.
371. Gluckman E: Allogeneic transplantation strategies including haploidentical transplantation in sickle cell disease. *Hematology Am Soc Hematol Educ Program* 2013:370–376, 2013.
372. Locatelli F, Pagliara D: Allogeneic hematopoietic stem cell transplantation in children with sickle cell disease. *Pediatr Blood Cancer* 59(2):372–376, 2012.
373. Walters MC, Hardy K, Edwards S, et al: Pulmonary, gonadal, and central nervous system status after bone marrow transplantation for sickle cell disease. *Biol Blood Marrow Transplant* 16(2):263–272, 2010.
374. Hsieh MM, Kang EM, Fitzhugh CD, et al: Allogeneic hematopoietic stem-cell transplantation for sickle cell disease. *N Engl J Med* 361(24):2309–2317, 2009.
375. Ruggeri A, Eapen M, Scaravadou A, et al: Umbilical cord blood transplantation for children with thalassemia and sickle cell disease. *Biol Blood Marrow Transplant* 17(9):1375–1382, 2011.
376. Bolanos-Meade J, Fuchs EJ, Luznik L, et al: HLA-haploidentical bone marrow transplantation with posttransplant cyclophosphamide expands the donor pool for patients with sickle cell disease. *Blood* 120(22):4285–4291, 2012.
377. Smith-Whitley K, Thompson AA: Indications and complications of transfusions in sickle cell disease. *Pediatr Blood Cancer* 59(2):358–364, 2012.
378. Telen MJ: Principles and problems of transfusion in sickle cell disease. *Semin Hematol* 38(4):315–323, 2001.
379. Chien S, Usami S, Bertles JF: Abnormal rheology of oxygenated blood in sickle cell anemia. *J Clin Invest* 49(4):623–634, 1970.
380. Morris CL, Gruppo RA, Shukla R, et al: Influence of plasma and red cell factors on the rheologic properties of oxygenated sickle blood during clinical steady state. *J Lab Clin Med* 118(4):332–342, 1991.
381. Schmalzer EA, Lee JO, Brown AK, et al: Viscosity of mixtures of sickle and normal red cells at varying hematocrit levels. Implications for transfusion. *Transfusion* 27(3):228–233, 1987.
382. Vichinsky EP: Current issues with blood transfusions in sickle cell disease. *Semin Hematol* 38(1 Suppl 1):14–22, 2001.

383. Rosse WF, Gallagher D, Kinney TR, et al: Transfusion and alloimmunization in sickle cell disease. The Cooperative Study of Sickle Cell Disease. *Blood* 76(7):1431–1437, 1990.

384. Yazdanbakhsh K, Ware RE and Noizat-Pirenne F. Red blood cell alloimmunization in sickle cell disease: Pathophysiology, risk factors, and transfusion management. *Blood* 120(3):528–537, 2012.

385. Wahl S, Quirolo KC: Current issues in blood transfusion for sickle cell disease. *Curr Opin Pediatr* 21(1):15–21, 2009.

386. Talano JA, Hillery CA, Gottschall JL, et al: Delayed hemolytic transfusion reaction/hyperhemolysis syndrome in children with sickle cell disease. *Pediatrics* 111(6 Pt 1):e661–e665, 2003.

387. Ballas SK: Iron overload is a determinant of morbidity and mortality in adult patients with sickle cell disease. *Semin Hematol* 38(1 Suppl 1):30–36, 2001.

388. Vichinsky E, Butensky E, Fung E, et al: Comparison of organ dysfunction in transfused patients with SCD or beta thalassemia. *Am J Hematol* 80(1):70–74, 2005.

389. Fung EB, Harmatz P, Milet M, et al: Morbidity and mortality in chronically transfused subjects with thalassemia and sickle cell disease: A report from the multi-center study of iron overload. *Am J Hematol* 82(4):255–265, 2007.

390. Brittenham GM, Cohen AR, McLaren CE, et al: Hepatic iron stores and plasma ferritin concentration in patients with sickle cell anemia and thalassemia major. *Am J Hematol* 42(1):81–85, 1993.

391. National Institutes of Health, Division of Blood Diseases and Resources: *The Management of Sickle Cell Disease*, ed 4. NIH Publication No. 02–2117. NIH, Bethesda, MD, 2002. Available at: http://www.nhlbi.nih.gov/health/prof/blood/sickle/sc_mngt.pdf

392. Silliman CC, Peterson VM, Mellman DL, et al: Iron chelation by deferoxamine in sickle cell patients with severe transfusion-induced hemosiderosis: A randomized, double-blind study of the dose-response relationship. *J Lab Clin Med* 122(1):48–54, 1993.

393. Vichinsky E, Onyekwere O, Porter J, et al: A randomised comparison of deferasirox versus deferoxamine for the treatment of transfusional iron overload in sickle cell disease. *Br J Haematol* 136(3):501–508, 2007.

394. Lucania G, Vitrano A, Filosa A, et al: Chelation treatment in sickle-cell-anaemia: Much ado about nothing? *Br J Haematol* 154(5):545–555, 2011.

395. Brittenham GM: Iron-chelating therapy for transfusional iron overload. *N Engl J Med* 364(2):146–156, 2011.

396. Steinberg MH, Adams JG 3rd, Dreiling BJ: Alpha thalassaemia in adults with sickle-cell trait. *Br J Haematol* 30(1):31–37, 1975.

397. Wong SC, Ali MA, Boyadjian SE: Sickle cell traits in Canada. Trimodal distribution of Hb S as a result of interaction with alpha-thalassaemia gene. *Acta Haematol* 65(3):157–163, 1981.

398. Sciarratta GV, Sansone G, Ivaldi G, et al: Alternate organization of alpha G-Philadelphia globin genes among U.S. black and Italian Caucasian heterozygotes. *Hemoglobin* 8(6):537–547, 1984.

399. Itano HA, Neel JV: A new inherited abnormality of human hemoglobin. *Proc Natl Acad Sci U S A* 36(11):613–617, 1950.

400. Spaet TH, Alway RH, Ward G: Homozygous type c hemoglobin. *Pediatrics* 12(5):483–490, 1953.

401. Ranney HM, Larson DL, McCormack GH Jr: Some clinical, biochemical and genetic observations on hemoglobin C. *J Clin Invest* 32(12):1277–1284, 1953.

402. Nagel RL, Steinberg MH: Hb SC disease and Hb C disorders, in *Disorders of Hemoglobin: Genetics, Pathophysiology, and Clinical Management*, edited by Steinberg MH, Forget BG, Higgs DR, Nagel RL, pp 756–785. Cambridge University Press, Cambridge, 2001.

403. Boehm CD, Dowling CE, Antonarakis SE, et al: Evidence supporting a single origin of the beta(C)-globin gene in blacks. *Am J Hum Genet* 37(4):771–777, 1985.

404. Cook CM, Smeltzer MP, Mortier NA, et al: The clinical and laboratory spectrum of Hb C [beta6(A3)Glu—>Lys, GAG>AAG] disease. *Hemoglobin* 37(1):16–25, 2013.

405. Itano HA, Bergren WR, Sturgeon P: Identification of fourth abnormal human hemoglobin. *J Am Chem Soc* 76:2278, 1954.

406. Fucharoen S: Hb E disorders, in *Disorders of Hemoglobin: Genetics, Pathophysiology, and Clinical Management*, edited by Steinberg MH, Forget BG, Higgs DR, Nagel RL, pp 1139–1154. Cambridge University Press, Cambridge, 2001.

407. Atichartakarn V, Chuncharunee S, Archararit N, et al: Intravascular hemolysis, vascular endothelial cell activation and thrombophilia in splenectomized patients with hemoglobin E/beta-thalassemia disease. *Acta Haematol* 132(1):100–107, 2014.

408. Fucharoen S, Siritanaratkul N, Winichagoon P, et al: Hydroxyurea increases hemoglobin F levels and improves the effectiveness of erythropoiesis in beta-thalassemia/hemoglobin E disease. *Blood* 87(3):887–892, 1996.

409. Itano HA: A third abnormal hemoglobin associated with hereditary hemolytic anemia. *Proc Natl Acad Sci U S A* 37(12):775–784, 1951.

410. Huisman THJ, Carver MFH, Efremov GD: *A Syllabus of Human Hemoglobin Variants*. The Sickle Cell Anemia Foundation, Augusta, GA, 1998.

411. Cathie IAB: Apparent idiopathic Heinz body anaemia. *Great Ormond St J* 3:343, 1952.

412. Wun T, Styles L, DeCastro L, et al: Phase 1 study of the E-selectin inhibitor GMI 1070 in patients with sickle cell anemia. *PLoS One* 9(7):e101301, 2014.

413. Nathan DG, Field J, Lin G, et al: Sickle cell disease (SCD), iNKT cells, and regadenoson infusion. *Trans Am Clin Climatol Assoc* 123:312–317; discussion 317–318, 2012.

414. Field JJ, Lin G, Okam MM, et al: Sickle cell vaso-occlusion causes activation of iNKT cells that is decreased by the adenosine A2A receptor agonist regadenoson. *Blood* 121(17):3329–3334, 2013.

415. Daak AA, Ghebremeskel K, Hassan Z, et al: Effect of omega-3 (n-3) fatty acid supplementation in patients with sickle cell anemia: Randomized, double-blind, placebo-controlled trial. *Am J Clin Nutr* 97(1):37–44, 2013.

416. Morris CR, Kuypers FA, Lavrisha L, et al: A randomized, placebo-controlled trial of arginine therapy for the treatment of children with sickle cell disease hospitalized with vaso-occlusive pain episodes. *Haematologica* 98(9):1375–1382, 2013.

417. Goldman RD, Mounstephen W, Kirby-Allen M, et al: Intravenous magnesium sulfate for vaso-occlusive episodes in sickle cell disease. *Pediatrics* 132(6):e1634–e1641, 2013.

418. Wun T, Soulieres D, Frelinger AL, et al: A double-blind, randomized, multicenter phase 2 study of prasugrel versus placebo in adult patients with sickle cell disease. *J Hematol Oncol* 6:17, 2013.

419. Desai PC, Brittain JE, Jones SK, et al: A pilot study of eptifibatide for treatment of acute pain episodes in sickle cell disease. *Thromb Res* 132(3):341–345, 2013.

420. Ataga KI, Reid M, Ballas SK, et al: Improvements in haemolysis and indicators of erythrocyte survival do not correlate with acute vaso-occlusive crises in patients with sickle cell disease: A phase III randomized, placebo-controlled, double-blind study of the Gardos channel blocker senicapoc (ICA-17043). *Br J Haematol* 153(1):92–104, 2011.

421. Orringer EP, Casella JF, Ataga KI, et al: Purified poloxamer 188 for treatment of acute vaso-occlusive crisis of sickle cell disease: A randomized controlled trial. *JAMA* 286(17):2099–2106, 2001.

422. Kutlar A, Ataga KI, McMahon L, et al: A potent oral P-selectin blocking agent improves microcirculatory blood flow and a marker of endothelial cell injury in patients with sickle cell disease. *Am J Hematol* 87(5):536–539, 2012.

第50章
高铁血红蛋白血症和其他异常血红蛋白血症

Archana M. Agarwal and Josef T. Prchal

摘要

正常血红蛋白可以被氧化为高铁血红蛋白(methemoglobin)。高铁血红蛋白血症的发生是因为接触环境因素引起的氧化血红蛋白生成过多,或是由于生殖系突变导致的氧化血红蛋白还原减少。高铁血红蛋白患者持续存在发绀。血红蛋白也可以与一氧化碳和一氧化氮结合,形成碳氧血红蛋白(carboxyhemoglobin, COHb)和亚硝基血红蛋白(nitrosohemoglobin)。硫化血红蛋白血症(sulfhemoglobinemia)发生于职业性接触含硫化合物或氧化性药物引起继发性生成增多时。这些被修饰的血红蛋白,又被称为异常血红蛋白,根据其严重程度,个体的易感性及异常血红蛋白,可导致不同程度的临床表现。快速诊断是患者能够得到及时有效治疗的关键。

● 高铁血红蛋白血症

定义及历史

皮肤和黏膜的青紫,即发绀(cyanosis),自古就被认为是心

简写和缩略词

AOP2,抗氧化蛋白2(antioxidant protein 2);2,3-BPG,2,3-二磷酸苷油酸(2,3-bisphosphoglycerate);cGMP,环鸟苷单磷酸(cyclic guanosine monophosphate);CO,一氧化碳(carbon monoxide);COHb,碳氧血红蛋白(c arboxyhemoglobin);GSH,还原型谷胱甘肽(reduced glutathione);N_2O_3,三氧化二氮(dinitrogen trioxide);NADH,烟酰胺腺嘌呤二核苷酸(还原型)(nicotinamide adenine dinucleotide (reduced form));NADPH,烟酰胺腺嘌呤二核苷酸磷酸(还原型)[nicotinamide adenine dinucleotide phosphate (reduced form)];NO,一氧化氮(nitric oxide);NOS,一氧化氮合成酶(nitric oxide synthase);P_{50},血红蛋白氧饱和度为50%的氧分压(the partial pressure of oxygen at which 50 percent of the blood hemoglobin is saturated with oxygen);RBC,红细胞(red blood cells);SNO-Hb,S-亚硝基血红蛋白(S-nitroso hemoglobin);SpCO,动脉碳氧血红蛋白浓度(arterial carboxyhemoglobin concentration);SpMet,动脉高铁血红蛋白浓度(arterial methemoglobin concentration);SpO_2,动脉氧饱和度(arterial oxygen saturation)。

肺疾病的一种表现。然而,高铁血红蛋白血症和硫化血红蛋白血症引起的发绀,其血红蛋白氧饱和度下降的分子机制是不同的。服用药物引起的发绀自1890年以前就已经被人们认识[1]。当多种药物或毒性物质在循环中直接氧化血红蛋白或通过分子氧促进血红蛋白氧化时,便可出现中毒性高铁血红蛋白血症。

1912年,Sloss和Wybauw[2]报道了一例特发性高铁血红蛋白血症病例。后来Hitzenberger[3]提出可能存在遗传性高铁血红蛋白血症,随后报道了大量这类病例[4]。1948年,Hörlein和Weber[5]报道了一个家族中四代八名成员表现为发绀。高铁血红蛋白的吸收光谱异常。他们证实该病的缺陷在于分子的珠蛋白部分。继而Singer[6]提出这种异常的血红蛋白命名为血红蛋白M。另一种高铁血红蛋白血症的发生与药物摄入无关,也不存在血红蛋白珠蛋白部分的任何异常,Gibson[7]首先解释了其病因,他明确指出了酶缺陷的部位在烟酰胺腺嘌呤二核苷酸(还原形式)(NADH)黄递酶,也被称为高铁血红蛋白还原酶,新近又被称为细胞色素b5还原酶(cytochrome b5 reductase)。在Gibson具有洞察力的研究50多年后,他所预言的这一遗传性疾病在DNA水平上得到了证实[8]。

1968年报道的血红蛋白Kansas[9]使人们首先认识到异常血红蛋白可通过另一种完全不同的机制引起发绀。这种发绀不像在血红蛋白M中是由于高铁血红蛋白所引起的,而是由于突变的血红蛋白与氧的亲和力异常减低所致。因此,在正常氧分压时,患者血中存在大量脱氧血红蛋白。

流行病学

因细胞色素b5还原酶缺陷导致的高铁血红蛋白血症在土著美国人,包括阿拉斯加和美国大陆,以及俄罗斯西伯利亚的雅库特人较其他人群多见[10~12]。血红蛋白M导致的高铁血红蛋白血症具有遗传性和散发性。有毒化学制品引起的高铁血红蛋白血症具有获得性和短暂性,同时也有散发性。

病因学和发病机制

由于氧化铁不能与氧可逆性结合,因而高铁血红蛋白血症降低了血液的携氧能力。另外,当一个或更多的铁原子被氧化后,血红蛋白的构象发生了改变,导致余下的亚铁血红素基团对氧的亲和力增加。因此,高铁血红蛋白血症对组织供氧造成了双重损害[13]。

中毒性高铁血红蛋白血症

血红蛋白在体内不断地由亚铁被氧化成三价铁状态。多种药物和有毒化学物质可使这种氧化的速度加快,包括磺胺类(sulfonamides)、利多卡因(lidocaine)和其他苯胺(aniline)衍生物以及亚硝酸盐类(nitrites)。很多化学物质可以引起高铁血红蛋白血症[14~16]。表50-1列举了临床实践中引起有临床意义的高铁血红蛋白血症的一些药物。

引起高铁血红蛋白血症最常见的药物包括苯唑卡因(benzocaine)和利多卡因[17~19]。在某些情况下,病人根本不知道他们服用的药物会导致高铁血红蛋白血症;在某些"街头药物"(指毒品——译者注)中明显使用了氨苯砜(dapsone)[20,21]。硝酸盐和亚硝酸盐污染水源或者被用做食物防腐剂也是常见的致病原因[22~30]。

表 50-1　引起高铁血红蛋白血症的一些药物

非那吡啶（pyridium）[163~165]

磺胺甲噁唑（sulfamethoxazole）[166]

氨苯砜（dapsone）[27,167,168]

苯胺（aniline）[88,89]

百草枯/绿谷隆（paraquat/monolinuron）[169~171]

硝酸盐（nitrate）[22~24,81]

硝酸甘油（nitroglycerin）[163,172]

亚硝酸异戊酯（amyl nitrite）[173]

异丁基亚硝酸（isobutyl nitrite）[174]

亚硝酸钠（sodium nitrite）[23,82]

苯唑卡因（benzocaine）[175~177]

丙胺卡因（prilocaine）[178~180]

亚甲蓝（methyleneblue）[87]

氯胺（chloramine）[171,181]

细胞色素 b5 还原酶缺陷

细胞色素 b5 还原酶，又名 NADH 黄递酶，是催化高铁血红蛋白还原主要途径中的一步。该酶利用 NADH 作为氢供体，还原细胞色素 b5。而还原后的细胞色素 b5 又使高铁血红蛋白还原成血红蛋白。当通过细胞色素 b5 还原酶或相对次要的辅助机制，如通过抗坏血酸和还原型谷胱甘肽直接还原高铁血红蛋白，使高铁血红蛋白生成速度和还原速度相等时，高铁血红蛋白水平达到稳定状态。与烟酰胺腺嘌呤二核苷酸磷酸（NAD-PH）连接的酶，NADPH 黄递酶，只有在亚甲蓝存在时，才能对高铁血红蛋白起还原作用（参见下文"治疗、病程及预后"）。细胞色素 b5 还原酶活性的明显降低将会引起循环红细胞内棕色色素的聚积。

在人类和鼠的红细胞内存在高浓度的抗氧化蛋白 2（AOP2），可对高铁血红蛋白的形成起平衡作用（参见第 47章）。AOP2 属于过氧化还原酶蛋白家族成员，可以与血红蛋白结合从而防止其自发性以及氧化物诱导的高铁血红蛋白形成[31]。该基因突变或获得性缺乏理论上可导致先天性或获得性高铁血红蛋白血症。异常血红蛋白（血红蛋白 M 或低氧亲和力的血红蛋白）导致的发绀为常染色体显性遗传。而细胞色素 b5 还原酶缺乏导致的遗传性高铁血红蛋白血症是以常染色体隐性方式遗传。

细胞色素 b5 还原酶的多种突变可引起高铁血红蛋白血症，这些突变已在核苷酸水平得以鉴定[8]。其中一些突变的功能效应已经通过酶的结构作出了推测[32,33]。虽然该酶大部分的突变见于欧洲人，但在中国人发现了 5 个独特的突变[34]，在泰国人至少发现 3 个突变[35]，在非裔美国人发现 2 个[36]，在印度人发现 1 个[37]。另外，在非洲裔美国人中发现了一个常见的多态性（等位基因频率 = 0.023）；这种多态性似乎并不影响酶的活性[38]。大多数细胞色素 b5 还原酶缺乏的患者仅表现为高铁血红蛋白血症，这些患者被分类为 I 型疾病。先天性的酶缺陷性高铁血红蛋白血症有 10%~15% 为 II 型细胞色素 b5 还原酶。在 II 型细胞色素 b5 还原酶中，细胞色素 b5 还原酶在所有细胞中都降低。除了发绀，还可以表现其他发育异常；大多数婴儿，

在第一年内死亡[39,40]。这类病人除了表现为高铁血红蛋白血症外，还表现为进行性脑病和智力减退。在这些病人中，发现其血小板和白细胞的脂肪酸链延长有缺陷[41]，这提示患者的中枢神经系统也可能存在同样的缺陷，而脂肪酸链的延长在髓鞘形成过程中起重要作用。极少数非红系细胞色素 b5 还原酶缺乏的患者并不罹患任何神经系统异常，有人建议将其归为 III 型[42]，但是有人对此表示质疑，并认为 III 型疾病可能并不存在[43]。

杂合型细胞色素 b5 还原酶缺乏

细胞色素 b5 还原酶缺乏杂合子在临床上通常不表现出高铁血红蛋白血症。然而，当服用某些在正常情况下仅会引起轻微的、没有临床意义的高铁血红蛋白血症的药物后，有报道这类患者发生了高铁血红蛋白血症引起的严重发绀[44]。虽然报道中的受累患者为德国犹太人，但在未经选择的 500 名犹太人中，发现细胞色素 b5 还原酶缺乏的发生率并不高[45]。另外，在细胞色素 b5 还原酶缺乏的杂合子中，发生急性中毒性高铁血红蛋白血症的倾向性似乎很少见[43]。

已经有报道在狗、猫和马等建立了细胞色素 b5 还原酶缺乏的动物模型[46,47]。

新生儿易感性

血红蛋白的氧化增强和高铁血红蛋白还原减少也可能同时发生。由于新生儿细胞色素 b5 还原酶的活性通常较低[48]，因此特别容易发生高铁血红蛋白血症。因此，毒性物质所引起的严重高铁血红蛋白血症可见于新生儿，如接触尿布上的苯胺染料[49]和饮用硝酸盐污染的水[24,30]甚至是食用甜菜[50]。肠道中细菌的作用可以将硝酸盐还原为亚硝酸盐，从而引起高铁血红蛋白血症。在农村地区，饮用硝酸盐污染的井水而导致新生儿致命性高铁血红蛋白尿的病例仍有发生[51]。

吸入一氧化氮（NO）对肺血管有扩张作用，因此被批准用于治疗患有肺动脉高压的婴儿。在血红蛋白结合和释放 NO 的过程中，高铁血红蛋白以较高的速率形成。一项纳入 81 例早产儿和 82 例婴儿的研究显示，高铁血红蛋白血症在早产儿发生率高于 5%，在 16 例婴儿中发生率为 2.5%~5%[52]。

腹泻合并酸中毒的婴儿发生高铁血红蛋白血症是一种可导致致命后果的综合征[53]。这些婴儿的细胞色素 b5 还原酶活性是正常的，其高铁血红蛋白血症的发病机制尚不明确。然而，该综合征最常见于大豆配方喂养的婴儿[54]，而母乳喂养似乎有保护作用[51]。

细胞色素 b5 缺乏

在极少情况下，导致高铁血红蛋白血症的缺陷可能并不在向细胞色素 b5 传递氢原子的细胞色素 b5 还原酶，而是由于细胞色素 b5 本身缺乏导致的[55]。

血红蛋白 M

血红蛋白结合和释放氧的分子机制在第 49 章有相应讨论。血红素位于 4 条珠蛋白链的每条的 E 和 F α 螺旋段之间的疏水"血红素袋"内。血红素中的铁原子与卟啉环吡咯氮原子间形成四价结合，与邻近 F α 螺旋段内一个组氨酸残基的咪唑氮原子形成第 5 个共价键（图 50-1）[56]。该组氨酸，α 链的第 87 位残基和 β 链的第 92 位残基，称为近端组氨酸。在卟啉环

的另一侧,铁原子位于另一组氨酸残基附近,但却并不与其形成共价结合。该远端组氨酸位于 α 链第 58 位残基和 β 链的第 63 位残基。正常情况下,氧有时以超氧阴离子形式从血红素袋中被释放出来,移去铁的一个电子使其成为三价铁状态。红细胞的酶系统能够有效地将三价铁还原为二价铁,从而将高铁血红蛋白转变为血红蛋白(参见第 47 章)。

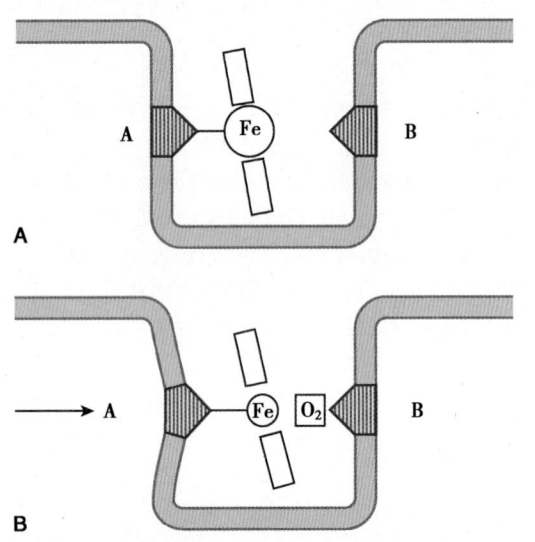

图 50-1　血红素嵌入血红素袋的图示。A,近端组氨酸;B,远端组氨酸。A:在脱氧状态下,较大的亚铁离子位于卟啉环之外。B:在氧合状态下,较小的“铁”离子可以进入卟啉环内,带动近端组氨酸和螺旋 F 发生位移(经许可转载自:*Lehmann H,Huntsman RG*:Man's Haemoglobins. *Philadelphia PA*:*Lippincott Williams & Wilkins*;1974)

在大多数血红蛋白 M,酪氨酸替代了近端或远端的组氨酸。酪氨酸能与铁原子形成一种铁-酚盐复合物,能够抵抗红

细胞正常代谢系统将其还原为亚铁状态。四种血红蛋白 M 是由于 α 链和 β 链近端或远端的组氨酸被酪氨酸取代所致。如表 50-2 所示,这四种血红蛋白 M 以地名命名为 Boston、Saskatoon、Iwate 和 Hyde Park。

已报道在胎儿血红蛋白 γ 链中存在类似的 His→Tyr 替换,被命名为血红蛋白 FM$_{Osaka}$[57] 和 FM$_{Fort\ Ripley}$[58]。

另一种血红蛋白 M,血红蛋白 M$_{Milwaukee}$,是由于 β 链 67 位残基上的缬氨酸被谷氨酸取代所致,而不是酪氨酸替代组氨酸形成的。该谷氨酸侧链指向血红素基团,其羧基基团与铁原子相互作用,使之稳定于三价铁状态。

除了血红蛋白 M 外,其他血红蛋白病引起的高铁血红蛋白血症少见,而血红蛋白 Chile(β28Leu→Met)就是这样一种血红蛋白。这种不稳定的血红蛋白仅在服药时才产生溶血,其临床特征是慢性高铁血红蛋白血症[59]。

临床特征

服用药物

高铁血红蛋白血症可以是急性或者慢性的,获得性的或者先天性的。严重的急性获得性高铁血红蛋白血症,通常是服用药物或接触某些毒物所致。由于高铁血红蛋白缺乏运送氧的能力,可表现出贫血的症状,包括气促、心悸和血管性虚脱(vascular collapse)。能够诱发高铁血红蛋白血症的化学药品通常也能导致溶血,因此可同时发生溶血性贫血和高铁血红蛋白血症。慢性高铁血红蛋白血症,不管是由于服用药物、接触毒物还是因遗传所致,通常都是无症状的。对于肤色较深的人来说,即便是出现发绀也很难辨[60]。在某些情况下,当高铁血红蛋白浓度很高(>总色素 20%)时,偶尔可出现轻度的红细胞增多(参见第 57 章)。

表 50-2　血红蛋白 M 的特征				
血红蛋白	氨基酸替代	氧解离和其他性质	临床效应	参考文献
HbM$_{Boston}$	α58(E7)组→酪	极低氧亲和力,几乎不存在血红素-血红素相互作用,无 Bohr 效应	因高铁血红蛋白形成引起的发绀	182
HbM$_{Saskatoon}$	β63(E7)组→酪	氧亲和力增加,血红素-血红素相互作用降低,Bohr 效应正常,轻度不稳定	因高铁血红蛋白形成引起的发绀,轻度溶血性贫血,服用磺胺药物加重	182,183
HbM$_{Iwate}$(HbMKankakee, HbMOldenburg, HbMsendai)	α 87(F8)组→酪	低氧亲和力,血红素-血红素相互作用极弱,无 Bohr 效应	因高铁血红蛋白的形成引起的发绀	182,184
HbM$_{Hyde\ Park}$ HbM(Hyde Park)$_{(HbMilwaukee\ 2)}$ HbM$_{Akita}$	β92(F8)组→酪	氧亲和力增加,血红素相互作用减低,轻度不稳定	因高铁血红蛋白的形成引起的发绀,轻度溶血性贫血	79
HbM$_{Milwaukee}$	β67(E11)缬→谷	低氧亲和力,血红素-血红素间相互作用降低,Bohr 效应正常,轻度不稳定	因高铁血红蛋白形成引起的发绀	185
HbFM$_{Osaka}$	Gγ63 组→酪	低氧亲和力,Bohr 效应增加,高铁血红蛋白血症	出生时有发绀	57
HbFM$_{Fort\ Ripley}$	Gγ92 组→酪	氧亲和力轻度增加	出生时有发绀	186

血红蛋白 M

血红蛋白 M 患者也表现为发绀。在 α 链变异的病例,灰黑色婴儿在出生时即可引起注意,而 β 链变异的临床表现只有在 6~9 个月月龄当 β 链替换了大部分胎儿 γ 链后才会表现明显。虽然患者血红蛋白的功能受损,但是却不表现心肺症状和杵状指。血红蛋白 M$_{Saskatoon}$ 和血红蛋白 M$_{Hyde Park}$ 患者可表现为溶血性贫血和黄疸。服用磺胺类药物后可使溶血加重[61]。

细胞色素 b5 还原酶缺陷

如前所述,因细胞色素 b5 还原酶缺陷导致的遗传性高铁血红蛋白血症患者可出现智力减退,发育迟滞和早期死亡。另有一例骨骼异常病例的报道[62]。

实验室特征

中毒性高铁血红蛋白血症

中毒性高铁血红蛋白血症患者高铁血红蛋白升高,但是细胞色素 b5 还原酶活性正常。测定高铁血红蛋白的最佳方法是利用 630nm 波长处的吸收值的改变,当加入氰化物后,高铁血红蛋白即转化成氰化高铁血红蛋白,在 630nm 波长处的吸收值发生改变,这是 Evelyn-Malloy 法中使用的原理[63,64]。当使用自动化仪器估算还原性血红蛋白、氧合血红蛋白、高铁血红蛋白和碳氧血红蛋白水平时,常常导致诊断上的错误。大多数自动化仪器不能正确区分这些血红蛋白[65,66]。

与更特异的 Evelyn Malloy 法相比较,cooximeter 检测值估算的高铁血红蛋白血症临床发病率过高[67]。Evelyn Malloy 法进行直接分光光度测量分析,当疑为高铁血红蛋白血症时适合应用。这是通过将血液加入微酸缓冲液中溶解,并在加入小量中和氰化物前后测量 630nm 光密度来实现的。高铁血红蛋白在这一波长的吸收峰在其转化为氰化高铁血红蛋白后消失。虽然该方法是在 1938 年报道的[63],但目前仍为测量血高铁血红蛋白最准确的技术。有关该技术的详细情况见本书先前版本[68]和其他参考文献[61]。

8 波长脉冲血氧计,Masimo Rad-57(the Rainbow SET Rad-57Pulse CO-Oximeter, Masimo Inc, Irvine, CA)已经被美国食品和药品管理局批准用于测量碳氧血红蛋白和高铁血红蛋白。Rad-57 以 8 波长光取代了通常的 2 波长,因而能够测量 2 种以上的人类血红蛋白[69]。除了通常的动脉血氧饱和度(SpO₂),Rad-57 还可以显示动脉碳氧血红蛋白浓度(SpCO)和动脉高铁血红蛋白浓度(SpMet),这是脉冲血氧计对一氧化碳血红蛋白和高铁血红蛋白的评估。在一项健康志愿者的实验中,血中高铁血红蛋白和碳氧血红蛋白水平被诱导在受控制水平,Rad-57 测量其碳氧血红蛋白的不确定度(uncertainty)为±2%,其范围为 0~15%;测量高铁血红蛋白的不确定度为 0.5%,其范围为 0~12%[69]。其他研究也证实了该仪器的有效性[70,71]。

细胞色素 b5 还原酶缺乏

在细胞色素 b5 还原酶缺乏所致的遗传性高铁血红蛋白血症中,8%~40% 的血红蛋白为高铁血红蛋白。血液可呈巧克力样棕色,并存在发绀。细胞色素 b5 还原酶活性可利用氰化铁作受体来检测,测定 NADH 被氧化的速度[72,73]。在该酶缺乏引起的高铁血红蛋白血症患者中,剩余的酶活性通常低于正常的 20%。还报道了一种免疫测定法[74],但这种方法不能检测出催化活性受损的突变体酶分子。谷胱甘肽还原酶的活性(参见第 47 章)通常也是下降的,其原因尚不明确[75]。

细胞色素 b5 缺乏

如果细胞色素 b5 还原酶活性正常并排除血红蛋白 M,可检测细胞色素 b5[76]。

血红蛋白 M

光谱分析　图 50-2 所示正常高铁血红蛋白 A 在 pH 7.0 时的吸收光谱[77]。血红蛋白 M 与由血红蛋白 A 形成的高铁血红蛋白可通过其在 450~750nm 范围内的吸收光谱得以区别。由于血红蛋白 M 通常仅占总血红蛋白的 20%~35%,因此高铁血红蛋白 A 和血红蛋白 M 的混合光谱就很难解释。所以,最好是通过电泳或色谱法分离纯化血红蛋白 M 后再进行光谱分析[56]。

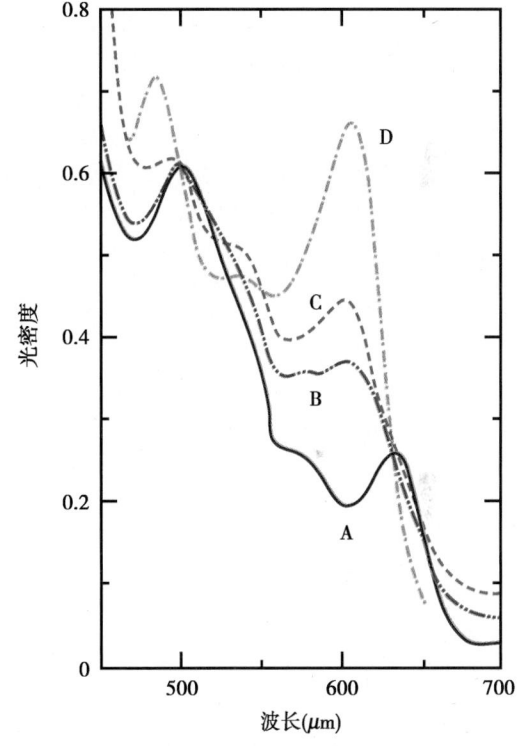

图 50-2　pH 值为 7.0 时的吸收光谱。A:高铁血红蛋白 A;B:高铁血红蛋白 M$_{Boston}$;C:高铁血红蛋白 M$_{Saskatoon}$;D:高铁血红蛋白 A 氟尿苷复合物。为了方便比较,所有的光密度在波长 500nm 时均为 0.61(经许可转载自:*Gerald PS, George P: Second spectroscopically abnormal methemoglobin associated with hereditary cyanosis. Science* 1959 Feb 13;129(3346):393~394)

电泳　所有的血红蛋白 M 样品都应该转换成高铁血红蛋白,这样在电泳时出现的差异就是因为氨基酸的替代造成的,而不是因为铁原子的电荷不同。在 pH 7.1 的条件下进行电泳对于分离血红蛋白 M 最有效,因为组氨酸的咪唑基团此时带有一个净正电荷;而当 pH 值更高时,组氨酸和替代的酪氨酸都是中性的。

其他生化方法 血红蛋白 M 对于氰化物和叠氮根离子的反应是不同的[78]。这种特性有助于识别受累亚基,因为 α 链中的铁-酚盐键比 β 链中的更为牢固。但是明确鉴定变异需要进行肽链或 DNA 分析。因氧亲和力减低而导致发绀的血红蛋白可通过测定血氧解离曲线检测,但要保证 2,3-二磷酸甘油酸(2,3-bisphosphoglycerate,2,3-BPG)水平正常,或经适合的缓冲液充分透析去除 2,3-BPG 后,再测定血红蛋白氧离曲线。很多氧亲和力减低的血红蛋白不稳定(参见第 49 章)并可在异丙醇实验中形成沉淀[78]。在很多实验室,在 DNA 水平进行珠蛋白链的编码序列测定要比测定血红蛋白的特性容易得多[79]。

治疗和预后

中毒性高铁血红蛋白血症

急性中毒性高铁血红蛋白血症是一种严重的医疗急症。当高铁血红蛋白浓度较高时,血液携氧能力下降,氧离曲线左移[80]。当高铁血红蛋白浓度超过循环血红蛋白总量的 1/3 以上时,急性高铁血红蛋白血症就可威胁到患者生命;当超过 50% 时则可能发生血管性虚脱、昏迷和死亡[81,82],但也有一例高铁血红蛋白浓度达 81.5% 的患者康复的报道[83]。

亚甲蓝[84]治疗高铁血红蛋白血症患者是有效的,因为 1-磷酸己糖通路中形成的 NADPH 能通过 NADPH-黄递酶的催化反应快速将亚甲蓝还原成白色亚甲蓝(参见第 47 章)。白色亚甲蓝非酶性催化高铁血红蛋白,使之还原为血红蛋白[85]。但是伴有 G-6-P-D(glucose-6-phosphate dehydrogenase deficient,G-6-P-D)缺乏的患者对此治疗无效(参见第 47 章)。这种病人应用亚甲蓝不仅不能降低高铁血红蛋白浓度,反而可能诱导急性溶血发作[86]或使高铁血红蛋白浓度升高[87]。

由于亚甲蓝起效迅速,对于有症状的急性中毒性高铁血红蛋白血症患者或者高铁血红蛋白浓度急剧升高的患者,静脉注射亚甲蓝 1~2mg/kg(不少于 5 分钟)是最好的治疗方法[88]。亚甲蓝应当避免使用过量,即便患者 G-6-P-D 水平正常,重复使用 2mg/kg 的亚甲蓝也可以造成急性溶血[89]。

亚甲蓝的疗效迅速,用药 1~2 小时内高铁血红蛋白水平会明显下降或达正常水平,因而不再需要其他治疗。但是仍需监测患者病情,因为胃肠道毒性物质的持续吸收可能会引起高铁血红蛋白血症的复发。对于休克的病人,输血可能有所帮助。西咪替丁作为 N-羟基化作用的选择性抑制剂,可以减轻因氨苯砜(该药用于治疗疱疹样皮炎)引起的高铁血红蛋白血症[90]。

遗传性高铁血红蛋白血症

遗传性高铁血红蛋白血症的病程是良性的(虽然不是 Ⅱ 型细胞色素 b5 还原酶缺乏症),但是患者应该避免接触苯胺衍生物、硝酸盐和其他一些甚至在正常人也可诱发高铁血红蛋白血症的药物。

因细胞色素 b5 还原酶缺陷导致的遗传性高铁血红蛋白血症应用维生素 C(抗坏血酸)即可治疗,每天 300~600mg,分 3~4 次口服。虽然静脉输注亚甲蓝对于纠正本病高铁血红蛋白非常有效,但并不适合于长期治疗。服用核黄素仅对一些患者有效[91],而其余的则无效[92]。

存在于血红蛋白 M 中的铁-酚盐复合物能阻止高铁还原为亚铁,因此该病中的高铁血红蛋白经维生素 C 或亚甲蓝治疗是无效的。对于伴有氧亲和力减低的异常血红蛋白引起的发绀,目前尚缺乏有效的治疗。

● 硫化血红蛋白

定义和病史

硫化血红蛋白血症是指血液中即使有氰化物,仍存在的一种特征性吸收波长为 620nm 的血红蛋白衍生物。硫化血红蛋白因血红蛋白于体外在硫化氢作用下生成[93]和将含硫食物喂狗后可引起硫化血红蛋白血症而得名[94]。

病因学和发病机制

硫化血红蛋白含有一个多余的硫原子。其与卟啉环外围 β-吡咯环的碳原子形成连接[95~97]。硫化血红蛋白血症可有多种药物的摄入引起,尤其是磺胺类、非那西丁、乙酰苯胺和非那吡啶[65,98]。该病也可以和服用药物无关,常见于慢性便秘或腹泻患者[99]。在部分患者或既往发作患者的红细胞中存在还原型谷胱甘肽浓度(GSH)升高[100],升高原因以及与硫化血红蛋白血症的关系尚不清楚。由于某些能够引起硫化血红蛋白血症的药物能够导致红细胞 GSH 水平升高,据此推测可能是药物通过激活谷胱甘肽合成酶[101]或增加细胞内谷氨酸水平[102]所致。

目前尚无确实证据证实存在遗传性硫化血红蛋白血症[103]。先前报道的单个家族患病更有可能是血红蛋白 M 血红蛋白病。

临床特征

硫化血红蛋白血症表现为发绀。引起硫化血红蛋白血症的药物也常常导致红细胞破坏增多。因此硫化血红蛋白血症患者有时可表现出轻度的溶血。

实验室特征

用铁氰化物、氰化物和氨处理血液后的溶解产物,通过比照在 620nm 和 540nm 的光密度可以检测出硫化血红蛋白[63,64]。

治疗和病程

硫化血红蛋白血症几乎都是一种良性疾病。与高铁血红蛋白血症不同,硫化血红蛋白并不使氧离曲线左移,而是减低了血红蛋白与氧的亲和力[98]。当患者接触药物后,该病会在同一患者身上反复发作但并不影响其健康。硫化血红蛋白也不像高铁血红蛋白一样能够转化为血红蛋白。因此,一旦硫化血红蛋白生成就会持续存在,直到含有硫化血红蛋白的红细胞被破坏。

● 低氧亲和力血红蛋白:引起发绀的又一原因

病因及发病机制

在某些血红蛋白变异体中,由于去氧血红蛋白中的血红素的角度发生改变,有利于血红蛋白分子脱氧构象的形成。这样的变化见于血红蛋白 Hammersmith、血红蛋白 Bucuresti、血红蛋白 Torino 和血红蛋白 Peterborough。在另外的实例中,由于 α1β2 接触部位的突变,引起四元构象的改变(血红蛋白 Kansas、血红蛋白 Titusville 和血红蛋白 Yoshizuka)。伴有低氧亲和力的异常血红蛋白的特征见表 50-3。

表 50-3　某些氧亲和力减低的异常血红蛋白

血红蛋白	氨基酸替代	氧解离和其他特征	临床表现	参考文献
HbSeattle	β70(E14)丙→天冬	氧亲和力减低,血红素-血红素相互作用正常	轻度慢性贫血伴有尿 EPO 减少,使氧释放给组织	104
HbKansas	β102(G4)天冬酰胺→苏	氧亲和力极低,血红素-血红素相互作用降低,以配体形式解离成二聚体	由于去氧血红蛋白导致的发绀,轻度贫血	187

临床特征

在改善组织供氧的反应中,由于氧离曲线右移,人体的"氧感受器"会减少 EPO 的生成[104]。因此,低氧亲和力血红蛋白患者的血红蛋白水平稳定性减低而表现出轻度的贫血症状。

实验室特征

P_{50} 反映了血红蛋白对氧的亲和力,是指氧饱和度达到 50% 时的氧分压。静脉 P_{50} 可以使用脉冲血氧计直接测定,但无论常规实验室还是相关实验室都很难做到。已经开发出可靠的计算出静脉血中 P_{50} 的数学公式[105]。该公式需要以下静脉血气参数:氧分压(静脉血)、静脉血 pH 值、静脉血氧饱和度,还需要运用反对数方法。而该方法对于很多临床医生来说很难掌握。该公式的电子版本(为 Microsoft Excel 程序)已经出现,可以根据静脉血气快速计算静脉血气 P_{50} 值[106]。血红蛋白正常的健康人 P_{50} 值为 26±1.3torr。P50 异常减低说明血红蛋白与氧的亲和力增加,反之亦然。P_{50} 测定对于因红细胞增多症导致的血红蛋白与氧亲和力升高尤其有检测价值(参见第 49 和 57 章)。

鉴别诊断

高铁血红蛋白血症或硫化血红蛋白血症引起的发绀应当与心肺疾患引起的发绀区分开来,特别是存在右向左分流时。心肺疾病患者的动脉氧分压是降低的,而高铁血红蛋白血症和硫化血红蛋白血症动脉氧分压应该是正常的。然而应当肯定的一点是,氧分压应该是直接检测而不是通过血红蛋白氧饱和度推算出来的。由于动脉血氧不饱和而导致发绀的患者,其血液于空气中振荡后即呈鲜红色。另外,通过对血中高铁血红蛋白和硫化血红蛋白的定量检测,也很容易区分发绀的病因。由于高浓度高铁血红蛋白是引起患者死亡的一个潜在原因,而通过快速治疗就可以挽救患者生命,因此提高警惕性是很重要的。一个发绀患者动脉血呈棕色,血气分析显示血氧分压正常,则可能是高铁血红蛋白血症。不应该依赖脉冲血氧计的读数,因为在高铁血红蛋白存在时,读数可能是错误的。用自动分析仪如脉冲血氧计进行血液标本的快速检测是确定诊断的第一步。然后,正如上文实验室检查所指出的,尽管患者需要及时治疗,也应该对治疗前标本进行直接分光光度分析,尽可能快的将高铁血红蛋白血症和硫化血红蛋白血症区分开来。

家族史以及关于是获得性或先天性的任何信息,通常有助于鉴别细胞色素 b5 还原酶缺陷所致的高铁血红蛋白血症和血红蛋白 M 病。前者是隐性遗传,而后者是显性遗传。因此,连续几代出现发绀提示为血红蛋白 M 病;父母正常但是子女患病则提示可能为细胞色素 b5 还原酶缺陷。细胞色素 b5 还原酶缺陷在同血缘的成员中更为常见。该病患者的血液中加入少量的亚甲蓝温育后,高铁血红蛋白迅速被还原,而血红蛋白 M 则不变。患者高铁血红蛋白及其衍生物的吸收光谱是正常的,而在血红蛋白 M 病时则是异常的。中毒性高铁血红蛋白血症性发绀患者通常都是近期出现的,往往有服药或化学毒物接触史,在遗传性高铁血红蛋白血症的患者,一般都有长期发绀的病史。

● 其他类型的血红蛋白异常

一氧化碳和碳氧血红蛋白

CO 是一种无色无臭无味的有毒气体。即便是浓度很高的 CO 被人体吸入也不易被察觉,因此能够引发严重的临床症状[107]。

流行病学

在美国,急性 CO 中毒是中毒导致死亡的最常见原因之一,并导致每年近 50 000 次的急诊出诊率[108,109]。CO 中毒死亡的患者每年近 500 人,与其相关的死亡人数更达到 5 ~ 10 倍[110,111]。CO 主要来源于居住设施,多发生于秋冬季和天气相关的灾害中[112,113]。气温较高时,驾驶船舶也可以吸入 CO[114]。由于老年人发生 CO 中毒时会出现多种并发症,故往往发生诊断延误,死亡率也最高[115,116]。标准型 5.5kW 家用发电机产生的废气中,CO 含量相当于 6 辆怠速汽车的释放量[117]。

吸烟常可发生慢性 CO 中毒,血循环中碳氧血红蛋白含量可升高 15%。住宅取暖的排气设施不完善或者汽车后门关闭不严导致的 CO 泄漏,是导致慢性中毒的第二常见原因。易发生 CO 中毒的高风险职业包括通风不良车间里的汽车修理工、收费所人员、矿工、消防员和接触除漆剂、气溶胶喷射剂、含有二氯甲有机溶剂的工人[118]。

病因学和发病机制

CO 与血红蛋白中血红素的亲和力高于肌红蛋白和细胞色素,一氧化碳与 O_2 均可与其中的中心铁原子结合[119]。

在平衡状态下,CO 与血红蛋白的亲和力是 O_2 与血红蛋白亲和力的 240 倍。此种稳定状态是动态平衡的结果。与大多数人的认识相反,CO 与血红素结合的速度要慢于 O_2 与血红素结合的速度。一旦 CO 与血红素结合,其解离速度为每秒 0.015mol/L,而 O_2 与血红素的解离速度为每秒 35mol/L[119]。这种异常缓慢的解离造成了 CO 与血红素之间的高亲和力,也对在高浓度 CO 环境下的个体生存造成了威胁。一旦两分子 CO 与血红蛋白结合,血红蛋白就转化为释放(R)态,其与 O_2 的亲和力变得增强。这种现象称为 Darling-Roughton 效应[80],在 CO 浓度升高的同时伴随着血红蛋白与 O_2 的亲和力增加,结果使得组织供氧更为困难。

在环境中不存在 CO 的情况下,成年人血中含有 1% ~ 2% 的 COHb。这些 COHb 约占全身 CO 含量的 80%,而剩余部分存在于肌红蛋白和其他血红素结合蛋白内。CO 是内源性产生的[120],由速度限制性血红素氧合酶(heme oxygenase)——即细胞色素 P450 复合物降解血红素,从而产生 CO 和胆绿素。据报道在日本及美洲印第安人中,因热量限制、脱水、新生儿和遗传学变异等因素均可以产生较高水平的内源性 CO。溶血性贫血(参见第 33 章)、血肿和感染可使 CO 的生成达到正常的 3 倍。胎儿和新生儿的 COHb 含量是正常成人的 2 倍。一些药物如苯妥英、苯巴比妥,可以诱导细胞色素 P450 的生成,从而导致 CO 生成增多。正常成人的 COHb 水平小于 2%,溶血可使其水平超过 2%。当 COHb 水平超过 3% 时,CO 必定是外源性的,但有一种例外,即异常血红蛋白作为载体的情况,如血红蛋白 Zurich。血红蛋白 Zurich 与 CO 的亲和力是与正常血红蛋白亲和力的 65 倍[121]。

孕妇和胎儿血中含有更高水平的 CO,因而风险更大[122]。CO 很容易透过胎盘,而且 CO 在胎儿体内的半衰期为在母体中的 5 倍[123]。由于缺乏 2,3-BPG,胎儿的血红蛋白(HbF)与 O_2 的氧离曲线左移[124,125],使得 Darling-Roughton 效应变得更加致命。这是孕妇吸烟对胎儿有害的原因之一。

临床特征和实验室特征

CO 中毒是一个临床诊断,需要实验室检查来证实。当病人在某些特定环境下表现出与 CO 中毒相关的症状和体征时,应当提高警惕是否为 CO 中毒;当同一家庭的多个成员表现出同样的症状时,更应当高度怀疑该病。据报道 8 波长脉冲血氧计,Masimo Rad-57(见前文"高铁血红蛋白血症"下"实验室特征"),能够精确测定正常志愿者[69]和急诊室患者[126]血中的碳氧血红蛋白含量。

急性 CO 中毒能够迅速累及中枢和周围神经系统并影响心肺功能。脑水肿和周围神经系统受损均常见。CO 使得肺泡渗出增加进而出现急性肺水肿。心律失常、全身性的低氧血症和呼吸衰竭是 CO 相关死亡的常见原因。存活者仍会存在明显的神经系统后遗症。在一项前瞻性纵向研究中,约 45% CO 中毒的患者在中毒后 6 周出现认知性后遗症[127,128]。儿童急性 CO 中毒[129]有时仅表现出类似胃肠炎的症状。幸存儿童更易出现严重后遗症如脑白质病和严重的心肌缺血[130]。

成人慢性 CO 中毒可能表现出易激惹、恶心、倦怠、头痛,有时还会有流感样症状。高水平的 COHb 可致嗜睡、震颤、心脏肥大、高血压和动脉粥样硬化。慢性 CO 中毒还可以使红细胞增多,其程度随着 COHb 水平的高低变化。由于慢性 CO 中毒时红细胞生成增多,使得轻微的获得性或遗传性溶血性贫血不易被发现。

治疗、病程及预后

治疗 CO 中毒的关键是使患者迅速脱离 CO 发生源并给予纯氧面罩吸入。吸入室内空气时血清 CO 清除半衰期为 5 小时,而氧疗(三个大气压下的 100% O_2)的半衰期为 30 分钟[123]。

轻中度 CO 中毒患者多为慢性中毒,使其离开有毒现场通常就能够康复。如果血 COHb 水平升高,吸入 100% O_2 可以使 CO 更快得到清除。

重症 CO 中毒患者多为急性中毒,在发现并将患者带离有毒现场后,应当给予 100% O_2 吸入和心脏监测。对于有精神症状者应当行气管插管,并根据患者病情对症处理。

由于证据相互矛盾,目前对于 CO 中毒何时应用高压氧治疗缺乏绝对适应证。高压氧治疗的可能适应证包括明显的神经表现异常、心脏功能障碍、吸入正常气压 O_2 症状不改善和代谢性酸中毒[131]。高压氧治疗应当应用于特殊的 CO 中毒病例,但其自身也存在并发症,如支气管激惹和肺水肿。通过潜水与高气压医学会(http://www.uhms.org)的"高压氧舱"目录,可以找到美国甚至全球的高压氧舱的具体地点。

接触 CO 的孕妇尤为危险。CO 很容易透过胎盘,而且在胎儿体内的半衰期为在母体中的 5 倍,因此 CO 对胎儿毒性更甚。因此,当孕妇 COHb 水平超过 15% 时应当使用高压氧进行治疗。一项对孕妇进行小样本研究的结果显示,高压氧治疗对胎儿没有造成不良后果[132,133]。

一氧化氮和一氧化氮血红蛋白

理化特征

NO 是一种可溶于水的气体,由内皮细胞的 NO 合酶(NO synthase, NOS)异构体合成。功能性 NOS 将 NADPH 的电子转移到其自身的血红素中心,在此 L-赖氨酸被氧化生成 L-瓜氨酸和 NO[134]。NO 弥散入血管平滑肌细胞,与可溶性鸟苷酸环化酶上的血红素结合生成环磷酸鸟苷(cyclic guanosine monophos-phate, cGMP),后者激活 cGMP 依赖性蛋白激酶,最终导致平滑肌舒张[134]。

NOS 合成 NO 与红细胞血红蛋白的血红素基团结合、清除 NO 保持着动态平衡。全血中 NO 的半衰期是非常短暂的,约为 1.8ms[135]。NO 半衰期短暂极大地限制了其在血中的弥散距离,使其仅能通过旁分泌来调节血管舒张[136,137]。但这并不能解释血红蛋白是如何将 NO 的生物活性传递到远离其生成的区域的。

红细胞与 NO 的相互作用是一个复杂的现象(图 50-3)。目前提出了两种模型:①第一种模型依赖 S-亚硝基血红蛋白(S-nitroso hemoglobin, SNO-Hb)机制。当血红蛋白处于 T 态时(脱氧),NO 与血红素结合。而在氧合状态下,NO 从血红素转移到血红蛋白 β 珠蛋白的半胱氨酸,形成了 SNO-Hb[138,139]。NO 以 SNO-Hb 的形式被红细胞由肺部转移至低氧含量组织,在血红蛋白与 O_2 解离时 NO 被释放入该处微血管产生血管舒张效应。②第二种模型指的是脱氧血红蛋白介导亚硝酸盐还原为 NO[140]。脱氧血红蛋白在血液中主要起着亚硝酸盐还原酶的作用[141]。随着 O_2 压力梯度减低,脱氧血红蛋白与亚硝酸盐反应生成 NO 和高铁血红蛋白,并引起血管舒张。虽然该反应能够解释 NO 的形成,但是动力学分析提示 NO 应当在红细胞内失

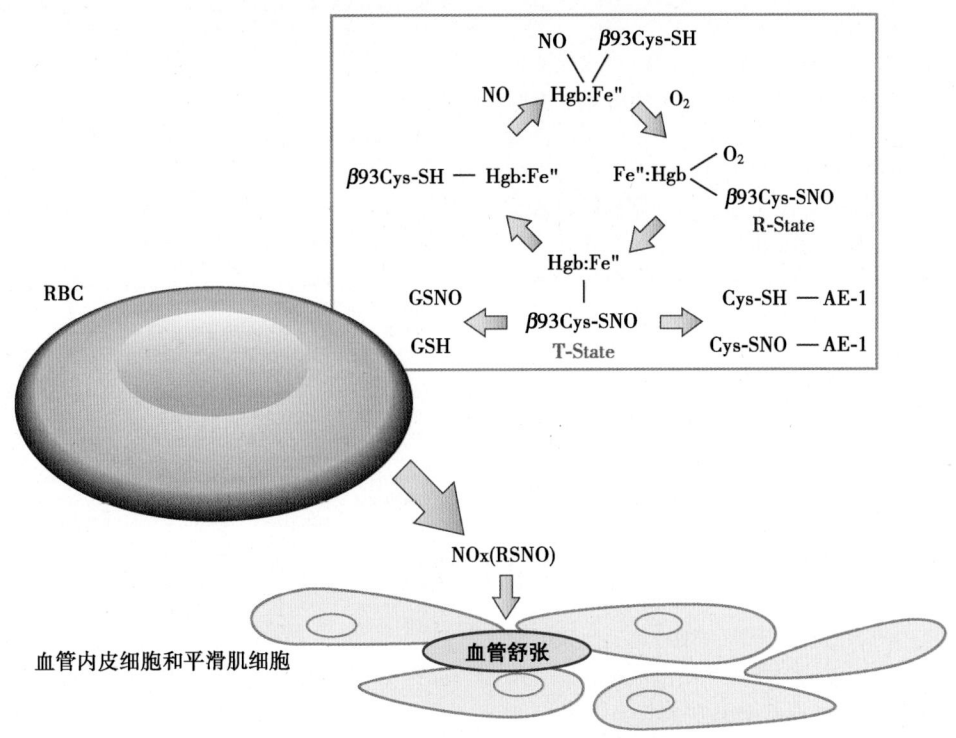

图 50-3　S-亚硝基血红蛋白(SNO-Hb)和缺氧性血管舒张(经许可转载自:*Parker C:SNO-HB a Snow Job? The Hematologist:ASH News and Reports.* 6:12;2009)

活[142]。NO 的失活或清除可以通过中间产物三氧化二氮(dinitrogen trioxide, N_2O_3)避免。由高铁血红蛋白-亚硝酸盐反应生成血红蛋白-亚硝酸盐,后者与 NO 反应产生 N_2O_3[143]。N_2O_3 弥散出红细胞后形成 NO,并使得血管舒张;N_2O_3 还可以在红细胞内形成亚硝基硫醇(SNO)(图 50-4)。亚硝酸盐先前被认为是内源性 NO 代谢过程中的惰性终端产物[144,145],但是通过上述观点说明,它是血液和组织中主要且稳定的 NO 供应来源。亚硝酸盐在氧含量正常的环境下形成,并随着氧气和 pH 值梯度的下降被血红蛋白还原为 NO 和 N_2O_3[143]。

在溶血和长期储存红细胞的条件下,可形成无细胞血红蛋白和红细胞微粒,导致 NO 的清除速率比常规红细胞快 1000 倍,不能充分利用 NO[146]。由于红细胞也储存在酸性溶液中,这也会使 SNO-Hb 水平下降。在动物模型中,输注重新亚硝基化红细胞可以改善氧气的输送,也进一步地证实了这个观点[147]。这可以解释与储存红细胞输注相关的发病率和死亡率。此外,潜在的内皮功能障碍(例如肥胖症或高血压)也可以在输血中引起红细胞膜损伤增加,导致微粒形成增加和 NO 清除增加[148,149]。

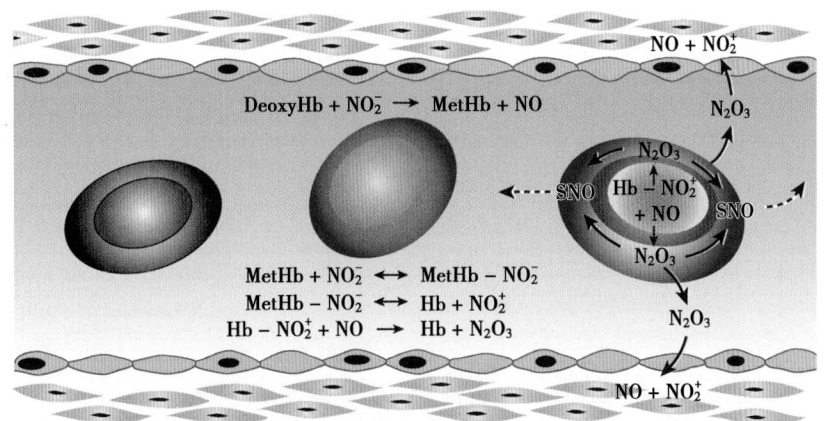

图 50-4　血红蛋白在毛细血管发生脱氧(紫色)。亚硝酸盐与脱氧血红蛋白发生反应,将脱氧血红蛋白氧化为 MetHb 和 NO。NO 与脱氧血红蛋白的血红素结合,通过双氧合形成硝酸盐和 MetHb。MetHb 与亚硝酸盐结合,形成 Fe(II)-NO_2 加合物,也就是 Hb-NO。该加合物与 NO 快速反应,形成 N_2O_3。N_2O_3 可弥散出红细胞后形成 NO,引起血管舒张/或在红细胞内形成亚硝基硫醇(SNOs)(经许可转载自:*Basu S, et al:Catalytic generation of N2O3 by the concerted nitrite reductase and anhydrase activity of hemoglobin*, *Nature Chemical Biology* 2007 Dec;3(12):785-794)

病理生理学和治疗

长期以来 NO 被认为是高毒性物质。吸入 NO 可以激活胞质内鸟苷酸环化酶,增加胞内 cGMP 含量,使得肺动脉平滑肌舒张。

据此,吸入性 NO(inhaled NO,iNO)可以用于治疗因成人呼吸窘迫综合征导致的急性肺动脉高压、镰状细胞病以及原发性或继发性肺动脉高压。对于成人和儿童急性呼吸窘迫综合征患者,NO 虽然能够降低肺动脉压力并改善血液氧合,但并不能降低疾病的死亡率。

目前,持续应用 iNO 已经不作为肺动脉高压的一线治疗方案,而是用于测试患者的血管反应性[150]。对于动物模型和因镰状细胞病引起的急性血管危象和急性胸痛综合征患者,iNO 治疗确实取得了很好的效果[151~153]。一些动物实验结果表明,iNO 对于心、肺和肠的缺血-再灌注治疗有效[154]。但是 iNO 也有很多副作用,如高铁血红蛋白血症[155]、左心衰竭[156]、肾功能不全[157]和因 iNO 治疗中断导致的肺动脉高压反复,而这种反复可能会导致患者心血管虚脱[158]。

直接使肺和血液中的 S-亚硝基硫醇(SNOs)达到饱和可能避免 iNO 造成的毒性损害。对猪的急性肺损伤模型进行研究显示,吸入亚硝酸乙酯而非 NO,有效地使肺中的 SNOs 达到饱和,降低了肺血管阻力,不仅改善了氧合作用,而且防止了心输出量的下降[159]。

对于患有持续肺高压的新生儿,吸入亚硝酸乙酯可以改善其氧合作用和血流动力学[160]。使用无细胞血红蛋白与血管收缩及高血压病情进展有关。由于游离血红蛋白与 NO 具有高亲和力导致了 NO 减少,进而介导了血管阻力增加和血管收缩[161,162]。

翻译:路莎莎　互审:赵维莅　校对:陈芳源

参考文献

1. Hsieh H, Jaffe ER: The metabolism of methemoglobin in human erythrocytes, in *The Red Blood Cell*, edited by Surgenor DM, p 799. Academic Press, New York. 1975.
2. Sloss A, Wybauw R: Un Cas de methemoglobinemie idiopathique. *Ann Soc R Sci Med Nat Brux* 70:206, 1912.
3. Hitzenberger K: Autotoxic cyanosis due to intraglobular methemoglobinemia. *Wien Arch Med* 23:85, 1932.
4. Jaffe E: Hereditary methemoglobinemias associated with abnormalities in the metabolism of erythrocytes. *Am J Med* 41:786, 1966.
5. Horlein H, Weber G: Über Chronische familiare Methämoglobinamie und eine neue Modifikation des Methämoglobins. *Dtsch Med Wochenschr* 73:476, 1948.
6. Singer K: Hereditary hemolytic disorders associated with abnormal hemoglobins. *Am J Med* 41(4):633, 1955.
7. Gibson QH: The reduction of methaemoglobin in red blood cells and studies on the cause of idiopathic methaemoglobinaemia. *Biochem J* 42(1):13, 1948.
8. Percy M, Gillespie M, Savage G, et al: Familial idiopathic mutations in NADH-cytochrome b5 reductase. *Blood* 100:3447, 2002.
9. Bonaventura J, Riggs A: Hemoglobin Kansas, a human hemoglobin with a neutral amino acid substitution and an abnormal oxygen equilibrium. *J Biol Chem* 243(5):980, 1968.
10. Scott E, Hoskins D: Hereditary methemoglobinemia in Alaskan Eskimos and Indians. *Blood* 13:795, 1958.
11. Balsamo P, Hardy W, Scott E. Hereditary methemoglobinemia due to diaphorase deficiency in Navajo Indians. *J Pediatr* 65:928, 1964.
12. Burtseva T, Ammosova T, Prchal JT, et al: Type I methemoglobinemia caused by the cytochrome b5 reductase 806C>T mutation is present in the indigenous Evenk people of Yakutia. *ASH Annu Meet* 2009.
13. Sorensen PR: The influence of pH, pCO2 and concentrations of dyshemoglobins on the oxygen dissociation curve (ODC) of human blood determined by non-linear least squares regression analysis. *Scand J Clin Lab Invest Suppl* 203:163, 1990.
14. Bodansky O: Methemoglobinemia and methemoglobin-producing compounds. *Pharmacol Rev* 3(2):144, 1951.
15. Kiese M: The biochemical production of ferrihemoglobin-forming derivatives from aromatic amines and mechanisms of ferrihemoglobin formation. *Pharmacol Rev* 18:1091, 1966.
16. Dean BS, Lopez G, Krenzelok EP: Environmentally-induced methemoglobinemia in an infant. *J Toxicol Clin Toxicol* 30(1):127, 1992.
17. McGuigan MA: Benzocaine-induced methemoglobinemia. *Can Med Assoc J* 125(8):816, 1981.
18. O'Donohue WJ Jr, Moss LM, Angelillo VA: Acute methemoglobinemia induced by topical benzocaine and lidocaine. *Arch Intern Med* 140(11):1508, 1980.
19. Kane GC, Hoehn SM, Behrenbeck TR, et al: Benzocaine-induced methemoglobinemia based on the Mayo Clinic experience from 28,478 transesophageal echocardiograms: Incidence, outcomes, and predisposing factors. *Arch Intern Med* 167(18):1977, 2007.
20. Lee SW, Lee JY, Lee KJ, et al: A case of methemoglobinemia after ingestion of an aphrodisiac, later proven as dapsone. *Yonsei Med J* 40(4):388, 1999.
21. Esbenshade AJ, Ho RH, Shintani A, et al: Dapsone-induced methemoglobinemia: A dose-related occurrence? *Cancer* 117(15):3485, 2011.
22. Johnson CJ, Kross BC: Continuing importance of nitrate contamination of groundwater and wells in rural areas. *Am J Ind Med* 18(4):449, 1990.
23. Chan TY: Food-borne nitrates and nitrites as a cause of methemoglobinemia. *Southeast Asian J Trop Med Public Health* 27(1):189, 1996.
24. Knobeloch L, Proctor M: Eight blue babies. *WMJ* 100(8):43, 2001.
25. Askew GL, Finelli L, Genese CA, et al: Boilerbaisse: An outbreak of methemoglobinemia in New Jersey in 1992. *Pediatrics* 94(3):381, 1994.
26. Bakshi SP, Fahey JL, Pierce LE: Brief recording: Sausage cyanosis—Acquired methemoglobinemic nitrite poisoning. *N Engl J Med* 277(20):1072, 1967.
27. Bradberry SM, Whittington RM, Parry DA, et al: Fatal methemoglobinemia due to inhalation of isobutyl nitrite. *J Toxicol Clin Toxicol* 32(2):179, 1994.
28. Bradberry SM, Gazzard B, Vale JA: Methemoglobinemia caused by the accidental contamination of drinking water with sodium nitrite. *J Toxicol Clin Toxicol* 32(2):173, 1994.
29. Harris JC, Rumack BH, Peterson RG, et al: Methemoglobinemia resulting from absorption of nitrates. *JAMA* 242(26):2869, 1979.
30. Lukens JN: Landmark perspective: The legacy of well-water methemoglobinemia. *JAMA* 257(20):2793, 1987.
31. Stuhlmeier KM, Kao JJ, Wallbrandt P, et al: Antioxidant protein 2 prevents methemoglobin formation in erythrocyte hemolysates. *Eur J Biochem* 270:334, 2003.
32. Bewley M, Marohnic C, Barber M: The structure and biochemistry of NADH-dependent cytochrome b5 reductase are now consistent. *Biochemistry* 40:13574, 2001.
33. Yamada M, Tamada T, Takeda K, et al: Elucidations of the catalytic cycle of NADH-cytochrome b5 reductase by X-ray crystallography: New insights into regulation of efficient electron transfer. *J Mol Biol* 425(22):4295, 2013.
34. Wang Y, Wu Y, Zheng P, et al: A novel mutation in the NADH-cytochrome b5 reductase gene of a Chinese patient with recessive congenital methemoglobinemia. *Blood* 95:3250, 2000.
35. Shotelersuk V, Tosukhowong P, Chotivitayatarakorn P, et al: A Thai boy with hereditary enzymopenic methemoglobinemia type II. *J Med Assoc Thai* 83:1380, 2000.
36. Jenkins MM, Prchal JT: A novel mutation found in the 3′ domain of NADH-cytochrome B5 reductase in an African-American family with type I congenital methemoglobinemia. *Blood* 87(7):2993, 1996.
37. Nussenzveig RH, Lingam HB, Gaikwad A, et al: A novel mutation of the cytochrome-b5 reductase gene in an Indian patient: The molecular basis of type I methemoglobinemia. *Haematologica* 91(11):1542, 2006.
38. Jenkins M, Prchal J: A high frequency polymorphism of NADH-cytochrome b5 reductase in African-Americans. *Hum Genet* 99:248, 1997.
39. Ewenczyk C, Leroux A, Roubergue A, et al: Recessive hereditary methaemoglobinaemia, type II: Delineation of the clinical spectrum. *Brain* 131(Pt 3):760, 2008.
40. Leroux A, Junien C, Kaplan J, et al: Generalised deficiency of cytochrome b5 reductase in congenital methaemoglobinaemia with mental retardation. *Nature* 258(5536):619, 1975.
41. Takeshita M, Tamura M, Kugi M, et al: Decrease of palmitoyl-CoA elongation in platelets and leukocytes in the patient of hereditary methemoglobinemia associated with mental retardation. *Biochem Biophys Res Commun* 148:384, 1987.
42. Tanishima K, Tanimoto K, Tomoda A, et al: Hereditary methemoglobinemia due to cytochrome b5 reductase deficiency in blood cells without associated neurologic and mental disorders. *Blood* 66:1288, 1985.
43. Maran J, Guan Y, Ou CN, et al: Heterogeneity of the molecular biology of methemoglobinemia: A study of eight consecutive patients. *Haematologica* 90(5):687, 2005.
44. Cohen RJ, Sachs JR, Wicker DJ, et al: Methemoglobinemia provoked by malarial chemoprophylaxis in Vietnam. *N Engl J Med* 279(21):1127, 1968.
45. Moore MR, Conrad ME, Bradley EL Jr, et al: Studies of nicotinamide adenine dinucleotide methemoglobin reductase activity in a Jewish population. *Am J Hematol* 12(1):13, 1982.
46. Fine DM, Eyster GE, Anderson LK, et al: Cyanosis and congenital methemoglobinemia in a puppy. *J Am Anim Hosp Assoc* 35(1):33, 1999.
47. Harvey JW, Ling GV, Kaneko JJ: Methemoglobin reductase deficiency in a dog. *J Am Vet Med Assoc* 164(10):1030, 1974.
48. Lo SC, Agar NS: NADH-methemoglobin reductase activity in the erythrocytes of newborn and adult mammals. *Experientia* 42(11–12):1264, 1986.
49. Graubarth J, Bloom CJ, Coleman FC, Solomon, HN. Dye poisoning in the nursery: A review of seventeen cases. *JAMA* 128:1155, 1945.
50. Sanchez-Echaniz J, Benito-Fernandez J, Mintegui-Raso S: Methemoglobinemia and consumption of vegetables in infants. *Pediatrics* 107(5):1024, 2001.
51. Hanukoglu A, Danon PN: Endogenous methemoglobinemia associated with diarrheal disease in infancy. *J Pediatr Gastroenterol Nutr* 23(1):1, 1996.
52. Hamon I, Gauthier-Moulinier H, Grelet-Dessioux E, et al: Methaemoglobinaemia risk factors with inhaled nitric oxide therapy in newborn infants. *Acta Paediatr* 99(10):1467, 2010.
53. Bricker T, Jefferson, LS, Mintz, AA: Methemoglobinemia in infants with enteritis. *J Pediatr* 102(1):161, 1983.
54. Murray KF, Christie DL: Dietary protein intolerance in infants with transient methemoglobinemia and diarrhea. *J Pediatr* 122(1):90, 1993.
55. Hegesh E, Hegesh J, Kaftory A: Congenital methemoglobinemia with a deficiency of cytochrome b5. *N Engl J Med* 314:757, 1986.

56. Lehmann H, Huntsman RG: *Man's Haemoglobins*. Lippincott, Philadelphia, 1974.
57. Hayashi A, Fujita T, Fujimura M, et al: A new abnormal fetal hemoglobin, Hb FM-Osaka (alpha 2 gamma 2 63His replaced by Tyr). *Hemoglobin* 4(3–4):447, 1980.
58. Priest JR, Watterson J, Jones RT, et al: Mutant fetal hemoglobin causing cyanosis in a newborn. *Pediatrics* 83(5):734, 1989.
59. Hojas-Bernal R, McNab-Martin P, Fairbanks VF, et al: Hb Chile [beta28(B10)Leu—>Met]: An unstable hemoglobin associated with chronic methemoglobinemia and sulfonamide or methylene blue-induced hemolytic anemia. *Hemoglobin* 23(2):125, 1999.
60. Prchal JT, Borgese N, Moore MR, et al: Congenital methemoglobinemia due to methemoglobin reductase deficiency in two unrelated American black families. *Am J Med* 89(4):516, 1990.
61. Wild B, Bain BJ: Investigation of abnormal haemoglobins and thalassaemia, in *Dacie and Lewis Practical Haematology*, edited by Lewis S, Bain B, Bates I, p 295. Churchill Livingstone, Philadelphia, 2006.
62. Yawata Y, Ding L, Tanishima K, et al: New variant of cytochrome b5 reductase deficiency (b5RKurashiki) in red cells, platelets, lymphocytes, and cultured fibroblasts with congenital methemoglobinemia, mental and neurological retardation, and skeletal anomalies. *Am J Hematol* 40(4):299, 1992.
63. Evelyn K, Malloy H: Microdetermination of oxyhemoglobin, methemoglobin, and sulfhemoglobin in a single sample of blood. *J Biol Chem* 126:655, 1938.
64. Beutler E: Carboxyhemoglobin, methemoglobin, and sulfhemoglobin determinations, in *Williams Hematology*, edited by Beutler E, Lichtman MA, Coller BS, Kipps TJ, p L50. McGraw-Hill, New York, 1995.
65. Halvorsen SM, Dull WL: Phenazopyridine-induced sulfhemoglobinemia: Inadvertent rechallenge. *Am J Med* 91(3):315, 1991.
66. Watcha MF, Connor MT, Hing AV: Pulse oximetry in methemoglobinemia. *Am J Dis Child* 143(7):845, 1989.
67. Molthrop D, Wheeler R, Hall K, et al: Evaluation of the methemoglobinemia associated with sulofenur. *Invest New Drugs* 12:99, 1994.
68. Beutler E, Gelbart T: Carboxyhemoglobin, methemoglobin, and sulf-hemoglobin determinations, in *Williams Hematology*, 4th ed, edited by Williams WJ, Beutler E, Erslev AJ, Lichtman MA, p 1732. McGraw-Hill, New York, 1990.
69. Barker SJ, Curry J, Redford D, et al: Measurement of carboxyhemoglobin and methemoglobin by pulse oximetry: A human volunteer study. *Anesthesiology* 105:892, 2006.
70. Annabi EH, Barker SJ: Severe methemoglobinemia detected by pulse oximetry. *Anesth Analg* 108(3):898, 2009.
71. Hampson NB: Noninvasive pulse CO-oximetry expedites evaluation and management of patients with carbon monoxide poisoning. *Am J Emerg Med* 30(9):2021, 2012.
72. Beutler E: *Red Cell Metabolism: A Manual of Biochemical Methods*. Grune & Stratton, New York, 1984.
73. Board P: NADH-ferricyanide reductase, a convenient approach to the evaluation of NADH-methaemoglobin reductase in human erythrocytes. *Clin Chim Acta* 109:233, 1981.
74. Lan FH, Tang YC, Huang CH, et al: Antibody-based spot test for NADH-cytochrome b5 reductase activity for the laboratory diagnosis of congenital methemoglobinemia. *Clin Chim Acta* 273(1):13, 1998.
75. Das Gupta A, Vaidya MS, Bapat JP, et al: Associated red cell enzyme deficiencies and their significance in a case of congenital enzymopenic methemoglobinemia. *Acta Haematol* 64(5):285, 1980.
76. Kaftory A, Hegesh E: Improved determination of cytochrome b5 in human erythrocytes. *Clin Chem* 30(8):1344, 1984.
77. Gerald PS, George P: Second spectroscopically abnormal methemoglobin associated with hereditary cyanosis. *Science* 129(3346):393, 1959.
78. Carrell RW, Kay R: A simple method for the detection of unstable haemoglobins. *Br J Haematol* 23(5):615, 1972.
79. Hutt PJ, Pisciotta AV, Fairbanks VF, et al: DNA sequence analysis proves Hb M-Milwaukee-2 is due to beta-globin gene codon 92 (CAC—>TAC), the presumed mutation of Hb M-Hyde Park and Hb M-Akita. *Hemoglobin* 22(1):1, 1998.
80. Darling R, Roughton F: The effect of methemoglobin on the equilibrium between oxygen and hemoglobin. *Am J Physiol* 137:56, 1942.
81. Johnson CJ, Bonrud PA, Dosch TL, et al: Fatal outcome of methemoglobinemia in an infant. *JAMA* 257(20):2796, 1987.
82. Ellis M, Hiss Y, Shenkman L: Fatal methemoglobinemia caused by inadvertent contamination of a laxative solution with sodium nitrite. *Isr J Med Sci* 28(5):289, 1992.
83. Caudill L, Walbridge J, Kuhn G: Methemoglobinemia as a cause of coma. *Ann Emerg Med* 19(6):677, 1990.
84. Clifton J 2nd, Leikin JB: Methylene blue. *Am J Ther* 10(4):289, 2003.
85. Beutler E, Baluda MC: Methemoglobin reduction: Studies of the interaction between cell populations and of the role of methylene blue. *Blood* 22:323, 1963.
86. Rosen PJ, Johnson C, McGehee WG, et al: Failure of methylene blue treatment in toxic methemoglobinemia: Associations with glucose-6-phosphate dehydrogenase deficiency. *Ann Intern Med* 75:83, 1971.
87. Bilgin H, Ozcan B, Bilgin T: Methemoglobinemia induced by methylene blue perturbation during laparoscopy. *Acta Anaesthesiol Scand* 42(5):594, 1998.
88. Kearney TE, Manoguerra AS, Dunford JV Jr: Chemically induced methemoglobinemia from aniline poisoning. *West J Med* 140(2):282, 1984.
89. Harvey J, Keitt A: Studies of the efficacy and potential hazards of methylene blue therapy in aniline-induced methemoglobinemia. *Br J Haematol* 54:29, 1983.
90. Coleman MD, Rhodes LE, Scott AK, et al: The use of cimetidine to reduce dapsone-dependent methaemoglobinaemia in dermatitis herpetiformis patients. *Br J Clin Pharmacol* 34:244, 1992.
91. Kaplan J, Chirouze M: Therapy of recessive congenital methaemoglobinemia by oral riboflavin. *Lancet* 2:1043, 1978.
92. Beutler E: Important recent advances in the field of red cell metabolism: Practical implications, in *Erythrocytes, Thrombocytes, Leukocytes*, edited by Gerlach E, Moser K, Deutsch E, Wilmanns W, p 123. George Thieme Verlag, Stuttgart, 1973.
93. Lemberg R, Legge, JW: *Hematin Compounds and Bile Pigments*. Inter-science Publishers, New York, 1949.
94. Harrop GJ, Waterfield RL: Sulphemoglobinemia. *JAMA* 95:647, 1930.
95. Nichol A, Hendry I, Movell DB, et al: Mechanism of formation of sulfhemoglobin. *Biochim Biophys Acta* 156:97, 1968.
96. Berzofsky JA, Peisach J, Horecker BL: Sulfheme proteins. IV. The stoichiometry of sulfur incorporation and the isolation of sulfhemin, the prosthetic group of sulfmyoglobin. *J Biol Chem* 247(12):3783, 1972.
97. Berzofsky JA, Peisach J, Blumberg WE: Sulfheme proteins. II. The reversible oxygenation of ferrous sulfmyoglobin. *J Biol Chem* 246: 7366–7372, 1971.
98. Park CM, Nagel RL: Sulfhemoglobinemia. Clinical and molecular aspects. *N Engl J Med* 310(24):1579, 1984.
99. Discombe G: Sulphaemoglobinaemia and glutathione. *Lancet* 2:371, 1960.
100. McCutcheon A: Sulphaemoglobinaemia and glutathione. *Lancet* 2:290, 1960.
101. Paniker NV, Beutler E: The effect of methylene blue and diaminodiphenysulfone on red cell reduced glutathione synthesis. *J Lab Clin Med* 80(4):481, 1972.
102. Smith JE, Mahaffey E, Lee M: Effect of methylene blue on glutamate and reduced glutathione of rabbit erythrocytes. *Biochem J* 168(3):587, 1977.
103. Pandey J, Chellani H, Garg M, et al: Congenital sulfhemoglobin and transient methemoglobinemia secondary to diarrhoea. *Indian J Pathol Microbiol* 39(3):217, 1996.
104. Stamatoyannopoulos G, Parer JT, Finch CA: Physiologic implications of a hemoglobin with decreased oxygen affinity (hemoglobin Seattle). *N Engl J Med* 281(17):916, 1969.
105. Lichtman MA, Murphy MS, Adamson JW: Detection of mutant hemoglobins with altered affinity for oxygen. A simplified technique. *Ann Intern Med* 84(5):517, 1976.
106. Agarwal N, Mojica-Henshaw MP, Simmons ED, et al: Familial polycythemia caused by a novel mutation in the beta globin gene: Essential role of P50 in evaluation of familial polycythemia. *Int J Med Sci* 4(4):232, 2007.
107. Vreman HJ, Mahoney JJ, Stevenson, DK. Carbon monoxide and carboxyhemoglobin. *Adv Pediatr* 42:303–325, 1995.
108. Hampson NB, Weaver LK: Carbon monoxide poisoning: A new incidence for an old disease. *Undersea Hyperb Med* 34(3):163, 2007.
109. Weaver LK: Carbon monoxide poisoning. *Crit Care Clin* 15:297, 1999.
110. Centers for Disease Control and Prevention: Epidemiologic assessment of the impact of four hurricanes—Florida, 2004. *MMWR Morb Mortal Wkly Rep* 54(28):693, 2005.
111. Ernst A, Zibrak JD: Carbon monoxide poisoning. *N Engl J Med* 339:1603, 1998.
112. Chen BC, Shawn LK, Connors NJ, et al: Carbon monoxide exposures in New York City following hurricane Sandy in 2012. *Clin Toxicol (Phila)* 51(9):879, 2013.
113. Centers for Disease Control and Prevention: Carbon monoxide exposures after hurricane Ike—Texas, September 2008. *MMWR Morb Mortal Wkly Rep* 58(31):845, 2009.
114. Centers for Disease Control and Prevention: Unintentional non–fire-related carbon monoxide exposures—United States, 2001–2003. *MMWR Morb Mortal Wkly Rep* 54(2):36, 2005.
115. Mott JA, Wolfe MI, Alverson CJ, et al: National vehicle emissions policies and practices and declining US carbon monoxide-related mortality. *JAMA* 288:988, 2002.
116. Harper A, Croft-Baker J: Carbon monoxide poisoning: Undetected by both patients and their doctors. *Age Ageing* 33(2):105, 2004.
117. U.S. Environmental Protection Agency: *Emission facts: Idling vehicle Emissions*. Publication EPA420-F-98-014. USEPA, Washington, DC, 1998. Available online at: http://www.epa.gov/oms/consumer/f98014.pdf
118. Stewart RD, Fisher TN, Hosko MJ, et al: Carboxyhemoglobin elevation after exposure to dichloromethane. *Science* 176:295, 1972.
119. Antonini E, Brunori M: *Hemoglobin and myoglobin in their reactions with ligands*. Amsterdam: North-Holland, 1971.
120. Sjostrand T: Endogenous formation of carbon monoxide in man. *Nature* 164(4170):580, 1949.
121. Giacometti GM, Brunori M, Antonini E, et al: The reaction of hemoglobin Zurich with oxygen and carbon monoxide. *J Biol Chem* 255(13):6160, 1980.
122. Balster RL, Ekelund LG, Grover RF: Evaluation of subpopulations potentially at risk to carbon monoxide exposure, in *Air Quality Criteria for Carbon Monoxide* edited by the U.S. EPA, p 12-1. EPA No. 600/8-90/045F. U.S. Environmental Protection Agency, Environmental Criteria and Assessment Office, Research Triangle Park, NC, 1991.
123. Hampson NB, Dunford RG, Kramer CC, et al: Selection criteria utilized for hyperbaric oxygen treatment of carbon monoxide poisoning. *J Emerg Med* 13:227, 1995.
124. Benesch RE, Maeda N, Benesch R: 2,3-Diphosphoglycerate and the relative affinity of adult and fetal hemoglobin for oxygen and carbon dioxide. *Biochim Biophys Acta* 257:178, 1972.
125. Engel RR, Rodkey FL, O'Neal JD, et al: Relative affinity of human fetal hemoglobin for CO and O₂. *Blood* 33:37, 1969.
126. Suner S, Partridge R, Sucov A, et al: Non-invasive screening for carbon monoxide toxicity in the emergency department is valuable. *Ann Emerg Med* 49(5):719, 2007.
127. Weaver LK: Clinical practice. Carbon monoxide poisoning. *N Engl J Med* 360(12):1217, 2009.
128. Jasper BW, Hopkins RO, Duker HV, et al: Affective outcome following carbon monoxide poisoning: A prospective longitudinal study. *Cogn Behav Neurol* 18(2):127, 2005.
129. Gemelli F, Cattani R: Carbon monoxide poisoning in childhood. *Br Med J* 291:1197, 1985.
130. Lacey DJ: Neurologic sequelae of acute carbon monoxide intoxication. *Am J Dis Child* 135(2):145, 1981.
131. Buckley NA, Juurlink DN, Isbister G, et al: Hyperbaric oxygen for carbon monoxide poisoning. *Cochrane Database Syst Rev* (4):CD002041, 2011.
132. Elkharrat D, Raphael JC, Korach JM, et al: Acute carbon monoxide intoxication and hyperbaric oxygen in pregnancy. *Intensive Care Med* 17:289, 1991.
133. Koren G, Shara, T, Pastuszak A, et al: A multicenter, prospective study of fetal outcome following accidental carbon monoxide poisoning in pregnancy. *Reprod Toxicol* 5:397, 1991.
134. Ignarro LJ: Nitric oxide. A novel signal transduction mechanism for transcellular communication. *Hypertension* 16(5):477, 1990.

135. Liu X, Miller MJ, Joshi MS, et al: Diffusion-limited reaction of free nitric oxide with erythrocytes. *J. Biol Chem* 273:18709, 1998.
136. Azarov I, Huang KT, Basu S, Gladwin MT, et al: Nitric oxide scavenging by red blood cells as a function of hematocrit and oxygenation. *J Biol Chem* 280:39024, 2005.
137. Kim-Shapiro DB, Schechter AN, Gladwin MT: Unraveling the reactions of nitric oxide, nitrite, and hemoglobin in physiology and therapeutics. *Arterioscler Thromb Vasc Biol* 26:697, 2006.
138. Stamler JS, Jia L, Eu JP, et al: Blood flow regulation by S-nitrosohemoglobin in the physiological oxygen gradient. *Science* 276:2034, 1997.
139. Stamler JS, Singel DJ, Piantadosi CA: SNO-hemoglobin and hypoxic vasodilation. *Nat Med* 14(10):1009, 2008.
140. Vitturi DA, Teng X, Toledo JC, et al: Regulation of nitrite transport in red blood cells by hemoglobin oxygen fractional saturation. *Am J Physiol Heart Circ Physiol* 296(5):H1398, 2009.
141. Gladwin MT, Kim-Shapiro DB. The functional nitrite reductase activity of the hemeglobins. *Blood* 112(7):2636, 2008.
142. Gladwin MT, Schechter AN, Kim-Shapiro DB, et al: The emerging biology of the nitrite anion. *Nat Chem Biol* 1(6):308, 2005.
143. Basu S, Grubina R, Huang J, et al: Catalytic generation of N_2O_3 by the concerted nitrite reductase and anhydrase activity of hemoglobin. *Nat Chem Biol* 3(12):785, 2007.
144. Lauer T, Preik M, Rassaf T, et al: Plasma nitrite rather than nitrate reflects regional endothelial nitric oxide synthase activity but lacks intrinsic vasodilator action. *Proc Natl Acad Sci U S A* 98(22):12814, 2001.
145. Shiva S, Wang X, Ringwood LA, et al: Ceruloplasmin is a NO oxidase and nitrite synthase that determines endocrine NO homeostasis. *Nat Chem Biol* 2(9):486, 2006.
146. Liu C, Zhao W, Christ GJ, et al: Nitric oxide scavenging by red cell microparticles. *Free Radic Biol Med* 65:1164, 2013.
147. Reynolds JD, Bennett KM, Cina AJ, et al: S-nitrosylation therapy to improve oxygen delivery of banked blood. *Proc Natl Acad Sci U S A* 110(28):11529, 2013.
148. Kanias T, Gladwin MT: Nitric oxide, hemolysis, and the red blood cell storage lesion: Interactions between transfusion, donor, and recipient. *Transfusion* 52(7):1388, 2012.
149. Kahn MJ, Maley JH, Lasker GF, et al: Updated role of nitric oxide in disorders of erythrocyte function. *Cardiovasc Hematol Disord Drug Targets* 13(1):83, 2013.
150. Badesch DB, Abman SH, Ahearn GS, et al: Medical therapy for pulmonary arterial hypertension: ACCP evidence-based clinical practice guidelines. *Chest* 126(1 Suppl):35S, 2004.
151. Martinez-Ruiz R, Montero-Huerta P, Hromi J, et al: Inhaled nitric oxide improves survival rates during hypoxia in a sickle cell (SAD) mouse model. *Anesthesiology* 94:1113, 2001.
152. Weiner DL, Hibberd PL, Betit P, et al: Preliminary assessment of inhaled nitric oxide for acute vaso-occlusive crisis in pediatric patients with sickle cell disease. *JAMA* 289:1136, 2003.
153. Sullivan KJ, Goodwin SR, Evangelist J, et al: Nitric oxide successfully used to treat acute chest syndrome of sickle cell disease in a young adolescent. *Crit Care Med* 27:2563, 1999.
154. McMahon TJ, Doctor A: Extrapulmonary effects of inhaled nitric oxide: Role of reversible S-nitrosylation of erythrocytic hemoglobin. *Proc Am Thorac Soc* 3(2):153, 2006.
155. Young JD, Dyar O, Xiong L, et al: Methaemoglobin production in normal adults inhaling low concentrations of nitric oxide. *Intensive Care Med* 20:581, 1994.
156. Loh E, Stamler JS, Hare JM, et al: Cardiovascular effects of inhaled nitric oxide in patients with left ventricular dysfunction. *Circulation* 90:2780, 1994.
157. Lundin S, Mang H, Smithies M, et al: Inhalation of nitric oxide in acute lung injury: Results of a European multicentre study. The European Study Group of Inhaled Nitric Oxide. *Intensive Care Med* 25:911, 1999.
158. Christenson J, Lavoie A, O'Connor M, et al: The incidence and pathogenesis of cardiopulmonary deterioration after abrupt withdrawal of inhaled nitric oxide. *Am J Respir Crit Care Med* 161:1443, 2000.
159. Moya MP, Gow AJ, McMahon TJ, et al: S-nitrosothiol repletion by an inhaled gas regulates pulmonary function. *Proc Natl Acad Sci U S A* 98:5792, 2001.
160. Moya MP, Gow AJ, Califf RM, et al: Inhaled ethyl nitrite gas for persistent pulmonary hypertension of the newborn. *Lancet* 360:141, 2002.
161. Gulati A, Sen AP, Sharma AC, et al: Role of ET and NO in resuscitative effect of diaspirin cross-linked hemoglobin after hemorrhage in rat. *Am J Physiol* 273:H827, 1997.
162. Gibson JB, Maxwell RA, Schweitzer JB, et al: Resuscitation from severe hemorrhagic shock after traumatic brain injury using saline, shed blood, or a blood substitute. *Shock* 17:234, 2002.
163. Paris PM, Kaplan RM, Stewart RD, et al: Methemoglobin levels following sublingual nitroglycerin in human volunteers. *Ann Emerg Med* 15(2):171, 1986.
164. Gavish D, Knobler H, Gottehrer N, et al: Methemoglobinemia, muscle damage and renal failure complicating phenazopyridine overdose. *Isr J Med Sci* 22(1):45, 1986.
165. Christensen CM, Farrar HC, Kearns GL: Protracted methemoglobinemia after phenazopyridine overdose in an infant. *J Clin Pharmacol* 36(2):112, 1996.
166. Damergis JA, Stoker JM, Abadie JL: Methemoglobinemia after sulfametoxazole and trimethoprim. *JAMA* 249(5):590, 1983.
167. Falkenhahn M, Kannan S, O'Kane M: Unexplained acute severe methaemoglobinaemia in a young adult. *Br J Anaesth* 86(2):278, 2001.
168. Wagner A, Marosi C, Binder M, et al: Fatal poisoning due to dapsone in a patient with grossly elevated methaemoglobin levels. *Br J Dermatol* 133(5):816, 1995.
169. Ng LL, Nai KR, Polak A: Paraquat ingestion with methaemoglobinaemia treated with methylene blue. *Br Med J (Clin Res Ed)* 284(6327):1445, 1982.
170. Proudfoot AT: Methaemoglobinaemia due to monolinuron—Not paraquat. *Br Med J (Clin Res Ed)* 285(6344):812, 1982.
171. de Torres JP, Strom JA, Jaber BL, et al: Hemodialysis-associated methemoglobinemia in acute renal failure. *Am J Kidney Dis* 39(6):1307, 2002.
172. Gibson GR, Hunter JB, Raabe DS Jr, et al: Methemoglobinemia produced by high-dose intravenous nitroglycerin. *Ann Intern Med* 96(5):615, 1982.
173. Forsyth RJ, Moulden A: Methaemoglobinaemia after ingestion of amyl nitrite. *Arch Dis Child* 66(1):152, 1991.
174. Guss DA, Normann SA, Manoguerra AS: Clinically significant methemoglobinemia from inhalation of isobutyl nitrite. *Am J Emerg Med* 3(1):46, 1985.
175. Kuschner WG, Chitkara RK, Canfield J Jr, et al: Benzocaine-associated methemoglobinemia following bronchoscopy in a healthy research participant. *Respir Care* 45(8):953, 2000.
176. Abdallah HY, Shah SA: Methemoglobinemia induced by topical benzocaine: A warning for the endoscopist. *Endoscopy* 34(9):730, 2002.
177. Novaro G, Aronow H, Militello M, et al: Benzocaine-induced methemoglobinemia: Experience from a high-volume transesophageal echocardiography laboratory. *J Am Soc Echocardiogr* 16:170, 2003.
178. Nilsson A, Engberg G, Henneberg S, et al: Inverse relationship between age-dependent erythrocyte activity of methemoglobin reductase and prilocaine-induced methaemoglobinaemia during infancy. *Br J Anaesth* 64(1):72, 1990.
179. Duncan PG, Kobrinsky N: Prilocaine-induced methemoglobinemia in a newborn infant. *Anesthesiology* 59(1):75, 1983.
180. Lloyd CJ: Chemically induced methaemoglobinaemia in a neonate. *Br J Oral Maxillofac Surg* 30(1):63, 1992.
181. Davidovits M, Barak A, Cleper R, et al: Methaemoglobinaemia and haemolysis associated with hydrogen peroxide in a paediatric haemodialysis centre: A warning note. *Nephrol Dial Transplant* 18(11):2354, 2003.
182. Gerald PS, Efron ML: Chemical studies of several varieties of Hb M. *Proc Natl Acad Sci U S A* 47:1758, 1961.
183. Stavem P, Stromme J, Lorkin PA, et al: Haemoglobin M Saskatoon with slight constant haemolysis, markedly increased by sulphonamides. *Scand J Haematol* 9(6):566, 1972.
184. Hayashi N, Motokawa Y, Kikuchi G: Studies on relationships between structure and function of hemoglobin M-Iwate. *J Biol Chem* 241(1):79, 1966.
185. Horst J, Schafer R, Kleihauer E, et al: Analysis of the Hb M Milwaukee mutation at the DNA level. *Br J Haematol* 54(4):643, 1983.
186. Hain RD, Chitayat D, Cooper R, et al: Hb FM-Fort Ripley: Confirmation of autosomal dominant inheritance and diagnosis by PCR and direct nucleotide sequencing. *Hum Mutat* 3(3):239, 1994.
187. Reissmann KR, Ruth WE, Nomura T: A human hemoglobin with lowered oxygen affinity and impaired heme-heme interactions. *J Clin Invest* 40:1826, 1961.

第 51 章
红细胞破碎性溶血性贫血

Kelty R. Baker and Joel Moake

摘要

　　红细胞在高剪切应力下通过部分阻塞的血管或异常的血管表面时，会发生破碎和溶血。这时在外周血涂片中可以见到明显的"破碎"红细胞或裂红细胞，损伤红细胞中大量的乳酸脱氢酶被释放入血。血栓性血小板减少性紫癜发作期间，在高血流量（高剪切应力）微血管（小动脉/毛细血管）或动脉循环中，血管的部分阻塞在血栓性血小板减少性紫癜中是由于全身微血管中血小板聚集引起的，在溶血尿毒症综合征中，由肾脏微血管中形成血小板-纤维蛋白血栓，而在瓣膜相关性溶血中，则由人工心瓣膜功能异常可引起血管部分阻塞。程度较轻的红细胞破碎，溶血和裂红细胞增多见于有较轻的血管阻塞或血管内皮表面异常时，有时也在剪切应力较低的情况下发生。后者包括过量血小板聚集、纤维蛋白多聚体形成以及在动脉或者静脉微循环（弥散性血管内凝血）的继发性纤维蛋白溶解，子痫前期/子痫中的胎盘血管及行军性血红蛋白尿中的溶血、肝酶增高和血小板减少综合征（HELLP），以及巨大海绵样血管瘤（Kasabach-Merritt 现象）。

简写和缩略词

ADAMTS13，一种具有血小板反应蛋白结构域 13 的去整合素和金属蛋白酶（a disintegrin and metalloproteinase with thrombospondin domain 13）；ALT，丙氨酸转氨酶（alanine transaminase）；aPTT，活化部分凝血活酶时间（activated partial thromboplastin time）；AST，天冬氨酸转氨酶（aspartate transaminase）；AT，抗凝血酶（antithrombin）；DIC，弥散性血管内凝血（disseminated intravascular coagulation）；HELLP，溶血，肝酶增高，和血小板减少（hemolysis, elevated liver enzymes, and low platelet count）；LDH，乳酸脱氢酶（lactate dehydrogenase）；MAHA，微血管病性溶血性贫血（microangiopathic hemolytic anemia）；NO，一氧化氮（nitrous oxide）；PGF，胎盘生长因子（placental growth factor）；PGI2，前列腺素 I2（prostaglandin I2）；PT，凝血酶原时间（prothrombin time）；PTT，部分凝血活酶时间（partial thromboplastin time）；sEng，可溶性内皮因子（soluble endoglin）；sFlt-1，fms 样酪氨酸激酶 1 的可溶性形式（soluble form of fms-like tyrosine kinase 1）；sVEGFR-1，可溶性血管内皮生长因子受体-1（soluble vascular endothelial growth factor receptor-1）；TGF-β，转化生长因子-β（transforming growth factor-β）；TTP，血栓性血小板减少性紫癜（thrombotic thrombocytopenic purpura）；VEGF，血管内皮生长因子（vascular endothelial growth factor）；VWF，von Willebrand 因子（von Willebrand factor）。

子痫前期/子痫和 HELLP 综合征

定义及历史

　　1922 年 Stahnke 在德文文献中首次报道了一种严重危及生命的妊娠期并发症，主要表现为子痫、溶血和血小板减少[1]。后来，Pritchard 及其同事用英文报道了 3 例病例，并提出免疫过程可能是引起子痫前期/子痫和血液学异常的原因[2]。虽然起初该病被称为水肿-蛋白尿-高血压妊娠中毒症 B 型[3]（edema-proteinuia-hypertension gestosis type B），但后来 Louis Weinstein 于 1982 年用了一个更吸引眼球的名称，HELLP 综合征（H 表示溶血，EL 代表肝功能试验升高，LP 代表血小板减少）[4]。

流行病学

　　HELLP 综合征的总发病率约占妊娠的 0.5%[5]，在并发子痫前期（高血压+蛋白尿）的患者中占 4% ~ 12%，在并发子痫（高血压+蛋白尿+子痫发作）的患者中占 30% ~ 50%。然而，在最终诊断为 HLLLP 综合征的患者中，大约 15% 就诊时既没有高血压也没有蛋白尿[6]。2/3 的患者在产前得以诊断，通常在妊娠 27 ~ 37 周之间。其余 1/3 在产后得以诊断，通常在分娩后几个小时至 48 小时确诊（偶有长达 6 天者）[7,8]。HELLP 的危险因素包括欧洲裔、经产妇及高龄产妇（>34 岁）[5]。虽然亚甲基四氢叶酸还原酶（methylenetetrahydrofolate reductase）基因 677（C→T）多态性纯合子可能是子痫前期的一个中等危险因素，但这种微弱的相关性在 HELLP 综合征中并不存在[9]。凝血因子 V Leiden 基因突变及凝血酶原（prothrombin）G20210 基因突变是否为 HELLP 综合征的危险因素，目前尚存在争议[10~12]。

病因学及发病机制

　　胚胎在发育过程中为了存活必须从母体获得血液供应。在正常妊娠过程中，滋养层细胞（trophoblastic cell）于第 10 ~ 12 天首次侵入蜕膜（decidua）。随后在第 16 ~ 22 周的第二次侵入，这些特殊化的胎盘上皮细胞取代子宫螺旋动脉的内皮细胞，并且植入子宫肌层，使血管管径增粗，降低血管阻力。结果，螺旋动脉被重塑成由胎儿细胞和母体细胞构成的杂合血管，形成一种高流量-低阻力血管系统，不受母体血液循环中血管收缩物质的影响[13]。在子痫前期的妊娠过程中，可能由于胎盘合胞体蛋白（syncytin）表达的减少以及随后胎盘形成过程中细胞融合的改变，使第二波侵入未能充分渗透入子宫螺旋动脉[14]。结果，血液供应不良而缺氧的胎盘释放 fms 样酪氨酸激酶 1 的胞外区可溶性结构域（soluble form of fms-like tyrosine kinase 1，sFLT-1），也被称为可溶性血管内皮生长因子受体 1（soluble vascular endothelial growth factor receptor-1，sVEGFR-1）。sVEGFR-1 作为一种抗血管生成蛋白发挥作用，因为它与血管内皮生长因子（vascular endothelial growth factor，VEGF）和胎盘生长因子（placental growth factor）结合，阻止它们与内皮细胞受体发生相互作用。最终导致肾小球血管内皮细胞和胎盘功能障碍[15~17]。直接与间接危害包括血管张力增加、高血压、蛋白尿、血小板活化和聚集增加，以及血管扩张物质前列腺素 I2（prostaglandin I2，PGI2）和一氧化氮（nitrous oxide，NO）的水平下降[5,17]。同时，凝血级联反应被激活，导致血小板-纤维蛋白在毛细血管中沉积,造成多脏器微血管损伤,微血管病性溶血性贫血(microangiopathic hemolytic anemia, MAHA),由于肝细胞坏死导致的肝酶升高,以及外周血小板消耗过多造成的血小板减少[5]。

在严重子痫前期以及子痫前期的早期,患者血清中还发现另一种抗血管生成分子,可溶性内皮因子(soluble endoglin, sEng)水平升高[18]。内皮因子是转化生长因子-β(the transforming growth factor-β, TGF-β)复合物的组成成分,在血管内皮及合胞体滋养层细胞上表达。脱落的内皮因子胞外结构域,即可溶性内皮因子,能够与促血管生成的生长因子 TGF-β1 和 TGF-β3 结合,并使其失活。血清中 sFLT-1 与 sEng 水平的升高可能与子痫前期向 HELLP 综合征进展有关[17,18]。

临床特征

90% 的 HELLP 综合征患者表现为乏力、右上腹部或上腹部疼痛。45% ~ 86% 的患者有恶心或呕吐,55% ~ 67% 有水肿,31% ~ 50% 有头痛,还有一小部分存在视觉改变。发热不常见。虽然 85% 的 HELLP 综合征患者存在高血压,但是有 15% 的 HELLP 患者既没有高血压也没有蛋白尿[6]。

实验室特征

HELLP 综合征的实验室诊断标准还未达成共识,所以目前的诊断标准仍是临床的判断和对实验室检查审慎的解读相结合。在 54% ~ 86% 的患者中,血涂片可见到与微血管病性溶血性贫血相符的裂红细胞、盔形或棘形红细胞。患者外周血网织红细胞(reticulocyte)增多。对于诊断 HELLP 综合征引起的溶血,结合珠蛋白(haptoglobin)水平低是既敏感(83%)且特异(96%)的指标,在产后 24 ~ 30 小时内恢复正常水平[6]。

乳酸脱氢酶(LDH)水平通常高于正常。曾有人提出 LDH-5(特异存在于肝脏的 LDH 同工酶)与总 LDH 的比值升高与 HELLP 病情严重程度成正比。HELLP 中的 LDH 水平升高最可能主要是由于肝脏损伤导致的,而不是因为溶血。天冬氨酸转氨酶(aspartic acid transaminase, AST)和丙氨酸转氨酶(alanine transaminase, ALT)可超过正常值 100 倍,而碱性磷酸酶水平通常为正常值的两倍,总胆红素波动于 1.2 ~ 5mg/dl。肝酶通常于产后 3 ~ 5 天恢复正常[6]。

在一个分类系统中,血小板减少的程度被用来预测孕妇的发病率和死亡率、产后康复速度、疾病复发风险以及围产期转归。这种"密西西比三层分级系统"将血小板计数低于 50×10⁹/L 的患者分为 1 类(出血发生率约 13%),血小板计数在 (50 ~ 100)×10⁹/L 的为 2 类(出血发生率约 8%),血小板计数大于 100×10⁹/L 的患者为 3 类(出血风险没有增高)。1 类患者围产期发病率及死亡率最高,产后康复期也最长[19]。血小板减少的程度与肝脏功能的血清学指标测量值直接相关[20],并不能说其与肝脏组织病理变化的严重程度有直接联系[21]。如果进行骨髓穿刺和活检,可见到大量的巨核细胞,与消耗性血小板减少相符,血小板寿命由正常的 10 天左右减少到 3 ~ 5 天[19]。血小板计数自产后 23 ~ 29 小时降至最低,随后在 6 ~ 11 天内恢复正常[7]。

凝血酶原时间(prothrombin time, PT)和活化的部分凝血活酶时间(activated partial thromboplastin time, APTT)通常在正常范围内,但也有一篇报道指出 50% 的患者 APTT 延长[22]。虽然并不总能见到纤维蛋白原水平减低,但可出现凝血及继发纤溶增高的其他指标,包括蛋白 C 和抗凝血酶Ⅲ(ATⅢ)水平减低,以及 D-二聚体(D-dimer)和凝血酶-ATⅢ值增高。血管性血友病因子(VWF)抗原水平与疾病严重度成比例地升高,反映了内皮破坏的严重程度,然而患者血浆中没有巨大 VWF 多聚体[23],ADAMTS13(a disintegrin and metalloproteinase with thrombospondin domains-13)水平在正常范围内(正常情况下 ADAMTS13 在妊娠期中度下降)[24,25]。这与家族性和自身抗体介导的血栓性血小板减少性紫癜(TTP)中 ADAMTS13 的严重缺乏程度相反[26]。不同于 TTP 的是,受 HELLP 综合征累及的器官中发现的血栓中的纤维蛋白量增多,VWF 水平降低[23]。

在肝脏受累严重的患者中,肝脏超声显示大片的、形状不规则的、分界明显("区域性")的回声增强区[27]。肝脏活检可见门静脉周围肝细胞坏死或灶性坏死,肝窦内血小板-纤维蛋白沉积,及血管内微血栓形成。随着疾病进展,大面积肝细胞坏死可融合直至肝被膜下,产生肝被膜下血肿,有肝脏破裂的危险[5]。

鉴别诊断

妊娠期其他并发症易与 HELLP 综合征混淆,包括 TTP[28]、溶血-尿毒症综合征、败血症、弥散性血管内凝血(DIC)、结缔组织病、抗磷脂抗体综合征和妊娠期急性脂肪肝。妊娠期急性脂肪肝多见于妊娠最后三个月或产后,表现为血小板减少和右上腹疼痛,但 AST 和 ALT 水平仅升高至正常的 1 ~ 5 倍,PT 和 PTT 均延长。肝活检油红 O 染色(oil-red-O staining)显示中央小叶区肝细胞胞质中有脂肪,常规染色显示炎性改变及斑块状肝细胞坏死。因为 HELLP 综合征引起右上腹疼痛及恶心,所以也曾经被误诊为病毒性肝炎、胆绞痛、食管反流、胆囊炎和胃癌。与之相反,其他被误诊为 HELLP 综合征的疾病包括心肌病、主动脉夹层动脉瘤、急性可卡因中毒、原发性高血压和肾脏疾病,以及酒精性肝病[19]。

治疗

HELLP 的支持治疗包括静脉输注硫酸镁控制高血压及预防子痫发作、补充液体及电解质、慎重输注血制品、应用倍氯米松(beclomethasone)促进胎儿肺成熟,及尽早分娩[19]。分娩指征包括疾病表现危重、孕妇 DIC、胎儿窘迫、妊娠超过 32 周且胎儿肺发育成熟[6]。60% ~ 97% 的患者在全麻下行剖宫产,若胎龄超过 32 周且产妇宫颈解剖结构理想可试行经阴道引产后分娩。行产后刮宫术有助于降低患者平均动脉压、增加尿量和提高血小板计数。因凝血异常导致的严重贫血或出血患者适合输注浓缩红细胞、血小板及新鲜冰冻血浆。

尽管此前观察性研究和小型随机试验表明地塞米松(dexamethasone)有益于缓解病情,但大量随机试验发现住院周期,血液制品的输注量,产妇并发症以及异常实验室检查恢复正常值的时间病没有因此减少,因而地塞米松不再受青睐[29]。

产前行血浆置换并不能阻止或逆转 HELLP 综合征,但于围产期行血浆置换可以将出血并发症及发病率降至最低程度。有 5% 的患者在产后 72 ~ 96 小时病情未见改善,也可试用血浆置换。这种情况更可能发生在年龄<20 岁或未经产女性[7]。血浆置换是否能有效降低血液循环中 sVEGF 和(或)sEng 水平尚

未肯定。对于个别 HELLP 并发肝脏巨大血肿或全肝坏死的患者可能必须进行肝移植。应用某种类型（可能是经过修饰的）VEGF 和（或）TGF-β 的替换治疗将来是否对子痫前期或 HELLP 综合征患者有治疗作用尚不肯定。一个病例报道患严重 HELLP 综合征的产妇使用依库丽单抗（eculizumab）后孕期成功延长 17 天，未报道母亲或胎儿的发病率或死亡率[30]。

病程及预后

大多数患者于产后 24~48 小时内病情趋于稳定，即使有最好的支持治疗仍有 3%~5% 的母亲死亡。据报道 1980 年以前死亡率高达 25%。母亲死亡原因包括脑出血、心肺骤停、DIC、成人呼吸窘迫综合征和缺血缺氧性脑病[5]。其他并发症包括感染、胎盘剥离、产后出血、腹腔内出血和肝被膜下血肿破裂（发生肝被膜下血肿破裂者 50% 死亡）[6]。肝被膜下血肿破裂患者主诉右侧肩疼痛，并发现处于休克状态，伴有腹水或胸水。血肿通常发生在肝右叶的前上部分[5]。如果发现肝脏血肿时肝脏仍然保持完整，则应避免腹部触诊、预防子痫发作及呕吐等。需急诊外科手术栓塞或结扎肝动脉、肝叶切除，当全肝坏死时甚至需行肝脏移植术[5,19]。

HELLP 的肾脏并发症包括急性肾衰竭、低钠血症、因血管加压素酶的肝脏代谢受损及其导致的"血管加压素抵抗"（抗利尿激素）引起的肾性尿崩症。HELLP 的肺部并发症包括胸腔积液、肺水肿和成人呼吸窘迫综合征。上面未提及的 HELLP 神经系统后遗症包括视网膜剥离、癫痫发作后皮质盲和低血糖昏迷[31]。

胎儿的发病率和死亡率约 9%~24%[6]。并发症通常是由于早产、胎盘早剥和宫内窒息所致。宫内发育迟缓见于 39% 的婴儿。HELLP 母亲生产的所有婴儿中，1/3 出现血小板减少，但脑室内出血只见于大约 4% 的血小板减少婴儿[32]。

HELLP 综合征患者在所有孕妇中发病率为 2%~5%[5]，这些患者再次妊娠时高达 27% 可再次发生 HELLP[33]。其他妊娠期高血压疾病（子痫前期或妊娠诱导的高血压）在以后妊娠时也相对常见（第二次及以后妊娠中的发生率为 27%）[34]。从子痫前期/HELLP 恢复的女性，以后更容易发生高血压和心血管疾病，可能是因为促血管生成因子和抗血管生成因子水平的持续失衡所致[17]。

● 播散性恶性肿瘤

定义及历史

Brain 及其同事于 1962 年首次报道广泛恶性肿瘤与小血管内病理改变引起的溶血性贫血之间的相关性[35]。

流行病学

在很多恶性肿瘤中都发现有癌症相关的微血管病性溶血性贫血（MAHA）（表 51-1）。转移性恶性肿瘤比局限性癌症和良性肿瘤相更容易发生 MAHA[36]。其中约 80% 为胃（55%）、乳腺（13%）、肺（10%）的黏液腺癌。确诊时中位年龄为 50 岁，男性比例略高[37]。

表 51-1 与微血管病性溶血性贫血相关的癌症
胃（55%）[37,40]
乳腺（13%）[129]
肺（10%）[35]
其他黏液腺癌
未知的原发性癌[38]
前列腺[35]
结肠[38]
胆囊
胰腺
卵巢
其他恶性肿瘤
血管外皮细胞瘤[36]
肝癌
黑色素瘤
小细胞肺癌[130]
睾丸癌
口咽部鳞状细胞癌
胸腺瘤
红白血病[131]

病因学和发病机制

恶性肿瘤导致 MAHA 有两个不同的机制：①DIC 伴有由小血管内形成血小板-纤维蛋白血栓所致的血管阻塞（通常是部分阻塞）；②血管内瘤栓形成[35,38]。在第一种机制中[1]，由于吞噬细胞、活化的内皮细胞或肿瘤细胞上的组织因子过度暴露而激活血管内凝血。另外，腺癌分泌的黏液中含有一种蛋白酶可直接激活因子 X[39]。随后凝血因子被激活、产生凝血酶、纤维蛋白多聚体沉积以及血小板聚集，导致血管内血小板-纤维蛋白血栓的形成，试图通过被血小板-纤维蛋白血栓部分阻塞的高流量微血管的红细胞受到剪应力的作用而遭破坏。同样，血循环中的腺癌黏蛋白可与白细胞 L-选择素和 P-选择素相互作用，导致富含血小板的微血栓快速生成[40]。在第二种机制中[2]，血管内瘤栓部分阻塞小血管，机械性或化学性破坏血管内皮，促进血小板黏附于暴露的内皮下、凝血被激活并形成纤维蛋白多聚体，并使得内膜增生、血管肥大[35,37,38]。

实验室特征

癌症相关性 DIC/MAHA 患者表现为中至重度贫血。外周血涂片可见到裂红细胞（约占红细胞的 5%~21%）、棘形红细胞和小球形红细胞、网织红细胞/嗜多色性红细胞和有核红细胞[38]。尽管网织红细胞计数可能升高，但它并不是评价溶血的可靠指标，因为转移的肿瘤细胞广泛取代骨髓，在 MAHA 中预期的网织红细胞增多可能不会出现（参见第 45 章）。其他更可靠的溶血指标包括血清游离胆红素和 LDH 水平升高、出现血浆血红蛋白、尿液中的尿胆原升高和血红素尿（αβ 二聚体）[37]。还可见结合珠蛋白水平降低或消失，但结合珠蛋白为急性期反应蛋白，在恶性肿瘤时也可升高[38]。直接抗球蛋白试验为阴性[37,41]。

MAHA 的其他表现包括血小板减少，血小板平均计数约为 50×10⁹/L[变化范围：(3~225)×10⁹/L][37]，是由于血小板寿命缩短所致,无表明肝、脾阻留血小板表现。然而,有些恶性肿瘤患者可先有血小板增多症,当同时发生 MAHA 时,血小板可能只是减少至"正常"值范围[38]。还可见白细胞计数正常至升高,伴有未成熟粒系前体细胞[37,38,41]。因骨髓侵犯导致的外周血未成熟粒细胞和红细胞增多(参见第 45 章),同时出现 MAHA,则高度提示恶性肿瘤转移[38]。骨髓穿刺和活检可见红系增生过度,巨核细胞数量正常至增多,以及出现癌细胞(大约见于 55% 的患者)[41]。

已报道大约 50% 继发于恶性肿瘤的 MAHA 患者,还有其他 DIC 的实验室检查证据,包括纤维蛋白原水平降低(平均:177g/dl;变化范围:8 ~ 490mg/dl)、D 二聚体(纤维蛋白降解产物)水平升高,以及凝血酶原时间和凝血酶时间延长[37]。在 DIC 的早期阶段,APTT 可能缩短(缩短至小于 23 秒)[42~45]。还不清楚 APTT 缩短是否反映了血浆凝血因子的激活,凝血抑制蛋白(如蛋白 C、蛋白 S、抗凝血酶、组织因子途径抑制物)的消耗快于肝细胞的生成,抑或是血浆中出现了能够直接激活因子 X 的半胱氨酸蛋白酶[39]。曾经有报道癌症相关的 DIC 与 VWF 切割蛋白酶 ADAMTS13 的缺乏相关[46]。尽管有些研究者对此持不同意见[47],但在生存率低的 DIC 患者中,ADAMTS13 水平逐渐减低[48],这可能是因为细胞因子刺激的内皮细胞释放了长 VWF 多聚体链,消耗了 ADAMTS13 所致[49]。

鉴别诊断

恶性肿瘤中引起贫血的最常见原因为慢性炎症性贫血(参见第 37 章)。其他贫血原因包括失血、肿瘤骨髓转移导致的骨髓病性贫血(myelophthisis;参见第 45 章)、DIC/MAHA(参见第 129 章)和自身免疫性溶血性贫血(参见第 54 章)。自身免疫性溶血性贫血更多见于淋巴增殖性疾病(参见第 95 章),也偶见于胃癌、结肠癌、乳腺癌和宫颈癌[58]。癌症的治疗也可通过骨髓抑制、氧化性溶血[多柔比星(doxorubicin)和喷司他丁(pentostatin)]、自身免疫性溶血[顺铂(cisplatin)、苯丁酸氮芥(chlorambucil)、环磷酰胺(cyclophosphamide)、美法仑(melphalan)、替尼泊苷(teniposide)、氨甲蝶呤(methotrexate)]、血栓性微血管病性贫血[丝裂霉素 C(mitomycin C)、顺铂、吉西他滨(gemcitabine)和靶向肿瘤药物引起贫血[50]]。

治疗

肝素(heparin)、糖皮质激素(glucocorticoids)、双嘧达莫(dipyridamole)、吲哚美辛(indomethacin)和 6-氨基己酸(ε-aminocaproic acid)都曾试用于肿瘤相关 DIC/MAHA 患者,但没有成功的报道。对于因 PT 和 APTT 延长、低纤维蛋白原和低血小板导致的出血,输注血浆和血小板,有时再加含纤维蛋白原的冷沉淀可能有效。如有可能,控制转移恶性肿瘤进行病因治疗也是有益的[51]。

病程及预后

癌症导致的 MAHA 通常是一种临终前状态。确诊后的预期生存为 2 ~ 150 天,平均为 21 天[37,38]。

● 心脏瓣膜性溶血

定义及历史

因瓣膜置换导致的贫血于 1954 年被首先报道,此时心脏瓣膜矫正手术刚刚实施不久[59]。随后发现,当红细胞通过人工瓣膜或其周围的湍流时,受到剪切应力的作用被破坏,引发贫血[60]。此后,在设计人工瓣膜时,避免红细胞的不可逆损伤一直是设计的目的之一。因此,随着新一代人工瓣膜的应用,瓣膜相关性溶血性贫血的发生率也从 20 世纪 60 年代和 70 年代的 5% ~ 15%[61,62]下降到 1% 以下[63]。然而,如果应用适当的检测方法,在任何一种人工瓣膜置换术后都可以检测到代偿性溶血的发生[61,64,65]。除此之外,血管内溶血也可见于二尖瓣瓣膜修复术后[66]和未行手术的自身瓣膜疾病患者[61],以及肥厚型梗阻性心肌病[67]。

流行病学

不同因素可以增加瓣膜相关性溶血的机会:瓣膜中心或周边反流[62,68]、置换小人工瓣膜导致的跨瓣压力梯度升高[62]以及因人造生物瓣膜失灵造成的反流,尤其是当瓣膜超过 10 ~ 15 年时[68]。进行瓣膜置换的患者中,笼球瓣[64]、双叶瓣较之侧倾碟瓣[69]、机械人工瓣较之异种移植组织瓣[70]、双叶瓣较之单叶瓣置换[69]更容易发生临床上明显的溶血。有些研究发现主动脉瓣瓣膜置换和二尖瓣瓣膜置换导致的溶血程度并无明显差别[65,69],而另一些研究则发现前者导致的溶血略重于后者[71~73]。

病因及发病机制

红细胞受人工瓣膜处及其周围血液湍流形成的剪切应力或是房室之间大的压力跨度等影响,撞击异物表面或心耳壁等心脏结构时[68],都会发生瓣膜相关性溶血。当跨瓣压力梯度超过 50torr 时,产生的剪应力超过 4000dyn/cm^2,比通常引起红细胞破碎所需的 3000dyn/cm^2 要大得多[74]。在一项对人工二尖瓣瓣膜功能故障的研究中,运用经食管超声心动图的复杂的计算机模拟显示,当喷射状反流受到例如松弛的缝线或者裂开的瓣膜环等固态结构分隔时,会产生最大可达 6000dyn/cm^2 的剪应力。当喷射状反流受到固态结构如左心耳的阻挡而急剧减速,或反流血液流经像瓣叶裂孔或瓣周漏等小孔径时(直径< 2mm),会产生最大达 4500dyn/cm^2 的剪应力[68]。进行瓣膜修复或人工瓣膜置换后,人工瓣膜环缺乏内皮覆盖也可影响溶血性贫血的严重程度,但尚不清楚这是原发性还是继发于高速血流喷射使人工瓣膜材料不能整合纤维蛋白[68,75]。相类似的还有在室间隔缺损修补术后,铁氟龙(Teflon)修补片缺乏内皮覆盖也可导致临床上明显的溶血而必须再次手术[76]。这类表面相互作用在较低剪应力(<1500dyn/cm^2)时显得更为重要,此时其溶血程度更直接地取决于接触表面的面积和接触时间[77]。除此之外,覆盖在球笼瓣表面的材料过度磨损,例如 Starr-Edwards 瓣,可使表面材料像气球样凸入喷射血流,造成湍流和溶血[78]。有报道改良的 Blalock-Taussig 分流术(同侧锁骨下动脉与肺动脉吻合术——译者注)也可导致溶血性贫血[79]。

临床表现

瓣膜诱导的溶血患者可表现贫血或充血性心力衰竭的症状、苍白、黄疸和尿色加深(被不同地表述为红色、褐色或黑色)。体力活动期间排尿比静息时排出的尿液颜色深[80]。同样,溶血还会因室上性心动过速或其他加快性心律失常而加重,并随着窦性心律的恢复而减轻[81]。有趣的是,有些主诉胸痛的严重瓣膜诱导的溶血患者,随后发现是食管痉挛所致,我们可以推测元凶是 NO 缺失,正如在阵发性睡眠性血红蛋白尿所报道的那样[82]。

实验室特征

实验室检查包括血涂片检查,可见中度的红细胞畸形、裂红细胞和红细胞嗜多色性(图 51-1)。红细胞通常为正细胞正色素,但有时因长期经尿中失铁[61]和持续溶血[62]引起的红系增生也可以表现为小细胞低色素性。网织红细胞、尿含铁血黄素、血浆血红蛋白和血清总胆红素、间接胆红素以及 LDH 水平可升高,而血清结合珠蛋白水平减低。血中裂红细胞数量[61,64]和 LDH 水平升高程度[64,65,83,84]与溶血严重性相关。血红蛋白尿通常仅见于极重的溶血和高 LDH 水平患者。胆红素水平与溶血的严重性没有相关性,但网织红细胞计数是否有助于评估溶血严重程度仍然有争议[64,65]。上述提及的实验室检查指标可以用来评估溶血程度并有助于指导治疗(表 51-2)[64]。

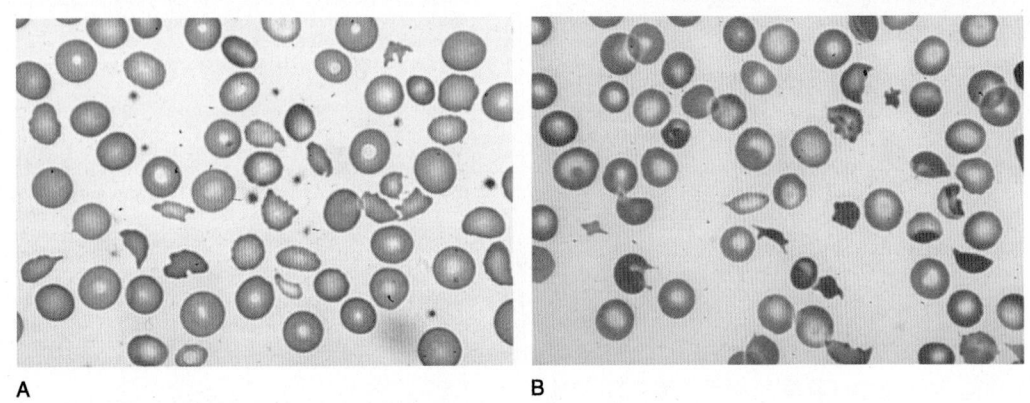

图 51-1　两例因心脏瓣膜溶血引起的碎裂性溶血性贫血。红细胞形状异常是多种多样的,并具有碎裂性溶血的特征,但不具有病因特异性。(转载自 Lichtman 的血液学图谱,www.accessmedicine.com)

表 51-2　人工瓣膜相关性溶血的分级

	轻度	中度	重度
含铁血黄素尿	有	有	显著
血红蛋白尿	无	无	无
裂红细胞	<1%	>1%	≫1%
网织红细胞	<5%	>5%	≫5%
结合珠蛋白	减少	无	无
LDH	<500U/L	>500U/L	≫500U/L

LDH,乳酸脱氢酶。

来自 Eyster E, Rothchild J, Mychajliw O: Chronic intravascular hemolysis after aortic valve replacement, Circulation 1971 Oct;44(4):657~665.

红细胞标记研究显示红细胞寿命显著缩短至 6~9 天[76,80]。红细胞肌酸测定相对简单但应用并不广泛,可以替代红细胞标记法。年轻的红细胞肌酸含量比衰老红细胞的高很多。因此,红细胞肌酸水平升高说明红细胞生存期缩短,而且与红细胞经过瓣膜时的峰值流速以及溶血的严重度显著相关[85]。如行骨髓穿刺,可见到明显的红系增生过度[75,80]。由于含铁血黄素沉积,在含或不含钆(gadolinium)增强的磁共振成像中,均可见到肾脏皮质 T1 和 T2 加权像信号强度较髓质减低[86]。

鉴别诊断

使瓣膜相关性溶血或贫血加重的因素包括缺铁性贫血(参见第 43 章),因为贫血可以使患者心输出量增加、血流剪应力增大,并且缺铁红细胞的脆性大于正常;红系造血增加造成的叶酸缺乏(参见第 41 章),心内膜炎导致的慢性病性贫血,抗凝剂诱导的胃肠道出血(参见第 37、133、134 章),还有由于剧烈体力活动导致的心输出量增加[82]。

治疗

因瓣膜功能障碍导致的溶血性贫血,其合适的治疗包括补充铁剂和叶酸(如存在缺乏)、手术修复或替换功能失灵的人工瓣膜(如有指征)[87]。瓣周漏患者并非手术最佳候选者,可实行经皮 Amplatzer 封堵器封闭漏口而获益[88]。辅助治疗包括应用 β-受体阻滞剂降低血循环流速[89]、应用促红细胞生成素进一步刺激红系造血[90]、应用己酮可可碱(pentoxifylline)增加红细胞的变形性[91]。

虽然有些研究者发现应用己酮可可碱无效[92],但几组病例报道接受该药治疗的瓣膜相关性溶血患者病情获得改善,并且输注红细胞的需求减少[93~95]。在一项前瞻性研究中,40 例经过双瓣膜(二尖瓣和主动脉瓣)置换的患者随机分为两组,一组未经治疗,另一组给予己酮可可碱400mg 口服,每天 3 次,共 120 天。治疗 4 个月后,该治疗组患者血红蛋白和结合珠蛋白水平明显升高,其 LDH、总胆红素和间接胆红素水平以及修正的网织红细胞水平均显著降低。在 9 名严重溶血患者(LDH>1500U/L)中,6 人病情获得改善或完全缓解,而 3 位患者溶血一直持续,提示己酮可可碱治疗对 60% 以上的瓣膜相关性溶血患者有效[96]。

瓣膜手术后有 15%~30% 的患者出现黑色胆结石,多发生于手术后 6 个月内。结石究竟是由于手术时使用人工心肺机造成的急性溶血所致[97],还是因瓣膜置换本身造成的慢性溶血所致[98,99],目前尚不清楚,但自手术前 1 周开始应用熊去氧胆酸(ursodeoxycholic acid)每天 600mg,可使结石的发病率由未经治疗的 29% 降至治疗后的 8%(p<0.01)[100]。

病程及预后

心脏瓣膜手术后数日[60]或数周[64,76,80]即可发现溶血证据。如果需要再次进行手术,死亡率在 0~6% 之间[75,101],溶血性贫血偶有复发[60,101]。

● 其他原因导致的非免疫性溶血性贫血

行军性血红蛋白尿

　　1881 年 Fleischer 报道了一名德军士兵因行军产生了血红蛋白尿[102]。行军性血红蛋白尿（march hemoglobinuria）多见于青年男性,毫无疑问这与其频繁进行高强度、长时间体力运动有关,但该病同样也可发生于女性[103,104]。就诊主诉为直立体位体力活动后立即小便呈黑色,偶伴有恶心、腹痛、背或腿疼痛、侧肋部刺痛或足底烧灼感。查体通常没有阳性体征,极少数报道可见肝脾肿大和暂时性黄疸[105]。

　　Davidson 在 1969 年明确证实行军性血红蛋白尿是因为足底血管内的红细胞被破坏所致,其严重程度受路面硬度、跑步距离长短、步伐轻重和运动鞋保护是否充分等影响[105]。他也证实通过垫鞋垫可以预防行军性血红蛋白尿,这一发现也被后来的研究者证实[106,107]。行军性血红蛋白尿也见于因其他不同原因导致的红细胞破坏,如反复拍打前额[108]、空手道练习[109]、篮球运动后、敲刚果鼓[110]和剑道[103]（身穿厚甲的武士彼此用竹剑反复击打对方的一种日本武术）。

　　在一次普通行军中估计溶血量仅为 6~40ml,因此贫血少见或通常轻微[105],但是如果溶血反复发作则可以导致铁缺乏,引起或加重贫血（参见第 43 章）。见不到红细胞被破坏的形态学证据,仅有一例患者在运动后出现异形红细胞和少量"四叶草状"红细胞[111]。肾脏损伤不常见,但急性肾小管坏死及其导致的急性肾功能不全的病例也有报道[112~115]。

Kasabach-Merritt 现象

　　Kasabach-Merritt 现象于 1940 年被首次报道[116],通常为发生于儿童早期的一种综合征,特征为血小板减少、微血管病性溶血性贫血、消耗性凝血病,以及进行性增大的卡波西样血管内皮瘤或簇状血管瘤[117]引起的低纤维蛋白原血症。卡波西样血管内皮瘤是一种具有高度侵袭性的血管肿瘤,男女发病率均等,很少有自行消退倾向。肿瘤有局部呈浸润性,但从未报道有远处转移[118]。并发症包括血胸或心包积液[118,119]。假说认为由于内皮细胞异常和血流淤滞,导致血小板和肿瘤血管内凝血级联反应的激活,继而引起血小板和凝血因子耗竭。当红细胞经过肿瘤组织内异常的、部分栓塞的血管时,受到机械损坏而导致微血管病性溶血性贫血[120]。

　　Kasabach-Merritt 现象有很多种治疗方法,但其死亡率仍高达 30%[121]。尽管外科手术切除肿瘤后血液学参数可恢复正常,但大多数病人因肿瘤太大,切除会导致严重的外形毁损。其他治疗方法包括糖皮质激素、干扰素-α、抗纤溶药物、抗血小板药物噻氯匹定（ticlopidine）和阿司匹林（aspirin）、低分子量肝素（low-molecular-weight heparin）、栓塞疗法、放疗、激光治疗和应用长春新碱（vincristine）、环磷酰胺、放线菌素 D（actinomycin D）或氨甲蝶呤等的化疗[117,118,120,122,123]。

其他

　　微血管病性溶血性贫血还见于恶性高血压（malignant systemic hypertension）、肺动脉高压、肝脏巨大海绵样血管瘤[124]和多种血管炎,包括 Wegener 肉芽肿[125,126]（Wegener granulomatosis）和巨细胞动脉炎[127]（giant cell arteritis）。在进行经尿道前列腺切除术时,用蒸馏水作为冲洗液可发生渗透所致的溶血[128]。

　　翻译:颜丹颖　互审:朱力　校对:郭涛、胡豫

参考文献

1. Stahnke E: Über das Verhalten der Blutplättchen bei Eklampsie. *Zentralbl Gynakol* 46:391, 1922.
2. Pritchard JA, Weisman R Jr, Ratnoff OD, Vosburgh GJ: Intravascular hemolysis, thrombocytopenia and other hematologic abnormalities associated with severe toxemia of pregnancy. *N Engl J Med* 250:89, 1954.
3. Goodlin RC, Cotton DB, Haesslein HC: Severe edema-proteinuria-hypertension gestosis. *Am J Obstet Gynecol* 132:595, 1978.
4. Weinstein L: Syndrome of hemolysis, elevated liver enzymes, and low platelet count: A severe consequence of hypertension in pregnancy. *Am J Obstet Gynecol* 142:159, 1982.
5. Rahman TM, Wendon J: Severe hepatic dysfunction in pregnancy. *Q J Med* 95:343, 2002.
6. Rath W, Faridi A, Dudenhausen JW: HELLP syndrome. *J Perinat Med* 28:249, 2000.
7. Martin JN Jr, Magann EF, Blake PG, et al: Analysis of 454 pregnancies with severe preeclampsia/eclampsia HELLP syndrome using the 3-class system of classification. *Am J Obstet Gynecol* 68:386, 1993.
8. Sibai BM, Ramadan MK, Usta I, et al: Maternal morbidity and mortality in 442 pregnancies with hemolysis, elevated liver enzymes, and low platelets (HELLP syndrome). *Am J Obstet Gynecol* 169:1000, 1993.
9. Zusterzeel PLM, Visser W, Blom HJ, et al: Methylenetetrahydrofolate reductase polymorphisms in preeclampsia and the HELLP syndrome. *Hypertens Pregnancy* 19:299, 2000.
10. Krauss T, Augustin HG, Osmers R, et al: Activated protein C resistance and factor V Leiden in patients with haemolysis, elevated liver enzymes, low platelets syndrome. *Obstet Gynecol* 92:457, 1998.
11. Bozzo M, Carpani G, Leo L, et al: HELLP syndrome and factor V Leiden. *Eur J Obstet Gynecol Reprod Biol* 95:55, 2001.
12. Benedetto C, Marozio L, Salton L, et al: Factor V Leiden and factor II G20210A in preeclampsia and HELLP syndrome. *Acta Obstet Gynecol Scand* 81:1095, 2002.
13. Zhou Y, McMaster M, Woo K, et al: Vascular endothelial growth factor ligands and receptors that regulate human cytotrophoblast survival are dysregulated in severe preeclampsia and hemolysis, elevated liver enzymes, and low platelets syndrome. *Am J Pathol* 160:1405, 2002.
14. Knerr I, Beinder E, Rascher W: Syncytin, a novel human endogenous retroviral gene in human placenta: Evidence for its dysregulation in preeclampsia and HELLP syndrome. *Am J Obstet Gynecol* 186:210, 2002.
15. Levine RJ, Maynard SE, Qian C, et al: Circulating angiogenic factors and the risk of preeclampsia. *N Engl J Med* 350:672, 2004.
16. Widmer M, Villar J, Beniani A, et al: Mapping the theories of preeclampsia and the role of angiogenic factors: A systematic review. *Obstet Gynecol* 109:168, 2007.
17. Mutter WP, Karumanchi SA: Molecular mechanisms of preeclampsia. *Microvasc Res* 75:1, 2008.
18. Kim YN, Lee DS, Jeong DH, et al: The relationship of the level of circulating antiangiogenic factors to the clinical manifestations of preeclampsia. *Prenat Diagn* 29:464, 2009.
19. Magann EF, Martin JN Jr: Twelve steps to optimal management of HELLP syndrome. *Clin Obstet Gynecol* 42:532, 1999.
20. Thiagarajah S, Bourgeois FJ, Harbert GM, Caudle MR: Thrombocytopenia in preeclampsia: Associated abnormalities and management principles. *Am J Obstet Gynecol* 150:1, 1984.
21. Barton JR, Riely CA, Adamed TA, et al: Hepatic histopathologic condition does not correlate with laboratory abnormalities in HELLP syndrome (hemolysis, elevated liver enzymes, and low platelet count). *Am J Obstet Gynecol* 167:1538, 1992.
22. De Boer K, Büller HR, Ten Cate JW, Treffers PE: Coagulation studies in the syndrome of haemolysis, elevated liver enzymes and low platelets. *Br J Obstet Gynaecol* 98:42, 1991.
23. Thorp JM Jr, Gilbert GC II, Moake JL, Bowes WA Jr: von Willebrand factor multimeric levels and patterns in patients with severe preeclampsia. *Obstet Gynecol* 75:163, 1990.
24. Lattuada A, Rossi E, Calzarossa C, et al: Mild to moderate reduction of a von Willebrand factor cleaving protease (ADAMTS13) in pregnant women with HELLP microangiopathic syndrome. *Haematologica* 88:1029, 2003.
25. Molvarec A, Rigo J, Boze T, et al: Increased plasma von Willebrand factor antigen levels but normal von Willebrand factor cleaving protease (ADAMTS13) activity in preeclampsia. *Thromb Haemost* 101:305, 2009.
26. Moake JL: Thrombotic microangiopathies. *N Engl J Med* 347:589, 2002.
27. Thomas EA, Copplestone JA, Dubbins PA, Friend JR: The radiologist cries "HELLP"! *Br J Radiol* 64:964, 1991.
28. Rehberg JF, Briery CM, Hudson WT, et al: Thrombotic thrombocytopenic purpura masquerading as hemolysis, elevated liver enzymes, low platelets (HELLP) syndrome in late pregnancy. *Obstet Gynecol* 108:817, 2006.
29. Fonseca JE, Mendez F, Catano C. Dexamethasone treatment does not improve the outcome of women with HELLP syndrome: A double-blind, placebo-controlled, randomized clinical trial. *Am J Obstet Gynecol* 193:1591, 2005.
30. Burwick RM, Feinberg BB: Eculizumab for the treatment of preeclampsia/HELLP syndrome. *Placenta* 34:201, 2012.
31. Reubinoff BE, Schenker JG: HELLP syndrome—a syndrome of hemolysis, elevated liver enzymes and low platelet count—complicating preeclampsia-eclampsia. *Int J Gynaecol Obstet* 36:95, 1991.

32. Harms K, Rath W, Herting E, Kuhn W: Maternal hemolysis, elevated liver enzymes, low platelet count, and neonatal outcome. *Am J Perinatol* 12:1, 1995.
33. Sullivan CA, Magann EF, Perry KG Jr, et al: The recurrence risk of the syndrome of hemolysis, elevated liver enzymes, and low platelets: Subsequent pregnancy outcome and long term prognosis. *Am J Obstet Gynecol* 172:125, 1995.
34. van Pampus MG, Wolf H, Mayruhu G, et al: Long-term follow-up in patients with a history of (H)ELLP syndrome. *Hypertens Pregnancy* 20:15, 2001.
35. Brain MC, Dacie JV, Hourihane DO: Microangiopathic haemolytic anemia: The possible role of vascular lesions in pathogenesis. *Br J Haematol* 8:358, 1962.
36. Kupers EC, Friedman NB, Lee S, Wolfstein RS: Metastatic hemangiopericytoma associated with microangiopathic hemolytic anemia: Review and report of a case. *J Am Geriatr Soc* 23:411, 1975.
37. Antman KH, Skarin AT, Mayer RJ, et al: Microangiopathic hemolytic anemia and cancer: A review. *Medicine (Baltimore)* 58:377, 1979.
38. Lohrmann H-P, Adam W, Heymer B, Kubanek B: Microangiopathic hemolytic anemia in metastatic carcinoma. Report of eight cases. *Ann Intern Med* 79:368, 1973.
39. Gordon SG, Cross BA: A factor X-activating cysteine protease from malignant tissue. *J Clin Invest* 67:1665, 1981.
40. Wahrenbrock M, Borsig L, Le D, et al: Selectin-mucin interactions as a probable molecular explanation for the association of Trousseau syndrome with mucinous adenocarcinomas. *J Clin Invest* 112:853, 2003.
41. Lynch EC, Bakken CL, Casey TH, Alfrey CP Jr: Microangiopathic hemolytic anemia in carcinoma of the stomach. *Gastroenterology* 52:88, 1967.
42. Moake JL: Disseminated intravascular coagulation, in *Conn's Current Therapy*, edited by Rakel RE, p 338. WB Saunders, Philadelphia, 1989.
43. Reddy NM, Hall SW, MacKintosh R: Partial thromboplastin time: Prediction of adverse events and poor prognosis by low abnormal values. *Arch Intern Med* 159:2706, 1999.
44. Tripodi A, Chantarangkul V, Martinelli I, et al: A shortened activated partial thromboplastin time is associated with the risk of venous thromboembolism. *Blood* 104:3631, 2004.
45. Lippi G, Favaloro EJ: Activated partial thromboplastin time: New tricks for an old dogma. *Semin Thromb Hemost* 34:604, 2008.
46. Oleksowicz L, Bhagwati N, DeLeon-Fernandez M: Deficient activity of von Willebrand's factor-cleaving protease in patients with disseminated malignancies. *Cancer Res* 59:2244, 1999.
47. Fontana S, Gerritsen HE, Hovinga JK, et al: Microangiopathic haemolytic anaemia in metastasizing malignant tumours is not associated with a severe deficiency of the von Willebrand factor-cleaving protease. *Br J Haematol* 113:100, 2001.
48. Hyun J, Kim HK, Kim JE, et al: Correlation between plasma activity of ADAMTS13 and coagulopathy, and prognosis in disseminated intravascular coagulation. *Thromb Res* 124:75, 2009.
49. Bernardo A, Ball C, Nolasco L, et al: Effects of inflammatory cytokines on the release and cleavage of the endothelial cell-derived ultra-large von Willebrand factor multimers under flow. *Blood* 104:100, 2004.
50. Blake-Haskins JA, Lechleider RJ, Kreitman RJ: Thrombotic microangiopathy with targeted cancer agents. *Clin Cancer Res* 17:5858, 2011.
51. Kayatani H, Matsuo K, Ueda Y, et al: Pulmonary tumor thrombotic microangiopathy diagnosed antemortem and treated with combination chemotherapy. *Intern Med* 51:2767, 2012.
58. Ellis LD, Westerman MP: Autoimmune hemolytic anemia and cancer. *JAMA* 193:962, 1965.
59. Rose JC, Hufnagel CA, Fries ED, et al: The hemodynamic alterations produced by plastic valvular prosthesis for severe aortic insufficiency in man. *J Clin Invest* 33:891, 1954.
60. Rodgers BM, Sabiston DC Jr: Hemolytic anemia following prosthetic valve replacement. *Circulation* 39:155, 1969.
61. Marsh GW, Lewis SM: Cardiac haemolytic anaemia. *Semin Hematol* 6:133, 1969.
62. Kloster FE: Diagnosis and management of complications of prosthetic heart valves. *Am J Cardiol* 35:872, 1975.
63. Iguro Y, Moriyama Y, Yamaoka A, et al: Clinical experience of 473 patients with the Omnicarbon prosthetic heart valve. *J Heart Valve Dis* 8:674, 1999.
64. Eyster E, Rothchild J, Mychajliw O: Chronic intravascular hemolysis after aortic valve replacement. *Circulation* 44:657, 1971.
65. Crexells C, Aerichide N, Bonny Y, et al: Factors influencing hemolysis in valve prosthesis. *Am Heart J* 84:161, 1972.
66. Demirsoy E, Yilmaz O, Sirin G, et al: Hemolysis after mitral valve repair; a report of five cases and literature review. *J Heart Valve Dis* 17:24, 2008.
67. Kubo T, Kitaoka H, Terauchi Y, et al: Hemolytic anemia in a patient with hypertrophic obstructive cardiomyopathy. *J Cardiol* 55:125, 2010.
68. Garcia MJ, Vandervoort P, Stewart WJ, et al: Mechanisms of hemolysis with mitral prosthetic regurgitation. *J Am Coll Cardiol* 27:399, 1996.
69. Skoularigis J, Essop MR, Skudicky D, et al: Frequency and severity of intravascular hemolysis after left-sided cardiac valve replacement with Medtronic Hall and St. Jude Medical prostheses, and influence of prosthetic type, position, size and number. *Am J Cardiol* 71:587, 1993.
70. Chang H, Lin FY, Hung CR, Chu SH: Chronic intravascular hemolysis after valvular surgery. *J Formos Med Assoc* 89:880, 1990.
71. Yacoub MH, Keeling DH: Chronic haemolysis following insertion of ball valve prostheses. *Br Heart J* 30:676, 1968.
72. Falk RH, Mackinnon J, Wainscoat J, et al: Intravascular haemolysis after valve replacement: Comparative study between Starr-Edwards (ball valve) and Bjork-Shiley (disc valve) prosthesis. *Thorax* 34:746, 1979.
73. Febres-Roman PR, Bourg WC, Crone RA, et al: Chronic intravascular hemolysis after aortic valve replacement with Ionescu-Shiley xenograft: Comparative study with Bjork-Shiley prosthesis. *Am J Cardiol* 46:735, 1980.
74. Nevaril CG, Lynch EC, Alfrey CP, et al: Erythrocyte damage and destruction induced by shearing stress. *J Lab Clin Med* 71:784, 1968.
75. Cerfolio RJ, Orszulak TA, Daly RC, Schaff HV: Reoperation for hemolytic anaemia complicating mitral valve repair. *Eur J Cardiothorac Surg* 11:479, 1997.
76. Sayed HM, Dacie JV, Handley DA, et al: Haemolytic anaemia of mechanical origin after open heart surgery. *Thorax* 16:356, 1961.
77. Leverett LB, Hellums JD, Alfrey CP, Lynch EC: Red blood cell damage by shear stress. *Biophys J* 12:257, 1972.
78. Murakami M, Tanaka H, Watanabe M, et al: Severe hemolysis due to cloth wear 23 years after aortic valve replacement on a Starr-Edwards ball valve model 2320. *Cardiovasc Surg* 10:284, 2002.
79. Ryerson LM, Wechsler SB, Ohye RG: Hemolytic anemia secondary to modified Blalock-Taussig shunt. *Pediatr Cardiol* 28:238, 2007.
80. Sears DA, Crosby WH: Intravascular hemolysis due to intracardiac prosthetic devices. *Am J Med* 39:341, 1965.
81. Papadogiannakis A, Xydakis D, Sfakianaki M, et al: An unusual cause of severe hyperkalemia in a dialysis patient. *J Cardiovasc Med (Hagerstown)* 8:541, 2007.
82. Pu JJ, Brodsky RA: Paroxysmal nocturnal hemoglobinuria from bench to bedside. *Clin Transl Sci* 4:219, 2011.
83. Myhre E, Rasmussen K, Andersen A: Serum lactic dehydrogenase activity in patients with prosthetic heart valves: A parameter of intravascular hemolysis. *Am Heart J* 80:463, 1970.
84. Thompson ME, Lewis JH, Prokolab FL, et al: Indexes of intravascular hemolysis quantification of coagulation factors, and platelet survival in patients with porcine heterograft valves. *Am J Cardiol* 51:489, 1983.
85. Okumiya T, Ishikawa-Nishi M, Doi T, et al: Evaluation of intravascular hemolysis with erythrocyte creatine in patients with cardiac valve prostheses. *Chest* 125:2115, 2004.
86. Lee JW, Kim SH, Yoon CJ: Hemosiderin deposition on the renal cortex by mechanical hemolysis due to malfunctioning prosthetic cardiac valve: Report of MR findings in two cases. *J Comput Assist Tomogr* 23:445, 1999.
87. Amidon TM, Chou TM, Rankin JS, Ports TA: Mitral and aortic paravalvular leaks with hemolytic anemia. *Am Heart J* 125:122, 1993.
88. Shapira Y, Hirsch R, Kornowski R, et al: Percutaneous closure of perivalvular leaks with Amplatzer occluders: Feasibility, safety, and short-term results. *J Heart Valve Dis* 16:305, 2007.
89. Okita Y, Miki S, Kusuhara K, et al: Propranolol for intractable hemolysis after open heart operation. *Ann Thorac Surg* 52:1158, 1991.
90. Shapira Y, Bairey O, Vatury M, et al: Erythropoietin can obviate the need for repeated heart valve replacement in high-risk patients with severe mechanical hemolytic anemia: Case reports and literature review. *J Heart Valve Dis* 10:431, 2001.
91. Ward A, Clissold SP: Pentoxifylline: A review of its pharmacodynamic and pharmacokinetic properties, and its therapeutic efficacy. *Drugs* 34:50, 1987.
92. Okita Y, Miki S: Reply to the editor. *Ann Thorac Surg* 54:7, 1992.
93. Jim RT: New therapy for cardiac valve prosthesis caused by microangiopathic hemolytic anemia: A case report. *Hawaii Med J* 47:285, 1988.
94. Golino A, Stassano P, Spampinato N: Hemolysis after open heart operations [letter]. *Ann Thorac Surg* 54:1246, 1992.
95. Geller S, Gelber R: Pentoxifylline treatment for microangiopathic hemolytic anemia caused by mechanical heart valves. *Md Med J* 48:173, 1999.
96. Golbasi I, Turkay C, Timuragaoglu A, et al: The effect of pentoxifylline on haemolysis in patients with double cardiac prosthetic valves. *Acta Cardiol* 58:379, 2003.
97. Azemoto R, Tsuchiya Y, Ai T, et al: Does gallstone formation after open cardiac surgery result only from latent hemolysis by replaced valves? *Am J Gastroenterol* 91:2185, 1996.
98. Merendino KA. Manhas DR: Man-made gallstones: A new entity following cardiac valve replacement. *Ann Surg* 177:694, 1973.
99. Harrison EC, Roschke EJ, Meyers HI, et al: Cholelithiasis: A frequent complication of artificial heart valve replacement. *Am Heart J* 95:483, 1978.
100. Ai T, Azemoto R, Saisho H: Prevention of gallstones by ursodeoxycholic acid after cardiac surgery. *J Gastroenterol* 38:1071, 2003.
101. Lam BK, Cosgrove DM, Bhudia SK, Gillinov AM: Hemolysis after mitral valve repair: Mechanisms and treatment. *Ann Thorac Surg* 77:191, 2004.
102. Fleischer R: Ueber eine neue Form von Haemoglobinurie beim Menschen. *Berl Klin Wschr* 18:691, 1881.
103. Urabe M, Hara Y, Hokama A, et al: A female case of march hemoglobinuria induced by kendo (Japanese fencing) exercise. *Nippon Naika Gakkai Zasshi* 75:1657, 1986.
104. Gilligan A: March hemoglobinuria in a woman. *N Engl J Med* 243:944, 1950.
105. Davidson RJL: March or exertional haemoglobinuria. *Semin Hematol* 6:150, 1969.
106. Buckle RM: Exertional (march) haemoglobinuria: Reduction of haemolytic episodes by use of Sorbo-rubber insoles in shoes. *Lancet* 68:1136, 1965.
107. Sagov SE: March hemoglobinuria treated with rubber insoles: Two case reports. *J Am Coll Health Assoc* 19:146, 1970.
108. Ensor CW, Barrett JOW: Paroxysmal haemoglobinuria of traumatic origin. *Med Chir Trans* 86:165, 1903.
109. Streeton JA: Traumatic haemoglobinuria caused by karate exercises. *Lancet* 2:191, 1967.
110. Schwartz KA, Flessa HC: March hemoglobinuria. Report of a case after basketball and congo drum playing. *Ohio State Med J* 69:448, 1973.
111. Watson EM, Fischer LC: Paroxysmal "march" haemoglobinuria with a report of a case. *Am J Clin Pathol* 5:151, 1935.
112. Pollard TD, Weiss IW: Acute tubular necrosis in a patient with march hemoglobinuria. *N Engl J Med* 283:803, 1970.
113. Susa S, Dumovic B, Pantovic R: March hemoglobinuria associated with acute renal failure. *Vojnosanit Pregl* 29:407, 1972.
114. Ciko Z, Radojicic B, Lazic D: Pathogenesis of acute renal insufficiency in march hemoglobinuria. *Vojnosanit Pregl* 30:198, 1973.
115. Yashpal M, Abdulkader TA, Chatterji JC: Acute tubular necrosis in march haemoglobinuria. *J Assoc Physicians India* 28:145, 1980.
116. Kasabach HH, Merritt KK: Capillary hemangioma with extensive purpura: Report of a case. *Am J Dis Child* 59:1063, 1940.
117. Haisley-Royster C, Enjolras O, Frieden IJ, et al: Kasabach-Merritt phenomenon: A retrospective study of treatment with vincristine. *J Pediatr Hematol Oncol* 24:459, 2002.
118. San Miguel FL, Spurbeck W, Budding C, Horton J: Kaposiform hemangioendothe-

lioma: A rare cause of spontaneous hemothorax in infancy. Review of the literature. *J Pediatr Surg* 43:E37, 2008.

119. Walsh MA, Carcao M, Pope E, Lee K-J: Kaposiform hemangioendothelioma presenting antenatally with a pericardial effusion. *J Pediatr Hematol Oncol* 30:761, 2008.

120. Ortel TL, Onorato JJ, Bedrosian CL, Kaufman RE: Antifibrinolytic therapy in the management of the Kasabach Merritt syndrome. *Am J Hematol* 29:44, 1988.

121. Esterly NB: Kasabach-Merritt syndrome in infants. *J Am Acad Dermatol* 8:504, 1983.

122. Hall GW: Kasabach-Merritt syndrome: Pathogenesis and management. *Br J Haematol* 112:851, 2001.

123. Hauer J, Graubner U, Konstantopoulos N, et al: Effective treatment of kaposiform hemangioendotheliomas associated with Kasabach-Merritt phenomenon using four-drug regimen. *Pediatr Blood Cancer* 49:852, 2006.

124. Shimizu M, Miura J, Itoh H, Saitoh Y: Hepatic giant cavernous hemangioma with microangiopathic hemolytic anemia and consumption coagulopathy. *Am J Gastroenterol* 85:1411, 1990.

125. Crummy CS, Perlin E, Moquin RB: Microangiopathic hemolytic anemia in Wegener's granulomatosis. *Am J Med* 51:544, 1971.

126. Jordan JM, Manning M, Allen NB: Multiple unusual manifestations of Wegener's granulomatosis: Breast mass, microangiopathic hemolytic anemia, consumptive coagulopathy, and low erythrocyte sedimentation rate. *Arthritis Rheum* 29:1527, 1986.

127. Zauber NP, Echikson AB: Giant cell arteritis and microangiopathic hemolytic anemia. *Am J Med* 73:928, 1982.

128. Chen SS, Lin AT, Chen KK, Chang LS: Hemolysis in transurethral resection of the prostate using distilled water as the irrigant. *J Chin Med Assoc* 69:270, 2006.

129. Stratford EC, Tanaka KR: Microangiopathic hemolytic anemia in metastatic carcinoma. Report of a case and biochemical studies. *Arch Intern Med* 116:346, 1965.

130. Davis S, Rambotti P, Grignani F, Steinhouse K: Microangiopathic hemolytic anemia and pulmonary small-cell carcinoma [letter]. *Ann Intern Med* 103:638, 1985.

131. Atkins JN, Muss HB: Case report: Schistocytes in erythroleukemia. *Am J Med Sci* 289:110, 1985.

第 52 章
化学和物理因素引起的红细胞疾病

Paul C. Hermann

摘要

由化学或物理因素引起的红细胞疾病包括低渗性溶血、多种生物毒素作用于红细胞膜导致膜穿孔、热力因素对红细胞膜收缩蛋白的损伤、氧化剂(如氧、砷化氢气体和氯酸盐等)所致的红细胞凋亡等。一些其他尚未阐明机制的物质也可引起红细胞损伤(表 52-1)。其中包括由铅、铜和放射线以及新生红细胞破坏,这一现象曾被认为由微重力所致,但是随后在表现出高原反应所致红细胞增多症的患者回到正常氧浓度后时也观察到了。

● 机械性红细胞损伤

第 46 ~ 51、54 章分别讨论了由酶缺乏,不稳定血红蛋白,细胞破碎或者免疫异常相关的化学或物理因素引起的红细胞疾病。本章主要介绍药物、毒素和其他物理因素所致的红细胞疾病,在本书的其他章节将不做赘述。

红细胞体积增大和低渗性溶血

当大量蒸馏水进入体循环,通常由于静脉输液或外科手术期间的灌洗液冲洗,可诱发溶血[1]。溺水者吸入水过量亦可诱发严重溶血[2]。精神病患者或被虐者因极度烦渴而摄水过量,可发生严重水中毒并继发低渗性溶血[3]。上述情况中,红细胞体积增大后,变成球形,最终细胞破裂引起溶血[4]。

红细胞膜损伤

蜜蜂[5,6]和黄蜂[7-9]蜇伤以及与天蚕蛾科毛毛虫[10]接触后可发生严重溶血。另外,毒蜘蛛及毒蝎叮咬后偶可发生溶血性贫血及血红蛋白尿[11-16]。常见的毒蜘蛛为棕斜蛛和隐士蜘蛛。它们释放的主要致病毒素为神经鞘磷脂酶 D。其毒液可选择性水解红细胞膜带 3 蛋白[17]。膜带 3 蛋白既参与离子交换又可将细胞膜锚定于细胞骨架上[18]。对于其细胞结构功能的破坏似

简写和缩略词

AsH3,砷化氢[arsenic hydride(arsine gas)];EDTA,乙二胺四乙酸(ethylenediaminetetraacetic acid);G-6-PD,葡萄糖-6-磷酸脱氢酶(glucose-6-phosphate dehydrogenase);NADPH,还原型烟酰胺腺嘌呤二核苷酸磷酸(reduced nicotinamide adenine dinucleotide phosphate)。

乎为细胞溶解的主要原因。

关于膜损伤最引人注意的一点机制是一类通常由蜡样芽孢杆菌释放的膜穿孔细胞毒素[19]。在海洋微生物中,也发现有类似溶血机制的细胞毒素,包括海蜇(海黄蜂)[20],海参(刺瓜参)[21],以及海葵(海生葵)[22]。X 射线晶体结构分析显示此类毒素由多种跨红细胞膜的离子通道蛋白质组成[21]。衰老红细胞更容易被破坏。

微生物毒素所致的溶血,包括梭菌引起的红细胞增多症和严重溶血将在第 53 章进行讨论。

红细胞膜骨架或结构蛋白损伤

在 40 名烧伤体表面积达 15% ~ 65% 的 Ⅱ-Ⅲ 度烧伤患者中,有 11 名有肉眼可见的血红蛋白尿[23]。对循环中红细胞的直接热力损伤所致的溶血性贫血发生在烧伤后的头 24 小时内。49℃ 以上时,血液就会出现相似的形态学损伤(图 52-1A),与渗透压和机械性脆性增加相符[24,25]。

除了急性损伤外,受热亦可降低红细胞的顺应力。生理情况下,红细胞在流体中的行为类似于物理学意义上的一滴液体,这是因为红细胞膜可随着细胞内容物的移动而旋转[26]。由于正常红细胞具有液态特性,"碰撞"动能可以通过膜与细胞内高黏滞性血红蛋白的偶联作用,从而将大量"碰撞"动能分散于整个细胞,避免动能仅集中作用于红细胞膜。而受热后僵硬的红细胞膜阻碍动能偶联到细胞内内容物,因此无法将"碰撞"动能分散,迫使红细胞膜易受膜损伤[27]。随后红细胞膜的损伤导致其被脾脏获取,从而被清除[28]。

氧化损伤

尽管氧是一种强力氧化剂,氧分子的量子力学特性避免了生物膜发生自发性氧损[29]。当与血红蛋白相结合后,氧分子有截然不同的量子机械性,偶尔会释放有异常反应性的超氧化分子[30]。当保护红细胞免受逃逸的超氧化物损伤的酶缺失时,每天有 2% ~ 3% 血红蛋白被氧化[31,32]。尽管在第 47 章会详细讨论这一酶系统失衡所致的溶血,下面会介绍一些另外的例子。氧化损伤诱发的溶血应该是通过红细胞凋亡发生(参见第 33 章)。除氧化应激外,渗透性冲击和一些有毒金属,包括金和铝,也可通过红细胞凋亡引起损伤[33,34]。

氧气和臭氧

环境氧浓度(O_2)显著增高可诱发溶血性贫血[35]。高压氧与急性溶血相关[36]。臭氧(O_3)在一些国家已广泛用于多种治疗目的,常见治疗浓度(30μg/ml)的臭氧对红细胞酶系统及其中间产物无明显影响,但体外试验可诱发部分溶血[37]。

砷化氢

在环境污染严重地区,砷化物是贫血主要的致病因素之一,诸如孟加拉的饮用水污染[38],以及中国一些地区使用含高浓度砷的煤炭作为燃料[38]。绝大部分具红细胞毒性效应的砷主要是砷气(砷化氢,AsH_3 也称砷烷),吸入砷气为公认的引起溶血性贫血的病因(图 52-1B)[39-41]。许多工业过程中可产生砷气,最常见于冶金反应中的氢与砷化合物反应而生成砷气。砷通常为污染物,以致患者病史中并无明显的砷化物接触史。其溶血机制为红细胞膜及其骨架蛋白的巯基基团被氧化损伤[42,43]。当

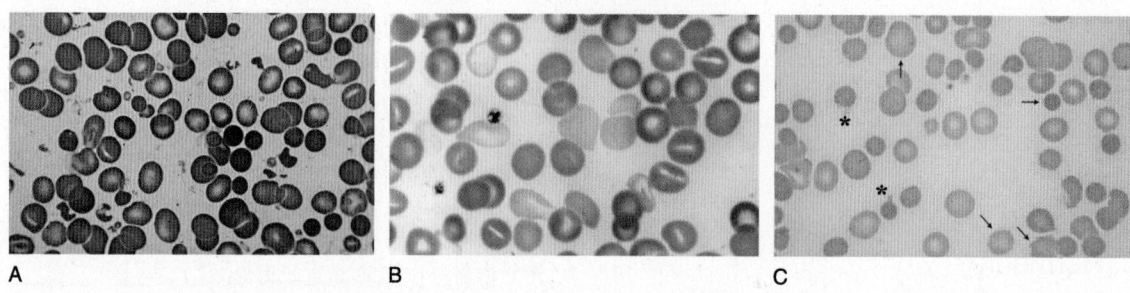

图 52-1   A.体表大面积受损的严重烧伤患者入院时的血涂片。注意正常红细胞的存在(明显来自未暴露于热损伤的血管),以及红细胞和微球细胞的数量。此外,还有许多红色的细胞碎片,比血小板还小。B.从暴露于砷氢化物的病人身上制备的血涂片。注意到由膜损伤引起部分血红蛋白损失而导致的苍白红细胞。在左上角可以找到一个极端的例子,表现为仅有极少量的血红蛋白残留所致的几乎透明的虚影。C.威尔逊疾病。在这张来自威尔逊病患者的血片中,过量的铜引起氧化损伤有许多可见的后遗症。微球细胞提示了细胞膜的损伤。血红蛋白的损伤是由从红细胞中投射出来的海因茨(Heinz)体显示出来的(星号显示两个例子)。水平箭头指向多个球细胞中的一个。垂直箭头指向一个大细胞(网状细胞)。少数细胞表现出细胞膜和血红蛋白损伤。肝细胞的存在(斜箭头显示两个例子)表明肝脏也受到影响。[A&B,经 Lichtman 血液学地图集的许可复制,www. accessmedicine. com;C,经英国伦敦帝国理工学院芭芭拉・J. 贝恩(Barbara J. Bain)许可使用。]

红细胞暴露于 AsH_3,红细胞还原型谷胱甘肽水平降低[44]。

氯酸盐和氯胺

氯酸钠或氯酸钾是氧化性药物,可致高铁血红蛋白血症、Heinz 小体形成和溶血性贫血[45]。尽管被推测其溶血机制与其他氧化性药物类似,令人难以置信的是没有观察到诱发葡萄糖-6-磷酸脱氢酶(G-6-PD)缺乏症患者溶血的病例。透析患者当透析液含较多氯胺亦可诱发溶血性贫血伴 Heinz 小体形成。这类病人的红细胞氧化损伤多有 Heinz 小体形成、抗坏血酸氰化物试验阳性和高铁血红蛋白血症[46,47]。

甲醛

血液透析中使用的水过滤器所含塑料释放的甲醛,也可引起溶血性贫血。在受污染的水中所含的微量甲醛虽然不会引起氧化反应,但会引起红细胞的代谢改变[48]。

● 机制未明的化学和物理因素

多种化学或物理因素引起的溶血性贫血机制目前仍不明了或难以定论。已有由多种化学物质引起溶血性贫血的个案报道(表 52-1)。这一系列能引起红细胞损伤的物质和过程的机制仍然尚不明确或者饱受争议。

新生红细胞破坏

尽管有正常或轻微升高的环境氧浓度,宇航员在航天飞行后都有严重的贫血[35]。这一贫血的具体机制还有待探讨,但是观察到了几个有趣的现象:促红细胞生成素升高,通过放射性标记记宇航员的红细胞发现新生红细胞(少于 12 天)更容易发生溶血[49]。除了航天飞行以外,高海拔居住者回到海平面后发生的贫血也可以用新生红细胞破坏解释[50]。

铅

早在远古时代人们就已认识到铅中毒。在一定程度上,当年罗马贵族的衰落也可归咎于铅中毒,即饮用了由铅制容器

表 52-1	可引起继发于红细胞破坏的溶血性贫血的药物及化学物质
化学物质	**药物**
苯胺[86]	亚硝酸戊酯[94]
洋芹醚[87]	甲苯丙醇[95]
滴丙酸(除草剂)[88]	亚甲蓝[96]
甲醛[48]	奥美拉唑[97]
羟胺[89]	五氯苯酚[98]
甲酚(来苏尔)[90]	非那吡啶(马洛芬)[99]
矿物油[91]	柳氮磺胺吡啶(甘菊蓝)[100]
硝基苯[92]	他克莫司[101]
间苯二酚[93]	

(含可溶性铅釉)或陶器盛装的饮料而导致的铅中毒,甚至在现代,也是铅中毒的偶发原因之一[51]。尽管在 1723 年,马萨诸塞湾殖民地人们发现喝过铅壶蒸馏的罗姆酒后出现腹痛,即所谓的"干性肠绞痛"后,此种方式被禁止,用含铅酒瓶中蒸馏酒精仍为铅中毒另一少见原因[51]。最早关于铅中毒的报道见于 1786 年发表的本杰明·富兰克林写的一封信件[52]。

当今儿童铅中毒多见于误食剥落的铅涂料或咀嚼涂铅物品。当铁缺乏患儿合并铅中毒,其病情往往更为严重,因为血铅含量和红细胞比容密切相关[53]。成人铅中毒主要见于工业生产(如电池生产)过程中吸入含铅化合物[54,55],或使用带铅釉的陶瓷或盘子进食[56,57];或彩色壁画修复、陶瓷生产过程中均可导致铅中毒[58,59]。

通常,铅中毒相关的红细胞疾病通常为红细胞生成受阻所致。有直接证据表明抑制红细胞 5′核苷酸酶活性引起的嗜碱性点彩红细胞和溶血,与这一酶遗传性缺失引起的形态学改变相似。当铁粒幼细胞贫血合并有慢性铅中毒时,会出现其他铅中毒相关的形态学改变,而急性铅中毒却没有[60,61]。另外,铅中毒患者较为恒定的表现为红细胞寿命轻度缩短[62,63]。有文章报

道了一些引人深思的现象并提出了机制。例如，体外试验显示铅可导致红细胞膜损伤并抑制磷酸己糖支路[64]。铅可干扰红细胞膜阳离子泵[65,66]，其可能机制为抑制了腺苷三磷酸酶活性[67,68]。也有报道表明其机制涉及血红蛋白铁原子周围的自由基和 Fenton 型化学结构[69]。

显微镜检查对于铅中毒可提供关键诊断依据。发表于1928 年的文献首次报道了当用静脉注射铅剂尝试治疗恶性疾病时，其引起急性血液学改变的全面观察结果，包括畸形红细胞[70]。贫血多为正细胞性或轻度低色素性，后者可能与共存的铁缺乏有关[71]。红细胞可有细致或粗大的嗜碱性点彩颗粒，该类颗粒在细胞与细胞间数量不等。用肝素抗凝管收集的血液最可靠，若用乙二胺四乙酸（EDTA）抗凝管收集血标本，嗜碱性点彩颗粒则会消失[72]。嗜碱性点彩颗粒最常见于年轻的嗜多色性细胞。电子显微镜观察证实嗜碱性颗粒为异常聚集的核糖体[73]。骨髓涂片常见环形铁粒幼细胞（参见第 32、59 章）。可有载铁线粒体的存在[73]，但其似乎不是光镜下所见到的嗜碱性点彩颗粒。

铜

当企图自杀者摄入过量硫酸铜，或血液透析患者接触来自铜制管道污染的透析液并达到中毒剂量时可引起溶血[74,75]。Wilson 病溶血源于其特征性的血浆铜含量增高[76~78]。球形红细胞性溶血性贫血伴血细胞比容低于 25% 可以是其主要症状（图 52-1C）[79]。此类溶血性贫血的发病机制可能与红细胞内谷胱甘肽、血红蛋白和 NADPH 氧化，以及铜抑制 G-6-PD 活性有关[80]。然而抑制 G-6-PD 活性所需铜量较大，而极低浓度的铜可抑制丙酮酸激酶、己糖激酶、磷酸葡萄糖脱氢酶、磷酸果糖激酶和磷酸甘油酸激酶等活性，提示溶血可能源自整体的代谢紊乱[81,82]。血浆置换已被成功地用于 Wilson 病所致溶血性贫血的治疗[83]。

辐射

接受全身大剂量照射后，虽然红细胞寿命缩短为机体内复杂病理变化之一，但红细胞本身对于辐射的直接效应具有很强的抵抗力[84,85]。大剂量照射后出现的红细胞寿命缩短在很大程度上可能与内出血导致的红细胞丢失及各种继发性病变如感染有关。

翻译：颜丹颖　互审：朱力　校对：郭涛、胡豫

参考文献

1. Landsteiner EK, Finch CA: Hemoglobinemia accompanying transurethral resection of the prostate. *N Engl J Med* 237:310, 1947.
2. Rath CE: Drowning hemoglobinuria. *Blood* 8:1099, 1953.
3. Farrell DJ, Bower L: Fatal water intoxication. *J Clin Pathol* 56:803, 2003.
4. Delano MD: Simple physical constraints in hemolysis. *J Theor Biol* 175:517, 1995.
5. Bresolin NL, Carvalho LC, Goes EC, et al: Acute renal failure following massive attack by Africanized bee stings. *Pediatr Nephrol* 17:625, 2002.
6. Dacie JV: *The Haemolytic Anaemias: Congenital and Acquired*, 2d ed. Grune & Stratton, New York, 1960.
7. Monzon C, Miles J: Hemolytic-anemia following a wasp sting. *J Pediatr* 96:1039, 1980.
8. Schulte KL, Kochen MM: Hemolytic-anemia in an adult after a wasp sting. *Lancet* 2:478, 1981.
9. Vachvanichsanong P, Dissaneewate P, Mitarnun W: Non-fatal acute renal failure due to wasp stings in children. *Pediatr Nephrol* 11:734, 1997.
10. Seibert CS, Santoro ML, Tambourgi DV, et al: *Lonomia obliqua* (Lepidoptera, Saturniidae) caterpillar bristle extract induces direct lysis by cleaving erythrocyte membrane glycoproteins. *Toxicon* 55:1323, 2010.
11. Barretto OC, Cardoso JL, Decillo D: Viscerocutaneous form of loxoscelism and erythrocyte glucose-6-phosphate deficiency. *Rev Inst Med Trop Sao Paulo* 27:264, 1985.
12. Chadha JS, Leviav A: Hemolysis, renal-failure, and local necrosis following scorpion sting. *JAMA* 241:1038, 1979.
13. Madrigal GC, Wenzl JE, Ercolani RL: Toxicity from a bite of brown spider (*Loxosceles reclusus*)—Skin necrosis, hemolytic anemia, and hemoglobinuria in a 9-year-old child. *Clin Pediatr (Phila)* 11:641, 1972.
14. Nance WE: Hemolytic anemia of necrotic arachnidism. *Am J Med* 31:801, 1961.
15. Wasserman GS, Siegel C: Loxoscelism (brown recluse spider bites)—Review of the literature. *Clin Toxicol* 14:353, 1979.
16. Wright SW, Wrenn KD, Murray L, Seger D: Clinical presentation and outcome of brown recluse spider bite. *Ann Emerg Med* 30:28, 1997.
17. Barretto OC, Satake M, Nonoyama K, Cardoso JL: The calcium-dependent protease of *Loxosceles* gaucho venom acts preferentially upon red cell band 3 transmembrane protein. *Braz J Med Biol Res* 36:309, 2003.
18. Tanner MJ: The structure and function of band 3 (AE1): Recent developments (review). *Mol Membr Biol* 14:155, 1997.
19. Fagerlund A, Lindback T, Storset AK, et al: *Bacillus cereus* Nhe is a pore-forming toxin with structural and functional properties similar to the ClyA (HlyE, SheA) family of haemolysins, able to induce osmotic lysis in epithelia. *Microbiology* 154:693, 2008.
20. Brinkman DL, Konstantakopoulos N, McInerney BV, et al: Chironex fleckeri (box jellyfish) venom proteins: Expansion of a cnidarian toxin family that elicits variable cytolytic and cardiovascular effects. *J Biol Chem* 289:4798, 2014.
21. Uchida T, Yamasaki T, Eto S, et al: Crystal structure of the hemolytic lectin CEL-III isolated from the marine invertebrate *Cucumaria echinata*: Implications of domain structure for its membrane pore-formation mechanism. *J Biol Chem* 279:37133, 2004.
22. Celedon G, Gonzalez G, Barrientos D, et al: Stycholysin II, a cytolysin from the sea anemone *Stichodactyla helianthus* promotes higher hemolysis in aged red blood cells. *Toxicon* 51:1383, 2008.
23. Shen SC, Ham TH, Fleming EM: Studies on the destruction of red blood cells. III. Mechanism and complications of hemoglobinuria in patients with thermal burns: Spherocytosis and increased osmotic fragility of red blood cells. *N Engl J Med* 229:701, 1943.
24. Zarkowsky HS, Mohandas N, Speaker CB, Shohet SB: A congenital haemolytic-anemia with thermal sensitivity of the erythrocyte membrane. *Br J Haematol* 29:537, 1975.
25. Prchal JT, Castleberry RP, Parmley RT, et al: Hereditary pyropoikilocytosis and elliptocytosis: Clinical, laboratory, and ultrastructural features in infants and children. *Pediatr Res* 16:484, 1982.
26. Schmid-Schonbein H, Wells R: Fluid drop-like transition of erythrocytes under shear. *Science* 165:288, 1969.
27. Bull BS, Brailsford JD: Red-cell membrane deformability—New data. *Blood* 48:663, 1976.
28. Wagner HN, Gaertner RA, Feagin OT, et al: Removal of erythrocytes from circulation. *Arch Intern Med* 110:90, 1962.
29. Taube H: Mechanisms of oxidation with oxygen. *J Gen Physiol* 49:29, 1965.
30. Collman JP, Hermann PC, Fu L, et al: Aza-crown capped porphyrin models of myoglobin: Studies of the steric interactions of gas binding. *J Am Chem Soc* 119:3481, 1997.
31. Harris JW, Kellermeyer RW: *The Red Cell: Production, Metabolism, Destruction: Normal and Abnormal*, rev. ed. Harvard University Press, Cambridge, MA, 1970.
32. Bunn HF, Forget BG: *Hemoglobin—Molecular, Genetic, and Clinical Aspects*. WB Saunders, Philadelphia, 1986.
33. Niemoeller OM, Kiedaisch V, Dreischer P, et al: Stimulation of eryptosis by aluminium ions. *Toxicol Appl Pharmacol* 217:168, 2006.
34. Sopjani M, Foller M, Lang F: Gold stimulates Ca^{2+} entry into and subsequent suicidal death of erythrocytes. *Toxicology* 244:271, 2008.
35. Tavassoli M: Anemia of spaceflight. *Blood* 60:1059, 1982.
36. Mengel CE, Kann HE Jr, Heyman A, Metz E: Effects of *in vivo* hyperoxia on erythrocytes. II. Hemolysis in a human after exposure to oxygen under high pressure. *Blood* 25:822, 1965.
37. Zimran A, Wasser G, Forman L, et al: Effect of ozone on red blood cell enzymes and intermediates. *Acta Haematol* 102:148, 1999.
38. Biswas D, Banerjee M, Sen G, et al: Mechanism of erythrocyte death in human population exposed to arsenic through drinking water. *Toxicol Appl Pharmacol* 230:57, 2008.
39. Mahmud H, Foller M, Lang F: Arsenic-induced suicidal erythrocyte death. *Arch Toxicol* 83:107, 2009.
40. Phoon WH, Chan MO, Goh CH, et al: Five cases of arsine poisoning. *Ann Acad Med Singapore* 13:394, 1984.
41. Romeo L, Apostoli P, Kovacic M, et al: Acute arsine intoxication as a consequence of metal burnishing operations. *Am J Ind Med* 32:211, 1997.
42. Rael LT, Ayala-Fierro F, Carter DE: The effects of sulfur, thiol, and thiol inhibitor compounds on arsine-induced toxicity in the human erythrocyte membrane. *Toxicol Sci* 55:468, 2000.
43. Winski SL, Barber DS, Rael LT, Carter DE: Sequence of toxic events in arsine-induced hemolysis in vitro: Implications for the mechanism of toxicity in human erythrocytes. *Fundam Appl Toxicol* 38:123, 1997.
44. Blair PC, Thompson MB, Bechtold M, et al: Evidence for oxidative damage to red blood cells in mice induced by arsine gas. *Toxicology* 63:25, 1990.
45. Eysseric H, Vincent F, Peoc'h M, et al: A fatal case of chlorate poisoning: Confirmation by ion chromatography of body fluids. *J Forensic Sci* 45:474, 2000.
46. Caterson RJ, Savdie E, Raik E, et al: Heinz-body hemolysis in hemodialyzed patients caused by chloramines in Sydney tap water. *Med J Aust* 2:367, 1982.
47. Eaton JW, Kolpin CF, Swofford HS, et al: Chlorinated urban water—Cause of dialysis-induced hemolytic-anemia. *Science* 181:463, 1973.
48. Orringer EP, Mattern WD: Formaldehyde-induced hemolysis during chronic-hemodialysis. *N Engl J Med* 294:1416, 1976.
49. Rice L, Alfrey CP: The negative regulation of red cell mass by neocytolysis: Physiologic and pathophysiologic manifestations. *Cell Physiol Biochem* 15:245, 2005.
50. Risso A, Turello M, Biffoni F, Antonutto G: Red blood cell senescence and neocytolysis

in humans after high altitude acclimatization. *Blood Cells Mol Dis* 38:83, 2007.

51. Klein M, Namer R, Harpur E, Corbin R: Earthenware containers as a source of fatal lead poisoning—Case study and public-health considerations. *N Engl J Med* 283:669, 1970.

52. Andreasen NJ: Benjamin Franklin: Physicus et medicus. *JAMA* 236:57, 1976.

53. Schwartz J, Landrigan PJ, Baker EL Jr, et al: Lead-induced anemia: Dose-response relationships and evidence for a threshold. *Am J Public Health* 80:165, 1990.

54. Staudinger KC, Roth VS: Occupational lead poisoning. *Am Fam Physician* 57:719, 1998.

55. Froom P, Kristal-Boneh E, Benbassat J, et al: Predictive value of determinations of zinc protoporphyrin for increased blood lead concentrations. *Clin Chem* 44:1283, 1998.

56. Autenrieth T, Schmidt T, Habscheid W: Lead poisoning caused by a Greek ceramic cup. *Dtsch Med Wochenschr* 123:353, 1998.

57. Kakosy T, Hudak A, Naray M: Lead intoxication epidemic caused by ingestion of contaminated ground paprika. *J Toxicol Clin Toxicol* 34:507, 1996.

58. Fischbein A, Wallace J, Sassa S, et al: Lead poisoning from art restoration and pottery work: Unusual exposure source and household risk. *J Environ Pathol Toxicol Oncol* 11:7, 1992.

59. Vahter M, Counter SA, Laurell G, et al: Extensive lead exposure in children living in an area with production of lead-glazed tiles in the Ecuadorian Andes. *Int Arch Occup Environ Health* 70:282, 1997.

60. Valentine WN, Paglia DE, Fink K, Madokoro G: Lead-poisoning: Association with hemolytic- anemia, basophilic stippling, erythrocyte pyrimidine 5′-nucleotidase deficiency, and intraerythrocytic accumulation of pyrimidines. *J Clin Invest* 58:926, 1976.

61. Paglia DE, Valentine WN, Dahlgren JG: Effects of low-level lead-exposure on pyrimidine 5′-nucleotidase and other erythrocyte enzymes: Possible role of pyrimidine 5′-nucleotidase in pathogenesis of lead-induced anemia. *J Clin Invest* 56:1164, 1975.

62. Waldron HA: The anaemia of lead poisoning: A review. *Br J Ind Med* 23:83, 1966.

63. Westerman MP, Pfitzer E, Ellis LD, Jensen WN: Concentrations of lead in bone in plumbism. *N Engl J Med* 273:1246, 1965.

64. Lachant NA, Tomoda A, Tanaka KR: Inhibition of the pentose-phosphate shunt by lead—A potential mechanism for hemolysis in lead-poisoning. *Blood* 63:518, 1984.

65. Khalil-Manesh F, Tartaglia-Erler J, Gonick HC: Experimental model of lead nephropathy. IV. Correlation between renal functional changes and hematological indices of lead toxicity. *J Trace Elem Electrolytes Health Dis* 8:13, 1994.

66. Vincent PC: The effects of heavy metal ions on the human erythrocyte. I Comparisons of the action of several heavy metals. *Aust J Exp Biol Med Sci* 36:471, 1958.

67. Hasan J, Vihko V, Hernberg S: Deficient red cell membrane/Na⁺ + K⁺/-ATPase in lead poisoning. *Arch Environ Health* 14:313, 1967.

68. Hernberg S, Nikkanen J: Enzyme inhibition by lead under normal urban conditions. *Lancet* 1:63, 1970.

69. Casado MF, Cecchini AL, Simao AN, et al: Free radical-mediated pre-hemolytic injury in human red blood cells subjected to lead acetate as evaluated by chemiluminescence. *Food Chem Toxicol* 45:945, 2007.

70. Brookfield RW: Blood changes occurring during the course of treatment of malignant disease by lead, with special reference to punctate basophilia and the platelets. *J Pathol* 31:277, 1928.

71. Clark M, Royal J, Seeler R: Interaction of iron deficiency and lead and the hematologic findings in children with severe lead poisoning. *Pediatrics* 81:247, 1988.

72. White JM, Selhi HS: Lead and the red cell. *Br J Haematol* 30:133, 1975.

73. Jensen WN, Moreno GD, Bessis MC: An electron microscopic description of basophilic stippling in red cells. *Blood* 25:933, 1965.

74. Klein WJ Jr, Metz EN, Price AR: Acute copper intoxication. A hazard of hemodialysis. *Arch Intern Med* 129:578, 1972.

75. Manzler AD, Schreiner AW: Copper-induced acute hemolytic anemia. A new complication of hemodialysis. *Ann Intern Med* 73:409, 1970.

76. Deiss A, Lee GR, Cartwright GE: Hemolytic anemia in Wilson's disease. *Ann Intern Med* 73:413, 1970.

77. Hansen PB: Wilson's disease presenting with severe hemolytic anemia. *Ugeskr Laeger* 150:1229, 1988.

78. McIntyre N, Clink HM, Levi AJ, et al: Hemolytic anemia in Wilson's disease. *N Engl J Med* 276:439, 1967.

79. Grudeva-Popova JG, Spasova MI, Chepileva KG, Zaprianov ZH: Acute hemolytic anemia as an initial clinical manifestation of Wilson's disease. *Folia Med (Plovdiv)* 42:42, 2000.

80. Fairbanks VF: Copper sulfate-induced hemolytic anemia. Inhibition of glucose-6-phosphate dehydrogenase and other possible etiologic mechanisms. *Arch Intern Med* 120:428, 1967.

81. Blume KG, Hoffbauer RW, Lohr GW, Rudiger HW: Genetische und biochemische Aspekte der Pyruvatkinase menschlicher Erythrozyten. *Verh Dtsch Ges Inn Med* 75:450, 1969.

82. Boulard M, Beutler E, Blume KG: Effect of copper on red-cell enzyme-activities. *J Clin Invest* 51:459, 1972.

83. Kiss JE, Berman D, Van Thiel D: Effective removal of copper by plasma exchange in fulminant Wilson's disease. *Transfusion* 38:327, 1998.

84. Stohlman F Jr, Brecher G, Schneiderman M, Cronkite EP: The hemolytic effect of ionizing radiations and its relationship to the hemorrhagic phase of radiation injury. *Blood* 12:1061, 1957.

85. Jin YS, Anderson G, Mintz PD: Effects of gamma irradiation on red cells from donors with sickle cell trait. *Transfusion* 37:804, 1997.

86. Lubash GD, Phillips RE, Bonsnes RW, Shields JD: Acute aniline poisoning treated by hemodialysis—Report of case. *Arch Intern Med* 114:530, 1964.

87. Lowenstein L, Ballew DH: Fatal acute haemolytic anaemia, thrombocytopenic purpura, nephrosis and hepatitis resulting from ingestion of a compound containing apiol. *Can Med Assoc J* 78:195, 1958.

88. Schroder C, Kruger E, Abel J: [Acute poisoning caused by the herbicide dichlorprop (preparation SYS 67 PROP)] [in German]. *Kinderarztl Prax* 59:81, 1991.

89. Martin H, Woerner W, Rittmeister B: Hemolytic anemia by inhalation of hydroxylamines, with a contribution to the problem of Heinz body formation. *Klin Wochenschr* 42:725, 1964.

90. Fisher B: The significance of Heinz bodies in anemias of obscure etiology. *Am J Med Sci* 230:143, 1955.

91. Nierenberg DW, Horowitz MB, Harris KM, James DH: Mineral spirits inhalation associated with hemolysis, pulmonary edema, and ventricular fibrillation. *Arch Intern Med* 151:1437, 1991.

92. Hunter D: Industrial toxicology. *Q J Med* 12:185, 1943.

93. Gasser C: Perakute hämolytische Innenkörperanämie mit Methämoglobinämie nach Behandlung eines Säuglingsekzems mit Resorcin. *Helv Paediatr Acta* 9:285, 1954.

94. Graves TD, Mitchell S: Acute haemolytic anaemia after inhalation of amyl nitrite. *J R Soc Med* 96:594, 2003.

95. Pugh JI, Enderby GEH: Haemoglobinuria after intravenous myanesin. *Lancet* 2:387, 1947.

96. Sills MR, Zinkham WH: Methylene blue-induced Heinz body hemolytic anemia. *Arch Pediatr Adolesc Med* 148:306, 1994.

97. Davidson S, Seldon M, Jones B: Omeprazole and Heinz-body haemolytic anaemia. *Aust N Z J Med* 27:441, 1997.

98. Hassan AB, Seligmann H, Bassan HM: Intravascular haemolysis induced by pentachlorophenol. *Br Med J (Clin Res Ed)* 291:21, 1985.

99. Adams JG, Heller P, Abramson RK, Vaithianathan T: Sulfonamide-induced hemolytic anemia and hemoglobin Hasharon. *Arch Intern Med* 137:1449, 1977.

100. Kaplinsky N, Frankl O: Salicylazosulphapyridine-induced Heinz body anemia. *Acta Haematol* 59:310, 1978.

101. Lin CC, King KL, Chao YW, et al: Tacrolimus-associated hemolytic uremic syndrome: A case analysis. *J Nephrol* 16:580, 2003.

第 53 章
微生物感染引起的溶血性贫血

Marshall A. Lichtman

摘要

溶血性贫血是某些可直接侵入红细胞的微生物(包括疟原虫、巴贝西虫、巴尔通体等)感染机体后的主要临床表现之一。疟疾是全球范围内诱发溶血性贫血最常见的原因,且人们对疟原虫进入红细胞的途径和其引起溶血的机制有了相当的认识。尤其是,恶性疟疾可引起严重甚至致命性溶血(俗称黑尿热)。其他微生物感染诱发的溶血性贫血的机制包括产生溶血素(如产气荚膜梭状芽孢杆菌)、刺激免疫应答(如肺炎支原体)、促进巨噬细胞识别和吞噬血细胞,以及尚不清楚的一类机制。与溶血性贫血相关的很多微生物感染详见本章列表及参考标注的原始研究文献。

在炎症和感染性疾病过程中,常存在红细胞寿命缩短。当患者合并存在葡萄糖-6-磷酸脱氢酶(G-6-PD)缺乏(参见第47章)或脾肿大(参见第56章)、微血管病性碎片综合征时(参见第51、132章)上述改变尤为明显。然而,在某些感染性疾病中,主要的临床表现之一为红细胞的快速破坏(表53-1)[1~49]。本章主要讨论此类情况。

感染可通过多种机制诱发溶血[49]。包括致病微生物直接侵入或损伤红细胞,如疟原虫、巴贝西虫、巴尔通体等;释放溶血性毒素,如产气荚膜梭状芽孢杆菌感染;抗红细胞抗原的自身抗体生成或微生物抗原或免疫复合物沉积于红细胞表面[50]。

简写和缩略词

CR1,1型补体受体(complement receptor 1);EBA,红细胞结合抗原(erythrocyte-binding antigen);G-6-PD,葡萄糖-6-磷酸脱氢酶(glucose-6-phosphate dehydrogenase);ICAM,细胞间黏附分子(intercellular adhesion molecule);PfEMP,恶性疟原虫红细胞膜蛋白(Plasmodium falciparum erythrocyte membrane protein);RSP-2,环表面蛋白-2(ring surface protein 2);VCAM,血管细胞黏附分子(vascular cell adhesion molecule)。

表 53-1 可引起溶血性贫血的微生物

曲霉菌[1]
炭疽杆菌[2]
果氏巴贝虫和分歧巴贝虫[3]
巴尔通体[4,5]
空肠弯曲菌[6,7]
产气荚膜梭状芽孢杆菌(Welchii)[8,9]
柯萨奇病毒[10]
巨细胞病毒[11]
肺炎双球菌[12]
EB 病毒[13,14]
大肠埃希菌[15,16,123]
坏死梭杆菌[17]
流感嗜血杆菌[12,23]
甲型肝炎[18~20]
乙型肝炎[19,21]
丙型肝炎[22]
单纯疱疹病毒[10]
人免疫缺陷病毒[24~26](参见第81章)
甲型流感病毒[27,28]
利什曼原虫[30]
Ballum 血清型问号钩端螺旋体和(或)Butembo 血清型 Kirschneri 钩端螺旋体[29]
流行性腮腺炎病毒[31]
结核分枝杆菌[12,32]
肺炎支原体[33]
脑膜炎双球菌[12]
B19 细小病毒[34]
恶性疟原虫[35]
三日疟原虫[35]
间日疟原虫[36]
风疹病毒[37,38]
麻疹病毒[10]
沙门菌[12,39]
志贺菌[40,41,123]
链球菌[12,42~45]
弓形体[12]
布氏锥虫[46]
水痘-带状疱疹病毒[10,47]
霍乱弧菌[12]
小肠结肠炎耶尔森菌[48]

疟疾

流行病学

早在远古时代人类就认识到疟疾是全球范围内溶血性贫血最常见的病因[36]。人类疟疾由具有五个种群构成的原虫系列之一——疟原虫感染所致。仅2012年,据估计全球疟疾发病人次为2.07亿,导致了约627 000人死亡,主要为在撒哈拉沙漠以南的非洲国家的儿童[51]。严重疟疾性贫血以儿童和孕妇最为常见[52]。

影响疟疾传播的因素包括地理环境、雨量分布和疟原虫的特殊传播载体——按蚊的滋生地。某些所谓的"地方性流行"疫区因存在适合疟疾传播的条件,疟疾可常年流行;而在其他一些地区,疟疾传播可呈季节性发作,即发生在雨季按蚊繁殖猖獗时期。非洲、亚洲、中东及部分欧洲地区居民为疟疾易感人群。到上述地区旅行的非疫区人群通常是感染疟疾的高危人群,因其缺乏对疟疾免疫力,当其返回后,即使疟疾症状发作,也往往得不到及时诊断。疟疾也可由来自疟疾感染者的血液或器官而传播。

生活史

当雌性按蚊叮吸人血时,子孢子随唾液进入血流。它们入侵肝细胞并繁殖。当肿胀的肝细胞破裂时释放出裂殖子,后者侵入红细胞。进入红细胞内裂殖子呈阶段性周期发育:滋养体(环状体),可变成裂殖体。成熟的裂殖体可诱导红细胞破裂后释放出裂殖子,后者再侵入其他红细胞。红细胞破裂及裂殖子释放,与体温升高和常见的疟疾发作症状相吻合。一小部分红细胞内的裂殖子可形成雌、雄配子体,当按蚊叮咬时,随血液进入按蚊体内。在按蚊体内雄配子进入雌配子体内受精形成囊合子,后者可通过无性繁殖形成数目众多的子孢子。子孢子移行至按蚊的唾液腺,当按蚊再次叮咬人时,子孢子进入人体并引发疟疾感染。间日疟原虫和卵形疟原虫可以潜伏期(休眠子)形式持续存在于肝脏内,成为数月或数年后的疟疾复发源。

红细胞感染期的变化

当感染的雌性按蚊叮咬宿主后,在疟疾无症状组织期,子孢子侵入肝脏,亦可侵入其他内脏器官。裂殖子早期来源于组织,后期来源于感染的红细胞,裂殖子通过特殊的侵袭蛋白,如红细胞结合抗原(EBA)以及网织红同源(RH)蛋白家族与红细胞上的受体,如血型糖蛋白A/B/C,CR1(CD35)和基础免疫球蛋白(CD147)[53~55]。疟原虫可通过一系列复杂的方式侵入红细胞内部[35,53]。已进入红细胞内的疟原虫,借助红细胞内容物得以生长发育,通过向胞浆输出数百计的蛋白,其中部分被整合入细胞膜来改变宿主细胞[56]。

恶性疟原虫感染的红细胞表面可形成结节[57],该结节含内皮蛋白受体,尤其是恶性疟原虫红细胞膜蛋白-1(PfEMP-1)。所有疟原虫均可与内皮表面的CD36抗原(血小板糖蛋白IV)及凝血酶敏感蛋白结合,部分可与细胞间黏附分子-1(ICAM-1)结合,少数与血管细胞黏附分子(VCAM)结合[58~62],从而介导感染细胞与内皮细胞的黏附。活化内皮释放的超大血管性血友病因子可以结合血小板,使得PfEMP-1可与血小板CD36结合从而提供细胞黏附的另一种途径[63]。通过未感染红细胞的补体受体-1(CR1)机制介导,感染与未感染的红细胞均可形成玫瑰花结[64]。恶性疟原虫可特异性地与红细胞膜内侧面的血影蛋白结合[65]。恶性疟原虫所致的贫血特征性表现为正细胞正色素性贫血伴网织红细胞减少(见下文"贫血发病机制"),如果临床表现为小细胞性贫血,需考虑同时合并α-或β-珠蛋白生成障碍性贫血或铁缺乏的可能[66]。在疟疾流行区域,在那些经历数代的以疟疾作为主要死因的群体,已形成许多干扰疟原虫侵入红细胞并影响其增殖的基因多态性[64,67~69]。这些包括G-6-PD酶缺乏、东南亚卵形红细胞增多症、CR1缺乏、珠蛋白生成障碍性贫血、镰刀状红细胞性贫血

(参见第46~48章)以及其他血红蛋白病患者。

疟原虫种类与贫血程度

引起人类疟疾的疟原虫含五个种群,即恶性疟原虫、间日疟原虫、三日疟原虫,卵形疟原虫和诺氏疟原虫。在全球范围内,疟疾主要由前两种疟原虫感染所致,并通常诱发溶血性贫血。间日疟原虫仅侵犯新生红细胞,恶性疟原虫既可侵犯新生红细胞,亦可侵犯衰老红细胞。因此,恶性疟原虫所致贫血通常更为严重,且为最常见的致死类型[35]。

贫血发病机制

溶血机制

感染疟原虫的红细胞主要在脾脏被破坏,慢性疟疾患者常出现典型的脾大。存在于感染红细胞内的疟原虫"切迹"亦可能在脾脏形成[70]。疟原虫血症的程度部分决定了感染红细胞破坏的数量。低度红细胞疟原虫血症对贫血的发生影响极微,而高度红细胞疟原虫血症(如达到10%)则可引起明显贫血[71]。贫血严重程度似乎与被感染的红细胞数目不成比例。据估计当有一个红细胞受到疟原虫感染,同时会有10个未被累及的红细胞亦遭到清除,从而显著放大了溶血效应。感染与未被感染疟原虫的红细胞渗透脆性均增加[72]。感染疟疾的猴红细胞阳离子渗透性亦发生改变[73]。细胞内积聚的高铁血红素通过诱导细胞程序性死亡(即红细胞凋亡)促进溶血。上述自杀性死亡途径由胞内钙离子浓度增高、锚连蛋白-V结合力增强及神经酰胺形成等机制介导[74]。有资料提示红细胞膜脂质氧化损伤[75,76],以及感染的红细胞膜磷酸化异常[77]。恶性疟原虫感染的红细胞表面变得极不规则,可能为疟原虫胞内生长所致。这种表面缺陷也可见于未被疟原虫感染的红细胞[78]。感染与未感染红细胞表面发生的改变可激活肝脏与脾脏中的巨噬细胞,并促进其对红细胞的识别和吞噬,加速红细胞清除。红细胞变形性显著降低红细胞膜表面的IgG和C3d沉积,从而促进巨噬细胞对红细胞的清除,有时可导致直接抗人球蛋白试验阳性[79,80]。疟原虫的产物参与红细胞表面免疫复合物的形成。恶性疟原虫环状表面蛋白-2(RSP-2)有助于感染红细胞黏附于内皮细胞,沉积于未感染的红细胞上,毫无疑问提供了通过补体依赖性吞噬作用这一机制用以清除上述细胞[66]。脾大可进一步促进循环红细胞的清除破坏。

红细胞生成减少

恶性疟原虫亦降低对红细胞生成素的反应,导致与贫血程度不相符的红细胞生成不足,网织红细胞减少,同时伴显著红系病态造血表现,如嗜点彩、胞质空泡化、核碎裂及多核红细胞等[66]。红系造血受抑(慢性病性贫血)继发于细胞因子释放,如干扰素(INF)-γ和肿瘤坏死因子(TNF)-α;此外,白细胞介素(IL)-10/TNF比值下降与儿童疟疾的严重贫血相关(参见第37章)[66]。

黑尿热

疟疾性发热常伴随寒战、头痛、腹痛、恶心、呕吐及极度乏力,上述症状以周期性发作为特征,发作频率取决于疟原虫的类型。虽然临床上常难以观察到典型的周期性发作,但间日疟

发热通常每隔 48 小时发作一次,三日疟发热每隔 72 小时发作一次,恶性疟发热则每天发作。疟疾发作的周期性是由于红细胞内期的裂殖增殖与裂殖体释放同步化并呈规则的间隙所致,裂殖体释放是疟疾性发热及其相关症状的主要原因。恶性疟偶尔可引起特别严重的溶血、血红蛋白血症、血红蛋白尿,出现尿色加深甚至黑色尿,这种状态也称之为"黑尿热",目前已不再常见。黑尿热曾一度见于定居非洲和印度的欧洲人群,通常发生于服用奎宁治疗疟疾后,其发生似乎与间歇性服用抗疟药有关[81]。

诊断方法

疟疾的诊断取决于外周血涂片可见疟原虫或者通过快速抗原检测试验(RDTs)检测到寄生虫抗原蛋白的存在[82]。另外的检测手段还包括,聚合酶链反应(PCR)可证实血液存在寄生虫 DNA 序列[83,84],或在日常全血计数检查中用自动血液分析仪检测寄生虫[85]。形态学上将恶性疟与其他类型疟疾,尤其是间日疟区别开来十分重要,因为前者可引起危重的临床表现。如超过 5% 的红细胞被感染,几乎可肯定为恶性疟原虫所致。人体感染疟原虫后,环状体基本上是外周血涂片可见寄生虫的唯一形式。如在同一红细胞内观察到两个甚至更多数目的环状体,则符合恶性疟的致病特征(图 53-1A 和 B)。对于初次感染

疟原虫的患者,取外周血涂片检查疟原虫宜于第一次症状发作至少 3 天后进行,因为发作最初几天内,病原体负荷低于可检测的下限。

治疗

一旦诊断宜尽早治疗。由于抗疟药的广泛应用,耐药已成为抗疟治疗的主要问题。通过单药或联合用药可清除人体血液中的疟原虫。青蒿素为治疗恶性疟最有效的药物。目前正在进行多项研究以寻求针对不同地区疟疾的最佳单药或联合用药方案[86]。许多抗疟药可诱发 G-6-PD 缺乏症患者产生严重的溶血,这多与某些地方性流行疟疾有关(参见第 47 章)[87]。

预防

在针对恶性疟原虫孢子体疫苗初期测试中,小部分实验受试者静脉注射了 5 剂疫苗后有效。免疫反应的强度与疫苗剂量密切相关。尽管这是一个重要的进步,但在实际应用中,应避开对易感人群进行大量的静脉疫苗注射[88]。另一个疫苗,RTS,S 是第一个进入三期临床试验的药物,但是初步的结果并不理想。在对婴儿临床疟疾的预防的有效率在 30% ~50% 之间,数月后效果即消失[88]。

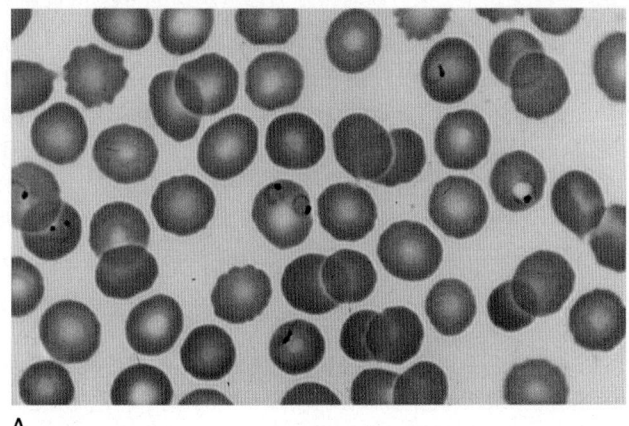

A

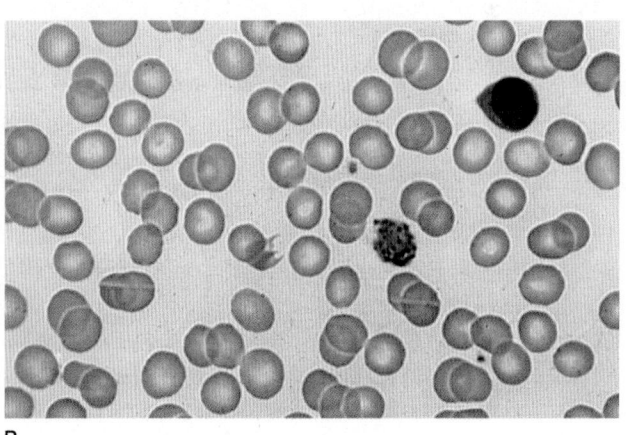

B

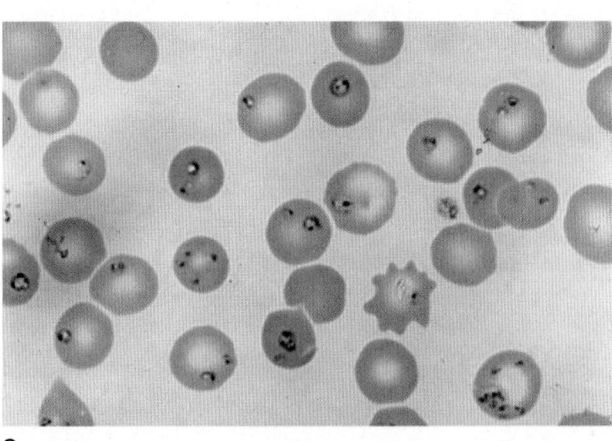

C

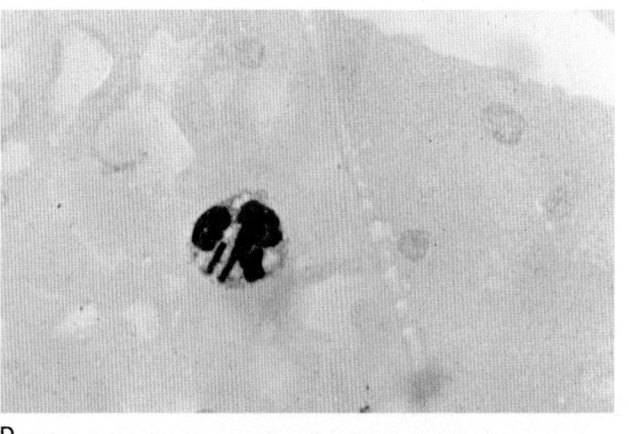

D

图 53-1　A. 恶性疟原虫感染疟疾患者血片:部分红细胞有环状体;视野中心的双环状体红细胞是恶性疟感染的典型特征;图左侧有两个圆点的环状体提示恶性疟感染;疟原虫的高感染率(视野中约有 10% 的红细胞感染)是恶性疟原虫感染的特征。B. 间日疟原虫感染疟疾患者血片:成熟裂殖体。C. 巴贝西虫感染患者血片:严重的寄生虫血症是巴贝西虫病的特征(约 2/3 的红细胞被感染)。D. 产气荚膜梭状芽孢杆菌败血症患者血片:严重的红细胞溶解导致几乎看不到红细胞;视野中的中性粒细胞内有两个杆菌(产气荚膜梭状芽孢杆菌)。(图片下载获得 Lichtman 血液学地图集授权,www.accessmedicine.com)

病程及预后

当恶性疟患者发生急性、异常严重的溶血时(黑尿热),医师首先需要排除患者是否合并存在 G-6PD 缺乏,该类患者应避免使用可诱发溶血的抗疟药。对严重溶血患者可用输血治疗,并发肾衰竭患者可进行体外透析。经过早期及时治疗,疟疾的预后良好。如果治疗不及时或疟原虫耐药,恶性疟可迅即危及患者生命。

● 巴尔通体病(奥罗亚热)

流行病学

1885 年,医学生 Daniel A. Carrión 给自己接种了来自于一位秘鲁疣患者皮肤疣状结节中的血液,其后出现致命性溶血性贫血伴特征性的奥罗亚热样临床表现,在此之前,奥罗亚热在秘鲁安第斯山脉奥罗亚城的铁路工人中最先发现。此项致命性自身试验证实皮肤疣状结节与溶血发作为人巴尔通体病的两种临床表现,人巴尔通体病现以其发现者 Carrión 的名字命名为卡里翁病[5],人巴尔通体病通过白蛉传播。

发病机制

白蛉叮咬人体后,进入人体的杆状巴尔通体感染红细胞。现认为该微生物并不在红细胞内生长,而是黏附于红细胞的外表面。因为感染的红细胞经过枸橼酸钠抗凝血浆洗涤后,可发现游离的病原体,而红细胞并未溶解,且经过悬滴培养后,红细胞外可见大量巴尔通体,而红细胞自身仍完整无损[89],红细胞渗透脆性正常[5]。感染的红细胞主要经肝脏和脾脏被快速清除。正常红细胞输注入患者体内亦会遭受同样命运[4]。从培养上清液分离纯化出一种称之为变形素的巴尔通体蛋白,其分子量 130kDa,可引起红细胞变形,细胞膜出现凹痕和反折[90]。此外,命名为 ialA 和 ialB 的两种杆状巴尔通体基因分别编码含 170 个氨基酸(20.1kDa)和 186 个氨基酸(19.9kDa)的蛋白多肽,二者均可显著增强大肠杆菌侵入红细胞的能力[91]。

临床表现

正如卡里翁实验所证明的那样,巴尔通体病临床上分为两个阶段。急性溶血性贫血、奥罗亚热为疾病早期,病原体自慢性肉芽肿病变部位入侵血液;晚期主要表现为秘鲁疣。奥罗亚热期患者一般无明显临床症状,但贫血一旦出现常极为严重。有文献报道红细胞计数可降至 750 000/μl(0.75×10^12/L)[92]。除了贫血症状外,患者还可出现口渴、食欲减退、出汗以及全身性淋巴结肿大。肝脾大不常见。外周血出现大量有核红细胞,网织红细胞常显著增高,白细胞计数变化各异。红细胞上存在杆状巴尔通体为本病确诊依据。通过吉姆萨染色外周血涂片,可观察到长 1~3μm,宽 0.25~0.2μm 的紫红色棒状小体。尽管现有分子生物学方法有助于本病诊断[93],但对于临床表现疑似病例,外周血涂片检查因其简便、快捷,更有利于患者的早期诊断和及时治疗。

治疗和转归

青霉素、链霉素、氯霉素和四环素为治疗奥罗亚热的有效药物。未治疗的奥罗亚热患者病死率极高,幸存者经历短暂的过渡期后,病原体数目开始下降,红细胞计数上升,此时巴尔通体由原来的杆状转变为球状。伴随着热退及其他症状的减轻,患者出现淋巴细胞增多及中性粒细胞升高。巴尔通体感染的第二阶段秘鲁疣为非血液系统疾患,主要表现为面部和肢体末端皮肤疣状凸起,并可进展为出血性疣状瘤。

其他种类的巴尔通体亦可引起人发热性感染,如"猫抓热""壕沟热",亦可感染获得性免疫缺陷患者,但上述疾病通常不伴有严重溶血性贫血[94~96]。

● 巴贝西虫病

流行病学

巴贝西虫为一红细胞内寄生性原虫,亦称之为梨浆虫。巴贝西虫通过蜱传播,可感染多种野生动物和家畜。人偶尔会感染果氏巴贝虫(北美洲)和分歧巴贝虫(欧洲),这类原虫分别寄生于啮齿类动物、鹿、麋鹿和牛等[97]。其他巴贝西虫样的梨浆虫亦可能致病,如巴贝西虫 WA1,则首次分离于来自华盛顿州的一例患者;而巴贝西虫 MO1,则首次分离于密苏里州的一例患者[98]。既往认为该病罕见,现在认识到其发病率有增加趋势[99,100]。本病于人类一般通过蜱及输血传播[101~106]。巴贝西虫病主要病原体为果氏巴贝西虫,也可由巴贝西虫 WA1 属所引起,无症状携带者献血后可导致病原体播散。输血相关性巴贝西虫病风险曾被低估,并对流行区域血液供应构成了威胁。在美国,由于传播媒介区域性分布差异,巴贝西虫病主要分布于东北海岸、北美五大湖地区[107],故亦称为"Nantucket 热"。但这类疾病也散发于中西部地区。脾切除术后易感染分歧巴贝西虫,但鲜见感染果氏巴贝虫者[3]。

临床表现

由于病原体在红细胞内繁殖及随之发生的红细胞溶解,可迅速引起临床症状。临床表现轻重不一,取决于病原体血症严重程度。疾病潜伏期 1 周至 3 个月不等,通常为 3 周。疾病逐渐进展,初期常表现为不适、食欲下降和乏力,随后出现发热(可高达40℃)、寒战、出汗和肌肉关节疼痛。本病偶可呈暴发性。可有明显的肝脾大[108]。

患者常出现中度溶血性贫血,偶可出现严重溶血并导致低血压[109],此时需输血支持治疗[97]。溶血可持续数天,但在脾切除、老年及其他免疫功能低下患者可持续数月。血清转氨酶、乳酸脱氢酶、非结合胆红素以及碱性磷酸酶升高常与病原体血症严重程度呈正相关。可发生因炎性因子释放所致的血小板及白细胞减少[108]。

诊断

详细询问病史以了解患者是否来自疫区、最近有无输血史以及是否曾行脾切除术。经吉姆萨染色的外周血薄涂片可见到位于红细胞内的巴贝西虫,呈深染的环状体,胞质呈淡蓝色。亦可见到裂殖子。偶可见马尔他十字四分体,该红细胞内结构由四个巴贝西虫子细胞通过胞质桥连结而成,形态上类似马尔他十字。高病原体血症时可累及超过 75% 的红细胞(图 53-1C)[108]。此外通过免疫荧光试验检测抗巴贝西虫抗体对诊断有帮助,当患者产生特异性抗体后,借助聚合酶链反应技术(PCR)可帮助证实感染是否活动以及监测疗效[108]。

输血后出现发热、溶血性贫血的患者需考虑是否存在巴贝西虫病的可能。

治疗和转归

绝大多数轻度巴贝西虫感染者无需治疗。克林霉素和奎宁为治疗巴贝西虫的有效药物[110],但亦有对上述药物存在耐药的报道[102]。两种药物联合应用可提高对病原体的清除率,但后续副作用亦相应增加。有用阿托伐醌联合阿奇霉素治疗巴贝西虫的报道[98,111]。全血或红细胞置换疗法用于难治性病例可获满意疗效[108,111]。

共感染

在疫区,蜱叮咬人体后有时可引起两种及多种寄生虫同时感染。硬蜱是伯氏疏螺旋体(莱姆病病原体)和果氏巴贝西虫共同的传播媒介,叮咬人体后可导致两种病原体同时进入人体血循环而被感染。其他寄生虫亦可出现共感染(如人粒细胞性埃利希体病)。共感染后初期的临床表现可以相似,针对莱姆病的治疗药物对巴贝西虫通常无效,因此经早期成功治疗莱姆病后,巴贝西病原体依然残留[108]。

● 产气荚膜梭状芽孢杆菌败血症

流行病学

产气荚膜梭状芽孢杆菌(既往称为魏氏梭状芽孢杆菌)败血症最常见于经历了败血症性流产患者。本病亦可见于肝脓肿[9]并发的急性胆囊炎[112],偶见于羊膜穿刺术后(羊膜炎)[113]。

发病机制

产气荚膜梭状芽孢杆菌为一革兰氏阳性、含荚膜并可形成芽孢的厌氧杆菌,可致软组织气性坏疽。病原菌产生的 α 毒素是一种卵磷脂酶 C,与细胞表面的脂蛋白复合物反应后释放具强力溶血活性的溶血卵磷脂。α 毒素可引起血管内溶血及系列后续症状。此外,红细胞膜蛋白水解在溶血过程中也发挥了重要作用[114]。

临床表现

产气荚膜梭状芽孢杆菌败血症常引起严重甚至危及生命的溶血,可出现显著的血红蛋白血症及血红蛋白尿。严重者血浆呈亮红色,尿液呈红木心样的棕褐色。红细胞溶解(血细胞比容降低)和血浆血红蛋白浓度增高,可导致血液血红蛋白水平与血细胞比容分离,例如血细胞比容接近 0,而血红蛋白浓度可能高达 80g/L。外周血涂片可见去血红蛋白化的"血影"细胞(图 53-1D)及大量的小球形红细胞(参见第 46 章)。白细胞计数常增多并出现核左移,多有血小板计数减少。常并发急性肾功能及肝功能衰竭,预后凶险。即使给予及时治疗,仍有超过半数的患者死亡(参见第 129 章)[8,115]。

治疗和转归

治疗措施包括抗感染、补液支持、红细胞输注以及适时的

外科清创[116]。感染常呈暴发性发作,进展迅速,严重溶血及继发性脏器(如肾脏)功能衰竭可引起高死亡率。

● 其他感染

许多其他种类的微生物感染偶可引起溶血性贫血,其致病机制多样。某些微生物(较常见的有流感嗜血杆菌、大肠埃希菌和沙门菌等)体外可诱导红细胞凝集,但上述效应是否启动体内溶血尚不清楚[117]。当细菌多糖吸附于红细胞表面可间接引起红细胞破坏。抗体针对性作用于抗原包被的红细胞可致其凝集[118]或诱导补体介导的溶血[23]。细菌诱发红细胞 T 型抗原暴露而使红细胞凝集性增强,这可能为微生物感染诱发溶血的罕见原因[119,120]。

许多不同类型微生物可诱发自身免疫性溶血性贫血(参见第 54 章)。一项对 234 例病例的研究显示[10]:所有病例中 55 例有细菌感染史,而其中 18 例病人的贫血与感染之间存在明确的因果关系,但这种关系的主要证据是暂时性的。多种病毒如麻疹病毒、巨细胞病毒、水痘病毒、单纯疱疹病毒、流感病毒 A 和 B、EB 病毒、人免疫缺陷病毒[24~26](参见第 82 章)以及柯萨奇病毒亦与免疫性溶血性疾病相关[10,121]。据推测,致病机制包括免疫复合物和补体的吸附、交叉反应抗原以及病原体感染后免疫耐受丧失所致的真性自体免疫状态[10]。相当比例的儿童淋巴结病合并溶血性贫血患儿存在巨细胞病毒感染的组织病理学乃至病毒学证据[122],部分患儿直接抗人球蛋白试验阳性,提示某些"特发性自身免疫性溶血性贫血"患儿实际上源于巨细胞病毒感染[122]。

肺炎支原体肺炎的病程中有时出现高滴度冷凝集素(参见第 54 章),偶可致溶血性贫血[1,33]或代偿性溶血,但绝大多数伴高滴度冷凝集素患者并无贫血。许多黑热病患者的红细胞可与抗补体血清和抗非 γ 球蛋白血清产生凝集[30]。此时,红细胞可被"扣押"于肝脏和脾脏[13]。

有关微血管病性溶血性贫血的讨论详见第 51、129 章。这种疾病可由多种感染诱发。比较明确的与微血管病性溶血性贫血发病相关的细菌感染包括产毒素的大肠杆菌,一型志贺杆菌[123]、弯曲杆菌[124]和曲霉菌等[1]。

翻译:颜丹颖　互审:朱力　校对:郭涛、胡豫

参考文献

1. Robboy SJ, Salisbury K, Ragsdale B, et al: Mechanism of *Aspergillus*-induced microangiopathic hemolytic anemia. *Arch Intern Med* 128:790, 1971.
2. Freedman A, Afonja O, Chang MW, et al: Cutaneous anthrax associated with microangiopathic hemolytic anemia and coagulopathy in a 7-month-old infant. *JAMA* 287:869, 2002.
3. Pruthi RK, Marshall WF, Wiltsie JC, Persing DH: Human babesiosis. *Mayo Clin Proc* 70:853, 1995.
4. Reynafarje C, Ramos J: The hemolytic anemia of human bartonellosis. *Blood* 17:562, 1961.
5. Ricketts WE: *Bartonella bacilliformis* anemia (Oroya fever). A study of thirty cases. *Blood* 3:1025, 1948.
5a. Schultz MG. A history of Bartonellosis (Carrión's disease). *Am J Trop Med Hygiene* 17:503, 1968.
6. Smith MA, Shah NR, Lobel JS, Hamilton W: Methemoglobinemia and hemolytic anemia associated with *Campylobacter jejuni* enteritis. *Am J Pediatr Hematol Oncol* 10:35, 1988.
7. Damani NN, Humphrey CA, Bell B: Haemolytic anaemia in *Campylobacter* enteritis. *J Infect* 26:109, 1993.
8. Rogstad B, Ritland S, Lunde S, Hagen AG: *Clostridium perfringens* septicemia with massive hemolysis. *Infection* 21:54, 1993.
9. Kreidl KO, Green GR, Wren SM: Intravascular hemolysis from a *Clostridium perfringens* liver abscess. *J Am Coll Surg* 194:387, 2002.
10. Pirofsky B: Infectious disease and autoimmune hemolytic anemia, in *Autoimmuniza-*

tion and the Autoimmune Hemolytic Anemias, p 147. Waverly Press, Baltimore, 1969.
11. van Spronsen DJ, Breed WP: Cytomegalovirus-induced thrombocytopenia and haemolysis in an immunocompetent adult. *Br J Haematol* 92:218, 1996.
12. Dacie JV: Secondary or symptomatic hemolytic anemias, in *The Haemolytic Anaemias, Part III*, edited by JV Dacie, p 908. Grune & Stratton, New York, 1967.
13. Tonkin AM, Mond HG, Alford FP, Hurley TH: Severe acute haemolytic anaemia complicating infectious mononucleosis. *Med J Aust* 2:1048, 1973.
14. Whitelaw F, Brook MG, Kennedy N, Weir WR: Haemolytic anaemia complicating Epstein-Barr virus infection. *Br J Clin Pract* 49:212, 1995.
15. Ludwig K, Ruder H, Bitzan M, et al: Outbreak of *Escherichia coli* O157: H7 infection in a large family. *Eur J Clin Microbiol Infect Dis* 16:238, 1997.
16. Pennings CM, Seitz RC, Karch H, Lenard HG: Haemolytic anaemia in association with *Escherichia coli* O157 infection in two sisters. *Eur J Pediatr* 153:656, 1994.
17. Chand DH, Brady RC, Bissler JJ: Hemolytic uremic syndrome in an adolescent with *Fusobacterium necrophorum* bacteremia. *Am J Kidney Dis* 37:E22, 2001.
18. Gundersen SG, Bjoerneklett A, Bruun JN: Severe erythroblastopenia and hemolytic anemia during a hepatitis A infection. *Scand J Infect Dis* 21:225, 1989.
19. Kanematsu T, Nomura T, Higashi K, Ito M: Hemolytic anemia in association with viral hepatitis. *Nippon Rinsho* 54:2539, 1996.
20. Urganci N, Akyildiz B, Yildirmak Y, Ozbay G: A case of autoimmune hepatitis and autoimmune hemolytic anemia following hepatitis A infection. *Turk J Gastroenterol* 14:204, 2003.
21. Gurgey A, Yuce A, Ozbek N, Kocak N: Acute hemolysis in association with hepatitis B infection in a child with beta-thalassemia trait. *Turk J Pediatr* 36:259, 1994.
22. Etienne A, Gayet S, Vidal F, et al: Severe hemolytic anemia due to cold agglutinin complicating untreated chronic hepatitis C: Efficacy and safety of anti-CD20 (rituximab) treatment. *Am J Hematol* 75:243, 2004.
23. Shurin SB, Anderson P, Zollinger J, Rathbun RK: Pathophysiology of hemolysis in infections with *Haemophilus influenzae* type B. *J Clin Invest* 77:1340, 1986.
24. Rheingold SR, Burnham JM, Rutstein R, Manno CS: HIV infection presenting as severe autoimmune hemolytic anemia with disseminated intravascular coagulation in an infant. *J Pediatr Hematol Oncol* 26:9, 2004.
25. Koduri PR, Singa P, Nikolinakos P: Autoimmune hemolytic anemia in patients infected with human immunodeficiency virus-1. *Am J Hematol* 70:174, 2002.
26. Saif MW: HIV-associated autoimmune hemolytic anemia: An update. *AIDS Patient Care STDS* 15:217, 2001.
27. Watanabe T: Hemolytic uremic syndrome associated with influenza A virus infection. *Nephron* 89:359, 2001.
28. Asaka M, Ishikawa I, Nakazawa T, et al: Hemolytic uremic syndrome associated with influenza A virus infection in an adult renal allograft recipient: Case report and review of the literature. *Nephron* 84:258, 2000.
29. Trowbridge AA, Green JB III, Bonnett JD, et al: Hemolytic anemia associated with leptospirosis. Morphologic and lipid studies. *Am J Clin Pathol* 76:493, 1981.
30. Woodruff AW, Topley E, Knight R, Downie CGB: The anaemia of kala azar. *Br J Haematol* 22:319, 1972.
31. Ozen S, Damarguc I, Besbas N, et al: A case of mumps associated with acute hemolytic crisis resulting in hemoglobinuria and acute renal failure. *J Med* 25:255, 1994.
32. Kuo PH, Yang PC, Kuo SS, Luh KT: Severe immune hemolytic anemia in disseminated tuberculosis with response to antituberculosis therapy. *Chest* 119:1961, 2001.
33. Fiala M, Myhre BA, Chinh LT, et al: Pathogenesis of anemia associated with *Mycoplasma pneumoniae*. *Acta Haematol* 51:297, 1974.
34. Chambers LA, Rauck AM: Acute transient hemolytic anemia with a positive Donath-Landsteiner test following parvovirus B19 infection. *J Pediatr Hematol Oncol* 18:178, 1996.
35. Weatherall DJ, Miller LH, Baruch DI, et al: Malaria and the red cell. *Hematology Am Soc Hematol Educ Program* 35, 2002.
36. White NJ: The treatment of malaria. *N Engl J Med* 335:800, 1996.
37. Moriuchi H, Yamasaki S, Mori K, et al: A rubella epidemic in Sasebo, Japan in 1987, with various complications. *Acta Paediatr Jpn* 32:67, 1990.
38. Yoneda S, Yoshikawa M, Yamane Y, et al: A case of rubella complicated by hemolytic anemia. *Kansenshogaku Zasshi* 74:724, 2000.
39. Albaqali A, Ghuloom A, Al Arrayed A, et al: Hemolytic uremic syndrome in association with typhoid fever. *Am J Kidney Dis* 41:709, 2003.
40. Houdouin V, Doit C, Mariani P, et al: A pediatric cluster of Shigella dysenteriae serotype 1 diarrhea with hemolytic uremic syndrome in 2 families from France. *Clin Infect Dis* 38:e96, 2004.
41. Kavaliotis J, Karyda S, Konstantoula T, et al: Shigellosis of childhood in northern Greece: Epidemiological, clinical and laboratory data of hospitalized patients during the period 1971–1996. *Scand J Infect Dis* 32:207, 2000.
42. Shepherd AB, Palmer AL, Bigler SA, Baliga R: Hemolytic uremic syndrome associated with group A beta-hemolytic streptococcus. *Pediatr Nephrol* 18:949, 2003.
43. Apilanez UM, Areses TR, Ruiz Benito MA, et al: Hemolytic uremic syndrome secondary to Streptococcus pneumoniae pulmonary infection. *An Esp Pediatr* 57:378, 2002.
44. Reynolds E, Espinoza M, Monckeberg G, Graf J: Hemolytic-uremic syndrome and *Streptococcus pneumoniae*. *Rev Med Chil* 130:677, 2002.
45. Brandt J, Wong C, Mihm S, et al: Invasive pneumococcal disease and hemolytic uremic syndrome. *Pediatrics* 110:371, 2002.
46. Wéry M, Mulumba PM, Lambert PH, Kazyumba L: Hematologic manifestations, diagnosis, and immunopathology of African trypanosomiasis. *Semin Hematol* 19:83, 1982.
47. Papalia MA, Schwarer AP: Paroxysmal cold haemoglobinuria in an adult with chicken pox. *Br J Haematol* 109:328, 2000.
48. Von Knorring J, Pettersson T: Haemolytic anaemia complicating *Yersinia enterocolitica* infection. Report of a case. *Scand J Haematol* 9:149, 1972.
49. Berkowitz FE: Hemolysis and infection: Categories and mechanisms of their interrelationship. *Rev Infect Dis* 13:1151, 1991.
50. Seitz RC, Buschermohle G, Dubberke G, et al: The acute infection-associated hemolytic anemia of childhood: Immunofluorescent detection of microbial antigens altering the erythrocyte membrane. *Ann Hematol* 67:191, 1993.
51. World Health Organization: *World Malaria Report 2013*. Available at http://www.who.int/malaria/publications/world_malaria_report_2013/en/ (last accessed 23 January 2015).
52. Greenwood BM: The epidemiology of malaria. *Ann Trop Med Parasitol* 91:763, 1997.
53. Miller LH, Ackerman HC, Su X, Wellems TE: Malaria biology and disease pathogenesis: Insights for new treatments. *Nature* 19:156, 2013.
54. Tham WH, Healer, J Cowman A: Erythrocyte and reticulocyte binding-like proteins of *Plasmodium falciparum*. *Trends Parasitol* 28:23, 2012.
55. Crosnier C, Bustamante LY, Bartholdson SJ, et al: Basigin is a receptor essential for erythrocyte invasion by Plasmodium falciparum. *Nature* 480:534, 2011.
56. Goldberg D, Cowman A: Moving in and renovating: Exporting proteins from *Plasmodium* into host erythrocytes. *Nat Rev Microbiol* 8:617, 2010.
57. Nakamura K, Hasler T, Morehead K, et al: *Plasmodium falciparum*-infected erythrocyte receptor(s) for CD36 and thrombospondin are restricted to knobs on the erythrocyte surface. *J Histochem Cytochem* 40:1419, 1992.
58. Newbold C, Warn P, Black G, et al: Receptor-specific adhesion and clinical disease in *Plasmodium falciparum*. *Am J Trop Med Hyg* 57:389, 1997.
59. Baruch DI, Ma XC, Singh HB, et al: Identification of a region of PfEMP1 that mediates adherence of *Plasmodium falciparum* infected erythrocytes to CD36: Conserved function with variant sequence. *Blood* 90:3766, 1997.
60. Sherman IW, Eda S, Winograd E: Cytoadherence and sequestration in *Plasmodium falciparum:* Defining the ties that bind. *Microbes Infect* 5:897, 2003.
61. Udomsangpetch R, Taylor BJ, Looareesuwan S, et al: Receptor specificity of clinical *Plasmodium falciparum* isolates: Nonadherence to cell-bound E-selectin and vascular cell adhesion molecule-1. *Blood* 88:2754, 1996.
62. McCormick CJ, Craig A, Roberts D, et al: Intercellular adhesion molecule-1 and CD36 synergize to mediate adherence of *Plasmodium falciparum*-infected erythrocytes to cultured human microvascular endothelial cells. *J Clin Invest* 100:2521, 1997.
63. Bridges DJ, Bunn J, van Mourik JA, et al: Rapid activation of endothelial cells enables *Plasmodium falciparum* adhesion to platelet-decorated von Willebrand factor strings. *Blood* 115:1472, 2010.
64. Cockburn IA, MacKinnon MJ, O'Donnell A, et al: A human complement receptor 1 polymorphism that reduces *Plasmodium falciparum* rosetting confers protection against severe malaria. *Proc Natl Acad Sci U S A* 101:272, 2004.
65. Herrera S, Rudin W, Herrera M, et al: A conserved region of the MSP-1 surface protein of *Plasmodium falciparum* contains a recognition sequence for erythrocyte spectrin. *EMBO J* 12:1607, 1993.
66. Lamikanra AA, Brown D, Potocnik A, et al: Malarial anemia: Of mice and men. *Blood* 110:18, 2007.
67. Mombo LE, Ntoumi F, Bisseye C, et al: Human genetic polymorphisms and asymptomatic *Plasmodium falciparum* malaria in Gabonese school-children. *Am J Trop Med Hyg* 68:186, 2003.
68. Clegg JB, Weatherall DJ: Thalassemia and malaria: New insights into an old problem. *Proc Assoc Am Physicians* 111:278, 1999.
69. Zimmerman PA, Patel SS, Maier AG, et al: Erythrocyte polymorphisms and malaria parasite invasion in Papua New Guinea. *Trends Parasitol* 19:250, 2003.
70. Angus BJ, Chotivanich K, Udomsangpetch R, White NJ: In vivo removal of malaria parasites from red blood cells without their destruction in acute falciparum malaria. *Blood* 90:2037, 1997.
71. Jakeman GN, Saul A, Hogarth WL, Collins WE: Anaemia of acute malaria infections in non-immune patients primarily results from destruction of uninfected erythrocytes. *Parasitology* 119(Pt 2):127, 1999.
72. George JN, Wicker DJ, Fogel BJ, et al: Erythrocytic abnormalities in experimental malaria. *Proc Soc Exp Biol Med* 124:1086, 1967.
73. Overman RR: Reversible cellular permeability alterations in disease. In vivo studies on sodium, potassium and chloride concentrations in erythrocytes of the malarious monkey. *Am J Physiol* 152:113, 1948.
74. Gatidis S, Föller M, Lang F: Hemin-induced suicidal erythrocyte death. *Ann Hematol* 88:721, 2009.
75. Clark IA, Hunt NH: Evidence for reactive oxygen intermediates causing hemolysis and parasite death in malaria. *Infect Immun* 39:1, 1983.
76. Stocker R, Cowden WB, Tellan RL, et al: Lipids from *Plasmodium vinckei*-infected erythrocytes and their susceptibility to oxidative damage. *Lipids* 22:51, 1987.
77. Yuthavong Y, Limpaiboon T: The relationship of phosphorylation of membrane proteins with the osmotic fragility and filterability of *Plasmodium berghei*-infected mouse erythrocytes. *Biochim Biophys Acta* 929:278, 1987.
78. Balcerzak SP, Arnold JD, Martin DC: Anatomy of red cell damage by *Plasmodium falciparum* in man. *Blood* 40:98, 1972.
79. Jenkins NE, Chakravorty SJ, Urban BC, et al: The effect of *Plasmodium falciparum* infection on expression of monocyte surface molecules. *Trans R Soc Trop Med Hyg* 100:1007, 2006.
80. Helegbe GK, Goka BQ, Kurtzhals JA, et al: Complement activation in Ghanaian children with severe *Plasmodium falciparum* malaria. *Malar J* 6:165, 2007.
81. Price R, van Vugt M, Phaipun L, et al: Adverse effects in patients with acute falciparum malaria treated with artemisinin derivatives. *Am J Trop Med Hyg* 60:547, 1999.
82. Mouatcho JC, Goldring JP. Malaria rapid diagnostic tests: Challenges and prospects. *J Med Microbiol* 62(Pt 10):1491, 2013.
83. Weiss JB: DNA probes and PCR for diagnosis of parasitic infections. *Clin Microbiol Rev* 8:113, 1995.
84. Mangold KA, Manson RU, Koay ES, et al: Real time PCR for detection and identification of *Plasmodium* spp. *J Clin Microbiol* 43: 2435, 2005.
85. Campuzano-Zuluaga G, Hanscheid T, Grobusch MP. Automated haematology analysis to diagnose malaria. *Malar J* 9:346, 2010.
86. Flannery EL, Chatterjee AK, Winzeler EA. Antimalarial drug discovery—Approaches and progress towards new medicines. *Nat Rev Microbiol* 11:849, 2013.
87. Beutler E, Duparc S; G6PD Deficiency Working Group: Glucose-6-phosphate dehydro-

genase deficiency and antimalarial drug development. *Am J Trop Med Hyg* 77:779, 2007.

88. Seder RA, Chang LJ, Enama ME, et al: Protection against malaria by intravenous immunization with a nonreplicating sporozoite vaccine. *Science* 341:1359, 2013.

88a. Riley EM, Stewart VA. Immune mechanisms in malaria: New insights in vaccine development. *Nat Med* 19:168, 2013.

89. Aldana L: Bacteriologia de la enfermedad de carrion. *Cron Med* 46:235, 1929.

90. Xu YH, Lu ZY, Ihler GM: Purification of deformin, an extracellular protein synthesized by *Bartonella bacilliformis* which causes deformation of erythrocyte membranes. *Biochim Biophys Acta* 1234:173, 1995.

91. Mitchell SJ, Minnick MF: Characterization of a two-gene locus from *Bartonella bacilliformis* associated with the ability to invade human erythrocytes. *Infect Immun* 63:1552, 1995.

92. Weinman D: Human *Bartonella* infection and African sleeping sickness. *Bull N Y Acad Med* 22:647, 1946.

93. García-Esteban C, Gil H, Rodríguez-Vargas M, et al: Molecular method for *Bartonella* species identification in clinical and environmental samples. *J Clin Microbiol* 46:776, 2008.

94. Dalton MJ, Robinson LE, Cooper J, et al: Use of *Bartonella* antigens for serologic diagnosis of cat-scratch disease at a national referral center. *Arch Intern Med* 155:1670, 1995.

95. Eremeeva ME, Gerns HL, Lydy SL, et al: Bacteremia, fever, and splenomegaly caused by a newly recognized *Bartonella* species. *N Engl J Med* 356:2381, 2007.

96. Koehler JE, Sanchez MA, Tye S, et al: Prevalence of *Bartonella* infection among human immunodeficiency virus-infected patients with fever. *Clin Infect Dis* 37:559, 2003.

97. Reubush TK II, Cassaday PB, Marsh HJ, et al: Human babesiosis on Nantucket Island. *Ann Intern Med* 86:6, 1977.

98. Krause PJ: Babesiosis. *Med Clin North Am* 86:361, 2002.

99. Krause PJ, McKay K, Gadbaw J, et al: Increasing health burden of human babesiosis in endemic sites. *Am J Trop Med Hyg* 68:431, 2003.

100. Herwaldt BL, McGovern PC, Gerwel MP, et al: Endemic babesiosis in another eastern state: New Jersey. *Emerg Infect Dis* 9:184, 2003.

101. Jacoby GA, Hunt JV, Kosinski KS, et al: Treatment of transfusion-transmitted babesiosis by exchange transfusion. *N Engl J Med* 303:1098, 1980.

102. Smith RP, Evans AT, Popovsky M, et al: Transfusion-acquired babesiosis and failure of antibiotic treatment. *JAMA* 256:2726, 1986.

103. Herwaldt BL, Kjemtrup AM, Conrad PA, et al: Transfusion-transmitted babesiosis in Washington State: First reported case caused by a WA1-type parasite. *J Infect Dis* 175:1259, 1997.

104. Nelson R: Blood on demand. *Am Herit Invent Technol* 19:24, 2004.

105. Dobroszycki J, Herwaldt BL, Boctor F, et al: A cluster of transfusion-associated babesiosis cases traced to a single asymptomatic donor. *JAMA* 281:927, 1999.

106. Kjemtrup AM, Lee B, Fritz CL, et al: Investigation of transfusion transmission of a WA1-type babesial parasite to a premature infant in California. *Transfusion* 42:1482, 2002.

107. Steketee RW, Eckman MR, Burgess EC, et al: Babesiosis in Wisconsin. A new focus of disease transmission. *JAMA* 253:2675, 1985.

108. Homer MJ, Aguilar-Delfin I, Telford SR 3rd, et al: Babesiosis. *Clin Microbiol Rev* 13:451, 2000.

109. Cheng D, Yakobi-Shvilli R, Fernandez J: Life-threatening hypotension from babesiosis hemolysis. *Am J Emerg Med* 20:367, 2002.

110. Wittner M, Rowin KS, Tanowitz HB, et al: Successful chemotherapy of transfusion babesiosis. *Ann Intern Med* 96:601, 1982.

111. Weiss LM: Babesiosis in humans: A treatment review. *Expert Opin Pharmacother* 3:1109, 2002.

112. Clancy MT, OBriain S: Fatal *Clostridium welchii* septicaemia following acute cholecystitis. *Br J Surg* 62:518, 1975.

113. Hamoda H, Chamberlain PF: *Clostridium welchii* infection following amniocentesis: A case report and review of the literature. *Prenat Diagn* 22:783, 2002.

114. Simpkins H, Kahlenberg A, Rosenberg A, et al: Structural and compositional changes in the red cell membrane during *Clostridium welchii* infection. *Br J Haematol* 21:173, 1971.

115. Mahn HE, Dantuono LM: Postabortal septicotoxemia due to *Clostridium welchii*. *Am J Obstet Gynecol* 70:604, 1955.

116. Moustoukas NM, Nichols RL, Voros D: Clostridial sepsis: Unusual clinical presentations. *South Med J* 78:440, 1985.

117. Neter E: Bacterial hemagglutination and hemolysis. *Bacteriol Rev* 20.166, 1956.

118. Ceppellini R, De Gregorio M: Crisi emolitica in animali batterio-immuni transfusi con sangue omologo sensibilizzato in vitro mediante l'antigene batterico specifico. *Boll Ist Sieroter Milan* 32:445, 1953.

119. Dausset J, Moullec J, Bernard J: Acquired hemolytic anemia with polyagglutinability of red blood cells due to a new factor. *Blood* 14:1079, 1959.

120. Klein PJ, Vierbuchen M, Roth B, et al: Hemolytic anemia in infections caused by neuraminidase-producing bacteria. *Verh Dtsch Ges Pathol* 67:415, 1983.

121. McGinniss MH, Macher AM, Rook AH, Alter HJ: Red cell autoantibodies in patients with acquired immune deficiency syndrome. *Transfusion* 26:405, 1986.

122. Zuelzer WW, Stulberg CS, Page RH, et al: The Emily Cooley lecture. Etiology and pathogenesis of acquired hemolytic anemia. *Transfusion* 6:438, 1966.

123. Walker CL, Applegate JA, Black RE. Haemolytic-uraemic syndrome as a sequela of diarrhoeal disease. *J Health Popul Nutr* 30:257, 2012.

124. Dickgiesser A: Campylobacter infection and the hemolytic-uremic syndrome. *Immun Infekt* 11:71, 1983.

第54章
免疫损伤引起的溶血性贫血

Charles H. Packman

摘要

自身免疫性溶血性贫血(AHA)以红细胞(RBC)寿命缩短,体内存在抗自身红细胞(RBC)的自身抗体为特征。直接抗人球蛋白试验(DAT,亦称之为Coombs试验)阳性是诊断本病的主要依据,能够显示红细胞膜表面抗体和/或补体。绝大多数AHA患者(80%)的红细胞上呈现IgG型温反应性抗体,剩余的绝大多数患者则呈现冷反应性抗体。现已认识到的针对红细胞的冷反应性自身抗体共有两类:冷凝集素和冷溶血素。前者通常为IgM型,而后者通常为IgG型。DAT可检测到温抗体型AHA患者RBC上的IgG、补体蛋白水解片段(主要为C3)或两者同时存在。冷抗体型AHA患者由于抗体在RBC洗涤过程中会发生脱离,因此只能检测到补体C3。约半数的AHA患者无相关的基础疾病,这些病例被称为原发性或特发性AHA。自身免疫性疾病、恶性肿瘤、感染性疾病以及某些药物的使用都可引起继发性AHA。

绝大多数患者无需输注RBC,但对贫血症状明显的患者应酌情给予RBC输注。对温抗体型AHA而言,利妥昔单抗(美罗华)和糖皮质激素可有效减缓其溶血速度。对于难以用药物治疗或需要高剂量的维持剂量或长期服用糖皮质激素的患者可实行脾切除术。静脉注射丙种球蛋白可在短期内控制溶血。免疫抑制剂和达那唑已成功应用于难治性病例。对冷凝集素和冷溶血素介导的溶血,对患者实施保暖的同时治疗其潜在的淋巴细胞增殖性疾病通常效果良好。据报道,利妥昔单抗(美罗华)对约一半冷抗体型AHA有效。药物引起的免疫性溶血性贫血在停止使用相关药物后,通常得以改善。

简写和缩略词

AHA,自身免疫性溶血性贫血(autoimmune hemolytic anemia);CLL,慢性淋巴细胞白血病(chronic lymphocytic leukemia);DAF,衰变加速因子(decay accelerating factor);DAT,直接抗人球蛋白试验(direct antiglobulin test);HLA,人类白细胞抗原(human leukocyte antigen);HRF,同源抑制因子(homologous restriction factor);HS,遗传性球形红细胞增多症(hereditary spherocytosis);IAT,间接抗人球蛋白试验(indirect antiglobulin test);Ig,免疫球蛋白(immunoglobulin);IGHV,免疫球蛋白重链可变区(immunoglobulin heavy chain variable region);PNH,阵发性睡眠性血红蛋白尿症(paroxysmal nocturnal hemoglobinuria);RBC,红细胞(red blood cell);SLE,系统性红斑狼疮(systemic lupus erythematosus)。

定义及历史

免疫性红细胞(red blood cell,RBC)损伤两大主要特点为:①体内RBC寿命缩短;②相关证据表明宿主体内含有与自身红细胞反应的抗体,通常为直接抗人球蛋白试验(DAT)阳性,亦将此试验称为Coombs试验。绝大多数成人患者的病例由温反应性自身抗体介导,少数患者呈现冷反应性自身抗体或药物相关性抗体。

20世纪初,人们就已注意到溶血性贫血患者中网织RBC、球形RBC及RBC渗透脆性的改变。临床医生可诊断溶血性贫血,但难以准确区分是先天性还是获得性。一些医生甚至怀疑获得性溶血性贫血的存在性[1]。一些溶血性贫血患者的血清能在盐水混悬液中与正常人或自体RBC直接发生凝集,后来证实其血清中含特异性抗体(主要为IgM),并将其命名为"直接凝集素"或"盐水凝集素"。在少数病例中,存在新鲜血清作为补体来源的情况下,患者血清可介导试剂RBC的裂解,将体外补体介导的溶血所必需的热稳定因子(抗体)称为"溶血素"。然而,在绝大多数溶血性贫血病例中,"直接凝集素"和"溶血素"检测均呈阴性。1945年,据Coombs及其同事报道[2],被覆非凝集Rh抗体(现证实为IgG抗体)的RBC可与兔抗人丙种球蛋白的抗血清发生凝集反应。换言之,兔抗人球蛋白血清可与被覆IgG抗体的RBC发生交联反应,从而产生可见的凝集现象。将兔抗人球蛋白血清加入到从疑似获得性溶血性贫血患者中分离得到的洗涤RBC悬液中,大多数情况下能产生凝集反应,包括"盐水凝集素"或"溶血素"缺乏患者。但先天性溶血性贫血患者的RBC不会发生凝集反应[3,4]。这个过程目前被称为"直接抗人球蛋白试验"(Coombs试验)。随后的研究表明,自身免疫性溶血性贫血(AHA)直接抗人球蛋白试验(DAT)阳性是由于RBC上被覆有自身抗体(主要是IgG)和(或)补体蛋白所致。当RBC上被覆的成分主要为补体蛋白时,抗球蛋白试剂中的抗补体成分(主要是抗C3)可导致DAT阳性结果的出现。温抗体型AHA,大部分是IgG的自身抗体,37℃是与红细胞结合的最适温度。温抗体可能或不能激活补体黏附于RBC。

冷致病性溶血综合征是由于自身抗体在低于37℃的最适温度,通常低于31℃时与RBC结合所致。可能导致AHA的"冷抗体"主要有两种:一种为冷凝集素,能直接与RBC产生凝集反应,介导冷凝集素病;另一种为Donath-Landsteiner自身抗体,它是一中强力溶血素而非凝集素,介导阵发性冷性血红蛋白尿症。在这两种冷致病性溶血综合征中,补体系统在RBC损伤中发挥了重要的作用(参见第19章),因而其较之温抗体型AHA更易发生直接血管内溶血。

1903年Landsteiner[5]首次描述冷凝集素。然而,对冷凝集素、溶血性贫血和雷诺样外周血管现象三者之间关系的认识进展缓慢。1918年Clough和Richter[6]在一例肺炎患者体内检测到冷凝集素,1925年和1926年Iwai和MeiSai[7,8]报道了两例体内存在冷凝集素的患者同时伴有雷诺现象,并且表明在低温条件下,患者血流通过体外毛细血管或体内浅表毛细血管时受阻。20世纪40年代后期和50年代初,很多研究者逐渐认识到冷凝集素是导致RBC损伤的重要致病因素。1953年Schubothe[9]首次提出"冷凝集素病"这一术语,明确将这种疾病与其他获得性溶血性疾病相区分。

现如今,冷凝集素病这一术语通常适用于患有慢性 AHA,且其自身抗体能在低于体温的温度下(最大差 0~5℃)与人 RBC 直接发生凝集的患者。在相对较高的温度下(一般仍低于 37℃),冷凝集素在体内能将补体固定于患者 RBC 上。冷凝集素通常是 IgM 型,其他类型偶见。慢性冷凝集素病患者体内存在的冷凝集素一般为单克隆抗体。绝大多数冷凝集素对 RBC 上的寡糖抗原(I 或 i)具有特异性(见下文"冷凝集素的起源")。

1904 年 Donath 和 Landsteiner 首次阐述了冷溶血素,并以他们的名字加以命名。阵发性冷性血红蛋白尿症是一种罕见于成人的 AHA,由 Donath-Landsteiner 抗体引起补体介导的溶血所致,该疾病的特征为患者遇冷后反复出现大量溶血[10,11]。阵发性冷性血红蛋白尿症也可继发于数种病毒综合征,常见于儿童(或青壮年),呈急性及自限性的溶血过程[10-16]。19 世纪后半期,人们进一步发现,由于先天性或三期梅毒与该病相关,因此该病变得更为常见。随着有效的梅毒治疗手段的问世,该病也几乎随之消失。目前慢性特发性阵发性冷性血红蛋白尿症非常罕见[10,11]。儿童感染病毒后,越来越多地出现一过性 Donath-Landsteiner 抗体介导的溶血性贫血,而并无复发的表现。因此,将此类疾病称之为 Donath-Landsteiner 溶血性贫血似乎较阵发性冷性血红蛋白尿症更为贴切[13,14]。

1949 年 Ackroyd 在描述司眠脲紫癜中首次报道了药物相关的免疫性血细胞破坏症[17]。1953 年 Snapper 及其同事[18] 报道了 1 例患者服用美芬妥英(mephenytoin)后发生免疫性溶血与全血细胞减少症,停用该药后溶血停止的病例。1956 年,Harris[19] 在其著名研究中报道一例血吸虫患者在应用第二疗程睇波芬过程中发生免疫性溶血性贫血。此后,人们发现很多药物能引发 DAT 阳性并加速 RBC 破坏。

分类

温反应性红细胞抗体和冷反应性红细胞抗体

AHA 可按两种互补的方式进行分类(表 54-1)。大部分病例(占成人 80%~90%)由温反应性自身抗体介导[10,11,20],抗体在 37℃ 时与人红细胞的反应性最佳;少部分病例由冷反应性自身抗体介导,抗体在低于 37℃ 时对 RBC 呈现出更强的亲和力。两者的区分极为重要,这是因为二者不仅 RBC 损伤的病理生理机制不同,而且两者所需的治疗措施也各不相同。极小部分 AHA 患者兼有温反应性自身抗体和冷反应性自身抗体[21,22],各自识别 RBC 膜上不同的抗原[23]。在这种混合病例中,RBC 的破坏通常更为严重。

是否存在基础性疾病

依据是否存在基础性疾病对 AHA 进行分类也十分有帮助(表 54-1)。若无基础性疾病则称之为原发性或特发性 AHA;若 AHA 是一种基础性疾病的临床表现或并发症,则称之为继发性 AHA;半数继发性 AHA 和大部分冷凝集素介导的 AHA 继发于慢性淋巴细胞白血病(CLL)、淋巴瘤等淋巴细胞恶性肿瘤[24]。此外,相当一部分继发性 AHA 为系统性红斑狼疮(SLE)及其他自身免疫性疾病所致。大部分温自身抗体与冷自身抗体混合存在的患者同时存在 SLE[21,22]。传染性单核细胞增多症和肺炎支原体肺炎有时与冷致病性 AHA 相关。尽管 HIV 感染

表 54-1 免疫损伤所致的溶血性贫血的分类

I. 温自身抗体型:体温 37℃ 时,自身抗体活性最强
  A. 原发性或特发性温抗体型自身免疫性溶血性贫血(AHA)
  B. 继发性温抗体型 AHA
    1. 与淋巴增殖性疾病相关(如霍奇金淋巴瘤)
    2. 与风湿性疾病相关,特别是系统性红斑狼疮(SLE)
    3. 与某些非淋巴系统肿瘤相关(如卵巢肿瘤)
    4. 与某些慢性炎症性疾病相关(如溃疡性结肠炎)
    5. 与服用某些药物相关(如 α-甲基多巴)
II. 冷自身抗体型:体温低于 37℃ 时,自身抗体活性最强
  A. 由冷凝集素介导
    1. 特发性(原发性)慢性冷凝集素病(通常与 B 淋巴细胞克隆性增殖相关)
    2. 继发性冷凝集素性溶血性贫血
      a. 感染后(如肺炎支原体肺炎或传染性单核细胞增多)
      b. 与恶性 B 淋巴细胞增殖性疾病相关
  B. 由冷溶血素介导
    1. 特发性(原发性)阵发性冷性血红蛋白尿症(极少见)
    2. 继发性
      a. Donath-Landsteiner 溶血性贫血,通常与儿童急性病毒综合征相关(相对常见)
      b. 成人先天性或三期梅毒(极为罕见)
III. 温自身抗体与冷自身抗体混合型
  A. 原发性或特发性混合型 AHA
  B. 继发性混合型 AHA
    • 与风湿性疾病相关,特别是 SLE
IV. 药物相关的免疫性溶血性贫血
  A. 半抗原或药物吸附机制
  B. 三元(免疫)复合物机制
  C. 真正自身抗体机制

患者常出现免疫性血小板减少症及 DATs 阳性,但较少并发 AHA[25-27]。表 54-1 还列出了其他一些较少报道的相关基础性疾病,对这些疾病的病原学及其发病机制了解甚少,但上述绝大多数基础性疾病涉及免疫系统成分,表现为肿瘤或异常免疫病理反应。

药物介导的病例

特定药物可导致 RBC 免疫损伤,目前公认的发病机制有三种(表 54-1,图 54-1)。分类方法基于 RBC 损伤的效应机制,这是因为药物相关的 RBC 抗体形成的诱导机制尚不清楚。半抗原-药物吸附及三元复合物形成这两种机制中存在药物依赖性抗体;第三种机制中,相关药物似乎能诱导机体产生"真正的"能与人红细胞发生反应的非药物依赖性自身抗体。为方便与原发性 AHA 相区分,上述药物介导的免疫性红细胞损伤统称为"药物介导的免疫溶血性贫血"。不同致病机制间通常难以区分,许多病例可能涉及多种机制的共同参与。此外,药物相关的红细胞非免疫性蛋白吸附可能导致 DAT 阳性,但并无 RBC 损伤。这个现象应与药物相关的红细胞免疫性损伤的三种机制相区分。表 54-2 列出了已知能引起 RBC 免疫损伤或 DAT 阳性的药物。

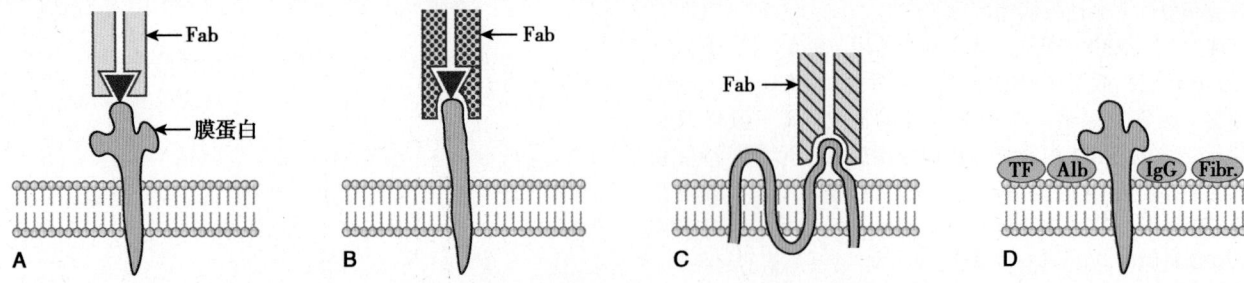

图54-1　药物介导直接抗球蛋白试验阳性的机制图中显示药物、抗体结合位点和红细胞膜蛋白之间的关系。图A、B和C仅显示单个免疫球蛋白Fab区(含一个结合位点)。A. 药物吸附/半抗原机制。药物(▼)在体内与未知的红细胞膜蛋白结合,随后抗药物抗体(通常为IgG)与同蛋白连接的药物相结合,尚不清楚膜蛋白上有无抗药物抗体识别的表位。直接抗人球蛋白试验可检测循环红细胞(药物被覆的)上的IgG型抗药物抗体。若受试红细胞预先在体外与药物共同孵育,则可用间接抗人球蛋白试验检测患者血清中的抗体。B. 三元复合机制。药物与红细胞膜松散结合或结合量低于可检测水平。然而,若存在适量抗药物抗体,即可形成稳定的药物、红细胞膜蛋白和抗体三元分子复合物。通常抗体结合点(Fab)既能识别药物又能识别膜蛋白成分,但只能与其松散结合,只有当二者同时存在于反应混合物中时方可形成稳定的混合物。该机制中,直接抗人球蛋白试验只能检测体内与红细胞大量共价结合的补体成分(如C3片段)。抗体自身也可逃避检测,这可能是由于抗体浓度较低,且在抗人球蛋白试验中,红细胞洗涤过程使抗体和药物从红细胞上脱落,只留下共价结合的补体C3片段。当抗体(患者血清)、补体(新鲜患者血清或新鲜正常血清)和药物同时存在时,间接抗人球蛋白试验亦可检测受试红细胞上的补体蛋白。C. 自身抗体诱导。某些药物在诱导药物缺乏的情况下可机体产生与红细胞膜蛋白(通常是Rh蛋白)结合的抗体,此抗体与自身免疫性溶血性贫血患者的自身抗体难以鉴别。直接抗人球蛋白试验可检测患者红细胞上IgG抗体。间接抗人球蛋白试验通常用于检测急性溶血患者血清中的抗体。D. 药物诱导的非免疫性蛋白吸附。某些药物可使血浆蛋白非特异性吸附于红细胞膜上。直接抗人球蛋白试验可检测非特异性结合的IgG和补体成分。如果使用特殊的抗人球蛋白试剂,亦能检测出其他血浆蛋白如转铁蛋白、白蛋白、纤维蛋白原。不同于其他药物诱导的红细胞损伤机制,该机制在体内不会缩短红细胞寿命

表54-2　药物与抗人球蛋白试验阳性之间的关系			
药物	参考文献	药物	参考文献
半抗原或药物吸附机制			
青霉素	28～34	甲苯磺丁脲	44,45
先锋霉素	35～39	西阿尼醇	46
四环素	40,41	氢化可的松	47
6-巯嘌呤	42	奥沙利铂	48
卡溴脲	43	西米替丁	49
三元复合机制			
睇波芬	19	头孢菌素	37～39,64
奎宁	50	己烯雌酚	65
奎尼丁	51,52	两性霉素 B	66
氯磺丙脲	53,54	多塞平	67
二甲双胍	55	双氯芬酸	68,69
利福平	56	依托度酸	70
安他唑啉	57	氢化可的松	47
硫喷妥钠	58	奥沙利铂	48
托美丁	59	培美曲塞二钠	71
丙磺舒	60	西米替丁	49
诺米芬新	61～63	碘美普尔	72
自身抗体机制			
头孢菌素	39	拉氧头孢	84
托美丁	59	格拉非宁	84
诺米芬新	61	普鲁卡因胺	85
α-甲基多巴	73～76	双氯芬酸	69,86

表 54-2 药物与抗人球蛋白试验阳性之间的关系(续)

药物	参考文献	药物	参考文献
左旋多巴	78 ~ 81	喷司他丁	87
甲芬那酸	82,83	氟达拉滨	88,89
替尼泊苷	84	克拉屈滨	90
奥沙利铂	48	依法珠单抗	91
西阿尼醇	46	雷那度胺	92
非免疫性蛋白吸附			
头孢菌素	93,94		
奥沙利铂	48		
卡铂	48		
顺铂	48,95		
不确定的免疫损伤机制			
美芬妥英	18	红霉素	106
非那西丁	50	5-氟尿嘧啶	107
杀虫剂	96	萘啶酸	108
氯丙嗪	97	舒林酸	109
美法仑	98	奥美拉唑	110
异烟肼	99	替马沙星	111
对氨基水杨酸	100	卡铂	112
对乙酰氨基酚	101	依法韦伦	113
噻嗪类(利尿药)	102	艾托考昔	114
链霉素	103	左氧氟沙星	115
布洛芬	104	葛根(中草药)	116
氨苯蝶啶	105	卡麦角林	117

上面列出的药物在作者看来,已被证明能导致阳性直接抗球蛋白试验,或无免疫损伤。表中其他可能会导致免疫损伤,但缺乏实验室确认的药物未列出。未来此表可能会增加新的药物。当怀疑某种药物与溶血之间的关联时,评估其免疫学病因并记录机制是很重要的,如有必要,可转到参考实验室进行。

● 流行病学

温抗体型 AHA 年发病率为 1/(75 000 ~ 80 000)[11]。所有类型 AHA 中,原发性(特发性)AHA 估计占 20% ~ 80%,依不同报告中心转诊形式而异[11,20,118]。通常来说,出现以下情况应考虑 AHA 为继发:①AHA 与基础性疾病同时发生的频率很高,无法用巧合来解释;②基础性疾病纠正后,AHA 亦随之缓解;③AHA 与基础性疾病由于免疫异常的证据而相互关联[11]。基于上述标准,原发性温抗体型 AHA 占所有病例近 50%。对原发性 AHA 需要进行密切的随访,因为部分患者会逐渐出现潜在的基础性疾病的临床表现。例如在一项研究中,107 例 AHA 中的 18 例在 AHA 确诊后的平均 26.5 个月发展为恶性淋巴细胞增殖性疾病[119]。

温抗体型 AHA 见于各个年龄段,从婴幼儿至老年人不等,绝大多数患者年龄超过 40 岁,发病高峰年龄段为 70 岁左右。这种年龄分布可能部分提示了老年人淋巴系统增殖性疾病发病率的增加,进而导致继发性 AHA 发病率呈年龄相关的增加。尽管有时同一家族中出现多个病例[120~122],但是绝大多数原发性 AHA 呈散发性。AHA 的发展与特定 HLA 单体型或其他遗传性因素无明显的相关性。

冷凝集素病较温抗体型 AHA 少见,发病率约为 14/100 万[24],占所有 AHA 的 10% ~ 20%[10,11,123]。女性较男性多见[10,11],无已知的遗传或种族因素与本病的发病机制相关。

继发性冷凝集素病好发于青少年和青壮年,多继发于肺炎支原体感染和传染性单核细胞增多症,病程呈自限性,偶见于患水痘的儿童;此外,这一术语也用于描述一种发生在罹患恶性淋巴细胞增殖性疾病老年人的慢性病。另一方面,特发性(原发性)慢性冷凝集素病发病高峰在 50 岁以后,其显著特点为存在单克隆 IgM 冷凝集素,可能为单克隆丙种球蛋白病的一种特殊形式(参见第 106 章)。几乎所有患者均存在克隆性 B 淋巴细胞增殖[24]。同其他"原发性"或特发性单克隆丙种球蛋白病一样,这类患者中的部分会逐渐发展为类似于瓦氏巨球蛋白血症,慢性淋巴细胞白血病或 B 细胞淋巴瘤的 B 淋巴细胞增殖疾患。因此,原发性和继发性慢性冷凝集素病并不能完全区分。

尽管大多数肺炎支原体肺炎患者冷凝集素滴度显著增高,但较少发展为临床上的溶血性贫血[124~126]。然而,可能存在亚临床型 RBC 损伤。在肺炎支原体感染中,相当数量无贫血的患者其 DAT 呈弱阳性,和(或)网织 RBC 轻度增多[124]。超过

60%的传染性单核细胞增多症患者产生冷凝集素,但溶血性贫血依旧少见[127~129]。

据接受转诊的医学中心报道,阵发性冷性血红蛋白尿的发生率占所有 AHA 的 2%～5%[10,11]。然而,在 4 年间诊断的 68 例免疫性溶血综合征患儿中,Donath-Landsteiner 溶血性贫血占 32.4%[15]。临床医生的认识不足或未进行适当的血清学检测为漏诊的常见原因(见下文"血清学特征")[12,15],因此其真实的发病率可能更高。虽然家族发病有相关报道,但尚未发现与本病相关的种族或遗传因素[10]。如前所述,多数儿童患者继发于某些特殊的病毒感染或不明原因的上呼吸道感染[10~15]。

既往系列报道称药物相关的免疫性溶血性贫血占所有 AHA 的 12%～18%[11]。由于 α-甲基多巴和 100 万剂量的青霉素现已极少应用,故本病较先前已大为减少。据估计,目前本病的发病率约为 1/100 万,其中约 88% 是由于第二代和第三代头孢菌素如头孢替坦、头孢曲松钠等所致[89,130]。这也是氟达拉滨取代了 α-甲基多巴等药物性抗体的最常见原因[89]。

● 病因及发病机制

病因

温抗体型自身免疫性溶血性贫血

AHA 病因学尚不明确。在温抗体型 AHA 中,介导 RBC 破坏的自身抗体主要为 IgG 免疫球蛋白(但非绝对),其在 37℃ 时对人 RBC 具有较高的亲和力。因此,绝大多数血浆中的自身抗体都与患者循环中 RBC 相结合。从患者洗涤并被覆有抗体的 RBC 中制备而来的洗脱液是获得纯化抗体的重要来源,可用于研究抗体的特异性、免疫球蛋白结构或其他特性。此外,血库通常使用温抗体型患者的血清进行交叉配血和抗体特异性的普遍筛查。血清中自身抗体的数量可能较少,用此方法制备的洗脱液有时可能不能完全反映抗 RBC 特异性全谱[124]。

RBC 自身抗体是原发性 AHA 唯一可识别的免疫学异常。此外,患者体内自身抗体通常只特异性地针对单一 RBC 膜蛋白(见下文"血清学特征")。窄自身反应谱提示此类患者 AHA 发展的潜在的发病机制并非继发于全身性免疫调节缺陷。相反,上述患者可能通过针对自身抗原或模拟自身抗原的免疫原的异常免疫反应而发展为温抗体型 AHA。

继发性 AHA 可能与免疫系统基础性紊乱相关,如出现淋巴瘤、CLL、SLE、原发性低丙种球蛋白血症(常见的变异型免疫缺陷)及高 IgM 免疫缺陷综合征等。在这些情况下,通过潜在的免疫调节缺陷最易继发温抗体型 AHA,当然也不能排除针对自身抗原的异常免疫应答在其中所起的作用。接受氟达拉滨[88,89]或克拉屈滨[90]治疗的低危淋巴瘤或 CLL 患者似乎更易并发 AHA,上述药物诱导的 T 淋巴细胞减少可能会加剧患者产生自身抗体的预成倾向。

人们很久前就注意到输注 RBC 后会发生 AHA 或 DAT 阳性,但其机制知之甚少,这种现象最近又重新引起了学者们兴趣[132,133]。DAT 阳性通常呈一过性,持续时间短,但部分受血者 DAT 阳性持续可长达 300 天,远长于输注的 RBC 体内存活时间[134,135]。目前尚不清楚这是否代表真正的自身免疫或是其他机制,如短时间输入来源于 RBC 供血者的过客记忆淋巴细胞

而导致的微嵌合状态[132]。

还有一个目前无法解释的现象,即某些药物(如 α-甲基多巴)能诱导正常人产生温反应性 IgG 抗 RBC 抗体。α-甲基多巴诱导的自身抗体具有 Rh 相关的血清学和免疫化学特性[136],与"自发性"AHA 患者产生的抗体相似。关键区别在于药物停用后,药物相关的自身抗体水平下降,这些表明:①许多免疫正常的个体具有形成这种抗 RBC 自身抗体的潜在能力;②这种自身抗体形成所需的步骤无需创建一个持续的自身免疫状态。另一方面,慢性特发性 AHA 可能继发于持续性刺激物(尚属未知);亦可能诱发于短暂刺激,但后者可使患者产生持续性的免疫应答反应。

正常个体在自愿献血时有时可出现 DAT 阳性[137,138]。这些正常献血者中出现 DAT 阳性常常是由于机体内出现温抗体型 IgG 自身抗体所致,其血清学特性[131]和 IgG 亚型[137]与 AHA 患者中出现的自身抗体相似。尽管许多这类献血者 DAT 试验阳性持续的同时不伴有临床型溶血性贫血的发展,但据报道,也有一些会进展为 AHA[137,138]。献血者 DATs 阳性发生率为 1/10 000[137,139]。由于献血并不可能导致自身抗体的形成,因此 1/10 000 这个比例可能反映了整个人群的 DATs 阳性发生率。一部分临床上典型的原发性 AHA 患者可能是从无临床表现的 DAT 阳性个体中发展而来,但这种观念尚未建立。

现已发展了几种理论可解释自身抗原的免疫耐受[140~143]。在温抗体型 AHA 中,以多价排列方式高浓度表达的膜结合抗原能通过影响患者自身反应性 B 细胞克隆缺失,进而诱导免疫耐受[144]。早在胚胎 10～12 周,人胎儿 RBC 即可正常表达可被 AHA 自身抗体识别的 Rh 和非 Rh RBC 抗原(见下文"血清学特征")[145]。但是由于在人的一生中每天都有新的 B 细胞在骨髓中不断生成,且 B 细胞可能会使其免疫球蛋白受体发生体细胞突变,因此不能确保 B 细胞的自我免疫耐受。新西兰黑(New Zealand black, NZB)小鼠[146,147]中出现的类似观察结果表明,腹腔为自身反应性 B 细胞的最佳庇护所,可使之逃避清除,在合适的 T 辅助细胞的协同帮助下可产生抗 RBC 的自身抗体。AHA 中大量的 IgG 自身抗体提示存在 B 细胞同型转换,此与抗原介导过程的想法一致。同时,由于诱导 B 细胞同型转换必须依赖 T 细胞辅助,因此 AHA 自身抗体的诱导途径可能涉及针对 T 细胞的异常或独特的抗原递呈模式[148]。

冷凝集素的起源

大部分具有抗 I 或抗 i 特异性的单克隆 IgM 冷凝集素具有由 IGVH(免疫球蛋白重链可变区)4～34 编码的重链可变区,曾命名为 IGVH4. 21[143,149~151]。这种 VH 基因可编码一种能被鼠单克隆抗体 9G4 识别的独特个体基因型。该独特个体基因型可由冷凝集素自身表达,也可表达在合成冷凝集素的 B 细胞免疫球蛋白表面或含有 IGVH4～34 序列的相关免疫球蛋白上[152]。以 9G4 单克隆抗体为探针,发现这种个体基因型不仅存在于淋巴瘤相关的慢性冷凝集素病患者大部分循环 B 细胞和骨髓淋巴样浆细胞中;而且在正常成人供者血液和淋巴组织的一小部分 B 细胞,以及 15 周胎儿脾脏中也有所表达[152]。上述资料表明表达 IGHV4～34 基因(或密切相关的序列)的 B 细胞存在于整个个体发育中。因此,慢性冷凝集素病可能源于此亚类 B 细胞显著而又无规律的增殖。

抗 I 冷凝集素的轻链 V 区基因具有高度的选择性,人们更

倾向于应用 κⅢ可变区亚单位[150~153]。然而，抗 i 冷凝集素的轻链选择更具多样性，其中包括 λ 型[150~154]。

致病性冷凝集素由独特的高选择的 V 区序列合成，这一观察结果可能与随后的两项观察结果的背景相违背。首先，IGHV4~34 或相关的 IGHV 基因也可编码其他类型抗体的重链可变区，如类风湿因子自身抗体和包括 Rh 等多肽决定子的多种血型抗原的同种抗体[155]；其次，正常人针对外源性糖抗原（如 B 型流感嗜血杆菌荚膜多糖）的抗体也由一组限制性 IGHV 基因[156]及 Ig 轻链 V 基因[157]所编码。因此，用于产生抗 I 和抗 i 冷凝集素的 Ig 基因的调控可能与其他糖类抗原诱导其正常抗体的产生无本质差别。

在 B 细胞淋巴瘤或华氏巨球蛋白血症中，冷凝集素可能由恶性克隆自身产生。经证实，2 例伴有单克隆冷凝集素的淋巴瘤患者体内存在核型异常的 B 细胞克隆，其分泌的冷凝集素与患者血清中冷凝集素相同[158,159]。伴冷凝集素的非霍奇金淋巴瘤患者最常见的异常核型为+3[158,160]。

正常人血清中通常天然存在低滴度的冷凝集素（通常为 1/64 或更低）[10]。此外，健康人于某些感染（如肺炎支原体、EB 病毒、巨细胞病毒）期间其特异性针对 I 或 i 抗原的冷凝集素滴度会有升高。但与其他冷凝集素病不同的是，感染后冷凝集素的高表达是暂时的。有证据表明，感染后所产生的冷凝素其克隆性限制比慢性冷凝集素病中所产生的冷凝集素更低[161]，但这一结果尚未得到广泛认可[162]。IGHV4~34 是否编码所有天然或感染后产生的冷凝集素中的绝大部分重链可变区仍有待证实。

肺炎支原体感染后冷凝集素的产量增加可能是由于 I/i 寡糖抗原为特异性支原体受体[163]。这一过程可能涉及自身抗原（I/i）与非自身抗原（支原体）间复杂的抗原递呈过程的变异。此外，传染性单核细胞增多症中多克隆 B 细胞的活化也可导致抗 i 冷凝集素的产生（参见第 82 章）。

不同的病原体（如螺旋原虫和数种类型病毒）诱导免疫系统产生针对 P 血型抗原的（见下文"血清学特征"）特异性的 Donath-Landsteiner 抗体的机制目前尚不清楚。

发病机制

温抗体的致病作用

AHA 中针对 RBC 的温自身抗体具有致病性。与自身 RBC 不同的是，缺乏自身抗体靶抗原的标记 RBC 能在温抗体型 AHA 患者体内正常存活[10,164,165]。患 AHA 的母亲其 IgG 型抗 RBC 自身抗体经胎盘传递给胎儿可诱发宫内或新生儿溶血性贫血[166]。尽管自身抗体 IgG 不同亚型存在显著性差异，但总体而言，一系列动物和病例研究均表明 RBC 结合的 IgG 抗体数量与 RBC 存活呈负相关[167~172]。

温抗体型 AHA 患者 RBC 上一般均被覆 IgG 型自身抗体，伴或不伴补体蛋白。被覆自身抗体的 RBC 主要被脾脏红髓的巨噬细胞捕获，其次被肝脏库普弗细胞捕获（参见第 68 章）[164,167,168,170~174]，此过程导致球形红细胞的生成及抗体被覆 RBC 的破裂和摄取[175,176]。巨噬细胞表面存在 IgG（IgG1、IgG3 亚型更常见[177,178]）Fc 区表面受体，以及 C3（C3b 和 C3bi）和 C4b[179~181]调理素片段受体。当两者同时存在于 RBC 表面时，IgG 与 C3b/C3bi 似乎可作为调理素发生协同作用，共同增强针

对 RBC 的捕获和吞噬[170,171,180~184]。尽管温抗体型 AHA 中，RBC 的捕获主要发生在脾脏[164,171~173]，但大量结合 IgG[167,168,174]或同时结合 IgG 和 C3b[167,170,171]的 RBC 更易在肝脏中被捕获。

被捕获的 RBC 与脾脏巨噬细胞的相互作用可能导致整个细胞的吞噬。更为常见的是，一种部分吞噬的类型可导致球形细胞的形成。当 RBC 通过 Fc 受体黏附于巨噬细胞时，红细胞膜可被巨噬细胞部分内吞。由于红细胞膜的丢失超过其内容物的丢失，因此 RBC 未被摄取的部分呈球形，此时红细胞表面积与体积比降至最低[175,176,185]。球形 RBC 较之正常 RBC 更为脆弱且变形性差。因此球形 RBC 进一步"碎片化"并最终在穿过脾脏时被破坏。球形红细胞增多症为 AHA 稳定且重要的临床诊断标志[186]，球形红细胞增多症的程度与溶血的程度有很好的相关性[10]。

尽管大量温自身抗体可固定补体成分，但温抗体型 AHA 中，直接补体介导的溶血伴血红蛋白尿仍不多见。被覆 C3b 的 RBC 之所以能逃避终末补体复合物（C5~C9）的攻击，至少部分是由于患者血浆中存在的补体调节蛋白（因子 I 和 H），以及 RBC 膜表面 C3b 受体具有改变细胞结合的 C3b 和 C4b 其溶血功能的能力[187]。此外，糖基磷脂酰肌醇锚连膜蛋白如衰变加速因子（DAF;CD55）及同源抑制因子（HRF;CD59）能限制自身补体对自身抗体被覆的 RBC 的损伤作用[188~190]。DAF 能抑制细胞结合 C3 转化酶的形成及其功能[188]，从而间接抑制 C5 转化酶的形成。另一方面，HRF 能阻碍 C9 结合及 C5b-9 攻膜复合物的形成[189]。

在温抗体型 AHA 中，巨噬细胞和淋巴细胞的细胞毒活性可能也在 RBC 破坏中发挥了作用。单核细胞能独自在体外通过吞噬裂解 IgG 被覆的 RBC[191,192]。尽管细胞结合的补体无需也不具备这种细胞毒作用，但结合的 C3b/C3d 能加强 IgG 的破坏效应[192]。一项研究表明氢化可的松体外能抑制其细胞毒性作用（而非吞噬效应）[191]。淋巴细胞体外也可裂解 IgG 被覆的 RBC[193~195]。抗体依赖的单核细胞与淋巴细胞介导的细胞毒作用对温抗体型 AHA 患者的 RBC 的破坏效应程度尚不明确。

冷凝集素和溶血素的致病作用

温度高于 30℃时绝大多数冷凝集素与 RBC 不能发生凝集。这些抗体可产生明显凝集反应的最高温度称为"温幅"，不同患者个体间"温幅"差异颇大。一般而言，冷凝集素患者温幅越高，发生冷凝集素病的风险也越大[9]。例如急性溶血性贫血可见于冷凝集素抗体滴度中等（如 1:256）且伴高温幅的患者[196]。

冷凝集素的致病力取决于其结合宿主 RBC 及激活补体的能力[10,182,197,198]，该过程称为"补体固定作用"。尽管在体外 RBC 的凝集效应在 0~5℃时达到峰值，但上述抗体诱导的补体固定作用的最适温度为 20~25℃，甚至在高于生理温度时作用更为显著[10,196,197]。该过程不需要凝集反应。尽管冷凝集素分子以 IgM 五聚体为主，但在冷凝集素病患者中存在少量具有冷凝集素活性的 IgM 六聚体。六聚体相对于五聚体而言可更有效地固定补体、裂解 RBC，这表明 IgM 六聚体在这些患者的溶血病理过程中发挥了一定的作用[199]。

冷凝集素能在肢体末端的浅表血管与 RBC 结合，该处温度取决于周围环境，通常在 28~31℃之间[200]。高温幅冷凝集素

可能在此温度下引起 RBC 凝集,阻碍 RBC 流动并进而导致指端发绀。此外,RBC 结合的冷凝集素能通过经典途径激活补体,一旦激活的补体蛋白沉积于 RBC 表面,冷凝集素无需持续结合于 RBC 即可引发溶血。此外,冷凝集素于机体深部温度较高处可从 RBC 上脱离,于温度较低的浅表血管处又与其他 RBC 结合。因此,伴高温幅冷凝集素患者更易发生持续性溶血和四肢发绀[201]。相反,伴较低温幅冷凝集素患者则需借助低温来启动补体介导的 RBC 损伤,这一结果可出现溶血急性发作伴血红蛋白尿[201]。临床上上述两种模式也可同时并存。IgA 型冷凝集素无补体固定功能,可能会导致四肢发绀但不会引起溶血[202]。因此,不同个体其冷凝集素的特性和数量可显著影响溶血及 RBC 流动受阻的相对程度。

冷凝集素介导的补体固定作用可能通过两种主要机制引起 RBC 损伤:①直接溶解;②肝脏及脾脏巨噬细胞的调理作用。不同患者两种机制的作用程度可能各异。直接溶血需要 RBC 膜上 C1～C9 补体序列完整的传递。当这一溶血过程发展到一定程度时,患者可发生血管内溶血并致血红蛋白血症和血红蛋白尿。此类严重程度的血管内溶血相对较为罕见,因为磷脂酰肌醇连接的 RBC 膜蛋白(DAF 和 HRF)能保护 RBC 免受自身补体成分损伤。因此,许多红细胞的补体序列只有通过早期阶段才能完整,RBC 表面只留有 C3(C3b/C3bi)和 C4(C4b)调理素片段,上述片段体外仅能微弱刺激单核细胞的吞噬作用[184,203]。然而,激活的巨噬细胞也许能主动摄取被覆 C3b 的微粒[204]。同样,被覆足量 C3b[和(或)C3bi]的 RBC 可能主要在肝脏中被巨噬细胞从循环中清除,少量清除于脾脏[171,197,205,206]。被捕获的 RBC 可能被完全摄取,或丧失部分细胞膜后变成球形细胞重回血液循环。

针对[51]Cr 标记被覆 C3b 的 RBC 的体内研究表明[170,197,205,206],大量捕获于肝脏/脾脏的 RBC 可能逐渐重回血液循环。释放入血的 RBC 通常被覆无调理素活性的 C3 片段 C3dg。天然产生的补体抑制因子 I 与因子 H 或 CR1 受体的协同作用可将细胞结合的 C3b 或 C3bi 转化而为 C3dg[181]。被覆 C3dg 的 RBC 在血液循环中的寿命接近于正常[170,197,205,206],并对冷凝集素或补体的进一步摄取耐受[197,205,207]。然而,在 DAT 中,被覆 C3dg 的 RBC 体外也能与抗补体(抗 C3)血清产生反应。事实上,大多数冷凝集素病患者抗球蛋白阳性的 RBC 均被覆 C3dg。

阵发性冷性血红蛋白尿症的溶血机制可能与体外过程相似(见下文"血清学特征")。当外界处于低温时,流经皮肤毛细血管的血液暴露于低温环境。低温环境下,Donath-Landsteiner 抗体及早期作用的补体成分可能结合于 RBC。当 RBC 返回至 37℃ 的中心循环时,终末补体序列传递至 C9 序列导致 RBC 裂解。Donath-Landsteiner 抗体自身在 37℃ 时从 RBC 上脱离。限制 C5b-9 装配的红细胞膜蛋白(如 HRFs)在控制冷凝集素启动的补体激活方面较 Donath-Landsteiner 抗体介导的补体激活可能更为有效。

药物介导的免疫损伤的发病机制

表 54-3 总结了药物介导的 RBC 免疫损伤的三种机制。同时,药物也可能通过非免疫机制介导蛋白对 RBC 吸附,但不会发生 RBC 损伤。

半抗原或药物吸附机制　该机制适用于能与蛋白(包括 RBC 膜蛋白)紧密结合的药物。其经典例子为超大治疗剂量的青霉素治疗[28～34],但该治疗在如今与先前的几十年相比较为少见。

绝大多数接受青霉素治疗的患者能产生直接针对青霉素抗原决定簇青霉烯酰苯甲基的 IgM 自身抗体,但这一抗体并不参与青霉素相关的 RBC 免疫损伤。导致溶血性贫血发生的抗体为 IgG 型,其与 IgM 型抗体相比较为少见,可能直接针对青霉烯酰苯甲基[31] 或更常见的非青霉烯酰苯甲基抗原决定簇[28～30,32]。患者通常无青霉素过敏的其他表现。

表 54-3　药物相关的溶血性贫血与直接抗人球蛋白试验阳性的主要机制

	半抗原或药物吸附	三元复合物形成	自身抗体结合	非免疫性蛋白吸附
原型药物	青霉素	奎尼丁	α-甲基多巴	头孢噻吩
药物作用	结合于红细胞膜	与抗体、红细胞膜成分形成三元复合物	诱导针对天然红细胞抗原的抗体形成	可能改变红细胞膜
药物对细胞的亲和力	强	弱	无证据结合完整红细胞,但有报道结合红细胞膜	强
药物抗体	存在	存在	缺乏	缺乏
主要抗体类型	IgG	IgM 或 IgG	IgG	无
直接抗人球蛋白试验检测蛋白	IgG,补体罕见	补体	IgG,补体罕见	多种血浆蛋白
抗人球蛋白试验阳性相关性药物剂量	高	低	高	高
间接抗人球蛋白试验阳性所需药物	需要(包被测试红细胞)	需要(加入至试验介质)	不需要	需要(加入至试验介质)
红细胞破坏机制	IgG 被覆的红细胞被脾脏捕获	补体直接裂解及被覆 C3b 的红细胞于肝/脾清除	脾脏捕获	无

接受超大剂量青霉素治疗的患者,其体内可出现大量被覆青霉素的 RBC,青霉素被覆自身不会导致 RBC 损害。若青霉素剂量很高[(10~30)×10⁶U/d,或肾衰竭时相对较低剂量],促使青霉素附着于 RBC 表面;且与此同时如果患者体内产生抗青霉素 IgG 抗体,则可与被覆青霉素分子的 RBC 结合并致抗 IgG DAT 阳性(图 54-1A)[29,31,32,51,208]。间接抗人球蛋白试验(IAT)中,从患者 RBC 上洗脱下来的抗体或其血清中抗体仅能与被覆青霉素的 RBC 起反应。此步骤是药物依赖性抗体区别与真正自身抗体的关键。

并非所有接受超大剂量青霉素治疗的患者均会出现 DAT 阳性反应或溶血性贫血,这是因为仅少数患者会产生溶血必需的自身抗体。被覆青霉素的 RBC 和抗青霉素 IgG 抗体主要通过脾脏巨噬细胞的捕获而被破坏[30,209]。一些青霉素诱导的免疫性溶血性贫血患者,其血液中单核细胞及脾脏巨噬细胞可能无需吞噬作用即能裂解 IgG 被覆的 RBC[210]。青霉素诱导的溶血性贫血发生于患者用药之后的 7~10 天,停药数天至 2 周后溶血停止。

低分子量物质(如药物)自身通常无免疫原性,抗药物抗体的诱导需要药物(作为一种半抗原)与蛋白载体产生牢固的化学偶联。以青霉素为例,抗青霉素抗体与被覆青霉素的 RBC 结合的阶段称为效应阶段,涉及抗体诱导的载体蛋白与在效应阶段同青霉素偶联的 RBC 膜蛋白无需相同。与三元复合机制相反,没有证据表明半抗原/药物吸附机制中导致 RBC 损伤的药物依赖性抗体也能识别天然红细胞膜结构。

头孢菌素和半合成青霉素[33,34]与青霉素具有抗原交叉活性[211~213],能紧密结合于 RBC 膜上。类似青霉素诱发的溶血性贫血可见于头孢菌素[35~39]和半合成青霉素[33,34]。四环素[40,41]和甲苯磺丁脲[44,45]也可能通过该机制引起溶血。二乙代溴乙酰脲可通过相似机制引起 IgG 抗人球蛋白试验阳性[43],但未见有相关溶血性贫血的报道。

三元复合物机制:药物-抗体-靶细胞相互作用　许多药物不仅能介导 RBC 的免疫损伤,还能通过与半抗原/药物吸附机制不同的几种方式介导血小板和粒细胞的免疫损伤(表 54-3)。首先,此类药物(表 54-2)与血细胞膜的直接结合能力弱;其次,相对较小剂量的药物即能触发血细胞的破坏;再次,细胞损伤主要由细胞表面补体的激活所介导。以前将此类药物介导的细胞病变过程称之为"无辜旁观者"或"免疫复合物"机制,该术语反映了当时一个盛行的概念,即体内首先形成药物-抗体复合物(免疫复合物),然后非特异性或通过膜受体(如血小板的 Fcγ 受体或 RBC 的 C3b 受体)结合于靶细胞("无辜旁观者"),结合的免疫复合物具有激活一系列补体的潜能。

现如今,由于自体药物依赖性血小板损伤研究模型的发展[214~216](参见第 117 章)以及一系列药物介导的免疫性溶血性贫血的相关血清学观察,"免疫复合物"和"无辜旁观者"这一术语现在看来并不恰当。上述研究表明血细胞的损伤是通过三种反应物相互协同从而形成的三元复合物(图 54-1B)所介导,该三元复合物包括:①药物(或在有些病例中为药物的代谢产物);②靶细胞上药物结合的膜位点;③抗体。例如一些患者体内存在药物依赖性自身抗体,此类抗体可特异性针对 RBC 表面同种抗原,如 Rh、Kell、Kidd 血型抗原。也就是说,即使在药物参与的情况下,抗体也能选择性地不与缺乏自身相关抗原的 RBC 发生免疫反应[58,84,217~219]。每一个病例均未发现高亲和

力的药物与细胞膜的相互结合现象。现认为药物依赖性抗体通过其 Fab 结构域结合于新抗原复合物,后者由松散结合的药物及红细胞膜内在的血型抗原组成。奎尼丁或奎宁诱导的免疫性血小板减少症的深入研究证实,IgG 抗体通过 Fab 结构域而非其 Fc 结构域与血小板 Fcγ 受体结合,从而参与本病病理过程[220,221]。

已有研究结果阐明了为何对奎尼丁敏感的不同患者可选择性破坏血小板或 RBC。此过程的发生是由于致病抗体仅能识别与 RBC(如已知的同种抗原)或血小板(如糖蛋白 I b 复合物的 α 结构域)特定膜结构结合的药物。因此,至少在此情况下,靶细胞似乎并非仅仅是"无辜旁观者"。药物本身与靶细胞膜的结合很弱,直到抗体与药物和细胞膜结合之后,药物才能牢固地结合于细胞膜上。但抗体的结合呈药物依赖性方式。此三种参与物相互依赖的"三驾马车"方式是免疫性全血细胞减少症的发病机制所特有的。

上述讨论将药物描述为一种靶细胞上"自身+非自身"新抗原结合体,这一理论只适合于全过程中的效应阶段而非诱导阶段。然而,相同的药物结合膜蛋白似乎也参与免疫原的形成,进而诱导抗体的产生,因为有证据表明药物依赖性抗体选择性与 RBC 同种抗原发生反应(载体特异性)[58,84,217~219]。此类药物在缺乏与宿主膜蛋白牢固、共价结合的证据下如何完成该过程仍有待进一步研究。

本机制所致的 RBC 破坏可在所有补体系列形成后发生于血管内,导致血红蛋白血症和血红蛋白尿。一些被覆 C3b 的完整 RBC 的破坏可能通过巨噬细胞的 C3b/C3bi 受体,由肝脏/脾脏捕获所致。只有加入抗补体试剂时 DAT 才呈阳性反应,但也有例外。如果可疑药物(或其代谢物)存在于抗人免疫球蛋白试验的全过程(包括洗脱过程),则也能在 RBC 上检测到药物依赖性抗体[222]。

自身抗体机制　很多药物在相关药物停用的情况下能诱导 RBC 自身抗体形成(表 54-2 和表 54-3),其中研究最多的是抗高血压药物 α-甲基多巴,现已很少使用[73~76]。此外,左旋多巴和其他几个不相关药物亦见诸报道[39,46,59,61,58,77~86]。接受喷司他丁[87]、氟达拉滨[88]或克拉屈滨[90]治疗的 CLL 患者特别好发严重甚至危及生命的自身免疫性溶血。

服用 α-甲基多巴患者 DAT 阳性(使用 IgG 试剂)发生率为 8%~36% 不等,服用剂量越大,DAT 阳性发生率越高[73,75,76]。治疗开始至 DAT 阳性出现的间期约为 3~6 个月。既往服用 α-甲基多巴致 DAT 阳性的患者再次服用药物后出现 DAT 阳性的间期也不会缩短[75]。

尽管服用 α-甲基多巴后 DAT 阳性发生率较高,但不足 1% 的患者在用药后会出现溶血性贫血[74]。溶血性贫血的发生进展与药物剂量无关,通常为轻度至中度溶血,其主要发病机制为被覆 IgG 的 RBC 被脾脏捕获所致。有观点认为 α-甲基多巴能抑制部分患者脾脏巨噬细胞的功能,上述患者其体内被覆抗体的 RBC 正常存活可能与该药此效应相关[223]。

DAT 通常仅 IgG 阳性[11],有时可见抗补体弱阳性反应[11]。α-甲基多巴导致的免疫性溶血性贫血表现为典型 DAT 强阳性,IAT 反应证实有血清抗体的存在[11]。在无药物参与的情况下,血清抗体或从 RBC 膜上洗脱下来的抗体可在最佳温度为 37℃ 时与自身或同源 RBC 发生反应(图 54-1C)[74,76,224]。自身抗体通常与 Rh 复合物决定簇发生反应[74,76,224]。众多"自发出现

的"AHA 患者中,至少部分患者自身抗体的靶抗原同为分子量为 34kDa 的 Rh 相关多肽[136]。因此,目前难以严格区分药物诱导的抗体和特发性 AHA 中相似的温反应性自身抗体。

药物通过何种机制诱导自身抗体的形成目前尚属未知。放射示踪分析发现放射标记的 α-甲基多巴不能直接与完整的 RBC 膜发生反应[76,225],但有报道称 α-甲基多巴与左旋多巴能结合于分离的 RBC 膜。RBC 超氧化物歧化酶及血红蛋白可能可以抑制药物与完整 RBC 膜的结合[225,226]。尽管尚未正式证实,但是上述药物极可能与相对不含血红蛋白的红细胞膜抗原相结合,如原幼红细胞和红细胞基质。任何情况下,膜抗原的改变均能诱导自身抗体形成。来自服用非 α-甲基多巴药物患者的研究表明,药物-膜复合物新抗原能导致自身抗体产生。患者同时产生药物依赖性抗体和自身抗体,两者对相同的 RBC 同种抗原具有特异性[84]。另一种假设认为,α-甲基多巴能与人 T 淋巴细胞发生相互作用,从而导致抑制性细胞功能丧失[227],但随后的研究未能证实此观点[228]。

接受嘌呤类似物氟达拉滨[88,229,230]或克拉屈滨[90]治疗的 CLL 患者较少发生 AHA。发生溶血的危险因素包括嘌呤类似物治疗史、高 β2-微球蛋白血症、治疗前 DAT 阳性和高丙种球蛋白血症。嘌呤类似物为很强的 T 淋巴细胞抑制剂。这些药物可能加剧 CLL 过程中已存在的 T 细胞免疫抑制作用,增进患者自身免疫反应的发生。然而,T 细胞亚群的耗竭程度在伴或不伴溶血的患者之间并无差异。

非免疫蛋白吸附　头孢菌素可促使血浆蛋白非特异性吸附于 RBC 膜上并致 DAT 阳性[93,94,231],其发生率低于 5%[11],常出现于给药后 1~2 天。患者 RBC 膜上能检测到多种血浆蛋白成分,包括免疫球蛋白、补体、白蛋白、纤维蛋白原及其他蛋白等[231,232]。这种机制导致的免疫性溶血至今尚无报道。此现象的临床意义在于其可能会使交叉配血过程复杂化,除非考虑患者的用药史。此外,头孢类抗生素亦可通过半抗原机制、三元复合机制或自身抗体机制诱发 RBC 损伤,但这些反应相对较为严重,且其发生率远低于非免疫蛋白吸附反应。

临床特征

温抗体型自身免疫性溶血性贫血

贫血本身通常为温抗体型 AHA 主要症状,尽管有时黄疸是患者前来就诊的直接原因。症状出现通常缓慢,可潜伏几个月,但有些患者可在短短几天内突发严重贫血及黄疸。在继发性 AHA 中,基础性疾病的症状和体征可掩盖溶血性贫血及其相关症状。

特发性 AHA 患者如贫血程度轻,体检结果可能为正常。即使相对严重的溶血性贫血患者可能也仅有中度的脾脏肿大,但某些重型患者(特别是急性发作时)可出现发热、脸色苍白、黄疸、肝脾肿大、呼吸过速、心动过速、心绞痛或心功能衰竭等。

妊娠可促使温抗体型 AHA 病情加重或诱发首次发作[166,233,234],但绝大多数病情较轻,若本病孕妇治疗及时,其胎儿预后总体良好[233]。

冷抗体型自身免疫性溶血性贫血

绝大多数冷凝集素溶血性贫血患者有慢性溶血性贫血,伴或不伴有黄疸;其他患者主要临床特征为间断、急性溶血伴寒冷诱发的血红蛋白尿(见前文"冷凝集素和溶血素的致病作用"中温幅的讨论部分)。上述多种临床症状可同时出现。手足发绀及其他影响手指、脚趾、鼻及双耳的寒冷介导的血管闭塞现象与 RBC 沉积于皮下微血管有关。皮肤溃疡和坏死较为少见。肺炎支原体感染引发的溶血起病急,特征性发生于肺炎恢复期,此时体内冷凝集素滴度正好达到峰值。溶血具有自限性,可持续 1~3 周[11]。传染性单核细胞增多症相关的溶血性贫血可在发病时即出现症状,也可在发病的 3 周内无任何的临床症状[128]。

其他体征变化各异,取决于患者存在的基础疾病。脾脏肿大为淋巴细胞增殖性疾病和传染性单核细胞增多症的特征性表现,也可见于特发性冷凝集素病。

阵发性冷性血红蛋白尿症在发作期全身症状明显。暴露于寒冷环境数分钟至数小时后,患者可出现背部或腿部剧痛、腹部痉挛,可能会出现头痛,随后出现寒战和发热。症状发作后第一次排出的尿液中常含有血红蛋白,全身症状及血红蛋白尿通常持续数小时。急性发作时有时可出现雷诺现象与冷荨麻疹,并可随之出现黄疸。

药物介导的免疫溶血性贫血

溶血性贫血和(或)DAT 阳性患者应详细询问其用药史。如在特发性 AHA 中,药物介导的免疫性溶血性贫血的临床表现各异,严重程度主要取决于溶血速率。半抗原/药物吸附型(如青霉素)和自身免疫型(如 α-甲基多巴)药物介导的免疫性溶血性贫血表现为轻到中度溶血,症状的潜伏期通常为数天至数月。相反,三元复合物机制(如头孢菌素类或奎尼丁)经常导致突发性严重溶血伴血红蛋白尿,曾有此类药物接触史的患者再次接触一个治疗剂量后即发生溶血,且重症患者可并发急性肾衰竭[39,56,58,62,63,86]。有报道二代和三代头孢菌素通过三元复合物机制可诱发严重甚至致命性溶血[37-39,64]。

实验室特征

一般特征

根据定义,AHA 患者主要表现为贫血,严重程度从轻微至危及生命不等。温抗体型 AHA 患者其血细胞比容低于 10%;或在代偿机制的参与下,其血细胞比容也可接近正常。针对后类患者,主要的实验室特征为网织红细胞计数增加及 DAT 阳性。有时,患者可并发白细胞减少症和粒细胞减少症[10,235]。血小板计数通常正常。极少数情况下,严重免疫性血小板减少症可合并发生温抗体型 AHA,称为 Evans 综合征[236]。在此综合征中可明显出现红细胞和血小板抗体[237]。

典型慢性冷凝集素病表现为轻度至中度相对稳定的溶血,血细胞比容有时可降至 15%~20%。相反,阵发性冷性血红蛋白尿症患者在发作时其血细胞比容可迅速下降,发作早期可出现白细胞减少症,随后表现为白血病增多症。由于在溶血时可消耗大量补体蛋白,因此补体滴度通常降低。

半抗原/药物吸附与真正自身抗体介导的药物免疫性溶血性贫血,其血液学检查结果与自发性温抗体型 AHA 相似,绝大多数患者表现为贫血和网织红细胞增多。三元复合机制介导的溶血可并发白细胞减少症和血小板减少症。

仔细观察血涂片能发现与所有类型 AHA 相关的一些特征(图 54-2)。嗜多色性表明网织红细胞增多,反映骨髓加速释放网织红细胞。球形红细胞可见于中至重度溶血性贫血,如能排除遗传性球形红细胞增多症,则能提示存在免疫性溶血过程。重症病例可出现红细胞碎片及有核红细胞,有时可见单核细胞噬红细胞现象(图 54-2)。绝大多数患者伴轻度白细胞与中性粒细胞增多。此外,冷抗体型 AHA 患者其血涂片及低温抗凝血中可见红细胞自凝集现象(图 54-3)。

网织红细胞计数通常升高,但病程早期,尽管此时骨髓红系造血正常或代偿性增生,超过 1/3 患者可能出现一过性网织红细胞减少[238~241]。虽然机制不明,但是可能为针对网织红细胞抗原的自身抗体选择性破坏网织红细胞所致[239]。据报道,一例伴网织红细胞减少及骨髓红系再生障碍的温抗体型 AHA 患者其血清中的自身抗体在体外能抑制红系集落形成[242]。通过免疫吸附降低血清中 IgG 水平后,其再生障碍性贫血危象获得缓解。基础性疾病、细小病毒感染、有毒化学物质或营养缺乏可影响骨髓造血功能,从而导致网织红细胞减少。骨髓象检查通常显示红系过度增生,并可为识别潜在的淋巴系统增殖性疾病提供线索。

高胆红素血症(主要为非结合胆红素)可高度提示溶血性贫血,尽管无高胆红素血症不能排除本病。总胆红素通常仅中度增加(高达 5mg/dl),结合(直接)胆红素一般在总胆红素中

不足 15%,很少有例外。尿液中的尿胆原通常增加。除非血清结合胆红素增加,一般在尿液中检测不到胆汁。血清结合珠蛋白水平通常很低,乳酸脱氢酶水平通常升高。温抗体型 AHA 及超急性溶血患者罕见血红蛋白尿,后者更多见于冷凝集素病,并为阵发性冷性血红蛋白尿及三元复合机制介导的药物免疫性溶血性贫血的特征性表现。

直接抗人球蛋白试验

AHA 或药物免疫性溶血性贫血的诊断依赖于证实存在与患者 RBC 结合的免疫球蛋白和(或)补体。广谱抗球蛋白(Coombs)试剂通常用于疾病的筛查,该试剂包含直接针对人免疫球蛋白和补体成分(主要是 C3)的抗体。对于广谱试剂反应阳性的患者可使用选择性与 IgG("γ"Coombs)或 C3("非 γ"Coombs)发生反应的抗血清来进一步明确患者 RBC 特异性敏感谱。此外,部分患者亦可选用单一针对 IgA 或 IgM 的抗血清。

AHA 和药物免疫性溶血性贫血中存在三种可能的直接抗人球蛋白反应的主要模式:①RBC 仅被覆 IgG;②RBC 同时被覆 IgG 与补体成分;③RBC 上仅被覆补体成分,无检测水平的免疫球蛋白[10,123,243,244]。在第二种和第三种模式中,最常检测到的补体成分为 C3 片段(主要是 C3dg)。每种模式均能加速 RBC 破坏。抗球蛋白试验中抗 IgA 或抗 IgM 阳性较为少见,通常同时结合有 IgG 和(或)补体[245~251]。表 54-4 总结了上述三

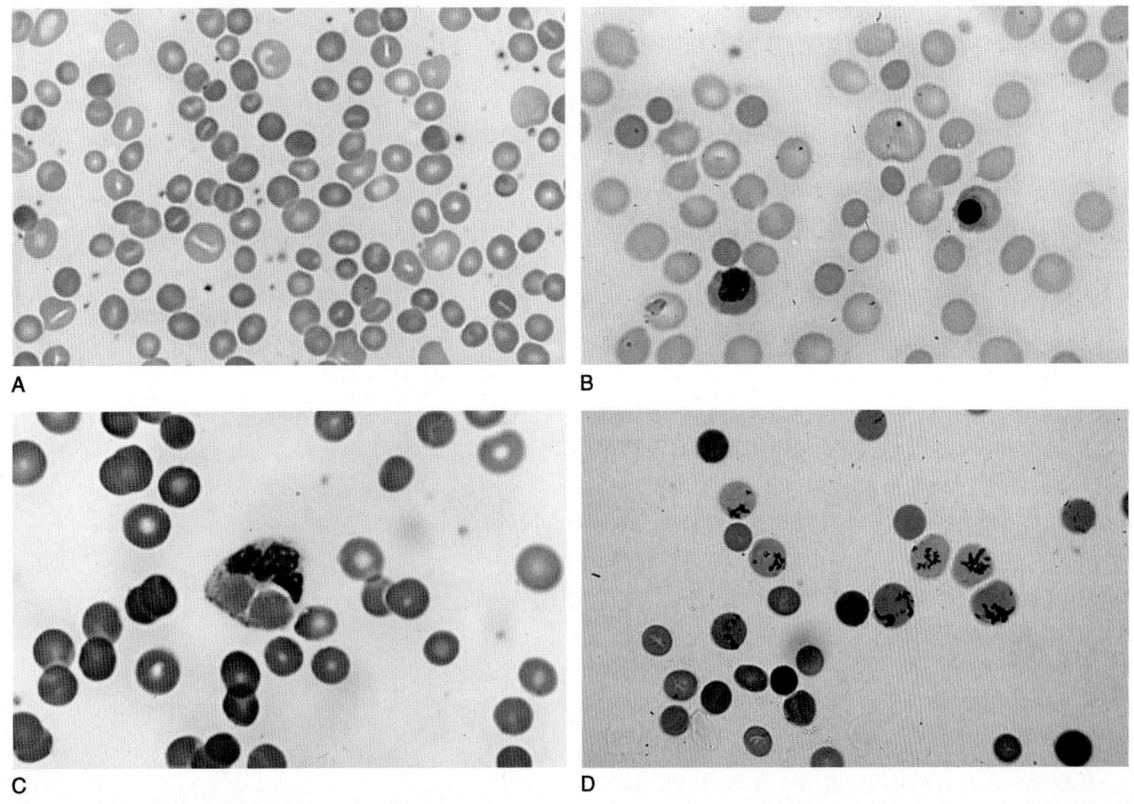

图 54-2　A. 血涂片。中度自身免疫性溶血性贫血。可见大量小球形 RBC(深染小 RBC)和大红细胞(推测为网织红细胞)。B. 血涂片。重度自身免疫性溶血性贫血。易见低密度红细胞(重度贫血),大量的小球形红细胞(深染)和大红细胞(推测为网织红细胞),可见两个有核红细胞,大的有核红细胞中可见豪-焦小体(残核)。豪-焦小体可见于伴重度溶血的自身免疫性溶血性贫血或脾切除后。C. 血涂片。重度自身免疫性溶血性贫血。单核细胞可吞噬两个红细胞(噬红细胞现象),易见小球形红细胞,红细胞密度降低。D. 网织红细胞。自身免疫性溶血性贫血。易见网织红细胞,大红细胞伴核糖体沉积,其余为小球形红细胞

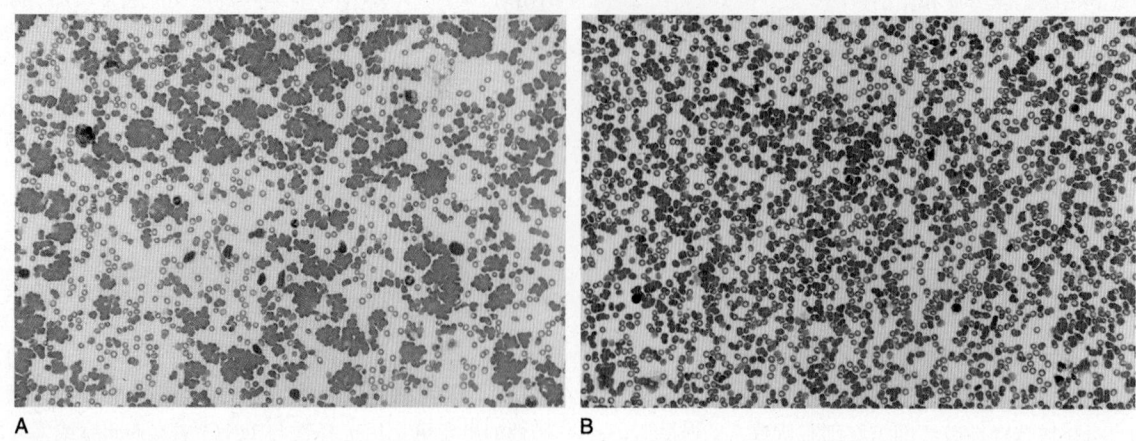

图 54-3   血涂片。A.冷反应(IgM)抗体。红细胞在室温下凝集。B.同一血标本 37℃时进行检测。可发现凝集现象显著减少

种主要模式的临床诊断意义(见下文"血清学特征")。

表 54-4	直接抗人球蛋白试验的主要反应模式与相关的免疫损伤类型
反应模式	**免疫损伤类型**
单一 IgG	温抗体型自身免疫性溶血性贫血
	药物免疫溶血性贫血:半抗原药物吸附型或自身抗体型
单一补体	温抗体型 AHA 伴亚阈值量的 IgG 沉积
	冷凝集素病
	阵发性冷性血红蛋白尿症
	药物免疫性溶血性贫血:三元复合物型
IgG+补体	温抗体 AHA
	药物免疫溶血性贫血:自身抗体型(罕见)

血清学特征

温抗体自身免疫性溶血性贫血

游离和结合的自身抗体   温抗体型 AHA 患者其自身抗体分子在 RBC 与血浆间呈可逆的动态平衡[252,253]。除了大部分与患者 RBC 结合的自身抗体之外(通过 DAT 检测),通过 IAT 也可在上述患者的血浆或血清中检测到少量游离的自身抗体。在 IAT 中,将患者血浆或血清与正常供体 RBC 在适宜的温度(37℃)下孵育,经洗涤后悬浮于盐水溶液中,随后用抗球蛋白血清检测其是否存在凝集反应。血浆中是否存在自身抗体取决于抗体总生成量及自身抗体对红细胞抗原的结合亲和力。通常情况下,RBC 被覆大量 IgG 抗体的患者更易在血浆中出现游离抗体。在检测血浆自身抗体中,蛋白酶修饰的 RBC 比天然 RBC 更为敏感,但同种抗体、自然产生的针对隐蔽抗原的抗体及其他血清成分均可能与酶修饰的 RBC 发生交叉反应,因此评估试验结果时需慎重。IAT 阳性的温抗体型患者其 DAT 也应阳性。若患者血清中存在抗红细胞抗体(IAT 阳性)但 DAT 阴性,则可能无自身免疫反应过程,而是由于既往输血或妊娠刺激产生的同种抗体所致。

RBC 结合的自身抗体数量、亲和力与结合类型

直接抗人球试验阴性的自身免疫性溶血性贫血   图 54-4 说明了应用特异性抗 IgG 血清,直接抗人球蛋白反应强度与每一 RBC 结合的 IgG 分子数量之间的关系。后者可通过敏感的抗体消耗法准确测量[254]。抗人球蛋白反应弱阳性(肉眼可识别)能检测到每一细胞上 300 ~ 400 个 IgG 分子[254,255]。在另一个实验室,抗人球蛋白反应抗 C3 弱阳性能检测到每一细胞上 60 ~ 115 个 C3 分子[182]。

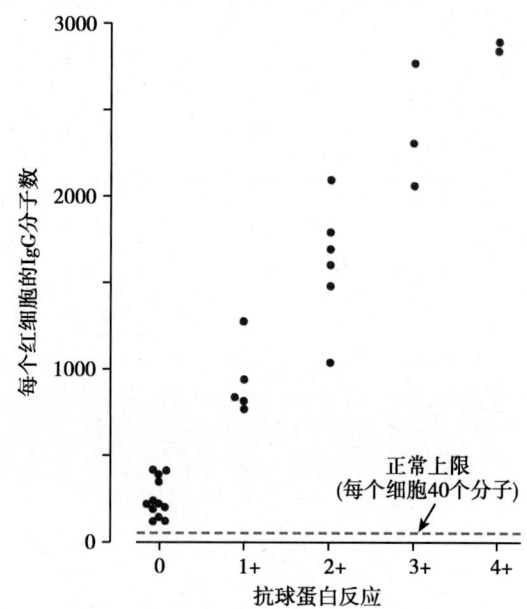

图 54-4   直接抗人球蛋白反应(抗 IgG 血清)与定量抗体消耗法检测红细胞结合 IgG 分子(方法由 Gilliland 及其同事说明[247])上述两种方法同时检测同一血标本。抗人球蛋白反应为手工操作,肉眼观察结果

有时温抗体 AHA 患者和很多此类特征,例如贫血、网状细胞增多症、球形红细胞增多症、血清乳酸脱氢酶(LDH)升高、低或无结合珠蛋白的患者,呈现 DAT 阴性。此类 DAT 阴性有三个主要原因:致敏的 IgG 抗体或补体低于抗球蛋白(Coombs)试剂检测阈值;在直抗实验前的细胞洗涤步骤中,损失了与细胞

结合的低亲和力致敏 IgG 抗体;通过 IgA 或 IgM 抗体致敏,许多商业 DAT 试剂因为只含有抗 IgG 或抗 C3 而检测不到。

具有温抗体型 AHA 典型特征但使用抗球蛋白试剂及抗补体试剂得到 DAT 阴性的患者可采取更敏感方法定量检测 RBC 结合的 IgG 抗体数,以此来明确诊断[254~256]。许多患者其 RBC 被覆的 IgG 自身抗体数量太少,不足以出现 DAT 阳性(亚阈值 IgG)。此时,应用一些更特异方法(如抗 IgG 消耗法、凝集自动增强技术、酶联免疫测定、同位素免疫检测术)可检测到细胞上结合的微量 IgG。此外,高度浓缩 RBC 洗脱液方法亦可用于验证上述病例 IgG 分子为温反应型自身抗体[254]。此类患者通常表现为轻度溶血,糖皮质激素治疗反应良好。某些患者不伴药物敏感性或冷凝集素,仅表现为直接抗人球蛋白反应单一补体模式,借助上述特异性方法能在相当数量的此类患者体内检测到亚阈值浓度的 IgG。同时,浓缩 RBC 洗脱液的研究表明,红细胞上所结合的 IgG 抗体的亚阈值量能使更多数量的 C3 固定于细胞膜上[254]。在低亲和力 IgG 抗体致敏的情况下,检测 RBC 结合的 IgG 抗体可在 DAT 反应前洗涤步骤中使用冷水(0~4℃)或低离子强度盐水进行。通过 IgA 和 IgM 的抗血清可检测到细胞结合的 IgA 和 IgM。DAT 阴性的 AHA 已在别处进行了深入研究[267~269]。

自身抗体和红细胞靶抗原的特性　任何一组温抗体型 AHA 患者其抗人球蛋白反应强度(每个 RBC 结合的 IgG 分子数)与 RBC 破坏速率间的相关性具有可变性,温抗体 IgG 亚型影响其缩短 RBC 存活期的程度,其中 IgG1 亚型最为常见,可单独存在或与其他 IgG 亚型并存[245,260]。IgG1 及 IgG3 自身抗体在缩短 RBC 存活期方面比 IgG2 及 IgG4 亚型更为有效[245,261]。

上述差异可能源于巨噬细胞 Fc 受体对 IgG1 及 IgG3 具有更高的亲和力[177,178],且 IgG1 或 IgG3 抗体比 IgG2 或 IgG4 抗体具有更高的补体固定活性[187]。

一般而言,从患者 RBC 上洗脱下来的自身抗体或其血浆中存在的自身抗体能与血库测试板中所有常见类型的人 RBC 相结合,因此似乎没有特异性。然而,任一患者的自身抗体通常能识别一种或多种普遍存在于人类 RBC 的抗原决定簇(表位),也就是“公共”抗原。这些抗体有助于评判 RBC 膜结构,识别稀有的 RBC 表型,即缺乏常见血型抗原的 RBC。约半数的 AHA 患者存在特异性针对 Rh 蛋白表位的自身抗体[10,11,131,262,264],上述患者的自身抗体通常不与 Rh$_{null}$ RBC 发生反应,后者缺乏 Rh 复合物的表达。有时,抗 Rh 自身抗体具有抗 e、抗 E 或抗 c(或更少见的抗 D)特异性。具有选择特异性(如抗 e)自身抗体的患者几乎均存在其他能与除 Rh$_{null}$ 外所有人类 RBC 发生反应的自身抗体,将具有此类特异性的自身抗体命名为 Rh 相关的抗体[136,264]。

其余的温抗体型 AHA 患者具有 IgG 型自身抗体,能与 Rh$_{null}$ RBC 发生完全反应[10,11,131,262~264]。许多此类患者其自身抗体的确切特异性尚未明确。然而,在其他情况下,除 Rh 血型抗原系统之外的其他血清学定义的血型系统,其自身抗体的特异性已明确(应用合适的抗原缺陷的 RBC 表型),包括抗 Wr^b[131]、抗 En^a[265]、抗 LW[266]、抗 U[267]、抗 Ge[250,268]、抗 Sc1[269] 或抗 Kell[270] 血型抗原的抗体。为了便于参考,将这一组自身抗体命名为非 Rh 相关的抗体[136,264]。

免疫化学研究表明,几乎所有 AHA 患者的自身抗体均能与其膜蛋白发生反应。Rh 相关的自身抗体其主要的靶点为分子量 32~34kDa 的非糖基化多肽,此在 Rhnull RBC 中缺乏[136,271]。此多肽与 Rh 同种抗原表达的多肽类似,但可能不完全相同。许多 α-甲基多巴诱导的自身抗体也能与此多肽发生反应[136]。无 Rh 血清学特异性的自身抗体能与阴离子运输体带 3 蛋白[136,272],或同时与带 3 蛋白及血型糖蛋白 A 发生反应[136]。后者自身抗体的作用表位是通过红细胞膜上带 3 蛋白与血型糖蛋白 A 的相互作用而形成[273]。有趣的是,NZB 小鼠抗 RBC 自身抗体呈抗带 3 蛋白特异性[274]。此外,带 3 蛋白 IgG 自身抗体几乎天然存在于所有人[275,276]。这些自身抗体可能在清除衰老 RBC 中发挥了一定的作用。这些衰老红细胞上的带 3 蛋白其蛋白水解[275] 的改变及凝集可使这些细胞上形成新抗原,带 3 蛋白 IgG 自身抗体与其发生反应从而清除衰老的 RBC。年轻 RBC 上不会表达此类新抗原。天然存在的与致病性的抗带 3 蛋白自身抗体之间的关系仍是一个重要但悬而未决的问题。

冷抗体型溶血性贫血

冷凝集素的特别之处在于其在低温(最适温度 0~5℃)环境下能直接与盐水悬浮的人 RBC 发生凝集反应。此反应在温度变暖时呈现可逆性。在慢性冷凝集素病中,血清滴度通常为 ≥1∶10 00,甚至可高达 ≥1∶512 000[11],典型冷凝集素为 IgM 型、IgA 型和 IgG 型亦见诸报道[11,202,277],有时与 IgM 并存[278]。在温抗体和冷抗体混合型 AHA 中发现其 IgG 温抗体与 IgM 冷凝集素间存在一定的关联[21]。

患者 DAT 呈抗补体阳性,但 DAT 并不能检测到自身抗体,这是因为在体内以及在 DAT 标准化程序的洗涤过程中,冷凝集素易从 RBC 上脱离下来。相反,C4b 和 C3b 可通过硫酯键与靶 RBC 共价结合。少数情况下,用冰冷的生理盐水洗涤患者 RBC 并在 4℃时进行 DAT 检测,可能可以检测出低滴度的 IgG 冷凝集素[277]。

大多数冷凝集素能与 I/i 系统的寡糖抗原起反应,后者为 ABH 及 Lewis 血型物质的前体[279~281]。I/i 决定簇与 RBC 膜糖蛋白(带 3 阴离子转运体)或糖脂相结合[280,281]。据报道,抗 I/抗 i 在 37℃ 条件下能与可溶性的 RBC 糖蛋白相结合,提示温度依赖的完整 RBC 凝集反应可能源于温度诱导的 RBC 表面构象变异[282,283]。

I 抗原在成人 RBC 上强表达,但在新生儿(及脐带)RBC 上弱表达,i 抗原则与之相反,提示 I/i 抗原的表达受发育调控[280]。成人与脐带血之间 RBC 的差异性可用于评价冷凝集素血清学特异性[10,11,202]。I/i 抗原或结构相关的类似物可见于人类唾液、乳汁、羊水和包虫囊液[202],并表达于人类淋巴细胞、中性粒细胞和单核细胞[284]。

特发性冷凝集素病、肺炎支原体肺炎及部分淋巴瘤患者体内主要为抗 I 特异性冷凝集素,抗 i 特异性冷凝集素可见于传染性单核细胞增多症及部分淋巴瘤患者。少数含冷凝集素的血清能与成人及新生儿 RBC 很好地发生反应。上述抗体能识别 Pr 抗原,以及较为少见 M 或 P 血型抗原等非 I/i 系统抗原[285,286],其中 Pr 抗原含有能被蛋白酶灭活的血型糖抗原的糖表位[202]。绝大多数水痘相关的冷凝集素表现为抗 Pr 特异性。已观察到一例具有抗 I 特异性冷凝集素病例[287]。同种异体骨髓移植后可发生抗 Pr 特异性冷凝集素诱发的溶血[288]。

在传染性单核细胞增多症相关的溶血性贫血中,患者血清中可能含有 IgM 型抗 i 冷凝集素或者冷反应非凝集性抗 i IgG

抗体合并 IgM 冷反应性抗 IgG 抗体("类风湿因子"),这些抗体可能与 IgG 被覆的 RBC 发生交联,从而产生凝集[289]。

阵发性冷性血红蛋白尿症患者在急性发作期及在发作之后,其直接抗人球蛋白反应通常为阳性,这是由于存活 RBC 被覆补体所致(主要为 C3dg 片段)。Donath-Landsteiner 抗体可导致补体沉积于细胞,它是一种非凝集性 IgG 抗体,只有在冷环境下才能与 RBC 结合,在室温时可从 RBC 上脱离。成人患者反复发作溶血与寒冷暴露有关,在其发作间期 DAT 为阴性。双相 Donath-Landsteiner 试验可检测该抗体。在该试验中,先将患者新鲜血清与 RBC 在 4℃ 下孵育,然后将混合物升温至 37℃[11],即可发生强烈溶血。如用患者储存血清或其补体已去除,则可添加新鲜豚鼠血清或 ABO 相容的人血清作为新鲜补体的来源。抗体滴度极少超过 1:16。Donath-Landsteiner 抗体通常对 P 血型抗原(一种鞘糖脂结构)具有特异性[281],P 抗原也可见于淋巴细胞及皮肤成纤维细胞[16],后者可能以某种方式与阵发性冷性血红蛋白尿症中冷荨麻疹的发生相关,这一现象可能由血清被动转移至正常皮肤所致[10]。除 P 血型之外,抗体针对其他 RBC 抗原的特异性也已见诸报道[290]。

药物免疫性溶血性贫血

头孢菌素或青霉素相关的半抗原/药物吸附免疫损伤机制中,患者体内被覆药物的 RBC 与药物特异性 IgG 抗体结合,导致 DAT 呈抗 IgG 阳性。在少数情况下,抗 IgG 及抗 C3d 抗血清均发生 DAT 阳性反应。此类患者表面上类似于温抗体型 AHA。两者血清学关键性区别在于药物免疫性溶血性贫血患者血清或 RBC 洗脱液中的抗体仅与药物被覆 RBC 发生反应,而温抗体型 AHA IgG 抗体能与未修饰 RBC 发生反应,且更趋向与已知的特定血型抗原(如 Rh 复合物)结合,上述血清学差别及高血液浓度青霉素或头孢菌素用药史对两者的鉴别诊断具有指导性意义。

三元复合物机制介导的溶血其 DAT 呈抗补体血清阳性。患者 RBC 极少能检测到免疫球蛋白,这一模式与冷凝集素介导的 AHA 类似。此外,三元复合物机制中出现的急性溶血也可见于冷抗体型 AHA 的一些病例中。然而,药物诱导的病例其冷凝集素滴度及 Donath-Landsteiner 试验结果均正常,试验中血清抗体与 RBC 相互作用依赖于药物的参与。因此,孵育混合物中只有存在以下四种物质的相互作用时,抗补体血清 IAT 反应才可呈阳性,即:①正常 RBC;②来自患者血清的抗药物抗体;③存在于患者血清或体外加入的适合浓度的药物;④新鲜正常血清或新鲜患者血清作为补体来源。阴性结果不能排除可疑物,因为起关键作用的可能是可疑物的代谢物。服药患者或志愿者血清或尿液中含有药物代谢物,有报道称利用此两种来源的药物代谢物已成功证实了药物依赖性机制[61,218,222,291]。

由 α-甲基多巴诱导产生真正自身抗体的患者其 DAT 呈 IgG 反应强阳性,但患者 RBC 极少检测到补体。针对 RBC 的自身抗体常见于患者血清,介导与未修饰的 RBC 发生反应并导致 IAT 反应阳性,同时表现出针对 Rh 复合物的特异性。目前尚无特异性的血清学检测方法可用于区分 Rh 相关特异性的特发性温反应性 IgG 抗体与 α-甲基多巴诱导产生的自身抗体。依据具体情况,并结合如下线索有助于明确其为后者:停用 α-甲基多巴后,在未给予免疫抑制治疗的情况下,贫血相应地缓

慢恢复,同时其抗 RBC 抗体逐渐消失。

目前尚不了解的会导致 RBC 免疫性损伤的药物在未来可能会涉及。如果患者出现药物相关的免疫性溶血性贫血的临床表现,合理的措施就是立即停用可疑药物并对患者进行血清学检查,监测患者病情直至血细胞比容恢复正常、网织红细胞计数下降及 DAT 逐渐转为阴性。再次使用可疑药物可能有助于明确诊断,但在患者治疗过程中几乎没有必要采用,且并不安全。因此,再次使用可疑药物以排除药物免疫溶血性贫血只有在迫不得已的情况下才可进行,如需要使用特殊药物治疗患者的疾病。

● 鉴别诊断

几种非自身免疫性疾病均可导致球形红细胞性贫血,如遗传性球形细胞增多症(HS)、齐维综合征(Zieve syndrome)、梭状芽孢杆菌败血症及 Wilson 病前溶血性贫血。在遗传性溶血性贫血疾病中,HS 最易与获得性 AHA 相混淆,因为 HS 相关的球形红细胞贫血最初在成年人中被检测到(参见第 46 章)。同时,两者均伴有明显脾脏肿大。然而,HS 患者的家族史研究通常可识别其他受累个体。最重要的是,在遗传性溶血性贫血中 DAT 呈阴性。

伴 DAT 阳性的溶血性贫血中,自身抗体的血清学特征可以用于区分温抗体型 AHA 和冷反应性自身抗体综合征。药物免疫性溶血性贫血的诊断依赖于相关药物的摄入史以及相应的血清学检查结果。对近期接受过输血的患者,其 DAT 阳性可能提示患者血液循环中新出现的同种抗体与供者 RBC 相结合(延迟性输血反应;参见第 138 章),并可能会造成自身免疫反应的假象。

棕色隐士蜘蛛(隐士蜘蛛属)的毒液能够引起严重的威胁生命的溶血反应[292,293]。DAT 实验可能呈 IgG 或补体阳性[292,293],并且在血涂片中可见球形红细胞及红细胞碎片[293]。诊断时需考虑是否有被蜘蛛咬过的病史或检测证据。IgG 及补体在此类溶血中的作用尚未明确,但终端补体抑制剂,依库丽单抗,能在体外抑制溶血。但到目前为止,未见此类患者临床上使用依库丽单抗的报道。

近期接受过同种异体造血干细胞移植或实体器官移植的患者可能会发展为自身免疫性溶血[294]。在同种异体造血干细胞移植患者中,来自供体的干细胞移植物可产生针对干细胞移植物来源 RBC 的自身抗体,即抗体及 RBC 均为供体来源。在实体器官移植中,受者自身淋巴细胞产生针对自身 RBC 抗体。在上述两种情况中,自身免疫反应均由免疫抑制治疗所致,后者引起 T 细胞免疫功能重建延迟或功能紊乱,进而导致与受累免疫系统同源的抗体的产生。

移植受者亦可发生类似于温抗体型 AHA 的同种免疫性溶血性贫血。该疾病见于肾脏、肝脏及造血干细胞移植,通常发生于接受 O 型供者器官的 A 型或 B 型受者。存在于供者器官或干细胞移植物中的 B 淋巴细胞可产生针对受者 RBC 的同种抗体[295-299]。接受 A 型或 B 型供者干细胞移植物的 O 型受者可能会出现由骨髓移植物所致的一过性 DAT 阳性及 RBC 溶血,这是由于受者体内存在先前已合成的抗 A 或抗 B 抗体,但持续时间短暂[300]。此外,一些 O 型干细胞移植受者可表现为混合造血嵌合体,即持续存在的宿主 B 淋巴细胞,其能产生直接针对

干细胞移植物来源 RBC 的同种抗体[300]。在这种情况下,由于直接针对主要血型抗原 A 和抗原 B 的自身抗体十分罕见,因此抗 A 和抗 B 所致的溶血和 DAT 阳性为自身免疫过程的诊断性指标。

其他类型获得性溶血性贫血由于其血涂片中球形红细胞较少,且 DAT 呈阴性,故不易与温抗体型及冷抗体型 AHA 相混淆。阵发性睡眠性血红蛋白尿症(PNH)患者常出现酱油色尿(血红蛋白尿),这在温抗体型 AHA 患者中较为罕见,但可见于冷抗体综合征患者。血细胞 CD55 及 CD59 表达水平降低为 PNH(而非 AHA)的特征性表现,此可通过流式细胞技术检测得知(参见第 40 章)。微血管病性溶血性疾病,如血栓性血小板减少性紫癜及溶血尿毒综合征等可通过血涂片的检查与 AHA 相鉴别,前者血涂片显示有明显红细胞碎片及少量小球形红细胞增多;此外,微血管病性溶血性疾病较之温抗体型或冷抗体型 AHA 更常伴发血小板减少症。

慢性冷凝集素病具有显著的临床及实验室特征,因此不难诊断。总的来说,冷凝集素病通常会出现高滴度冷凝集素(>1:512)及抗补体血清(而非抗 IgG)DAT 阳性。在很多药物性溶血性贫血中仅出现抗补体血清 DAT 阳性,用药史及低冷凝集素滴度有助于鉴别药物性溶血性贫血与慢性冷凝集素病。如果患者冷凝集素滴度升高同时伴抗 IgG 抗体与抗 C3 抗体 DAT 阳性,则患者可能患有混合型 AHA。初诊为慢性溶血性贫血的患者应注意排除温抗体型 AHA、遗传性溶血性疾病及 PNH。抗人球蛋白反应模式、家族史、血细胞 CD55/CD59 表达分析有助于疑难病例的诊断。间断性溶血患者应考虑阵发性冷性血红蛋白尿症、行军性血红蛋白尿症及 PNH 的可能。寒冷诱发的外周血管闭塞症状突出者其鉴别诊断应包括冷球蛋白血症、雷诺现象及有无风湿性疾病;在合适的临床背景下还应考虑传染性单核细胞增多症、肺炎支原体感染及淋巴瘤的可能。

阵发性冷性血红蛋白尿症必须与表现为间断性溶血及血红蛋白尿的慢性冷凝集素病亚群相鉴别。两者的主要区别在于实验室特征的差异性。阵发性冷性血红蛋白尿症患者通常缺乏高滴度冷凝集素;此外,Donath-Landsteiner 抗体在体外是一种强溶血素,但绝大多数冷凝集素是一种弱溶血素。温抗体型 AHA、行军性血红蛋白尿症、肌红蛋白尿症及 PNH 可借助病史及合适的实验室检查予以鉴别。

药物诱发的免疫性溶血应与下述疾病相鉴别:①温抗体型或冷抗体型特发性 AHA;②先天性溶血性贫血如遗传性球形细胞增多症;③红细胞代谢性疾病引起的药物介导的溶血,如葡萄糖-6-磷酸脱氢酶缺乏症。药物诱发的免疫性溶血患者其 DAT 阳性,可以此与遗传性红细胞缺陷症患者相鉴别。

● 治疗

一般治疗

输血

AHA 及药物免疫性溶血性贫血的临床结果取决于贫血严重程度与起病的缓急。较多患者发展为贫血的时间足以使心血管系统代偿功能发挥作用,因而无需 RBC 输注。但对部分存在基础疾病(如有症状的冠心病)合并贫血或迅速发生严重贫血伴循环衰竭体征和(或)症状的患者,如阵发性冷性血红蛋白尿症或三元复合机制介导的药物免疫性溶血,则需进行 RBC 输注。

免疫性溶血性贫血患者输注 RBC 存在两大难题:①交叉配血;②输注的 RBC 半衰期短(参见第 138 章)。临床上几乎不可能找到真正血清学相容的供者血源,除非在极少数情况下,自身抗体特异性针对某一确定的血型抗原(见前文"血清学特征")。

确定患者的 ABO 血型至关重要,此可避免抗 A-或抗 B-抗体介导的输血性溶血反应。这一步交叉配血过程可选出用于输血的 ABO 相同或相容的血。关于相容性,较难的技术问题与 RBC 同种抗体的检测相关,因为后者可能会被存在的自身抗体所掩盖。

临床医师常建议输注"最低不相容"血液,但由于这一表述缺乏准确定义,因此现已不再提[301,302]。实际上,所有单位血液血清学上均不相容,但输注自身抗体所致的不相容性血液的危险性要低于同种抗体所致的不相容性血液。

输注不相容血单位前,必须仔细检测患者血清是否存在同种抗体,因为同种抗体可致严重的溶血性输血反应,对于既往有妊娠史、堕胎史或输血史的患者更应如此[264,303~305]。既往无妊娠史又无输血史患者通常不会产生同种抗体。临床医师与血库医师间早期沟通至关重要。掌握血液相容性检测的基本概况、详细了解患者的妊娠史及输血史有利于在需要的情况下开展病人资料的讨论并对其进行有把握的不相容血液的输注。

一旦选定 RBC,应缓慢输注浓缩 RBC。输血期间应监测患者有无溶血性输血反应的体征(参见第 138 章)。输注细胞的破坏速度可能同患者自身细胞相同,甚至更快。但输注 RBC 所增加的携氧能力足以维持急性发作间期患者对氧的需求,直至其他治疗手段出现疗效。

对于需要长期输血支持的 AHA 患者,预防性输注抗原匹配的供者 RBC 是预防同种免疫反应的有效手段[306],但这一工作可行性仅限于能有效筛选表型 RBC 并有相关实验室条件的研究结构[307]。

温抗体型自身免疫性溶血性贫血的治疗

糖皮质激素

糖皮质激素治疗可降低重度特发性温抗体型 AHA 的死亡率。60 多年前,糖皮质激素首次用于本病的治疗[303],2/3 患者经糖皮质激素治疗后溶血停止或显著减缓[10,11,123,309,310],约 20% 接受糖皮质激素治疗的温抗体型 AHA 患者病情得到完全缓解,约 10% 接受糖皮质激素治疗的患者疗效不佳甚至无效。特发性或 SLE 相关性 AHA 患者糖皮质激素疗效最佳。

绝大部分患者最初治疗剂量应为口服泼尼松 1~1.2mg/kg (如 50~100mg),急性溶血的危重患者可于最初 24 小时内分批静脉输注 100~200mg 甲泼尼龙,此外可能还需给予大剂量泼尼松治疗 10~14 天。当血细胞比容稳定或开始增加时,泼尼松可快速减量至约 30mg/d。如果病情继续好转,可以每周 5mg/d 的速度对泼尼松进行减量,直至 15~20mg/d。上述剂量应维持至急性溶血停止后 2~3 个月,此后患者可停药 1~2 个月或转为隔日疗法(如隔日泼尼松 20~40mg/d)。隔日疗法能降低糖皮质激素的副作用,但本疗法仅适用于口服泼尼松 15~

20mg/d 时处于稳定缓解状态的患者。DAT 变为阴性后方可停药。尽管许多患者初次溶血得到完全缓解，但在停用糖皮质激素后仍有可能复发，因此患者治疗停止后应进行至少数年的随访。复发患者可能需再次应用糖皮质激素，进行脾切除术或免疫抑制剂治疗。

有时，若患者仅表现为 DAT 阳性、轻微溶血且血细胞比容稳定，则无需进行治疗。然而，由于此类患者 RBC 破坏速率可能会自发性增加，因此应密切观察其有无临床表现的恶化情况。

糖皮质激素可通过几种机制影响温抗体型 AHA 的溶血程度。早期研究者发现，溶血的改善通常但并非总是伴随 DAT 强度的下降[10]。随后的观察发现经糖皮质激素诱导获稳定缓解的患者其血清结合或游离的自身抗体水平下降，提示糖皮质激素治疗后 RBC 生存期延长源于抗 RBC 自身抗体合成减少[169,252]。但这一结果不能解释为何患者在经糖皮质激素治疗后 24 ~ 72 小时内其病情即可得以改善，因为这一时间远远短于抗 RBC 自身抗体的半衰期。此外，糖皮质激素可抑制脾脏巨噬细胞捕获 RBC[171,172,183,311]。经观察发现，AHA 患者经糖皮质激素治疗后，其外周血单核细胞已知的三种 Fcγ 受体[170,171]中的一种受体其表达水平降低[312]。

脾切除

近 1/3 温抗体型 AHA 患者长期依赖于>15mg/d 泼尼松以维持其血红蛋白浓度在可接受水平，此类患者需考虑进行腹腔镜脾脏切除术。

脾脏切除去除了捕获 RBC 的主要部位。人体[169]和动物模型[171]研究证实脾脏切除个体达到指定 RBC 破坏速率所需 RBC 结合的 IgG 抗体比脾脏未切除个体多 6 ~ 10 倍。脾脏切除术后继续存在的溶血部分源于持续存在的高水平自身抗体，其可使 RBC 在肝脏中被肝脏库普弗细胞破坏[169,171,174]。

一些研究人员发现，AHA 患者脾脏切除术后其 RBC 结合的自身抗体数量降低[10,309,313]，然而，相当一部分患者脾脏切除术后其细胞结合的自身抗体数量没有发生任何变化。目前对于决定自身抗体产生速度的过程尚不清楚。脾脏切除术的益处可能与多个因素以复杂方式相互作用相关[314]。

目前患者临床资料为脾脏切除术建立了最佳选择标准。有学者尝试通过[51Cr]标记的 RBC 捕获示踪分析选择适合脾脏切除术的患者，但结果令人失望[10,309,315]。对于绝大多数患者来说，合理治疗方法应为继续使用糖皮质激素 1 ~ 2 个月以等待最佳反应的出现。然而，如果在 3 周内药物对患者无效，或患者病情恶化，或贫血更趋严重，则应尽快实施脾脏切除术。

脾脏切除术疗效不一。约 2/3 AHA 患者在经脾脏切除术后，其病情得到部分或完全缓解[309,314]，但复发率高。许多患者需进一步接受糖皮质激素治疗，从而使血红蛋白水平维持在可接受范围内，此时糖皮质激素维持剂量通常低于脾脏切除术前[10,123,309]。若可完全控制贫血，则隔日疗法比每天疗法更适合此类患者。

脾脏切除术的近期死亡率和发病率通常颇低，主要取决于患者是否存在基础性疾病及其术前的临床状况[316]。儿童脾脏切除术后较成人更易发生由含荚膜微生物感染所致的败血症[317]。建议至少术前两周注射针对 b 型流感嗜血杆菌、肺炎球菌及脑膜炎球菌的疫苗（参见第 56 章）[318]。

利妥昔单抗

利妥昔单抗是一种直接针对 B 淋巴细胞表面 CD20 抗原的单克隆抗体，通常用于治疗 B 细胞淋巴瘤。利妥昔单抗治疗 AHA 是基于其能清除 B 淋巴细胞，其中包括产生 RBC 自身抗体的淋巴细胞。然而，其作用机制可能更为复杂，因为利妥昔单抗疗效可见于自身抗体水平降低之前。事实上，有时一些有疗效的患者其自身抗体水平并无显著改变[319,320]。受调理的 B 淋巴细胞可能诱导单核细胞及巨噬细胞等效应细胞脱离自身抗体复合物，促使自身反应性 T 淋巴细胞免疫反应正常化[319]。

大型前瞻性研究结果显示[321]，入选的 15 例温抗体型 AHA 儿童患者接受利妥昔单抗静脉注射治疗，用量为每周 375mg/m², 持续 2 ~ 4 周，其中 13 例有效。其他研究结果亦支持相同计量利妥昔单抗用于成人患者的治疗，其有效率为 40% ~ 100% 不等[320,322]。另一个成人前瞻性研究显示，连续 4 周每周使用利妥昔单抗 100mg/m² 并短期口服糖皮质激素作为第一或第二线治疗可达 100% 反应[323]。在超过三分之二的病例中观察到 3 年的持续反应[324]。

一项 3 阶段随机对照试验比较糖皮质激素单药治疗方案与糖皮质激素联合利妥昔单抗 375mg/m² 作为一线治疗方案对温抗体 AHA 患者的疗效[325]。在 3 ~ 6 月时，两组完全及部分有效率相近（约为 50%）。随机试验后的 12 ~ 36 月阶段，使用糖皮质激素联合利妥昔单抗治疗的幸存者无复发率更高。

其他免疫抑制剂

细胞毒性药物（如环磷酰胺、巯嘌呤、硫唑嘌呤及硫鸟嘌呤）目前已用于 AHA 患者以抑制其自身抗体的合成，但目前缺乏上述效应的直接证据。尽管免疫抑制剂治疗 AHA 还未获得普遍认同，但一些糖皮质激素治疗无效者经免疫抑制剂治疗后可获良好疗效[11,326]。值得强调的是，大多数对糖皮质激素治疗有效或脾脏切除术效果良好的温抗体型 AHA 患者，无需进行免疫抑制剂治疗。目前，免疫抑制剂治疗仅适用对糖皮质激素治疗及脾脏切除术无效的患者或手术风险较大的 AHA 患者[326]。

最成功的方法是使用大剂量的环磷酰胺静脉注射进行治疗，其用量为每天 50mg/kg（理想体重），连续 4 天，并予以粒细胞集落刺激因子支持[327]。9 例患者中，8 例温抗体型 AHA 均脱离输血。所有患者患重度血细胞减少症的时间延长，住院时间的中位数为 21 天。环磷酰胺可能会导致严重的出血性膀胱炎。而在环磷酰胺注射后 3、6、8 小时使用 2-巯基乙烷磺酸钠（美司钠）10mg/kg，能够将环磷酰胺对膀胱的影响最小化。

对于不能耐受长时间血细胞减少的患者，可将用药调整为每天环磷酰胺 60mg/m² 或硫唑嘌呤 80mg/m²。如患者能耐受，继续治疗至 6 个月以等待疗效的出现。当出现疗效时，患者可逐渐减量至停止用药。若没有出现疗效，则可试用其他药物进行治疗。由于环磷酰胺及硫唑嘌呤具有造血抑制作用，因此治疗期间必须严密监测血细胞计数及网织红细胞计数的变化。两种药物的治疗均可增加继发肿瘤的风险。

难治性 AHA 患者经嘌呤类似物 2-氯脱氧腺苷（克拉屈滨）[328]及吗替麦考酚酯[329,330]治疗后十分有效。阿仑单抗已成功用于 5 例 CLL 相关的难治性 AHA 的治疗[331]。

其他治疗

慢性代偿性溶血患者由于其红细胞生成加快，因而导致其对维生素的需求增加，故推荐口服补充叶酸1mg/d。血浆置换及血浆清除已用于温抗体型AHA，在一些患者中有效，但其应用尚存争议[332,333]。一例危及生命的温IgG抗体介导的AHA患者，在糖皮质激素和脾切除无法改善病情的情况下，手工全血置换后有一个迅速的临床改善[334]。一例严重的温IgM抗体介导AHA患者，使用C1酯酶抑制剂（C1-inh）成功减少了补体在红细胞上的沉积，并减少溶血，此患者在输血后更好恢复[335]。另有一例难治性温IgM抗体介导的AHA，使用利妥昔单抗和依库丽单抗治疗有效[336]。有报道称，糖皮质激素及脾脏切除术后无效的儿童患者切除胸腺十分有效[326]。输注含有长春碱的IgG致敏的血小板能选择性破坏脾脏巨噬细胞，并在一些病例中获得成功[337]。数项非对照研究和一项病例报道显示AHA患者经大剂量静脉丙种球蛋白治疗后可获得良好的短期疗效[338~341]。非对照研究发现非肾上腺性雄激素达那唑治疗AHA可能有效[342,343]。达那唑联合泼尼松治疗可减少脾脏切除的概率，并缩短泼尼松疗程[343]。合并溃疡性结肠炎的AHA患者中的一些对糖皮质激素及脾脏切除术治疗无效，此时结肠切除可能对其有效[344]。卵巢皮样囊肿相关的AHA患者在囊肿切除后，溶血可得以缓解[345]。

冷抗体型溶血性贫血的治疗

保暖（特别是患者四肢末端）能有效缓解患者症状，同时可能是轻度慢性溶血患者唯一需要的治疗措施。有症状患者应接，利妥昔单抗治疗有效且耐受性良好。两项前瞻性临床试验应用利妥昔单抗治疗本病，用量为每周375mg/m²，连续4周，结果约半数患者治疗有效[346,347]；复发患者再次接受第二疗程的利妥昔单抗治疗，治疗有效率依旧相同。在利妥昔单抗联合氟达拉滨治疗的前瞻性试验中，有效率为76%，包括21%完全有效，其中位反应时间为66个月[348]。在另一个小型研究中，与375mg/m²利妥昔单抗相比较，小剂量100mg/m²利妥昔单抗对60%的患者有效[348]。苯丁酸氮芥或环磷酰胺对有症状的慢性冷凝集素病患可能有效[9~11,349,350]。对淋巴瘤患者，基础疾病治疗通常能控制冷凝集疾病。单纯的难治性冷凝集素病患者使用依库丽单抗[351,352]和硼替佐米[353]治疗有效。脾切除[10,11,354]及糖皮质激素[10,11]应用于本病（特别是不典型病例）通常疗效欠佳，但亦有例外报道[10,196,277,278]。实验室[171]及临床研究[196]结果支持危重患者可接受大剂量糖皮质激素治疗。对于突发重度贫血且存在并发心肺并发症风险的患者，应考虑输注RBC。通常使用洗涤RBC以避免引入补体成分进而激活溶血过程。对于危重患者，可使用血浆置换（置换液为含白蛋白的盐水溶液）暂时缓解溶血情况[355~357]。

对继发于感染的冷凝集素疾病患者，感染消失后溶血大都可以缓解。红细胞输注仅在严重患者实施，血浆置换或许有效。使用糖皮质激素和抗病毒治疗的依据不足。

当前绝大多数阵发性冷性血红蛋白尿症病例均具有自限性。避免寒冷暴露可预防慢性及一过性阵发性冷性血红蛋白尿症的急性发作。糖皮质激素与脾脏切除术对本病的治疗无效。对梅毒相关的阵发性冷性血红蛋白尿症而言，若能有效控制感染，病情即可得到完全缓解。抗组胺剂与肾上腺素能缓解冷性荨麻疹症状。

药物介导的免疫溶血性贫血的治疗

停用相关药物通常是唯一需要的治疗措施。本措施至关重要，并可能挽救三元复合物机制介导的严重溶血患者的生命。

在以前，单独DAT阳性的患者并不需要停止大剂量青霉素治疗。如出现明显的溶血性贫血，则应考虑改变治疗措施。例如，降低青霉素剂量并同时应用其他抗生素可使青霉素治疗继续，特别在溶血并不严重的情况下更可如此。对于通过半抗原吸附机制引起轻度溶血的药物，如无其他可替代的治疗方案，采用类似的措施可能也有效。

对于使用α-甲基多巴但不发生溶血的患者而言，单独DAT阳性不可作为其停用该药的指征。鉴于目前存在多种降压方案，应慎重考虑其他替代降压治疗。除α-甲基多巴之外，其他药物诱导的自身抗体自然特性相关的资料相对较少，若没有合适的替代治疗，则建议停用相关药物。

通常不需要使用糖皮质激素进行治疗，且其疗效尚具争议。泼尼松对合并有嘌呤类似物诱发的自身免疫性溶血的CLL患者有效[88,89]，还有这些药物也是如此包括环孢素、利妥昔单抗及静脉注射的丙种球蛋白[230]。应用环磷酰胺联合氟达拉滨，加或不加利妥昔单抗治疗CLL似乎能减少氟达拉滨诱导的AHA的发生频率[229,230]。在出现严重威胁生命的贫血的情况下，应予以输血治疗。某些DAT强阳性患者（如α-甲基多巴相关病例）存在类似于温抗体型AHA的交叉配型难题。半抗原/药物吸附机制所致的溶血性贫血患者因其血清抗体仅与药物被覆细胞发生反应，其输血前应进行相容性的交叉配血。但如果继续使用致病药物，药物可被覆输注的RBC而致其加速破坏。在致病药物自血浆完全清除前，三元复合物机制介导的溶血患者其体内输注的RBC亦会遭到破坏。

有报道称，CLL患者通过输血治疗溶血后，其体内的嘌呤类似物可导致输血相关的移植物抗宿主病的发生[90,358,359]。处于继发性免疫缺陷状态的CLL患者由于其清除输注淋巴细胞的能力受损，因此应使用经辐照的血制品。

● 病程及预后

特发性温抗体型AHA患者的临床病程难以预测，以反复发作和缓解为其特征。此病亦无其他特征可用于结果的预测。尽管使用糖皮质激素及脾脏切除术治疗本病的初始有效率颇高，但在以前的研究中发现其总体死亡率仍可高达46%，不过近年来的研究表明其死亡率已大为降低[10,11,309,360,361]。据报道，本病的10年实际生存率为73%[360]。

肺栓塞、感染、心血管并发症为死亡的主要原因。在本病活跃期，深静脉血栓栓塞及脾梗死等血栓现象相对较为常见[309,361]。一项研究显示，在30例AHA患者中有8例出现静脉栓塞，19例（包括6例静脉栓塞患者）抗磷脂抗体阳性[362]。另一项研究回顾性分析了28例重型AHA患者共计36次的恶化事件，其中仅6例抗磷脂抗体阴性，无抗凝剂干预的15次恶化事件中有5次发生静脉栓塞，而抗凝剂干预的21次恶化事件中仅1次出现静脉栓塞[363]，上述数据尚不能明确说明抗磷脂抗体多大程度上影响了AHA的发病率及死亡率，但对伴存抗磷脂抗体或其他静脉栓塞危险因素的 AHA 患者应慎重考虑使用预防性抗凝治疗。

继发性温抗体型 AHA 的预后很大程度上取决于基础性疾病的病程。

温抗体型 AHA 儿童患者通常继发于急性感染或免疫反应[313,364,365]，大多数患者病程表现为自限性，且糖皮质激素治疗有效。初始溶血发作患儿恢复后预后良好，不易复发，但亦有例外。慢性 AHA 患儿通常年龄偏大[364,365]。儿童患者整体死亡率为 4%~30% 不等，低于成年患者[313,364~369]，慢性 AHA[313,368,369] 合并自身免疫性血小板减少症（Evans 综合征）相关的[369,370] 患儿其死亡率更高。在一项大型研究中发现，Evans 综合征发生在 37% AHA 患儿，这一比例远高于成人[369]。

特发性冷凝集素病患者通常呈相对良性病程且可存活多年[9~11]。有时，感染、严重贫血或更为少见的淋巴系统增殖性基础疾病可导致患者死亡。

感染后冷凝集素病特征性表现为自限性，一般可在数周内恢复。一些伴大量血红蛋白尿的患者可并发急性肾衰竭，需进行短期血液透析治疗。

感染后阵发性冷性血红蛋白尿症于起病后数天至数周内自发性终止[12~15]，但体内低滴度 Donath-Landsteiner 抗体可持续多年[10]。尽管有时会有溶血发作，但绝大多数慢性特发性阵发性冷性血红蛋白尿症患者能存活多年。

药物免疫性溶血通常病情较轻，且预后良好。但有时会有例外，如严重溶血并发急性肾衰竭甚至死亡的相关病例报道，这主要是由于 CLL 患者其药物通过三元复合物机制介导或嘌呤类似物诱发的溶血所致[39,56,58,62~65,67,86,108,109]。在三元复合物机制或半抗原/药物吸附机制介导的溶血中，DAT 在停药后不久（即药物从循环中清除后不久）即可转为阴性。此外，α-甲多巴诱发的自身抗体介导的溶血在停药后即可迅速停止，其 DAT 阳性强度逐渐减弱，但此过程需持续数周至数月。

翻译：王钰箐　互审：朱力　校对：蔡晓红、王学锋

参考文献

1. Packman C: Historical review: The spherocytic haemolytic anaemias. *Br J Haematol* 112:888, 2001.
2. Coombs RRA, Mourant AE, Race EE: A new test for the detection of weak and incomplete Rh agglutinins. *Br J Exp Pathol* 26:255, 1945.
3. Boorman KE, Dodd BE, Loutit JF: Haemolytic icterus (acholuric jaundice), congenital and acquired. *Lancet* 1:812, 1946.
4. Loutit JF, Mollison PL: Haemolytic icterus (acholuric jaundice), congenital and acquired. *J Pathol Bacteriol* 58:711, 1946.
5. Landsteiner K: Uber Beziehungen zwischen dem Blutserum und den Körperzeller. *Munch Med Wochenschr* 50:1812, 1903.
6. Clough MC, Richter IM: A study of an autoagglutinin occurring in a human serum. *Bull Johns Hopkins Hosp* 29:86, 1918.
7. Iwai S, Mei-Sai N: Etiology of Raynaud's disease: A preliminary report. *Jpn Med World* 5:119, 1925.
8. Iwai S, Mei-Sai N: Etiology of Raynaud's disease. *Jpn Med World* 6:345, 1926.
9. Schubothe H: The cold hemagglutinin disease. *Semin Hematol* 3:27, 1966.
10. Dacie JV: *The Haemolytic Anaemias*, vol 3, *The Autoimmune Haemolytic Anaemias*, 3d ed. Churchill Livingstone, New York, 1992.
11. Petz LD, Garratty G: *Immune Hemolytic Anemias*. Churchill Livingstone, Philadelphia, 2004.
12. Nordhagen R, Stensvold K, Winsnes A, et al: Paroxysmal cold hemoglobinuria. The most frequent autoimmune hemolytic anemia in children? *Acta Paediatr Scand* 73:258, 1984.
13. Wolach B, Heddle N, Barr RD, et al: Transient Donath-Landsteiner hemolytic anemia. *Br J Haematol* 48:425, 1981.
14. Sokol RJ, Hewitt S, Stamps BK: Autoimmune hemolysis associated with Donath-Landsteiner antibodies. *Acta Haematol* 68:268, 1982.
15. Gottsche B, Salama A, Mueller-Eckhardt C: Donath-Landsteiner autoimmune hemolytic anemia in children: A study of 22 cases. *Vox Sang* 58:281, 1990.
16. Fellous M, Gerbal A, Tessier C, et al: Studies on the biosynthetic pathway of human P erythrocyte antigens using somatic cells in culture. *Vox Sang* 26:518, 1974.
17. Ackroyd JF: The pathogenesis of thrombocytopenic purpura due to hypersensitivity to sedormid. *Clin Sci (Lond)* 7:249, 1949.
18. Snapper I, Marks D, Schwartz L, Hollander L: Hemolytic anemia secondary to mesantoin. *Ann Intern Med* 39:619, 1953.
19. Harris JW: Studies on the mechanism of drug-induced hemolytic anemia. *J Lab Clin Med* 47:760, 1956.
20. Sokol RJ, Hewitt S, Stamps BK: Autoimmune haemolysis: An 18-year study of 865 cases referred to a regional transfusion centre. *Br Med J* 282:2023, 1981.
21. Sokol RJ, Hewitt S, Stamps BK: Autoimmune haemolysis: Mixed warm and cold antibody type. *Acta Haematol* 69:266, 1983.
22. Shulman IA, Branch DR, Nelson JM, et al: Autoimmune hemolytic anemias with both cold and warm autoantibodies. *JAMA* 253:1746, 1985.
23. Kajii E, Miura Y, Ikemoto S: Characterization of autoantibodies in mixed-type autoimmune hemolytical anemia. *Vox Sang* 60:45, 1991.
24. Berentsen S, Bo K, Shammas F, et al: Chronic cold agglutinin disease of the "idiopathic" type is a premalignant or low-grade malignant lymphoproliferative disease. *APMIS* 105:354, 1997.
25. Telen MJ, Roberts KB, Bartlett JA: HIV-associated autoimmune hemolytic anemia: Report of a case and review of the literature. *J Acquir Immune Defic Syndr* 3:933, 1990.
26. Rapoport AP, Rowe JM, McMican A: Life-threatening autoimmune hemolytic anemia in patient with acquired immune deficiency syndrome. *Transfusion* 28:190, 1988.
27. Saif M: HIV Associated autoimmune hemolytic anemia: An update. *AIDS Patient Care* 15:217, 2001.
28. VanArsdel PP Jr, Gilliland BC: Anemia secondary to penicillin treatment: Studies on two patients with non-allergic serum hemagglutinins. *J Lab Clin Med* 65:277, 1965.
29. Petz LD, Fudenberg HH: Coombs-positive hemolytic anemia caused by penicillin administration. *N Engl J Med* 274:171, 1966.
30. Swanson MA, Chanmougan D, Schwartz RS: Immuno-hemolytic anemia due to antipenicillin antibodies. *N Engl J Med* 274:178, 1966.
31. Levine B, Redmond A: Immunochemical mechanisms of penicillin-induced Coombs positivity and hemolytic anemia in man. *Int Arch Allergy Appl Immunol* 1:594, 1967.
32. White JM, Brown DL, Hepner GW, Worlledge SM: Penicillin-induced hemolytic anaemia. *Br Med J* 282:26, 1968.
33. Seldon MR, Bain B, Johnson CA, Lennox CS: Ticarcillin-induced immune haemolytic anaemia. *Scand J Haematol* 28:459, 1982.
34. Tuffs L, Manoharan A: Flucloxacillin-induced haemolytic anaemia. *Med J Aust* 144:559, 1986.
35. Gralnick HR, McGinnis MH, Elton W, McCurdy P: Hemolytic anemia associated with cephalothin. *JAMA* 217:1193, 1971.
36. Branch DR, Berkowitz LR, Becker RL, et al: Extravascular hemolysis following the administration of cefamandole. *Am J Hematol* 18:213, 1985.
37. Chambers LA, Donovan BA, Kruskall MS: Ceftazidime-induced hemolysis patient with drug-dependent antibodies reactive by immune complex and drug adsorption mechanisms. *Am J Clin Pathol* 95:393, 1991.
38. Gallagher NI, Schergen AK, Sokol-Anderson ML, et al: Severe immune-mediated hemolytic anemia secondary to treatment with cefotetan. *Transfusion* 32:266, 1992.
39. Garratty G, Nance S, Lloyd M, Domen R: Fatal immune hemolytic anemia due to cefotetan. *Transfusion* 32:269, 1992.
40. Wenz B, Klein RL, Lalezari P: Tetracycline-induced immune hemolytic anemia. *Transfusion* 14:265, 1974.
41. Simpson MB, Pryzbylik J, Innis B, Denham MA: Hemolytic anemia after tetracycline therapy. *N Engl J Med* 312:840, 1985.
42. Pujol M, Fernandez F, Sancho JM, et al: Immune hemolytic anemia induced by 6-mercaptopurine. *Transfusion* 40:75, 2000.
43. Steanini M, Johnson NL: Positive antihuman globulin test in patients receiving carbromal. *Am J Med Sci* 259:49, 1970.
44. Bird GWG, Ecles GH, Litchfield JA, et al: Haemolytic anaemia associated with antibodies to tolbutamide and phenacetin. *Br Med J* 1:728, 1972.
45. Malacarne P, Castaldi G, Bertusi M, Zavagli G: Tolbutamide-induced hemolytic anemia. *Diabetes* 26:156, 1977.
46. Salama A, Mueller-Eckhardt C: Cianidanol and its metabolites bind tightly to red cells and are responsible for the production of auto- and/or drug-dependent antibodies against these cells. *Br J Haematol* 66:263, 1987.
47. Martinengo M, Ardenghi DF, Tripodi G, Reali G: The first case of drug-induced immune hemolytic anemia due to hydrocortisone. *Transfusion* 48:1925, 2008.
48. Arndt P, Garratty G, Isaak E, et al: Positive direct and indirect antiglobulin tests associated with oxaliplatin can be due to drug antibody and or drug-induced nonimmunologic protein adsorption. *Transfusion* 49:711, 2009.
49. Arndt PA, Garratty G, Brasfield FM, et al: Immune hemolytic anemia due to cimetidine: The first example of a cimetidine antibody. *Transfusion* 50:302, 2010.
50. Muirhead EE, Halden ER, Groves M: Drug-dependent Coombs (antiglobulin) test and anemia: Observations on quinine and acetophenetidin (phenacetin). *Arch Intern Med* 101:827, 1958.
51. Croft JD Jr, Swisher SN, Gilliland BC, et al: Coombs test positivity induced by drugs: Mechanisms of immunologic reactions and red cell destruction. *Ann Intern Med* 68:176, 1968.
52. Freedman AL, Barr PS, Brody E: Hemolytic anemia due to quinidine: Observations on its mechanism. *Am J Med* 20:806, 1956.
53. Logue GL, Boyd AE, Rosse WF: Chlorpropamide-induced immune hemolytic anemia. *N Engl J Med* 283:900, 1970.
54. Kopicky JA, Packman CH: The mechanisms of sulfonylurea-induced immune hemolysis. Case report and review of the literature. *Am J Hematol* 23:283, 1986.
55. Kashyap AS, Kashyap S: Hemolytic anemia due to metformin. *Postgrad Med J* 76:125, 2000.
56. Pereira A, Sanz C, Cervantes F, Castillo R: Immune hemolytic anemia and renal failure associated with rifampicin-dependent antibodies with anti-I specificity. *Ann Hematol* 63:56, 1991.
57. Bengtsson U, Staffan A, Aurell M, Kaijser B: Antazoline-induced immune hemolytic anemia, hemoglobinuria and acute renal failure. *Acta Med Scand* 198:223, 1975.

58. Habibi B, Basty R, Chodez S, Prunat A: Thiopental-related immune hemolytic anemia and renal failure. *N Engl J Med* 312:353, 1985.

59. Squires JE, Mintz PD, Clark S: Tolmetin-induced hemolysis. *Transfusion* 25:410, 1985.

60. Sosler SD, Behzad V, Garratty G, et al: Immune hemolytic anemia associated with probenecid. *Am J Clin Pathol* 84:391, 1985.

61. Salama A, Mueller-Eckhardt C: Two types of nomifensine-induced immune haemolytic anaemias: Drug-dependent sensitization and/or auto-immunization. *Br J Haematol* 64:613, 1986.

62. Habibi B, Cartron JP, Bretagne M, et al: Anti-nomifensine antibody causing immune hemolytic anemia and renal failure. *Vox Sang* 40:79, 1981.

63. Fulton JD, Briggs JD, Dominiczak AF, et al: Intravascular haemolysis and acute renal failure induced by nomifensine. *Scott Med J* 31:242, 1986.

64. Garratty G, Postoway N, Schwellenbach J, McMahill PC: A fatal case of ceftriaxone (Rocephin)-induced hemolytic anemia associated with intravascular immune hemolysis. *Transfusion* 31:176, 1991.

65. Rosenfeld CS, Winters SJ, Tedrow HE: Diethylstilbestrol-associated hemolytic anemia with a positive direct antiglobulin test result. *Am J Med* 86:617, 1989.

66. Salama A, Burger M, Mueller-Eckhardt C: Acute immune hemolysis induced by a degradation product of amphotericin B. *Blut* 58:59, 1989.

67. Wolf B, Conradty M, Grohmann R, et al: A case of immune complex hemolytic anemia, thrombocytopenia, and acute renal failure associated with doxepin use. *J Clin Psychiatry* 50:99, 1989.

68. Salama A, Kroll H, Wittmann G, Mueller-Eckhardt C: Diclofenac-induced immune haemolytic anaemia: Simultaneous occurrence of red blood cell autoantibodies and drug-dependent antibodies. *Br J Haematol* 95:640, 1996.

69. Bougie D, Johnson ST, Weitekamp LA, Aster RH: Sensitivity to metabolite of diclofenac as a cause of acute immune hemolytic anemia. *Blood* 90:407, 1997.

70. Cunha PD, Lord RS, Johnson ST, et al: Immune hemolytic anemia caused by sensitivity to a metabolite of etodolac, a nonsteroidal anti-inflammatory drug. *Transfusion* 40:663, 2000.

71. Park GM, Han KS, Chang YH, et al: Immune hemolytic anemia after treatment with pemetrexed for lung cancer. *J Thorac Oncol* 3:196 2008.

72. Mayer B, Leo A, Herziger A, et al: Intravascular hemolysis caused by the contrast medium iomeprol. *Transfusion* 53:2141, 2013.

73. Carstairs KC, Breckenridge A, Dollery CT, Worlledge SM: Incidence of a positive direct Coombs test in patients on alpha-methyldopa. *Lancet* 2:133, 1966.

74. Worlledge SM, Carstairs KC, Dacie JV: Autoimmune haemolytic anaemia associated with α-methyldopa therapy. *Lancet* 2:135, 1966.

75. Breckenridge A, Dollery CT, Worlledge SM, et al: Positive direct Coombs tests and antinuclear factors in patients treated with methyldopa. *Lancet* 2:1265, 1967.

76. Lo Buglio AF, Jandl JH: The nature of alpha-methyldopa red cell antibody. *N Engl J Med* 276:658, 1967.

77. Cotzias GC, Papavasiliou PS: Autoimmunity in patients treated with levodopa. *JAMA* 207:1353, 1969.

78. Henry RE, Goldberg LS, Sturgeon P, Ansel RD: Serologic abnormalities associated with L-dopa therapy. *Vox Sang* 20:306, 1971.

79. Joseph C: Occurrence of positive Coombs test in patients treated with levodopa. *N Engl J Med* 286:1400, 1972.

80. Gabor EP, Goldberg LS: Levodopa-induced Coombs positive haemolytic anaemia. *Scand J Haematol* 11:201, 1973.

81. Territo MC, Peters RW, Tanaka KR: Autoimmune hemolytic anemia due to levodopa therapy. *JAMA* 226:1347, 1973.

82. Scott GL, Myles AB, Bacon PA: Autoimmune haemolytic anaemia and mefenamic acid therapy. *Br Med J* 3:543, 1968.

83. Robertson JH, Kennedy CC, Hill CM: Haemolytic anaemia associated with mefenamic acid. *Ir J Med Sci* 140:226, 1971.

84. Habibi B: Drug-induced red blood cell autoantibodies co-developed with drug-specific antibodies causing a hemolytic anaemia. *Br J Haematol* 61:139, 1985.

85. Kleinman S, Nelson R, Smith L, Goldfinger D: Positive direct antiglobulin tests and immune hemolytic anemia in patients receiving procainamide. *N Engl J Med* 311:809, 1984.

86. Kramer MR, Levene C, Hershko C: Severe reversible autoimmune haemolytic anaemia and thrombocytopenia associated with diclofenac therapy. *Scand J Haematol* 36:118, 1986.

87. Byrd JC, Hertler AA, Weiss RB, et al: Fatal recurrence of autoimmune hemolytic anemia following pentostatin therapy in a patient with a history of fludarabine-associated hemolytic anemia. *Ann Oncol* 6:300, 1995.

88. Weiss R, Freiman J, Kweder S, et al: Hemolytic anemia after fludarabine therapy for chronic lymphocytic leukemia. *J Clin Oncol* 16:1885, 1998.

89. Garratty, G: Immune hemolytic anemia associated with drug therapy. *Blood Rev* 24:143, 2010.

90. Chasty RC, Myint H, Oscier DG, et al: Autoimmune haemolysis in patients with B-CLL treated with chlorodeoxyadenosine (CDA). *Leuk Lymphoma* 29:391, 1998.

91. Kwan JM, Reese AM, Trafeli JP: Delayed autoimmune hemolytic anemia in efalizumab-treated psoriasis. *J Am Acad Dermatol* 58:1053, 2008.

92. Darabi K, Kantamnei S, Weirnik PH: Lenalidomide-induced warm autoimmune hemolytic anemia. *J Clin Oncol* 24:e59, 2006.

93. Gralnick HR, Wright LD, McGinnis MH: Coombs' positive reactions associated with sodium cephalothin therapy. *JAMA* 199:725, 1967.

94. Molthan L, Reidenberg MM, Eichman MF: Positive direct Coombs' tests due to cephalothin. *N Engl J Med* 277:123, 1967.

95. Zeger G, Smith L, McQuiston D, Goldfinger D: Cisplatin-induced nonimmunologic adsorption of immunoglobulin by red cells. *Transfusion* 28:493, 1988.

96. Muirhead EE, Groves M, Guy R, et al: Acquired hemolytic anemia, exposures to insecticides and positive Coombs' test dependent on insecticide preparations. *Vox Sang* 4:277, 1959.

97. Lindberg LG, Norden A: Severe hemolytic reaction to chlorpromazine. *Acta Med Scand* 170:195, 1961.

98. Eyster ME: Melphalan (Alkeran) erythrocyte agglutinin and hemolytic anemia. *Ann Intern Med* 66:573, 1967.

99. Robinson MG, Foadi M: Hemolytic anemia with positive Coombs' test. Association with isoniazid therapy. *JAMA* 208:656, 1969.

100. Mueller-Eckhardt C, Kretschmer V, Coburg KH: Allergic, immunohemolytic anemia due to para-aminosalicylic acid (PAS). Immunohematologic studies of three cases. *Dtsch Med Wochenschr* 97:234, 1972.

101. Manor E, Marmor A, Kaufman S, Leiba H: Massive hemolysis caused by acetaminophen. *JAMA* 236:2777, 1976.

102. Vilal JM, Blum L, Dosik H: Thiazide-induced immune hemolytic anemia. *JAMA* 236:1723, 1976.

103. Letona JM-L, Barbolla L, Frieyro E, et al: Immune haemolytic anaemia and renal failure induced by streptomycin. *Br J Haematol* 35:561, 1977.

104. Korsager S, Sorensen H, Jensen OH, Falk JV: Antiglobulin tests for determination of autoimmunohaemolytic anaemia during long-term treatment with ibuprofen. *Scand J Rheumatol* 10:174, 1981.

105. Takahashi H, Tsukada T: Triamterene-induced immune hemolytic anemia with acute intravascular hemolysis and acute renal failure. *Scand J Haematol* 23:169, 1979.

106. Wong KY, Boose GM, Issitt CH: Erythromycin-induced hemolytic anemia. *J Pediatr* 98:647, 1981.

107. Sandvei P, Nordhagen R, Michaelsen TE, Wolthuis K: Fluorouracil (5-FU) induced acute immune haemolytic anaemia. *Br J Haematol* 65:357, 1987.

108. Tafani O, Mazzoli M, Landini G, Alterini B: Fatal acute immune haemolytic anaemia caused by nalidixic acid. *Br Med J* 285:936, 1982.

109. Angeles ML, Reid ME, Yacob UA, et al: Sulindac-induced immune hemolytic anemia. *Transfusion* 34:255, 1994.

110. Marks DR, Joy JV, Bonheim NA: Hemolytic anemia associated with the use of omeprazole. *Am J Gastroenterol* 86:217, 1991.

111. Blum MD, Graham DJ, McCloskey CA: Temafloxacin syndrome: Review of 95 cases. *Clin Infect Dis* 18:946, 1994.

112. Marani TM, Trich MB, Armstrong KS, et al: Carboplatin-induced immune hemolytic anemia. *Transfusion* 36:1016, 1996.

113. Freercks RJ, Mehta U, Stead DF, Meintjes GA: Haemolytic anaemia associated with efavirenz. *AIDS* 20:1212, 2006.

114. Mayer B, Genth R, Dehner R, Salama A: The first example of a patient with etoricoxib-induced immune hemolytic anemia. *Transfusion* 53:1033, 2013.

115. Sheik-Taha M, Frenn P: Autoimmune hemolytic anemia induced by levofloxacin. *Case Reports in Infectious Diseases*, 2014. http://dx.doi.org/10.1155/2014/201015

116. Chen F, Liu S, Wu J: Puerarin-induced immune hemolytic anemia. *Int J Hematol* 98:112, 2013

117. Gurbuz F, Yagci-Kupeli B, Kor Y, et al: The first report of cabergoline-induced immune hemolytic anemia in an adolescent with prolactinoma. *J Pediatr Endocrinol Metab* 27: 159, 2013.

118. Chaplin H, Avioli LV: Autoimmune hemolytic anemia. *Arch Intern Med* 137:346, 1977.

119. Sallah S, Wan J, Hanrahan L: Future development of lymphoproliferative disorders in patients with autoimmune hemolytic anemia. *Clin Cancer Res* 7:791, 2001.

120. Pirofsky B: Hereditary aspects of autoimmune hemolytic anemia: A retrospective analysis. *Vox Sang* 14:334, 1968.

121. Dobbs CE: Familial auto-immune hemolytic anemia. *Arch Intern Med* 116:273, 1965.

122. Cordova MS, Baez-Villasenor J, Mendez JJ, Campos E: Acquired hemolytic anemia with positive antiglobulin (Coombs' test) in mother and daughter. *Arch Intern Med* 117:692, 1966.

123. Eyster ME, Jenkins DE Jr: Erythrocyte coating substances in patients with positive direct antiglobulin reactions: Correlation of gamma-G globulin and complement coating with underlying diseases, overt hemolysis and response to therapy. *Am J Med* 46:360, 1969.

124. Feizi T: Cold agglutinins, the direct Coombs' test and serum immunoglobulins in *Mycoplasma pneumoniae* infection. *Ann N Y Acad Sci* 143:801, 1967.

125. Jacobson LB, Longstreth GF, Edington TS: Clinical and immunologic features of transient cold agglutinin hemolytic anemia. *Am J Med* 54:514, 1973.

126. Murray HW, Masur H, Senterfit LB, Roberts RB: The protean manifestations of *Mycoplasma pneumoniae* infection in adults. *Am J Med* 58:229, 1975.

127. Rosenfield RE, Schmidt PJ, Calvo RC, McGinniss MH: Anti-i, a frequent cold agglutinin in infectious mononucleosis. *Vox Sang* 10:631, 1965.

128. Worlledge SM, Dacie JV: Haemolytic and other anaemias in infectious mononucleosis, in *Infectious Mononucleosis*, edited by RL Carter, HG Penman, p 82. Blackwell Science, Oxford, 1969.

129. Hossaini AA: Anti-i in infectious mononucleosis. *Am J Clin Pathol* 53:198, 1970.

130. Arndt P, Garratty G: Cross-reactivity of cefotetan and ceftriaxone antibodies, associated with hemolytic anemia, with other cephalosporins and penicillin. *Am J Clin Pathol* 118:256, 2002.

131. Issitt PD, Pavone BG, Goldfinger D, et al: Anti-Wr^b and other autoantibodies responsible for positive direct antiglobulin test in 150 individuals. *Br J Haematol* 34:5, 1976.

132. Garratty G: Autoantibodies induced by blood transfusions. *Transfusion* 44:5, 2004.

133. Young PP, Uzieblo A, Trulock E, et al: Autoantibody formation after alloimmunization: Are blood transfusions a risk factor for autoimmune hemolytic anemia? *Transfusion* 44:67, 2004.

134. Salama A, Mueller-Eckhardt C: Delayed hemolytic transfusion reactions: Evidence for complement activation involving allogeneic and autologous red cells. *Transfusion* 24:188, 1984.

135. Ness PM, Shirey RS, Thoman SK, Buck SA: The differentiation of delayed serologic and delayed hemolytic transfusion reactions: Incidence, long-term serologic findings and clinical significance. *Transfusion* 30:688, 1990.

136. Leddy JP, Falany JL, Kissel GE, et al: Erythrocyte membrane proteins reactive with

human (warm-reacting) anti-red cell autoantibodies. *J Clin Invest* 91:1672, 1993.
137. Gorst DW, Rawlinson VI, Merry AH, Stratton F: Positive direct anti-globulin test in normal individuals. *Vox Sang* 38:99, 1980.
138. Bareford D, Langster G, Gilks L, Demick-Torey LA: Follow-up of normal individuals with a positive antiglobulin test. *Scand J Haematol* 35:348, 1985.
139. Worlledge SM: The interpretation of a positive direct antiglobulin test. *Br J Haematol* 39:157, 1978.
140. Nossal GJV: B-cell selection and tolerance. *Curr Opin Immunol* 3:193, 1991.
141. Basten A, Brink R, Peake P, et al: Self-tolerance in the B-cell repertoire. *Immunol Rev* 122:5, 1991.
142. Kroemer G, Martinez-A C: Mechanisms of self-tolerance. *Immunol Today* 13:401, 1992.
143. Leddy JP: Immune hemolytic anemia, in *Clinical Immunology: Principles and Practice*, edited by RR Rich, TA Fleisher, BD Schwartz, WT Shearer, W Strober, p 1273. Mosby, St. Louis, 1996.
144. Hartley SB, Crosbie J, Brink R, et al: Elimination from peripheral lymphoid tissue of self-reactive B lymphocytes recognizing membrane bound antigens. *Nature* 353:765, 1991.
145. Leddy JP: Reactivity of human gamma-G erythrocyte autoantibodies with fetal, autologous and maternal red cells. *Vox Sang* 17:525, 1969.
146. Okamoto M, Murakami M, Shimizu A, et al: A transgenic model of autoimmune hemolytic anemia. *J Exp Med* 175:71, 1992.
147. Murakami M, Tsubata T, Okamoto M, et al: Antigen-induced apoptotic death of Ly-1 B cells responsible for autoimmune disease in transgenic mice. *Nature* 357:77, 1992.
148. Lin RH, Mamula MJ, Hardin JA, Janeway CA: Induction of autoreactive B cells allows priming of autoreactive T cells. *J Exp Med* 173:1433, 1991.
149. Silverman GJ, Carson DA: Structural characterization of human monoclonal cold agglutinins: Evidence for a distinct primary sequence-defined V_H4 idiotype. *Eur J Immunol* 20:351, 1990.
150. Silberstein LE, Jefferies LC, Goldman J, et al: Variable region gene analysis of pathologic human autoantibodies to the related i and I red blood cell antigens. *Blood* 78:2372, 1991.
151. Pascual V, Victor K, Spellerberg M, et al: V_H restriction among human cold agglutinins: The V_H4–21 gene segment is required to encode anti-I and anti-i specificities. *J Immunol* 149:2337, 1992.
152. Stevenson FK, Smith GJ, North J, et al: Identification of normal B-cell counterparts of neoplastic cells which secrete cold agglutinins of anti-I and anti-i specificity. *Br J Haematol* 72:9, 1989.
153. Silverman GJ, Chen PP, Carson DA: Cold agglutinins: Specificity, idiotype and structural analysis, in *Idiotypes in Biology and Medicine: Chemistry and Immunology*, vol 48, edited by DA Carson, PP Chen, TJ Kipps, p 109. Karger, Basel, 1990.
154. Feizi T: Lambda chains in cold agglutinins. *Science* 156:111, 1987.
155. Thompson KM, Sutherland J, Barden G, et al: Human monoclonal antibodies against blood group antigens preferentially express a V_H4–21 variable region gene-associated epitope. *Scand J Immunol* 34:509, 1991.
156. Adderson EE, Shackelford PG, Quinn A, et al: Restricted immunoglobulin VH usage and VDJ combinations in the human response to *Haemophilus influenzae* type b capsular polysaccharide: Nucleotide sequences of monospecific anti-*Haemophilus* antibodies and polyspecific antibodies cross-reacting with self-antigens. *J Clin Invest* 91:2734, 1993.
157. Adderson EE, Shackelford PG, Insel RA, et al: Immunoglobulin light chain variable region gene sequences for human antibodies to *Haemophilus influenzae* type b capsular polysaccharide are dominated by a limited number of V kappa and V lambda segments and VJ combinations. *J Clin Invest* 89:729, 1992.
158. Silberstein LE, Robertson GA, Hannam-Harris AC, et al: Etiologic aspects of cold agglutinin disease: Evidence of cytogenetically defined clones of lymphoid cells and the demonstration that an anti-Pr cold autoantibody is derived from an aberrant B cell clone. *Blood* 67:1705, 1986.
159. Gordon J, Silberstein LE, Moreau L, Nowell PC: Trisomy 3 in cold agglutinin disease. *Cancer Genet Cytogenet* 46:89, 1990.
160. Michaux L, Dierlamm J, Wlodarska I, et al: Trisomy 3q11-q29 is recurrently observed in B-cell non-Hodgkin's lymphomas associated with cold agglutinin syndrome. *Ann Hematol* 76:201, 1998.
161. Harboe M, Lind K: Light chain types of transiently occurring cold haemagglutinins. *Scand J Haematol* 3:269, 1966.
162. Feizi T: Monotypic cold agglutinins in infection by *Mycoplasma pneumoniae*. *Nature* 215:540, 1967.
163. Feizi T, Loveless W: Carbohydrate recognition by *Mycoplasma pneumoniae* and pathologic consequences. *Am J Respir Crit Care Med* 154:S133, 1996.
164. Mollison PL: Measurement of survival and destruction of red cells in haemolytic syndromes. *Br Med Bull* 15:59, 1959.
165. Hollander L: Erythrocyte survival time in a case of acquired haemolytic anaemia. *Vox Sang* 4:164, 1954.
166. Chaplin H, Cohen R, Bloomberg G, et al: Pregnancy and idiopathic autoimmune haemolytic anaemia: A prospective study during 6 months gestation and 3 months "post-partum". *Br J Haematol* 24:219, 1973.
167. Mollison PL, Crome P, Hughes-Jones NC, Rochna E: Rate of removal from the circulation of red cells sensitized with different amounts of antibody. *Br J Haematol* 11:461, 1965.
168. Mollison PL, Hughes-Jones NC: Clearance of Rh-positive red cells by low concentration of Rh antibody. *Immunology* 12:63, 1967.
169. Rosse WF: Quantitative immunology of immune hemolytic anemia: II. The relationship of cell-bound antibody to hemolysis and the effect of treatment. *J Clin Invest* 50:734, 1971.
170. Schreiber AD, Frank MM: Role of antibody and complement in the immune clearance and destruction of erythrocytes: I. *In vivo* effects of IgG and IgM complement-fixing sites. *J Clin Invest* 51:575, 1972.
171. Atkinson JP, Schreiber AD, Frank MM: Effects of corticosteroids and splenectomy on the immune clearance and destruction of erythrocytes. *J Clin Invest* 52:1509, 1973.
172. Atkinson JP, Frank MM: Complement independent clearance of IgG sensitized erythrocytes: Inhibition by cortisone. *Blood* 44:629, 1974.
173. Jandl JH, Richardson-Jones A, Castle WB: The destruction of red cells by antibodies in man: I. Observations on the sequestration and lysis of red cells altered by immune mechanisms. *J Clin Invest* 36:1428, 1957.
174. Jandl JH, Kaplan ME: The destruction of red cells by antibodies in man: III. Quantitative factors influencing the pattern of hemolysis *in vivo*. *J Clin Invest* 39:1145, 1960.
175. Abramson N, LoBuglio AF, Jandl JH, Cotran RS: The interaction between human monocytes and red cells: Binding characteristics. *J Exp Med* 132:1191, 1970.
176. LoBuglio AF, Cotran RS, Jandl JH: Red cells coated with immunoglobulin G: Binding and sphering by mononuclear cells in man. *Science* 158:1582, 1967.
177. Anderson CL, Looney RJ: Human leukocyte IgG Fc receptors. *Immunol Today* 7:264, 1986.
178. Ravetch JV, Kinet J-P: Fc receptors. *Annu Rev Immunol* 9:457, 1991.
179. Gigli I, Nelson RA: Complement-dependent immune phagocytosis: I. Requirements of C1, C4, C2, C3. *Exp Cell Res* 51:45, 1968.
180. Lay WF, Nussenzweig V: Receptors for complement on leukocytes. *J Exp Med* 128:991, 1968.
181. Ross GD: Opsonization and membrane complement receptors, in *Immunobiology of the Complement System*, edited by GD Ross, p 87. Academic Press, Orlando, FL, 1986.
182. Fischer JT, Petz LD, Garratty G, Cooper NR: Correlations between quantitative assay of red cell bound C3, serologic reactions, and hemolytic anemia. *Blood* 44:359, 1974.
183. Schreiber AD, Parsons J, McDermott P, Cooper RA: Effect of corticosteroids on the human monocyte IgG and complement receptors. *J Clin Invest* 56:1189, 1975.
184. Ehlenberger AG, Nussenzweig V: The role of membrane receptors for C3b and C3d in phagocytosis. *J Exp Med* 145:357, 1977.
185. Rosse WF, De Boisfleury A, Bessis M: The interaction of phagocytic cells and red cells modified by immune reactions: Comparison of antibody and complement coated red cells. *Blood Cells* 1:345, 1975.
186. Dameshek W, Schwartz SO: Acute hemolytic anemia (acquired hemolytic icterus, acute type). *Medicine (Baltimore)* 19:231, 1940.
187. Leddy JP, Rosenfeld SI: Role of complement in hemolytic anemia and thrombocytopenia, in *Immunobiology of the Complement System*, edited by GD Ross, p 213. Academic Press, Orlando, FL, 1986.
188. Nicholson-Weller A, Burge J, Fearon DT, et al: Isolation of a human erythrocyte membrane glycoprotein with decay-accelerating activity for C3 convertases of the complement system. *J Immunol* 129:184, 1982.
189. Lachmann PJ: The control of homologous lysis. *Immunol Today* 12:312, 1991.
190. Packman CH: Pathogenesis and management of paroxysmal nocturnal hemoglobinuria. *Blood Rev* 12:1, 1998.
191. Fleer A, Van Schaik ML, von dem Borne AE, Engelfriet CP: Destruction of sensitized erythrocytes by human monocytes *in vitro*: Effects of cytochalasin B, hydrocortisone and colchicine. *Scand J Immunol* 8:515, 1978.
192. Kurlander RJ, Rosse WF, Logue WL: Quantitative influence of antibody and complement coating of red cells on monocyte-mediated cell lysis. *J Clin Invest* 61:1309, 1978.
193. Urbaniak SJ: Lymphoid cell dependent (K-cell) lysis of human erythrocytes sensitized with rhesus alloantibodies. *Br J Haematol* 33:409, 1976.
194. Handwerger BS, Kay NW, Douglas SD: Lymphocyte-mediated antibody-dependent cytolysis: Role in immune hemolysis. *Vox Sang* 34:276, 1978.
195. Milgrom H, Shore SL: Lysis of antibody-coated human red cells by peripheral blood mononuclear cells: Altered effector cell profile after treatment of target cells with enzymes. *Cell Immunol* 39:178, 1978.
196. Schreiber AD, Herskovitz BS, Goldwein M: Low-titer cold-hemagglutinin disease. *N Engl J Med* 296:1490, 1977.
197. Evans RS, Turner E, Bingham M, Woods R: Chronic hemolytic anemia due to cold agglutinins: II. The role of C in red cell destruction. *J Clin Invest* 47:691, 1968.
198. Atkinson JP, Frank MM: Studies on *in vivo* effects of antibody: Interaction of IgM antibody and complement in the immune clearance and destruction of erythrocytes in man. *J Clin Invest* 54:339, 1974.
199. Hughey CT, Brewer JW, Colosia AD, et al: Production of IgM hexamers by normal and autoimmune B cells: Implications for the physiologic role of hexameric IgM. *J Immunol* 161:4091, 1998.
200. Logue GL, Rosse WF, Gockerman JP: Measurement of the third component of complement bound to red blood cells in patients with the cold agglutinin syndrome. *J Clin Invest* 52:493, 1973.
201. Evans RS, Turner E, Bingham M: Studies with radioiodinated cold agglutinins of ten patients. *Am J Med* 38:378, 1965.
202. Roelcke D: Cold agglutination: Antibodies and antigens. *Clin Immunol Immunopathol* 2:266, 1974.
203. Mantovani B, Rabinovitch M, Nussenzweig V: Phagocytosis of immune complexes by macrophages: Different roles of the macrophage receptor sites for complement (C3) and for immunoglobulin (IgG). *J Exp Med* 135:780, 1972.
204. Silverstein SC, Steinman RM, Cohn ZA: Endocytosis. *Annu Rev Biochem* 46:669, 1977.
205. Jaffe CH, Atkinson JP, Frank MM: The role of complement in the clearance of cold agglutinin-sensitized erythrocytes in man. *J Clin Invest* 58:942, 1976.
206. Brown DL, Nelson DA: Surface microfragmentation of red cells as a mechanism for complement-mediated immune spherocytosis. *Br J Haematol* 24:301, 1973.
207. Evans RS, Turner E, Bingham M: Chronic hemolytic anemia due to cold agglutinins: I. The mechanism of resistance of red cells to C hemolysis by cold agglutinins. *J Clin Invest* 46:1461, 1967.
208. Kerr RO, Cardamone J, Dalmasso AP, Kaplan ME: Two mechanisms of erythrocyte destruction in penicillin-induced hemolytic anemia. *N Engl J Med* 287:1322, 1972.
209. Nesmith LW, Davis JW: Hemolytic anemia caused by penicillin. *JAMA* 203:27, 1968.
210. Yust I, Frisch B, Goldsher N: Simultaneous detection of two mechanisms of immune destruction of penicillin-treated human red blood cells. *Am J Hematol* 13:53, 1982.
211. Brandriss MW, Smith JW, Steinman HG: Common antigenic determinants of penicillin

G, cephalothin and 6-aminopenicillanic acid in rabbits. *J Immunol* 94:696, 1965.
212. Abraham GN, Petz LD, Fudenberg HH: Immuno-hematological cross-allergenicity between penicillin and cephalothin in humans. *Clin Exp Immunol* 3:343, 1968.
213. Petz LD: Immunologic cross reactivity between penicillins and cephalosporins: A review. *J Infect Dis* 137:S74, 1978.
214. Kunicki TJ, Russell N, Nurten AT, et al: Further studies of the human platelet receptor for quinine- and quinidine-dependent antibodies. *J Immunol* 126:398, 1981.
215. Christie DJ, Aster RH: Drug-antibody-platelet interaction in quinine-and quinidine-induced thrombocytopenia. *J Clin Invest* 70:989, 1982.
216. Berndt MC, Chong BH, Bull HA, et al: Molecular characterization of quinine/quinidine drug-dependent antibody platelet interaction using monoclonal antisera. *Blood* 66:1292, 1985.
217. Sosler SD, Behzad O, Garratty G, et al: Acute hemolytic anemia associated with a chlorpropamide-induced apparent auto-anti-Jk_a. *Transfusion* 24:206, 1984.
218. Salama A, Mueller-Eckhardt C: Rh blood group-specific antibodies in immune hemolytic anemia induced by nomifensine. *Blood* 68:1285, 1986.
219. Salama A, Mueller-Eckhardt C: On the mechanisms of sensitization and attachment of antibodies to RBC in drug-induced immune hemolytic anemia. *Blood* 69:1006, 1987.
220. Christie DJ, Mullen PC, Aster RH: Fab-mediated binding of drug-dependent antibodies to platelets in quinidine- and quinine-induced thrombocytopenia. *J Clin Invest* 75:310, 1985.
221. Smith ME, Reid DM, Jones CE, et al: Binding of quinine- and quinidine-dependent drug antibodies to platelets is mediated by the Fab domain of immunoglobulin G and is not Fc dependent. *J Clin Invest* 29:912, 1987.
222. Salama A, Mueller-Eckhardt C: The role of metabolite-specific antibodies in nomifensine-dependent immune hemolytic anemia. *N Engl J Med* 313:469, 1985.
223. Kelton JG: Impaired reticuloendothelial function in patients treated with methyldopa. *N Engl J Med* 313:596, 1985.
224. Bakemeier RF, Leddy JP: Erythrocyte autoantibody associated with alpha-methyldopa: Heterogeneity of structure and specificity. *Blood* 32:1, 1968.
225. Green FA, Jung CY, Rampal A, Lorusso DJ: Alpha-methyldopa and the erythrocyte membrane. *Clin Exp Immunol* 40:554, 1980.
226. Green Fa, Jung CY, Hui H: Modulation of alpha-methyldopa binding to the erythrocyte membrane by superoxide dismutase. *Biochem Biophys Res Commun* 95:1037, 1980.
227. Kirtland HH III, Mohler DN, Horwitz DA: Methyldopa inhibition of suppressor-lymphocyte function. A proposed cause of autoimmune hemolytic anemia. *N Engl J Med* 302:825, 1980.
228. Garratty G, Arndt P, Prince HE, Schulman IA: The effect of methyldopa and procainamide on suppressor cell activity in relation to red cell autoantibody production. *Br J Haematol* 84:310, 1993.
229. Dearden C, Wade R, Else M, et al: The prognostic significance of a positive direct antiglobulin test in chronic lymphocytic leukemia: A beneficial effect of the combination of fludarabine and cyclophosphamide on the incidence of hemolytic anemia. *Blood* 111:1820, 2008.
230. Borthakur G, O'Brien S, Wierda WG, et al: Immune anaemias in patients with chronic lymphocytic leukaemia treated with fludarabine, cyclophosphamide and rituximab-incidence and predictors. *Br J Haematol* 136:800, 2007.
231. Spath P, Garratty G, Petz LD: Studies on the immune response to penicillin and cephalothin in humans: II. Immunohematologic reactions to cephalothin administration. *J Immunol* 107:860, 1971.
232. Garratty G, Petz L: Drug-induced hemolytic anemia. *Am J Med* 58:398, 1975.
233. Sokol RJ, Hewitt S, Stamps BK: Erythrocyte autoantibodies, autoimmune haemolysis and pregnancy. *Vox Sang* 43:169, 1982.
234. Issaragrisil S, Kruatrachue M: An association of pregnancy and auto-immune haemolytic anaemia. *Scand J Haematol* 31:63, 1983.
235. Evans RS, Duane RT: Acquired hemolytic anemia: I. The relation of erythrocyte antibody production to activity of the disease: II. The significance of thrombocytopenia and leukopenia. *Blood* 4:1196, 1949.
236. Evans RS, Takahashi K, Duane RT, et al: Primary thrombocytopenic purpura and acquired hemolytic anemia: Evidence for a common etiology. *Arch Intern Med* 87:48, 1951.
237. Pegels JG, Helmerhorst FM, van Leeuwen EF, et al: The Evans syndrome: Characterization of the responsible autoantibodies. *Br J Haematol* 51:445, 1982.
238. Liesveld JL, Rowe JM, Lichtman MA: Variability of the erythropoietic response in autoimmune hemolytic anemia: Analysis of 109 cases. *Blood* 69:820, 1987.
239. Hegde UM, Gordon-Smith EC, Worlledge SM: Reticulocytopenia and absence of red cell autoantibodies in immune haemolytic anaemia. *Br Med J* 2:1444, 1977.
240. Conley CL, Lippman SM, Ness P: Autoimmune hemolytic anemia with reticulocytopenia: A medical emergency. *JAMA* 244:1688, 1980.
241. Greenberg J, Curtis-Cohen M, Gill FM, Cohen A: Prolonged reticulocytopenia in autoimmune hemolytic anemia of childhood. *J Pediatr* 97:784, 1980.
242. Mangan KF, Besa EC, Shadduck RK, et al: Demonstration of two distinct antibodies in autoimmune hemolytic anemia with reticulocytopenia and red cell aplasia. *Exp Hematol* 12:788, 1984.
243. Leddy JP: Immunological aspects of red cell injury in man. *Semin Hematol* 3:48, 1966.
244. Engelfriet CP, Borne AE vd, Giessen M vd, et al: Autoimmune haemolytic anaemias: I. Serological studies with pure anti-immunoglobulin reagents. *Clin Exp Immunol* 3:605, 1968.
245. Engelfriet CP, Borne AE, Beckers D, van Loghem JJ: Autoimmune haemolytic anaemia: Serological and immunochemical characteristics of the autoantibodies: Mechanisms of cell destruction. *Ser Haematol* 7:328, 1974.
246. Suzuki S, Amano T, Mitsunaga M, et al: Autoimmune hemolytic anemia associated with IgA autoantibody. *Clin Immunol Immunopathol* 21:247, 1981.
247. Wolf CF, Wolf DJ, Peterson P: Autoimmune hemolytic anemia with predominance of IgA autoantibody. *Transfusion* 22:238, 1982.
248. Szymanski IO, Teno R, Rybak ME: Hemolytic anemia due to a mixture of low-titer IgG lambda and IgM lambda agglutinins reacting optimally at 22°C. *Vox Sang* 51:112, 1986.
249. Reusser P, Osterwalder B, Burri H, Speck B: Autoimmune hemolytic anemia associated with IgA: Diagnostic and therapeutic aspects in a case with long-term follow-up. *Acta Haematol* 77:53, 1987.
250. Göttsche B, Salama A, Mueller-Eckhardt C: Autoimmune hemolytic anemia associated with an IgA autoanti-Gerbich. *Vox Sang* 58:211, 1990.
251. Arndt P, Leger RM, Garratty G: Serologic findings in autoimmune hemolytic anemia associated with immunoglobulin M warm autoantibodies. *Transfusion* 49:235, 2009.
252. Evans RS, Bingham M, Boehni P: Autoimmune hemolytic disease: Antibody dissociation and activity. *Arch Intern Med* 108:338, 1961.
253. Evans RS, Bingham M, Turner E: Autoimmune hemolytic disease: Observations of serological reactions and disease activity. *Ann N Y Acad Sci* 124:422, 1965.
254. Gilliland BC, Leddy JP, Vaughan JH: The detection of cell-bound antibody on complement-coated human red cells. *J Clin Invest* 49:898, 1970.
255. Gilliland BC, Baxter E, Evans RS: Red cell antibodies in acquired hemolytic anemia with negative antiglobulin serum tests. *N Engl J Med* 285:252, 1971.
256 Gilliland BC: Coombs-negative immune hemolytic anemia. *Semin Hematol* 13:267, 1976.
257. Segel GB, Lichtman MA: Direct antiglobulin ("Coombs") test-negative autoimmune hemolytic anemia: A review. *Blood Cells Mol Dis* 52:152, 2014.
258. Kamesaki T, Toyotsuji T, Kajii E: Characterization of direct antiglobulin test-negative autoimmune hemolytic anemia: A study of 154 cases. *Am J Hematol* 88:93, 2013.
259. Leger RM, Co P, Hunt G, Garratty G: Attempts to support an immune etiology in 800 patients with direct antiglobulin test-negative hemolytic anemia. *Immunohematol* 26:156, 2010.
260. Sokol RJ, Hewitt S, Booker DJ, Bailey A: Erythrocyte autoantibodies, subclasses of IgG and autoimmune haemolysis. *Autoimmun Rev* 6:99, 1990.
261. von dem Borne AE, Beckers D, van der Meulen FW, Engelfriet CP: IgG_4 autoantibodies against erythrocytes, without increased hemolysis: A case report. *Br J Haematol* 37:137, 1977.
262. Weiner W, Vos GH: Serology of acquired hemolytic anemia. *Blood* 22:606, 1963.
263. Vos GH, Petz L, Funenberg HH: Specificity of acquired haemolytic anaemia autoantibodies and their serological characteristics. *Br J Haematol* 19:57, 1970.
264. Leddy JP, Peterson P, Yeaw MA, Bakemeier RF: Patterns of serologic specificity of human gamma-G erythrocyte autoantibodies. *J Immunol* 105:677, 1970.
265. Bell CA, Zwicker H: Further studies on the relationship of anti-En^a and anti-Wr^b in warm autoimmune hemolytic anemia. *Transfusion* 18:572, 1978.
266. Celano MJ, Levine P: Anti-LW specificity in autoimmune acquired hemolytic anemia. *Transfusion* 7:265, 1967.
267. Marsh WL, Reid ME, Scott EP: Autoantibodies of U blood group specificity in autoimmune haemolytic anaemia. *Br J Haematol* 22:625, 1972.
268. Shulman IA, Vengelen-Tyler V, Thompson JC, et al: Autoanti-Ge associated with severe autoimmune hemolytic anemia. *Vox Sang* 59:232, 1990.
269. Owen I, Chowdhury V, Reid ME, et al: Autoimmune hemolytic anemia associated with anti-Sc 1. *Transfusion* 32:173, 1992.
270. Marsh WL, Oyen R, Alicea E, et al: Autoimmune hemolytic anemia and the Kell blood groups. *Am J Hematol* 7:155, 1979.
271. Barker RN, Casswell KM, Reid ME, et al: Identification of autoantigens in autoimmune haemolytic anaemia by a non-radioisotope immunoprecipitation method. *Br J Haematol* 82:126, 1992.
272. Victoria EJ, Pierce SW, Branks MJ, Masouredis SP: IgG red blood cell autoantibodies in autoimmune hemolytic anemia bind to epitopes on red blood cell membrane band 3 glycoprotein. *J Lab Clin Med* 115:74, 1990.
273. Telen MJ, Chasis JA: Relationship of the human erythrocyte Wr^b antigen to an interaction between glycophorin A and band 3. *Blood* 76:842, 1990.
274. Barker RN, De la Sa Oliveira GG, Elson CJ, et al: Pathogenic autoantibodies in the NZB mouse are specific for erythrocyte band 3 protein. *Eur J Immunol* 23:1723, 1993.
275. Kay MMB, Marchalonis JJ, Hughes J, et al: Definition of a physiologic aging autoantigen by using synthetic peptides of membrane protein band 3: Localization of the active antigenic sites. *Proc Natl Acad Sci U S A* 87:5734, 1990.
276. Turrini F, Mannu F, Arese P, et al: Characterization of autologous antibodies that opsonize erythrocytes with clustered integral membrane proteins. *Blood* 181:3146, 1993.
277. Curtis BR, Lamon J, Roelcke D, Chaplin H: Life-threatening, antiglobulin test-negative, acute autoimmune hemolytic anemia due to a non-complement-activating IgG1 kappa cold antibody with Pr_a specificity. *Transfusion* 30:838, 1990.
278. Silberstein LE, Berkman EM, Schreiber AD: Cold hemagglutinin disease associated with IgG cold reactive antibody. *Ann Intern Med* 106:238, 1987.
279. Feizi T, Kabat EA, Vicari G, et al: Immunochemical studies on blood groups: XLVII. The I antigen complex precursors in the A, B, H, Le^a, and Le^b blood group system: Hemagglutination inhibition studies. *J Exp Med* 133:39, 1971.
280. Hakomori S: Blood group ABH and Ii antigens of human erythrocytes: Chemistry, polymorphism, and their developmental change. *Semin Hematol* 18:39, 1981.
281. Marcus DM: A review of the immunogenic and immunomodulatory properties of glycosphingolipids. *Mol Immunol* 21:1083, 1984.
282. Rosse WF, Lauf PK: Reaction of cold agglutinins with I antigen solubilized from human red cells. *Blood* 36:777, 1970.
283. Lauf PK, Rosse WF: The reactivity of red blood cell membrane glycophorin with "cold-reacting" antibodies. *Clin Immunol Immunopathol* 4:1, 1975.
284. Pruzanski W, Shumak KH: Biologic activity of cold-reacting autoantibodies. *N Engl J Med* 297:583, 1977.
285. Chapman J, Murphy MF, Waters AH: Chronic cold hemagglutinin disease due to an anti-M-like autoantibody. *Vox Sang* 42:272, 1982.
286. von dem Borne AEG, Mol JJ, Joustra-Maas N, et al: Autoimmune hemolytic anemia with monoclonal IgM (kappa) anti-P cold autohemolysins. *Br J Haematol* 50:345, 1982.
287. Terada K, Tanaka H, Mori R, et al: Hemolytic anemia associated with cold agglutinin during chickenpox and a review of the literature. *J Pediatr Hematol Oncol* 20:149, 1998.
288. Tamura T, Kanamori H, Yamazaki E, et al: Cold agglutinin disease following allogeneic

bone marrow transplantation. *Bone Marrow Transplant* 13:321, 1994.
289. Capra JD, Dowling P, Cook S, Kunkel HG: An incomplete cold-reactive gamma G antibody with i specificity in infectious mononucleosis. *Vox Sang* 16:10, 1969.
290. Shirey RS, Park K, Ness PM, et al: An anti-i biphasic hemolysin in chronic paroxysmal cold hemoglobinuria. *Transfusion* 26:62, 1986.
291. Salama A, Santoso S, Mueller-Eckhardt C: Antigenic determinants responsible for the reactions of drug-dependent antibodies with blood cells. *Br J Haematol* 78:535, 1991.
292. Gehrie EA, Nian H, Young PP: Brown recluse spider bite mediated hemolysis: Clinical features, a possible role for complement inhibitor therapy and reduced RBC surface glycophorin A as a potential biomarker of venom exposure. *PloS One* 8:e76558, 2013.
293. McDade J, Aygun B, Ware RE: Brown recluse spider *(Loxosceles reclusa)* envenomation leading to acute hemolytic anemia in six adolescents. *J Pediatr* 156:155, 2010.
294. Sokol R, Stamps R, Booker D, et al: Posttransplant immune-mediated hemolysis. *Transfusion* 42:198, 2002.
295. Lundgren G, Asaba H, Bergström J, et al: Fulminating anti-A autoimmune hemolysis with anuria in a renal transplant recipient: A therapeutic role of plasma exchange. *Clin Nephrol* 16:211, 1981.
296. Ramsey G, Nusbacher J, Starzl TE, Lindsay GD: Isohemagglutinins of graft origin after ABO-unmatched liver transplantation. *N Engl J Med* 311:1167, 1984.
297. Mangal AK, Growe GH, Sinclair M, et al: Acquired hemolytic anemia due to "auto"-anti-A or "auto"-anti-B induced by group O homograft in renal transplant recipients. *Transfusion* 24:201, 1984.
298. Hazlehurst GR, Brenner MK, Wimperis JZ, et al: Haemolysis after T-cell depleted bone marrow transplantation involving minor ABO incompatibility. *Scand J Haematol* 37:1, 1986.
299. Solheim BG, Albrechtsen D, Egeland T, et al: Auto-antibodies against erythrocytes in transplant patients produced by donor lymphocytes. *Transplant Proc* 6:4520, 1987.
300. Sniecinski IJ, Oien L, Petz LD, Blume KG: Immunohematologic consequences of major ABO-mismatched bone marrow transplantation. *Transplantation* 45:530, 1988.
301. Petz LD: "Least incompatible" units for transfusion in autoimmune hemolytic anemia: Should we eliminate this meaningless term? A commentary for clinicians and transfusion medicine professionals. *Transfusion* 42:1503, 2003.
302. Ness PM: How do I encourage clinicians to transfuse mismatched blood to patients with autoimmune hemolytic anemia in urgent situations? *Transfusion* 46:1859, 2006.
303. Issitt PD: Autoimmune hemolytic anemia and cold hemagglutinin disease: Clinical disease and laboratory findings. *Prog Clin Pathol* 7:137, 1978.
304. Wallhermfechtel MA, Pohl BA, Chaplin H: Alloimmunization in patients with warm autoantibodies: A retrospective study employing three donor alloabsorptions to aid in antibody detection. *Transfusion* 24:482, 1984.
305. Branch DR, Petz LD: Detecting alloantibodies in patients with autoantibodies. *Transfusion* 39:6, 1999.
306. Shirey RS, Boyd JS, Parwani AV, et al: Prophylactic antigen matched donor blood for patients with warm autoantibodies: An algorithm for transfusion management. *Transfusion* 42:1435, 2002.
307. Garratty G, Petz LD: Approaches to selecting blood for transfusion to patients with autoimmune hemolytic anemia. *Transfusion* 42:1390, 2002.
308. Dameshek W, Rosenthal MC, Schwartz SO: The treatment of acquired hemolytic anemia with adrenocorticotrophic hormone (ACTH). *N Engl J Med* 244:117, 1951.
309. Allgood JW, Chaplin H Jr: Idiopathic acquired autoimmune hemolytic anemia: A review of forty-seven cases treated from 1955 to 1965. *Am J Med* 43:254, 1967.
310. Meyer O, Stahl D, Beckhove P, et al: Pulsed high-dose dexamethasone in chronic autoimmune haemolytic anaemia of warm type. *Br J Haematol* 98:860, 1997.
311. Greendyke RM, Bradley EB, Swisher SN: Studies of the effects of administration of ACTH and adrenal corticosteroids on erythrophagocytosis. *J Clin Invest* 44:746, 1965.
312. Fries LF, Brickman CM, Frank MM: Monocyte receptors for the Fc portion of IgG increase in number in autoimmune hemolytic anemia and other hemolytic states and are decreased by glucocorticoid therapy. *J Immunol* 131:1240, 1983.
313. Habibi B, Homberg JC, Schaison G, Salmon C: Autoimmune hemolytic anemia in children: A review of 80 cases. *Am J Med* 56:61, 1974.
314. Christensen BE: The pattern of erythrocyte sequestration in immunohaemolysis: Effects of prednisone treatment and splenectomy. *Scand J Haematol* 10:120, 1973.
315. Parker AC, MacPherson AIS, Richmond J: Value of radiochromium investigation in autoimmune haemolytic anemia. *Br Med J* 1:208, 1977.
316. Schwartz SI, Bernard RP, Adams JT, Bauman AW: Splenectomy for hematologic disorders. *Arch Surg* 101:338, 1970.
317. Eichner ER: Splenic function: Normal, too much and too little. *Am J Med* 66:311, 1979.
318. Centers for Disease Control and Prevention: Recommended adult immunization schedule—United States 2003–2004. *MMWR Morb Mortal Wkly Rep* 52:965, 2003.
319. Taylor RP, Lindorfer MA: Drug insight: The mechanism of action of rituximab in autoimmune disease—The immune complex decoy hypothesis. *Nat Clin Pract Rheumatol* 3:86, 2007.
320. Garvey B: Rituximab in the treatment of autoimmune haematological disorders. *Br J Haematol* 141:149, 2008.
321. Zecca M, Nobili B, Ramenghi U, et al: Rituximab for the treatment of refractory autoimmune hemolytic anemia in children. *Blood* 101:3857, 2003.
322. Bussone G, Ribeiro E, Dechartres A, et al: Efficacy and safety of rituximab in adults' warm antibody autoimmune hemolytic anemia: Retrospective analysis of 27 cases. *Am J Hematol* 84:153, 2009.
323. Barcellini W, Zaja F, Zaninoni A, et al: Low-dose rituximab in adult patients with idiopathic autoimmune hemolytic anemia: Clinical efficacy and biologic studies. *Blood* 119:3691, 2012.
324. Barcellini W, Zaja F, Zaninoni A, et al: Sustained response to low-dose rituximab in idiopathic autoimmune hemolytic anemia. *Eur J Haematol* 91:546, 2013.
325. Birgins H, Frederiksen H, Hasselbalch H, et al: A phase III randomized trial comparing glucocorticoid monotherapy versus glucocorticoid and rituximab in patients with autoimmune hemolytic anaemia. *Br J Haematol* 163:393, 2013.
326. Murphy S, LoBuglio AF: Drug therapy of autoimmune hemolytic anemia. *Semin Hematol* 13:323, 1976.
327. Moyo VM, Smith D, Brodsky I, et al: High-dose cyclophosphamide for refractory autoimmune hemolytic anemia. *Blood* 100:704, 2002.
328. Beutler E: New chemotherapeutic agent: 2-Chlorodeoxyadenosine. *Semin Hematol* 31:40, 1994.
329. Kotb R, Pinganaud C, Trichet C, et al: Efficacy of mycophenolate mofetil in adult refractory auto-immune cytopenias: A single center preliminary study. *Eur J Haematol* 75:60, 2005.
330. Howard J, Hoffbrand AV, Prentice HG, Mehta A: Mycophenolate mofetil for the treatment of refractory auto-immune haemolytic anaemia and auto-immune thrombocytopenic purpura. *Br J Haematol* 117:712, 2002.
331. Karlsson C, Hansson L, Celsing F, Lundin J: Treatment of severe refractory autoimmune hemolytic anemia in B-cell chronic lymphocytic leukemia with alemtuzumab (humanized CD52 monoclonal antibody). *Leukemia* 21:511, 2007.
332. Shumak KH, Rock GA: Therapeutic plasma exchange. *N Engl J Med* 310:762, 1984.
333. Council Report: Current status of therapeutic plasmapheresis and related techniques. *JAMA* 253:819, 1985.
334. Cooling L, Boxer G, Simon R: Life-threatening autoimmune hemolytic anemia treated with manual whole blood exchange with rapid clinical improvement. *J Blood Disord Transfus* 4:163, 2013.
335. Wouters A, Stephan F, Strengers P, et al: C1-esterase inhibitor concentrate rescues erythrocytes from complement-mediated destruction in autoimmune hemolytic anemia. *Blood* 121:1242, 2014.
336. Chao MP, Hong J, Kunder C, et al: Refractory warm IgM-mediated autoimmune hemolytic anemia associated with Churg-Strauss Syndrome responsive to eculizumab and rituximab. *Am J Hematol* 90:78, 2015.
337. Ahn YS, Harrington WJ, Byrnes JJ, et al: Treatment of autoimmune hemolytic anemia with vinca-loaded platelets. *JAMA* 249:2189, 1983.
338. Oda H, Honda A, Sugita K, et al: High-dose intravenous intact IgG infusion in refractory autoimmune hemolytic anemia (Evans syndrome). *J Pediatr* 107:744, 1985.
339. Bussel JB, Cunningham-Rundles C, Abraham C: Intravenous treatment of autoimmune hemolytic anemia with very high dose gammaglobulin. *Vox Sang* 41:264, 1986.
340. Besa EC: Rapid transient reversal of anemia and long-term effects of maintenance intravenous immunoglobulin for autoimmune hemolytic anemia in patients with lymphoproliferative disorders. *Am J Med* 84:691, 1988.
341. Flores G, Cunningham-Rundles C, Newland AC, Bussel JB: Efficacy of intravenous immunoglobulin in the treatment of autoimmune hemolytic anemia: Results in 73 patients. *Am J Hematol* 44:237, 1993.
342. Ahn YS, Harrington WJ, Mylvaganam R, et al: Danazol therapy for autoimmune hemolytic anemia. *Ann Intern Med* 102:298, 1985.
343. Pignon J-M, Poirson E, Rochant H: Danazol in autoimmune haemolytic anaemia. *Br J Haematol* 83:343, 1993.
344. Giannadaki E, Potamianos S, Roussomoustakaki M, et al: Autoimmune hemolytic anemia and positive Coombs' test associated with ulcerative colitis. *Am J Gastroenterol* 92:1872, 1997.
345. Cobo F, Pereira A, Nomdedeu B, et al: Ovarian dermoid cyst-associated autoimmune hemolytic anemia. *Am J Clin Pathol* 105:567, 1996.
346. Berentsen S, Ulvestad E, Gjertsen BT, et al: Rituximab for primary cold agglutinin disease: A prospective study of 37 courses of therapy in 27 patients. *Blood* 103:2925, 2004.
347. Schollkopf, C, Kjeldsen L, Bjerrum OW, et al: Rituximab in chronic cold agglutinin disease: A prospective study of 20 patients. *Leuk Lymphoma* 47:253, 2006.
348. Berentsen S, Randen U, Vagan AM, et al: High response rate and durable remissions following fludarabine and rituximab combination therapy for chronic cold agglutinin disease. *Blood* 116:3180, 2010.
349. Hippe E, Jensen KB, Olesen H, et al: Chlorambucil treatment of patients with cold agglutinin syndrome. *Blood* 35:68, 1970.
350. Evans RS, Baxter E, Gilliland BC: Chronic hemolytic anemia due to cold agglutinins: A 20-year history of benign gammopathy with response to chlorambucil. *Blood* 42:463, 1973.
351. Gupta N, Wang ES: Long-term response of refractory primary cold agglutinin disease to eculizumab therapy. *Ann Hematol* 93:343, 2014.
352. Roth A, Huttmann A, Rother RP, et al: Long-term efficacy of the complement inhibitor eculizumab in cold agglutinin disease. *Blood* 113:3885, 2009.
353. Carson KR, Beckwith LG, Mehta J: Successful treatment of IgM-mediated autoimmune hemolytic anemia with bortezomib. *Blood* 115:915, 2010.
354. Bell CA, Zwicker H, Sacks HJ: Autoimmune hemolytic anemia. *Am J Clin Pathol* 60:903, 1973.
355. Taft EG, Propp RP, Sullivan SA: Plasma exchange for cold agglutinin hemolytic anemia. *Transfusion* 17:173, 1977.
356. Brooks BD, Steane EA, Sheehan RG, Frenkel EP: Therapeutic plasma exchange in the immune hemolytic anemias and immunologic thrombocytopenic purpura. *Prog Clin Biol Res* 106:317, 1982.
357. Silberstein LE, Berkman EM: Plasma exchange in autoimmune hemolytic anemia (AIHA). *J Clin Apher* 1:238, 1983.
358. Zulian GB, Roux E, Tiercy J-M, et al: Transfusion-associated graft-versus-host disease in a patient treated with cladribine (2-chlorodeoxyadenosine): Demonstration of exogenous DNA in various tissue extracts by PCR analysis. *Br J Haematol* 89:83, 1995.
359. Briz M, Cabrera R, Sanjuan I: Diagnosis of transfusion-associated graft-versus-host disease by polymerase chain reaction fludarabine-treated B-chronic lymphocytic leukaemia. *Br J Haematol* 91:409, 1995.
360. Silverstein MN, Gomes MR, Elveback LR, et al: Idiopathic acquired hemolytic anemia: Survival in 117 cases. *Arch Intern Med* 129:85, 1972.
361. Dausset J, Colombani J: The serology and the prognosis of 128 cases of autoimmune hemolytic anemia. *Blood* 14:1280, 1959.
362. Pullarkat V, Ngo M, Iqbal S, et al: Detection of lupus anticoagulant identifies patients with autoimmune haemolytic anaemia at increased risk of venous thromboembolism. *Br J Haematol* 118:1166, 2002.

363. Hendrick AM: Auto-immune haemolytic anaemia—A high-risk disorder for thrombo-embolism? *Hematology* 8:53, 2003.
364. Buchanan GR, Boxer LA, Nathan DG: The acute and transient nature of idiopathic immune hemolytic anemia in childhood. *J Pediatr* 88:780, 1976.
365. Zupanska B, Lawkowicz W, Gorska B, et al: Autoimmune haemolytic anemia in children. *Br J Haematol* 34:511, 1976.
366. Heisel MA, Ortega JA: Factors influencing prognosis in childhood autoimmune hemolytic anemia. *Am J Pediatr Hematol Oncol* 5:147, 1983.
367. Carapella de Luca E, Casadei AM, DiPero G, et al: Autoimmune haemolytic anemia in childhood: Follow-up in 29 cases. *Vox Sang* 36:13, 1979.
368. Sokol RJ, Hewitt S, Stamps BK, Hitchen PA: Autoimmune haemolysis in childhood and adolescence. *Acta Haematol* 72:245, 1984.
369. Aladjidi N, Leverger G, Leblanc T, et al: New insights into childhood autoimmune hemolytic anemia: A French national observational study of 265 children. *Haematologica* 96:655, 2011.
370. Wang WC: Evans syndrome in childhood: Pathophysiology, clinical course, and treatment. *Am J Pediatr Hematol Oncol* 10:330, 1988.

第 55 章
胎儿和新生儿同种免疫性溶血性疾病

Ross M. Fasano, Jeanne E. Hendrickson, and Naomi L. C. Luban

摘要

胎儿和新生儿同种免疫性溶血性疾病是由于母体来源的免疫球蛋白(Ig)G 抗体经胎盘传播,作用于遗传有父系抗原(母体红细胞中不存在此类抗原)的胎儿红细胞表面所致。母体来源的 IgG 抗体与胎儿红细胞结合,引起溶血或红系生成受抑。溶血过程可引起贫血、髓外造血及新生儿高胆红素血症,严重者可能导致胎儿流产、新生儿死亡或残疾。母婴医学专家、血液学专家、输血医学专家、放射学专家与新生儿专家的共同努力已大大降低了胎儿和新生儿溶血性疾病围产期的发病率和死亡率。产前诊断能确认具有风险的胎儿,并能评估其疾病的严重程度。出生后,光疗和血液置换通过去除母体来源的抗体,将胎儿循环中的红细胞替换为相关抗原阴性的红细胞,以防止患儿血清胆红素水平过度升高,从而避免胆红素脑病及其所

简写和缩略词

AAP,美国儿科协会(American Academy of Pediatrics);anti-D,抗 D 抗原抗体(antibody against Dantigen);ccff-DNA,母体循环无细胞胎儿 D NA(circulating cell-free fetal DNA);DAT,直接抗人球蛋白试验(direct antiglobulin test);ΔOD450,450nm 波长处光密度的变化(change in optical density at 450nm);FFP,新鲜冰冻血浆(fresh-frozen plasma);FMH,胎-母出血(fetal-maternal hemorrhage);HDFN,胎儿和新生儿同种免疫性溶血性疾病(alloimmune hemolytic disease of the fetus and newborn);HDN,新生儿溶血病(hemolytic disease of the newborn);IAT,间接抗人球蛋白试验(indirect antiglobulin test);Ig,免疫球蛋白(immunoglobulin);IUT,宫内输血(intrauterine transfusion);IGIg,静脉注射免疫丙种球蛋白(intravenous immunoglobulin G);QT-PCR,实时定量聚合酶链式反应(realtimequantitative polymerase chain reaction);RBC,红细胞(red blood cell);Rh,恒河猴(rhesus);rHuEPO,重组人促红细胞生成素(recombinant human erythropoietin);RhIg,Rho(D)免疫球蛋白[Rho(D)immunoglobulin];SGA,小于胎龄(small for gestational age);TBV,总血容量(total blood volume);TSB,总血清胆红素(total serum bilirubin);WB,全血(whole blood)。

致的大脑损害(核黄疸)。免疫球蛋白(RhIg)已能有效地防止因恒河猴 D 抗原致敏所致的高风险胎儿的同种免疫性溶血性疾病的发生,但在编写这篇文章时,尚无预防其他红细胞抗体导致的同种免疫性溶血性疾病的治疗方案。未来免疫血液学和分子生物学的发展有望为本病的预防和治疗提供新策略。

胎儿和新生儿同种免疫性溶血性疾病(alloimmune hemolytic disease of the fetus and newborn, HDFN)是由于经胎盘传播的母体免疫球蛋白(immunoglobulin, Ig)G 抗体与胎儿红细胞(red blood cell, RBC)上不同于母体(即遗传父系所得)的抗原结合,结果导致胎儿和(或)新生儿红细胞寿命缩短的一种疾病。溶血或红细胞生成受抑可导致胎儿和/或新生儿贫血及显著的新生儿黄疸。根据所涉及的抗原,可将同种免疫性 HDFN 分为三大类型:Rh(rhesus)、次要红细胞抗原(即 Kell, Duffy, Kidd 抗原)及 ABO。

20 世纪 50 年代之前,由于缺乏有效的医学干预措施,近半数 Rh 型 HDFN 新生儿死亡或严重致残。早在 17 世纪,人们就注意到发生于新生儿的这一病症,但直至 20 世纪 30 年代和 40 年代才揭开该病的病理生理机制。1932 年,Diamond 及其同事[1] 注意到死胎髓外及血液中有核红细胞活性异常,胎儿水肿、新生儿贫血以及重症黄疸之间存在密切关联,可能具有相同的造血系统病理生理机制。1938 年,病理学家 Ruth Darrow 的一个婴儿因核黄疸去世,她推测胎儿红细胞溶血是由于胎儿血红蛋白诱导母体产生抗体所致[2]。随后 Landsteiner 和 Weiner 发现 Rh 因子,在此基础上,Levine 及其同事探明了 Rh 型 HDFN 病理生理机制,胎儿溶血症是由于 Rh 阳性的胎儿红细胞免疫 Rh 阴性母亲所致[3]。再次妊娠时,致敏母体产生的抗体经胎盘传播,结合于胎儿 Rh 阳性红细胞表面,导致溶血、贫血、水肿及严重新生儿黄疸。

血液置换疗法可纠正严重贫血及高胆红素血症。随着这一技术的发展,Rh 型 HDFN 新生儿死亡率已大大降低[4],然而,重症胎儿在 34 周孕龄前仍会发生宫内死亡。1961 年,Liley 发现羊水分光光度法具有确认胎儿患病风险的预测价值,随后发现宫内输血(intrauterine transfusions, IUTs)能防止胎儿死亡[5]。20 世纪 60 年代和 70 年代,随着产前和产后应用抗 D 抗原抗体预防母体 Rh 致敏这一方法的发展,Rh 型 HDFN 的发病率显著下降[6]。

尽管已取得上述进展,Rh 型 HDFN 并未消失,同时针对非 Rh 血型系统的其他红细胞抗原的抗体所致新生儿溶血病也日益为人们所认识[7~11]。此外,母体 Rh 同种免疫作用和 Rh 溶血性疾病仍在发生,尤其在抗 RhD 预防性治疗未普及或者接生时缺乏医疗设备的发展中国家[12]。

流行病学

不同民族与种族间 HDFN 的流行情况各异;在特定人群中,特异性血型等位基因的发生频率决定了血型不相容性及母体同种免疫反应的概率。抗原阴性的女性可能存在天然的抗某种红细胞的抗体(抗 A 或抗 B),也可能通过血液输注接触外源性红细胞抗原或是在妊娠或分娩时,因胎母出血而产生抗体。与母体同种免疫反应及不同严重程度的 HDFN 相关的 RBC 抗原多达 50 种以上[7~11,13],然而,绝大多数具有临床意义的母体同种抗体为针对 Rh(D, CE),Kell, Duffy, MNS 和 Kidd

系统的抗体(表55-1)。

表 55-1	胎儿和新生儿溶血性疾病相关血型系统
血型系统	**抗原**
Rhesus	D, C, E, Ce, f, C, ^{W}C, ^{X}E, ^{W}G, Rh29, Rh32 (R^{N}), Rh42, Go^{a}, Hr$_{o}$, Be^{a}, Evans, Tar, Sec, JAL, STEM
Kell	K, k, K$_{o}$, Kp^{a}, Kp^{b}, Js^{a}, Js^{b}(和其他)
Duffy	Fy^{a}, Fy^{b}, Fy3
Kidd	Jk^{a}, Jk^{b}, Jk3
MNS	M, N, S, s, U, Mi^{a}, Mt^{a}, Vx, Mur, Hil, Hut, En^{a}(和其他)
Lutheran	Lu^{a}, Lu^{b}
Diego	Di^{a}, Di^{b}, Wr^{a}
其他	Co^{a}, Co^{b}, Co3, Ge3, JFV, Jones, Kg, Lan, Lsa, MAM, PPIPk, Rd(Sc^{4}), Vel(和其他)

数据来自:Moise, K. J., Fetal anemia due to non-Rhesus-D red-cell alloimmunization. *Semin Fetal Neonatal Med*,2008.13(4):p.207~14 和 Eder, A. F., Update on HDFN:new information on long-standing controversies. *Immunohematology*,2006.22(4):p.188~95.

尽管各国之间数据存在差异,产前筛查可在0.01%~0.4%的孕妇中检测出具有临床意义的抗 Rh 及次要红细胞抗原抗体[7~11,13]。欧洲裔美国人 RhD 阴性发生率约为15%,非洲裔及西班牙裔美国人为7%,印度人为5%,中国人为0.3%[14~16]。尽管可成功预防 Rh 型 HDFN,欧洲及美国检测出的大部分抗体仍为抗 Rh D 抗体,其余常见的依次为非 D Rh 抗体(c, C,e, E,cc 和 Ce),以及针对 Kell、Duffy、Kidd 及 MNS 系统的抗体[7,13]。表55-2显示了俄亥俄州立大学 Wexner 医疗中心的一项主要的全国性的母体同种免疫项目,该项目对妇女中除抗 D 抗体以外的抗体进行了代表性估计(representative estimate)。

表 55-2	母体非 D 同种抗体相关胎儿和新生儿同种免疫性溶血性疾病的发生率(Major U. S Referral Center*)	
抗体	**1970~1988** 人数(百分比)	**1989~2006** 人数(百分比)
Anti-c	49(16.6)	89(10.4)
Anti-C	3(1.0)	30(3.5)
Anti-e	8(2.7)	8(0.9)
Anti-E	77(26.1)	198(23.1)
Anti-Kell†	87(29.5)	167(19.5)
Anti-Fy^{a}	19(6.4)	61(7.1)
Anti-Jk^{a}	1(0.3)	44(5.1)
Anti-M	12(4.1)	197(23.0)
Anti-S	12(4.1)	13(1.5)
其他	27(9.2)	51(5.9)
共计	295	858

* 俄亥俄州立大学红细胞同种异体免疫项目。
† 在其他报道中,Kell 同种免疫发病率有所增加[8],这可能是由于基因频率或输血操作的地域差异。
经俄亥俄州立大学 Wexner 医疗中心,Richard W. O'Shaughnessy 同种免疫项目允许使用。

胎儿和新生儿同种免疫性溶血性疾病(HDFN)的临床特征

概述

贫血、黄疸和肝脾肿大是新生儿溶血病(hemolytic disease of the newborn, HDN)的标志性特点,受累胎儿的临床表现各异。新生儿 Rh HDN 中,半数患儿病情轻微,无需干预治疗。1/4 患儿出生时存在中度贫血并发展为严重黄疸。剩余1/4 患儿在宫内干预前即发生水肿,其中半数发生于 34 周孕龄前。受累孕妇再次妊娠时胎儿水肿发生率高达90%,且通常出现于孕早期。Kell HDN 的临床表现更难预测,轻者仅表现为轻度贫血,重者可出现严重水肿。由于抗 Kell 同种抗体可诱导红系抑制,Kell HDN 的黄疸程度通常没有 Rh HDFN 严重。ABO HDN 中黄疸为主要表现,也可出现贫血及轻度肝脾肿大,但重度胎儿贫血与水肿少见[17]。

溶血性贫血

轻度新生儿溶血病的婴儿,其脐带血血红蛋白浓度仅稍低于同龄正常范围。所有受累婴儿出生后血红蛋白水平通常继续下降,溶血持续进行直至循环中不相容红细胞和(或)母体同种抗体完全清除。中度至重度贫血患儿体查可见面色苍白、气促与心动过速。在严重 HDFN 病例中,胎儿溶血所致的继发性贫血可引发多部位(包括肝脏、脾脏、肾脏及肾上腺等)发生代偿性髓外造血,同时,由于胎儿血浆促红细胞生成素水平升高,胎儿外周血循环中可大量出现未成熟的有核红细胞[18]。红系造血显著增加的同时可伴随血小板及中性粒细胞生成的下调[19]。

出生后的 12 周内,新生儿血液循环中母体抗体数量逐渐下降,其半衰期约为 25 天。伴中度至重度溶血性疾病的新生儿可在新生儿后期发生严重贫血,并持续 8~12 周龄。母体抗体持续存在所致的溶血以及血清促红细胞生成素浓度低下所致的红细胞生成减少均与迟发性贫血的发生相关[20~22]。

新生儿黄疸

绝大多数 HDN 患儿出生时无黄疸,因为胎盘能有效转运绝大部分脂溶性非结合胆红素。羊水中的胆红素浓度可反映胎儿血中胆红素水平,且与胎儿血及羊水中白蛋白的浓度相关[23]。胆红素进入羊水腔的机制尚存争议,但有五条可能的途径(经胎儿肾脏、胎粪、皮肤、胎儿肺脏及跨膜转运排泄),其中跨膜转运途径最具可能性[24]。

出生时,抗体被覆的新生儿红细胞继续破坏并生成过量胆红素,此时新生儿肝脏尚不成熟,没有能力处理过量胆红素,临床病理性黄疸通常出现于婴儿出生后第 1 天,重症患儿出生后数小时内即可发生。水平不断升高的胆红素沿头足方向累及全身。轻度患儿血清间接胆红素于出生后第 4 天或第 5 天达峰值,随后缓慢下降。早产儿因其肝脏葡萄糖醛酸转移酶活性更为低下,故其体内血清胆红素水平更高且持续时间更长。有时,接受过多次 IUT 的婴儿出生时会出现高结合胆红素血症。接受 IUT 的患儿出生时可能仍存在肝脾肿大与贫血,并可发展为严重的高胆红素血症[25]。如下文"产后治疗"一节所述,因为持续性的贫血,这些患儿可能需要间断输血治疗至 2~3 月龄。

核黄疸

新生儿血清间接胆红素水平升高的一个重要并发症即胆红素脑病(亦称之为"核黄疸")[26],该疾病是由于胆红素沉着于基底核和脑干而使神经元坏死所致。急性胆红素脑病初始表现为嗜睡、喂养困难及肌张力减退,随着病情的发展,患儿出现高声啼哭、发热、肌张力过高,继而进展为角弓反张、不规则呼吸。患儿随后遗留下核黄疸部分或全部的典型后遗症:舞蹈手足徐动样大脑麻痹、异常凝视(特别是向上凝视)、感觉神经听力丧失及认知障碍。早产儿胆红素脑病的临床表现可能较不明显,但脑干听觉诱发电位异常或缺失,以及磁共振扫描所示双侧苍白球特征性损伤有助于核黄疸的临床诊断。

与其他原因所致的同等程度胆红素水平相比,HDFN患儿发生核黄疸的风险更高[27]。据推测,急性溶血时产生的亚铁血红素能抑制胆红素-白蛋白结合。此外,重症患儿常存在很多可损伤血-脑屏障的因素,如早产、酸中毒、低氧血症、体温过低及低血糖等,导致其患胆红素脑病的易感性增高。

其他临床特征

广泛性肝脏/脾脏髓外造血可引起门静脉及脐静脉高压,从而导致腹水、胸腔积液和肺部发育不全[28]。胎盘滋养层肥大及胎盘水肿可损害胎盘功能。肝功能障碍所致的低蛋白血症可引发全身性水肿。"胎儿水肿"为累及全身的广泛性水肿,源于贫血、低蛋白血症、心力衰竭、静脉压增高、毛细血管通透性升高及淋巴清除率受损等诸多因素综合作用的终末结果。肝脾肿大常见。先前认为胆汁淤积性肝脏疾病与IUT引起的铁过载相关,而与既往是否接受过IUT治疗以及同种免疫的类型无关,该病在HDFN的新生儿中发生率为13%[29]。水肿患儿还可因肺发育不全、胸膜和(或)心包积液及肺表面活性物质缺乏而出现呼吸窘迫。

尽管该疾病的病理生理过程尚不完全明确,HDFN患儿有时会出现血小板减少性紫癜。26%的HDFN新生儿出生时发生血小板减少症,伴或不伴有其他并发症,如早产、小于胎龄(small for gestational age,SGA)和既往接受过IUT治疗[30]。一个研究中心在RhD同种免疫孕妇实施IUT前对胎儿血小板进行计数发现,在所有胎儿血标本中,重度血小板减少症(血小板计数$<50\times10^9$/L)的检出率为3%,而在严重水肿胎儿中,重度血小板减少症的检出率则高达23%[31]。此外,中性粒细胞减少症是HDN的常见特征,有时甚至可能持续长达一年,该现象与HDFN的严重程度、是否接受治疗或抗体特异性无关[32]。

妊娠史

妊娠史对同种免疫妊娠的早期评估极其重要。早期胎儿死亡或水肿病史被视为不良因素。Rh同种免疫妇女再次妊娠时,HDFN的严重程度通常保持不变或者加重。90%受累孕妇会再次发生胎儿水肿,且通常发生于再次妊娠的孕早期。既往有新生儿死亡、新生儿换血或IUT史的同种免疫孕妇应接受非常严格的胎儿监测[33]。再次妊娠的受累胎儿其溶血性黄疸的严重程度一般与之前受累胎儿相当。非RhD抗原致敏的妇女(特别是存在Kell同种免疫)可能有输血史。父方与Rh及Kell同种免疫的发生特别相关,这是因为只有父亲致病抗原为阳性时,胎儿才有发病风险。不同于Rh和其他次要同种抗体HD-FN,ABO HDN可能累及第一胎ABO血型不相容的新生儿。再次发生ABO血型不相容妊娠时,偶见严重ABO HDN[34]。

鉴别诊断

胎儿水肿可能继发于α-珠蛋白生成障碍性贫血(参见第49章)心脏畸形或心律失常,胎儿遗传性或代谢性疾病,宫内感染如梅毒或弓形虫病,以及其他多种可致胎儿内环境严重紊乱的病因,上述疾病统称为非免疫性水肿,与本章讨论的病因不同在于前者母体血液中缺乏任何有临床意义的红细胞同种抗体。妊娠任一阶段孕妇感染细小病毒B19都可导致胎儿非免疫性水肿、严重胎儿贫血以及死亡。

由红细胞内在缺陷导致的新生儿贫血,如遗传性球状红细胞增多症(参见第46章),红细胞酶缺陷(参见第47章)和血红蛋白病,特别是α-珠蛋白生成障碍性贫血(参见第48章)的临床表现与HDN相似。但母体缺乏红细胞同种抗体、直接抗人球蛋白试验(direct antiglobulin test,DAT)阴性及存在特异性缺陷可用来明确诊断。胆红素代谢紊乱性疾病可导致非结合高胆红素血症,然而,通常与贫血无关。肝炎或阻塞性胆道疾病可引起直接胆红素增高,常发生于出生的第一周之后。

● 病理生理

根据所涉及的抗原,可将同种免疫性HDFN分为三大类型:①Rh;②次要红细胞抗原(如Kell,Duffy,Kidd抗原);③ABO。胎儿或新生儿发生该疾病的危险因素不仅包括涉及抗原的类型,还包括抗体的滴度(如4vs 32)、类/亚类(如IgM vs IgG4vs IgG1)、胎儿RBC抗原表达水平和抗体抑制红细胞生成的能力(如抗K)[35,36]。Rh型HDFN是此类疾病中最具代表性,故首先对其进行讨论,然而,ABO不相容型比Rh型HDFN更为常见。三种类型同种免疫性HDFN的特征也将依次予以阐述。

RHD溶血性疾病

血型的标准命名法是ABO血型以及Rh血型阳性或阴性(根据RhD抗原表达与否)。然而,Rh血型系统由许多其他抗原组成,最常见的具有临床意义的包括C,c,E和e抗原,由成对的 *RHCE* 基因编码。RhD阳性个体可有1~2个 *RHD* 拷贝(分别为 *RhD* 阳性纯合子和杂合子)。目前已经明确的 *RHD* 等位基因超过150个,随着研究群体不断扩大,可能会发现更多的等位基因[37]。在白种人中,RhD抗原阴性的个体均为 *RHD* 基因缺失的纯合子(包括整个 *RHD* 和每个 *Rh* 盒的部分侧翼)。RhD阴性表型以红细胞膜缺乏整个 RhD 蛋白为特征,但通常 *RHCE* 编码抗原仍存在。只有18% RhD 阴性的非洲裔美国人为 *RHD* 缺失的纯合子。大多数(66%)RhD 阴性的非洲裔美国人含无活性的 *RHD* 基因(*RHψ*),而15%含杂合基因 *RHD-CE-D*,这两者都不能产生 RhD 抗原决定簇。

一些 *RHD* 等位基因与RhD蛋白变异中RhD抗原表达水平改变有关,根据其表型及分子差异,可将D抗原分为部分D、弱D和DEL。胞外区域的氨基酸改变可产生不同形式的部分D表型,携带部分D表型的妇女接触其细胞膜表面不存在但存在于胎儿RBC表面的D抗原决定簇可能产生抗体;RhD蛋白细胞跨膜区或胞内片段发生氨基酸改变可产生弱D的表型。

RhD 抗原仅数量上表达减少,并无质的改变,因此携带者对抗 D 免疫反应通常无易感性。然而,某些类型的弱 D(弱 D 型 15、弱 D 型 4.2 或 DAR、弱 D 型 7)会产生抗 D 抗体。DEL 是一种表达极弱的 D 抗原,发现于东亚地区 30% RhD "阴性"供血者中。抗 D 抗体分子可识别 RhD 蛋白外环上的抗原决定簇(参见第 136 章)[37~39]。

目前,美国血库协会尚未要求 RhD 阴性孕妇检测变异型 RhD。然而,最常用于 RhD 分型的单克隆血清不能检测到弱 D 或部分 D 表型,这导致具有变异型 RhD 表型的患者被报告为 RhD 阴性。因此,具有变异型 RhD 表型的孕妇常常进行了预防性抗 D 免疫球蛋白治疗。

疑似抗 D 和抗 C 均阳性的 RhD 阴性孕妇,尤其是当两者血清学反应呈现类似强度时,需要特别重视。因为如果孕妇同时缺乏 RhD 和 RhC 抗原,意味着她也缺乏 RhG 抗原(在具有 RhD 或 RhC 抗原的 RBC 表面发现的 Rh 血型系统中的一种组合抗原)。在这些情况下,实验室必须确定是否是真正的抗 D/抗 C 抗体而不是抗 G 抗体,因为具有抗 C 和/或抗 G 抗体而不是抗 D 抗体的患者应该接受抗-D 免疫球蛋白预防性治疗[40]。

胎母出血与抗 D 同种免疫反应

妊娠、产程或分娩期间,75% 孕妇会发生无症状性胎儿红细胞经胎盘进入母体血循环的情况[41]。这种胎儿母体输血的发生率随孕龄而增高:从孕早期的 3% 升至孕中期 12%,再升至孕晚期 45%,分娩期则高达 64%。分娩后绝大多数妇女的外周血循环中平均含有约 0.1ml 的胎儿血,96% 妇女少于 1ml[42]。产时高达 1% 的孕妇胎儿红细胞进入母体(fetal-maternal hemorrhage, FMH)的量超过 30ml[43]。大量胎儿红细胞进入母体会导致胎动减少及窦性心动变缓(胎儿心律波形由起伏变为平坦基线);然而也可能无明显临床症状,导致其无法与微量胎儿红细胞进入母体相鉴别[43,44]。此外,某些产科操作如绒毛膜绒毛取样、羊膜穿刺术、堕胎、治疗性流产、外回转术、剖宫产术、胎盘人工剥离以及某些病理情况如腹部创伤、自然流产或宫外孕等亦可导致胎儿红细胞进入母体血循环[42,45~47]。

当 D 抗原阴性的母体中含有 D 抗原阳性的红细胞时,最初可产生微弱而缓慢的初次免疫应答,这个过程约持续 4 周并伴 IgM 抗体一过性升高。此后,在距暴露 RhD 抗原阳性红细胞约 5~15 周后,机体开始产生能穿透胎盘的抗 D IgG 抗体。事实上,RhD 抗原是 Rh 抗原、甚至所有红细胞抗原(仅次于 ABO 抗原)中免疫原性最强的抗原[48]。RhD 蛋白于 D 阴性个体脾脏及淋巴组织抗原递呈细胞作用下进行加工,形成多种短的同种异体线性肽,后者可刺激辅助性 T 细胞,并随后激活 B 细胞产生 IgM 及随后产生的 IgG 抗体。初次免疫应答后产生的记忆性 T 与 B 细胞可长期存活,甚至可在数年后再次接触抗原,诱导抗原特异性克隆快速增殖从而加速抗体反应。反复暴露于 RhD 抗原阳性的胎儿 RBC,即当致敏的 RhD 抗原阴性的妇女再次怀有 RhD 抗原阳性的胎儿时,母体将立即产生二次免疫应答,通过母体的记忆性 B 淋巴细胞迅速产生大量的抗 D IgG 抗体。

若无 Rho(D)免疫球蛋白(Rho(D)immunoglobulin, RhIg)预防,Rh 阴性妇女在分娩 Rh 阳性 ABO 血型相容的胎儿(第一胎)后,6 个月内致敏的发生率为 7%~16%,Rh 阴性的妇女中,16% 较低比例的初次同种免疫反应的发生率可能是由于绝大多数女性中,FMH 的量较少所致。事实上,已经发现仅 0.03ml 的 RhD 阳性 RBC 就足以免疫某些 RhD 阴性个体[49]。

母体免疫反应强度不仅仅取决于 FMH 的含量及母体胎儿血型的不相容性,还包括其他因素,如胎儿母体输血的频率以及母亲和胎儿 ABO 血型是否相容。举个例子,据报道,经常滥用静脉注射药物并与 RhD 阳性伴侣共用针头的 RhD 阴性妇女由于反复接触少量的 RhD 抗原阳性的红细胞,因此会导致严重的 Rh 致敏[50]。母体和胎儿 ABO 不相容能保护母体免除原发性 Rh 免疫反应,这是由于母体中抗 A 及抗 B 抗体能迅速清除不相容的胎儿红细胞,从而减少母体与 RhD 抗原表位的接触。分娩第一胎 ABO 不相容胎儿后,2%~4% 高风险妇女会发生初次 Rh 免疫反应[51]。一旦致敏,ABO 血型不相容亦不能保护母体避免二次免疫反应的发生[52]。

经胎盘进入胎儿体内的母体抗 D IgG 抗体与胎儿红细胞膜上 D 抗原位点结合,随后被覆 IgG 抗体的红细胞黏附于巨噬细胞的 FCγ 受体,形成玫瑰花结,导致血管外非补体介导的吞噬作用与溶血,此过程主要发生于脾脏[51]。尽管胎儿 RBC 在早于 6 周孕龄时即出现 Rh 抗原[39],但在 20~24 周孕龄之前,IgG 抗体经胎盘主动运输速度缓慢。胎儿贫血的严重程度主要受抗 D IgG 抗体浓度的影响,但也受其他因素的影响,包括:IgG 抗体的亚类,母体 IgG 抗体经胎盘转运的速度,胎儿单核-吞噬细胞系统功能成熟度,以及母体人类白细胞抗原(human leukocyte antigen, HLA)抗体和/或母体胎儿 ABO 血型的不相容性[53]。虽然抗 D IgG 抗体主要由 IgG1 和 IgG3 亚型组成,但是这些亚型各自影响 HDFN 严重性的程度尚存争议[51,54,55]。

其他红细胞抗体所致的溶血性疾病

尽管抗 RhD 抗体对于胎儿预后最具临床意义,还有许多通过输血或妊娠暴露能够诱导产生同种抗体的其他 RBC 抗原。任何能够导致溶血或红细胞生成抑制的同种抗体对于发育的胎儿可能均有临床意义。然而,由于一些抗体的独有特征,筛选试验检测出的抗体可能不具有临床意义,例如,抗 Lewis 抗原抗体(Le_a, Le_b)属于 IgM 抗体,不能通过胎盘;又如,胎儿和新生儿红细胞表面的 Lutheran(Lu_a, Lu_b)抗原及 Chido 抗原表达量极少,故不易被相应的母体抗体所破坏。

病例报道可能偏向于报道更严重的病例,并且不同的同种抗体导致的溶血病的临床表现变化很大。随着 RhIg 的广泛应用,在某些中心,抗 Kell 已经超过抗 D 成为导致 HDFN 的主要原因[8]。表 55-1 列举了部分更常见的 HDFN 相关抗体[13,56]。值得注意的是,许多严重到需要 IUT 的病例为抗 RhD 抗体相关,伴或不伴有其他同种抗体。图 55-1 显示了俄亥俄州州立大学 Wexner 医疗中心需要 IUT 的 178 例妊娠患者数据。

Kell

Kell 血型系统至少包括 28 个独立抗原,其中 8 个与 HDFN 相关。KEL 基因位于染色体 7q34,Kell 抗原定位于红细胞膜糖蛋白 CD238,其独特性在于仅跨红细胞膜一次,由 47 个氨基酸残基组成的短 N 末端区位于胞内;由 665 个氨基酸残基组成的长 C 末端区位于膜外。最常见的 K 抗原,Kell(也称为 KEL1),仅在 9% 的欧洲血统人群,以及 1%~2% 的非洲血统人群的红系祖细胞及成熟红细胞上表达,且几乎所有 KEL1 阳性个体均为杂合子[57]。Kell 同种免疫可发生于输血以及妊娠[58,59]。

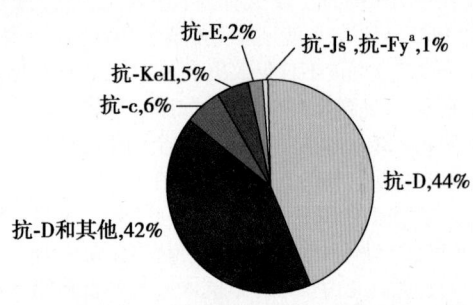

图55-1　1965～2007年期间,需要宫内输血的178例同种免疫妊娠的红细胞抗体。(经俄亥俄州州立大学Wexner医疗中心,Richard W. O'Shaughnessy同种免疫项目许可使用。)

鉴于KEL1抗原的流行率相对较低,母亲与儿童之间KEL1不相容性的发生率小于RhD。然而,由KEL1抗原免疫的妇女孕育的任何KEL1阳性胎儿都有发生贫血的风险。据报道,存在同种免疫的孕妇最终产出受累胎儿的概率为2.5%～10%,胎儿水肿与重度贫血为Kell HDFN常见的临床表现[59~61]。不同于RhD HDFN,母体抗Kell同种免疫所致的严重胎儿贫血的原因主要是抑制红细胞生成而不是溶血。临床上很早就注意到,相对于受累胎儿的贫血程度,其循环中存在不相称的低水平网织红细胞及幼红细胞。体外红系造血抑制实验表明,单克隆IgG型及IgM型抗Kell抗体可抑制Kell阳性红系祖细胞的生成[62]。此外,抗Kell抗体还与抑制巨核细胞及粒细胞集落形成单位的形成相关,从而导致胎儿和新生儿血小板减少症及全血细胞减少症[63,64]。下文中"母体血液免疫学检测"一节探讨了更多细节,母体抗Kell滴度与胎儿贫血的严重程度不一定相关,因此,必须将所有母体抗Kell的同种抗体纳入对抗原阳性胎儿有临床意义考虑。

其他次要抗原(非D,非Kell)

除了D抗原和Kell抗原外,输血和妊娠事件中的许多其他次要RBC抗原同样具有免疫原性,产生的一些对胎儿发育有害的同种抗体。其他次要抗原导致的HDFN的发病率和患病率在一定程度上受地域因素影响,因为同种免疫受遗传及当地输血操作的影响。理论上,任何可以穿过胎盘的IgG型抗体都能够结合到胎儿RBC表面的同源抗原上。抗原拷贝数以及抗原/抗体的其他特征(可能包括IgG亚型)可能会影响同种抗体的临床意义。

ABO溶血病

由于O型母亲存在天然的能经胎盘传播的抗A及抗B IgG抗体,因此ABO HDN几乎无例外地发生于O型母亲所生的A型或B型婴儿。胎儿网状内皮系统可以完全或者部分清除与IgG结合的RBC,导致血涂片上可见到小球形红细胞(表55-3对ABO及RhD HDN进行了比较)。与Rh血型不相容相比,ABO HDN患儿总体上病情较轻,ABO HDN导致胎儿水肿非常罕见。尽管ABO血型不相容通常导致新生儿黄疸,一般需要光照治疗,但仅有少于0.1%的患儿需要血液置换[17,65]。与Rh溶血病不同的是,ABO HDN可能累及第一胎ABO不相容婴儿,这是因为O型成人体内可正常存在抗A及抗B IgG抗体。

产前测定O型母亲的抗A和抗B水平无助于预测ABO HDN,但胎儿RBC表面完全发育的A或B抗原数量可能会影响疾病严重程度。据报道,与受累胎儿具有相同血型的同胞,其发病率为88%,其中2/3受累同胞需要进行治疗[34]。据报道,东南亚人、西班牙人、阿拉伯人、南非人和美洲黑人本病的发病率更高且黄疸程度更严重[17,66,67]。部分原因可能是因为不同群体中胎儿RBC表面A和B抗原位点?的发育程度,以及吉尔伯特综合征患病率不同[68]。

表55-3　新生儿Rh和ABO溶血病的比较

血型	Rh	ABO
母亲	阴性	O
婴儿	阳性	A或B
抗体类型	IgG1和(或)IgG3	IgG2
临床特点		
第一胎发病率	5%	40%~50%
再次妊娠发生溶血的预测价值	明显	无
死胎和(或)水肿	经常	罕见
重度贫血	经常	罕见
黄疸程度	+++	+~++
肝脏/脾脏肿大	+++	+
实验室检查		
母体抗体	一直存在	通常存在
直接抗人球蛋白试验(婴儿)	+	+或-
小球形红细胞	-	+
治疗		
产前评估	需要	不需要
血液置换频度	约2/3	偶需
供者血型	Rh阴性,如可能则选血型特异者	仅限O型
晚期贫血发生率	常见	罕见

Ig(immunoglobulin)=免疫球蛋白

● 产前监测

HDFN的评估和治疗需要产科学家,母婴医学专家,放射学专家,血液学专家,输血医学专家和新生儿专家之间的紧密合作。图55-2为同种免疫妊娠的临床处理流程。

父亲接合性与胎儿血型的鉴定

若发现有临床意义的同种抗体或既往胎儿或新生儿罹患HDFN史,下一步则应确定胎儿有此风险是否是由于其携带相应的抗原。若父亲为相应抗原的纯合子,胎儿极有可能发生HDFN。如母亲抗原阴性,父亲为抗原阳性的杂合子,胎儿出现抗原阳性从而受母体同种免疫影响的概率为50%。若父亲为杂合子或其接合性未知,在孕早期确定胎儿血型有助于对抗原

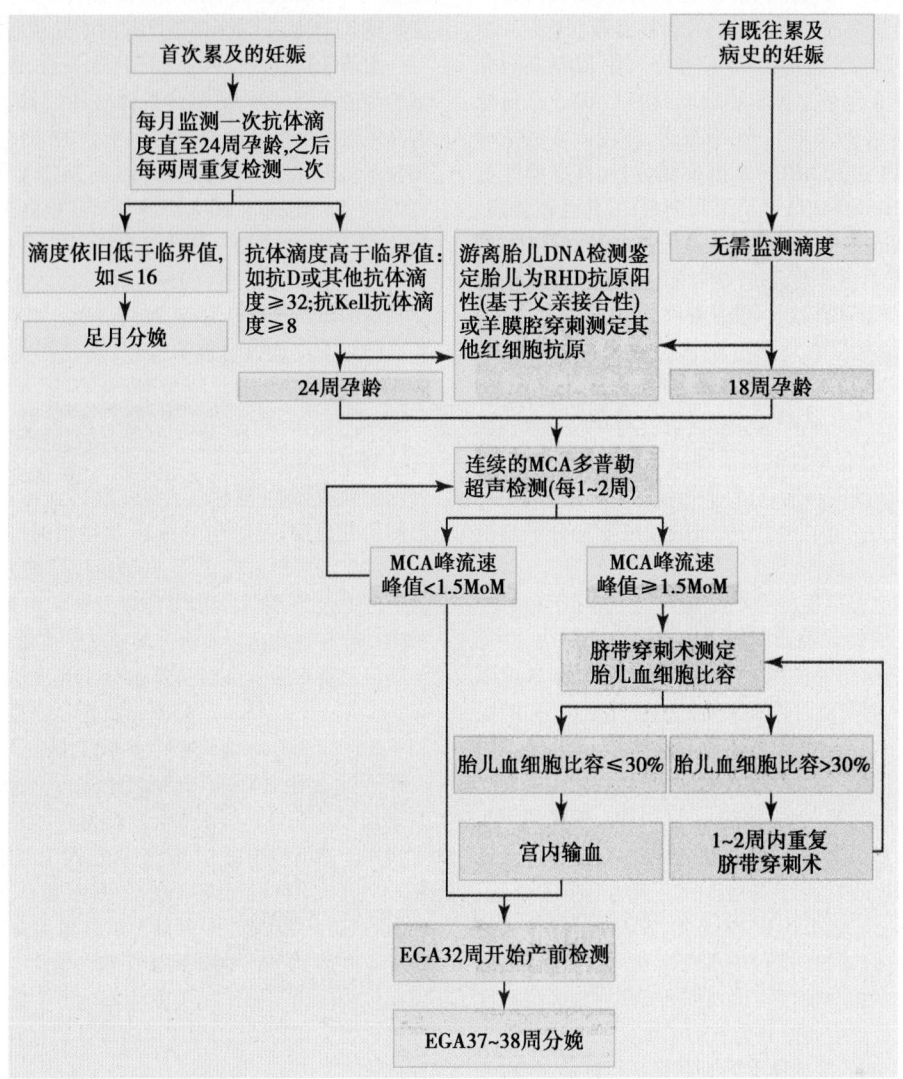

图 55-2　同种免疫妊娠的临床处理流程。EGA，estimated gestational age，估计孕龄；MCA，middle cerebral artery，大脑中动脉；MoM，multiples of median，孕龄中位数倍数。（经允许修改 Moise KJ Jr：Management of rhesus alloimmunization in pregnancy. *Obstet Gynecol* 2008 Jul；112（1）：164～176.）

阳性高风险胎儿实施早期监测和治疗，同时可避免对抗原阴性胎儿进行侵入性和有潜在风险的操作。

应用血清学方法检测与 HDFN 相关的所有常见血型抗原（D 抗原除外），以此来确定父亲接合性。用于抗原分型的血清学试剂量少或者缺乏的情况下，可以应用检测 RBC 基因型来替代。基于特定人群的基因频率，以及 C/c 和 E/e 抗原与 *RhD* 位点紧密连锁这一现象，可通过血清学表型研究推测（但不确定）RhD 阳性人群的 *RHD* 接合性[14,56]。主要 *RhD* 位点基因结构的确定与 RhD 阴性表型的单倍型促进了用更为直接和快速的方法鉴定 *RhD* 接合性的发展，这些方法包括应用可商购的定量荧光聚合酶链反应（quantitative fluorescence polymerase chain reaction，QF-PCR）鉴定 RhD 接合性，和使用 *RHD*（外显子 5 和 7）到 *RHCE*（外显子 7）的扩增比率来确定 *RHD* 拷贝数。这种分子技术虽然广泛适用于白人和非洲裔个体，但仍存在 1% 的假阳性率（由于少见的不表达的 *RHD* 等位基因的存在），以及 1% 的假阴性率（由于少见的部分 D 等位基因的存在，部分 D 等位基因：缺少 *RHD* 外显子 5 和 7，但仍可表达 RhD 表位，如 DBT 1

类，2 类）[69,70]。

一旦怀疑或确定父亲为杂合子，确定胎儿血型有助于制订下一步处理计划。多种胎儿组织来源可用于胎儿血型基因分型，包括脐穿刺取血、绒膜绒毛取样和阴道冲洗获得的宫颈组织等，但以上方法均可涉及胎儿安全性和所取标本的质量问题。脐穿刺、羊膜腔穿刺和绒膜绒毛取样可增加 FMH 的风险，伴随母体致敏和流产[45,46]。在妊娠早期 3 个月从母体血清中提取胎儿 DNA 是一种非侵入性产前诊断技术，它可避免上述担忧，并且大大提高了对胎儿组织进行分子学检测的能力[71]。

在 5 周孕龄的母体血清中即可检测到来自凋亡的合胞体滋养层细胞的母体循环无细胞胎儿 DNA（circulating cell-free fetal DNA，ccff-DNA）。用于分型的胎儿 DNA 可通过实时定量聚合酶链式反应（real-time quantitative polymerase chain reaction，QT-PCR）进行提取以及评估。大多数检测方案均选择性扩增 3 个或更多个包含 *RHD* 外显子 4～7 和 10 的外显子，并检测 4 号外显子中的 *Psi*（ψ）假基因序列，以避免胎儿为 RHDψ 时所造成的假阳性结果[72,73]。此外，尚对非母体的检测标记进行确定,可检测男胎中的 Y 染色体和(或)管家基因,如血红蛋白 β 链、β 肌动蛋白、白蛋白或细胞因子 5 受体基因等。最近一篇 meta 分析研究了 37 篇论文报道的 44 种非侵入性 *RHD* 基因分型方案,共计对 3000 份母体血标本中获取的胎儿 DNA 进行检测分析,其准确性高达 94.8%[72]。另有报道,非侵入方法从母体血中获取胎儿 DNA 进行 *RHCE* 基因检测分析,其准确性更是高达>96%[74]。RHD ccff-DNA 检测是可商购的,并且在美国、英国和欧洲的使用率越来越高[75]。虽然目前,RHD ccff-DNA 检测在美国以外的国家中更普及,该检测可能还能够预测致敏妇女孕育的胎儿是否携带同源次要红细胞抗原以及发生 HDFN 的风险。

母体血液免疫学检测

产前血清学检测的双重目的在于确认已经获得同种免疫的孕妇,以及确定怀孕期间可能获得同种免疫的高危人群。美国血库协会已经建立了美国妊娠相关血液免疫学和分子学检测的实践指南和建议[57]。

必须采集 10~16 周孕龄的孕妇血标本进行 ABO 和 RhD 血型鉴定,D 型鉴定的差异性问题必须予以研究和解决,并筛查孕妇是否存在红细胞同种抗体。无论孕妇为 RhD 阳性或阴性血型,都必须在 28 周孕龄时再次采血确定母体血型,同时进一步评估孕妇是否存在其他妊娠早期尚未产生或者已经消失的红细胞同种抗体。如果在妊娠的任何期间检测到相关抗体,均应确定其特异性、滴度及发生 HDFN 的可能性。建议使用间接抗人球蛋白试验(indirect antiglobulin test, IAT)进行母体抗体筛查,用于抗体筛查的试剂红细胞悬液应表达 C、c、D、E、e、K、k、Fy_a、Fy_b、Jk_a、Jk_b、S、s、M、N 和 Le_a。伴抗 D 同种异体抗体的孕妇在 28 周孕龄前应每月进行一次血样检测,之后每两周检测一次[76]。所报告的抗体滴度指出现可见凝集时最大稀释度的倒数,两次稀释前后滴度间差异为有临床意义的变化。理想情况下应该同时用先前的冷冻样本同时进行平行试验,使由于技术或者试剂红细胞的差异所导致的滴度变化最小化[57]。临界滴度的定义为胎儿存在贫血或水肿高危风险时的滴度水平。当抗体滴度达到临界滴度时,可选择超声或羊膜腔穿刺术监测胎儿,进一步抗体滴度测定无助于评估胎儿状态。在美国,不同实验室临界滴度波动于 8~32 之间[76],在英国和欧洲,抗 D 水平参照国际标准并以 IU/ml 表示。当抗 D 滴度达到 4IU/ml 或更高时,应立即转移至专门的妇婴单位进一步监测;滴度为 4~15IU/ml 时有发生中度 HDFN 的潜在危险;高于 15IU/ml 则提示有发生重型 HDFN 的可能[77]。在荷兰,临界滴度为 16IU/ml 或更高[7],抗 Kell 滴度达到 2 应立即转移至围产期中心[59]。妊娠期间曾注射过 RhIg 的孕妇可检测出抗 D 滴度弱阳性(一般为 2~4),如需要,可借助特殊检查将其与同种免疫产生的抗 D 抗体相区分。

其他非 D 抗体滴度水平的临床意义尚未确定。特别值得一提的是,母体抗 Kell 抗体滴度对胎儿影响并不大[62]。McKenna 及其同事综合分析了过去 37 年中的 156 例抗 Kell 阳性的孕妇,结果发现胎儿严重受累的抗体滴度至少需达到 32[60]。Bowman 及其同事也注意到,在 17 名严重受累的孕妇中,16 位体内存在的抗体滴度达到 32 或以上,但有 1 位抗体滴度仅 1:8 的孕妇于 23 周孕龄即发生严重胎儿水肿[61]。部分学者建议若父亲红细胞为 Kell 阳性,当抗体滴度达到 8 时需对胎儿进行进一步

检测[76]。一项病例报道研究发现抗 C-同种免疫孕妇其抗体滴度达到 32 或以上均会伴随严重的胎儿或新生儿疾病[78]。

血清学检查的预测价值不尽如人意,由此导致了功能性细胞检测的发展,即检测母体抗体破坏红细胞的能力,为识别具有高风险贫血胎儿的妊娠提供更好的非侵入性手段。上述检测技术将母体抗体致敏的 RBC 与携带 Fcγ 受体的效应细胞(如淋巴细胞或单核细胞)共同孵育,检测细胞间相互作用(如结合、吞噬作用或细胞毒性溶解)[79]。据一些学者报道,单核细胞单层测定、化学发光法及抗体依赖的细胞介导的细胞毒实验在预测 HDFN 严重性方面,较血清学检测更具优势。但上述实验操作复杂且难以实现标准化,因此在美国还未得到广泛的应用。

胎儿血标本

胎儿血标本(亦称之为经皮脐带血标本或脐穿刺)可直接检测胎儿血液指标,在 17~18 周孕龄时即可特异性评估胎儿溶血性疾病的严重程度[80]。同种免疫孕妇进行胎儿血标本检测的适应证包括:胎儿血型鉴定以及证实可疑严重胎儿贫血(大脑中动脉多普勒超声所示大脑中动脉血流速度增快、超声显示早期或严重水肿)。以往,羊水分光光度法 ΔOD450(change in optical density at 450nm,450nm 处光学密度的变化)位于 Liley 图第 3 区间或 Queenan 图"宫内死亡区间"时进行胎儿血标本取样[76,81,82]。胎儿取样应于局麻下进行,在超声引导下,用 20~22 号脊髓穿刺针于脐水平经脐静脉进入胎盘。胎儿血标本可直接用于如下检查:全血细胞计数、网织红细胞计数、红细胞抗原表型分析、DAT、胆红素水平测定、血气分析和乳酸盐测定(评价酸碱状态)。对可疑的严重贫血胎儿进行胎血取样操作时应备血,以便必要时立即实施宫内输血。胎血取样操作的并发症包括:流产(操作相关发生率为 0~4.9%);脐带出血;绒毛膜羊膜炎和高风险 FMH 伴随母体记忆性致敏或产生其他同种抗体[83,84]。

羊水分光光度法

近半个世纪以来,羊水分光光度法通过检测羊水胆红素水平来衡量胎儿溶血。目前这种方法已经很大程度被非侵入性胎儿监测方法所取代[76,85,86],在本文中仅做一概述。分光光度法显示 ΔOD450 升高可反映羊水中来自胎儿的胆红素浓度[81]。最初的 Liley 图从 27 周至足月分为 3 个区间:ΔOD450 位于第 3 区间(即高区间)提示存在伴积水的严重胎儿疾病或胎儿即将死亡;ΔOD450 位于第 1 区间(即最低区间)提示轻度或无溶血病,产后需要置换输血的风险仅为 10%;ΔOD450 位于第 2 区间提示中度疾病。Queenan 进一步改良了 Liley 图,其包括孕龄 14~40 周的数据,并分为 4 个区段,最低的区段提示胎儿未受累及,最高区段与高风险宫内死亡相关[81]。

超声学方法

超声学为一种非侵入性且可重复进行的检查手段,它可结合其他诊断研究评价胎儿状况、预计是否需要进行进一步侵入性处理,并能获取胎儿的生理指标以判断胎儿的健康状况。当贫血胎儿发生水肿时,超声监测可发现与其相应的变化模式:首先出现羊水过多,继而依次出现胎盘增大、肝大、心包积液、腹水、头皮水肿和胸腔积液。若无明显水肿,仅依靠肝内和肝

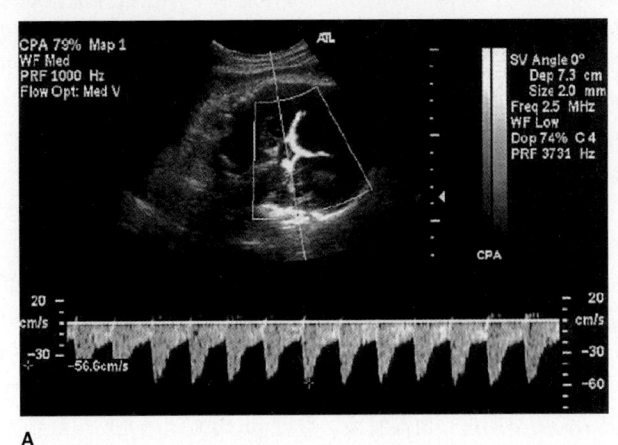
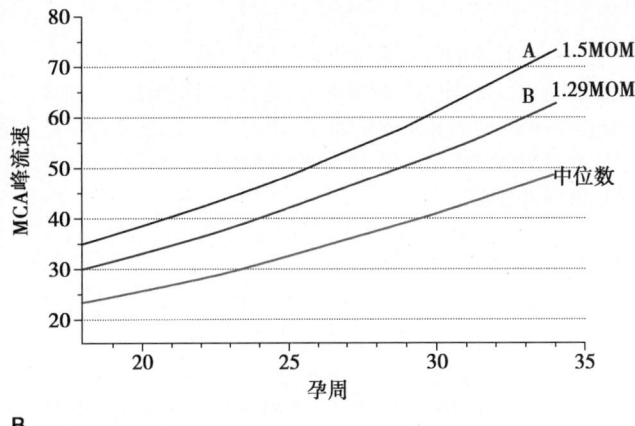

图 55-3　大脑中动脉收缩期血流的峰值流速多普勒超声检测（A）与预测胎儿贫血孕龄中位数倍数的比较（B）（经允许转载 A, Dukler D, Oepkes D, Seaward G, et al., Noninvasive tests to predict fetal anemia: a study comparing Doppler and ultrasound parameters. *Am JObstet Gynecol* 2003May;188(5):1310~1314. B, Moise KJ Jr, Management of rhesus alloimmunization in pregnancy, *Obstet Gynecol* 2002Sep;100(3):600~11.)

外静脉的直径、腹围和头围、腹围/头围比例、腹膜内容积、脾脏大小和肝脏长度等超声参数难以准确区分轻度与重度胎儿贫血[82]。

除了传统的超声学方法外，胎儿脑血流量的测量已经成为评估胎儿贫血极其有价值的技术。贫血性胎儿血液黏度降低及心排出量增加可导致循环处于高动力状态。低氧血症可进一步增加脑血流。脑血流流速超过相应胎龄流速中位数的1.5倍时，则与中度或重度胎儿贫血高度相关（图 55-3）[86]。与分光光度法测定羊水 ΔOD450 相比，大脑中动脉多普勒超声检测严重胎儿贫血更为敏感且更为准确[85]。超声检查可从18周孕龄开始，每隔1~2周重复一次直至35周孕龄。38周孕龄后假阳性率升高，当发现检测值异常增高时，有必要进行羊膜腔穿刺测定羊水 ΔOD450 和胎儿肺成熟度的检测[76]。

● 治疗

产前治疗

宫内输血

在实施宫内输血（intrauterine transfusion, IUT）之前，许多严重患儿在宫内或出生后不久就死亡了。IUT 可纠正胎儿贫血、降低充血性心力衰竭和胎儿水肿的发生风险。胎盘与母体可高效清除胎儿体内胆红素，因此出生前无需进行干预治疗。20 世纪60 年代，Liley 首创了经皮腹膜内胎儿输血法[5]，目前大部分已被超声引导下直接脐静脉输血取代[80,87]。血管内技术解决了这些患儿常有的腹膜内血管游走性和红细胞吸收利用不良等问题。然而，孕早期脐静脉较狭窄，孕晚期因胎儿体积增大而难以进入脐带，此时血管内通道建立困难，可选择经腹膜输血[88,89]。首次胎儿血液采样与输血最好在出现水肿前进行。胎儿的输血适应证为胎儿血细胞比容降至25% ~30% 或更低或胎儿血红蛋白低于胎龄平均值的4 ~6 个标准差。通常来说，水肿胎儿在输血后，血细胞比容每天下降1% ~2%。患有重度溶血病的胎儿其血细胞比容下降迅速，通常在7 ~14 天内

需要进行第二次输血，随后的输血间期有异，但通常为21 ~28天。无水肿的胎儿由于胎盘容量大，因此可耐受每分钟5 ~7ml的快速 RBC 输注。合并水肿的胎儿耐受性差，输注速度宜慢，应进行少量多次输血。输血前血细胞比容过低、输血后血细胞比容迅速显著上升及宫内输血期间脐静脉压力升高均与输注后胎儿死亡相关[90,91]。

用于宫内输血的红细胞应与母亲血浆的交叉配血相合，且不能与任何已知特异性抗体发生反应，同时还需经辐照、且已去除白细胞[92,93]。许多中心不使用镰刀血红蛋白杂合的红细胞以预防胎儿在低氧分压的情况下发生红细胞镰状化，尽管缺乏这种做法带来获益的直接证据，且最好输注在5 ~7 天至最大循环半衰期内的红细胞。可能需对稀有血型供血者进行登记，以防出现罕见抗体或复合抗体。在出现这种情况时，可能只输注冷冻、低甘油化的红细胞。部分中心选择母体红细胞作为 IUT 输血来源，同时补充母体铁剂及叶酸[94]。通过输注红细胞可将胎儿血细胞比容维持在40% ~45%。通常洗涤血制品以去除其添加溶剂，根据估测的胎盘血容量、胎儿血细胞比容与供体血血细胞比容，在一定的计算体积内将红细胞的比容控制在70% ~85%。现有多种计算图表和计算公式用于输血量的测算[95,96]。以供体血细胞比容约为75% 为例，胎儿血细胞比容升高10% 所需的输血量=供者血细胞比容×胎儿体重（g，超声检查估算）×0.02，借助此公式可准确测算输血量[97]。

Van Kamp 及其同事的一项对单个中心进行队列研究结果显示，入组胎儿254 例，共计进行740 次 IUT，伴及不伴胎儿水肿的操作相关并发症的发生率分别为3.9% 与2.9%[98]。最为常见的是一过性胎儿心率异常，发生率约为操作相关并发症的8%。据计算，每次操作相关流产的发生率为1.6%。若操作中或操作后出现胎儿窘迫，可能需要进行紧急剖宫产术。脐带穿刺部位出血或破裂等并发症较为罕见。正在进行 IUT 的已经获得同种免疫的妇女可能产生其他的同种抗体；在一项研究中，经过 IUT 治疗的"应答"的妇女中有25%（212 人中有53人）产生了新型同种异体抗体，其中53% 直接针对非 Rh 抗原和 K 抗原[99]。

分娩

适宜分娩时间的确定取决于以下因素:胎龄、胎儿体重和肺成熟度、胎儿宫内输血的疗效反应、是否能脱离输血、产前多普勒超声所检测的胎儿贫血的程度。为了最大限度降低早产和随之而来的并发症等风险,输血通常持续至 35 周孕龄,一旦胎肺成熟即可分娩[76]。

其他治疗

具有严重同种免疫且妊娠极早期出现胎儿流产或水肿的孕妇,在宫内输血技术上可行之前应及时采取多种措施抑制抗体反应,延长胎儿的存活时间。静脉注射丙种免疫球蛋白(intravenous immunoglobulin, IGIg)、一系列血浆去除法或两者联合在一些病例中已获得成功[89,100,101]。IGIg 可非特异性封闭胎儿单核-吞噬细胞系统 Fc 段。

产后治疗

新生儿监测

新生儿分娩时应留取脐带血标本。然而,只有当母亲为 Rh 阴性,或母体血清中含潜在临床意义的同种红细胞抗体,或新生儿出现溶血病的临床表现时,才对脐带血标本进行特异性检测,这些检测包括 ABO 与 Rh 血型鉴定及 DAT。为了预测哪些婴儿患高胆红素血症的风险增加,对母亲为 Rh 阳性 O 型血的婴儿,许多医院都进行常规的脐带血血型鉴定和 DAT 检测。重度 Rh 同种免疫患儿体内存在的高滴度母体抗体可封闭新生儿红细胞 Rh 抗原,因此可导致 Rh 血型呈假阴性。产前母体输注 RhIg 可导致新生儿出生时 DAT 呈弱阳性。脐带血采集时如被脐带胶质污染也可导致 DAT 假阳性的出现。尽管在各种类型的 HDFN 中,DAT 通常呈阳性,但该试验不能准确预测 HDFN 的临床严重程度[102,103],尤其是 ABO 致敏病例。若胎儿与母体 ABO 血型不相容,且通过 IAT 可检测出胎儿血清中存在母体来源的 IgG 型抗 A 或抗 B,则支持 ABO 溶血病的诊断。此外,值得强调的是,DAT 阴性 ABO 不相容的溶血患儿可能是由于其他血液学原因(非同种免疫),或红细胞膜缺陷所致(参见

第 46 章)[104]。值得一提的是,当母体血清中存在数种抗体或母体抗体筛查为阴性时,应先洗脱婴儿红细胞上来源于母体的抗体,然后鉴定洗脱液中抗体的特异性[57]。接受 IUT 的婴儿可出现轻度或中度贫血,几乎无网织红细胞的增多。由于患儿循环中主要输注的是抗原阴性红细胞,因此可能出现 DAT 阴性,但 IAT 试验呈强阳性。

脐带血血红蛋白和间接胆红素测定在判定疾病严重程度中起重要作用。绝大多数脐带血血红蛋白水平处于年龄校正后正常范围内的婴儿无需换血治疗。足月新生儿脐带血血红蛋白低于 110g/L 和(或)间接胆红素高于 4.5～5mg/dl 通常提示存在严重溶血,常需要早期实施血液置换。若胆红素上升速度过快(每 4～6 小时测量一次,每小时升高超过 0.5mg/dl),亦提示需要早期进行血液置换。重度 Rh 溶血病患儿网织红细胞计数常>6%,有时甚至可高达 30%～40%;外周血涂片以有核红细胞数增加、嗜多色性及红细胞大小不一为特征。而血涂片见到小球形红细胞是 ABO HDN 的特征(图 55-4)。严重患儿也可出现血小板减少症。网织红细胞计数与血细胞比容不成比例的降低可见于新生儿 Kell 溶血病。重症患儿可发生高胰岛素血症继发性低血糖。动脉血气分析可出现代谢性酸中毒和(或)呼吸失代偿。常伴有低白蛋白血症的存在。

紧急产后治疗

妊娠期间产前检查和产科干预的结果以及母亲的妊娠史有助于新生儿医疗团队为患溶血性疾病的新生儿的出生提前做好相应的准备。对于未进行过宫内输血的严重溶血病婴儿,严重的贫血和水肿会使其立即有生命危险,且常伴随产前窒息、肺表面活性物质缺乏、低血糖、酸中毒和血小板减少。血液置换及光疗为其主要的治疗措施。

水肿胎儿的复苏和稳定是一项具有挑战性的工作,通常需要进行气管插管和正压氧通气。可能需要进行胸腔积液和腹水引流以促进气体交换。代谢性酸中毒和低血糖需要得以纠正。应用浓缩红细胞实施初步的部分血液置换可提高血红蛋白水平和携氧能力。仅于病情初步稳定后方能考虑双倍量血液置换。

针对 1988～1999 年 191 例宫内输血后存活的新生儿研究

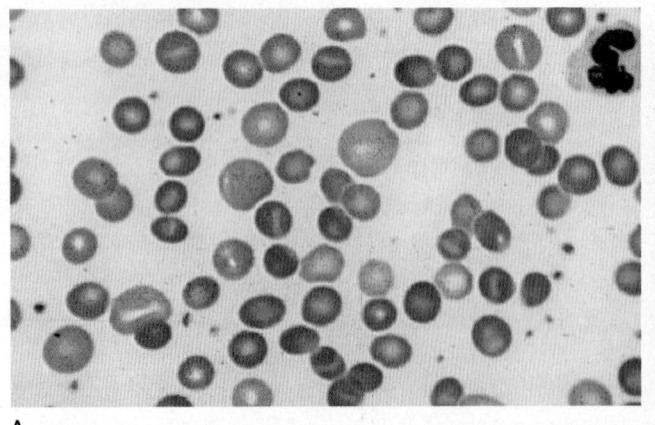

A

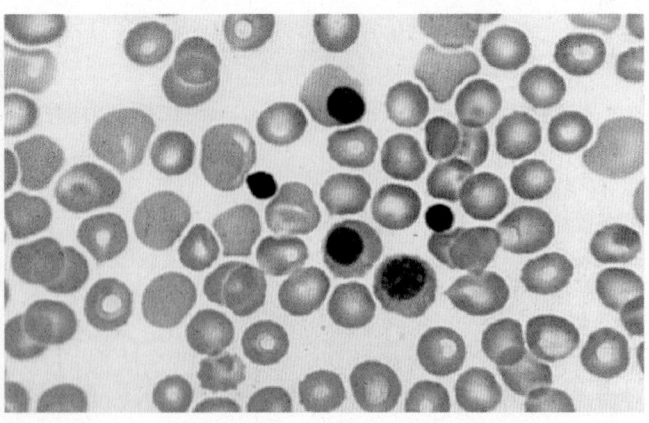

B

图 55-4　新生儿同种免疫性溶血性疾病的外周血涂片。A. 婴儿 ABO 同种免疫性溶血病:可见大量的球形红细胞及反映网织红细胞增多的嗜多色性大细胞。B. 婴儿 Rh 同种免疫性溶血病:可见球形红细胞、网织红细胞、有核红细胞,有核红细胞明显增多为 Rh 同种免疫性溶血病的特征表现,其在 ABO 同种免疫性溶血病较少见。(经允许转载 Lichtman's Atlas of Hematology, www.accessmedicine.com。)

显示,其出生时血细胞比容范围为 13% ~51%[105]。宫内出现严重水肿的婴儿更常需要进行气管内辅助通气,但与无宫内水肿的婴儿相比,两者血液置换或血液输注的需求量并无明显区别。尽管一些中心报道称有 IUT 的婴儿其血液置换频率与无 IUT 的婴儿相比并无差异[105,106],但另一些中心发现接受多次宫内输血的婴儿通常在更接近足月时出生,且新生儿期对光疗及血液置换的需求更少[25,107]。尽管如此,大量重症 HDFN 婴儿由于自身红细胞生成受抑,继发导致严重持久的低增生性贫血,因此仍需额外输注红细胞[21,22,106]。有 IUT 史的足月和近足月 Rh HDFN 婴儿中,约 3/4 在 6 个月内仍需输血,而无 IUT 史的 Rh HDFN 婴儿 6 个月内仍需输血的比例仅为 26%[106]。因此,最初住院期间以及出院后,对婴儿及其实验室指标进行仔细的监测都是必要的。

血液置换疗法

血液置换能纠正贫血,去除胆红素和血浆中游离的母体抗体。必须用体内生存正常的抗原阴性红细胞置换婴儿血液。新生儿血液置换可通过连续(同时提取和替换)或不连续(交替提取和替换)的技术来进行,两者的动力学机制非常类似。双倍血容量置换可用抗原阴性的红细胞置换 85% 的婴儿血容量,然而,胆红素及母体同种抗体的清除率却显著低于该值(25% ~45%),反映了组织结合池的平衡状态。血管内与血管外胆红素的动态平衡,以及母体抗体的持续存在所致的红细胞破坏,可导致初次置换后胆红素反弹,重型溶血病患儿有时需要进行重复置换。

理想的血液置换的液体量是婴儿血容量的两倍。由于在这个持续的过程中,输血的效率呈指数级下降,超过血容量两倍的血液置换收效甚微。双倍血容量置换所需量取决于总血容量(total blood volume, TBV),足月儿和早产儿的差异:

双倍血容量置换量(足月儿)= 85ml/kg×2,或 170ml/kg
双倍血容量置换量(早产儿)= 100ml/kg×2,或 200ml/kg

血液置换术,即在婴儿血液被引出体外的同时,等量的再造的全血制品被回输到患儿体内。需要注意的是,为了避免动脉压及颅内压的快速波动,采取连续的方法时以每分钟不应超过 2ml/kg 的速度进行,采取不连续的方法时以每 3 ~10 分钟不超过 5ml/kg 的速度进行[108]。

出生后 12 小时内进行"早期"血液置换治疗的适应证在过去的 45 年里仅有一些细小修改,并无本质性变化。目前普遍采用的早期血液置换的适应证为:脐带血血红蛋白≤110g/L,脐带血胆红素≥5.5mg/dl,经光疗后每小时总血清胆红素(total serum bilirubin, TSB)水平上升≥0.5mg/ml。早期进行血液置换治疗的优势在于用正常细胞置换致敏红细胞,因而不仅能去除胆红素,亦能减少胆红素生成来源。由于胆红素主要分布于细胞外液,因此在此阶段早期去除致敏红细胞能提高清除效率。已经接受连续 IUT 治疗至足月出生的新生儿通常不需要血液置换;然而 IUT 诱发的红细胞生成抑制导致的晚期贫血较常见,这种抑制可能持续至分娩后数周[109]。

若足月儿血清胆红素的水平有超过 20 ~22mg/ml 的趋势,则需要进行"晚期"血液置换治疗。美国儿科协会(American Academy of Pediatrics, AAP)高胆红素血症学组修订了 35 周及以上胎龄婴儿的血液置换治疗指南[110]。胆红素水平在出生后稳定升高,并于出生后 72 ~96 小时达峰值,若在强化光疗后,35 周胎龄的婴儿其血清胆红素水平仍达到 15mg/dl 或 38 周胎龄的婴儿其血清胆红素水平仍达到 17mg/dl,此时则需进行血液置换治疗。如果婴儿出现急性胆红素脑病体征,即使其胆红素水平正在下降,也建议立即实施血液置换治疗[110]。血液置换时不应仅考虑 TSB 水平,还需同时参考结合胆红素或直接胆红素水平。早产儿(特别是伴低氧血症、酸中毒、低体温)进行血液置换的参考胆红素阈值应更低,但缺乏指导这些患儿干预性治疗的相关数据。出生体重超过 1500g 的婴儿,血液置换的 TSB 阈值通常为 13 ~16mg/dl;对于 24 周胎龄的患儿,即使其胆红素低至 8 ~9mg/dl,也应考虑血液置换治疗[111]。胆红素/白蛋白比值(mg/dl:g/dl)是检测游离胆红素的一个替代性指标,可作为足月儿和早产儿是否需要进行血液置换治疗的又一参考指标[112]。

用于血液置换的血制品成分应 ABO 和 Rh 血型相合(Rh 型 HDN 中 Rh 阴性)、不含致病抗体以及需同时和母体血浆交叉配型相合。ABO HDN 患者置换所用的成人供者 RBC 表面 A 或 B 抗原越发达,与母体来源的抗 A 或抗 B 抗体的亲和力就越高,越容易导致溶血,因而应该选择 O 型 RBC 进行置换。新生儿血液置换可选择重组的全血(whole blood, WB)(例如:RBC+新鲜冰冻血浆(fresh-frozen plasma, FFP))或储存的 WB。RBC 与 AB 或相合血浆重组成的置换血,其最终的血细胞比容为 50% ~60%。尽可能输注新鲜(<7 天)的红细胞。当无新鲜的红细胞时,一些中心会在进行红细胞洗涤后立即回输,以避免发生高钾血症。另外,输注的红细胞需要去除白细胞、经伽马射线辐照,并且镰状珠蛋白阴性[113]。

血液置换可能引发的并发症包括低钙血症、高血糖、低血糖、血小板减少症、稀释性凝血功能障碍、中性粒细胞减少症、弥散性血管内凝血、脐静脉或动脉栓塞、坏死性肠炎及感染等,其中血小板减少症和低钙血症最为常见(发生率约 29% ~47%)[114,115]。富含血小板的新生儿血液被缺乏血小板的重组全血替代会引起血液成分的稀释,这是血小板减少症发生的原因。因为严重的 HDFN 或其他并发症而出现血小板性减少症的婴儿很可能需要输注血小板,应在血液置换后进行密切监测。低钙血症产生原因是由于未成熟的新生儿肝脏对输入的枸橼酸盐代谢障碍。为了预防低钙血症,应在整个置换过程中对钙离子水平进行监测,患病的早产儿可能需要静脉补钙。此外,碱中毒、低体温、低镁血症和高钾血症可能加重低钙血症,应尽量纠正[116]。

回顾性研究分析了 2 个新生儿重症监护病房 1981 ~1995 年间的血液置换相关并发症,高达 12% 的患儿死亡或发生长期严重后遗症,而健康婴儿的发生率不足 1%。32 周龄以内的早产儿、有其他严重并发症以及使用脐静脉置管而不是其他中央静脉通道的婴儿,置换过程更容易发生不良结果[117]。另一中心报道称尽管在过去 21 年间血液置换的使用频率有所下降,但是血液置换相关并发症的发生率并无增加,血液置换相关的死亡也无相应变化[115]。临床医师需对早产儿、患儿或早产患儿进行仔细的临床判断,以衡量其接受血液置换时可能产生的副作用及其发生胆红素脑病的风险。

光疗

光疗是非结合型高胆红素血症的主要治疗方法,其治疗目的是预防胆红素的神经毒性。暴光后胆红素的结构及其构象发生异构化,所得产物的毒性与亲脂性降低,且无需经肝脏结合即能有效排泄。光的波长、光辐射度、暴露的皮肤表面积和照射时间均可影响光疗的疗效。强化光疗使用波长范围430～490nm的高水平辐射($\geq 30\mu W/cm^2$),使尽可能多的婴儿表面积受到光照。强化光疗能有效降低新生儿 Rh 和 ABO 溶血病的胆红素水平,减少用于高胆红素血症治疗的血液置换的需求[118,119]。对中至重度溶血病患儿或胆红素水平迅速升高(每小时>0.5mg/dl)的患儿而言,应对其进行早期强化光疗。对 HDFN 足月儿(胎龄至少达38周)而言,若其出生时 TSB 水平$\geq$5mg/dl或出生后24小时内$\geq$10mg/dl、或出生后48～72小时内接近13～25mg/dl,则应对其实施强化光疗[110]。早产及患儿实施光疗的胆红素标准建议应适当降低。为避免血液置换潜在风险,患 HDFN 的早产儿在胆红素水平<5mg/dl 时就应开始光疗[110,111]。

其他治疗

一些小型研究报道,大剂量静脉注射免疫球蛋白(IGIg)治疗作为一种 HDN 标准疗法的辅助治疗,成功地减少了对血液置换的需要[109]。婴儿注射免疫球蛋白后可使其胆红素水平降低,这是由于免疫球蛋白可封闭单核-吞噬细胞的 Fc 受体从而减少溶血所致。Cochrane 基于三项最大型研究的 meta 分析显示,IGIg 治疗(0.5～1.0g/kg)可能预防许多足月 HDN 患儿的血液置换,此结果支持 AAP 的建议,即:若强化光疗后患儿血清胆红素仍持续升高,或经血液置换其 TSB 仍可达2～3mg/dl,则推荐在至少2小时内输注0.5～1g/kg 免疫球蛋白[110]。然而,一项前瞻性随机对照研究显示,预防性的 IGIg 治疗(0.75g/kg)并没有缩短 Rh HDN 患儿光疗的持续时间,降低其胆红素峰值,以及减少红细胞输注或者血液置换的需要[120]。尽管在这项研究中,大部分的婴儿都接受了 IUT 治疗,但是,不管是在 IUT 治疗组还是对照组中,IGIg 治疗均没有有效地减少血液置换的需求。因此,在 HDN 患儿中,没有统一的 IGIg 治疗方法,合理的措施似乎是在经 IUT 治疗未纠正或同胞曾经需要血液置换的重症 HDN 患儿中进行血液置换[109]。

为了减少或防止因 HDN 迟发性贫血而导致的输血需求,婴儿有时接受每周3次持续2周的200～400U/kg 重组人促红细胞生成素(recombinant human erythropoietin, rHuEPO)皮下注射。一些研究表明,rHuEPO 能够减少合并晚期低增生性贫血的 Rh 溶血病婴儿和 Kell 溶血病新生儿产后输血的需求[21,121,122]。据一项研究报道,103例 Rh 溶血病患儿每周3次持续6周接受200U/kg rHuEPO 皮下注射后,能使红细胞输血次数的均值降低至1.5,55%患儿无需输血[121]。rHuEPO 能更有效地降低从未接受 IUT 治疗的新生儿的未来输血需求,这意味着,IUT 治疗可能会降低新生儿对 rHuEPO 的反应[123]。尽管在相对少数的新生儿中出现了令人鼓舞的疗效,但目前尚不清楚 rHuEPO,或者其长效类似物(darbepoetin)是否能在减少供者接触、改善发病率和/或死亡率方面提供显著的临床获益。rHuEPO 已经被证明可以减少足月新生儿缺氧缺血性脑病的神经系统后遗症,因此它在将来可能会成为围产期脑损伤患儿的潜在治疗方法[124]。

● 疗效

通过宫内输血,无水肿重型 HDFN 胎儿的围产期存活率已

超过90%[98,105],但水肿胎儿总体存活率则相对较低(78%～89%)[105,107]。一项长达11年(1988～1999年)的研究分析了80例免疫性水肿胎儿的长期疗效:伴有轻度水肿的胎儿其存活率为98%,其中宫内水肿逆转的胎儿占88%;伴有重度水肿的胎儿其预后较差,其中仅39%的病例水肿得以逆转;伴有持续性水肿的胎儿其存活率仅为26%[105]。该研究强调了在水肿发展之前早期诊断和治疗胎儿贫血的重要性。1998年,荷兰在全国范围内对孕早期妇女实行红细胞抗体筛查计划,提高了疑似怀有贫血胎儿的孕妇的转诊率,及时的转诊使 kell 型 HDFN 胎儿的围产期存活率从61%增加到100%[59]。

经宫内输血挽救的婴儿通常神经发育良好,超过90%的存活者无任何残疾,即使宫内严重贫血的胎儿也不例外[25,107]。LOTUS 研究对291名中位年龄在8.2岁(范围:2～17岁)的儿童进行了评估,以确定经 IUT 治疗的 HDFN 患儿的神经发育障碍的发生率和危险因素。神经发育障碍的总体发生率为4.8%,其中3.1%的患儿有严重的发育迟缓。脑瘫和双侧耳聋的发生率分别为2.1%和1%。严重水肿被认为是神经发育障碍的一个强有力的预测因素[125]。

据估计,继发于胆红素脑病的核黄疸死亡率$\geq$10%,长期患病率$\geq$70%[126]。大多数核黄疸患儿发病时胆红素水平>20mg/dl,若及时实施光疗或血液置换将其胆红素峰值控制在25～29.9mg/dl 范围,就能有效预防足月儿和近足月儿的神经发育不良[126,127]。但是 DAT 阳性及 TSB 水平$\geq$25mg/dl 会对患儿智商产生负面影响,此结果支持 AAP 的建议,即推荐 DAT 阳性的黄疸婴儿其开始接受治疗时的胆红素阈值应更低[27,110,127]。

● 预防

为了预防原发性红细胞同种免疫反应,提倡绝经前妇女输注 D 抗原及 Kell 抗原相合的血制品[7,13]。对于妊娠或输血时接触到 RhD 阳性 RBC 的妇女,RhIg 预防性治疗是非常有效的,然而,一旦发生同种免疫,RhIg 对于预防或降低 HDFN 的严重程度无效。与 RhD 不同的是,对于次要红细胞抗原(包括非 D Rh 抗原)所致同种免疫尚无类似可商购的预防制剂。如果发现一个尚未怀孕的妇女存在红细胞同种抗体,应该就抗体对未来妊娠的潜在影响提供咨询。对预防高危父母的 HDFN,目前已经能够但还很少被实施的干预措施包括:应用抗原阴性供者的精子进行人工授精;胚胎植入前进行基因诊断筛选抗原阴性的胚胎;代孕[128]。

Rh 免疫球蛋白

使用 RhIg 是预防母体 D 抗原免疫的标准治疗手段。所有未致敏的 Rh 阴性妇女分娩 Rh 阳性婴儿后,输注 RhIg 能将 Rh 同种免疫的发生率从12%降低至2%左右。28周孕龄时进行产前 RhIg 预防可使 Rh 同种免疫发生率进一步降低至0.1%,这也是美国目前的标准推荐[129]。英国产前常规抗 D 预防措施方案如下:抗 D 免疫球蛋白剂量500IU,共两次(28周孕龄和34周孕龄各一次);抗 D 免疫球蛋白剂量1000～1650IU,共两次(28周孕龄和34周孕龄各一次);或28周孕龄予以抗 D 免疫球蛋白剂量1500IU,共一次[130]。尽管 RhIg 的有效性已经证实,但其预防 D 抗原致敏的确切机制尚不清楚,可能的机制包括加快循环中 D 阳性红细胞的清除与破坏、抗体介导的免疫抑制以

及免疫调节因子的产生[51]。

RhIg 的制备来源于已筛选的致敏献血者血浆,应使用 PCR 和血清学技术对血浆进行检测以排除所有已知的经输血传播的微生物存在的可能。现有一些措施用于进一步灭活潜在感染的微生物,包括溶剂-清洗剂处理、离子交换层析色谱法及纳米过滤等。现有至少四种 RhIg 剂型,其中两种剂型可用于静脉输注[131]。300μg(1500IU)的 RhIg 能有效预防 15ml Rh 阳性红细胞或 30ml Rh 阳性全血的 FMH 所致的免疫反应。然而,在无危险因素诱发的情况下,FMH 的量也可超过 30ml[42,43]。Rh 阴性无免疫反应的妇女在分娩 Rh 阳性新生儿 1 小时后,应进行采血检查以评估 FMH 情况[57,129]。在产前,如临床表现提示可能存在胎盘出血过多(如腹部外伤或胎盘早剥),则在 20 周孕龄后可进行相关检查。通过玫瑰花结试验可筛查 FMH,用此方法检测只需 2.5ml 全血。如果玫瑰花结试验阳性,可通过 Kleihauer-Betke 试验进一步准确定量分析母体循环中胎儿红细胞数量,该试验的原理基于胎儿血红蛋白对酸洗脱液耐受,但成人血红蛋白不会对其产生耐受(图 55-5)[132]。若产妇存在与胎儿血红蛋白增加相关的疾病,则可出现假阳性结果,如遗传性胎儿血红蛋白持续存在、镰状细胞病及镰状细胞性状等。一些实验室采用流式细胞技术对胎儿红细胞进行筛查和定量分析。

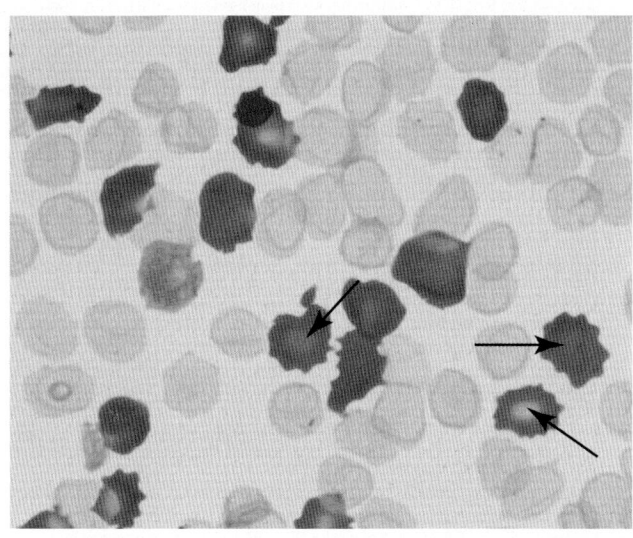

图 55-5　Kleihauer-Betke 试验。产妇红细胞表现为苍白的"影子细胞",而含有血红蛋白 F 的胎儿红细胞对酸变性耐受。锯齿状红细胞(箭头所指)是在制片过程中细胞脱水所致。(转载自 Lazarchick J, American Society of Hematology Image bank 2011～2370。)

Rh 阳性婴儿出生后 72 小时内,应尽早对其母亲注射推荐剂量的 RhIg。一旦出现针对 RhD 的同种免疫,应用 RhIg 便无效。终止妊娠、流产、羊膜穿刺术、绒毛膜绒毛取样或妊娠期间其他操作也需进行 RhIg 预防。若在 12 周孕龄内终止妊娠,50μg 小剂量 RhIg 足以获得预期疗效[129]。如果在孕早期发生治疗相关性流产或自然流产,则推荐使用 300μg 标准剂量的 RhIg[129]。如果孕妇接触的 D 阳性血液超过 30ml,则应计算能覆盖所有体积 D 阳性红细胞的 RhIg 用量以防止免疫反应的发生(20μg RhIg 对应 1ml D 阳性红细胞或 2ml 全血)[57,131,133]。尽管对孕妇实行了推荐的明确有效的 RhIg 预防措施,仍有 0.1% 孕妇可发生 RhD 同种免疫。同时,许多原本可以预防的 RhD 同种免疫由于未能就医或未进行免疫预防而依旧发生。

结论

HDFN 是一个临床意义重大的问题,它可能会对任何妊娠产生潜在影响。虽然有许多方法可以阻止 RhD HDFN 的发生,但是目前可以防止非 D HDFN 发生的治疗选择却很少。研究人员仍在研究能够阻止母体对 RhD 抗原和非 D 抗原产生原发性红细胞同种免疫的策略,以及减少现存母体红细胞同种抗体危害的策略。在过去的十年中,对由于同种免疫而导致的"危险"妊娠/胎儿的鉴别能力有了显著的发展。尤其是非侵入性检查的应用,例如,ccff DNA 检测评估胎儿 RBC 抗原接合性和大脑中动脉多普勒超声评估胎儿贫血,这些方法提高了对高风险 HDFN 胎儿的护理。通过母婴医学专家、血液学专家、输血医学专家、放射学专家、新生儿专家和研究人员的共同持续努力,结合基础科学研究的进展,包括同种异体免疫,对高风险 HDFN 婴儿及其母亲的治疗监护在未来的几年里很可能会继续改善。

翻译:郦梦云　互审:肖志坚　校对:范祎、陈苏宁

参考文献

1. Diamond L, Blackfan K, Baty J: Erythroblastosis fetalis and its association with universal edema of the fetus, icterus gravis neonatorum and anemia of the newborn. *J Pediatr* 1932(1):269.
2. Darrow R: Icterus gravis (erythroblastosis neonatorum, examination of etiologic considerations). *Arch Pathol* 1938(25):378.
3. Levine P, Katzin E, Burnham L: Isoimmunization in pregnancy: Its possible bearing on the etiology of erythroblastosis fetalis. *JAMA* 116(9):825, 1941.
4. Diamond LK, Allen FH Jr, Thomas WO Jr: Erythroblastosis fetalis. VII. Treatment with exchange transfusion. *N Engl J Med* 244(2):39, 1951.
5. Liley AW: The use of amniocentesis and fetal transfusion in erythroblastosis fetalis. *Pediatrics* 35:836, 1965.
6. Bowman J: Thirty-five years of Rh prophylaxis. *Transfusion* 43(12):1661, 2003.
7. Poole J, Daniels G: Blood group antibodies and their significance in transfusion medicine. *Transfus Med Rev* 21(1):58, 2007.
8. Geifman-Holtzman O, et al: Female alloimmunization with antibodies known to cause hemolytic disease. *Obstet Gynecol* 89(2):272, 1997.
9. Gottvall T, Filbey D: Alloimmunization in pregnancy during the years 1992-2005 in the central west region of Sweden. *Acta Obstet Gynecol Scand* 87(8):843, 2008.
10. Koelewijn JM, Vrijkotte TG, van der Schoot CE, et al: Effect of screening for red cell antibodies, other than anti-D, to detect hemolytic disease of the fetus and newborn: A population study in the Netherlands. *Transfusion* 48(5):941, 2008.
11. Lee CK, Ma ES, Tang M, et al: Prevalence and specificity of clinically significant red cell alloantibodies in Chinese women during pregnancy—A review of cases from 1997 to 2001. *Transfus Med* 13(4):227, 2003.
12. Zipursky A, Paul VK: The global burden of Rh disease. *Arch Dis Child Fetal Neonatal Ed* 96(2):F84, 2011.
13. Moise KJ: Fetal anemia due to non-Rhesus-D red-cell alloimmunization. *Semin Fetal Neonatal Med* 13(4):207, 2008.
14. Garratty G, Glynn SA, McEntire R: ABO and Rh(D) phenotype frequencies of different racial/ethnic groups in the United States. *Transfusion* 44(5):703, 2004.
15. Joseph KS: Controlling Rh haemolytic disease of the newborn in India. *Br J Obstet Gynaecol* 98(4):369, 1991.
16. Mak KH, Yan KF, Cheng SS, Yuen MY: Rh phenotypes of Chinese blood donors in Hong Kong, with special reference to weak D antigens. *Transfusion* 33(4):348, 1993.
17. Ziprin JH, Payne E, Hamidi L, et al: ABO incompatibility due to immunoglobulin G anti-B antibodies presenting with severe fetal anaemia. *Transfus Med* 15(1):57, 2005.
18. Thilaganathan B, Salvesen DR, Abbas A, et al: Fetal plasma erythropoietin concentration in red blood cell-isoimmunized pregnancies. *Am J Obstet Gynecol* 167(5):1292, 1992.
19. Koenig JM, Christensen RD: Neutropenia and thrombocytopenia in infants with Rh hemolytic disease. *J Pediatr* 114(4 Pt 1):625, 1989.
20. Hayde M, Widness JA, Pollak A, et al: Rhesus isoimmunization: increased hemolysis during early infancy. *Pediatr Res* 41(5):716, 1997.
21. al-Alaiyan S, al Omran A: Late hyporegenerative anemia in neonates with rhesus hemolytic disease. *J Perinat Med* 27(2):112, 1999.
22. Pessler F, Hart D: Hyporegenerative anemia associated with Rh hemolytic disease: treatment failure of recombinant erythropoietin. *J Pediatr Hematol Oncol* 24(8):689, 2002.
23. Sikkel E, Pasman SA, Oepkes D, et al: On the origin of amniotic fluid bilirubin. *Placenta* 25(5):463, 2004.

24. Pasman SA, Sikkel E, Le Cessie S, et al: Bilirubin/albumin ratios in fetal blood and in amniotic fluid in rhesus immunization. *Obstet Gynecol* 111(5):1083, 2008.

25. Janssens HM, de Haan MJ, van Kamp IL, et al: Outcome for children treated with fetal intravascular transfusions because of severe blood group antagonism. *J Pediatr* 131(3):373, 1997.

26. Shapiro SM: Definition of the clinical spectrum of kernicterus and bilirubin-induced neurologic dysfunction (BIND). *J Perinatol* 25(1):54, 2005.

27. Kuzniewicz M, Newman TB: Interaction of hemolysis and hyperbilirubinemia on neurodevelopmental outcomes in the collaborative perinatal project. *Pediatrics* 123(3):1045, 2009.

28. Nicolaides KH: Studies on fetal physiology and pathophysiology in rhesus disease. *Semin Perinatol* 13(4):328, 1989.

29. Smits-Wintjens VE, Rath ME, Lindenburg IT, et al: Cholestasis in neonates with red cell alloimmune hemolytic disease: incidence, risk factors and outcome. *Neonatology* 101(4):306, 2012.

30. Rath ME, Smits-Wintjens VE, Oepkes D, et al: Thrombocytopenia at birth in neonates with red cell alloimmune haemolytic disease. *Vox Sang* 102(3):228, 2012.

31. Smits-Wintjens VE, Walther FJ, Lopriore E: Rhesus haemolytic disease of the newborn: Postnatal management, associated morbidity and long-term outcome. *Semin Fetal Neonatal Med* 13(4):265, 2008.

32. Blanco E, Johnston DL: Neutropenia in infants with hemolytic disease of the newborn. *Pediatr Blood Cancer* 58(6):950, 2012.

33. Lobato G, Soncini CS: Relationship between obstetric history and Rh(D) alloimmunization severity. *Arch Gynecol Obstet* 277(3):245, 2008.

34. Katz MA, Kanto WP Jr, Korotkin JH: Recurrence rate of ABO hemolytic disease of the newborn. *Obstet Gynecol* 59(5):611, 1982.

35. Kleinman S: Hemolytic disease of the newborn: RBC alloantibodies in pregnancy and associated serologic issues. UpToDate 2014. http://www.uptodate.com/contents/hemolytic-disease-of-the-newborn-rbc-alloantibodies-in-pregnancy-and-associated-serologic-issues. Last accessed on June 20, 2014.

36. Barss VA, Moise KJ Jr: Significance of minor red blood cell antibodies during pregnancy. UpToDate 2014. http://www.uptodate.com/contents/significance-of-minor-red-blood-cell-antibodies-during-pregnancy. Last accessed on June 20, 2014.

37. Flegel WA: Molecular genetics of RH and its clinical application. *Transfus Clin Biol* 13(1–2):4, 2006.

38. Denomme GA, Wagner FF, Fernandes BJ, et al: Partial D, weak D types, and novel RHD alleles among 33,864 multiethnic patients: implications for anti-D alloimmunization and prevention. *Transfusion* 45(10):1554, 2005.

39. Avent ND, Reid ME: The Rh blood group system: A review. *Blood* 95(2):375, 2000.

40. Shirey RS, Mirabella DC, Lumadue JA, Ness PM: Differentiation of anti-D, -C, and -G: clinical relevance in alloimmunized pregnancies. *Transfusion* 37(5):493, 1997.

41. Bowman JM, Pollock JM, Penston LE: Fetomaternal transplacental hemorrhage during pregnancy and after delivery. *Vox Sang* 51(2):117, 1986.

42. Sebring ES, Polesky HF: Fetomaternal hemorrhage: incidence, risk factors, time of occurrence, and clinical effects. *Transfusion* 30(4):344, 1990.

43. Ness PM, Baldwin ML, Niebyl JR: Clinical high-risk designation does not predict excess fetal-maternal hemorrhage. *Am J Obstet Gynecol* 156(1):154, 1987.

44. Pourbabak S, Rund CR, Crookston KP: Three cases of massive fetomaternal hemorrhage presenting without clinical suspicion. *Arch Pathol Lab Med* 128(4):463, 2004.

45. Jansen MW, Brandenburg H, Wildschut HI, et al: The effect of chorionic villus sampling on the number of fetal cells isolated from maternal blood and on maternal serum alpha-fetoprotein levels. *Prenat Diagn* 17(10):953, 1997.

46. Bowman JM, Pollock JM: Transplacental fetal hemorrhage after amniocentesis. *Obstet Gynecol* 66(6):749, 1985.

47. Bowman JM, Pollock JM, Peterson LE, et al: Fetomaternal hemorrhage following funipuncture: increase in severity of maternal red-cell alloimmunization. *Obstet Gynecol* 84(5):839, 1994.

48. Urbaniak SJ: Alloimmunity to RhD in humans. *Transfus Clin Biol* 13(1–2):19, 2006.

49. Cid J, Lozano M: Risk of Rh(D) alloimmunization after transfusion of platelets from D+ donors to D- recipients. *Transfusion* 45(3):453; author reply 453, 2005.

50. Bowman J, Harman C, Manning F, et al: Intravenous drug abuse causes Rh immunization. *Vox Sang* 61(2):96, 1991.

51. Kumpel BM: On the immunologic basis of Rh immune globulin (anti-D) prophylaxis. *Transfusion* 46(9):1652, 2006.

52. Bowman JM: Fetomaternal ABO incompatibility and erythroblastosis fetalis. *Vox Sang* 50(2):104, 1986.

53. Neppert J, v Witzleben-Schürholz E, Zupanska B, et al: High incidence of maternal HLA A, B and C antibodies associated with a mild course of haemolytic disease of the newborn. Group for the Study of Protective Maternal HLA Antibodies in the Clinical Course of HDN. *Eur J Haematol* 63(2):120, 1999.

54. Palfi M, Hildén JO, Gottvall T, Selbing A: Placental transport of maternal immunoglobulin G in pregnancies at risk of Rh (D) hemolytic disease of the newborn. *Am J Reprod Immunol* 39(5):323, 1998.

55. Lambin P, Debbia M, Puillandre P, Brossard Y: IgG1 and IgG3 anti-D in maternal serum and on the RBCs of infants suffering from HDN: Relationship with the severity of the disease. *Transfusion* 42(12):1537, 2002.

56. Eder AF: Update on HDFN: New information on long-standing controversies. *Immunohematol* 22(4):188, 2006.

57. Kennedy M: Perinatal issues in transfusion practice, in *Technical Manual*, edited by J Roback, M Combs, B Grossman. AABB Press, Bethesda, MD, 2008.

58. Grant SR, Kilby MD, Meer L, et al: The outcome of pregnancy in Kell alloimmunisation. *BJOG* 107(4):481, 2000.

59. Kamphuis MM, Lindenburg I, van Kamp IL, et al: Implementation of routine screening for Kell antibodies: Does it improve perinatal survival? *Transfusion* 48(5):953, 2008.

60. McKenna DS, Nagaraja HN, O'Shaughnessy R: Management of pregnancies complicated by anti-Kell isoimmunization. *Obstet Gynecol* 93(5 Pt 1):667, 1999.

61. Bowman JM, Pollock JM, Manning FA, et al: Maternal Kell blood group alloimmuniza-

tion. *Obstet Gynecol* 79(2):239, 1992.

62. Vaughan JI, Manning M, Warwick RM, et al: Inhibition of erythroid progenitor cells by anti-Kell antibodies in fetal alloimmune anemia. *N Engl J Med* 338(12):798, 1998.

63. Wagner T, Bernaschek G, Geissler K: Inhibition of megakaryopoiesis by Kell-related antibodies. *N Engl J Med* 343(1):72, 2000.

64. Wagner T, Resch B, Reiterer F, et al: Pancytopenia due to suppressed hematopoiesis in a case of fatal hemolytic disease of the newborn associated with anti-K supported by molecular K1 typing. *J Pediatr Hematol Oncol* 26(1):13, 2004.

65. Sarici SU, Yurdakök M, Serdar MA, et al: An early (sixth-hour) serum bilirubin measurement is useful in predicting the development of significant hyperbilirubinemia and severe ABO hemolytic disease in a selective high-risk population of newborns with ABO incompatibility. *Pediatrics* 109(4):e53, 2002.

66. Lin M, Broadberry RE: ABO hemolytic disease of the newborn is more severe in Taiwan than in white populations. *Vox Sang* 68(2):136, 1995.

67. Miqdad AM, Abdelbasit OB, Shaheed MM, et al: Intravenous immunoglobulin G (IVIG) therapy for significant hyperbilirubinemia in ABO hemolytic disease of the newborn. *J Matern Fetal Neonatal Med* 16(3):163, 2004.

68. Kaplan M, Hammerman C, Renbaum P, et al: Gilbert's syndrome and hyperbilirubinaemia in ABO-incompatible neonates. *Lancet* 356(9230):652, 2000.

69. Pirelli KJ, Pietz BC, Johnson ST, et al: Molecular determination of RHD zygosity: Predicting risk of hemolytic disease of the fetus and newborn related to anti-D. *Prenat Diagn* 30(12-13):1207, 2010.

70. Blood Center of Wisconsin Diagnostics: RhD Zygosity Testing. 2014. Available from: https://www.bcw.edu/cs/groups/public/documents/documents/mdaw/mdaz/~edisp/rhd_zygosity_desc.pdf. Last accessed on May 29, 2015.

71. Lo YM, Bowell PJ, Selinger M, et al: Prenatal determination of fetal RhD status by analysis of peripheral blood of rhesus negative mothers. *Lancet* 341(8853):1147, 1993.

72. Geifman-Holtzman O, Grotegut CA, Gaughan JP: Diagnostic accuracy of noninvasive fetal Rh genotyping from maternal blood—A meta-analysis. *Am J Obstet Gynecol* 195(4):1163, 2006.

73. Daniels G, Finning K, Martin P, Massey E: Noninvasive prenatal diagnosis of fetal blood group phenotypes: Current practice and future prospects. *Prenat Diagn* 29(2):101, 2009.

74. Geifman-Holtzman O, Grotegut CA, Gaughan JP, et al: Noninvasive fetal RhCE genotyping from maternal blood. *BJOG* 116(2):144, 2009.

75. Bombard AT, Akolekar R, Farkas DH, et al: Fetal RHD genotype detection from circulating cell-free fetal DNA in maternal plasma in non-sensitized RhD negative women. *Prenat Diagn* 31(8):802, 2011.

76. Moise KJ Jr: Management of rhesus alloimmunization in pregnancy. *Obstet Gynecol* 112(1):164, 2008.

77. Gooch A, Parker J, Wray J, Qureshi H: Guideline for blood grouping and antibody testing in pregnancy. *Transfus Med* 17(4):252, 2007.

78. Adeniji AA, Fuller I, Dale T, Lindow SW: Should we continue screening rhesus D positive women for the development of atypical antibodies in late pregnancy? *J Matern Fetal Neonatal Med* 20(1):59, 2007.

79. Hadley AG: Laboratory assays for predicting the severity of haemolytic disease of the fetus and newborn. *Transpl Immunol* 10(2–3):191, 2002.

80. Daffos F, Capella-Pavlovsky M, Forestier F: Fetal blood sampling during pregnancy with use of a needle guided by ultrasound: A study of 606 consecutive cases. *Am J Obstet Gynecol* 153(6):655, 1985.

81. Queenan JT, Tomai TP, Ural SH, King JC: Deviation in amniotic fluid optical density at a wavelength of 450 nm in Rh-immunized pregnancies from 14 to 40 weeks' gestation: A proposal for clinical management. *Am J Obstet Gynecol* 168(5):1370, 1993.

82. Dukler D, Oepkes D, Seaward G, et al: Noninvasive tests to predict fetal anemia: a study comparing Doppler and ultrasound parameters. *Am J Obstet Gynecol* 188(5):1310, 2003.

83. Buscaglia M, Ghisoni L, Bellotti M, et al: Percutaneous umbilical blood sampling: indication changes and procedure loss rate in a nine years' experience. *Fetal Diagn Ther* 11(2):106, 1996.

84. Ghidini A, Sepulveda W, Lockwood CJ, Romero R: Complications of fetal blood sampling. *Am J Obstet Gynecol* 168(5):1339, 1993.

85. Oepkes D, Seaward PG, Vandenbussche FP, et al: Doppler ultrasonography versus amniocentesis to predict fetal anemia. *N Engl J Med* 355(2):156, 2006.

86. Mari G, Deter RL, Carpenter RL, et al: Noninvasive diagnosis by Doppler ultrasonography of fetal anemia due to maternal red-cell alloimmunization. Collaborative Group for Doppler Assessment of the Blood Velocity in Anemic Fetuses. *N Engl J Med* 342(1):9, 2000.

87. Oepkes D, Adama van Scheltema P: Intrauterine fetal transfusions in the management of fetal anemia and fetal thrombocytopenia. *Semin Fetal Neonatal Med* 12(6):432, 2007.

88. Howe DT, Michailidis GD: Intraperitoneal transfusion in severe, early-onset Rh isoimmunization. *Obstet Gynecol* 110(4):880, 2007.

89. Fox C, Martin W, Somerset DA, et al: Early intraperitoneal transfusion and adjuvant maternal immunoglobulin therapy in the treatment of severe red cell alloimmunization prior to fetal intravascular transfusion. *Fetal Diagn Ther* 23(2):159, 2008.

90. Radunovic N, Lockwood CJ, Alvarez M, et al: The severely anemic and hydropic isoimmune fetus: Changes in fetal hematocrit associated with intrauterine death. *Obstet Gynecol* 79(3):390, 1992.

91. Hallak M, Moise KJ Jr, Hesketh DE, et al: Intravascular transfusion of fetuses with rhesus incompatibility: Prediction of fetal outcome by changes in umbilical venous pressure. *Obstet Gynecol* 80(2):286, 1992.

92. Wong E, Luban N: Intrauterine, neonatal, and pediatric transfusion, in *Transfusion Therapy: Clinical Principles and Practice*, edited by PD Mintz, p 159. AABB Press, Bethesda, MD, 2005.

93. Gibson BE, Todd A, Roberts I, et al: Transfusion guidelines for neonates and older children. *Br J Haematol* 124(4):433, 2004.

94. Gonsoulin WJ, Moise KJ Jr, Milam JD, et al: Serial maternal blood donations for intrauterine transfusion. *Obstet Gynecol* 75(2):158, 1990.

95. Nicolaides KH, Clewell WH, Rodeck CH: Measurement of human fetoplacental blood

小动脉分支并变细,最后终止于:①脾索基质,形成开放的循环;②脾窦,形成封闭的脾循环(参见第 6 章)。脾索组分包括组织细胞、抗原呈递细胞、血管外膜细胞、成纤维细胞,以及为维持将脾索与窦腔分开的不连续基底层所必需的其他细胞[13]。脾脏中淋巴组织并不明显,主要见于动脉周围淋巴鞘的 T 淋巴细胞富含区。

动脉血管树由传统的 CD31$^+$CD34$^+$内皮细胞覆盖,分支成细小动脉后突然终止于脾索巨噬细胞帽状结构。血细胞必须穿越巨噬细胞簇才能进入脾窦[13]。脾窦为静脉循环的起点,由具有吞噬活性和内皮功能的表型独特的 CD31$^+$ CD34$^-$ CD68$^+$CD8$^+$特殊细胞覆盖。脾脏主要功能之一是作为滤器,通过其含有的巨噬细胞清除衰老、缺陷的红细胞及外来异物。此功能是通过分流部分脾血流供应至红髓实现的,血液在此处缓慢渗过布满巨噬细胞的非内皮细胞筛。异常或衰老红细胞和病原体由巨噬细胞吞噬,然后血液通过静脉窦内皮细胞 1~3μm 的狭窄间隙重新进入循环。其余大部分血流未经过滤或处理,经连接小动脉和静脉窦的血管通路快速进入静脉循环[14]。

正常情况下,大约 1/3 的血小板被扣留在脾脏[15]。在很多动物,如狗和马等,红髓是红细胞的储存池,脾脏收缩可提供功能上重要的红细胞增多[16]。而人类的脾脏包膜收缩性差,储存的红细胞达不到有意义的程度[17]。虽然脾脏也是中性粒细胞的边缘池,但脾脏内其的程度尚不明确[18]。接受粒细胞集落刺激因子(G-CSF)治疗的肝硬化患者外周血中性粒细胞计数上升,但铟标记白细胞后脾区扫描并未发现显著脾脏铟摄取[19]。

通过脾脏红髓的血流非常缓慢,让巨噬细胞能够识别并破坏抗体或补体被覆的细胞和微生物,并吞噬被静脉窦狭窄出口机械性扣留的变形能力差的细胞或颗粒。白髓在适应性免疫中发挥重要作用。脾脏参与吞噬有荚膜的细菌,包括肺炎链球菌、流感嗜血杆菌和脑膜炎奈瑟菌。

病理生理

存在遗传性红细胞膜异常,如球形红细胞增多症、椭圆形红细胞增多症或口形红细胞增多症,或抗体被覆的红细胞、中性粒细胞及血小板时,脾脏过滤及清除缺陷细胞功能活性明显增强。此时可出现不同程度的血细胞减少症。脾脏不仅清除抗体被覆细胞,亦产生抗体,特别是抗血小板抗体[20]。因此,免疫性血小板减少性紫癜患者接受脾脏切除术的疗效来自于抗血小板抗体的产生减少,以及大量巨噬细胞通过 Fc 识别功能清除抗体被覆血小板亦降低。

脾大增加流经脾红髓的血流比例[13,21]。脾大可源于红髓池扩张伴血流量增加;髓外造血,尤其在原发性骨髓纤维化;累及白髓的过度增生或肿瘤,如传染性单核细胞增多症或淋巴瘤;或组织吞噬细胞过度增生。

与细胞浸润引起的脾大相比较,如在白血病、髓外造血或淀粉样变性,充血引起的脾大时,过滤床增加更为显著,如在门静脉高压。即使是在占位性疾病 Gaucher 病和原发性骨髓纤维化,脾大也可与脾脏过度增生扣留正常细胞相关。

脾大增加了血管表面积,所以,也增加了白细胞边缘池[18,19]。血小板尤其易被扣留于增大的脾脏。然而,被扣留的白细胞及血小板可在脾脏生存,当机体对白细胞或血小板的需求增加时可释放,然其释放速度缓慢[22]。

一些贫血伴脾大患者促红细胞生成素相对缺乏[23]。在一项研究中,约 30% 肝硬化患者促红细胞生成素对贫血反应迟钝[24]。血浆容量增加所致的红细胞稀释是被经常提及的血液血红蛋白浓度降低的另一原因[25],尽管有些研究并未发现脾大患者存在血液稀释[26]。肝病患者鲜有慢性失血相关的铁缺乏、叶酸和维生素 B$_{12}$缺乏、红细胞破坏增加等,但相关研究却不少[27]。脾大时红细胞过早于红髓内被破坏,但这很少可解释贫血[28]。

不同程度的巨噬细胞吞噬红细胞现象反映了正常的老化红细胞清除机制。溶血性贫血和病毒感染,以及在同种异型输血患者,红细胞吞噬增加。脾窦巨噬细胞含有红细胞碎片。当巨噬细胞吞噬红细胞现象严重时,这些巨噬细胞变成立方形并突出于基底膜上("钉突"现象)。镰状细胞贫血及红细胞膜异常如遗传性球形红细胞增多症可致红细胞变形能力差,被扣留于脾索,但极少发生脾窦外红细胞吞噬现象;与此不同的是,自身免疫性溶血性贫血红细胞吞噬现象极为突出[13]。

脾大致血流增加,使脾静脉和门静脉扩张。当肝血管顺应性下降时,门静脉压可出现明显增高,如在肝硬化或骨髓纤维化。这一过程形成恶性循环,即门脉高压引起脾大,而器官肿大又引起动脉血流量增加,这反过来又使门静脉压增高。

表 56-1 列出了脾大的原因,表 56-2 列出了引起巨脾的原因。

临床特征

轻至中度脾大通常并不引起局部症状,甚至进展缓慢的巨脾亦可耐受。然而,患者常有腹部坠胀感或其他腹部不适感,肿大的脾压迫胃可有早饱感,或难以侧卧入眠。左上季肋部或放射至左肩部的胸膜炎样疼痛可伴随脾脏梗死,且可反复发生。

镰状细胞贫血患儿或疟疾患者因红细胞大量蓄积并扣留于脾脏,可致脾脏迅速增大并伴有疼痛,该扣留危象以贫血突发加重为特征。脾破裂虽不常见,但可自发性发生在大部分脾增大或钝性脾创伤者。传染性单核细胞增多症相关的脾破裂就是一个典型的例子。

肿大的脾脏体积很难通过触诊或叩诊评估。儿童和膈肌较低的瘦体型者在没有脾大时也可触及脾尾[29]。可触及脾脏通常表明有脾大,用超出左肋缘下的厘米数衡量脾脏大小。腹部 B 超或 CT(图 56-1,图 56-2)是检测脾脏大小最精确的方法。磁共振成像(MRI)主要用于鉴别囊肿、脓肿及梗死灶[30]。

脾下垂

因脾系带过长而致游离脾脏(脾下垂)非常少见。脾下垂可有以下 3 种表现:①盆腔内无症状肿块;②伴或不伴有胃肠道症状的间歇性腹痛;③因脾扭转而发生急腹症,较少见。影像学检查也同样可得出脾下垂的诊断[31]。脾下垂可同时伴有脾功能亢进或脾功能减退的体征,进展缓慢时常被错误地初诊为盆腔或下腹部肿瘤。

表 56-1　脾大分类及其常见病因

Ⅰ. 充血性
　　A. 右心充血性心力衰竭
　　B. Budd-Chiari 综合征
　　C. 肝硬化并门脉高压
　　D. 肝门或脾静脉栓塞
Ⅱ. 免疫性
　　A. 病毒感染
　　　1. 急/慢性 HIV 感染
　　　2. 急性单核细胞增多症
　　　3. 登革热
　　　4. 风疹(新生儿)
　　　5. 巨细胞病毒感染(新生儿)
　　　6. 单纯疱疹(新生儿)
　　B. 细菌感染
　　　1. 亚急性细菌性心内膜炎
　　　2. 布鲁菌病
　　　3. 兔热病
　　　4. 类鼻疽病
　　　5. 李斯特菌病
　　　6. 鼠疫
　　　7. 二期梅毒
　　　8. 回归热
　　　9. 鹦鹉热
　　　10. 埃里希体病
　　　11. 立克次体病(羌虫病、落基山斑疹热、Q 热)
　　　12. 结核病
　　　13. 脾脓肿(肠杆菌、金黄色葡萄球菌、链球菌 D、厌氧菌)
　　C. 真菌感染
　　　1. 酵母菌
　　　2. 组织胞浆菌
　　　3. 系统性、肝脾念珠菌病
　　D. 寄生虫感染
　　　1. 疟疾

　　　2. 黑热病
　　　3. 利什曼病
　　　4. 血吸虫病
　　　5. 巴贝虫病
　　　6. 球孢子菌病
　　　7. 副球孢子菌病
　　　8. 锥虫病(克氏、布氏)
　　　9. 弓形体病(新生儿)
　　　10. 棘球蚴病
　　　11. 囊虫病
　　　12. 内脏幼虫移行病(弓蛔虫感染)
　　E. 炎症/自身免疫病
　　　1. 系统性红斑狼疮(SLE)
　　　2. Felty 综合征
　　　3. 幼儿风湿性关节炎
　　　4. 证实免疫性淋巴增殖综合征(ALP 综合征)
　　　5. 嗜血细胞综合征
　　　6. 普通变异型免疫缺陷病
　　　7. 应用抗 D 免疫球蛋白(RhoG-AM)
Ⅲ. 溶血性疾病
　　A. 中至重度珠蛋白生成障碍性贫血
　　B. 丙酮酸激酶缺乏症
　　C. 遗传性球形红细胞增多症
　　D. 自身免疫性溶血性贫血(不常见)
　　E. 儿童镰状细胞贫血
Ⅳ. 浸润性
　　A. 非肿瘤性
　　　1. 脾脏血肿(脾破裂为血肿晚期并发症)
　　　2. 窦岸细胞血管瘤
　　　3. 神经鞘磷脂代谢病
　　　a. Gaucher 病
　　　b. Niemann-Pick 病

　　　4. 胱氨酸病
　　　5. 淀粉样变性(轻链淀粉样[AL]、淀粉样蛋白 A[AA])
　　　6. 多中心 Castleman 病
　　　7. 肥大细胞增多症
　　　8. 高嗜酸性粒细胞综合征
　　　9. 结节病
　　B. 髓外造血
　　　1. 原发性骨髓纤维化
　　　2. 骨硬化症(儿童)
　　　3. 重度珠蛋白生成障碍性贫血
　　C. 恶性肿瘤
　　　1. 血液系统
　　　　a. 慢性淋巴细胞白血病(幼淋变异型)
　　　　b. 慢性髓系细胞白血病
　　　　c. 真性红细胞增多症
　　　　d. 毛细胞白血病
　　　　e. 重链病
　　　　f. 肝脾淋巴瘤
　　　　g. 急性白血病(淋巴细胞/髓系)
　　　　h. 霍奇金淋巴瘤
　　　2. 非血液系统
　　　　a. 转移癌(罕见)
　　　　b. 神经母细胞瘤
　　　　c. Wilms 瘤
　　　　d. 平滑肌肉瘤
　　　　e. 纤维肉瘤
　　　　f. 恶性纤维组织细胞瘤
　　　　g. Kaposi 肉瘤
　　　　h. 血管肉瘤
　　　　i. 淋巴管肉瘤
　　　　j. 血管内皮细胞肉瘤

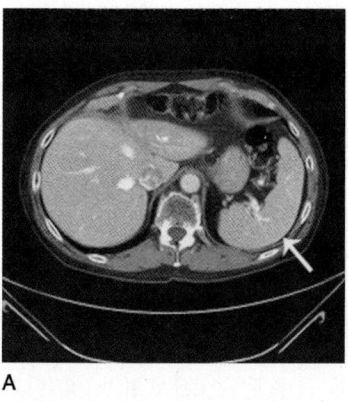 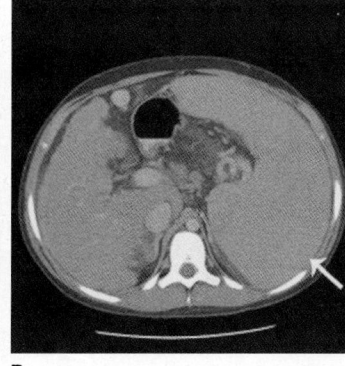 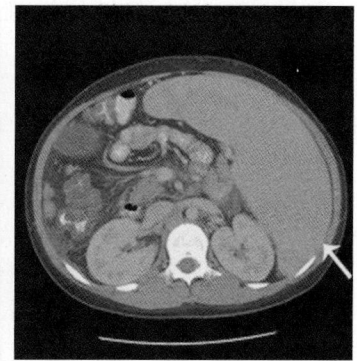

　A　　　　　　　　　　　B　　　　　　　　　　　C

图 56-1 腹部 CT 三向复合图。A. 正常脾脏大小。B. 肿大的脾脏。C. 极度肿大的脾脏达肾脏中部水平。正常情况下,在肾脏中部水平不能见到脾脏,或者只能见到很小的脾脏下端。(白色箭头指示脾脏轮廓的边缘。)(经允许后引用自罗彻斯特大学医学中心 MD. Deborah Rubens)

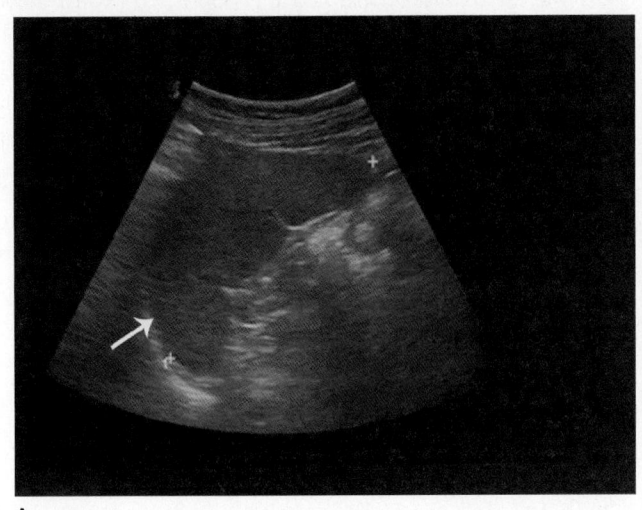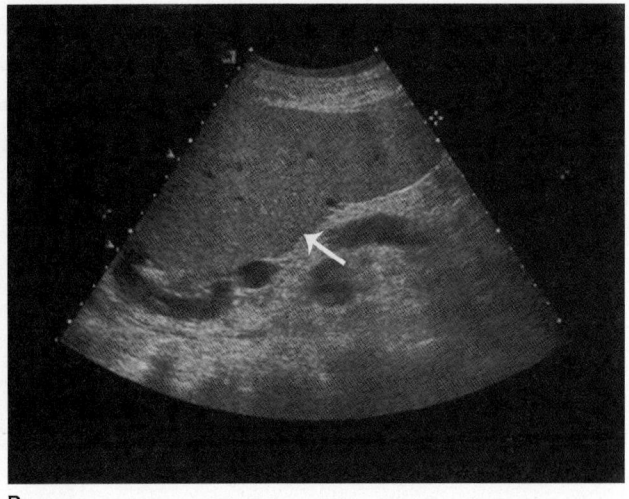

图56-2 超声波二向复合图检查脾脏大小。A. 回声图显示正常脾脏大小,从头至尾纵向长度10.3cm。B. 回声图显示肿大脾脏,从头至尾纵向长度16.2cm。(白色箭头指示脾脏轮廓的边缘。)正常脾脏长度通常小于13cm,但是医师在评估脾脏大小(体积)时,还应该考虑其他维度。(经允许后引用自罗彻斯特大学医学中心 MD. Deborah Rubens)

表56-2 巨脾病因
I. 骨髓增殖性疾病
A. 原发性骨髓纤维化
B. 慢性髓系白血病
II. 淋巴瘤
A. 毛细胞白血病
B. 慢性淋巴细胞白血病(幼淋变异型)
III. 感染
A. 疟疾
B. 利什曼病(黑热病)
IV. 髓外造血
A. 重度珠蛋白生成障碍性贫血
V. 浸润
Gaucher 病

实验室特征

脾功能亢进比较典型的特征是脾大、血细胞减少及排除其他原因所致的血细胞减少(如出血引起的贫血)。血细胞形态多正常,然而可见少许球形红细胞,可能是因红细胞反复缓慢通过扩张的红髓时发生代谢性变化所致。过去曾用一些实验,如肾上腺素动员试验,区别血细胞扣留和无效造血,但是肾上腺素也释放边缘池的白细胞和血小板,所以很难解释试验结果[32]。

血小板减少在肝硬化门静脉高压伴脾脏肿大患者中常见。在一项回顾性研究中,64%非酒精性肝硬化患者有血小板减少[33]。其他研究也发现大约1/3肝硬化患者出现严重血小板减少或中性粒细胞减少[34,35]。失代偿肝病和饮酒史为脾功能亢进的独立危险因素[36],但为什么有些患者出现严重血细胞减少尚不清楚,尽管在某些情况下叶酸缺乏是一个致病因素。慢性肝病患者出现血小板减少或中性粒细胞减少时死亡率增加[37]。

某些情况下,当脾脏含有诊断所需的组织时,如脾淋巴瘤,可用超声引导做细针头脾脏活检。然而细针头穿刺活检极少作为确诊手段,但能明确脾脏淋巴细胞单克隆性,有助于进一步诊断评估。经验丰富的医生在影像引导下进行细针脾脏穿刺细胞学及活检是相对安全的检查手段[38]。

巨脾患者血制品,特别是血小板输注效果往往大打折扣[39]。

治疗、病程及预后

全脾切除术

腹部创伤和部分脾破裂为急诊脾切除的指征。脾脏巨大或梗死致左上腹持续性疼痛或不适亦可行脾脏切除术。脾脏切除术已用于治疗功能上严重的血细胞减少[39]。在这些情况下,病例报道患者术后数天至数周内血细胞计数迅速恢复正常水平;然而唯一评估血细胞减少缓解的对照试验结果显示病情没有改善[6]。绝大多数肝硬化患者行原位肝移植后可纠正血细胞减少[40]。

遗传性球形红细胞增多症、免疫性血小板减少性紫癜和免疫性溶血性贫血为最常见的脾脏切除术适应证。在免疫性血细胞减少症,脾脏切除术通过改善血细胞生存和减少自身抗体产生而发挥作用。有报道重型珠蛋白生成障碍性贫血患者脾脏切除术后贫血显著改善。在这些病例,脾切除可改善输血效果。有些镰状细胞贫血患儿,如果在自体脾脏切除致脾脏萎缩前,反复出现血细胞扣留危象伴腹痛,脾脏切除术可有效[41]。

巨脾(>1500g)患者,特别在原发性骨髓纤维化,脾脏切除术相关的发病率及死亡率高于免疫性血小板减少症的脾切除[42]。可能的术后并发症包括侧支血管广泛性粘连、肝静脉或门静脉栓塞、胰尾损伤、手术部位感染及膈肌下脓肿等。

有手术指征的血液病患者接受经验丰富的外科医生实施的腹腔镜脾脏切除术,腹部创伤与疼痛较少、住院时间较短及腹部伤疤较小[43]。某些血液系统疾病如免疫性血小板减少性紫癜选择开腹脾脏切除的优势在于较易找到副脾。

脾脏部分切除术

已经对脾脏部分切除术进行了探索,因为它可将脾脏切除术后由于完全失去脾脏功能而即刻发生血小板增多及严重败血症的风险降至最低[44]。然而，术后血小板增多严重程度随时间推移而逐渐降低。通过结扎部分脾动脉或动脉内输注明胶海绵颗粒栓塞动脉可以减少脾脏体积[45~48]。上述操作可诱导大块脾梗死并减少有功能的脾组织可经皮或经血管内进行脾动脉栓塞，但必须密切观察病人数天至数周，以监测脾梗死腹腔内破裂的征兆。动脉栓塞的长期疗效令人鼓舞[46~48]。部分脾动脉栓塞治疗复发性血小板减少症儿童，可使约70%患儿血小板水平暂时改善[49]。

脾区照射

脾区照射较少用于治疗脾大。本治疗可致严重血细胞减少，尤其是血小板减少（异位效应）。对脾脏切除术为绝对禁忌证，而又很可能因减小巨大脾脏而减轻症状的患者，可行脾区照射[50]。

肝移植

肝功能衰竭使血小板生成素合成及分泌受损，肝移植可以纠正这一缺陷[51,52]。然而，如果肝移植后脾大持续存在，则血小板减少也可能得不到纠正。

血小板生成素受体激动剂

血小板生成素克隆后[53,54]，又研发并测试了数种血小板生成素类似药物。一项Ⅱ期临床试验结果显示，口服的血小板生成素-受体激动剂（thrombopoietin-receptor agonist，TPO-RA）eltrombopag可使丙肝病毒相关性肝硬化引起的血小板减少症患者的血小板水平升高[55]。但应警惕发生不良血栓事件，正因为治疗组门静脉血栓事件的发生率较安慰剂组增加，一项旨在研究肝硬化患者择期手术前接受eltrombopag治疗2周的Ⅲ期临床试验不得不被提前终止。尽管72%的eltrombopag治疗组患者可避免血小板输注，而安慰剂组仅19%的患者可避免血小板输注，但两组大出血事件的发生率无明显差异[56]。一项在准备择期外科手术的肝硬化患者中皮下注射TPO-RA生长因子romiplostim的小样本临床试验结果显示，romiplostim可有效减少患者的血小板输注[57]。

红细胞生成素与粒细胞集落刺激因子

没有什么数据支持红细胞生成因子或粒细胞生长因子用于治疗脾大和血细胞减少患者。血清促红细胞生成素水平不成比例下降的肝硬化患者可能得益于外源性红细胞生成素治疗，但这可加重脾大。两项研究报道因宗教信仰拒绝输血的患者，在肝移植之前以及之后应用红细胞生成素可促进骨髓红系造血[58~59]。报道显示，晚期肝硬化时不用血制品亦可成功进行肝移植。

有报道肝硬化和白细胞减少的患者应用G-CSF后中性粒细胞计数升高。上述患者经皮下注射G-CSF 7天后，中性粒细胞绝对值均数由$(1.3\pm0.2)\times10^9$/L增至$(4.1\pm0.2)\times10^9$/L[19]。然而，此疗法的临床益处不明确。

● 脾功能减退

定义

脾功能减退是指由于损害脾脏功能的疾病，或者因为脾脏发育不全、萎缩（如镰状细胞贫血的自发脾梗死），或脾脏切除术等引起脾组织缺失所致的脾脏功能降低。脾脏功能低下时体积可正常。在某些情况下，吞噬物过多可损害脾脏巨噬细胞依赖性功能。脾脏滤过功能受损可致轻度血小板增多症。功能性或解剖上脾脏缺如，特别是婴幼儿手术切除脾脏后，增加严重细菌感染的风险。表56-3列出了脾功能减退的相关疾病。

表56-3   脾功能减退相关疾病
其他
外科脾脏切除
脾区照射
镰形血红蛋白病
先天性无脾症
脾动/静脉栓塞
正常婴儿
胃肠道与肝脏疾病
乳糜泻
疱疹样皮炎
炎症性肠病
肝硬化
自身免疫性疾病
系统性红斑狼疮
类风湿关节炎/血管炎
肾小球性肾炎
桥本甲状腺炎
结节病
血液病及肿瘤
移植物抗宿主病
原发性血小板增多症
慢性淋巴细胞白血病
非霍奇金淋巴瘤
霍奇金淋巴瘤
淀粉样变性
进展期乳腺癌
血管肉瘤
败血症/感染性疾病
疟疾
播散性脑膜炎球菌血症

临床特征

正常新生儿和老年人常有脾功能受损的表现[60]，包括出现Howell-Jolly小体和红细胞"虫蚀"现象（见下文"实验室特征"）。然而，功能性脾功能减退的临床意义尚不明确[61~63]。

镰状细胞贫血与外科手术脾切除为脾功能减退最常见原因。在镰状细胞贫血中，脾大及血流循环紊乱的年轻儿童，其脾功能减退可为功能性的；而在年龄较大的儿童及成人患者，其脾功能减退可由于反复梗死破坏了脾脏组织结构后引起脾脏萎缩所致。尽管出现脾大往往提示脾功能亢进，但脾脏大小并非衡量其功能的可靠指标。脾脏被囊肿、肿瘤性病变及淀粉样组织完全取代就是功能减退性脾大的例子[64]。镰状血红蛋白病患儿以及个别疟疾患者，出现急性扣留危象时，细胞碎片可阻塞红髓并导致脾功能减退[65,66]。

先天无脾症可见于内脏倒位的婴儿及其他先天发育异常[38]。自身免疫性疾病如肾小球性肾炎[67]、系统性红斑狼疮[68,69]、类风湿关节炎[70]患者偶有功能性脾功能减退的实验室和临床表现（荚膜菌所致的严重感染）。脾功能减退还见于慢性移植物抗宿主病[71,72]、结节病[73]、酒精性肝硬化[74,75]、肝淀粉样变性[76,77]、乳糜样腹泻[78,79]及炎症性肠病[80,81]，其病理机制不明。

肿瘤细胞脾脏浸润，如在淋巴瘤及白血病，一般不造成脾功能亢进或减退。脾区照射[82]或血管阻塞[83]也可导致功能性脾功能减退。

重度败血症

去除脾脏有效过滤床使脾脏功能缺失可导致危及生命的感染，脾脏巨噬细胞就是在过滤床中吞噬杀灭调理过的病原体。典型病原微生物为含荚膜的细菌，如肺炎链球菌、脑膜炎奈瑟菌或流感嗜血杆菌。这些微生物在体内不受限制的增殖可导致致命性脓毒血症[84~86]。婴儿全身免疫系统尚未发育成熟，不足以抵抗病原微生物侵袭，其风险最高，然而，各年龄段患者均存在严重感染的风险。因此，如果可能，儿童脾脏切除术应尽可能推迟到 5 周岁以后。脓毒血症的风险随脾脏切除术的原因而不同。因免疫性疾病切脾的患儿风险很高，如 Wiskott-Aldrich 综合征。珠蛋白生成障碍性贫血患儿的感染风险高于遗传性球形红细胞增多症患儿，脾外伤后切脾风险最低。脾脏切除术前，接种肺炎球菌和流感嗜血杆菌疫苗，以及预防性青霉素治疗可降低脓毒血症的风险[87]。

脾脏是单核-吞噬细胞系统的主要组成部分，白髓内含有大量淋巴组织，脾功能减退或脾脏切除术后也能减少自身抗体的产生，可能对自身免疫性疾病的管理有益。

实验室特征

脾功能减退或丧失多伴轻至中度白细胞及血小板计数增加。血涂片中常可见 Howell-Jolly 小体、靶形红细胞、帕彭海默（铁质沉着）小体和棘形红细胞，而在湿血涂片上可见到虫蚀状红细胞为其最具有特异性发现[88]。无脾症时几乎总能见到反映红细胞表面积增加的靶形红细胞[89]，但仅 1/1000 ~ 1/100 红细胞发生靶形改变。脾功能减退的敏感指标为红细胞表面出现虫蚀或凹陷[90]。这些虫蚀由膜下空泡构成，只能直接在干涉-相差显微镜下观察湿片才能见到[88]。红细胞内形成含有血红蛋白的囊泡是循环中红细胞衰老过程中的正常现象。这一过程在红细胞寿命后半期加剧，当这些囊泡被脾脏清除（点蚀），则导致平均红细胞血红蛋白水平降低。在无脾症患者中，这些囊泡增多、增大，形成干涉-相差显微镜下明显可见的空泡[88]。这是脾功能减退最为特异性的发现，其次为循环红细胞中出现 DNA 包涵体（Howell-Jolly 小体；图 56-3）。

氧化性药物即使在正常人也可产生 Heinz 小体，但脾脏能够有效清除这些红细胞内含物以及 Pappenheimer 小体。脾脏切除术后，在离体活体染色血涂片可见 Heinz 小体。除溶血性贫血患者有核红细胞显著增加外，脾脏切除术后血涂片上有核红细胞极少见。网织红细胞计数仍在正常值范围内，红细胞寿命没有改变，因为其他器官担负起清除衰老红细胞的功能。

锝-99m 硫化明胶颗粒用于脾区扫描，为测定脾脏清除血

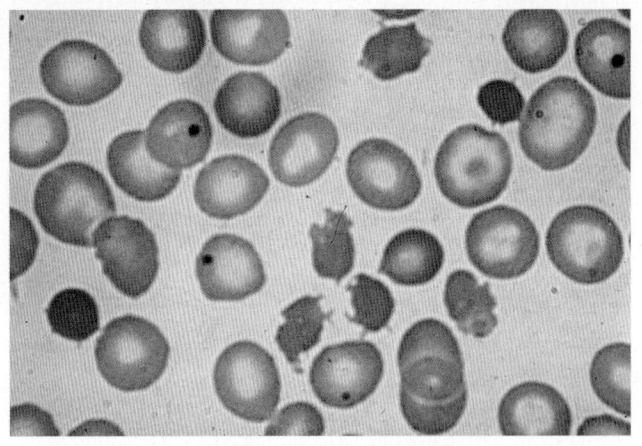

图 56-3　脾切除患者血涂片显示携带 Howell-Jolly 小体的 3 个红细胞（核残余）。还可见棘形红细胞、分散的球形红细胞和靶形红细胞成簇分布。这些改变均为脾脏切除术后红细胞形态学改变

流中颗粒性物质能力的可靠手段[91]。

治疗、病程及预后

在脾脏切除术前，建议以前未预防接种者接种流感嗜血杆菌、脑膜炎奈瑟菌和肺炎链球菌疫苗[92]。预防性接种显著降低了，但没有完全消除严重感染的风险[87,93~95]。尽管在遵循本指导原则和细菌耐药性方面存在一些问题，根据已发表的指导原则，建议无脾症患者预防性口服青霉素或大环内酯抗生素[96,97]。医师应忠告所有无脾症患者，任何发热（>38℃）均应立即看急诊。无脾脏患者发热应行血液和尿液培养，并随后给予抗生素治疗。患者应携带一张书写有无脾症信息的卡片或警示性医疗手镯，以提醒医护人员严重感染的风险[96,97]。牙科手术，特别是拔牙，若患者未口服预防性抗生素，应提前给予广谱抗生素，如阿莫西林。患者应被告知外出旅行风险，包括疟疾感染或动物叮咬的危险，如治疗不及时往往危及生命[96,97]。

翻译：盛广影　互审：肖志坚　校对：李云、陈苏宁

参考文献

1. Crosby WH: The spleen, in *Blood, Pure and Eloquent*, edited by MM Wintrobe, p 96. McGraw-Hill, New York, 1980.
2. Chauffard AME: Des hepatites d'origine splenique. *Semin Med* 19:177, 1899.
3. Sutherland GA, Burghard FF: The treatment of splenic anaemia by splenectomy. *Lancet* 2:1819, 1910.
4. Kaznelson P: Verschwinden der hamorrhagischen Diathesis bei einen falle von "Essentieller Thrombopenia". *Wien Klin Wochenschr* 29:1451, 1916.
5. Crosby WH: Hypersplenism. *Annu Rev Med* 13:127, 1962.
6. Mutchnick MG, Lerner E, Conn HO: Effect of portacaval anastomosis on hypersplenism. *Dig Dis Sci* 25:929, 1980.
7. Jabbour N, Zajko A, Orons P, et al: Does transjugular intrahepatic portosystemic shunt (TIPS) resolve thrombocytopenia associated with cirrhosis? *Dig Dis Sci* 43:2459, 1998.
8. Roberts CW, Shutter JR, Korsmeyer SJ: Hox11 controls the genesis of the spleen. *Nature* 368:747, 1994.
9. Dear TN, Colledge WH, Carlton MB, et al: The Hox11 gene is essential for cell survival during spleen development. *Development* 121:2909, 1995.
10. Roberts CW, Sonder AM, Lumsden A, et al: Developmental expression of HOV11 and specification of splenic cell fate. *Am J Pathol* 145:1089, 1995.
11. Steininger B, Barth P, Herbst B, et al: The species-specific structure of microanatomical compartments in the human spleen. *Immunology* 92:307, 1997.
12. Bourdessoule D, Gaulard P, Mason DY: Preferential localization of human lymphocytes bearing −/− T cell receptors to the red pulp of the spleen. *J Clin Pathol* 43:461, 1990.
13. Kraus MD: Splenic histology and histopathology: An update. *Semin Diagn Pathol* 20:84, 2003.
14. Rosse WF: The spleen as a filter [editorial]. *N Engl J Med* 317:704, 1987.

15. Bowdler AJ: Splenomegaly and hypersplenism. *Clin Haematol* 12:467, 1983.
16. Areas Elenas N, Ewald R, Crosby WH: The reservoir function of the spleen and its relation to postsplenectomy anemia of the dog. *Blood* 24:299, 1964.
17. Wadenvik H, Kutti J: The spleen and pooling of blood cells. *Eur J Haematol* 41:1, 1988.
18. Aster RH: Pooling of platelets in the spleen: Role in the pathogenesis of "hypersplenic thrombocytopenia." *J Clin Invest* 45:645, 1966.
19. Gurakar A, Fagiuoli S, Gavaler JS, et al: The use of granulocyte-macrophage colony-stimulating factor to enhance hematologic parameters of patients with cirrhosis and hypersplenism. *J Hepatol* 21:582, 1994.
20. Karpatkin S: The spleen and thrombocytopenia. *Clin Haematol* 12:591, 1983.
21. Zwiebel WJ, Mountford RA, Halliwell MJ, Wells PN: Splanchnic blood flow in patients with cirrhosis and portal hypertension: Investigation with duplex Doppler US. *Radiology* 194:807, 1995.
22. Brubaker LH, Johnson CA: Correlation of splenomegaly and abnormal neutrophil pooling (margination). *J Lab Clin Med* 92:508, 1978.
23. Siciliano M, Tomasello D, Milani A, et al: Reduced serum levels of immunoreactive erythropoietin in patients with cirrhosis and chronic anemia. *Hepatology* 22:1132, 1995.
24. Vasilopoulos S, Hally R, Caro J, et al: Erythropoietin response to post-liver transplantation anemia. *Liver Transpl* 6:349, 2000.
25. Hess CE, Ayers CR, Sandusky WR, et al: Mechanism of dilutional anemia in massive splenomegaly. *Blood* 47:629, 1976.
26. Zhang B, Lewis SM: Splenic hematocrit and the splenic plasma pool. *Br J Haematol* 66:97, 1987.
27. Jandl JH: The anemia of liver disease: Observations on its mechanism. *J Clin Invest* 34:390, 1955.
28. Christensen BE: Quantitative determination of splenic red cell blood destruction in patients with splenomegaly. *Scand J Haematol* 14:295, 1975.
29. McIntyre OR, Ebaugh FA: Palpable spleens in college freshmen. *Ann Intern Med* 66:301, 1967.
30. Sty JR, Wells RG: Imaging the spleen, in *Disorders of the Spleen: Pathophysiology and Management*, edited by C Pochedly, RH Sills, AD Schwartz, p 355. Marcel Dekker, New York, 1989.
31. Buehner M, Baker MS: The wandering spleen. *Surg Gynecol Obstet* 175:373, 1992.
32. Joyce RA, Boggs DR, Hasiba U, Srodes CH: Marginal neutrophil in the pool size in normal subjects as measured by epinephrine infusion. *J Lab Clin Med* 88:614, 1976.
33. Alvarez OA, Lopera GA, Patel V, et al: Improvement of thrombocytopenia due to hypersplenism after transjugular intrahepatic portosystemic shunt placement in cirrhotic patients. *Am J Gastroenterol* 91:134, 1996.
34. Peck-Radosavljevic M: Hypersplenism. *Eur J Gastroenterol Hepatol* 13:317, 2001.
35. Bashour FN, Teran JC, Mullen KD: Prevalence of peripheral blood cytopenias (hypersplenism) in patients with nonalcoholic chronic liver disease. *Am J Gastroenterol* 95:2936, 2000.
36. Liangpunsakul S, Ulmer BJ, Chalasani N: Predictors and implications of severe hypersplenism in patients with cirrhosis. *Am J Med Sci* 326:111, 2003.
37. Qamar A, Grace N, Groszmann R, et al: Incidence, prevalence and clinical significance of abnormal hematological indices in compensated cirrhosis. *Clin Gastroenterol Hepatol* 7:689, 2009.
38. Civardi G, Vallisa D, Berte R, et al: Ultrasound guided fine needle biopsy of the spleen: High clinical efficacy and low risk in a multicenter Italian study. *Am J Hematol* 67:93, 2001.
39. Pochedly C, Sills RH, Schwartz A: *Disorders of the Spleen: Pathophysiology and Management*. Marcel Dekker, New York, 1989.
40. Yanaga K, Tzakis A, Shimade M, Campbell W, et al: Reversal of hypersplenism following orthotopic liver transplantation. *Ann Surg* 210:180, 1989.
41. Al-Salem AH, Qaisaruddin S, Nasserallah Z, et al: Splenectomy in patients with sickle-cell disease. *Am J Surg* 172:254, 1996.
42. Mohren M, Markman I, Dworschak U, et al: Thromboembolic complications after splenectomy for hematologic diseases. *Am J Hematol* 76:143, 2004.
43. Caprotti R, Porta G, Franciosi C, et al: Laparoscopic splenectomy for hematological disorders. *Int Surg* 83:303, 1998.
44. Bar-Moor JA: Partial splenectomy in Gaucher's disease. *J Pediatr Surg* 28:686, 1993.
45. Banani SA: Partial dearterialization of the spleen in thalassemia major. *J Pediatr Surg* 33:449, 1998.
46. Stanley P, Shen TC: Partial embolization of the spleen in patients with thalassemia. *J Vasc Interv Radiol* 6:137, 1995.
47. Palsson B, Hallen M, Forsberg AM, Alwmark A: Partial splenic embolization: Long-term outcome. *Langenbecks Arch Surg* 387:421, 2003.
48. Petersons A, Volrats O, Bernsteins A: The first experience with nonoperative treatment of hypersplenism in children with portal hypertension. *Eur J Pediatr Surg* 12:299, 2002.
49. Watanabe Y, Todani T, Noda T: Changes in splenic volume after partial splenic embolization in children. *J Pediatr Surg* 31:241, 1996.
50. Paulino AC, Reddy AC: Splenic irradiation in the palliation of patients with lymphoproliferative and myeloproliferative disorders. *Am J Hosp Palliat Care* 13:32, 1996.
51. Peck-Radosavljevic M, Wichlas M, Zacherl J, et al: Thrombopoietin induces rapid resolution of thrombocytopenia after orthotopic liver transplantation through increased platelet production. *Blood* 95:795, 2000.
52. Rios R, Sangro B, Herrero I, et al: The role of thrombopoietin in the thrombocytopenia of patients with liver cirrhosis. *Am J Gastroenterol* 100:1311, 2005.
53. Lok S, Kaushansky K, Holly RD, et al: Cloning and expression of murine thrombopoietin cDNA and stimulation of platelet production *in vivo*. *Nature* 369:565, 1994.
54. de Sauvage FJ, Hass PE, Spencer SD, et al: Stimulation of megakaryocytopoiesis and thrombopoiesis by the c-Mpl ligand. *Nature* 369:533, 1994.
55. McHutchinson JG, Dusheiko G, Shiffman ML, et al: Eltrombopag in patients with cirrhosis associated with hepatitis C. *N Engl J Med* 357:2227, 2007.
56. Afdhal NH, Giannini EG, Tayyab G, et al: Eltrombopag before procedures in patients with cirrhosis and thrombocytopenia. *N Engl J Med* 23;367, 2012.
57. Moussa MM, Mowafy N: Preoperative use of romiplostim in thrombocytopenic patients with chronic hepatitis C and liver cirrhosis. *J Gastroenterol Hepatol* 28(2):335, 2013.
58. Ramos H, Todo S, Kang Y, et al: Liver transplantation without the use of blood products. *Arch Surg* 129:528, 1994.
59. Snook NJ, O'Beirne HA, Enright S, et al: Use of recombinant human erythropoietin to facilitate liver transplantation in a Jehovah's Witness. *Br J Anaesth* 76:740,1996.
60. Freedman RM, Johnston D, Mahoney MJ, et al: Development of splenic reticuloendothelial function in neonates. *J Pediatr* 96:466, 1980.
61. Padmanabhan J, Risemberg HM, Rome RD: Howell-Jolly bodies in the peripheral blood of full-term and premature neonates. *Johns Hopkins Med J* 132:146, 1973.
62. Markus HS, Toghill PJ: Impaired splenic function in elderly people. *Age Ageing* 20:287, 1991.
63. Ravaglia G, Forti P, Biagi F, et al: Splenic function in old age. *Gerontology* 44:91, 1998.
64. Steinberg MH, Gatling RR, Tavassoli M: Evidence of hyposplenism in the presence of splenomegaly. *Scand J Haematol* 31:437, 1983.
65. Looareesuwan S, Ho M, Wallanagoon Y, et al: Dynamic alteration in splenic function during acute falciparum malaria. *N Engl J Med* 317: 675, 1987.
66. Emond AM, Callis R, Darvill D, et al: Acute splenic sequestration in homozygous sickle cell disease: Natural history and management. *J Pediatr* 107:201, 1985.
67. Lawrence SE, Pussell BA, Charlesworth JA: Splenic function in primary glomerulonephritis. *Adv Exp Med Biol* 641:1, 1982.
68. Webster J, Williams BD, Smith AP, et al: Systemic lupus erythematosus presenting as pneumococcal septicemia and septic arthritis. *Ann Rheum Dis* 49:181, 1990.
69. Liote F, Angle J, Gilmore N, Osterland CK: Asplenism and systemic lupus erythematosus. *Clin Rheumatol* 14:220, 1995.
70. Jarolim DR: Asplenia and rheumatoid arthritis [letter]. *Ann Intern Med* 97:61, 1982.
71. Kalhs P, Panzer S, Kletter K, et al: Functional asplenia after bone marrow transplantation. *Ann Intern Med* 109:461, 1988.
72. Cuthbert RJ, Iqbal A, Gates A, et al: Functional hyposplenism following allogeneic bone marrow transplantation. *J Clin Pathol* 48:257, 1995.
73. Stone RW, McDaniel WR, Armstrong EM, et al: Acquired functional asplenia in sarcoidosis. *J Natl Med Assoc* 77:930, 1985.
74. Muller AF, Toghill PJ: Splenic function in alcoholic liver disease. *Gut* 33:1386, 1992.
75. Muller AF, Toghill PJ: Functional hyposplenism in alcoholic liver disease: A toxic effect of alcohol? *Gut* 35:679, 1994.
76. Gertz MA, Kyle RA: Hepatic amyloidosis (primary [AL], immunoglobulin light chain): The natural history in 80 patients. *Am J Med* 85:73, 1988.
77. Powsner RA, Simms RW, Chudnovsky A, et al: Scintigraphic functional hyposplenism in amyloidosis. *J Nucl Med* 39:221, 1998.
78. Robinson PJ, Bullen AW, Hall R, et al: Splenic size and functions in adult coeliac disease. *Br J Radiol* 53:532, 1980.
79. O'Grady JG, Stevens FM, Harding B, et al: Hyposplenism and gluten sensitive enteropathy. *Gastroenterology* 87:1316, 1984.
80. Palmer KR, Sherriff SB, Holdsworth CD, et al: Further experience of hyposplenism in inflammatory bowel disease. *Q J Med* 50:461, 1981.
81. Muller AF, Toghill PJ: Hyposplenism in gastrointestinal disease. *Gut* 36:165, 1995.
82. Dailey MO, Coleman CN, Kaplan HS: Radiation-induced splenic atrophy in patients with Hodgkin disease and non-Hodgkin lymphoma. *N Engl J Med* 302:215, 1990.
83. Spencer RP, Sziklas JJ, Turner JW: Functional obstruction of splenic blood vessel in adults: A radiocolloid study. *Int J Nucl Med Biol* 9:208, 1982.
84. Torres J, Bisno AL: Hyposplenism and pneumococcemia. *Am J Med* 55:851, 1973.
85. Cavenagh JD, Joseph AE, Dilly S, Bevan DH: Splenic sepsis in sickle cell disease. *Br J Haematol* 86:187, 1994.
86. Gopal V, Bisno AL: Fulminant pneumococcal infections in "normal" asplenic hosts. *Arch Intern Med* 137:1526, 1977.
87. Konradsen HB, Henrichsen J: Pneumococcal infections in splenectomized children are preventable. *Acta Paediatr Scand* 80:423, 1991.
88. Corazza GR, Ginaldi L, Zoli G, et al: Howell-Jolly body counting as a measure of splenic function: A reassessment. *Clin Lab Haematol* 12:269, 1990.
89. Holroyde CP, Oski FA, Gardner FH: The "pocked" erythrocytes. *N Engl J Med* 281:516, 1969.
90. Reinhart WH, Chien S: Red cell vacuoles: Their size and distribution under normal conditions and after splenectomy. *Am J Hematol* 27:265, 1988.
91. Rutland MD: Correlation of splenic function with the splenic uptake rate of Tc-colloids. *Nucl Med Commun* 13:843, 1992.
92. Kobel DE, Friedl A, Cerny T, et al: Pneumococcal vaccine in patients with absent or dysfunctional spleen. *Mayo Clin Proc* 75:749, 2000.
93. Ward KM, Celebi JT, Gmyrek R, Grossman ME: Acute infectious purpura fulminans associated with asplenism or hyposplenism. *J Am Acad Dermatol* 47:493, 2002.
94. Sumaraju V, Smith LG, Smith SM: Infectious complications in asplenic hosts. *Infect Dis Clin North Am* 15:551, 2001.
95. Castagnola E, Fioredda F: Prevention of life-threatening infections due to encapsulated bacteria in children with hyposplenia or asplenia: A brief review of current recommendations for practical purposes. *Eur J Haematol* 71:319, 2003.
96. Guidelines for the prevention and treatment of infection in patients with an absent or dysfunctional spleen. *BMJ* 312:430, 1996.
97. Davies JM, Barnes R, Milligan D: Update of guidelines for the prevention and treatment of infection in patients with an absent or dysfunctional spleen. *Clin Med* 2:440, 2002.

第57章
原发性和继发性红细胞增多症

Josef T. Prchal

摘要

红细胞增多症以红细胞容量增多为特征,关于英文名称写作 polycythemia 或 erythrocytosis,目前尚未达成一致。原发性红细胞增多症是由于获得性或遗传性基因突变使造血干细胞或红系造血祖细胞功能改变,导致红细胞累积所致。最常见的原发性红细胞增多症,真性红细胞增多症(polycythemia rubra vera),是一种克隆性疾病,将在第84章讨论;其他原发性红细胞增多症,如促红细胞生成素受体(EPOR)基因突变或先天性缺氧感知异常则在本章讨论。相比而言,继发性红细胞增多症更多为促红细胞生成素水平升高引起的与之相应或者不相应的红细胞量增多所致,可以是获得性或遗传性的。尽管原发性和继发性红细胞增多症临床表现非常相似,但区别它们对准确诊断和正确治疗非常重要。

例如,多种继发性红细胞增多状态为机体因组织缺氧而出现适当的生理性代偿,不应采取放血治疗。患者偶尔会出现高黏滞血症的症状,等容量降低血细胞比容可缓解症状。非代偿性红细胞量增多则由能够分泌促红细胞生成素的肿瘤和自主调节红细胞生成的激动剂所致,包含雄

简写和缩略词

BFU-E,红细胞爆式集落形成单位(burst-forming unit-erythroid);2,3-BPG,2,3-二磷酸甘油酸(2,3-bisphosphoglycerate);COPD,慢性阻塞性肺病(chronic obstructive pulmonary disease);EGLN1,编码 PHD2 的基因;EPAS1,编码低氧诱导因子-2α(HIF-2α)的基因;EPOR,促红细胞生成素受体(蛋白)[erythropoietin receptor(protein)];HCP,造血细胞磷酸酶(hematopoietic cell phosphatase);HIF-1,缺氧诱导因子(hypoxia-inducible factor);HUMARA,人雄激素抗原受体分析(human androgen-receptor gene);JAK,Janus 型酪氨酸激酶(Janus-type tyrosine kinase);OSA,阻塞性睡眠呼吸暂停综合征(obstructive sleep apnea);PAI-1,纤溶酶原激活物抑制剂(plasminogen activator inhibitor);PFCP,原发性家族性和先天性红细胞增多症(primary familial and congenital polycythemia);PHD2,脯氨酸羟化酶2(proline hydroxylase 2);STAT,信号转导子及转录激活子(signal transducer and activator of transcription);VEGF,血管内皮生长因子(vascular endothelial growth factor);VHL,希佩尔-林道综合征(von Hippel-Lindau syndrome)。

激素、先天性缺氧感知异常,或更少见的一些内分泌素乱等(参见第38章)。纠正缺氧、中断红细胞生成激动剂或切除分泌促红细胞生成素的肿瘤,可以纠正与其相关的红细胞增多症。

定义及历史

红细胞增多症(polycythemia)一词原指血细胞量的增加,传统上一直用来表示红细胞量增加的状况。红细胞增多(erythrocytosis)也是一直用来表示红细胞量增高的另一术语,用于表示仅有红细胞数量增加的情况,以区别以红细胞、粒细胞和血小板三系增生为特征的真性红细胞增多症(polycythemia vera)。尽管红细胞增多(erythrocytosis)这一用法得到很多认同,但目前在命名上尚无一致意见,很多临床医生将 polycythemia 与 erythrocytosis 互换使用。然而,在某些情况下,仍然使用历史悠久的一些词汇,如肾移植后红细胞增多(post-renal transplant erythrocytosis)或 Chuvash 红细胞增多(Chuvash polycythemia)则使用其特定形式。红细胞增多症分类见第34章表34-2。

原发性红细胞增多症

真性红细胞增多症(参见第84章)和原发性家族先天性红细胞增多症(PFCP)为红系造血祖细胞对促红细胞生成素超敏感的原发性红细胞增多性疾患[1-3]。这是由于红系造血祖细胞的体细胞突变(真性红细胞增多症)或生殖系突变(PFCP)导致,此时红系造血祖细胞内在的高增殖活性并非 EPO 水平的增加所致,而是如体外实验所示的红系造血祖细胞对 EPO 反应增强。某些先天性红细胞增多症,如阐述明了的 Chuvash 红细胞增多症,红系造血祖细胞对 EPO 超敏感,而且尽管红细胞容量增加,其 EPO 水平仍正常甚或增高[4,5]。因此,一部分罕见的遗传性红细胞增多症兼具原发性和继发性红细胞增多症的特征[6]。

继发性红细胞增多症

继发性红细胞增多症(secondary polycythemia)这一词,或者继发性红细胞增多(secondary erythrocytosis)更为恰当,是指只有红细胞数量与容积增加的状况,描述因生理性介质(以EPO 最常见)刺激红细胞生成增加而引起红细胞量增加为特征的一组疾患。继发性红细胞增多症可再分为两亚类:对组织缺氧反应正常的代偿性红细胞增多症,如肺疾病、艾森门格综合征、高原性红细胞增多症和血红蛋白氧亲和力增强(参见第49~50章),和非代偿性红细胞增多症,如异常分泌的促红细胞生成素如来源于 EPO 分泌性肿瘤、高水平胰岛素生长因子1、钴毒性、EPO 自身调节、雄激素、促肾上腺皮质激素或其他红系造血刺激因子均刺激红系造血(如肾移植后红细胞增多)[7]。

在发表于1878年的一篇关于大气压力的重要专著中,Paul Bert 阐述了在高海拔观察到的生理性损害是因为空气氧含量下降引起的[8]。在此几年前,他的朋友兼导师 Dennis Jourdanet 曾观察到墨西哥高原地区居民血液中红细胞数量增加[9],Paul Bert 认识到这种红细胞数量的增加可以缓解大气缺氧的效应。

然而 Bert 和 Jourdant 均没有认识到两者间的因果关系。直到 1890 年，当 Viault[10] 从位于海平面的秘鲁利马旅行到海拔 4579m 的 Morococha 后，观察到其自身红细胞迅速增加，才认识到高原性红细胞增多为机体对缺氧的代偿性适应[11]。大约在同一时期，人们还观察到很多发绀患者也有红细胞增多。如肺功能衰竭和动脉血氧饱和度下降的原发性肺动脉高压患者[12]、伴发绀先天性心脏病或右向左分流先天性心脏畸形患儿均发现有红细胞计数增高[13]。1956 年，Burwell 及其同事[14] 对 Pickwickian 综合征的经典描述，使大家首先认识到机械性或神经性低通气是导致发绀和红细胞增多的原因之一。吸烟引起的碳氧血红蛋白尿症相关性红细胞增多症导致低氧血症，以及伴氧亲和力增高的遗传性异常血红蛋白引起的组织缺氧相关的红细胞增多症随后才被认识到[15]（参见第 49 ~ 50 章）。1966 年，Charache 及其同事[15] 描述了 Chesapeake 血红蛋白病，首次注意到氧亲和力增高的异常血红蛋白相关性红细胞增多症代表组织对缺氧的代偿性反应。

相对性红细胞增多是指血浆容量减少引起的红细胞数目或者血红蛋白量增加，但是红细胞总量并未增加。因此，此病并非真正意义上的红细胞增多症，故称之为表观性（apparent）、假性（spurious）或相对性红细胞增多症（relative polycythemia）。其原因通常是已知的，即应用利尿剂，大量出汗引起脱水等。然而，也有某些轻度红细胞增多患者其病因与临床意义均未明。1905 年，Gaisbock 报道几例高血压患者伴红细胞数量增加及多血症，但无脾大，将其命名为高血压性红细胞增多症（polycythemia hypertonica），有时亦称为 Gaisbock 综合征[16]。1952 年，Lawrence 和 Berlin 通过直接测定红细胞增多症患者血容量鉴定到红细胞容量正常但血浆容量降低的红细胞增多症亚组。虽然这组患者中有些有高血压，但令研究者印象更为深刻的是患者的紧张与焦虑行为，故称之为应激性红细胞增多症（stress polycythemia）[17]。

● 流行病学

原发性红细胞增多症

原发家族先天性红细胞增多症

这种常染色体显性遗传性疾病（简称为 PFCP）较少见。然而，因为很多受累个体开始被误诊为真性红细胞增多症，所以患者数量比大家一般认为的要多。如果这样估计，其发病率与高氧亲和力血红蛋白突变所致的先天性红细胞增多症相近，而较 2,3-双磷酸甘油酸脱氢酶（2,3-BPG）缺乏症更常见[18]。

继发性红细胞增多症

缺氧性肺疾病

一项有 2524 例慢性阻塞性肺病（COPD）患者的研究中，8.4% 的患者血细胞容积大于 55%。在这项研究中，血细胞比容是更长存活期、降低住院率及累积住院时间的独立预测因素[19]。此外，由 309 例慢性阻塞性肺病和慢性呼吸衰竭患者组成的小型研究显示，67% 的患者血红蛋白水平正常，20% 的患者贫血，18% 的患者有红细胞增多症[20]。

睡眠呼吸暂停综合征

尽管没有太多证据[21]，但普遍认为继发性红细胞增多症为长时间睡眠呼吸暂停综合征（OSA）的并发症，据报道约 5% ~ 10% 的夜间性呼吸暂停和呼吸不足者中可见[22]。然而研究结果不尽相同，一项含 263 例患者（男性 189 例，女性 74 例）的研究显示严重睡眠呼吸暂停患者血细胞比容较之轻、中度睡眠呼吸暂停或无呼吸暂停的正常对照者显著增高（$p<0.01$）[23]。相反，在另一研究中未发现伴或不伴 OSA 的患者血红蛋白水平或血细胞比容存在显著差异[24,25]。每天缺氧时间的总和可能决定了促进促红细胞生成素产生的刺激是否足以引起红细胞增多。

吸烟相关的红细胞增多

相同肺功能的条件下，吸烟显著增加 COPD 患者的血细胞比容。一项包含 2524 例重度 COPD 患者的研究显示，无论男性或女性，相同肺损伤的条件下，10.2% 的吸烟患者较已戒烟或不吸烟患者的血细胞比容更高（$p<0.02$）[20]。

甚至没有肺损伤的年轻男性吸烟者血细胞比容更高。在一项研究中，纳入了 1169 例志愿者（年龄范围：18.6 ~ 22.8 岁，平均年龄：19.4 岁），其中 25% 是吸烟者。可预见的是，吸烟者的碳氧血红蛋白水平高于不吸烟者（$r=0.958, p<0.001$），且血红蛋白和血细胞比容水平也更高（血红蛋白：$p=0.001$，血细胞比容：$p=0.004$）[26]。

高氧亲和力血红蛋白

相关疾病已在第 49 和 50 章阐述。由于高氧亲和力血红蛋白向组织运输的氧较少，可通过增加 EPO 浓度和较高的稳态血红蛋白浓度进行适度补偿。尽管此病被认为较罕见，但有报道高氧亲和力的病例，一则报道发现 70 个非相关联病例中将近 20% 患者合并特发性红细胞增多症[27]。

艾森门格综合征导致的红细胞增多症

以肺血管阻力增加及血液右向左分流为特征的艾森门格综合征常伴有红细胞增多症[28]。大部分患此症的患者生存期在 20 ~ 30 年。

内分泌紊乱及医源性或自身调节雄激素导致的红细胞

红细胞增多可见于库欣综合征[29]、原发性醛固酮增多症[30] 和巴特综合征[31]（参见第 38 章）。

在一项关于老年男性睾酮使用的前瞻性试验中，经睾酮处理组的红细胞增多症（定义为血细胞比容大于 50% 或 52%）发生率是安慰剂组的三倍[32]（参见第 38 章）。

非代偿性组织 EPO 分泌增多

不同类型继发性红细胞增多症的发病率与引起该病的原因相关，如患者的地理位置或出现引起红细胞增多的肿瘤等。约 1% ~ 3% 嗜铬细胞瘤/副神经节瘤有红细胞增多[33]。极个别先天性红细胞增多患者会出现嗜铬细胞瘤或副神经节瘤[34]。在绝经期前妇女中，子宫肌瘤很常见，估计达 20% ~ 40%，但其中只有 0.02% ~ 0.5% 患者出现红细胞增多[35]。红细胞增多症散发病例见于心房黏液瘤[36]、肝脏错构瘤[37] 和肝脏灶性增生[38]。红细胞增多和非代偿性 EPO 分泌异常见于约 15% 小脑血管瘤患者[39,40]。

EPO 的自身调节

运动员们几十年来一直试图通过输血或调节 EPO 的方式来操控他们的血液,从而获得竞争优势,这种情况在不断发展但审查的问题也持续不断[41]。

高海拔红细胞增多症

一般认为高海拔地区居民出现红细胞增多是对缺氧的一种调节性反应,以适应机体减少的血氧含量和运输。大气氧分压随着海拔增高呈指数样减少,刺激机体相应性地增加呼吸频率和通气量。这种适应性反应可能只是短期的,因为机体可能并不总能够相应地增强呼吸。红细胞增多症是正常个体对缺氧的一种普遍、均一的适应性反应,但一旦过度,某些情况下可导致以疲劳、头痛和肺动脉高压等为症状的慢性高山病[42]。

海拔高度应该作为定义红细胞增多症的一个独立变量[43],疾病控制中心也应列出相应的调整数值[44]。

肾移植后红细胞增多

本综合征定义为血细胞比容持续超过51%,相对常见,异体肾移植后发生率约为5% ~ 10%[45,46]。肾移植后红细胞增多症常发生于移植后 8 ~ 24 个月内,尽管移植肾功能一直良好,约25%患者两年内可自发缓解[47]。本病发生的高危因素为移植前未接受 EPO 治疗、吸烟史、糖尿病、肾动脉狭窄、血清铁蛋白水平低及移植前 EPO 水平正常或较高。肾移植后红细胞增多较常见于无移植物排斥反应者。

Chuvash 红细胞增多症

20 世纪 60 年代初,一位俄罗斯血液学家 Lydia A. Polyakova 报道了 Chuvash 人群(伏尔加河中部流域一土耳其裔俄罗斯隔离部落)的红细胞增多症[48],到 1974 年,共计发现了来自 81 个家系的 103 例患者[48]。此后,报道了更多病例;数以百计的儿童和成人患此病,表明 Chuvash 红细胞增多症(CP)是世界上唯一已知的地方性先天性红细胞增多症[49]。除了 Chuvash 人之外,还发现其他不同种族和人种亦有散发 CP 病例[50,51],有报道意大利的 Ischia 岛 CP 发病率高[52]。

● 病因和病理

原发性红细胞增多症

原发家族先天性红细胞增多症

不同于真性红细胞增多症,PFCP 是由生殖系而不是获得性体细胞基因突变引起的。PFCP 为先天性,呈常染色体显性遗传[3],散发的新胚系突变病例较少见。类似于真性红细胞增多症(参见第 84 章),PFCP 原发缺陷也在红系造血祖细胞,并且其 EPO 水平低。

迄今已发现 12 种与 PFCP 相关的 EPO 受体(EPOR)基因突变(表 57-1)。12 种突变中有 9 种导致 EPOR 细胞质 C 末端截断,这类突变是唯一被证实与 PFCP 相关的突变。这种截断性突变导致 EPOR 负性调节结构域丢失(参见第 32、34 章)。还报道了 EPOR 的 3 个错义突变,但这些突变与 PFCP 或其他疾病表型没有相关(表 57-1)。

EPO 介导的红系造血激活包括几个步骤(参见第 32 章)。首先,EPO 通过诱导其受体二聚体构象改变使之激活。这些改变引发一系列红系特异性级联反应(参见第 17 章)。起始信号是通过构象改变诱导的 Janus 酪氨酸激酶 2(JAK2)激活及其对一个转录因子,信号转导和转录激活因子 5(STAT5),的磷酸化和激活启动的,STAT5 调节红系特异性基因。这一"开"的信号通过造血细胞磷酸酶(hematopoietic cell phosphatase, HCP)(亦称为 SHP1)对 EPOR 去磷酸化产生负调节,即"关"的信号。EPOR 截断型突变导致负调控结构域,HPC 结合位点,丢失,结果引发 EPOR 功能获得性突变(图 57-1)。

继发性红细胞增多症

原发性红细胞增多症例如真性红细胞增多症(参见第 84 章),发病主要源于活化的中性粒细胞显著增加以及可能的血

表 57-1 促红细胞生成素受体基因突变总结

突变类型	突变	结构缺陷	PFCP 相关	参考文献
缺失(7bp)	Del5985 ~ 5991	移码突变>Ter 截断	是	163,192
复制(8bp)	5986 ~ 5975	移码突变>Ter 截断	是	222
无义突变	G6002	Trp 439>Ter 截断	是	223
无义突变	5986C→T	Gln 435>Ter 截断	是	224
无义突变	5964C→G	Tyr 426>Ter 截断	是	162
无义突变	5881C→T	Glu 399>Ter 截断	是	225
无义突变	5959G→T	Glu 425>Ter 截断	是	226
插入(G)	5974insG	移码突变>Ter 截断	是	227
插入(T)	5967insT	移码突变>Ter 截断	是	228
替换	6148C→T	Pro 488>Ser	否	192,229
替换	6146A→G	Asn 487>Ser	否	230
替换	2706A→T	不明确	否	226

Ter:终止密码子。

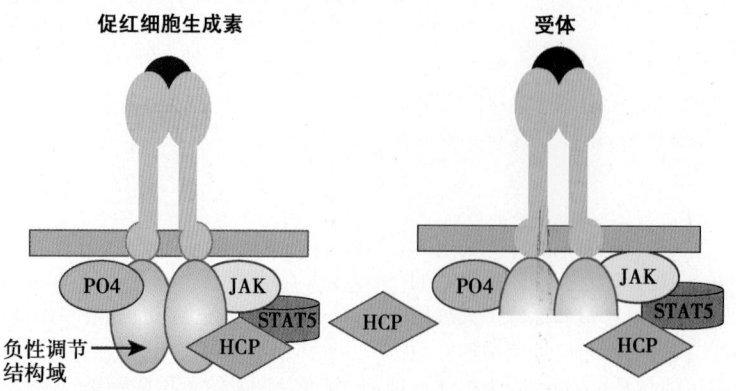

图 57-1 左图:EPO 与一正常 EPOR 结合,导致蛋白激酶(JAK)与 EPOR 的相互作用。这一相互作用引发了导致 EPOR 的磷酸化,并启动信号级联反应,最终促使红系祖细胞增殖和分化。该过程可自我调节。激活的信号转导分子,造血细胞磷酸酶(HCP)与 EPOR 的 C 端的负性调控结构域结合。这一相互作用使 EPOR 去磷酸化,关闭信号级联反应,并终止红细胞祖细胞增殖。右图:EPOR 发生功能获得性突变的患者,其受体 C 末端负性调控结构域丢失。EPO 与其受体结合后诱导 EPOR 二聚体构象改变,激活信号传导通路,但是由于 EPOR 二聚体缺乏造血细胞磷酸酶结合的结构域,EPOR 处于持续激活状态,导致红系无节制增殖,红细胞量增高。PO4,磷酸盐;STAT5,信号转导及转录激活因子

小板-内皮细胞间病理性相互作用,而在继发性红细胞增多症,病症可能与血液黏滞性增高有关,某种程度上也与心脏负担增加有关[53]。多数情况下,例如先天性缺氧感应异常相关的发病或死亡原因,大部分都是未知的[54]。然而,血黏度对氧运输的影响经常被过分简化,如只过分强调血细胞比容可能导致错误的治疗干预。在正常血容量的状态下,随着血细胞比容升高,血黏度呈对数线性方式增加,当血细胞比容升高超过 50% 时,此效应尤为明显。因此可以预见,当血细胞比容显著超过 50% 时,氧运输反而减少。因为此时血黏度大幅增加导致血液速度减缓,甚至掩盖了血红蛋白浓度的升高所带来血液携氧能力的增高。但是红细胞增多症其血容量并不处于正常状态,而是伴有血容量增加,而这又使血管床扩大并降低外周阻力(参见第 34 章)。因此,高血容量可促进氧运输,最佳氧运输出现在比正常血容量状态血细胞比容值高时。所以,尽管伴有血黏度增加,血细胞比容增加可有益于代偿性继发性红细胞增多症患者。然而,高血黏度加重心脏负担,致绝大多数组织血流减慢,并可诱发心脑血管损害。

代偿性红细胞增多症

高海拔红细胞增多症

生活于高海拔地区的人的适应性调节机制包括一系列降低大气与线粒体之间氧梯度差的步骤(图 57-2)[55]。最初的大气和肺泡空气间的氧梯度可通过增加呼吸频率与通气量降低。因为生理无效腔和水蒸气气压是恒定的,适应了高海拔的个体并不会过度通气,氧分压仅从海平面的 60torr 降至位于海拔 4540m(14 900 英尺)时约为 40torr[55]。氧分压可进一步降低,在珠穆朗玛峰顶,过度通气可致氧分压梯度降至 10torr。氧解离曲线右移,代表血红蛋白氧亲和力降低,有利于短期高海拔适应[56],但对长期适应而言,其作用可能就言过其实了[57]。突然来到高原未适应者,因过度通气碱中毒使氧离曲线左移,表示血红蛋白对氧的亲和力增高,进一步加剧组织缺氧。而碱中毒和缺氧可促进红细胞合成 2,3-BPG,使氧离曲线回归正常或甚至右移(参见第 49 章)。已慢慢适应高原者,其血液 pH 值轻度

增高,当考虑到这一点时,氧离曲线移近正常位置[58]。除了部分代偿呼吸性碱中毒外,氧离曲线右移不大可能有益于高原地区居民[59]。另外,氧离曲线右移可以减少肺毛细血管的氧负荷,将呼气时净氧量减到最低。高海拔与血红蛋白浓度反应间有关系,最好的例子是对安第斯山脉高原居民与美国欧洲人的研究;生活于海拔 5500m 的安第斯山脉高原居民血红蛋白浓度较居住在海拔 4355m 的居民高 10%。此外,安第斯山脉高原土著居民血红蛋白水平随年龄[60]和体重[61]增加而逐渐增高。尽管已经假定高氧亲和力血红蛋白可能是对周围低氧环境的一种适应性改变[62],但在西藏居民和安第斯山脉高原居民中血红蛋白氧气亲和力增高和胎儿血红蛋白增加并非适应性表型[63]。

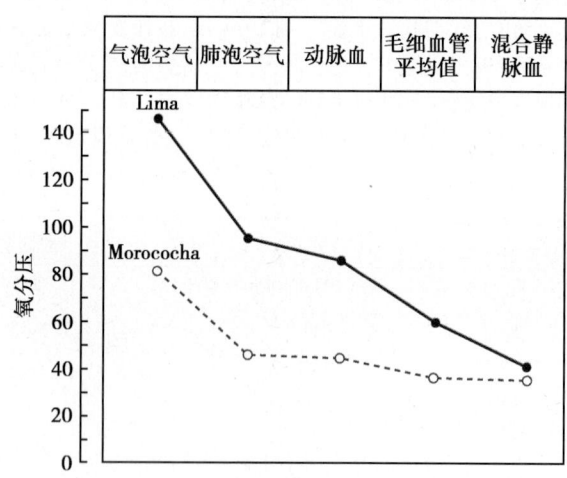

图 57-2 生活于海平面(Lima)和秘鲁海拔 4540 米(14 900 英尺)的 Morococha 地区个体的大气至组织间氧分压梯度

Quechua 人和 Ayamara 印地安人为生活在安第斯高原土著居民的一支,其红细胞增多症很普遍,某些患者发生慢性高山病并出现相关的全身性症状和肺动脉高压[42,60]。这种红细胞高度增高亦称为 Monge 病或慢性高山病[42,64],亦见于生活在中国西藏的汉族人[65]以及生活在高海拔的白种人[66]。

一般认为高海拔地区居民发生的红细胞增多症是对缺氧的一种普遍性、均一性的适应性反应，在所有正常个体也会发生。然而，实际上 EPO 水平的个体差异很大，因而对慢性缺氧的红细胞反应性增高亦各异[60,67]，提示其中有些因素可能是由遗传决定的。高海拔相同的缺氧程度诱导的 EPO 生成差异颇大[62,68,69]。已经形成了三种不同的高海拔适应机制。在同一海拔高度，安第斯高原居民比西藏居民的血氧饱和度高[62]。西藏居民平均静息通气量和低氧通气反应高于安第斯 Ayamara 人，而其平均血红蛋白浓度低于安第斯人。有人提出，西藏人呼出的气体中一氧化氮（nitric oxide，NO）水平高，可舒张血管并增加组织血流，所以，没有必要代偿性增加红细胞量[70]。与安第斯人"经典"模式（动脉低氧血症伴红细胞增高症）和西藏人模式（动脉低氧血症伴正常静脉血红蛋白浓度）都不同，在埃塞俄比亚的高原居民中，出现了另一个成功的高原适应模式。尽管埃塞俄比亚高原地区居民平均血红蛋白浓度正常（男性及女性分别为 159g/L 和 150g/L），但让人难以理解的是他们的血氧饱和度竟然令人难以置信的高（平均 95.3%），虽然是处于低氧环境[62]。与秘鲁高原居民不同，他们脑循环血量增加但对缺氧不敏感[71]。安第斯"经典"模式（动脉血氧饱和度降低，红细胞增多）、西藏模式（动脉血氧饱和度降低，血红蛋白水平正常）和埃塞俄比亚模式（血红蛋白浓度、动脉血氧饱和度与海平面居民相同）。所以，尽管高原环境的氧分压低，埃塞俄比亚高原居民的静脉血红蛋白浓度和动脉血氧饱和度仍然能够维持在海平面居民范围内[72]。西藏人和埃塞俄比亚人高原地区居住史远长于 Quechua 人和 Ayamara 印地安人[73]，提示红细胞量的过度增高是一种有害代偿，西藏人通过进化出一种比引起 Monge 病更有效且低危害的代偿机制，避免了有害代偿。

随着基因组学的高速发展（参见第 11 章），在确定适应高海拔的分子基础方面也有进展，且大多进展来自对西藏人适应高海拔的理解。一些研究报道了西藏居民在基因组区域有正向自然选择的证据，毫不奇怪，大部分基因单倍型由低氧诱导因子（HIFs）介导的缺氧感应成分的基因构成（参见第 32 章）。其中 2 个选定区域包含了经最强的基因筛选的基因，可能最有利于西藏人适应高海拔。这两个区域包含编码 HIF-2 的 α 亚基的 EPAS1 基因和编码脯氨酸羟化酶 2（PHD2）的 EGLN1 基因。PHD2 是 HIF-1 和 HIF-2 的主要负性调节酶。几项独立研究均显示这些基因单倍型与高海拔时血红蛋白浓度的差异具有相关性[74-76]。有趣的是，EPAS1 基因单倍型曾被认为是西藏人正向选择中最强的基因，被发现包含源自 Denisovan 人或 Denisovan 相关人群的 DNA 渗入的一个不寻常的单倍型结构[77]。大约 600 000 年前，作为 Neanderthals 人的姐妹人群的 Denisovans 人从人类系谱中分化出来[78]，现有证据表明，Denisovans 人和 Neanderthals 人在其灭亡前，通过与现代人的祖先杂交混合，从而形成了现代智人的混合状态[79]，这些原始人种提供了帮助人类适应新环境的遗传变异，如适应高海拔极端缺氧的环境[77]。第一个西藏人群的适应基因突变已确认是 EGLN1 基因（c. 12C→G）的错义突变[80]，能通过被选择的基因单倍型改变其编码的 PHD2 蛋白，该基因突变与之前报道过的错义突变（EGLN1：c. 380G→C）构成完全连锁不平衡[80]。EGLN1：c. [12C→G，380G→C]（PHD2 4D→E，127C→S）突变均是顺式的；即为构成 PHD2 4D→E，127C→S 的所在区域。通过分析藏族人群和其相关人群 EGLN1 基因突变，发现开始于 380G→C 的 12C→G

突变并不是藏族人特异的[80,81]，PHD2 4D→E，127C→S 突变起源于大约 8000 年前一个单独的个体[81]，然而现在超过 80% 的藏族人携带这种 PHD2 突变[81]。而纯合 PHD2 4D→E，127C→S 突变重组蛋白的功能评估显示此变异蛋白在低氧环境下的羟化酶活性增加。此外，携带天然纯合子 PHD2 4D→E，127C→S 突变的红系祖细胞通过 EPO 特异和不依赖 EPO 的机制，延迟缺氧状况下红细胞生成的反应[81]。虽然这是第一个被发现的变异，有助于理解西藏人适应高海拔地区的分子和细胞基础，但仍存在其他进化选择的基因组区域及其功能作用，在撰写本文时仍是未知。

对秘鲁塞罗德帕斯科地区（Cerro de Pasco，海拔 4280m）矿工社区居民高原显著红细胞增多症（平均血细胞比容：76%；范围：66% ~91%）的研究使对高原红细胞增多症病因学的理解更加复杂化。约半数血细胞比容超过 75% 且血清钴浓度达中毒水平[82]，提示其他红细胞生成促进因素，如钴[83]，能增强低氧诱导的 EPO 分泌，导致严重红细胞增多症（参见第 32 章）。然而，大多数高原居民并没有钴及其他重金属接触史，亦无可检测水平的钴及其他重金属[84]。

肺部疾病所致的红细胞增多症

右向左分流的先心病、肺内分流或通气障碍如在慢性阻塞性肺病（COPD）患者，观察到与高海拔地区居民相当的动脉血氧分压降低程度。许多伴严重发绀的 COPD 患者并无红细胞增多。这经常被认为是由于肺部感染和炎症所致的慢性炎症性贫血和血浆容量增加；然而，目前尚不完全清楚为何有些肺部疾病及先天性心脏病患者发生红细胞增多症，而其他患者却没有。

艾森门格综合征所致的红细胞增多症

以血液右向左分流为特征的艾森门格综合征（Eisenmenger syndrome）患者常伴有一定程度红细胞增多，与具有相似血去氧饱和程度的高海拔地区居民具有可比性[85]。与此综合征相关的血液改变包括红细胞增多导致的高黏滞度。大部分患者存在红细胞增多的现象，但过度放血治疗可能导致小红细胞症，一些人认为该现象归咎于高黏滞度症状的加重[28]。根据最近对 HIF 生理调节的理解，这可能并非由于小红细胞症本身有害，而是诱导的铁缺乏抑制了 PHD2 并增加了 HIF，可直接导致肺血管收缩和肺血管压力增强（参见第 32、34 章）。

阻塞性睡眠呼吸暂停综合征

在匹克威克综合征（肺换气不良综合征），现在更多被称为睡眠呼吸暂停综合征（sleep apnea syndrome，SAS），红细胞增多症的特征为伴有过度肥胖和嗜睡[86]。今天，经更广泛研究显示 OSA 并不总与肥胖相关[87]，但严重时，可引起动脉血氧分压降低、高碳酸血症、嗜睡及继发性红细胞增多症[88]。

吸烟导致的红细胞增多

重度吸烟可致无输送氧能力的碳氧血红蛋白形成（参见第 50 章），同时亦导致其余正常血红蛋白的氧亲和力增高。碳氧血红蛋白增高与每天吸香烟或雪茄的数量呈正相关（表 57-2）。这导致组织缺氧、EPO 生成及刺激红细胞生成[89]。此外，吸烟还可降低血浆容量[90]。红细胞量增高或血浆容量减少都可以很容易解释血细胞比容的增加。

表 57-2　罹患红细胞增多症吸烟者血氧含量					
个体	Hgb (g/L)	COHb (g/L)	Hgb-COHb (g/L)	亲和力校正	校正后 Hgb (g/L)
健康不吸烟男性	160(140~180)	1.6(0.8~2.5)	158(140~180)	0	160(140~180)
Hgb 浓度增高的吸烟男性	200(170~230)	20(10~30)	180(160~210)	15(5~20)	165(150~190)

注:吸烟男性包括连续 10 例有血细胞比容增高但无真性红细胞增多症证据。血液中能够与氧结合的血红蛋白为 Hgb-COHb。COHb 还能使其余血红蛋白与氧的结合更紧,不易将氧释放到组织。这一效应经计算校正后表示为"亲和力校正"。校正后血红蛋白表示无过量一氧化碳时机体的血红蛋白浓度。所以,由于吸烟诱导的碳氧血红蛋白,本组吸烟者血红蛋白浓度平均增加了 35g/L[从 165g/L(最后一列)升至 200g/L(第一列)]。

高亲和力血红蛋白继发性红细胞增多症

血红蛋白某些氨基酸替代后可致血红蛋白氧亲和力增强,引发组织缺氧及代偿性红细胞增多(参见第 49 章)。影响血红蛋白 α1β2-珠蛋白链相互接触的突变影响分子内部正常旋转,降低血红蛋白脱氧率。C 末端和倒数第二位氨基酸突变亦阻碍分子内部运动,致血红蛋白处于高氧亲和力状态。血红蛋白中央腔内面的氨基酸突变使该腔与 2,3-二磷酸甘油酸(2,3-BPG)的结合不稳定,并导致氧亲和力增高(参见第 47、49 章)。最后,血红素袋部位的突变可干扰脱氧;然而,绝大多数累及血红素袋氨基酸的突变使血红蛋白不稳定,并引起溶血性贫血和发绀。这些疾病呈常染色显性遗传。三个珠蛋白基因中任意一个发生突变均可形成高亲和力血红蛋白:其中 α 珠蛋白基因突变是先天性突变且伴随终身;β 珠蛋白基因突变在出生时不存在,但大约在出生后 6 个月——即胎儿血红蛋白转变为成人血红蛋白时显现出来;γ 珠蛋白基因突变可导致出生时的血红蛋白浓度短暂增高,但仅可维持 6 个月。

继发于红细胞酶缺乏的红细胞增多症

红细胞糖酵解早期阶段的酶缺乏有时可致 2,3-BPG 水平显著降低(参见第 47 章)。细胞色素 b5 还原酶(高铁血红蛋白还原酶)缺乏所致的高铁血红蛋白血症偶可引发轻度红细胞增多症(参见第 50 章)。

在 2,3-BPG 变位酶基因突变导致的 2,3-BPG 水平降低中可以看到与高亲和力血红蛋白相同的病理生理改变。由于这些基因突变非常罕见,现仅综合研究过一个家系[91]。目前并不明确其为显性或隐性遗传。

该情况连同其他高亲和力血红蛋白,只能通过直接测量血液中的血红蛋白解离曲线来确定,即能使 50% 的血红蛋白饱和所需要的氧分压(p50O_2)。当设备受限时,可通过 pH 值、pO_2 和静脉血血红蛋白氧饱和度来评估 p50[92,93]。

化学物质诱导的组织缺氧

多种化学物质被怀疑可致组织中毒性缺氧及继发性红细胞增多症,但可预测引起红细胞增多的唯一化学物质是钴[83]。服用钴可通过增高缺氧诱导因子(HIFs)使 EPO 生成增加(参见下文及第 32 章)[94]。

非代偿性红细胞增多症

缺氧感应的先天性异常

Chuvash 红细胞增多症　Chuvash 红细胞增多症(CP)是

唯一已知的地方性先天性红细胞增多症,Chuvash 红细胞增多症是由于氧感应途径异常所致。此病引起血栓及出血性血管并发症,常导致早期死亡;65 岁以上幸存者少见[48,95]。CP 呈常染色体隐性遗传,受累患者有正常血气,正常计算 P50(正常血红蛋白氧亲和力),正常至增高的促红细胞生成素水平,没有促红细胞生成素基因及 EPOR 基因位点的遗传连锁,亦无异常血红蛋白的证据[95]。对具有多位 CP 患者的 5 个家系研究中,发现受累个体有 von Hippel-Lindau(VHL)基因纯合子突变(598C→T),即是 VHL 200R→W。此突变干扰 VHL 蛋白(pVHL)与 HIF-1α 和 HIF-2α 的相互作用,降低泛素介导的 HIF-1α 和 HIF-2α 降解速度(参见第 32 章)。结果 HIF-1 和 HIF-2 异二聚体增多并致靶基因表达增高,包括促红细胞生成素(EPO)、血管内皮生长因子(VEGF)、纤溶酶原激活抑制因子(PAI-1)等[4,5]。图 57-3 描述了该突变对氧感应的影响。循环促红细胞生成素在 Chuvash 红细胞增多症中的作用是无可争议的,然而,一定有其他因素与 Chuvash 红细胞增多症的 VHL 突变相关,引起红细胞增多症的表型,因为 Chuvash 红细胞增多症患者的红系造血祖细胞在体外对外源性 EPO 刺激超敏感,但这一现象的机制仍然不明[4,5]。一些患者(不是全部患者)携带有其他 VHL 基因突变时存在对 EPO 超敏感的红系造血祖细胞[96~98],同时能刺激红细胞生成的 RUNX1 和 NFE1 基因表达增加[6]。

尽管在不缺氧时 HIF-1α、HIF-2α 及 VEGF 表达增高,但 CP 患者并无肿瘤形成倾向。对 33 例 CP 患者的影像学研究发现 45% 患者存在脑血管损伤,但无 VHL 综合征特征性的肿瘤[99]。据报道意大利的 Ischia 岛本病患病率高[52]。Chuvash 的 VHL200R→W 突变亦见于美国和欧洲白人,以及旁遮普/孟加拉国亚洲人后裔[100]。部分先天性红细胞增多症患者被证明为 VHL200R→W 与其他 VHL 突变的复合杂合子,包括 VHL562C→G,VHL598C→T 与 VHL574C→T,VHL598CT 与 VHL388C→G 等(表 57-3)。此外,二位亲缘关系较远的罹患红细胞增多症的克罗地亚男孩为 VHL191H→D 纯合子,此为首次除 VHL200R→W 之外引起红细胞增多症的 VHL 生殖系纯合子突变的病例报道[51,54,101~105]。

少数先天性红细胞增多症患者似乎仅有一个 VHL 等位基因突变,使这一显而易见的病理生理机制复杂化。在一乌克兰家系中,父亲与两个红细胞增多症的小孩均为 VHL376G→T(D126Y)突变杂合子,但具有相同突变的父亲却没有红细胞增多[104]。一例英国红细胞增多患者为 VHL598C→T 突变杂合子[106],然而不能排除另一反式位置的 VHL 等位基因缺失或者无效突变的遗传。随后报道了 2 例红细胞增多症 VHL 突变杂合子患者,VHL 等位基因无效突变基本被排除[101,102],其红细胞

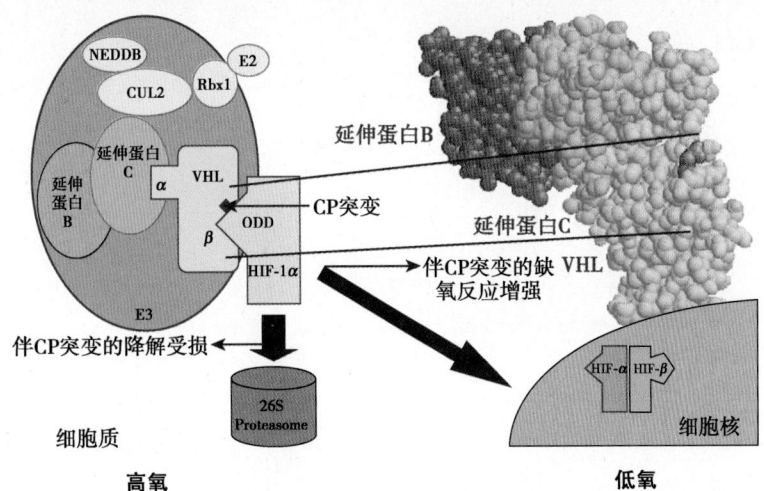

图 57-3　转录延伸因子 B，C，和蛋白 Rbx1Cul2E2，NEDD 8 相互作用增强 VHL 功能突变 VHL 蛋白与 HIF-1α 的相互作用。ChuvashVHL 突变导致其与 HIF-1α 相互作用的受损，引起 26S 蛋白酶体降解障碍和缺氧感应增强。ELongin B，转录延伸因子 B；ELongin C，转录延伸因子 C；CP，Chuvash 红细胞增多症

表 57-3　与先天性红细胞增多症相关的 VHL 基因突变

VHL 基因型	种族	参考文献	临床特点
235C→T/586C→G	白种人	101	
598C→T/598C→T	Chuvash 人，丹麦人，美国（白人），孟加拉人，巴基斯坦人，俄罗斯人，土耳其人	101,102,104,105,231	常见血栓并发症
598C→T/574C→T	美国（白人）	104	
598C→T/562C→G	美国（白人）	104	
598C→T/388G→C	美国（白人）	105	
571C→G/571C→G	克罗地亚人	104	发育迟滞
311G→T/野生型	德国人（？）	102	
376G→T/野生型	乌克兰人	105	VHL 综合征？
598C→T/野生型	英国人，德国人	102	
523A→G/野生型	葡萄牙人	101	A-T 患者
370A→G/562C→G	印第安人	PMID:23772956	
376G→A/376G→A	孟加拉人	PMID:24729484	A-T，共济失调性毛细血管扩张症
413C→T/413C→T	旁遮普人	PMID:23538339	

增多症表型的分子机制有待进一步阐明。

为了弄明白 VHL598C→T 替换突变是否发生在一个单一祖先（founder effect，首建效应——译者注），抑或是由于重复发生的突变事件，对来自 Chuvash 族、东南亚、白种人、西裔及非洲裔美国人的 101 例具有 VHL598C→T 突变者和 447 例正常无关个体，进行覆盖 VHL 基因的 340kb 片段的 8 个有高度信息含量的单核苷酸多态性标志进行单倍体分析[49]。正常对照组（具有野生型 VHL598C 等位基因）和有 Chuvash 红细胞增多症 VHL598T 的个体组 VHL 位点多态性具有很强的连锁不平衡性。这些研究表明，在绝大部分个体 VHL598C→T 突变起源于 12 000 ~ 51 000 年前的同一祖先。但土耳其一具有 VHL598C→T 突变的红细胞增多症家系例外，该家系 VHL598C→T 突变为独立发生[102]。

纯合子 Chuvash 红细胞增多症因血栓、出血性并发症，绝大多数在静脉循环，其生存期下降[99]，所以承受负的选择压力。某些地区该突变的高频率可能是随机因素所致（"漂移"），但亦可能 VHL598C→T 突变的传播为杂合子生存优势所致。这一生存优势可能与铁代谢、红系造血、胎儿发育、能量代谢的细微改善有关[106]，或者可能是某种其他未知效应所致。的确，杂合子已经被证实相比纯合子较少出现贫血[107]。另外缺氧反应轻度增强的可能保护作用是提高机体抗细菌感染能力，因为已有报道缺氧介导的应答为中性粒细胞杀菌作用所必需[108]。

经典 VHL 综合征　VHL 综合征为常染色体显性遗传性异常，影响 HIF-1α 的翻译后调控[109~111]。该综合征特征为好发肾细胞癌、视网膜血管网状细胞瘤、小脑和脊髓血管网状细胞瘤、胰腺囊肿和嗜铬细胞瘤。这些肿瘤是由于除生殖系突变之外又出现体细胞突变，即杂合性丢失。红细胞增多症并非 VHL 综合征的一部分，然而，中枢神经系统血管网状细胞瘤以及较

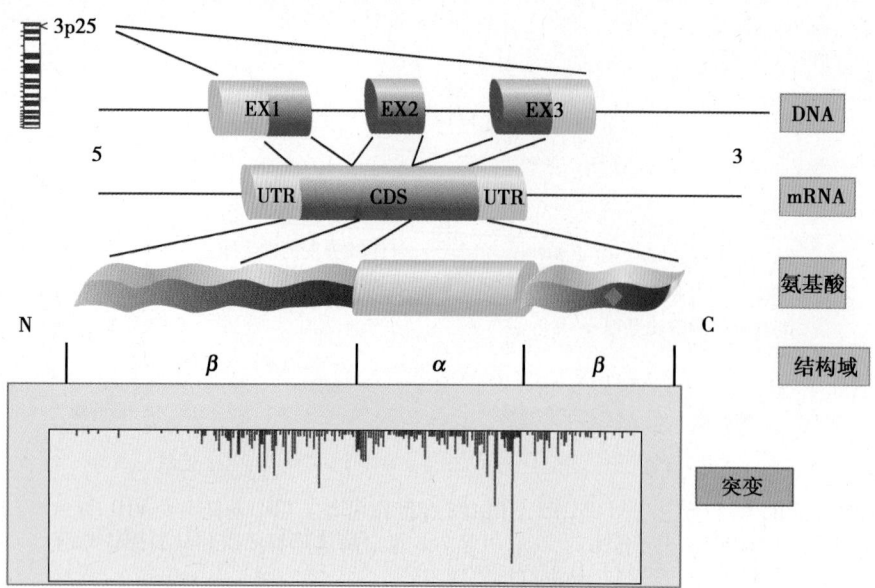

图 57-4   VHL 基因结构和突变图示 VHL 基因 3 个外显子(EX)编码 UTR(mRNA 非翻译区)和编码序列(CDS)
VHL 结构域显示为 βαβ。已报道的 VHL 基因突变相对数量用竖线表示。CP 突变以菱形图标表示

少见的嗜铬细胞瘤和肾癌一直与癌旁的 EPO 产生所致红细胞增多症相关[111]。其他 VHL 综合征患者也可出现获得性红细胞增多症[99,111]。VHL 基因编码 213 个氨基酸,已发现超过 130 个生殖系突变与经典 VHL 综合征相关,几乎所有这些突变位于 Chuvash 红细胞增多症中突变的 200 位密码子的 5′ 端[112]。图 57-4 所示 Chuvash 红细胞增多症突变的效应以及其他先前发现的 VHL 基因突变。

目前尚不清楚为什么单个基因突变会导致两种不同表型。有人提出活性丧失的量的差异可以解释 VHL 突变导致不同表型[113],但 VHL 基因也有其他功能,也可能与其他修饰因子相互作用而导致疾病发生,这些尚待研究解释。另一合理解释是与红细胞增多症和癌症易感综合征相比,几乎所有的红细胞增多症患者存在 VHL 等位基因的胚系突变,而那些 VHL 癌症易感综合征患者开始只有一个胚系突变,然后获得一个肿瘤发生所必需的体细胞突变。

EGLN1 基因突变,脯氨酸羟化酶缺乏症   低氧诱导因子(HIFs)另一个主要负性调子是 PHD2(由 EGLN1 基因编码),可作用于低氧诱导因子 α 亚基的降解。在一个轻度或临界性红细胞增多症的家系中首次确定了 PHD2(317P→R)杂合子功能失活性突变[114]。此后,另外又报道了 25 例不明原因的红细胞增多症患者,为不同 PHD2 突变杂合子携带者[115]。几乎所有 PDH₂ 相关的红细胞增多症患者的 EPO 水平都正常。这种情况下的红细胞增多症到底是单倍体剂量不足还是显性负效应导致的还有待验证。

PAS1(HIF-2α)获得性功能突变   受累患者在编码 HIF-2α 的 EPAS1 基因编码序列中有杂合错义突变,典型患者 EPO 水平增高[115,116]。这些 HIF-2α 功能获得性基因突变有异质性,但支持了 HIF-2α 在调控 EPO 表达中扮演重要角色。一些 EPAS1 基因突变的患者,类似于 Chuvash 红细胞增多症,有 EPO 超敏集落,因而兼具原发性和继发性红细胞增多症的特征[97]。

增高 HIF 稳定性突变造成红系集落高敏感性这一过程尚待进一步研究。有人提出,突变的 VHL 200R→W 蛋白通过将

红细胞生成的负性调节因子-SOCS1 和 VHL 基因的 3′端编码区结合的方式,阻碍细胞因子信号通路中 SOCS1 介导 JAK2 降解导致的抑制作用[117]。然而其他的观察结果与此设想机制不相符:另一种与 VHL 红细胞增多症基因突变紧密相近位置突变-VHL 191H→D,与 EPO 高敏感性无关[96],而另一些更上游的突变,比如 VHL 138P→L 与之相关[80]。此外,一些 HIF-2α 基因突变病例中也可观察到红系集落的高敏感性[86]。有趣的是,在其中一些家系中还发现了 NFE2 表达上调,而 NFE2 具有增强红细胞生成的功能[6,118]。

伴 EPO 水平增高或非代偿性正常的不明原因先天性红细胞增多症   大部分伴 EPO 水平增高或不适当性正常的先天性红细胞增多症患者无 VHL、EGLN1 或 EPAS1 基因突变,不存在血红蛋白病,2,3-BPG 缺乏,这些患者红细胞增多症的分子基础尚不清楚。然而,一些这类家系呈显性遗传[119],其他家系呈隐性遗传,而有些为散发。尚不清楚为何具有相同突变的一些家系其表型却不同。与缺氧非依赖性 HIF 调控以及氧依赖性基因调节途径相关的基因病变,是 EPO 水平正常或增高却没有 VHL、EGLN1(脯氨酸羟化酶)或 EPAS1(HIF-2α)突变的红细胞增多症患者突变筛选的主要候选者。

其他非代偿性继发性红细胞增多症

肾性红细胞增多症和肾移植后红细胞增多   在相当数量的孤立性肾囊肿、多囊肾和肾积水患者观察到绝对性红细胞增多。这些患者中绝大多数囊内液、血清或尿液中均检测出有 EPO[120]。多囊肾患者血细胞比容较正常人轻度增高,但比在尿毒症患者所预期见到的绝对要高。在一些长期透析治疗的患者,肾脏发生囊性变。这种获得性肾脏囊性病偶可伴显著红细胞增多[121]。在有嗜铬细胞瘤/神经节旁细胞瘤和红细胞增多的患者,发现血清及尿液 EPO 水平高于正常,红细胞增多最可能是由于肿瘤分泌过量 EPO 引起的。肿瘤细胞中出现的促红细胞生成素 mRNA 支持这一假设[122]。红细胞增多症亦偶见于 Wilms 瘤[123]和神经节旁细胞瘤[124]。然而,很多此类患者可能合

并有 VHL 基因的体细胞突变和另一等位基因的生殖系突变，可能为一种未被认识的 VHL 综合征。有报道一例 PHD2 突变的先天性红细胞增多和反复发生的神经节旁细胞瘤患者。肿瘤组织显示 PHD2 基因杂合性丢失，提示 PHD2 可能是一种抑癌基因[34]。

肾动脉部分阻塞可致肾组织缺氧，生理性刺激 EPO 生成。然而，通过 Goldblatt 夹夹住实验动物肾动脉却很难诱导红细胞增多[125]。据报道，在很多动脉硬化致肾动脉狭窄的患者中，只有少数有红细胞增多症[126]。

肾移植后红细胞增多　虽然肾移植后红细胞增多的全部分子基础尚未完全明了，但已明确血管紧张素Ⅱ（参见第 32、34 章）在其发病机制中起重要作用[127]。血管紧张素Ⅱ-血管紧张素受体Ⅰ途径活性增强使红系造血祖细胞对血管紧张素Ⅱ超敏感[128,129]。此外，血管紧张素Ⅱ能够调节红系造血刺激因子的释放（参见第 32 章），包括 EPO 及胰岛素样生长因子（IGF）-1[130,131]。肾静脉血 EPO 水平检测发现过量 EPO 生成来源于患者自身肾而非移植肾[132]，部分患者自身残存肾切除后其血细胞比容迅速恢复正常[133]。本病罕见于其他非肾实体器官异体移植。血管紧张素转化酶基因敲除小鼠发生贫血，亦证实血管紧张素Ⅱ在促进红系造血中的作用[134]。在 20 世纪 90 年代血管紧张素转化酶抑制剂越来越多地用于减轻蛋白尿之前，肾移植后头两年内红细胞增多发生率约为 8%～10%。

结缔组织肿瘤相关的红细胞增多症　红细胞增多症偶见于大的子宫肌瘤患者[35]。瘤体常巨大，肿瘤切除后其血液学异常一般也"治愈"。有人提出肿瘤影响肺通气，但研究过的少数病例动脉血气分析正常，不支持此观点。另一可能机制为巨大腹部肿块机械性压迫影响肾脏血液供应，导致肾脏缺氧和 EPO 生成。文献报道子宫肌瘤和 1 例皮肤平滑肌瘤患者发现平滑肌细胞异常分泌 EPO[35,135]。心房黏液瘤[36]、肝错构瘤[37]和肝细胞灶性增生引起的极少数红细胞增多症病例也有记载[38]。

脑肿瘤　详尽研究发现红细胞增多和小脑血管瘤患者动脉血氧分压正常。从患者囊液和基质细胞检测到 EPO，以及从 1 例患者肿瘤细胞发现 EPO mRNA，可推测肿瘤可直接导致红细胞增多症[136]。尽管并未在这些患者中寻找 VHL 基因突变，但因为小脑血管瘤是 VHL 综合征的一个固有特征，很可能这些肿瘤为 VHL 综合征表现之一。

肝癌　1958 年，McFadzean 及其同事报道中国香港几乎 10% 的肝癌患者出现红细胞增多[137]。此后，这一相关性成为诊断肝脏疾病的一个重要临床线索[138]。红细胞增多的原因可能是癌细胞异常生成 EPO[139]。正常肝细胞以及在较小程度上的非实质肝细胞可持续产生少量促红细胞生成素，也对缺氧产生反应生成促红细胞生成素。

先天性红细胞增多症和嗜铬细胞瘤　嗜铬细胞瘤被认为与先天性红细胞增多症相关[140]。在越来越多的报道提到几例先天性红细胞增多症患者会出现复发性嗜铬细胞瘤和副神经节瘤，部分为生长抑素瘤[141~143]。这些患者肿瘤具有 EPAS1 基因（编码 HIF-2α）的杂合子功能获得性基因突变，肿瘤组织中有 EPO 转录本存在（参见第 32、57 章）。即使这些肿瘤可能复发，他们也有相同的 EPAS1 基因杂合突变。然而，这些突变通常不会在非肿瘤组织中发现，因此这些肿瘤与红细胞增多症相关的病因是不确定的；也有可能它们与后性腺遗传镶嵌体（postgonadal genetic mosaicism）有关，其中 EPAS1 基因突变易诱发肿瘤生成[141~143]。然而，在一个遗传性 EPAS1 基因突变家系中，红细胞增多症也与复发性嗜铬细胞瘤或副神经节瘤的发生有关[116]。

内分泌疾病（参见第 38 章）

已有报道红细胞增多亦见于醛固酮增多症相关的腺瘤[144]、Bartter 综合征[145]和卵巢皮样囊肿[146]。上述患者血清 EPO 水平增高，肿瘤切除后其 EPO 水平恢复正常。已经提出了几种致病机制（参见第 32、38 章），包括血容量降低；机械性影响肾脏血液供应；高血压性肾实质损伤；醛固酮、肾素与 EPO 功能性相互作用；以及肿瘤异常分泌 EPO 等。Cushing 综合征患者可出现轻度红细胞增多症；然而，其病理生理基础未完全明了（参见第 38 章）。

雄激素的红系造血促进效应具有重要的实用意义[147]。多年来，一直认为男性红细胞数较高是由于雄激素，因为青春期前男孩与女孩血红蛋白水平相同。直至乳腺癌女性患者服用药理剂量的睾酮治疗后，人们才充分认识到雄激素促红系造血潜能[148]。此后，多种雄激素制剂被用于治疗难治性贫血，甚至偶尔剂量过大，血红蛋白值上升到红细胞增多症水平（图 57-5）。

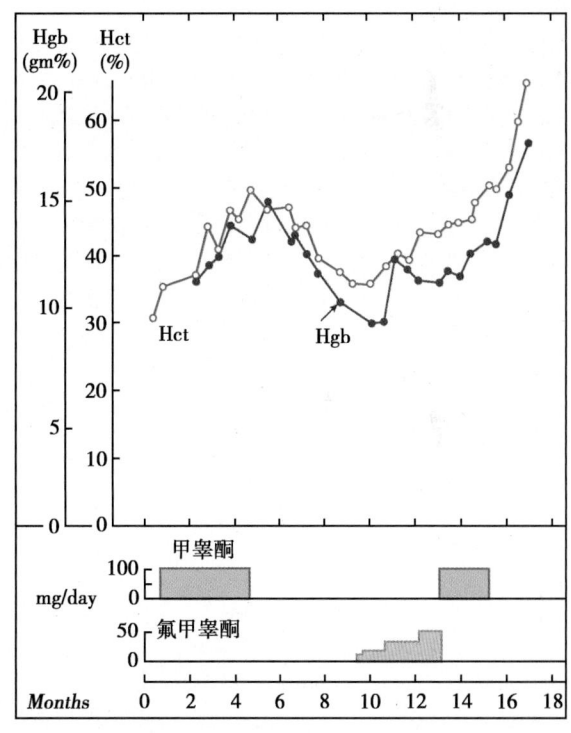

图 57-5　一例骨髓纤维化患者对睾酮衍生物的红系细胞生成反应

雄激素促进红细胞生成的机制似乎很复杂，与其既能刺激 EPO 分泌[149]又可以直接诱导骨髓造血干细胞分化有关[147]。这两种效应需要特定分子结构。5α-H 构象的雄激素刺激肾脏和肾外 EPO 生成，而 5β-H 构象则促进干细胞分化[149]。睾丸激素的管理与 EPO 水平的增加有关，而铁调素的水平也会降低[150]。尽管在睾丸激素的持续作用中，EPO 的水平在下降，血红蛋白水平也已有所提高，但 EPO 仍然保持在不适当的高水平，暗示产生了一个新的调定点[150]。

新生儿红细胞增多症　新生儿红细胞增多症是一种对宫

内缺氧正常和含极高比例的 HbF 红细胞的高氧亲和的生理反应(参见第 7 章)。然而,红细胞可过度增高甚至出现临床症状,特别是在糖尿病母亲的婴儿或脐带结扎延迟导致胎盘血进入婴儿循环而致血容量增加[151]。因为很难在新生儿识别高黏滞性症状,如果出生时血细胞比容超过 65%,很多儿科医生实施部分换血疗法[152]。

一项来自美国犹他州的 25 000 名新生儿的研究[153]显示出生时的平均血细胞比容被认为是成人的"红细胞增多",然而 2 周后,它就降到了"贫血"的水平。在新生儿的头几天中红细胞数量急剧减少,可能导致新生儿黄疸[154]。

表观(相对性)红细胞增多症

(参见上述"继发性红细胞增多症"的部分)

部分学者认为表观红细胞增多症为红细胞绝对数轻度增加而血容量代偿性降低所致;其他学者则提出是因为血容量原发性降低且与高血压、肥胖和应激相关。当红细胞量正常时,亦可称之为假性红细胞增多症。其临床意义也有争议。一些学者认为高血细胞比容及与其相关的高血黏度是心脑并发症的一个危险因素,而其他学者认为此仅是机体可耐受的轻微异常。因为表观红细胞增多症不是一种明确的表述[155],所以在此使用这一名称。

临床上与表观红细胞增多症相关的主要是肥胖、高血压及吸烟。在肥胖患者发现红细胞容量正常可能是假性的,因为如果红细胞容量用瘦体重来表示,一些患者的红细胞量就会明显增高。在高血压患者,红细胞生成明显增多或者血浆容量减低尚没有明确的解释。睡眠呼吸暂停(常见于充血性心力衰竭)、心房利钠因子的过量生成、肾上腺功能增强、醛固酮分泌减少和缺氧性血管收缩等都被认为是引起表观红细胞增多的因素[156~158],但尚缺乏深入研究。长期应用利尿剂治疗高血压为另一更可能的原因[158]。

● 临床特征

原发性红细胞增多症

原发家族性和先天性红细胞增多症

虽然 PFCP 不常见,但经常被误诊[18]。与真性红细胞增多症不同,PFCP 患者无脾大,无中性粒细胞、嗜碱性粒细胞和血小板增多,亦无 JAK2 突变。除非接触烷化剂或放射性磷(很多患者曾经接触过这些物质),一般这些患者不会进展为急性白血病或骨髓增生异常综合征[159]。一般认为该病为良性,由于在所有表达 EPOR 的组织中促红细胞生成素信号传导持续增强,这种情况易并发严重心血管疾患[160]。在 PFCP 家族受累成员中观察到心血管疾病发病率增高[161]。血红蛋白>200g/L(男性)或>180g/L(女性)的患者可出现重度红细胞增多。常有头痛。高血压、冠心病和卒中的发生亦有报道,但似乎与血细胞比容增加没有明确的相关性,因为经积极放血治疗后血细胞比容正常的患者亦发生上述并发症[162];然而,这些并不是该疾病固有特征性[163]。

Chuvash 红细胞增多症

本病为一隐性红细胞增多症,呈地方性流行,见于 Chu-

vashia 俄罗斯联邦自治共和国人,以血红蛋白水平增高达(22.6±1.4)g/L 为特征[95]。部分患者出现头痛、乏力等症状,以及杵状指、血栓、出血和消化性溃疡等体征。Chuvash 红细胞增多症患者常有血栓形成史、相对性低血压(亦见于杂合子)及静脉曲张[4,95,99]。迄今尚未发现血栓形成与血细胞比容增高及放血治疗史之间有显著相关性[99]。对 1977 年诊断的 96 例患者(65 对夫妇及年龄、性别和出生地相同的 79 例未受累社区居民)的配对实验研究发现 VHL 598C→T 突变纯合子与红细胞增多、静脉曲张、血压较低、血清 VEGF 和 PAI-1 水平增高,及与脑血管疾病和动静脉血栓形成相关的早期死亡等相关[99]。

Chuvash 红细胞增多症以 VHL 基因生殖系突变为特征,可推测这一突变的纯合子可能发生某些与经典 VHL 综合征相关性肿瘤类似的血管肿瘤。然而并未发现经典 VHL 综合征的典型肿瘤,如脊髓小脑血管网状细胞瘤、肾癌和嗜铬细胞瘤/副神经节瘤,说明 HIF-1α 和 VEGF 表达增高尚不足以导致肿瘤形成。Chuvash 红细胞增多症患者良性椎体血管瘤(一种不同于血管网状细胞瘤的独特疾病)发生率明显高于对照组(55% vs. 21%)。对 33 例 CP 患者的影像学研究发现 45% 的患者有脑缺血损伤[99]。采用超声心动图检查评估心脏收缩期肺动脉压力,发现 CP 患者比对照组具有更高的肺动脉压力,且放血疗法相关的缺铁可能会加重这一情况[164~167]。

其他缺氧感应的先天性异常

由于该病罕见且只在最近才被发现,可靠的临床资料匮乏。然而,这类疾病,从其缺氧感应的全面失调来看,也应该有红细胞以外的表现。作者知晓一个尚未发表的大家系,具有功能获得性 EPAS1 基因突变,受累家系成员有早发的脑卒中和心血管疾病,且放血治疗控制红细胞生成的方法并不能阻止。

继发性获得性红细胞增多症

高海拔红细胞增多症

个体间高原耐受能力差异颇大,大多数正常个体在海拔 2130m 以下无明显不适感;超过此高度,特别是迅速上升,通常会出现一些脑缺氧的表现。头痛、失眠、心悸最为常见,亦可出现乏力、恶心、呕吐和大脑反应迟钝。更严重的表现包括肺水肿和脑水肿,可导致死亡。陈-施呼吸常见,尤其在睡眠中。这些症状便组成了急性高山病的综合征[168]。

绛红色发绀和生理性肺气肿是部分生活在高原地区居民的两大特征。在球结膜、黏膜和皮肤易见静脉和毛细血管充血,这赋予西藏夏尔巴人在冰雪上赤脚行走和睡眠的奇特能力[169]。高原地区无症状性视网膜出血比较常见,但在海拔 3000m 或以下者少见[170]。尽管持续性红细胞增多引起红细胞破坏和胆红素生成速率增高,但脾大及黄疸少见。据称安第斯山地病患者生育能力降低[42,66],但并不尽然。有人提出高海拔的西藏原居民高氧亲和力血红蛋白表现为两种截然不同基因型。高血氧饱和度基因型妇女的子女生存概率更大[171]。这一发现提示,高原缺氧借助高血氧饱和度基因型西藏妇女的婴儿更高的生存优势这一机制,对血红蛋白氧饱和度位点进行自然选择[72,171]。然而,这些结论并非基于测量的血红蛋白氧离曲线,而是基于动脉血氧饱和度的假设。事实上,若测量得当,西藏人在血红蛋白氧离曲线被严格测定时具有正常的血红蛋白亲和力[63]。

肺疾病相关的红细胞增多症

吸烟相关性红细胞增多症一般无症状,但血栓并发症发生率增高;然而,这可能是因为吸烟本身而非红细胞增多症所致。

当 COPD 患者出现红细胞增多时,不论是否吸烟,血细胞比容升高患者相较贫血、血细胞正常的患者,其存活率更高[19,20,175]。此外,中度红细胞增多对 COPD 患者的血管功能没有不良影响[176],且与静脉血栓栓塞无关[177]。

对 Eisenmenger 综合征[28]和其他发绀性心脏病[178]患者的大型研究不提倡对无症状性血细胞比容增高患者进行常规放血治疗;事实上,在这些研究中并未观察到血栓并发症。动物实验结果亦支持这些意见;持续过表达 EPO 的极度红细胞增多症(血细胞比容 85%)转基因小鼠并未发生预期的血栓并发症[179]。成年发绀性先天性心脏病患者存在脑血管意外风险。这一风险在出现高血压、房颤、放血治疗史和小红细胞增多症时增高,后者的显著性最强($p<0.005$)。这些结果的发现者建议,对成年发绀性先天性心脏病患者,对放血治疗应该持更加保守的策略,而应采取更加积极的策略治疗铁剂相关的小红细胞增多症[180]。

在对美国退伍军人管理署稳定期 COPD 门诊病例(n=683)的一项前瞻性研究中,红细胞增多症发生率低,且与贫血不同,与不良预后无相关性[175]。

肾性红细胞增多症和肾移植后红细胞增多

尽管大多数肾衰竭患者伴贫血,但仅部分(通常是多囊肾疾病)表现为红细胞增多,类似于肾移植后红细胞增多,可非常严重。红细胞计数可高达 $8.0\times10^{12}/L$,且可伴有高血压和充血性心力衰竭[181]。在血细胞比容水平较高时(常超过 60%),血栓并发症可使临床病程复杂化[46,47,182];然而,与肾衰竭相关或引起肾衰的并存疾病亦是血栓形成的易感因素,对红细胞增多相关的血栓形成风险还没有进行严格的多因素统计分析。因此,必须谨慎对待血栓风险增加的报告。

肿瘤

分泌 EPO 的肿瘤性疾病继发的红细胞增多一般较轻微[136],主要临床表现为肿瘤本身的。甚至曾经遇到血细胞比容中度升高达 64% 者,仍然没有红细胞增多引起的症状[38]。切除分泌 EPO 的肿瘤即可治愈继发性红细胞增多症[105]。

在先天性红细胞增多症和嗜铬细胞瘤或副神经节瘤的综合征中(参见"病因学"的描述)肿瘤切除术并不使高血细胞比容正常化。

新生儿红细胞增多症

在 55 例新生儿红细胞增多症中,有 47 例(85%)具有本病的症状和体征,包括"喂养困难"(21.8%)、多血症(20.0%)、嗜睡(14.5%)、发绀(14.5%)、呼吸窘迫(9.1%)、颤抖(7.3%)和肌张力减退(7.3%)。其他发现包括低血糖症(40.0%)与高胆红素血症(21.8%)。在一项近 1000 例新生儿的较大病例研究中,6 例有颅内出血[151]。

● 实验室特征

先天性红细胞增多症

原发性家族性和先天性红细胞增多症

PFCP 实验室检查特征包括:①红细胞量增加,但无白细胞及血小板计数增加;②血红蛋白氧离曲线正常;③一致性血清 EPO 水平降低;④体外红系造血祖细胞对 EPO 超敏[5]。PFCP 常被误诊为真性红细胞增多症,引入了检测 JAK2 617V→F 突变可靠的聚合酶链式反应技术后,误诊不应再发生。PFCP 白细胞计数一般正常,而血小板计数常轻度降低,可能因红细胞或全血容量通常显著升高稀释正常血小板总数所致。部分患者因为同时合并其他可引起白细胞和血小板计数增高的疾病而引起注意,被误认为是真性红细胞增多症的表型。

Chuvash 红细胞增多症

Chuvash 红细胞增多症患者血液学检查显示血红蛋白和血细胞比容比正常高,而白细胞及血小板计数低于正常。EPO 水平可正常(但从不会接近正常值低限)至增高,有时高出正常平均值 10 倍。在大型研究中,VHL 598C→T 突变纯合子患者血红蛋白校正后的血清 EPO 浓度比对照组高大约 10 倍[4,5,99]。

受累个体 CD4 计数较低,促炎症反应因子与抗炎症反应因子水平均增高,血浆巯基水平改变,同型半胱氨酸和谷胱甘肽增高,半胱氨酸降低[164,183,184]。血清 PAI-1 和 VEGF 水平亦增高[4,95,99]。在 Chuvash 红细胞增多症纯合子中,循环转铁蛋白受体水平比未受累亲属和配偶高[4,5,99]。VHL598C→T 突变纯合子铁蛋白校正后转铁蛋白受体浓度比未受累者高大约 3 倍($p<0.0005$),与通过 HIF-1 的上调一致。

Chuvash 红细胞增多症是相对近期才被认识的疾病,所以我们期待在缺氧感应增强相关的实验室检查方面有更多发现。

缺氧感应增强引起的其他先天性红细胞增多症

目前,临床资料较少,不能对缺氧感应增强引起的其他先天性红细胞增多症作可靠的描述。然而一些受累个体意外地出现低正常水平的 EPO。

继发性红细胞增多

在继发性红细胞增多中,其特征仅为血液中红细胞数量增加。可出现白细胞计数增高及脾大,这是基础疾病的特征,如 COPD 合并肺源性心脏病中的肺感染,或者像在安第斯高原居民中的安第斯山地病以及遗传性了高亲和力不稳定血红蛋白的患者(参见第 34、49 章)。在适当性红细胞增多患者,通常可发现基础疾病。绝大多数患者可发现动脉血氧分压降低。但一些肥胖患者,就像查尔斯·狄更斯(Charles Dickens)名著《匹克威克外传》中 Wardle 先生广为人知的男孩 Joe,总是处于半睡眠状态,而当动脉穿刺或肺通气检查时就会醒过来,他们因焦虑害怕而过度通气将使所有动脉血氧张力异常均消失。而一旦患者返回卧榻,即重新进入睡眠状态,呈现为特征性的睡眠性发绀。在非代偿性红细胞增多,实验室检查将是基础疾病的表现。

● 鉴别诊断

请参见第 34、35 章和表 57-3、图 57-6。

真性红细胞增多症与其他类型红细胞增多症的鉴别诊断可能极具挑战性。但如果患者具有 JAK2 617V→F 和 JAK2 12 号外显子突变，则绝大多数情况下真性红细胞增多症的诊断便可直接了当。有助于鉴别诊断的部分临床和实验室特征列于第 34 章，表 34-2 和图 57-6。

红细胞总量测定

红细胞总量测定对鉴别表观（假性）红细胞增多与真性红细胞增多状态具有重要意义。但红细胞总量测定费用昂贵，经验不足者操作常不准确[185]。通常需要鉴别真性红细胞增多症和继发性红细胞增多，但因为红细胞总量在两者均增加，所以该实验无助于两者的鉴别。理想情况下应分别测定红细胞容量和血浆容量。但测定血浆容量所必需的[131]I 标记的白蛋白常难以获得。幸好在大多数情况下，无需测定红细胞量即可确定真性红细胞增多症和其他红细胞增多性疾病的诊断。

红系集落培养

红系造血祖细胞体外培养可研究其对 EPO 的敏感性。这适用于真性红细胞增多症和不加 EPO 即可生长的红系祖细胞爆式红系集落形成单位（BFU-E）[186]，称为"内源性红系集落"（EEC）。检测骨髓或外周血培养内源性红系集落为真性红细胞增多症最具特异性的实验[50,187,188]。在一项研究中，所有真性红细胞增多症患者均有内源性红系集落，而继发性和其他原因导致的红细胞增多症患者则一个也没有内源性红系集落形成[189]。有时在 PFCP 及 CP 患者也观察到极少数内源性红系集落形成；此外，一例 HIF-2α 突变的患者亦有内源性红系集落形成[190]，但不同于真性红细胞增多症，EPO 或 EPOR 阻断抗体预处理可消除上述患者内源性红系集落形成[191,192]。

对经验丰富的医生而言，内源性红系集落形成为诊断真性红细胞增多症特异且敏感的手段，可用于诊断临床表现不典型的真性红细胞增多症，如 Budd-Chiari 综合征（Budd-Chiari syndrome）[193~196]、单纯性血小板增多[197]。然而，该实验缺乏标准化，费用高且操作烦琐，且技术操作不同，使不同实验室之间的结果可比性差。

EPO 水平

我们遇到的所有 PFCP 患者 EPO 水平均低于正常，或低于可检测水平[54]。所以，EPO 水平低下不是真性红细胞增多症特异性病理特征[18]，因为 PFCP 患者也有同样低或者更低的促红细胞生成素水平。

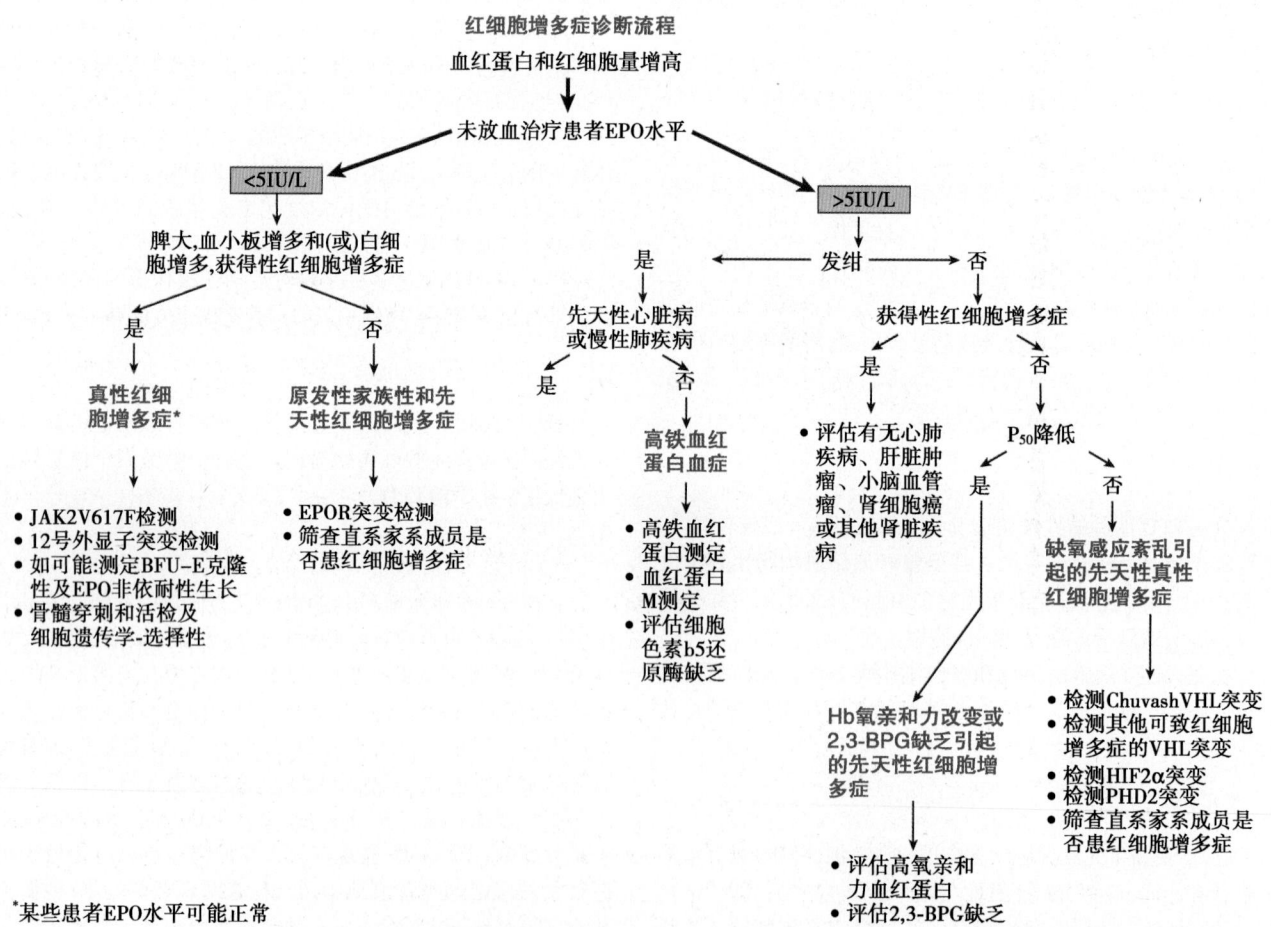

图 57-6　基于 EPO 水平的红细胞增多症诊断流程。2,3-BPG,2,3-二磷酸甘油酸；BFU-E，红细胞爆裂型集落生成单位；EPOR，促红细胞生成素受体；HCP，造血细胞磷酸酶（hematopoietic cell phosphatase）；HIF，缺氧诱导因子（hypoxia-inducible factor）；PHD2，脯氨酸羟化酶 2（proline hydroxylase 2）；VHL，希佩尔-林道综合征（von Hippel-Lindau syndrome）

因为真性红细胞增多症一显著特征即其红系细胞即使在缺乏 EPO 情况下仍可增殖,据此推测在血细胞比容水平高时,EPO 合成受抑制,其血清水平也降低。检测 EPO 的老式方法敏感性太差,不能测出低于正常水平的 EPO;但采用改进技术,几项研究已经发现真性红细胞增多症患者血清 EPO 水平低于正常参考值范围[198~200]。正常人放血后其 EPO 水平增高,但真性红细胞增多患者即使放血治疗后其 EPO 水平仍然低于正常[198]。然而,在 Budd-Chiari 综合征患者,EPO 水平可正常或增高[201]。

继发性红细胞增多患者 EPO 水平通常为正常至增高,然而部分真性红细胞增多症患者与继发性红细胞增多者的 EPO 水平范围存在相当程度重叠[199,202]。

应用 X 染色体多态性分析女性患者克隆性

克隆性实验的主要价值在于鉴别诊断表型不完整或者不典型表现的真性红细胞增多症与特发性或诊断不明的红细胞增多。真性红细胞增多症起源于一个多能造血干或祖细胞的获得性突变。基于 X 染色体失活[203]现象的克隆性研究显示,红细胞、粒细胞、血小板、单核细胞和 B 淋巴细胞都是克隆的一部分[204,205],大部分 T 淋巴细胞和 NK 细胞呈多克隆性,但少部分这些细胞亦来源于真性红细胞增多症克隆[206],推测多克隆的 T 淋巴细胞和 NK 细胞可能源于获得性基因突变前就已存在的长期生存的正常 T 细胞。但 X 染色体失活实验方法学和概念上的差异得出相互矛盾的结论,使对应用 X 染色体失活鉴别诊断真性红细胞增多症的文献解释停滞不前[207]。部分矛盾是由于区分活性和灭活 X 染色体的两种方法不具有可比性;一种方法应用甲基化差异[208],一般用人雄激素受体基因(HUMARA)中的 CAG 重复序列的多态性[209],而另一种方法应用更符合生物学原理,但技术要求更高的活性 X 染色体转录分[208,210]。此外,正常情况下,X 染色体等位基因的转录存在较大范围的偏颇表达[211],常被误认为是克隆性;而潜在的克隆性髓系造血细胞未与同一起源的多克隆对照细胞相比较[50]。在我们研究的 56 例女性 PV 患者中,网织红细胞、血小板和粒细胞总是呈克隆性,只有几例患者例外,她们经 α-干扰素治疗后恢复多克隆造血[50]。虽然先前有文献报道应用 HUMARA 多态性检测 X 染色体灭活的克隆性分析不适用于老年女性[212~214],但没有得到活化 X 染色体定量转录分析研究的证实[215~216]。

其他红细胞增多症

临床病史对红细胞增多症鉴别诊断至关重要。如果可能,区分获得性或先天性、散发性或家族性红细胞增多症将简化诊断流程。所以,常染色体显性遗传性红细胞增多症可能为 EPOR 基因获得性功能突变、EPAS1 (HIF-2α) 突变、EGLN1 (PHD2)突变或高亲和力血红蛋白所致。隐性遗传性红细胞增多症则可由 VHL 基因突变所致。虽然极个别真性红细胞增多症患者可有其他家族成员受累(参见第 84 章),但真性红细胞增多症几乎总是一种后天获得性疾病。许多家族性红细胞增多症源于某些尚未发现的遗传性变异。

EPO 水平低的常染色体显性遗传性红细胞增多症患者应进行 EPOR 基因序列分析。此可明确部分 PFCP 患者基因缺陷;如果红细胞增多为获得性,且患者家族成员多人发病,应考虑家族聚集性真性红细胞增多症的诊断[217]。继发性红细胞增

多症患者有真正的循环红细胞数量及其总量增加。这种患者一般没有血小板与白细胞增高,亦无真性红细胞增多症特征性的脾大。除红系细胞外,无其他细胞谱系有形成分造血增殖受累,则应该怀疑患者为真性红细胞增多症之外的红细胞增多症。

然而,在继发性红细胞增多中,偶可出现反应性血小板增高和白细胞增高,以及脾大,这使得与真性红细胞增多症的鉴别更困难。在心肺疾病引起的继发性红细胞增多症患者中,常见杵状指。在一些患者,动脉血氧饱和度测定可明确诊断,但真性红细胞增多症亦可出现中度动脉血氧饱和度下降[85,218]。肾脏影像学检查可发现一些患者的肾肿瘤或囊肿。测定氧解离曲线(参见第 32、34、50 章)或者静脉血 P50 测定[92]可检测由于高亲和力血红蛋白(参见第 49 章)遗传或罕见的 2,3-BPG 缺乏,如在磷酸甘油变位酶缺乏症(参见第 47 章)引起的氧亲和力增高相关的异常。遗传性高铁血红蛋白血症(参见第 50 章)相关性轻度红细胞增多症很容易诊断,因为同时存在发绀。

在 EPO 水平增高,或与其血红蛋白水平不相称性促红细胞生成素水平正常的患者,应进行 VHL、EGLN1 和 EPAS1 基因分析;部分这类患者可能有常染色体隐性遗传史及典型的先天性红细胞增多症病史。若怀疑吸烟性红细胞增多,则应检测碳氧血红蛋白浓度。

假性红细胞增多症

假性红细胞增多症(表观红细胞增多症,应激性红细胞增多症)患者中所见的红细胞增多为血浆容量减少所致[155]。观察到的红细胞增多并不代表真正的红细胞量的增加。通常血细胞比容增高很轻微。这些患者没有白细胞和血小板计数增高,无脾大和 JAK2 突变。动脉血氧饱和度正常。为确立假性红细胞增多症的诊断,需要测定红细胞量和血浆容量,但应该认识到,在原发性和继发性红细胞增多症患者的自然病程中,其红细胞容量增高时,在某个时刻,可处于正常范围内。然而,因为红细胞量测定误差率较大,建议同时测定红细胞量和血浆容量。

● 治疗

真性红细胞增多症之外的红细胞增多症

用抑制肾素-血管紧张素系统的药物治疗肾移植后红细胞增多,已经基本上不再需要进行放血治疗。在应用如血管紧张素转化酶抑制剂、依那普利(enalapril)或者血管紧张 II 受体 1 型阻滞剂、氯沙坦(losartan)[127]开始治疗 6 个月后,血红蛋白和血细胞比容水平下降效果达最大。部分患者特别敏感甚至出现重度贫血。

高原性红细胞增多患者常伴有肺动脉高压、蛋白尿和高血压。一项前瞻性随机实验报道依那普利降低了患者的血红蛋白浓度,减轻蛋白尿并有效控制了高血压[219]。

当红细胞增多是继发于肾肿瘤或囊肿、嗜铬细胞瘤、平滑肌瘤或脑血管继发性红细胞增多症,切除肿瘤通常使红细胞增多消失。但在 EPAS1 突变引起的嗜铬细胞瘤伴先天性红细胞增多症中(见前文),切除肿瘤后红细胞增多仍将持续存在。

目前尚无特殊手段治疗 VHL、EGLN1 和 EPAS1 基因突变

所致的红细胞增多症患者。

临床上常常经验性放血治疗继发性红细胞增多,将其血细胞比容降至正常或接近正常[220,221],但放血治疗时应该考虑到患者的具体情况[28,178]。合适的水平以患者无明显症状为宜。虽然细胞毒性药物亦可用于此目的,但除非确实必要,则放血治疗仍是优先考虑的治疗措施,因为在真性红细胞增多症中使用的药物有白血病转化风险。大多数情况下,笔者倾向于不用治疗,除非有特定治疗,如在 EPO 分泌性肿瘤或肾移植后红细胞增多症等。放血治疗只用于红细胞量增高引起症状的患者,而且只有当症状对放血疗法有及时反应时,才可谨慎继续使用放血治疗。

● 病程及预后

Chuvash 红细胞增多症

在一项对 1977 年前诊断的 96 例 Chuvash 红细胞增多症患者与 65 例配偶和 79 例血红蛋白浓度正常、年龄、性别和出生地相同的不相关联社区居民进行比较的研究中,Chuvash 红细胞增多症患者的 65 岁估计生存率为≤31%,而配偶和社区居民为≥67%($p<0.002$)[99]。

其他红细胞增多症

继发性红细胞增多症的临床病程主要取决于基础疾病。据报道,继发于 EPOR 基因突变的 PFCP 患者发生冠心病和脑卒中[162],但并非见于所有研究报道病例[163]。然而,继发于 VHL、EGLN1 和 EPAS1 基因突变的患者,以及珠蛋白突变和红细胞酶缺乏所致的红细胞增多症,由于病例数太少,不能作出有意义的预后评估。

翻译:喻艳 互审:肖志坚 校对:李云、陈苏宁

参考文献

1. Juvonen E, Ikkala E, Fyhrquist F, et al: Autosomal dominant erythrocytosis caused by increased sensitivity to erythropoietin. *Blood* 78(11):3066, 1991.
2. Perrine GM, Prchal JT, Prchal JF: Study of a polycythemic family. *Blood* 50:134, 1977.
3. Prchal JT, Crist WM, Goldwasser E, et al: Autosomal dominant polycythemia. *Blood* 66(5):1208, 1985.
4. Ang SO, Chen H, Gordeuk VR, et al: Endemic polycythemia in Russia: Mutation in the VHL gene. *Blood Cells Mol Dis* 28(1):57, 2002.
5. Ang SO, Chen H, Hirota K, et al: Disruption of oxygen homeostasis underlies congenital Chuvash polycythemia. *Nat Genet* 32(4):614, 2002.
6. Kapralova K, Lanikova L, Lorenzo F, et al: RUNX1 and NF-E2 upregulation is not specific for MPNs, but is seen in polycythemic disorders with augmented HIF signaling. *Blood* 123(3):391, 2014.
7. Prchal JT, Gregg XT: Erythropoiesis—Genetic abnormalities, in *Erythropoietins and Erythropoiesis*, edited by Graham M, Foote MA, Elliott SG, p 61. Birkhäuser-Verlag AG, Basel, 2009.
8. Bert P: *La Pression Barometrique*. Bailliere, Paris, 1878.
9. Jourdanet D: *De l'anemie des altitudes et de l'anemie en general dans ses rapports avec la pression l'atmorphere*. Bailliere, Paris, 1863.
10. Viault F: Sur l'augmentation considerable du nombre des globules rouges dans le sang chez les habitants des hauts plateaux de l'Amerique du Sud. *CR Acad Sci* 111:917, 1890.
11. Erslev AJ: Blood and mountains, in *Blood, Pure and Eloquent*, edited by MM Wintrobe. McGraw-Hill, New York, 1980.
12. Leopold SS: The etiology of pulmonary arteriosclerosis (Ayerza's syndrome). *Am J Med* 219:152, 1950.
13. Abbott ME: *Atlas of Congenital Heart Disease*. American Heart Association, New York, 1936.
14. Burwell CS, Robin ED, Whaley RD, Bickelman AG: Extreme obesity associated with alveolar hypoventilation: A Pickwickian syndrome. *Am J Med* 21:811, 1956.
15. Charache S, Weatherall DJ, Clegg JB: Polycythemia associated with a hemoglobinopathy. *J Clin Invest* 45(6):813, 1966.
16. Fairbanks VF, Klee GG, Wiseman GA, et al: Measurement of blood volume and red cell mass: Re-examination of ^{51}Cr and ^{125}I methods. *Blood Cells Mol Dis* 22(2):169; discussion 186a, 1996.
17. Lawrence JH, Berlin NI: Relative polycythemia—The polycythemia of stress. *Yale J Biol Med* 24:498, 1952.
18. Prchal JT: Classification and molecular biology of polycythemias (erythrocytoses) and thrombocytosis. *Hematol Oncol Clin North Am* 17(5):1151, vi, 2003.
19. Chambellan A, Chailleux E, Similowski T, et al: Prognostic value of the hematocrit in patients with severe COPD receiving long-term oxygen therapy. *Chest* 128(3):1201, 2005.
20. Kollert F, Tippelt A, Muller C, et al: Hemoglobin levels above anemia thresholds are maximally predictive for long-term survival in COPD with chronic respiratory failure. *Respir Care* 58(7):1204, 2013.
21. Hoffstein V, Mateika S: Differences in abdominal and neck circumferences in patients with and without obstructive sleep apnoea. *Eur Respir J* 5(4):377, 1992.
22. Carlson JT, Hedner J, Fagerberg B, et al: Secondary polycythaemia associated with nocturnal apnoea—A relationship not mediated by erythropoietin? *J Intern Med* 231(4):381, 1992.
23. Choi JB, Loredo JS, Norman D, et al: Does obstructive sleep apnea increase hematocrit? *Sleep Breath* 10(3):155, 2006.
24. Solmaz S, Duksal F, Ganidagli S: Is obstructive sleep apnoea syndrome really one of the causes of secondary polycythaemia? *Hematology* 2014. [Epub ahead of print]
25. King AJ, Eyre T, Littlewood T: Obstructive sleep apnoea does not lead to clinically significant erythrocytosis. *BMJ* 347:f7340, 2013.
26. Kung CM, Wang HL, Tseng ZL: Cigarette smoking exacerbates health problems in young men. *Clin Invest Med* 31(3):E138, 2008.
27. Bento C, Almeida H, Maia TM, et al: Molecular study of congenital erythrocytosis in 70 unrelated patients revealed a potential causal mutation in less than half of the cases (Where is/are the missing gene(s)?). *Eur J Haematol* 91(4):361, 2013.
28. Vongpatanasin W, Brickner ME, Hillis LD, et al: The Eisenmenger syndrome in adults. *Ann Intern Med* 128(9):745, 1998.
29. Plotz CM, Knowlton AI, Ragan C: The natural history of Cushing's syndrome. *Am J Med* 13(5):597, 1952.
30. Mann DL, Gallagher NI, Donati RM: Erythrocytosis and primary aldosteronism. *Ann Intern Med* 66(2):335, 1967.
31. Erkelens DW, Statius van Eps LW: Bartter's syndrome and erythrocytosis. *Am J Med* 55(5):711, 1973.
32. Fernandez-Balsells MM, Murad MH, Lane M, et al: Clinical review 1: Adverse effects of testosterone therapy in adult men: A systematic review and meta-analysis. *J Clin Endocrinol Metab* 95(6):2560, 2010.
33. Thorling EB: Paraneoplastic erythrocytosis and inappropriate erythropoietin production. A review. *Scand J Haematol Suppl* 17:1, 1972.
34. Ladroue C, Carcenac R, Leporrier M, et al: PHD2 mutation and congenital erythrocytosis with paraganglioma. *N Engl J Med* 359(25):2685, 2008.
35. LevGur M, Levie MD: The myomatous erythrocytosis syndrome: A review. *Obstet Gynecol* 86(6):1026, 1995.
36. Levinson JP, Kincaid OW: Myxoma of the right atrium associated with polycythemia. Report of successful excision. *N Engl J Med* 264:1187, 1961.
37. Josephs BN, Robbins G, Levine A: Polycythemia secondary to hamartoma of the liver. *JAMA* 179:867, 1961.
38. Sandler A, Rivlin L, Filler R, et al: Polycythemia secondary to focal nodular hyperplasia. *J Pediatr Surg* 32(9):1386, 1997.
39. Constans JP, Meder F, Maiuri F, et al: Posterior fossa hemangioblastomas. *Surg Neurol* 25(3):269, 1986.
40. Sharma RR, Cast IP, O'Brien C: Supratentorial haemangioblastoma not associated with von Hippel Lindau complex or polycythaemia: Case report and literature review. *Br J Neurosurg* 9(1):81, 1995.
41. Morkeberg J: Blood manipulation: Current challenges from an anti-doping perspective. *Hematology Am Soc Hematol Educ Program* 2013:627, 2013.
42. Monge CC: Life in the Andes and chronic mountain sickness. *Science* 95:79, 1942.
43. Beutler E, Waalen J: The definition of anemia: What is the lower limit of normal of the blood hemoglobin concentration? *Blood* 107(5):1747, 2006.
44. Centers for Disease Control: CDC criteria for anemia in children and childbearing-aged women. *MMWR Morb Mortal Wkly Rep* 38(22):400, 1989.
45. Dagher FJ, Ramos E, Erslev AJ, et al: Are the native kidneys responsible for erythrocytosis in renal allorecipients? *Transplantation* 28(6):496, 1979.
46. Kessler M, Hestin D, Mayeux D, et al: Factors predisposing to post-renal transplant erythrocytosis. A prospective matched-pair control study. *Clin Nephrol* 45(2):83, 1996.
47. Gaston RS, Julian BA, Curtis JJ: Posttransplant erythrocytosis: An enigma revisited. *Am J Kidney Dis* 24(1):1, 1994.
48. Polyakova LA: Familial erythrocytosis among inhabitants of the Chuvash ASSR. *Probl Gematol Pereliv Krovi* 10:30, 1974.
49. Liu E, Percy MJ, Amos CI, et al: The worldwide distribution of the VHL 598C>T mutation indicates a single founding event. *Blood* 103(5):1937, 2004.
50. Liu E, Jelinek J, Pastore YD, et al: Discrimination of polycythemias and thrombocytoses by novel, simple, accurate clonality assays and comparison with PRV-1 expression and BFU-E response to erythropoietin. *Blood* 101(8):3294, 2003.
51. Percy MJ, Beard ME, Carter C, et al: Erythrocytosis and the Chuvash von Hippel-Lindau mutation. *Br J Haematol* 123(2):371, 2003.
52. Perrotta S, Nobili B, Ferraro M, et al: Von Hippel-Lindau-dependent polycythemia is endemic on the island of Ischia: Identification of a novel cluster. *Blood* 107(2):514, 2006.
53. Chetty KG, Light RW, Stansbury DW, et al: Exercise performance of polycythemic chronic obstructive pulmonary disease patients. Effect of phlebotomies. *Chest* 98(5):1073, 1990.
54. Gordeuk VR, Stockton DW, Prchal JT: Congenital polycythemias/erythrocytoses. *Haematologica* 90(1):109, 2005.
55. Hurtado A: Acclimatization to high altitudes, in *Physiological Effects of High Altitude,*

edited by Weihe WH. Macmillan, New York, 1964.
56. Moore LG, Brewer GJ: Beneficial effect of rightward hemoglobin-oxygen dissociation curve shift for short-term high-altitude adaptation. *J Lab Clin Med* 98(1):145, 1981.
57. Finch CA, Lenfant C: Oxygen transport in man. *N Engl J Med* 286(8):407, 1972.
58. Winslow RM, Monge CC, Statham NJ, et al: Variability of oxygen affinity of blood: Human subjects native to high altitude. *J Appl Physiol* 51(6):1411, 1981.
59. Eaton JW, Skelton TD, Berger E: Survival at extreme altitude: Protective effect of increased hemoglobin-oxygen affinity. *Science* 183(126):743, 1974.
60. Leon-Velarde F, Gamboa A, Chuquiza JA, et al: Hematological parameters in high altitude residents living at 4,355, 4,660, and 5,500 meters above sea level. *High Alt Med Biol* 1(2):97, 2000.
61. Mejia OM, Prchal JT, Leon-Velarde F, et al: Genetic association analysis of chronic mountain sickness in an Andean high-altitude population. *Haematologica* 90(1):13, 2005.
62. Beall CM: Two routes to functional adaptation: Tibetan and Andean high-altitude natives. *Proc Natl Acad Sci U S A* 104 Suppl 1:8655, 2007.
63. Tashi T, Feng T, Koul P, et al: High altitude genetic adaptation in Tibetans: No role of increased hemoglobin-oxygen affinity. *Blood Cells Mol Dis* 53(1–2):27, 2014.
64. Maignan M, Rivera-Ch M, Privat C, et al: Pulmonary pressure and cardiac function in chronic mountain sickness patients. *Chest* 135(2):499, 2009.
65. Wu TY, Ding SQ, Liu JL, et al: Who should not go high: Chronic disease and work at altitude during construction of the Qinghai-Tibet railroad. *High Alt Med Biol* 8(2):88, 2007.
66. Winslow RM, Monge CC: *Hypoxia, Polycythemia and Chronic Mountain Sickness*. Johns Hopkins University Press, Baltimore, 1987.
67. Chapman RF, Stray-Gundersen J and Levine BD: Epo production at altitude in elite endurance athletes is not associated with the sea level hypoxic ventilatory response. *J Sci Med Sport* 13(6):624, 2010.
68. Winslow RM, Chapman KW, Gibson CC, et al: Different hematologic responses to hypoxia in Sherpas and Quechua Indians. *J Appl Physiol* 66(4):1561, 1989.
69. Zhou ZN, Zhuang JG, Wu XF, et al: Tibetans retained innate ability resistance to acute hypoxia after long period of residing at sea level. *J Physiol Sci* 58(3):167, 2008.
70. Beall CM, Laskowski D, Erzurum SC: Nitric oxide in adaptation to altitude. *Free Radic Biol Med* 52(7):1123, 2012.
71. Claydon VE, Gulli G, Slessarev M, et al: Cerebrovascular responses to hypoxia and hypocapnia in Ethiopian high altitude dwellers. *Stroke* 39(2):336, 2008.
72. Beall CM: High-altitude adaptations. *Lancet* 362 Suppl:s14, 2003.
73. Zhou D, Udpa N, Ronen R, et al: Whole-genome sequencing uncovers the genetic basis of chronic mountain sickness in Andean highlanders. *Am J Hum Genet* 93(3):452, 2013.
74. Simonson TS, Yang Y, Huff CD, et al: Genetic evidence for high-altitude adaptation in Tibet. *Science* 329(5987):72, 2010.
75. Yi X, Liang Y, Huerta-Sanchez E, et al: Sequencing of 50 human exomes reveals adaptation to high altitude. *Science* 329(5987):75, 2010.
76. Beall CM, Cavalleri GL, Deng L, et al: Natural selection on EPAS1 (HIF2alpha) associated with low hemoglobin concentration in Tibetan highlanders. *Proc Natl Acad Sci U S A* 107(25):11459, 2010.
77. Huerta-Sanchez E, Jin X, Asan, et al: Altitude adaptation in Tibetans caused by introgression of Denisovan-like DNA: *Nature* 512(7513):194, 2014.
78. Krause J, Fu Q, Good JM, et al: The complete mitochondrial DNA genome of an unknown hominin from southern Siberia. *Nature* 464(7290):894, 2010.
79. Abi-Rached L, Jobin MJ, Kulkarni S, et al: The shaping of modern human immune systems by multiregional admixture with archaic humans. *Science* 334(6052):89, 2011.
80. Lorenzo FR, Rili G, Simonson T, et al: A novel PHD2 mutation associated with Tibetan genetic adaptation to high altitude hypoxia. ASH 52nd Annual Meeting, Orlando, FL, 2010.
81. Lorenzo FR, Huff C, Myllymaki M, et al: A genetic mechanism for Tibetan high-altitude adaptation. *Nat Genet* 46(9):951, 2014.
82. Jefferson JA, Escudero E, Hurtado ME, et al: Excessive erythrocytosis, chronic mountain sickness, and serum cobalt levels. *Lancet* 359(9304):407, 2002.
83. Goldwasser E, Jacobson LO, Fried W, et al: Mechanism of the erythropoietic effect of cobalt. *Science* 125(3257):1085, 1957.
84. Bernardi L, Roach RC, Keyl C, et al: Ventilation, autonomic function, sleep and erythropoietin. Chronic mountain sickness of Andean natives. *Adv Exp Med Biol* 543:161, 2003.
85. Murray JF: Classification of polycythemic disorders. With comments on the diagnostic value of arterial blood oxygen analysis. *Ann Intern Med* 64:892, 1966.
86. Kuhl W: History of clinical research on the sleep apnea syndrome. The early days of polysomnography. *Respiration* 64 Suppl 1:5, 1997.
87. Block AJ, Boysen PG, Wynne JW, et al: Sleep apnea, hypopnea and oxygen desaturation in normal subjects. A strong male predominance. *N Engl J Med* 300(10):513, 1979.
88. Moore-Gillon JC, Treacher DF, Gaminara EJ, et al: Intermittent hypoxia in patients with unexplained polycythaemia. *Br Med J (Clin Res Ed)* 293(6547):588, 1986.
89. Smith JR, Landaw SA: Smokers' polycythemia. *N Engl J Med* 298(1):6, 1978.
90. Stonesifer LD: How carbon monoxide reduces plasma volume. *N Engl J Med* 299(6):311, 1978.
91. Cartier P, Labie D, Leroux JP, et al: [Familial diphosphoglycerate mutase deficiency: Hematological and biochemical study] [in French]. *Nouv Rev Fr Hematol* 12(3):269, 1972.
92. Lichtman MA, Murphy MS and Adamson JW: Detection of mutant hemoglobins with altered affinity for oxygen. A simplified technique. *Ann Intern Med* 84(5):517, 1976.
93. Agarwal N, Mojica-Henshaw MP, Simmons ED, et al: Familial polycythemia caused by a novel mutation in the beta globin gene: Essential role of P50 in evaluation of familial polycythemia. *Int J Med Sci* 4(4):232, 2007.
94. Xia M, Huang T, Sun Y, et al: Identification of chemical compounds that induce HIF-1 alpha activity. *Toxicol Sci* 112(1):153, 2009.
95. Sergeyeva A, Gordeuk VR, Tokarev YN, et al: Congenital polycythemia in Chuvashia. *Blood* 89(6):2148, 1997.
96. Tomasic NL, Piterkova L, Huff C, et al: The phenotype of polycythemia due to Croatian homozygous VHL (571C>G:H191D) mutation is different from that of Chuvash polycythemia (VHL 598C>T:R200W). *Haematologica* 98(4):560, 2013.
97. Lanikova L, Lorenzo F, Yang C, et al: Novel homozygous VHL mutation in exon 2 is associated with congenital polycythemia but not with cancer. *Blood* 121(19):3918, 2013.
98. Lorenzo FR, Yang C, Lanikova L, et al: Novel compound VHL heterozygosity (VHL T124A/L188V) associated with congenital polycythaemia. *Br J Haematol* 162(6):851, 2013.
99. Gordeuk VR, Sergueeva AI, Miasnikova GY, et al: Congenital disorder of oxygen sensing: Association of the homozygous Chuvash polycythemia VHL mutation with thrombosis and vascular abnormalities but not tumors. *Blood* 103:3924, 2004.
100. Percy MJ, McMullin MF, Jowitt SN, et al: Chuvash-type congenital polycythemia in 4 families of Asian and Western European ancestry. *Blood* 102(3):1097, 2003.
101. Bento MC, Chang KT, Guan Y, et al: Congenital polycythemia with homozygous and heterozygous mutations of von Hippel-Lindau gene: Five new Caucasian patients. *Haematologica* 90(1):128, 2005.
102. Cario H, Schwarz K, Jorch N, et al: Mutations in the von Hippel-Lindau (VHL) tumor suppressor gene and VHL-haplotype analysis in patients with presumable congenital erythrocytosis. *Haematologica* 90(1):19, 2005.
103. Collins TS, Arcasoy MO: Iron overload due to X-linked sideroblastic anemia in an African American man. *Am J Med* 116(7):501, 2004.
104. Pastore Y, Jedlickova K, Guan Y, et al: Mutations of von Hippel-Lindau tumor-suppressor gene and congenital polycythemia. *Am J Hum Genet* 73(2):412, 2003.
105. Pastore YD, Jelinek J, Ang S, et al: Mutations in the VHL gene in sporadic apparently congenital polycythemia. *Blood* 101(4):1591, 2003.
106. Semenza GL: HIF-1 and mechanisms of hypoxia sensing. *Curr Opin Cell Biol* 13(2):167, 2001.
107. Miasnikova GY, Sergueeva AI, Nouraie M, et al: The heterozygote advantage of the Chuvash polycythemia VHLR200W mutation may be protection against anemia. *Haematologica* 96(9):1371, 2011.
108. Cramer T, Yamanishi Y, Clausen BE, et al: HIF-1alpha is essential for myeloid cell-mediated inflammation. *Cell* 112(5):645, 2003.
109. Friedrich CA: Von Hippel-Lindau syndrome. A pleomorphic condition. *Cancer* 86(11 Suppl):2478, 1999.
110. Haase VH, Glickman JN, Socolovsky M, et al: Vascular tumors in livers with targeted inactivation of the von Hippel-Lindau tumor suppressor. *Proc Natl Acad Sci U S A* 98(4):1583, 2001.
111. Krieg M, Marti HH, Plate KH: Coexpression of erythropoietin and vascular endothelial growth factor in nervous system tumors associated with von Hippel-Lindau tumor suppressor gene loss of function. *Blood* 92(9):3388, 1998.
112. Richards FM: Molecular pathology of von Hippel Lindau disease and the VHL tumour suppressor gene. *Expert Rev Mol Med* 2001:1, 2001.
113. Couvé S, Ladroue C, Laine C, et al: Genetic evidence of a precisely tuned dysregulation in the hypoxia signaling pathway during oncogenesis. *Cancer Res* 74(22):6554, 2014.
114. Percy MJ, Zhao Q, Flores A, et al: A family with erythrocytosis establishes a role for prolyl hydroxylase domain protein 2 in oxygen homeostasis. *Proc Natl Acad Sci U S A* 103(3):654, 2006.
115. Bento C, Percy MJ, Gardie B, et al: Genetic basis of congenital erythrocytosis: Mutation update and online databases. *Hum Mutat* 35(1):15, 2014.
116. Lorenzo FR, Yang C, Ng Tang Fui M, et al: A novel EPAS1/HIF2A germline mutation in a congenital polycythemia with paraganglioma. *J Mol Med (Berl)* 91(4):507, 2013.
117. Russell RC, Sufan RI, Zhou B, et al: Loss of JAK2 regulation via a heterodimeric VHL-SOCS1 E3 ubiquitin ligase underlies Chuvash polycythemia. *Nat Med* 17(7):845, 2011.
118. Kaufmann KB, Grunder A, Hadlich T, et al: A novel murine model of myeloproliferative disorders generated by overexpression of the transcription factor NF-E2. *J Exp Med* 209(1):35, 2012.
119. Maran J, Jedlickova K, Stockton D, Prchal JT: Finding the novel molecular defect in a family with high erythropoietin autosomal dominant polycythemia. *Blood* 102:162b, 2003.
120. Hammond D, Winnick S: Paraneoplastic erythrocytosis and ectopic erythropoietins. *Ann N Y Acad Sci* 230:219, 1974.
121. Navarro J, Aguilera A, Liano F, et al: Phlebotomy for polycythemia associated with acquired cystic renal disease in a patient on hemodialysis. *Nephron* 62(1):110, 1992.
122. Da Silva JL, Lacombe C, Bruneval P, et al: Tumor cells are the site of erythropoietin synthesis in human renal cancers associated with polycythemia. *Blood* 75(3):577, 1990.
123. Lal A, Rice A, al Mahr M, et al: Wilms tumor associated with polycythemia: Case report and review of the literature. *J Pediatr Hematol Oncol* 19(3):263, 1997.
124. Grignon DJ, Eble JN: Papillary and metanephric adenomas of the kidney. *Semin Diagn Pathol* 15(1):41, 1998.
125. Fisher JW, Samuels AI: Relationship between renal blood flow and erythropoietin production in dogs. *Proc Soc Exp Biol Med* 125(2):482, 1967.
126. Beebe HG, Chesebro K, Merchant F, et al: Results of renal artery balloon angioplasty limit its indications. *J Vasc Surg* 8(3):300, 1988.
127. Mrug M, Julian BA, Prchal JT: Angiotensin II receptor type 1 expression in erythroid progenitors: Implications for the pathogenesis of postrenal transplant erythrocytosis. *Semin Nephrol* 24(2):120, 2004.
128. Danovitch GM, Jamgotchian NJ, Eggena PH, et al: Angiotensin-converting enzyme inhibition in the treatment of renal transplant erythrocytosis. Clinical experience and observation of mechanism. *Transplantation* 60(2):132, 1995.
129. Mrug M, Stopka T, Julian BA, et al: Angiotensin II stimulates proliferation of normal early erythroid progenitors. *J Clin Invest* 100(9):2310, 1997.
130. Glicklich D, Burris L, Urban A, et al: Angiotensin-converting enzyme inhibition induces apoptosis in erythroid precursors and affects insulin-like growth factor-1 in posttransplantation erythrocytosis. *J Am Soc Nephrol* 12(9):1958, 2001.
131. Gossmann J, Burkhardt R, Harder S, et al: Angiotensin II infusion increases plasma

erythropoietin levels via an angiotensin II type 1 receptor-dependent pathway. *Kidney Int* 60(1):83, 2001.
132. Thevenod F, Radtke HW, Grutzmacher P, et al: Deficient feedback regulation of erythropoiesis in kidney transplant patients with polycythemia. *Kidney Int* 24(2):227, 1983.
133. Friman S, Nyberg G, Blohme I: Erythrocytosis after renal transplantation; treatment by removal of the native kidneys. *Nephrol Dial Transplant* 5(11):969, 1990.
134. Cole J, Ertoy D, Lin H, et al: Lack of angiotensin II-facilitated erythropoiesis causes anemia in angiotensin-converting enzyme-deficient mice. *J Clin Invest* 106(11):1391, 2000.
135. Venencie PY, Puissant A, Boffa GA, et al: Multiple cutaneous leiomyomata and erythrocytosis with demonstration of erythropoietic activity in the cutaneous leiomyomata. *Br J Dermatol* 107(4):483, 1982.
136. Trimble M, Caro J, Talalla A, et al: Secondary erythrocytosis due to a cerebellar hemangioblastoma: Demonstration of erythropoietin mRNA in the tumor. *Blood* 78(3):599, 1991.
137. McFadzean AJS, Todd D, Tsang, KC: Polycythemia in primary carcinoma of the liver. *Blood* 13:427, 1958.
138. Davidson CS: Hepatocellular carcinoma and erythrocytosis. *Semin Hematol* 13(2):115, 1976.
139. Muta H, Funakoshi A, Baba T, et al: Gene expression of erythropoietin in hepatocellular carcinoma. *Intern Med* 33(7):427, 1994.
140. Shulkin BL, Shapiro B, Sisson JC: Pheochromocytoma, polycythemia, and venous thrombosis. *Am J Med* 83(4):773, 1987.
141. Zhuang Z, Yang C, Lorenzo F, et al: Somatic HIF2A gain-of-function mutations in paraganglioma with polycythemia. *N Engl J Med* 367(10):922, 2012.
142. Pacak K, Jochmanova I, Prodanov T, et al: New syndrome of paraganglioma and somatostatinoma associated with polycythemia. *J Clin Oncol* 31(13):1690, 2013.
143. Yang C, Sun MG, Matro J, et al: Novel HIF2A mutations disrupt oxygen sensing, leading to polycythemia, paragangliomas, and somatostatinomas. *Blood* 121(13):2563, 2013.
144. Mann DL, Gallagher NI, Donati RM: Erythrocytosis and primary aldosteronism. *Ann Intern Med* 66(2):335, 1967.
145. Erkelens DW, Statius van Eps LW: Bartter's syndrome and erythrocytosis. *Am J Med* 55(5):711, 1973.
146. Ghio R, Haupt E, Ratti M, et al: Erythrocytosis associated with a dermoid cyst of the ovary and erythropoietic activity of the tumour fluid. *Scand J Haematol* 27(2):70, 1981.
147. Shahani S, Braga-Basaria M, Maggio M, et al: Androgens and erythropoiesis: A review. *J Endocrinol Invest* 32(8):704, 2009.
148. Gardner FH, Nathan DG, Piomelli S, et al: The erythrocythaemic effects of androgen. *Br J Haematol* 14(6):611, 1968.
149. Besa EC: Hematologic effects of androgens revisited: An alternative therapy in various hematologic conditions. *Semin Hematol* 31(2):134, 1994.
150. Bachman E, Travison TG, Basaria S, et al: Testosterone induces erythrocytosis via increased erythropoietin and suppressed hepcidin: Evidence for a new erythropoietin/hemoglobin set point. *J Gerontol A Biol Sci Med Sci* 69(6):725, 2014.
151. Wiswell TE, Cornish JD, Northam RS: Neonatal polycythemia: Frequency of clinical manifestations and other associated findings. *Pediatrics* 78(1):26, 1986.
152. Black VD, Lubchenco LO, Koops BL, et al: Neonatal hyperviscosity: Randomized study of effect of partial plasma exchange transfusion on long-term outcome. *Pediatrics* 75(6):1048, 1985.
153. Jopling J, Henry E, Wiedmeier SE, et al: Reference ranges for hematocrit and blood hemoglobin concentration during the neonatal period: Data from a multihospital health care system. *Pediatrics* 123(2):e333, 2009.
154. Christensen RD, Lambert DK, Henry E, et al: Unexplained extreme hyperbilirubinemia among neonates in a multihospital healthcare system. *Blood Cells Mol Dis* 50(2):105, 2013.
155. Pearson TC: Apparent polycythaemia. *Blood Rev* 5(4):205, 1991.
156. Chrysant SG, Frohlich ED, Adamopoulos PN, et al: Pathophysiologic significance of "stress" or relative polycythemia in essential hypertension. *Am J Cardiol* 37(7):1069, 1976.
157. Isbister JP: The contracted plasma volume syndromes (relative polycythaemias) and their haemorheological significance. *Baillieres Clin Haematol* 1(3):665, 1987.
158. Leth A: Changes in plasma and extracellular fluid volumes in patients with essential hypertension during long-term treatment with hydrochlorothiazide. *Circulation* 42(3):479, 1970.
159. Prchal JT: *Personal communication and direct experience with about 100 affected subjects.* 2009.
160. Queisser W, Heim ME, Schmitz JM, et al: [Idiopathic familial erythrocytosis. Report on a family with autosomal dominant inheritance] [in German]. *Dtsch Med Wochenschr* 113(21):851, 1988.
161. Prchal JT, Semenza GL, Prchal J, et al: Familial polycythemia. *Science* 268(5219):1831, 1995.
162. Kralovics R, Sokol L, Prchal JT: Absence of polycythemia in a child with a unique erythropoietin receptor mutation in a family with autosomal dominant primary polycythemia. *J Clin Invest* 102(1):124, 1998.
163. Arcasoy MO, Degar BA, Harris KW, et al: Familial erythrocytosis associated with a short deletion in the erythropoietin receptor gene. *Blood* 89(12):4628, 1997.
164. Bushuev VI, Miasnikova GY, Sergueeva AI, et al: Endothelin-1, vascular endothelial growth factor and systolic pulmonary artery pressure in patients with Chuvash polycythemia. *Haematologica* 91(6):744, 2006.
165. Gladwin MT: Polycythemia, HIF-1alpha and pulmonary hypertension in Chuvash. *Haematologica* 91(6):722, 2006.
166. Smith TG, Brooks JT, Balanos GM, et al: Mutation of von Hippel-Lindau tumour suppressor and human cardiopulmonary physiology. *PLoS Med* 3(7):e290, 2006.
167. Sable CA, Aliyu ZY, Dham N, et al: Pulmonary artery pressure and iron deficiency in patients with upregulation of hypoxia sensing due to homozygous VHL(R200W) mutation (Chuvash polycythemia). *Haematologica* 97(2):193, 2012.
168. Zafren K and Honigman B: High-altitude medicine. *Emerg Med Clin North Am* 15(1):191, 1997.
169. Bishop BC: Wintering in the high Himalayas. *Natl Geogr Mag* 122:503, 1962.
170. Botella de Maglia J, Martinez-Costa R: [High altitude retinal hemorrhages in the expeditions to 8,000 meter peaks. A study of 10 cases] [in Spanish]. *Med Clin (Barc)* 110(12):457, 1998.
171. Beall CM, Song K, Elston RC, et al: Higher offspring survival among Tibetan women with high oxygen saturation genotypes residing at 4,000 m. *Proc Natl Acad Sci U S A* 101(39):14300, 2004.
172. Beall CM: Oxygen saturation increases during childhood and decreases during adulthood among high altitude native Tibetians residing at 3,800-4,200 m. *High Alt Med Biol* 1(1):25, 2000.
173. Beall CM: Tibetan and Andean contrasts in adaptation to high-altitude hypoxia. *Adv Exp Med Biol* 475:63, 2000.
174. Beall CM, Decker MJ, Brittenham GM, et al: An Ethiopian pattern of human adaptation to high-altitude hypoxia. *Proc Natl Acad Sci U S A* 99(26):17215, 2002.
175. Cote C, Zilberberg MD, Mody SH, et al: Haemoglobin level and its clinical impact in a cohort of patients with COPD: *Eur Respir J* 29(5):923, 2007.
176. Boyer L, Chaar V, Pelle G, et al: Effects of polycythemia on systemic endothelial function in chronic hypoxic lung disease. *J Appl Physiol (1985)* 110(5):1196, 2011.
177. Nadeem O, Gui J, Ornstein DL: Prevalence of venous thromboembolism in patients with secondary polycythemia. *Clin Appl Thromb Hemost* 19(4):363, 2013.
178. Thorne SA: Management of polycythaemia in adults with cyanotic congenital heart disease. *Heart* 79(4):315, 1998.
179. Shibata J, Hasegawa J, Siemens HJ, et al: Hemostasis and coagulation at a hematocrit level of 0.85: Functional consequences of erythrocytosis. *Blood* 101(11):4416, 2003.
180. Ammash N, Warnes CA: Cerebrovascular events in adult patients with cyanotic congenital heart disease. *J Am Coll Cardiol* 28(3):768, 1996.
181. Stefenelli T, Silberbauer K, Ulrich W, et al: Cardial decompensation caused by hypertension and polyglobulia associated with multiple renal oncocytomas. *Clin Nephrol* 23(6):307, 1985.
182. Lezaic V, Biljanovic-Paunovic L, Pavlovic-Kentera V, et al: Erythropoiesis after kidney transplantation: The role of erythropoietin, burst promoting activity and early erythroid progenitor cells. *Eur J Med Res* 6(1):27, 2001.
183. Niu X, Miasnikova GY, Sergueeva AI, et al: Altered cytokine profiles in patients with Chuvash polycythemia. *Am J Hematol* 84(2):74, 2009.
184. Sergueeva AI, Miasnikova GY, Okhotin DJ, et al: Elevated homocysteine, glutathione and cysteinylglycine concentrations in patients homozygous for the Chuvash polycythemia VHL mutation. *Haematologica* 93(2):279, 2008.
185. Beutler E: Polycythemia. *Med Grand Rounds* 3:142, 1984.
186. Prchal JF, Axelrad AA: Letter: Bone-marrow responses in polycythemia vera. *N Engl J Med* 290(24):1382, 1974.
187. Kralovics R, Buser AS, Teo SS, et al: Comparison of molecular markers in a cohort of patients with chronic myeloproliferative disorders. *Blood* 102(5):1869, 2003.
188. Weinberg RS: In vitro erythropoiesis in polycythemia vera and other myeloproliferative disorders. *Semin Hematol* 34(1):64, 1997.
189. Shih LY, Lee CT, See LC, et al: In vitro culture growth of erythroid progenitors and serum erythropoietin assay in the differential diagnosis of polycythaemia. *Eur J Clin Invest* 28(7):569, 1998.
190. Prchal JT: *Personal communication.* 2009.
191. Fisher MJ, Prchal JF, Prchal JT, et al: Anti-erythropoietin (EPO) receptor monoclonal antibodies distinguish EPO-dependent and EPO-independent erythroid progenitors in polycythemia vera. *Blood* 84(6):1982, 1994.
192. Kralovics R, Indrak K, Stopka T, et al: Two new EPO receptor mutations: Truncated EPO receptors are most frequently associated with primary familial and congenital polycythemias. *Blood* 90(5):2057, 1997.
193. Acharya J, Westwood NB, Sawyer BM, et al: Identification of latent myeloproliferative disease in patients with Budd-Chiari syndrome using X-chromosome inactivation patterns and in vitro erythroid colony formation. *Eur J Haematol* 55(5):315, 1995.
194. De Stefano V, Teofili L, Leone G, et al: Spontaneous erythroid colony formation as the clue to an underlying myeloproliferative disorder in patients with Budd-Chiari syndrome or portal vein thrombosis. *Semin Thromb Hemost* 23(5):411, 1997.
195. Pagliuca A, Mufti GJ, Janossa-Tahernia M, et al: In vitro colony culture and chromosomal studies in hepatic and portal vein thrombosis—Possible evidence of an occult myeloproliferative state. *Q J Med* 76(281):981, 1990.
196. Valla D, Casadevall N, Lacombe C, et al: Primary myeloproliferative disorder and hepatic vein thrombosis. A prospective study of erythroid colony formation in vitro in 20 patients with Budd-Chiari syndrome. *Ann Intern Med* 103(3):329, 1985.
197. Shih LY, Lee CT: Identification of masked polycythemia vera from patients with idiopathic marked thrombocytosis by endogenous erythroid colony assay. *Blood* 83(3):744, 1994.
198. Birgegard G, Wide L: Serum erythropoietin in the diagnosis of polycythaemia and after phlebotomy treatment. *Br J Haematol* 81(4):603, 1992.
199. Messinezy M, Westwood NB, El-Hemaidi I, et al: Serum erythropoietin values in erythrocytoses and in primary thrombocythaemia. *Br J Haematol* 117(1):47, 2002.
200. Mossuz P, Girodon F, Donnard M, et al: Diagnostic value of serum erythropoietin level in patients with absolute erythrocytosis. *Haematologica* 89(10):1194, 2004.
201. Thurmes PJ, Steensma DP: Elevated serum erythropoietin levels in patients with Budd-Chiari syndrome secondary to polycythemia vera: Clinical implications for the role of JAK2 mutation analysis. *Eur J Haematol* 77(1):57, 2006.
202. Remacha AF, Montserrat I, Santamaria A, et al: Serum erythropoietin in the diagnosis of polycythemia vera. A follow-up study. *Haematologica* 82(4):406, 1997.
203. Beutler E, Yeh M, Fairbanks VF: The normal human female as a mosaic of X-chromosome activity: Studies using the gene for C-6-PD-deficiency as a marker. *Proc Natl Acad Sci U S A* 48:9, 1962.
204. Adamson JW, Fialkow PJ, Murphy S, et al: Polycythemia vera: Stem-cell and probable

clonal origin of the disease. *N Engl J Med* 295(17):913, 1976.

205. Prchal JT: Pathogenetic mechanisms of polycythemia vera and congenital polycythemic disorders. *Semin Hematol* 38(1 Suppl 2):10, 2001.

206. Kralovics R, Guan Y, Prchal JT: Acquired uniparental disomy of chromosome 9p is a frequent stem cell defect in polycythemia vera. *Exp Hematol* 30(3):229, 2002.

207. Chen GL, Prchal JT: X-linked clonality testing: Interpretation and limitations. *Blood* 110(5):1411, 2007.

208. Curnutte JT, Hopkins PJ, Kuhl W, et al: Studying X inactivation. *Lancet* 339(8795):749, 1992.

209. Allen RC, Zoghbi HY, Moseley AB, et al: Methylation of HpaII and HhaI sites near the polymorphic CAG repeat in the human androgen-receptor gene correlates with X chromosome inactivation. *Am J Hum Genet* 51(6):1229, 1992.

210. Prchal JT, Guan YL, Prchal JF, et al: Transcriptional analysis of the active X-chromosome in normal and clonal hematopoiesis. *Blood* 81(1):269, 1993.

211. Prchal JT, Prchal JF, Belickova M, et al: Clonal stability of blood cell lineages indicated by X-chromosomal transcriptional polymorphism. *J Exp Med* 183(2):561, 1996.

212. Busque L, Mio R, Mattioli J, et al: Nonrandom X-inactivation patterns in normal females: Lyonization ratios vary with age. *Blood* 88(1):59, 1996.

213. Champion KM, Gilbert JG, Asimakopoulos FA, et al: Clonal haemopoiesis in normal elderly women: Implications for the myeloproliferative disorders and myelodysplastic syndromes. *Br J Haematol* 97(4):920, 1997.

214. Gale RE, Fielding AK, Harrison CN, et al: Acquired skewing of X-chromosome inactivation patterns in myeloid cells of the elderly suggests stochastic clonal loss with age. *Br J Haematol* 98(3):512, 1997.

215. Swierczek SI, Agarwal N, Nussenzveig RH, et al: Hematopoiesis is not clonal in healthy elderly women. *Blood* 112(8):3186, 2008.

216. Swierczek SI, Piterkova L, Jelinek J, et al: Methylation of AR locus does not always reflect X chromosome inactivation state. *Blood* 119(13):e100, 2012.

217. Kralovics R, Stockton DW, Prchal JT: Clonal hematopoiesis in familial polycythemia vera suggests the involvement of multiple mutational events in the early pathogenesis of the disease. *Blood* 102(10):3793, 2003.

218. Lertzman M, Frome BM, Israels LG, et al: Hypoxia in polycythemia vera. *Ann Intern Med* 60:409, 1964.

219. Plata R, Cornejo A, Arratia C, et al: Angiotensin-converting-enzyme inhibition therapy in altitude polycythaemia: A prospective randomised trial. *Lancet* 359(9307):663, 2002.

220. Manglani MV, DeGroff CG, Dukes PP, et al: Congenital erythrocytosis with elevated erythropoietin level: An incorrectly set "erythrostat"? *J Pediatr Hematol Oncol* 20(6):560, 1998.

221. Piccirillo G, Fimognari FL, Valdivia JL, et al: Effects of phlebotomy on a patient with secondary polycythemia and angina pectoris. *Int J Cardiol* 44(2):175, 1994.

222. Watowich SS, Xie X, Klingmuller U, et al: Erythropoietin receptor mutations associated with familial erythrocytosis cause hypersensitivity to erythropoietin in the heterozygous state. *Blood* 94(7):2530, 1999.

223. de la Chapelle A, Traskelin AL and Juvonen E: Truncated erythropoietin receptor causes dominantly inherited benign human erythrocytosis. *Proc Natl Acad Sci U S A* 90(10):4495, 1993.

224. Furukawa T, Narita M, Sakaue M, et al: Primary familial polycythaemia associated with a novel point mutation in the erythropoietin receptor. *Br J Haematol* 99(1):222, 1997.

225. Arcasoy MO, Harris KW, Forget BG: A human erythropoietin receptor gene mutant causing familial erythrocytosis is associated with deregulation of the rates of Jak2 and Stat5 inactivation. *Exp Hematol* 27(1):63, 1999.

226. Kralovics R, Prchal JT: Genetic heterogeneity of primary familial and congenital polycythemia. *Am J Hematol* 68(2):115, 2001.

227. Sokol L, Luhovy M, Guan Y, et al: Primary familial polycythemia: A frameshift mutation in the erythropoietin receptor gene and increased sensitivity of erythroid progenitors to erythropoietin. *Blood* 86(1):15, 1995.

228. Kralovics R, Sokol L, Broxson EH Jr, et al: The erythropoietin receptor gene is not linked with the polycythemia phenotype in a family with autosomal dominant primary polycythemia. *Proc Assoc Am Physicians* 109(6):580, 1997.

229. Sokol L, Prchal JF, D'Andrea A, et al: Mutation in the negative regulatory element of the erythropoietin receptor gene in a case of sporadic primary polycythemia. *Exp Hematol* 22(5):447, 1994.

230. Le Couedic JP, Mitjavila MT, Villeval JL, et al: Missense mutation of the erythropoietin receptor is a rare event in human erythroid malignancies. *Blood* 87(4):1502, 1996.

231. Hultberg B, Sjoblad S and Ockerman PA: Properties of five acid hydrolases in human skin fibroblast cultures. Possible use in the diagnosis of inborn lysosomal diseases. *Acta Paediatr Scand* 62(5):474, 1973.

第 58 章
卟啉病

John D. Phillips and Karl E. Anderson

摘要

卟啉病是由于血红素生物合成途径中酶缺陷导致反应过程中间代谢产物过量生成与蓄积,并引发神经系统症状和(或)光照性皮肤症状一起的疾患。在所有卟啉病中已发现多种遗传性突变。然而,迟发性皮肤型卟啉病(porphyria cutanea tarda, PCT)主要源于血红素生物合成途径中的第5种酶在肝脏的获得性缺乏,通常不伴遗传性突变。

简写和缩略词

ADP,δ-氨基酮戊酸脱氢酶缺乏卟啉病(δ-aminolevulinate dehydratase deficiency porphyria);AIP,急性间歇性卟啉病(acute intermittent porphyria);ALA,δ-氨基酮戊酸(δ-aminolevulinic acid);ALAD,δ-氨基酮戊酸脱水酶(δ-aminolevulinic acid dehydratase);ALAS,δ-氨基酮戊酸合成酶(δ-aminolevulinic acid synthase);ALAS1,δ-氨基酮戊酸合成酶,看家型(δ-aminolevulinic acid synthase, housekeeping form);ALAS2,δ-氨基酮戊酸合成酶,红细胞特异型(δ-aminolevulinic acid synthase, erythroid specific form);cDNA,以mRNA为模板的互补脱氧核糖核酸(complementary DNA to mRNA template);CEP,先天性红细胞生成性卟啉病(congenital erythropoietic porphyria);CPO,粪卟啉原氧化酶(coproporphyrinogen oxidase);CPRE,粪卟啉原氧化酶基因启动子调节元件(coproporphyrinogen oxidase gene promoter regulatory element);CRIM,交叉反应免疫物(cross-reactive immunologic material);CYP,细胞色素P450(cytochrome P450);EC,酶委托(enzyme commission);EPP,红细胞生成性原卟啉病(erythropoietic protoporphyria);FECH,亚铁螯合酶(ferrochelatase);HCP,遗传性粪卟啉病(hereditary coproporphyria);HEP,肝-红细胞生成性原卟啉病(hepatoerythropoietic porphyria);HFE,血色病基因(hemochromatosis gene);HMB,羟基甲基化胆色烷(hydroxymethylbilane);IRE,铁离子应答原件(iron-responsive element);IRPs,铁离子应答原件结合蛋白(iron-responsive element binding proteins);NRF-1,核调节因子1(nuclear regulatory factor 1);PBG,卟啉胆色素原(porphobilinogen);PBGD,卟啉胆色素原脱氨酶(porphobilinogen deaminase);PCT,迟发性皮肤卟啉病(porphyria cutanea tarda);PGC-1α,过氧化物酶体增殖激活辅因子1α(peroxisome proliferator-activated cofactor 1α);PPO,原卟啉原氧化酶(protoporphyrinogen oxidase);PXR,孕烷X受体(pregnane X receptor);SCS-βA,ATP特异性琥珀酰辅酶A合成酶β亚单位(β subunit of ATP specific succinyl coenzyme A synthetase);UROD,尿卟啉原脱羧酶(uroporphyrinogen decarboxylase);UROS,尿卟啉原合酶(uroporphyrinogen synthase);VP,混合型卟啉病(variegate porphyria);XLP,X连锁原卟啉病(X-linked protoporphyria)。

根据合成途径中间代谢产物初始过量蓄积的主要部位,可将卟啉病分为肝细胞性和红细胞生成性卟啉病。红细胞性卟啉病以儿童期发病及临床过程相对稳定为特征。肝细胞性卟啉病几乎均发生于成人,由于药物、激素和营养因素等对肝脏内血红素合成途径的多重影响,其病情轻重不一。

卟啉病亦可分为急性和皮肤性。4型急性卟啉病与神经系统表现相关,常呈急性发作。δ-氨基酮戊酸脱氢酶卟啉病(δ-aminolevulinate dehydratase porphyria, ADP)是一种常染色体隐性遗传病,是由血色素合成途径中第二个酶缺乏所致,为最少见的一种卟啉病。ADP归属于肝细胞性卟啉病,但也具有红细胞性卟啉病的特征。其他三种急性卟啉病,即急性间歇性卟啉病(acute intermittent porphyria, AIP)、遗传性粪卟啉病(hereditary coproporphyria, HCP)和混合型卟啉病(variegate porphyria, VP),为常染色体显性遗传的肝细胞性卟啉病,分别为血红素生物合成途径中第三、第六和第七个酶缺乏所致。HCP和VP亦属于皮肤性卟啉病,因为可出现光照性皮肤损害,尤以VP患者为甚。AIP为最常见的急性卟啉病,在所有卟啉病中发病率排第二。急性卟啉病临床表现呈高度多样性,大多数遗传了这些酶缺乏的个体在其一生或大部分时间均处于潜伏状态。促进肝脏血红素合成的因素,包括某些药物、性类固醇激素及其代谢物、限制饮食热量和碳水化合物摄入等均可诱导发病。急性卟啉病的治疗包括服用葡萄糖以及静脉输注高铁血红素抑制肝脏血红素生物合成途径限速酶δ-氨基酮戊酸合成酶-1(δ-aminolevulinic acid synthase-1)。

皮肤性卟啉病主要表现为疱性皮肤病灶;或在红细胞生成性原卟啉病(erythropoietic protoporphyria, EEP)中,亦可表现为急性非疱性光过敏。PCT、HCP和VP患者疱性皮肤表现相同。先天性红细胞生成性卟啉病(congenital erythropoietic porphyria, CEP)疱样皮肤损害更严重,常伴手指、脚趾残缺和颜面毁损。CEP为血红素生物合成途径中第4个酶严重缺乏所致,呈常染色体隐性遗传。溶血性贫血常见,严重病例需依赖输血,甚或表现为宫内胎儿水肿。儿童早期造血干细胞移植为患者最有效的治疗手段。

EPP为儿童最常见的卟啉病,在所有卟啉病中发病率居第三位,为血红素生物合成途径中最后一个酶缺乏所致。大多数系家系呈常染色体隐性遗传,自父母一方遗传一个严重的亚铁螯合酶基因突变并从另一方遗传一个低表达的变异等位基因。X连锁原卟啉病(X-linked protoporphyria, XLP)与EPP表型相同,但是由δ-氨基酮戊酸合成酶-2(δ-aminolevulinic acid synthase-2)功能获得性突变所致,该酶仅在幼红细胞和网织红细胞中表达。在EPP和XLP中可出现含原卟啉的胆结石。一种不太常见的但可危及生命的并发症是原卟啉性肝病,是由于原卟啉的胆汁淤滞效应所致,可能需要进行肝移植。序贯骨髓移植可预防移植肝脏出现复发性肝病。

PCT为一种铁相关性肝细胞性卟啉病,多于中晚年起病。在PCT中,是由于当肝脏存在铁时,通过一种可能来源于尿卟啉原的甲烯基尿卟啉原抑制剂使肝脏尿卟啉原脱羧酶(uroporphyrinogen decarboxylase, UROD)活性大约降至正常的 20%。多种易感因素,包括酗酒、吸烟、服用雌激素、丙型肝炎和 HIV 等可促进 UROD 抑制物的产生。在 PCT 中,常见血色病基因(hemochromatosis gene, HFE)突变,可导致过量铁吸收。少部分患者为杂合子 UROD 突变,又称为家族性 PCT。卤代多芳香烃化合物可在实验动物,也可偶尔在人,诱发 PCT。PCT 对反复放血治疗反应良好,可减轻肝脏铁负荷;低剂量羟氯喹或氯喹可通过动员 PCT 肝脏内积累的卟啉而产生良好疗效。肝红细胞生成性卟啉病(hepatoerythropoietic porphyria)为家族性 PCT 的纯合子形式,通常于儿童期起病,病情严重,临床表现与 CEP 类似。

定义及历史

卟啉病为血红素生物合成途径中特定酶活性异常,导致该途径中间产物生成过量并蓄积所致的一组代谢性疾病,多为遗传性。临床表现为神经系统和(或)光敏性皮肤损害症状。蓄积的中间代谢产物包括卟啉与其前体物质 δ-氨基酮戊酸(ALA)、卟胆原(PBG)及其衍生物。这些物质在血浆、红细胞、尿和粪的分布在每种卟啉病中都有特征性,也是进行筛选实验

和更全面生物化学特性检测的基础。

根据卟啉类中间代谢产物蓄积的主要部位,将其分为肝细胞性和红细胞生成性卟啉病。红细胞生成性卟啉病包括先天性红细胞生成型卟啉病(CEP)和红细胞生成型原卟啉病(EEP),前者罕见,后者发病率居卟啉病第三位,是最常见的儿童卟啉病。X 连锁原卟啉病(XLP)表型与 EPP 相同,但相对少见。肝细胞性卟啉病包括急性卟啉病和迟发性皮肤型卟啉病(porphyria cutanea tarda, PCT),前者可引起神经系统症状,通常以急性发作形式出现,后者为最常见类型卟啉病,可引起阳光照射部位慢性疱样皮损。急性卟啉病包括 ALA 脱水酶缺乏型卟啉病、急性间歇性卟啉病(acute intermittent porphyria, AIP)、遗传性粪卟啉病(hereditary coproporphyria, HCP)和混合型卟啉病(variegate porphyria, VP)。VP 和 HCP(较少见)可引起与 PCT 相同的皮肤损害。

血红素生物合成途径中共有 8 种酶参与,其中 7 种酶的功能缺失性突变都各与一种卟啉病相关(表 58-1 和图 58-1)。PCT 主要由途径中第 5 种酶的获得性缺陷引起,在某些情况下由该酶的杂合突变所致。红系特异性 δ-氨基酮戊酸合成酶(ALAS2)作为红系生成途径中的第 1 种酶,其功能获得性突变可致 XLP,而其功能缺失性突变又可引起 X 连锁铁粒幼细胞贫血(参见第 59 章)。表 58-2 总结了卟啉病的主要临床表现和实验室特征。

表 58-1　人类卟啉病:各种人类卟啉病中受突变影响的特定酶类、遗传方式、分类及其临床特征主要类型

卟啉病 *	累及的酶	已知突变	遗传方式	分类	主要临床特征
X 连锁原卟啉病(XLP)	红系特异性 δ-氨基酮戊酸合成酶(ALAS2)	4(功能获得性突变)	X 连锁隐性	红细胞生成性	非疱性光过敏
δ-氨基酮戊酸脱氢酶卟啉病(ADP)	ALA 脱水酶(ALAD)	10	常染色体隐性	肝脏型 †	脑脊髓交感神经系统
急性间歇性卟啉病(AIP)	PBG 脱氨酶(PBGD)	273	常染色体显性	肝脏型	脑脊髓交感神经系统
先天性红细胞生成型卟啉病(CEP)	尿卟啉原Ⅲ合成酶(UROS)	36	常染色体隐性	红细胞生成性	脑脊髓交感神经系统
迟发性皮肤型卟啉病(PCT)	尿卟啉原脱羧酶(UROD)	70(包括 HEP)	常染色体显性 ‡	肝脏型	疱性光过敏
肝脏-红细胞生成型卟啉病(HEP)	UROD	-	常染色体隐性	肝脏型 †	疱性光过敏
遗传性粪卟啉病(HCP)	粪卟啉原氧化酶(CPO)	42	常染色体显性	肝脏型	脑脊髓交感神经系统;疱性光过敏(少见)
混合型卟啉病(VP)	原卟啉原氧化酶(PPO)	130	常染色体显性	肝脏型	脑脊髓交感神经系统;疱性光过敏(常见)
EPP-经典型	亚铁螯合酶(FECH)	90	常染色体隐性	红细胞生成性	疱性光过敏

* 卟啉病按血红素生物合成途径中累及酶顺序排列。
† 这些卟啉病兼具红细胞生成性卟啉病特征,包括红细胞内锌原卟啉增加。
‡ PCT 中 UROD 抑制绝大多数为获得性,但该酶的遗传性缺乏为家族性疾病(2 型)的易感因素。

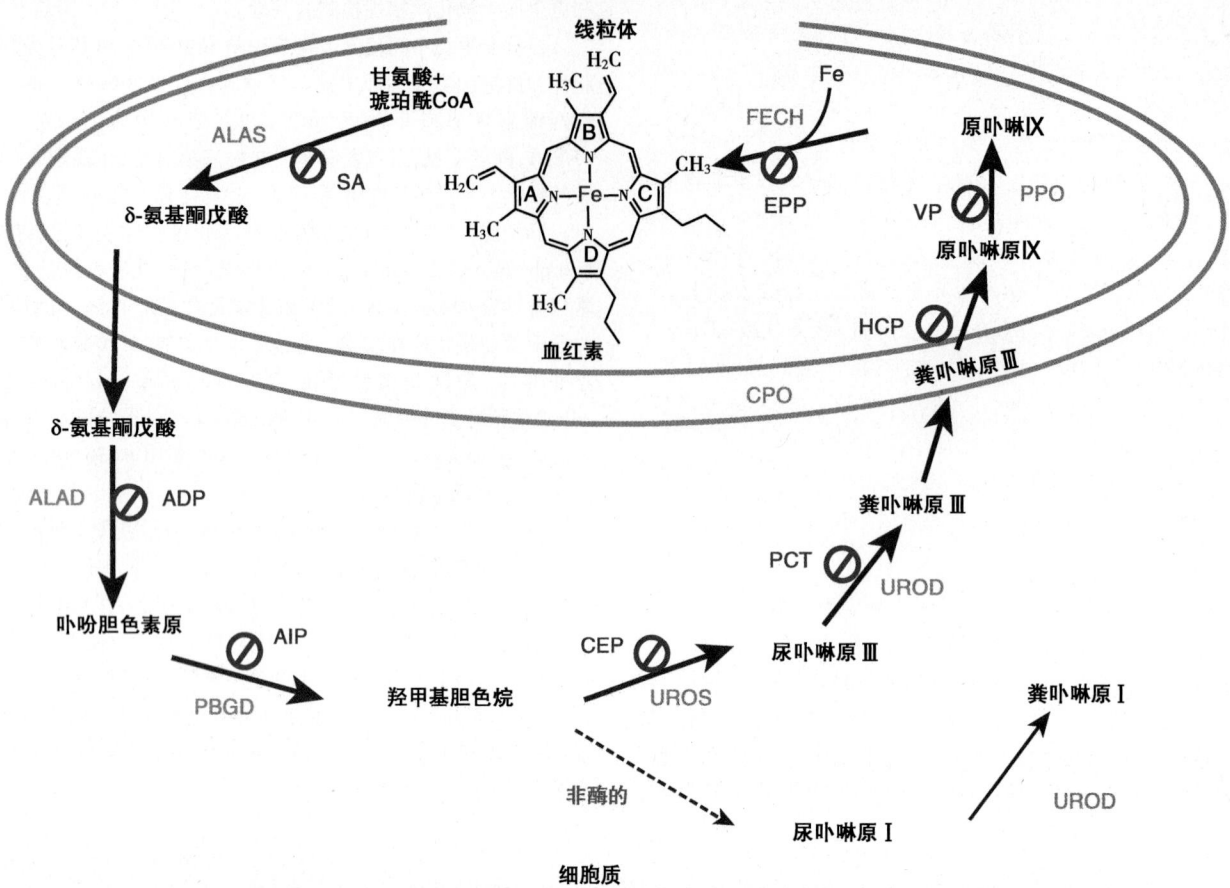

图 58-1 血红素合成途径中各种酶与中间代谢产物,以及与每种酶(用 Ø 标志)缺乏相对应的卟啉病类型。红系特异性 ALA 合成酶功能获得性突变未标志。缩略词:ADP,ALA 脱氢酶缺乏卟啉病;AIP,急性间歇性卟啉病;ALA,δ-氨基酮戊酸;ALAD,δ-氨基酮戊酸脱水酶;ALAS,δ-氨基酮戊酸合成酶;CEP,先天性红细胞生成性卟啉病;CoA,辅酶 A;CPO,粪原卟啉原氧化酶;EPP,红细胞生成性原卟啉病;FECH,亚铁螯合酶;HCP,遗传性粪卟啉病;PBCG,卟胆原;PBGD,卟胆原脱氨酶;PCT,迟发型皮肤卟啉病;PPO,原卟啉原氧化酶;SA,铁粒幼细胞性贫血;UROD,尿原卟啉原脱羧酶;UROS,尿卟啉原Ⅲ合成酶;VP,混合型卟啉病

表 58-2　人类卟啉病生化特征,包括主要卟啉类及其前体增高

卟啉病	红细胞	血浆	尿	粪
XLP	不含金属的原卟啉和锌原卟啉[§]	原卟啉(约 634nm)[‡]	[¶]	原卟啉[*]
ADP	锌原卟啉	ALA[*]	ALA,粪卟啉Ⅲ	[*]
AIP	PBGD 活性降低(大多数患者)[*]	ALA,PBG[*](约 620nm,一些患者)[†]	ALA,PBG,尿卟啉	[*]
CEP	尿卟啉Ⅰ,粪卟啉Ⅰ	尿卟啉Ⅰ,粪卟啉Ⅰ(约 620nm)[†]	尿卟啉Ⅰ,粪卟啉Ⅰ	粪卟啉Ⅰ
PCT 与 HEP	锌原卟啉(HEP)	尿卟啉,七羧基卟啉(约 620nm)[†]	尿卟啉,七羧基卟啉	七羧基卟啉,粪卟啉异构体
HCP	[*]	[‡](约 620nm,一些患者)[†]	ALA,PBG,粪卟啉Ⅲ	粪卟啉Ⅲ
VP	[*]	原卟啉(约 628nm)[†]	ALA,PBG,粪卟啉Ⅲ	粪卟啉Ⅲ,原卟啉
EPP	不含金属的原卟啉[§]	原卟啉(约 634nm)[†]	[¶]	原卟啉[*]

ADP,δ-氨基酮戊酸脱氢酶缺乏卟啉病;AIP,急性间歇性卟啉病;ALA,δ-氨基酮戊酸;CEP,先天性红细胞生成性卟啉病;EPP,红细胞生成性原卟啉病;HCP,遗传性粪卟啉病;HEP,肝-红细胞生成性原卟啉病;PBG,卟啉胆素原;PCT,迟发性皮肤卟啉病;VP,混合型卟啉病;XLP,X 连锁显性原卟啉病[*]。卟啉水平正常或轻度增高。

[†] 中性 pH 值时稀释血浆的荧光发射峰值。

[‡] 血浆卟啉水平多正常,但出现疱性皮损时升高。

[§] EPP 中锌原卟啉占总量的≤15%,但 XLP 为 15%～50%。

[¶] 尿液卟啉(特别是粪卟啉)只在伴有肝病时升高。

Schultz 于 1874 年报道的 1 例 CEP 为卟啉病首次见诸文献。该患者为一 33 岁男性,出生后 3 个月即出现光过敏、贫血、脾大、尿液因含血卟啉样色素而呈酒红色、尸检骨骼呈棕色[1,2]。1898 年 T. McCall Anderson 报道两兄弟(年龄 23 岁和 26 岁)很可能患有 CEP[3],皮肤出现牛痘样水疱,尿液呈红色,瘙痒,阳光照射部位皮肤出现疱样皮损,以夏季为甚,并致广泛瘢痕形成与耳鼻残缺(参见第 58 章,图 58-5)。用当时的方法发现患者尿液中含有一种血卟啉相关性物质[4]。1899 年,Stokvis 首次报道 1 例老年女性急性卟啉病患者,尿呈深红色,后来在服用巴比妥类药物双乙磺丙烷(sulphonal)后死亡[5]。

1911 年,Hans Günther 发表了一篇关于卟啉病的专著[6],将卟啉病分为四大类:①与药物服用无关的急性卟啉病;②舒砜那(sulphonal)或曲砜那(trional)诱发的卟啉病;③先天性血卟啉病;④慢性血卟啉病。前两类对应于急性卟啉病,其发病有时与服用某些药物有关,第 2 类相当于 CEP 和肝红细胞生成性卟啉病(HEP),第 4 类相当于 PCT。1923 年,Archibald Garrod 提出用先天性代谢异常的名称来表示一些遗传性代谢疾病,包括卟啉病[7]。

1931 年,Sachs 发现急性卟啉病患者尿液中含有一种不同于尿胆素原且欧利希染色阳性的色素原。20 世纪 30 年代后期,Waldenström 注意到,该色素原排泄是 AIP 家系中的一种常染色体显性遗传特征,并于 1939 年鉴定到该色素原为 PBG[8]。1954 年,Schmid、Schwartz 和 Watson 提议将卟啉病分为红细胞生成型和肝细胞型[9]。1957 年[10,11]土耳其东部六氯苯(hexachlorobenzene)导致的 PCT 流行为应用卤代多环芳烃建立该疾病动物模型提供了依据[12,13]。1970 年,Strand 及同事们首次报道了 AIP 中的酶缺乏[14];1971 年,Bonkovsky 及同事们首次报道应用高铁血红素治疗卟啉病[15]。过去几十年中,血红素生物合成途径中各种酶的氨基酸组成、基因组和互补 DNA(cDNA)序列及晶体结构均已阐明。该途径中已经报道了至少 4 种红细胞特异性和管家基因的转录本;在特定组织,特别是骨髓和肝脏,对血红素生物合成调控机制的理解亦取得进展。已报道了每种人类卟啉病的多种基因突变,并应用了一些特异性治疗。

病因和病理

血红素

作为所有细胞必不可少的成分,血红素(铁原卟啉 IX,图 58-2)是许多血红素蛋白如血红蛋白、肌红蛋白、呼吸性细胞色素、细胞色素 P450(CYPs)、过氧化氢酶、过氧化物酶、色氨酸吡咯酶以及一氧化氮合成酶等的重要辅基。约 85% 的血红素于骨髓内合成,以满足血红蛋白合成的需要,其余主要在肝脏合成[16]。肝脏合成的血红素大部分是为了满足 CYPs 的需求,后者主要存在于内质网,在此快速转换并氧化多种化学物质,包括药物、环境中的致癌物、内源性激素、维生素、脂肪酸和前列腺素等[17]。

血红素这一名称可更特异地指亚铁原卟啉 IX,在体外很容易被氧化为高铁血红素即高铁原卟啉 IX。高铁血红素有一个残余正电荷,多以卤化物形式被分离出来,最常见的是以氯化高铁血红素的形式。在碱性溶液中,羟基取代卤化基团形成羟高铁血红素(图 58-3)。血红素可进一步与含氮碱基形成六配

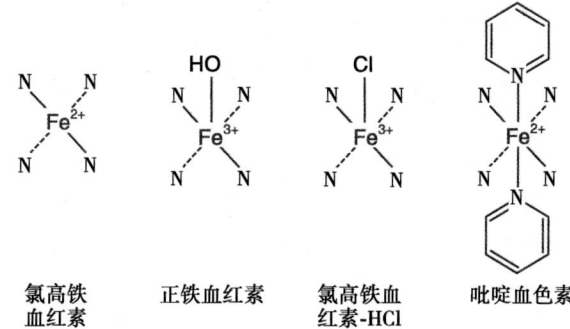

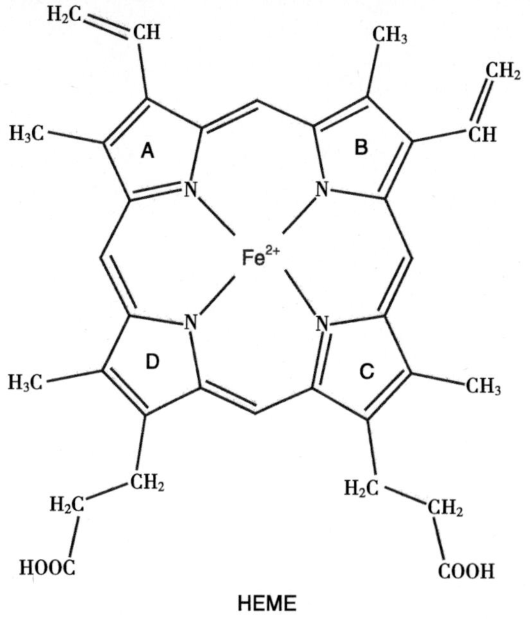

图 58-2 血红素结构。根据汉斯·费舍尔命名法,吡咯环用 A 至 D 表示

图 58-3 铁原卟啉 IX 的各种形式。卟啉大环仅用吡咯氮原子表示

氯高铁血红素	正铁血红素	氯高铁血红素-HCl	吡啶血色素

位复合物血色素或血色素原;如吡啶血色素原可用于定性和定量分析血红素和血红素蛋白。临床上,高铁血红素也是静脉内注射治疗急性卟啉病的血红素制剂的通称,如冻干羟高铁血红素和精氨酸血红素。

血红素亚铁原子(Fe²⁺)有 6 个电子对,其中 4 个与卟啉大环上的吡咯氮原子结合,剩余两个未结合的电子对分别位于卟啉环平面的上方和下方。在血红蛋白分子中,其中一个电子对与血红蛋白珠蛋白肽链上组氨酸残基配对;另一个电子对在脱氧血红蛋白中被周围的非极性氨基酸残基保护以避免被氧化,并可结合氧分子将其从肺运输至其他组织。血红蛋白中的铁必须以亚铁状态才能可逆性结合氧。烟酰胺腺嘌呤二核苷酸-细胞色素 b₅ 还原酶-细胞色素 b₅ 系统可将红细胞内生成的高铁血红蛋白(氧化血红蛋白)不断还原为亚铁血红蛋白(参见第 50 章)。

血红素生物合成

图 58-4 列出了真核细胞血红素生物合成各步骤酶促反应,其中第一个和最后三个酶位于线粒体内,中间四个酶位于细胞质中。血红素的合成发生在骨髓中含有线粒体的幼红细

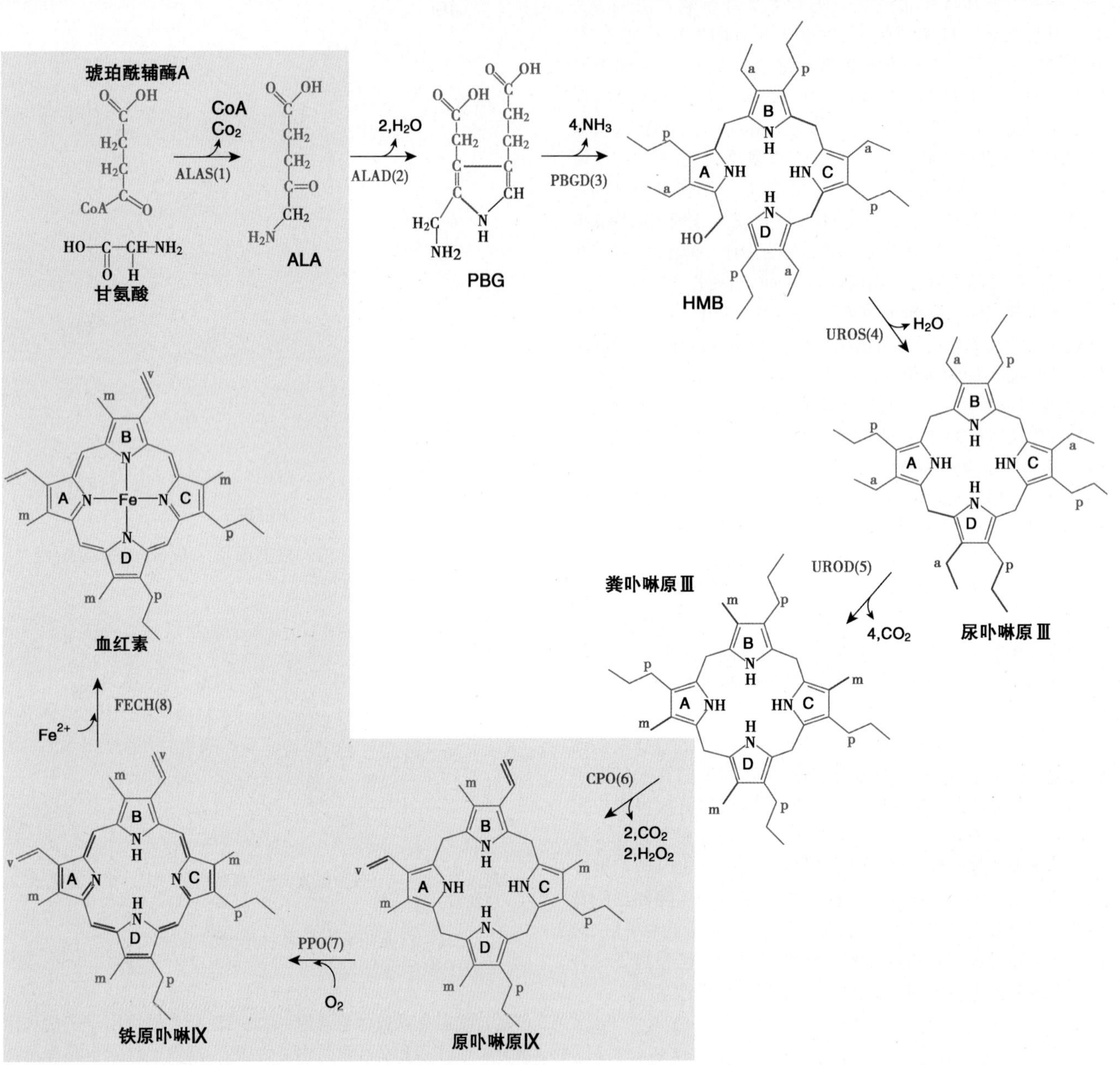

图58-4 血红素生物合成途径。图示8种酶及其底物和中间产物的亚细胞定位；在淡蓝色阴影部分中的酶位于线粒体内，其他酶位于细胞质中。酶促反应底物位置变化用蓝色粗线标示。ALA，δ-氨基酮戊酸；Copro' gen，粪卟啉原；HMB，羟甲基胆色烷；PBG，卟胆原；Proto' gen，原卟啉原；Uro' gen，尿卟啉原；a，—CH₂COOH；p，—CH₂—CH₂—COOH；m，—CH₃；v，—CH＝CH₂；碳基团以红色标示，碳原子来自甘氨酸的 α-碳；＊，反转后吡咯环中甘氨酸的 α-碳原子定位。步骤1，ALA合成酶（ALAS）；步骤2，ALA脱水酶（ALAD）；步骤3，PBG脱氨酶（PBGD）；步骤4，尿卟啉原Ⅲ同合酶（UROS）；步骤5，尿卟啉原脱羧酶（UROD）；步骤6，粪卟啉原氧化酶（CPO）；步骤7，原卟啉原氧化酶（PPO）；步骤8，亚铁螯合酶（FECH）

胞和网织红细胞。循环中的成熟红细胞没有线粒体，不能再合成血红素，但仍然含有残留的血红素生物合成途径中的一些细胞质中的酶、锌原卟啉和少量不含金属的原卟啉。上述酶活性和原卟啉含量会随着循环中红细胞衰老而逐渐降低。

δ-氨基酮戊酸合成酶[琥珀酰辅酶A:甘氨酸C-琥珀酰转移酶;酶学委员会(EC)2.3.1.37]　血红素生物合成途径中的第一种酶催化甘氨酸和琥珀酰辅酶A（CoA）缩合形成 ALA（图58-4，步骤1），该反应需要 5′-磷酸吡哆醛作为辅因子。哺乳动物细胞的 ALAS 位于线粒体基质内[18]。该酶于细胞质内以前体蛋白的形式合成并被转运到线粒体。两个 ALAS 基因分

别编码管家型（组织非特异性）和红系造血特异型 ALAS（分别为 ALAS1 和 ALAS2）[19]。人类 ALAS1 与 ALAS2 基因位点分别位于3p. 21 及 Xp11. 2[19]。人 ALAS2 基因编码由 587 个氨基酸组成的前体蛋白，分子量 64 600Da。ALAS1 与 ALAS2 基因序列约有 60% 相似。在两者的氨基末端区域没有发现同源性，但在管家型的 197 位氨基酸之后的序列同源性高（约 73% ）[21]。人类的2个 ALAS 基因似乎是由一编码酶原始催化部位的共同祖先基因通过复制进化而来。随后，DNA 序列发生改变，产生基因特异性调控区，多在氨基端发挥作用[22]。

人 ALAS2 基因启动子含有数个红系特异性顺式作用元

件,包括一个 GATA-1 和一个 NF-E2 结合位点[22,23]。GATA-1 和 NF-E2 都是红系转录因子,亦可结合其他 DNA 位点,如人 β-珠蛋白、卟胆原脱氨酶(PBGD)和尿卟啉原合成酶(UROS)基因的启动子[24]。因此,ALAS2 表达受红系造血转录因子如 GATA-1 的调控,亦与其他血红蛋白合成相关基因表达相协调。此外,ALAS2 信使 RNA(mRNA)5′端未翻译区含一铁反应元件[23],与编码铁蛋白和转铁蛋白受体的 mRNAs 类似(参见第 42 章)[25]。凝胶阻留法分析显示这一铁反应元件具有功能活性,表明红系特异性 mRNA 翻译直接与红细胞内铁或血红素的生物利用度相关联[26]。

在肝脏,多种化学物质可诱导 ALAS1 合成,包括使肝脏 CYPs 需求增加的药物和类固醇。ALAS1 基因和某些肝脏 CYP 基因的上游增强子元素可对诱导化学物质产生反应,并与孕甾烷 X 受体(PXR)相互作用[27]。高铁血红素亦可抑制肝脏ALAS1 合成[28],这也是静脉应用高铁血红素治疗急性卟啉病产生疗效的原理。较高浓度血红素可诱导血红素氧化酶,促进血红素分解代谢[29]。因此,肝脏血红素的可利用度通过调控合成与降解的速度达到平衡,其合成主要是由 ALAS1 控制,而降解则由血红素氧化酶调控,上述两种酶均受细胞内不同血红素浓度的调控。ALAS1 基因还受过氧化物酶增殖激活辅因子 1α(PGC-1α)上调,PGC-1α 为核受体和转录因子的一种共活化物[30]。PGC-1α 对 ALAS1 基因的转录调控是通过 NRF-1(核调节因子 1)和 FOXO-1[一叉头(forkhead)家族成员]与 ALAS1 启动子相互作用介导的[31]。当葡萄糖水平低时,PGC-1α 的转录上调[32],并增强 ALAS1 表达水平,这可诱导有相应遗传性酶缺乏患者急性卟啉病的急性发作。因此,PGC-1α 上调可解释饥饿诱导的卟啉病急性发作以及服糖治疗的价值。

红系造血细胞内血红素合成的调节不同于肝脏。红系细胞分化过程中,当血红素合成增加时,ALAS2 表达亦随之增强[33,34]。实验数据表明血红素通常上调 ALAS2 表达水平,而在肝脏,血红素下调 ALAS1 表达水平。人 ATP 特异性琥珀酰辅酶 A 合成酶 β 亚基(SCS-βA)与人 ALAS2 而非 ALAS1 结合,促进骨髓内血红素合成[35]。

超过 20 种 ALAS2 基因突变与 X-连锁铁粒幼细胞贫血相关(参见第 59 章);很多突变位于含有 5′-磷酸吡哆醛结合位点(K391)的 9 号外显子,且通常对高剂量吡哆醇有反应。至少在 1 例吡哆醛耐药的 X-连锁铁粒幼细胞贫血患者发现一突变酶(D190V)[36],使 ALAS2 不能与 SCS-βA 相互作用,目前尚未发现其他 ALAS2 突变具此特点。成熟的 D190V 突变蛋白,而非其前体蛋白,修饰发生异常,此说明 ALAS2 与 SCS-βA 间正常相互作用对线粒体内 ALAS2 的功能是必不可少的[36]。在 XLP 患者中已发现了 ALAS2 基因功能获得性突变[37]。

δ-氨基酮戊酸脱水酶(PBG 合成酶;δ-氨基酮戊酸水解酶; EC 4.2.1.24)ALA 脱水酶(ALAD)

位于细胞质,催化两分子 ALA 缩合形成单吡咯 PBG,并去掉两分子水(图 58-4,步骤 2)。ALAD 以同源八聚体形式发挥其功能,其生物学活性需要完整的巯基基团和锌。巯基试剂[38]和铅通过取代锌而抑制该酶活性[39]。铅中毒时(参见第 52 章),红细胞 ALAD 活性明显受抑,尿 ALA 和粪卟啉排泄量增加,红细胞锌原卟啉增高,神经系统症状与急性卟啉病相似[40]。4,6-二氧代庚酸(琥珀酰丙酮)是 ALAD 的底物类似物及强力抑制剂[41,42],也是 I 型遗传性高酪氨酸血症中酶缺乏的副产物。该病患者尿液和血液中含有琥珀酰丙酮,ALA 含量亦可增高,临床症状与急性卟啉病类似[43]。

人 ALAD mRNA 有 990bp 的开放阅读框架,编码一分子量 36 274 的蛋白[44]。已知酶活性所必需的序列为编码活性中心赖氨酸残基,以及富含半胱氨酸与组氨酸的锌结合位点区域。人 ALAD 基因位于 9 号染色体 9p34[45]。

应用 14C-ALA 的研究显示,在两个作为酶底物的 ALA 分子中,提供丙酸侧链的 ALA 分子首先与酶结合[38],酵母 ALAD 三级结构已经被解析到 2.3-Å 分辨率,揭示每个亚基呈一磷酸丙糖异构酶桶状折叠,N 末端为 39 个氨基酸残基组成的臂。成对的单体 N 末端臂互相缠绕形成紧凑的二聚体,这些二聚体相互结合成一 422 个对称性八聚体[46]。八个活性位点均位于八聚体表面,含有两个赖氨酸残基(210 和 263)。Lys263 残基形成 Schiff 碱基与酶底物结合。两个赖氨酸侧链邻近 2 个锌结合位点,其中一锌结合位点由三个半胱氨酸残基组成,另一锌结合位点包含 Cys234 和 His142。

尽管无组织特异性 ALAD 同工酶,ALAD mRNA 有两种剪接变异体,一管家型(1A)和红系特异型(1B)[45]。人和小鼠外显子 1B 上游启动子区含有 GATA-1 结合位点,提供了这些转录本显著的组织特异性调控[47]。

人 ALAD 酶具有多态性,两个常见等位基因以 3 种组合模式出现(1~1,1~2,2~2)[44]。等位基因 2 的序列与等位基因 1 的区别仅在于编码区 177 位核苷酸的 G→C 转换,导致赖氨酸被更具负电性的天冬酰胺所取代[48]。ALAD 主要以同源八聚体形式存在。ALAD 卟啉病相关性突变有利于形成活性较低的六聚体[49,50]。

PBG 脱氨酶[羟甲基胆色烷合成酶;PBG 解氨酶(聚合), EC 4.3.1.8]

血红素生物合成途径中的第四个酶催化 4 分子 PBG 脱氨聚合形成线性四吡咯羟甲基胆色烷[HMB;(图 58-4,步骤 3)][51]。PBG 脱氨酶曾经被命名为尿卟啉原 I 合成酶,实验室中该酶活性常于 HMB 转化为尿卟啉 I 后进行测定。

PBG 脱氨酶有一个独特的辅因子,二吡咯甲烷,在酶活性位点处与吡咯中间产物结合直至 6 个吡咯(包括二吡咯辅因子)组装成线性模式,此后释放四吡咯 HMB[52]。没有辅因子的脱氨酶产生二吡咯辅因子以形成全脱氨酶,HMB 较之 PBG 更易产生此效应[53]。高浓度 PBG 可抑制全脱氨酶形成。

编码人 PBG 脱氨酶的基因位于染色体 11q23→11qter[54],包含的 15 个外显子散布于 10kb 的 DNA 序列中[55]。由两个启动子转录生成两种不同的主要 mRNA 转录本,经不同的剪接产生不同的红系特异性和管家型异构型[56]。管家型启动子位于外显子 1 上游,在所有组织均有活性;而红系特异性启动子位于外显子 2 上游,仅在红系造血细胞有活性。人管家与红系特异性 PBG 脱氨酶异构体分别含有 361 个和 344 个氨基酸[57]。管家 PBG 脱氨酶异构体 N 末端多出的 17 个氨基酸残基中,11 个由外显子 1 编码,另外 6 个由外显子 3 的一个短片段编码,外显子 3 就位于红系特异性异构形翻译起始蛋氨酸密码子之前。红系特异性反式作用因子,如 GATA-1 与 NF-E2 能够识别红系特异性启动子序列[58]。红系和非红系 PBG 脱氨酶基因有一段长 1320bp 的完全相同序列,但第一个外显子 5′末端处不匹配。红系特异性 cDNA 起始密码子上游 51bp 处出现一阅读框架内的 AUG 密码子,这是管家基因异构形 N 末端多出 17 个氨基酸残基的原因。相应的,在某些 AIP 患者 PBG 脱氨酶基因外显子

1 的最后位置剪接位点突变，或内含子 1 中的一个碱基转换，可导致非红系组织包括肝脏的 PBG 脱氨酶表达水平降低，但红系细胞不受影响，因为红系细胞基因转录起始位于突变位点下游[59]。

尿卟啉原Ⅲ合成酶（尿卟啉原Ⅲ合酶; EC 4.2.1.75）
UROS 位于细胞质，催化由 HMB 形成尿卟啉原Ⅲ。这一过程涉及分子内重排，只影响卟啉大环中的 D 环（图 58-4，步骤 4）[51]。如缺乏该酶，HMB 自发形成环形结构尿卟啉原Ⅰ，后者类似于尿卟啉原Ⅲ异构体，也是尿卟啉原脱羧酶（UROD）底物。但粪卟啉原Ⅰ并非粪卟啉原氧化酶（CPO）底物，Ⅰ型卟啉原异构体不能进一步代谢，仅Ⅲ型异构体可作为血红素合成的前体物质。

UROS 的 cDNA 开放阅读框架为 798bp，预测的蛋白产物含 263 个氨基酸残基，分子量 28 607Da[20]。肝细胞和红细胞内 UROS 氨基酸组成相同，无组织特异性。

基于所比较种属的数量及差异度，不同种属间 UROS 蛋白的同源性不足 10%。然而，人和嗜热菌尿卟啉原Ⅲ合成酶的晶体结构已经解析，且非常接近[60,61]。该结构支持这样一种催化机制，即通过调整 A 环和 D 环位置形成螺旋内酰胺中间产物，以致形成尿卟啉原Ⅰ的非催化部位不能闭合[61]。

尿卟啉原脱羧酶（EC 4.1.1.37）　UROD 位于细胞质，催化尿卟啉原羧甲基侧链上的 4 个羧基基团依次脱落（图 58-4，步骤 5），生成粪卟啉原。4 个连续的脱羧反应产生 7-、6-、5-和 4-羧基卟啉原。在 PCT 患者和肝 UROD 活性受抑的动物模型中，上述中间产物增高，其肝脏、血浆、尿和粪中相应的氧化卟啉原类可被检测出来。应用卤化多环芳烃如四氯苯、二英、多氯联苯及其他能够激活 Ah 受体的化合物处理实验动物[62]，实验动物肝脏产生一种 UROD 酶活性抑制剂，一种部分氧化的底物分子[63]，据报道这也是人 PCT 患者 UROD 酶活性受抑机制[62]。人 UROD 基因定位于染色体 1p34[65]，包含 10 个外显子，分布于 3kb 长序列上，编码一分子量 42kDa 的蛋白多肽，以同二聚体形式发挥作用[64]。

虽然 UROD 基因含有两个转录起始位点，但所有组织使用两个位点的频率相同，且基因转录生成一独特的 mRNA[66]。重组人 UROD 蛋白已经被纯化结晶，其晶体结构被解析达到 1.6-Å 分辨率[67]。纯化蛋白为二聚体，解离常数 0.1μM[67]。该蛋白分子量 40.8kDa，形成一个单一结构域，具有一个扭曲的（β/α）8 桶状折叠，桶状折叠的 C 末端肽链环形成一独特的深裂隙，为酶活性位点。该蛋白形成同源二聚体，每一单体有一个活性位点裂隙紧邻二聚体中另一单体的活性位点。这种结构创造了一个单一的延伸裂隙，大到足以容纳两个紧密相邻的底物分子。尽管尿卟啉原Ⅰ和尿卟啉原Ⅲ均可通过 UROD 代谢，但仅粪卟啉原Ⅲ异构体可进一步代谢形成血红素[68]。

粪卟啉原氧化酶（EC 4.1.1.37）　CPO 位于哺乳动物细胞线粒体内膜的外表面[69]。该酶催化吡咯环 A 和 B 丙酸基团中的羧基和两个氢原子脱去，在这些位置形成乙烯基（图 58-4，步骤 6）。该酶对粪原卟啉原Ⅲ具有异构体特异性，并生成原卟啉原Ⅸ（图 58-4，步骤 6）。人 CPO 基因位于染色体 3q12，长约 14kb，含有 7 个外显子和 6 个内含子[70]。该酶 cDNA 克隆首次获自小鼠红白血病细胞[71]。推测小鼠蛋白由 354 个氨基酸残基组成（分子量 40 647Da），其前 31 个氨基酸残基组成引导序列。最终成熟蛋白含有 323 个氨基酸残基（分子量 37 225Da）[71]。

该基因富含 GC 的启动子区可能存在调控序列，如 6 个 Spl、4 个 GATA-1、1 个 CACCC 位点和 CPO 基因启动子调控元件（CPRE）[72]。CPRE 与具有亮氨酸拉链样结构的 CPRE 结合蛋白特异性结合，作为 DNA 序列特异性转录因子调节基因表达[72]。CPO 表达呈现显著组织特异性。例如，在红系细胞内，DNA 结合蛋白与 Spl 样元件，CPRE 及 GATA-1 结合后协同调节 CPO 基因表达。CPRE 结合蛋白在调控非红系造血细胞 CPO 基因基础表达中发挥主要作用[73]。红系细胞分化过程中，CPO mRNA 表达增加[74]。

新合成的人 CPO 含有一 110 个氨基酸残基组成的 N 末端信号肽[74]，在转运至线粒体膜间隙过程中被切除，生成含 354 个氨基酸残基的成熟蛋白（分子量 36 842Da）。在 1 例 HCP 患者中，发现在其前导序列中部有 5 个碱基的插入性突变[75]。

原卟啉原氧化酶（EC 1.3.3.4）　血红素生物合成的倒数第二步是原卟啉原Ⅸ的氧化，去掉 6 个氢原子，形成原卟啉Ⅸ。这一反应是由线粒体内的原卟啉原Ⅸ氧化酶（PPO）介导的（图 58-4，步骤 7）。人 PPO 基因 cDNA 已被克隆[76]。该基因定位于染色体 1q22[77]，每半倍体基因组中只有一个拷贝。PPO 由 477 个氨基酸组成，分子量 50 800。推测出来的蛋白质整个序列与枯草芽孢杆菌的 HEMY 基因编码的 PPO 序列呈高度同源性。PPO 晶体结构分析显示该酶为一同源二聚体[78]。转运入线粒体所需要的氨基酸序列已明了[79]。红系分化成熟过程中，PPO 基因外显子 1 中的两个 GATA-1 结合位点上调其基因表达水平至 4 倍左右[80]。

亚铁螯合酶（正铁血红素铁裂解酶; EC 4.99.1.1）　血红素生物合成的最后一步为将铁离子插入原卟啉Ⅸ中。这一反应是由线粒体亚铁螯合酶（FECH）催化（图 58-4，步骤 8）。FECH 利用原卟啉Ⅸ而非其还原形式作为酶底物，但需要还原形式的亚铁离子[81]。编码人 FECH 的基因定位于染色体 18q[82]。由于在 mRNA 中有两个多聚腺苷酸化位点可选择，形成了两种 FECH 的 mRNA，分别长约 2.5kb 和 1.6kb。人 FECH 基因至少长约 45kb，总共含有 11 个外显子。一个转录主要起始位点位于翻译起始密码子 ATG 上游 89bp 处的一个腺嘌呤。启动子区域含有数个转录因子如 Spl、NF-E2 和 GATA-1 结合位点，但无典型的 TATA 或 CAAT 序列。在所有已经检测过的组织中，转录本都相同。

枯草芽孢杆菌 FECH1.9-Å 分辨率的晶体结构业已阐明[83]。随后，人 FECH 的结构与底物结合定位均已明确。该酶活性形式为同源二聚体，位于线粒体膜内侧[83]。该酶催化机制尚不清楚，人 FECH 中的 2Fe-2S 簇的功能亦未明了。铅可抑制 FECH 活性，铅-亚铁螯合酶复合物的结构也已确定，表明 pi 螺旋结构在催化过程中起关键作用[84]。FECH 有一结构上保守的核心区域，该区域在细菌、植物和哺乳动物中都相同。

肝脏和红细胞内血红素合成调控

因为骨髓和肝脏是血红素需求最大的器官，所以以血红素合成的组织特异性研究大多是在红细胞和肝细胞内进行的。肝细胞内血红素合成速度主要受 ALAS1 活性调控。而 ALAS1 的合成反过来又受血红素的反馈调控，血红素在转录、翻译水平和转运至线粒体过程中调节 ALAS1。多种化学物质、药物和激素增加肝脏 CYPs 合成，导致血红素需要量增加，诱导 ALAS1。此外，ALAS1 基因含有上游增强子元件，能够对诱导性化学物质作出反应，并与 PXR 相互作用。因此，外源化合物和某些类固醇可直接诱导 ALAS1 和 CYPs[27]。能够诱导肝脏血红素氧化酶、加速肝脏血红素破坏或抑制血红素合成的化学物质均可诱导肝脏 ALAS1。

能够诱导肝细胞 ALAS1 的药物并不能诱导红细胞 ALAS2[85]。于转录和翻译水平，ALAS2 合成一般不受高铁血红素影响，后者也经常上调 ALAS2 表达。经高铁血红素处理的体外培养骨髓造血干细胞红系集落形成单位增加[86]，而高铁血红素处理的肝细胞 ALAS1 和 CYPs 合成受抑。两种 ALAS 异构体间的另一不同之处在于 SCS-βA 可与 ALAS2 而非 ALAS1 结合，说明这些异构体在线粒体转运具有组织特异性差异。

● 红细胞生成性卟啉病

人类存在两种主要的红细胞生成性卟啉病。CEP 为 UROS 基因突变所致，是最少见卟啉病之一，由于该病历史悠久，以及许多病例有特征性的暴露部位如脸和手指的严重光敏性损害而广为人知（图 58-5）。EPP 为 FECH 基因突变所致，是第三种常见卟啉病，且为儿童中最常见类型，但直至 1965 年才被详细报道。XLP 不常见，其表型与 EPP 相同，但 FECH 活性正常。2008 年发现的 ALAS2 最后一个外显子功能获得性突变，可以解释在这类原卟啉病中红细胞原卟啉水平升高的原因[37]。大部分红细胞生成性卟啉病患者不同于肝细胞性卟啉病的临床特

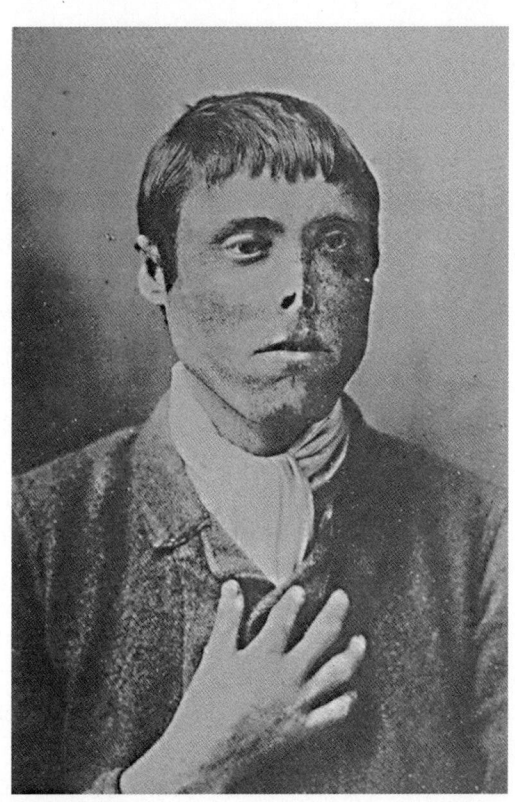

图 58-5 一例患 CEP 的 23 岁苏格兰渔民，由于反复阳光照射颜面、耳和手指等瘢痕和残缺。该病例报道于 1898 年，患者尿液中含有大量卟啉而呈红色，伴夏季水疱病，3 岁起病且每年夏初症状加重。其 26 岁哥哥患有类似表现。（经 Anderson TM 允许使用：兄弟两人出现夏季水疱病，尿液含血卟啉。Br JDermatol 10:1, 1898.）

征，包括儿童起病、临床症状和卟啉水平长期稳定、疾病严重程度主要由基因型决定，而不受影响肝脏血红素合成途径因素的影响。红细胞锌原卟啉在 ADP 和诸如 HEP（家族性 PCT 的纯合子形式）、AIP、HCP 和 VP 等纯合子形式的肝细胞性卟啉病中显著增加，提示红细胞生成成分在这类疾病中具有重要作用[87]。

先天性红细胞生成型卟啉病

定义及历史

CEP 为 UROS 缺乏（图 58-4，步骤 4）所致的常染色体隐性遗传性卟啉病，又被称为 Günther 病。该病导致卟啉Ⅰ异构体，特别是尿卟啉Ⅰ和粪卟啉Ⅰ蓄积和排泌增加（表 58-1，图 58-1）。CEP 的特征性临床表现包括儿童早期即明显的慢性、严重光过敏和溶血性贫血。不典型表现包括类似于 PCT 的轻症患者、成人起病且与骨髓增殖性疾病相关[88]。早期的 CEP 病例报道见于 1874 年和 1898 年[3]，至 1997 年约有 130 例见诸报道[89]。但其中部分病例可能为 HEP，二者临床表现极为相似。最著名的病例可能为 Mathias Petry，他从 1915 年开始与研究卟啉的化学家 Hans Fisher 共同工作，为早期的卟啉化学研究提供样本，享年 34 岁[90]。

病理生理

分子水平上，CEP 中的尿卟啉原Ⅲ合成酶缺乏呈高度异质性，截至目前共报道了 46 种 UROS 基因突变和一种 GATA-1 基因突变[87]。UROS 突变包括缺失、插入、重排、剪接异常、错义突变和无义突变等。

错义突变分布于全基因序列中。12 种单碱基替换中，4 种（T228M，G225S，A66V，A104V）为热点突变，发生于 CpG 二核苷酸[91]。4 号外显子倒数第二位核苷酸改变，除导致 E81D 突变外，还在大约 85% 的该等位基因转录本产生外显子跳过（exon skipping）。除 V82E 突变外，所有 CEP 错义突变均发生于小鼠和人保守氨基酸残基。

通过原核生物表达的突变 UROS cDNA，研究 CEP 中基因型-表型相关性。在大肠杆菌表达突变酶的平均酶活性为正常 DNA 表达酶活性的 0~36%。大多数突变体 cDNA 表达的多肽没有酶活性。但与正常对照相比，V82F、E81D、A66V、A104V 和 V99A 分别有 36%、30%、15%、8% 和 6% 的酶活性。A66V 和 V82F 为热动力力学不稳定的突变体[91]。C73R 的同源等位性（homoallelism）为最常见的突变，见于 5 例患者，临床表型最严重，如胎儿宫内水肿和出生后输血依赖。

临床表现的病理机制

氧化状态的卟啉呈红色、发荧光且对光敏感，而卟啉前体与还原性卟啉原为无色且非荧光。CEP 中大多数骨髓幼红细胞由于卟啉蓄积而呈显著荧光特性（主要位于核，可能因为固定伪影）[92]。贫血和卟啉过量产生和排泄源于骨髓红系无效造血。循环血液中红细胞内卟啉浓度也增高，光照射皮肤毛细血管可导致血管内溶血，引起红细胞损伤、裂解或被脾脏摄取。脾大在 CEP 患者非常常见，被认为是继发于溶血过程。骨髓产生过多的卟啉或溶血释放的卟啉通过血浆转运至皮肤，导致光敏性损害。

临床特征

绝大多数患儿出生后即有严重的光敏性皮损。该病亦可能因宫内胎儿水肿而更早识别。CEP 新生儿伴高胆红素血症者于诊断未明确情况下如接受光疗,可致严重的皮肤灼伤和瘢痕形成。出牙时明显可见卟啉使牙齿染成棕色(红牙症)。CEP 患者疱疹皮损和瘢痕类似于 PCT,但常更严重,反映 CEP 的卟啉水平更高。部分患者相对轻,与 PCT 高度相似。晚期发病者多与骨髓增殖性疾病相关,有体细胞突变和表现 UROS 缺乏的红细胞克隆性扩增[88]。

表皮下大疱性损伤为其特征性病变,可进展为硬皮性毁蚀,愈合后形成高色素或低色素沉着瘢痕。多毛症亦常见,有时严重,可出现秃头。颜面部特征和手指部位皮肤因反复水疱、感染和结痂而变形。在儿童成长过程中,手指可因瘢痕及皮肤皱缩而缩短和变细。特征性的红牙症,即牙齿染成棕色,在长波紫外线照射下发出红色荧光,是由于宫内乳牙和恒牙发育过程中卟啉沉积所致。卟啉亦沉积于骨骼。骨髓组织膨胀而影响骨骼,导致病理性骨折、腰椎压缩、身材矮小、溶骨性和硬骨性病变。因避免阳光照射导致的维生素 D 缺乏症加重骨骼病变。

贫血较严重的患者甚至依赖输血。贫血得不到纠正可刺激骨髓红系造血,这反过来又刺激骨髓异常生成的红细胞中卟啉的生成。红细胞呈多色素性、大小不等、异形性及嗜碱性点彩,网织红细胞及有核红细胞增多[93]。

诊断

如有同胞罹患 CEP,即使出生前也可怀疑 CEP。然而,患者多无明确家族史。如果出现胎儿水肿,则应怀疑 CEP,因为该病可在宫内诊断和治疗。羊水因含大量卟啉而呈深棕色。患儿出生后尿布染为粉红至深棕色,由于长波紫外线下呈红色荧光,常可确立 CEP 诊断。阳光照射部位出现严重皮肤囊泡及大疱,伴瘢痕形成。

尿液卟啉排泄量显著增多,常可高达 50～100mg/d(正常值:可达约 0.3mg/d),以尿卟啉 I 和粪卟啉 I 增多为主,其 III 型异构体及卟啉 5-、6- 及 7- 羧酸盐卟啉水平亦升高。粪便卟啉含量亦升高,以粪卟啉 I 升高为主。血浆总卟啉水平亦升高,各种卟啉升高的形式与尿液类似。红细胞卟啉明显增高,以尿卟啉 I 和粪卟啉 I 增多为主,但也有以原卟啉 IX 增多为主者,尤其在轻型患者。

必须通过生化检测以鉴别 CEP 与其他原因所致疱性皮损。HEP 可于儿童早期出现光敏性损害。轻型 CEP 病例易误诊为 PCT。

所有病例的诊断均需通过 DNA 检测证实,DNA 检测几乎可检出所有患者的致病突变。这对后续妊娠的遗传咨询及产前诊断极为重要。曾发现一例 CEP 患者存在 GATA-1 突变,说明血红素生物合成途径之外的基因缺陷偶可致 CEP[93]。

治疗

应向患者告知避光、防止皮肤损伤及感染很重要,可以避免严重瘢痕及丧失面部特征。局部外用阻断长波紫外线(紫外线 A)的防晒剂、口服 β 胡萝卜素有一定疗效[94],但多数患者疗效甚微。部分重度贫血患者必须进行红细胞输注[95]。输血以维持血细胞比容在 35% 以上,结合祛铁剂治疗避免铁过载,对某些患者有益[96]。也可考虑用羟基脲以减少红细胞生成及卟啉生成[97]。脾切除术仅有短期疗效。有报道一例患者口服活性炭获满意疗效[98],另有一例患者用维生素 C 联合 α 生育酚改善了贫血[89]。由 CEP 患者产下的健康婴儿,可因出生前接触母体卟啉而出现红牙症[99]。

若有合适供者,造血干细胞移植为首选治疗,尤其是年轻患者[100]。移植成功后,其临床表现显著改善,卟啉水平下降明显,即使并不能完全恢复正常。应用反转录病毒与慢病毒载体结合 CEP 患者来源的造血干细胞的基因治疗仍然处于探索阶段[101,102]。

红细胞生成性原卟啉病

定义及历史

EPP 是由于 FECH 活性部分缺乏所致(图 58-4,步骤 8),导致其底物原卟啉蓄积于骨髓。XLP 与其表型相同,但较之不常见,为 ALAS2 功能获得性突变所致(ALAS;图 58-1)[37]。EPP 和 XLP 特征性表现为儿童早期非疱性皮肤光敏损害。EPP 为儿童最常见卟啉病,居成人卟啉病第三位。据报道其患病率为(5～15)/100 万[103~105]。原卟啉性肝病为其潜在的致命性并发症,估计发生在不到 5% 的患者。

病理生理学

在大部分家系,EPP 呈常染色体隐性遗传,患者自父母一方继承一个重度 FECH 突变基因并从另一方遗传一个低表达 FECH 等位基因(亚效等位基因)。现已发现超过 75 种以上重度突变,包括无义、错义、剪接位点突变、缺失、插入及重排等,其中剪接突变最为常见。通过基因工程技术构建具有外显子 3～11 的单个外显子跳过的重组人 FECH,在大肠杆菌表达时,缺乏明显酶活性,且几乎所有此类变异型均不含(^{2}Fe-^{2}S)簇[106]。

EPP 在过去通常认为是常染色体显性遗传疾病,具有可变的外显率。患者 FECH 活性仅为正常人的 30% 或更低,而不是常染色体显性遗传性疾患预期的 50%。后来发现 EPP 患者除了含一个重度 FECH 突变基因,还存在一遗传自另一亲本的 FECH 等位基因,低表达(亚效等位基因)内含子多态性(-23C →T 转换)[107~109]。这一转换有利于利用正常剪接位点上游 63bp 处一隐性剪接受体位。这种异常剪接的 mRNA 含有提早终止密码子,通过无义突变介导的衰变机制而降解[109]。其结果为野生型 FECH 的 mRNA 水平维持在较低的稳定状态。亚效等位基因与功能缺失性突变等位基因的反式共遗传见于 98% 法国 EPP 患者[110],南非患者的共遗传频率近似[105]。IVS 3～48C 亚效等位基因常见于白人,本身并无表型。其频率在不同人群变化很大,且与观察到的 EPP 患病率不同相关[103~105]。

在新发现的家系中,应考虑其他可能的遗传机制。在几个家系中,自父母双方各继承一个重度 FECH 突变,其中至少一个产生一些 FECH 酶,不存在亚效等位基因。有趣的是,在这些家系中,EPP 患者有时出现季节性手掌皮肤角化病、不常见的神经系统症状、红细胞原卟啉升高不及预期及无肝功能异常[111]。

XLP 最早被认为是缺乏 FECH 突变的变异型 EPP。家系的遗传方式提示为性连锁遗传,发现了 ALAS2 功能获得性突变(ALAS2 为血红素合成途径中唯一定位于 X 染色体的酶)[37]。这是 ALAS——血红素合成途径的第一个酶,突变引起的唯一一种卟啉病。

有克隆性血液系统疾病和一个 FECH 等位基因突变的造血细胞克隆扩张的患者,EPP 可发生于生命后期[112,113]。例如,一例骨髓增殖性疾病患者,因 FECH 缺失及 IVS 3～48C/T 多态性的红系造血细胞克隆性扩增,后进展为重症 EPP,并死于EPP 诱导的肝病[114]。

临床表现发病机制

目前认为 EPP 患者过多原卟啉主要来源于骨髓网织红细胞[115,116]。循环红细胞中过量原卟啉主要以不含金属的原卟啉(即未与锌结合)形式存在于较年轻的红细胞中,与其他红细胞原卟啉含量增高的情况不同。与结合锌的原卟啉相比,不含金属的原卟啉随红细胞老化而下降的速度要快得多[115,116]。阳光照射后红细胞释放不含金属的原卟啉,但不释放锌卟啉,这可解释为什么红细胞锌原卟啉增高相关的铅中毒及铁缺乏与光敏损害无相关性[117]。网织红细胞和循环红细胞释放过多的不含金属的原卟啉进入血浆并被肝细胞摄取,通过胆汁及粪便排泄,进行肠肝循环。在本病中,肝细胞亦可产生少量额外的原卟啉。

原卟啉经光激发后产生自由基和单态氧[118],在 EPP 可致脂质过氧化[119]和膜蛋白交联。EPP 患者皮肤经照射后激活补体并诱导多形核白细胞趋化聚集,造成皮肤组织损伤病变[120]。皮肤组织病理学无特异性,但可包括乳头真皮毛细血管壁增厚,周围有无定形透明样物质沉着、免疫球蛋白、补体及高碘酸-希夫反应阳性黏多糖[121]。基底膜异常较其他类型卟啉病为轻[122]。

原卟啉肝病为 EPP 致命性并发症,在 EPP 患者中发生率不足 5%,因肝脏中过量原卟啉诱发胆汁淤积所致。本并发症开始可表现为慢性肝功能异常,随后快速进展为血浆及红细胞原卟啉水平升高和肝功能损害恶化并出现光敏损害的恶性循环。有时,引起肝脏功能异常的另一因素如病毒或酒精性肝炎也可诱发肝病。原卟啉可致胆汁淤滞,并能在肝细胞内形成晶体结构,损害线粒体功能,减少胆汁生成和流动[123,124]。累积于肝细胞、库普弗细胞和胆小管中的原卟啉呈棕色,偏光显微镜下这些沉积物呈双折射的马耳他十字外观[125]。在进行肝脏移植的肝病患者的离体肝脏的 DNA 微阵列研究中,发现参与损伤修复、有机阴离子转运及氧化应激的一些基因表达发生了显著变化[126]。

临床表现

几乎所有患者在儿童早期即出现光敏损害。父母可注意患儿暴露在日光后出现哭闹、皮肤肿胀和红斑。虽然 EPP 为儿童最常见卟啉病,但诊断常常被延误。

EPP 皮肤光敏损害呈急性非疱性,与其他皮肤性卟啉病的慢性疱性病变表现明显不同。32 例 EPP 临床症状列于表58-3。春夏季节皮损常加重,累及光暴露部位,尤其是脸部和手部。典型表现为光照 1 小时内皮肤出现刺痛及烧灼感,如持续暴露随之出现红斑和水肿即日光性荨麻疹,有时伴有出血点,偶尔伴有紫癜。疱性及硬皮病灶不常见。人工光照亦可诱发皮损光敏损害[127]。患者通常避光,可无客观皮肤体征。反复光

照导致慢性皮损包括皮肤呈皮革样角化过度,以手背及手指关节处为甚,轻度瘢痕形成及指甲剥离(甲松离症)。

表58-3 32 例 EPP 患者常见临床特征	
症状及体征	发生率(%)
灼伤	97
水肿	94
瘙痒	88
红斑	69
瘢痕	19
囊疱	3
贫血	27
胆石症	12
肝功能异常	4

数据源自 Bloomer J, Wang Y, Singhal A, et al: Molecular studies of liver disease in erythropoietic protoporphyria, J Clin Gastroenterol 2005 Apr; 39(4 Suppl 2): S167-S175.

轻度小细胞低色素性贫血、储存铁减少,而血清铁及转铁蛋白受体-1 正常,为 EPP 常见特征[115,128,129,130,131],但没有证据表明有红系生成障碍及铁代谢异常[129,130],无或极轻度溶血[131,153]。发现部分患者骨髓内幼红细胞铁蓄积并出现环形铁粒幼红细胞[132]。XLP 中也有类似发现。此外,铁被认为在 FECH mRNA 的剪接中起作用,而铁减少会导致 mRNA 剪接错误增加[133]。在低铁情况下,铁反应元件结合蛋白(IRPs)与 ALAS2mRNA 的 5′-铁反应元件(IRE)结合,阻止 ALAS2mRNA 翻译。补充铁后,IRPs 不再对 ALAS2 5′-IRE 具有高度亲和力,导致翻译、转入线粒体增加,继而增加 ALA 的合成[134]。

肝卟啉病中的重要诱发因素在 EPP 中似乎并不起重要作用。尽管需要更多长期随访研究,如果不出现肝功能异常,EPP 患者卟啉水平及其临床症状可长期保持稳定。同时存在铁缺乏或者其他骨髓疾患可致原卟啉水平进一步升高并加重光敏损害。据报道妊娠可降低红细胞内原卟啉水平及增强光照耐受性[135]。

没有并发症的 EPP 患者无脑脊髓交感神经系统症状。合并重度原卟啉肝病患者可有类似急性卟啉病的严重运动神经病[136]。伴手掌皮肤角化病的常染色体隐性遗传 EPP 患者亦常合并不明原因神经系统症状[111]。

含大量原卟啉胆结石常见,常于很小年龄即需行胆囊切除术[137]。EPP 肝功能及肝内原卟啉含量多正常。EPP 最致命的并发症原卟啉性肝病,源于肝脏过量原卟啉的胆汁淤滞效应。它可成为 EPP 患者就诊时的主要特征[138],可呈慢性或因肝功能衰竭迅速死亡。应避免贸然手术治疗可疑的胆道梗阻[124]。EPP 患者,特别是合并肝病者,行肝移植或者其他手术时,手术室灯光照射可致严重光敏损害,引起广泛皮肤、腹膜灼伤及循环红细胞光敏性破坏[139]。

诊断

疼痛性、非疱性光敏损害提示该病诊断。患者红细胞内原卟啉可显著升高,但不具特异性,因为红细胞锌原卟啉增高主要见于其他疾病如纯合子卟啉病(除绝大多数 CEP 之外)、铁缺乏症、铅中毒、慢性病性贫血[140]、溶血性疾患[141]及其他多种红

细胞疾病等。EPP 中的一个独特发现为红细胞原卟啉升高以不含金属的原卟啉为主,而非锌原卟啉。这是因为 FECH 可利用铁以外的金属催化形成锌原卟啉,而 EPP 患者缺乏该酶活性。因 XLP 患者并不缺乏 FECH,故其红细胞锌原卟啉及不含金属的原卟啉含量均升高,但多数患者仍以后者为主。

因此,EPP 诊断需要证实红细胞内不含金属的原卟啉升高。红细胞中大量不含金属的原卟啉和锌原卟啉,可通过应用乙醇、丙酮萃取法或高效液相色谱分析法测定。不同实验室使用的名称不同,容易混淆。例如,"游离红细胞原卟啉"是指应用血液流量计测定原卟啉以测定铅含量,但实际上是检测锌原卟啉,并非不含金属的原卟啉或总原卟啉。在撰写本文时,美国只有两个实验室(梅奥医学中心实验室和德克萨斯大学医学部的卟啉病实验室)能够可靠提供确诊 EPP 所需的总原卟啉、不含金属的原卟啉和锌原卟啉量。不含金属的原卟啉和锌原卟啉的比例通常可区分 XLP 和 EPP,前者不含金属的原卟啉比例约 50% ~ 85%,后者达 85% 以上。

EPP 患者血浆卟啉浓度几乎总是至少轻度增高,但常低于其他皮肤卟啉病,轻症患者可正常。除非严格避免自然光或荧光照射样本,否则 EPP 血浆卟啉在样本处理过程中极易曝光降解[142]。因此 EPP 和 XLP 的诊断依赖于测量红细胞卟啉而不是血浆卟啉含量。

患者粪卟啉正常或稍增高,且以原卟啉为主。尿液卟啉正常,但出现肝病后可引起尿液中粪卟啉升高,与其他类型肝病相似。

治疗

避免日光照射很重要,通常需要改变生活方式及工作环境。外用可吸收紫外线 A 的防晒剂和含氧化锌或二氧化钛的防晒霜具有一定疗效。口服 β 胡萝卜素可能清除活化的氧自由基[143,144],治疗后 1 ~ 3 个月后可出现保护性效果,但结果差异大。β 胡萝卜素推荐剂量 120 ~ 180mg/d 或更高,以达到血清浓度 6000 ~ 8000μg/L[127]。口服半胱氨酸也可清除活性氧,增加 EPP 患者光耐受性[145]。其他增加皮肤色素沉着和清除活性氧的治疗已有综述[144],包括二羟基丙酮/指甲花醌、维生素 C 及增加黑色素的窄波紫外线 β 光疗法[146]。新型防晒剂"Afamelanotide"为 α-黑色素细胞刺激激素类似物,可增加皮肤黑色素,临床试验已显出其疗效[147]。

建议至少每年监测一次肝功能,避免严格热量限制,避免应用损害肝排泄功能的药物及激素[148,149]。缺铁可能进一步限制血红素的合成、增加原卟啉蓄积而造成危害,故应监测 EPP 和 XLP 患者铁蛋白水平,注意铁蛋白处于正常低值水平(特别是女性)可能提示贮存铁不足。据报道,铁剂在某些情况下可通过增加光敏性(尽管没有记录到原卟啉水平增加)、不增加其他原卟啉水平的情况下纠正小红细胞症。因此,是否应用铁剂治疗 EPP 和 XLP 目前尚有争议,还需进行系统研究。因患者需避免光照,推荐补充维生素 D。

原卟啉肝病很难处理。该病可能自发缓解,特别是由于可逆性病因引起的肝脏功能异常,如病毒性肝炎或酒精性肝炎[122,150]。考来烯胺[124,151,152]、熊去氧胆酸[153]、维生素 E、红细胞输注[154]、血浆置换及静脉输注氯化高铁血红素可应用于肝移植前或自发性病情改善前[155]。由于骨髓可持续释放红细胞原卟啉,原卟啉肝病于肝移植后可能复发[156],但肝移植成功率与其他肝病类似。部分原卟啉肝病患者于输血[157]或肝移植后[158,159]发生急性运动神经病,有时为可逆性[158]。

骨髓移植可在人 EPP 和小鼠原卟啉病模型取得疾病缓解[160,161]。序贯行肝移植和骨髓移植可纠正骨髓过量产生原卟啉并防止肝病复发[162]。在小鼠模型的研究令人鼓舞,也提示基因治疗人类 EPP 的应用前景[163,165]。

● 急性卟啉病

急性卟啉病有 4 种类型,由不同的酶缺乏所致,特征性表现为间歇性神经症状,成年期常出现急性恶化发作。类似症状亦见于铅中毒、遗传性高酪氨酸血症 I 型及双重酶缺乏性卟啉病。

δ-氨基酮戊酸合成酶-1(ALAD)脱水酶卟啉病

定义及历史

ADP 为一常染色体隐性遗传性疾病,由 ALAD 活性严重缺乏所致(表 58-1 及图 58-1)。ADP 为最罕见类型卟啉病,目前仅有 6 例患者于分子水平得以确诊[50,168]。

病理生理学

所有报道的病例均为男性患者[164,166~169]。5 例患者为两个 ALA 脱水酶基因不同突变的复合杂合子(图 58-4,步骤 2)[167,168]。其中 4 例(3 例在德国,1 例在美国)为青少年时期发病,另 1 例来自瑞典的患者婴儿阶段即出现严重症状[166]。第 6 例为比利时男性患者,63 岁发病,其同一等位基因上有两处遗传的碱基转换,故为 ALAD 缺乏杂合子[164,169]。患者还患有真性红细胞增多症,其红细胞 ALAD 活性不足正常的 1%,而淋巴细胞 ALAD 活性在正常的 20% 以上。很明显,杂合性 ALAD 缺乏在该患者没有出现临床表现,而直至携带 ALAD 突变的红系细胞克隆扩增后才出现症状[169]。

所以,ADP 于分子水平呈现高度异质性,在 6 例患者共发现 11 个突变等位基因[168]。此外,在进行新生儿遗传性高酪氨酸血症筛查测定 ALAD 时,发现 1 例健康瑞典女孩存在另一 ALAD 突变,酶活性明显降低(为正常的 12%)[170]。在另 1 例美国男性急性卟啉病患者发现同样突变,该患者还有 CPO 突变,其卟啉前体和卟啉类型也不同寻常,反映双重酶缺陷[171]。因此,杂合子 ALAD 缺乏患者罕见情况下可并发另一酶缺陷,或因骨髓疾病导致 ALAD 突变等位基因克隆扩张亦可引发卟啉病。

人 ALAD 由 8 个相同的寡聚体组成,每一寡聚体含 2 个锌结合位点。铅至少可与其中之一位点结合而破坏酶活性。部分 ADP 突变影响其与锌的结合,或有利于形成低活性六聚体酶,而不是正常活性的八聚体。故 ADP 亦被描述为构象病[50]。

ADP 被分类为一种肝卟啉病,因为临床表现与其他急性卟啉病极为相似。然而,过量 ALA 生成的部位迄今尚未明确,肝移植对上述瑞典早发重症女婴无效[172]。红细胞中锌原卟啉显著升高也提示过量 ALA 可能部分来自红细胞。ADP 患者尿液中过量的粪卟啉 III 可能来源于 ALA 过量合成部位之外的另一组织中 ALA 代谢成卟啉原。给予正常受试者负荷剂量 ALA 确实可致明显粪卟啉尿症[173]。与其他急性卟啉病相似,本病神经系统症状发病机制尚不明确。

临床表现

4 例青少年男性患者间断性症状与其他急性卟啉病相似，临床表现为腹痛、呕吐、指端疼痛及运动神经病等，但疾病加重的诱因并不明确[168,174]。2 例德国患者急性发作起病，随访 20 年期间没有再发作[175]。第 3 例德国患者[176]和 1 例美国患者[168]则反复发作，一直维持高铁血红素输注。瑞典婴儿神经症状较严重，包括发育停滞，肝移植后死亡[177]。63 岁的男性比利时患者出现急性多发性运动神经病伴骨髓增殖性疾病[88,164,178]。

诊断

ADP 生化诊断包括证实患者红细胞 ALAD 活性显著缺乏，尿液 ALA 与粪卟啉Ⅲ，以及红细胞锌原卟啉水平显著升高，尿液 PBG 正常或仅轻度升高。患者双亲红细胞 ALAD 活性均约为正常的 50%。该病需与铅中毒鉴别，后者血铅水平升高，体外给予还原型谷胱甘肽或二硫苏糖醇后 ALAD 活性可恢复正常[167,179]。尽管生化检测可强烈提示本病的诊断，但确诊需 DNA 检测证实。

Ⅰ型遗传性高酪氨酸血症患者也可有 ALAD 抑制和 ALA 排泄增多[43]。在这些患者中，遗传性延胡索酰乙酰乙酸水解酶缺乏，导致 Dioxoheptanoic acid（琥珀酰丙酮）蓄积，后者结构与 ALA 类似并为强力 ALAD 抑制剂。通过检测加入患者尿液后的正常血液 ALAD 活性，以测定患者尿液中的抑制剂。ALAD 蛋白在该病并不下降[180]。

治疗

因病例少，临床治疗经验有限。4 例男性患者对高铁血红素反应良好，但对葡萄糖没有反应或疗效不明显。其中 2 例长期预防性应用高铁血红素有效。葡萄糖对本病患者无治疗作用。瑞典婴儿对葡萄糖或高铁血红素治疗均无反应，肝移植后其病情亦无明显改善[172]。移植对轻症患者是否有效尚不清楚。比利时的迟发患者有周围神经病但无急性发作，应用高铁血红素产生了生化反应，但临床症状无缓解[178]。

急性间歇性卟啉病（AIP）

定义及历史

AIP 呈常染色体显性遗传，由 PBG 脱氨酶部分缺乏所致（表 58-1 及图 58-1）。症状常呈急性发作，起病即出现神经系统症状。在绝大多数国家，AIP 为最常见的急性卟啉病，位居所有卟啉病第 2 位。绝大多数（可能超过 90%）遗传了该酶缺乏的患者终身无症状，但青春期后发作风险增高。1889 年，Stokvis 报道了首例急性卟啉病[5]，他注意到该病症状与一种巴比妥类相关的药物双乙磺丙烷有关。

欧洲[181]和芬兰[182] AIP 发病率分别为（1~2）/10 万和 2.4/10 万。在 AIP 已发现 300 个 PBGD 突变，很多 PBGD 突变仅见于单一或少数家系[183,184]。所有种族均有此病，由于首建效应，在某些国家可呈族群发病。瑞典北部首建突变与其患病率相关高达 1/1500 人口[185]。PBG 脱氨酶活性低下的发生率，包括 AIP 基因隐匿携带者，在芬兰普通人群中高达 1/500 人口[186]。根据 DAN 检测结果，估算法国人 AIP 相关基因最低发病率为 1/ 1675 人口[187]。

病理生理学

PBG 脱氨酶又称为 HMB 合成酶，原先被称作尿卟啉原Ⅰ合成酶。PBGD 基因突变分型部分依据是否存在交叉反应免疫物质（CRIM），说明出现无活性酶蛋白。Ⅰ型突变为 CRIM 阴性，杂合子患者酶活性及其蛋白含量下降至约为正常水平的 50%；Ⅱ型突变仅非红细胞组织中 PBGD 活性降低。这些"变异型 AIP"，占 AIP 总数不到 5%，其红细胞 PBGD 酶活性正常而肝组织酶活性降低，如前面羟甲基胆色烷合成酶部分所述，是因为形成红细胞特异性酶的基因转录起始位于突变位点下游；Ⅲ型突变为 CRIM 阳性，导致酶活性减低伴蛋白结构异常[188]。

临床表现发病机制

PBGD 部分缺失很少导致 AIP 患者出现临床表现，大部分遗传了该酶缺乏的个体终身不发病，卟啉前体代谢产物排泄量亦正常。某些加重 AIP 的药物和激素可直接诱导 ALAS[27]，亦可通过诱导 CYP 酶以提高血红素合成的需求，使之迅速更新并利用在肝脏合成的大部分血红素[189]。

在 AIP 中，当血红素合成受刺激时，部分酶缺乏明显损害血红素合成，亦足以通过可调控限速酶 ALAS1 的调节性血红素池来削弱其负反馈。从而显著诱导 ALAS1 以及导致肝脏中 ALA、PBG 和卟啉的过量产生。

目前较为一致观点认为在 AIP 患者病情加剧和缓解期，其肝细胞中 PBGD 活性与红细胞一样，保持稳定在大约正常活性的 50%。一项早期报道提示急性发作时肝细胞中酶活性显著低于正常水平 50%[14]，但缺乏进一步的证据。有学者认为疾病一旦发作，过量的 PBG 会干扰该酶的联吡咯甲烷辅因子的组装。

重症 AIP 患者肝移植后临床症状改善，卟啉前体物质排泄恢复正常，表明肝脏在急性卟啉神经病变过程中发挥了不可或缺的作用[190]。急性卟啉病出现神经功能失调可能原因如下：①血红素合成途径中间产物或其衍生产物具有神经毒性。该假说最受欢迎，然而证据尚不确切；②神经系统组织 PBG 脱氨酶缺乏导致血红素合成受限和重要血红素蛋白形成障碍。例如，血红素蛋白酶—氧化氮合酶活性降低可能减少一氧化氮的产生，导致血管痉挛，引起 AIP 的一些大脑表现[191,192]及肠道血流量减少[193]。但神经组织和血管中血红素和血红素蛋白合成的调控机制研究颇为困难，且尚缺乏令人信服的证据；③AIP 发作时肝内血红素合成障碍可导致肝脏色氨酸吡咯酶活性下降，可使血浆及大脑中色氨酸水平升高，进而促进神经递质 5-羟色胺合成增多。

ALA 增高见于几种其他疾病，也伴相似神经系统症状，包括所有 4 种类型急性卟啉病、铅中毒及遗传性高酪氨酸血症Ⅰ型，说明这种卟啉前体或其衍生物对神经系统有作用。ALA 很容易进入细胞内，并转化为具有神经毒性的卟啉类[194]。ALA 在结构上与神经递质 γ-氨基丁酸类似，并可与其受体相互作用[195,196]。然而，给予负荷剂量的 ALA 并未显示明显毒副作用。

基因靶向诱导的复合杂合或纯合突变导致 PBGD 基因敲除的小鼠出现运动障碍及共济失调[197]。这些小鼠肝脏 CYPs 诱导受损，可被血红素纠正[198]。但即使血浆及尿 ALA 水平正常或轻度升高时也可出现运动神经病,表明血红素缺乏在这种小鼠模型的卟啉性神经病中发挥主要作用[199]。

诱发因素　多种内源性与叠加的外源性因素可诱发某些杂合子患者急性发作。其他未知的遗传性因素亦可能为本病发作的诱因。某些个体即使避免已知的诱发因素,仍易反复发作。多种诱发因素诱导肝脏 ALAS1,与 CYPs 诱导密切相关,导致 ALA 及其中间代谢产物过量生成。

药物及其他外源性化学物质　对急性卟啉病有害的大多数药物都是已知的肝脏 CYPs 诱导剂。这些药物可促进血红素的从头合成,解除对肝脏 ALAS1 的抑制效应,亦可能直接诱导这一限速酶[27]。表58-4列举了一些已知的有害和安全的药物。临床上许多药物的安全性仍不明确甚或未知。更多有关药物的安全性信息的数据库请访问美国卟啉病基金会(www. porphyriafoundation.com)及欧洲卟啉病倡导会(www. porphyria-europe.com)网站。乙醇及其他醇类均为 ALAS 及一些 CYPs 的诱导剂[200]。已知吸烟使人 CYPs 升高,可能由于吸烟产生的多环芳烃所致,并与 AIP 症状发作频度增加相关[201]。

表58-4	部分已知在急性卟啉病安全或不安全的药物	
不安全		**安全**
乙醇	甲乙哌酮	对乙酰氨基酚
巴比妥类*	甲氧氯普胺*	阿司匹林
卡马西平*	苯妥英*	阿托品
卡立普多	去氧苯比妥*	溴化物
氯硝西泮(大剂量)	天然及合成的黄体酮*	西咪替丁
达那唑*	吡嗪酰胺*	促红细胞生成素*†
双氯芬酸*及可能其他非甾体抗炎药	吡唑酮(氨基比林、安替比林)*	加巴喷丁
麦角碱	利福平*	糖皮质激素
雌激素*‡	琥珀酰亚胺(乙琥胺、甲琥胺)*	胰岛素
乙氯维诺*	磺胺类抗生素*	麻醉性镇痛药
格鲁米特*	丙戊酸*	青霉素及其衍生物
灰黄霉素*	甲乙哌酮	吩噻嗪类
美芬妥英	甲氧氯普胺	雷尼替丁*†
甲丙氨酯*(及甲戊氨酯*、泰巴氨酯*)		链霉素

NSAIDs,非甾体类抗炎药。

* 美国这些药品说明书中将卟啉病列为其禁忌证、警告、慎用或有毒副作用。

† 美国药品说明书中,卟啉病被列为慎用,但其他资料则认为该药对卟啉病安全。

‡ 雌激素对迟发性皮肤卟啉病不安全,但可慎用于急性卟啉病。

注:未列于该表的药物,使用前如需获知更多信息,可访问美国卟啉病基金会(www. porphyriafoundation.com)及欧洲卟啉病倡导会(www. porphyria-europe.com)网站。注意,此分类可能不被高质量的证据支持。

内分泌因素　患者于青春期前极少发病,且女性患者临床症状更为常见,提示激素因素在 AIP 发病中起重要作用。虽然认为雌激素对 AIP 有害,但有些女性患者月经前周期性发作很可能大多是黄体酮所引起。黄体酮、某些睾酮代谢产物及人工黄体酮均为 ALAS1 强力诱导剂。因此,应避免服用促孕药。

尚不明确糖尿病是否可诱导卟啉病发作,但观察到糖尿病患者发作频度下降,卟啉前体水平降低,可能与循环葡萄糖水平高有关[202]。

妊娠　AIP 患者通常可很好耐受妊娠[203],妊娠期间发作通常是由于服用有害药物或限制热量摄取。甲氧氯普胺至少被认为是 AIP 患者禁用药,当用于治疗妊娠剧吐症时,可使疾病发作加重[204,205]。部分妇女即使避免有害诱发因素,在妊娠过程中仍然发作 AIP,其原因不明。

营养　限制热量和碳水化合物摄入可加重急性卟啉病。这可出现在减肥、减肥手术或来自疾病及手术的代谢应激。在这些情况下,PGC-1α 上调可诱导 ALAS1,使 ALA 与 PBG 增高,诱发急性卟啉病症状,补充碳水化合物可逆转这些效应[30,206]。饥饿也可诱导肝血红素氧化酶,致肝脏血红素耗竭,并诱导 ALAS1[207]。

应激　各种形式生理或心理应激可加重急性卟啉病,然而其机制未明。疾病、发热、感染、酗酒及手术可减少食物摄入,诱导肝脏 ALAS1 及血红素氧化酶。心理应激亦可导致食物摄入下降和其他代谢效应。

临床特征

青春期前基本见不到症状,好发于 30~40 多岁女性。急性发作可危及生命,但如诊治及时,极少致命。少数患者因反复发作加之病程迁延,可进展致残疾。神经系统症状最为突出,长远来看其肝脏和肾脏损害亦应重视。在极罕见的纯合子患者,儿童早期便可出现严重的神经症状,急性发作并不明显[207a,209]。

症状和体征无特异性且高度多样化。腹痛为最常见症状,见于 85%~95% 病例[210]。常疼痛剧烈、持续性且定位不明确,亦可出现绞痛,常伴有恶心、呕吐、便秘和肠梗阻引起的腹胀。胸痛及四肢疼痛亦常见。心动过速为最常见的体征,急性发作者发生率高达 80%[211],常伴高血压、出汗、震颤和交感神经过度兴奋和儿茶酚胺产生过量的其他症状。没有或极少见腹部压痛、发热或白细胞增多等,因为炎症反应并不明显。肠鸣音常减弱,但伴腹泻时可增强。尿液多为黑色(因为含 PBG 的降解产物卟吩胆色素)或红色(因为含卟啉,包括 PBG 非酶促反应形成的尿卟啉)。膀胱功能障碍者可引起排尿开始困难或尿痛。急性精神症状包括失眠、焦虑、烦躁不安、神志不清、妄想和幻觉等。

长期严重发作者可出现周围运动神经病引起的轻瘫,有时可于疾病早期出现,甚或初始发病的表现[212,213]。卟啉性神经病变主要累及运动神经,由于轴突退行性变性,随后可发生脱髓鞘[214]。肌无力通常始于上肢近端肌肉,所以直到很晚期才能被发现。轻瘫通常呈对称性,但亦可不对称或仅累及局部。有时可出现明显肌震颤、阵挛及反射亢进。磁共振成像可表现为皮质密度类似可逆性后部脑病综合征[192]。可出现感觉丧失,尤多见于四肢远端。亦有报道脑神经受损和皮质性失明。

运动神经病变可进展成呼吸肌及延髓麻痹甚至可致死亡,特别是如果诊治延误及持续使用有害药品。呼吸骤停及心律失常也可致死[214,215]。如治疗及时,大部分发作可在数天甚至数小时内得以控制。严重发作所致晚期神经病变亦存在完全逆转可能性,甚至在 1~2 年内继续获得改善[216]。

严重发作时常出现低钠血症,有时可能源于下丘脑受累和抗利尿激素分泌异常引起的综合征。然而,低钠血症患者可伴有血容量减少[217],表明此时抗利尿激素分泌增加为正常生理反应[215]。胃肠道丢失过多、摄入不足或肾排钠过多亦可致低钠血症[215,218]。在有些患者,肾小管排钠增加和肾功能受损可能是由于 ALA 肾毒性效应所致[218]。其他电解质异常包括低镁血症和高钙血症[219]。癫痫发作可继发于低钠血症或代表急性卟啉病的神经效应。

慢性精神症状,如抑郁症,很难归咎于 AIP。然而反复发作的一些患者可出现慢性疼痛伴抑郁症,且自杀风险增加。AIP 患者亦好发慢性动脉压增高和肾功能不全[203,220,221]后者可进展恶化并需行肾移植[222,223]。

在 AIP 中,常见血清转氨酶常轻度异常[224]。AIP 可出现更严重肝脏疾病,且肝癌风险显著增加(60～70 倍),这与特定 PBGD 突变无相关性。在迄今已经报道的大多数并发肝癌的急性卟啉病患者中,血清 α-胎儿蛋白未见增高,未受累肝脏亦无硬化。部分 AIP 患者甲状腺素结合球蛋白水平增高,使血清甲状腺素水平也增高,偶见卟啉病与甲亢同时出现[225]。本病低密度脂蛋白胆固醇水平升高比以前观察到的明显减少[226]。

诊断

急性卟啉病多隐匿起病,常无明确家族史,提高警惕并且知晓何时应怀疑本病有助于初步诊断急性卟啉病。对不明原因的腹痛或伴其他典型症状者,如无其他更常见原因可解释,应考虑急性卟啉病,并通过兼具高度敏感性与特异性的快速尿 PBG 检测予以明确或排除本病。应用检测试剂盒可快速测定尿 PBG[227],尿 PBG 显著升高可确定患者为急性间歇性卟啉病(AIP)、遗传性粪卟啉病(HCP)或混合性卟啉病(VP)。大家一致认可的建议是所有主要医疗中心应该能够进行一次性排尿样本的快速尿 PBG 检测,因为收集 24 小时尿液标本和依赖外部实验室筛查可能极大延误诊断和治疗。尿液标本应该保留以便随后进行 PBG、ALA 和总卟啉水平定量检测。如果尿 PBG 显著升高,在高铁血红素治疗前应该获取血浆、红细胞和粪标本。这样可对 AIP、HCP 及 VP 作出快速初步诊断,并可随后对这些疾病作出生化鉴别,并对 ADP 作出诊断。对肾衰竭患者,血清 PBG 检测可在专业实验室进行。图 58-6 列出了怀疑急性卟啉病时的诊断流程示意图。

AIP 急性发作期 PBG 排泄量约 50～200mg/d(正常范围:0～4mg/d)。ALA 排泄量约为 PBG 的一半(以 mg/d 表示)。ALA 和 PBG 在发作间期,特别是 AIP,可长期维持于高水平。而在 HCP 和 VP 急性发作时,ALA 和 PBG 升高没有那么明显,且通常下降速度更快。

卟啉病急性发作诊断主要依据临床表现而非特异性 ALA 或 PBG 水平。急性发作期 ALA 或 PBG 水平高于基值,但在急性发作期之间基值水平波动颇大,难以确定基值水平。静脉输注高铁血红素可使 ALA 及 PBG 水平一过性快速下降。

在 AIP 中尿液卟啉增高,以尿卟啉为主,使尿液呈红色(ALA 和 PBG 为无色)。PBG 经尿液排泄前无需酶催化便可转化为尿卟啉。然而有证据显示,在本病中,卟啉以Ⅲ型为主,可能由转运至肝脏之外的其他组织的 ALA 经酶促反应形成[194,228]。在 AIP 中,粪和血浆总卟啉正常或轻度增高,红细胞内锌原卟啉浓度可非特异性增高。

大多数(70%～80%)AIP 患者红细胞 PBGD 活性约为正常一半。但并不能通过该酶活性测定确立或排除诊断。如前所述,某些 PBGD 突变仅致非红系组织酶缺乏。且正常人和 AIP 间该酶活性变化范围颇大,存在重叠,红细胞 PBGD 活性与

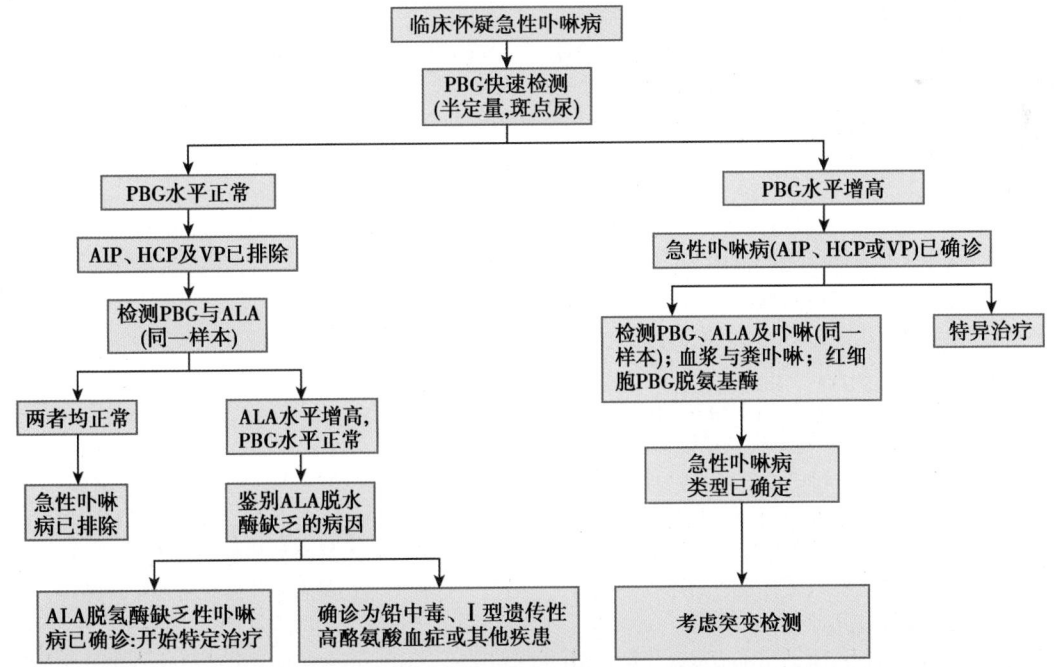

图 58-6　同时出现提示急性卟啉病症状的患者实验室评估流程示意图,该图显示如何通过生化检测确立或排除诊断,以及何时启动特异性治疗。此流程不适用于近期曾接受高铁血红素治疗或已经从以往怀疑卟啉病症状恢复的患者。与急性间歇性卟啉病(AIP)相比,遗传性粪卟啉病(HCP)和混合型卟啉病(VP)患者 δ-氨基酮戊酸(ALA)和卟啉原(PBG)水平升高幅度相对较小,且恢复期下降更快。突变检测可验证诊断,并极有助于检测出亲属中隐匿的卟啉病

其年龄高度相关,当同时伴有溶血性贫血或肝病的 AIP 患者血液中较年轻红细胞比例增高时,酶活性可升高至正常范围[229,230]。该酶活性下降亦不能区分疾病潜伏期与活动期。基于上述原因,而且该酶活性测定也不能检测其他急性卟啉病,因此检测红细胞内 PBGD 活性对发病患者的初诊没有用处。

一旦用生化方法确立 AIP 诊断,就应确定潜在的 PBGD 突变。这可进一步印证诊断,最重要的是可通过 DNA 检测准确识别其他基因携带者。含有已知低红细胞酶活性患者的家族中,红细胞 PBGD 检测可用于筛查无症状家族成员,但不如 DNA 检测可靠。通过检测羊水细胞母亲或者父亲的突变,或 PBGD 活性,可在胎儿发现 PBGD 缺乏。然而,通常不做产前诊断,因绝大部分 PBGD 突变杂合子携带者预后良好。

治疗

部分反复发作患者治疗反应迅速且良好,可于门诊进行,其他急性发作者通常宜住院治疗。住院有利于治疗严重症状,静脉输液,监测呼吸、电解质和营养状态。生命体征受损者有必要入重症监护房。如果可能,应该及时停用有害药物。疼痛、恶心、呕吐一般较严重,需要给予麻醉镇痛药、氯丙嗪或另一种吩噻嗪类药物或昂丹司琼。焦虑、失眠可予小剂量短效地西泮,该药可能较安全。β-肾上腺能阻滞剂可用于控制心动过速和高血压,但对血容量低或者初充心力衰竭患者有害[231]。如存在低钠血症,癫痫可通过纠正低钠血症治疗。几乎所有抗惊厥药均可加剧急性卟啉病。氯硝西泮副作用可能较苯妥英钠、巴比妥类、丙戊酸为小[232,233]。溴化物、加巴喷丁和氨己烯酸可安全应用。

补充碳水化合物　葡萄糖及其他碳水化合物可抑制肝脏 ALAS1,减少卟啉前体排泄,但疗效不及高铁血红素。对疼痛较轻且不伴轻瘫、低钠血症等严重症状者可通过补充碳水化合物治疗。如耐受可口服多聚葡萄糖溶液。葡萄糖静脉输注推荐剂量为 300~500g,通常为 10% 注射液。然而,大量游离水的稀释效应可增加低钠血症的风险。不能进食及鼻饲患者,可能需要全胃肠外营养。

静注高铁血红素　与葡萄糖相比,高铁血红素降低 ALA 和 PBG 水平的能力强得多。尽管迄今现行卟啉病急性发作治疗手段均缺乏临床对照研究,但大家认可的是高铁血红素治疗卟啉病急性发作疗效优于其他现有的治疗措施[234,235,243a]。在美国,高铁血红素为冻干羟高铁血红素制剂(Panhematin, Recordati Rare Diseases, Deerfield, IL),也是第一个根据罕见病药品法批准的药物。欧洲和南非应用的精氨酸血红素(Normosang, Orphan Europe,巴黎,法国)为高铁血红素和精氨酸的稳定制剂[235,236]。羟高铁血红素、精氨酸血红素等高铁血红素制剂注入人体后,与循环中血红素结合蛋白和白蛋白结合,后被肝细胞摄取,随之进入和重建血红素调节池,抑制肝脏 ALAS1 合成,显著降低卟啉前体排泄。急性发作期标准治疗方案为 3~4mg/(kg·d),连续 4 天;如在此期间没有观察到疗效,可延长用药时间。妊娠期间亦可安全应用此药[235,236,243a]。

高铁血红素药品说明书建议用注射用水稀释,但随后发现高铁血红素稀释于注射用水后可立即出现降解,降解产物经常引发注射部位静脉炎,反复注射可致静脉堵塞;此外,降解产物具短暂抗凝作用[236a]。目前推荐用 25% 人白蛋白溶液稳定高铁血红素,可有效防止上述不良反应的发生[238,239]。其他少见的副

作用包括发热、疼痛、不适、溶血、过敏和循环衰竭[240,241]。曾有一例用药过量患者出现可逆性急性肾小管损伤[242]。

目前仍缺乏对照研究比较葡萄糖和高铁血红素作为初始治疗的疗效,仅有一项随机、双盲、安慰剂对照实验研究精氨酸血红素治疗卟啉病急性发作,但说服力不够(仅 12 例患者)。虽然高铁血红素治疗推迟了 2 天才应用,但观察到尿液 PBG 仍显著降低,临床症状呈明显缓解趋势[243]。相反,另一项更大的非对照研究入组 22 例患者,共计 51 次急性发作,在 37 次(73%)急性发作中,精氨酸血红素治疗在 24 小时内开始,所有患者均获疗效,90% 患者住院时间少于 7 天[235]。因此,基于该研究及其他众多非对照研究,目前推荐卟啉病急性发作时宜尽快静注高铁血红素,而无需试用静注葡萄糖作为初始治疗[235,243a]。当有严重神经损害时高铁血红素反应可延迟或仅部分疗效。亚急性及慢性症状对高铁血红素不太可能产生反应。

肝移植　几例反复发作致残的 AIP 患者肝移植疗效显著[190]。肝移植可作为病情严重患者的一个治疗选择。

其他治疗　基于少数患者的非对照观察结果,推荐西咪替丁用于治疗急性卟啉病[244,245]。西咪替丁可抑制肝脏 CYPs,可预防被这些酶活化的试剂如烯丙基异丙基乙酰胺等诱导的实验性卟啉病[246]。但这些机制与人遗传性卟啉病并无直接关联。因此,不推荐西咪替丁作为高铁血红素的替代药物。

急性发作的预防　必须避免各种诱因,特别是反复发作者。咨询营养师有助于制订合理均衡的饮食结构,避免饮食失当,并注意提高膳食中碳水化合物比例(占总热量的 60%~70%)。尚无证据表明进一步增加碳水化合物的摄入可进一步预防发作。如果有铁缺乏,应该予以纠正。肥胖患者希望减肥者应该循序渐进且待病情稳定时进行。

促性腺激素释放激素类似物可预防月经周期中黄体期内的反复发作[247,248],但对与月经周期不完全相关的发作患者疗效欠佳。如果治疗数月后获疗效,可给予小剂量雌二醇,最好是经皮下给药,或加用二磷酸盐化合物预防骨质丢失及其他副作用,或改为小剂量口服避孕药。每周 1 次或者 2 次高铁血红素可预防部分患者频繁、非周期性发作[249]。

长期监测　急性卟啉病患者有发生肾功能损害及肝细胞癌的风险。应该监测肾功能,控制高血压,避免应用肾毒性药物。目前建议,年龄超过 50 岁的急性卟啉病患者,特别是 ALA 及 PBG 持续升高者,每年至少进行一次超声或其他影像学检查以检测早期肝细胞癌[243a]。

遗传性粪卟啉病和混合性卟啉病

定义

遗传性粪卟啉病(HCP)和混合性卟啉病(VP)为两种密切相关性肝卟啉病,由粪卟啉原氧化酶(CPO)和原卟啉原氧化酶(PPO)缺乏所致,这两种酶分别为血色素生物合成途径中第 6 种、第 7 种酶。这些患者就诊时出现脑脊髓与交感神经系统症状,类似于 AIP;或伴有与 PCT 相同的疱性皮肤损害。VP 皮肤表现较之 HCP 更为常见。上述两种酶缺陷均呈常染色体显性遗传,外显率各异(表 58-1 和图 58-1)。就像在 AIP,大部分遗传了该特征的个体并不表现症状。在大部分国家,这两种病的发病率低于 AIP,严重程度一般亦不及 AIP。丹麦 HCP 发病率估计为 2/100 万人口[250],芬兰报道的 VP 发病率为 1.3/100 000

人口[251]。

由于首建效应，VP 在南非的荷兰后裔白人中尤其多见，且几乎所有病例都有同一 PPO 突变（R59W）。南非 VP 发生率估计为 3/1000[252]。HCP 和 VP 纯合子极其罕见，早期即出现严重的神经损害，伴严重光敏[253]，但无急性发作。

病理生理

如同其他卟啉病，HCP 和 VP 在分子水平呈现异质性。在 HCP 至少已经发现 43 种 CPO 突变，其中大部分为错义突变[254]；在 VP 发现 130 种 PPO 突变（表 58-1）。临床表现各异，神经系统症状诱发因素与 AIP 相同。

在 CPO 催化下，粪卟啉原Ⅲ经两步脱羧反应转化为原卟啉原Ⅸ，期间形成中间产物副卟啉原，一种三羧酸卟啉原。两步脱羧反应均由同一个活化位点催化完成，绝大部分副卟啉原要在进一步脱羧形成原卟啉原Ⅸ之后才被释放。然而，一种称为副卟啉病的 HCP 变异型，是由于 CPO 突变使副卟啉原于酶未脱羧前提前释放[255]。

临床特征

脑脊髓交感神经系统症状与其他急性卟啉病相同。虽然 HCP 和 VP 严重程度通常不及 AIP，但其发作时亦可危及生命。VP 疱性皮肤损害较之 HCP 更为常见。发作诱因与 AIP 相同，包括药物、激素和饮食因素等。口服避孕药可加重 VP 皮肤表现。类似于 AIP，慢性高血压、肾损害和肝细胞癌风险亦升高。

诊断

急性发作期尿液 PBG 升高，通常也是这些急性卟啉病的诊断基础。但其 PBG 升高幅度较之 AIP 为低，持续时间更短。尿液及粪中粪卟啉Ⅲ水平显著增高，而在 AIP 中，粪便卟啉正常或仅轻度升高。在 HCP 中，粪中卟啉几乎均为粪卟啉Ⅲ，而在 VP 中，粪卟啉Ⅲ和原卟啉增高程度大致相当。粪中粪卟啉Ⅲ∶Ⅰ比率为诊断 HCP 的敏感指标，甚至于 HCP 的无症状期有诊断价值[256]。VP 血浆卟啉浓度常升高，而 HCP 很少有升高者，除非有皮肤表现，AIP 患者正常或只有轻度升高。pH 值中性条件下观察到血浆卟啉荧光峰值为诊断 VP 极具特异性标志，被认为是代表与血浆蛋白共价结合的原卟啉[257]。VP 荧光峰值大约在 626nm 处，EPP 约在 634nm，其他卟啉病约在 620nm。这种荧光检测法对发现无症状 VP 比检测粪卟啉含量更有效[257]，也有助于快速区分 VP 和 PCT。HCP 和 VP 中的红细胞 PBG 脱氨酶活性正常，而在 AIP 常缺乏。CPO 和 PPO 检测法尚未普及。一旦找到累及家系的突变，DNA 分析鉴定无症状携带者最可靠。

副卟啉病是 HCP 的变异型，源于 CPO 结构变异的纯合子缺陷，导致副卟啉原提前从酶上释放。该变异型可通过尿液和粪中卟啉以副卟啉为主得以鉴定。新生儿溶血性贫血为该病特征性表现[258]。在 HCP 和 VP 纯合子中，卟啉前体及卟啉水平增高更严重，红细胞内锌原卟啉亦显著增加。

治疗

识别和避免诱因至关重要。急性发作治疗同 AIP。目前尚缺乏满意手段治疗其光毒性。虽然 HCP 及 VP 疱性皮损表现与 PCT 相似，但放血疗法、小剂量氯喹和羟氯喹均无效。因而

避免日光照射以及穿戴防护服最为重要。年龄超过 50 岁患者，特别是卟啉前体或卟啉持续升高者，建议每年行影像学筛查肝细胞癌。

迟发性皮肤型卟啉病和肝性红细胞生成型卟啉病

定义

PCT 为肝脏 UROD 活性缺乏所致。临床表现为中年或者晚年发病，双手背侧和其他暴露部位皮肤出现慢性疱样皮肤病变。这一铁相关性疾病是最常见的卟啉病类型，也是最易治疗的一类（表 58-1 和图 58-1）。由于在诸多易感因子参与下可产生 UROD 抑制物，酶缺乏特异性发生于肝脏。根据是否存在杂合子 UROD 突变以及其他未知遗传因素，该病共分为 3 型。家族性 PCT（2 型）患者为 UROD 突变杂合子，为常染色体显性遗传特征，外显率低。HEP 为家族性 PCT（2 型）纯合子（或复合杂合子），常于儿童时期起病，临床表现与 CEP 相似。罕见情况下，肝细胞癌可分泌卟啉，类似 PCT；然而，这些病例没有酶缺陷[259]。

PCT 需与其他存在相似疱性皮肤病变的卟啉病及假性卟啉病（亦称为假性 PCT）相鉴别。目前对假性 PCT 知之甚少，其病变特征与 PCT 极相似，但血浆卟啉升高不明显。潜在的致光敏药物，如非甾体类抗炎药，有时可诱发该病。

病理生理

UROD 先后催化尿卟啉原（含有 8 个羧基侧链）脱羧生成粪卟啉原（含 4 个羧基）。当肝脏 UROD 严重受抑后，该反应底物、中间产物及终末产物以氧化卟啉的形式累积于肝脏（主要为尿卟啉和七羧基卟啉），后出现于血浆和尿液。皮肤中卟啉经长波紫外线激活并生成活性氧，导致光敏损害。

所有 PCT 患者肝脏 UROD 活性均降至正常 20% 以下。1 型、2 型和 3 型 PCT 并无本质性差异，临床上亦难以相互区分。1 型，或"散发性"PCT 无家族史，亦无 UROD 突变。约 80% PCT 属 1 型。2 型，或"家族性"PCT 约占 20%，为 UROD 突变杂合子；但因该特征外显率低，家族中其他成员通常不发病。3 型家系罕见，常有多位家族成员患 PCT，但无 UROD 突变；推测家系成员有其他的遗传或环境易感因素。

虽然肝脏 UROD 活性必须降至大约正常 20% 以下时 PCT 方出现临床表现，当通过免疫化学方法检测酶蛋白的含量时，仍维持在其遗传学决定的水平上，在 2 型 PCT 约为正常人 50%[260]。UROD 等位基因突变杂合子小鼠对刺激卟啉生成的物质较之野生型鼠敏感得多[261]。在有卟啉病表型的杂合子小鼠，肝脏 UROD 蛋白为正常的一半，但其酶催化活性仅为正常的 20%，提示存在肝脏 UROD 抑制物[261]。

虽然铁不直接抑制 UROD 活性，但已有充分证据显示 PCT 为一铁相关性疾病，许多患者均有肝铁质沉着。这可解释为什么导致肠道铁吸收增加的 HFE（血色病基因）突变会诱导出现 PCT（参见第 42 章）。遗传了 UROD 突变的个体出生后酶活性约为正常人 50%，UROD 抑制物作用下其酶活性更易降至正常水平 20% 以下。目前铁与其他已知或者可疑的易感因素如饮酒、吸烟、雌激素、丙型肝炎、HIV、肝脂肪变性以及其他的可疑因素促进 PCT 发作的机制知之甚少，但这些因素可能部分通过增高肝细胞氧化应激起作用。在一些患者中，抗坏血酸[261a]以及

其他抗氧化物质[263]缺乏可能也起作用。吸烟可通过诱导肝脏CYPs起作用，包括CYP1A2；CYP1A2在诱发啮齿动物模型尿卟啉症中起必不可少的作用，并可产生一种UROD抑制物，已经明确该抑制物为甲烯基尿卟啉原。该物质为尿卟啉原部分氧化的产物[264,265]，存在于UROD突变杂合子和HFE突变（C282Y）纯合子小鼠肝脏，这些小鼠可自发出现尿卟啉症[62]。在PCT中，使肝脏UROD活性降低的其他可能机制，如UROD活性位点氨基酸残基的氧化损伤，并未得到认可，但亦未能排除[266]。

在2型PCT及HEP已经发现至少70种不同UROD基因突变（表58-1）。UROD酶活性及免疫反应性在出生后所有组织均下降至正常50%左右。绝大部分为错义突变，每一突变仅见于单一或少数几个家系。完全丧失酶活性的UROD突变纯合子出生后早期死亡。所以，在HEP患者，至少其中一个突变UROD等位基因必须至少保留部分催化活性。对UROD晶体结构的了解，可对特定突变进行定位并预测其对酶结构和功能的影响。在真核细胞的表达研究提示某些突变可以组织特异性方式影响酶蛋白的稳定性[267]。

临床表现的发病机制

PCT的一个显著特征为大量卟啉蓄积于肝脏。因此，在长波紫外线照射下新鲜肝组织显示出强烈的红色荧光。显微镜下可见溶酶体中双折射、针尖样包涵体，以及线粒体中亚晶状包涵体。常见可染铁增加。其他非特异性肝脏发现可能部分为该病本身所致，然而也很难区分其他相关因素的影响，如酒精、丙型肝炎等。肝脏组织病理学改变包括肝细胞坏死、炎症、铁增多及脂肪增高。几乎所有患者均存在轻度肝功能试验异常，特别是血清转氨酶和γ-谷氨酰基转移酶，但肝硬化少见。本病患者肝细胞癌风险增高，特别是病程长、肝硬化或有其他危险因素如丙型肝炎或酒精性肝病等的患者[268~270]。

过量的卟啉自肝脏经血浆转移。皮肤病理组织改变包括表皮下起疱、PAS染色阳性物质沉积于血管周围以及纤细状纤维物质沉积于真皮上层和真皮表皮交界处。IgG、其他免疫球蛋白和补体沉积于真皮血管周围和真皮表皮交界处。基底膜透明板开裂导致形成含液体大疱[271]。上述病理改变亦见于其他皮肤卟啉病和假性卟啉病，对PCT没有诊断意义。在PCT患者还观察到体内及体外照射均可激活血清补体系统[272]，这被认为是由于产生活性氧所致。

易感因素　PCT是一种高度异质性疾病，各个患者可能受多种易感因素影响[273]。因为UROD突变杂合子仅为一种易感因素，其本身不足以使肝脏酶活性下降到致病的程度，所以，在家族性以及散发型PCT中，多种因素都有重要作用。下面将要讨论的环境、感染和遗传因素都是已知的或可疑的起重要作用的因素，但这些因素都不一定总是出现。这些因素的出现频率表明PCT患者以及健康个体在地理分布上存在相当大的变异。

乙醇　长期以来，一直认为PCT与过量饮酒相关。乙醇及其代谢产物可诱导ALAS1和CYP2E1，生成活性氧，导致氧化损害，引起线粒体损伤、消耗还原型谷胱甘肽和其他抗氧化物质，促进内毒素生成、激活库普弗细胞、减少铁调节激素铁调素[274]及促进铁吸收。

吸烟和细胞色素P450酶　吸烟作为PCT危险因素的研究较少，在PCT中常与饮酒并存[273]。吸烟可增加肝细胞的氧化

应激，诱导CYP1A2，后者于啮齿动物模型尿卟啉病发病中起关键作用。PCT患者肝脏CYP水平升高，但目前尚不清楚何种CYP在人类PCT的发病机制中发挥重要作用。一项对咖啡因代谢的研究发现，即使分别分析吸烟者和非吸烟者，也没有找到PCT患者体内CYP1A2活性增高的证据[275]。然而，却发现一个更易诱导的CYP1A2多态性在PCT患者比正常人更多见[276]。

雌激素　女性PCT患者常有雌激素服用史[273,277,278]，既往部分前列腺癌男性患者服用雌激素后发生本病[277]。服用雌激素的雌兔或男性较之未服用者更易发生化学诱导性尿卟啉病[279]。体内实验研究发现雌激素可产生活性氧，但确切机制未明[266]。

丙型肝炎　据报道不同国家PCT患者丙型肝炎发病率为21%~92%不等，远高于健康人群，也显示其分布的地理差异性相当大。丙型肝炎与脂肪过多、一定量的铁蓄积、线粒体功能异常及肝细胞氧化应激相关，可促进PCT的发病。在丙型肝炎中，铁调素（hepcidin）失调可促进铁蓄积[280]。

人类免疫缺陷病毒　与HIV相关的PCT的不如HCV相关的常见[281]。偶见HIV感染最初表现为PCT，其机制未明。

铁和HFE突变　绝大多数PCT患者存在轻到中度铁负荷过载，而铁缺乏具有保护作用。铁的重要性也在实验动物模型得到证实，如服用六氯苯和其他卤化多聚芳香烃的啮齿动物[266]。敲除一个UROD等位基因［UROD（+/-）］和两个HFE等位基因［FHE（-/-）］的小鼠无需给予外源性化学物质也发生尿卟啉病[261]。HFE基因C282Y突变为白种人发生血色病的主要原因，在散发性和家族性PCT中发生率均增加，约10%~20%PCT患者为C282Y纯合子（参见第43章）[282]。南部欧洲C282Y发生率较低，而H63D突变引起的PCT更常见[283]。铁负荷过载可提供UROD抑制物生成所需要的氧化环境，使UROD活性受抑制。在血色病患者中，肝铁调素表达下降，而与铁负荷过载水平相当的非PCT患者相比，PCT患者的铁调素表达也下降，提示该肽的表达下降在PCT患者肝脏铁质沉着中发挥重要作用[274]。

抗氧化剂　在部分PCT患者观察到血浆抗坏血酸和类胡萝卜素水平大幅降低[263]。啮齿类动物抗坏血酸缺乏使发生尿卟啉病的易感性增高，除服用大量铁剂的动物外，抗坏血酸亦可减少尿卟啉蓄积[262]。

20世纪50年代，土耳其东部食物短缺，人们食用抗真菌药六氯苯处理过的小麦种子后导致PCT大规模暴发[11]。接触其他化学物质如四氧二苯二氧杂环己二烯（TCDD，二英）亦曾引发PCT小规模暴发和个别病例发病[284]。后来发现这些化学物质可引起肝脏UROD缺乏，以及与试验动物PCT相似的生化特征，随后大量研究进一步增加了人们对此类获得性酶缺乏的了解[266,285]。目前临床实践中很少见到接触这些化学物质的PCT患者。

临床特征

患者常于40~60岁期间发病，男性较多见。家族性PCT（2型）或C282Y/C282Y HFE基因型患者发病年龄可更早[286]。充满液体的小囊泡最常见于患者双手背侧（图58-7A）。皮肤脆性增加，轻微受伤后即可出现水疱。前臂、面部、双耳、颈部、腿部和足部亦可出现皮肤病变。大疱常破裂、结痂，愈合缓慢，易感染。小囊泡形成之前或之后可出现粟粒疹。女性患者面

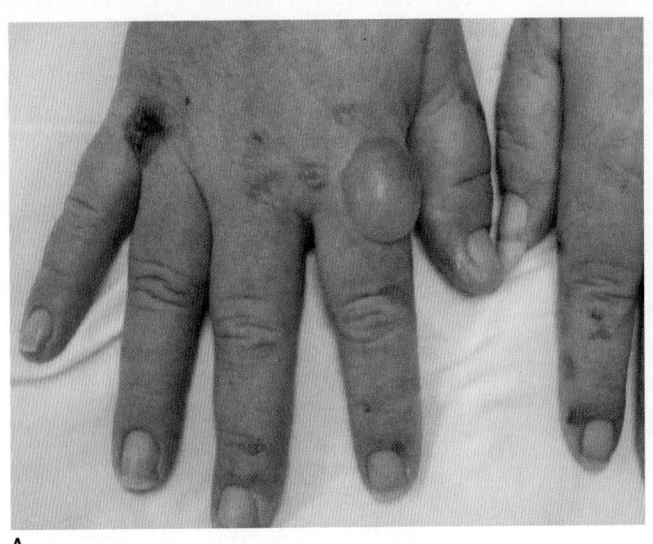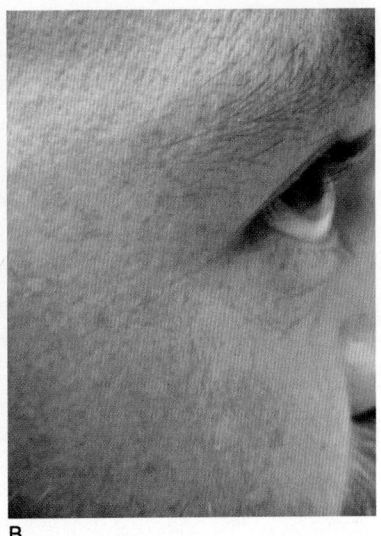

图 58-7 迟发性皮肤型卟啉病皮肤表现包括大疱,常见于双手和手指背侧,破溃并结痂(A);颜面多毛症,面颊上部最明显(B)

部特别容易发生多毛症和色素沉着过多(图 58-7B)。受累部位皮肤极度变厚被称为假性硬皮病,与系统性硬皮病相似。

VP 及 HCP 患者大疱性皮肤损害与 PCT 相同。CEP 及 HEP 患者皮肤损害亦类似于 PCT,但常严重得多且可致残。PCT 患者常出现轻到中度红细胞增多,原因不明。吸烟所致的慢性肺疾病可能为其原因之一。

加重急性病的药物在 PCT 中只偶尔报道有作用[287]。PCT 可与其他易引起铁负荷过载的疾病一并出现,如骨髓纤维化[288,289]、终末期肾病[290]、糖尿病[270]、皮肤和系统性红斑狼疮。与终末期肾病同时发生的 PCT 通常更为严重,有时出现严重肢体残缺。这些患者尿液没有卟啉排泄,导致血浆卟啉浓度比一般 PCT 患者高得多,且这些卟啉很难透析[290]。该病偶见于孕妇,可能与雌激素作用有关。

HEP 临床表现常与 CEP 相似,婴儿或儿童时期出现大疱性皮肤损害、多毛症、瘢痕形成和红色尿液。有时硬皮病样皮肤损害显著。该病过量卟啉主要来自肝脏。也报道过少数轻症病例[291]。

诊断

通过发现尿液或血浆中卟啉显著增高,且主要以高度羧基化卟啉(尿卟啉和 7-羧基、6-羧基和 5-羧基卟啉)增高为主,可确立 PCT 诊断,粪卟啉亦增高。PBG 水平正常,尿液 ALA 正常或轻度增高。粪中卟啉组成复杂,包括 7-羧基卟啉和异粪卟啉。后者在 UROD 缺乏时过量生成,因为 5-羧基卟啉原为 CPO 底物,UROD 缺乏致脱氢异粪卟啉原形成,后者经胆汁排泄,通过肠道细菌的氧化作用下形成异粪卟啉[292]。

检测血浆卟啉水平以及中性 pH 值条件下荧光发射峰值对筛查伴大疱性皮肤病变的患者特别有用。在峰值 620nm 处荧光显著增强最常是由于 PCT 引起,并可排除 VP 及假性卟啉病,这是临床上与 PCT 类似的最常见的两种情况[292a]。血浆卟啉水平检测对诊断合并晚期肾病的 PCT 患者是必不可少的;肾衰患者的参考值范围较正常人高[293]。

在 CEP 及 HEP 中,红细胞卟啉显著增高,但在 PCT 中正常或仅轻度增高。个别有大疱性损害的 HCP 患者尿和粪中(尤其是粪中)以粪卟啉Ⅲ增高为主。红细胞 UROD 活性为正常一半,或更好的方法是通过 DNA 分析鉴定 UROD 突变可确立家族性 PCT(2 型)的诊断。HEP 患者红细胞 UROD 活性约为正常的 5% ~ 30%,DNA 分析可发现 UROD 突变分别遗传自双亲。

HEP 的生化特点与 PCT 类似,主要蓄积和分泌高度羧基化卟啉和异粪卟啉。然而与 PCT 不同之处在于 HEP 患者红细胞锌原卟啉显著增高。至少一个基因型与 5-羧基卟啉大量分泌相关[291]。

治疗

散发性和家族性 PCT 均对特异性治疗反应极好,因此应该在诊断明确后开始治疗。有时在 PCT 经血浆卟啉筛查证实,且排除 VP 及假性卟啉病(参见上述"诊断")后也可考虑开始治疗。应详细询问和测试患者已知的所有易感因素,包括饮酒、吸烟、雌激素、丙型肝炎、HIV、HFE 突变和遗传性 UROD 缺乏(红细胞 UROD 活性或更有价值的 UROD 突变),因为出现这些易感因素影响治疗。治疗前应该检测血清铁蛋白。建议患者戒酒、戒烟及停止服用雌激素。确保摄入足够的抗坏血酸和其他营养素,但该维生素不宜作为主要治疗措施。

去除一个或多个易感因素后病情即可改善,但如不进行放血疗法或小剂量服用羟氯喹则疗效不确定或缓慢[294]。在大多数诊疗中心,反复放血是优选疗法。在 1961 年由 Ippen 率先提出的这一疗法的依据是为减轻患者常见的轻到中度增高的血红蛋白,刺激红细胞生成,同时促使过量的血色素代谢中间产物分流进入血红蛋白合成[295]。然而,PCT 患者体内蓄积的氧化卟啉不能重返血色素生物合成途径转化为血红素。现在已经弄清楚放血疗法是通过减少体内贮存铁和肝铁含量而发挥作用。铁螯合剂如去铁胺的祛铁治疗效果不及放血疗法,但在有放血禁忌证的患者可试用[296]。

一般每 2 周放血一次,每次放血约 450ml。在一组研究中,平均需 5.4 次放血可获缓解,但合并血色病及血清铁蛋白水平显著升高患者需要更多放血次数才能获得缓解。应随访检测血红蛋白或血细胞比容作为安全目标,以防止症状性贫血。通常血红蛋白不应该低于 100~110g/L,但需参考患者血红蛋白的基线水平、年龄和一般临床状况。治疗目标是控制血清铁蛋白于 15ng/ml 左右,该水平接近正常值下限,与组织缺铁相关,但一般不致贫血。过量祛铁可致贫血而无益。亦可根据血浆(或血清)卟啉水平指导治疗,较反复检测尿液卟啉更方便,其下降较血清铁蛋白慢。经过数周放血治疗后,血浆卟啉水平自治疗初期的 100~250μg/L 降至低于正常值上限(约 10μg/L)[297]。治疗结束后新发皮损常减少,但在血浆卟啉降至正常后仍可出现一些新发皮肤损害。严重硬皮病样改变和肝功能异常亦可获改善。

获得缓解后一般无需继续放血治疗。然而,也可出现复发,特别是又恢复酗酒者,可再次给予一个疗程的放血治疗。对 C282Y/C282Y 或 C282Y/H63DHFE 基因型患者,应按照血色病治疗原则处理。复发 PCT 患者得益于继续放血治疗以维持血浆铁蛋白水平低于约 50ng/ml,然而这方面已发表的经验不多。建议监测卟啉水平,如果卟啉水平开始上升,即可及时恢复放血治疗。宜反复进行肝影像学检查和 α-甲胎蛋白测定以筛查肝细胞癌。缓解后,如有必要,可恢复经皮给予女性患者雌激素,其诱导 PCT 复发风险小[275]。

如果铁负荷不是很严重,且存在放血禁忌证或耐受不良,应用小剂量羟氯喹或氯喹治疗也有效[266,298~303]。然而,一些诊疗中心也将其作为 PCT 优选治疗措施,因其服药方便且费用较低廉。这些 4-氨基喹啉类抗疟药似乎并不清除肝脏铁蓄积,其治疗 PCT 疗效的机制尚未完全明了。这些药物的完全治疗剂量可加重 PCT 光过敏,诱发发热、不适及恶心,尿液和血浆卟啉水平显著增加,血清转氨酶和其他肝功能指标升高,血清铁蛋白水平升高。这一反应甚至可促使原先未被识别的 PCT 出现临床症状[304]。尽管出现上述 PCT 独特的副作用后可获得完全缓解[305],但至少在血浆或尿液卟啉达到正常之前,应给予小剂量治疗方案(羟氯喹 100mg 或氯喹 125mg——一粒标准药丸的一半,每周 2 次)以避免这些副作用的发生[298,301,302]。然而,有些患者可能反应不佳,后来需增加剂量或行放血治疗[305]。有很低的视网膜病患病风险[306],使用羟氯喹可能进一步降低该风险。最近的一项前瞻性研究发现,应用小剂量羟氯喹的生化缓解时间与放血治疗相当[307]。一项回顾性研究发现小剂量氯喹对 HFE 基因 C282Y 突变纯合子患者无效,提示肝脏铁负荷过量的程度可影响对该治疗的反应[308]。

这些 4-氨基喹啉类药对其他卟啉病无效,不能动员肝脏和其他组织中所有类型的卟啉[309]。氯喹可与多种卟啉形成复合物而促进动员肝脏卟啉[310,311],但这似乎不能解释其治疗 PCT 的疗效。有证据提示,肝脏铁动员可能至关重要[302,312,313],但治疗期间血清铁蛋白水平并无明显改变。最有可能的是这些药物可与过量卟啉共定位于线粒体和其他胞内细胞器中,通过细胞一过性损伤过程促卟啉释放。

合并丙型肝炎感染的患者经丙型肝炎治疗后,PCT 亦可改善。但对于大多数病例而言,有几个理由应先治疗 PCT 而后治疗丙型肝炎。首先,PCT 临床症状更为明显,其治疗更快更有效。其次,有证据表明,铁负荷降低后治疗丙型肝炎更有效。最后,干扰素和利巴韦林通常引起贫血,导致无法进行放血治疗 PCT。在应用利巴韦林和干扰素治疗期间可选择羟氯喹,但

即使小剂量使用羟氯喹,如果肝功能试验一开始便恶化,也应该引起重视。PCT 缓解后,为避免在丙型肝炎治疗期间 PCT 复发,可考虑继续给予小剂量羟氯喹,但这一疗法尚缺乏临床实践经验。有报道 PCT 患者常对丙型肝炎治疗措施耐药[314,315],相反,亦有治疗成功的报道,需前瞻性研究予以明确。由于这些情况,需要研究更新和更有效的治疗丙型肝炎的药物。

合并终末期肾病的 PCT 治疗更困难,通常因为贫血不能进行放血治疗。促红细胞生成素可纠正贫血、动员铁,在很多情况下可支持放血治疗[290,316,317]。高通量血液透析可去除血浆中卟啉而产生一定疗效[318]。PCT 并非肾移植禁忌证,肾移植后有可能获得缓解,部分原因是恢复了内源性促红细胞生成素的生成[319]。终末期肾病患者血浆卟啉水平常特别高,手术前应予以充分评估,因为存在手术室灯光照射灼伤患者皮肤和腹膜的风险。

如同在 CEP,HEP 的处理强调避免日光照射。在一例红系造血异常相关的重症病例,口服活性炭有效[98]。放血疗法对 HEP 患者疗效甚微或无效。来自本病患者的细胞株经反转录病毒介导的基因转移可纠正其卟啉病,提示基因治疗将来有望应用于该病[320]。

翻译:蒋亦彬　互审:肖志坚　校对:李云、陈苏宁

参考文献

1. Moore MR, McColl KE: *Disorders of Porphyrin Metabolism*. Plenum, New York, 1987.
2. Schultz J: *Ein fall von pemphigus, kompliziert durch lepra visceralis*, in *Medicine*. Greifswald University, Greifswald, Germany, 1874.
3. Anderson TM: Hydroa aestivale in two brothers, complicated with the presence of haematoporphyrin in the urine. *Br J Dermatol* 10:1, 1898.
4. Harris DF: Haematoporphyrinuria and its relations to the source of urobilin. *J Anat Physiol* 31:383, 1897.
5. Stokvis BJ: Over Twee Zeldsame Kleuerstoffen in Urine van Zicken. *Ned Tijdschr Geneeskd* 13:409, 1889.
6. Günther H: Die haematoporphyrie. *Deutsche Archiv für Klinische Medizin* 105:89, 1911.
7. Garrod AE: *Inborn Errors of Metabolism*. Hodder & Stoughton, London, 1923.
8. Waldenström J, Vahlquist BC: Studien uber die entstehung der roten harnpigmente (uroporphyrin und porphobilin) bein der akuten porphyrie aus iher farblosen vorstufe (porphobilinogen). *Hoppe Seylers Z Physiol Chem* 260:189, 1939.
9. Schmid R, Schwartz S, Watson CJ: Porphyrin content of bone marrow and liver in the various forms of porphyria. *Arch Intern Med* 93:167, 1954.
10. Cam C, Nigogosyan G: Acquired toxic porphyria cutanea tarda due to hexachlorobenzene. *JAMA* 183(2):90, 1963.
11. Schmid R: Cutaneous porphyria in Turkey. *N Engl J Med* 263:397, 1960.
12. Ockner RK, Schmid R: Acquired porphyria in man and rat due to hexachlorobenzene intoxication. *Nature* 189:499, 1961.
13. Schmid R: Acquired porphyria. *JAMA* 183:133, 1963.
14. Strand LJ, Felsher BF, Redeker AG, et al: Heme biosynthesis in intermittent acute porphyria: Decreased hepatic conversion of porphobilinogen to porphyrins and increased delta-aminolevulinic acid synthetase activity. *Proc Natl Acad Sci U S A* 67:1315, 1970.
15. Bonkowsky HL, Tschudy DP, Collins A, et al: Repression of the overproduction of porphyrin precursors in acute intermittent porphyria by intravenous infusions of hematin. *Proc Natl Acad Sci U S A* 68(11):2725, 1971.
16. Granick S, Sassa S: δ-Aminolevulinic acid synthase and the control of heme and chlorophyll synthesis, in *Metabolic Regulation*, edited by Vogel HJ, p 77. Academic Press, New York, 1971.
17. Sassa S, Kappas A: Genetic, metabolic and biochemical aspects of the porphyrias, in *Advances in Human Genetics*, edited by Harris H, Hirschhorn K, p 121. Plenum Publications, New York, 1981.
18. McKay R, Druyan R, Getz GS, et al: Intramitochondrial localization of delta-aminolaevulate synthetase and ferrochelatase in rat liver. *Biochem J* 114(3):455, 1969.
19. Riddle RD, Yamamoto M, Engel JD: Expression of delta-aminolevulinate synthase in avian cells: Separate genes encode erythroid-specific and nonspecific isozymes. *Proc Natl Acad Sci U S A* 86(3):792, 1989.
20. Tsai SF, Bishop DF, Desnick RJ: Human uroporphyrinogen III synthase: Molecular cloning, nucleotide sequence, and expression of a full-length cDNA. *Proc Natl Acad Sci U S A* 85(19):7049, 1988.
21. Bishop DF: Two different genes encode delta-aminolevulinate synthase in humans: Nucleotide sequences of cDNAs for the housekeeping and erythroid genes. *Nucleic Acids Res* 18(23):7187, 1990.
22. Cox TC, Bawden MJ, Martin A, et al: Human erythroid 5-aminolevulinate synthase: Promoter analysis and identification of an iron-responsive element in the mRNA. *EMBO J* 10(7):1891, 1991.

23. Aziz N, Munro HN: Iron regulates ferritin mRNA translation through a segment of its 5′ untranslated region. *Proc Natl Acad Sci U S A* 84(23):8478, 1987.

24. Lowry JA, Mackay JP: GATA-1: One protein, many partners. *Int J Biochem Cell Biol* 38(1):6, 2006.

25. Casey JL, Di Jeso B, Rao K, et al: The promoter region of the human transferrin receptor gene. *Ann N Y Acad Sci* 526:54, 1988.

26. Melefors O, Goossen B, Johansson HE, et al: Translational control of 5-aminolevulinate synthase mRNA by iron-responsive elements in erythroid cells. *J Biol Chem* 268(8):5974, 1993.

27. Podvinec M, Handschin C, Looser R, et al: Identification of the xenosensors regulating human 5-aminolevulinate synthase. *Proc Natl Acad Sci U S A* 101(24):9127, 2004.

28. Elferink CJ, Srivastava G, Maguire DJ, et al: A unique gene for 5-aminolevulinate synthase in chickens. Evidence for expression of an identical messenger RNA in hepatic and erythroid tissues. *J Biol Chem* 262(9):3988, 1987.

29. Kitchin KT: Regulation of rat hepatic delta-aminolevulinic acid synthetase and heme oxygenase activities: Evidence for control by heme and against mediation by prosthetic iron. *Int J Biochem* 15(4):479, 1983.

30. Handschin C, Lin J, Rhee J, et al: Nutritional regulation of hepatic heme biosynthesis and porphyria through PGC-1alpha. *Cell* 122(4):505, 2005.

31. Virbasius JV, Scarpulla RC: Activation of the human mitochondrial transcription factor A gene by nuclear respiratory factors: A potential regulatory link between nuclear and mitochondrial gene expression in organelle biogenesis. *Proc Natl Acad Sci U S A* 91(4):1309, 1994.

32. Scassa ME, Guberman AS, Ceruti JM, et al: Hepatic nuclear factor 3 and nuclear factor 1 regulate 5-aminolevulinate synthase gene expression and are involved in insulin repression. *J Biol Chem* 279(27):28082, 2004.

33. Dandekar T, Stripecke R, Gray NK, et al: Identification of a novel iron-responsive element in murine and human erythroid delta-aminolevulinic acid synthase mRNA. *EMBO J* 10(7):1903, 1991.

34. Fujita H, Yamamoto M, Yamagami T, et al: Erythroleukemia differentiation. Distinctive responses of the erythroid-specific and the nonspecific delta-aminolevulinate synthase mRNA. *J Biol Chem* 266(26):17494, 1991.

35. Furuyama K, Sassa S: Interaction between succinyl CoA synthetase and the heme-biosynthetic enzyme ALAS-E is disrupted in sideroblastic anemia. *J Clin Invest* 105(6):757, 2000.

36. Furuyama K, Fujita H, Nagai T, et al: Pyridoxine refractory X-linked sideroblastic anemia caused by a point mutation in the erythroid 5-aminolevulinate synthase gene. *Blood* 90(2):822, 1997.

37. Whatley SD, Ducamp S, Gouya L, et al: C-terminal deletions in the ALAS2 gene lead to gain of function and cause X-linked dominant protoporphyria without anemia or iron overload. *Am J Hum Genet* 83(3):408, 2008.

38. Sassa S: Delta-aminolevulinic acid dehydratase assay. *Enzyme* 28(2–3):133, 1982.

39. Tsukamoto I, Yoshinaga T, Sano S: The role of zinc with special reference to the essential thiol groups in delta-aminolevulinic acid dehydratase of bovine liver. *Biochim Biophys Acta* 570(1):167, 1979.

40. Granick JL, Sassa S, Kappas A: Some biochemical and clinical aspects of lead intoxication, in *Advances in Clinical Chemistry*, edited by Bodansky O, Latner AL, p 287. Academic Press, New York, 1978.

41. Sassa S, Kappas A: Hereditary tyrosinemia and the heme biosynthetic pathway. Profound inhibition of delta-aminolevulinic acid dehydratase activity by succinylacetone. *J Clin Invest* 71(3):625, 1983.

42. Tschudy DP, Hess RA, Frykholm BC: Inhibition of delta-aminolevulinic acid dehydrase by 4,6-dioxoheptanoic acid. *J Biol Chem* 256(19):9915, 1981.

43. Lindblad B, Lindstedt S, Steen G: On the enzymic defects in hereditary tyrosinemia. *Proc Natl Acad Sci U S A* 74(10):4641, 1977.

44. Wetmur JG, Bishop DF, Cantelmo C, et al: Human delta-aminolevulinate dehydratase: Nucleotide sequence of a full-length cDNA clone. *Proc Natl Acad Sci U S A* 83(20):7703, 1986.

45. Potluri VR, Astrin KH, Wetmur JG, et al: Human delta-aminolevulinate dehydratase: Chromosomal localization to 9q34 by in situ hybridization. *Hum Genet* 76(3):236, 1987.

46. Erskine PT, Senior N, Awan S, et al: X-ray structure of 5-aminolaevulinate dehydratase, a hybrid aldolase. *Nat Struct Biol* 4(12):1025, 1997.

47. Bishop TR, Miller MW, Beall J, et al: Genetic regulation of delta-aminolevulinate dehydratase during erythropoiesis. *Nucleic Acids Res* 24(13):2511, 1996.

48. Wetmur JG, Kaya AH, Plewinska M, et al: Molecular characterization of the human delta-aminolevulinate dehydratase 2 (ALAD2) allele: Implications for molecular screening of individuals for genetic susceptibility to lead poisoning. *Am J Hum Genet* 49(4):757, 1991.

49. Inoue R, Akagi R: Co-synthesis of human delta-aminolevulinate dehydratase (ALAD) mutants with the wild-type enzyme in cell-free system-critical importance of conformation on enzyme activity. *J Clin Biochem Nutr* 43(3):143, 2008.

50. Jaffe EK, Stith L: ALAD porphyria is a conformational disease. *Am J Hum Genet* 80(2):329, 2007.

51. Battersby AR, Fookes CJ, Matcham GW, et al: Biosynthesis of the pigments of life: Formation of the macrocycle. *Nature* 285(5759):17, 1980.

52. Jordan PM: The biosynthesis of 5-aminolevulinic acid and its transformation into coproporphyrinogen in animals and bacteria, in *Biosynthesis of Heme and Chlorophylls*, edited by Dailey HA, p 55. McGraw-Hill, New York, 1990.

53. Awan SJ, Siligardi G, Shoolingin-Jordan PM, et al: Reconstitution of the holoenzyme form of *Escherichia coli* porphobilinogen deaminase from apoenzyme with porphobilinogen and preuroporphyrinogen: A study using circular dichroism spectroscopy. *Biochemistry* 36(30):9273, 1997.

54. Wang AL, Arredondo-Vega FX, Giampietro PF, et al: Regional gene assignment of human porphobilinogen deaminase and esterase A4 to chromosome 11q23 leads to 11qter. *Proc Natl Acad Sci U S A* 78(9):5734, 1981.

55. Chretien S, Dubart A, Beaupain D, et al: Alternative transcription and splicing of the human porphobilinogen deaminase gene result either in tissue-specific or in house-keeping expression. *Proc Natl Acad Sci U S A* 85(1):6, 1988.

56. Grandchamp B, De Verneuil H, Beaumont C, et al: Tissue specific expression of porphobilinogen deaminase. Two isoenzymes from a single gene. *Eur J Biochem* 162:105, 1987.

57. Raich N, Romeo PH, Dubart A, et al: Molecular cloning and complete primary sequence of human erythrocyte porphobilinogen deaminase. *Nucleic Acids Res* 14(15):5955, 1986.

58. Mignotte V, Eleouet JF, Raich N, et al: Cis- and trans-acting elements involved in the regulation of the erythroid promoter of the human porphobilinogen deaminase gene. *Proc Natl Acad Sci U S A* 86(17):6548, 1989.

59. Grandchamp B, Picat C, De Rooij FWM, et al: Molecular analysis of acute intermittent porphyria in a Finnish family with normal erythrocyte porphobilinogen deaminase. *Eur J Clin Invest* 19:415, 1989.

60. Mathews MA, Schubert HL, Whitby FG, et al: Crystal structure of human uroporphyrinogen III synthase. *EMBO J* 20(21):5832, 2001.

61. Schubert HL, Phillips JD, Heroux A, et al: Structure and mechanistic implications of a uroporphyrinogen III synthase-product complex. *Biochemistry* 47(33):8648, 2008.

62. Phillips JD, Bergonia HA, Reilly CA, et al: A porphomethene inhibitor of uroporphyrinogen decarboxylase causes porphyria cutanea tarda. *Proc Natl Acad Sci U S A* 104(12):5079, 2007.

63. Smith AG, Clothier B, Robinson S, et al: Interaction between iron metabolism and 2,3,7,8-tetrachlorodibenzo-p-dioxin in mice with variants of the Ahr gene: A hepatic oxidative mechanism. *Mol Pharmacol* 53(1):52, 1998.

64. Romana M, Dubart A, Beaupain D, et al: Structure of the gene for human uroporphyrinogen decarboxylase. *Nucleic Acids Res* 15(18):7343, 1987.

65. de Verneuil H, Grandchamp B, Foubert C, et al: Assignment of the gene for uroporphyrinogen decarboxylase to human chromosome 1 by somatic cell hybridization and specific enzyme immunoassay. *Hum Genet* 66(2–3):202, 1984.

66. Romeo PH, Raich N, Dubart A, et al: Molecular cloning and nucleotide sequence of a complete human uroporphyrinogen decarboxylase cDNA. *J Biol Chem* 261(21):9825, 1986.

67. Whitby FG, Phillips JD, Kushner JP, et al: Crystal structure of human uroporphyrinogen decarboxylase. *EMBO J* 17(9):2463, 1998.

68. Phillips JD, Whitby FG, Kushner JP, et al: Structural basis for tetrapyrrole coordination by uroporphyrinogen decarboxylase. *EMBO J* 22(23):6225, 2003.

69. Rhee HW, Zou P, Udeshi ND, et al: Proteomic mapping of mitochondria in living cells via spatially restricted enzymatic tagging. *Science* 339(6125):1328, 2013.

70. Cacheux V, Martasek P, Fougerousse F, et al: Localization of the human coproporphyrinogen oxidase gene to chromosome band 3q12. *Hum Genet* 94(5):557, 1994.

71. Kohno H, Furukawa T, Yoshinaga T, et al: Coproporphyrinogen oxidase. Purification, molecular cloning, and induction of mRNA during erythroid differentiation. *J Biol Chem* 268(28):21359, 1993.

72. Takahashi S, Furuyama K, Kobayashi A, et al: Cloning of a coproporphyrinogen oxidase promoter regulatory element binding protein. *Biochem Biophys Res Commun* 273(2):596, 2000.

73. Takahashi S, Taketani S, Akasaka JE, et al: Differential regulation of coproporphyrinogen oxidase gene between erythroid and nonerythroid cells. *Blood* 92(9):3436, 1998.

74. Conder LH, Woodard SI, Dailey HA: Multiple mechanisms for the regulation of haem synthesis during erythroid cell differentiation. Possible role for coproporphyrinogen oxidase. *Biochem J* 275(Pt 2):321, 1991.

75. Lamoril J, Deybach JC, Puy H, et al: Three novel mutations in the coproporphyrinogen oxidase gene. *Hum Mutat* 9(1):78, 1997.

76. Nishimura K, Taketani S, Inokuchi H: Cloning of a human cDNA for protoporphyrinogen oxidase by complementation in vivo of a hemG mutant of *Escherichia coli*. *J Biol Chem* 270(14):8076, 1995.

77. Taketani S, Inazawa J, Abe T, et al: The human protoporphyrinogen oxidase gene (PPOX): Organization and location to chromosome 1. *Genomics* 29(3):698, 1995.

78. Koch M, Breithaupt C, Kiefersauer R, et al: Crystal structure of protoporphyrinogen IX oxidase: A key enzyme in haem and chlorophyll biosynthesis. *EMBO J* 23(8):1720, 2004.

79. Morgan RR, Errington R, Elder GH: Identification of sequences required for the import of human protoporphyrinogen oxidase to mitochondria. *Biochem J* 377(Pt 2):281, 2004.

80. de Vooght KM, van Wijk R, van Solinge WW: GATA-1 binding sites in exon 1 direct erythroid-specific transcription of PPOX. *Gene* 409(1–2):83, 2008.

81. Porra RJ, Jones OT: Studies on ferrochelatase. 1. Assay and properties of ferrochelatase from a pig-liver mitochondrial extract. *Biochem J* 87:181, 1963.

82. Whitcombe DM, Carter NP, Albertson DG, et al: Assignment of the human ferrochelatase gene (FECH) and a locus for protoporphyria to chromosome 18q22. *Genomics* 11(4):1152, 1991.

83. Medlock A, Swartz L, Dailey TA, et al: Substrate interactions with human ferrochelatase. *Proc Natl Acad Sci U S A* 104(6):1789, 2007.

84. Medlock AE, Dailey TA, Ross TA, et al: A pi-helix switch selective for porphyrin deprotonation and product release in human ferrochelatase. *J Mol Biol* 373(4):1006, 2007.

85. Wada O, Sassa S, Takaku F, et al: Different responses of the hepatic and erythropoietic delta-aminolevulinic acid synthetase of mice. *Biochim Biophys Acta* 148(2):585, 1967.

86. Sassa S, Nagai T: The role of heme in gene expression. *Int J Hematol* 63(3):167, 1996.

87. Erwin A, Balwani M, Desnick RJ: *Congenital Erythropoietic Porphyria*. University of Washington, Seattle, 2013.

88. Sassa S, Akagi R, Nishitani C, et al: Late-onset porphyrias: What are they? *Cell Mol Biol (Noisy-le-grand)* 48(1):97, 2002.

89. Fritsch C, Bolsen K, Ruzicka T, et al: Congenital erythropoietic porphyria. *J Am Acad Dermatol* 36(4):594, 1997.

90. Günther H: in *Handbuch der Krankheiten des Blutes und der Blutbildenden Organe*, vol 2, edited by Schittenhelm A. Springer-Verlag, Berlin, 1925.

91. Desnick RJ, Glass IA, Xu W, et al: Molecular genetics of congenital erythropoietic porphyria. *Semin Liver Dis* 18(1):77, 1998.

92. Watson CJ, Perman V, Spurrell FA, et al: Some studies of the comparative biology of human and bovine porphyria erythropoietica. *Trans Assoc Am Physicians* 71:196, 1958.
93. Phillips JD, Steensma DP, Pulsipher MA, et al: Congenital erythropoietic porphyria due to a mutation in GATA1: The first trans-acting mutation causative for a human porphyria. *Blood* 109(6):2618, 2007.
94. Seip M, Thune PO, Eriksen L: Treatment of photosensitivity in congenital erythropoietic porphyria (CEP) with beta-carotene. *Acta Derm Venereol* 54(3):239, 1974.
95. Haining RG, Cowger ML, Labbe RF, et al: Congenital erythropoietic porphyria. II. The effects of induced polycythemia. *Blood* 36(3):297, 1970.
96. Piomelli S, Poh-Fitzpatrick MB, Seaman C, et al: Complete suppression of the symptoms of congenital erythropoietic porphyria by long-term treatment with high-level transfusions. *N Engl J Med* 314(16):1029, 1986.
97. Guarini L, Piomelli S, Poh-Fitzpatrick MB: Hydroxyurea in congenital erythropoietic porphyria [letter]. *N Engl J Med* 330:1091, 1994.
98. Pimstone NR, Gandhi SN, Mukerji SK: Therapeutic efficacy of oral charcoal in congenital erythropoietic porphyria. *N Engl J Med* 316(7):390, 1987.
99. Hallai N, Anstey A, Mendelsohn S, et al: Pregnancy in a patient with congenital erythropoietic porphyria. *N Engl J Med* 357(6):622, 2007.
100. Dupuis-Girod S, Akkari V, Ged C, et al: Successful match-unrelated donor bone marrow transplantation for congenital erythropoietic porphyria (Gunther disease). *Eur J Pediatr* 164(2):104, 2005.
101. Geronimi F, Richard E, Lamrissi-Garcia I, et al: Lentivirus-mediated gene transfer of uroporphyrinogen III synthase fully corrects the porphyric phenotype in human cells. *J Mol Med (Berl)* 81(5):310, 2003.
102. Kauppinen R, Glass IA, Aizencang G, et al: Congenital erythropoietic porphyria: Prolonged high-level expression and correction of the heme biosynthetic defect by retroviral-mediated gene transfer into porphyric and erythroid cells. *Mol Genet Metab* 65(1):10, 1998.
103. Holme SA, Anstey AV, Finlay AY, et al: Erythropoietic protoporphyria in the U.K.: Clinical features and effect on quality of life. *Br J Dermatol* 155(3):574, 2006.
104. Marko PB, Miljkovic J, Gorenjak M, et al: Erythropoietic protoporphyria patients in Slovenia. *Acta Dermatovenerol Alp Pannonica Adriat* 16(3):99, 104, 2007.
105. Parker M, Corrigall AV, Hift RJ, et al: Molecular characterization of erythropoietic protoporphyria in South Africa. *Br J Dermatol* 159(1):182, 2008.
106. Nakahashi Y, Fujita H, Taketani S, et al: The molecular defect of ferrochelatase in a patient with erythropoietic protoporphyria. *Proc Natl Acad Sci USA.* 89(1):281-285, 192.
107. Gouya L, Deybach JC, Lamoril J, et al: Modulation of the phenotype in dominant erythropoietic protoporphyria by a low expression of the normal ferrochelatase allele. *Am J Hum Genet* 58(2):292, 1996.
108. Gouya L, Puy H, Lamoril J, et al: Inheritance in erythropoietic protoporphyria: A common wild-type ferrochelatase allelic variant with low expression accounts for clinical manifestation. *Blood* 93(6):2105, 1999.
109. Gouya L, Puy H, Robreau AM, et al: The penetrance of dominant erythropoietic protoporphyria is modulated by expression of wildtype FECH. *Nat Genet* 30(1):27, 2002.
110. Gouya L, Martin-Schmitt C, Robreau AM, et al: Contribution of a common single-nucleotide polymorphism to the genetic predisposition for erythropoietic protoporphyria. *Am J Hum Genet* 78(1):2, 2006.
111. Holme SA, Whatley SD, Roberts AG, et al: Seasonal palmar keratoderma in erythropoietic protoporphyria indicates autosomal recessive inheritance. *J Invest Dermatol* 129(3):599, 2009.
112. Aplin C, Whatley SD, Thompson P, et al: Late-onset erythropoietic porphyria caused by a chromosome 18q deletion in erythroid cells. *J Invest Dermatol* 117(6):1647, 2001.
113. Shirota T, Yamamoto H, Hayashi S, et al: Myelodysplastic syndrome terminating in erythropoietic protoporphyria after 15 years of aplastic anemia. *Int J Hematol* 72(1):44, 2000.
114. Goodwin RG, Kell WJ, Laidler P, et al: Photosensitivity and acute liver injury in myeloproliferative disorder secondary to late-onset protoporphyria caused by deletion of a ferrochelatase gene in hematopoietic cells. *Blood* 107(1):60, 2006.
115. Bottomley SS, Tanaka M, Everett MA: Diminished erythroid ferrochelatase activity in protoporphyria. *J Lab Clin Med* 86(1):126, 1975.
116. Piomelli S, Lamola AA, Poh Fitzpatrick MF, et al: Erythropoietic protoporphyria and lead intoxication: The molecular basis for difference in cutaneous photosensitivity. I. Different rates of disappearance of protoporphyrin from the erythrocytes, both in vivo and in vitro. *J Clin Invest* 56(6):1519, 1975.
117. Sandberg S, Brun A, Hovding G, et al: Effect of zinc on protoporphyrin induced photohaemolysis. *Scand J Clin Lab Invest* 40(2):185, 1980.
118. Spikes JD: Porphyrins and related compounds as photodynamic sensitizers. *Ann N Y Acad Sci* 244:496, 1975.
119. Goldstein BD, Harber LC: Erythropoietic protoporphyria: Lipid peroxidation and red cell membrane damage associated with photohemolysis. *J Clin Invest* 51(4):892, 1972.
120. Lim HW, Poh-Fitzpatrick MB, Gigli I: Activation of the complement system in patients with porphyrias after irradiation in vivo. *J Clin Invest* 74(6):1961, 1984.
121. Ryan EA: Histochemistry of the skin in erythropoietic protoporphyria. *Br J Dermatol* 78(10):501, 1966.
122. Poh-Fitzpatrick MB. The erythropoietic porphyrias. *Dermatol Clin* 4(2):291, 1986.
123. Berenson MM, Kimura R, Samowitz W, et al: Protoporphyrin overload in unrestrained rats: Biochemical and histopathologic characterization of a new model of protoporphyric hepatopathy. *Int J Exp Pathol* 73(5):665, 1992.
124. Bloomer JR: The liver in protoporphyria. *Hepatology* 8(2):402, 1988.
125. Bloomer JR, Enriquez R: Evidence that hepatic crystalline deposits in a patient with protoporphyria are composed of protoporphyrin. *Gastroenterology* 82(3):569, 1982.
126. Bloomer J, Wang Y, Singhal A, et al: Molecular studies of liver disease in erythropoietic protoporphyria. *J Clin Gastroenterol* 39(4 Suppl 2):S167, 2005.
127. Mathews-Roth MM: Systemic photoprotection. *Dermatol Clin* 4(2):335, 1986.
128. De Leo VA, Poh-Fitzpatrick M, Mathews-Roth M, et al: Erythropoietic protoporphyria. 10 years experience. *Am J Med* 60:8, 1976.
129. Delaby C, Lyoumi S, Ducamp S, et al: Excessive erythrocyte ppix influences the hematologic status and iron metabolism in patients with dominant erythropoietic protoporphyria. *Cell Mol Biol (Noisy-le-grand)* 55(1):45, 2009.
130. Turnbull A, Baker H, Vernon-Roberts B, et al: Iron metabolism in porphyria cutanea tarda and in erythropoietic protoporphyria. *Q J Med* 42:341, 1973.
131. Holme SA, Worwood M, Anstey AV, et al: Erythropoiesis and iron metabolism in dominant erythropoietic protoporphyria. *Blood* 110(12):4108, 2007.
132. Rademakers LH, Koningsberger JC, Sorber CW, et al: Accumulation of iron in erythroblasts of patients with erythropoietic protoporphyria. *Eur J Clin Invest* 23(2):130, 1993.
133. Barman-Aksozen J, Beguin C, Dogar AM, et al: Iron availability modulates aberrant splicing of ferrochelatase through the iron- and 2-oxoglutarate dependent dioxygenase Jmjd6 and U2AF(65). *Blood Cells Mol Dis* 51(3):151, 2013.
134. Barman-Aksozen J, Minder EI, Schubiger C, et al: In ferrochelatase-deficient protoporphyria patients, ALAS2 expression is enhanced and erythrocytic protoporphyrin concentration correlates with iron availability. *Blood Cells Mol Dis* 2014.
135. Poh-Fitzpatrick MB: Human protoporphyria: Reduced cutaneous photosensitivity and lower erythrocyte porphyrin levels during pregnancy. *J Am Acad Dermatol* 36(1):40, 1997.
136. Rank JM, Carithers R, Bloomer J: Evidence for neurological dysfunction in end-stage protoporphyric liver disease. *Hepatology* 18(6):1404, 1993.
137. Doss MO, Frank M: Hepatobiliary implications and complications in protoporphyria, a 20-year study. *Clin Biochem* 22:223, 1989.
138. Singer JA, Plaut AG, Kaplan MM: Hepatic failure and death from erythropoietic protoporphyria. *Gastroenterology* 74(3):588, 1978.
139. Key NS, Rank JM, Freese D, et al: Hemolytic anemia in protoporphyria: Possible precipitating role of liver failure and photic stress. *Am J Hematol* 39:202, 1992.
140. Hastka J, Lasserre JJ, Schwarzbeck A, et al: Zinc protoporphyrin in anemia of chronic disorders. *Blood* 81:1200, 1993.
141. Anderson KE, Sassa S, Peterson CM, et al: Increased erythrocyte uroporphyrinogen-I-synthetase, d-aminolevulinic acid dehydratase and protoporphyrin in hemolytic anemias. *Am J Med* 63:359, 1977.
142. Poh-Fitzpatrick MB, DeLeo VA: Rates of plasma porphyrin disappearance in fluorescent vs. red incandescent light exposure. *J Invest Dermatol* 69(6):510, 1977.
143. Mathews-Roth MM, Pathak MA, Fitzpatrick TB, et al: Beta carotene therapy for erythropoietic protoporphyria and other photosensitivity diseases. *Arch Dermatol* 113(9):1229, 1977.
144. Minder EI, Schneider-Yin X, Steurer J, et al: A systematic review of treatment options for dermal photosensitivity in erythropoietic protoporphyria. *Cell Mol Biol (Noisy-le-grand)* 55(1):84, 2009.
145. Mathews-Roth MM, Rosner B: Long-term treatment of erythropoietic protoporphyria with cysteine. *Photodermatol Photoimmunol Photomed* 18(6):307, 2002.
146. Warren LJ, George S: Erythropoietic protoporphyria treated with narrow-band (TL-01) UVB phototherapy. *Australas J Dermatol* 39(3):179, 1998.
147. Harms J, Lautenschlager S, Minder CE, et al: An alpha-melanocyte-stimulating hormone analogue in erythropoietic protoporphyria. *N Engl J Med* 360(3):306, 2009.
148. Gordeuk VR, Brittenham GM, Hawkins CW, et al: Iron therapy for hepatic dysfunction in erythropoietic protoporphyria. *Ann Intern Med* 105:27, 1986.
149. Mercurio MG, Prince G, Weber FL, et al: Terminal hepatic failure in erythropoietic protoporphyria. *J Am Acad Dermatol* 29:829, 1993.
150. Bonkovsky HL, Schned AR: Fatal liver failure in protoporphyria. Synergism between ethanol excess and the genetic defect. *Gastroenterology* 90(1):191, 1986.
151. Bloomer JR: Pathogenesis and therapy of liver disease in protoporphyria. *Yale J Biol Med* 52(1):39, 1979.
152. Kniffen JC: Protoporphyrin removal in intrahepatic porphyrastasis. *Gastroenterology* 58:1027, 1970.
153. Gross U, Frank M, Doss MO: Hepatic complications of erythropoietic protoporphyria. *Photodermatol Photoimmunol Photomed* 14(2):52, 1998.
154. Bechtel MA, Bertolone SJ, Hodge SJ: Transfusion therapy in a patient with erythropoietic protoporphyria. *Arch Dermatol* 117(2):99, 1981.
155. Van Wijk HJ, Van Hattum J, Delafaille HB, et al: Blood exchange and transfusion therapy for acute cholestasis in protoporphyria. *Dig Dis Sci* 33:1621, 1988.
156. McGuire BM, Bonkovsky HL, Carithers RL Jr, et al: Liver transplantation for erythropoietic protoporphyria liver disease. *Liver Transpl* 11(12):1590, 2005.
157. Todd DJ, Callender ME, Mayne EE, et al: Erythropoietic protoporphyria, transfusion therapy and liver disease. *Br J Dermatol* 127:534, 1992.
158. Muley SA, Midani HA, Rank JM, et al: Neuropathy in erythropoietic protoporphyrias. *Neurology* 51(1):262, 1998.
159. Nordmann Y: Erythropoietic protoporphyria and hepatic complications. *J Hepatol* 16(1-2):4, 1992.
160. Poh-Fitzpatrick MB, Wang X, Anderson KE, et al: Erythropoietic protoporphyria: Altered phenotype after bone marrow transplantation for myelogenous leukemia in a patient heteroallelic for ferrochelatase gene mutations. *J Am Acad Dermatol* 46:861, 2002.
161. Fontanellas A, Mazurier F, Landry M, et al: Reversion of hepatobiliary alterations by bone marrow transplantation in a murine model of erythropoietic protoporphyria. *Hepatology* 32(1):73, 2000.
162. Rand EB, Bunin N, Cochran W, et al: Sequential liver and bone marrow transplantation for treatment of erythropoietic protoporphyria. *Pediatrics* 118(6):e1896, 2006.
163. Richard E, Robert E, Cario-Andre M, et al: Hematopoietic stem cell gene therapy of murine protoporphyria by methylguanine-DNA-methyltransferase-mediated in vivo drug selection. *Gene Ther* 11(22):1638, 2004.
164. Hassoun A, Verstraeten L, Mercelis R, et al: Biochemical diagnosis of an hereditary aminolaevulinate dehydratase deficiency in a 63-year-old man. *J Clin Chem Clin Biochem* 27(10):781, 1989.
165. Pawliuk R, Tighe R, Wise RJ, et al: Prevention of murine erythropoietic protoporphyria-associated skin photosensitivity and liver disease by dermal and hepatic ferrochelatase. *J Invest Dermatol* 124(1):256, 2005.

166. Plewinska M, Thunell S, Holmberg L, et al: Delta-aminolevulinate dehydratase deficient porphyria: Identification of the molecular lesions in a severely affected homozygote. *Am J Hum Genet* 49(1):167, 1991.

167. Sassa S: ALAD porphyria. *Semin Liver Dis* 18(1):95, 1998.

168. Akagi R, Kato N, Inoue R, et al: delta-Aminolevulinate dehydratase (ALAD) porphyria: The first case in North America with two novel ALAD mutations. *Mol Genet Metab* 87:329, 2006.

169. Akagi R, Nishitani C, Harigae H, et al: Molecular analysis of delta-aminolevulinate dehydratase deficiency in a patient with an unusual late-onset porphyria. *Blood* 96(10):3618, 2000.

170. Akagi R, Yasui Y, Harper P, et al: A novel mutation of delta-aminolaevulinate dehydratase in a healthy child with 12% erythrocyte enzyme activity. *Br J Haematol* 106(4):931, 1999.

171. Akagi R, Inoue R, Muranaka S, et al: Dual gene defects involving delta-aminolaevulinate dehydratase and coproporphyrinogen oxidase in a porphyria patient. *Br J Haematol* 132:237, 2006 [erratum in: *Br J Haematol* 132(5):662, 2006].

172. Thunell S, Henrichson A, Floderus Y, et al: Liver transplantation in a boy with acute porphyria due to aminolaevulinate dehydratase deficiency. *Eur J Clin Chem Clin Biochem* 30(10):599, 1992.

173. Shimizu Y, Ida S, Naruto H, et al: Excretion of porphyrins in urine and bile after the administration of delta-aminolevulinic acid. *J Lab Clin Med* 92:795, 1978.

174. Doss M, von Tiepermann R, Schneider J, et al: New type of hepatic porphyria with porphobilinogen synthase defect and intermittent acute clinical manifestation. *Klin Wochenschr* 57(20):1123, 1979.

175. Gross U, Sassa S, Jacob K, et al: 5-Aminolevulinic acid dehydratase deficiency porphyria: A twenty-year clinical and biochemical follow-up. *Clin Chem* 44(9):1892, 1998.

176. Doss MO, Stauch T, Gross U, et al: The third case of Doss porphyria (delta-amino-levulinic acid dehydratase deficiency) in Germany. *J Inherit Metab Dis* 27(4):529, 2004.

177. Thunell S, Holmberg L, Lundgren J: Aminolaevulinate dehydratase porphyria in infancy. A clinical and biochemical study. *J Clin Chem Clin Biochem* 25(1):5, 1987.

178. Mercelis R, Hassoun A, Verstraeten L, et al: Porphyric neuropathy and hereditary delta-aminolevulinic acid dehydratase deficiency in an adult. *J Neurol Sci* 95:39, 1990.

179. Fujita H, Sato K, Sano S: Increase in the amount of erythrocyte delta-aminolevulinic acid dehydratase in workers with moderate lead exposure. *Int Arch Occup Environ Health* 50(3):287, 1982.

180. Sassa S, Fujita H, Kappas A: Succinylacetone and delta-aminolevulinic acid dehydratase in hereditary tyrosinemia: Immunochemical study of the enzyme. *Pediatrics* 86(1):84, 1990.

181. Goldberg A, Moore MR, McColl KEL, et al: Porphyrin metabolism and the porphyrias, in *Oxford Textbook of Medicine*, edited by Ledingham DA, Warrell DA, Wetherall DJ, p 9136. Oxford University Press, Oxford, 1987.

182. Mustajoki P, Koskelo P: Hereditary hepatic porphyrias in Finland. *Acta Med Scand* 200(3):171, 1976.

183. Grandchamp B: Acute intermittent porphyria. *Semin Liver Dis* 18(1):17, 1998.

184. Kauppinen R, von und zu Fraunberg M: Molecular and biochemical studies of acute intermittent porphyria in 196 patients and their families. *Clin Chem* 48(11):1891, 2002.

185. Wetterberg L: *A Neuropsychiatric and Genetical Investigation of Acute Intermittent Porphyria*. Scandinavian University Books, Stockholm, 1967.

186. Mustajoki P, Kauppinen R, Lannfelt L, et al: Frequency of low erythrocyte porphobilinogen deaminase activity in Finland. *J Intern Med* 231(4):389, 1992.

187. Nordmann Y, Puy H, Da Silva V, et al: Acute intermittent porphyria: Prevalence of mutations in the porphobilinogen deaminase gene in blood donors in France. *J Intern Med* 242(3):213, 1997.

188. Grandchamp B, Picat C, de Rooij F, et al: A point mutation G—A in exon 12 of the porphobilinogen deaminase gene results in exon skipping and is responsible for acute intermittent porphyria. *Nucleic Acids Res* 17(16):6637, 1989.

189. Anderson KE, Freddara U, Kappas A: Induction of hepatic cytochrome P-450 by natural steroids: Relationships to the induction of delta-aminolevulinate synthase and porphyrin accumulation in the avian embryo. *Arch Biochem Biophys* 217:597, 1982.

190. Soonawalla ZF, Orug T, Badminton MN, et al: Liver transplantation as a cure for acute intermittent porphyria. *Lancet* 363(9410):705, 2004.

191. Kauppinen R, Mustajoki P: Prognosis of acute porphyria: Occurrence of acute attacks, precipitating factors, and associated diseases. *Medicine (Baltimore)* 71(1):1, 1992.

192. Kuo HC, Huang CC, Chu CC, et al: Neurological complications of acute intermittent porphyria. *Eur Neurol* 66(5):247, 2011.

193. Lithner F: Could attacks of abdominal pain in cases of acute intermittent porphyria be due to intestinal angina? *J Intern Med* 247(3):407, 2000.

194. Anderson KE, Drummond GS, Freddara U, et al: Porphyrogenic effects and induction of heme oxygenase in vivo by delta-aminolevulinic acid. *Biochim Biophys Acta* 676:289, 1981.

195. Brennan MJW, Cantrill RC: Delta-aminolaevulinic acid is a potent agonist for GABA autoreceptors. *Nature* 280:514, 1979.

196. Müller WE, Snyder SH: Delta-aminolevulinic acid: Influences on synaptic GABA receptor binding may explain CNS symptoms of porphyria. *Ann Neurol* 2:340, 1977.

197. Meyer UA, Schuurmans MM, Lindberg RLP: Acute porphyrias: Pathogenesis of neurological manifestations. *Semin Liver Dis* 18(1):43, 1998.

198. Jover R, Hoffmann F, Scheffler-Koch V, et al: Limited heme synthesis in porphobilinogen deaminase-deficient mice impairs transcriptional activation of specific cytochrome P450 genes by phenobarbital. *Eur J Biochem* 267(24):7128, 2000.

199. Lindberg RL, Martini R, Baumgartner M, et al: Motor neuropathy in porphobilinogen deaminase-deficient mice imitates the peripheral neuropathy of human acute porphyria. *J Clin Invest* 103(8):1127, 1999.

200. Louis CA, Sinclair JF, Wood SG, et al: Synergistic induction of cytochrome-P450 by ethanol and isopentanol in cultures of chick embryo and rat hepatocytes. *Toxicol Appl Pharmacol* 118:169, 1993.

201. Lip GY, McColl KE, Goldberg A, Moore MR: Smoking and recurrent attacks of acute intermittent porphyria. *Br Med J* 302:507, 1991.

202. Andersson C, Bylesjo I, Lithner F: Effects of diabetes mellitus on patients with acute intermittent porphyria. *J Intern Med* 245(2):193, 1999.

203. Kauppinen R: *Prognosis of Acute Porphyrias and Molecular Genetics of Acute Intermittent Porphyria in Finland* [thesis]. University of Helskinki, Helsinki, 1992.

204. Milo R, Neuman M, Klein C, et al: Acute intermittent porphyria in pregnancy. *Obstet Gynecol* 73(3 Pt 2):450, 1989.

205. Shenhav S, Gemer O, Sassoon E, et al: Acute intermittent porphyria precipitated by hyperemesis and metoclopramide treatment in pregnancy. *Acta Obstet Gynecol Scand* 76(5):484, 1997.

206. Welland FH, Hellman ES, Gaddis EM, et al: Factors affecting the excretion of porphyrin precursors by patients with acute intermittent porphyria. I. The effect of diet. *Metabolism* 13:232, 1964.

207. Thaler MM, Dawber NH: Stimulation of bilirubin formation in liver of newborn rats by fasting and glucagon. *Gastroenterology* 72(2):312, 1977.

207a. Anderson KE, Bloomer JR, Bonkovsky HL, et al: Recommendations for the diagnosis and treatment of the acute porphyrias. *Ann Intern Med* 142:439, 2005

208. Bernstein HD, Rapport TA, Walter P: Cytosolic protein translocation factors. Is SRP Still unique? *Cell* 58:1017, 1989.

209. Picat C, Delfau MH, De Rooij FWM, et al: Identification of the mutations in the parents of a patient with a putative compound heterozygosity for acute intermittent porphyria. *J Inherit Metab Dis* 13:684, 1990.

210. Bonkovsky HL, Maddukuri VC, Yazici C, et al: Acute porphyrias in the USA: Features of 108 subjects from Porphyrias Consortium. *Am J Med* 127(12):1233, 2014.

211. Stein JA, Tschudy DP: Acute intermittent porphyria. A clinical and biochemical study of 46 patients. *Medicine (Baltimore)* 49(1):1, 1970.

212. Barohn RJ, Sanchez JE, Anderson KE: Acute peripheral neuropathy due to hereditary coproporphyria. *Muscle Nerve* 17:793, 1994.

213. Greenspan GH, Block AJ: Respiratory insufficiency associated with acute intermittent porphyria. *South Med J* 74(8):954, 959, 1981.

214. Ridley A: Porphyric neuropathy, in *Peripheral neuropathy*, edited by Dyck PJ, Thomas PK, Lambert EH, Bunge R, p 1704. WB Saunders, Philadelphia, 1984.

215. Stein JA, Curl FD, Valsamis M, et al: Abnormal iron and water metabolism in acute intermittent porphyria with new morphologic findings. *Am J Med* 53:784, 1972.

216. Goldberg A: Acute intermittent porphyria. A study of 50 cases. *Q J Med* 28:183, 1959.

217. Bloomer JR, Berk PD, Bonkowsky HL, et al: Blood volume and bilirubin production in acute intermittent porphyria. *N Engl J Med* 284:17, 1971.

218. Eales L, Dowdle EB, Sweeney GD: The acute porphyric attack. I. The electrolyte disorder of the acute porphyric attack and the possible role of delta-aminolevulinic acid. *S Afr Med J* Sep 25:89, 1971.

219. Tschudy DP, Valsamis M, Magnussen CR: Acute intermittent porphyria: Clinical and selected research aspects. *Ann Intern Med* 83(6):851, 1975.

220. Andersson C, Wikberg A, Stegmayr B, et al: Renal symptomatology in patients with acute intermittent porphyria. A population-based study. *J Intern Med* 248(4):319, 2000.

221. Church SE, McColl KE, Moore MR, et al: Hypertension and renal impairment as complications of acute porphyria. *Nephrol Dial Transplant* 7(10):986, 1992.

222. Barone GW, Gurley BJ, Anderson KE, et al: The tolerability of newer immunosuppressive medications in a patient with acute intermittent porphyria. *J Clin Pharmacol* 41(1):113, 2001.

223. Nunez DJ, Williams PF, Herrick AL, et al: Renal transplantation for chronic renal failure in acute porphyria. *Nephrol Dial Transplant* 2:271, 1987.

224. Ostrowski J, Kostrzewska E, Michalak T, et al: Abnormalities in liver function and morphology and impaired aminopyrine metabolism in hereditary hepatic porphyrias. *Gastroenterology* 85:1131, 1983.

225. Hollander CS, Scott RL, Tschudy DP, et al: Increased protein bound iodine and thyroxine binding globulin in acute intermittent porphyria. *N Engl J Med* 277:995, 1967.

226. Mustajoki P, Nikkila EA: Serum lipoproteins in asymptomatic acute porphyria: No evidence for hyperbetalipoproteinemia. *Metabolism* 33:266, 1984.

227. Deacon AC, Peters TJ: Identification of acute porphyria: Evaluation of a commercial screening test for urinary porphobilinogen. *Ann Clin Biochem* 35(Pt 6):726, 1998.

228. Minder EI: Coproporphyrin isomers in acute-Intermittent porphyria. *Scand J Clin Lab Invest* 53:87, 1993.

229. Blum M, Koehl C, Abecassis J: Variations in erythrocyte uroporphyrinogen I synthetase activity in non porphyrias. *Clin Chim Acta* 87:119, 1978.

230. Kostrzewska E, Gregor A: Increased activity of porphobilinogen deaminase in erythrocytes during attacks of acute intermittent porphyria. *Ann Clin Res* 18:195, 1986.

231. Bonkowsky HL, Tschudy DP: Hazard of propranolol in treatment of acute porphyria [letter]. *Br Med J* 4:47, 1974.

232. Bonkowsky HL, Sinclair PR, Emery S, et al: Seizure management in acute hepatic porphyria: Risks of valproate and clonazepam. *Neurology* 30(6):588, 1980.

233. Larson AW, Wasserstrom WR, Felsher BF, et al: Posttraumatic epilepsy and acute intermittent porphyria: Effects of phenytoin, carbamazepine, and clonazepam. *Neurology* 28:824, 1978.

234. Harper P, Wahlin S: Treatment options in acute porphyria, porphyria cutanea tarda, and erythropoietic protoporphyria. *Curr Treat Options Gastroenterol* 10(6):444, 2007.

235. Mustajoki P, Nordmann Y: Early administration of heme arginate for acute porphyric attacks. *Arch Intern Med* 153(17):2004, 1993.

236. Tenhunen R, Mustajoki P: Acute porphyria: Treatment with heme. *Semin Liver Dis* 18(1):53, 1998.

237. Jones RL: Hematin-derived anticoagulant. Generation in vitro and in vivo. *J Exp Med* 163:724, 1986.

238. Bonkovsky HL, Healey JF, Lourie AN, et al: Intravenous heme-albumin in acute intermittent porphyria: Evidence for repletion of hepatic hemoproteins and regulatory heme pools. *Am J Gastroenterol* 86(8):1050, 1991.

239. Anderson KE, Bonkovsky HL, Bloomer JR, et al: Reconstitution of hematin for intra-

venous infusion. *Ann Intern Med* 144(7):537, 2006.
240. Daimon M, Susa S, Igarashi M, et al: Administration of heme arginate, but not hematin, caused anaphylactic shock. *Am J Med* 110(3):240., 2001.
241. Khanderia U: Circulatory collapse associated with hemin therapy for acute intermittent porphyria. *Clin Pharm* 5(8):690, 1986.
242. Jeelani Dhar G, Bossenmaier I, Cardinal R, et al: Transitory renal failure following rapid administration of a relatively large amount of hematin in a patient with acute intermittent porphyria in clinical remission. *Acta Med Scand* 203:437, 1978.
243. Herrick AL, McColl KE, Moore MR, et al: Controlled trial of haem arginate in acute hepatic porphyria. *Lancet* 1(8650):1295, 1989.
243a. Anderson KE, Bloomer JR, Bonkovsky HL, et al: Recommendations for the diagnosis and treatment of the acute porphyrias. *Ann Intern Med* 142:439, 2005.
244. Cherem JH, Malagon J, Nellen H: Cimetidine and acute intermittent porphyria. *Ann Intern Med* 143(9):694, 2005.
245. Horie Y, Tanaka K, Okano J, et al: Cimetidine in the treatment of porphyria cutanea tarda. *Intern Med* 35(9):717, 1996.
246. Marcus DL, Nadel H, Lew G, et al: Cimetidine suppresses chemically induced experimental hepatic porphyria. *Am J Med Sci* 300:214, 1990.
247. Anderson KE, Spitz IM, Bardin CW, et al: A GnRH analogue prevents cyclical attacks of porphyria. *Arch Intern Med* 150:1469, 1990.
248. Yamamori I, Asai M, Tanaka F, et al: Prevention of premenstrual exacerbation of hereditary coproporphyria by gonadotropin-releasing hormone analogue. *Intern Med* 38(4):365, 1999.
249. Anderson KE, Egger NG, Goeger DE: Heme arginate for prevention of acute porphyric attacks [abstract]. *Acta Haematol* 98(Suppl 1):120, 1997.
250. With TK: Hereditary coproporphyria and variegate porphyria in Denmark. *Dan Med Bull* 30(2):106, 1983.
251. Mustajoki P: Variegate porphyria. Twelve years' experience in Finland. *Q J Med* 49(194):191, 1980.
252. Eales L, Day RS, Blekkenhorst GH: The clinical and biochemical features of variegate porphyria: An analysis of 300 cases studied at Groote Schuur Hospital, Cape Town. *Int J Biochem* 12(5–6):837, 1980.
253. Grandchamp B, Phung N, Nordmann Y: Homozygous case of hereditary coproporphyria. *Lancet* 2(8052–8053):1348, 1977.
254. To-Figueras J, Badenas C, Enriquez MT, et al: Biochemical and genetic characterization of four cases of hereditary coproporphyria in Spain. *Mol Genet Metab* 85(2):160, 2005.
255. Nordmann Y, Grandchamp B, de Verneuil H, et al: Harderoporphyria: A variant hereditary coproporphyria. *J Clin Invest* 72(3):1139, 1983.
256. Blake D, McManus J, Cronin V, et al: Fecal coproporphyrin isomers in hereditary coproporphyria. *Clin Chem* 38:96, 1992.
257. Hift RJ, Davidson BP, van der Hooft C, et al: Plasma fluorescence scanning and fecal porphyrin analysis for the diagnosis of variegate porphyria: Precise determination of sensitivity and specificity with detection of protoporphyrinogen oxidase mutations as a reference standard. *Clin Chem* 50(5):915, 2004.
258. Lamoril J, Puy H, Gouya L, et al: Neonatal hemolytic anemia due to inherited harderoporphyria: Clinical characteristics and molecular basis. *Blood* 91(4):1453, 1998.
259. Tio TH, Leijnse B, Jarrett A, et al: Acquired porphyria from a liver tumor. *Clin Sci Mol Med* 16:517, 1959.
260. Elder GH, Urquhart AJ, de Salamanca RE, et al: Immunoreactive uroporphyrinogen decarboxylase in the liver in porphyria cutanea tarda. *Lancet* 2:229, 1985.
261. Phillips JD, Jackson LK, Bunting M, et al: A mouse model of familial porphyria cutanea tarda. *Proc Natl Acad Sci U S A* 98(1):259, 2001.
261a. Sinclair PR, Gorman N, Shedlofsky SI, et al: Ascorbic acid deficiency in porphyria cutanea tarda. *J Lab Clin Med* 130:197–201, 1997.
262. Gorman N, Zaharia A, Trask HS, et al: Effect of iron and ascorbate on uroporphyria in ascorbate-requiring mice as a model for porphyria cutanea tarda. *Hepatology* 45(1):187, 2007.
263. Rocchi E, Casalgrandi G, Masini A, et al: Circulating pro- and antioxidant factors in iron and porphyrin metabolism disorders. *Ital J Gastroenterol Hepatol* 31(9):861, 1999.
264. Sinclair PR, Gorman N, Walton HS, et al: CYP1A2 is essential in murine uroporphyria caused by hexachlorobenzene and iron. *Toxicol Appl Pharmacol* 162(1):60, 2000.
265. Smith AG, Francis JE, Walters DG, et al: Protection against iron-induced uroporphyria in C57BL/10ScSn mice by the peroxisome proliferator nafenopin. *Biochem Pharmacol* 40(11):2564, 1990.
266. Elder GH: Porphyria cutanea tarda and related disorders, in *Porphyrin Handbook, Part II*, edited by Kadish KM, Smith K, Guilard R, p 67. Academic Press, San Diego, 2003.
267. Phillips JD, Parker TL, Schubert HL, et al: Functional consequences of naturally occurring mutations in human uroporphyrinogen decarboxylase. *Blood* 98(12):3179, 2001.
268. Cassiman D, Vannoote J, Roelandts R, et al: Porphyria cutanea tarda and liver disease. A retrospective analysis of 17 cases from a single centre and review of the literature. *Acta Gastroenterol Belg* 71(2):237, 2008.
269. Gisbert JP, Garcia-Buey L, Alonso A, et al: Hepatocellular carcinoma risk in patients with porphyria cutanea tarda. *Eur J Gastroenterol Hepatol* 16(7):689, 2004.
270. Rossmann-Ringdahl I, Olsson R: Porphyria cutanea tarda in a Swedish population: Risk factors and complications. *Acta Derm Venereol* 85(4):337, 2005.
271. Dabski C, Beutner EH: Studies of laminin and type IV collagen in blisters of porphyria cutanea tarda and drug-induced pseudoporphyria. *J Am Acad Dermatol* 25(1 Pt 1):28, 1991.
272. Pigatto PD, Polenghi MM, Altomare GF, et al: Complement cleavage products in the phototoxic reaction of porphyria cutanea tarda. *Br J Dermatol* 114(5):567, 1986.
273. Jalil S, Grady JJ, Lee C, Anderson KE: Associations among behavior-related susceptibility factors in porphyria cutanea tarda. *Clin Gastro Hepatol* 8:297–302, 2010.
274. Ajioka RS, Phillips JD, Weiss RB, et al: Down-regulation of hepcidin in porphyria cutanea tarda. *Blood* 112(12):4723, 2008.
275. Bulaj ZJ, Franklin MR, Phillips JD, et al: Transdermal estrogen replacement therapy in postmenopausal women previously treated for porphyria cutanea tarda. *J Lab Clin Med* 136(6):482, 2000.
276. Wickliffe JK, Abdel-Rahman SZ, Lee C, et al: CYP1A2*1F and GSTM1 alleles are associated with susceptibility to porphyria cutanea tarda. *Molec Med* 17:241-247, 2011.
277. Grossman ME, Bickers DR, Poh-Fitzpatrick MB, et al: Porphyria cutanea tarda. Clinical features and laboratory findings in 40 patients. *Am J Med* 67(2):277, 1979.
278. Sixel-Dietrich F, Doss M: Hereditary uroporphyrinogen-decarboxylase deficiency predisposing porphyria cutanea tarda (chronic hepatic porphyria) in females after oral contraceptive medication. *Arch Dermatol Res* 278(1):13, 1985.
279. Legault N, Sabik H, Cooper SF, et al: Effect of estradiol on the induction of porphyria by hexachlorobenzene in the rat. *Biochem Pharmacol* 54(1):19, 1997.
280. Fujita N, Sugimoto R, Motonishi S, et al: Patients with chronic hepatitis C achieving a sustained virological response to peginterferon and ribavirin therapy recover from impaired hepcidin secretion. *J Hepatol* 49(5):702, 2008.
281. Wissel PS, Sordillo P, Anderson KE, et al: Porphyria cutanea tarda associated with the acquired immune deficiency syndrome. *Am J Hematol* 25(1):107, 1987.
282. Roberts AG, Whatley SD, Nicklin S, et al: The frequency of hemochromatosis-associated alleles is increased in British patients with sporadic porphyria cutanea tarda. *Hepatology* 25(1):159, 1997.
283. Dereure O, Aguilar-Martinez P, Bessis D, et al: HFE mutations and transferrin receptor polymorphism analysis in porphyria cutanea tarda: A prospective study of 36 cases from southern France. *Br J Dermatol* 144(3):533, 2001.
284. Calvert GM, Sweeney MH, Fingerhut MA, et al: Evaluation of porphyria cutanea tarda in U.S. workers exposed to 2,3,7,8-tetrachlorodibenzo-p-dioxin. *Am J Ind Med* 25(4):559, 1994.
285. Smith A: Porphyria caused by chlorinated AH receptor ligands and associated mechanisms of liver injury and cancer, in *Porphyrin Handbook, Part II*, edited by Kadish KM, Smith K, Guilard RR, p 169. Academic Press, San Diego, 2003.
286. Brady JJ, Jackson HA, Roberts AG, et al: Co-inheritance of mutations in the uroporphyrinogen decarboxylase and hemochromatosis genes accelerates the onset of porphyria cutanea tarda. *J Invest Dermatol* 115(5):868, 2000.
287. Barzilay D, Orion E, Brenner S: Porphyria cutanea tarda triggered by a combination of three predisposing factors. *Dermatology* 203(2):195, 2001.
288. Au WY, Tam SC, Ho KM, et al: Hypertrichosis due to porphyria cutanea tarda associated with blastic transformation of myelofibrosis. *Br J Dermatol* 141(5):932, 1999.
289. Lee SC, Yun SJ, Lee JB, et al: A case of porphyria cutanea tarda in association with idiopathic myelofibrosis and CREST syndrome. *Br J Dermatol* 144(1):182-5, 2001.
290. Anderson KE, Goeger DE, Carson RW, et al: Erythropoietin for the treatment of porphyria cutanea tarda in a patient on long-term hemodialysis. *N Engl J Med* 322:315, 1990.
291. Armstrong DK, Sharpe PC, Chambers CR, et al: Hepatoerythropoietic porphyria: A missense mutation in the UROD gene is associated with mild disease and an unusual porphyrin excretion pattern. *Br J Dermatol* 151(4):920, 2004.
292. Elder GH: The metabolism of porphyrins of the isocoproporphyrin series. *Enzyme* 17(1):61, 1974.
292a. Poh-Fitzpatrick MB, Lamola AA: Direct spectrophotometry of diluted erythrocytes and plasma: A rapid diagnostic method in primary and secondary porphyrinemias. *J Lab Clin Med* 87:362, 1976.
293. Poh-Fitzpatrick MB, Sosin AE, Bemis J: Porphyrin levels in plasma and erythrocytes of chronic hemodialysis patients. *J Am Acad Dermatol* 7:100, 1982.
294. Topi GC, Amantea A, Griso D: Recovery from porphyria cutanea tarda with no specific therapy other than avoidance of hepatic toxins. *Br J Dermatol* 111(1):75, 1984.
295. Ippen H: Treatment of porphyria cutanea tarda by phlebotomy. *Semin Hematol* 14:253, 1977.
296. Rocchi E, Cassanelli M, Ventura E: High weekly intravenous doses of desferrioxamine in porphyria cutanea tarda. *Br J Dermatol* 117:393, 1987.
297. Ratnaike S, Blake D, Campbell D, et al: Plasma ferritin levels as a guide to the treatment of porphyria cutanea tarda by venesection. *Australas J Dermatol* 29:3, 1988.
298. Ashton RE, Hawk JLM, Magnus IA: Low-dose oral chloroquine in the treatment of porphyria cutanea tarda. *Br J Dermatol* 3:609, 1984.
299. Bruce AJ, Ahmed I: Childhood-onset porphyria cutanea tarda: Successful therapy with low-dose hydroxychloroquine (Plaquenil). *J Am Acad Dermatol* 38(5 Pt 2):810, 1998.
300. Freesemann A, Frank M, Sieg I, et al: Treatment of porphyria cutanea tarda by the effect of chloroquine on the liver. *Skin Pharmacol* 8(3):156, 1995.
301. Kordac V, Semradova M: Treatment of porphyria cutanea tarda with chloroquine. *Br J Dermatol* 90(1):95, 1974.
302. Taljaard JJF, Shanley BC, Stewart-Wynne EG, et al: Studies on low dose chloroquine therapy and the action of chloroquine in symptomatic porphyria. *Br J Dermatol* 87:261, 1972.
303. Timonen K, Niemi KM, Mustajoki P: Skin morphology in porphyria cutanea tarda does not improve despite clinical remission. *Clin Exp Dermatol* 16(5):355, 1991.
304. Thornsvard CT, Guider BA, Kimball DB: An unusual reaction to chloroquine-primaquine. *JAMA* 235:1719, 1976.
305. Sweeney GD, Jones KG: Porphyria cutanea tarda: Clinical and laboratory features. *Can Med Assoc J* 120:803, 1979.
306. Malkinson FD, Levitt L: Hydroxychloroquine treatment of porphyria cutanea tarda. *Arch Dermatol* 116(10):1147, 1980.
307. Singal AK, Kormos-Hallberg C, Lee C, et al: Low-dose hydroxychloroquine is as effective as phlebotomy in treatment of patients with porphyria cutanea tarda. *Clin Gastroenterol Hepatol* 10(12):1402, 2012.
308. Stolzel U, Kostler E, Schuppan D, et al: Hemochromatosis (HFE) gene mutations and response to chloroquine in porphyria cutanea tarda. *Arch Dermatol* 139(3):309, 2003.
309. Egger NG, Goeger DE, Anderson KE: Effects of chloroquine in hematoporphyrin-treated animals. *Chem Biol Interact* 102:69, 1996.
310. Cohen SN, Phifer KO, Yielding KL: Complex formation between chloroquine and fer-

rihaemic acid *in vitro*, and its effect on the antimalarial action of chloroquine. *Nature* 202:805, 1964.

311. Scholnick PL, Epstein J, Marver HS: The molecular basis of the action of chloroquine in porphyria cutanea tarda. *J Invest Dermatol* 61(4):226, 1973.

311a. Solis C, Martinez-Bermejo A, Naidich TP, et al: Acute intermittent porphyria: Studies of the severe homozygous dominant disease provides insights into the neurologic attacks in acute porphyrias. *Arch Neurol* 61:1764, 2004.

312. Chlumska A, Chlumsky J, Malina L: Liver changes in porphyria cutanea tarda patients treated with chloroquine. *Br J Dermatol* 102:261, 1980.

313. Vizethum W, Dahlmann D, Bolsen K, et al: Influence of chloroquine (Resochin) on hexachlorobenzene (HCB) induced porphyria of the rat. *Arch Dermatol Res* 264:125, 1979.

314. Fernandez I, Castellano G, de Salamanca RE, et al: Porphyria cutanea tarda as a predictor of poor response to interferon alfa therapy in chronic hepatitis C. *Scand J Gastroenterol* 38(3):314, 2003.

315. Rossini A, Contessi GB, Leali C, et al: Efficacy of iron depletion and antiviral therapy in patients with porphyria cutanea tarda (PCT) and hepatitis C virus (HCV) chronic infection [abstract]. *Hepatology* 40(Suppl 1):320A, 2004.

316. Shieh S, Cohen JL, Lim HW: Management of porphyria cutanea tarda in the setting of chronic renal failure: A case report and review. *J Am Acad Dermatol* 42(4):645, 2000.

317. Yaqoob M, Smyth J, Ahmad R, et al: Haemodialysis-related porphyria cutanea tarda and treatment by recombinant human erythropoietin. *Nephron* 60:428, 1992.

318. Carson RW, Dunnigan EJ, DuBose TDJ, et al: Removal of plasma porphyrins with high-flux hemodialysis in porphyria cutanea tarda associated with end-stage renal disease. *J Am Soc Nephrol* 2:1445, 1992.

319. Stevens BR, Fleischer AB, Piering F, et al: Porphyria cutanea tarda in the setting of renal failure: Response to renal transplantation. *Arch Dermatol* 129:337, 1993.

320. Fontanellas A, Mazurier F, Moreau-Gaudry F, et al: Correction of uroporphyrinogen decarboxylase deficiency (hepatoerythropoietic porphyria) in Epstein-Barr virus-transformed B-cell lines by retrovirus-mediated gene transfer: Fluorescence-based selection of transduced cells. *Blood* 94(2):465, 1999.

第 59 章
多克隆和遗传性铁粒幼细胞性贫血

Prem Ponka and Josef T. Prchal

摘要

铁粒幼细胞性贫血是以骨髓出现环形铁粒幼红细胞为特征。这些细胞是线粒体累积了大量铁的异常红系造血前体细胞。已经发现受累的红细胞有各种卟啉代谢异常。遗传性铁粒细胞贫血多为 X 染色体性联遗传,是由于 5-氨基酮戊酸合成酶基因突变引起。偶尔可见常染色体遗传或线粒体遗传形式。获得性铁粒幼细胞贫血可由于服用药物、饮酒和铅、锌等中毒或铜缺乏所致。现认为由于铜缺乏引起的获得性铁粒幼细胞巨细胞贫血伴不同程度的血小板和白细胞减少患者越来越多见;补充铜后血液学异常可恢复正常。环形铁粒幼细胞亦是骨髓增生异常肿瘤性疾病(myelodysplastic neoplasms)的特征之一,这将在第 87 章讨论。药理剂量的吡哆醇对某些获得性铁粒幼细胞贫血有效。铁过载在铁粒幼细胞贫血中较常见,轻症患者可通过放血治疗,重症患者可用铁螯合剂治疗(参见第 43 章)。

● 定义及历史

铁粒幼细胞贫血是一组异质性疾病,其共同特征为:①骨髓中出现大量病理性的铁粒幼细胞,其特点表现为累积了大量

简写和缩略词

ABCB7,ATP 结合盒亚家族 B 成员 7(ATP-binding cassette);ALA,δ-氨基乙酰丙酸(5-aminolevulinic acid);ALAS2,δ-氨基乙酰丙酸合成酶 2 基因(gene encoding ALA synthase 2);CPO,粪卟啉原氧化酶(coproporphyrinogen oxidase);FECH,亚铁螯合酶(ferrochelatase);Fe-S,铁硫簇(iron-sulfur);GLRX5,谷氧还蛋白 5(glutaredoxin 5);MLASA,线粒体肌病和铁粒幼细胞贫血(mitochondrial myopathy and sideroblastic anemia);PUS1,假尿嘧啶核苷合成酶 1 基因(pseudouridine synthase 1gene);SLC25A38,溶质转运蛋白家族基因(mitochondrial carrierfamily gene);STEAP 3,前列腺 3 铁还原酶的 6 次跨膜上皮抗原(six-transmembrane epithelial antigen of prostate 3-ferric reductase);TfR,转铁蛋白受体(transferrinreceptor);tRNA,转运 RNA(transfer RNA);XLSA/A, X 染色体连锁的铁粒幼细胞贫血伴共济失调(X-linked sideroblastic anemia, associated with ataxia)。

铁的异常线粒体聚集在幼红细胞核周,被称为环形铁粒幼细胞;②红系无效造血;③组织铁增高;④外周血出现不同比例低色素性红细胞。铁粒幼细胞贫血可为遗传性或获得性(表 59-1)[1,2]。

表 59-1 铁粒幼细胞贫血分类

I. 获得性
  A. 原发性铁粒幼细胞贫血(骨髓增生异常综合征;参见第 88 章)
    1. 线粒体细胞色素氧化酶亚基[54,55]
  B. 继发性铁粒幼细胞贫血
    1. 异烟肼[21,22]
    2. 吡嗪酰胺[21,22]
    3. 环丝氨酸[149]
    4. 氯霉素[149]
    5. 乙醇[118]
    6. 铅[24]
    7. 慢性肿瘤性疾病(参见第 8 章)
    8. 锌引起的铜缺乏[124,125]
II. 遗传性
  A. X 染色体连锁遗传
  B. 常染色体遗传
    1. 红系特异性线粒体载体家族 SLC25A38 蛋白缺陷[47]
    2. 线粒体肌病伴铁粒幼细胞贫血(PSU1 突变)[57,107,108]
  C. 线粒体遗传
    1. Pearson 骨髓-胰腺综合征[15~19]

获得性单克隆铁粒幼细胞贫血是一种肿瘤性疾病;也就是说,它是一种可进展为急性白血病的克隆性血细胞减少或少原始细胞髓系白血病(a clonal cytopenia or oligoblastic myelogenous leukemia)。环形铁粒幼细胞是髓系肿瘤(Myeloid Neoplasms)的一种常见表型特征,这将在第 87 章讨论。获得性多克隆铁粒幼细胞贫血亦可由于使用某些药物、接触有毒物质或者与肿瘤性或炎症性疾病同时出现。遗传性铁粒幼细胞贫血包括 X 连锁、常染色休和线粒休遗传三种类型。偶见有家族性发病的铁粒幼细胞性贫血患者后出现骨髓增生异常综合征[1,2],但这属个别例外,铁粒幼细胞贫血为一独特疾病,不与其他疾病共存或相互转化。

尽管早在 1947 年有报道各种类型贫血患者幼红细胞核周分布的铁颗粒[3,4],但直到 Björkman[5]、Dacie[6]、Heilmeyer[7,8]、Bernard[9] 和 Mollin[10] 的研究报道发表,铁粒幼细胞贫血的概念作为通用名称才被广泛认可。在报道了这些获得性铁粒幼细胞贫血,"原发性成人型难治性铁粒幼细胞贫血"后[5,6],又发现了与其形态学和红细胞动力学改变相近似的遗传性(性连锁)低色素性贫血。Cooley[11] 报道一例伴卵形红细胞增多症贫血患者,该患者不久即被证实罹患一种遗传性连锁疾患[12],即现在我们知道是由于红系特异性 δ-氨基乙酰丙酸(ALA)合成酶,ALAS2 突变引起的[13]。还报道了常染色体遗传病例[14],而在一种由于线粒体 DNA 突变引起的疾病,即 Pearson 骨髓-胰腺综合征,也

发现显著骨髓铁幼粒细胞性改变（参见第 36 章）[15~19]。铁粒幼细胞贫血与多种疾病[20]、抗结核药物治疗[21,22]及铅中毒等[23~26]也都有关联。某些病例对大剂量吡哆醇有效，被称为"吡哆醇反应性贫血"[10,27~29]。这些"继发性"获得性疾病也被归类为铁粒幼细胞贫血。

流行病学

各型遗传性铁粒幼细胞贫血均非常罕见，尚无特别的种族特异性好发倾向。药物诱导的铁粒幼细胞贫血散发病例见于使用表 59-1 列举的药物者。

病因学与发病机制

形态学特征:铁粒幼细胞

铁粒幼细胞是指含有非血红素铁颗粒聚集的幼红细胞，在光学显微镜下表现为一个或者多个普鲁士蓝阳性的铁颗粒[30]。第 31 章详细讨论了正常或异常状态下这些细胞的形态学特征。事实上，在正常骨髓中，通过投射电子显微镜可证实几乎每个幼红细胞都包含含铁小体即含铁细胞器。通过光学显微镜来分辨普鲁士蓝染色的骨髓或活检切片的这些结构是一种相对不敏感的方法。一般在准备良好的骨髓标本中可以识别出大概 25%~35% 的幼红细胞，其细胞质中可见 1~3 个普鲁士蓝染色良好的颗粒。病理性铁粒幼细胞可能有两种类型:一为幼红细胞细胞质中的铁颗粒数量及体积较正常的幼红细胞显著增大，二为出现环形铁粒幼细胞。环形铁粒幼细胞是铁粒幼细胞贫血的特征。与正常铁颗粒在细胞质中的定位不同，铁粒幼细胞贫血中的病理性铁粒幼细胞的大量铁颗粒呈灰尘样、斑块样微粒沉积于线粒体嵴之间（图 59-1）[31]。铁过载的线粒体扭曲变形肿胀，线粒体嵴模糊不清，线粒体本身也很难辨认。人类有核红细胞线粒体主要分布于细胞核周[23]，当线粒体铁过载时，形成独特的"环形"普鲁士蓝染色阳性的铁粒幼细胞（图59-1）。已有文献总结了各种疾病中病理性铁粒幼细胞的形态学特征[32]。

病理生理

大多数铁粒幼细胞贫血的发病机制并未完全明了[33,34]。遗传性与获得性铁粒幼细胞贫血线粒体内铁异常累积的基本机制是否相同亦不明确。然而，就目前对本病认识而言，一同讨论遗传性与获得性铁粒幼细胞贫血可能更为合适。本病病理生理可从两方面讨论:相关生物化学异常及其贫血本身的发病机制。

生物化学异常与遗传学

寻找铁粒幼细胞贫血生物化学异常的重点一直集中在线粒体内血红素合成的缺陷，以及吡哆醇代谢的可能异常上。

血红素合成缺陷

自从 Garby 及其同事[35]早期研究开始，血红素生物合成缺陷在铁粒幼细胞贫血中的作用一直占主导地位，Garby 推测可能存在上述缺陷，并证实游离红细胞原卟啉水平降低。随后又报道了卟啉前体水平及其血红素掺入率的各种异常（参见第 58 章）[36~41]。然而，研究结果并不总是一致，因为游离红细胞原卟啉水平通常增高[42,43]，而非降低。在 Pearson 综合征患者发现线粒体基因组突变，进一步支持线粒体在铁粒幼细胞贫血发病中的作用[15~19]。

遗传性铁粒幼细胞贫血

在发现红系特异性 ALA 合成酶（ALAS2，血红素合成中的第一个酶）后不久，学者发现大部分遗传性 X 连锁铁粒幼细胞贫血（XLSAs）患者存在 ALAS2 基因突变[44~46]。然而，一部分先天性铁粒幼细胞贫血患者为常染色体隐性遗传，至少这些患者中的一部分存在编码红系特异性线粒体载体蛋白即 SLC25A38 基因的缺陷[47]。这个转运体对于真核细胞内血红素的生物合成具有重要意义，并且有学者提出该蛋白或许可将甘氨酸转运至线粒体（图 59-2）[47]。因此，SLC25A38 缺陷据推测可能产生一种与伴有 ALAS2 缺陷的患者相同的表型。我们可以猜测，红系细胞存在一种共同的调节机制来调控合成血红素的两种原料的摄取（铁和甘氨酸）。

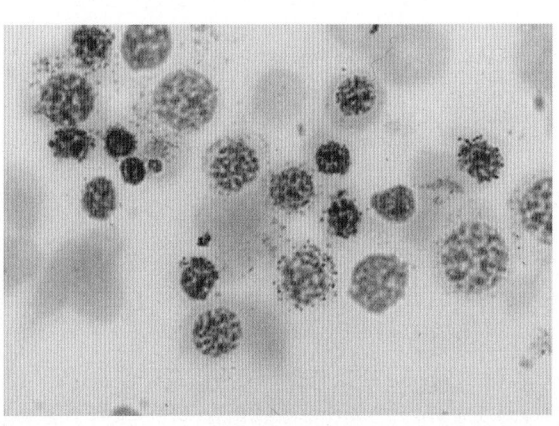

A　　　　　　　　　　　　　　B

图 59-1　骨髓涂片。A. 正常骨髓涂片普鲁士蓝染色。注意有几个幼红细胞没有明显的铁颗粒（蓝染）。箭头所指幼红细胞带有几个非常微小的细胞质蓝染颗粒。在正常骨髓中的大多数幼红细胞内很难看到铁颗粒，因此这些铁颗粒通常在光学显微镜的分辨率以下。B. 铁粒幼细胞贫血。注意幼红细胞内普鲁士蓝颗粒明显增多，多数位于细胞核周围。这些是典型的环形铁粒幼红细胞，从定义上来说，是红系前体细胞的病理变化。在某些情况下，细胞质铁颗粒大量增多亦是一种病理变化

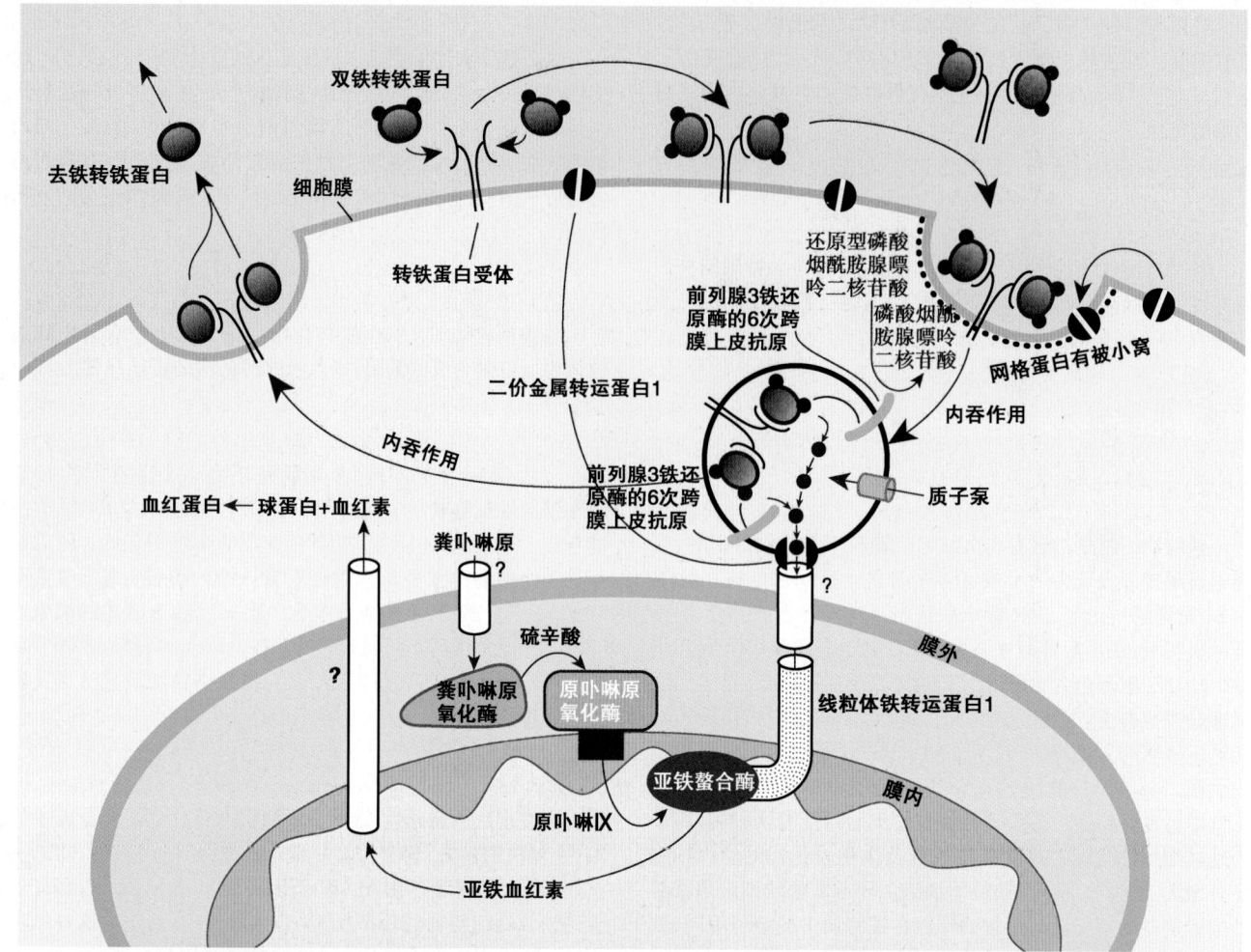

图 59-2　从转铁蛋白摄取且并转运至血红蛋白(Hgb)分子的示意图。细胞含 2 个铁离子的转铁蛋白与膜上转铁蛋白受体(TfR)结合,通过受体介导的内吞作用进入内涵体。通过降低 pH 值(约 pH5.5),铁从转铁蛋白释放出来,被 STEAP3(前列腺 3 铁还原酶的 6 次跨膜上皮抗原)还原,随后铁通过内涵体膜被 DMT 1 转运。在红系细胞内,超过 90% 的铁离子必须进入线粒体,位于线粒体内膜内小叶上的亚铁螯合酶(FECH)将 Fe^{2+} 插入原卟啉 IX(Proto IX)。粪卟啉原(Copro'gen)转运入线粒体的机制尚不完全清楚。血红素从线粒体转运至珠蛋白肽链的机制及其调控尚不明了;然而,曾提出有一种载体蛋白,血红素结合蛋白 1(基因:HEBP1)参与此过程。CPO,粪卟啉原氧化酶;NADS(P),磷酸烟酰胺腺嘌呤二核苷酸;NAD(P)H,还原型磷酸烟酰胺腺嘌呤二核苷酸;PPO,原卟啉原氧化酶

遗传性铁粒幼细胞贫血伴共济失调性脊髓小脑退行性病变是一种罕见的完全有别于其他类型铁粒幼细胞贫血的 X-连锁综合征[48~51]。它由腺苷三磷酸结合盒(ABCB7)突变引起[48,52,53]。

已经报道一些铁粒幼细胞贫血患者存在线粒体细胞色素氧化酶亚单位 1 异质性点突变[54~56]。

也有报道个别遗传性铁粒幼细胞贫血病例呈常染色体遗传[57,58],包括那些尿卟啉原脱羧酶[59,60]和亚铁螯合(FECH)酶[36,41,61~63]缺乏的病例,这两种酶都是血红素合成所必需的(参见第 58 章)。另外有报道亚铁螯合缺陷可由线粒体铁过载对酶活性的抑制效应引起[41]。粪卟啉原氧化酶(CPO)缺陷不能被直接酶活性测定证实[64]。

已有学者报道了表现为发育延迟伴有各种神经缺陷及 B 淋巴细胞减少合并低丙种球蛋白血症的遗传性铁粒幼细胞贫血,这是一种少见表型其病因尚不明确[65]。

吡哆醇代谢

动物缺乏吡哆醇可发生铁粒幼细胞贫血[31],支持吡哆醇在铁粒幼细胞贫血中的作用。降低血液磷酸吡哆醛水平从而降低中幼红细胞 ALAS2 活性的药物可诱发铁粒幼细胞贫血[22,36,40]。此外,某些铁粒幼细胞贫血虽然不是由于吡哆醇缺乏所致,却对药理剂量吡哆醇有反应[44,66~68]。磷酸吡哆醛是原卟啉合成起始反应所必需的辅酶,即甘氨酸和琥珀酰辅酶 A 缩合为 ALA,该反应由 ALA 合成酶介导(参见第 58 章)。此外,磷酸吡哆醛亦是丝氨酸转化为甘氨酸的酶促转化过程中的重要因子(参见第 41 章)。这一反应产生一种形成胸腺嘧啶核苷酸所必需的叶酸辅酶,为 DNA 合成中的重要步骤。作为辅酶活性形式,吡哆醛 5'-磷酸必需酶促反应从吡哆醇合成。其生物合成缺陷为某些铁粒幼细胞贫血的可能病因[27,69],但直接测定吡哆醛激酶活性未能证实此缺陷的存在[70]。

其他代谢缺陷以及意义未明的与铁粒幼细胞贫血相关的获得性因素

铁粒幼细胞贫血患者普遍有尿卟啉原 I 合成酶水平增高[39]。酒精是引起继发性铁粒幼细胞贫血的常见原因，它可通过几个步骤抑制血红素合成[38]。已有报道显示多种不同酶的活性比例在铁粒幼细胞性贫血中出现显著性改变[71,72]，比如精氨酸酶活性的提高。

在一例明显由抗体介导的红细胞生成障碍患者中也发现有铁粒幼细胞贫血[73]，红细胞膜抗原模式发生改变，通常表现为 i 抗原增加和 A1 抗原丢失（参见第 136 章）[74]。在某些增生性骨髓但不伴有环形铁粒幼细胞的遗传性和获得性难治性贫血患者也有类似发现[72]。这种恶病质也可有特征性红系无效造血，除没有环形铁粒幼细胞外，有时难以与铁粒幼细胞贫血相鉴别[75]。

环形铁粒幼细胞形成的病理机制

线粒体内铁沉积为一较少见病理性改变，仅出现在铁粒幼细胞贫血患者的有核红细胞，在更小程度上，也见于 Friedreich 共济失调症患者的心肌细胞[76,77]。在原发性与继发性铁过载的患者都没有发现线粒体内铁累积。ALAS2 缺陷以及卟啉生物合成抑制剂（表 59-1）引起的环形铁粒幼细胞病理生理可能是因为红系细胞内铁代谢及血红素合成调控机制的独特性（参见第 58 章）[78]。这些差异可解释非血红素铁积聚于铁粒幼细胞贫血患者红系细胞线粒体内。在有血红蛋白合成的有核红细胞内，即使原卟啉IX的合成受抑制，线粒体也积极地摄入铁，使铁特异地靶向转运至线粒体（参见第 58 章）[79-82]。相反，非红系细胞则以铁蛋白形式储存超过代谢所需的铁[83]。因此，在红系细胞内，红系特异性调控机制参与铁转运入线粒体内，但这些过程的本质，包括据认为可向亚铁螯合酶提供二价铁离子的线粒体内膜蛋白线粒体铁蛋白 1（参见第 42 章）的作用所知甚少[84]。转铁蛋白结合的铁被高效用于血红蛋白合成[78,82]，并被靶向转运进入线粒体（参见第 52 章），因为在红系细胞中从来没有发现细胞质铁转运的中间产物，于是提出了下面有关在发育中的红细胞内铁转运的假说（参见第 52 章图 59-2）。该模型假设内涵体内转铁蛋白释放的铁进行蛋白-蛋白直接传递，直到达到亚铁螯合酶，Fe^{2+} 才在线粒体内被掺入原卟啉IX[85]。因为铁在蛋白之间转运可通过内涵体与线粒体的直接相互作用来介导，所以，这一转运过程绕过了细胞质[78,86]。支持这一模型的实验结果发现：①通过转铁蛋白-转铁蛋白受体（TfR）途径转运到线粒体的铁并不能被细胞质铁螯合剂所利用[87,88]；②红细胞内含有转铁蛋白的内涵体靠近并接触线粒体；③铁转运到线粒体需要内涵体的移动（图 59-2）[87]。这些研究还发现细胞质内没有与转铁蛋白结合的铁用于血红素生物合成的效率很低，而且内涵体-线粒体相互作用增加可螯合线粒体铁[87]。

红系细胞与非红系细胞的一个重要区别是存在一种反馈机制，即"非定向"的血红素可抑制从转铁蛋白获取铁[89-92]。尽管尚未明确血红素是抑制转铁蛋白内吞[89,90]还是抑制转铁蛋白的铁释放[92]，没有血红素是线粒体铁累积的重要原因。此外，红系细胞线粒体内积聚的非血红素铁，除非渗入血红素，否则不能被释放出线粒体[82]。这一发现提示只有当铁以适当化学形式存在时，在此为插入至原卟啉IX的铁，线粒体才能将其释放

这些认识为我们理解 ALAS2 缺陷，以及卟啉生物合成抑制剂（表 59-1）引起的铁粒幼细胞贫血患者中幼红细胞线粒体铁累积的病理机制提供了一个框架。

出于浓厚的兴趣，在 2014 年 Fleming 和他的同事[93]证明了具有 GATA 结合位点的 ALAS2 内含子 1 的增强子元件发生突变所产生的临床表型与由于 ALAS2 本身编码序列突变导致的 X-性连锁疾病患者的临床表型具有相似性。

已经报道几个家族中一种独特类型的 X 连锁铁粒幼细胞贫血伴共济失调（XLSA/A），可能有位于染色体区域 Xq13 的突变[50]。与 ALAS2-连锁型疾病不同，XLSA/A 综合征有红细胞原卟啉IX水平升高。有报道显示 ALSA/A 源于 ABCB7 基因突变[48]，并得到其他报道的证实[52,94]。现认为 ABCB7 蛋白将线粒体铁硫（Fe-S）簇转运至细胞质（参见第 42 章）[76,95,96]。然而，Fe-S 簇转运出线粒体受阻是怎样阻碍血红素合成的尚未明了，但在 XLSA/A 发现红细胞锌-原卟啉IX蓄积[48,50,52]。此外，有（E433K）ABCB7 突变的小鼠红细胞，其锌-原卟啉IX/血红素比例增高[97]。由于锌-原卟啉IX合成需铁螯合酶，ABCB7 基因突变不能干扰该酶活性。相反，丧失功能的 ABCB7，可能通过一种尚不明确的机制降低了由原卟啉IX组装成血红素过程中所需要的还原铁（铁螯合酶唯一的铁底物）的可利用度。在 X 连锁铁粒幼细胞贫血中，如同在 ALAS2 相关性铁粒幼细胞贫血，血红素水平降低可能也是环形铁粒幼细胞形成的病理机制。

另一类型遗传性低色素性贫血见于 shiraz（sir）斑马鱼突变体[98]。这些突变体有 GLRX5 基因编码的谷胱甘肽氧还蛋白缺乏，后者为（Fe-S）簇组装所必需。上述研究证实，缺失铁硫（Fe-S）簇的铁调节蛋白（IRP1）通过与位于 ALAS2 信使 RNA5'非翻译区的铁反应元件（IRE）结合而阻断了 ALAS2 的翻译。随后报道了一例 GLRX5 缺乏的男性贫血患者，伴铁过载和少量环形铁粒幼细胞[99]。与斑马鱼 shiraz 突变体相似，该患者细胞内转铁蛋白降低，而转铁蛋白受体增高；这是由于 IRP1 与这两种蛋白的 mRNAs 中的 IREs 的结合增加。然而，斑马鱼 shiraz 突变体的幼红细胞内并未发现有铁累积的线粒体。

原发获得性铁粒幼细胞贫血（难治性贫血伴环形铁粒幼细胞-骨髓增生异常综合征）

骨髓增生异常综合征相关的获得性特发性铁粒幼细胞贫血的病理生理与上面讨论的 X 连锁铁粒幼细胞贫血截然不同。在这些患者，没有证据表明原卟啉IX合成水平降低，相反，原卟啉IX含量中度增高[43]。在骨髓增生异常综合征患者，铁还原障碍有可以引起线粒体内铁累积。铁还原酶 STEAP 3（前列腺 3 铁还原酶 6 次跨膜上皮抗原）参与内涵体内 Fe^{3+} 还原为 Fe^{2+}[100]。根据铁在细胞器之间直接转运的模型（图 59-2），可推测铁从内涵体转运至亚铁螯合酶途径中仅有一个还原步骤。然而，亚铁离子高效插入原卟啉IX可能仍然需要线粒体内的还原性环境，这是由不间断的呼吸链提供的。铁粒幼细胞贫血伴 Pearson 骨髓-胰腺综合征[101]是由于线粒体电子转运相关的基因缺失所引起的[102]，这一事实与以上假说相符。确实有报道至少部分骨髓增生异常综合征相关的铁粒幼细胞贫血患者为线粒体 DNA 编码的细胞色素氧化酶基因获得性突变引起[54,55,103-106]。然而，在一项严格的研究中，在 10 例骨髓增生异常综合征相关的铁粒幼细胞贫血患者中并未发现细胞色素氧化酶突变[106]。有证据表明，ABCB7（见前文有关 XLSA/A 的讨论）可能是难治性贫血伴

环形铁粒幼细胞增多症中环形铁粒幼细胞形成的候选基因[107]。

线粒体肌病性铁粒幼细胞贫血

Pearson 骨髓-胰腺综合征与线粒体肌病性铁粒幼细胞贫血（MLASA）存在某些相似和不同之处[57,108,109]。二者都有线粒体电子转运链的缺陷，可能产生一种阻碍还原性铁被亚铁螯合酶利用的环境。两种疾病均为遗传性，但 Pearson 骨髓-胰腺综合征为线粒体 DNA 大片段缺失所致，而 MLASA 为 PUS1 基因编码的假尿嘧啶核苷合成酶 1 的基因组 DNA 纯合子错义突变引起[108]。有研究提出了线粒体转运 RNAs（tRNAs）的假尿嘧啶核苷化缺乏解释了铁粒幼细胞贫血中 MLASA 的病因[108]。

线粒体铁蛋白　线粒体铁蛋白为铁蛋白的一种异构体，具有只仅限于线粒体表达的亚铁氧化酶活性（参见第 42 章）。这种铁蛋白由一无内含子的细胞核基因编码，其同源多聚体可包裹储存铁[110~112]。尽管该蛋白功能及其表达调节尚未完全明了，诱导线粒体铁蛋白可使铁从细胞质铁蛋白转运至线粒体铁蛋白[113]。除睾丸组织外，线粒体铁蛋白在其他所有组织的表达水平极低[110,112]。虽然正常幼红细胞不表达线粒体铁蛋白，但 ALAS2 缺陷引起的，以及骨髓增生异常综合征相关的铁粒幼细胞贫血患者的环形铁粒幼细胞却表达线粒体铁蛋白[114]。在这两种疾病中，铁均大量被扣留于线粒体铁蛋白内[114]。由于线粒体铁蛋白具有亚铁氧化酶活性，它可能通过将贮存的有毒二价铁转化为三价铁来保护线粒体。在遗传性及获得性铁粒幼细胞贫血患者的幼红细胞中，线粒体铁蛋白诱导的机制尚需进一步研究。在 XLSA/A 患者的环形铁粒幼细胞中，还没有研究线粒体铁蛋白是否也募集铁。

贫血的机制

决定贫血的最重要因素为无效红细胞生成（髓内细胞凋亡）；红细胞破坏速率通常接近正常或仅中度加速，功能正常的骨髓很容易代偿[115]。静脉注射示踪剂放射性铁的清除半衰期通常加快（25~50 分钟，正常均值在 90~100 分钟），但是在一些患者可能正常。血浆铁周转率常加快（每天 1.5~5.9mg/dl 全血，正常约 0.3~0.7mg/dl 每天），但是放射性铁掺入血红素及以新合成血红蛋白的形式运输至血液亦受抑制（示踪剂量的 15%~30%，正常 70%~90%）。红细胞的平均寿命为 40~120 天，在一些情况下红细胞生存期中度或仅轻度缩短，然而在其他情况下都有正常的生存期。与其他以无效造血为特征的贫血类似，每天粪胆素排泄量超过每天血液循环中血红蛋白代谢所产生的量。

● 临床和实验室特征

原发性获得性（克隆性）铁粒幼细胞贫血

第 87 章阐述了原发性获得性铁粒幼细胞贫血。超过 90% 的患者出现贫血。患者可以无症状或者当贫血更严重时出现贫血的非特异性症状，包括苍白、乏力、感觉不适以及呼吸困难。一小部分患者在诊断时伴有严重粒细胞缺乏引起的感染或者严重血小板减少导致的出血；然而，这种骨髓增生异常综合征的变异型发生有症状的中性粒细胞减少、血小板减少以及向急性白血病转化的可能性在所有骨髓增生异常综合征中是

最小的（参见第 87 章）。肝脏或脾脏肿大也很少见。这类疾病通常伴有铁过载，特别是那些需要大量输血的患者，同时这也可能是导致死亡的原因（参见第 87 章）。

继发获得性铁粒幼细胞贫血

药物和酒精

服用某些药物及饮酒可引起铁粒幼细胞贫血（表 59-1）。与该型贫血相关的最常见的药物有异烟肼[116]、吡嗪酰胺[21,22,117] 以及环丝氨酸[21,22,117]，所有吡哆醇拮抗剂。尽管酗酒者血浆磷酸吡哆醛水平通常降低，但其与骨髓环形铁粒幼细胞的出现并无关联性[118]。

继发于药物的贫血可以非常严重，甚至必须输血[22]，但通常给予吡哆醇和（或）停用引起贫血的药物后，贫血可迅速改善。血涂片上红细胞呈低色素性，可观察到双形态，即可区分为两群红细胞；大小不等的低色素性及正色素正细胞性。网织红细胞计数降低或正常[119]。在极少数情况下，在服药过程中首先观察到的铁粒幼细胞贫血，在停用可疑药物后，其病情已经发生进展。在此情况下，该患者可能罹患一种原本潜在的骨髓增生异常性肿瘤。

铜缺乏

1974 年报道了两例铁粒幼细胞贫血患者，其中一名患者接受了广泛肠手术及长期肠外营养后出现了中性粒细胞缺乏[120]。2002 年报道了另一名患者，其在进行了胃十二指肠分流术（Billroth Ⅱ 式术）后发生进行性大细胞性贫血，血小板减少与白细胞减少伴环形铁粒幼细胞。该患者还有视神经炎和其他神经系统异常[121]。铜剂治疗后其血液学异常完全消散，但神经系统异常仍存在。此后报道了大量类似病例，有些有神经系统异常，有些没有[122,123]。在锌诱导的铜缺乏中亦可见类似血液学变化[124,125]。

遗传性铁粒幼细胞贫血

遗传性铁粒幼细胞贫血非常少见。据报道，X 连锁变异型病例明显比常染色体遗传的多[126]。该病呈异质性。伴有共济失调的变异型以男性患者出现神经受损及典型的轻度贫血为特点。神经症状包括共济失调（ataxia）、辨距不良（dysmetria）、轮替运动障碍（dysdiadochokinesis）、构音障碍（dysarthria）以及意向性震颤（intention tremor），它们被称为脊髓小脑症状（spinocerebellar syndrome）。也可能出现轻度的智力受损。

以下所提及的遗传性铁过载贫血中的部分病例已证实骨髓中铁粒幼细胞的存在及该病的遗传性，然而在其他病例中则仅为假设并无文献明确记载。

贫血通常在出生后的头几个月[127]或头几年[35,37]较明显；甚至也可发生在产前[103]。然而，也有患者在 80~90 多岁时才出现明显小细胞性贫血，其小细胞性、吡哆醇反应性贫血明显与遗传的 ALAS2 基因突变有关[128,129]。

面色苍白为其最突出的体征，亦可出现脾大[130]，但并不总能见到[35,127]。贫血特征为小细胞低色素性，在性连锁型贫血女性携带者观察到明显双形态红细胞群[12,127,131]。这被认为是影响引起本病的基因位点的 X 染色体失活的证据[37,127,131,132]，但引人注意的是双形态红细胞亦见于受累的男性[12,35]，以及该病的

常染色体遗传类型[133]。红细胞大小不等和异形性通常非常显著。有时贫血可为大细胞性[2,134]特别是在该病的线粒体类型。红细胞在渗透性溶解抵抗性方面呈现显著异质性：平坦曲线表明存在溶解抵抗性增高和减低的两种红细胞[35,135]。如果没有脾脏切除，白细胞计数正常或轻度降低，脾切除患者可明显升高[136]。大多数患者出现脾大[136]。在一个家系中，发现类似于储存池缺陷的血小板功能异常[137]，但这可能为另一独立遗传的疾病。

Pearson 骨髓-胰腺综合征是一种难治性铁粒幼细胞贫血，伴骨髓前体细胞空泡形成及胰腺外分泌功能紊乱（参见第36章）[56,138]。该病对婴儿及年幼儿童是致命的，其特征为骨髓衰竭及大细胞铁粒幼细胞贫血，具有输血依赖的特点。患者也可以出现中性粒细胞及血小板减少。然而，在一些患者中，胰腺纤维化以及腺泡萎缩引起了持续性胰腺外分泌功能障碍，从而导致慢性吸收不良及腹泻，可能是 Pearson 综合征发病率及死亡率的显著特点。氧化磷酸化缺陷导致的乳酸酸中毒及包括肝功能受损在内的其他脏器功能障碍也很常见。该病常见的死因有中性粒细胞减少引起的细菌性败血症、代谢危象以及肝衰竭。虽然可能因为受累线粒体的数量及其组织分布不同，本病表型变化相当大，但绝大多数患儿死于婴儿期。

● 治疗

很多遗传性铁粒幼细胞贫血患者对剂量为 50～200mg/d 吡哆醇治疗有一定疗效[12,127,131,136,139~141]，但也有治疗失败的[8,35,42]。部分患者对低至2.5mg/d 的吡哆醇亦有效[136]。应用叶酸可以增加疗效[127]。有报道极个别病例对肝脏粗提取物有效，色氨酸可能是其活性成分，可增强吡哆醇的疗效[142,143]。吡哆醇疗效可使血液稳态血红蛋白水平增高或减少输血需求，但血红蛋白恢复正常者少见，且当停用吡哆醇后贫血易复发。

本病常伴铁过载且可为患者死亡的原因（参见第43章）[41]。当同时任何遗传性血色病突变时，可加剧铁负荷过载[144]。如果贫血不太严重或可通过吡哆醇部分纠正，可用放血疗法以减轻铁负荷[145,146]。否则建议使用铁螯合剂以减轻机体铁负荷量（参见第43章）。

清髓性[147]或非清髓性[148]骨髓移植已经用于治疗极少数严重的遗传性铁粒幼细胞贫血患者。

翻译：王如菊　互审：肖志坚　校对：李云、陈苏宁

参考文献

1. Kardos G, Veerman AJ, de Waal FC, et al: Familial sideroblastic anemia with emergence of monosomy 5 and myelodysplastic syndrome. Med Pediatr Oncol 26(1):54–56, 1996.
2. Tuckfield A, Ratnaike S, Hussein S, et al: A novel form of hereditary sideroblastic anaemia with macrocytosis. Br J Haematol 97(2):279–285, 1997.
3. Dacie JV, Doniach I: The basophilic property of the iron-containing granules in siderocytes. J Pathol Bacteriol 59(4):684–686, 1947.
4. McFadzean AJ, Davis LJ: Iron-staining erythrocyte inclusions with special reference to acquired haemolytic anaemia. Glasgow Med J 28(9):237, 1947.
5. Bjorkman SE: Chronic refractory anemia with sideroblastic bone marrow; a study of four cases. Blood 11(3):250–259, 1956.
6. Dacie JV, Smith MD, White JC, et al: Refractory normoblastic anaemia: A clinical and haematological study of seven cases. Br J Haematol 5(1):56–82, 1959.
7. Heilmeyer L, Emmrich J, Hennemann HH, et al: [Chronic hypochromic anemia in two siblings based on iron metabolism disorders (anemia hypochromica sideroachrestica hereditaria)] [in German]. Folia Haematol (Frankf) 2(1):61–75, 1958.
8. Heilmeyer L, Keiderling W, Bilger R, et al: [Chronic refractory anemia with sideroblastic bone marrow (Anemia refractoria sideroblastica)] [in German]. Folia Haematol (Frankf) 2(1):49–60, 1958.
9. Bernard J, Lortholary P, Levy JP, et al: [Primary sideroblastic normochromic anemia] [in French]. Nouv Rev Fr Hematol 71:723–748, 1963.
10. Mollin DL: Sideroblasts and sideroblastic anaemia. Br J Haematol 11:41–48, 1965.
11. Cooley TB: A severe type of hereditary anemia with elliptocytosis. Interesting sequence of splenectomy. Am J Med Sci 209, 1945.
12. Rundles R: Hereditary (sex-linked) anemia. Am J Med Sci 211(Jun):641–658, 1946.
13. Cotter PD, Rucknagel DL, Bishop DF: X-linked sideroblastic anemia: Identification of the mutation in the erythroid-specific delta-aminolevulinate synthase gene (ALAS2) in the original family described by Cooley. Blood 84(11):3915–3924, 1994.
14. Kasturi J, Basha HM, Smeda SH, et al: Hereditary sideroblastic anaemia in 4 siblings of a Libyan family—autosomal inheritance. Acta Haematol 68(4):321–324, 1982.
15. Cormier V, Rotig A, Quartino AR, et al: Widespread multi-tissue deletions of the mitochondrial genome in the Pearson marrow-pancreas syndrome. J Pediatr 117(4):599–602, 1990.
16. Danse PW, Jakobs C, Rotig A, et al: [Pearson's syndrome: A multi-system disorder based on a mt-DNA deletion] [in Dutch]. Tijdschr Kindergeneeskd 59(6):196–202, 1991.
17. Gurgey A, Rotig A, Gumruk F, et al: Pearson's marrow-pancreas syndrome in 2 Turkish children. Acta Haematol 87(4):206–209, 1992.
18. McShane MA, Hammans SR, Sweeney M, et al: Pearson syndrome and mitochondrial encephalomyopathy in a patient with a deletion of mtDNA. Am J Hum Genet 48(1):39–42, 1991.
19. Rotig A, Cormier V, Blanche S, et al: Pearson's marrow-pancreas syndrome. A multisystem mitochondrial disorder in infancy. J Clin Invest 86(5):1601–1608, 1990.
20. Macgibbon BH, Mollin DL: Sideroblastic anaemia in man: Observations on seventy cases. Br J Haematol 11:59–69, 1965.
21. Hines JD, Grasso JA: The sideroblastic anemias. Semin Hematol 7(1):86–106, 1970.
22. Verwilghen R, Reybrouck G, Callens L, et al: Antituberculous drugs and sideroblastic anaemia. Br J Haematol 11:92–98, 1965.
23. Bessis MC, Jensen WN: Sideroblastic anaemia, mitochondria and erythroblastic iron. Br J Haematol 11:49–51, 1965.
24. Griggs RC: Lead poisoning: Hematologic aspects. Prog Hematol 4:117–137, 1964.
25. Jensen WN, Moreno G: [The ribosomes and basophilic granulations of erythrocytes in lead poisoning] [in French]. C R Hebd Seances Acad Sci 258:3596–3597, 1964.
26. Jensen WN, Moreno GD, Bessis MC: An electron microscopic description of basophilic stippling in red cells. Blood 25:933–943, 1965.
27. Gehrmann G: Pyridoxine-responsive anaemias. Br J Haematol 11:86–91, 1965.
28. Harris JW, Whittington RM, Weisman R Jr, et al: Pyridoxine responsive anemia in the human adult. Proc Soc Exp Biol Med 91(3):427–432, 1956.
29. Horrigan DL, Harris JW: Pyridoxine-responsive anemias in man. Vitam Horm 26:549–571, 1968.
30. Cartwright GE, Deiss A: Sideroblasts, siderocytes, and sideroblastic anemia. N Engl J Med 292(4):185–193, 1975.
31. Hammond E, Deiss A, Carnes WH, et al: Ultrastructural characteristics of siderocytes in swine. Lab Invest 21(4):292–297, 1969.
32. Koc S, Harris JW: Sideroblastic anemias: Variations on imprecision in diagnostic criteria, proposal for an extended classification of sideroblastic anemias. Am J Hematol 57(1):1–6, 1998.
33. Fleming MD: The genetics of inherited sideroblastic anemias. Semin Hematol 39(4):270–281, 2002.
34. Furuyama K, Sassa S: Multiple mechanisms for hereditary sideroblastic anemia. Cell Mol Biol (Noisy-le-grand) 48(1):5–10, 2002.
35. Garby L, Sjolin S, Vahlquist B: Chronic refractory hypochromic anaemia with disturbed haem-metabolism. Br J Haematol 3(1):55–67, 1957.
36. Konopka L, Hoffbrand AV: Haem synthesis in sideroblastic anaemia. Br J Haematol 42(1):73–83, 1979.
37. Lee GR, MacDiarmid WD, Cartwright GE, et al: Hereditary, X-linked, sideroachrestic anemia. The isolation of two erythrocyte populations differing in Xga blood type and porphyrin content. Blood 32(1):59–70, 1968.
38. McColl KE, Thompson GG, Moore MR, et al: Acute ethanol ingestion and haem biosynthesis in healthy subjects. Eur J Clin Invest 10(2 Pt 1):107–112, 1980.
39. Pasanen AV, Vuopio P, Borgstrom GH, et al: Haem biosynthesis in refractory sideroblastic anaemia associated with the preleukaemic syndrome. Scand J Haematol 27(1):35–44, 1981.
40. Tanaka M, Bottomley SS: Bone marrow delta-aminolevulinic acid synthetase activity in experimental sideroblastic anemia. J Lab Clin Med 84(1):92–98, 1974.
41. Vogler WR, Mingioli ES: Porphyrin synthesis and heme synthetase activity in pyridoxine-responsive anemia. Blood 32(6):979–988, 1968.
42. Heilmeyer L: Disturbances in Heme Synthesis. Charles C. Thomas, Springfield, IL, 1966.
43. Kushner JP, Lee GR, Wintrobe MM, et al: Idiopathic refractory sideroblastic anemia: Clinical and laboratory investigation of 17 patients and review of the literature. Medicine (Baltimore) 50(3):139–159, 1971.
44. Cotter PD, Baumann M, Bishop DF: Enzymatic defect in "X-linked" sideroblastic anemia: Molecular evidence for erythroid delta-aminolevulinate synthase deficiency. Proc Natl Acad Sci U S A 89(9):4028–4032, 1992.
45. Bottomley SS: Congenital sideroblastic anemias. Curr Hematol Rep 5(1):41–49, 2006.
46. Fleming MD: Congenital sideroblastic anemias: Iron and heme lost in mitochondrial translation. Hematology Am Soc Hematol Educ Program 2011:525–531, 2011.
47. Guernsey DL, Jiang H, Campagna DR, et al: Mutations in mitochondrial carrier family gene SLC25A38 cause nonsyndromic autosomal recessive congenital sideroblastic anemia. Nat Genet 41(6):651–653, 2009.
48. Allikmets R, Raskind WH, Hutchinson A, et al: Mutation of a putative mitochondrial iron transporter gene (ABC7) in X-linked sideroblastic anemia and ataxia (XLSA/A). Hum Mol Genet 8(5):743–749, 1999.
49. Hellier KD, Hatchwell E, Duncombe AS, et al: X-linked sideroblastic anaemia with ataxia: Another mitochondrial disease? J Neurol Neurosurg Psychiatry 70(1):65–69, 2001.
50. Pagon RA, Bird TD, Detter JC, et al: Hereditary sideroblastic anaemia and ataxia: An

X-linked recessive disorder. *J Med Genet* 22(4):267–273, 1985.
51. Raskind WH, Wijsman E, Pagon RA, et al: X-linked sideroblastic anemia and ataxia: Linkage to phosphoglycerate kinase at Xq13. *Am J Hum Genet* 48(2):335–341, 1991.
52. Maguire A, Hellier K, Hammans S, et al: X-linked cerebellar ataxia and sideroblastic anaemia associated with a missense mutation in the ABC7 gene predicting V411L. *Br J Haematol* 115(4):910–917, 2001.
53. Shimada Y, Okuno S, Kawai A, et al: Cloning and chromosomal mapping of a novel ABC transporter gene (hABC7), a candidate for X-linked sideroblastic anemia with spinocerebellar ataxia. *J Hum Genet* 43(2):115–122, 1998.
54. Broker S, Meunier B, Rich P, et al: MtDNA mutations associated with sideroblastic anaemia cause a defect of mitochondrial cytochrome c oxidase. *Eur J Biochem* 258(1):132–138, 1998.
55. Gattermann N, Retzlaff S, Wang YL, et al: Heteroplasmic point mutations of mitochondrial DNA affecting subunit I of cytochrome c oxidase in two patients with acquired idiopathic sideroblastic anemia. *Blood* 90(12):4961–4972, 1997.
56. Seneca S, De Meirleir L, De Schepper J, et al: Pearson marrow pancreas syndrome: A molecular study and clinical management. *Clin Genet* 51(5):338–342, 1997.
57. Casas K, Bykhovskaya Y, Mengesha E, et al: Gene responsible for mitochondrial myopathy and sideroblastic anemia (MSA) maps to chromosome 12q24.33. *Am J Med Genet A* 127A(1):44–49, 2004.
58. Jardine PE, Cotter PD, Johnson SA, et al: Pyridoxine-refractory congenital sideroblastic anaemia with evidence for autosomal inheritance: Exclusion of linkage to ALAS2 at Xp11.21 by polymorphism analysis. *J Med Genet* 31(3):213–218, 1994.
59. Goodman JR, Hall SG: Accumulation of iron in mitochondria of erythroblasts. *Br J Haematol* 13(3):335–340, 1967.
60. Kushner JP, Barbuto AJ, Lee GR: An inherited enzymatic defect in porphyria cutanea tarda: Decreased uroporphyrinogen decarboxylase activity. *J Clin Invest* 58(5):1089–1097, 1976.
61. Chauhan MS, Dakshinamurti K: Fluorometric assay of B6 vitamers in biological material. *Clin Chim Acta* 109(2):159–167, 1981.
62. Lee GR, Cartwright GE, Wintrobe MM: The response of free erythrocyte protoporphyrin to pyridoxine therapy in a patient with sideroachrestic (sideroblastic) anemia. *Blood* 27(4):557–567, 1966.
63. Pasanen AV, Salmi M, Vuopio P, et al: Heme biosynthesis in sideroblastic anemia. *Int J Biochem* 12(5–6):969–974, 1980.
64. Pasanen AV, Eklof M, Tenhunen R: Coproporphyrinogen oxidase activity and porphyrin concentrations in peripheral red blood cells in hereditary sideroblastic anaemia. *Scand J Haematol* 34(3):235–237, 1985.
65. Wiseman DH, May A, Jolles S, et al: A novel syndrome of congenital sideroblastic anemia, B-cell immunodeficiency, periodic fevers, and developmental delay (SIFD). *Blood* 122(1):112–123, 2013.
66. Barton JR, Shaver DC, Sibai BM: Successive pregnancies complicated by idiopathic sideroblastic anemia. *Am J Obstet Gynecol* 166(2):576–577, 1992.
67. Pignon JM, Breton-Gorius J, Bachir D, Rochant H: Congenital sideroblastic anemia without clinical iron overload. A case report. *Nouv Rev Fr Hematol* 32(4):281–284, 1990.
68. Murakami R, Takumi T, Gouji J, et al: Sideroblastic anemia showing unique response to pyridoxine. *Am J Pediatr Hematol Oncol* 13(3):345–350, 1991.
69. Mason DY, Emerson PM: Primary acquired sideroblastic anaemia: Response to treatment with pyridoxal-5-phosphate. *Br Med J* 1(5850):389–390, 1973.
70. Chillar RK, Johnson CS, Beutler E: Erythrocyte pyridoxine kinase levels in patients with sideroblastic anemia. *N Engl J Med* 295(16):881–883, 1976.
71. Nishibe H, Yamagata K, Goto H: A case of sideroblastic anaemia associated with marked elevation of erythrocytic arginase activity. *Scand J Haematol* 15(1):17–21, 1975.
72. Valentine WN, Konrad PN, Paglia DE: Dyserythropoiesis, refractory anemia, and "preleukemia:" metabolic features of the erythrocytes. *Blood* 41(6):857–875, 1973.
73. Ritchey AK, Hoffman R, Dainiak N, et al: Antibody-mediated acquired sideroblastic anemia: Response to cytotoxic therapy. *Blood* 54(3):734–741, 1979.
74. Rochant H, Dreyfus B, Bouguerra M, Tont-Hat H: Hypothesis: Refractory anemias, preleukemic conditions, and fetal erythropoiesis. *Blood* 39(5):721–726, 1972.
75. Geschke W, Beutler E: Refractory sideroblastic and nonsideroblastic anemia: A review of 27 cases. *West J Med* 127(2):85–92, 1977.
76. Napier I, Ponka P, Richardson DR: Iron trafficking in the mitochondrion: Novel pathways revealed by disease. *Blood* 105(5):1867–1874, 2005.
77. Pandolfo M: Frataxin deficiency and mitochondrial dysfunction. *Mitochondrion* 2 (1–2):87–93, 2002.
78. Ponka P: Tissue-specific regulation of iron metabolism and heme synthesis: Distinct control mechanisms in erythroid cells. *Blood* 89(1):1–25, 1997.
79. Adams ML, Ostapiuk I, Grasso JA: The effects of inhibition of heme synthesis on the intracellular localization of iron in rat reticulocytes. *Biochim Biophys Acta* 1012(3): 243–253, 1989.
80. Borova J, Ponka P, Neuwirt J: Study of intracellular iron distribution in rabbit reticulocytes with normal and inhibited heme synthesis. *Biochim Biophys Acta* 320(1):143–156, 1973.
81. Ponka P, Wilczynska A, Schulman HM: Iron utilization in rabbit reticulocytes. A study using succinylacetone as an inhibitor or heme synthesis. *Biochim Biophys Acta* 720(1):96–105, 1982.
82. Richardson DR, Ponka P, Vyoral D: Distribution of iron in reticulocytes after inhibition of heme synthesis with succinylacetone: Examination of the intermediates involved in iron metabolism. *Blood* 87(8):3477–3488, 1996.
83. Harrison PM, Arosio P: The ferritins: Molecular properties, iron storage function and cellular regulation. *Biochim Biophys Acta* 1275(3):161–203, 1996.
84. Shaw GC, Cope JJ, Li L, et al: Mitoferrin is essential for erythroid iron assimilation. *Nature* 440(7080):96–100, 2006.
85. Ajioka RS, Phillips JD, Kushner JP: Biosynthesis of heme in mammals. *Biochim Biophys Acta* 1763(7):723–736, 2006.
86. Ponka P, Sheftel AD, Zhang AS: Iron targeting to mitochondria in erythroid cells. *Biochem Soc Trans* 30(4):735–738, 2002.
87. Sheftel AD, Zhang AS, Brown C, et al: Direct interorganellar transfer of iron from endosome to mitochondrion. *Blood* 110(1):125–132, 2007.
88. Zhang AS, Sheftel AD, Ponka P: Intracellular kinetics of iron in reticulocytes: Evidence for endosome involvement in iron targeting to mitochondria. *Blood* 105(1):368–375, 2005.
89. Cox TM, O'Donnell MW, Aisen P, et al: Hemin inhibits internalization of transferrin by reticulocytes and promotes phosphorylation of the membrane transferrin receptor. *Proc Natl Acad Sci U S A* 82(15):5170–5174, 1985.
90. Iacopetta B, Morgan E: Heme inhibits transferrin endocytosis in immature erythroid cells. *Biochim Biophys Acta* 805(2):211–216, 1984.
91. Ponka P, Neuwirt J: Regulation of iron entry into reticulocytes. I. Feedback inhibitory effect of heme on iron entry into reticulocytes and on heme synthesis. *Blood* 33(5): 690–707, 1969.
92. Ponka P, Schulman HM, Martinez-Medellin J: Haem inhibits iron uptake subsequent to endocytosis of transferrin in reticulocytes. *Biochem J* 251(1):105–109, 1988.
93. Campagna DR, de Bie CI, Schmitz-Abe K, et al: X-linked sideroblastic anemia due to ALAS2 intron 1 enhancer element GATA-binding site mutations. *Am J Hematol* 89(3):315–319, 2014.
94. Bekri S, Kispal G, Lange H, et al: Human ABC7 transporter: Gene structure and mutation causing X-linked sideroblastic anemia with ataxia with disruption of cytosolic iron-sulfur protein maturation. *Blood* 96(9):3256–3264, 2000.
95. Csere P, Lill R, Kispal G: Identification of a human mitochondrial ABC transporter, the functional orthologue of yeast Atm1p. *FEBS Lett* 441(2):266–270, 1998.
96. Lill R, Muhlenhoff U: Iron-sulfur protein biogenesis in eukaryotes: Components and mechanisms. *Annu Rev Cell Dev Biol* 22:457–486, 2006.
97. Pondarre C, Campagna DR, Antiochos B, et al: Abcb7, the gene responsible for X-linked sideroblastic anemia with ataxia, is essential for hematopoiesis. *Blood* 109(8): 3567–3569, 2007.
98. Wingert RA, Galloway JL, Barut B, et al: Deficiency of glutaredoxin 5 reveals Fe-S clusters are required for vertebrate haem synthesis. *Nature* 436(7053):1035–1039, 2005.
99. Camaschella C, Campanella A, De Falco L, et al: The human counterpart of zebrafish shiraz shows sideroblastic-like microcytic anemia and iron overload. *Blood* 110(4):1353–1358, 2007.
100. Ohgami RS, Campagna DR, Greer EL, et al: Identification of a ferrireductase required for efficient transferrin-dependent iron uptake in erythroid cells. *Nat Genet* 37(11):1264–1269, 2005.
101. Pearson HA, Lobel JS, Kocoshis SA, et al: A new syndrome of refractory sideroblastic anemia with vacuolization of marrow precursors and exocrine pancreatic dysfunction. *J Pediatr* 95(6):976–984, 1979.
102. Fontenay M, Cathelin S, Amiot M, et al: Mitochondria in hematopoiesis and hematological diseases. *Oncogene* 25(34):4757–4767, 2006.
103. Andersen K, Kaad PH: Congenital sideroblastic anaemia with intrauterine symptoms and early lethal outcome. *Acta Paediatr* 81(8):652–653, 1992.
104. Gattermann N: From sideroblastic anemia to the role of mitochondrial DNA mutations in myelodysplastic syndromes. *Leuk Res* 24(2):141–151, 2000.
105. Inoue S, Yokota M, Nakada K, et al: Pathogenic mitochondrial DNA-induced respiration defects in hematopoietic cells result in anemia by suppressing erythroid differentiation. *FEBS Lett* 581(9):1910–1916, 2007.
106. Shin MG, Kajigaya S, Levin BC, et al: Mitochondrial DNA mutations in patients with myelodysplastic syndromes. *Blood* 101(8):3118–3125, 2003.
107. Boultwood J, Pellagatti A, Nikpour M, et al: The role of the iron transporter ABCB7 in refractory anemia with ring sideroblasts. *PLoS One* 3(4):e1970, 2008.
108. Bykhovskaya Y, Casas K, Mengesha E, et al: Missense mutation in pseudouridine synthase 1 (PUS1) causes mitochondrial myopathy and sideroblastic anemia (MLASA). *Am J Hum Genet* 74(6):1303–1308, 2004.
109. Casas KA, Fischel-Ghodsian N: Mitochondrial myopathy and sideroblastic anemia. *Am J Med Genet A* 125A(2):201–204, 2004.
110. Drysdale J, Arosio P, Invernizzi R, et al: Mitochondrial ferritin: A new player in iron metabolism. *Blood Cells Mol Dis* 29(3):376–383, 2002.
111. Levi S, Arosio P: Mitochondrial ferritin. *Int J Biochem Cell Biol* 36(10):1887–1889, 2004.
112. Levi S, Corsi B, Bosisio M, et al: A human mitochondrial ferritin encoded by an intronless gene. *J Biol Chem* 276(27):24437–24440, 2001.
113. Nie G, Sheftel AD, Kim SF, et al: Overexpression of mitochondrial ferritin causes cytosolic iron depletion and changes cellular iron homeostasis. *Blood* 105(5):2161–2167, 2005.
114. Cazzola M, Invernizzi R, Bergamaschi G, et al: Mitochondrial ferritin expression in erythroid cells from patients with sideroblastic anemia. *Blood* 101(5):1996–2000, 2003.
115. Singh AK, Shinton NK, Williams JD: Ferrokinetic abnormalities and their significance in patients with sideroblastic anaemia. *Br J Haematol* 18(1):67–77, 1970.
116. Sharp RA, Lowe JG, Johnston RN: Anti-tuberculous drugs and sideroblastic anaemia. *Br J Clin Pract* 44(12):706–707, 1990.
117. Harriss EB, Macgibbon BH, Mollin DL: Experimental sideroblastic anaemia. *Br J Haematol* 11:99–106, 1965.
118. Pierce HI, McGuffin RG, Hillman RS: Clinical studies in alcoholic sideroblastosis. *Arch Intern Med* 136(3):283–289, 1976.
119. McCurdy PR, Donohoe RF: Pyridoxine-responsive anemia conditioned by isonicotinic acid hydrazide. *Blood* 27(3):352–362, 1966.
120. Dunlap WM, James GW 3rd, Hume DM: Anemia and neutropenia caused by copper deficiency. *Ann Intern Med* 80(4):470–476, 1974.
121. Gregg XT, Reddy V, Prchal JT: Copper deficiency masquerading as myelodysplastic syndrome. *Blood* 100(4):1493–1495, 2002.
122. Fong T, Vij R, Vijayan A, et al: Copper deficiency: An important consideration in the differential diagnosis of myelodysplastic syndrome. *Haematologica* 92(10):1429–1430, 2007.

123. Kumar N, Elliott MA, Hoyer JD, et al: "Myelodysplasia," myeloneuropathy, and copper deficiency. *Mayo Clin Proc* 80(7):943–946, 2005.

124. Broun ER, Greist A, Tricot G, et al: Excessive zinc ingestion. A reversible cause of sideroblastic anemia and bone marrow depression. *JAMA* 264(11):1441–1443, 1990.

125. Patterson WP, Winkelmann M, Perry MC: Zinc-induced copper deficiency: Megamineral sideroblastic anemia. *Ann Intern Med* 103(3):385–386, 1985.

126. Nusbaum NJ: Concise review: Genetic bases for sideroblastic anemia. *Am J Hematol* 37(1):41–44, 1991.

127. Weatherall DJ, Pembrey ME, Hall EG, et al: Familial sideroblastic anaemia: Problem of Xg and X chromosome inactivation. *Lancet* 2(7676):744–748, 1970.

128. Cotter PD, May A, Fitzsimons EJ, et al: Late-onset X-linked sideroblastic anemia. Missense mutations in the erythroid delta-aminolevulinate synthase (ALAS2) gene in two pyridoxine-responsive patients initially diagnosed with acquired refractory anemia and ringed sideroblasts. *J Clin Invest* 96(4):2090–2096, 1995.

129. Furuyama K, Harigae H, Kinoshita C, et al: Late-onset X-linked sideroblastic anemia following hemodialysis. *Blood* 101(11):4623–4624, 2003.

130. Buchanan GR, Bottomley SS, Nitschke R: Bone marrow delta-aminolaevulinate synthase deficiency in a female with congenital sideroblastic anemia. *Blood* 55(1):109–115, 1980.

131. Prasad AS, Tranchida L, Konno ET, et al: Hereditary sideroblastic anemia and glucose-6-phosphate dehydrogenase deficiency in a Negro family. *J Clin Invest* 47(6):1415–1424, 1968.

132. Beutler E: The distribution of gene products among populations of cells in heterozygous humans. *Cold Spring Harb Symp Quant Biol* 29:261–271, 1964.

133. van Waveren Hogervorst GD, van Roermund HP, Snijders PJ: Hereditary sideroblastic anaemia and autosomal inheritance of erythrocyte dimorphism in a Dutch family. *Eur J Haematol* 38(5):405–409, 1987.

134. Fitzsimons EJ, May A: The molecular basis of the sideroblastic anemias. *Curr Opin Hematol* 3(2):167–172, 1996.

135. Seip M, Gjessing LR, Lie SO: Congenital sideroblastic anaemia in a girl. *Scand J Haematol* 8(6):505–512, 1971.

136. Horrigan DL, Harris JW: Pyridoxine-responsive anemia: Analysis of 62 cases. *Adv Intern Med* 12:103–174, 1964.

137. Soslau G, Brodsky I: Hereditary sideroblastic anemia with associated platelet abnormalities. *Am J Hematol* 32(4):298–304, 1989.

138. Smith OP, Hann IM, Woodward CE, et al: Pearson's marrow/pancreas syndrome: Haematological features associated with deletion and duplication of mitochondrial DNA. *Br J Haematol* 90(2):469–472, 1995.

139. Bishop RC, Bethell FH: Hereditary hypochromic anemia with transfusion hemosiderosis treated with pyridoxine: Report of a case. *N Engl J Med* 261:486–489, 1959.

140. Harris JW, Horrigan DL: Pyridoxine-responsive anemia—Prototype and variations on the theme. *Vitam Horm* 22:721–753, 1964.

141. Vogler WR Mingioli ES. Heme synthesis in pyridoxine responsive anemia. *N Engl J Med* 273, 1965.

142. Albahary C, Boiron M: [Primary refractory anemia with medullary and hepatic hypersiderosis of blood in a woman] [in French]. *Acta Med Scand* 163(5):429–438, 1959.

143. Horrigan DL: Pyridoxine-responsive anemia: Influence of tryptophan on pyridoxine responsiveness. *Blood* 42(2):187–193, 1973.

144. Yaouanq J, Grosbois B, Jouanolle AM, et al: Haemochromatosis Cys282Tyr mutation in pyridoxine-responsive sideroblastic anaemia. *Lancet* 349(9063):1475–1476, 1997.

145. French TJ, Jacobs P: Sideroblastic anaemia associated with iron overload treated by repeated phlebotomy. *S Afr Med J* 50(15):594–596, 1976.

146. Weintraub LR, Conrad ME, Crosby WH: Iron-loading anemia. Treatment with repeated phlebotomies and pyridoxine. *N Engl J Med* 275(4):169–176, 1966.

147. Urban C, Binder B, Hauer C, et al: Congenital sideroblastic anemia successfully treated by allogeneic bone marrow transplantation. *Bone Marrow Transplant* 10(4):373–375, 1992.

148. Medeiros BC, Kolhouse JF, Cagnoni PJ, et al: Nonmyeloablative allogeneic hematopoietic stem cell transplantation for congenital sideroblastic anemia. *Bone Marrow Transplant* 31(11):1053–1055, 2003.

149. Yunis AA, Salem Z: Drug-induced mitochondrial damage and sideroblastic change. *Clin Haematol* 9(3):607–619, 1980.

第七篇 中性粒细胞、嗜酸性粒细胞、嗜碱性粒细胞和肥大细胞

第 60 章　中性粒细胞、嗜酸性粒细胞、嗜碱性粒细胞的结构和组成 …………… 847

第 61 章　中性粒细胞的产生、分布及转归 ……………… 861

第 62 章　嗜酸性粒细胞及相关性疾病 ……………… 868

第 63 章　嗜碱性粒细胞、肥大细胞及相关疾病 …………… 885

第 64 章　中性粒细胞异常的分类和临床表现 …………… 901

第 65 章　中性粒细胞减少与中性粒细胞增多 ……………… 907

第 66 章　中性粒细胞功能异常 … 920

第 60 章

中性粒细胞、嗜酸性粒细胞、嗜碱性粒细胞的结构和组成

C. Wayne Smith

摘要

骨髓中前体细胞发育的早期,中性粒细胞、嗜酸性粒细胞和嗜碱性粒细胞的前体细胞合成蛋白并将之以细胞质颗粒的形式储存起来。初级或嗜天青颗粒的合成标志着原粒细胞从一个几乎无颗粒、在粒细胞前体中最能被光镜识别的细胞,发育成为富含嗜天青颗粒的早幼粒细胞。紧接着进行次级或特异性颗粒的合成及储存。特异性颗粒的出现标志着早幼粒细胞发育为中性、嗜酸性或嗜碱性中幼粒细胞。此后,细胞继续成熟为分叶核的无丝分裂细胞,具备化学趋向性、吞噬及杀灭微生物的能力。成熟粒细胞也发育出可使其黏附并穿越小静脉血管壁的细胞质及表面结构。成熟粒细胞从骨髓进入血液,在血液中短暂循环后迁入组织发挥宿主防御的主要功能。血液中性粒细胞显示出表型特征和寿命随着局部细胞因子和趋化因子刺激信号发生改变而变化的能力。基因表达谱分析显示,中性粒细胞是一种转录活化的细胞,能对环境刺激作出反应,并具有在基因表达方面发生一系列复杂的早期和晚期改变的能力。

对于正常成年人来说,粒细胞生活在三种环境中:骨髓、血液及组织。骨髓是造血干细胞分化为粒系祖细胞及增殖并最终成熟的场所(图 60-1)。前体细胞的增殖(大约进行 5 次分裂)只出现在成熟过程中最初的三个阶段(原始细胞、早幼粒细胞和中幼粒细胞)。中幼粒细胞阶段以后,细胞失去有丝分裂能力并进入巨大的骨髓储存池,从那里被释放入血并在迁入组织前在血液中循环数小时。

简写和缩略词

AML1,AML2,AML3,多系造血转录因子(transcription factor for various hematologic lineages);C3a,血清补体片段 3a(serum complement fragment 3a);C5a,血清补体片段 5a(serum complement fragment 5a);CBFA1,CBFA2,核心结合因子 α-1 亚基或 α-2 亚基(core-binding factor subunitα-1 or -2);CCR,C-C 趋化因子受体(C-C chemokine receptor);C/EBPε,基因表达调节蛋白(regulating factor of gene expression);补体受体 CD11b/CD18,也称为 Mac-1 或整合素 $\alpha_m\beta_2$;ECP,嗜酸性粒细胞阳离子蛋白(eosinophil cationic protein);EDN,嗜酸性粒细胞衍生神经毒素(eosinophil-derived neurotoxin);FcγRⅢB,IgG 的 Fc 区受体 Ⅲ B(receptor Ⅲ B for the Fc region of IgG);GATA-1,红系特异性转录因子(lineage-specific transcription factor);G-CSF,粒细胞集落刺激因子(granulocyte colony-stimulating factor);GM-CSF,粒细胞-巨噬细胞集落刺激因子(granulocyte-macrophage colony-stimulating factor);GRO,生长调控蛋白(growth-regulated protein);IFN,干扰素(interferon);Ig,免疫球蛋白(immunoglobulin);IL,白细胞介素(interleukin);IP-10,干扰素 γ 诱导蛋白 10(interferon-γ-induced protein 10);JAK2,Janus-相关激酶 2(Janus-associated kinase 2);LPS,脂多糖(lipopolysaccharide);MBP,主要碱性蛋白(major basic protein);MMP-8,金属蛋白酶-8,也称为胶原酶(metalloproteinase-8,also called collagenase);MMP-9,金属蛋白酶-9,也称为明胶酶 B(metalloproteinase-9,also called gelatinase B);NADPH,氧化型磷酸化烟酰胺腺嘌呤二核苷酸(reduced form of nicotinamide adenine dinucleotide phosphate);PAF,血小板活化因子(platelet-activating factor);PMN,多形核中性粒细胞(polymorphonuclear neutrophil);RUNX1,RUNX2,RUNX3,runt 相关转录因子 1,2 和 3(runt-related transcription factor 1,2,or 3);SNAP,可溶性 NSF 附着蛋白[soluble NSF(N-ethylmaleimide-sensitive factor)-attachment protein];TGF,转化生长因子(transforming growth factor);TNF,肿瘤坏死因子(tumor necrosis factor);VAMP,囊泡相关膜蛋白(vesicle-associated membrane protein)。

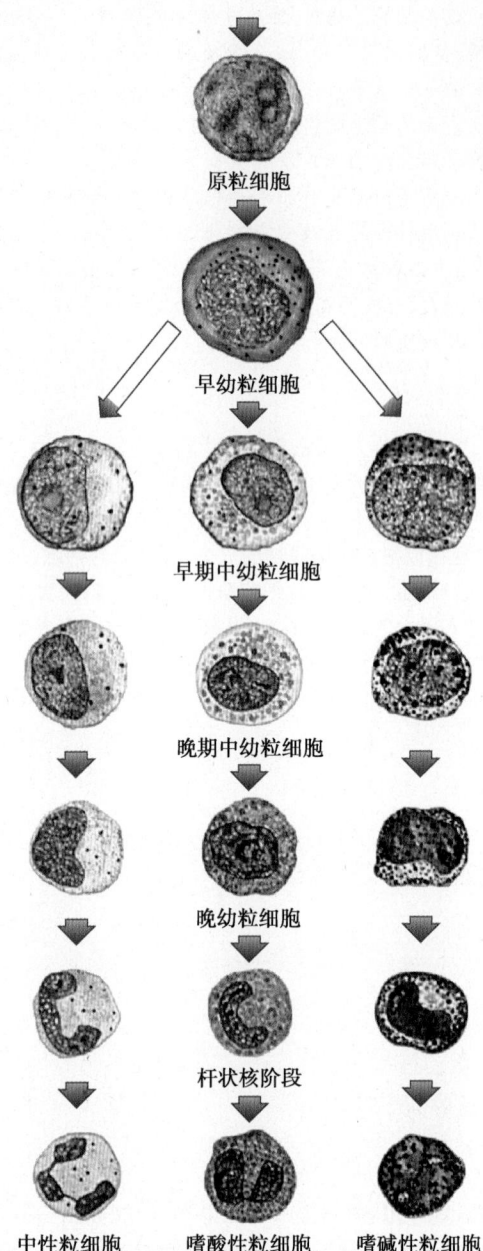

图 60-1　中性粒细胞(多形核中性粒细胞[PMN])及其成熟各阶段示意图(详见文中讨论部分)。骨髓每 100 个有核细胞中,0.5% 是原粒细胞,5% 是早幼粒细胞,12% 是中幼粒细胞,22% 是晚幼粒细胞和杆状核中性粒细胞,20% 是正在成熟和已经成熟的中性粒细胞,使正在发育的中性粒细胞达到正常人骨髓细胞总数的 60%。(图片经允许复制自 Lichtman 血液学图谱,www.accessmedicine.com。)

● 中性粒细胞

光镜及电镜检测

原粒细胞

　　原粒细胞是一种细胞核大而椭圆形、核仁相当大、颗粒少

或无的未成熟细胞。作为从集落形成单位分化成粒细胞过程中最早出现的前体细胞,原粒细胞具有大的细胞核及多个核仁(图 60-2)。核仁是核糖体蛋白及核糖体 RNA 装配的场所,也是早期正在成熟过程中的细胞的主要特征。稀少的细胞质中含有分布在粗面内质网、高尔基体池、有时也在早期发育中的嗜天青颗粒中的过氧化物酶反应产物。致密的过氧化物酶反应产物可作为电镜或光镜下人类骨髓及血细胞嗜天青颗粒的标志[1~4]。

早幼粒细胞

　　在早幼粒细胞阶段,在 Wright 染色等多色性染色下呈现异染性(微红至紫色)的过氧化物酶阳性大颗粒-嗜天青颗粒或初级颗粒开始形成。图 60-3 显示早幼粒细胞产生并累积了大量过氧化物酶阳性颗粒。大部分颗粒呈球形、直径 500nm,但也有椭圆形、晶体状及通过丝状结构连接的小颗粒[5]。和其他分泌细胞一样,过氧化物酶广泛存在于早幼粒细胞的粗面内质网池、所有的高尔基体池、某些囊泡及所有正在发育的颗粒等分泌性细胞器中[2]。

中性中幼粒细胞

　　在粒细胞成熟过程的中幼粒细胞阶段,过氧化物酶阴性的特异性颗粒或次级颗粒形成了(图 60-2)。在早幼粒细胞阶段的末期,过氧化物酶突然从粗面内质网及高尔基体池中消失,嗜天青颗粒的产生停止。中幼粒细胞阶段从产生过氧化物酶阴性的特异性颗粒开始[2]。

　　在这一阶段,唯一呈过氧化物酶阳性的物质是嗜天青颗粒。特异性颗粒在高尔基复合体中形成。颗粒大小及形态各异,不过典型的呈球形(大约 200nm)或者杆状(130nm×1000nm)。图 60-4 显示了该细胞还可被免疫金颗粒标记来显示特异性乳铁蛋白的存在。大约 3 次细胞分裂发生在这一成熟阶段。有丝分裂可以被观察到(图 60-5),这两种类型的颗粒几乎被等量地分配给子代细胞。

晚幼粒细胞、杆状核及成熟中性粒细胞

　　晚幼粒细胞及杆状核中性粒细胞是成熟的中性粒细胞形成之前的非增殖性细胞(图 60-2)。成熟、核分叶的中性粒细胞含有比例为 1~2 的初级、过氧化物酶阳性颗粒及特异性、过氧化物酶阴性颗粒这两种颗粒。循环中的中性粒细胞细胞核是分叶的,一般分为 2~4 个相互连接的叶。成熟过程的晚期阶段由非分裂细胞组成,可通过其细胞核形态、混合颗粒数量、小高尔基体区域以及糖原颗粒累积量加以辨别。在平均情况下,一个电子显微镜照片中的中性粒细胞有 200~300 个颗粒,其中大约 1/3 是过氧化物酶阳性(图 60-6)。

　　Wright 染色血片通过光镜观察到的在成熟中性粒细胞中的紫色颗粒为嗜天青颗粒,其染色特性在细胞成熟过程中会发生改变(图 60-7)。因此,利用光学显微镜鉴别血涂片中嗜天青颗粒最可信的方法是对细胞进行过氧化物酶染色。大部分过氧化物酶阴性颗粒的大小(约 200nm)在光学显微镜的分辨率范围之内。在中幼粒细胞阶段及之后,颗粒已无法单个辨认,但可成为中性粒细胞粉红色质背景的原因。

　　在中幼粒细胞阶段,过氧化物酶阴性颗粒比过氧化物酶阳性颗粒多,原因是在早幼粒细胞阶段之后过氧化物酶颗粒的形

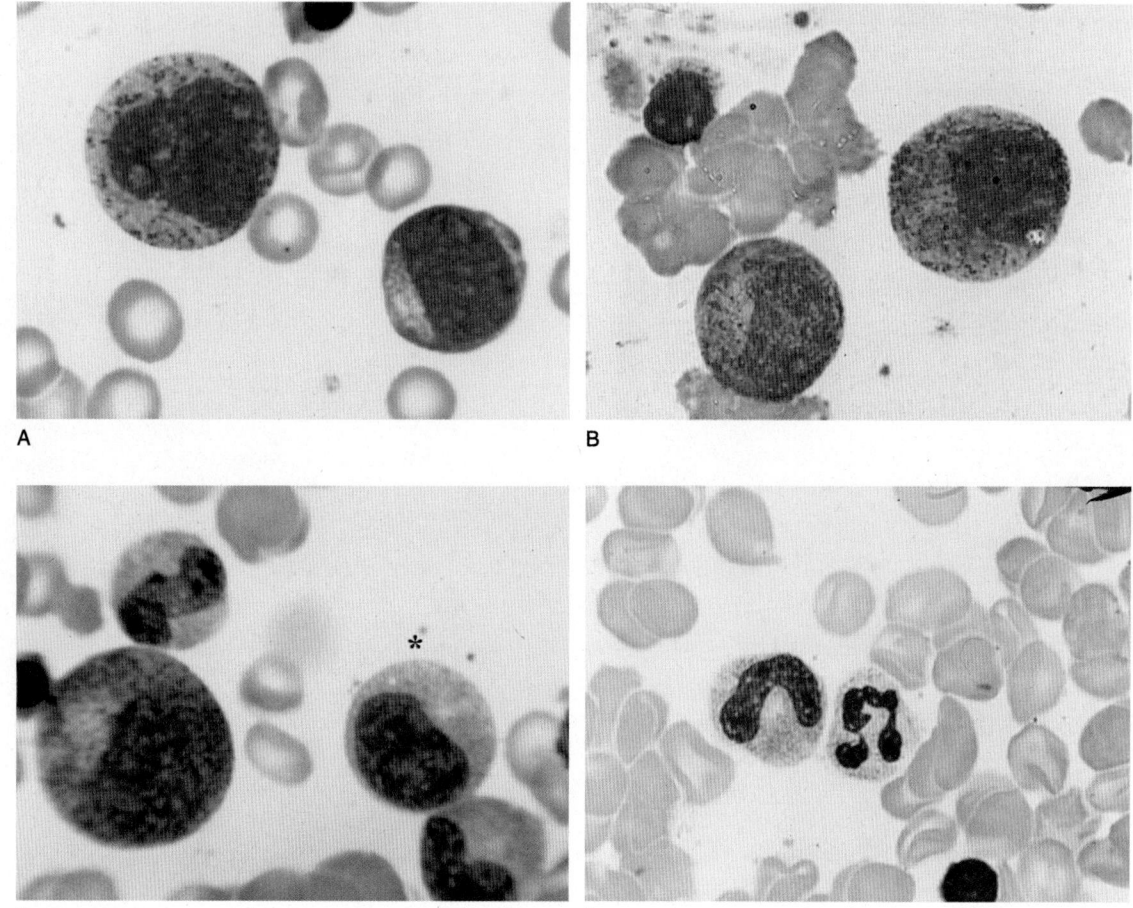

图60-2　骨髓涂片。A. 原粒细胞是位于右下方的较小细胞,其为粒细胞系中首个被识别的前体细胞。核质比相对较高,注意核仁和不含颗粒的细胞质。早幼粒细胞位于左上方,是骨髓中最大的粒细胞前体细胞。该细胞核仁明显,常含较多细胞质,嗜天青(初级)颗粒散布在细胞质中或覆盖在细胞核上。B. 图示为两个极早期中性中幼粒细胞。它们与早幼粒细胞极为相似:核仁外观基本相同、嗜天青颗粒也都分散在细胞质中。该类细胞的显著特征是标志着中性粒细胞颗粒物合成起始的高尔基区域处集中的棕褐色。C. 左侧的大细胞是一个中性中幼粒细胞,更多的中性粒细胞颗粒明显从核门处的高尔基区域扩散出来。此阶段的细胞仍具有早幼粒细胞的一些特征。星号下方是一个晚期的中性中幼粒细胞。该细胞体积减小,核染色质收缩,核仁不明显,且细胞质几乎充满了中性粒细胞颗粒物。中性中幼粒细胞下方是一个中性晚幼粒细胞,其显著特征是细胞核呈肾形、细胞质充满颗粒物。左侧早期中幼粒细胞上方的细胞为杆状核中性粒细胞,其细胞核接近香肠状,核的直径和长度基本相等。D. 杆状核中性粒细胞(左)和分叶核中性粒细胞(右)。中性粒细胞颗粒尺寸小,不能通过光镜解析,但可以根据细胞质特征性棕褐色染色的质量推断出来。(图片经允许复制自 Lichtman 血液学图集,www.accessmedicine.com.)

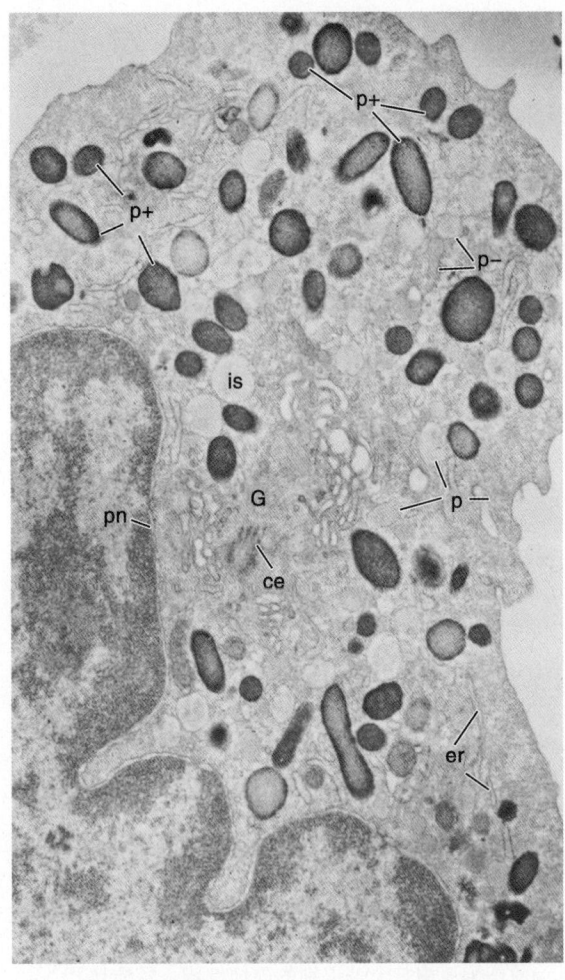

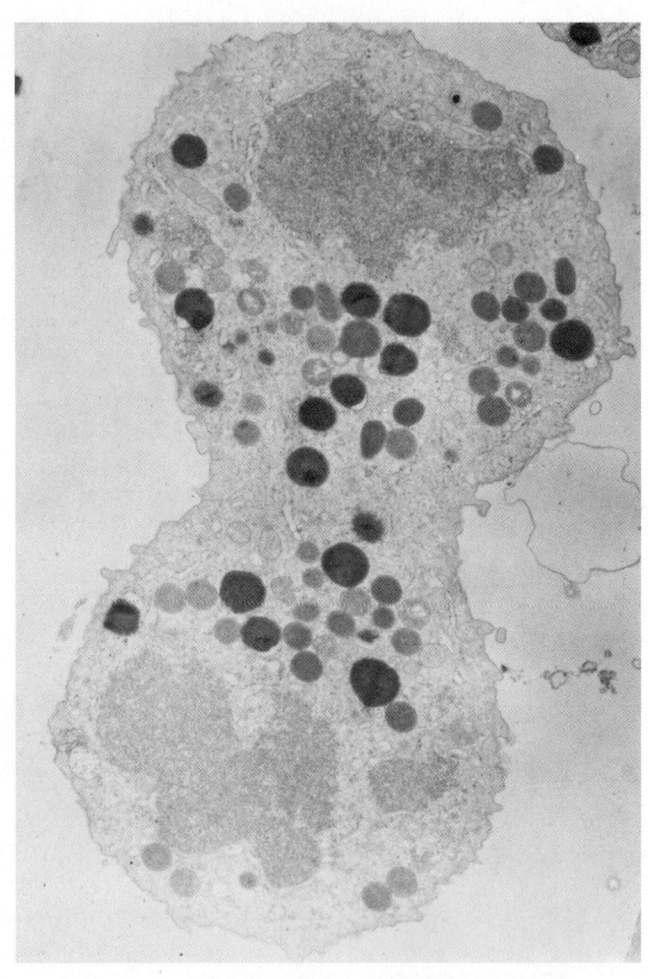

图 60-3   与过氧化物酶发生反应后，正常人骨髓中中性早幼粒细胞的电镜照片。该细胞是中性粒细胞系中最大的细胞，细胞核巨大且略微凹陷，带有一个核仁，高尔基区域（G）和中心粒（ce）都十分明显，细胞质充满了形状和大小各异而又致密的过氧化物酶阳性（p+）嗜天青颗粒。过氧化物酶反应产物分布在分泌部位的所有区室包括内质网（er）、核周池（pn）和高尔基池（G），以浓度较低、相对分散的形式可见，此外还存在过氧化物酶阴性颗粒（p-）。在细胞质基质和线粒体中未见此类反应产物（×8000）

图 60-4   用于显示嗜天青颗粒的过氧化物酶染色及其后利用免疫金颗粒标记技术检测乳铁蛋白的胞质比例。过氧化物酶阳性（p+）的嗜天青颗粒内含致密的反应产物，相对来说颜色更浅的特异性颗粒是过氧化物酶阴性颗粒。许多过氧化物酶阴性颗粒（箭头）在其基质内具有金标记（×70 000）

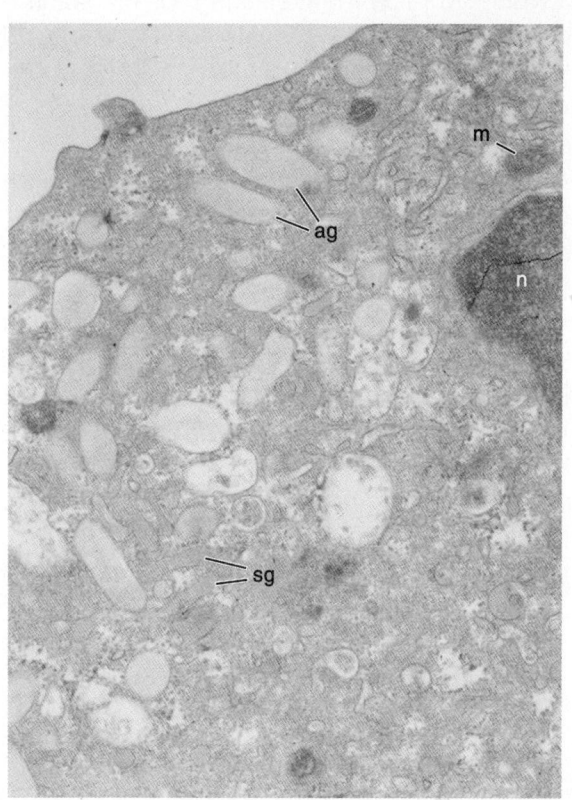

图 60-5　有丝分裂晚期家兔骨髓中的中幼粒细胞。该细胞正处于分裂末期,注意颗粒被相对均等地分配到子代细胞(×15 000)

图 60-6　正常人骨髓中发生过氧化物酶反应的成熟中性粒细胞。细胞质充满两种基本类型的颗粒:(1)较小的、白色的过氧化物酶阴性颗粒(p-)和(2)较大的、致密的过氧化物酶阳性颗粒(p+)。细胞核浓缩并分叶(n^1-n^4),高尔基区域(G)很小且无任何正在形成的颗粒,内质网稀少,几乎没有线粒体(×21 000)

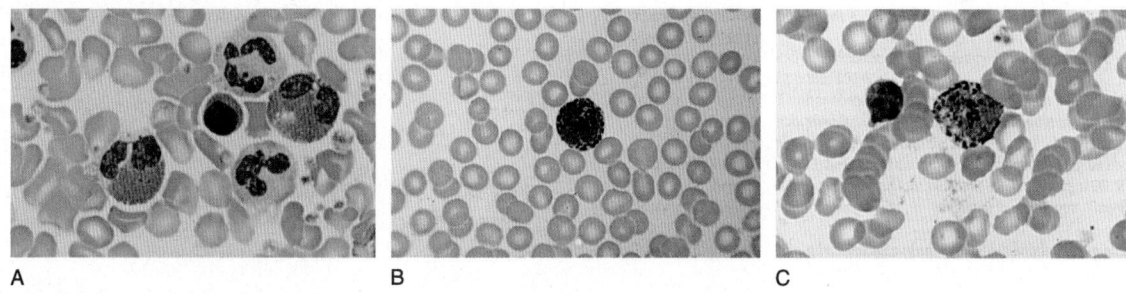

图 60-7　血涂片中的粒细胞形态。A.图中有两个中性粒细胞、两个双核的嗜酸性粒细胞和一个单个的淋巴细胞。B 和 C.图片显示的是嗜碱性粒细胞中致密着色的异染性细胞质颗粒。(图片经允许复制自 Lichtman 血液学图集,www.accessmedicine.com.)

成停止了,每个细胞中过氧化物酶阳性颗粒的数量经过有丝分裂而减少,而过氧化物酶阴性颗粒在每一代的中幼粒细胞都继续产生[1]。

细胞核分叶的目的还不清楚。利用染色体特异性探针的原位荧光杂交实验显示,染色体在核叶中的分布是随机的[6]。女性的一些成熟中性粒细胞具有鼓槌状或马球杆状的细胞核附属物。这些附属物包含失活的 X 染色体。一种 X 染色体特异性核苷酸探针通过原位杂交技术证实了 X 染色体在白细胞细胞核鼓槌状结构中的位置[7]。

● 中性粒细胞颗粒

中性粒细胞颗粒的多样性似乎与髓系造血过程中生物合成的时间有关。一种假说认为不同颗粒亚群是细胞成熟过程中各种颗粒蛋白合成时间窗口不同的结果[7],而不是各个颗粒亚群特异性分选的结果(参见第 66 章)。生物合成的调控由调控各种颗粒蛋白编码基因表达的转录因子实施。一些转录因子被发现在颗粒蛋白合成的时序控制中发挥重要作用,包括谱系特异性转录因子 GATA-1、谱系特异性转录因子 PU.1、多系造血转录因子 AML1（也称 runt 相关转录因子 1[RUNX1]或核心结合因子亚基 α-2[CBFA2]）、AML2（也称 RUNX3）、AML3（又称 RUNX2 或 CBFA1）及基因表达调节因子 C/EBPε[7~9]。C/EBPε 的重要性被在罕见的导致细菌感染易感性增加的"特异颗粒缺失"综合征病人中该基因发生突变的发现所证实[10~12]。在这些患者的中性粒细胞中，总的细胞内容物和释放的二级、三级颗粒标志物（如乳铁蛋白、B$_{12}$ 结合蛋白和溶菌酶）减少，尽管初级颗粒组分（如髓过氧化物酶、β-葡萄糖醛酸酶）的含量通常是正常的。

中性粒细胞在受到刺激后，其颗粒成分通过一种胞吐的过程从膜包绕的颗粒释放到吞噬体内或转运到细胞表面[13]。细胞质膜表面的特异性受体受刺激而产生的级联信号能引起细胞内 Ca^{2+} 浓度升高、脂质重塑和蛋白激酶活化，最终导致这些颗粒与吞噬体或细胞膜融合。此过程迅速高效，并涉及一些锚着蛋白家族，这些蛋白与在神经元中发现的同类蛋白相关（如囊泡相关膜蛋白[VAMP]-2、突触融合蛋白-4 和可溶性 NSF（N-乙基马来酰胺敏感因子受体）附着蛋白[SNAP]-23）[14]。

各颗粒亚群对经受胞吐的敏感性具有显著的不同，可分为分泌泡、三级、次级和初级颗粒，其中初级颗粒对胞吐作用最不敏感。这种敏感性差异的意义还不完全清楚，但在某些方面显然是由于颗粒膜和颗粒成分的功能不同。例如，分泌泡和三级颗粒均含有受体，如 CD11b/CD18（黏附分子，Mac1）、甲酰肽受体（趋化性受体）、FcγR III B（Fc 受体）、明胶酶（金属蛋白酶[MMP]-9）等，它们可能会增强中性粒细胞与胞外的相互作用。初级颗粒含有杀微生物的蛋白和酸性水解酶，而吞噬溶酶体的酸性环境为这些酶创造了最佳的 pH 值条件。

颗粒中的生物活性因子

中性粒细胞颗粒富含具有抗微生物活性的因子。其中一些因子（如髓过氧化物酶）通过与还原性磷酸酰胺腺嘌呤二核苷酸（NAPDH）氧化酶结合而发挥生物学功能，而另外一些（如防御素）无需氧化酶即可展现活性。表 60-1 列出了中性粒细胞中初级（嗜天青颗粒）、次级（特异性颗粒）、三级颗粒和分泌小泡四种颗粒的主要内含物[15~56]。

表 60-1 嗜中性颗粒

颗粒	膜标志物	NADPH 氧化酶	受体	抗微生物蛋白	酶	其他因子
初级颗粒（嗜苯胺蓝颗粒）	CD63			BPI 蛋白	弹性蛋白酶	酸性黏多糖
	CD68			防御素（HNP 1~4）	组织蛋白酶 G	α_1-抗胰蛋白
	V 型 H$^+$ATP 酶			CAP37	蛋白水解酶 3	
				髓过氧化物酶	α-甘露糖苷酶	
				溶菌酶	β-葡萄糖醛酸苷酶	
					β-甘油磷酸酶	
					唾液酸酶	
					N-乙酰-β-葡糖苷酶	
二级颗粒（特异性颗粒）	CD15	gp91phox	甲酰肽受体	乳铁蛋白	白明胶酶（MMP-9）	β_2-微球蛋白
	CD66	p22phox	CR3（CD11b/CD18）	溶菌酶	组胺酶	维生素 B$_{12}$ 结合蛋白
	CD67	Rap1A	纤维连接蛋白受体	hCAP-18	唾液酸酶	纤溶酶原活化因子
	CD11b/CD18	Rap2	G-蛋白 α-亚单位		胶原酶（MMP-8）	
			层粘连蛋白受体		肝素酶	NGAL（脂钙蛋白）
			血小板反应素受体			
			TNF 受体			
			uPAR			
			VAMP-2			
			玻璃粘连蛋白受体			
三级颗粒	CD11b/CD18	gp91phox	甲酰肽受体	溶菌酶	白明胶酶（MMP-9）	β_2-微球蛋白
	V 型 H$^+$ATP 酶	p22phox	CR3（CD11b/CD18）		乙酰转移酶	抑瘤素 M
		Rap1A	uPAR		二酰基甘油脱乙酰酶	
			VAMP-2			

表 60-1 嗜中性颗粒（续）

颗粒	膜标志物	NADPH氧化酶	受体	抗微生物蛋白	酶	其他因子
分泌泡	CD11b/CD18	gp91phox	甲酰肽受体	CAP37	蛋白水解酶3	血浆蛋白（如白蛋白）
	CD10	p22phox	CR1（CD35）			
	CD13	Rap1A	CR3（CD11b/CD18）			衰变加速因子
	CD45		CR4（CD11c/CD18）			
	CD35		C1q受体			
	CD14		FcγⅢB（CD16）			
			uPAR			

ATPase，三磷酸腺苷酶；BPI，杀菌/通透性增强蛋白；hCAP，人源阳离子抗菌肽；HNP，人中性粒细胞肽；MMP-9，金属蛋白酶-9；NGAL，中性粒细胞明胶酶相关载脂蛋白；TNF，肿瘤坏死因子；uPAR，尿激酶型纤溶酶原激活物受体；VAMP，小泡相关膜蛋白。

抗菌因子相关资料详见参考文献15~41，酶相关详细资料见参考文献42~56。

● 嗜酸性粒细胞

骨髓及血涂片中的嗜酸性粒细胞在光镜下的表现

最早可在形态上被鉴别的嗜酸性粒细胞是晚期原粒细胞或者早期早幼粒细胞（图60-1）。此细胞直径约15μm，核大，有核仁，在强烈嗜碱性的细胞质中有少量蓝色或嗜天青颗粒。在嗜酸性早幼粒细胞及中幼粒细胞后期主要含有嗜酸性颗粒。最近发现定向分化的嗜酸性祖细胞能表达高水平的IL-5受体α，但对髓过氧化物酶反应呈阴性[57]。完全成熟的嗜酸性粒细胞具有2个分叶核（图60-7），细胞质充满了大的嗜酸性颗粒，颗粒的边缘可被过氧化物酶及苏丹黑染色。与中性粒细胞相比，具有多个分叶核的嗜酸性粒细胞很少见。在血涂片的制备过程中，嗜酸性粒细胞易受机械性损伤。

电镜及细胞化学

在嗜酸性早幼粒细胞及中幼粒细胞阶段，所有粗面内质网池的过氧化物酶染色呈阳性，包括过渡性成分和核周隙；位于高尔基复合体外周的光滑囊泡簇；所有的高尔基复合体池；及所有的未成熟和已成熟的特异性颗粒[4,58]。成熟的颗粒除位于中心的晶体外，其余部分完全被过氧化物酶填充。

在细胞发育的后期，颗粒形成停止后，嗜酸性粒细胞几乎不再含有与分泌蛋白合成及包装有关的细胞器。内质网也很少或者几乎不存在。高尔基复合体变得很小，难以分辨。成熟嗜酸性粒细胞（图60-8）的细胞质主要含有颗粒及糖原。大部分颗粒为含晶体的特异性颗粒，晶体通常居于颗粒中央。中幼粒细胞阶段以后，在内质网或高尔基体中，运用任何酶反应都无法再检测到过氧化物酶活性，然而过氧化物酶却出现在颗粒的基质中[1,58]。

颗粒

内容物

与中性粒细胞一样，嗜酸性粒细胞含有不同的颗粒状细胞

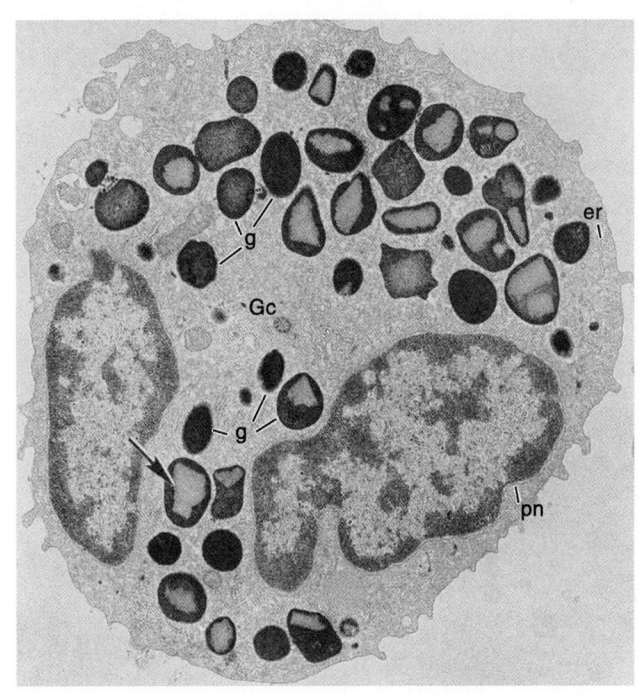

图60-8 用过氧化物酶孵育的人类成熟嗜酸性粒细胞。反应产物仅存在于颗粒中（g）。粗面内质网（er），包括核周池（pn）和高尔基池（Gc），均不含反应产物。大多数颗粒（箭头所指）含有独特的水晶棒状物（×8000）

器：初级颗粒、晶状颗粒、小颗粒和分泌小泡[59]。晶状颗粒（图60-8）是最大的颗粒，直径0.5μm~0.8μm，包含许多颗粒蛋白。在这些颗粒中包装形成的蛋白均为强碱性蛋白，结晶核心大部分是主要碱性蛋白（major basic proteins，MBP）[60,61]。颗粒基质蛋白包括嗜酸性粒细胞过氧化物酶、嗜酸性粒细胞阳离子蛋白（ECP）和嗜酸性粒细胞来源的神经毒素（EDN）。初级颗粒含有Charcot-Leyden结晶其为双锥体晶体，可在体液中被观察到，与嗜酸性粒细胞性的炎症反应有关。Charcot-Leyden结晶具有溶血磷脂酶活性，占总嗜酸性粒细胞蛋白的7%~10%[62,63]。该蛋白质的超微结构定位于无晶体的大颗粒中，对成熟嗜酸性粒细胞中不同的初级颗粒群体有支持作用[4,63,64]。MBP由两个同源物组成，是一种含量丰富的颗粒状蛋白，平均

每个细胞含 5pg ~ 10pg。成熟的嗜酸性粒细胞不再表达此蛋白，因此所有的 MBP 都是发育过程中储存起来的[65]。EPO 是一种富含血红素的蛋白（每个细胞约含 15pg），能催化卤化物和过氧化氢间的过氧化反应从而形成具有杀菌作用的次卤酸[66,67]。ECP 也是一种具有杀菌作用的蛋白，存在两种异构体（ECP-1 及 ECP-2），对蠕虫有杀伤作用。EDN 和 ECP 高度同源且大量存在，每个细胞约含 10pg。其他以颗粒形式储存的蛋白还包括一些在炎症中有潜在重要作用的酶，如酸性磷酸酶、胶原酶、基质金属蛋白酶、组胺酶、过氧化氢酶及磷脂酶 D[68~70]。第 62 章将讨论这些颗粒状蛋白的功能方面。此外，成熟的嗜酸性粒细胞保留了合成各种蛋白的能力，包括细胞因子及趋化因子[71,72]、黏附分子[73~76]、细胞因子受体、补体成分、脂肪介质及免疫球蛋白[77~82]。

嗜碱性粒细胞和肥大细胞

　　一直以来嗜碱性粒细胞（图 60-7）和肥大细胞都被认为源于不同的谱系。但最近的研究数据显示，嗜碱性粒细胞-肥大细胞起源于共同的祖细胞，区别是肥大细胞以未成熟前体细胞的形式提前离开骨髓，并最终在组织中分化发育，而嗜碱性粒细胞在进入循环前先在骨髓中成熟[83~86]。这种共同的祖细胞实质上源于粒-单系祖细胞。两种细胞的颗粒染色都呈异质性，但可通过电镜加以区别（图 60-9 和 图 60-10）。在仅借助于光镜而不使用细胞特异性抗体的情况下，很难辨别组织中的嗜碱性粒细胞[87]。嗜碱性粒细胞和肥大细胞均表达 FcεR1 受体。这些细胞能吞噬致敏的红细胞，但比起其他粒细胞，它们的吞

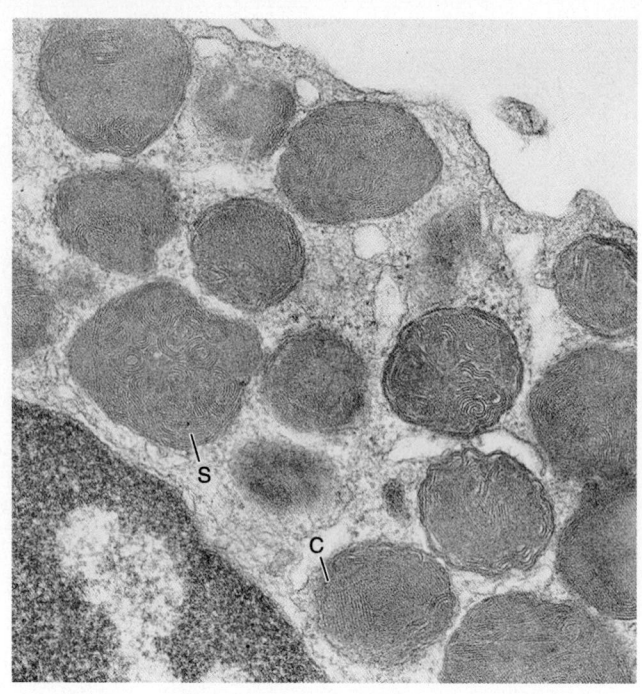

图 60-10　来自人类骨髓中的肥大细胞的局部图片。注意这些颗粒中填充了卷轴样（s）和晶体状（c）结构，与人类嗜碱性粒细胞的细微结构形态明显不同（×50 000）

噬能力要弱很多。它们缺乏足够数量的抗菌酶及溶酶体酶。在血液中嗜碱性粒细胞只占很少数量（0.5%），当机体由于蛋白质、接触性过敏原或者皮肤移植排斥等发生超敏反应而引起炎症时，可在组织内见到嗜碱性粒细胞，且已证明它们是 IL-4 和 IL-13 的丰富来源[83,84,88]。

　　肥大细胞是全身结缔组织中的"常住居民"。肥大细胞的颗粒包含各种物质，包括一些预先形成的生物活性物质，比如导致血管的通透性增加的组胺；引起过敏反应的嗜酸性粒细胞趋化因子以及具有抗凝血酶活性的肝素[89~92]，这是颗粒异染性染色特性的原因。过敏毒素（C3a，C5a）的产生或者过敏原与质膜上免疫球蛋白 IgE 受体的相互作用可刺激颗粒内容物及数种新合成物质向细胞外释放，比如过敏性慢反应物质——白三烯可引起人类细支气管收缩，增加血管的通透性及血小板活化因子（PAF）的数量；PAF 可使血小板聚集，随后释放血清毒素。这一现象被称为 IgE 介导的肥大细胞脱颗粒作用[90]。肥大细胞也参与多种伴有新血管形成的疾病（参见第 63 章）。

● 中性粒细胞的代谢

碳水化合物代谢

糖酵解

　　糖酵解途径（Embden-Meyerhof 途径）　糖酵解能将葡萄糖转变为乳酸，它是中性粒细胞能量生成的主要途径[93~95]。将完整的白细胞或其匀浆与用 [14]C 均匀标记的葡萄糖共同孵育后，大约 80 的放射活性在乳酸中恢复。皮质醇可抑制糖酵解[96~97]。在某些情况下，破碎中性粒细胞的条件对活力测定有显著的影响[98]。在正常的中性粒细胞中，己糖激酶是糖酵解过

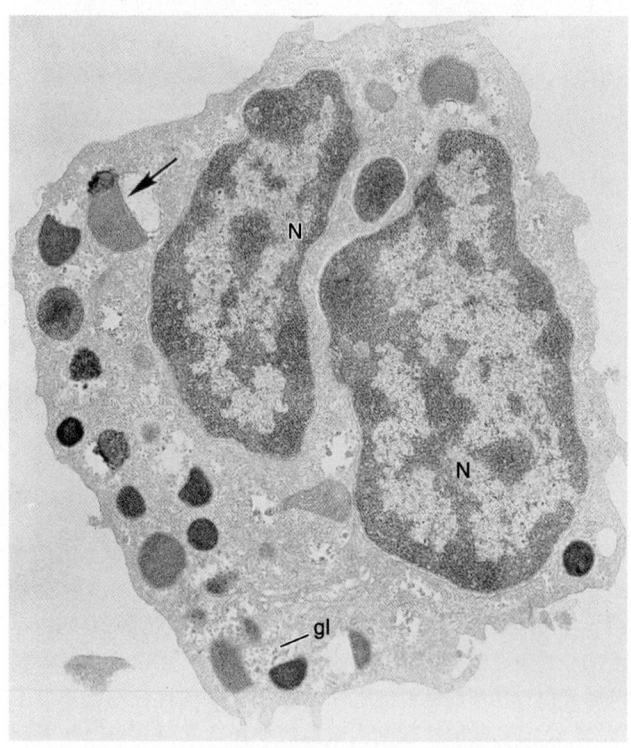

图 60-9　来自人血液、与过氧化物酶反应后的成熟嗜碱性粒细胞。注意该细胞通常核大（N），糖原颗粒（gl）分散。人类嗜碱性粒细胞颗粒中含有过氧化物酶，正如其在这种制剂中的密度（证明反应产物的存在）所示。它们通常呈球形，难以固定，在细胞表面可能存在斑纹（箭头所指）（×17 000）

程的限速酶[94]。吞噬过程中糖酵解的速率未发生改变[95]，但是 ATP 的水平从正常的 1.9nmol/10^6 个细胞降至 0.8nmol/10^6 个细胞。中性粒细胞内储存的糖原和血浆中葡萄糖都可作为葡萄糖的来源。半乳糖、甘露糖及果糖也可被白细胞代谢还原[99]。表 60-2 指出了中性粒细胞中参与糖酵解过程的酶和其他主要酶。

表 60-2　中性粒细胞中的糖酵解和相关酶活力

酶	37℃时中性粒细胞内酶活力 *	30℃时中性粒细胞内酶活力 †	25℃混合白细胞内酶活力 ‡
己糖激酶	78±14	39.6±27.3	—
磷酸果糖激酶	36±2	—	—
醛缩酶	76±7	118.7±27.4	123
葡萄糖磷酸异构酶	4930±716	—	—
磷酸丙糖异构酶	7853±323	—	2189
甘油醛脱氢酶	3683±124	—	242
单磷酸甘油酸变位酶	508±35	—	—
磷酸甘油酸酯激酶	3744±197	—	890
烯醇化酶	136±17	—	734
丙酮酸激酶	173±11	4125±549	976
乳酸脱氢酶	1128±51	2981±893	1165
葡萄糖-6-磷酸脱氢酶	517±11	596±116.6	176
6-磷酸葡萄糖酸脱氢酶	287±5	—	—
谷胱甘肽还原酶	63±7	—	—
谷胱甘肽过氧化物酶	17±3	—	—
谷草转氨酶	25±2	—	43
腺苷酸激酶	32±2	163±9.9	149
α-磷酸甘油脱氢酶	—	—	23
异枸橼酸脱氢酶	—	—	47
果糖-1,6-二磷酸酶	—	0.76±0.18	—
异枸橼酸脱氢酶	—	44.1±6.4	—
枸橼酸合成酶	—	32.0±5.4	—
苹果酸脱氢酶	—	482±62.6	—
转酮醇酶	—	0.99±0.27	—
磷酸化酶 A	—	9.60±2.66	—
硫辛酰胺脱氢酶	—	29.7±13.8	—
钙 ATP 酶	—	—	28
镁 ATP 酶	—	—	30

ATP 酶，三磷酸腺苷酶
* IU/mg 蛋白。† IU/L。‡ 按 U/10^11 白细胞计算，假定蛋白含量为 7.4mg/10^11 白细胞。

磷酸己糖支路途径

中性粒细胞也可通过磷酸己糖支路途径进行葡萄糖代谢[100~102]，细胞内的部分氧通过此途径消耗。在静息状态的细胞内，通过这条途径代谢的葡萄糖占细胞总葡萄糖消耗量的 2%~3%[101~103]，但磷酸己糖支路途径的运行对中性粒细胞具有特殊的重要性，因为该通路为中性粒细胞的氧化杀菌提供了必要的 NAPDH。

糖原代谢

中性粒细胞含有大量的糖原，这些糖原绝大多数来自葡萄糖，极少部分的底物净合成发生在磷酸丙糖水平。当细胞处于葡萄糖剥夺状态，尤其是参与吞噬过程时，其糖原周转速率显

著增加。但当补充足够的葡萄糖时，糖原可重新合成[95,104,105]。在葡萄糖饥饿细胞的吞噬过程中，糖原磷酸化酶活性增加，但磷酸化酶激酶和糖原合成酶活力保持不变[105]。糖原最早出现在中幼粒细胞并随细胞分化成熟而增加[106]。

成熟中性粒细胞的蛋白质合成

成熟中性粒细胞一直被认为是终末分化细胞，不再具有合成蛋白的能力。这一观点已发生改变，因为众多体内、体外研究均显示，中性粒细胞能够合成多种多样的蛋白（如细胞因子、趋化因子、生长因子、干扰素等），这些蛋白在炎症反应和免疫调节中起着重要作用。表 60-3 列出了成熟中性粒细胞表达的一些蛋白质。这些观察数据已得到广泛关注[107,108]，这里就一些潜在的重要概念进行讨论。从这张表中可以明显看出，尽管和单核细

胞相比，单个中性粒细胞产生某种蛋白的量是有限的，但其种类却是相当多样的。在急性炎症反应早期，中性粒细胞常形成大多数的浸润细胞，大量迁移至炎症部位），它们总的合成能力在炎症和愈合反应中非常显著。在体外，一系列刺激因素被用来诱导蛋白质表达，包括：脂多糖（LPS）、细胞因子、趋化性因子、黏附配体，调理素化的颗粒和调节性细胞因子如 IL-10、IL-4。

表60-3   中性粒细胞合成的蛋白质

细胞因子	受体	趋化因子	生长因子	其他
TNF-α	IL-1 受体拮抗剂（IL-1RA）	IL-8	G-CSF	Fas 配体
IL-1β		GRO-α	M-CSF	CD40
IL-12	TGF-β	GRO-β	GM-CSF	CD83
IFN-α		IP-10	IL-3	CCR6
IL-6		MIP-1α	VEGF	CCR2
抑瘤素 M		MIP-1β	TGF-β	HLA-DR
		MCP-1		

CCR，C-C 趋化因子受体；CD，分化抗原簇；G-CSF，粒细胞集落刺激因子；GM-CSF，粒细胞-单核细胞集落刺激因子；GRO，生长相关癌基因；HLA-DR，人类白细胞抗原 D 相关；IFN，干扰素；IL，白细胞介素；IP，干扰素诱导蛋白；MCP，膜辅因子蛋白；M-CSF，单核细胞集落刺激因子；MIP，巨噬细胞炎症蛋白；TGF，转化生长因子；TNF，肿瘤坏死因子；VEGF，血管内皮生长因子。

引起新蛋白合成的信号通路正得到广泛的研究，这里仅作简要描述。粒细胞集落刺激因子（G-CSF）、粒细胞-巨噬细胞集落刺激因子（GM-CSF）、IL-10 能活化中性粒细胞中的信号传导和转录激活因子（STAT）蛋白。STAT1、STAT3 以及上游的 Ja-nus-相关激酶 2（JAK2）的酪氨酸快速发生磷酸化[109,110]。中性粒细胞表达核因子 κB-1（NFκB1）/p50、p65/RelA 和 c-Rel。肿瘤坏死因子（TNF-α）、IL-1β、IL-15 能引起 I-κBα 迅速降解同时诱导 NFκB/Rel 蛋白在核内累积。这条通路不能被 G-CSF、GM-CSF、IL-8 和 IL-10 活化。成熟中性粒细胞表达 PU.1（谱系特异性转录因子），其能以既定形式与 DNA 结合，此外该细胞还表达明显可见的接头蛋白（AP-1）转录因子。几种由成熟中性粒细胞产生的炎性介质是由 AP-1 驱动的（如 TNF、IL-1、IL-8、细胞间黏附分子［ICAM］）[68]。中性粒细胞产生的 CXC 趋化因子 IL-8 受到广泛研究，多种刺激因素均可诱导其表达[111]。细胞因子如 TNF-α、IL-15、IL-1β、GM-CSF，趋化性因子如 C5a、PAF、白三烯 B4（LTB4），颗粒如单钠尿酸盐结晶，微生物产物如LPS、酵母多糖，与抗体或补体调理的细菌或酵母的相互作用，与细胞外基质分子如层粘连蛋白、纤连蛋白的相互作用等，都可以诱导中性粒细胞合成 IL-8。多数研究证实，中性粒细胞能释放大量蛋白质并合成 mRNA。免疫细胞化学和原位杂交实验已证明炎症浸润部位的中性粒细胞可产生 IL-8。

一些诱导 IL-8 表达的刺激因素同样可以诱导成熟中性细胞产生其他促炎因子，如生长调控蛋白（GRO）-α、TNF-α、IL-1β、抑瘤素 M、C-C 趋化因子。此外，中性粒细胞也可产生抗炎因子，如 IL-1RA、转化生长因子（TGF）-β。一项有趣的观察是，某些细胞因子（如 IL-10）在诱导中性粒细胞产生抗炎因子方面具有一定的选择性。总之，相当多的证据显示中性粒细胞能够合成蛋白，但是由于这一领域的工作相对较新，还需要大量工作来阐明各种蛋白在炎症反应、免疫反应、愈合反应中的重要作用，并探寻选择性诱导蛋白生成的条件以及中性粒细胞蛋白

合成活性与疾病状态之间的关联等。为在炎症反应过程中发挥关键作用，中性粒细胞需要借助表面黏附分子（表60-4）、趋化因子受体（表60-5）从血液迁移到组织中，并通过调理素受体吞噬微生物（表60-6）。

表60-4   中性粒细胞黏附分子

中性粒细胞受体	分类	配体
L-选择素（CD62L）	选择素家族	PSGL-1，E-选择素
PSGL-1（CD162）	黏蛋白家族	E-选择素，P-选择素
sLeˣ糖蛋白	各种糖蛋白	E-选择素
LFA-1（CD11a/CD18）	α₁β₂-整合素	ICAM-1，ICAM-3
Mac-1（CD11b/CD18）	αₘβ₂-整合素	ICAM-1，GPI bα，X 因子，纤维蛋白原，iC3b
CR4（CD11c/CD18）	αₓβ₂-整合素	纤维蛋白原，iC3b
VLA-2（CD49b/CD29）	α₂β₁-整合素	胶原，层粘连蛋白
VLA-3（CD49c/CD29）	α₃β₁-整合素	胶原，层粘连蛋白，纤维连接蛋白，黏蛋白
VLA-4（CD49d/CD29）	α₄β₁-整合素	VCAM-1，纤维连接蛋白
VLA-5（CD49e/CD29）	α₅β₁-整合素	纤维连接蛋白
VLA-6（CD49f/CD29）	α₆β₁-整合素	层粘连蛋白
VLA-9	α₉β₁-整合素	VCAM-1，黏蛋白
αᵥβ₃-（CD51/CD61）	β₃-整合素	玻璃粘连蛋白

GPI bα，糖蛋白 I bα；ICAM，细胞间黏附分子；LFA，淋巴细胞功能相关抗原；PSGL，p-选择素糖蛋白配体；sLeˣ，路易斯寡糖 X；VCAM-1，血管细胞黏附分子-1；VLA，极晚期抗原。

表60-5   人中性粒细胞趋化因子受体

受体	配体
甲酰基肽受体（FPR）（高亲和力）	f-蛋氨酸-亮氨酸-苯丙氨酸（fMLP），其他细菌来源的 f-met 肽
甲酰基肽受体样-1（FPRL-1）（低亲和力）	f-met 肽，LXA₄，SAA，HIV 包膜域
C5aR（高亲和力）	C5a 补体片段
CXCR1（高亲和力）	IL-8（CXCL8）
CXCR2（高亲和力）	GRO-α（CXCL1），GRO-β（CXCL2），ENA-78（CXCL5）
骨髓中 CXCR4（高亲和力）	SDF-1α（CXCL12）
CCR2（诱导的；高亲和力）	MCP-1（CCL2）
CCR6（诱导的；高亲和力）	LARC（CCL20），β-防御素
血小板活化因子 R（低亲和力和高亲和力）	血小板活化因子
BLT1（高亲和力）	LTB₄
BLT2（低亲和力）	LTB₄，其他类花生酸类物质

CCR，C-C 趋化因子受体；CXCR，趋化因子相关受体；GRO，生长调控蛋白；IL，干扰素；LTB₄，白三烯 B₄；MCP，单核细胞趋化蛋白；SDF，基质细胞衍生因子。

表 60-6　中性粒细胞调理素受体

受体	特征	配体
FcγRⅠ（CD64）	72kDa，跨膜，受 IFN-γ 诱导	IgG₁，高亲和性
FcγRⅡA（CD32）	40kDa，跨膜，组成性表达，A 异构体与 CR3 相关联	IgG₃>IgG₁，低亲和力，结合多聚 IgG
FcγRⅢB（CD16）	50kDa，GPI 交联，组成性表达，与 CR3 相关联	IgG₁，低亲和力，结合多聚 IgG
FcαR（CD89）	60kDa，跨膜，组成性表达	IgA，多聚的（如 sIgA）
CR1（CD35）	160～250kDa，跨膜，组成性表达	C3b，C4b
CR3（CD11b/CD18）	165/90kDa，跨膜，异源二聚体，在颗粒储存池里	iC3b
CR4（CD11c/CD18）	145/90kDa，跨膜，异源二聚体	iC3b

CR，补体受体；FcγR，IgG 的 Fc 段；GPI，糖基化磷脂酰肌醇；IFN，干扰素；Ig，免疫球蛋白；sIgA，分泌型免疫球蛋白。

表型变化

在特定条件下，中性粒细胞发生表型改变[112,113]。脱颗粒使得一系列来自颗粒储存池的蛋白（如 CD11b/CD18、CD66、一些 β1 整合素）到达细胞表面，并导致细胞膜表面蛋白的表达量发生显著改变。循环中的中性粒细胞可在一定程度上观察到此现象。暴露于活化因子的中性粒细胞会由于蛋白的新合成（如干扰素 IFN-γ 升高导致 IgG 的 Fc 段合成）或脱落（如 L-选择素降解）而发生显著的膜表面和功能变化，循环中的中性粒细胞可同样观察到此现象。细胞因子（如 IL-1、IL-15、TNF）可在不同程度上诱导中性粒细胞蛋白质的从头合成（表 60-1）。中性粒细胞一旦离开血管就会发生显著改变，如 β₁-整合素、C-C 趋化因子受体的表达量增加，蛋白质合成也增加。

有证据显示，在特定细胞因子（如 GM-CSF，TNF-α，IFN-γ）的组合作用下，中性粒细胞能获得类似于不成熟的树突抗原递呈细胞所具有的表型和功能特征[112]。因此，任何对中性粒细胞"组成"的认识都应基于对中性粒细胞的发育阶段以及其所处体内微环境的细致了解。中性粒细胞是一种功能相当多样的细胞。

基因表达谱分析对我们认识成熟中性粒细胞对环境刺激作出应答的能力提供了丰富的信息。中性粒细胞暴露于 10ng/ml 大肠杆菌 LPS 后，307 个基因被活化或抑制[114]。这些变化涉及转录因子、细胞因子、趋化因子、白细胞介素、表面抗原、toll-样受体和免疫介导基因家族成员。中性粒细胞基因表达谱的改变主要发生在受 LPS 刺激后[115]、迁移至伤口后[116]、受吞噬活化后[117]或者在细胞凋亡过程中[118]。这些发现均表明中性粒细胞是转录活化的细胞，能对环境刺激作出反应并在基因表达方面发生一系列复杂的早期和晚期改变。

● 中性粒细胞的其他生物化学特征

中性粒细胞尤其富含糖原。据报道，这一复合多聚糖的平均浓度为 7.36mg/10⁹ 细胞[119~121]。胰岛素能影响糖尿病患者体内中性粒细胞中的葡萄糖代谢速率，但对正常受试者无影响[122,123]。正常中性粒细胞在受炎症刺激活化时，其葡萄糖摄取量增加。细胞膜和胞内细胞器膜富含脂质。脂质占中性粒细胞湿重的 5%，表 60-7 显示了中性粒细胞中各类脂质的分布情况[124,125]。含量较少的多磷酸肌醇磷脂尤其值得注意，因为它是 1,4,5-三磷酸肌醇（一种钙离子释放介质）和二酰基甘油（可活化蛋白激酶 C）的主要来源[126,127]。中性粒细胞的主要糖脂是乳糖酶基鞘氨醇[128]。

中性粒细胞中还原性谷胱甘肽的浓度为 9.8nmol/10⁷ 细胞[129]。蛋白含量为（74.2±3.1）mg/10⁹ 细胞（均数±1 标准误），这些蛋白包括中性粒细胞的结构基质蛋白，实现运动、趋化性能和黏附性所必需的蛋白和一些具有杀菌、水解和炎症功能的颗粒蛋白。表 60-8 总结了中性粒细胞内游离的氨基酸浓度。

表 60-7　中性粒细胞脂质构成

脂质	含量（%）
磷脂	35
磷脂酰胆碱	12
磷酸酰乙醇胺	12
鞘磷脂	6.5
磷脂酰丝氨酸	1.5
磷脂酰肌醇	1.5
磷脂酸	1.5
甘油三酯	20
糖脂	16
胆固醇	10

表 60-8　白细胞中游离氨基酸的浓度（包括淋巴细胞）

氨基酸	μmol/kg 水 *
丙氨酸	2881±256
精氨酸	<290
硫组氨酸	<300
乙醇胺	<250
谷氨酸	2745±251
谷氨酰胺	2650±251
组氨酸	762±70
亮氨酸和异亮氨酸	1999±195
赖氨酸	2111±216
甲硫氨酸	391±54
O-磷酸乙醇胺	2651±389
鸟氨酸	1767±113
苯丙氨酸	647±105
脯氨酸	862±79
丝氨酸和甘氨酸	13 021±1480
牛磺酸	28 683±2726
苏氨酸	2345±174
色氨酸	222±31
酪氨酸	480±97
缬氨酸	1335±132

* 均数±标准差。

表 60-9 总结了中性粒细胞内核苷酸的水平[130,131]。中性粒细胞含有蛋白质合成所必需的各种形式的 RNA[132,133]。中性粒细胞的 DNA 含量和所有其他单倍体细胞一样，即 0.7pg DNA 磷/细胞[134]。

表 60-9 白细胞中核苷酸含量（包括淋巴细胞）	
核苷酸	nmol/10⁹细胞 （均数±标准误）
NAD	32±2.0
NADH	25±2.3
NADP	8±1.5
NADPH	24±39
ATP	8800
ADP	1600
AMP	6100

正常人的白细胞平均叶酸含量为 0.1μg/ml。大约 20% 的叶酸是游离的，其余的以结合形式存在。中性粒细胞中羟酸盐的含量为 340μg/10¹¹细胞[135]，磷酸吡哆醛为 0.24ng～0.38ng/10⁶细胞[136]，硫胺素为（67.5±4.1）μg/100ml[137]，抗坏血酸（16.5±5.1）mg/100ml[137]，叶酸盐 92ng/ml[138]。

翻译：刘婕　互审：裴雪涛　校对：周光飚

参考文献

1. Bainton DF, Farquhar MG: Origin of granules in polymorphonuclear leukocytes. Two types derived from opposite faces of the Golgi complex in developing granulocytes. *J Cell Biol* 28:277, 1966.
2. Bainton DF, Ullyot JL, Farquhar MG: The development of neutrophilic polymorphonuclear leukocytes in human bone marrow. *J Exp Med* 134:907, 1971.
3. Bainton DF: Distinct granule populations in human neutrophils and lysosomal organelles identified by immuno-electron microscopy. *J Immunol Methods* 232:153, 1999.
4. Bainton DF, Farquhar MG: Segregation and packaging of granule enzymes in eosinophilic leukocytes. *J Cell Biol* 45:54, 1970.
5. Pryzwansky KB, Breton-Gorius J: Identification of a subpopulation of primary granules in human neutrophils based upon maturation and distribution. Study by transmission electron microscopy cytochemistry and high voltage electron microscopy of whole cell preparations. *Lab Invest* 53:664, 1985.
6. Aquiles SJ, Karni RJ, Wangh LJ: Fluorescent in situ hybridization (FISH) analysis of the relationship between chromosome location and nuclear morphology in human neutrophils. *Chromosoma* 106:168, 1997.
7. Borregaard N, Sorensen OE, Theilgaard-Monch K: Neutrophil granules: A library of innate immunity proteins. *Trends Immunol* 28:340, 2007.
8. Gombart AF, Kwok SH, Anderson KL, et al: Regulation of neutrophil and eosinophil secondary granule gene expression by transcription factors C/EBP epsilon and PU.1. *Blood* 101:3265, 2003.
9. Lekstrom-Himes JA: The role of C/EBP(epsilon) in the terminal stages of granulocyte differentiation. *Stem Cells*, 19:125, 2001.
10. Shiohara M, Gombart AF, Sekiguchi Y, et al: Phenotypic and functional alterations of peripheral blood monocytes in neutrophil-specific granule deficiency. *J Leukoc Biol* 75:190, 2004.
11. Lekstrom-Himes JA, Dorman SE, Kopar P, et al: Neutrophil-specific granule deficiency results from a novel mutation with loss of function of the transcription factor CCAAT/enhancer binding protein epsilon. *J Exp Med* 189:1847, 1999.
12. Gallin JI: Neutrophil specific granule deficiency. *Annu Rev Med* 36:263, 1985.
13. Brumell JH, Volchuk A, Sengelov H, et al: Subcellular distribution of docking/fusion proteins in neutrophils, secretory cells with multiple exocytic compartments. *J Immunol* 155:5750, 1995.
14. Mollinedo F, Calafat J, Janssen H, et al: Combinatorial SNARE complexes modulate the secretion of cytoplasmic granules in human neutrophils. *J Immunol* 177:2831, 2006.
15. Soehnlein O, Lindbom L: Neutrophil-derived azurocidin alarms the immune system. *J Leukoc Biol* 85:344, 2009.
16. Dalli J, Norling LV, Renshaw D, et al: Annexin 1 mediates the rapid anti-inflammatory effects of neutrophil-derived microparticles. *Blood* 112:2512, 2008.
17. Cocucci E, Racchetti G, Meldolesi J: Shedding microvesicles: Artefacts no more. *Trends Cell Biol* 19:43, 2009.
18. Rocha-Pereira P, Santos-Silva A, Rebelo I, et al: The inflammatory response in mild and in severe psoriasis. *Br J Dermatol* 150:917, 2004.
19. Levy O: Impaired innate immunity at birth: Deficiency of bactericidal/permeability-increasing protein (BPI) in the neutrophils of newborns. *Pediatr Res* 51:667, 2002.
20. Nupponen I, Turunen R, Nevalainen T, et al: Extracellular release of bactericidal/permeability-increasing protein in newborn infants. *Pediatr Res* 51:670, 2002.
21. Schultz H, Weiss J, Carroll SF, et al: The endotoxin-binding bactericidal/permeability-increasing protein (BPI): A target antigen of autoantibodies. *J Leukoc Biol* 69:505, 2001.
22. Watorek W: Azurocidin—Inactive serine proteinase homolog acting as a multifunctional inflammatory mediator. *Acta Biochim Pol* 50:743, 2003.
23. Gonzalez ML, Ruan X, Kumar P, et al: Functional modulation of smooth muscle cells by the inflammatory mediator CAP37. *Microvasc Res* 67:168, 2004.
24. Lee TD, Gonzalez ML, Kumar P, et al: CAP37, a neutrophil-derived inflammatory mediator, augments leukocyte adhesion to endothelial monolayers. *Microvasc Res* 66:38, 2003.
25. Tapper H, Karlsson A, Morgelin M, et al: Secretion of heparin-binding protein from human neutrophils is determined by its localization in azurophilic granules and secretory vesicles. *Blood* 99:1785, 2002.
26. Gray PW, Flaggs G, Leong SR, et al: Cloning of the cDNA of a human neutrophil bactericidal protein. Structural and functional correlations. *J Biol Chem* 264:9505, 1989.
27. Boman HG: Antibacterial peptides: Basic facts and emerging concepts. *J Intern Med* 254:197, 2003.
28. Niyonsaba F, Ogawa H, Nagaoka I: Human beta-defensin-2 functions as a chemotactic agent for tumour necrosis factor-alpha-treated human neutrophils. *Immunology* 111:273, 2004.
29. Oppenheim JJ, Biragyn A, Kwak LW, et al: Roles of antimicrobial peptides such as defensins in innate and adaptive immunity. *Ann Rheum Dis* 62 Suppl 2:ii17, 2003.
30. Nizet V, Gallo RL: Cathelicidins and innate defense against invasive bacterial infection. *Scand J Infect Dis* 35:670, 2003.
31. Zanetti M: Cathelicidins, multifunctional peptides of the innate immunity. *J Leukoc Biol* 75:39, 2004.
32. Murakami M, Lopez-Garcia B, Braff M, et al: Postsecretory processing generates multiple cathelicidins for enhanced topical antimicrobial defense. *J Immunol* 172:3070, 2004.
33. Elssner A, Duncan M, Gavrilin M, et al: A novel P2X7 receptor activator, the human cathelicidin-derived peptide LL37, induces IL-1 beta processing and release. *J Immunol* 172:4987, 2004.
34. Davidson DJ, Currie AJ, Reid GS, et al: The cationic antimicrobial peptide LL-37 modulates dendritic cell differentiation and dendritic cell-induced T cell polarization. *J Immunol* 172:1146, 2004.
35. Ibrahim HR, Aoki T, Pellegrini A: Strategies for new antimicrobial proteins and peptides: Lysozyme and aprotinin as model molecules. *Curr Pharm Des* 8:671, 2002.
36. Ganz T, Gabayan V, Liao HI, et al: Increased inflammation in lysozyme M-deficient mice in response to *Micrococcus luteus* and its peptidoglycan. *Blood* 101:2388, 2003.
37. Ganz T: Antimicrobial polypeptides. *J Leukoc Biol* 75:34, 2004.
38. Quinn MT, Gauss KA: Structure and regulation of the neutrophil respiratory burst oxidase: Comparison with nonphagocyte oxidases. *J Leukoc Biol* 76:760, 2004.
39. Klebanoff SJ: Myeloperoxidase. *Proc Assoc Am Physicians* 111:383, 1999.
40. Hampton MB, Kettle AJ, Winterbourn CC: Inside the neutrophil phagosome: Oxidants, myeloperoxidase, and bacterial killing. *Blood* 92:3007, 1998.
41. Wheeler MA, Smith SD, Garcia-Cardena G, et al: Bacterial infection induces nitric oxide synthase in human neutrophils. *J Clin Invest* 99:110, 1997.
42. Pham CT: Neutrophil serine proteases fine-tune the inflammatory response. *Int J Biochem Cell Biol* 40:1317, 2008.
43. Kawabata K, Hagio T, Matsuoka S: The role of neutrophil elastase in acute lung injury. *Eur J Pharmacol* 451:1, 2002.
44. Aprikyan AA, Liles WC, Boxer LA, et al: Mutant elastase in pathogenesis of cyclic and severe congenital neutropenia. *J Pediatr Hematol Oncol* 24:784, 2002.
45. Horwitz M, Benson KF, Duan Z, et al: Role of neutrophil elastase in bone marrow failure syndromes: Molecular genetic revival of the chalone hypothesis. *Curr Opin Hematol* 10:49, 2003.
46. Belaaouaj A: Neutrophil elastase-mediated killing of bacteria: Lessons from targeted mutagenesis. *Microbes Infect* 4:1259, 2002.
47. Hirche TO, Atkinson JJ, Bahr S, et al: Deficiency in neutrophil elastase does not impair neutrophil recruitment to inflamed sites. *Am J Respir Cell Mol Biol* 30:576, 2004.
48. Sennstrom MB, Brauner A, Bystrom B, et al: Matrix metalloproteinase-8 correlates with the cervical ripening process in humans. *Acta Obstet Gynecol Scand* 82:904, 2003.
49. Balbin M, Fueyo A, Tester AM, et al: Loss of collagenase-2 confers increased skin tumor susceptibility to male mice. *Nat Genet* 35:252, 2003.
50. Opdenakker G, Van den Steen PE, Dubois B, et al: Gelatinase B functions as regulator and effector in leukocyte biology. *J Leukoc Biol* 69:851, 2001.
51. Schonbeck U, Mach F, Libby P: Generation of biologically active IL-1 beta by matrix metalloproteinases: A novel caspase-1-independent pathway of IL-1 beta processing. *J Immunol* 161:3340, 1998.
52. Peppin GJ, Weiss SJ: Activation of the endogenous metalloproteinase, gelatinase, by triggered human neutrophils. *Proc Natl Acad Sci U S A* 83:4322, 1986.
53. Ogata Y, Enghild JJ, Nagase H: Matrix metalloproteinase 3 (stromelysin) activates the precursor for the human matrix metalloproteinase 9. *J Biol Chem* 267:3581, 1992.
54. Van den Steen PE, Husson SJ, Proost P, et al: Carboxyterminal cleavage of the chemokines MIG and IP-10 by gelatinase B, neutrophil collagenase. *Biochem Biophys Res Commun* 310:889, 2003.
55. Van den Steen PE, Wuyts A, Husson SJ, et al: Gelatinase B/MMP-9 and neutrophil collagenase/MMP-8 process the chemokines human GCP-2/CXCL6, ENA-78/CXCL5 and mouse GCP-2/LIX and modulate their physiological activities. *Eur J Biochem* 270:3739, 2003.
56. Pelus LM, Bian H, King AG, et al: Neutrophil-derived MMP-9 mediates synergistic mobilization of hematopoietic stem and progenitor cells by the combination of G-CSF and the chemokines GRObeta/CXCL2 and GRObetaT/CXCL2delta4. *Blood* 103:110, 2004.
57. Mori Y, Iwasaki H, Kohno K, et al: Identification of the human eosinophil lineage-committed progenitor: revision of phenotypic definition of the human common myeloid

progenitor. *J Exp Med* 206:183, 2009.

58. Bainton DF: Developmental biology of neutrophils and eosinophils, in *Inflammation: Basic Principles and Clinical Correlates*, 2nd ed, edited by Gallin JI, Goldstein R, Snyderman R, p13. Raven Press, New York, 1992.

59. Hogan SP, Rosenberg HF, Moqbel R, et al: Eosinophils: Biological properties and role in health and disease. *Clin Exp Allergy* 38:709, 2008.

60. Gleich GJ, Loegering DA, Maldonado JE: Identification of a major basic protein in guinea pig eosinophil granules. *J Exp Med* 137:1459, 1973.

61. Melo RC, Spencer LA, Perez SA, et al: Vesicle-mediated secretion of human eosinophil granule-derived major basic protein. *Lab Invest* 2009.

62. Calafat J, Janssen H, Knol EF, et al: Ultrastructural localization of Charcot-Leyden crystal protein in human eosinophils and basophils. *Eur J Haematol* 58:56, 1997.

63. Dvorak AM, Ackerman SJ, Weller PF: Subcellular morphological and biochemistry of eosinophils, in *Blood Cell Biochemistry, Megakaryocytes, Platelets, Macrophages, and Eosinophils*, vol 2, edited by Harris JR. Plenum Press, New York, 1990.

64. Dvorak AM, Letourneau L, Login GR, et al: Ultrastructural localization of the Charcot-Leyden crystal protein (lysophospholipase) to a distinct crystalloid-free granule population in mature human eosinophils. *Blood* 72:150, 1988.

65. Popken-Harris P, Checkel J, Loegering D, et al: Regulation and processing of a precursor form of eosinophil granule major basic protein (ProMBP) in differentiating eosinophils. *Blood* 92:623, 1998.

66. Ten RM, Pease LR, McKean DJ, et al: Molecular cloning of the human eosinophil peroxidase. Evidence for the existence of a peroxidase multigene family. *J Exp Med* 169:1757, 1989.

67. Weiss SJ, Test ST, Eckmann CM, et al: Brominating oxidants generated by human eosinophils. *Science* 234:200, 1986.

68. Ohno I, Ohtani H, Nitta Y, et al: Eosinophils as a source of matrix metalloproteinase-9 in asthmatic airway inflammation. *Am J Respir Cell Mol Biol* 16:212, 1997.

69. Gauthier MC, Racine C, Ferland C, et al: Expression of membrane type-4 matrix metalloproteinase (metalloproteinase-17) by human eosinophils. *Int J Biochem Cell Biol* 35:1667, 2003.

70. Wiehler S, Cuvelier SL, Chakrabarti S, Patel KD: p38 MAP kinase regulates rapid matrix metalloproteinase-9 release from eosinophils. *Biochem Biophys Res Commun* 315:463, 2004.

71. Lacy P, Moqbel R: Eosinophil cytokines. *Chem Immunol* 76:134, 2000.

72. Moqbel R, Lacy P: Eosinophil cytokines, in *Inflammatory Mechanisms in Asthma*, edited by Busse WW, Holgate ST, pp 227–246. Marcel Dekker, New York, 1998.

73. Georas SN, McIntyre BW, Ebisawa M, et al: Expression of a functional laminin receptor (alpha 6 beta 1, very late activation antigen-6) on human eosinophils. *Blood* 82:2872, 1993.

74. Grayson MH, Van der Vieren M, Sterbinsky SA, et al: alphadbeta2 integrin is expressed on human eosinophils and functions as an alternative ligand for vascular cell adhesion molecule 1 (VCAM-1). *J Exp Med* 188:2187, 1998.

75. Tachimoto H, Bochner BS: The surface phenotype of human eosinophils. *Chem Immunol* 76:45, 2000.

76. Bochner BS, Busse WW: Allergy and asthma. *J Allergy Clin Immunol* 115:953, 2005.

77. Phillips RM, Stubbs VE, Henson MR, et al: Variations in eosinophil chemokine responses: An investigation of CCR1 and CCR3 function, expression in atopy, and identification of a functional CCR1 promoter. *J Immunol* 170:6190, 2003.

78. Elsner J, Dulkys Y, Gupta S, et al: Differential pattern of CCR1 internalization in human eosinophils: Prolonged internalization by CCL5 in contrast to CCL3. *Allergy* 60:1386, 2005.

79. Ponath PD, Qin S, Post TW, et al: Molecular cloning and characterization of a human eotaxin receptor expressed selectively on eosinophils. *J Exp Med* 183:2437, 1996.

80. Lee JH, Chang HS, Kim JH, et al: Genetic effect of CCR3 and IL5RA gene polymorphisms on eosinophilia in asthmatic patients. *J Allergy Clin Immunol* 120:1110, 2007.

81. Takatsu K, Kouro T, Nagai Y: Interleukin 5 in the link between the innate and acquired immune response. *Adv Immunol* 101:191, 2009.

82. DiScipio RG, Schraufstatter IU: The role of the complement anaphylatoxins in the recruitment of eosinophils. *Int Immunopharmacol* 7:1909, 2007.

83. Sullivan BM, Locksley RM: Basophils: A nonredundant contributor to host immunity. *Immunity* 30:12, 2009.

84. Gurish MF, Boyce JA: Mast cells: Ontogeny, homing, and recruitment of a unique innate effector cell. *J Allergy Clin Immunol* 117:1285, 2006.

85. Arinobu Y, Iwasaki H, Gurish MF, et al: Developmental checkpoints of the basophil/mast cell lineages in adult murine hematopoiesis. *Proc Natl Acad Sci U S A* 102:18105, 2005.

86. Arinobu Y, Iwasaki H, Akashi K: Origin of basophils and mast cells. *Allergol Int* 58:21, 2009.

87. Falcone FH, Haas H, Gibbs BF: The human basophil: A new appreciation of its role in immune responses. *Blood* 96:4028, 2000.

88. Gessner A, Mohrs K, Mohrs M: Mast cells, basophils, and eosinophils acquire constitutive IL-4 and IL-13 transcripts during lineage differentiation that are sufficient for rapid cytokine production. *J Immunol* 174:1063, 2005.

89. Siracusa MC, Wojno ED, Artis D: Functional heterogeneity in the basophil cell lineage 1. *Adv Immunol* 115:141, 2012.

90. Wedemeyer J, Tsai M, Galli SJ: Roles of mast cells and basophils in innate and acquired immunity. *Curr Opin Immunol* 12:624, 2000.

91. Marone G, Galli SJ, Kitamura Y: Probing the roles of mast cells and basophils in natural and acquired immunity, physiology and disease. *Trends Immunol* 23:425, 2002.

92. Dvorak AM: Histamine content and secretion in basophils and mast cells. *Prog Histochem Cytochem* 33:III, 1998.

93. Beck WS, Valentine WN: The aerobic carbohydrate metabolism of leukocytes in health and leukemia. I. Glycolysis and respiration. *Cancer Res* 12:818, 1952.

94. Beck WS: A kinetic analysis of the glycolytic rate and certain glycolytic enzymes in normal and leucemic leucocytes. *J Biol Chem* 216:333, 1955.

95. Borregaard N, Herlin T: Energy metabolism of human neutrophils during phagocytosis. *J Clin Invest* 70:550, 1982.

96. Lane TA, Beutler E, West C, Lamkin G: Glycolytic enzymes of stored granulocytes. *Transfusion* 24:153, 1984.

97. Fauth U, Schlechtriemen T, Heinrichs W, et al: The measurement of enzyme activities in the resting human polymorphonuclear leukocyte—Critical estimate of a method. *Eur J Clin Chem Clin Biochem* 31:5, 1993.

98. McKinney GR, Martin SP, Rundles RW, Green R: Respiratory and glycolytic activities of human leukocytes in vitro. *J Appl Physiol* 5:335, 1953.

99. Stjernholm RL, Burns CP, Hohnadel JH: Carbohydrate metabolism by leukocytes. *Enzyme* 13:7, 1972.

100. Sbarra AJ, Karnovsky ML: The biochemical basis of phagocytosis. I. Metabolic changes during the ingestion of particles by polymorphonuclear leukocytes. *J Biol Chem* 234:1355, 1959.

101. Beck WS: Occurrence and control of the phosphogluconate oxidation pathway in normal and leukemic leukocytes. *J Biol Chem* 232:271, 1958.

102. Stjernholm RL, Manak RC: Carbohydrate metabolism in leukocytes. XIV. Regulation of pentose cycle activity and glycogen metabolism during phagocytosis. *J Reticuloendothel Soc* 8:550, 1970.

103. Wood HG, Katz J, Landau BR: Estimation of pathways of carbohydrate metabolism. *Biochem Z* 338:809, 1963.

104. Scott RB: Glycogen in human peripheral blood leukocytes. I. Characteristics of the synthesis and turnover of glycogen in vitro. *J Clin Invest* 47:344, 1968.

105. Borregaard N, Juhl H: Activation of the glycogenolytic cascade in human polymorphonuclear leucocytes by different phagocytic stimuli. *Eur J Clin Invest* 11:257, 1981.

106. Wachstein M: The distribution of histochemically demonstrable glycogen in human blood and bone marrow cells. *Blood* 4:54, 1949.

107. Cassatella MA: Neutrophil-derived proteins: Selling cytokines by the pound. *Adv Immunol* 73:369, 1999.

108. Scapini P, Lapinet-Vera JA, Gasperini S, et al: The neutrophil as a cellular source of chemokines. *Immunol Rev* 177:195, 2000.

109. Boneberg EM, Hartung T: Molecular aspects of anti-inflammatory action of G-CSF. *Inflamm Res* 51:119, 2002.

110. Cloutier A, McDonald PP: Transcription factor activation in human neutrophils. *Chem Immunol Allergy* 83:1, 2003.

111. Cheng SS, Kunkel SL: The evolving role of the neutrophil in chemokine networks. *Chem Immunol Allergy* 83:81, 2003.

112. Gonzalez AL, El Bjeirami W, West JL, et al: Transendothelial migration enhances integrin-dependent human neutrophil chemokinesis. *J Leukoc Biol* 81(3):686–95, 2007.

113. Girard D: Phenotypic and functional change of neutrophils activated by cytokines utilizing the common cytokine receptor gamma chain. *Chem Immunol Allergy* 83:64, 2003.

114. Tsukahara Y, Lian Z, Zhang X, et al: Gene expression in human neutrophils during activation and priming by bacterial lipopolysaccharide. *J Cell Biochem* 89:848, 2003.

115. Malcolm KC, Arndt PG, Manos EJ, et al: Microarray analysis of lipopolysaccharide-treated human neutrophils. *Am J Physiol Lung Cell Mol Physiol* 284:L663, 2003.

116. Theilgaard-Monch K, Knudsen S, Follin P, Borregaard N: The transcriptional activation program of human neutrophils in skin lesions supports their important role in wound healing. *J Immunol* 172:7684, 2004.

117. Kobayashi SD, Voyich JM, Braughton KR, et al: Gene expression profiling provides insight into the pathophysiology of chronic granulomatous disease. *J Immunol* 172:636, 2004.

118. Kobayashi SD, Voyich JM, Braughton KR, DeLeo FR: Down-regulation of proinflammatory capacity during apoptosis in human polymorphonuclear leukocytes. *J Immunol* 170:3357, 2003.

119. Scott RB: Glycogen in human peripheral blood leukocytes. I. Characteristics of the synthesis and turnover of glycogen *in vitro*. *J Clin Invest* 47:344, 1968.

120. Scott RB, Still WJ: Glycogen in human peripheral blood leukocytes. II. The macromolecular state of leukocyte glycogen. *J Clin Invest* 47:353, 1968.

121. Esman V: The glycogen content of WBC from diabetic and nondiabetic subjects. *Scand J Clin Lab Invest* 13:134, 1961.

122. Rauch HC, Loomis ME, Johnson ME, et al: *In vitro* suppression of polymorphonuclear leukocyte and lymphocyte glycolysis by cortisol. *Endocrinology* 68:375, 1961.

123. Martin SP, McKinney GR, Green R, et al: The influence of glucose, fructose, and insulin on the metabolism of leukocytes of healthy and diabetic subjects. *J Clin Invest* 32:1171, 1953.

124. Gottfried EL: Lipids of human leukocytes: Relation to cell type. *J Lipid Res* 8:321, 1967.

125. Gottfried EL: Lipid patterns of leukocytes in health and disease. *Semin Hematol* 9:241, 1972.

126. Nishizuka Y: Studies and perspectives of protein kinase C. *Science* 233:305, 1986.

127. Berridge MJ, Irvine RF: Inositol trisphosphate, a novel second messenger in cellular signal transduction. *Nature* 312:315, 1984.

128. Symington FW, Murray WA, Bearman SI, et al: Intracellular localization of lactosylceramide, the major human neutrophil glycosphingolipid. *J Biol Chem* 262:11356, 1987.

129. Thornalley PJ, Bellavite P: Modification of the glyoxalase system during the functional activation of human neutrophils. *Biochim Biophys Acta* 931:120, 1987.

130. Silber R, Gabrio BW, Huennekens FM: Studies on normal and leukemic leukocytes. III. Pyridine nucleotides. *J Clin Invest* 41:230, 1962.

131. Willoughby HW, Waisman HA: Nucleic acid precursors and nucleotides in normal and leukemic blood. I. comparison of formic acid chromatograms. *Cancer Res* 17:942, 1957.

132. Silber R, Unger KW, Ellman L: RNA metabolism in normal and leukaemic leucocytes: Further studies on RNA synthesis. *Br J Haematol* 14:261, 1968.

133. Tryfiates GP, Laszlo J: Human leukemic polyribosomes. *Proc Soc Exp Biol Med* 124:1125, 1967.

134. Garcia AM, Iorio R: Studies on DNA in leukocytes and related cells of mammals. V. The fast green-histone and the Feulgen-DNA content of rat leukocytes. *Acta Cytol* 12:46, 1968.

135. Smits G, Florijn E: The aneurinpyrophosphate content of red and white blood corpus-

cles in the rat and in man, in various states of aneurin provision and in disease. *Biochim Biophys Acta* 3:44, 1949.

136. Boxer GE, Pruss MP, Goodhart RS: Pyridoxal-5-phosphoric acid in whole blood and isolated leukocytes of man and animals. *J Nutr* 63:623, 1957.

137. Barkhan P, Howard AN: Distribution of ascorbic acid in normal and leukaemic human blood. *Biochem J* 70:163, 1958.

138. Hoffbrand AV, Newcombe BF: Leucocyte folate in vitamin B12 and folate deficiency and in leukaemia. *Br J Haematol* 13:954, 1967.

第 61 章
中性粒细胞的产生、分布及转归

C. Wayne Smith

摘要

血液中中性粒细胞的正常稳态主要由以下因素共同维持：骨髓的造血功能、中性粒细胞在微脉管系统边缘池和血液中游离循环池的分布以及中性粒细胞从血液迁入组织的速率。中性粒细胞在骨髓中的产生受三种关键糖蛋白激素（或称细胞因子）的调控，分别为：白细胞介素-3、粒细胞-单核细胞集落刺激因子以及粒细胞集落刺激因子（G-CSF），但只有 G-CSF 的基因消除对血液中的中性粒细胞水平具有显著影响。其中后两种细胞因子已作为重组医药产品在临床上用于缓解某些原因引起的中性粒细胞减少症。中性粒细胞与内皮细胞的相互作用主要由三种因素介导：选择素、具有糖结合位点并可支持中性粒细胞依靠切应力沿血管内皮滚动的糖蛋白、中性粒细胞表面与内皮细胞配体结合的整合素，从而使中性粒细胞牢固黏附于内皮细胞并能迁移到组织中。

血液中的中性粒细胞寿命很短，半衰期大约 7 小时。当机体出现炎症而亟需中性粒细胞持续生成以维持外周血中正常的中性粒细胞计数时，其半衰期可进一步缩短。中性粒细胞减少症的发病机制在动力学上比贫血症或血小

板减少症更难以解析，这是由于其涉及骨髓储存池、循环池、边缘池以及组织池等至少 4 个区室，其中组织池尤其难以分析。机体状态不稳定如发生急性炎症时，细胞更新速率显著增高且在四个主要池中的分布失调，检测结果将变得更加复杂。

定义与发展历程

中性粒细胞由骨髓中的祖细胞和前体细胞经细胞增殖、成熟而产生。多能造血干细胞[1,2]经过分化发育，逐步形成一系列定向祖细胞和集落形成单位（包括粒细胞-巨噬细胞集落形成单位和粒细胞集落形成单位），最终产生中性粒细胞[3,4]。早期祖细胞无法用显微镜检分辨，但可根据骨髓细胞培养过程中形成的集落类型加以回溯鉴别（参见第 18 章）。最早在形态上可识别的中性粒细胞前体是原粒细胞。之后，前体细胞分化发育的一般次序是：原粒细胞→早幼粒细胞→中幼粒细胞→晚幼粒细胞→杆状核中性粒细胞→分叶核中性粒细胞（参见第 60 章）。广义上的"粒细胞"通常指中性粒细胞，但是严格意义上还包括嗜酸性与嗜碱性粒细胞。与中性粒细胞的发育模式相似，嗜酸性和嗜碱性粒细胞也由祖细胞发育而来，三者的分化方向可能在祖细胞早期阶段就已确定，另外上述两种细胞的发育过程分别依赖细胞因子白介素 IL-5 和干细胞因子。

正常人体内中性粒细胞的生成速率是 $(0.85 \sim 1.6) \times 10^9$ 个细胞 $/(\text{kg} \cdot \text{d})$。成熟的中性粒细胞在释放入血前储存于骨髓，并在不发炎部位随机离开血液循环，半衰期约 7 小时。然后这些细胞进入组织，在死亡或者通过黏膜表面进入胃肠道之前可行使功能 1～2 天。

骨髓生成中性粒细胞的能力极强，不论在稳态还是需求升高的失衡状态下，其都能被精准调节。本章概述了当前对中性粒细胞产生、分布及存活的最新认识。至于详细数据和方法，读者可参考有关中性粒细胞发生学与动力学的原始文献和综述[5~17]。

中性粒细胞生成的调节

定向分化在细胞层面上主要表现为谱系特异性造血生长因子受体的表达，但干细胞是否进行自我更新，这一"决定"至少在部分程度上是个随机事件[1,18]。另一方面，基质元件（统称为造血微环境）能够通过从多能干细胞池中释放短程信号来调节细胞的定向分化进程。虽然许多与造血干细胞分化调控（参见第 18 章）相关的细节还不甚清楚，但造血细胞因子与其受体间的相互作用定向粒系祖细胞及其成熟后代细胞的功能机制等均已阐明[19~24]。

体液调节因子

参与粒细胞生成的体液调节因子已通过体外培养系统确认[20,21]。早期有实验发现造血细胞因子具有刺激骨髓祖细胞形成集落的能力，基于该实验模型其最初被称为集落刺激因子（CSFs）[25]。目前已发现至少有 4 种人类集落刺激因子与中性粒细胞的产生有关：粒细胞-巨噬细胞集落刺激因子（GM-CSF）

简写和缩略词

β_2-integrin，β_2 整合素（是介导细胞和周围组织黏附的受体家族中的一员）（a member of family of receptors that mediate attachment between acell and the tissues surrounding it）；C5a，补体成分 C5 的趋化活性片段（chemotactic fragment of complement component C5）；CD，簇分化抗原（one of the cluster of differentiation antigens）；CSF，集落刺激因子（colony-stimulating factor）；DF^{32}P，放射性二异丙基氟磷酸盐（diisopropyl fluorophosphate）；G-CSF，粒细胞集落刺激因子（granulocyte colony-stimulating factor）；GM-CSF，粒细胞-单核细胞集落刺激因子（granulocyte-monocyte colony-stimulating factor）；IL，白细胞介素（interleukin）；L-selectin，L-选择素（是选择素家族中的一员，属白细胞黏附分子）（a member of selectin family of proteins, which are leukocyte cell adhesion molecules）；Mr，相对分子质量（relative molecular mass）；NTR，中性粒细胞的更新速率（neutrophil turnover rate）；T$_{1/2}$，半衰期（half-time）；TBNP，全血中性粒细胞池（total blood neutrophil pool）；TNF-α，肿瘤坏死因子-α（necrosis factor-α）。

是一种相对分子量为 22 000 的糖蛋白,能够促进中性粒细胞、单核细胞和嗜酸性粒细胞的产生;粒细胞集落刺激因子(G-CSF),相对分子量为 20 000,仅刺激中性粒细胞产生;白细胞介素-3(IL-3)或称为 multi-CSF,相对分子量也是 20 000,在造血早期发挥作用,影响多能干细胞;以及干细胞因子(亦称 c-kit 配体或 Steel 因子),分子量 28 000,与 IL-3 和(或)GM-CSF 共同作用,刺激早期造血祖细胞、嗜碱性粒细胞和肥大细胞的增殖。

除影响中性粒细胞前体细胞以外,G-CSF 和 GM-CSF 还可直接作用于中性粒细胞,增强其功能。这些细胞因子共同调节中性粒细胞的产生、存活以及功能活性[21,22,26,27]。在重症细菌感染的小鼠模型中,内皮细胞将病原体刺激信号转化为由 G-CSF 驱动的骨髓中性粒细胞的产生[28]。成熟中性粒细胞因缺乏 IL-3 受体而不受 IL-3 影响。事实上,对 IL-3 进行基因消除即可不再引起迟发型超敏反应。但 IL-3 受体可在成熟嗜酸性粒细胞和单核细胞中表达。IL-3 产生于激活的 T 淋巴细胞,因此被认为在细胞介导的免疫应答中具有重要的生理意义。GM-CSF 也由活化的淋巴细胞产生。但与 G-CSF 类似,单核-吞噬细胞、内皮细胞或间质细胞在受到某些细胞因子(包括 IL-1 和肿瘤坏死因子)或细菌产物(如内毒素)的刺激时,同样能够快速而准确地产生 GM-CSF[29~31]。而干细胞因子则由多种细胞分泌(包括骨髓基质细胞)[32,33],并对多种组织的发育产生影响[33,34]。

关于生物合成(重组)人 G-CSF 和 GM-CSF 外源给药后的体内活性已有大量文献报道[22,27,35~37]。G-CSF 给药可快速诱导中性粒细胞增多,而 GM-CSF 则可引起中性粒细胞、嗜酸性粒细胞和单核细胞的增多。由于 GM-CSF 在正常血浆中不易检测,因此其能否作为刺激中性粒细胞产生的常规、长效调节因子暂无法确定。GM-CSF 基因敲除的小鼠通常造血功能正常,但会表现出巨噬细胞异常、肺泡蛋白沉积和抵抗微生物侵袭的

能力降低等特点[38~41]。给动物注射 G-CSF 抗体后可产生严重的中性粒细胞减少症,显示 G-CSF 可能是中性粒细胞发生过程中的关键调节因子[42]。G-CSF 敲除小鼠亦表现为严重的中性粒细胞减少症[43]。由中性粒细胞产生紊乱(如暴露于细胞毒药物)而引起的中性粒细胞减少症,其患者体内循环血清中的 G-CSF 浓度多会增高[44]。

中性粒细胞的动力学

研究中性粒细胞动力学的方法可归纳如下:①通过耗竭或破坏中性粒细胞来测定细胞动员的规模和速率以及中性粒细胞代偿性生成的水平;②应用放射性示踪技术研究中性粒细胞的分布、产生速率和存活时间;③根据骨髓粒细胞的有丝分裂指数来评测细胞的增殖活性和细胞周期的时间长短;④利用诱导的炎症损伤模型研究细胞进入组织的动力学。其中,最受欢迎的是放射性示踪技术。

中性粒细胞的生成和动力学通常是通过描述其在许多相互关联的隔室间的运动情况来分析的。这些隔室可以划分为主要的三类:骨髓、血液和组织(图 61-1)。有关这些隔间复杂性的分析总结在最近的几篇综述中[45~48]。

骨髓

骨髓中性粒细胞可分成有丝分裂室或增殖室和成熟储存室。原粒细胞、早幼粒细胞和中幼粒细胞具有自我复制能力,组成有丝分裂室。早期祖细胞由于数量少,形态学上又无法鉴别,因而在动力学研究中常被忽略。晚幼粒细胞、杆状核及成熟中性粒细胞均不能自我复制,组成成熟储备室。

在增殖池,从原粒细胞到中幼粒细胞阶段,细胞分裂的平均次数估计为 4~5 次[49]。用放射性二异丙基氟磷酸盐(DF^{32}P)进行检测所得数据显示中幼粒细胞阶段存在 3 次分裂,但是在细胞发育的每一阶段细胞分裂的次数可能不是恒定的。中性

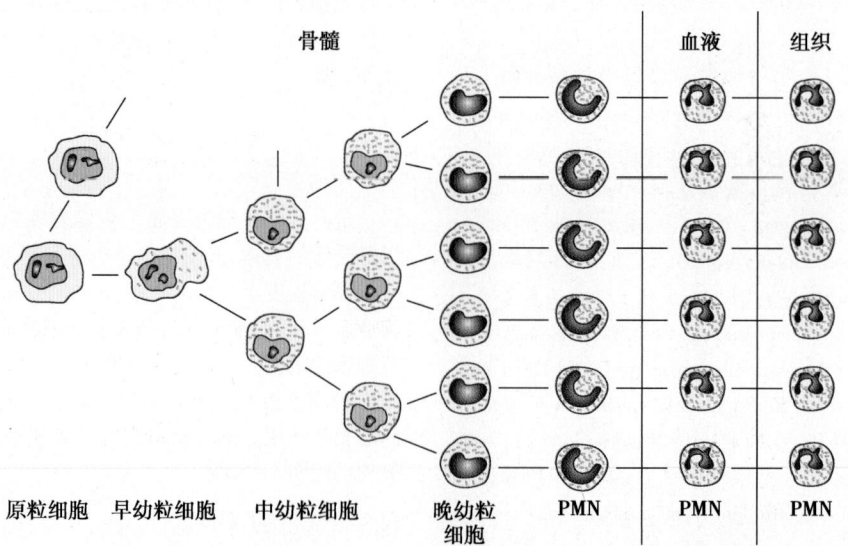

骨髓   血液   组织

原粒细胞   早幼粒细胞   中幼粒细胞   晚幼粒细胞   PMN   PMN   PMN

图 61-1   中性粒细胞前体细胞的成熟过程。原粒细胞是第一个被识别的中性粒细胞,经分裂成熟后变成早幼粒细胞,而后又发育为中幼粒细胞,此阶段后的细胞均丧失有丝分裂能力。图片上方的文字所示,前体细胞增殖和分布的主要场所是骨髓、血液和组织。骨髓前体细胞池由增殖池(从早幼粒细胞到中幼粒细胞)、成熟和储存池(从晚幼粒细胞到多形核中性粒细胞[PMN])组成。正常情况下,细胞不会从组织池返回到血液或骨髓

粒细胞数量大幅增加可能发生在中幼粒细胞水平,因为中幼粒细胞池的大小至少是早幼粒细胞池的 4 倍。由于检测人类骨髓内部中性粒细胞的动力学存在一定的困难,目前仍无法构建有丝分裂池精确的动力学模型。

表 61-1 列出了骨髓中性粒细胞池大小的估值及各池内细胞所处的分裂阶段和迁移时间。目前已精确测得后分裂池大小为 $(5.59\pm0.9)\times10^9$ 细胞/kg,有丝分裂池(早幼粒细胞和中幼粒细胞)为 $(2.11\pm0.36)\times10^9$ 细胞/kg。根据这些研究结果可

计算出正常骨髓中性粒细胞的产生量为 0.85×10^9 细胞/(kg·d)。用 ^3H 标记胸腺嘧啶,放射自显影研究结果证实了这一观点即晚幼粒细胞在成熟储存池中逐步有序发展为成熟中性粒细胞。这些研究同时提示细胞在离开成熟储存室进入血液时遵循着一种"先进先出"的模式。多个标记技术实验显示中幼粒细胞转移入血的时间为 5~7 天[12,50]。先前用 $DF^{32}P$ 进行研究,报道的时间范围为 8~14 天[9,49]。然而在感染状态下,中幼粒细胞转移入血的时间可能缩短至 48 小时[51]。

表 61-1 骨髓中性粒细胞的动力学

	有丝分裂分数 (有丝分裂指数)	处于 DNA 合成期 (S 期)的分数	迁移时程 (小时)	总细胞数量 ($\times10^9$/k)
有丝分裂池				
原粒细胞	0.025	0.85	23	0.14
早幼粒细胞	0.015	0.65	26~78	0.51
中幼粒细胞	0.011	0.33	17~126	1.95
成熟储备池				
晚幼粒细胞			8~108	2.7
杆状核细胞			12~96	3.6
多形核中性粒细胞			0~120	2.5

有丝分裂池中中性粒细胞的产生是否恰好等于中性粒细胞的更新速率(NTR)仍无确切定论。对狗的研究显示,一些未成熟的中性粒细胞在骨髓中死亡("无效粒细胞生成")[52]。无效粒细胞生成在正常人体内尚未显示,但可出现于某些病理状态[14,53],包括骨髓异常增生综合征[54]、骨髓纤维化和一些特发性中性粒细胞减少症。但是目前尚无可行方法对无效粒细胞生成进行定量分析。

完全成熟后储存于骨髓的中性粒细胞被称为成熟中性粒细胞储备。储备细胞比正常血液循环中细胞更多。表 61-2 列出了有关成熟储备池特征的参比数据。在应激状态下,粒细胞成熟时间可能缩短,可能直接越过分裂以未成熟状态释放入血。

表 61-2 骨髓成熟储备池的相关数据

大小(细胞数$\times10^9$/kg)	迁移时间(天)	测定技术	参考文献
6.5~13	4~8	[^3H]胸腺嘧啶,体外 $DF^{32}P$	5
3~23	8~14	体内和体外 $DF^{32}P$	45
5.6	6.6	^{59}Fe 与中性粒细胞-红系比值	14

$DF^{32}P$,二异丙基氟磷酸

血液

中性粒细胞离开骨髓储存池后进入血液,很少重新进入骨髓。全血中性粒细胞池(TBNP)由存在于血管空间的全部中性粒细胞组成。这些中性粒细胞中的一部分游离于循环中(循环池),其余的沿小血管内皮滚动或暂时滞留在肺泡毛细血管中(边缘池)[55,56]。这两个池中的细胞可以自由交换。当将 $DF^{32}P$ 标记的中性粒细胞注射到正常受试者体内,大约半数处在循环池中,其余的进入边缘池[5~7]。在运动、肾上腺素注射或应激条件下中性粒细胞由边缘池进入循环池,但最终中性粒细胞会离开血液进入组织。这种流通是单向性的,中性粒细胞一旦进入组织通常不再返回血液。

$DF^{32}P$ 标记的中性粒细胞从血液循环中消失的半衰期($T_{1/2}$)是 6.7 小时[7,57,58]。研究发现将 Pelger-Huët 细胞注入正

常个体体内,6~8 小时后超过半数的细胞消失,这一结果很好地佐证了上述观点[59]。而用 ^{51}Cr 标记中性粒细胞的实验数据却显示其半衰期比 6~8 小时长得多[60]。血液中的中性粒细胞呈指数级消失,提示细胞以随机的方式离开血液。因此,从骨髓新释放的中性粒细胞与已在循环中存在数小时的中性粒细胞具有同等的离开血液的机会。中性粒细胞也能通过程序性死亡清除,然后被巨噬细胞系统吞噬[51,61-64]。

多年前 Atherton 和 Born[60]通过对血管的直接观察首次发现白细胞在某种程度上可以沿着内皮细胞滚动。尽管很多实验室在已用不同种动物证明了这一现象,但其对中性粒细胞边缘池的影响程度还无法确定。

通过对肺血管床边缘池的研究,我们获得了一些更具说服力的结论证据。该组织的显著特征是短毛细血管段之间相互交联构成一张复杂网络,细胞从小动脉至小静脉需跨越数

层肺泡壁（通常大于 8 层），此外该结构常包含 50 个以上的毛细血管段[65~69]。与多数血管床的大血管相比，这张复杂网络中的中性粒细胞数目高出 50 倍且具有更多的淋巴细胞和单核细胞[70]。在动物模型中利用视频显微镜对血管进行观察研究，发现中性粒细胞通过毛细血管网所需时间的中值为 26 秒，平均值为 6.1 秒[71,72]。相反红细胞只需 1.4~4.2 秒即可穿过这一网络。增加的运输时间主要源于中性粒细胞在血管网内停留的时间。显然中性粒细胞浓度增高会延长其通过血管床的时间。

经肺泡毛细血管网将中性粒细胞募集到肺中和经毛细血管后微静脉将中性粒细胞招募至炎症部位，两过程在很多重要方面都存在不同。从大容量血管血流中捕获中性粒细胞所必需的束缚机制显然不适用于肺泡毛细血管床。球形中性粒细胞的直径（6μm~8μm）显然大于许多毛细血管的内径（2μm~15μm），因此中性粒细胞在通过这些毛细血管段（约占 50%）时需改变形状[72~75]。中性粒细胞往往需要穿过大量的毛细血管段（50 条以上）才能顺利从微小动脉转移至微小静脉，因此多数中性粒细胞必须发生变形。对肺泡毛细血管床中的细胞进行形态学分析，发现除常规的球形外，中性粒细胞还存在其他多种多样的形态[72,73]。用于描述毛细血管床中血流、血细胞比容、压力梯度和中性粒细胞变形对转运时间影响的计算模型提示，正常条件下毛细血管床的结构和中性粒细胞的变形对机体至关重要。因此，巨大的肺血管床含有数量可观的中性粒细胞，当机体受到肾上腺素或运动等刺激时，这些细胞能被迅速动员至体循环。

在炎症反应过程中，血流阻滞与渗透发生在血管处，这些血管的管腔十分狭窄，即使是轻微的物理接触也足以阻断中性粒细胞的流动[68,72,76,77]。介质（如趋化因子 C5a，补体成分 C5 的趋化活性片段）与中性粒细胞受体结合可诱导细胞对变形运动产生瞬时抵抗[78~83]。由于中性粒细胞必须变形后才能通过毛细血管床，因此由炎症介质激活的白细胞会进一步影响中性粒细胞在肺泡壁处的聚集[65,76]。在中性粒细胞滞留于肺泡毛细血管的初期，力学因素发挥了关键作用，而无 L-选择素或 β_2 整合素的参与[76,84,85]。相反，选择素和 β_2 整合素却可协助中性粒细胞在炎症部位的毛细血管后微静脉处进行定位。

黏附分子在中性粒细胞滞留于肺泡毛细血管床后开始发挥作用。例如，静脉注射趋化因子（如 IL-8 或 C5a）可刺激全身的中幼粒细胞即时激活，大规模的中性粒细胞因阻留在肺泡毛细血管床而引发急性中性粒细胞减少症（<1 分钟）。这一过程不依赖 L-选择素或 β_2 整合素，但这两种黏附分子均会影响细胞在毛细血管床的滞留时间[76,85]。黏附可能是白细胞和内皮细胞两者所含黏附分子间的一种相互作用。阻断黏附机制（如应用阻断性单克隆抗体）会导致中性粒细胞从肺中释放[76,84,86-88]。介质引起的中性粒细胞变形能力减弱与 β_2 整合素表达短暂上调相关（如两者均发生在 IL-8 处理 1 分钟左右）。上述条件使中性粒细胞能被捕获并黏附到毛细血管床的血管壁上。肝脏中也会发生类似现象，物理性捕获使中性粒细胞滞留在血管内，而肝损伤的生理过程主要依赖于以 β_2 整合素为基础的白细胞黏附[89]。

假定血液中中性粒细胞的损耗是随机的，我们可通过 $T_{1/2}$ 和 TBNP 计算 NTR：NTR = 0.693×TBNP/$T_{1/2}$。稳态下，NTR 用

来衡量中性粒细胞的实际产生速率。表 61-3 列出了与血液中中性粒细胞相关的定义与计算。表 61-4 给出了正常人血液中中性粒细胞的动力学数据。数据显示：正常状态下中性粒细胞的产生速率极高，特别是在应对炎症刺激时，其速率还可能再增加数倍。

表 61-3　血液中中性粒细胞动力学相关定义以及计算方法

循环中性粒细胞池（CNP）= 血液中性粒细胞浓度×血容量

全血中性粒细胞池（TBNP）= 血液循环中中性粒细胞总数

边缘中性粒细胞池（MNP）= TBNP−CNP

血液清除半衰期（$T_{1/2}$）= 血液循环中带标记的中性粒细胞消失一半所需的时间

中性粒细胞流动速率（NTR）= (0.693×TBNP)/$T_{1/2}$

表 61-4　人体血液中中性粒细胞动力学数据

池	平均池容×10^7 kg	95% 置信区间
TBNP	70	14~160
CNP	31	11~46
MNP	39	0~85
	平均值	**95% 置信区间**
血液清除 $T_{1/2}$	6.7h	4~10h
中性粒细胞更新率	63×10^7 kg/d	(50~340)×10^7 kg/d

CNP，循环中性粒细胞池；MNP，边缘中性粒细胞池；NTR，中性粒细胞的周转率；$T_{1/2}$，半衰期；TBNP，全血中性粒细胞池

糖皮质激素通过加大骨髓中性粒细胞的流入量和减小循环中性粒细胞的流出量来增加 TBNP。给予药理剂量的糖皮质激素 5 小时后，中性粒细胞因骨髓大量释放、去边缘化、半衰期延至 10 小时等其计数增加约 4000/μl[90~92]。泼尼松（prednisone）具有的减少皮肤炎症诱导部位中性粒细胞聚集并延长中性粒细胞半衰期[75]的功效与上述结果相一致。中性粒细胞计数和动力学在泼尼松单剂量隔日用药 24 小时和停药后恢复正常[93]。内毒素通过诱导细胞边缘化并滞留于血管网引起中性粒细胞数量迅速减少，随后大量中性粒细胞从骨髓释放使其数量在 2~4 小时内又回升至正常水平。中性粒细胞反应能力的强弱与功能性骨髓储备相关[94~97]。白细胞含量在肾上腺素给药 5~10 分钟后达到峰值，但持续时间基本不超过 20 分钟。这一结果反映了中性粒细胞由边缘池至循环池的迁移过程。

中性粒细胞迁入组织

中性粒细胞从血液迁入炎症组织涉及一系列复杂而有序的黏附过程，第一步即为中性粒细胞在毛细血管后微静脉流体剪切力作用下固定（滚动黏附）于内皮细胞表面[98]。已用多种不同血管床[99]和体外处于平行板流动小室的单层内皮细胞对这一模式进行了深入研究[98]。该模式的固定作用依赖于选择素家族的黏附分子，包括内皮细胞 E-选择素和 P-选择素、中性粒细胞的 L-选择素及两种细胞均表达的选择素配体。这些黏附分子在有效启动黏附过程中的级联反应并最终促使中性粒细胞

牢固黏附于血管内皮细胞方面发挥重要作用。未受刺激的中性粒细胞不能黏附于内皮细胞,由此证明级联反应在中性粒细胞从血液迁向组织的过程中不可或缺[98,100]。此外牢固黏附和细胞运动所必需的整合素只有在接受刺激有效提高其活动性和亲和力后才能行使上述生物学功能(参见第 19 章)。

中性粒细胞的寿命

迁入组织后的中性粒细胞寿命明显延长(24~48 小时)[101]。巨噬细胞通过其吞噬作用来清除组织中绝大部分已发生细胞程序性死亡(细胞凋亡)的中性粒细胞。炎性细胞因子和趋化因子可改变中性粒细胞凋亡的基本速率。例如肿瘤坏死因子-α(TNF-α)可加快细胞凋亡进程,而内毒素、G-CSF、GM-CSF、IL-15 和 IL-3 则抑制凋亡速率。虽暂未揭示这些效应在特定炎症部位的平衡机制,但已有研究发现中性粒细胞在组织中的有效寿命可能受控于细胞凋亡速率。凋亡的中性粒细胞不再具备应对外部刺激时释放颗粒酶的能力(如下),并且细胞表面蛋白也发生显著改变(如 CD16、CD43、CD62L 明显降低)。尽管反应性的丧失可能有助于炎症消退,但也有证据显示巨噬细胞在吞噬凋亡的中性粒细胞后会发生改变。与巨噬细胞通过接受外界刺激分泌促炎因子(如 IL-1β)和趋化因子(如 IL-8)从而吞噬微生物的效应过程不同,凋亡中性粒细胞的吞噬作用非但不能激发促炎因子的分泌,反而可能刺激具有抑炎作用因子的释放(如转化生长因子-β 和前列腺素 E_2)。巨噬细胞识别凋亡中性粒细胞的过程涉及巨噬细胞表面的玻连蛋白受体 $\alpha_v\beta_3$ 以及血小板反应素受体 CD36。此外中性粒细胞表面的磷脂酰丝氨酸残基亦参与此过程[98]。

中性粒细胞表型特征的改变取决于其迁入组织时所处的组织和细胞因子/趋化因子外环境(参见第 60 章)。由于我们对中性粒细胞生理机能的认识尚浅,目前暂无法获悉这种现象对组织中性粒细胞寿命的影响程度。

● 中性粒细胞储备的充足性评估

白细胞计数与骨髓细胞组成

白细胞计数和中性粒细胞绝对计数是最广泛用于衡量中性粒细胞产生水平的指标。尽管这两种方法未提供有关中性粒细胞产生或破坏速率、骨髓储备状态或细胞分布是否出现异常等情况的定量信息,但两者在评价细胞毒性化学治疗效果方面十分受用。

与其他测量方法相比,通过观察骨髓涂片、凝块切面的形态或活体组织检查而估测中性粒细胞产生量的方法存在抽样误差不易控制、与动力学相关性不强等局限性[68]。例如,形态学研究并不能鉴别骨髓中存在的“成熟停滞”现象(即早幼粒细胞或中幼粒细胞阶段以后很少中性粒细胞会继续发育成熟)究竟归因于前体细胞成熟缺陷还是骨髓分裂后期细胞快速动员。同样,单纯利用形态学的方法很难区分中性白细胞减少是由无效中性粒细胞生成抑或外周中性粒细胞破坏所引起的。尽管存在上述局限性,但联合使用中性粒细胞绝对计数和骨髓细胞组成能为多数临床环境提供有益指导。若中性粒细胞绝对计数少于 1.0×10^9/L 且多次骨髓穿刺和(或)活体组织检查均提示细胞减少,那么基本上就可以诊断为骨髓中性粒细胞产生障碍。中性粒细胞计数极低的患者会易受细菌和某些真菌(如念珠菌和曲霉菌)的感染,尤其当中性粒细胞计数下降至 0.5×10^9/L 以下时,这些感染会感染给患者造成极大不便(参见第 65 章)。情况相反时也并不有利,细胞骨髓和中性粒细胞计数超过 1.0×10^9/L 即代表细胞产生异常。尽管如此,同时考虑骨髓细胞性质和中性粒细胞绝对计数仍是临床评价中性粒细胞生成的最有效指标。

功能评估

一些能够增加循环中性粒细胞数目的药剂(包括糖皮质激素、内毒素和还原尿睾酮等)曾被用于评估临床环境下中性粒细胞的储备。但目前这些药物已被一种完全无毒的细胞因子-重组人 G-CSF 替代,当以治疗剂量(5μg/kg~8μg/kg)给药时,其可通过刺激中性粒细胞产生并加速中性粒细胞从骨髓储备池释放从而增加血液循环中中性粒细胞的数量(参见第 65 章)。中性粒细胞生成迅速增加的原因有两个,一是增殖池细胞的分裂次数增加 3 倍,二是中幼粒细胞至中性粒细胞的成熟时间由 4~5 天缩短为不足 1 天[102,103]。因此 G-CSF 给药可用于直接检测个体生成中性粒细胞的能力,这是其除治疗作用外的附加效果。鉴于 G-CSF 具备的这种功效,以往大多数用于评价中性粒细胞池的方法都已弃用。

G-CSF 无法检测中性粒细胞在边缘池和循环池中的分布情况。在某些需要该信息的少见情况下,肾上腺素刺激可用于评估这种分布。具体操作是 5 分钟内静脉注射肾上腺素 0.1mg,并分别于输注前和输注后的 1 分钟、3 分钟、5 分钟取血进行白细胞计数。通常肾上腺素输入后中性粒细胞数目增加约 50%[104]。

翻译:刘婕　互审:裴雪涛　校正:周光飚

参考文献

1. Kondo M, Wagers AJ, Manz MG, et al: Biology of hematopoietic stem cells and progenitors: Implications for clinical application. *Annu Rev Immunol* 21:759, 2003.
2. Spangrude GJ: When is a stem cell really a stem cell? *Bone Marrow Transplant* 32 Suppl 1:S7, 2003.
3. Smaaland R, Sothern RB, Laerum OD, Abrahamsen JF: Rhythms in human bone marrow and blood cells. *Chronobiol Int* 19:101, 2002.
4. Metcalf D: Hematopoietic stem cells: Old and new. *Biomed Pharmacother* 55:75, 2001.
5. Athens JW: Neutrophilic granulocyte kinetics and granulopoiesis, in *Regulation of Hematopoiesis*, edited by Gordon AS, p 1143. Appleton-Century-Crofts, New York, 1961.
6. Athens JW, Raab SO, Haab OP, et al: Leukokinetic studies. III. The distribution of granulocytes in the blood of normal subjects. *J Clin Invest* 40:159, 1961.
7. Athens JW, Haab OP, Raab SO, et al: Leukokinetic studies. IV. The total blood, circulating and marginal granulocyte pools and the granulocyte turnover rate in normal subjects. *J Clin Invest* 40:989, 1961.
8. Boggs DR: The kinetics of neutrophilic leukocytes in health and in disease. *Semin Hematol* 4:359, 1967.
9. Cartwright GE, Athens JW, Boggs DR, Wintrobe MM: The kinetics of granulopoiesis in normal man. *Ser Haematol* 1:1, 1965.
10. Cronkite EP: Kinetics of granulocytopoiesis. *Clin Haematol* 8:351, 1979.
11. Cronkite EP, Fliedner TM: Granulocytopoiesis. *N Engl J Med* 270:1347, 1964.
12. Vincent PC: The measurement of granulocyte kinetics. *Br J Haematol* 36:1, 1977.
13. Donohue DM, Gabrio BW, Finch CA: Quantitative measurement of hematopoietic cells of the marrow. *J Clin Invest* 37:1564, 1958.
14. Dancey JT, Deubelbeiss KA, Harker LA, Finch CA: Neutrophil kinetics in man. *J Clin Invest* 58:705, 1976.
15. Dresch C, Faille A, Rain JD, Najean Y: [Granulopoiesis: Comparison of several methods for studying production and bone marrow cellularity (author's transl)]. *Nouv Rev Fr Hematol* 15:31, 1975.
16. Simon HU: Neutrophil apoptosis pathways and their modifications in inflammation. *Immunol Rev* 193:101, 2003.
17. Kuijpers TW: Clinical symptoms and neutropenia: The balance of neutrophil development, functional activity, and cell death. *Eur J Pediatr* 161 Suppl 1:S75, 2002.
18. Ogawa M: Changing phenotypes of hematopoietic stem cells. *Exp Hematol* 30:3, 2002.

19. Friedman AD: Transcriptional regulation of myelopoiesis. *Int J Hematol* 75:466, 2002.
20. Metcalf D: Hematopoietic regulators: Redundancy or subtlety? *Blood* 82:3515, 1993.
21. Metcalf D: Neutrophilic granulocytes and macrophages: Molecular, cellular, and clinical aspects, in *Regulation of Hematopoiesis*, edited by Gordon AS, p 1143. Appleton-Century-Crofts, New York, 1970.
22. Lieschke GJ, Burgess AW: Granulocyte colony-stimulating factor and granulocyte-macrophage colony-stimulating factor (1). *N Engl J Med* 327:28, 1992.
23. Kaushansky K, Karplus PA: Hematopoietic growth factors: Understanding functional diversity in structural terms. *Blood* 82:3229, 1993.
24. Groopman JE, Molina JM, Scadden DT: Hematopoietic growth factors. Biology and clinical applications. *N Engl J Med* 321:1449, 1989.
25. Barreda DR, Hanington PC, Belosevic M: Regulation of myeloid development and function by colony stimulating factors. *Dev Comp Immunol* 28:509, 2004.
26. Welte K, Gabrilove J, Bronchud MH, et al: Filgrastim (r-metHuG-CSF): The first 10 years. *Blood* 88:1907, 1996.
27. Anderlini P, Przepiorka D, Champlin R, Korbling M: Biologic and clinical effects of granulocyte colony-stimulating factor in normal individuals. *Blood* 88:2819, 1996.
28. Boettcher S, Gerosa R, Radpour R, et al. Endothelial cells translate pathogen signals into G-CSF-driven emergency granulopoiesis. *Blood* 124:1393, 2014.
29. Munker R, Gasson J, Ogawa M, Koeffler HP: Recombinant human TNF induces production of granulocyte-monocyte colony-stimulating factor. *Nature* 323:79, 1986.
30. Zucali JR, Dinarello CA, Oblon DJ, et al: Interleukin 1 stimulates fibroblasts to produce granulocyte-macrophage colony-stimulating activity and prostaglandin E2. *J Clin Invest* 77:1857, 1986.
31. Metcalf D, Nicola NA, Mifsud S, Di Rago L: Receptor clearance obscures the magnitude of granulocyte-macrophage colony-stimulating factor responses in mice to endotoxin or local infections. *Blood* 93:1579, 1999.
32. Akin C, Metcalfe DD: The biology of Kit in disease and the application of pharmacogenetics. *J Allergy Clin Immunol* 114:13, 2004.
33. Heissig B, Werb Z, Rafii S, Hattori K: Role of c-kit/Kit ligand signaling in regulating vasculogenesis. *Thromb Haemost* 90:570, 2003.
34. Wehrle-Haller B: The role of Kit-ligand in melanocyte development and epidermal homeostasis. *Pigment Cell Res* 16:287, 2003.
35. Lalami Y, Paesmans M, Aoun M, et al: A prospective randomised evaluation of G-CSF or G-CSF plus oral antibiotics in chemotherapy-treated patients at high risk of developing febrile neutropenia. *Support Care Cancer* 12:725, 2004.
36. De Waele M, Renmans W, Asosingh K, et al: Growth factor receptor profile of CD34 cells in normal bone marrow, cord blood and mobilized peripheral blood. *Eur J Haematol* 72:193, 2004.
37. Crawford J: Neutrophil growth factors. *Curr Hematol Rep* 1:95, 2002.
38. LeVine AM, Reed JA, Kurak KE, et al: GM-CSF-deficient mice are susceptible to pulmonary group B streptococcal infection. *J Clin Invest* 103:563, 1999.
39. Dranoff G, Crawford AD, Sadelain M, et al: Involvement of granulocyte-macrophage colony-stimulating factor in pulmonary homeostasis. *Science* 264:713, 1994.
40. Stanley E, Lieschke GJ, Grail D, et al: Granulocyte/macrophage colony-stimulating factor-deficient mice show no major perturbation of hematopoiesis but develop a characteristic pulmonary pathology. *Proc Natl Acad Sci U S A* 91:5592, 1994.
41. Huffman JA, Hull WM, Dranoff G, Mulligan RC, Whitsett JA: Pulmonary epithelial cell expression of GM-CSF corrects the alveolar proteinosis in GM-CSF-deficient mice. *J Clin Invest* 97:649, 1996.
42. Hammond WP, Csiba E, Canin A, et al: Chronic neutropenia. A new canine model induced by human granulocyte colony-stimulating factor. *J Clin Invest* 87:704, 1991.
43. Lieschke GJ, Grail D, Hodgson G, et al: Mice lacking granulocyte colony-stimulating factor have chronic neutropenia, granulocyte and macrophage progenitor cell deficiency, and impaired neutrophil mobilization. *Blood* 84:1737, 1994.
44. Mempel K, Pietsch T, Menzel T, et al: Increased serum levels of granulocyte colony-stimulating factor in patients with severe congenital neutropenia. *Blood* 77:1919, 1991.
45. Tak T, Tesselaar K, Pillay J, et al: What's your age again? Determination of human neutrophil half-lives revisited. *J Leukoc Biol* 94:595, 2013.
46. Tofts PS, Chevassut T, Cutajar M, et al: Doubts concerning the recently reported human neutrophil lifespan of 5.4 days. *Blood* 117:6050, 2011.
47. Geering B, Stoeckle C, Conus S, Simon HU: Living and dying for inflammation: Neutrophils, eosinophils, basophils. *Trends Immunol* 34:398, 2013.
48. Timar CI, Lorincz AM, Ligeti E: Changing world of neutrophils. *Pflugers Arch* 465:1521, 2013.
49. Warner HR, Athens JW: An analysis of granulocyte kinetics in blood and bone marrow. *Ann N Y Acad Sci* 113:523, 1964.
50. Dresch C, Faille A, Bauchet J, Najean Y: Granulopoiesis: Comparison of different methods for studying maturation time and bone marrow storage. *Nouv Rev Fr Hematol* 13:5, 1973.
51. Fliedner TM, Cronkite EP, Robertson JS: Granulocytopoiesis. I. Senescence and random loss of neutrophilic granulocytes in human beings. *Blood* 24:402, 1964.
52. Patt HM, Maloney MA: Kinetics of neutrophil balance, in *The Kinetics of Cellular Proliferation*, edited by Stohlman F, p 201. Grune and Stratton, New York, 1959.
53. Cronkite EP: Enigmas underlying the study of hemopoietic cell proliferation. *Fed Proc* 23:649, 1964.
54. Raza A, Cruz R, Latif T, et al: The biology of myelodysplastic syndromes: Unity despite heterogeneity. *Hematol Rep* 2:e4, 2010.
55. Doerschuk CM: Mechanisms of leukocyte sequestration in inflamed lungs. *Microcirculation* 8:71, 2001.
56. Schwab AJ, Salamand A, Merhi Y, et al: Kinetic analysis of pulmonary neutrophil retention in vivo using the multiple-indicator-dilution technique. *J Appl Physiol* 95:279, 2003.
57. Mauer AM, Athens JW, Ashenbrucker H, et al: Leukokinetic studies: II. A method for labeling granulocytes in vitro with radioactive diisopropylfluorophosphate (DFP32). *J Clin Invest* 39:1481, 1960.
58. Bishop CR, Rothstein G, Ashenbrucker HE, Athens JW: Leukokinetic studies. XIV. Blood neutrophil kinetics in chronic, steady-state neutropenia. *J Clin Invest* 50:1678, 1971.
59. Rosse WF, Gurney CW: The Pelger-Huet anomaly in three families and its use in determining the disappearance of transfused neutrophils from the peripheral blood. *Blood* 14:170, 1959.
60. Dresch C, Najean Y, Bauchet J: Kinetic studies of 51Cr and DF32P labelled granulocytes. *Br J Haematol* 29:67, 1975.
61. Maianski NA, Maianski AN, Kuijpers TW, Roos D: Apoptosis of neutrophils. *Acta Haematol* 111:56, 2004.
62. Edwards SW, Moulding DA, Derouet M, Moots RJ: Regulation of neutrophil apoptosis. *Chem Immunol Allergy* 83:204, 2003.
63. Cassatella MA: *The Neutrophil. An Emerging Regulator of Inflammatory and Immune Response*. Karger, Verona, 2003.
64. Fadeel B, Kagan VE: Apoptosis and macrophage clearance of neutrophils: Regulation by reactive oxygen species. *Redox Rep* 8:143, 2003.
65. Hogg JC: Neutrophil kinetics and lung injury. *Physiol Rev* 67:1249, 1987.
66. Staub NC, Schultz EL: Pulmonary capillary length in dogs, cat and rabbit. *Respir Physiol* 5:371, 1968.
67. Ambrus CM, Ambrus JL, Johnson GC, et al: Role of the lungs in regulation of the white blood cell level. *Am J Physiol* 178:33, 1954.
68. Doerschuk CM, Allard MF, Martin BA, et al: Marginated pool of neutrophils in rabbit lungs. *J Appl Physiol* 63:1806, 1987.
69. Lien DC, Wagner WW Jr, Capen RL, et al: Physiological neutrophil sequestration in the lung: Visual evidence for localization in capillaries. *J Appl Physiol* 62:1236, 1987.
70. Doerschuk CM, Downey GP, Doherty DE, et al: Leukocyte and platelet margination within microvasculature of rabbit lungs. *J Appl Physiol* 68:1956, 1990.
71. Presson RG Jr, Graham JA, Hanger CC, et al: Distribution of pulmonary capillary red blood cell transit times. *J Appl Physiol* 79:382, 1995.
72. Gebb SA, Graham JA, Hanger CC, et al: Sites of leukocyte sequestration in the pulmonary microcirculation. *J Appl Physiol* 79:493, 1995.
73. Doerschuk CM, Beyers N, Coxson HO, et al: Comparison of neutrophil and capillary diameters and their relation to neutrophil sequestration in the lung. *J Appl Physiol* 74:3040, 1993.
74. Martin BA, Wright JL, Thommasen H, Hogg JC: Effect of pulmonary blood flow on the exchange between the circulating and marginating pool of polymorphonuclear leukocytes in dog lungs. *J Clin Invest* 69:1277, 1982.
75. Hogg JC, McLean T, Martin BA, Wiggs B: Erythrocyte transit and neutrophil concentration in the dog lung. *J Appl Physiol* 65:1217, 1988.
76. Doerschuk CM: The role of CD18-mediated adhesion in neutrophil sequestration induced by infusion of activated plasma in rabbits. *Am J Respir Cell Mol Biol* 7:140, 1992.
77. Downey GP, Worthen GS, Henson PM, Hyde DM: Neutrophil sequestration and migration in localized pulmonary inflammation. Capillary localization and migration across the interalveolar septum. *Am Rev Respir Dis* 147:168, 1993.
78. Brown GM, Brown DM, Donaldson K, Drost E, MacNee W: Neutrophil sequestration in rat lungs. *Thorax* 50:661, 1995.
79. Buttrum SM, Drost EM, MacNee W, et al: Rheological response of neutrophils to different types of stimulation. *J Appl Physiol* 77:1801, 1994.
80. Downey GP, Doherty DE, Schwab B III, et al: Retention of leukocytes in capillaries: Role of cell size and deformability. *J Appl Physiol* 69:1767, 1990.
81. Downey GP, Worthen GS: Neutrophil retention in model capillaries: Deformability, geometry, and hydrodynamic forces. *J Appl Physiol* 65:1861, 1988.
82. Erzurum SC, Downey GP, Doherty DE, et al: Mechanisms of lipopolysaccharide-induced neutrophil retention. Relative contributions of adhesive and cellular mechanical properties. *J Immunol* 149:154, 1992.
83. Worthen GS, Schwab B III, Elson EL, Downey GP: Mechanics of stimulated neutrophils: Cell stiffening induces retention of capillaries. *Science* 245:183, 1989.
84. Doyle NA, Bhagwan SD, Meek BB, et al: Neutrophil margination, sequestration, and emigration in the lungs of L-selectin-deficient mice. *J Clin Invest* 99:526, 1997.
85. Kubo H, Doyle NA, Graham L, et al: L- and P-selectin and CD11/CD18 in intracapillary neutrophil sequestration in rabbit lungs. *Am J Respir Crit Care Med* 159:267, 1999.
86. Doerschuk CM, Mizgerd JP, Kubo H, et al: Adhesion molecules and cellular biomechanical changes in acute lung injury: Giles F. Filley Lecture. *Chest* 116:37S, 1999.
87. Doerschuk CM, Quinlan WM, Doyle NA, et al: The role of P-selectin and ICAM-1 in acute lung injury as determined using blocking antibodies and mutant mice. *J Immunol* 157:4609, 1996.
88. Gamble JR, Skinner MP, Berndt MC, Vadas MA: Prevention of activated neutrophil adhesion to endothelium by soluble adhesion protein GMP140. *Science* 249:414, 1990.
89. Jaeschke H, Farhood A, Fisher MA, Smith CW: Sequestration of neutrophils in the hepatic vasculature during endotoxemia is independent of β2 integrins and intercellular adhesion molecule-1. *Shock* 6:351, 1996.
90. Bishop CR, Athens JW, Boggs DR, et al: Leukokinetic studies. 13. A non-steady-state kinetic evaluation of the mechanism of cortisone-induced granulocytosis. *J Clin Invest* 47:249, 1968.
91. Dale DC, Fauci AS, Guerry D IV, Wolff SM: Comparison of agents producing a neutrophilic leukocytosis in man. Hydrocortisone, prednisone, endotoxin, and etiocholanolone. *J Clin Invest* 56:808, 1975.
92. Stausz I, Barcsak J, Kekes E, Szebeni A: Prednisone-induced acute changes in circulating neutrophil granulocytes: I. In cases of normal granulocyte reserves. *Haematologia (Budap)* 1:319, 1993.
93. Dale DC, Fauci AS, Wolff SM: Alternate-day prednisone. Leukocyte kinetics and susceptibility to infections. *N Engl J Med* 291:1154, 1974.
94. Craddock CG Jr, Perry S, Ventzke LE, Lawrence JS: Evaluation of marrow granulocytic reserves in normal and disease states. *Blood* 15:840, 1960.
95. Marsh JC, Perry S: The granulocyte response to endotoxin in patients with hematologic disorders. *Blood* 23:581, 1964.
96. DeConti RC, Kaplan SR, Calabresi P: Endotoxin stimulation in patients with lymphoma: Correlation with the myelosuppressive effects of alkylating agents. *Blood*

39:602, 1972.

97. Korbitz BC, Toren FA, Davis HL Jr, et al: The Piromen test: A useful assay of bone marrow granulocyte reserves. *Curr Ther Res Clin Exp* 11:491, 1969.

98. Smith CW: Possible steps involved in the transition to stationary adhesion of rolling neutrophils: A brief review. *Microcirculation* 7:385, 2000.

99. Kubes P, Kerfoot SM: Leukocyte recruitment in the microcirculation: The rolling paradigm revisited. *News Physiol Sci* 16:76, 2001.

100. Ley K: Pathways and bottlenecks in the web of inflammatory adhesion molecules and chemoattractants. *Immunol Res* 24:87, 2001.

101. Haslett C: Granulocyte apoptosis and its role in the resolution and control of lung inflammation. *Am J Respir Crit Care Med* 160:S5, 1999.

102. Buescher ES, Gallin JI: Leukocyte transfusions in chronic granulomatous disease: Persistence of transfused leukocytes in sputum. *N Engl J Med* 307:800, 1982.

103. Lord BI, Gurney H, Chang J, Thatcher N, et al: Haemopoietic cell kinetics in humans treated with rGM-CSF. *Int J Cancer* 50:26, 1992.

104. Buchanan MR, Crowley CA, Rosin RE, et al: Studies on the interaction between GP-180 deficient neutrophils and vascular endothelium. *Blood* 60:160, 1982.

第 62 章

嗜酸性粒细胞及相关性疾病

Andrew J. Wardlaw

摘要

嗜酸性粒细胞在很大程度上因其在哮喘发病机制中具有的潜在作用而持续受到广泛关注和深入研究。嗜酸性粒细胞具有防御蠕虫寄生虫感染的作用，但其不适当活化会引起组织损伤。尽管未找到嗜酸性粒细胞发挥防御蠕虫寄生虫感染、不适当活化引起组织损伤作用的直接证据，但其同时具备这两种生物学功能的观念已被普遍接受。嗜酸性粒细胞的产生和功能完全依赖白细胞介素 5（IL-5）的调节，嗜酸性粒细胞增多主要与以辅助性 T 细胞 2（Th2）介导的免疫反应为特征的疾病相关，包括蠕虫寄生虫感染和外源性哮喘。但嗜酸性粒细胞增多同样见于内源性哮喘、高嗜酸性粒细胞综合征（HESs）、炎症性肠道疾

病等与 Th2 调节无明显关联的疾病。由此可见 IL-5 和其他嗜酸性粒细胞介质可产生于不同类型的炎症反应。

由嗜酸性粒细胞产生的细胞因子反过来又增强了嗜酸性粒细胞的潜在功能，例如其可通过产生转化生长因子（TGF）-α 促进伤口愈合。TGF-β 的合成或许可以解释嗜酸性粒细胞所具有的与心肌内膜纤维化、HES 的典型特征、纤维化肺泡炎等纤维化反应产生密切相关的倾向性。与其他白细胞一样，嗜酸性粒细胞可产生促炎因子。嗜酸性粒细胞特异性颗粒蛋白对许多哺乳动物细胞和寄生虫幼虫都具有毒害作用。同时，嗜酸性粒细胞也能像肥大细胞一样产生硫化肽白三烯及其他脂类介质，如血小板活化因子（PAF）等。

很多研究者在揭示嗜酸性粒细胞组织募集的分子基础方面作出了相当大的努力。嗜酸性粒细胞的选择性聚积是一系列事件协同整合的结果，包括在骨髓中产生、由骨髓释放、黏附于内皮、选择性趋化以及在组织中延长生存期。IL-4、IL-5 和 IL-13 的产生直接或间接地调控着上述过程。

研究发现部分 HES 病人或患有由产生于获得型突变的新型酪氨酸激酶（FIP1L1-PDGFRα[F/P]）组成型活化而引起的克隆性骨髓瘤，或患有因参与反应的嗜酸性粒细胞增多而导致的 T 细胞淋巴细胞增生性疾病，这些发现为

简写和缩略词

AAV，ANCA 相关性血管炎（ANCA-associated vasculitides）；AHR，气道高反应性（airway hyperresponsiveness）；ANCA，抗中性粒细胞胞浆抗体（antineutrophil cytoplasmic antibodies）；BAL，支气管肺泡灌洗（bronchoalveolar lavage）；BSA，牛血清白蛋白（bovine serum albumin）；CCL，趋化因子（C-C 模体）配体（chemokine（C-C motif）ligand）；CCR，趋化因子受体（chemokine receptor）；CEL，慢性嗜酸性粒细胞白血病（chronic eosinophilic Leukemia）；CLC，Charcot-Leyden 结晶（Charcot-Leyden crystal）；CLM-1，CMRF35 样分子-1（CMRF35-like molecule-1）；CMPD，慢性骨髓增生性疾病（chronic myeloproliferative disease）；ECP，嗜酸性粒细胞阳离子蛋白（eosinophil cationic protein）；EDN，嗜酸性粒细胞衍生神经毒素（eosinophil derived Neurotoxin）；EGPA，嗜酸性肉芽肿性血管炎（eosinophilic granulomatosis with polyangiitis）；EM，电镜，（electron microscopic）；EMR，黏蛋白样激素受体（mucin-like hormone receptor）；FEV_1，第一秒用力呼气容积（forced expiratory volume in 1 second）；FISH，荧光原位杂交（fluorescence *in situ* hybridization）；GM-CSF，粒细胞-单核细胞集落刺激因子（granulocyte-monocyte colony-stimulating growth factor）；GPA，肉芽肿性多血管炎（granulomatosis with polyangiitis）；HES，高嗜酸性粒细胞综合征（hypereosinophilic syndrome）；HLA，人类白细胞抗原（human leukocyte antigen）；ICAM，细胞间黏附分子（intercellular adhesion molecule）；iHES，特发性高嗜酸性粒细胞综合征（idiopathic hypereosinophilic syndrome）；IL，白细胞介素（interleukin）；ILC，固有淋巴细胞（innate lymphoid

cell）；LAMP，溶酶体相关膜蛋白（lysosome-associated membrane protein）；LIMP，溶酶体膜内在蛋白（lysosome integral membrane protein）；LT，白三烯（leukotriene）；mAb，单克隆抗体（monoclonal antibody）；MBP，主要碱性蛋白（major basic protein）；MPA，显微镜下多发性血管炎（microscopic polyangiitis）；NADPH，还原型尼克酰胺腺嘌呤二核苷酸磷酸磷酸氧化酶（nicotinamide adenine dinucleotide phosphate oxidase）；NO，一氧化氮（nitric oxide）；ORMDL3，血清类黏蛋白 1 样蛋白（orosomucoid-like 3）；PAF，血小板活化因子（platelet-activating factor）；PIN1，肽基脯氨酰异构酶（peptidylprolyl isomerase）；PSGL，P-选择素糖蛋白配体（P-selectin glycoprotein ligand）；Siglec，唾液酸结合免疫球蛋白样凝集素/唾液酸识别的动物凝集素（sialic acid-recognizing animal lectin）；SNARE，可溶性 N-乙基马来酰亚胺敏感因子附着蛋白受体复合物（soluble N-ethylmaleimidesensitive factor attachment protein receptor complex）；TGF，转化生长因子（transforming growth factor）；Th，辅助性 T 细胞（T-helper）；TRAIL，肿瘤坏死因子相关的凋亡诱导配体（tumor necrosis factor-related apoptosis-inducing ligand）；Treg，调节性 T 调节细胞（T-regulatory cell）；TSLP，胸腺基质淋巴细胞生成素（thymic stromal lymphopoietin）；TXB_2，血栓素/凝血烷（thromboxane B_2）；VCAM，血管细胞黏附分子（vascular cell adhesion molecule）；VIP，血管活性肠肽（vasoactive intestinal peptide）；VLA，极迟抗原（very-late antigen）；WHO，世界卫生组织（World Health Organization）

这类疾病提供了全新且有效的治疗前景，同时也给出了控制嗜酸性粒细胞产生的新思路。关于嗜酸性粒细胞引起组织损伤的程度、或者仅作为无关的旁观者、甚至有助于这说明Ⅳ型细胞介导免疫过程中可能真的存在一种所谓的Th2型反应模式缓解病变的争论长期存在，这一问题现已解决。最新研究数据显示，应用抗IL-5的单克隆抗体后嗜酸性粒细胞特异性减少，这对嗜酸性粒细胞性呼吸道疾病患者和HES患者极为有益。

嗜酸性粒细胞生物学

嗜酸性粒细胞的形态学和受体表型

嗜酸性粒细胞是源于骨髓、呈球形、直径约8μm的终末分化白细胞[1]。在体外，粒细胞-单核细胞集落刺激因子（GM-CSF）、白介素IL-3和IL-5均可刺激嗜酸性粒细胞呈集落样生长；IL-5是一种参与体内嗜酸性粒细胞后期分化的关键性细胞因子[2]。电镜（EM）可以很好地显示成熟嗜酸性粒细胞的微观形态（图62-1）[3,4]。嗜酸性粒细胞区别于其他白细胞的一些相对特异性特征包括：具有双叶核、含有电子致密核心的特异性颗粒、线粒体稀疏（每个细胞大约20个）、内质网不发达、形成包含细胞质管状囊泡样结构或分泌小泡的致密网络，其中后者被认为含有参与过氧化物合成过程的白蛋白和细胞色素b_{558}。嗜酸性粒细胞同样含有脂质体、初级颗粒和小颗粒，前者是类花生酸合成的主要部位[5]。小颗粒中含有芳香基硫酸酯酶B、酸性磷酸酶和过氧化氢酶，其在组织嗜酸性粒细胞中的分布尤为

显著。由于只有特异性颗粒才能表达溶酶体相关膜蛋白（LAMP）1和2以及溶酶体整合膜蛋白1（LIMP，CD63）[6]，所以小颗粒可能由特异性颗粒衍生而来并能发挥溶酶体的作用。嗜酸性粒细胞也含有表达转化生长因子（TGF）-α的多层小体。脐带血来源的嗜酸性粒细胞前体细胞在含有颗粒的特异性核心出现时可最先从形态学上被鉴别；当然在早幼粒细胞阶段利用免疫组化技术或者在mRNA水平上也可以检测到Charcot-Leyden晶体蛋白和碱性颗粒蛋白的表达，此时这些蛋白分布于内质网、高尔基体以及大而圆的最终大多发育为特异性颗粒的无核心颗粒中。电镜镜检可以通过细胞中增多的脂质小体、初级颗粒和小颗粒、分泌小泡和内质网等特征将活化的嗜酸性粒细胞与血中静息的嗜酸性粒细胞区分开来，另外CLC蛋白结晶也可能出现在活化细胞的胞质中。嗜酸性粒细胞是相对低效的吞噬细胞，尽管它们可以摄取调理素化的酵母多糖并部分通过与其特异性颗粒融合而将其传入吞噬溶酶体。嗜酸性粒细胞也可以通过一种称为"挫败吞噬"的过程在较大的调理表面如葡聚糖珠或寄生虫幼虫上脱颗粒。

体外活化和组织浸润的嗜酸性粒细胞超微结构提示三种潜在的脱颗粒机制：坏死或者细胞溶解性脱颗粒、胞吐或者"经典脱颗粒"以及零碎脱颗粒[7]。细胞溶解性脱颗粒能破坏嗜酸性粒细胞质膜的完整性并导致游离的膜固定化颗粒簇释放（称为Cfegs）。该现象常出现在嗜酸性粒细胞炎症中，尤其可以作为某些严重疾病的标志，例如利用免疫组化技术可在致死性哮喘患者的组织中检出大量碱性蛋白，而几乎不含质膜完整的嗜酸性粒细胞[8]。胞吐或经典脱颗粒发生在与免疫球蛋白（Ig）E受体交联后的肥大细胞和嗜碱性粒细胞中。其过程为颗粒向细胞膜迁移、与膜融合并排出无膜颗粒内容物。该现象可见于肠道嗜酸性粒细胞，但不出现在气道黏膜中。零碎脱颗粒见于

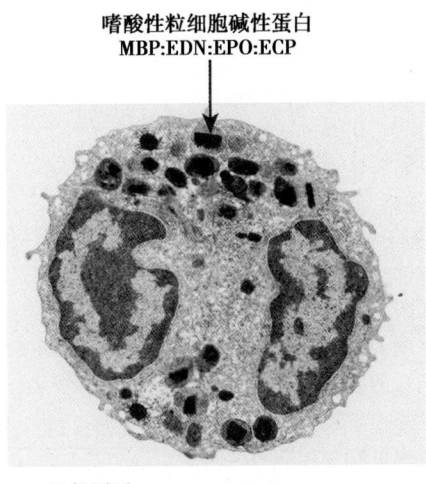

脂质介质
LTC₄/D₄
PAF
15 HETE
TBX-B2
PGE 1&2

细胞因子
IL-1~6,9~12,13,17
TGF α/β
GM-CSF

趋化因子
CXCL8
CCL3
CCL5
CXCL10

嗜酸性粒细胞碱性蛋白
MBP:EDN:EPO:ECP

超氧化物

CLC蛋白

酶
磷脂酶D
芳基硫酸酯酶
组胺酶
过氧化氢酶
酸性磷酸酶
非特异性脂酶
糖胺聚糖
氨基己糖苷酶

生长因子
神经生长因子:PDGF:VEGF:干细胞因子
肝素结合型表皮生长因子样结合蛋白

图62-1 嗜酸性粒细胞的透射电子显微照片（×10 000），其特征性地显示出了具有电子致密核心、各种介质、受体以及由嗜酸性粒细胞产生的颗粒蛋白等的特异性颗粒。CLC，Charcot-Leyden晶体；ECP，嗜酸性粒细胞阳离子蛋白；EDN，嗜酸性粒细胞衍生神经毒素；EPO，嗜酸性粒细胞过氧化物酶；GF，生长因子；GM-CSF，粒细胞-单核细胞集落刺激因子；HETE，羟二十碳四烯酸；LT，白三烯；MBP，主要碱性蛋白；PAF，血小板活化因子；PDGF，血小板衍生生长因子；PG，前列腺素；PSGL，P-选择素糖蛋白配体；TBX，血栓素；TGF-β，转化生长因子；VEGF，血管内皮生长因子。（*Used with permission of Dr. A. Dewar, National Heart and Lung Institute.*）

脐血来源的嗜酸性粒细胞[9],指的是清空或者部分清空颗粒与位于细胞质中的小囊泡一起将颗粒蛋白转运至细胞表面并释放到胞外的过程[10]。这些现象常见于哮喘或者其他过敏性疾病的组织嗜酸性粒细胞中。

许多研究均采用经卵清蛋白刺激后肺部嗜酸性粒细胞增多且气道高反应性(AHR)升高的小鼠模型。该模型的一个显著特征是肺部嗜酸性粒细胞不再进行细胞溶解性脱颗粒或零碎脱颗粒[11]。利用免疫染色对实验模型中的小鼠肺部进行标记,结果显示所有碱性蛋白均位于质膜完整的嗜酸性粒细胞,且支气管肺泡灌洗液中不含游离的主要碱性蛋白(MBP)[12]。这一点与人类疾病中细胞和游离碱性蛋白可轻易在组织和BAL中同时检出不同。与此结论一致,嗜酸性粒细胞过氧化物酶(EPO)或者MBP基因敲除小鼠与野生型小鼠具有相同的表型[13]。然而某些脱颗粒现象可能只在气道管腔可见[14]。已有两种完全去除小鼠嗜酸性粒细胞的基因修饰方法,一种是将一个嗜酸性粒细胞毒性基因(PHIL)插入细胞谱系,另一种是敲除位于GATA-1启动子区的一个高亲和性结合位点[15,16]。这种修饰后的GATA小鼠仍具有气道高反应性和黏液分泌的特性,但是不再发生气道重塑,这与其在哮喘中的作用相符。相反,插入PHIL基因的小鼠在受气道刺激后不表现AHR和黏液分泌亢进。另用iPHIL和eoCRE两个品系的小鼠进行了实验,iPHIL在小鼠生命周期的任何时间点均能利用白喉毒素诱导嗜酸性粒细胞死亡,而eoCRE可用于选择性诱导嗜酸性粒细胞中的基因表达。这些不同品系灵活的"基因敲入"小鼠已经显示出嗜酸性粒细胞在过敏性免疫应答中发挥着意想不到的复杂作用。凋亡的嗜酸性粒细胞是细胞核缩小、染色质凝缩但细胞膜完整无破损的小细胞[17]。它们很容易与体外衰老的细胞群及来自气道管腔(如痰液)中的细胞区分开来,但在组织中相对难以鉴别。这使一些研究者认为大多数气道嗜酸性粒细胞(至少在哮喘和鼻炎中)是在进入管腔后才被清除而不是在组织中通过细胞凋亡除去的[7]。

与所有白细胞相同,嗜酸性粒细胞能表达大量使其与胞外环境相互作用的膜受体(表62-1和表62-2),其中包括细胞移动、活化、生长以及介质释放等过程所需的各种受体。大多数受体在某种程度上同样可见于其他白细胞,但部分受体在表达水平和功能方面具有一定的特异性。组织嗜酸性粒细胞的一个重要特性是其具有一种与外周血嗜酸性粒细胞完全不同的受体表达模式,包括CD69、细胞间黏附分子(ICAM)-1和FcγR1的诱导表达以及人类白细胞抗原(HLA-DR)和Mac-1的过度表达,这与组织嗜酸性粒细胞更为活化的表型相一致。在体外培养液中添加细胞因子(如IL-5)会诱导嗜酸性粒细胞的受体表达发生改变,该现象在某种程度上也可发生在细胞跨内皮迁移的过程中[18]。利用免疫磁珠分选技术纯化嗜酸性粒细胞,发现其与中性粒细胞的主要区别是只有后者能表达CD16。另一个重要区别是嗜酸性粒细胞可以表达大量的VLA-4,而中性粒细胞VLA-4的表达量不显著。已鉴定唾液酸结合免疫球蛋白样凝集素(Siglec)8为仅表达于嗜酸性粒细胞、肥大细胞和嗜碱性粒细胞表面的受体[19~21]。Siglecs属于免疫球蛋白超家族。嗜酸性粒细胞、单核细胞和树突状细胞的一个亚群也表达Siglec 10[22]。相反,中性粒细胞表达Siglec 9[23]。Siglec 8在触发嗜酸性粒细胞凋亡方面发挥重要作用[24,25]。表皮生长因子样结构域(包括黏蛋白样激素受体1[EMR1])只在嗜酸性粒细胞

上特异性表达,因而可作为嗜酸性粒细胞相关性疾病治疗的潜在靶点[26]。嗜酸性粒细胞同时表达CD48和它的配体CD244(2B4),两者均为IgG超家族成员。CD48的交联反应可以诱导嗜酸性粒细胞脱颗粒[27]。嗜酸性粒细胞也能表达一些抑制性受体,如对嗜酸性粒细胞趋化因子诱导的嗜酸性反应起负调控作用的CMRF35样分子-1(CLM-1)[28]。

表62-1   嗜酸性粒细胞黏附性受体

受体	配体	
	内皮	基质蛋白
整联蛋白		
$\alpha_4\beta_1$(VLA-4)	VCAM-1	纤维连接蛋白
$\alpha_4\beta_6$		层粘连蛋白
$\alpha_4\beta_7$	MAdCAM-1	纤维连接蛋白
LFA-1($\alpha_1\beta_2$)	ICAM-1 ~ 3	
Mac-1($\alpha_M\beta_2$)	ICAM-1	
P150,95($\alpha_X\beta_2$)		
$\alpha_d\beta_2$	VCAM-1(ICAM-3?)	
选择素和配体		
PSGL-1	P-选择素(E-选择素)	
L-选择素	Gly-CAM-1,CD34,足细胞标志蛋白	
其他		
CD44		透明质酸盐
ICAM-3		
PECAM	PECAM	

ICAM,细胞间黏附分子;MAdCAM,黏膜地址素细胞黏附分子;PECAM,血小板-内皮细胞黏附分子;PSGL-1,血小板选择素糖蛋白1;VCAM-1,血管细胞黏附分子。

表62-2   嗜酸性粒细胞的黏附受体

免疫球蛋白受体:FcγR Ⅱ(CD32);FcαR

介质受体:CCR3*;CCR1;PAF-R;LTC4/D4/E4-R;LTB4-R;C5aR;C3aR;IL-5R*;IL-3R;IL-4R;IL-13R;CRTh2

细胞因子刺激诱导的受体:FcγR Ⅲ(CD1b);FcγR1(CD69);HLA-DR;ICAM-1;CD25;CD4

良好表达的各种受体:CD9;CD45;CR1;CD154(CD40配体);CD95(Fas);Siglec 8*;ERM1*;CLM-1

* 嗜酸性粒细胞相对选择性表达。

嗜酸性粒细胞的产生

嗜酸性粒细胞为不再进行分裂的终末分化细胞,与其他白细胞一样也由骨髓造血干细胞分化而来。在进一步分化导致不同细胞谱系产生之前,其与嗜碱性粒细胞来源于共同的祖细胞。GATA-1是嗜酸性粒细胞生长发育过程中非常重要的转录因子,敲除GATA-1高亲和力结合位点将导致嗜酸性粒细胞系的特异性丧失[29]。F/P受体突变通过cEBP-α、GATA-2和GATA-1等转录因子发挥效应从而引发骨髓增生性疾病,如高嗜

酸性粒细胞综合征（HES）和慢性嗜酸性粒细胞白血病（CEL），由此提示这些转录因子对于嗜酸性粒细胞的发育同等重要[30]。嗜酸性粒细胞生成需要 MBP 和嗜酸性粒细胞过氧化物酶同时表达[31]。

嗜酸性粒细胞移行至血液并于迁入组织前在血液中循环约 18 小时（半衰期）。嗜酸性粒细胞主要为组织定居细胞，据估计组织嗜酸性粒细胞数目大约是血液循环中的 100 倍，目前有关嗜酸性粒细胞动力学的研究相对较少，比较健康和疾病状况下嗜酸性粒细胞生成速率的变化情况的研究更少。然而有研究者利用放射性同位素标记技术在体内追踪嗜酸性粒细胞的运动规律，结果发现其在肺、脾和骨髓中的迁移动力学与中性粒细胞的明显不同[32,33]。正常成人骨髓中大约含 3% 的嗜酸性粒细胞，其中 1/3 是已成熟的细胞，2/3 是嗜酸性粒细胞前体细胞。

嗜酸性粒细胞增多症通常为 T 细胞依赖性疾病。对 T 细胞来源的上清液的研究使人们深入了解了细胞因子 IL-5 的特性，并逐渐认识到其在嗜酸性粒细胞发育过程中发挥的关键作用[34]。IL-3 和 GM-CSF 对嗜酸性粒细胞的发育也同样重要。与三种细胞因子结合的受体具有共同的 β 链和不同的 α 链。外源性 IL-5 给药或者对小鼠进行转基因操作均可导致嗜酸性粒细胞显著增多[35]，而人源抗 IL-5 抗体可使哮喘患者血液中的嗜酸性粒细胞计数急剧减少[36]，由此推断 IL-5 是嗜酸性粒细胞产生过程中的限速步骤。IL-5 合成增加导致嗜酸性粒细胞生成增多是包括寄生性和过敏性疾病在内的许多疾病的重要特征。例如，由美洲钩虫感染引起的小鼠肺嗜酸性粒细胞增多症具有 IL-5 依赖性[37]，在 IL-5 缺陷型小鼠中，嗜酸性粒细胞的增多趋势和宿主对丝虫病、旋毛虫病的防御能力均显著受损[38]。此外测得哮喘患者气道中的 IL-5mRNA 含量升高[39]。但是 IL-5 基因缺失小鼠仍具有嗜酸性粒细胞增多的基线水平且可在副黏液病毒感染后出现肺嗜酸性粒细胞增多症，表明其他的晚期分化因子如趋化因子（C-C 模体）配体（CCL）-3 可能也参与了该过程[40,41]。由此一种公认的理论是在 IgE 介导的变应性哮喘、蠕虫寄生虫感染等疾病中，抗原依赖性活化的辅助 T 细胞（Th）-2 能通过产生 IL-5 刺激嗜酸性粒细胞生成及组织嗜酸性粒细胞招募的增加，最终导致外周血和组织中的嗜酸性粒细胞数目增多。Th2 和 Th1 细胞的发育调控不属于本章的讨论范畴，但其可能与致敏时所处的细胞因子环境、IL-4 基因决定的转录调控、致敏途径及抗原呈递方式有关（参见第 76 章）[42,43]。个体 HLA 单倍型能对特定抗原产生反应的现象也在研究中。其限制性（尤其是简单过敏）在一定程度上已被揭示，例如 DR2.2 表型在豚草过敏原 Amb aV 特应性个体中过量表达。然而还未探明大多数过敏原确切的作用模式。虽然 HLA 单倍型可以影响对某些过敏原的反应，但似乎不能为 Th2 型反应模式提供一个普适性解释。

包括多种分型肺嗜酸性粒细胞增多症在内的许多嗜酸性粒细胞疾病与个体特应性及 IgE 的产生均无关，因此不完全符合 Th2 驱动性嗜酸性粒细胞理论。一般认为内源性哮喘与产生 IL-5 的 T 细胞有关，但相关证据较为有限。一种非 IgE 相关性嗜酸性粒细胞的疾病模型存在于由不具特异性 IgE 的特定食物过敏原诱发的嗜酸性粒细胞性食管炎中[44]。其中有些患者对食物相关过敏原的皮肤贴斑试验呈阳性，这提出了一种 Th2 型IV型细胞介导免疫的可能性，但这种推测仍有待证实。

调节性 T 细胞（T_{REG}）在调控包括 Th2 细胞活化相关的不适当免疫反应方面的作用越来越受到关注[45]，T_{REG} 细胞最初因介导免疫耐受而被识别，随后发现其在抑制免疫介导的小鼠炎症性肠病中也发挥重要作用。目前已识别三种 T_{REG} 细胞，分别为需要通过直接接触来介导其免疫抑制作用的 CD4$^+$/CD25$^+$ 细胞、产生 TGF-β 的 T_{REG} 细胞、产生 IL-10 的 T_{REG} 细胞[46~48]。目前有一种观点认为，变应性疾病随自身免疫性疾病同步增加并不是 Th1/Th2 转换引起的，而是由 T_{REG} 细胞反应发挥失败导致的 Th1 和 Th2 免疫性同时增强的结果[49~51]。产生 IL-10 的 T_{REG} 细胞在肺嗜酸性粒细胞增多的病理情况下极为有益，因为有证据显示免疫疗法正是通过激发并增强 T_{REG} 细胞产生抗原特异性 IL-10 的能力而发挥作用的[52]。此外，调节性 T 细胞可以抑制卵清蛋白诱发的小鼠肺嗜酸性粒细胞增多症的发生[53]。

嗜酸性粒细胞的异质性

正常个体的外周血嗜酸性粒细胞是结构相对致密的细胞，可以通过密度梯度离心法与其他白细胞分离开。多年以来，该差异是嗜酸性粒细胞标准分离纯化方法的基础。现在这种方法已在很大程度上被基于中性粒细胞能表达低亲和力的（FcγRIII，CD16）IgG 受体而嗜酸性粒细胞不具备此能力的原理而产生的免疫磁珠阴性分选技术所取代。这种技术除在提高纯度和细胞产率方面具有优势，同时还能从嗜酸性粒细胞计数较低的个体中纯化得到嗜酸性粒细胞。从嗜酸性粒细胞计数偏高个体中获取的嗜酸性粒细胞的致密程度低于正常个体。尽管与正常密度的嗜酸性粒细胞的数目相同，但所谓的低密度嗜酸性粒细胞中似乎有空泡形成且含有较小颗粒。这种异质性的机制不明，一种被推崇的假说是其可能与嗜酸性粒细胞的激活相关，但是支持该假说的证据是自相矛盾的[54]。

嗜酸性粒细胞的运输和在组织内的积聚

正常情况下嗜酸性粒细胞不出现在除肠道以外的其他组织中，其数量的增多是许多疾病病理学的显著特性。这种嗜酸性粒细胞肠道归巢的正常模式由肠道中组成型表达的 CCL-11（嗜酸性粒细胞活化趋化因子 1）和选择性表达且与黏附地址素细胞黏附分子（MAdCAM）-1 相结合的整联蛋白 $\alpha_4\beta_7$ 共同介导[55]。2 型固有淋巴细胞是该过程的核心参与者，其以组成型产生的 IL-5 和 IL-13 分别能引起嗜酸性粒细胞增多症和刺激嗜酸性粒细胞趋化因子的生成。研究表明固有淋巴细胞（ILC）-2 激活受营养摄入和昼夜节律的调节，这可能为血中嗜酸性粒细胞的昼夜循环现象提供了解释[56]。嗜酸性粒细胞增多症一般伴有炎症反应，例如在特发性肺间质纤维化的支气管肺泡灌洗液（BAL）中可以观察到嗜酸性粒细胞和中性粒细胞的数量均增多，但是其他的白细胞通常不会明显增多，由此引出了这些独特白细胞只在特定组织中聚集现象背后的机制问题。嗜酸性粒细胞选择性积聚是一系列黏附、趋化性、生长/存活导向信号在细胞生命周期的不同阶段协同作用的结果。这些事件通常受 Th2 细胞释放的多种介质所控制，尤其是细胞因子 IL-4、IL-5、IL-13，IL-9 可能也参与其中[57,58]。另一组上皮衍生性细胞因子 IL-25、IL-33 以及胸腺基质淋巴细胞生成素（TSLP）通过激活一类新发现且命名为 ILC2 的固有免疫细胞从而在嗜酸性粒细胞炎症形成过程中发挥关键作用[59]。

除在嗜酸性粒细胞分化过程中起关键作用外，IL-5 对促使嗜酸性粒细胞迁出骨髓也同样重要，尤其是其可作为特异性化学趋化物如嗜酸性粒细胞活化趋化因子等的启动因子[60]。嗜酸性粒细胞活化趋化因子在减弱嗜酸性粒细胞对血管细胞黏附分子(VCAM)-1黏附作用的同时却增强了对CD18配体牛血清白蛋白(BSA)的黏附性,该现象可能是嗜酸性粒细胞由骨髓释放的一种机制[61]。变应原激发后的局部炎症反应可以导致全身效应,此时小鼠骨髓中产生IL-5的细胞(包括T细胞和非T细胞)迅速增多[62]。

组织中白细胞积聚是一个受严格调控的过程,既达到对有害损伤有效响应的目的,又不引发不适当的炎症反应。所有白细胞由全身血循环进入组织的一个必须步骤是细胞以高切变速率流经毛细血管后微静脉时被血管内皮所捕获。介导嗜酸性粒细胞捕获的一个关键受体是P-选择素,其在内皮细胞表面的低水平表达受IL-4和IL-13的选择性诱导。与中性粒细胞相比,嗜酸性粒细胞能通过表达更高水平的P-选择素糖蛋白配体(PSGL)-1(P-选择素的主要受体)而增加P-选择素的活性,这种作用在Th2细胞因子诱导的P-选择素低水平表达时尤为突出[63]。报道显示由PSGL-1表达增加引起的嗜酸性粒细胞招募增加也可见于变应性疾病[64]。IL-4和IL-13也能通过将极迟抗原(VLA)-4结合到嗜酸性粒细胞上来诱导VCAM-1低水平表达,同时二者还能在较低的剪切应力下捕获流动的嗜酸性粒细胞。VLA-4/VCAM-1和PSGL-1/P-选择素协同作用作为嗜酸性粒细胞选择性迁移的主要内皮控制位点[65]。一旦被捕获,嗜酸性粒细胞将沿血管表面滚动直到被活化,这一过程使CD18整合素结合于ICAM-1和ICAM-2并非选择性地促进嗜酸性粒细胞的迁移,VLA-4/VCAM-1也能在此阶段中起到选择性压力的作用[66]。在小鼠体内,该过程依赖于胞内RAC-结合蛋白SWAP-70[67]。由表达于内皮表面的化学趋化物介导的活化步骤是嗜酸性粒细胞的另一个潜在选择点,正如外源性添加化学趋化物(如嗜酸性粒细胞活化趋化因子等)后产生的效果所示,但是该过程所涉及的内源性化学趋化物的特性以及其在嗜酸性粒细胞性炎症中选择性表达的程度等问题仍有待解决。遗传流行病学研究证明血清类黏蛋白3(ORMDL3)是一类表达于嗜酸性粒细胞且与哮喘密切相关的分子,在小鼠模型中删除ORMDL3基因会导致细胞黏附和募集至肺部的能力降低[68]。

嗜酸性粒细胞一旦透过内皮则必须由基底膜迁入组织,趋化因子与其他嗜酸性粒细胞化学趋化物一样都在此过程中发挥关键作用(表62-3)。许多嗜酸性粒细胞活化细胞因子能与细胞因子受体(CCR)-3结合,删除该CCR3基因将严重损伤嗜酸性粒细胞在小鼠哮喘模型肺部的迁移能力。此三种特异性的嗜酸性粒细胞趋化因子(即嗜酸性粒细胞活化趋化因子[ex-taxins]1~3)在嗜酸性粒细胞迁入小鼠肺脏的过程中发挥部分重叠的作用[69]。然而一种强效的CCR3拮抗剂却对嗜酸性粒细胞迁入人类哮喘患者肺气道的过程没有任何影响,该结果使人们质疑小鼠模型得到的人类疾病数据是否具有生理意义[70]。

细胞凋亡是细胞在某种程度上既被吞噬细胞有效清除又不诱发炎症反应的一种普遍机制,据此细胞经历衰老过程。形态学观察显示嗜酸性粒细胞凋亡是组织中的异常事件,绝大多数嗜酸性粒细胞或通过细胞溶解死亡或迁入管腔发生凋亡[7]。在Th2介导的炎症反应中,组织中细胞凋亡的速率减慢与细胞外基质向嗜酸性粒细胞传导生存信号及嗜酸性粒细胞生长因子合成增加相一致,其中细胞外基质是维持正常内稳态的重要部分[71,72]。有研究表明使用抗IL-5抗体可以有效抑制血液和痰

液中的嗜酸性粒细胞数目而对组织中的嗜酸性粒细胞影响甚微[73],其突出强调了组织中嗜酸性粒细胞生存期的延长作为选择性积聚的机制具有重要的生物学意义。与IL-5促使中性粒细胞生存期延长不同,糖皮质激素则通过IL-5的抑制效应直接增加嗜酸性粒细胞的凋亡速率[74]。肿瘤坏死因子相关凋亡诱导配体属于与肿瘤坏死因子(TNF)-α相关的另一个调节生存的介质家族,其受变应原激发后在体外和体内均能延长嗜酸性粒细胞的存活时间[75]。

表62-3　嗜酸性粒细胞趋化因子受体及其配体

受体	趋化因子
CCR1*	CCL3(Mip-1a);CCL5(RANTES)
CCR3	CCL11(eotaxin 1);CCL24(eotaxin 2);CCL26(eotaxin 3);CCL7,-8,-13(MCP2~4);CCL5
CXCR1,-2	CXCL8(IL-8†)

* 仅在部分供者嗜酸性粒细胞表达。

† 仅趋化在体内已经活化或者细胞因子处理过的嗜酸性粒细胞(可能通过中性粒细胞间接作用)。

生长因子介导嗜酸性粒细胞存活的生化机制同时依赖于新蛋白的合成作用和磷酸化事件。Ras-Raf-MEC和Jak-2 Stat1/Stat5途径的激活是IL-5发挥存活效应的基础,此外与IL5受体α链结合的LYN激酶也参与其中[76]。p38和磷脂酰肌醇(PI)3激酶的作用还不甚清楚,尽管特异性阻断PI3激酶效应的渥曼青霉素确实具有抑制IL-5对纤维蛋白原黏附性增强的特性,但其对嗜酸性粒细胞的凋亡过程没有任何影响。嗜酸性粒细胞可以表达大量的促凋亡蛋白BAX、抗凋亡蛋白BCL-xl和极少量的Bad、BCL-2。与其他类型的细胞相同,自发的和FAS诱导的嗜酸性粒细胞凋亡均与BAX转位于线粒体有关。BAX转移导致线粒体膜电位丧失、细胞色素C释放及下游caspase蛋白酶激活。上述事件均受IL-5抑制,证明IL-5能通过阻断BAX转移而发挥作用[77,78]。即使在缺乏细胞因子的情况下,抑制BAX活化也能阻止嗜酸性粒细胞发生凋亡。使用地塞米松治疗嗜酸性粒细胞相关疾病也会导致线粒体膜通透性降低[79]。GM-CSF激活的ERK1/2在Thr167位磷酸化BAX并促进BAX与肽基脯氨酰异构酶(PIN1)相互作用。一旦这种作用被阻断,BAX将活化并转位于线粒体最终导致细胞凋亡。因此嗜酸性粒细胞生长因子可能是通过促进PIN1-BAX的交互作用来发挥抗凋亡效应的[80]。IL-5介导的嗜酸性粒细胞的存活也受一对免疫球蛋白样受体(PIR-A和PIR-B)效应信号间的平衡关系所调节,其中PIR-B拮抗PIR-A的促凋亡效应[81]。

与嗜酸性粒细胞组织积聚有关的另一种潜在机制是前体细胞在原位分化为大量嗜酸性粒细胞。在血液IL-5Rα⁺CD34⁺群体中识别的嗜酸性粒细胞前体在变应原刺激后或特应性疾病中其数目明显增多。这些细胞也已在哮喘患者的气道中发现[82]。

对于嗜酸性粒细胞迁移动力学而言,迁入组织的嗜酸性粒细胞归宿由哪些因素控制的问题与内皮细胞的相互作用同等重要。其归宿存在三种可能情况:停留在组织中并与基质蛋白、其他白细胞或结构性细胞相互作用,例如在支气管黏膜、上皮组织、气道平滑肌、黏膜腺体和神经组织等中分布的嗜酸性粒细胞属于此类情况;或者迁入肠道或气道等的管腔并在此处发生细胞凋亡而被清除;再或者通过淋巴系统重新返回到血液

循环中。嗜酸性粒细胞迁入空腔前在组织内滞留的具体时间仍不清楚，因为几乎没有关于人体体内嗜酸性粒细胞迁移动力学的研究。抗 IL-5 抗体可以完全抑制嗜酸性粒细胞向管腔迁移，提示跨上皮迁移依赖于 IL-5 的作用。但是 IL-5 最多只能抑制组织中 50% 的嗜酸性粒细胞，这表明嗜酸性粒细胞存在的区域不同所受的调节机制也不相同[73]。嗜酸性粒细胞迁入管腔的现象不发生在 MMP-2 基因删除的小鼠哮喘模型中，且迁移缺失会导致小鼠窒息[83]。与衰老的中性粒细胞一样，当组织嗜酸性粒细胞衰老时，它们开始以一种抑制细胞在组织中滞留并促进细胞迁入管腔的方式而改变其受体表型[84]。调控嗜酸性粒细胞在组织中滞留和生存的因素涉及化学趋化物、黏附及生存信号的整合，并由其与基质蛋白、结构性细胞的相互作用来传递。在利用胶原凝胶模拟嗜酸性粒细胞在组织环境中的迁移过程时发现一种不同于标准 Boyden 小室法的模式，即嗜酸性粒细胞对生长因子的迁移反应明显大于化学引诱物（尽管具有一定随机性）[85]。这一观察结果表明嗜酸性粒细胞迁入管腔需要生长因子和化学趋化物共同刺激。

嗜酸性粒细胞的动物模型

多种动物模型已广泛用于分析嗜酸性粒细胞运输的分子基础及相关性疾病的病理结果[86]，尤其是经卵清蛋白刺激后肺嗜酸性粒细胞显著而有选择性地增多的小鼠模型。大多数研究集中于嗜酸性粒细胞在哮喘气道炎症中的作用[87]。转基因、基因删除和基于抗体的操作技术的综合运用已成为分析嗜酸性粒细胞迁移生物学的有力工具，当然应当慎重看待这些研究结果与人类疾病之间的关联性。总的来说，这些研究均认为嗜酸性粒细胞迁移是一系列中间环节和必要步骤相互作用的结果，其中 IL-5 对于为嗜酸性粒细胞提供循环池、激发嗜酸性粒细胞的趋化性应答、延长嗜酸性粒细胞的生存期等十分必要。另外 IL-4 和 IL-13 控制内皮组织中的黏附相关事件并促进嗜酸性粒细胞释放化学趋化物，特别是来自气道间充质细胞且与 CCR3 特异结合的细胞因子[58]。然而另一些研究着眼于免疫应答的其他方面尤其强调固有免疫和其他炎症介质的潜在作用而对这一观念提出质疑[88~90]。我们已利用小鼠疾病模型对嗜酸性粒细胞在健康和疾病中的作用进行了归纳总结[17]。

嗜酸性粒细胞功能

嗜酸性粒细胞主要通过其介质发挥作用（图 62-1）。这些化学物质中既有新合成的，如白三烯和其他脂类介质；也有预先合成并贮存在细胞质的不同区域、一旦细胞受到脱颗粒信号刺激后立即释放的。嗜酸性粒细胞在生物合成方面偏惰性，尽管有新蛋白合成，但是大多数蛋白介质只是贮存于胞质中。嗜酸性粒细胞可以吞噬颗粒，其与寄生虫幼虫间的相互作用构成了一个用以描述嗜酸性粒细胞功能的特定模型。在这种情况下，嗜酸性粒细胞紧紧黏附于寄生虫并在其表面局部释放高浓度的颗粒内容物，该过程称为"挫败吞噬"。这一嗜酸性粒细胞在宿主防御中效应功能的理论是由最初观察到的系列现象（尤其是碱性颗粒蛋白质对寄生虫幼虫具有高毒性作用）逐步发展形成的。这一结果也扩大至包括促炎反应在内的作用，其中碱性蛋白在支气管上皮表现出毒性并由此导致上皮细胞脱落的现象已被公认为重症哮喘的固有特征。研究认为嗜酸性粒细胞在针对细菌的宿主防御中不起主要作用，事实上细菌性败血

症反而会导致嗜酸性粒细胞减少。但嗜酸性粒细胞除可以释放具有抗菌活性的线粒体 DNA[91]，还能释放过量的细胞因子和趋化因子，尽管其产量相较于其他细胞低很多，另外这些因子在嗜酸性粒细胞功能中的重要程度尚不清楚[92]。

免疫调节中的作用

大多数有关嗜酸性粒细胞功能的研究集中于宿主对蠕虫寄生虫的防御和其作为效应细胞在哮喘中发挥作用两个方面。然而自 2010 年以来，一些开创性研究已经强调嗜酸性粒细胞在众多生物过程中具有潜在的调节平衡状态作用，包括抗原呈递、组织修复、脂肪生成、葡萄糖稳态以及 B 细胞发育等[93]。有关嗜酸性粒细胞将抗原呈递给 T 细胞的证据已存在多年，但该功能与完整树突状细胞具备的抗原呈递能力间的生理相关性仍待研究[94]。2 型免疫是骨骼肌损伤后再生所必需的。肌肉损伤引起嗜酸性粒细胞快速募集并分泌 IL-4 来激活肌肉中的驻留干细胞[95]。同样，嗜酸性粒细胞来源的 IL-4 对肝脏的再生也很重要[96]。研究者于 2011 年首次提出嗜酸性粒细胞在脂肪组织和葡萄糖稳态中具有重要作用，其通过产生 IL-4 来维持相应脂肪组织或活化巨噬细胞的功能也被阐明，这种机制反过来又控制着葡萄糖代谢和体脂肪[97]。上述途径与 ILC2 细胞协同参与了为御寒和抗肥胖提供理论基础的低温诱导性米色脂肪的发展过程[98,99]。长寿命浆细胞能够在特化的骨髓壁龛中存活是共处嗜酸性粒细胞提供生长因子（APRIL 和 IL-6）的结果[100]。嗜酸性粒细胞对肠道免疫稳态也很关键，一旦缺乏会导致 IgA+ 浆细胞数目和 IgA 的分泌量均减少、肠黏膜屏障功能缺陷、肠道菌群改变以及 CD103+Tr 细胞和树突状细胞的形成等一系列问题[101]。研究显示小鼠和人类的 B 细胞发育也受嗜酸性粒细胞的调节[102]。虽然这些研究几乎都是在小鼠体内进行的，但其与靶向 Th2 途径的众多生物疗法（包括特异性抗嗜酸性粒细胞疗法）之间存在潜在的临床相关性，且这些方法已在哮喘和其他嗜酸性粒细胞相关性疾病的临床发展中处于晚期阶段。截至目前这些药物未产生严重的不良反应，即该类药物在调节组织嗜酸性粒细胞增多症上的温和作用意味着嗜酸性粒细胞通常情况下可以维持稳态而不受干扰。

介质释放

嗜酸性粒细胞可以释放一系列脂类介质，尽管每个细胞的释放量仅为肥大细胞和嗜碱性粒细胞的十分之一[103]，但其可作为硫化肽白三烯的稀少来源之一。相反中性粒细胞则产生大量白三烯（LT）B4、无或极少量 LTC4。人类嗜酸性粒细胞同样在接受调理素化的酵母聚糖和 IgG 包被珠刺激后产生硫化肽白三烯。嗜酸性粒细胞也可以在 15-脂肪氧合酶参与下合成大量的 15-HETE（羟二十碳四烯酸），并在钙离子载体或 IgG 包被的珠子激发下生成血小板活化因子（PAF）。另外嗜酸性粒细胞能生成参与环氧合酶途径的前列腺素 E1 和 E2、血栓素 B2（TXB2）、前列腺素 D2 等介质[104]。类花生酸主要在富含花生四烯酸和 5-脂肪氧合酶、LTC4 合成酶以及环氧合酶这些合成必需酶的嗜酸性粒细胞脂质体中形成[105]。嗜酸性粒细胞大量释放的 TGF-β 和 TGF-α 因可能引发气道重塑而广受关注。有证据表明这种 TGF-β 能促进纤维肌细胞增生，施以抗 IL-5 抗体后网状上皮下膜的肌腱蛋白含量减少[106,107]。该膜的增厚常与嗜酸性粒细胞性气道炎症紧密相关，而与 AHR 或气道阻塞无关[108]。

在血吸虫感染小鼠的肉芽肿嗜酸性粒细胞中检出了血管活性肠肽（VIP），这类嗜酸性粒细胞含有较多以颗粒形式储存但功能尚不清楚的酶，包括酸性磷酸酶、胶原酶、芳基硫酸酯酶 B、组胺酶、磷脂酶 D、过氧化氢酶、非特异性脂酶、维生素 B_{12} 结合蛋白以及氨基葡聚糖等。当受到诸如调理素化的酵母聚糖等的微粒性刺激或白三烯、豆蔻酸-佛波醇-乙酸酯的可溶性介质刺激时，嗜酸性粒细胞产生呼吸暴发释放超氧离子和 H_2O_2 来应对这些刺激。嗜酸性粒细胞等效刺激后的化学发光强度是中性粒细胞的两倍。

嗜酸性粒细胞的颗粒蛋白

嗜酸性粒细胞一个重要特性是富含大量储存于特异性颗粒的碱性物质，包括主要碱性蛋白（MBP）、嗜酸性粒细胞阳离子蛋白（ECP）、嗜酸性粒细胞过氧化物酶（EPO）和嗜酸性粒细胞衍生神经毒素（EDN）[109]。MBP 是一种分子量 13.8kDa、等电点 10.9（pI）、因含 17 个精氨酸残基而呈碱性的蛋白质。MBP 最初以储藏在嗜酸性粒细胞颗粒中的酸性前体蛋白的形式合成，只有当被释放并加工为最终形式后才具有毒性。纯化的 MBP 对曼氏血吸虫童虫有生物毒害作用，嗜酸性粒细胞附着于 IgG 包被的幼虫体表后释放 MBP 使其丧失生长发育能力[110]。MBP 浓度低至 10mg/ml 时仍引起豚鼠和人类呼吸道上皮细胞、大鼠和人类肺泡上皮细胞的毒性反应。MBP 通过抑制三磷酸腺苷酶（ATPase）活性来介导其对上皮细胞的作用机制。MBP 和嗜酸性粒细胞过氧化物酶是促进血小板、肥大细胞、嗜碱性粒细胞和中性粒细胞活化的强效激动剂[111]。MBP 的作用机制可能与其具有的疏水性和所带的强负电荷有关。嗜碱性粒细胞也含 MBP，但含量大约只占嗜酸性粒细胞的 2%。

嗜酸性粒细胞过氧化物酶含血红素基团，先以单一蛋白质的形式合成，随后被切成 14kDa 和 58kDa 两个亚单位。该分子与人类中性粒细胞髓过氧化物酶以及其他过氧化物酶的氨基酸序列同源性为 68%。这种蛋白单独使用时会对寄生虫、呼吸道上皮和肺泡上皮产生毒性，当与 H_2O_2 或卤化物结合时可发挥更强的毒性效应，体内首选的结合离子即为溴化物。

ECP 是一种富含精氨酸的蛋白质，其互补 DNA 序列（cDNA）编码含 27 个氨基酸的前导序列和分子量 15.6kDa、由 133 个氨基酸组成的成熟多肽。ECP 与 EDN 和人类胰核糖核酸酶的氨基酸序列同源性分别为 66% 和 31%，但是 ECP 的核糖核酸酶活性比 EDN 低。ECP 除对蠕虫、离体心肌细胞以及豚鼠气管上皮细胞有毒性外，还可抑制体外淋巴细胞的增殖。当注入实验动物的脑脊液时，ECP 和 EDN 都能产生神经毒性（Gordon 征）。ECP 可能是通过改变胶体渗透压而损伤细胞的，原理是其能在细胞膜和人工合成膜上诱导形成非离子选择性通道。

EDN 也称 EPX，是一种分子量 16kDa、具有极高核糖核酸酶活性的糖基化蛋白。EDN 的 cDNA 编码一种与人尿核糖核酸酶完全相同的含 134 个氨基酸的成熟多肽。同时与 ECP 一样，其也为核糖核酸酶多基因家族中的成员。EDN 的表达不限于嗜酸性粒细胞，在单核细胞甚至是中性粒细胞中都有表达，当然也可能是由肝脏分泌的。EDN 似乎对寄生虫或哺乳动物细胞不产生毒害作用，除具有核糖核酸酶活性以外，目前其唯一已知的效应是神经毒性。

CLC 蛋白是一种溶血磷脂酶，是嗜酸性粒细胞的一个重要组分。它占嗜酸性粒细胞总蛋白的 10，在嗜碱性粒细胞中也大量存在。通常认为 CLC 具有溶血磷脂酶活性，但事实上仅知其为半乳凝素家族（半乳凝素 10）的一员[112]，确切功能尚未知。

嗜酸性粒细胞的分泌与活化

通常在完整嗜酸性粒细胞相对较少的情况下，富含嗜酸性粒细胞炎症反应的一个显著特征是分泌高浓度的颗粒蛋白，有时也可见不依赖嗜酸性粒细胞的游离颗粒[113]。这可能是包括还原型烟酰胺腺嘌呤二核苷酸磷酸氧化酶（NADPH）和 DNA 胞外陷阱形成在内的细胞溶解性非凋亡过程的一部分[114,115]。介质分泌能生理地被免疫球蛋白 Fc 受体的聚合所触发，尤其当嗜酸性粒细胞已被 PAF、IL-5 和 GM-CSF 等可溶性介质激活后。GM-CSF 激发的分泌过程还涉及 L 丝束蛋白和 $PKC\beta II$ 的磷酸化[116]。嗜酸性粒细胞能表达 IgG、IgA 和 IgD 受体，也可结合 IgE 并承担如杀死特异性 IgE 调理的血吸虫等许多 IgE 依赖性功能。与此相关的受体并不清楚，但大量证据表明嗜酸性粒细胞不表达任何量的低亲和力（$Fc\varepsilon R II$）或高亲和力（$Fc\varepsilon R I$）的 IgE 受体，尽管它们确实能表达高水平的胞内 $Fc\varepsilon RI$ α 链[117]。

已发现三种 IgG 受体：高亲和力受体 $Fc\gamma R I$（CD64）、低亲和力受体 $Fc\gamma R II$（CDw32）和 $Fc\gamma R III$（CD16）。CD16 由两个不同的基因分别转录成跨膜型和磷脂酰肌醇锚定型两种不同形式的蛋白质。只有 $Fc\gamma R II$ 能以任何显著水平在嗜酸性粒细胞中组成型表达，且嗜酸性粒细胞的大部分功能，包括杀灭血吸虫童虫、吞噬作用、分泌颗粒蛋白以及产生新型膜衍生脂质介质（如 PAF 和 LTC_4）等都由此受体介导。嗜酸性粒细胞在体外经干扰素（IFN）-γ 刺激 2 天后即可表达 CD16、CD64 及 CD32，其与 IgA 受体交联可能是脱颗粒作用的最有效刺激（尤其当用生长因子处理后）。嗜酸性粒细胞倾向于将介质分泌到大表面上，同理如果其借整合素 $\alpha_M\beta_2$ 黏附于蛋白包被表面，Fc 介导的脱颗粒作用势必会增强[118]。PMA（佛波酯）刺激后，嗜酸性粒细胞可高效生成约 1.7 倍于中性粒细胞的活性氧自由基，这可能是电压门控通道 Hv1 表达量升高 10 倍的结果[119]。

据推测，嗜酸性粒细胞对非免疫血清调理素化的血吸虫童虫的杀灭作用是由补体受体 CR1 和 CR3 介导的。嗜酸性粒细胞与血清包被珠的共同孵育致使 15% 的 ECP 释放，同样其与调理素化的酵母多糖共同作用后引起了过氧化氢的生成和酵母多糖的吞噬作用。PAF、LTB_4 和 5-氧-花生四烯酸甲酯等可溶性介质可以介导颗粒蛋白和脂类介质的直接分泌，当然该作用的前提是嗜酸性粒细胞处于高度活化状态或者介质与抑制微管组装的细胞松弛素 B 联合使用。嗜酸性粒细胞以单个颗粒与质膜融合的胞吐方式释放其颗粒组分，这个过程需要三磷酸鸟苷（GTP）结合蛋白参与并受细胞内钙离子浓度的调节。与其他分泌细胞一样，嗜酸性粒细胞的脱颗粒作用由引导颗粒到达细胞表面的可溶性 N-乙基马来酰胺敏感因子附着蛋白（SNAP）的膜受体复合物（SNARE）蛋白来控制。在颗粒上表达的囊泡 SNAREs 可与质膜上表达的靶 SNAREs 结合。SNARE 蛋白 VAMP2 和 VAMP7 对嗜酸性粒细胞的颗粒分泌非常关键，其功能受周期蛋白依赖性激酶 5 的调控[120]。

● 疾病中的嗜酸性粒细胞

外周血嗜酸性粒细胞计数

外周血中的嗜酸性粒细胞计数可以采用改良 Neubauer 计

数板"湿法计数"(即在已干血片上进行分类计数)或者流式细胞仪自动计数两种方法。以嗜酸性粒细胞过氧化物酶为检测指标的自动化计数是最精确的方法,其次是计数板法。涂片计数最不准确,因为嗜酸性粒细胞有朝着玻片边缘聚集的倾向。通常嗜酸性粒细胞湿法染色包括伊红-丙酮法、荧光桃红染色法以及最初用于染嗜碱性粒细胞的 Kimura 染色法[121]。包括迈格吉(MGG)染色法、Romanowsky 染色法、铬变素 2R 法、比布列希猩红(丽春红)法在内的多种染色方法都可以在血涂片、细胞离心涂片或组织中鉴定出嗜酸性粒细胞。

嗜酸性粒细胞计数应当优先估算嗜酸性粒细胞的绝对数目而不是其占白细胞的百分比,因为后者取决于白细胞的总数。美国的健康医学生的嗜酸性粒细胞计数范围是$(0.015 \sim 0.65) \times 10^9/L$[122],但通常认为正常嗜酸性粒细胞计数应低于$0.4 \times 10^9/L$,新生儿的数值较高(参见第 7 章)。

抗 Th2 疗法的临床试验采用一个更低的分界数 $0.3 \times 10^9/L$ 来诊断是否患有嗜酸性粒细胞性哮喘,这说明未患变应性疾病人的"正常"嗜酸性粒细胞计数应低于这个水平。嗜酸性粒细胞计数随着年龄、一天当中的不同时间、运动状态以及环境刺激尤其是变应原暴露的变化而改变。外周血嗜酸性粒细胞计数呈现早晨"早晨最低而夜晚最高"的昼夜节律变化。这种现象会造成数值波动性超过 40%,推测可能和其与皮质醇激素水平的昼夜变化相反(早晨最高)有关。控制健康人体内外周血嗜酸性粒细胞数目的因素还不甚清楚。嗜酸性粒细胞生长因子的浓度似乎是一个关键因素,但包括遗传控制在内的其他因素可能也参与了该过程[123]。嗜酸性粒细胞正常计数的波动率高达 40 倍,如在寄生虫流行区域的人群中常见嗜酸性粒细胞增多症,患者血中嗜酸性粒细胞数目波动更为显著且不依赖于感染程度。这种波动实际反映的是与 IgE 水平的波动。不同种族间的嗜酸性粒细胞计数无差异。

在住院患者中嗜酸性粒细胞计数低于 $0.01 \times 10^9/L$ 者仅占 0.1%,实际上几乎所有患者的嗜酸性粒细胞减少症都可归因于糖皮质激素或疾病活动性。急性感染或者使用糖皮质激素、肾上腺素治疗可以降低嗜酸性粒细胞计数。相反,β 阻滞剂能通过抑制肾上腺素介导的嗜酸性粒细胞减少而引起计数升高。

已有数个血液和骨髓中缺乏嗜酸性粒细胞的病例被报道[124]。嗜酸性粒细胞过氧化物酶缺陷症是一种罕见疾病,或许可以通过检测嗜酸性粒细胞过氧化物酶而对嗜酸性粒细胞自动计数的方法来认识并解析这种疾病,另外该病在临床上没有任何不良后果。

嗜酸性粒细胞增多的原因

嗜酸性粒细胞增多常伴有多种独立性疾病,增高的嗜酸性粒细胞计数通常是临床上一个需要予以解释的典型观测指标,尽管这种现象并非总是出现[125]。嗜酸性粒细胞增多原因可以根据升高程度和发生频率来分类(表 62-4)。嗜酸性粒细胞计数的分类没有固定标准,但通常认为低于 $1.0 \times 10^9/L$ 为轻度升高,$(1.0 \sim 5.0) \times 10^9/L$ 为中度升高,超过 $5.0 \times 10^9/L$ 则为重度升高。全球范围内嗜酸性粒细胞增多的最常见原因是引起细胞计数极度升高的蠕虫寄生虫感染,而发达工业化国家的常见原因则为变态反应性疾病、季节性和常年性鼻炎、特异反应性皮炎以及哮喘。变应性疾病通常仅导致嗜酸性粒细胞计数轻度升高。哮喘(尤其是外源性重症哮喘发作)患者体内的嗜酸性粒细胞中重度增高可能引起包括嗜酸性肉芽肿性多血管炎(EGPA,旧称 Churg-Strauss 综合征)、变应性真菌气道疾病、嗜酸性粒细胞性肺炎在内的多种并发症[126]。药物过敏不总是引起嗜酸性粒细胞增多的原因,另有一些不常见原因如慢性肾上腺皮质功能减退症(Addison 病)也能导致嗜酸性粒细胞增多(尽管增多程度通常不显著)。

表 62-4　嗜酸性粒细胞增多症的原因

疾病	发病率	嗜酸性粒细胞增多程度	评述
感染			
寄生虫病	常见,世界性	中至重度	
细菌性	罕见		几乎总会导致嗜酸性粒细胞减少症
分枝杆菌	罕见		继发于药物治疗
侵袭性真菌	罕见		除常见过敏反应外,并且球孢子菌病中高达 88% 的患者出现嗜酸性粒细胞增多
立克次体感染	罕见		
酵母	罕见		隐球菌被报告是 CSF 嗜酸性粒细胞增多的原因
病毒感染	罕见		偶有不同病毒所致嗜酸性粒细胞增多的病例报道,包括疱疹病毒和 HIV 感染
过敏性疾病			
过敏性鼻炎	常见,世界性	轻度	
过敏性皮炎	常见,尤其儿童	轻度	
荨麻疹/血管性水肿真菌致敏	常见	不定	即使在免疫球蛋白(Ig)E 水平正常时,嗜酸性粒细胞也能对耐热定殖酵母(如白色念珠菌)和真菌(如烟曲霉)表现出敏感性,这是嗜酸性粒细胞增多的一个常见原因
哮喘	常见	轻度	内源性哮喘、鼻息肉和阿司匹林不耐受综合征具有更高的嗜酸性粒细胞计数

表 62-4   嗜酸性粒细胞增多症的原因（续）

疾病	发病率	嗜酸性粒细胞增多程度	评述
药物反应			
多种药物	少见	轻至重度	抗生素、NSAIDS 以及抗精神病药物最常见，计数在停药后通常恢复正常
肿瘤			
急性嗜酸性粒细胞白血病	罕见	重度	
慢性嗜酸性粒细胞白血病	罕见	重度	参见高嗜酸性粒细胞综合征部分的内容
粒细胞性/骨髓性白血病	少见	中至重度	嗜酸性粒细胞增高在慢性髓细胞白血病不常见
淋巴瘤	少见	中度	通常组织中嗜酸性粒细胞显著增多而血嗜酸性粒细胞计数中度升高，霍奇金淋巴瘤最常见
组织细胞增生症 X	罕见	轻度	通常嗜酸性粒细胞在肉芽肿组织中显著增多而非血中
实体瘤	少见	轻至重度	许多不同肿瘤均有报道
肌肉关节疾病			
类风湿关节炎	罕见	轻至重度	偶有报道，多数继发于治疗
嗜酸性粒细胞筋膜炎	罕见	中度	
胃肠道疾病			
嗜酸性粒细胞胃肠炎	罕见	轻至中度	以过敏性肠综合征类似症状为主要特征，黏膜活检往往正常
嗜酸性粒细胞食管炎	认识增加中	轻度	组织中嗜酸性粒细胞显著增多而血中仅轻度
乳糜泻	少见	无	组织中嗜酸性粒细胞增多
炎症性肠病			嗜酸性粒细胞增多可见于克罗恩病和溃疡性结肠炎组织活检中，但血中不常见
过敏性胃肠炎	少见	轻至重度	幼儿
呼吸道（哮喘见过敏性疾病）			
嗜酸性粒细胞肉芽肿伴多血管炎	罕见	中至重度	嗜酸性粒细胞血管炎和哮喘综合征
慢性嗜酸性粒细胞性肺炎	少见	轻至重度	嗜酸性粒细胞增多增合症和胸部 X 射线检查有阴影
支气管扩张/心功能衰竭	常见	轻度	常与哮喘或过敏性真菌性气道疾病有关
皮肤病变（过敏性皮炎见过敏性疾病）			
大疱性类天疱疮	少见	中度	
嗜酸性粒细胞蜂窝组织炎	少见	中至重度	高嗜酸性粒细胞计数可与细菌性鉴别
皮肤淋巴瘤（Sezary 综合征：蕈样霉菌病）	少见	中度	
多种原因			
白介素（IL）-2 治疗	罕见	中至重度	针对肾癌的治疗
高嗜酸性粒细胞综合征	罕见	中至重度	
心内膜纤维化	罕见	重度	继发于任何原因的嗜酸性粒细胞计数增高
高 IgE 综合征	罕见	中至重度	可能是由于真菌过敏引起的
嗜酸性粒细胞增多-肌痛综合征	罕见	重度	两种类似的疾病，一种由西班牙被污染的食用
和毒油综合征	少见	轻至重度	油引起，另一种系一批被污染的色氨酸所致
移植物抗宿主反应	罕见	轻度	可能由真菌过敏引发的
DOCK8（促进胞质分裂的因子）缺陷	罕见		
Olmited 综合征	罕见		
木村病	少见		
血管临巴样增生			
爱迪生病			

嗜酸性粒细胞的作用

多年来嗜酸性粒细胞被认为具有缓解炎症反应的作用,该观点已在上述"免疫调节中的作用"这部分内容中提过并可能再次引发关注。20 世纪 80、90 年代人们认为嗜酸性粒细胞在某些情况下可以导致组织损伤。随后利用抗 IL-5 抗体和酪氨酸激酶抑制剂来抑制嗜酸性粒细胞的生成,这表明嗜酸性粒细胞性炎症与靶器官损伤之间存在着复杂的相互作用[127]。嗜酸性粒细胞在某种程度上也能通过释放细胞因子(如 TGF-α)而在伤口愈合、乳腺发育等特定情况中发挥稳态调节作用[128,129]。在某些特殊情况下嗜酸性粒细胞也可造成严重的组织损伤。由多种原因如药物反应、寄生虫感染、嗜酸性粒细胞白血病、HES 等造成的慢性高嗜酸性粒细胞计数与心肌内膜纤维化密切相关。20 世纪 70 年代中期,研究者观察到嗜酸性粒细胞杀死寄生虫靶标的现象,由此推测嗜酸性粒细胞的主要功能即为抵御寄生虫感染,尽管这一假说至今仍存在争议[130]。小鼠模型中的嗜酸性粒细胞具有保护小鼠肺部不受滋生真菌感染的作用,此外也已证明小鼠体内的嗜酸性粒细胞能够防御致命性呼吸道病毒感染[131,132]。因此从 HES 中可见的永久性组织损伤、哮喘中可见的部分可逆性组织损伤和肺嗜酸性粒细胞增多症到伤口愈合特征性组织修复等,嗜酸性粒细胞参与了众多不同类型的病理过程和损伤修复过程,但是决定其发挥何种作用的因素尚不清楚。

嗜酸性粒细胞与哮喘

AHR 或者第 1 秒用力呼气量(FEV$_1$)异常均无密切关系[133]。利用聚类分析技术检测哮喘的异质性,结果发现引起多种哮喘症状和生理异常的气道平滑肌功能障碍表型和与重症哮喘急性发作紧密相关的嗜酸性粒细胞炎症主导表型之间具有潜在的可区分性[134]。通过与美泊利单抗[抗 IL-5 单克隆抗体(mAb)]有关的临床研究进一步证实了上述两种表型的分离性,该 mAb 抗体可以显著减少血液和痰液中的嗜酸性粒细胞数目,而对轻度哮喘患者的 AHR 和肺功能、对过敏原激发的迟发反应均不产生影响[36]。有实验发现抗 IL-5 抗体仅能部分减少组织中嗜酸性粒细胞的数量,因此用该研究或其他抗 IL-5 抗体的研究来解释这种现象显得更复杂、更困难[73]。在变应原刺激的动物模型中,AHR 和嗜酸性粒细胞增多症之间也存在着分离性。例如以气溶胶形式给予小鼠抗 VLA-4mAb 抗体可以有效阻断卵清蛋白诱导的 AHR 而非抑制气道中的嗜酸性粒细胞增多[135]。值得注意的是,在一种称为嗜酸性粒细胞性支气管炎的疾病中,患者通常有嗜酸性粒细胞性气道炎症而无哮喘迹象(无 AHR 或气流阻塞改变)。这种哮喘表型与气道平滑肌中的肥大细胞数量有关,并且组织嗜酸性粒细胞增高数目在哮喘组和嗜酸性粒细胞性支气管炎组之间没有差别[108]。在哮喘性死亡患者的支气管内皮和周围存有大量的嗜酸性粒细胞和单核细胞,且支气管组织中含有大量的 MBP[8]。哮喘死亡是哮喘极端恶化的病理表现。越来越多的证据表明气道嗜酸性粒细胞增多与重症哮喘急性发作的风险紧密相关。现在已有由两项利用美泊利单抗的研究提供的确切证据表明,嗜酸性粒细胞是重症哮喘发生的直接原因。对同时记录有嗜酸性粒细胞性气道炎症的哮喘患者进行长达一年的药物(美泊利单抗)治疗,一项研究结果显示重症哮喘急性发作的频率降低,另一项

研究的主要结果是皮质类固醇的剂量水平降低。两者均表明美泊利单抗是一种通过降低嗜酸性粒细胞的数目来发挥功效的有效治疗形式[136,137]。这些结果已在 Ⅱ 期和 Ⅲ 期临床试验中得到证实,且目前美泊利单抗作为治疗哮喘的单抗新药正在审批中[138,139]。需要注意,用于抑制气道嗜酸性粒细胞增多次优剂量的单剂美泊利单抗与能够抑制痰液中嗜酸性粒细胞增多的高剂量美泊利单抗在阻止哮喘恶化上一样有效。两种剂量均能有效抑制血液嗜酸性粒细胞增多,表明这种单抗是一种较好的反应性生物标志物。美泊利单抗阻止哮喘恶化的确切机制并未完全阐明,主要疑点是其不能明显抑制气道管腔中嗜酸性粒细胞的活化[140]。

嗜酸性粒细胞与皮肤

大量皮肤问题都与嗜酸性粒细胞皮肤浸润有关[141]。正常皮肤仅含有少量嗜酸性粒细胞,所以嗜酸性粒细胞在皮肤中存在往往是一种病理现象。特应性皮炎是嗜酸性粒细胞皮肤浸润症的最常见原因,与哮喘一样其发病机制存在争议[142]。皮肤是 HES 最常累及的器官之一,瘙痒是常见症状,溃疡也时有发生[143]。

嗜酸性粒细胞与胃肠道

嗜酸性粒细胞存在于正常的胃肠道中,这是嗜酸性粒细胞活化趋化因子和 MAdCAM-1(黏膜地址素细胞黏附分子-1)受体组成型表达的结果,其中后者是由嗜酸性粒细胞表达的整联蛋白 α$_4$β$_7$的受体[55]。许多疾病诸如嗜酸性粒细胞性食管炎、嗜酸性粒细胞性胃肠炎、炎症性肠病等都与胃肠道嗜酸性粒细胞增多有关,尽管炎症性肠病不会引起血液中的嗜酸性粒细胞水平升高[144]。嗜酸性粒细胞性食管炎是一种越来越多地发生于儿童和成人、通常与缺乏特异性 IgE 的食物变态反应有关的疾病。这是另一种以组织嗜酸性粒细胞显著增多而血液嗜酸性粒细胞计数升高不明显为特征的疾病[145]。

嗜酸性粒细胞与寄生虫疾病

嗜酸性粒细胞在寄生虫疾病中的作用十分复杂,至今仍未完全阐明[130]。表 62-5 和参考文献 146 总结了最常见的引起嗜酸性粒细胞增多的蠕虫病病因。体外实验已证明嗜酸性粒细胞具有杀死多种调理素化的寄生虫的能力,包括旋毛形线虫新生幼虫、巴西日圆线虫幼虫、大鼠肠道寄生虫、肝片吸虫幼虫以及曼氏血吸虫等。在体内,寄生虫幼虫被特异性 IgG 和 IgE 抗体以及补体级联反应成分(如 C3bi)等调理,从而促进嗜酸性粒细胞的黏附和活化。已在嗜酸性粒细胞及其颗粒产物包围的皮肤中检测到埃及血吸虫和其他寄生虫的幼虫尸体。成虫在体内和体外都表现出对嗜酸性粒细胞介导损害的抵抗能力。尽管有间接证据指出嗜酸性粒细胞能参与宿主对寄生虫的防御过程,但其作用仍然存疑。已在蠕虫感染的动物模型中进行了大量有关利用 IL-5 基因删除、IL-5 转基因和抗 IL-5 抗体等技术清除组织中增多的嗜酸性粒细胞的实验。这些研究提示嗜酸性粒细胞可能在类圆线虫和丝虫感染中发挥对机体的保护作用,而在血吸虫、巴西日圆线和鞭虫感染中不起作用。例如,采用中和性抗 IL-5mAbs 单抗治疗巴西诺卡菌或者曼氏血吸虫感染小鼠可以有效消除嗜酸性粒细胞增多的趋势而不改变疾病进程[146]。相比之下,利用扩散盒法的研究表明嗜酸性粒

细胞能参与粪类圆线虫幼虫的杀伤过程[147]。在原发性旋毛虫感染中,嗜酸性粒细胞能通过生成引起一氧化氮(NO)合酶表达量减少的 IL-10 来延长幼虫的存活期并且保护胞内幼虫免受 NO 介导的杀伤作用[148]。相反,嗜酸性粒细胞对继发性宿主感染具有保护性[149]。通常认为寄生虫病中嗜酸性粒细胞增多的

机制与变应性疾病的类似,即由适应性调节 T 细胞 Th2 和 2 型固有淋巴样细胞共同介导的、特异性针对蠕虫抗原的 Th2 型免疫反应导致嗜酸性粒细胞生长因子尤其是 IL-5 的生成量增加[150]。另外线虫诱导产生的 LTB$_4$ 可能参与了嗜酸性粒细胞募集至寄生虫感染部位的过程[151]。

表 62-5　嗜酸性粒细胞增多症的蠕虫原因

寄生虫(疾病)	评述
线虫类	
蛔虫	蛔虫病可以导致儿童高嗜酸性粒细胞计数。幼虫从肠道向肺迁徙并在此形成 Loeffler 综合征,是肺嗜酸性粒细胞增多症的一种形式
犬弓蛔虫	传染性虫卵出现在小狗和怀孕的母狗粪便中。幼虫存在于例如小鸡的宿主。嗜酸性粒细胞增多主要见于 9 岁以下儿童。可以迁徙入眼而致盲。血清学证据提示在工业化国家感染少见
丝虫	通常总是导致显著性嗜酸性粒细胞增多,尤其是罗阿丝虫感染。丝虫病是热带肺嗜酸性粒细胞增多症的原因,系成虫迁徙入肺所致,象皮肿系淋巴系统受累所致(班氏吴策线虫和马来丝虫),还有盘尾丝虫病(回旋钩尾丝虫)。治疗可能导致所谓 Mazzotti 反应的全身反应,可能是大量嗜酸性粒细胞脱颗粒的结果
钩虫	钩虫感染,十二指肠钩虫和美洲钩虫。从热带国家返回后嗜酸性粒细胞增多症患者最常见的原因之一。嗜酸性粒细胞计数超过 $2×10^9/L$
旋毛虫	亚临床感染可以持续超过 20 年。粪便检查常为阴性。曾经到过热带的外出务工人员嗜酸性粒细胞增多的常见原因。如果没有考虑到旋毛虫感染,这些患者可能会按照高嗜酸性粒细胞综合征或者实验性接受糖皮质激素治疗,这样可能导致疾病播散。旋毛虫病是由于食用含有旋毛虫包囊的肉类所致。许多嗜酸性粒细胞显著增多见于感染早期,此时幼虫由血迁徙进入横纹肌。被报道的致死性病例中,仅 20 发现嗜酸性粒细胞增多
其他	其他可以引起嗜酸性粒细胞增多的线虫包括鞭虫(鞭虫病)、菲律宾毛细线虫(毛细线虫病)以及棘颚口线虫(腭口线虫病)。蛲虫、蛲虫(蛲虫病)偶尔会侵及组织导致嗜酸性粒细胞增多
吸虫	
血吸虫(裂体吸虫属)	在世界上 2 亿感染者中,任一种血吸虫感染,例如曼氏血吸虫、埃及血吸虫、日本血吸虫,可能是中至重度嗜酸性粒细胞增多最常见的原因。感染几乎总是伴有嗜酸性粒细胞增多
肝吸虫	肝吸虫成虫定居在胆管,伴有异常肝功能检查和嗜酸性粒细胞增多
绦虫	
棘球绦虫	嗜酸性粒细胞增多见于 25% ～50% 的棘球蚴病患者

高嗜酸性粒细胞综合征

特发性高嗜酸性粒细胞综合征

定义与历史　特发性高嗜酸性粒细胞综合征(iHES)是一种罕见的潜在致命性疾病,1968 年由 Hardy 和 Anderson 首次描述并确定为一类独立性疾病[152]。在全面考察后仍无法用其他疾病类型解释也无终末器官损害证据的前提下,嗜酸性粒细胞计数超过 $1.5×10^9/L$ 且持续 6 个月以上即被定义为嗜酸性粒细胞增多[153]。众多病例系列研究均显示该疾病组织损伤的主要靶器官是皮肤、心脏和神经系统[154]。HES 的定义和分类方法并不合理,因为诸如 EGPA、嗜酸性粒细胞性肺炎、嗜酸性粒细胞胃肠炎以及其他器官特异性疾病等情况均被武断地排除了。目前正在尝试建立一个更完善更客观的分类系统,当然这意味着需要获得更多更新的特异性病原学数据[155,156]。世界卫生组织(WHO)认为所有的 HES 骨髓增生异常都属于恶性疾病,早先其将 HES 骨髓增生异常归入伴 CEL/HES 的慢性骨髓增殖性疾病(CMPDs)的一个亚型。在 WHO 2008 年修订的诊断标

准中其被正式命名为 CMPD 骨髓增生性肿瘤。无确切基因型异常的疾病被称为 CEL-NOS(未另行说明),具有特定突变类型(如 F/P)的疾病则自成一个新的亚型[157]。

流行病学　HES 是一种估计发病率约 1/50 000(尽管这方面的数据有限)的罕见偶发性疾病。该病似乎不受地理区域或环境因素的影响。骨髓增殖性疾病在男性中明显高发,但原因不明。

鉴别诊断　HES 最常见病因是多种过敏性疾病,尤其是其对烟曲霉菌和白色念珠菌等耐热定殖真菌、蠕虫寄生虫慢性感染(表 62-5)、重症哮喘、慢性嗜酸性粒细胞肺炎、药物变态反应、恶性肿瘤、EGPA 和嗜酸性粒细胞胃肠炎(可视为 HES 谱的一部分)等的变应性。

病因学和发病机制　以抗 IL-5 抗体和酪氨酸激酶抑制剂甲磺酸伊马替尼作为 HES 治疗药物为 HES 的病理生理学和疾病治疗提供了新思路。HES 似乎是一类异质性疾病,有证据表明一部分患者体内嗜酸性粒细胞增多是由异常 T 细胞克隆过度表达 IL-5 导致的;另一些则是体细胞突变介导的酪氨酸激酶组成性活化的结果。由此 HES 被分成两大变型:髓性和淋巴

性[158]。髓性变异型与骨髓增生性肿瘤具有多个共同特征,包括:血清维生素 B_{12} 和血浆类胰蛋白酶的表达量增加、中性粒细胞碱性磷酸酶的测定值升高、克隆性染色体异常、贫血和血小板减少症,脾肿大以及原粒细胞参与血液循环。心脏和神经系统受累是 HES 预后不良的一个主要因素,但这并非髓性变异型特有的病症。一小部分该类患者将继续发展直至转化成急性嗜酸性粒细胞性/骨髓性白血病(参见第 88、89 章)。嗜酸性粒细胞的克隆性不易证明,但已有强有力的证据表明患者体内生长因子相关酪氨酸激酶的组成型活化正是染色体异常所致。具体而言,由具有组成型酪氨酸激酶活性的 F/P 癌基因产物组成的融合蛋白的编码是染色体 4q12 中间片段缺失的结果,15 名 iHES 患者中 8 名均表现为上述病症且行酪氨酸激酶抑制剂伊马替尼治疗后达到缓解[159]。这种突变使 Ba/F3 转变为 IL-3 非依赖性细胞系,也见于源自嗜酸性粒细胞白血病患者的 EOL-1 细胞系[160]。F/P 突变及伊马替尼的治疗效果也经其他研究证实,现已被公认为 CEL/髓性 HES 中一种最常见的克隆性异常类型[161]。伊马替尼对其他不含这种特异突变的 iHES 患者同样有效[159,162]。一些其他的罕见酪氨酸激酶突变也能引起这种疾病,包括通常与真性红细胞增多症相关的 JAK2 V617F 点突变[163]、PDGFRα 的其他相关基因、PDGFRβ 基因以及位于染色体 8p11 可导致多数患者进展为侵袭性白血病或淋巴瘤的 FG-FR1 基因重排[164,165]。染色体核型分析可以鉴别除 F/P 突变外的其他几种突变,F/P 突变则可以利用荧光原位杂交技术(FISH)检出(参见第 89 章)。许多其他具有抗 CEL 活性的酪氨酸激酶抑制剂正在临床研发阶段[166]。血浆类胰蛋白酶似乎是这种 iHES 变型的一个良好标志(尽管并不完全理想),提示肥大细胞也易受 F/P 突变的影响[167],但其在临床上与系统性肥大细胞增多症有明显区别[167]。HES 淋巴细胞变异型在临床上通常比 m-HES(骨髓增生性 HES)呈现出更良性的病程,且与性别的相关性不强[168]。该类患者往往对糖皮质激素反应良好且不出现心肌纤维化和其他严重的疾病并发。据推测 HES 淋巴细胞变异型的形成是异常 T 细胞过度产生嗜酸性粒细胞相关性生长因子的结果。因此与 m-HES 变异型不同,其嗜酸性粒细胞正常。已发现与 HES 相关的多个不同的异常 T 细胞群体,其中最常见的是 CD3⁻CD4⁺CD5 T 细胞亚群[169-173]。这些异常的克隆能分泌更多的嗜酸性粒细胞相关细胞因子 IL-5、IL-4 和 IL-3 等。表型异常 T 细胞的克隆性已在众多病例中得到证实,而且某些会最终转化成症状明显的恶性肿瘤。

临床表现 HES 以外周血嗜酸性粒细胞显著而持续性增多为典型特征,临床表现多样、异质性明显[158,173,174]。其为一类可出现在任何年龄段但高发于 30～40 岁、偶见于儿童期的慢性疾病。HES 的表征各异,有的几乎无症状,有的则表现为若不经治疗于数年内死亡的浸润性疾病。骨髓增生性变异型 HES 的并发症通常更严重。HES 的症状常呈非特异性,如全身不适、体重减轻、周身疼痛、盗汗等,也可呈现累及某一特定器官的特征。心脏并发症在骨髓增生性变异型 HES 中常见,尤为导致限制型心病和左心功能衰竭的心肌内膜纤维化。二尖瓣关闭不全也可发生。大小血管血栓栓塞性并发症在一些由心肌内膜血凝块导致的重症疾病中也很常见。中枢神经系统的许多特征都来源于凝块。呼吸系统症状常见,包括咳嗽(通常少痰)和气喘。尽管气道阻塞对支气管扩张剂的反应有限,但通常不引起 AHR。喘鸣并非突出症状,肺部阴影包括肺

泡浸润和小结节均可能存在。皮肤症状也较常见,尤其是有时引发红斑丘疹和荨麻疹的皮肤瘙痒。Gleich 综合征(一种 HES 变异型)患者通常出现反复发作的血管性水肿,嗜酸性粒细胞增多性蜂窝织炎可能也是该病的一个特征[175]。和血栓并发症一样,HES 也可能与精神混乱、记忆力衰退、共济失调有关。周围神经系统症状包括多发性单神经炎、感觉运动性神经病变、多灶性神经元病变以及神经根病。EGPA 的鉴别诊断有一定难度[176]。患者可以表现出黏膜溃疡,但与泌尿系统一样严重并发症并不突出。

实验室特征 首先需要在非肿瘤性嗜酸性粒细胞增多的前提下排除反应性嗜酸性粒细胞增多(见下文"鉴别诊断")。粪便寄生虫检查在慢性嗜酸性粒细胞增多患者中的灵敏度不高,而血清学检查仅适用于类圆线虫属、血吸虫和丝虫病等常见蠕虫。由此当临床上高度怀疑为寄生虫暴露且患者体内总 IgE 水平升高时,行广谱驱虫剂治疗的经验疗法显示出其合理性。潜伏性真菌过敏是嗜酸性粒细胞增多的另一个常见原因,应当定期检测耐热真菌(如烟曲霉、白色念珠菌、产黄青霉和马拉色菌属等)定殖的宿主血清中特异性 IgE 的水平。一套对 iHES 患者进行逐级筛查的诊断方案已经被提出来[173],这些检查主要用于确定克隆性或异常 T 细胞克隆是否存在。具体包括:全血细胞计数及血涂片检查;血清免疫球蛋白、血清维生素 B_{12} 以及类胰蛋白酶的检测;骨髓穿刺和组织活检、淋巴细胞免疫分型;(有条件时)分析细胞因子产生水平、T 细胞受体基因重排、染色体核型以及利用反转录聚合酶链式反应或 FISH 技术分析 F/P 融合蛋白是否存在;还应当考虑进行 X 线胸片、肺活量、生化指标、肌钙蛋白、皮质醇、超声心动图以及腹部超音波等检查;若先前研究未对 HES 进行详细说明,也应行肌电图等与神经病学相关的检查。当然根据器官损害的主要部位不同,可能需要更精细的器官特异性检查,例如心脏磁共振成像、胸部断层扫描、全肺功能检测以及胃肠道内窥镜检查等。

鉴别诊断 表 62-4 列出了需通过相应检查予以排除的反应性嗜酸性粒细胞显著增多的病因。这些因素被排除后,接下来应进行家族性嗜酸性粒细胞增多症(一种定位于染色体 5q31-q33 区段[177]的罕见疾病)、CEL、继发于恶性肿瘤的嗜酸性粒细胞增多、EGPA 以及慢性嗜酸性粒细胞肺炎等的鉴别诊断。终末期器官损害的证据在急性嗜酸性粒细胞白血病中不常见(参见第 89 章)。另有一些患者嗜酸性粒细胞也增多但无器官损害表现,即所谓的良性嗜酸性粒细胞增多症。

治疗 HES 是罕见病,临床试验难于开展,多数药物的使用都只是基于既往经验、HES 领域专家的意见或者其他相关疾病的治疗经验[154]。然而用于治疗骨髓增生性变异型 HES 的伊马替尼甲磺酸盐和可能用于治疗 T 细胞驱动性疾病的抗 IL-5 抗体给 HES 患者带来新的希望[178]。在许多病例尤其是非骨髓增殖性 HES 患者中,糖皮质激素作为主要治疗药物可以有效控制嗜酸性粒细胞计数并避免靶器官损害,尽管长期使用可能产生一些副作用。糖皮质激素一般不能完全控制骨髓增生性肿瘤患者体内的嗜酸性粒细胞水平,尽管仍能改善器官损伤。羟基脲是适用于糖皮质激素治疗效果不佳者的有效的二线用药。其他细胞毒药物如长春新碱和环磷酰胺等现在一般较少使用。干扰素-α 治疗也对部分患者有效。如上所述,甲磺酸伊马替尼已使 F/P 突变患者得到缓解,其治疗剂量通常远低于慢性粒细胞白血病所用剂量,且部分患者在治疗停止后达到持续

缓解[179]。一项针对具有骨髓增生性特征的非 F/P 突变患者的实验指出,偶有 F/P 阴性患者对伊马替尼治疗有效[180,181],这类 CEL 患者往往预后不良[182]。若嗜酸性粒细胞增多是由伊马替尼-应答性酪氨酸激酶突变造成,400mg/d 剂量的伊马替尼则能激起快速而高效的应答反应,几周内嗜酸性粒细胞计数即恢复正常水平。同慢性粒细胞白血病的治疗一样,部分 HES 患者也对伊马替尼产生耐药性[183]。一种替代性的 PDGFRα 抑制剂对耐药患者有效[184]。在某些病例中伊马替尼治疗会导致急性左心衰竭,由此提示心脏肌钙蛋白在反应监测中十分必要[185]。另一种 HES 治疗新方法是使用抗 IL-5mAb,该方法在部分患者中疗效显著,甚至对血清 IL-5 浓度不高者也同样有效[186,187]。在一项 F/P 阴性 HES 的双盲安慰剂对照临床试验中,病人需服用 20mg 或更高剂量泼尼松才能阻止疾病进展,人源化的结合于 IL-5 的美泊利单抗使 84% 的患者的泼尼松口服剂量降至 10mg/d 以下且不增加 HES 的疾病活动性,相比之下安慰剂组的疗效仅为 43%。

病程及预后 HES 患者的治疗前景不容乐观,1973 年一系列 HES 病例报道显示 3 年生存率仅为 12%,其中心功能衰竭是 HES 发病的主要病因[153]。后有报道指出 HES 的预后效果得到明显改善,患者的 5 年生存率提升至 80%[188]。

毒油综合征

1981 年,西班牙报道了一种累计患者 20 000 余例且以发热、咳嗽、喘证、白细胞增多、中性粒细胞增多、嗜酸性粒细胞计数超过 0.75×10⁹/L 为典型症状的综合征[189]。嗜酸性粒细胞计数仅在肺部症状发作后偶然升高并超出正常水平。受累组织可见嗜酸性粒细胞脱颗粒,X 线胸片检查显示肺部浸润、胸腔积液常见、低氧血症频发。这组患者中有 1500 人死亡,约半数进入一种类似于嗜酸性粒细胞增多-肌痛综合征并伴有肌痛、嗜酸性粒细胞增多、周围神经炎、硬皮病样皮肤损害、脱发以及干燥综合征等症状的慢性病程中。大多数患者的急、慢性症状和体征得以缓解,但仍残留有部分神经、肌肉和皮肤损害。病理组织学检查可见内皮细胞增殖、血管周围单核细胞浸润(血管炎)、神经炎周围神经浸润等。糖皮质激素治疗可能减轻了肺部症状。这种疾病被认为是由一种打着精纯橄榄油幌子进行销售但实为苯胺变性的无标识菜籽油所引发的。

反应性高嗜酸性粒细胞综合征与肿瘤

一项长达 4 年的观测分析显示,嗜酸性粒细胞增多者患恶性血液病的概率是嗜酸性粒细胞计数正常个体的 2.4 倍[190]。据报道,组织和外周血嗜酸性粒细胞的异常增多与各种类型的淋巴瘤和实体瘤都有关,尤其与包括霍奇金和非霍奇金淋巴瘤、皮肤 T 细胞淋巴瘤、边缘带淋巴瘤在内的多种淋巴瘤关系密切[191]。在这些病例中,嗜酸性粒细胞增多被认为是 IL-5 和其他细胞因子或者源于肿瘤细胞的趋化因子合成增加的结果。与其他类型的反应性嗜酸性粒细胞增多症不同,血中嗜酸性粒细胞计数可能不受糖皮质激素抑制。嗜酸性粒细胞增多的症状表现可能先于肿瘤的临床诊断,但两者通常同时发生。有证据表明嗜酸性粒细胞可能通过发挥其对肿瘤细胞的细胞毒性作用来减缓实体瘤的生长速度,并且癌旁的嗜酸性粒细胞可作为预测结肠癌复发的标志,尽管其他研究认为其可能具有促进肿瘤生长的作用[192,193]。

嗜酸性肉芽肿性血管炎

临床特征 EGPA(旧称 Churg-Strauss 综合征)是一种病因学未知的以嗜酸性粒细胞性哮喘、慢性鼻窦炎和小血管炎为典型特征的罕见疾病。EGPA 与显微镜下多发性血管炎(MPA)、肉芽肿性血管炎(GPA,旧称 Wegener 肉芽肿病),三者共同构成抗中性粒细胞胞浆抗体(ANCA)相关性小血管炎(AAV)。约 40% 的 EGPA 患者呈 ANCA 阳性,与蛋白酶-3 阳性的 GPA 相比其抗体通常属于核周型-ANCA 抗髓过氧化物酶型[194]。ANCA 滴度似乎与疾病活动性无关。ANCA 阳性患者的疾病状况不同于 ANCA 阴性患者,其血管炎特征更突出、肾脏疾病更常见、心脏疾病更少见,尽管两者也存在相当多的共同点[195,196]。血管炎通常表现为呼吸系统、心脏、皮肤和周围神经等多系统受累,尽管其可损伤任何器官[197]。同嗜睡、全身不适、体重减轻一样,外周血嗜酸性粒细胞显著增多也是 EGPA 的突出特征。作为 EGPA 一个尤为显著的特征,多发性单神经炎有时会导致永久性的周围神经病变突然发作,这是 EGPA 发病率高的重要病因。伴有瓣膜损伤或心肌内膜炎的心脏疾病是最严重的并发症之一。EGPA 的流行病学不够精确,但总体而言新病例的时点患病率约为 1∶1 000 000,累积患病率约为 1∶50 000,具体数值取决于所采用的诊断标准。该病一般出现于中年,在儿童中非常少见。既往有哮喘病史的患者的成人发病使人们推测,EGPA 是由在呼吸道嗜酸性粒细胞增多导致全身嗜酸性粒细胞活化基础下的炎性刺激所激发的[176]。与此一致,病例对照研究表明 EGPA 与包括养殖、硅、溶剂等在内的各种环境暴露有关,但目前尚未发现单独诱因[198]。该病无明显的性别、地理、种族或社会-经济偏好;有少数家庭聚集的病例报告,但多数病例不受遗传因素影响。这类综合征依主要受累器官的不同而呈现出多种不同症状,对系列病例的疾病描述易受报道团队所属医学学科的影响。EGPA 在过去的预后很差,1 年生存率仅为 10%,但目前 5 年生存率已超过 90%。在大多数病例中,患者使用高剂量口服糖皮质激素后得到缓解,尽管指南推荐使用其他免疫抑制剂(如环磷酰胺或硫唑嘌呤)来诱导危及生命的受累器官疾病的缓解[199,200]。一旦病情得以缓解,病人往往需要终身口服糖皮质激素来维持这种缓解效应。复发并不少见,再加上药物本身具有的副作用,最终导致了 EGPA 的高发病率。目前暂无普遍认可的 EGPA 诊断标准,广泛使用的美国风湿病学会制定的标准也仅仅用于分类而非辅助诊断。通过比较 20 例 EGPA 患者与 787 例患有其他类型血管炎的对照患者[201],制定了六条标准:①哮喘;②嗜酸性粒细胞增多超过 10%;③单发性神经病变;④短暂的肺部阴影;⑤鼻旁窦异常;⑥对包含非血管性嗜酸性粒细胞的血管进行组织活检。因未与哮喘或其他嗜酸性粒细胞疾病进行比较,上述标准缺乏特异性。EGPA 的鉴别诊断一方面包括其他种类的血管炎疾病,另一方面针对成年起病的重症嗜酸性粒细胞性哮喘和 HES。诊断标志物可以证明是活检中确实存在肉芽肿嗜酸性血管炎,但在许多病例中往往无法获取组织,诊断只能基于临床评估。

公认的生物标志物 除了血液嗜酸性粒细胞计数和可以用作更具血管炎特征疾病的亚类生物标志物 ANCA 外,再找不到其他有助于诊断或治疗该类疾病的生物标志物。所有疑是 EGPA 的患者都应接受详细的检查以排除引起嗜酸性粒细胞增多(>1.5×10⁹/L)的其他原因、确定当前血管炎的类型并评估器官的损伤程度[125]。一部分浸润性嗜酸性粒细胞增多症患者同时兼具由肥大细胞生长因子受体 KIT 基因缺陷导致的肥大细胞增多症或者 CEL。这两种可能性都需要通过基因检测来排除。为了鉴定新型生物标志物,对在三级医疗中心接受过原因不明的嗜酸性粒细胞增多症检查的患者进行了审核回顾性分析。比较了 29 例 EGPA 患者、20 例哮喘 HES 患者、16 例无哮喘的 HES 患者和 8 例正常个体。检测了大量而广泛的细胞因子和趋化因子生物标志物。CCL-17 和可溶性 IL-2 受体含量随嗜酸性粒细胞数目的增多而升高(表明设置嗜酸性粒细胞增多这一对照组的重要性),但与疾病类别无关[202]。然而这些患者均呈 ANCA 阴性,可能 ANCA 阳性 EGPA 患者的结果会有区别。

嗜酸性粒细胞筋膜炎

该罕见综合征的发病与年龄、性别均无关,以手臂、前臂、大腿、小腿、手、足等僵硬、疼痛和肿胀为主要表现,且上述部位的发病率依次递减。此外也伴有不适、发热、虚弱、体重减轻等症状[203]。多数患者的嗜酸性粒细胞计数超过 1×10⁹/L,但可能是间歇性的。活检是诊断的重要手段,可以检测到筋膜炎症、水肿、增厚以及纤维化等病变。滑膜组织也可发生类似改变。再生障碍性贫血、单系血细胞减少、恶性贫血以及急性白血病都与嗜酸性粒细胞筋膜炎有关,且在 20 世纪 80 年代后期,众多病例证实上述疾病与 L-亮氨酸的大批量摄入存在相关性[204]。糖皮质激素是治疗该疾病的一线用药,但也可辅以其他的免疫抑制剂(如氨甲蝶呤)[205]。

嗜酸性粒细胞尿与脑脊液嗜酸性粒细胞增多

嗜酸性粒细胞经尿液排出可见于几种肾脏炎性疾病,尤其是尿道感染或急性间质性肾炎[206]。Hansel 染色在鉴别尿沉渣中的嗜酸性粒细胞方面优于 Wright 染色。脑脊液嗜酸性粒细胞增多可能同时伴有感染、分流和累及脑膜的变态反应[207]。

翻译:刘婕 互审:裴雪涛 校对:周光飚

参考文献

1. Lee JJ, Rosenberg HF: Eosinophils in Health and Disease. Elsevier, Philadelphia, 2012.
2. Gauvreau GM, Ellis AK, Denburg JA: Haemopoietic processes in allergic disease: Eosinophil/basophil development. Clin Exp Allergy 39:1297–1306, 2009.
3. Egesten A, Calafat J, Janssen H, et al: Granules of human eosinophilic leukocytes and their mobilization. Clin Exp Allergy 31:1173–1188, 2001.
4. Dvorak AM, Weller PF: Ultrastructural analysis of human eosinophils. Chem Immunol 76:1–28, 2000.
5. Melo RC, Weller PF: Unraveling the complexity of lipid body organelles in human eosinophils. J Leukoc Biol 96:703–712, 2014.
6. Persson T, Calafat J, Janssen H, et al: Specific granules of human eosinophils have lysosomal characteristics: Presence of lysosome-associated membrane proteins and acidification upon cellular activation. Biochem Biophys Res Commun 291:844–854, 2002.
7. Erjefalt JS, Persson CG: New aspects of degranulation and fates of airway mucosal eosinophils. Am J Respir Crit Care Med 161:2074–2085, 2000.
8. Filley WV, Holley KE, Kephart GM, et al: Identification by immunofluorescence of eosinophil granule major basic protein in lung tissues of patients with bronchial asthma. Lancet 2:11–16, 1982.
9. Dvorak AM, Furitsu T, Letourneau L, et al: Mature eosinophils stimulated to develop in human cord blood mononuclear cell cultures supplemented with recombinant human interleukin-5. Part I. Piecemeal degranulation of specific granules and distribution of Charcot-Leyden crystal protein. Am J Pathol 138:69–82, 1991.
10. Duffy SM, Lawley WJ, Kaur D, et al: Inhibition of human mast cell proliferation and survival by tamoxifen in association with ion channel modulation. J Allergy Clin Immunol 112:965–972, 2003.
11. Malm-Erjefalt M, Persson CG, Erjefalt JS: Degranulation status of airway tissue eosinophils in mouse models of allergic airway inflammation. Am J Respir Cell Mol Biol 24:352–359, 2001.
12. Denzler KL, Borchers MT, Crosby JR, et al: Extensive eosinophil degranulation and peroxidase-mediated oxidation of airway proteins do not occur in a mouse ovalbumin-challenge model of pulmonary inflammation. J Immunol 167:1672–1682, 2001.
13. Denzler KL, Farmer SC, Crosby JR, et al: Eosinophil major basic protein-1 does not contribute to allergen- induced airway pathologies in mouse models of asthma. J Immunol 165:5509–5517, 2000.
14. Clark K, Simson L, Newcombe N, et al: Eosinophil degranulation in the allergic lung of mice primarily occurs in the airway lumen. J Leukoc Biol 75:1001–1009, 2004.
15. Humbles AA, Lloyd CM, McMillan SJ, et al: A critical role for eosinophils in allergic airways remodeling. Science 305:1776–1779, 2004.
16. Lee JJ, Dimina D, Macias MP, et al: Defining a link with asthma in mice congenitally deficient in eosinophils. Science 305:1773–1776, 2004.
17. Jacobsen EA, Lee NA, Lee JJ: Re-defining the unique roles for eosinophils in allergic respiratory inflammation. Clin Exp Allergy 44:1119–1136, 2014.
18. Yamamoto H, Sedgwick JB, Vrtis RF, et al: The effect of transendothelial migration on eosinophil function. Am J Respir Cell Mol Biol 23:379–388, 2000.
19. Floyd H, Ni J, Cornish AL, et al: Siglec-8. A novel eosinophil-specific member of the immunoglobulin superfamily. J Biol Chem 275:861–866, 2000.
20. Kikly KK, Bochner BS, Freeman SD, et al: Identification of SAF-2, a novel siglec expressed on eosinophils, mast cells, and basophils. J Allergy Clin Immunol 105:1093–1100, 2000.
21. Aizawa H, Plitt J, Bochner BS: Human eosinophils express two Siglec-8 splice variants. J Allergy Clin Immunol 109:176, 2002.
22. Munday J, Kerr S, Ni J, et al: Identification, characterization and leucocyte expression of Siglec-10, a novel human sialic acid-binding receptor. Biochem J 355:489–497, 2001.
23. Swystun VA, Gordon JR, Davis EB, et al: Mast cell tryptase release and asthmatic responses to allergen increase with regular use of salbutamol. J Allergy Clin Immunol 106:57–64, 2000.
24. Kiwamoto T, Brummet ME, Wu F, et al: Mice deficient in the St3gal3 gene product alpha2,3 sialyltransferase (ST3Gal-III) exhibit enhanced allergic eosinophilic airway inflammation. J Allergy Clin Immunol 133:240–247.e1–e3, 2014.
25. Kano G, Almanan M, Bochner BS, et al: Mechanism of Siglec-8-mediated cell death in IL-5-activated eosinophils: Role for reactive oxygen species-enhanced MEK/ERK activation. J Allergy Clin Immunol 132:437–445, 2013.
26. Legrand F, Tomasevic N, Simakova O, et al: The eosinophil surface receptor epidermal growth factor-like module containing mucin-like hormone receptor 1 (EMR1): A novel therapeutic target for eosinophilic disorders. J Allergy Clin Immunol 133:1439–1447.e1–e8, 2014.
27. Munitz A, Bachelet I, Finkelman FD, et al: CD48 is critically involved in allergic eosinophilic airway inflammation. Am J Respir Crit Care Med 175:911–918, 2007.
28. Moshkovits I, Shik D, Itan M, et al: CMRF35-like molecule 1 (CLM-1) regulates eosinophil homeostasis by suppressing cellular chemotaxis. Mucosal Immunol 7:292–303, 2014.
29. Yu C, Cantor AB, Yang H, et al: Targeted deletion of a high-affinity GATA-binding site in the GATA-1 promoter leads to selective loss of the eosinophil lineage in vivo. J Exp Med 195:1387–1395, 2002.
30. Fukushima K, Matsumura I, Ezoe S, et al: FIP1L1-PDGFRalpha imposes eosinophil lineage commitment on hematopoietic stem/progenitor cells. J Biol Chem 284:7719–7732, 2009.
31. Doyle AD, Jacobsen EA, Ochkur SI, et al: Expression of the secondary granule proteins major basic protein 1 (MBP-1) and eosinophil peroxidase (EPX) is required for eosinophilopoiesis in mice. Blood 122:781–790, 2013.
32. Farahi N, Singh NR, Heard S, et al: Use of 111-Indium-labeled autologous eosinophils to establish the in vivo kinetics of human eosinophils in healthy subjects. Blood 120:4068–4071, 2012.
33. Lukawska JJ, Livieratos L, Sawyer BM, et al: Real-time differential tracking of human neutrophil and eosinophil migration in vivo. J Allergy Clin Immunol 133:233–239.e1, 2014.
34. Takatsu K, Kouro T, Nagai Y: Interleukin 5 in the link between the innate and acquired immune response. Adv Immunol 101:191–236, 2009.
35. van Rensen EL, Stirling RG, Scheerens J, et al: Evidence for systemic rather than pulmonary effects of interleukin-5 administration in asthma. Thorax 56:935–940, 2001.
36. Leckie MJ, ten Brinke A, Khan J, et al: Effects of an interleukin-5 blocking monoclonal antibody on eosinophils, airway hyper-responsiveness, and the late asthmatic response. Lancet 356:2144–2148, 2000.
37. Culley FJ, Brown A, Girod N, et al: Innate and cognate mechanisms of pulmonary eosinophilia in helminth infection. Eur J Immunol 32:1376–1385, 2002.
38. Martin C, Al-Qaoud KM, Ungeheuer MN, et al: IL-5 is essential for vaccine-induced protection and for resolution of primary infection in murine filariasis. Med Microbiol Immunol 189:67–74, 2000.
39. Humbert M, Corrigan CJ, Kimmitt P, et al: Relationship between IL-4 and IL-5 mRNA expression and disease severity in atopic asthma. Am J Respir Crit Care Med 156:704–708, 1997.
40. Domachowske JB, Bonville CA, Easton AJ, et al: Pulmonary eosinophilia in mice devoid of interleukin-5. J Leukoc Biol 71:966–972, 2002.
41. Fulkerson PC, Schollaert KL, Bouffi C, et al: IL-5 triggers a cooperative cytokine network that promotes eosinophil precursor maturation. J Immunol 193:4043–4052, 2014.
42. Finotto S, Neurath MF, Glickman JN, et al: Development of spontaneous airway changes consistent with human asthma in mice lacking T-bet. Science 295:336–338, 2002.
43. Neurath MF, Finotto S, Glimcher LH: The role of Th1/Th2 polarization in mucosal immunity. Nat Med 8:567–573, 2002.
44. Rothenberg ME, Mishra A, Collins MH, et al: Pathogenesis and clinical features of eosinophilic esophagitis. J Allergy Clin Immunol 108:891–894, 2001.
45. Ozdemir C, Akdis M, Akdis CA: T regulatory cells and their counterparts: Masters of immune regulation. Clin Exp Allergy 39:626–639, 2009.
46. McHugh RS, Shevach EM: The role of suppressor T cells in regulation of immune responses. J Allergy Clin Immunol 110:693–702, 2002.
47. Levings MK, Sangregorio R, Sartirana C, et al: Human CD25(+)CD4(+) T suppressor cell clones produce transforming growth factor beta, but not interleukin 10, and are

distinct from type 1 T regulatory cells. *J Exp Med* 196:1335–1346, 2002.

48. Curotto de Lafaille MA, Lafaille JJ: CD4(+) regulatory T cells in autoimmunity and allergy. *Curr Opin Immunol* 14:771–778, 2002.

49. Yazdanbakhsh M, Kremsner PG, van Ree R: Allergy, parasites, and the hygiene hypothesis. *Science* 296:490–494, 2002.

50. Wills-Karp M, Santeliz J, Karp CL: The germless theory of allergic disease: Revisiting the hygiene hypothesis. *Nat Rev Immunol* 1:69–75, 2001.

51. Umetsu DT, Akbari O, Dekruyff RH: Regulatory T cells control the development of allergic disease and asthma. *J Allergy Clin Immunol* 112:480–487; quiz 488, 2003.

52. Akdis CA, Blaser K: Mechanisms of interleukin-10-mediated immune suppression. *Immunology* 103:131–136, 2001.

53. Finlay CM, Walsh KP, Mills KH: Induction of regulatory cells by helminth parasites: Exploitation for the treatment of inflammatory diseases. *Immunol Rev* 259:206–230, 2014.

54. Wardlaw A: Eosinophil density: What does it mean? *Clin Exp Allergy* 25:1145–1149, 1995.

55. Mishra A, Hogan SP, Brandt EB, et al: Enterocyte expression of the eotaxin and interleukin-5 transgenes induces compartmentalized dysregulation of eosinophil trafficking. *J Biol Chem* 277:4406–4412, 2002.

56. Nussbaum JC, Van Dyken SJ, von Moltke J, et al: Type 2 innate lymphoid cells control eosinophil homeostasis. *Nature* 502:245–248, 2013.

57. Bochner BS: Road signs guiding leukocytes along the inflammation superhighway. *J Allergy Clin Immunol* 106:817–828, 2000.

58. Rosenberg HF, Phipps S, Foster PS: Eosinophil trafficking in allergy and asthma. *J Allergy Clin Immunol* 119:1303–1310; quiz 1311–1312, 2007.

59. Mjosberg J, Eidsmo L: Update on innate lymphoid cells in atopic and non-atopic inflammation in the airways and skin. *Clin Exp Allergy* 44:1033–1043, 2014.

60. Palframan RT, Collins PD, Williams TJ, et al: Eotaxin induces a rapid release of eosinophils and their progenitors from the bone marrow. *Blood* 91:2240–2248, 1998.

61. Tachimoto H, Burdick MM, Hudson SA, et al: CCR3-active chemokines promote rapid detachment of eosinophils from VCAM-1 *in vitro*. *J Immunol* 165:2748–2754, 2000.

62. Tomaki M, Zhao LL, Lundahl J, et al: Eosinophilopoiesis in a murine model of allergic airway eosinophilia: Involvement of bone marrow IL-5 and IL-5 receptor alpha. *J Immunol* 165:4040–4050, 2000.

63. Edwards BS, Curry MS, Tsuji H, et al: Expression of P-selectin at low site density promotes selective attachment of eosinophils over neutrophils. *J Immunol* 165:404–410, 2000.

64. Dang B, Wiehler S, Patel KD: Increased PSGL-1 expression on granulocytes from allergic-asthmatic subjects results in enhanced leukocyte recruitment under flow conditions. *J Leukoc Biol* 72:702–710, 2002.

65. Woltmann G, McNulty CA, Dewson G, et al: Interleukin-13 induces PSGL-1/P-selectin-dependent adhesion of eosinophils, but not neutrophils, to human umbilical vein endothelial cells under flow. *Blood* 95:3146–3152, 2000.

66. Johansson MW: Activation states of blood eosinophils in asthma. *Clin Exp Allergy* 44:482–498, 2014.

67. Bahaie NS, Hosseinkhani MR, Ge XN, et al: Regulation of eosinophil trafficking by SWAP-70 and its role in allergic airway inflammation. *J Immunol* 188:1479–1490, 2012.

68. Ha SG, Ge XN, Bahaie NS, et al: ORMDL3 promotes eosinophil trafficking and activation via regulation of integrins and CD48. *Nat Commun* 4:2479, 2013.

69. Pope SM, Zimmermann N, Stringer KF, et al: The eotaxin chemokines and CCR3 are fundamental regulators of allergen-induced pulmonary eosinophilia. *J Immunol* 175:5341–5350, 2005.

70. Neighbour H, Boulet LP, Lemiere C, et al: Safety and efficacy of an oral CCR3 antagonist in patients with asthma and eosinophilic bronchitis: A randomized, placebo-controlled clinical trial. *Clin Exp Allergy* 44:508–516, 2014.

71. Simon HU, Yousefi S, Schranz C, et al: Direct demonstration of delayed eosinophil apoptosis as a mechanism causing tissue eosinophilia. *J Immunol* 158:3902–3908, 1997.

72. Anwar AR, Moqbel R, Walsh GM, et al: Adhesion to fibronectin prolongs eosinophil survival. *J Exp Med* 177:839–843, 1993.

73. Flood-Page PT, Menzies-Gow AN, Kay AB, et al: Eosinophil's role remains uncertain as anti-interleukin-5 only partially depletes numbers in asthmatic airway. *Am J Respir Crit Care Med* 167:199–204, 2003.

74. Brode S, Farahi N, Cowburn AS, et al: Interleukin-5 inhibits glucocorticoid-mediated apoptosis in human eosinophils. *Thorax* 65:1116–1117, 2010.

75. Robertson NM, Zangrilli JG, Steplewski A, et al: Differential expression of TRAIL and TRAIL receptors in allergic asthmatics following segmental antigen challenge: Evidence for a role of TRAIL in eosinophil survival. *J Immunol* 169:5986–5996, 2002.

76. Adachi T, Alam R: The mechanism of IL-5 signal transduction. *Am J Physiol* 275:C623–C633, 1998.

77. Dewson G, Cohen GM, Wardlaw AJ: Interleukin-5 inhibits translocation of Bax to the mitochondria, cytochrome c release, and activation of caspases in human eosinophils. *Blood* 98:2239–2247, 2001.

78. Letuve S, Druilhe A, Grandsaigne M, et al: Involvement of caspases and of mitochondria in Fas ligation-induced eosinophil apoptosis: Modulation by interleukin-5 and interferon-gamma. *J Leukoc Biol* 70:767–775, 2001.

79. Letuve S, Druilhe A, Grandsaigne M, et al: Critical role of mitochondria, but not caspases, during glucocorticosteroid-induced human eosinophil apoptosis. *Am J Respir Cell Mol Biol* 26:565–571, 2002.

80. Oh J, Malter JS: Pin1-FADD interactions regulate Fas-mediated apoptosis in activated eosinophils. *J Immunol* 190:4937–4945, 2013.

81. Ben Baruch-Morgenstern N, Shik D, Moshkovits I, et al: Paired immunoglobulin-like receptor A is an intrinsic, self-limiting suppressor of IL-5-induced eosinophil development. *Nat Immunol* 15:36–44, 2014.

82. Robinson DS, Damia R, Zeibecoglou K, et al: CD34(+)/interleukin-5Ralpha messenger RNA+ cells in the bronchial mucosa in asthma: Potential airway eosinophil progenitors. *Am J Respir Cell Mol Biol* 20:9–13, 1999.

83. Corry DB, Rishi K, Kanellis J, et al: Decreased allergic lung inflammatory cell egression and increased susceptibility to asphyxiation in MMP2-deficiency. *Nat Immunol* 3:347–353, 2002.

84. Martin C, Burdon PC, Bridger G, et al: Chemokines acting via CXCR2 and CXCR4 control the release of neutrophils from the bone marrow and their return following senescence. *Immunity* 19:583–593, 2003.

85. Muessel MJ, Scott KS, Friedl P, et al: CCL11 and GM-CSF differentially use the Rho GTPase pathway to regulate motility of human eosinophils in a three-dimensional microenvironment. *J Immunol* 180:8354–8360, 2008.

86. Daubeuf F, Frossard N: Eosinophils and the ovalbumin mouse model of asthma. *Methods Mol Biol* 1178:283–293, 2014.

87. Lambrecht BN, Hammad H: The immunology of asthma. *Nat Immunol* 16:45–56, 2014.

88. Gwinn WM, Damsker JM, Falahati R, et al: Novel approach to inhibit asthma-mediated lung inflammation using anti-CD147 intervention. *J Immunol* 177:4870–4879, 2006.

89. Uller L, Mathiesen JM, Alenmyr L, et al: Antagonism of the prostaglandin D2 receptor CRTH2 attenuates asthma pathology in mouse eosinophilic airway inflammation. *Respir Res* 8:16, 2007.

90. Sturm EM, Schratl P, Schuligoi R, et al: Prostaglandin E2 inhibits eosinophil trafficking through E-prostanoid 2 receptors. *J Immunol* 181:7273–7283, 2008.

91. Yousefi S, Gold JA, Andina N, et al: Catapult-like release of mitochondrial DNA by eosinophils contributes to antibacterial defense. *Nat Med* 14:949–953, 2008.

92. Lacy P, Moqbel R: Eosinophil cytokines. *Chem Immunol* 76:134–155, 2000.

93. Lee JJ, Jacobsen EA, McGarry MP, et al: Eosinophils in health and disease: The LIAR hypothesis. *Clin Exp Allergy* 40:563–575, 2010.

94. Akuthota P, Wang HB, Spencer LA, et al: Immunoregulatory roles of eosinophils: A new look at a familiar cell. *Clin Exp Allergy* 38:1254–1263, 2008.

95. Heredia JE, Mukundan L, Chen FM, et al: Type 2 innate signals stimulate fibro/adipogenic progenitors to facilitate muscle regeneration. *Cell* 153:376–388, 2013.

96. Goh YP, Henderson NC, Heredia JE, et al: Eosinophils secrete IL-4 to facilitate liver regeneration. *Proc Natl Acad Sci U S A* 110:9914–9919, 2013.

97. Wu D, Molofsky AB, Liang HE, et al: Eosinophils sustain adipose alternatively activated macrophages associated with glucose homeostasis. *Science* 332:243–247, 2011.

98. Lee M, Odegaard JI, Mukundan L, et al: Activated type 2 innate lymphoid cells regulate beige fat biogenesis. *Cell* 160:74–87, 2015.

99. Qiu Y, Nguyen KD, Odegaard JI, et al: Eosinophils and type 2 cytokine signaling in macrophages orchestrate development of functional beige fat. *Cell* 157:1292–1308, 2014.

100. Chu VT, Frohlich A, Steinhauser G, et al: Eosinophils are required for the maintenance of plasma cells in the bone marrow. *Nat Immunol* 12:151–159, 2011.

101. Chu VT, Beller A, Rausch S, et al: Eosinophils promote generation and maintenance of immunoglobulin-A-expressing plasma cells and contribute to gut immune homeostasis. *Immunity* 40:582–593, 2014.

102. Wong TW, Doyle AD, Lee JJ, et al: Eosinophils regulate peripheral B cell numbers in both mice and humans. *J Immunol* 192:3548–3558, 2014.

103. Bandeira-Melo C, Weller PF: Eosinophils and cysteinyl leukotrienes. *Prostaglandins Leukot Essent Fatty Acids* 69:135–143, 2003.

104. Luna-Gomes T, Magalhaes KG, Mesquita-Santos FP, et al: Eosinophils as a novel cell source of prostaglandin D2: Autocrine role in allergic inflammation. *J Immunol* 187:6518–6526, 2011.

105. Bozza PT, Yu W, Penrose JF, et al: Eosinophil lipid bodies: Specific, inducible intracellular sites for enhanced eicosanoid formation. *J Exp Med* 186:909–920, 1997.

106. Flood-Page P, Menzies-Gow A, Phipps S, et al: Anti-IL-5 treatment reduces deposition of ECM proteins in the bronchial subepithelial basement membrane of mild atopic asthmatics. *J Clin Invest* 112:1029–1036, 2003.

107. Phipps S, Ying S, Wangoo A, et al: The relationship between allergen-induced tissue eosinophilia and markers of repair and remodeling in human atopic skin. *J Immunol* 169:4604–4612, 2002.

108. Brightling CE, Bradding P, Symon FA, et al: Mast-cell infiltration of airway smooth muscle in asthma. *N Engl J Med* 346:1699–1705, 2002.

109. Acharya KR, Ackerman SJ: Eosinophil granule proteins: Form and function. *J Biol Chem* 289:17406–17415, 2014.

110. Butterworth AE, Sturrock RF, Houba V, et al: Eosinophils as mediators of antibody-dependent damage to schistosomula. *Nature* 256:727–729, 1975.

111. Gleich GJ: Mechanisms of eosinophil-associated inflammation. *J Allergy Clin Immunol* 105:651–663, 2000.

112. Ackerman SJ, Liu L, Kwatia MA, et al: Charcot-Leyden crystal protein (galectin-10) is not a dual function galectin with lysophospholipase activity but binds a lysophospholipase inhibitor in a novel structural fashion. *J Biol Chem* 277:14859–14868, 2002.

113. Persson C, Uller L: Theirs but to die and do: Primary lysis of eosinophils and free eosinophil granules in asthma. *Am J Respir Crit Care Med* 189:628–633, 2014.

114. Ueki S, Melo RC, Ghiran I, et al: Eosinophil extracellular DNA trap cell death mediates lytic release of free secretion-competent eosinophil granules in humans. *Blood* 121:2074–2083, 2013.

115. Simon D, Hoesli S, Roth N, et al: Eosinophil extracellular DNA traps in skin diseases. *J Allergy Clin Immunol* 127:194–199, 2011.

116. Pazdrak K, Young TW, Straub C, et al: Priming of eosinophils by GM-CSF is mediated by protein kinase CbetaII-phosphorylated L-plastin. *J Immunol* 186:6485–6496, 2011.

117. Seminario MC, Saini SS, MacGlashan DW Jr, et al: Intracellular expression and release of Fc epsilon RI alpha by human eosinophils. *J Immunol* 162:6893–6900, 1999.

118. Kaneko M, Horie S, Kato M, et al: A crucial role for beta 2 integrin in the activation of eosinophils stimulated by IgG. *J Immunol* 155:2631–2641, 1995.

119. Kovacs I, Horvath M, Kovacs T, et al: Comparison of proton channel, phagocyte oxidase, and respiratory burst levels between human eosinophil and neutrophil granulocytes. *Free Radic Res* 48:1190–1199, 2014.

120. Odemuyiwa SO, Ilarraza R, Davoine F, et al: Cyclin-dependent kinase 5 regulates degranulation in human eosinophils. *Immunology.* 144(4):641–648, 2015.

121. Kimura I, Moritani Y, Tanizaki Y: Basophils in bronchial asthma with reference to reagin-type allergy. *Clin Allergy* 3:195–202, 1973.

122. Krause JR, Boggs DR: Search for eosinopenia in hospitalized patients with normal

blood leukocyte concentration. *Am J Hematol* 24:55–63, 1987.
123. Gudbjartsson DF, Bjornsdottir US, Halapi E, et al: Sequence variants affecting eosinophil numbers associate with asthma and myocardial infarction. *Nat Genet* 41:342–347, 2009.
124. Juhlin L, Michaelsson G: A new syndrome characterised by absence of eosinophils and basophils. *Lancet* 1:1233–1235, 1977.
125. Roufosse F, Weller PF: Practical approach to the patient with hypereosinophilia. *J Allergy Clin Immunol* 126:39–44, 2010.
126. Wechsler ME: Pulmonary eosinophilic syndromes. *Immunol Allergy Clin North Am* 27:477–492, 2007.
127. Bochner BS: Verdict in the case of therapies versus eosinophils: The jury is still out. *J Allergy Clin Immunol* 113:3–9; quiz 10, 2004.
128. Todd R, Donoff BR, Chiang T, et al: The eosinophil as a cellular source of transforming growth factor alpha in healing cutaneous wounds. *Am J Pathol* 138:1307–1313, 1991.
129. Gouon-Evans V, Rothenberg ME, Pollard JW: Postnatal mammary gland development requires macrophages and eosinophils. *Development* 127:2269–2282, 2000.
130. Klion AD, Nutman TB: The role of eosinophils in host defense against helminth parasites. *J Allergy Clin Immunol* 113:30–37, 2004.
131. Percopo CM, Dyer KD, Ochkur SI, et al: Activated mouse eosinophils protect against lethal respiratory virus infection. *Blood* 123:743–752, 2014.
132. Lilly LM, Scopel M, Nelson MP, et al: Eosinophil deficiency compromises lung defense against *Aspergillus fumigatus*. *Infect Immun* 82:1315–1325, 2014.
133. Gonem S, Raj V, Wardlaw AJ, et al: Phenotyping airways disease: An A to E approach. *Clin Exp Allergy* 42:1664–1683, 2012.
134. Haldar P, Pavord ID, Shaw DE, et al: Cluster analysis and clinical asthma phenotypes. *Am J Respir Crit Care Med* 178:218–224, 2008.
135. Henderson WR Jr, Chi EY, Albert RK, et al: Blockade of CD49d (alpha4 integrin) on intrapulmonary but not circulating leukocytes inhibits airway inflammation and hyperresponsiveness in a mouse model of asthma. *J Clin Invest* 100:3083–3092, 1997.
136. Nair P, Pizzichini MM, Kjarsgaard M, et al: Mepolizumab for prednisone-dependent asthma with sputum eosinophilia. *N Engl J Med* 360:985–993, 2009.
137. Haldar P, Brightling CE, Hargadon B, et al: Mepolizumab and exacerbations of refractory eosinophilic asthma. *N Engl J Med* 360:973–984, 2009.
138. Pavord ID, Korn S, Howarth P, et al: Mepolizumab for severe eosinophilic asthma (DREAM): A multicentre, double-blind, placebo-controlled trial. *Lancet* 380:651–659, 2012.
139. Ortega HG, Liu MC, Pavord ID, et al: Mepolizumab treatment in patients with severe eosinophilic asthma. *N Engl J Med* 371:1198–1207, 2014.
140. Johansson MW, Gunderson KA, Kelly EA, et al: Anti-IL-5 attenuates activation and surface density of beta(2)-integrins on circulating eosinophils after segmental antigen challenge. *Clin Exp Allergy* 43:292–303, 2013.
141. Leiferman KM, Gleich GJ: Hypereosinophilic syndrome: Case presentation and update. *J Allergy Clin Immunol* 113:50–58, 2004.
142. Simon D, Braathen LR, Simon HU: Eosinophils and atopic dermatitis. *Allergy* 59: 561–570, 2004.
143. Leiferman KM, Gleich GJ, Peters MS: Dermatologic manifestations of the hypereosinophilic syndromes. *Immunol Allergy Clin North Am* 27:415–441, 2007.
144. Rothenberg ME: Eosinophilic gastrointestinal disorders (EGID). *J Allergy Clin Immunol* 113:11–28; quiz 29, 2004.
145. Abonia JP, Rothenberg ME: Eosinophilic esophagitis: Rapidly advancing insights. *Annu Rev Med* 63:421–434, 2012.
146. Sher A, Coffman RL, Hieny S, et al: Ablation of eosinophil and IgE responses with anti-IL-5 or anti-IL-4 antibodies fails to affect immunity against Schistosoma mansoni in the mouse. *J Immunol* 145:3911–3916, 1990.
147. Herbert DR, Lee JJ, Lee NA, et al: Role of IL-5 in innate and adaptive immunity to larval Strongyloides stercoralis in mice. *J Immunol* 165:4544–4551, 2000.
148. Huang L, Gebreselassie NG, Gagliardo LF, et al: Eosinophil-derived IL-10 supports chronic nematode infection. *J Immunol* 193:4178–4187, 2014.
149. Huang L, Gebreselassie NG, Gagliardo LF, et al: Eosinophils mediate protective immunity against secondary nematode infection. *J Immunol* 194:283–290, 2015.
150. Neill DR, Wong SH, Bellosi A, et al: Nuocytes represent a new innate effector leukocyte that mediates type-2 immunity. *Nature* 464:1367–1370, 2010.
151. Patnode ML, Bando JK, Krummel MF, et al: Leukotriene B4 amplifies eosinophil accumulation in response to nematodes. *J Exp Med* 211:1281–1288, 2014.
152. Hardy WR, Anderson RE: The hypereosinophilic syndromes. *Ann Intern Med* 68: 1220–1229, 1968.
153. Chusid MJ, Dale DC, West BC, et al: The hypereosinophilic syndrome: Analysis of fourteen cases with review of the literature. *Medicine (Baltimore)* 54:1–27, 1975.
154. Ogbogu PU, Bochner BS, Butterfield JH, et al: Hypereosinophilic syndrome: A multicenter, retrospective analysis of clinical characteristics and response to therapy. *J Allergy Clin Immunol* 124:1319–1325.e3, 2009.
155. Valent P, Klion AD, Horny HP, et al: Contemporary consensus proposal on criteria and classification of eosinophilic disorders and related syndromes. *J Allergy Clin Immunol* 130:607–612.e9, 2012.
156. Simon HU, Rothenberg ME, Bochner BS, et al: Refining the definition of hypereosinophilic syndrome. *J Allergy Clin Immunol* 126:45–49, 2010.
157. Gotlib J: World Health Organization-defined eosinophilic disorders: 2014 update on diagnosis, risk stratification, and management. *Am J Hematol* 89:325–337, 2014.
158. Sheikh J, Weller PF: Advances in diagnosis and treatment of eosinophilia. *Curr Opin Hematol* 16:3–8, 2009.
159. Cools J, DeAngelo DJ, Gotlib J, et al: A tyrosine kinase created by fusion of the PDGFRA and FIP1L1 genes as a therapeutic target of imatinib in idiopathic hypereosinophilic syndrome. *N Engl J Med* 348:1201–1214, 2003.
160. Griffin JH, Leung J, Bruner RJ, et al: Discovery of a fusion kinase in EOL-1 cells and idiopathic hypereosinophilic syndrome. *Proc Natl Acad Sci U S A* 100: 7830–7835, 2003.
161. Fletcher S, Bain B: Diagnosis and treatment of hypereosinophilic syndromes. *Curr Opin Hematol* 14:37–42, 2007.
162. Musto P, Perla G, Minervini MM, et al: Imatinib-mesylate for all patients with hypereosinophilic syndrome? *Leuk Res* 28:773–774, 2004.
163. Helbig G, Stella-Holowiecka B, Majewski M, et al: Interferon alpha induces a good molecular response in a patient with chronic eosinophilic leukemia (CEL) carrying the JAK2V617F point mutation. *Haematologica* 92:e118–e119, 2007.
164. Noel P: Eosinophilic myeloid disorders. *Semin Hematol* 49:120–127, 2012.
165. Arefi M, Robledo C, Penarrubia MJ, et al: Genomic analysis of clonal eosinophils by CGH arrays reveals new genetic regions involved in chronic eosinophilia. *Eur J Haematol* 93:422–428, 2014.
166. Sadovnik I, Lierman E, Peter B, et al: Identification of Ponatinib as a potent inhibitor of growth, migration, and activation of neoplastic eosinophils carrying FIP1L1-PDGFRA. *Exp Hematol* 42:282–293.e4, 2014.
167. Klion AD, Noel P, Akin C, et al: Elevated serum tryptase levels identify a subset of patients with a myeloproliferative variant of idiopathic hypereosinophilic syndrome associated with tissue fibrosis, poor prognosis, and imatinib responsiveness. *Blood* 101:4660–4666, 2003.
168. Lefevre G, Copin MC, Staumont-Salle D, et al: The lymphoid variant of hypereosinophilic syndrome: Study of 21 patients with CD3-CD4+ aberrant T-cell phenotype. *Medicine (Baltimore)* 93:255–266, 2014.
169. Roufosse F, Cogan E, Goldman M: Lymphocytic variant hypereosinophilic syndromes. *Immunol Allergy Clin North Am* 27:389–413, 2007.
170. Cogan E, Schandene L, Crusiaux A, et al: Brief report: Clonal proliferation of type 2 helper T cells in a man with the hypereosinophilic syndrome. *N Engl J Med* 330: 535–538, 1994.
171. Simon HU, Plotz SG, Dummer R, et al: Abnormal clones of T cells producing interleukin-5 in idiopathic eosinophilia. *N Engl J Med* 341:1112–1120, 1999.
172. Roufosse F, Schandene L, Sibille C, et al: Clonal Th2 lymphocytes in patients with the idiopathic hypereosinophilic syndrome. *Br J Haematol* 109:540–548, 2000.
173. Roufosse F, Cogan E, Goldman M: Recent advances in pathogenesis and management of hypereosinophilic syndromes. *Allergy* 59:673–689, 2004.
174. Spry CJF: The idiopathic hypereosinophilic syndrome, in *Eosinophils, Biological and Clinical Aspects*, edited by Makino S, Fukuda T. CRC Press, Boca Raton, FL, 1991.
175. Davis RF, Dusanjh P, Majid A, et al: Eosinophilic cellulitis as a presenting feature of chronic eosinophilic leukaemia, secondary to a deletion on chromosome 4q12 creating the FIP1L1-PDGFRA fusion gene. *Br J Dermatol* 155:1087–1089, 2006.
176. Khoury P, Grayson PC, Klion AD: Eosinophils in vasculitis: Characteristics and roles in pathogenesis. *Nat Rev Rheumatol* 10:474–483, 2014.
177. Klion AD, Law MA, Riemenschneider W, et al: Familial eosinophilia: A benign disorder? *Blood* 103:4050–4055, 2004.
178. Gleich GJ, Leiferman KM: The hypereosinophilic syndromes: Current concepts and treatments. *Br J Haematol* 145:271–285, 2009.
179. Legrand F, Renneville A, Macintyre E, et al: The spectrum of FIP1L1-PDGFRA-associated chronic eosinophilic leukemia: New insights based on a survey of 44 cases. *Medicine (Baltimore)*. 92(5):E1–E9, 2013.
180. Metzgeroth G, Walz C, Erben P, et al: Safety and efficacy of imatinib in chronic eosinophilic leukaemia and hypereosinophilic syndrome: A phase-II study. *Br J Haematol* 143:707–715, 2008.
181. Jain N, Cortes J, Quintas-Cardama A, et al: Imatinib has limited therapeutic activity for hypereosinophilic syndrome patients with unknown or negative PDGFRalpha mutation status. *Leuk Res* 33:837–839, 2009.
182. Helbig G, Soja A, Bartkowska-Chrobok A, et al: Chronic eosinophilic leukemia-not otherwise specified has a poor prognosis with unresponsiveness to conventional treatment and high risk of acute transformation. *Am J Hematol* 87:643–645, 2012.
183. Salemi S, Yousefi S, Simon D, et al: A novel FIP1L1-PDGFRA mutant destabilizing the inactive conformation of the kinase domain in chronic eosinophilic leukemia/hypereosinophilic syndrome. *Allergy* 64:913–918, 2009.
184. Cools J, Stover EH, Boulton CL, et al: PKC412 overcomes resistance to imatinib in a murine model of FIP1L1-PDGFRalpha-induced myeloproliferative disease. *Cancer Cell* 3:459–469, 2003.
185. Pitini V, Arrigo C, Azzarello D, et al: Serum concentration of cardiac Troponin T in patients with hypereosinophilic syndrome treated with imatinib is predictive of adverse outcomes. *Blood* 102:3456–3457; author reply 3457, 2003.
186. Garrett JK, Jameson SC, Thomson B, et al: Anti-interleukin-5 (mepolizumab) therapy for hypereosinophilic syndromes. *J Allergy Clin Immunol* 113:115–119, 2004.
187. Klion AD, Law MA, Noel P, et al: Safety and efficacy of the monoclonal anti-interleukin-5 antibody SCH55700 in the treatment of patients with hypereosinophilic syndrome. *Blood* 103:2939–2941, 2004.
188. Gotlib J, Cools J, Malone JM 3rd, et al: The FIP1L1-PDGFRalpha fusion tyrosine kinase in hypereosinophilic syndrome and chronic eosinophilic leukemia: Implications for diagnosis, classification, and management. *Blood* 103:2879–2891, 2004.
189. Posada de la Paz M, Philen RM, Borda AI: Toxic oil syndrome: The perspective after 20 years. *Epidemiol Rev* 23:231–247, 2001.
190. Andersen CL, Siersma VD, Hasselbalch HC, et al: Association of the blood eosinophil count with hematological malignancies and mortality. *Am J Hematol* 90:225–229, 2015.
191. Davis BP, Rothenberg ME: Eosinophils and cancer. *Cancer Immunol Res* 2:1–8, 2014.
192. Harbaum L, Pollheimer MJ, Kornprat P, et al: Peritumoral eosinophils predict recurrence in colorectal cancer. *Mod Pathol* 28:403–413, 2015.
193. Wong DT, Bowen SM, Elovic A, et al: Eosinophil ablation and tumor development. *Oral Oncol* 35:496–501, 1999.
194. Sable-Fourtassou R, Cohen P, Mahr A, et al: Antineutrophil cytoplasmic antibodies and the Churg-Strauss syndrome. *Ann Intern Med* 143:632–638, 2005.
195. Kallenberg CG: Churg-Strauss syndrome: Just one disease entity? *Arthritis Rheum* 52:2589–2593, 2005.
196. Comarmond C, Pagnoux C, Khellaf M, et al: Eosinophilic granulomatosis with polyangiitis (Churg-Strauss): Clinical characteristics and long-term followup of the 383 patients enrolled in the French Vasculitis Study Group cohort. *Arthritis Rheum* 65:270–281, 2013.

197. Mouthon L, Dunogue B, Guillevin L: Diagnosis and classification of eosinophilic granulomatosis with polyangiitis (formerly named Churg-Strauss syndrome). *J Autoimmun* 48–49:99–103, 2014.
198. Lane SE, Watts RA, Bentham G, et al: Are environmental factors important in primary systemic vasculitis? A case-control study. *Arthritis Rheum* 48:814–823, 2003.
199. Guillevin L, Pagnoux C, Seror R, et al: The five-factor score revisited: Assessment of prognoses of systemic necrotizing vasculitides based on the French Vasculitis Study Group (FVSG) cohort. *Medicine (Baltimore)* 90:19–27, 2011.
200. Kallenberg CG: Key advances in the clinical approach to ANCA-associated vasculitis. *Nat Rev Rheumatol* 10:484–493, 2014.
201. Masi AT, Hunder GG, Lie JT, et al: The American College of Rheumatology 1990 criteria for the classification of Churg-Strauss syndrome (allergic granulomatosis and angiitis). *Arthritis Rheum* 33:1094–1100, 1990.
202. Khoury P, Zagallo P, Talar-Williams C, et al: Serum biomarkers are similar in Churg-Strauss syndrome and hypereosinophilic syndrome. *Allergy* 67:1149–1156, 2012.
203. Pinal-Fernandez I, Selva-O'Callaghan A, Grau JM: Diagnosis and classification of eosinophilic fasciitis. *Autoimmun Rev* 13:379–382, 2014.
204. Martin RW, Duffy J, Lie JT: Eosinophilic fasciitis associated with use of L-tryptophan: A case-control study and comparison of clinical and histopathologic features. *Mayo Clin Proc* 66:892–898, 1991.
205. Berianu F, Cohen MD, Abril A, et al: Eosinophilic fasciitis: Clinical characteristics and response to methotrexate. *Int J Rheum Dis.* 18(1):91–98, 2015.
206. Corwin HL, Bray RA, Haber MH: The detection and interpretation of urinary eosinophils. *Arch Pathol Lab Med* 113:1256–1258, 1989.
207. Hughes PA, Magnet AD, Fishbain JT: Eosinophilic meningitis: A case series report and review of the literature. *Mil Med* 168:817–821, 2003.

第63章
嗜碱性粒细胞、肥大细胞及相关疾病

Stephen J. Galli, Dean D. Metcalfe, Daniel A. Arber, and Ann M. Dvorak *

摘要

嗜碱性粒细胞和肥大细胞是具有共同的生化和功能特征，但并不完全相同的两类细胞。嗜碱性粒细胞是人体内三种粒细胞中最少见的一种，通常仅占外周血白细胞总数的0.5%以下。嗜碱性粒细胞成熟后进入血液循环，其能被募集到组织尤其是发生免疫应答或炎症反应的部位，

简写和缩略词

AML，急性髓细胞白血病（acute myeloid leukemia）；ASM，侵袭性系统性肥大细胞增生症（aggressive systemic mastocytosis）；CML，慢性髓细胞性白血病（chronic myelogenous leukemia）；CPA3，羧肽酶A3（carboxypeptidase A3）；DEXA，双能X线吸收测量法（dual-energy x-ray absorptiometry）；ET-1，内皮素1（endothelin-1）；FcεRI，IgE的高亲和力受体（high-affinity receptor for IgE）；gp120，糖蛋白120（glycoprotein 120）；H&E，苏木素-伊红（hematoxylin and eosin）；HLA，人类白细胞抗原（human leukocyte antigen）；IFN-α，干扰素α（interferon α）；Ig，免疫球蛋白（immunoglobulin）；IL，白细胞介素（interleukin）；ISM，惰性系统性肥大细胞增多症（indolent systemic mastocytosis）；MCAS，肥大细胞活跃症（mast cell activation syndrome）；MCL，肥大细胞白血病（mast cell leukemia）；MCP，肥大细胞定向祖细胞（mast cell-committed progenitor）；MCS，肥大细胞肉瘤（mast cell sarcoma）；MMAS，单克隆肥大细胞活跃症（monoclonal mast cell activation syndrome）；mMCP，小鼠肥大细胞蛋白酶（mouse mast cell protease）；PUVA，补骨脂素加长波紫外线照射（psoralen ultraviolet A）；qPCR，定量聚合酶链反应（quantitative polymerase chain reaction）；SCF，干细胞因子（stem cell factor）；SCT，干细胞移植（stem cell transplantation）；SM-AHNMD，系统性肥大细胞增生症合并克隆性造血系统非肥大细胞疾病（systemic mastocytosis with associated clonal hematologic non-mast-cell-lineage disease）；Th，辅助性T细胞（T-helper）；TLR，toll样受体（toll-like receptolltor）；TNF-α，肿瘤坏死因子α（tumor necrosis factor）；UP，色素性荨麻疹（urticaria pigmentosa）；VEGF，血管内皮生长因子（vascular endothelial growth factor）；VIP，肠血管活性肽（vasoactive intestinal polypeptide）。

但一般不在组织中驻留。相反，肥大细胞通常起源于血液中缺乏众多成熟细胞所具性能特点的前体细胞并在组织中完成其成熟过程。成熟肥大细胞长期定居在组织中，其在血管、神经周围以及暴露于外界环境的表皮下结缔组织，如皮肤、胃肠道、泌尿生殖道和呼吸系统等中的分布尤为丰富。在寄生虫感染或者与某些慢性变态反应性疾病或其他形式的病理状态相关的部位，组织肥大细胞可通过招募、前体血细胞局部分化成熟、定居细胞大量增殖的方式而增加其数目。

肥大细胞和嗜碱性粒细胞能在其表面表达对免疫球蛋白（Ig）E高亲和力的受体（FcεRI）。两种细胞均可由FcεRI信号活化而释放强效介质，如当它们与细胞结合的IgE识别了二价或多价变应原时。因此，肥大细胞和嗜碱性粒细胞一直被视为哮喘、花粉症和其他变态反应性疾病中的重要效应细胞。这些细胞胞质中的组胺、特定蛋白酶以及脂质介质（如前列腺素D₂和白三烯C₄）等颗粒相关性预成型介质都是细胞活化后产生的，其所含的细胞因子、生长因子及趋化因子均可作为相关疾病的多种标志性体征和症状。然而有证据表明肥大细胞和嗜碱性粒细胞也有助于产生与IgE生成相关的保护性宿主反应，尤其是抵抗寄生虫的反应。在小鼠中，肥大细胞除能增强针对动物毒液的IgE依赖的固有性和适应性免疫防御外，还能在某些细菌感染的固有免疫反应中发挥宿主防御的作用。肥大细胞和嗜碱性粒细胞也可通过生成细胞因子或其他机制而发挥其正向或者负向的免疫调节作用。

尽管多种系统性疾病与血中嗜碱性粒细胞的数目变化有关且许多病理过程可能与组织肥大细胞数目变化有关，但原发性嗜碱性粒细胞缺乏的患者极为罕见（即使确实存在）。至今未见先天性组织肥大细胞缺陷患者的报道。相反，肿瘤的发生却能影响这两种谱系的细胞。嗜碱性粒细胞增多可见于骨髓增生性肿瘤和几种不同形式的骨髓性白血病。事实上，嗜碱性粒细胞增多几乎存在于所有慢性髓系白血病患者中，有时能达血液白细胞的20%~90%，而与慢性和急性髓系白血病相关的嗜碱性粒细胞本身就是恶性克隆的一部分。嗜碱性粒细胞白血病患者在治疗过程中常并发休克，这是由急性细胞溶解释放的大量组胺和其他介质导致的。

肥大细胞增生性/肿瘤性疾病（含孤立性肥大细胞瘤）的发病机制尚不确定，该类疾病主要包括肥大细胞白血病以及表现为皮肤和（或）其他器官中肥大细胞数量显著增高的"肥大细胞增多症"。惰性系统性肥大细胞增多症是肥大细胞增多症中最常见的一种，典型表现为皮肤色素性荨麻疹，尽管也可能累及其他器官。惰性系统性肥大细胞增多症患者预后良好且具有正常的生存期。系统性肥大细胞增生症合并克隆性造血系统非肥大细胞疾病的预后状况主要取决于伴发病的病程。组织肥大细胞数目急剧增加会引起一系列并发症，因此侵袭性系统性肥大细胞增生症预后需谨慎。肥大细胞白血病患者在诊断时通常表现为大量未成熟肥大细胞在外周血液中积聚的症状，其病程常呈急性发作且快速致命。绝大多数成年肥大细胞增

多症患者都存在作用于 *KIT* 位点的获得功能性突变, *KIT* 编码大部分的肥大细胞生长因子干细胞因子 (也称 *kit* 配体和肥大细胞生长因子) 受体。据报道, 一些儿科患者也具有与在多数成年患者中观察到的相同的 Asp816Val 获得功能性 *KIT* 突变。部分儿科患者的 *KIT* 突变显性失活而其他患者则完全缺乏 *KIT* 突变。

● 嗜碱性粒细胞与肥大细胞的显著特征

嗜碱性粒细胞

哺乳类动物的嗜碱性粒细胞和肥大细胞是两种不完全相同的细胞, 尽管二者在生化和功能方面有某些相似之处 (图 63-1)[1~5]。19 世纪后期, Paul Ehrlich 通过描述细胞的组织化学染色特征而鉴别了两种细胞的差异。大量证据显示嗜碱性粒细胞与其他粒细胞、单核细胞均来源于共同的前体细胞[1~5]。嗜碱性粒细胞寿命短[5,6], 甚至在迁入组织后仍然保有粒细胞特征 (图 63-1C)[7]。

嗜碱性粒细胞是人体血液中最不常见的粒细胞, 通常约占白细胞总数的 0.5%~0.6%、骨髓有核细胞总数的 0.3%[8,9]。虽然具有明显异染性细胞质颗粒的嗜碱性粒细胞在 Wright-Giemsa 染色的血涂片和骨髓涂片中很容易被鉴别 (图 63-1B), 但对计数情况的准确描述仍需借助绝对计数法[9,10]。只有当嗜碱性粒细胞的比例大幅度升高或需要对成千上万的白细胞进行计数时, 血涂片分类计数法得到的结果才有意义。

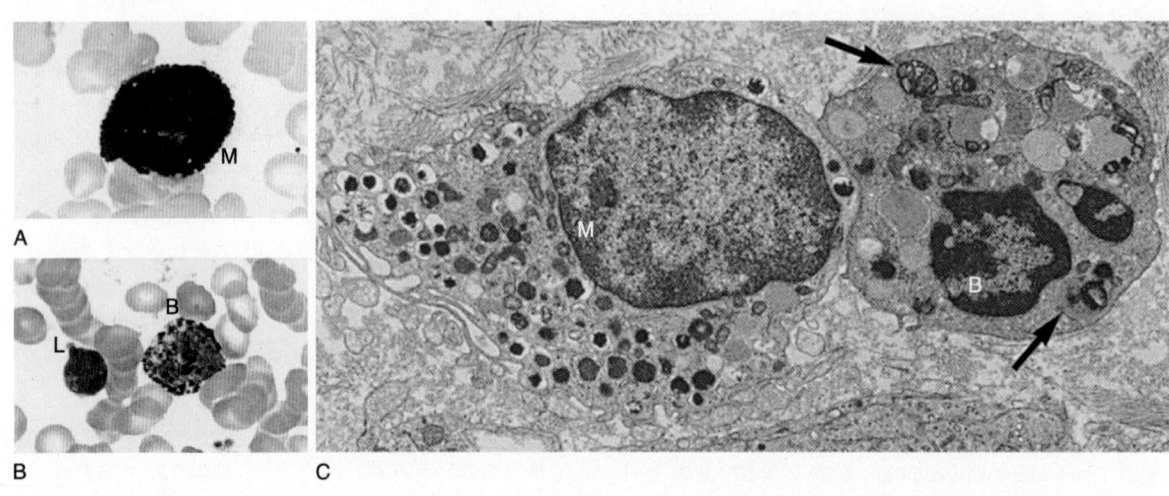

图 63-1　A. 经 Wright-Giemsa 染色的骨髓穿刺液中的肥大细胞 (M)。B. 制备于正常供者血沉棕黄层的 Wright-Giemsa 染色血片中的嗜碱性粒细胞 (B) 和淋巴细胞 (L)。C. Crohn 病患者回肠黏膜下层肥大细胞 (M) 和嗜碱性粒细胞 (B) 的透射电子显微照片。肥大细胞是一类体积较大、质膜表面复杂、细胞质颗粒较嗜碱性粒细胞更小且更多的单核细胞。在此切面上, 嗜碱性粒细胞呈现出分页的细胞核。一些嗜碱性粒细胞胞质颗粒包被膜上有螺纹 (箭头)

白介素 (IL) -3 能促进体外人嗜碱性粒细胞的生成和存活[3,11]并诱导体内嗜碱性粒细胞数目的增多[12]。以 IL-3-/-小鼠为模型进行研究, 结果发现 IL-3 并非骨髓或血液中正常数量的嗜碱性粒细胞生长发育所必需的, 但其对于与某些辅助性 T (Th) 细胞 2 相关性免疫应答有关的骨髓和血液嗜碱性粒细胞增多至关重要[13,14]。嗜碱性粒细胞也能表达一些其他细胞因子的受体 (表 63-1)[5,15]。IL-3 连同其他多种细胞因子 (包括 IL-33) 共同调节嗜碱性粒细胞的功能, 例如通过直接诱导介质释放和 (或) 通过增强细胞释放介质的能力从而应对免疫球蛋白 (Ig) E 依赖性的刺激反应[3,5,12]。

肥大细胞

肥大细胞通常定居在上皮表面下方、血管周围以及某些物种的浆膜腔内的结缔组织中[1,4,16,17]。肥大细胞起源于造血前体细胞[16~21]。除少量肥大细胞群驻留在骨髓外 (图 63-1A)[8], 该系的绝大多数细胞都在其他组织中完成其成熟过程[16~21]。与嗜碱性粒细胞不同, 肥大细胞的寿命可能很长。至少部分肥大细胞可在多种发生炎症或修复进程的组织中增殖[1,16,17]。来自小鼠、大鼠、非人灵长类动物和人类的研究结果提示, 肥大细胞发育过程中的许多环节都受干细胞因子 (SCF) 的严格调控[17,22~24], 其中 SCF 是 KIT 受体酪氨酸激酶的配体。SCF 以膜结合性和可溶性两种具有生物活性的形式合成 (参见第 18 章)[17,24]。除促进肥大细胞谱系中的细胞迁移、存活、增殖和成熟外, SCF 还能直接促进肥大细胞释放介质[23,25~27], 即使在浓度很低时其仍能响应 IgE 和抗原刺激而增强介质的释放[25,26]。影响 *KIT* 的一些异常因素常与某些类型的肥大细胞增多症的发病机制有关 (见下文 “影响肥大细胞的疾病”)。另外成纤维细胞和其他细胞 SCF 产生量的改变也可能引起许多慢性炎症疾病和其他病理反应中的肥大细胞数目改变[17,22,28]。

肥大细胞和嗜碱性粒细胞的异质性

据报道, 在包括人类在内的一些哺乳类动物中, 来自不同解剖部位甚至是同一器官或相同部位的肥大细胞在形态、生化和 (或) 功能特征上都有所差异[16,17,21,29,30]。这种通常被称为 “肥大细胞异质性” 的现象可能使不同表型的肥大细胞在健康或疾病状态下发挥不同的功能并对药物处理表现出不同的敏感性。至少有四种机制可以解释肥大细胞群体的表型变异：①促进肥大细胞谱系内部分支的因素；②通过单一途径或多重

表 63-1　人类肥大细胞和嗜碱性粒细胞的自然史、主要介质以及表面膜结构

特征	嗜碱性粒细胞	肥大细胞
自然史		
祖细胞来源	骨髓	骨髓
成熟部位	骨髓	结缔组织(部分在骨髓)
循环中成熟细胞	有(通常<1% 白细胞)	无
成熟细胞能从循环中在富集在组织	有(在免疫和炎症反应时)	无
结缔组织中成熟细胞	无(显微镜下没有检测到)	有
形态上成熟细胞的增殖能力	无报道	有(仅限于某些条件下)
生命周期	几天(和其他粒细胞一样)	几周到几个月(根据不同的动物的研究)
主要生长因子	IL-3	SCF
介质		
储存在细胞质颗粒中的主要介质	组胺,硫酸软骨素,类胰蛋白酶*,糜蛋白酶*,羧肽酶 A*,具有产生缓激肽活性的中性蛋白酶,β 葡萄糖苷酸酶,弹力蛋白酶,cathepsin G 样酶,主要碱性蛋白,夏科-莱登结晶蛋白	组胺,肝素*,硫酸软骨素*,糜蛋白酶*,类胰蛋白酶*,cathepsin G*,羧肽酶,主要碱性蛋白,酸水解酶,过氧化物酶,磷脂酶
具有一定活性的主要脂蛋白介质	白三烯 C4	白三烯 B4,前列腺素 D2,白三烯 C4,血小板活化因子
具有一定活性的细胞因子	IL-4,IL-13,GM-CSF,VEGF-A,瘦素	TNF,TGF-β,IFN-α,VEGF-A ~ VEGF-D,IL-6,IL-11,IL-13,IL-16,IL-18,GM-CSF,NGF,PDGF(鼠和人能分泌更多,见下文)
趋化因子	IL-8(CXCL-8),MIP-1α(CCL3),嗜酸性粒细胞趋化因子(CCL-11),MIP-5(CCL15)	IL-8(CXCL-8),I-309(CCL-1),MCP-1(CCL2),MIP-1α(CCL3),MIP-1β(CCL-4),MCP-3(CCL-7),RANTES(CCL-5),嗜酸性粒细胞趋化因子(CCL-11)
表面结构		
Ig 受体	FcεRⅠ,FcγRⅡA,FcγRⅡB	FcεRⅠ,FcγRⅠ(在 IFN-α 处理后),FcγRⅡA
细胞因子或生长因子的受体	白细胞介素的受体,如,IL-1,IL-2(CD25),IL-3 ~ IL-6 以及 IL-8 和 IL-33;趋化因子(CCR1、CCR2、CCR3、CCR5;CXCR1、CXCR2、CXCR4);干扰素;SCF(嗜碱性粒细胞表达不同数量的 SCF 受体,Kit)	SCF(Kit 的配体),IFN-γ,IL-4,IL-5,IL-6,IL-9,IL-33;趋化因子(CCR1、CCR3、CCR4、CCR5、CCR7;CXCR1 ~ CXCR4、CXCR6);血小板生成素受体(CD110),GM-CSF,NGF
Toll 样受体	TLR-2、TLR-4(但缺乏 CD14)	TLR-1 ~ TLR-7 和 TLR-9

途径(如果存在)影响肥大细胞分化和成熟的因素;③调控肥大细胞功能的因素;④影响非肥大细胞来源但被摄取并储存在肥大细胞颗粒中的外源物质局部浓度的因素。上述四种机制中,除第一条外其他三种均已获得实验证明[21,30]。嗜碱性粒细胞也可表现出一些表型特征的变化,如改变其对类胰蛋白酶、糜蛋白酶胃和羧肽酶 A[15]的免疫反应性或者改变人类白细胞抗原(HLA)-DR、CD32(FcγRⅡ)以及细胞因子受体等表面结构的表达水平[5,31]。这些嗜碱性粒细胞介质含量和(或)细胞表面表型的改变可能反映了不同受试者之间的个体差异和/或疾病过程的影响[15]或免疫疗法的效果[31]。

嗜碱性粒细胞和肥大细胞之间的关系

　　成熟的嗜碱性粒细胞和肥大细胞在形态、自然发育过程、组织分布、介质生成、细胞表型、生长因子需求以及对药物的反应等方面均不相同(图 63-1 和表 63-1)[1~5]。尽管如此,两种细胞存在的某些相似性连同那些表明组织肥大细胞来源于循环中的骨髓来源的前体细胞的证据[16,18]均使研究者认为:嗜碱性粒细胞可能是肥大细胞循环血中的前体细胞。然而,以下证据却强烈支持"成熟嗜碱性粒细胞是终末分化的粒细胞而非循环的肥大细胞前体细胞"这一观点:①在任何物种中均无证据显示成熟的循环嗜碱性粒细胞能够通过有丝分裂或分化形成肥大细胞;②有关影响嗜碱性粒细胞数量或形态的遗传性或获得性疾病患者的报道十分少见,这表明这些疾病只能对嗜酸性粒细胞而非肥大细胞产生影响[32~34];③形态上可鉴别的人类组织肥大细胞表现出的有丝分裂活性[35]提示其能单独重复一个与嗜碱性粒细胞类似的阶段;④有证据显示存在于小鼠骨髓中的肥

大细胞定向祖细胞（MCP）与 Sca-1[lo] 粒细胞-巨噬细胞祖细胞在造血过程中的生长发育上明显不同[19,20]。在小鼠造血过程中存在一种具有肥大细胞和嗜碱性粒细胞双谱系分化潜力的定向前体细胞在一些研究[36,37]中已被证实，但并未被其他研究[19,20,38]所报道。

嗜碱性粒细胞和肥大细胞的形态

常规的组织学方法并不适用于嗜碱性粒细胞和肥大细胞的识别，实现可视化的最佳方法是制备专用的 1μm 切片或者借助电子显微镜[1,2]。超微结构显示，人嗜碱性粒细胞呈现出球形直径 5μm ~ 7μm、胞核分页或不分页、核染色质高度凝缩、含有膜包被的球形或椭球形细胞质颗粒的特征，其中胞质颗粒中又包含了致密颗粒、次致密基质以及存在于某些颗粒中的膜性螺环和 Charcot-Leyden 结晶等亚结构（图 63-1C）[1,2]。一类小而均匀的次级颗粒群特征性地分布在细胞核周围[39]。人类成熟的嗜碱性粒细胞胞质中还含有糖原颗粒、线粒体、游离核糖体和膜性小囊泡，脂肪体少见，其他细胞器也不明显。

在组织切片中，典型的肥大细胞呈圆形或细长形，核染色质中度凝缩且细胞核一般不分叶，胞质中含有丰富的颗粒。肥大细胞的颗粒比嗜碱性粒细胞的体积更小、数量更多、外观形态更加多变，这些颗粒中通常含有旋涡状结构、小颗粒或晶体中一种或多种（图 63-1C）[1,2]。与嗜碱性粒细胞间隔不规则的钝性表面突起不同，肥大细胞表面则分布着细小而均匀的突起。肥大细胞与嗜碱性粒细胞的不同还体现在其具有更多的细胞质丝而缺乏胞质糖原沉积物。另外人类肥大细胞富含细胞质脂质体。

生化特性及其在免疫球蛋白 E 相关性免疫反应中的作用

介质

嗜碱性粒细胞和肥大细胞的细胞质颗粒中含有由硫酸化糖胺聚糖共价连接于核心蛋白而形成的蛋白聚糖[40]。这些物质因具异染性而易为碱性染料着色（图 63-1A 和 B）。在人类和鼠，不同的肥大细胞群内含有由肝素和硫酸软骨素蛋白聚糖组成的不同混合物[29,40]。尽管正常人外周血嗜碱性粒细胞内的硫酸糖胺聚糖的特性还未阐明，但是有关 5 例骨髓性白血病患者血液中白细胞（含 10% ~75% 的嗜碱性粒细胞）合成蛋白聚糖的两项研究均提示，这些细胞仅能产生硫酸软骨素或者硫酸软骨素（50% ~84%）[41]与肝素（8% ~43%）的混合物[42]。尽管嗜碱性粒细胞和肥大细胞中的蛋白聚糖的生物学功能尚不完全清楚，但在小鼠体内，肝素对于肥大细胞胞质颗粒中某些中性蛋白酶的正常加工包装是必需的[40,43]。人类的嗜碱性粒细胞和肥大细胞都能合成并储存组胺[1,4]。嗜碱性粒细胞是正常人类血液中绝大部分（即使不是全部）组胺的来源[44]。尽管巨噬细胞[45]、中性粒细胞[46]、血小板[47]以及嗜碱性粒细胞[44]也能产生组胺，但在小鼠中，储存于除腺胃和部分中枢神经系统外的正常组织中的全部组胺几乎都来源于肥大细胞[48]。

除蛋白聚糖和组胺外，嗜碱性粒细胞和肥大细胞还能生成许多影响炎症反应进程的其他产物（表 63-1）[1,3~5,49~51]。这些物质或者是预先形成并与颗粒相关的（如组胺、中性蛋白酶、蛋白聚糖）或者是在细胞活化过程中产生的（如前列腺素 D₂、白三烯类、其他花生四烯酸的代谢产物以及血小板活化因子）。小鼠或人的肥大细胞在接受适当刺激后能通过释放肿瘤坏死因子 α（TNF-α）[52,53]、许多其他的细胞因子、趋化因子以及生长因子从而发挥其在炎症反应、免疫应答、造血作用、组织重建以及其他生物学过程中的重要作用[1,3~5,49~51]。相比之下，嗜碱性粒细胞产生的细胞因子种类似乎更为有限，主要包括 IL-4、IL-13、血管内皮生长因子（VEGF）-A[54]、某些趋化因子，至少在小鼠中还包括 IL-6、TNT-α 及胸腺基质淋巴生成素（TSLP）[4,5,55~57]。

在急性反应中的作用

嗜碱性粒细胞和肥大细胞都具有与 IgE 的 Fc 段（FcεRI）特异且高亲和力结合的质膜受体[58,59]。当结合于嗜碱性粒细胞或肥大细胞表面 FcεRI 的 IgE 抗体与特异性二价或多价抗原桥联时，过敏性脱颗粒反应被激发[57,58]。这一过程的关键信号即为 FcεRI 在质膜表面聚集[57,58]。过敏性脱颗粒包括质膜与包被单个细胞质颗粒的膜的融合或与膜已经相互融合过的颗粒群的融合，该过程使组胺、其他预先合成的介质等颗粒内容物以非细胞溶解性的形式快速释放[1,2]。已有文献对过敏性脱颗粒反应所涉及生物化学事件中的复杂顺序、正向和负向调控该反应的信号机制以及这些过程中药物处理的基本原理等进行了综述[57,58]。

嗜碱性粒细胞和肥大细胞突然且大量的介质释放可以激起急性速发型超敏反应疾病的许多临床表现，例如某种特定形式的支气管哮喘（包括嗜碱性粒细胞可能发挥主要作用的致命性哮喘[60]）、荨麻疹、变应性鼻炎以及对食物、药物、昆虫叮咬及其他抗原的过敏性反应[1,5,49,50,55~57]。肥大细胞和嗜碱性粒细胞都可以结合 IgG 抗体（或 IgE），IgG 或 IgG 免疫复合物的结合能促进这些细胞活化（在某些过敏性反应的小鼠模型中），或者在其他情况下下调细胞的活化水平（例如通过 FcγR IIB）[5,55~57,61~64]。其他多种刺激信号，包括特定的补体片段（过敏毒素类）、中性粒细胞溶酶体蛋白、多种多样的碱性肽段或肽类激素、昆虫或爬行动物的毒液成分、放射性造影剂溶液、寒冷、钙离子载体、某些药物如麻醉剂和肌肉松弛剂等，均可以使嗜碱性粒细胞和（或）肥大细胞不依赖于 IgE 介导而快速释放介质[1,4,5,48,49,54~56]。这些因子激发的临床反应与速发型超敏反应非常相似。嗜碱性粒细胞通过 FcεRI 或其他机制的激活后可上调表面 CD63、CD69、CD203c 的表达水平，这些用于监测体内嗜碱性粒细胞活化状态（例如在变态反应性疾病或抗原特异性免疫治疗中）的重要发现的临床价值正在进一步调查研究中[65]。

在迟发反应中的作用

嗜碱性粒细胞和肥大细胞也在迟发型变态反应中起作用。迟发反应发生在抗原激发的 IgE 依赖性肥大细胞最初活化的数小时内，表现为体征（如皮肤水肿）和症状（支气管收缩）的复现[49,50]。研究者普遍认为大量与慢性反应性疾病（包括过敏性哮喘）相关的病症都反映了白细胞招募到迟发反应部位的过程[49,50]。研究发现，在肥大细胞缺陷小鼠和肥大细胞基因敲入小鼠（即在基因层面上该缺陷已被选择性修复的肥大细胞缺陷小鼠）模型中，几乎所有的血管通透性改变和 IgE 依赖性皮肤迟发反应中的白细胞浸润都是由肥大细胞引起的[66,67]，此外 TNF-α 也在这些反应中发挥了重要作用[66]。目前肥大细胞（或

TNF-α)对人体内可能包含 IgE 或 T 细胞依赖性组分(和已证明的肥大细胞可能不参与某些 IgE 依赖性反应[63])的迟发反应的影响程度尚不清楚[68,69]。然而被募集到这些反应中的淋巴细胞、嗜碱性粒细胞、嗜酸性粒细胞及其他白细胞很可能是通过释放细胞因子和其他介质而调控反应的进一步发展和最终的消退过程的[4,5,49,50]。

在过敏性疾病相关性慢性病变中的作用

有研究(见下文"用于分析嗜碱性粒细胞和肥大细胞功能的遗传学方法")表明,小鼠的肥大细胞与慢性哮喘的许多病征都密切相关,这与在患有慢性过敏性炎症并累及肺部的特定小鼠模型中观察到的结果一致。这些病理特征包括:由醋甲胆碱等免疫非特异性支气管收缩激动剂引起的气道高反应性;气道和肺间质被嗜酸性粒细胞、中性粒细胞、T 细胞等炎症细胞浸润;肺胶原蛋白的沉积量增加和气道平滑肌的增生和/或肥大;诱导大气道中具有产生黏液作用的杯状细胞数量增加[50,70,71]。因此这些小鼠模型研究表明,肥大细胞及其产物能促进长期性哮喘患者体内众多病理学和病理生理学特征发生改变[50,70,71]。此外上述研究还提示,即使在肥大细胞和 T 细胞缺乏的情况下,嗜碱性粒细胞仍能增强 IgE 依赖的皮肤慢性炎性反应的产生[56,67]。

免疫球蛋白 E 依赖的 FcεRI 表达上调及 FcεRI 依赖性功能

肥大细胞和嗜碱性粒细胞表面的 FcεRI 表达量随血浆中 IgE 水平的升高(常见于变应性疾病患者或寄生虫感染患者)而增多[72,73]。与只表达低"基线"水平 FcεRI 的细胞相比,这些细胞具有结合更多的 IgE、对低浓度的抗原刺激做出反应并释放介质、产生更大量的初产物、脂质介质和细胞因子的能力[74]。因此在 IgE 水平较高的个体中,嗜碱性粒细胞和肥大细胞可能显著增强了 IgE 依赖性功能和(或)免疫调节功能[49,74]。用不针对 IgE 已知特异性抗原的单克隆 IgE 抗体处理小鼠肥大细胞,该处理能促进细胞的生存,在某些情况下也会诱导细胞中三类介质(初产物、脂类和细胞因子)的释放[74]。IgE 处理也可在抗原未知时诱导体外获取的人肥大细胞存活期的延长及细胞因子和趋化因子的释放[75]。尽管上述有趣发现的机制尚不完全清楚,但某些类型的 IgE 抗体似乎能在抗原未知的情况下诱导 FcεRI 的聚合[74,76]。这些研究结果的临床意义和价值(若确实存在)有待阐明。

在非免疫球蛋白 E 依赖的 T 细胞依赖性免疫反应中的作用

肥大细胞活化和/或循环嗜碱性粒细胞浸润受累组织可发生于人类和实验动物的多种 T 细胞依赖性免疫应答中[1,5,49,55~57,63,64,77~79]。尽管已研究多年,但肥大细胞或嗜碱性粒细胞在这类情况中的重要性尚未完全认清。在某种程度上,这可能既体现出用于研究这种免疫反应的肥大细胞缺陷型小鼠的不同类型和/或这类小鼠的品系背景之间的差异性,又反映了用于探究肥大细胞和嗜碱性粒细胞在这些环境中的作用的实验模型在细节上的不同之处(见下文"用于分析嗜碱性粒细胞和肥大细胞功能的遗传学方法")。在一些检测 T 细胞依赖性反应的模型中,实验者认为肥大细胞既能增强也能抑制免疫反应的特征;并且在某些情况下,已有文献报道肥大细胞可以增强相

对较弱反应的特征并抑制较强反应的特征[63,64]。另有研究指出,肥大细胞和嗜碱性粒细胞可能对某些获得性免疫反应的发展过程或严重程度具有免疫调节作用(例如通过肥大细胞依赖性的树突状细胞迁移或活化的增强而正向调控免疫进程,亦或是通过肥大细胞产生 IL-10 而发挥负调控作用)[5,55~57,64,78~80]。然而这方面的一些结果被认为有争议性[5,63,64,79]。

嗜碱性粒细胞和肥大细胞的生物学功能

在宿主防御中的作用

寄生虫　嗜碱性粒细胞和肥大细胞可能在宿主对某些寄生虫的抵抗过程中发挥关键作用。在免疫进程中发挥主要效应的细胞类型(嗜碱性粒细胞、肥大细胞或者两种细胞)随寄生虫种类、宿主的种属和感染部位等因素的不同而改变。因此在豚鼠中,由嗜碱性粒细胞发挥免疫抗性作用从而抵御美洲花蜱幼虫对皮肤的感染[77,81];而在小鼠体内,IgE 介导的针对长角血蜱幼虫引起皮肤感染的免疫抵御作用则依赖肥大细胞、嗜碱性粒细胞和 IgE[57,82]。

这些研究结果支持了这一观点,即嗜碱性粒细胞和肥大细胞作为效应细胞在宿主抵御寄生虫和其他药物的过程中发挥相似或互补的功能。

细菌感染　以肥大细胞缺陷小鼠和"肥大细胞基因敲入小鼠"(见下文"用于分析嗜碱性粒细胞和肥大细胞功能的遗传学方法")或者缺乏 TNF-α 或某些肥大细胞相关蛋白酶的小鼠为模型进行研究,结果发现肥大细胞可以激起针对某些实验性细菌感染的"固有"宿主防御反应[63,64,83]。根据实验模型系统的不同,肥大细胞在这些"固有免疫"小鼠模型中的益处在一定程度上可能反映了补体依赖性、toll 样受体(TLR)4 依赖性、内皮素-1 依赖性或神经降压素依赖性的肥大细胞活化,这些活化信号诱导的肥大细胞来源的介质释放反过来又增强了中性粒细胞的局部募集或活化以及对细菌的清除,或者降低 TNF-α 的有害水平[63,64,83]。有研究表明肥大细胞可以吞噬细菌[83],小鼠和人类肥大细胞均能产生抗菌肽(在人体内为抗菌肽 LL-37)[84]。然而肥大细胞也可能通过其他机制促进细菌感染小鼠的存活,例如蛋白酶依赖性的内皮素-1[85,86]、神经降压素[87]以及其他在感染过程中产生且与疾病病理状态相关的内源性肽段的降解[63]。另一方面,肥大细胞在小鼠感染细菌期间表达的一些功能(例如利用二肽基肽酶 I 降解 IL-6[88]或者产生抑制宿主适应性免疫反应的 IL-10[89])可能会产生不利后果。因此,肥大细胞在固有免疫反应中发挥的作用很复杂,既可以促进宿主防御和生存又可能会增强免疫反应相关的病理特征。

病毒感染

肥大细胞的祖细胞[90~92]和嗜碱性粒细胞[93]均能被"M 嗜性"HIV 毒株感染。尽管成熟肥大细胞似乎可以抵抗这种感染,但是由被感染祖细胞成熟而来且带有潜伏感染性的肥大细胞在受 TLR2、TLR4、TLR9 配体[91,92]或 IgE 依赖性机制[92]的刺激时可以增强病毒的复制能力。至少一种 HIV 来源的蛋白质(糖蛋白 120[gp120])可以通过与细胞表面 IgE 结合和桥联而诱导肥大细胞或嗜碱性粒细胞的介质释放(组胺以及嗜碱性粒细胞的 IL-4 和 IL-13)[93]。许多 HIV 感染者呈现出体内 IgE 水平升高且变应性疾病的症状和体征加重的态势[93],但是这些发现的临床

意义仍有待确定。肥大细胞或嗜碱性粒细胞中许多潜在的分泌产物可能具有增强(或抑制)宿主对各种病毒的免疫应答或者促进感染相关的病理进程的效应[94]。然而肥大细胞在病毒感染期间对宿主防御或病理过程的影响程度尚不清楚。

毒液　多种动物毒液中都含有可以经固有机制激活肥大细胞和/或介导针对毒液组分的特异性 IgE 免疫应答的物质[95,96]。许多人体内存在抵抗蜜蜂或黄蜂毒液组分的 IgE 抗体,但是在这些"毒液致敏"个体中,仅一小部分人对这类毒液有过敏反应史或其他严重的临床反应[97]。利用肥大细胞缺陷型、基因敲入型和蛋白酶缺陷型三种小鼠模型进行研究,结果发现肥大细胞能增强小鼠对多种动物毒液和/或其毒性成分的抗性,包括来自三种毒蛇[96]、蜜蜂[96,98]、希拉毒蜥[99]和两类蝎子[99]的毒液,以及以色列穴蝰蛇的角蝰毒素 6b[86]和希拉毒蜥毒液中的 helodermin 多肽毒素[99]。

值得注意的是,羧肽酶 A3(CPA3)或小鼠肥大细胞蛋白酶(mMCP-4,小鼠 mMCP-4 在功能上相当于人类胃促胰酶)似乎是肥大细胞抵御多种动物毒液并发挥大部分或全部保护作用的物质基础[86,96,98,99]。CPA3 和 mMCP-4 均能降解内源性生物活性肽(分别对应内皮素-1[ET-1][86,96]和肠血管活性肽[VIP][99])及存在于动物毒液中的相似肽段(分别对应角蝰毒素 6b 和毒蜥素),其中这些相似肽段是由与相近内源肽结合的相同受体介导而在哺乳类动物中发挥作用的。在肥大细胞、IgE 或 FcεRI 成分缺陷型小鼠中的研究显示,肥大细胞也可以依赖 IgE 抗体和 FcεRI 而增强其对潜在致死量蜜蜂毒液的抵抗能力,这种现象最初是在暴露于亚致死量毒液的动物中观察到的[98]。事实上已有假设指出,肥大细胞所具有的参与固有性和适应性免疫来防御毒液成分和其他毒素的能力是其功能的重要体现,当然在适应性免疫反应存在的情况下,IgE 抗体也能发挥这种重要功能[95,96,100]。

用于分析嗜碱性粒细胞和肥大细胞功能的遗传学方法

诱导嗜碱性粒细胞浸润、肥大细胞增殖和/或嗜碱性粒细胞或肥大细胞活化的因子产生于包括寄生虫免疫应答在内的多种免疫过程或病理过程中[1,5,30,49~51,55~57,77]。由此推测,嗜碱性粒细胞和肥大细胞在许多不同的生物反应中均发挥关键作用。另一方面,嗜碱性粒细胞和肥大细胞在其参与的大多数生物反应中的确切功能尚不清楚。在豚鼠[81]和小鼠[55~57]嗜碱性粒细胞功能的研究中常利用抗体来耗竭嗜碱性粒细胞,此类方法也已用来耗竭小鼠的肥大细胞[101];但所使用的抗体可能会对其他类型的细胞产生影响[5,55~57,63,64,79]。能对部分或所有肥大细胞群进行组成型或诱导型消耗的各种突变体小鼠或转基因小鼠以及已将野生型或基因改变的肥大细胞选择性移入的肥大细胞缺陷型小鼠(即所谓的肥大细胞敲入小鼠),这些小鼠模型均已被用于阐述并定量分析肥大细胞在众多不同生物反应中的作用[63,64,79]。转基因小鼠也可用来显示嗜碱性粒细胞的组成性或诱导性消耗或者在普遍或特定细胞群体中某些肥大细胞相关产物的缺乏[5,55~57,63,64,79]。正如大量综述[5,54~56,74~76]中提到的,这些实用性模型有可能大大提高我们对肥大细胞和嗜碱性粒细胞在小鼠健康和疾病中的作用的认识,其中也包括探明小鼠品系背景对一些发现的重要性。对上述研究结果进行评价时,应牢记这些遗传模型可能利弊参半,甚至有强有力的证据

表明,小鼠的肥大细胞或嗜碱性粒细胞具有特殊作用并不能代表人类的这些细胞也具有相同作用。

目前在人类中尚未见肥大细胞缺陷的报道。此外,嗜碱性粒细胞缺陷的罕见患者的一些临床表现也难以解释。一位重度嗜碱性粒细胞减少患者遭受了严重的持续性疥疮感染[32],这一发现可能与嗜碱性粒细胞具有的抵抗人类体外寄生虫的作用相一致。但是该患者同时伴有嗜酸性粒细胞减少、IgA 缺乏以及多种其他临床问题[32]。另一位嗜碱性粒细胞缺陷患者则有复发性细菌性和病毒性感染史[34],但也表现为嗜酸性粒细胞缺乏、低丙种免疫球蛋白血症,体外抑制性 T 细胞功能异常以及胸腺瘤[34]。

● 血液嗜碱性粒细胞计数

正常血液嗜碱性粒细胞计数难以精确界定,几项研究将正常范围设定在$(14 \sim 20)/\mu l$ 到$(80 \sim 90)/\mu l$ 之间,即$(0.014 \sim 0.020) \times 10^9/L$ 到$(0.080 \sim 0.090) \times 10^9/L$[8~10,102]。据报道,血液嗜碱性粒细胞计数因年龄[103]、性别(只在一项研究中得到证实[103]而另一研究未证明[9])以及季节[104]不同而有差异。

嗜碱性粒细胞减少症

正常个体中也存在血液嗜碱性粒细胞计数极低的情况[8~10,102],因此很难确定嗜碱性粒细胞减少反映的是病理过程还是仅处于正常波动范围。尽管如此,在一些疾病中仍可见循环嗜碱性粒细胞减少的报道(表63-2)。已证明嗜碱性粒细胞数量减少与荨麻疹和过敏性反应有关[105,106],但是后一发现在多大程度上是由循环脱粒细胞不再具有异染性而非真正意义上的嗜碱性粒细胞数量减少所致尚无定论。嗜碱性粒细胞减少症也可见于与嗜酸性粒细胞减少相关的疾病中,且常与肾上腺糖皮质激素分泌增多有关[102,107,108]。在伴有感染、炎症状态、免疫反应、瘤形成以及出血的白细胞增多症中[107],嗜碱性粒细胞计数可能会减少甚至是显著减少。嗜碱性粒细胞计数在甲状腺毒症中或甲状腺激素给药后也会减少,相反在黏液性水肿中或甲状腺功能消融后可能会增加[107]。有记录表明,排卵期间血液嗜碱性粒细胞能以高达 50% 的水平急剧下降[108]。也有报道称少数患者嗜碱性粒细胞甚至完全缺失[32,34]。

一种出现于大多数嗜酸性粒细胞和嗜碱性粒细胞而非其他白细胞或肥大细胞的形态学异常已被描述为一种使同一家族四位成员受累的常染色体显性疾病[33]。嗜碱性粒细胞中与 May-Hegglin 异常类似的细胞质包涵体和晶体也存在于健康个体中。

嗜碱性粒细胞增加

表63-2 列举了与嗜碱性粒细胞数量增加相关的一些疾病(嗜碱性粒细胞增多症)。

炎症和免疫反应

嗜碱性粒细胞数量增加通常出现在与 IgE 相关的慢性超敏反应性疾病中。这些疾病常伴有 IgE 水平的升高。血清 IgE 水平和嗜碱性粒细胞数目无直接相关性[109],但是 IgE 水平升高与嗜碱性粒细胞和肥大细胞表面 FcεRI 表达量增加有关[72,73,110]。此外,嗜碱性粒细胞可以被募集至组织中 IgE 相关性和其他的免疫反应部位[1,4,5,55~57,77]。溃疡性结肠炎[111]和幼年型类风湿性关节炎[112]患者的嗜碱性粒细胞水平可能升高,而引

起白细胞增多的许多炎症性疾病常伴有嗜碱性粒细胞减少。另外嗜碱性粒细胞增多也发生在电离辐射暴露个体体内[113]。

表63-2 与嗜碱性粒细胞计数改变相关的疾病
Ⅰ. 数量减少(嗜碱性粒细胞减少症)
A. 遗传性嗜碱性粒细胞缺乏(非常少见)
B. 糖皮质激素水平升高
C. 甲状腺功能亢进或甲状腺激素治疗
D. 排卵
E. 超敏反应
1. 荨麻疹
2. 过敏反应
3. 药物引起的反应
F. 白细胞增多(伴随不同疾病)
Ⅱ. 数量增多(嗜碱性粒细胞增多症)
A. 过敏或炎症
1. 溃疡性结肠炎
2. 药品、食品、吸入性过敏反应
3. 红皮症,荨麻疹
4. 青少年类风湿关节炎
B. 内分泌
1. 糖尿病
2. 雌激素服用
3. 甲状腺功能减退症(黏液性水肿)
C. 感染
1. 水痘
2. 流感
3. 天花
4. 结核
D. 缺铁
E. 暴露于电离辐射
F. 肿瘤
1. "嗜碱性粒细胞白血病"(见正文)
G. 骨髓增殖性肿瘤(尤其是慢性粒细胞性白血病,真性红细胞增多症,原发性骨髓纤维化,原发性血小板增多症)
H. 癌症

克隆性髓系疾病

骨髓增殖性肿瘤 许多真性红细胞增多症(参见第84章)、原发性骨髓纤维化(参见第86章)或原发性血小板增多症(参见第85章)患者血液中的嗜碱性粒细胞含量轻度升高。嗜碱性粒细胞绝对值轻度升高可能是骨髓增殖性肿瘤中一种有用的早期征象。几乎所有慢性粒细胞白血病(CML)患者的碱性粒细胞绝对计数都会升高[114~116]。在某些患者中,嗜碱性粒细胞在外周血白细胞中所占的比例可达20%~90%(参见第89章)。这种嗜碱性粒细胞极度增多的现象是预后不良的一个重要标志,并且可能预示CML转入加速期[117]。骨髓增殖性肿瘤中的嗜碱性粒细胞起源于造血干细胞的恶性克隆,并且CML患者的嗜碱性粒细胞中可能含有费城(Ph)染色体[118]。另外CML嗜碱性粒细胞还表现出各种超微结构和生化事件的异常[119,120]。在一些病例中,这些异常使嗜碱性粒细胞和肥大细胞之间的典型区别变得

不再明显[121~124]。嗜碱性粒细胞相关性组胺的释放可导致偶发性嗜碱性粒细胞性CML患者出现潮红、瘙痒和低血压等症状[125,126]。胃和十二指肠中出现的严重消化性溃疡可能与胃酸和胃蛋白酶过度分泌有关[127,128]。Ph染色体阳性的急性嗜碱性粒细胞性白血病可能是CML的一种即时表现[129]。

嗜碱性粒细胞白血病 鉴别一些病例是嗜碱性粒细胞白血病而非与之不同的伴有嗜碱性粒细胞显著增多的其他更典型的髓细胞性白血病的依据并不确切。因此,我们在这里将这些疾病统称为白血病伴嗜碱性粒细胞增多。表63-3列出了这类疾病的相关类型。除CML慢性期嗜碱性粒细胞极度增多或作为CML加速期表现的嗜碱性粒细胞极度增多之外,急性嗜碱性粒细胞白血病极少是原发的[130~136]。因此世界卫生组织WHO将急性嗜碱性粒细胞白血病列入急性髓细胞白血病(AMLs)的类别中[137],但对这一疾病描述和解释甚少[135,136,138]。部分病例只有通过电镜才能确诊,但是在白血病的诊断和分类中电镜检查不常使用。一项研究报告指出,原始细胞免疫表型呈CD123+、CD203c+、CD117-的检测结果可能有助于急性嗜碱性粒细胞白血病的诊断[139]。目前研究最透彻的一种急性嗜碱性粒细胞白血病发生于男性婴儿,该病与染色体核型t(X;6)(p11.2;q23.3)导致的MYB、GATA1基因融合相关联[140,141]。

表63-3 伴有嗜碱性粒细胞增多的白血病
慢性粒细胞白血病伴有极度嗜碱性粒细胞增多
慢性粒细胞白血病急变,包括急性嗜碱性粒细胞白血病变
急性髓细胞白血病伴有t(9;22),t(6;9),t(3;6)或12p异常和骨髓嗜碱性粒细胞增多
急性嗜碱性粒细胞白血病伴有t(X;6)(p11;q23;3);MYB-GATA1
"急性嗜碱性粒细胞白血病"

伴有嗜碱性粒细胞增多的其他类型的AML比急性嗜碱性粒细胞白血病更为普遍。这些急性白血病中最常见的染色体异常是t(9;22)、t(6;9)、t(3;6)或12p畸变[142~145]。t(9;22)AMLs具有与急变期CML相似的特征,但研究表明,原发病例与抗原受体基因缺失有关[146]。t(6;9)AML常伴有红系增生和发育异常,且FLT3突变频率高,预后差[147~149]。

具有inv(16)或t(16;16)异常的AML与内含嗜碱性大颗粒的细胞密切相关,但通常认为这些含颗粒的细胞是异常的嗜酸性粒细胞,而非嗜碱性粒细胞[150]。

急性嗜碱性粒细胞白血病的临床和病理特征与急性髓细胞白血病的极为相似,但该病患者偶尔会表现出由脱粒或死亡嗜碱性粒细胞释放的介质(尤其是组胺)引发的临床症状[125,126,132,151]。诱导缓解疗法与用于其他类型AML的疗法类似,但是由急性细胞溶解相关性组胺和其他介质大量释放而引起的休克可能使该病的治疗变得更为复杂。

第88章将进一步详述急性白血病伴嗜碱性粒细胞增多。

● 影响肥大细胞的疾病

正常肥大细胞的水平

常规的检测手段无法用于鉴别健康个体血液中的肥大细胞。然而在经大量KIT配体SCF[22]长期治疗的猴子的血液中以

及在部分系统性肥大细胞增生症患者[152]的血液中均能观察到肥大细胞。组织肥大细胞增加是祖细胞进入组织增多和定居组织的肥大细胞增生共同作用的结果[16,153]。根据所含中性蛋白酶的种类将人类肥大细胞分为两类：颗粒中含有胰蛋白酶而检测不到糜酶的 MC_T 和分泌颗粒同时含胰蛋白酶和糜酶的 MC_{TC}[29]。前一种肥大细胞分型通常在肺和胃肠道黏膜组织中富含，而后一种主要分布于真皮和黏膜下层组织[154~156]。另外只表达糜酶而胰蛋白酶少或无的另一种肥大细胞分型（MC_C）也有报道[157]。

肥大细胞数量的继发性改变

尽管长期应用糖皮质激素治疗（尤其是皮肤局部治疗）可导致肥大细胞数目减少[158]，但迄今未见任何以组织肥大细胞水平降低为首要特征的临床疾病的报道。一些病例数较少的研究表明，分布在遗传性或获得性（HIV 介导）免疫缺陷疾病患者胃肠道黏膜中的特定 MC_T 肥大细胞数量显著减少[159]。在体外人类肥大细胞前体可被一种称为 M 嗜性的 HIV 毒株感染[90,91,93]，并且可在体内形成一个长期存活且可诱导的顽固性 HIV 病毒储存库[92]。至于 HIV 感染者胃肠道肥大细胞减少是否与 HIV 感染的肥大细胞相关，仍有待进一步研究。

许多疾病都与肥大细胞在病变累及或邻近组织中少量或者数倍增加有关（表 63-4）。复发性过敏反应部位的组织常表

表 63-4　伴有继发性肥大细胞数量改变的临床情况

Ⅰ. 数量减少
　A. 长期使用糖皮质激素治疗
　B. 原发性或获得性免疫缺陷性疾病（特定肥大细胞群，参见文献 159）
Ⅱ. 数量增多
　A. 免疫球蛋白-E 相关疾病
　　1. 过敏性鼻炎
　　2. 哮喘
　　3. 荨麻疹
　B. 结缔组织疾病
　　1. 类风湿关节炎
　　2. 银屑病关节炎
　　3. 硬皮病
　　4. 系统性红斑狼疮
　C. 感染性疾病
　　1. 结核
　　2. 梅毒
　　3. 寄生虫疾病
　D. 肿瘤性疾病
　　1. 淋巴细胞增殖性疾病*（淋巴浆细胞性淋巴瘤/华氏巨球蛋白血症，淋巴瘤，慢性淋巴细胞白血病）
　　2. 造血干细胞疾病*（急性或慢性髓细胞白血病，骨髓增生异常综合征，特发性难治性铁粒幼细胞性贫血）
　E. 淋巴结引流区肿瘤生长
　F. 骨质疏松症*
　G. 慢性肝病*
　H. 慢性肾病*

* 可包括骨髓中肥大细胞数目的增多。

现为肥大细胞数量增多，甚至可达正常水平的四倍[154,160]。在类风湿关节炎、银屑病关节炎、硬皮病以及系统性红斑狼疮的病理部位可见肥大细胞计数轻度升高[154,160~162]。也有报道称肥大细胞数量在骨质疏松症患者中增多[163]，但这种增加能在多大程度上反映其他细胞类型减少和/或骨基质减少尚不清楚。在慢性肝病或肾病患者的骨髓中也可见肥大细胞数量增加[164]。另有研究指出，肥大细胞数目在感染性疾病中也增多，尤其在如粪类圆线虫等寄生虫感染的部位肥大细胞可增加 4 倍以上[165]。感染消散后，这类患者体内的肥大细胞数量恢复到正常水平。最后，在肿瘤生长的淋巴结引流区域[164,166]以及在干细胞疾病和淋巴增殖性疾病（包括骨髓及与 CML 相关的淋巴瘤等）患者体内，肥大细胞数目可增加数倍[164,167~169]。

● 肥大细胞疾病：增生和肿瘤

定义及发展历程

"肥大细胞增多症"这一术语是指一类伴有皮肤与内脏器官肥大细胞数目显著增多的系统性疾病。Unna[170]于 1887 年首次报道了一种原发性肥大细胞疾病，他指出色素性荨麻疹（UP）患者病变的皮肤中存有大量肥大细胞[171,172]。1949 年 Ellis[173]阐明了这种系统性疾病的相关性质。除归类为肥大细胞增多症的系统性疾病外，从发病于婴儿和年幼儿童的肥大细胞痣和肥大细胞瘤到常见于年长儿童的多发性结节，多种不同的局限性肥大细胞皮下聚集均有可能发生[174,175]。

肥大细胞增多症的疾病临床表现及其预后在不同病人中存在显著的异质性（参见"病程及预后"）。由此确立了一种普遍认可的肥大细胞增多症分类方法，既可解决此问题也能为疾病的预后和治疗提供指导（表 63-5）[176]。惰性肥大细胞增多症在肥大细胞增多症中占主要比例，该病患者通常具有正常的生存期。系统性肥大细胞增生症合并克隆性造血系统非肥大细胞疾病（SM-AHNMD）患者的预后效果取决于其伴发的造血系统疾病。侵袭性系统性肥大细胞增多症（ASM）患者的生存期通常为 3~5 年。肥大细胞白血病（MCL）往往短期致命。

表 63-5　世界卫生组织对系统性肥大细胞增多症的分类

皮肤肥大细胞增多症（CM）
　皮肤色素性荨麻疹/斑丘疹样皮肤肥大细胞增多症（UP/MPCM）
　弥漫性皮肤肥大细胞增多症（DCM）
　皮肤孤立性肥大细胞瘤
惰性系统性肥大细胞增多症（ISM）
系统性肥大细胞增生症合并克隆性造血系统非肥大细胞疾病（SM-AHNMD）
侵袭性系统性肥大细胞增多症（ASM）
肥大细胞白血病（MCL）
肥大细胞肉瘤（MCS）
皮肤外肥大细胞肿瘤

病因及发病机制

有研究证明，编码 SCF 受体（属于Ⅲ型受体酪氨酸激酶家

族)的 *KIT* 基因在肥大细胞增多症患者体内常发生激活突变。多个证据显示该突变与肥大细胞增多症的发病机制相关。其中最常见的导致非配体依赖性 *KIT* 受体激活的突变类型 Asp816Val 最先在源于 MCL 患者长期培养的细胞系中检出[177]。这种突变随后在伴有造血系统疾病[178]的肥大细胞增多症患者的外周血单个核细胞中检测到，并且作为一种体细胞突变在 1 例侵袭性肥大细胞增多症、1 例惰性 UP 患者[179]的病变组织及 1 例 11 月龄婴儿[180]的皮肤组织而非骨髓和外周血中检测到。

这些结果均提示 Asp816Val 突变起源于肥大细胞祖细胞，并且随细胞的克隆扩增而可在骨髓、血液、皮损中检测到。目前研究认为，Asp816Val 突变或导致天冬氨酸被苯丙氨酸或酪氨酸取代的类似 816 位点的激活突变发生在超过 90 的成人肥大细胞增多症患者中[181]。在一部分儿科患者中亦检测到了 816 位密码子突变，但是其他儿童患者的 *KIT* 突变可发生在胞外结构域之内的任何位点[181]。这些其他类型的突变也能导致 *KIT* 受体不同程度的组成型活化。

如何根据存在的多种 *KIT* 突变和受累细胞的解剖学分布来预测肥大细胞增多症患者的预后和疾病严重程度仍待进一步探究。此外已有研究报道，人类肥大细胞增多症患者中还存在一种 *KIT* "功能获得性"突变的形式。例如，已发现一种 *KIT* 跨膜结构域突变(Phe522Cys)的新型肥大细胞增多症[182]。另外，在 1 例表现为肥大细胞和外周血嗜碱性粒细胞增多的患者体内检测到了 *PRKG2-PDGFRB* 融合基因[183]。其中后一病例归类于世界卫生组织分类标准中的伴 *PDGFRB* 重排的髓系肿瘤，而非肥大细胞增多症的亚变种。有报道称胃肠道间质肿瘤中也存在 *KIT* 功能获得性突变[184]。另有报道指出，在侵袭性肥大细胞增多症和 SM-AHNMD 患者中也可见包括 *JAK2*、*TET2*、*NRAS* 和 *KRAS* 突变在内的其他遗传学损伤[185]。

临床表现

系统性肥大细胞增多症最常累及的器官为皮肤、淋巴结、肝脏、脾脏、骨髓及胃肠道。

皮肤

皮肤肥大细胞增多症最常见的病变为 UP/斑丘疹样皮肤肥大细胞增多症。UP 皮损表现为黄褐色至红棕色的小斑疹或略微凸起的丘疹(图 63-2)，呈 Darier 征，皮肤轻微摩擦后即发生风团[174]。手掌、脚掌、面部及头皮通常无损伤。在许多病例中，UP 常于 2 岁前发病并在青春期消退。成人 UP 患者常有肥大细胞增多症的皮肤外累及。有些病人(尤其是 SM-AHNMD、ASM 或 MCL 患者)无皮损表现，因此必须对这些病例的其他累及器官进行活检来确诊。弥漫性皮肤肥大细胞增多症是一种特殊类型的肥大细胞增多症[175,186]。患者皮肤常呈棕黄色并增厚。伴有皮肤病变的年轻儿童患者可能会出现出血性大疱型疹[175]。一些成人患者表现为皮肤病变相关部位的血管显著增多，这种疾病被称为持久性发疹性斑状毛细血管扩张症[175]。

淋巴结

对一系列病例进行诊断，发现 26% 患者存在外周淋巴结病，19% 则表现为中心淋巴结病[187]。淋巴结病在 SM-AHNMD 或 ASM 患者中最为显著。肥大细胞浸润可见于淋巴结副皮质区、滤泡、髓索和鼻窦。其他病理表现还包括嗜酸性粒细胞浸润、副

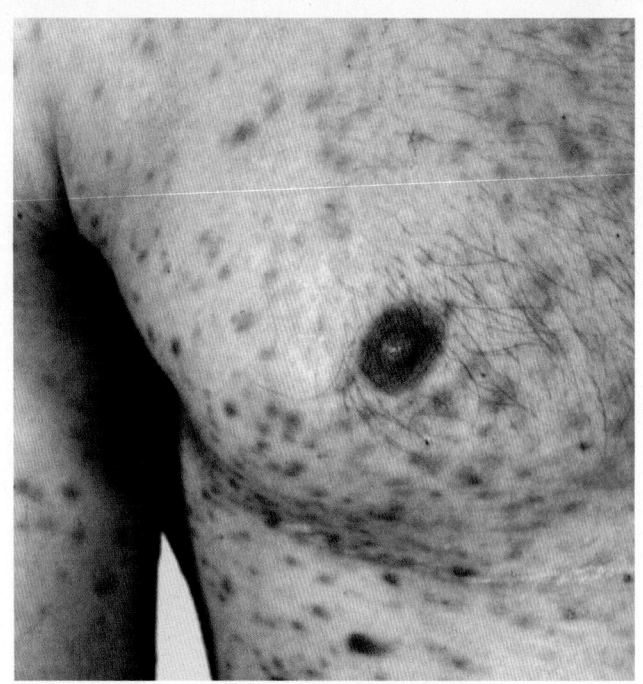

图 63-2　来自一位惰性系统性肥大细胞增多症成年男性患者中的色素性荨麻疹。常见多种色素斑疹。当对皮肤施加局部压力时，个体损伤表现为皮肤刺痒和红斑增加

皮质区肥大细胞相关性血管增生以及髓外造血。在苏木素-伊红(H&E)染色切片中，肥大细胞的淋巴结浸润可能类似于结节副皮质区分布的 T 细胞淋巴瘤；有时可见肥大细胞呈现的透亮细胞质，并伴有血管增生和嗜酸性粒细胞增多[187]。另外当肥大细胞完全浸润并取代淋巴滤泡时，其病理表现又类似于滤性增生或滤泡性淋巴瘤[187]。肥大细胞浸润的淋巴结中也可见纤维变性。

肝脏

肥大细胞增多症患者常表现为肝脏肥大细胞浸润。许多这类患者伴有肝脏病变，但肝脏疾病严重者不常见。严重肝病通常发生于 SM-AHNMD 或 ASM 患者。在一项对 41 例患者的研究中发现，约 61% 的患者都伴有某种肝脏疾病[188]。约半数患者的碱性磷酸酶、转氨酶、5′核苷酸酶及 γ-谷氨酰转移酶的血清水平升高。肝肿大、肥大细胞浸润明显及肝纤维化均与碱性磷酸酶水平升高呈正相关，并且这些病变在侵袭性疾病患者中更常见；某些患者还表现为腹水或门静脉高压。门脉纤维化的发生率为 68%，且与肝组织炎症和肥大细胞浸润呈正相关。在 4 例患者中观察到静脉病变及相关性静脉闭塞性疾病，且 4 者均存在相关的血液学疾病。

脾脏

据报道，约半数系统性疾病患者诊断为肥大细胞增多症累及脾脏[187,189]。肥大细胞主要分布于小梁旁，其次为滤泡旁区、滤泡和弥漫性浸润区。也常见脾小梁和被膜纤维化以及嗜酸性粒细胞浸润，髓外造血发生在大多数病例中。在 HE 染色切片中，肥大细胞浸润产生类似于 T 细胞淋巴瘤、滤泡增生、滤泡性淋巴瘤、骨髓增殖性肿瘤、毛细胞白血病或肉芽肿式突起的病变。已有报道指出，脾肿大也可见于无肥大细胞浸润的患者[190]。脾脏增重超过 700g 通常发生在归类于预后不良肥大细胞增多症的患者中。

骨髓

　　大多数系统性肥大细胞增多症成人患者的骨髓中存在局灶性肥大细胞病变[189,191~194]，在纤维化背景下通常表现为纺锤体样肥大细胞病灶（图63-3），有时也可见相关的嗜酸性粒细胞和T、B淋巴细胞。这种局灶性肥大细胞病变是系统性肥大细胞增多症的主要诊断标准（表63-6）[176]。网纤维染色阳性率可能升高，且Masson染色可能显示出胶原沉积。在肥大细胞广泛浸润的标本中，骨小梁可能呈中度至明显增厚。若骨髓穿刺涂片检查结果显示肥大细胞所占比例超过有核细胞总数的20，则应当考虑如MCL等肥大细胞增多症的侵袭性变异型。在典型的MCL白血病变异型中，肥大细胞占外周血白细胞数目的10%或以上[176]。这种类型的MCL应当与循环肥大细胞占白细胞数目10%以下的MCL非髓性变异型区分开[195]。

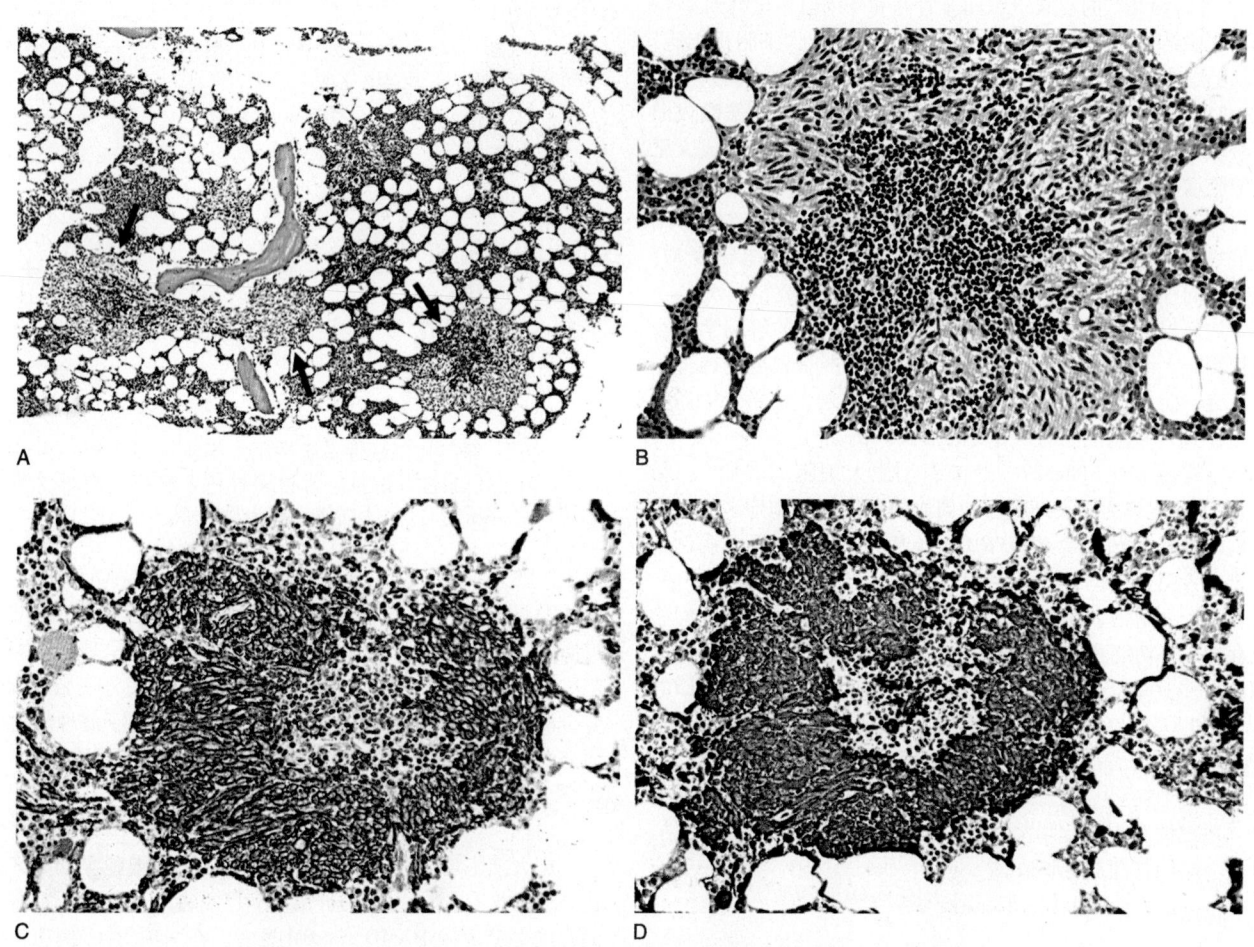

图63-3　骨髓涂片。成人惰性系统性肥大细胞增多症患者的骨髓活检结果显示，肥大细胞连同嗜酸性粒细胞和大量小淋巴细胞特征性地聚集在病灶部位，其中部分肥大细胞呈纺锤状。利用苏木精-伊红（H&E）（A,B分别为×40和×200）或者人CD117（C;×200）或类胰蛋白酶（D;×200）的抗体分别对样品的不同区域进行染色。肥大细胞聚集区域如A中箭头所指

表63-6　系统性肥大细胞增多症的诊断标准
主要诊断标准 　骨髓和（或）其他非皮肤器官切片中见多灶性密集的肥大细胞浸润（≥15个肥大细胞/聚集区） **次要诊断标准** 　a. 在骨髓活检切片或其他非皮肤器官中，>25%浸润的肥大细胞为梭形细胞样或具有不典型形态；或骨髓穿刺涂片所有肥大细胞中>25%的为幼稚或不典型肥大细胞 　b. 可检测到骨髓、血液或其他非皮肤器官的*KIT*基因密码子816的点突变 　c. 骨髓、血液或其他非皮肤器官的肥大细胞共表达CD117同CD2和（或）CD25 　d. 血浆总类胰蛋白酶浓度持续>20ng/ml（若有相关的髓系疾病，此标准无效） 系统性肥大细胞增多症的诊断可基于1个主要依据和1个次要依据，或3个次要依据

　　在H&E染色切片上，肥大细胞通常表现为具有纺锤状或椭圆形的核（图63-3A、B），高分辨率镜检可见细胞质中细小而明显的嗜酸性颗粒（图63-3B）。在病变部位常能观察到与预后不良相关的双叶核肥大细胞[189]。肥大细胞呈氯乙酸酯酶和氨基己酸酯酶染色阳性的，免疫组化染色显示肥大细胞也呈类胰蛋白酶呈阳性（图63-3D）。其中后一种常用来鉴定肥大细胞是否存在。肥大细胞对各种石蜡切片的标记分子都具有免疫反应性，但其对切片上标志分子CD117（KIT）（图63-3C）以及肥大细胞类胰蛋白酶（图63-3D）的特异性更强[196]。CD117膜染色强阳性与肥大细胞类胰蛋白酶同样敏感，但特异性稍差。

　　骨髓穿刺涂片或骨髓凝块切片不能单独用于诊断骨髓中的肥大细胞疾病。尽管系统性肥大细胞疾病患者的骨髓穿刺涂片检查可能显示肥大细胞数量增多，但已有报道指出在无肥大细胞疾病个体或骨髓肥大细胞反应性增多的患者中也存在

上述类似的结果。然而,反应性病变部位的肥大细胞通常不呈纺锤体形,也不具备典型的脱颗粒征象。在骨髓涂片中,正常肥大细胞呈圆形或椭圆形,细胞核呈圆形居中且不分叶,细胞质充满颗粒。肥大细胞增多症患者的肥大细胞可能出现纺锤体样外形、细胞质突起、少颗粒等表型畸变。多分叶核和(或)核偏位常能观察到[176]。如果骨髓穿刺涂片所有肥大细胞中25% 以上呈现异常形态,则认为该结果可以用于支持系统性肥大细胞增多症的诊断(次要标准)[176]。也可借助流式细胞仪来检测骨髓穿刺采集到的肥大细胞的异常表型。在肥大细胞增多症患者中,其肥大细胞常表达标志分子 CD2、CD5(次要标准)以及 CD33[197]。

骨髓受累在儿童患者中极少见。在一项针对 17 位皮肤或泛发性肥大细胞疾病儿童患者的研究中,10 例经骨髓活检可见小的局灶性肥大细胞病损,5 例患者骨髓穿刺涂片中的肥大细胞数量增加[193]。儿童患者的局灶性病变通常小且分布于血管周围。

系统性肥大细胞疾病累及骨髓的进展是多样的。部分成年惰性肥大细胞疾病患者的骨髓受累情况似乎很稳定,甚至表现出随时间推移而逐渐减轻的态势[189]。相反,在疾病侵袭性加重的患者中更易见局灶性肥大细胞病变的进行性增加。

临床表现

尽管个体在其疾病的特异性发病机制上可能有所不同,但某一特定类型的肥大细胞增多症(表 63-5)中的所有患者往往表现出相似的临床特征。该疾病的临床表现在很大程度上反映了由组织肥大细胞所释放介质引起的局部和全身性后果。此外也可见因正常结构遭局部聚集的肥大细胞破坏而导致的系列效应。

在临床表现方面,肥大细胞增多症患者的主诉可能是不明确和非特异的全身症状,例如疲乏、虚弱、潮红、肌肉骨骼疼痛等。有些患者会出现发热和(或)体重减轻[152,186]。部分患者可能表现反复发作但不明原因的过敏性反应[198]。然而,大多数伴有血液系统异常的肥大细胞增多症患者是根据血液病检测过程中的骨髓活检结果进行诊断的[187,189]。侵袭性肥大细胞疾病患者往往伴有不明原因的淋巴结肿大、脾肿大和(或)肝肿大。

胃肠道疾病及其相关症状常在临床表现或疾病进展方面与系统性肥大细胞增多症相关[174,199]。主要症状包括恶心、呕吐、腹痛和腹泻。有研究认为,消化性溃疡发生于 50% 的系统性疾病患者的部分原因是组胺水平升高促进了胃酸分泌[199]。随着病情进展,患者可出现轻度吸收不良[199]。

诊断为晚期多系统受累的患者在初步评估时表现为淋巴结肿大、肝肿大和脾肿大[152]。另外骨质疏松症可能伴随系统性疾病,因此患者也可能发生病理性骨折。

实验室特征

当基于下述情况的组合而怀疑病人罹患系统性肥大细胞增多症时,即:与介质释放相一致的症状记录、肥大细胞数目呈10 倍或更多增加的经典皮肤损伤鉴定、血清类胰蛋白酶水平超过 20ng/ml[200] 和脏器肿大的证据,下一步的恰当操作是进行骨髓活检和骨髓穿刺[152,176,201]。其他研究包括涉及上胃肠道和小肠的影像学检查、腹部计算机断层扫描、内窥镜检查等的胃肠道评估也是合理且可行的。

系统性肥大细胞增多症患者的血浆和(或)尿液组胺水平可能升高[186]。但是,组胺或组胺代谢物水平升高的孤立发现可能反映了包括过敏性反应在内的多种其他情况。而且,实验室测量的组胺水平的准确性取决于所使用的检测方法。尿液组胺水平的升高可能只是由细菌污染、药物及尿中排泄的药物代谢产物或富含组胺或组胺前体物的饮食而引起的一种非真实的升高。与之类似,过敏原刺激后个体的血清类胰蛋白酶水平可能升高。因此,仅凭某一项单独的显示肥大细胞介质增多的实验室检测不能直接对肥大细胞增多症确诊,血液或尿液中这类介质的存在反而促使临床医生做进一步检查以鉴别是否确有肥大细胞增生症。

有些患者虽在皮肤或肿大器官中表现出介质释放症状,但其本身并不患肥大细胞增多症。其中一些患者可能是在毒液刺激作用下发生了过敏反应。这些患者也表现出类胰蛋白酶水平升高但低于 20ng/ml 的特征,其可用作肥大细胞增多症的次要诊断标准。在这种情况下,有报道指出可以利用高度敏感的等位基因特异性定量聚合酶链式反应(qPCR)来检测血液中的 D816V 突变,且检测结果可能是诊断该类疾病的一个有用参数[201]。撰写本章时这一方法还未普及,仅在转诊中心大量使用。

鉴别诊断

系统性肥大细胞增多症的鉴别诊断包括变态反应疾病;遗传性或获得性血管神经性水肿;自发性潮红、荨麻疹及过敏反应;类癌肿瘤和特发性毛细血管渗漏综合征。当主要表现为阵发性高血压时,应当考虑诊断嗜铬细胞瘤。明显且不明原因的胃十二指肠溃疡需排除胃泌素瘤(Zollinger-Ellison 综合征)。所有溃疡性疾病患者包括肥大细胞增多症患者均需考虑幽门螺杆菌感染。

一些疾病与系统性肥大细胞增多症有相同的血液学表现,这些疾病包括类胰蛋白酶阳性的 AML、CML 伴类胰蛋白酶阳性细胞积聚、原发性骨髓纤维化伴肥大细胞积聚以及急性或慢性嗜碱性粒细胞白血病。

成人型系统性肥大细胞增多症尤其与 *KIT* 基因 816 密码子的体细胞突变相关(Asp816Val 最常见)。证明密码子 816 功能获得性突变是诊断肥大细胞增多症的一个次要标准,其中在分选的骨髓来源肥大细胞中检测有无 KIT 突变是最灵敏的方法(表 63-6)。

治疗

肥大细胞增多症目前尚无法治愈[202],而且也无证据表对症治疗能显著改变潜在疾病的进程。

避免诱因

肥大细胞增生症的治疗方法包括指导患者避免接触可能引发症状的因素(推测可能直接或间接刺激肥大细胞产生介质的因素)。这些因素可以是极端温度、体力消耗或在某些特殊情况下酒精、非甾体类抗炎药或者阿片类镇痛药的摄入[174]。

肾上腺素和 H_1 或 H_2 抗组胺药

昆虫叮咬能引发过敏反应,即使无过敏性敏感的表现[198]。可将装有肾上腺素的注射器和使用说明给予有此反应风险的患者。必要情况下,有过敏反应史的肥大细胞疾病患者应随身携带肾上腺素注射器,学会注射器的使用方法,并了解自我治疗的方法。这类患者也能通过预防性地联合使用 H_1 和 H_2 抗组胺药来获得缓解肥大细胞疾病患者可能对碘化造影剂表现出严重反应,因此应预先服用抗 H_1、抗 H_2 组胺药物以及泼尼松。非镇静性抗 H_1 组胺药能够减轻皮肤过敏反应和瘙痒症[186,202]。保持皮肤湿润有助于缓解瘙痒症。H_2 抗组胺药常(包括雷尼替丁和法莫替丁)用来治疗与肥大细胞增多症相关的胃炎和消化道溃疡[186,202~204]。可根据症状控制情况或胃酸分泌的水平来确定抗 H_2 组胺药的滴定剂量。质子泵抑制剂可有效地治疗胃酸分泌过多[199,204]。

其他药物治疗

色甘酸钠;酮替芬

口服色甘酸钠可有效治疗胃肠道痉挛和腹泻[186,202,205]。该药对儿童和婴儿的皮肤肥大细胞疾病有效[186]。头痛等其他症状在色甘酸钠治疗后均有所改善。有报道指出,酮替芬可以有效缓解皮肤性肥大细胞增多症产生的瘙痒症和形成的风疹[206]。相反,一项儿科研究发现酮替芬治疗并不比羟嗪更有效[207]。

双膦酸盐

骨质疏松症伴肥大细胞增多症因不易识别而无法予以治疗,尤其是对于轻度疾病患者。因此采用双能 X 线吸收仪(DEXA)对患者进行扫描是评估该类疾病一种重要手段。骨质疏松症的推荐疗法有钙剂补充、雌激素替代疗法(针对绝经妇女)以及使用双膦酸盐[204]。

非甾体类抗炎药

非甾体类抗炎药治疗对于一些主要表现复发性潮红、晕厥或同时兼有两种症状的患者有效[202,204]。但需注意这些药物可能会加重溃疡病。这种疗法不适用于阿司匹林过敏史患者,除非提前予以脱敏治疗。

糖皮质激素;甲氧补骨脂素

糖皮质激素[208]或者甲氧补骨脂素结合紫外线 A(PUVA)[209]可治疗皮肤损伤,主要为了减轻皮肤瘙痒或者用于美容。无证据显示这种治疗方法能改变系统性肥大细胞增多症的疾病进展。停止 PUVA 治疗 3~6 个月后,疾病常复发。患者皮肤的损伤程度可在暴露于自然光照后减轻。糖皮质激素的反复或大量使用可能会导致皮肤萎缩或肾上腺皮质功能抑制[208]。

全身性糖皮质激素治疗可以明显减轻晚期患者的吸收不良和腹水[210]。成人患者口服泼尼松(40~60mg/d)2~3 周后通常可以减轻症状。病情初步改善后,类固醇药物通常减量而改为隔日给药。但是随时间推移,腹水往往复发。有报道指出这类患者行门腔静脉分流术治疗有效。

α-干扰素克拉屈滨

对于严重的晚期肥大细胞增多症患者,可直接采取降低肥大细胞负荷的治疗方案。但这些方法均不能治愈该种疾病。已有报道指出,使用干扰素 α(IFN-α)治疗严重疾病取得了一些有限的成功,且通常认为其与克拉屈滨均为备选的一线药

物[204,211,212]。IFN-α 可能是通过限制造血祖细胞的增殖而起作用的。IFN-α 通常和糖皮质激素联合使用,但疗效不一,肥大细胞的骨髓浸润和类胰蛋白酶水平没有改变或轻微减少。但许多患者的症状确实得到缓解。腹水消退和骨矿化增加也有报道。IFN-α 的使用通常受限于其引起的发热,疲乏和血细胞减少等副作用。除非伴有严重的骨质疏松,否则不常规推荐使用 IFN-α 来治疗惰性系统性肥大细胞疾病患者。

克拉屈滨(2-氯脱氧腺苷)是一种不需细胞处于活跃周期状态即可产生细胞毒活性且可能在肿瘤形成的缓慢进展过程中发挥作用的核苷类似物。该药因具有骨髓抑制和免疫抑制特性而不适用于惰性肥大细胞疾病患者[204]。

造血干细胞移植

同种异体干细胞移植(SCT)是一种适用于处于疾病晚期且生存率低的肥大细胞增多症患者的治疗方案。SCT 已被用于治疗与肥大细胞增多症相关的血液系统疾病,但目前接受治疗的病例相对较少[213~216]。尽管这些研究报告了相关血液学疾病的有利反应,但仅在一项研究中报道了肥大细胞疾病的完全缓解,该研究对一位伴有骨髓增殖性肿瘤的患者行非 T 细胞去除的外周血 SCT 治疗[215]。异基因 SCT 对于肥大细胞增多症的疗效可能源于供体骨髓的免疫治疗作用而非清髓性预处理方案[213]。一项采用非清髓性 SCT 法治疗 3 例伴晚期肥大细胞增多症的晚期系统性肥大细胞增多症患者的研究报告指出,尽管该疗法诱导机体产生了移植物抗肥大细胞反应,但比影响肥大细胞增多症的疾病进程[216]。或许在移植前辅以针对肥大细胞区室的靶向疗法将会改善治疗效果。

酪氨酸激酶抑制剂

酪氨酸激酶的低分子量抑制剂的有效性表明 KIT 突变的酪氨酸激酶可以作为肥大细胞增多症的一个治疗靶点。甲磺酸伊马替尼(Gleevec;Novartis,Basel,Switzerland)是目前唯一可用的此类药物,其对 ABL1、KIT 和 PDGFR(血小板衍化生长因子受体)等基因编码的酪氨酸激酶均有特异性抑制作用[217,218]。虽然伊马替尼对于野生型 KIT 以及类似于在胃肠道间质肿瘤中发现的近膜区激活突变的 KIT 都有抑制作用,但并不抑制与最常见系统性肥大细胞增多症相关的 816 密码子突变的 KIT[219,220]。这是由于带有 816 密码子突变的 KIT 发生构象变化从而干扰了药物与受体 ATP 结合区域的相互作用。与上述观测结果一致,甲磺酸伊马替尼对体外具有野生型 KIT 的肥大细胞表现出了明显的细胞毒性作用。从肥大细胞增多症患者骨髓中分离出的带有 816 密码子突变的肥大细胞则对伊马替尼具有相当的耐受性[221]。这些研究提示,甲磺酸伊马替尼不太可能成为携带 816 密码子突变的患者的有效治疗药物。然而当存在伊马替尼敏感性突变时或在 KIT816-未突变患者中,该药似乎有治疗价值。例如,患有一种少见的与影响受体跨膜区域的 KIT 突变(Phe522Cys)相关的系统性肥大细胞增多症的患者,其在给予伊马替尼后显示出治疗反应[182]。因此在考虑使用伊马替尼治疗肥大细胞增多症患者之前,必须对富含损伤性肥大细胞的样品进行仔细的基因突变情况分析。其他能够降低 KIT 基因 816 密码子突变活性的酪氨酸激酶抑制剂,包括米哚妥林(PKC412)和达沙替尼,也正在临床试验中[222,223]。迄今为止的研究表明,米哚妥林可能会显著降低一些患者的肥

大细胞负荷[222]。

一些伴慢性嗜酸性粒细胞白血病（克隆性高嗜酸性粒细胞综合征）变异型和 FIPIL1-PDGFRA 基因融合的患者表现为血清类胰蛋白酶水平升高、骨髓肥大细胞数量增多，其中部分患者的肥大细胞呈现不典型的纺锤状，也可出现多种组织纤维化，并且与其他具有 FIPIL1-PDGFRA 融合基因的患者一样，该类患者也对甲磺酸伊马替尼治疗有效[224,225]。具有上述表现的病例归类于世界卫生组织疾病分类中的髓系和淋巴系肿瘤伴嗜酸性粒细胞增多和 PDGFRA、PDGFRB 或 FGFR1 异常（参见第 90 章）。

单克隆肥大细胞活化综合征

单克隆肥大细胞活化综合征（MMAS）是由共识会议通过的一个术语，其适用于符合一个或两个诊断肥大细胞增多症的次要标准但缺乏完整的系统性疾病诊断标准的患者[226]。具有这种发现的患者也存在于诊断为特发性过敏反应的患者组和对昆虫叮咬过敏的患者组。这些研究发现的患者具有进展性、克隆性的肥大细胞异常，日后有可能符合系统性肥大细胞增多症的诊断标准。就目前而言，可根据症状表现和过敏反应对这类患者进行治疗。建议每年定期随访，以确定是否出现肥大细胞系扩增的证据。

肥大细胞活化综合征

术语肥大细胞活化综合征（MCAS）有时用于诊断表现为偶发性过敏样症状和体征（包括潮红、荨麻疹、腹泻和气喘）且常累及两个或两个以上器官系统的疾病患者；广泛的医学评估并未确定病因[227,228]。据推测，诊断为 MCAS 个体的疾病发作是由与随后自发活化的肥大细胞高反应性相关的介质释放引起的。

已有确定的诊断标准来区分这类提出的疾病和这种临床发现的其他病因，包括对抗中和剂疗法的反应和肥大细胞激活标记物（如血清类胰蛋白酶）水平的升高[227]。必须排除包括过敏性疾病、肥大细胞活化相关性慢性炎症或肿瘤性疾病以及慢性自身免疫性荨麻疹在内的临床发现的可能病因，即原发性（克隆性）和其他与肥大细胞活化相关的临床疾病以及与血管活性介质释放相关的其他疾病。一旦符合诊断标准，则行对症治疗。如果初步评估中已排除的某项诊断达到了诊断水平，则必须定期对患者进行跟踪治疗。

脾切除术

严重侵袭性肥大细胞增多症患者行脾切除术以期改善其限制性血细胞减少症[229]。与既往病例相比，脾切除术使患者的存活期平均延长了 12 个月。行脾脏切除的患者似乎对化学治疗更耐受。脾切除术对于惰性肥大细胞疾病无治疗价值。

病程及预后

成人肥大细胞疾病患者的预后与疾病类型相关。绝大部分表现为 UP 和惰性系统性肥大细胞增多症（ISM）的患者具有一个慢性持续性的病程，药物对症治疗有效且可达正常的预期生存期。其中极少数患者进展为更加严重的疾病类型；另一些患者可能在数年后皮损程度减轻，但骨髓状况不改变[230]。然而血清乳酸脱氢酶水平升高、发病年龄晚以及在 SM-AHNMD 患者中明显可见的血液学异常（例如骨髓增殖性疾病或者骨髓增

生异常疾病，或更少见的显性白血病），这些均为预后不良和生存期缩短的指标[189]。SM-AHNMD 患者的预后取决于相关血液疾病的病程。

肥大细胞白血病

MCL 相对罕见且预后差[195,222]，其的主要鉴别诊断为骨髓瘤细胞白血病（MML）[231]。MCL 患者可表现出发热、厌食、体重减轻、疲乏、严重腹部绞痛、恶心、呕吐、腹泻、潮红、低血压、瘙痒或骨痛等典型症状。也常见消化性溃疡和胃肠道出血、肝肿大，脾肿大和淋巴结肿大。贫血是恒定出现的症状，而血小板减少也几乎总是存在。总白细胞计数从 10 000/μl 到 150 000/μl 不等，即（10 ~ 150）×10^9/L，其中肥大细胞占 10% ~ 90%。骨髓活检显示肥大细胞数目极显著增加，有时甚至占骨髓细胞的 90%，尽管白血病性肥大细胞通常少颗粒或无颗粒[195,231]。

肥大细胞肉瘤

肥大细胞肉瘤是极罕见的肿瘤，特征为在多处皮肤和黏膜部位形成结节[164,176]。

翻译：刘婕　互审：裴雪涛　校对：周光飚

参考文献

1. Galli SJ, Dvorak AM, Dvorak HF: Basophils and mast cells: Morphologic insights into their biology, secretory patterns, and function. Prog Allergy 34:1–141, 1984.
2. Dvorak AM. Basophil and Mast Cell Degranulation and Recovery, vol. 4. Springer, New York, 1991.
3. Valent P: Immunophenotypic characterization of human basophils and mast cells. Chem Immunol 61:34–48, 1995.
4. Metz M, Brockow K, Metcalfe D, et al: Mast cells, basophils and mastocytosis, in Clinical Immunology: Principles and Practice edited by Rich RR, Fleisher TA, Shearer WT, Schroeder HW Jr, Frew AJ, Weyand CM, p 285. Elsevier Saunders, Philadelphia, 2013.
5. Voehringer D: Protective and pathological roles of mast cells and basophils. Nat Rev Immunol 13:362–375, 2013.
6. Murakami M, Izumi H, Morimoto S, et al: Thalassemia intermedia complicated by hemochromatosis: Clinical and autopsy report of a case. Nihon Ketsueki Gakkai Zasshi 32:336–352, 1969.
7. Dvorak AM, Monahan RA, Osage JE, et al: Crohn's disease: Transmission electron microscopic studies. II. Immunologic inflammatory response. Alterations of mast cells, basophils, eosinophils, and the microvasculature. Hum Pathol 11:606–619, 1980.
8. Juhlin L: Basophil leukocyte differential in blood and bone marrow. Acta Haematol 29:89–95, 1963.
9. Ducrest S, Meier F, Tschopp C, et al: Flow cytometric analysis of basophil counts in human blood and inaccuracy of hematology analyzers. Allergy 60:1446–1450, 2005.
10. Gilbert HS, Ornstein L: Basophil counting with a new staining method using Alcian blue. Blood 46:279–286, 1975.
11. Ishizaka T, Iwata M, Ishizaka K: Release of histamine and arachidonate from mouse mast cells induced by glycosylation-enhancing factor and bradykinin. J Immunol 134:1880–1887, 1985.
12. Ganser A, Lindemann A, Seipelt G, et al: Effects of recombinant human interleukin-3 in aplastic anemia. Blood 76:1287–1292, 1990.
13. Lantz CS, Boesiger J, Song CH, et al: Role for interleukin-3 in mast-cell and basophil development and in immunity to parasites. Nature 392:90–93, 1998.
14. Lantz CS, Min B, Tsai M, et al: IL-3 is required for increases in blood basophils in nematode infection in mice and can enhance IgE-dependent IL-4 production by basophils in vitro. Lab Invest 88:1134–1142, 2008.
15. Li L, Li Y, Reddel SW, et al: Identification of basophilic cells that express mast cell granule proteases in the peripheral blood of asthma, allergy, and drug-reactive patients. J Immunol 161:5079–5086, 1998.
16. Kitamura Y: Heterogeneity of mast cells and phenotypic change between subpopulations. Annu Rev Immunol 7:59–76, 1989.
17. Galli SJ, Zsebo KM, Geissler EN: The kit ligand, stem cell factor. Adv Immunol 55:1–96, 1994.
18. Rodewald HR, Dessing M, Dvorak AM, et al: Identification of a committed precursor for the mast cell lineage. Science 271:818–822, 1996.
19. Chen CC, Grimbaldeston MA, Tsai M, et al: Identification of mast cell progenitors in adult mice. Proc Natl Acad Sci U S A 102:11408–11413, 2005.
20. Franco CB, Chen CC, Drukker M, et al: Distinguishing mast cell and granulocyte differentiation at the single-cell level. Cell Stem Cell 6:361–368, 2010.
21. Galli SJ, Borregaard N, Wynn TA: Phenotypic and functional plasticity of cells of innate immunity: Macrophages, mast cells and neutrophils. Nat Immunol 12:1035–1044, 2011.
22. Galli SJ, Iemura A, Garlick DS, et al: Reversible expansion of primate mast cell populations in vivo by stem cell factor. J Clin Invest 91:148–152, 1993.
23. Costa JJ, Demetri GD, Harrist TJ, et al: Recombinant human stem cell factor (kit ligand) promotes human mast cell and melanocyte hyperplasia and functional activation in

vivo. *J Exp Med* 183:2681–2686, 1996.
24. Smith MA, Court EL, Smith JG: Stem cell factor: Laboratory and clinical aspects. *Blood Rev* 15:191–197, 2001.
25. Bischoff SC, Dahinden CA: C-kit ligand: A unique potentiator of mediator release by human lung mast cells. *J Exp Med* 175:237–244, 1992.
26. Columbo M, Horowitz EM, Botana LM, et al: The human recombinant c-kit receptor ligand, rhSCF, induces mediator release from human cutaneous mast cells and enhances IgE-dependent mediator release from both skin mast cells and peripheral blood basophils. *J Immunol* 149:599–608, 1992.
27. Wershil BK, Tsai M, Geissler EN, et al: The rat *c-kit* ligand, stem cell factor, induces *c-kit* receptor-dependent mouse mast cell activation in vivo. Evidence that signaling through the *c-kit* receptor can induce expression of cellular function. *J Exp Med* 175:245–255, 1992.
28. Finotto S, Mekori YA, Metcalfe DD: Glucocorticoids decrease tissue mast cell number by reducing the production of the c-kit ligand, stem cell factor, by resident cells: In vitro and in vivo evidence in murine systems. *J Clin Invest* 99:1721–1728, 1997.
29. Irani AA, Schechter NM, Craig SS, et al: Two types of human mast cells that have distinct neutral protease compositions. *Proc Natl Acad Sci U S A* 83:4464–4468, 1986.
30. Galli SJ: New insights into "the riddle of the mast cells": Microenvironmental regulation of mast cell development and phenotypic heterogeneity. *Lab Invest* 62:5–33, 1990.
31. Siegmund R, Vogelsang H, Machnik A, et al: Surface membrane antigen alteration on blood basophils in patients with Hymenoptera venom allergy under immunotherapy. *J Allergy Clin Immunol* 106:1190–1195, 2000.
32. Juhlin L, Michaelsson G: A new syndrome characterised by absence of eosinophils and basophils. *Lancet* 1:1233–1235, 1977.
33. Tracey R, Smith H: An inherited anomaly of human eosinophils and basophils. *Blood Cells* 4:291–300, 1978.
34. Mitchell EB, Platts-Mills TA, Pereira RS, et al: Basophil and eosinophil deficiency in a patient with hypogammaglobulinemia associated with thymoma. *Birth Defects Orig Artic Ser* 19:331, 1983.
35. Dvorak AM, Mihm MC Jr, Dvorak HF: Morphology of delayed-type hypersensitivity reactions in man. II. Ultrastructural alterations affecting the microvasculature and the tissue mast cells. *Lab Invest* 34:179–191, 1976.
36. Arinobu Y, Iwasaki H, Gurish MF, et al: Developmental checkpoints of the basophil/mast cell lineages in adult murine hematopoiesis. *Proc Natl Acad Sci U S A* 102:18105–18110, 2005.
37. Qi X, Hong J, Chaves L, et al: Antagonistic regulation by the transcription factors C/EBPα and MITF specifies basophil and mast cell fates. *Immunity* 39:97–110, 2013.
38. Mukai K, BenBarak MJ, Tachibana M, et al: Critical role of P1-Runx1 in mouse basophil development. *Blood* 120:76–85, 2012.
39. Hastie R: A study of the ultrastructure of human basophil leukocytes. *Lab Invest* 31:223–231, 1974.
40. Ronnberg E, Melo FR, Pejler G: Mast cell proteoglycans. *J Histochem Cytochem* 60:950–962, 2012.
41. Rothenberg ME, Caulfield JP, Austen KF, et al: Biochemical and morphological characterization of basophilic leukocytes from two patients with myelogenous leukemia. *J Immunol* 138:2616–2625, 1987.
42. Metcalfe DD, Bland CE, Wasserman SI: Biochemical and functional characterization of proteoglycans isolated from basophils of patients with chronic myelogenous leukemia. *J Immunol* 132:1943–1950, 1984.
43. Porter JF, Mitchell RG: Distribution of histamine in human blood. *Physiol Rev* 52:361–381, 1972.
44. Wernersson S, Pejler G: Mast cell secretory granules: Armed for battle. *Nat Rev Immunol* 14:478–494, 2014.
45. Oh C, Suzuki S, Nakashima I, et al: Histamine synthesis by non-mast cells through mitogen-dependent induction of histidine decarboxylase. *Immunology* 65:143–148, 1988.
46. Xu X, Zhang D, Zhang H, et al: Neutrophil histamine contributes to inflammation in mycoplasma pneumonia. *J Exp Med* 203:2907–2917, 2006.
47. Saxena SP, Brandes LJ, Becker AB, et al: Histamine is an intracellular messenger mediating platelet aggregation. *Science* 243:1596–1599, 1989.
48. Galli SJ, Kitamura Y: Genetically mast-cell-deficient W/W^v and Sl/Sl^d mice. Their value for the analysis of the roles of mast cells in biologic responses *in vivo*. *Am J Pathol* 127:191–198, 1987.
49. Galli SJ, Kalesnikoff J, Grimbaldeston MA, et al: Mast cells as "tunable" effector and immunoregulatory cells: Recent advances. *Annu Rev Immunol* 23:749–786, 2005.
50. Galli SJ, Tsai M, Piliponsky AM: The development of allergic inflammation. *Nature* 454:445–454, 2008.
51. Galli SJ, Grimbaldeston M, Tsai M: Immunomodulatory mast cells: Negative, as well as positive, regulators of immunity. *Nat Rev Immunol* 8:478–486, 2008.
52. Gordon JR, Galli SJ: Mast-cells as a source of both preformed and immunologically inducible TNF-α cachectin. *Nature* 346:274–276, 1990.
53. Walsh LJ, Trinchieri G, Waldorf HA, et al: Human dermal mast cells contain and release tumor necrosis factor α, which induces endothelial leukocyte adhesion molecule 1. *Proc Natl Acad Sci U S A* 88:4220–4224, 1991.
54. de Paulis A, Prevete N, Fiorentino I, et al: Expression and functions of the vascular endothelial growth factors and their receptors in human basophils. *J Immunol* 177:7322–7331, 2006.
55. Min B: Basophils: What they "can do" versus what they "actually do". *Nat Immunol* 9:1333–1339, 2008.
56. Sullivan BM, Liang HE, Bando JK, et al: Genetic analysis of basophil function *in vivo*. *Nat Immunol* 12:527–535, 2011.
57. Karasuyama H, Mukai K, Obata K, et al: Nonredundant roles of basophils in immunity. *Annu Rev Immunol* 29:45–69, 2011.
58. Rivera J, Gilfillan AM: Molecular regulation of mast cell activation. *J Allergy Clin Immunol* 117:1214–1225; quiz 1226, 2006.
59. Kraft S, Kinet JP: New developments in FcεRI regulation, function and inhibition. *Nat Rev Immunol* 7:365–378, 2007.
60. Koshino T, Teshima S, Fukushima N, et al: Identification of basophils by immunohistochemistry in the airways of post-mortem cases of fatal asthma. *Clin Exp Allergy* 23:919–925, 1993.
61. Finkelman FD: Anaphylaxis: Lessons from mouse models. *J Allergy Clin Immunol* 120:506–515; quiz 516–517, 2007.
62. Jonsson F, Daeron M: Mast cells and company. *Front Immunol* 3:16, 2012.
63. Galli SJ, Tsai M, Marichal T, et al: Approaches for analyzing the roles of mast cells and their proteases *in vivo*. *Adv Immunol* 125:45–127, 2015.
64. Reber LL, Marichal T, Galli SJ: New models for analyzing mast cell functions *in vivo*. *Trends Immunol* 33:613–625, 2012.
65. Ebo DG, Bridts CH, Hagendorens MM, et al: Basophil activation test by flow cytometry: Present and future applications in allergology. *Cytometry B Clin Cytom* 74:201–210, 2008.
66. Wershil BK, Wang ZS, Gordon JR, et al: Recruitment of neutrophils during IgE-dependent cutaneous late phase reactions in the mouse is mast cell-dependent. Partial inhibition of the reaction with antiserum against tumor necrosis factor-alpha. *J Clin Invest* 87:446–453, 1991.
67. Mukai K, Matsuoka K, Taya C, et al: Basophils play a critical role in the development of IgE-mediated chronic allergic inflammation independently of T cells and mast cells. *Immunity* 23:191–202, 2005.
68. Ong YE, Menzies-Gow A, Barkans J, et al: Anti-IgE (omalizumab) inhibits late-phase reactions and inflammatory cells after repeat skin allergen challenge. *J Allergy Clin Immunol* 116:558–564, 2005.
69. Conner E, Bochner BS, Brummet M, et al: The effect of etanercept on the human cutaneous allergic response. *J Allergy Clin Immunol* 121:258–260, 2008.
70. Yu M, Tsai M, Tam SY, et al: Mast cells can promote the development of multiple features of chronic asthma in mice. *J Clin Invest* 116:1633–1641, 2006.
71. Yu M, Eckart MR, Morgan AA, et al: Identification of an IFN-γ/mast cell axis in a mouse model of chronic asthma. *J Clin Invest* 121:3133–3143, 2011.
72. MacGlashan DW Jr, Bochner BS, Adelman DC, et al: Down-regulation of FcεRI expression on human basophils during in vivo treatment of atopic patients with anti-IgE antibody. *J Immunol* 158:1438–1445, 1997.
73. Yamaguchi M, Lantz CS, Oettgen HC, et al: IgE enhances mouse mast cell FcεRI expression in vitro and in vivo: Evidence for a novel amplification mechanism in IgE-dependent reactions. *J Exp Med* 185:663–672, 1997.
74. Kawakami T, Galli SJ: Regulation of mast-cell and basophil function and survival by IgE. *Nat Rev Immunol* 2:773–786, 2002.
75. Matsuda K, Piliponsky AM, Iikura M, et al: Monomeric IgE enhances human mast cell chemokine production: IL-4 augments and dexamethasone suppresses the response. *J Allergy Clin Immunol* 116:1357–1363, 2005.
76. James LC, Roversi P, Tawfik DS: Antibody multispecificity mediated by conformational diversity. *Science* 299:1362–1367, 2003.
77. Galli SJ, Askenase PW. Cutaneous basophil hypersensitivity, in *The Reticuloendothelial System: A Comprehensive Treatise*, edited by Abramoff P, Phililps S, Escobar N, p 321. Plenum, New York, 1986.
78. Galli SJ, Nakae S, Tsai M: Mast cells in the development of adaptive immune responses. *Nat Immunol* 6:135–142, 2005.
79. Rodewald HR, Feyerabend TB: Widespread immunological functions of mast cells: Fact or fiction? *Immunity* 37:13–24, 2012.
80. McLachlan JB, Shelburne CP, Hart JP, et al: Mast cell activators: A new class of highly effective vaccine adjuvants. *Nat Med* 14:536–541, 2008.
81. Brown SJ, Galli SJ, Gleich GJ, et al: Ablation of immunity to Amblyomma americanum by anti-basophil serum: Cooperation between basophils and eosinophils in expression of immunity to ectoparasites (ticks) in guinea pigs. *J Immunol* 129:790–796, 1982.
82. Matsuda H, Watanabe N, Kiso Y, et al: Necessity of IgE antibodies and mast cells for manifestation of resistance against larval *Haemaphysalis longicornis* ticks in mice. *J Immunol* 144:259–262, 1990.
83. Abraham SN, St John AL: Mast cell-orchestrated immunity to pathogens. *Nat Rev Immunol* 10:440–452, 2010.
84. Di Nardo A, Vitiello A, Gallo RL: Cutting edge: Mast cell antimicrobial activity is mediated by expression of cathelicidin antimicrobial peptide. *J Immunol* 170:2274–2278, 2003.
85. Maurer M, Wedemeyer J, Metz M, et al: Mast cells promote homeostasis by limiting endothelin-1-induced toxicity. *Nature* 432:512–516, 2004.
86. Schneider LA, Schlenner SM, Feyerabend TB, et al: Molecular mechanism of mast cell mediated innate defense against endothelin and snake venom sarafotoxin. *J Exp Med* 204:2629–2639, 2007.
87. Piliponsky AM, Chen CC, Nishimura T, et al: Neurotensin increases mortality and mast cells reduce neurotensin levels in a mouse model of sepsis. *Nat Med* 14:392–398, 2008.
88. Mallen-St Clair J, Pham CT, Villalta SA, et al: Mast cell dipeptidyl peptidase I mediates survival from sepsis. *J Clin Invest* 113:628–634, 2004.
89. Chan CY, St John AL, Abraham SN: Mast cell interleukin-10 drives localized tolerance in chronic bladder infection. *Immunity* 38:349–359, 2013.
90. Bannert N, Farzan M, Friend DS, et al: Human mast cell progenitors can be infected by macrophagetropic human immunodeficiency virus type 1 and retain virus with maturation in vitro. *J Virol* 75:10808–10814, 2001.
91. Sundstrom JB, Little DM, Villinger F, et al: Signaling through Toll-like receptors triggers HIV-1 replication in latently infected mast cells. *J Immunol* 172:4391–4401, 2004.
92. Sundstrom JB, Ellis JE, Hair GA, et al: Human tissue mast cells are an inducible reservoir of persistent HIV infection. *Blood* 109:5293–5300, 2007.
93. Li Y, Li LX, Wadley R, et al: Mast cells/basophils in the peripheral blood of allergic individuals who are HIV-1 susceptible due to their surface expression of CD4 and the chemokine receptors CCR3, CCR5, and CXCR4. *Blood* 97:3484–3490, 2001.
94. St John AL, Rathore AP, Yap H, et al: Immune surveillance by mast cells during dengue infection promotes natural killer (NK) and NKT-cell recruitment and viral clearance. *Proc Natl Acad Sci U S A* 108:9190–9195, 2011.
95. Profet M: The function of allergy: Immunological defense against toxins. *Q Rev Biol* 66:23–62, 1991.

96. Metz M, Piliponsky AM, Chen CC, et al: Mast cells can enhance resistance to snake and honeybee venoms. *Science* 313:526–530, 2006.
97. Haftenberger M, Laussmann D, Ellert U, et al: [Prevalence of sensitisation to aeraoallergens and food allergens: Results of the German Health Interview and Examination Survey for Adults (DEGS1)] [in German]. *Bundesgesundheitsblatt Gesundheitsforschung Gesundheitsschutz* 56:687–697, 2013.
98. Marichal T, Starkl P, Reber LL, et al: A beneficial role for immunoglobulin E in host defense against honeybee venom. *Immunity* 39:963–975, 2013.
99. Akahoshi M, Song CH, Piliponsky AM, et al: Mast cell chymase reduces the toxicity of Gila monster venom, scorpion venom, and vasoactive intestinal polypeptide in mice. *J Clin Invest* 121:4180–4191, 2011.
100. Palm NW, Rosenstein RK, Medzhitov R: Allergic host defences. *Nature* 484:465–472, 2012.
101. Brandt EB, Strait RT, Hershko D, et al: Mast cells are required for experimental oral allergen-induced diarrhea. *J Clin Invest* 112:1666–1677, 2003.
102. Shelley WB, Parnes HM: The absolute basophil count. *JAMA* 192:368–370, 1965.
103. Thonnard-Neumann E: Studies of basophils, variations with age and sex. *Acta Haematol* 30:221–228, 1963.
104. Chavance M, Herbeth B, Kauffmann F: Seasonal patterns of circulating basophils. *Int Arch Allergy Appl Immunol* 86:462–464, 1988.
105. Shelley WB, Juhlin L: A new test for detecting anaphylactic sensitivity: The basophil reaction. *Nature* 191:1056–1058, 1961.
106. Grattan CE, Dawn G, Gibbs S, et al: Blood basophil numbers in chronic ordinary urticaria and healthy controls: Diurnal variation, influence of loratadine and prednisolone and relationship to disease activity. *Clin Exp Allergy* 33:337–341, 2003.
107. Juhlin L: Basophil and eosinophil leukocyted in various internal disorders. *Acta Med Scand* 174:249–254, 1963.
108. Juhlin L: The effect of corticotrophin and corticosteroids on the basophil and eosinophil granulocytes. *Acta Haematol* 29:157–165, 1963.
109. Malveaux FJ, Conroy MC, Adkinson NF Jr, et al: IgE receptors on human basophils. Relationship to serum IgE concentration. *J Clin Invest* 62:176–181, 1978.
110. Lantz CS, Yamaguchi M, Oettgen HC, et al: IgE regulates mouse basophil FcεRI expression in vivo. *J Immunol* 158:2517–2521, 1997.
111. Juhlin L: Basophil leukocytes in ulcerative colitis. *Acta Med Scand* 173:351–359, 1963.
112. Athreya BH, Moser G, Raghavan TE: Increased circulating basophils in juvenile rheumatoid arthritis. A preliminary report. *Am J Dis Child* 129:935–937, 1975.
113. Fredericks RE, Moloney WC: The basophilic granulocyte. *Blood* 14, 1959.
114. Spiers AS, Bain BJ, Turner JE: The peripheral blood in chronic granulocytic leukaemia. Study of 50 untreated Philadelphia-positive cases. *Scand J Haematol* 18:25–38, 1977.
115. Kamada N, Uchino H: Chronologic sequence in appearance of clinical and laboratory findings characteristic of chronic myelocytic leukemia. *Blood* 51:843–850, 1978.
116. Drewinko B, Bollinger P, Brailas C, et al: Flow cytochemical patterns of white blood cells in human haematopoietic malignancies. II. Chronic leukaemias. *Br J Haematol* 67:157–165, 1987.
117. Denburg JA, Browman G: Prognostic implications of basophil differentiation in chronic myeloid leukemia. *Am J Hematol* 27:110–114, 1988.
118. Goh KO, Anderson FW: Cytogenetic studies in basophilic chronic myelocytic leukemia. *Arch Pathol Lab Med* 103:288–290, 1979.
119. Denburg JA, Wilson WE, Goodacre R, et al: Chronic myeloid leukaemia: Evidence for basophil differentiation and histamine synthesis from cultured peripheral blood cells. *Br J Haematol* 45:13–21, 1980.
120. Parkin JL, McKenna RW, Brunning RD: Philadelphia chromosome-positive blastic leukaemia: Ultrastructural and ultracytochemical evidence of basophil and mast cell differentiation. *Br J Haematol* 52:663–677, 1982.
121. Zucker-Franklin D: Ultrastructural evidence for the common origin of human mast cells and basophils. *Blood* 56:534–540, 1980.
122. Soler J, O'Brien M, de Castro JT, et al: Blast crisis of chronic granulocytic leukemia with mast cell and basophilic precursors. *Am J Clin Pathol* 83:254–259, 1985.
123. Weil SC, Hrisinko MA: A hybrid eosinophilic-basophilic granulocyte in chronic granulocytic leukemia. *Am J Clin Pathol* 87:66–70, 1987.
124. Gabriel LC, Escribano LM, Marie JP, et al: Peroxidase activity in circulating mast cells in blast crisis of chronic granulocytic leukemia. Comparative studies with basophils and cutaneous mast cells. *Am J Clin Pathol* 86:212–219, 1986.
125. Youman JD, Taddeini L, Cooper T: Histamine excess symptoms in basophilic chronic granulocytic leukemia. *Arch Intern Med* 131:560–562, 1973.
126. Rosenthal S, Schwartz JH, Canellos GP: Basophilic chronic granulocytic leukaemia with hyperhistaminaemia. *Br J Haematol* 36:367–372, 1977.
127. Valimaki M, Vuopio P, Salaspuro M: Plasma histamine and serum pepsinogen I concentrations in chronic myelogenous leukaemia. *Acta Med Scand* 217:89–93, 1985.
128. Anderson W, Helman CA, Hirschowitz BI: Basophilic leukemia and the hypersecretion of gastric acid and pepsin. *Gastroenterology* 95:195–198, 1988.
129. Xue YQ, Guo Y, Lu DR, et al: A case of basophilic leukemia bearing simultaneous translocations t(8;21) and t(9;22). *Cancer Genet Cytogenet* 51:215–221, 1991.
130. Cccio A, Dini E, Quattrin N: Initial electron microscopy studies in 2 cases of acute basophilic leukemia. *Boll Soc Ital Biol Sper* 46:459–462, 1970.
131. Dvorak AM, Dickersin GR, Connell A, et al: Degranulation mechanisms in human leukemic basophils. *Clin Immunol Immunopathol* 5:235–246, 1976.
132. Quattrin N: Follow-up of sixty two cases of acute basophilic leukemia. *Biomedicine* 28:72–79, 1978.
133. Wick MR, Li CY, Pierre RV: Acute nonlymphocytic leukemia with basophilic differentiation. *Blood* 60:38–45, 1982.
134. Lertprasertsuke N, Tsutsumi Y: An unusual form of chronic myeloproliferative disorder. Aleukemic basophilic leukemia. *Acta Pathol Jpn* 41:73–81, 1991.
135. Peterson LC, Parkin JL, Arthur DC, et al: Acute basophilic leukemia. A clinical, morphologic, and cytogenetic study of eight cases. *Am J Clin Pathol* 96:160–170, 1991.
136. Shvidel L, Shaft D, Stark B, et al: Acute basophilic leukaemia: Eight unsuspected new cases diagnosed by electron microscopy. *Br J Haematol* 120:774–781, 2003.
137. Arber DA, Brunning RD, Orazi A, et al: Acute myeloid leukaemia, not otherwise specified, in *WHO Classification of Tumours of Haematopoietic and Lymphoid Tissues*, edited by Swerdlow SH, Campo E, Harris NL, Jaffe ES, Pileri SA, Stein H, Thiele J, Vardiman JW. p 130. IARC Press, Lyon, 2008.
138. Staal-Viliare A, Latger-Cannard V, Rault JP, et al: A case of de novo acute basophilic leukaemia: Diagnostic criteria and review of the literature. *Ann Biol Clin (Paris)* 64:361–365, 2006.
139. Staal-Viliare A, Latger-Cannard V, Didion J, et al: CD203c+/CD117–, an useful phenotype profile for acute basophilic leukaemia diagnosis in cases of undifferentiated blasts. *Leuk Lymphoma* 48:439–441, 2007.
140. Dastugue N, Duchayne E, Kuhlein E, et al: Acute basophilic leukaemia and translocation t(X;6)(p11;q23). *Br J Haematol* 98:170–176, 1997.
141. Quelen C, Lippert E, Struski S, et al: Identification of a transforming MYB-GATA1 fusion gene in acute basophilic leukemia: A new entity in male infants. *Blood* 117:5719–5722, 2011.
142. Pearson MG, Vardiman JW, Le Beau MM, et al: Increased numbers of marrow basophils may be associated with a t(6;9) in ANLL. *Am J Hematol* 18:393–403, 1985.
143. Horsman DE, Kalousek DK: Acute myelomonocytic leukemia (AML-M4) and translocation t(6;9)(p23);q34): Two additional patients with prominent myelodysplasia. *Am J Hematol* 26:77–82, 1987.
144. Matsuura Y, Sato N, Kimura F, et al: An increase in basophils in a case of acute myelomonocytic leukaemia associated with marrow eosinophilia and inversion of chromosome 16. *Eur J Haematol* 39:457–461, 1987.
145. Hoyle CF, Sherrington P, Hayhoe FG: Translocation (3;6)(q21;p21) in acute myeloid leukemia with abnormal thrombopoiesis and basophilia. *Cancer Genet Cytogenet* 30:261–267, 1988.
146. Nacheva EP, Grace CD, Brazma D, et al: Does BCR/ABL1 positive acute myeloid leukaemia exist? *Br J Haematol* 161:541–550, 2013.
147. Alsabeh R, Brynes RK, Slovak ML, et al: Acute myeloid leukemia with t(6;9) (p23;q34): Association with myelodysplasia, basophilia, and initial CD34 negative immunophenotype. *Am J Clin Pathol* 107:430–437, 1997.
148. Slovak ML, Gundacker H, Bloomfield CD, et al: A retrospective study of 69 patients with t(6;9)(p23;q34) AML emphasizes the need for a prospective, multicenter initiative for rare "poor prognosis" myeloid malignancies. *Leukemia* 20:1295–1297, 2006.
149. Oyarzo MP, Lin P, Glassman A, et al: Acute myeloid leukemia with t(6;9)(p23;q34) is associated with dysplasia and a high frequency of *flt3* gene mutations. *Am J Clin Pathol* 122:348–358, 2004.
150. Le Beau MM, Larson RA, Bitter MA, et al: Association of an inversion of chromosome 16 with abnormal marrow eosinophils in acute myelomonocytic leukemia. A unique cytogenetic-clinicopathological association. *N Engl J Med* 309:630–636, 1983.
151. Lewis RA, Goetzl EJ, Wasserman SI, et al: The release of four mediators of immediate hypersensitivity from human leukemic basophils. *J Immunol* 114:87–92, 1975.
152. Travis WD, Li CY, Bergstralh EJ, et al: Systemic mast cell disease. Analysis of 58 cases and literature review. *Medicine (Baltimore)* 67:345–368, 1988.
153. Tsai M, Shih LS, Newlands GF, et al: The rat *c-kit* ligand, stem cell factor, induces the development of connective tissue-type and mucosal mast cells in vivo. Analysis by anatomical distribution, histochemistry, and protease phenotype. *J Exp Med* 174:125–131, 1991.
154. Irani AA, Garriga MM, Metcalfe DD, et al: Mast cells in cutaneous mastocytosis: Accumulation of the MCTC type. *Clin Exp Allergy* 20:53–58, 1990.
155. Schwartz LB, Metcalfe DD, Miller JS, et al: Tryptase levels as an indicator of mast-cell activation in systemic anaphylaxis and mastocytosis. *N Engl J Med* 316:1622–1626, 1987.
156. Weidner N, Horan RF, Austen KF: Mast-cell phenotype in indolent forms of mastocytosis. Ultrastructural features, fluorescence detection of avidin binding, and immunofluorescent determination of chymase, tryptase, and carboxypeptidase. *Am J Pathol* 140:847–857, 1992.
157. Weidner N, Austen KF: Heterogeneity of mast-cells at multiple body sites-fluorescent determination of avidin binding and immunofluorescent determination of chymase, tryptase, and carboxypeptidase content. *Pathol Res Pract* 189:156–162, 1993.
158. Lavker RM, Schechter NM: Cutaneous mast cell depletion results from topical corticosteroid usage. *J Immunol* 135:2368–2373, 1985.
159. Irani AM, Craig SS, DeBlois G, et al: Deficiency of the tryptase-positive, chymase-negative mast cell type in gastrointestinal mucosa of patients with defective T lymphocyte function. *J Immunol* 138:4381–4386, 1987.
160. Garriga MM, Friedman MM, Metcalfe DD: A survey of the number and distribution of mast cells in the skin of patients with mast cell disorders. *J Allergy Clin Immunol* 82:425–432, 1988.
161. Malone DG, Irani AM, Schwartz LB, et al: Mast cell numbers and histamine levels in synovial fluids from patients with diverse arthritides. *Arthritis Rheum* 29:956–963, 1986.
162. Malone DG, Wilder RL, Saavedra-Delgado AM, et al: Mast cell numbers in rheumatoid synovial tissues. Correlations with quantitative measures of lymphocytic infiltration and modulation by antiinflammatory therapy. *Arthritis Rheum* 30:130–137, 1987.
163. Frame B, Nixon RK: Bone-marrow mast cells in osteoporosis of aging. *N Engl J Med* 279:626–630, 1968.
164. Lennert K, Parwaresch MR: Mast cells and mast cell neoplasia: A review. *Histopathology* 3:349–365, 1979.
165. Barrett KE, Neva FA, Gam AA, et al: The immune response to nematode parasites: Modulation of mast cell numbers and function during *Strongyloides stercoralis* infections in nonhuman primates. *Am J Trop Med Hyg* 38:574–581, 1988.
166. Bowers HM Jr, Mahapatro RC, Kennedy JW: Numbers of mast cells in the axillary lymph nodes of breast cancer patients. *Cancer* 43:568–573, 1979.
167. Yoo D, Lessin LS, Jensen WN: Bone-marrow mast cells in lymphoproliferative disorders. *Ann Intern Med* 88:753–757, 1978.
168. Yoo D, Lessin LS: Bone marrow mast cell content in preleukemic syndrome. *Am J Med* 73:539–542, 1982.
169. Fohlmeister I, Reber T, Fischer R: Bone marrow mast cell reaction in preleukaemic myelodysplasia and in aplastic anaemia. *Virchows Arch A Pathol Anat Histopathol*

405:503–509, 1985.

170. Unna PG: Beitrage zur anatomic und pathogenese der urticaria simplex und pigmentosa. *Mscch Prakt Dermatol* 6:EH1, 1887.

171. Nettleship E, Tay W, Med J: Rare forms of urticaria. *Br Med J* 2:323–330, 1869.

172. Sangster A: An anomalous mottled rash, accompanied by pruritus, factious urticaria and pigmentation, "urticaria pigmentosa (?)." *Trans Clin Soc Lond* 11:161, 1878.

173. Ellis JM: Urticaria pigmentosa; a report of a case with autopsy. *Arch Pathol* 48:426–435, 1949.

174. Carter MC, Metcalfe DD, Komarow HD: Mastocytosis. *Immunol Allergy Clin North Am* 34:181–196, 2014.

175. Soter NA: Mastocytosis and the skin. *Hematol Oncol Clin North Am* 14:537–555, vi, 2000.

176. Horny HP, Metcalfe DD, Bennett JM, et al: Mastocytosis, in *WHO Classification of Tumours of Haematopoietic and Lymphoid Tissues* edited by Swerdlow SH, Campo E, Harris NL, Jaffe ES, Pileri SA, Stein H, Thiele J, Vardiman JW. p 54. IARC Press, Lyon, 2008.

177. Furitsu T, Tsujimura T, Tono T, et al: Identification of mutations in the coding sequence of the proto-oncogene c-*kit* in a human mast cell leukemia cell line causing ligand-independent activation of c-kit product. *J Clin Invest* 92:1736–1744, 1993.

178. Nagata H, Worobec AS, Oh CK, et al: Identification of a point mutation in the catalytic domain of the protooncogene c-*kit* in peripheral blood mononuclear cells of patients who have mastocytosis with an associated hematologic disorder. *Proc Natl Acad Sci U S A* 92:10560–10564, 1995.

179. Longley BJ, Tyrrell L, Lu SZ, et al: Somatic c-*KIT* activating mutation in urticaria pigmentosa and aggressive mastocytosis: Establishment of clonality in a human mast cell neoplasm. *Nat Genet* 12:312–314, 1996.

180. Nagata H, Okada T, Worobec AS, et al: C-*kit* mutation in a population of patients with mastocytosis. *Int Arch Allergy Immunol* 113:184–186, 1997.

181. Valent P: Mastocytosis: A paradigmatic example of a rare disease with complex biology and pathology. *Am J Cancer Res* 3:159–172, 2013.

182. Akin C, Fumo G, Yavuz AS, et al: A novel form of mastocytosis associated with a transmembrane c-kit mutation and response to imatinib. *Blood* 103:3222–3225, 2004.

183. Lahortiga I, Akin C, Cools J, et al: Activity of imatinib in systemic mastocytosis with chronic basophilic leukemia and a PRKG2-PDGFRB fusion. *Haematologica* 93:49–56, 2008.

184. Hirota S, Isozaki K, Moriyama Y, et al: Gain-of-function mutations of c-*kit* in human gastrointestinal stromal tumors. *Science* 279:577–580, 1998.

185. Schwaab J, Schnittger S, Sotlar K, et al: Comprehensive mutational profiling in advanced systemic mastocytosis. *Blood* 122:2460–2466, 2013.

186. Castells M, Metcalfe DD, Escribano L: Diagnosis and treatment of cutaneous mastocytosis in children: Practical recommendations. *Am J Clin Dermatol* 12:259–270, 2011.

187. Travis WD, Li CY: Pathology of the lymph node and spleen in systemic mast cell disease. *Mod Pathol* 1:4–14, 1988.

188. Mican JM, Di Bisceglie AM, Fong TL, et al: Hepatic involvement in mastocytosis: Clinicopathologic correlations in 41 cases. *Hepatology* 22:1163–1170, 1995.

189. Lawrence JB, Friedman BS, Travis WD, et al: Hematologic manifestations of systemic mast cell disease: A prospective study of laboratory and morphologic features and their relation to prognosis. *Am J Med* 91:612–624, 1991.

190. Horny HP, Ruck MT, Kaiserling E: Spleen findings in generalized mastocytosis. A clinicopathologic study. *Cancer* 70:459–468, 1992.

191. Horny HP, Parwaresch MR, Lennert K: Bone marrow findings in systemic mastocytosis. *Hum Pathol* 16:808–814, 1985.

192. Ridell B, Olafsson JH, Roupe G, et al: The bone marrow in urticaria pigmentosa and systemic mastocytosis. Cell composition and mast cell density in relation to urinary excretion of tele-methylimidazoleacetic acid. *Arch Dermatol* 122:422–427, 1986.

193. Kettelhut BV, Parker RI, Travis WD, et al: Hematopathology of the bone marrow in pediatric cutaneous mastocytosis. A study of 17 patients. *Am J Clin Pathol* 91:558–562, 1989.

194. Parker RI: Hematologic aspects of systemic mastocytosis. *Hematol Oncol Clin North Am* 14:557–568, 2000.

195. Valent P, Sotlar K, Sperr WR, et al: Refined diagnostic criteria and classification of mast cell leukemia (MCL) and myelomastocytic leukemia (MML): A consensus proposal. *Ann Oncol* 25:1691–1700, 2014.

196. Yang F, Tran TA, Carlson JA, et al: Paraffin section immunophenotype of cutaneous and extracutaneous mast cell disease: Comparison to other hematopoietic neoplasms. *Am J Surg Pathol* 24:703–709, 2000.

197. Escribano L, Diaz-Agustin B, Lopez A, et al: Immunophenotypic analysis of mast cells in mastocytosis: When and how to do it. Proposals of the Spanish Network on Mastocytosis (REMA). *Cytometry B Clin Cytom* 58:1–8, 2004.

198. Brockow K, Jofer C, Behrendt H, et al: Anaphylaxis in patients with mastocytosis: A study on history, clinical features and risk factors in 120 patients. *Allergy* 63:226–232, 2008.

199. Cherner JA, Jensen RT, Dubois A, et al: Gastrointestinal dysfunction in systemic mastocytosis. A prospective study. *Gastroenterology* 95:657–667, 1988.

200. Akin C, Soto D, Brittain E, et al: Tryptase haplotype in mastocytosis: Relationship to disease variant and diagnostic utility of total tryptase levels. *Clin Immunol* 123:268–271, 2007.

201. Kristensen T, Vestergaard H, Bindslev-Jensen C, et al: Sensitive KIT D816V mutation analysis of blood as a diagnostic test in mastocytosis. *Am J Hematol* 89:493–498, 2014.

202. Siebenhaar F, Akin C, Bindslev-Jensen C, et al: Treatment strategies in mastocytosis. *Immunol Allergy Clin North Am* 34:433–447, 2014.

203. Frieri M, Alling DW, Metcalfe DD: Comparison of the therapeutic efficacy of cromolyn sodium with that of combined chlorpheniramine and cimetidine in systemic mastocytosis. Results of a double-blind clinical trial. *Am J Med* 78:9–14, 1985.

204. Robyn J, Metcalfe DD: Systemic mastocytosis. *Adv Immunol* 89:169–243, 2006.

205. Soter NA, Austen KF, Wasserman SI: Oral disodium cromoglycate in the treatment of systemic mastocytosis. *N Engl J Med* 301:465–469, 1979.

206. Czarnetzki BM: A double-blind cross-over study of the effect of ketotifen in urticaria pigmentosa. *Dermatologica* 166:44–47, 1983.

207. Kettelhut BV, Berkebile C, Bradley D, et al: A double-blind, placebo-controlled, crossover trial of ketotifen versus hydroxyzine in the treatment of pediatric mastocytosis. *J Allergy Clin Immunol* 83:866–870, 1989.

208. Barton J, Lavker RM, Schechter NM, et al: Treatment of urticaria pigmentosa with corticosteroids. *Arch Dermatol* 121:1516–1523, 1985.

209. Kolde G, Frosch PJ, Czarnetzki BM: Response of cutaneous mast cells to PUVA in patients with urticaria pigmentosa: Histomorphometric, ultrastructural, and biochemical investigations. *J Invest Dermatol* 83:175–178, 1984.

210. Reisberg IR, Oyakawa S: Mastocytosis with malabsorption, myelofibrosis, and massive ascites. *Am J Gastroenterol* 82:54–60, 1987.

211. Kluin-Nelemans HC, Jansen JH, Breukelman H, et al: Response to interferon alfa-2b in a patient with systemic mastocytosis. *N Engl J Med* 326:619–623, 1992.

212. Lim KH, Pardanani A, Tefferi A: KIT and mastocytosis. *Acta Haematol* 119:194–198, 2008.

213. Gromke T, Elmaagacli AH, Ditschkowski M, et al: Delayed graft-versus-mast-cell effect on systemic mastocytosis with associated clonal haematological non-mast cell lineage disease after allogeneic transplantation. *Bone Marrow Transplant* 48:732–733, 2013.

214. Fodinger M, Fritsch G, Winkler K, et al: Origin of human mast cells: Development from transplanted hematopoietic stem cells after allogeneic bone marrow transplantation. *Blood* 84:2954–2959, 1994.

215. Przepiorka D, Giralt S, Khouri I, et al: Allogeneic marrow transplantation for myeloproliferative disorders other than chronic myelogenous leukemia: Review of forty cases. *Am J Hematol* 57:24–28, 1998.

216. Nakamura R, Chakrabarti S, Akin C, et al: A pilot study of nonmyeloablative allogeneic hematopoietic stem cell transplant for advanced systemic mastocytosis. *Bone Marrow Transplant* 37:353–358, 2006.

217. Buchdunger E, Cioffi CL, Law N, et al: Abl protein-tyrosine kinase inhibitor STI571 inhibits in vitro signal transduction mediated by c-kit and platelet-derived growth factor receptors. *J Pharmacol Exp Ther* 295:139–145, 2000.

218. Druker BJ, Tamura S, Buchdunger E, et al: Effects of a selective inhibitor of the Abl tyrosine kinase on the growth of Bcr-Abl positive cells. *Nat Med* 2:561–566, 1996.

219. Ma Y, Zeng S, Metcalfe DD, et al: The c-*KIT* mutation causing human mastocytosis is resistant to STI571 and other KIT kinase inhibitors; kinases with enzymatic site mutations show different inhibitor sensitivity profiles than wild-type kinases and those with regulatory-type mutations. *Blood* 99:1741–1744, 2002.

220. Zermati Y, De Sepulveda P, Feger F, et al: Effect of tyrosine kinase inhibitor STI571 on the kinase activity of wild-type and various mutated c-kit receptors found in mast cell neoplasms. *Oncogene* 22:660–664, 2003.

221. Akin C, Brockow K, D'Ambrosio C, et al: Effects of tyrosine kinase inhibitor STI571 on human mast cells bearing wild-type or mutated c-kit. *Exp Hematol* 31:686–692, 2003.

222. Pardanani A: Systemic mastocytosis in adults: 2013 update on diagnosis, risk stratification, and management. *Am J Hematol* 88:612–624, 2013.

223. Ustun C, DeRemer DL, Akin C: Tyrosine kinase inhibitors in the treatment of systemic mastocytosis. *Leuk Res* 35:1143–1152, 2011.

224. Klion AD, Noel P, Akin C, et al: Elevated serum tryptase levels identify a subset of patients with a myeloproliferative variant of idiopathic hypereosinophilic syndrome associated with tissue fibrosis, poor prognosis, and imatinib responsiveness. *Blood* 101:4660–4666, 2003.

225. Maric I, Robyn J, Metcalfe DD, et al: KIT D816V-associated systemic mastocytosis with eosinophilia and FIP1L1/PDGFRA-associated chronic eosinophilic leukemia are distinct entities. *J Allergy Clin Immunol* 120:680–687, 2007.

226. Valent P, Akin C, Escribano L, et al: Standards and standardization in mastocytosis: Consensus statements on diagnostics, treatment recommendations and response criteria. *Eur J Clin Invest* 37:435–453, 2007.

227. Akin C, Valent P, Metcalfe DD: Mast cell activation syndrome: Proposed diagnostic criteria. *J Allergy Clin Immunol* 126:1099–104 e4, 2010.

228. Valent P, Akin C, Arock M, et al: Definitions, criteria and global classification of mast cell disorders with special reference to mast cell activation syndromes: A consensus proposal. *Int Arch Allergy Immunol* 157:215–225, 2012.

229. Friedman B, Darling G, Norton J, et al: Splenectomy in the management of systemic mast cell disease. *Surgery* 107:94–100, 1990.

230. Brockow K, Scott LM, Worobec AS, et al: Regression of urticaria pigmentosa in adult patients with systemic mastocytosis: Correlation with clinical patterns of disease. *Arch Dermatol* 138:785–790, 2002.

231. Valentini CG, Rondoni M, Pogliani EM, et al: Mast cell leukemia: A report of ten cases. *Ann Hematol* 87:505–508, 2008.

第64章
中性粒细胞异常的分类和临床表现

Marshall A. Lichtman

摘要

中性粒细胞疾病可以分为缺失(即中性粒细胞减少症)、过度(即中性粒细胞增多症)以及定性异常。中性粒细胞减少易导致严重的感染,而中性粒细胞增多往往是潜在的炎症或肿瘤的一种临床表现,但其本身并不会产生任何后果。中性粒细胞定性异常则会因细胞迁移至炎症部位或杀灭微生物的能力缺陷而导致感染。中性粒细胞减少可能源于遗传性疾病,这种患者在儿童时期就有明显症状表现(比如严重先天性中性粒细胞减少症Kostmann综合征),但获得性疾病更普遍。中性粒细胞减少最常见的原因是药物的毒副作用,也有些中性粒细胞减少的病例没有明显的诱因。中性粒细胞减少对机体的影响由引起中性粒细胞减少的机制、血液中性粒细胞数减少的严重程度、减少的速度和持续时间共同决定。中性粒细胞也被认为可介导血管或组织的损伤。表64-1列出了有关中性粒细胞定量和定性疾病的一个全面详细的分类。

● 分类

表64-1列出了原发性中性粒细胞数量或功能缺陷相关的疾病。而中性粒细胞减少或者增多也可能作为影响多种血细胞谱系疾病的部分表现,如骨髓浸润性疾病、多能骨髓造血细胞的内因性疾病或者血循环中多种血细胞的消耗。这些疾病未包含在此分类中,但将在本文的其他章节中讨论。这一分类和章节主要关注那些中性粒细胞是唯一或主要受累细胞的疾病。

目前很难用病理生理学方法对中性粒细胞疾病进行分类,用于测量由于骨髓前体细胞发育不良或大量凋亡引起的生成减少或中性粒细胞破坏加速的机制的技术比研究红细胞或血小板浓度降低的技术更为困难和复杂。这主要是因为血液中中性粒细胞的浓度本身就很低,在中性粒细胞减少状态下,应用放射标记技术研究自体中性粒细胞动力学就更加困难。血液中中性粒细胞存在于两个隔室(聚集在血管床边缘的细胞及与之不同的在血液中循环并可通过计数检测到的中性粒细胞[参见第65章]),循环中中性粒细胞的随机消失,中性粒细胞循环时间短,缺乏能够检测组织中性粒细胞隔室容量的实用技术,中性粒细胞由于细胞凋亡或从组织中分泌消失引起的中性粒细胞减少,这些都使多隔室动力学分析变得更为困难。另外,中性粒细胞减少症并不常见,很少有实验室能够或准备好进行必要的研究以阐明这些零星病例的发生机制。因此,探讨中性粒细胞减少的病理生理学的努力获得的成功比研究红细胞或血小板的少得多。所以中性粒细胞减少症的分类部分是病理生理性的,另一部分只是描述性的(表64-1)。这个分类尽管不完善,但是仍然为中性粒细胞疾病的病因研究及机制探索提供了一个很好的交流平台。

除以下两个方面外,该分类绝大部分是很确切的。首先,发生于儿童期(先天性或遗传性)的综合征被归类于中性粒细胞生成减少,而其本应属于慢性再生不良性中性白细胞减少症或慢性特发性中性粒细胞减少症;但是它们似乎拥有特别的吸引力。该病特有的病情以及发病机制需要在与之相关的突变确定之后才能进一步划分。皮尔森综合征[1,2]、范科尼综合征[3,4]和先天性角化不良[5,6]这三种与中性粒细胞减少相关的儿童综合征,由于存在累及全血细胞系列的抑制而未纳入本章节的讨论范围(参见第35章)。

其次,需要阐述的是慢性特发性中性粒细胞减少。这个分组包括:①骨髓细胞正常,但是由于粒细胞减少而细胞生成代偿性增加不足的病例;②由于骨髓中性粒细胞和晚期前体细胞凋亡导致的明显无效的中性粒细胞大量增生的病例。与增生不良性粒细胞减少患者骨髓中粒系前体细胞显著减少或缺失不同,特发性中性粒细胞减少症患者的骨髓中存在一定的前体细胞,但是有效粒细胞生成的程度较低。已发现多种突变可以造成遗传性或散发的中性粒细胞减少综合征。如研究发现,丝氨酸蛋白酶中心粒细胞弹性蛋白酶2基因(ELANE)突变存在于70%患严重先天性中性粒细胞减少症的常染色体显性病例以及大多数周期性中性粒细胞减少症患者中[7]。Kostmann综合征是由HAX1基因突变[8]引起的严重的先天性中性粒细胞减少症的常染色体隐性形式。一些严重的先天性中性粒细胞减少症病例还与GPI1,G6PC3及其他基因突变有关[9~11]。有证据表明,这些突变可使BCL-2家族抗凋亡蛋白下调、促凋亡的FAS受体上调或通过其他凋亡增强途径,最终导致骨髓中性粒细胞系前体细胞凋亡(参见第65章)。有关单基因先天性中性粒细胞减少症和那些疾病的额外造血表现中遗传突变的全面信息可见于儿童血液肿瘤登记服务处中性粒细胞减少部的一本出版物中[12]。

中性粒细胞定性异常影响了它们进入循环系统、离开循环系统、进入炎性渗出部位、吞噬或杀死微生物的能力。关于这些异常的叙述详见第66章。

简写和缩略词

CD,分化群(cluster of differentiation);G-CSF,粒细胞集落刺激因子(granulocyte colony-stimulating factor);HLA-DR,人白细胞抗原D相关抗原(human leukocyte antigen-D related)。

表 64-1　中性粒细胞疾病分类

I 中性粒细胞数量异常
　A. 中性粒细胞减少症[12,13]
　　1. 中性粒细胞生成减少
　　　a. 先天性严重中性粒细胞减少症（Kostmann 综合征及相关疾病）[14,15]
　　　b. 网状细胞发育不全（先天性白细胞减少）[16,17]
　　　c. 中性粒细胞减少及胰腺外分泌功能障碍（Shwachman-Diamond 综合征）[13,18]
　　　d. 中性粒细胞减少症及免疫球蛋白异常综合征（如高 IgM 综合征）[19~21]
　　　e. 中性粒细胞减少症及细胞免疫紊乱（软骨毛发发育不全）[22,23]
　　　f. 智力迟钝，畸形，中性粒细胞减少症（Cohen 综合征）[24,25]
　　　g. X 染色体连锁的心肌病及中性粒细胞减少症（Barth 综合征）[26,27]
　　　h. 先天性骨髓粒细胞缺乏症[28,29]
　　　i. 疣，低丙种球蛋白血症感染，先天性骨髓粒细胞缺乏症（WHIM）综合征[30,31]
　　　j. 新生儿中性粒细胞减少症和母亲高血压[32,33]
　　　k. Griscelli 综合征[34]
　　　l. 糖原累积症 1b[35]
　　　m. Hermansky-Pudlak 综合征 2[36,37]
　　　n. Wiskott-Aldrich 综合征[38]
　　　o. 慢性发育不全性中性粒细胞减少症
　　　　（1）药物诱导[39~42]
　　　　（2）周期性[43,44]
　　　　（3）支链氨基酸血症[45]
　　　p. 急性发育不全性中性粒细胞减少症
　　　　（1）药物诱导[39,46,47]
　　　　（2）感染[48]
　　　q. 慢性特发性中性粒细胞减少
　　　　（1）良性
　　　　　（a）家族性[49]
　　　　　（b）偶发性[50]
　　　　（2）有症状的[51~53]

　　2. 中性粒细胞破坏增加
　　　a. 同种免疫中性粒细胞减少症[54~56]
　　　b. 自身免疫中性粒细胞减少症[57~59]
　　　　（1）先天性[59]
　　　　（2）药物诱导[59,60]
　　　　（3）Felty 综合征[61~63]
　　　　（4）系统性红斑狼疮[64,65]
　　　　（5）其他自身免疫疾病[66~71]
　　　　（6）补体激活的中性粒细胞减少[72]
　　　　（7）纯白细胞发育不全[71,73~75]
　　3. 中性粒细胞分布不均
　　　● 假性中性粒细胞减少症[76~78]
　B. 中性粒细胞增多
　　1. 中性粒细胞生成增多
　　　a. 遗传性中性粒细胞增多症[79]
　　　b. 13 或 18 三体[80]
　　　c. 慢性特发性中性粒细胞增多[81]
　　　　● 无脾[82]
　　　d. 中性粒细胞增多或中性粒细胞类白血病反应增多症
　　　　（1）炎症[83,84]
　　　　（2）感染[83~85]
　　　　（3）急性溶血或出血[83]
　　　　（4）癌症，包括分泌粒细胞集落刺激因子（G-CSF）的肿瘤[86~89]
　　　　（5）药物（如糖皮质激素，锂，粒细胞-单核细胞集落刺激因子，肿瘤坏死因子-α）[83,90~94]
　　　　（6）乙二醇中毒[83]
　　　　（7）运动[95,96]
　　　e. Sweet 综合征[97,98]
　　　f. 吸烟[99,100]
　　　g. 心肺旁路[101]
　　2. 降低中性粒细胞从循环中流出
　　　● 药物（如糖皮质激素）[102]
　　3. 中性粒细胞分布异常
　　　● 假性中性粒细胞增多症[103]

II 中性粒细胞功能紊乱
　A. 中性粒细胞黏附功能缺陷
　　1. 白细胞黏附缺陷[104,105]
　　2. 药物诱导[106]
　B. 运动或趋化缺陷
　　1. 肌动蛋白聚合异常[107~110]
　　2. 新生中性粒细胞[111]
　　3. 用白细胞介素-2[112]
　　4. 心肺旁路[101]
　C. 杀灭微生物能力缺陷
　　1. 慢性肉芽肿疾病[113,114]
　　2. RAC-2 缺陷[115,116]
　　3. 髓过氧化物酶缺乏[117,118]
　　4. 高免疫球蛋白 E（Job）综合征[119,120]
　　5. 葡萄糖-6-磷酸脱氢酶缺乏[121,122]
　　6. 大面积烧伤[123,124]
　　7. 糖原累积症 Ib[125,126]
　　8. 乙醇中毒[127,128]
　　9. 慢性肾脏疾病[129]
　　10. 糖尿病[130]
　D. 细胞核或细胞器结构异常
　　1. 遗传性大多核白细胞[131]
　　2. 遗传性分叶过多[135]
　　3. 特定颗粒缺乏[136~138]
　　4. Pelger-Huët 异常[139,140]
　　5. Alder-Relly 异常[141]
　　6. May-Hegglin 异常[142~144]
　　7. Chédiak-Higashi 病[145,146]

III 中性粒细胞诱导的血管或组织损伤[147~149]
　A. 肺疾病[150~155]
　B. 输液相关肺损伤[156,157]
　C. 肾脏疾病[158,159]
　D. 动脉闭塞[160,161]
　E. 静脉闭塞[162]
　F. 心肌梗死[157~163,167]
　G. 心室功能损伤[164~168]
　H. 卒中[157,169]
　I. 肿瘤形成[170~172]
　J. 镰状细胞 vasoocclusive 危机[157,173]

RAC-2：RAS 相关肉毒杆菌毒素底物 2（RAS-Related C3 botulinum toxin substrate 2）

临床表现

中性粒细胞浓度降低或者功能异常所产生的临床表现主要是由感染引起的。再生障碍性贫血、毛细胞白血病或细胞毒性药物治疗可导致粒细胞和单核细胞同时缺乏，从而增加患者对更广谱的传染性病原体的易感性。尽管白血病患者粒系前体细胞密度的增加可导致与微循环中白细胞淤滞相关的临床表现，但是正常中性粒细胞的数量增加常无临床症状（参见第83章）。此外，中性粒细胞也会对血管或组织产生不良影响，如表64-1最后一项所述（见下文"中性粒细胞增多"）。

中性粒细胞减少症

欧洲人群中性粒细胞计数的低限是 $1800/\mu l$（$1.8 \times 10^9/$L），而此数值在非洲人群是 $1400/\mu l$（$1.4 \times 10^9/L$）[174~177]。另有一小部分非洲人（约5%）中性粒细胞计数介于（$1.0 \sim 1.4$）× $10^9/L$ 之间，但不伴有相关的异常表现，这一发现可能同样表现为"种族性粒细胞减少症"。中性粒细胞的过度边缘化并不能解释这些发现[176]。中性粒细胞减少在也门犹太人非常显著，这是另一个中性粒细胞计数非常低但"正常"的种族[178]，此外亦有报道此现象存在于西非、非洲裔的加勒比海地区居民、埃塞俄比亚和一些阿拉伯人群[176,177]。非洲裔人群与欧洲人不同，即使吸烟或使用糖皮质激素，其中性粒细胞仍然不会增加。美国的墨西哥裔中性粒细胞计数有轻微的上升[176]。当中性粒细胞降到 $1000/\mu l$（$1.0 \times 10^9/L$）时通常对免疫系统正常的机体产生轻微威胁。如果中性粒细胞进一步降低，进入组织中的粒细胞速度下降，感染的风险可能增加。而那些由严重骨髓细胞产生异常导致慢性中性粒细胞减少的病人，其中性粒细胞计数少至 $500/\mu l$（$0.5 \times 10^9/L$），复发性感染的风险可能会增加[179]。

目前，感染的频率和类型与中性粒细胞浓度的关系还不明确。中性粒细胞减少的原因、并发的单核细胞或者淋巴细胞减少、酗酒且使用糖皮质激素、医院内感染以及其他因素都可能引发感染。皮肤屏障功能破坏或其他情况（如留置导尿管）也会增加中性粒细胞减少症的感染风险，一些感染 HIV 的非洲（马拉维）母亲的中性粒细胞越低，新生儿感染 HIV 的概率越高[180]。

中性粒细胞减少症患者（排除其他方式的免疫力低下）常在浅表部位感染革兰氏阳性球菌，如皮肤、口咽、肛门或阴道。但是，这些部位也可被革兰氏阴性微生物、病毒或条件性致病菌感染。

中性粒细胞计数可能突然降低，也可能缓慢逐渐降低（参见第65章）。药物诱发的中性粒细胞减少的显著特点在于发作的快速性。速发型中性粒细胞减少症通常更严重并引发临床症状。如果中性粒细胞的计数接近于零（中性粒细胞缺乏），可能出现由于败血症导致的高热、寒战、坏死、痛性口腔溃疡和器官衰竭[181]。随着疾病进展，头痛、昏迷和皮疹亦可出现。在抗生素应用前的时代，持续性粒细胞缺乏症的致死率接近100%。即使应用广谱抗生素，严重、持续的中性粒细胞减少或缺乏症仍然是一种致死率极高的疾病。

严重中性粒细胞减少症患者的化脓也会减少[182]。正因如此，患者物理或影像检查鲜有发现，会误导临床医生并且延误对感染部位的判断。例如，粒细胞缺乏患者肺炎的特征就是缺乏肺实变、渗出、水肿、发热和区域性淋巴结肿大很少见。虽然中性粒细胞极度减少，但发热、局部疼痛、触痛和红斑者很常见[181]。

中性粒细胞减少的机制和细胞缺乏的严重程度影响了临床表现。慢性特发性（良性）中性粒细胞减少症具有明显正常的骨髓粒细胞生成，而且即使中性粒细胞持续减少，有时甚至数量减少至零也无症状产生[50]。推测原因是尽管血细胞池容量较小，但是中性粒细胞从骨髓输送至组织这一过程足以预防感染。由于单核细胞是有效的吞噬细胞，所以单核细胞数量正常也有利于机体抵抗感染。

儿童慢性特发性（症状性）中性粒细胞减少症常伴随脓皮病和中耳炎。前者常由金黄色葡萄球菌、大肠杆菌和假单胞菌引起，而后者常由肺炎双球菌或者铜绿假单胞菌感染所致。原因不明的慢性牙龈炎可能是慢性中性粒细胞减少症的一种临床表现。除此之外，肺炎、肺脓肿、口腔炎、肝脓肿或其他部位的感染也可能发生。

慢性周期性中性粒细胞减少症的特点为外周血中性粒细胞数呈周期性波动变化，最低点的间隔周期约为3周[43]。在中性粒细胞减少期间，患者常伴有全身不适，发热，颊、唇或舌溃疡，颈部淋巴结肿大。疖、痈、蜂窝织炎、淋巴管炎、慢性牙龈炎，腋下或腹股沟脓肿也可能发生。尽管重症感染可能致命，但危及生命的并发症并不常见。这种周期性波动还涉及其他血液细胞，但是中性粒细胞减少在功能上是最重要的（参见第65章）。

循环也涉及其他造血细胞，但中性粒细胞减少症是功能上最重要的（参见第65章）。

一些中性粒细胞减少症的患者，其发病原因是由于大部分中性粒细胞存在于边缘池而非循环池。其全血中性粒细胞池是正常的，感染并非源于这种中性粒细胞的非典型分布。这一改变曾被称为"假性中性粒细胞减少症"[76~78]。

中性粒细胞增多症

事实上任何原因的炎症，特别是细菌和真菌引发的炎症以及癌症（尤为转移癌）都可能伴随中性粒细胞计数增高。某些药物也能引起中性粒细胞增多症，例如糖皮质激素、造血生长因子和米诺环素，此现象亦见于乙二醇中毒时（表64-1）。急性溶血或急性出血也可能导致中性粒细胞增多症。产生粒细胞集落刺激因子的癌症也是引起中性粒细胞增多一个值得注意的原因。有研究表明，中性粒细胞增多与多种癌症相关，且常产生极高浓度的粒细胞集落刺激因子（G-CSF）。在这些情况下，中性粒细胞计数常超过 $100\,000\mu l$（$100 \times 10^9/L$）。中性粒细胞增多若超过 $50\,000\mu l$（$50 \times 10^9/L$）则被定义为"类白血病反应"，这种情况意味着存在的炎症（如胰腺炎）、感染（如肺炎球菌肺炎）或肿瘤（如肺癌）。类白血病与稀有类型的慢性髓细胞白血病或慢性中性粒细胞白血病相类似。典型的类白血病反应具有以下几个特征：①主要由成熟中性粒细胞组成，中性杆状核粒细胞和中幼粒细胞比例低；②粒细胞中白细胞碱性磷酸酶活性增强；③骨髓中成熟的和正常形态的粒细胞增加；④骨髓细胞遗传学正常；⑤在已经进行研究的女性中具有多克隆衍生的细胞（人雄激素受体失活分析）；⑥粒细胞流式分析表明分化抗原决定簇（CD）13 和 CD15 呈阳性，且缺乏人白细胞抗原 D 相关抗原（HLA-DR）和 CD34 的表达。

● 中性粒细胞异常

中性粒细胞的功能取决于其迁出骨髓、黏附于血管内皮、移动、对趋化性梯度的响应、摄入微生物、杀死摄入的病原体等能力。任何上述功能的缺失都可能导致感染(参见第66章)。在每一步中性粒细胞参与的炎症反应过程的缺陷已经被发现。黏附分子、胞内收缩蛋白、颗粒合成或内含物或胞内酶的缺损均可能引起中性粒细胞运动、吞噬或杀伤能力的丧失。这些缺损可能是先天性遗传也可能是后天获得的。例如慢性肉芽肿病[113,114]和Chédiak-Higashi综合征[145,146]即属于先天性遗传缺陷。而后天获得性疾病是指外在于细胞的由于糖尿病、酗酒或糖皮质激素过量等导致的细胞运动、趋化性和吞噬功能缺损。获得性内因性疾病通常是克隆性造血(骨髓来源)障碍的表现,例如急性髓细胞白血病(参见第85章)。

发生慢性肉芽肿性疾病时,细菌清除功能缺陷,导致金黄色葡萄球菌、克雷伯菌、大肠杆菌和其他过氧化氢酶阳性菌感染。化脓性淋巴结炎、肺炎、皮炎、肝脓肿、骨髓炎、口腔炎等慢性肉芽肿性疾病常以发生部位命名,且致死率很高。正如慢性肉芽肿性疾病,这类功能性障碍的后果可能非常严重。轻度功能性障碍使机体对不常发生的感染的易感性增强,通常对抗生素敏感。严重的功能性障碍导致化脓性损伤,原因是中性粒细胞进入炎症病灶的能力未受影响,而中性粒细胞缺乏症与非化脓性损伤相关。

中性粒细胞引起的血管或组织损伤

中性粒细胞过多并不会导致特定的临床表现。尽管如此,活体显微镜镜检发现中性粒细胞可以瞬时阻塞毛细血管,减少局部血流,最终导致缺血的发生。冠脉动脉微循环再灌注障碍的部分原因就在于心肌毛细血管中的中性粒细胞阻塞,但是这些效应也可发生于中性粒细胞数目正常时。中性粒细胞计数升高是镰刀状细胞病的特征之一,也会影响预后,增加血管闭塞事件发生的可能性。中性粒细胞黏附在血管壁也是血管闭塞的内在因素,羟基脲的益处在于其能够降低中性粒细胞的浓度[157,173]。对于缺血性血管疾病的患者,中性粒细胞计数升高与急性血栓发生概率的增加及慢性动脉粥样硬化的严重程度相关[183]。

中性粒细胞产物可能导致炎性皮肤病变、小肠、滑膜、肾小球、支气管和肺间质疾病(表64-1)。糖尿病视网膜病变的部分病因在于中性粒细胞过度黏附在视网膜毛细血管[157]。这些产物可能在心肌梗死组织损伤中作为介质[157]。中性粒细胞产生的高活性氧可能作为致突变物增加肿瘤风险。这个反应可以解释一些病变机制,如伴有慢性溃疡性结肠炎的肠癌、与吸烟无关的肺癌的发生与白细胞计数升高之间的关系。中性粒细胞释放的氧化剂,以次氯酸和氯胺为主,半衰期极短并且通过使组织液中的几种蛋白酶抑制剂失活而引起组织受损,尤其是弹性蛋白酶、胶原酶和明胶酶。血栓的形成也是由白细胞产物引起的。

翻译:刘莹 互审:裴雪涛 校对:周光飚

参考文献

1. Pearson HA, Lobel JS, Kocoshis SA, et al: A new syndrome of refractory sideroblastic anemia with vacuolization of marrow precursors and exocrine pancreatic dysfunction. *J Pediatr* 95:976, 1979.
2. Jacobs LJ, Jongbloed RJ, Wijburg FA, et al: Pearson syndrome and the role of deletion dimers and duplications in the mtDNA. *J Inherit Metab Dis* 27:47, 2004.
3. Bagby GC Jr: Genetic basis of Fanconi anemia. *Curr Opin Hematol* 10:68, 2003.
4. Taniguchi T, D'Andrea AD: Molecular pathogenesis of Fanconi anemia: Recent progress. *Blood* 107:4223, 2006.
5. Srinavin C, Trowbridge A: Dyskeratosis congenita: Clinical features and genetic aspects. *J Med Genet* 12:339, 1975.
6. Walne AJ, Dokal I: Dyskeratosis congenita: A historical perspective. *Mech Ageing Dev* 129:48, 2008.
7. Tidwell T, Wechsler J, Nayak RC, et al. Neutropenia-associated *ELANE* mutations disrupting translation initiation produce novel neutrophil elastase isoforms. *Blood* 123:562, 2014.
8. Klein C, Grudzien M, Appaswamy G, et al. *HAX1* deficiency causes autosomal recessive severe congenital neutropenia (Kostmann disease). *Nat Genet* 39:86, 2007.
9. Person RE, Li FQ, Duan Z, et al. Mutations in proto-oncogene *GFI1* cause human neutropenia and target *ELA2*. *Nat Genet* 34:308, 2003.
10. Boztug K, Appaswamy G, Ashikov A, et al. A syndrome with congenital neutropenia and mutations in G6PC3. *N Engl J Med* 360:32, 2009.
11. Boztug K, Klein C. Genetics and pathophysiology of severe congenital neutropenia syndromes unrelated to neutrophil elastase. *Hematol Oncol Clin North Am* 27:43, 2013.
12. Donadieu J, Fenneteau O, Beaupain B, et al. Congenital neutropenia: Diagnosis, molecular bases and patient management. *Orphanet J Rare Dis* 6:26, 2011.
13. Bouma G, Ancliff PJ, Thrasher AJ, Burns SO. Recent advances in the understanding of genetic defects of neutrophil number and function. *Br J Haematol* 151:312, 2010.
14. Ward AC, Dale DC: Genetic and molecular diagnosis of severe congenital neutropenia. *Curr Opin Hematol* 16:9, 2009.
15. Ishikawa N, Okada S, Miki M, et al: Neurodevelopmental abnormalities associated with severe congenital neutropenia due to the R86X mutation in the HAX1 gene. *J Med Genet* 45:802, 2008.
16. Levinsky RJ, Tiedman K: Successful bone-marrow transplantation for reticular dysgenesis. *Lancet* 1:671, 1983.
17. Calhoun DA, Christensen RD: Recent advances in the pathogenesis and treatment of nonimmune neutropenias in the neonate. *Curr Opin Hematol* 5:37, 1998.
18. Shimamura A: Shwachman-Diamond syndrome. *Semin Hematol* 43:178, 2006.
19. Lonsdale D, Doedhar SD, Mercer RD: Familial granulocytopenia associated with immunoglobulin abnormality. *J Pediatr* 71:760, 1967.
20. Kozlowski C, Evans DIK: Neutropenia associated with X-linked agammaglobulinemia. *J Clin Pathol* 44:388, 1991.
21. Lougaris V, Badolato R, Ferrari S, Plebani A: Hyper immunoglobulin M syndrome due to CD40 deficiency: Clinical, molecular, and immunological features. *Immunol Rev* 203:48, 2005.
22. Lux SE, Johnston RB Jr, August CS, et al: Chronic neutropenia and abnormal cellular immunity in cartilage-hair hypoplasia. *N Engl J Med* 282:231, 1970.
23. Trojak JE, Polmar SH, Winkelstein JA: Immunologic studies of cartilage-hair hypoplasia in the Amish. *Johns Hopkins Med J* 148:157, 1981.
24. Olivieri O, Lombardi S, Russo C, Corrocher R: Increased neutrophil adhesive capability in Cohen syndrome, an autosomal recessive disorder associated with granulocytopenia. *Haematologica* 83:778, 1998.
25. Kolehmainen J, Black GC, Saarinen A, et al: Cohen syndrome is caused by mutations in a novel gene, COH1, encoding a transmembrane protein with a presumed role in vesicle-mediated sorting and intracellular protein transport. *Am J Hum Genet* 72:1359, 2003.
26. Barth PG, Scholte HR, Berden JA, et al: An X-linked mitochondrial disease affecting cardiac muscle, skeletal muscle and neutrophil leukocytes. *J Neurol Sci* 62:327, 1983.
27. Yen TY, Hwu WL, Chien YH, et al: Acute metabolic decompensation and sudden death in Barth syndrome: Report of a family and a literature review. *Eur J Pediatr* 167:941, 2008.
28. Bassan R, Viero P, Minetti B, et al: Myelokathexis: A rare form of chronic benign neutropenia. *Br J Haematol* 58:115, 1984.
29. Wetzler M, Talpaz M, Kellagher MJ, et al: Myelokathexis. *JAMA* 267:2179, 1992.
30. Beaussant Cohen S, Fenneteau O, Plouvier E, et al: Description and outcome of a cohort of 8 patients with WHIM syndrome from the French Severe Chronic Neutropenia Registry. *Orphanet J Rare Dis* 7:71, 2012.
31. Balabanian K, Levoye A, Klemm L, et al: Leukocyte analysis from WHIM syndrome patients reveals a pivotal role for GRK3 in CXCR4 signaling. *J Clin Invest* 118:1074, 2008.
32. Koenig JM, Christensen RD: Incidence, neutrophil kinetics and natural history of neonatal neutropenia associated with maternal hypertension. *N Engl J Med* 321:557, 1989.
33. Tsao PN, Teng RJ, Tang JR, Yau KI: Granulocyte colony-stimulating factor in the cord blood of premature neonates born to mothers with pregnancy-induced hypertension. *J Pediatr* 135:56, 1999.
34. Menasche G, Fischer A, de Saint Basile G: Griscelli syndrome types 1 and 2. *Am J Hum Genet* 71:1237, 2002.
35. Kuijpers TW, Maianski NA, Tool AT, et al: Apoptotic neutrophils in the circulation of patients with glycogen storage disease type 1b (GSD1b). *Blood* 101:5021, 2003.
36. Shotelersuk V, Dell'Angelica EC, Hartnell L, et al: A new variant of Hermansky-Pudlak syndrome due to mutations in a gene responsible for vesicle formation. *Am J Med* 108:423, 2000.
37. Huizing M, Scher CD, Strovel E, et al: Nonsense mutations in ADTB3A cause complete deficiency of the beta3A subunit of adaptor complex-3 and severe Hermansky-Pudlak syndrome type 2. *Pediatr Res* 51:150, 2002.
38. Devriendt K, Kim AS, Mathijs G, et al: Constitutively activating mutation in WASP causes X-linked severe congenital neutropenia. *Nat Genet* 27:313, 2001.
39. Vial T, Gallant C, Choqu-Kastylevsky G, Descotes J: Treatment of drug-induced agranulocytosis with haematopoietic growth factors: A review of the clinical experience. *BioDrugs* 11:185, 1999.
40. Andersohn F, Konzen C, Garbe E: Systematic review: Agranulocytosis induced by non-

chemotherapy drugs. *Ann Intern Med* 146:657, 2007.

41. Crawford J, Dale DC, Kuderer NM, et al: Risk and timing of neutropenic events in adult cancer patients receiving chemotherapy: The results of a prospective nationwide study of oncology practice. *J Natl Compr Canc Netw* 6:109, 2008.

42. Flanagan RJ, Dunk L: Haematological toxicity of drugs used in psychiatry. *Hum Psychopharmacol* 23(Suppl 1):27, 2008.

43. Dale DC, Hammond WP: Cyclic neutropenia: A clinical review. *Blood Rev* 2:178, 1988.

44. Horwitz MS, Duan Z, Korkmaz B, et al: Neutrophil elastase in cyclic and severe congenital neutropenia. *Blood* 109:1817, 2007.

45. Hutchinson R, Bunnell K, Thorne J: Suppression of granulopoietic progenitor cell proliferation by metabolites of the branched-chain amino acids. *J Pediatr* 106:62, 1985.

46. Andrès E, Maloisel F: Idiosyncratic drug-induced agranulocytosis or acute neutropenia. *Curr Opin Hematol* 15:15, 2008.

47. Andrès E, Federici L, Weitten T, et al: Recognition and management of drug-induced blood cytopenias: The example of drug-induced acute neutropenia and agranulocytosis. *Expert Opin Drug Saf* 7:481, 2008.

48. Chuang VW, Wong TY, Leung YH, et al: Review of dengue fever cases in Hong Kong during 1998 to 2005. *Hong Kong Med J* 14:170, 2008.

49. Cutting HO, Lange JE: Familial-benign chronic neutropenia. *Ann Intern Med* 61:876, 1964.

50. Kyle RA: Natural history of chronic idiopathic neutropenia. *N Engl J Med* 302:908, 1970.

51. Yilmaz D, Ritchey AK: Severe neutropenia in children: A single institutional experience. *J Pediatr Hematol Oncol* 29:513, 2007.

52. Vlacha V, Feketea G: The clinical significance of non-malignant neutropenia in hospitalized children. *Ann Hematol* 86:865, 2007.

53. Wlodarski MW, Nearman Z, Jiang Y, et al: Clonal predominance of CD8(+) T cells in patients with unexplained neutropenia. *Exp Hematol* 36:293, 2008.

54. Maheshwari A, Christensen RD, Calhoun DA: Immune neutropenia in the neonate. *Adv Pediatr* 49:317, 2002.

55. Williams BA, Fung YL: Alloimmune neonatal neutropenia: Can we afford the consequences of a missed diagnosis? *J Paediatr Child Health* 42:59, 2006.

56. Bux J: Human neutrophil alloantigens. *Vox Sang* 94:277, 2008.

57. Marmont AM: The autoimmune myelopathies. *Semin Hematol* 28:269, 1991.

58. Bux J, Behrens G, Jaeger G, Welte K: Diagnosis and clinical course of autoimmune neutropenia in infancy: Analysis of 240 cases. *Blood* 91:181, 1998.

59. Capsoni F, Sarzi-Puttini P, Zanella A: Primary and secondary autoimmune neutropenia. *Arthritis Res Ther* 7:208, 2005.

60. Winkelstein A, Kiss JE: Immunohematologic disorders. *JAMA* 278:1982, 1997.

61. Bowman SJ: Hematological manifestations of rheumatoid arthritis. *Scand J Rheumatol* 31:251, 2002.

62. Burks EJ, Loughran TP Jr: Pathogenesis of neutropenia in large granular lymphocyte leukemia and Felty syndrome. *Blood Rev* 20:245, 2006.

63. Prochorec-Sobieszek M, Rymkiewicz G, Makuch-asica H, et al: Characteristics of T-cell large granular lymphocyte proliferations associated with neutropenia and inflammatory arthropathy. *Arthritis Res Ther* 10:R55, 2008.

64. Beyan E, Beyan C, Turan M: Hematological presentation in systemic lupus erythematosus and its relationship with disease activity. *Hematology* 12:257, 2007.

65. Chen M, Zhao MH, Zhang Y, Wang H: Antineutrophil autoantibodies and their target antigens in systemic lupus erythematosus. *Lupus* 13:584, 2004.

66. Mathieson PW, O'Neill JH, Durrant STS, et al: Antibody-mediated pure neutrophil aplasia, recurrent myasthenia gravis and previous thymoma. *Q J Med* 74:57, 1990.

67. Brito-Zerón P, Soria N, Muñoz in S, et al: Prevalence and clinical relevance of autoimmune neutropenia in patients with primary Sjögren's syndrome. *Semin Arthritis Rheum* 38:389, 2009.

68. Cuadrado A, Aresti S, Cortés MA, et al: Autoimmune hepatitis and agranulocytosis. *Dig Liver Dis* 41:e14, 2009.

69. Stevens C, Peppercorn MA, Grand RJ: Crohn's disease associated with autoimmune neutropenia. *J Clin Gastroenterol* 13:328, 1991.

70. Ogershok PR, Hogan MB, Welch JE, et al: Spectrum of illness in pediatric common variable immunodeficiency. *Ann Allergy Asthma Immunol* 97:653, 2006.

71. Tamura H, Okamoto M, Yamashita T, et al: Pure white cell aplasia: Report of the first case associated with primary biliary cirrhosis. *Int J Hematol* 85:97, 2007.

72. Zachee P, Daeleans R, Pollaris P, et al: Neutrophil adhesion molecules in chronic hemodialysis patients. *Nephron* 68:192, 1994.

73. Levitt LJ, Ries CA, Greenberg PL: Pure white-cell aplasia. Antibody-mediated autoimmune inhibition of granulopoiesis. *N Engl J Med* 308:1141, 1983.

74. Chakurakal G, Murrin RJ, Neilson JR: Prolonged remission of pure white cell aplasia (PWCA), in a patient with CLL, induced by rituximab and maintained by continuous oral cyclosporin. *Eur J Haematol* 79:271, 2007.

75. Marmont AM, Dominietto A, Gualandi F, et al: Pure white cell aplasia (PWCA) relapsing after allogeneic BMT and successfully treated with nine DLIs. *Biol Blood Marrow Transplant* 12:987, 2006.

76. Joyce RA, Boggs DR, Hasiba U, Srodes CH: Marginal neutrophil pool size in normal subjects and neutropenic patients as measured by epinephrine infusion. *J Lab Clin Med* 88:614, 1976.

77. Carr ME, Whitehead J, Carlson P, et al: Case report: Immunoglobulin M-mediated, temperature-dependent neutrophil agglutination as a cause of pseudoneutropenia. *Am J Med Sci* 311:92, 1996.

78. Esposito D, Chouinard G, Hardy P, Corruble E: Successful initiation of clozapine treatment despite morning pseudoneutropenia. *Int J Neuropsychopharmacol* 9:489, 2006.

79. Herring WB, Smith LG, Walker RI, Herion JC: Hereditary neutrophilia. *Am J Med* 56:729, 1974.

80. Wiedmeier SE, Henry E, Christensen RD: Hematological abnormalities during the first week of life among neonates with trisomy 18 and trisomy 13: Data from a multi-hospital healthcare system. *Am J Med Genet A* 146:312, 2008.

81. Ward HN, Reinhard EH: Chronic idiopathic leukocytosis. *Ann Intern Med* 75:193,

1971.

82. Joyce RA, O'Donnell J, Sanghvi J, Westerman MP: Asplenia and abnormal neutrophil kinetics in chronic idiopathic neutropenia. *Am J Med* 69:633, 1980.

83. Sakka V, Tsiodras S, Giamarellos-Bourboulis EJ, Giamarellou H: An update on the etiology and diagnostic evaluation of a leukemoid reaction. *Eur J Intern Med* 17:394, 2006.

84. Reding MT, Hibbs JR, Morrison VA, et al: Diagnosis and outcome of 100 consecutive patients with extreme granulocytic leukocytosis. *Am J Med* 104:12, 1998.

85. Marsh JC, Boggs DR, Cartwright GE, Wintrobe MM: Neutrophil kinetics in acute infection. *J Clin Invest* 46:1943, 1967.

86. Jardin F, Vasse M, Debled M, et al: Intense paraneoplastic neutrophilic leukemoid reaction related to a G-CSF-secreting lung sarcoma. *Am J Hematol* 80:243, 2005.

87. Nara T, Hayakawa A, Ikeuchi A, et al: Granulocyte colony-stimulating factor-producing cutaneous angiosarcoma with leukaemoid reaction arising on a burn scar. *Br J Dermatol* 149:1273, 2003.

88. Sato T, Omura M, Saito J, et al: Neutrophilia associated with anaplastic carcinoma of the thyroid. *Thyroid* 10:1113, 2000.

89. Sevastos N, Theodossiades G, Malaktari S, Archimandritis AJ: Persistent neutrophilia as a preceding symptom of pheochromocytoma. *J Clin Endocrinol Metab* 90:2472, 2005.

90. Bishop CR: Leukokinetic studies: XIII. A non-steady state kinetic evaluation of the mechanism of cortisone-induced granulocytosis. *J Clin Invest* 47:249, 1968.

91. Crockard AD, Boylan MT, Droogan AG, et al: Methylprednisolone-induced neutrophil leukocytosis-down-modulation of neutrophil L-selectin and Mac-1 expression and induction of colony-stimulating factor. *Int J Clin Lab Res* 28:110, 1998.

92. Murphy DL, Goodwin FK, Bunney WE: Leukocytosis during lithium treatment. *Am J Psychiatry* 127:135, 1971.

93. Salloum E, Stoessel KM, Cooper DL: Hyperleukocytosis and retinal hemorrhages after chemotherapy and filgrastim administration for peripheral blood progenitor cell mobilization. *Bone Marrow Transplant* 21:835, 1998.

94. de Oliveira JP, Levy A, Morel P, Guibal F: Severe neutrophilia induced by infliximab for psoriasis. *Br J Dermatol* 158:200, 2008.

95. Kratz A, Lewandrowski KB, Siegel AJ: Effect of marathon running on hematologic and biochemical laboratory parameters, including cardiac markers. *Am J Clin Pathol* 118:856, 2002.

96. Laing SJ, Jackson AR, Walters R, et al: Human blood neutrophil responses to prolonged exercise with and without a thermal clamp. *J Appl Physiol* 104:20, 2008.

97. Cohen PR: Sweet's syndrome—A comprehensive review of an acute febrile neutrophilic dermatosis. *Orphanet J Rare Dis* 2:34, 2007.

98. Ratzinger G, Burgdorf W, Zelger BG, Zelger B: Acute febrile neutrophilic dermatosis: A histopathologic study of 31 cases with review of literature. *Am J Dermatopathol* 29:125, 2007.

99. Petitti DB, Kipp H: The leukocyte count: Association with intensity of smoking and persistence of effect after quitting. *Am J Epidemiol* 123:89, 1986.

100. Iho S, Tanaka Y, Takauji R, et al: Nicotine induces human neutrophils to produce IL-8 through the generation of peroxynitrate and subsequent activation of NF-kappaB. *J Leukoc Biol* 74:942, 2003.

101. Fung YL, Silliman CC, Minchinton RM, et al: Cardiopulmonary bypass induces enduring alterations to host neutrophil physiology: A single-centre longitudinal observational study. *Shock* 30:642, 2008.

102. Bishop CR, Athens JW, Boggs DR, et al: Leukokinetic studies XIII. A non-steady-state kinetic evaluation of the mechanism of cortisone-induced granulocytosis. *J Clin Invest* 47:249, 1968.

103. Athens JW, Haab OP, Raab SO, et al: Leukokinetic studies: IV. The total blood, circulating and marginal granulocyte pools and the granulocyte turnover rate in normal subjects. *J Clin Invest* 40:989, 1961.

104. Kuijpers TW, Van Lier RA, Hamann D, et al: Leukocyte adhesion deficiency type 1 (LAD-1)/variant. A novel immunodeficiency syndrome characterized by dysfunctional beta2 integrins. *J Clin Invest* 100:1725, 1997.

105. Etzioni A, Tonetti M: Leukocyte adhesion deficiency II—From A to almost Z. *Immunol Rev* 178:138, 2000.

106. MacGregor RR, Spagnulo PJ, Lentnek AL: Inhibition of granulocyte adherence by ethanol, prednisone, and aspirin, measured with an assay system. *N Engl J Med* 291:642, 1974.

107. Boxer LA, Hedley-White ET, Stossel TP: Neutrophil actin dysfunction and abnormal neutrophil behavior. *N Engl J Med* 291:1043, 1974.

108. Coates TD, Torkildson JC, Torres M, et al: An inherited defect of neutrophil motility and microfilamentous cytoskeleton associated with abnormalities in 47-Kd and 89-Kd proteins. *Blood* 78:1338, 1991.

109. Nunoi H, Yamazaki T, Kanegasaki S: Neutrophil cytoskeletal disease. *Int J Hematol* 74:119, 2001.

110. Hill HR, Augustine NH, Jaffe HS: Human recombinant interferon gamma enhances neonatal PMN activation and movement increases free intracellular calcium. *J Exp Med* 173:767, 1991.

111. Al-Hertani W, Yan SR, Byers DM, Bortolussi R: Human newborn polymorphonuclear neutrophils exhibit decreased levels of MyD88 and attenuated p38 phosphorylation in response to lipopolysaccharide. *Clin Invest Med* 30:E44, 2007.

112. Klempner MS, Noring R, Meir JW, Atkins MB: An acquired chemo-tactic defect in neutrophils from patients receiving interleukin-2 immunotherapy. *N Engl J Med* 322:959, 1990.

113. Kannengiesser C, Gérard B, El Benna J, et al: Molecular epidemiology of chronic granulomatous disease in a series of 80 kindreds: Identification of 31 novel mutations. *Hum Mutat* 29:E132, 2008.

114. Stasia MJ, Li XJ: Genetics and immunopathology of chronic granulomatous disease. *Semin Immunopathol* 30:209, 2008.

115. Gu Y, Williams DA: RAC2 GTPase deficiency and myeloid cell dysfunction in human and mouse. *J Pediatr Hematol Oncol* 24:791, 2002.

116. Williams DA, Tao W, Yang F, et al: Dominant negative mutation of the hematopoi-

etic-specific Rho GTPase, Rac2, is associated with a human phagocyte immunodeficiency. *Blood* 96:1646, 2000.

117. Nauseef WM. Diagnostic assays for myeloperoxidase deficiency. *Methods Mol Biol* 412:525, 2007.

118. Goedken M, McCormick S, Leidal KG, et al: Impact of two novel mutations on the structure and function of human myeloperoxidase. *J Biol Chem* 282:27994, 2007.

119. Minegishi Y, Karasuyama H: Hyperimmunoglobulin E syndrome and tyrosine kinase 2 deficiency. *Curr Opin Allergy Clin Immunol* 7:506, 2007.

120. Holland SM, DeLeo FR, Elloumi HZ, et al: STAT3 mutations in the hyper-IgE syndrome. *N Engl J Med* 357:1608, 2007.

121. Cooper MR, DeChatelet LR, McCall CE, et al: Complete deficiency of leukocyte glucose-6-phosphate dehydrogenase with defective bactericidal activity. *J Clin Invest* 51:769, 1972.

122. Vives Corrons JL, Feliu E, Pujades MA, et al: Severe-glucose-6-phosphate dehydrogenase (G6PD) deficiency associated with chronic hemolytic anemia, granulocyte dysfunction, and increased susceptibility to infections: Description of a new molecular variant (G6PD Barcelona). *Blood* 59:428, 1982.

123. Arturson G: Neutrophil granulocyte functions in severely burned patients. *Burns Incl Therm Inj* 11:309, 1985.

124. Ahmed S el-D, el-Shahat AS, Saad SO: Assessment of certain neutrophil receptors, opsonophagocytosis and soluble intercellular adhesion molecule-1 (ICAM-1) following thermal injury. *Burns* 25:395, 1999.

125. Lesma E, Riva E, Giovannini M, et al: Amelioration of neutrophil membrane function underlies granulocyte-colony stimulating factor action in glycogen storage disease 1b. *Int J Immunopathol Pharmacol* 18:297, 2005.

126. Kim SY, Jun HS, Mead PA, et al: Neutrophil stress and apoptosis underlie myeloid dysfunction in glycogen storage disease type Ib. *Blood* 111:5704, 2008.

127. Tamura DY, Moore EE, Patrick DA, et al: Clinically relevant concentrations of ethanol attenuate primed neutrophil bactericidal activity. *J Trauma* 44:320, 1998.

128. Breitmeier D, Becker N, Weilbach C, et al: Ethanol-induced malfunction of neutrophils respiratory burst on patients suffering from alcohol dependence. *Alcohol Clin Exp Res* 32:1708, 2008.

129. Porter CJ, Burden RP, Morgan AG, et al: Impaired bacterial killing and hydrogen peroxide production by polymorphonuclear neutrophils in end-stage renal failure. *Nephron* 77:479, 1997.

130. Hopps E, Camera A, Caimi G: [Polimorphonuclear leukocytes and diabetes mellitus] [in Italian]. *Minerva* 99:197, 2008.

131. Davidson WM, Milner RDG, Lawlor SD: Giant neutrophil leukocytes: An inherited anomaly. *Br J Haematol* 6:339, 1960.

135. Undritz VE: Eine neue Sippe mit Erblich—Konstitutioneller Hochsegmentierung der Neutrophilenkerne. *Schweiz Med Wochenschr* 94:1365, 1964.

136. Uzel G, Holland SM: White blood cell defects: Molecular discoveries and clinical management. *Curr Allergy Asthma Rep* 2:385, 2002.

137. Lekstrom-Himes JA, Dorman SE, Kopar P, et al: Neutrophil-specific granule deficiency results from a novel mutation with loss of function of the transcription factor CCAAT/enhancer binding protein. *J Exp Med* 189:1847, 1999.

138. Gombart AF, Koeffler HP: Neutrophil specific granule deficiency and mutations in the gene encoding transcription factor C/EBP (epsilon). *Curr Opin Hematol* 9:36, 2002.

139. Hoffmann K, Dreger CK, Olins AL, et al: Mutations in the gene encoding the laminin B receptor produce an altered nuclear morphology in granulocytes (Pelger-Hüet anomaly). *Nat Genet* 31:410, 2002.

140. Worman HJ, Bonne G: "Laminopathies": A wide spectrum of human diseases. *Exp Cell Res* 313:2121, 2007.

141. Brunning RD: Morphologic alterations in nucleated blood and marrow cells in genetic disorders. *Hum Pathol* 1:99, 1970.

142. Oski FA, Naiman JL, Allen DM, Diamond LK: Leukocytic inclusions—Döhle bodies-associated with platelet abnormality (the May-Hegglin anomaly): Report of a family and review of the literature. *Blood* 20:657, 1962.

143. Pecci A, Panza E, Pujol-Moix N, et al: Position of nonmuscle myosin heavy chain IIA (NMMHC-IIA) mutations predicts the natural history of MYH9-related disease. *Hum Mutat* 29:409, 2008.

144. Seri M, Pecci A, Di Bari F, et al: MYH9-related disease: May-Hegglin anomaly, Sebastian syndrome, Fechtner syndrome, and Epstein syndrome are not distinct entities but represent a variable expression of a single illness. *Medicine (Baltimore)* 82:203, 2003.

145. Westbroek W, Adams D, Huizing M, et al: Cellular defects in Chediak-Higashi syndrome correlate with the molecular genotype and clinical phenotype. *J Invest Dermatol* 127:2674, 2007.

146. Lazarchick J, McRae B: Chediak-Higashi syndrome. *Blood* 105:4162, 2005.

147. Schmid-Schönbein GN: Leukocyte kinetics in the microcirculation. *Biorheology* 24:139, 1987.

148. Smedly LA, Tonnesen MG, Sandhaus RA, et al: Neutrophil-mediated injury to endothelial cells: Enhancement by endotoxin and essential role of neutrophil elastase. *J Clin Invest* 77:1233, 1986.

149. Weiss SJ: Tissue destruction by neutrophils. *N Engl J Med* 320:365, 1989.

150. Swank DW, Moore SB: Roles of the neutrophil and other mediators in adult respiratory distress syndrome. *Mayo Clin Proc* 64:1118, 1989.

151. MacNee W, Wiggs B, Balzberg AS, Hogg JC: The effect of cigarette smoking on neutrophil kinetics in human lungs. *N Engl J Med* 321:924, 1989.

152. Martin TR, Pistorese BP, Hudson LD, Maunder RJ: The function of lung and blood neutrophils in patients with the adult respiratory distress syndrome. Implication for the pathogenesis of lung infections. *Am Rev Respir Dis* 144:254, 1991.

153. Godek JE: Adverse effects of neutrophils on the lung. *Am J Med* 92(Suppl 6A):27S, 1992.

154. Palmgren MS, deShazo RO, Cater RM, et al: Mechanisms of neutrophil damage to human alveolar extracellular matrix: The role of serine and metalloproteases. *J Allergy Clin Immunol* 89:905, 1992.

155. Weiss ST, Segal MR, Sparrow D, Wager C: Relation of FEV1 and peripheral blood leukocyte count to total mortality. *Am J Epidemiol* 142:493, 1995.

156. Fung YL, Goodison KA, Wong JK, Minchinton RM: Investigating transfusion-related acute lung injury (TRALI). *Intern Med J* 33:286, 2003.

157. Segel GB, Halterman MW, Lichtman MA. The paradox of the neutrophil's role in tissue injury. *J Leukoc Biol* 89:359, 2011.

158. Boventre JV, Colvin RB: Adhesion molecules in renal disease. *Curr Opin Nephrol Hypertens* 5:254, 1996.

159. Kitching AR, Holdsworth SR, Hickey MJ: Targeting leukocytes in immune glomerular diseases. *Curr Med Chem* 15:448, 2008.

160. Chibber R, Ben-Mahmud BM, Chibber S, Kohner EM: Leukocytes in diabetic retinopathy. *Curr Diabetes Rev* 3:3, 2007.

161. Fadlon E, Vordermeier S, Pearson TC, et al: Blood polymorphonuclear leukocytes from the majority of sickle cell patients in the crisis phase of the disease show adhesion to vascular endothelium and increased expression of CD64. *Blood* 91:266, 1998.

162. Schaub RG, Yamashita A, Simmons CA, et al: Leukocyte-mediated large vein injury and thrombosis: Pharmacologic intervention with lipoxygenase inhibitors, in *Leukocyte Emigration and Its Sequelae*, edited by Morat HZ, p 62. Karger, Basel, 1987.

163. Ranjadayalan K, Umachandran V, Daviews SW, et al: Thrombolytic treatment in acute myocardial infarction: Neutrophil activation, peripheral leucocyte responses, and myocardial injury. *Br Heart J* 66:10, 1991.

164. Welbourn CRB, Goldman G, Paterson IS, et al: Pathophysiology of ischaemia reperfusion injury: Central role of the neutrophil. *Br J Surg* 78:651, 1991.

165. Kassirer M, Zeltser D, Gluzman B, et al: The appearance of L-selectin (low) polymorphonuclear leukocytes in the circulating pool of peripheral blood during myocardial infarction correlates with neutrophilia and the size of the infarct. *Clin Cardiol* 22:721, 1999.

166. Takahashi T, Hiasa Y, Ohara Y, et al: Relationship of admission neutrophil count to microvascular injury, left ventricular dilation, and long-term outcome in patients treated with primary angioplasty for acute myocardial infarction. *Circ J* 72:867, 2008.

167. Takahashi T, Hiasa Y, Ohara Y, et al: Relation between neutrophil counts on admission, microvascular injury, and left ventricular functional recovery in patients with an anterior wall first acute myocardial infarction treated with primary coronary angioplasty. *Am J Cardiol* 100:35, 2007.

168. Kyne L, Hausdorff JM, Knight E, et al: Neutrophilia and congestive heart failure after acute myocardial infarction. *Am Heart J* 139:32, 2000.

169. Buck BH, Liebeskind DS, Saver JL, et al: Early neutrophilia is associated with volume of ischemic tissue in acute stroke. *Stroke* 39:355, 2008.

170. Trush MA, Seed JL, Kensler TW: Oxidant-dependent metabolic activation of polycyclic aromatic hydrocarbons by phorbol ester-stimulated human polymorphonuclear leukocytes: Possible link between inflammation and cancer. *Proc Natl Acad Sci U S A* 82:5194, 1985.

171. Weitzman SA, Weitburg AB, Clark EP, Stossel TP: Phagocytes as carcinogens: Malignant transformation produced by human neutrophil. *Science* 227:1231, 1985.

172. Phillips AN, Neaton JD, Cook DG, et al: The leukocyte count and risk of lung cancer. *Cancer* 69:680, 1992.

173. Segel GB, Simon W, Lichtman MA: Should we still be focused on red cell hemoglobin F as the principal explanation for the salutary effect of hydroxyurea in sickle cell disease? *Pediatr Blood Cancer* 57:8, 2011.

174. Reed WW, Diehl LF: Leukopenia, neutropenia, and reduced hemoglobin levels in healthy American Blacks. *Arch Intern Med* 151:501, 1991.

175. Beutler E, West C: Hematologic differences between African-Americans and whites: The roles of iron deficiency and alpha-thalassemia on hemoglobin levels and mean corpuscular volume. *Blood* 106:740, 2005.

176. Hsieh MM, Everhart JE, Byrd-Holt DD, et al: Prevalence of neutropenia in the U.S. population: Age, sex, smoking status, and ethnic differences. *Ann Intern Med* 146:486, 2007.

177. Grann VR, Bowman N, Joseph C, et al: Neutropenia in six ethnic groups from the Caribbean and the U.S. *Cancer* 113:854, 2008.

178. Berliner S, Shapira I, Toker S, et al: Benign hereditary leukopenia-neutropenia does not result from lack of low grade inflammation. A new look in the era of microinflammation. *Blood Cells Mol Dis* 34:135, 2005.

179. Bodey GP, Buckley M, Sathe YS: Quantitative relationships between circulating leukocytes and infection in patients with acute leukemia. *Ann Intern Med* 64:328, 1966.

180. Kourtis AP, Hudgens, MG, Kayira D, for the BAN study team. Neutrophil count in African mothers and newborns and HIV transmission. *N Engl J Med* 367:23, 2012.

181. Sickles EA, Green WH, Wiernick PH: Clinical presentation of infection in granulocytopenic patients. *Arch Intern Med* 135:715, 1975.

182. Dale DC, Wolff SM: Skin window studies of the acute inflammatory responses of neutropenic patients. *Blood* 38:138, 1971.

183. Coller B: Leukocytosis and ischemic vascular disease morbidity and mortality. Is it time to intervene? *Arterioscler Thromb Vasc Biol* 25:658, 2005.

第65章
中性粒细胞减少与中性粒细胞增多

David C. Dale and Karl Welte

摘要

中性粒细胞减少是指血液中性粒细胞绝对计数低于正常人群均值2个标准差以上。中性粒细胞减少可以是先天遗传的,亦可以是后天获得的。通常因骨髓中性粒细胞前体细胞生成减少所致,也可由中性粒细胞自血循环中的循环池进入边缘池这一交换过程引起。较为少见的原因还有中性粒细胞破坏加速或中性粒细胞自血循环进入组织增加。当中性粒细胞减少为仅有或主要的异常表现时,称之为“选择性”或“孤立性”中性粒细胞减少,如慢性特发性中性粒细胞减少或药物诱发的中性粒细胞减少。在其他遗传性或获得性骨髓衰竭综合征中,如严重的再生障碍性贫血或范可尼贫血,血小板减少症或全血细胞减少症可能会引发中性粒细胞减少症。在某些疾病中,数种细胞谱系均受到轻微影响,但中性粒细胞减少最为严重,如Felty综合征。中性粒细胞减少还可能是潜在的全身性疾病的指标,如早期维生素 B_{12} 缺乏或转钴胺素缺乏症。中性粒细胞减少,尤其是重型中性粒细胞减少(计数<0.5×10^9/L[500/μl]),可致机体对细菌或真菌感染的易感性增加并影响炎症的消散。针对中性粒细胞生成的激素(粒细胞集落刺激因子)治疗可增加绝大多数不同种中性粒细胞减少症患者血液中的中性粒细胞计数水平,尽管其给药是否具有临床价值取决于中性白细胞减少症的起源、持续时间和严重程度。有关该药物的合理使用已公布了临床指南。

中性粒细胞增多是指中性粒细胞绝对计数高于正常人群均值2个标准差以上。中性粒细胞增多能促进炎症反应以及感染的消退。因此炎症与感染性疾病是中性粒细胞增多最常见的病因。细菌感染通常导致中性粒细胞增加,而病毒感染时中性粒细胞计数不增加或仅轻度增加。

简写和缩略词

ANA,抗核抗体(antinuclear antibody);BTK,布鲁酪氨酸激酶(Bruton tyrosine kinase);G-CSF,粒细胞集落刺激因子(granulocyte colony-stimulating factor);GM-CSF,粒细胞-巨噬细胞集落刺激因子(granulocytemacrophage colony-stimulating factor);Ig,免疫球蛋白(immunoglobulin);IL,白细胞介素(interleukin);TRAIL,肿瘤坏死因子相关凋亡诱导配体(tumor necrosis factor-related apoptosis-inducing ligand)。

实体肿瘤偶致中性粒细胞极显著增高。遗传性中性粒细胞增多可由 *CSF3R* 基因内部的激活突变引起。当中性粒细胞计数极度增高时,可称为类白血病反应。罕见的慢性中性粒细胞白血病中性粒细胞变异型与慢性中性粒细胞白血病亦可致中性粒细胞显著增高。中性粒细胞去边缘池化或大骨髓池快速释放中性粒细胞可暂时增加血液中性粒细胞计数。而持续增加则需要中性粒细胞生成增加。

● 中性粒细胞减少

中性粒细胞减少是指血液中性粒细胞绝对计数(每微升白细胞总数×中性粒细胞百分比)低于人群正常均值2个标准差以上。术语“白细胞减少”是指血液白细胞总数减少,而粒细胞减少是指血液粒细胞(中性粒细胞、嗜酸性粒细胞与嗜碱性粒细胞)数目减少,有时不严谨时也将二者用作中性粒细胞减少的同义词。粒细胞缺乏的字面意义是血液粒细胞完全缺乏,但这一名称通常用于表示重型中性粒细胞减少,即计数低于 0.5×10^9/L(0.5×10^3/μl)。

血液中性粒细胞浓度受年龄、活动、遗传与环境因素影响(参见第2章)。对于1个月至10岁大的儿童,中性粒细胞减少定义为血液中性粒细胞计数低于 1.5×10^9/L。而对大于10岁者,中性粒细胞减少则指中性粒细胞计数约低于 1.8×10^9/L(参见第7章中有关新生儿水平的描述)。健康老年人其血液中性粒细胞计数与年轻人相同(参见第9章)。某些种族与民族族群,如非洲人、非洲裔美国人以及也门犹太人,其中性粒细胞计数均值低于亚裔或欧洲裔(参见第2章表2-2)。此类均值的差异并不大,对健康无影响[1,2]。

重型中性粒细胞减少为感染的诱发因素。常为皮肤、鼻咽部正常可见的微生物,也为肠道菌群的一部分。感染风险与中性粒细胞减少的严重型呈负相关(参见第24章)。中性粒细胞计数为(1.0~1.8)×10^9/L者几无感染风险。一般而言,中性粒细胞计数为(0.5~1.0)×10^9/L者仅有轻度的感染风险,除非存在其他影响因素。中性粒细胞计数低于 0.5×10^9/L者感染的风险极大,但感染发生频率的差异亦非常大,取决于中性粒细胞减少的原因以及持续时间。急性重型中性粒细胞减少(如发生于数小时或数日内)与慢性重型中性粒细胞减少(通常经数月或数年)相比,感染的风险往往更大。影响早期造血前体细胞的生成障碍(如再生障碍性贫血、重型先天性中性粒细胞减少)而引起的中性粒细胞减少,其对感染的易感性高于骨髓富含中性粒细胞前体细胞以及因血液破坏加速(如类风湿关节炎、Felty综合征、自身免疫性中性粒细胞减少)所致的中性粒细胞减少。肿瘤化疗所致的重型中性粒细胞减少患者,即使细胞计数相似,中性粒细胞处于下降期的患者其感染的风险高于中性粒细胞处于上升期者。伴单核细胞减少、淋巴细胞减少或低丙球蛋白血症的中性粒细胞减少较单独的中性粒细胞减少的危害更严重。其他因素,如皮肤与黏膜的完整性、组织血供以及患者的营养状况等亦能影响感染的危险度。

病理生理机制

一般机制

中性粒细胞减少的发生是由于：①中性粒细胞生成减少；②中性粒细胞无效生成（晚期前体细胞过度凋亡所致）；③循环中性粒细胞的清除或利用加速；④细胞自循环池交换至边缘池；或⑤上述机制联合（图65-1）。部分细胞生成障碍是造血祖细胞的内因性异常导致的（参见第83章）。其他包括骨髓环境变化在内的细胞生成障碍则由外在因素导致，如肿瘤浸润、纤维化或放射（参见第45章）。由于骨髓中性粒细胞前体细胞增殖活性高而血液中性粒细胞半衰期短（4～8小时），具有髓细胞毒性的化疗药物通常可致中性粒细胞减少。造血稳态下，早

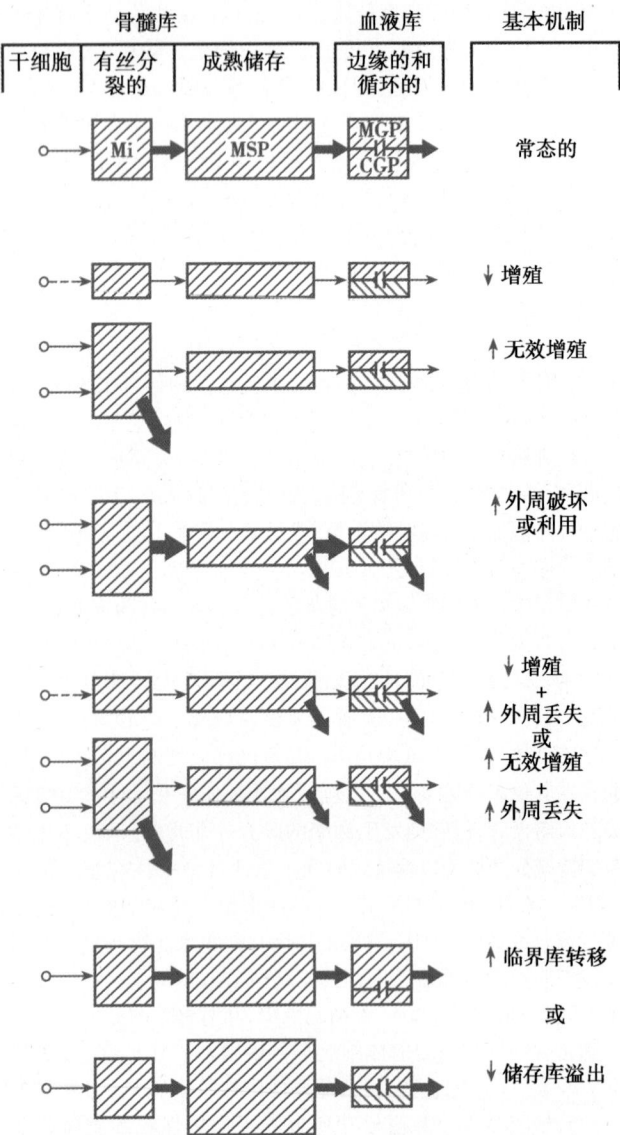

图65-1　中性粒细胞减少症机制示意图。每个库的区域用斜线表示；通过每个间隔的细胞流速用箭头尺寸表示。CGP，循环中性粒细胞库［circulating granulocyte (neutrophil) pool］；MGP，边缘中性粒细胞库［marginated granulocyte (neutrophil) pool］；Mi，有丝分裂的（mitotic）；MSP，成熟骨髓储存库［maturation (marrow storage) pool］

期中性粒细胞前体细胞相对丰富而晚期成熟细胞缺乏时发生的中性粒细胞减少即为中性粒细胞生成无效。这种情况过去常称之为"成熟阻滞"，但现在多用骨髓晚期前体细胞凋亡性丢失的细胞成熟内在性缺陷或因外周组织需求增大致快速释放分叶核中性粒细胞来解释。

自身免疫性中性粒细胞减少以及急性细菌感染时常伴有中性粒细胞利用加速。当出现中性粒细胞利用加速而生成障碍时，通常发生急性重型中性粒细胞减少。例如，酒精中毒患者发生肺炎球菌肺炎时，其中性粒细胞急速而持续性降低即证明了上述情况。乙醇会抑制骨髓，而感染则消耗可利用的中性粒细胞储备。肿瘤患者经骨髓毒性药物化疗后，感染发作时的血液中性粒细胞快速下降亦反映了相似的机制，即供不应求。特殊药物诱导的中性粒细胞减少，可能因血液和骨髓细胞同时受损而致细胞计数迅速下降。血液中性粒细胞自循环池迁移至边缘池，即着边作用增加（如注射内毒素后、血液接触透析膜后或静脉注射粒细胞集落刺激因子［G-CSF］或粒细胞-巨噬细胞集落刺激因子后［GM-CSF］）可致急性中性粒细胞减少，且通常为一瞬时事件。边缘池细胞重新进入循环池，以及骨髓大储备库中的中性粒细胞进入血液可使血液中性粒细胞的供给快速恢复。

中性粒细胞减少的细胞及分子机制

随着分子遗传学与细胞生物学的发展，人们对中性粒细胞减少的细胞及分子机制的认识得到快速提高。目前已知许多遗传性中性粒细胞减少相关疾病的遗传突变，并已鉴定出相应突变的蛋白产物。部分突变以及获得性缺陷可缩短前体细胞的生存期，即加速细胞凋亡。此种形式的细胞丢失目前认为是数种疾病"成熟阻滞"的机制。凋亡增加引起的中性粒细胞减少包括维生素 B_{12} 缺乏或者运钴胺素蛋白缺乏[3]、克隆性血细胞减少（骨髓增生异常综合征）[4]、骨髓粒细胞缺乏症[5]、先天周期性中性粒细胞减少症[6,7]以及 Shwachman-Diamond 综合征[8]。外源性因素如其他细胞产生的抗中性粒细胞抗体以及毒性细胞因子亦可致血液与骨髓中性粒细胞耗尽[9,10]。某些引起中性粒细胞减少的疾病还可干扰中性粒细胞功能，如糖原贮积病1b[11]、Chédiak-Higashi 综合征[12]以及 HIV 感染[13]。这些情况下产生的感染易感性与联合缺陷有关。

中性粒细胞减少的原因

中性粒细胞减少的原因从生理学上可分为生成、分布或更新异常。这种分类并非适用于所有情况，但为我们认识这些不同的疾病提供了一个框架。

生成障碍

用于肿瘤化疗以及用作免疫抑制剂的细胞毒性药物通常通过减少细胞生成而导致中性粒细胞减少（参见第22章）。在美国，此类药物可能是目前中性粒细胞减少的最常见病因。多种影响造血干细胞的疾病的共同特征即生成障碍而致中性粒细胞减少，如急性白血病（参见第88章与第91章）、骨髓增生异常综合征（参见第87章）以及再生障碍性贫血（参见第35章）。有关由早期前体细胞疾病进展至可能涉及成熟缺陷（无效生成）疾病中的中性粒细胞生成受损的主要病因，简要描述如下。

先天性中性粒细胞减少症 (Kostmann 综合征与相关疾病) 1956 年,Kostmann 报道了一种发生于瑞典北部某一大家庭中的常染色体隐性遗传病,即先天性中性粒细胞减少(粒细胞缺乏症)[14]。具有相似表型的散发病例及具有常染色体显性先天性中性粒细胞减少的家族亦有报道[15,16]。重型先天性中性粒细胞减少症患者,耳炎、齿龈炎、肺炎、肠炎、腹膜炎以及菌血症的症状与体征通常出现于出生后前几个月。诊断时,中性粒细胞计数通常低于 $0.2 \times 10^9/L$[17]。单核细胞增多、轻度贫血、血小板增多及脾肿大经常发生。骨髓中常见典型的早期中性粒细胞前体细胞(原粒细胞、早幼粒细胞),而少或无中幼粒细胞或成熟中性粒细胞(图 65-2)。骨髓嗜酸性粒细胞增多很常见。体外骨髓培养研究显示中性粒细胞对不同生长因子的反应均不佳,且骨髓内粒细胞-单核细胞祖细胞集落数目减少[18]。通常血液淋巴细胞数目正常,免疫球蛋白水平正常或增高,而淋巴细胞功能完整。

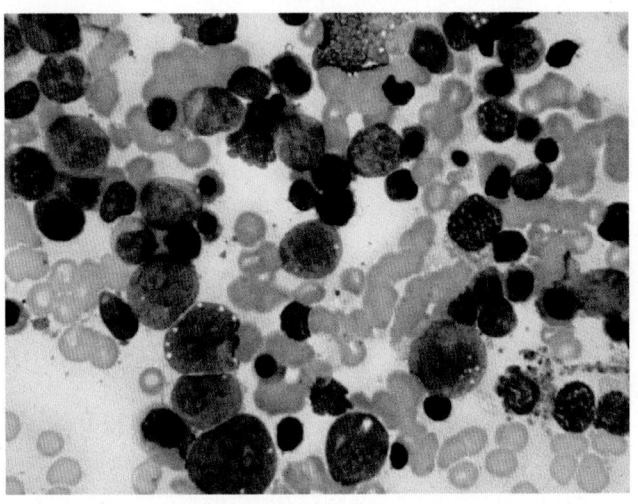

图 65-2 一位先天性中性粒细胞减少症患者的骨髓形态图表明早幼粒细胞成熟阻滞

大多数散发性或常染色体显性遗传的重型先天性中性粒细胞减少症患者的中性粒细胞弹性蛋白酶基因(亦称 *ELANE*)发生杂合突变。正常情况下其产物为一种位于中性粒细胞初级颗粒中并介导未折叠蛋白在内质网上发生反应的蛋白酶[15,19,20]。发生于外显子 2~5 及内含子 Ⅲ 和 Ⅳ 的多种突变是此类疾病的病因[20~23]。在最初的 Kostmann 家系以及部分其他有常染色体隐性遗传病的家系中,中性粒细胞减少由 *HAX-1* 基因突变所致[24]。HAX-1 是一种线粒体蛋白,其突变导致髓细胞凋亡加速及神经系统异常。另外,HAX-1 突变经由 HCLS1 和 LEF-1 导致 G-CSF 受体信号缺失[25]。葡萄糖-6-磷酸酶催化亚单位 3 (*G6PC3*)基因的突变亦可使中性粒细胞前体细胞凋亡而致重型中性粒细胞减少,同时伴有先天性心脏与泌尿生殖系统异常[26]。其他的常染色体显性、常染色体隐性、X 染色体-连锁以及散发形式的其他基因突变也已有阐述,如 *GFI1*[27],*WAS*[28],*p14*[29],*TAZ*[30],*JAGN1*[31],*TCIRG1*[32]等。然而许多重型先天性中性粒细胞减少症患者的遗传原因仍然未知。

G-CSF 受体基因突变亦可发生于重型先天性中性粒细胞减少症患者[33,34];然而,多数此类受体突变导致受体的细胞质域远端部分截断,其为一种与 G-CSF 敏感性改变相关的异常。G-CSF 受体突变是疾病演化至骨髓增生异常综合征或急性髓性白血病的部分原因,但并非此类中性粒细胞减少症的主要原因。亦有特例,一例伴 G-CSF 受体胞外区突变的患者经 G-CSF 与糖皮质激素治疗有效,经数年观察后并未进展至白血病[35]。目前极少有因 G-CSF 受体胞外区域的双位点突变而致 G-CSF 治疗无反应的病例存在[36]。

G-CSF 对所有已知亚型的重型先天性中性粒细胞减少症的治疗均非常有效,其能增加中性粒细胞计数,减少反复发热与感染[37]。G-CSF 通过增强一种促粒细胞生成的关键转录因子 CEBP/β (CCAAT/enhancer binding protein β)的表达而增加中性粒细胞数量,同时也会增强髓细胞生成的"应急"途径(稳态时 C/EBPα 不发挥功能)[38]。约 5% 的患者对 G-CSF 无反应。造血干细胞移植是已知唯一能改善这些患者临床病程的其他疗法[39,40]。未治患者与 G-CSF 治疗患者均有进展为急性髓性白血病的风险。该风险随 G-CSF 治疗时间的延长而增加,尤其是对于治疗效果差的患者[41]。最近研究发现了一种导致白血病生成的新的分子途径:造血细胞因子受体(G-CSFR)的突变结合下游造血转录因子(RUNX1)的二次突变,可用作一种鉴定重型先天性中性粒细胞减少症患者进展为白血病或者骨髓增生异常综合征的高风险标记物[42]。

先天性免疫缺陷病 中性粒细胞减少是先天性免疫缺陷病的一个特征,也是导致感染易感性的一个关键因素(参见第 80 章)。基于骨髓组织学检查,中性粒细胞减少在大多数情况下归因于生成障碍。在由 B 细胞发育缺陷及细胞质(Bruton)酪氨酸激酶(*BTK*)突变导致的 X 连锁无丙种球蛋白血症患者中,约 25% 存在严重的中性粒细胞减少[43]。常见变异型免疫缺陷病患儿常发生伴血小板减少和溶血性贫血的中性粒细胞减少症[43]。近半数因编码 CD40 配体基因突变导致的 X 连锁高免疫球蛋白 M 综合征患者可发生中性粒细胞减少[44]。严重联合免疫缺陷病并不总伴有中性粒细胞减少。个体患者的中性粒细胞减少亦随时间而变化。在罕见的免疫缺陷状态下,如网状组织发育不全时,中性粒细胞减少尤为显著[43]。中性粒细胞减少并非腺苷脱氨酶缺乏、T-B+、T-B-、Wiskott-Aldrich 综合征以及 Omenn 综合征的普遍特征[43,45,46]。部分 Wiskott-Aldrich 综合征患者亦可于自身免疫基础上发生中性粒细胞减少[34,46]。生长因子非依赖蛋白-1 基因(*GFI1*)突变亦可致中性粒细胞减少[47]。

G-CSF 对于大多数此类免疫缺陷综合征相关的中性粒细胞减少症的治疗有效。

软骨-毛发发育不良综合征 为一种罕见的常染色体隐性遗传疾病,特征为短肢侏儒、指趾过长、毛发纤细、中性粒细胞减少、淋巴细胞减少及复发性感染[43]。基因位点在 9p13,影响一种编码核糖核酸内切酶的基因。中性粒细胞减少程度不一,血细胞计数范围为 $(0.1 \sim 2.0) \times 10^9/L$。T 细胞增殖伴随的缺陷是由有丝分裂周期的 G_0 期向 G_1 期的转换异常引起的。患者经常发生细菌性和病毒性呼吸道感染。造血干细胞移植可以克服中性粒细胞减少及免疫缺陷[48,49]。

Shwachman-Diamond 综合征 为一种常染色体隐性遗传疾病,表现为身材矮小、胰腺外分泌不足以及新生儿早期开始出现伴中性粒细胞减少的骨髓衰竭[50~53]。还可能出现严重的血小板减少与贫血(参见第 35 章)。染色体突变位点位于 7q11,影响 *SBDS* 基因[50]。突变导致增殖缺陷及早期髓系祖细胞凋亡增加[51]。成熟中性粒细胞亦可发生趋化性缺陷[52]。患者常表现营养不良，但改善患者营养状况并不能逆转中性粒细胞减少。应用 G-CSF 治疗可增加血液中性粒细胞水平，而造血干细胞移植则能克服血液学异常[53]。若不行移植，则进展为骨髓增生异常综合征与急性髓性白血病的风险高出 20% 及以上[53]。

Diamond-Blackfan 综合征   中性粒细胞减少症是遗传性发育不良性贫血的一种罕见并发症[54]。头颅与上肢的先天性异常是该病的其他特征。现已确定两个基因位点：19q13.2 与 8p23[55,56]。中性粒细胞减少严重程度的不同可能反映了该病患者的遗传异质性（参见第 36 章）。

Griscelli 综合征   是一种以色素减少和不同程度的细胞免疫缺陷为特征的罕见常染色体隐性遗传疾病。该综合征包括 3 型，中性粒细胞减少是该病的 2 型特征，而非 1 型或 3 型。2 型综合征的中性粒细胞减少相对轻微且与全血细胞减少相关。此类血液学异常由位于 15q21 上累及 RAB27α 基因的突变所致[57]。RAB27α 的基因产物为一种鸟苷三磷酸酶（GTPase），其突变亦导致颗粒蛋白异常释放及血液吞噬作用[58]。与 Chédiak-Higashi 综合征（参见第 66 章）相同，2 型 Griscelli 综合征患者可发展至淋巴细胞与巨噬细胞均活化失控的急性期，导致患者迅速死亡[59]。造血干细胞移植可避免血液学异常。据报道该病可演变为骨髓增生异常综合征[60]。

Chédiak-Higashi 综合征   为一种罕见的常染色体隐性遗传疾病，特征为部分眼皮肤白化病、多种细胞（包括粒细胞、单核细胞及淋巴细胞）内含巨大颗粒、中性粒细胞减少与复发性感染（参见第 66 章）。目前认为该综合征是由影响 LYST 基因的染色体 1q43 突变造成的[61]。该基因产物调节溶酶体运输。Chédiak-Higashi 综合征患者的性粒细胞减少通常为轻度的，其感染易感性是由中性粒细胞减少及吞噬细胞的杀菌活性缺陷所致[62]。

先天性骨髓粒细胞缺乏症、WHIM 与相关综合征   先天性骨髓粒细胞缺乏症是一种罕见的常染色体显性遗传疾病或散发性疾病，患者表现为严重的中性粒细胞减少及淋巴细胞减少，白细胞总数常低于 $1.0 \times 10^9/L$[63]。WHIM 综合征以疣、低丙球蛋白血症、感染及骨髓粒细胞缺乏为特征，目前认为是由编码 CXC 趋化因子 CXCL12 受体（旧称基质细胞衍生因子-1）的基因 CXCR-4 发生突变所致[64,65]。配体-受体对 CXCL-12/CXCR-4 在调节各型细胞（包括造血干细胞）自骨髓运输至血液及组织的过程中发挥重要作用。在此类综合征中，骨髓通常富含前体细胞及发育中的中性粒细胞。骨髓与血液中性粒细胞核分叶过多，同时伴核固缩与细胞质空泡化。此类形态学变化以及一些分子学研究提示，细胞凋亡加速导致了骨髓与血液中的细胞丢失。该病对 G-CSF 与 GM-CSF 反应良好，但最终同样会演变为骨髓增生异常综合征。曾报道一例先天性粒细胞缺乏样变异型骨髓增生异常综合征[66]。

Cohen 综合征   Cohen 综合征是中性粒细胞减少的另一种罕见病因。智力迟钝、出生后头小畸形、面部畸形、色素性视网膜病、近视以及间歇性中性粒细胞减少为该病的典型特征。不同起源的 Cohen 综合征患者均有 COH1 基因突变[67]。目前研究提示 COH1 在各型细胞间囊泡介导的分选及蛋白转运中起作用。

糖原贮积病   是一种以低血糖、肝脾大、癫痫发作及婴儿发育障碍为特征的常染色体隐性遗传疾病。仅 1b 型与中性粒细胞减少相关[68]。糖原贮积病 1b 型基因缺陷位于染色体 11q23，是由细胞内葡萄糖转运蛋白缺陷造成的[69]。尽管血液中

性粒细胞严重减少，但骨髓仍表现正常。中性粒细胞受刺激或趋化性缺陷时，氧化暴发作用降低[70,71]。应用 G-CSF 可有效阻止中性粒细胞减少及改善相关炎症性肠病，但与急性髓性白血病的疾病进展相关[72]。

周期性中性粒细胞减少症   周期性中性粒细胞减少症为一种常染色体显性遗传疾病或散发性疾病，其特征是定期反复发作严重的中性粒细胞减少，通常发作时间为 21 天/次[73]。有时可观察到其他白细胞、网织红细胞与血小板的规律性波动。目前认为周期性中性粒细胞减少由位于 19q3 的中性粒细胞弹性蛋白酶基因（ELANE）突变所致。ELANE 基因的突变多位于外显子 4 与 5，但也可见于外显子 2 和 3 及内含子 II 和 IV 中[74,23]。通常于出生后第一年内诊断该病，尤其是存在家族病史时[75]。中性粒细胞减少期持续 3~6 天，且常伴发热、不适、食欲不振、口腔溃疡及子颈部淋巴结肿大。已有报道显示，在少数成人获得性周期性中性粒细胞减少症患者中，部分伴有相关的大颗粒淋巴细胞克隆性增殖（参见第 96 章）[76]。

仅凭每周至少 2~3 次且持续 6 周以上的连续性白细胞计数差异，即可诊断周期性中性粒细胞减少。基因测序可能有助于确诊[77]。多数患儿可存活至成年，青春期后症状往往缓和。有报道称数例病人发生致死性梭菌菌血症，因此未治疗者每个中性粒细胞减少期均需仔细观察。G-CSF 治疗极为有效[78]。G-CSF 并不消除周期性，但可充分缩短中性粒细胞减少的周期且预防症状和感染。与很多重症先天性中性粒细胞减少症不同，周期性中性粒细胞减少症患者不存在转化为白血病的风险。

其他遗传性中性粒细胞减少症   由先天性疾病的叶酸、钴胺素及转钴胺素蛋白 II A 类基因缺陷引起的中性粒细胞减少会导致甲基丙二酰辅酶 A 变位酶与蛋氨酸合成酶（两种需钴胺素酶）的功能异常。此类病的每一种均可因无效造血而造成中性粒细胞减少、贫血及血小板减少（参见第 41 章）[79~81]。

目前仅有描述性名称的数种疾病可能是由基因决定的中性粒细胞减少症。通常称此类疾病为家族性（良性）中性粒细胞减少症，且可能为常染色体显性遗传病[82~84]。部分儿童慢性良性中性粒细胞减少（通常无家族史）病例可能反映了新的突变形式，而慢性特发性中性粒细胞减少的成人患者可能为早期未检出的儿童期病例。在获取更全面的信息之前，此类疾病可能最宜称为"特发性中性粒细胞减少症"。

高血压母亲新生儿的获得性中性粒细胞减少症   高血压母亲常分娩伴低中性粒细胞计数的低体重婴儿，其原因为中性粒细胞生成减少[84]。此类中性粒细胞减少通常为重型，感染风险高，出生后的最初几周内尤为显著。中性粒细胞减少通常于数周内可缓解。G-CSF 能增加此类中性粒细胞减少新生儿患者的中性粒细胞计数，但临床疗效尚待证实[85]。

营养缺乏引起的中性粒细胞减少   中性粒细胞减少是由维生素 B_{12} 或叶酸缺乏引起的巨幼细胞性贫血的一种早期且持续性特征。该病发生时常伴有大细胞性贫血及轻度血小板减少（参见第 41 章）。行胃切除术后，铜缺乏可导致全肠外营养患者和营养不良儿童的中性粒细胞减少[86~88]，而伴骨髓前体细胞发育异常的两系或三系血细胞减少与骨髓增生异常综合征极为相似。

免疫抑制中性粒细胞生成所致的中性粒细胞减少症   单纯白细胞再生障碍为一种可致严重选择性中性粒细胞减少的罕见获得性疾病。骨髓中无或几乎无中性粒细胞及其前体细

胞[89]。布洛芬、氯磺丙脲、过量锌、多种感染及炎症性疾病为该综合征的可能病因。鉴别诊断包括再生障碍性贫血、骨髓增生异常综合征、毛细胞白血病与中性粒细胞减少相关性大颗粒淋巴细胞综合征。抗胸腺细胞球蛋白、糖皮质激素及环孢素等免疫抑制治疗已应用于一些病例。

成人慢性特发性中性粒细胞减少症　其为一种主要影响18～35岁的年轻成年女性的独特的综合征；女性与男性患病率比例约8：1[90]。病史(无发热、齿龈炎、口腔溃疡或其他感染)及既往血细胞计数提示该病在大多数病例中为获得性疾病。红细胞、网织红细胞与血小板计数通常正常。可出现轻度白细胞减少与淋巴细胞减少，脾脏正常或仅轻度肿大。患者不表现染色体异常或其他骨髓增生异常综合征[91,92]。骨髓检查显示出一系列异常，自正常细胞构成至中性粒细胞系选择性发育异常。在大多数情况下，定量骨髓研究显示骨髓不成熟细胞对比成熟细胞的比例增高，提示成熟进程中存在细胞损失，即无效粒细胞生成[93]。抗中性粒细胞抗体、包含抗核抗体或抗线粒体抗体的自身抗体均不存在[94]。成人慢性特发性中性粒细胞减少由Fas配体或干扰素-γ介导的中性粒细胞及其前体细胞凋亡加速所致[95]。该疾病机制与系统性红斑狼疮的发病机制相似，为细胞外凋亡通路的活化[96]。

多数患者可依据血液中性粒细胞水平、骨髓检查以及既往发热与感染病史预测其临床进程。一般而言，患者血液与骨髓中性粒细胞水平越低，其出现的临床问题越多。长期观察显示，部分患者的血液中性粒细胞水平尽管长期处于极低状态，但极少或几乎无感染。该病不会演变为急性白血病或再生障碍性贫血。G-CSF治疗能增加大多数患者的中性粒细胞，对于反复性发热与感染患者有效[37,97]。

影响中性粒细胞利用与更新的疾病

免疫性中性粒细胞减少的机制

免疫疾病主要改变血液中性粒细胞的分布且加速中性粒细胞的更新。抗中性粒细胞抗体可致输血反应、新生儿同种免疫性中性粒细胞减少症以及自身免疫性中性粒细胞减少症。抗原-抗体复合物、自身抗体及细胞因子介导的细胞损伤是导致系统性红斑狼疮与Felty综合征患者中性粒细胞减少的可能病因。中性粒细胞减少与循环大颗粒淋巴细胞数目的增加相关，证明细胞与体液免疫机制可致中性粒细胞减少(参见第94章)。

中性粒细胞表达与其他组织相同的表面抗原，包括i-I抗原和人类白细胞抗原(HLAs)。中性粒细胞也有一些特异性抗原，包括NA-1、NA-2(目前认为是FcγRⅢ或CD16的同种型)、NB-1、NC-1与NC-9a[98~100]。应用单克隆抗体可鉴定中性粒细胞及其前体细胞上多种其他抗原。与中性粒细胞减少关系最明确的自身抗体为NA-1和NA-2[101]。

一些试验可用于检测抗中性粒细胞抗体，包括凝集与微量凝集反应、细胞毒试验、直接与间接免疫荧光检查、直接与间接抗球蛋白检测以及葡萄球菌A蛋白与细胞表面免疫球蛋白结合的相关试验[101]。凝集试验是基于免疫球蛋白包裹细胞聚集倾向的最古老的检测方法。免疫荧光试验则应用荧光素标记的抗人γ球蛋白。此类检查适用于荧光活化细胞分选后的定量研究。免疫荧光检查与葡萄球菌A蛋白结合试验亦可用于检测与单个细胞(包括骨髓细胞)结合的免疫球蛋白。直接方

法用于检测患者中性粒细胞上的抗体；而间接方法用于检测患者抗正常细胞群的血浆或血清。多聚甲醛对于暴露抗原以及保护用于多项检测的中性粒细胞极为有益。适当的对照是正确解释此类研究的关键。对凋亡及细胞因子介导细胞损伤的检测可通过实验室研究完成。

免疫介导的中性粒细胞减少的原因

同种免疫性新生儿中性粒细胞减少症　许多原因可致新生儿中性粒细胞减少症[102]。部分病例的病因是母体的免疫球蛋白(Ig)G抗体透过胎盘与婴儿中性粒细胞特异性抗原结合，这些抗原通常为遗传自婴儿父亲的FcγRⅢb(HNA1或CD16b)同种型[103,104]。其他抗原，如NB1糖蛋白(NB1或CD177)、HNA-3a(5b)、HLA及未知抗原等亦可能参与其中[101]。总体而言，该病的新生儿发病率约为1/2000。该病通常持续2～4个月直至被动获得的抗体消失。

新生儿免疫性中性粒细胞减少症可严重亦可相对较轻。直至其他方面均正常的婴儿发生细菌感染时才会被发现。血液学表现通常包括重度中性粒细胞减少、淋巴细胞由正常到升高但单核细胞、红细胞与血小板均正常。骨髓细胞构成正常或增多，而成熟中性粒细胞数目减少。同种免疫性新生儿中性粒细胞减少症可能与新生儿败血症相混淆，因为后者亦可致严重的中性粒细胞减少。通常应用中性粒细胞凝集反应或免疫荧光检查来诊断同种免疫性中性粒细胞减少症。应采取保守治疗，必要时才使用抗生素。几乎无需行换血疗法来减低抗体滴度或输注患儿母亲的中性粒细胞。

自身免疫性中性粒细胞减少症　中性粒细胞自身抗体可缩短中性粒细胞生存期并损害中性粒细胞生成。然而，从临床角度来说，往往很难鉴别自身免疫性中性粒细胞减少症与慢性特发性中性粒细胞减少症[105]。诊断为自身免疫性中性粒细胞减少症的患者常有一项或多项抗中性粒细胞抗体检测呈阳性。患者的血细胞减少具有选择性，其他血细胞计数正常或接近正常。骨髓形态(图65-3)、集落形成细胞及包括抗核抗体检测在内的其他检查均正常。一般而言，应采取保守治疗观察。静脉注射γ球蛋白可瞬时增加中性粒细胞，但治疗费用昂贵且疗效相对较弱。糖皮质激素的治疗反应难以预测。每天或隔日应用G-CSF有效，但应专用于复发性感染的患者。儿童较成人似乎更易发生自发性缓解[106,107]。

系统性红斑狼疮　约50%的系统性红斑狼疮患者其白细胞总数为(2～5)×10⁹/L，而中性粒细胞低于1.8×10⁹/L[108~110,123]。轻度中性粒细胞减少症常伴单核细胞减少、淋巴细胞减少、贫血、血小板减少及轻度脾大。骨髓细胞构成与细胞成熟度通常正常。中性粒细胞表面IgG数量增加，且细胞内免疫复合物增加[110]。Fas与肿瘤坏死因子相关凋亡诱导配体(TRAIL)能介导自身免疫性疾病中的许多临床特征，包括系统性红斑狼疮患者的中性粒细胞凋亡。糖皮质激素、G-CSF及GM-CSF可增加包括正接受免疫抑制治疗的多数狼疮患者的中性粒细胞，但此类患者的轻度中性粒细胞减少通常无需治疗[110]。

类风湿关节炎、Sjögren综合征与Felty综合征　白细胞减少症并不常见于类风湿性关节炎，其在大量患者中的发生率低于3%[124]。大约1%的类风湿性关节炎患者会出现Felty综合征的附加表现：脾大、变形性类风湿关节炎与白细胞减少。通常这些患者具有活动性变形性关节炎以及极高的类风湿因子滴

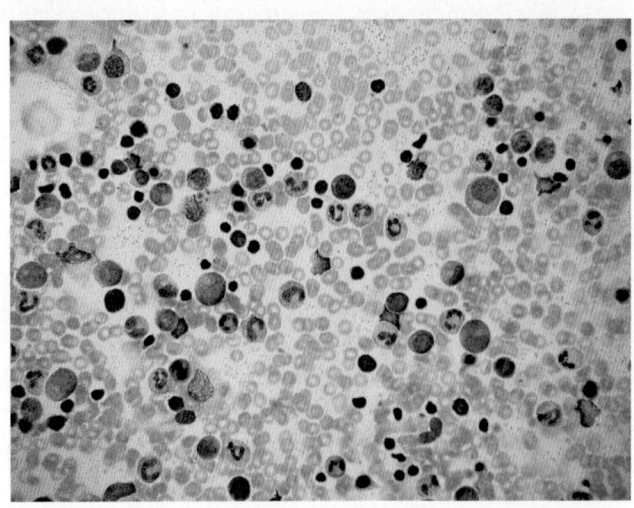

图65-3   一位患有自身免疫性中性粒细胞减少症的患者骨髓形态图表明中性粒细胞前体的正常成熟

度。中性粒细胞减少可为中度至重度,偶见患者缺乏外周循环中性粒细胞。骨髓细胞一般正常或增多,但偶见细胞减少。粒细胞生成的特征通常为前体细胞充足但几乎无杆状核或分叶核中性粒细胞。显然,脾脏大小与中性粒细胞计数之间无确切相关性。

直至中性粒细胞计数低于 $0.2×10^9/L$,Felty 综合征患者的细菌感染率才会升高,这一点往往表明中性粒细胞尚能生成,但其血流动力学发生改变。动力学改变可能因高水平的循环和胞内免疫复合物以及中性粒细胞表面的 IgG 所致。由 Fas 介导的凋亡引起的细胞损伤是骨髓和血液中细胞损失的另一机制[125]。

约 30% 的 Sjögren 综合征患者有中度白细胞减少症发。白细胞总计数通常为 $(2~5)×10^9/L$,且分类计数正常[115,126]。罕见的重型中性粒细胞减少症与复发性细菌感染相关。

此类自身免疫性疾病的中性粒细胞减少有诸多可供选择的治疗方法,包括氨甲蝶呤、糖皮质激素、G-CSF、GM-CSF、脾切除术以及生物制剂(如利妥昔单抗和托珠单抗)[116,117]。这些治疗的效果难以预测[122,127]。许多专家更倾向于每周应用一次氨甲蝶呤,因其易于给药、高效且低毒[118]。G-CSF 或 GM-CSF 可增加中性粒细胞数量,但亦可能会加剧关节疼痛[119]。联合应用这些药物是另一种更好的选择。约 2/3 脾切除患者切脾后的细胞计数迅速增加,但近 2/3 对切脾有反应的患者会复发中性粒细胞减少症[120]。部分 Felty 综合征患者的血液中含有具有未成熟自然杀伤细胞表型特征的高浓度的大颗粒淋巴细胞[121]。这些患者对直接增高中性粒细胞水平的治疗效果差,但可能会对氨甲蝶呤联合 G-CSF 治疗有反应。除中性粒细胞减少外,其他因素亦使这些患者易被感染,包括单核细胞减少症、低补体血症、循环免疫复合物以及应用糖皮质激素或细胞毒药物治疗。一般而言,中性粒细胞减少症的治疗应当专用于有明确感染的患者。

脾大相关性中性粒细胞减少的其他原因   1942 年,Wiseman 与 Doan[122] 发现了一种他们称之为"原发性脾性中性粒细胞减少症"的疾病。自此以后,研究者认识到许多疾病亦可作为此型中性粒细胞减少症或假性中性粒细胞减少症的可能病因。与脾大及中性粒细胞减少症相关的疾病有结节病、淋巴瘤、结核病、疟疾、黑热病与戈谢病。通常亦存在血小板减少症和贫血。据观察,炎症性疾病患者的免疫机制与系统性红斑狼疮患者的相似,且 Felty 综合征可能有效。血液缓慢流经脾脏时,中性粒细胞在充血红髓中的被动捕获可能为其他患者的主要病因。多数情况下,这些患者的中性粒细胞减少并不严重,不足以产生临床后果,几乎无需通过切脾来提高中性粒细胞计数。

药物引起的中性粒细胞减少

特殊药物反应引起中性粒细胞减少的预期年发生率为 $(3~12)/100$ 万[123~125]。1922 年,Schultz[128] 报道了 6 例因严重咽痛及衰竭伴血液中性粒细胞缺失而迅速致败血症和死亡的患者。几年后,此综合征被证明与煤焦油衍生药物氨基比林相关[127]。在过去 50 年中,已发现许多其他药物可引起该综合征。

特殊药物引起的中性粒细胞减少有两种主要类型[128,129]。一型为药物干扰蛋白合成或细胞复制所致的剂量相关毒性。该效应通常为非选择性的,可累及造血干细胞及其他器官的高增殖细胞,如胃肠道上皮细胞。具有该类反应的原型药包括吩噻嗪类、抗甲状腺药、氯霉素与氯氮平[130,131]。经自由基与药物代谢产物介导可对骨髓细胞产生类似效果。接受多种药物治疗以及给药后因代谢缓慢或肾脏排泄功能受损导致血药物浓度增高的患者更易发生此类反应[130]。

第二型药物引起的中性粒细胞减少可能与剂量无关。从本质上讲,其为一种过敏反应或免疫反应,类似于药物引起的皮肤反应及药物激发和抗体介导的红细胞破坏。许多药物可引发此型中性粒细胞减少症[132]。女性较男性更易受影响,老年患者较年轻患者更易受影响,有过敏史者(包括对其他药物过敏的患者)较不过敏者更易受影响。中性粒细胞减少可发生于任一时间,但往往在应用患者先前接触过的药物进行治疗的过程中发生得相对较早。

目前对于药物介导的中性粒细胞减少症的基本认识较为有限,部分原因是病例发生不可预测、大量药物涉及其中以及缺乏好的动物研究模型。临床研究显示,中性粒细胞的更新速度可根据中性粒细胞减少症发生时骨髓发育不全的程度进行粗略预测。对于骨髓中性粒细胞稀少但前体细胞正常(即早幼粒细胞与中幼粒细胞)的患者,在触发药物停止应用约 4~7 天后中性粒细胞重新出现在血液中。血液单核细胞计数增加通常预示着骨髓功能恢复,继而出现明显的中性粒细胞增多"超量"。当早期前体细胞严重耗竭时,可能需要更长时间才能恢复。

药物引起的中性粒细胞减少症患者,其症状通常表现为发热、肌痛与咽痛,但其他部位一般无皮疹或过敏迹象[127]。血液检查显示中性粒细胞少或无,可有淋巴细胞轻度减少,但其他细胞计数往往正常。高度的警惕性与详细的临床病史对确定引起中性粒细胞减少症的致病药物非常关键。鉴别诊断包括急性病毒感染,尤为传染性单核细胞增多症、传染性肝炎,以及急性细菌性败血症。如果同时存在其他血液学异常,需考虑急性白血病与再生障碍性贫血。治疗通常为支持性护理,包括针对发热患者的广谱抗生素。造血生长因子(如 G-CSF 或 GM-CSF)可能有益,但在此种情况下其应用尚未经随机试验证实[130]。停用氯氮平等药物的一种替代方法是引入 G-CSF 治疗[127~129],但通常优先选择停用疑似触发药物。

表65-1 列举了一些经常引起中性粒细胞减少症的药物。鉴于新药引入的速度很快,出现问题时应及时咨询制造商、药物信息中心或毒物控制中心,以了解该药是否会导致中性粒细胞减少症。

表 65-1	与特异性中性粒细胞减少有关的常用药物分类
镇痛和消炎药	**抗疟药**
吲哚美辛*	阿莫地喹
金盐（氯金化钠）	氯喹
喷他佐辛	氨苯砜
对氨基苯酚衍生物*	乙胺嘧啶
对乙酰氨基酚	奎宁
非那西丁	**抗甲状腺药物***
吡唑啉酮衍生物*	卡比马唑
氨基比林	甲巯咪唑
安乃近	丙硫氧嘧啶
羟布宗	**心血管药物**
保泰松	甲巯丙脯酸
抗生素类	丙吡胺
头孢菌素类	肼屈嗪
氯霉素*	甲基多巴
克林霉素	普鲁卡因
庆大霉素	普萘洛尔
异烟肼	奎尼丁
对氨基水杨酸	妥卡尼
青霉素及半合成青霉素*	**利尿剂**
利福平	乙酰唑胺
链霉素	氯噻酮
磺胺*	氯噻嗪
四环素类	依他尼酸
甲氧苄啶-磺胺甲噁唑	氢氯噻嗪
万古霉素	**降血糖药**
抗惊厥药	氯磺丙脲
卡马西平	甲苯磺丁脲
美芬妥英	**安眠及镇静药**
苯妥英	氯氮草和其他苯二氮草类
抗抑郁药	
阿米替林	甲丙氨酯
阿莫沙平	**吩噻嗪类***
地昔帕明	氯丙嗪
多塞平	吩噻嗪
丙米嗪	**其他药物**
抗组胺药：H₂受体阻滞剂	别嘌醇
西咪替丁	氯氮平
雷尼替丁	左旋咪唑
	青霉胺
	噻氯匹定

*流行病学研究中经常报道的引起中性粒细胞减少的药物。

注：特定药物在引发中性粒细胞减少症中的作用取决于：①该病在患者中的发生率；②药物应用相关性疾病的发生时间；③不存在其他替代解释；④无意或故意再次应用药物（再次诱发）引起类似反应。需要可能引发中性粒细胞减少症的药物的补充资料或希望阅读有关这些相互作用的原始资料的读者可参阅文献 123 和 124。

感染性疾病所致的中性粒细胞减少

中性粒细胞减少症可由急性或慢性细菌、病毒、寄生虫或立克次体感染引起。多种机制参与发病。某些病毒感染，如传染性单核细胞增多症、传染性肝炎、川崎病及 HIV 感染等可致造血前体细胞感染，从而引起严重或长期的中性粒细胞减少症和全血细胞减少症。其他病原体，如立克次体与巴尔通体可感染内皮细胞。作为广义上的血管炎进程的一部分，这些病原体可引起全血细胞减少症、中性粒细胞减少症、血小板减少症及贫血。登革热、麻疹和其他病毒感染可能会增强中性粒细胞对变形的内皮细胞的黏附性。革兰氏阴性细菌严重感染时伴发中性粒细胞减少，可能原因是其对内皮的黏附性增加以及其在感染部位的利用率增加。部分引起脾肿大的慢性感染，如结核病、布鲁菌病、伤寒、疟疾与黑热病，可能因脾脏阻滞与骨髓侵袭和抑制而引起中性粒细胞减少症。

中性粒细胞减少症患者的临床处理

通常，急性重型中性粒细胞减少症患者表现出发热、咽痛、皮下或黏膜炎症的迹象。新发呼吸道或腹部症状应高度怀疑临床急症。即刻进行观察，包括详细的病史，尤其需注意药物史。体格检查应密切注意口咽、鼻窦、胸、腹及骨骼压痛，以及淋巴结与脾脏的大小。即刻进行血细胞计数与微生物培养，予静脉补液、抗生素及其他支持治疗可能挽救生命。此时，除患者近期曾接受抗生素治疗外，发热与感染通常是由多种广谱药物敏感性的表面细菌所致。应获取全血细胞计数并考虑进行骨髓检查，尤其当急性中性粒细胞减少症的病因不明时。骨髓可表现为纤维化、选择性或非选择性骨髓前体细胞发育不良、原始细胞过多或不典型细胞。掌握这些信息后即可开始支持治疗，也可考虑进一步进行诊断性检查。

慢性中性粒细胞减少症通常是在常规体检或反复发热与感染患者行检查过程中偶然发现的。患者无发热或情况相对较好时，明确中性粒细胞减少症是慢性抑或周期性、确定血细胞计数均值都很有益。其他重要的血液学和免疫学指标还包括单核细胞、淋巴细胞、嗜酸性粒细胞与血小板的绝对计数；血细胞比容或血红蛋白检测；以及免疫球蛋白水平。高丙种球蛋白血症患者通常有慢性和复发性炎症；低丙种球蛋白血症和中性粒细胞减少症患者通常极易患复发性感染。血液与骨髓形态学检查可确定儿童良性中性粒细胞减少症的部分原因，如 Chédiak-Higashi 综合征与先天性骨髓粒细胞缺乏症。骨髓检查在排除白血病与骨髓增生异常疾病以及评估骨髓缺陷的严重程度方面的作用最显著。

对于慢性中性粒细胞减少症患者，抗核抗体（ANA）和类风湿因子滴度的检测以及自身免疫性疾病的其他血清学检查可能有一定意义。通常此类疾病相关性中性粒细胞减少症出现在明显而严重的疾病患者中，但偶有患者表现为隐性脾肿大、高 ANA 与类风湿因子滴度以及一些其他症状。检查血液与骨髓中的大颗粒淋巴细胞可能有助于诊断。感染与营养因素引起的慢性中性粒细胞减少症很罕见且通常在患者的病情评估期较明显。在成人中，最难区分的可能是慢性特发性中性粒细胞减少症与骨髓增生异常综合征。其他细胞系异常（如贫血伴异形红细胞症、红细胞大小不均、嗜碱性点彩、血小板减少症以及假性 Pelger-Huët 细胞）、骨髓原始细胞比例低、异形粒细胞与红系前体细胞、克隆性染色体异常往往提示骨髓增生异常，尤其是在老年患者中。中性粒细胞减少症的机制调查及骨髓与血流动力学研究、体外骨髓培养、骨髓粒细胞贮备的检测以及骨髓增殖活性的间接测定可能有助于解释中性粒细胞减少症的机制,但并未广泛应用。

● 中性粒细胞增多症

中性粒细胞增多症是指血液中性粒细胞绝对计数较正常人群均值高两个标准差以上。对于 1 月龄及以上的儿童和各年龄段成人而言,该水平大约为 $7.5×10^9/L$,并混有杆状核与成熟中性粒细胞(参见第 2 章)。出生时中性粒细胞计数均值为 $12×10^9/L$,计数高达 $26×10^9/L$ 时仍视为正常(参见第 7 章)。

嗜中性白细胞增多症、多形核白细胞增多症以及粒细胞增多症,这几个术语均可用作中性粒细胞增多症的同义词。之所以使用"白细胞增多症"这个术语是因为中性粒细胞数目增高是白细胞总数升高的最常见原因。粒细胞增多的特异性较中性粒细胞增多差,因为粒细胞包括嗜酸性粒细胞、嗜碱性粒细胞以及中性粒细胞。通常称中性粒细胞极度增多为类白血病反应,因为极端高值的白细胞计数提示可能为白血病。这一过度增多反应可能为分叶核中性粒细胞所致,或者可能与少量的杆状核中性粒细胞、晚幼粒细胞及中幼粒细胞有关。

正常人群的中性粒细胞计数遵循昼夜变化模式,其峰值出现在傍晚。中性粒细胞计数亦会于餐后、直立姿势时及情绪刺激后轻度升高,但通常这些变化不足以引起中性粒细胞增多症[134]。

中性粒细胞增多的机制

正常情况下,中性粒细胞按一定顺序由骨髓经血液最终进入所需组织[135]。轻度中性粒细胞增多症可由以下几种机制引发:细胞生成增加、细胞自骨髓至血液加速释放、循环中的细胞由边缘池转移至循环池、从血液流入组织的细胞减少,或上述机制共同作用。这些事件所需时间的差异很大。边缘池与循环池之间的转换仅需数分钟,而中性粒细胞自骨髓释放入血液则需数小时。即使是在强烈刺激下,中性粒细胞生成增加亦可能至少需要数天(图 65-4)。持续的中度至重度中性粒细胞增多,其原因本质上都是中性粒细胞生成增加。

急性中性粒细胞增多

假性中性粒细胞增多症(去边缘池化)   剧烈运动以及急

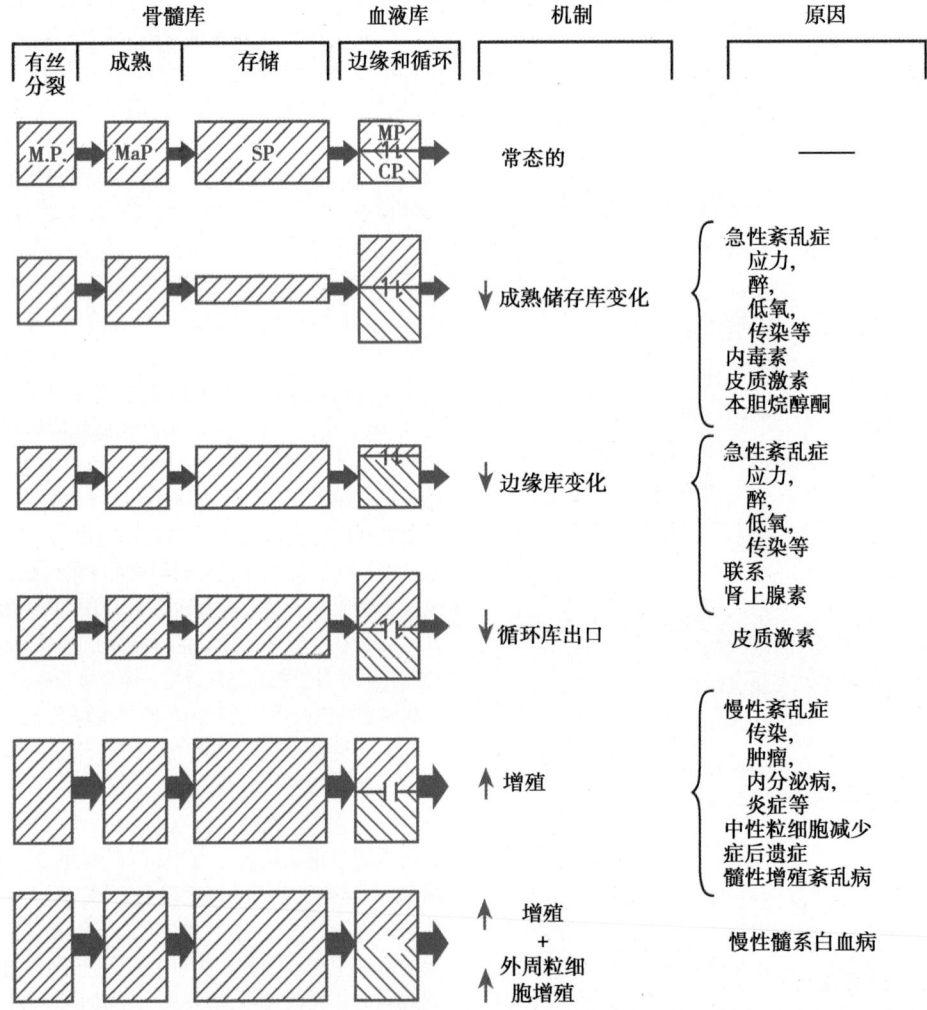

图65-4   中性粒细胞增多症机制示意图。用箭头尺寸来表示通过每个库的细胞流速。CGP,循环中性粒细胞库(circulating neutrophil pool);MaP,成熟(有丝分裂后)库[maturation(postmitotic)pool];M. P.,有丝分裂库(mitotic pool);MP,边缘中性粒细胞库(marginated neutrophil pool);SP,储存库(骨髓储备)[storage pool(marrow reserves)]

性的身体或情绪压力可在数分钟内增加血液中性粒细胞的数量[136]。此反应可通过注射增加心率与心输出量的肾上腺素及其他儿茶酚胺类物质来模拟[137]。其由细胞自边缘池转移至循环池所致，因此常被称为去边缘池化。在人体中，该反应部分依赖于脾脏中性粒细胞的释放[138]，但中性粒细胞在其他血管床尤其是肺毛细血管的重新分布在定量上更为重要。该机制可能是中性粒细胞计数成倍增高的原因，但更高的中性粒细胞计数不能仅归因于这一种机制。去边缘池化时，淋巴细胞、单核细胞与中性粒细胞均增多，这可能有助于将此型中性粒细胞增多症与感染、长期压力或糖皮质激素给药所致的反应性中性粒细胞增多症区分开来。上述情况下，中性粒细胞计数升高，但淋巴细胞与单核细胞计数通常会降低。

骨髓储存池变化 急性中性粒细胞增多症亦可由中性粒细胞自骨髓储存池(即骨髓中性粒细胞贮备)释放所致[139]。炎症与感染反应时，该机制导致急性中性粒细胞增多。骨髓储存池主要由分叶核和杆状核中性粒细胞组成。除极端情况外，晚幼粒细胞并不释放入血。有丝分裂后的骨髓中性粒细胞池的大小约为血液中性粒细胞池的10倍，且其中约一半细胞为杆状核与分叶核中性粒细胞[135]。在中性粒细胞生成障碍、慢性炎症性疾病、恶性肿瘤以及肿瘤化疗中，储存池减小且其进展至中性粒细胞增多症的能力受损。血液暴露于异物表面如血液透析膜时会激活补体系统，引起短暂的中性粒细胞减少，随后因骨髓中性粒细胞释放而致中性粒细胞增多症。集落刺激因子(G-CSF和GM-CSF)通过动员骨髓贮备细胞并刺激中性粒细胞生成从而引发急性和慢性中性粒细胞增多症[140,141]。

慢性中性粒细胞增多

中性粒细胞前体细胞经长期刺激后可增殖引发慢性中性粒细胞增多症。通过反复给予一定剂量的内毒素、糖皮质激素或集落刺激因子可对其进行实验研究。尽管慢性中心粒细胞增多症的详细介质与发病机制尚未完全阐明，但该反应的总体构图目前已被广泛接受(图65-4)。受细胞分裂刺激后，有丝分裂前体细胞池内细胞生成增多，即早幼粒细胞与中幼粒细胞加速分裂。随后，有丝分裂期后池扩大。这些变化导致骨髓粒/红细胞的比例增加。人体受到慢性感染时，中性粒细胞生成率增加数倍。在真性红细胞增多症、慢性髓细胞性白血病以及非血液系统恶性肿瘤[142]和外源给予造血生长因子(如G-CSF)[140,141]引起的类白血病反应中，中性粒细胞生成率的增加更为显著，至少1周达最高峰。

血管腔隙渗出减少所致的中性粒细胞增多症并不常见。一种阐明该机制的原型疾病发生于中性粒细胞CD11a/CD18缺乏性膜缺陷的患者体内[143]。中性粒细胞通常不能正常黏附于毛细血管内皮，但细胞生成及骨髓释放显然是正常的。由于这些患者不能在发生感染时动员中性粒细胞至炎症部位，因此可观察到中性粒细胞极度增多(参见第66章)。每次给予一定量糖皮质激素可产生功能上类似的反应，即中性粒细胞在血液中积聚，至少会短暂性地引起中性粒细胞增多[144]。对于感染恢复患者，因中性粒细胞的"组织需求"减少，持续性中性粒细胞增多症可能归因于相同的机制。在慢性髓细胞白血病中，血液中寿命长于正常半衰期的中性粒细胞的积聚是中性粒细胞极度增多的部分原因[145]。

中性粒细胞增多症相关性疾病

炎症与应激所致的中性粒细胞增多症

表65-2列出了急性与慢性中性粒细胞增多症的分类与成

表65-2 中性粒细胞增多症的主要原因	
急性中性粒细胞增多	**慢性中性粒细胞增多**
物理刺激 　寒冷、热、运动、痉挛、疼痛、分娩、麻醉、手术	感染 　导致急性中性粒细胞增多的持续感染
情感刺激 　恐惧、愤怒、过度紧张、抑郁	炎症 　大多数急性炎症反应，如结肠炎、皮炎、药物过敏反应、痛风、肝炎、肌炎、肾炎、胰腺炎、牙周炎、风湿热、风湿性关节炎、血管炎、甲状腺炎、Sweet综合征
感染 　许多局部和全身急性细菌、真菌、立克次体、螺旋体及一些病毒感染	肿瘤 　胃、支气管、乳腺、肾、肝、胰腺、子宫及鳞状细胞癌；在霍奇金淋巴瘤、淋巴瘤、脑肿瘤、黑色素瘤及多发性骨髓瘤中罕见
炎症或组织坏死 　烧伤、电休克、创伤、梗死、痛风、血管炎、抗原-抗体复合物、补体激活	药物、激素和毒素 　持续接触能引起急性中性粒细胞增多的物质如锂；对其他药物的反应罕见
药物、激素和毒素 　集落刺激因子、肾上腺素、表雄酮、内毒素、糖皮质激素、吸烟、疫苗、毒液	代谢和内分泌疾病 　子痫、甲状腺危象、促肾上腺皮质激素分泌过多
	血液病 　粒细胞缺乏症或巨幼细胞贫血治疗后恢复、慢性溶血或出血、无脾、骨髓增殖性疾病、慢性特发性白细胞增多
	遗传及先天性疾病 　唐氏综合征，先天性

因。急性中性粒细胞增多症的最常见原因可能是运动、情绪应激或任何其他能升高内源性肾上腺素、去甲肾上腺素或皮质醇水平的情况。孕妇可发生急性中性粒细胞增多症，且在分娩时尤为显著。急性中性粒细胞增多症亦可伴发于全身麻醉或硬膜外麻醉、各型手术以及癫痫发作、胃肠道出血、蛛网膜下腔出血或其他内出血等其他急性事件。

许多急性细菌性感染可伴发中性粒细胞增多症，而病毒、真菌或寄生虫诱发的感染伴发该病的可能性则较低。有关微生物与感染宿主之间复杂的相互作用，许多方面目前尚未完全了解。大多数受革兰氏阳性菌感染，如肺炎球菌肺炎、葡萄球菌脓肿或链球菌咽炎等的患者，可患中性粒细胞增多症。而革兰氏阴性菌所致感染，尤其是引发菌血症或感染性休克者，可出现中性粒细胞减少或中性粒细胞极度增多[146]。活化补体成分、G-CSF、肿瘤坏死因子、白细胞介素（IL)-1、IL-6与IL-8的循环水平升高时可引起该反应。起病隐匿且引起脾大的细菌性感染，如伤寒和布鲁菌病，除初期和播散期外不会出现中性粒细胞增多。粟粒型肺结核是类白血病反应的一个重要原因。伴病毒性感染的中性粒细胞增多更少见。一般而言，中性粒细胞增多症可见于因感染病原体产生毒素而引发大量组织损伤的感染性疾病中。对宿主组织的损伤亦为烫伤、电击、心肌梗死、肺栓塞、镰状细胞危象和系统性血管炎的中性粒细胞增多的可能机制。

许多慢性非感染性因素可致中性粒细胞增多症，其中最常见的原因可能是吸烟[147,148]。吸烟者的中性粒细胞计数与烟草暴露量成正比。每天吸两包烟的吸烟者，其中性粒细胞的平均计数是正常水平的两倍。慢性炎症性疾病，包括皮炎、支气管炎、类风湿关节炎、骨髓炎、溃疡性结肠炎及痛风，可致持续性中性粒细胞增多。Sweet综合征是一种表现为皮肤中性粒细胞极度积聚与持续性中性粒细胞增多的少见皮肤病[149]。

癌症或心脏病相关性中性粒细胞增多症

中性粒细胞增多症与许多非血液系统恶性肿瘤有关，如肺癌及胃肠道恶性肿瘤，尤其是当肿瘤转移至肝脏与肺脏时[150]。在某些情况下，肿瘤细胞产生集落刺激因子，其可能通过直接刺激骨髓而致中性粒细胞增多。肿瘤坏死与二重感染是其他可能的机制。中性粒细胞增多症在脑肿瘤、黑色素瘤、前列腺癌与淋巴细胞恶性肿瘤中不常见。

中性粒细胞增多是多种疾病发生及严重程度的一个标志。其与冠心病发病率的升高及严重度有关，而与吸烟状况无关[151,152]；同样，白细胞计数升高与癌症患者的高死亡率相关，与吸烟史无关。对于肿瘤、蛛网膜下腔出血以及其他严重的炎症性疾病患者，中性粒细胞增多常预示预后不良。

遗传性中性粒细胞增多症和中性粒细胞增多症作为血液学疾病的一种表现

除包括慢性中性粒细胞性白血病与中性粒细胞性慢性髓细胞性白血病的骨髓增生性疾病外（参见第89章），几种少见的血液病亦可能与中性粒细胞增多症相关。大多数此类疾病的发病机制尚未明确。唐氏综合征患者可发生类似于慢性髓细胞白血病的短暂新生儿类白血病反应[153]。此型中性粒细胞增多症可能与21号染色体三体引起的中性粒细胞生成调节缺陷有关，但确切机制尚不明。无家族史的特发性中性粒细胞性

白细胞增多症以及有常染色体显性遗传模式的遗传性中性粒细胞增多症的类似疾病也有报道[154,155]，但极罕见。G-CSF受体（CSF3R)基因的一种遗传性激活突变能够诱导慢性遗传性中性粒细胞增多症[156]。细致的临床检查和随访几乎总能查明中性粒细胞增多症的原因。

药物相关性中性粒细胞增多症

许多药物可致中性粒细胞减少症，但除熟知效应的肾上腺素、其他儿茶酚胺类及糖皮质激素外，药物诱发的中性粒细胞增多症并不常见。锂盐可致持续性中性粒细胞增多[157]，停药后其计数恢复正常。药物可升高集落刺激因子水平。雷尼替丁与奎尼丁引起的中性粒细胞增多症的病例已有报道，但这类反应极少见。

中性粒细胞增多症患者的临床处理

研究者发现，在大多数情况下，中性粒细胞增多、杆状核中性粒细胞以及成熟细胞中毒性颗粒的存在可能与明显的进行性炎症疾病相关。中性粒细胞增多症的出现通常有助于阑尾炎、胆囊炎或细菌性咽炎的诊断。当中性粒细胞增多的原因不明显，尤其是伴随发热或其他炎症迹象时，应考虑肺结核或骨髓炎等隐性感染。此外，应确认患者是否有吸烟史以及慢性焦虑状态或隐匿性恶性肿瘤。如果中性粒细胞增多症同时伴有中幼粒细胞和早幼粒细胞、嗜碱性粒细胞增多以及原因不明性脾大，则应诊断考虑骨髓增生性疾病，例如慢性髓细胞白血病、特发性骨髓纤维化或真性红细胞增多症。检测白细胞碱性磷酸酶活性可能有助于中性粒细胞中度增多[(15～25)×10^9/L]患者的筛查试验。通常，对于任何原因引起的炎症或正在接受糖皮质激素治疗的受试者，该活性值均升高。慢性髓细胞白血病的值较低，而其他骨髓增殖性疾病的值变化较大。良性中性粒细胞性增多症和慢性髓细胞白血病，其血清维生素B_{12}水平及B_{12}结合蛋白均升高。而对于原因不明的中性粒细胞增多症，检测细胞遗传学改变和BCR基因重排（参见第89章）以及JAK2基因突变（参见第84章）在诊断评估中具有重要价值。有关慢性髓细胞白血病及伴有中性粒细胞显著增多的其他慢性骨髓增生性疾病的诊断将在第89章进行讨论。

流行病学研究表明，吸烟、肥胖、冠状动脉疾病、脑血管病及恶性肿瘤的不利影响均与中性粒细胞增多症相关[158～162]。在骨髓增生性疾病中，中性粒细胞增多可作为血栓性事件的预测指标[163～165]。镰状细胞病患者体内的中性粒细胞增多与该病并发症的增加及病情的严重程度有关[166,167]，应用羟基脲治疗可降低这些患者血液中的中性粒细胞计数，且经随机试验证实可预防部分并发症的发生。对于某些炎症性疾病，能够增加血液中性粒细胞的糖皮质激素和降低血液中性粒细胞的免疫抑制治疗可用于减轻炎症，原因是这两类药物均能抑制中性粒细胞和其他白细胞向炎症位点的迁移。例如，糖皮质激素通常能抑制Sweet综合征中的皮肤炎症。多数临床环境下，一般无需采取治疗来降低中性粒细胞计数。

翻译：刘莹 互审：裴雪涛 校对：周光飚

参考文献

1. Haddy TB, Rana SR, Castro O: Benign ethnic neutropenia: What is a normal absolute neutrophil count? *J Lab Clin Med* 133:15, 1999.
2. Denic S, Showqi S, Klein C, et al: Prevalence, phenotype and inheritance of benign neutropenia in Arabs. *BMC Blood Disord* 9:3, 2009.

3. Koury MJ, Price JO, Hicks GG: Apoptosis in megaloblastic anemia occurs during DNA synthesis by a p53-independent, nucleoside-reversible mechanism. *Blood* 96:3249, 2000.
4. Kerbauy DB, Deeg HJ: Apoptosis and antiapoptotic mechanisms in the progression of myelodysplastic syndrome. *Exp Hematol* 35:1739, 2007.
5. Kawai T, Malech HL: WHIM syndrome: Congenital immune deficiency disease. *Curr Opin Hematol* 16:20, 2009.
6. Aprikyan AA, Liles WC, Rodger E, et al: Impaired survival of bone marrow hematopoietic progenitor cells in cyclic neutropenia. *Blood* 97:147, 2001.
7. Ward AC, Dale DC: Genetic and molecular diagnosis of severe congenital neutropenia. *Curr Opin Hematol* 16:9, 2009.
8. Watanabe K, Ambekar C, Wang H, et al: SBDS-deficiency results in specific hypersensitivity to Fas stimulation and accumulation of Fas at the plasma membrane. *Apoptosis* 14:77, 2009.
9. Bux J: Molecular nature of antigens implicated in immune neutropenias. *Int J Hematol* 76:399, 2002.
10. Palmblad J, Papdaki HA: Chronic idiopathic neutropenias and severe congenital neutropenia. *Curr Opin Hematol* 15:8, 2008.
11. Melis D, Fulceri R, Parenti G, et al: Genotype/phenotype correlation in glycogen storage disease type 1b: A multicentre study and review of the literature. *Eur J Pediatr* 164:501, 2005.
12. Kaplan J, De Domenico I, Ward DM: Chediak-Higashi syndrome. *Curr Opin Hematol* 15:22, 2008.
13. Kaul D, Coffey MJ, Phare SM, Kazanjian PH: Capacity of neutrophils and monocytes from human immunodeficiency virus-infected patients and healthy controls to inhibit growth of *Mycobacterium bovis*. *J Lab Clin Med* 141:330, 2003.
14. Kostmann R: Infantile genetic agranulocytosis; agranulocytosis infantilis hereditaria. *Acta Paediatr* 45:1, 1956.
15. Dale DC, Link DC: The many causes of severe congenital neutropenia. *N Engl J Med* 360:3, 2009.
16. Zeidler C, Germeshausen M, Klein C: Clinical implications of ELA2-, HAX1- and G-CSF-receptor (CSF3R) mutations in severe congenital neutropenia. *Br J Haematol* 144:459, 2009.
17. Welte K, Zeidler C, Dale DC: Severe congenital neutropenia. *Semin Hematol* 43:189, 2006.
18. Konishi N, Kobayashi M, Miyagawa S: Defective proliferation of primitive myeloid progenitor cells in patients with severe congenital neutropenia. *Blood* 94:4077, 1999.
19. Dale DC, Person RE, Bolyard AA, et al: Mutations in the gene encoding neutrophil elastase in congenital and cyclic neutropenia. *Blood* 96:2317, 2000.
20. Köllner I, Sodeik B, Schreek S, et al: Mutations in neutrophil elastase causing congenital neutropenia lead to cytoplasmic protein accumulation and induction of the unfolded protein response. *Blood* 108:493, 2006.
21. Bellanne-Chantelot C, Clauin S, Leblanc T, et al: Mutations in the ELA2 gene correlate with more severe expression of neutropenia: A study of 81 patients from the French Neutropenia Register. *Blood* 103:4119, 2004.
22. Ancliff PJ, Gale RE, Linch DC: Neutrophil elastase mutations in congenital neutropenia. *Hematology* 8:165, 2003.
23. Makaryan V, Zeidler C, Bolyard AA, et al: The diversity of mutations and clinical outcomes for ELANE-associated neutropenia. *Curr Opin Hematol* 22:3, 2015.
24. Klein C, Grudzien M, Appaswamy G, et al: HAX1 deficiency causes autosomal recessive severe congenital neutropenia (Kostmann disease). *Nat Genet* 39:86, 2007.
25. Skokowa J, Klimiankou M, Klimenkova O, et al: Interactions among HCLS1, HAX1 and LEF-1 proteins are essential for G-CSF-triggered granulopoiesis. *Nat Med* 18:1550, 2012.
26. Boztug K, Appaswamy G, Ashikov A, et al: A syndrome with congenital neutropenia and mutations in G6PC3. *N Engl J Med* 360:32, 2009.
27. Person RE, Li FQ, Duan Z, Benson KF: Mutations in proto-oncogene GFI1 cause human neutropenia and target ELA2. *Nat Genet* 34:308, 2003.
28. Devriendt K, Kim AS, Mathijs G, et al: Constitutively activating mutation in WASP causes X-linked severe congenital neutropenia. *Nat Genet* 27:313, 2001.
29. Bohn G, Allroth A, Brandes G, et al: A novel human primary immunodeficiency syndrome caused by deficiency of the endosomal adaptor protein p14. *Nat Med* 13:38, 2007.
30. Barth PG, Valianpour F, Bowen VM, et al: X-linked cardioskeletal myopathy and neutropenia (Barth syndrome): An update. *Am J Med Genet A* 126:349, 2004.
31. Boztug K, Järvinen PM, Salzer E, et al: JAGN1 deficiency causes aberrant myeloid cell homeostasis and congenital neutropenia. *Nat Genet* 46:1021, 2014.
32. Makaryan V, Rosenthal EA, Bolyard AA, et al: TCIRG1-associated congenital neutropenia. *Hum Mutat* 35:824, 2014.
33. Dong F, Brynes RK, Tidow N, et al: Mutations in the gene for the granulocyte colony-stimulating-factor receptor in patients with acute myeloid leukemia preceded by severe congenital neutropenia. *N Engl J Med* 333:487, 1995.
34. Germeshausen M, Ballmaier M, Welte K. Incidence of CSF3R mutations in severe congenital neutropenia and relevance for leukemogenesis: Results of a long-term survey. *Blood* 109:93, 2007.
35. Dror Y, Ward AC, Touw IP, Freedman MH: Combined corticosteroid/granulocyte colony-stimulating factor (G-CSF) therapy in the treatment of severe congenital neutropenia unresponsive to G-CSF: Activated glucocorticoid receptors synergize with G-CSF signals. *Exp Hematol* 28:1381, 2000.
36. Triot A, Järvinen PM, Arostegui JI, et al: Inherited biallelic CSF3R mutations in severe congenital neutropenia. *Blood* 123:3811, 2014.
37. Skokowa J, Lan D, Thakur BK, et al: NAMPT is essential for the G-CSF-induced myeloid differentiation via a NAD(+)-sirtuin-1-dependent pathway. *Nat Med* 15:151, 2009.
38. Dale DC, Bolyard AA, Schwinzer BG, et al: The Severe Chronic Neutropenia International Registry: 10-Year follow-up report. *Support Cancer Ther* 3:220, 2006.
39. Zeidler C, Welte K, Barak Y, et al: Stem cell transplantation in patients with severe congenital neutropenia without evidence of leukemic transformation. *Blood* 95:1195, 2000.
40. Choi SW, Boxer LA, Pulsipher MA, et al: Stem cell transplantation in patients with severe congenital neutropenia with evidence of leukemic transformation. *Bone Marrow Transplant* 35:473, 2005.
41. Rosenberg PS, Alter BP, Bolyard AA, et al: The incidence of leukemia and mortality from sepsis in patients with severe congenital neutropenia receiving long-term G-CSF therapy. *Blood* 107:4628, 2006.
42. Skokowa J, Steinemann D, Katsman-Kuipers JE, et al: Cooperativity of RUNX1 and CSF3R mutations in severe congenital neutropenia: A unique pathway in myeloid leukemogenesis. *Blood* 123:2229, 2014.
43. Cham B, Bonilla MA, Winkelstein J: Neutropenia associated with primary immunodeficiency syndromes. *Semin Hematol* 39:107, 2002.
44. Rezael N, Aghamohammadi A, Ramyar A, et al: Severe congenital neutropenia or hyper-IgM syndrome? A novel mutation of CD40 ligand in a patient with severe neutropenia. *Int Arch Allergy Immunol* 147:255, 2008.
45. Albert MH, Notarangelo LD, Ochs HD. Clinical spectrum, pathophysiology and treatment of the Wiskott-Aldrich syndrome. *Curr Opin Hematol* 18:42, 2011.
46. Dupuis-Girod S, Medioni J, Haddad E, et al: Autoimmunity in Wiskott-Aldrich syndrome: Risk factors, clinical features, and outcome in a single-center cohort of 55 patients. *Pediatrics* 111:e622, 2003.
47. Horman SR, Velu CS, Chaubey A, et al: Gfi1 integrates progenitor versus granulocytic transcriptional programming. *Blood* 113:5466, 2009.
48. Berthet F, Siegrist CA, Ozsahin H, et al: Bone marrow transplantation in cartilage-hair hypoplasia: Correction of the immunodeficiency but not of the chondrodysplasia. *Eur J Pediatr* 155:286, 1996.
49. Ammann RA, Duppenthaler A, Bux J, et al: Granulocyte colony-stimulating factor-responsive chronic neutropenia in cartilage-hair hypoplasia. *J Pediatr Hematol Oncol* 26:379, 2004.
50. Boocock GR, Morrison JA, Popovic M, et al: Mutations in SBDS are associated with Shwachman-Diamond syndrome. *Nat Genet* 33:97, 2003.
51. Dror Y, Freedman MH: Shwachman-Diamond syndrome marrow cells show abnormally increased apoptosis mediated through the Fas pathway. *Blood* 97:3011, 2001.
52. Orelio C, Kujpers TW: Shwachman-Diamond syndrome neutrophils have altered chemoattractant-induced F-actin polymerization and polarization characteristics. *Haematologica* 94:409, 2009.
53. Shimamura A: Shwachman-Diamond syndrome. *Semin Hematol* 43:178, 2006.
54. Willig TN, Gazda H, Sieff CA: Diamond-Blackfan anemia. *Curr Opin Hematol* 7:85, 2000.
55. Orfali KA, Ohene-Abuakwa Y, Ball SE: Diamond Blackfan anaemia in the UK: Clinical and genetic heterogeneity. *Br J Haematol* 125:243, 2004
56. Campagnoli MF, Garelli E, Quarello P, et al: Molecular basis of Diamond-Blackfan anemia: New findings from the Italian registry and a review of the literature. *Haematologica* 89:480, 2004.
57. Griscelli C, Durandy A, Guy-Grand D, et al: A syndrome associating partial albinism and immunodeficiency. *Am J Med* 65:691, 1978.
58. Menasche G, Pastural E, Feldmann J, et al: Mutations in RAB27A cause Griscelli syndrome associated with haemophagocytic syndrome. *Nat Genet* 25:173, 2000.
59. Sanal O, Ersoy F, Tezcan I, et al: Griscelli disease: Genotype-phenotype correlation in an array of clinical heterogeneity. *J Clin Immunol* 22:237, 2002.
60. Baumeister FA, Stachel D, Schuster F, et al: Accelerated phase in partial albinism with immunodeficiency (Griscelli syndrome): Genetics and stem cell transplantation in a 2-month-old girl. *Eur J Pediatr* 159:74, 2000.
61. Barbosa MD, Nguyen QA, Tchernev VT, et al: Identification of the homologous beige and Chediak-Higashi syndrome genes. *Nature* 382:262, 1996.
62. Introne W, Boissy RE, Gahl WA: Clinical, molecular, and cell biological aspects of Chediak-Higashi syndrome. *Mol Genet Metab* 68:283, 1999.
63. Kawai T, Malech HL: WHIM syndrome: Congenital immune deficiency disease. *Curr Opin Hematol* 16:20, 2009.
64. Gorlin RJ, Gelb B, Diaz GA, et al: WHIM syndrome, an autosomal dominant disorder: Clinical, hematological, and molecular studies. *Am J Med Genet* 91:368, 2000.
65. Hernandez PA, Gorlin RJ, Lukens JN, et al: Mutations in the chemokine receptor gene CXCR4 are associated with WHIM syndrome, a combined immunodeficiency disease. *Nat Genet* 34:70, 2003.
66. Rassam SM, Roderick P, al-Hakim I, Hoffrand AV: A myelokathexis-like variant of myelodysplasia. *Eur J Haematol* 42:99, 1989.
67. Seifert W, Holder-Espinasse M, Kühnisch J, et al: Expanded mutational spectrum in Cohen syndrome, tissue expression, and transcript variants of COH1. *Hum Mutat* 30:E404, 2009.
68. Kannourakis G: Glycogen storage disease. *Semin Hematol* 39:103, 2002.
69. Annabi B, Hiraiwa H, Mansfield BC, et al: The gene for glycogen-storage disease type 1b maps to chromosome 11q23. *Am J Hum Genet* 62:400, 1998.
70. Visser G, Rake JP, Fernandes J, et al: Neutropenia, neutrophil dysfunction, and inflammatory bowel disease in glycogen storage disease type Ib: Results of the European Study on Glycogen Storage Disease type I. *J Pediatr* 13:187, 2000.
71. Schroten H, Wendel U, Burdach S, et al: Colony-stimulating factors for neutropenia in glycogen storage disease Ib. *Lancet* 337:736, 1991.
72. Schroeder T, Hildebrandt B, Mayatepek E, et al: A patient with glycogen storage disease type Ib presenting with acute myeloid leukemia (AML) bearing monosomy 7 and translocation t(3;8)(q26;q24) after 14 years of treatment with granulocyte colony-stimulating factor (G-CSF): A case report. *J Med Case Reports* 2:319, 2008.
73. Dale DC, Bolyard AA, Aprikyan A: Cyclic neutropenia. *Semin Hematol* 39:89, 2002.
74. Horwitz M, Benson KF, Person RE, et al: Mutations in ELA2, encoding neutrophil elastase, define a 21-day biological clock in cyclic haematopoiesis. *Nat Genet* 23:433, 1999.
75. Palmer SE, Stephens K, Dale DC: Genetics, phenotype, and natural history of autosomal dominant cyclic hematopoiesis. *Am J Med Genet* 66:413, 1996.
76. Dale DC, Hammond WP IV: Cyclic neutropenia: A clinical review. *Blood Rev* 2:178, 1998.
77. Makaryan V, Zeidler C, Bolyard AA, et al: The diversity of mutations and clinical outcomes for ELANE-associated neutropenia. *Curr Opin Hematol* 22:3-11,2015.

78. Hammond WP IV, Price TH, Souza LM, Dale DC: Treatment of cyclic neutropenia with granulocyte colony-stimulating factor. *N Engl J Med* 320:1306, 1989.

79. Fowler B: Genetic defects of folate and cobalamin metabolism. *Eur J Pediatr* 157:S60, 1998.

80. Monagle PT, Tauro GP: Long-term follow up of patients with transcobalamin II deficiency. *Arch Dis Child* 72:237, 1995.

81. Quadros, EV. Advances in the understanding of cobalamin assimilation and metabolism. *Br J Haematol* 148:195, 2010.

82. Dale DC, Guerry D 4th, Wewerka JR, et al: Chronic neutropenia. *Medicine (Baltimore)* 58:128, 1979.

83. Juul SE, Haynes JW, McPherson RJ: Evaluation of neutropenia and neutrophilia in hospitalized preterm infants. *J Perinatol* 24:150, 2004.

84. James RM, Kinsey SE: The investigation and management of chronic neutropenia in children. *Arch Dis Child* 91:852, 2006.

85. Juul SE, Christensen RD: Effect of recombinant granulocyte colony-stimulating factor on blood neutrophil concentrations among patients with "idiopathic neonatal neutropenia": A randomized, placebo-controlled trial. *J Perinatol* 23:493, 2003.

86. Percival SS: Neutropenia caused by copper deficiency: Possible mechanisms of action. *Nutr Rev* 53:59, 1999.

87. Olivares M, Uauy R: Copper as an essential nutrient. *Am J Clin Nutr* 63:791S, 1996.

88. Gregg XT, Reddy V, Prchal JT: Copper deficiency masquerading as myelodysplastic syndrome. *Blood* 100:1493, 2002.

89. Levitt LJ: Chlorpropamide-induced pure white cell aplasia. *Blood* 69:394, 1987.

90. Kyle RA: Natural history of chronic idiopathic neutropenia. *N Engl J Med* 302:908, 1980.

91. Palmblad JE, von dem Borne AE: Idiopathic, immune, infectious, and idiosyncratic neutropenias. *Semin Hematol* 39:113, 2002.

92. Papadaki HA, Palmblad J, Eliopoulos GD: Non-immune chronic idiopathic neutropenia of adult: An overview. *Eur J Haematol* 67:35, 2001.

93. Price TH, Lee MY, Dale DC, Finch CA: Neutrophil kinetics in chronic neutropenia. *Blood* 54:581, 1979.

94. Logue GL, Shastri KA, Laughlin M, et al: Idiopathic neutropenia: Antineutrophil antibodies and clinical correlations. *Am J Med* 90:211, 1991.

95. Palmblad J, Papadaki HA: Chronic idiopathic neutropenias and severe congenital neutropenia. *Curr Opin Hematol* 15:8, 2008.

96. Matsuyama W, Yamamoto M, Higashimoto I, et al: TNF-related apoptosis-inducing ligand is involved in neutropenia of systemic lupus erythematosus. *Blood* 104:184, 2004.

97. Dale DC, Bonilla MA, Davis MW, et al: A randomized controlled phase III trial of recombinant human granulocyte colony-stimulating factor (filgrastim) for treatment of severe chronic neutropenia. *Blood* 81:2496, 1993.

98. Lalezari P, Radel E: Neutrophil-specific antigens: Immunology and clinical significance. *Semin Hematol* 11:281, 1974.

99. Bux J: Molecular nature of antigens implicated in immune neutropenias. *Int J Hematol* 76(Suppl 1):399, 2002.

100. Stroncek D: Neutrophil alloantigens. *Transfus Med Rev* 16:67, 2002.

101. Bux J: Human neutrophil alloantigens. *Vox Sang* 94:277, 2008.

102. Maheshwari A, Christensen RD, Calhoun DA: Immune neutropenia in the neonate. *Adv Pediatr* 49:317, 2002.

103. Puig N, de Haas M, Kleijer M, et al: Isoimmune neonatal neutropenia caused by Fc gamma RIIIb antibodies in a Spanish child. *Transfusion* 35:683, 1995.

104. Maslanka K, Guz K, Uhrynowska M, Zupanska B: Isoimmune neonatal neutropenia due to anti-Fc(gamma) RIIIb antibody in a mother with an Fc(gamma) RIIIb deficiency. *Transfus Med* 11:111, 2001.

105. Maheshwari A, Christensen RD, Calhoun DA: Immune-mediated neutropenia in the neonate. *Acta Paediatr Suppl* 91:98, 2002.

106. Taniuchi S, Masuda M, Hasui M, et al: Differential diagnosis and clinical course of autoimmune neutropenia in infancy: Comparison with congenital neutropenia. *Acta Paediatr* 91:1179, 2002.

107. Bux J, Behrens G, Jaeger G, Welte K. Diagnosis and clinical course of autoimmune neutropenia in infancy: Analysis of 240 cases. *Blood* 91:181, 1998.

108. Nossent JC, Swaak AJ: Prevalence and significance of haematological abnormalities in patients with systemic lupus erythematosus. *Q J Med* 80:605, 1991.

109. Bowman SJ: Hematological manifestations of rheumatoid arthritis. *Scand J Rheumatol* 31:251, 2002.

110. Starkebaum G: Chronic neutropenia associated with autoimmune disease. *Semin Hematol* 39:121, 2002.

111. Martinez-Baños D, Crispin JC, Lazo-Langner A, Sánchez-Guerror J: Moderate and severe neutropenia in patients with systemic lupus erythematosus. *Rheumatology* 45:994, 2006.

112. Campion G, Maddison PJ, Goulding N, et al: The Felty syndrome: A case-matched study of clinical manifestations and outcome, serologic features, and immunogenetic associations. *Medicine (Baltimore)* 69:69, 1990.

113. Liu JH, Wei S, Lamy T, Epling-Burnette PK, et al: Chronic neutropenia mediated by Fas ligand. *Blood* 95:3219, 2000.

114. Starkebaum G, Dancey JT, Arend WP: Chronic neutropenia: Possible association with Sjögren's syndrome. *J Rheumatol* 8:679, 1981.

115. Coppo P, Sibilia J, Maloisel F, et al: Primary Sjögren's syndrome associated agranulocytosis: A benign disorder? *Ann Rheum Dis* 62:476, 2003.

116. Chandra PA, Margulis Y, Schiff C: Rituximab is useful in the treatment of Felty's syndrome. *Am J Ther* 15:321, 2008.

117. Patel AM, Moreland LW: Tocilizumab versus methotrexate in moderate to severe rheumatoid arthritis. *Curr Rheumatol Rep* 11:313, 2009.

118. Wiseman BK, Doan CA: A newly recognized granulopenic syndrome caused by excessive splenic leukolysis and successfully treated by splenectomy. *Ann Intern Med* 16:1097, 1942.

119. Kracke RR: Relation of drug therapy to neutropenic states. *JAMA* 111:1255, 1938.

120. Wassenberg S, Herborn G, Rau R: Methotrexate treatment in Felty's syndrome. *Br J Rheumatol* 37:908, 1998.

121. Hellmich B, Schnabel A, Gross WL: Treatment of severe neutropenia due to Felty's syndrome or systemic lupus erythematosus with granulocyte colony-stimulating factor. *Semin Arthritis Rheum* 29:82, 1999.

122. Rashba EJ, Rowe JM, Packman CH: Treatment of the neutropenia of Felty syndrome. *Blood Rev* 10:177, 1996.

123. Bowman SJ, Geddes GC, Corrigall V, et al: Large granular lymphocyte expansions in Felty's syndrome have an unusual phenotype of activated CD45RA+ cells. *Br J Rheumatol* 35:1252, 1996.

124. van Staa TP, Boulton F, Cooper C, et al: Neutropenia and agranulocytosis in England and Wales: Incidence and risk factors. *Am J Hematol* 72:248, 2003.

125. Andres E, Noel E, Kurtz JE, et al: Life-threatening idiosyncratic drug-induced agranulocytosis in elderly patients. *Drugs Aging* 21:427, 2004.

126. Andrès E, Maloisel F: Idiosyncratic drug-induced agranulocytosis or acute neutropenia. *Curr Opin Hematol* 15:15, 2008.

127. Curtis BR: Drug-induced immune neutropenia/agranulocytosis. *Immunohematology* 30:95, 2014.

128. Khan AA, Harvey J, Sengupta S. Continuing clozapine with granulocyte colony-stimulating factor in patients with neutropenia. *Ther Adv Psychopharmacol* 3:266, 2013.

129. Schulz W: Ueber digenartige Halserkrankungen. *Dtsch Med Wochenschr* 48:1495, 1922.

130. Uetrecht JP: Reactive metabolites and agranulocytosis. *Eur J Haematol Suppl* 60:33, 1996.

131. Claas FH: Immune mechanisms leading to drug-induced blood dyscrasias. *Eur J Haematol Suppl* 60:64, 1996.

132. Carey PJ: Drug-induced myelosuppression: Diagnosis and management. *Drug Saf* 26:691, 2003.

133. Mauri MC, Rudelli R, Bravin S, et al: Clozapine metabolism rate as a possible index of drug induced granulocytopenia. *Psychopharmacology (Berl)* 35:459, 1998.

134. Garrey WE, Bryan WR: Variations in white blood cell counts. *Physiol Rev* 15:597, 1935.

135. Dancey JT, Deubelbeiss KA, Harker LA, Finch CA: Neutrophil kinetics in man. *J Clin Invest* 58:705, 1976.

136. Quindry JC, Stone WL, King J, Broeder CE: The effects of acute exercise on neutrophils and plasma oxidative stress. *Med Sci Sports Exerc* 35:1139, 2003.

137. Benschop RJ, Rodriguez-Feuerhahn M, Schedlowski M: Catecholamine-induced leukocytosis: Early observations, current research, and future directions. *Brain Behav Immun* 10:77, 1996.

138. Toft P, Helbo-Hansen HS, Tonnesen E, et al: Redistribution of granulocytes during adrenaline infusion and following administration of cortisol in healthy volunteers. *Acta Anaesthesiol Scand* 38:254, 1994.

139. Dale DC, Fauci, AS, Gerry D IV, Wolff SM: Comparison of agents producing neutrophilic leukocytosis in man. *J Clin Invest* 56:808, 1975.

140. Price TH, Chatta GS, Dale DC: The effect of recombinant granulocyte-colony stimulating factor on neutrophil kinetics in normal young and elderly humans. *Blood* 88:335, 1996.

141. Dale DC, Liles WC, Llewellyn C, Price TH: The effects of granulocyte macrophage colony stimulating factor (GM-CSF) on neutrophil kinetics and function in normal human volunteers. *Am J Hematol* 57:7, 1998.

142. Reding MT, Hibbs JR, Morrison VA, et al: Diagnosis and outcome of 100 consecutive patients with extreme granulocytic leukocytosis. *Am J Med* 104:12, 1998.

143. Etzioni A, Tonetti M: Leukocyte adhesion deficiency II—From A to almost Z. *Immunol Rev* 178:138, 2000.

144. Bishop CR, Athens JW, Boggs DR, et al: Leukokinetic studies: XIII. A non-steady state kinetic evaluation of the mechanism of cortisone-induced granulocytosis. *J Clin Invest* 47:249, 1968.

145. Cartwright GE, Athens JW, Haab OP, et al: Blood granulocyte kinetics in conditions associated with granulocytosis. *Ann N Y Acad Sci* 11:963, 1964.

146. Alves-Filho JC, de Freitas A, Spiller F, et al: The role of neutrophils in severe sepsis. *Shock* 30 (Suppl 1):3, 2008.

147. Parry H, Cohen S, Schlarb JE, et al: Smoking, alcohol consumption, and leukocyte counts. *Am J Clin Pathol* 107:64, 1997.

148. Miki K, Miki M, Nakamura Y, et al: Early-phase neutrophilia in cigarette smoke-induced acute eosinophilic pneumonia. *Intern Med* 42:839, 2003.

149. Weenig RH, Bruce AJ, McEvoy MT, et al: Neutrophilic dermatosis of the hands: Four new cases and review of the literature. *Int J Dermatol* 43:95, 2004.

150. Shoenfeld Y, Tal A, Berliner S, Pinkhas J: Leukocytosis in nonhematological malignancies—A possible tumor associated marker. *J Cancer Res Clin Oncol* 111:54, 1986.

151. Zalokar JB, Richard JL, Claude JR: Leukocyte count, smoking, and myocardial infarction. *N Engl J Med* 304:465, 1981.

152. Kirtane AJ, Bui A, Murphy SA, et al: Association of peripheral neutrophilia with adverse angiographic outcomes in ST-elevation myocardial infarction. *Am J Cardiol* 93:532, 2004.

153. Al-Kasim F, Doyle JJ, Massey GV, et al: Incidence and treatment of potentially lethal diseases in transient leukemia of Down syndrome: Pediatric Oncology Group Study. *J Pediatr Hematol Oncol* 24:9, 2002.

154. Ward HN, Reinhard EH: Chronic idiopathic leukocytosis. *Ann Intern Med* 75:193, 1971.

155. Herring WB, Smith LB, Walker R, Herion JC: Hereditary neutrophilia. *Am J Med* 56:729, 1974.

156. Plo I, Zhang Y, Le Couédic JP, et al: An activating mutation in the CSF3R gene induces a hereditary chronic neutrophilia. *J Exp Med* 206:1701, 2009.

157. Focosi D, Azzarà A, Kast RE, et al: Lithium and hematology: Established and proposed uses. *J Leukoc Biol* 85:20, 2009.

158. Herishanu Y, Rogowski O, Polliack A, Marilus R: Leukocytosis in obese individuals: Possible link in patients with unexplained persistent neutrophilia. *Eur J Haematol* 76:516, 2006.

159. Loimaala A, Rontu R, Vuori I, et al: Blood leukocyte count is a risk factor for intima-media thickening and subclinical carotid atherosclerosis in middle-aged men. *Atherosclerosis* 188:363, 2006.

160. Prasad A, Stone GW, Stuckey TD, et al: Relation between leucocyte count, myonecrosis, myocardial perfusion, and outcomes following primary angioplasty. *Am J Cardiol* 99:1067, 2007.

161. Kruk M, Przyuski J, Kaliczuk L, et al: Hemoglobin, leukocytosis and clinical outcomes of ST-elevation myocardial infarction treated with primary angioplasty: ANIN Myocardial Infarction Registry. *Circ J* 73:323, 2009.

162. Brown DW, Ford ES, Giles WH, et al: Associations between white blood cell count and risk for cerebrovascular disease mortality: NHANES II Mortality Study, 1976–1992. *Ann Epidemiol* 14:425, 2004.

163. Landolfi R, Di Gennaro L, Barbui T, et al: European Collaboration on Low-Dose Aspirin in Polycythemia Vera (ECLAP). Leukocytosis as a major thrombotic risk factor in patients with polycythemia vera. *Blood* 109:2446, 2007.

164. Caramazza D, Caracciolo C, Barone R, et al: Correlation between leukocytosis and thrombosis in Philadelphia-negative chronic myeloproliferative neoplasms. *Ann Hematol* 2009.

165. Marchetti M, Falanga A: Leukocytosis, JAK2V617F mutation, and hemostasis in myeloproliferative disorders. *Pathophysiol Haemost Thromb* 36:148, 2009.

166. Quinn CT, Lee NJ, Shull EP, et al: Prediction of adverse outcomes in children with sickle cell anemia: A study of the Dallas Newborn Cohort. *Blood* 111:544, 2008.

167. Litos M, Sarris I, Bewley S, et al: White blood cell count as a predictor of the severity of sickle cell disease during pregnancy. *Eur J Obstet Gynecol Reprod Biol* 133:169, 2007.

第 66 章
中性粒细胞功能异常

Niels Borregaard

摘要

中性粒细胞作为血液循环中的一种静态细胞，主要在受微生物侵袭的循环系统外的组织中发挥吞噬及杀菌作用。

习惯上将趋化性、吞噬作用和杀菌作用视为中性粒细胞的功能。虽然三者在概念上大相迥异，但在功能之是相互关联的，且在很大程度上依赖于相同的胞内信号转导机制，即细胞内 Ca^{2+} 浓度局部升高、细胞骨架组装改变、烟酰胺腺嘌呤二核苷酸磷酸（NADPH）氧化酶从胞质及胞膜整合亚基进行装配以及颗粒与吞噬体或中性粒细胞质膜融合。上述正常功能受损时则可出现中性粒细胞相关性临床疾病。中性粒细胞异常定性患者的临床表现可与抗体、补体或 toll 样受体异常患者的表现相似。一般来说，对于至少具有一个下列临床特征的患者，需评估其是否患有吞噬细胞疾病：①短期内出现两次或两次以上的全身性细菌感染；

简写和缩略词

ADP，腺苷二磷酸（adenosine diphosphate）；ARF，ADP 核糖基化因子（ADP-ribosylation factor）；ASC，含有半胱天冬酶募集域的凋亡相关斑点样蛋白（apoptosis-associated speck-like protein with a caspase recruitment domain）；ATPase，ATP 酶（adenosine triphosphatase）；BPI，细菌渗透性增加蛋白（bacterial permeability-increasing protein）；cAMP，环腺苷一磷酸（cyclic adenosine monophosphate）；cANCA，胞质型抗中性粒细胞胞质抗体（cytoplasmic antineutrophil cytoplasmic antibody）；CARD，天冬氨酸特异性半胱氨酸蛋白酶募集域（caspase recruitment domain）；c/EBP，CCAAT 增强子结合蛋白（CCAAT/enhancer binding protein）；CGD，慢性肉芽肿病（chronic granulomatous disease）；CHS，Chédiak-Higashi 综合征（Chédiak-Higashi syndrome）；DAG，二酰甘油（diacylglycerol）；DOCK8，胞质分裂作用因子 8（dedicator of cytokinesis 8）；ESAM，内皮细胞选择性黏附分子（endothelial cell-selective adhesion molecule）；FAD，黄素辅基（flavin prosthetic group）；FMF，家族性地中海热（familial Mediterranean fever）；fMLP，甲酰甲硫氨酰-亮氨酰-苯丙氨酸（formyl-methionyl-leucylphenylalanine）；G6PD，葡萄糖-6-磷酸脱氢酶（glucose-6-phosphate dehydrogenase）；GDP，葡萄糖二磷酸（glucose diphosphate）；GPI，糖基磷脂酰肌醇（glycosylphosphatidylinositol）；GTP，鸟苷三磷酸（guanosine triphosphate）；GTPase，鸟苷三磷酸酶（guanosine triphosphatase）；H_2O_2，过氧化氢（hydrogen peroxide）；HBP，肝素结合蛋白（heparin binding protein）；HETE，羟基花生四烯酸（hydroxyeicosatetraenoic acid）；HLA，人白细胞抗原（human leukocyte antigen）；HNP，人中性粒细胞肽（human neutrophil peptide），同义词为防御素；ICAM，胞间黏附分子（intercellular adhesion molecule）；IFN，干扰素（interferon）；Ig，免疫球蛋白（immunoglobulin）；IL，白介素（interleukin）；IP_3，肌醇三磷酸（inositol triphosphate）；ITAM，基于免疫受体酪氨酸的活化基序（immunoreceptor tyrosine-based activation motif）；JAMs，接合黏附分子 A，B 和 C（junctional adhesion molecule A，B，and C）；LAD，白细胞黏附缺陷（leukocyte adhesion deficiency）；LFA-1，白细胞功能相关抗原 1（leukocyte function-associated antigen-1）；LPS，脂多糖（lipopolysaccharide）；LSP-1，淋巴细胞特异蛋白 1（lymphocyte-specific protein-1）；LTB_4，白三烯 B_4（leukotriene B_4）；Mal/TIRAP，含 MyD88 接头样/toll/白介素-1 受体域的接头蛋白（MyD88-adaptor-like/toll/interleukin-

1 receptor domain containing adaptor protein）；MAPK，微管相关蛋白激酶（microtubule-associated protein kinase）；MBL，甘露糖结合蛋白（mannose-binding lectin）；MMP，基质金属蛋白酶（matrix metalloproteinase）；MPO，髓过氧化物酶（myeloperoxidase）；MyD88，髓系分化因子 88（myeloid differentiation factor 88）；NADPH，烟酰胺腺嘌呤二核苷酸磷酸（还原型）[nicotinamide adenine dinucleotide phosphate（reduced form）]；NBT，氮蓝四唑（nitroblue tetrazolium）；NEM，N-乙基马来酰亚胺（N-ethyl maleimide）；NET，中性粒细胞胞外陷阱（neutrophil extracellular trap）；NF-κB，核因子 κB（nuclear factor-κB）；NGAL，中性粒细胞明胶酶相关载脂蛋白（neutrophil gelatinase-associated lipocalin）；NK，自然杀伤细胞（natural killer）；NSF，N-乙基顺丁烯二酰亚胺敏感性融合蛋白（N-ethyl-maleimide-sensitive fusion protein）；NSP4，中性粒细胞丝氨酸蛋白酶 4（neutrophil serine protease 4）；PA，磷脂酸（phosphatidic acid）；PAF，血小板活化因子（platelet-activating factor）；PECAM，血小板-内皮细胞黏附分子（platelet endothelial adhesion molecule）；phox，吞噬细胞氧化酶（phagocyte oxidase）；PI3K，磷脂酰肌醇-3-激酶（phosphatidylinositol 3′-kinase）；PIP_1，磷脂酰肌醇-4-磷酸（phosphatidylinositol-4-monophosphate）；PIP_2，磷酯酰肌醇-4,5-二磷酸（phosphatidylinositol-4,5-bisphosphate）；PKC，蛋白激酶 C（protein kinase C）；PLC，磷脂酶 C（phospholipase C）；PLD，磷脂酶 D（phospholipase D）；PLS，Papillon-Lefèvre 综合征（Papillon-Lefèvre syndrome）；PSGL，P-选择素配体（P-selectin ligand）；SGD，特异性颗粒缺陷（specific granule deficiency）；SH3，Src 同源区 3（Src homology 3）；sLe^x，黏液酰 Lewis X（sialyl Lewis X）；SNAP，可溶性 NSF 黏附蛋白（soluble NSF attachment protein）；SNARE，SNAP 受体（SNAP receptor）；TIR，toll/白介素 1 受体（toll/interleukin-1 receptor）；TLR，toll 样受体（toll-like receptors）；7TMRs，7 次跨膜区蛋白（seven trans-membrane-spanning domain proteins）；TNF，肿瘤坏死因子（tumor necrosis factor）；TRAM，TRIF 相关接头分子（TRIF-related adaptor molecule）；TRAPS，肿瘤坏死因子受体相关的周期性综合征（tumor necrosis factor receptor-associated periodic syndrome）；TRIF，含 TIR 域接头诱导的干扰素 β（TIR domain-containing adaptor inducing interferon-β）；VAMP-2，小泡相关膜蛋白 2（vesicle-associated membrane protein-2）。

②反复且严重的呼吸道感染,诸如肺炎、鼻窦炎、中耳炎或淋巴结炎;③少见部位感染(肝或脑脓肿);④少见病原体的感染(如曲霉菌肺炎、播散性念珠菌病或黏质沙雷菌、诺卡菌、洋葱伯克霍尔德菌感染)。

● 中性粒细胞的结构与功能

趋化和运动

研究者很早就注意到中性粒细胞与阿米巴变形虫之间的运动相似性[1]。整个细胞中只需存在 1% 的趋化因子浓度差异,中性粒细胞即可对其空间梯度作出反应[2],尽管这种趋化反应是否也需要时间以及空间感应仍存在争议[3]。即使是像中性粒细胞这样"同源"的细胞群体,也对趋化物表现出程度各异的反应性[4]。在向趋化源移动的过程中,中性粒细胞发生了特征性的不对称变形(图 66-1)。细胞前方是一个伪足,称作片状伪足(lamellipodium)。伪足先行,紧跟着的是含有细胞核和胞质颗粒的细胞体。移动细胞的后方是一个旋钮状尾部,即尾足。中性粒细胞运动时,片状伪足呈起伏状或"波纹"状,速度最快可达 $50\mu m/min$。细胞运动过程中膜脂也随之流动[5],并且沿细胞膜边缘可观察到胞质内 Ca^{2+} 浓度升高[6]。当细胞感受到某个趋化因子的浓度梯度时,纤薄的片状伪足即刻形成。片状伪足后的细胞质随着细胞运动而向前流动,几乎使伪足消失。此时,一些胞质颗粒开始接近细胞边缘并释放出其内容物,以对趋化剂作出应答。而后伪足继续延伸,周而复始。研究指出,以肌动蛋白丝为主的皮层物质的流动形成了趋化运动和其他的细胞运动[7],其也可能是细胞黏度变化的主要原因。极性和运动由细胞骨架通过产生于受体相关性 G 蛋白的调节运动方向和

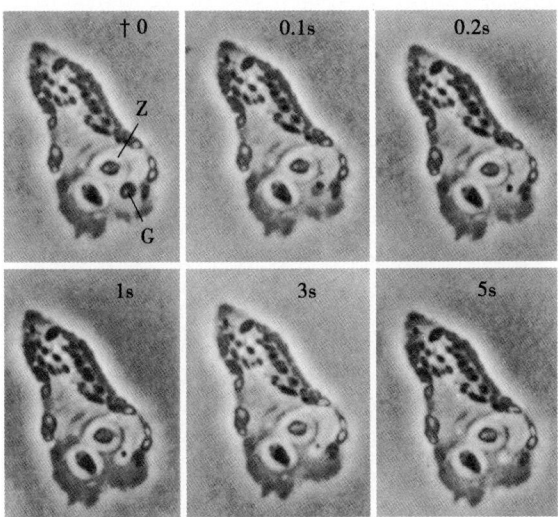

图 66-1　鸡的中性粒细胞吞噬酵母多糖后颗粒溶解的电镜照片。注意图中显示的胞质颗粒(G)对摄入的两个酵母多糖颗粒(Z)之一的裂解。5 秒后,颗粒致密体从视野中消失(原始放大 1200 倍)。(摘自 Hirsch JG 的论文:Cinemicrophotographic observations on granule lysis in polymorphonuclear leucocytes during phagocytosis. J Exp Med 116:827～834,1962. 已授权使用)

强度的复杂信号网络来精细协调[8~11]。

摄取

当中性粒细胞接触微粒时,伪足变形并环绕该粒子流动,其延伸末端相互融合,从而将微粒包绕在吞噬体内[1]。可以说,摄取阶段从识别延伸开始到伪足末端融合结束。如图 66-1 所示,微粒由此被包裹并迅速释放胞质颗粒至吞噬体内。随着细胞运动,吞噬作用引起 Ca^{2+} 在活性膜的邻近区域释放[6]。最终摄入的微粒数目可能受限于质膜的可用性[7]。运动并非摄取的前提条件:倘若中性粒细胞与一个不分泌趋化物质的微粒相互碰撞,在接触瞬间即可形成伪足并包裹该微粒[12]。

片状伪足的形成对于中性粒细胞的运动至关重要,同时也是细胞摄取的必要条件。当片状伪足解离时,细胞内容物得以接触细胞膜并释放颗粒。细胞膜融合是下述情况的共有特征,包括:①摄取(伪足融合);②脱颗粒(颗粒与吞噬小体融合);以及可能存在的③运动(一些颗粒可能与质膜融合)。不论中性粒细胞是悬浮在液体培养基内还是依附于其表面,伪足均会形成。但是当细胞固定于介质表面时,其只能平移,即爬行而非游动。这种"黏附作用"也是摄取过程的一个阶段[7]。中性粒细胞的膜与其所摄取的微粒紧密黏附,这种作用可能是为了提供伪足包绕微粒所需的摩擦力。因此,伪足形成、细胞膜融合以及细胞膜黏附都是与中性粒细胞功能反应相关的特征。

黏附

免疫监视和原位清除微生物或细胞碎片是中性粒细胞的两大功能。这些功能要求细胞从循环着的非黏附状态快速转变成黏附状态,以便在必要时迅速迁移到组织中。中性粒细胞最初出现在与炎症病灶相邻的内皮位点。内皮上的黏附分子由炎症介质肿瘤坏死因子(TNF)-α 和白细胞介素(IL)-1 诱导,局部激活的巨噬细胞和微生物释放的脂多糖(LPS)引起了中性粒细胞的局部外渗。在毛细血管后微静脉或肺毛细血管内,缓慢流动的血液受炎症部位血管扩张的影响而进一步减慢流速,进而引发了一种不牢固且一定程度上短暂的黏附,称为"束缚",最终使得中性粒细胞沿着内皮滚动[13]。中性粒细胞后部的延展部分包裹着滚动的中性粒细胞(称为悬带)并在其前部提供"履带式轨道",以协助细胞黏附至内皮[14]。在牵引过程中,中性粒细胞通过一种重组细胞表面膜的信号事件而对分布于内皮表面、以趋化因子为主的配体作出应答,黏附分子由此暴露出来,反过来又引起了细胞的持续性黏附和伸展(参见第 19 章)。

中性粒细胞微绒毛及其动力学

循环中的中性粒细胞表面分布着直径 $0.3\mu m$ 的微绒毛[15]。膜突蛋白(moesin)、埃兹蛋白(ezrin)以及 p205 根蛋白(radixin)均为与中性粒细胞质膜相关的肌动蛋白结合蛋白,对于组织细胞表面的微绒毛至关重要[16,17]。这些肌动蛋白结合蛋白负责牵引微绒毛表面的主要黏附蛋白,如 L-选择素和 P-选择素糖蛋白配体 1(PSGL-1)[18]。L-选择素和 PSGL-1 均为突出于微绒毛顶端的丝状糖基化蛋白质。分布于微绒毛侧面的 E-选择素配体 1(ESL-1)[19] 和位于细胞体上的 CD44 都可作为 E-选择素的配体[20]。与其他选择素,包括表达于血小板及内皮 Weibel-Palade 小体的 P-选择素以及表达于内皮细胞的 E-选择素一样,

L 选择素以一种可变的亲和力与唾液酸岩藻糖化寡糖结合，包括存在于成熟白细胞及炎性内皮细胞表面的多种特异性糖脂和糖蛋白中的唾液酸 Lewis X（sLe^x）[21]。与配体结合后，L-选择素、PSGL-1、ESL-1 和 CD44 招募 Syk（即脾脏酪氨酸激酶）。作为一种酪氨酸激酶，Syk 能够结合免疫受体酪氨酸活化基序（ITAM）。ITAM 存在于表面膜蛋白的胞质结构域，因此 Syk 负责协调整合进一步的胞内信号从而启动细胞活化[22~25]。

滚动与牵引

在受到凝血酶、组胺或者氧自由基的刺激后，P-选择素被迅速动员至内皮细胞表面，并与中性粒细胞的 PSGL-1 相互作用从而启动中性粒细胞的滚动[21]。经 IL-1、TNF-α 或 LPS 刺激 1~2 小时后，内皮细胞新表达的 E-选择素也参与了滚动。E-选择素的相应受体包括 PSGL-1、ESL-1 和 CD44[19,24]。P-选择素和 L-选择素依次参与白细胞的滚动，但 L-选择素还参与了发炎微血管上中性粒细胞的延迟性滞留。L-选择素是中性粒细胞上的组成型组分，中性粒细胞激活后，其结合能力可能通过受体寡聚化而瞬时增强。表达于中性粒细胞表面的基质金属蛋白酶 ADAM17 的活化使 L-选择素与中性粒细胞表面分离，并削弱了其向内皮细胞募集的能力[26,27]。迄今为止，仅在发炎内

皮上鉴定出一种可诱导型 L-选择素的相应受体[28]。除可与内皮配体结合外，中性粒细胞的 PSGL-1 还是 L-选择素的受体，其可使先前黏附的中性粒细胞招募其他中性粒细胞至炎症内皮部位（参见第 19 章）[13,21]。

中性粒细胞的黏附与延展

图 66-2 显示了体内急性炎症反应时引起中性粒细胞活化及黏附力增强的一系列分子和生物物理事件。炎症内皮产生了借蛋白聚糖固定于内皮细胞管腔面的趋化物，如血小板活化因子（PAF）、白三烯 B$_4$（LTB$_4$）及其他各种趋化因子[29]。在这些趋化因子中，IL-8 能特异地吸引中性粒细胞。IL-8 由内皮细胞在 IL-1、TNF-α 或 LPS 刺激下合成并储存于 Weibel-Palade 小体中；组胺或者凝血酶可刺激 IL-8 的释放[30]。另外，IL-8 还可被内皮细胞内化，通过胞吞作用中的囊泡将其从内皮细胞非管腔面呈递到管腔表面的微绒毛尖端[31]。PAF 和 IL-8 等信号分子与白细胞表面受体的结合可以以旁分泌方式激活白细胞，并引起 β$_2$ 整合素（CD11/CD18）、组成型表达于中性粒细胞质膜上的白细胞功能相关性抗原（LFA）-1（CD11a/CD18）、由分泌泡结合到中性粒细胞质膜上的 Mac-1（CD11b/CD18）三者结合力或亲和性的改变[12,21,32]。β$_2$ 整合素可以被内皮细胞上的相应配

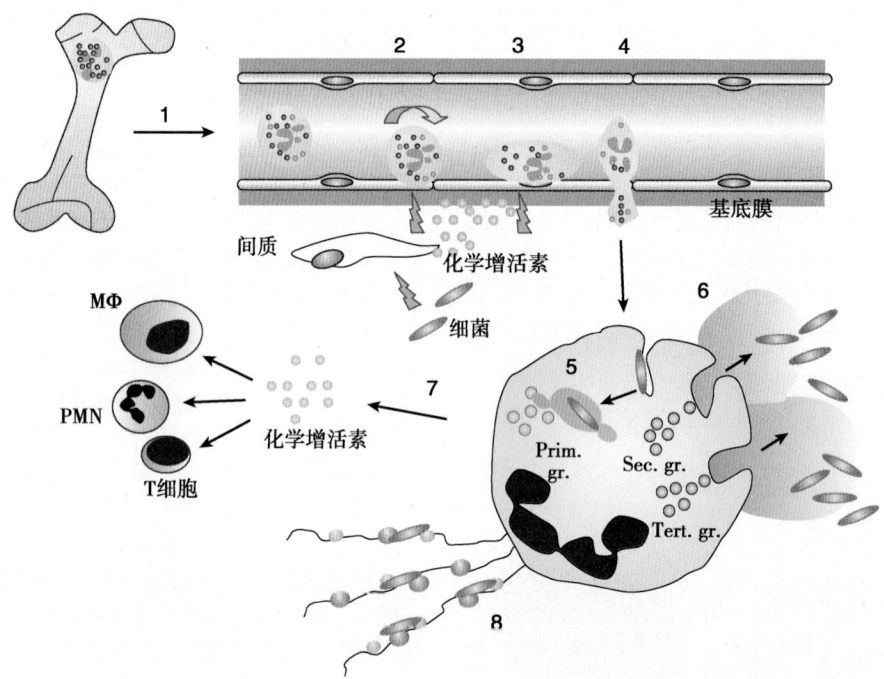

图 66-2　中性粒细胞介导的炎症反应。（1）成熟的中性粒细胞由骨髓进入循环。（2）初始牵引和滚动主要由存在于中性粒细胞和内皮细胞及其配体上的选择素介导。细菌侵入会刺激组织巨噬细胞分泌炎症细胞因子、白细胞介素（IL）-1 和肿瘤坏死因子，这反过来又激活了内皮细胞表达 E-、P-选择素和 IL-8。E-、P-选择素可作为中性粒细胞 P-选择素糖蛋白配体-1 的相应受体。（3）活化的内皮细胞表达细胞间黏附分子 ICAM-1 和 ICAM-2，其作为中性粒细胞 β$_2$ 整合素的配体而发挥作用。β$_2$ 整合素与选择素协作，共同介导白细胞的紧密黏附和捕获。由结合于表面受体的近分泌信号分子或化学引诱物介导的中性粒细胞局部激活对于 β$_2$ 整合素由内向外的信号传递至关重要，使其黏附于内皮的 ICAM 配体。（4）借血管基底膜释放的蛋白酶和活性氧化中间体进行的中性粒细胞浸润会导致细胞外基质局部破坏，从而使中性粒细胞迁移到组织中。（5,6）吞噬泡摄入微生物，同时其内部（嗜酸性粒细胞颗粒和特异性颗粒）和表面（特异性颗粒和明胶酶颗粒）发生脱粒作用。（7）在中性粒细胞渗出和吞噬过程中，一波转录活性被启动，趋化因子如 IL-8、单核细胞趋化蛋白-1、巨噬细胞炎症蛋白-1α 和 IL-1β 等随之生成，这些因子还可能募集其他的免疫系统细胞[58]。（8）伸出的染色质和阳离子抑菌颗粒蛋白形成中性粒细胞胞外陷阱[262]。MΦ，巨噬细胞（macrophages）；PMN，多形核中性粒细胞（polymorphonuclear neutrophil）

体识别,这些配体包括细胞间黏附分子(ICAM)家族的成员,如 ICAM-1 和 ICAM-2。包括 TNF 和 IL-1 在内的细胞因子可诱导 ICAM 糖蛋白。中性粒细胞暴露于 C5a、N 甲酰化菌肽、IL-8 和 LTB$_4$ 等多种刺激物之后,可增强 β_2 整合素对 ICAM 的相对亲和力。非活化整合素的胞外结构域因处于一种弯曲状态而不能结合配体。如前所述的经 Syk 等活化的胞内信号可将整合素转变成一种延展但非完全打开的构象,使其以微弱的亲和力与配体结合,从而允许整合素(LFA-1)参与滚动[33];另外一个扩展且完全开放的构象能够保证其与配体结合的高亲和力,由此介导牢固黏附。该过程的分子机制已详细阐明。在本质上,tailins 和 kindlins 蛋白被募集并结合到存在于整合素 β 链上的磷酸酪氨酸(NPxY 和 NxxY)基序附近,扭转了 α 和 β 链的胞质结构域。这使胞外结构域的构象从弯曲状态转变为开放状态,从而允许结合配体并由外向内传输信号[21,34~36]。中性粒细胞可整合整合素的接合信号和其他由炎症因子或趋化因子同时传递的信号而激活细胞内级联反应,最终导致细胞延展(图 66-2)。已知 CD11b/CD18 整合素(MAC-1)以顺式形式与糖基磷脂酰肌醇(GPI)-锚定膜蛋白如 FcγRⅢB(CD16)、LPS 受体 CD14 及尿激酶纤溶酶原激活物受体(uPAR:CD87)相互作用。整合素充当介导这些 GPI 连接受体所传递信号的传感器[37]。例如,FcγRⅢB 与 CD11b/CD18 的相互作用可促进抗体依赖性吞噬作用,CD14 在 LPS 和 LPS 结合蛋白的存在下能与 CD11b/CD18 发生相互作用而产生促炎介质,uPAR 可通过募集和激活尿激酶型纤溶酶原激活剂与 CD11b/CD18 相互作用从而介导中性粒细胞迁移[29]。

跨内皮迁移

完全伸展和开放的整合素与 ICAM-1 牢固结合,从而介导中性粒细胞与内皮细胞的黏附[38]。ICAM-1 和-2 指引中性粒细胞运动至血管内壁的渗出点。大多数被引导至三个甚至更多个内皮细胞连接点。来自 ICAM 的胞内信号松解了由 VE-钙黏素介导的内皮细胞经同型相互作用形成的结合点[39]。

血小板内皮细胞黏附分子 1(PECAM-1)、内皮细胞选择性黏附分子(ESAM)、接合黏附分子 A B C(JAMs)以及 CD99 也在内皮细胞之间形成同型相互作用;然而,中性粒细胞也表达这些黏附蛋白并可能以相同蛋白介导的中性粒细胞-内皮细胞结合来取代内皮细胞间的同型结合。这样中性粒细胞可以以"拉链"的方式通过[40~42]或离开该细胞旁路途径。少数中性粒细胞通过跨细胞途径经所谓的内皮细胞杯排出[42]。

周细胞是一种与血管内皮细胞相互作用并调节血管通透性的管周收缩细胞。中性粒细胞由周细胞之间的间隙离开血管壁[43]。周细胞在不同组织中的形态和分布不同,这可能是中性粒细胞在募集至不同脏器的过程中存在差异的原因[44]。

一旦出现在组织中,最前方的中性粒细胞则产生 IL-8 和 LTB$_4$ 来招募更多的中性粒细胞至该区域,此外其也能募集稍后进入的单核细胞和巨噬细胞[45]。

中性粒细胞表面蛋白

中性粒细胞表面分布着一些具有正常管家活性功能的蛋白质,如 Na$^+$/K$^+$ 腺苷三磷酸酶(ATPase),而其他一些蛋白如 L-选择素、PSGL-1 和整合素则提供一些特殊功能。细胞内囊泡和颗粒与细胞质膜的融合使中性粒细胞的表面呈高度动态性,

通过电容增长的测量发现这一膜融合过程极大地增加了细胞的总表面积[46]。在细胞渗出时,许多位于分泌小泡上的膜结合受体在小泡与质膜融合时整合到细胞膜表面,这增强了中性粒细胞对内皮细胞或血管外组织所呈递信号的反应能力。

识别微生物的受体

中性粒细胞和先天性免疫系统中的其他细胞通过生殖系编码的受体识别微生物,这种受体识别病原体的模式是一种相对独特且可在病原体组之间共享的分子模式,即所谓的病原体相关分子模式(athogen-associated molecular patterns,PAMPs)。这些模式识别受体(pattern recognition receptors,PRRs)包括:膜结合 toll 样受体(TLRs)、C 型凝集素受体(CLRs)、胞质核苷酸结合寡聚化结构域(NOD)样受体(NLRs)和 RIG-样受体(RLRs)[47~50]。尽管 PRRs 在骨髓细胞中高表达,但它们也广泛表达于经常暴露在微生物环境中的细胞,尤其是上皮细胞。

TLRs 是受配体结合诱导的二聚化激活的 1 型跨膜信号传导受体[51],能以同型和异型两种方式进行二聚化。识别微生物膜组分的 TLRs 主要存在于细胞表面,包括与 TLR1 或 TLR6 相关并识别脂蛋白和脂肽的 TLR2。CD14 被称为 LPS 结合蛋白,但本身并不能发出信号或将 LPS 呈递给 TLR4[51]。TLR5 结合鞭毛蛋白,而 TLR11 结合原生动物的组装抑制蛋白样蛋白[52]。识别病毒成分的 TLRs 主要表达于可与吞噬体融合的细胞内囊泡上,包括识别双链 RNA 的 TLR3(中性粒细胞中不存在)、结合病毒单链 RNA 的 TLR7/8[53]以及结合于 DNA 链未甲基化 GpC 区域的 TLR9[54]。

配体结合,即 TLRs 的二聚化引起四种胞内接头蛋白之一募集至 TLRs 的 TIR(toll/IL-1 受体)结构域。这四种蛋白质包括:MyD88(随样分化因子 88)、Mal/TIRAP(MyD88-接头蛋白样/含 toll-IL1 受体结构域的接头蛋白)、TRAM(TRIF-相关接头分子)和 TRIF(β 干扰素 TIR 结构域衔接蛋白)。许多 TLRs(如 5、7、8 和 9)特异性地使用 MyD88 蛋白;TLR2 同时需要 Mal 和 MyD88;TLR4 可以利用 MyD88 样接头蛋白(Mal)和 MyD88 或 TRAM 和 TRIF 来向核因子 κB(NF-κB)或干扰素调节因子 3(IRF-3)传递信号[55,56,47]。

CLRs 由一组跨膜受体的异质蛋白组成,该蛋白可结合多种微生物(尤为真菌)中存在的甘露糖、岩藻糖和 β-葡聚糖等糖类。CLRs 主要通过其胞浆中 ITAM 和 Syk 发出的信号来激活 NF-κB、活化 T 细胞核因子(NFAT)以及微管相关性蛋白激酶(MAPKs),从而导致促炎性细胞因子的产生[48]。

NLR 蛋白是胞浆蛋白,分成 NLRA、NLRB、NLRC、NLRP 和 NLRX 五个亚家族[50]。其 N 末端包含半胱天冬酶活化和募集结构域(CARD)或热蛋白结构域(PYD)。NLRC 成员 NOD1 和 NOD2 识别革兰氏阳性和阴性菌的肽聚糖并发出信号而激活 NF-κB 通路。NLRC 和 NLRP 亚家族的其他成员对炎症小体的组织也至关重要。NLRs 通过 CARDs 的多聚化而形成炎症小体[50],激活半胱氨酸蛋白酶-1 的胞质结构反过来又将 pro-IL-1 和-18 转化为成熟的分泌性促炎性细胞因子[57]。

中性粒细胞表面存在多种趋化因子受体,通常为 G 蛋白偶联受体。中性粒细胞上的其他 G 蛋白偶联受体有腺苷二磷酸(ADP)和 ATP 的嘌呤受体、PAF 受体 C5a 和甲酰-甲硫氨酰-亮氨酰-苯丙氨酸(fMLP)受体。不属于 G 蛋白偶联受体家族的受体包括 IL-1、IL-10 和 TNF-α 的受体以及粒细胞集落刺激因

子(G-CSF)和粒细胞-巨噬细胞集落刺激因子(GM-CSF)这两种生长因子的受体。G-CSF 和 GM-CSF 受体对于髓系细胞的发育都非常重要,且在增强成熟中性粒细胞的功能和基因转录中发挥关键作用。转录活性的爆式增加与中性粒细胞渗入组织有关,这致使促凋亡的基因下调,编码抗凋亡蛋白的基因上调,编码可募集巨噬细胞、T 细胞和其他中性粒细胞的趋化因子和细胞因子的基因上调,以及编码趋化因子受体的基因下调(图66-2)[58]。

细胞吞噬的膜表面成分

中性粒细胞表达免疫球蛋白(Ig)A 的 Fcα 受体(CD89)及 IgG 受体 FcγRⅡA(CD32)和 FcγRⅢ(CD16)。中性粒细胞也可表达补体成分的受体,包括 CD1qR、CR1(CD35)、CR3(CD11/18)和 CR4。按结合能力由强到弱的顺序,CR1 可与 CD3b、C4b、C3bi 结合。CR3 可识别 C3bi(C3b 的蛋白水解片段)。Fcγ 受体和 GPI 蛋白偶联受体似乎都分布在脂筏上,这一点尤为重要。脂筏是一种重要但又复杂难懂的结构,它通过促进几种膜蛋白间的相互作用而促进吞噬过程中的信号转导。最初,脂筏的概念与在内皮细胞上发现的、在跨内皮细胞运输中发挥重要作用的小窝结构联系在一起。高含量的胆固醇酯和存在于其中的小窝蛋白(一种结构蛋白)是小窝的重要特征。随后也在中性粒细胞中鉴定出脂筏,但这些细胞并不含小窝蛋白[59]。可将脂筏看作是吸引许多疏水蛋白的表面膜层结构,这些蛋白包括酪氨酸激酶和磷酸酶等信号分子。其他一些正常状态下不与脂筏结合的膜蛋白受体,例如 Fcγ 和 GPI 偶联受体,可通过与其配体结合后改变构型而与脂筏联系在一起,对于 Fcγ 和 GPI-偶联受体尤其如此。

分泌小泡

分泌小泡是在探究中性粒细胞响应纳摩尔浓度的 fMLP 和其他趋化刺激而上调多种表面分子的结构基础时被发现的一种微小细胞内囊泡。最初用"潜在的"碱性磷酸酶来识别这些分泌小泡[60]。中性粒细胞的分泌小泡不应与其他细胞中存在的经组成型分泌途径从内质网和高尔基体转运货物、有时也被称为分泌小泡的小泡相混淆。中性粒细胞的分泌小泡是一种特化的内吞囊泡,形成于中性粒细胞在骨髓内成熟的最后阶段。它们含有看上去似乎不具任何选择性的胞浆蛋白。白蛋白由此作为分泌小泡的标志物,可以通过其来鉴别像中性粒细胞颗粒一样分散在整个胞质中的小的胞内囊泡。分泌小泡中的胞浆蛋白不会降解,因此也不会与溶酶体结构发生融合[61]。分泌小泡与惯见的中性粒细胞颗粒一样,需要特定的动员信号[62]。分泌小泡的重要性并非运载货物(胞浆蛋白),而是体现在它们的膜受刺激后可与中性粒细胞的质膜完全融合[61,63~66]。分泌小泡含有绝大多数的中性粒细胞趋化受体、GPI 偶联受体、TLRs 以及其中一种在早期发挥作用的下游效应物,即磷脂酶 D[67]。它们利用黏附受体和信号传导来富集质膜,这可被视为中性粒细胞从一种对趋化物或被吞噬物质等刺激不敏感的循环静止细胞转变为可与内皮建立牢固联系的高反应性细胞的结构基础。由选择素或 PSGL-1 束缚于内皮细胞而产生的信号足以动员分泌小泡,并且分泌小泡在体内中性粒细胞渗出过程中被完全动员起来[21,66]。

潜在碱性磷酸酶(latent alkaline phosphatase)是第一个被鉴定的分泌小泡标记物。除慢性髓系白血病(CML)外,其他慢性骨髓增生性疾病中该酶的含量虽都有升高,但患者中性粒细胞中分泌小泡所含的内容物与正常中性粒细胞中的无区别[68~70]。分泌小泡的最佳标记物是 CD35,其为一种与补体成分 C3b 和 C4b 结合且分子量 160~250kDa 的跨膜蛋白。因为与碱性磷酸酶不同,CD35 既不存在于未受刺激的中性粒细胞质膜上,又不存在于胞质颗粒内(与 $\alpha_M\beta_2$ 相反)[32,65,71]。目前尚不清楚分泌小泡是否含有脂筏,但是绝大多数 GPI 偶联蛋白都与脂筏相关[72]且分布在中性粒细胞的分泌小泡内。

颗粒

中性粒细胞颗粒的命名

中性粒细胞以其颗粒闻名。自 Paul Ehrlich 在组织化学中引入苯胺染色并发现白细胞的不同亚群后,中性粒细胞颗粒被分为摄取天青染料的颗粒(嗜天青颗粒)和其他的特异性颗粒[73,74]。后引入过氧化物酶反应,发现嗜天青颗粒因含有主要的髓细胞蛋白即髓过氧化物酶(myeloperoxidase,MPO)而表现为过氧化物酶阳性,相应的特异性颗粒被命名为过氧化物酶阴性颗粒[75,76]。因嗜天青颗粒首先在早幼粒细胞中形成而特异性颗粒之后在中幼粒细胞中形成,两者分别又称为初级颗粒和次级颗粒。在人类中性粒细胞中也发现了含有明胶酶的三级颗粒亚群[77],然而直到发现中性粒细胞明胶酶(基质金属酶[MMP]-9)可能与中性粒细胞明胶酶相关载脂蛋白(NGAL)形成复合体后,其超微结构才被确定下来[78,79]。

颗粒最初被视为一个个能在吞噬作用期间与吞噬泡融合时释放出其内含的、专门针对所摄取微生物的杀菌物质的小袋子,但随后发现这些颗粒的重要性并不仅仅在于其运载的货物,还在于它们的膜,因为这些膜上含有随颗粒动员可被整合到吞噬泡膜或表面膜上的蛋白质[80,81]。如若按照颗粒所含的基质蛋白和膜蛋白分类,那么中性粒细胞中不同的颗粒亚群数目会高得离谱。然而自然界已经为中性粒细胞提供了一个允许其根据特定任务精细调节相应响应的奇妙环境。据推测,颗粒分为不同亚群的原因有两个:一是确保分开不能共存的蛋白质,比如将对蛋白酶敏感的蛋白与蛋白酶分开;二是将不同时间需要调动使用的不同蛋白质分开。

中性粒细胞颗粒的异质性

在过氧化物酶阳性颗粒中,按是否富含防御素可区分出不同亚群[82,83]。从功能上来说,在对不同过氧化物酶阳性颗粒亚群细胞吐作用的调控方面不存在差异[84]。其他组分包括丝氨酸蛋白酶弹性蛋白酶(serine proteases elastase)、组织蛋白酶 G(cathepsin G)、蛋白酶 3(proteinase 3)和中性粒细胞丝氨酸蛋白酶 4(NSP4)以及失活的丝氨酸蛋白酶天青杀素(亦称 CAP 37)、抗菌蛋白 BPI(杀菌通透性增加蛋白)、溶菌酶和 α-防御素,这些都是颗粒的主要成分[80]。防御素又称人中性粒细胞肽(human neutrophil peptides,HNPs)。嗜天青颗粒的膜含上有 CD63(granulophysin)和 CD68,但它们在中性粒细胞功能中的作用尚不清楚[85,86]。多种存在于过氧化物酶颗粒中的蛋白在 N-末端和 C-末端均被蛋白水解处理后,成为存储在颗粒基质中的活性成熟形式。

按照乳铁蛋白和明胶酶这两种标记蛋白的分布不同,可将过氧化物酶阴性颗粒分成 3 个亚群:含乳铁蛋白但不含明胶酶的颗粒(占过氧化物酶阴性颗粒的 15%)、同时含两种蛋白质的颗粒(占 60%)以及富含明胶酶但少含甚至不含乳铁蛋白的颗粒(占 25%)[87]。后一种被称为明胶酶颗粒或三级颗粒,而含有乳铁蛋白的颗粒则称特异性颗粒或次级颗粒。过氧化物酶阴性颗粒的一大特征是其基质中的蛋白都未经蛋白水解处理。过氧化物酶阴性颗粒中的 MMPs 都以前体形式储存[88],例如主要的杀菌蛋白 hCAP-18[89,90]。不同过氧化物酶阴性颗粒亚群的膜蛋白成分并无太大区别。所有颗粒膜都含有作为烟酰胺腺嘌呤二核苷酸磷酸(NADPH)氧化酶亚基的黄细胞色素 p22^{phox}/gp91^{phox}复合体,此外也都含有主要的 β_2 整合素 $\alpha_M\beta_2$,这些成分甚至也存在于分泌小泡的膜上[32,91,92]。二价离子转运蛋白 Nramp1 只分布在明胶酶颗粒上[93],而膜 MMP 白细胞溶素(MMP-25)在明胶酶颗粒和分泌小泡中都有分布[94]。然而,不同亚群的颗粒在胞吐时有明显不同的倾向。中性粒细胞接受刺激后,明胶酶颗粒比同时含有乳铁蛋白和明胶酶的颗粒被胞吐的更多,而后者比仅含乳铁蛋白而缺乏明胶酶的颗粒更易被动员。反过来,含乳铁蛋白但缺乏明胶酶的颗粒又比过氧化物酶阳性的颗粒更易动员[62,66,79,87,95]。具有不同内含物和不同胞吐触发阈点的颗粒亚群的组织结构可使中性粒细胞在杀菌肽和丝氨酸蛋白酶发挥作用之前动员细胞在跨越基底膜和组织时所需的 MMPs 和整合素,但同时,这也给胞吐过程中用以确保颗粒在特定触发机制下靶向正确颗粒蛋白的生物合成器进行的协调组织施加了很大的压力。

已通过蛋白质组分析绘制了分离颗粒的含量图[96]。高分辨质谱鉴定出 1300 个与中性粒细胞颗粒、质膜和分泌小泡相关

的蛋白质,并证实蛋白质的分布在很大程度上取决于生物合成的时间[97]。

生物合成时钟的靶向性

中性粒细胞颗粒的极端异质性及其对胞吐作用的个体化调控可以通过生物合成的时机来简单解释(图 66-3)。颗粒蛋白是在骨髓中原粒细胞发育为杆状核粒细胞和分叶核粒细胞的髓细胞生成过程中合成的[75,76,98]。每种颗粒蛋白的生物合成窗口受不同组合转录因子的高度调控,这些因子随细胞分化与成熟而变化[99,100]。若所有颗粒蛋白在合成中都靶向颗粒,那么新合成颗粒的含量会因生物合成谱的改变而随着细胞的成熟发生变化[99,100]。总之从宏观上看,骨髓中中性粒细胞前体细胞在成熟过程中的转录活性变化证实了颗粒分布与转录活性之间的关联性[101]。这一简单机制虽然较好地解释了颗粒[102]及其含量的异质性,但仍无法解释不同个体化细胞亚群的胞吐速率之间的差异。控制细胞成熟过程中关键蛋白与颗粒膜融合所必需的生物合成时间[103,104]可能有助于调节胞吐速率。实际上,v-SNARE(SNAP 受体)、小泡相关膜蛋白 2(vesicle-associated membrane protein-2,VAMP-2)在明胶酶颗粒上分布的密度远高于特异性颗粒,并且其在分泌小泡上的表达程度最高[105,106],这可能与中性粒细胞活化后释放出不同颗粒亚群的难易程度有关。

组成型胞吐途径与调节型胞吐途径之间的分选

虽然时间分选可以解释中性粒细胞颗粒的异质性,但其仍无法解释为何中性粒细胞将新合成的蛋白转移至颗粒而非立

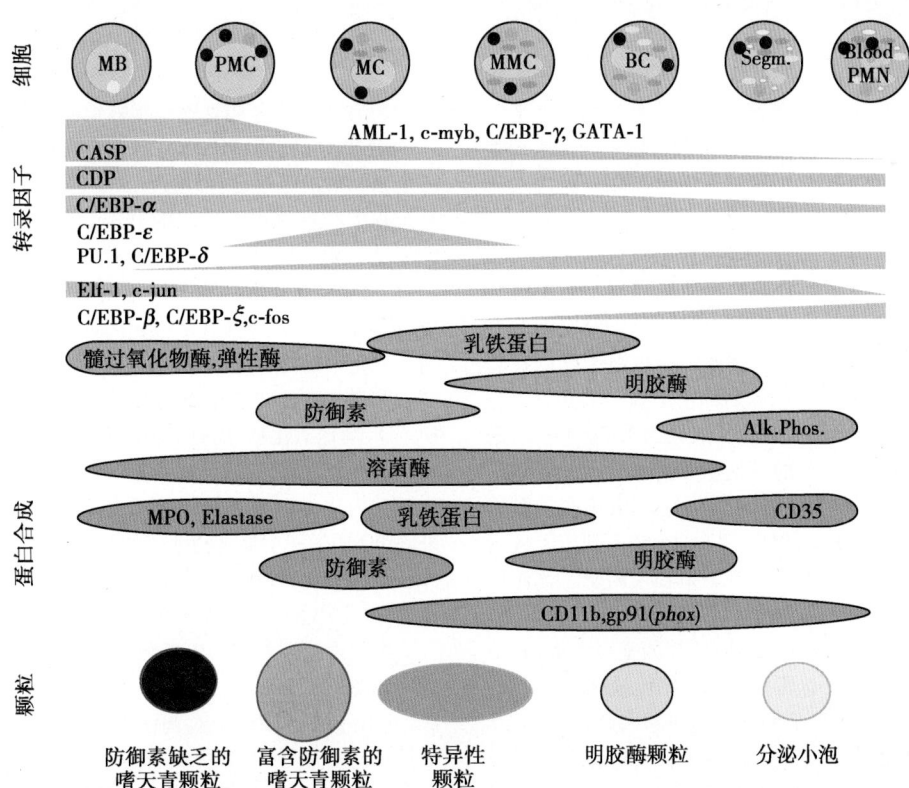

图 66-3 造血过程中颗粒亚群的形成和颗粒蛋白转录的调节。转录因子出现和消失的差异可调节由颗粒蛋白质基因转录并翻译成的、靶向所形成颗粒的蛋白质的单个窗口,从而解释了中性粒细胞颗粒的异质性

即经组成型途径分泌至胞外。并非所有的颗粒蛋白都被同等有效地分配到颗粒内。在生物合成过程中，溶菌酶就很少被颗粒保留[107]，这也解释了为何胞浆内含有高浓度的溶菌酶[108]。而MPO被有效地保留在颗粒中，因而胞浆中的MPO浓度非常低。有关 α-防御素的研究非常有趣。它们仅分布于嗜天青颗粒，但生物合成的时间窗却与乳铁蛋白非常接近[107,100]，并且防御素和乳铁蛋白都受转录因子 C/EBPε（CCAAT/增强子结合蛋白 ε）的调控，这一转录因子对特异性颗粒蛋白的合成是不可或缺的[109,110]。尽管细胞在合成其他特异性颗粒蛋白时也对防御素进行了活跃的生物合成，但是中幼粒细胞根本不能将防御素分选至颗粒，这就解释了为什么所形成的特异性颗粒仍然缺乏防御素[99,100,107]。只有在早幼粒细胞后期阶段成的防御素才被输送至颗粒，而在中幼粒细胞阶段合成的防御素在生物合成后则被直接分泌到细胞外[107]，并在胞浆中以较高浓度存在[111]。靶向颗粒的防御素被加工处理成成熟的防御素，而分泌到胞外的防御素仍未经加工。防御素的加工需要去除一个用于中和电荷的脯氨酸片段，由此推测颗粒对防御素或其他颗粒蛋白的分选可能是取决于它们与颗粒基质中带负电荷的蛋白多糖之间相互作用的能力[112~114]。丝甘蛋白聚糖（serglycin）是位于早幼粒细胞的高尔基体和未成熟颗粒中的一种胞内蛋白多糖，在细胞成熟后即消失[115]。丝甘蛋白聚糖对于肥大细胞颗粒中各种蛋白的严格分布非常关键[116]。对于被靶向破坏丝甘蛋白聚糖基因的小鼠，其体内的粒细胞在形态上正常并且含有除弹性蛋白酶外正常水平的颗粒蛋白[117]。研究证明，CD63 参与了弹性蛋白酶向嗜天青颗粒的分选[118]，但这可能是通过丝甘蛋白聚糖间接进行的。已在丝甘蛋白聚糖中鉴定出一个 N-端分选结构域，其对于引导丝甘蛋白聚糖进入肥大细胞颗粒中十分关键[119]。目前还没有合理的公认机制可以完全解释中性粒细胞蛋白被分配到颗粒中的原因。也许缺乏有效的颗粒分选途径并不能被简单地视为无效，而可能是一种确保胞浆中具有理想水平的抗菌蛋白如溶菌酶[108]和hCAP-18[120]等从而使骨髓中的髓系细胞成为一个主要分泌器官的方法。

中性粒细胞颗粒蛋白的表达调控

中性粒细胞颗粒蛋白生物合成的表达调控属于转录水平而非翻译水平上的调控（图 66-3）[98~100]。目前还未鉴定出所有参与调控颗粒蛋白合成过程的转录因子。转录因子可以在髓系细胞生成的多个阶段发挥作用，因而即使是基因敲除研究也很难鉴定出某个转录因子的具体作用。转录因子 PU.1 基因敲除小鼠无法形成原粒细胞之外的其他髓系祖细胞，说明 PU.1 对于髓细胞生成必不可少[121,122]，但也不能排除 PU.1 在发育后期调控某种颗粒蛋白转录的可能性[123~126]。图 66-3 列出了体内骨髓中正常髓细胞成熟过程中的重要髓系转录因子。首先原粒细胞和早幼粒细胞都大量表达 RUNX1（AML-1）、C-MYB、CASP、C/EBPα、C/EBPγ、GATA-1 和 ELF-1 等的基因产物，其中某些也是嗜天青颗粒蛋白表达所必需的。细胞进入中幼粒细胞阶段时 c-MYB、AML-1、GATA-1 和 ELF-1 的基因产物下调，其征兆是 C/EBPε 快速而短暂上调以启动过氧化物酶阴性颗粒蛋白的表达[99]。这与 C/EBPε-/-小鼠及罕见 C/EBPε 基因突变的患者均缺乏特异性颗粒相一致[109,110,127,128]。PU.1、C/EBPβ 以及 C/EBPδ 也出现在早幼粒细胞向中幼粒细胞转变的阶段，但与 C/EBPε 不同的是，这些因子的水平随着细胞发育成熟为

中性粒细胞而持续升高。ELF-1 在晚幼粒细胞阶段重新出现，随后 C/EBP-ξ、c-Jun 和 c-fos 等在杆状核细胞阶段开始表达并且其含量随着细胞成熟而增加[99]。

微小 RNA

微小 RNA（miRNAs）是蛋白质合成的重要调节剂。一般来说，它们结合在 mRNA 的 3′端并能抑制翻译。正如颗粒蛋白质相应的基因一样，mRNAs 在骨髓中性粒细胞成熟过程中的表达取决于中性粒细胞所处的成熟阶段。mRNAs 可以分为六组，每组都有其特征性表达谱[129]。迄今为止，研究发现 miRNAs 主要调节对于增殖具有重要作用的蛋白质，而不是（个别）颗粒蛋白的表达。在骨髓中性粒细胞成熟期间以及细胞被释放到血液循环中之后，髓系特异性 miRNA-223 表达增加。miRNA-223 的靶点之一是 Mef2c 转录因子。miRNA-223 缺陷小鼠会扩大粒细胞生成，并且成熟中性粒细胞在应答佛波醇肉豆蔻酸酯乙酸酯（PMA）刺激时会增强呼吸暴发的能力，这表明 miRNA-223 可作为粒细胞生成和中性粒细胞活化的负调控因子[130]。miRNA-130a 靶向 SMAD4 且在原粒细胞和早幼粒细胞中高度表达，尽管早幼粒细胞中 SMAD4 的 mRNA 水平较高，但其在蛋白质水平上不表达，因此细胞对转化生长因子 β（TGF-β）诱导的生长抑制不敏感。另外，miRNA-130a 还对在中幼粒细胞阶段诱导细胞周期退出和生长停滞的 C/EBPε 存在抑制作用。因此，miRNA-130a 似乎对原粒细胞、早幼粒细胞和早期中幼粒细胞的扩增非常重要[131,132]。

单个颗粒蛋白的功能及其在氧化和非氧化性杀菌中的作用

嗜天青颗粒蛋白

表 66-1 列出了中性粒细胞颗粒的理化及功能特性。

髓过氧化物酶（MPO）是嗜天青颗粒的标志酶。其前体为一个 90kDa 的蛋白，内部通过一个二硫键桥联着两个在进入颗粒过程中经蛋白水解生成的分子量分别为 57kDa 和 13.5kDa 的亚基。MPO 氧化还原反应所需的血红素基团与 90kDa 亚基结合[133]，这似乎是后续加工过程的必要前提[134]。MPO 与 NADPH 氧化酶生成的 H_2O_2（the hydrogen peroxide）发生反应并增强这一氧化剂的潜在毒性。H_2O_2-MPO 反应体系通过氯化物、酪氨酸和亚硝酸盐的氧化作用而诱导次氯酸（hypochlorous acid，HOCl）、其他氯化物、酪氨酸自由基和活性氮中间体的生成，其中每一种产物都可攻击微生物的表膜[135,136]。在炎症时 MPO 也出现在内皮细胞上并使一氧化氮（NO）失活[137]。除自身活性外，MPO 的另一个显著特征是具有核周型抗中性粒细胞胞质抗体（pANCAs）特性的抗 MPO 自身抗体。这种抗体常见于血管炎，尤其是那些主要累及肾脏的血管炎[138,139]。

细菌通透性增加蛋白（BPI）是一种与胞浆中 LPS 结合蛋白高度同源的 55kDa 蛋白。其由两个基本上对称的子结构域组成，其中一个与 LPS 结合，另一个具有抗革兰氏阴性菌的抗菌活性。与通常为 CD14 提供内毒素并引发促炎症效应的 LPS 结合蛋白不同，BPI 不需要 CD14 就能与 LPS 结合并且中和 LPS 的效应[140]。转基因实验中 BPI 的高表达可以增强其对内毒素的抵抗[141]。与 LPS 无关的重要影响因素，如趋化性、调理素化作用和树突状细胞功能已有报道，详见参考文献[142]。

表 66-1　中性粒细胞颗粒的物理-化学和功能特性

颗粒蛋白	位置	物理-化学特点	功能
髓过氧化物酶	嗜天青颗粒（AG）	血红素蛋白，由经内部二硫键连接的 57kDa 亚基和 13.5kDa 亚基组成的 90kDa 前体蛋白，在运送到颗粒的过程中经蛋白水解产生	MPO-卤化物-H_2O_2 系统产生次氯酸（HOCl）、其他氯化物、酪氨酸自由基以及活性氮介质，这些产物都可以攻击微生物的表面膜
细菌通透性增加蛋白（BPI）	AG	55kDa 蛋白，与胞浆的 LPS 结合蛋白高度同源	BPI 有两个基本对称的子结构域，其中一个结合 LPS，另一个具有抗革兰氏阴性微生物的杀菌活性
防御素：3 种 α 防御素人中性粒细胞多肽（HNPs）1-3	AG	7kDa 前体蛋白经蛋白水解为成熟的 3kDa 防御素，它们都有一个特征性的 3 二硫键基序：1-6，2-4，3-5	防御素是小的、两性的、穿孔的、抗菌的阳离子肽，有广谱抗菌活性
嗜天青颗粒的丝氨酸蛋白酶：弹性蛋白酶、组织蛋白酶 G 和蛋白酶 3，中性粒细胞丝氨酸蛋白酶（NSP4）；天青素［CAP37 或肝素结合蛋白（HBP）］是失活性酶	AG	28kDa 前体蛋白，在运输到嗜天青颗粒的过程中被加工成活化蛋白酶	丝氨酸蛋白酶，但弹性蛋白酶和组织蛋白酶 G 都有不依赖于它们酶活性的直接抗菌活性；蛋白酶 3 从 hCAP-18 释放抗菌肽 LL37；HBP 是单核细胞的趋化因子；HBP 可以打开内皮细胞的紧密连接
溶菌酶	AG 约 30%；特异性颗粒（SG）约 50%；明胶酶颗粒（CG）约 20%	14kDa 带阳离子的抗菌肽；不同于许多中性粒细胞颗粒蛋白，溶菌酶不能被有效地锚定于颗粒内，大量的溶菌酶在血浆中自由循环，反映了正常髓系造血活性	溶菌酶裂解细菌细胞壁的肽聚糖多聚体，对非致病性的革兰氏阳性菌枯草芽孢杆菌有杀菌活性；极高血清浓度的溶菌酶是粒单核细胞白血病的特征
乳铁蛋白	SG	78kDa 的铁螯合剂；转铁蛋白家族成员，对铁有高亲和力，并有类似铁蛋白的铁结合特性	乳铁蛋白的抗菌活性不仅仅依赖于其螯合铁的能力。蛋白水解片段例如乳铁蛋白素也能够直接杀菌
中性粒明胶酶相关载脂蛋白（NGAL）或 siderochelin	SG	25kDa，载脂蛋白家族的 N 糖基化成员	NGAL 是第一个被发现的结合铁载体的真核生物蛋白；NGAL 与肠菌素有高亲和力，通过螯合铁载体-铁复合物阻碍大肠杆菌生长
hCAP18	SG	18kDa；抗菌肽家族的唯一人类蛋白成员	以完整形式存储和释放；结合内毒素；C 末端抗菌肽；经蛋白酶 3 释放 LL-37；活性主要针对革兰氏阳性细菌；是 T 细胞、单核细胞和中性粒细胞的趋化因子，并且有促血管生成特性
中性粒细胞胶原酶	SG	75kDa 基质金属蛋白酶 8（MMP-8）；与其他 MMPs 类似，MMP-8 以失活形式储存，必须经 N 末端修剪去除抑制肽	抗 I 型、II 型、III 型胶原活性
嗅质蛋白 4（OLFM4）	SG	借二硫键形成的 65kDa 的多聚蛋白	功能未知，但目前发现 OLFM4 仅表达在中心粒细胞的某一亚群上（占 25%）
明胶酶	GG	92kDa 基质金属蛋白酶 9（MMP-9）；以失活形式储存	抗 IV 型胶原活性
白细胞溶素，分布在静息中性粒细胞中	SG 约 10%，CG 约 40%；分泌小泡（SV）约 30%；质膜（PM）约 20%	白细胞溶素是一种经 GPI 锚定的 56kDa 的膜结合基质金属蛋白酶（MT6-MMP/MMP-25）	抗纤连蛋白、硫酸软骨蛋白多糖和硫酸皮肤素蛋白多糖活性
细胞色素 b_{558}（gp91^{phox}，p22^{phox}）	SG 约 60；CG 约 25%；SV 约 15%	异二聚体的黄素血红蛋白；91kDa 的糖基化亚基（结合血红素-黄素）；22kDa 蛋白亚基，可以结合血红素	与 p47^{phox}、p67^{phox}、p40^{phox} 和细胞色素 b_{558} 一起组成了吞噬细胞中生成过氧化物的 NADPH 氧化酶

表 66-1 中性粒细胞颗粒的物理-化学和功能特性(续)

颗粒蛋白	位置	物理-化学特点	功能
CD11b/CD18(Mac-1,Mo1,CR3,$\alpha_M\beta_2$)	SG 约 60%;CG 约 25%;SV 约 15%	中性粒细胞中最主要的 β_2 整合素;CD11B = α_M,是一种 170kDa 糖蛋白;CD18 = β_2,是一种 95kDa 糖蛋白	多功能的整合素,可作为黏附受体,可与免疫球蛋白家族 ICAM-1 的成员、纤连蛋白、胶原蛋白结合;对于介导与血管内皮细胞的紧密黏附起重要作用;可作为 C3bi 包裹的粒子的吞噬作用受体
正五聚蛋白-3	SG	47kDa 亚基的五聚体	结合补体 C1q,选择性微生物
Ficolin-1	GG	32kDa 亚基的多聚体	结合微生物的乙酰碳水化合物;激活甘露糖结合凝集素相关的丝氨酸蛋白酶
精氨酸酶 1	GG	37kDa 糖蛋白	降解精氨酸,NO 合成酶的底物

防御素是具有广谱抗菌活性的阳离子抗菌小肽[143],它们都含有一个特征性的三个二硫键的基序[82,144,145]。根据该序列,哺乳动物的防御素可分成 α 防御素、β 防御素及环形的 θ 防御素[146]。人中性粒细胞只含有 α 防御素,并且只存在于嗜天青颗粒内。它们是迄今为止嗜天青颗粒中发现的最主要蛋白,但仅仅在早幼粒细胞晚期阶段形成的颗粒亚群中才有表达[83,100,107]。已从嗜天青颗粒中分离出 3 种防御素 HNP-1~3[82]。大量未加工的防御物质,即原防御素从骨髓中的晚期早幼粒细胞和中幼粒细胞中分泌出来,并可作为正常的骨髓生成活性的标志物[111]。与溶菌酶和 MPO 不同,原防御素不能在急性白血病细胞中表达。血浆中的原防御素升高的出现比中性粒细胞达到检测水平提前 6 天,因此可作为正常的粒细胞生成的衡量指标,这可能在急性白血病的清髓治疗中具有临床价值[111]。

嗜天青颗粒的丝氨酸蛋白酶主要包括:弹性蛋白酶、组织蛋白酶 G、蛋白酶-3 以及 NSP4[147,148]。天青杀素又称 CAP37 或肝素结合蛋白(HBP),是一种无酶活性的丝氨酸蛋白酶[149~153]。弹性蛋白酶和组织蛋白酶 G 都具有不依赖于酶活性的直接抗菌活性。蛋白酶 3 的表达造成了韦格纳肉芽肿(Wegener granulomatosis)中针对其本身的自身抗体,即 cANCA(胞质型抗中性粒细胞胞质抗体)[154]。蛋白酶 3 也结合于循环的中性粒细胞表面,其结合程度在不同个体间差异很大但在同一个体的整个生命过程中是相对稳定的。该结合作用由 NB1 抗原(CD177)介导[155,156]。所分泌的蛋白酶 3 前体被认为可抑制正常的髓细胞生成[157]并在其中发挥调控作用。到目前为止,唯一被确定的蛋白酶 3 的特异性底物是特异性颗粒 hCAP18 中的抗菌肽。蛋白酶 3 通过去除抗菌肽部分而激活 hCAP18,并释放出 C 末端 LL37 肽的抗菌活性[90]。组织蛋白酶 C(也称二肽基肽酶 1)在储存于颗粒中之前,从丝氨酸蛋白酶中移除两个抑制性 N 末端氨基酸[158]。Papillon-Lefèvre 综合征患者缺乏组织蛋白酶 C 活性,不能将丝氨酸蛋白酶存储在他们的中性粒细胞中[159]。该病的典型特征是严重的青少年牙周炎和手足部角化而非主要的全身性感染[160],这与丝氨酸蛋白酶对免疫防御非常重要的观点恰恰相反[161]。

嗜天青颗粒的膜含 CD63(granulophysin),其与活化中性粒细胞中的 β_2 整合素一起参与了跨膜信号转导[85,86,162]。此外,CD68 抗原[100,163]和早老素(presenilin)似乎只分布在嗜天青颗粒的膜上[164],而所有的颗粒膜上都有基质蛋白[165]。嗜天青颗粒、明胶酶颗粒与分泌小泡都含有空泡型 H^+-ATP 酶[166]。当中性粒细胞被激活并发挥吞噬作用时,这些膜蛋白就会转移到吞噬泡或者质膜上。

过氧化物酶阴性颗粒蛋白

有关概述见表 66-1。

乳铁蛋白是特异性颗粒中的主要蛋白[167]。它是转铁蛋白家族中一种 78kDa 的铁螯合剂,对铁有高亲和力且与铁蛋白的结合特性相似[168,169]。乳铁蛋白的抗菌活性并不完全依赖于螯合铁的能力,其蛋白水解片段(其中一部分称为乳铁蛋白素)也可直接杀菌[170,171]。

NGAL 或载铁蛋白 2(siderocalin)是一种 25kDa 的 N-糖基化蛋白,属于载脂蛋白(lipocalin)家族的一员[79]。载脂蛋白是一种通过典型的载脂蛋白口袋与通常亲脂的小物质结合的转运蛋白[172]。一些 NGAL 与某些特异性颗粒亚群中的明胶酶(MMP-9)结合[173],但绝大多数在特异性颗粒中以单体或同型二聚体形式存在。NGAL 虽阻碍了基质金属蛋白酶的活化与稳定性[174],但其主要功能是螯合铁载体(siderophores)。NGAL 与肠螯素(enterochelin)/肠菌素(enterobactin)有很高的亲和力,并通过螯合铁载体-铁复合物而阻断大肠埃希菌(Escherichia coli)的生长[175]。这一抗菌防御手段并非中性粒细胞特有的,因为在炎症反应中 IL-1 也可介导各种内皮细胞产生 NGAL[176]。已证明 NGAL 在对抗大肠杆菌[177]、肺炎克雷伯氏菌(Klebsiella pneumonia)[178]、鼠伤寒沙门菌(Salmonella typhimurium)[179]和结核分枝杆菌(Mycobacterium tuberculosis)[180]的感染中起保护作用。NGAL 的某些效应无法用螯合细菌铁载体来解释,其可通过使巨噬细胞失活而导致肺炎球菌型肺炎的恶化[181]。NGAL 结合内源铁载体样结构和运输铁的能力可能部分解释了这些效应[182]。阳离子转运蛋白 Nramp1 最初被认为是巨噬细胞内抵御分枝杆菌感染的重要抗菌因子,其位于中性粒细胞中特异性颗粒和明胶酶颗粒的膜上[93,183]。

溶菌酶是一种 14kDa 的阳离子抗菌肽[184]。与其生物合成特征一致,所有颗粒亚群都含有溶菌酶,其中特异性颗粒内的酶具有峰值浓度[100,108]。溶菌酶可分解细菌细胞壁的肽聚糖多聚体,并表现出对非致病性的革兰氏阳性菌枯草芽孢杆菌(Bacillus subtilis)的杀菌活性[185]。溶菌酶还可与 LPS 结合[186],减少鼠感染性休克模型中 LPS 引发的细胞因子生成并降低其死亡率[187]。与许多中性粒细胞的颗粒蛋白不同,溶菌酶不能有效地靶向颗粒以至于大量的溶菌酶在血浆中自由循环,这反映了粒细胞生成的活性[107,108]。活化的巨噬细胞也分泌溶菌酶[188],此外血清溶菌酶水平异常升高是伴大量单核细胞白血病的显著特征[189]。

hCAP-18[89]又称为 LL-37[190]或 CAMP,是已知的抗菌肽家族中唯一属于人类的成员。抗菌肽通常存在于哺乳动物的中性粒细胞过氧化物酶阴性颗粒中[191]。hCAP-18 是中性粒细胞特异性颗粒中的主要蛋白,与乳铁蛋白的摩尔浓度相当[192]。在胞浆中也有与脂蛋白结合的高浓度的 hCAP-18[120]。抗菌肽通常是一种促抗菌肽类物质,它们具有相同且高度保守的 14kDa N-末端区域(又名 cathelin 区),但 C 末端区域在不同抗菌肽之间的差异很大。这一 C-末端肽必须经过蛋白水解与 cathelin 结构域分离后才具有抗菌活性。在绝大多数物种中,这个过程由弹性蛋白酶完成,而在人类中性粒细胞中则是由嗜天青颗粒中的蛋白酶 3 完成的。释放的 C 末端肽被称为 LL-37[90,190]。与其他几种中性粒细胞蛋白一样,hCAP-18 也可由其他组织中的细胞生成,尤其是内皮细胞[90,193~195]。其在睾丸中呈组成型表达并存在于精液中。hCAP-18 的活化蛋白酶是胃分解蛋白酶,其为一种在低 pH 值条件才具有活性的前列腺蛋白酶,可将 hCAP-18 分割成与 LL-37 有着相同抗菌谱的 ALL-38[196]。Cathelin 片段解离后自身也具有一部分蛋白酶抑制活性[197]。LL-37 可通过甲酰基肽受体样-1(formyl peptide receptor-like-1)刺激中性粒细胞、单核细胞和 T 细胞的趋化[198]。此外,hCAP-18/LL-37 还有促血管生成[199]和中和内毒素的特性[200]。

已在中性粒细胞中鉴定出 3 种基质金属蛋白酶(MMPs):位于特异性颗粒中的中性粒细胞胶原酶(MMP-8,75kDa)[201]、主要存在于明胶酶颗粒中的明胶酶(MMP-9,92kDa)[78,202]以及分散在静息状态下中性粒细胞内的特异性颗粒(约 10%)、明胶酶颗粒(约 40%)、分泌小泡(约 30%)和质膜(约 20%)中的白细胞溶素(MT6-MMP/MMP-25,56kDa)[94,203]。MMPs 以无活性的前体形式储存,在胞吐作用后经蛋白水解活化。MMPs 通常能够降解细胞外基质的主要结构成分,包括胶原蛋白、纤维连结蛋白、蛋白聚糖和层粘连蛋白,而且 MMPs 被认为是中性粒细胞渗出与迁移过程中降解血管基底膜与间质结构最为重要的物质。

正五聚蛋白 3(pentraxin 3)和纤胶凝蛋白 1(ficolin-1)这两种模式识别分子分别在特异性颗粒和明胶酶颗粒中被发现。正五聚蛋白 3 是长正五聚蛋白(long pentraxins)家族的成员,在中幼粒细胞和晚幼粒细胞中合成并储存在中性粒细胞的特异性颗粒中。正五聚蛋白 3 与补体成分 C1q 结合并介导经典的补体级联反应。此外,正五聚蛋白 3 可以结合革兰氏阴性菌尤其是肠杆菌科的肺炎克雷伯杆菌的外膜蛋白 A(KpOmpA)以及烟曲霉分生孢子。通过小鼠模型的研究发现,正五聚蛋白 3 在中性粒细胞摄取并杀死烟曲霉分生孢子的过程中发挥了主要作用[204,205]。

Ficolin-1 存在于明胶酶颗粒内,可以结合革兰氏阳性菌上的乙酰化的糖链结构,招募甘露糖结合的凝集素相关性丝氨酸蛋白酶(mannose-binding lectin-associated serine proteases,MASPs)并激活凝集素补体级联反应[206]。

精氨酸酶-1(Arginase-1)是明胶酶颗粒的组分[207],其可通过去除诱导型一氧化二氮合成酶(inducible nitrous oxide synthase)的关键底物精氨酸来参与调控 T 细胞的活性。上述反应的产物脯氨酸是胶原合成的必要条件,因此中性粒细胞产生的精氨酸酶-1 可能有助于伤口愈合。

嗅质蛋白 4 是一种分子量 65kDa、能形成巨大多聚体的特异性颗粒蛋白,但只存在于大约 25% 的中性粒细胞中,个体之间的差异从 5%~40% 不等,但在同一个体内相对恒定。该蛋白在功能上的重要性暂未知[208,209]。

可以根据过氧化物酶阴性颗粒亚群基质蛋白的不同,将颗粒共有的膜蛋白区分为特异性颗粒和嗜天青颗粒。Nramp1 和 MMP-25 是两个特例,它们都存在并主要分布于明胶酶颗粒与分泌小泡的膜上[93,94]。由 gp91[phox]和 p22[phox]组成的细胞色素 b_{558} 除构成 NADPH 氧化酶的膜成分外,也是过氧化物酶阴性颗粒的主要膜蛋白[81,210]。b_{558} 与主要的中性粒细胞 β_2 整合素 CD11b/CD18 的分布情况相同,大部分位于特异性颗粒,少部分位于明胶酶颗粒和分泌小泡中。分泌小泡可以被迅速动员,尽管只有 15% 的细胞色素 b_{558} 和 CD11b 位于分泌小泡,但这仍是中性粒细胞渗出期间被转运到质膜上的主要部分[66,32]。Hv1 是位于质膜和过氧化物酶阴性颗粒膜上的电压门控质子通道[211]。Hv1 与新生的吞噬体结合,中和由 NADPH 氧化酶转运电子所诱导产生的负电荷[212,213]。在特异性颗粒膜中发现的 CD66 抗原可作为细菌受体(半乳糖凝集素受体)而发挥作用,并产生激活 NADPH 氧化酶的信号[214,215]。

中性粒细胞的刺激-应答偶联反应

多年来,中性粒细胞的刺激-应答偶联一直都是研究热点。这一成果成功阐明了细胞活化缺陷的潜在原因。中性粒细胞脱颗粒和氧化代谢的研究也揭示了其他多种重要分泌细胞共同的信号转导机制,因而大大扩展了这项成果的相关性。本章主要侧重描述我们目前对于活化过程的认识,详见图 66-4。

受体-配体的相互作用

甲酰肽受体

各种微粒和可溶性刺激物都可诱发中性粒细胞反应。炎症过程中产生的调理素化的微粒、免疫复合物、化学因子和趋化因子都可通过结合特异的细胞表面受体来激活中性粒细胞。在中性粒细胞的趋化因子受体中,N-甲酰肽受体是研究最清楚的。N-甲酰肽是细菌 N-甲酰肽产物的合成类似物,其可诱导各种中性粒细胞反应并已被广泛用作激活刺激物。趋化肽 fMLP 的特异性受体已在中性粒细胞表面发现[216],并且甲酰肽与其受体的结合与其诱导趋化和脱颗粒的能力密切相关[217]。与 C5a、IL-8、LTB₄ 和 PAF 的受体相同,甲酰肽受体[218]属于与异源三聚 G 蛋白(含 $G\alpha$ 和 β、γ 亚基)[219,213]偶联的 7 次跨膜结构域蛋白家族(7TMRs)。一旦与配体结合,$G\alpha$ 亚基上的 GDP 即被 GTP 置换,β、γ 亚基从受体中分离出来并介导下游的信号传导。受体磷酸化增强了它们对 β 抑制蛋白的亲和力。β 抑制蛋白的结合阻碍了 β、γ 亚单位间的结合并介导受体内化,但 β 抑制蛋白也可能诱导产生了额外的信号[220,221]。研究者已利用中性粒细胞对甲酰肽受体进行了详尽研究。该受体高度糖基化,相对分子量(Mr)50~70kDa,其分布于明胶酶颗粒和分泌小泡的膜上,并在接受刺激之后被动员到细胞表面[222]。

C5a 受体

补体系统的激活产生 C5a,其为 C5 的衍生物,是趋化蛋白中效应最强的一种。C5a 可诱导中性粒细胞趋化、脱颗粒和生成过氧化物[222,223]。C5a 需要与细胞表面的特异性受体相互作

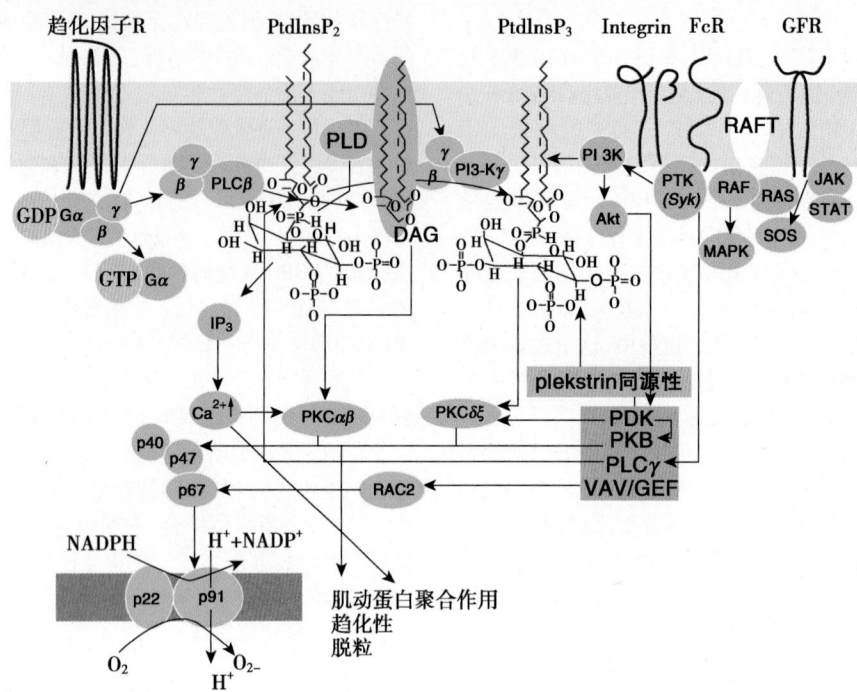

图 66-4　中性粒细胞中的信号转导。G 蛋白偶联受体是偶联于异三聚鸟苷三磷酸(GTP)结合(G)蛋白的七次跨膜受体。激动剂与受体的结合触发了鸟嘌呤二磷酸(GDP)与 G 蛋白 Gα 亚基上 GTP 的交换，并因此引起 α 亚基与 βg-二聚体的解离。这两个亚基都能调节多种作用因子如磷脂酶 Cβ(PLCβ)的活性。PLCβ 切割内源性脂质即磷脂酰肌醇二磷酸(PtdInsP₂)，产生二酰甘油(DAG)和三磷酸肌醇(IP₃)。已知 IP₃ 能从结合的细胞内钙储存库中释放钙，导致细胞内游离钙(Ca^{2+})升高。细胞内 Ca^{2+} 随着细胞外 Ca^{2+} 流入量的增加而增加。增加的 DAG 和升高的 Ca^{2+} 共同激活蛋白激酶同工酶 α 和 β(PKCαβ)，导致它们易位至膜性位点。磷脂酶 D(PLD)可以通过将磷脂酰胆碱转化成磷脂酸(PA)的 PKC 来活化。PA 升高可以动员胞质蛋白 p47、p67[phox] 与 p40[phox] 与膜结合蛋白 gp91[phox] 和 p22[phox] 的结合，而后在 NADPH 存在的条件下将 O_2 还原成 O_{2-}

用来引发应答反应[222,224]。该受体是一种位于质膜上、表观分子量约 40~48kDa 的单一多肽[222,225]。结合试验发现，每个细胞上分布着约 50 000~113 000 个解离常数(Kd)为 2×10^{-9} M 的受体位点。已被分离并克隆的 C5a 受体属于七次跨膜型 G 蛋白偶联受体家族的一员[226]。

其他三种重要的 G 蛋白偶联受体分别是 PAF、IL-8 和 LTB₄。PAF 和 IL-8 受体已经克隆得到[227,228]。它们的胞内储存和信号转导机制在很大程度上与其他 G 蛋白偶联受体(如 fM-LP)的相似[227]。IL-8 有两个相关的受体，经检测二者具有略微不同的信号转导途径[229]。

C3 受体

中性粒细胞还表达补体衍生的趋化因子 C3b 和 C3bi 的受体。C3b 和 C3bi 受体(分别又称 CR1 和 CR3)在静息状态下的中性粒细胞上很少分布，但当被一些刺激物激活后，由于分泌小泡(CR1 与 CR3)、明胶酶颗粒及特异性颗粒(CR3，即整合素 Mac-1)与质膜融合，两种受体的数目会显著增加[32,71]。C3b 受体(CR1)是一种分子量为 205kDa 的糖蛋白，主要分布于分泌小泡内[65,71]。

整合素

CD11/CD18 整合素同样在细胞信号转导中发挥着重要作用。中性粒细胞与表面或与其他细胞的黏附可以直接活化细胞或使之处于"预激活"状态，以便增强其对其他刺激的应答。

例如，悬浮和黏附于表面的中性粒细胞在氧化暴发方面的表现非常不同[230]。抗 CD11b 的单克隆抗体还可影响趋化反应中 H_2O_2 的生成，但抗 CD11a 抗体无此效应[231]。

Fc 受体

中性粒细胞具有三种不同的免疫球蛋白受体。未受刺激的细胞表达 FcγRⅡA 和 FcγRⅢ，分别又称作 CD32 和 CD16。就功能而言，二者中用于清除免疫复合物的 FcγRⅢ 更重要[232]，其通过 GPI 锚定在细胞膜上[232]。这一连接相对不稳定，所以膜上 FcγRⅢ 的数量实际上反映了胞内储存物脱落与动员之间的平衡。FcγRⅡA 是一种跨膜蛋白[233]。经 FcγRⅢ 触发的信号转导通路能够与甲酰肽受体、CR3 甚至是彼此之间交联互作。实验证明，CD11b 与 FcγRⅢB 之间存在直接的物理连接，其中一个受体的加帽会导致另一受体的绝大部分也被加帽。CD11b 还可与跨膜的 FcγRⅡ 相互作用，这两种分子可以修饰彼此传导的信号[234]。

酪氨酸激酶(Syk)在 FcγRⅡA 介导的吞噬过程中发挥着重要作用[235]。FcγRⅡA 和 FcγRⅠ/γ(经干扰素-γ 刺激的髓系细胞上的受体)均含有一段被称作免疫受体酪氨酸活化基序(ITAM)的胞质内氨基酸基序。该序列对于这两种 Fc 受体相互交联时的吞噬应答相当重要。Src 家族蛋白酪氨酸激酶与 ITAM 的结合导致激酶的激活以及 ITAM 酪氨酸的磷酸化，进一步招募磷脂酰肌醇 3-激酶(PI3K)和 Syk。Syk 激活后又可以磷酸化包括邻近 ITAMs 在内的多种底物，此外 Syk 可从细胞质中招募。ITAM 依赖的肌动蛋白组装的激活可以反映出 Syk 参与的信号转导的关键作用。包括 Src 激酶（尤其是 Lyn）在内的其他酪氨酸激酶均能促进吞噬体的形成[236]。一旦微丝活跃形成，即会增强磷脂酶 D（PLD）生成吞噬作用所必需的磷脂酸（PA）的活性[237,238]。

磷脂代谢与酪氨酸激酶活化

信号转导的下一步可能来源于受体激活的 G 蛋白之间或 FcγRⅡA 和酪氨酸激酶与磷脂酶之间的相互作用[239,240]。例如，一旦受趋化因素刺激后，膜相关性磷酸肌醇特异性磷脂酶即被激活。更具体地说，磷脂酶 C（PLC）将磷脂酰肌醇-4,5-二磷酸（PIP_2）和磷脂酰肌醇-4-单磷酸（PIP_1）水解成公认的第二信使产物：肌醇 1,4,5-三磷酸（IP_3）和 1,2-二酰甘油（DAG）（图 66-4）[241]。在中性粒细胞中，IP_3 与特异的胞内受体相互作用，刺激 Ca^{2+} 的释放并同时开放质膜上的 Ca^{2+} 通道，从而引起胞内 Ca^{2+} 浓度升高[242]。Rac、Rho 和 Cdc42 家族的小 GTP 结合蛋白激活后可与磷脂酶协同作用共同调节多种肌动蛋白依赖性进程，如胞膜边缘波动、伪足形成以及应力纤维引起的细胞黏附与运动[243,244]，这些似乎对于中性粒细胞的功能都相当关键。

即使在 PLC 代谢缺乏的情况下，胞内 DAG 和 Ca^{2+} 的浓度在吞噬作用中也有显著升高[245]。Ca^{2+} 是颗粒吞噬体融合所必需的，而 DAG 则与微粒摄取及脱颗粒相关[246]。两者均可经 PLD 活化后形成，其中 PLD 可以水解磷脂酰胆碱而生成 PA 和胆碱。PLD 的活化由 Rho 和（或）ADP 核糖基化因子（ARF）介导[247]，随后通过催化 PA 脱磷酸作用的 PA 磷酸水解酶而产生二酰甘油。磷脂酰胆碱衍生的 DAG 的标志是具有 1-O-烷基连接。在 PLD 作用于磷脂酰胆碱而产生 PA 的过程中，PA 可作为一种 Ca^{2+} 离子载体，由此启动膜融合活性[248]。因此，在吞噬过程中产生的卵磷脂酸可能会促进中性粒细胞颗粒与新形成吞噬体融合。

在吞噬作用中，DAG 的另一个下游靶点是激活蛋白激酶 C（PKC），尤其是中性粒细胞中不依赖 Ca^{2+} 的 PKC 同工酶 PKCδ[237]。四种 PKC 同工酶都可在吞噬过程中被转位到质膜，PKCδ 是其中的一种。在吞噬作用期间，PKCδ 从细胞质转位到质膜的同时，也促进了 RAF-1 的转移。当这两种关键成分都发生了转位之后，促分裂原活化的细胞外信号调节激酶（MEK）被激活，继而活化了促分裂原活化蛋白（MAP）激酶/细胞外信号调节激酶 2（ERK），以及其后的肌球蛋白轻链激酶[240]。在肌球蛋白被磷酸化后，肌动蛋白细胞骨架开始重新组装并引发了吞噬作用。在 PLD 活化的同时，中性粒细胞质膜中的中性鞘磷脂酶被活化并产生了神经酰胺，其最可能通过抑制 PLD 而削弱细胞活性[240]。伴随着 Fc 受体的参与以及中性粒细胞中 Syk 的活化，PI3K 也被激活。抑制 PI3K 活性可阻断吞噬作用[237]。

花生四烯酸代谢　除了作为公认的第二信使产物参与刺激-应答偶联通路外，许多脂质代谢产物也被活化的中性粒细胞释放出来，并且反过来通过与其他中性粒细胞上的受体相互作用而调控细胞的功能。磷脂酶 A_2（phospholipase A_2）存在于中性粒细胞的颗粒、质膜[249]以及细胞液中[250]，在中性粒细胞受刺激时被活化，并生成作为主要终产物之一的花生四烯酸。花生四烯酸不仅可以由被刺激的中性粒细胞释放，它还可以调节磷脂酶 A_2（PLA_2）的活性并成为这些细胞的刺激因子[251]。花生四烯酸及其他长链脂肪酸还能够增强细胞对其他刺激的敏感性[252]。

花生四烯酸还可经脂氧合酶（lipoxygenase）途径代谢生成羟基花生四烯酸（HETEs），包括 5-HETE、12-HETE 和 5,12-di-HETE[253]。已证实这些化合物也可诱导中性粒细胞产生一些应答[254]。接受刺激的中性粒细胞也可经脂氧合酶途径产生 di-HETE LTB4。LTB4 及其他白三烯可以经多种刺激诱导而释放[255]。LTB4 受体已被部分纯化，其活化是趋化及黏附的潜在刺激因素[256]。

活化中性粒细胞产生的另一种有效的炎症介质是 1-O-烷基-2-酰基-sn-甘油基-3-磷酰基胆碱，即 PAF[21]。PAF 不仅可由中性粒细胞和活化内皮细胞合成，它也可诱导细胞脱颗粒、聚集以及产生过氧化物[29]。炎性内皮也可产生 PAF，PAF 将中性粒细胞固定于内皮细胞表面，从而促进中性粒细胞上的整合素受体与内皮细胞 ICAM 配体之间的相互作用。

脱颗粒与膜融合

细胞接受刺激后，信号转导级联反应首先激活 G 蛋白，然后引起胞内 Ca^{2+} 浓度升高、脂质重塑以及蛋白激酶活化。这些事件在细胞分泌时达到顶峰，最终会导致颗粒膜与吞噬小体或者质膜迅速而高效的融合。

融合蛋白　在过去的 20 多年里，可溶性 N-乙基马来酰亚胺敏感因子黏附蛋白受体（soluble N-ethylmaleimide-sensitive factor attachment protein receptor，SNARE）假说成为生物膜融合的一种主流模式[104]。这一理论的核心是 N-乙基马来酰亚胺敏感性蛋白（称作 NEM-敏感融合蛋白或 NSF）和参与该过程的生物膜上的几种 SNARES。SNARES 分为两类：结合于小泡或颗粒上的称作 v-SNARES，而靶膜上的则称为 t-SNARES。由于融合蛋白群及其相互作用出现在几乎所有的物种和组织中，SNARE 假说已被证实具有很高的预测价值。最初颗粒与其将要与之融合的膜的对接可能是由 Rab-GTPase 介导的。一旦对接成功，SNARES 被募集到两者的膜上，并借助与 SNARE 相互作用的蛋白如 sSec1/Munc18 蛋白和局部升高的 Ca^{2+} 来介导真正的融合。融合复合物的解体由 NSF 以一种 ATP 依赖的方式介导[257]。t-SNARE VAMP-2 分布在人静息中性粒细胞的特异性颗粒、明胶酶颗粒和分泌小泡的膜上[105,106]，免疫电子显微镜发现 t-SNARE 突触融合蛋白 4 与质膜相连。Munc18-3 可以与突触融合蛋白 4 相互作用并调节次级颗粒与明胶酶颗粒的融合。VAMP-7 与嗜天青颗粒的融合相关，Munc18-2 可以与突触融合蛋白 3 相互作用并调节嗜天青颗粒的融合[258,259]。

中性粒细胞胞外诱捕网

以往所认为的脓实际上是一种由多条染色质以及其所附着的杀菌性中性粒细胞颗粒蛋白组成的高度杀菌的结构[260,261]。这些 NETs（图 66-2）是中性粒细胞经由一个名为 netosis 的过程挤压形成的，其为中性粒细胞三种死亡程序即凋亡、坏死和 netosis（一种不同于凋亡和坏死的死亡形式）中的一种。仅当中性粒细胞产生呼吸暴发后才会引发 netosis[262]。弹性蛋白酶和 MPO 也是 netosis 发生所必需的[263]。受刺激的中性粒细胞中的 NADPH 氧化酶活性发挥着两个作用，即产生杀死微生物所需的活性氧，以及在完整中性粒细胞终止其功能后诱导杀菌 NETs 的形成。这反过来又意味着 NADPH 氧化酶装配缺陷患者(慢性肉芽肿病患者[CGD])既缺乏生成杀菌性活性氧的能力,也无法形成 NETs。患有 Papillon-Lefèvre 综合征(PLS)的患者缺乏弹性蛋白酶,也无法产生 NETs。与 CGD 患者相反,PLS 患者并不具有主要的免疫缺陷,其症状主要是牙周感染。NETs 的副作用已被注意到,其可能诱发血栓形成[264]。中性粒细胞作为依然具有迁移和吞噬能力的无核细胞,能够产生 NETs 并保持其结构完整性[265]。

● 中性粒细胞功能疾病

分类

中性粒细胞功能障碍可归因于:①缺乏调理微生物所需的抗体或补体成分,从而无法提供趋化信号间的相互作用;②改变趋化性应答的细胞质和颗粒运动异常或者导致影响细胞运动调控能力的质膜产生异常的细胞质和颗粒运动异常;③杀菌能力的缺陷。对此感兴趣的读者可参考有关这些综合征的详细综述[266~268]。

抗体及补体缺陷或模式受体识别受损引起的信号机制异常

免疫球蛋白和补体蛋白协同作用产生了用以包裹微生物并刺激趋化因子生成的调理素,因此两者中任意一个缺陷都会损伤中性粒细胞的功能。C3 异常是最严重的功能障碍,因为这一蛋白是产生调理素和趋化因子的核心物质(参见第 19 章)[269~271]。由 C3 裂解生成的调理素如 C3b 可包裹细菌。一般而言,调理作用是指用血清蛋白包裹住病原体,使之被摄取的可能性更大。即使在缺乏抗体或者经典补体成分 C1、C2 和 C4 的情况下,C3 仍能被活化;因此,这些除 C3 以外的分子出现功能障碍时只会引起不太严重的临床疾病。C3 缺陷是一种常染色体隐性遗传病。其纯合子中无法检测到血清中的 C3 水平并且患者会出现反复而严重的发热性感染,杂合子的血清 C3 水平是正常个体的一半。

引起严重发热性感染的 C3 蛋白酶功能缺陷也可见于 C3b 灭活剂缺陷患者,其中 C3b 灭活剂是一种补体旁路途径的蛋白抑制剂。此通路的失控性激活会导致 C3 和因子 B 过度分解代谢[272]。备解素(properdin)缺陷同样会导致 C3 的功能障碍[273]。备解素是补体旁路途径中的一种血清蛋白,参与酶复合物 C3bBb 的稳定。该蛋白是亚基 Mr 为 56 000 的一种多聚体糖蛋白,相应基因已被克隆[274]。缺乏备解素会引起严重的、常呈致命性的发热性感染,且通常与脑膜炎球菌相关。

大约 5% 的人群具有较低的血清甘露糖结合凝集素(MBL)水平[275],MBL 是一种由肝脏分泌并能与细菌、真菌和一些病毒表面的甘露糖结合的血清凝集素。MBL 是构成固有性免疫系统的可溶性胶原凝集素的效应蛋白之一。MBL 与病原体表面结合后可通过激活补体级联反应而发挥调理素作用。MBL 缺陷在新生儿中有过报道,其临床表现为反复且不明原因的感染、慢性腹泻和中耳炎的[275]。其他研究还发现 MBL 缺陷个体对某些特殊病原体的易感性增加,包括人免疫缺陷病毒、恶性疟原虫、小隐孢子虫以及奈瑟球菌[276]。大部分 MBL 缺陷均由该基因外显子 1 上三个相对常见的点突变造成,从而使 MBL 不能激活补体[277]。此外,MBL 蛋白还可以通过复杂的剂

量依赖性来影响细胞因子的产量,从而至少在一定程度上调控疾病的严重程度。

包括中性粒细胞在内的吞噬细胞能表达大量的具有重要生物学功能的细胞表面蛋白。微生物 PRRs 是固有性免疫的重要组分,它们可识别并检测 PAMPs,最终引起中性粒细胞和其他吞噬细胞的活化。哺乳动物 TLR 家族包含一类重要的 PRRs,它们能识别广谱的微生物病原体及病原体相关产物。已有报道指出,单核-吞噬细胞上至少分布有 12 种不同的 TLRs[278]。TLRs 通过接头蛋白 MyD88 进行信号转导。人类 MyD88 缺陷会引起反复的革兰氏阳性菌和阴性菌感染,由此证明了 MyD88 缺陷时单核细胞和中性粒细胞都在宿主防御中发挥重要作用[279]。

因为炎症过程中会产生大量趋化物,所以很难确定某一特定组分的相对重要性。此外,趋化因子和调理素都参与了中性粒细胞和单核-吞噬细胞的活化。因此,目前还不能确定与这些物质相关的疾病的临床后果是否只针对于某一种或另一种特定的吞噬细胞。抗体或补体缺陷综合征患者主要易受带有荚膜的病原体的感染,如流感嗜血杆菌、肺炎球菌、链球菌和脑膜炎球菌[280]。另外,脾切除后的个体由于缺少了一个富含单核-吞噬细胞的器官,患由同种微生物引发的脓毒症的风险减小。中性粒细胞减少通常与荚膜病原体无关。被抗体包裹的荚膜微生物更易于被单核-吞噬细胞摄取,但这对于它们被中性粒细胞摄取可能不那么重要。

胞质运动缺陷引起的细胞应答异常

脱颗粒异常

Chédiak-Higashi 综合征

定义与发展历程　这一罕见的常染色体隐性遗传病最初被认为属于中性粒细胞、单核细胞和淋巴细胞含有巨大胞质颗粒性疾病[281]。Chédiak-Higashi 综合征(CHS)目前被认为是一种以胞质颗粒融合增加为特征的泛化性细胞功能失调性疾病[282]。病理性黑素体聚集可导致毛发、皮肤和眼底处的色素稀释,同时还会引起视神经和听觉神经的交叉功能衰退(表 66-2)[283]。该综合征患者从婴儿期开始表现出易感染倾向。感染最常见于皮肤和呼吸系统,其中部分原因是中性粒细胞趋化、脱颗粒以及杀菌活性的缺失[281]。中性粒细胞中巨大颗粒的存在妨碍了其穿越内皮细胞间狭窄通道的能力。该病的其他特征还包括中性粒细胞减少症、血小板病[284]、自然杀伤细胞异常[281,285]和周围神经病变[286]。小鼠、水貂、猫、大鼠、牛以及虎鲸中均可见类似的遗传综合征的报道[286]。

尽管 CHS 由 Moises Chédiak 和 Ototaka Higashi 命名,但是这一疾病最早是由一位古巴儿科医生 Béguez César 于 1943 年描述的。该病最初以中性粒细胞减少和白细胞颗粒异常为主要特征。1948 年,Steinbrinck 对第 2 例 CHS 患者进行了更深入的描述[287]。1952 年,Chédiak 报道了该疾病的血液学特征[288]。1953 年 Higashi 强调指出患者的中性粒细胞中存在巨大的含过氧化物酶的颗粒[289]。除易感染倾向外,患者还常常在出生后数月到几年后出现致命性的淋巴组织细胞浸润,这一阶段被称为加速期[290]。

流行病学　到 2008 年,全球共有 300 多例报道,主要集中在美国、日本、北欧和拉丁美洲[286]。非洲裔患者也有报道。

表 66-2　中性粒细胞功能性疾病

疾病	病因	受损的功能	临床后果
脱颗粒异常			
Chédiak-Higashi 综合征	常染色体隐性遗传,溶酶体颗粒聚合障碍;病变基因是 *CHSI/LYST*,推测其编码一种调节颗粒融合的蛋白	中性粒细胞的趋化作用、脱颗粒和杀菌活性减弱;血小板贮池缺陷;NK 功能受损,黑色素小体无法分散	中性粒细胞减少;反复化脓性感染,易出现作为嗜血细胞综合征表现之一的肝脾明显肿大
特异性颗粒缺乏	常染色体隐性遗传;突变或是 Gfi-1 或 C/EBPε 表达减低导致的调节特异性颗粒形成的髓系转录因子的功能缺失	趋化和杀菌活性受损;双叶核中性粒细胞;防御素、明胶酶、胶原酶、维生素 B_{12} 结合蛋白和乳铁蛋白	反复深部脓肿
黏附异常			
白细胞黏附缺陷 I	常染色体隐性遗传;缺乏白细胞膜上的 CD11/CD18 表面黏附糖蛋白(β_2 整合素),最常见的原因是无法表达 CD18mRNA	C3bi 与中性粒细胞结合力下降,与 ICAM-1 和 ICAM-2 黏附受损	中性粒细胞增多;反复细菌感染伴随无法形成脓肿
白细胞黏附缺陷 II	常染色体隐性遗传;GDP-岩藻糖转运蛋白突变引起的选择素和其他乙二醇共轭物的配体岩藻糖基化功能缺失	与表达 ELAM 的活化的内皮黏附减弱	中性粒细胞增多;反复细菌感染但没有脓肿
白细胞黏附缺陷 III(LAD-1 变异综合征)	常染色体隐性遗传;由编码造血细胞 kindlin-3 的 *FERMT3* 突变引起的整合素功能受损;kindlin-3 结合 β 整合素,继而转导整合素活化	中性粒细胞黏附和血小板活化受损	反复感染、中性粒细胞减少、出血倾向
细胞运动疾病			
运动反应增强;FMF	常染色体隐性遗传;病变基因 FMF 基因位于 16 号染色体,编码"pyrin"热蛋白;热蛋白调控半胱氨酸天冬氨酸蛋白酶 1 及 IL-1β 分泌;突变的热蛋白可能导致对内毒素高敏感性,产生过量 IL-1β 及单核细胞凋亡受损	感染部位有中性粒细胞在炎症位点的过量蓄积,这可能是过量表达 IL-1β 的结果	反复发热、胸膜炎、关节炎以及淀粉样变性
运动反应抑制			
趋化信号产生缺陷	IgG 缺乏;遗传或获得性缺陷导致的 C3 和备解素缺乏;多发于新生儿的甘露糖结合蛋白缺乏	缺乏血清趋化作用和调理素活性	反复化脓性感染
中性粒细胞内在缺陷,如白细胞黏附缺陷、Chédiak-Higashi 综合征、特异性颗粒缺乏、中性粒细胞肌动蛋白功能障碍、新生儿中性粒细胞;直接抑制中性粒细胞的运动,如药物	新生儿中性粒细胞有 β_2 整合素表达能力的下降,出现 β_2 整合素功能的损害;乙醇、糖皮质激素、环腺苷—磷酸	趋化功能减低;运动和摄取受损;黏附受损	易于出现化脓性感染;是频繁感染的可能原因;内皮释放的环 AMP 刺激所产生的肾上腺素可造成中性粒细胞增多
免疫复合物	与类风湿关节炎、系统性红斑狼疮和其他炎症病变患者的中性粒细胞上的 Fc 受体结合	趋化作用受损	反复化脓性感染

表 66-2   中性粒细胞功能性疾病(续)

疾病	病因	受损的功能	临床后果
高免疫球蛋白 E 综合征	常染色体显性遗传;病变基因是 *STAT3*	趋化作用间断性受损,细胞因子生成的调控受损	反复皮肤及鼻窦-肺部感染、湿疹、黏膜皮肤念珠菌病、嗜酸性粒细胞增多、乳牙残留、轻度创伤即造成骨折以及特征性的面部表现
高免疫球蛋白 E 综合征	常染色体隐性遗传;可能不止一个基因造成	高 IgE 水平,淋巴细胞对葡萄球菌抗原的活化受损	反复肺炎不伴有肺脓肿、疖、黏膜皮肤念珠菌病、神经症状、嗜酸性粒细胞增多症
杀菌活性			
慢性肉芽肿病	X 连锁和常染色体隐性;无法在吞噬细胞膜上的 p22^{phox} 中表达有功能的 gp91^{phox}(常染色体隐性);p47^{phox} 或 p67^{phox} 未能表达造成了 CGD 的其他常染色体隐性形式	无法激活中性粒细胞呼吸暴发,使过氧化氢酶阳性菌无法被杀死	过氧化氢酶阳性菌造成的反复化脓性感染
G6PD 缺乏	不到正常 G6PD 活性的 5%	无法活化 NADPH 依赖的氧化酶及溶血性贫血	过氧化氢酶阳性微生物感染
髓过氧化物酶缺乏	常染色体隐性遗传;错义突变引起的对被修饰前体蛋白的加工障碍	髓过氧化物酶无法增强 H_2O_2 依赖的抗菌活性	无
Rac-2 缺乏	常染色体显性遗传;突变蛋白对 Rac-2 介导的功能的显性负性抑制	膜受体不能介导 O_2 产生和趋化作用	中性粒细胞增多,反复细菌感染
谷胱甘肽还原酶和谷胱甘肽合成酶缺乏	常染色体隐性遗传;无法清除 H_2O_2 的毒性	过量形成 H_2O_2	最弱的反复化脓性感染

　　AMP,腺苷一磷酸;C,补体;CD,簇分化抗原;CGD,慢性肉芽肿病;ELAM,内皮细胞白细胞黏附分子;FMF,家族性地中海热;G6PD,葡萄糖-6-磷酸脱氢酶;GDP,鸟苷二磷酸;ICAM,细胞间黏附分子;Ig,免疫球蛋白;IL,白介素;LAD,白细胞黏附缺陷;NADPH,烟酰胺腺嘌呤二核苷酸磷酸;NK,自然杀伤细胞。
　　来自 Remington JS Swartz MN 的数据:当前传染性疾病的临床主题,第 6 版。纽约,NY:McGraw-Hill;1985 年。

　　病因及发病机制　CHS 是由在颗粒形态发生过程中引起多种组织中大颗粒异常的根本缺陷造成的[282,291]。肝、脾中的施万细胞、粒细胞和巨噬细胞以及胰腺、胃黏膜、肾脏、肾上腺和垂体中的特定细胞里都可见到巨大颗粒[286]。巨大黑色素体形成并阻碍黑色素的均匀分布,可导致毛发、皮肤、虹膜和眼底部位的色素稀释。虽然巨大溶酶体是该疾病的主要形态学特征,但只有依赖于这些溶酶体分泌的细胞才会表现出病理缺陷。在髓细胞生成的早期阶段,一些正常大小的嗜天青颗粒聚合成巨大颗粒,继而形成含有较少水解酶的巨大次级溶酶体,这些酶包括蛋白酶、弹性蛋白酶和组织蛋白酶 G[281]。众多髓样前体细胞在骨髓内的死亡导致中性粒细胞中度减少,此时白细胞计数约为 $2.5×10^9/L$,中性粒细胞绝对计数的范围为 $(0.5~2.0)×10^9/L$[290]。骨髓本身的细胞数量正常或增多。尽管微粒摄取和活性氧代谢都正常,但是这些中性粒细胞杀死微生物的速度相对缓慢。这种延迟反映出数量减少的水解酶由巨大颗粒至吞噬体的缓慢且不稳定的运送过程,这使宿主更易受到细菌感染[291,292]。在这一综合征中,与中性粒细胞相同,单核细胞也表现为功能紊乱[281]。与此相似的是,穿孔素缺陷的自然杀伤

(NK)细胞的细胞毒活性严重受损,且无法杀死多种靶标[293]。

　　CHS 患者的血细胞膜比正常个体的细胞膜有更好的流动性[281,294],膜结构的改变可能会引起膜活化调节的缺陷,并促进中性粒细胞嗜天青颗粒之间的相互融合。不难理解,膜流动性的改变可以通过减少 Mac-1(CD11b/CD18)的表达来影响细胞功能。膜流动性的改变还可以引起细胞内环腺苷酸水平升高,这种现象也出现在该疾病中并表现为趋化性应答减弱[281]。

　　CHS 的突变基因是位于染色体 1q 上的 *CHS1*(又名 *LYST*),*CHS1* 基因长度显示其编码一个超过 400kDa 的蛋白质[295]。在发育早期,颗粒的生物发生是正常的;NK 细胞的穿孔素和骨髓细胞的颗粒酶都被合成并正常输送到颗粒内。然而,颗粒一旦形成即融合成巨大的细胞器[296]。一些研究表明,CHS 细胞中发现的巨大溶酶体可能是溶酶体在生物合成阶段膜融合异常的结果。据推测,这种 CHS1 蛋白通过与溶酶体上的黏附蛋白(v-SNAREs)相互作用而发挥功能,而当蛋白突变时其与 v-SNARE 的相互作用变得失控、紊乱,最终产生不受控制的溶酶体融合[297]。

　　临床表现　典型 CHS 患者有着特征性的白皮肤和银发,

常常主诉光过敏和畏光。其他的眼部发现包括水平或旋转性眼球震颤。常伴有黏膜、皮肤和呼吸道感染。其对于革兰氏阳性菌、阴性菌以及真菌均易感,最常见的感染病原体是金黄色葡萄球菌[266]。患者 NK 细胞功能衰减可能也是感染易感性增加的原因。CHS 患者的神经系统症状和体征是多种多样的,包括周围和脑神经病变、自主神经功能失调、乏力和感觉缺陷;共济失调也可能是主要症状之一。

CHS 患者出血时间延长,但血小板计数正常,这是由与 ADP 和 5-羟色胺储存池缺陷相关的血小板聚集功能受损所引起的[284]。电镜显示患者血小板中 α 颗粒的数量正常,但血小板致密体的数量减少[286]。

CHS 加速期的特点是肝、脾、骨髓以及中枢神经系统中的淋巴细胞增殖。加速期可发生于任何年龄段,目前被认为是一种遗传性的嗜血细胞性淋巴组织细胞增生症(HLH)[298]。患者通常表现为肝脾大和非细菌性脓毒症高热。在此阶段,患者的全血细胞减少加重,开始出现出血,并且更易被感染。加速期的开始可能意味着这些患者无法控制引发 HLH 的 EB 病毒(EBV)感染(参见第 70 章)。淋巴细胞的组织浸润会导致细胞因子过度产生、大量组织坏死和脏器功能衰竭,这使患者更容易出现反复的细菌性和病毒性感染、发热以及器官衰竭,最终往往导致死亡[298]。尸检可发现淋巴组织细胞广泛浸润肝脏、脾脏和淋巴结,但按组织病理学标准属于非肿瘤性肿物[298]。

实验室检查 CHS 的实验室检查诊断主要针对粒细胞的形态。特征性形态表现是中性粒细胞中可见巨大的过氧化物酶阳性颗粒[289]。显微镜检查发现,患者的毛干带有大而散布的色素斑块,与黑色素沿着头发长度均匀分布于毛干的正常个体不同[286]。CML 和急性髓性白血病有时也可出现类似的巨大颗粒[286]。CHS 的分子诊断目前仍很困难而且没有被商品化。CHS 杂合子表现完全正常,无法通过临床或生化方法检测到。

鉴别诊断 当病人出现局部白化病、严重出血以及反复感染时应考虑诊断 CHS。CHS 必须与 Griscelli 综合征(GS)和 Hermansky-Pudlak 综合征(HPS)相区别。

GS 是由 RAB27A 基因突变引起一种罕见疾病,其表现为皮肤和眼部的局部白化病、多种细胞与体液免疫缺陷、多种神经系统病变以及加速期的快速进展。GS 患者的中性粒细胞中不含巨大颗粒,但在其毛干上有大的色素斑块[286]。HPS 是一种表征为眼和皮肤白化病、血小板功能异常引起的出血倾向以及多个器官的蜡样脂褐质沉积的疾病(参见第 120 章)。与 CHS 不同的是,HPS 患者的细胞缺少巨大颗粒,且不容易出现反复感染[286]。

治疗 大剂量抗坏血酸(婴儿 200mg/d,成人 2g/d)可以改善一部分稳定期患者的临床状况[281]。尽管对于抗坏血酸的疗效仍有争论,但考虑到维生素类的安全性[286],该药物的使用对于所有患者都是合理的。CHS 的治疗面临两难困境,尤其是当进入加速期之后。预防性的应用抗生素并不能阻止感染。唯一能够阻止 CHS 进入加速期的潜在治疗手段是进行骨髓移植[299]。骨髓移植可以重建正常的造血功能和免疫功能,并能在患者进入加速期前修复 NK 细胞缺陷[299]。另一方面,如果患者正处于活跃的加速期,那么 HLA 相合且无血缘关系的供者干细胞移植的预后也不会很好[299]。眼白化病和皮肤白化病都无法在移植后得到逆转,同样移植也无法阻止进行性神经病变的产生[300]。

特异性颗粒缺陷 特异性颗粒缺陷(SGD)是一种常染色体隐性遗传病,在男女患者中均有报道(表 66-2)[281]。除了特异性颗粒缺失外,患者的中性粒细胞均为双叶核。患者患有主要累及皮肤和肺的复发性感染。金黄色葡萄球菌和铜绿假单胞菌是最常见的病原体,此外也分离出了白色念珠菌。特异性颗粒缺陷患者的中性粒细胞不具有三级颗粒特有的明胶分解活性,也不含分布于特异性颗粒中的维生素 B_{12} 结合蛋白、乳铁蛋白、hCAP-18 和胶原酶,还缺少初级颗粒中的防御素[301~303]。这一疾病还累及嗜酸性粒细胞,表现为缺乏特征性的嗜酸性粒细胞颗粒蛋白,即主要碱性蛋白、嗜酸性粒细胞阳离子蛋白和嗜酸性粒细胞衍生神经毒素(参见第 62 章)[304]。因此,这一疾病是所有吞噬性颗粒的缺陷,而非如其名字所示仅局限于特异性颗粒。这些患者的中性粒细胞可能由于缺少通常位于三级颗粒和特异性颗粒中的白细胞黏附分子的胞内池从而在趋化作用方面存在缺陷;或者由于缺少颗粒成分、乳铁蛋白和防御素而在杀菌活性方面有轻度缺陷[301,305]。已在 2 例患者中证实,粒细胞颗粒蛋白合成受损继发于髓系转录因子 C/EBPε 的功能缺失[109,306]。在另一例 SGD 患者中,转录因子中的独立生长因子-1(Gfi-1)的表达量因 C/EBPε 基因的杂合突变而显著下降[307]。这些异常组合到一起,阻碍了特异性颗粒的表达并产生了 SGD 表型。SGD 缺陷局限于血细胞,因为尽管中性粒细胞中的乳铁蛋白表现出异常,但在一名 SGD 患者的鼻腔分泌物中仍有正常的乳铁蛋白分泌[302]。当患者的血涂片中出现特异性颗粒缺陷但含有嗜天青颗粒的中性粒细胞时常提示诊断 SGD[281]。证明乳铁蛋白或 hCAP-18 严重缺乏有助于证实这一诊断。获得性 SGD 可见于烧伤患者或骨髓增生异常患者[281,308]。SGD 的治疗主要是对症治疗,例如急性感染时给予胃肠外抗生素,顽固感染时给予外科引流等。在给予积极治疗后,患者可以存活到成年。

黏附异常

白细胞黏附缺陷

定义与发展历程 白细胞黏附缺陷症 I 型(leukocyte adhesion deficiency type I,LAD-1)是一种罕见的常染色体隐性遗传的白细胞功能疾病(表 66-2)。目前全球共有 100 多例报道。该病的临床特征是软组织反复感染、伤口愈合延迟以及严重的脓肿形成障碍,尽管外周血的中性粒细胞数目显著增多[309]。该病患者表现为与结构和功能相关的白细胞表面糖蛋白即 CD11/CD18 复合物家族(又称为白细胞黏附蛋白 β_2 整合素家族;表 66-3)的表达减少或缺失。这些蛋白包括 LFA-1(CD11a/CD18)、Mo-1 或 Mac-1(CD11b/CD18)、p150,95(CD11c/CD18)和 p160,95(CD11d/CD18)[309]。CD11 亚基是跨膜整合糖蛋白,每段结构只跨膜一次。它们彼此之间的同源性约为 40%,说明它们来源于一个共同的原始基因[309]。编码 α 亚基的三个不同基因都位于 16 号染色体的同一基因簇上,而编码 β 亚基的基因则位于 21 号染色体上[310]。

1979 年有关此病的首个临床总结共描述了 6 名儿童和 2 个家族,临床发现包括:脐带脱落迟迟以及脐带脱落处的愈合延迟、尽管有中性粒细胞增多但仍反复出现感染、非感染期的中性粒细胞持续升高以及中性粒细胞趋化作用受损[311]。研究者发现患者的中性粒细胞缺乏高分子量的膜糖蛋白,由此首次

表 66-3   白细胞黏附缺陷 1 和 2 的生物和临床特点

	遗传缺陷	白细胞功能异常	临床特点	诊断方法
LAD-1	影响 β_2 整合素 CD18 表达的分子突变	中性粒细胞；黏附扩散，同型聚集，趋化受体 CR3 活性；影响吞噬的 C3bi 结合，呼吸暴发，对 C3bi 包裹微粒的脱颗粒反应*	常染色体隐性遗传；脐带脱落延迟；中性粒细胞增多；中性粒细胞迁移到组织的功能缺陷；反复细菌感染；伤口愈合不良	流式细胞仪检测 CD11b/CD18（Mac-1）的表达
		单核细胞；黏附，CR3 活性		
		淋巴细胞；细胞毒作用		
		T 淋巴细胞活性；NK 细胞毒活性；胚胎细胞生成		
LAD-2（CDG-Ⅱc）	影响 GDP-岩藻糖转运蛋白 1 功能的突变导致选择素配体 $\alpha_{1,3}$ 位置的糖基化表达缺陷，包括 sLe^x 和其他需要岩藻糖基化的岩藻糖蛋白	中性粒细胞；sLe^x 介导的内皮滚动；中性粒细胞增多症†	常染色体隐性遗传；反复细菌感染，牙周炎；生长发育迟缓；孟买红细胞表现型	流式细胞仪检测白细胞 sLex（CD15）

CDG-11c，Ⅱc 型糖基化先天性疾病（congenital disorder of glycosylation type Ⅱc）；GDP，葡萄糖二磷酸盐（glucose diphosphate）；NK，自然杀伤细胞（natural killer）；sLe^x，唾液酸 Lewis X（sialyl Lewis X）。

* 这些功能异常和临床特点是缺乏 CD11b/CD18 的结果，CD11b/CD18 包括 4 条不同 α 链的标记 CD11a、CD11b、CD11c 和 CD11d 以及共同的分子量为 95kDa 的 β_2 链 CD18。

† 这些功能异常和临床特点是白细胞缺乏 sLe^x 表达的结果。

揭示了 LAD-1 的分子基础[312]。这一发现表明，这种膜蛋白缺乏损害了中性粒细胞的功能应答。1982 年，科学家对另一名患者进行了评估并确认该患者缺失了一种分子量 Mr 为 150kDa 的膜糖蛋白[313]。无临床表现的先证者父母及兄弟姐妹都含有中等量的糖蛋白，这提示存在着杂合子携带者状态。随后这一疾病被命名为白细胞黏附缺陷症。1984 年，糖蛋白 150 被证实是糖蛋白双亚基中的一个亚基，其作为一种血浆补体成分受体而发挥作用[314]。此后，其他研究陆续发现了另外两种白细胞相关的膜糖蛋白也存在缺陷。这三种糖蛋白均为异源二聚体，每种糖蛋白都有一个相同亚基和另一个特异性亚基[315]。三种 CD11/CD18 糖蛋白复合物中的相同亚基缺陷会导致三种异源二聚体的表达都缺失[316]。造成复合物中三种糖蛋白共享亚基表达缺陷的基因突变会导致整个复合物的缺失。这一发现提供了该细胞缺陷的分子机制。1985 年，疾病的临床严重程度及细胞异常的程度与细胞内 CD11/CD18 缺陷程度联系在一起，从而为糖蛋白缺陷与临床表现之间的直接关系奠定了基础[315]。

病因及发病机制   这些分子中的每个都含有一个 α 亚基和一个 β 亚基，两者通过非共价连接形成的 $\alpha\beta$ 结构。它们有相同的 β 亚基以及特异性的 α 亚基，不同 α 亚基的等电点、分子量和细胞分布不同（表 66-3）[315]。通过分子克隆各种不同的亚基已经推断出 CD11/CD18 的结构[315]。X 线晶体结构与磁共振研究显示，激活信号使 α 亚基和 β 亚基的胞质尾部相互分离，进而使每种整合素靠近质膜的头部片段都发生构象弯曲，从而转换成一种在折刀样运动中完全伸展的高亲和力结构[317]。这些研究证明，CD11/CD18 异二聚体是参与细胞-细胞间与细胞-基质间黏附（整合素）的基因大家族中的成员。根据整合素之间高度同源的 β 亚基，对数个亚族的整合素进行了描述和分类。α 亚基彼此之间也有同源性，但与 β 亚基相比其同源性较低。在每个亚族中，通常几个 α 亚基共用一个 β 亚基。某些 α 亚基常常共用几个 β 亚基，因而改变了它们对不同配体的特异性[315]。分子缺陷与所有 4 个 CD11 整合素亚家族成员均有关。分子水平上的研究发现，LAD-1 患者的 β 亚基（CD18）存在缺失、减少或结构异常[315]。已发现多种不同类型的突变定位于染色体 21q22.3 的基因上[315]。许多患者都具有 CD18 中导致单个氨基酸置换的点突变，这一突变主要位于氨基酸 111～361 之间[315]。该肽段在所有 β 亚基中都高度保守，似乎在与 α 亚基相互作用中起到重要作用。一部分患者是两种不同等位基因突变的复合杂合子，而其他患者则是单个等位基因突变的纯合子。在两个家系中还发现，信使 RNA 的剪切异常会导致 CD18 的保守胞外域中氨基酸的缺失或插入。也有报道显示，CD18 编码序列中小片段缺失会破坏阅读框或阻碍核苷酸替换，从而导致终止信号提前出现。CD18 基因突变破坏了 $\alpha\beta$ 亚基间的连接，使得功能活化 $\alpha\beta$ 分子不能发生成熟、细胞内转运和所有的细胞表面组装等过程[315]。大约半数患者表达低水平的 CD11/CD18 细胞表面分子且疾病症状较轻微，其余患者则完全不表达这些蛋白质，导致这些患者的中性粒细胞和单核细胞在体外的黏附及黏附依赖性功能严重受损，具体包括细胞迁移、吞噬作用和补体依赖或抗体依赖的细胞毒性[315,316]。

中性粒细胞的 Mac-1 糖蛋白大部分都存储在细胞内的中性粒细胞特异性颗粒和明胶酶颗粒的膜上以及分泌小泡内[32,318]。当暴露于脱颗粒刺激素时，中性粒细胞表面上的 Mac-1 分子数量可以增加 5～10 倍，这与颗粒与质膜的融合相一致[318]。此类患者的中性粒细胞因 β 亚基合成缺陷同时影响了膜上以及颗粒池中的 Mac-1 而无法扩增其表面的黏附糖蛋白[319]。与 Mac-1 和 p150,95 有所不同的是，LFA-1 主要位于中性粒细胞质膜上。因此，中性粒细胞脱颗粒并不能提高细胞表面的 LFA-1 水平。

CD11/CD18 缺陷的淋巴细胞能够通过淋巴细胞上表达的

极晚期抗原 4(VLA-4)整合素(又名整合素 $\alpha_4\beta_1$)受体而黏附于内皮表面上,该受体与内皮细胞上的血管细胞黏附分子 1(VCAM-1)相结合[320],这种残存的黏附能力或许可以解释为什么临床上很少有与淋巴细胞功能相关的症状。这些患者通常不易患病毒感染,尽管有 3 名患者曾出现一次或多次的无菌性脑膜炎[315]。

LAD-1 患者的中性粒细胞无法同表面紧密黏附或者从小静脉进行跨内皮迁移,因此它们无法转移到肺外和腹膜外的炎症位点[321~323]。Mac-1 缺陷的中性粒细胞无法跨内皮转移的原因是 β_2 整合素与炎症内皮细胞上表达的 ICAM-1(CD54)和 ICAM-2 结合[309,324]。LAD-1 中性粒细胞可能通过一个由不需要功能性整合素的"chimneying"介导的运动过程在肺内堆积[325]。在特殊体外条件下 CD11/CD18 被阻断而仍然出现的趋化性即称为"chimneying"。中性粒细胞虽然可以通过不依赖 CD11/CD18 的途径在炎性肺的炎症部位聚集,但其无法识别经调理素化的补体片段 C3bi(一种经 C3b 灭活剂裂解 C3b 而形成的稳定调理素)包裹的微生物[313,326]。此时,LAD-1 中的中性粒细胞在正常情况下经 C3bi 结合触发的其他功能,如脱颗粒和氧化代谢也被削弱或显著受损[309]。同样,同为磷脂酰肌醇连接蛋白的尿激酶纤溶酶原激活物受体和 FcγRⅢ 受体的功能被破坏,因为这些受体都需经 CD11/CD18 实现信号传导[234,327]。患者的单核细胞功能同样受损。单核细胞中需经 CD11/CD18 复合物激活的纤维蛋白原结合能力大大减弱[309,328],导致这些细胞无法有效地参与伤口愈合。因此,中性粒细胞功能受损后可引

起反复感染倾向,此为该疾病的临床表现。类似的遗传综合征已在爱尔兰长毛猎犬和霍斯坦牛中发现[315]。通过基因靶向突变技术还生成了只能表达正常 β_2 整合素水平的 2%~6% 的 CD11/CD18 缺陷小鼠[321,329]。

临床特点 临床症状最严重患者的活化白细胞 β_2 整合素的表达量还不到正常水平 0.3%,而那些轻型患者则可以表达正常水平的 2%~7%[309]。重型患者常患有反复和慢性乃至坏疽性的软组织(皮下组织或黏膜)感染,病原体以细菌或真菌如金黄色葡萄球菌、假单胞菌和其他革兰氏阴性肠杆菌或念珠菌为主。中度表型患者的感染较轻,也较为少见。患者的感染易感性和伤口愈合能力受损与中性粒细胞和单核细胞浸润到血管外炎症部位的能力减弱或延迟相关。所有在婴儿期中存活的患者都存在严重的进行性广泛性牙周炎。也已发现存在无异常临床表现的 LAD 杂合携带者。其中性粒细胞接受刺激后,表达约 50% 正常数量的 Mac-1α 亚基以及正常水平的 β 亚基[309]。当婴儿出现感染部位中性粒细胞不足并且伴有脐带延迟脱落病史时,尽管外周血的中性粒细胞数量增多,仍应考虑诊断 LAD-1。

实验室检查 利用抗 CD11b 的单克隆抗体和流式细胞仪来检测受刺激和未受刺激的中性粒细胞表面上的 CD11b 是最简便的诊断方法(图 66-5)。对中性粒细胞和单核细胞的黏附、聚集、趋化、C3bi 介导的吞噬作用以及细胞毒性等进行评估时,这些功能的异常通常非常显著并与分子缺陷直接相关。迟发型过敏反应正常,并且绝大多数患者的特异性抗体合成也正

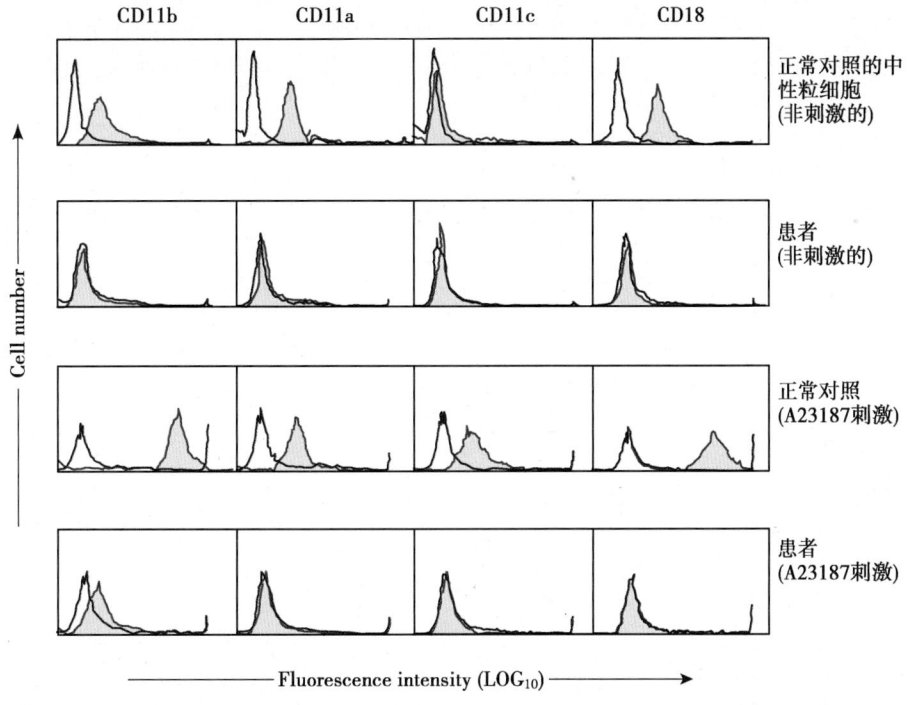

图 66-5 间接免疫荧光流式细胞术特异性诊断 CD11/CD18 糖蛋白缺陷。与背景免疫荧光染色相比,利用同种型相同的阴性对照抗体(空白区域)对疑似患有 CD11/CD18 糖蛋白缺陷症的儿童患者和不正常个体的血液中性粒细胞进行免疫荧光染色,以检测 CD11b、CD11a、CD11c 和 CD18 表达的表位(阴影部分)。Ficoll-Hypaque 密度梯度离心纯化后立即对中性粒细胞染色(对照组);或在 37℃ 暴露于钙离子载体 A23187(1mM)15 分钟后进行染色(A23187 处理组)。与未处理的对照组相比,A23187 刺激引起正常中性粒细胞的 CD11b 和 CD18 表位染色(表面 MO1 表达)显著加深。A23187 刺激还引起患者细胞的 CD11b 表位的表达小幅增加(使 CD11b 阴影部分与背景染色区分开来),表明该患者具有"中度"病征(CD11/CD18 糖蛋白的表达量少但是可以检测到)。在带有对数放大器的 Coulter Electronics EPICS FC 流式细胞仪上进行流式分析

常。淋巴细胞产生特异性抗体的能力解释了水痘或呼吸道病毒感染中的自限性过程。然而，一些患者的T淋巴细胞依赖性抗体反应受到损害，例如患者需反复接种破伤风类毒素疫苗、白喉类毒素疫苗以及脊髓灰质炎病毒疫苗。

LAD-1患者的血液中性粒细胞计数通常为$(15 \sim 60) \times 10^9/$L。然而在感染期，该计数常常超过$100 \times 10^9/$L，有时甚至高达$160 \times 10^9/$L。患者骨髓检查的特点是粒细胞增生活跃，这可能与组织巨噬细胞对凋亡中性粒细胞的摄取减少而导致的IL-17和G-CSF过量产生有关[319,330]。尽管患者的血细胞计数升高，其炎症皮肤窗和感染组织活检中却缺少中性粒细胞。

鉴别诊断　已报道8例伴中性粒细胞增多、反复细菌感染以及脓肿形成障碍的病人，其中包括4名阿拉伯人、2名土耳其人、1名巴基斯坦人和1名巴西人[13,331,332]。这些患者同时还表现出孟买血型（H血型整合素缺乏）、严重精神发育迟缓、面部外观异常、小头畸形、脑皮质萎缩、癫痫、肌张力低下和身材矮小等病征（表66-2）。从功能上来看，体内的中性粒细胞无法黏附至E-选择素或细胞因子活化的内皮细胞，趋化功能受损且无法沿着毛细血管后微静脉滚动。这些患者目前被归为2型LAD（LAD-2），或先天性11c型糖基化障碍（CDG-11c）[333]。与LAD-1不同的是，这些患者的NK细胞活性正常。LAD-2患者中性粒细胞中的CD18整合素表达水平正常，但缺乏糖链结构sLe^x，致使细胞无法在表达E-选择素的活化内皮细胞上滚动（表66-3）。因此，被归类于具有LAD-2表型患者的中性粒细胞无法牵引至炎性小静脉，该步对于随后的细胞活化非常必要（参见第19章）。LAD-2可以通过选择素和糖复合物配体的先天性岩藻糖基化障碍来解释。三种选择素都以不同的亲和力与唾液酸寡糖和岩藻糖基寡糖结合，包括存在于白细胞和活化内皮细胞上的多种特异性糖脂和糖蛋白中的sLe^x[13]。LAD-2患者的中性粒细胞缺乏sLe^x，导致中性粒细胞在内皮细胞上滚动的功能受损。这些中性粒细胞也缺乏包括H、Lewis和分泌腺血型抗原在内的其他岩藻糖基化的决定簇，这提示细胞中存在着广泛的岩藻糖基化缺陷。该缺陷是由GDP-岩藻糖从胞质向高尔基体囊腔转运的功能异常导致的[331]。研究表明，位于高尔基体上的人GDP-岩藻糖转运蛋白（GFTP）缺陷继发于编码该转运蛋白的SLC35C1基因的特定突变[13]。当在毫摩尔浓度的岩藻糖环境中培养取自LAD-2患者的成纤维细胞和淋巴母细胞时，细胞表面的岩藻糖基化重新恢复。基于这一发现，两名土耳其患者口服L-岩藻糖后，其中性粒细胞计数、粒细胞上E-和P-选择素配体的功能都恢复正常，同时发热和感染等症状也得到缓解[13]。两名阿拉伯患者编码推定GFTP的基因的突变与土耳其患者不同，因而口服岩藻糖后无反应[332]。一名巴西LAD-2患者，最初与土耳其患者一样可从口服岩藻糖中受益，然而自粒细胞上表达sLe^{x}之后，该患者出现了自身免疫性的中性粒细胞减少症[334]。依靠流式细胞术分析CD15s（sLe^x）的表达可以诊断LAD-3。

LAD-3又称LAD-1变异综合征，其危害主要有两个特征：中度LAD-1样综合征和重度格兰茨曼样出血倾向（参见第120章）。有报道显示，四名患者LAD-3的遗传方式似乎均为常染色体隐性遗传，其临床表现与胞内信号转导引起的白细胞和血小板整合素的功能缺陷有关[335]。这一疾病最初发病于幼年早期，表现为无法在微生物感染部位形成脓肿以及严重的出血倾向。患者的中性粒细胞表现出黏附和趋化功能障碍，无法发生

经非调理素化酵母多糖触发的呼吸暴发。LAD-3的分子机制是FERMT3基因突变，该基因编码造血细胞上的kindlin-3蛋白。kindlin-3与β整合素尾部区域结合并构成整合素从弯曲和无活性状态转变为延伸的激活构象的关键组分[336]。骨髓移植可以治愈此病。

在一位Rac2 GTP酶突变的患者体内还发现了另一种导致中性粒细胞增多且无法形成脓肿的罕见病因，具体内容将在下文讨论。该患者的中性粒细胞在黏附和趋化性方面均有缺陷（表66-2）。

治疗、病程及预后　LAD-1的治疗主要是支持性治疗[309,315]。有反复感染病史的患者可以采用甲氧苄啶-磺胺甲噁唑的预防性治疗。人白细胞抗原（HLA）相合同胞或亲本供体间的骨髓移植可以植入并恢复中性粒细胞功能，其目前仍是重型患者的最佳治疗选择[337]。

用携带CD18的逆转录病毒转导LAD-1患者的CD34$^+$外周血干细胞并利用生长因子诱导其分化形成中性粒细胞，此时中性粒细胞可重新表达CD11/CD18，这表明LAD-1是由CD18基因缺陷引起的，也为已在狗模型中获得成功的体细胞基因治疗提供了理论基础[338,339]。这些中性粒细胞不仅能表达整合素，还在功能应答方面得到了改善，如当细胞受到CD11/CD18的配体刺激时，其黏附和呼吸暴发作用都增强。这些结果显示，将CD18基因转移在体外到LAD-1的CD34$^+$细胞内再将其回输可能是LAD的一种治疗手段。

感染性并发症的严重程度与β$_2$整合素的缺陷程度有关。重度缺陷患者多在婴儿期死亡，少数幸存婴儿仍易患严重的致命性全身感染。中度缺陷患者很少发生致死性感染，因而生存期相对较长[319]。LAD-1可以通过产前筛查确诊。

中性粒细胞肌动蛋白功能障碍

由于中性粒细胞趋化作用和吞噬应答的缺陷，这些患者与LAD患者一样从出生起即伴有反复的化脓性感染（表66-2）。从正常个体中性粒细胞分离出的肌动蛋白可完全聚合，而从患者血液和中性粒细胞中分离出的肌动蛋白则无法聚合[340]。对先证者家族的后续研究发现，其父母和一个姐妹存在部分肌动蛋白功能障碍[341]。父母中有一人被诊断为LAD杂合子，而另一人正常，但进一步研究却发现LAD通常与肌动蛋白丝组装缺陷无关[342,343]。先证者肌动蛋白聚合缺陷的机制目前尚不清楚，但该吞噬细胞疾病与LAD显然不同。

一个患有反复细菌重症感染的2月龄婴儿确实存在肌动蛋白聚合缺陷并伴有趋化和吞噬应答受损[344]。该患者中性粒细胞上的CD11b表达量增加，与LAD-1患者的临床问题有所不同。从形态上来看，中性粒细胞的膜上有稀少的细丝状突出物，膜下的细胞骨架发生异常。随后，一种能在体外抑制肌动蛋白聚合的47kDa的蛋白被纯化出来[345]。进一步的生化研究显示，该患者中性粒细胞中的肌动蛋白完全无法聚合，细胞严重缺乏一种89kDa的蛋白且47kDa蛋白的表达水平却升高。这种47kDa的蛋白被命名为LSP-1（淋巴细胞特异蛋白-1），其为一种存在于正常中性粒细胞中的肌动蛋白结合蛋白。LSP-1的过度表达使肌动蛋白在细胞内聚集成束，从而引发细胞骨架异常和运动缺陷[346]。患者父母的中性粒细胞也表现出肌动蛋白聚合的部分缺陷并伴随中等水平的LSP-1和89kDa蛋白。这些观察表明，中性粒细胞肌动蛋白功能障碍（NAD）（即NAD47/

89)是一种常染色体隐性遗传病。由于肌动蛋白功能障碍是致命性的,治疗上需要用正常供者的骨髓替换患者的缺陷骨髓,从而恢复中性粒细胞的正常功能。骨髓移植获得了成功[347,344]。

中性粒细胞运动性疾病

家族性地中海热

定义和发展历程 家族性地中海热(FMF)是一种主要侵袭地中海盆地人群的常染色体隐性遗传病。这种疾病的临床特征是急性自限性发热,常伴有胸膜炎、腹膜炎、关节炎、心包炎、睾丸鞘膜炎以及丹毒样皮肤病(表 66-2)。有关该病的描述最早出现在 1908 年,即报道了一个伴有阵发性腹痛和发热的犹太女孩[348]。随后有更多的病例被发现[349],但从最初发现到最终确认这一疾病为家族性地中海热几乎花了半个世纪[350]。

流行病学 全球共有 10 000 多例 FMF 患者,主要是西班牙裔犹太人、阿拉伯人、土耳其人、意大利和亚美尼亚人[348]。其他人群也可发生该病,但较少见。易感基因的出现频率差异很大,在亚美尼亚人中该频率非常高(含该基因与不含基因的人群数量比为(1:7),在西班牙裔犹太人中为 1:5 ~ 1:16,而在德系犹太人中更低(1:135)。

病因及发病机制 FMF 的病理表现为累及腹膜、胸膜、滑膜等浆膜组织的非特异性急性炎症反应。受累组织主要发生中性粒细胞浸润。躯体和精神压力、月经和高脂肪饮食都可能触发该种疾病[351]。

FMF 的致病基因位于 16 号染色体上,其编码一种长度为 781 个氨基酸的蛋白,称为热蛋白(pyrin/marenostrin)[352]。该基因(*MEFV*)主要在中性粒细胞、嗜酸性粒细胞、单核细胞、树突状细胞和滑液及腹膜的成纤维细胞中表达,IFN-γ、TNF 以及骨髓细胞分化进程都可以上调其表达[353]。*MEFV* 基因的 50 种突变几乎都是错义突变,绝大多数突变都集中在外显子 2 和外显子 10 上[354]。FMF 中存在奠基者效应,即两种最常见的突变 V726A 和 M694V 起源于 2500 年前居住在中东地区的共同祖先[352]。

热蛋白在控制炎性体的活性中发挥作用(参见"中性粒细胞表面受体")。热蛋白四个结构域之一的 PYRIN 结构域与许多参与凋亡和炎症反应的蛋白同源,且同一个具有六螺旋的死亡结构域超家族的成员类似,该超家族包括死亡结构域(death domains)和被称作 CARDs 的死亡效应结构域(death effector domains)[355]。热蛋白结构域(PYD)似乎允许经 PYRIN-PYRIN 相互作用介导的大分子复合物间的相互作用。通过这一作用人们发现,热蛋白能够特异地与另一种称为"含 CARD 的凋亡相关斑样蛋白"(ASC)的 PYRIN 结构域蛋白相互作用[356]。除了氨基末端的 PYD,ASC 末端的 CARD 结构域能与 caspase-1 前体(白介素-1β 转换酶)的 CARD 结合,从而使得 caspase-1 前体自激活[355]。活化的 caspase-1 继而将白介素-1β 前体转化为 IL-1β,白介素-1β 被分泌后又与 IL-1 受体相互作用从而介导炎症反应。有人提出热蛋白可能通过抑制 ASC 诱导的 IL-1 加工而起到抗炎分子的作用,反过来 FMF 中可能缺乏这一蛋白。在热蛋白基因敲除小鼠的腹膜巨噬细胞中观察到的对 IL-1 的加工能力增强、对 LPS 的敏感性增高以及凋亡受损等现象恰好支持了这一假说。然而在 FMF 中,浆膜组织为何是炎症的主要靶点仍是一个谜团。

临床特点 FMF 的发热周期可从婴儿期开始,90% 患者的首次发病都是在 20 岁以前。甚至在同一患者中,其症状发作的持续时间和频率的差异也可能很大[351]。急性发作通常持续 24 ~ 48 小时,每月发作 1 ~ 2 次。在某些患者中,复发的频率可达到每周多次,但也有可能少到一年只发作一次。每次发病的症状可能持续达一周的时间。有些患者可在自发缓解数年后再次频繁发作。FMF 引起的腹膜炎表现可能与急腹症相似,因而对急腹症的临床治疗存在着一定的不确定性。约 25% ~ 80% 的患者会出现胸膜炎性疼痛发作。胸膜炎症状有时可先发于腹痛,有些患者可能只出现胸膜炎发作而无腹部症状。复发性心包炎很少见。FMF 中腹膜炎的病程与在其他浆膜处的发作类似,但是其往往出现在疾病晚期。轻度关节痛是发热的一个常见特征,可出现单关节炎或少关节炎。关节炎通常累及大关节,尤其是膝关节,积液也很普遍。约三分之一的患者可出现短暂的丹毒样皮损,多见于小腿、脚踝或足背。这种皮损的边界清楚,疼痛和红肿区域通常在 24 ~ 48 小时内消退。

约有 25% 患者可出现肾脏淀粉样变性,其中淀粉样蛋白来源于一种称为血清淀粉样蛋白 A(AA 型淀粉样变性;参见第 108 章)的正常血清蛋白。几乎所有病例的淀粉样变性都会在数年内进展为肾衰竭,这也是造成 FMF 患者死亡的主要并发症。由此看来,血清淀粉样 A 蛋白基因的多态性增加了肾淀粉样变性的易感性,而编码 I 类主要组织相容性复合体 α 链的基因多态性则影响疾病的严重程度[350]。

实验室检查 FMF 的实验室检查结果都呈非特异性,包括发热期间的炎症介质增加,如淀粉样蛋白 A、纤维蛋白原和 C 反应蛋白[350]。FMF 患者的尿蛋白量大于 0.5g/24h,提示可能出现淀粉样变性。

FMF 基因的克隆使可靠的诊断性试验成为可能。在易感人群中,5 种奠基者突变在典型患病人群中 FMF 携带者的染色体异常中占 74%[357]。在某些人群中,FMF 突变的携带率可能高达 1:3,说明该疾病常常被漏诊。引起人类疾病的某些氨基酸在灵长类动物中往往呈野生型状态[358]。

鉴别诊断 1982 年首次在一个爱尔兰大家系中发现了 TNF 受体相关周期性综合征(TRAPS)的[359]。患病的成员出现伴局限性肌痛和疼痛性红斑的反复性发热。这一疾病与 FMF 的区别在于其对糖皮质激素治疗有效并为一种常染色体显性遗传病。患者的症状发作通常持续至少 1 ~ 2 天,但超过 1 周的持续性发作也很常见。单一肌群的局限性疼痛和肌紧张以及症状的迁移模式是该综合征的突出特点。该病还可能与腹部绞痛、腹泻或便秘、恶心或呕吐等症状有关。痛性结膜炎、眶周水肿或两者同时出现也都是其常见症状。此外,还可能出现继发于无菌性胸膜炎的胸痛[350]。在发热期间,无痛的皮肤损伤可出现在躯干或四肢并向远端移动。已确定的 1 型 TNF 55kDa 细胞膜受体基因的错义突变是诊断所必需的。TRAPS 患者对高剂量口服泼尼松(>20mg)有明显反应。然而随着时间推移,这些反应逐渐减弱,此时需要更高剂量的皮质类固醇。每周两次皮下注射标准剂量的 p75:Fc 融合蛋白(即依那西普)可降低疾病发作的频率、持续时间和严重程度;因此,与糖皮质激素相比,依那西普可能是一种用于控制该病的更安全有效的替代疗法。

治疗 秋水仙碱治疗 FMF 有效,并能阻止淀粉样变性的发生[351]。对于绝大多数患者来说,预防性服用秋水仙碱(口服 0.6mg,每天 2 ~ 3 次)能够预防或大大降低 FMF 急性发作的可能性。一些患者在 FMF 发作开始时即间断性服用秋水仙碱（口服 0.6mg/h，持续 4 小时，继而每 2 小时口服 1 次共 4 次，然后每 12 小时口服 1 次持续 2 天），这种服药方式可以有效阻止 FMF 发作。一般来说，从间断性秋水仙碱疗法中获益的患者也是那些在发热和典型急性症状之前出现明显前驱症状的患者。

病程及预后　自从认识到秋水仙碱是这一疾病的有效治疗手段之后，FMF 患者的寿命延长且预后极好。绝大多数患者几乎不再表现任何症状。然而，如果出现了淀粉样变性，随之而来的可能是肾病综合征或尿毒症。除非接受肾移植，否则多数患者最终死于肾衰竭的可能性都很高。

其他中性粒细胞运动性疾病

中性粒细胞从血液循环中定向迁移到炎症部位是趋化作用的结果，迁移可导致渗出物积累。正常趋化作用的发生需要一系列复杂事件的协同配合。必须生成足够量的趋化因子以建立趋化梯度。中性粒细胞必须含有趋化剂受体以及辨别趋化梯度方向的机制。在各种临床条件下均能观察到中性粒细胞的趋化功能受抑（表 66-2）[360]，具体分类如下：①趋化信号生成缺陷；②中性粒细胞的内在缺陷；③响应趋化因子的中性粒细胞运动的直接抑制剂。

患有趋化性疾病的老年患者可能会感染各种微生物，包括真菌和革兰氏阳性或阴性菌。金黄色葡萄球菌是最常见的感染细菌。感染通常累及皮肤、牙龈黏膜和局部淋巴结。呼吸道感染频繁，但脓毒症少见。炎症症状和体征通常延迟或不适时出现。虽然细胞在 Boyden 小室或其他趋化检测中移动缓慢，但是它们确实可以在炎症部位积聚足够多的数量直至能够形成脓液。但是，通常要结合其他吞噬检测法才可以确定患者具有严重的中性粒细胞趋化功能缺陷。

遗传性补体因子 C3、C5 或备解素缺陷的患者表现为细菌感染概率增大，这是因为它们无法形成趋化肽 C5a[361]。这些疾病中的调理作用和摄取率也不正常，因此趋化缺陷在 C3 缺失中到底扮演了何种重要的角色尚不清楚。趋化性疾病常伴随其他中性粒细胞功能受损。例如，1b 型糖原贮积病[362]和 Shwachman-Diamond 综合征[363]都是通常伴有中性粒细胞绝对计数小于 $0.5×10^9$/L 的趋化性疾病。用 G-CSF 恢复中性粒细胞正常计数后，尽管其趋化功能缺陷仍持续存在，但患者不再发生反复细菌感染。因此，在体外观察到的趋化功能缺陷并不总与体内对细菌感染的抵抗力下降相关。

新生儿中性粒细胞对各种趋化因子应答的体外试验证明，新生儿防御受损机制主要是中性粒细胞的黏附和趋化功能[322]。新生儿中性粒细胞运动能力受损的部分原因是中性粒细胞激活后其动员 $β_2$ 整合素的能力下降[364]。此外，新生儿中性粒细胞可能在 $β_2$ 整合素功能方面存在质量缺陷，从而造成新生儿出生后 1 个月内中性粒细胞的跨内皮迁移功能受损。

另一方面，老年人的中性粒细胞趋化性减弱，而其运动性却不受损害。这是由 PI3K 活性增加引起的，其能导致细菌杀伤效率降低和组织破坏性蛋白酶释放增强。体外抑制 PI3K 活性将复原这种现象[365]。

损害中性粒细胞运动的药物和外来制剂

虽然许多药物都会影响中性粒细胞的功能，但用于临床实践的药物很少能影响中性粒细胞在体内的活动。乙醇是一种 PLD 抑制剂，在人体血液内达到一定浓度后即可抑制中性粒细胞的迁移和摄取[366]。糖皮质激素，尤其是在持续的高剂量应用下，会抑制中性粒细胞的迁移、摄取和脱颗粒[367]。但隔日给予糖皮质激素并不会影响中性粒细胞的运动[368]。肾上腺素对中性粒细胞的黏附无直接作用，但当暴露于肾上腺素后，内皮细胞释放的环腺苷一磷酸（cAMP）会抑制中性粒细胞黏附[369]。同样，肾上腺素给药后，升高的 cAMP 水平也会损害中性粒细胞的黏附性，造成中性粒细胞着边能力下降以及显著的中性粒细胞增多症。存在于类风湿关节炎或其他自身免疫疾病患者体内的免疫复合物也可以通过与中性粒细胞 Fc 受体结合而抑制中性粒细胞的运动。

高免疫球蛋白 E 综合征

定义及历史　高免疫球蛋白 E 综合征（HIES）是一种常染色体显性遗传病，以血清 IgE 水平显著升高、慢性皮炎以及严重的复发性细菌感染为临床特征[370]。这些患者皮肤感染的特点是感染灶周围不会出现红斑，因而形成了所谓的"冷脓肿"。该病患者的中性粒细胞和单核细胞的表现形式多种多样，中性粒细胞有时呈严重的外源性趋化功能缺陷（表 66-2）[371]。

1966 年首次在两名患有"冷脓肿"和关节过度伸展的红发白人女性中报道了此综合征，当时称为"Job 综合征"[370]。随后，Buckley 及其同事发现免疫球蛋白 E 的水平与感染易感性之间存在相关性[372]。

流行病学　目前该病报道已有 200 多例[372,373]。HIES 患者的种族背景多种多样，并且似乎并不常现于某一特定人群。

病因及发病机制　男性、女性以及后代成员都会发病，表明该病是一种不完全外显的常染色体显性遗传病[370]。STAT3 突变造成了绝大多数（即使不是全部）常染色体显性型 HIES。所有突变均为错义突变或框内缺失突变，形成了具有显性负效应的全长突变体 STAT3 蛋白。STAT3 是一种主要参与并影响包括伤口愈合时血管生成、免疫以及肿瘤等在内的通路的信号转导蛋白。更罕见的常染色体隐性型 HIES 是由胞质分裂作用因子 8（DOCK8，一种鸟嘌呤核苷酸交换因子）突变引起的[374]。

HIES 免疫缺陷的机制尚不清楚。几个有限的病例报道对是否存在趋化功能缺陷以及 Th1/Th2 细胞因子失衡也都存在着争议。

临床特点　HIES 最早发病于出生后的第一天[372]。该综合征的临床特征是慢性湿疹样皮疹，其为典型的瘙痒性丘疹性皮疹。皮疹一般分布于面部和四肢伸侧；通常皮损边界清楚，周围缺少红斑。到 5 岁时，所有患者都会形成复发性皮肤脓肿和复发性肺炎，并伴慢性中耳炎和鼻窦炎。患者还可出现化脓性关节炎、蜂窝织炎或骨髓炎。主要致病病原体通常为金黄色葡萄球菌。其他常见的病原体包括白色念珠菌、流感嗜血杆菌和肺炎球菌。该病的另一临床特点是粗糙的面部特征，包括前额突出、眼睛深陷、鼻梁宽、鼻尖宽而多肉、轻度凸颌、面部不对称以及偏侧肥大[370]。脊柱侧弯、关节过度伸展和乳牙延迟脱落的发生率也很高[370]。偶尔出现原因不明的骨质减少，常常并发发性骨折。此外，霍奇金淋巴瘤和非霍奇金淋巴瘤的患病风险也都增加。

实验室检查　所有患者的血液和痰液中嗜酸性粒细胞均增多[370]。患者血清 IgE 水平是正常上限的 3～80 倍。血清 IgE 通常升高至超过 2000IU/ml，且自出生起就升高。成年后，尽管仍存在 STAT3 缺陷伴发的异常症状,IgE 水平却随着时间逐渐下降。一般而言,患者的 IgG、IgA 和 IgM 浓度都正常,IgD 水平可能会升高。患者通常有异常低的记忆性抗体应答(anamnestic antibody response)以及较弱的针对新抗原的抗体和细胞介导的应答。有时患者的中性粒细胞和单核细胞也会有显著的趋化功能缺陷。

鉴别诊断　常染色体隐性遗传 HIES(AR-HIES)是一种独特的临床疾病,表现为 IgE 配体含量升高、复发性皮肤病毒感染、DOCK8 基因突变[370,375]。

AR-HIES 患者也可出现致死性的革兰氏阳性或阴性细菌脓毒症。AR-HIES 患者的症状性神经病变多于 STAT3 缺陷患者。自身免疫性溶血性贫血也可发生,但中性粒细胞的趋化功能正常。引起 AR-HIES 的基因突变目前仍不清楚。治疗上仍采取支持治疗。

治疗　目前还没有可治愈的疗法,治疗决策主要取决于临床表现。预防性应用甲氧苄啶-磺胺甲噁唑可有效减少金黄色葡萄球菌感染[370]。对于急性细菌性感染的患者,应根据革兰氏染色和细菌培养的结果来决定抗生素治疗的类型和疗程。而对于包括双重感染的肺囊肿在内的脓肿来说,切开引流必不可少。可通过局部使用减轻炎症反应的糖皮质激素和缓解瘙痒症的抗组胺药来控制湿疹性皮炎。静脉注射免疫球蛋白可减少部分患者的感染次数。骨科医师需警惕患者出现脊柱侧弯、骨折和关节退行性变。乳牙留滞需按牙科专业知识决定。

病程及预后　若能在生命早期鉴别出高免疫球蛋白 E 综合征,并使患者接受慢性持续性抗葡萄球菌的抗生素治疗,则预后良好。许多这类患者可生长发育至成熟期,表明该综合征患者可以带病长期生存。相反,若诊断被延误且患者进展至感染性巨大肺大疱,则可能出现继发性真菌感染并呈现病态。

杀菌活性缺陷

慢性肉芽肿病

定义与历史　慢性肉芽肿病(CGD)是一种影响中性粒细胞和单核细胞功能的遗传性疾病。由于无法产生抗菌的氧代谢产物,这些吞噬细胞只能摄取但无法杀死过氧化氢酶阳性的微生物(表 66-2)。该病是由于编码 NADPH 氧化酶亚基的多个基因中的某个基因发生突变而造成的[376]。

1957 年,两组儿科大夫在治疗 6 例男童时报道了一种以慢性化脓性淋巴结炎和反复发热为特点、导致儿童过早死亡的临床疾病[377,378]。同一时期,另外三项研究也协助提供了用于理解 CGD 患者吞噬细胞功能障碍机制的构架。科学家首先发现,吞噬细胞摄取微粒时耗氧量显著升高,这与线粒体的氧代谢无关[379]。接下来,发现吞噬过程伴有细胞内大量 H_2O_2 的形成[380]。继而有报道称,吞噬细胞的匀浆和吡啶核苷酸共同孵育时会消耗氧气[381]。这些观察表明,在吞噬过程中吞噬细胞中有一种或多种氧化酶活化而将氧分子转化为 H_2O_2。随后确定 CGD 患者的吞噬细胞能够摄取但无法杀死过氧化氢酶阳性的微生物[381]。在前期实验发现耗氧量升高是由一种中性粒细胞氧化酶介导的基础上,研究者又发现 CGD 患者的中性粒细胞缺乏一种吡啶依赖性氧化酶,这使它们在吞噬微粒时不能还原氮蓝四唑(NBT)染料[382]。总的来说,这些结果均为后续研究进一步阐明 CGD 的生化和遗传缺陷奠定了基础。

流行病学　根据美国国立过敏与传染病登记中心(National Institutes of Allergy and Infectious Disease Registry)的数据,CGD 在美国新出生人口中的发病率为 1/200 000[383]。数据显示 86% 的患者为男性,14% 为女性;80% 为白人,11% 是黑人,而 3% 为亚洲裔或混血患者。在该登记中心能明确其遗传方式的 340 名患者中,70% 都呈 X 连锁隐性遗传。

病因及发病机制　多项实验室检查都可用来对 CGD 进行分类并有助于理解其发病机制(表 66-4)。CGD 的诊断同时依赖于临床病史和呼吸暴发缺陷的表现。多种方法都可用于检测反应性氧化物的产生。NBT 法的原理是,超氧阴离子将 NBT 在细胞内还原为显微镜下可见的蓝色甲䐶沉淀物[376]。更敏感的方法则依赖于氧化剂与特异的化学发光物及荧光探针间的反应。CGD 患者的常规症状和严重程度表现各异,这取决于发生缺陷的具体亚基以及基因突变的类型。

表 66-4　慢性肉芽肿病的诊断分类

受累组分	遗传方式	亚型	膜结合细胞色素 b_{558} *	胞质 p47^{phox} *	胞质 p67^{phox} *
gp91^{phox}	X	X91^0	测不到	正常	正常
		X91$^+$	数量正常,但无功能	正常	正常
		X91$^-$	gp91^{phox} 缺陷,功能差或仅在小部分吞噬细胞中表达	正常	正常
p22^{phox}	A	A22^0	测不到	正常	正常
		A22$^+$	数量正常,但无功能	正常	正常
p47^{phox}	A	A47^0	数量正常	测不到	正常
p67^{phox}	A	A67^0	正常	正常	测不到

*　光谱分析或免疫印迹法测定。在这些命名中,第一个字母代表了遗传方式[X 连锁或常染色体隐性(A)]。数字代表受累基因的 phox 亚基。上标表示由光谱分析或免疫印迹法测定的受累亚基蛋白水平为测不到(0)、下降(-)抑或正常(+)。

NADPH 氧化酶功能　吞噬细胞吞噬微生物时可伴有暴发性氧消耗,这对于杀灭和消化微生物都非常重要。呼吸暴发并不伴有线粒体呼吸,而是依赖一种称为 NADPH 氧化酶的独特的电子传递链。在刺激之前,该氧化酶的亚基被物理性地分隔在两个主要的亚细胞区室(图 66-6)。NADPH 氧化酶的膜结合部分包含一个异二聚化的细胞色素 b_{558},其由一个称为 gp91^{phox}(吞噬细胞氧化酶的 91kDa 糖蛋白)的大而高度糖基化的 91kDa 亚基和一个称为 p22^{phox} 的 22kDa 蛋白质[376,384]组成。80% ~90% 的细胞色素 b_{558} 都位于中性粒细胞的特异性颗粒、明胶酶颗粒以及分泌小泡内,当中性粒细胞活化后即被转位到

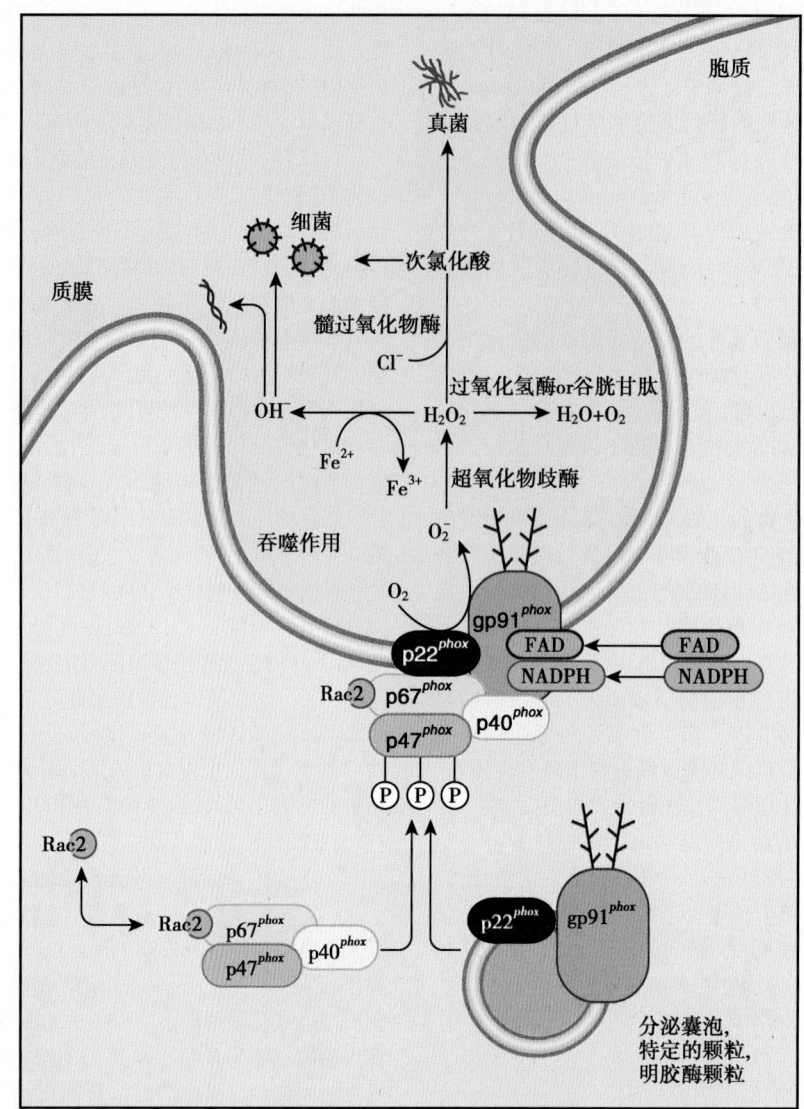

图66-6 中性粒细胞产生超氧阴离子的可能机制。氧气被烟酰胺腺嘌呤二核苷酸磷酸（NADPH）氧化酶还原成超氧化物（O_2^-）。氧化酶是一个由（1）47kDa 胞质蛋白（p47）；（2）67kDa 胞质蛋白（p67）；（3）40kDa 胞质蛋白（p40）；（4）低分子量胞质 G 蛋白 Rac2；和（5）膜结合的细胞色素 b_{558} 所组成的复合物。细胞色素 b 由 22kDa 蛋白质亚基（p22）和 91kDa 糖蛋白亚基（gp91）组成，二者都含有血红素。gp91 亚基是含有 NADPH 结合位点的黄素腺嘌呤二核苷酸（FAD）依赖性黄素蛋白，其最终将电子传递至 O_2 并形成 O_2^-。（6）胞质亚基转移到膜上并改变细胞色素 b 的三级结构，使得电子从 NADPII 流向 O_2。中性粒细胞被激活后，p47 亚基（p47）发生磷酸化。$p40^{phox}$ 亚基稳定了 $p67^{phox}$ 的预活化复合物。不稳定的过氧化物阴离子（O_2^-）自发地或通过超氧化物歧化酶（SOD）转化为过氧化氢（H_2O_2）。H_2O_2 在髓过氧化物酶（MPO）存在下转化为次氯酸（HOCl）。H_2O_2 和 O_2^- 都能转化成羟基自由基（OH^-）。过氧化氢酶或谷胱甘肽（GSH）可以将 H_2O_2 还原成 H_2O 和 O_2，其中 GSH 是磷酸己糖支路的产物。这些活性氧可以杀灭微生物，NADPH 复合物的正常氧化功能要求各个亚基功能齐全

质膜[66,318]。细胞色素 b 的重链含有血红素、黄素腺嘌呤二核苷酸（FAD）基团和 NADPH 的结合位点[385~388]。细胞色素 b_{558} 的三维结构表明该肽的羧基端半部含有黄素以及 NADPH 的结合序列[389]，该分子的一半呈疏水性并含有用于协调血红素结合的组氨酸[390]。$p22^{phox}$ 也含有血红素的结合位点[385]。$gp91^{phox}$ 在膜上的稳定性以及氧化酶活性都必须依赖于 $p22^{phox}$ 肽的合成[376]。$p22^{phox}$ 还含有一个富含脯氨酸的区域，该区域表现出一致的蛋白-蛋白相互作用，从而为 $p47^{phox}$ 提供结合位点[391]。对这一氧化酶系统的功能起重要作用的其他三种蛋白都位于静息吞噬细胞的胞质内。一旦细胞接受刺激，$p47^{phox}$ 即发生转位。磷酸化的 $p47^{phox}$ 与氧化酶的其他两种胞质成分（$p67^{phox}$ 和低分子量的鸟苷三磷酸 Rac-2）一起转移到细胞膜，并在膜上与跨膜细胞色素 b_{558} 的胞质结构域相互作用，生成活化的氧化酶[391,392]。$p47^{phox}$ 和 $p67^{phox}$ 都含有 SH3（Src 同源区 3）结构域，其可参与分子内和分子间与 p47phox 共有的富含脯氨酸区域的结合[392]。当 $p47^{phox}$ 带阳离子的 C 末端区域的丝氨酸发生磷酸化后，这种分子间的相互作用被阻断，从而使 SH3 区域与 $p22^{phox}$ 结合。另一个与 $p47^{phox}$ 同源的胞质亚基被确认为 $p40^{phox}$。同 $p47^{phox}$ 一

样,p40^{phox}也包含一个促进其与细胞膜胞质侧上的磷酸肌醇结合的 PX 结构域[393]。p40^{phox}亚基可以稳定吞噬体上的 p47^{phox}和 p67^{phox}胞质复合物。p40^{phox}与磷脂酰肌醇 3-磷酸的结合增强了中性粒细胞活化后过氧化物的生成[394]。跨膜的细胞色素 b$_{558}$使 NADPH 在胞质表面被氧化,同时使质膜外表面或吞噬体膜内表面上的氧[395]被还原形成 O$_2^-$。

累及细胞色素 b 的基因改变 这是 CGD 中最常见的类型,占患者的 70%,其由位于染色体 Xp21.1 上的 gp91^{phox}基因(称为 CYBB)突变引起[376,396]。这些突变使该病呈现 X 连锁性。据报道,在少数 X 连锁的 CGD 患者中还可能存在由大段间隙性缺失引起的其他 X 连锁疾病,例如色素性视网膜炎、杜氏肌营养不良、麦克劳德溶血性贫血和鸟氨酸氨甲酰基转移酶缺乏症[383,397~399]。对 gp91 编码基因和一个 X 连锁 CGD 家系进行的突变分析发现了许多不同的基因缺陷,包括破坏阅读框的点突变、倒位、缺失或插入以及产生提前终止密码子的无义突变[396],也发现了一些异常的剪接位点。在这种情况下,gp91^{phox} mRNA 的截短缺失是由 mRNA 剪接过程中产生部分或全部外显子跳跃的点突变引起的[400]。这一异常是 X 连锁性 CGD 的常见原因。在其余患者中,点突变或产生提前终止密码子或引起氨基酸置换,这显然破坏了蛋白质的稳定性或功能,导致绝大多数 X 连锁 CGD 患者的吞噬细胞中完全检测不到细胞色素 b$_{558}$蛋白。某些情况下,一些患者存在低水平但有生物功能的细胞色素 b,而另一些患者虽然 b$_{558}$水平正常但功能却异常[401]。在后一种情况下有一系列缺陷发生在已知功能的区域,如 NADPH 或黄素结合共同区域[402]。大约 10%~15% 的 X 连锁 CGD 源自新的胚系突变[403]。

在 5% p22^{phox}基因(称为 CYBA)异常的 CGD 患者中鉴定出一系列位于染色体 16q24 上的相似突变[376,402,404]。在这一常染色体疾病中,p22^{phox}基因突变引起了缺失、移码和(或)错义突变。p22^{phox}基因缺陷患者不表达其他胞质亚基多肽。在一例患者中,p22^{phox}肽能与具有正常血红素极谱的正常含量的细胞色素 b 结合,但 p47^{phox}不发生膜转位且氧化酶不被活化,原因是突变影响了一个富含脯氨酸的区域,而该区域被认为具有介导 p22^{phox}与 p47^{phox}的一个 SH3 结构域结合的功能。gp91^{phox}缺陷患者中存在 p22^{phox} mRNA,但其不能被翻译,这与任意一个细胞色素基多肽必须依赖于其他亚基的稳定表达的观点一致[376]。

累及胞质蛋白的基因改变 另有两种蛋白对于 NADPH 氧化酶系统的功能至关重要,两者的缺失也会导致 CGD 综合征[405]。这两种蛋白分布于静息细胞的胞质内,分子量分别为 47kDa 和 67kDa。位于染色体 7q11 上的 p47^{phox}基因(称为 NCF1)缺陷是造成绝大多数常染色体隐性遗传 CGD 病例的原因,而中性粒细胞 p67^{phox}基因(称为 NCF2)的遗传缺陷也是少数常染色体隐性遗传 CGD 的病因[376]。p47^{phox}和 p67^{phox}在调节呼吸暴发氧化酶中的功能主要是参与细胞色素 b$_{558}$电子传递功能的激活。对 p47^{phox}缺陷型 CGD 患者进行的突变分析发现了一种特殊模式,即超过 90% 的突变等位基因都在其外显子 2 的起始部位发生鸟嘌呤-胸腺嘧啶二核苷酸缺失,由此导致了移码和提前终止读码[402,406]。所产生的截断体蛋白因不稳定而无法用免疫学方法检测。绝大多数患者似乎都是该突变的纯合子,而且彼此之间没有任何亲缘关系。正常个体 p47^{phox}基因所在的 7 号染色体区域具有高度的进化重复,因为该复制区域的正常基因组中存在一个与现有的正常 p47^{phox}基因高度同源的

假基因。这一假基因也含有相同的与大多数 p47^{phox} CGD 病例相关的 GT 缺失。这表明这一区域中的正常基因可能通过与假基因重组而转变为部分假基因序列,从而导致这一特异突变在不同种族人群中有着很高的相关率,实际情况也正是如此[407]。

第二种罕见形式的 CGD 是由编码 p67^{phox}胞质亚基的基因突变造成的[401]。p67^{phox}基因位于 1 号染色体长臂上,全长 37kb,含 16 个外显子。已鉴定的 p67^{phox}缺陷型 CGD 中的突变包括错义突变和影响 mRNA 加工的剪切点突变,因而无法通过免疫学手段检测到 p67^{phox}蛋白[402]。

据报道,在一名肉芽肿性结肠炎的儿童患者中发现了编码 p40^{phox}的 NCF4 基因的突变。一个等位基因发生移码突变导致翻译提前终止。另一个等位基因发生了错义突变,使得原本与磷脂酰肌醇 3 磷酸结合的 PX 结构域中发生 R105Q 置换。这一功能缺陷是无法在吞噬小体膜而非细胞质膜上组装 NADPH 氧化酶[408]。

感染倾向 细胞色素 b$_{558}$或参与细胞色素活化的胞质因子的基因突变都与 CGD 的表现型相关。图 66-7 显示出 CGD 患者中性粒细胞的代谢缺陷如何使宿主更易受感染。正常中性粒细胞在含有所摄取微生物的吞噬体内蓄积过氧化氢以及其他氧代谢产物。细胞通过脱颗粒将 MPO 传递给吞噬体,H$_2$O$_2$ 由此作为 MPO 的底物将卤化物氧化为次氯酸和氯胺,从而杀死微生物。正常中性粒细胞产生的 H$_2$O$_2$ 的量足以超过许多需氧微生物产生的过氧化氢酶分解 H$_2$O$_2$ 的能力,这些微生物包括金黄色葡萄球菌、大部分革兰氏阴性肠杆菌、白色念珠菌和曲霉菌。相反,CGD 患者的中性粒细胞不能生成 H$_2$O$_2$,而微生物所产生的 H$_2$O$_2$ 却可以被细胞自身的过氧化氢酶分解破坏。因此,过氧化氢酶阳性微生物能够在 CGD 患者的中性粒细胞内繁殖,免受血循环中抗生素的损害并能被转运和释放到其他部位,以此建立新的感染灶[405]。氧化酶的活化对于吞噬小泡内部的 pH 值也有显著影响。呼吸暴发的激活是否与碱性相关目前仍存在争议,但 CGD 患者吞噬泡内的 pH 值明显比正常人更偏酸性[161,409]。碱性状态可能对于吞噬后由胞质颗粒释放到小泡内的中性水解酶的抗菌和消化功能都有重要作用。在 CGD 中,吞噬小泡因保持酸性状态而无法有效地消化细菌[410]。CGD 中性粒细胞的呼吸暴发受损导致了中性粒细胞的凋亡延迟,继而损害了 CGD 巨噬细胞清除变性中性粒细胞的功能,这反过来又使宿主的炎症反应更容易增强[411]。CGD 中性粒细胞不能产生 NETs,因而不能通过这种机制诱捕细菌[412]。CGD 巨噬细胞因内源性 IL-4 生成缺陷而无法清除缺乏磷脂酰丝氨酸暴露的 CGD 中性粒细胞,而这正是 CGD 巨噬细胞磷脂酰丝氨酸膜受体参与及随后的巨噬细胞激活所必需的条件[411]。在患者的苏木精-伊红染色的组织切片中,巨噬细胞可能最终含有一种反映摄取物异常累积的金色颗粒,CGD 的另一个描述性名称"弥漫性肉芽肿"由此而来[413]。另一方面,当 CGD 患者的中性粒细胞摄取肺炎链球菌或链球菌时,这些微生物能产生足够多的过氧化氢从而达到杀菌效果。

临床表现 尽管患者的临床表现多种多样,有一些临床特征可用于提示 CGD 的诊断[376]。任何一个淋巴结炎反复发作的患者都应当考虑 CGD。此外,患有细菌性肝脓肿、多部位或手和足小骨骨髓炎、有反复感染的家族史或有少见的过氧化物酶阳性菌感染的患者都需要进行 CGD 临床评估。表 66-5 列出了 CGD 患者最常见的临床感染类型,表 66-6 给出了相应的患病率。

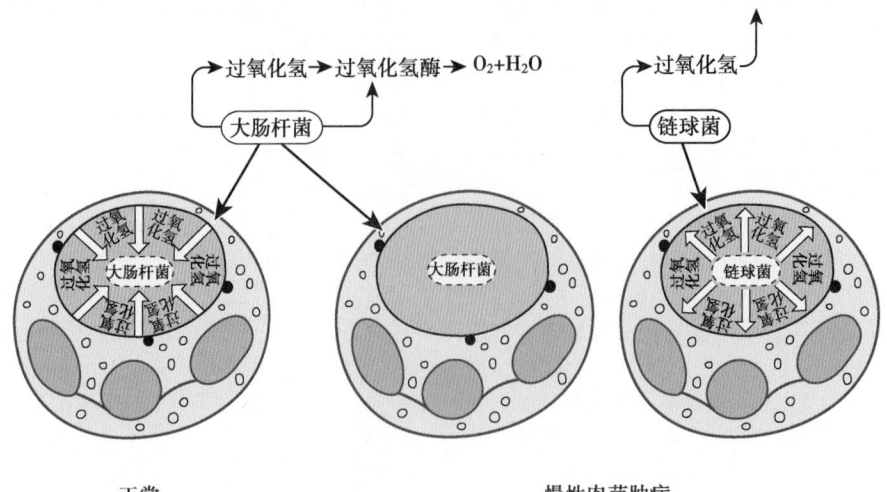

图 66-7　慢性肉芽肿病(CGD)的发病机制。示意图展示了 CGD 中性粒细胞的代谢缺陷以何种方式使宿主更易于感染。正常的中性粒细胞在含有所摄取大肠杆菌的吞噬体中累积过氧化氢(H_2O_2)。如实心圆所示,髓过氧化物酶通过脱颗粒方式被递送至吞噬体,并且在这种情况下,H_2O_2 作为髓过氧化物酶的底物将卤化物氧化为次氯酸和氯胺,从而杀死微生物。正常中性粒细胞中 H_2O_2 的生成量足以超过许多需氧微生物所含 H_2O_2 分解酶催化分解产生的量,这些微生物包括大多数革兰氏阴性肠杆菌、金黄色葡萄球菌、白色念珠菌以及曲霉菌。当大肠杆菌等微生物进入 CGD 的中性粒细胞时,它们不会暴露于 H_2O_2 环境,因为中性粒细胞不产生 H_2O_2,并且微生物本身产生的 H_2O_2 被其自身的过氧化氢酶所分解。当 CGD 中性粒细胞摄取链球菌(Strep.)或肺炎球菌时,这些微生物会产生足够的 H_2O_2 从而发挥杀菌效应。另一方面,如中图所示,过氧化氢酶阳性微生物(如大肠杆菌)可以在 CGD 中性粒细胞的吞噬体内存活

表 66-5 从慢性肉芽肿病患者中分离到的常见病原体			
感染类型	微生物	X 连锁隐性遗传(%)	常染色体隐性遗传(%)
肺炎	曲霉菌	41	29
	葡萄球菌	11	13
	洋葱伯克霍尔德杆菌	7	11
	诺卡菌	6	13
	沙雷菌	4	5
脓肿			
皮下	葡萄球菌	28	21
	沙雷菌	19	9
	曲霉菌	7	0
肝	葡萄球菌	52	52
	沙雷菌	6	4
	念珠菌	12	0
肺	曲霉菌	27	18
直肠周围	葡萄球菌	9	15
脑	曲霉菌	75	25
化脓性淋巴结炎	葡萄球菌	29	12
	沙雷菌	9	15
	念珠菌	7	4
骨髓炎	沙雷菌	32	12
	曲霉菌	25	18
菌血症/真菌血症	沙门菌	20	13
	洋葱伯克霍尔德杆菌	13	0
	念珠菌	9	25
	葡萄球菌	11	0

表 66-6 慢性肉芽肿病患者并发感染的患病率		
感染类型	X 连锁隐性遗传(%)	常染色体隐性遗传(%)
肺炎	80	77
脓肿(所有)	68	70
皮下	43	42
肝	26	33
肺	16	14
脑	3	5
直肠旁	17	7
化脓性淋巴结炎	59	32
骨髓炎	27	21
菌血症/真菌血症	21	10
蜂窝织炎	7	5

在各种感染中,只有直肠周围脓肿、化脓性淋巴腺炎、菌血症/真菌血症的患病率在 X 连锁隐性遗传和常染色体隐性遗传 CGD 患者之间有显著差别[383]。上述病变在 X 连锁型 CGD 中的发病率约为常染色体型的两倍。

首发临床症状和体征可出现在婴儿期早期到青年期间。虽然绝大多数 CGD 患者(76%)在 5 岁前都得到诊断,但仍约有 10% 的患者直到 20 岁时才被诊断,极少数病例甚至在 30 岁以后才确诊[383]。与 1957~1976 年期间最初报道的病例相比,感染 CGD 患者的微生物谱发生了显著改变。最初葡萄球菌引起的感染最常见;随后克雷伯菌和大肠杆菌成为最常见的病原体。但是目前曲霉菌是引起肺炎的主要病原体,也是导致患者死亡的主要原因[376]。健康婴儿或 CGD 婴儿在出生后的最初几个月内即可患侵袭性曲霉病。虽然曲霉菌是 CGD 中最常见的感染性真菌,念珠菌和其他几种真菌菌株也可在该病中造成侵

袭性感染。洋葱伯克霍尔德杆菌是 CGD 患者的另一个主要死因。黏质沙雷菌是感染 CGD 患者的第三种主要微生物。感染的特点是形成微脓肿和肉芽肿。色素组织细胞的出现有助于诊断。患者还可能出现一系列由慢性感染引发的病症,如慢性病贫血、淋巴结病、肝脾肿大、慢性化脓性皮炎、限制性肺病、牙龈炎、肾盂积水和胃肠道狭窄[383]。同时,CGD 患者也是结肠炎、脉络膜视网膜炎和盘状红斑的高危患者[383]。

一些 X 连锁遗传型患者的母亲可患一种类似于系统性红斑狼疮的疾病[383]。X 连锁和常染色体隐性遗传型 CGD 患者也都可以出现类似疾病[414]。这可能是因为这些母亲和患者的细胞无法充分地清除免疫复合物,这也是 CGD 细胞在体外试验中的一个重要特点[415]。MBL 和 FcγRIIA 的等位基因变异(尤其当两者同时发生变异时)与 CGD 患者伴发风湿性疾病有关[416]。

实验室检查 测量对可溶性和微粒性刺激应答所产生的超氧化物或 H_2O_2 是检测呼吸暴发缺陷的最好方法[417]。目前已采用二氢罗丹明-123 荧光结合流式细胞术来测定[418]。二氢罗丹明-123 荧光因氧化后荧光增强而用于检测氧化剂的生成[418]。在大多数情况下,使用任意一种刺激都检测不到过氧化物或 H_2O_2 的产生。然而在变异型 CGD 中,过氧化物能以对照组 0.5% ~ 10% 的速率产生[419]。

另一种测定呼吸暴发活性的方法是 NBT 检测。这一方法主要是通过显微镜检查单个细胞在接受刺激后将 NBT 还原为紫色甲䐶晶体的能力。通常大多数 CGD 都不具备还原 NBT 的能力。然而在 CGD 的一些变异型中,很大比例的细胞也可以含有一些甲䐶,这说明绝大多数中性粒细胞的呼吸暴发都极度减少。当少至 5% ~ 10% 的细胞呈 NBT 阴性时,该方法还能够检测患者是否为 X 连锁型 GCD 携带者[420]。

分子缺陷可以用更先进复杂的方法进行鉴别。用分光光度法可以从去垢剂破坏的中性粒细胞提取物中测出细胞色素 b 含量[420]。一旦确诊为 CGD,就即确定基因型。若某位男性患者的母亲和姐妹体内同时存在氧化反应呈阳性和阴性的中性粒细胞嵌合群体,则高度提示此患者为 X 连锁型 CGD。即使女性亲属不具备嵌合模式也不能排除 X 连锁遗传的可能性,因为这一缺陷可自发产生。通过分析羊水细胞及绒毛膜绒毛标本中的 DNA 可实现 CGD 的产前诊断。

鉴别诊断 CGD 患者白细胞中的葡萄糖-6-磷酸脱氢酶(G6PD)活性正常。然而,研究者发现少数典型 CGD 患者的中性粒细胞缺乏或几乎完全不具备 G6PD 活性[421,422]。这些患者的红细胞也缺乏这种酶,并且患有慢性溶血。在严重中性粒细胞 G6PD 缺陷的病例中,随着呼吸暴发氧化酶主要底物即胞内 NADPH 的耗竭,呼吸暴发功能也随之进行性减弱。CGD 与 G6PD 缺陷可通过后者伴发的溶血性贫血加以区分,也可根据 CGD 中红细胞的 G6PD 活性正常而 G6PD 缺陷中的 G6PD 活性明显下降来鉴别[401]。大量研究表明,小 GTP 酶 Rac-2 在人中性粒细胞的 NADPH 活性以及肌动蛋白细胞骨架中发挥着至关重要的作用[383]。据描述,一个幼儿在 5 月龄时出现直肠周围脓肿,随后出现脐周皮肤和筋膜的坏死,而且其手术伤口无法正常愈合。此患儿的中性粒细胞表现出多个成分的功能缺陷,例如不能黏附于 sLe^x 配体、无法趋化、在趋化肽的刺激下不再释放初级嗜天青颗粒以及在相同刺激下不能产生呼吸暴发[423,424]。分子分析指出,一个 Rac-2 等位基因的第 57 位氨基酸发生了门冬酰胺取代天冬氨酸的突变[423,424]。突变的 Rac-2 不能结合

GTP 并表现出显性负性作用,其抑制并损害了 Rac-2 介导的呼吸暴发活性[424]。幸运的是,这个患儿成功了接受了 HLA 完全相合哥哥的骨髓移植[424]。

治疗、病程及预后 异基因造血干细胞移植是 CGD 唯一公认的治疗方法。对 56 名难治性感染和严重炎症患者进行来自 HLA 匹配供体的减低预处理强度干细胞移植后,患者 2 年总体存活率可达 96%[425]。然而,积极的支持治疗和使用重组干扰素目前仍然是治疗的基础[376]。一旦怀疑有感染,应立即行病原体培养,因为不常见微生物通常为感染源并且可在体外快速生长。为达到诊疗目的,大多数脓肿需要进行手术引流处理,同时也常延长抗生素的使用疗程。若出现发热,建议获取一些有助于控制脓毒症发作的研究数据。由于肺炎、骨髓炎和肝脓肿的发病率较高,这些检查应该包括胸部和骨骼的 X 线片、肝脏计算机断层扫描(CT)[383]。一旦出现感染迹象,应立即进行医药治疗。通过早期干预,保守的药物治疗可以减少很多损伤。例如,局部热敷和口服抗葡萄球菌抗生素可以使增大的淋巴结消退。病原微生物的诊断尤为重要,细针穿刺抽吸活检可能对此有所帮助。一般而言,对致病菌进行抗生素治疗是必要的,若有化脓性肿块则应手术引流。当出现不明原因的发热和器官衰竭时,应静脉应用广谱抗生素进行经验性治疗。通常需要长期使用抗生素,直到最初升高的红细胞沉降速率恢复至正常水平。曲霉菌感染需应用两性霉素 B 进行治疗,而难治病例可以给予粒细胞输注治疗[376]。对于胃窦梗阻和尿路梗阻的患者,糖皮质激素也可能有效。避免抽吸大麻和吸入腐败植物(如护根和干草等)中含有的大量真菌孢子可以有效降低曲霉菌感染的风险[426]。长期预防性口服甲氧苄啶-磺胺甲噁唑 $[5mg/(kg \cdot d)$ 的甲氧苄啶]是治疗 CGD 的公认方法[376]。这既可以保护患者免受金黄色葡萄球菌感染,同时也不增加真菌感染的发生率,由此延长了患者的无感染生存期。预防性应用伊曲康唑可以减少真菌感染的发生[427,428]。

IFN-γ($50\mu g/m^2$,每周 3 次,皮下注射)能够减少严重细菌感染和真菌感染的发生次数[427,429]。IFN-γ 在体外增强中性粒细胞的功能与提高过氧化物产生能力完全缺陷的患者体内的中性粒细胞呼吸暴发活性并不相关。另一方面,IFN-γ 的应用增加了中性粒细胞高亲和力 Fcγ 受体 1 的表达,也增加了单核细胞对 FcγRI、FcγRII、FcγRIII、CD11/CD18 和 HLA-DR 的表达[430]。IFN-γ 对 CGD 患者的保护作用可能也包括提高对微生物的清除能力,因为这增强了中性粒细胞对调理素化的金黄色葡萄球菌的吞噬活性。极少数 X 连锁型 CGD 患者能够产生一些过氧化物,IFN-γ 使粒细胞增加了其对细胞色素 b 的表达,从而产生正常的过氧化物[431]。目前通过应用预防性治疗措施,CGD 患者的死亡率已降至每 100 例随访患者中每年死亡 2 人[376]。

与完全缺乏任一 NADPH 氧化酶活性的患者相比,能够产生 5% ~ 10% 正常功能和数量 NADPH 的突变型 CGD 患者的表现型更轻微、临床预后更良好[432]。同样,X 连锁型 CGD 女性携带者虽然仅含有 3% ~ 5% 氧化酶正常的中性粒细胞,但却很少出现提示 CGD 临床表型的严重感染[433]。因此,即使只能通过基因治疗 CGD 获得低水平或纠正部分酶活性也可能带来临床获益。为支持这一假说,科学家们通过基因靶向技术建立了 X 连锁与 $p47^{phox}$ 缺陷的 CGD 小鼠模型[434,435]。利用 $gp91^{phox}$ 和 $p47^{phox}$ 缺陷的 CGD 小鼠模型进行的研究表明,经放疗预处理和骨髓干细胞移植后,应用逆转录病毒介导的靶向离体骨髓祖细

胞的基因治疗能在体内矫正血液中性粒细胞的氧化剂生成缺陷[436,437]。即使氧化酶基因修正过的中性粒细胞只占血循环中性粒细胞的不到10%，也能够保护宿主免受感染。这些有应用前景的结果表明，可以采用体细胞基因疗法纠正选定 GCD 患者的吞噬细胞氧化酶功能缺陷。在基因治疗 p47^{phox} 缺陷 CGD 患者的 I 期临床试验中，5 名成年患者接受了经编码正常 p47^{phox} 的逆转录病毒体外转导的自体血干细胞静脉输注[438]。虽然在干细胞输注前未进行预处理治疗，几个月后在患者的血液中检测到了功能已恢复的中性粒细胞[339]。在另一项研究中，体外基因治疗 X 连锁型 CGD 在 2 名成年患者中获得了长期高水平的临床有益纠正[439]。非清髓性的白消安预处理可以提高基因治疗的纠正能力。对于基因治疗的长期稳定性和安全性仍需谨慎。比如，有人担心基因插入会使患者更易发生恶性血液病。

髓过氧化物酶缺陷

分布于中性粒细胞和单核细胞颗粒上(但不包括嗜酸性粒细胞颗粒)的 MPO 酶功能及免疫化学缺陷可以视为一种患病率约1:2000 的常染色体隐性遗传病[440]。MPO 是一种在吞噬体中催化次氯酸生成的酶，其缺乏会导致中性粒细胞在吞噬微生物后的早期杀菌活性降低(表 66-2)。但是，在多种微生物被摄取后约 1 小时可观察到正常的杀菌活性[440]。因此，MPO 缺陷的中性粒细胞采取了一种不依赖 MPO 的机制来杀死细菌，这一过程虽比 MPO-H$_2$O$_2$-卤化物系统缓慢，但最终还是能有效地消灭细菌。MPO 缺陷的中性粒细胞比正常中性粒细胞蓄积了更多的 H$_2$O$_2$；较高的过氧化氢浓度提高了中性粒细胞的杀菌活性。与杀菌活性受抑制相反，MPO 缺陷的中性粒细胞不具有杀灭念珠菌的活性[440]。在少数糖尿病和 MPO 缺陷患者中，最显著的临床特点即为白色念珠菌严重感染。因为这是一种常见的吞噬细胞疾病，所以应当注意绝大部分此病患者通常不易发生化脓性感染，也无需特殊治疗。

编码人类 MPO 的互补 DNA 已被成功克隆，包括启动子和调控元件在内的基因结构也都得到了详细描述[440]。这一基因位于 17 号染色体长臂上，由 12 个外显子和 11 个内含子组成，其表达与编码其他溶酶体蛋白基因的表达协调互作、有序配合。人中性粒细胞弹性蛋白酶基因的表达和 MPO 基因的表达十分相似；即原始粒细胞阶段的表达量很低，在早幼粒细胞阶段达到峰值，最终又在中幼粒细胞阶段回复到最初的低水平。MPO 是一个由 4 条肽链组成的对称分子，每一半都由一条重链和一条轻链聚合而成的异二聚体构成[440]。每一个重链-轻链异二聚体最初都是单一肽，在翻译后加工过程中被裂解，从而形成构成成熟分子一半的重链和轻链。该分子的两部分通过重链亚单位两个 C319 残基间的一个二硫键连接。

该基因的主要翻译产物是一条 80kDa 的单链肽，其在几个门冬酰胺残基上进行了共翻译糖基化，继而对这些寡糖进行了一系列修饰。髓过氧化物酶载体蛋白在内质网内的停留时间较长，其在此处与多种被称为分子伴侣的内质网驻留蛋白可逆性结合[440]。在血红素插入之后，具有酶活性的髓过氧化物酶原的 pro 部分发生蛋白酶裂解。随后在溶酶体前体的区室内，单链肽被分割成彼此相连的重链和轻链亚基。在嗜天青溶酶体的终末分选途径中，该分子的两部分发生二聚体化而形成成熟 MPO。

大多数 MPO 缺陷患者的 MPO 基因都会发生错义突变，导致 569 位精氨酸被色氨酸取代[440]。这一突变所产生的前体能够

与分子伴侣结合，但不能与血红素结合，从而使未活化髓过氧化物酶载体蛋白加工阶段的成熟阻滞。一个等位基因携带常见突变而另一等位基因正常的其他杂合体患者也会产生部分缺陷[441]。到目前为止，已报道了 4 种引起遗传性 MPO 缺陷的基因型，每一种都能引起错义突变。例如，在基因型 Y173C 中，错义突变导致 173 位密码子的酪氨酸被半胱氨酸残基取代，突变前体由于与分子伴侣钙联接蛋白长时间相互作用而被保留在内质网中，最终被蛋白酶体降解[440]。因此，内质网的质量控制系统从生物合成途径回收了异常折叠的 MPO 前体并产生了 MPO 缺陷的生化表型。在另一位患者中，错义突变生成了能够结合血红素的完整 MPO 分子，但其未经蛋白水解也不能产生成熟分子。

获得性疾病与 MPO 缺陷相关，例如已报道的铅中毒、蜡样脂褐质沉积症、骨髓增生异常综合征和急性髓系白血病[442]。半数未经治疗的急性髓系白血病患者和 20% 的 CML 患者也可能伴有 MPO 缺陷[442]。

谷胱甘肽还原酶和谷胱甘肽合成酶缺陷

中性粒细胞含有一些能够灭活有潜在破坏性的还原性氧副产物的酶。超氧阴离子的处理是由超氧化物歧化酶完成的，该酶是一种能够将超氧化物转化为 H$_2$O$_2$ 的可溶性酶。过氧化氢酶和谷胱甘肽过氧化物酶-谷胱甘肽还原酶系统可以解除 H$_2$O$_2$ 的毒害作用，即将 H$_2$O$_2$ 转化为水和氧气[443]。除可溶性酶以外，细胞内维生素 E 可作为一种抗氧化剂，预防活化中性粒细胞释放的 H$_2$O$_2$ 对其细胞表面的损害[443]。谷胱甘肽还原酶[444]和谷胱甘肽合成酶[443]严重缺陷的单个病例报道都与中性粒细胞杀菌活性受损相关(表 66-2)。这两种酶缺陷都可在氧化应激条件下引发溶血(参见第 48 章)。谷胱甘肽合成酶缺陷还与轻度感染时出现的间断性中性粒细胞减少症有关。维生素 E 已被用于缓解谷胱甘肽合成酶缺陷患者的溶血并增强中性粒细胞的功能[445]。与中性粒细胞 MPO 缺陷患者一样，谷胱甘肽还原酶缺陷和谷胱甘肽合成酶缺陷患者通常也易受细菌感染。

● 疑诊中性粒细胞功能障碍患者的诊断方法

判断对化脓性感染的易感性是否增加必须依照多种因素：①宿主防御的充分性；②宿主暴露的微生物种类；③暴露的条件。仅通过临床背景来诊断某一特定的中性粒细胞功能障碍并非易事。出现反复化脓性感染的患者的患病原因通常不易发掘，而有明确防御机制缺陷的患者可能没有凸显的临床病史。另一方面，若患者有频繁的细菌或严重感染的病史，那么就应怀疑他们可能患有中性粒细胞疾病。反复肺部感染、肝脓肿以及直肠周围脓肿也提示临床医生考虑对中性粒细胞功能进行深入的诊断评估。例如，少见的过氧化氢酶阳性菌感染或洋葱伯克霍尔德杆菌、黏质沙雷菌、诺卡菌及曲霉菌等真菌感染都提示可能患有 CGD。

由于许多与中性粒细胞功能相关的实验都采用了变异性很大的生物测定法，因此这些实验结果必须结合患者的具体临床情况进行解读。比如，仅凭趋化功能缺陷通常并不能解释患者为何容易出现反复而严重的感染。此外，生物测定的变异性常常被炎症或感染放大。图 66-8 是一个用于评估复发性感染患者的流程图。

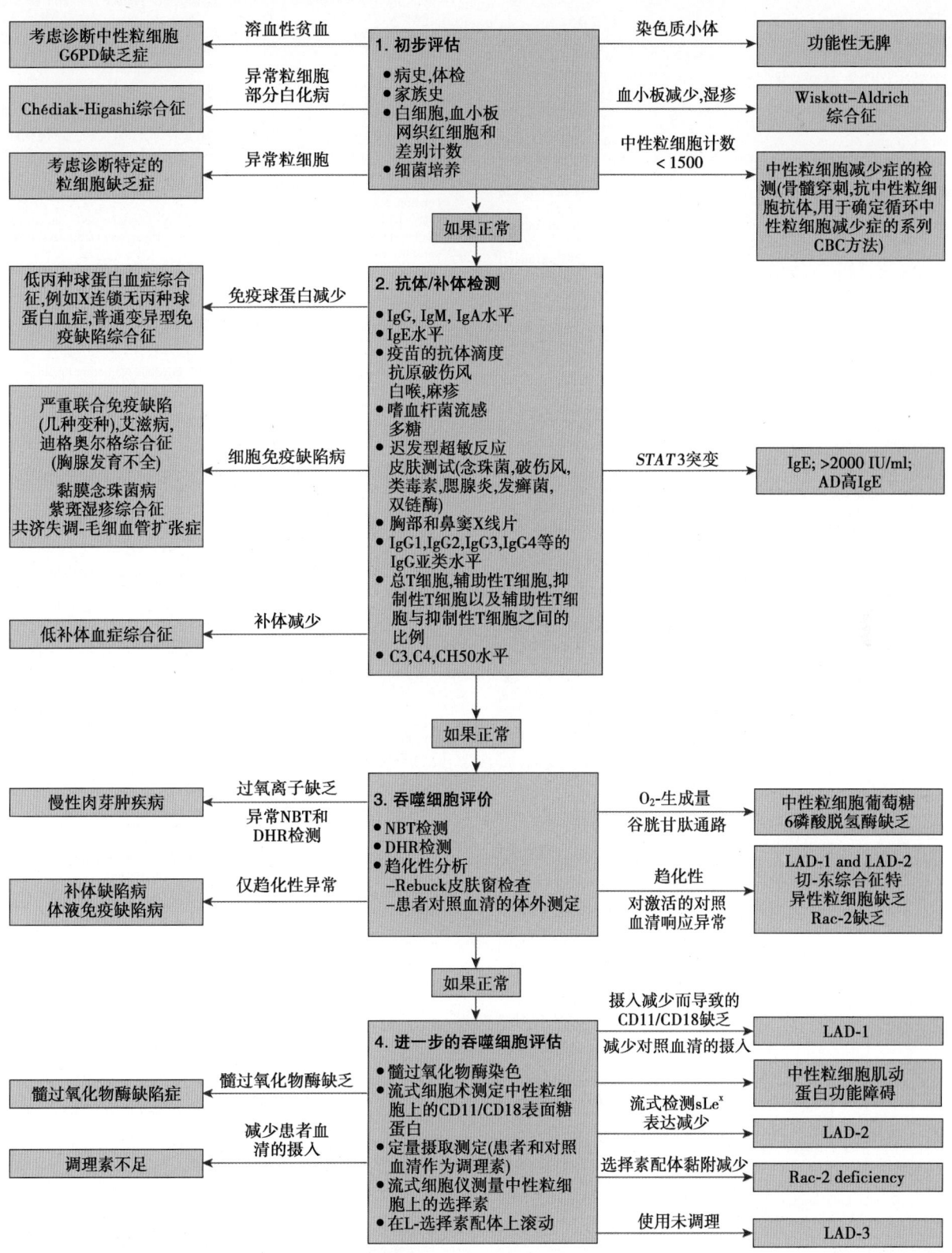

图66-8 复发性感染患者的诊疗流程。AD,常染色体显性(autosomal dominant);CBC,全血计数(complete blood count);CVID,普通变异型免疫缺陷(commonvariable immunodeficiency);DHR,迟发型超敏反应(delayed hypersensitivity reaction);G6PD,葡萄糖-6-磷酸脱氢酶(glucose-6-phosphate dehydrogenase);GSH,谷胱甘肽(glutathione),Ig,免疫球蛋白(immuno-globulin);LAD,白细胞黏附缺陷(leukocyte adhesion deficiency);NBT,硝基蓝四唑(nitroblue tetrazolium);sLeˣ,唾液酸化的路易斯寡糖-x(sialyl Lewisˣ)

翻译:刘莹　互审:裴雪涛　校对:周光飚

参考文献

1. Mudd S, McCutcheon S, Lucké B: Phagocytosis. *Physiol Rev* 14:210, 1934.
2. Zigmond SH: Ability of polymorphonuclear leukocytes to orient in gradients of chemotactic factors. *J Cell Biol* 75:606, 1977.
3. Foxman EF, Campbell JJ, Butcher EC: Multistep navigation and the combinatorial control of leukocyte chemotaxis. *J Cell Biol* 139:1349, 1997.
4. Quitt M, Torres M, McGuire W, et al: Neutrophil chemotactic heterogeneity to N-formyl-methionyl-leucyl-phenylalanine detected by the under-agarose assay. *J Lab Clin Med* 115:159, 1990.
5. Lee J, Gustafsson M, Magnusson KE, et al: The direction of membrane lipid flow in locomoting polymorphonuclear leukocytes. *Science* 247:1229, 1990.
6. Marks PW, Maxfield FR: Local and global changes in cytosolic free calcium in neutrophils during chemotaxis and phagocytosis. *Cell Calcium* 11:181, 1990.
7. Stossel TP, Hartwig JH, Janmey PA, et al: Cell crawling two decades after Abercrombie. *Biochem Soc Symp* 65:267, 1999.
8. Sasawatari S, Yoshizaki M, Taya C, et al: The Ly49Q receptor plays a crucial role in neutrophil polarization and migration by regulating raft trafficking. *Immunity* 32:200, 2010.
9. Kamakura S, Nomura M, Hayase J, et al: The cell polarity protein mInsc regulates neutrophil chemotaxis via a noncanonical G protein signaling pathway. *Dev Cell* 26:292, 2013.
10. Damoulakis G, Gambardella L, Rossman KL, et al: P-Rex1 directly activates RhoG to regulate GPCR-driven Rac signalling and actin polarity in neutrophils. *J Cell Sci* 127:2589, 2014.
11. Ku CJ, Wang Y, Weiner OD, et al: Network crosstalk dynamically changes during neutrophil polarization. *Cell* 149:1073, 2012.
12. Berlin RD, Fera JP, Pfeiffer JR: Reversible phagocytosis in rabbit polymorphonuclear leukocytes. *J Clin Invest* 63:1137, 1979.
13. Bunting M, Harris ES, McIntyre TM, et al: Leukocyte adhesion deficiency syndromes: Adhesion and tethering defects involving beta 2 integrins and selectin ligands. *Curr Opin Hematol* 9:30, 2002.
14. Sundd P, Gutierrez E, Koltsova EK, et al: "Slings" enable neutrophil rolling at high shear. *Nature* 488:399, 2012.
15. Shao JY, Ting-Beall HP, Hochmuth RM: Static and dynamic lengths of neutrophil microvilli. *Proc Natl Acad Sci U S A* 95:6797, 1998.
16. Yonemura S, Tsukita S, Tsukita S: Direct involvement of ezrin/radixin/moesin (ERM)-binding membrane proteins in the organization of microvilli in collaboration with activated ERM proteins. *J Cell Biol* 145:1497, 1999.
17. Pestonjamasp K, Amieva MR, Strassel CP, et al: Moesin, ezrin, and p205 are actin-binding proteins associated with neutrophil plasma membranes. *Mol Biol Cell* 6:247, 1995.
18. Bruehl RE, Moore KL, Lorant DE, et al: Leukocyte activation induces surface redistribution of P-selectin glycoprotein ligand-1. *J Leukoc Biol* 61:489, 1997.
19. Steegmaier M, Borges E, Berger J, et al: The E-selectin-ligand ESL-1 is located in the Golgi as well as on microvilli on the cell surface. *J Cell Sci* 110:687, 1997.
20. Buscher K, Riese SB, Shakibaei M, et al: The transmembrane domains of L-selectin and CD44 regulate receptor cell surface positioning and leukocyte adhesion under flow. *J Biol Chem* 285:13490, 2010.
21. McIntyre TM, Prescott SM, Weyrich AS, et al: Cell-cell interactions: Leukocyte-endothelial interactions. *Curr Opin Hematol* 10:150, 2003.
22. Urzainqui A, Serrador JM, Viedma F, et al: ITAM-based interaction of ERM proteins with Syk mediates signaling by the leukocyte adhesion receptor PSGL-1. *Immunity* 17:401, 2002.
23. Green CE, Pearson DN, Christensen NB, et al: Topographic requirements and dynamics of signaling via L-selectin on neutrophils. *Am J Physiol Cell Physiol* 284:C705, 2003.
24. Yago T, Shao B, Miner JJ, et al: E-selectin engages PSGL-1 and CD44 through a common signaling pathway to induce integrin $\alpha_L\beta_2$-mediated slow leukocyte rolling. *Blood* 116:485, 2010.
25. Mocsai A, Ruland J, Tybulewicz VL: The SYK tyrosine kinase: A crucial player in diverse biological functions. *Nat Rev Immunol* 10:387, 2010.
26. Li Y, Brazzell J, Herrera A, et al: ADAM17 deficiency by mature neutrophils has differential effects on L-selectin shedding. *Blood* 108:2275, 2006.
27. Long C, Hosseinkhani MR, Wang Y, et al: ADAM17 activation in circulating neutrophils following bacterial challenge impairs their recruitment. *J Leukoc Biol* 92:667, 2012.
28. Shigeta A, Matsumoto M, Tedder TF, et al: An L-selectin ligand distinct from P-selectin glycoprotein ligand-1 is expressed on endothelial cells and promotes neutrophil rolling in inflammation. *Blood* 112:4915, 2008.
29. Witko-Sarsat V, Rieu P, Descamps-Latscha B, et al: Neutrophils: Molecules, functions and pathophysiological aspects. *Lab Invest* 80:617, 2000.
30. Wolff B, Burns AR, Middleton J, et al: Endothelial cell "memory" of inflammatory stimulation: Human venular endothelial cells store interleukin 8 in Weibel-Palade bodies. *J Exp Med* 188:1757, 1998.
31. Middleton J, Neil S, Wintle J, et al: Transcytosis and surface presentation of IL-8 by venular endothelial cells. *Cell* 91:385, 1997.
32. Sengelov H, Kjeldsen L, Diamond MS, et al: Subcellular localization and dynamics of Mac-1 $\alpha_M\beta_2$ in human neutrophils. *J Clin Invest* 92:1467, 1993.
33. Kuwano Y, Spelten O, Zhang H, et al: Rolling on E- or P-selectin induces the extended but not high-affinity conformation of LFA-1 in neutrophils. *Blood* 116:617, 2010.
34. Abram CL, Lowell CA: The ins and outs of leukocyte integrin signaling. *Annu Rev Immunol* 27:339, 2009.
35. Evans R, Patzak I, Svensson L, et al: Integrins in immunity. *J Cell Sci* 122:215, 2009.
36. Svensson L, Howarth K, Mcdowall A, et al: Leukocyte adhesion deficiency-III is caused by mutations in KINDLIN3 affecting integrin activation. *Nat Med* 15:306, 2009.
37. Petty HR, Kindzelskii AL, Adachi Y, et al: Ectodomain interactions of leukocyte integrins and pro-inflammatory GPI-linked membrane proteins. *J Pharm Biomed Anal* 15:1405, 1997.
38. Woodfin A, Voisin MB, Nourshargh S: Recent developments and complexities in neutrophil transmigration. *Curr Opin Hematol* 17:9, 2010.
39. Broermann A, Winderlich M, Block H, et al: Dissociation of VE-PTP from VE-cadherin is required for leukocyte extravasation and for VEGF-induced vascular permeability in vivo. *J Exp Med* 208:2393, 2011.
40. Borregaard N: Neutrophils, from marrow to microbes. *Immunity* 33:657, 2010.
41. Woodfin A, Voisin MB, Beyrau M, et al: The junctional adhesion molecule JAM-C regulates polarized transendothelial migration of neutrophils in vivo. *Nat Immunol* 12:761, 2011.
42. Kolaczkowska E, Kubes P: Neutrophil recruitment and function in health and inflammation. *Nat Rev Immunol* 13:159, 2013.
43. Stark K, Eckart A, Haidari S, et al: Capillary and arteriolar pericytes attract innate leukocytes exiting through venules and "instruct" them with pattern-recognition and motility programs. *Nat Immunol* 14:41, 2013.
44. Rossaint J, Zarbock A: Tissue-specific neutrophil recruitment into the lung, liver, and kidney. *J Innate Immun* 5:348, 2013.
45. Lammermann T, Afonso PV, Angermann BR, et al: Neutrophil swarms require LTB4 and integrins at sites of cell death in vivo. *Nature* 498:371, 2013.
46. Booth JW, Trimble WS, Grinstein S: Membrane dynamics in phagocytosis. *Semin Immunol* 13:357, 2001.
47. Kawai T, Akira S: Toll-like receptors and their crosstalk with other innate receptors in infection and immunity. *Immunity* 34:637, 2011.
48. Osorio F, Reis e Sousa C: Myeloid C-type lectin receptors in pathogen recognition and host defense. *Immunity* 34:651, 2011.
49. Loo YM, Gale M Jr: Immune signaling by RIG-I-like receptors. *Immunity* 34:680, 2011.
50. Elinav E, Strowig T, Henao-Mejia J, et al: Regulation of the antimicrobial response by NLR proteins. *Immunity* 34:665, 2011.
51. Jin MS, Lee JO: Structures of the toll-like receptor family and its ligand complexes. *Immunity* 29:182, 2008.
52. West AP, Koblansky AA, Ghosh S: Recognition and signaling by toll-like receptors. *Annu Rev Cell Dev Biol* 22:409, 2006.
53. Diebold SS: Recognition of viral single-stranded RNA by Toll-like receptors. *Adv Drug Deliv Rev* 60:813, 2008.
54. Kindrachuk J, Potter J, Wilson HL, et al: Activation and regulation of toll-like receptor 9: CpGs and beyond. *Mini Rev Med Chem* 8:590, 2008.
55. Akira S, Sato S: Toll-like receptors and their signaling mechanisms. *Scand J Infect Dis* 35:555, 2003.
56. Gay NJ, Gangloff M: Structure and function of Toll receptors and their ligands. *Annu Rev Biochem* 76:141, 2007.
57. Bakele M, Joos M, Burdi S, et al: Localization and functionality of the inflammasome in neutrophils. *J Biol Chem* 289:5320, 2014.
58. Theilgaard-Monch K, Knudsen S, Follin P, et al: The transcriptional activation program of human neutrophils in skin lesions supports their important role in wound healing. *J Immunol* 172:7684, 2004.
59. Sengelov H, Voldstedlund M, Vinten J, et al: Human neutrophils are devoid of the integral membrane protein caveolin. *J Leukoc Biol* 63:563, 1998.
60. Borregaard N, Miller LJ, Springer TA: Chemoattractant-regulated mobilization of a novel intracellular compartment in human neutrophils. *Science* 237:1204, 1987.
61. Borregaard N, Kjeldsen L, Rygaard K, et al: Stimulus-dependent secretion of plasma proteins from human neutrophils. *J Clin Invest* 90:86, 1992.
62. Sengelov H, Kjeldsen L, Borregaard N: Control of exocytosis in early neutrophil activation. *J Immunol* 150:1535, 1993.
63. Chaudhuri S, Kumar A, Berger M: Association of ARF and Rabs with complement receptor type-1 storage vesicles in human neutrophils. *J Leukoc Biol* 70:669, 2001.
64. Dahlgren C, Karlsson A, Sendo F: Neutrophil secretory vesicles are the intracellular reservoir for GPI-80, a protein with adhesion-regulating potential. *J Leukoc Biol* 69:57, 2001.
65. Kumar A, Wetzler E, Berger M: Isolation and characterization of complement receptor type 1 (CR1) storage vesicles from human neutrophils using antibodies to the cytoplasmic tail of CR1. *Blood* 89:4555, 1997.
66. Sengelov H, Follin P, Kjeldsen L, et al: Mobilization of granules and secretory vesicles during in vivo exudation of human neutrophils. *J Immunol* 154:4157, 1995.
67. Morgan CP, Sengelov H, Whatmore J, et al: ADP-ribosylation-factor-regulated phospholipase D activity localizes to secretory vesicles and mobilizes to the plasma membrane following N-formylmethionyl-leucyl-phenylalanine stimulation of human neutrophils. *Biochem J* 325:581, 1997.
68. Borregaard N, Kjeldsen L, Sengelov H: Mobilization of granules in neutrophils from patients with myeloproliferative disorders. *Eur J Haematol* 50:189, 1993.
69. Dotti G, Garattini E, Borleri G, et al: Leucocyte alkaline phosphatase identifies terminally differentiated normal neutrophils and its lack in chronic myelogenous leukaemia is not dependent on p210 tyrosine kinase activity. *Br J Haematol* 105:163, 1999.
70. Rambaldi A, Masuhara K, Borleri GM, et al: Flow cytometry of leucocyte alkaline phosphatase in normal and pathologic leucocytes. *Br J Haematol* 96:815, 1997.
71. Sengelov H, Kjeldsen L, Kroeze W, et al: Secretory vesicles are the intracellular reservoir of complement receptor 1 in human neutrophils. *J Immunol* 153:804, 1994.
72. Muniz M, Riezman H: Intracellular transport of GPI-anchored proteins. *EMBO J* 19:10, 2000.
73. Ehrlich P: Beiträge zur kenntniss der anilinfärbunden und ihrer verwendung in der mikroskopizchen technik. *Arch Mikrosk Anat* 13:263, 1878.
74. Ehrlich P: Über die specifischen granulationen des blutes. *Arch Anat Physiol* 571 Supplementum, 1879.
75. Bainton DF, Farquhar MG: Origin of granules in polymorphonuclear leukocytes. Two types derived from opposite faces of the Golgi complex in developing granulocytes. *J Cell Biol* 28:277, 1966.

76. Bainton DF, Ullyot JL, Farquhar MG: The development of neutrophilic polymorphonuclear leukocytes in human bone marrow. *J Exp Med* 134:907, 1971.
77. Dewald B, Bretz U, Baggiolini M: Release of gelatinase from a novel secretory compartment of human neutrophils. *J Clin Invest* 70:518, 1982.
78. Kjeldsen L, Sengelov H, Lollike K, et al: Isolation and characterization of gelatinase granules from human neutrophils. *Blood* 83:1640, 1994.
79. Kjeldsen L, Johnsen AH, Sengelov H, et al: Isolation and primary structure of NGAL, a novel protein associated with human neutrophil gelatinase. *J Biol Chem* 268:10425, 1993.
80. Borregaard N, Cowland JB: Granules of the human neutrophilic polymorphonuclear leukocyte. *Blood* 89:3503, 1997.
81. Borregaard N, Heiple JM, Simons ER, et al: Subcellular localization of the b-cytochrome component of the human neutrophil microbicidal oxidase: Translocation during activation. *J Cell Biol* 97:52, 1983.
82. Ganz T, Selsted ME, Szklarek D, et al: Defensins. Natural peptide antibiotics of human neutrophils. *J Clin Invest* 76:1427, 1985.
83. Rice WG, Ganz T, Kinkade JM Jr, et al: Defensin-rich dense granules of human neutrophils. *Blood* 70:757, 1987.
84. Faurschou M, Sorensen OE, Johnsen AH, et al: Defensin-rich granules of human neutrophils: Characterization of secretory properties. *Biochim Biophys Acta* 1591:29, 2002.
85. Cham BP, Gerrard JM, Bainton DF: Granulophysin is located in the membrane of azurophilic granules in human neutrophils and mobilizes to the plasma membrane following cell stimulation. *Am J Pathol* 144:1369, 1994.
86. Skubitz KM, Campbell KD, Iida J, et al: CD63 associates with tyrosine kinase activity and CD11/CD18, and transmits an activation signal in neutrophils. *J Immunol* 157:3617, 1996.
87. Kjeldsen L, Bainton DF, Sengelov H, et al: Structural and functional heterogeneity among peroxidase-negative granules in human neutrophils: Identification of a distinct gelatinase-containing granule subset by combined immunocytochemistry and subcellular fractionation. *Blood* 82:3183, 1993.
88. Kjeldsen L, Bjerrum OW, Hovgaard D, et al: Human neutrophil gelatinase: A marker for circulating blood neutrophils. Purification and quantitation by enzyme linked immunosorbent assay. *Eur J Haematol* 49:180, 1992.
89. Cowland JB, Johnsen AH, Borregaard N: HCAP-18, a cathelin/pro-bactenecin-like protein of human neutrophil specific granules. *FEBS Lett* 368:173, 1995.
90. Sorensen OE, Follin P, Johnsen AH, et al: Human cathelicidin, hCAP-18, is processed to the antimicrobial peptide LL-37 by extracellular cleavage with proteinase 3. *Blood* 97:3951, 2001.
91. Borregaard N, Kjeldsen L, Sengelov H, et al: Changes in subcellular localization and surface expression of L-selectin, alkaline phosphatase, and Mac-1 in human neutrophils during stimulation with inflammatory mediators. *J Leukoc Biol* 56:80, 1994.
92. Borregaard N, Lollike K, Kjeldsen L, et al: Human neutrophil granules and secretory vesicles. *Eur J Haematol* 51:187, 1993.
93. Canonne-Hergaux F, Calafat J, Richer E, et al: Expression and subcellular localization of NRAMP1 in human neutrophil granules. *Blood* 100:268, 2002.
94. Kang T, Yi J, Guo A, et al: Subcellular distribution and cytokine- and chemokine-regulated secretion of leukolysin/MT6-MMP/MMP-25 in neutrophils. *J Biol Chem* 276:21960, 2001.
95. Kjeldsen L, Bjerrum OW, Askaa J, et al: Subcellular localization and release of human neutrophil gelatinase, confirming the existence of separate gelatinase-containing granules. *Biochem J* 287(Pt 2):603, 1992.
96. Lominadze G, Powell DW, Luerman GC, et al: Proteomic analysis of human neutrophil granules. *Mol Cell Proteomics* 4:1503, 2005.
97. Rorvig S, Ostergaard O, Heegaard NH, et al: Proteome profiling of human neutrophil granule subsets, secretory vesicles, and cell membrane: Correlation with transcriptome profiling of neutrophil precursors. *J Leukoc Biol* 94:711, 2013.
98. Borregaard N, Sehested M, Nielsen BS, et al: Biosynthesis of granule proteins in normal human bone marrow cells. Gelatinase is a marker of terminal neutrophil differentiation. *Blood* 85:812, 1995.
99. Bjerregaard MD, Jurlander J, Klausen P, et al: The in vivo profile of transcription factors during neutrophil differentiation in human bone marrow. *Blood* 101:4322, 2003.
100. Cowland JB, Borregaard N: The individual regulation of granule protein mRNA levels during neutrophil maturation explains the heterogeneity of neutrophil granules. *J Leukoc Biol* 66:989, 1999.
101. Theilgaard-Monch K, Jacobsen LC, Borup R, et al: The transcriptional program of terminal granulocytic differentiation. *Blood* 105:1785, 2005.
102. Le Cabec V, Cowland JB, Calafat J, Borregaard N: Targeting of proteins to granule subsets is determined by timing and not by sorting: The specific granule protein NGAL is localized to azurophil granules when expressed in HL-60 cells. *Proc Natl Acad Sci U S A* 93:6454, 1996.
103. Goda Y: SNAREs and regulated vesicle exocytosis. *Proc Natl Acad Sci U S A* 94:769, 1997.
104. Rothman JE: Mechanisms of intracellular protein transport. *Nature* 372:55, 1994.
105. Brumell JH, Volchuk A, Sengelov H, et al: Subcellular distribution of docking/fusion proteins in neutrophils, secretory cells with multiple exocytic compartments. *J Immunol* 155:5750, 1995.
106. Mollinedo F, Martin-Martin B, Calafat J, et al: Role of vesicle-associated membrane protein-2, through Q-soluble N-ethylmaleimide-sensitive factor attachment protein receptor/R-soluble N-ethylmaleimide-sensitive factor attachment protein receptor interaction, in the exocytosis of specific and tertiary granules of human neutrophils. *J Immunol* 170:1034, 2003.
107. Arnljots K, Sorensen O, Lollike K, et al: Timing, targeting and sorting of azurophil granule proteins in human myeloid cells. *Leukemia* 12:1789, 1998.
108. Lollike K, Kjeldsen L, Sengelov H, et al: Lysozyme in human neutrophils and plasma. A parameter of myelopoietic activity. *Leukemia* 9:159, 1995.
109. Gombart AF, Shiohara M, Kwok SH, et al: Neutrophil-specific granule deficiency: Homozygous recessive inheritance of a frameshift mutation in the gene encoding transcription factor CCAAT/enhancer binding protein—epsilon. *Blood* 97:2561, 2001.
110. Verbeek W, Wachter M, Lekstrom-Himes J, et al: C/EBPepsilon -/- mice: Increased rate of myeloid proliferation and apoptosis. *Leukemia* 15:103, 2001.
111. Emmertsen F, Glenthoj A, Sonderskov J, et al: ProHNPs are specific markers of normal myelopoiesis. *Blood Cancer J* 4:e193, 2014.
112. Liu L, Ganz T: The pro region of human neutrophil defensin contains a motif that is essential for normal subcellular sorting. *Blood* 85:1095, 1995.
113. Lemansky P, Gerecitano-Schmidek M, Das RC, et al: Targeting myeloperoxidase to azurophilic granules in HL-60 cells. *J Leukoc Biol* 74:542, 2003.
114. Glenthoj A, Cowland JB, Heegaard NH, et al: Serglycin participates in retention of alpha-defensin in granules during myelopoiesis. *Blood* 118:4440, 2011.
115. Niemann CU, Cowland JB, Klausen P, et al: Localization of serglycin in human neutrophil granulocytes and their precursors. *J Leukoc Biol* 76:406, 2004.
116. Abrink M, Grujic M, Pejler G: Serglycin is essential for maturation of mast cell secretory granule. *J Biol Chem* 279:40897, 2004.
117. Niemann CU, Abrink M, Pejler G, et al: Neutrophil elastase depends on serglycin proteoglycan for localization in granules. *Blood* 109:4478, 2007.
118. Kallquist L, Hansson M, Persson AM, et al: The tetraspanin CD63 is involved in granule targeting of neutrophil elastase. *Blood* 112:3444, 2008.
119. Braga T, Ringvall M, Tveit H, et al: Reduction with dithiothreitol causes serglycin-specific defects in secretory granule integrity of bone marrow derived mast cells. *Mol Immunol* 46:422, 2009.
120. Sorensen O, Bratt T, Johnsen AH, et al: The human antibacterial cathelicidin, hCAP-18, is bound to lipoproteins in plasma. *J Biol Chem* 274:22445, 1999.
121. Anderson KL, Smith KA, Conners K, et al: Myeloid development is selectively disrupted in PU.1 null mice. *Blood* 91:3702, 1998.
122. Fisher RC, Lovelock JD, Scott EW: A critical role for PU.1 in homing and long-term engraftment by hematopoietic stem cells in the bone marrow. *Blood* 94:1283, 1999.
123. Eklund EA, Jalava A, Kakar R: PU.1, interferon regulatory factor 1, and interferon consensus sequence-binding protein cooperate to increase gp91(phox) expression. *J Biol Chem* 273:13957, 1998.
124. Gombart AF, Kwok SH, Anderson KL, et al: Regulation of neutrophil and eosinophil secondary granule gene expression by transcription factors C/EBP epsilon and PU.1. *Blood* 101:3265, 2003.
125. Oelgeschlager M, Nuchprayoon I, Luscher B, et al: C/EBP, c-Myb, and PU.1 cooperate to regulate the neutrophil elastase promoter. *Mol Cell Biol* 16:4717, 1996.
126. Simon MC, Olson M, Scott E, et al: Terminal myeloid gene expression and differentiation requires the transcription factor PU.1. *Curr Top Microbiol Immunol* 211:113, 1996.
127. Yamanaka R, Barlow C, Lekstrom-Himes J, et al: Impaired granulopoiesis, myelodysplasia, and early lethality in CCAAT/enhancer binding protein epsilon-deficient mice. *Proc Natl Acad Sci U S A* 94:13187, 1997.
128. Morosetti R, Park DJ, Chumakov AM, et al: A novel, myeloid transcription factor, C/EBP epsilon, is upregulated during granulocytic, but not monocytic, differentiation. *Blood* 90:2591, 1997.
129. Larsen MT, Hother C, Hager M, et al: MicroRNA profiling in human neutrophils during bone marrow granulopoiesis and in vivo exudation. *PLoS One* 8:e58454, 2013.
130. Johnnidis JB, Harris MH, Wheeler RT, et al: Regulation of progenitor cell proliferation and granulocyte function by microRNA-223. *Nature* 451:1125, 2008.
131. Hager M, Pedersen CC, Larsen MT, et al: MicroRNA-130a-mediated down-regulation of Smad4 contributes to reduced sensitivity to TGF-beta1 stimulation in granulocytic precursors. *Blood* 118:6649, 2011.
132. Larsen MT, Hager M, Glenthoj A, et al: MiRNA-130a regulates C/EBP-epsilon expression during granulopoiesis. *Blood* 123:1079, 2014.
133. Arnljots K, Olsson I: Myeloperoxidase precursors incorporate heme. *J Biol Chem* 262:10430, 1987.
134. Nauseef WM, McCormick S, Yi H: Roles of heme insertion and the mannose-6-phosphate receptor in processing of the human myeloid lysosomal enzyme, myeloperoxidase. *Blood* 80:2622, 1992.
135. Klebanoff SJ: Myeloperoxidase. *Proc Assoc Am Physicians* 111:383, 1999.
136. Klebanoff SJ, Nathan CF: Nitrite production by stimulated human polymorphonuclear leukocytes supplemented with azide and catalase. *Biochem Biophys Res Commun* 197:192, 1993.
137. Eiserich JP, Baldus S, Brennan ML, et al: Myeloperoxidase, a leukocyte-derived vascular NO oxidase. *Science* 296:2391, 2002.
138. Savige J, Davies D, Falk RJ, et al: Antineutrophil cytoplasmic antibodies and associated diseases: A review of the clinical and laboratory features. *Kidney Int* 57:846, 2000.
139. Tervaert JW, Goldschmeding R, Elema JD, et al: Association of autoantibodies to myeloperoxidase with different forms of vasculitis. *Arthritis Rheum* 33:1264, 1990.
140. Levy O, Elsbach P: Bactericidal/permeability-increasing protein in host defense and its efficacy in the treatment of bacterial sepsis. *Curr Infect Dis Rep* 3:407, 2007.
141. Alexander S, Bramson J, Foley R, et al: Protection from endotoxemia by adenoviral-mediated gene transfer of human bactericidal/permeability-increasing protein. *Blood* 103:93, 2004.
142. Balakrishnan A, Marathe SA, Joglekar M, et al: Bactericidal/permeability increasing protein: A multifaceted protein with functions beyond LPS neutralization. *Innate Immun* 19:339, 2013.
143. Ganz T: Defensins: Antimicrobial peptides of innate immunity. *Nat Rev Immunol* 3:710, 2003.
144. Selsted ME, Harwig SS, Ganz T, et al: Primary structures of three human neutrophil defensins. *J Clin Invest* 76:1436, 1985.
145. Selsted ME, Tang YQ, Morris WL, et al: Purification, primary structures, and antibacterial activities of beta-defensins, a new family of antimicrobial peptides from bovine neutrophils. *J Biol Chem* 268:6641, 1993.
146. Tang YQ, Yuan J, Osapay G, et al: A cyclic antimicrobial peptide produced in primate leukocytes by the ligation of two truncated alpha-defensins. *Science* 286:498, 1999.

147. Perera NC, Wiesmuller KH, Larsen MT, et al: NSP4 is stored in azurophil granules and released by activated neutrophils as active endoprotease with restricted specificity. *J Immunol* 191:2700, 2013.

148. Perera NC, Schilling O, Kittel H, et al: NSP4, an elastase-related protease in human neutrophils with arginine specificity. *Proc Natl Acad Sci U S A* 109:6229, 2012.

149. Almeida RP, Vanet A, Witko-Sarsat V, et al: Azurocidin, a natural antibiotic from human neutrophils: Expression, antimicrobial activity, and secretion. *Protein Expr Purif* 7:355, 1996.

150. Campanelli D, Detmers PA, Nathan CF, et al: Azurocidin and a homologous serine protease from neutrophils. Differential antimicrobial and proteolytic properties. *J Clin Invest* 85:904, 1990.

151. Flodgaard H, Ostergaard E, Bayne S, et al: Covalent structure of two novel neutrophile leucocyte-derived proteins of porcine and human origin. Neutrophile elastase homologues with strong monocyte and fibroblast chemotactic activities. *Eur J Biochem* 197:535, 1991.

152. Gautam N, Olofsson AM, Herwald H, et al: Heparin-binding protein (HBP/CAP37): A missing link in neutrophil-evoked alteration of vascular permeability. *Nat Med* 7:1123, 2001.

153. Tapper H, Karlsson A, Morgelin M, et al: Secretion of heparin-binding protein from human neutrophils is determined by its localization in azurophilic granules and secretory vesicles. *Blood* 99:1785, 2002.

154. Goldschmeding R, Tervaert JW, Dolman KM, et al: ANCA: A class of vasculitis-associated autoantibodies against myeloid granule proteins: Clinical and laboratory aspects and possible pathogenetic implications. *Adv Exp Med Biol* 297:129, 1991.

155. von Vietinghoff S, Tunnemann G, Eulenberg C, et al: NB1 mediates surface expression of the ANCA antigen proteinase 3 on human neutrophils. *Blood* 109:4487, 2007.

156. von Vietinghoff S, Eulenberg C, Wellner M, et al: Neutrophil surface presentation of the anti-neutrophil cytoplasmic antibody-antigen proteinase 3 depends on N-terminal processing. *Clin Exp Immunol* 152:508, 2008.

157. Skold S, Rosberg B, Gullberg U, et al: A secreted proform of neutrophil proteinase 3 regulates the proliferation of granulopoietic progenitor cells. *Blood* 93:849, 1999.

158. Salvesen G, Enghild JJ: An unusual specificity in the activation of neutrophil serin proteinase zymogens. *Biochemistry* 29:5304, 1990.

159. Pham CT, Ivanovich JL, Raptis SZ, et al: Papillon-Lefevre syndrome: Correlating the molecular, cellular, and clinical consequences of cathepsin C/dipeptidyl peptidase I deficiency in humans. *J Immunol* 173:7277, 2004.

160. Dalgic B, Bukulmez A, Sari S: Eponym: Papillon-Lefevre syndrome. *Eur J Pediatr* 170:689, 2011.

161. Segal AW: How neutrophils kill microbes. *Annu Rev Immunol* 23:197, 2005.

162. Skubitz KM, Campbell KD, Skubitz AP: CD63 associates with CD11/CD18 in large detergent-resistant complexes after translocation to the cell surface in human neutrophils. *FEBS Lett* 469:52, 2000.

163. Saito N, Pulford KA, Breton-Gorius J, et al: Ultrastructural localization of the CD68 macrophage-associated antigen in human blood neutrophils and monocytes. *Am J Pathol* 139:1053, 1991.

164. Mirinics ZK, Calafat J, Udby L, et al: Identification of the presenilins in hematopoietic cells with localization of presenilin 1 to neutrophil and platelet granules. *Blood Cells Mol Dis* 28:28, 2002.

165. Feuk-Lagerstedt E, Samuelsson M, Mosgoeller W, et al: The presence of stomatin in detergent-insoluble domains of neutrophil granule membranes. *J Leukoc Biol* 72:970, 2002.

166. Nanda A, Brumell JH, Nordstrom T, et al: Activation of proton pumping in human neutrophils occurs by exocytosis of vesicles bearing vacuolar-type H+-ATPases. *J Biol Chem* 271:15963, 1996.

167. Masson PL, Heremans JF, Schonne E: Lactoferrin, an iron-binding protein in neutrophilic leukocytes. *J Exp Med* 130:643, 1969.

168. Baveye S, Elass E, Mazurier J, et al: Lactoferrin: A multifunctional glycoprotein involved in the modulation of the inflammatory process. *Clin Chem Lab Med* 37:281, 1999.

169. Farnaud S, Evans RW: Lactoferrin—A multifunctional protein with antimicrobial properties. *Mol Immunol* 40:395, 2003.

170. Aguilera O, Ostolaza H, Quiros LM, et al: Permeabilizing action of an antimicrobial lactoferricin-derived peptide on bacterial and artificial membranes. *FEBS Lett* 462:273, 1999.

171. Nibbering PH, Ravensbergen E, Welling MM, et al: Human lactoferrin and peptides derived from its N terminus are highly effective against infections with antibiotic-resistant bacteria. *Infect Immun* 69:1469, 2001.

172. Flower DR: The lipocalin protein family: Structure and function. *Biochem J* 318:1, 1996.

173. Kjeldsen L, Bainton DF, Sengelov H, et al: Identification of neutrophil gelatinase-associated lipocalin as a novel matrix protein of specific granules in human neutrophils. *Blood* 83:799, 1994.

174. Yan L, Borregaard N, Kjeldsen L, et al: The high molecular weight urinary matrix metalloproteinase (MMP) activity is a complex of gelatinase B/MMP-9 and neutrophil gelatinase-associated lipocalin (NGAL). Modulation of MMP-9 activity by NGAL. *J Biol Chem* 276:37258, 2001.

175. Goetz DH, Holmes MA, Borregaard N, et al: The neutrophil lipocalin NGAL is a bacteriostatic agent that interferes with siderophore-mediated iron acquisition. *Mol Cell* 10:1033, 2002.

176. Cowland JB, Muta T, Borregaard N: IL-1beta-specific up-regulation of neutrophil gelatinase-associated lipocalin is controlled by IkappaB-zeta. *J Immunol* 176:5559, 2006.

177. Flo TH, Smith KD, Sato S, et al: Lipocalin 2 mediates an innate immune response to bacterial infection by sequestrating iron. *Nature* 432:917, 2004.

178. Chan YR, Liu JS, Pociask DA, et al: Lipocalin 2 is required for pulmonary host defense against Klebsiella infection. *J Immunol* 182:4947, 2009.

179. Nairz M, Theurl I, Schroll A, et al: Absence of functional Hfe protects mice from invasive Salmonella enterica serovar Typhimurium infection via induction of lipocalin-2. *Blood* 114:3642, 2009.

180. Saiga H, Nishimura J, Kuwata H, et al: Lipocalin 2-dependent inhibition of mycobacterial growth in alveolar epithelium. *J Immunol* 181:8521, 2008.

181. Warszawska JM, Gawish R, Sharif O, et al: Lipocalin 2 deactivates macrophages and worsens pneumococcal pneumonia outcomes. *J Clin Invest* 123:3363, 2013.

182. Bao G, Clifton M, Hoette TM, et al: Iron traffics in circulation bound to a siderocalin (Ngal)-catechol complex. *Nat Chem Biol* 6:602, 2010.

183. Cellier M, Govoni G, Vidal S, et al: Human natural resistance-associated macrophage protein: CDNA cloning, chromosomal mapping, genomic organization, and tissue-specific expression. *J Exp Med* 180:1741, 1994.

184. Fleming A: On a remarkable bacteriolytic element found in tissues and excretions. *Proc R Soc Lond B Biol Sci* 93:306, 1922.

185. Selsted ME, Martinez RJ: Lysozyme: Primary bactericidin in human plasma serum active against Bacillus subtilis. *Infect Immun* 20:782, 1978.

186. Tanida N, Onho N, Adachi Y, et al: Binding of lysozyme to synthetic monosaccharide lipid A analogue, GLA60. *Biol Pharm Bull* 16:288, 1993.

187. Takada K, Ohno N, Yadomae T: Binding of lysozyme to lipopolysaccharide suppresses tumor necrosis factor production in vivo. *Infect Immun* 62:1171, 1994.

188. Keshav S, Chung P, Milon G, et al: Lysozyme is an inducible marker of macrophage activation in murine tissues as demonstrated by in situ hybridization. *J Exp Med* 174:1049, 1991.

189. Sexton C, Buss D, Powell B, et al: Usefulness and limitations of serum and urine lysozyme levels in the classification of acute myeloid leukemia: An analysis of 208 cases. *Leuk Res* 20:467, 1996.

190. Gudmundsson GH, Agerberth B, Odeberg J, et al: The human gene FALL39 and processing of the cathelin precursor to the antibacterial peptide LL-37 in granulocytes. *Eur J Biochem* 238:325, 1996.

191. Zanetti M: Cathelicidins, multifunctional peptides of the innate immunity. *J Leukoc Biol* 75:39, 2004.

192. Sorensen O, Arnljots K, Cowland JB, et al: The human antibacterial cathelicidin, hCAP-18, is synthesized in myelocytes and metamyelocytes and localized to specific granules in neutrophils. *Blood* 90:2796, 1997.

193. Frohm NM, Sandstedt B, Sorensen O, et al: The human cationic antimicrobial protein (hCAP18), a peptide antibiotic, is widely expressed in human squamous epithelia and colocalizes with interleukin-6. *Infect Immun* 67:2561, 1999.

194. Heilborn JD, Nilsson MF, Kratz G, et al: The cathelicidin anti-microbial peptide LL-37 is involved in re-epithelialization of human skin wounds and is lacking in chronic ulcer epithelium. *J Invest Dermatol* 120:379, 2003.

195. Sorensen OE, Cowland JB, Theilgaard-Monch K, et al: Wound healing and expression of antimicrobial peptides/polypeptides in human keratinocytes, a consequence of common growth factors. *J Immunol* 170:5583, 2003.

196. Sorensen OE, Gram L, Johnsen AH, et al: Processing of seminal plasma hCAP-18 to ALL-38 by gastricsin: A novel mechanism of generating antimicrobial peptides in vagina. *J Biol Chem* 278:28540, 2003.

197. Zaiou M, Nizet V, Gallo RL: Antimicrobial and protease inhibitory functions of the human cathelicidin (hCAP18/LL-37) prosequence. *J Invest Dermatol* 120:810, 2003.

198. De Y, Chen Q, Schmidt AP, et al: LL-37, the neutrophil granule- and epithelial cell-derived cathelicidin, utilizes formyl peptide receptor-like 1 (FPRL1) as a receptor to chemoattract human peripheral blood neutrophils, monocytes, and T cells. *J Exp Med* 192:1069, 2000.

199. Koczulla R, von DG, Kupatt C, et al: An angiogenic role for the human peptide antibiotic LL-37/hCAP-18. *J Clin Invest* 111:1665, 2003.

200. Scott MG, Davidson DJ, Gold MR, et al: The human antimicrobial peptide LL-37 is a multifunctional modulator of innate immune responses. *J Immunol* 169:3883, 2002.

201. Murphy G, Reynolds JJ, Bretz U, et al: Collagenase is a component of the specific granules of human neutrophil leucocytes. *Biochem J* 162:195, 1977.

202. Murphy G, Bretz U, Baggiolini M, et al: The latent collagenase and gelatinase of human polymorphonuclear neutrophil leucocytes. *Biochem J* 192:517, 1980.

203. Pei D: Leukolysin/MMP25/MT6-MMP: A novel matrix metalloproteinase specifically expressed in the leukocyte lineage. *Cell Res* 9:291, 1999.

204. Jaillon S, Peri G, Delneste Y, et al: The humoral pattern recognition receptor PTX3 is stored in neutrophil granules and localizes in extracellular traps. *J Exp Med* 204:793, 2007.

205. Mantovani A, Garlanda C, Doni A, et al: Pentraxins in innate immunity: From C-reactive protein to the long pentraxin PTX3. *J Clin Immunol* 28:1, 2008.

206. Aoyagi Y, Adderson EE, Rubens CE, et al: L-Ficolin/mannose-binding lectin-associated serine protease complexes bind to group B streptococci primarily through N-acetylneuraminic acid of capsular polysaccharide and activate the complement pathway. *Infect Immun* 76:179, 2008.

207. Jacobsen LC, Theilgaard-Monch K, Christensen EI, et al: Arginase 1 is expressed in myelocytes/metamyelocytes and localized in gelatinase granules of human neutrophils. *Blood* 109:3084, 2007.

208. Clemmensen SN, Bohr CT, Rorvig S, et al: Olfactomedin 4 defines a subset of human neutrophils. *J Leukoc Biol* 91:495, 2012.

209. Welin A, Amirbeagi F, Christenson K, et al: The human neutrophil subsets defined by the presence or absence of OLFM4 both transmigrate into tissue in vivo and give rise to distinct NETs in vitro. *PLoS One* 8:e69575, 2013.

210. Ginsel LA, Onderwater JJ, Fransen JA, et al: Localization of the low-Mr subunit of cytochrome b558 in human blood phagocytes by immunoelectron microscopy. *Blood* 76:2105, 1990.

211. Petheo GL, Orient A, Barath M, et al: Molecular and functional characterization of Hv1 proton channel in human granulocytes. *PLoS One* 5:e14081, 2010.

212. El CA, Okochi Y, Sasaki M, et al: VSOP/Hv1 proton channels sustain calcium entry, neutrophil migration, and superoxide production by limiting cell depolarization and acidification. *J Exp Med* 207:129, 2010.

213. Ramsey IS, Ruchti E, Kaczmarek JS, et al: Hv1 proton channels are required for high-level NADPH oxidase-dependent superoxide production during the phagocyte respiratory burst. *Proc Natl Acad Sci U S A* 106:7642, 2009.

214. Feuk-Lagerstedt E, Jordan ET, Leffler H, et al: Identification of CD66a and CD66b as the major galectin-3 receptor candidates in human neutrophils. *J Immunol* 163:5592, 1999.

215. Karlsson A, Follin P, Leffler H, et al: Galectin-3 activates the NADPH-oxidase in exudated but not peripheral blood neutrophils. *Blood* 91:3430, 1998.
216. Williams LT, Snyderman R, Pike MC, et al: Specific receptor sites for chemotactic peptides on human polymorphonuclear leukocytes. *Proc Natl Acad Sci U S A* 74:1204, 1977.
217. Schiffmann E, Aswanikumar S, Venkatasubramanian K, et al: Some characteristics of the neutrophil receptor for chemotactic peptides. *FEBS Lett* 117:1, 1980.
218. Boulay F, Tardif M, Brouchon L, et al: The human N-formylpeptide receptor. Characterization of two cDNA isolates and evidence for a new subfamily of G-protein-coupled receptors. *Biochemistry* 29:11123, 1990.
219. Polakis PG, Uhing RJ, Snyderman R: The formylpetide chemoattractant receptor copurifies with a GTP-binding protein containing a distinct 40-kDa Pertussis toxin substrate. *J Biol Chem* 263:4969, 1988.
220. Min J, Defea K: Beta-arrestin-dependent actin reorganization: Bringing the right players together at the leading edge. *Mol Pharmacol* 80:760, 2011.
221. Shukla AK, Xiao K, Lefkowitz RJ: Emerging paradigms of beta-arrestin-dependent seven transmembrane receptor signaling. *Trends Biochem Sci* 36:457, 2011.
222. Sengelov H, Boulay F, Kjeldsen L, et al: Subcellular localization and translocation of the receptor for N-formylmethionyl-leucyl-phenylalanine in human neutrophils. *Biochem J* 299:473, 1994.
223. Hugli TE: Structure and function of the anaphylatoxins. *Springer Semin Immunopathol* 7:193, 1984.
224. Chenoweth DE, Hugli TE: Demonstration of specific C5a receptor on intact human polymorphonuclear leukocytes. *Proc Natl Acad Sci U S A* 75:3943, 1978.
225. Rollins TE, Springer MS: Identification of the polymorphonuclear leukocyte C5a receptor. *J Biol Chem* 260:7157, 1985.
226. Boulay F, Mery L, Tardif M, et al: Expression cloning of a receptor for C5a anaphylatoxin on differentiated HL-60 cells. *Biochemistry* 30:2993, 1991.
227. Didsbury JR, Uhing RJ, Tomhave E, et al: Receptor class desensitization of leukocyte chemoattractant receptors. *Proc Natl Acad Sci U S A* 88:11564, 1991.
228. Nakamura M, Honda Z, Izumi T, et al: Molecular cloning and expression of platelet-activating factor receptor from human leukocytes. *J Biol Chem* 266:20400, 1991.
229. Jones SA, Wolf M, Qin S, et al: Different functions for the interleukin 8 receptors (IL-8R) of human neutrophil leukocytes: NADPH oxidase and phospholipase D are activated through IL-8R1 but not IL-8R2. *Proc Natl Acad Sci U S A* 93:6682, 1996.
230. Nathan CF: Neutrophil activation on biological surfaces. Massive secretion of hydrogen peroxide in response to products of macrophages and lymphocytes. *J Clin Invest* 80:1550, 1987.
231. Shappell SB, Toman C, Anderson DC, et al: Mac-1 (CD11b/CD18) mediates adherence-dependent hydrogen peroxide production by human and canine neutrophils. *J Immunol* 144:2702, 1990.
232. Kew RR, Grimaldi CM, Furie MB, et al: Human neutrophil Fc gamma RIIIB and formyl peptide receptors are functionally linked during formyl-methionyl-leucyl-phenylalanine-induced chemotaxis. *J Immunol* 149:989, 1992.
233. Leeuwenberg JF, Van de Winkel JG, Jeunhomme TM, et al: Functional polymorphism of IgG FcRII (CD32) on human neutrophils. *Immunology* 71:301, 1990.
234. Sehgal G, Zhang K, Todd RF, III, et al: Lectin-like inhibition of immune complex receptor-mediated stimulation of neutrophils. Effects on cytosolic calcium release and superoxide production. *J Immunol* 150:4571, 1993.
235. Indik ZK, Park JG, Hunter S, et al: The molecular dissection of Fc gamma receptor mediated phagocytosis. *Blood* 86:4389, 1995.
236. Strzelecka-Kiliszek A, Kwiatkowska K, Sobota A: Lyn and Syk kinases are sequentially engaged in phagocytosis mediated by Fc gamma R. *J Immunol* 169:6787, 2002.
237. Raeder EM, Mansfield PJ, Hinkovska-Galcheva V, et al: Syk activation initiates downstream signaling events during human polymorphonuclear leukocyte phagocytosis. *J Immunol* 163:6785, 1999.
238. Kusner DJ, Barton JA, Wen KK, et al: Regulation of phospholipase D activity by actin. Actin exerts bidirectional modulation of mammalian phospholipase D activity in a polymerization-dependent, isoform-specific manner. *J Biol Chem* 277:50683, 2002.
239. Dusi S, Donini M, Della BV, et al: Tyrosine phosphorylation of phospholipase C-gamma 2 is involved in the activation of phosphoinositide hydrolysis by Fc receptors in human neutrophils. *Biochem Biophys Res Commun* 201:1100, 1994.
240. Mansfield PJ, Shayman JA, Boxer LA: Regulation of polymorphonuclear leukocyte phagocytosis by myosin light chain kinase after activation of mitogen-activated protein kinase. *Blood* 95:2407, 2000.
241. Cockcroft S, Baldwin JM, Allan D: The Ca2+-activated polyphosphoinositide phosphodiesterase of human and rabbit neutrophil membranes. *Biochem J* 221:477, 1984.
242. Favre CJ, Lew DP, Krause KH: Rapid heparin-sensitive Ca2+ release following Ca(2+)-ATPase inhibition in intact HL-60 granulocytes. Evidence for Ins(1,4,5)P3-dependent Ca2+ cycling across the membrane of Ca2+ stores. *Biochem J* 302:155, 1994.
243. Cox D, Chang P, Zhang Q, et al: Requirements for both Rac1 and Cdc42 in membrane ruffling and phagocytosis in leukocytes. *J Exp Med* 186:1487, 1997.
244. Roberts AW, Kim C, Zhen L, et al: Deficiency of the hematopoietic cell-specific Rho family GTPase Rac2 is characterized by abnormalities in neutrophil function and host defense. *Immunity* 10:183, 1999.
245. Mansfield PJ, Hinkovska-Galcheva V, Carey SS, et al: Regulation of polymorphonuclear leukocyte degranulation and oxidant production by ceramide through inhibition of phospholipase D. *Blood* 99:1434, 2002.
246. Blackwood RA, Smolen JE, Transue A, et al: Phospholipase D activity facilitates Ca2+-induced aggregation and fusion of complex liposomes. *Am J Physiol* 272:C1279, 1997.
247. Mansfield PJ, Carey SS, Hinkovska-Galcheva V, et al: Ceramide inhibition of phospholipase D and its relationship to RhoA and ARF1 translocation in GTP gamma S-stimulated polymorphonuclear leukocytes. *Blood* 103:2363, 2004.
248. English D, Cui Y, Siddiqui RA: Messenger functions of phosphatidic acid. *Chem Phys Lipids* 80:117, 1996.
249. Diez E, Balsinde J, Mollinedo F: Subcellular distribution of fatty acids, phospholipids and phospholipase A2 in human neutrophils. *Biochim Biophys Acta* 1047:83, 1990.
250. Pessach I, Leto TL, Malech HL, et al: Essential requirement of cytosolic phospholipase A(2) for stimulation of NADPH oxidase-associated diaphorase activity in granulocyte-like cells. *J Biol Chem* 276:33495, 2001.
251. Naccache PH, Showell HJ, Becker EL, et al: Arachidonic acid induced degranulation of rabbit peritoneal neutrophils. *Biochem Biophys Res Commun* 87:292, 1979.
252. Hardy SJ, Robinson BS, Ferrante A, et al: Polyenoic very-long-chain fatty acids mobilize intracellular calcium from a thapsigargin-insensitive pool in human neutrophils. The relationship between Ca2+ mobilization and superoxide production induced by long- and very-long-chain fatty acids. *Biochem J* 311:689, 1995.
253. Borgeat P, Hamberg M, Samuelsson B: Transformation of arachidonic acid and homo-gamma-linolenic acid by rabbit polymorphonuclear leukocytes. Monohydroxy acids from novel lipoxygenases. *J Biol Chem* 251:7816, 1976.
254. Naccache PH, Sha'afi RI, Borgeat P, et al: Mono- and dihydroxyeicosatetraenoic acids alter calcium homeostasis in rabbit neutrophils. *J Clin Invest* 67:1584, 1981.
255. Palmer RM, Salmon JA: Release of leukotriene B4 from human neutrophils and its relationship to degranulation induced by *N*-formyl-methionyl-leucyl-phenylalanine, serum-treated zymosan and the ionophore A23187. *Immunology* 50:65, 1983.
256. Palmblad J, Malmsten CL, Uden AM, et al: Leukotriene B4 is a potent and stereospecific stimulator of neutrophil chemotaxis and adherence. *Blood* 58:658, 1981.
257. Wickner W, Schekman R: Membrane fusion. *Nat Struct Mol Biol* 15:658, 2008.
258. Brochetta C, Vita F, Tiwari N, et al: Involvement of Munc18 isoforms in the regulation of granule exocytosis in neutrophils. *Biochim Biophys Acta* 1783:1781, 2008.
259. Logan MR, Lacy P, Odemuyiwa SO, et al: A critical role for vesicle-associated membrane protein-7 in exocytosis from human eosinophils and neutrophils. *Allergy* 61:777, 2006.
260. Brinkmann V, Reichard U, Goosmann C, et al: Neutrophil extracellular traps kill bacteria. *Science* 303:1532, 2004.
261. Brinkmann V, Zychlinsky A: Beneficial suicide: Why neutrophils die to make NETs. *Nat Rev Microbiol* 5:577, 2007.
262. Fuchs TA, Abed U, Goosmann C, et al: Novel cell death program leads to neutrophil extracellular traps. *J Cell Biol* 176:231, 2007.
263. Papayannopoulos V, Metzler KD, Hakkim A, et al: Neutrophil elastase and myeloperoxidase regulate the formation of neutrophil extracellular traps. *J Cell Biol* 191:677, 2010.
264. Fuchs TA, Brill A, Duerschmied D, et al: Extracellular DNA traps promote thrombosis. *Proc Natl Acad Sci U S A* 107:15880, 2010.
265. Yipp BG, Petri B, Salina D, et al: Infection-induced NETosis is a dynamic process involving neutrophil multitasking in vivo. *Nat Med* 18:1386, 2012.
266. Lekstrom-Himes JA, Gallin JI: Immunodeficiency diseases caused by defects in phagocytes. *N Engl J Med* 343:1703, 2000.
267. Dinauer MC: Disorders of neutrophil function: An overview. *Methods Mol Biol* 1124:501, 2014.
268. Dale DC, Boxer L, Liles WC: The phagocytes: Neutrophils and monocytes. *Blood* 112:935, 2008.
269. Mollnes TE, Jokiranta TS, Truedsson L, et al: Complement analysis in the 21st century. *Mol Immunol* 44:3838, 2007.
270. Botto M, Fong KY, So AK, et al: Molecular basis of hereditary C3 deficiency. *J Clin Invest* 86:1158, 1990.
271. Frank MM: Complement deficiencies. *Pediatr Clin North Am* 47:1339, 2000.
272. Alper CA, Abramson N, Johnston RB Jr, et al: Studies in vivo and in vitro on an abnormality in the metabolism of C3 in a patient with increased susceptibility to infection. *J Clin Invest* 49:1975, 1970.
273. Densen P, Weiler JM, Griffiss JM, et al: Familial properdin deficiency and fatal meningococcemia. Correction of the bactericidal defect by vaccination. *N Engl J Med* 316:922, 1987.
274. Nolan KF, Schwaeble W, Kaluz S, et al: Molecular cloning of the cDNA coding for properdin, a positive regulator of the alternative pathway of human complement. *Eur J Immunol* 21:771, 1991.
275. Super M, Thiel S, Lu J, et al: Association of low levels of mannan-binding protein with a common defect of opsonisation. *Lancet* 2:1236, 1989.
276. Jack DL, Klein NJ, Turner MW: Mannose-binding lectin: Targeting the microbial world for complement attack and opsonophagocytosis. *Immunol Rev* 180:86, 2001.
277. Turner MW: The role of mannose-binding lectin in health and disease. *Mol Immunol* 40:423, 2003.
278. Trinchieri G, Sher A: Cooperation of Toll-like receptor signals in innate immune defence. *Nat Rev Immunol* 7:179, 2007.
279. von Bernuth H, Picard C, Jin Z, et al: Pyogenic bacterial infections in humans with MyD88 deficiency. *Science* 321:691, 2008.
280. Buckley RH: Immunodeficiency diseases. *JAMA* 258:2841, 1987.
281. Boxer LA, Smolen JE: Neutrophil granule constituents and their release in health and disease. *Hematol Oncol Clin North Am* 2:101, 1988.
282. Ward DM, Shiflett SL, Kaplan J: Chediak-Higashi syndrome: A clinical and molecular view of a rare lysosomal storage disorder. *Curr Mol Med* 2:469, 2002.
283. Creel D, Boxer LA, Fauci AS: Visual and auditory anomalies in Chediak-Higashi syndrome. *Electroencephalogr Clin Neurophysiol* 55:252, 1983.
284. Boxer GJ, Holmsen H, Robkin L, et al: Abnormal platelet function in Chediak-Higashi syndrome. *Br J Haematol* 35:521, 1977.
285. Abo T, Roder JC, Abo W, et al: Natural killer (HNK-1+) cells in Chediak-Higashi patients are present in normal numbers but are abnormal in function and morphology. *J Clin Invest* 70:193, 1982.
286. Introne W, Boissy RE, Gahl WA: Clinical, molecular, and cell biological aspects of Chediak-Higashi syndrome. *Mol Genet Metab* 68:283, 1999.
287. Steinbrinck W: Über ene neue granulations anomalie der leukocyten. *Dtsch Arch Klin Med* 193:577, 1948.
288. Chediak MM: New leukocyte anomaly of constitutional and familial character. *Rev Hematol* 7:362, 1952.
289. Higashi O: Congenital gigantism of peroxidase granules; the first case ever reported of

qualitative abnormity of peroxidase. *Tohoku J Exp Med* 59:315, 1954.
290. Blume RS, Bennett JM, Yankee RA, et al: Defective granulocyte regulation in the Chediak-Higashi syndrome. *N Engl J Med* 279:1009, 1968.
291. White JG, Clawson CC: The Chediak-Higashi syndrome; the nature of the giant neutrophil granules and their interactions with cytoplasm and foreign particulates. I. Progressive enlargement of the massive inclusions in mature neutrophils. II. Manifestations of cytoplasmic injury and sequestration. III. Interactions between giant organelles and foreign particulates. *Am J Pathol* 98:151, 1980.
292. Andrews T, Sullivan KE: Infections in patients with inherited defects in phagocytic function. *Clin Microbiol Rev* 16:597, 2003.
293. Trambas CM, Griffiths GM: Delivering the kiss of death. *Nat Immunol* 4:399, 2003.
294. Ingraham LM, Burns CP, Boxer LA, et al: Fluidity properties and liquid composition of erythrocyte membranes in Chediak-Higashi syndrome. *J Cell Biol* 89:510, 1981.
295. Barbosa MD, Barrat FJ, Tchernev VT, et al: Identification of mutations in two major mRNA isoforms of the Chediak-Higashi syndrome gene in human and mouse. *Hum Mol Genet* 6:1091, 1997.
296. Stinchcombe JC, Page LJ, Griffiths GM: Secretory lysosome biogenesis in cytotoxic T lymphocytes from normal and Chediak Higashi syndrome patients. *Traffic* 1:435, 2000.
297. Tchernev VT, Mansfield TA, Giot L, et al: The Chediak-Higashi protein interacts with SNARE complex and signal transduction proteins. *Mol Med* 8:56, 2002.
298. Filipovich AH: Hemophagocytic lymphohistiocytosis and related disorders. *Curr Opin Allergy Clin Immunol* 6:410, 2006.
299. Eapen M, DeLaat CA, Baker KS, et al: Hematopoietic cell transplantation for Chediak-Higashi syndrome. *Bone Marrow Transplant* 39:411, 2007.
300. Tardieu M, Lacroix C, Neven B, et al: Progressive neurologic dysfunctions 20 years after allogeneic bone marrow transplantation for Chediak-Higashi syndrome. *Blood* 106:40, 2005.
301. Ganz T, Metcalf JA, Gallin JI, et al: Microbicidal/cytotoxic proteins of neutrophils are deficient in two disorders: Chediak-Higashi syndrome and "specific" granule deficiency. *J Clin Invest* 82:552, 1988.
302. Lomax KJ, Gallin JI, Rotrosen D, et al: Selective defect in myeloid cell lactoferrin gene expression in neutrophil specific granule deficiency. *J Clin Invest* 83:514, 1989.
303. Johnston JJ, Boxer LA, Berliner N: Correlation of messenger RNA levels with protein defects in specific granule deficiency. *Blood* 80:2088, 1992.
304. Rosenberg HF, Gallin JI: Neutrophil-specific granule deficiency includes eosinophils. *Blood* 82:268, 1993.
305. Gallin JI, Fletcher MP, Seligmann BE, et al: Human neutrophil-specific granule deficiency: A model to assess the role of neutrophil-specific granules in the evolution of the inflammatory response. *Blood* 59:1317, 1982.
306. Lekstrom-Himes JA, Dorman SE, Kopar P, et al: Neutrophil-specific granule deficiency results from a novel mutation with loss of function of the transcription factor CCAAT/enhancer binding protein epsilon. *J Exp Med* 189:1847, 1999.
307. Khanna-Gupta A, Sun H, Zibello T, et al: Growth factor independence-1 (Gfi-1) plays a role in mediating specific granule deficiency (SGD) in a patient lacking a gene-inactivating mutation in the C/EBPepsilon gene. *Blood* 109:4181, 2007.
308. Kuriyama K, Tomonaga M, Matsuo T, et al: Diagnostic significance of detecting pseudo-Pelger-Huet anomalies and micro-megakaryocytes in myelodysplastic syndrome. *Br J Haematol* 63:665, 1986.
309. Arnaout MA: Leukocyte adhesion molecules deficiency: Its structural basis, pathophysiology and implications for modulating the inflammatory response. *Immunol Rev* 114:145, 1990.
310. Corbi AL, Larson RS, Kishimoto TK, et al: Chromosomal location of the genes encoding the leukocyte adhesion receptors LFA-1, Mac-1 and p150,95. Identification of a gene cluster involved in cell adhesion. *J Exp Med* 167:1597, 1988.
311. Hayward AR, Harvey BA, Leonard J, et al: Delayed separation of the umbilical cord, widespread infections, and defective neutrophil mobility. *Lancet* 1:1099, 1979.
312. Crowley CA, Curnutte JT, Rosin RE, et al: An inherited abnormality of neutrophil adhesion. Its genetic transmission and its association with a missing protein. *N Engl J Med* 302:1163, 1980.
313. Arnaout MA, Pitt J, Cohen HJ, et al: Deficiency of a granulocyte-membrane glycoprotein (gp150) in a boy with recurrent bacterial infections. *N Engl J Med* 306:693, 1982.
314. Dana N, Todd RF, III, Pitt J, et al: Deficiency of a surface membrane glycoprotein (Mo1) in man. *J Clin Invest* 73:153, 1984.
315. Anderson DC, Smith CW: Leukocyte adhesion deficiencies, in *The Metabolic and Molecular Basis of Inherited Disease*, 8th ed, edited by Scriver C, Beaudet A, Sly W, Valle D, Childs B, Kinzler K, Vogelstein B, p 4829. McGraw-Hill, New York, 2001.
316. Springer TA, Thompson WS, Miller LJ, et al: Inherited deficiency of the Mac-1, LFA-1, p150,95 glycoprotein family and its molecular basis. *J Exp Med* 160:1901, 1984.
317. Wagner DD, Frenette PS: The vessel wall and its interactions. *Blood* 111:5271, 2008.
318. Petrequin PR, Todd RF, III, Devall LJ, et al: Association between gelatinase release and increased plasma membrane expression of the Mo1 glycoprotein. *Blood* 69:605, 1987.
319. Anderson DC, Springer TA: Leukocyte adhesion deficiency: An inherited defect in the Mac-1, LFA-1, and p150,95 glycoproteins. *Annu Rev Med* 38:175, 1987.
320. Schwartz BR, Wayner EA, Carlos TM, et al: Identification of surface proteins mediating adherence of CD11/CD18-deficient lymphoblastoid cells to cultured human endothelium. *J Clin Invest* 85:2019, 1990.
321. Mizgerd JP, Kubo H, Kutkoski GJ, et al: Neutrophil emigration in the skin, lungs, and peritoneum: Different requirements for CD11/CD18 revealed by CD18-deficient mice. *J Exp Med* 186:1357, 1997.
322. Anderson DC, Rothlein R, Marlin SD, et al: Impaired transendothelial migration by neonatal neutrophils: Abnormalities of Mac-1 (CD11b/CD18)-dependent adherence reactions. *Blood* 76:2613, 1990.
323. Mulligan MS, Varani J, Dame MK, et al: Role of endothelial-leukocyte adhesion molecule 1 (ELAM-1) in neutrophil-mediated lung injury in rats. *J Clin Invest* 88:1396, 1991.
324. Wertheimer SJ, Myers CL, Wallace RW, et al: Intercellular adhesion molecule-1 gene expression in human endothelial cells. Differential regulation by tumor necrosis factor-alpha and phorbol myristate acetate. *J Biol Chem* 267:12030, 1992.
325. Malawista SE, de Boisfleury CA, Boxer LA: Random locomotion and chemotaxis of human blood polymorphonuclear leukocytes from a patient with leukocyte adhesion deficiency-1: Normal displacement in close quarters via chimneying. *Cell Motil Cytoskeleton* 46:183, 2000.
326. Arnaout MA: Structure and function of the leukocyte adhesion molecules CD11/CD18. *Blood* 75:1037, 1990.
327. Cao D, Mizukami IF, Garni-Wagner BA, et al: Human urokinase-type plasminogen activator primes neutrophils for superoxide anion release. Possible roles of complement receptor type 3 and calcium. *J Immunol* 154:1817, 1995.
328. Altieri DC, Bader R, Mannucci PM, et al: Oligospecificity of the cellular adhesion receptor Mac-1 encompasses an inducible recognition specificity for fibrinogen. *J Cell Biol* 107:1893, 1988.
329. Wilson RW, Ballantyne CM, Smith CW, et al: Gene targeting yields a CD18-mutant mouse for study of inflammation. *J Immunol* 151:1571, 1993.
330. Stark MA, Huo Y, Burcin TL, et al: Phagocytosis of apoptotic neutrophils regulates granulopoiesis via IL-23 and IL-17. *Immunity* 22:285, 2005.
331. Yakubenia S, Wild MK: Leukocyte adhesion deficiency II. Advances and open questions. *FEBS J* 273:4390, 2006.
332. Helmus Y, Denecke J, Yakubenia S, et al: Leukocyte adhesion deficiency II patients with a dual defect of the GDP-fucose transporter. *Blood* 107:3959, 2006.
333. Aebi M, Helenius A, Schenk B, et al: Carbohydrate-deficient glycoprotein syndromes become congenital disorders of glycosylation: An updated nomenclature for CDG. First International Workshop on CDGS. *Glycoconj J* 16:669, 1999.
334. Hidalgo A, Ma S, Peired AJ, et al: Insights into leukocyte adhesion deficiency type 2 from a novel mutation in the GDP-fucose transporter gene. *Blood* 101:1705, 2003.
335. Kuijpers TW, van BR, Kamerbeek N, et al: Natural history and early diagnosis of LAD-1/variant syndrome. *Blood* 109:3529, 2007.
336. Kuijpers TW, van de V, Weterman MA, et al: LAD-1/variant syndrome is caused by mutations in FERMT3. *Blood* 113:4740, 2009.
337. Fischer A, Lisowska-Grospierre B, Anderson DC, et al: Leukocyte adhesion deficiency: Molecular basis and functional consequences. *Immunodefic Rev* 1:39, 1988.
338. Bauer TR Jr, Hickstein DD: Gene therapy for leukocyte adhesion deficiency. *Curr Opin Mol Ther* 2:383, 2000.
339. Malech HL, Hickstein DD: Genetics, biology and clinical management of myeloid cell primary immune deficiencies: Chronic granulomatous disease and leukocyte adhesion deficiency. *Curr Opin Hematol* 14:29, 2007.
340. Boxer LA, Hedley-Whyte ET, Stossel TP: Neutrophil action dysfunction and abnormal neutrophil behavior. *N Engl J Med* 291:1093, 1974.
341. Southwick FS, Dabiri GA, Stosse TP: Neutrophil actin dysfunction is a genetic disorder associated with partial impairment of neutrophil actin assembly in three family members. *J Clin Invest* 82:1525, 1988.
342. Malech HL, Gallin JI: Current concepts: Immunology neutrophils in human diseases. *N Engl J Med* 317:687, 1987.
343. Southwick FS, Howard TH, Holbrook T, et al: The relationship between CR3 deficiency and neutrophil actin assembly. *Blood* 73:1973, 1989.
344. Coates TD, Torkildson JC, Torres M, et al: An inherited defect of neutrophil motility and microfilamentous cytoskeleton associated with abnormalities in 47-kD and 89-kD proteins. *Blood* 78:1338, 1991.
345. Howard T, Li Y, Torres M, et al: The 47-kD protein increased in neutrophil actin dysfunction with 47-and 89-kD protein abnormalities is lymphocyte-specific protein. *Blood* 83:231, 1994.
346. Howard TH, Hartwig J, Cunningham C: Lymphocyte-specific protein 1 expression in eukaryotic cells reproduces the morphologic and motile abnormality of NAD 47/89 neutrophils. *Blood* 91:4786, 1998.
347. Camitta BM, Quesenberry PJ, Parkman R, et al: Bone marrow transplantation for an infant with neutrophil dysfunction. *Exp Hematol* 5:109, 1977.
348. Samuels J, Aksentijevich I, Torosyan Y, et al: Familial Mediterranean fever at the millennium. Clinical spectrum, ancient mutations, and a survey of 100 American referrals to the National Institutes of Health. *Medicine (Baltimore)* 77:268, 1998.
349. Siegal S: Benign paroxysmal peritonitis. *Gastroenterology* 12:234, 1949.
350. Drenth JP, van der Meer JW: Hereditary periodic fever. *N Engl J Med* 345:1748, 2001.
351. Ben-Chetrit E, Levy M: Familial Mediterranean fever. *Lancet* 351:659, 1998.
352. Ancient missense mutations in a new member of the RoRet gene family are likely to cause familial Mediterranean fever. The International FMF Consortium. *Cell* 90:797, 1997.
353. Centola M, Wood G, Frucht DM, et al: The gene for familial Mediterranean fever, MEFV, is expressed in early leukocyte development and is regulated in response to inflammatory mediators. *Blood* 95:3223, 2000.
354. Ryan JG, Kastner DL: Fevers, genes, and innate immunity. *Curr Top Microbiol Immunol* 321:169, 2008.
355. Hull KM, Shoham N, Chae JJ, et al: The expanding spectrum of systemic autoinflammatory disorders and their rheumatic manifestations. *Curr Opin Rheumatol* 15:61, 2003.
356. Richards N, Schaner P, Diaz A, et al: Interaction between pyrin and the apoptotic speck protein (ASC) modulates ASC-induced apoptosis. *J Biol Chem* 276:39320, 2001.
357. Touitou I: The spectrum of Familial Mediterranean Fever (FMF) mutations. *Eur J Hum Genet* 9:473, 2001.
358. Schaner P, Richards N, Wadhwa A, et al: Episodic evolution of pyrin in primates: Human mutations recapitulate ancestral amino acid states. *Nat Genet* 27:318, 2001.
359. Williamson LM, Hull D, Mehta R, et al: Familial Hibernian fever. *Q J Med* 51:469, 1982.
360. Lakshman R, Finn A: Neutrophil disorders and their management. *J Clin Pathol* 54:7, 2001.
361. Perlmutter DH, Colten HR: Molecular basis of complement deficiencies. *Immunodefic Rev* 1:105, 1989.
362. Kannourakis G: Glycogen storage disease. *Semin Hematol* 39:103, 2002.
363. Smith OP: Shwachman-Diamond syndrome. *Semin Hematol* 39:95, 2002.
364. Jones DH, Schmalstieg FC, Dempsey K, et al: Subcellular distribution and mobilization

of MAC-1 (CD11b/CD18) in neonatal neutrophils. *Blood* 75:488, 1990.

365. Sapey E, Greenwood H, Walton G, et al: Phosphoinositide 3-kinase inhibition restores neutrophil accuracy in the elderly: Toward targeted treatments for immunosenescence. *Blood* 123:239, 2014.

366. Brayton RG, Stokes PE, Schwartz MS, et al: Effect of alcohol and various diseases on leukocyte mobilization, phagocytosis and intracellular bacterial killing. *N Engl J Med* 282:123, 1970.

367. Oseas RS, Allen J, Yang HH, et al: Mechanism of dexamethasone inhibition of chemotactic factor induced granulocyte aggregation. *Blood* 59:265, 1982.

368. Dale DC, Fauci AS, Wolff SM: Alternate-day prednisone. Leukocyte kinetics and susceptibility to infections. *N Engl J Med* 291:1154, 1974.

369. Boxer LA, Allen JM, Baehner RL: Diminished polymorphonuclear leukocyte adherence. Function dependent on release of cyclic AMP by endothelial cells after stimulation of beta-receptors by epinephrine. *J Clin Invest* 66:268, 1980.

370. Freeman AF, Holland SM: The hyper-IgE syndromes. *Immunol Allergy Clin North Am* 28:277, 2008.

371. Engelich G, Wright DG, Hartshorn KL: Acquired disorders of phagocyte function complicating medical and surgical illnesses. *Clin Infect Dis* 33:2040, 2001.

372. Buckley RH: The hyper-IgE syndrome. *Clin Rev Allergy Immunol* 20:139, 2001.

373. Grimbacher B, Holland SM, Gallin JI, et al: Hyper-IgE syndrome with recurrent infections—An autosomal dominant multisystem disorder. *N Engl J Med* 340:692, 1999.

374. Zhang Q, Davis JC, Lamborn IT, et al: Combined immunodeficiency associated with DOCK8 mutations. *N Engl J Med* 361:2046, 2009.

375. Yong PF, Freeman AF, Engelhardt KR, et al: An update on the hyper-IgE syndromes. *Arthritis Res Ther* 14:228, 2012.

376. Segal BH, Leto TL, Gallin JI, et al: Genetic, biochemical, and clinical features of chronic granulomatous disease. *Medicine (Baltimore)* 79:170, 2000.

377. Berendes H, Bridges RA, Good RA: A fatal granulomatosus of childhood: The clinical study of a new syndrome. *Minn Med* 40:309, 1957.

378. Landing BH, Shirkey HS: A syndrome of recurrent infection and infiltration of viscera by pigmented lipid histiocytes. *Pediatrics* 20:431, 1957.

379. Sbarra AJ, Karnovsky ML: The biochemical basis of phagocytosis. I. Metabolic changes during the ingestion of particles by polymorphonuclear leukocytes. *J Biol Chem* 234:1355, 1959.

380. Iyer GYN, Islam MF, Quastel JH: Biochemical aspects of phagocytosis. *Nature* 192:535, 1961.

381. Iyer GY, Quastel JH: NADPH and NADH oxidation by guinea pig polymorphonuclear leucocytes. *Can J Biochem Physiol* 41:427, 1963.

382. Baehner RL, Nathan DG: Quantitative nitroblue tetrazolium test in chronic granulomatous disease. *N Engl J Med* 278:971, 1968.

383. Winkelstein JA, Marino MC, Johnston RB Jr, et al: Chronic granulomatous disease. Report on a national registry of 368 patients. *Medicine (Baltimore)* 79:155, 2000.

384. Parkos CA, Allen RA, Cochrane CG, et al: Purified cytochrome b from human granulocyte plasma membrane is comprised of two polypeptides with relative molecular weights of 91,000 and 22,000. *J Clin Invest* 80:732, 1987.

385. Quinn MT, Mullen ML, Jesaitis AJ: Human neutrophil cytochrome b contains multiple hemes. Evidence for heme associated with both subunits. *J Biol Chem* 267:7303, 1992.

386. Rotrosen D, Yeung CL, Leto TL, et al: Cytochrome b558: The flavin-binding component of the phagocyte NADPH oxidase. *Science* 256:1459, 1992.

387. Segal AW, West I, Wientjes F, et al: Cytochrome b-245 is a flavocytochrome containing FAD and the NADPH-binding site of the microbicidal oxidase of phagocytes. *Biochem J* 284:781, 1992.

388. Sumimoto H, Sakamoto N, Nozaki M, et al: Cytochrome b558, a component of the phagocyte NADPH oxidase, is a flavoprotein. *Biochem Biophys Res Commun* 186:1368, 1992.

389. Zhen L, Yu L, Dinauer MC: Probing the role of the carboxyl terminus of the gp91phox subunit of neutrophil flavocytochrome b558 using site-directed mutagenesis. *J Biol Chem* 273:6575, 1998.

390. Shatwell KP, Dancis A, Cross AR, et al: The FRE1 ferric reductase of Saccharomyces cerevisiae is a cytochrome b similar to that of NADPH oxidase. *J Biol Chem* 271:14240, 1996.

391. Deleo FR, Quinn MT: Assembly of the phagocyte NADPH oxidase: Molecular interaction of oxidase proteins. *J Leukoc Biol* 60:677, 1996.

392. Segal AW: The NADPH oxidase and chronic granulomatous disease. *Mol Med Today* 2:129, 1996.

393. Kanai F, Liu H, Field SJ, et al: The PX domains of p47phox and p40phox bind to lipid products of PI(3)K. *Nat Cell Biol* 3:675, 2001.

394. Chen J, He R, Minshall RD, et al: Characterization of a mutation in the Phox homology domain of the NADPH oxidase component p40phox identifies a mechanism for negative regulation of superoxide production. *J Biol Chem* 282:30273, 2007.

395. Cross AR, Jones OT: Enzymic mechanisms of superoxide production. *Biochim Biophys Acta* 1057:281, 1991.

396. Heyworth PG, Curnutte JT, Rae J, et al: Hematologically important mutations: X-linked chronic granulomatous disease (second update). *Blood Cells Mol Dis* 27:16, 2001.

397. Francke U, Ochs HD, de MB, et al: Minor Xp21 chromosome deletion in a male associated with expression of Duchenne muscular dystrophy, chronic granulomatous disease, retinitis pigmentosa, and McLeod syndrome. *Am J Hum Genet* 37:250, 1985.

398. Royer-Pokora B, Kunkel LM, Monaco AP, et al: Cloning the gene for an inherited human disorder—chronic granulomatous disease—on the basis of its chromosomal location. *Nature* 322:32, 1986.

399. Frey D, Machler M, Seger R, et al: Gene deletion in a patient with chronic granulomatous disease and McLeod syndrome: Fine mapping of the Xk gene locus. *Blood* 71:252, 1988.

400. de Boer M, Bolscher BG, Dinauer MC, et al: Splice site mutations are a common cause of X-linked chronic granulomatous disease. *Blood* 80:1553, 1992.

401. Curnutte JT, Orkin S, Dinauer MC: Genetic disorders of phagocyte function, in *The Molecular Basis of Blood Diseases*, 2nd ed, edited by Stammatoyannopoulos G, p 493.

WB Saunders, Philadelphia, 1994.

402. Roos D, de BM, Kuribayashi F, et al: Mutations in the X-linked and autosomal recessive forms of chronic granulomatous disease. *Blood* 87:1663, 1996.

403. Rae J, Newburger PE, Dinauer MC, et al: X-Linked chronic granulomatous disease: Mutations in the CYBB gene encoding the gp91-phox component of respiratory-burst oxidase. *Am J Hum Genet* 62:1320, 1998.

404. Dinauer MC, Pierce EA, Bruns GA, et al: Human neutrophil cytochrome b light chain (p22-phox). Gene structure, chromosomal location, and mutations in cytochrome-negative autosomal recessive chronic granulomatous disease. *J Clin Invest* 86:1729, 1990.

405. Segal AW: Biochemistry and molecular biology of chronic granulomatous disease. *J Inherit Metab Dis* 15:683, 1992.

406. Casimir CM, Bu-Ghanim HN, Rodaway AR, et al: Autosomal recessive chronic granulomatous disease caused by deletion at a dinucleotide repeat. *Proc Natl Acad Sci U S A* 88:2753, 1991.

407. Roos D: X-CGDbase: A database of X-CGD-causing mutations. *Immunol Today* 17:517, 1996.

408. Matute JD, Arias AA, Wright NA, et al: A new genetic subgroup of chronic granulomatous disease with autosomal recessive mutations in p40 phox and selective defects in neutrophil NADPH oxidase activity. *Blood* 114:3309, 2009.

409. Jankowski A, Scott CC, Grinstein S: Determinants of the phagosomal pH in neutrophils. *J Biol Chem* 277:6059, 2002.

410. Reeves EP, Lu H, Jacobs HL, et al: Killing activity of neutrophils is mediated through activation of proteases by K+ flux. *Nature* 416:291, 2002.

411. Fernandez-Boyanapalli RF, Frasch SC, McPhillips K, et al: Impaired apoptotic cell clearance in CGD due to altered macrophage programming is reversed by phosphatidylserine-dependent production of IL-4. *Blood* 113:2047, 2009.

412. Bianchi M, Hakkim A, Brinkmann V, et al: Restoration of NET formation by gene therapy in CGD controls aspergillosis. *Blood* 114:2619, 2009.

413. Johnston RB Jr, Baehner RL: Chronic granulomatous disease: Correlation between pathogenesis and clinical findings. *Pediatrics* 48:730, 1971.

414. Johnston RB Jr: Clinical aspects of chronic granulomatous disease. *Curr Opin Hematol* 8:17, 2001.

415. Petty HR, Francis JW, Boxer LA: Deficiency in immune complex uptake by chronic granulomatous disease neutrophils. *J Cell Sci* 90:425, 1988.

416. Foster CB, Lehrnbecher T, Mol F, et al: Host defense molecule polymorphisms influence the risk for immune-mediated complications in chronic granulomatous disease. *J Clin Invest* 102:2146, 1998.

417. Wolach B, Scharf Y, Gavrieli R, et al: Unusual late presentation of X-linked chronic granulomatous disease in an adult female with a somatic mosaic for a novel mutation in CYBB. *Blood* 105:61, 2005.

418. Crockard AD, Thompson JM, Boyd NA, et al: Diagnosis and carrier detection of chronic granulomatous disease in five families by flow cytometry. *Int Arch Allergy Immunol* 114:144, 1997.

419. Newburger PE, Luscinskas FW, Ryan T, et al: Variant chronic granulomatous disease: Modulation of the neutrophil defect by severe infection. *Blood* 68:914, 1986.

420. Curnutte JT: Chronic granulomatous disease: The solving of a clinical riddle at the molecular level. *Clin Immunol Immunopathol* 67:S2, 1993.

421. Cooper MR, DeChatelet LR, McCall CE, et al: Complete deficiency of leukocyte glucose-6-phosphate dehydrogenase with defective bactericidal activity. *J Clin Invest* 51:769, 1972.

422. Vives Corrons JL, Feliu E, Pujades MA, et al: Severe-glucose-6-phosphate dehydrogenase (G6PD) deficiency associated with chronic hemolytic anemia, granulocyte dysfunction, and increased susceptibility to infections: Description of a new molecular variant (G6PD Barcelona). *Blood* 59:428, 1982.

423. Ambruso DR, Knall C, Abell AN, et al: Human neutrophil immunodeficiency syndrome is associated with an inhibitory Rac2 mutation. *Proc Natl Acad Sci U S A* 97:4654, 2000.

424. Williams DA, Tao W, Yang F, et al: Dominant negative mutation of the hematopoietic-specific Rho GTPase, Rac2, is associated with a human phagocyte immunodeficiency. *Blood* 96:1646, 2000.

425. Gungor T, Teira P, Slatter M, et al: Reduced-intensity conditioning and HLA-matched haemopoietic stem-cell transplantation in patients with chronic granulomatous disease: A prospective multicentre study. *Lancet* 383:436, 2014.

426. Chusid MJ, Gelfand JA, Nutter C, et al: Letter: Pulmonary aspergillosis, inhalation of contaminated marijuana smoke, chronic granulomatous disease. *Ann Intern Med* 82:682, 1975.

427. Seger RA: Modern management of chronic granulomatous disease. *Br J Haematol* 140:255, 2008.

428. Gallin JI, Alling DW, Malech HL, et al: Itraconazole to prevent fungal infections in chronic granulomatous disease. *N Engl J Med* 348:2416, 2003.

429. A controlled trial of interferon gamma to prevent infection in chronic granulomatous disease. The International Chronic Granulomatous Disease Cooperative Study Group. *N Engl J Med* 324:509, 1991.

430. Schiff DE, Rae J, Martin TR, et al: Increased phagocyte Fc gammaRI expression and improved Fc gamma-receptor-mediated phagocytosis after in vivo recombinant human interferon-gamma treatment of normal human subjects. *Blood* 90:3187, 1997.

431. Woodman RC, Erickson RW, Rae J, et al: Prolonged recombinant interferon-gamma therapy in chronic granulomatous disease: Evidence against enhanced neutrophil oxidase activity. *Blood* 79:1558, 1992.

432. Kuhns DB, Alvord WG, Heller T, et al: Residual NADPH oxidase and survival in chronic granulomatous disease. *N Engl J Med* 363:2600, 2010.

433. Malech HL, Bauer TR Jr, Hickstein DD: Prospects for gene therapy of neutrophil defects. *Semin Hematol* 34:355, 1997.

434. Pollock JD, Williams DA, Gifford MA, et al: Mouse model of X-linked chronic granulomatous disease, an inherited defect in phagocyte superoxide production. *Nat Genet* 9:202, 1995.

435. Jackson SH, Gallin JI, Holland SM: The p47phox mouse knock-out model of chronic

granulomatous disease. *J Exp Med* 182:751, 1995.

436. Mardiney M, III, Jackson SH, Spratt SK, et al: Enhanced host defense after gene transfer in the murine p47phox-deficient model of chronic granulomatous disease. *Blood* 89:2268, 1997.

437. Bjorgvinsdottir H, Ding C, Pech N, et al: Retroviral-mediated gene transfer of gp91phox into bone marrow cells rescues defect in host defense against Aspergillus fumigatus in murine X-linked chronic granulomatous disease. *Blood* 89:41, 1997.

438. Malech HL, Maples PB, Whiting-Theobald N, et al: Prolonged production of NADPH oxidase-corrected granulocytes after gene therapy of chronic granulomatous disease. *Proc Natl Acad Sci U S A* 94:12133, 1997.

439. Ott MG, Schmidt M, Schwarzwaelder K, et al: Correction of X-linked chronic granulomatous disease by gene therapy, augmented by insertional activation of MDS1-EVI1, PRDM16 or SETBP1. *Nat Med* 12:401, 2006.

440. Hansson M, Olsson I, Nauseef WM: Biosynthesis, processing, and sorting of human myeloperoxidase. *Arch Biochem Biophys* 445:214, 2006.

441. Nauseef WM: Insights into myeloperoxidase biosynthesis from its inherited deficiency. *J Mol Med (Berl)* 76:661, 1998.

442. Nauseef WM: Myeloperoxidase deficiency. *Hematol Pathol* 4:165, 1990.

443. Boxer LA: The role of antioxidants in modulating neutrophil functional responses. *Adv Exp Med Biol* 262:19, 1990.

444. Roos D, Weening RS, Voetman AA, et al: Protection of phagocytic leukocytes by endogenous glutathione: Studies in a family with glutathione reductase deficiency. *Blood* 53:851, 1979.

445. Boxer LA, Oliver JM, Spielberg SP, et al: Protection of granulocytes by vitamin E in glutathione synthetase deficiency. *N Engl J Med* 301:901, 1979.

第八篇　单核细胞和巨噬细胞

第 67 章　单核细胞和巨噬细胞的结
构、受体和功能 ………… 957

第 68 章　单核细胞和巨噬细胞的产
生、分布和活化 ………… 985

第 69 章　单核细胞和巨噬细胞异常
的分类和临床表现 …… 998

第 70 章　单核细胞增多症与单核
细胞减少症 …………… 1003

第 71 章　炎症性和恶性组织细胞
增生症 ………………… 1009

第 72 章　Gaucher 病和相关的
脂质贮积病 …………… 1027

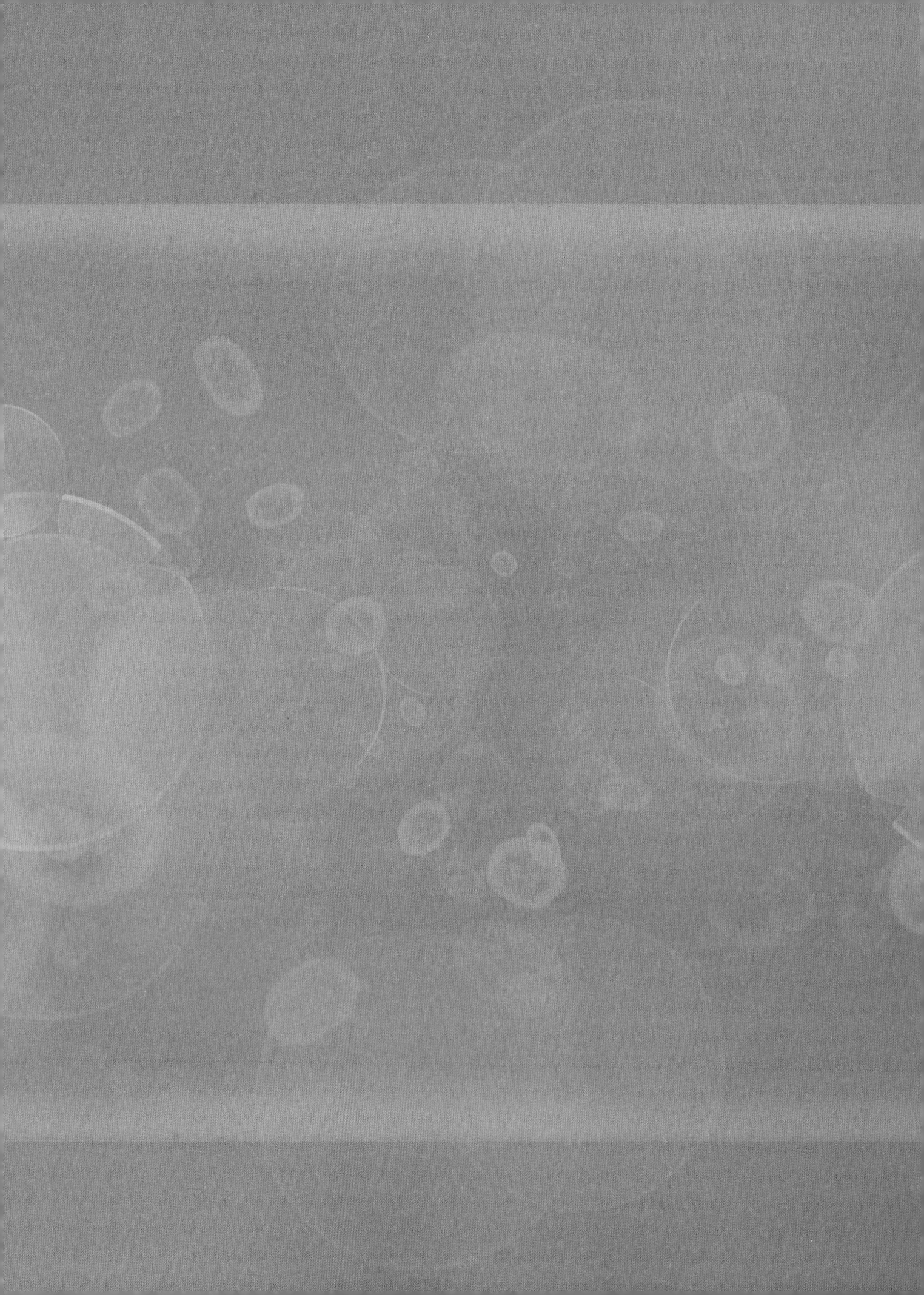

第 67 章
单核细胞和巨噬细胞的结构、受体和功能

Steven D. Douglas and Anne G. Douglas

摘要

扫描电镜下的单核细胞多为可见皱褶和突起的球形细胞。单核细胞在进入组织后分化成巨噬细胞，体积和胞质颗粒的数量都明显增加。巨噬细胞的形态因为其定居的组织类型不同(如肺、肝、脾、脑)而形态各异。巨噬细胞

简写和缩略词

APC，抗原呈递细胞(antigen-presenting cell)；CD，分化簇/群(cluster of differentiation)；CR，补体受体(complement receptor)；CSF，集落刺激因子(colony-stimulating factor)；DC，树突状细胞(dendritic cell)；EGF，表皮生长因子(epidermal growth factor)；EGF-TM7，表皮生长因子-7 个跨膜区(epidermal growth factor-seven transmembrane)；EMR2，含黏蛋白样受体区域和激素样受体区域的表皮生长因子样受体 2(epidermal growth factor-like module containing mucin-like hormone receptor-like 2)；FcR，Fc 受体(Fc receptor)；GM-CSF，粒细胞-单核细胞集落刺激因子(granulocyte-monocyte colony-stimulating factor)；GPCR，G 蛋白偶联受体(G-protein-coupled receptor)；HLA，人类白细胞抗原(human leukocyte antigen)；IBD，炎症性肠病(inflammatory bowel disease)；IFN，干扰素(interferon)；Ig，免疫球蛋白(immunoglobulin)；IL，白介素(interleukin)；IMP，膜内颗粒(intramembrane particle)；IRAK，白介素受体相关激酶(interleukin receptor-associated kinase)；LFA，淋巴细胞功能相关抗原(lymphocyte function-associated antigen)；LPS，脂多糖(lipopolysaccharide)；m-ϕ，巨噬细胞(macrophage)；MARCO，胶原样巨噬细胞受体(macrophage receptor with collagenous structure)；M-CSF，巨噬细胞集落刺激因子(macrophage colony-stimulating factor)；MHC，主要组织相容性复合物(major histocompatibility complex)；MPO，髓过氧化物酶(myeloperoxidase)；NF，核因子(nuclear factor)；NLR，NOD 样受体(NOD-like receptor)；NOD，核苷酸结合寡聚化结构区(nucleotide-binding oligomerization domain)；PI3K，磷脂酰肌醇 3 激酶(phosphatidylinositol 3-kinase)；PS，磷脂酰丝氨酸(phosphatidylserine)；SR，清道夫受体(scavenger receptor)；TGF，转化生长因子(transforming growth factor)；TLR，toll 样受体(toll-like receptor)。

的典型特征是有明显的溶酶体：电子密度高，依附于细胞膜，并可以与吞噬体融合形成次级溶酶体。次级溶酶体含有降解到不同阶段的细胞碎片和非细胞物质。单核细胞表面的受体种类很多，包括免疫球蛋白的 Fc 片段、补体蛋白、细胞因子、趋化因子、脂蛋白和其他物质的受体，这些受体都在细胞表面表达。巨噬细胞在形态、生化和功能方面各不相同，主要取决于从单核细胞转化时的环境。包括淋巴结的树突状细胞、结缔组织中的组织细胞、骨中的破骨细胞、肝脏的 Kupffer 细胞、中枢神经系统中的小胶质细胞和质膜表面的巨噬细胞等，这些差异明显的细胞可以满足局部组织对单核-吞噬细胞系统的需要，从而在炎症和宿主防御外来颗粒中发挥作用。现代细胞生物学方法为我们描述了表面受体、胞饮作用和溶酶体降解的知识，并强调了膜的流动和分泌。当发现树突状细胞(DCs)是特异的抗原呈递细胞时，这些先驱者的研究达到了顶峰。在这之后，随着单克隆抗体的发展，细胞表面蛋白和细胞因子的分子可以克隆，以及基因芯片和基因组，这些技术的发展为在体外和活体巨噬细胞的功能的研究提供了敏感而特异的方法。现在的研究已经不再局限于巨噬细胞的细胞毒作用和抗菌活性，而是扩展到更广的领域，例如巨噬细胞在体内的营养、自我平衡方面的功能。巨噬细胞在固有免疫和过继免疫方面都发挥了重要作用。

● 单核-吞噬细胞系统概述

对哺乳动物吞噬细胞的现代研究始于 19 世纪的 Metchnikoff。在对动物吞噬细胞的个体发生、动力学和功能的研究基础上建立了单核-吞噬细胞系统的概念[1,2]。动力学研究表明，骨髓的幼稚单核细胞和成熟单核细胞都是由造血干细胞衍生的髓系前体细胞发育而来的，对趋化刺激产生反应从血池迁移到组织中的单核细胞转化为巨噬细胞(参见表 67-1 和第 18 章)。

表 67-1 单核/吞噬细胞的分布

骨髓	组织
原始单核细胞	肝脏(Kupffer 细胞)
幼稚单核细胞	肺(肺泡巨噬细胞)
单核细胞	结缔组织(组织细胞)
巨噬细胞	脾脏(红髓巨噬细胞)
外周血	淋巴结
单核细胞	胸腺
体腔	骨(破骨细胞)
胸腔巨噬细胞	滑膜(A 型细胞)
腹腔巨噬细胞	黏膜相关淋巴组织
炎症组织	胃肠道
上皮样细胞	泌尿生殖道
渗出液巨噬细胞	内分泌器官
多核巨细胞	中枢神经系统(小神经胶质细胞)
	皮肤(组织细胞/树突状细胞)

Data from Lewis, C, McGee, JD: The Macrophage, 2nd ed., Oxford University Press, New York, NY, 1992；Gordon S, Fraser I, Nath D. et al: Macrophages in tissues and in vitro. Curr Opin Immunol 4:25～32, 1992；Lasser A: The mononuclear phagocytic system: A review. Hum Pathol 14:108～26, 1983.

组织内的巨噬细胞具有很多相同的功能,例如吞噬和杀灭微生物的能力,在体外黏附于玻璃或塑料表面的能力等。血管内皮、网状细胞和淋巴生发中心的树突状细胞通常不被包括在单核-吞噬细胞系统中,现在已不再使用的网状内皮系统[3]的名词在过去是指那些单核-吞噬细胞系统的补充部分的细胞。在成为多种组织巨噬细胞之外,单核细胞还可以分化成为髓系衍生的树突状细胞[4,5]。

● 结构

外周血中的单核细胞沿血管壁分布,可以黏附到血管内皮细胞表面,并可分化成巨大的可游走的细胞。经炎症和趋化因子刺激后,单核细胞可以穿过血管壁进入炎症部位,转化成巨噬细胞后具有很强的吞噬活性,并释放水解酶。游离的巨噬细胞也可出现在哺乳动物的唾液腺、肺泡间隙、胸膜、腹膜和关节滑液中。游走活性稍低的、固定在组织中的巨噬细胞可以出现在不同组织和质膜腔内。单个核的吞噬细胞的功能包括吞饮、杀伤和消化微生物、特殊颗粒或组织碎片;分泌趋化因子和炎症反应调节因子;参与免疫反应中抗原和淋巴细胞的相互作用(作为树突状细胞);细胞毒活性,如杀伤某些肿瘤细胞;以及特定组织内巨噬细胞的特殊功能。

随着成年人血液中单核细胞的分离技术的发展,我们发现单核细胞是一群体积不同、异质性很强的细胞。通过黏附到玻璃介质或明胶包被的培养瓶培养或离心淘洗法,可以得到大量纯化的单核细胞[1,2]。直径 12~15μm 的单核细胞(在干血膜上测量),即所谓"规则的单核细胞",在某种程度上,细胞越小,活动性越小,细胞越成熟就更容易被识别。这种规则的细胞通常被认为是不成熟的小单核细胞,但其功能尚不清楚。

单核细胞不断从血液中进入外周组织,小鼠血液中的单核细胞的半寿期约为 1 天[6]。不分裂的单核细胞可以在体外被诱导分化成树突状细胞。不过,这一过程需要与外源性细胞因子一起孵育 7~10 天[通常是白介素-4(IL-4)和粒细胞-单核细胞集落刺激因子(GM-CSF)][7]。几乎所有巨噬细胞的主要系列调节因子为单核细胞/巨噬细胞克隆刺激因子(M-CSF,也称为 CSF-1)和它的受体(M-CSF R)。M-CSF R 是Ⅲ类跨膜酪氨酸激酶受体,在大多数单核巨噬细胞上均有表达[8]。如果有细胞外基质和内皮细胞存在时,单核细胞沿两条独立的途径进行分化:转化为树突状细胞或巨噬细胞。单核细胞穿过基底层的内皮细胞进入体腔方向并分化成树突状细胞。相反,停留在基底层基质中的单核细胞分化成为巨噬细胞。

单核前体细胞的形态学

原始单核细胞和幼稚单核细胞是单核细胞的前体细胞,观察外周血或骨髓涂片,可以看到这些细胞的核染色质细致,有核仁。原始单核细胞在骨髓内很少见,在光镜下很难与原始髓细胞区别。幼稚单核细胞直径大约 12~18μm(干血膜测量值),有着特征性的、折叠凹陷的、不规则的核,核染色质浓聚,胞质内有大量微丝。

在动物试验中,骨髓细胞中只有很少部分细胞具有吞噬功能,可以合成 DNA,黏附于玻璃表面,并含有非特异性酯酶[9]。这些细胞曾被认为是幼稚单核细胞,并被认为是原始单核细胞和血液中单核细胞的中间类型[9]。细胞化学研究可用于识别正常人体骨髓内的幼稚单核细胞。这些细胞的细胞核折叠凹陷,不规则,胞质中有成束的或散在的微丝。这些形态学特征都有助于区分幼稚单核细胞和早幼粒细胞[10,11]。过氧化物酶广泛存在于所有分泌性细胞器的囊泡中,包括粗面内质网、高尔基体、相关囊泡及所有成熟和不成熟颗粒。酸性磷酸酶和芳基硫酸酯酶的细胞化学反应产物也广泛存在于幼稚单核细胞的分泌性细胞器中。

单核细胞形态

光镜

单核细胞的形态可以通过光镜和相差显微镜[12]、透射电镜扫描、冷冻裂隙和冰冻蚀刻[13]等方法来观察。

在染色的血涂片中,单核细胞的直径约 12~15μm(图 67-1)。单核细胞的核约占整个细胞的一半,常偏于一侧。核多为肾形,也可为圆形或不规则形。核染色质呈特殊的网状,小的染色质由细丝连接在一起。染色质聚集在核膜的内侧。胞质较丰富,瑞氏染色呈灰蓝色,含有数量不等的细小粉紫色颗粒,如果颗粒较多,胞质就呈粉红色。胞质内囊泡明显,内含有数量不等的嗜天青颗粒。

相差显微镜

在相差显微镜下,在云雾状的背景中,单核细胞的核染

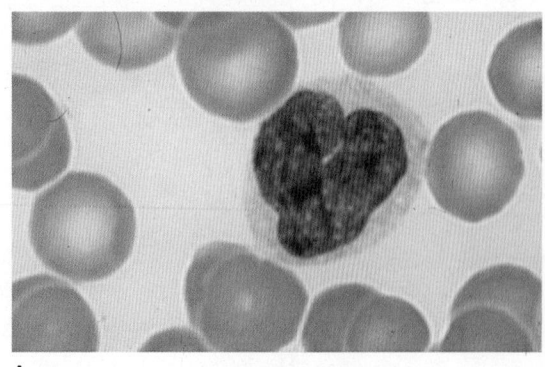

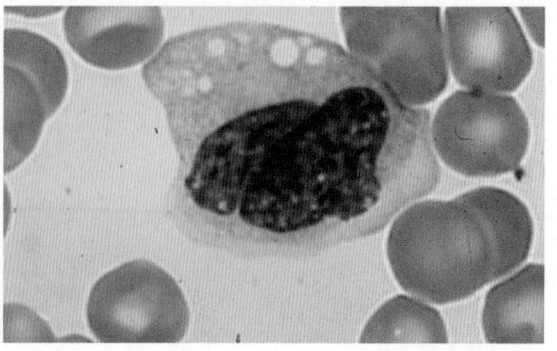

A   B

图 67-1　血涂片。本图显示四例正常单核细胞,核形状不同。A.本例的核扭曲折叠,核浆比高于平均水平。B.核扭曲折叠,核浆比较低。EDTA 抗凝血涂片,单核细胞上常可见散在空泡

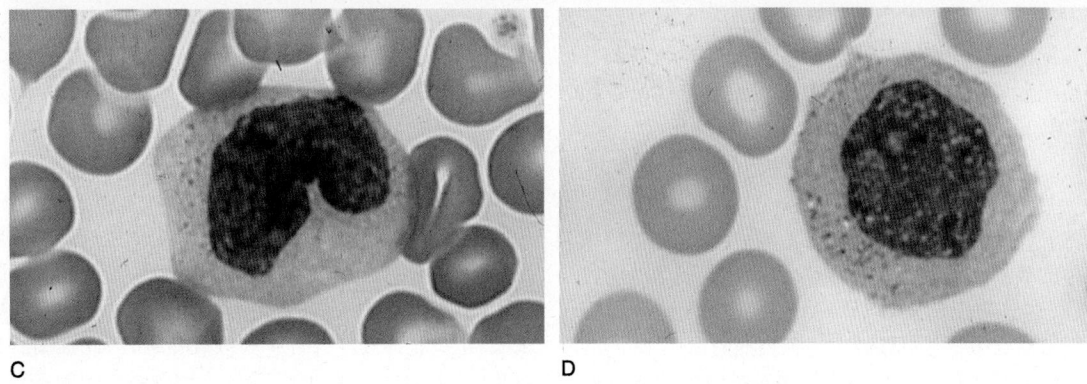

C　　　　　　　　　　　　　　　　　　　　D

图 67-1(续)　C. 典型的肾形核。D. 圆形核,单核细胞胞浆内的嗜天青颗粒明显。(Reproduced with permission from Lichtman's Atlas of Hematology,www. accessmedicine. com.)

色质形态非常独特。胞质呈明亮的灰色。线粒体细小,有时环绕核周形成小的玫瑰花结。数量不等的胞质颗粒有明显的折光性,在光镜下常看不清,就像胞质内的灰尘。单核细胞含有几种不同的囊泡。中心体分布在肾形核的凹陷处,核的波状移动与其他白细胞类似,这些都是单核细胞的特征。单核细胞的运动与巨噬细胞胞质的波浪状运动形式相同。单核细胞在移动时多呈三角形,一角朝后,其余两角朝前。外周血中的单核细胞可以在玻璃表面黏附和延展[14]。在有抗原抗体复合物、二价金属离子和蛋白溶解酶存在时,胞质的延展性增强[14,15]。单核细胞的延展形式提示细胞核和颗粒分布在中央,丰富的透明质胞质分布在细胞周边,指状边缘呈波浪状运动。在相差显微镜下,很难区分小单核

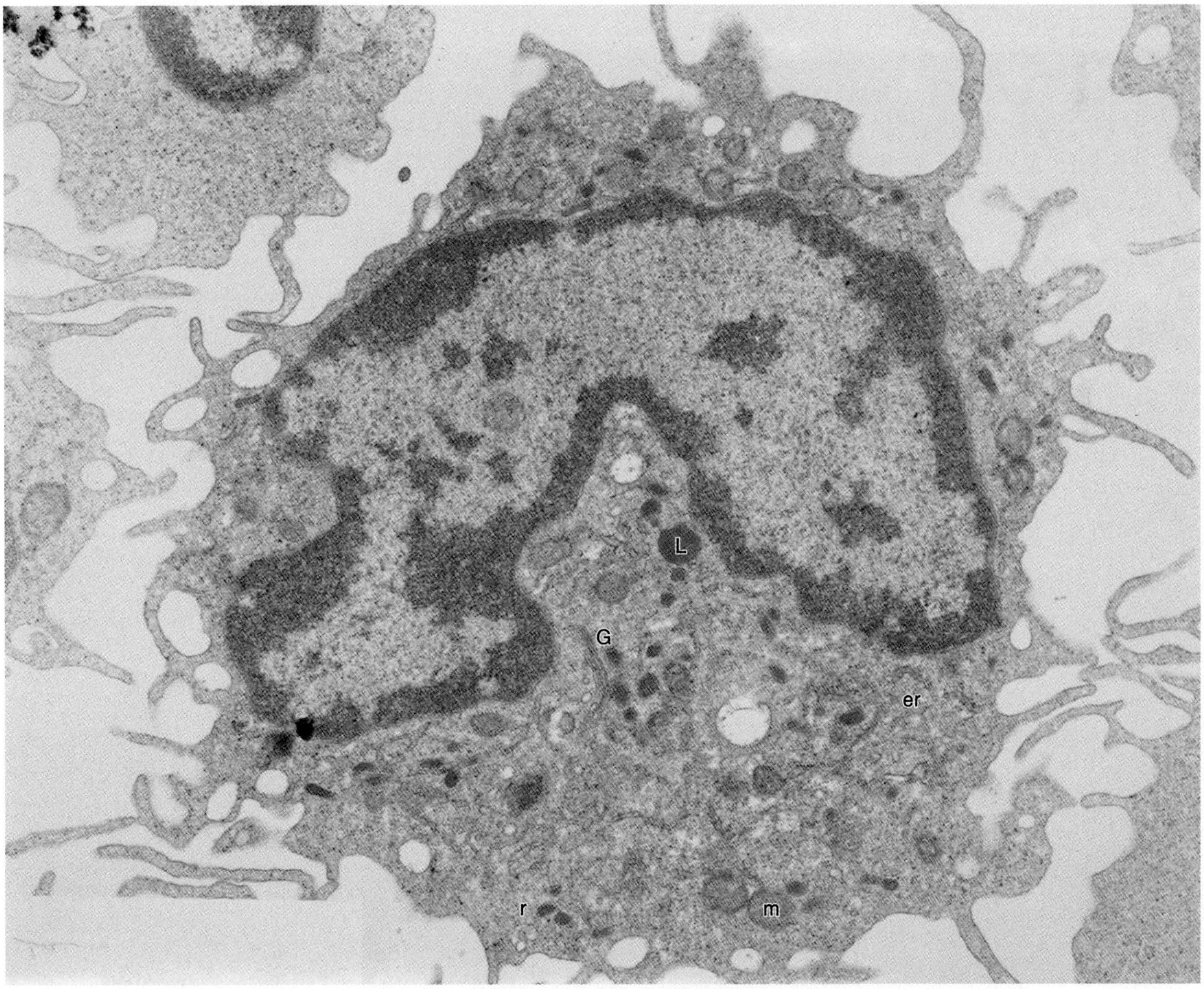

图 67-2　单核细胞的透射电镜图像。核肾形,核染色质分散。高尔基体(G)靠近核周。高尔基体内可见电子密度高的小颗粒。可见少量粗面内质网(er)和多聚核糖体(r),细胞周边多见。线粒体(m)聚集在高尔基体区;在细胞周边也散在可见。溶酶体(L)很小,膜内有电子密度高的颗粒。细胞边缘不规则,有大量的微突起(×24 000)

细胞与大淋巴细胞。

在相差显微镜下,单核细胞的明显特征是折叠的细胞膜在细胞表面和边缘形成明显的折光皱褶。部分细胞的胞质边缘致密增厚,在增厚的边缘形成微突起。

扫描电镜

单核细胞表面有明显的皱褶和小的囊样突起[16,17]。单核细胞膜表面大量的皱褶在功能上有重要意义。单核细胞既能移动又可以吞噬,这些功能的发挥都需要与微粒或细胞表面接触。通过形成皱褶或微纤毛可以减少细胞表面的曲率半径,当细胞表面的负电荷基团接近或接触带负电荷的基底层或细胞时,排斥力可以减轻。而且,细胞膜面积的增大也为移动和吞噬提供足够面积的膜。

透射电镜

单核细胞核有一到两个小核仁,周围包绕着核仁相关染色质(图67-2)[18]。胞质内含有相对较少的内质网和数量不等的核糖体及多聚核糖体。线粒体小而细长,数量很多。高尔基体发育良好,位于核凹陷处的中心体附近。在这一区域还可以看到中心粒和丝状的中心粒微卫星体。微管很多,在核周区还可见成束的微纤维。在培养后的巨噬细胞中,微丝聚集在胞膜下,靠近黏附于基底层或吞噬颗粒的地方[19]。细胞表面有大量的微绒毛和微胞饮囊泡。胞质内的颗粒聚集成小的囊泡,直径约 $0.05 \sim 0.2 \mu m$。这些同源囊泡密度较大,由少量膜包裹。与其他白细胞的溶酶体颗粒相似,这些颗粒经高尔基体融合包装后,就含有核糖体产生的酶[10,11]。这些胞质颗粒含有酸性磷酸酶和芳(香)基硫酸酯酶,形成了初级溶酶体。通过内饮作用,溶酶体与吞噬体融合形成次级溶酶体。部分单核细胞过氧化物酶染色阳性,而部分细胞阴性[10,11]。

冰冻裂隙显微镜

在这项技术中,细胞悬浮后冰冻,放入高度真空容器中,用钝刀敲击,在冰冻样本上制造出断裂面。这项技术的应用起源于一项重要发现:当细胞经历断裂时,断裂面沿胞膜内面扩展,将脂双层结构分开形成两层。在断裂后的样本表面喷铂金,在透射电镜下观察就有一定的电子密度。通过冰冻裂隙技术发现,目前所有类型的细胞在脂双层膜内剖面下都有膜内颗粒(IMPS),并各有独特的拓扑构象特征。对红细胞的研究已经证实,至少有部分颗粒含有膜嵌合蛋白,因此推测有核细胞也有相同的结构。IMPS 的定位依生理刺激影响的系统的数量而明显不同,例如激素的刺激。

与抗原包被的红细胞结合后,单核-吞噬细胞的 IMPs 分布发生了巨大的变化[13]。一些非吞噬性细胞表面的 Fc 受体(FcR)[13] 与聚集的免疫球蛋白(Ig)G 接触后,也出现了 IMPs 的重新分布,这些 IMPs 位置的改变就反映了 IgG 与 FcR 的相互作用。在冰冻裂隙电镜图像中,单核细胞有横跨核膜胞间层的核孔,并可看见胞质溶酶体和线粒体的形状(图 67-3)。

单核细胞的组织化学

单核细胞、中性粒细胞和淋巴细胞所含的水解酶种类比较见表 67-2。单核细胞也有弱的过碘酸-Schiff 反应阳性(染黏多糖)和苏丹黑染色阳性(染脂类)。非特性酯酶[20~22] 通常被作为单核细胞的标志酶。单核细胞的酯酶活性可以被氟化钠抑制,而粒细胞的酯酶则相反。早幼粒细胞和中幼粒细胞的非特异性酯酶反应阳性,因此在鉴别单核细胞和早期中幼粒细胞时,氟化钠抑制试验是必需的。单核细胞的颗粒虽然大小不一($0.3 \sim 0.6 \mu m$),但按照常规电镜标准还是不能分群(大鼠除外)。通过电镜细胞化学染色,单核细胞颗粒群的鉴别分类依赖于酶的细胞内定位[10]。人骨髓中的原始单核细胞和外周血中的单核细胞含有两群功能各不相同的颗粒[10,11]。有一群颗粒含

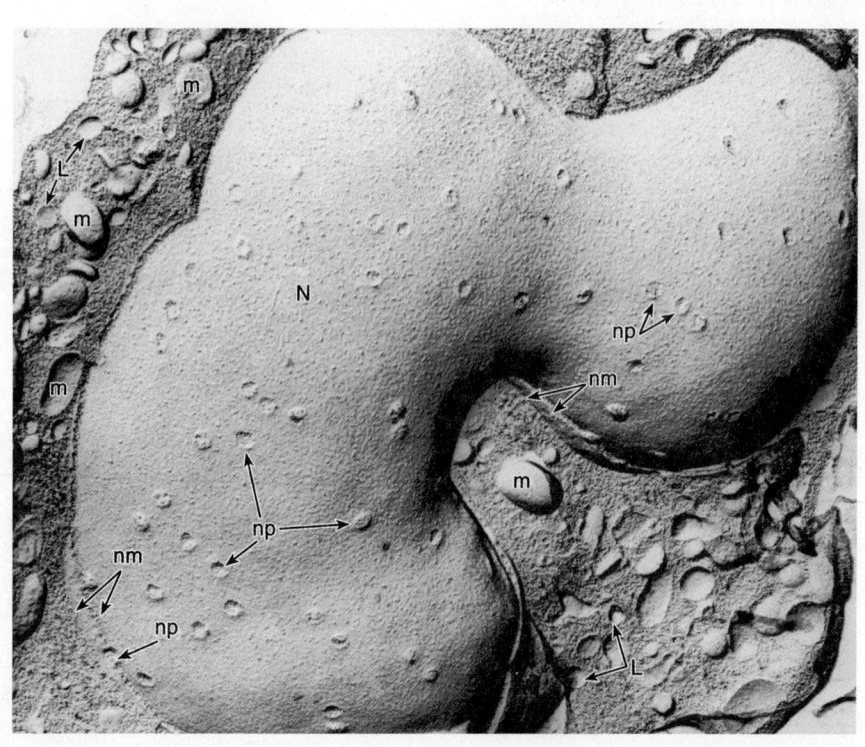

图67-3 单核细胞的冰冻蚀刻图像。图中可见大的细胞核(N),核孔(np)较多,在核膜(nm)的某些区域双层膜断裂明显。胞浆内可见线粒体膜的嵴状表面和溶酶体颗粒

化学成分	单核细胞	中性粒细胞	淋巴细胞
酸性磷酸酶	++	+	+
β-葡萄糖醛酸酶	++	+	0 ~ +
硫酸酯酶	+	+	0
N-乙酰氨基葡萄糖苷酶	++	++	0
溶菌酶 *	++	++	0
萘酰胺酶	++	+	0 ~ +
α-醋酸酯酶 †	++	0 ~ +	0
氯乙酸 AS-D 萘酚脂酶	0 ~ +	++	0
过氧化物酶	+	++	0
碱性磷酸酶	0	0 ~ +	0

表 67-2 白细胞酶的细胞化学反应

  * 由单核吞噬细胞产生的溶酶体多数可分泌出去,保留在细胞内的很少。

  † 在某些情况下,人类 T 淋巴细胞也产生 α-萘酚脂酶和醋酸酯酶。
Data from Braunsteiner H, Schmalzl F: Cytochemistry of monocytes and macrophages. In Mononuclear Phagocytes, edited by Rvan Furth, p 62. Blackwell, Oxford, England, 1970; Li CY, Lam KW, Yam LT: Esterases in human leukocytes. J Histochem Cytochem 21:1 ~ 12, 1973.

有酸性磷酸酶和芳基硫酸酯酶。这些颗粒形成初级溶酶体,与中性粒细胞的嗜天青颗粒相同。单核细胞的嗜天青颗粒群对过氧化物酶、酸性磷酸酶和芳基硫酸酯酶的反应并不一致[23,24]。另外,可以通过细胞化学来鉴别形态上与其他细胞器相同的初级颗粒。单核细胞的另一颗粒群都不含碱性磷酸酶[23],与中性粒细胞的特殊颗粒没有严格的同源性。

巨噬细胞的形态学

与单核细胞相比,巨噬细胞的主要特征是细胞体积巨大,胞质颗粒增多,细胞体积不同,形状各异,胞质内透明囊泡的数量增加。

光镜和相差显微镜

把成人外周血单核细胞进行纯化和体外培养后,就能观察到这些细胞发育为成熟的巨噬细胞。肺泡、腹膜腔、胸膜腔以及炎症渗出液中的巨噬细胞都是经过活体刺激转化后的过成熟细胞。转化过程中杀菌能力增强[1,2],因为溶酶体的数量和所含的酸性水解酶数量都有所增加。不同部位和功能的巨噬细胞在形态上也有所差异。定居在脾脏的巨噬细胞(窦岸细胞)与异常红细胞的滞留和有效清除有关,并与红细胞被吞噬和胞质内铁蛋白的聚集有关(参见第 6 章)。骨髓中的巨噬细胞,即幼红细胞岛的"看护细胞",在吞噬红细胞和铁的储存转运中起着相似的作用(参见第 5、31 章)。肝窦内的巨噬细胞(Kupffer 细胞)也可以吞噬红细胞和其他细胞碎片,是铁储存的重要部位。肺泡内、胃肠道黏膜固有层中和胸、腹腔液中的巨噬细胞在形态上有特殊表现:具有吞噬微生物、细菌以及细胞性或非细胞性碎片的功能,还表现出定居器官的特异性。

瑞氏或苏木素伊红染色的涂片中,巨噬细胞的直径多为 25 ~ 50μm(图 67-4)。核偏于一侧,肾形或多个核融合,有 1 ~

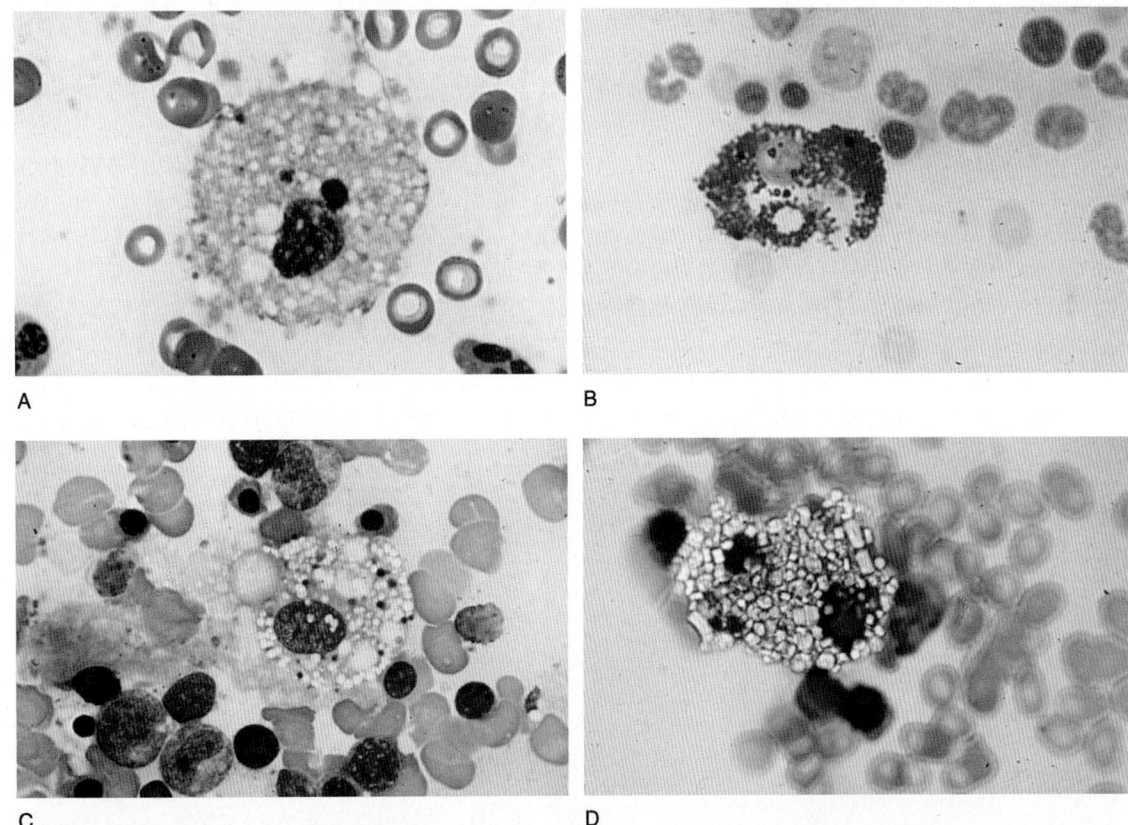

图 67-4 骨髓涂片。巨噬细胞。这些细胞有特征性的圆形核,有时位于中心,有时偏于一侧,胞浆的延展性很好。A. 激活的巨噬细胞,胞浆空泡丰富,残留有消化后的细胞碎片。B. 巨噬细胞普鲁士蓝染色,胞浆内的铁颗粒。C. 吞噬了红细胞的巨噬细胞。注意:灰色的红细胞是经过溶血的破坏红细胞(血红蛋白部分脱失)。胞浆内丰富的空泡是红细胞降解的场所。D. 胱氨酸病患者的巨噬细胞,胞浆内充满了胱氨酸结晶。(Reproduced with permission from Lichtman's Atlas of Hematology, www.accessmedicine.com.)

2 个明显的核仁,核染色质疏松分散,呈线状,在核中央和核膜内侧聚集成块(图 67-5A)。在瑞氏染色中,核周浅染区(高尔基体)明显。胞质内有紫红色的细小颗粒和粗大的嗜天青颗粒。胞质边缘参差不齐。胞质内囊泡主要分布在边缘,提示这些细胞的胞饮作用活跃。

细胞表面抗原 CD68,又称为巨涎蛋白,是常用的巨噬细胞标志。图 67-5B 显示了淋巴结内巨噬细胞的免疫组化特点。巨噬细胞的胞质 CD68 染色阳性,而周围的淋巴细胞阴性。

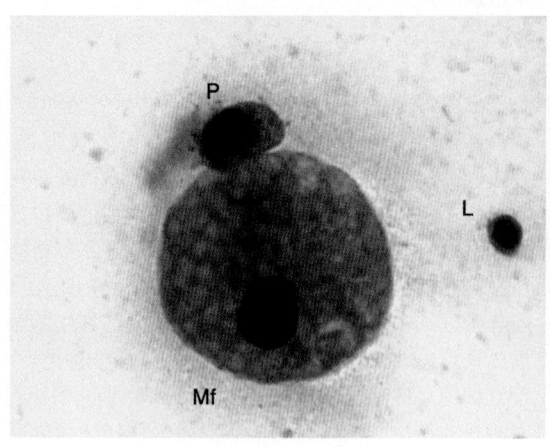
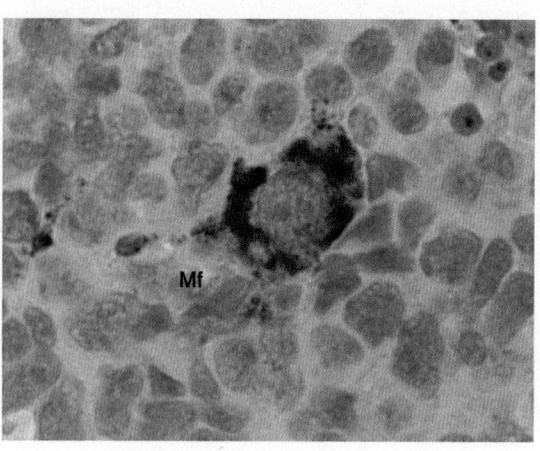

图 67-5　巨噬细胞(Mf)的图像。**A**.苏木素伊红染色的细胞涂片(×400),巨噬细胞、浆细胞(P)和淋巴细胞(L)。**B**.淋巴结的巨噬细胞标志抗体 CD68 免疫组化染色(×400)。大量蓝色核的淋巴细胞包围着褐色胞浆的巨噬细胞。(Used with permission of Dr. Madalina Tuluc, Thomas Jefferson University Hospital, Philadelphia, PA.)

在相差显微镜下,活的巨噬细胞很大,具有在玻璃表面黏附和延展的特性。细胞器集中于细胞的中央,透明质胞质像雾一样的分布在周边,胞膜边缘皱褶明显。囊泡和能收缩的空泡在细胞的周边和中央都可以见到。含有中心体和高尔基体的核周浅染区特别活跃,呈波浪状运动。

电镜

巨噬细胞黏附于玻璃表面的扫描电镜图像显示了膜的折叠和伪足(图 67-6)。单核细胞衍生的巨噬细胞在透射电镜下可以表现出分化程度、核的“成熟度”各异,核糖体、线粒体和溶酶体的内容物也各不相同,核形状各异,从马蹄形到多核融合的都有(图 67-7)。在附着于膜的染色质聚集区中间的透明区域是核孔的位置,在冰冻裂隙电镜图像中巨噬细胞和单核细胞的核孔相当多(图 67-3)。在外围胞质中可见多聚核糖体和少量的滑面及粗面内质网。发育良好的高尔基体位于核周浅染区。高尔基体通常是多中心的,内含多个囊泡,部分含致密内容物的囊泡是初级溶酶体。能够进行内饮作用的细胞有比较固定的特征:细胞表面有大量的微绒毛。这种表面适应的发育程度与细胞的吞噬活性及胞饮能力有关。吞噬和代谢能力不同的细胞,所含有的线粒体的数量和体积也不同。线粒体常聚集在高尔基体附近,在细胞外侧很少见,可能是为内饮过程提供能量。

巨噬细胞最常见和最特异的超微结构特征是含有电子密度高的膜包裹溶酶体,这种溶酶体多数是吞噬体和次级溶酶体的融合体。在次级溶酶体中,可以看到消化了的细胞、各个降解阶段的细菌和非细胞物质,容易识别的主要是退化的线粒体

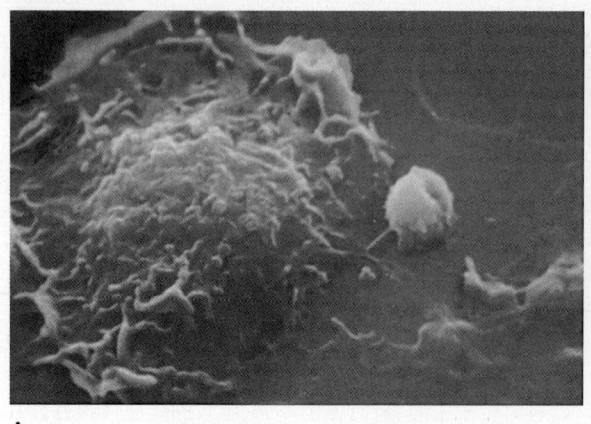
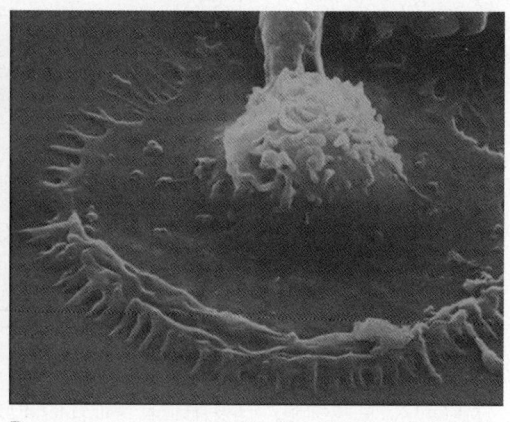

图 67-6　扫描电镜图像,在小牛血清(BSA)包被(A)或免疫复合物(BSA-抗-BSA)包被(B)的培养皿中的培养的巨噬细胞。巨噬细胞的膜向四周伸展突起,有大量的微小黏附点附着于免疫复合物包被的平皿表面

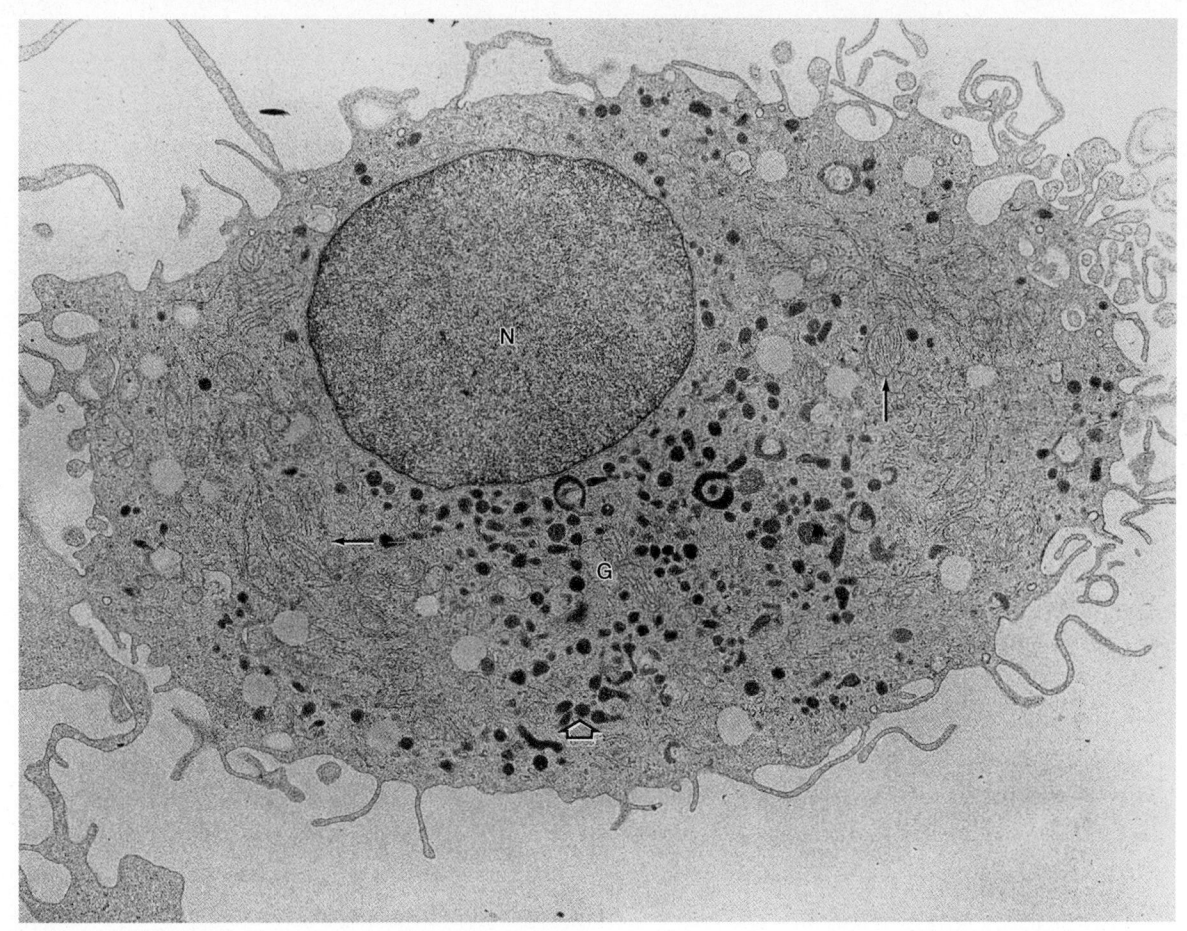

图 67-7　电镜图像,体外培养 9 天后的单核细胞来源的巨噬细胞。G,高尔基区;N,核。右侧箭头指的是内质网,左侧的箭头指的是线粒体,空箭头指的是溶酶体(×7600)

和核物质。次级溶酶体也含有吞噬过程后期部分降解的物质,看起来像板层脂质体。巨噬细胞的微管和微丝很发达。可以从单核细胞中分离出肌动蛋白样蛋白和肌球蛋白样蛋白,这也是一大特征。静息的巨噬细胞边缘不整,伪足伸向各个方向。核周的胞质中含有粗面内质网和高尔基体。脂肪球、初级溶酶体和线粒体很明显。激活的单核/巨噬细胞能够游走,伸出的伪足朝前方游动[25]。

● 受体

单核/巨噬细胞膜受体和其他膜表面蛋白

　　单核/巨噬细胞表面有许多受体,可以结合特异的单克隆抗体。这些受体(图 67-8)包括单核/巨噬细胞的起源、生长、分化[26]、激活、识别、移动和功能的标志。通过根据细胞表面 CD14 和 CD16 的表达将单核细胞分成不同的亚型,CD14 和 CD16 分别形成了部分脂质多糖(LPS)toll 样受体(TLR)和一种免疫球蛋白 FcRs 的分子。主要包括 CD14$^+$强表达/CD16$^-$的单核细胞、CD14$^+$弱表达/CD16$^+$的单核细胞以及 CD14$^-$弱表达/CD16$^+$的单核细胞。单核细胞具有异质性,90%～95%的循环单核细胞(经典的单核细胞)[27]为 CD14$^+$强表达/CD16 阴性的单核细胞,CD14 强或弱表达是指用特异的 CD14 单克隆抗体标记的荧光强度来判断。少部分单核细胞 CD14 弱表达,CD16 阳性,与经典的单核细胞相比,吞噬活性降低。经典的单核细胞与 TLR 结合后产生氧自由基(ROS)和细胞因子。而非经典的小群单核细胞通过 TLR-7、TLR-8、MyD88-MEK(髓系分化因子-88MAPK 激酶)和 AHD 与病毒和含核酸的免疫复合物结合后,选择性地分泌肿瘤坏死因子(TNF)-α、IL-13 和 CCL2[28]。这一 CD14 弱表达的小群单核细胞[29]有很强的清除血管和管腔内碎片的功能[SR(清道夫受体)],并且能摄取免疫复合物[30]。另外,它们的表型与产生和分泌特定细胞因子的能力有关[31]。

　　巨噬细胞擅长吞噬(液相的和受体介导的),是专门吞噬各种类型颗粒的吞噬细胞,这些颗粒可以是有机物质(细胞、微生物),也可以是无机的外源物质[32]。树突状细胞(DCs)在成熟转化为抗原呈递细胞(APCs)后摄取能力下降,但可以诱导继发的免疫反应或耐受。不成熟的 DCs 表现出巨噬细胞胞饮功能增高,捕获外源物质进行抗原的交叉呈递[33]。将胞膜摄取性受体简单地分为调理素受体、非调理素性 TLRs 和非 TLR 依赖的受体。非 TLR 依赖受体包括 SRs[34,35]和凝集素样碳水化合物识别分子受体家族[36,37]。如果配体复合物被呈递到微生物和破坏的宿主细胞表面,或在摄取后的囊泡系统内产生了这些配体分子,这些受体就可以相互合作了。

Fc 受体

　　单核细胞、巨噬细胞、粒细胞和血小板表面都表达 IgG 的

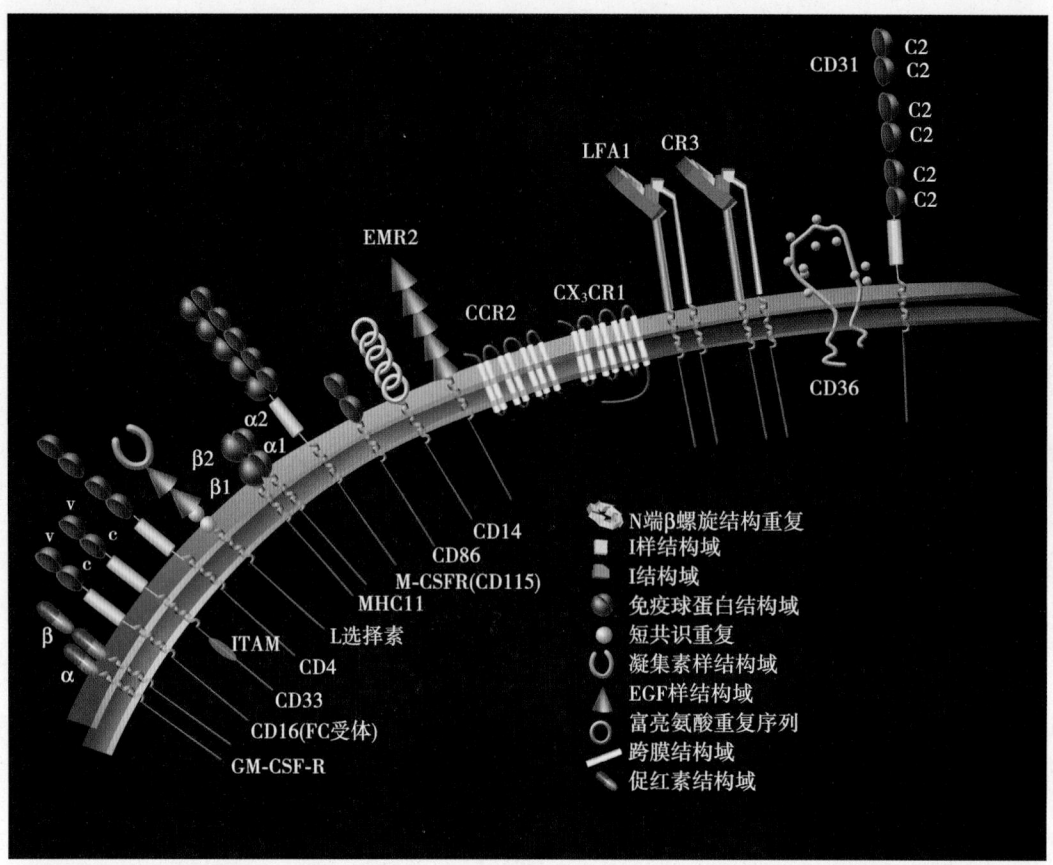

图 67-8   部分单核细胞受体和表面抗原分子的不同结构和功能示意图。(Used with permission of S. Seif, GraphisMedica,2014.)

FcRs[38,39]。FcRs 可以分为三种类型:FcRⅠ、FcRⅡ和FcRⅢ(图 67-9)。这些受体在不同细胞上的表达谱是不同的。第一类 IgG 受体 FcRⅠ(CD64)在单核细胞、巨噬细胞和激活了的中性粒细胞上表达。这一受体可以通过 Fc 片段结合 IgG 单体。激活的单核细胞和巨噬细胞表面的 Ig 受体表达增强。CD64 的作用是介导 IgG-抗原复合物的胞饮作用,并将抗原呈递到 T 细胞,触发细胞因子和氧自由基中间产物的释放,在粒细胞介导的、抗体依赖的细胞毒作用中发挥作用。第二类 IgG 受体 FcRⅡ(CD32)是一种广泛分布于多种细胞上的受体,包括单核细胞、血小板、中性粒细胞、B 细胞、部分 T 细胞和部分血管内皮细胞。这种受体可以结合包括 IgG 单体在内的 IgG 复合物。这种 FcR 在与 B 细胞的抗原受体(即表面 Ig)结合后,可以调节 B 细胞的功能。它也可以在体外诱导髓样细胞释放介质和诱导 Ig 包被的颗粒的吞饮作用。当然,这种 FcR 也可以参与抗原呈递。第三种 IgG 受体 FcRⅢ(CD16)在中性粒细胞、自然杀伤细胞和组织巨噬细胞表面表达[40]。这种受体可以与免疫复合物中的 Ig 以及结合于细胞膜表面的 Ig 结合,主要负责抗体依赖的细胞毒作用。这三种 FcRs 都可与人类 IgG 亚型 IgG1 和 IgG3 特异结合(参见第 75 章)。巨噬细胞表面的 FcR 与免疫复合物的结合可以"激活"细胞:吞噬增加,产生过氧化物,释放前列腺素和白三烯。

补体受体

补体系统激活后,导致大量可结合于单核-吞噬细胞表面特殊受体的配体的释放。已经发现了四种可与补体 C3 片段结合的受体(图 67-9)[41]。补体受体 1(CR1 或 CD35)可与单核细胞和巨噬细胞表面的 C3bi 二聚体结合。补体受体 3(CR3 或 CD11b)可与补体片段 C3b 结合。CR3 是一种异源性糖蛋白二聚体,由两种多肽以非共价方式结合。α 多肽链的相对分子量为 185 000,β 链的相对分子量为 95 000。这种受体和白细胞抗原淋巴细胞功能相关抗原(CD11a)以及 α-X 整合素链(CD11c)构成了异源性二聚体家族,并与相同的 β 链(CD18)连接[42]。这些多肽群称为白细胞整合素(β2)亚族[43]。这些异源二聚体与细胞-细胞之间的相互作用有关,包括白细胞游走进入组织、与调理素化的颗粒及血浆蛋白结合、黏附于不同底物等。它们也调控细胞间的黏附。清除整合素 β2 亚单位会导致白细胞无法黏附[44]。

典型的调理素可以促进颗粒的摄取,包括抗体、免疫球蛋白(Ig)G 和抗原复合物、补体,可以通过经典路径激活(抗体依赖的 IgM 或 IgG),或直接通过凝集素-碳水化合物-刺激替代途径而被识别。Fc 和 CR 在结构、表达和功能(激活或抑制巨噬细胞反应)[45,46]上都不同,参见图 67-9。其他调理素包括纤黏蛋白和乳脂球蛋白[47]。通过表达不同类型的调理素受体,单核细胞、巨噬细胞和 DC 发挥作用的范围很广,包括先天和后天免疫、抗原清除和破坏[48]、自身免疫、炎症和感染性疾病的致病机制等。基因多态性导致 FcRs 的表达和功能各不相同,从而影响了机体的稳态与疾病。虽然对宿主的保护作用明显,但微生物也还能侵入机体,破坏这些受体而存活下来[49]。调理素受体在清除造血细胞中发挥重要作用,例如在清除抗体包被的血小板时可以造成血小板减少;在抗体治疗中也有重要作用,例如

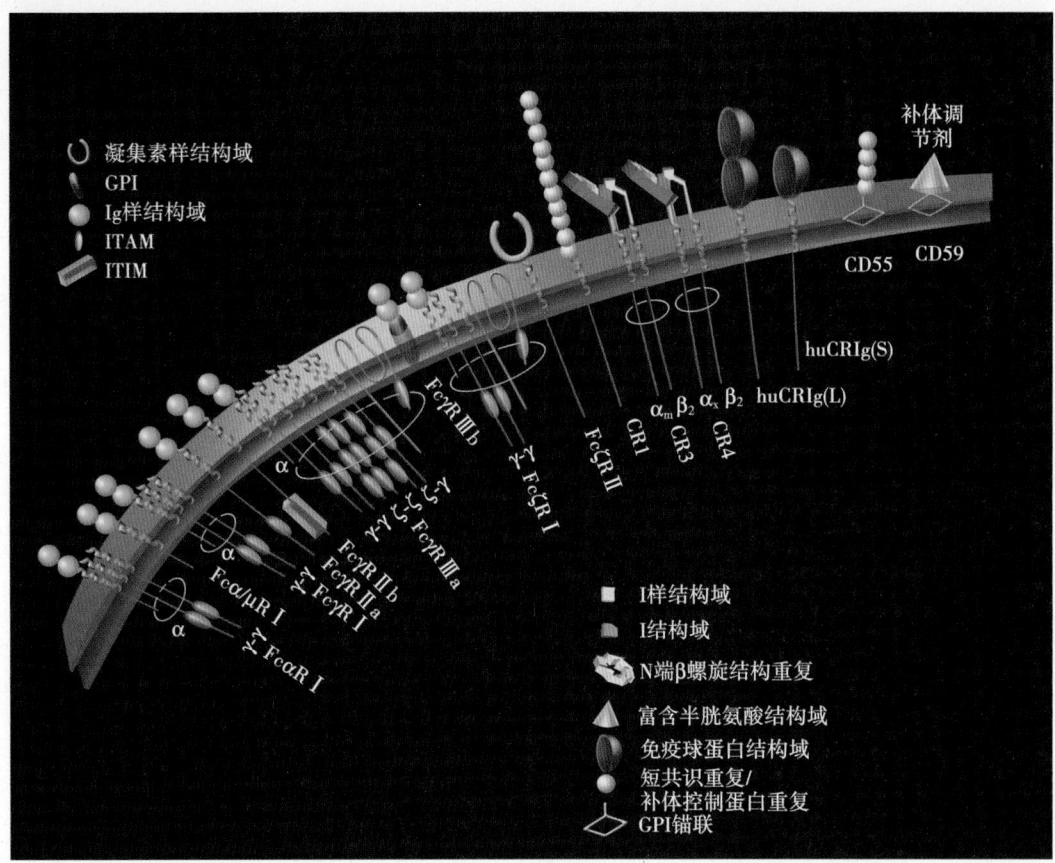

图67-9 人 Fc 受体和补体。髓系细胞表达部分经典的 Fc 受体,可以启动一系列细胞反应,包括吞噬、抗体依赖的细胞毒、抗原呈递、呼吸暴发和炎症介质的释放等。免疫球蛋白(Ig)亚类可以通过胞外结构域结合,经相关的跨膜多肽链,通过胞浆内免疫受体酪氨酸活化基序(ITAM)或免疫受体酪氨酸抑制基序(ITIM)进行信号传导。激活性和抑制性受体通常是共表达在细胞表面的,构成完整的功能,并决定效应细胞的反应程度。补体受体(CRs)和膜调节因子通过 m-φ-CR 表达。CR1 在有核细胞上广泛表达,可以作为温床与激活的补体结合。CR3(CD11b/CD18)是吞噬细胞上 C3bi-包被颗粒的受体,CR4(CD11c/CD18)是 β_2 整合素,两者都可以与淋巴细胞功能相关抗原(LFA)-1(CD11a/CD18)结合,介导髓系细胞黏附到内皮细胞上和细胞外基质上以及迁移。在 Kupffer 细胞上,人 CR 免疫球蛋白(huCRIg)是长型(L)和短型(S)补铁结合受体,介导调理素化的细菌的摄取。CD55 和 CD59 是补体激活的糖基磷脂酰肌醇(GPI)锚联调节因子。(Used with permission of S. Seif, GraphisMedica, 2014.)

帮助植入。抗体的基因工程为我们提供了新的抗体作为治疗药物,可以减少不需要的反应,例如细胞激活。在组织损伤和修复过程中,启动或避免补体激活需要控制重要的效应途径。

Toll 样受体

在哺乳动物巨噬细胞上发现的 tTLRs 家族是一种模式识别受体,可以识别来源于微生物的结构固有分子,包括内毒素(LPS)和病毒的核酸。目前认为,TLRs 与微生物感染后免疫系统改变有关。例如,TLR4 是识别 LPS 的复合物的一部分。TLRs 对病原的识别可以通过信号传导途径激活天然免疫系统,激发炎症反应,产生细胞因子[50]。图67-10 简要展示了这些受体的不同结构和信号传导途径。

TLR 的发现引发了对先天免疫、炎症和 APC 的免疫增强作用的研究[51~53]。已经研究清楚了受体的结构、表达的差异、微生物和内源性配体以及信号传导途径,关于调控受体的研究结果为调控人类 TLR 信号传导途径提供了基础。先天性疾病的发现,例如白介素受体相关激酶(IRAK)-4 缺陷[54]、toll 白介素受体适配蛋白(TIRAP)在恶性疟疾感染中[55]的功能,已经发现这些受体在人类疾病中所起的作用。出现了几个新的概念。

早前的研究中发现了脂多糖(LPS)的识别、多蛋白复合物 CD14、LPS 结合蛋白和 MD2 的信号传导、独特适配子途径[MyD88(髓系分化因子)、TIRAP/MAL(适配子样 MyD88)、TRIF(TIR 含功能区的适配子诱导的干扰素-β)和 TRAM(TRIF-相关适配子分子)],TLR 配体的识别和感知过程就很清楚了。还弄清了 TLR4 的三级结构[56]。TLRs 不仅在髓系细胞和其他细胞的细胞膜上表达,在囊泡上也有表达,特别是 TLRs3,7,和9,它还参与病毒核酸的识别。核因子(NF)κB 与 IFN 的相互作用、分裂原活化蛋白激酶(MAP)激酶途径也都已经明确了[57]。TLRs 已经被证实可与其他识别受体协同作用[58],例如 dectin-1。关于 TLR 在非转录活动中的信号传导中的作用引起了较大争议,例如在巨噬细胞中吞噬体发育成熟的动力学问题[59]。

非 Toll 样、非调理素性受体

对凝集素和清道夫受体的研究落后于上文中提到的受体,但根基却很牢固,着重研究受体的表达和配体,主要在小鼠炎症和感染模型中进行[35,60,61]。这些受体在巨噬细胞和 DCs 上广泛表达,而单核细胞和中性粒细胞上的表达有所不同。它们都

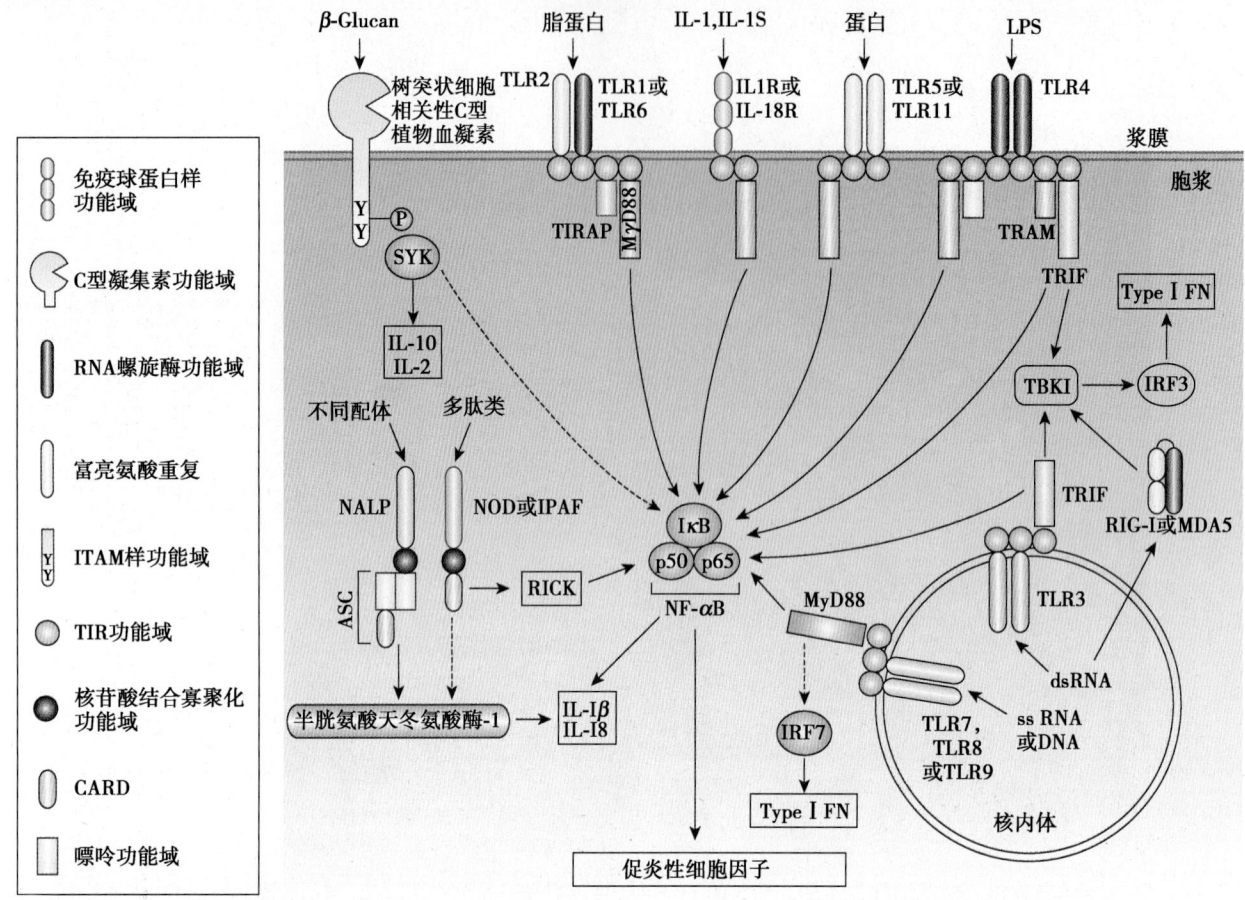

图67-10　主要的 Toll 样受体(TLR)信号传导途径和结合子分子。这一补体受体介导的途径多元而复杂。例如,TLR 信号传导不仅与核因子-κB(NF-κB)激活有关,还与丝裂霉素激活的蛋白激酶、磷脂酰肌醇 3-激酶和几种其他的途径有关,这些途径明显影响 TLR 激活后的总生物学反应。Dectin-1(一种 β-葡聚糖受体)被证实是一种可以进行多种信号传导的细胞表面模式识别受体。ASC,凋亡相关的斑片样蛋白,含有 caspase 激活域和募集域;CARD,caspase 激活域和募集域;ds,双链;I 型 IFN,I 型干扰素;IFN,干扰素;IκB,NF-κB 的抑制因子;IL,白介素;IPAF,白介素 1β 转换酶蛋白酶激活因子;IRF,干扰素调节因子;LPS,脂多糖;MDA5,黑色素瘤分化相关基因 5;MyD88,髓样分化主要反应基因 88;NACHT,NAIP、CIITA、HET-E 和 TP-1 上的功能区;NALP,NACHT 富亮氨酸重复和含 Pyrin 功能域的蛋白;NOD,核苷酸结合寡聚化结构域;RICK,受体作用丝氨酸/苏氨酸激酶;RIG-I,维 A 酸诱导基因-I;ss,单链;TBK1,TANK 结合激酶 1;TIRAP,含 toll/IL-1R(TIR) 功能域的结合子蛋白;TRAM,TRIF-相关的结合子分子;TRIF,诱导产生 IFN-β、含 TIR 功能域的结合子蛋白;SYK,脾脏酪氨酸激酶。细节见正文。(Reproduced with permission from Trinchieri G,Sher A:Cooperation of Toll-like receptor signals in innate immune defence. Nat Rev Immunol 2007 Mar;7(3):179-190.)

参与了微生物和宿主配体的识别和摄取,但激活宿主防御功能的能力并不相同。这些受体系统的功能见图 67-11 和表 67-3。甘露糖受体主要与胞饮有关,在细胞内的位置非常明显[62,63]。甘露糖受体是一种多聚凝集素,在清除甘露糖端溶酶体水解酶、中性粒细胞颗粒糖蛋白(如 MPO)、激素(例如甲状腺球蛋白)和外分泌产物(如淀粉酶)时具有双重功能。在捕获甘露糖端糖蛋白并转运到脾脏(边缘带嗜金属巨噬细胞)和淋巴结(包膜下窦腔内的巨噬细胞)的靶点时,这些受体发挥了作用。靶向运输的结果要么是不引起任何反应,要么是在 TLR 刺激联合作用下诱导发生免疫反应[64]。与其他几种非调理素受体相同,在小鼠体内进行的研究显示,甘露糖受体在宿主防御或致病机制中具有双重甚至相反的功能。

Dectin-1 是一种凝集素样受体,在髓细胞上广泛表达,在胞质尾区具有单一的免疫受体酪氨酸活化基序(ITAM)样基序[65]。它可以识别 β 葡聚糖(真菌细胞壁中含量丰富),包括双活性的酵母聚糖颗粒,还参与对真菌感染的固有耐受。Dectin-1 激活 syk 和胱天蛋白酶募集域蛋白(CARD)9 并调节几种效应器

途径,例如 TNF-α、白三烯的产生和 T-辅助(Th)17 细胞的激活,巨噬细胞和 DCs 反应并不一致。Dectin-1 协同 TLR2/6 对酵母聚糖发生反应。巨噬细胞表达的其他凝集素包括唾液酸识别分子 Siglec-1(唾液酸黏附素)[66],Siglec-1 是一种泛 Ig 超家族跨膜蛋白,参与细胞-细胞间的相互作用(参见第 68 章在造血系统中的可能作用)。

SRs 是结构上不相关的几种受体的家族,多数有多聚阴离子配体,在几种微生物、凋亡细胞和修饰过的宿主脂蛋白上表达[34]。SR-AⅠ/Ⅱ和 MARCO(胶原样巨噬细胞受体)(A 族 SR)是胶原样跨膜受体,可以介导胞饮、吞噬和细胞黏附。SR-AⅠ/Ⅱ可以被 M-CSF 和 MARCO 通过与 TLR 和 MyD88 依赖的微生物配体结合而上调,触发固有免疫的激活[67]。一些天然的 SR-A 的配体能够被鉴别出来,包括载脂蛋白 A1 和奈瑟球菌外表面蛋白[68],还有之前描述的脂质 A、脂磷壁酸和修饰过的(乙酰化)低密度脂蛋白等。最初人们对 SRs 的兴趣主要在于它在动脉粥样硬化中的作用(参见第 134 章),现在的关注点集中在细菌感染时的固有免疫功能。

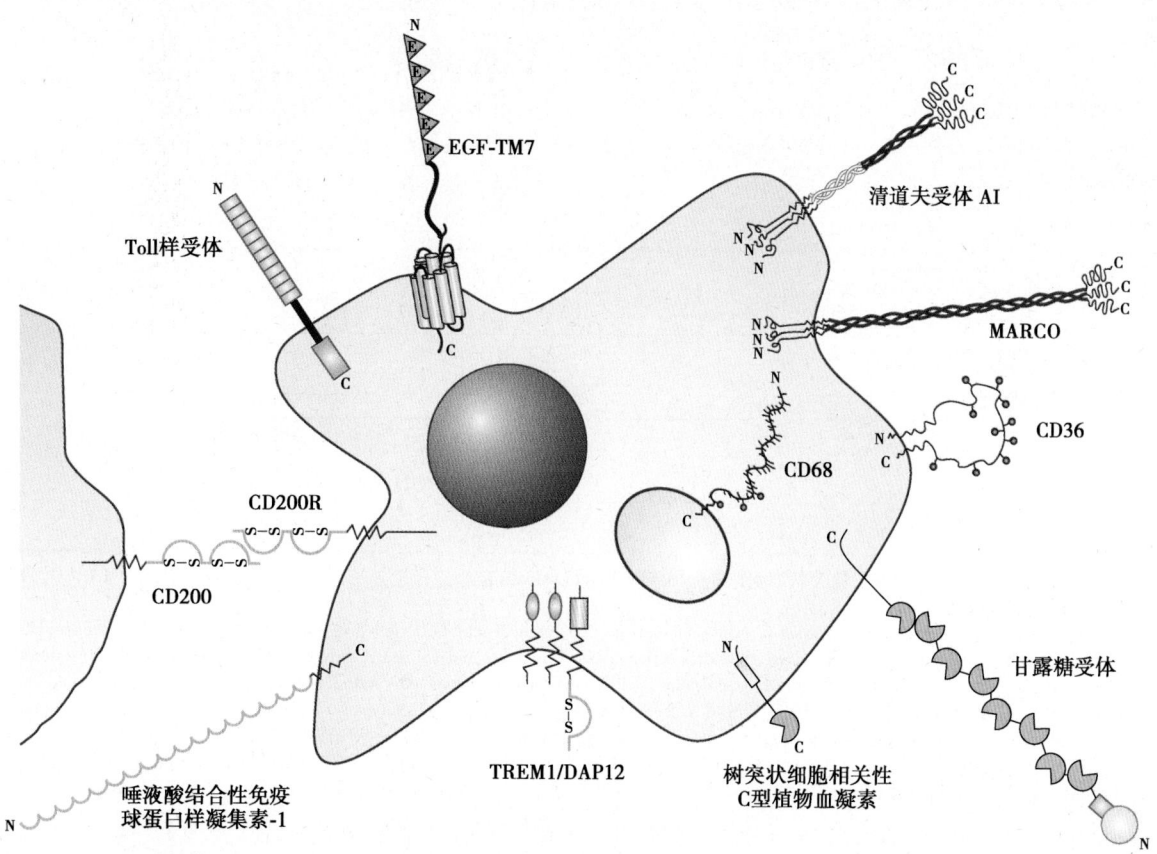

图 67-11　巨噬细胞非调理素性调节性受体。细节见正文。EGF-TM7，表皮生长因子 7 次跨膜域；MARCO，带胶原样结构的巨噬细胞受体

表 67-3　部分非调理素、非 Toll 样受体的配体				
分类	受体	微生物配体	内源性配体	功能
清道夫受体	SR-A I / II	革兰氏+/−杆菌	凋亡细胞	吞噬
		脂磷壁酸	修饰后的低和高密度脂蛋白（LDL，HDL，载脂蛋白 A1，载脂蛋白 E）	胞饮
		脂质 A	AGE 修饰蛋白	泡沫细胞形成
		瑟（氏）菌属的表面蛋白	β-淀粉样物质	黏附
	MARCO	革兰氏+/−杆菌	边缘带 B 淋巴细胞	黏附
		海藻糖真菌酸酯	子宫珠蛋白相关蛋白	吞噬
		瑟（氏）菌属的表面蛋白		固有激活
	CD36	来自革兰氏+杆菌的二酰基脂多肽	凋亡细胞（具有血小板反应素和玻连蛋白受体）	摄取、脂质交换、黏附
		恶性疟疾寄生的红细胞	高密度脂蛋白（HDL）	
			杆体外节	
凝集素	Dectin-1	β-葡聚糖	T 淋巴细胞（非糖类）	吞噬真菌和免疫调节
	DC-SIGN	病毒（如 HIV-1，登革热）的甘露糖/岩藻糖多糖化合物	ICAM2/3	黏附
			T 淋巴细胞	胞饮

表 67-3   部分非调理素、非 Toll 样受体的配体（续）

分类	受体	微生物配体	内源性配体	功能
	甘露糖受体	细菌、病毒、真菌、寄生虫的甘露糖/岩藻糖多糖化合物	溶酶体水解酶	胞饮
	C 型凝集素功能域		甲状腺球蛋白	黏附
	富半胱氨酸功能域		核糖核苷酸酶 B	抗原靶向
	纤连蛋白 II 型功能域		淀粉酶	黏附
			脾脏边缘区和淋巴结被膜下淋巴窦内的硫酸多糖	
			胶原	

AGE，晚期糖基化终末产物；DC-SIGN，树突状细胞特异的细胞间黏附负责-3 结合非整合素分子；ICAM，细胞间黏附分子；MARCO，带胶原样结构的巨噬细胞受体，清道夫受体。

Data from Fogelman AM, Van Lenten BJ, Warden C, et al：Macrophage lipoprotein receptors. J Cell Sci（Suppl 9）：135 ~ 49，1988；Adams DO, Hamilton TA；Phagocytic cells：Cytotoxic activities of macrophages. In Inflammation：Basic Principles and Clinical Correlates 2edition，edited by J. I. Gallin&R. Snyderman，p. 471. Raven Press，New York，NY，1992；Werb, Z. &Goldstein, I.；Phagocytic cells：Chemotactic and effector functions of macrophages and granulocytes，7th ed.，in Basic and Clinical Immunology，edited by D. Stites&A. Terr，p. 96. Appleton and Lange，Norwalk，CT，1991；Papadimitriou, J. M. &Ashman, R. B.；Macrophages：current views on their differentiation，structure，and function. Ultrastruct Pathol 13：343 ~ 72，1989；Gordon, S.，Perry, V. H.，Rabinowitz, S.，Chung, L. P. &Rosen, H.；Plasma membrane receptors of the mononuclear phagocyte system. J Cell Sci Suppl 9：1 ~ 26，1988；Law, S. K.；C3receptors on macrophages. J Cell Sci Suppl 9：67 ~ 97，1988；Hume, D. A. et al.；The mononuclear phagocyte system revisited. J Leukoc Biol 72：621 ~ 7，2002.

B 族 SRs 有着独特的结构，例如 CD36 和 SR-BI，参与分枝杆菌的识别，并参与脂质的摄取和交换[69,70]。CD36 与血小板反应蛋白一起在凋亡细胞的摄取中[47]起作用，并参与巨噬细胞的融合。在巨噬细胞和其他细胞上表达的其他 SRs 在清除中的作用相似。

II 类人白细胞抗原（HLA-II）受体

单核细胞和巨噬细胞在抗原呈递细胞中起着重要作用。它们携带有主要组织相容性基因复合物的 II 类糖蛋白：人类白细胞抗原（HLA）-DR、HLA-DP 和 HLA-DQ。不同组织中的巨噬细胞上的主要组织相容性复合物（MHC）II 类抗原的表达明显不同。脾脏巨噬细胞中 HLA-DR 阳性率很高（50%），而腹膜腔的巨噬细胞只有少量阳性（10% ~ 20%）[71]。肺泡巨噬细胞的 Ia 阳性率只有 5%[72]。淋巴细胞因子，主要指干扰素-γ，可以诱导巨噬细胞的 MHC II 类抗原表达增加，而前列腺素 E、甲胎蛋白和糖皮质激素会下调巨噬细胞 HLA-DR 抗原的表达。

CD11

CD11 是包括三种表面黏附糖蛋白的家族：CD11a、CD11b 和 CD11c。这三种蛋白的 α 亚单位不同，而 β 亚单位相同，形成三种表面糖蛋白异源性二聚体，β 亚单位又称为 CD18。几种 α 亚单位在等电点、分子量和细胞分布上都不相同（参见第 15 章）[73]。所有白细胞都表达 CD11a，而 CD11b 和 CD11c 主要在单核和巨噬细胞、少部分 B 细胞和大部分多形核白细胞上表达。CD11b 在新鲜的人单核细胞和巨噬细胞上的表达超过95%，但在体外细胞上的表达降低很快。CD11b 的特异性抗体，例如 OKM1 或 Mo1，可以阻断 CR 与 CD3bi 的结合[74]。相应地，这些抗体能强力抑制补体受体介导的红细胞-IgM 抗体-补体复合物玫瑰花结的形成。

CD14 和 CD16

CD14 分子是单核细胞系中的最特异的表面抗原。这个由 356 个氨基酸组成的多肽可以通过与磷酸肌醇结合而锚连于细胞膜上[75]。CD14 在单核细胞上的表达很强，而在粒细胞和大多数组织巨噬细胞上的表达很弱。在部分非髓系细胞表面也有表达（例如肝细胞和部分上皮细胞）。CD14 在功能上是内毒素（LPS）的受体。LPS 与血浆蛋白（LPS 结合蛋白）结合后更容易与 CD14 结合。共同受体 MD2 和 TLR4 也参与此过程。当 LPS 与单核细胞或中性粒细胞上表达的 CD14/MD-2/TLR4 结合后，细胞被激活，释放包括肿瘤坏死因子在内的细胞因子，上调包括黏附分子在内的细胞表面分子的表达。在体外，可溶性 CD14 与 LPS 结合后的复合物可以刺激不表达 CD14 的细胞分泌细胞因子并共同调控黏附分子[76]。

人血液中的部分单核细胞表达低水平的 CD14 分子和高水平的 Fcγ 受体 III（FcγR III）CD16[77,78]。这些 CD14⁺CD16⁺的单核细胞主要聚集在肺泡，而外周血的巨噬细胞上不表达这些抗原。CD14⁺CD16⁺单核细胞约占 5% ~ 10%，而在病理条件下，例如败血症、感染和肿瘤，这一比例明显升高。CD16⁺单核细胞可产生大量前炎症性细胞因子。

CD4

T 淋巴细胞表达几种表面受体。表面抗原 CD4 几乎只在 T 辅助淋巴细胞表达（参见第 76 章）。CD4 和其对应的信使核糖核酸（mRNA）都在单核细胞、巨噬细胞和单核细胞样的细胞系 U-937 上表达[79,80]。虽然外周血中单核细胞的 CD4 表达率很低，但在血液中的 CD4 阳性细胞的比例从少于 5% ~ 90% 不等。CD4 分子与 T 辅助淋巴细胞（T4）的功能和抗原刺激后的 T 细胞增殖有关,但在单核细胞和巨噬细胞上的功能尚不清楚。CD4 阳性单核/巨噬细胞的功能很重要,单核细胞表面表达的 CD4 分子可以作为 HIV-1 型病毒(HIV-1)的受体。HIV-1 把 CD4 受体作为感染单核/巨噬细胞的进入途径[79,80]。

趋化因子受体

趋化因子通过与靶细胞表面的趋化因子受体结合而产生

作用,而趋化因子受体属于 G-蛋白偶联家族,有七个跨膜功能区。人单核/巨噬细胞表达几种趋化因子受体(参见表 67-4)。趋化因子受体 CCR5 与 HIV 感染单核/巨噬细胞有关[81~85]。CCR5 is a major coreceptor on monocytes/macrophages for M-tropic HIV-1 infection. CCR5 是单核/巨噬细胞感染 HIV-嗜巨噬细胞株的主要协同受体。根据不同的文献报道,在 4% ~ 16% 的个体中发现了 CCR5 基因中 32 个核苷酸片段的缺失(CCR5Δ32),如果是纯合子,对 HIV 感染有很强的保护作用[86,87]。

表 67-4　单核细胞和巨噬细胞表面的受体

Fc 受体	转铁蛋白和乳铁蛋白受体
IgG2a,IgG2b/IgG1,IgG3,IgA,IgE	脂蛋白脂质受体
补体受体	阴离子低密度脂蛋白
C3b,C3bi,C5a,C1q	PGE2,LTB4,LTC4,PAG
LPS 受体	载脂蛋白 B 和 E(乳糜粒残余物,VLDL)
CD14	
细胞因子受体	促凝剂和抗凝剂的受体
MIF,MAF,LIF,CF,MFF,TNF-α,IL-1,IL-2,IL-3,IL-4,IL-10,IL-18,INF-α,INF-β,INF-γ,GM-CSF,M-CSF/CSF-1	纤维蛋白原/纤维蛋白
	VII 凝血因子 VII
趋化因子受体	α$_1$-抗凝血酶
CCR1,CCR2A,CCR2B,CCR3,CXCR4,CCR5	肝素
巨噬细胞生长因子受体	整合素(CD11b,CD18)
M-CSF,GM-CSF	纤黏蛋白受体
肽和小分子物质受体	层粘连蛋白受体
神经激肽-1	甘露糖,岩藻糖,半乳糖残基
H1,H2,5-HT	α$_2$-巨球蛋白-蛋白酶复合物受体
1,2,5-羟基维生素 D3	toll 样受体
N-甲酰基化多肽	TLR2,TLR4,TLR5,TLR9
内啡肽/脑啡肽	其他
P 物质	胆碱受体激动剂
速激肽-1	α$_1$-肾上腺素受体激动剂
精氨酸加压素	β$_2$-肾上腺素受体激动剂
激素受体	
胰岛素	
糖皮质激素	
血管紧张素	

C,补体;GM,粒细胞巨噬细胞;H1,组胺;5-HT,5-羟色胺;Ig,免疫球蛋白;IL,白介素;INF,干扰素;LIF,白细胞游走抑制因子;LT,白三烯;MAF,巨噬细胞激活因子;MFF,巨噬细胞融合因子;MIF,巨噬细胞抑制因子;PAG,血小板活化因子;PG,前列腺素;TNF,肿瘤坏死因子;VLDL,低密度脂蛋白。

Data from Lewis C,McGee JD:The Macrophage,2nd ed. Oxford University Press,New York,1992;Fogelman AM,Van Lenten BJ,Warden C,et al:Macrophage lipoprotein receptors. J Cell Sci Suppl 9:135 ~ 149,1988;Adams DO,Hamilton TA:Phagocytic cells:Cytotoxic activities of macrophages,in Inflammation:Basic Principles and Clinical Correlates,2nd ed.,edited by Gallin JI,Snyderman R,p 471. Raven Press,New York,1992;Werb Z,Goldstein I:Phagocytic cells:Chemotactic and effector functions of macrophages and granulocytes,in Basic and Clinical Immunology,7th ed.,edited by Stites D,Terr A,p 96. Appleton and Lange,Norwalk,CT,1991;Papadimitriou JM,Ashman RB:Macrophages:Current views on their differentiation,structure,and function. Ultrastruct Pathol 13:343 ~ 372,1989;Gordon S,Perry VH,Rabinowitz S,et al:Plasma membrane receptors of the mononuclear phagocyte system. J Cell Sci Suppl 9:1 ~ 26,1988;Law SK:C3 receptors on macrophages. J Cell Sci Suppl 9:67 ~ 97,1988. Hume DA,Ross IL,Himes SR,et al:The mononuclear phagocyte system revisited. J Leukoc Biol 72:621 ~ 627,2002.

为了说明巨噬细胞和病毒的动态相互作用,在物镜 100× 旋转盘共聚焦显微镜下观察 HIV-1 感染的人巨噬细胞与环境相互作用(see http://www.cellimagelibrary.org/images/41568#.VAR6eNcDfRo.email)。

● 功能

单核细胞对趋化因子等激活信号产生反应,通过趋化因子受体,发生黏附和游走,并穿过血管壁[88]。在败血症和目前尚未研究透彻的与血管内凝血和血小板激活有关的相应生理病理改变中,单核细胞都直接发挥了作用。在黏附于血管内皮细胞

之后,单核细胞主要表现出吞噬能力。与分化了的巨噬细胞相比,单核细胞对病毒感染比较耐受。它们可以选择性黏附到被脂质和血小板激活的内皮细胞上,而这些被激活的血管内皮是动脉粥样硬化的温床[89]。虽然代谢性刺激、微生物或环境刺激是诱导单核细胞激活所必需的,但单核细胞一旦被激活,就会表现出比组织中巨噬细胞更强的细胞毒活性和抗菌功能。

图 67-11 简要展示了与单核细胞功能有关的部分表面受体。包括趋化因子的识别、黏附、识别和固有免疫(例如 CD14)[90]、吞噬(如 FcR、CR)、分泌和杀伤机制有关的受体,也包括细胞因子的产生与反应。单核细胞内颗粒含有髓过氧化物酶(MPO)和溶菌酶,对中性粒细胞内的这几种酶的研究更多。

单核细胞和巨噬细胞的运动

如果单核细胞对感染产生了有效反应,就具有移动聚集到炎症和感染部位的能力。单核细胞可以随机游走和定向游走。在没有吸引物质存在时,随机游走的方向不定。定向游走是趋化的结果,指单核细胞移动到与可溶性因子或刺激发生反应的部位,这些反应要通过吞噬细胞表面的不同受体来完成。已有大量方法用于研究巨噬细胞在体内[91]和体外[92]的游走。

单核细胞和巨噬细胞在血液细胞中比较特殊,它们可以移动(阿米巴样运动)、迁移、变形伸长,能够在组织中定居"终老",而新鲜细胞又能源源不断的补充进来。虽然没有中性粒细胞的移动能力,在体外研究它们的生理活性也更困难,但单核细胞和巨噬细胞仍然表现出了系列所共有的、而又与 DC 不同的特性:游走性更强,黏附性略差,能够捕获抗原并呈递给未致敏的和致敏的淋巴细胞[93]。单核细胞和巨噬细胞也与成纤维细胞有相同的受体,并都有细胞骨架作用。除了可以对内皮和血管外信号发生反应穿出血管外,单核细胞和它们的子代细胞具有定向能力和特殊的黏附结构,比破骨细胞在骨表面的密封作用更明显,可以在局部分泌更强的代谢产物。

黏附被定义为单核细胞分化后发生的事件,主要影响细胞的聚集、细胞膜、胞质和核转录机制,对蛋白质组的翻译后修饰调节也有影响。单核细胞表达几种不同的整合素,参与外部信号和内部信号的传导[94]。比较重要的是 β_2 整合素异源二聚体,它在髓系细胞限制表达,而 β_1 和 β_3 在间充质细胞和其他细胞上都有表达。β_2 整合素、淋巴细胞功能相关抗原(LFA)-1(CD11a/CD18)、CR3(CD11b/CD18)和 CD11c/CD18,在单核/巨噬细胞黏附的研究中都具有很高价值。已经生产出相关的抑制性和刺激性单克隆抗体,某些少见的先天性代谢疾病是由于共有的 β_2 链缺如,导致髓系细胞不能聚集到炎症刺激的部位,例如白细胞黏附缺陷综合征。

已经对中性粒细胞的著名的翻滚序列图(由 L-选择素介导)、更稳定的黏附性(由 β_2 整合素介导)以及穿越血管壁的机制进行了深入的研究,发现中性粒细胞与单核细胞在趋化因子作用后进入组织的机制上相似,这些将在第 68 章中阐述。目前仍不甚清楚单核细胞如何特异的、连续的迁移进入不同组织(骨髓、血液、组织)。循环中的单核细胞是否已经为进入特殊组织(如中枢神经系统 CNS)做好准备还是细胞是随机进入组织中,这仍然是一个未解的问题。

单核细胞与趋化有关的移动调控机制还不很清楚[95]。特别是在有氧和低氧条件下的线粒体如何提供能量和发挥作用还需要进一步的研究。DC 的线粒体很发达,在对病毒感染和胞质内刺激产生固有耐受的机制中发挥更多作用。已经发现了几种 G 蛋白偶联受体(GPCRs),包括各种专有的、共享的、甚至多余的趋化因子受体、β 肾上腺素受体和其他与定向游走的调节和其他细胞功能有关的受体(表 67-5)[96,97]。最近又发现了一个新的 GPCR 家族,有强大的细胞外功能区,包括髓系限制性表皮生长因子 7 次跨膜结构域(EGF-TM7)亚家族,含有多个 EGF(表皮生长因子)重复序列。EMR2(含黏蛋白样激素受体单位的表皮生长因子样受体 2)和 CD97 在结构上与抗原标志 F4/80 的相关性将在第 68 章中讨论,与单核细胞其他重要功能有关[97]。这些受体的配体包括补体调节分子(CD55、与阵发性睡眠性血红蛋白尿症有关。参见第 40 章)和硫酸软骨素 B(一种基质成分)。败血症休克时,髓系细胞上 EMR2 的表达上调,在中性粒细胞上与配体结合后可以激发一系列的细胞反应。

表 67-5　单核细胞和巨噬细胞上有意义的 GPCR				
趋化	黏附/细胞-细胞连接	炎症的激活与分解	替代激活	存活
趋化因子受体	EGF-TM7 受体	BAI-1(脑特异性血管生长抑制因子 1)	嘌呤受体 GPR86,GPR105,P2Y8,P2Y11 和 P2Y12	磷酸鞘苷脂受体-1
C5a 受体	磷酸鞘苷脂受体-1			
白三烯 B_4 受体		甲酰肽受体	趋化因子受体	
甲酰肽受体	CX3-CR1	趋化因子受体		
血小板激活因子受体		C5a 受体		
		EMR2		
EMR2		蛋白酶激活受体		
神经肽 Y 受体		血小板激活因子受体		
		白三烯 B4 受体		
		神经激肽受体		
		神经肽 Y 受体		
		血管活性肠肽受体		
		前列腺素受体		
		Resolvin(？解决素)		

BAI-1,脑特异性血管生长抑制因子 1;EGF-TM7,表皮生长因子-7 个跨膜区;EMR2,含黏蛋白样受体区域和激素样受体区域的表皮生长因子样受体 2;.

Data from Lattin,J. E. et al.;Expression analysis of GProtein-Coupled Receptors in mouse macrophages. Immunome Res 4:5,2008;Yona,S.,Lin,H. H.,Siu,W. O.,Gordon,S. &Stacey,M.;Adhesion-GPCRs:emerging roles for novel receptors. Trends Biochem Sci 33:491~500,2008;Lattin,J. et al.:G-protein-coupled receptor expression,function,and signaling in macrophages. J Leukoc Biol 82:16~32,2007.

已经在人类和小鼠的细胞(主要以中性粒细胞为模型)中进行了磷酸肌醇的代谢、二酰甘油的产生、钙内流和磷酸化/去磷酸化作用对肌动蛋白聚集的调节研究[95]。巨噬细胞研究中有价值的遗传模式包括 src 激酶敲除动物和 Wiskott-Aldrich 综合征患者。鸟苷酸三磷酸酶(GTP 酶;rac,rho,cdc42)与髓细胞的几种功能有关,包括细胞延展和膜皱缩。巨噬细胞特殊的黏附结构需要更深入的研究,包括局部黏附、足突形成(特别是破骨细胞的突起)和可能参与紧密连接的结构;有报道发现骨髓基质中的巨噬细胞有半连接子。CR3 在单核细胞和巨噬细胞的黏附到人工血清包被的底物(例如含细菌的塑料)时发挥作用,这一过程依赖二价阳离子的存在,而 A 族 SR 和 MARCO(见前文"非 Toll 样、非调理素性受体")可以在体外介导非二价离子依赖的细胞黏附到血清包被的组织塑料上。但是,巨噬细胞黏附到外源性物质上的行为非常明显、甚至是独特的,而且能抵抗蛋白酶的作用,这一过程的机制尚不明确。在图像研究技术提高后,联合基因调控研究,将进一步揭示体内单核/巨噬细胞黏附和游走的调节。

与凝血瀑布样反应的相互作用

单核细胞和巨噬细胞沿肝脏(Kupffer 细胞)和脾脏的窦腔线状分布,可以识别激活的血小板,与之结合后进行清除和破坏。此外,单核细胞可以产生有效的促凝物质,例如在败血症休克时产生组织因子。在损伤和炎症发生之后,单核/巨噬细胞就分泌尿激酶,与内皮细胞来源的组织纤溶酶原激活剂[98]一起激活纤溶酶。巨噬细胞尿激酶的产生受到吞噬和其他刺激的调节,这种酶激活后可以在细胞表面以蛋白酶-抗蛋白酶复合物相互作用的形式与受体(尿激酶型纤溶酶原激活物受体)结合,启动纤溶,在损伤的修复中起重要作用。

单核细胞产生的脂类组织因子的特性和来源并不十分清楚。单核细胞还可以产生脂质代谢混合产物,包括不稳定前列腺素、白三烯和血栓素,这些物质是由花生四烯酸衍生的前体物质和磷脂酶及环氧化酶成熟酶相合作用而产生的。

识别与清除:概述

肝脏、骨髓、肺内和其他非造血组织中的巨噬细胞在识别、

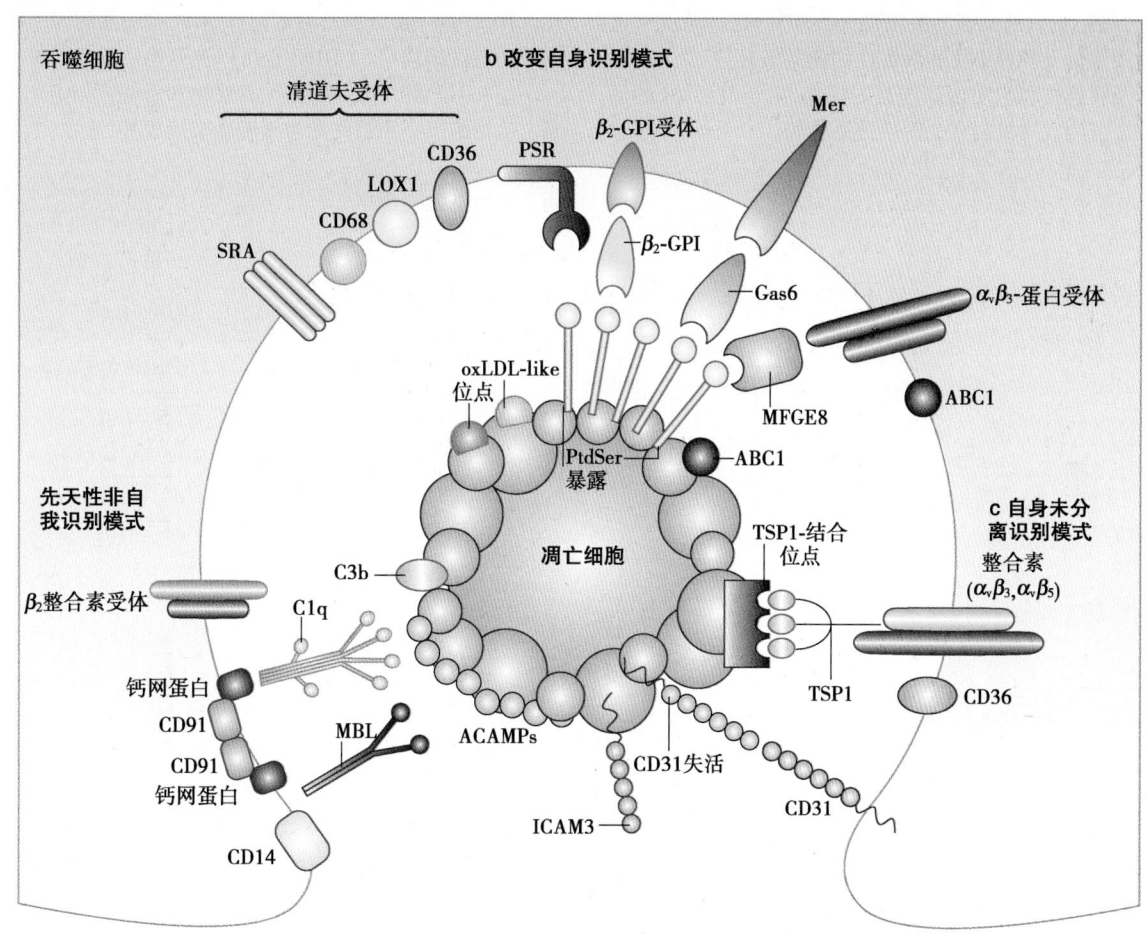

图 67-12　吞噬凋亡细胞的吞噬性受体。巨噬细胞和不成熟的髓系树突状细胞(DCs)是凋亡细胞清除中的主要免疫细胞。表达多种相似的受体,可以直接或通过可溶性调理素蛋白与配体结合,例如通过甘露糖结合的凝集素(MBLs)与配体结合。磷脂酰丝氨酸(PS)在凋亡细胞外表面暴露后,就能远距离搜寻这种配体的受体。在组织中的巨噬细胞上发现了一种新的受体(TIM4,和 TIM1 相关)可与 PS 特异结合。其他巨噬细胞利用 MFGE8(一种由巨噬细胞分泌的乳脂球蛋白)作为调理素。如何鉴别非自身和改变了的自身可能与不同巨噬细胞受体的协同作用有关。巨噬细胞吞噬凋亡细胞后引发抗炎症反应(例如释放转化生长因子-β 和前列腺素 E2),同时也参与 DCs 的抗原交叉呈递。细节见参考文献[47]。(Reproduced with permission of Savill J,Dransfield I,Gregory C,et al:A blast from the past:clearance of apoptotic cells regulates immune responses. Nat Rev Immunol 2002Dec;2(12):965-975.)

吞噬和胞饮外来颗粒和微生物以及修饰宿主固有成分时起着重要作用在观察巨噬细胞吞噬凋亡细胞的过程中发现，通过产生转化生长因子（TGF）-β，清除过程可以减轻甚至抑制炎症反应[99]。造血细胞的产生与细胞凋亡和破坏相互平衡，而微生物和其他毒素可以加快细胞的破坏。巨噬细胞启动急性和慢性炎症反应，并贯穿于炎症的始终，这是因为巨噬细胞接触损伤性颗粒后产生了生物合成和分泌反应。巨噬细胞摄取颗粒并形成空泡后，膜包裹的内容物进一步浓缩，为消化和抗原成熟与呈递作好了准备，从活跃的内吞细胞分化为 APCs 后，DCs 就具有了这些特性[33]。相关研究显示血液来源的单核细胞有独特的功能。例如，在人多发性硬化疾病中和自身免疫性脑炎试验模型中，单核细胞衍生的巨噬细胞启动了郎飞氏结的脱髓鞘，而胚胎发生时卵黄囊前体细胞衍生的小胶质细胞在疾病发生时几乎没有作用[31]。为了展示巨噬细胞在识别和清除外源物质中的作用，通过扫描电子显微镜可以观察巨噬细胞伸展和吞噬红细胞，通过相差显微镜可以观察吞噬后果（see video talk on macrophage phagocytosis at http://hstalks.com/? t=BL1473311）。

另外，对胞质识别系统的关注也大大增加，这一系统可能用于保护细胞免受各种干扰和溶解性物质的破坏[100~102]。自吞噬过程涉及膜连接和胞质内细胞器的损伤，由于与感染、肿瘤和炎症综合征的致病机制有关而备受关注[103]。

凋亡

巨噬细胞可以吞噬大量自然死亡的细胞、造血细胞和其他细胞，通过涉及多种非调理素受体的复杂机制完成吞噬[47,99]。补体可能也在其中发挥作用。图 67-12 显示了可能参与的受体和配体。除已经讨论过的 SRs 外，SRs 还包括调理素受体，乳脂球蛋白和玻连蛋白的受体等。磷脂酰丝氨酸（PS）在凋亡细胞的外侧面表达，负责对凋亡细胞的识别，但其作用可能更复杂，因为看起来健康的细胞的表面也可以表达 PS 片段，而 PS 的识别在 CD36 依赖的巨噬细胞相互融合上起作用[104]。识别并摄取坏死细胞的机制和巨噬细胞脱去有核红细胞核的机制尚不清楚（参见第 15 章）。

胞饮、吞噬和杀伤

除上述配体，巨噬细胞还表达胞饮生长因子、细胞因子、多肽和脂质的受体。巨噬细胞表达功能性叶酸受体，可以在激活时被诱导产生，并被用于定向结合药物或作为巨噬细胞的原位示踪标志[105]。血红蛋白-结合珠蛋白复合物可以被 CD163 内化，CD163 是一种糖皮质激素调节受体，有明显的 SR-半胱氨酸胞外功能区结构[106]。CD163 也可以被 P 物质下调[107]。

图 67-13 和图 67-14 展示了胞饮和吞噬的细胞生物学特点。除细胞大小和最终参与细胞骨架形成外，胞饮和吞噬在很

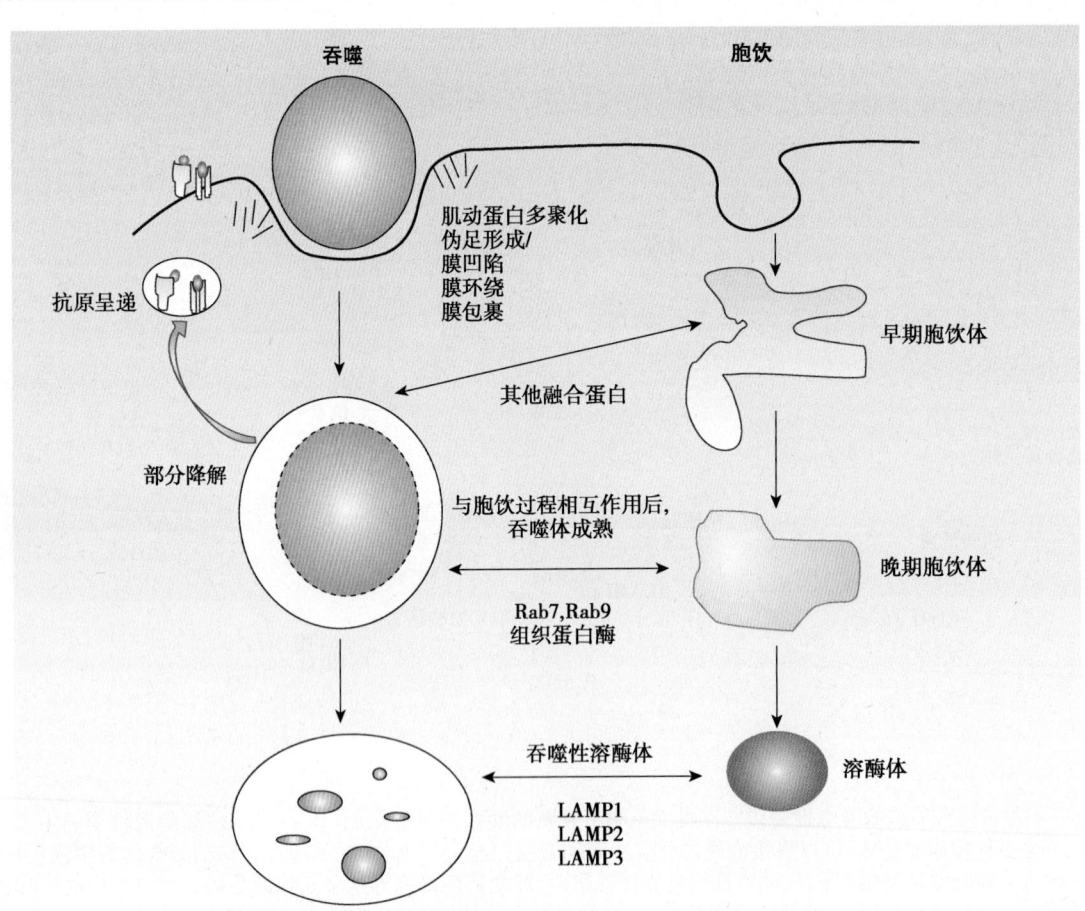

图 67-13　吞噬和胞饮过程。颗粒参与肌动蛋白依赖的程序化成熟过程，并与膜融合有关，在几个阶段都与胞饮过程有交叉。胞浆内的微小鸟甘酸三磷酸酶（rabs）在细胞器特异的相互作用中发挥关键作用。包裹着要呈递的抗原的膜与细胞膜相互循环。持续酸化合溶酶体水解酶的释放导致残基降解。囊泡膜表达标志蛋白，如 LAMP1；巨噬细胞泛抗原 CD68 与晚期胞饮体和溶酶体有关

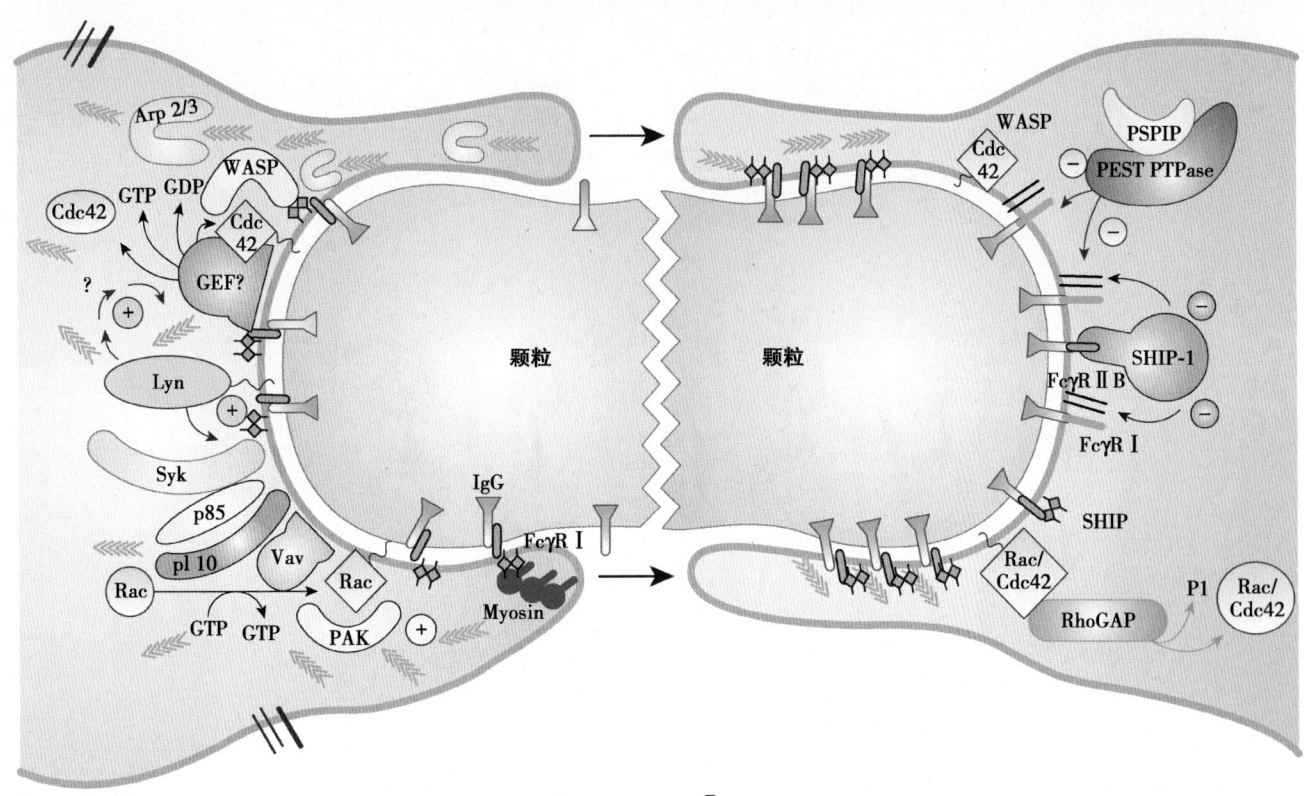

图 67-14　FcγR-介导的吞噬模型 A。在 FcγR-介导的吞噬中，三磷酸鸟苷 Rho 的上游和下游的信号传导。颗粒表面与抗原结合的免疫球蛋白（Ig）G 可以与巨噬细胞表面的 FcγR Ⅰ 受体结合，并诱导受体聚集（红色）。结合后激活 Src 家族的酪氨酸激酶（可能是 Lyn）。Lyn 可以使 γ 链（红色箭头所指的是 γ 链上的磷酸酪氨酸残基）和 Syk 磷酸化。Syk 被激活后通过两个 SH2（Src 同源 2）功能域与 γ 链上的磷酸酪氨酸残基结合。被未知的鸟苷酸交换因子（GEF）激活的 Cdc 由使 WASP（Wiskott-Aldrich 综合征蛋白）重构。然后，WASP 激活 Arp2/3 复合物并触发肌动蛋白多聚化，引起伪足产生突起（红色箭头）。PI3 激酶产物（PIP3）与酪氨酸结合后使酪氨酸磷酸化，酪氨酸磷酸化后可以激活 Rac1 GEF（可能还有 Vav），然后促进 Rac1 上的 GDP/GTP（二磷酸鸟苷/三磷酸鸟苷）相互转化。GTP 偶联的 Rac1 相互作用，并激活丝氨酸/色氨酸激酶 Pak1，后者可能会诱导肌动蛋白-肌凝蛋白收缩，使吞噬体闭合。B。下一步，FcγR Ⅰ 迅速下调，恢复到失活状态（蓝色），导致肌动蛋白微丝离散。根据这种模型，肌动蛋白聚集过程使伪足的远端呈波状向前运动，而肌动蛋白去多聚化则使伪足向后运动。多聚磷脂酰肌醇，例如含 SH2 功能域的 SHIP，可以选择性水解 PIP3，并产生下调作用。FcγR Ⅰ 的激活修饰也可能与酪氨酸磷酸酶有关，例如 SHP-1 与 FcγR Ⅱ b 有关，而 FcγR Ⅱ b 是 FcγR 家族的成员，可以与 FcγR Ⅰ 结合。另外，PEST 家族磷酸酪氨酸磷酸酶（PTPases）可能与 PSPIP（一种与 WASP 相互作用的细胞骨架蛋白）的脱磷酸化有关。GAPs 也可能与 Cdc42/Rac1 的失活后（GDP 结合状态）下调有关。最终，细胞骨架蛋白从吞噬体的消化部位释放到胞浆中（图中未显示）。（Reproduced with permission from Chimini G，Chavrier P：Function of Rho family proteins in actin dynamics during phagocytosis and engulfment. Nat Cell Biol 2000Oct；2（10）：E191-E196. ）

多方面是相同的：囊泡/吞噬体的形成后，pH 值降低，启动消化；与高尔基体产生的分泌性囊泡融合，成熟形成次级溶酶体/吞噬溶酶体后 pH 值更低，消化能力更强[108,109]。除了与细胞内囊泡选择性融合外，膜流动、循环和融合也更广泛。小的 GTP 酶在控制膜交换中发挥重要作用[110]。过去有人推测表层膜的基底部分在结构上参与胞饮的内化过程。

用调理素受体来研究抗体包被的红细胞的摄取机制，提出了拉链假说：局部节段性结合 FcR，巨噬细胞的伪足围绕颗粒作圆周运动，然后在顶端靠近、融合并消化。随后的几项研究证实了磷脂酰肌醇-3-激酶（PI3K）和磷脂酰肌醇在启动融合和后续的肌动蛋白细胞骨架和细胞膜偶联上起了作用[111]。通过浮选，可以有效分离含乳胶颗粒的吞噬体。蛋白质组分析[112]证实了吞噬体的蛋白构成，并描绘出吞噬体膜的功能结构。

这些观察结果为大量研究不同微生物和囊泡系统间相互作用奠定了基础，这对病原存活下来并造成细胞内感染非常重

要（图 67-15）。微生物可以通过抑制酸化和融合（分枝杆菌）[101,113]、次级溶酶体的扩增（利什曼原虫）[114]、自由进入胞质（李斯特菌）或通过融合将基因组转移到胞质中（包膜病毒）[115]；其他微生物可以诱导相似的活动，例如布氏杆菌在进入内质网后又可以出来，军团菌可以用不常见的组合方式与吞噬体膜结合而进入巨噬细胞[116]。非病原微生物或致病原通过调理素受体或在 IFN-γ 激活后经历不同过程，造成杀伤和破坏。

颗粒表面配体与膜的相应部位紧密结合的拉链机制似乎不能完全解释消化的所有形式。例如，补体调理素化的颗粒似乎可以沉入胞质，而其他吞噬体内是空的。一些关键的观察方法[109]使我们发现了吞噬的动力学特性。图 67-14 显示了部分控制细胞骨架的信号传导途径。

巨噬细胞富有溶酶体消化酶[33]，在成熟囊泡内的 pH 值下降到 6.5 以下后消化酶被激活。如果没有被 MHC 分子（DCs 所呈递的特征性抗原之一）捕获，大分子底物可以被降解为氨

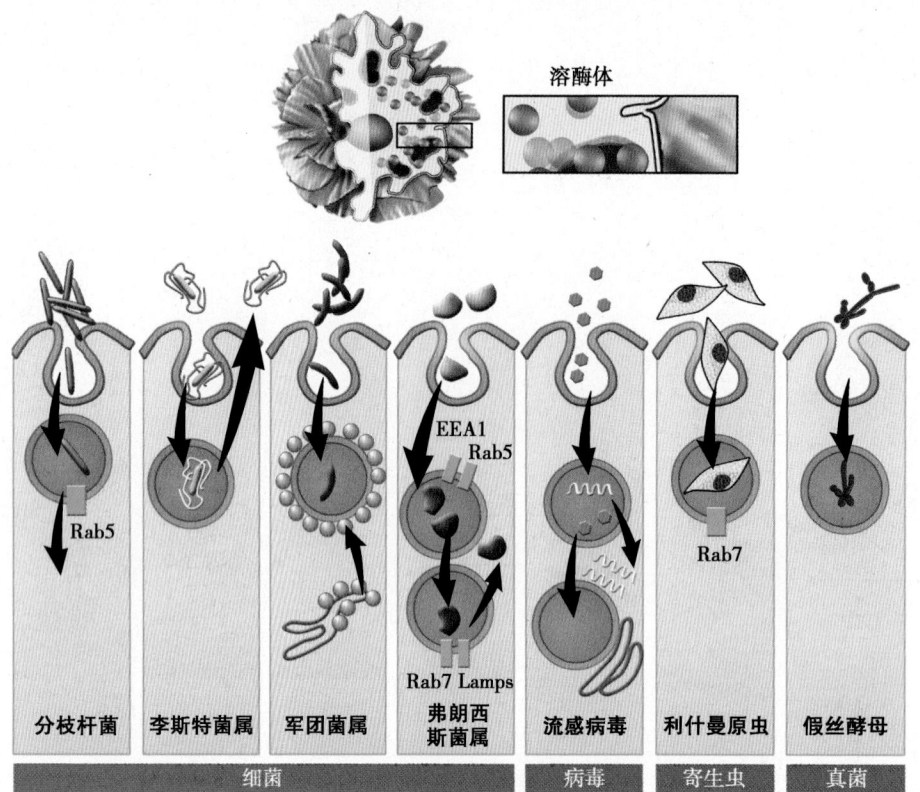

溶酶体

分枝杆菌　李斯特菌属　军团菌属　弗朗西　流感病毒　利什曼原虫　假丝酵母
　　　　　　　　　　　　　　斯菌属

细菌　　　　　　　　　　　　　病毒　　寄生虫　　真菌

图67-15　部分病原体侵入巨噬细胞的独特机制。病原体进入巨噬细胞并存活下来有几种机制。嗜肺军团菌与粗面内质网相互作用后在富含核糖体的囊泡中聚集定居下来。军团菌通过Ⅳ型分泌系统分泌效应分子进入细胞，这些效应分子可以抑制吞噬体/溶酶体的融合。土拉杆菌吞噬体获得了早期内涵体的标记 EEA1 和 Rab5，然后成长为晚期内涵体，表达 Lamp1、Lamp2 和 Rab7 等明确标记。晚期内涵体不能酸化，吞噬体的膜破坏后释放细菌进入胞浆。结核分枝杆菌吞噬体获得了早期内涵体的标记 Rab5，但不表达晚期内涵体的标记 Lamps 和 Rab7。这种病原体也可以产生阻断溶酶体融合的分子，在早期内涵体内定居繁殖。单增李斯特氏菌吞噬体的酸化对吞噬体膜的穿孔和细菌进入胞浆非常重要。它们驱动肌动蛋白多聚化然后进入细胞，在细胞之间穿梭。白色念珠菌经历了从单细胞形式到多细胞菌丝相的转化后，就可以使这种真菌逃离吞噬。墨西哥利什曼原虫吞噬体可以转化为表达 Rab7 的酸化吞噬体，寄生虫就可以在其中生存繁殖。流感病毒类的病毒可以抑制抗病毒机制的激活，如在病毒感染后可以诱导 IFN 产生的 IFN 调节功能蛋白的激活。巨细胞病毒（未显示）具有一定程度的使组织相容性复合物-抗原呈递途径失活的能力。（Used with permission of S. Seif, GraphisMedica, 2014.）

基酸、糖类或核酸碱基。早期研究[117]认为溶酶体的囊泡膜具有通透性。如果由于内容物的特性（如蔗糖）、超负荷（脂质），或由于代谢酶的基因缺陷（溶酶体贮积病），这些内容物在溶酶体中滞留，改变了巨噬细胞的基因表达和分泌性输出，因此导致慢性炎症或修饰后炎症代谢产物的出现，例如动脉粥样硬化、泡沫细胞形成和 Gaucher 病。图 67-16A 展示了红细胞的摄取、血红素的分解和 Fe^{2+} 的储存[118]。图 67-16B 展示了 DCs 的吞噬如何诱导外源性抗原的成熟与交叉呈递[119]。通过比较（图 67-16C），自噬体是胞膜包裹破坏了的细胞器和胞质，在消化囊泡中浓缩，与异噬相同（参见第 15 章）[116]。由于吞噬明显与肿瘤、感染（结核和军团菌病）及炎症综合征（例如炎症性肠病 IBD）有关，它的生化和生物学基础就引起了人们的兴趣。

虽然吞噬机制还需要深入研究，我们还不能充分理解内化过程是如何控制的。例如，消化过程可以因为吞噬了过大的颗粒或外源表面而中止，或通过胞膜靠近非内化免疫复合物而停止消化。这导致分泌性颗粒向细胞表面移动，破骨细胞的记忆性再黏附。在其他时候，当与外源物体发生反应时，特别是分枝杆菌，在有 Th2 细胞因子 IL-4 和/或 13 存在时，单个的巨噬

细胞可以相互融合形成巨细胞：胞质量丰富，有多个细胞核。已经发现了几种融合后的表面分子，DNAX 激活蛋白（DAP）12 的表达和信号传导在巨噬细胞基因融合分化的发生中非常重要[120]。

炎症体

多蛋白炎症体复合物的识别[101]刺激人们对胞质蛋白识别外源核酸、尿酸诱导的损伤和微生物壁的破坏（例如胞壁酰二肽）产生兴趣。果蝇细胞的表面受体也能识别更复杂的葡聚糖肽结构。相关文献使我们对炎症体功能与健康和疾病相关知识的迅速增长[100,102,121,122]。图 67-17 显示了部分带有寡聚核苷酸和其他特征功能域的核苷酸结合寡聚化结构域（NOD）样相关受体（NLRs）。NLR 的突变与 IBD、周期性家族性地中海热和自身超炎症反应综合征有关[123]。更特异的是。NOD-2 与 Crohn 病有关[124,125]。半胱氨酸蛋白水解酶的过度激活和 IL-1β 的释放可以被 IL-1 受体拮抗剂对抗。图 67-18 展示了炎症体的激活在细胞内感染中的作用。抗病毒产物 IFN-α 和 IFN-β 与维生素 A 类化合物诱导基因（RIG）-Ⅰ-样的解螺旋酶有关，提示线粒体在胞质感知方面的作用。

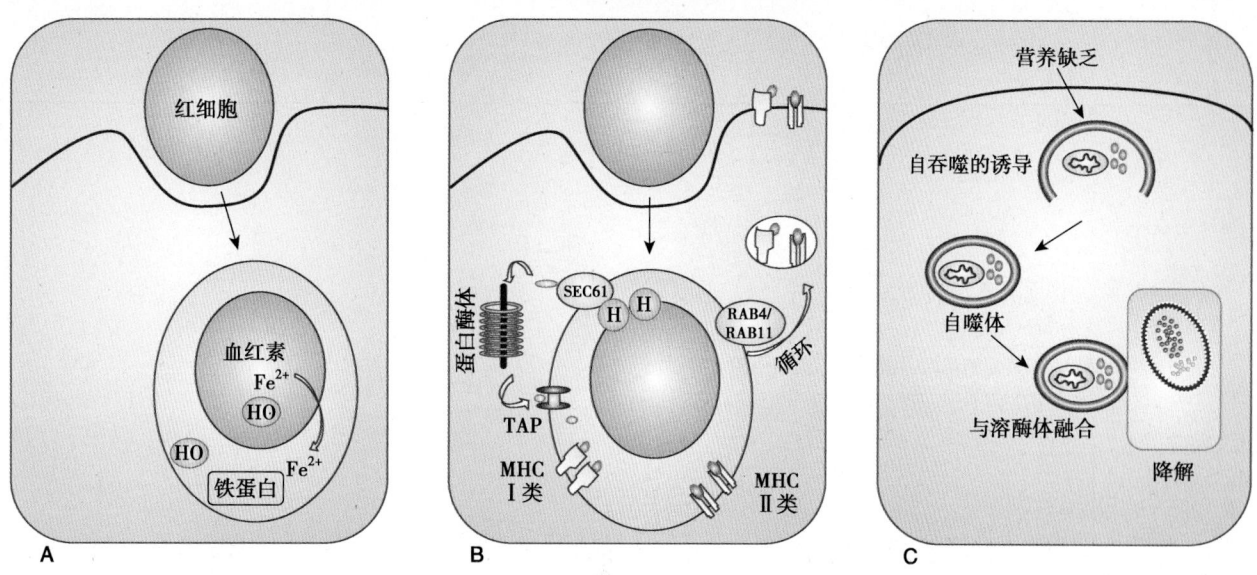

图 67-16　A.巨噬细胞在铁代谢中起重要作用,通过吞噬成熟红细胞把铁吸收入细胞内,把铁再释放入血(通过铁蛋白)再利用。红细胞上铁与血红素的分离需要血红素氧化酶(HO)的作用,这种酶在内质网(ER)上表达。还不清楚血红素氧化酶是如何从内质网转移到吞噬体腔内。B. 主要由吞噬体上表达 Ⅱ 类主要组织相容性复合物(MHC)分子负责呈递细胞内的病原。部分病原抗原的呈递也与 MHCI 类分子有关。目前的模式显示吞噬体腔内水解酶产生的抗原利用 SEC 转移到胞浆中。在蛋白酶体内成熟后,抗原通过带有 MHCI 类或 Ⅱ 类分子的抗原成熟复合物(TAP)转运蛋白进入吞噬体腔内。从吞噬体腔转运到细胞表面需要膜循环机制的存在,与鸟苷三磷酸酶化的 Rab4 和 Rab11 有关。C.自吞噬应用膜运输途径,在真核细胞中捕捉胞浆内双层膜囊泡或自噬体内包裹的成分,并转移到溶酶体中。虽然饥饿存活的机制并不十分清除,现在认为自吞噬是与细胞内一系列微生物进行斗争的防御机制

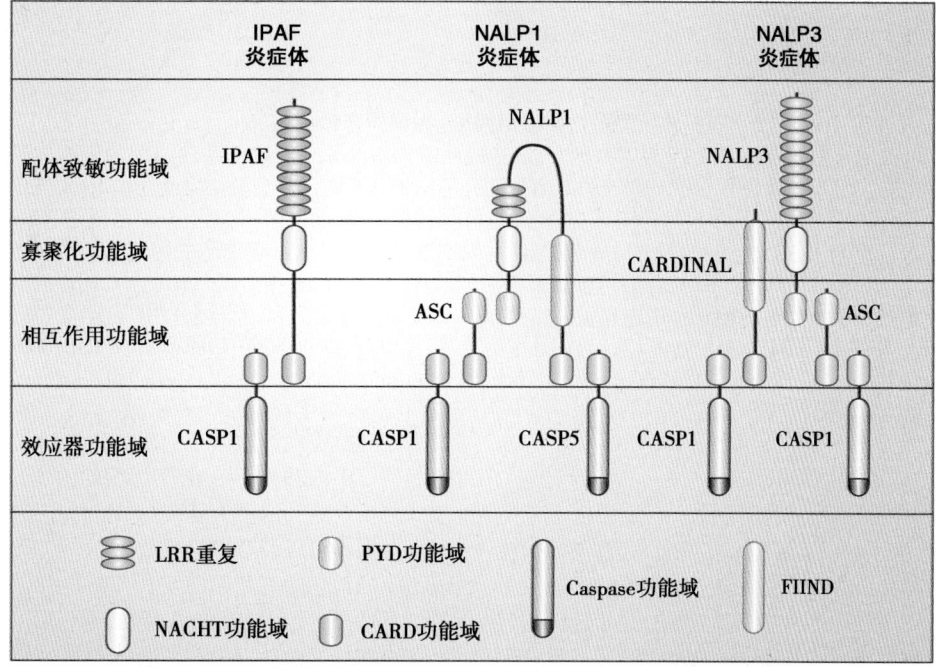

图 67-17　核苷酸结合域和寡聚化功能域(NOD)-富半胱氨酸重复区(LRR)和炎症体的结构。NOD 样受体(NLRs)有三个结构性功能域:C 端的 LRR、NACHT 功能域和 N 端的嘌呤功能域(PYD)、CARD 或杆状病毒凋亡抑制蛋白重复域(BIR)。LRR 被认为是配体致敏的启动子,与病原相关分子模式(PAMPs)的相互作用有关,与 toll 样受体(TLRs)相同。NACHT 区负责 NLRs 的寡聚化合激活。NLR 的 PYD 或 CARD 区与下游的适配子(例如含 CARD 的凋亡相关斑片样蛋白[ASC])或效应器(例如 caspase-1)相连。BIR 区能抑制 caspase。在 NACHT 富半胱氨酸重复区蛋白(NALP)和 NALP1 炎症体激活期间,NALP3 或 NALP1 通过 PYD-PYD 同型相互作用激活 ASC。然后 ASC 的 CARD 区域 caspase-1 的 CARD 区相互作用,介导 caspase-1 的激活。NALP1 也可以通过它的 C 端 CARD 区直接激活 caspase-5。相反,NALP3 不能同时激活 caspase-5,但 NALP3 可以通过核因子-κB 激活的配体的 CARD 抑制子(CARDINAL)上的 CARD 功能域间接激活 caspase-1。有趣的是,白介素-1β-转换酶(ICE)-蛋白酶激活因子(IPAF)在致敏 PAMPs 时,在 N 端有 CARD 功能域,可以直接激活 caspase-1 而不需要 ASC 结合(IPAF 炎症体)。(Reproduced with permission of Sidiropoulos PI, Goulielmos G, Voloudakis GK, et al:Inflammasomes and rheumatic diseases:evolving concepts. Ann Rheum Dis 2008 Oct;67(10):1382～1389.)

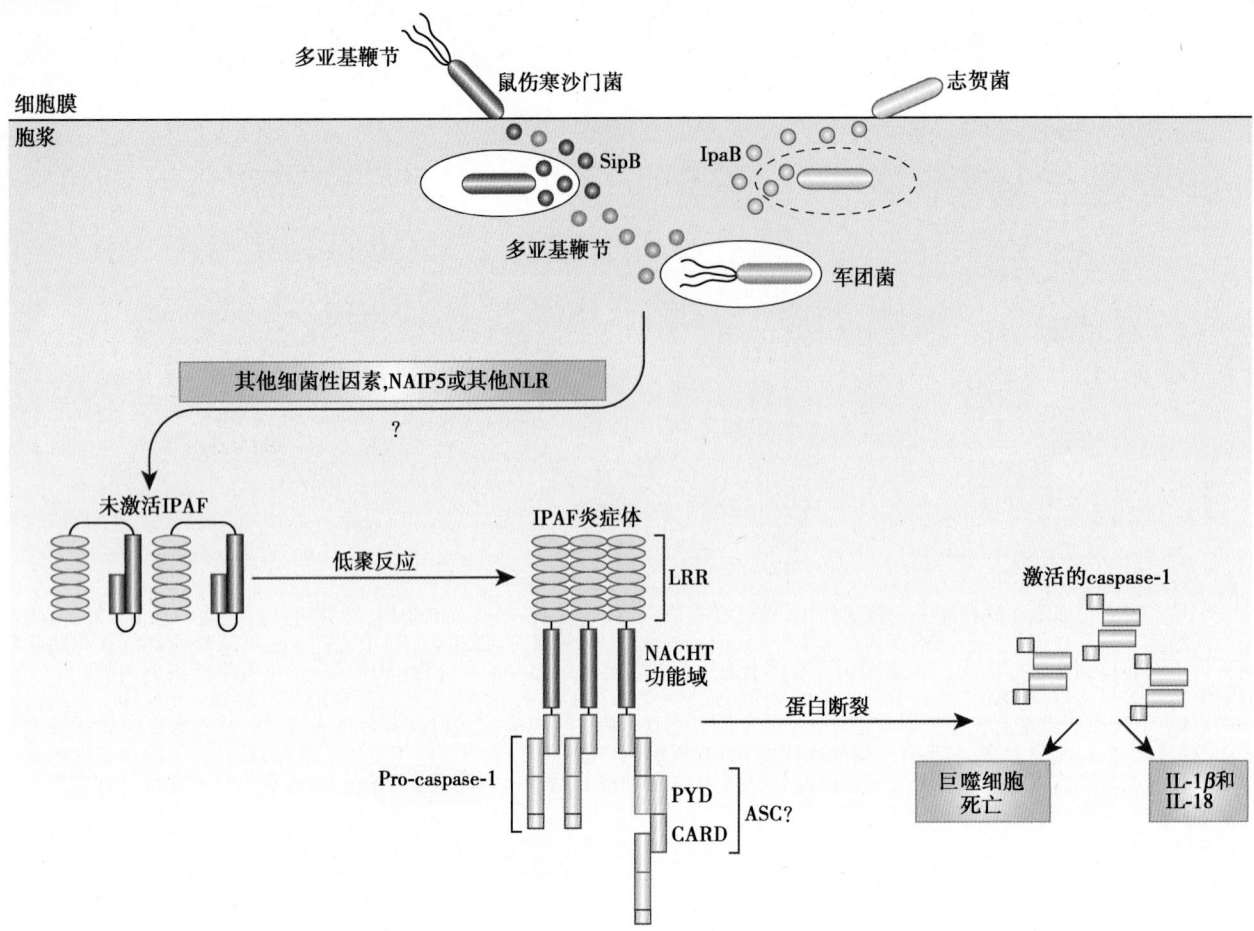

图 67-18　敲除研究证实，Ipaf（白介素 1β-转换酶蛋白酶激活因子）在鼠伤寒沙门菌、Shigella flexneri 和军团菌激活的 caspase-1 中起着关键作用，可以诱导白介素（IL）-1β 和 IL-18 的释放，造成巨噬细胞的死亡。鼠伤寒沙门菌的细胞内致敏似乎是由接触触须蛋白单体所诱发的，而 flagellin 是由 IPAF 调控的细菌Ⅲ性分泌系统分泌的。Ⅲ型分泌系统蛋白 IpaB 与 flexneri 志贺菌的致敏有关。细胞内军团菌的致敏似乎是由Ⅳ性分泌系统分泌的触须蛋白单体所诱发的，而Ⅳ型分泌系统是 NAIP5（神经元凋亡抑制蛋白 5）调控的，NAIP5 与 IPAF 结合后诱导 caspase-1 激活并限制这些病原菌在巨噬细胞内的增殖。虽然还没有发现可以感知胞浆内土拉热巴斯德菌的特异性 NLR（核苷酸结合寡聚化功能域样受体）蛋白，结合子 ASC（含 CARD 的凋亡相关斑点样蛋白）分子似乎在与土拉热巴斯德菌的相互作用中起重要作用。CARD，caspase 激活和结合域；LRR，富半胱氨酸重复区；NACHT，表达在 NAIP、CIITA、HET-E、和 TP-1 上的功能域；PYD，嘌呤功能域。（Reproduced with permission of Mariathasan S, Monack DM：Inflammasome adaptors and sensors：intracellular regulators of infection and inflammation. Nat Rev Immunol 2007 Jan；7（1）：31～40.）

基因表达、合成与分泌

　　基因芯片技术的发展对分析不同抗原刺激后巨噬细胞的基因表达改变产生了巨大影响，这些抗原刺激包括微生物配体、细胞因子和免疫调节剂。巨噬细胞可以表达大量的基因，尤其在对环境信号发生反应时。它还可能识别特殊拮抗剂的信号，例如 IFN-α 和 IFN-β、IL-4，但许多事情还很难解释。细胞起源的不同、分化阶段和起源群体的不同、物种的差异，都导致试验结果难以比较。蛋白合成和修饰的定量信使 RNA 分析也比较困难，虽然蛋白组分析已经有了坚实的基础。巨噬细胞染色质浓聚与基因表达的关系研究还刚刚开始。

　　分泌和胞饮过程有广泛的相互作用[126]。表 67-6 列出了部分分泌产物。溶菌酶是髓单核细胞在体外持续表达的主要产物，在体内肉芽肿中的表达也是上调的。单核细胞和巨噬细胞内溶菌酶的分泌途径尚不清楚。对广为人知的促炎症细胞因子和抗炎症细胞因子的研究比较清楚，包括调节和分泌途径[109]。IL-6 和 TNF-α 在模型系统中的分泌反应途径已经证实比之前观察到的更为复杂[127,128]。除了这些和其他重要的生长分化因子可以调节血管生成，例如巨噬细胞能产生和分泌具有不同活性的酶和原酶及其抑制物，例如蛋白酶和抗蛋白酶。虽然产生了大量的补体蛋白，但仍然不足以引发反应，这些蛋白在局部微环境中能明显浓聚。另外，巨噬细胞可以产生一些抗微生物多肽和溶解物，但最重要的杀伤机制仍依赖于氧[129]和氮的代谢产物[109,114]，参见图 67-19 和图 67-20。通过生化和基因技术，小鼠和人的尼克酰胺腺嘌呤二核苷酸磷酸氧化酶和诱导性一氧化氮合成酶的调节已经获得了充分的研究。除了抗微生物活性外，氮的代谢产物在信号传导途径中发挥作用[130]。IFN-α 和 IFN-β 在巨噬细胞抗病毒活性中发挥作用[131]，还可能在细胞对抗细菌上发挥作用[132]。这些细胞因子也能明显影响免疫和炎症途径，对肿瘤免疫编辑[133]和自身免疫[134]也有影响。

	表67-6　巨噬细胞分泌的部分产物	
蛋白	产物	解释
酶	溶菌酶	分散产物
	尿激酶-凝血酶原激活物	由炎症调节
	胶原酶	由炎症调节
	弹性酶	由炎症调节
	金属蛋白酶	也是抑制物
	补体	所有补体和调节因子
	精氨酸	替代激活
	血管紧张素转换酶	诱导糖皮质激素，肉芽肿
	壳三糖酶	Gaucher病，溶酶体储积病
抑制物	酸性水解酶	所有种类（主要在细胞内）
	TIMP	
趋化因子	C-C，C-X-C，CX3C，例如MCP，Rantes，IL-8	启动急性和慢性的髓细胞和淋巴细胞的聚集
细胞因子	IL-1β，TNF-α	促进和拮抗炎症
	IL-6，IL-10，IL-12，IL-17，IL-18，IL-23	也是拮抗剂，例如IL-1Ra
	Ⅰ型IFN	自分泌和旁分泌扩增
载脂蛋白	载脂蛋白E	起源于骨髓，在适应性转移到局部后发挥作用
生长/分化因子	TGF-β	也包括其他家族成员（活化素），影响髓系生长和分化
	M-CSF	
	GM-CSF	
	FGF	纤维化
	PDGF	修复
	VEGF	血管新生
调理素	纤连蛋白，五聚蛋白（PTX3）	巨噬细胞表面非特征性受体
可溶性受体	甘露糖受体	可溶性甘露糖受体
阳离子多肽	防御素	亚群和种属差异
脂类	促凝物质	启动凝血
	花生四烯酸代谢产物	促炎症介质和抗炎症介质
	前列腺素	
	白三烯	
	血栓素	
	Resolvins	
代谢产物	氧自由基（活性氧中间产物）	
	氮自由基	
	血红素降解产物（胆色素）	
	铁，B$_{12}$结合蛋白	
	维生素D代谢产物	

FGF，成纤维细胞生长因子；GM-CSF，粒-巨噬细胞集落刺激因子r；IFN，干扰素；IL，白介素；MCP，单核细胞趋化蛋白；M-CSF，巨噬细胞集落刺激因子；PDGF，血小板衍生的生长因子r；RANTES，激活调节的，正常T细胞表达，可能有分泌功能；TGF，转化生长因子；TIMP，金属蛋白酶的组织抑制物；TNF，肿瘤坏死因子；VEGF，血管内皮生长因子。

Reproduced with permission from Firestein GS and Kelley WN：Kelle's Textbook of Rheumatology，8th edition. Philadelphia，PA：Saunders/Elsevier；2008.

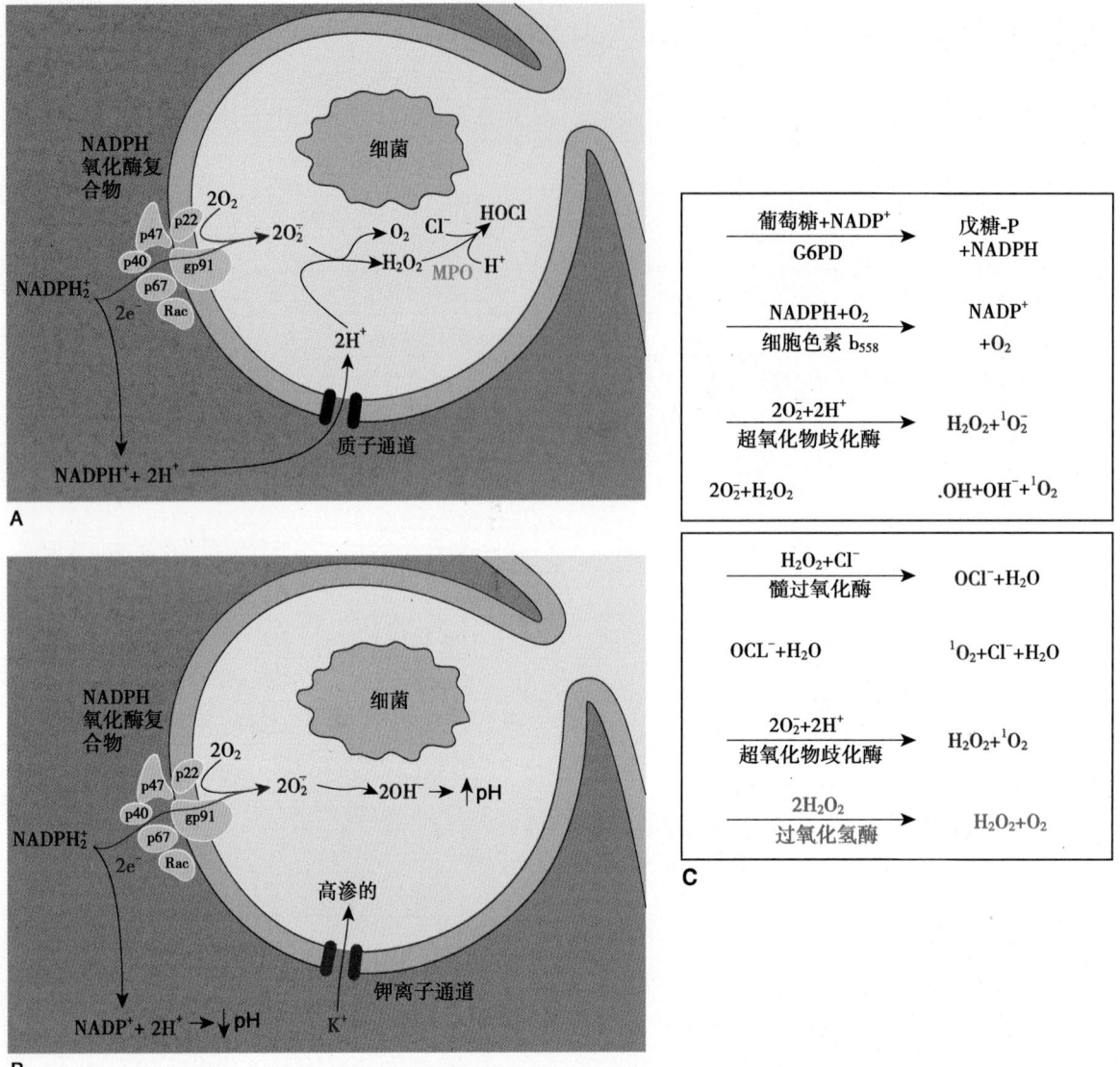

图 67-19 当细菌被吞噬后，就触发了吞噬细胞的呼吸暴发。在巨噬细胞和中性粒细胞吞噬细菌期间，吞噬体的膜呈夹子状，微生物在细胞外液的狭小空间内被吞噬入细胞内，此处讨论的机制是以中性粒细胞的研究为基础，还存在争议[112]。从胞浆中尼克酰腺嘌呤二核苷酸磷酸(NADPH)脱下来的电子通过 gp91phox 元件(包括 flavin 腺嘌呤二核苷酸和两个血红素)被转移到膜外，在膜外把细胞外的(或吞噬体内的)O_2 转化为 O_2^-。留在细胞内的质子通过电压开闭的质子通道(红色)转移到细胞外。显示了部分 O_2 代谢产物氧自由基。O_2 在自发或超氧化物歧化酶作用下产生过氧化氢(H_2O_2)，H_2O_2 在髓过氧化酶(MPO)再转化为 HOCl(次氯酸或看家死亡基因)。A. 呼吸暴发传统观点:质子通道电荷补充。质子和电子等电荷匹配，膜内外电压、细胞内 PH(Phi)或细胞外 PH(Pho)就不会有改变，离子强度也不会发生小的变化。由于质子通道是独立的分子，开闭不依赖于 NADPH 氧化酶，理想的 1:1 配比是被动的。在完整的中性粒细胞和嗜酸性粒细胞中，呼吸暴发时发生的大量去极化是导致质子通道开启的最重要的因素，虽然细胞内外的 pH 值同时发生变化也可以导致质子通道开启。去极化的事实证实了质子外流是在电子外流之后发生的。B. 如果整个电荷补充的任何部分是由 K^+ 外流介导的，那么 Phi 会降低，Pho(或吞噬体 PH)将升高，吞噬体内容物的渗透压也会升高。在这个模型中，吞噬体内容物 PH 和渗透压的升高对激活杀伤细菌的蛋白水解酶是非常关键的，与无活性的 ROS 不同。C. 呼吸暴发反应。在吞噬期间，葡萄糖经磷酸戊糖途径分解，形成 NADPH。细胞色素 B 作为特殊颗粒的一部分，结合并激活胞膜上的 NADPH 氧化酶。激活的 NADPH 氧化酶可以氧化 NADPH，产生超氧负离子。部分超氧负离子在超氧化物歧化酶作用下转化为 H_2O_2 和氧原子。另外，超氧负离子可以与 H_2O_2 反应形成羟自由基和更多的氧分子。这些反应最终产生了毒性氧化合物超氧负离子(O_2^-)、H_2O_2、氧分子($^1O_2$)和羟自由基(OH^-)。当嗜天青颗粒与吞噬体融合时，髓过氧化酶就进入吞噬体中。髓过氧化酶催化 H_2O_2 和卤素离子(通常是 Cl^-)结合产生高毒性的次氯酸。部分次氯酸可以自发降低为单个氧分子。这些反应最终产生了毒性的次氯酸(Ocl^-)和单个氧分子($^1O_2$)。(A and B, modified with permission from Decoursey TE: Voltage-gated proton channels and other proton transfer pathways, Physiol Rev 2003 Apr;83(2):475～579.)

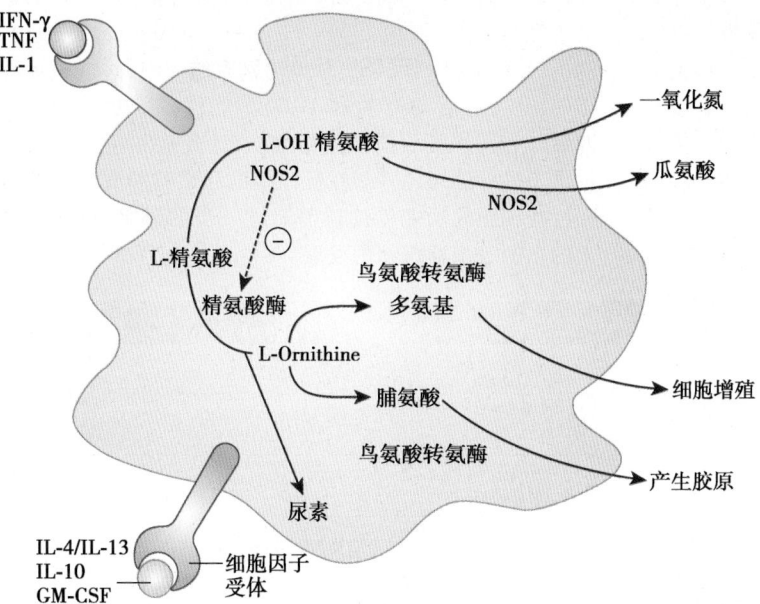

图 67-20　巨噬细胞功能中氮代谢的作用。γ 干扰素（IFN-γ）促进一氧化氮合成酶 2（NOS2）产生一氧化氮，并抑制精氨酸酶。白介素-4（IL-4）和 IL-13 促进精氨酸依赖的 L-鸟氨酸的形成，最终成纤维细胞增殖，产生胶原。GM-CSF，粒-巨噬细胞集落刺激因子；TNF，肿瘤坏死因子。（Adapted with permission from Hesse M1，Modolell M，La Flamme AC，et al：Differential regulation of nitric oxide synthase-2and arginase-1by type 1/type 2cytokines in vivo：granulomatous pathology is shaped by the pattern of L-arginine metabolism. J Immunol 2001Dec 1；167（11）：6533～6544.）

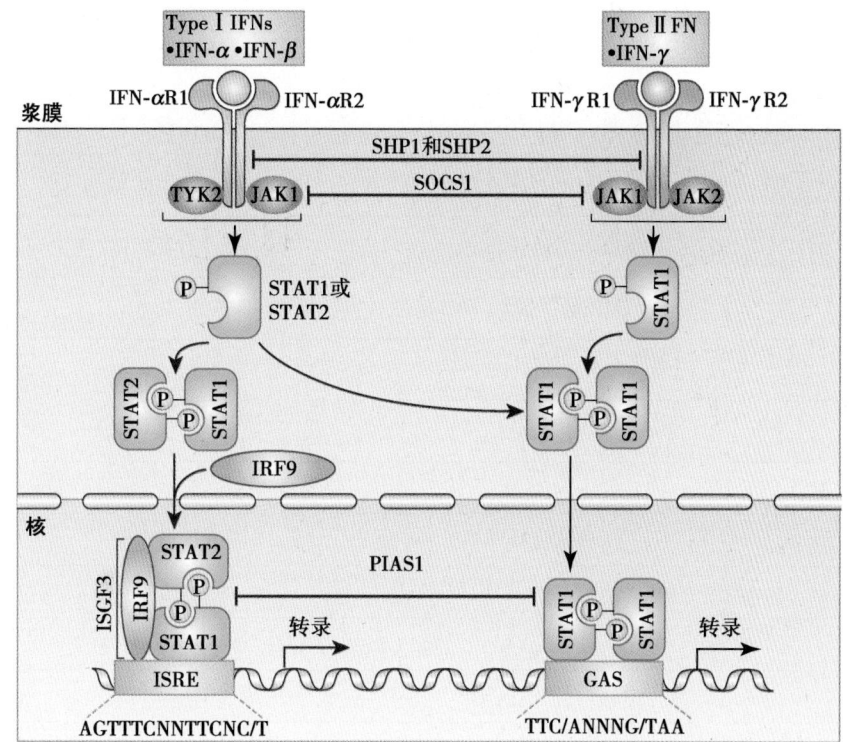

图 67-21　Ⅰ型和Ⅱ型干扰素（IFN）的信号传导途径。Ⅰ型 IFN（IFN-α 和 IFN-β）与含有 IFN-αR1 和 IFN-αR2 亚单位的受体结合，而这两种亚单位分别在结构上与酪氨酸激酶 2（TYK2）和 Janus 激酶（JAK）1 有联系。Ⅰ型 IFN 诱导的 JAK-STAT（信号传导子和转录激活子）信号传导与 IFN-γ-诱导的 JAK-STAT 信号传导相似（见下图）。激活的 TYK2 和 JAK1 可以将 STAT1 或 STAT2 磷酸化。Ⅰ型 IFN 诱导的信号传导接着可诱导 STAT1 同源二聚体的形成以及 STAT1 和 STAT2 异源二聚体的形成。STAT1 和 STAT2 与胞浆内的转录因子——IFN 调节因子结合，形成三聚体，即 IFN 刺激性基因因子 3（ISGF3）。进入核内时，ISGF3 与 IFN 刺激性反应元件（ISREs）结合。目的基因小鼠的研究已经证实，JAK1，STAT1，STAT2，和 IRF9 都需要通过Ⅰ型 IFN 受体进行信号传导。TYK2 是优化Ⅰ型 IFN 诱导的信号传导所必需的。IFN-γ 的信号传导：IFN-γ 诱导 IFN-γ 受体（IFN-γR）亚单位 IFN-γR1 和 IFN-γR2 重组，激活 JAK1 和 JAK2，这两种 Janus 激酶在结构上与两种受体亚单位相连。JAK 使 IFN-γR1 的关键酪氨酸残基磷酸化，形成 STAT1 结合位点，然后酪氨酸磷酸化受体结合 STAT1，在丝氨酸磷酸化后，STAT1 与 SRC 功能区的磷酸酪氨酸相互作用形成同源二聚体 2（SH2）。STAT1 同源二聚体进入核内，在 IFN-γ-激活位点（GASs）与促进子结合，诱导基因转录并与共激活子结合，例如 CBP（环腺嘌呤单磷酸反应元件结合蛋白［CREB］）、p300 和微染色体维持缺陷 5（MCM5）。IFN-γ-介导的信号传导受几种机制控制：通过 IFN-γR1，JAK1 和 STAT1（由含 SH2 功能域蛋白酪氨酸磷酸酶 2［SHP2］介导）去磷酸化；通过抑制 JAKs（通过细胞因子信号传导蛋白 1［SOCS1］介导）；通过 JAKs 蛋白酶体降解；通过 STAT1 抑制（由激活的 STAT1 蛋白抑制剂［PIAS1］介导）。（Reproduced with permission from Platanias LC：Mechanisms of type-Ⅰ-and type-Ⅱ-interferon-mediated signalling. Nat Rev Immunol 2005May；5（5）：375～386.）

巨噬细胞可以产生 IFN-γ,例如在特殊调节下,体外多数细胞因子都从其他细胞中产生。IFN-γ 主要影响巨噬细胞的功能,包括生物合成的起始、在细胞介导的免疫细胞毒和炎症的功能性反应(图 67-21)[135]。表 67-7 总结了激活和灭活巨噬细胞的表面标志和功能,具体描述见第 68 章[136]。细胞内 GTP 酶参与 IFN-γ 对细胞的激活并与 IBD 有关,例如,在耐受感染的小鼠[121,124,125]。与此相似,Th2 细胞因子 IL-4 和 IL-13 可以诱导巨噬细胞表型发生特征性改变,这与替代的激活途径有关。替代激活的巨噬细胞在细胞生物学上的修饰非常广泛(图 67-22)[137]。巨噬细胞也表达一些抑制蛋白,例如细胞因子信号传导家族的抑制物,抑制细胞因子的产生,包括 IL-10[138]和 TGF-β。脂代谢产物,主要是花生四烯酸和其他脂质前体的衍生物,为炎症和免疫调节产物提供了另外的来源[139]。在慢性感染和试验肿瘤中单核细胞和巨噬细胞的功能受抑还需要进一步的研究,包括小鼠和人的新的表型标志物的发展。

表 67-7　巨噬细胞表型的免疫调节

刺激	分类	标志物	功能
微生物(细菌)	固有激活	MARCO 的诱导	促进吞噬
		共刺激分子	抗原呈递
		CD200	抑制(CD200R)
IFN-γ	经典激活	MHC Ⅱ 诱导	细胞介导的免疫/延迟类型超敏性
		增强固有标志	
		-TNF-α	促进炎症
		-iNOS 诱导	抗微生物(NO)信号传导
		-NADPH,呼吸暴发	宿主防御,炎症
		LGP47 诱导	与吞噬体/宿主细胞内病原体杀灭有关
		MR 的下调	未知
		FcR 表达调节	
		组成蛋白酶体	抗原呈递
IL-4/IL-13	替代激活	促进 MR	胞饮
		诱导精氨酸酶	体液免疫
		诱导 YM1,FIZZ1(小鼠)	TH2 反应,过敏,抗寄生虫
		诱导 CCL17(MDC)和 CCL22(TARC)	免疫,修复/纤维化
		融合,形成巨细胞	
	上调	CD23(FcRε)	
免疫复合物	调整激活	选择性下调 IL-12,诱导 IL-10	
IL-10	失活	MHC Ⅱ 下调	
TGF-β	失活	NO and ROI 下调	
糖皮质激素	失活	诱导 CD163,下调单核细胞聚集,诱导 ACE,诱导 Stabilin	抗炎
		血红蛋白/触珠蛋白复合物的稳态清除	

　　IFN,干扰素;IL,白介素;iNOS,诱导型一氧化氮合成酶;MARCO,带胶原样结构的巨噬细胞受体;MDC,巨噬细胞衍生的趋化因子;MHC,主要组织相容性抗原;MR,甘露糖受体;NADPH,尼克酰胺嘌呤二磷酸核苷酸 NO,一氧化氮;ROI,氧自由基介质;TARC,胸腺和激活调节的趋化因子;TGF,tr 转化生长因子;TNF,肿瘤坏死因子。

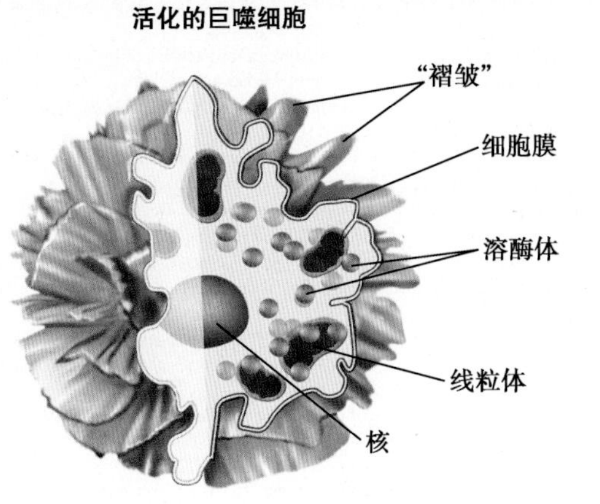

活化的巨噬细胞

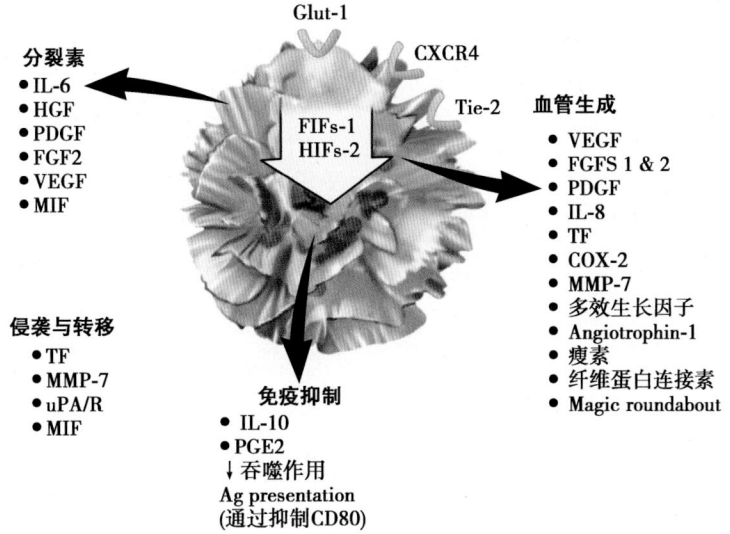

图 67-22 "激活的"巨噬细胞剖面示意图,显示了细胞膜的折叠和细胞内细胞器(也可参见图 67-15)。(Used with permission of S. Seif,GraphisMedica,2014.)

细胞间相互作用

在细胞因子和其他可溶性传入和传出反应因子以外,巨噬细胞还能直接与其他巨噬细胞和其他细胞类型相互作用,包括活细胞和损伤细胞。相互作用是对等的、受调控的,最终导致体内处于稳态或发生疾病、造成急性或持续性损伤或者慢性炎症。降解不充分的产物在溶酶体中贮积,导致相应代谢产物持续产生,而大量的急性反应产物对系统循环、内分泌和神经系统及代谢途径产生深远的影响。小范围的相互作用包括炎症肉芽肿内的巨细胞的形成,通过表面分子 CD200/CD200R 和 SIRPα/CD47 接触依赖的免疫调节[140]。细胞与基质和其他表面的相互作用可以调节适应性免疫反应的诱导和抑制,其他功能也类似。足够的氧在巨噬细胞与其他细胞相互作用中起着重要作用,参与生理或病理过程,包括炎症的诱导、修复和恶变(图 67-23)。

图 67-23 低氧诱发巨噬细胞表型发生明显变化。缺氧时,巨噬细胞上调低氧诱发的转录因子(HIF)-1 和 HIF-2,这两种转录因子可以转移进入细胞核诱导大量目的基因的表达。几种重要的细胞表面受体在缺氧是上调,包括葡萄糖受体 GLUT-1(当细胞在缺氧情况下进行无氧酵解生产 ATP 的时候增加葡萄糖的摄取),趋化因子基质细胞衍生因子-1(SDF-1)受体 CXCR4 和血管生成素受体 Tie-2。低氧也可以刺激大量其他促肿瘤细胞因子、酶和受体的表达,程度参见肿瘤中的已知功能。因子或肿瘤相关巨噬细胞功能的下调如箭头所示。Ag,抗原;COX,环氧化酶;FGF,成纤维细胞生长因子;HGF,肝细胞生长因子;MIF,巨噬细胞迁移抑制因子;MMP,基质金属蛋白酶;PDGF,血小板源性生长因子;PGE2,前列腺素 E2;TF,组织因子;uPA/R,尿激酶型纤溶酶原激活物受体;VEGF,血管内皮生长因子。(Modified with permission from Lewis CE, Hughes R: Inflammation and breast cancer. Microenvironmental factors regulating macrophage function in breast tumours:hypoxia and angiopoietin-2. Breast Cancer Res 2007;9(3):209.)

与造血功能和疾病有关

除了在宿主防御(先天性和获得性免疫)、炎症和修复中发挥重要作用外,巨噬细胞还对造血和造血细胞及其产物的更新产生影响。巨噬细胞可以诱导摄取叶酸,感知氧含量并作出反应,促进血管生长,调节造血微环境的整合。但在疾病产生方面也起着重要作用。巨噬细胞表面表达和分泌的 TNF-α、其他促炎症细胞因子、酶和代谢产物,可以影响血管损伤,增加微血管的通透性,使慢性炎症对局部和全身造成影响。在这方面,抗 TNF-α 治疗在某些炎症情况下就有一定的价值,并用于肿瘤的治疗[141~144]。在间质内和其他部位定居的巨噬细胞群为骨髓或其他部位的急性和持续性感染提供了温床,也为造血系统肿瘤提供了局部支撑,例如多发性骨髓瘤。巨噬细胞可以作用于部分重要的治疗靶细胞,而不会过度增加感染的易感性。在对巨噬细胞在造血组织环境中的功能进行详细分析的基础上,其功能的发挥还需要其他靶向分子。对巨噬细胞的生理功能和在不同疾病中的作用的更深入认识,将为血液病的致病机制和治疗提供新思路。

翻译:石红霞 互审:吴德沛 校对:黄晓军

参考文献

1. van Furth R: *Mononuclear Phagocytes: Characteristics, Physiology, Function.* M. Nijhoff, The Hague, 1985.
2. Lewis C, McGee JD: *The Macrophage,* 2nd ed. Oxford University Press, New York, 1992.
3. Aschoff L: Das reticulo-endotheliale system. *Ergeb Inn Med Kinderheilkd* 26, 1924.
4. Randolph GJ, Beaulieu S, Lebecque S, et al: Differentiation of monocytes into dendritic cells in a model of transendothelial trafficking. *Science* 282:480–483, 1998.
5. Steinman RM: The dendritic cell system and its role in immunogenicity. *Annu Rev Immunol* 9:271–296, 1991.
6. van Furth R, Cohn ZA: The origin and kinetics of mononuclear phagocytes. *J Exp Med* 128:415–435, 1968.
7. Sallusto F, Lanzavecchia A: Efficient presentation of soluble antigen by cultured human dendritic cells is maintained by granulocyte/macrophage colony-stimulating factor plus interleukin 4 and downregulated by tumor necrosis factor alpha. *J Exp Med* 179:1109–1118, 1994.
8. Wynn TA, Chawla A, Pollard JW: Macrophage biology in development, homeostasis and disease. *Nature* 496:445–455, 2013.
9. van Furth R: Phagocytic cells: Development and distribution of mono-nuclear phagocytes in normal steady state and inflammation, 2nd ed., in *Inflammation: Basic Principles and Clinical Correlates,* edited by Gallin JI, Snyderman R, p 325–329. Raven Press, New York, 1992.
10. Nichols BA, Bainton DF, Farquhar MG: Differentiation of monocytes. Origin, nature, and fate of their azurophil granules. *J Cell Biol* 50:498–515, 1971.
11. Nichols BA, Bainton DF: Differentiation of human monocytes in bone marrow and blood. Sequential formation of two granule populations. *Lab Invest* 29:27–40, 1973.
12. Ploem J: Reflection contrast microscopy as a tool in investigations of the attachment of living cells to a glass surface, in *Mononuclear Phagocytes in Immunity, Infection, and Pathology,* edited by Furth R van, p 405. Blackwell, Oxford, England, 1975.
13. Douglas SD: Alterations in intramembrane particle distribution during interaction of erythrocyte-bound ligands with immunoprotein receptors. *J Immunol* 120:151–157, 1978.
14. Rabinovitch M, DeStefano MJ: Macrophage spreading in vitro. I. Inducers of spreading. *Exp Cell Res* 77:323–334, 1973.
15. Douglas SD: Human monocyte spreading in vitro—Inducers and effects on Fc and C3 receptors. *Cell Immunol* 21:344–349, 1976.
16. Ackerman SK, Douglas SD: Purification of human monocytes on microexudate-coated surfaces. *J Immunol* 120:1372–1374, 1978.
17. Zuckerman SH, Ackerman SK, Douglas SD: Long-term human peripheral blood monocyte cultures: Establishment, metabolism and morphology of primary human monocyte-macrophage cell cultures. *Immunology* 38:401–411, 1979.
18. Sutton JS, Weiss L: Transformation of monocytes in tissue culture into macrophages, epithelioid cells, and multinucleated giant cells. An electron microscope study. *J Cell Biol* 28:303–332, 1966.
19. Reaven EP, Axline SG: Subplasmalemmal microfilaments and microtubules in resting and phagocytizing cultivated macrophages. *J Cell Biol* 59:12–27, 1973.
20. Wachstein M, Wolf G: The histochemical demonstration of esterase activity in human blood and bone marrow smears. *J Histochem Cytochem* 6:457, 1958.
21. Braunsteiner H, Schmalzl F: Cytochemistry of monocytes and macrophages, in *Mononuclear Phagocytes,* edited by Furth R van, p 62. Blackwell, Oxford, England, 1970.
22. Li CY, Lam KW, Yam LT: Esterases in human leukocytes. *J Histochem Cytochem* 21:1–12, 1973.
23. Bodel PT, Nichols BA, Bainton DF: Appearance of peroxidase reactivity within the rough endoplasmic reticulum of blood monocytes after surface adherence. *J Exp Med* 145:264–274, 1977.
24. Nichols BA, Bainton DF: Ultrastructure and cytochemistry of mono-nuclear phagocytes, in *Mononuclear Phagocytes in Immunity, Infection, and Pathology,* edited by Furth R van, p 17. Blackwell, Oxford, England, 1975.
25. Fawcett DW: *Bloom & Fawcett Textbook of Histology.* Chapman and Hall, New York, New York, 1994.
26. Russell SW, Gordon S: *Macrophage Biology and Activation,* Springer-Verlag, Berlin, 1992.
27. Passlick B, Flieger D, Ziegler-Heitbrock HW: Identification and characterization of a novel monocyte subpopulation in human peripheral blood. *Blood* 74:2527–2534, 1989.
28. Cros J, Cagnard N, Woollard K, et al: Human CD14dim monocytes patrol and sense nucleic acids and viruses via TLR7 and TLR8 receptors. *Immunity* 33:375–386, 2010.
29. Collison J, Carlin L, Geissmann F, Peakman M: Migratory behavior of human CD14 dim CD16+ monocytes on human macro- and micro-vascular endothelia: An in vitro approach (P5144). *J Immunol* 190 (Meeting Abstract Supplement):26, 2013.
30. Gomez Perdiguero E, Geissmann F: Myb-independent macrophages: A family of cells that develops with their tissue of residence and is involved in its homeostasis. *Cold Spring Harb Symp Quant Biol* 78:91–100, 2013.
31. Yamasaki R, Lu H, Butovsky O, et al: Differential roles of microglia and monocytes in the inflamed central nervous system. *J Exp Med* 211:1533–1549, 2014.
32. Rabinovitch M: Professional and non-professional phagocytes: An introduction. *Trends Cell Biol* 5:85–87, 1995.
33. Delamarre L, Pack M, Chang H, et al: Differential lysosomal proteolysis in antigen-presenting cells determines antigen fate. *Science* 307:1630–1634, 2005.
34. Pluddemann A, Mukhopadhyay S, Gordon S: The interaction of macrophage receptors with bacterial ligands. *Expert Rev Mol Med* 8:1–25, 2006.
35. Pluddemann A, Hoe JC, Makepeace K, et al: The macrophage scavenger receptor A is host-protective in experimental meningococcal septicaemia. *PLoS Pathog* 5:e1000297, 2009.
36. Taylor PR, Martinez-Pomares L, Stacey M, et al: Macrophage receptors and immune recognition. *Annu Rev Immunol* 23:901–944, 2005.
37. van Kooyk Y, Rabinovich GA: Protein-glycan interactions in the control of innate and adaptive immune responses. *Nat Immunol* 9:593–601, 2008.
38. Metzger H: *Fc Receptors and the Action of Antibodies.* American Society for Microbiology, Washington, DC, 1990.
39. Anderson CL, Guyre PM, Whitin JC, et al: Monoclonal antibodies to Fc receptors for IgG on human mononuclear phagocytes. Antibody characterization and induction of superoxide production in a monocyte cell line. *J Biol Chem* 261:12856–12864, 1986.
40. Looney RJ, Abraham GN, Anderson CL: Human monocytes and U937 cells bear two distinct Fc receptors for IgG. *J Immunol* 136:1641–1647, 1986.
41. Wright SD, Griffin FM Jr: Activation of phagocytic cells' C3 receptors for phagocytosis. *J Leukoc Biol* 38:327–339, 1985.
42. Kishimoto TK, Hollander N, Roberts TM, et al: Heterogeneous mutations in the beta subunit common to the LFA-1, Mac-1, and p150,95 glycoproteins cause leukocyte adhesion deficiency. *Cell* 50:193–202, 1987.
43. Hynes RO: Integrins: A family of cell surface receptors. *Cell* 48:549–554, 1987.
44. Etzioni A, Doerschuk CM, Harlan JM: Of man and mouse: Leukocyte and endothelial adhesion molecule deficiencies. *Blood* 94:3281–3288, 1999.
45. Carroll MC: The complement system in regulation of adaptive immunity. *Nat Immunol* 5:981–986, 2004.
46. Nimmerjahn F, Ravetch JV: Fcgamma receptors as regulators of immune responses. *Nat Rev Immunol* 8:34–47, 2008.
47. Savill J, Dransfield I, Gregory C, Haslett C: A blast from the past: Clearance of apoptotic cells regulates immune responses. *Nat Rev Immunol* 2:965–975, 2002.
48. Medzhitov R: Origin and physiological roles of inflammation. *Nature* 454:428–435, 2008.
49. Areschoug T, Gordon S: Pattern recognition receptors and their role in innate immunity: Focus on microbial protein ligands. *Contrib Microbiol* 15:45–60, 2008.
50. Athman R, Philpott D: Innate immunity via Toll-like receptors and Nod proteins. *Curr Opin Microbiol* 7:25–32, 2004.
51. Gazzinelli R, Fitzgerald K, Golenbock D: Toll-like receptors, in *Phagocyte–Pathogen Interactions: Macrophages and the Host Response to Infection,* edited by Russell DG, Gordon S, p 107. ASM Press, Washington, DC, 2009.
52. McCoy CE, O'Neill LA: The role of toll-like receptors in macrophages. *Front Biosci* 13:62–70, 2008.
53. O'Neill LA: The interleukin-1 receptor/toll-like receptor superfamily: 10 years of progress. *Immunol Rev* 226:10–18, 2008.
54. Davidson DJ, Currie AJ, Bowdish DM, et al: IRAK-4 mutation (Q293X): Rapid detection and characterization of defective post-transcriptional TLR/IL-1R responses in human myeloid and non-myeloid cells. *J Immunol* 177:8202–8211, 2006.
55. Khor CC, Chapman SJ, Vannberg FO, et al: A Mal functional variant is associated with protection against invasive pneumococcal disease, bacteremia, malaria and tuberculosis. *Nat Genet* 39:523–528, 2007.
56. Park BS, Song DH, Kim HM, et al: The structural basis of lipopolysaccharide recognition by the TLR4-MD-2 complex. *Nature* 458:1191–1195, 2009.
57. Kagan JC, Su T, Horng T, et al: TRAM couples endocytosis of toll-like receptor 4 to the induction of interferon-beta. *Nat Immunol* 9:361–368, 2008.
58. Trinchieri G, Sher A: Cooperation of toll-like receptor signals in innate immune defence. *Nat Rev Immunol* 7:179–190, 2007.
59. Blander JM, Medzhitov R: On regulation of phagosome maturation and antigen presentation. *Nat Immunol* 7:1029–1035, 2006.
60. Rosas M, Liddiard K, Kimberg M, et al: The induction of inflammation by dectin-1 in vivo is dependent on myeloid cell programming and the progression of phagocytosis. *J Immunol* 181:3549–3557, 2008.
61. Taylor PR, Tsoni SV, Willment JA, et al: Dectin-1 is required for beta-glucan recognition and control of fungal infection. *Nat Immunol* 8:31–38, 2007.
62. Taylor PR, Gordon S, Martinez-Pomares L: The mannose receptor: Linking homeostasis and immunity through sugar recognition. *Trends Immunol* 26:104–110, 2005.
63. Gazi U, Martinez-Pomares L: Influence of the mannose receptor in host immune responses. *Immunobiology* 214:554–561, 2009.
64. McKenzie EJ, Taylor PR, Stillion RJ, et al: Mannose receptor expression and function define a new population of murine dendritic cells. *J Immunol* 178:4975–4983, 2007.
65. Brown GD: Dectin-1: A signalling non-TLR pattern-recognition receptor. *Nat Rev Immunol* 6:33–43, 2006.
66. Crocker PR, Paulson JC, Varki A: Siglecs and their roles in the immune system. *Nat Rev Immunol* 7:255–266, 2007.
67. Mukhopadhyay S, Gordon S: The role of scavenger receptors in pathogen recognition and innate immunity. *Immunobiology* 209:39–49, 2004.
68. Peiser L, Makepeace K, Plüddemann A, et al: Identification of Neisseria meningitidis nonlipopolysaccharide ligands for class A macrophage scavenger receptor by using a novel assay. *Infect Immun* 74:5191–5199, 2006.
69. Hoebe K, Georgel P, Rutschmann S, et al: CD36 is a sensor of diacylglycerides. *Nature* 433:523–527, 2005.
70. Means TK, Mylonakis E, Tampakakis E, et al: Evolutionarily conserved recognition and innate immunity to fungal pathogens by the scavenger receptors SCARF1 and CD36. *J Exp Med* 206:637–653, 2009.
71. Cowing C, Schwartz BD, Dickler HB: Macrophage Ia antigens. I. macrophage populations differ in their expression of Ia antigens. *J Immunol* 120:378–384, 1978.
72. Unanue ER, Allen PM: The basis for the immunoregulatory role of macrophages and other accessory cells. *Science* 236:551–557, 1987.
73. Sanchez-Madrid F, Nagy JA, Robbins E, et al: A human leukocyte differentiation antigen family with distinct alpha-subunits and a common beta-subunit: The lymphocyte function-associated antigen (LFA-1), the C3bi complement receptor (OKM1/Mac-1), and the p150,95 molecule. *J Exp Med* 158:1785–1803, 1983.
74. Beller DI, Springer TA, Schreiber RD: Anti-Mac-1 selectively inhibits the mouse and

human type three complement receptor. *J Exp Med* 156:1000–1009, 1982.

75. Haziot A, Chen S, Ferrero E, et al: The monocyte differentiation antigen, CD14, is anchored to the cell membrane by a phosphatidylinositol linkage. *J Immunol* 141:547–552, 1988.

76. Yu B, Hailman E, Wright SD: Lipopolysaccharide binding protein and soluble CD14 catalyze exchange of phospholipids. *J Clin Invest* 99:315–324, 1997.

77. Ziegler-Heitbrock HW, Fingerle G, Ströbel M, et al: The novel subset of CD14+/CD16+ blood monocytes exhibits features of tissue macrophages. *Eur J Immunol* 23:2053–2058, 1993.

78. Ziegler-Heitbrock HW: Heterogeneity of human blood monocytes: The CD14+ CD16+ subpopulation. *Immunol Today* 17:424–428, 1996.

79. Kazazi F, Mathijs JM, Foley P, Cunningham AL: Variations in CD4 expression by human monocytes and macrophages and their relationships to infection with the human immunodeficiency virus. *J Gen Virol* 70(Pt 10):2661–2672, 1989.

80. Collman R, Godfrey B, Cutilli J, et al: Macrophage-tropic strains of human immunodeficiency virus type 1 utilize the CD4 receptor. *J Virol* 64:4468–4476, 1990.

81. Alkhatib G, Combadiere C, Broder CC, et al: CC CKR5: A RANTES, MIP-1alpha, MIP-1beta receptor as a fusion cofactor for macrophage-tropic HIV-1. *Science* 272:1955–1958, 1996.

82. Hill CM, Littman DR: Natural resistance to HIV? *Nature* 382:668–669, 1996.

83. Deng H, Liu R, Ellmeier W, et al: Identification of a major co-receptor for primary isolates of HIV-1. *Nature* 381:661–666, 1996.

84. Huang Y, Paxton WA, Wolinsky SM, et al: The role of a mutant CCR5 allele in HIV-1 transmission and disease progression. *Nat Med* 2:1240–1243, 1996.

85. Dragic T, Litwin V, Allaway GP, et al: HIV-1 entry into CD4+ cells is mediated by the chemokine receptor CC-CKR-5. *Nature* 381:667–673, 1996.

86. Samson M, Libert F, Doranz BJ, et al: Resistance to HIV-1 infection in caucasian individuals bearing mutant alleles of the CCR-5 chemokine receptor gene. *Nature* 382:722–725, 1996.

87. Liu R, Paxton WA, Choe S, et al: Homozygous defect in HIV-1 coreceptor accounts for resistance of some multiply-exposed individuals to HIV-1 infection. *Cell* 86:367–377, 1996.

88. Williams T, Rankin S: Chemokines and phagocyte trafficking, in *Phagocyte–Pathogen Interactions: Macrophages and the Host Response to Infection*, edited by Russell DG, Gordon S, p 93. ASM Press, Washington, DC, 2009.

89. Ross R: Atherosclerosis—An inflammatory disease. *N Engl J Med* 340:115–126, 1999.

90. Janeway CA Jr, Medzhitov R: Innate immune recognition. *Annu Rev Immunol* 20:197–216, 2002.

91. Rebuck JW, Crowley JH: A method of studying leukocytic functions in vivo. *Ann N Y Acad Sci* 59:757–805, 1955.

92. Boyden S: The chemotactic effect of mixtures of antibody and antigen on polymorphonuclear leucocytes. *J Exp Med* 115:453–466, 1962.

93. Jiang A, Bloom O, Ono S, et al: Disruption of E-cadherin-mediated adhesion induces a functionally distinct pathway of dendritic cell maturation. *Immunity* 27:610–624, 2007.

94. Hazenbos W, Brown E: Integrins on phagocytes, in *Phagocyte–Pathogen Interactions: Macrophages and the Host Response to Infection*, edited by Russell DG, Gordon S, p 137. ASM Press, Washington, DC, 2009.

95. Wheeler A, Ridley A: Leukocyte chemotaxis, in *Phagocyte–Pathogen Interactions: Macrophages and the Host Response to Infection*, edited by Russell DG, Gordon S, p 183. ASM Press, Washington, DC, 2009.

96. Lattin JE, Schroder K, Su AI, et al: Expression analysis of G Protein-Coupled Receptors in mouse macrophages. *Immunome Res* 4:5, 2008.

97. Yona S, Lin HH, Siu WO, et al: Adhesion-GPCRs: Emerging roles for novel receptors. *Trends Biochem Sci* 33:491–500, 2008.

98. Gordon S, Unkeless JC, Cohn ZA: Induction of macrophage plasminogen activator by endotoxin stimulation and phagocytosis: Evidence for a two-stage process. *J Exp Med* 140:995–1010, 1974.

99. Henson P, Bratton D: Recognition and removal of apoptotic cells, in *Phagocyte–Pathogen Interactions: Macrophages and the Host Response to Infection*, edited by Russell DG, Gordon S, p 341. ASM Press, Washington, DC, 2009.

100. Mariathasan S, Monack DM: Inflammasome adaptors and sensors: Intracellular regulators of infection and inflammation. *Nat Rev Immunol* 7:31–40, 2007.

101. Martinon F, Burns K, Tschopp J: The inflammasome: A molecular platform triggering activation of inflammatory caspases and processing of proIL-beta. *Mol Cell* 10:417–426, 2002.

102. Martinon F, Mayor A, Tschopp J: The inflammasomes: Guardians of the body. *Annu Rev Immunol* 27:229–265, 2009.

103. Deretic V: Autophagy: A fundamental cytoplasmic sanitation process operational in all cell types including macrophages, in *Phagocyte–Pathogen Interactions: Macrophages and the Host Response to Infection*, edited by Russell DG, Gordon S, p 419. ASM Press, Washington, DC, 2009.

104. Helming L, Winter J, Gordon S: The scavenger receptor CD36 plays a role in cytokine-induced macrophage fusion. *J Cell Sci* 122:453–459, 2009.

105. Xia W, Hilgenbrink AR, Matteson EL, et al: A functional folate receptor is induced during macrophage activation and can be used to target drugs to activated macrophages. *Blood* 113:438–446, 2009.

106. Kristiansen M, Graversen JH, Jacobsen C, et al: Identification of the haemoglobin scavenger receptor. *Nature* 409:198–201, 2001.

107. Tuluc F, Meshki J, Spitsin S, Douglas SD: HIV infection of macrophages is enhanced in the presence of increased expression of CD163 induced by substance P. *J Leukoc Biol* 96:143–150, 2014.

108. Chimini G, Chavrier P: Function of Rho family proteins in actin dynamics during phagocytosis and engulfment. *Nat Cell Biol* 2:E191–E196, 2000.

109. Russell DG, Gordon S: *Phagocyte–Pathogen Interactions: Macrophages and the Host Response to Infection*. ASM Press, Washington, DC, 2009.

110. Ridley AJ, Hall A: Snails, Swiss, and serum: The solution for Rac 'n' Rho. *Cell* 116:S23–

111. Swanson JA: Shaping cups into phagosomes and macropinosomes. *Nat Rev Mol Cell Biol* 9:639–649, 2008.

112. Jutras I, Desjardins M: Phagocytosis: At the crossroads of innate and adaptive immunity. *Annu Rev Cell Dev Biol* 21:511–527, 2005.

113. Rohde K, Yates RM, Purdy GE, Russell DG: Mycobacterium tuberculosis and the environment within the phagosome. *Immunol Rev* 219:37–54, 2007.

114. Bogdan C: Mechanisms and consequences of persistence of intracellular pathogens: Leishmaniasis as an example. *Cell Microbiol* 10:1221–1234, 2008.

115. Portnoy DA, Auerbuch V, Glomski IJ: The cell biology of Listeria monocytogenes infection: The intersection of bacterial pathogenesis and cell-mediated immunity. *J Cell Biol* 158:409–414, 2002.

116. Swanson MS: Autophagy: Eating for good health. *J Immunol* 177:4945–4951, 2006.

117. Steinman RM, Moberg CL: Zanvil Alexander Cohn 1926–1993. *J Exp Med* 179:1–30, 1994.

118. Ganz T: Iron in innate immunity: Starve the invaders. *Curr Opin Immunol* 21:63–67, 2009.

119. Giodini A, Rahner C, Cresswell P: Receptor-mediated phagocytosis elicits cross-presentation in nonprofessional antigen-presenting cells. *Proc Natl Acad Sci U S A* 106:3324–3329, 2009.

120. Helming L, Tomasello E, Kyriakides TR, et al: Essential role of DAP12 signaling in macrophage programming into a fusion-competent state. *Sci Signal* 1:ra11, 2008.

121. Sidiropoulos PI, Goulielmos G, Voloudakis GK, et al: Inflammasomes and rheumatic diseases: Evolving concepts. *Ann Rheum Dis* 67:1382–1389, 2008.

122. Ye Z, Ting JP: NLR, the nucleotide-binding domain leucine-rich repeat containing gene family. *Curr Opin Immunol* 20:3–9, 2008.

123. Ryan JG, Kastner DL: Fevers, genes, and innate immunity. *Curr Top Microbiol Immunol* 321:169–184, 2008.

124. Ogura Y, Inohara N, Benito A, et al: Nod2, a Nod1/Apaf-1 family member that is restricted to monocytes and activates NF-kappaB. *J Biol Chem* 276:4812–4818, 2001.

125. Inohara N, Ogura Y, Fontalba A, et al: Host recognition of bacterial muramyl dipeptide mediated through NOD2. Implications for Crohn's disease. *J Biol Chem* 278:5509–5512, 2003.

126. Kzhyshkowska J, Krusell L: Cross-talk between endocytic clearance and secretion in macrophages. *Immunobiology* 214:576–593, 2009.

127. Lieu ZZ, Lock JG, Hammond LA, et al: A trans-Golgi network golgin is required for the regulated secretion of TNF in activated macrophages in vivo. *Proc Natl Acad Sci U S A* 105:3351–3356, 2008.

128. Stow JL, Low PC, Offenhauser C, Sangermani D: Cytokine secretion in macrophages and other cells: Pathways and mediators. *Immunobiology* 214:601–612, 2009.

129. McPhail LC: SH3-dependent assembly of the phagocyte NADPH oxidase. *J Exp Med* 180:2011–2015, 1994.

130. O'Shea JJ, Murray PJ: Cytokine signaling modules in inflammatory responses. *Immunity* 28:477–487, 2008.

131. Garcia-Sastre A, Biron CA: Type 1 interferons and the virus-host relationship: A lesson in detente. *Science* 312:879–882, 2006.

132. Bogdan C, Mattner J, Schleicher U: The role of type I interferons in non-viral infections. *Immunol Rev* 202:33–48, 2004.

133. Dunn GP, Koebel CM, Schreiber RD: Interferons, immunity and cancer immunoediting. *Nat Rev Immunol* 6:836–848, 2006.

134. Sharif MN, Tassiulas I, Hu Y, et al: IFN-alpha priming results in a gain of proinflammatory function by IL-10: Implications for systemic lupus erythematosus pathogenesis. *J Immunol* 172:6476–6481, 2004.

135. Herrero C, Hu X, Li WP, et al: Reprogramming of IL-10 activity and signaling by IFN-gamma. *J Immunol* 171:5034–5041, 2003.

136. Martinez FO, Helming L, Gordon S: Alternative activation of macrophages: An immunologic functional perspective. *Annu Rev Immunol* 27:451–483, 2009.

137. Varin A, Gordon S: Alternative activation of macrophages: Immune function and cellular biology. *Immunobiology* 214:630–641, 2009.

138. Kaiser F, O'Garra A: Cytokines and macrophages and dendritic cells: Key modulators of immune response, in *Phagocyte–Pathogen Interactions: Macrophages and the Host Response to Infection*, edited by Russell DG, Gordon S, p281–299. ASM Press, Washington, DC, 2009.

139. Lin DA, Boyce JA: Lysophospholipids as mediators of immunity. *Adv Immunol* 89:141–167, 2006.

140. Barclay AN, Wright GJ, Brooke G, Brown MH: CD200 and membrane protein interactions in the control of myeloid cells. *Trends Immunol* 23:285–290, 2002.

141. Feldmann M: Development of anti-TNF therapy for rheumatoid arthritis. *Nat Rev Immunol* 2:364–371, 2002.

142. Palladino MJ, Bower JE, Kreber R, Ganetzky B: Neural dysfunction and neurodegeneration in Drosophila Na+/K+ ATPase alpha subunit mutants. *J Neurosci* 23:1276–1286, 2003.

143. Balkwill F: Tumour necrosis factor and cancer. *Nat Rev Cancer* 9:361–371, 2009.

144. Bongartz T, Sutton AJ, Sweeting MJ, et al: Anti-TNF antibody therapy in rheumatoid arthritis and the risk of serious infections and malignancies: Systematic review and meta-analysis of rare harmful effects in randomized controlled trials. *JAMA* 295:2275–2285, 2006.

145. Gordon S, Fraser I, Nath D, et al: Macrophages in tissues and in vitro. *Curr Opin Immunol* 4:25–32, 1992.

146. Lasser A: The mononuclear phagocytic system: A review. *Hum Pathol* 14:108–126, 1983.

147. Fogelman AM, Van Lenten BJ, Warden C, et al: Macrophage lipoprotein receptors. *J Cell Sci Suppl* 9:135–149, 1988.

148. Adams DO, Hamilton TA: Phagocytic cells: Cytotoxic activities of macrophages, in *Inflammation: Basic Principles and Clinical Correlates*, 2nd ed., edited by Gallin JI, Snyderman R, p 471. Raven Press, New York, 1992.

149. Werb Z, Goldstein I: Phagocytic cells: Chemotactic and effector functions of macrophages and granulocytes, in *Basic and Clinical Immunology*, 7th ed., edited by Stites D,

Terr A, p 96. Appleton and Lange, Norwalk, CT, 1991.

150. Papadimitriou JM, Ashman RB: Macrophages: Current views on their differentiation, structure, and function. *Ultrastruct Pathol* 13:343–372, 1989.

151. Gordon S, Perry VH, Rabinowitz S, et al: Plasma membrane receptors of the mononuclear phagocyte system. *J Cell Sci Suppl* 9:1–26, 1988.

152. Law SK: C3 receptors on macrophages. *J Cell Sci Suppl* 9:67–97, 1988.

153. Hume DA, Ross IL, Himes SR, et al: The mononuclear phagocyte system revisited. *J Leukoc Biol* 72:621–627, 2002.

154. Gordon S: Mononuclear phagocytes in rheumatic diseases, in *Kelley's Textbook of Rheumatology*, edited by Firestein G, Budd RC, Harris ED Jr, McInnes IB, Ruddy S, Sergent JS, pp 135–154. WB Saunders, Philadelphia, 2008.

第 68 章
单核细胞和巨噬细胞的产生、分布和活化

Steven D. Douglas and Anne G. Douglas

摘要

单核细胞和巨噬细胞具有重要的生物学作用,既是造血系统的组成部分,也是基质和组织微环境的组成之一,发挥营养和清除的功能。它们所构成的广泛的细胞系统遍布体内,通过多种生物合成或分泌反应,与宿主细胞以及外来侵入者发生反应,保持动态生理平衡。它们以特殊的游走形式或固定的吞噬细胞出现在循环中或血管外组织中,直接或者通过分泌具有生物活性的产物参与多种病理过程。由于这一细胞广泛的异质性和可塑性,单核细胞及其子代细胞的本质并没有被血液学家充分认知。本章主要涉及单核细胞的起源、生命周期和功能,并根据现阶段对其特性的了解,介绍其与人类健康及疾病的关系。描述了单核细胞和巨噬细胞与树突状细胞的关系,以及单核细胞来源的细胞在 T 淋巴细胞激活中特殊的免疫作用。同时,巨噬细胞和树突状细胞是主要的抗原呈递细胞,在淋巴造血器官内外,参与了宿主防御、天然和过继免疫、炎症以及非感染性疾病的进程。

简写和缩略词

CR,补体受体(complement receptor);DC,树突状细胞(dendritic cell);DC-SIGN,树突状细胞特异性细胞间黏附分子 3-结合非整合素分子(dendritic cell-specific intercellular adhesion molecule-3-grabbing nonintegrin);EMR,含表皮生长因子的黏蛋白样激素受体(epidermal growth factor module-containing mucin-like hormone receptor);FACS,荧光激活细胞分选(fluorescence-activated cell sorting);FcR,Fc 受体(Fc receptor);GM-CSF,粒细胞-单核细胞集落刺激因子(granulocyte-macrophage colony-stimulating factor);IFN-γ,干扰素-γ(interferon-γ);IL,白细胞介素(interleukin);LPS,脂多糖(lipopolysaccharide);M-CSF,巨噬细胞集落刺激因子(macrophage colony-stimulating factor);MARCO,巨噬细胞受体伴胶原结构(macrophage receptor with acollagenous structure);MR,甘露糖受体(mannose receptor);PRR,模式识别受体;Sn,唾液酸黏附素(sialoadhesin);SR-A,清道夫受体 A(scavenger receptor A);TGF,转化生长因子(transforming growth factor);TLR,toll 样受体(toll-like receptor);TNF-α,肿瘤坏死因子-α(tumor necrosis factor-α)。

研究巨噬细胞的方法

对巨噬细胞进行原位分析的方法正在重新兴起[1]。遗传学/RNA 干扰技术,近来与巨噬细胞特异性/限制性启动子联合,被用于敲除巨噬细胞基因或信使 RNA,或者采用荧光物质(如绿荧光蛋白)来标记细胞。采用人趋化因子受体转基因[2]或者应用髓性特异性溶酶体-Cre 进行目标切除[3],在追踪细胞起源和分布上具有相当的价值。随机化学性诱变(random chemical mutagenesis)技术在验证现有知识的过程中以及发现影响巨噬细胞功能的新目标基因时非常有效[4,5]。更广泛的实验模型(如果蝇和斑马鱼)有助于在物种间比较巨噬细胞迁移和体内的细胞吞噬作用[6,7]。MicroRNA 表达[8]和功能分析尚处于起始阶段,但有望在健康或疾病基因的表达中产生重要发现。联合改进后的影像学方法(如荧光、磁共振成像、双光子显微技术),用于体内巨噬细胞和树突状细胞动态行为的观察,已获得了新的发现[9]。在体外研究中,在利用胚胎干细胞分化成巨噬细胞和树突状细胞的过程中有了新进展,使得在人类基因中诱导突变成为可能,可以作为研究人类出生缺陷和相应的遗传性疾病中天然产生的物质的补充[10]。

尽管可以在组织中或体外跟踪单个被标记的细胞,但是如何分辨、分离混杂在其中的巨噬细胞群以及了解其特征的方法仍然有限。从实体器官中,如脑,甚至肝脏和肠道,分离细胞的方法是人为进行的,而巨噬细胞脱离了原有的天然组织环境而发生改变。许多通过转基因而进行的遗传调控是存在漏洞且不一致的,鉴于巨噬细胞的异质性,这一结果并不出乎意料。尽管对细胞自血液进入组织这一过程进行标识变得更为容易,但是,如何显示局部细胞群体的缓慢转变过程并不容易,易造成误差。最后,在人体内进行活体实验显然是困难的。例如,诱发皮肤水疱,可以获取炎症部位的体液和细胞[11]。然而,单核细胞较中性粒细胞数量低,限制了利用体外铟标记细胞在体内进行细胞转移的研究。

细胞生成

单核细胞和巨噬细胞的发育

如 Metchnikoff 在他关于无脊椎动物的先驱研究中所述[12],巨噬细胞和阿米巴样吞噬细胞,由古老的多细胞生物体进化而来,是负责天然免疫和组织重塑的主要白细胞,这一结论也在同时期的黑腹果蝇研究中得以证实[7]。在哺乳动物中,关于巨噬细胞个体发育的知识多数来源于小鼠的研究。对巨噬细胞发育的了解,除了起源于血管中肾点后,最为清楚的阶段是胚胎发育中期的卵黄囊阶段,然后进入胎肝、脾脏,在分娩前后进入骨髓[13]。胎肝造血期的惊人特点是巨噬细胞决定红细胞生成,这一时期大约自小鼠发育的第 12 天开始,自此,巨噬细胞首次与有核红细胞密切相关,造血集落形成在第 14 天达到高峰。基质巨噬细胞在成人造血中的作用将在本章进一步阐述并讨论。

巨噬细胞通过表面黏附分子介导对原红细胞的作用[14],包括一种特性尚不明确的二价阳离子依赖的受体和唾液酸结合分子——唾液酸黏附素(Siglec 1)[15]。基质巨噬细胞在骨髓红

细胞岛中的潜在营养功能尚不清楚,同样巨噬细胞在铁和亚铁血红素代谢中的作用也不详。巨噬细胞可以通过多种途径与其他细胞反应,但是在红细胞生成的最后阶段,会发生一种特殊的吞噬过程以去除固缩的红细胞核。巨噬细胞如何识别膜包被的红细胞核并不清楚,同样,在发育中摄取凋亡细胞的机制也不明确。由前体细胞产生粒细胞同样涉及巨噬细胞-髓细胞集落和类似的黏附受体。一旦在分娩前后胎肝失去造血功能,肝脏中的巨噬细胞会继承原有 Kupffer 细胞的特点。基质巨噬细胞与集落细胞岛内的血细胞发育相关的特点持续终生[16]。在胎儿时期,单核细胞和巨噬细胞分布于发育中脉管系统,产生阿米巴样吞噬细胞参与组织重塑,例如数字雕刻(sculpting of digits)[17]和中枢神经系统的生长[18]。血液单核细胞可转化为体内各种组织中定居的巨噬细胞,在胎儿阶段这些细胞的增殖能力高于以后阶段;参与到这一构建分布过程中的黏附分子、趋化信号和受体尚不清楚,但是不依赖于 β₂ 整合素 CD11b/CD18,后者在成人炎症反应所致的髓性单核细胞的聚集过程发挥重要作用[19]。发育过程中出现巨噬细胞的现象与损伤后纤维瘢痕的形成有关[17]。总之,巨噬细胞在发育中,不论是血细胞生成还是血管外组织,均担负重要作用,更多有待于对其胎儿时期的特性进行了解。

生长、分化和转归

图 68-1 显示了成人单核细胞分化的概况[20]。从多能干细胞(前体集落形成单位,脾[CFU-S])、造血前体细胞(集落形成单位培养[CFU-C])起源的单核细胞,以及系别限制性生长因子的作用,如巨噬细胞集落刺激因子(M-CSF,也被称为 CSF-1)和粒细胞-巨噬细胞集落刺激因子(GM-CSF),已被广泛研究,但是新发现仍然不断涌现。转录因子 c-Myb 和受体 FLT3,M-CSF 依赖的骨髓髓系细胞(单核细胞和树突)生成。这些细胞类型可能对组织损伤和感染产生不同的反应[20]。单核细胞和其他造血细胞拥有共同的前体细胞,且与粒细胞关系密切。单核细胞前体细胞是成人组织巨噬细胞的来源,也是髓样树突状细胞和破骨细胞的来源。它们与 B 淋巴细胞和浆细胞样 DC 的关系尚不清楚,浆细胞样 DC 可以表达一系列髓系和淋巴细胞标志。单核/巨噬细胞分化的过程涉及相当广泛的内容,包括特异性生长因子及其受体,自然生长的相关认识和转录因子的作用[21]。生长和分化路径中遗传学和细胞学的异常是发生髓系白血病的原因,但是这很少导致单核细胞白血病的发生。

单核细胞和巨噬细胞的成熟和分化

以下这些经典研究,包括 1926 年 Lewis 和 Lewis[22],1932 年 Maximow[23],1939 年 Ebert 和 Florey 的研究[24],显示单核细胞在体外转化为巨噬细胞和多核巨细胞。单核细胞或造血祖细胞与细胞因子,如 GM-CSF、M-CSF 共培养时可以产生巨噬细胞。

通过纯化的单核细胞群及体外培养技术,描述了单核细胞转化为巨噬细胞、上皮样细胞和巨细胞过程中超微结构的改

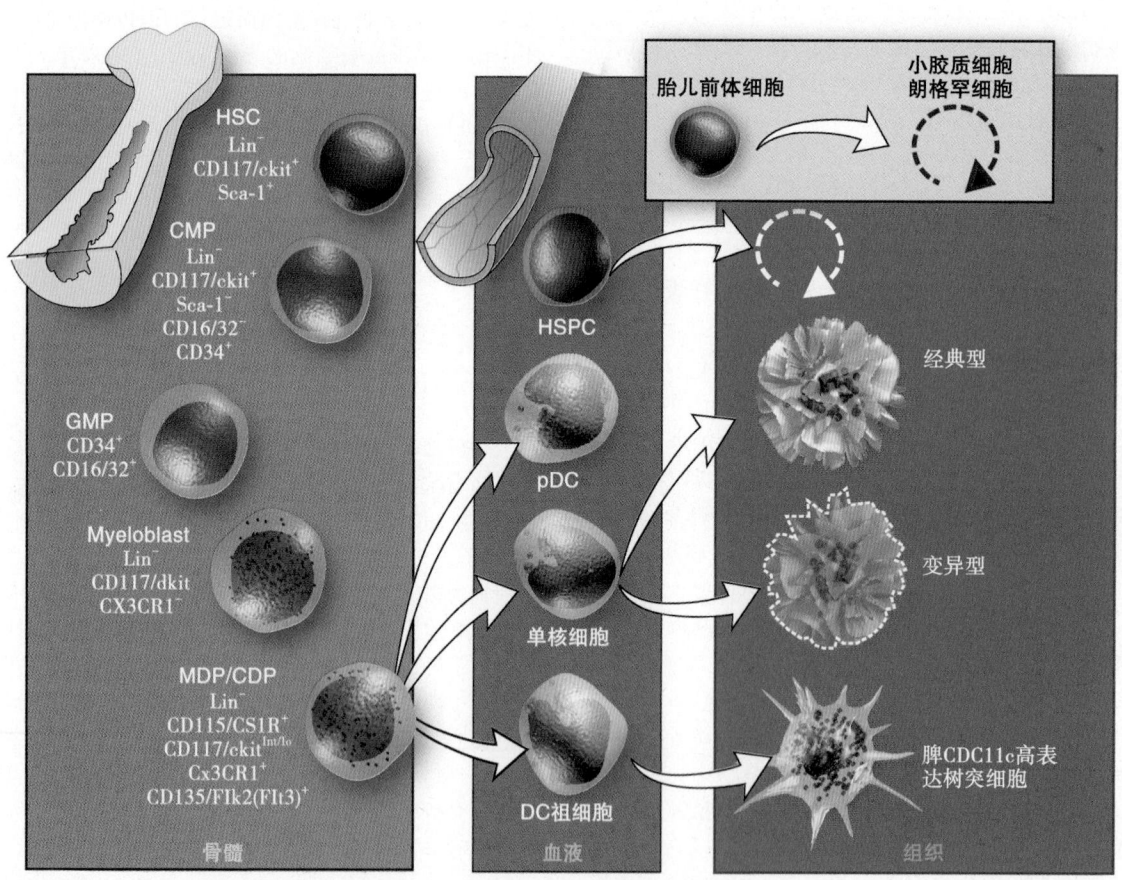

图 68-1　巨噬细胞/树突状细胞(DC)祖细胞的分化,巨噬细胞起源和 DC 亚群。CDP,普通 DC 前体细胞;CMP,普通髓系祖细胞;GMP,粒细胞/巨噬细胞祖细胞;HSC,造血干细胞;HSPCs,造血干/祖细胞;MDP,巨噬细胞/DC 祖细胞;pDC,浆样树突状细胞。详细内容请见参考文献 20(引自 S. Seif,Graphis Medical,2014)

变[25]。当单核细胞成熟,形成巨噬细胞时,细胞体积增大,溶酶体的含量和溶酶体内水解酶的数量(如磷酸酶、酯酶、β-葡萄糖醛酸苷酶、溶菌酶、芳基硫酸酯酶)增多。同时,线粒体的体积增大、数量增多,能量代谢相应增加,乳酸的生产也增加。参与包装溶酶体的高尔基复合体体积增大,复杂的囊泡增多(参见第 67 章)。很多刺激可促使单核细胞形成多核巨细胞[26]。

生长因子

M-CSF 和 GM-CSF 是参与单核细胞和巨噬细胞分化的主要生长因子。其他细胞因子如白介素-3 和白介素-4 可导致单核细胞轻度增殖,而且从基因上消除这些因子,不影响系别发育。M-CSF 仅通过特异性受体(CSF-1R)发挥作用,促进巨噬细胞的生存、生长和分化,CSF-1R 由原癌基因 c-FMS 编码,可作为系别特异性标志物(CD115)广泛用于荧光激活细胞分选(FACS)分析和转基因技术[27,28]。M-CSF 的作用已在文献[29]中阐述,其在巨噬细胞和破骨细胞发育中的作用见图 68-2。天然突变鼠,op/op,具有 M-CSF 缺失和骨硬化症,导致单核细胞及某些组织巨噬细胞群的显著或部分缺失,但是 DC 细胞数量并未受影响[30]。由于 M-CSF 在生殖系统具有重要的作用,op/op 鼠的生殖功能受损,但是与 PU.1 缺失不同,op/op 鼠可以存活。子宫上皮是 M-CSF 的丰富来源,诱导单核细胞-巨噬细胞的聚集、生长和分化,上调清道夫受体(SR)的表达、细胞黏附及修

饰后的低密度脂蛋白和其他多聚阴离子相关配体的内吞作用。M-CSF 以血浆中可溶性及膜结合形式产生,参与动脉粥样硬化形成,和肿瘤依赖的单核细胞/巨噬细胞聚集。M-CSF 导致的细胞扩增速度依赖于靶细胞的分化程度,当前体细胞转变为成熟的单核细胞和巨噬细胞后,增殖功能明显下降。黏附和炎症刺激可以增强对生长因子的效应,导致外周的巨噬细胞增殖,如肉芽肿。

GM-CSF 可以导致更广泛的粒系细胞的增殖。GM-CSF 由包括巨噬细胞在内的多种细胞生成,特别是在炎症刺激(如脂多糖)后,与 M-CSF 相比,可以提高单核细胞和各种形态的巨噬细胞的产量。GM-CSF 是体外髓样 DC 分化所必需的,在细胞培养中,常单独或联合细胞因子(如 IL-4)、转化生长因子(TGF)-β 使用,从小鼠骨髓或人单核细胞获取 DC[31,32]。在小鼠敲除 GM-CSF 基因,或者在人类基因突变所致的其特异性受体链功能缺失,均可导致肺泡蛋白沉积症,这与肺泡巨噬细胞存在表面活性蛋白代谢缺陷有关[33]。

存活、分化和转归:概况

一旦具备成熟细胞的特征,单核细胞和巨噬细胞可以表现出相当可观的异质性和表型的可塑性。通常增殖能力有限,生存时间可以从小于 1 天到数月不等,取决于其存在的微环境、感染和其他刺激。尽管进入终末分化,巨噬细胞

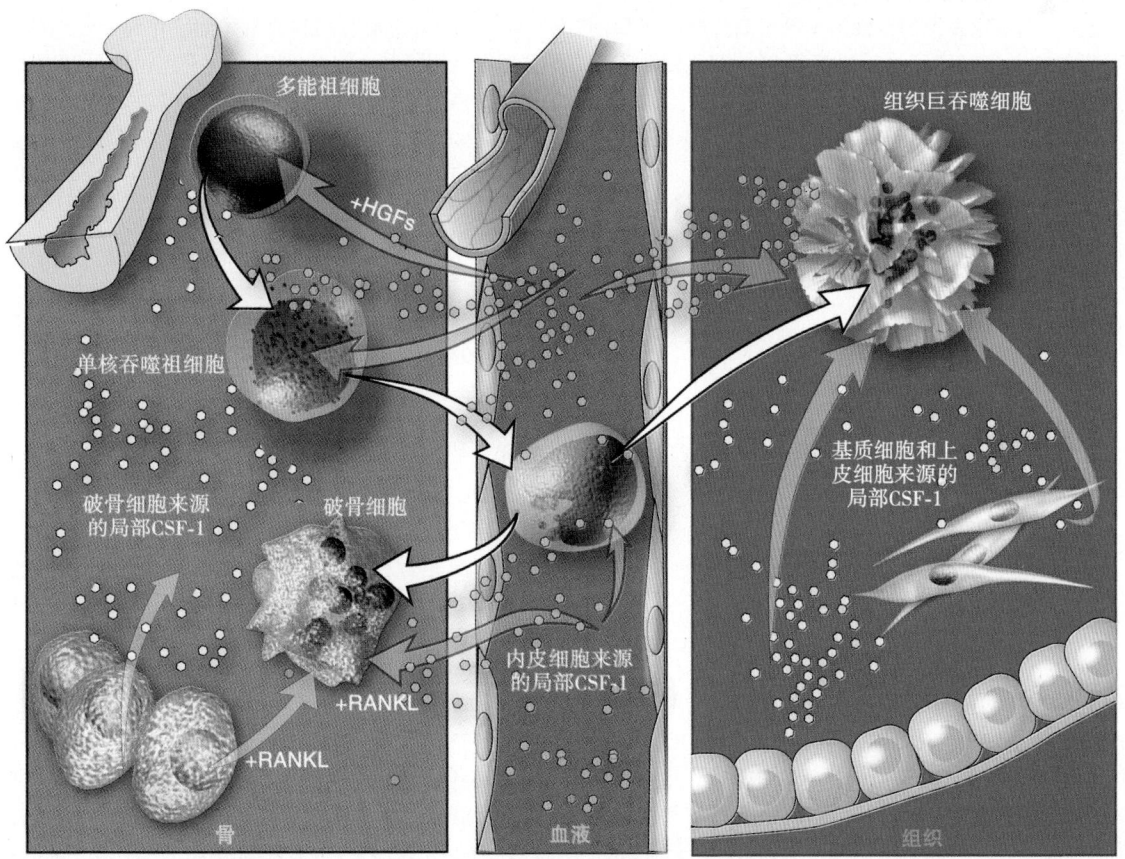

图 68-2　巨噬细胞集落刺激因子(M-CSF)对巨噬细胞和破骨细胞发育的调控。血管内皮细胞产生的循环 M-CSF 与局部生成的 M-CSF 共同调控单个核吞噬细胞和破骨细胞的生存、增殖和分化。细胞因子协同其他造血生长因子(HGFs)促进多能祖细胞向单个核祖细胞分化,并与核因子 κB 配体的受体激活剂(RANKL)共同促进单个核吞噬细胞转化为破骨细胞。棕色箭头指示细胞分化步骤,蓝色箭头指示细胞因子调控。(引自 S. Seif, GraphisMedica,2014)

仍保留非常活跃的信使 RNA 和蛋白合成功能，以及复杂且独特的基因表达，这有赖于天然的或者获得性的免疫刺激以及细胞间相互作用。与中性粒细胞相比，组织巨噬细胞具有很强的抗凋亡能力，但是当感染发生时会发生改变。其活性细胞膜发生翻转，细胞内吞作用使其易受到毒性物质的损伤，使得它们自身成为存活巨噬细胞的清除对象。致命性损伤和感染也可导致自吞噬，被认为是炎症和感染性疾病的重要组成部分。

巨噬细胞促使同型细胞融合的突出能力可产生巨型细胞。这是破骨细胞分化的特征，依赖于 M-CSF 和肿瘤坏死因子（TNF）家族的成员，核因子 κB 的受体活化因子的配体（RANKL），后者作用于单核细胞的前体细胞产生代谢细胞来吸收旧骨和重塑骨骼。局部黏附以及胞膜的皱褶与单核细胞来源的破骨细胞局部释放、或极化性释放 H^+ 和水解酶有关。试图摄取不可降解或难以降解的异体物质，而形成"异物性巨细胞"的过程具有鲜明的特点；巨噬细胞来源的巨细胞也是肉芽肿性疾病的特征，如结核（朗汉斯巨细胞，图 68-3）和寄生虫感染（如血吸虫病）。在体外，分枝杆菌和某些不详的宿主脂质可以导致巨细胞形成。发生融合的机制涉及细胞分化以形成融合表型，以及表面糖蛋白与被选择的底层相互作用；2 型辅助性 T 细胞（Th2）细胞因子，如 IL-4 和 IL-13，与受体链和信号通路相互作用促进巨噬细胞融合[34]。DNA 合成是感染相关的高转化肉芽肿的特征之一，可以导致细胞分裂失败和细胞死亡。这些巨噬细胞来源的巨细胞不同于病毒感染所致的合胞体，特别是副黏液病毒和逆转录病毒如人类免疫缺陷病毒。

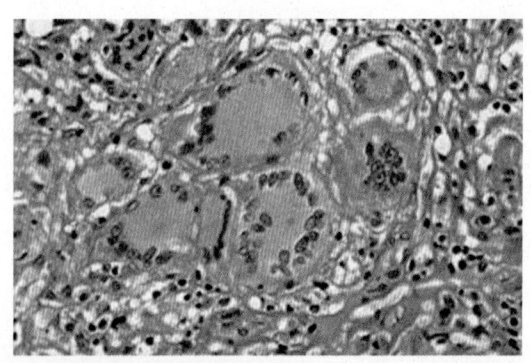

图 68-3   结核所致朗格罕巨细胞的显微图像。（摘自 Y Rosen 再编的肉芽肿疾病图集，http://granuloma. homestead. com）

异质性

单核细胞被定义为在循环中出现的具有经典的形态特征的分化细胞群（参见第 67 章），包括可以产生髓样 DC 和破骨细胞的低分化前体细胞。由于易于从人血中获取，并有敏感的方法在体外分析其表型（如 FACS、微阵列、免疫法和细胞化学），人类单核细胞更容易研究；而在小鼠，关于前体细胞-产物之间关系和组织分布的相关分析，为研究循环中细胞群的转归和异质性提供了新观点。循环中的单核细胞数取决于其构成、稳态产生，和从骨髓中也可能从脾边缘池释放，因刺激而导致的黏附和渗出，因周围刺激如感染和炎症所增强的聚集效应。M-CSF 和糖皮质激素，以及代谢刺激可影响其程度

和表型；第 70 章也阐述了导致单核细胞增多的临床情况。单核细胞的生化特性及功能在第 67 章阐述。一旦进入循环，单核细胞抗辐射能力相对增加，可在循环中以运动细胞存在 12~48 小时，同时具有吞噬颗粒的功能，短暂或稳定黏附在动脉以及微血管内皮以调节其吞噬能力。依靠与血管壁的相互作用和局部分化，单核细胞可以利用 CD11a 沿血管内壁运动，这一行为有赖 β_2 整合素[20]。紧邻内皮组织的成熟巨噬细胞也可分离或再循环，如可作为粥样斑块中充满脂质的泡沫细胞出现，或者疟疾发病中吞噬大量红细胞碎片后也可出现在循环中。

脂肪组织中大量免疫细胞和分子的存在表明免疫系统和代谢系统之间存在着活跃的相互作用。肥胖时，脂肪组织中巨噬细胞的炎性浸润和激活状态可能导致胰岛素抵抗。肥胖小鼠与瘦弱小鼠的巨噬细胞的细胞定位和炎症潜能存在差异[35]，而且巨噬细胞与脂肪细胞的比率也不同[36]。在瘦弱老鼠，脂肪组织中的巨噬细胞发生变化或表达 M2 表型（ARG1+CD206+ CD301+），分布均匀，并发挥保护性功能，因为它们产生 IL-10 减弱炎症反应和提高对胰岛素敏感性；然而，肥胖小鼠巨噬细胞分布在坏死的脂肪细胞周围，并诱导炎症和胰岛素抵抗[35,37]。CC 趋化因子受体 2（CCR2）及其配体（CCL2）对募集巨噬细胞到脂肪组织至关重要[38]。代谢疾病可以被视为炎症介导的胰岛素抵抗的不良后果，从而有利于为免疫系统节约能量资源，短暂对抗感染[39~43]。

髓样 DC 和破骨细胞的前体细胞作为一类单核细胞亚群，根据细胞因子和血管壁、骨髓和其他组织的局部因素进一步分化。在体外，单核细胞经 GM-CSF 和 IL-4 处理后可分化成为髓样 DC[32]。分化为巨噬细胞的单核细胞大部分不会再进入循环，而是以组织细胞定居于局部一段时间，尤其是在淋巴结中。离开血液是否是个随机的过程，或者特异性地到达相应组织，都尚不明了了。

单核细胞群表型的异质性正成为兴趣焦点，这应归功于研究这些相关表面抗原/受体如 CD14、CD16（人类）和 Ly6C（小鼠）的方法的可行性，以及分析趋化因子/受体表达的方法，尤其是 CX3CR 和 CCR2[34]。图 68-4 展示了从基因调控小鼠获得的亚群和组织细胞，表 68-1 比较了小鼠和人单核细胞不同亚群表达的标记。转变为炎症组织中巨噬细胞和 DC 的单核细胞前体细胞亚群已经较为明确，而转化为组织定居细胞的亚群尚不明朗，后者的转化更为缓慢。目前的研究主旨在于阐明所聚集的其他细胞亚群的起源，例如在动脉粥样硬化、正常中枢神经系统、肿瘤中，以及在代谢、创伤或者退行性损伤反应。从概念上说，这些表面上不同的亚群的稳定性如何？他们是否能代表这一连续的表型系列的一部分？这些问题尚不清楚，由此引出这些细胞是调控中的各亚群，而不是真正意义上不可逆转的分化。对新鲜分离的单核细胞进行分群和微矩阵分析，可以为这一问题提供进一步的信息，提供新的标志和诊断信息。从体内环境中分离出来，或者在体外人为条件下，可以显著改变这些研究中单核细胞的表型和功能。影像学或者原位分析或可为研究单个细胞的命运转归提供可能。

单核/巨噬细胞在心血管疾病的发生和发展中具有重要作用[44,45]。急性心肌梗死时，具有 M1 促炎表型的巨噬细胞迁移到心肌组织，并参与心肌重构（参见第 134 章）[46]。

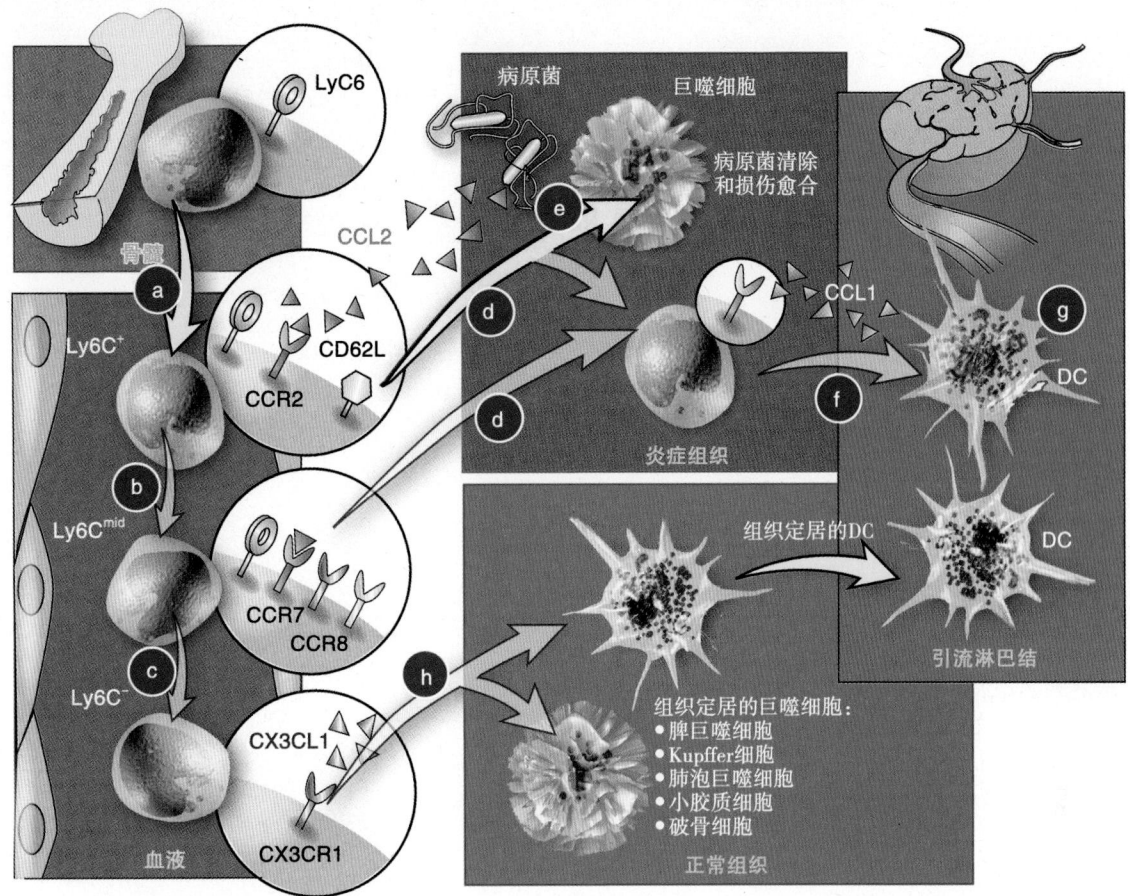

图 68-4　血液中单核细胞的异质性,以及不同亚群对细胞定植的作用,和组织中的炎症性巨噬细胞和树突状细胞。详细内容见文献 34(引自 S. Seif,GraphisMedica,2014)

表 68-1　小鼠和人类血液中不同单核细胞亚群的标志			
抗原	人 CD14^{hi}CD16^{-}	人 CD14^{+}CD16^{+}	小鼠 CCR2+CX$_3$CR1^{low}	小鼠 CCR2-CX$_3$CR1^{hi}
趋化因子受体				
CCR1	+	−	ND	ND
CCR2	+	−	+	−
CCR4	+	−	ND	ND
CCR5	−	+	ND	ND
CCR7	+	−	ND	ND
CXCR1	+	−	ND	ND
CXCR2	+	−	ND	ND
CXCR4	+	++	ND	ND
CX$_3$CR1	+	++	+	++
其他受体				
CD4	+	+	ND	ND
CD11a	ND	ND	+	++
CD11b	++	++	++	++
CD11c	++	+++	−	+
CD14	+++	+	ND	ND
CD31	+++	+++	++	+

表 68-1 小鼠和人类血液中不同单核细胞亚群的标志（续）

抗原	人 CD14^{hi}CD16$^-$	人 CD14$^+$CD16$^+$	小鼠 CCR2+CX$_3$CR1^{low}	小鼠 CCR2-CX$_3$CR1^{hi}
CD32	+++	+	ND	ND
CD33	+++	+	ND	ND
CD43	ND	ND	−	+
CD49b	ND	ND	+	−
CD62L	++	−	+	−
CD86	+	++	ND	ND
CD115	++	++	++	++
CD116	++	++	++	++
F4/80	ND	ND	+	+
Ly6C	ND	ND	+	−
7/4	ND	ND	+	−
MHC class Ⅱ	+	++	−	−

MHC 主要组织相容性复合体,摘自 Gordon S. & Taylor PR:Monocyte and macrophage heterogeneity. Nat Rev Immunol 5(12):953~964,2005

在动脉粥样硬化时,单核细胞向发生湍流的血管壁募集。一旦到达内皮下组织,单核细胞分化成巨噬细胞,吞噬积聚在动脉的氧化型低密度脂蛋白,形成泡沫细胞,粥样斑块的发展,和临近的血管平滑肌细胞分泌促纤维化物质,最终导致纤维帽的形成。因此,血管壁巨噬细胞是引发动脉粥样硬化病变的关键因素。此外,巨噬细胞激活凝血级联反应(参见第67章),介导血栓形成和血管闭塞。

成人组织中定居的巨噬细胞群:概述

在谈及那些因局部感染或者无菌性炎症(如代谢性的)刺激所聚集的单核细胞来源的巨噬细胞前,首先描述没有明显炎症反应时就已经定居在全身组织器官中的巨噬细胞群更为重要。这些聚集而来的巨噬细胞的特性众所周知,已经在第67章中描述。但是这些定居的,尤其是在不同的器官中的巨噬细胞的功能仍然显得神秘,在此简单介绍,详细内容参见第67章。

分化抗原如 F4/80,鼠 CD68 和人 CD68 的应用,使得在小鼠组织中区分定居的巨噬细胞群成为可能[47],并可以在物种间比较它们的解剖学关系(表 68-2)。F4/80(EMR1),表皮生长因子-7 跨膜胞质膜分子(EGF-TM7)家族的成员之一,在巨噬细胞广泛表达,且几乎为其所特有(图 68-5A ~ C)[48,49]。与 G-蛋白结合的趋化因子受体在结构上相连,但是具有较表皮生长因子(EGF)的功能区更大的细胞外延伸,被认为参与细胞外结构的黏附。在人类,这一家族成员更广泛的表达在髓细胞上;包含表皮生长因子的黏蛋白样激素受体 2(EMR2)是一个非常有用的人类巨噬细胞的组织标志,尽管在中性粒细胞和未成熟的DC 上也有表达(图 68-5A)。用来进行免疫化学和流式细胞检测的其他巨噬细胞抗原标志包括 Siglec1(图 68-5D)、唾液酸结合的植物凝集素、β2 整合蛋白 CD11b/CD18(Mac1,CR3)和CD11c,表达在 DC 细胞和特定的巨噬细胞,特别是肺泡巨噬细胞上[50]。受体抗原标志包括清道夫受体(SR)-A[51],是一种被发现在肝窦内皮细胞广泛表达的巨噬细胞受体,而 MARCO(巨噬细胞受体伴胶原结构),一种相关的胶原 SR,其表达明显受

表 68-2 单核巨噬细胞和相关细胞的标志

细胞类型	抗原标志	其他特性
单核细胞/巨噬细胞	F4/80(鼠) EMR2(人) CD68 CR3(CD11b) 唾液酸黏附素(Siglec-1) 清道夫受体(SR-A,MARCO) 甘露糖受体 M-CSF 受体	Opsonic 吞噬异物 分泌溶菌酶,大量酸性水解酶
髓样树突状细胞	MHCII 共刺激分子 CD11c CD8α$^+$/− DEC205 DC-SIGN DC-LAMP	激活纯真 CD4T 淋巴细胞
浆样树突状细胞	CD123 B220 凝集素样受体(Siglec-H)	Ⅰ类干扰素产物 Flt-3 配体促进体外生长
破骨细胞	CD68 TRAP 降钙素受体 α$_v$β$_3$	液泡 H$^+$ATP 酶;蛋白酶 K;对活体骨骼发生反应

ATPase,腺苷三磷酸酶;DC,树突状细胞;DC-LAMP,树突状细胞的溶酶体相关膜蛋白;DC-SIGN,树突状细胞特异性细胞间黏附分子 3-结合非整合素分子;EMR,含表皮生长因子的黏蛋白样激素受体;M-CSF,巨噬细胞集落刺激因子;MARCO,巨噬细胞受体伴胶原结构;MHC,主要组织相容性复合体;TRAP,抗酒石酸酸性磷酸酶。

注:因细胞定位、成熟程度和激活状态不同,所表达的标志不同。某些标志也可表达在其他髓细胞上,如多形核白细胞和特定的内皮细胞。

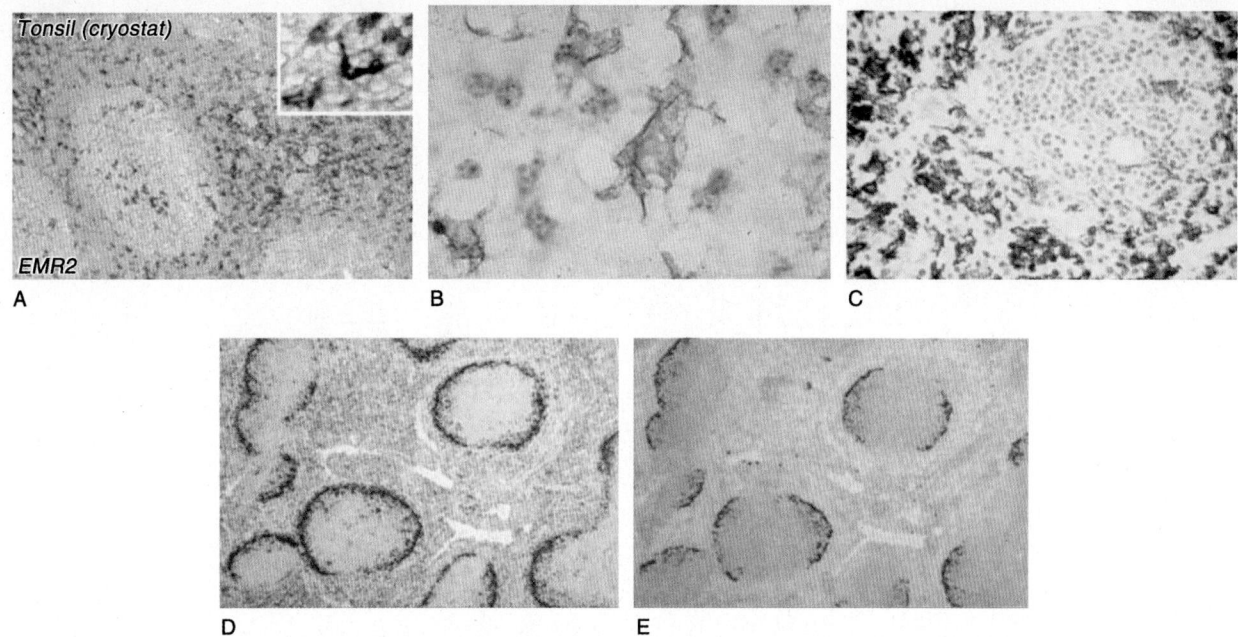

图 68-5　人(A)和小鼠(B-E)淋巴造血组织中巨噬细胞的免疫细胞化学检测。A. 扁桃体 EMR2 阳性巨噬细胞散在分布于整个滤泡和滤泡间区域。B. 肝脏 Kupffer 细胞为 F4/80+,有别于窦状内皮细胞和肝细胞。C ~ E. 脾。C. 红髓巨噬细胞表达 F4/80,有别于边缘区细胞。除小动脉周围以外的 T-细胞区的巨噬细胞为 F4/80-。D. 边缘区嗜金属的巨噬细胞强表达唾液酸黏附素(Siglec1);弱表达红髓巨噬细胞。E. 边缘区嗜金属的巨噬细胞的一种亚群,可以与鼠抗兔-人 Fc 富含半胱氨酸区的融合蛋白探针相结合。详细内容见文献 91。(图 A 经 T. Marafioti 允许使用,图 B-E 经允许摘自 Taylor PR,Zamze S,Stillion RJ,et al:Development of aspecific system for targeting protein to metallophilic macrophages. Proc Natl Acad Sci USA 101 (7):1963 ~ 1968,2004.)

限[52]。其他标志包括植物凝集素如巨噬细胞甘露糖/海藻糖受体(MR,图 68-5E)[53]。CD163,血红素-结合珠蛋白复合物受体,受糖皮质激素[54]、IL-10[54]以及 P 物质[55]的诱导。其他补体受体(CRs)和 Fc 受体(FcRs)已在第 67 章描述。

　　定居于组织的巨噬细胞广泛分布于各器官系统,对内源性和外源性刺激发生反应;它们非常活跃的吞噬各种颗粒和可溶性配体,不仅在门户部位监视防范,而且清除受损和死亡的细胞,调控相邻活细胞的功能。总之,这些细胞具有细胞毒和抗微生物作用而保护宿主,相对于此,其自我平衡功能和营养功能常常被忽视。巨噬细胞在血液淋巴器官和其他组织中,与血液相关的特性已经详细讨论过了。

● 分布

造血器官

骨髓

　　成熟巨噬细胞,与成纤维间充质细胞、破骨细胞和内皮细胞一样,也是造血基质的重要组成部分,这一事实常常被忽略[56],它们除了自身的分化外还共同参与造血(图 68-6A ~ E,图 68-7)。造血细胞岛的基质巨噬细胞与红系和其他粒细胞的发育有关,如同在胎肝中,通过非细胞吞噬的细胞-细胞间黏附受体,如唾液酸黏附素和二价阳离子依赖的受体发挥作用。基质巨噬细胞的潜在营养功能并不清楚,但是包括在表面表达和分泌生长因子和细胞因子。基质巨噬细胞具有活跃地胞吞作用,

按需清除红细胞核和凋亡的造血细胞,迅速降解并再利用铁和其他的营养物质。基质巨噬细胞也通过释放分泌物质,如 IL-1 与一些低分化的造血前体细胞相互作用,或者通过 IL-6 与淋巴细胞群,也包括浆细胞发生作用。它们成为感染源,如分枝杆菌、慢病毒和逆转录病毒的目标,也在许多慢性感染中作为储存载体,但是杀伤力降低,并传递到其他定居的巨噬细胞群。

　　许多单核细胞和巨噬细胞共存于骨髓中,基质巨噬细胞网聚集在造血细胞岛,与单核细胞、破骨细胞和孤立的巨噬细胞共同分布于骨骼表面。在贮积性疾病,如戈谢病和含铁血黄素沉积症时,人骨髓中的成熟巨噬细胞有大量内涵物质。嗜血现象,在某些病人是穿孔素缺失的结果,可见于遗传性疾病和病毒感染后,是骨髓中巨噬细胞过度的病理性活化的突出特点[57,58]。在基质和其他定居组织的巨噬细胞通过巨噬细胞 FcR 和 CRs 摄取趋化的血小板是血小板减少症的重要特征。

　　造血干细胞可以分化成为单核巨噬细胞和髓样 DCs,也可生成破骨细胞系[59,60]。通过与 Stat4 和 TNF 超家族的成员之一的 RANKL(核因子-κB 激活的调控子)相互作用,细胞进行分化、融合,并以破骨细胞形式黏附于骨骼,参与骨骼重塑[61]。

　　已证实一个普通的骨髓祖细胞可产生单核细胞和 DCs[20],包括经典的 DCs 和浆样 DCS[62,63]。这种常见的骨髓祖细胞可在血液中循环,并定居于淋巴组织[62,63]。与 Langerhans 细胞不同,这些寿命短暂的游走细胞可改变 T 细胞反应,被血液前体细胞所取代[41,42]。不成熟的经典 DCs 的主要功能是吞噬作用,而成熟的经典 DCs 的主要功能是生成细胞因子[62,63]。

　　在淋巴和非淋巴器官中,树突状细胞的主要作用是处理和递呈抗原,形成独特的 T 细胞功能。由前体细胞生成“经典”DC 的过程,依赖于生长因子受体[62~64]。

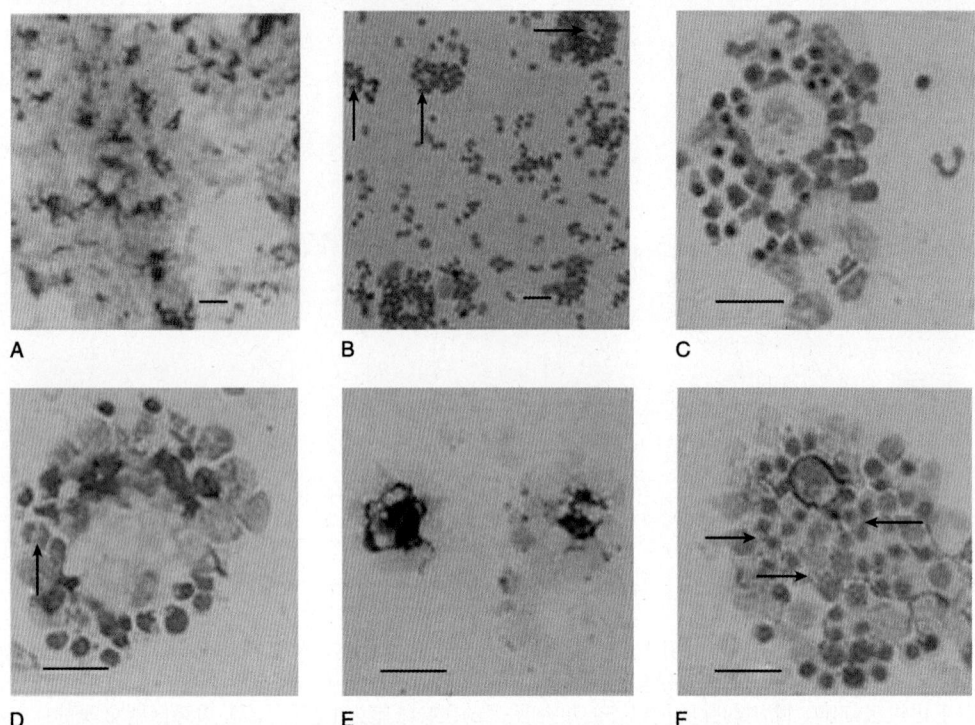

图 68-6   A. 人骨髓基质巨噬细胞与造血岛/簇内的造血细胞发育相关。骨髓抗巨噬细胞单克隆抗体 Y1/82A 的免疫细胞化学染色显示，分枝状基质巨噬细胞均一分布于骨髓间质内（碱性磷酸酶-抗碱性磷酸酶桥联酶染色［APAAP］；苏木精复染）。B. 去除红细胞和其他单个细胞的骨髓细胞富含细胞簇，主要为围绕中心基质巨噬细胞的红细胞簇（箭头；Giemsa 染色）。C. 围绕中心基质巨噬细胞的红细胞簇和中晚期原始细胞（Giemsa 染色）。D. 围绕中心基质巨噬细胞粒细胞和红细胞的混合细胞簇。可见分裂细胞（箭头）（Giemsa 染色）。E. 从一份病理骨髓标本中分离的红细胞簇，显示含铁血黄素深染的基质巨噬细胞，细胞突起延伸至附着的原红细胞（佩尔铁氰化钾染色，中性红复染）。F. 分离的红细胞簇，Y1/82A 抗体免疫细胞化学染色。基质巨噬细胞体和原红细胞间的细胞突起均可显示（APAAP 染色；苏木精复染）。短线 = 50μm。（摘自 Lee, S. H. et al. : Isolation and immunocytochemical characterization of human bone marrow stromal macrophages in hemopoietic clusters. J Exp Med 168（3）: 1193 ~ 1198, 1988. ）

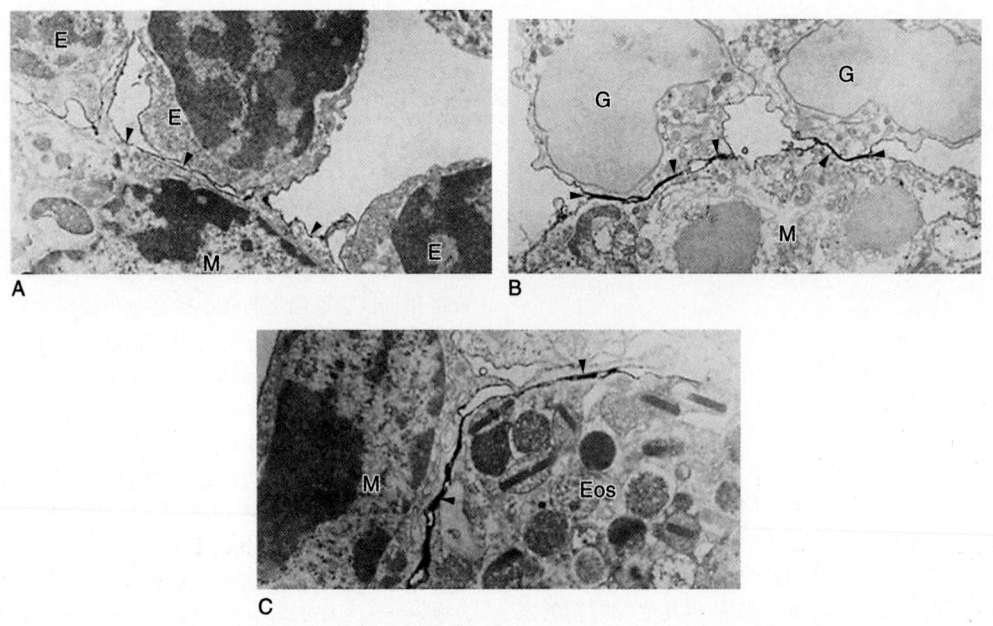

图 68-7   当基质巨噬细胞周围黏附的细胞为粒细胞（B）和嗜酸性粒细胞（C）时，唾液酸黏附素（Siglec-1）（箭头所指）呈簇状分布，而为原红细胞时则呈现弥散分布（A）。详见文献 93（摘自 Crocker PR, Werb Z, Gordon S, et al : Ultrastructural localization of amacrophage-restricted sialic acid binding hemagglutinin, SER, in macrophage-hematopoietic cell clusters. Blood 76（6）: 1131 ~ 1138, 1990. ）

脾脏

从巨噬细胞的角度看，脾是人体内最为复杂的器官（图 69-10）[65,66]。我们现有的主要知识来源于小鼠，而且我们也知道存在相当大的种属差异[67]，同样也存在于小鼠脾脏的造血过程。通过标志或者基因敲除实验可获得小鼠中的各细胞亚群，包括：①在红髓、白髓和边缘区的巨噬细胞，且为 M-CSF 依赖[30]；②异质的、嗜金属的、吞噬作用更强的巨噬细胞位于边缘区外带。特征性的表型标志可以用于识别小鼠脾脏的巨噬细胞（图 68-5C～E）。F4/80 抗原和 MR 限制性的表达于红髓中的成熟巨噬细胞，而 CD68 是所有巨噬细胞和 DC 细胞的标志，尽管主要在细胞内表达的 CD68 对 DC 不太重要。小鼠嗜金属巨噬细胞的很多标志已经详细了解，包括唾液酸黏附素（Sn），一个特性尚不十分明了的蛋白，可被 MOMA-A 单克隆抗体识别，以及 MR 富含半胱氨酸区-Fc 蛋白的配体（图 68-5E）。脾边缘区巨噬细胞群的发育[68]，与对荚膜菌的抗多聚糖反应平行。脾边缘区巨噬细胞的功能包括清除老化的红细胞和中性粒细胞（红髓），捕获循环中的抗原和病原（边缘区），产生干扰素，介导继发性的获得性免疫反应，调节造血以及铁储存。脾边缘区外带的巨噬细胞的标志包括 MARCO 和 SIGNR1，后者是鼠树突细胞特异性细胞间黏附分子-3-结合非整合素分子（DC-SIGN）的一种同源体。脾脏也是单核细胞储存和快速释放的区域，单核细胞参与损伤修复和在炎症中发挥调节作用[69]。

淋巴结

淋巴结巨噬细胞也具有异质性，包括独特的唾液酸黏附素包膜细胞，与边缘区嗜金属性巨噬细胞相应的标志表达，以及在生发滤泡和脾门的 F4/80+巨噬细胞。与脾 T 细胞区相同，在 T 淋巴细胞富集区域的巨噬细胞为 F4/80 阴性或弱阳性，但是表达 CD68。一般认为抗原通过流入的淋巴细胞进入淋巴结，两项光子试验证实了病毒以及其他抗原和免疫复合物被巨噬细胞捕获后转送至 B 淋巴细胞的过程[70]。相比于 DC，它们在被动免疫反应中的作用不清楚。巨噬细胞可染色小体来自生发中心中被清除的凋亡 B 细胞，与在脾脏中是一致的。

非淋巴造血器官

总体上，胃肠道聚集了体内最大量的 F4/80+巨噬细胞，分布于整个上、下消化道。小肠本质上无菌，大量定居在固有层的 F4/80+巨噬细胞表达独特的表型，使相邻细胞产生 TGF-β[56,71~73]。肝脏内有大量 F4/80+窦状隙 Kupffer 细胞，与窦状隙内皮细胞存在许多共性（FcR，MR，SR-A），但是后者缺少 F4/80。皮肤有 F4/80+、表皮 Langerhans 细胞和 F4/80+真皮巨噬细胞，可以迁移至引流淋巴结，并分化为抗原呈递树突状细胞[74,75]。在肺内，存在独特的 F4/80-或者弱表达的肺泡巨噬细胞以及 F4/80+间质巨噬细胞。肺泡巨噬细胞为 CD11c+，并表达以及一些非调理素的吞噬受体（MR，SR-A）和 FcR，但缺少 CR3。由于在气道中暴露于刺激物、摄取碳和灰尘颗粒，以及黏膜分泌物，这些细胞包含有颗粒碎片，烟草残留和大量溶酶体。

中枢神经系统内广泛分布着 F4/80+CR3+小神经胶质细胞网，这些细胞是单核细胞在发育过程中，清除凋亡神经元时衍变而来的[18]。它们在神经纤维中分化成为特殊的富膜的分支形式，在成人阶段持续存在。虽然功能尚不清楚，但参与维持神经递质的内平衡和代谢。此外，还有血管周围的 F4/80+巨噬细胞（同样为 MR+SR-A+）以及在脑膜腔和脉络丛中的其他

F4/80+细胞群。在内分泌、外分泌、生殖和尿道中，存在细胞吞噬（如卵巢、睾丸）和激素代谢（如肾上腺、甲状腺）的场所也有巨噬细胞群存在[71]。不同组织中这些细胞类型的精确特性，可通过细胞特异性单克隆抗体进一步分析。

● 激活阶段

炎症反应及肿瘤中单核细胞的聚集

刺激可导致的单核细胞聚集，伴或者不伴粒细胞和（或）淋巴细胞，对这一现象及其发生机制的了解，较对组织构成的了解更为清晰。细菌感染导致了粒单核细胞聚集增强，在中性粒细胞发生一系列变化后，暂时释放并穿透微血管内皮，这一过程受 L-选择蛋白的调控，由趋化刺激启动，通过 G 蛋白组趋化因子受体激活（图 68-8）。β_2 整合素 CD11a/CD18 和 CD11b/CD18 介导更稳定的黏附。这些发生在血细胞渗出并与 CD31 相互作用之后。对参与血管外迁移的受体知之甚少，但可能包括 fractalkine 受体（同样作用于血管内），β_1 和 β_2 整合素，CD44 和 EMR2。L-选择蛋白和 β_2 整合素在人类吞噬细胞对炎症刺激所致的聚集反应中发挥重要作用，在人类出生缺陷、小鼠基因实验和抗体阻断实验中得以证实。普通 β_2 整合素链（CD18）的作用和白细胞黏附缺陷综合征的界定为进一步研究 CD11/CD18 提供了重要模板[76,77]。细胞信号在迁移黏附过程中和细胞骨架重组中的动态变化已在第 67 章详细阐述。在小鼠模型系统，特别是乳腺癌中有关肿瘤相关巨噬细胞（TAMs）的研究，已经识别了一群特异性的巨噬细胞。骨髓来源的巨噬细胞分化形成的 TAMs 具有炎症表型，并可募集到肿瘤[78,79]。

单核细胞聚集而不伴其他粒细胞，是病毒感染和变异性炎症的特征，后者见于代谢性疾病，动脉粥样硬化，贮积障碍，自身免疫和肿瘤。不同的细胞因子受体和细胞黏附分子导致更为特定的单核细胞聚集，尽管有些是共同的。单核细胞亚群表型的异质性以其胞膜分子表达量的不同为特征，导致对不同的刺激有不同的细胞亚群的聚集。一旦在组织中，这些不同亚群细胞的命运也因局部微环境不同而有显著差异，新聚集的单核细胞因组织特异性因子而发生反应。在神经组织中即可见到这样惊人的例子，单核细胞可以经过数天后分化为多突起的激活的小神经胶质细胞，与局部原有的再激活小神经胶质细胞相似[18]。这样，仅通过标志分析是很难区分新聚集的和原有的定居细胞。通过体内荧光成像直接观察或许可以更清晰地区分前体和产物关系。在其他器官中也有类似情况，例如，肺、肝脏、肠道，甚至皮肤，静态观察可能发生误导。不论局部组织的环境如何，聚集细胞同样具有共性，包括表达 CD11b/CD18 和单核细胞黏附分子、代谢标志，如能够发生呼吸暴发和增强的增殖潜能以及高细胞转化率。这些单核细胞特征随着巨噬细胞进一步分化而消失，对髓过氧化物酶而言，在脱颗粒后不能再更新。

巨噬细胞在组织中的异质性：免疫调节

组织中巨噬细胞的特征使得人们认识到其反应的多样化，如对微生物成分以及淋巴细胞或其他免疫和非免疫细胞的细胞因子产物的反应。黏附于细胞外结构、代谢物、血管及激素变化都影响巨噬细胞的表型。这种诱导的表型，多变的刺激可以选择性活化或去活化巨噬细胞基因和蛋白表达，调节其功能。图 68-9 阐述了一些激素特异性的表型，第 67 章详尽描述

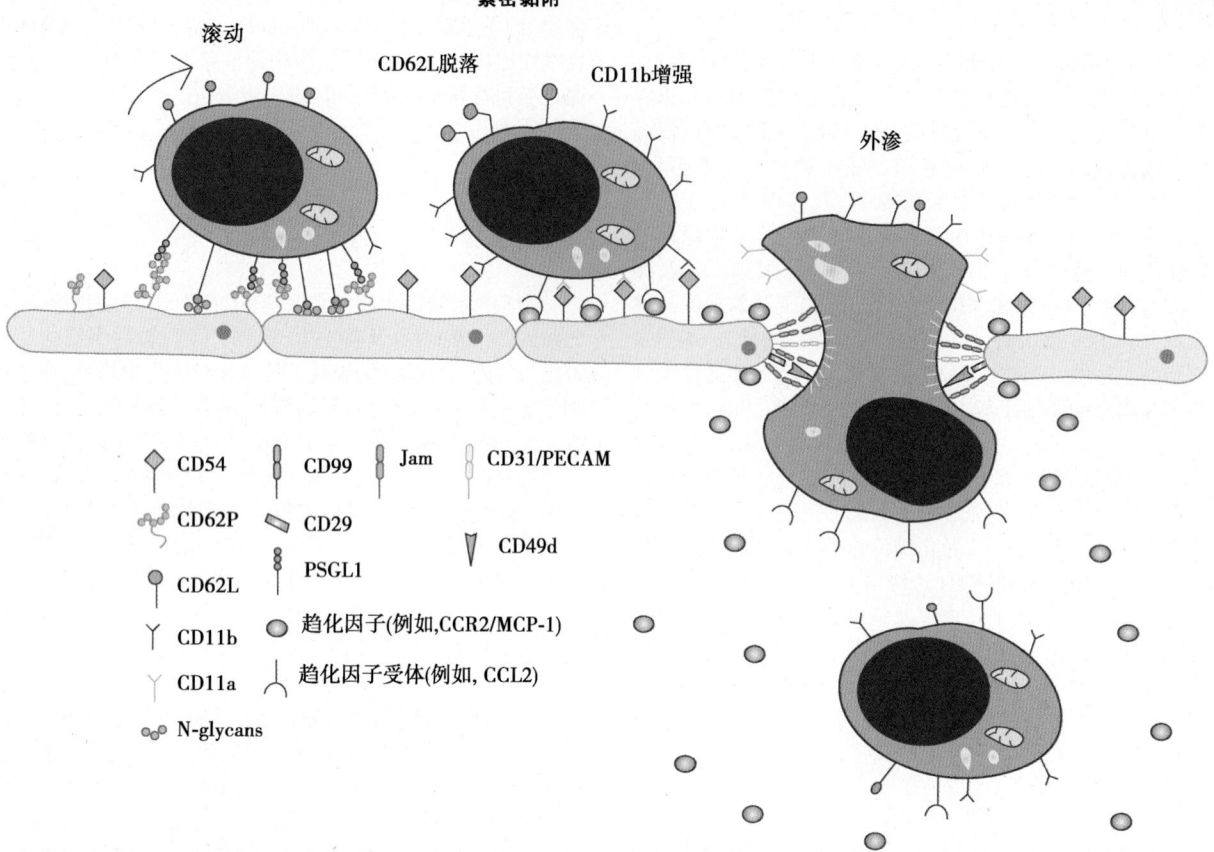

图68-8　聚集炎症刺激使各阶段单核细胞黏附于内皮和血细胞渗出。尽管存在单核细胞特异性趋化因子、受体和黏附配体，但是这一模型主要还是基于中性粒细胞聚集，并具有一些共性，特别是在构成性的和非感染性、代谢性炎症中。PECAM，血小板内皮细胞黏附分子

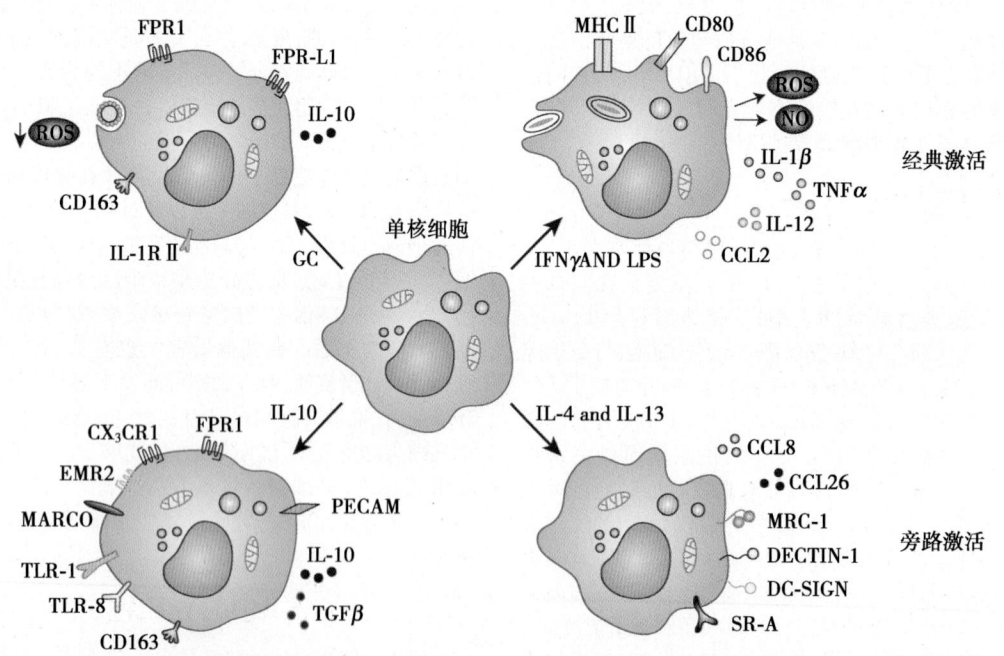

图68-9　细胞因子、微生物成分和糖皮质激素对巨噬细胞表型的免疫调节。CCL 趋化因子，CR 完全受体；DCSIGN，dendritic cell-specific intercellular adhesion molecule-3-grabbing nonintegrin；EMR，含表皮生长因子的黏蛋白样激素受体；FPR1，formylpeptide receptor 1；FPR-L1，formyl-peptide receptor-like 1；GC，糖皮质激素；IL，白细胞介素；INFγ，干扰素 γ；LPS，脂多糖；MARCO，伴胶原结构的巨噬细胞受体；MRC-1，C-型甘露糖受体 1；NO，氧化氮；PECAM，血小板内皮细胞黏附分子 1；ROS，活性氧；SR-A，清道夫受体 A；TLR，toll 样受体；TNF-α，肿瘤坏死因子 α。有关微生物产物对表型的天然调节作用的详细内容参见第 67 章。（摘自 Yona S，Gordon S.：Inflammation：Glucocorticoids turn the monocyte switch，Immunol Cel Biol 85（2）:81～82，2007.）

天然识别机制和功能性反应。

为便于区分,广泛认为根据活化特性不同分为天然的、经典的和变异性的活化以及去活化。活化的概念有着漫长而混乱的历史,主要基于有限的分析模型,腹膜巨噬细胞在体内和体外的代表性研究,以及巨噬细胞样细胞系的研究。微阵列技术、蛋白质组以及系统生物学的优势带来了大量细节信息。这使得单核细胞和巨噬细胞与微生物、微生物产物以及 Th1/Th2淋巴细胞之间的相互作用得以系统化,然而,当主体更换为CD4T 淋巴细胞时,在生长中异质性持续复杂,包括 Th17、FoxP3+和其他调节 T 细胞。详细信息参见第 67 章。

天然激活

关于天然激活的讨论被定义为微生物的直接刺激,完整的细菌或组成成分,如通过 toll 样受体(TLR)感受器来激活 LPS,而不需要主要的 Th1/Th2 细胞因子。例如,乙醇杀伤的脑膜炎奈瑟菌,一种潜在的免疫调节佐剂,可以刺激巨噬细胞表达两类有用的标志:MARCO 和 CD200。表达 MARCO,A 级清道夫受体,是巨噬细胞(和 DC)非常特异的标志,随发育阶段调控边缘区外带巨噬细胞表达,但是在大多数巨噬细胞群可被 TLR 和髓系分化因子 88(MyD88)-依赖的细菌刺激所诱导。这是一种

吞噬和黏附受体,在天然激活后,可以提供相应增强的摄取奈瑟菌和其他细菌的能力。CD200,一种免疫球蛋白(Ig)超家族成员,在多种细胞广泛表达,在不表达于定居的巨噬细胞,与CD200R 组成免疫调节受体组的部分,同样在天然激活后被诱导在巨噬细胞表达。

如第 67 章所述,植物凝集素如 Dectin-1,与 TLR 通路协同,可以通过真菌细胞壁的 β 葡聚糖控制巨噬细胞的天然激活[80]。而病毒、寄生虫和其他病原相关刺激所导致的 TLR-非依赖的天然激活尚需进一步研究。

细胞因子所致的启动和激活:经典型和变异性激活

对正常人、病理状态和动物模型的研究明确了不同状态下巨噬细胞极化的特征(图 68-10)[81]。巨噬细胞"活化和极化"这些术语需要明确界定其定义并且需要实验指南。有人建议,"激活"是指外源性物质引起的巨噬细胞变化,这一过程许多作者使用"极化"一词[82]。体内、体外的多项研究及动物和人体内的细胞研究,展示了巨噬细胞复杂的细胞结构、生化和功能激活状态。因此,描述巨噬细胞的活化/极化状态是非常必要的。有各种不同的命名,如图 68-10 所示,描绘了

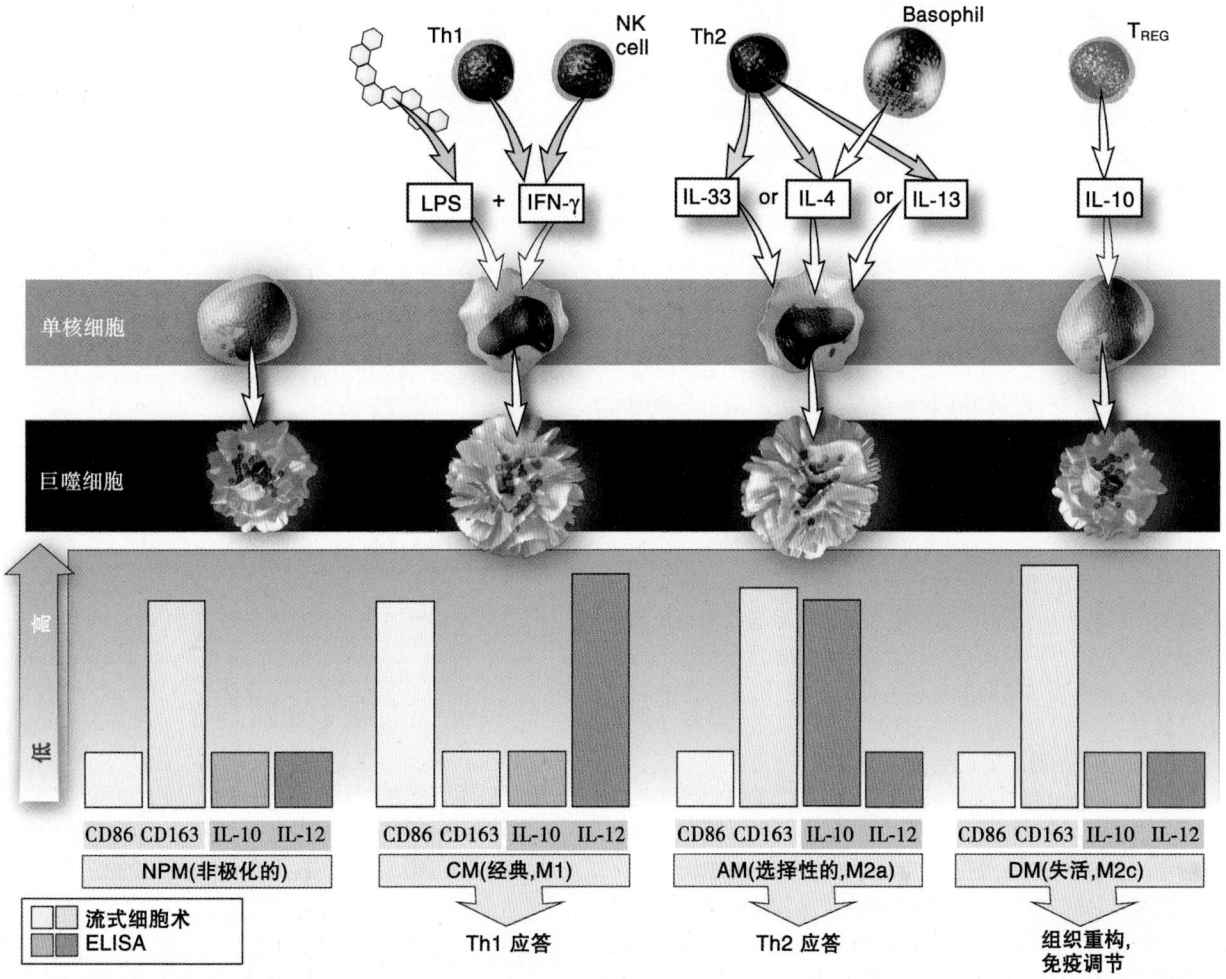

图 68-10 单核巨噬细胞活化模式图。AM,变异型 M2A;CM,经典型(M)活化;DM,M2C 去活化;NPM,非极性。膜标志物的表达以黄色标示。流式细胞术和细胞因子酶联免疫吸附试验(ELISA)以蓝色标示。IFN-γ,干扰素 γ;IL,白细胞介素;LPS,脂多糖;NK 细胞,自然杀伤细胞;Th1/Th2 细胞,辅助性 T 细胞 1 型/2 型;T_REG,调节性 T 细胞。(引自 S. Seif,GraphisMedica,2014.)

M1-M2 分裂的主要特点。然而,这种分裂过程更像是一个连续的、过渡状态。最有效的方法是通过细胞分离技术、膜受体、细胞因子、趋化因子和代谢标记来描述激活状态的一系列变化,如果可能,应用基因修饰可导致激活表型的偏移。这种方法对于解释单核细胞-巨噬细胞在疾病发病机制中的作用是必不可少的。

巨噬细胞极化通常由特异性模式识别受体(PRRs)所驱动。巨噬细胞经典型活化或通常称为 M1[83] 具有促炎症表型。这一途径是在受到微生物、LPS 刺激后,由干扰素 γ 触发的。M1 巨噬细胞的特征是具有高抗原呈递和产生 IL-12、IL-23,一氧化氮和促炎细胞因子,如 IL-1、TNF-α、IL-6,和 CXCL-1、-2、-3、-5、-8、-9、-10。向 M2 巨噬细胞转化的通路由 IL-4、IL-10 和 IL-13 介导。这些细胞的 Dectin-1、MR C1 (CD206)、CD163、CCR2、CXCR1、CXCR2 和 DC-SIGN 表达增强[84]。M2 产生高水平 IL-10 和低水平的 IL-12[85]。干扰素-γ 主要由自然杀伤细胞和激活的 Th1 CD4[+] 和 CD8[+] 细胞毒淋巴细胞产生,可以引发巨噬细胞一系列生物合成和效应反应,这被称为经典激活,这是由于在细胞介导的免疫、炎症、宿主防御(特别是对抗细胞内病原)中,它对于增强巨噬细胞功能的作用已被很好阐述。效应功能的全面激活,如呼吸暴发和氧化氮产物的生成,是在接触局部刺激、LPS 或其他 TLR 配体后,通过特异性干扰素-γ 受体,依赖于细胞因子启动,包括 2 段式机制。尽管经典型激活是宿主防御所必需,包括防御机会性病原体,如在一些获得性免疫缺陷病患者中所发现的一样,它同样会造成组织损伤,进而导致炎症性肠病、结核和类风湿关节炎,虽然其他免疫病理因素如免疫复合物也同样参与其中。有关经典型激活的生化和细胞学已在第 67 章描述。

Th2 细胞因子 IL-4 和 IL-13 通过普通受体链和特异性受体来激活,可导致巨噬细胞出现特征性的基因表达改变,被称为变异型激活[86,87]。这些启动的巨噬细胞可以进一步对局部的、依赖 TLR 的吞噬性刺激发生反应,分泌高水平的前炎症因子,效仿巨噬细胞的经典型激活。其他激活与过敏和寄生虫感染相关,参与体液免疫,控制 Th1 依赖的炎症反应和宿主对细胞外病原如蠕虫的防御。也可以启动修复,如过度则导致纤维化。

其他形式的变异性激活已在免疫复合物所致的巨噬细胞活化中描述,是通过 FcR。神经激肽-1 受体是一种主要的 G 蛋白偶联受体,对巨噬细胞的活化非常重要[88]。该受体具有全长的形式和截断的剪接变异体,对巨噬细胞的信号通路和钙流通非常重要[89,90]。值得重视的是,根据巨噬细胞的分化和之前所处的活化阶段,巨噬细胞会发生相关标志的变化,这一过程存在着种属差异。

IL-10 是巨噬细胞主要的去活化细胞因子,由巨噬细胞自身、Th2 淋巴细胞和其他细胞生成。通过其自身受体发挥作用,与干扰素-γ 的作用相反,可以增强 IL-4 的效应。其他巨噬细胞激活抗炎症调节剂包括糖皮质激素和前列腺素 E2。尽管不十分清楚,巨噬细胞的总体基因和蛋白表达谱也受到细胞外物质、激素和其他免疫调节剂的显著影响,因此炎症的变异形式与出现在富脂环境、肿瘤和代谢性疾病中的巨噬细胞相关。最后,细胞间相互作用和细胞内调节网络也对巨噬细胞功能存在显著影响,这已在第 67 章阐述。

翻译:王峰蓉　互审:吴德沛　校对:黄晓军

参考文献

1. Gordon S: The macrophage: Past, present and future. *Eur J Immunol* 37 (Suppl 1):S9–S17, 2007.
2. Jung S, Aliberti J, Graemmel P, et al: Analysis of fractalkine receptor CX(3)CR1 function by targeted deletion and green fluorescent protein reporter gene insertion. *Mol Cell Biol* 20:4106–4114, 2000.
3. Herbert DR, Hölscher C, Mohrs M, et al: Alternative macrophage activation is essential for survival during schistosomiasis and downmodulates T helper 1 responses and immunopathology. *Immunity* 20:623–635, 2004.
4. Beutler B, Casanova JL: New frontiers in immunology. Workshop on the road ahead: Future directions in fundamental and clinical immunology. *EMBO Rep* 6:620–623, 2005.
5. Georgel P, Du X, Hoebe K, Beutler B: ENU mutagenesis in mice. *Methods Mol Biol* 415:1–16, 2008.
6. Herbomel P, Levraud JP: Imaging early macrophage differentiation, migration, and behaviors in live zebrafish embryos. *Methods Mol Med* 105:199–214, 2005.
7. Lemaitre B, Hoffmann J: The host defense of *Drosophila melanogaster*. *Annu Rev Immunol* 25:697–743, 2007.
8. Frankel LB, Christoffersen NR, Jacobsen A, et al: Programmed cell death 4 (PDCD4) is an important functional target of the microRNA miR-21 in breast cancer cells. *J Biol Chem* 283:1026–1033, 2008.
9. Egen JG, Rothfuchs AG, Feng CG, et al: Macrophage and T cell dynamics during the development and disintegration of mycobacterial granulomas. *Immunity* 28:271–284, 2008.
10. Karlsson KR, Cowley S, Martinez FO, et al: Homogeneous monocytes and macrophages from human embryonic stem cells following coculture-free differentiation in M-CSF and IL-3. *Exp Hematol* 36:1167–1175, 2008.
11. Day RM, Harbord M, Forbes A, Segal AW: Cantharidin blisters: A technique for investigating leukocyte trafficking and cytokine production at sites of inflammation in humans. *J Immunol Methods* 257:213–220, 2001.
12. Gordon S: Elie Metchnikoff: Father of natural immunity. *Eur J Immunol* 38:3257–3264, 2008.
13. Crocker PR, Morris L, Gordon S: Novel cell surface adhesion receptors involved in interactions between stromal macrophages and haematopoietic cells. *J Cell Sci Suppl* 9:185–206, 1988.
14. Fabriek BO, Polfliet MM, Vloet RP, et al: The macrophage CD163 surface glycoprotein is an erythroblast adhesion receptor. *Blood* 109:5223–5229, 2007.
15. Crocker PR, Gordon S: Mouse macrophage hemagglutinin (sheep erythrocyte receptor) with specificity for sialylated glycoconjugates characterized by a monoclonal antibody. *J Exp Med* 169:1333–1346, 1989.
16. Bessis M, Mize C, Prenant M: Erythropoiesis: Comparison of *in vivo* and *in vitro* amplification. *Blood Cells* 4:155–174, 1978.
17. Redd MJ, Cooper L, Wood W, et al: Wound healing and inflammation: Embryos reveal the way to perfect repair. *Philos Trans R Soc Lond B Biol Sci* 359:777–784, 2004.
18. Perry VH, Andersson PB, Gordon S: Macrophages and inflammation in the central nervous system. *Trends Neurosci* 16:268–273, 1993.
19. Hughes DA, Gordon S: Expression and function of the type 3 complement receptor in tissues of the developing mouse. *J Immunol* 160:4543–4552, 1998.
20. Auffray C, Sieweke MH, Geissmann F: Blood monocytes: Development, heterogeneity, and relationship with dendritic cells. *Annu Rev Immunol* 27:669–692, 2009.
21. Glass CK, Ogawa S: Combinatorial roles of nuclear receptors in inflammation and immunity. *Nat Rev Immunol* 6:44–55, 2006.
22. Lewis M, Lewis W: Transformation of mononuclear blood-cells into macrophages, epithelioid cells, and giant cells in hanging-drop blood-cultures from lower vertebrates. *Contrib Embryol* 18:95, 1926.
23. Maximow A: The macrophages or histiocytes, in *Special Cytology: The Form and Functions of the Cell in Health and Disease*, edited by Cowdry E, p 711. Hoeber-Harper, New York, 1932.
24. Ebert RF, Florey HW: The extravascular development of the monocyte observed *in vitro*. *Br J Exp Pathol* 20:341, 1939.
25. Sutton JS, Weiss L: Transformation of monocytes in tissue culture into macrophages, epithelioid cells, and multinucleated giant cells. An electron microscope study. *J Cell Biol* 28:303–332, 1966.
26. Hassan NF, Kamani N, Meszaros MM, Douglas SD: Induction of multinucleated giant cell formation from human blood-derived monocytes by phorbol myristate acetate in in vitro culture. *J Immunol* 143:2179–2184, 1989.
27. Hume DA: Macrophages as APC and the dendritic cell myth. *J Immunol* 181:5829–5835, 2008.
28. Yu W, Chen J, Xiong Y, et al: CSF-1 receptor structure/function in MacCsf1r-/- macrophages: Regulation of proliferation, differentiation, and morphology. *J Leukoc Biol* 84:852–863, 2008.
29. Pixley FJ, Stanley ER: CSF-1 regulation of the wandering macrophage: Complexity in action. *Trends Cell Biol* 14:628–638, 2004.
30. Witmer-Pack MD, Hughes DA, Schuler G, et al: Identification of macrophages and dendritic cells in the osteopetrotic (op/op) mouse. *J Cell Sci* 104:1021–1029, 1993.
31. Inaba K, Swiggard WJ, Steinman RM, Romani N, Schuler G: Isolation of dendritic cells. *Curr Protoc Immunol* Chapter 3:Unit 3.7, 2001.
32. Sallusto F, Lanzavecchia A: Efficient presentation of soluble antigen by cultured human dendritic cells is maintained by granulocyte/macrophage colony-stimulating factor plus interleukin 4 and downregulated by tumor necrosis factor alpha. *J Exp Med* 179:1109–1118, 1994.
33. Dranoff G, Mulligan RC: Activities of granulocyte-macrophage colony-stimulating factor revealed by gene transfer and gene knockout studies. *Stem Cells* 12 (Suppl 1):173–182; discussion 182–184, 1994.

34. Gordon S, Taylor PR: Monocyte and macrophage heterogeneity. *Nat Rev Immunol* 5:953–964, 2005.

35. Lumeng CN, DelProposto JB, Westcott DJ, Saltiel AR: Phenotypic switching of adipose tissue macrophages with obesity is generated by spatiotemporal differences in macrophage subtypes. *Diabetes* 57:3239–3246, 2008.

36. Weisberg SP, McCann D, Desai M, et al: Obesity is associated with macrophage accumulation in adipose tissue. *J Clin Invest* 112:1796–1808, 2003.

37. Lumeng CN, Bodzin JL, Saltiel AR: Obesity induces a phenotypic switch in adipose tissue macrophage polarization. *J Clin Invest* 117:175–184, 2007.

38. Weisberg SP, Hunter D, Huber R, et al: CCR2 modulates inflammatory and metabolic effects of high-fat feeding. *J Clin Invest* 116:115–124, 2006.

39. Hotamisligil GS: Inflammation and metabolic disorders. *Nature* 444:860–867, 2006.

40. Olefsky JM, Glass CK: Macrophages, inflammation, and insulin resistance. *Annu Rev Physiol* 72:219–246, 2010.

41. Shoelson SE, Lee J, Goldfine AB: Inflammation and insulin resistance. *J Clin Invest* 116:1793–1801, 2006.

42. Odegaard JI, Chawla A: Mechanisms of macrophage activation in obesity-induced insulin resistance. *Nat Clin Pract Endocrinol Metab* 4:619–626, 2008.

43. Ferrante AW Jr: Obesity-induced inflammation: A metabolic dialogue in the language of inflammation. *J Intern Med* 262:408–414, 2007.

44. Fernandez-Velasco M, Gonzalez-Ramos S, Bosca L: Involvement of monocytes/macrophages as key factors in the development and progression of cardiovascular diseases. *Biochem J* 458:187–193, 2014.

45. Epelman S, Lavine KJ, Randolph GJ: Origin and functions of tissue macrophages. *Immunity* 41:21–35, 2014.

46. Anzai A, Anzai T, Nagai S, et al: Regulatory role of dendritic cells in postinfarction healing and left ventricular remodeling. *Circulation* 125:1234–1245, 2012.

47. Taylor PR, Martinez-Pomares L, Stacey M, et al: Macrophage receptors and immune recognition. *Annu Rev Immunol* 23:901–944, 2005.

48. Yona S, Gordon S: Inflammation: Glucocorticoids turn the monocyte switch. *Immunol Cell Biol* 85:81–82, 2007.

49. Yona S, Lin HH, Siu WO, et al: Adhesion-GPCRs: Emerging roles for novel receptors. *Trends Biochem Sci* 33:491–500, 2008.

50. Holt PG, Oliver J, Bilyk N, et al: Downregulation of the antigen presenting cell function(s) of pulmonary dendritic cells *in vivo* by resident alveolar macrophages. *J Exp Med* 177:397–407, 1993.

51. Fraser I, Hughes D, Gordon S: Divalent cation-independent macrophage adhesion inhibited by monoclonal antibody to murine scavenger receptor. *Nature* 364:343–346, 1993.

52. van der Laan LJ, Kangas M, Döpp EA, et al: Macrophage scavenger receptor MARCO: *In vitro* and *in vivo* regulation and involvement in the anti-bacterial host defense. *Immunol Lett* 57:203–208, 1997.

53. Taylor PR, Gordon S, Martinez-Pomares L: The mannose receptor: Linking homeostasis and immunity through sugar recognition. *Trends Immunol* 26:104–110, 2005.

54. Kristiansen M, Graversen JH, Jacobsen C, et al: Identification of the haemoglobin scavenger receptor. *Nature* 409:198–201, 2001.

55. Tuluc F, Meshki J, Spitsin S, Douglas SD: HIV infection of macrophages is enhanced in the presence of increased expression of CD163 induced by substance P. *J Leukoc Biol* 96:143–150, 2014.

56. Hume DA, Robinson AP, MacPherson GG, Gordon S: The mononuclear phagocyte system of the mouse defined by immunohistochemical localization of antigen F4/80. Relationship between macrophages, Langerhans cells, reticular cells, and dendritic cells in lymphoid and hematopoietic organs. *J Exp Med* 158:1522–1536, 1983.

57. Chu T, Jaffe R: The normal Langerhans cell and the LCH cell. *Br J Cancer Suppl* 23:S4–S10, 1994.

58. Favara BE, Jaffe R, Egeler RM: Macrophage activation and hemophagocytic syndrome in Langerhans cell histiocytosis: Report of 30 cases. *Pediatr Dev Pathol* 5:130–140, 2002.

59. Moreno JL, Kaczmarek M, Keegan AD, Tondravi M: IL-4 suppresses osteoclast development and mature osteoclast function by a STAT6-dependent mechanism: Irreversible inhibition of the differentiation program activated by RANKL. *Blood* 102:1078–1086, 2003.

60. Edwards JR, Mundy GR: Advances in osteoclast biology: Old findings and new insights from mouse models. *Nat Rev Rheumatol* 7:235–243, 2011.

61. Mori G, D'Amelio P, Faccio R, Brunetti G: The interplay between the bone and the immune system. *Clin Dev Immunol* 2013:720504, 2013.

62. Liu K, Victora GD, Schwickert TA, et al: *In vivo* analysis of dendritic cell development and homeostasis. *Science* 324:392–397, 2009.

63. Geissmann F, Manz MG, Jung S, et al: Development of monocytes, macrophages, and dendritic cells. *Science* 327:656–661, 2010.

64. Steinman RM: Decisions about dendritic cells: Past, present, and future. *Annu Rev Immunol* 30:1–22, 2012.

65. Martinez-Pomares L, Kosco-Vilbois M, Darley E, et al: Fc chimeric protein containing the cysteine-rich domain of the murine mannose receptor binds to macrophages from splenic marginal zone and lymph node subcapsular sinus and to germinal centers. *J Exp Med* 184:1927–1937, 1996.

66. Mebius RE, Kraal G: Structure and function of the spleen. *Nat Rev Immunol* 5:606–616, 2005.

67. Martinez-Pomares L, Hanitsch LG, Stillion R, et al: Expression of mannose receptor and ligands for its cysteine-rich domain in venous sinuses of human spleen. *Lab Invest* 85:1238–1249, 2005.

68. Morris L, Crocker PR, Hill M, Gordon S: Developmental regulation of sialoadhesin (sheep erythrocyte receptor), a macrophage-cell interaction molecule expressed in lymphohemopoietic tissues. *Dev Immunol* 2:7–17, 1992.

69. Swirski FK, Nahrendorf M, Etzrodt M, et al: Identification of splenic reservoir monocytes and their deployment to inflammatory sites. *Science* 325:612–616, 2009.

70. Martinez-Pomares L, Gordon S: Antigen presentation the macrophage way. *Cell* 131:641–643, 2007.

71. Hume DA, Halpin D, Charlton H, Gordon S: The mononuclear phagocyte system of the mouse defined by immunohistochemical localization of antigen F4/80: Macrophages of endocrine organs. *Proc Natl Acad Sci U S A* 81:4174–4177, 1984.

72. Smythies LE, Maheshwari A, Clements R, et al: Mucosal IL-8 and TGF-beta recruit blood monocytes: Evidence for cross-talk between the lamina propria stroma and myeloid cells. *J Leukoc Biol* 80:492–499, 2006.

73. Smythies LE, Sellers M, Clements RH, et al: Human intestinal macrophages display profound inflammatory anergy despite avid phagocytic and bacteriocidal activity. *J Clin Invest* 115:66–75, 2005.

74. Haniffa M, Ginhoux F, Wang XN, et al: Differential rates of replacement of human dermal dendritic cells and macrophages during hematopoietic stem cell transplantation. *J Exp Med* 206:371–385, 2009.

75. McKenzie EJ, Taylor PR, Stillion RJ, et al: Mannose receptor expression and function define a new population of murine dendritic cells. *J Immunol* 178:4975–4983, 2007.

76. Arnaout MA: Leukocyte adhesion molecules deficiency: Its structural basis, pathophysiology and implications for modulating the inflammatory response. *Immunol Rev* 114:145–180, 1990.

77. Luo BH, Carman CV, Springer TA: Structural basis of integrin regulation and signaling. *Annu Rev Immunol* 25:619–647, 2007.

78. Franklin RA, Liao W, Sarkar A, et al: The cellular and molecular origin of tumor-associated macrophages. *Science* 344:921–925, 2014.

79. Gomez Perdiguero E, Geissmann F: Cancer immunology. Identifying the infiltrators. *Science* 344:801–802, 2014.

80. Brown GD: Dectin-1: A signalling non-TLR pattern-recognition receptor. *Nat Rev Immunol* 6:33–43, 2006.

81. Wynn TA, Chawla A, Pollard JW: Macrophage biology in development, homeostasis and disease. *Nature* 496:445–455, 2013.

82. Murray PJ, Allen JE, Biswas SK, et al: Macrophage activation and polarization: Nomenclature and experimental guidelines. *Immunity* 41:14–20, 2014.

83. Herbein G, Varin A: The macrophage in HIV-1 infection: From activation to deactivation? *Retrovirology* 7:33, 2010.

84. Labonte AC, Tosello-Trampont AC, Hahn YS: The role of macrophage polarization in infectious and inflammatory diseases. *Mol Cells* 37:275–285, 2014.

85. Cassetta L, Cassol E, Poli G: Macrophage polarization in health and disease. *ScientificWorldJournal* 11:2391–2402, 2011.

86. Gordon S: Alternative activation of macrophages. *Nat Rev Immunol* 3:23–35, 2003.

87. Martinez FO, Helming L, Gordon S: Alternative activation of macrophages: An immunologic functional perspective. *Annu Rev Immunol* 27:451–483, 2009.

88. Douglas SD, Leeman SE: Neurokinin-1 receptor: Functional significance in the immune system in reference to selected infections and inflammation. *Ann N Y Acad Sci* 1217:83–95, 2011.

89. Lai JP, Ho WZ, Kilpatrick LE, et al: Full-length and truncated neurokinin-1 receptor expression and function during monocyte/macrophage differentiation. *Proc Natl Acad Sci U S A* 103:7771–7776, 2006.

90. Lai JP, Lai S, Tuluc F, et al: Differences in the length of the carboxyl terminus mediate functional properties of neurokinin-1 receptor. *Proc Natl Acad Sci U S A* 105:12605–12610, 2008.

91. Taylor PR, Zamze S, Stillion RJ, et al: Development of a specific system for targeting protein to metallophilic macrophages. *Proc Natl Acad Sci U S A* 101:1963–1968, 2004.

92. Lee SH, Crocker PR, Westaby S, et al: Isolation and immunocytochemical characterization of human bone marrow stromal macrophages in hemopoietic clusters. *J Exp Med* 168:1193–1198, 1988.

93. Crocker PR, Werb Z, Gordon S, Bainton DF: Ultrastructural localization of a macrophage-restricted sialic acid binding hemagglutinin, SER, in macrophage-hematopoietic cell clusters. *Blood* 76:1131–1138, 1990.

第 69 章

单核细胞和巨噬细胞异常的分类和临床表现

Marshall A. Lichtman

摘要

仅导致单核细胞、巨噬细胞或者树突状细胞异常的疾病并不常见,一般被认为是病理性组织细胞增多症。这些疾病可以是遗传性的,如家族性嗜血细胞性淋巴组织细胞增多症;可以是炎症性的,如感染性嗜血细胞淋巴组织细胞综合征;或者是克隆性的(肿瘤性的),如朗汉斯巨噬组织增生症。可以是巨噬细胞内酶的遗传性缺乏所致,致使某些大分子过量储存,如戈谢病(Gaucher 病)。单核细胞是前炎症和炎症细胞因子的关键来源,当不正常激活时,可以导致淋巴组织细胞性嗜血细胞综合征,表型为发热、血管内凝血或者器官损伤。许多造血细胞肿瘤可以出现单核细胞比例明显增多。特发性(克隆性)单核细胞增多症是一种罕见的骨髓增生异常综合征。部分髓细胞白血病病例可以分化产生肿瘤性单核细胞,包括急性原单核细胞或单核细胞白血病、慢性粒单核细胞白血病和幼年性粒单核细胞白血病。两种获得性疾病,毛细胞白血病和再生障碍性贫血,可以导致严重的血液单核细胞减少(同时伴有其他血细胞减少)。GATA2 突变与重度单核细胞减少和分枝杆菌感染(MonoMAC 综合征)相关。累及白细胞的遗传性疾病,如慢性粒细胞肉芽肿病和 Chédiak-Higashi 综合征,也可以损伤单核细胞功能。单核细胞功能异常可见于许多严重疾病,如败血症,创伤和肿瘤。单核细胞也与许多疾病相关,如 Crohn 病和类风湿关节炎,主要由于它是肿瘤坏死因子的主要来源。单核细胞在其他复杂的、获得性疾病中扮演重要角色,如血栓和动脉粥样硬化的形成。表 69-1 对单核细胞、巨噬细胞和树突状细胞的量和质的异常进行了分类。

简写和缩略词

CD,分化抗原簇(cluster of Differentiation);GM-CSF,粒细胞-巨噬细胞集落刺激因子(granulocyte-macrophage colony-stimulating factor);;HLA-DR,人类白细胞抗原-D 相关(human leukocyte antigen-D related);IL,白细胞介素(interleukin);MonoMAC,单核细胞减少及分枝杆菌杆菌感染综合征(monocytopenia and mycobacterial infections syndrome);TNF,肿瘤坏死因子(tumor necrosis factor)。

● 分类

单核细胞异常的分类很困难,是由于很少有单独累及单核细胞或巨噬细胞的疾病。但是,单核细胞减少症、单核细胞增多症、组织细胞增多症或单核细胞质量异常可能是一个重要的诊断特点或者导致患者功能异常的原因。

"组织细胞"和"巨噬细胞"是同义的。当讨论单核-吞噬细胞系统时,常使用后者,该系统包括骨髓、血液和组织单核细胞和巨噬细胞池的总称,以前称为网状内皮系统。在疾病分类学中,术语"组织细胞"和"组织细胞增多症"继续用于主要累及血液单核细胞来源的细胞的相关疾病,即巨噬细胞和单核细胞来源的树突状细胞。

医师在评估血细胞分类计数时,在得出血液单核细胞含量异常的结果之前,应考虑单核细胞绝对计数而不是细胞百分比(参见第 70 章)。

表 69-1 列举了涉及血液学的单核细胞和巨噬细胞异常的分类。

单核细胞减少症

表 69-1 列举了众多单核细胞减少症的重要病因。伴有重度单核细胞减少的疾病中两个突出例子是再生障碍性贫血和毛细胞白血病。全血细胞减少也常见于这两种情况,但是单核细胞产物的缺乏加重了严重感染的易感性。在毛细胞白血病,重度单核细胞减少常见,因此是诊断该病的重要线索。

2010 年首次报道了一种严重的单核细胞减少综合征,常常为单核细胞缺乏,患者易罹患鸟型分枝杆菌、真菌感染和播散性乳头状瘤病毒感染,部分患者可随后发展为骨髓增生异常综合征或急性髓细胞性白血病(表 69-1)。可伴有 B 淋巴细胞减少、循环中和组织中的树突状细胞减少,但不伴有低丙种球蛋白血症,无组织巨噬细胞或皮肤 Langerhans 细胞(树突状细胞)减少。由 GATA2 突变所致,造成 mRNA 转录受损,通常是常染色体隐性遗传,或偶发突变的结果。GATA2 突变已被列入家族性白血病基因,可出现于生殖细胞和造血组织中,缓慢进展(有时甚至数十年),伴有复杂的免疫缺陷状态。

单核细胞增多症和组织细胞增多症

表 69-1 列举了引起单核细胞增多症的众多原因。单核细胞增多症常常是炎症或肿瘤性疾患的常见表现。某些造血系统肿瘤,尤其是急性单核细胞白血病和慢性粒单核细胞白血病,单核细胞在血和骨髓中占主要比例是其主要临床表现。偶尔,慢性单核细胞增多症可在急性髓细胞白血病发生前出现,表现为少见的骨髓增生异常综合征。由于急性白血病的免疫表型和基因表型的广泛应用,急性髓细胞白血病的树突状细胞变异也已发现。这些髓样树突状细胞的精确来源尚不清楚(即粒细胞性或单核细胞性)。在单核细胞白血病的一些病例,恶性克隆不包括红系和血小板的前体细胞。这些病例不太可能源自多能造血干细胞的突变。被称为祖细胞单核细胞白血病和其他组织细胞或树突状细胞肿瘤支持这一观点,即祖细胞也可以发生恶性转变,局限于单核-吞噬细胞系统内(参见第 83、88 章)。

一些少见类型的组织细胞增多症是严重的系统性疾病,可

表 69-1　单核细胞和巨噬细胞疾病

Ⅰ. 单核细胞减少症
   A. 再生障碍性贫血[1]
   B. 毛细胞白血病[2]
   C. MonoMAC 综合征[3~7]
   D. 糖皮质激素治疗[8,9]
Ⅱ. 单核细胞增多症
   A. 良性
   　(1) 反应性单核细胞增多症[10]
   　(2) 运动所致[11]
   B. 克隆性单核细胞增多症
   惰性
   　(1) 慢性特发性单核细胞增多症[12]
   　(2) 寡原始细胞髓细胞性白血病（骨髓增生异常）[13]
   进展性
   　(1) 急性单核细胞白血病[14~16]
   　(2) 树突状细胞白血病[17~19]
   　(3) 祖细胞单核细胞白血病[20]
   　(4) 慢性粒单核细胞白血病[21,22]
   　(5) 青少年粒单核细胞白血病[23]
Ⅲ. 巨噬细胞缺乏症
   A. 骨硬化症（孤立性破骨细胞缺乏）[24,25]
Ⅳ. 炎症性组织细胞增多症（参参见第 71 章）
   A. 原发性嗜血细胞性淋巴组织细胞增生症[26~28]
   　(1) 家族性
   　(2) 散发性
   B. 伴有嗜血细胞性淋巴组织细胞增生的其他遗传性综合征：Chédiak-Higashi，X-链锁淋巴细胞增生症，Gracelli[29]
   C. 感染性嗜血细胞性淋巴组织细胞增生症[30,31]
   D. 肿瘤相关嗜血细胞性淋巴组织细胞增生症[31,32]
   E. 药物相关嗜血细胞性淋巴组织细胞增生症[33]
   F. 疾病相关嗜血细胞性淋巴组织细胞增生症[29~32]
   G. 青少年风湿性关节炎（macrophage activation syndrome）[33,34]
   H. 窦性组织细胞增生伴巨大淋巴结病[35,36]
Ⅴ. 贮积性组织细胞增多症（参见第 72 章）
   A. Gaucher 病[37]
   B. Niemann-Pick 病[38]
   C. 神经节苷脂沉积症[39]
   D. 海蓝组织细胞增多症[40]
Ⅵ. 克隆性（肿瘤性）组织细胞增多症（参参见第 71 章）
   A. 朗格罕细胞增多症[41,42]
   　(1) 局部的
   　(2) 系统性的
   B. 组织细胞和树突状细胞肿瘤或肉瘤[43]
   　(1) 组织细胞肉瘤
   　(2) 朗格罕细胞肉瘤
   　(3) 指状突树突细胞肉瘤
   　(4) 滤泡性树突状细胞肉瘤
Ⅶ. 单核细胞和巨噬细胞功能异常[44~46]
   A. α_1-蛋白酶抑制物缺乏症[47,48]
   B. Chédiak-Higashi syndrome[49]
   C. 慢性肉芽肿病[50,51]
   D. 慢性淋巴细胞白血病[52,53]
   E. 弥漫性皮肤黏膜念珠菌病[54,55]
   F. 糖皮质激素治疗[56,57]
   G. 川崎病[58,59]
   H. 软斑症[60]
   I. 分枝杆菌综合征[61~63]
   J. 麻风[64]
   K. 创伤后[65,66]
   L. 败血症休克所致[67~69]
   M. 病危者[70]
   N. 实体瘤[71,72]
   O. 吸烟[73,74]
   P. 吸食大麻或可卡因吸入[75,76]
   Q. Whipple 病[77,78]
   R. 人类 IL-10 缺乏；EB 病 IL-10 样基因产物（vIL-10）[79,80]
Ⅷ. 动脉粥样硬化形成[81~85]
Ⅸ. 血栓形成[85~88]
Ⅹ. 肥胖[89]
Ⅺ. 老年[90~92]

被误认为恶性疾病。但是，在这些病例中，单核细胞或巨噬细胞的细胞病理学改变并未显示发生恶性转化，且非单克隆。家族性和散发性嗜血细胞淋巴组织细胞增生症，感染导致的嗜血细胞综合征，窦性组织细胞增生伴巨大淋巴结病即为此类疾病（参见第 71 章）。EB 病毒感染所致的感染性嗜血细胞性组织细胞增多症可能是一种混合情况，这是由于病毒感染的淋巴细胞可以发生单克隆性或者寡克隆性增生。部分青少年类风湿关节炎，也被称为"巨噬细胞-活化综合征"，可以见到明显激活的巨噬细胞及其所致的细胞因子加工、器官病理性变化，与其他类型的嗜血细胞综合征密切相关（参见第 71 章）。儿童风湿科专科医生把青少年类风湿关节炎患者的嗜血细胞综合征称作"巨噬细胞激活综合征"，但是临床上更像其他获得性嗜血细

胞性淋巴组织细胞增多综合征。现阶段认为，在这些嗜血细胞综合征中，自然杀伤细胞和细胞毒 T 细胞遗传性或获得性的功能缺失，从而对免疫反应产生调控，最终消失，这是产生一系列病理性改变的原因，包括细胞因子风暴、发热、血管内凝血、器官功能损伤和严重嗜血细胞增多症。组织细胞（或者树突状细胞）肿瘤虽然罕见，但可以根据巨噬细胞标志和免疫表型标志分为几类（参见第 71 章）。

单核细胞质量方面的疾病

巨噬细胞遗传性异常可致其功能障碍（表 69-1）。在这些情况下，通常其他白细胞也同样存在异常，如慢性肉芽肿病，即

为氧依赖性杀菌功能缺陷所致。Chédiak-Higashi 病,细胞内颗粒膜异常导致巨噬细胞功能异常(参见第 66 章)。儿童中吲哚美辛敏感的单核细胞杀伤功能缺陷与非典型分枝杆菌病易感有关。同样,遗传性或酶缺乏也能导致未降解的大分子在巨噬细胞中积聚,引起各种类型的贮存性疾病。一个经典的例子即 Gaucher 病,是一种由于葡萄糖脑苷酯酶缺乏所导致的疾病,吞噬了大量底物的巨噬细胞导致组织损伤。重组葡萄糖脑苷酯酶,可以通过细胞吞噬作用进入巨噬细胞溶酶体,可以减轻这一疾病(参见第 72 章)。

获得性单核细胞功能的异常可见于多种疾病和情况下(表 69-1 中"Ⅶ. 单核细胞和巨噬细胞功能异常")。严重创伤、败血症、其他严重疾病患者和转移癌患者也可发生单核细胞功能障碍。严重创伤、重症疾病或转移癌时,单核细胞生成 IL-12 减少,转化为树突状细胞也受损。

某些因子,如 IL-10,损伤单核细胞功能。EB 病毒 CBRF1 基因编码的病毒来源的 IL-10 样分子同样可能在病毒感染中发挥致病作用,抑制或者部分抑制单核细胞功能。吸烟和吸食大麻可以损伤肺泡巨噬细胞功能。在许多疾病,包括慢性淋巴细胞白血病、川崎病、Whipple 病和软斑症,特异性单核细胞功能异常是这些疾病免疫功能损伤的重要原因。

● 单核细胞疾病的临床表现

单核细胞减少症或单核细胞功能异常

孤立的单核细胞减少症,而不伴有任何其他血细胞缺乏或功能缺陷的情况未见报道。因而需要推测一下这种无单核细胞症可能的临床)表现。中性粒细胞、内皮细胞和其他类型的细胞能部分替代单核细胞功能。单核细胞有抗菌、抗病毒、抗真菌和抗寄生虫功能。它们是有效的吞噬细胞,参与摄取和灭活微生物,如分枝杆菌、李斯特菌、布鲁杆菌、锥虫和其他可引起粒细胞肉芽肿的微生物。因而单核细胞缺乏或功能异常易导致这些微生物感染。MonoMac 综合征(单核细胞减少和分枝杆菌感染)容易合并机会性感染(如分枝杆菌、真菌和病毒),的特点即与无单核细胞症相关。巨噬细胞可作为人类免疫缺陷病毒的宿主,是大脑和神经组织中病毒所在的主要部位。

巨噬细胞的一个特殊亚型——破骨细胞的缺乏,可导致骨硬化症,这是一种骨代谢的失衡,造成骨质堆积。正常情况下破骨细胞在调控骨质吸收和重建中起着重要作用,促使骨吸收。因此,单核细胞衍生细胞参与骨质疏松和其他代谢性骨病的发生,此时平衡倾向于骨骼吸收。双磷酸盐可以抑制破骨细胞功能,减少骨吸收和抑制甲羟基戊酸通路产生双牻牛基二磷酸,后者可阻止单核细胞向破骨细胞转化。因此,将单核细胞作为治疗靶点可以减轻一些病例的临床损害,如预防和减轻绝经后骨质疏松、肿瘤所致骨溶解和 Paget 病,以及其他疾病。

巨噬细胞及其衍生细胞,单核细胞来源的树突状细胞,可加工和呈递抗原,在免疫调节中起重要作用。在一些复杂系统,如抗体合成系统中,巨噬细胞异常可导致体液免疫缺陷。活化的单核细胞可分泌 50 多种化学介质或(和)单核因子,在细胞免疫和炎症中发挥至关重要的作用。事实上,它们也是重要的内分泌(激素生成)器官。炎症反应中缺乏单核细胞,不能合成或者不正常合成某些单核因子如 IL-1、α1-蛋白酶抑制物、

前列腺素、白三烯、纤溶酶原激活物、弹性蛋白酶、肿瘤坏死因子(TNF)、IL-6、IL-12 和其他细胞因子可能引发疾病表现。由于单核细胞是炎症性细胞因子的重要来源,因此单核细胞缺乏或损伤可能潜在影响多种功能或系统(参见第 67 章)。反之,单核细胞活化失控,可导致负性细胞因子合成。肿瘤坏死因子是此过程的核心。单核细胞是肿瘤坏死因子的主要来源,后者是促发炎症的关键细胞因子,启动 IL-1、IL-6 和其他因子的合成。单核细胞产生的 TNF 也是导致肉芽肿形成的首要原因。通过抗体中和或者受体拮抗剂使 TNF 灭活已用于治疗,并在成人和青少年类风湿关节炎、银屑病、银屑病性关节炎以及 Crohn 病中发挥疗效。这种治疗的副作用证实了 TNF 的一些作用,如抑制细胞内病原的关键作用,应用 TNF 灭活剂导致微生物感染,如结核分枝杆菌;如在单核细胞中具有调控脱髓鞘的作用,应用抗 TNF 抗体治疗的患者可能加重多发性硬化。治疗性应用粒细胞-单核细胞集落刺激因子(GM-CSF)同样可以激活单核细胞来合成细胞因子,这一过程被放大用于肿瘤疫苗治疗。

应用糖皮质激素可以导致单核细胞减少症,以及进入炎症部位的单核细胞数减少。这可以解释应用糖皮质激素的患者容易发生感染的原因,单核细胞在其中发挥保护作用,如真菌、分枝杆菌和其他机会性致病微生物。单核细胞功能异常,无法杀伤吞噬的微生物,可见于慢性肉芽肿病(参见第 66 章),也可见于造血干细胞疾病,如急性髓细胞白血病的单核细胞亚型。

单核细胞增多症的组织反应

良性单核细胞增多症并无特异性临床表型。伴有单核细胞增多的各型髓细胞白血病均易出现组织浸润,特别是皮肤、牙龈、淋巴结、脑膜和肛管。单核细胞计数越多,以及白血病性单核细胞的比例越高,越容易出现组织浸润。在部分病例中,白血病性单核细胞的组织浸润可出现相应症状:肺损伤、喉头梗阻、颅内血管破裂及其他。促凝物质的释放导致的血管内凝血也可见于伴有高比例单核细胞的髓细胞白血病。急性单核细胞白血病白细胞计数明显增多时可发生高白细胞综合征(参见第 83、88 章)。

组织细胞增多症的反应

嗜血细胞性淋巴组织细胞增多症通常指组织中激活的巨噬细胞(也被称作组织细胞)的积聚。细胞吞噬作用增强,可吞噬红细胞,有时吞噬白细胞、血小板、骨髓中的原红细胞或者其他组织中的细胞,这是炎症性组织细胞增多症的重要特征(参见第 71 章)。由于细胞形态学可能导致误诊,因此组织细胞增多症的诊断需要特异性细胞标志的确认。组织细胞增多症可为炎症性的(多克隆)或肿瘤性的(单克隆)。由于组织巨噬细胞可以具有高度特异性的表型并局限于不同组织中,组织细胞增多症根据是否表达这些细胞标志被进一步分类(如朗格汉斯细胞,指突状树突状细胞;参见第 71 章)。

血栓形成

单核细胞与动脉粥样斑块形成及凝血之间的复杂关系在其他章节中介绍(参见第 115、134 章)。单核细胞作为组织因子和炎症性细胞因子的储存者,也是造成粥样硬化形成之前的炎症损伤的关键因素,因此在这两个病理过程中发挥中心作用(表 69-1 Ⅷ和Ⅸ)。

● 血液中的树突状细胞

　　树突状细胞和巨噬细胞是抗原呈递细胞家族的一员,在实验室中可由共同的前体细胞生成。被称"单核细胞来源的树突状细胞"可以很容易地在实验中由相应的细胞因子诱导产生。实际上,GM-CSF 可以作为肿瘤疫苗的佐剂,部分源于这一细胞因子具有激活单核细胞的功能,可在体内孵育转化为树突状细胞(抗原呈递作用)(参见第 26、27 章)。树突状细胞可根据表型分为两个主要类型,髓样和淋巴细胞性(浆样)树突状细胞。单核细胞来源的树突状细胞很可能是髓样 DC 的一个亚群(参见第 20 章)。

　　流式细胞仪利用分化抗原簇(CD)标志和抗树突状细胞表面抗体,来区分正常人和疾病状态下血液中髓样树突状细胞(HLA-DR+,CD11c$^+$,CD123$^-$)和淋巴细胞-浆样树突状细胞(HLA-DR+,CD11c$^-$,CD123$^+$,CD303$^+$)。作为主要的抗原呈递细胞,在免疫反应中具有核心地位,其在血液中的数量或功能可能会在以下情况下发生非特异性改变,如许多系统性或局部炎症、感染和肿瘤。浆样树突状细胞数可能随年龄增大而减少,进一步损害老年患者的免疫反应(参见第 9 章)。毛细胞白血病患者可出现树突状细胞数量的显著下降,在慢性淋巴细胞白血病患者可出现功能障碍。

翻译:王峰蓉　互审:吴德沛　校对:黄晓军

参考文献

1. Twomey JJ, Douglas CC, Sharkey O Jr: The monocytopenia of aplastic anemia. *Blood* 41:187, 1973.
2. Bourguin-Plonquet A, Rouard H, Roudot-Thoraval F: Severe decrease in peripheral blood dendritic cells in hairy cell leukaemia. *Br J Haematol* 116:595, 2002.
3. Hsu AP, Sampaio EP, Khan J, et al: Mutations in GATA2 are associated with the autosomal dominant and sporadic monocytopenia and mycobacterial infection (MonoMAC) syndrome. *Blood* 118:2653, 2011.
4. Camargo JF, Lobo SA, Hsu AP, et al: MonoMAC syndrome in a patient with a GATA2 mutation: Case report and review of the literature. *Clin Infect Dis* 57:697, 2013.
5. Spinner MA, Sanchez LA, Hsu AP, et al: GATA2 deficiency: A protean disorder of hematopoiesis, lymphatics and immunity. *Blood* 123:809, 2014.
6. Cuellar-Rodriguez J, Gea-Banacloche J, Freeman AF, et al: Successful allogeneic hematopoietic stem cell transplantation for GATA2 deficiency. *Blood* 118:3715, 2011.
7. Dickinson RE, Milne P, Jardine L, et al: The evolution of cellular deficiency in GATA2 mutation. *Blood* 123:863, 2014.
8. Fauci AS, Dale DC: The effect of in vivo hydrocortisone on subpopulations of human lymphocytes. *J Clin Invest* 53:240, 1974.
9. Viegas LR, Hoijman E, Beato M, Pecci A: Mechanisms involved in tissue-specific apoptosis regulated by glucocorticoids. *J Steroid Biochem Mol Biol* 109:273, 2008.
10. Maldonado GE, Hanlon DG: Monocytosis. *Mayo Clin Proc* 40:248, 1965.
11. Lippi G, Banfi G, Montagnana M, et al: Acute variation of leucocytes counts following a half-marathon run. *Int J Lab Hematol* 32:117, 2010.
12. Jaworkowsky LI, Solovey DY, Rhausova LY, Udris OY: Monocytosis as a sign of subsequent leukemia in patients with cytopenias (preleukemia). *Folia Haematol Int Mag Klin Morphol Blutforsch* 110:395, 1983.
13. Rigolin GM, Cuneo A, Roberti MG, et al: Myelodysplastic syndrome with monocytic component: Hematologic and cytologic characterization. *Haematologica* 82:25, 1997.
14. Haferlach T, Schoch C, Schnittger S, et al: Distinct genetic patterns can be identified in acute monoblastic leukaemia (FAB AML M5a and M5b): A study of 124 patients. *Br J Haematol* 118:426, 2002.
15. Villeneuve P, Kim DT, Xu W, et al: The morphological subcategories of acute monocytic leukemia (M5a and M5b) share similar immunophenotypic and cytogenetic features and clinical outcomes. *Leuk Res* 32:269, 2008.
16. de Fonseca LM, Brunetti IL, Campa A, et al: Assessment of monocytic component in acute myelomonocytic and monocytic/monoblastic leukemias by a chemoluminescence assay. *Hematol J* 4:26, 2003.
17. Ferran M, Gallardo F, Ferrer AM, et al: Acute myeloid dendritic cell leukaemia with specific cutaneous involvement: A diagnostic challenge. *Br J Dermatol* 158:1129, 2008.
18. Santiago-Schwartz F, Coppock DL, Hindenberg AA, Kern J: Identification of a malignant counterpart of the monocytic-dendritic cell progenitor in an acute myeloid leukemia. *Blood* 84:3054, 1994.
19. Srivastava HI, Srivastava A, Srivastava MD: Phenotype, genotype and cytokine production in acute leukemia involving progenitors of dendritic Langerhans' cell. *Leuk Res* 18:499, 1994.
20. Ferraris AM, Broccia G, Meloni T, et al: Clonal origin of cells restricted to monocytic differentiation in acute nonlymphocytic leukemia. *Blood* 64:817, 1984.
21. Beran M: Chronic myelomonocytic leukemia. *Cancer Treat Res* 142:107, 2008.
22. Onida F, Kantarjian HM, Smith TL, et al: Prognostic scoring factors and scoring systems in chronic myelomonocytic leukemia: A retrospective analysis of 213 patients. *Blood* 99:840, 2002.
23. Kratz CP, Niemeyer CM: Juvenile myelomonocytic leukemia. *Hematology* 1:100, 2005.
24. Del Fattore A, Cappariello A, Teti A: Genetics, pathogenesis and complications of osteopetrosis. *Bone* 42:19, 2008.
25. Helfrich MH: Osteoclast diseases. *Microsc Res Tech* 61:514, 2003.
26. Aricò M, Janka G, Fischer A, et al, for the FHL Study Group of the Histiocyte Society: Hemophagocytic lymphohistiocytosis. Report of 122 children from the international registry. *Leukemia* 10:197, 1996.
27. Janka GE: Familial and acquired hemophagocytic lymphohistiocytosis. *Eur J Pediatr* 166:95, 2007.
28. Filipovich AH: Hemophagocytic lymphohistiocytosis and related disorders. *Curr Opin Allergy Clin Immunol* 6:410, 2006.
29. Rosado FG, Kim AS: Hemophagocytic lymphohistiocytosis: An update on diagnosis and pathogenesis. *Am J Clin Pathol* 139:713, 2013.
30. Rouphael NG, Talati NJ, Vaughan C, et al: Infections associated with haemophagocytic syndrome. *Lancet Infect Dis* 7:814, 2007.
31. Mehta RS, Smith RE: Hemophagocytic lymphohistiocytosis (HLH): A review of literature. *Med Oncol* 30:740, 2013.
32. Janka GE: Hemophagocytic syndromes. *Blood Rev* 21:245, 2007.
33. Imashuku S: Clinical features and treatment strategies of Epstein-Barr virus-associated hemophagocytic lymphohistiocytosis. *Crit Rev Oncol Hematol* 44:259, 2002.
34. Grom AA: Macrophage activation syndrome and reactive hemophagocytic lymphohistiocytosis: The same entities? *Curr Opin Rheumatol* 15:587, 2003.
35. Foucar E, Rosai J, Dorfman RF: Sinus histiocytosis with massive lymphadenopathy. *Cancer* 54:1834, 1984.
36. Pauli M, Bergamashi G, Tonon L, et al: Evidence of a polyclonal nature of the cell infiltrate in sinus histiocytosis with massive lymphadenopathy (Rosai-Dorfman disease). *Br J Haematol* 91:415, 1995.
37. Beutler E: Gaucher disease: Multiple lessons from a single gene disorder. *Acta Paediatr Suppl* 95:103, 2006.
38. Schuchman EH: The pathogenesis and treatment of acid sphingomyelinase-deficient Niemann-Pick disease. *J Inherit Metab Dis* 30:654, 2007.
39. Brunetti-Pierri N, Scaglia F: GM(1) gangliosidosis: Review of clinical, molecular, and therapeutic aspects. *Mol Genet Metab* 94:391, 2008.
40. Hirayama Y, Kohada K, Andoh M, et al: Syndrome of the sea-blue histiocyte. *Intern Med* 35:419, 1996.
41. Chang KL, Snyder DS: Langerhans cell histiocytosis. *Cancer Treat Res* 142:383, 2008.
42. Bechan GI, Egeler RM, Arceci RJ: Biology of Langerhans cells and Langerhans cell histiocytosis. *Int Rev Cytol* 254:1, 2006.
43. Jaffe ES, Harris NL, Stein H, Vardiman JW: Tumors of haematopoietic and lymphoid tissues. Histiocytic and dendritic cell neoplasms, in *World Health Organization Classification of Tumors*, pp 273–289. IARC Press, Lyon, 2001.
44. Lopez-Berestein G, Klostergaard J, editors: *Mononuclear Phagocytes in Cell Biology.* CRC Press, Boca Raton, FL, 1993.
45. Cline MJ: Histiocytes and histiocytosis. *Blood* 84:2840, 1994.
46. Asherson GL, Zembala M: Monocyte abnormalities in disease, in *Human Monocytes*, edited by Zembala M, Asherson GL, pp 395–415. Academic Press, London, 1989.
47. Abboud RT, Vimalanathan S: Pathogenesis of COPD. Part I. The role of protease-antiprotease imbalance in emphysema. *Int J Tuberc Lung Dis* 12:361, 2008.
48. Aldonyte R, Jansson L, Piitulainen E, Janciauskiene S: Circulating monocytes from healthy individuals and COPD patients. *Respir Res* 4:11, 2003.
49. Kaplan J, De Domenico I, Ward DM: Chediak-Higashi syndrome. *Curr Opin Hematol* 15:22, 2008.
50. Davis WC, Huber H, Douglas SD, Fudenberg HH: A defect in circulating mononuclear phagocytes in chronic granulomatous disease of childhood. *J Immunol* 101:1093, 1968.
51. Stasia MJ, Li XJ: Genetics and immunopathology of chronic granulomatous disease. *Semin Immunopathol* 30:209, 2008.
52. Orsini E, Guarini A, Chiaretti S, et al: The circulating dendritic cell compartment in patients with chronic lymphocytic leukemia is severely defective and unable to stimulate an effective T cell response. *Cancer Res* 63:4497, 2003.
53. Mami NB, Mohty M, Aurran-Schleinitz T, et al: Blood dendritic cells in patients with chronic lymphocytic leukaemia. *Immunobiology* 213:493, 2008.
54. Snyderman R, Altman LC, Frankel A, Blaese RM: Defective mononuclear leukocyte chemotaxis. *Ann Intern Med* 78:509, 1973.
55. Komiyama A, Ichikawa M, Kanda H, et al: Defective interleukin 1 production in a familial monocyte disorder with a combined abnormality of mobility and phagocytosis-killing. *Clin Exp Immunol* 73:500, 1988.
56. Bhavsar PK, Sukkar MB, Khorasani N, et al: Glucocorticoid suppression of CX3CL1 (fractalkine) by reduced gene promoter recruitment of NF-kappaB. *FASEB J* 22:1807, 2008.
57. Ehrchen J, Steinmüller L, Barczyk K, et al: Glucocorticoids induce differentiation of a specifically activated, anti-inflammatory subtype of human monocytes. *Blood* 109:1265, 2007.
58. Nomura I, Abe J, Noma S, et al: Adrenomedullin is highly expressed in blood monocytes associated with acute Kawasaki disease: A microarray gene expression study. *Pediatr Res* 57:49, 2005.
59. Matsubara T, Ichiyama T, Furukawa S: Immunological profile of peripheral blood lymphocytes and monocytes/macrophages in Kawasaki disease. *Clin Exp Immunol* 141:381, 2005.
60. Van Crevel R, Curfs J, van der Ven AJ et al: Functional and morphological monocyte abnormalities in a patient with malakoplakia. *Am J Med* 105:74, 1998.
61. Ridgeway D, Wolff LJ, Wall M, Bouzy MS, et al: Indomethacin-sensitive monocyte kill-

ing defect in a child with disseminated atypical mycobacterial disease. *J Clin Immunol* 11:357, 1991.

62. Onwubalili JK: Defective monocyte chemotactic responsiveness in patients with active tuberculosis. *Immunol Lett* 16:39, 1987.

63. Welin A, Winberg ME, Abdalla H, et al: Incorporation of *Mycobacterium tuberculosis* lipoarabinomannan into macrophage membrane rafts is a prerequisite for the phagosomal maturation block. *Infect Immun* 76:2882, 2008.

64. Murray RA, Siddiqui MR, Mendillo M, et al: *Mycobacterium leprae* inhibits dendritic cell activation and maturation. *J Immunol* 178:338, 2007.

65. Spolarics Z, Siddiqi M, Siegel JH, et al: Depressed interleukin-12-producing activity by monocytes correlates with adverse clinical course and a shift toward Th2-type lymphocyte pattern in severely injured male trauma patients. *Crit Care Med* 31:1722, 2003.

66. De AK, Laudanski K, Miller-Graziano CL: Failure of monocytes of trauma patients to convert to immature dendritic cells is related to preferential macrophage-colony-stimulating factor-driven macrophage differentiation. *J Immunol* 170:6355, 2003.

67. Venet F, Tissot S, Debard AL, et al: Decreased monocyte human leukocyte antigen-DR expression after severe burn injury: Correlation with severity and secondary septic shock. *Crit Care Med* 35:1910, 2007.

68. Pachot A, Cazalis MA, Venet F, et al: Decreased expression of the fractalkine receptor CX3CR1 on circulating monocytes as new feature of sepsis-induced immunosuppression. *J Immunol* 180:6421, 2008.

69. Tsujimoto H, Ono S, Efron PA, et al: Role of Toll-like receptors in the development of sepsis. *Shock* 29:315, 2008.

70. Albaiceta GM, Pedreira PR, García-Prieto E, Taboada F: Therapeutic implications of immunoparalysis in critically ill patients. *Inflamm Allergy Drug Targets* 6:191, 2007.

71. Sica A, Schioppa T, Mantovani A, Allavena P: Tumour-associated macrophages are a distinct M2 polarised population promoting tumour progression: Potential targets of anti-cancer therapy. *Eur J Cancer* 42:717, 2006.

72. Allavena P, Sica A, Solinas G, et al: The inflammatory micro-environment in tumor progression: The role of tumor-associated macrophages. *Crit Rev Oncol Hematol* 66:1, 2008.

73. Ryder MI, Saghizadeh M, Ding Y, et al: Effects of tobacco smoke on secretion of interleukin 1-beta, tumor necrosis factor-alpha, and transforming growth-beta from peripheral blood mononuclear cells. *Oral Microbiol Immunol* 17:331, 2002.

74. Chen H, Cowan MJ, Hasday JD, et al: Tobacco smoking inhibits expression of proinflammatory cytokines and activation of IL-1R-associated kinase, p38, and NF-kappaB in alveolar macrophages stimulated with TLR2 and TLR4 agonists. *J Immunol* 179:6097, 2007.

75. Shay AH, Choi R, Whittaker K, et al: Impairment of antimicrobial activity and nitric acid production by alveolar macrophages from smokers of marijuana and cocaine. *J Infect Dis* 187:700, 2003.

76. Klein TW, Cabral GA: Cannabinoid-induced immune suppression and modulation of antigen-presenting cells. *J Neuroimmune Pharmacol* 1:50, 2006.

77. Marth T, Neurath M, Cuccherini BA, Strober W: Defects of monocyte interleukin 12 production an humoral immunity in Whipple's disease. *Gastroenterology* 113:442, 1997.

78. Desnues B, Ihrig M, Raoult D, Mege JL: Whipple's disease: A macrophage disease. *Clin Vaccine Immunol* 13:170, 2006.

79. Moore KW, de Waal Maleyt R, Coffman RL, O'Garra A: Interleukin-10 and the interleukin 10 receptor. *Annu Rev Immunol* 19:683, 2001.

80. Dobrovolskaia MA, Vogel SN: Toll receptors, CD14, and macrophage activation and deactivation by LPS. *Microbes Infect* 4:903, 2002.

81. Tousoulis D, Davies G, Stefanadis C, et al: Inflammatory and thrombotic mechanisms in coronary atherosclerosis. *Heart* 89:993, 2003.

82. Oliveira RT, Mamoni RL, Souza JR, et al: Differential expression of cytokines, chemokines and chemokine receptors in patients with coronary artery disease. *Int J Cardiol* 24:17, 2009.

83. Murphy AJ, Woollard KJ, Hoang A, et al: High-density lipoprotein reduces the human monocyte inflammatory response. *Arterioscler Thromb Vasc Biol* 28:2071, 2008.

84. Jawie J: New insights into immunological aspects of atherosclerosis. *Pol Arch Med Wewn* 118:127, 2008.

85. Brambilla M, Camera M, Colnago D, et al: Tissue factor in patients with acute coronary syndromes: Expression in platelets, leukocytes, and platelet-leukocyte aggregates. *Arterioscler Thromb Vasc Biol* 28:947, 2008.

86. Martin J, Collot-Teixeira S, McGregor L, McGregor JL: The dialogue between endothelial cells and monocytes/macrophages in vascular syndromes. *Curr Pharm Des* 13:1751, 2007.

87. Napoleone E, di Santo A, Peri G, et al: The long pentraxin PTX3 up-regulates tissue factor in activated monocytes: Another link between inflammation and clotting activation. *J Leukoc Biol* 76:203, 2004.

88. Key NS: Platelet tissue factor: How did it get there and is it important? *Semin Hematol* 45(Suppl 1):S16, 2008.

89. Weisberg SP, McCann D, Desai M, et al: Obesity is associated with macrophage accumulation in adipose tissue. *J Clin Invest* 112:1796, 2003.

90. Giannelli S, Taddeo A, Presicce P, et al: A six-color flow cytometric assay for the analysis of peripheral blood dendritic cells. *Cytometry B Clin Cytom* 74:349, 2008.

91. Koga Y, Matsuzaki A, Suminoe A, et al: Expression of cytokine-associated genes in dendritic cells (DCs): Comparison between adult peripheral blood- and umbilical cord blood-derived DCs by cDNA microarray. *Immunol Lett* 116:55, 2008.

92. Pérez-Cabezas B, Naranjo-Gómez M, Fernández MA, et al: Reduced numbers of plasmacytoid dendritic cells in aged blood donors. *Exp Gerontol* 42:1033, 2007.

第 70 章
单核细胞增多症与单核细胞减少症

Marshall A. Lichtman

摘要

　　血液单核细胞在骨髓和组织间迁移并在组织内转变（成熟）为巨噬细胞。在组织中，单核细胞转变为具有组织特异性表型的细胞（如肝脏中的 Kuffer 细胞，脑的小胶质细胞，骨骼中的破骨细胞）。实际上单核细胞参与了所有炎症性和免疫性反应，在许多条件下，血液中的单核细胞数量可增多，包括自身免疫性疾病、胃肠道疾病、结节病和一些病毒与细菌性感染。单核细胞增多症，即血液中单核细胞绝对数>0.8×10⁹/L，可见于某些癌症患者和某些无关状态如脾切除后、炎症性肠病和某些慢性感染（如细菌性心内膜炎、结核和布鲁菌病）。相同诊断的患者中，其血液中单核细胞数量的不一致性和不可预见性，是由于单核细胞相对小的血池、巨大组织池的衰减效应、相对长的寿命所决定的，同时相关的细胞因子网络中众多的影响因子以及其复杂性也影响其反应，此外也受到局部组织内有丝分裂、扩增为巨噬细胞能力的影响。血液中单核细胞数量显著增高可见于造血系统恶性肿瘤，尤其是克隆性单核细胞增多，以及单核细胞或粒单核细胞白血病。抑郁、心肌梗死、分娩、热损伤以及马拉松参赛者也与单核细胞增多症密切相关。表 70-1 中全面列举了引起单核细胞增多症的原因。单核细胞减少症作为全血细胞减少的组成部分常见于再生障碍性贫血或毛细胞白血病患者。尽管其他血细胞减少症也可伴有单核细胞减少，但后者与感染显著相关，由于在毛细胞白血病时总会出现这一现象，有助于疾病的诊断。GATA2 基因突变所引起的 MonoMAC 综合征，常伴有明显的单核细胞减少或无单核细胞血症。

简写和缩略词

CD，分化族（cluster of differentiation）；G-CSF，粒细胞集落刺激因子（granulocyte colony-stimulating factor）；GM-CSF，粒细胞-单核细胞集落刺激因子（granulocyte-monocyte colony-stimulating factor）；IL，白细胞介素（interleukin）；LPS，脂多糖（lipopolysaccharide）；M-CSF，单核细胞/巨噬细胞集落刺激因子（monocyte/macrophage colony-stimulating factor）；MDS，骨髓增生异常综合征（myelodysplastic syndrome）；MonoMAC，单核细胞减少合并鸟型分枝杆菌感染综合征（monocytopenia and Mycobacterium avium complex）；NK，自然杀伤细胞（natural killer）。

表 70-1　单核细胞增多症相关疾病

I. 血液系统疾病
　A. 髓性肿瘤
　　1. 骨髓增生异常综合征[12~16]
　　2. 原发性骨髓纤维化[17]
　　3. 急性单核细胞白血病[18,19]
　　4. 急性粒单核细胞白血病[20]
　　5. 伴组织细胞特征的急性单核细胞白血病[21]
　　6. 急性髓细胞树突状细胞白血病[22~24]
　　7. 慢性粒单核细胞白血病[25~27]
　　8. 幼年型粒单核细胞白血病[28]
　　9. 慢性粒细胞白血病（m-BCR 阳性类型）[29,30]
　　10. 真性红细胞增多症[11]
　B. 慢性中性粒细胞减少症[31~36]
　C. 药物所致中性粒细胞减少症[37~39]
　D. 粒细胞缺乏恢复期[40,41]
　E. 淋巴细胞肿瘤
　　1. 淋巴瘤[43]
　　2. 霍奇金淋巴瘤[44,45]
　　3. 骨髓瘤[46,47]
　　4. 巨球蛋白血症[48]
　　5. T-细胞淋巴瘤[49,50]
　　6. 慢性淋巴细胞白血病[51]
　F. 药物所致假性淋巴瘤[52]
　G. 免疫性溶血性贫血[11]
　H. 特发性血小板减少性紫癜[11]
　I. 脾切除[53,54]
II. 炎症性和免疫性疾病
　A. 结缔组织病
　　1. 类风湿关节炎[55]
　　2. 系统性红斑狼疮[56]
　　3. 颞动脉炎[11]
　　4. 肌炎[11]
　　5. 结节性动脉炎[11]
　　6. 结节病[57,58]
　B. 感染
　　1. 分枝杆菌感染[59~62]
　　2. 亚急性细菌性心内膜炎[63~65]
　　3. 布氏杆菌病[66]
　　4. 登革出血热[67]
　　5. 急性细菌性感染消退期[68]
　　6. 梅毒[69,70]
　　7. 巨细胞病毒感染[71]
　　8. 水痘-带状疱疹病毒[72]
　　9. 流感[73]
III. 胃肠道疾病
　A. 酒精性肝病[74]
　B. 炎症性肠病[75]
　C. 口炎性腹泻[11]
IV. 非造血系统恶性疾病[76~79]
V. 外源性细胞因子应用[80~86]
VI. 心肌梗死[89~90]
VII. 心脏搭桥手术[91]
VIII. 其他
　A. 四氯乙烯中毒[92]
　B. 分娩[93,94]
　C. 应用糖皮质激素[95~98]
　D. 抑郁[99~101]
　E. 热损伤[102,103]
　F. 马拉松参赛者[104,105]
　G. 前脑无裂畸形[106]
　H. 川崎病[107]
　I. Wiskott-Aldrich 综合征[108]
　J. 血液透析[109]

血液单核细胞是一类从骨髓向组织迁移的过渡细胞[1]，根据其物理特性主要包括两群细胞：一群数量较少、处于较不成熟阶段，具有较高浮力密度，体积较小，缺乏 Fc 受体，有很强的肿瘤细胞杀伤活性；另一群数量较多，代表较成熟阶段，具有较低浮力密度、体积较大，表达 Fc 受体，具有较强的过氧化物酶活性，分泌大量白细胞介素-1（IL-1），可以呈递抗原，介导更有效的抗体依赖的细胞杀伤效应。数量较多的这群细胞为经典型单核细胞具有强大的吞噬功能和促炎活性，大约占血液单核细胞的90%，强表达 CD14（脂多糖受体），不表达 CD16（FcγRⅢ），即 CD14⁺⁺CD16⁻亚群，这些细胞同时携带趋化因子受体 CCR2hi CX3CR1lo。剩余的单核细胞中约有 5% 强表达 CD14，表达中等强度的 CD16，即 CD14⁺⁺CD16⁺（中间）亚群，表达趋化因子受体 CCR2mid CX3CR1hi CCR5mid，具有促炎活性和较弱的吞噬功能。而"非经典型"亚群强表达 CD16，即 CD14⁺CD16⁺⁺亚群，表达趋化因子受体 CCR lo CX3CR1hi，被称为巡逻亚群[2]。后者包含树突状细胞的前体细胞[3]。这些细胞亚群可以根据其 CD64（FcγRⅠ）的表达情况进一步分群[4]（参见第67、68 章）。

在组织内，单核细胞在局部微环境因素影响下可转变成巨噬细胞。单核细胞在急性与慢性炎症反应（包括肉芽肿性炎症）、免疫性反应（包括参与迟发性超敏反应）、组织修复与重建、动脉粥样硬化及血栓形成、肿瘤和同种移植物反应中发挥重要作用。由于单核细胞在各种病理生理反应中的关键作用，不同条件下血液单核细胞数量可适度升高。此外，当局部组织对巨噬细胞数量的需求显著增加时，可以通过组织内巨噬细胞的局部增殖来实现，而并不表示单核细胞通过血液由骨髓向组织迁移的增加，也没有血液中单核细胞数量的增加[5]。偶尔，T 细胞克隆仅释放巨噬细胞/单核细胞集落刺激因子（M-CSF），可刺激巨噬细胞克隆的生长，这一现象提供了局部调控巨噬细胞增殖的模型[6]。

● 正常血液单核细胞含量

在出生后的前2周，血液单核细胞绝对计数平均约为 1×10^9/L（参见第 7 章）。随后单核细胞数逐渐降低至成人水平，平均约为 0.4×10^9/L，占血液中白细胞的 1%～9%（平均4%）（参见第 2 章）。成人单核细胞绝对数超过 0.8×10^9/L，称为单核细胞增多症。男性单核细胞数稍高于女性[7]。血液单核细胞增加与血液单核细胞池增加和单核细胞转化率直接相关[8]。血液单核细胞数循环周期为 5 天[9]。老年人 CD14⁺⁺ CD16⁻ 与 CD14⁺CD16⁺细胞比值较年轻人降低，但是未能证实这一差异在功能上的区别[10]。

● 单核细胞增多症相关疾病

表 70-1 列举了与单核细胞增多症相关的疾病。总体上，在所报道的单核细胞增多症中，血液系统疾病占 50% 以上，胶原血管性疾病约占 10%，恶性疾病约占 8%[11]。

血液系统疾病

大约 25% 的骨髓增生异常综合征患者伴有单核细胞计数增多[12~16]。偶尔，骨髓增生异常患者的单核细胞绝对计数可以高达 30×10^9/L。慢性单核细胞增多可能是髓性克隆性疾病的

首要表现，在进展为急性髓细胞白血病数年前出现。单核细胞增多是原发性骨髓纤维化的表现之一，可能预示着疾病的快速进展[17]。在急性单核细胞白血病[18,19]或急性粒单核细胞白血病[20]患者，血液和骨髓中的幼稚单核细胞和单核细胞比例增高。曾有报道急性髓细胞白血病出现组织细胞（巨噬细胞）[21]或者树突状细胞表型[22~24]。根据疾病定义，慢性粒单核细胞白血病患者血液中单核细胞绝对值增多（$>1.0 \times 10^9$/L），在部分患者中可以非常显著[25~27]。部分幼年型粒单核细胞白血病患者也可以出现血液和骨髓中单核细胞计数增高[28]。部分急性单核细胞白血病病例中单核细胞不成熟，具有原始或者幼稚单核细胞特征，但是在有些病例中，仅通过光学显微镜无法与正常单核细胞区分。一些自动分析仪根据 α-萘酚醋酸酯酶反应来识别白细胞中的单核细胞比例。由于白血病性单核细胞的酶活性降低，因此这些仪器检测的白血病性单核细胞计数可能低于实际，特别是慢性粒单核细胞白血病[25]。Ph 阳性慢性粒细胞白血病（CML）的一种少见变异型，表达 BCR-ABL p190，大约 50% 的病例可以见到单核细胞显著增多[29,30]。

单核细胞增多症可出现于若干中性粒细胞减少状态：周期性中性粒细胞减少症[31]、儿童期慢性粒细胞减少症[32]、家族性良性慢性中性粒细胞减少症[33]、婴儿遗传性粒细胞缺乏症[34,35]以及慢性发育不良性中性粒细胞减少症[36]。在周期性中性粒细胞减少症，单核细胞数波动常与中性粒细胞的变化周期相反，单核细胞增多的高峰，常超过 2.0×10^9/L，出现在中性粒细胞减少的末期。在整个周期中单核细胞计数常持续高于 0.5×10^9/L。在上文提及的其他类型中性粒细胞减少症中，单核细胞增多也常见于中性粒细胞减少阶段。有报道，药物所致的急性粒细胞缺乏症可出现单核细胞暂时性增多[37~39]。单核细胞增多特征性地出现于粒细胞缺乏的恢复期，这一现象可能预示着粒细胞的恢复[37,40,41]。但是部分学者对这一发现的正确性持怀疑态度[42]。

单核细胞增多可见于淋巴瘤患者，并随病情恶化而增高[43]。大约 25% 的霍奇金淋巴瘤患者可以出现单核细胞增多，但与病情进展无关[43,44]。相反，一本关于造血指标的专著中提及，仅有 4% 的霍奇金淋巴瘤患者在诊断时存在单核细胞绝对数的增多[45]。据报道，骨髓瘤可出现具有统计学意义的血液单核细胞比例显著增高，且与 λ 轻链单克隆免疫球蛋白的出现相关[46,47]。罕见病例报道，分泌 M-CSF 的淋巴样肿瘤与单核细胞增多症相关[48,49]。有些类型淋巴瘤和慢性淋巴细胞白血病患者，合并单核细胞增多与生存率降低相关[50,51]。药物，如卡马西平、苯妥英、苯巴比妥及丙戊酸所致的假性淋巴瘤综合征也与单核细胞增多相关[52]。

脾切除术

单核细胞增多是脾切除术后常见表现[53,54]。

炎症性和免疫性疾病

结缔组织病，包括类风湿关节炎[55]、系统性红斑狼疮、颞动脉炎、肌炎和结节性动脉炎，尽管单核细胞增多症在这些疾病并不常见，但可与之相关[11]。例如，在系统性红斑狼疮，白细胞数的常见变化是中性粒细胞减少和淋巴细胞减少，但是 10% 的患者可以出现轻度的单核细胞增多[56]。结节病患者可见血液单核细胞增多[57]，而且与循环中 T 淋巴细胞减少负相关[58]。

感染性疾病不是单核细胞增多的常见病因。在一项关于单核细胞增多症病因的广泛性回顾性分析中，仅发现少数感染病例，包括扁桃体炎、牙科感染、复发性肝脓肿、念珠菌病和一例结核性腹膜炎[11]。结核病曾一度是单核细胞增多的主要病因，这是由于单核细胞在肉芽肿（结核结节）形成中发挥作用。单核细胞数量以及单核细胞与淋巴细胞比例均与结核病的病期和是否活动无关[59~61]。分枝杆菌感染，常见于艾滋病患者，与单核细胞增多症也相关[62]。

15%~20%的亚急性心内膜炎患者可有单核细胞增多[63,64]，但与疾病中出现的血液巨噬细胞无关[65]。

通过系统检查发现，过去认为与单核细胞增多症相关的许多感染性疾病并非如此。这些疾病包括立克次体病、利什曼病、伤寒、疟疾、播散性念珠菌病、布鲁菌病[66]和登革出血热[67]。

单核细胞增多症可见于急性感染性疾病的消退期[68]，以及新生儿期、一期和二期梅毒[69,70]。某些病毒，特别是巨细胞病毒和水痘-带状疱疹病毒，可致血液中单核细胞增多[71~73]。

胃肠道疾病

口炎性腹泻、溃疡性结肠炎、局限性肠炎及酒精性肝病与单核细胞增多症相关[11,74,75]。

非造血系统恶性疾病

60%非造血系统恶性疾病患者可表现为单核细胞增多，而与是否存在肿瘤转移无关[76]。在恶性肿瘤患者中也发现，单核细胞增多与T淋巴细胞减少成反比[77]。关于转移性结肠癌和软组织肉瘤的造血指标的报道，重点强调了癌症患者合并单核细胞增多症的比例[78,79]。因此，不明原因的单核细胞持续增高，应考虑恶性肿瘤的可能。

外源性细胞因子的应用

应用粒细胞-巨噬细胞集落刺激因子（GM-CSF）[80]、白细胞介素10（IL-10）[81]或粒细胞集落刺激因子（G-CSF）[84,85]可造成血液中单核细胞轻度增多。M-CSF[81,82]的应用可致血液单核细胞数稳定增多。剂量为每天40~120mg/kg时，大约在第8天时达峰值，约为基线的3~4倍。给患者或正常志愿者应用人巨噬细胞炎症蛋白-1α，在短暂的单核细胞减少后会出现单核细胞增多，且与应用剂量相关[86]。

心肌梗死

发生心肌梗死后可出现单核细胞增多，于第3天达峰值。血清肌酸激酶活性与单核细胞计数相关，这提示梗死范围与单核细胞增多相关[87]。心肌梗死后，持续性单核细胞增多症往往与泵衰竭相关[88~90]。心肺旁路移植手术后，单核细胞增多症是常见表现[91]。此时，单核细胞表面的CD14[脂多糖（LPS）受体]表达显著下降，而血浆中可溶性CD14增多，同时伴有单核细胞的活化。

其他情况

其他与单核细胞增多症相关的疾病包括四氯乙烯中毒[92]。分娩时也常见单核细胞增多[93,94]。在给予健康志愿者[95,96]和骨髓增生异常综合征患者[97,98]中等或大剂量糖皮质激素治疗时，也可见单核细胞增多。抑郁症患者可见到中性粒细胞和单核

细胞同时增多[99~101]。抑郁症和焦虑症患者的单核细胞增多常伴有血浆β-内啡肽水平升高和单核细胞功能降低（低吞噬功能）[101]。热损伤可伴有单核细胞增多[102,103]。马拉松竞赛的参赛者出现单核细胞增多症，常伴有多种细胞因子的血浆水平升高，包括M-CSF[104,105]。单核细胞增多症还可见于其他罕见疾病，如前脑无裂畸形[106]、川崎病[107]和Wiskott-Aldrich综合征[108]。

● 疾病状态下血液单核细胞亚群计数

单核细胞计数在正常范围，而各分化亚群差异（CD14++ CD16⁻比CD14+CD16+）可见于老年人和一些疾病状态，如败血症、艾滋病、过敏性疾病、皮炎、血液透析以及动脉粥样硬化[4,10,91,109]。通常情况下，临床实验室并不检测单核细胞亚群的差异，迄今为止，这一现象尚缺乏诊断和预后意义。

● 单核细胞减少症的相关疾病

表70-2列举了单核细胞减少相关的疾病。尽管单核细胞减少症可见于任何伴有全血细胞减少的造血干细胞疾病（如急性髓细胞性白血病），但是在再生障碍性贫血可有显著的、持久的单核细胞减少[110]。单核细胞减少也是毛细胞白血病的固有表现[111]，既是诊断该病的有益线索，同时也预示着感染，感染是导致毛细胞白血病患者死亡的重要原因。少部分慢性淋巴细胞白血病患者可出现单核细胞减少症，这部分患者可有较高的感染发生率，特别是病毒感染[112]。严重的热损伤可引起单核细胞减少症[113]。周期性中性粒细胞减少症也可间断出现显著的单核细胞减少[114]。罕有患者出现严重的中性粒细胞减少合并单核细胞减少症[115]。暂时性单核细胞减少症是血液透析的特征之一，但是单核细胞计数通常在透析结束后的数小时内恢复正常[109]。

表 70-2　单核细胞减少相关疾病
Ⅰ. 任何原因所致白细胞减少
A. 再生障碍性贫血[110]
B. 毛细胞白血病[111]
C. 其他髓性或淋巴细胞恶性疾病导致单核细胞抑制
Ⅱ. MonoMAC 综合征[120~123] 及 Emberger 综合征[124,125]（GATA2 基因突变）
Ⅲ. 其他（见前文"单核细胞减少症的相关疾病"）

与此前在"炎症性和免疫性疾病"中所提到的单核细胞增多症相反，大量自动化血细胞计数显示，单核细胞绝对计数降低常见于类风湿关节炎[116]、系统性红斑狼疮[117]以及人类免疫缺陷病毒感染的患者[118]。人们推测这一矛盾现象可能与测定结果时的疾病分期和活动与否相关。

2010年报道了一种以血液中单核细胞减少为突出异常的疾病，常存在极度单核细胞减少，在部分患者甚至为单核细胞缺如[119]。由于存在单核细胞减少（mono），以及机会性鸟分枝杆菌（MAC）感染常见，这种疾病被命名为MonoMac综合征，尽管也会出现持续的真菌和病毒感染（尤其是乳头状瘤病毒）。血液中B细胞、自然杀伤细胞（NK）和树突状细胞计数显著降低也是疾病特征[120,121]。发病原因为GATA2基因突变，导致基因

转录减少[122]。可表现为骨髓低增生性的、不典型的骨髓增生异常综合征,但伴有显著的畸形巨核细胞及小巨核细胞,或伴有急性髓细胞性白血病[123]。由于 GATA-2 基因产物作用于血管和淋巴系统发育,某些病例可出现淋巴水肿、7 号染色体单体,以及骨髓增生异常或急性髓细胞性白血病,被称为 Emberger 综合征[124~127]。有些患者可通过造血干细胞移植治疗,成功恢复正常免疫和造血功能[128]。

应用糖皮质激素后约 6 小时,在志愿者[129,130]或患者中[95]可以见到短暂的单核细胞减少。应用干扰素-α 和肿瘤坏死因子-α[131],放疗后[132]均可引起单核细胞减少。

● 血液树突状细胞计数

血液中树突状细胞(DC)由两种表型的亚群组成,髓样 DC(HLA-DR+CD11c$^+$CD123$^+$)和淋巴样/浆细胞样 DC(HLA-DR+CD11c$^-$CD123$^+$)。血液中树突状细胞总数可采用流式细胞仪测定[133~135]。树突状细胞约占血细胞的 0.6%(范围 0.15% ~ 1.3%),计数为 $14×10^6$/L[范围 $(3~30)×10^6$/L]。其中淋巴样/浆细胞样 DC 约占 1/3,另外 2/3 为髓样 DC[135~137]。血液中树突状细胞数的变化常与单核细胞总数的变化无关。血液中树突状细胞计数在老年人降低[138],在外科应激时增多(也包括其他应激反应)[137],与血浆皮质醇水平相关。

翻译:王峰蓉 互审:吴德沛 校对:黄晓军

参考文献

1. Turpin JA, Lopez-Bernstein G: Differentiation, maturation, and activation of monocytes and macrophages: Functional activity is controlled by a continuum of activation, in *Mononuclear Phagocytes in Cell Biology*, edited by Lopez-Berestein G, Klostergaard J, p 71. CRC Press, Boca Raton, FL, 1993.
2. Zeigler-Heitbrock HW: Heterogeneity of human blood monocytes: The CD14+ CD16+ subpopulation. *Immunol Today* 17:424, 1996.
3. Yang J, Zhang L, Yu C, et al: Monocyte and macrophage differentiation: Circulating inflammatory monocyte as biomarker for inflammatory diseases. *Biomark Res* 2:1, 2014.
4. Grage-Griebenow E, Flad H-D, Ernst M: Heterogeneity of peripheral blood monocyte subsets. *J Leukoc Biol* 69:11, 2001.
5. Hume DA, Ross IL, Himes SR, et al: The mononuclear phagocyte system revisited. *J Leukoc Biol* 72:621, 2001.
6. Griffin JD, Meuer SC, Schlossman SF, Reinherz EL: T-cell regulation of myelopoiesis: Analysis at a clonal level. *J Immunol* 133:1863, 1984.
7. Munan L, Kelly A: Age-dependent changes in blood monocyte populations in man. *Clin Exp Immunol* 35:161, 1979.
8. Meuret G, Hoffman G: Monocyte kinetic studies in normal and disease states. *Br J Haematol* 24:275, 1973.
9. Meuret G, Bremer C, Bammert J, Ewen J: Oscillation of blood monocyte counts in healthy individuals. *Cell Tissue Kinet* 7:223, 1974.
10. Sadeghi HM, Schnelle JF, Thoma JK, et al: Phenotypic and functional characteristics of circulating monocytes of elderly persons. *Exp Gerontol* 34:959, 1999.
11. Maldonado JE, Hanlon DG: Monocytosis: A current appraisal. *Mayo Clin Proc* 40:248, 1965.
12. Rigolin GM, Cuneo A, Roberti MG, et al: Myelodysplastic syndromes with monocytic component: Hematologic and cytogenetic characterization. *Haematologia (Budap)* 82:25, 1997.
13. Cunningham I, MacCallum SJ, Nicholls MD, et al: The myelodysplastic syndromes: An analysis of prognostic factors in 226 cases from a single institution. *Br J Haematol* 90:602, 1995.
14. Castaldi G, Rigolin GM: The monocytic component in myelodysplastic syndromes. *Cancer Treat Res* 108:81, 2001.
15. Jaworkowsky LI, Solovey DY, Rhausova LY, Udris OY: Monocytosis as a sign of subsequent leukemia in patients with cytopenias (preleukemia). *Folia Haematol Int Mag Klin Morphol Blutforsch* 110:395, 1983.
16. Ruggiero G, Sica M, Luciano L, et al: A case of myelodysplastic syndrome associated with CD14(+)CD56(+) monocytosis, expansion of NK lymphocytes and defect of HLA-E expression. *Leuk Res* 33:181, 2009.
17. Boiocchi L, Espinal-Witter R, Geyer JT, et al: Development of monocytosis in patients with primary myelofibrosis indicates an accelerated phase of the disease. *Mod Pathol* 26:204, 2013.
18. Haferlach T, Schoch C, Schnittger S, et al: Distinct genetic patterns can be identified in acute monoblastic leukaemia (FAB AML M5a and M5b): A study of 124 patients. *Br J Haematol* 118:426, 2002.
19. Villeneuve P, Kim DT, Xu W, et al: The morphological subcategories of acute monocytic

20. Sun X, Zhang W, Ramdas L, et al: Comparative analysis of genes regulated in acute myelomonocytic leukemia with and without inv(16)(p13q22) using microarray techniques, real-time PCR, immunohistochemistry, and flow cytometry immunophenotyping. *Mod Pathol* 20:811, 2007.
21. Laurencet FM, Chapius B, Roux-Lombard P, et al: Malignant histiocytosis in the leukaemic stage: A new entity (M5c-AML) in the FAB classification? *Leukemia* 8:502, 1994.
22. Ferran M, Gallardo F, Ferrer AM, et al: Acute myeloid dendritic cell leukaemia with specific cutaneous involvement: A diagnostic challenge. *Br J Dermatol* 158:1129, 2008.
23. Santiago-Schwartz F, Coppock DL, Hindenberg AA, Kern J: Identification of a malignant counterpart of the monocytic-dendritic cell progenitor in an acute myeloid leukemia. *Blood* 84:3054, 1994.
24. Lichtman MA, Segel GB: Uncommon phenotypes of acute myelogenous leukemia: Basophilic, mast cell, eosinophilic, and myeloid dendritic cell subtypes: A review. *Blood Cells Mol Dis* 35:370, 2005.
25. Frew ME, Donaldson K: Monocyte analysis in chronic myelomonocytic leukaemia. *Br J Biomed Sci* 54:244, 1997.
26. Onida F, Kantarjian HM, Smith TL, et al: Prognostic scoring factors and scoring systems in chronic myelomonocytic leukemia: A retrospective analysis of 213 patients. *Blood* 99:840, 2002.
27. Xu Y, McKenna RW, Karandikar NJ, et al: Flow cytometric analysis of monocytes as a tool for distinguishing chronic myelomonocytic leukemia from reactive monocytosis. *Am J Clin Pathol* 124:799, 2005.
28. Kratz CP, Niemeyer CM: Juvenile myelomonocytic leukemia. *Hematology* 1:100, 2005.
29. Ohsaka A, Shiina S, Kobayashi M, et al: Philadelphia chromosome-positive chronic myeloid leukemia expressing p190(BCR-ABL). *Intern Med* 41:1092, 2002.
30. Hur M, Song HM, Kang SH, et al: Lymphoid predominance and the absence of basophilia and splenomegaly are frequent in m-bcr-positive chronic myelogenous leukemia. *Ann Hematol* 81:219, 2002.
31. Wright D, Dale DC, Fauci AS, Wolff SM: Human cyclic neutropenia: Clinical review and long-term follow-up of patients. *Medicine (Baltimore)* 60:1, 1981.
32. Zuelzer WW, Bajoghli M: Chronic granulocytopenia in childhood. *Blood* 23:359, 1964.
33. Cutting HO, Lang JE: Familial benign chronic neutropenia. *Ann Intern Med* 61:876, 1964.
34. Krill CE, Mauer AM: Congenital agranulocytosis. *J Pediatr* 68:361, 1966.
35. Lang JE, Cutting HO: Infantile genetic agranulocytosis. *Pediatrics* 35:596, 1965.
36. Spaet TH, Dameshek W: Chronic hypoplastic neutropenia. *Am J Med* 13:35, 1952.
37. Robinson RL, Burk MS, Raman S: Fever, delirium, autonomic instability, and monocytosis associated with olanzapine. *J Postgrad Med* 49:96, 2003.
38. Graf M, Tarlov A: Agranulocytosis with monohistiocytosis associated with ampicillin therapy. *Ann Intern Med* 69:91, 1968.
39. Thöne J, Kessler E: Monocytosis subsequent to ziprasidone treatment: A possible side effect. *Prim Care Companion J Clin Psychiatry* 9:465, 2007.
40. Reznikoff P: The etiologic importance of fatigue and the prognostic significance of monocytosis in neutropenia (agranulocytosis). *Am J Clin Pathol* 6:205, 1936.
41. Rosenthal N, Abel HA: The significance of the monocytes in agranulocytosis (leukopenic infectious agranulocytosis). *Am J Clin Pathol* 6:205, 1936.
42. Pretty HM, Gosselin G, Colprian G, Long LA: Agranulocytosis: A report of 30 cases. *Can Med Assoc J* 93:1058, 1965.
43. Rosenberg SA, Diamond HD, Jaslowitz B, Craver LF: Lymphosarcoma: A review of 1269 cases. *Medicine (Baltimore)* 40:31, 1961.
44. Ultmann JE: Clinical features and diagnosis of Hodgkin's disease. *Cancer* 9:297, 1966.
45. Kaplan HS: *Hodgkin's Disease*, 2nd ed, Table 4.1, pp 127–128. Harvard University Press, Cambridge, MA, 1980.
46. Sewell RL: Lymphocyte abnormalities in myeloma. *Br J Haematol* 36:545, 1977.
47. Blom J, Nielsen H, Larsen SO, et al: A study of certain functional parameters of monocytes from patients with multiple myeloma: Comparison with monocytes from healthy individuals. *Scand J Haematol* 33:425, 1984.
48. Nakajima H, Mori S, Takeuchi T, et al: Monocytosis and high serum macrophage colony-stimulating factor in Waldenström's macroglobulinemia. *Blood* 86:2863, 1995.
49. Tokioka T, Shimamoto Y, Motoyoshi K, Yamaguchi M: Clinical significance of monocytosis and human monocytic colony stimulating factor in patients with adult T-Cell leukaemia/lymphoma. *Haematologia (Budap)* 26:1, 1994.
50. Bari A, Tadmor T, Sacchi S, et al: Monocytosis has adverse prognostic significance and impacts survival in patients with T-cell lymphomas. *Leuk Res* 37:619, 2013.
51. Mazumdar R, Evans P, Culpin R, et al: The automated monocyte count is independently predictive of overall survival from diagnosis in chronic lymphocytic leukaemia and of survival following first-line chemotherapy. *Leuk Res* 37:614, 2013.
52. Choi TS, Doh KS, Kim SH, et al: Clinicopathological and genotypic aspects of anticonvulsant-induced pseudolymphoma syndrome. *Br J Dermatol* 148:730, 2003.
53. Durig M, Landmann RMA, Harder F: Lymphocyte subsets in human peripheral blood after splenectomy and autotransplantation of splenic tissue. *J Lab Clin Med* 104:110, 1984.
54. Lanng Nielson J, Romer FK, Ellegaard J: Serum angiotensin-converting enzyme and blood monocytes in splenectomized individuals. *Acta Haematol* 67:132, 1982.
55. Buchan GS, Palmer DG, Gibbins BL: The response of human peripheral blood mononuclear phagocytes to rheumatoid arthritis. *J Leukoc Biol* 37:221, 1985.
56. Budman DR, Steinberg AD: Hematologic aspects of systemic lupus erythematosus. Current concepts. *Ann Intern Med* 86:220, 1977.
57. Goodwin JS, DeHaratius R, Israel H, et al: Suppressor cell function in sarcoidosis. *Ann Intern Med* 90:169, 1979.
58. Daniele RP, Dauber JH, Rossman MD: Immunologic abnormalities in sarcoidosis. *Ann Intern Med* 92:406, 1980.
59. Stobie W, England NJ, McMenemy WH: The interpretation of haemograms in pulmonary tuberculosis. *Am Rev Tuberc* 46:1, 1942.
60. Flinn JW: A study of the differential blood count in 1000 cases of active pulmonary

tuberculosis. *Ann Intern Med* 2:622, 1929.

61. Singh KJ, Ahluwalia G, Sharma SK, et al: Significance of haematological reactions in patients with tuberculosis. *J Assoc Physicians India* 49:788, 2001.

62. Smith MB, Schnadig VJ, Boyars MC, Woods GL: Clinical and pathological features of Mycobacterium fortuitum infections: An emerging pathogen in patients with AIDS. *Am J Clin Pathol* 116:225, 2001.

63. Daland GA, Gottlieb L, Wallerstein RO, et al: Hematologic observations in bacterial endocarditis. *J Lab Clin Med* 48:827, 1956.

64. Myhre EB, Braconier JH, Sjögren U: Automated cytochemical differential leukocyte count in patients hospitalized with acute bacterial infections. *Scand J Infect Dis* 17:201, 1985.

65. Hill RW, Bayrd ED: Phagocytic reticuloendothelial cells in subacute bacterial endocarditis with negative cultures. *Ann Intern Med* 52:310, 1960.

66. Tsolia M, Drakonaki S, Messaritaki A, et al: Clinical features, complications and treatment outcome of childhood brucellosis in central Greece. *J Infect* 44:257, 2002.

67. Khan E, Siddiqui J, Shakoor S, et al: Dengue outbreak in Karachi, Pakistan, 2006: Experience at a tertiary care center. *Trans R Soc Trop Med Hyg* 101:1114, 2007.

68. Hickling RA: The monocytes in pneumonia: A clinical and hematologic study. *Arch Intern Med* 40:594, 1927.

69. Rosahn PD, Pearce L: The blood cytology in untreated and treated syphilis. *Am J Med Sci* 187:88, 1934.

70. Karyalcin G, Khanijou A, Kim KY, et al: Monocytosis in congenital syphilis. *Am J Dis Child* 131:782, 1977.

71. Klemola E: Cytomegalovirus infection in previously healthy adults. *Ann Intern Med* 79:267, 1973.

72. Tsukahara T, Yogushi A, Horiuchi Y: Significance of monocytosis in varicella herpes zoster. *J Dermatol* 19:94, 1992.

73. McClain MT, Park LP, Nicholson B, et al: Longitudinal analysis of leukocyte differentials in peripheral blood of patients with acute respiratory viral infections. *J Clin Virol* 58:689, 2013.

74. McKeever UM, O'Mahoney C, Lawlor E, et al: Monocytosis: A feature of alcoholic liver disease. *Lancet* 2:1492, 1983.

75. Mees AS, Berney J, Jewell DP: Monocytes in inflammatory bowel disease: Absolute monocyte counts. *J Clin Pathol* 33:917, 1980.

76. Barrett O Jr: Monocytosis in malignant disease. *Ann Intern Med* 73:991, 1970.

77. Wood GW, Neff JE, Stephens R: Relationship between monocytosis and T-lymphocyte function in human cancer. *J Natl Cancer Inst* 63:587, 1979.

78. Melichar B, Touskova M, Vesely P: Effect of irinotecan on the phenotype of peripheral blood leukocyte populations in patients with metastatic colorectal cancer. *Hepatogastroenterology* 49:967, 2002.

79. Ruka W, Rutkowski p, Kaminska J, et al: Alterations of routine blood tests in adult patients with soft tissue sarcomas: Relationships to cytokine serum levels and prognostic significance. *Ann Oncol* 12:1423, 2001.

80. Schmitz LL, McClure JS, Litz CE, et al: Morphologic and quantitative changes in blood and marrow cells following growth factor therapy. *Am J Clin Pathol* 101:67, 1994.

81. Chernoff AE, Granowitz EV, Shapiro L, et al: A randomized controlled trial of IL-10 in humans. *J Immunol* 154:5492, 1995.

82. Ranaghan L, Drake M, Humphreys MW, Morris TC: Leukaemoid monocytosis in M4 AML following chemotherapy: G-CSF. *Clin Lab Haematol* 20:49, 1998.

83. Liu CZ, Persad R, Inghirami G, et al: Transient atypical monocytosis mimic acute myelomonocytic leukemia in post-chemotherapy patients receiving G-CSF: Report of two cases. *Clin Lab Haematol* 26:359, 2004.

84. Weiner LM, Li W, Holmes M, et al: Phase I trial of recombinant macrophage colony-stimulating factor and recombinant gamma-interferon: Toxicity, monocytosis, and clinical effects. *Cancer Res* 54:4084, 1994.

85. Minasian LM, Yao TJ, Steffens TA, et al: A phase I study of anti-GD3 ganglioside monoclonal antibody R24 and recombinant human macrophage-colony stimulating factor in patients with metastatic melanoma. *Cancer* 75:2251, 1995.

86. Marshall E, Howell AH, Powles R, et al: Clinical effects of human macrophage inflammatory protein-1 alpha MIP-1 alpha (LD78) administration in humans. *Eur J Cancer* 34:1023, 1998.

87. Meisel SR, Panzner H, Schecter M, et al: Peripheral monocytosis following myocardial infarction. *Cardiology* 90:52, 1998.

88. Maekawa Y, Anzai T, Yoshikawa T, et al: Prognostic significance of peripheral monocytosis after reperfusion acute myocardial infarction: Possible role for left ventricular remodeling. *J Am Coll Cardiol* 16:241, 2002.

89. Gibson WJ, Gibson CM: The association of impaired myocardial perfusion and monocytosis with late recovery of left ventricular function following primary percutaneous coronary intervention. *Eur Heart J* 27:2487, 2006.

90. Hong YJ, Jeong MH, Ahn Y, et al: Relationship between peripheral monocytosis and nonrecovery of left ventricular function in patients with left ventricular dysfunction complicated with acute myocardial infarction. *Circ J* 71:1219, 2007.

91. Fingerle-Rowson G, Auers J, Kreuzer E, et al: Down-regulation of surface monocyte lipopolysaccharide-receptor CD14 in patients on cardiopulmonary bypass undergoing aorta-coronary bypass operation. *J Thorac Cardiovasc Surg* 115:1172, 1998.

92. Minot GR, Smith LW: The blood in tetrachloroethane poisoning. *Arch Intern Med* 28:687, 1921.

93. Siegal I, Gleichner N: Peripheral white blood cells alterations in early labor. *Diagn Gynecol Obstet* 3:123, 1981.

94. Buchan GS, Gibbins BL, Griffin JFT: The influence of parturition on peripheral blood mononuclear phagocyte subpopulation in pregnant women. *J Leukoc Biol* 37:231, 1985.

95. Rinehard JJ, Sagone AL, Balcerzak SP, et al: Effects of corticosteroid therapy on human monocyte function. *N Engl J Med* 292:236, 1975.

96. Shoenfeld Y, Gurewich Y, Gallant LA, et al: Prednisone-induced leukocytosis. *Am J Med* 71:773, 1981.

97. Morales M, Wilkes J, Lowder JN: Monocytic leukemoid reaction, glucocorticoid therapy, and myelodysplastic syndrome. *Cleve Clin J Med* 6:571, 1990.

98. Barker S, Scott M, Chan GT. Corticosteroids and monocytosis. *N Z Med J* 125:76, 2012.

99. Maes M, VanDerPlanken M, Stevens WJ, et al: Leukocytosis, monocytosis and neutrophilia: Hallmarks of severe depression. *J Psychiatr Res* 26:125, 1992.

100. Maes M, Lambrechts J, Suy E, et al: Absolute number and percentage of circulating natural killer, non-MHC-restricted T cytotoxic, and phagocytic cells in unipolar depression. *Neuropsychobiology* 29:157, 1994.

101. Castilla-Cortazar I, Castilla A, Gurpegui M: Opioid peptides and immunodysfunction in a patient with major depression and anxiety disorders. *J Physiol Biochem* 54:203, 1998.

102. Santangelo S, Gamelli RL, Shankar R: Myeloid commitment shifts toward monocytopoiesis after thermal injury and sepsis. *Ann Surg* 233:97, 2001.

103. Lovell R, Madden L, McNaughton LR, Carroll S: Effects of active and passive hyperthermia on heat shock protein 70 (HSP70). *Amino Acids* 34:203, 2008.

104. Kratz A, Lewandrowski KB, Siegel AJ, et al: Effect of marathon running on hematologic and biochemical laboratory parameters, including cardiac markers. *Am J Clin Pathol* 118:856, 2002.

105. Suzuki K, Nakaji S, Yamadi M, et al: Impact of a competitive marathon race on systemic cytokine and neutrophil responses. *Med Sci Sports Exerc* 35:348, 2003.

106. Jubinsky PT, Shanske AL, Pixley FJ, et al: A syndrome of holoprosencephaly, recurrent infections, and monocytosis. *Am J Med Genet A* 140:2742, 2006.

107. Kuo HC, Wang CL, Liang CD, et al: Persistent monocytosis after intravenous immunoglobulin therapy correlated with the development of coronary artery lesions in patients with Kawasaki disease. *J Microbiol Immunol Infect* 40:395, 2007.

108. Watanabe N, Yoshimi A, Kamachi Y, et al: Wiskott-Aldrich syndrome is an important differential diagnosis in male infants with juvenile myelomonocytic leukemia like features. *J Pediatr Hematol Oncol* 29:836, 2007.

109. Nockher WA, Wiemer J, Scherberich JE: Hemodialysis monocytopenia: Differential sequestration kinetics of CD14+CD16+ and CD14++ blood monocyte subsets. *Clin Exp Immunol* 123:49, 2001.

110. Twormey JJ, Douglas CC, Sharkey O Jr: The monocytopenia of aplastic anemia. *Blood* 41:187, 1973.

111. den Ottolander GJ, van der Burgh FJ, Lopes Cardozo P, et al: The Hemalog D automated differential counter in the diagnosis of hairy cell leukemia. *Leuk Res* 7:309, 1983.

112. DeRossi G, Mauro FR, Ialongo P, et al: Monocytopenia and infections in chronic lymphocytic leukemia (CLL). *Eur J Haematol* 46:119, 1991.

113. Peterson V, Hensbrough J, Buerk C, et al: Regulation of granulopoiesis following severe thermal injury. *J Trauma* 23:19, 1983.

114. Adams WH, Liu YK: Periodic neutropenia and monocytopenia. *Am J Hematol* 13:73, 1982.

115. Marinone G, Roncoli B, Marinone MG Jr: Pure white cell aplasia. *Semin Hematol* 28:298, 1991.

116. Isenberg DA, Martin P, Hajirousou V, et al: Haematological reassessment of rheumatoid arthritis using an automated method. *Br J Rheumatol* 25:152, 1986.

117. Isenberg DA, Patterson KG, Todd-Pokropek A, et al: Haematological aspects of systemic lupus erythematosus: A reappraisal using automated methods. *Acta Haematol* 67:242, 1982.

118. Treacy M, Lai L, Costello C, et al: Peripheral blood and bone marrow abnormalities in patients with HIV related disease. *Br J Haematol* 65:289, 1987.

119. Vinh DC, Patel SY, Uzel G, et al: Autosomal dominant and sporadic monocytopenia with susceptibility to mycobacteria, fungi, papillomaviruses, and myelodysplasia. *Blood* 115:1519, 2010.

120. Camargo JF, Lobo SA, Hsu AP, et al: MonoMAC syndrome in a patient with a GATA2 mutation: Case report and review of the literature. *Clin Infect Dis* 57:697, 2013.

121. Hsu AP, Sampaio EP, Khan J, Calvo KR, et al: Mutations in GATA2 are associated with the autosomal dominant and sporadic monocytopenia and mycobacterial infection (MonoMAC) syndrome. *Blood* 118:2653, 2011.

122. Hsu AP, Johnson KD, Falcone EL, et al: GATA2 haploinsufficiency caused by mutations in a conserved intronic element leads to MonoMAC syndrome. *Blood* 121:3830, 2013.

123. Calvo KR, Vinh DC, Maric I, et al: Myelodysplasia in autosomal dominant and sporadic monocytopenia immunodeficiency syndrome: Diagnostic features and clinical implications. *Haematologica* 96:1221, 2011.

124. Ostergaard P, Simpson MA, Connell FC et al: Mutations in GATA2 cause primary lymphedema associated with a predisposition to acute myeloid leukemia (Emberger syndrome). *Nat Genet* 43:929, 2011.

125. Kazenwadel J, Secker GA, Liu YJ, et al: Loss-of-function germline GATA2 mutations in patients with MDS/AML or MonoMAC syndrome and primary lymphedema reveal a key role for GATA2 in the lymphatic vasculature. *Blood* 119:1283, 2012.

126. Spinner MA, Sanchez LA, Hsu AP, et al: GATA2 deficiency: A protean disorder of hematopoiesis, lymphatics, and immunity. *Blood* 123:809, 2014.

127. Dickinson RE, Milne P, Jardine L, et al: The evolution of cellular deficiency in GATA2 mutation. *Blood* 123:863, 2014.

128. Cuellar-Rodriguez J, Gea-Banacloche J, Freeman AF, et al: Successful allogeneic hematopoietic stem cell transplantation for GATA2 deficiency. *Blood* 118:3715, 2011.

129. Steer S, Vuong Q, Joyce DA: Suppression of human monocyte tumor necrosis factor-alpha release by glucocorticoid therapy: Relationship to systemic monocytopenia and cortisol suppression. *Br J Clin Pharmacol* 43:383, 1997.

130. Fauci AS, Dale DC: Monocytopenia after prednisone. *N Engl J Med* 292:928, 1975.

131. Aulitzky WE, Tilg H, Vogel W, et al: Acute hematologic effects of interferon alpha, interferon gamma, tumor necrosis factor alpha and interleukin 2. *Ann Hematol* 62:25, 1991.

132. Rotman M, Ansley H, Rogow L, et al: Monocytosis: A new observation during radio-therapy. *Int J Radiat Oncol Biol Phys* 2:117, 1977.

133. Fearnley DB, Whyte LF, Carnoutosis SA, et al: The monitoring of human blood dendritic cell numbers. *Blood* 93:728, 1999.

134. Szabolcs P, Park K-D, Reese M, et al: Absolute values of dendritic cell subsets in bone marrow, cord blood, and peripheral blood enumerated by a novel method. *Stem Cells* 21:269, 2003.

135. Giannelli S, Taddeo A, Presicce P, et al: A six-color flow cytometric assay for the analysis of peripheral blood dendritic cells. *Cytometry B Clin Cytom* 74:349, 2008.

136. Koga Y, Matsuzaki A, Suminoe A, et al: Expression of cytokine-associated genes in dendritic cells (DCs): Comparison between adult peripheral blood- and umbilical cord blood-derived DCs by cDNA microarray. *Immunol Lett* 116:55, 2008.

137. Ho CSK, López JA, Vuckovic S, et al: Surgical and physical stress increases circulatory blood dendritic cell counts independently of monocyte counts. *Blood* 98:140, 2001.

138. Pérez-Cabezas B, Naranjo-Gómez M, Fernández MA, et al: Reduced numbers of plasmacytoid dendritic cells in aged blood donors. *Exp Gerontol* 42:1033, 2007.

第71章

炎症性和恶性组织细胞增生症

Kenneth L. McClain and Carl E. Allen

摘要

　　组织细胞(巨噬细胞或树突细胞)疾病可依据细胞最终成熟度分为四类:朗格汉斯细胞组织细胞增生症(LCH)、恶性组织细胞或树突状细胞肉瘤、幼年性黄色肉芽肿/Erdheim-Chester病、嗜血细胞淋巴组织细胞增生症/Rosai-Dorfman病。巨噬细胞引起的脂质贮积病详见第72章。这四类疾病的鉴别是依据临床表现和细胞表面标记的特异性染色。LCH可在出生时或成年发病,表现为皮疹、骨痛、耳道流液、口腔溃疡、齿龈炎、肺功能不全、慢性腹泻、尿崩症、骨髓衰减和肝衰竭。组织细胞学会对儿童LCH进行了临床试验治疗。成人LCH的治疗主要来自个案经验。虽然复发不是典型的快速致命,但伴发内分泌或中枢神经系统并发症的风险更高。由于对细胞表面标记的研究的进展使恶性组织细胞增生症的诊断标准得以明确,此病的治疗方法和预后差异较大。Erdheim-Chester病

和幼年性黄色肉芽肿表型相似,但治疗方法不同。Erdheim-Chester病几乎均发生在成人,而幼年性黄色肉芽肿主要累及儿童。Rosai-Dorfman病人主要表现为颈部淋巴结肿块,也可累及其他部位。Rosai-Dorfman病、Erdheim-Chester病和幼年性黄色肉芽肿的治疗方法有多种,但尚未开展特异性药物治疗的临床试验。嗜血细胞淋巴组织细胞增生症(HLH)以病理性炎症为特征,发病时有感染、肝炎、脑炎、自身免疫病等表现。如果不治疗,嗜血细胞淋巴组织细胞增生症通常致命,但是大多数经过迅速诊断并免疫抑制治疗的患者可以存活。

简写和缩略词

AHSCT,异基因造血干细胞移植(allogeneic hematopoietic stem cell transplantation);ALL,急性淋巴细胞白血病(acute lymphoblastic Leukemia);ATG,抗胸腺细胞球蛋白(antithymocyte globulin);CD,分化抗原(cluster designation);CT,计算机断层成像(computed tomography);DC,树突状细胞(dendritic cell);DI,尿崩症(diabetes insipidus);DLCO,肺二氧化碳扩散能力(diffusing capacity in lung for carbon dioxide);ECD,Erdheim-Chester病(Erdheim-Chester disease);FEV1,1秒用力呼气量(forced expiratory volume in 1second);HLA-DR,D相关人类白细胞抗原(human leukocyte antigen-D related);HLH,嗜血细胞淋巴组织细胞增生症(hemophagocytic lymphohistiocytosis);IFN,干扰素(interferon);IL,白介素(interleukin);JXG,幼年性黄色肉芽肿(juvenile xanthogranuloma);LC,朗格汉斯细胞(Langerhans cell);LCH,朗格汉斯细胞组织细胞增生症(Langerhans cell histiocytosis);M-CSF,巨噬细胞克隆刺激因子(macrophage colony-stimulating factor);MRI,磁共振成像(magnetic resonance imaging);NK,自然杀伤细胞(natural killer);PET,正电子发射显像(positron emission tomography);RDD,Rosai-Dorfman病(Rosai-Dorfman disease)。

组织细胞增生症的分类

　　本书的第67～69章已对单核-巨噬细胞系统(单核-吞噬细胞系统)的各种细胞进行了详细阐述。命名委员会沿用了19世纪特指组织巨噬细胞的"组织细胞"这一说法,尽管"组织细胞增生症"广泛涵盖了单核细胞、巨噬细胞和树突细胞系在内细胞的功能和肿瘤疾病。组织细胞增生症包括不同疾病,其鉴别要点有:①临床表现;②组织病理学;③免疫学方法鉴定细胞的表面抗原;④细胞遗传学或基因特征(表71-1)。

　　根据细胞来源的不同,组织细胞疾病分为:①DC相关的;②单核-巨噬细胞相关的;③巨噬细胞肿瘤或DC肿瘤(表71-2)[1,2]。随着对粒单核细胞分化和组织细胞疾病细胞来源的进一步理解,很有可能在不久的将来有必要修改这些分类。

　　朗格汉斯细胞组织细胞增生症(LCH)的病理细胞病变与表皮朗格汉斯细胞(LCs)表型相似,以至于假说认为LCH是起源于表皮LCs的异常激活和/或致瘤性转化[3]。LCH起源于粒单核祖细胞的异常增殖与分化[4,5]。不管个体发生学,LCH病变以与表皮LCs表型相似的致病DCs为特征,包括抗-CD207(antilangerin,抗朗格汉斯细胞特异性C型凝集素)阳性和电镜下见到的Birbeck颗粒[6,7]。Birbeck颗粒是LCH的LCs中的网球拍样的内含物,被认为参与抗原的加工。抗CD207和(或)抗CD1a染色对于诊断LCH是必需的。其他抗原如S100或HLA-DR(人类白细胞抗原-D相关的)并非LC特异性抗原。Erdheim-Chester病(ECD)和幼年性黄色肉芽肿(JXG)的组织细胞,与真皮间隙的树突状细胞表型相似,这类细胞抗CD68、fascin和ⅩⅢa因子抗体染色阳性。但是,这些疾病的DCs也表达sCD163,而sCD163是巨噬细胞的特征。

　　恶性组织性增生症(或者"组织细胞肉瘤")已经成为一个特定的诊断,但是必须排除间变性大细胞淋巴瘤和其他恶性血液病。恶性组织性增生症相当于一系列源于不同细胞系、不同分化阶段的DCs恶性肿瘤。人类DCs被定义为高表达主要组织相容性复合物Ⅱ(MCHⅡ)和CD11c,而缺乏其他特异性系标志的造血细胞。正常情况下,这些细胞驻扎在组织或者血液循环中。一旦被抗原激活,它们就迁移至淋巴组织中,与效应或者抑制T细胞相作用。恶性组织性增生症多种多样并共享以下的DC亚群表面标志:滤泡状DC"肉瘤"(CD21⁺、CD35⁺),趾状突DC"肉瘤"(CD14⁺),和朗格汉斯细胞"肉瘤"(CD1a⁺)。

　　单核细胞-巨噬细胞疾病包括Rosai-Dorfman病(RDD)和嗜血细胞淋巴组织细胞增生症(HLH)。RDD又称为伴巨淋巴

表 71-1　组织细胞疾病的特征鉴别

组织学特点	LCH	恶性组织细胞增生症	ECD/JXG	HLH	RDD
HLH-DR	++	+	−	+	+
CD1a	++	+/−	−	−	−
CD14	−	+/−	++	++	++
CD68	+/−	+/−	++	++	++
CD163	−	−	+	++	++
CD207（Langerin）	+++	+/−	−	−	−
ⅩⅢa 因子	−	−	++	−	−
Fascin	−	+/−	++	+/−	+
Birbeck 颗粒	+	+/−	−	−	−
嗜血细胞增多症	+/−	−	−	+/−	−
伸入运动	−	−	−	−	+

CD，分化抗原（cluster of differentiation）；ECD，Erdheim-Chester 病（Erdheim-Chester disease）；HLH，嗜血细胞淋巴组织细胞增生症（hemophagocytic lymphohistiocytosis）；JXG，幼年性黄色肉芽肿（juvenile xanthogranuloma）；LCH，朗格汉斯细胞组织细胞增生症（Langerhans cell histiocytosis）；RDD，Rosai-Dorfman 病（Rosai-Dorfman disease）。

数据源自：Jaffe R：The diagnostic histopathology of Langerhans cell histiocytosis，in Histiocytic Disorders of Children and Adults. Basic Science Clinical Features，and Therapy，edited by Weitzman S，Egeler RM，pp 14 ～ 39. Cambridge University Press，Cambridge，UK，2005；Chikwava K，Jaffe R：Langerin（CD207）staining in normal pediatric tissues，reactive lymph nodes，and childhood histiocytic disorders. Pediatr Dev Pathol 7：607 ～ 614，2004；and Lau SK，Chu PG，Weiss LM：Immunohistochemical expression of Langerin in Langerhans cell histiocytosis and non-Langerhans cell histiocytic disorders. Am JSurg Pathol 32：615 ～ 619，2008.

表 71-2　组织细胞疾病的分类

1. 生物学行为不同、缺乏细胞学异形性的疾病
   a. 树突状细胞相关的
      朗格汉斯细胞组织细胞增生症
      幼年性黄色肉芽肿
      Erdheim-Chester 病
   b. 单核-吞噬细胞相关的
      嗜血细胞淋巴组织细胞增生症
      家族性和（或）特定的功能性基因突变
      继发性嗜血细胞综合征
      感染相关性
      肿瘤相关性
      自身免疫相关性
      其他
      伴块状淋巴结病的窦性组织细胞增生症（Rosai-Dorfman 病）
      巨噬细胞表型的孤立性组织细胞肉瘤
2. 肿瘤
   树突状细胞相关性
   组织细胞肉瘤
   单核-巨噬细胞相关性
   白血病：急性单核细胞白血病 M5A 和 M5B、急性粒-单核细胞白血病 M4、慢性粒-单核细胞白血病

数据源自：Jaffe R：The diagnostic histopathology of Langerhans cell histiocytosis，in Histiocytic Disorders of Children and Adults. Basic Science Clinical Features，and Therapy，edited by Weitzman S，Egeler RM，pp 14 ～ 39. Cambridge University Press，Cambridge，UK，2005and Favara BE，Feller AC，Pauli M et al：Contemporary classification of histiocytic disorders. The WHO Committee On Histiocytic/Reticulum Cell Proliferations. Reclassification Working Group of the Histiocyte Society. Med Pediatr Oncol 29：157 ～ 166，1997.

结病性窦组织细胞增生症，在巨噬细胞胞质中可见完整的淋巴细胞（伸入运动）具有特征性的诊断价值。HLH 与这章其他的疾病不同，其他的疾病的巨噬细胞是肿瘤性的，而 HLH 的巨噬细胞是对异常刺激物起病理反应的正常组织细胞。

● 朗格汉斯细胞组织细胞增生症

历史

LCH 经由复杂的历史过程，才构成现有针对该疾病的临床病理方法。最早关于 LCH 的描述出现在 1900 年代早期的案例报道和系列中[8]。到了 1950 年代，临床表现模式被分类为 Hand-Schüller-Christian（多病灶嗜酸性粒细胞肉芽肿）和 Letterer-Siwe（浸润骨髓、脾和肝的浸润性疾病）。然而，这些看起来迥异分类却被发现有着相同的组织病理学：在包括淋巴细胞、嗜酸性粒细胞和巨噬细胞的炎性浸润中的有着丰富细胞质和肾形细胞核的组织细胞。Lichtenstein 假说这些临床疾病务必与一个共同的病因学相关，并因此提出"组织细胞增生症 X"这个命名，这其中的"X"表明对发病机制和起源细胞的不完全认知。20 年之后，之前只在表皮 LCs 中观察到的 Birbeck 颗粒，也可通过电镜在 LCH 疾病的 DCs 中观察到。Nezelof 及其同事因此扩展了 Lichtenstein 的假说，认为这类疾病起源表皮朗格汉斯细胞[3]。组织细胞增生症 X 自此被认为是"朗格汉斯细胞组织细胞增生症"。

流行病学和遗传学

LCH 在 15 岁以下儿童中的发病率为（2 ～ 10）/100 万[9～11]。法国的调查显示在 15 岁以下儿童中 LCH 的发病率为（4 ～ 6）/100 万。男女比例接近 1：1，中位发病年龄为 30 个月（从出生

到90岁均可发病),有报道同卵双生的双胞胎早期均发生LCH。虽然尚不能除外偶然因素,也有个案报道在一个家庭中非双胞胎的同胞和多个病例的发生[12]。同卵双胞胎相对推测的异卵双胞胎有着相对高的罹患多系统LCH的风险,这可能是因为同卵双胞胎有着同样的祖细胞和基因。家族中有患甲状腺疾病的家庭成员[13]、患其他癌症的家庭成员[14]、体外受精[15]、和父母金属暴露[16]均被报道过为可能的相关因素。虽然遗传和渗透孟德尔"LCH基因"在大多数案例中看起来不可能,但是增加LCH罹患风险的遗传基因依然是可能的。

分子病理学

过去几十年对LCH的分子病理学研究聚焦于免疫或者肿瘤。竞争模型认为LCH(1)正常的表皮LC不恰当激活或者(2)表皮LC的肿瘤性变化。20年前,LCH病变的CD1a⁺细胞被描述为克隆的,基于非-随机X失活[17,18]。据报道,在57%LCH组织病理标本中发现BRAF原癌基因出现体细胞激活突变[19],且后续研究证实高频率出现重现性$BRAF^{V600E}$突变[5,20~22]。BRAF是RAS/RAF/MEK/ERK途径的关键酶,是许多细胞功能实现的关键并且在肿瘤细胞中经常突变[23]。$BRAF^{V600E}$在LCH中的驱动突变意义被同时患有LCH和ECD的成人对BRAF抑制临床反应的早期报道所支持[24]。LCH的其他反复发生的体细胞突变可能会被发现。

起源细胞

基于前述内容,LCH的起源细胞被推测源于基因表型相似的表皮LC。然而,相比于表皮LCs的转录组,LCH病变中CD207⁺细胞的转录组与未成熟髓样DC表型更一致[4]。此外,在病变中DC成熟可能是异质性的,CD1a⁺/CD2207-数量不等[25,26]。$BRAF^{V600E}$免疫组化染色特异抗体揭示突变不仅局限于LCH病变中的CD27⁺细胞,也在CD207⁻阴性亚群中被发现[21]。通过使用$BRAF^{V600E}$作为一个标记,在LCH临床高风险病人中,带有突变的细胞在外周血循环的粒单核祖细胞和骨髓抽吸物的造血干细胞中被找到,但是在单-病变低风险LCH病人中未被发现。通过对小鼠粒单核祖细胞(CD11c⁺细胞)过表达$BRAF^{V600E}$可以诱导LCH样表型,也表明了其功能意义[5]。我们因此假设LCH中不同的细胞分化状态决定这一疾病的临床表现;干细胞或者早期粒单核祖细胞中病态的ERK(细胞外信号调节激酶)激活导致高风险疾病的播散,尽管组织受限祖细胞的ERK激活导致局灶性疾病。这些观察定义LCH为髓样瘤。

炎症和朗格汉斯细胞组织细胞增生症

虽然ERK超活化可能促使LCH中粒单核祖细胞的分化和增值,促进LCH病变炎症的机制到目前尚不清楚。LCH DCs组成了中位数为8%的病变细胞[5]。与生理激活的DCs一样,它们表达高水平的T细胞共刺激分子和促炎因子[4,27,28]。LCH病变存在不同比例淋巴细胞、巨噬细胞和嗜酸性粒细胞的炎症浸润,伴随调节性CD4⁺CD25⁺T(T regs)细胞的富集[29]。许多细胞因子、趋化因子、和细胞因子及趋化因子受体被认为在LCH发病中起到重要的作用,产生了局部"细胞因子风暴"并增加循环中的促炎症细胞因子,包括肿瘤坏死因子α、可溶性白介素(IL)-2受体α、RANKL(核因子-κB配体受体激活子,receptor activator of nuclear factor-κB ligand)、骨护素和骨桥素[4,30,31]。虽

然在成熟DCs中MAPK(丝裂原激活蛋白激酶)途径的激活可能驱使LCH DCs的分化,炎症反应可能在临床表现及肿瘤维持中起重要作用;LCH一个独特的现象是LCH病变的破裂经常导致自发溶解而导致边缘不清。

临床特征

LCH常表现为皮疹、骨痛,也可出现发热、消瘦、腹泻、水肿、呼吸困难、烦渴、多尿等全身症状。

在诊断LCH时,根据受累的器官分为"高危组"或"低危组"。高危组累及的器官包括肝脏、脾脏、骨髓。低危组累及的器官包括皮肤、骨骼、肺脏、淋巴结、脑垂体。病人可以表现为单个部位或器官病变(单部位或单系统),也可表现为多部位或多器官(多系统)病变。LCH病人的治疗选择是根据高危还是低危器官受累、是单个部位还是多系统受累。病变即使表现为皮肤、骨骼、淋巴结、脑垂体多个器官的联合受累,此时仍然被认为是低危组。

单个部位病变

这种情况下,受累部位有皮肤、口腔黏膜、骨骼、淋巴结、脑垂体、胸腺。

皮肤 LCH的皮肤表现类似头皮脂溢性皮炎,容易误当作婴儿的胎腻延迟褪去。病变部位可以在皮肤皱褶处或弥漫分布(图71-1),最常累及的皮肤皱褶处是腹股沟、肛周、耳后、颈部、腋下、女性乳房的下部皱褶。婴幼儿可以出现全身任何部位的棕色-浅紫色丘疹。该病变具有自限性,在一岁以内常有病变未经治疗后可自消失现象。但是需要对全身其他部位进行评估以判断是否发生多系统LCH[32,33],虽然有相对大样本的连续性报道称有皮肤病变的婴儿后期没有发展系统性的疾病,但是也有报道称在皮肤病变之后部分患者出现了多系统的LCH[34]。一项研究发现,在61例新生儿LCH中,接近60%病人具有多系统病变,72%病人具有高危器官受累[35]。高危器官受累的新生儿LCH的整体生存率比具有相同疾病严重程度的幼儿和儿童要差。治疗12周时的疗效比年龄对预后的影响更

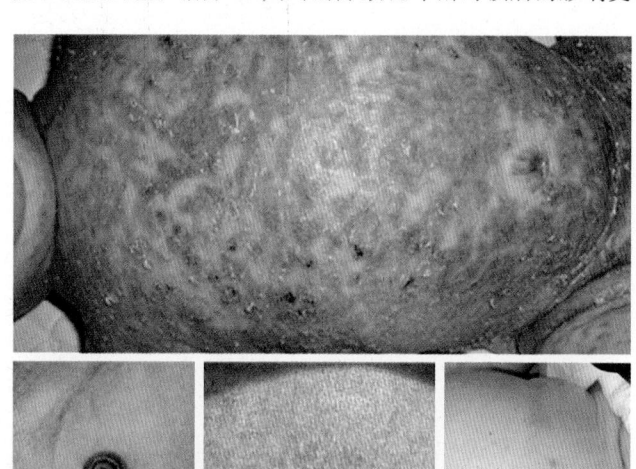

图71-1　朗格汉斯细胞组织细胞增生症患者皮肤损害表现的多样性

大。一项综述表明，71 例皮肤受累的但没有其他脏器受累的儿童在经过初始治疗或观察后有接近 90% 的儿童进入无进展生存期。皮肤科医生或者全科医生经常接诊皮肤 LCH 患者没有进行完整的评估以判断其他部位是否受累。因此，我们发现，在通过完整的评估后，40% 的患者当初被认为"仅仅皮肤"受累的 LCH 患者其实有其他部位的受累[34]。

单独的皮肤受累在大于 18 个月的儿童中很罕见。儿童和成人可以出现头皮、腹股沟、腹部、背部、胸部等部位红色丘疹，类似皮肤念珠菌病的弥漫性皮疹。在老年患者中头皮的类脂溢性表现容易被误认为严重的头皮屑。耳后皮肤、头皮、生殖器皮肤、肛周部位的溃疡性病变常误诊为细菌或真菌感染。

口腔黏膜　可以表现为牙龈增生，软腭或硬腭、颊黏膜、舌头、口唇部位溃疡，口腔黏膜病变可以早于 LCH 其他部位病变[36]。

骨　儿童 LCH 最常受累部位是头颅溶骨性破坏，可以无症状或有骨痛表现[37]。病变可以累及任何部位的骨骼，最常累及的是颅骨、股骨、肋骨、椎体、肱骨。脊柱病变最常累及颈椎，常伴有其他骨质破坏。眼眶部位的 LCH 病变可引起眼球突出，这非常类似眼部横纹肌肉瘤、神经母细胞瘤、良性脂肪瘤的表现。有时颅骨溶骨性破坏的同时伴有肿块压迫硬脑膜。目前尚不清楚这是否会影响风险的进展。颌面骨（眼眶，乳突）或颅窝前部和中部骨骼（比如颞骨、蝶骨、筛骨、颧骨）构成了"中枢神经系统-危险"组。这类病人发生尿崩症（DI）的风险增加了 3 倍并且其他中枢神经系统疾病的风险也增加了（见下文"多系统病症"下有关中枢神经系统和内分泌系统部分）。

淋巴结和胸腺　颈部淋巴结最常受累，受累淋巴结质地软或硬，伴有淋巴水肿。胸腺肿大或纵隔受累时类似淋巴瘤或感染，有时可以引起类似哮喘症状。即使在已经知道患有 LCH 的患者中，对结节或肿块进行活检以行组织学检查和微生物培养是有帮助的，因为淋巴结的病变可能代表了 LCH，同时伴有肿瘤性疾病或者是感染[38]。

脑垂体　脑神经垂体受累可导致中枢性尿崩症（DI）（见下文"内分泌系统"），脑垂体前叶受累常导致生长和性成熟受损。

多系统疾病

多系统 LCH 的病变可以累及肝脾、骨髓（高危部位）或骨骼、肺、皮肤、淋巴结、内分泌系统、胃肠道系统（低危部位）、中枢神经系统（中危部位，依受累程度而定）。

肝脏和脾脏　伴有肝脾受累的患者有显著增高的死亡风险，因此肝脏和脾脏被认为是"高危器官"[39]。肝受累可伴有肝功能异常，表现为低白蛋白血症、腹水、高胆红素血症、凝血因子缺乏。肝脏受累时，行超声波、CT 或 MRI 检查可发现门静脉或胆道区出现低回声或低信号[40]。LCH 累及肝脏最严重的并发症是胆汁淤积和硬化性胆管炎[41]。儿童发生肝脏 LCH 的中位年龄为 23 个月，表现为肝大，也可伴有脾大、碱性磷酸酶升高、转氨酶和谷氨酰转肽酶升高。肝脏活检可能见到或者见不到 CD207+DCs[42]。一个经典的组织学特点是围绕胆管的淋巴细胞集结。75% 患硬化性胆管炎的儿童对化疗无效，最终需要进行肝脏移植[41]。

巨脾可引起消耗性的血细胞减少和呼吸受限。切脾治疗可能减轻严重的血小板减少，但如果在未控制的弥漫性 LCH 的情况下，不断进展的肝脏肿大和炎症使得这种疗效通常不能维持。

肺脏　肺脏曾经被认为是一个高危器官；但是一些大样本回顾性研究表明罹患肺脏和骨骼受累的 LCH 患者与仅仅骨骼受累的 LCH 患者相比治疗效果未出现统计学差异[43]。儿童肺脏受累的发生率（13%）低于成人（60%），成人肺部受累的原因中吸烟是一个致病因素[44]。对于年龄偏小、病变弥漫的儿童，通过治疗可以阻止肺组织破坏，同时正常修复机制也可以修复部分肺组织以及功能。自发性气胸可以是 LCH 肺部病变的最早表现。病人也表现为咳嗽，呼吸紧促，或者呼吸困难。最后，肺组织的广泛纤维化和破坏导致严重的肺功能不全。弥散功能下降可以导致肺动脉高压[45]。胸片可以显示非特异的间质浸润。导致肺组织破坏的囊性和结节病变需要进行胸部高分辨 CT 检查。

骨髓　累及骨髓被认为是高危。骨髓累及的病人多数是年龄偏小的儿童，伴有肝脏、脾脏、淋巴结、皮肤弥漫性病变，以及血小板或中性粒细胞的明显减少，虽然一些累及骨髓的患者只是轻度的血细胞减少[46,47]。一项研究表明，患有 $BRAF^{V600E}$ 突变的高危 LCH 患者的骨髓抽吸物中有 0.2%～2.1% 的细胞带有突变，而仅有 4/7 的案例被报道存在异常组织学[5]。LCH 患者有时表现为骨髓噬血现象[48]。在骨髓或者其他部位出现的 CD1a+/CD207+ 可以用来鉴定为继发于 LCH 的噬血综合征，而不是原发 HLH（在下面的"噬血细胞淋巴细胞组织增生症"）。

内分泌系统　尿崩症是 LCH 最常见的内分泌表现。病人最初仅表现为原发性尿崩症，在其他系统的病变在被诊断之前有时仅表现为腺垂体或垂体柄的增大。大约 50% 病人在诊断尿崩症后一年内出现具有 LCH 诊断价值的其他病变[49]。一项回顾性研究表明，患者如果有 DI 合并增大脑垂体表现时，三个最可能诊断是生殖细胞瘤，LCH 和淋巴瘤[50]。从诊断 LCH 起到发生尿崩症的平均时间为 1 年，而到出现生长激素缺乏的时间是 5 年。经验表明，10 年脑垂体受累的发生率为 24%[51]。在接受化疗的病人中，脑垂体受累的发生率并未下降（见下文"中枢神经系统和尿崩症"）。有一篇研究报道了长春新碱和泼尼松治疗 6 个月，中枢神经系统可能累及的病人的尿崩症发生率从 40% 下降到 20%[52]。但是治疗一年后，DI 的发生率降到了 12%[39]。

颅面病变　诊断时有多系统病变和颅面累及（特别是耳、眼、口部位）的病人，在病程中发生尿崩症的风险明显增加（相对风险 4.6）[53]。当疾病长时间处于进展状态或者复发时，发生尿崩症的风险也增加，这类病人在诊断后 15 年尿崩症的发生率为 20%。56% 的尿崩症病人在 10 年内会出现垂体前叶激素缺乏（生长激素、甲状腺激素、性腺刺激激素）[54]。

胃肠道系统　少数病人出现腹泻、便血、肛瘘、吸收不良表现[55,56]。诊断 LCH 的胃肠道病变比较困难，因为病灶呈片状分布。内镜检查可能发现肠黏膜的 CD1a+/CD207+ 细胞，虽然 LCH 病灶可能是片状分布的并需要多点活检。

中枢神经系统和尿崩症　尿崩症（既是 LCH 的内分泌表现也是中枢神经系统表现）可以出现在疾病早期或晚期。垂体后叶损伤导致的尿崩症是 LCH 中枢神经系统损伤后最常见的早期表现。脑垂体活检基本不做，除非垂体大于 6.5mm 或者下丘脑肿块时才进行活检。腺垂体增大可能自发地缩小或者对化疗起反应[57]。然而一项关于 22 例患有 6.5mm 或者更大脑垂体的患者的研究表明,尽管治疗使得肿块减小,所有病人都有前脑垂体缺陷合并 MRI 证实的 CNS 退行性综合征(看下文的"其他慢性中枢神经系统疾病表现"),并且 17 个患者(77%)出现神经系退行性病变的临床表现[58]。伴有脑垂体异常的 LCH 的诊断通常是根据皮肤、骨骼、淋巴结活检结果以及上述脑垂体异常。

其他慢性中枢神经系统疾病表现 LCH 病人可以出现脉络丛、灰质/白质的肿块[59]。这些病灶包含 CD1a[+] 朗格汉斯细胞和 CD8[+] 淋巴细胞[60]。一种慢性中枢神经系统病变是神经退行性变,发生率为 1% ~ 4%,表现为构音困难、共济失调、辨距不良、并且有时候行为异常[61,62],这被称为"LCH 中枢神经系统神经退行性综合征"。这些病人的 MRI 的液体-衰减反转恢复像(FLAIR)和 T2 加权像显示小脑的齿状核和白质为高信号,或者在 T1 加权像中显示受损基底核为高信号(图 71-2)。小脑萎缩也可能被看到[59]。影像学异常可以在症状出现前几年或偶然间发现。有研究对至少有两次 MRI 检查结果的 83 例 LCH 病人进行了分析,主要评价颅面部病变、尿崩症、内分泌缺陷、神经心理症状,发现 57% 病人在诊断后 34 个月(中位时间)出现神经退行性变的影像学异常,在这些病人中,有 25% 病人在 LCH 诊断后的 3 ~ 15 年出现神经缺损的临床表现[62]。

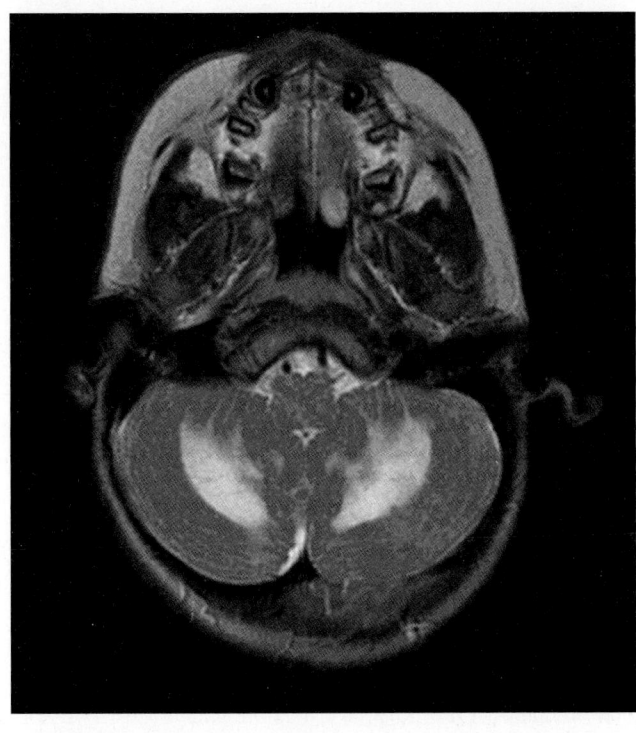

图 71-2 朗格汉斯细胞组织细胞增生症和中枢神经系统退行性综合征的影像学证据。一例郎格罕细胞组织细胞增生症患者 T2 加权磁共振图像显示小脑白质高信号改变

实验室特征

LCH 的诊断依据是在炎性病变中找到表达 CD1a 和 CD207 的组织细胞(图 71-3)[1]。高危病人骨髓受累和/或炎症反应时表现为贫血和血小板减少[46,47]。有时血沉增快和血小板增多可能和 LCH 疾病进展相关,但是这些关联是可变化的[63]。肝脏受

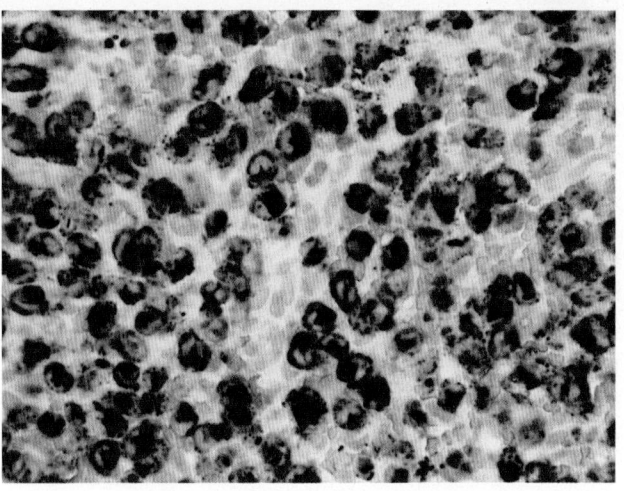

图 71-3 郎格罕细胞组织细胞增生症患者的骨破坏活检组织。郎格罕细胞胞浆和细胞膜 CD207 阳性(H&E 免疫组化染色)

累时,可以出现低白蛋白血症、转氨酶升高、胆红素升高。肠道受累时可出现低白蛋白血症。普通平片、CT、MRI、骨扫描、PET 检查可发现溶骨性破坏。PET 检查具有很大优势,可以显示普通平片和骨扫描不能发现的病灶,另外,PET 在治疗 6 ~ 12 周后评价疗效时特别有价值[64]。研究发现 LCH 病变中体细胞突变的出现时初始治疗失败风险增高,并且伴有 BRAF[V600E] 突变的循环细胞与疾病的活动有关,尽管这些研究结果需要被前瞻性实验所证实[5]。

鉴别诊断

对于患有 LCH 皮肤病变的婴儿来说,超过 1 年的皮肤病变而不行诊断性活检是不寻常的[34]。LCH 的许多皮肤表现类似真菌性皮疹、头皮脂溢性皮疹或胎腻、先天性病毒感染或神经母细胞瘤、接触性皮炎、银屑病(图 71-1)。如果病人出现生殖器病变,需要考虑是否存在性传播性疾病或其他感染。口腔病变类似其他溃疡性病变、牙龈感染、龋齿。耳道流出白色或绿色液体类似外耳炎表现。溶骨性破坏常被视为恶性肿瘤存在的依据,比如神经母细胞瘤、横纹肌肉瘤、Ewing 肉瘤。LCH 引起的椎体塌陷性骨折类似结核、外伤、骨髓炎。LCH 肺部受累表现为间质性改变,看起来像病毒感染。胸腺或纵隔淋巴结肿大可以导致呼吸困难和哮喘样喘息。LCH 病人有淋巴结肿大,和其他疾病如淋巴瘤、其他组织细胞病、感染、免疫相关性疾病引起淋巴结肿大类似。LCH 病人肝脾大的鉴别同样也存在类似情况。LCH 病人出现慢性腹泻时,最初常认为是肠道感染或炎症。单独尿崩症伴有垂体肿大提示生殖细胞瘤、淋巴瘤或垂体炎。当其他容易混淆的疾病在治疗无效时需要高度怀疑 LCH 的诊断。

偶尔在不同的肿瘤病灶中可以出现 LC 细胞,这可能是机体免疫系统对疾病的反应所致[65~67],比如,重症肌无力病人可以有胸腺 LCH[68]。

治疗

儿童患者

目前最佳的儿童和成人 LCH 患者,包括其他少见的情况,

治疗是进行临床试验。美国国家癌症协会网（http://www. cancer. gov/cancertopics/pdq/treatment/lchistio/HealthProfessional）和美国组织细胞协会（http://www. histio. org；1-856-589-6606）也是很好的资源。只表现为皮肤LCH、单独骨骼病变（非中枢神经系统危险组病人）和单独尿崩症的病人未纳入这些临床试验中，但在本章中也进行探讨。

只有皮肤受累　这类患者有症状时，才可能需要治疗。一种疗法就是局部糖皮质激素治疗[33]，但是疗效不佳。另一种被报道有效的疗法就是口服氨甲蝶呤（20mg/m² 每周）[69]或口服沙利度胺（50~200mg 每天）[70]。对于口服药物治疗无效的皮肤LCH病人，皮肤病变处局部涂抹氮芥有效，但是皮肤病变范围大时疗效不佳[71]。也有报道用补骨脂素和长波紫外线照射治疗[72]。根据皮肤病变的严重程度和范围来选择治疗方法。

病变仅累及头颅骨的前面、顶骨、枕骨或其他骨骼的单独破坏　这种情况需要作病灶刮除术或联合注射甲泼尼龙[73]。

有骨折风险的椎体或股骨病变　椎体或股骨颈病变容易发生骨折，对这类病人可以单独进行放疗[74,75]。当颈椎不稳定或者出现神经症状，需要进行支具固定或椎体融合手术[76]。对于未累及CNS-危险区域的颅骨病变也可以考虑放疗。

颅骨病变为乳突、颞骨、眶骨或者颅底骨（中枢神经系统-危险病变）　治疗这类病人的主要目的是减少尿崩症的发生风险。在一项大型研究中，CNS-危险病变的病人中，系统化疗的病人的DI发生率为10%，而很少或者未化疗的患者DI发生率为20%~50%[52]。目前的标准治疗，基于LCH-Ⅲ实验，即给予单独或者多病灶CNS危险病变患者12个月的静脉长春碱和口服泼尼松：长春碱6mg/m²，每周1次，共7周；泼尼松40mg/m²，每天1次，共4周，随后的两周减量；在最初的6周之后，泼尼松和长春碱一起用3周用5天，每天40mg/m²。对于疗效欠佳患者，6周疗程后给予额外的6次每周静注长春碱[39]。

多个骨破坏或皮肤、淋巴结、脑垂体多个累及（伴/不伴骨破坏）　对于伴有CNS风险病变的病人应选用12个月的长春碱和泼尼松的联合治疗。短程（<6个月）和单药（比如泼尼松）治疗都效果不佳。研究表明两药联合治疗的复发率为37%，而单用外科手术或单药治疗组为50%~80%[39,53,77]。

脾脏、肝脏、（包括/不包括皮肤、骨骼、淋巴结、脑垂体）　除了上文提到的低危患者，高危器官（脾、肝、骨髓）累及的LCH病人的标准疗程基于LCH-Ⅲ临床试验结果，长春碱或口服激素基础上加入口服巯嘌呤[39]。口服或者静脉氨甲蝶呤没有改善复发患者的总生存。另外一个更强的方案是日本的JLSG-96方案，对疗效好的病人采用阿糖胞苷、长春新碱、泼尼松龙、MTX的方案，对疗效差的病人采用柔红霉素、环磷酰胺、长春新碱、泼尼松龙的方案[78]。两种治疗方案的疗程均为7.5个月。表71-3比较了LCH-Ⅲ临床试验和JLSG-96方案的疗效。

中枢神经系统　对病变表现为下丘脑-垂体轴增大、脑实质肿块、脑膜受累等，克拉屈滨治疗有效。克拉屈滨静脉给药剂量是5~13mg/m²，治疗次数不同[79]。

关于临床症状的CNS神经退行性综合征的病人的研究目前仅有病例报道方面的资料。治疗方案可以选择地塞米松、克拉屈滨、全反式维A酸和静脉注射丙球和静脉阿糖胞苷的作为治疗[80~82]。全反式维A酸的每天口服的剂量是45mg/m²，用6周，随后每月用2周，持续1年。静脉丙球400mg/m²，每月1

次。一些研究者使用化疗联合IGIg。化疗包括口服泼尼松（2mg/kg，每周用5天）±口服/静脉MTX（20mg/m²，每2周用1天）和6-MP（1.5mg/（kg·d）），或者长春碱（6mg/m²，每月1次），持续1年。在MRI病灶显像稳定并且神经症状无加重的情况下，临床疗效难以评价。有一项研究评价了应用静脉阿糖胞苷±长春新碱治疗8例病人，其中5例病人神经症状减轻、MRI影像学改善，并且这种改变保持了超过8年。

表71-3	不同方案治疗高危朗格汉斯细胞组织细胞增多症病人的疗效比较	
	LCH-Ⅲ*	JLSG-96
病例数	235	59
诊断时中位年龄（岁）	1.1	0.9
治疗时间（月）	12	7.5
初始有效（总体病人）	70~72*	76
再恶化（占有效病人）	25~29	45
生存率（%）	88	97

　　LCH-Ⅲ：组织细胞协会，朗格汉斯细胞组织细胞增多症治疗方案Ⅲ；JLSG-96，日本朗格汉斯细胞组织细胞增多症研究组方案96。

　　* A组（长春碱，泼尼松）vs B组（长春碱，泼尼松，氨甲蝶呤）。

复发、难治、进展期儿童朗格汉斯细胞组织细胞增多症

复发的"低危"器官　累及目前尚无用于治疗复发病人的最佳方案。对于长春碱和泼尼松治疗停用6个月之后复发的骨质破坏的病人，用长春碱（每周一次）和泼尼松（周天一次）进行再"诱导"治疗6周可能有效。如果疾病无活动或活动证据很少，改为口服MTX（每周一次）和6-MP（每晚），每3周为一个周期。对于复发性骨病，有3个有效治疗方案：①静脉克拉屈滨；②静脉长春新碱和阿糖胞苷联合；③静脉氯法拉滨[83~85]。

沙利度胺治疗LCH的一个Ⅱ期临床试验（10例低危病人、6例高危病人）显示，在一线治疗失败并且接受至少一个二线方案的10例低危病人中，4例获得完全缓解、3例获得部分缓解，但是沙利度胺的剂量限制性毒性和较严重的副作用影响了其疗效充分发挥[70]。

复发性高危器官　累及对于多系统累及的LCH病人，经过标准治疗6周出现疾病进展或治疗12周时未达到部分缓解时，需要更换新的治疗方案。LCH-Ⅲ临床实验显示这类病人的生存率仅为57%。一项前瞻性临床试验显示克拉屈滨（每天5mg/m²，静脉，每月5天，持续6个月）在低危LCH而不是高危LCH复发中有很高的疗效[85]。另一项对复发高危LCH患者的基于急性髓细胞白血病的高强度治疗方案，即大剂量克拉屈滨（9mg/m²，每天）联合阿糖胞苷（1g/m²，每天），至少2个月使用5天，能增加复发患者的存活和治愈率。但是，这个方案存在相对较高的治疗相关致死率[86]。研究表明静脉克拉屈滨（25mg/（m²·d），每月5天）对多种治疗失败的患者可能有效，且毒性可控[87~89]。目前有相当多的研究使用BRAF抑制剂治疗带有BRAF^V600E突变的复发LCH患者。目前有几个儿科和Ⅰ期临床试验的抗BRAF药物。减缓抗BRAF在儿科患者中应用的因素是其毒副作用，包括黑色素瘤患者中鳞状细胞癌的高发生[90]。目前仅有一个发表的报道表明口服威罗菲尼对2例患有LCH

和 ECD 的成人有疗效[91]。

对于多个高危器官累及并且化疗耐药的病人,可以选用造血干细胞移植。减低预处理剂量移植方案能够治愈该病,并且毒副作用相对小[92]。

不再认为是有效的治疗方法 过去曾用环孢素或干扰素-α 局部治疗 LCH,但是现在认为这种治疗方法无效。广泛的外科切除不是适应证。LCH 骨质病变(特别是颅骨和下颌骨)不需要进行广泛的切除。甚至经过化疗和/或刮除术治疗 LCH 后留下的大的骨质缺损可以通过邻近的正常组织进行重塑。类似地,化疗可以治愈骨或皮肤病变,因此,腹股沟或会阴部皮肤病变不需要外科切除或放疗。

病程及预后

低危 LCH 病人接受长春碱和泼尼松治疗后根治概率为99%,但是超过 50% 初次治疗后病人会复发。几乎 100% 病人最终会治愈,尽管治愈需要多次挽救性治疗。高危病人接受 12周治疗未获得充分的疗效者,长期生存率为 87%,但是也经常需要前面提到的挽救性方案。

治疗的后遗症和远期副作用

LCH 患者的疾病相关后遗症依然是一项重大的挑战,这些后遗症使多系统并发症风险增加,高危器官的发生风险增加、并使疾病活动期的时间延长。低危器官(皮肤、骨、淋巴结、脑垂体)受累的儿童在治疗 6 个月后出现长期后遗症的概率为24%[93]。有尿崩症的患儿有发生脑垂体功能低下的风险,应该密切观察生长和发育情况。一项回顾性研究对 141 例 LCH 和尿崩症病人进行分析,发现 43% 病人出现生长激素缺乏[54]。LCH 和尿崩症儿童中,5 年和 10 年出现生长激素缺乏的风险分别为 35% 和 54%。接受生长激素替代治疗的 LCH 儿童和未接受者相比,复发率没有增加。

在 2000 年以前多系统累及的病人出现远期副作用的概率为 71%[93,94]。接受治疗的 LCH 病人出现听力丧失的比例为13%。有报道在脊柱病变的 LCH 病人中,发生颈椎压缩性骨折引起的神经症状。在一些长期存活的有 CNS 危险颅骨病变病人中,可以出现认知缺陷和 MRI 异常[95]。有些病人发生小脑功能和行为明显异常,有些病人出现脑干功能和短时记忆的细微缺陷[96]。

因脊柱、股骨、胫骨、肱骨损害引起骨科问题的发生率为20%,包括椎体塌陷或脊柱不稳导致的脊柱侧弯、颜面部或肢体的不对称。

弥漫性肺疾病可导致肺功能下降、感染风险增高、运动耐受性下降。这些病人应当进行肺功能检查如一氧化碳弥散功能和肺残留量/总肺容量比率[45]。

肝脏疾病可以导致硬化性胆管炎,化疗的疗效只有 25%,因此通常有肝脏移植指征[41]。

有些病人的牙科问题突出表现为牙齿脱落,常常是过度积极的牙外科手术所致[93]。

基发于 LCH 或治疗引起的骨髓衰竭较为罕见,但发生恶性肿瘤的风险增加。LCH 病人发生继发性肿瘤的风险增加[97]。治疗可以继发白血病(常为急性髓细胞白血病)和淋巴瘤。有少数病人可以是 LCH 和肿瘤同时发生,有些病人是先发生肿瘤后出现 LCH。已经报道了 3 例同时发生急性 T 淋巴细胞白血病(T-ALL)和进展性 LCH 病人,T-ALL 和 LCH 拥有相同的克隆性标记[98,99]。2 例病人具有相同 TCR 重排,文章作者认为淋巴细胞具有向朗格汉斯细胞发育的可塑性。1 例 T-ALL 后发生 LCH 的病人,其 LC 细胞和 ALL 细胞具有相同的 TCR 重排和 NOTCH1 基因。有文章报道 4 例患有系列不明或者急性髓系白血病混合 LCH 的病人[100]。文章作者推测这两种疾病有共同的造血干细胞,正如之前关于 LCH 患者中骨髓的BRAF^{V600E} 突变研究中报道的一样[6]。

成人朗格汉斯细胞组织细胞增多症

发病率

成人 LCH 的发病率估计为(1~2)/100 万人[101]。发表的大宗样本研究的数据常来自转诊中心并且该病易被漏诊,因此该病的真正发病率难以明确。德国的一项调查研究显示成人LCH 中女性占 66%,中位年龄 43.5 岁[102]。

发病机制

目前尚没有比较成人和儿童 LCH 的研究。吸烟与成人肺部 LCH 具有关联性,且证据表明成人 LCH 组织与儿童 LCH 相比,BRAF^{V600E} 突变的发生率不一样。这表明成人与儿童存在一些差异。成人肺病变中的 LCs 是高表达副分子 CD80 和 CD86的成熟 DCs,不像其他肺疾病中发现的 LCs[103]。分子研究表明成人 LCH 肺病变是一个原发的再激活过程,而不是儿童 LCH那样的克隆增殖[104]。该实验组通过利用多重基因重组技术后结果表明 2/5 成人肺部 LCH 患者有 BRAF^{V600E} 突变[105]。已有使用免疫组化/PCR 和一代测序分析单独肺部 LCH 和非肺部LCH 患者的 BRAF^{V600E}[106]。通过免疫组化方法,发现 7/25(28%)的肺部 LCH 患者 BRAF^{V600E} 表达阳性。BRAF-阳性的成人肺部 LCH 患者的累计吸烟量显著高于野生型 BRAF 患者。仅有 19/54(35.2%)的非肺部 LCH 病例有 BRAF 突变。通过深度测序和定量 PCR 发现北美儿童患者 BRAF^{V600E} 突变在57%~65% 之间[5,19]。有可能是因为技术敏感性的差异导致成人 LCH 中 BRAF^{V600E} 突变例数报道的减低。是否年龄和种族影响 LCH 致病机制中的 BRAF 突变的价值需要进一步研究。

临床表现

成人 LCH 病人在诊断明确和开始治疗之前的数月可能就出现症状和体征。除了成人肺部 LCH 和吸烟密切相关外,成人 LCH 和儿童 LCH 的临床表现相似,有(依据发生频率的多少)呼吸困难、呼吸急促、烦渴多饮、多尿、骨痛、淋巴结病、消瘦、发热、牙龈增生、共济失调、记忆差。体征表现为皮疹、头皮结节、骨破坏局部的软组织水肿、淋巴结病、牙龈增生、肝脾大。单独发生尿崩症的病人需要密切随访,观察是否出现 LCH 特征性症状和体征。至少有 80% 尿崩症病人有其他器官的累积:骨(68%)、皮肤(57%)、肺(39%)、淋巴结(18%)[107]。

许多病人出现棕色或红色的皮疹,或者针头到硬币大小的皮肤结痂。头皮处的皮疹和脂溢性皮炎相似。腹股沟区、生殖器、肛周的皮肤处可出现溃疡,并且抗细菌或真菌治疗后不能愈合。口腔可以表现为牙龈肿胀或颊黏膜、上颚、舌体的溃疡。荷兰 5 个中心随访的 18 例皮肤 LCH 患者中,有 5 例发展了恶性肿瘤,包括 2 例髓系白血病,1 例组织细胞肉瘤,2 例淋巴瘤。

一篇综述报道了 6 例成人皮肤 LCH 继发血液系统恶性肿瘤[108]。

成人发生骨累及的部位和儿童不同，成人和儿童下颌骨累及的发生率分别为 30% 和 7%，颅骨累及的发生率分别为 21% 和 40%[102,109]。成人 LCH 累及椎体的发生率为 13%，骨盆为13%、四肢骨17%、肋骨6%，这些和儿童的发生率相似。

基于人群中吸烟发生率的研究，吸烟者肺部 LCH 的发生率略高于不吸烟者，男女比例可能一样[44,102,110]。肺部 LCH 表现为咳嗽、呼吸困难、胸痛，有肺部累及的病人中大约 20% 无任何症状[111]。突然发生胸痛提示可能出现自发性气胸。肺部LCH 患者（80% 患者）最常见的肺功能受损是一氧化碳弥散能力下降[112,113]。一项关于 49 例肺部 LCH 患者的长期回顾性分析显示 60% 的患者在两年内用力 1 秒呼气容积（FEV1）和肺二氧化碳弥散能力（DLCO）是最常降低的参数[114]。气道堵塞是最重要的功能受损，并且与预期 FEV1% 相关。研究发现，肺功能检查比系列 CT 更好地监测病程和治疗反应。高分辨 CT 能够发现肺特征性囊状和结节表现，并且这种改变通常出现在肺上叶。尽管肺部 CT 上有典型表现，确诊还是依赖肺活检[115]。高分辨 CT 上发现囊状异常也无法预测是否有疾病进展[116]。成人肺 LCH 可以同时存在多系统疾病，包括骨（18%）、皮肤（13%）和尿崩症（5%）。

治疗

成人 LCH 的治疗用长春碱和泼尼松治疗，但是长春碱（每周 1 次，共 6 周）的神经毒副作用较为明显，糖皮质激素的耐受性也比儿童差。静脉阿糖胞苷或克拉屈滨是初始治疗的替代方法。后者对成人皮肤，骨骼，淋巴结和肺和 CNS 的大肿块病变有效[79,117,118]。一项关于 58 例伴有骨骼病变的成人的回顾比较了静脉长春碱联合口服泼尼松与静脉克拉屈滨或阿糖胞苷的疗效[119]，阿糖胞苷有着最好的疗效，21% 治疗后的病人无反应且 20% 有 3～4 级血液学毒性，而静脉长春碱联合口服泼尼松治疗患者中 84% 疗效不满意的且 75% 有 3～4 级神经毒性。克拉屈滨治疗后 59% 的患者疗效不佳，且 37% 的血液学毒性发生率。阿糖胞苷在成人 LCH 的较好疗效和安全性需要前瞻性研究来证实。

和儿童患者的病例类似，广泛的手术切除或者毁损性的手术不适合皮肤病变，牙齿或者下颌骨等病变。全身化疗可以使骨损害减轻，受累的牙齿和下颌骨能够重塑。口服沙利度胺和口服氨甲蝶呤治疗成人皮肤病变者非常有效[69,70]。也有个案报道用帕米双磷酸盐成功治疗多处溶骨性病变所致严重骨痛[120,121]。

一项专家达成的用临床指南来对成人 LCH 进行评估和管理的一致性文件已被发表[122]。在成人 LCH 患者中开展的一个抑制 AKT 信号途径活性的药物临床实验中，一些病人取得了一些疗效[123]。目前没有关于成人 LCH 的临床试验报道，虽然 MAPK 途径抑制剂来处理一些包招募 LCH 病人的临床研究正在开展。

伴有肺部疾病和吸烟的成人　LCH 在继续吸烟的成人LCH 中，多数病人发生疾病逐步进展，停止吸烟后该疾病可以好转或加重[124]。对于 LCH 出现广泛性肺破坏病人需要进行肺移植[125]。多中心研究显示肺移植后 10 年存活率为 54%，其中20% 病人出现 LCH 复发但是不影响存活，对这些病人需要更长时间观察。

● 恶性组织细胞疾病

定义及历史

Scott 和 Robb-Smith 早在 1939 年对这类恶性组织细胞增多症进行了描述，他们报道了一些进展快速的致死性疾病，表现为黄疸、淋巴结肿大、贫血、白细胞减少、肝脾大，称之为"组织细胞髓样网状细胞增多症"[126]。根据当时形态学认识标准，他们认为这种恶性细胞来源于组织细胞。免疫组化技术鉴定这些细胞是淋巴细胞或组织细胞。疾病被定义为"大细胞网状细胞增多"，这是根据细胞形态而非在免疫系统中的地位而定。后来，Rappaport 提出恶性组织增多症的名词[127]，因为他认为根据形态学特征能够证实组织细胞就是恶性细胞。对于鉴定恶性LC 组织细胞肿瘤仍有相当多的争议，因为文献报道的"组织细胞淋巴瘤或恶性组织细胞增多症"病人中大多数属于大细胞淋巴瘤类型[128,129]。当排除掉间变性大细胞淋巴瘤或 T 细胞/B 细胞大细胞淋巴瘤后，剩余的恶性组织细胞肿瘤数量较少。Favara 及其同事认为这种疾病应当称为组织细胞或巨噬细胞相关肉瘤。基于 2008WHO 分类，有一项研究对这类肿瘤的组织特点进行综述[130]。主要改变是 2001WHO 定义组织细胞肉瘤（HS）为没有克隆 B/T 细胞受体基因重排的肿瘤。现在因为越来越多关于淋巴样肿瘤和 HS 之间"转分化"的病例得到明确，这些基因重排被包括在 HS 中。最初或者随后与 HS 相关恶性肿瘤有 B或 T 淋巴母细胞性淋巴瘤/白血病，成熟 B 细胞淋巴瘤、滤泡性淋巴瘤[100,131]，两种恶性肿瘤中 BRAF[V600E] 突变的慢性淋巴细胞白血病[100,132]，套细胞淋巴瘤，黏膜相关淋巴组织淋巴结外边缘区淋巴瘤、脾边缘区淋巴瘤，和弥漫大 B 细胞淋巴瘤。有一个研究报道了 HS 伴随系列不明或者髓系白血病的 4 个病例[100]。

伴有显著单核细胞表型的急性髓系白血病代表累计单核细胞的另一群恶性肿瘤疾病。在本书的其他章节（参见第 88、98 章）介绍单核细胞白血病和大细胞淋巴瘤的临床表现、生物学和治疗。

组织结构上，弥漫，非黏着性序列排列的大而显著恶性细胞组成的肿瘤经常在淋巴结累区或者副皮质区出现。它们形状是圆形、椭圆形或者有时候是纺锤状。可能会有噬血现象。细胞核可能是椭圆形，锯齿状，旋绕状或者不规则，并且可能显示出轻到重度不典型[130]。

组织细胞最特异的标记是 M-CSF 受体、溶菌酶、Ki-M8，S100+大细胞、Ki-M4、组织蛋白酶 D 和 E、CD21⁻、CD35⁻。若树突状细胞/组织细胞增殖达到肿瘤的标准（克隆性细胞遗传学异常、非二倍体 DNA、恶性组织细胞形态、单克隆）并且临床进展快，应诊断为组织细胞肉瘤。

一个国际专家组对 61 例组织细胞和树突状细胞肿瘤病人进行回顾性分析[133]，发现 27% 病人（17 例）应当诊断为组织细胞肉瘤（表型为 CD68⁺、溶菌酶 +、CD1a⁻、S100 -/+、CD21⁻、CD35⁻），38% 的病人（24 例）诊断为 LC 肿瘤（表型为 CD68⁺、溶菌酶 -/+、CD1a⁺、S100+、CD21/35 -），7% 的病人（4 例）诊断为指突状树突状细胞肉瘤（表型为 CD68⁺/-、溶菌酶 -、CD1a⁻、S100 -/+、CD21/35 -），21% 病人（13 例）诊断为滤泡树突状细胞肿瘤（表型为 CD68⁺/-、lysozyme -、CD1a⁻、S100 -/+、CD21/35 +），4 例病人无法分类。2008WHO 分类增加了抗 CD163 作为免疫染色分类标准,抗 CD163 是血红蛋白清道夫受体,比抗 CD68 更特异地鉴定单核细胞和组织细胞。伴有或者继发 B 细胞淋巴瘤地 HS 可能具有 B 细胞淋巴瘤的免疫表型,特别是 BCL6 核染色和 BCL2 蛋白表达。通过一代测序和定量 PCR,5/8 患有 HS 和 5/27 患有滤泡 DC 肉瘤患者发现 BRAF[V600E] 突变[100,134]。

流行病学

恶性树突状细胞/组织细胞肿瘤可以在每个年龄段发病,中位发病年龄为 33 岁[133]。男性比女性稍多,多数病人为组织细胞肉瘤和 LC 肿瘤。一项对 2000 多例淋巴瘤的回顾性分析发现 8 例病人(4/1000)诊断为组织细胞肉瘤[135]。另一项回顾发现 1% 的血液淋巴样肿瘤出现 HS 时诊断的平均年龄是 46 岁[130]。

临床特征

病变范围广泛者全身症状有发热、头痛、不适、消瘦、呼吸困难、出汗[133,135,136]。淋巴结病是最常累及,但是累及脾脏,胃肠道,皮肤和软组织也比较常见。大约 25% 病人有骨髓侵犯。

树突状细胞或朗格汉斯细胞肉瘤

组织细胞-树突状细胞肉瘤的组织学特征包括长树突的 DC 细胞,核扭曲,S100 强表达,CD68 弱表达。病人可以出现发热、消瘦等全身症状,常有红斑性结节或皮疹,也可以累及骨、淋巴结、肺部、肝脏,或脑[137,138]。对一些滤泡淋巴瘤发生组织细胞-树突状细胞肉瘤病人的研究中发现,存在 B 细胞淋巴瘤向髓系肉瘤的克隆性进展过程。

结外组织细胞肉瘤

该病男女比例为 1:1,中位发病年龄 55 岁[139]。肿瘤可以出现在肢体软组织、胃肠道、窦腔、肺部、有时候局部淋巴结。胃肠道肿块常有疼痛,四肢肿瘤常表现为无痛性肿块。症状或体征可以出现在诊断之前的 1 个月至 2 年。诊断时多数肿瘤是局限的。

指突状树突状细胞肉瘤

该病在儿童表现为结外肿瘤,成人主要累及淋巴结[140]。一项研究中 4 例患儿累及胸壁、椎体、淋巴结、骨髓、骨盆。另一篇报道 7 例儿童和 26 例成年病人的文章中,17 例出现结外受累表现,在这 17 例中多数是肠道或纵隔肿瘤。1/3 病人的肿瘤进展迅速[141,142]。

滤泡树突状细胞肿瘤

这类病人的恶性细胞旋成卵圆形束,席文状或者漩涡状,伴 CD21,CD23 和 CD35 染色。该病男女比例为 1:1,中位发病年龄 47 岁(14~77 岁)[141]。淋巴结或结外部位均可受累。最常累及的淋巴结是颈部、腋窝、锁骨上,纵隔、肠系膜淋巴结也可累及。肿瘤常生长缓慢并且无痛。局部侵犯常见,但是除了肺转移外其他部位转移很少发生。

实验室特征

病变广泛的病人可以出现全血细胞减少,但是有时病人也出现继发性反应性白细胞增多。常有骨髓嗜血细胞增多、乳酸脱氢酶升高、血沉加快。

鉴别诊断

该类肿瘤容易和霍奇金淋巴瘤、间变大细胞淋巴瘤、大细胞淋巴瘤(T 细胞或 B 细胞来源)混淆,因此活检标本应当进行全面的免疫表型鉴定。树突状细胞肿瘤不表达 T 细胞或 B 细胞标记、无免疫球蛋白或 T 细胞受体(TCR)基因重排[133,142,143]。恶性纤维组织细胞瘤、纤维肉瘤、平滑肌肉瘤、横纹肌肉瘤、黑色素瘤、炎性假瘤的表现类似指突状树突状细胞肉瘤。尽管树突状细胞肉瘤和组织细胞淋巴瘤有相似的表现,但是其特异性免疫表型有利于鉴别诊断。胸腺瘤、脑膜瘤、恶性纤维组织细胞瘤和滤泡树突状细胞肉瘤非常相似,但是免疫表型为 CD21[-]CD35[-]。

治疗、病程、预后

树突状细胞肉瘤和 LC 肉瘤的疗效通常不佳[144]。但是也有应用口福沙利度胺[145,146],静脉使用阿伦单抗[147]或者 MAID(美司钠、多柔比星、异环磷酰胺和达卡巴嗪)[148]治疗获得长期缓解的病例报道。有时手术切除局部肿瘤并进行放疗即可达到良好的疗效。

如果指突状树突状细胞肉瘤病变局限,可以单独通过手术或联合放疗成功治疗[140]。Ⅲ/Ⅳ 期肿瘤常对多种化疗药物(环磷酰胺、多柔比星、长春新碱、泼尼松±放线菌素 D)治疗无效。

● 恶性纤维组织细胞瘤和骨巨细胞瘤

基因谱研究发现这类肿瘤不是来源于组织细胞,而是来源于分化差的纤维肉瘤、肌肉瘤、纤维黏液瘤、脂肪瘤[149~151]。治疗和骨肉瘤相似[152~154]。

● Erdheim-Chester 病

定义及历史

1930 年,William Chester 和 Jakob Erdheim 医师报道了两例"脂质肉芽肿"病例,并且后来被定义为 Erdheim-Chester 病[155]。ECD 病的特征和黄色肉芽肿有相似之处,二者在临床和放射影像学表现有区别。组织细胞内脂质沉积,胞质呈泡沫或嗜酸性,这种组织细胞浸润骨骼和不同器官,使成纤维细胞增生而导致重要脏器功能衰竭。组织细胞 CD68[+]、CD163[+]、ⅩⅢa+、CD1a[-]、S100-、缺乏 Birbeck 颗粒。Touton 巨细胞较为常见。

流行病学/病因

该病主要发生于成人,平均年龄 53 岁(范围 7~84 岁),男性多见(73%)[156]。病因不明。一项研究发现,3 例 ECD 活检标本中的细胞是单克隆性而 2 例是多克隆性[157~159]。骨桥蛋白水平在诊断时升高,在泼尼松治疗后下降[160]。对于骨桥蛋白在 ECD 的确切作用尚不清楚,它是一种非产胶原的细胞外基质蛋白,其功能多样,可以影响细胞的黏附、迁徙等。ECD 的免疫组化:表达 CCL2(单核趋化蛋白 1)、CCL4[巨噬细胞炎性蛋白-1β(MIP1β)]、CCL5[RANTES(调控活化、正常 T 细胞表达、分泌）]、CCL20（MIP-3α）、CCL19（MIP-3β）以及它们的受体如 CCR1、CCR2、CCR3、CCR5、CCR6、CCR7[161]。有报道干扰素-γ诱导蛋白、IL-6、RANKL（核因子κB配体的受体激活子）水平升高，IL-6和RANKL对骨重塑非常重要。对37例ECD病人活检标本进行血小板生长因子受体-β染色，发现其中32例为阳性。一项37例病人的队列研究发现细胞因子升高，这表明了ECD的炎症性质。ECD病人中，Th1相关特征与IFN-α，IL-12，单核细胞趋化蛋白-1（MCP-1），IL-4，IL-7有关。但是在使用IFN-α治疗前后这些细胞因子水平基本没什么变化。

LCH和ECD中，BRAF[V600E]突变的发现开启了研究热情，并且靶向治疗成为可能。24例ECD病人中的13例（54%）和38%的ECD病人有这个突变[162]。NRAS突变也在ECD中被发现，进一步说明MAPK途径的重要性[163]。越来越多病人被诊断为LCH和ECD，并且发现了共同的BRAF[V600E]突变，表明在一些病人中存在共同的起源细胞[164]。

临床特征

一篇关于ECD评估和治疗的文章总结了临床，实验室检查和影像学检查特征[165]。许多病人有发热、虚弱、消瘦。50%患者有CNS症状、40%有骨痛、27%有黄色瘤、27%有突眼、22%有DI[166]。一些病人有小脑体征和局灶性神经受损[167]。50%病人有骨外病变，不常累及淋巴结、肝脏、脾脏、中轴骨，但是LCH和RDD病常累及这些部位。1/3病人出现腹膜后和肾脏受累，导致腹痛、排尿困难、肾盂积水。20%病人累及肺部引起呼吸困难。皮肤表现为黄瘤，开始为红色-褐色丘疹，和播散性黄瘤相似。病变在主动脉及其分支（包括冠状动脉）的周围覆盖可以影响心脏功能，但是经常不是系统性的，也可累及心内膜、心肌或心包，导致心包积液，有心包压塞的危险[168,169]。

50%ECD患者出现CNS受累。小脑和锥体症状最常见，但是头痛，神经精神或者认知障碍，和脑神经麻痹也被报道[170]。CNS病变者预后不良指标[171]。ECD可以在神经轴内或外浸润CNS，包括硬脑膜，与脑膜瘤，肉状瘤病，韦格纳肉芽肿，RDD，或者LCH。大约25%患者眼眶受累导致眼球突出，且脑垂体浸润导致DI。

实验室特征

实验室检查没有特异性发现，在大约1/5病人中出现血沉加快和碱性磷酸酶升高。ECD需要检查的影像学包括PET/CT，增强头颅MRI（包括脑垂体），心脏MRI，如果有指征，眼眶增强MRI，肾动脉超声，胸部高分辨CT，肺功能检查，睾丸超声和肌电图检查。可以影像学发现几乎100%患者双侧股骨、胫骨近端和腓骨的干骺端和骨干有双侧不对称骨硬化。大约1/3病人有溶骨性破坏。胸部CT显示弥漫性肺间质浸润、胸膜和小叶间隔增宽[169]。病变可以覆盖肾旁前部和后部的脂肪，肾周浸润的结果导致经典的"毛状肾"外观（>60%患者），部分病人的腹部CT和心脏MRI可见主动脉周围的包绕物（>60%患者）和腹膜后纤维样浸润（20%）。

鉴别诊断

LCH、RDD、幼年性黄色肉芽肿、弥散性黄瘤的组织学有区别，但是根据临床表现也能对这些疾病进行区分。有些临床表现也能见于结节病、淀粉样变性、Paget病、Ormond病（特发性腹膜后纤维化）、Whipple病（肠脂肪代谢障碍）。ECD的组织学表现有时容易和Gaucher病、Niemann-Pick病、黏多糖贮积病、软化病相混淆[172]。

治疗

皮下注射IFN-,α和聚乙二醇IFN-α被认为是ECD的一线治疗药物[173]。3百万单位/次/一周3次能改善生存[174~178]。当标准剂量无效，推荐提高IFN-α的剂量为每周大于18百万或者使用聚乙二醇IFN-α大于180μg/周，治疗延长至3年。高剂量治疗的病人中，64%CNS疾病和79%有心脏受累者疾病保持稳定。

一项对37例病人的回顾性研究发现，应用糖皮质激素（通常每天1mg/kg）治疗后20例病人的眼球突出减轻或一般症状好转[156]。在这些病人当中，糖皮质激素治疗后6例有效、4例短暂有效、8例无效。接受不同化疗药物和糖皮质激素治疗的8例病人中有4例病情改善。放疗对眼眶肿块无效但是能暂时缓解骨痛。一则报道中，应用甲磺酸伊马替尼治疗6例病人，2例病人治疗后病情稳定，1例最初有效后来恶化[179]。一些病人使用静脉克拉屈滨治疗有效[180]。用infliximab/dalizubumab/anakinra/托珠单抗进行的抗细胞因子治疗在少数病人中有不同程度的疗效。infliximab，dalizubumab，anakinra剂量是1~2mg/kg每天，静脉给药，并且在伴有骨痛或其他系统症状的患者中疗效最佳[181~183]。然而，疗效不如IFN-α。抗肿瘤坏死因子α，静脉英夫利昔单抗和静脉依那西普能起到相同的疗效。

目前公开的关于ECD患者的临床试验包括：
- NCTT01524978 威罗菲尼（Vemurafenib）：抗BRAF[V600E]
- NCT01727206 托珠单抗（Tocilizumab）：抗IL-6（Ⅱ期临床试验）
- ACTRN12613001321730：西帕霉素（Sirolimus）和泼尼松（前瞻性试验）

病程及预后

接近60%的ECD病人死于本病，36%的病人在6个月内死亡。中位生存期小于3年。主要死因有心力衰竭、呼吸衰竭、肾衰竭。

● 幼年性黄色肉芽肿（JXG）

定义及历史

JXG是一种组织细胞疾病，表现为头、颈、躯干等部位的多个皮肤结节，主要见于儿童，也可见于成人[184]。病变细胞来源皮肤树突状细胞。少数病人可有全身受累。Rudolf Virchow于1871年首次描述了一例"皮肤黄瘤"儿童。

流行病学

孤立性病变的儿童中位发病年龄为2岁，男女比例为1.5：1。多发性病变的儿童中位发病年龄为5个月，男女比例为12：1。目前没有JXG的群体研究，因此准确的发病率尚不清楚。Kiel儿童肿瘤登记处的一项36年随访资料显示，24 600个儿童中JXG患儿129例（0.52%），LCH患儿800例（3.25%）。

病因及发病机制

JXG 的病因不明。有报道 JXG 和神经纤维瘤 1 型和 2 型同时发生,或者以上三种疾病和幼年型慢性髓细胞白血病同时发生的病人[185~187]。以上病例和其他报道引起大家思考,是否 JXG 合并神经纤维瘤的病人发生白血病的风险会明显增加?但是没有强的证据支持二者具有相关性[188,189]。

临床特征

多数病人的年龄小于 2 岁,表现为孤立性皮肤结节,发生部位有头颈部或躯干[184,190]。病变部位和周围皮肤的颜色通常是一样的,但也可为红色或黄色。偶有结节发生在皮下脂肪、深部软组织、骨骼肌。很少发生器官累及,器官累及包括软组织、中枢神经系统、骨、肺、肝、脾、胰腺、肾上腺、肠道、肾脏、淋巴结、骨髓、心脏[184,190,191]。只有这些器官受累时才出现全身症状和体征。

实验室特征

活检标本进行免疫组化染色对于 JXG 和其他组织细胞病鉴别非常必要。JXG 的经典染色是巨噬细胞标记比如 CD68 或 Ki-M1P、XIIIa 因子、fascin、vimentin、CD4。S100 和抗 CD1a 阴性。有三种特殊组织学类型:早期 JXG、经典 JXG、转化型 JXG[190]。早期 JXG 的特点是小到中等大小的单核组织细胞薄片状浸润,胞质中脂肪数量较少、没有 Touton 样巨细胞存在,细胞分裂较其他类型相对多些,但是没有细胞形态的异型性。经典 JXG 的特征是泡沫状组织细胞中含有丰富空泡、可见 Touton 巨细胞(脂质丰富的多个核组织细胞伴有中心浓集的少量胞质)。

转化型 JXG 的特征是出现大量的纺锤体形状的细胞,类似良性纤维组织细胞瘤中的泡沫状组织细胞,同时也存在少量的巨大细胞[190]。活检标本中也有淋巴细胞、嗜酸性粒细胞,偶有 Charcot-Leyden 结晶。

骨髓累及时可以出现血小板减少。肝脏受累可出现肝酶升高、低白蛋白血症、血沉加快。脑垂体受累可导致尿崩症。有报道出现高钙血症者。CNS 病变可导致脑积水,癫痫和发育迟缓。

鉴别诊断

最易和 JXG 混淆的疾病是 LCH。其他疾病包括纤维组织细胞病变非特指型、网状组织细胞瘤、血管内皮瘤、良性幼年黑色素瘤、恶性纤维组织细胞瘤、横纹肌肉瘤或其他肿瘤。

治疗

单个病灶或病灶少的病人不需治疗。有时因为美容的需要也可选择手术切除。已被报道极少数全身症状的病人需要多种化疗和放疗[191~193]。长春花生物碱内含物和糖皮质激素联合比单药总体疗效更好。有报道应用克拉屈滨成功治疗一例对长春碱耐药的中枢神经系统 JXG 患儿[194]。有报道应用克拉屈滨成功治疗 4 例全身受累的 CNS JXG[84]。

病程及预后

只有皮肤和软组织受累的病人能够全部存活,其中多数病人的病灶后来自动消失。腹膜后大肿块、肝脏、骨髓、中枢神经

系统受累的婴儿经过化疗后常常存活。一项研究报道 17 例多系统受累的 JXG 病人接受多药化疗,只有 2 例病人死亡[192]。

● 窦性组织细胞增多症伴块状淋巴结肿大(ROSAI-DORFMAN 病)

定义及历史

Rosai 和 Dorfman 认为该病是组织细胞的非恶性增殖所致,是一种具有独特组织病理学特征的疾病,是块状淋巴结肿大疾病鉴别诊断中的一种疾病[195]。尽管该病在部分病人具有自限性,但是出现呼吸道梗阻,多种骨病变,眼窝或脑肿瘤需要治疗[84,196]。

流行病学

Rosai-Dorfman 病可以在全世界任何区域发生,病人为儿童和青年人(平均年龄 20.6 岁)。我们对该病的知识多数来自 Rosai 和 Dorfman 医生的研究结果,他们对登记的 423 例病人进行了分析,这些病例没有性别、种族、社会经济偏见,发现非洲和欧洲后裔发病率相似,但是亚洲后裔发病率稍低。男性和非洲后裔更常出现消化系统疾病[197]。发生颅内疾病者的平均年龄为 37.5 岁。在这些病人卒中湿性疾病和溶血性贫血的发生率明显增加[198,199]。核苷转运者 SLC29A3 的突变已在伴有包括 RDD 淋巴结肿大特点的罕见家系症状病人种发现[200]。

病因及发病机制

尽管研究报道了该病和多种疱疹病毒感染的相关性,这最多也只能说明淋巴细胞或巨噬细胞中检测到这些病毒,而这些病毒并不一定致病。有研究报道了具有重要价值的组织病理学表现"巨噬细胞对淋巴细胞的内吞"[201]。这些作者推测巨噬细胞活化因子能够刺激巨噬细胞内吞淋巴细胞。在病灶部位的细胞是多克隆性[202]。

临床特征

87% 病人出现双侧颈部淋巴结无痛性肿大,有些病人出现发热、盗汗、不适、消瘦。少数病人有多个关节痛、类风湿关节炎、肾小球肾炎、哮喘、糖尿病。16% 病人出现无痛性斑丘疹、红色或浅蓝色或黄瘤性皮疹。皮下结节可见于全身各处。另外 16% 病人有鼻腔和鼻窦受累,产生气道受阻、鼻出血、鼻中隔偏曲、块状病变侵犯鼻窦。10% 病人有眼睑或眼眶肿块伴突出。和 LCH 病人不同,少数(10%)Rosai-Dorfman 病人出现边界不规则的溶骨性破坏,也可以出现骨硬化。双侧腮腺和下颌下腺肿大也是该病的一个体征。不到 10% 病人出现中枢神经系统、颅内、硬膜外、硬膜上的肿块,病灶可以是单发或多发,导致头痛、神经痛、晕厥。1%~3% 的病人可以累及其他器官,比如肾脏、泌尿生殖道、肺、喉部、肝脏、扁桃体、乳腺、胃肠道、心脏。多达 43% 的病人可出现淋巴结和结外器官累及,比如皮肤、软组织、上呼吸道、骨、眼、眶后组织[203]。

实验室特征

病人可以表现为溶血性贫血或慢性病性贫血、血沉快、多克隆免疫球蛋白血症。肝酶升高和其他实验室异常取决于器

官受累的情况[204]。肝脏病变包括囊和囊外纤维化。组织细胞增殖伴有大的圆形或卵圆形泡状核和明显的核仁,导致淋巴结窦增大。分裂象极少见到。胞质灰白色或嗜酸性,有些细胞胞质呈泡沫状。最具有诊断价值的在巨噬细胞内看到完整的淋巴细胞(淋巴吞噬细胞增多或内吞,一个小细胞进入到一个大细胞中),淋巴细胞在空泡内而不被降解。在组织细胞周围有许多浆细胞。致病性巨噬细胞浸润到淋巴结窦,吞噬淋巴细胞、浆细胞和红细胞。组织细胞组化 S100 阳性、CD1a 阴性,而 LCs 细胞这两个标记均阳性。巨噬细胞表达 CD68、CD14、CD15、溶菌酶、转铁蛋白受体、IL-2 受体和 CD163[196]。

鉴别诊断

该病应当和能够引起淋巴结病变的其他疾病鉴别,包括感染、淋巴瘤、白血病、Gaucher 病、黑色素瘤和其他肿瘤,通过淋巴结活检来进行鉴别。巨块型颈部淋巴结肿大和自身免疫性淋巴增殖性综合征非常相似[205]。炎性假瘤和 Rosai-Dorfman 病可以出现在同一病人身上,提示组织学的连续性[206]。

临床医生应当清楚以下情况,许多反应性淋巴结的窦内含有巨噬细胞(组织细胞)时病理科医生会报告"窦性组织细胞或窦性组织细胞增多症",这不是 Rosai-Dorfman 病的诊断依据,因为没有在组织细胞的胞质内见到淋巴细胞。

治疗

许多病人具有自限性而不需要治疗。对于有症状的局部淋巴结肿大病人可能要进行外科手术治疗。多脏器受累或衰竭、伴有免疫功能异常病人的预后差,是治疗适应证[207]。有些病人接受糖皮质激素和化疗获得很好疗效。有些病例报道应用地塞米松、MTX、6-MP、克拉屈滨、长春瑞滨联合 MTX 治疗,病情可得到改善或治愈[208~211]。静脉氯法拉滨可能是累及骨和 CNS 患者的最后治疗手段[84]。

病程及预后

多数病人的肿大淋巴结在经过数月或数年后会慢慢缩小。重要脏器受累病人的疗效有差异,目前尚无相关的临床试验,因此治疗主要是依据个案报道的经验。

● 嗜血细胞淋巴组织细胞增多症(HLH)

定义及历史

在 1952 年,Farquhar 和 Claireux 首次描述了发生在同胞身上的这种疾病[212]。尽管报道的许多病例采用不同的病名,Henter 和 Elinder 对不同临床表现提出了一个逻辑归纳[213]。HLH 是一个进展快、致死性综合征,是由于淋巴细胞和巨噬细胞持续异常活化所致。疾病名词反映了特征性(并非诊断性)病理学变化:骨髓、淋巴结、脾脏、肝脏活检标本中可见巨噬细胞吞噬各种血细胞(图 71-3)。HLH 也被称为常染色体隐性遗传性家族性嗜血细胞淋巴组织细胞增多症、家族性嗜红细胞性淋巴组织细胞增多症、病毒相关性嗜血细胞综合征、感染相关的嗜血细胞增多症。"原发性"或"家族性"HLH 是特指具有明确的基因突变或家族史的幼童 HLH。年长儿童或无明确的基因突变儿童 HLH 常被诊断为"继发性"或"获得性"HLH,推测病因

是感染或其他刺激而非遗传易感性。相同的突变可以在原发性或继发性 HLH 中出现,目前没有一种快速、确定性基因检测方法来鉴别原发性或继发性 HLH。一般情况下,原发性和继发性 HLH 的表现和预后相同[214]。HLH 相关基因的亚等位基因突变和复合杂合突变在较老年龄 HLH 患者或者在自身免疫病背景下发生的 HLH 中见到[215,216]。因此在紧急情况下必须快速诊断 HLH 并积极治疗,而鉴别原发性或继发性对临床治疗无益。

流行病学

在瑞典 HLH 的每年发病率估计为 1.2/100 万儿童,或者 1/50 000 新生儿,男女发病率相同[213]。在 Texas 儿童医院,一项 2 年的观察中,HLH 占住院病人的 1/3000[217]。成人的发生率尚不清楚,并且预后可能比儿童要差[218]。许多成人 HLH 患者也患有淋巴瘤[219]。

病因及发病机制

研究显示 HLH 病人存在 NK 细胞和细胞毒 T 细胞的功能缺陷,导致 T 细胞和巨噬细胞过度活化,产生前炎性因子如干扰素-γ、肿瘤坏死因子-α、IL-6、IL-10、IL-12、可溶性 IL-2 受体-α(sCD25)[220,221]。在一项动物模型中,穿孔素缺乏导致没有能力去除抗原提呈 DCs,导致细胞毒性 CD8+ T 细胞激活增大[222]。活化的 T 细胞和巨噬细胞产生大量细胞因子血症,可导致多脏器功能衰竭和快速死亡。

穿孔素表达

通过基因定位方法证实,穿孔素是 HLH 的一个候选致病基因,HLH 病人的 NK 细胞和细胞毒 T 淋巴细胞低表达穿孔素[223,224]。在 PRF1 基因敲除小鼠中可以复制出一些 HLH 的特征[225]。NK 细胞和细胞毒 T 细胞在靶细胞的激活下分泌穿孔素,穿孔素导致靶细胞膜形成小孔,使粒酶进入靶细胞内并诱发凋亡[226]。

引起 HLH 的其他缺陷

在一些 HLH 病人中也存在其他编码蛋白的基因突变,包括 UNC13D(编码 MUNC13~4)、STX11(编码突触融合蛋白 11),和 UNC18B(编码 STXBP2),介导 NK 细胞和细胞毒 T 细胞引起的靶细胞杀伤[227]。在 Griscelli 综合征病人中发现编码 RAB27a(控制溶解颗粒分泌的蛋白)的基因突变[228]。

HLH 相关性免疫缺陷

对于溶酶体运输缺陷相关的其他免疫缺陷(比如 Chédiak-Higashi 综合征、Hermansky-Pudlak 综合征 II 型)病人而言,HLH 的发生率高[229]。HLH 常和 EB 病毒感染相关,是 X-性联淋巴增殖性疾病最常见的致命并发症。(XLP1/SH2D1A 和 XLP2/XI-AP)[230]。

临床特征

HLH 最早的症状和体征是一些非常常见的表现(比如不明原因发热或败血症)[231]。感染、自身免疫病、肝炎、多脏器衰竭、脑炎、肿瘤等的诊断并不能排除 HLH 的诊断。该病的重要线索是急性起病、无法解释的发热、皮疹、神经症状。有免疫缺陷病史者应当想到 HLH 的可能。近亲结婚、反复自发性流产、

同胞中有 HLH 病者(或有症状但没被诊断)应当尽快行针对 HLH 的全面检测。

一项研究报道了 HLH 早期最明显的表现有发热(91%)、肝大(90%)、脾大(84%)、神经症状(47%)、皮疹(43%)、淋巴结肿大(42%)[232]。另外一项研究发现 75% 的 HLH 病人有类似脑炎的中枢神经系统症状[233]。HLH 病人可以发生肝衰竭,表现为结合胆红素明显升高、全血细胞减少、凝血异常、低钠血症和肾衰竭、肺衰竭(胸片显示间质性浸润,类似急性呼吸窘迫综合征)[231]。

诊断标准

从第一个由组织细胞协会发起的前瞻性国际治疗方案 HLH-94 到其他观察和研究积累的经验,形成了目前组织细胞协会治疗方案 HLH-2004,其中包括诊断指南(表 71-4)[234]。HLH 标准从根据 HLH-94 治疗病人的回顾性分析中衍变过来,描述了 HLH 患者炎性因子风暴和细胞免疫功能相关缺陷。

表 71-4 HLH 的临床诊断标准

HLH 的诊断需要符合以下指标中至少 5 条:

- 发热
- 脾大
- 血常规至少两系减少:
- 血红蛋白<90g/L
  血小板<100×10⁹/L
  中性粒细胞<1×10⁹/L
- 高甘油三酯血症和(或)低纤维蛋白原血症:
  禁食后甘油三酯>3mmol/L(>265mg/dl)
  纤维蛋白原<1.5g/L
- 骨髓或脾脏或淋巴结发现噬血现象
- NK 细胞活性低或缺乏(特殊实验性检查)
- 铁蛋白>500μg/L(>2000μg/L 可能更特异)
- 可溶性 CD25(可溶性 IL-2 受体)>2400U/ml 或者 HLH 相关基因突变

HLH 相关双等位基因突变(在 X 连锁基因是单等位基因)有利于诊断 HLH,但是一般情况下对紧急处理没什么帮助,尽管基因结果越来越快就能获得。流式细胞术更快可以更快的鉴定表达 PRF1,SAP(XLP1)或 XIAP(XLP2)蛋白的缺失[235]。

流式细胞术脱颗粒试验测量膜 CD107a,也能有效地鉴定患者中细胞毒性功能受损的淋巴细胞[236]。

噬血现象有时被误认为是诊断 HLH 的必备条件并具有确诊价值。其实在大约 1/3 病人的活检标本中没有噬血现象(图 71-4)[237]。HLH 的表现随病期而不同,在 HLH 的早期,细胞因子刺激产生噬血较弱,或者骨髓可能进展到增生低下时,几乎没有能力产生巨噬细胞来引起噬血现象。多次骨髓穿刺和活检、淋巴结或肝脏活检可能有帮助。如果发现噬血现象高度提示 HLH,但不是诊断 HLH 的必要和充分条件。有中枢神经系统异常的病人应当进行脑脊液检查,脑脊液中细胞数增多,蛋白增高和噬血现象支持 HLH 累及中枢神经系统。

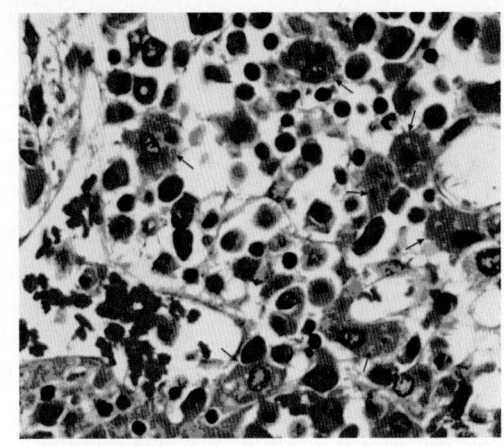

图 71-4 巨噬细胞引起的噬血。一例嗜血细胞淋巴组织细胞增多症患者骨髓标本瑞氏染色显示巨噬细胞吞噬多种类型的细胞

实验室特征

铁蛋白

尽管没有一项指标足以诊断 HLH,但是如果出现血清铁蛋白明显升高,并且同时满足其他 4 条标准则具有强烈的提示诊断价值。铁蛋白浓度大于 500μg/L 被写入 HLH-2004 诊断标准,因为多数感染性疾病的患儿中铁蛋白浓度都低于 500μg/L,风湿性疾病的患儿罕有铁蛋白浓度大于 500μg/L 者。一项回顾性研究分析了铁蛋白浓度大于 500μg/L 并持续 2 年以上的病人,显示铁蛋白浓度大于 500μg/L 在 HLH 中的敏感度为 100%[217]。然而,把阈值定在该浓度水平时和其他疾病有部分重叠。铁蛋白浓度大于 10 000μg/L 对 HLH 的敏感度为 90%、特异性为 96%,并且和败血症、感染、肝衰竭的重叠较小。在一个长期队列研究发现铁蛋白水平分析显示大于 2000μg/L 可能比大于 500μg/L 对 HLH 的诊断更合适[238]。

对既往健康的病人出现持续发热、肝脾大、两系或三系减少时应当作以下检查:当对病人进行评价时,系列检测铁蛋白、全血细胞分析、凝血、肝功能非常重要。血清铁蛋白、谷丙转氨酶/谷草转氨酶、乳酸脱氢酶、胆红素、凝血、纤维蛋白原、甘油三酯。进行骨髓穿刺、活检和腰穿脑脊液检查是必需的。如果满足 4 条以上诊断标准,应当检测 NK 细胞功能、T 细胞和 NK 细胞中穿孔素的表达、sCD25 浓度。如果临床上怀疑 HLH,通常需要到专业实验室检测。因为铁蛋白的快速升高具有强烈提示 HLH 诊断的价值,所以在随后的时间每天检测铁蛋白有帮助。并且铁蛋白恢复延迟与预后不佳相关[239]。如果第一次骨穿活检没发现噬血现象而临床高度怀疑 HLH 时,有必要重复骨穿活检或肝脏/淋巴结穿刺活检。

鉴别诊断

需要鉴别的疾病包括:不明原因的发热、中毒感染、败血症、多脏器衰竭、肝炎、贫血和血小板减少、自身免疫病比如 Kawasaki 病、红斑狼疮、类风湿关节炎,这些疾病的表现和 HLH 的诊断标准有一定重叠。如果病情危重、上述疾病诊断依据不足的情况下,应当考虑 HLH 的诊断。确定存在免疫缺陷比如 X-连锁淋巴细胞增殖性疾病(参见第 80 章)、Griscelli 综合征

（参见第80章）、Chédiak-Higashi 综合征（参见第80章）时应当考虑存在 HLH 的可能。EB 病毒、巨细胞病毒、其他疱疹病毒感染是引起 HLH 的最常见的病毒感染。许多细菌、真菌、原虫感染也可以导致 HLH。

治疗

在免疫抑制治疗用于临床之前，HLH 的存活率不到 10%[240]。有些个案和系列报道了治疗成功的经验，采用的治疗策略包括强化免疫抑制、鬼白毒素衍生物、免疫抑制和依托泊苷的联合。在此基础上启动了一项前瞻性治疗方案，诱导治疗采用地塞米松联合依托泊苷，然后给予持续环孢素和定期地塞米松+依托泊苷治疗[241~243]。有中枢神经系统症状或脑脊液淋巴细胞增多或白细胞增多的病人，也可以鞘内注射氨甲蝶呤。对于难治性、复发、家族性 HLH 病人可以进行造血干细胞移植。HLH-94 方案的 3 年总体存活率是 55%[243]。在一项关于 EBV 相关 HLH 研究中，早期使用依托泊苷能改善预后[244]。依托泊苷最近被揭示对活化 T 细胞具有特异细胞毒性，这可以解释为什么它对 HLH 有效[245]。

第二个方案是 HLH-2004，在第一个方案的基础上稍作修改，在诱导开始时应用环孢素、有中枢神经系统病变者鞘内注射加用糖皮质激素、进行造血干细胞移植病人的预处理方案中加用依托泊苷、非血缘造血干细胞移植病人去除 T 细胞[243]。现在，我们认为 HLH-94 为标准治疗方案。目前尚无评估早期应用环孢素是否有益的数据，并且环孢素有已知的风险，包括罹患可逆性后部脑白质病变综合征（PRES）易感性增加[246]。

有一项研究报道了应用抗胸腺细胞球蛋白（ATG）作为一线治疗 38 例家族性 HLH[247]，这些病人最初都准备进行造血干细胞移植，但是最终进行了移植的 19 例病人中有 16 例得到治愈。对于既往应用依托泊苷、地塞米松、环孢素或在治疗过程中复发的病人，应用 ATG 无效。

目前正进行一项联合免疫疗法治疗 HLH 的临床试验（HIT-HLH；clinicaltrials. gov：NCT01104025），早期 ATG 免疫抑制，依托泊苷延长免疫抑制。

有相当数量的 HLH 患者将对诱导治疗无效，或者在等待造血干细胞移植时反复炎症发作。治疗失败和复发常导致非常高的致死率。增加地塞米松和依托泊苷的剂量是治疗复发患者的第一步。被报道的额外的挽救性治疗包括 infliximab，dalizumumab，anakinra 和其他药物[231]。一项多研究机构回顾性研究报道，77%接受阿伦单抗治疗的难治性或者复发者，HLH 能存活下来去做造血干细胞移植[248]。一项评估复发炎症 HLH 患者中使用 IFN-γ 抑制剂疗效和安全性的临床试验正在开展（clinicaltrial. gov：NCT01818492）。

家族性 HLH、基因缺陷、中枢神经系统病变、治疗中或停止治疗后复发的 HLH 病人有造血干细胞移植指征。清髓性预处理能达到 50%~65%的长期存活，但是患者治疗相关发病率和死亡率较高[214,249]。研究表明包括阿伦单抗的减低强度预处理（RIC）方案能提高生存并减少治疗相关并发症。RIC 方案能提高生存[248,250]。一项关于 RIC 伴"媒介"时限性阿伦单抗方案安全性和疗效性的多中心临床试验正在开展（伴有噬血综合征或选择原发性免疫缺陷儿童或成人减低强度预处理[RICHI]）[251]（clinicaltrials. gov：NCT01998633）。

HLH 患者通常急性起病，并且 HLH 中血象下降可增加机会性感染的易感性。病人可能需要多次红细胞，血小板及新鲜冰冻血浆的输注。使用复方新诺明预防卡氏肺孢子虫感染和氟康唑预防真菌感染是必要的。初诊 HLH 病人需要做 HLA 配型和供者查询，以备进行造血干细胞移植。

巨噬细胞活化综合征

该综合征是指婴幼儿类风湿关节炎或系统性红斑狼疮病人中出现 HLH 的症状和体征[252]。和典型的 HLH 相似，巨噬细胞活化的特征是巨噬细胞和 T 细胞增殖，病人表现为持续发热、紫癜、肝脾大、精神状态改变、血细胞减少、凝血异常、低纤维蛋白原血症。实验室检查可有 NK 细胞功能缺陷、穿孔素表达水平下降，这和 LHL 相似。在自身免疫性疾病促使的致病性炎症的背景下，获得针对原发自身免疫性疾病治疗的病人可能成功获得救治[253]。如果患者在经过简短治疗无效，推荐应用地塞米松联合依托泊苷被。

病程及预后

HLH 病人的病情常较危重，并且需要接受免疫抑制治疗和化疗，因此需要在有化疗和免疫抑制治疗经验的中心进行治疗。只有在出现致命性呼吸系统累及时才进行脾切除。有些病人最初对依托泊苷、地塞米松治疗有效，但后来疾病恶化，出现血清铁蛋白升高、凝血功能恶化、需要呼吸、血压或肾脏支持。虽然使用免疫抑制来治疗危重病人有违直觉，但是 HLH 患者需要这个治疗途径去获得造血干细胞移植的机会，而造血干细胞可以去除炎性风暴或者遗传免疫缺陷。

翻译：主鸿鹄　互审：吴德沛　校对：黄晓军

参考文献

1. Jaffe R: The diagnostic histopathology of Langerhans cell histiocytosis, in *Histiocytic Disorders of Children and Adults. Basic Science Clinical Features, and Therapy*, edited by Weitzman S, Egeler RM, pp 14–39. Cambridge University Press, Cambridge, UK, 2005.
2. Favara BE, Feller AC, Pauli M, et al: Contemporary classification of histiocytic disorders. The WHO Committee On Histiocytic/Reticulum Cell Proliferations. Reclassification Working Group of the Histiocyte Society. *Med Pediatr Oncol* 29:157–166, 1997.
3. Nezelof C, Basset F, Rousseau MF: Histiocytosis X histogenetic arguments for a Langerhans cell origin. *Biomedicine (Taipei)* 18:365–371, 1973.
4. Allen CE, Li L, Peters TL, et al: Cell-specific gene expression in Langerhans cell histiocytosis lesions reveals a distinct profile compared with epidermal Langerhans cells. *J Immunol* 184:4557–4567, 2010.
5. Berres ML, Lim KP, Peters T, et al: BRAF-V600E expression in precursor versus differentiated dendritic cells defines clinically distinct LCH risk groups. *J Exp Med* 211:669–683, 2014.
6. Chikwaka K, Jaffe R: Langerin (CD207) staining in normal pediatric tissues, reactive lymph nodes, and childhood histiocytic disorders. *Pediatr Dev Pathol* 7:607–614, 2004.
7. Lau SK, Chu PG, Weiss LM: Immunohistochemical expression of Langerin in Langerhans cell histiocytosis and non-Langerhans cell histiocytic disorders. *Am J Surg Pathol* 32:615–619, 2008.
8. Arceci RJ: The histiocytoses: The fall of the Tower of Babel. *Eur J Cancer* 35:747–767, 1999.
9. Guyot-Goubin A, Donadieu J, Barkaoui M, et al: Descriptive epidemiology of childhood Langerhans cell histiocytosis in France, 2000–2004. *Pediatr Blood Cancer* 51:71–75, 2008.
10. Salotti JA, Nanduri V, Pearce MS, et al: Incidence and clinical features of Langerhans cell histiocytosis in the UK and Ireland. *Arch Dis Child* 94:376–380, 2009.
11. Stalemark H, Laurencikas E, Karis J, et al: Incidence of Langerhans cell histiocytosis in children: A population-based study. *Pediatr Blood Cancer* 51:76–81, 2008.
12. Arico M, Nichols K, Whitlock JA, et al: Familial clustering of Langerhans cell histiocytosis. *Br J Haematol* 107:883–888, 1999.
13. Bhatia S, Nesbit ME Jr, Egeler RM, et al: Epidemiologic study of Langerhans cell histiocytosis in children. *J Pediatr* 130:774–784, 1997.
14. Egeler RM, Neglia JP, Arico M, et al: The relation of Langerhans cell histiocytosis to acute leukemia, lymphomas, and other solid tumors. The LCH-Malignancy Study Group of the Histiocyte Society. *Hematol Oncol Clin North Am* 12:369–378, 1998.
15. Akefeldt SO, Finnstrom O, Gavhed D, Henter JI: Langerhans cell histiocytosis in children born 1982–2005 after in vitro fertilization. *Acta Paediatr* 101:1151–1155, 2012.
16. Venkatramani R, Rosenberg S, Indramohan G, Jeng M, Jubran R: An exploratory epidemiological study of Langerhans cell histiocytosis. *Pediatr Blood Cancer* 59:1324–1326, 2012.
17. Willman CL, Busque L, Griffith BB, et al: Langerhans'-cell histiocytosis (histiocytosis

X)—a clonal proliferative disease. *N Engl J Med* 331:154–160, 1994.
18. Yu RC, Chu C, Buluwela L, Chu AC: Clonal proliferation of Langerhans cells in Langerhans cell histiocytosis. *Lancet* 343:767–768, 1994.
19. Badalian-Very G, Vergilio JA, Degar BA, et al: Recurrent BRAF mutations in Langerhans cell histiocytosis. *Blood* 116:1919–1923, 2010.
20. Haroche J, Charlotte F, Arnaud L, et al: High prevalence of BRAF V600E mutations in Erdheim-Chester disease but not in other non-Langerhans cell histiocytoses. *Blood* 120:2700–2703, 2012.
21. Sahm F, Capper D, Preusser M, et al: BRAFV600E mutant protein is expressed in cells of variable maturation in Langerhans cell histiocytosis. *Blood* 120:e28–e34, 2012.
22. Satoh T, Smith A, Sarde A, et al: B-RAF mutant alleles associated with Langerhans cell histiocytosis, a granulomatous pediatric disease. *PLoS One* 7:e33891, 2012.
23. Davies H, Bignell GR, Cox C, et al: Mutations of the BRAF gene in human cancer. *Nature* 417:949–954, 2002.
24. Haroche J, Cohen-Aubart F, Emile JF, et al: Dramatic efficacy of vemurafenib in both multisystemic and refractory Erdheim-Chester disease and Langerhans cell histiocytosis harboring the BRAF V600E mutation. *Blood* 121:1495–1500, 2013.
25. Coury F, Annels N, Rivollier A, et al: Langerhans cell histiocytosis reveals a new IL-17A-dependent pathway of dendritic cell fusion. *Nat Med* 14:81–87, 2008.
26. Peters TL, McClain KL, Allen CE: Neither IL-17A mRNA nor IL-17A protein are detectable in Langerhans cell histiocytosis lesions. *Mol Ther* 19:1433–1439, 2011.
27. Geissmann F, Lepelletier Y, Fraitag S, et al: Differentiation of Langerhans cells in Langerhans cell histiocytosis. *Blood* 97:1241–1248, 2001.
28. Laman JD, Leenen PJ, Annels NE, Hogendoorn PC, Egeler RM: Langerhans-cell histiocytosis 'insight into DC biology'. *Trends Immunol* 24:190–196, 2003.
29. Senechal B, Elain G, Jeziorski E, et al: Expansion of regulatory T cells in patients with Langerhans cell histiocytosis. *PLoS Med* 4:e253, 2007.
30. Rosso DA, Roy A, Zelazko M, Braier JL: Prognostic value of soluble interleukin 2 receptor levels in Langerhans cell histiocytosis. *Br J Haematol* 117:54–58, 2002.
31. Rosso DA, Ripoli MF, Roy A, et al: Serum levels of interleukin-1 receptor antagonist and tumor necrosis factor-alpha are elevated in children with Langerhans cell histiocytosis. *J Pediatr Hematol Oncol.* 25:480–483, 2003.
32. Stein SL, Paller AS, Haut PR, Mancini AJ: Langerhans cell histiocytosis presenting in the neonatal period: A retrospective case series. *Arch Pediatr Adolesc Medicine (Baltimore)* 155:778–783, 2001.
33. Lau L, Krafchik B, Trebo MM, Weitzman S: Cutaneous Langerhans cell histiocytosis in children under one year. *Pediatr Blood Cancer* 46:66–71, 2006.
34. Simko SJ, Garmezy B, Abhyankar H, et al: Differentiating skin-limited and multisystem Langerhans cell histiocytosis. *J Pediatr* 2014; in press.
35. Minkov M, Prosch H, Steiner M, et al: Langerhans cell histiocytosis in neonates. *Pediatr Blood Cancer* 45:802–807, 2005.
36. Hicks J, Flaitz CM: Langerhans cell histiocytoisis: Current insights in a molecular age with emphasis on clinical oral and maxillofacial pathology practice. *Oral Surg Oral Med Oral Pathol Oral Radiol Endod* 2005;100:S42–S66.
37. Jubran RF, Marachelian A, Dorey F, Malogolowkin M: Predictors of outcome in children with Langerhans cell histiocytosis. *Pediatr Blood Cancer* 45:37–42, 2005.
38. Ducassou S, Seyrig F, Thomas C, et al: Thymus and mediastinal node involvement in childhood Langerhans cell histiocytosis: Long-term follow-up from the French national cohort. *Pediatr Blood Cancer* 60:1759–1765, 2013.
39. Gadner H, Minkov M, Grois N, et al: Therapy prolongation improves outcome in multisystem Langerhans cell histiocytosis. *Blood* 121:5006–5014, 2013.
40. Wong A, Ortiz-Neira CL, Reslan WA, et al: Liver involvement in Langerhans cell histiocytosis. *Pediatr Radiol* 36:1105–1107, 2006.
41. Braier J, Ciocca M, Latella A, et al: Cholestasis, sclerosing cholangitis, and liver transplantation in Langerhans cell Histiocytosis. *Med Pediatr Oncol* 38:178–182, 2002.
42. Jaffe R: Liver involvement in the histiocytic disorders of childhood. *Pediatr Dev Pathol* 7:214–225, 2004.
43. Ronceray L, Potschger U, Janka G, Gadner H, Minkov M: Pulmonary involvement in pediatric-onset multisystem Langerhans cell histiocytosis: Effect on course and outcome. *J Pediatrics* 161:129–133, 2012.
44. Vassallo R, Ryu JH, Colby TV, Hartman T, Limper AH: Pulmonary Langerhans'-cell histiocytosis. *N Engl J Med* 342:1969–1978, 2000.
45. Bernstrand C, Cederlund K, Henter JI: Pulmonary function testing and pulmonary Langerhans cell histiocytosis. *Pediatr Blood Cancer* 49:323–328, 2007.
46. McClain K, Ramsay NK, Robison L, Sundberg RD, Nesbit M Jr: Bone marrow involvement in histiocytosis X. *Med Pediatr Oncol* 11:167–171, 1983.
47. Minkov M, Potschger U, Grois N, Gadner H, Dworzak MN: Bone marrow assessment in Langerhans cell histiocytosis. *Pediatr Blood Cancer* 49:694–698, 2007.
48. Favara BE, Jaffe R, Egeler RM: Macrophage activation and hemophagocytic syndrome in langerhans cell histiocytosis: Report of 30 cases. *Pediatr Dev Pathol* 5:130–140, 2002.
49. Prosch H, Grois N, Prayer D, et al: Central diabetes insipidus as presenting symptom of Langerhans cell histiocytosis. *Pediatr Blood Cancer* 43:594–599, 2004.
50. Robison NJ, Prabhu SP, Sun P, et al: Predictors of neoplastic disease in children with isolated pituitary stalk thickening. *Pediatr Blood Cancer* 60:1630–1635, 2013.
51. Donadieu J, Rolon MA, Thomas C, et al: Endocrine involvement in pediatric-onset Langerhans' cell histiocytosis: A population-based study. *J Pediatr* 144:344–350, 2004.
52. Grois N, Potschger U, Prosch H, et al: Risk factors for diabetes insipidus in langerhans cell histiocytosis. *Pediatr Blood Cancer* 46:228–233, 2006.
53. Titgemeyer C, Grois N, Minkov M, et al: Pattern and course of single-system disease in Langerhans cell histiocytosis data from the DAL-HX 83- and 90-study. *Med Pediatr Oncol* 37:108–114, 2001.
54. Donadieu J, Rolon MA, Pion I, et al: Incidence of growth hormone deficiency in pediatric-onset Langerhans cell histiocytosis: Efficacy and safety of growth hormone treatment. *J Clin Endocrinol Metab* 89:604–609, 2004.
55. Geissmann F, Thomas C, Emile JF, et al: Digestive tract involvement in Langerhans cell histiocytosis. The French Langerhans Cell Histiocytosis Study Group. *J Pediatr* 129:836–845, 1996.
56. Hait E, Liang M, Degar B, Glickman J, Fox VL: Gastrointestinal tract involvement in Langerhans cell histiocytosis: Case report and literature review. *Pediatrics* 2006;118:e1593–e1599.
57. Grois N, Prayer D, Prosch H, et al: Course and clinical impact of magnetic resonance imaging findings in diabetes insipidus associated with Langerhans cell histiocytosis. *Pediatr Blood Cancer* 43:59–65, 2004.
58. Fahrner B, Prosch H, Minkov M, et al: Long-term outcome of hypothalamic pituitary tumors in Langerhans cell histiocytosis. *Pediatr Blood Cancer* 58:606–610, 2012.
59. Prayer D, Grois N, Prosch H, Gadner H, Barkovich AJ: MR imaging presentation of intracranial disease associated with Langerhans cell histiocytosis. *AJNR Am J Neuroradiol* 25:880–891, 2004.
60. Grois N, Prayer D, Prosch H, Lassmann H: Neuropathology of CNS disease in Langerhans cell histiocytosis. *Brain* 128:829–838, 2005.
61. Grois N, Fahrner B, Arceci RJ, et al: Central nervous system disease in Langerhans cell histiocytosis. *J Pediatrics* 2010;156:873–81, 881.
62. Wnorowski M, Prosch H, Prayer D, et al: Pattern and course of neurodegeneration in Langerhans cell histiocytosis. *J Pediatrics* 153:127–132, 2008.
63. Calming U, Henter JI: Elevated erythrocyte sedimentation rate and thrombocytosis as possible indicators of active disease in Langerhans' cell histiocytosis. *Acta Paediatr* 87:1085–1087, 1998.
64. Phillips M, Allen C, Gerson P, McClain K: Comparison of FDG-PET scans to conventional radiography and bone scans in management of Langerhans cell histiocytosis. *Pediatr Blood Cancer* 52:97–101, 2009.
65. Almanaseer IY, Kosova L, Pellettiere EV: Composite lymphoma with immunoblastic features and Langerhans' cell granulomatosis (histiocytosis X). *Am J Clin J Pathol* 85:111–114, 1986.
66. Burns BF, Colby TV, Dorfman RF: Langerhans' cell granulomatosis (histiocytosis X) associated with malignant lymphomas. *Am J Surg. J Pathol* 7:529–533, 1983.
67. Egeler RM, Neglia JP, Arico M, et al: The relation of Langerhans cell histiocytosis to acute leukemia, lymphomas, and other solid tumors. The LCH-Malignancy Study Group of the Histiocyte Society. *Hematol Oncol Clin North Am* 12:369–378, 1998.
68. Bramwell NH, Burns BF: Histiocytosis X of the thymus in association with myasthenia gravis. *Am J Clin J Pathol* 86:224–227, 1986.
69. Steen AE, Steen KH, Bauer R, Bieber T: Successful treatment of cutaneous Langerhans cell histiocytosis with low-dose methotrexate. *Br J Dermatol* 145:137–140, 2001.
70. McClain KL, Kozinetz C: A phase II trial using thalidomide for Langerhans cell histiocytosis. *Pediatr Blood Cancer* 48(1):44–49, 2007.
71. Hoeger PH, Nanduri VR, Harper JI, Atherton DA, Pritchard J: Long term follow up of topical mustine treatment for cutaneous langerhans cell histiocytosis. *Arch Dis Child* 82:483–487, 2000.
72. Kwon OS, Cho KH, Song KY: Primary cutaneous Langerhans cell histiocytosis treated with photochemotherapy. *J Dermatology* 24:54–56, 1997.
73. Nauert C, Zornoza J, Ayala A, Harle TS: Eosinophilic granuloma of bone: Diagnosis and management. *Skeletal Radiol* 10:227–235, 1983.
74. Nesbit ME, Kieffer S, D'Angio GJ: Reconstitution of vertebral height in histiocytosis X: A long-term follow-up. *J Bone Joint Surg Am* 51:1360–1368, 1969.
75. Womer RB, Raney RB Jr, D'Angio GJ: Healing rates of treated and untreated bone lesions in histiocytosis X. *Pediatrics* 76:286–288, 1985.
76. Mammano S, Candiotto S, Balsano M: Cast and brace treatment of eosinophilic granuloma of the spine: Long-term follow-up. *J Pediatr Orthop* 17:821–827, 1997.
77. Raney RB Jr, D'Angio GJ: Langerhans' cell histiocytosis (histiocytosis X): Experience at the Children's Hospital of Philadelphia, 1970–1984. *Med Pediatr Oncol* 17:20–28, 1989.
78. Morimoto A, Ikushima S, Kinugawa N, et al: Improved outcome in the treatment of pediatric multifocal Langerhans cell histiocytosis: Results from the Japan Langerhans Cell Histiocytosis Study Group-96 protocol study. *Cancer* 107:613–619, 2006.
79. Dhall G, Finlay JL, Dunkel IJ, et al: Analysis of outcome for patients with mass lesions of the central nervous system due to Langerhans cell histiocytosis treated with 2-chlorodeoxyadenosine. *Pediatr Blood Cancer* 50:72–79, 2008
80. Idbaih A, Donadieu J, Barthez MA, et al: Retinoic acid therapy in "degenerative-like" neuro-langerhans cell histiocytosis: A prospective pilot study. *Pediatr Blood Cancer* 43:55–58, 2004.
81. Imashuku S, Okazaki N, Nakayama M, et al: Treatment of neurodegenerative CNS disease in Langerhans cell histiocytosis with a combination of intravenous immunoglobulin and chemotherapy. *Pediatr Blood Cancer* 50:308–311, 2008.
82. Allen CE, Flores R, Rauch R, et al: Neurodegenerative central nervous system Langerhans cell histiocytosis and coincident hydrocephalus treated with vincristine/cytosine arabinoside. *Pediatr Blood Cancer* 54:416–423, 2010.
83. Egeler RM, de KJ, Voute PA: Cytosine-arabinoside, vincristine, and prednisolone in the treatment of children with disseminated Langerhans cell histiocytosis with organ dysfunction: Experience at a single institution. *Med Pediatr Oncol* 21:265–270, 1993.
84. Simko SJ, Tran HD, Jones J, et al: Clofarabine salvage therapy in refractory multifocal histiocytic disorders, including Langerhans cell histiocytosis, juvenile xanthogranuloma and Rosai-Dorfman disease. *Pediatr Blood Cancer* 61:479–487, 2014.
85. Weitzman S, Braier J, Donadieu J, et al: 2'-Chlorodeoxyadenosine (2-CdA) as salvage therapy for Langerhans cell histiocytosis (LCH). Results of the LCH-S-98 protocol of the Histiocyte Society. *Pediatr Blood Cancer* 53:1271–1276, 2009.
86. Bernard F, Thomas C, Bertrand Y, et al: Multi-centre pilot study of 2-chlorodeoxyadenosine and cytosine arabinoside combined chemotherapy in refractory Langerhans cell histiocytosis with haematological dysfunction. *Eur J Cancer* 41:2682–2689, 2005.
87. Simko SJ, Tran HD, Jones J, et al: Clofarabine salvage therapy in refractory multifocal histiocytic disorders, including Langerhans cell histiocytosis, juvenile xanthogranuloma and Rosai-Dorfman disease. *Pediatr Blood Cancer* 61:479–487, 2014.
88. Abraham A, Alsultan A, Jeng M, Rodriguez-Galindo C, Campbell PK: Clofarabine salvage therapy for refractory high-risk langerhans cell histiocytosis. *Pediatr Blood Cancer*

2013;60:E19–E22.

89. Rodriguez-Galindo C, Jeng M, Khuu P, McCarville MB, Jeha S: Clofarabine in refractory Langerhans cell histiocytosis. *Pediatr Blood Cancer* 51:703–706, 2008.

90. Pratilas CA, Xing F, Solit DB: Targeting oncogenic BRAF in human cancer. *Curr Top Microbiol Immunol* 355:83–98, 2012.

91. Haroche J, Cohen-Aubart F, Emile JF, et al: Dramatic efficacy of vemurafenib in both multisystemic and refractory Erdheim-Chester disease and Langerhans cell histiocytosis harboring the BRAF V600E mutation. *Blood* 121:1495–1500, 2013.

92. Cooper N, Rao K, Goulden N, et al: The use of reduced-intensity stem cell transplantation in haemophagocytic lymphohistiocytosis and Langerhans cell histiocytosis. *Bone Marrow Transplant* 2008;42 Suppl 2:S47–S50.

93. Haupt R, Nanduri V, Calevo MG, et al: Permanent consequences in Langerhans cell histiocytosis patients: A pilot study from the Histiocyte Society-Late Effects Study Group. *Pediatr Blood Cancer* 42:438–444, 2004.

94. Willis B, Ablin A, Weinberg V, et al: Disease course and late sequelae of Langerhans' cell histiocytosis: 25-year experience at the University of California, San Francisco. *J Clin Oncol* 14:2073–2082, 1996.

95. Nanduri VR, Lillywhite L, Chapman C, et al: Cognitive outcome of long-term survivors of multisystem langerhans cell histiocytosis: A single-institution, cross-sectional study. *J Clin Oncol* 21:2961–2967, 2003.

96. Mittheisz E, Seidl R, Prayer D, et al: Central nervous system-related permanent consequences in patients with Langerhans cell histiocytosis. *Pediatr Blood Cancer* 48:50–56, 2007.

97. Egeler RM, Neglia JP, Puccetti DM, Brennan CA, Nesbit ME: Association of Langerhans cell histiocytosis with malignant neoplasms. *Cancer* 71:865–873, 1993.

98. Feldman AL, Berthold F, Arceci RJ, et al: Clonal relationship between precursor T-lymphoblastic leukaemia/lymphoma and Langerhans-cell histiocytosis. *Lancet Oncol* 6:435–437, 2005.

99. Rodig SJ, Payne EG, Degar BA, et al: Aggressive Langerhans cell histiocytosis following T-ALL: Clonally related neoplasms with persistent expression of constitutively active NOTCH1. *Am J Hematol* 83:116–121, 2008.

100. Yohe SL, Chenault CB, Torlakovic EE, Asplund SL, McKenna RW: Langerhans cell histiocytosis in acute leukemias of ambiguous or myeloid lineage in adult patients: Support for a possible clonal relationship. *Mod Pathol* 27:651–656, 2014.

101. Baumgartner I, von HA, Baumert B, Luetolf U, Follath F: Langerhans'-cell histiocytosis in adults. *Med Pediatr Oncol* 28:9–14, 1997.

102. Gotz G, Fichter J: Langerhans'-cell histiocytosis in 58 adults. *Eur J Med Res* 9:510–514, 2004.

103. Tazi A, Moreau J, Bergeron A, et al: Evidence that Langerhans cells in adult pulmonary Langerhans cell histiocytosis are mature dendritic cells: Importance of the cytokine microenvironment. *J Immunol* 163:3511–3515, 1999.

104. Yousem SA, Colby TV, Chen YY, Chen WG, Weiss LM: Pulmonary Langerhans' cell histiocytosis: Molecular analysis of clonality. *Am J Surg Pathol* 25:630–636, 2001.

105. Yousem SA, Dacic S, Nikiforov YE, Nikiforova M: Pulmonary Langerhans cell histiocytosis: Profiling of multifocal tumors using next-generation sequencing identifies concordant occurrence of BRAF V600E mutations. *Chest* 143:1679–1684, 2013.

106. Roden AC, Hu X, Kip S, et al: BRAF V600E expression in Langerhans cell histiocytosis: Clinical and immunohistochemical study on 25 pulmonary and 54 extrapulmonary cases. *Am J Surg Pathol* 38:548–551, 2014.

107. Kaltsas GA, Powles TB, Evanson J, et al: Hypothalamo-pituitary abnormalities in adult patients with Langerhans cell histiocytosis: Clinical, endocrinological, and radiological features and response to treatment. *J Clin Endocrinol Metab* 85:1370–1376, 2000.

108. Edelbroek JR, Vermeer MH, Jansen PM, et al: Langerhans cell histiocytosis first presenting in the skin in adults: Frequent association with a second haematological malignancy. *Br J Dermatol Dermatology* 167:1287–1294, 2012.

109. Slater JM, Swarm OJ: Eosinophilic granuloma of bone. *Med Pediatr Oncol* 8:151–164, 1980.

110. Schonfeld N, Frank W, Wenig S, et al: Clinical and radiologic features, lung function and therapeutic results in pulmonary histiocytosis X. *Respiration* 60:38–44, 1993.

111. Travis WD, Borok Z, Roum JH, et al: Pulmonary Langerhans cell granulomatosis (histiocytosis X). A clinicopathologic study of 48 cases. *Am J Surg Pathol* 17:971–986, 1993.

112. Crausman RS, Jennings CA, Tuder RM, et al: Pulmonary histiocytosis X: Pulmonary function and exercise pathophysiology. *Am J Respir Crit Care Med* 153:426–435, 1996.

113. Delobbe A, Durieu J, Duhamel A, Wallaert B: Determinants of survival in pulmonary Langerhans' cell granulomatosis (histiocytosis X). Groupe d'Etude en Pathologie Interstitielle de la Societe de Pathologie Thoracique du Nord. *Eur Respir J* 9:2002–2006, 1996.

114. Tazi A, Marc K, Dominique S, et al: Serial computed tomography and lung function testing in pulmonary Langerhans' cell histiocytosis. *Eur Respir J* 40:905–912, 2012.

115. Diette GB, Scatarige JC, Haponik EF, et al: Do high-resolution CT findings of usual interstitial pneumonitis obviate lung biopsy? Views of pulmonologists. *Respiration* 72:134–141, 2005.

116. Soler P, Bergeron A, Kambouchner M, et al: Is high-resolution computed tomography a reliable tool to predict the histopathological activity of pulmonary Langerhans cell histiocytosis? *Am J Respir Crit Care Med* 162:264–270, 2000.

117. Pardanani A, Phyliky RL, Li CY, Tefferi A: 2-Chlorodeoxyadenosine therapy for disseminated Langerhans cell histiocytosis. *Mayo Clin Proc* 78:301–306, 2003.

118. Saven A, Foon KA, Piro LD: 2-Chlorodeoxyadenosine-induced complete remissions in Langerhans-cell histiocytosis. *Ann Intern Med* 121:430–432, 1994.

119. Cantu MA, Lupo PJ, Bilgi M, et al: Optimal therapy for adults with Langerhans cell histiocytosis bone lesions. *PLoS One* 7:e43257, 2012.

120. Brown RE: Bisphosphonates as antialveolar macrophage therapy in pulmonary Langerhans cell histiocytosis? *Med Pediatr Oncol* 36:641–643, 2001.

121. Farran RP, Zaretski E, Egeler RM: Treatment of Langerhans cell histiocytosis with pamidronate. *J Pediatr Hematol Oncol* 23:54–56, 2001.

122. Girschikofsky M, Arico M, Castillo D, et al: Management of adult patients with Langerhans cell histiocytosis: Recommendations from an expert panel on behalf of Euro-Histio-Net. *Orphanet J Rare Dis* 8:72, 2013.

123. Arceci RJ, Allen CE, Dunkel I, et al: Evaluation of afuresertib, an oral pan-AKT inhibitor, in patients with Langerhans cell histiocytosis. 55th *Blood* 122(21):2907, 2013.

124. Mogulkoc N, Veral A, Bishop PW, et al: Pulmonary Langerhans' cell histiocytosis: Radiologic resolution following smoking cessation. *Chest* 115:1452–1455, 1999.

125. Shah RJ, Kotloff RM: Lung transplantation for obstructive lung diseases. *Semin Respir Crit Care Med* 34:288–296, 2013.

126. Robb-Smith AHT. Before our time: Half a century of histiocytic medullary reticulosis: A T-cell teaser? *Histopathology* 1990279.

127. Rappaport H: *Tumors of the hematopoietic system*. Atlas of Tumor Pathology, Section III, Fascicle 8, 49–63. Washington DC: Armed Forces Institute of Pathology. 1966.

128. Fonseca R, Tefferi A, Strickler JG: Follicular dendritic cell sarcoma mimicking diffuse large cell lymphoma: A case report. *Am J Hematol* 55:148–155, 1997.

129. Wilson MS, Weiss LM, Gatter KC, et al: Malignant histiocytosis. A reassessment of cases previously reported in 1975 based on paraffin section immunophenotyping studies. *Cancer* 66:530–536, 1990.

130. Takahashi E, Nakamura S: Histiocytic sarcoma: An updated literature review based on the 2008 WHO classification. *J Clin Exp Hematop* 53:1–8, 2013.

131. West DS, Dogan A, Quint PS, et al: Clonally related follicular lymphomas and Langerhans cell neoplasms: Expanding the spectrum of transdifferentiation. *Am J Surg Pathol* 37:978–986, 2013.

132. Chen W, Jaffe R, Zhang L, et al: Langerhans cell sarcoma arising from chronic lymphocytic lymphoma/small lymphocytic leukemia: Lineage analysis and BRAF V600E mutation study. *N Am J Med Sci* 5:386–391, 2013.

133. Pileri SA, Grogan TM, Harris NL, et al: Tumours of histiocytes and accessory dendritic cells: An immunohistochemical approach to classification from the International Lymphoma Study Group based on 61 cases. *Histopathology* 41:1–29, 2002.

134. Go H, Jeon YK, Huh J, et al: Frequent detection of BRAF mutations in histiocytic and dendritic cell neoplasms. *Histopathology* 65:261–272, 2014.

135. Lauritzen AF, Delsol G, Hansen NE, et al: Histiocytic sarcomas and monoblastic leukemias. A clinical, histologic, and immunophenotypical study. *Am J Clin Pathol* 102:45–54, 1994.

136. Kamel OW, Gocke CD, Kell DL, et al: True histiocytic lymphoma: A study of 12 cases based on current definition. *Leuk Lymphoma* 18:81–86, 1995.

137. Julg BD, Weidner S, Mayr D: Pulmonary manifestation of a Langerhans cell sarcoma: Case report and review of the literature. *Virchows Arch* 448:369–374, 2006.

138. Newman B, Hu W, Nigro K, Gilliam AC: Aggressive histiocytic disorders that can involve the skin. *J Am Acad Dermatol* 56:302–316, 2007.

139. Hornick JL, Jaffe ES, Fletcher CD: Extranodal histiocytic sarcoma: Clinicopathologic analysis of 14 cases of a rare epithelioid malignancy. *Am J Surg Pathol* 28:1133–1144, 2004.

140. Pillay K, Solomon R, Daubenton JD, Sinclair-Smith CC. Interdigitating dendritic cell sarcoma: A report of four paediatric cases and review of the literature. *Histopathology* 44:283–291, 2004.

141. Kairouz S, Hashash J, Kabbara W, et al: Dendritic cell neoplasms: An overview. *Am J Hematol* 82:924–928, 2007.

142. Porter DW, Gupte GL, Brown RM, et al: Histiocytic sarcoma with interdigitating dendritic cell differentiation. *J Pediatr Hematol Oncol* 26:827–830, 2004.

143. Soriano AO, Thompson MA, Admirand JH, et al: Follicular dendritic cell sarcoma: A report of 14 cases and a review of the literature. *Am J Hematol* 82:725–728, 2007.

144. Feldman AL, Arber DA, Pittaluga S, et al: Clonally related follicular lymphomas and histiocytic/dendritic cell sarcomas: Evidence for transdifferentiation of the follicular lymphoma clone. *Blood* 111:5433–5439, 2008.

145. Abidi MH, Tove I, Ibrahim RB, Maria D, Peres E: Thalidomide for the treatment of histiocytic sarcoma after hematopoietic stem cell transplant. *Am J Hematol* 82:932–933, 2007.

146. Bailey KM, Castle VP, Hummel JM, et al: Thalidomide therapy for aggressive histiocytic lesions in the pediatric population. *J Pediatr Hematol Oncol* 34:480–483, 2012.

147. Shukla N, Kobos R, Renaud T, et al: Successful treatment of refractory metastatic histiocytic sarcoma with alemtuzumab. *Cancer* 118:3719–3724, 2012.

148. Uchida K, Kobayashi S, Inukai T, et al: Langerhans cell sarcoma emanating from the upper arm skin: Successful treatment by MAID regimen. *J Orthop Sci* 13:89–93, 2008.

149. Gazziola C, Cordani N, Wasserman B, et al: Malignant fibrous histiocytoma: A proposed cellular origin and identification of its characterizing gene transcripts. *Int J Oncol* 23:343–351, 2003.

150. Lee Y, John M, Edwards S: Molecular classification of synovial sarcomas, leiomyosarcomas and malignant fibrous histiocytomas by gene expression profiling. *Br J Cancer* 88:510–515, 2003.

151. Nakayama R, Nemoto T, Takahashi H, et al: Gene expression analysis of soft tissue sarcomas: Characterization and reclassification of malignant fibrous histiocytoma. *Mod Pathol* 20:749–759, 2007.

152. Bramwell VH, Steward WP, Nooij M, et al: Neoadjuvant chemotherapy with doxorubicin and cisplatin in malignant fibrous histiocytoma of bone: A European Osteosarcoma Intergroup study. *J Clin Oncol* 17:3260–3269, 1999.

153. Daw NC, Billups CA, Pappo AS, et al: Malignant fibrous histiocytoma and other fibrohistiocytic tumors in pediatric patients: The St. Jude Children's Research Hospital experience. *Cancer* 97:2839–2847, 2003.

154. Picci P, Bacci G, Ferrari S, Mercuri M: Neoadjuvant chemotherapy in malignant fibrous histiocytoma of bone and in osteosarcoma located in the extremities: Analogies and differences between the two tumors. *Ann Oncol* 8:1107–1115, 1997.

155. Jaffe HS: *Metabolic, Degenerative, and Inflammatory Diseases of Bones and Joints*. Lea and Febiger, Philadelphia, 1972.

156. Veyssier-Belot C, Cacoub P, Caparros-Lefebvre D, et al: Erdheim-Chester disease. Clinical and radiologic characteristics of 59 cases. *Medicine (Baltimore)* 75:157–169, 1996.

157. Al-Quran S, Reith J, Bradley J, Rimsza L: Erdheim-Chester disease: Case report, PCR-based analysis of clonality, and review of literature. *Mod Pathol* 15:666–672, 2002.

158. Chetritt J, Paradis V, Dargere D, et al: Chester-Erdheim disease: A neoplastic disorder. *Hum Pathol* 30:1093–1096, 1999.

159. Loddenkemper K, Hoyer B, Loddenkemper C, et al: A case of Erdheim-Chester disease initially mistaken for Ormond's disease. *Nat Clin Pract Rheumatol* 4:50–55, 2008.

160. Taguchi T, Iwasaki Y, Asaba K, et al: Erdheim-Chester disease: Report of a case with PCR-based analysis of the expression of osteopontin and survivin in Xanthogranulomas following glucocorticoid treatment. *Endocr J* 55:217–223, 2008.

161. Stoppacciaro A, Ferrarini M, Salmaggi C, et al: Immunohistochemical evidence of a cytokine and chemokine network in three patients with Erdheim-Chester disease: Implications for pathogenesis. *Arthritis Rheum* 54:4018–4022, 2006.

162. Haroche J, Charlotte F, Arnaud L, et al: High prevalence of BRAF V600E mutations in Erdheim-Chester disease but not in other non-Langerhans cell histiocytoses. *Blood* 120:2700–2703, 2012.

163. Diamond EL, Abdel-Wahab O, Pentsova E, et al: Detection of an NRAS mutation in Erdheim-Chester disease. *Blood* 122:1089–1091, 2013.

164. Hervier B, Haroche J, Arnaud L, et al: Association of both Langerhans cell histiocytosis and Erdheim-Chester disease linked to the BRAFV600E mutation: A multicenter study of 23 cases. *Blood* 124:1119–1126, 2014.

165. Diamond EL, Dagna L, Hyman DM, et al: Consensus guidelines for the diagnosis and clinical management of Erdheim-Chester disease. *Blood* 124:483–492, 2014.

166. Arnaud L, Hervier B, Neel A, et al: CNS involvement and treatment with interferon-alpha are independent prognostic factors in Erdheim-Chester disease: A multicenter survival analysis of 53 patients. *Blood* 117:2778–2782, 2011.

167. Caparros-Lefebvre D, Pruvo JP, Remy M, et al: Neuroradiologic aspects of Chester-Erdheim disease. *AJNR Am J Neuroradiol* 16:735–740, 1995.

168. Dion E, Graef C, Haroche J, et al: Imaging of thoracoabdominal involvement in Erdheim-Chester disease. *AJR Am J Roentgenol* 183:1253–1260, 2004.

169. Gupta A, Kelly B, McGuigan JE: Erdheim-Chester disease with prominent pericardial involvement: Clinical, radiologic, and histologic findings. *Am J Med Sci* 324:96–100, 2002.

170. Lachenal F, Cotton F, smurs-Clavel H, et al: Neurological manifestations and neuroradiological presentation of Erdheim-Chester disease: Report of 6 cases and systematic review of the literature. *J Neurol* 253:1267–1277, 2006.

171. Drier A, Haroche J, Savatovsky J, et al: Cerebral, facial, and orbital involvement in Erdheim-Chester disease: CT and MR imaging findings. *Radiology* 255:586–594, 2010.

172. Caputo R, Marzano AV, Passoni E, Berti E: Unusual variants of non-Langerhans cell histiocytoses. *J Am Acad Dermatol* 57:1031–1045, 2007.

173. Diamond EL, Dagna L, Hyman DM, et al: Consensus guidelines for the diagnosis and clinical management of Erdheim-Chester disease. *Blood* 124:483–492, 2014.

174. Braiteh F, Boxrud C, Esmaeli B, Kurzrock R: Successful treatment of Erdheim-Chester disease, a non-Langerhans-cell histiocytosis, with interferon-alpha. *Blood* 106:2992–2994, 2005.

175. Esmaeli B, Ahmadi A, Tang R, Schiffman J, Kurzrock R: Interferon therapy for orbital infiltration secondary to Erdheim-Chester disease. *Am J Ophthalmol* 132:945–947, 2001.

176. Haroche J, Amoura Z, Trad SG, et al: Variability in the efficacy of interferon-alpha in Erdheim-Chester disease by patient and site of involvement: Results in eight patients. *Arthritis Rheum* 54:3330–3336, 2006.

177. Hervier B, Arnaud L, Charlotte F, et al: Treatment of Erdheim-Chester disease with long-term high-dose interferon-alpha. *Semin Arthritis Rheum* 41:907–913, 2012.

178. Suzuki HI, Hosoya N, Miyagawa K, et al: Erdheim-Chester disease: Multisystem involvement and management with interferon-alpha. *Leuk Res* 34:e21–e24, 2010.

179. Haroche J, Amoura Z, Charlotte F, et al: Imatinib mesylate for platelet-derived growth factor receptor-beta-positive Erdheim-Chester histiocytosis. *Blood* 111:5413–5415, 2008.

180. Myra C, Sloper L, Tighe PJ, et al: Treatment of Erdheim-Chester disease with cladribine: A rational approach. *Br J Ophthalmol* 88:844–847, 2004.

181. Aouba A, Georgin-Lavialle S, Pagnoux C, et al: Rationale and efficacy of interleukin-1 targeting in Erdheim-Chester disease. *Blood* 116:4070–4076, 2010.

182. Aubert O, Aouba A, Deshayes S, et al: Favorable radiological outcome of skeletal Erdheim-Chester disease involvement with anakinra. *Joint Bone Spine* 80:206–207, 2013.

183. Tran TA, Pariente D, Lecron JC, et al: Treatment of pediatric Erdheim-Chester disease with interleukin-1-targeting drugs. *Arthritis Rheum* 63:4031–4032, 2011.

184. Dehner LP: Juvenile xanthogranulomas in the first two decades of life: A clinicopathologic study of 174 cases with cutaneous and extracutaneous manifestations. *Am J Surg Pathol* 27:579–593, 2003.

185. Iyengar V, Golumb CA, Schachner L: Neurilemmomatosis, NF2, and juvenile xanthogranuloma. *J Am Acad Dermatol* 5 pt 2:831–834, 1998.

186. Tan HH, Tay YK: Juvenile xanthogranuloma and neurofibromatosis 1. *Dermatology* 197:43–44, 1998.

187. van Leeuwen RL, Berretty PJ, Knots E, Tan-Go I: Triad of juvenile xanthogranuloma, von Recklinghausen's neurofibromatosis and trisomy 21 in a young girl. *Clin Exp Dermatol* 21:248–249, 1996.

188. Gutmann DH, Gurney JG, Shannon KM: Juvenile xanthogranuloma, neurofibromatosis 1, and juvenile chronic myeloid leukemia. *Arch Dermatol* 132:1390–1391, 1996.

189. Zvulunov A, Barak Y, Metzker A: Juvenile xanthogranuloma, neurofibromatosis, and juvenile chronic myelogenous leukemia. World statistical analysis. *Arch Dermatol* 131:904–908, 1995.

190. Janssen D, Harms D: Juvenile xanthogranuloma in childhood and adolescence: A clinicopathologic study of 129 patients from the kiel pediatric tumor registry. *Am J Surg Pathol* 29:21–28, 2005.

191. Freyer DR, Kennedy R, Bostrom BC, et al: Juvenile xanthogranuloma: Forms of systemic disease and their clinical implications. *J Pediatr* 129:227–237, 1996.

192. Stover DG, Alapati S, Regueira O, et al: Treatment of juvenile xanthogranuloma. *Pediatr Blood Cancer* 51:130–133, 2008.

193. Vijapura CA, Fulbright JM: Use of radiation in treatment of central nervous system juvenile xanthogranulomatosis. *Pediatr Hematol Oncol* 29:440–445, 2012.

194. Rajendra B, Duncan A, Parslew R, Pizer BL: Successful treatment of central nervous system juvenile xanthogranulomatosis with cladribine. *Pediatr Blood Cancer* 52:413–415, 2009.

195. Rosai J, Dorfman RF: Sinus histiocytosis with massive lymphadenopathy. A newly recognized benign clinicopathological entity. *Arch Pathol* 87:63–70, 1969.

196. McClain KL, Natkunam Y, Swerdlow SH: Atypical cellular disorders. *Hematology Am Soc Hematol Educ Program* 283–296, 2004.

197. Lauwers GY, Perez-Atayde A, Dorfman RF, Rosai J: The digestive system manifestations of Rosai-Dorfman disease (sinus histiocytosis with massive lymphadenopathy): Review of 11 cases. *Hum Pathol* 31:380–385, 2000.

198. Deodhare SS, Ang LC, Bilbao JM: Isolated intracranial involvement in Rosai-Dorfman disease: A report of two cases and review of the literature. *Arch Pathol Lab Med* 122:161–165, 1998.

199. Grabczynska SA, Toh CT, Francis N, et al: Rosai-Dorfman disease complicated by autoimmune haemolytic anaemia: Case report and review of a multisystem disease with cutaneous infiltrates. *Br J Dermatol* 145:323–326, 2001.

200. Morgan NV, Morris MR, Cangul H, et al: Mutations in SLC29A3, encoding an equilibrative nucleoside transporter ENT3, cause a familial histiocytosis syndrome (Faisalabad histiocytosis) and familial Rosai-Dorfman disease. *PLoS Genet* 6:e1000833, 2010.

201. Jadus MR, Sekhon S, Barton BE, Wepsic HT: Macrophage colony stimulatory factor-activated bone marrow macrophages suppress lymphocytic responses through phagocytosis: A tentative in vitro model of Rosai-Dorfman disease. *J Leukoc Biol* 57:936–942, 1995.

202. Paulli M, Bergamaschi G, Tonon L, et al: Evidence for a polyclonal nature of the cell infiltrate in sinus histiocytosis with massive lymphadenopathy (Rosai-Dorfman disease). *Br J Haematol* 91:415–418, 1995.

203. Foucar E, Rosai J, Dorfman R: Sinus histiocytosis with massive lymphadenopathy (Rosai-Dorfman disease): Review of the entity. *Semin Diagn Pathol* 7:19–73, 1990.

204. Chow CP, Ho HK, Chan GC, et al: Congenital Rosai-Dorfman disease presenting with anemia, thrombocytopenia, and hepatomegaly. *Pediatr Blood Cancer* 52:415–417, 2009.

205. Price S, Shaw PA, Seitz A, et al: Natural history of autoimmune lymphoproliferative syndrome associated with FAS gene mutations. *Blood* 123:1989–1999, 2014.

206. Govender D, Chetty R: Inflammatory pseudotumour and Rosai-Dorfman disease of soft tissue: A histological continuum? *J Clin Pathol* 50:79–81, 1997.

207. Pulsoni A, Anghel G, Falcucci P, et al: Treatment of sinus histiocytosis with massive lymphadenopathy (Rosai-Dorfman disease): Report of a case and literature review. *Am J Hematol* 69:67–71, 2002.

208. Horneff G, Jurgens H, Hort W, et al: Sinus histiocytosis with massive lymphadenopathy (Rosai-Dorfman disease): Response to methotrexate and mercaptopurine. *Med Pediatr Oncol* 27:187–192, 1996.

209. Perry R, Penk J, Kapoor N, Shah A: Vinorelbine and methotrexate for the treatment of Rosai-Dorfman Disease in children. *Pediatr Blood Cancer* 200584–85.

210. Rodriguez-Galindo C, Helton KJ, Sanchez ND, et al: Extranodal Rosai-Dorfman disease in children. *J Pediatr Hematol Oncol* 26:19–24, 2004.

211. Stine KC, Westfall C: Sinus histiocytosis with massive lymphadenopathy (SHML) prednisone resistant but dexamethasone sensitive. *Pediatr Blood Cancer* 44:92–94, 2005.

212. Farquhar JW, MacGregor AR, Richmond J: Familial haemophagocytic reticulosis. *Br Med J* 2:1561–1564, 1958.

213. Henter JI, Elinder G, Soder O, Ost A: Incidence in Sweden and clinical features of familial hemophagocytic lymphohistiocytosis. *Acta Paediatr Scand* 80:428–435, 1991.

214. Henter JI, Samuelsson-Horne A, Arico M, et al: Treatment of hemophagocytic lymphohistiocytosis with HLH-94 immunochemotherapy and bone marrow transplantation. *Blood* 100:2367–2373, 2002.

215. Zhang K, Biroschak J, Glass DN, et al: Macrophage activation syndrome in patients with systemic juvenile idiopathic arthritis is associated with MUNC13-4 polymorphisms. *Arthritis Rheum* 58:2892–2896, 2008.

216. Zhang K, Chandrakasan S, Chapman H, et al: Synergistic defects of different molecules in the cytotoxic pathway lead to clinical familial hemophagocytic lymphohistiocytosis. *Blood* 124:1331–1334, 2014.

217. Allen CE, Yu X, Kozinetz CA, McClain KL: Highly elevated ferritin levels and the diagnosis of hemophagocytic lymphohistiocytosis. *Pediatr Blood Cancer* 50:1227–1235, 2008.

218. Parikh SA, Kapoor P, Letendre L, et al: Prognostic factors and outcomes of adults with hemophagocytic lymphohistiocytosis. *Mayo Clin Proc* 89:484–492, 2014.

219. Li F, Li P, Zhang R, et al: Identification of clinical features of lymphoma-associated hemophagocytic syndrome (LAHS): An analysis of 69 patients with hemophagocytic syndrome from a single-center in central region of China. *Med Oncol* 31:902, 2014.

220. Henter JI, Elinder G, Soder O, et al: Hypercytokinemia in familial hemophagocytic lymphohistiocytosis. *Blood* 78:2918–2922, 1991.

221. Imashuku S, Hibi S, Sako M, et al: Heterogeneity of immune markers in hemophagocytic lymphohistiocytosis: Comparative study of 9 familial and 14 familial inheritance-unproved cases. *J Pediatr Hematol Oncol* 20:207–214, 1998.

222. Terrell CE, Jordan MB: Perforin deficiency impairs a critical immunoregulatory loop involving murine CD8(+) T cells and dendritic cells. *Blood* 121:5184–5191, 2013.

223. Feldmann J, Le DF, Ouachee-Chardin M, et al: Functional consequences of perforin gene mutations in 22 patients with familial haemophagocytic lymphohistiocytosis. *Br J Haematol* 117:965–972, 2002.

224. Kogawa K, Lee SM, Villanueva J, et al: Perforin expression in cytotoxic lymphocytes from patients with hemophagocytic lymphohistiocytosis and their family members. *Blood* 99:61–66, 2002.

225. Jordan MB, Hildeman D, Kappler J, Marrack P: An animal model of hemophagocytic lymphohistiocytosis (HLH): CD8+ T cells and interferon gamma are essential for the disorder. *Blood* 104:735–743, 2004.

226. de Saint BG, Menasche G, Fischer A: Molecular mechanisms of biogenesis and exocytosis of cytotoxic granules. *Nat Rev Immunol* 10:568–579, 2010.

227. zu Stadt U, Rohr J, Seifert W, et al: Familial hemophagocytic lymphohistiocytosis type 5

(FHL-5) is caused by mutations in Munc18-2 and impaired binding to syntaxin 11. *Am J Human Genetics* 85:482–492, 2009.

228. zur Stadt U, Beutel K, Kolberg S, et al: Mutation spectrum in children with primary hemophagocytic lymphohistiocytosis: Molecular and functional analyses of PRF1, UNC13D, STX11, and RAB27A. *Hum Mutat* 27:62–68, 2006.

229. Chandrakasan S, Filipovich AH: Hemophagocytic lymphohistiocytosis: Advances in pathophysiology, diagnosis, and treatment. *J Pediatr* 163:1253–1259, 2013.

230. Marsh RA, Bleesing JJ, Filipovich AH: Using flow cytometry to screen patients for X-linked lymphoproliferative disease due to SAP deficiency and XIAP deficiency. *J Immunol Methods* 362:1–9, 2010.

231. Jordan MB, Allen CE, Weitzman S, et al: How I treat hemophagocytic lymphohistiocytosis. *Blood* 118:4041–4052, 2011.

232. Janka GE, Belohradsky BH, Daumling S, et al: Familial lymphohistiocytosis. *Haematol Blood Transfus* 27:245–253, 1981.

233. Horne A, Trottestam H, Arico M, et al: Frequency and spectrum of central nervous system involvement in 193 children with haemophagocytic lymphohistiocytosis. *Br J Haematol* 140:327–335, 2008.

234. Henter JI, Horne A, Arico M, et al: HLH-2004: Diagnostic and therapeutic guidelines for hemophagocytic lymphohistiocytosis. *Pediatr Blood Cancer* 48:124–131, 2007.

235. Marsh RA, Bleesing JJ, Filipovich AH: Using flow cytometry to screen patients for X-linked lymphoproliferative disease due to SAP deficiency and XIAP deficiency. *J Immunol Methods* 362:1–9, 2010.

236. Bryceson YT, Pende D, Maul-Pavicic A, et al: A prospective evaluation of degranulation assays in the rapid diagnosis of familial hemophagocytic syndromes. *Blood* 119:2754–2763, 2012.

237. Gupta A, Weitzman S, Abdelhaleem M: The role of hemophagocytosis in bone marrow aspirates in the diagnosis of hemophagocytic lymphohistiocytosis. *Pediatr Blood Cancer* 50:192–194, 2008.

238. Lehmberg K, McClain KL, Janka GE, Allen CE: Determination of an appropriate cutoff value for ferritin in the diagnosis of hemophagocytic lymphohistiocytosis. *Pediatr Blood Cancer* 61:2101–2103, 2014.

239. Lin TF, Ferlic-Stark LL, Allen CE, et al: Rate of decline of ferritin in patients with hemophagocytic lymphohistiocytosis as a prognostic variable for mortality. *Pediatr Blood Cancer* 56:154–155, 2011.

240. Janka GE, Lehmberg K: Hemophagocytic lymphohistiocytosis: Pathogenesis and treatment. *Hematology Am Soc Hematol Educ Program* 2013:605–611, 2013.

241. Ambruso DR, Hays T, Zwartjes WJ, et al: Successful treatment of lymphohistiocytic reticulosis with phagocytosis with epipodophyllotoxin VP 16–213. *Cancer* 45:2516–2520, 1980.

242. Fischer A, Virelizier JL, Arenzana-Seisdedos F, et al: Treatment of four patients with erythrophagocytic lymphohistiocytosis by a combination of epipodophyllotoxin, steroids, intrathecal methotrexate, and cranial irradiation. *Pediatrics* 76:263–268, 1985.

243. Henter JI, Samuelsson-Horne A, Arico M, et al: Treatment of hemophagocytic lymphohistiocytosis with HLH-94 immunochemotherapy and bone marrow transplantation. *Blood* 100:2367–2373, 2002.

244. Imashuku S: Treatment of Epstein-Barr virus-related hemophagocytic lymphohistiocytosis (EBV-HLH); update 2010. *J Pediatr Hematol Oncol* 33:35–39, 2011.

245. Johnson TS, Terrell CE, Millen SH, et al: Etoposide selectively ablates activated T cells to control the immunoregulatory disorder hemophagocytic lymphohistiocytosis. *J Immunol* 192:84–91, 2014.

246. Thompson PA, Allen CE, Horton T, et al: Severe neurologic side effects in patients being treated for hemophagocytic lymphohistiocytosis. *Pediatr Blood Cancer* 52:621–625, 2009.

247. Mahlaoui N, Ouachee-Chardin M, de Saint BG, et al: Immunotherapy of familial hemophagocytic lymphohistiocytosis with antithymocyte globulins: A single-center retrospective report of 38 patients. *Pediatrics* 120:e622–e628, 2007.

248. Marsh RA, Allen CE, McClain KL, et al: Salvage therapy of refractory hemophagocytic lymphohistiocytosis with alemtuzumab. *Pediatr Blood Cancer* 60:101–109, 2013.

249. Horne A, Janka G, Maarten ER, et al: Haematopoietic stem cell transplantation in haemophagocytic lymphohistiocytosis. *Br J Haematol* 129:622–630, 2005.

250. Cooper N, Rao K, Goulden N, et al: The use of reduced-intensity stem cell transplantation in haemophagocytic lymphohistiocytosis and Langerhans cell histiocytosis. *Bone Marrow Transplant* 42 Suppl 2:S47–S50, 2008.

251. Marsh RA, Kim MO, Liu C, et al: An intermediate alemtuzumab schedule reduces the incidence of mixed chimerism following reduced-intensity conditioning hematopoietic cell transplantation for hemophagocytic lymphohistiocytosis. *Biol Blood Marrow Transplant* 19:1625–1631, 2013.

252. Grom AA, Mellins ED: Macrophage activation syndrome: Advances towards understanding pathogenesis. *Curr Opin Rheumatol* 22:561–566, 2010.

253. Schulert GS, Grom AA: Macrophage activation syndrome and cytokine-directed therapies. *Best Pract Res Clin Rheumatol* 28:277–292, 2014.

254. Lau SK, Chu PG, Weiss LM: Immunohistochemical expression of Langerin in Langerhans cell histiocytosis and non-Langerhans cell histiocytic disorders. *Am J Surg Pathol* 32:615–619, 2008.

第72章
Gaucher 病和相关的脂质贮积病

Ari Zimran and Deborah Elstein

摘要

　　Gaucher 病和 Niemann-Pick 病是血液科医生最可能遇到的两类脂质贮积病，因为它们均可出现肝脾大和血细胞减少。

　　Gaucher 病是最常见的常染色体隐性遗传性脂质贮积病，德裔犹太人中发病率最高，致病基因的检出率大约为1/850 新生儿。糖苷脂酶缺陷导致葡糖脑苷脂在单核-巨噬细胞系统中贮积。1 型 Gaucher 病人没有原发性神经症状，2 型和 3 型病人可有中枢神经系统受累表现。Gaucher 病的诊断需要证实糖苷脂酶缺陷或糖苷脂酶基因突变，临床表现有肝脾大、血小板减少、贫血、骨质疏松症伴有病理性骨折和骨坏死，偶有肺浸润。许多病人特别是纯合子 N370S，可能是仍保留部分糖苷脂酶活性，尽管存在发生帕金森病的遗产危险因素但是不发生神经病变。许多 1 型 Gaucher 病人无症状或症状轻微，直到 50~60 岁时才被发现并且不需要治疗，而有些出现严重症状和体征者需要酶替代治疗（目前有三种药物）。减少底物治疗是一个口服治疗，但是存在安全性问题。目前正在对一些具有活性的成分和口服酶进行试验。

　　Niemann-Pick 病是常染色体隐性遗传性异质性疾病，

A 型和 B 型是由于鞘糖脂酶缺陷所致，而 C 型是 NPC1 或 NPC2 基因突变导致胆固醇和鞘糖脂贮积所致，NPC1 或 NPC2 基因参与了胆固醇的转运。A 型 Niemann-Pick 病是一种婴幼儿致死性疾病，表现为进行性神经病变。B 型 Niemann-Pick 病的发病相对晚，没有神经受累表现，但许多病人有肝脾大。C 型 Niemann-Pick 病表现为神经症状和肝脾大，也可以存活到成年。这些病人的骨髓中可见典型的泡沫细胞（胞质中有小的脂肪滴）和海蓝组织细胞。欧洲在 2008 年批准了底物减少治疗 C 型 Niemann-Pick 病，联合治疗也在进行试验中。

　　Fabry 病、Wolman/胆固醇酯贮积病（CESD）、GM₁-神经节苷脂沉积症是其他类型的脂质贮积病，表现为肝脾肿大。而 GM₂-神经节苷脂沉积症只有肝大。CESD 病人可以出现贫血和海蓝组织细胞。这些病人一般不是由血液科医师治疗，因此不在本章中讨论这类疾病。

简写和缩略词

cDNA，互补 DNA（complementary DNA）；ERT，酶替代治疗（enzyme replacement therapy）；MRI，磁共振成象（magnetic resonance imaging）；PC，药物伴侣（pharmacologic chaperone）；SRT，减少底物治疗（substrate reduction therapy）。

糖脂贮积病定义

　　糖脂贮积病是一类异质性疾病，因缺乏水解糖苷键的溶酶体酶导致脂肪在一个或多个组织中贮积。图 72-1 显示鞘糖脂的催化途径，并列出了不同的酶缺陷导致的疾病。每种疾病的脂质类型和组织分布具有特征性。本章主要介绍 Gaucher 病，该疾病是由于葡糖脑苷脂贮积引起，是最常见的溶酶体贮积病，最具有血液病特征。第二常见的溶酶体贮积病是 Niemann-Pick 病，有些血液病特征，是由于鞘糖脂和（或）胆固醇贮积引起。其他类型的脂质贮积病（Fabry 病、Wolman/胆固醇酯贮积病、GM₁-和 GM₂-神经节苷脂沉积症）表现为肝脾肿大，但是很少有血液学异常，本章不予介绍。

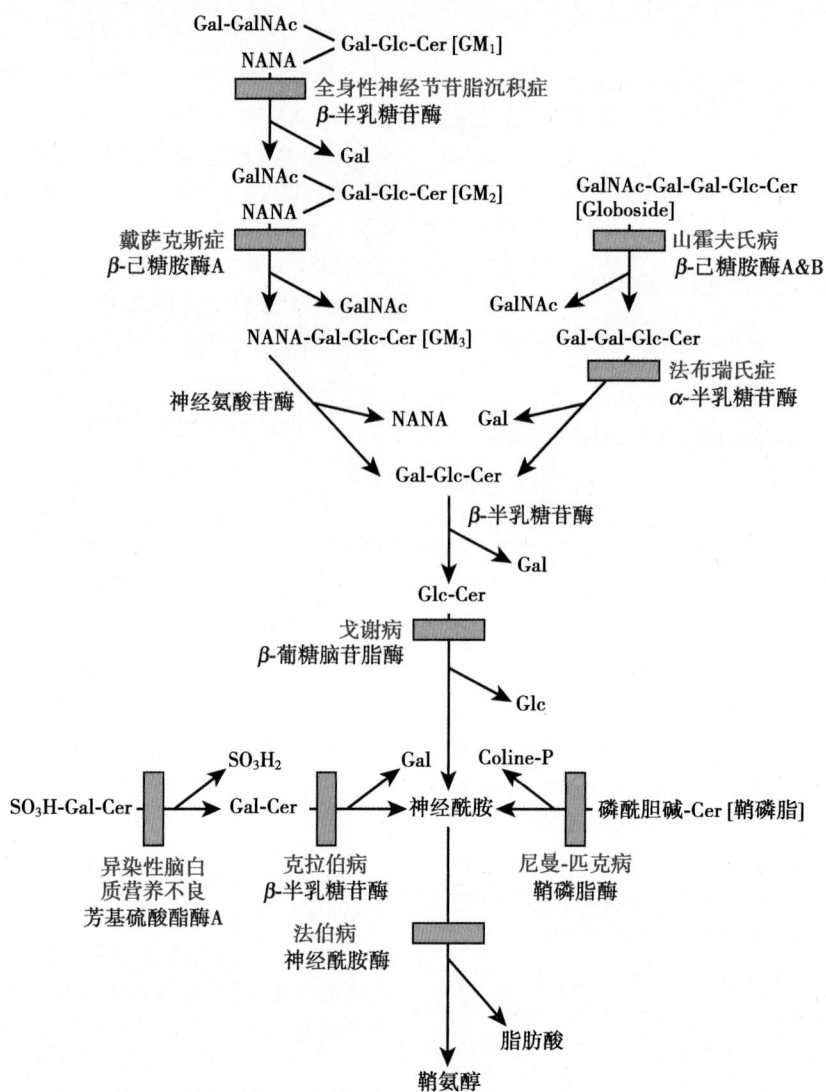

图 72-1 糖脂贮积病中累及的鞘糖脂代谢通路。实心四方形代表特异性酶的遗传性缺陷导致的通路阻断

● Gaucher 病

历史和定义

Gaucher 病最早是由 P. C. E. Gaucher 在 1882 年进行了描述，当时他认为脾脏中特殊的大细胞是原发性肿瘤的证据[1]。Gaucher 病这个名称最早在 1905 年出现，当时认识到该病是常染色体隐性遗传[2]。在 1934 年发现贮积的物质是葡糖脑苷脂[3]，在 1965 年发现该病的主要缺陷是葡糖脑苷脂酶不能降解葡糖脑苷脂[4,5]。在 1985 年通过纯化葡糖脑苷脂酶的基础上克隆出葡糖脑苷脂酶基因[6,7]，阐明了它的结构，发现了许多致病性基因突变[8]。在 1991 年开始了酶替代治疗（ERT）[9]，在 2002 年开始了葡糖脑苷脂酶底物减少治疗（SRT）。

流行病学

Gaucher 病是一个常染色体隐性遗传性疾病。尽管所有种族均可发病，I 型最常见于德裔犹太人，携带者的发生率为 1/17，预期发病率为 1/850 个新生儿[10]。两种不同类型的 Gaucher 病（3b 和 3c 型）分别在瑞典北部的 Norrbottnia[11] 和以色列 Jenin 市巴勒斯坦地区相对常见[12]。在普通人群该病的发病率估计为 1/50 000～1/100 000[13]。

德裔犹太人中 Gaucher 基因突变（N370S 和 84GG，可能 R496H[14] 以及其他类型）的发生率高并存在其他溶酶体病，提示在基础效应（founder effect）上存在选择优势。德裔犹太人表现为对结核病抵抗力更强[15]、智商更高[16]，这种选择优势尚未被证实。动物实验表明选择优势体现在血清葡糖脑苷脂水平升高，具有抗炎和免疫调节作用[17]。

病因及发病机制

酶学基础

在生长、发育、衰老的过程中，部分或全部细胞会被更新，细胞内复合物的处理需要持续的酶降解。这种降解主要发生在次级溶酶体，次级溶酶体是由初级溶酶体融合而成，这些初级溶酶体中含有摄取物的吞噬空泡。

Gaucher 病是遗传性溶酶体酶缺陷疾病，使降解糖脂的葡糖脑苷脂酶活性缺陷，导致葡糖脑苷脂在巨噬细胞内贮积，因为葡糖脑苷脂的贮积使得巨噬细胞体积变大，这些细胞就是"Gaucher 细胞"（图 72-1）。溶酶体功能异常导致代谢异常，引起细胞代谢失去平衡。这些变化可以解释在慢性脂质贮积过程中许多细胞因子和其他生物标记水平升高现象。

越来越多的证据表明，除了 glucocere brosidase 酶（GBA1）外，GBA2 和细胞膜紧密结合，可能参与 Gaucher 病的发病机制，与 GBA1 相互作用进而促进该病的发生[18~20]。

在极少见的情况下，严重的 Gaucher 病和皂角蛋白 C（saposin C）缺陷有关，皂角蛋白 C 是热稳定性葡糖脑苷脂酶的辅因子[21,22]。

Gaucher 病的遗传学基础

葡糖脑苷脂酶基因定位在染色体 1q21 上，已经发现一个假基因，它和葡糖脑苷脂酶基因具有 96% 的同源性，功能基因的下游大约 16kb 长。已经发现能够引起 Gaucher 病的 300 多种基因突变[8,23]，多数是点突变、错义突变、无义突变、移码突变、剪切位点突变，也有插入、缺失、重组突变。有些突变是功能基因和它的假基因发生重组所致[8]。2000 年以后大约 20 个基因突变得到证实[23]。

在德裔犹太人中，主要突变出现在互补 DNA（cDNA）的 1226 位置上，导致 N370S 替代（第 370 位的门冬酰胺被丝氨酸替代[24]），该突变在德裔犹太病人中大约占了 75%，在非犹太病人中的发生率大约为 30%。N370S 纯合子病人病情相对较轻，因保留部分葡糖脑苷脂酶活性而对发生神经元性病变具有"保护"作用。第二个最常见的突变几乎仅见于德裔犹太人，病人的表型更加严重，有 5~6 种常见突变，在犹太人中占 97% 左右，而在非犹太人中不到 75%[8,25~27]。尽管仍受有争议，在产前/围产期德裔犹太人中进行常见突变筛查已很普遍[28,29]。

第二个最常见突变时 L444P，主要见于 3 型病人，多见于亚洲人、阿拉伯人和 Norrbottnian 人，出现进行性心瓣膜钙化类型的 3c 型病人都是 D409H 纯合子[12]。

尽管特定的突变和临床过程有一定的相关性，但是基因型和表型的相关性不佳。通过结晶成像方法认识了葡糖脑苷脂酶的三维结构，与依据蛋白的突变位点预测疾病严重性相比，该方法并没有进一步提高对疾病严重性的预测[30]。

有些基因突变导致葡糖苷脂酶发生错误折叠，引起该酶在内质网内过早被降解[31,32]。通过对内质网中错误折叠的突变酶引起的蛋白毒性进行研究，形成分子伴侣（PCs）的治疗性调控，这些分子伴侣可以稳定突变的葡糖脑苷脂酶、允许其从内质网到高尔基体最终到溶酶体的运送。

临床特征

临床上 Gaucher 病分为三型，1 型 Gaucher 病缺乏神经病变特征，而 2 型和 3 型有神经病变特征[33]。表 72-1 总结了重要的临床、遗传学、人口学特征。尽管有人认为存在表型的连续性[34,35]，但是把 Gaucher 病分为 3 型有利于进行遗传咨询和治疗选择。

表 72-1　不同类型 Gaucher 病的特征

亚型	Type 1 无症状性	Type 1 有症状	Type 2 新生儿	Type 2 婴幼儿	Type 3 3a	Type 3 3b	Type 3 3c
常见基因型	N370S/N370S 或两个轻微突变	N370S/其他或两个轻微突变	两个无义或重组突变	一个无义和一个严重突变	无	L444P/L444P	D409H/D409H
种族倾向	德裔犹太人	德裔犹太人	无	无	无	Norbottnians；亚洲人；阿拉伯人	巴勒斯坦人；日本人
常见特征	无	肝脾大；脾功能亢进；骨痛	胎儿水肿；先天性鱼鳞病	SNGP；斜视；角弓反张；牙关紧闭	SNGP；肌阵挛；癫痫	SNGP；肝脾大；生长停滞	SNGP；心瓣膜钙化
累及 CNS	帕金森病？	无	致命性	严重	SNGP；缓慢进展的神经退化	SNGP；渐进性认知退化	SNGP；端头畸形
累及骨骼	无	轻-中（可变）	无	无	轻度	中-重；脊柱后凸（驼背）	很少
累及肺	无	轻-重	严重	严重	轻-中	中-重	很少
生命预期	正常	正常/接近正常	新生儿死亡	2 岁前死亡	儿童期死亡	中年死亡	青壮年死亡

SNGP, supranuclear gaze palsy：核上性凝视麻痹。

各型之间病情差异较大。1 型病人可能无症状，常在对德裔犹太人进行筛查时[28]或在其他血液病检查时被发现。

乏力

乏力表型比较常见，不一定和贫血有关，在一些没有贫血的病人中也可出现乏力，可能和炎性细胞因子升高有关[36]。

脏器肿大

有症状者常见脾大[37]，可以在肋下刚能触及脾脏，或者脾脏明显增大引起局部症状比如早饱或腹部不适。脾破裂或包膜下血管瘤引起的疼痛不常见。肝大也可以引起局部症状，在脾切除等严重情况下，可以出现肝纤维化和（或）肝硬化[38]伴或不伴有门脉高压。多数病人的肝功能检查正常,在合并肝脏并发症比如病毒性肝炎或自身免疫性肝炎时,肝功能可以异常,可以发生肝细胞性肝癌[39],非酒精性脂肪肝发生率增加[40]。

淋巴结病变

淋巴结病变已经有报道[41],包括一种严重的蛋白丢失类型[42],是临床需要处理的问题。

出血

常见症状有鼻出血、易擦伤、外科或牙科手术后容易出血,这些表现常与 Gaucher 细胞引起的脾功能亢进或骨髓浸润引起

的血小板减少有关,有时也与血小板功能异常和凝血因子活性减少有关[43~45]。凝血因子缺乏也可能因为肝病或凝血消耗所致。

贫血

血红蛋白下降主要由脾功能亢进引起,贫血的其他因素包括铁缺乏、维生素 B_{12} 缺乏、自身免疫性溶血[46,47]。

Gaucheromas

"Gaucheromas"(图 72-2)可能源于骨外并且类似一个恶性过程,有时在有创性手术发生出现情况。

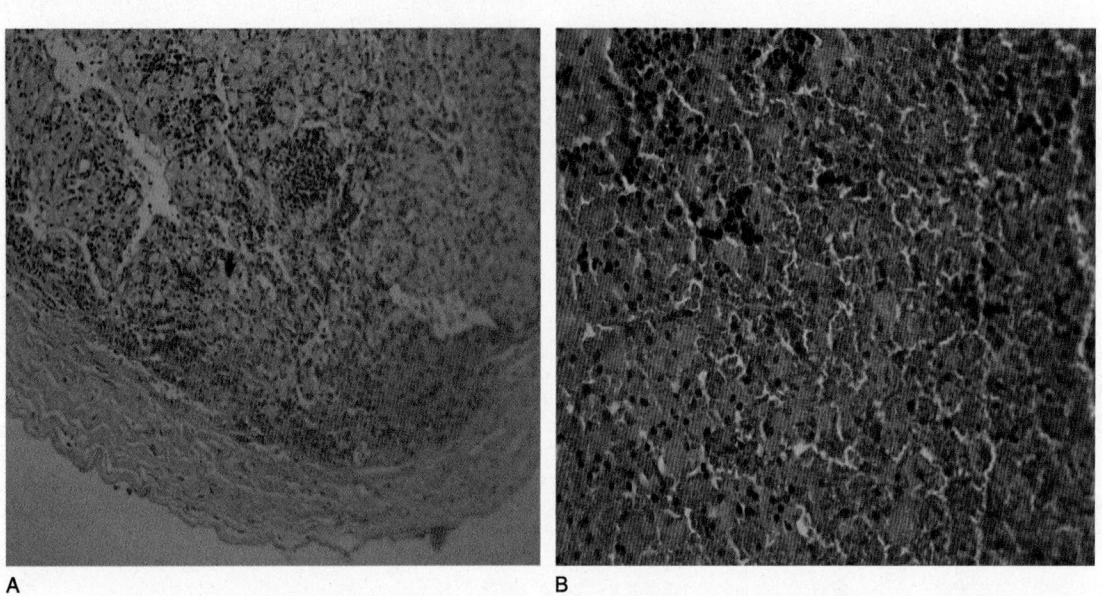

图 72-2　A."Gaucheromas"的组织切片可见出血性成分、有核红细胞被纤维包裹,B.组织切片的高倍视野下观察到有核红细胞和 Gaucher 细胞

肺部疾病

有些严重肺累及病人可出现严重肺疾病伴发绀和杵状指,文献描述了 Gaucher 细胞引起的肺浸润[51,52]。许多病人心电图显示有轻度肺动脉高压[53],脾切除病人可能发生严重的肺动脉高压[54]。但是在儿童中没有报告[55],可以出现肺功能检查异常,大约 2/3 病人有弥漫功能下降[56]。

骨病

骨骼累及是有症状病人常见的并发症,病变可以累及任何长骨[57]。可见骨质脱钙和梗死引起的斑片区(图 72-3A)、股骨远端增宽("锥形瓶"异常)非常常见(图 72-3B)。骨代谢标记显示骨吸收显著[58],导致骨破坏的机制尚不清楚。儿童可以出现骨龄延迟和出牙延缓[59]。骨痛可能是 Gaucher 病最棘手的症状。骨痛和骨的病理过程有关,放射线、MRI 和 CT 可以显示骨的病变,有时表现一过性剧烈骨痛伴有局部或全身急性炎症表现(图 72-3D)。股骨头无菌性坏死和椎体压缩特别常见(图72-3C、E)。

妇科和生育

妇科和产科问题也比较常见,多于出血倾向加重有关[60],这

也是女性病人容易得到诊断的原因。常见月经初潮延迟或月经过多,有报道习惯性流产的风险增加[61]。对于男性和女性的生育并不影响。

眼科疾病

除了脾脏、肝脏、骨、肺等脏器外,其他器官也可受累。眼角膜巩膜缘可见由 Gaucher 细胞组成的褐色物质,形成睑裂黄斑和翼状胬肉[62]。眼部少见的表现有眼葡萄膜炎和视网膜前白斑[63]。

肾脏病

肾脏症状较为罕见,文献中有肾病综合征和肾细胞癌的个案报道[64],许多病人似乎存在良性肾脏高滤过[65]。

神经系统表现

神经症状是 2 型和 3 型 Gaucher 病的特征[66],最突出和特征性表现是眼球运动障碍,特别是凝视麻痹(SNGP)[67]。2 型病人可以出现颈部肌肉张力增加表现为角弓反张、延髓症状、肢体强直、癫痫、手足舞蹈症。这些病人中 SNGP 表现为固定性斜视,在 2~3 岁时病人死亡,而严重的 3a 型病人可以生存更长时间,这和 2 型容易鉴别。3a 型病人表现为进行性神经异常

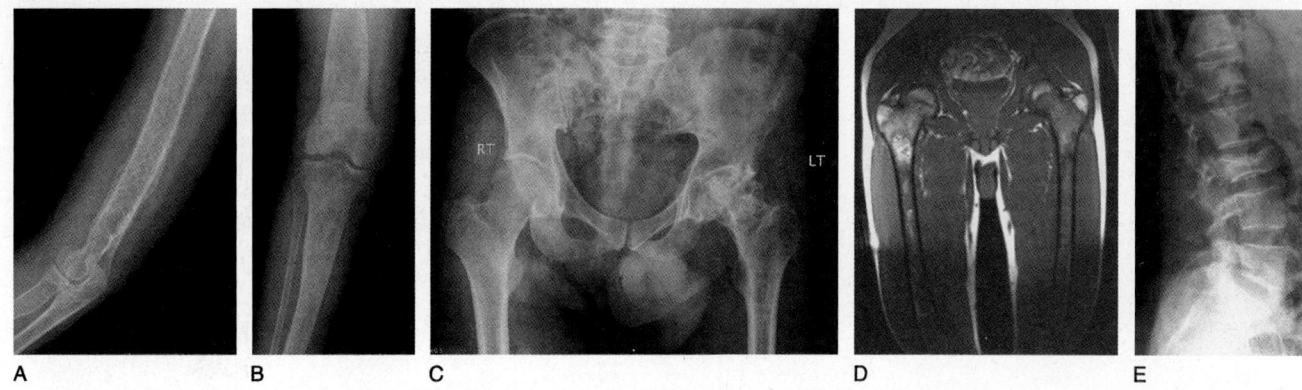

图 72-3　Gaucher-相关的骨骼变化，(A)弘骨的人字形骨折(B)股骨近端 Erlenmeyer flask 畸形(C)左侧臀部骨坏死的 X 线(D)右股骨骨折 2 周后的骨盆和股骨核磁共振成像。股骨小转子水平可见骨水肿，双侧股骨可见慢性骨髓信号异常(E)椎体压缩

比如肌阵挛和痴呆[68]。3b 型病人表现为进行性内脏和骨骼受累，神经病变多数表现为水平性 SNGP[68]。3c 型病人表现为 SNGP、轻微内脏受累、进行性心瓣膜和大动脉钙化[12,68~70]。

1 型病人可有神经异常如外周神经病[71~72]，病人和杂合子携带者中帕金森病发生率增高[73~77]。与对照相比，纯合子突变者发生帕金森病的风险增加 13.6 倍，而良性突变者发生帕金森病的风险增加 2.2 倍[78]。一项荟萃分析也证实葡糖脑苷脂酶基因突变和帕金森病的发生具有较强相关性[78,79]。

容易感染

和一般人群相比，Gaucher 病人中容易发生感染，特别是脾脏切除、严重型病人，有些同时存在中性粒细胞趋化功能缺陷[80,81]。骨关节手术后常发生细菌性滑膜炎。儿童生长迟缓比较常见[82]，但是在青春期可以出现代偿性"快长"[83]。

肿瘤易感性

发生肿瘤特别是淋巴增殖性疾病的比例更高[84,85]，包括骨髓瘤[84,85]、其他血液系统肿瘤[86]、肝细胞肝癌、肾细胞癌等[87]。可能 IL-6 水平增加所致骨髓瘤的发生增加[88]，而难以解释其他肿瘤的发生。有些肿瘤很少发生[87]。ERT 能否影响肿瘤的发生尚无定论。

实验室特征

血细胞计数

Gaucher 病人的血细胞计数可以正常，也可以因脾功能亢进出现细胞减少。常表现为正细胞、正色素性贫血，血红蛋白很少低于 80g/L。贫血病人的网织红细胞计数轻度增加，白细胞可以减少到 1.0×10^9/L 以下，白细胞常轻度减少。血细胞分类正常，但是脾切除病人的淋巴细胞明显增多。白细胞趋化缺陷容易导致细菌感染[80]，通过酶替代治疗后白细胞趋化缺陷可以纠正[89]。单核细胞功能异常也有报道[81]。血小板减少常比贫血更加明显[46]。对于未行脾脏切除并且血小板正常病人，出现贫血可能不是 Gaucher 病所致，需要寻找其他原因。病情轻微病人中血小板也可以明显减少。在脾切除病人常表现为贫血而血小板正常，白细胞和血小板计数常高于正常值。脾切除病人可以见到红细胞大小明显不等、异红细胞增多、靶形红细胞、

有核红细胞和 Howell-Jolly 小体。在骨危象发生时可见白细胞增多、血小板增多、血沉升高。可见到其他炎症标记异常：纤维蛋白原水平升高、C 反应蛋白升高、红细胞的黏附和聚集功能增加[90,91]。

其他血液学指标

巨噬细胞活化[41,42]或肝脏受累时可以引起凝血因子异常。脂质在血小板上贮积，可导致化验时出现因子IX缺陷的假象[92]。因子XI缺陷在德裔犹太病人中较为常见，因为因子XI缺陷在该种族人群中发生率高[93]。

血小板黏附或聚集功能缺陷可以导致出血倾向[33]，在外科手术或牙科手术和劳动时需要检查血小板功能[44,94]。

生化和免疫

常规生化检查可能全部正常，在合并严重疾病、脾切除、并发症(乙型肝炎、丙型肝炎、自身免疫病)情况下可以出现肝功能异常。胆石症的发生率增加[95,96]，可以发现胆石存在。肾功能检查通常正常[64]。

许多病人有多克隆丙种球蛋白血症。在 Gaucher 病人中单克隆丙种球蛋白血症的发生率为 1%~20%，特别是老年病人中发生率高[79~82]有报道自身抗体水平增加[97]，可能提示合并自身免疫病如桥本甲状腺炎、类风湿关节炎、溶血性贫血。

生化指标异常被认为是 Gaucher 病的重要检测指标。以前曾用其他指标如血清磷酸酶、血管紧张素转换酶、血清铁蛋白、其他裂解酶如 β-半乳糖苷酶、β-葡糖醛酸酶。在其他和葡糖脑苷脂贮积相关性好的生化指标中，最常用的是壳三糖苷酶[98]，该酶在健康受试者中检测不到(其生理功能不清楚)，而在 Gaucher 病人中升高，常高达几千倍。壳三糖苷酶监测非常有用，对于初诊病人可以评价病情是否稳定或恶化，对于治疗后病人可以判断疗效。壳三糖苷酶水平的变化比本身绝对值的多数更有意义。大约 6% 的病人中检测不到壳三糖苷酶，这时可以检测 CCL18[趋化因子(C-C 基序)配体 18]/PARC，CCL18/RARC 主要是由 Gaucher 细胞产生[99]。

葡萄糖脑苷脂(lyso-Gb1)是更为敏感和特异性指标[100]，重复性好。因为出血或慢性炎症可以引起血清铁水平下降。

有报道显示病人存在维生素 B$_{12}$[101]和维生素 D 缺乏[102]。

Gaucher 细胞

Gaucher 细胞主要见于骨髓、脾脏、肝脏(图 72-4),细胞较小,常见异常核,伴有特征性卷曲状或条纹状胞质。细胞质可被 PAS 染色。电子显微镜可见胞质含有纺锤状或棒状膜包裹内涵小体,直径在 0.6～4μm,包括许多小的微管,直径为 130～750Å,主要是由扭曲折叠的染色阴性物质组成[103]。

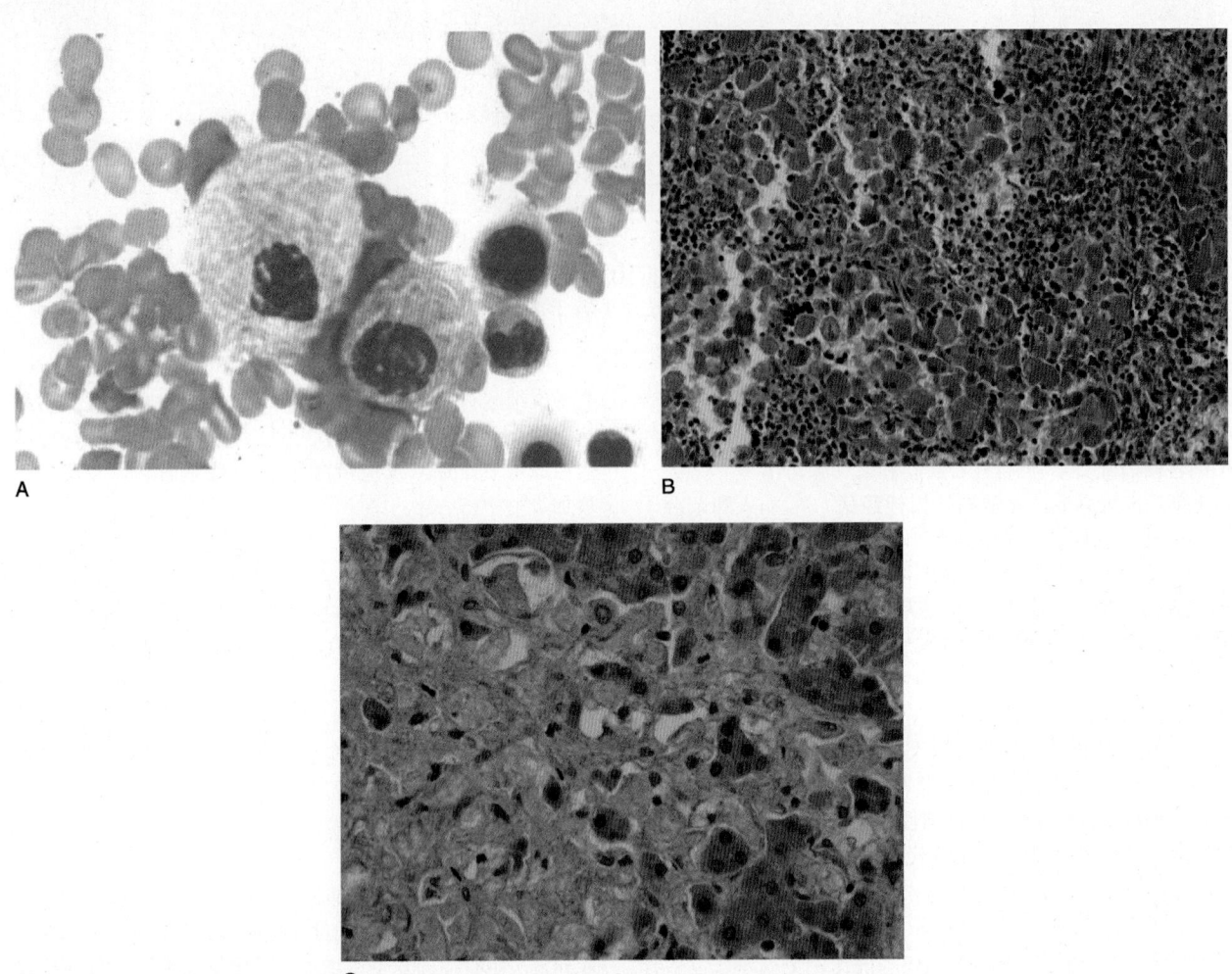

图 72-4　A. Gaucher 病人骨髓中的"Gaucher 细胞"胞。B. Gaucher 病人脾脏组织见到明显的 Gaucher 细胞浸润。C.肝脏中 Gaucher 细胞浸润(浅红细胞)

鉴别诊断

诊断

出现临床特征和长期脾大情况时要考虑 Gaucher 病的诊断,对于儿童出现急性或慢性骨痛、脾大、血小板减少、频繁鼻出血、生长停滞或者任何年龄病人出现大关节处非外伤性缺血性坏死情况下,也要考虑 Gaucher 病的诊断。

该病确诊的金标准是白细胞[104,105]、培养的成纤维细胞、产前诊断时的羊水细胞中葡糖脑苷脂酶活性下降。检测葡糖脑苷脂酶时也要同时作突变分析,有助于判断预后,同时也可以检测家族携带者。PCR 方法可以快速检测常见的 5～7 个突变,特别是在德裔犹太人中进行第一次筛查时较为常用,但是强烈推荐全基因组测序来进行分子诊断[106]。

只有当需要排除其他血液病时才进行骨髓穿刺[94,105]。

Gaucher 细胞常较少,需要在低倍镜下观察全片来寻找。在光学显微镜下,和典型 Gaucher 细胞容易混淆的细胞也可见于慢性髓细胞白血病、霍奇金病、骨髓瘤和 AIDS。这些病人对于葡糖苷脂催化能力并不下降,但是进入到巨噬细胞中的糖苷脂量超过其对葡糖脑苷脂的水解能力,形成"假Gaucher 细胞"。

可用羊水细胞检测葡糖脑苷脂酶活性[104]、羊水细胞或绒毛膜细胞的 DNA 进行已知突变检测来进行产前诊断。

杂合子检测

Gaucher 病杂合子病人的骨髓中没有 Gaucher 细胞,也不具有 Gaucher 病的特征。葡糖脑苷脂酶活性减少到正常值 50% 左右可以证实存在携带者状态。然而,有时杂合子的酶活性和正常值有重叠,这时只有通过突变检测才能诊断杂合子状态。目前有许多方法用无创性手段来诊断类似 Gaucher 病等单基因病,最有前途的是分子检测胎儿 DNA[107]。

治疗

对症治疗

脾大的症状和体征(比如全血细胞减少、早饱、腹部不适、儿童生长阻滞)可以通过脾切除来解决。由于酶替代治疗非常有效,脾切除应当作为最后选择,另外脾切除也可以导致肝脏和骨骼并发症发生、增加感染风险。部分脾切除的疗效尚未得到证实[90]。

骨骼病变可致骨折或骨坏死(图72-3D),这时需要整形外科。关节置换通常是安全的,可以恢复好的关节功能和生活质量。关节置换的成功有赖于术前评价出血倾向、预防性抗生素(特别是脾切除病人)[108]。

应当纠正铁、维生素 B_{12} 和维生素 D 的缺乏,接受双磷酸盐治疗的骨质疏松病人应当补充钙[109]。对于骨髓衰竭病人出现贫血时可以给予促红素治疗[110]。

酶替代治疗(ERT)

自从 20 世纪 70 年代中期就开始尝试酶替代治疗,但是没有成功。直到把糖从提取物中去除、暴露内部甘露糖残基后才获成功。通过甘露糖受体把酶送到巨噬细胞 9。阿糖脑苷酶(Ceredase)是第一个终止甘露糖的胎盘来源酶,在 1991 年获得批准。1994 年推出重组形式的伊米苷酶(Cerezyme)[111],2009 年批准了两个酶提取物,一个具有良好的天然酶序列,另外一个是从植物提取,目前已经完成三期临床试验[112,113]。taliglucerase alfa 正在进行二期临床试验,该药物为口服剂型。

酶替代治疗的疗效非常满意[9,111~116]。酶替代治疗(15~60U/kg,每周 2 次)6 个月内常见脾脏和肝脏体积缩小、血红蛋白和血小板计数增加。巨脾病人的血小板恢复需要的时间较长,两年内可以明显升高。即使给予的酶剂量、疾病的主要特征和指标水平不同,多数病人经过相同方案治疗后均能获得病情稳定[116]。

骨骼病变的改善较慢并且疗效难以预测,因此最好是在发生不可逆并发症之前给予酶替代治疗,一旦发生骨坏死和溶骨性破坏,再用酶替代治疗无效。许多显像方法特别是 MRI 用来评价骨骼状态。定量化学移位成像是反映骨髓变化的最敏感方法,并且能够反映酶替代治疗后的变化(图72-5)[117],但是这种检测方法开展的单位极少。

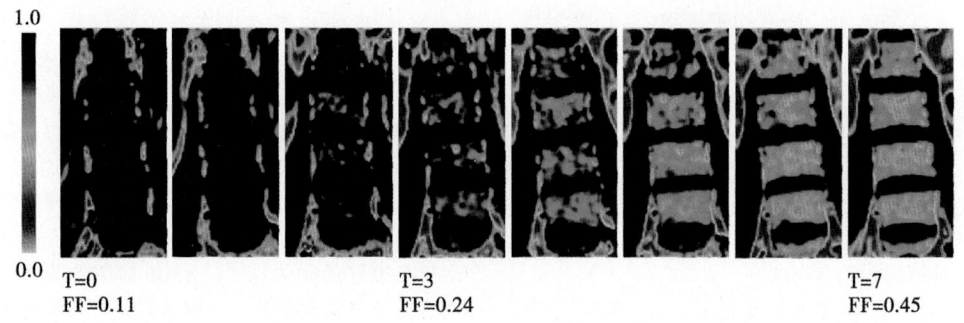

图 72-5 一例 1 型 Gaucher 成人病人的定量化学位移成像显示脂肪比例 Color-coded fat,经过特异性治疗后每年监测显示脂肪成分增长(平均值 1994 = 0.11;平均值 2001 = 0.45)

酶替代治疗有时可以改善肺部病变。因为酶是大分子,不能通过血脑屏障,因此不能改善神经病变[118,119]。

所有 ERTs 治疗安全性好,副作用少并且常常是短暂的[112,113,120]。超敏反应很少发生,罕见过敏反应的病例。但是出现这种情况的多数病人可以继续治疗,可用或不用糖皮质激素和抗组胺药物。治疗过程中有一些病人产生中和型抗体。

另外一个副作用是体重增加,可能导致胰岛素抵抗和发生代谢综合征[121]。酶替代治疗的安全性很好,许多病人在家进行治疗[122]。许多女病人甚至在妊娠期和哺乳期可以继续接受酶替代治疗[123,124]。另外,当从伊米苷酶换成 velaglucerase alfa[125]或者 taliglucerase alfa[126]不影响疗效。

伊米苷酶的两个最大缺点是终生静脉治疗、费用高昂。指南和(或)专家意见推荐酶替代治疗时剂量相对高[127~128]。对多数有症状病人,酶替代剂量大于每月 30U/kg 的情况下无需调整剂量,对于无症状的 1 型病人不鼓励进行酶替代治疗[129]。

减少底物治疗

抑制葡糖脑苷脂合成被看作是"减少底物治疗"[130],在 20 世纪 70 年代认为,减少神经酰胺和葡萄糖形成葡糖脑苷脂对控制疾病有益[130,131]。在一系列葡糖脑苷脂合成酶抑制剂中,只有美格鲁特(miglustat, N-丁酰脱氧野尻霉素, Zavesca)被欧洲药物管理局或美国 FDA 批准用于不适合或不具备酶替代治疗适应证的病人[130],这是因为和酶替代治疗相比,美格鲁特疗效稍差并且安全性不如酶替代治疗好,副作用包括神经毒性、震颤、记忆力下降。美格鲁特的开始剂量为 100mg,每天 3 次口服,可以有效地使 Gaucher 病人肝脾大缩小[132]。美格鲁特的疗效是剂量依赖性,低剂量(每天 3 次,每次 50mg)治疗的疗效稍逊,同时副作用发生率并不减少[133]。美格鲁特也被试用于以前接受伊米苷酶治疗病人的维持治疗[133]。美格鲁特也可以治疗 3 型病人,因为该药分子量小可以通过血脑屏障进而影响神经信号。然而一项临床试验中该药没有达到主要观察终点标准,没有获得神经病变的 Gaucher 病的适应证。

另外一个 SRT 药物神经酰胺类似物 eliglustat tartrate[134]已经获得美国 FDA 的批准。然而和 ERT 相比完全性和有效性方面稍逊[135]。2 期研究的长期随访结果和 3 个 3 期研究的数据[136]均证实了该药的疗效,因不能通过血脑屏障只能用于 1 型病人。

分子伴侣治疗

治疗溶酶体贮积病的新方法是"分子伴侣治疗"。该治疗方法是基于体外实验的基础上,实验发现有些葡糖脑苷脂酶可以发生折叠错误,形成的突变体在从内质网运输到溶酶体之前发生破坏[137,138]。应用一个可逆抑制剂有希望稳定突变的酶,使它运输到溶酶体时不失去活性。第一个分子伴侣治疗的临床试验显示可以增加细胞和组织的酶活性[139],然而在 2 期临床试验中 18 个 1 型病人中有效的只有 1 个病人[140]。

另外一个分子伴侣 ambroxol 正在 1 型病人中进行探索性研究[141],准备对 3 型病人进行临床试验。

器官移植

因为巨噬细胞来源于造血干细胞,异基因骨髓移植有希望治愈 Gaucher 病。尽管对骨髓移植抱有希望,但是移植短期高风险使病人望而生畏,影响了病人来源。有效的酶替代治疗又进一步限制了骨髓移植的应用。少数肝衰竭病人已经进行了肝移植治疗[142]。

病程及预后

发病年龄、临床表现的严重性、进展程度和基因型部分相关。具有 N370S 突变的纯合子病人发病年龄相对晚、临床表现相对轻、病情相对稳定。相反,N370S 和一个"严重"突变(N370S/84GG 或 N370S/L444P)的杂合子病人常在儿童期发病,不经治疗病情逐渐恶化,常出现骨骼并发症[108,143,144]。L444P 突变的纯合子病人发生神经系统症状和体征,并且寿命缩短[65]。

尽管病人的基因型是预后的基础,但是相同基因型病人可以表现出差异性。酶替代治疗改变了该病的自然病程,使得多数病人可以正常生长和发育,即使那些具有"严重"基因型的病人也是如此。尽管接受酶替代治疗,有些病人仍会出现骨骼并发症,有时也并发骨髓瘤和帕金森病[120]。

在酶替代治疗问世前,严重的 1 型和 3 型病人早年就死于肝病、出血或败血症。酶替代治疗问世后主要死因是肿瘤、心血管疾病、脑血管疾病[145]。2 型病人死因常常是神经并发症,多在 4 岁内死亡[65],也存在一个致命性新生儿变异类型。完全缺乏葡糖脑苷脂酶的病人可能无法生存。

● NIEMANN-PICK 病

历史和分类

在 1914 年,柏林儿科医生 Niemann 报告了一例类似不典型 Gaucher 病的婴儿,发病早、进展快并且在 18 个月死亡[146]。1927 年 Pick 把这类起病快、进行性神经退行性变的婴儿疾病划分为一个单独疾病类型[147]。第一例被诊断的成人患者有明显的肝脾大,但无神经受累。该病贮积的磷脂是鞘磷脂。在 1966 年,在一例 Niemann-Pick 病人中证实存在鞘磷脂酶活性缺陷[148]。Niemann-Pick 病不是单一疾病,它包括鞘磷脂贮积的一组疾病。A 型和 B 型是该病的经典类型,分别代表婴儿发病的神经病变类型和晚期发病的非神经病变类型[149]。C 型是 Niemann-Pick 病的最常见类型,是胆固醇转运障碍所致的神经病变性疾病,常在儿童早期发病[150]。C 型疾病中鞘磷脂酶基因正常,但是可以发生 NPC1 或 NPC2 基因突变,这两个基因翻译的蛋白和胆固醇转运步骤密切相关。D 型曾一度特指发生在加拿大新斯科舍省(Nova Scotia)的病人[151],但是这些病人也存在 NPC1 基因突变,这个类型已不再应用。

流行病学

A 型和 B 型 Niemann-Pick 病是酸性鞘磷脂酶缺陷所致,所有种族均可发病。在德裔犹太病人中 A 型疾病的发生率高,携带率大约为 1/90[152]。德裔犹太病人中三种基因突变占了 90%。B 型常见于 Mahgreb 地区和阿拉伯半岛 130,在土耳其病人中三种基因突变占了 75%,在阿拉伯病人中两种基因突变占了 85%。C 型在加拿大的 Nova Scotia 省[153]、美国 Upper Rio Grande Valley 的西班牙人群[154]、西欧人群中相对常见[155]。在欧洲 C 型 Niemann-Pick 病的发病率估计为 1/(120 000 ~ 150 000)[156]。

病因及发病机制

A 型和 B 型是常染色体隐性遗传性疾病,鞘磷脂酶基因突变导致其功能丧失[157]。鞘磷脂酶的功能是裂解神经酰胺和磷酰胆碱之间的连接键(图 72-1)。无义突变似乎引起更加严重的 A 型疾病,而错义突变发生在相对较轻的 B 型病人中[157]。鞘磷脂酶被认为是凋亡途径的一个环节,通过鞘磷脂产生神经酰胺[158],但是目前尚未证实疾病严重性和该途径的相关性。

C 型疾病也是一个常染色体隐性遗传性疾病,是由于 NPC1[159,160] 或 NPC2137 中任一基因突变所致。编码这些基因的蛋白功能尚不清楚,但推测和细胞内胆固醇的转运有关[137,138]。NPC1 基因编码一个多次跨膜蛋白,该蛋白局限于晚期内涵体。NPC2 是可溶性蛋白。NPC1 突变占了 95% 的病例[161]。只有少数 NPC2 突变病人出现新生儿严重肝脏和肺部受累、进行性神经受累(4 岁时死亡)。有一种青少年病人类型,其基因型和表型具有很好的相关性[162]。NPC1 缺陷和 III-P13K/beclin-1 复合物诱导的自噬有关[163]。该病存在天然的鼠动物模型[164]。

病理和临床表现

各种类型 Niemann-Pick 病的组织病理学特征是可见泡沫状组织细胞(图 72-6),这些细胞主要见于淋巴组织,也可见于全身其他部位。泡沫细胞主要含有鞘磷脂和胆固醇,在 C 型疾病胆固醇的贮积最明显。

A 型主要在婴儿发病,出生后几个月内出现体重增加、腹部增大、发育延迟。患儿常不能坐立并且部分身体能力丧失,可以出现失明和耳聋。有些患儿表现为不明原因的黄疸。在出生后第二年患儿仍旧躺卧在床、四肢无力、腹部因肝脾大而增大、轻度淋巴结肿大,常有小的黄瘤。可以出现骨病变。

B 型疾病常在 10 岁内发病,有肝脾大,但是可能直到成年才被发现,通常没有神经系统症状,肺部浸润较为常见,和 A 型疾病的不同之处是缺乏樱桃红的皮疹和存活时间更长。有时在骨髓中可见海蓝组织细胞,许多病人在证实鞘磷脂酶缺陷之前被诊断为海蓝组织细胞增多症[165]。

C 型病人常有新生儿黄疸、早期发育正常但后来延迟、痴呆、运动失调、发育困难、张力异常、癫痫、特殊的神经认知能力缺陷[165]。常见肝脾大[149]。C 型疾病可见于任何年龄阶段,也有 70 多岁发病者[165]。但是对该病的"经典"描述是婴幼儿肌张力障碍性类脂沉积、新生儿黄疸和肝脾大。在婴幼儿肝脾大可以是该病的唯一表现,发病晚的病人可以出现多种表现,但是精神异常最为突出[165]。

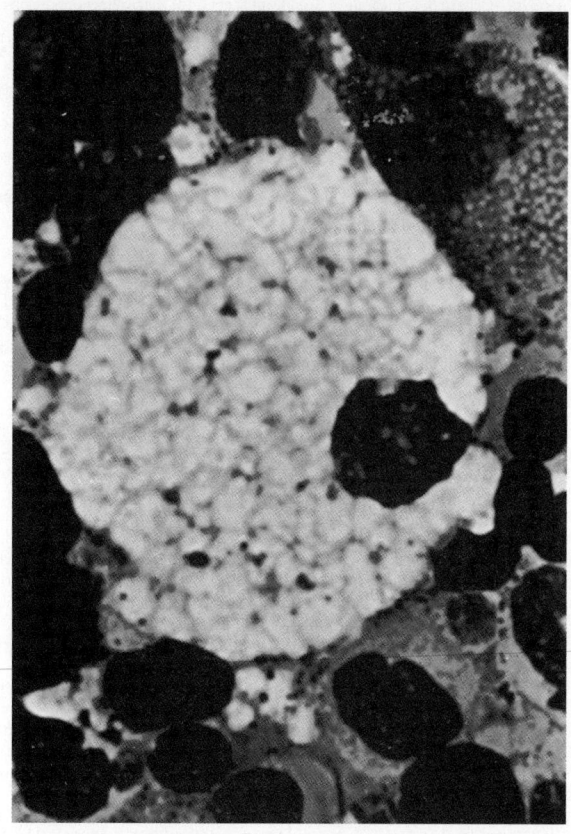

图 72-6　Niemann-Pick 病人骨髓中典型的泡沫细胞

实验室特征和鉴别诊断

血红蛋白可以正常或有轻度贫血。大约 75% 的淋巴细胞中包含 1~9 个直径 2μm 的空泡,电镜证实这些空泡是充满脂质的溶酶体[166]。骨髓可见典型的泡沫细胞,直径为 20~100μm,小空泡在胞质中散在分布(图 72-6),泡沫细胞 PAS 染色较淡。没有染色的细胞在相差显微镜观察下可以清楚见到 Niemann-Pick 泡沫细胞胞质中的空泡,这和 Gaucher 细胞不同。在脾脏和骨髓中可见海蓝组织细胞[158,164]。

A 型和 B 型 Niemann-Pick 病和其他疾病的鉴别之处在于,证实脂质为鞘磷脂或者在白细胞/培养的成纤维细胞中证实存在鞘磷脂酶缺陷[166,167]。A 型病人白细胞/培养的成纤维细胞的鞘磷脂酶活性小于正常的 5%。B 型病人白细胞/培养的成纤维细胞的鞘磷脂酶活性是正常的 2%~10%。针对鞘磷脂酶的单特异性抗体可用于 A 型和 B 型的鉴别[168]。通过对培养的成纤维细胞的鞘磷脂酶活性检测可以发现杂合子[169]。

在 C 型疾病,只有见到泡沫细胞才提示诊断[170]。

治疗

A 型和 B 型 Niemann-Pick 病尚无有效治疗方法。但最近有一个 1b 期临床试验的结果发现 ERT 治疗 B 型病人有效,并继续开展 2 期临床试验[171]。

出现脾功能亢进前其他临床表现常导致死亡,故脾切除很少有机会采用。肝移植可以纠正 A 型疾病的肝脏病变,但是长期益处甚微[172]。与此相似,骨髓移植也不能减轻 B 型病人的神经恶化[173],也不能改变 C 型病人的病程[174]。也有研究者尝试对

基因敲除的 B 型疾病小鼠模型进行体细胞基因治疗[175],能有效减轻内脏病变,但是对神经症状无效。

底物减少治疗试用于 1 例 C 型病人[176],美格鲁特可以减少鞘糖脂[130],尽管对胆固醇代谢无效,但可以使异常脂肪转运得到纠正[177],提示鞘糖脂贮积是 C 型疾病的一个基本病变事件。

最近开展了一项开放性 12 个月的临床试验,纳入病人为 C 型婴幼儿和成年病人,美格鲁特剂量为每次 200mg,每天 3 次,试验治疗时间从 12 个月扩增到 66 个月,有些儿童显示病情改善或稳定[177]。鉴于对成人和儿童[179]的长期疗效的验证,美格鲁特已经被许多国际批准上市,可以改善神经系统症状,比如行走、操作、表达和吞咽等[177~179]。

病程及预后

A 型 Niemann-Pick 病人的预后极差,基本上在 3 岁之前死亡。B 型病人可以存活到儿童期和成年,有望得到疾病特异性 ERT 治疗。C 型病人常在十几岁死亡,有些病情较轻的病人的寿命可以正常。近年来随着对疾病特异性羟固醇的识别[180]和异常折叠酶变异体的发现[181],为 C 型病人的治疗提供了新的希望。

翻译:主鸿鹄　　互审:吴德沛　　校对:黄晓军

参考文献

1. Gaucher PCE: De L'epithelioma Primitif de la Rate, Hypertrophie Idiopathique del la Rate San Leucemie. University of Paris, Paris, 1882.
2. Brill N, Mandelbaum F, Libman E: Primary splenomegaly-Gaucher type. Report on one of four cases occurring in a single generation in a family. Am J Med Sci 129:491, 1905.
3. Aghion H: La maladie de Gaucher dans l'enfance [PhD thesis]. Paris, 1934.
4. Brady RO, Kanfer JN, Shapiro D: Metabolism of glucocerebrosides: II. Evidence of an enzymatic deficiency in Gaucher's disease. Biochem Biophys Res Commun 18:221, 1965.
5. Patrick AD: Short communications: A deficiency of glucocerebrosidase in Gaucher's disease. Biochem J 97:17C, 1965.
6. Sorge J, West C, Westwood B, Beutler ED: Molecular cloning and nucleotide sequence of human glucocerebrosidase cDNA. Proc Natl Acad Sci U S A 82:7289, 1985.
7. Horowitz M, Wilder S, Horowitz Z, et al: The human glucocerebrosidase gene and pseudogene: Structure and evolution. Genomics 4:87, 1989.
8. Hruska KS, LaMarca ME, Scott CR, Sidransky E: Gaucher disease: Mutations and polymorphism spectrum in the glucocerebrosidase gene (GBA). Hum Mutat 29:567, 2008.
9. Barton NW, Brady RO, Dambrosia JM, et al: Replacement therapy for inherited enzyme deficiency—Macrophage-targeted glucocerebrosidase for Gaucher's disease. N Engl J Med 324:1464, 1991.
10. Beutler E, Nguyen NJ, Henneberger MW, et al: Gaucher disease: Gene frequencies in the Ashkenazi Jewish population. Am J Hum Genet 52:85, 1993.
11. Svennerholm L, Erikson A, Groth CG, et al: Norrbottnian type of Gaucher disease—Clinical, biochemical and molecular aspects: Successful treatment with bone marrow transplantation. Dev Neurosci 13:345, 1991.
12. Abrahamov A, Elstein D, Gross-Tsur V, et al: Gaucher's disease variant characterized by progressive calcification of heart valves and unique genotype. Lancet 346:1000, 1995.
13. Meikle PJ, Fuller M, Hopwood JJ: Gaucher Disease: Epidemiology and screening policy, in Gaucher Disease, edited by AH Futerman, A Zimran, p 321. CRC Press, Boca Raton, FL, 2007.
14. Bronstein S, Karpati M, Peleg L: An update of Gaucher mutations distribution among Ashkenazi Jewish population: Prevalence and country of origin of the mutation R496H. Isr Med Assoc J 16:683, 2014.
15. Kannai R, Elstein D, Weiler-Razell D, Zimran A: The selective advantage of Gaucher's disease: TB or not TB? Isr Med Assoc J 30:911, 1994.
16. Cochran G, Hardy J, Harpending H: Natural history of Ashkenazi intelligence. J Biosoc Sci 38:659, 2006.
17. Ilan Y, Elstein D, Zimran A: Glucocerebroside-an evolutionary advantage for patients with Gaucher disease: A new immunomodulatory agent. Immunol Cell Biol 3:407, 2009.
18. Boot RG, Verhoek M, Donker-Koopman W, et al: Identification of the non-lysosomal glucosylceramidase as beta-glucosidase 2. J Biol Chem 282:1305, 2007.
19. Yildiz Y, Hoffmann P, Vom Dahl S, et al: Functional and genetic characterization of the non-lysosomal glucosylceramidase 2 as a modifier for Gaucher disease. Orphanet J Rare Dis 8:151, 2013.
20. Mistry PK, Liu J, Sun L, et al: Glucocerebrosidase 2 gene deletion rescues type 1 Gaucher disease. Proc Natl Acad Sci U S A 111:4934, 2014.
21. Schnabel D, Schröder M, Sandhoff K: Mutation in the sphingolipid activator protein 2 in a patient with a variant of Gaucher disease. FEBS Lett 284:57, 1991.
22. Tylki-Szymaska A, Czartoryska B, Vanier MT, et al: Non-neuronopathic Gaucher disease due to saposin C deficiency. Clin Genet 72:538, 2007.
23. Lieberman RL: A guided tour of the structural biology of Gaucher disease: Acid-β-glucosidase and saposin C. Enzyme Res 2011:973231, 2011.

24. Fairley C, Zimran A, Phillips M, et al: Phenotypic heterogeneity of N370S homozygotes with type I Gaucher disease: An analysis of 798 patients from the ICGG Gaucher Registry. *J Inherit Metab Dis* 31:738, 2008.
25. Beutler E, Gelbart T, Kuhl W, et al: Mutations in Jewish patients with Gaucher disease. *Blood* 79:1662, 1992.
26. Beutler E, Gelbart T: Gaucher disease mutations in non-Jewish patients. *Br J Haematol* 85:401, 1993.
27. Horowitz M, Pasmanik-Chor M, Borochowitz Z, et al: Prevalence of glucocerebrosidase mutations in the Israeli Ashkenazi Jewish population. *Hum Mutat* 12:240, 1998.
28. Zuckerman S, Lahad A, Shmueli A, et al: Carrier screening for Gaucher disease: Lessons for low-penetrance, treatable diseases. *JAMA* 298:1281, 2007.
29. Falcone D, Wood EM, Mennuti M, et al: Prenatal healthcare providers' Gaucher disease carrier screening practices. *Genet Med* 14:844, 2012.
30. Brumshtein B, Salinas P, Peterson B, et al: Characterization of gene-activated human acid-beta-glucosidase: Crystal structure, glycan composition, and internalization into macrophages. *Glycobiology* 20:24, 2010.
31. Sawkar AR, Adamski-Werner SL, Cheng WC, et al: Gaucher disease-associated glucocerebrosidases show mutation-dependent chemical chaperoning profiles. *Chem Biol* 12:1235, 2005.
32. Ron I, Horowitz M: ER retention and degradation as the molecular basis underlying Gaucher disease heterogeneity. *Hum Mol Genet* 15:2387, 2005.
33. Zimran A, Elstein D: Lipid storage diseases, in: *Williams Hematology*, 8th ed, edited by MA Lichtman, T Kipps, U Seligsohn, K Kaushansky, JT Prchal JT, p 1065. McGraw-Hill, New York, 2010.
34. Sidransky E: Gaucher disease: Complexity in a "simple" disorder. *Mol Genet Metab* 83:6, 2004.
35. Chérin P, Sedel F, Mignot C, et al: Neurological manifestations of type 1 Gaucher's disease: Is a revision of disease classification needed? *Rev Neurol* (Paris) 162:1076, 2006.
36. Pandey MK, Rani R, Zhang W, et al: Immunological cell type characterization and Th1-Th17 cytokine production in a mouse model of Gaucher disease. *Mol Genet Metab* 106:310, 2012.
37. Elstein D, Abrahamov A, Hadas-Halpern I, Zimran A: Gaucher's disease. *Lancet* 358:324, 2001.
38. Bohte AE, van Dussen L, Akkerman EM, et al: Liver fibrosis in type I Gaucher disease: Magnetic resonance imaging, transient elastography and parameters of iron storage. *PLoS One* 8:e57507, 2013.
39. Xu R, Mistry P, McKenna G, Emre S, et al: Hepatocellular carcinoma in type 1 Gaucher disease: A case report with review of the literature. *Semin Liver Dis* 25:226, 2005.
40. Grabowski GA: Gaucher disease and other storage disorders. *Hematology Am Soc Hematol Educ Program* 2012:13, 2012.
41. Burrow TA, Cohen MB, Bokulic R, et al: Gaucher disease: Progressive mesenteric and mediastinal lymphadenopathy despite enzyme therapy. *J Pediatr* 150:202, 2007.
42. Lee BH, Kim DY, Kim GH, et al: Progressive mesenteric lymphadenopathy with protein-losing enteropathy; a devastating complication in Gaucher disease. *Mol Genet Metab* 105:522, 2012.
43. Gillis S, Hyam E, Abrahamov A, et al: Platelet function abnormalities in Gaucher disease patients. *Am J Hematol* 61:103, 1999.
44. Hollak CE, Levi M, Berends F, et al: Coagulation abnormalities in type 1 Gaucher disease are due to low-grade activation and can be partly restored by enzyme supplementation therapy. *Br J Haematol* 96:470, 1997.
45. Zimran A, Altarescu G, Rudensky B, et al: Survey of hematological aspects of Gaucher disease. *Hematology* 10:151, 2005.
46. Zimran A, Altarescu G, Rudensky B, et al: Survey of hematological aspects of Gaucher disease. *Hematology* 10:151, 2005.
47. Hughes D, Cappellini MD, Berger M, et al: Recommendations for the management of the haematological and onco-haematological aspects of Gaucher disease. *Br J Haematol* 138:676, 2007.
48. Poll, LW: Type I Gaucher disease: Extraosseous extension of skeletal disease. *Skeletal Radiol* 29: 15, 2000.
49. Hermann G, Shapiro R, Abdelwahab IF, et al: Extraosseous extension of Gaucher cell deposits mimicking malignancy. *Skeletal Radiol* 23:253, 1994.
50. Kaloterakis A, Cholongitas E, Pantelis E, et al: Type I Gaucher disease with severe skeletal destruction, extraosseous extension and monoclonal gammopathy. *Am J Hematol* 77:377, 2004.
51. Lee RE: The pathology of Gaucher disease, in *Gaucher Disease: A Century of Delineation and Research*, edited by Desnick RJ, Gatt S, Grabowski GA, p 177. Alan R. Liss, New York, 1982.
52. Amir G, Ron N: Pulmonary pathology in Gaucher's disease. *Hum Pathol* 30:666, 1999.
53. Elstein D, Klutstein MW, Lahad A, et al: Echocardiographic assessment of pulmonary hypertension in Gaucher's disease. *Lancet* 351:1544, 1998.
54. Mistry PK, Sirrs S, Chan A, et al: Pulmonary hypertension in type I Gaucher's disease: Genetic and epigenetic determinants of phenotype and response to therapy. *Mol Genet Metab* 77:91, 2002.
55. Rosengarten D, Abrahamov A, Nir A, et al: Outcome of ten years' echocardiographic follow-up in children with Gaucher disease. *Eur J Pediatr* 166:549, 2007.
56. Kerem E, Elstein D, Abrahamov A, et al: Pulmonary function abnormalities in type I Gaucher disease. *Eur Respir J* 9:340, 1996.
57. Itzchaki M, Lebel E, Dweck A, et al: Orthopedic considerations in Gaucher disease since the advent of enzyme replacement therapy. *Acta Orthop Scand* 75:641, 2004.
58. Ciana G, Martini C, Leopaldi A, et al: Bone marker alterations in patients with type 1 Gaucher disease. *Calcif Tissue Int* 72:185, 2003.
59. Carter LC, Fischman SL, Mann J, et al: The nature and extent of jaw involvement in Gaucher disease: Observations in a series of 28 patients. *Oral Surg Oral Med Oral Pathol Oral Radiol Endod* 85:233, 1999.
60. Simchen MJ, Oz R, Shenkman B, et al: Impaired platelet function and peripartum bleeding in women with Gaucher disease. *Thromb Haemost* 105:509, 2011.
61. Granovsky-Grisaru S, Belmatoug N, vom Dahl S, et al: The management of pregnancy in Gaucher disease. *Eur J Obstet Gynecol Reprod Biol* 156:3, 2011.
62. Petrohelos M, Tricoulis D, Kotsiras I, et al: Ocular manifestations of Gaucher's disease. *Am J Ophthalmol* 80:1006, 1975.
63. Wollstein G, Elstein D, Zimran A: Ocular findings in adult patients with type I Gaucher disease. *Haema, J Hellen Soc Hematol* 6:217, 2003.
64. Arends M, van Dussen L, Biegstraaten M, Hollak CE: Malignancies and monoclonal gammopathy in Gaucher disease; a systematic review of the literature. *Br J Haematol* 161:832, 2013.
65. Becker-Cohen R, Elstein D, Abrahamov A, et al: A comprehensive assessment of renal function in patients with Gaucher disease. *Am J Kidney Dis* 46:837, 2005.
66. Brady RO, Barton NW, Grabowski GA: The role of neurogenetics in Gaucher disease. *Arch Neurol* 50:1212, 1993.
67. Harris CM, Taylor DS, Vellodi A: Ocular motor abnormalities in Gaucher disease. *Neuropediatrics* 30:289, 1999.
68. Uyama E, Takahashi K, Owada M, et al: Hydrocephalus, corneal opacities, deafness, valvular heart disease, deformed toes and leptomeningeal fibrous thickening in adult siblings: A new syndrome associated with beta-glucocerebrosidase deficiency and a mosaic population of storage cells. *Acta Neurol Scand* 86:407, 1992.
69. Chabas A, Cormand B, Grinberg D, et al: Unusual expression of Gaucher's disease: Cardiovascular calcifications in three sibs homozygous for the D409H mutation. *J Med Genet* 32:740, 1995.
70. Mistry PK: Genotype/phenotype correlations in Gaucher's disease. *Lancet* 346:982, 1995.
71. Pastores GM, Barnett NL, Bathan P, et al: A neurological symptom survey of patients with type I Gaucher disease. *J Inherit Metab Dis* 26:641, 2003.
72. Biegstraaten M, van Schaik IN, Aerts JM, Hollak CE: "Non-neuronopathic" Gaucher disease reconsidered. Prevalence of neurological manifestations in a Dutch cohort of type I Gaucher disease patients and a systematic review of the literature. *J Inherit Metab Dis* 31:337, 2008.
73. Neudorfer O, Giladi N, Elstein D, et al: Occurrence of Parkinson's syndrome in type I Gaucher disease. *Q J Med* 89:691, 1996.
74. Tayebi N, Callahan M, Madike V, et al: Gaucher disease and parkinsonism: A phenotypic and genotypic characterization. *Mol Genet Metab* 73:313, 2001.
75. Aharon-Peretz J, Rosenbaum H, Gershoni-Baruch R: Mutations in the glucocerebrosidase gene and Parkinson's disease in Ashkenazi Jews. *N Engl J Med* 351:1972, 2004.
76. Sidransky E, Nalls MA, Aasly JO, et al: Multicenter analysis of glucocerebrosidase mutations in Parkinson's disease. *N Engl J Med* 361:1651, 2009.
77. Gan-Or Z, Giladi N, Rozovski U, et al: Genotype-phenotype correlations between GBA mutations and Parkinson disease risk and onset. *Neurology* 70:2277, 2008.
78. Chetrit EB, Alcalay RN, Steiner-Birmanns B, et al: Phenotype in patients with Gaucher disease and Parkinson disease. *Blood Cells Mol Dis* 50:218, 2013.
79. Alcalay RN, Dinur T, Quinn T, et al: Comparison of Parkinson risk in Ashkenazi Jewish patients with Gaucher Disease and GBA heterozygotes. *JAMA Neurol* 71:752, 2014.
80. Aker M, Zimran A, Abrahamov A, et al: Abnormal neutrophil chemotaxis in Gaucher disease. *Br J Haematol* 83:187, 1993.
81. Liel Y, Rudich A, Nagauker-Shriker O, et al: Monocyte dysfunction in patients with Gaucher disease: Evidence for interference of glucocerebroside with superoxide generation. Blood 83:2646-53, 1994.
82. Zevin S, Abrahamov A, Hadas-Halpern I, et al: Adult-type Gaucher disease in children: Genetics, clinical features and enzyme replacement therapy. *Q J Med* 86:565, 1993.
83. Kauli R, Zaizov R, Lazar L, et al: Delayed growth and puberty in patients with Gaucher disease type 1: Natural history and effect of splenectomy and/or enzyme replacement therapy. *Isr Med Assoc J* 2:158, 2000.
84. Zimran A, Liphshitz I, Barchana M, et al: Incidence of malignancies among patients with type I Gaucher disease from a single referral clinic. *Blood Cells Mol Dis* 34:197, 2005.
85. Rosenbloom BE, Weinreb NJ, Zimran A, et al: Gaucher disease and cancer incidence: A study from the Gaucher registry. *Blood* 105:4569, 2005.
86. Lo SM, Choi M, Liu J, et al: Phenotype diversity in type 1 Gaucher disease: Discovering the genetic basis of Gaucher disease/hematologic malignancy phenotype by individual genome analysis. *Blood* 119:4731, 2012.
87. Weinreb NJ, Lee RE: Causes of death due to hematological and non-hematological cancers in 57 US patients with type 1 Gaucher Disease who were never treated with enzyme replacement therapy. *Crit Rev Oncog* 18(3):177, 2013.
88. Allen MJ, Myer BJ, Khokher AM, et al: Pro-inflammatory cytokines and the pathogenesis of Gaucher's disease: Increased release of interleukin-6 and interleukin-10. *Q J Med* 90:19, 1997.
89. Zimran A, Abrahamov A, Aker M, et al: Correction of neutrophil chemotaxis defect in patients with Gaucher disease by low-dose enzyme replacement therapy. *Am J Hematol* 43:69, 1993.
90. Zimran A, Bashkin A, Elstein D, et al: Rheological determinants in patients with Gaucher disease and internal inflammation. *Am J Hematol* 75:190, 2004.
91. Rogowski O, Shapira I, Zimran A, et al: Automated system to detect low-grade underlying inflammatory profile: Gaucher disease as a model. *Blood Cells Mol Dis* 34:26, 2005.
92. Boklan BF, Sawitsky A: Factor IX deficiency in Gaucher disease. An in vitro phenomenon. *Arch Intern Med* 136:489, 1976.
93. Berrebi A, Malnick SDH, Vorst EJ, et al: High incidence of factor XI deficiency in Gaucher's disease. *Am J Hematol* 40:153, 1992.
94. Hughes D, Cappellini MD, Berger M, et al: Recommendations for the management of the haematological and onco-haematological aspects of Gaucher disease. *Br J Haematol* 138:676, 2007.
95. Rosenbaum H, Sidransky E: Cholelithiasis in patients with Gaucher disease. *Blood Cells Mol Dis* 28:21, 2002.
96. Ben Harosh-Katz M, Patlas M, Hadas-Halpern I, et al: Increased prevalence of cholelithiasis in Gaucher disease: Association with splenectomy but not with gilbert syndrome. *J Clin Gastroenterol* 38:586, 2004.
97. Shoenfeld Y, Beresovski A, Zharhary D, et al: Natural autoantibodies in sera of patients

with Gaucher's disease. *J Clin Immunol* 15:363, 1995.
98. Hollak CE, van Weely S, van Oers MH, Aerts JM: Marked elevation of plasma chitotriosidase activity. A novel hallmark of Gaucher disease. *J Clin Invest* 93:1288, 1994.
99. Boot RG, Verhoek M, de Fost M: Marked elevation of the chemokine CCL18/PARC in Gaucher disease: A novel surrogate marker for assessing therapeutic intervention. *Blood* 103:33, 2004.
100. Rolfs A, Giese AK, Grittner U, et al: Glucosylsphingosine is a highly sensitive and specific biomarker for primary diagnostic and follow-up monitoring in Gaucher disease in a non-Jewish, Caucasian cohort of Gaucher disease patients. *PLoS One* 8:e79732, 2013.
101. Gielchinsky Y, Elstein D, Green R: High prevalence of low serum vitamin B12 in a multi-ethnic Israeli population. *Br J Haematol* 115:707, 2001.
102. Mikosch P, Reed M, Stettner H, et al: Patients with Gaucher disease living in England show a high prevalence of vitamin D insufficiency with correlation to osteodensitometry. *Mol Genet Metab* 96:113, 2009.
103. Beutler E, Kuhl W: The diagnosis of the adult type of Gaucher's disease and its carrier state by demonstration of deficiency of beta-glucosidase activity in peripheral blood leukocytes. *J Lab Clin Med* 76:747, 1970.
104. Rudensky B, Paz E, Altarescu G, Raveh D et al: Fluorescent flow cytometric assay: A new diagnostic tool for measuring beta-glucocerebrosidase activity in Gaucher disease. *Blood Cells Mol Dis* 30:97, 2003.
105. Beutler E, Saven A: Misuse of marrow examination in the diagnosis of Gaucher disease. *Blood* 76:646, 1990.
106. Zhang CK, Stein PB, Liu J, et al: Genome-wide association study of N370S homozygous Gaucher disease reveals the candidacy of CLN8 gene as a genetic modifier contributing to extreme phenotypic variation. *Am J Hematol* 87:377, 2012.
107. Lun FM, Tsui NB, Chan KC, et al: Noninvasive prenatal diagnosis of monogenic diseases by digital size selection and relative mutation dosage on DNA in maternal plasma. *Proc Natl Acad Sci U S A* 105:19920-5, 2008.
108. Itzchaki M, Lebel E, Dweck A, et al: Orthopedic considerations in Gaucher disease since the advent of enzyme replacement therapy. *Acta Orthop Scand* 75:641, 2004.
109. Wenstrup RJ, Bailey L, Grabowski GA, et al: Gaucher disease: Alendronate disodium improves bone mineral density in adults receiving enzyme therapy. *Blood* 104:1253, 2004.
110. Rodgers GP, Lessin LS: Recombinant erythropoietin improves the anemia associated with Gaucher's disease. *Blood* 73:2228, 1989.
111. Grabowski GA, Barton NW, Pastores G, et al: Enzyme therapy in type 1 Gaucher disease: Comparative efficacy of mannose-terminated glucocerebrosidase from natural and recombinant sources. *Ann Intern Med* 122:33, 1995.
112. Zimran A, Altarescu G, Phillips M, et al: Phase I/II and extension study of velaglucerase alfa (Gene-Activated™ Human Glucocerebrosidase) replacement therapy in adults with type 1 Gaucher disease: 48 Month experience. *Blood* 115:4651, 2010.
113. Zimran A, Brill-Almon E, Chertkoff R, et al: Pivotal trial with plant-cell-expressed recombinant glucocerebrosidase, taliglucerase alfa, a novel enzyme replacement therapy for Gaucher disease. *Blood* 118:5767, 2011.
114. Weinreb NJ, Charrow J, Andersson HC, et al: Effectiveness of enzyme replacement therapy in 1028 patients with type 1 Gaucher disease after 2 to 5 years of treatment: A report from the Gaucher Registry. *Am J Med* 113:112, 2002.
115. Zimran A, Bembi B, Pastores G: Enzyme replacement therapy for type I Gaucher disease, in *Gaucher Disease*, edited by Futerman AH, Zimran A, p 341. CRC Press, Boca Raton, FL, 2007.
116. Grabowski GA, Kacena K, Cole JA, et al: Dose-response relationships for enzyme replacement therapy with imiglucerase/alglucerase in patients with Gaucher disease type 1. *Genet Med* 11:92, 2009.
117. Maas M, Hollak CE, Akkerman EM, et al: Quantification of skeletal involvement in adults with type I Gaucher's disease: Fat fraction measured by Dixon quantitative chemical shift imaging as a valid parameter. *AJR Am J Roentgenol* 179:961, 2002.
118. Altarescu G, Hill S, Wiggs E, et al: The efficacy of enzyme replacement therapy in patients with chronic neuronopathic Gaucher's disease. *J Pediatr* 138:539, 2001.
119. Zimran A, Elstein D: No justification for very high-dose enzyme therapy for patients with type III Gaucher disease. *J Inherit Metab Dis* 30:843, 2007.
120. Starzyk K, Richards S, Yee J, et al: The long-term international safety experience of imiglucerase therapy for Gaucher disease. *Mol Genet Metab* 90:157, 2007.
121. Langeveld M, de Fost M, Aerts JM, et al: Overweight, insulin resistance and type II diabetes in type I Gaucher disease patients in relation to enzyme replacement therapy. *Blood Cells Mol Dis* 40:428, 2008.
122. Zimran A, Hollak CEM, Abrahamov A, et al: Home treatment with intravenous enzyme replacement therapy for Gaucher disease: An international collaborative study of 33 patients. *Blood* 82:1107, 1993.
123. Granovsky-Grisaru S, Belmatoug N, vom Dahl S, et al: The management of pregnancy in Gaucher disease. *Eur J Obstet Gynecol Reprod Biol* 156:3, 2011.
124. Elstein D, Hughes D, Goker-Alpan O, et al: Outcome of pregnancies in women receiving velaglucerase alfa for Gaucher disease. *J Obstet Gynaecol Res* 40:968, 2014.
125. Zimran A, Pastores GM, Tylki-Szymanska A, et al: Safety and efficacy of velaglucerase alfa in Gaucher disease type 1 patients previously treated with imiglucerase. *Am J Hematol* 88:172, 2013.
126. Pastores GM, Petakov M, Giraldo P, et al: A Phase 3, multicenter, open-label, switchover trial to assess the safety and efficacy of taliglucerase alfa, a plant cell-expressed recombinant human glucocerebrosidase, in adult and pediatric patients with Gaucher disease previously treated with imiglucerase. *Blood Cells Mol Dis* 2014 Jun 17 [Epub ahead of print]
127. Weinreb NJ, Aggio MC, Andersson HC, et al; International Collaborative Gaucher Group (ICGG): Gaucher disease type 1: Revised recommendations on evaluations and monitoring for adult patients. *Semin Hematol* 41:15, 2004.
128. Sidransky E, Pastores GM, Mori M: Dosing enzyme replacement therapy for Gaucher disease: Older, but are we wiser? *Genet Med* 11:90, 2009.
129. Zimran A, Ilan Y, Elstein D: Enzyme replacement therapy for mild patients with Gaucher disease. *Am J Hematol* 84:202, 2009.
130. Cox T, Lachmann R, Hollak C, et al: Novel oral treatment of Gaucher's disease with *N*-butyldeoxynojirimycin (OGT 918) to decrease substrate biosynthesis. *Lancet* 355:1481, 2000.
131. Radin NS: Chemical models and chemotherapy in the sphingolipidoses, in *Current Trends in Sphingolipidoses and Allied Disorders*, edited by Volk BW, Schneck L, p 453. Plenum Press, New York, 1976.
132. Heitner R, Elstein D, Aerts J, et al: Low-dose *N*-butyldeoxynojirimycin (OGT 918) for type I Gaucher disease. *Blood Cells Mol Dis* 28:127, 2003.
133. Elstein D, Dweck A, Attias D, et al: Oral maintenance clinical trial with miglustat for type I Gaucher disease: Switch from or combination with intravenous enzyme replacement. *Blood* 110:2296, 2007.
134. Lukina E, Watman N, Arreguin EA, et al: A phase 2 study of eliglustat tartrate (Genz-112638), an oral substrate reduction therapy for Gaucher disease type 1. *Blood* 116:893, 2010.
135. Lukina E, Watman N, Arreguin EA, et al: Improvement in hematological, visceral, and skeletal manifestations of Gaucher disease type 1 with oral eliglustat tartrate (Genz-112638) treatment: 2-year results of a phase 2 study. *Blood* 116:4095, 2010.
136. Lukina E, Watman N, Dragosky M, et al: Eliglustat, an investigational oral therapy for Gaucher disease type 1: Phase 2 trial results after 4 years of treatment. *Blood Cells Mol Dis* 53:274, 2014.
137. Fan JQ: A contradictory treatment for lysosomal storage disorders: Inhibitors enhance mutant enzyme activity. *Trends Pharmacol Sci* 24:355, 2003.
138. Ron I, Horowitz M: ER retention and degradation as the molecular basis underlying Gaucher disease heterogeneity. *Mol Genet Metab* 93:426, 2008.
139. Sun Y, Liou B, Xu YH, et al: Ex vivo and in vivo effects of isofagomine on acid β-glucosidase variants and substrate levels in Gaucher disease. *J Biol Chem* 287:4275, 2012.
140. Goker-Alpan O: Commentary on "Pilot study using ambroxol as a pharmacological chaperone in type 1 Gaucher disease" by Zimran et al. *Blood Cells Mol Dis* 50:138, 2013.
141. Zimran A, Altarescu G, Elstein D: Pilot study using ambroxol as a pharmacological chaperone in type 1 Gaucher disease. *Blood Cells Mol Dis* 50:134, 2013.
142. Ayto RM, Hughes DA, Jeevaratnam P, et al: Long-term outcomes of liver transplantation in type 1 Gaucher disease. *Am J Transplant* 10:1934, 2010.
143. Mistry P, Zimran A: Type I Gaucher disease—Clinical features, in *Gaucher Disease*, edited by Futerman AH, Zimran A, p 155. CRC Press, Boca Raton, FL, 2007.
144. Taddei TH, Kacena KA, Yang M, et al: The underrecognized progressive nature of N370S Gaucher disease and assessment of cancer risk in 403 patients. *Am J Hematol* 84:208, 2009.
145. Weinreb NJ, Deegan P, Kacena KA, et al: Life expectancy in Gaucher disease type 1. *Am J Hematol* 83:896, 2008.
146. Niemann A: Ein unbekanntes Krankheitsbild. *Jahrbuch Kinderheilkunde* 79:1, 1914.
147. Pick L: Uber die lipoidzellige Splenhepatomegalie Typus Niemann-Pick als Stoffwechselerkrankung. *Med Klin* 23:1483, 1927.
148. Brady RO, Kanfer JN, Mock MB, et al: The metabolism of sphingomyelin II. Evidence of an enzymatic deficiency in Niemann-Pick disease. *Proc Natl Acad Sci U S A* 55:366, 1966.
149. Schuchman EH, Desnick RJ: Niemann-Pick disease types A and B: Acid sphingomyelinase deficiencies, in *The Metabolic and Molecular Bases of Inherited Disease*, 7th ed, edited by Scriver CR, Beaudet AL, Sly WS, Valle D, p 2601. McGraw-Hill, New York, 1995.
150. Pentchev PG, Vanier MT, Suzuki K, et al: Niemann-Pick disease type C: A cellular cholesterol lipidosis, in *The Metabolic and Molecular Bases of Inherited Disease*, 7th ed, edited by Scriver CR, Beaudet AL, Sly WS, Valle D, p 2625. McGraw-Hill, New York, 1995.
151. Greer WL, Riddell DC, Murty S, et al: Linkage disequilibrium mapping of the Nova Scotia variant of Niemann-Pick disease. *Clin Genet* 55:248, 1999.
152. Schuchman EH, Miranda SR: Niemann-Pick disease: Mutation update, genotype/phenotype correlations, and prospects for genetic testing. *Genet Test* 1:13, 1997.
153. Simonaro CM, Desnick RJ, McGovern MM, et al: The demographics and distribution of type B Niemann-Pick disease: Novel mutations lead to new genotype/phenotype correlations. *Am J Hum Genet* 71:1413, 2002.
154. Wenger DA, Barth G, Githens JH: Nine cases of sphingomyelin lipidosis, a new variant in Spanish-American children. Juvenile variant of Niemann-Pick Disease with foamy and sea-blue histiocytes. *Am J Dis Child* 131:955, 1977.
155. Millat G, Marçais C, Rafi MA, et al: Niemann-Pick C1 disease: The I1061T substitution is a frequent mutant allele in patients of Western European descent and correlates with a classic juvenile phenotype. *Am J Hum Genet* 65:1321, 1999.
156. Patterson MC, Vanier MT, Suzuki K, et al: Niemann-Pick disease type C: A lipid trafficking disorder, in *The Metabolic and Molecular Bases of Inherited Disease*, 8th ed, edited by Scriver CR, Beaudet AL, Sly WS, Valle D, Childs B, Kinzler KW, Vogelstein B, p 3611. McGraw-Hill, New York, 2001.
157. Takahashi T, Suchi M, Desnick RJ, et al: Identification and expression of five mutations in the human acid sphingomyelinase gene causing types A and B Niemann-Pick disease. Molecular evidence for genetic heterogeneity in the neuronopathic and non-neuronopathic forms. *J Biol Chem* 267:12552, 1992.
158. De Maria R, Rippo MR, Schuchman EH, et al: Acidic sphingomyelinase (ASM) is necessary for fas-induced GD3 ganglioside accumulation and efficient apoptosis of lymphoid cells. *J Exp Med* 187:897, 1998.
159. Carstea ED, Morris JA, Coleman KG, et al: Niemann-Pick C1 disease gene: Homology to mediators of cholesterol homeostasis. *Science* 277:228, 1997.
160. Park WD, O'Brien JF, Lundquist PA, et al: Identification of 58 novel mutations in Niemann-Pick disease type C: Correlation with biochemical phenotype and importance of PTC1-like domains in NPC1. *Hum Mutat* 22:313, 2003.
161. Millat G, Chikh K, Naureckiene S, et al: Niemann-Pick disease type C: Spectrum of HE1 mutations and genotype/phenotype correlations in the NPC2 group. *Am J Hum Genet* 69:1013, 2001.
162. Verot L, Chikh K, Freydière E, et al: Niemann-Pick C disease: Functional characterization of three NPC2 mutations and clinical and molecular update on patients with NPC2. *Clin Genet* 71:320, 2007.
163. Pacheco CD, Kunkel R, Lieberman AP: Autophagy in Niemann-Pick C disease is

dependent upon Beclin-1 and responsive to lipid trafficking defects. *Hum Mol Genet* 16:1495, 2007.

164. Loftus SK, Morris JA, Carstea ED, et al: Murine model of Niemann-Pick C disease: Mutation in a cholesterol homeostasis gene. *Science* 277:232, 1997.

165. Golde DW, Schneider EL, Bainton EL, et al: Pathogenesis of one variant of sea-blue histiocytosis. *Lab Invest* 33:371, 1975.

166. Patterson MC: A riddle wrapped in a mystery: Understanding Niemann-Pick disease, type C. *Neurologist* 9:301, 2003.

167. Lazarus SS, Vethamany VG, Schneck L, et al: Fine structure and histochemistry of peripheral blood cells in Niemann-Pick disease. *Lab Invest* 17:155, 1967.

168. Brady RO: Sphingomyelin lipidoses: Niemann-Pick disease, in *The Metabolic Basis of Inherited Disease*, edited by JB Stanbury, JB Wyngaarden, DS Fredrickson, JL Goldstein, MS Brown, p 831. McGraw-Hill, New York, 1983.

169. Gal AE, Brady RO, Hibberg SR, et al: A practical chromogenic procedure for the detection of homozygotes and heterozygous carriers of Niemann-Pick disease. *N Engl J Med* 293:632, 1975.

170. Vanier MT. Prenatal diagnosis of Niemann-Pick diseases types A, B and C. *Prenat Diagn* 22:630, 2002.

171. Mount Sinai International Center for Types A and B Niemann-Pick Disease: http://www.mssm.edu/niemann-pick

172. Daloze P, Delvin EE, Glorieux FH, et al: Replacement therapy for inherited enzyme deficiency: Liver orthotopic transplantation in Niemann-Pick disease type A. *Am J Med Genet* 1:229, 1977.

173. Victor S, Coulter JB, Besley GT, et al: Niemann-Pick disease: Sixteen-year follow-up of allogeneic bone marrow transplantation in a type B variant. *J Inherit Metab Dis* 26:775, 2003.

174. Hsu YS, Hwu WL, Huang SF, et al: Niemann-Pick disease type C (a cellular cholesterol lipidosis) treated by bone marrow transplantation. *Bone Marrow Transplant* 24:103, 1999.

175. Miranda SR, Erlich S, Friedrich VL Jr, et al: Hematopoietic stem cell gene therapy leads to marked visceral organ improvements and a delayed onset of neurological abnormalities in the acid sphingomyelinase deficient mouse model of Niemann-Pick disease. *Gene Ther* 7:1768, 2000.

176. Lachmann RH, te Vruchte D, Lloyd-Evans E, et al: Treatment with miglustat reverses the lipid-trafficking defect in Niemann-Pick disease type C. *Neurobiol Dis* 16:654, 2004.

177. Patterson MC, Vecchio D, Prady H, et al: Miglustat for treatment of Niemann-Pick C disease: A randomised controlled study. *Lancet Neurol* 6:765, 2007.

178. Wraith JE, Vecchio D, Jacklin E, et al: Miglustat in adult and juvenile patients with Niemann-Pick disease type C: Long-term data from a clinical trial. *Mol Genet Metab* 99:351, 2010.

179. Patterson MC, Vecchio D, Jacklin E, et al: Long-term miglustat therapy in children with Niemann-Pick disease type C. *J Child Neurol* 25:300, 2010.

180. Jiang X, Sidhu R, Porter FD, et al: A sensitive and specific LC-MS/MS method for rapid diagnosis of Niemann-Pick C1 disease from human plasma. *J Lipid Res* 52:1435, 2011.

181. Ohgane K, Karaki F, Dodo K, Hashimoto Y: Discovery of oxysterol-derived pharmacological chaperones for NPC1: Implication for the existence of second sterol-binding site. *Chem Biol* 20:391, 2013.

第九篇　淋巴细胞和浆细胞

第73章　淋巴细胞和浆细胞的
　　　　形态学……………………… 1041

第74章　淋巴细胞的生成……… 1051

第75章　B淋巴细胞和浆细胞在
　　　　免疫球蛋白产生中的
　　　　作用…………………… 1060

第76章　T淋巴细胞的功能:T细
　　　　胞抗原受体…………… 1075

第77章　自然杀伤细胞的
　　　　功能…………………… 1088

第78章　淋巴细胞和浆细胞疾病
　　　　的分类及临床表现…… 1094

第79章　淋巴细胞增多症和淋巴
　　　　细胞减少症…………… 1098

第80章　免疫缺陷性疾病……… 1109

第81章　获得性免疫缺陷综合征
　　　　的血液学表现………… 1133

第82章　单核细胞增多综
　　　　合征…………………… 1153

第73章
淋巴细胞和浆细胞的形态学

Natarajan Muthusamy and Michael A. Caligiuri *

摘要

淋巴细胞是一个异质性的细胞群体,根据其典型的形态学特征可与其他白细胞相区别。淋巴细胞成熟后,根据其发育部位及功能可分为不同功能亚类:T 细胞、B 细胞以及自然杀伤性细胞(NK 细胞)。T 淋巴细胞成熟于胸腺(参见第 6、74、76 章),而后进入血液循环及淋巴器官。它们可介导细胞毒性反应与迟发型超敏反应(参见第 76 章)。T 淋巴细胞能分泌细胞因子调控免疫,增强 B 细胞的活性。NK 细胞一般较大,胞质中散在分布着较大的颗粒。B 细胞与抗原或者某些 B 细胞丝裂原结合后可活化并成熟为浆细胞。淋巴细胞的很多亚群在形态学上很相似,但却有着不同的抗原表达谱。这些具有不同表面抗原表达谱的亚群代表了淋巴细胞的不同功能亚类、成熟阶段和激活阶段。本章讲述了淋巴细胞和浆细胞在光学显微镜及透射电子显微镜下的结构,由各淋巴细胞亚群的特征性表面抗原所反映的主要结构特征,同时介绍了人淋巴细胞的生理、生化特征。

定义及历史

最早记录淋巴细胞和浆细胞的文献可分别追溯于 1774 年和 1875 年[1]。在此后的 75 年里,随着组织学及光学显微镜技术的改进,人们对淋巴器官和淋巴细胞的定位有了进一步的了解[2~6]。及至 20 世纪中叶,人们意识到免疫系统至少有两种组成成分:其一主导体液免疫,其二主导细胞免疫,从而产生了淋巴细胞分群的早期概念。与此同时,人们发现鸟类的胸腺和法氏囊分别是后来所知道的 T(胸腺起源)和 B(囊起源)淋巴细胞的起源组织。人类的骨髓相当于鸟类的法氏囊,B 细胞的 B 因此恰好也可作为人的骨髓(bone marrow)。这个发现,结合有关遗传性胸腺缺如导致细胞免疫的缺失但仍保留体液免疫,和抗体生成缺陷的儿童仍保留细胞免疫的描述,最终形成了目前的认知:原本形态学上类属同一淋巴细胞库的细胞有着不同的分工。后来出现的针对众多表面抗原的单克隆抗体及流式细胞术、体外功能分析方法、区分 B 细胞及 T 细胞的分子技术和使用近交系小鼠的实验,使我们对免疫反应及其异常的了解达到了目前水准。

根据抗原表达谱,流式细胞分析分离鉴定了众多淋巴细胞亚群。这些免疫表型和体外及体内检测到的功能密切相关。已经确定了三种主要的血淋巴细胞功能亚群:T 淋巴细胞、B 淋巴细胞和自然杀伤(NK)细胞。骨髓和胸腺中可见形态类似于淋巴细胞但缺乏功能的前体细胞,它们尚未分化成熟为各种淋巴细胞亚群。浆细胞是 B 细胞分化的终末阶段,它产生免疫球蛋白,大多数定居在骨髓、淋巴结及其他淋巴组织中(参见第 6 章)。

正常血液淋巴细胞的显微镜及组织化学检查

光学显微镜

据有关血及组织的经典研究,血涂片上的淋巴细胞为圆形或卵圆形,直径 6~15μm[4]。另有学者根据细胞大小将淋巴细胞广义地分为两类:直径为 6~9μm 的小淋巴细胞和直径为 9~15μm 的大淋巴细胞。急性病毒性疾病患者血循环中可见大的、"反应性"淋巴细胞数目增加;而百日咳和自身免疫性紊乱,则能引起血中小淋巴细胞或具有浆细胞形态的淋巴细胞数目增加(参见第 78 章)。正常成年人循环血中的小淋巴细胞平均绝对数为 $2.5 \times 10^9/L$(参见第 2 章)[7]。儿童的淋巴细胞数量较多,直到 8~10 岁才逐渐降至成人水平(参见第 6 章)[8]。

正常血液淋巴细胞主要为小淋巴细胞,其核为卵圆形或肾形。在血涂片上使用 Romanowsky 多色染色(如 Giemsa 或 Wright)时,细胞核呈紫色,核内有致密折叠的染色质,占据约 90% 的细胞面积(图 73-1A 和 B),还可见淡蓝染色的纤薄胞质环;若使用 Wright 染色,则鲜见核仁。经过某些处理如甩片或抗凝收集管中长期存放后,可能显示这些细胞的核仁。

根据形态学特征,我们将正常血液中占少数、具有较大颗粒的一群淋巴细胞定义为大颗粒淋巴细胞(large granular lymphocyte,LGL)[9]。这些 LGL 较其他淋巴细胞略大,有较多淡蓝色区域或清晰的胞质。LGL 的胞质含有许多粗糙的粉红色颗粒,一般每个细胞有 5~15 个,偶尔也见清晰的空泡。LGL 通常在正常成人血淋巴细胞中占 5% 左右,有时可高至 10%~15%(图 73-1E)[9]。血中的 LGL 由 NK 细胞和 CD8+ T 淋巴细胞亚群组成,而这两群细胞在形态上无明显差异。

相差显微镜

通过相差显微镜和干涉相差显微镜可研究淋巴细胞的主

* 在上一版中本章作者 H. Elizabeth Broome 撰写的部分内容在本版中予以保留。

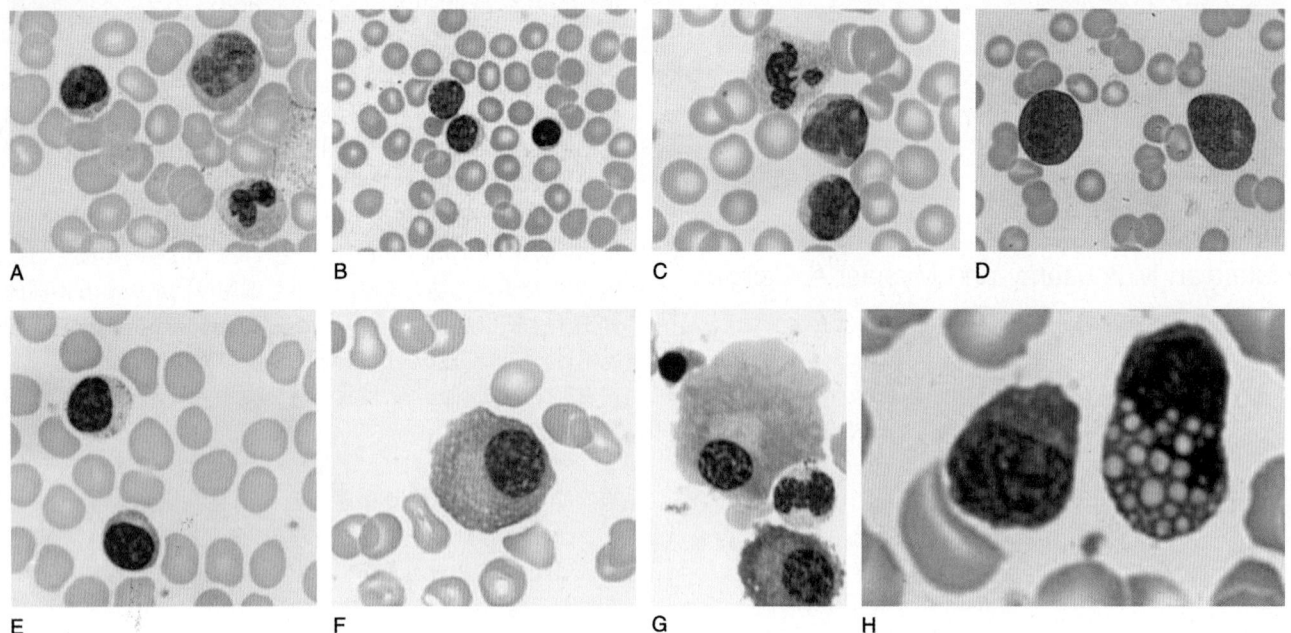

图73-1　Wright-Giemsa 染色血涂片示：(A)一个正常的小淋巴细胞、单核细胞和分叶核中性粒细胞；(B)正常小淋巴细胞、2 个中等大小淋巴细胞；(C)中性粒细胞，2 个被百日咳博得特菌感染的淋巴细胞(其形态学特征为：细胞较小，分叶核，细胞质较少)；(D)反应性淋巴细胞；(E)大颗粒淋巴细胞，小淋巴细胞；Wright-Giemsa 染色骨髓图片示：(F)正常浆细胞；(G)2 个正常浆细胞，1 个有核红细胞，1 个中性粒细胞；(H)2 个浆细胞，其中之一含有 Russell 小体

动运动。呈"手柄镜"外观的淋巴细胞缓慢移动，其胞质并无伸展。不过，在细胞移动过程中环状胞质区域变得致密，该区域含有大多数亚细胞器，包括高尔基体。

透射电子显微镜和细胞化学

在透射电镜直接观察下，血淋巴细胞的球形直径约为 $5\mu m^{10}$。非增殖期细胞表现为核中有大量高电子密度、固缩的异染色质。从剖面看，其核仁为圆形，直径约 0.5～1.4μm，由

同中心分布的三种不同结构单位组成，分别为中央区或无颗粒区、中间纤维区域和包括核仁内染色质的颗粒区。淋巴细胞的核膜上有核孔和核周隙。

淋巴细胞胞质内的亚细胞器具有真核细胞的特点。高尔基体等部分亚细胞器发育不良；核糖体大多游离存在，偶见聚集成簇；粗面内质网呈丝状(图 73-2)。中心粒、线粒体、微管(直径约为 0.25μm)和微丝(直径约为 0.07μm)位于靠近胞膜的胞质区。胞质中溶酶体直径大约为 0.4μm，电子无法穿透，

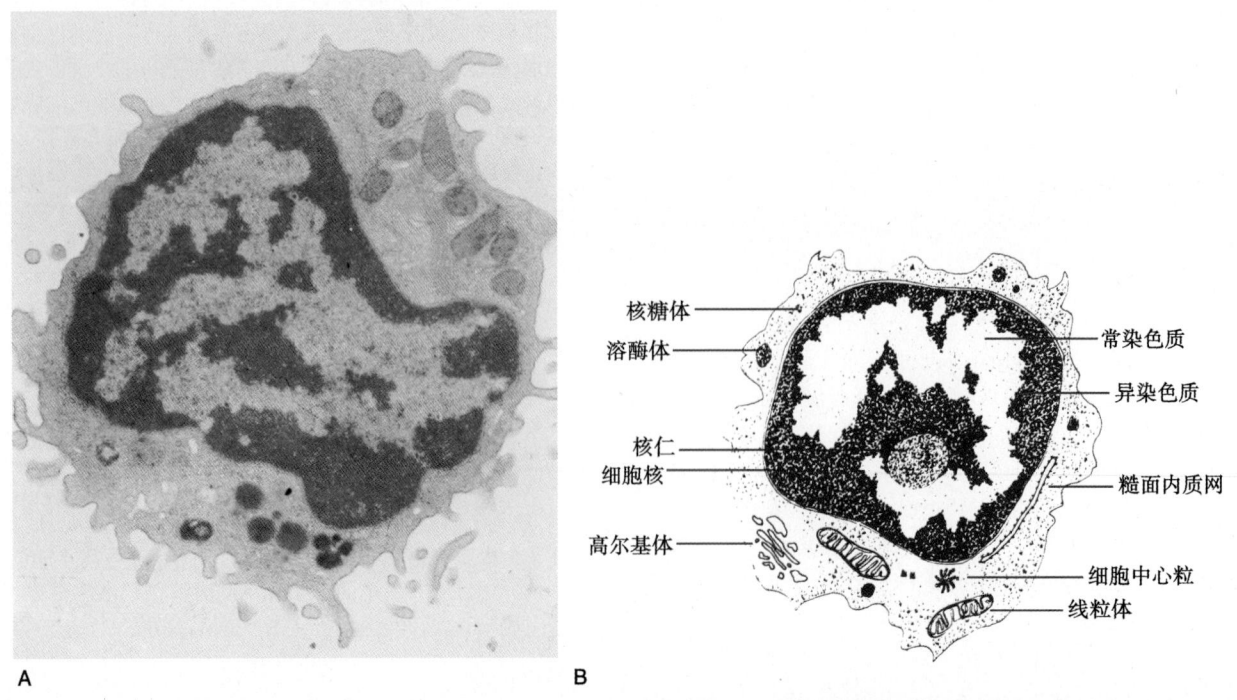

核糖体　溶酶体　核仁　细胞核　高尔基体

常染色质　异染色质　糙面内质网　细胞中心粒　线粒体

图73-2　A.透射电镜下正常人类淋巴细胞(放大 12 000 倍)；B.正常淋巴细胞模式图，图中细胞器已标记

内含典型的溶酶体酶(例如酸性磷酸酶、β-葡糖醛酸酶和酸性核糖核酸酶)[11]。淋巴细胞的质膜可被胶体铁染色,标志质膜中含有唾液酸。淋巴细胞膜和包被糖蛋白可通过其他电子致密标志物显示,如磷钨酸、胶质镧和钌红。

使用酸性磷酸酶、酸性和中性非特异性酯酶、葡糖醛酸酶、N-乙酰-β-糖苷酶对 T 细胞染色时,大多数 T 细胞会出现局限性"斑点"[12]。酸性水解酶染色时,LGL 呈现弥散的颗粒反应图形[13]。B 淋巴细胞缺乏脂酶和酸性磷酸酶,因此呈现极少的散在颗粒状染色。

扫描电子显微镜

扫描电子显微镜可提供三维信息[14]。然而,扫描电子显微镜的分辨率仅为 0.1μm,远低于透射电子显微镜的 0.002 ~ 0.0039μm。经过清洗、银网搜集、戊二醛固定后,正常血淋巴细胞为球形,带有数量不等的粗短或手指样微绒毛(图 73-3)[15]。单核细胞比淋巴细胞大得多,且微绒毛数量较少,呈现皱形胞膜和嵴形轮廓(参见第 67 章)。

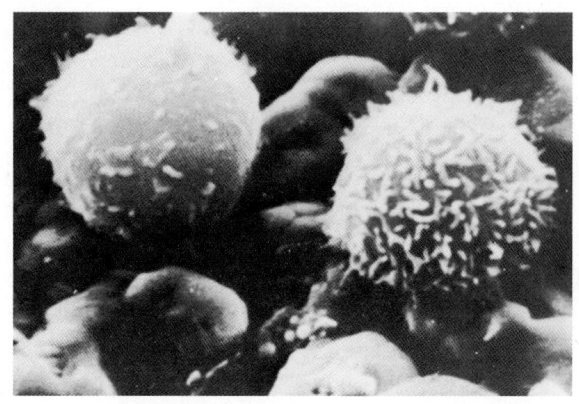

图 73-3　扫描电镜下,使用 Ficoll-Hypaque 密度梯度离心法分离出来的正常淋巴细胞。细胞有数量不等的微绒毛(放大 5000 倍)。(本图片的使用已得到以色列希伯来大学哈德萨医学院血液学系 *Aaron Polliack* 博士的允许。)

淋巴细胞的微绒毛内有束状肌动蛋白微丝,这些微丝平行排列,能够不断地组装、解聚[16]。淋巴细胞微绒毛的作用可能是隔离参与细胞外渗过程的表面受体。例如,参与外渗起始滚动阶段的两个受体 L-选择素和 $\alpha_4\beta_7$ 整合素[17]分布在微绒毛的尖端,而介导稳定黏附和渗出的 β_2 整合素则定位于较为平滑的细胞表面。这种表面受体的空间分隔可能导致在外渗过程中黏附功能的暂时隔离。支持这一假说的是:淋巴细胞表达的嵌合 L-选择素,不再定位于微绒毛,不能滚动到 L-选择素配体[18]。

● 与活化相关的形态学变化

淋巴细胞的激活伴随着一系列复杂的形态学及生物化学事件。B 淋巴细胞和 T 淋巴细胞的激活使处于静止期的小淋巴细胞转化为增殖性的大淋巴细胞。后者有丰富、高嗜碱性胞质,不规则固缩或模糊不清的染色质及圆形或轻微不规则的核轮廓(图 73-1D)。这些细胞的核仁有可能在光镜下清晰可见,

但通常它们是不显著的。百日咳菌感染可导致血液中特殊激活形态的淋巴细胞增多,这些淋巴细胞较小,胞质含量不多,含有成熟染色质的分叶核(图 73-1C)。

激活的淋巴细胞增殖并成熟为效应淋巴细胞和记忆细胞。效应细胞包括辅助 T 细胞、细胞毒性 T 细胞和浆细胞(图 73-1F 和 G,图 73-4 和图 73-5)。在体外,植物凝集素、细菌产物、多聚物和酶可激活淋巴细胞并引发有丝分裂,这些因子称为有丝分裂原。有些有丝分裂原是 B 淋巴细胞或 T 淋巴细胞特异性的,另一些则可刺激两种细胞[19]。

经有丝分裂原刺激约 4 小时后,淋巴细胞核仁增大、颗粒区的颗粒数量和密度增加。接着,纤维区增大、核仁内染色质增加。核仁的染色质变得松散,因此更容易透过电子。在植物凝集素处理 48 ~ 72 小时,胞质容积增大,胞内核糖体簇、粗面内质网随之增加,活化细胞的溶酶体数量增加,高尔基体复合物也有着更多组分、变得更大[20]。在某些环境下(例如用美洲商陆有丝分裂原刺激培养中的人淋巴细胞 7 ~ 10 天),一些 B 细胞获得了发育良好的高尔基体,展示出浆细胞样的特征[21]。类似的浆细胞样细胞,也可在抗原刺激过的淋巴结内、体内移植发生排斥以及混合淋巴细胞培养等一些体外系统观察到。不同病理学家将在淋巴结中被刺激的淋巴细胞分别定义为淋巴母细胞、免疫母细胞、生发中心母细胞或大淋巴细胞。上述淋巴细胞的形态学标准相同。

经抗原或有丝分裂原刺激后,淋巴细胞进入细胞周期。正经历细胞周期的淋巴细胞的命运和功能可分为两条路径。一些淋巴细胞经历几次有丝分裂后,重新回到 G0 期,形态学上与未活化细胞无法区分。此后一部分变成了记忆细胞,对刺激抗原产生记忆,于是再次接受同一抗原时便产生更快速的反应;

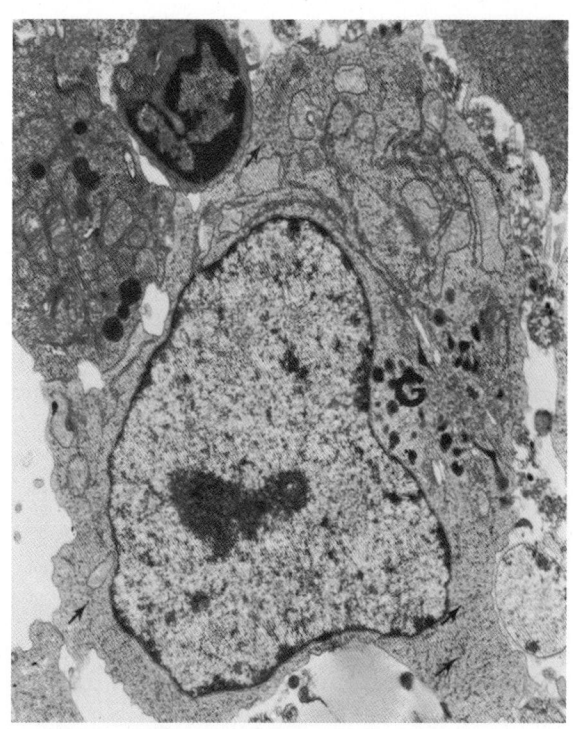

图 73-4　透射电镜下正常人体的淋巴细胞,已使用植物血凝素[20]孵育 3 天。受刺激转化的细胞有一个较大的高尔基体区(G),并有许多聚集在一起的线粒体(箭头所示)。细胞核内是常染色质(放大 7500 倍)

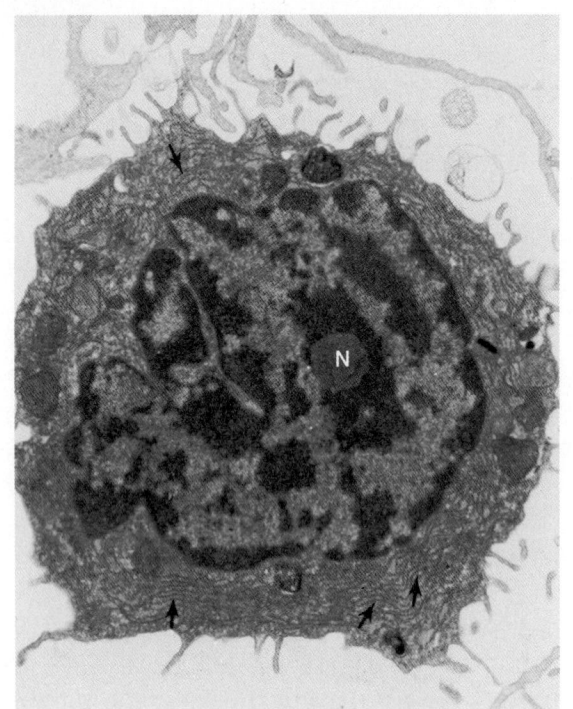

图 73-5　透射电镜下，经美洲商陆丝裂原孵育 7 天后，来自一位慢性淋巴细胞白血病（CLL）患者的淋巴细胞。可见明显的细胞核（N）、粗面内质网（箭头所示）（放大 9000 倍）。（本图的使用授权来自 Cohnen G, Douglas SD, Konig E, Brittinger G: *Pokeweed mitogen response of lymphocytes in chronic lympho-cytic leukemia: A fine structural study*, Blood 1973 Oct; 42（4）: 591 ~ 600）

另一部分则分化成终末的效应淋巴细胞，如浆细胞和细胞毒性 T 细胞（参见第 75、76 章）。

● 浆细胞的显微镜检查及组织化学

形态学研究

　　小 B 淋巴细胞在合适的环境中被激活并发育为浆细胞。浆细胞的典型特点是富含胞质及分泌型免疫球蛋白（immunoglobulin, Ig）。完全成熟的浆细胞表面 Ig 缺如。浆细胞与其前体 B 淋巴细胞具有相同的克隆性重排 VDJ（variable diversity joining）Ig 基因（参见第 75 章）。淋巴细胞从静止期经过浆母细胞阶段再分化至未成熟浆细胞需历经数次有丝分裂。在抗原的刺激下，未成熟浆细胞在淋巴结的髓索可进行连续的有丝分裂[22]。细胞迁移实验表明这些转化的细胞可发育成熟为产生抗体的浆细胞[23]。

　　经过 7 ~ 10 天培养，美洲商陆有丝分裂原诱导 B 淋巴细胞转化为浆细胞[24]。浆细胞中鲜见直径 2 ~ 3μm 的大电子致密内含物（Russell 小体）（图 73-1H）[25]。Russell 小体为内质网内的胞质 Ig，有时在染色过程中会溶解。它们通常出现在病理状态下，但也可出现在正常淋巴或骨髓的浆细胞中。

光学显微镜、组织化学和电子显微镜

　　成熟浆细胞经过多色染色后，其特征为胞质呈嗜碱性、细胞核为偏心性。细胞核的极性是高尔基复合体这一巨大副核区造成的。典型的成熟浆细胞在涂片上常为直径 9 ~ 20μm 的圆形或卵圆形。浆细胞平均直径为 14μm，而核的平均直径为 8.5μm（图 73-1F 和 G）[26]。在石蜡切片上可见细胞核粗糙的异染色质呈车轮轴状分布（轮辐状核）。正常浆细胞偶见两个及以上的胞核。浆细胞的细胞化学特点是 β-葡糖醛酸酶和线粒体酶标志物染色为阳性，过氧化物酶和非特异性脂酶的染色为阴性[27]。

　　某些疾病患者的浆细胞组织化学特性可能不同。在骨髓瘤和巨球蛋白血症中，浆细胞的大小和形态会发生明显的变化（参见第 107、109 章）。在浆细胞病患者的骨髓中，浆细胞常有二或三个核。过碘酸-希夫染色可显示克隆浆细胞的胞质或核中的包涵体[28]。在某些情况下，浆细胞中的淀粉样包涵体可通过电子显微镜检测到[29]。在血色病和含铁血黄素沉着症患者，电镜检查时浆细胞中可能有含铁血黄素[30]。

　　在电子显微镜下，可见浆细胞内含有大量附着了核糖体的粗面内质网。光镜下观察，可见围绕高尔基区形成一个较大的副核晕。细胞核内有致密的异染色质。高尔基体区包括片层、囊泡和许多颗粒。线粒体分布在内质网的片层之间[31]。

● 人淋巴细胞的抗原

B 淋巴细胞抗原

　　图 73-6 总结了包括定向 B 祖细胞和前 B 细胞在内的 B 淋巴细胞系抗原表达。第 74 章讨论了这些细胞及其代表的各成熟阶段。图 73-6 也列出了在 B 细胞活化时，出现表达或表达增强的抗原。在经常使用的 B 细胞相关抗原中，仅有少数是 B 系特异性表达。在这些抗原中，只有 CD20、CD22 和 Pax5 在其他细胞中未被发现。Pax5 是一种转录因子，充当 B 细胞发育的"主调要控者"[32,33]，它表达于前体 B 细胞及 B 细胞成熟的各阶段，直到发育至浆细胞阶段才丢失。单克隆性表面 Ig 的存在可作为诊断克隆性恶性 B 细胞的依据。CD20 是利妥昔单抗治疗的靶分子，后者是 B 细胞肿瘤治疗中常用的单克隆抗体。CD19 主要限于 B 细胞，但滤泡树突状细胞上也有微弱表达。CD19 表达在 B 细胞成熟的各个阶段，包括定向的 B 祖细胞和大多数正常浆细胞。因此，它是最为确定的泛 B 细胞抗原。

　　除了 CD 抗原和 Ig 外，B 细胞还表达三个主要组织相容性（MHC）Ⅱ类抗原：DR、DP 和 DQ。这些抗原为重链和轻链组成的异二聚体，由人白细胞抗原（HLA）复合物中的 D 区基因编码（参见第 137 章）。MHC Ⅰ类抗原表达在所有有核细胞上。

B-1 B 细胞和 CD5⁺ B 细胞

　　B-1 B 细胞有独特的活化条件，高水平的 CD44 和白介素-5 受体 α（IL-5Rα）。可能核 STAT3（信号转导和转录激活因子 3，signal transducer and activator of transcription 3, STAT3）的持续激活，致使 B-1 B 细胞在受到 IgM 交联之类刺激后的增殖速度要比其他 B 细胞快得多[34]。许多（并非全部）B-1 细胞表达 CD5，这些细胞被定义为 CD5⁺ B 细胞[35]。CD5 为一种 67kDa 的跨膜糖蛋白，在 T 细胞上表达更强。B-1 B 细胞不表达 T 细胞

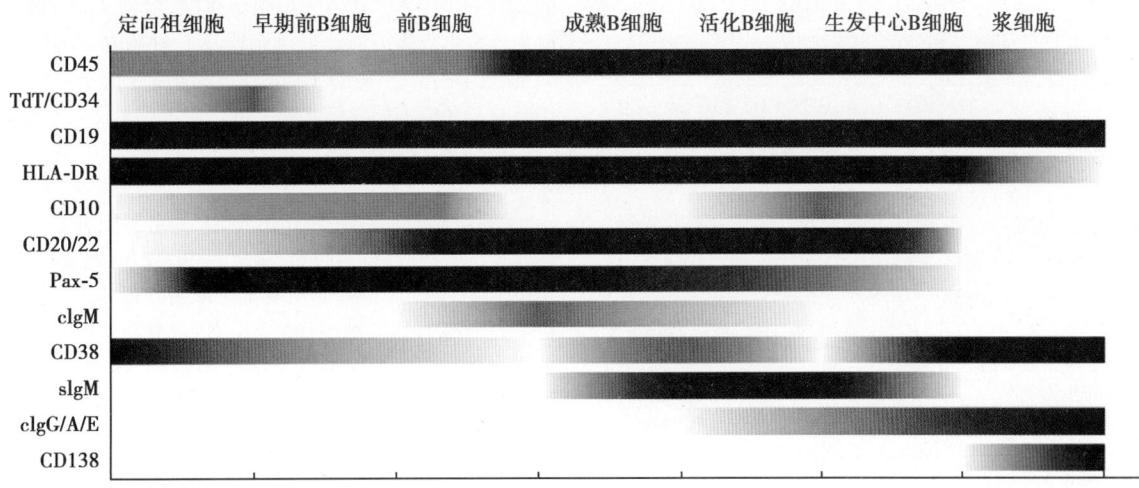

图 73-6　在 B 淋巴细胞发育成熟过程中,一些临床上实用的抗原。各抗原表达的强度以色块梯度表示。c,细胞浆。s,表面

的其他标志物,但表达所有其他泛 B 细胞表面抗原。很多因子都可调节 CD5 在 B 细胞上的表达[36]。B-1 B 细胞存在于脐血[37]、成人血、胸膜、腹膜和全部的主要次级淋巴器官;它们在骨髓中罕见[38]。这些细胞丰富了可自发产生多反应性自身抗体的细胞[39~41]。

浆细胞抗原

　　成熟浆细胞不表达诸如 CD20、Pax5、表面 Ig 和 HLA Ⅱ类抗原等很多 B 细胞分化抗原(图 73-6),但特征性地表达 CD138 并高表达 CD38[42]。克隆性浆细胞肿瘤一般都有异常的抗原表达谱,借此可将它们与正常浆细胞区分开来。这些异常表达的抗原包括 CD20、CD28、CD56 和 CD117。克隆性浆细胞一般不表达 CD19 和 CD27[43]。

T 淋巴细胞和 NK 细胞的抗原

　　图 73-7 和表 73-1 总结了 T 淋巴细胞和 NK 细胞系上的抗原表达。所有的淋巴祖细胞都是在骨髓中产生的,但 T 淋巴细胞在它们自己特殊的器官——胸腺中成熟,而 NK 细胞则往往在次级淋巴组织分化成熟(参见第 6 章)。

胸腺细胞

　　胸腺促进抗原特异性 T 淋巴细胞的发育,同时去除自身反应性 T 淋巴细胞。胸腺细胞成熟一般分为三个阶段:双阴(DN)、双阳(DP)和单阳(SP)阶段。这些阶段发生于胸腺不同的解剖部位:最幼稚的 DN 阶段定位于胞膜下区域,而最成熟的 SP 阶段定位于髓区(参见第 6 章)。最幼稚的 T 淋巴细胞定居于胸腺胞膜下,表达 CD2、CD5 和 CD7。这些抗原在各个阶段的 T 淋巴细胞都有表达。胞膜“双阴性”淋巴细胞还表达 CD1a、胞质 CD3 和末端脱氧核苷酸转移酶(terminal deoxynucle-otidyl transferase,TdT)。大多数胸腺细胞分布在皮质区内,处于“双阳性”阶段。这些细胞正在经历“阳性选择”过程。一旦胸腺细胞存活并被“教化”,它们将在髓质区成熟到单阳阶段。在 T 淋巴母细胞白血病/淋巴瘤中可找到与这些在胸腺中不成熟 T 细胞发育各个阶段对应的细胞表型。

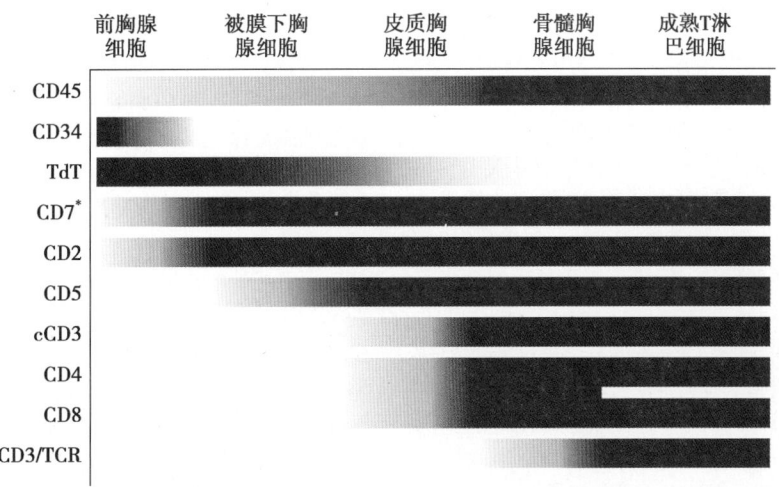

图 73-7　在 T 淋巴细胞发育成熟过程中,一些临床上实用的抗原。各抗原表达的强度以色块梯度表示。*CD7 表达于绝大多数成熟 T 细胞

表73-1   NK 细胞和 T 淋巴细胞成熟亚群

NK 或 T 细胞亚群	抗原
CD4⁺辅助 T 细胞	CD2、CD3、CD4、CD5、CD7 和 TCR α/β 亚群表达 CD10，CD25[49]，CD57[99]，及 FoxP3[100]
CD8⁺细胞毒性 T 细胞	CD2、CD3、CD5、CD7、CD8 和 TCR α/β 亚群表达 CD16[55]，CD56，CD57，细胞溶解酶[101]
NK 细胞	CD2、CD7、杀伤细胞免疫球蛋白样受体（KIRs）（多种），NKp（NCR1） 不表达 CD3 和 TCR（α/β 或 γ/δ） 亚群部分表达 CD16 和高表达 CD56 或者表达高强度 CD16 及中等强度的 CD56[54] 细胞溶解酶
γ/δT 细胞	CD2、CD3、CD7 和 TCRγ/δ 通常不表达 CD4 亚群表达 CD5、CD8 和细胞溶解酶

CD（cluster of differentiation），分化抗原簇；KIR（killer cell immuno-globulin-like receptor），杀伤性细胞免疫球蛋白样受体；NK（natural killer），自然杀伤性；TCR（T cell receptor），T 细胞受体。

成熟的 T 淋巴细胞

成熟 T 淋巴细胞是血液中最常见的淋巴细胞。T 淋巴细胞通过 T 细胞受体（T-cell receptor, TCR）结合识别 MHC 抗原。来自 T 细胞受体的信号传递涉及 CD3 在内的诸多膜蛋白。CD3 为一种表达在早期胸腺细胞和成熟 T 细胞上的三亚基复合体[44]，它与 T 细胞抗原受体紧密连接（参见第 76 章）。T 淋巴细胞表面的 T 细胞受体多数为 α/β 型，少数为 γ/δ 型。

CD4 和 CD8 淋巴细胞亚群

成熟的 T 细胞只表达 CD4 或 CD8，而非两者兼而有之。CD4 属于膜 Ig 超基因家族成员，为单链跨膜的糖蛋白[45]。CD8 为 34kDa 的双链跨膜糖蛋白[46]。多数 T 细胞表达 CD8 的 α 和 β 亚基。抗原激活 T 细胞时，CD4 和 CD8 发挥辅受体的作用。CD4 识别 MHC Ⅱ 类抗原，而 CD8 识别 MHC Ⅰ 类抗原（参见第 76 章）。CD4 与趋化因子受体 5（chemokine receptor 5, CCR5）和趋化因子相关受体 4（chemokine-related receptor 4, CXCR4）一样，都是人免疫缺陷病毒的辅受体（参见第 81 章）[47]。经过适当的刺激后，大多数 CD8⁺ T 细胞可发育为细胞毒性 T 细胞。

CD4⁺ T 细胞亚群有辅助细胞毒性 T 细胞和 B 细胞活化及成熟的功能。其他 CD4 亚群具有调节功能，如 T 调节（T-regu-latory, Treg）细胞可诱导免疫耐受，滤泡 T 辅助（T-helper, TFH）细胞可在生发中心促进 B 细胞发育成熟。Treg 细胞和 TFH 细胞都有独特的表型。Treg 细胞表达 CD25（一种低亲和力的 IL-2 受体）和转录因子 Foxp3（forkhead box P3）[48]，而 TFH 细胞表达 CD10 和 CD57。这两个亚群均有各自对应的恶性疾病发生：成人 T 细胞白血病/淋巴瘤细胞同时表达 CD25 及 Foxp3，与显著的免疫抑制相关[49]；血管免疫母细胞 T 细胞淋巴瘤中可见典型

的、表达 CD10 和 CD57 的 T 细胞克隆，恰似 TFH 细胞。这类淋巴瘤伴发多克隆丙种球蛋白血症及 B 细胞和 CD21⁺滤泡树突状细胞的增殖[50]。辅助 T-17（Th17）细胞分泌 IL-17，对黏膜防御及自身免疫病的发病起到关键作用[51]。

自然杀伤细胞

NK 细胞是一种不受 MHC 限制、对各种靶细胞产生自发毒性作用的效应细胞（参见第 77 章）。多数 NK 细胞呈 LGL 的形态（图 73-1E）[52]。但并非所有的 NK 细胞都具有 LGL 的形态，也不是所有的 LGL 细胞都是 NK 细胞，很多 LGL 细胞为细胞毒性 T 淋巴细胞。细胞毒性 T 淋巴细胞和 NK 细胞有许多相同的颗粒内容物，能被免疫组化或流式细胞术可检测到。这些颗粒内容物包括 RNA 结合蛋白 TIA-1 和几种具有丝氨酸蛋白酶活性的颗粒酶。

尽管形态较为相似，NK 细胞实际上可分为几种不同表型的亚群。人 NK 细胞特征性地表达 CD16（FcγR Ⅲ）和 CD56，但不表达 T 细胞受体（α/β 或 γ/δ）、CD3 或 CD4[53,54]；约 30% ~ 50% 的 NK 细胞表达 CD8，流式细胞分析显示 NK 细胞上由 β 同型二聚体组成 CD8 表达较弱；CD16（FcγR Ⅲ）是一种 IgG 的低亲和力受体，而 IgG 可特异地结合杀伤靶细胞表面的抗原，介导抗体依赖的细胞毒性作用[55]。CD16 在所有 NK 细胞、中性粒细胞和组织巨噬细胞上都有表达；CD56 是一种神经细胞黏附分子，在大多数 NK 细胞上有低水平的表达[53,56]。这一 200kDa 的蛋白质分子在 NK 细胞激活后会有较高水平的表达。

淋巴细胞表面抗原

一般来说，淋巴细胞的各亚群之间很难从形态学上分辨。大部分处于静息状态的淋巴细胞均表现为高密度核、少胞质的小圆细胞。但是这种表面上的同质性具有欺骗性，因为这些细胞实际上含有多种功能不同的亚群。

这些亚类可通过细胞表面蛋白的差异性表达而区分，每一种蛋白可被特异性的单克隆抗体所识别。通过不同的抗体识别的细胞表面分子的生化特征分析，已鉴定了多种淋巴细胞表面抗原。

通常，为鉴定一种淋巴细胞的功能亚群，需要监测其细胞表面两种或更多蛋白质的共同表达。同一种细胞表面蛋白常表达于多种细胞亚类上。譬如，辅助 T 细胞和细胞毒性 T 细胞均可表达 CD3，它是一种与 T 细胞抗原受体相关的蛋白（参见第 76 章）。CD3 和 CD4 的共表达有助于区分成熟的辅助 T 细胞与细胞毒性 T 细胞，因为后者共表达 CD3 和 CD8；这种共表达还有助于与其他细胞如树突状细胞区分，因为后者虽然表达 CD4，但不表达 CD3（参见第 76 章）。还有一种可调节其他 T 细胞活化的 T 细胞亚群，它在维持对自身抗原的外周耐受中发挥着不可或缺的作用（有时被称为"Treg 细胞"）。如前所述（见前文"CD4 和 CD8 淋巴细胞亚群"），Treg 细胞特征为共表达 CD3、CD4、CD25 及 FoxP3[48]。对于这些及其他亚群的淋巴细胞，往往需要多个胞膜或胞质的特征性分子表达谱而非某一种特定标志物的表达，才能够帮助区分彼此。

荧光探针同样能够用于识别抗原特异性的淋巴细胞[57]。每个克隆的 B 淋巴细胞都表达能够识别某一特定抗原的免疫球蛋白（参见第 75 章）。特异性表达某一抗原的 B 淋巴细胞的频率约在 1/100 000 ~ 1/100 万之间，甚至更低。富含结合某一特

异抗原的 B 淋巴细胞的群体可用与探针偶联的特异性抗原染色，使得可通过流式细胞术予以识别和分离该抗原特异的 B 淋巴细胞[58]。或者，以流式为基础的技术还可用于检测与抗原接触并活化的抗原特异性 B 细胞[59]。然而，T 淋巴细胞识别的肽段抗原一般处于被主要组织相容性复合物分子包绕的形式（参见第 76 章）。这使得识别和分离抗原特异性的 T 细胞需要更为复杂的探针多聚体复合物，后者由特异性抗原肽段与相关的主要组织相容性复合物分子组成[57]。

● 淋巴细胞的组成

可惜的是，几乎没有什么对淋巴细胞的组分和生化的研究采用了纯化的淋巴细胞亚群。因为在正常成人的血液中，成熟的辅助 T 细胞占了淋巴细胞的绝大部分，很多已报告的生化参数主要与这一亚群的细胞相关。

离子和水含量

血液中静息状态下淋巴细胞的平均细胞容积为 $200\mu m^3$，含有 71%±1.2% 重量的水分[60]。一个淋巴细胞中阳离子的总含量约为 35fmol，其中 22 ~ 28fmol 为钾离子，7.9±3.2fmol 为钠离子[60]。淋巴细胞膜上有电压门控及钙激活的钾通道，可调节细胞容积。药理学抑制这些通道可阻断 T 细胞的活化。静息状态下，淋巴细胞的钙离子含量约为 580 ~ 800pmol/10^6细胞[61]，

细胞质中的游离钙浓度则比较低，约为 0.1μmol，但在细胞激活后会成倍上升[62]。

淋巴细胞膜

淋巴细胞膜由重量相等的蛋白和鞘糖脂，及占重量 6% 的碳水化合物组成[63]。胆固醇和磷脂的摩尔比值约为 0.5[64,65]。淋巴细胞膜含多种磷脂，除含量最多的卵磷脂外，尚有磷脂酰乙醇胺、磷脂酰肌醇、磷脂酰丝氨酸和鞘磷脂。膜上饱和脂肪酸约占 50%。膜蛋白常是糖基化的。

淋巴细胞的鞘糖脂和蛋白受体常以糖脂蛋白微结构域的形式组合在一起，称为脂筏[66,67]。这些脂筏可聚集蛋白受体、辅受体以及附属分子，它们共同参与淋巴细胞信号转导、细胞骨架重组和（或）膜流动[68]。因此，淋巴细胞的膜表面分子不是随机分布的。

细胞外膜相关酶（胞外酶）

暴露于淋巴细胞膜外表面的几种酶被称作胞外酶（表 73-2）。一般说来，淋巴细胞表面的酶分子数量少于其他分子（如淋巴细胞黏附相关分子）。这也许反映了这些分子具有催化活性，较黏附事件相关的分子有着更高的特异性功能活性，而黏附事件需要在更大的表面区域进行多重的相互作用。如此说来，可能存在相当多未被发现的酶，只是因为它们表达量过低而未被常规的、应用单抗和流式细胞学的方法所检测到。

表 73-2　淋巴细胞表达的胞外酶

表面分子	酶活性	功能	参考文献
CD10	中性肽链内切酶，EC 3.4.24.11	金属蛋白酶，或许在胰高血糖素-类肽-1 的代谢稳态中起作用	76
CD13	氨肽酶 N，EC 3.4.11.2	氨基肽酶，涉及修剪同主要组织相容复合物 Ⅱ 分子结合的肽类，以及裂解巨噬细胞炎症蛋白（MIP）-1 趋化因子去改变靶细胞特异性。同时可作为冠状病毒的受体	102
CD26	二肽基肽酶Ⅳ，EC 3.4.14.5	丝氨酸肽酶，或许与 T 细胞信号转导及 T 细胞活化相关	77
CD38	ADP-核糖环化酶，EC 3.4.14.5	胞外酶，具有 NAD 糖苷水解酶、ADP 核糖环化酶以及环 ADP 核糖水解酶活性	74
CD39	胞外（Ca2+，Mg2+）-腺苷三磷酸双磷酸酶（胞外-腺苷三磷酸酶）	胞外酶，具有 ADP 酶及 ATP 酶活性，在调节血小板聚集中发挥作用	103
CD73	胞外-5'-核苷酸酶	胞外-5'-核苷酸酶，或许在 T 细胞信号转导中发挥作用	69
CD143	肽基-二肽水解酶（血管紧张素转化酶）	二肽水解酶，与血管活性肽血管紧张素 Ⅱ 以及缓激肽的代谢相关	104
CD156a	ADAM8 金属蛋白酶	基质金属蛋白酶，或许在白细胞渗出中起作用	78
CD156b	ADAM17 金属蛋白酶	金属蛋白酶，裂解膜联肿瘤坏死因子以及转化生长因子-α 以释放可溶性细胞因子	79
CD157	ADP 核糖环化酶及环 ADP 核糖水解酶	ADP 核糖环化酶及环 ADP 核糖水解酶，或许与淋巴细胞发育相关，与 CD38 相似，该酶或许与 NAD 的代谢相关	105
CD224	γ-谷氨酰基转肽酶，EC 2.3.2.2	γ-谷氨酰基循环中的 γ-谷氨酰基转肽酶，与谷胱甘肽的分解及新合成相关	106

ADAM，一种解整合素及金属蛋白酶（a disintegrin and ametalloprotease）；ADP，腺苷-5'-二磷酸（adenosine 5'-diphosphate）；ADPase，腺苷-5'-二磷酸酶（adenosine 5'-diphosphatase）；ATPase，腺苷-5'-三磷酸酶（adenosine 5'-triphosphate）；CD，分化抗原簇（cluster of dierentiation）；NAD，烟酰胺腺嘌呤二核苷酸（nicotinamide adenine dinucleotide）。

有些表面酶与核苷酸代谢相关（表 73-2）。如 CD73 是一种胞外 5'-核苷酸酶，可使嘌呤、嘧啶核糖核苷、脱氧核糖核苷

单磷酸去磷酸化，生成相应核苷，并被转运系统摄取[69]。这种胞外 5'-核苷酸酶通过甘油磷脂酰肌醇的锚定作用结合于胞膜

上。淋巴细胞还表达 CD26[70]，这种膜蛋白与腺苷脱氨酶有关，而腺苷脱氨酶水平在细胞活化后会显著提升[71]。接受刺激后的细胞会释放腺苷脱氨酶，这也解释了在艾滋病感染早期和其他免疫活性疾病当中，腺苷脱氨酶的血浆水平为何会上升[72]。

核苷酸代谢的胞外酶可调节炎症部位淋巴细胞和粒细胞的功能。活化的 T 淋巴细胞可释放 ATP，后者可反过来结合于胞膜上特异性的 ATP 受体[73]。另外，CD38 能够催化环腺苷 5′-二磷酸核糖的一过性生成。环腺苷 5′-二磷酸核糖是第二信使的一员，可通过受体介导，使钙离子从 Ryanodine 敏感的细胞内释放出来，从而直接参与钙稳态的调控[74]。随即钙动员的增加及磷脂的分解可引起细胞的活化或死亡，这由靶细胞种类决定。随后，ATP 去磷酸化产生腺苷，它能够与粒细胞、单核细胞和淋巴细胞膜上的 A2 受体相互作用[75]。A2 受体的激活可提高 3′,5′-环磷酸腺苷的水平，从而抵消 ATP 的细胞活化作用。腺苷脱氨基后，该循环即可重新开始。

其他几种表面抗原的胞外基团具有蛋白水解酶的活性。譬如，CD10（或 CALLA）具有中性肽内切酶活性[76]，而 CD26 则有二肽基肽酶Ⅳ活性[77]。这些酶可能在淋巴细胞与其他细胞及和细胞外基质的结合中起调节作用。此外，抑制 CD26 的催化活性可引发许多细胞效应，包括诱导酪氨酸磷酸化、激活 p38 丝裂原活化的蛋白激酶、抑制 DNA 合成和减少多种细胞因子产生。可见，这些胞外酶对淋巴细胞的活化起重要作用。

某些膜结合的蛋白酶具有解聚素和金属蛋白酶基团，被称为 ADAM（a disintegrin and ametalloprotease）[78]。这种蛋白家族成员之一就是肿瘤坏死因子-α 转化酶，又称为 ADAM17（CD156b）[79]。这些酶能够裂解肿瘤坏死因子等其他的膜表面分子，从而释放出可溶性的活性细胞因子，还能调节胞膜附近的细胞因子或其他细胞表面分子的活性。

胞内膜相关酶

虽然胞质区具有激酶或磷酸酶活性的跨膜蛋白普遍存在于生物界，但特异性表达在淋巴细胞上的相当少。尽管如此，许多跨膜蛋白的胞浆结构域可直接与限制性或优先表达于淋巴细胞/淋巴细胞亚类的酶相互作用（参见第 75、76 章）。譬如，B 淋巴细胞选择性表达 Bruton 酪氨酸激酶（BTK），这是一种通过表面 Ig 受体的信号转导中起关键作用的酪氨酸激酶[80]。这些激酶一旦发生功能紊乱的突变，便会损伤 B 细胞的发育，导致 B 细胞功能失调乃至免疫缺陷[81]；另一方面，T 细胞的发育及功能非常依赖酪氨酸激酶，如 70kDa 的 zeta 相关蛋白（ZAP-70），以及 Src 家族的两个成员白细胞酪氨酸激酶（lck）和 fyn。ZAP-70 与 TCR 的 ζ 链（CD247）相互作用[82]，lck 和 fyn 属 Src 酪氨酸激酶家族，可与多种 CD2、CD4、CD8、CD44、CD50 和（或）CD137 等辅助分子的胞质区相互作用[83]。通过上述相互作用，这些受体蛋白酪氨酸激酶在免疫识别之后和（或）同源细胞间免疫相互作用的信号转导中起着重要作用。

此外，淋巴细胞还具有一类重要的胞内分子，它们没有内在酶活性，统称为衔接蛋白[84]。在抗原-受体结合后，这些衔接蛋白可作为支架促进激酶与其他信号分子的聚集。B 细胞中表达的衔接蛋白为 B 细胞连接蛋白（BLNK；参见第 75 章）[85]，而 T 细胞则通过 T 细胞活化连接蛋白（LAT）行使相应功能[86]。这些分子通过招募其他胞质蛋白质，将近端的、由表面受体所启动的生化事件与远端的信号通路相沟通（参见第 75、76 章）。

● 胞质结构

细胞质基质

淋巴细胞的细胞质基质（cytomatrix）位于质膜之下，其经过完全发育，含有多种不同的结构和机械性蛋白质，包括微管蛋白、肌动蛋白、肌球蛋白、原肌球蛋白、α-辅肌动蛋白、丝蛋白以及一种膜收缩蛋白（spectrin）样的分子，它们对于同源细胞间相互作用中免疫性突触（immunological synapse）的形成非常重要[87]。这些蛋白质都被排列在典型的微丝、微管以及中间丝内。淋巴细胞被抗原或有丝分裂原激活后，细胞膜组分与细胞骨架的交互作用发生改变，使得抗原加工、免疫球蛋白分泌或细胞介导的细胞毒性反应得以进行[88]。

亚细胞器

在很大程度上，血液中长寿命的 T 淋巴细胞的组成及代谢表明它们处于静息状态。这些 T 细胞核质比高、核糖体和线粒体少、缺乏内质网、胞内糖原储备匮乏。这些静息小淋巴细胞的 DNA 含量为 8pg/细胞，与其他二倍体细胞相当。相比之下，平均每个细胞的 RNA 含量约为 2.5pg，其产生 RNA/DNA 的比值接近于 0.32[89]，低于人体大多数细胞，这是由于大多数淋巴细胞中核糖体 RNA 含量较少造成的。

然而与大多数淋巴细胞相比，浆细胞的 RNA/DNA 比值很高。浆细胞是 B 细胞的分化终末产物，主要作用是合成、装配并分泌 Ig，因此浆细胞有发育完好的粗面内质网及高尔基体，但缺乏很多在大多数淋巴细胞都有的表面受体。成熟的浆细胞往往已经终末分化，其 DNA 合成较少，RNA 含量则较高，这也能反映出浆细胞的确具有高水平合成 Ig 的能力。

溶酶体

血液淋巴细胞中的少量溶酶体含有不同的酸性水解酶，包括酸性磷酸酯酶、β-葡糖苷酸酶、β-半乳糖苷酶、β-己糖胺酶、α-阿拉伯糖苷酶、α-半乳糖苷酶、α-甘露糖苷酶、α-葡萄糖苷酶以及 β-葡糖糖苷酶[90~92]。一般来说，T 细胞的酸性水解酶活性较非 T 细胞高。在组织化学方法中以 α-萘基醋酸盐作为底物时，成熟 T 淋巴细胞溶酶体的酸性酯酶可产生特征性的斑点[93]。分泌型的溶酶体是一种特化的细胞器，兼具普通溶酶体的分解代谢功能及诱导后的分泌功能[94]，如 T 细胞及 NK 细胞中特化的细胞质颗粒便属于此类，可介导细胞毒作用。

细胞质颗粒

与其他淋巴细胞不同，细胞毒性 T 细胞及 NK 细胞含有大量的胞浆颗粒。这些颗粒含有一种成孔蛋白水解酶，称为穿孔素，还有一系列具有特异性促凋亡活性的丝氨酸蛋白水解酶，被称为颗粒酶[95]。为了防止可能的由颗粒内容物造成的自溶现象，细胞毒性淋巴细胞具有丝氨酸蛋白酶抑制因子，被称为 serpins[96]。作为额外的防护，静息状态下淋巴细胞的可粒酶以未活化的酶原形式储存。

细胞毒淋巴细胞主要依赖穿孔素/颗粒酶系统杀伤其靶细胞[97]。在与靶细胞紧密接触后，可粒酶被二肽基肽酶Ⅰ（一种溶酶体半胱氨酸蛋白酶）活化[98]；接着，穿孔素在靶细胞膜上打

孔,使活化的颗粒酶及其他颗粒内容物进入胞质;最后,进入靶细胞的颗粒内容物攻击并摧毁细胞核[95]。体外实验发现颗粒酶入核不依赖于 ATP,不被非水解性 GTP 类似物抑制,并且参与与核的结合。这不同于传统观点中所认识的信号依赖的蛋白入核。在 DNA 断裂及核膜分解等核的凋亡事件发生之前,穿孔素依赖的颗粒酶便已入核(参见第 15 章)。

翻译:夏治洲　互审:周光飚　校对:刘萍、任瑞宝

参考文献

1. Hewson WJ: No.72, Pauls Church Yard London, 1774, in *Lymphatics, Lymph, and Lymphomyeloid Complex*, edited by Yoffey JF, Courtice FC, p 3. Harvard University Press, Cambridge, MA, 1970.
2. Ackerman GA: Structural studies of the lymphocyte and lymphocyte development, in *Regulation of Hematopoiesis*, edited by Gordon AS, p 1297. Appleton Century Crofts, New York, 1970.
3. Everett NB, Caffrey RW, Rieke WO: Recirculation of lymphocytes. *Ann N Y Acad Sci* 113:887–897, 1964.
4. Ford WI, Gowans JL: The traffic of lymphocytes. *Semin Hematol* 6:67, 1969.
5. Miller RG: *Physical Separation of Lymphocytes and Lymphocyte Structure and Function.* Marcel Dekker, New York, 1977.
6. Nossal GJ, Makela O: Elaboration of antibodies by single cells. *Annu Rev Microbiol* 16:53–74, 1962.
7. Bain BJ: *Blood Cells, A Practical Guide.* Blackwell Science, London, 1995.
8. Cranendonk E, van Gennip AH, Abeling NG, Behrendt H: Numerical changes in the various peripheral white blood cells in children as a result of antineoplastic therapy. *Acta Haematol* 72:315–325, 1984.
9. Timonen T, Ortaldo JR, Herberman RB: Characteristics of human large granular lymphocytes and relationship to natural killer and K cells. *J Exp Med* 153:569–582, 1981.
10. Tanaka T, Goodman JR: *Electron Microscopy of Human Blood Cells.* Harper and Row, New York, 1972.
11. Brittinger G, Hirschhorn R, Douglas SD, Weissmann G: Studies on lysosomes. XI. Characterization of a hydrolase-rich fraction from human lymphocytes. *J Cell Biol* 37:394–411, 1968.
12. Basso F, Cocito MG, Semenzato G, et al: Cytochemical study of thymocytes and T lymphocytes. *Br J Haematol* 44:577–582, 1980.
13. Landay A, Clement LT, Grossi CE: Phenotypically and functionally distinct subpopulations of human lymphocytes with T cell markers also exhibit different cytochemical patterns of staining for lysosomal enzymes. *Blood* 63:1067–1071, 1984.
14. Hayes TL: Scanning electron microscope techniques in biology, in *Advanced Techniques in Biological Electron Microscopy*, edited by Koehler JK, p 153. Springer, New York, 1973.
15. Polliack A, Lampen N, Clarkson BD, et al: Identification of human B and T lymphocytes by scanning electron microscopy. *J Exp Med* 138:607–624, 1973.
16. Majstoravich S, Zhang J, Nicholson-Dykstra S, et al: Lymphocyte microvilli are dynamic, actin-dependent structures that do not require Wiskott-Aldrich syndrome protein (WASp) for their morphology. *Blood* 104:1396–1403, 2004.
17. Berlin C, Bargatze RF, Campbell JJ, et al: Alpha 4 integrins mediate lymphocyte attachment and rolling under physiologic flow. *Cell* 80:413–422, 1995.
18. von Andrian UH, Hasslen SR, Nelson RD, et al: A central role for microvillous receptor presentation in leukocyte adhesion under flow. *Cell* 82:989–999, 1995.
19. Handwerger BS, Douglas SD: The cell biology of blastogenesis, in *Handbook of Inflammation*, edited by Weissman G, p 769. Elsevier, North Holland, 1980.
20. Douglas SD, Cohnen G, Konig E, Brittinger G: Ultrastructural features of phytohemagglutinin and concanavalin A-responsive lymphocytes in chronic lymphocytic leukemia. *Acta Haematol* 50:129–142, 1973.
21. Douglas SD, Fudenberg HH: In vitro development of plasma cells from lymphocytes following pokeweed mitogen stimulation: a fine structural study. *Exp Cell Res* 54:277–279, 1969.
22. Sainte-Marie G: Study on plasmocytopoiesis. I. Description of plasmocytes and of their mitoses in the mediastinal lymph nodes of ten-week-old rats. *Am J Anat* 114:207–233, 1964.
23. Sainte-Marie G, Coons AH: Studies on antibody production X. Mode of formation of plasmocytes in cell transfer experiments. *J Exp Med* 119:743–760, 1964.
24. Parkhouse RM, Janossy G, Greaves MF: Selective stimulation of IgM synthesis in mouse B lymphocytes by pokeweed mitogen. *Nat New Biol* 235:21–23, 1972.
25. Welsh RA: Electron microscopic localization of Russell bodies in the human plasma cell. *Blood* 16:1307–1312, 1960.
26. Sacchetti C: [Plasma cells of the bone marrow in normal and pathological states; quantitative, cytometric and auxological research] [article in undetermined language]. *Haematologica* 35:13–53, 1951.
27. Suzuki A, Shibata A, Onodera S: Histochemical study on plasma cells. *Tohoku J Exp Med* 97:1, 1969.
28. Quaglino D, Torelli U, Sauli S, Mauri C: Cytochemical and autoradiographic investigations on normal and myelomatous plasma cells. *Acta Haematol* 38:79–94, 1967.
29. Franklin EC, Zucker-Franklin D: Current concepts of amyloid. *Adv Immunol* 15:249–304, 1972.
30. Lerner RG, Parker JW: Dysglobulinemia and iron in plasma cells. Ferrokinetics and electron microscopy. *Arch Intern Med* 121:284–287, 1968.
31. Bessis MC: Ultrastructure of lymphoid and plasma cells in relation to globulin and antibody formation. *Lab Invest* 10:1040–1067, 1961.
32. Adams B, Dörfler P, Aguzzi A, et al: Pax-5 encodes the transcription factor BSAP and is expressed in B lymphocytes, the developing CNS, and adult testis. *Genes Dev* 6:1589–1607, 1992.
33. Urbanek P, Wang ZQ, Fetka I, et al: Complete block of early B cell differentiation and altered patterning of the posterior midbrain in mice lacking Pax5/BSAP. *Cell* 79:901–912, 1994.
34. Karras JG, Wang Z, Huo L, et al: Signal transducer and activator of transcription-3 (STAT3) is constitutively activated in normal, self-renewing B-1 cells but only inducibly expressed in conventional B lymphocytes. *J Exp Med* 185:1035–1042, 1997.
35. Kipps TJ: The CD5 B cell. *Adv Immunol* 47:117–185, 1989.
36. Defrance T, Vanbervliet B, Durand I, et al: Proliferation and differentiation of human CD5+ and CD5– B cell subsets activated through their antigen receptors or CD40 antigens. *Eur J Immunol* 22:2831–2839, 1992.
37. Durandy A, Thuillier L, Forveille M, Fischer A: Phenotypic and functional characteristics of human newborns' B lymphocytes. *J Immunol* 144:60–65, 1990.
38. Caligaris-Cappio F, Gobbi M, Bofill M, Janossy G: Infrequent normal B lymphocytes express features of B-chronic lymphocytic leukemia. *J Exp Med* 155:623–628, 1982.
39. Casali P, Prabhakar BS, Notkins AL: Characterization of multireactive autoantibodies and identification of Leu-1+ B lymphocytes as cells making antibodies binding multiple self and exogenous molecules. *Int Rev Immunol* 3:17–45, 1988.
40. Hayakawa K, Hardy RR, Honda M, et al: Ly-1 B cells: Functionally distinct lymphocytes that secrete IgM autoantibodies. *Proc Natl Acad Sci U S A* 81:2494–2498, 1984.
41. Sthoeger ZM, Wakai M, Tse DB, et al: Production of autoantibodies by CD5-expressing B lymphocytes from patients with chronic lymphocytic leukemia. *J Exp Med* 169:255–268, 1989.
42. Anderson KC, Park EK, Bates MP, et al: Antigens on human plasma cells identified by monoclonal antibodies. *J Immunol* 130:1132–1138, 1983.
43. Rawstron AC: Immunophenotyping of plasma cells. *Curr Protoc Cytom* Chapter 6:Unit6.23, 2006.
44. Keegan AD, Paul WE: Multichain immune recognition receptors: Similarities in structure and signaling pathways. *Immunol Today* 13:63–68, 1992.
45. Maddon PJ, Littman DR, Godfrey M, et al: The isolation and nucleotide sequence of a cDNA encoding the T cell surface protein T4: A new member of the immunoglobulin gene family. *Cell* 42:93–104, 1985.
46. Snow PM, Terhorst C: The T8 antigen is a multimeric complex of two distinct subunits on human thymocytes but consists of homomultimeric forms on peripheral blood T lymphocytes. *J Biol Chem* 258:14675–14681, 1983.
47. Dalgleish AG, Beverley PC, Clapham PR, et al: The CD4 (T4) antigen is an essential component of the receptor for the AIDS retrovirus. *Nature* 312:763–767, 1984.
48. Sakaguchi S, Yamaguchi T, Nomura T, Ono M: Regulatory T cells and immune tolerance. *Cell* 133:775–787, 2008.
49. Roncador G, Brown PJ, Maestre L, et al: Analysis of FOXP3 protein expression in human CD4+CD25+ regulatory T cells at the single-cell level. *Eur J Immunol* 35:1681–1691, 2005.
50. Grogg KL, Attygalle AD, Macon WR, et al: Expression of CXCL13, a chemokine highly upregulated in germinal center T-helper cells, distinguishes angioimmunoblastic T-cell lymphoma from peripheral T-cell lymphoma, unspecified. *Mod Pathol* 19:1101–1107, 2006.
51. Yang Y, Torchinsky MB, Gobert M, et al: Focused specificity of intestinal TH17 cells towards commensal bacterial antigens. *Nature* 510:152–156, 2014.
52. Timonen T, Saksela E: Isolation of human NK cells by density gradient centrifugation. *J Immunol Methods* 36:285–291, 1980.
53. Hercend T, Griffin JD, Bensussan A, et al: Generation of monoclonal antibodies to a human natural killer clone. Characterization of two natural killer-associated antigens, NKH1A and NKH2, expressed on subsets of large granular lymphocytes. *J Clin Invest* 75:932–943, 1985.
54. Cooper MA, Fehniger TA, Caligiuri MA: The biology of human natural killer-cell subsets. *Trends Immunol* 22:633–640, 2001.
55. Björkström NK, Gonzalez VD, Malmberg KJ, et al: Elevated numbers of Fc gamma RIIIA+ (CD16+) effector CD8 T cells with NK cell-like function in chronic hepatitis C virus infection. *J Immunol* 181:4219–4228, 2008.
56. Lanier LL, Le AM, Phillips JH, et al: Subpopulations of human natural killer cells defined by expression of the Leu-7 (HNK-1) and Leu-11 (NK-15) antigens. *J Immunol* 131:1789–1796, 1983.
57. Thiel A, Scheffold A, Radbruch A: Antigen-specific cytometry—New tools arrived! *Clin Immunol* 111:155–161, 2004.
58. Kodituwakku AP, Jessup C, Zola H, Roberton DM: Isolation of antigen-specific B cells. *Immunol Cell Biol* 81:163–170, 2003.
59. Kinoshita K, Ozawa T, Tajiri K, et al: Identification of antigen-specific B cells by concurrent monitoring of intracellular Ca2+ mobilization and antigen binding with microwell array chip system equipped with a CCD imager. *Cytometry A* 75:682–687, 2009.
60. Segel GB, Cokelet GR, Lichtman MA: The measurement of lymphocyte volume: importance of reference particle deformability and counting solution tonicity. *Blood* 57:894–899, 1981.
61. Lichtman AH, Segel GB, Lichtman MA: An ultrasensitive method for the measurement of human leukocyte calcium: Lymphocytes. *Clin Chim Acta* 97:107–121, 1979.
62. Komada H, Nakabayashi H, Nakano H, et al: Measurement of the cytosolic free calcium ion concentration of individual lymphocytes by microfluorometry using quin 2 or fura-2. *Cell Struct Funct* 14:141–150, 1989.
63. Crumpton MJ, Snary D: Preparation and properties of lymphocyte plasma membrane. *Contemp Top Mol Immunol* 3:27–56, 1974.
64. Goppelt M, Eichhorn R, Krebs G, Resch K: Lipid composition of functional domains of the lymphocyte plasma membrane. *Biochim Biophys Acta* 854:184–190, 1986.
65. Johnson SM, Robinson R: The composition and fluidity of normal and leukaemic or lymphomatous lymphocyte plasma membranes in mouse and man. *Biochim Biophys Acta* 558:282–295, 1979.
66. Jury EC, Flores-Borja F, Kabouridis PS: Lipid rafts in T cell signalling and disease. *Semin Cell Dev Biol* 18:608–615, 2007.

67. Gupta N, DeFranco AL: Lipid rafts and B cell signaling. *Semin Cell Dev Biol* 18: 616–626, 2007.
68. Landry A, Xavier R: Isolation and analysis of lipid rafts in cell-cell interactions. *Methods Mol Biol* 341:251–282, 2006.
69. Colgan SP, Eltzschig HK, Eckle T, Thompson LF: Physiological roles for ecto-5′-nucleotidase (CD73). *Purinergic Signal* 2:351–360, 2006.
70. Havre PA, Abe M, Urasaki Y, et al: The role of CD26/dipeptidyl peptidase IV in cancer. *Front Biosci* 13:1634–1645, 2008.
71. Kameoka J, Tanaka T, Nojima Y, et al: Direct association of adenosine deaminase with a T cell activation antigen, CD26. *Science* 261:466–469, 1993.
72. Ohtsuki T, Tsuda H, Morimoto C: Good or evil: CD26 and HIV infection. *J Dermatol Sci* 22:152–160, 2000.
73. Swennen EL, Coolen EJ, Arts IC, et al: Time-dependent effects of ATP and its degradation products on inflammatory markers in human blood *ex vivo*. *Immunobiology* 213:389–397, 2008.
74. Partida-Sanchez S, Rivero-Nava L, Shi G, Lund FE: CD38: An ecto-enzyme at the crossroads of innate and adaptive immune responses. *Adv Exp Med Biol* 590:171–183, 2007.
75. Kumar V, Sharma A: Adenosine: An endogenous modulator of innate immune system with therapeutic potential. *Eur J Pharmacol* 616:7–15, 2009.
76. Plamboeck A, Holst JJ, Carr RD, Deacon CF: Neutral endopeptidase 24.11 and dipeptidyl peptidase IV are both involved in regulating the metabolic stability of glucagon-like peptide-1 *in vivo*. *Adv Exp Med Biol* 524:303–312, 2003.
77. Ohnuma K, Takahashi N, Yamochi T, et al: Role of CD26/dipeptidyl peptidase IV in human T cell activation and function. *Front Biosci* 13:2299–2310, 2008.
78. Yamamoto S, Higuchi Y, Yoshiyama K, et al: ADAM family proteins in the immune system. *Immunol Today* 20:278–284, 1999.
79. Black RA: Tumor necrosis factor-alpha converting enzyme. *Int J Biochem Cell Biol* 34:1–5, 2002.
80. Lindvall JM, Blomberg KE, Väliaho J, et al: Bruton's tyrosine kinase: Cell biology, sequence conservation, mutation spectrum, siRNA modifications, and expression profiling. *Immunol Rev* 203:200–215, 2005.
81. Kurosaki T, Hikida M: Tyrosine kinases and their substrates in B lymphocytes. *Immunol Rev* 228:132–148, 2009.
82. Au-Yeung BB, Deindl S, Hsu LY, et al: The structure, regulation, function of ZAP-70. *Immunol Rev* 228:41–57, 2009.
83. Salmond RJ, Filby A, Qureshi I, et al: T-cell receptor proximal signaling via the Src-family kinases, Lck and Fyn, influences T-cell activation, differentiation, and tolerance. *Immunol Rev* 228:9–22, 2009.
84. Leo A, Schraven B: Adapters in lymphocyte signalling. *Curr Opin Immunol* 13:307–316, 2001.
85. Tsukada S, Baba Y, Watanabe D: Btk and BLNK in B cell development. *Adv Immunol* 77:123–162, 2001.
86. Aguado E, Martinez-Florensa M, Aparicio P: Activation of T lymphocytes and the role of the adapter LAT. *Transpl Immunol* 17:23–26, 2006.
87. Rey M, Sanchez-Madrid F, Valenzuela-Fernandez A: The role of actomyosin and the microtubular network in both the immunological synapse and T cell activation. *Front Biosci* 12:437–447, 2007.
88. Miletic AV, Swat M, Fujikawa K, Swat W: Cytoskeletal remodeling in lymphocyte activation. *Curr Opin Immunol* 15:261–268, 2003.
89. Glen AC: Measurement of DNA and RNA in human peripheral blood lymphocytes. *Clin Chem* 13:299–313, 1967.
90. Beaumelle BD, Gibson A, Hopkins CR: Isolation and preliminary characterization of the major membrane boundaries of the endocytic pathway in lymphocytes. *J Cell Biol* 111:1811–1823, 1990.
91. Casey TM, Meade JL, Hewitt EW: Organelle proteomics: Identification of the exocytic machinery associated with the natural killer cell secretory lysosome. *Mol Cell Proteomics* 6:767–780, 2007.
92. Qu P, Du H, Wilkes DS, Yan C: Critical roles of lysosomal acid lipase in T cell development and function. *Am J Pathol* 174:944–956, 2009.
93. Kulenkampff J, Janossy G, Greaves MF: Acid esterase in human lymphoid cells and leukaemic blasts: A marker for T lymphocytes. *Br J Haematol* 36:231–240, 1977.
94. Lettau M, Schmidt H, Kabelitz D, Janssen O: Secretory lysosomes and their cargo in T and NK cells. *Immunol Lett* 108:10–19, 2007.
95. Chavez-Galan L, Arenas-Del Angel MC, Zenteno E, et al: Cell death mechanisms induced by cytotoxic lymphocytes. *Cell Mol Immunol* 6:15–25, 2009.
96. Bots M, Medema JP: Serpins in T cell immunity. *J Leukoc Biol* 84:1238–1247, 2008.
97. Trapani JA, Smyth MJ: Functional significance of the perforin/granzyme cell death pathway. *Nat Rev Immunol* 2:735–747, 2002.
98. Pham CT, Ley TJ: Dipeptidyl peptidase I is required for the processing and activation of granzymes A and B *in vivo*. *Proc Natl Acad Sci U S A* 96:8627–8632, 1999.
99. Maeda T, Yamada H, Nagamine R, et al: Involvement of CD4+, CD57+ T cells in the disease activity of rheumatoid arthritis. *Arthritis Rheum* 46:379–384, 2002.
100. Fontenot JD, Gavin MA, Rudensky AY: Foxp3 programs the development and function of CD4+CD25+ regulatory T cells. *Nat Immunol* 4:330–336, 2003.
101. Chattopadhyay PK, Betts MR, Price DA, et al: The cytolytic enzymes granzyme A, granzyme B, and perforin: Expression patterns, cell distribution, and their relationship to cell maturity and bright CD57 expression. *J Leukoc Biol* 85:88–97, 2009.
102. Tani K, Ogushi F, Huang L, et al: CD13/aminopeptidase N, a novel chemoattractant for T lymphocytes in pulmonary sarcoidosis. *Am J Respir Crit Care Med* 161:1636–1642, 2000.
103. Schulte am Esch J 2nd, Sévigny J, Kaczmarek E, et al: Structural elements and limited proteolysis of CD39 influence ATP diphosphohydrolase activity. *Biochemistry* 38:2248–2258, 1999.
104. Bauvois B: Transmembrane proteases in cell growth and invasion: New contributors to angiogenesis? *Oncogene* 23:317–329, 2004.
105. Ortolan E, Vacca P, Capobianco A, et al: CD157, the Janus of CD38 but with a unique personality. *Cell Biochem Funct* 20:309–322, 2002.
106. Stark AA, Porat N, Volohonsky G, et al: The role of gamma-glutamyl transpeptidase in the biosynthesis of glutathione. *Biofactors* 17:139–149, 2003.

第74章
淋巴细胞的生成

Christopher S. Seet and Gay M. Crooks

摘要

淋巴细胞的生成指的是在造血细胞分化过程中,免疫系统的细胞组分(即 T 细胞、B 细胞、自然杀伤细胞及某些树突状细胞)产生的过程。这个过程起始于造血干细胞,接着经历祖细胞阶段进入下游一系列的不同谱系的分化途径,最终形成了免疫系统显著的多样性和适应性。尽管关于淋巴细胞分化和功能的较终末事件已经被详细说明(参见第75~77章),但是对于造血干细胞定向分化为淋系的早期事件并不充分了解,仍有争议。尽管很大程度上是通过小鼠实验建立了对淋系定向分化的概念性框架,但已有的实验体系能够帮助理解这些事件在人体是如何被控制的。本章总结了对于淋巴细胞个体发育及控制其分化的认识,并且对该领域存留的一些争议进行了讨论。

● 出生前的淋巴细胞生成

血液形成的部位随着胚胎和胎儿的发育发生一序贯性的改变,首先出现在胚胎外的卵黄囊。不久,造血发生于胚胎本身,最初是主动脉旁脏壁层(PAS)和主动脉-性腺-中肾(AGM)区域,接着转移到胎肝、脾脏,最后到胎儿的骨髓(参见第7章)。伴随每次解剖部位的改变,造血谱系愈加复杂,渐与成体造血相似(图74-1)。

简写和缩略词

AGM,主动脉-性腺-中肾区(aorto-gonad-mesonephros);BM,骨髓来源(bone marrow);BCR,B 细胞受体(B-cell receptor);CLP,共同淋系祖细胞(common lymphoid progenitor);CT,计算机断层扫描(computed tomography);DC,树突状细胞(dendritic cell);DN,双阴性,(double negative);E,妊娠的天数(days of gestation);EBF,早期 B 细胞因子(early B-cell factor);FACS,荧光激活细胞分选术(fluorescence-activated cell sorting);HSC,造血干细胞(hematopoietic stem cell);Ig,免疫球蛋白(immunoglobulin);IL,白介素(interleukin);JAK3,Janus 激酶3(Janus kinase 3);LMPP,淋系-多潜能定向祖细胞(lymphoid-multipotential primed progenitor);LSK,lin⁻negsca-1+c-Kit⁺(lin⁻negsca-1+c-Kit⁺);NK,自然杀伤细胞(natural killer);PAS,主动脉旁的脏壁层(para-aortic splanchnopleura);SCID,重度联合免疫缺陷(severe combined immunodeficiency)。

当定义每个发育阶段的造血功能时,区别特定部位来源的干细胞或祖细胞的谱系"潜能"(即从某一个部位来源的幼稚细胞在体外产生特定细胞谱系的能力)与其自发和生理性产生的细胞谱系是很重要的。鉴于这种区别,在胚胎发育时,淋系的出现晚于髓系和红系。尽管胚胎外和胚胎本身都能产生髓系、红系和自然杀伤细胞(NK),B 淋巴细胞和 T 淋巴细胞主要由胚胎中所谓的定向造血干细胞(HSCs)生成[1]。

小鼠的造血发育

大多数关于胚胎和胎儿造血的研究都是在小鼠模型中实施的。虽然每个发育阶段的时限已被仔细的确定,但这项工作长久以来是产生争议之源——胚胎中的造血究竟是始于从胚外卵黄囊移居的前体细胞,还是根本不依赖卵黄囊[2~6]。该争论的意义在于理解不同造血阶段的谱系如何产生,从而追踪哺乳动物胚胎中产生淋巴细胞的祖先。每个造血位点的活跃期都与其他位点相重叠,这成为某一特定谱系在何种器官产生难于确定的原因之一(图74-1)。另外,血液循环一旦建立,很难排除在某个部位发现的干细胞和祖细胞不是由其他部位迁移而来的可能性。然而,应用缺乏心跳与循环的 Ncx1-/-小鼠的研究已经开始解剖不同胚胎造血组织自主形成不同谱系的潜在可能性[7,8]。

在血液循环建立前,小鼠第一波造血起始于妊娠7.5天(E7.5)的胚外卵黄囊组织[9,10]。这一最初的造血阶段被称为原始造血,主要产生红细胞和巨噬细胞。尽管淋巴细胞在此刻是检测不到的[10]。第一波造血祖细胞对胚胎期淋巴细胞的生成的贡献可以通过 E9.5 天的卵黄囊推测,其中有淋系特异早期事件-Rag-1 表达的淋巴髓性祖细胞[11],同时也有向 B-1/边缘区 B 细胞发育的定向祖细胞[12]。进一步的研究已经阐明卵黄囊具有胸腺重建及多向分化潜能[13,14],表明了我们对原始造血理解的改变。早在 E8.5[8] 天,小鼠胎盘也被确定为多功能造血细胞的自主来源;然而,卵黄囊或胎盘祖细胞决定淋巴样发育的直接作用仍有待确定。

可产生所有淋巴造血谱系的定向 HSCs,首次出现在 E8.5~9.3 的 PAS/AGM 区[10]。高水平的、多谱系的重建能力(定向 HSC 造血的特征)出现在小鼠 E10.5 天的 AGM 区。然而,尽管 AGM 区在体外能够产生各种系列,包括 B 淋巴细胞和 T 淋巴细胞;但在造血活动到达胎肝之前,胎儿的淋巴细胞不能自然的产生。E11 天时,淋系特异的早期事件之一——Rag-1 的表达可见于小鼠胎肝中[10]。已明确 T 细胞潜能在小鼠妊娠的 E8.25~9.5 天的卵黄囊或 PAS 区[13];但 E 11 天前后,T 细胞在体内的分化开始于干祖细胞在胸腺中的定植,这些干祖细胞由 AGM 区、胎肝及后期胎儿的骨髓处迁移而来[15,16]。

人的造血发育

早在胚胎发育的第18天,即可在人类卵黄囊中鉴定出造血细胞;如同小鼠,此时的造血细胞几乎都由红细胞、较少的单核和巨噬细胞组成[17](图74-1)。尽管在卵黄囊没有发现淋巴细胞,但在特定的体外条件下卵黄囊前体细胞的确产生 NK 细胞的潜能[17,18]。但同样的卵黄囊祖细胞,即使将其置于允许定向分化为淋系的培养条件下,也不具有向 B 细胞或 T 细胞分化的潜能[18]。

如同在小鼠,定向造血首先发生于胚脏壁(splanchnopleu-

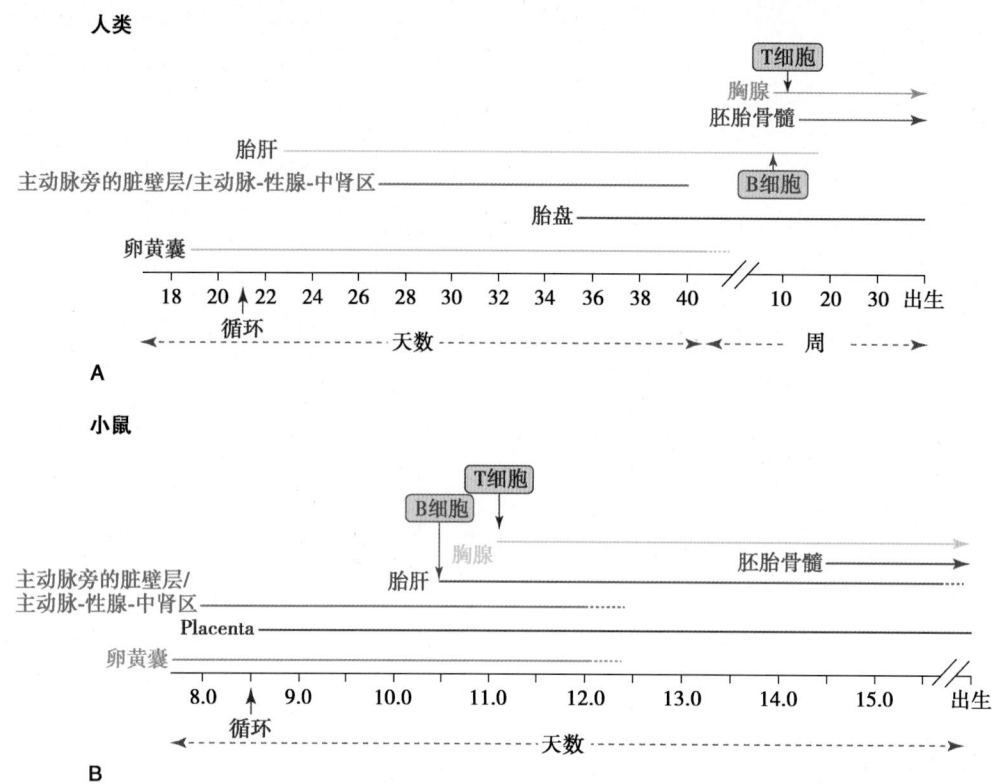

图74-1　淋巴细胞在出生前发育的时间。图中显示的是人类(图A)和小鼠(图B)在胚胎及胎儿不同部位造血活动的时间。如图中所示:B/T 细胞在体内最早分别在胎肝与胸腺检测到。AGM,主动脉-性腺-中肾区。PAS,主动脉旁的脏壁层

re)的 AGM 区,因为有证据表明 AGM 区是人类胚胎中最早被检测到具有淋系和髓系全能分化潜能的 CD34⁺ 细胞的部位[18,19]。人 AGM 区在妊娠第 27 天开始发育,此时人的 HSCs 以 2 个或 3 个细胞成簇状方式生成,由主动脉前中央区(preumbilical)的腹侧壁的内皮细胞产生。这些细胞的克隆增殖能力极强,数目上迅速增加到几千个并沿着动脉壁进一步扩散。然而,造血活动仅短暂的存在于 AGM 区,到妊娠第 40 天就全部消失了[17]。尽管从 AGM 区分离的细胞经过培养能够产生淋巴细胞[17,18],该区的 HSC 在原位却不能产生成熟细胞;它们的作用是迁移并定植到胎肝来完成下一波的造血活动。与小鼠相同,最近的研究在人类胎盘中也可以检测到具有淋巴细胞分化潜能的多能祖细胞。这些报告提示造血干/祖细胞也可能在妊娠第 5 周从绒毛膜板的大型血管中生成,同时在 15 周内可以检测到多能 HSC[20,21]。然而,胎盘 HSC 对胎肝或骨髓定植的贡献仍不清楚。

虽然早在妊娠第 23 天就能在人胎肝中首次检测到血细胞,这一时间的细胞主要是与肝血窦相关的红系和髓系细胞。这些红细胞由表达胚胎血红蛋白(球蛋白 ζ 链和 ε 链)的巨幼红细胞组成;在这一早期阶段的胎肝中并未观察到 CD34⁺ 细胞的存在。胎肝造血活动的第一阶段很可能是继发于卵黄囊中较成熟细胞的定植。到妊娠第 30 天,AGM 起源的 CD34⁺ 细胞出现在胎肝中[22],第 32 天时,这些细胞获得在体外保持长期造血的活性[22]。在定向造血较后阶段出现在胎肝中的红细胞,由能够产生胎儿血红蛋白(球蛋白 α 链和 γ 链)的无核巨红细胞组成。在正常的发育进程中,就像在卵黄囊和 AGM 一样,胎肝中的造血活动是一过性的,到妊娠第 20 周就消失了[1]。

最后一波造血发生在胎儿骨髓,大约开始于妊娠第 11 周。首先出现在骨髓中的细胞是 CD15⁺ 髓系细胞和血型糖蛋白 A+ 的红细胞。在成骨细胞形成以前,造血活动再次与髓血窦的内皮细胞相关[23]。最终,CD34⁺ 细胞出现在胎儿骨髓中,像真正的 HSC 一样能够产生 B 系、T 系、NK 系、髓系及红系细胞[1]。HSC 已经找到了它们最终的龛,终生保持自我更新和淋巴造血功能,自此永久地定居在骨髓。

胸腺发育

妊娠 4 周左右,人类胸腺微环境开始发育,接着经历了 3 个阶段[24]。第一个阶段发生在妊娠 4~8 周期间,以第 3、4 咽囊产生的胸腺上皮的出现及胸腺上皮细胞的扩增为标志[25]。第二个阶段是指妊娠 9~15 周,以包膜下、皮质和髓质区的发育为特征[24]。大约第 9 周,胎肝来源的祖细胞开始在胸腺定植并产生淋巴细胞[9,25]。早在第 10 周,就可以监测到对丝裂原植物凝集素具有反应能力的胸腺细胞[26],妊娠第 13~16 周期间可以观察到同种异体反应性的、表型成熟的 T 细胞[27]。

第 3 阶段始于妊娠第 16 周,直到出生后 1~2 年,以胸腺内显著的 T 细胞成熟为特征(参见第 6、76 章)。

对 136 例年龄跨度从新生儿到 90 多岁人的胸腺进行的广泛研究表明:出生后胸腺的生长(基于质量和体积)实际上发生在出生后的第一年,主要是前面几个月[28]。人类的胸腺从第 12 个月开始持续地退化,胸腺细胞和上皮细胞减少,尤其是髓质;伴随而来的是脂肪组织在血管周区域的浸润相应增加[28]。

小鼠一生中胸腺组织会失去大约 90% 的湿重。然而,在健康人晚年,血管周围不断填充的脂肪组织会维持整个胸腺的大

小 28。用计算机断层摄影术（CT）进行放射性扫描证实了尽管实质性组织明显萎缩，整个胸腺的大小在人的一生中却保持一致（约 95%；参见第 6、9 章）[29]。

B 细胞的发育

对于一个存在于外周血循环或次级淋巴组织中的成熟 B 细胞来讲，它的典型特征就是细胞表面表达免疫球蛋白（Ig）。这些 Ig 由 μ、δ、γ、α 或 ε 重链通过二硫键与 κ 或 λ 轻链连接而组成（参见第 75 章）。细胞表面的 Ig，以及相关的信号分子 Igα（CD79a）和 Igβ（CD79b），被称为 B 细胞受体（BCR）。细胞质内不存在 μ 重链并且细胞表面也没有 BCR 表达的 B 细胞被定义为（pro-）B 祖细胞。而前（pre-）B 细胞的细胞质中存在 μ 重链，但不表达细胞表面的 BCR。这些对 B 祖细胞、前 B 细胞及 B 细胞最低标准的界定，构成了目前人 B 细胞发育详细模型的基础[30]。B 细胞发育可以分为两个阶段：一为抗原非依赖阶段，主要在胎肝及胎儿和成体骨髓中发生；其二为抗原依赖阶段，主要发生在次级淋巴组织，比如脾脏和淋巴结。

大约妊娠第 8 周时，人类胎儿的第一批 B 细胞在胎肝中被检测到[25]，为表达胞质 IgM+ 的前 B 细胞；到 10~12 周，在胎肝和网膜可见表面 IgM+ 的 B 细胞[31,32]。等到第 17 周时，B 细胞和产生 IgM 的场所就转移到胎儿骨髓和脾脏了[33,34]（参见第 6、7、75 章）。从第二个 3 个月（trimester）结束贯穿至整个成体生命周期，骨髓成为 B 细胞发育的唯一起源[35]。作为骨髓全部有核淋巴造血细胞库的一部分，早期 B 系细胞所占比例在胎儿中高于成体骨髓。然而，它们中的 B 祖细胞、前 B 细胞及幼稚 B 细胞（immature B）所占的比例及有丝分裂的活性则相对稳定[36]。

在小鼠 B 细胞发育中，已描述过两种不同功能和免疫表型的 B 细胞——B1 和 B2[31]。成年小鼠的大多数 B 细胞是 B2 细胞，其具有与 T 细胞相互作用和进行免疫球蛋白重链重排的能力，为获得性免疫系统的组成成分。B1 细胞占成体小鼠淋巴细胞约 5% 的比例，但免疫球蛋白库多样性远较 B2 细胞少，对糖类抗原或其他非 T 细胞依赖的免疫原刺激显示出应答反应，组成了固有（innate）免疫系统的一部分。小鼠 B1 细胞以表达 CD11b 为标志，在脾脏、小肠、胸膜腔和腹膜腔等诸多部位均可发现[37,38]。根据 CD5 的表达，B1 细胞可以进一步被分为 B1a 细胞（自发分泌免疫球蛋白）和 B1b（经诱导分泌免疫球蛋白）。E9 胚外卵黄囊中 B1a/边缘区 B 细胞祖细胞的证实表明，B-1 谱系可能出现在获得性免疫系统发育之前[12]。目前，并没有确切的证据表明在人体发育过程中也存在类似的 B1 和 B2 细胞亚类[31]。

自然杀伤细胞的发育

最早在妊娠的第 9~10 周即可在人胎肝中监测到有功能的 NK 细胞[26]，但是在体外，来源于造血发育各阶段的祖细胞，即使从卵黄囊来的细胞，也可经诱导分化产生 NK 细胞[1,17,18]。由于不同时期的（包括原始造血）各种祖细胞都有 NK 细胞的潜能，因此，分化为 NK 细胞的潜能的出现时间并不与可分化为所有类型淋巴细胞潜能的定向造血同步。在哺乳动物胚胎发育中，NK 细胞的产生被看作是获得性免疫复杂通路形成之前的一个基本防御机制。

树突状细胞的发育

在胚胎和胎儿造血活动的各个时期都可产生表达 II 类组织相容性抗原的树突状细胞。最早在妊娠第 4~8 周时，在胎儿骨髓和胸腺发育前，即可在人卵黄囊和间充质组织中检测到树突状细胞[31]。在造血发生的每个场所，树突状细胞一旦活化就能被检测到：如在妊娠第 11~14 周时人胎儿的胸腺，第 14~17 周时的骨髓，第 16 周时的脾脏及第 23 周时的扁桃体[39,40]。树突状细胞与巨噬细胞紧密相关，表型相似（参见第 67 章），都表达主要组织相容性 II 类复合物。因为许多提供人类树突状细胞发育信息的研究是在分析树突状细胞的分子和抗体工具出现之前进行的，故区别这两种细胞比较困难。

淋巴细胞生成的分化途径

HSC 如何产生淋巴细胞的概念性框架的建立很大程度上基于使用基因工程小鼠和小鼠移植模型所进行的研究。在个体发育的所有阶段只存在一种淋巴细胞生成的途径[41,42]，这个通过小鼠研究得到的结论，尽管将此作为一个出发点是必需和可行的，若是推及人类或者其他物种淋巴细胞生成时，需要三思而后行。另外，那些用于检测分化潜能的体内外实验，其内在的局限性会影响到分离群体之间谱系关系的结论[43]。

几十年间，我们对于造血发生的理解是基于一个等级框架。在这个示意图里，所有的分化途径都来自于同一个多潜能的 HSC，接着经过标记定向分化的不同分叉点，即各谱系的祖细胞阶段（参见第 18 章）。在经典的范例中，最早的、由 HSC 作出的分化"决定"是进入两者选其一的途径：通过一个称为共同淋系祖细胞（CLP）或者通过一个共同髓系祖细胞（CMP）的阶段，后者具有分化为髓系和红系巨核系的全潜能[44]（图 74-2）。随着分化阶段的依次进行，细胞表面一系列特异的抗原和转录因子开始上调，并且发展为其他细胞系的潜能消失。因此 CLP 被定义为一种能产生所有淋巴系列（B、T 和 NK），却不能产生髓系、红系或者巨核系的单个细胞。远在符合 CLP 标准的细胞被分离鉴定之前，学术界长期以来就笃信存在分化途径上相互排斥的双祖细胞的概念：第一种分化途径局限于髓系和红-巨核系，而第二种则定向于淋系[45~47]。相对而言，30 多年以前，通过体外应用所谓粒细胞、红细胞和巨核细胞集落形成单位的实验已证实存在形成髓系、红系及巨核系的单克隆细胞[48]，后来，在小鼠和人类使用表面分子达到分离这群细胞的预期目的[49,50]。T 淋巴细胞和 B 淋巴细胞之间存在诸多的联系。例如，两者存在于共同的解剖位点（脾脏、淋巴结；参见第 6 章），在调节 T 细胞受体和 B 细胞免疫球蛋白重排的分子机制方面相类似（参见第 75、76 章），同一小鼠单基因突变引起重度 B 淋巴细胞和 T 淋巴细胞缺陷（参见第 80 章），因此淋巴细胞的系列之间被认为是密切相关的[51]。

流式细胞仪[又称荧光激活的细胞分选（FACS）]的出现，使得分离稀少的造血细胞群体成为可能，并且可以开展后续的体外培养和体内重建研究（参见第 18 章）。应用流式细胞仪及联合多种细胞表面分子标记的方法，已经可以从人体组织中分离出原始多淋系分化潜能的祖细胞，它们几乎或者完全没有髓系和红系的克隆性潜能[52~54]。然而，谱系之间的关系很可能不像曾经认为的那么僵硬地维持着。小鼠实验表明在造血发生更早期的阶段，红系和巨核系就能够分开；淋系（也就是 T、B 和 NK）和髓系（至少是单核细胞）能够由所谓的淋巴系定向祖细胞（LMPP）这一共同途径而产生[55]。在稳态造血过程中，仍不

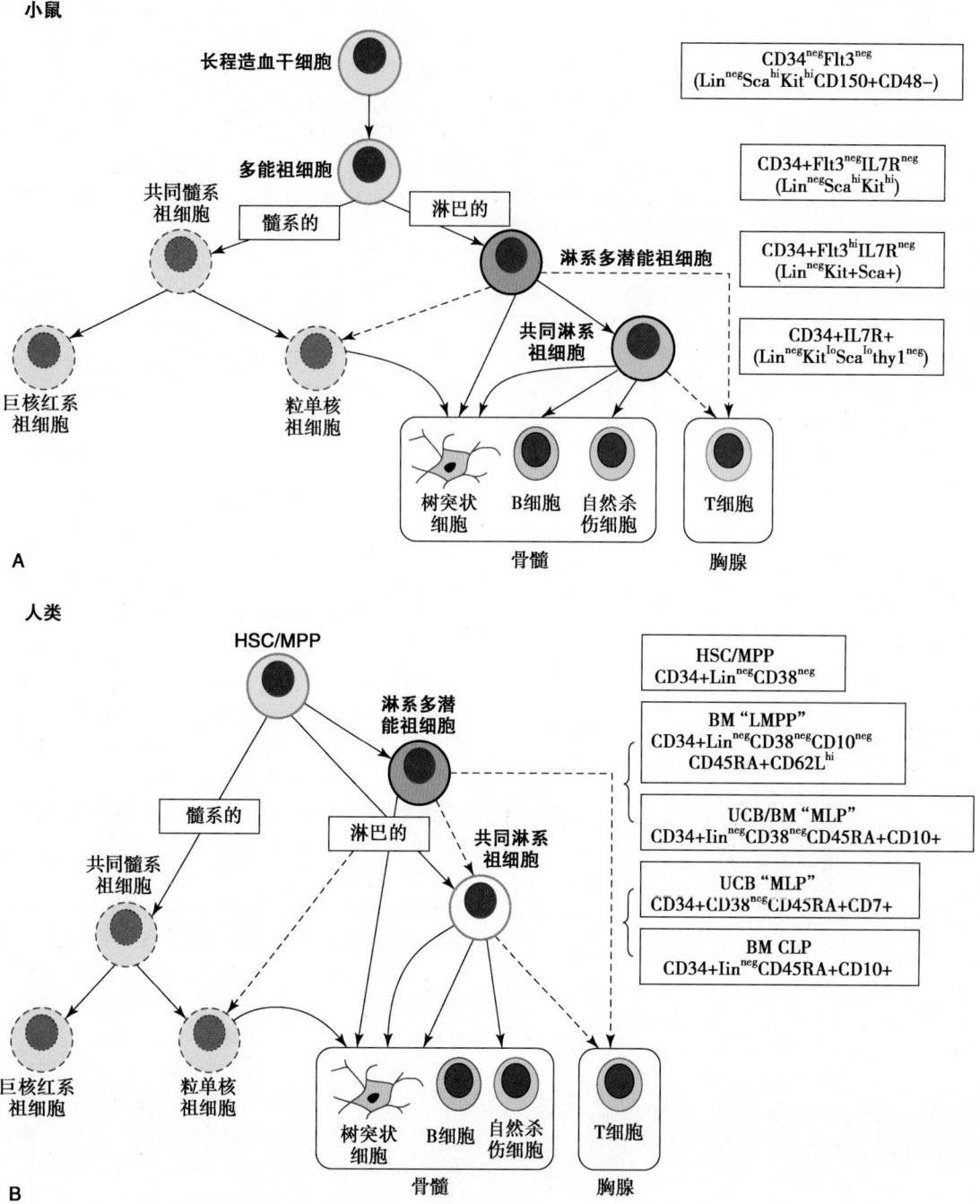

图 74-2　小鼠和人类出生后淋巴细胞生成途径。在右面的表格中展示了区分每一种细胞型的关键免疫表型。在主要免疫表型下面的括号中是与每一类细胞相关的其他标记物。淋系多潜能祖细胞与共同淋系祖细胞及与髓系组细胞的准确关系仍存在争议，就如同诱发胸腺细胞产生的主要细胞类型也同样有争议（如虚线所展示的）。在小鼠和人中，在体外培养，树突状细胞可以由所有确定的淋系祖细胞及髓系祖细胞产生。A：小鼠的淋系祖细胞通路。包括长程造血干细胞，多能祖细胞及 FLT3 阳性淋系多潜能祖细胞这些具有多潜能的群体，均有分化为全部类型淋巴细胞（T，B 及自然杀伤细胞）及部分髓细胞（非克隆性，大多为单核细胞）的潜能。在共同淋系祖细胞中，所有髓系分化潜能丢失而淋系分化潜能则保留。B：人的淋系祖细胞通路。长程造血干细胞及淋系多潜能祖细胞（aka 多能祖细胞）这些具有多潜能的群体，均有分化为全部类型淋巴细胞（T，B 及自然杀伤细胞）及部分髓细胞（大多为单核细胞）的潜能。CD10 阳性的共同淋系祖细胞有显著的 B 细胞及部分 NK 及 T 细胞分化潜能而几乎丢失了髓系分化潜能。图中也显示了具有相似谱系分化潜能的每种祖细胞的其他的表型标记物。BM，骨髓；GMP，粒单核祖细胞；MEP，巨核红系祖细胞

清楚哪一种谱系分化途径与生理行为最为相关。但是,很可能同时存在不止一种途径,也许在发育的不同阶段、造血发生的不同位点、不同的途径交替起主导作用。

小鼠淋巴祖细胞

1997 年,研究者从小鼠骨髓细胞中分离出了不具有髓系和红-巨核系分化潜能的祖细胞,当把它们移植到辐照后的受体中,却可以迅速恢复 T 细胞、B 细胞和 NK 细胞系列[56]。体内外克隆实验显示所有淋系细胞都来源于一个共同的祖细胞,继而证明了长期猜测存在的 CLP,并且支持淋巴细胞形成的经典模型。该研究成功分离此细胞部分基于白介素(IL)-7 受体 α(IL-7Rα)的表达[56]。该 IL-7Rα+CLP 不表达与造血完全分化相关的表面分子(它们被称为"谱系阴性"或者"Linneg"细胞)。HSC 相关的细胞表面分子(Scal-1,Thy-1,c-kit)的表达在 CLP 中有所下调,成为它们比多能 HSCs 更加分化的一个证据[56]。故 LinnegIL-7R+Thy-1negSca-1loc-kitlo 被定义为小鼠 CLP 的全部免疫表型,这与小鼠 HSC 细胞免疫表型之间形成反差,后者存在于 LinnegIL-7RnegThy-1loSca-1hic-kithi 细胞群体中[56]。

小鼠骨髓方面的工作促使我们重新探讨淋系分化途径何时与髓系和红系的分化途径分离(图 74-2)。主要依据 FLT3 受体(FMS 样酪氨酸激酶3)的表达,在小鼠骨髓中确定了一群细胞。现在已表明其具有全部淋系和部分髓系分化潜能,但不具备向红-巨核系分化的潜能[55,57]。由于参与红-巨核系分化的基因是下调的,而淋系相关的基因是上调的,这些 linnegSca-1+c-Kit+CD34+FLT3hi(又称 LSK CD34+FLT3hi)细胞被认为是淋巴定向的[58]。因此它们被定义为淋巴系定向祖细胞[55,58]。尽管它们在体外能够产生单核细胞和粒细胞,但它们的分化潜能已极大地偏向产生淋系细胞。实际上,将 LSK CD34+FLT3hi 细胞移植到辐照后的受体中能迅速重建 B 淋巴细胞和 T 淋巴细胞。然而,不像多潜能的 LSK CD34+ FLT3neg 细胞,LSK CD34+ FLT3hi 细胞在体内只能进行非常有限的髓系重建,并且缺乏粒系分化潜能[55]。事实上,随后的活体命运图谱研究已对淋巴髓系分化通路在骨髓及胸腺中髓细胞稳态发育的重要性提出了质疑[59,60]。

在确定谱系潜能时,一个使人困惑的因素是髓系和淋系祖细胞群都有分化产生树突状细胞的能力,至少在体外是这样(参见第 21 章)[61~63]。由于体外衍生的树突状细胞表达很多与髓系抗原提呈细胞相同的细胞表面标记,所以谱系的起源和体外髓系细胞分化潜能被树突状细胞混淆的程度均不清楚。

人淋巴祖细胞

细胞表面分子 CD34 在人类的 HSCs 以及其他许多类型的祖细胞,包括那些仅限于淋巴细胞发育的造血祖细胞上表达(参见第 18 章)[64,65]。CD34 与其他表面分子例如 CD10[52,66],CD7[53,54,67,68],及 CD45RA 的组合已经被用来鉴定人的多淋系祖细胞[52,67]。与小鼠的 CLP 相似,除了前面提到的一些表面分子会发生表达上调外,某些 HSC 细胞表面分子像 c-kit 和 Thy-1 会随淋系定向分化而表达下调[41]。

如同在小鼠中的研究,不可能用单一标记分子去分离和界定人的淋巴祖细胞[65]。例如,虽然可以凭借 CD7 的表达来确定脐带血 CD34+Lin-CD38-细胞中一个不具备向髓系和红系分化潜能的亚群为多淋系祖细胞[53,54],但脐带血中 CD34+Lin-CD38+CD7+细胞则具备向全谱系(淋系、髓系和红系)分化的潜能。进一步的,当把从人类研究中鉴定的祖细胞群体与小鼠实验中描述的群体进行比较时,需要特别注意,在细胞表面标记分子间存在的物种差异性[41]。譬如,IL-7Rα 的表达可用来界定小鼠的 CLP[56],但是人脐带血中的 CD34+Lin-CD38-CD7+多淋系祖细胞不表达 IL-7Rα[53],并且人脐带血中的 CD34+Lin-CD38+IL-7Rα+细胞同时具有向髓系,淋系甚至红系分化的潜能。造血细胞在个体发育不同阶段的取材也会在祖细胞的免疫表型和功能方面引入意想不到的变数[41]。现在实施的大多数小鼠实验采用的是成体骨髓,然而大多数有关人的研究则采用脐带血,后者是一种更易获得的细胞来源,其所含的祖细胞的增殖能力比骨髓更强[69]。依然以 CD34+Lin-CD38-CD7+多淋系祖细胞为例,尽管这个免疫表型能够用于鉴定脐带血中的多淋系祖细胞[53],同样的分子标志在骨髓中却不能使用,因为 CD34+Lin-CD38-骨髓细胞不表达 CD7。与小鼠 LMPP 等同的人细胞有两个候选群体,且二者均同时表达 FLT3:其中之一位于骨髓为 D34+Lin-CD38+CD45RA+且高表达 CD62L(L-选择素)[70];另外一种是在骨髓或脐带血中 CD34Lin-CD38-Thy-110/-CD45RA+的多淋系祖细胞[71]。这两种细胞群体之间的等级关系或二者与骨髓 CD34Lin-CD38+CD45RA+CD10+CL 的关系并不清楚;并且就像小鼠系统中,淋系髓系发育通路对造血稳定性的生理功能影响还未确定。树突状细胞潜能存在于所有原始的人淋系定向的祖细胞中的报道,增加了树突状细胞发育可能是独立性的概念[52,53,67,70~72]。

胸腺祖细胞

长期以来认为,骨髓中淋系定向分化早于胸腺定植和 T 细胞发育的过程。然而,尽管骨髓中清楚地存在着定向于淋系的祖细胞,对于从骨髓迁移和定植到胸腺并启动胸腺细胞形成的主导细胞类型仍存有争议。如上所述,数群来自骨髓的淋系定向的祖细胞和 LMPPs 能够在体外和体内分别产生 T 细胞。然而,对胸腺进行的详细研究揭示该器官中存在不仅具有向淋系分化,也具有向髓系和红系分化潜能的原始祖细胞。在小鼠胸腺中鉴定的这群稀少的细胞被认为是早期胸腺祖细胞(ETP)[73],其在人的胸腺中呈现 CD34+Lin-CD1a-CD7-的表型[74,75]。这群细胞的谱系分化潜能、细胞表面标志分子及基因表达谱都与 HSCs 相类似,强烈地提示 HSCs 或者至少是多潜能的祖细胞,不用在骨髓中先经历一个定向分化为淋系的阶段,而能够直接定植在胸腺。就它们对于正常胸腺细胞形成的贡献而言,这其中的哪一种祖细胞亚群起主导作用,目前仍没有定论[76];然而,很可能早期胸腺祖谱系的潜能本身是动态的,这是基于在胚胎期间淋系细胞限制性和多能胸腺种植祖细胞在小鼠胸腺的短暂的不同时期的定植[77]。

功能性确定淋巴祖细胞方面的挑战

精确的定义某种免疫表型的祖细胞的谱系分化潜能需要进行克隆分析。尽管用于分析髓-红-巨核祖细胞的克隆形成实验已经存在了 30 多年[48],但相对而言,最近才有能力将 HSCs 沿淋系的分化途径分为不同的阶段,特别是有关人的研究[43]。当观察到某些小鼠基质细胞系能够支持人原始 HSCs 向 B 细胞、NK 细胞和树突状细胞分化后[78~80],才开始进行人淋系分化的体外实验。T 细胞的分化系统更为复杂,需要在体外重塑一个类似胸腺的独特环境。起先只有通过培养胎儿胸腺器官的方法才有可能实现。在所谓的悬滴培养法系统中,大量的小鼠或人源祖细胞被种植到整个胸腺[81]。借助一种表达 Notch 配体-delta 样配体 1 的小鼠单层基质细胞系("OP9-DL1 基质"),已经建立了另一个更为有效的体外系统用来研究小鼠与人的 T 细胞分化[82]。然而,由于 T 细胞体外培养系统中没有一个能同时支持 B 细胞发育,在克隆水平证明存在具有 T 细胞和 B 细胞双分化潜能的祖细胞,仍存在技术性困难。小鼠单个 HSC 进行体内移植能够在克隆水平证实多谱系分化潜能,但很难将该技术应用到研究不具有自我更新能力的祖细胞。由于异种移植模型的植入效率低,尤其借其进行人源细胞体内实验充满挑战性[41,43]。

● 淋巴细胞生成过程中的调节

淋巴细胞生成中的细胞因子

参与调节淋巴细胞发育、分化和功能的细胞因子种类繁多,在这里很难对此进行全面地描述。然而,要特别提及细胞因子受体的共同伽马(γc)链家族,这类在淋巴形成方面具有重要生物学意义的分子与原发性免疫缺陷疾病的临床相关。γc亚基是参与组成六个不同细胞因子受体的一个信号分子组分,即:IL-2[83],IL-4[84,85],IL-7[86,87],IL-9[88],IL-15[89]和 IL-2[90]1,它们均在不同时期通过不同途径参与淋巴细胞形成[51,91,92]。这 6 个依赖γc的受体均特异性地激活 JAK3,JAK3 通过与γc相互作用进而介导信号转导[93]。除了γc亚基之外,每个受体还包含一个α亚基,并据其与配体特异性地结合。IL-2R 和 IL-15R 还享有一个共同的β亚基[51]。

γc亚基的无义突变会导致人和小鼠的重度联合免疫缺陷(SCID)综合征。但是,受累谱系的不同提示对细胞因子依赖性方面存在重要的种属差异性[51]。其中最重要的差异是在人和小鼠 B 细胞发育过程中对 IL-7 信号的依赖性。成体小鼠的 B 细胞发育过程中绝对需要 IL-7 及其受体的相互作用及 IL-7 受体γc亚基及 JAK3 酪氨酸激酶参与的下游信号通路[94]。相比之下,IL-7 对于人 B 细胞的发育并非必需。X 染色体遗传的、伴随细胞因子受体γc亚基突变的 SCID 病人表现为严重的胸腺萎缩和 NK 细胞缺失,但 B 细胞数目正常或略升高[51]。有 JAK3[95,96],或 IL-7 受体[97]突变的 SCID 患者,血液中 B 细胞数目也是正常的。虽然 B 细胞数目是正常的,但γc缺失的 SCID 患者有 B 细胞功能的异常和低γ球蛋白血症,推测部分原因为 IL-4 在 B 细胞功能形成中的作用及在抗体产生中与 T 细胞相互作用的缺失。所有这些结果提示 IL-7 对于人 B 细胞数量上的正常发育并非必需。

NK 细胞缺失见于γc或 JAK3 缺失的 SCID 患者,但在 IL-7Rα缺失的患者中正常[65,97,98]。NK 细胞缺失还见于 IL-15[99]、IL-15Rα[100]或 IL-2Rβ(IL-2R 和 IL-15R 共有的一个亚基)缺失的小鼠[101],显示了 IL-15 而非 IL-17 对于 NK 细胞发育是不可或缺的。在人类中,尽管还没有关于 IL-15 及其受体无义突变的描述,但已经有报道称,在家族性 NK 细胞缺陷中对 IL-15 和 IL-2 的反应低于正常[102]。

在 IL-7Rα缺失的患者中,B 细胞和 NK 细胞的生成说明人淋巴细胞的起始定向和共同淋系祖细胞的生长都不需要 IL-7。

人脐带血中的 CD34+CD38-CD7+多淋系祖细胞并不表达 IL-7Rα[53],这一发现进一步支持此观点,且淋巴祖细胞亚群在骨髓γc 和 JAK3 缺失的病人中是保守的[103]。与 B 细胞和 NK 细胞形成鲜明对比,人和小鼠的 T 细胞发育则绝对依赖 IL-7[91]。在两个物种中,IL-7 信号通路的任何组分,也就是γc、IL-7Rα或 JAK3 的突变会完全阻断 T 细胞的发育[51]。相对而言,虽然 IL-2 在成熟 T 细胞的增殖和功能方面也是一个重要的细胞因子,却非胸腺细胞形成所必需。IL-2[104],IL-2Rα 或 IL-2Rβ[105]的突变会导致 T 细胞功能异常,但 T 细胞并无缺失。

淋巴细胞生成过程中的转录水平调节

经不可逆的、等级性分化途径最终形成多种多样的功能特异的成熟淋巴细胞系列,该过程接受成组基因的调节,后者的表达或被抑制以一种复杂而又精细的方式进行。如同在细胞因子调控机制的研究,我们对何种转录因子控制各分化阶段的理解得益于对分离的祖细胞和前体细胞进行的基因表达分析及对小鼠和人遗传突变所导致功能性后果的筛查。本章节综述的焦点在于:在生成淋系祖细胞的最初定向抉择中起调节作用的基因;对各个谱系分化后期的调节作用则在第 75 ~ 77 章分别进行讨论。

参与造血分化的各组基因之间复杂的相互作用就好比一个多维的网络,一些转录因子间的动态平衡组成了它的"调节空间"[106]。对已明确的祖细胞群体进行多基因表达分析发现:在造血早期各阶段的不同水平的多向性免除了可将任何独特的基因表达模式与它们相关联[106~108]。伴随分化的进行,每个谱系更为特异的"基因指纹"才得以形成。

淋巴细胞早期定向的调节

Ikaros 虽然没有哪一个单个基因被指定为淋系特异的主调控者,但在淋巴细胞形成的早期阶段存在数个必需的转录因子。小鼠敲除实验表明在胎儿期淋巴细胞生成的过程中,编码 DNA 结合锌指蛋白的 Ikaros 基因家族是不可或缺的[109,110]。不过在出生后,Ikaros 基因的作用却更为复杂和缺乏特异性。成体 Ikarosnull 小鼠完全缺失 B 细胞;虽然可产生 T 细胞,但它们的分化却是异常的[111]。一项小鼠实验提示 Ikaros 在淋髓系相对于髓红系的最初定向抉择方面并非必需的,并且不仅在淋系分化,在髓红系分化途径中的命运抉择也受该基因的影响[112]。因为两个关键的淋系细胞因子受体 FLT3 和 IL-7Rα的表达依赖于 Ikaros,并且这些标记分子分别用来分离小鼠的 LMPP 和 CLP,现在仍没有彻底明白该基因在哪个确切的淋巴祖细胞阶段发挥作用[112]。除了淋巴祖细胞之外,该基因的亚型也表达在小鼠[112~116]和人[116,117]的 HSCs 及髓系细胞。虽然在某些情形下 Ikaros 以一种转录因子的典型方式发挥作用,它也会通过调节染色质的形成来影响基因的表达[118]。

PU.1 转录因子 PU.1 对于 B 细胞和 T 细胞的正常发育是必需的,并且它的作用是高度剂量依赖的。PU.1 处于高水平时,调节髓系的关键基因上调,并且巨噬细胞分化诱导优先于淋系分化[119]。但是低水平表达 PU.1 对于淋巴细胞的生成是必要的[120,121]。完全缺失 PU.1 的小鼠出现 B 系细胞缺失和异常的胎儿胸腺细胞形成。然而在 B 细胞阶段特异敲除 PU.1 的小鼠实验表明,超越前 B 阶段的 B 细胞分化不需要 PU.1 参与[122]。很可能在小鼠淋巴细胞形成中,PU.1 的决定性作用在于它上调了 IL-7 受体的表达。如上所述，IL-7 是一个在小鼠 B 淋巴细胞和 T 淋巴细胞生成过程中的关键细胞因子[120]。

E2A 通过差异性剪切，E2A（通过 TCF3 编码）产生两个碱性螺旋-环-螺旋蛋白：E12 和 E47[123]。小鼠研究提示 E2A 对于多潜能祖细胞向淋系定向是必需的，并且 E2A 蛋白会为一系列与淋系相关的基因表达做好准备[124]。在 LMPP 和 CLP 发育过程中，对 E2A 表达的依赖呈剂量相关性[124]。E2A 的缺失会严重降低 B 系及 T 系的定向，但 Ikaros 和 PU.1 的表达是正常的[124~126]。E2A 会通过上调早期 B 细胞因子（EBF）[127]部分地影响 B 淋巴细胞的生成，通过上调 T 细胞关键特异因子 Notch1 的表达和功能来影响 T 淋巴细胞的生成[128]。

B 细胞定向的调节

正常 B 细胞分化需要 Ikaros、PU.1、E2A、EBF 和 Pax5 等转录因子。功能性的敲除其中任何一个基因都会导致 B 细胞发育的严重异常。然而在造血系统中，这些基因中只有 EBF 和 Pax5 是 B 细胞特异的。

Pax5 Pax5 特异地表达在已定向的 B 系祖细胞中，对 B 系基因 CD19 和 CD79a 表达至关重要[121]。Pax5−/−小鼠被阻断在前 B 细胞阶段，但仍表达很多早期 B 细胞相关的基因[129]。尽管 Pax5 可以激活一小群 B 细胞系基因，它在 B 细胞分化中的主要功能是在小鼠前 B 细胞阶段抑制 T 细胞及髓系转录进程，因此增强向 B 细胞系方向分化[121,129,130]。与此功能相一致，在 B 淋巴细胞生成过程中，PU.1、E2A 和 EBF 的作用早于 Pax5。强制性表达 Pax5 并不能弥补在 EBF−/−或 PU.1−/−小鼠中所见 B 细胞的缺陷[121]。

EBF EBF（由 EBF1 编码）是一个螺旋-环-螺旋锌指结构蛋白，可以激活 B 细胞系转录进程从而诱导 B 淋巴细胞而不是髓系细胞的发育，此效应部分通过对抗编码髓系蛋白的基因表达，例如 C/EBRα（CCAAT 增强子结合蛋白）、Id2 和 PU.1[131]，并且在某种程度上诱导 Pax5 的表达[121]。EBF−/−小鼠淋系祖细胞群不具备生成 B 细胞的能力，但保留了产生 T 细胞、NK 细胞和髓系细胞的能力[131]。在多潜能祖细胞中过表达 EBF 可以促进 B 细胞的产生，却要以牺牲髓系分化为代价[131]。EBF 和 E2A 在 B 淋巴细胞生成早期协调作用[124]；然而，在 E2A 缺陷的小鼠中过表达 EBF 可以纠正 B 细胞分化，同时激活 Pax5[132]。Pax5 过表达不能纠正 EBF−/−小鼠的 B 细胞缺失[121]，说明 EBF 在早期 B 细胞命运抉择时发挥着不依赖于 Pax5 的关键作用。

T 细胞定向的调节

Notch 骨髓来源的多潜能祖细胞一经抵达胸腺，会迅速定向于 T 细胞和 NK 细胞分化途径。诱导 T 细胞定向的最重要的环境信号是被胸腺上皮细胞呈递的 Notch 配体-delta 样配体 1（DLL1）和配体 4（DLL4）[133]。其中任何一个配体与表达在胸腺前体细胞表面的 Notch 受体相结合则会激活胞内 Notch，一系列转录程序将开启，使得在牺牲 B 细胞发育的代价下朝向 T 细胞分化[133]。在小鼠，Notch 参与了 T 细胞的分化和增殖，包括 β 选择等过程[134]。类似于控制早期 B 细胞分化的 E2A，Notch 信号可以激活一个转录网络，包括对谱系分化（GATA-3，TCF-1）及谱系决定（BCL11b）的关键因子[135]。

然而，尽管 Notch 通路在小鼠的 T 细胞形成过程中是必需的，它并不足以激活其他所有的 T 细胞基因[136]。造血祖细胞对于 Notch 通路的反应能力以及向 T 系的分化依赖于正向和负向调节因子之间的平衡，至少需要联合 4 个其他转录因子：PU.1、Ikaros、Runx 家族因子和 E2A 才能启动 T 细胞的发育[124,133]。另外，白血病-淋巴瘤相关因子（LRF/Pokemon，由 Zbtb7a 编码）必须下调才允许 Notch 信号通路去诱导 T 细胞命运[137]。Notch 通路也在胸腺细胞分化后期起重要的作用[133]。

Notch 通路的作用已经在小鼠中被广泛研究。但 Notch 调节的确切阶段和过程在小鼠和人之间似乎不尽相同。例如，在人 T 细胞发育的体外研究中发现，早期胸腺细胞增殖需要 Notch，但 β 选择和 T 细胞受体 αβ 分化并不需要它的参与[138,139]。在获得本章节中描述的如此之多的信息之后，将小鼠研究中获得的详细的机制框架谨慎地转化应用于有关人淋巴细胞生成的研究是摆在科研工作者前方最大的挑战。

GATA-3 GATA-3 是 T 细胞发育的关键转录因子，在分化的各个阶段都是不可或缺的。但是，除了 T 细胞之外，GATA-3 也表达在未定向的 HSCs、CLPs，甚至是非造血细胞。它的作用复杂并呈高度剂量依赖性[33,135,140]。

Tcf-1 TCF-1（由 TCF7 基因编码）是 T 细胞发育必需的转录因子，可由 Notch 信号直接激活[141,142]。在 ETP 中，TCF-1 促进细胞存活同时激活 T 细胞系特定基因，包括 Gata3，Bcl11b[141,142]。即使在 Notch 信号缺失的情况下，TCF-1 也可以诱导 T 细胞特定的分化进程；但是，它不能激活 T 系所必需的基因 Ptcra[142]，这说明在 B 细胞发生过程中，T 细胞的特异性发生可以通过等级关系及转录因子联合相互作用发生。

Bcl11b 在 β 选择中，BCL11B 是产生正常 αβ T 细胞所必需的转录因子；但是，BCL11B 基因的上调最早发生于 CD4−CD8−（双阴性）-2（DN2）阶段，如同通过 TCF-1 的转录激活[135]。在 DN2 细胞中，Bcl11b 可能对由 Notch/E2A/GATA-3/TCF-1 活动控制的 T 谱系特定分化作用不大，但却需要抑制干/多能祖细胞相关基因，这标志着髓系潜能丧失并最终进入 T 细胞谱系[143]。

翻译：张秀丽   互审：周光飚   校对：刘萍、任瑞宝

参考文献

1. Tavian M, Peault B: Embryonic development of the human hematopoietic system. Int J Dev Biol 49:243, 2005.
2. Ueno H, Weissman IL: Stem cells: Blood lines from embryo to adult. Nature 446:996, 2007.
3. Medvinsky A, Dzierzak E: Definitive hematopoiesis is autonomously initiated by the AGM region. Cell 86:897, 1996.
4. Yoder MC, Hiatt K, Mukherjee P: In vivo repopulating hematopoietic stem cells are present in the murine yolk sac at day 9.0 postcoitus. Proc Natl Acad Sci U S A 94:6776, 1997.
5. Yoder MC, Hiatt K, Dutt P, et al: Characterization of definitive lymphohematopoietic stem cells in the day 9 murine yolk sac. Immunity 7:335, 1997.
6. Yoder MC, Hiatt K: Engraftment of embryonic hematopoietic cells in conditioned new-born recipients. Blood 89:2176, 1997.
7. Koushik SV1, Wang J, Rogers R, et al: Targeted inactivation of the sodium-calcium exchanger (Ncx1) results in the lack of a heartbeat and abnormal myofibrillar organization. FASEB J 15:1209, 2001.
8. Rhodes KE, Gekas C, Wang Y, et al: The emergence of hematopoietic stem cells is initiated in the placental vasculature in the absence of circulation. Cell Stem Cell 2:252, 2008.
9. Palis J, Yoder MC: Yolk-sac hematopoiesis: The first blood cells of mouse and man. Exp Hematol 29:927, 2001.
10. Yokota T: Tracing the first waves of lymphopoiesis in mice. Development 133:2041, 2006.
11. Böiers C, Carrelha J, Lutteropp M, et al: Lymphomyeloid contribution of an immune-restricted progenitor emerging prior to definitive hematopoietic stem cells. Cell Stem Cell 13:535, 2013.
12. Yoshimoto M, Montecino-Rodriguez E, Ferkowicz MJ, et al: Embryonic day 9 yolk sac and intra-embryonic hemogenic endothelium independently generate a B-1 and marginal zone progenitor lacking B-2 potential. Proc Natl Acad Sci U S A 108:1468, 2011.
13. Yoshimoto M, Porayette P, Glosson NL, et al: Autonomous murine T-cell progenitor

production in the extra-embryonic yolk sac before HSC emergence. *Blood* 119:5706, 2012.

14. Inlay MA, Serwold T, Mosley A, et al: Identification of multipotent progenitors that emerge prior to hematopoietic stem cells in embryonic development. *Stem Cell Reports* 2:457, 2014.

15. Auerbach R: Experimental analysis of the origin of cell types in the development of the mouse thymus. *Dev Biol* 3:336, 1961.

16. Owen JJ, Ritter MA: Tissue interaction in the development of thymus lymphocytes. *J Exp Med* 129:431, 1969.

17. Oberlin E, Tavian M, Blazsek I, Péault B: Blood-forming potential of vascular endothelium in the human embryo. *Development* 129:4147, 2002.

18. Tavian M, Robin C, Coulombel L, Péault B: The human embryo, but not its yolk sac, generates lympho-myeloid stem cells: Mapping multipotent hematopoietic cell fate in intraembryonic mesoderm. *Immunity* 15:487, 2001.

19. Tavian M, Coulombel L, Luton D, et al: Aorta-associated CD34+ hematopoietic cells in the early human embryo. *Blood* 87:67, 1996.

20. Robin C, Bollerot K, Mendes S, et al: Human placenta is a potent hematopoietic niche containing hematopoietic stem and progenitor cells throughout development. *Cell Stem Cell* 5:385, 2009.

21. Lee LK, Ueno M, Van Handel B, Mikkola HK: Placenta as a newly identified source of hematopoietic stem cells. *Curr Opin Hematol* 17:313, 2010.

22. Tavian M, Hallais MF, Peault B: Emergence of intraembryonic hematopoietic precursors in the pre-liver human embryo. *Development* 126:793, 1999.

23. Charbord P, Tavian M, Humeau L, Péault B: Early ontogeny of the human marrow from long bones: An immunohistochemical study of hematopoiesis and its microenvironment. *Blood* 87:4109, 1996.

24. Haynes BF: The human thymic microenvironment. *Adv Immunol* 36:87, 1984.

25. Hayward AR: Development of lymphocyte responses and interactions in the human fetus and newborn. *Immunol Rev* 57:39, 1981.

26. Toivanen P, Uksila J, Leino A: Development of mitogen responding T cells and natural killer cells in the human fetus. *Immunol Rev* 57:89, 1981.

27. Renda MC, Fecarotta E, Dieli F, et al: Evidence of alloreactive T lymphocytes in fetal liver: Implications for fetal hematopoietic stem cell transplantation. *Bone Marrow Transplant* 25:135, 2000.

28. Steinmann GG: Changes in the human thymus during aging. *Curr Top Pathol* 75:43, 1986.

29. Moore AV, Korobkin M, Olanow W, et al: Age-related changes in the thymus gland: CT-pathologic correlation. *AJR Am J Roentgenol* 141:241, 1983.

30. LeBien TW: Fates of human B-cell precursors. *Blood* 96:9, 2000.

31. Dorshkind K, Montecino-Rodriguez E: Fetal B-cell lymphopoiesis and the emergence of B-1-cell potential. *Nat Rev Immunol* 7:213, 2007.

32. Solvason N, Kearney JF: The human fetal omentum: A site of B cell generation. *J Exp Med* 175:397, 1992.

33. Hofman FM, Danilovs J, Husmann L, Taylor CR: Ontogeny of B cell markers in the human fetal liver. *J Immunol* 133:1197, 1984.

34. Gathings WE, Lawton AR, Cooper MD: Immunofluorescent studies of the development of pre-B cells, B lymphocytes and immunoglobulin isotype diversity in humans. *Eur J Immunol* 7:804, 1977.

35. Nunez C, Nishimoto N, Gartland GL, et al: B cells are generated throughout life in humans. *J Immunol* 156:866, 1996.

36. Rossi MI, Yokota T, Medina KL, et al: B lymphopoiesis is active throughout human life, but there are developmental age-related changes. *Blood* 101:576, 2003.

37. Kroese FG, Ammerlaan WA, Deenen GJ: Location and function of B-cell lineages. *Ann N Y Acad Sci* 651:44, 1992.

38. Kantor AB, Herzenberg LA: Origin of murine B cell lineages. *Annu Rev Immunol* 11:501, 1993.

39. Janossy G, Bofill M, Poulter LW, et al: Separate ontogeny of two macrophage-like accessory cell populations in the human fetus. *J Immunol* 136:4354, 1986.

40. Hofman FM, Danilovs JA, Taylor CR: HLA-DR (Ia)-positive dendritic-like cells in human fetal nonlymphoid tissues. *Transplantation* 37:590, 1984.

41. Payne KJ, Crooks GM: Immune-cell lineage commitment: Translation from mice to humans. *Immunity* 26:674, 2007.

42. Kincade PW, Owen JJ, Igarashi H, et al: Nature or nurture? Steady-state lymphocyte formation in adults does not recapitulate ontogeny. *Immunol Rev* 187:116, 2002.

43. Payne KJ, Crooks GM: Human hematopoietic lineage commitment. *Immunol Rev* 187:48, 2002.

44. Reya T, Morrison SJ, Clarke MF, Weissman IL: Stem cells, cancer, and cancer stem cells. *Nature* 414:105, 2001.

45. Hakoda M, Hirai Y, Shimba H, et al: Cloning of phenotypically different human lymphocytes originating from a single stem cell. *J Exp Med* 169:1265, 1989.

46. Gore SD, Kastan MB, Civin CI: Normal human bone marrow precursors that express terminal deoxynucleotidyl transferase include T-cell precursors and possible lymphoid stem cells. *Blood* 77:1681, 1991.

47. Terstappen LW, Huang S, Picker LJ: Flow cytometric assessment of human T-cell differentiation in thymus and bone marrow. *Blood* 79:666, 1992.

48. Johnson GR, Metcalf D: Pure and mixed erythroid colony formation in vitro stimulated by spleen conditioned medium with no detectable erythropoietin. *Proc Natl Acad Sci U S A* 74:3879, 1977.

49. Akashi K, Traver D, Miyamoto T, Weissman IL: A clonogenic common myeloid progenitor that gives rise to all myeloid lineages. *Nature* 404:193, 2000.

50. Manz MG, Miyamoto T, Akashi K, Weissman IL: Prospective isolation of human clonogenic common myeloid progenitors. *Proc Natl Acad Sci U S A* 99:11872, 2002.

51. Leonard WJ: Cytokines and immunodeficiency diseases. *Nat Rev Immunol* 1:200, 2001.

52. Galy A, Travis M, Cen D, Chen B: Human T, B, natural killer, and dendritic cells arise from a common bone marrow progenitor cell subset. *Immunity* 3:459, 1995.

53. Hao QL, Zhu J, Price MA, et al: Identification of a novel, human multilymphoid progenitor in cord blood. *Blood* 97:3683, 2001.

54. Hoebeke I, De Smedt M, Stolz F, et al: T-, B- and NK-lymphoid, but not myeloid cells arise from human CD34(+)CD38(−)CD7(+) common lymphoid progenitors expressing lymphoid-specific genes. *Leukemia* 21:311, 2007.

55. Adolfsson J, Månsson R, Buza-Vidas N, et al: Identification of Flt3+ lympho-myeloid stem cells lacking erythro-megakaryocytic potential a revised road map for adult blood lineage commitment. *Cell* 121:295, 2005.

56. Kondo M, Weissman IL, Akashi K: Identification of clonogenic common lymphoid progenitors in mouse bone marrow. *Cell* 91:661, 1997.

57. Yang L, Bryder D, Adolfsson J, et al: Identification of Lin(−)Sca1(+)kit(+)CD34(+)Flt3-short-term hematopoietic stem cells capable of rapidly reconstituting and rescuing myeloablated transplant recipients. *Blood* 105:2717, 2005.

58. Luc S, Buza-Vidas N, Jacobsen SE: Biological and molecular evidence for existence of lymphoid-primed multipotent progenitors. *Ann N Y Acad Sci* 1106:89, 2007.

59. Boyer SW, Schroeder AV, Smith-Berdan S, Forsberg EC: All hematopoietic cells develop from hematopoietic stem cells through Flk2/Flt3-positive progenitor cells. *Cell Stem Cell* 9:64, 2011.

60. Schlenner SM, Madan V, Busch K, et al: Fate mapping reveals separate origins of T cells and myeloid lineages in the thymus. *Immunity* 32:426, 2010.

61. Wu L, Liu YJ: Development of dendritic-cell lineages. *Immunity* 26:741, 2007.

62. Wu L, Vandenabeele S, Georgopoulos K: Derivation of dendritic cells from myeloid and lymphoid precursors. *Int Rev Immunol* 20:117, 2001.

63. Manz MG, Traver D, Miyamoto T, et al: Dendritic cell potentials of early lymphoid and myeloid progenitors. *Blood* 97:3333, 2001.

64. Civin CI, Gore SD: Antigenic analysis of hematopoiesis: A review. *J Hematother* 2:137, 1993.

65. Blom B, Spits H: Development of human lymphoid cells. *Annu Rev Immunol* 24:287, 2006.

66. Six EM, Bonhomme D, Monteiro M, et al: A human postnatal lymphoid progenitor capable of circulating and seeding the thymus. *J Exp Med* 204:3085, 2007.

67. Canque B, Camus S, Dalloul A, et al: Characterization of dendritic cell differentiation pathways from cord blood CD34(+)CD7(+)CD45RA(+) hematopoietic progenitor cells. *Blood* 96:3748, 2000.

68. Storms RW, Goodell MA, Fisher A, et al: Hoechst dye efflux reveals a novel CD7 (+) CD34(−) lymphoid progenitor in human umbilical cord blood. *Blood* 96:2125, 2000.

69. Hao QL, Shah AJ, Thiemann FT, et al: A functional comparison of CD34+ CD38− cells in cord blood and bone marrow. *Blood* 86:3745, 1995.

70. Kohn LA, Hao QL, Sasidharan R, et al: Lymphoid priming in human bone marrow begins before expression of CD10 with upregulation of L-selectin. *Nat Immunol* 13:963, 2012.

71. Doulatov S, Notta F, Eppert K, et al: Revised map of the human progenitor hierarchy shows the origin of macrophages and dendritic cells in early lymphoid development. *Nat Immunol* 11:585, 2010.

72. Bjorck P, Kincade PW: CD19+ pro-B cells can give rise to dendritic cells in vitro. *J Immunol* 161:5795, 1998.

73. Allman D, Sambandam A, Kim S, et al: Thymopoiesis independent of common lymphoid progenitors. *Nat Immunol* 4:168, 2003.

74. Hao QL, George AA, Zhu J, et al: Human intrathymic lineage commitment is marked by differential CD7 expression: Identification of CD7− lympho-myeloid thymic progenitors. *Blood* 111:1318, 2008.

75. Weerkamp F, Baert MR, Brugman MH, et al: Human thymus contains multipotent progenitors with T/B lymphoid, myeloid, and erythroid lineage potential. *Blood* 107: 3131, 2006.

76. Bhandoola A, Sambandam A, Allman D, et al: Early T lineage progenitors: New insights, but old questions remain. *J Immunol* 171:5653, 2003.

77. Ramond C, Berthault C, Burlen-Defranoux O, et al: Two waves of distinct hematopoietic progenitor cells colonize the fetal thymus. *Nat Immunol* 15:27, 2014.

78. Rawlings DJ, Quan S, Hao QL, et al: Differentiation of human CD34+CD38− cord blood stem cells into B cell progenitors in vitro. *Exp Hematol* 25:66, 1997.

79. Berardi AC, Meffre E, Pflumio F, et al: Individual CD34+CD38lowCD19−CD10− progenitor cells from human cord blood generate B lymphocytes and granulocytes. *Blood* 89:3554, 1997.

80. Miller JS, McCullar V, Punzel M, et al: Single adult human CD34(+)/Lin−/CD38(−) progenitors give rise to natural killer cells, B-lineage cells, dendritic cells, and myeloid cells. *Blood* 93:96, 1999.

81. Plum J, De Smedt M, Verhasselt B, et al: Human T lymphopoiesis. In vitro and in vivo study models. *Ann N Y Acad Sci* 917:724, 2000.

82. Awong G, Herer E, Surh CD, et al: Characterization in vitro and engraftment potential in vivo of human progenitor T cells generated from hematopoietic stem cells. *Blood* 114:972, 2009.

83. Noguchi M, Yi H, Rosenblatt HM, et al: Interleukin-2 receptor gamma chain mutation results in X-linked severe combined immunodeficiency in humans. *Cell* 73:147, 1993.

84. Kondo M, Takeshita T, Ishii N, et al: Sharing of the interleukin-2 (IL-2) receptor gamma chain between receptors for IL-2 and IL-4. *Science* 262:1874, 1993.

85. Russell SM, Keegan AD, Harada N, et al: Interleukin-2 receptor gamma chain: A functional component of the interleukin-4 receptor. *Science* 262:1880, 1993.

86. Noguchi M, Nakamura Y, Russell SM, et al: Interleukin-2 receptor gamma chain: A functional component of the interleukin-7 receptor. *Science* 262:1877, 1993.

87. Kondo M, Takeshita T, Higuchi M, et al: Functional participation of the IL-2 receptor gamma chain in IL-7 receptor complexes. *Science* 263:1453, 1994.

88. Kimura Y, Takeshita T, Kondo M, et al: Sharing of the IL-2 receptor gamma chain with the functional IL-9 receptor complex. *Int Immunol* 7:115, 1995.

89. Giri JG, Ahdieh M, Eisenman J, et al: Utilization of the beta and gamma chains of the IL-2 receptor by the novel cytokine IL-15. *EMBO J* 13:2822, 1994.

90. Asao H, Okuyama C, Kumaki S, et al: Cutting edge: The common gamma-chain is an indispensable subunit of the IL-21 receptor complex. *J Immunol* 167:1, 2001.

91. Kang J, Der SD: Cytokine functions in the formative stages of a lymphocyte's life. *Curr Opin Immunol* 16:180, 2004.

92. Di Santo JP, Kuhn R, Muller W: Common cytokine receptor gamma chain (gamma c)-dependent cytokines: Understanding in vivo functions by gene targeting. *Immunol Rev* 148:19, 1995.

93. Russell SM, Johnston JA, Noguchi M, et al: Interaction of IL-2R beta and gamma c chains with Jak1 and Jak3: Implications for XSCID and XCID. *Science* 266:1042, 1994.

94. Candeias S, Muegge K, Durum SK: IL-7 receptor and VDJ recombination: Trophic versus mechanistic actions. *Immunity* 6:501, 1997.

95. Macchi P, Villa A, Giliani S, et al: Mutations of Jak-3 gene in patients with autosomal severe combined immune deficiency (SCID). *Nature* 377:65, 1995.

96. Russell SM, Tayebi N, Nakajima H, et al: Mutation of Jak3 in a patient with SCID: Essential role of Jak3 in lymphoid development. *Science* 270:797, 1995.

97. Puel A, Ziegler SF, Buckley RH, Leonard WJ: Defective IL7R expression in T(−) B(+) NK(+) severe combined immunodeficiency. *Nat Genet* 20:394, 1998.

98. Giliani S, Mori L, de Saint Basile G, et al: Interleukin-7 receptor alpha (IL-7Ralpha) deficiency: Cellular and molecular bases. Analysis of clinical, immunological, and molecular features in 16 novel patients. *Immunol Rev* 203:110, 2005.

99. Kennedy MK, Glaccum M, Brown SN, et al: Reversible defects in natural killer and memory CD8 T cell lineages in interleukin 15-deficient mice. *J Exp Med* 191:771, 2000.

100. Lodolce JP, Boone DL, Chai S, et al: IL-15 receptor maintains lymphoid homeostasis by supporting lymphocyte homing and proliferation. *Immunity* 9:669, 1998.

101. Suzuki H, Kündig TM, Furlonger C, et al: Deregulated T cell activation and autoimmunity in mice lacking interleukin-2 receptor beta. *Science* 268:1472, 1995.

102. Eidenschenk C, Jouanguy E, Alcaïs A, et al: Familial NK cell deficiency associated with impaired IL-2– and IL-15–dependent survival of lymphocytes. *J Immunol* 177:8835, 2006.

103. Kohn LA, Seet CS, Scholes J, et al: Human lymphoid development in the absence of common γ-chain receptor signaling. *J Immunol* 192:5050, 2014.

104. Weinberg K, Parkman R: Severe combined immunodeficiency due to a specific defect in the production of interleukin-2. *N Engl J Med* 322:1718, 1990.

105. Gilmour KC, Fujii H, Cranston T, et al: Defective expression of the interleukin-2/interleukin-15 receptor beta subunit leads to a natural killer cell-deficient form of severe combined immunodeficiency. *Blood* 98:877, 2001.

106. Warren LA, Rothenberg EV: Regulatory coding of lymphoid lineage choice by hematopoietic transcription factors. *Curr Opin Immunol* 15:166, 2003.

107. Akashi K, He X, Chen J, et al: Transcriptional accessibility for genes of multiple tissues and hematopoietic lineages is hierarchically controlled during early hematopoiesis. *Blood* 101:383, 2003.

108. Miyamoto T, Iwasaki H, Reizis B, et al: Myeloid or lymphoid promiscuity as a critical step in hematopoietic lineage commitment. *Dev Cell* 3:137, 2002.

109. Georgopoulos K, Bigby M, Wang JH, et al: The Ikaros gene is required for the development of all lymphoid lineages. *Cell* 79:143, 1994.

110. Wang JH, Nichogiannopoulou A, Wu L, et al: Selective defects in the development of the fetal and adult lymphoid system in mice with an Ikaros null mutation. *Immunity* 5:537, 1996.

111. Georgopoulos K, Winandy S, Avitahl N: The role of the Ikaros gene in lymphocyte development and homeostasis. *Annu Rev Immunol* 15:155, 1997.

112. Yoshida T, Ng SY, Zuniga-Pflucker JC, Georgopoulos K: Early hematopoietic lineage restrictions directed by Ikaros. *Nat Immunol* 7:382, 2006.

113. Nichogiannopoulou A, Trevisan M, Neben S, et al: Defects in hemopoietic stem cell activity in Ikaros mutant mice. *J Exp Med* 190:1201, 1999.

114. Wu L, Nichogiannopoulou A, Shortman K, Georgopoulos K: Cell-autonomous defects in dendritic cell populations of Ikaros mutant mice point to a developmental relationship with the lymphoid lineage. *Immunity* 7:483, 1997.

115. Klug CA, Morrison SJ, Masek M, et al: Hematopoietic stem cells and lymphoid progenitors express different Ikaros isoforms, and Ikaros is localized to heterochromatin in immature lymphocytes. *Proc Natl Acad Sci U S A* 95:657, 1998.

116. Payne KJ, Huang G, Sahakian E, et al: Ikaros isoform x is selectively expressed in myeloid differentiation. *J Immunol* 170:3091, 2003.

117. Payne KJ, Nicolas JH, Zhu JY, et al: Cutting edge: Predominant expression of a novel Ikaros isoform in normal human hemopoiesis. *J Immunol* 167:1867, 2001.

118. Cobb BS, Smale ST: Ikaros-family proteins: In search of molecular functions during lymphocyte development. *Curr Top Microbiol Immunol* 290:29, 2005.

119. DeKoter RP, Walsh JC, Singh H: PU.1 regulates both cytokine-dependent proliferation and differentiation of granulocyte/macrophage progenitors. *EMBO J* 17:4456, 1998.

120. DeKoter RP, Lee HJ, Singh H: PU.1 regulates expression of the interleukin-7 receptor in lymphoid progenitors. *Immunity* 16:297, 2002.

121. Medina KL, Pongubala JM, Reddy KL, et al: Assembling a gene regulatory network for specification of the B cell fate. *Dev Cell* 7:607, 2004.

122. Polli M, Dakic A, Light A, et al: The development of functional B lymphocytes in conditional PU.1 knock-out mice. *Blood* 106:2083, 2005.

123. Murre C: Helix-loop-helix proteins and lymphocyte development. *Nat Immunol* 6:1079, 2005.

124. Dias S, Månsson R, Gurbuxani S, et al: E2A proteins promote development of lymphoid-primed multipotent progenitors. *Immunity* 29:217, 2008.

125. Bain G, Engel I, Robanus Maandag EC, et al: E2A deficiency leads to abnormalities in alphabeta T-cell development and to rapid development of T-cell lymphomas. *Mol Cell Biol* 17: 4782, 1997.

126. Bain G, Robanus Maandag EC, te Riele HP, et al: Both E12 and E47 allow commitment to the B cell lineage. *Immunity* 6:145, 1997.

127. Kee BL, Murre C: Induction of early B cell factor (EBF) and multiple B lineage genes by the basic helix-loop-helix transcription factor E12. *J Exp Med* 188:699, 1998.

128. Ikawa T, Kawamoto H, Goldrath AW, Murre C: E proteins and Notch signaling cooperate to promote T cell lineage specification and commitment. *J Exp Med* 203:1329, 2006.

129. Nutt SL, Heavey B, Rolink AG, Busslinger M: Commitment to the B-lymphoid lineage depends on the transcription factor Pax5. *Nature* 401:556, 1999.

130. Cobaleda C, Schebesta A, Delogu A, Busslinger M: Pax5: The guardian of B cell identity and function. *Nat Immunol* 8:463, 2007.

131. Pongubala JM, Northrup DL, Lancki DW, et al: Transcription factor EBF restricts alternative lineage options and promotes B cell fate commitment independently of Pax5. *Nat Immunol* 9:203, 2008.

132. Seet CS, Brumbaugh RL, Kee BL: Early B cell factor promotes B lymphopoiesis with reduced interleukin 7 responsiveness in the absence of E2A. *J Exp Med* 199:1689, 2004.

133. Rothenberg EV, Moore JE, Yui MA: Launching the T-cell-lineage developmental programme. *Nat Rev Immunol* 8:9, 2008.

134. Maillard I, Tu L, Sambandam A, et al: The requirement for Notch signaling at the beta-selection checkpoint *in vivo* is absolute and independent of the pre-T cell receptor. *J Exp Med* 203:2239, 2006.

135. Rothenberg EV: Transcriptional drivers of the T-cell lineage program. *Curr Opin Immunol* 24:132, 2012.

136. Taghon TN, David ES, Zúñiga-Pflücker JC, Rothenberg EV: Delayed, asynchronous, and reversible T-lineage specification induced by Notch/Delta signaling. *Genes Dev* 19:965, 2005.

137. Maeda T, Merghoub T, Hobbs RM, et al: Regulation of B versus T lymphoid lineage fate decision by the proto-oncogene LRF. *Science* 316:860, 2007.

138. Taghon T, Van de Walle I, De Smet G, et al: Notch signaling is required for proliferation but not for differentiation at a well-defined beta-selection checkpoint during human T-cell development. *Blood* 113:3254, 2009.

139. Van de Walle I, De Smet G, De Smedt M, et al: An early decrease in Notch activation is required for human TCR-alphabeta lineage differentiation at the expense of TCR-gammadelta T cells. *Blood* 113:2988, 2009.

140. Taghon T, Yui MA, Rothenberg EV: Mast cell lineage diversion of T lineage precursors by the essential T cell transcription factor GATA-3. *Nat Immunol* 8:845, 2007.

141. Germar K, Dose M, Konstantinou T, et al: T-cell factor 1 is a gatekeeper for T-cell specification in response to Notch signaling. *Proc Natl Acad Sci U S A* 108:20060, 2011.

142. Weber BN, Chi AW, Chavez A, et al: A critical role for TCF-1 in T-lineage specification and differentiation. *Nature* 476:63, 2011.

143. Li L, Leid M, Rothenberg EV: An early T cell lineage commitment checkpoint dependent on the transcription factor Bcl11b. *Science* 329:89, 2010.

第 75 章
B 淋巴细胞和浆细胞在免疫球蛋白产生中的作用

Thomas J. Kipps

摘要

我们针对侵袭性病原体的免疫防御在很大程度上基于免疫球蛋白分子巨大的多样性。免疫球蛋白是由 B 淋巴细胞和浆细胞产生的糖蛋白。因为免疫球蛋白分子的主要功能是与抗原结合，所以这些分子被归类为受体。一个个体可以合成 1000 万至 1 亿种不同的免疫球蛋白分子，每一种都具有特定的抗原结合特异性。这种在所谓的"体液免疫系统"中的巨大多样性，使得人类可以生产针对多种物质甚至包括在天然环境中不存在的合成分子的特异性抗体。尽管存在特异性抗体的多样性，但抗体和抗原结

合后触发的生物学上重要的效应机制则相对有限，比如说补体激活和免疫复合物黏附到白细胞上的受体。最终结果是外来物质被清除和降解。本章节描述免疫球蛋白的结构，简介 B 细胞产生如此巨大多样性、具有明确效应物功能分子的机制。

● 免疫球蛋白的结构和功能

基本结构

自然产生的免疫球蛋白分子由一或几个基本单位构成，后者又由 2 条相同的重链（H）和 2 条相同的轻链（L）组成（图 75-1）[1]。4 条肽链通过二硫键和非共价键形成一对称的 Y 型结构[2~4]。重链和轻链内的二硫键使肽链折叠成紧密的球形结构即所谓的功能基团（domain）。每个基团包含约 110 ~ 120 个氨基酸残基，形成一共有的、被称为 β 折叠片层的蛋白质空间结构，通过一保守的二硫键保持其稳定性（图 75-1）。轻链含有 2 个基团，而重链则拥有 4 ~ 5 个基团。在不同的免疫球蛋白分子之间，轻链和重链的 N 端基团由于其一级结构高度多变，被称为可变区（V）；而羧基端基团因其一级结构在同一类或亚类免疫球蛋白分子恒定，故称为恒定区（C）。在轻链和重链中可

简写和缩略词

ADCC，抗体依赖细胞介导的细胞毒性作用（antibodydependent cellular cytotoxicity）；AID，诱导活化的脱氨酶（activation-induced deaminase）；BACH2，碱性亮氨酸拉链转录因子 2（basic leucine zipper transcription factor 2）；BCL-6，B 细胞慢性淋巴细胞白血病/淋巴瘤 6（B-cell chronic lymphocytic leukemia/lymphoma 6）；BiP，免疫球蛋白结合蛋白（immunoglobulin-binding protein）；Blimp-1，B 淋巴细胞诱导的成熟蛋白-1（B-lymphocyteinduced maturation protein-1）；BLNK，B 细胞连接蛋白（B-cell linker protein）；Btk，布鲁顿酪氨酸激酶（Bruton tyrosine kinase）；C，恒定（constant）；CDR，互补决定区（complementarity determining region）；CRI，交叉反应独特型（cross-reactive idiotype）；CSR，类别转换重组（class switch recombination）；D，多样性（diversity）；DLBCL，弥漫大 B 细胞型淋巴瘤（diffuse large B-cell lymphoma）；DNA-PK，DNA 蛋白激酶（DNA protein kinase）；E2F1，E2F 转录因子 1（E2F transcription factor 1）；EBF1，早期 B 细胞因子 1（early B-cell factor 1）；ERGIC，内质网-高尔基体中间隔室（ER-Golgi-intermediate compartment）；FR，框架区（framework region）；H，重（heavy）；HMG，高迁移率族蛋白（high-mobility protein）；Ig，免疫球蛋白（immunoglobulin）；IL，白介素（interleukin）；IRF4，干扰素调节因子 4（interferon regulatory factor 4）；ITAM，免疫受体酪氨酸基的活化结构域（immunoreceptor tyrosine-based activation motif）；κ，免疫球蛋白 kappa 轻链（immunoglobulin kappa light chain）；Kde，κ 缺失元件（kappa-deleting element）；λ，免疫球蛋白 lambda 轻链（immunoglobulin lambda light chain）；L，轻（light）；MITF，小眼畸形相关转录因子（microphthalmia-associated transcription factor）；mRNA，信使 RNA（messenger RNA）；MYBL1 和 MYBL2，v-myb 成髓细胞瘤病毒致癌基因同源物类 1 和 2（v-myb myeloblastosis viral oncogene homolog 1and 2）；NHEJ，非同源 DNA 末端连接（nonhomologous DNA end-joining）；PAX5，配对盒基因 5（paired box gene 5）；PDI，蛋白二硫化异构酶（protein disulphide isomerase）；PLC，磷脂酶 C（phospholipase C）；POU2AF1，Pou 同源域 Ⅱ 类相关因子 1（Pou domain, class 2, associating factor 1）；POU2F2，Pou 同源域 Ⅱ 类因子 2（Pou domain, class 2, factor 2）；PRDM1，正调控基团 Ⅰ 结合蛋白 1（positive regulatory domain 1-binding factor-1）；RAG，重组激活基因（recombination-activating gene）；RSS，重组信号序列（recombination signal sequences）；SCID，严重联合免疫缺陷（severe combined immunodeficiency）；SHP-1，含 Src 同源 2 基团的蛋白酪氨酸磷酸酶-1（Src homology 2domain-containing protein tyrosine phosphatase-1）；SHIP-1 磷脂酰肌醇-3,4,5-三磷酸 5-磷酸酶 1（phosphatidylinositol-3,4,5-trisphosphate 5-phosphatase 1）；TCFE2A，转录因子 E2a（transcription factor E2a）；UNG，尿嘧啶-DNA 转葡萄糖基酶（uracil-DNA glycosylase）；V，可变区基因（variable-region gene）；V（D）J，由免疫球蛋白重链 V 基因、D 基因和 J 基因片段重排产生的外显子（exon created by arearranged immunoglobulin heavy-chain variable-region gene, diversity gene segment, and joining gene segment）；XBP1，X 盒结合蛋白 1（X-box binding protein-1）。

变区的氨基酸相互作用形成与抗原结合的部位,每个四链的免疫球蛋白分子基本单位具有 2 个相同的结合位点。轻链和重链的恒定区维持免疫球蛋白分子的稳定。重链的恒定区也介导各类免疫球蛋白分子特异的效应物功能(表 75-1)。

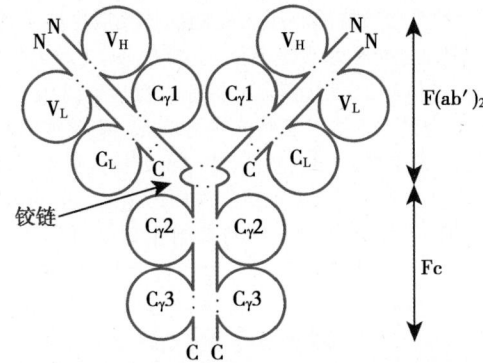

图 75-1　一个免疫球蛋白(Ig)G 分子的模型。在各 IgG 基团的内部,可见被相应标注的轻链基团 V_L 和 C_L、重链基团 $V_H C_\gamma 1$(或 $C_H 1$)、$C_\gamma 2$(或 $C_H 2$)和 $C_\gamma 3$(或 $C_H 3$)。红色点状线代表链内和链间的二硫键。每条肽链中的氨基端(N)和羧基端(C)及铰链域被标示。用胃蛋白酶消化后,免疫球蛋白分子在铰链域 C 端断裂产生 Fc 和 $F(ab')_2$ 片段(在右图侧被标示)。由于 $F(ab')_2$ 片段在铰链域中由二硫键连接,所以它是二价的,与此不同,木瓜蛋白酶的消化作用降解 Fc 段和产生了单价的 Fab 片段,因为木瓜蛋白酶的切割点位于铰链域二硫化的 N 端

铰链

表 75-1　人类免疫球蛋白的物理特性

	IgG	IgA	IgM	IgD	IgE
重链类型	γ	α	μ	δ	ε
重链亚类	$\gamma_1,\gamma_2,\gamma_3,\gamma_4$	α_1,α_2	—	—	—
重链结构域数量	4	4	5	4	5
分泌形式	单体	单体、二聚体	五节聚化物	单体	单体
分子量(Da)	150 000	160 000(单体) 400 000(分泌)	900 000	184 000	188 000
抗原结合价	2	2(单体) 4(分泌)	10	2	2
血浆浓度(mg/mL)	8~16	1.4~4.0	0.5~2.0	0~0.4	17~450ng/mL
总免疫球蛋白中所占比(%)	80	13	6	1	0.002
电泳式迁移形式	γ	快 γ 至 β	慢 γ	快 γ	快 γ
碳水化合物百分比(%)	3	8	12	13	12

轻链

免疫球蛋白分子轻链的分子量约 23kDa。根据在单一恒定区内多个氨基酸位点的不同,轻链被分为 κ 和 λ 两种类型[5]。λ 链又可再分为不同亚型。正常成人血浆中 κ 链与 λ 链之比约为 2∶1。免疫球蛋白轻链恒定区没有已知的效应物功能。它的作用可能主要有助于一个完整免疫球蛋白分子的正确装配和释放。抗体轻链恒定区在合成后不久则和新生的免疫球蛋白重链结合(图 75-1),将后者从免疫球蛋白结合蛋白(Bip)解脱。BiP 是一种热休克蛋白。在缺乏抗体轻链的情况下,其与新合成重链的第一个恒定区结合,进而将重链多肽扣押在细胞的内质网中[6]。

重链

免疫球蛋白重链的分子量可为 50~70kDa 不等,主要取决于恒定区的数目和长度。5 种主要类别/同种型(isotype)的重链-γ、α、μ、δ 和 ε-决定了免疫球蛋白的类别:IgG、IgA、IgM、IgD 和 IgE。每一同种型的单一免疫球蛋白分子可能具有 κ 轻链或 λ 轻链,但不能两者兼得。表 75-1 和表 75-2 总结了各种人类免疫球蛋白的物理和功能特性。

表 75-2　人类免疫球蛋白的生物特性

	IgG	IgA	IgM	IgD	IgE
血管内占全身百分比	45	42	76	75	51
每天血管内池中被代谢百分比	6.7	25	18	37	89
正常合成率[mg/(kg·d)]	33	24	6.7	0.4	0.02
血清半衰期(天)	21	5.8	10	2.8	2.3
穿过胎盘	是	否	否	否	否
与肥大细胞和嗜碱性粒细胞的亲和性	否	否	否	否	是
与巨噬细胞和其他吞噬细胞的结合	是	否	否	否	是
与葡萄球菌蛋白 A 的反应性	是	否	是	否	否
抗体介导的细胞毒作用	是	否	否	否	否
补体固定 经典途径	是	否	是	否	否
补体固定 替代途径	否	是	否	否	否

IgG

正常成人血浆中约80%的免疫球蛋白为IgG。IgG分子由150kDa免疫球蛋白四链基本结构和约3%碳水化合物组成。在接近Y型免疫球蛋白分子二臂的连接处,两条重链相互作用形成一灵活的"绞链"区(图75-1)。裸露在恒定区球形基团之间,铰链区易被木瓜蛋白酶和胃蛋白酶水解。图77-1显示了水解部位。木瓜蛋白酶将IgG分子裂解为3个片段。单一的Fc段包含两条重链的C端区域;两个完全相同的F(ab)段包含整条轻链和重链的N端。Fc区还含有新生儿Fc受体(FcRn)的结合表位,FcRn负责延长半衰期,胎盘运输,并将IgG双向转运至黏膜表面[7],IgG分子能有效地渗透到血管外区域和透过胎盘屏障,给新生儿提供被动免疫。

IgG是抗原触发的二次免疫应答产生的主要抗体。各亚类半期期值变化很大,但总体来说,循环IgG的平均半衰期为21天(表75-3)。IgG主要分为四种亚类,被命名为IgG1、IgG2、IgG3和IgG4[7]。含量最高的亚类是IgG1,在血浆中占总IgG的60%。除了IgG3以外,所有的IgG亚类具有相似的分子量,IgG3具有比任何其他IgG亚型更长的铰链区域。IgG3铰链区约为IgG1铰链长度的四倍,含有多达62个氨基酸(包括21个脯氨酸和11个半胱氨酸),形成一个有限柔性的聚脯氨酸螺旋。因此,IgG3骨髓瘤蛋白可自发聚集产生高黏度综合征。

表75-3　主要IgG亚类的特性

	IgG1	IgG2	IgG3	IgG4
重链亚类	$\gamma 1$	$\gamma 2$	$\gamma 3$	$\gamma 4$
分子量(kDa)	146	146	170	146
血清浓度(mg/ml)	7	4	0.5	0.6
所占IgG的百分比	60	32	4	4
血清半衰期(天)	21	21	7~21[a]	21
补体固定	++++	++	++/++++[*]	+++
替代途径	++	+	+++	–
结合FcR				
FcγRⅠ(CD64)	+++	–	++++	++
FcγRⅡa$_{H131}$(CD32)[†]	+++	++	++++	++
FcγRⅡa$_{R131}$(CD32)[†]	+++	+	++++	++
FcγRⅡ$_{b/c}$(CD32)	+		++	+
FcγRⅢa$_{F158}$(CD16)[‡]	++		++++	–
FcγRⅢa$_{V158}$(CD16)[‡]	+++		++++	–
FcγRⅢb(CD16)	+++		++++	++
FcγRn(当pH<6.5)	+++		++++	
抗体依赖细胞介导的细胞毒作用	+		+	
异质性皮肤致敏	+		+	

[*] 依赖于IgG3的同种异型类别
[†] FcγRⅡa存在两种异型突变:H131和R131
[‡] FcγRⅢa存在两种异型突变:F158和V158

每种亚类都有一个特殊的重链恒定区,其介导不同的效应物功能(表75-3)。IgG1和IgG3蛋白可通过经典途径激活补体,而IgG2分子与补体结合力较弱,IgG4则不能结合。

对可溶性蛋白质抗原和膜蛋白的抗体反应主要是诱导产生IgG1,但其他亚类的水平也较低,主要是IgG3和IgG4。另一方面,IgG抗体对细菌荚膜多糖抗原的反应通常限于IgG2;IgG2缺乏可导致IgG抗二氢糖抗体的缺失。病毒感染通常诱导IgG1和IgG3亚类的IgG抗体产生,IgG3抗体首先出现在感染过程中。IgG4亚类通常是针对变应原产生的。因为IgG4对激活FcγRⅢ的亲和力相对低,但对抑制性FcγRⅡ的亲和力相对高,它可以用于防止针对无菌抗原的过度免疫应答,例如不会造成感染威胁的蜂毒。因此,IgG4在过敏的背景下被称为"阻断抗体",它可能与IgE竞争变应原结合。

对于病原体上的抗原来说,与之结合的IgG可以:①标记病原体被吞噬细胞吞噬和破坏,即所谓的调理作用;②激活补体;③指示抗体介导的细胞毒作用(ADCC)。聚集的IgG或抗原抗体复合物能与Fc特异受体[FcRⅠ(CD64)、FcRⅡ(CD32)和FcRⅢ(CD16)]结合。在各IgG亚类中,IgG1与FcRⅠ(CD64)和FcRⅡ(CD32)的结合最好,亲和性[解离常数(Kd)]分别是10nmol和50mmol(表75-3)。IgG1和IgG3同样很好地与FcRⅢ(CD16)结合,其Kd值为2μmol(表75-3)。这是自然杀伤(NK)细胞(或称为K细胞)表达的Fc受体,其可介导ADCC。IgG2和IgG4亚类的蛋白与FcRⅠ(CD64)结合力弱,与FcRⅢ(CD16)不能结合(表75-3)。IgG1是最有效介导ADCC的IgG亚类。因此,大多数治疗性单克隆抗体都属IgG1亚类,它们能被进一步修饰以增加介导ADCC的能力[8]。

IgA

虽然IgA每天产生量超过其他任何一种免疫球蛋白同种型的生成量,接近抗体产生量的60%~70%[9],但其仅约占血浆免疫球蛋白总量的13%(表75-1)。IgA在血浆中相对较低的含量缘于大量IgA被分泌到胃肠道中。据估计,一个体重70kg的正常成人每天分泌2g IgA[9]。IgA也以单体、二聚体或含8%碳水化合物的高聚合体形式在血浆中循环。它主要分为两个亚类,被命名为IgA1和IgA2。含量最多的亚类为IgA1,约占血浆总IgA的85%。两个循环IgA亚类的半衰期约为6天。

IgA主要参与黏膜免疫[10]。黏膜固有层的浆细胞分泌通过一J(joining)链连接的IgA二聚体。被分泌的IgA可以和一个"poly-Ig受体"结合,后者是一表达在黏膜细胞基底膜侧的膜内糖蛋白。随着与Ig的结合,黏膜上皮细胞介导IgA-poly-Ig受体复合物的吞饮和在其囊泡中的转运,后者被排放到上皮细胞肠腔表面。在这里,poly-Ig受体通过蛋白水解作用被裂解,释放胞外基团,而后者仍以一70kDa的分泌蛋白的形式与分泌的IgA结合,从而在肠腔内保护分泌的IgA分子免于蛋白酶的水解作用。这种被修饰的IgA形式——由一个IgA二聚体与J链及分泌蛋白结合而成,是存在于唾液、泪液、初乳和胃肠、呼吸及泌尿道分泌的液体中的主要抗体类型。

IgA可以指导带有IgA的Fc受体(FcαR)的细胞的多种效应功能。FcαRⅠ是主要的髓系IgA受体,负责IgA介导的多种效应物反应,比如呼吸暴发、脱颗粒作用和粒细胞、单核细胞或巨噬细胞的吞噬作用。另一种与分泌蛋白特异结合的IgA受体可诱发嗜酸性粒细胞的强大效应反应[11]。另一方面,IgA 抗体不通过胎盘、不通过经典途径固定补体及有效地和细胞表面结合。它们主要的功能是防止外源性物质黏附在黏膜表面及进入血液循环。

IgA1 糖基化缺陷可导致最常见类型的肾小球性肾炎——Berger 病或 IgA 肾病。这是一种自身免疫紊乱,其中 IgA1 铰链区的 O 联多糖半乳糖基化缺陷导致新的抗原决定簇形成,从而被抗多糖 IgG 或 IgA1 抗体识别[12]。循环中的一些已形成的免疫复合物逃离了正常的清除机制,沉积在肾小球系膜区引起肾小球损伤[13]。另一种和肾小球 IgA 沉积有关的肾炎是 Henoch-Schönlein 紫癜,它最常表现为儿童和青年人的一种特征性瘙痒性皮疹、关节炎和腹痛(参见第 122 章)。

IgM

在正常成人体内,约 6% 的血浆免疫球蛋白总量属于 IgM家族(表 75-1 和表 75-2)。IgM 分子因其巨大的分子量而被常规地称作巨球蛋白(macroglobulin)。血液循环中的 IgM 分子包含 12% 碳水化合物,由五个相同的免疫球蛋白单体通过二硫键和 J 链相连而成(图 75-2)[14]。IgM 为初级免疫反应中的主要球蛋白类型。IgM 巨球蛋白一般不能渗透到血管外区域或透过胎盘。与单体 IgG 抗体相比,五聚体的 IgM 抗体能更有效地固定补体。红细胞表面的单个 IgM 分子就能启动补体介导的溶血反应。IgM 发生分解非常迅速,在血浆中的半衰期仅 6 天。只拥有两个重链和两个轻链的单体型 IgM 是表达在 B 细胞表面的主要免疫球蛋白(图 75-3)。IgM 单体代表受体的配体结合部分。负责信号转导的组分由两种糖蛋白组成,CD79a 和CD79b。CD79a(Ig-α)和 CD79b(Ig-β)的细胞质结构域含有负责转导受体信号的酪氨酸基序[15]。

IgD

IgD 是一痕迹量的血清蛋白,不足血浆免疫球蛋白总量的

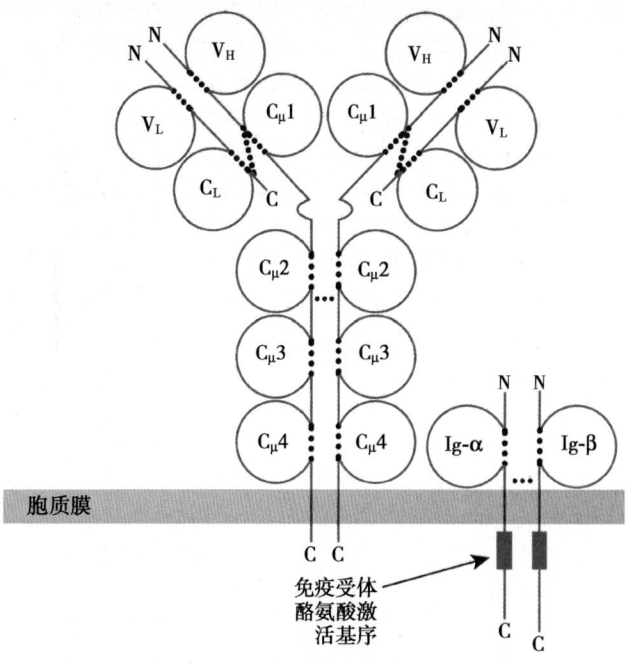

图 75-3 膜型 IgM 及与之结合的辅助蛋白 Ig-α(CD79a)和 Ig-β(CD79b)的简约结构图,轻链基团 V_L、C_L 和重链基团 VH、$C_\mu 1$(或 $C_H 1$)、$C_\mu 2$(或 $C_H 2$)、$C_\mu 3$(或 $C_H 3$)和 $C_\mu 4$(或 $C_H 4$)在各自的免疫球蛋白基团内被分别标记,Ig-α(CD79a)和 Ig-β(CD79b)的胞质基团各有一个免疫受体酪氨酸激活基序(ITAM)——在图中用一绿色矩形表示,这些 ITAMs 在抗原与表面免疫球蛋白连接所启动的信号转导事件中发挥着关键的作用,红色的点状线代表链内和链间的二硫键

1%。如同 IgM、IgD 表达在大多数外周 B 细胞上,可以作为促进 B 细胞募集到特异性抗原驱动反应的 B 细胞膜受体抗原的功能。IgD 分子具有基本的四链恒定区,而且含有 11% 的碳水化合物(表 75-1 和表 75-2)。IgD 对蛋白水解性降解作用敏感。它们不能有效地渗透到血管外间隙或穿过胎盘屏障,也不能通过经典途径固定补体。更确切地说,IgD 的主要功能是作为 B 细胞膜表面抗原受体,促进 B 细胞进入抗原驱动的特异性反应[16]。此外,嗜碱性粒细胞结合 IgD 的交联也可以诱导嗜碱性粒细胞产生白细胞介素(IL)-4,IL-13,B 细胞活化因子(BAFF,CD272)和增殖诱导配体(APRIL,CD276),反过来,因子可以增强 B 细胞活化和同型转换。这可能解释了为什么 IgD 缺陷的小鼠 B 细胞较少、亲和成熟延迟以及同型免疫球蛋白如 IgE 的产生较弱,这些高度依赖上述细胞因子[17]。

IgE

虽然通过对 ε 初级转录本的差异性剪切可产生 4 种人类 IgE 同工型(isoform)[18],但每种同工型似乎拥有相似的功能。IgE 被称为过敏性(reaginic)抗体,以强调它与速发型超敏反应的相关性。IgE 通常仅占约 0.004% 的总血浆免疫球蛋白(表 75-1 和表 75-2)。在人体受到寄生虫侵袭和一些患遗传性过敏症的儿童,血浆 IgE 水平会上升至正常值的 5~20 倍。IgE 分子由一个四链基本单位和 12% 的碳水化合物组成。单体 IgE可通过 Fc 段结合到嗜碱性粒细胞和肥大细胞膜表面的高亲和性受体上。当与组织肥大细胞结合时,IgE 的半衰期较其在血

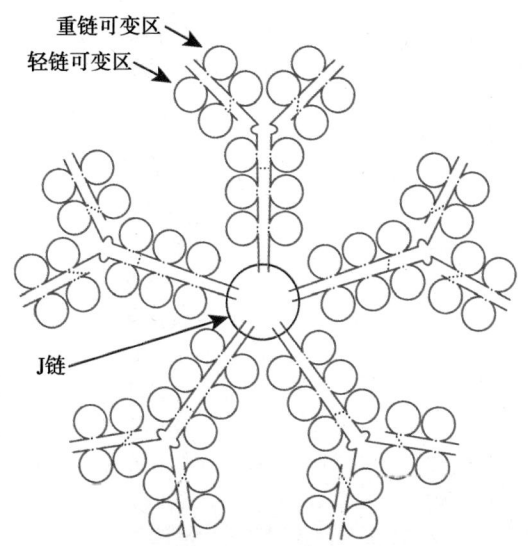

图 75-2 一个 IgM 五聚体的结构模式。IgM 含 10 个抗原结合位点,每个位点都由一个重链可变区(H 链 V区)和一个轻链可变区(L 链 V 区)组成。5 个二价的 IgM 分子通过单个 J 链连接在一起。红色虚线代表链内和链间的二硫键

浆中明显延长,而后者仅约 2 天(表 75-2)。抗原介导的细胞上 IgE 的交联诱导血管活性胺、脂源性炎症介质、蛋白酶、蛋白多糖和细胞因子如肿瘤坏死因子-α(恶病质因子)、干扰素-γ、粒细胞-单核集落形成刺激因子、IL-1、IL-3、IL-4、IL-5 和 IL-6 等)的释放。这些物质作用于邻近的细胞,调节细胞外基质连接组织的新陈代谢。脂质介质和生物胺可以诱导产生超敏反应的急性期病理过程,如血管渗漏、血管扩张和支气管收缩。另一方面,释放的细胞因子则负责快速超敏反应的后期阶段。超敏反应的生理功能尚不明确。换言之,速发型超敏反应可能代表了一局部生理性过程的病理性、系统性放大。这一局部生理性过程通常参与针对侵入病原体的炎性反应。

表面免疫球蛋白

任何一种免疫球蛋白同种型(isotypes)都可潜在地成为 B 细胞膜抗原受体[15]。但是,大多数 B 细胞表达表面 IgM,附带或不附带 IgD。每个表达在膜表面的免疫球蛋白单体与二硫键连接的异二聚体糖蛋白以非共价形式成复合物,后者与表面免疫球蛋白一起形成 B 细胞抗原受体复合物(图 75-3)。就膜表面 IgM 而言,每个异二聚体由 CD79a(一个 33kDa 的 IgM α 链)与 CD79b(一个 37kDa 的 Igβ 链)组成。CD79a 与免疫球蛋白分子的跨膜基团和 CH4 基团相互作用,介导在对抗原反应中的 B 细胞受体的成簇和信号转导(图 75-3)[19]。CD79a 链为位于 19q13.2 的人类 mb-1 基因(也命名为 CD79a)的产物,而 CD79b 为位于 17q23 的 CD79b 的产物。B 细胞缺乏 CD79a 或 CD79b 就不能表达表面免疫球蛋白。不仅在将拼装的免疫球蛋白转运到细胞表面,而且在抗原交联表面免疫球蛋白受体之后的信号转导中,CD79a/CD79b 均是必需的。CD79a 遗传缺陷的患者存在免疫缺陷,与经典 X 染色体连锁的无丙种球蛋白血症的免疫缺陷难以区分(参见第 80 章)[20]。CD79a 和 CD79b 的胞质尾区都含有免疫受体酪氨酸激活序列(ITAMs)。免疫系统的数种信号分子的胞质基团均有这样的结构,包括 T 细胞受体复合物的胞质基团(参见第 76 章)。

在其表面免疫球蛋白受体与抗原结合(ligation)后,B 细胞可被活化。抗原通常被呈递在树突状细胞和巨噬细胞表面[21~24]。这种结合可使呈微簇状的免疫球蛋白受体进一步聚合成为免疫突触(immunological synapse)。免疫突触可募集 Src 酪氨酸激酶家族成员(例如 Lyn、Blk 和 Fyn),后者可使 CD79a 和 CD79b 内 ITAMs 的酪氨酸残基磷酸化。依次,磷酸化的 ITAM 与胞质内信号分子结合;其中最重要的是 p72[syk],一种分子量为 72kDa 的酪氨酸激酶。通过被募集到活化的免疫球蛋白受体复合物,p72[syk] 自身通过磷酸化而被激活,使其可磷酸化胞质接头蛋白 BLNK(B-cell 连接蛋白,也被称为 SLP-65、BASH 或 BCA)[25]。BLNK 作为一基座子(docking site)可募集数个重要信号分子,包括 Bruton 酪氨酸激酶(BTK)、Vav-1、Vav-2 和磷酸酶 Cγ(PLCγ)[26]。p72[syk] 和 Btk 对 PLCγ 的二次磷酸化和激活作用使得 PLCγ 可将多磷脂酰肌醇水解为肌醇 1,4,5-三磷酸和二酰甘油。后者进而分别增加胞内 Ca^{2+} 浓度、激活蛋白激酶 C 和 Ras。这些激活事件在 B 细胞信号转导和发育中的重要性被 Btk 遗传缺陷患者所印证,这些患者具有 B 细胞发育障碍及 X 连锁无丙种球蛋白血症(参见第 80 章)。此外,BTK 抑制剂在治疗各种 B 细胞恶性肿瘤患者方面表现出临床活性,其似乎依赖于通过免疫球蛋白受体的组成型信号传导[27]。

为了缓解信号传导的意外启动,信号转导过程接受负性调控。免疫球蛋白受体信号的质量和数量通过数个跨膜蛋白来调节,这些蛋白与免疫球蛋白-CD79a/CD79b 受体复合物偶联[28]。这些偶联蛋白可为辅激活性的(如 CD19)或抑制性的(如 CD22,CD32[FcγRⅡ],CD72)。与 CD79a 和 CD79b 截然不同,CD22 和 CD72 拥有含"酪氨酸抑制基序"的胞内基团。当免疫受体酪氨酸抑制基序被 Lyn 激酶磷酸化后,这些基团募集"含 Src 同源 2(SH2)基团的酪氨酸磷酸酶蛋白-1"(SHP-1),也被称为酪氨酸磷酸酶蛋白 1c[29~30] 或者磷脂酰肌醇-3,4,5-三磷酸 5-磷酸酶(SHIP-1)[31]。被结合的 SHP-1 或者 SHIP-1 可以从磷酸化(已活化)的酪氨酸激酶中除去磷酸基团,将这些激酶恢复到非活化状态,从而不再触发 B 细胞活化。SHP-1 在限制 B 细胞活化的重要性已在缺乏该酶的突变小鼠中证实[32]。与正常小鼠相比,它们的 B 淋巴细胞可被低得多的抗原水平所刺激。导致突变小鼠具有过度的 B 细胞增殖、自身免疫性疾病和早亡。

● 免疫球蛋白的遗传学

免疫球蛋白基因复合体

免疫球蛋白的基因由 3 个不相连的基因复合体遗传:一个编码各类重链,一个编码 κ 轻链,以及一个编码 λ 轻链。免疫球蛋白重链基因复合体位于 14 号染色体长臂 q32 带。该复合体由 39 个功能性重链可变区基因(VH 基因)、超过 120 个无功能的 VH 假基因、25 个功能性多样性(D)片段、6 个有功能的 JH 微小基因和编码每条同种型免疫球蛋白重链恒定区的外显子组成(图 75-4)[33]。κ 轻链基因复合体位于 2 号染色体短臂 p12 带中。复合体包含约 40 个功能性 κ 链可变区基因(Vκ 基因)、超过 30 个无功能的 Vκ 假基因、5 个 Jκ 基因片段、1 个恒定区(Cκ)外显子以及 1 个 κ 缺失片段(kappa-deleting element,Kde)(图 75-5)。在最接近 Jκ 基因片段的所谓 p 区中,许多 Vκ 基因与 Jκ 片段呈反向排列,因此在免疫球蛋白基因重排时需要此区的 Vκ 外显子发生倒转(图 75-5)。λ 轻链基因复合体位于 22 号染色体长臂的 q11.2 带,离着丝粒有 600 万碱基之远[34]。这个基因复合体包含 41 个功能性 λ 轻链可变区基因(Vλ 基因)、超过 30 个 Vλ 假基因和 4 个功能性 λ 恒定区基因(Cλ1、Cλ2、Cλ3、Cλ7)以及 3 个 λ 恒定区假基因(Cλ4、Cλ5、Cλ6),每一个都和一个 Jλ 相连(图 75-5)。重链基因复合体的恒定区基因在 14 号染色体上接近 V 区片段;然而 2 个轻链的恒定区片段恰好处于 V 区基因的反向,近端粒侧。

每一个免疫球蛋白胚系 V 基因、D 基因和 J 基因片段的旁侧均存在识别序列(recognition sequence)。识别序列对于指导位点特异性重排是必要的(图 75-6)。这类序列由一个高度保守的回文七聚体(heptamer)[5′CACAGTG3′]、一个不保守的 12bp 或 23bp 的间隔区和一个保守的九聚体(nonamer)[5′ACAAAAACC3′]组成[35]。通常只在旁侧存在含不同间隔区的识别序列的片段之间发生连接[36]。每个识别序列由一对呈对称状的七聚体、一富含 A/T 的九聚体,及一具有保守长度的间隔区[12bp 或(23±1)bp]组成。此种序列被称为"12/23 连接规

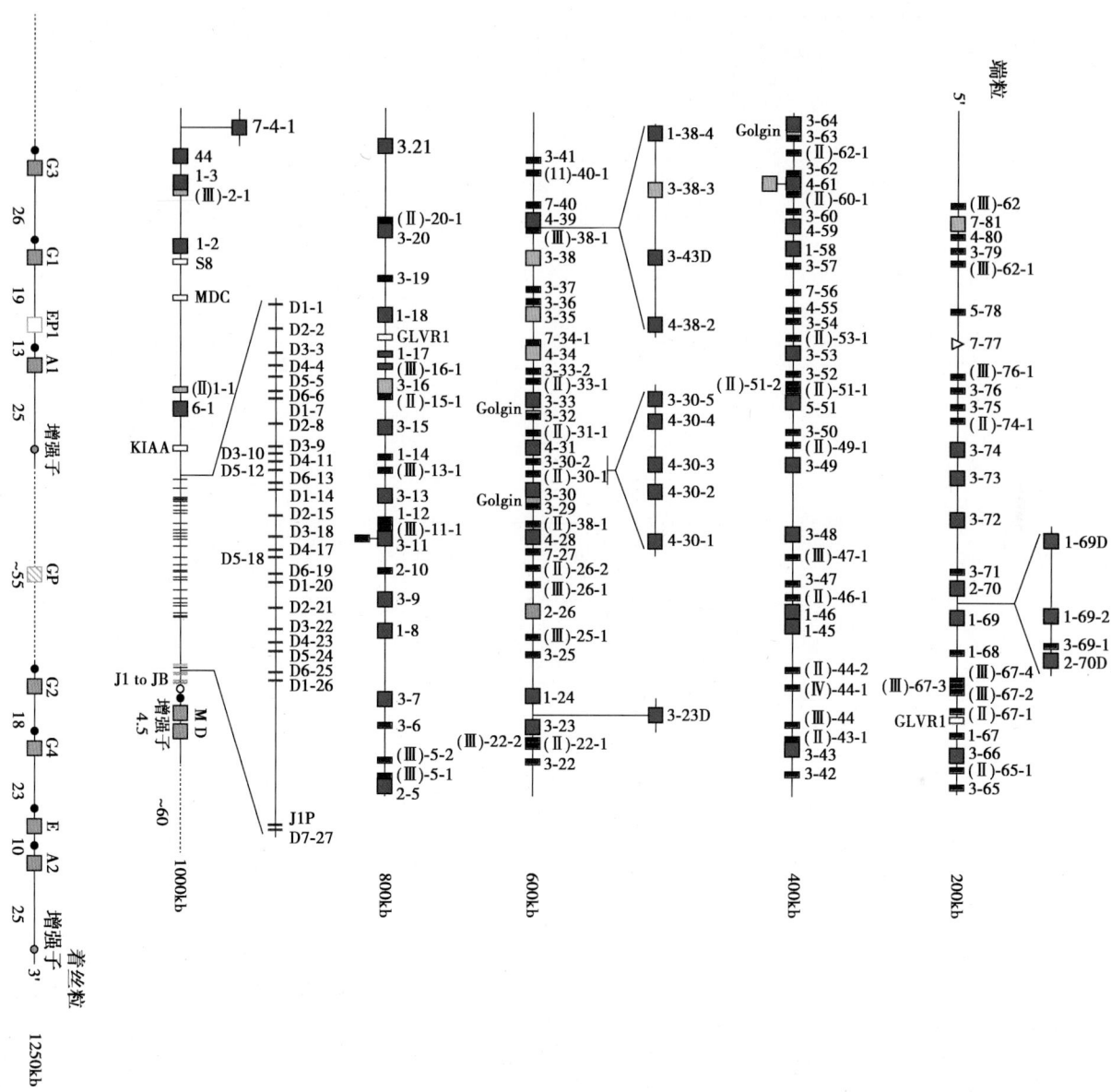

图 75-4　位于染色体 14q32 的人类重链免疫球蛋白基因复合物。编码重链恒定区的外显子由蓝色方格表示,相关内含子转换区(S)用划线表示。这些外显子的名称被标记在图标的右面。重链同种型标记旁的"Ψ"代表这个基因是假基因,J_H 片段和 D 片段用划线标出,每个 V_H 基因座位被标记在图标的右边。按约定,编码每一 V_H 基因的位点以一数字代替,对应于 V_H 基因的亚组,其后为连字符和一表示其距重链 D 片段远近的先后次序的数字。已识别的多态性插入和(或)复制用括号标出。蓝色的方块代表已知的功能性 V_H 基因位点;空心圆代表 V_H 假基因;空心方代表似乎有功能但很少被发现编码功能性重链基因重排,事实上也许是假基因。连接图标的线顶端的箭头表示朝向着丝粒或端粒的方向

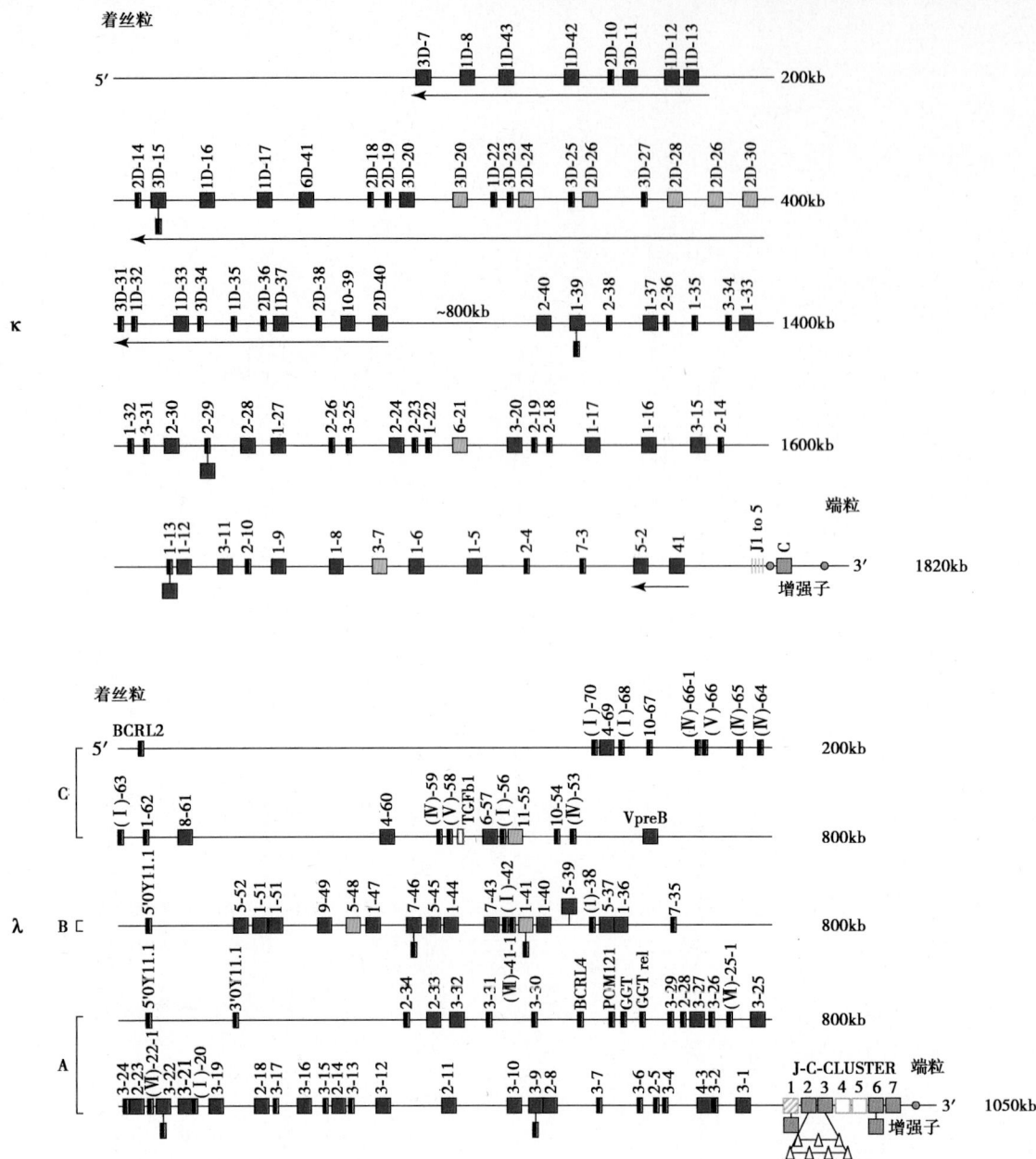

图75-5　免疫球蛋白轻链基因复合体。(左)κ轻链基因复合体位于染色体2p11-12。蓝色方格代表Kde基因或Cκ恒定区外显子(标示在图标的右侧)。κ轻链增强子(E)位于Cκ恒定区外显子和Jκ片段之间。Jκ片段以划线表示。Vκ基因成簇分布在Jκ和Cκ外显子着丝粒端侧的两个区域,每个区域横跨约500kb。约800kb将其两者分开,靠近Jκ和Cκ片段的区域被命名为p,包含40个Vκ基因,远端区域为被命名为d,包含36个基因片段。可编码功能性κ轻链Vκ基因用蓝色方格表示,标示在图标的右侧。30/76Vκ基因是假基因(空心方格)。d区明显地通过复制一大部分p区而形成。结果33对Vκ基因具有95%~100%核苷酸序列的同源性,占了κ轻链复合体中76个Vκ基因的66个。Vκ基因可被进一步分为4组:A、B、L和O。3组(A、L、O)为复制品、在靠近Jκ的p区和远离Jκ的d区均可找到。包含B2和B3Vκ基因的B组只能在靠近Jκ的p区找到。根据核苷酸的同源性,每个Vκ可归类为三个主亚群(Ⅰ~Ⅲ)及数个小亚群(Ⅳ~Ⅶ)中之一。Vκ1是最大的亚群,有21个功能性基因(蓝色方格)。接下来大的亚群是有11个功能性基因的Vκ2和7个功能性基因的Vκ3。Vκ6有3个,Vκ4和Vκ5各有1个功能性基因。Vκ7亚群只有一个无功能性假基因(空心方格)。箭头表示V基因与J基因片段的方向相反。最后,将所有标记串起来的线顶端的箭头代表朝向着丝粒或端粒的方向。(右)λ轻链基因复合体位于染色体22q11.2。蓝色方格代表功能性基因;空心方格代表假基因。成对的JλCλ外显子的标示位于图标的右侧。蓝色方格也表示靠近λ恒定区着丝粒侧的30个功能性Vλ基因。这些Vλ基因可分为10个亚群,每个亚群由核苷酸序列超过75%同源性的Vλ基组成。每个Vλ基因右侧的标示中的第一个数字代表所属亚群,其后紧跟的是连字符和V基因距恒定区外显子远近的相对排列顺序,注意Vλ基已被定位在距Jλ和Cλ基因860kb范围的3组中、在图中它们被双划线所分隔。最靠近JλCλ外显子的一组被命名为A组、包含18个功能性Vλ基组(大多数属于Vλ2和Vλ3亚群)。接下来是拥有15个属于Vλ1、Vλ5、Vλ7或Vλ9亚群功能性Vλ基因的B组。第三组C组。其中包含来自Vλ4、Vλ6、Vλ10和Vλ11亚群以及编码VpreB外显子的功能性Vλ基因。某些个体会携带一个插入性功能性Vλ基因,5~39(5a),被标记为多态性插入。红色箭头代表V基因在复合体中的转录方向

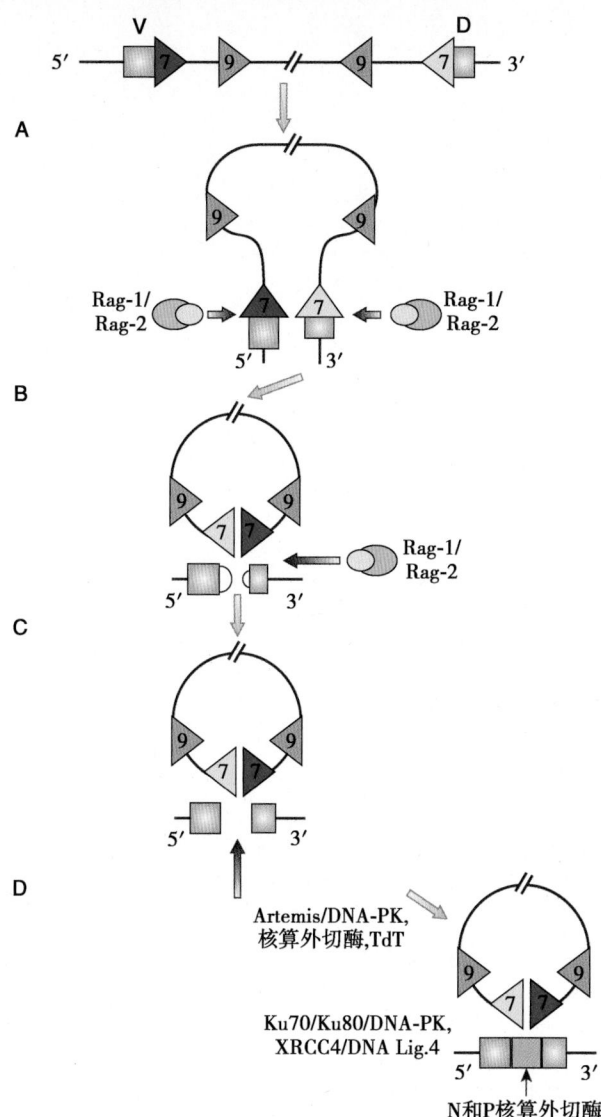

图 75-6　描述 VDJ 重排过程。Rag-1/Rag-2 复合物介导接合(synapsis)(A)和在七聚体/编码片段交界区切割 DNA(B)。Artemis/DNA-PK(DNA 蛋白激酶)核酸内切酶打开发夹(C)。断端被介导非同源末端连接的蛋白质(即 Ku70、Ku80、DNA-PK、XRCC4 和 Lig4 的复合物)修复(D)

● B 细胞发育过程中免疫球蛋白基因的重排与表达

免疫球蛋白基因重排

在 B 细胞个体发育中,免疫球蛋白基因重排通常首先发生在重链基因复合体中(图 75-7A)。一个或多个 DH 片段重排后与一单一的 JH 片段并联,形成一 DJH 复合体,后者可与 39 个功能性 VH 基因中的一个继续发生重排。随后,基因重排发生于轻链基因座位(图 75-7B)。40 个功能性 Vκ 基因中的一个可以和 5 个 Jκ 片段中的任一个重排。如果这些基因重排不能产生功能性 VκJκ 外显子,Kde 可以重排至 VκJκ 外显子位点或其下游,从而删除 κ 轻链的恒定区外显子[38]。所谓的 p 区域中的许多近端 IGKV 基因位于 IGKJ 片段相反的位置,要求该区域的 V 外显子在免疫球蛋白基因重排过程中发生反转。对应于 IGKV-IGKJ 介入区内的 DNase I 超敏感位点 HS1 ~ 2 的一段 650bp 序列结合 CCCTC 结合因子,可指导位点收缩和长程 IGKV 基因的使用;其缺失导致近端 IGKV 基因使用增加了七倍,总体位点收缩减少了约 50%[39]。在 κ 轻链的重排之后,41 个功能性 Vλ 外显子之一可与 4 个功能性 JλCλ 外显子中的任何一个重排,产生一个可编码 λ 轻链的基因(图 75-7C)。

体细胞 V 区基因重组涉及在 RSS 处引入双链 DNA 断裂点、将断端并置、通过一个所谓"非同源 DNA 末端结合(nonhomologous DNA end-joining,NHEJ)"过程重新连接。第一步断裂需要一个特殊的异二聚体内切酶复合物,它由 Rag-1 和 Rag-2 组成(图 75-6)。Rag-1 和 Rag-2 由 11 号染色体短臂(11p13-p12)上的邻近基因编码。RAG 基因敲除小鼠不能进行免疫球蛋白或 T 细胞受体基因重排,因而不能产生成熟的 B 淋巴细胞或 T 淋巴细胞[40]。那些削弱、但不会完全去除人类的 Rag-1 或 Rag-2 功能的突变可导致一种联合免疫缺陷病,被称为 Omenn 综合征[41]。

当 Rag(重组激活基因)核酸内切酶在两个重组基因片段的边界及其侧翼的 RSS 引入 DNA 双链断裂(DSBs)时,体细胞 DNA 重组的过程开始[42]。Rag 的 DNA 切割导致四个的 DNA 断端,通过称为 NHEJ 的过程修复和连接来形成编码和信号连接[43~44]。这些 DSBs 偶尔可被异常修复导致染色体损伤的形成,如易位,缺失或倒位[45~46],这些常见于 B 细胞恶性肿瘤。如果这些染色体病变的断裂点位于潜在的致癌基因或肿瘤抑制基因附近,则可能导致细胞转化和淋巴样肿瘤。DNA 重排的机制与重链和轻链基因定位相似。但轻链基因的产生仅需要一个连接事件,而一个完整重链基因的产生则需要两个连接事件。最常见的重排模式涉及同一染色体上两个基因片段之间的 DNA 的循环输出和缺失,当两个基因片段的编码序列在 DNA 上的方向相同时,就发生这种情况[47]。12 和 23 聚体间隔的 RSS 通过蛋白质之间的相互作用聚集在一起,这些蛋白质特异性地识别了七聚体和九聚体信号之间的间隔长度,因此解释了 12/23 连接规则[36,48]。然后两个 DNA 分子被打断并且以不同的构型重新结合。通过精确地以头对头的构型方式连接,七聚体序列的末端在染色体外 DNA 的圆形片段中形成信号连接,当细胞分裂时,它们从基因组中丢失。然而,当在具有相反转录取向的两个基因片段之间发生第二种重组模式时,位于两

则"[37]。七聚体(CACAGTG)和九聚体(ACAAAAACC)的基本序列对重排最为有利,但在基本序列上相当程度上的变异也被观察到和被允许。每个间隔区的序列有所不同,但其长度保守,对应于 DNA 双螺旋的一圈或两圈。每个间隔区得以将七聚体和九聚体的序列带到 DNA 双螺旋的同一侧,以便于与 Rag-1/Rag-2 蛋白复合物结合,后者催化重排(图 75-6)。相似的识别序列也侧翼在通过重排形成 T 细胞抗原受体的片段一侧(参见第 76 章)。因为某一特定类型的所有片段(如 Vκ 基因)均被一种信号序列所侧翼,且所有与之连接的片段(如 Jκ 片段)则为另一种信号序列所侧翼,所以 12/23 规则确保连接只发生在具有生物学结果的事件。这种"七聚体-间隔区-九聚体"序列,常被称作重组信号序列(recombination-signal sequences,RSS),是淋巴细胞特异的、由重组激活基因 RAG1 和 RAG235 编码的酶的靶点[36]。

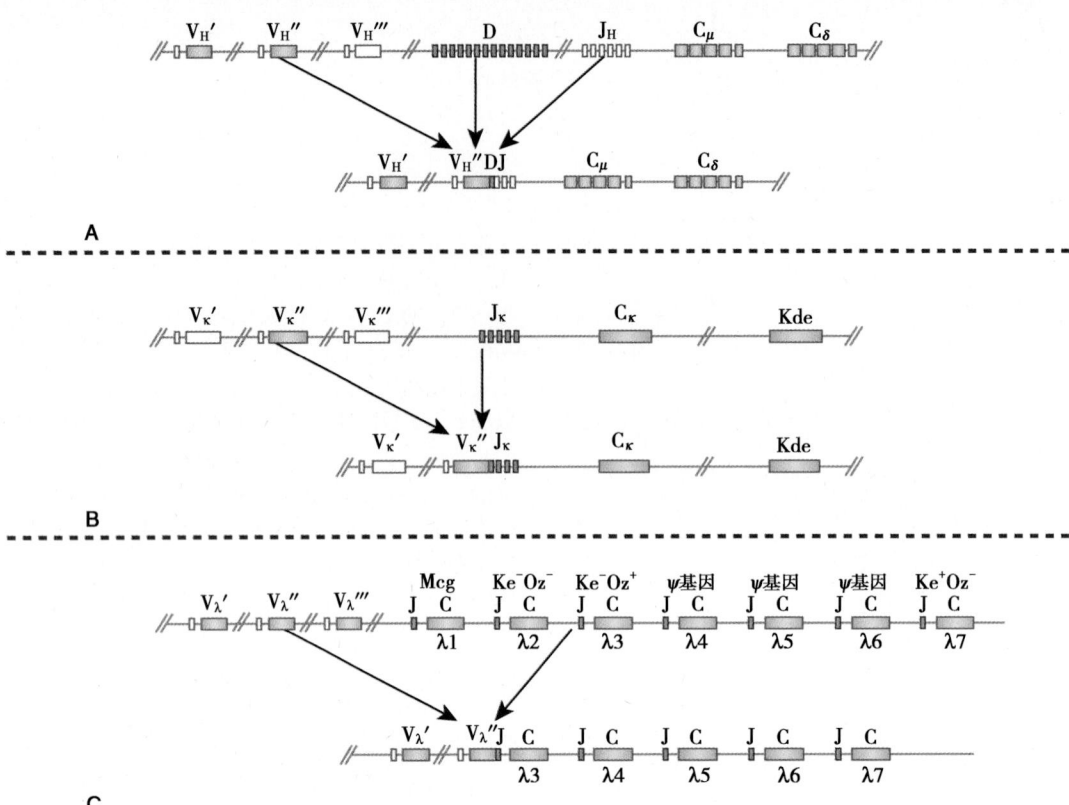

图 75-7 免疫球蛋白基因复合物与重排。金色的双料划线代表相邻基因(矩形框表示,与实际长度不符)之间的一段很长的 DNA 距离。在(A)、(B)和(C)中的上图分别展示了免疫球蛋白重链、κ 轻链和 λ 轻链胚系 DNA 的构象。假设的免疫球蛋白重链 V 区基因(V_H'、V_H''、V_H'''),κ 轻链基因($V_κ'$、$V_κ''$、$V_κ'''$)及 λ 轻链基因($V_λ'$、$V_λ''$、$V_λ'''$)标在每个免疫球蛋白基因复合物的左边。D 表示抗体重链位点的多样性基因片段。J_H、$J_κ$ 和 $J_λ$ 分别代表抗体重链、κ 轻链和 λ 轻链的 J 基因片段。$C_μ$ 和 $C_δ$ 分别代表 μ 重链和 δ 重链的恒定区外显子。每个图的下部代表一可能的免疫球蛋白基因重排,其中重链由 VDJ 组成,一个 κ 轻链和 λ 轻链由 $V_κ J_κ$ 或 $V_λ J_λ$ 组成。想(C)中,列出了代表性 λ 非等位基因标记——Mcg、Ke^-Oz^-、Ke^-Oz^+ 和 Ke^+Oz^-,它们分别标在 $C_λ 1$、$C_λ 2$、$C_λ 3$ 和 $C_λ 7$ 之上。如图所示,$C_λ 4$、$C_λ 5$ 和 $C_λ 6$ 是假基因(ψ 基因),它们不编码蛋白质

个基因区段之间的 DNA 保持反向取向。尽管这种重组模式较不常见,但由于 IGKV 基因片段的一半转录方向与 IGKJ 基因片段的转录方向相反,所以这些重排约占所有 IGKV-IGKJ 连接的一半。

Rag-1/Rag-2 内切酶复合物可识别 12 碱基间隔或 23 碱基间隔的 RSS,然后导入双链 DNA 断裂点(图 75-6)。在引入这些断裂点后,Rag-1/Rag-2 复合物仍与 DNA 结合[49]。那些影响到 Rag 蛋白与断端结合和维持其在一稳定的切割后复合物的能力的突变将导致双链断端的错误修复,从而增加产生致癌性染色体异常的风险[50]。

几种蛋白涉及双链断端的加工和并置,包括高迁移率族蛋白 1(high-mobility group protein-1,HMG1)和高迁移率族蛋白 2(high-mobility group protein-2,HMG2)。HMG1 和 HMG2 为广谱性、大量表达的核蛋白,它们以序列非特异性的方式绑定 DNA,并使之弯曲,从而在参与 DNA 修复和转录的核蛋白复合物的聚集中发挥重要作用。HMG1 能够帮助 DNA 弯曲,使一个双链断端-Rag 复合物中的组分去结合和切割另一个 RSS 处的DNA[51],如此依照 12~23 规则将两个不同的 RSS 带至一起[52]。

双链断端-RAG 复合物也可以与其他几种蛋白质结合,包括 Artemis、DNA 依赖蛋白激酶(DNA-PK)、Ku70、Ku80、人类蛋白 X 射线修复互补性缺陷修复中国仓鼠细胞 4(the human protein X-ray repair complementing defective repair in Chinese hamster cells 4,XRCC4)和 DNA 连接酶Ⅳ(Lig4)(图 75-6)[43]。DNA 蛋白激酶(DNA-PK)是一种可被 DNA 双链断端活化的丝氨酸-苏氨酸激酶,在电离辐射、化学物质或 VDJ(通过重排免疫球蛋白重链 V 区、D 区、J 区基因产生的外显子)重组所致 DNA 断裂的正常修复过程中发挥一必不可少的作用[53]。DNA-PK 缺陷小鼠只能产生极少量的免疫球蛋白或 T 细胞受体,被命名为严重联合免疫缺陷(SCID)小鼠[54]。Artemis 蛋白缺陷小鼠呈现一"泄漏性"(leaky)SCID 表型,在晚年可生成一些 T 细胞和 B 细胞[55]。Ku 缺陷小鼠有 T 细胞和 B 细胞缺陷,但也有身材矮小以及其他非免疫方面的缺陷,提示这些蛋白在正常发育过程中起到非常重要的作用[56]。Ku、XRCC4、Lig4、Artemis 或 DNA-PK 的突变导致的缺陷使小鼠发生淋巴瘤的可能性增大[57]。这些修复蛋白对 DSB 的初步识别和募集很大程度上取决于磷酸化事件(例如激酶活性和 DNA-PK 的自磷酸化),但是下游修复事件显示出更依赖于 E3 泛素连接酶[58]。

在重组过程允许在重排的基因片段的序列上产生"连接多样性"。每个 Rag-1/Rag-2 核酸内切酶切断反应产生的 DNA 末端由 NHEJ 机制融合,涉及前一段所提到的蛋白质。那些产

生编码性连接的发夹状末端被一核酸外切酶在一随机位点断开。若形成连接,断裂的发夹的远端侧产生一单链突出。后者一旦被整合入连接后序列,将致使回文核苷酸序列的加入,从而对连接多样性有所贡献(图 75-6)。打开后的发夹端可被核酸酶进一步修饰,去除一个自我互补的突出或进一步切除至原先的编码序列。除此之外,一种淋巴细胞特异酶,即末端脱氧核苷酸转移酶,可以添加非模板编码的核苷酸(图 75-6)。最后,额外的连接多样性还可以从核酸裂解活性中产生。核酸裂解活性可在将断裂的 DNA 最终连接成一完整的重组体以前,将潜在编码性核苷酸去除 50。这些过程对于免疫球蛋白多样性的产生均有贡献,而且是负责 T 细胞受体库体细胞多样化的主要机制(参见第 76 章)。

淋巴细胞发育过程中的 V(D)J 重组通过转录调控,并且通过表观遗传变化来调节 RAG 特定位点或位点区域的可及性[59]。前体 B 细胞在 V-to-DJ_H 重组之前就具有高水平的 V_H 种系转录物[60]。许多表观遗传学可及性标志物,例如组蛋白 H3 赖氨酸 4 三甲基化,在早前 B 细胞中与种系转录相关的 IGHJ 周围富集[61]。此外,泛素化可以调节免疫球蛋白基因片段的重组[62]。Rag-1 的锌指区域 A 包括起 E3 泛素连接酶作用的 N 末端 RING 结构域,可泛素化一系列下游事件的靶标[37,63~66]。Rag-1 的该区域还可以与其他 E2 酶相互作用来泛素化参与 V(D)J 重组的底物,如组蛋白 3[63~64]。泛素化的 Rag-2 进入 S 期时快速降解,从而阻止 Rag 任何潜在的脱靶活性并限制其在细胞周期不适当的阶段诱导 V(D)J 重组的能力。实际上,S 期的 DNA 断裂对细胞有潜在的危害,因为当通过同源重组(HR)错误修复时,这种断裂可导致有害的易位。因此,在 G1 期细胞限制 V(D)J 重组活性至关重要;该限制可能由 Rag-2 的降解控制[67]。

在正常情况下,一个 B 淋巴细胞或浆细胞只合成一种轻链和重链。体液免疫应答的特异性依赖于抗原选择独特的 B 细胞克隆,每个克隆表达一套无异质性免疫球蛋白受体。这种限制是通过限定某一特定 B 细胞只功能性重排和表达一个重链等位基因和一个轻链等位基因来完成的。这种现象称为等位排斥(allelic exclusion)。偶尔肿瘤性 B 细胞群体缺乏等位排斥,而表达两个免疫球蛋白等位基因,但是等位排斥现象通常在大多数 B 细胞肿瘤中可被观察到[68]。

替代性 λ 轻链

只经过 D 和 JH 重排的前体 B 细胞(Precursor B)被称为祖 B 细胞或"pro-B 细胞"。而前 B 细胞(pre-B)一词是留给那些已经完成免疫球蛋白重链基因重排并拥有功能性 VDJ 复合物的前体 B 细胞。无论是 pro-B 或是 pre-B 细胞,它们都有呈胚系构象的免疫球蛋白轻链基因座位。

尽管如此,pre-B 细胞联合表达一些 μ 链和"替代性"λ 轻链。λ5 是其中的一种蛋白质,与已知的 Cλ 轻链基团相似。另一种蛋白质被称为 VpreB,是因为它类似于一个 V 基团并带有一额外的 N-末端蛋白序列。这两种蛋白质的编码基因位于 22 号染色体。λ5 基因坐落于一个 λ 样位点,靠近真正 λ 轻链座位的端粒侧。编码 VpreB 的基因(VPREB1)位于免疫球蛋白 Vλ 基因簇内(图 75-5),可由发生在一些白血病和淋巴瘤中染色体易位断裂点确定。VpreB 和 λ5 一起与 μ 重链配对。而后,在 λ5 和 μH 链上的第一个 CH1 结构域之间一个 S-S 共价

键连接使得 VpreB 和 λ5μ 重链形成一原始的免疫球蛋白受体;后者与 CD79a 和 CD79b 可表达在处于发育中的 pre-B 细胞膜表面。特异性识别 λ5 或 VpreB 的单克隆抗体可与 pre-B 细胞结合,也可与 B 系急性淋巴细胞白血病反应[69]。

pre-B 细胞受体复合物的表达十分短暂,λ5 一旦形成其产生即停止。然而,这个蛋白质在正常 B 细胞发育中起着重要作用。当免疫球蛋白 μ 链与"替代"λ 轻链形成复合物时,"替代"λ 轻链的互补决定区 3(CDR3)覆盖前 B 细胞受体中重链的 CDR3,允许前 B 细胞避免抗原特异性选择[70]。

正常小鼠中 pre-B 细胞受体的出现恰逢 Rag-2 蛋白因磷酸化而失活,以及 Rag-1 和 Rag-2 信使 RNA(mRNA)的降解,提示这个受体在抑制进一步的免疫球蛋白基因重排中发挥着作用。无论如何,pre-B 细胞受体的表达和细胞的活化与增殖密切相关,导致产生小的、静息的 pre-B 子代细胞,后者再次表达 Rag-1 和 Rag-2。这种情况导致随后的轻链基因重排。如此,pre-B 细胞受体的表达似乎标示一个完整的 μ 重链基因已形成,在该位点的进一步重排应被抑制,下一阶段发育得以进行。因此,替代轻链在正常 B 细胞发育中发挥着重要作用。这一观点被转基因小鼠的研究进一步证实。在那些功能性 λ5 缺失的转基因小鼠中,骨髓 B 细胞的发育停滞在 pre-B 阶段,因而显著地降低了血液和淋巴组织中功能性成熟 B 淋巴细胞的数量[71]。与此类似,22 号染色体上携带 λ5 双等位基因的失活性突变的人罹患无丙种球蛋白血症,以及显著减少的 B 细胞[72]。

重链类别转换

在分化过程中,通过与 V(D)J 重排相似的所谓类别转换(class switch)的重排过程,单个 B 淋巴细胞可以合成由不同恒定区片段与同一个 V 区相连的重链[73]。当 pre-B 细胞发育为成熟 B 细胞时,完整的 IgM 单体及随之具有相同抗原结合特异性的 IgD 分子被插入胞质膜中。IgM 和 IgD 恒定区基因在胚系 DNA 中紧密连锁(图 75-4),并可能被一起转录。转录本的差异性剪切允许两种免疫球蛋白重链同时生成自一种 mRNA 分子。因此在 B 细胞成熟时,IgD 的表达很少涉及 Cμ 的缺失。

从 IgM 转换成 IgG、IgA 或 IgE 需要那些编码未来免疫球蛋白同种型的下游恒定区外显子的活跃转录。这个过程需要 B 淋巴细胞与抗原或有丝分裂的相互作用,及 CD40 与表达在激活的 T 细胞表面的 CD40 配体(CD154)的连接。先天缺乏 CD40 或 CD154 的患者具有免疫缺陷——高 IgM 综合征 I 型(hyper-IgM syndrome type I),表现为血浆内 IgM 正常或至高水平,但其他免疫球蛋白类型含量极少(参见第 80 章)[74]。抗原反应性 T 细胞所产生的白细胞介素可强有力地影响:①哪些 B 细胞可分化至分泌 IgM 的浆细胞;②哪些 B 细胞转换至合成其他免疫球蛋白同种型的重链,如 IgG 和 IgA。同种型转换至 IgA 最有效地发生黏膜淋巴组织,特别是派尔集合淋巴结(Peyer patches)和肠系膜淋巴结(参见第 6 章)[75]。另外,转换成 IgA 的浆母细胞倾向于迁移至小肠黏膜固有层及其他黏膜区域[76]。

免疫球蛋白类别转换重组(immunoglobulin class switch recombination,CSR)发生在或靠近已完成重排的 V(D)JH 序列和 μ 基因之间内含子中的转换区(switch region),及位于任一编码其他重链同种型的 C 基因上游的一相似区域(δ 基因除外)(图 77-4)。μ 转换区,被命名为 Sμ,由约 150 个(GAGCT)n(GGGGGT)重复顺序组成,此处 n 一般是 3,但最多可至 7。

其他转换区（Sγ、Sδ、Sε）的顺序与此相似，都含有 GAGCT 和 GGGGGT 的重复序列。重链转换由 Sμ 与 Sγ、Sδ 或 Sε 之间的 DNA 重组产生，伴有间隔 DNA 片段的缺失及先前已重排可变区基因与新恒定区基因的并置。

与 V(D)J 重排多发生在细胞周期的 G0 和（或）G1 阶段截然不同，CSR 似乎需要 DNA 复制[77]。另不同的一点是，CSR 需要活化诱导脱氨酶（activation-induced deaminase，AID）的表达。AID 是一种表达在活化 B 细胞，并参与体细胞性高频突变（somatic hypermutation，SHM）的酶[78]。先天缺乏 AID 的患者发生 Ⅱ 型高 IgM 综合征（hyper-IgM syndrome type Ⅱ），表现为血浆内 IgM 水平相对较高，和难以测到其他免疫球蛋白同种型水平[79]。由外显子 5（E5）编码的 AID 结构域 C 末端的特异性失活，允许 AID 靶区域有效的脱氨基，但是会极大地影响后续 DNA 修复的效率和质量。特异地消除 E5 不仅可以排除 CSR，而且还会对 CSR 造成非典型的酶活性依赖的显性负面影响。这解释了具有 Ⅱ 型超 IgM 综合征患者的具有截短 E5 的 AID 变体的常染色体显性遗传，并建立通过 E5 结构域，AID 建立了 CSR 期间 DNA 损伤和修复之间的联系[80]。

AID 表达于外周淋巴组织的生发中心，生发中心也是抗原应答 B 细胞发生 CSR 的场所。AID 最可能将 S 区（S-region）DNA 中邻近定位的胞嘧啶（dC）脱氨基，将 dC 转化为尿嘧啶（dU），然后尿嘧啶-DNA 转葡糖基酶（uracil-DNA glycosylase，UNG）将后者去除。UNG 的重要性在于，临床发现它的缺失可导致一种常染色体隐性遗传疾病，其临床表现与先天性 AID 缺陷患者的高 IgM 免疫缺陷综合征相似（参见第 80 章）[81]。UNG 产生的脱碱基位点被 AP 内切酶断开，在 DNA 上产生相邻的交错切口，最后导致 DNA 双链断裂[62]。DNA 断端的末端加工、修复和连接明显地涉及介导 V(D)J 重组的 NHEJ 样机制和蛋白质。因为 CSR 发生在 V 区外显子和编码第一恒定区基团外显子之间的内含子中，所以这个过程不会在编码新生免疫球蛋白重链的 V 区或恒定区中引入突变。

抗体多样性的产生机制

若干机制对免疫球蛋白多肽可变区多样性的产生有所贡献。这些机制是：①胚系 DNA 中多个不同 V、J、D 基因片段的存在；②这些 DNA 片段在产生完整的可变区外显子时的随机组合；③连接性多样性；④产生可结合抗原的、完整免疫球蛋白单体的重链和轻链多肽组合；以及⑤重排 DNA 片段本身的体细胞突变。最后一种机制通过被称作体细胞高频突变（somatic hypermutation，SHM）的过程实现。

不是在所有 B 细胞内体细胞高频突变都非常活跃，其也不能仅仅通过有丝分裂原引起的 B 细胞活化而触发。无论如何，在 B 细胞分化的不同阶段，已表达的免疫球蛋白 V 基因可能获得新的突变；在数次细胞分裂中，特别是在对抗原的二次体液免疫应答中，其频率可高达 1 个碱基置换/10^3 碱基/代[82]。高频突变起始于重排 V 基因转录起始点下游的基因 5′端，连续通过整个 V 基因，在到达基因的 3′侧翼区后逐渐消失。如此，突变集中在从重排 V 区外显子 5′侧翼的 300bp 到重排微小基因 J 片段 3′侧翼约 1kb 的区域。高频突变聚集在被初级 DNA 序列所决定的"热点"区。例如，RGYW 序列（R = 嘌呤，A 或 G；Y = 嘧啶，C 或 T；W = A/T）及其互补序列为一在多物种中保守的突变热点[83]。

体细胞高频突变经历一个与 CSR 相似的过程，需要 AID 参与[84~85]。除了罹患 Ⅱ 型高 IgM 综合征外，那些先天性缺乏 AID 的患者其 B 细胞缺乏进行体细胞高频突变的能力（参见第 80 章）[79,86]。正如 CSR，体细胞高频突变要求经历突变的基因处于活化转录。AID 最可能在已重排可变区基因的区域对胞嘧啶（dC）脱氨基，转化 dC 至尿嘧啶（dU），后者在 DNA 复制后转化为 T，引起 C/G 至 T/A 的转换。或者，dU 被 UNG 去除，导致脱碱基位点随后被 AP 内切酶切开。这个过程产生了 DNA 交错切口。交错切口的修复可能涉及 DNA 低保真合成，这样就产生了频繁的突变。DNA 内切酶和修复酶（如错配修复酶、碱基切除修复酶、NHEJ 涉及的蛋白质等）形成突变体（mutasome）复合物，显而易见后者可以和目标 DNA 结合以减少引起双链 DNA 完全断裂的倾向性。

免疫球蛋白基因体细胞的高频突变可部分归因于免疫球蛋白增强子。免疫球蛋白增强子的组合通过招募 AID 和/或通过使免疫球蛋白基因成为更好的突变底物来将体细胞突变靶向免疫球蛋白基因[87]。此外，AID 翻译后泛素化在 CSR 和体细胞高频突变中具有重要的调控作用[88~89]。与 Rag-2 不同，AID 蛋白的稳定性与细胞周期的阶段无关，而与亚细胞定位有关。在小鼠 B 细胞中，核 AID 在多泛素化时快速周转[88]。

这一过程的结果是，大部分置换性突变以高频率的方式被引入携带"热点"区域的及被表达的免疫球蛋白 V 基因和另外一些转录活化基因；热点可视为 AID、UNG 和突变体复合物的底物[90]。针对那些编码抗原结合亲和力已有改善的免疫球蛋白可变区的突变 V 基因的 B 细胞及其子代的进一步选择（抗原通常被保留在滤泡树突状细胞上）[91]，使得在针对抗原的免疫反应中所表达的抗体的亲和性成熟（affinity maturation）过程得以进行。这种选择增强了编码互补决定区（complementarity-determining region，CDR）的 DNA 片段中非保守性碱基置换的频率。CDR 为负责结合抗原的接触位点[84]。

● 免疫球蛋白的可变区结构

免疫球蛋白的可变区亚组

尽管存在大量不同的免疫球蛋白 V 区；但是每个抗体多肽可被归属于数量相对较少的 V 区亚组之一[5]。大量不同的单克隆免疫球蛋白氨基酸序列的对比显示，在不同的抗体重链或轻链可变区之间存在四个多样性有限的片段。这些片段被称为免疫球蛋白可变骨架（FRs；见图 75-7）。基于前三个骨架的初级结构，每个免疫球蛋白多肽可归类于数量相对较少的可变区亚组之一。此外，每亚组具有特征性的骨架序列，从而与其他可变区亚组区别开来。

与期望相符，免疫球蛋白亚组可定义抗体 V 基因高度相关的家族，即可变区氨基酸序列的同源性可延伸至核酸序列水平[92~94]。那些编码属于某一个指定亚组的氨基酸序列的免疫球蛋白的可变区基因克隆之间通常享有大于 80% 的核酸序列同源性。人类重链可变区被分为 7 个亚组，而 κ 轻链和 λ 轻链被分别分为 6 个亚组和 11 个亚组。

免疫球蛋白可变区晶体学数据显示重链或轻链的第一和第三 FRs 中的氨基酸在分子外表面形成 β 键。这些区域在接触溶剂的抗体表面形成相对紧凑的结构，它们不与经典的抗体的抗原结合位点相邻。因此,那些在不同可变区亚组之间明显的氨基酸差异易于被抗亚组的抗体识别。

免疫球蛋白的独特型

抗亚组抗体必须与抗独特型抗体相区别。在轻链和重链的 FR 之间存在三个极端超变异的片段[2]。第三个超变区是通过介导轻链 V 基因与其 J 片段连接或是抗体重链 VH 基因与体细胞产生的 DJH 连接的重组过程而产生。第一和第二超变区的多样性部分反映了在不同抗体 V 基因中胚系 DNA 编码的差异,这种差异即使在同一亚组的 V 基因之间也显而易见[5,33]。在免疫应答过程中,V 基因重排之后的体细胞高频突变对增加这些区域中氨基酸序列显著的多样性也起到了很重要的作用。两条链中的超变区折叠在一起形成抗原结合位点[3~4]。因此,每个超变的区域被称为一个 CDR(图 75-7)。

在二次免疫应答中,广泛的氨基酸替换可发生在 CDR 中。相反地,在 FR 中氨基酸替代突变发生的频率比预计的(若核酸替换随机发生)要少。因此,那些决定了整个 V 区亚组特征的序列可能对 SHM 相对抵抗。另一方面,CDR 可以形成具有独一无二特异性的决定簇,它对于被抗独特型抗体识别的表位的形成有所贡献。

尽管免疫球蛋白 V 基因在表达的多样性及遗传多态性上具有巨大的潜能,由不相关个体的肿瘤性或正常 B 细胞产生的抗体却拥有共同的独特性决定簇[95]。这些共同的独特型,被称为交叉反应型独特型(cross-reactive idiotypes,CRIs),最初在 IgM 自身抗体上被鉴定。但是,CRI 也在其他没有自身反应性的抗体中发现。分子学研究表明几种 CRI 代表了保守免疫球蛋白 V 区(极少或未经历过体细胞性突变)在血清中的标志物。

● 免疫球蛋白的同种异型

重链同种异型

人类免疫球蛋白在结构上具有可遗传的差异,称为同种异型。这些遗传标记物通常是通过凝集性血清而被测到,凝集性血清在经输血或妊娠而被自然免疫的个体中产生。这些抗体可识别在 γ、α 和 κ 链的恒定区一些微小的氨基酸序列的变异[96]。在 μ 链或 δ 链上没有发现明确的同种异型差异。在 ε 链上,一个针对 IgE 的单克隆抗体确定了一种除亚洲或美拉尼西亚(Melanesia)少数个体之外所有种族共有的同种异型。

α 链同种异型,也称为 Am 同种异型,存在于 IgA2 亚类的重链73。γ 链同种异型位于 IgG1、IgG2 和 IgG3 亚类,被分别命名为 G1m、G2m 和 G3m。超过 24 个 Gm 同种异型已被通过血清学方法鉴定。所有重链恒定区基因位于 14 号染色体,因此,重链同种异型标志的不同组合以常染色体共显性遗传方式、以同一单倍体单位而遗传。不同的等位基因性标记物的分布频率在不同族群中也不尽相同[4,96~97]。

特别的免疫球蛋白的同种异型与对感染性疾病的易感性或抵抗及与特殊疫苗相关的免疫应答密切相关[98,99]。这可能反映了特定多态性免疫球蛋白可变区的基因和编码特定同种异型的恒定区基因之间的连锁不平衡。同样地,经批准治疗的人源化 IgG1 单克隆抗体具有 G1m17 或 G1m3 异型的 Km(3)同种异型的 κ 轻链和 γ1 重链[96]。因此,缺乏这种同种异型的患者,用这种单克隆抗体治疗可能产生针对治疗性抗体恒定区的 Gm1 决定簇的同种异型抗体[100]。

轻链同种异型

κ 轻链同种异型被称为 Km 同种异型(以前被称为 inv)。至少存在三种主要的 Km 同种异型,分别被命名为 Km(1)、Km(1,2)和 Km(3),可通过血清学或分子技术识别[98]。已经注意到当供体和受体 κ 轻链的同种异型之间存在差异时,经过同种异体造血干细胞移植的 B 细胞恶性肿瘤患者可获得较好的生存机会,大概缘于启动移植物抗白血病效应能力的增强[101]。

7 个 Jλ-Cλ 基因片段存在于上游 Vλ 基因的端粒侧,但其中只有四个是功能性,即 Jλ1-Cλ1、Jλ2-Cλ2、Jλ3-Cλ3 和 Jλ7-Cλ7(图 75-5)。这些片段分别编码四种已鉴定的同种异型 λ 轻链,根据其与 λ 本-周蛋白抗血清 Oz、Kern、Mcg 和 Mcp 的反应性,分别被命名为 Mcg+Ke+Oz-、Mcg-Ke-Oz-、Mcg-Ke-Oz+ 和 Mcp+Ke+Oz-79。这些同种异型反映了 λ 轻链恒定区次要的、非等位基因性氨基酸差异[102]。λ 轻链的第五个同种异型,即 Mcg-Ke+Oz-,与 Mcg-Ke-Oz-高度同源,可能来自一个功能多态性 Cλ2 片段的多态性基因扩增[102]。

● 免疫球蛋白的合成与分泌

免疫球蛋白的合成

成人体内总 IgG 含量约 75g,每天约合成 2.2g。大多数免疫球蛋白是由成熟浆细胞产生的,它们具有丰富的粗面内质网、发育良好的高尔基体和免疫球蛋白基因高水平的转录。轻链和重链最后的 mRNA 衍生于一大的核内 RNA 转录本的加工。在浆细胞中,编码轻链和重链多肽的已重排和剪接的 mRNA 分子在不同核糖体复合物上翻译。

完整的免疫球蛋白分子的折叠和组装发生于内质网(ER),后者含有大量的氧化还原催化剂和指导新生蛋白折叠的伴侣分子[103]。首先,约 18~30 个氨基酸残基长度的氨基端前导肽被切除,而后完整轻、重链被释放入 ER 滤泡。ER 具有单个突出和高度保守的 HSP70 家族成员 BiP 以及超过 20 种具有 CXXC 活性位点基序的蛋白质-二硫化物异构酶(PDI)氧化还原酶[104~105]。重链免疫球蛋白多肽通过 BiP 的 CH1 结构域相互作用,其允许重链多肽的适当折叠并阻止其转运到高尔基体中。新生的免疫球蛋白多肽还可以瞬时结合各种 ER 或 ER-高尔基体中间体(ERGIC)蛋白,有些结合时间短,有些时间更长,可以同时或依次结合以允许 IgM 链的正确折叠和组装。例如,在早期的过程中,GRP94 结合 BiP 的新生重链促进 H 链的折叠和 L 链与 HL"半聚体"的组装,而后,ERGIC53 在 ERp44 的作用下协助组装 H_2L_2 单体成多聚体[106]。重链多肽通过其 CH1 基团与 BiP(一种热休克伴侣分子蛋白)相互作用,它能够使重链多肽正确折叠并防止其转运入高尔基体。新生的免疫球蛋白轻链可取代 BiP,然后自发地通过二硫键与重链组合形成稳定的免疫球蛋白半分子[107]。这个过程还需要由 ER 中氧化还原催化剂提供的氧化还原环境。正是这一需求阻碍了在原核无细胞表达系统(prokaryotic cell-free expression system)中合成免疫球蛋白[108]。二硫键连接两个完全相同的半分子产生一个基本的四链免疫球蛋白单体,随后被转运至高尔基体被糖基化。

糖基转移酶可将一个确定序列的糖组分加到已组装的免疫球蛋白单体上,从而形成侧链状寡聚糖,后者由 N-乙酰氨基葡萄糖、甘露糖、半乳糖、果糖和唾液酸组成。寡聚糖与免疫球蛋白重链在多个位点以共价键相连。碳水化合物有利于抗体分子跨越细胞膜以及出细胞,同时也增加了分泌蛋白的溶解度[109]。特殊的糖基化作用也可以改善治疗性单克隆抗体的临床疗效[7,110]。

五个 IgM 单体通过二硫键和单个 J 链多肽结合起来形成五聚体巨球蛋白。通常聚合作用稍先于或与 IgM 分泌同时发生。相似地,IgA 分子在从浆细胞分泌之前通过 J 链形成二聚体和多聚体。

● 免疫球蛋白合成的调控

浆细胞的产生

正常成人体内具有一些"预存在"的 B 细胞,它们可产生几乎能与任何外来抗原结合的免疫球蛋白。这些 B 细胞可被募集到针对抗原的免疫应答中。在滤泡辅助性 T 细胞(T-follicular helper cells,TFH;参见第 76 章)的帮助下,一个与抗原结合的 B 淋巴细胞克隆可转变为分泌抗体的浆细胞[111]。

转录因子调节 B 细胞分化至分泌抗体的浆细胞。在浆细胞分化中的一个重要因子为 B 淋巴细胞诱导成熟蛋白 1(B-lymphocyte-induced maturation protein-1,Blimp-1)[112],或称为正调控区 1 结合因子 1(positive regulatory domain 1-binding factor-1,PRDM1),该名称缘于起初发现其可与人类干扰素-β 启动子的正调控区 I 结合[113]。Blimp-1 是一个含锌指结构的转录因子,被在人类染色体 6q21 上的 PRDM1 所编码。Blimp-1 抑制阻碍浆细胞分化的转录因子的基因如 MYC、B 细胞 CLL/淋巴瘤 6(B-cell CLL/lymphoma 6,Bcl-6)、配对盒基因 5(paired box gene 5,PAX5)、小眼畸形相关转录因子(microphthalmia-associated transcription factor,MITF)和碱性亮氨酸拉链转录因子 2(basic leucine zipper transcription factor 2,BACH2)的表达[112]。另一方面,Blimp-1 直接或间接地诱导对浆细胞分化和(或)免疫球蛋白分泌起重要作用的转录因子或蛋白的表达,如 X 盒结合蛋白 1(X-box binding protein-1,XBP1)、E2F 转录因子 1(transcription factor 1,2F1)v-myb 成髓细胞瘤病毒致癌基因同源物类 1 和 2(v-myb myeloblastosis viral oncogene homolog 1and 2,MYBL1/MYBL2)、早期 B 细胞因子 1(early B-cell factor 1,EBF1)、Pou 同源域类 2 因子 2 或相关因子 1(POU2F2/POU2AF1)以及转录因子 E2a(TCFE2A)。Blimp-1 抑制和激活多种不同转录因子的能力可以解释它在协调 B 细胞形态和功能上巨大转变的能力,这种转变与浆细胞分化、免疫球蛋白高水平分泌有关。在 B 细胞系列条件性 PRDM1 缺陷的小鼠模型证明了 Blimp-1 在浆细胞发育中的重要性[114]。虽然这种小鼠拥有正常数量的 B 细胞,以及对 T 细胞依赖性抗原应答时产生生发中心,但是它们不能产生浆细胞或分泌正常水平的免疫球蛋白来应答 T 细胞依赖性或非依赖性抗原。此外,其他研究还发现浆细胞在骨髓的长期生存和血浆中抗原特异免疫球蛋白的长期表达依赖于 Blimp-1[115]。

一些弥漫大 B 细胞淋巴瘤(diffuse large B-cell lymphomas,DLBCL)在 PRDM1 位点有缺失或失活性突变,提示这个基因可能充当了一种肿瘤抑制物[116]。尽管如此,在其他淋巴细胞或髓细胞白血病和骨髓瘤细胞并没有发现 PRDM1 位点的突变,及一些 DLBCL 表达高水平 Blimp-1,这看上去不像是 Blimp-1 本身抑制了肿瘤的形成[117]。另外,表达 Blimp-1 的 DLBCL 病例缺乏可观察到的浆细胞特征,而且实际上显示更恶性的行为[118]。因此,B 细胞表达 Blimp-1 似乎对于浆细胞分化是必要的、但并不充分。

Blimp-1 在 B 细胞中的表达主要在 PRDM1 的转录水平调控,它需要干扰素调节因子 4(interferon regulatory factor 4,IRF4)的激活[112]。B 细胞条件性 IRF4 缺陷的转基因小鼠不能产生分泌免疫球蛋白的浆细胞[119]。那些活化 toll 样受体 4(TLR4)或 toll 样受体 9(TLR9)的物质,相应地如脂多糖或 CpG 寡核苷酸,也可以激活 Blimp-1 的表达[112,120]。除某些特殊情况外,缺少这些 toll 样受体的小鼠不能有效地启动抗体反应[121,122]。一些细胞因子,如 IL-2、IL-5、IL-6、IL-10 和 IL-21,在适当的环境中也能够诱导 Blimp-1 表达。的确,这些细胞因子对于 B 细胞分化和(或)生存有着正向或负向的影响,这取决于其他信号的存在或缺失。比如说,当在接受 T 细胞辅助信号如 CD40 的连接时,IL-21 主要可以诱导记忆 B 细胞或先前通过其 B 细胞受体(即表面免疫球蛋白)已激活的 B 细胞表达 Blimp-1 和分化为浆细胞[123,124]。反之,在没有这些 T 细胞辅助信号的情况下,IL-21 诱导已通过表面免疫球蛋白受体的连接而激活的 B 细胞凋亡[124]。

记忆 B 细胞

随着 T 细胞依赖的免疫应答,表达对抗原高亲和力免疫球蛋白的 B 细胞也可以分化为记忆 B 细胞[125]。记忆 B 细胞与浆细胞在形态和功能上均有所不同。与浆细胞相反,记忆 B 细胞不分泌免疫球蛋白,然而表达能与抗原的结合表面免疫球蛋白,以及在第二次被抗原刺激时快速分化为能够分泌免疫球蛋白的浆细胞。此外,记忆 B 细胞可以重新接入生发中心经历额外的一轮体细胞超突变来进一步增强免疫球蛋白谱[126]。

人的记忆 B 细胞的显著特征为表达 CD27 和 CD148[127]。记忆 B 细胞也有增强表达的免疫共同刺激分子 CD80 和 CD86[128],特别是在免疫激活之后,这增强了它们诱导 T 辅助细胞共同免疫性激活的能力(参见第 76 章)。此外,记忆 B 细胞高水平表达抗凋亡基因 Bcl-2 和 Bcl-Xl[129],这种特性有助于它们的长期生存。最后,记忆 B 细胞不表达抑制记忆 B 细胞发生的 Bcl-6[130]。因为 Bcl-6 也抑制 PRDM1 的表达,所以缺乏 Bcl-6 使记忆 B 细胞对那些诱导表达 Blimp-1 的因子刺激特别敏感[119],从而增强了表达可结合抗原的免疫球蛋白的记忆 B 细胞在二次免疫应答时快速分化至浆细胞的能力[131]。

翻译:肖新华　互审:周光飚　校对:刘萍、任瑞宝

参考文献

1. Edelman GM: Antibody structure and molecular immunology. *Scand J Immunol* 34:1, 1991.
2. Schroeder HW Jr, Cavacini L: Structure and function of immunoglobulins. *J Allergy Clin Immunol* 125:S41, 2010.
3. Alamyar E, Giudicelli V, Duroux P, Lefranc MP: Antibody V and C domain sequence, structure, and interaction analysis with special reference to IMGT(R). *Methods Mol Biol* 1131:337, 2014.
4. Lefranc MP: Immunoglobulin and T cell receptor genes: IMGT((R)) and the birth and rise of immunoinformatics. *Front Immunol* 5:22, 2014.
5. Kabat E, Wu TT, Perry HM, et al: *Sequences of proteins of immunological interest*. U.S. Department of Health and Human Services, Bethesda, MD, 1991.

6. Lee YK, Brewer JW, Hellman R, Hendershot LM: BiP and immunoglobulin light chain cooperate to control the folding of heavy chain and ensure the fidelity of immunoglobulin assembly. *Mol Biol Cell* 10:2209, 1999.

7. Vidarsson G, Dekkers G, Rispens T: IgG subclasses and allotypes: From structure to effector functions. *Front Immunol* 5:520, 2014.

8. Niwa R, Natsume A, Uehara A, et al: IgG subclass-independent improvement of antibody-dependent cellular cytotoxicity by fucose removal from Asn297-linked oligosaccharides. *J Immunol Methods* 306:151, 2005.

9. Macpherson AJ, McCoy KD, Johansen FE, Brandtzaeg P: The immune geography of IgA induction and function. *Mucosal Immunol* 1:11, 2008.

10. Horton RE, Vidarsson G: Antibodies and their receptors: Different potential roles in mucosal defense. *Front Immunol* 4:200, 2013.

11. Wines BD, Hogarth PM: IgA receptors in health and disease. *Tissue Antigens* 68:103, 2006.

12. Novak J, Julian BA, Tomana M, Mestecky J: IgA glycosylation and IgA immune complexes in the pathogenesis of IgA nephropathy. *Semin Nephrol* 28:78, 2008.

13. Sanders JT, Wyatt RJ: IgA nephropathy and Henoch-Schönlein purpura nephritis. *Curr Opin Pediatr* 20:163, 2008.

14. Yoo EM, Coloma MJ, Trinh KR, et al: Structural requirements for polymeric immunoglobulin assembly and association with J chain. *J Biol Chem* 274:33771, 1999.

15. Brezski RJ, Monroe JG: B-cell receptor. *Adv Exp Med Biol* 640:12, 2008.

16. Chen K, Xu W, Wilson M, et al: Immunoglobulin D enhances immune surveillance by activating antimicrobial, proinflammatory and B cell-stimulating programs in basophils. *Nat Immunol* 10:889, 2009.

17. Roes J, Rajewsky K: Immunoglobulin D (IgD)-deficient mice reveal an auxiliary receptor function for IgD in antigen-mediated recruitment of B cells. *J Exp Med* 177:45, 1993.

18. Lyczak JB, Zhang K, Saxon A, Morrison SL: Expression of novel secreted isoforms of human immunoglobulin E proteins. *J Biol Chem* 271:3428, 1996.

19. Tolar P, Hanna J, Krueger PD, Pierce SK: The constant region of the membrane immunoglobulin mediates B cell-receptor clustering and signaling in response to membrane antigens. *Immunity* 30:44, 2009.

20. Wang Y, Kanegane H, Sanal O, et al: Novel Igalpha (CD79a) gene mutation in a Turkish patient with B cell-deficient agammaglobulinemia. *Am J Med Genet* 108:333, 2002.

21. Carrasco YR, Batista FD: B cell recognition of membrane-bound antigen: An exquisite way of sensing ligands. *Curr Opin Immunol* 18:286, 2006.

22. Qi H, Egen JG, Huang AY, Germain RN: Extrafollicular activation of lymph node B cells by antigen-bearing dendritic cells. *Science* 312:1672, 2006.

23. Phan TG, Grigorova I, Okada T, Cyster JG: Subcapsular encounter and complement-dependent transport of immune complexes by lymph node B cells. *Nat Immunol* 8:992, 2007.

24. Junt T, Moseman EA, Iannacone M, et al: Subcapsular sinus macrophages in lymph nodes clear lymph-borne viruses and present them to antiviral B cells. *Nature* 450:110, 2007.

25. Wu JN, Koretzky GA: The SLP-76 family of adapter proteins. *Semin Immunol* 16:379, 2004.

26. Weber M, Treanor B, Depoil D, et al: Phospholipase C-gamma2 and Vav cooperate within signaling microclusters to propagate B cell spreading in response to membrane-bound antigen. *J Exp Med* 205:853, 2008.

27. Ysebaert L, Michallet AS: Bruton's tyrosine kinase inhibitors: Lessons learned from bench-to-bedside (first) studies. *Curr Opin Oncol* 26:463, 2014.

28. Depoil D, Weber M, Treanor B, et al: Early events of B cell activation by antigen. *Sci Signal* 2:pt 1, 2009.

29. Baba T, Fusaki N, Aoyama A, et al: Dual regulation of BCR-mediated growth inhibition signaling by CD72. *Eur J Immunol* 35:1634, 2005.

30. Zhu C, Sato M, Yanagisawa T, et al: Novel binding site for Src homology 2-containing protein-tyrosine phosphatase-1 in CD22 activated by B lymphocyte stimulation with antigen. *J Biol Chem* 283:1653, 2008.

31. Fournier EM, Siberil S, Costes A, et al: Activation of human peripheral IgM+ B cells is transiently inhibited by BCR-independent aggregation of Fc gammaRIIB. *J Immunol* 181:5350, 2008.

32. Shultz LD, Rajan TV, Greiner DL: Severe defects in immunity and hematopoiesis caused by SHP-1 protein-tyrosine-phosphatase deficiency. *Trends Biotechnol* 15:302, 1997.

33. Matsuda F, Ishii K, Bourvagnet P, et al: The complete nucleotide sequence of the human immunoglobulin heavy chain variable region locus. *J Exp Med* 188:2151, 1998.

34. Dunham I, Shimizu N, Roe BA, et al: The DNA sequence of human chromosome 22. *Nature* 402:489, 1999.

35. Bassing CH, Alt FW, Hughes MM, et al: Recombination signal sequences restrict chromosomal V(D)J recombination beyond the 12/23 rule. *Nature* 405:583, 2000.

36. Gellert M: Recent advances in understanding V(D)J recombination. *Adv Immunol* 64:39, 1997.

37. Schatz DG, Swanson PC: V(D)J recombination: Mechanisms of initiation. *Annu Rev Genet* 45:167, 2011.

38. Das S, Nikolaidis N, Nei M: Genomic organization and evolution of immunoglobulin kappa gene enhancers and kappa deleting element in mammals. *Mol Immunol* 46:3171, 2009.

39. Xiang Y, Park SK, Garrard WT: Vkappa gene repertoire and locus contraction are specified by critical DNase I hypersensitive sites within the Vkappa-Jkappa intervening region. *J Immunol* 190:1819, 2013.

40. Shinkai Y, Rathbun G, Lam KP, et al: RAG-2-deficient mice lack mature lymphocytes owing to inability to initiate V(D)J rearrangement. *Cell* 68:855, 1992.

41. Villa A, Notarangelo LD, Roifman CM: Omenn syndrome: Inflammation in leaky severe combined immunodeficiency. *J Allergy Clin Immunol* 122:1082, 2008.

42. Gellert M: V(D)J recombination: RAG proteins, repair factors, and regulation. *Annu Rev Biochem* 71:101, 2002.

43. Lieber MR: The mechanism of double-strand DNA break repair by the nonhomologous DNA end-joining pathway. *Annu Rev Biochem* 79:181, 2010.

44. Rooney S, Chaudhuri J, Alt FW: The role of the non-homologous end-joining pathway in lymphocyte development. *Immunol Rev* 200:115, 2004.

45. Gostissa M, Alt FW, Chiarle R: Mechanisms that promote and suppress chromosomal translocations in lymphocytes. *Annu Rev Immunol* 29:319, 2011.

46. Nussenzweig A, Nussenzweig MC: Origin of chromosomal translocations in lymphoid cancer. *Cell* 141:27, 2010.

47. Helmink BA, Sleckman BP: The response to and repair of RAG-mediated DNA double-strand breaks. *Annu Rev Immunol* 30:175, 2012.

48. Steen SB, Gomelsky L, Speidel SL, Roth DB: Initiation of V(D)J recombination in vivo: Role of recombination signal sequences in formation of single and paired double-strand breaks. *EMBO J* 16:2656, 1997.

49. Jones JM, Simkus C: The roles of the RAG1 and RAG2 "non-core" regions in V(D)J recombination and lymphocyte development. *Arch Immunol Ther Exp (Warsz)* 57:105, 2009.

50. Tsai CL, Drejer AH, Schatz DG: Evidence of a critical architectural function for the RAG proteins in end processing, protection, and joining in V(D)J recombination. *Genes Dev* 16:1934, 2002.

51. Ciubotaru M, Trexler AJ, Spiridon LN, et al: RAG and HMGB1 create a large bend in the 23RSS in the V(D)J recombination synaptic complexes. *Nucleic Acids Res* 41:2437, 2013.

52. Schatz DG, Spanopoulou E: Biochemistry of V(D)J recombination. *Curr Top Microbiol Immunol* 290:49, 2005.

53. Goodarzi AA, Jeggo PA: The repair and signaling responses to DNA double-strand breaks. *Adv Genet* 82:1, 2013.

54. Khanna KK, Jackson SP: DNA double-strand breaks: Signaling, repair and the cancer connection. *Nat Genet* 27:247, 2001.

55. Le Deist F, Poinsignon C, Moshous D, et al: Artemis sheds new light on V(D)J recombination. *Immunol Rev* 200:142, 2004.

56. Gu Y, Sekiguchi J, Gao Y, et al: Defective embryonic neurogenesis in Ku-deficient but not DNA-dependent protein kinase catalytic subunit-deficient mice. *Proc Natl Acad Sci U S A* 97:2668, 2000.

57. Surucu B, Bozulic L, Hynx D, et al: *In vivo* analysis of protein kinase B (PKB)/Akt regulation in DNA-PKcs-null mice reveals a role for PKB/Akt in DNA damage response and tumorigenesis. *J Biol Chem* 283:30025, 2008.

58. Al-Hakim A, Escribano-Diaz C, Landry MC, et al: The ubiquitous role of ubiquitin in the DNA damage response. *DNA Repair (Amst)* 9:1229, 2010.

59. Johnson K, Chaumeil J, Skok JA: Epigenetic regulation of V(D)J recombination. *Essays Biochem* 48:221, 2010.

60. Sleckman BP, Oltz EM: Preparing targets for V(D)J recombinase: Transcription paves the way. *J Immunol* 188:7, 2012.

61. Subrahmanyam R, Sen R: Epigenetic features that regulate IgH locus recombination and expression. *Curr Top Microbiol Immunol* 356:39, 2012.

62. Chao J, Rothschild G, Basu U: Ubiquitination events that regulate recombination of immunoglobulin Loci gene segments. *Front Immunol* 5:100, 2014.

63. Grazini U, Zanardi F, Citterio E, et al: The RING domain of RAG1 ubiquitylates histone H3: A novel activity in chromatin-mediated regulation of V(D)J joining. *Mol Cell* 37:282, 2010.

64. Jones JM, Bhattacharyya A, Simkus C, et al: The RAG1 V(D)J recombinase/ubiquitin ligase promotes ubiquitylation of acetylated, phosphorylated histone 3.3. *Immunol Lett* 136:156, 2011.

65. Kassmeier MD, Mondal K, Palmer VL, et al: VprBP binds full-length RAG1 and is required for B-cell development and V(D)J recombination fidelity. *EMBO J* 31:945, 2012.

66. Simkus C, Bhattacharyya A, Zhou M, et al: Correlation between recombinase activating gene 1 ubiquitin ligase activity and V(D)J recombination. *Immunology* 128:206, 2009.

67. Jiang H, Chang FC, Ross AE, et al: Ubiquitylation of RAG-2 by Skp2-SCF links destruction of the V(D)J recombinase to the cell cycle. *Mol Cell* 18:699, 2005.

68. Rassenti LZ, Kipps TJ: Lack of allelic exclusion in B cell chronic lymphocytic leukemia. *J Exp Med* 185:1435, 1997.

69. Tsuganezawa K, Kiyokawa N, Matsuo Y, et al: Flow cytometric diagnosis of the cell lineage and developmental stage of acute lymphoblastic leukemia by novel monoclonal antibodies specific to human pre-B-cell receptor. *Blood* 92:4317, 1998.

70. Bankovich AJ, Raunser S, Juo ZS, et al: Structural insight into pre-B cell receptor function. *Science* 316:291, 2007.

71. Corcos D, Dunda O, Butor C, et al: Pre-B-cell development in the absence of lambda 5 in transgenic mice expressing a heavy-chain disease protein. *Curr Biol* 5:1140, 1995.

72. Minegishi Y, Coustan-Smith E, Wang YH, et al: Mutations in the human lambda5/14.1 gene result in B cell deficiency and agammaglobulinemia. *J Exp Med* 187:71, 1998.

73. Stavnezer J, Guikema JE, Schrader CE: Mechanism and regulation of class switch recombination. *Annu Rev Immunol* 26:261, 2008.

74. Ferrari SPlebani A: Cross-talk between CD40 and CD40L: Lessons from primary immune deficiencies. *Curr Opin Allergy Clin Immunol* 2:489, 2002.

75. Cerutti A: The regulation of IgA class switching. *Nat Rev Immunol* 8:421, 2008.

76. Mora JR, von Andrian UH: Differentiation and homing of IgA-secreting cells. *Mucosal Immunol* 1:96, 2008.

77. Yamane A, Robbiani DF, Resch W, et al: RPA accumulation during class switch recombination represents 5'-3' DNA-end resection during the S-G2/M phase of the cell cycle. *Cell Rep* 3:138, 2013.

78. Dudley DD, Chaudhuri J, Bassing CH, Alt FW: Mechanism and control of V(D)J recombination versus class switch recombination: Similarities and differences. *Adv Immunol* 86:43, 2005.

79. Revy P, Muto T, Levy Y, et al: Activation-induced cytidine deaminase (AID) deficiency causes the autosomal recessive form of the hyper-IgM syndrome (HIGM2). *Cell* 102:565, 2000.

80. Zahn A, Eranki AK, Patenaude AM, et al: Activation induced deaminase C-terminal domain links DNA breaks to end protection and repair during class switch recombination. *Proc Natl Acad Sci U S A* 111:E988, 2014.

81. Imai K, Slupphaug G, Lee WI, et al: Human uracil-DNA glycosylase deficiency associated with profoundly impaired immunoglobulin class-switch recombination. *Nat Immunol* 4:1023, 2003.

82. Kaji T, Furukawa K, Ishige A, et al: Both mutated and unmutated memory B cells accumulate mutations in the course of the secondary response and develop a new antibody repertoire optimally adapted to the secondary stimulus. *Int Immunol* 25:683, 2013.

83. Michael N, Martin TE, Nicolae D, et al: Effects of sequence and structure on the hypermutability of immunoglobulin genes. *Immunity* 16:123, 2002.

84. Di Noia JM, Neuberger MS: Molecular mechanisms of antibody somatic hypermutation. *Annu Rev Biochem* 76:1, 2007.

85. Peled JU, Kuang FL, Iglesias-Ussel MD, et al: The biochemistry of somatic hypermutation. *Annu Rev Immunol* 26:481, 2008.

86. Muramatsu M, Kinoshita K, Fagarasan S, et al: Class switch recombination and hypermutation require activation-induced cytidine deaminase (AID), a potential RNA editing enzyme. *Cell* 102:553, 2000.

87. Buerstedde JM, Alinikula J, Arakawa H, et al: Targeting of somatic hypermutation by immunoglobulin enhancer and enhancer-like sequences. *PLoS Biol* 12:e1001831, 2014.

88. Aoufouchi S, Faili A, Zober C, et al: Proteasomal degradation restricts the nuclear lifespan of AID. *J Exp Med* 205:1357, 2008.

89. Delker RK, Zhou Y, Strikoudis A, et al: Solubility-based genetic screen identifies RING finger protein 126 as an E3 ligase for activation-induced cytidine deaminase. *Proc Natl Acad Sci U S A* 110:1029, 2013.

90. Storb U, Shen HM, Michael N, Kim N: Somatic hypermutation of immunoglobulin and non-immunoglobulin genes. *Philos Trans R Soc Lond B Biol Sci* 356:13, 2001.

91. Allen CD, Cyster JG: Follicular dendritic cell networks of primary follicles and germinal centers: Phenotype and function. *Semin Immunol* 20:14, 2008.

92. Cook GP, Tomlinson IM: The human immunoglobulin VH repertoire. *Immunol Today* 16:237, 1995.

93. Kipps TJ: Human B cell biology. *Int Rev Immunol* 15:243, 1997.

94. Frippiat JP, Williams SC, Tomlinson IM, et al: Organization of the human immunoglobulin lambda light-chain locus on chromosome 22q11.2. *Hum Mol Genet* 4:983, 1995.

95. Kipps TJ, Carson DA: Autoantibodies in chronic lymphocytic leukemia and related systemic autoimmune diseases. *Blood* 81:2475, 1993.

96. Jefferis R, Lefranc MP: Human immunoglobulin allotypes: Possible implications for immunogenicity. *MAbs* 1:332, 2009.

97. Schanfield MS, Ferrell RE, Hossaini AA, et al: Immunoglobulin allotypes in Southwest Asia: Populations at the crossroads. *Am J Hum Biol* 20:671, 2008.

98. Pandey JP: Immunoglobulin GM and KM allotypes and vaccine immunity. *Vaccine* 19:613, 2000.

99. Muratori P, Sutherland SE, Muratori L, et al: Immunoglobulin GM and KM allotypes and prevalence of anti-LKM1 autoantibodies in patients with hepatitis C virus infection. *J Virol* 80:5097, 2006.

100. Magdelaine-Beuzelin C, Vermeire S, Goodall M, et al: IgG1 heavy chain-coding gene polymorphism (G1m allotypes) and development of antibodies-to-infliximab. *Pharmacogenet Genomics* 19:383, 2009.

101. Etto TL, Stewart LA, Muirhead J, et al: Kappa immunoglobulin light chain polymorphisms and survival after allogeneic transplantation for B-cell malignancies: A potential graft-vs-leukaemia target. *Tissue Antigens* 69:56, 2007.

102. van der Burg M, Barendregt BH, van Gastel-Mol EJ, et al: Unraveling of the polymorphic 2-C lambda 2 amplification and the Ke+Oz− polymorphism in the human Ig lambda locus. *J Immunol* 169:271, 2002.

103. Shimizu Y, Hendershot LM: Organization of the functions and components of the endoplasmic reticulum. *Adv Exp Med Biol* 594:37, 2007.

104. Appenzeller-Herzog C, Ellgaard L: The human PDI family: Versatility packed into a single fold. *Biochim Biophys Acta* 1783:535, 2008.

105. van Anken E, Pena F, Hafkemeijer N, et al: Efficient IgM assembly and secretion require the plasma cell induced endoplasmic reticulum protein pERp1. *Proc Natl Acad Sci U S A* 106:17019, 2009.

106. Anelli T, Ceppi S, Bergamelli L, et al: Sequential steps and checkpoints in the early exocytic compartment during secretory IgM biogenesis. *EMBO J* 26:4177, 2007.

107. Reddy PS, Corley RB: The contribution of ER quality control to the biologic functions of secretory IgM. *Immunol Today* 20:582, 1999.

108. Frey S, Haslbeck M, Hainzl O, Buchner J: Synthesis and characterization of a functional intact IgG in a prokaryotic cell-free expression system. *Biol Chem* 389:37, 2008.

109. Rudd PM, Elliott T, Cresswell P, et al: Glycosylation and the immune system. *Science* 291:2370, 2001.

110. Jefferis R: Glycosylation as a strategy to improve antibody-based therapeutics. *Nat Rev Drug Discov* 8:226, 2009.

111. Johnston RJ, Poholek AC, DiToro D, et al: Bcl6 and Blimp-1 are reciprocal and antagonistic regulators of T follicular helper cell differentiation. *Science* 325:1006, 2009.

112. Martins G, Calame K: Regulation and functions of Blimp-1 in T and B lymphocytes. *Annu Rev Immunol* 26:133, 2008.

113. Keller AD, Maniatis T: Identification and characterization of a novel repressor of beta-interferon gene expression. *Genes Dev* 5:868, 1991.

114. Shapiro-Shelef M, Lin KI, McHeyzer-Williams LJ, et al: Blimp-1 is required for the formation of immunoglobulin secreting plasma cells and pre-plasma memory B cells. *Immunity* 19:607, 2003.

115. Shapiro-Shelef M, Lin KI, Savitsky D, et al: Blimp-1 is required for maintenance of long-lived plasma cells in the bone marrow. *J Exp Med* 202:1471, 2005.

116. Tam W, Gomez M, Chadburn A, et al: Mutational analysis of PRDM1 indicates a tumor-suppressor role in diffuse large B-cell lymphomas. *Blood* 107:4090, 2006.

117. Garcia JF, Roncador G, Sanz AI, et al: PRDM1/BLIMP-1 expression in multiple B and T-cell lymphoma. *Haematologica* 91:467, 2006.

118. Pasqualucci L, Compagno M, Houldsworth J, et al: Inactivation of the PRDM1/BLIMP1 gene in diffuse large B cell lymphoma. *J Exp Med* 203:311, 2006.

119. Klein U, Casola S, Cattoretti G, et al: Transcription factor IRF4 controls plasma cell differentiation and class-switch recombination. *Nat Immunol* 7:773, 2006.

120. Lin KI, Kao YY, Kuo HK, et al: Reishi polysaccharides induce immunoglobulin production through the TLR4/TLR2-mediated induction of transcription factor Blimp-1. *J Biol Chem* 281:24111, 2006.

121. Pasare C, Medzhitov R: Control of B-cell responses by Toll-like receptors. *Nature* 438:364, 2005.

122. Nemazee D, Gavin A, Hoebe K, Beutler B: Immunology: Toll-like receptors and antibody responses. *Nature* 441:E4; discussion E4, 2006.

123. Ettinger R, Sims GP, Fairhurst AM, et al: IL-21 induces differentiation of human naive and memory B cells into antibody-secreting plasma cells. *J Immunol* 175:7867, 2005.

124. Konforte D, Simard N, Paige CJ: IL-21: An executor of B cell fate. *J Immunol* 182:1781, 2009.

125. Tarlinton D: B-cell memory: Are subsets necessary? *Nat Rev Immunol* 6:785, 2006.

126. Bende RJ, van Maldegem F, Triesscheijn M, et al: Germinal centers in human lymph nodes contain reactivated memory B cells. *J Exp Med* 204:2655, 2007.

127. Tangye SG, Liu YJ, Aversa G, et al: Identification of functional human splenic memory B cells by expression of CD148 and CD27. *J Exp Med* 188:1691, 1998.

128. Liu YJ, Barthelemy C, de Bouteiller O, et al: Memory B cells from human tonsils colonize mucosal epithelium and directly present antigen to T cells by rapid up-regulation of B7-1 and B7-2. *Immunity* 2:239, 1995.

129. Klein U, Tu Y, Stolovitzky GA, et al: Transcriptional analysis of the B cell germinal center reaction. *Proc Natl Acad Sci U S A* 100:2639, 2003.

130. Kuo TC, Shaffer AL, Haddad J Jr, et al: Repression of BCL-6 is required for the formation of human memory B cells in vitro. *J Exp Med* 204:819, 2007.

131. Good KL, Avery DT, Tangye SG: Resting human memory B cells are intrinsically programmed for enhanced survival and responsiveness to diverse stimuli compared to naive B cells. *J Immunol* 182:890, 2009.

第 76 章
T 淋巴细胞的功能：T 细胞抗原受体

Fabienne McClanahan and John Gribben[*]

摘要

所有 T 细胞均可表达抗原受体，这种受体由两条具有多态性的多肽链构成，此类多肽链总是与一系列恒定蛋白相互作用，后者被称为 CD3γ、CD3δ、CD3ε 和 CD247。这些恒定蛋白对于 T 细胞受体在细胞表面的表达和信号转导是必不可少的。在多数 T 细胞表面，构成 T 细胞受体的两条多肽链被称为 α 链和 β 链；而小部分 T 细胞的受体由不同的多肽链构成，即 γ 链和 δ 链。T 细胞受体的多肽链所具有的多样性可与人们预计的免疫球蛋白分子的多样性相比拟。然而，与免疫球蛋白不同，T 细胞受体识别的是小的抗原片段，通常是多肽，这些片段位于存在于另一细胞膜表面的主要组织相容复合物的特定多肽结合槽内。因此，T 细胞的免疫识别一般需要 T 细胞和另一个细胞，即抗原呈递细胞之间的相互识别作用。T 细胞对抗原的反应取决于 T 细胞受体与配体结合后所产生信号的强度。此外，与此同时发生的其他 T 细胞受体与抗原呈递细胞膜表面的辅助分子的结合，还可影响该信号。正因如此，T 细胞识别抗原后可产生不同反应，从免疫激活和 T 细胞增殖，到特异性 T 细胞耐受和（或）程序性细胞死亡。

● T 淋巴细胞抗原受体

T 细胞受体异二聚体

自 20 世纪 90 年代以来，当大量研究证实 T 细胞抗原受体的蛋白在结构上与免疫球蛋白分子相关[1]，T 细胞识别抗原的结构基础已为人熟知。T 细胞受体由异二聚体形成，即在细胞表面表达两个二硫键连接的多肽，并与协同辅助受体和恒定的 CD3 蛋白相关。与免疫球蛋白相比，T 细胞受体不分泌，且在整个活化过程中也保持膜结合。在大多数 T 细胞中，T 细胞受体异二聚体由 α 和 β 链组成，但是有小部分 T 细胞表达 γδ 异源二聚体。按照等位基因排除规则，每个单独的 T 细胞分别表达单个 α 和单个 β 链（或分别为单个 γ 或 δ 链），并且可以是 αβ 或 γδ。每条链由可变区组成，后者由 18～29 氨基酸的疏水性前导序列和 102～119 个氨基酸的氨基末端结构域以及 87～113 个氨基酸的羧基末端恒定区组成。可变区负责不同 T 细胞受体多肽之间一级结构的变化，代表抗原结合位点，而恒定区在同一类链中不变。与其他表面膜受体类似，每条链之后包括一个小的连接肽、20～24 个氨基酸的跨膜区和将多肽锚定在细胞膜中的羧基末端 5～12 个残基的胞浆部分。T 细胞受体链折叠成与免疫球蛋白分子的轻链和重链非常相似的三级结构。总之，T 细胞受体在结构上的这种相似性，使得编码这些受体蛋白的基因被无可非议地归入所谓的免疫球蛋白超基因家族之中。

简写和缩略词

AP-1，活化蛋白-1（activation protein-1）；APC，抗原呈递细胞（antigen-presenting cell）；CTLA-4，细胞毒性 T 淋巴细胞抗原 4（cytotoxic T-lymphocyte antigen 4）；ERK，细胞外受体激活的激酶（extracellular receptor-activated kinase）；FoxP3，叉头盒 P3（forkhead box P3）；ICAMs，细胞间黏附分子（intercellular adhesion molecules）；IFN-γ，干扰素-γ（interferon gamma）；IL，白细胞介素（interleukin）；IPEX 综合征，免疫失调、多内分泌病、肠病、X 连锁综合征（immune dysregulation, polyendocrinopathy, enteropathy, X-linked syndrome）；ITAMs，免疫受体酪氨酸为基础的活化基序（immunoreceptor tyrosine-based activation motifs）；ITIMs，免疫受体酪氨酸为基础的抑制基序（immunoreceptor tyrosine-based inhibitory motifs）；iTreg，诱导的调节 T 细胞（induced regulatory Tcell）；JNK，c-Jun N-端激酶（c-Jun N-terminal kinase）；LAT，T 细胞激活连接子（linker of activation of Tcells）；LFA，淋巴细胞功能相关的（lymphocytefunction-associated）；MAP，丝裂原激活的蛋白（mitogen-activated protein）；MHC，主要组织相容性复合物（major histocompatibility complex）；NFAT，活化 T 细胞的核因子（nuclear factor of activated Tcells）；nTreg，自然调节 T 细胞（natural regulatory Tcell）；PKC，蛋白激酶 C（protein kinase C）；PLC-γ1，磷脂酶 C-1γ（phospholipase C-1gamma）；RORγt，维 A 酸相关的孤儿受体 γ 胸腺同工型（retinoic acid related orphan receptor γthymus isoform）；SAP，应激活化的激酶（stress-activated kinase）；SH2domain，Src 同源 2 结构域（Src homology 2domain）；SH3domain，Src 同源 3 结构域（Src homology 3domain）；STAT，信号转导和转录激活因子（signal transducer and activator of transcription）；Tfh cell，滤泡辅助 T 细胞（follicular helper Tcell）；TGF-β，转化生长因子-β（transforming growth factor beta）；Th17，产生白细胞介素-17 家族细胞因子的 CD4+ T 细胞亚群（CD4+T-cell subset that produces cytokines of the interleukin-17family）；Treg，CD4+ CD25+ 调节 T 细胞（CD4+CD25+regulatory Tcells）；V-like，可变区样（variable region-like）；VLA，非常晚期激活（very-late activation）；ZAP-70，70kDa 的 zeta（ζ）相关蛋白（zeta-associated protein of 70kDa）。

---

[*] 在上一版中本章作者 Thomas J. Kipps 撰写的部分内容在本版中予以保留。

αβ 异二聚体

90% 以上的成熟 T 细胞表达 αβ 异二聚体,使其成为 T 细胞受体的主要类型。除去多糖侧链,每条 α 或 β 多肽链分别仅

有 27kDa 或 32kDa。然而,在被翻译成蛋白质后数分钟内,两条链均发生糖基化并装配成异二聚体,由一条酸性的 39 ~ 46kDa 的 α 糖蛋白和一条更为碱性的 40 ~ 44kDa 的 β 糖蛋白通过两条肽链恒定区之间的二硫键连接形成(图 76-1)。

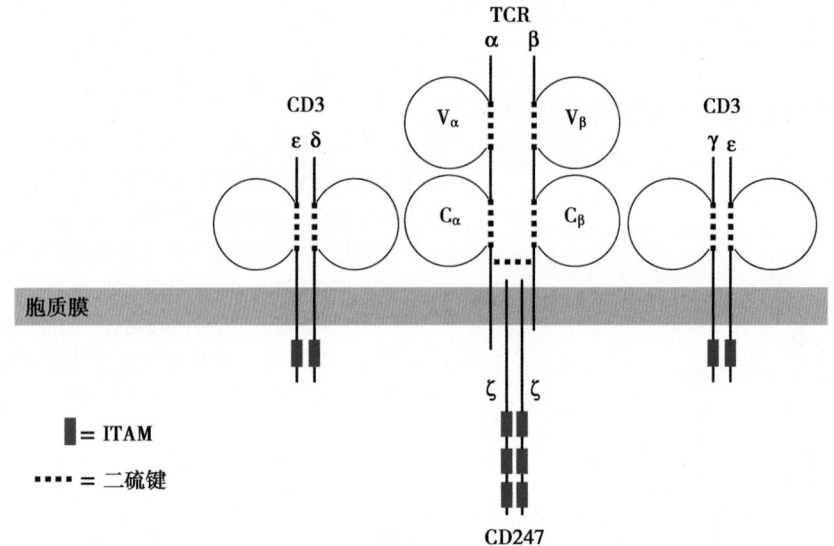

图 76-1　αβ 链 T 细胞受体(TCR)复合物图示。αβ 链 TCR 的两条链示于标题 TCR 的下面,分别标注为 α 和 β。每条链的可变域(V)和恒定域(C)示于环形区域内,此环形区域代表每条链的免疫球蛋白样结构域。由 CD3ε 和 CD3δ 或者 CD3γ 和 CD3ε 组成的异二聚体分别图示于 αβ 链 TCR 两条链的左侧和右侧,每个异二聚体均示于 CD3 标题之下,并分别标注为 ε 和 δ 或 γ 和 ε。ζ 链(CD247)同源二聚体示于 αβ 链 TCR 的两条链中间。虚线代表肽链内和肽链间的二硫键桥,如左下角图例中所示。图中显示了每条肽链均跨越的细胞膜。盒状标志代表位于 CD3 多肽链和 ζ 链胞质区的免疫受体酪氨酸为基础的活化基序(ITAMs)

γδ 异二聚体

不到 10% 的血液 T 细胞和胸腺细胞特异性表达一种不同的 T 细胞受体异二聚体,由两种糖蛋白构成,称为 γ 链和 δ 链。表达 γδ 链的 T 细胞的发育和表达 αβ 链的 T 细胞似乎完全不同[3]。事实上,带有 γδ 链受体的 T 细胞显然构成了一个独特的细胞系,在某些微生物,如单核细胞增多性李斯特菌感染时可发生相对扩增[2]。在次级淋巴组织中(参见第 5 章),只有约 1% ~ 5% 的 CD3 阳性 T 细胞表达 γδ 链受体。然而,小鼠研究证实,表皮、肠、肺和子宫等许多上皮组织富含表达 γδ 的 T 细胞,表明 γδT 细胞参与机体屏障的监控[3]

γ 链的氨基酸序列与 T 细胞受体 β 链更为相似,而 δ 链的

氨基酸序列与 α 链更相似。与 αβ 异二聚体和免疫球蛋白类似,γδ 异二聚体呈克隆性分布。与同源的 αβ 异二聚体类似,γδ 异二聚体亦与 CD3 复合物相关,在与特定的配体结合时,似可刺激 T 细胞活化。综上所述,这两条肽链在结构和大小上的特征均与 αβ 异二聚体相类似。但是,γδ 链 T 细胞受体的可变区三级结构与免疫球蛋白可变区的相似度比其与 αβ 链 T 细胞受体可变区的相似度更高。

T 细胞受体异二聚体的基因重排

与免疫球蛋白基因类似,T 细胞受体的每条链均由分散的遗传元件所编码,并在发育时发生重组(图 76-2)[4]。β 链复合物具有两个密切连锁的基因,位于 7 号染色体长臂 q35 带,

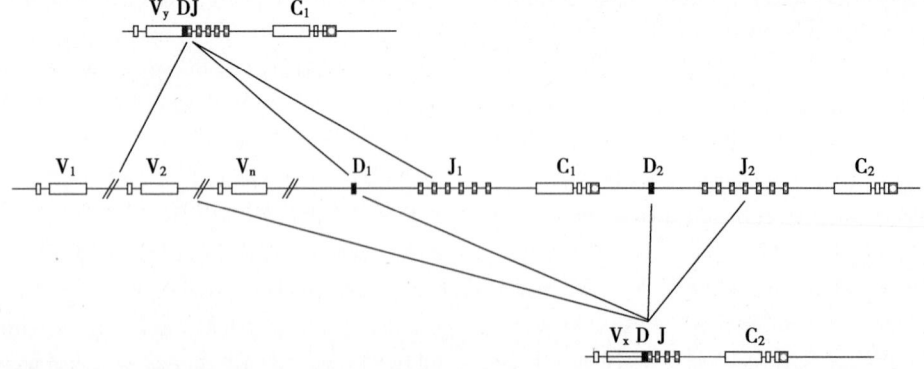

图 76-2　T 细胞受体(TCR)β 重组的可能机制。用中间是 TC 只一吕链胚系编码基因。图上而是 C₁ 和可变区(V)、高变区(D)和连接区(J)形成的重组基因,图下面是 C₂ 和可变区(V),高变区(D)和连接区(J)形成的重组基因

每个基因均可编码 β 链恒定区。每个恒定区基因均与一簇功能性 Jβ 基因片段和一个单独的 Dβ 片段相关。编码 β 链可变区的功能基因是由约 50 个可变区基因片段中任一基因与 2 个 Dβ 区中任一基因和 13 个 Jβ 区中的任一基因发生重组而构建成的。

α 链复合物位于 14 号染色体长臂 q11.2 带，从而与免疫球蛋白重链复合物相关。α 链基因复合物包括 1 个恒定区基因和至少 50 个不同的可变基因片段。编码 α 链可变区的功能基因来自于任一可变区基因片段和许多 Jα 基因中的一个相邻位置发生重组，一般涉及间隔 DNA 的缺失。

γ 和 δ 链基因的构成与 α 和 β 链基因相似，除了某些显著的差异以外。首先，编码 δ 链基因的基因复合物整个位于 α 链基因复合物内，在 Vα 和 Jα 基因片段之间。随后，α 链基因的任何重组均可灭活编码 δ 链的基因。其次，与 T 细胞受体 α 或 β 基因位点相比，V 基因片段在 γ 和 δ 基因复合物中更少。例如，位于 7 号染色体短臂 p15 的 γ 基因复合物只有 12 个 V 基因片段，2 个其实相同的 Jγ 片段和两个恒定区基因片段。此外，在 δ 基因复合物中，仅有约 4 个 Vδ 基因片段，3 个 Dδ 基因片段，3 个 Jδ 基因片段和一个恒定区基因。因此，在 γ 和 δ 链中的可变性主要见于在 γδ 链 T 细胞受体重组过程中形成的结合区域。该区域编码的氨基酸序列构成了 T 细胞受体结合部位的中心。

目前，TCR 基因重排的鉴定广泛用于诊断和治疗：在可疑淋巴增殖性疾病中，PCR 为基础的克隆性检测已标准化，且已经建立了临床指导报告系统[5]。此外，克隆性 T 细胞受体基因重排的分子分析可用于检测克隆性 T 细胞疾病（如 T 细胞急性淋巴细胞白血病（T-ALL））患者治疗中的微小残留病变指导临床决策，并提供预后信息[6,7]。

T 细胞受体异二聚体识别的抗原

尽管与 Ig 在结构上高度相似，它们识别抗原的方式却有重要的差别。Ig 可以直接识别抗原，而 T 细胞受体一般只能识别与另一细胞表面的 MHC 分子结合的多肽抗原[8,9]。MHC 分子也称为组织相容性抗原，是高度多态型的糖蛋白，本身具有免疫球蛋白样结构。MHC（主要组织相容复合物）分为两类。MHC I 类分子主要识别胞内合成或者降解形成的肽段。人类主要组织相容复合物 HLA-A、HLA-B、HLA-C 是 MHC I 类分子。MHC II 类分子，如 HLA-D 抗原 DP、DQ、DR，一般结合外源性蛋白经细胞内囊泡降解后的肽段。

MHC I 类分子识别的抗原肽一般长度为 8 ~ 10 个氨基酸。通过抗原肽氨基和羧基末端的自由原子与 MHC I 类分子的多肽结合槽相互作用稳定这种结合。另一方面，MHC II 类分子结合的抗原肽一般为 13 个氨基酸或者更长。这是因为 MHC II 和 MHC I 分子不同，MHC II 类分子不与抗原肽两端结合。

此外，在 MHC II 和 MHC I 分子中，都有一个离散的多肽结合部位，位于 MHC 分子两个 α 螺旋之间的裂缝处。空间因素、氢键、抗原肽和特定 MHC 分子之间的疏水作用使抗原分子结合在该裂缝口袋里，形成由 MHC 和抗原肽的氨基酸残基组成的三级结构。T 细胞抗原受体识别的正是这种三级结构。

MHC 分子由位于人类 6 号染色体上的 MHC 基因家族编码（参见第 137 章）。MHC 基因可以分为三个亚类，抗原呈递由 I 类（即 HLA-A，-B，-C）和 II 类（即 HLA-DP，DQ，DR）基因编

码。每一个基因位点都存在不同等位基因，母系和父系等位基因同时表达。个别染色体上发现的 I 类和 II 类 MHC 等位基因的特定组合称为 MHC 单倍型。因此，不仅由于 MHC 基因多态性，而且通过 MHC 基因产物的共显性表达，使不同 MHC 分子的数量大大增加。在 MHC 分子内产生的差异主要存在于抗原的裂缝内的氨基酸中，允许由每个等位基因编码的 MHC 分子结合不同肽段的特异序列。

结构分析表明，T 细胞受体可以识别 MHC 结合的肽和包围肽结合口袋的多态性氨基酸残基[10]。T 细胞受体（TCR）的特异性是由其识别的多肽和结合的 MHC 分子决定，因此 TCR 可能与复合肽/MHC 受体相结合[11,12]。另外，TCR-MHC 结合参数，如每个细胞的配体或由抗原亲和性定义的解离时间也会对随后的 T 细胞活化产生影响，但它们的确切关系仍然存在很大争议[13]。

然而，一些 T 细胞不能识别与特定 MHC 分子结合的抗原肽。该类 T 细胞可以识别由 MHC I 类样的分子呈递的非肽抗原，这类分子是由 MHC 区域以外的基因编码的。其中一类分子为 CD1，也是第一个被定义的抗原分化簇。虽然与 MHC-I 类分子的结构相似，CD1 分子呈现类似 MHC-II 分子的更大的细胞外肽，并且还能够将糖脂呈递给 T 细胞。糖脂是分枝杆菌膜的组分，在感染分枝杆菌的细胞中，CD1 分子因此能够结合并呈递膜组分，例如脂阿拉伯甘露聚糖或霉菌酸。识别这些复合物的 T 细胞在对结核分枝杆菌的免疫应答中起重要作用[14,15]。

如上所述，结构研究表明，γδTCR 的三级结构与 αβTCR 不同。因此，γδTCR 能够识别更多配体，如细菌磷酸化受体、非经典 MHC-1 分子和未加工的蛋白质，将它们与绝大多数 αβT 细胞区分开来[16]。其他 γδ 受体可以识别 CD1 分子呈递的决定簇[17]。许多研究报道了多种感染性和自身免疫性疾病中，γδT 细胞的数量增加。因而推测 γδT 细胞在感染和炎症条件下与先天和获得性免疫应答有关。此外，有人认为 γδT 细胞可能在新型的 T 细胞为基础的免疫治疗策略中发挥作用[18,19]。

T 细胞受体多样性的产生

T 细胞受体多样性的产生是通过几种机制实现的，其中一些与产生免疫球蛋白分子多样性的机制相同（参见第 75 章）。不同 V、D、J 片段的联结产生一个完整的 V 基因，这些基因重组过程中出现的没有被纠正的错误，不同基因复合体编码的两条链随机配对产生的组合多样性等都增加了 T 细胞抗原受体库的多样性。然而，T 细胞与 B 细胞在怎样增加受体多样性方面有重要差别，这是由于 B 细胞能够产生体细胞超突变（参见第 75 章）。该过程需要表达激活诱导的脱氨基酶和其他酶，这些酶主要是由位于次级淋巴组织中的生发中心的 B 细胞在对抗原的免疫反应过程中表达的（参见第 6、75 章）。

T 细胞受体不能进行体细胞突变可能与 T 细胞在指导宿主免疫防御中的中心作用有关。在分化过程中，未成熟的表达 αβ 的 T 细胞前体细胞经过胸腺时，"被教育"能够通过 MHC 的细胞表面蛋白识别自己和非己（参见第 5、76 章）。因为 αβT 细胞受体的配体是被蛋白质呈递的"被加工过"的抗原，如果 T 细胞受体的可变基因被允许与遗传的生殖系多样库有很大的不同，则有可能失去与 MHC 分子的密切相互作用。此外，表达的 T 细胞受体可变区基因的体细胞突变，可导致由自身-

MHC 分子呈递的加工过的自身抗原组成型激活 T 细胞。这种情况将导致对自身免疫和自身抗原耐受的瓦解。

● T 细胞受体复合物的恒定链

T 细胞受体复合物的组成

与 T 细胞受体两条多肽链的细胞表面表达密切相关并为其所需要的是多肽的 CD3 复合物和 CD247,被称为 T 细胞受体的 ζ 链[17,20]。与 T 细胞受体异二聚体不同,这些多肽是恒定的,见于所有表达 α:β 和 γ:δ 异二聚体的 T 细胞。CD3 多肽被表示为 CD3γ、CD3δ、CD3ε。CD3ε 与 CD3δ 或 CD3γ 构成异二聚体,每一种类型的异二聚体均与 T 细胞表面的 α:β(或 γ:δ)受体异二聚体紧密结合(图 76-1)。每一 CD3 多肽链的疏水跨膜区的中央部分都有一个带负电的氨基酸,可稳定 CD3 复合物和 T 细胞受体的两条链。另一方面,ζ 链(CD247)形成二硫化物样的同源二聚体,主要和 T 细胞受体的两条链相连,和 CD3 复合物连接微弱,因此,CD247 不太容易通过免疫共沉淀被抗 CD3 抗体沉淀下来。ζ 链在 T 细胞表面表达量很少(图 76-1)。

T 细胞受体复合物的分子学特点

编码 CD3γ、CD3δ 或 CD3ε 的基因位于 11 号染色体长臂 q23 位点。CD3γ 有一 16kDa 的多肽链骨架,经大量糖基化,最终分子量为 25 ~ 28kDa。CD3δ 和 CD3ε 分子量都是 20kDa。CD3δ 是一种含有 30% 碳水化合物的糖蛋白。而 CD3ε 没有被糖基化。CD3δ 和 CD3γ 在核苷酸序列和蛋白质序列上都有高度同源性。根据核酸序列预测,CD3δ 和 CD3γ 包含典型的信号肽、79 ~ 89 位氨基酸的亲水胞外结构域、27 个氨基酸的疏水跨膜区和 44 ~ 55 个氨基酸的亲水胞内结构域。CD3ε 有类似的结构,包括 22 个残基的信号肽,104 个氨基酸的胞外结构域,跨膜结构域和相对较长的 81 个氨基酸的胞内结构域。每个 CD3 多肽在其细胞外结构域中都有一个免疫球蛋白样结构域,有一链内二硫键(图 76-1),表明这些多肽是免疫球蛋白超家族成员。然而,不同于 T 细胞受体的 αβ 或 γδ 链,CD3 蛋白的细胞外结构域没有可变性,表明这些分子不参与抗原识别的特异性。

ζ 链与其他 3 个 CD3 链在序列和结构上没有同源性。其编码基因位于 1 号染色体上,分子量为 16kDa,是一种没有糖基化的蛋白质。ζ 链有一个 6 ~ 9 个氨基酸的很短的胞外结构域,21 个氨基酸的跨膜结构域,以及 113 个氨基酸的长的胞内结构域。

所有 CD3 多肽的胞质结构域和 ζ 链都含有被称为免疫受体酪氨酸基础上的激活基序(ITAMs)。每一 ITAM 含有 2 拷贝的酪氨酸-X-X-亮氨酸序列,中间被 6 ~ 8 个氨基酸残基分隔开,其中 X 代表非指定的氨基酸。每一 CD3 多肽的胞质结构域都含有一个 ITAM,而每一 ζ 链含有 3 个 ITAMs(图 76-1)。这些序列使得 CD3 蛋白在 T 细胞受体联结后可与胞质蛋白酪氨酸激酶相连,因此,可将信号传至 T 细胞内部。CD3ε 和 CD3ζ 的胞质结构域在这方面尤其显得重要。

通过 T 细胞受体复合物的信号传导

虽然 TCR 信号转导机制的主要组成部分已经被识别和定位,但关键的组成部分不断被发现,增加了 TCR 信号转导的复杂性。CD3 多肽和 ζ 链负责将信号从 T 细胞受体异二聚体传导至胞内蛋白[21]。与特定配体结合后,T 细胞受体 αβ(或 γδ)异二聚体发生空间构型变化,引起 ζ 链和每一 CD3 多肽的 ITAMs 磷酸化(图 76-1)。当 ITAMs 中的酪氨酸残基被磷酸化后,可作为衔接蛋白或酪氨酸激酶的对接部位,例如 70kDa 的 ζ 链相关蛋白(ZAP-70),该蛋白含有一对 Src 同源 2 结构域(SH2)和一个 Src 同源 3 结构域(SH3)。在 T 细胞受体结合后,有 Src 家族蛋白酪氨酸激酶(例如 Lck)的招募和激活,这些激酶随后又对 T 细胞受体复合物中的辅助分子的 ITAMs 进行不同的磷酸化[22]。ZAP-70 通过其 SH2 和 SH3 结构域被招募到 ζ 链的磷酸化的 ITAMs 序列,并随后被激活。激活的 ZAP-70 能够招募和磷酸化一种被称为 T 细胞活化的连接子(LAT)的膜锚定衔接蛋白[23]。激活的 LAT 随后又可募集几种其他衔接蛋白,包括 76kDa 的 SH2-结合白细胞磷蛋白(SLP-76)和 Grb2,至 T 细胞受体簇集部位。

LAT 信号体相互作用的蛋白质网络包括 SLP-76、磷脂酶 Cγ1(PLC-γ1)和 GRAP2。活化的 PLC-γ1 介导细胞膜上磷脂酰肌醇(4,5)-二磷酸的水解,产生第二信使肌醇-(1,4,5)-三磷酸和多不饱和甘油二酯,导致胞质游离钙的增加和 θ 亚型蛋白激酶 C(PKC)的激活。胞浆游离钙与钙调蛋白结合,后者是一种广泛存在的钙依赖性调节蛋白。钙-钙调蛋白复合物激活细胞内的钙调磷酸酶,钙依赖磷酸酶继而催化去除活化 T 细胞(NFAT)的核因子上的抑制性磷酸基团,将 NFAT 蛋白保留在细胞质中。活化的钙调磷酸酶从 NFAT1 和 NFAT2 中去磷酸化使这些转录因子转移到细胞核中,在核内它们增强编码白细胞介素(IL)-2、IL-4 和肿瘤坏死因子等几种激活诱导基因的转录[24]。钙调神经磷酸酶抑制剂环孢菌素和 FK506 有强免疫抑制活性,通常在临床上用于治疗自身免疫疾病和防止移植物排异,表明这条通路在 T 细胞活化中的重要性。

质膜中的二酰甘油募集 RasGRP1,RasGRP1 是一种鸟嘌呤核苷酸交换因子(GEF),作用于 Ras 来激活细胞外受体激活的激酶 1 和 2(ERK1/2)。激活的 ERK 磷酸化 Elk,继而刺激活化蛋白-1(AP-1)因子的组分 Fos 转录,AP-1 是表达 IL-2 和其他关键 T 细胞蛋白的转录因子复合物的必需组分。与 LAT 结合的 SLP-76 也与 Nck 和 Vav1 相互作用来促进肌动蛋白细胞骨架的重组,与 FYB 结合后增加整合素 CD58(LFA-1)与其配体-细胞间黏附分子(ICAM)-1 的结合。DYN2 是鸟苷三磷酸酶(GTPases)的动力蛋白超家族的成员,也被磷酸化的 LAT 分子募集并参与丝状蛋白的生成。DOCK2(Dedicator of cytokinesis 2)是另一种 GEF,也激活 Rac 家族的 GTP 酶,后者又激活另一种叫做 p38 的丝裂原活化蛋白(MAP)激酶,并启动一个类似的酶级联反应,导致 c-Jun N-末端激酶(JNK)或应激激活蛋白激酶(SAPK)的另一个 MAP 激酶激活。激活的 JNK 磷酸化 c-Jun(IL-2 转录所需的 AP-1 转录因子的第二个组分)。GTP 结合的 Rac 也诱导细胞骨架重组,从而促进 TCR 复合物,辅助分子,和其他辅助蛋白在 T 细胞和抗原呈递细胞接位点上的聚集。

● CD4 和 CD8

CD4 和 CD8 结构

CD4 和 CD8 是糖蛋白,具有与其他免疫球蛋白超家族受体分子类似的结构特征。CD8 以 CD8α 和 CD8β 异源二聚体或者 CD8α/CD8α 同源二聚体形式表达[25]。每条链都包含一个免疫球蛋白样结构域，通过一段具有可伸展构象的多肽片段与膜相连。编码该链的基因位于 2 号染色体短臂 p12 带，与免疫球蛋白 κ 链位点紧密连锁。CD8 氨基末端结构域蛋白序列与 κ 链可变区有 >28% 同源性。因此，这些结构域被称为可变区样(V-like)结构域。在 V-样结构域后面是一个富含脯氨酸、苏氨酸、丝氨酸的短区域，类似于免疫球蛋白的铰链区。该区域还包含 O-糖基化位点。紧接在这段铰链区的是一个疏水跨膜区。CD8 分子有一个 25 个氨基酸构成的胞质尾巴，由高度碱性的氨基酸残基组成。V-样结构域内的 2 个半胱氨酸形成一个二硫键，稳定免疫球蛋白样折叠。在 V-样结构域，铰链区、跨膜区和胞质结构域中还各有一个半胱氨酸残基。这些半胱氨酸在两个 CD8 分子间形成链间二硫键，稳定 T 细胞表面表达的 CD8α/CD8β 异源二聚体或者 CD8α/CD8α 同源二聚体。细胞表面 CD8α/CD8β 异源二聚体的几何构象与免疫球蛋白的重链和轻链配对形成的异二聚体相似。

另一方面，CD4 以单体形式表达在一群外周 T 细胞，单核-吞噬细胞和一些血液来源的树突状细胞表面。CD4 为 55kDa 的单体糖蛋白，编码基因位于 12 号染色体短臂上。该蛋白包含 5 个胞外结构域，一段疏水跨膜氨基酸残基和 38 个氨基酸组成的高度碱性的胞质尾。与 CD8 类似，CD4 分子氨基末端有一个和免疫球蛋白轻链可变区高度同源的片段。然而，在该免疫球蛋白样结构域之后是 270 个氨基酸组成的一个结构域，与免疫球蛋白超家族其他蛋白不同。

CD4 和 CD8 分子胞质区在脊椎动物中高度保守，表明这些区域是这些分子的功能必不可少的。CD4 胞质区含 5 个丝氨酸和苏氨酸，在 T 细胞被佛波酯或者接触抗原激活后，其中一个或者多个丝氨酸/苏氨酸被 PKC 磷酸化。磷酸化后，CD4 糖蛋白在 T 细胞活化的同时进入胞内。与此类似，CD8 蛋白也含有一个高电荷和高度保守的胞质结构域，可能参与跨膜信号传导。由此可见，实际上 CD4 和 CD8 可能是接触特异抗原后触发 T 细胞活化和(或)功能所需的 T 细胞受体复合物的内在功能组成部分。

CD4 和 CD8 的功能

除 MHC 抗原呈递外，TCR 通常需要通过 CD4 和 CD8 作为共同受体来激活。影像研究和亲和力测定已证实，CD4 和 CD8 分子在质膜上与 TCR 的成分结合，促进抗原识别和稳定 TCR-MHC 相互作用[26]。CD4 或 CD8 使 T 细胞的 CD3/T 细胞受体复合物与抗原呈递细胞(APC)或靶细胞表达的 MHC 糖蛋白之间的黏附作用增强 100 倍以上。这些分子明显可以将 APC 或靶细胞的 MHC 分子集中到 T 细胞表面，以特异识别位于 MHC 糖蛋白内部的"加工"过的抗原。CD4 和 CD8 在其 MHC 结合特异性上不同，表达 CD4 或 CD8 的 T 细胞一般分别识别 MHC Ⅱ 类和 MHC Ⅰ 类分子呈递的抗原[28]。这种选择性在没有 CD4 或 CD8 表达的基因敲除小鼠研究中得到验证。缺乏 CD4 或者 CD8 的小鼠分别不能发育形成 Ⅱ 类限制和 Ⅰ 类限制性 T 细胞，表明这些辅受体在胸腺 T 细胞的成熟中发挥必不可少的作用。在裸淋巴细胞综合征患者观察到类似缺陷，该类患者在产生 MHC Ⅱ 分子上有遗传缺陷，导致先天性免疫缺陷[29]。尽管该类病人的 B 细胞和 T 细胞数量正常，但其 CD4+ T 细胞数量显著

减少，是引起广泛免疫缺陷的原因之一。

除了作为辅受体外，CD4 或 CD8 分子还可以通过直接或者与 CD3/T 细胞受体复合物一起传导信号来增强抗原反应性[30]。这种信号传递功能是通过与 SRC 家族酪氨酸激酶 Lck 的相互作用介导的。Lck 非共价结合到 CD4 和(或)CD8 分子的胞质尾部。当 T 细胞识别由适当的 MHC 抗原呈递的多肽抗原时，CD4 或 CD8 与 MHC 分子的相互作用使 Lck 靠近 T 细胞受体复合物。Lck 然后使 CD3 多肽和 ζ 链的 ITAM 酪氨酸残基磷酸化，进而启动 T 细胞活化所需要的受体信号传导。

CD4 也是 HIV 的细胞辅受体，CD4 与 CCR5 或 CXCR4 等趋化因子受体结合促进病毒进入宿主 T 细胞，并刺激它们进入抗原性免疫应答[31]。因此，单克隆抗体和/或抑制剂通过特异性靶向 HIV 进入/融合，是 HIV 中重要的治疗方法[32]。此外，疾病进展与血液中 CD4+ T 细胞消耗相关，因此 CD4 也具有预后相关性(参见第 81 章)。

● T 淋巴细胞亚型

胸腺细胞前体细胞

骨髓中的 T 淋巴细胞从共同淋巴祖细胞发育而来，后者也产生 B 淋巴细胞。B 淋巴细胞前体留在骨髓，T 细胞前体迁移到胸腺并在那里进入不同的成熟阶段和免疫教育。这一过程伴随着特征性 TCR 基因及 CD3 复合物、CD4 和 CD8 的表面表达改变。在早期，胸腺细胞是双阴性的，既不表达 CD4 也不表达 CD8。这是一个高度异质的群体，其中包括 γδT 细胞，也有 αβT 细胞表达常见于自然杀伤(NK)细胞上的 NK1.1 受体，以及尚未表达完整 TCR 分子的未成熟胸腺细胞(被认为是 αβ 谱系的前体)。后者开始表达 CD8 和 CD4 并进入双阳性阶段，然后经历阳性/阴性选择和 CD4/CD8 细胞命运选择。这导致成熟的胸腺细胞和外周 T 细胞只能表达 CD4 或 CD8，不能同时表达 CD4 和 CD8[33](参见第 74 章)。

辅助性和细胞毒 T 细胞

CD4 或 CD8 相互排斥性表达确定了两大主要的血液 T 细胞亚群。表达 CD8 的血液 T 细胞通常占外周 T 细胞群的 25%～35%。它们识别 MHC Ⅰ 类分子所呈递的抗原，并可以分化成细胞毒性的 CD8 T 细胞。它们的主要功能是裂解携带细胞毒性 T 细胞特异性表面抗原的靶细胞。通过功能和表达免疫调节功能的标志物来确定这一亚群的一系列表型。仅表达 CD4 表面抗原的血液 T 细胞被命名为辅助性 T 细胞，正常情况下包括约 65% 的血液 T 细胞。通常，它们的功能是由 MHC Ⅱ 类分子呈递的外来抗原激活时产生淋巴因子，调节和/或协助主动免疫应答。辅助性 T 细胞可以分化为几种亚型，每种分泌不同的细胞因子促进不同类型的免疫应答。

CD4+ T 细胞亚群

Th1 和 Th2 细胞

成熟的 CD4+ T 细胞可被分成至少两个亚群：Th1 和 Th2。每个细胞亚群在激活时都可产生一系列独特的细胞因子[34]。Th1 细胞是干扰素-γ(IFN-γ)的主要辅助性 T 细胞来源，也是

激活巨噬细胞,诱发延迟型过敏反应和清除胞内病原体的主要 T 细胞。而另一方面,Th2 细胞是 IL-4 的主要辅助 T 细胞来源,并在免疫球蛋白 E(IgE)的生成、嗜酸性粒细胞的产生及抵御寄生虫感染的免疫防御等方面发挥重要作用。这两个亚群 T 细胞都是从前体 T 细胞群产生的。这个过程称为极化。

除了 IFN-γ 外,Th1 也可以产生淋巴毒素 β 和 IL-2,而 Th2 细胞除产生 IL-4 之外,还产生 IL-5、IL-13 和 IL-25。人类 Th1 细胞主要表达 CD26、膜型 IFN-γ、趋化因子受体 CCR5(CD195)和 CXCR3(CD183),以及 IL-12 受体(IL-12R 或 CD212)[34]。此外,Th1 细胞可以表达较高水平的淋巴细胞激活基因 3(LAG-3 或 CD223),该蛋白是一种 MHC II 类抗原的配体,在结构上和 CD4 相关[35]。另一方面,Th2 细胞选择性表达 CD62L、IL-4 受体的 α 链(IL-4Rα)、IL-33 受体的 α 链(IL-33Rα)、CD30、趋化因子受体 CCR3(CD193)、CCR4(CD194)、CCR8(CDw198),以及在一定程度上表达 CXCR4(CD184)[35,36,37]。这些细胞因子和趋化因子受体的不同表达水平及与内皮选择素的不同结合能力,很可能是这些辅助 T 细胞对细胞因子的反应及其组织特异性迁移不同的原因。

每一亚群细胞产生的细胞因子还可刺激同一细胞亚群更多 T 细胞分化。例如,Th1 细胞产生的 IFN-γ 和 IL-12 促进 Th1 进一步分化并抑制 Th2 细胞增殖。在未接触抗原的 CD4[+] T 细胞中,Th1 细胞因子 IFN-γ 诱导或激活信号转导因子和转录激活子(STAT)4、STAT1、T-box 转录因子 T-bet[38],其他几项研究表明,T-BET 也与其他转录因子物理相互作用,这些转录因子对辅助 T 细胞获得抑制相反亚型特异性基因表达程序的功能

发育及促进 Th1 发育很重要[39]。另一方面,Th2 细胞的原型胞因子 IL-4 分别激活或促进表达 STAT6、STAT5 和 GATA3,这些转录因子在 Th2 细胞发育过程中起重要作用(图 76-3)[40]。另外一种 Th2 细胞因子,IL-10,抑制 Th1 细胞活化,因此抑制 Th1 型细胞因子表达。因为这些自我放大和互相排斥的反馈环路,一旦免疫反应沿 Th1 或 Th2 通路发展,就会越来越极化,特别是当出现慢性感染或长时间接触环境抗原的顽固刺激时。驱动极化的其他因素是趋化因子(解释 Th/Th 细胞上趋化因子受体的差异表达),类花生酸,氧自由基,各种炎症介质以及与 APC 的直接细胞间相互作用。

Th1 细胞主要功能是激活细胞免疫来抵抗病毒和其他细胞内病原体,清除癌细胞,刺激皮肤迟发型超敏反应(DTH)。这主要通过刺激巨噬细胞 Fc 受体表达、吞噬作用和抗原呈递、增强巨噬细胞杀伤细胞内病原体的能力来实现。Th2 细胞激活体液免疫,增加抗体产生来对抗细胞外异物。通过激活初始 B 细胞产生 IgM 抗体,随后通过 IL-4 作为 B 细胞刺激/生长因子,刺激 IgA、IgE、中和和/或弱调理 IgG 亚型等免疫球蛋白同型抗体产生(参见第 75 章)。除了刺激 IgE 抗体的产生外,由 Th2 细胞产生的细胞因子还诱导肥大细胞和嗜酸性粒细胞的分化[34]。另一方面,有研究表明,在炎症趋化和积聚的部位,Th2 细胞有可能引发过敏性疾病[41]。同时,这些反应亦可预防多动物寄生虫感染,如蠕虫:Th2 细胞反应是宿主保护性的,可将细胞外寄生虫在组织内直接杀死亦或排出肠道来减少寄生虫的数量[42]。其他研究表明在曼氏血吸虫感染时,嗜酸性粒细胞增多和 IgE 升高,是由于在对寄生虫卵的免疫应答中诱导出 Th2 型细胞[43]。这些疾病中

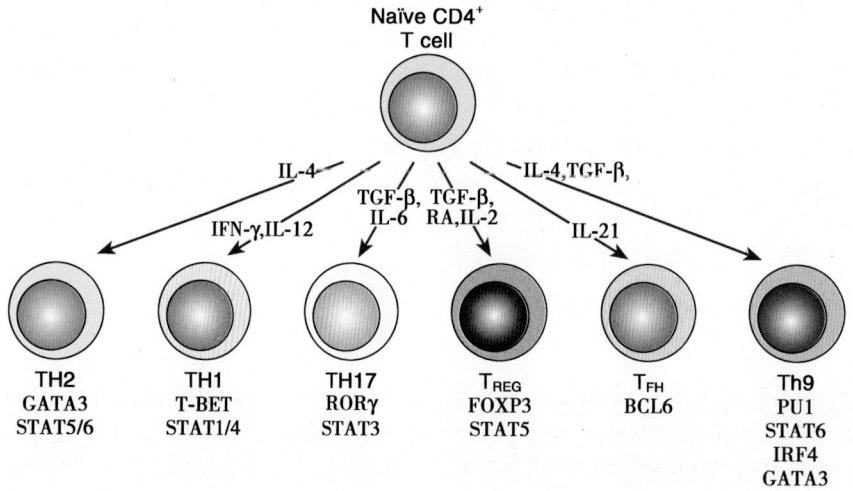

图 76-3　CD4[+] T 细胞亚群的分化在免疫反应过程中,未激活的 CD4[+] T 细胞(图顶部)能分化成几种不同 CD4[+] T 细胞中的任何一种,如图示在每一分化细胞类型下面。在每一 T 细胞亚群的名称下面列出了该亚群分化和维持所需的转录因子(如果已知)。IL-4 对 Th2 细胞(绿色)的发育非常关键,可活化和(或)诱导 STAT5、STAT6 和 GATA3。这些是 Th2 细胞分化中非常重要的转录因子。另一方面,干扰素-γ 和 IL-12 通过激活/诱导转录因子 STAT1、STAT4 和 T-bet。促进 Th1 细胞(亮红色)发育,白细胞介素 (IL)-23 与 IL-1β 或转化生长因子 β(TGF-β)能诱导血液 CD4[+] T 细胞表达转录因子 STAT3 和 RORγt(维 A 酸相关的孤儿受体 γ 胸腺同等型)促进 Th17 细胞分化(淡黄色)。而 TGF-β、维 A 酸(RA)和 IL-2 诱导这些细胞表达转录因子 FOXP3 和 STATS。这些转录因子是 iT_reg(诱导的调节 T 细胞)细胞(红色)分化必需的。最后,IL-21 促进未激活的 CD4[+] T 细胞分化成滤泡辅助 T 细胞[Tfh(金色)]。这些分化的 T 细胞亚群有一定可塑性。如有 IL-6 组合可诱导 iT_reg 细胞分化成 Th17 细胞,而通过 CD40[-]CD40[-] 配体(CD40L 或 CD154)刺激 B 细胞可分化成 Tfh 细胞,以虚线水平箭头表示。同样,IL-21 可诱导 Th17 细胞分化成 Th1 细胞,而 IL-4 可诱导其分化成 Th2 细胞。Th9 细胞(深蓝色)构成一个潜在的 CD4[+] T 细胞亚群,其特征是可分泌 IL-9。这些细胞显然是在 TGF-β 存在下由 Th2 细胞分化而成

Th2 极化很可能是最初激活过程中极少量 IL-4 分泌的结果。如果抗原以高浓度存在但不引起急性炎症和伴随产生 IL-12，则 IL-4 的局部浓度随时间增加并诱导细胞的 Th2 极化。另一方面，在辅助细胞和巨噬细胞中诱导急性炎症和/或引诱 Toll 样受体的病原体可促进 IFN-γ 和 IL-12 的产生，从而刺激沿 Th1 途径的免疫应答的发展。免疫应答例如，在麻风病患者中观察到了对 Th1 细胞的限制，这些患者对麻风分枝杆菌[44]或结核分枝杆菌[45]产生了细胞免疫，对小肠结肠炎耶尔森菌[46]患者产生了 45 或由伯氏疏螺旋体感染[47]引起的关节炎。

Th1 途径更具有攻击性，发生急性器官特异性自身免疫性疾病和炎症，而 Th2 途径倾向于过敏性疾病和系统性自身免疫性疾病，这种认识未免有些简单。例如，幽门螺旋杆菌相关消化性溃疡可看作是 Th1 激发的对一些幽门螺杆菌抗原的免疫病理学应答，而失控性彻底活化的由幽门螺杆菌诱导的 T 细胞依赖性 B 细胞可能引起低度恶性的 B 细胞淋巴瘤[48]。此外，许多慢性炎症性和类风湿性关节炎（RA）、1 型糖尿病和多发性硬化症（MS）等自身免疫性疾病是 Th1/Th2 的混合，许多类型的肿瘤中也尚未明确 Th 1/Th2 途径的偏向性。

CD4+CD25+调节性 T 细胞

另一种 CD4 细胞是调节性 T 细胞（T_REG），起抑制作用而非提供辅助活性。T_REG 具有强大的抑制能力，并且能发挥多种抑制机制，使其能在各种部位和疾病情况下通过直接的细胞-细胞接触和分泌细胞因子来影响广泛的细胞群体[49]。CD4+T_REG 细胞的主要表型特征包括组成性表达转录因子 forkhead box P3（FOXP3）、细胞表面表达的 CD25（IL-2 的低亲和力受体）及细胞表面和细胞质表达共抑制受体细胞毒性 T 淋巴细胞抗原 4（CTLA-4 或 CD152）[50]。

FOXP3 是产生 T_REG 细胞表型必需的转录因子[51]，但它不能单独发挥作用，需要额外转录因子的表达来确定 T_REG 细胞表型，从而建立其特征性转录程序[52]。伴多发性内分泌失调、肠道疾病、X 连锁综合征（IPEX 综合征）的患者中发现由位于 X 染色体的长臂的 Xp11. 23 编码 FOXP3 的基因具有种系突变（参见第 80 章）[53]。T_REG 发育缺陷或功能障碍是 IPEX 的一个特点，造成严重的多器官自身免疫现象。典型的患者通常具有自身免疫性皮肤病症，诸如大疱性类天疱疮、普遍性脱发以及与自身免疫性多内分泌腺念珠菌性外胚层营养不良症候群（APECED 综合征）患者相似的自身免疫性内分泌疾病，与自身免疫调节基因（AIRE）的遗传缺陷相关，AIRE 负责在胸腺中产生 T 细胞耐受（参见第 6、80 章）[54,55]。IPEX 综合征证实了 T_REG 细胞在维持对自身抗原的耐受性、阻止对环境抗原（可能演化成交叉性自身免疫）失控性免疫反应的重要性。

T_REG 细胞发育和存活所需的其他关键因素和信号包括 IL-2、转化生长因子-β（TGFβ）和共刺激分子[56]。逐渐明晰的是，典型 T_REG 细胞系的独特表观遗传学改变是由 TCR 信号部分诱导，它们可以将 T_REG 亚群区分为胸腺来源的 T_REG（tT_REG）细胞和外周来源的 T_REG（pT_REG）细胞[57,58]。这些术语已经取代了"天然 FOXP3+T_REG 细胞"和"诱导或自适应 T_REG 细胞"来更准确地描述其分化的解剖位置。tT_REG 细胞从 CD4+CD8- T 细胞中分化而来，这些细胞在胸腺中经历了自身抗原呈递的正向和负向选择（参见第 6 章），被认为在维持对自身抗原的耐受中发挥作用。

另一方面，pT_REG 细胞在特定条件下和肠道正常稳态期间遇到抗原时发生分化[59]。因此，pT_REG 被认为在产生和维持黏膜免疫耐受及控制严重的慢性过敏性炎症和炎症组织或肿瘤细胞中的"改变了的"自身抗原中起重要作用。它们还需要尽量降低炎症环境中的组织损伤，如病毒感染[60]或介导同种异体移植的耐受[61]。tT_REG 和 pT_REG 细胞在 FOXP3 基因保守非编码序列 2（CNS2；也称为 T_REG 细胞特异性去甲基化区域[TSDR]）的甲基化状态中具有细微的差异，在炎症或致病条件下可能会影响细胞的稳定性[62]。

T_REG 细胞通过几种不同机制特异性抑制免疫反应[56]。激活时，Treg 细胞能够：①产生抗炎症细胞因子（如 IL-10、TGF-β 或者 IL-35）[63]；②降低白介素 2 的可利用性；③杀死其他免疫效应细胞；④调节 APC 和其他免疫效应细胞的活化状态和（或）功能[55]；以及（或）⑤释放抑制因子，如半乳凝素-1（一种 β-半乳糖苷结合蛋白，可以结合和抑制很多糖蛋白功能，包括 CD7、CD45、CD43；参见第 15 章）[64]和纤维蛋白原样蛋白 2（FGL2；纤维蛋白原家族成员之一，可刺激树突状细胞上的抑制性 IgG Fc 受体 FcγR II B）[65]。这些抑制功能需要 Treg 细胞表达的 T 细胞受体的活化，使其抑制作用指向特定靶抗原。然而，一旦被激活，这些细胞可以介导对其他免疫效应细胞的"旁观者"抑制作用，包括其他类型的 CD4+ T 细胞和 CD8+ T 细胞。

Th17T 细胞

初始 CD4+ T 细胞也可以分化成 Th17 细胞，在应对某些胞外的病原体和真菌的免疫反应中发挥重要作用[66]。这些细胞产生 IL-17（有时被称为 IL-17A）和一种密切相关的细胞因子 IL-17F，由于 IL-17 和 IL-22 受体的广泛分布，可以形成生物活性的同型二聚体或异二聚体并诱导广泛的组织反应。参与初始 CD4+ T 细胞分化形成 Th17 细胞的细胞因子主要是 IL-23 和 IL-1β（图 76-3），但还需联合 TCR 刺激、细胞因子 TGF-β 和 IL-6 等[67]。前列腺素，尤其是前列腺素 E2，能够与 IL-23 和 IL-1β 协同作用，驱动 CD4+ T 细胞分化成 Th17 细胞[68]。这些细胞因子和蛋白因子可诱导激活和（或）表达不同于 Th1、Th2 细胞使用的转录因子，包括维 A 酸相关孤儿受体 γ（RORγt）和 STAT3（图 76-3）[69,70]，这些转录因子又可诱导 Th17 细胞特征性的 IL-17 和 IL-17F 表达[71,72]。Th17 还表达高水平的 IL-23R、CCR6、CXCR4、CD161 和多种 CD49 整合素，但不表达 CCR2、CCR5 或 CCR7[37,73,74]。与 Th1 或 Th2 细胞不同，Th17 细胞不产生 IFN-γ 或 IL-4，这两者都可以抑制 Th17 的表达[75]。

Th17 细胞在炎症、抵抗肠道细菌、胞外病原体和真菌感染中发挥作用。主要通过激活中性粒细胞。主要诱导 Th17 应答的常见病原体包括革兰氏阳性痤疮丙酸杆菌，革兰氏阴性枸橼酸杆菌、肺炎克雷伯氏菌、类杆菌和疏螺旋体属及白色念珠菌等真菌[76]。Th17 细胞大量存在于肠黏膜固有层中，在那里它们被共生菌诱导和刺激，维持上皮完整性和清除的细胞外病原体[77]。

Th17 细胞是在特异免疫刺激反应中产生 IL-17 的主要细胞。IL-17 是一种促炎性细胞因子，对多个靶细胞有多重效应，增强抗原呈递、抗体产生、巨噬细胞激活、细胞渗出和中性粒细胞迁移[78]。除了 IL-17 和 IL-17F 外，Th17 细胞还产生其他促炎症因子，包括趋化因子[例如 CXCL8（IL-8）和 CCL20]、细胞因子（例如 IL-6、肿瘤坏死因子-α、IL-21、IL-22）、生长因子（例如粒细胞集落刺激因子和粒细胞-巨噬细胞集落刺激因子）、急性期蛋白(例如 C 反应蛋白)、抗菌多肽和黏蛋白[76]。

　　Th17 抵御某些微生物的重要性在一种罕见的称为常染色体显性超 IgE 综合征的原发性免疫缺陷病中得到体现。该病是由 Th17 细胞分化所需的 STAT3 基因失活突变引起的(参见第 80 章)[79,80]。这类患者缺乏 Th17 细胞,并且对不同种类的葡萄球菌或念珠菌感染的易感性增高。此外,使用抗生素引起 Th17 细胞诱导所必需的肠道共生菌丢失,也可导致肠道 Th17 细胞缺乏。在长期使用广谱抗生素治疗的患者中,观察到白色念珠菌或梭状芽孢杆菌的胃肠道感染发病率增高,可能部分是由于肠道相关的 Th17 细胞丢失引起的[81]。由于能够以抗原特异的方式增强炎症反应,Th17 细胞也与自身免疫性疾病的发生和传播有关。Th17 细胞最开始就是作为某些自身免疫性疾病动物模型的发病机制所需要的 T 细胞亚群被发现的,如自身免疫性脑脊髓炎或胶原诱导的关节炎[82]。如类风湿关节炎,系统性红斑狼疮(SLE)[83],MS[84],肠炎[85],糖皮质激素耐药性哮喘[86],银屑病[87]。

T$_{FH}$细胞

　　滤泡辅助 T 细胞(T$_{FH}$细胞)构成 CD4$^+$ T 细胞的另外一个亚群,其调节次级淋巴滤泡的生发中心中抗原特异性 B 细胞免疫的发育。T$_{FH}$细胞表达 CXCR5 趋化因子受体,使这类细胞归巢到淋巴滤泡中富含 CXCL13-的 B 细胞区,在此,T$_{FH}$与抗原特异性 B 细胞发生同源细胞之间相互作用。这种相互作用在 B 细胞分化成为浆细胞或对抗原刺激反应中的记忆 B 细胞中发挥重要作用,如细胞表面蛋白如程序性细胞死亡-1(PD-1),诱导型 T 细胞共刺激分子(iCOS),B 淋巴细胞减少剂和 T 淋巴细胞衰减剂(BTLA)以及 CD40L,使其与抗原致敏的 B 细胞形成稳定的接触[88]。这种相互作用在 B-细胞分化成浆细胞或记忆 B 细胞以响应抗原刺激。此外,T$_{FH}$细胞分泌 IL-4,IFN-γ,IL-10 和/或 IL-21 等细胞因子,与其他 T 效应细胞的细胞因子部分重叠,有助于调节 B 淋巴细胞的分化命运(参见第 75 章)。

　　T$_{FH}$细胞也表达淋巴细胞相互作用所需的细胞质衔接蛋白信号淋巴细胞激活分子(SLAM)相关蛋白(SAP)和 T$_{FH}$细胞分化所需的转录因子 B 细胞淋巴瘤 6(BCL-6)。有证据表明,TFH 分化是一个多阶段的过程,但是树突状细胞(DC)对于 CD4$^+$ T 细胞启动和初始获得 T$_{FH}$细胞特征(包括诱导 BCL-6 表达)是至关重要的[89]。T$_{FH}$细胞的柔韧性和可塑性主要由染色质修饰介导,通过 BCL-6,BATF,STAT3,IRF4,c-Maf 和 GATA-3 等一系列转录因子的表达而被凸显,这些细胞因子多数也在另一些 Th 效应细胞表达(图 76-3)。

Th9 细胞

　　最近出现的另一个辅助 T 细胞亚群是 Th9 细胞。与 Th7 细胞和 Treg 相反,它们是由 TGF-β 和 IL-4 联合诱导且受转录因子 PU.1,STAT6,IRF4 和 GATA-3[90]的调控。Th 主要产生 IL-9,IL-10 和 IL-21[91]。在功能上,Th9 细胞似乎是效应细胞而不是调节性的细胞,并且它们参与了过敏反应的发展,特别在肺部[92]。最近的数据表明,Th 细胞在体内可能涉及黑色素瘤的肿瘤免疫[93,94]。

记忆 T 细胞

　　在抗原暴露和识别等抗原免疫应答成功,T 细胞亚群扩增和效应功能发挥之后,初始 CD4$^+$ 和 CD8$^+$ T 细胞都可以发育成长寿命记忆 T 细胞,重新暴露于相同或相关的病原体时提供更强的保护[95,96]。记忆 T 细胞群保持不依赖同源抗原存活的能力[97],并且响应 IL-15 和 IL-7 等外部稳态信号而自我更新,因而维持自身多年的稳定水平[98]。另外,它们对激活的要求不太严格,在用相同的抗原再次攻击时增加淋巴因子的产生能力,且需要较低水平的共刺激因子。

　　记忆性 CD4$^+$或 CD8$^+$T 淋巴细胞还可以根据其 CD45 亚型的表面表型,循环速率和迁移而与初始细胞区分。CD45,也被称为白细胞共同抗原或 T200,由一个家族膜糖蛋白组成,分子量 180～220kDa,在所有白细胞中均表达[99]。该家族每一成员由位于 1 号染色体上的单个复杂基因编码,含 34 个外显子。外显子 3～7 在 RNA 转录水平可通过不同剪接方式产生几种不同的信使 RNA 和蛋白质。推断出这些蛋白质产物的氨基酸序列含有 391～522 个氨基酸构成的胞外结构域,一个跨膜区和一个高度保守的 705 个氨基酸的胞质结构域。这个大的胞质结构域有内源性酪氨酸磷酸酶活性,在调节多种酪氨酸激酶参与的激活信号通路中发挥重要作用,如通过 T 细胞抗原受体的信号转导[100],CD45 的不同亚称为 CD45R,具有不同的淋巴胞个体发育和活化过程中的表达模式。因此,细胞亚群的特征可以通过使用特定单克隆抗体的流式细胞术方法来容易地表征。初始 CD4$^+$ T 细胞表达 CD45RA,而记忆 CD4$^+$ T 细胞和 CD8$^+$ T 细胞表达 CD45RO。CD45RB 也可用于区分记忆 T 细胞。例如,在 CD4$^+$ 记忆 T 细胞群体中,辅助活性增加与 CD45RB^{bright}转化到 CD45RB^{dim}表型相关[101]。

　　此外,趋化因子受体(CCRs)或归巢分子的独特表达可以用来表征 T 细胞亚群:相对于初始 T 细胞,记忆 T 细胞表达更低水平的 L-选择素(CD62L)和较高水平的 CD29 及 CD44[102]。最近的研究表明,记忆细胞可以进一步细分为 CD44$^+$CD62L$^+$CCR7+中枢记忆 T 细胞(T$_{CM}$细胞)和 CD44$^+$CD62L$^-$CCR7-效应记忆 T 细胞(T$_{EM}$细胞)[103]。由于它们组成性表达 CCR7 和 CD62L,所以 T$_{CM}$细胞归巢于次级淋巴器官,在那里它们没有直接效应功能。与初始 T 细胞相比,它们对于抗原刺激具有更高的敏感性,但对于共刺激的依赖性较小,更大程度地上调 CD40L。但在识别其同源抗原后,它们有了很高的增殖潜力,并能迅速分化为大量的效应细胞。相反,T$_{EM}$细胞具有较高的迁移能力并显示出直接的效应功能。因此,T$_{CM}$细胞主要存在于 CD4 谱系中,富集于淋巴结和扁桃体,而在肺,肝和肠的 CD8 区室中,T$_{EM}$细胞更多。因此,CD8$^+$TEM 细胞携带大量的穿孔素,并且 CD4$^+$和 CD8$^+$TEM 细胞在抗原刺激后数小时内均可产生 IFN-γ,IL-4 和 IL-5。

　　记忆 T 细胞是否在收缩阶段出现并直接从效应细胞发育,或者在免疫应答期间是否早期分离,并与短寿命的效应细胞一起产生,一直存在争议。但最近证实,效应和记忆 T 细胞早期划分的命运是即通过 IL-7 受体 α 链(IL-7R)表达,IL-2,IL-12,T-BET,EOMES 和 BLIMP-1 等特异性转录因子和细胞因子调控[104,105]。

● T 细胞辅助分子

免疫调节分子

CD28

　　CD28 是一个在大多数静止 T 细胞和浆细胞上表达的二硫

键连接的44kDa同源二聚体。成熟的胸腺细胞比未成熟细胞的CD28表达水平高。在外周T细胞中，90%以上的CD4$^+$T细胞和大约50%CD8$^+$T细胞表达CD28。一般来说，T细胞激活可诱导CD28表达增高，但是CD28与配体结合导致表达一过性降低[106]。CD28是免疫球蛋白超家族的另一成员，是CD80和CD86的重要受体。CD28利用一个高度保守的基序（MYPP-PY）与CD80和CD86结合；该基序位于一个与免疫球蛋白的第3个互补决定区类似的环攀结构内。CD28与CD80结合的亲和力相对较低（Kd=4μM）并迅速解离（Koff=1.6/s）[107]。它和CD86的结合更弱[108]。

CD28是主要的共刺激分子之一，在T细胞的激活非常重要[109]。CD28通过稳定和延长T细胞与APC细胞接触，可增强T细胞受体复合物的信号传导。更重要的是，CD28被CD80或CD86或抗CD28抗体结合，可激活不同的信号转导通路，与T细胞受体结合诱导的信号一起激活T细胞并促进T细胞增殖[110]。共同结合CD28后，Src激酶Lck和Fyn可使CD28细胞质结构域中的ITAM内的一个酪氨酸磷酸化，使CD28通过其SH2结构域结合并激活磷脂酰肌醇3-激酶[24]。CD28信号传导还可促进Ras上的GTP/GDP交换，导致激活MAP激酶通路，激活Akt激酶、衔接蛋白Vav和相关的Rac通路。这些信号增强IL-2的转录并增强IL-2转录本的稳定性，从而刺激T细胞增殖[111]。尽管CD28缺失小鼠可以启动有效的T细胞反应，但其T细胞依赖的抗体反应有缺陷，说明CD28对T细胞、B细胞相互作用和对抗原有效产生抗体反应是必不可少的[112]。

需要同一细胞既呈递特异抗原，又提供共刺激信号，对防止针对自身组织的有害自身免疫反应具有非常重要的作用。T细胞反应的启动需要T细胞受体和CD28同时结合。这就限制了T细胞反应只发生在既表达自身MHC背景下的多肽抗原，又表达CD28配体，即CD80和CD86的APC细胞。这一点是非常重要的，因为在胸腺中不是所有的自身多肽都被呈递，所以不是所有的自身反应性T细胞都能够被清除（参见第6章）。这对表达胸腺中从未表达过的蛋白的特殊组织尤其如此。如果不是同时需要联结T细胞受体和CD28，那么识别这些特殊组织的MHC表达的自身多肽的T细胞就可能被激活，导致这些特殊组织的自身免疫性排斥。相反，在没有CD28联结时的T细胞受体联结则导致一种无反应性状态，此时，表达那种受体的T细胞对激活失去反应性[113]。无反应性T细胞在其抗原受体联结后不能产生IL-2[114]，防止了这些T细胞在接触抗原时的增殖和分化成效应细胞。这是在胸腺中未表达的自身抗原产生外周免疫耐受的重要基础（参见第6、74章）。

CTLA-4（CD152）

CTLA-4（CD152）是CD80和CD86的另一种受体。它是一个二硫键连接的50kDa的同源二聚体，与CD28有31%的同源性。该受体的编码基因位于2号染色体长臂2q33-q34位点，与CD28编码基因紧密连锁。然而，与CD28的组成性表达不同，除了Treg细胞外的T细胞只在被激活时才表达CD152。CD152的表达在激活大约24小时后达到最大，然后在72小时减退，但总是比CD28的表达低大约30~50倍。CD28的连接对诱导CD152特别有效。

CD152利用与CD28一样的高度保守的基序（MYPPPY）结合CD80和CD86。与CD28类似，该基序也位于一个与免疫球

蛋白分子的第3个互补决定区类似的环攀结构中。然而，CD152与CD80和CD86的结合能力大约是CD28的20倍，分子量分别是0.4μM和2.2μM[107,108]。

与CD28不同，CD152的连接对T细胞活化是传递抑制信号[111]。CD152胞质结构域没有ITAM，而是含有一个"免疫受体酪氨酸抑制基序"（ITIM）。CD152连接诱导ITIM的酪氨酸磷酸化，这又可招募酪氨酸磷酸酶SHP-2，使T细胞受体复合物的ζ链（CD247）磷酸化的ITAM失活[115]。遗传上缺乏CD152的小鼠不能存活，其特征为大量淋巴细胞增殖，说明CD152对不受调节的T细胞活化具有重要刹车作用[116]。

此外，阻断CD152与CD80和CD86相互作用的抗CD152单克隆抗体可以增强体外和体内的T细胞应答。这促使它们作为自身免疫性疾病模型和移植模型中的免疫增强剂来评价[117]，最近又在临床疫苗研究和试验中联合阻断其他免疫调节分子[118,119]。

CD28受体家族的其他成员

基于同源克隆的策略已经发现了与CD28/CTLA-4或其配体CD80结构相关的其他蛋白。这些蛋白质分别归为CD28和CD80（B7）家族。所有这些蛋白都是免疫球蛋白超家族成员[120]。

CD28家族的其他两个成员是ICOS（CD278）和PDCD1（CD279）（为"程序性细胞死亡-1"缩写，因为这种分子最初被认为是调节T细胞程序性死亡的）[115]。CD278主要见于激活的T细胞上，而CD279则可表达在激活的T细胞、B细胞和一些髓系细胞上。CD278和CD279可分别结合ICOS-配体（ICOS-L或CD275）和PD-配体，PD-L1（CD274）或PD-L2（CD273）。CD275、CD274和CD273属于表面分子的CD80（B7）家族[121]。可以在B细胞、抗原呈递细胞（APC）和其他组织中被诱导或表达。CD278的主要功能是作为表达CD275的细胞的共刺激分子[122]，而CD279对激活的T细胞起负性调节作用[121]。与CD152类似，CD279胞质尾部有一ITIM基序，在磷酸化时，可以招募酪氨酸磷酸酶SHP-2[123]。从这一点来说，CD279所发挥的作用与CD152的类似，当表达在有CD273和CD274的细胞上时，对细胞活化起刹车作用[119]。

一般认为，T细胞共刺激和共抑制的分子机制是一个不断发展的概念，是因为受体和配体在表达、结构和功能方面表现出极大的多样性，这可能取决于解剖位置的背景和存在潜在的健康和病理免疫反应[120]。

T细胞黏附分子

除了CD3/T细胞受体分子、CD4或CD8外，T细胞有效识别抗原还需要几种其他表面蛋白[124]。这些蛋白中有些可被称为黏附分子，因为这些分子促进T细胞黏附于其适当的APC细胞或靶细胞上（图76-4）。通过促进细胞黏附，这些辅助分子可使T细胞抗原受体复合物与其他细胞的MHC糖蛋白更好地相互作用，从而更有效地进行T细胞抗原识别和激活。因为这组辅助分子的每一成员对APC或靶细胞表达的表面分子有不同的亲和力，因此，这些辅助分子的差异化表达规定了某一给定T细胞可以与之发生最佳相互作用的抗原特异性和（或）细胞类型的差异。因此，外周T细胞这些辅助分子的差异化表达定义了生理上不同的T细胞亚群。

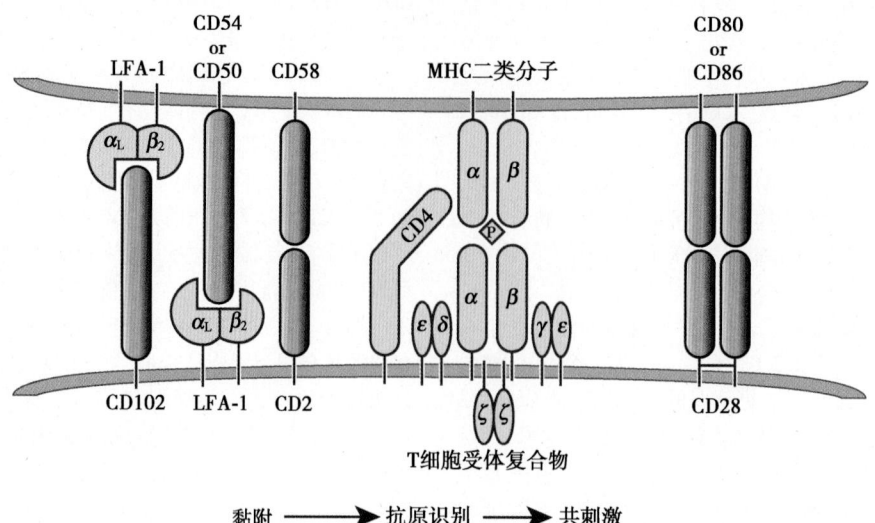

抗原提呈细胞

黏附 ➡️ 抗原识别 ➡️ 共刺激

图76-4 T细胞与抗原呈递细胞相互作用示意图。绿色粗线条表示相互作用细胞的质膜。抗原呈递细胞的分子，即淋巴细胞功能相关抗原（LFA-1），细胞间黏附分子（ICAM）-1 或 ICAM-3，LFA-3、Ⅱ类主要组织相容复合物（MHC）和 CD80 或 CD86，显示在图顶部，而 T 细胞抗原、ICAM-2、LFA-1、CD2、CD4、T 细胞受体（TCR）复合物和 CD28，在图的底部。连接指状图标的细线表示二硫键。TCR 复合物由 αβ 异二聚体通过非共价键与 δ、ε、γ 和 CD3 的 ζ 链相连，如图示。该复合物能够识别 APC 的 MHC Ⅱ 类分子的 α 链和 β 链包裹的多肽抗原（由标记 P 的菱形表示）。这一相互作用的结合力通过 T 细胞表面的 CD4 得以加强；CD4 与 MHC Ⅱ 类分子上不具有多态性的决定簇相互作用。T 细胞和抗原呈递细胞之间的相互作用步骤列在图的底部。T 细胞分子 ICAM-2（CD102）、LFA-1（CD11a/CD18）和 CD2 分别与抗原呈递细胞上的 LFA1、ICAM-1（CD54）或 ICAM-3（CD50）和 LFA-3（CD58）结合。这些分子为 T 细胞和抗原呈递细胞之间提供了更好的黏附，使 TCR 复合物有时间找到具有特异多肽抗原的 MHC 分子（抗原识别）。如果抗原呈递细胞表达 CD80 或 CD86，那么将出现 CD28 的同时结合（共刺激），导致反应性 T 细胞的激活

淋巴细胞功能相关的糖蛋白

淋巴功能相关（LFA）分子是一类主要的糖蛋白家族，促进细胞-细胞有效黏附124。这些分子最初是通过能够阻断 T 细胞功能的单抗发现的，如细胞毒性 T 细胞介导的靶细胞杀伤。从这些早期实验，发现了三种主要表面分子，并命名为 LFA-1、LFA-2（CD2）和 LFA-3（CD58）。根据国际惯例，LFA-2 将被命名为 CD2，LFA-3 为 CD58。

LFA-1 属于三个相关糖蛋白的一个家族：LFA-1、MAC-1（CD11b/CD18）和 gp150,95（CD11c/CD18）。这些蛋白也被称为"整合素"，因为推测它们协调细胞与其他类型细胞或者胞外蛋白的结合。每一蛋白都有一个不同的 α 亚基与共同的 95kDa 的糖蛋白 β2 亚基非共价键结合，称为 CD18。因为它们有共同的 β2 亚基，这些分子又被称为 β2 整合素。LFA-1 的 α 亚基是一个 180kDa 的糖蛋白，又被称为 CD11a（参见第 15 章）。和 β2 亚基偶联构成完整的 180kDa 的分子，该分子表达在所有三分之一以上的骨髓细胞、所有 T 细胞、B 细胞和自然杀伤细胞上。MAC-1 的 α 亚基是一个 170kDa 的糖蛋白，命名为 CD11b。MAC-1 表达在自然杀伤细胞、单核细胞、巨噬细胞和粒细胞，以及小亚群的 T 细胞和 B 细胞上。p150,95 的 α 亚基命名为 CD11c，是一个 150kDa 的糖蛋白，在 T 淋巴细胞中不表达。

LFA-1 糖蛋白家族由重要的黏附分子组成122。共享的 β2 亚基（CD18），与血小板黏附受体糖蛋白 Ⅱ b/ Ⅲ a（CD41/CD61）的 β3 亚基（CD61）和被称为非常晚期活化抗原（VLA）的相关黏附蛋白家族的 β1 亚基（CD29）具有广泛的序列同源性。这些受体中有很多在细胞-细胞相互作用中发挥功能，并在含精氨酸-甘氨酸-天冬氨酸序列的部位识别其配体。此外，α 亚基提供了某些选择性。LFA-1，因为其 α 亚基，与被称为细胞间黏附分子（ICAMs）的细胞表面配体结合得最好，即 ICAM-1（CD54）、ICAM-2（CD102）、ICAM-3（CD50）（参见第 15 章）。CD54 和 CD102 表达在内皮细胞和抗原呈递细胞上。在淋巴细胞上，LFA-1 与这些分子结合可使淋巴细胞通过血管壁迁移。CD50 只表达在白细胞上，包括 T 细胞，并且在 T 细胞与抗原呈递细胞上表达的 LFA-1 的黏附中发挥重要作用（图 76-4）。LFA 糖蛋白对于宿主免疫和 T 细胞正常功能是必需的。LFA-1 特异的单克隆抗体能够抑制 T 细胞导向对靶细胞的细胞裂解作用。此外，几种 CD8+ 或者 CD4+ 溶细胞性 T 细胞克隆表达 MAC-1（CD11b/CD18）。CD11b 的抗体可以抑制这些 T 细胞克隆与它们的特异性靶细胞之间的结合，从而阻断细胞毒性 T 细胞介导的杀伤。最后，遗传性缺乏产生共同 β2（CD18）亚基能力的患者危及生命的反复细菌和真菌感染，很少能活过少年期。

LFA 在 T 细胞和抗原呈递细胞（APC）的最初相互作用中发挥重要作用。T 细胞上的 LFA-1、CD2 和 CD50 与抗原呈递细胞上的 CD54、CD102、LFA-1 和 CD58 相互作用（图 76-4）。这为 T 细胞筛查抗原呈递细胞膜上大量 MHC 分子提取特异多肽抗原提供了时间。当未受刺激的 T 细胞识别 MHC 背景中的多

肽时，通过T细胞受体的信号传导引起LFA-1构型的变化，使其对CD54和CD102的亲和力大大增强。这使抗原特异性T细胞和APC细胞的结合得以稳定。这种结合可以持续数天，在此期间，未受刺激的T细胞增殖，形成的子代细胞黏附在APC细胞上，并分化成效应T细胞。

非常晚期活化抗原

VLA分子属于β1整合素，每一分子有共同的β1单位（CD29），与6个不同α链（α1～α6）中的一个配对，其中α链被命名为CD49a⁻f。CD49a、CD49b、CD49c、CD49d、CD49e和CD49f与CD29配对形成的分子分别称为VLA-1、VLA-2、VLA-3、VLA-4、VLA-5、VLA-6。这些分子之所以被称为"非常晚期活化抗原"VLA，是因为首次发现的VLA分子，即VLA-1和VLA-2，是在T细胞在体外被反复刺激后数周才在T细胞上被首次发现的[126]。然而，某些VLA分子，尤其是VLA-4，也在某些T细胞中组成性表达，并且在其他细胞上被迅速诱导表达。VLA-4在促进表达该分子的细胞通过与血管细胞黏附分子-1（VCAM-1，又称为CD106；参见第15章）结合连接至内皮细胞上发挥重要作用。多种促炎症因子可上调CD106表达。CD106的表达上调可使VLA-4在促进T细胞归巢到炎症部位的内皮细胞中发挥重要作用。

CD2

CD2是一种分子量约为50kDa的糖蛋白，见于所有T淋巴细胞、大颗粒淋巴细胞和胸腺细胞[127]。CD2通过与CD58结合促进细胞间黏附。CD58是一种分子量为55～70kDa的表面糖蛋白，表达在红细胞、白细胞及大多数器官的内皮、上皮和结缔组织细胞表面（图76-4；参见第15章）。与CD2结合的单抗可抑制多种T淋巴细胞功能，包括对凝集素、异体抗原和可溶性抗原的抗原特异性T淋巴细胞增殖反应。抗CD2抗体抑制细胞毒T淋巴细胞介导的杀伤，这是通过与T细胞结合而不是与不表达CD2的靶细胞结合实现的。另一方面，抗CD58的抗体通过与靶细胞上的CD58结合阻断CD2与CD58的相互作用来抑制细胞毒性T淋巴细胞介导的杀伤。某些CD2单抗可激活T淋巴细胞，这明显不依赖CD3/T细胞受体复合物。因此，除了作为CD58的受体外，CD2还在引起对抗原的T细胞激活反应的跨膜信号传导中发挥作用。

● 免疫突触

遵循上述原理的T细胞抗原识别发生在被称为免疫突触的接触区内，所述免疫突触在T细胞和APC之间的交界处组成参与的膜蛋白。免疫突触形成包括F-肌动蛋白的聚合和细胞骨架的极化，导致TCR，共刺激和辅助分子重新分布到T细胞下面的区域：APC接触位点[128]。这些分子被分成中央（cSMAC），外周（pSMAC）和远端（dSMAC）超分子活化簇（SMAC）。cSMAC含有一定浓度的TCR：CD3：肽：MHC复合物，CD28等共刺激分子和PKCθ等信号分子，而pSMAC富集LFA-1等黏附分子。dSMAC含有CD45等大量的糖蛋白[129]。除了引发T细胞应答外，免疫突触对于效应功能也很重要[130]。例如，已经提出pSMAC将细胞毒性CD8T细胞释放到靶细胞的细胞毒性颗粒极化，从而防止细胞溶解颗粒内容物释放到无关细胞，且cS-

MAC涉及受体内化与降解的位点。

翻译：王培鸿　互审：周光飚　校对：刘萍、任瑞宝

参考文献

1. Garcia KC, Teyton L, Wilson IA: Structural basis of T cell recognition. *Annu Rev Immunol* 17:369–397, 1999.
2. O'Brien RL, Born WK: γδ T cell subsets: A link between TCR and function? *Semin Immunol* 22:193–198, 2010.
3. Chodaczek G, Papanna V, Zal MA, Zal T: Body-barrier surveillance by epidermal γδ TCRs. *Nat Immunol* 13:272–282, 2012.
4. Krangel MS: Mechanics of T cell receptor gene rearrangement. *Curr Opin Immunol* 21:133–139, 2009.
5. Langerak AW, Groenen PJTA, Bruggemann M, et al: EuroClonality/BIOMED-2 guidelines for interpretation and reporting of Ig/TCR clonality testing in suspected lymphoproliferations. *Leukemia* 26:2159–2171, 2012.
6. van der Velden VHJ, Cazzaniga G, Schrauder A, et al: Analysis of minimal residual disease by Ig//TCR gene rearrangements: Guidelines for interpretation of real-time quantitative PCR data. *Leukemia* 21:604–611, 2007.
7. Schrappe M, Valsecchi MG, Bartram CR, et al: Late MRD response determines relapse risk overall and in subsets of childhood T-cell ALL: Results of the AIEOP-BFM-ALL 2000 study. *Blood* 118:2077–2084, 2011.
8. Zinkernagel RM, Doherty PC: Immunological surveillance against altered self components by sensitised T lymphocytes in lymphocytic choriomeningitis. *Nature* 251:547–548, 1974.
9. Zinkernagel RM, Doherty PC: Restriction of *in vitro* T cell-mediated cytotoxicity in lymphocytic choriomeningitis within a syngeneic or semiallogeneic system. *Nature* 248:701–702, 1974.
10. Garcia KC, Degano M, Stanfield RL, et al: An alphabeta T cell receptor structure at 2.5 A and its orientation in the TCR-MHC complex. *Science* 274:209–219, 1996.
11. Baker BM, Scott DR, Blevins SJ, Hawse WF: Structural and dynamic control of T-cell receptor specificity, cross-reactivity, and binding mechanism. *Immunol Rev* 250:10–31, 2012.
12. Wang J-H, Reinherz EL: The structural basis of αβ T-lineage immune recognition: TCR docking topologies, mechanotransduction, and co-receptor function. *Immunol Rev* 250:102–119, 2012.
13. Lever M, Maini PK, van der Merwe PA, Dushek O: Phenotypic models of T cell activation. *Nat Rev Immunol* 14:619–629, 2014.
14. Barral DC, Brenner MB: CD1 antigen presentation: How it works. *Nat Rev Immunol* 7:929–941, 2007.
15. Cohen NR, Garg S, Brenner MB: Antigen presentation by CD1: Lipids, T Cells, and NKT cells in microbial immunity, in *Advances in Immunology*, edited by Frederick WA, pp 1–94, Academic Press, 102:1–94, 2009.
16. Ferreira LM: Gammadelta T cells: Innately adaptive immune cells? *Int Rev Immunol* 32:223–248, 2013.
17. Godfrey DI, Rossjohn J, McCluskey J: The fidelity, occasional promiscuity, and versatility of T cell receptor recognition. *Immunity* 28:304–314, 2008.
18. Norell H, Moretta A, Silva-Santos B, Moretta L: At the bench: Preclinical rationale for exploiting NK cells and γδ T lymphocytes for the treatment of high-risk leukemias. *J Leukoc Biol* 94:1123–1139, 2013.
19. Bonneville M, O'Brien RL, Born WK: γδ T cell effector functions: A blend of innate programming and acquired plasticity. *Nat Rev Immunol* 10:467–478, 2010.
20. Wucherpfennig KW, Gagnon E, Call MJ, et al: Structural biology of the T-cell receptor: Insights into receptor assembly, ligand recognition, and initiation of signaling. *Cold Spring Harb Perspect Biol* 2:a005140, 2010.
21. Chakraborty AK, Weiss A: Insights into the initiation of TCR signaling. *Nat Immunol* 15:798–807, 2014.
22. Guirado M, de Aós I, Orta T, et al: Phosphorylation of the N-terminal and C-terminal CD3-ε-ITAM tyrosines is differentially regulated in T cells. *Biochem Biophys Res Commun* 291:574–581, 2002.
23. Malissen B, Gregoire C, Malissen M, Roncagalli R: Integrative biology of T cell activation. *Nat Immunol* 15:790–797, 2014.
24. Macian F: NFAT proteins: Key regulators of T-cell development and function. *Nat Rev Immunol* 5:472–484, 2005.
25. Devine L, Kieffer LJ, Aitken V, Kavathas PB: Human CD8β, but not mouse CD8β, can be expressed in the absence of CD8α as a ββ homodimer. *J Immunol* 164:833–838, 2000.
26. Zhu C, Jiang N, Huang J, et al: Insights from in situ analysis of TCR-pMHC recognition: Response of an interaction network. *Immunol Rev* 251:49–64, 2013.
27. Gao GF, Rao Z, Bell JI: Molecular coordination of αβ T-cell receptors and coreceptors CD8 and CD4 in their recognition of peptide-MHC ligands. *Trends Immunol* 23:408–413, 2002.
28. Reith W, Mach B: The bare lymphocyte syndrome and the regulation of MHC expression. *Annu Rev Immunol* 19:331–373, 2001.
29. Artyomov MN, Lis M, Devadas S, et al: CD4 and CD8 binding to MHC molecules primarily acts to enhance Lck delivery. *Proc Natl Acad Sci U S A* 107:16916–16921, 2010.
30. Ashorn PA, Berger EA, Moss B: Human immunodeficiency virus envelope glycoprotein/CD4-mediated fusion of nonprimate cells with human cells. *J Virol* 64:2149–2156, 1990.
31. Moir S, Chun T-W, Fauci AS: Pathogenic mechanisms of HIV disease. *Annu Rev Pathol* 6:223–248, 2011.
32. Schols D: HIV co-receptors as targets for antiviral therapy. *Curr Top Med Chem* 4:883–893, 2004.
33. Singer A, Adoro S, Park J-H: Lineage fate and intense debate: Myths, models and mechanisms of CD4- versus CD8-lineage choice. *Nat Rev Immunol* 8:788–801, 2008.
34. Kidd P: Th1/Th2 balance: The hypothesis, its limitations, and implications for health

and disease. *Altern Med Rev* 8:223–246, 2003.
35. Annunziato F, Cosmi L, Galli G, et al: Assessment of chemokine receptor expression by human Th1 and Th2 cells *in vitro* and *in vivo*. *J Leukoc Biol* 65:691–699, 1999.
36. Annunziato F, Galli G, Cosmi L, et al: Molecules associated with human Th1 or Th2 cells. *Eur Cytokine Netw* 9:12–16, 1998.
37. Bachelerie F, Ben-Baruch A, Burkhardt AM, et al: International Union of Pharmacology. LXXXIX. Update on the extended family of chemokine receptors and introducing a new nomenclature for atypical chemokine receptors. *Pharmacol Rev* 66:1–79, 2014.
38. Zhu J, Paul WE: Peripheral CD4+ T-cell differentiation regulated by networks of cytokines and transcription factors. *Immunol Rev* 238:247–262, 2010.
39. Oestreich KJ, Weinmann AS: Transcriptional mechanisms that regulate T helper 1 cell differentiation. *Curr Opin Immunol* 24:191–195, 2012.
40. Yagi R, Zhu J, Paul WE: An updated view on transcription factor GATA3-mediated regulation of Th1 and Th2 cell differentiation. *Int Immunol* 23:415–420, 2011.
41. Maggi E: The TH1/TH2 paradigm in allergy. *Immunotechnology* 3:233–244, 1998.
42. Allen JE, Sutherland TE: Host protective roles of type 2 immunity: Parasite killing and tissue repair, flip sides of the same coin. *Semin Immunol* 26:329–340, 2014.
43. Schramm G, Haas H: Th2 immune response against *Schistosoma mansoni* infection. *Microbes Infect* 12:881–888, 2010.
44. Singh RP: Immunoregulation of cytokines in infectious diseases (leprosy), future strategies. *Nihon Hansenbyo Gakkai Zasshi* 67:263–268, 1998.
45. Lienhardt C, Azzurri A, Amedei A, et al: Active tuberculosis in Africa is associated with reduced Th1 and increased Th2 activity *in vivo*. *Eur J Immunol* 32:1605–1613, 2002.
46. Galindo CL, Rosenzweig JA, Kirtley ML, Chopra AK: Pathogenesis of *Y. enterocolitica* and *Y. pseudotuberculosis* in human yersiniosis. *J Pathog* 2011:16, 2011.
47. Steere AC, Drouin EE, Glickstein LJ: Relationship between Immunity to *Borrelia burgdorferi* outer-surface protein A (OspA) and Lyme arthritis. *Clin Infect Dis* 52:s259–s265, 2011.
48. D'Elios MM, Amedei A, Benagiano M, et al: *Helicobacter pylori*, T cells and cytokines: The "dangerous liaisons." *FEMS Immunol Med Microbiol* 44:113–119, 2005.
49. Vignali DA, Collison LW, Workman CJ: How regulatory T cells work. *Nat Rev Immunol* 8:523–532, 2008.
50. Sakaguchi S, Yamaguchi T, Nomura T, Ono M: Regulatory T cells and immune tolerance. *Cell* 133:775–787, 2008.
51. Rudensky AY: Regulatory T cells and Foxp3. *Immunol Rev* 241:260–268, 2011.
52. Fu W, Ergun A, Lu T, et al: A multiply redundant genetic switch "locks in" the transcriptional signature of regulatory T cells. *Nat Immunol* 13:972–980, 2012.
53. d'Hennezel E, Bin Dhuban K, Torgerson T, Piccirillo C: The immunogenetics of immune dysregulation, polyendocrinopathy, enteropathy, X linked (IPEX) syndrome. *J Med Genet* 49:291–302, 2012.
54. Aaltonen J, Bjorses P, Perheentupa J, et al: An autoimmune disease, APECED, caused by mutations in a novel gene featuring two PHD-type zinc-finger domains. *Nat Genet* 17:399–403, 1997.
55. Capalbo D, Giardino G, Martino LD, et al: Genetic basis of altered central tolerance and autoimmune diseases: A lesson from AIRE mutations. *Int Rev Immunol* 31:344–362, 2012.
56. Fontenot JD, Rasmussen JP, Gavin MA, Rudensky AY: A function for interleukin 2 in Foxp3-expressing regulatory T cells. *Nat Immunol* 6:1142–1151, 2005.
57. Ohkura N, Hamaguchi M, Morikawa H, et al: T cell receptor stimulation-induced epigenetic changes and Foxp3 expression are independent and complementary events required for Treg cell development. *Immunity* 37:785–799, 2012.
58. Abbas AK, Benoist C, Bluestone JA, et al: Regulatory T cells: Recommendations to simplify the nomenclature. *Nat Immunol* 14:307–308, 2013.
59. Curotto de Lafaille MA, Lafaille JJ: Natural and adaptive Foxp3+ regulatory T cells: More of the same or a division of labor? *Immunity* 30:626–635, 2009.
60. Veiga-Parga T, Sehrawat S, Rouse BT: Role of regulatory T cells during virus infection. *Immunol Rev* 255:182–196, 2013.
61. Waldmann H, Hilbrands R, Howie D, Cobbold S: Harnessing FOXP3+ regulatory T cells for transplantation tolerance. *J Clin Invest* 124:1439–1445, 2014.
62. Rubtsov YP, Niec RE, Josefowicz S, et al: Stability of the regulatory T cell lineage *in vivo*. *Science* 329:1667–1671, 2010.
63. Sakaguchi S, Miyara M, Costantino CM, Hafler DA: FOXP3+ regulatory T cells in the human immune system. *Nat Rev Immunol* 10:490–500, 2010.
64. Garín MI, Chu C-C, Golshayan D, et al: Galectin-1: A key effector of regulation mediated by CD4+CD25+ T cells. *Blood* 109:2058–2065, 2007.
65. Liu H, Yang PS, Zhu T, et al: Characterization of fibrinogen-like protein 2 (FGL2): Monomeric FGL2 has enhanced immunosuppressive activity in comparison to oligomeric FGL2. *Int J Biochem Cell Biol* 45:408–418, 2013.
66. Korn T, Bettelli E, Oukka M, Kuchroo VK: IL-17 and Th17 Cells. *Annu Rev Immunol* 27:485–517, 2009.
67. McGeachy MJ, Chen Y, Tato CM, et al: The interleukin 23 receptor is essential for the terminal differentiation of interleukin 17-producing effector T helper cells *in vivo*. *Nat Immunol* 10:314–324, 2009.
68. Boniface K, Bak-Jensen KS, Li Y, et al: Prostaglandin E2 regulates Th17 cell differentiation and function through cyclic AMP and EP2/EP4 receptor signaling. *J Exp Med* 206:535–548, 2009.
69. Ivanov II, McKenzie BS, Zhou L, et al: The orphan nuclear receptor RORγt directs the differentiation program of proinflammatory IL-17+ T helper cells. *Cell* 126:1121–1133, 2006.
70. Yang XO, Panopoulos AD, Nurieva R, et al: STAT3 regulates cytokine-mediated generation of inflammatory helper T cells. *J Biol Chem* 282:9358–9363, 2007.
71. Bettelli E, Carrier Y, Gao W, et al: Reciprocal developmental pathways for the generation of pathogenic effector TH17 and regulatory T cells. *Nature* 441:235–238, 2006.
72. Mangan PR, Harrington LE, O'Quinn DB, et al: Transforming growth factor-beta induces development of the T(H)17 lineage. *Nature* 441:231–234, 2006.
73. Annunziato F, Cosmi L, Santarlasci V, et al: Phenotypic and functional features of human Th17 cells. *J Exp Med* 204:1849–1861, 2007.
74. Kryczek I, Banerjee M, Cheng P, et al: Phenotype, distribution, generation, and functional and clinical relevance of Th17 cells in the human tumor environments. *Blood* 114:1141–1149, 2009.
75. Harrington LE, Hatton RD, Mangan PR, et al: Interleukin 17-producing CD4+ effector T cells develop via a lineage distinct from the T helper type 1 and 2 lineages. *Nat Immunol* 6:1123–1132, 2005.
76. Miossec P, Korn T, Kuchroo VK: Interleukin-17 and type 17 helper T cells. *N Engl J Med* 361:888–898, 2009.
77. Ouyang W, Kolls JK, Zheng Y: The biological functions of T helper 17 cell effector cytokines in inflammation. *Immunity* 28:454–467, 2008.
78. Iwakura Y, Nakae S, Saijo S, Ishigame H: The roles of IL-17A in inflammatory immune responses and host defense against pathogens. *Immunol Rev* 226:57–79, 2008.
79. Milner JD, Brenchley JM, Laurence A, et al: Impaired TH17 cell differentiation in subjects with autosomal dominant hyper-IgE syndrome. *Nature* 452:773–776, 2008.
80. Ma CS, Chew GY, Simpson N, et al: Deficiency of Th17 cells in hyper IgE syndrome due to mutations in STAT3. *J Exp Med* 205:1551–1557, 2008.
81. Abou Chakra CN, Sirard S, Valiquette L: Risk factors for recurrence, complications and mortality in Clostridium difficile infection: A systematic review. *PLoS One* 9:e98400, 2014.
82. Furst DE, Emery P: Rheumatoid arthritis pathophysiology: Update on emerging cytokine and cytokine-associated cell targets. *Rheumatology* 53:1560–1569, 2014.
83. Martin JC, Baeten DL, Josien R: Emerging role of IL-17 and Th17 cells in systemic lupus erythematosus. *Clin Immunol* 154:1–12, 2014.
84. Sie C, Korn T, Mitsdoerffer M: Th17 cells in central nervous system autoimmunity. *Exp Neurol* 262 Pt A:18–27, 2014.
85. Troncone E, Marafini I, Pallone F, Monteleone G: Th17 cytokines in inflammatory bowel diseases: Discerning the good from the bad. *Int Rev Immunol* 32:526–533, 2013.
86. Newcomb DC, Peebles RS Jr: Th17-mediated inflammation in asthma. *Curr Opin Immunol* 25:755–760, 2013.
87. Elloso MM, Gomez-Angelats M, Fourie AM: Targeting the Th17 pathway in psoriasis. *J Leukoc Biol* 92:1187–1197, 2012.
88. Crotty S: Follicular helper CD4 T cells (TFH). *Annu Rev Immunol* 29:621–663, 2011.
89. Liu X, Yan X, Zhong B, et al: Bcl6 expression specifies the T follicular helper cell program in vivo. *J Exp Med* 209:1841–1852, 2012.
90. Kaplan MH: Th9 cells: Differentiation and disease. *Immunol Rev* 252:104–115, 2013.
91. Jager A, Kuchroo VK: Effector and regulatory T-cell subsets in autoimmunity and tissue inflammation. *Scand J Immunol* 72:173–184, 2010.
92. Jones CP, Gregory LG, Causton B, et al: Activin A and TGF-β promote T(H)9 cell-mediated pulmonary allergic pathology. *J Allergy Clin Immunol* 129:1000–1010.e3, 2012.
93. Purwar R, Schlapbach C, Xiao S, et al: Robust tumor immunity to melanoma mediated by interleukin-9-producing T cells. *Nat Med* 18:1248–1253, 2012.
94. Lu Y, Hong S, Li H, et al: Th9 cells promote antitumor immune responses in vivo. *J Clin Invest* 122:4160–4171, 2012.
95. Williams MA, Bevan MJ: Effector and memory CTL differentiation. *Annu Rev Immunol* 25:171–192, 2007.
96. Lees JR, Farber DL: Generation, persistence and plasticity of CD4 T-cell memories. *Immunology* 130:463–470, 2010.
97. Murali-Krishna K, Lau LL, Sambhara S, et al: Persistence of memory CD8 T cells in MHC class I-deficient mice. *Science* 286:1377–1381, 1999.
98. van Leeuwen EMM, Sprent J, Surh CD: Generation and maintenance of memory CD4+ T Cells. *Curr Opin Immunol* 21:167–172, 2009.
99. Plebanski M, Saunders M, Burtles SS, et al: Primary and secondary human *in vitro* T-cell responses to soluble antigens are mediated by subsets bearing different CD45 isoforms. *Immunology* 75:86–91, 1992.
100. Alexander DR: The CD45 tyrosine phosphatase: A positive and negative regulator of immune cell function. *Semin Immunol* 12:349–359, 2000.
101. Tortorella C, Schulze-Koops H, Thomas R, et al: Expression of CD45RB and CD27 identifies subsets of CD4+ memory T cells with different capacities to induce B cell differentiation. *J Immunol* 155:149–162, 1995.
102. Clement LT: Functional and phenotypic properties of "naive" and "memory" CD4+ T cells in the human. *Immunol Res* 10:189–195, 1991.
103. Sallusto F, Lenig D, Forster R, et al: Two subsets of memory T lymphocytes with distinct homing potentials and effector functions. *Nature* 401:708–712, 1999.
104. Huster KM, Busch V, Schiemann M, et al: Selective expression of IL-7 receptor on memory T cells identifies early CD40L-dependent generation of distinct CD8+ memory T cell subsets. *Proc Natl Acad Sci U S A* 13:5610–5615, 2004.
105. Kallies A: Distinct regulation of effector and memory T-cell differentiation. *Immunol Cell Biol* 86:325–332, 2008.
106. Lenschow DJ, Walunas TL, Bluestone JA: CD28/B7 system of T cell costimulation. *Annu Rev Immunol* 14:233–258, 1996.
107. van der Merwe PA, Bodian DL, Daenke S, et al: CD80 (B7-1) binds both CD28 and CTLA-4 with a low affinity and very fast kinetics. *J Exp Med* 185:393–404, 1997.
108. Greene JL, Leytze GM, Emswiler J, et al: Covalent dimerization of CD28/CTLA-4 and oligomerization of CD80/CD86 regulate T cell costimulatory interactions. *J Biol Chem* 271:26762–26771, 1996.
109. Yokosuka T, Saito T: The immunological synapse, TCR microclusters, and T cell activation, in *Immunological Synapse*, edited by Saito T, Batista FD, pp 81–107. Springer, Berlin, 2010.
110. Rudd CE, Taylor A, Schneider H: CD28 and CTLA-4 coreceptor expression and signal transduction. *Immunol Rev* 229:12–26, 2009.
111. Powell JD, Ragheb JA, Kitagawa-Sakakida S, Schwartz RH: Molecular regulation of interleukin-2 expression by CD28 co-stimulation and anergy. *Immunol Rev* 165:287–300, 1998.
112. Lumsden JM, Williams JA, Hodes RJ: Differential requirements for expression of CD80/86 and CD40 on B cells for T-dependent antibody responses *in vivo*. *J Immunol* 170:781–787, 2003.

113. Fathman CG, Lineberry NB: Molecular mechanisms of CD4+ T-cell anergy. *Nat Rev Immunol* 7:599–609, 2007.

114. Beverly B, Kang S-M, Lenardo MJ, Schwartz RH: Reversal of *in vitro* T cell clonal anergy by IL-2 stimulation. *Int Immunol* 4:661–671, 1992.

115. Ise W, Kohyama M, Nutsch KM, et al: CTLA-4 suppresses the pathogenicity of self antigen-specific T cells by cell-intrinsic and cell-extrinsic mechanisms. *Nat Immunol* 11:129–135, 2010.

116. Masteller EL, Chuang E, Mullen AC, et al: structural analysis of CTLA-4 function *in vivo*. *J Immunol* 164:5319–5327, 2000.

117. Maltzman JS, Turka LA: T-cell costimulatory blockade in organ transplantation. *Cold Spring Harb Perspect Med* 3:a015537, 2013.

118. Duraiswamy J, Kaluza KM, Freeman GJ, Coukos G: Dual blockade of PD-1 and CTLA-4 combined with tumor vaccine effectively restores T-cell rejection function in tumors. *Cancer Res* 73:3591–3603, 2013.

119. Wolchok JD, Kluger H, Callahan MK, et al: Nivolumab plus ipilimumab in advanced melanoma. *N Engl J Med* 369:122–133, 2013.

120. Chen L, Flies DB: Molecular mechanisms of T cell co-stimulation and co-inhibition. *Nat Rev Immunol* 13:227–242, 2013.

121. Pardoll DM: The blockade of immune checkpoints in cancer immunotherapy. *Nat Rev Cancer* 12:252–264, 2012.

122. Wang S, Zhu G, Chapoval AI, et al: Costimulation of T cells by B7-H2, a B7-like molecule that binds ICOS. *Blood* 96:2808–2813, 2000.

123. Nishimura H, Nose M, Hiai H, et al: Development of lupus-like autoimmune diseases by disruption of the PD-1 gene encoding an ITIM motif-carrying immunoreceptor. *Immunity* 11:141–151, 1999.

124. Chen W, Zhu C: Mechanical regulation of T-cell functions. *Immunol Rev* 256:160–176, 2013.

125. Schmidt S, Moser M, Sperandio M: The molecular basis of leukocyte recruitment and its deficiencies. *Mol Immunol* 55:49–58, 2013.

126. Shimizu Y, van Seventer GA, Horgan KJ, Shaw S: Roles of adhesion molecules in T-cell recognition: Fundamental similarities between four integrins on resting human T cells (LFA-1, VLA-4, VLA-5, VLA-6) in expression, binding, and costimulation. *Immunol Rev* 114:109–143, 1990.

127. Davis SJ, Ikemizu S, Wild MK, Van der Merwe PA: CD2 and the nature of protein interactions mediating cell–cell recognition. *Immunol Rev* 163:217–236, 1998.

128. Huppa JB, Davis MM: T-cell-antigen recognition and the immunological synapse. *Nat Rev Immunol* 3:973–983, 2003.

129. Grakoui A, Bromley SK, Sumen C, et al: The immunological synapse: A molecular machine controlling T cell activation. *Science* 285:221–227, 1999.

130. Dustin ML, Depoil D: New insights into the T cell synapse from single molecule techniques. *Nat Rev Immunol* 11:672–684, 2011.

第 77 章
自然杀伤细胞的功能

Giorgio Trinchieri, Richard W. Childs, and Lewis L. Lanier

摘要

自然杀伤细胞(NK 细胞)具有突出的大颗粒淋巴细胞的形态特征,代表淋巴细胞谱系的第三类细胞群,能够持续介导病理性靶细胞的细胞毒作用并能分泌细胞因子。NK 细胞参与针对细胞内病原体和恶性肿瘤的先天免疫,调节适应性免疫和血细胞生成。NK 细胞的活性由具有相反作用的抑制性受体和激活性受体调节。慢性或急性的 NK 细胞恶性增殖非常少见,但代表一类明确界定的临床疾病。

● NK 细胞的识别和定义

定义

NK 细胞首先是在人和实验动物的血液和其他淋巴器官中发现的,它们能够杀伤多种细胞,包括肿瘤衍生的细胞株、病毒感染的细胞,在有些情况下,在没有特意或者已知预先致敏时

简写和缩略词

CTL,细胞毒 T 淋巴细胞(cytotoxic T lymphocyte);GM-CSF,粒细胞-巨噬细胞集落刺激因子(granulocyte-macrophage colony-stimulating factor);HLA,人类白细胞抗原(human leukocyte antigen);IFN,干扰素(interferon);Ig,免疫球蛋白(immunoglobulin);IL,白细胞介素(interleukin);ITAM,免疫受体酪氨酸为基础的激活基序(immunoreceptor tyrosine-based activation motif);ITIM,免疫受体酪氨酸为基础的抑制基序(immunoreceptor tyrosine-based inhibitory motif);KIR,杀伤细胞免疫球蛋白样受体(killer cell immunoglobulin⁻like receptor);LCMV,淋巴细胞脉络丛脑膜炎病毒(lymphocytic choriomeningitis virus);LGL,大颗粒淋巴细胞(large granular lymphocyte);M-CSF,巨噬细胞集落刺激因子(macrophage colony-stimulating factor);MHC,主要组织相容性复合物(major histocompatibility complex);NK,自然杀伤细胞(natural killer);NKG2,杀伤细胞卵磷脂样受体家族(killer cell lectin-like receptor family);R,受体(receptor);Syk,脾脏酪氨酸激酶(spleen tyrosine kinase);TCR,T 细胞抗原受体(T-cell antigen receptor);TNF,肿瘤坏死因子(tumor necrosis factor);YIMN,含酪氨酸的基序(tyrosine-containing motif)。

也能杀伤正常细胞[1,2]。NK 细胞被定义为具有突出大颗粒淋巴细胞(LGLs)形态的细胞毒性细胞,它具有以下特点:①既没有 T 细胞抗原受体(TCR)链编码基因重排,也不表达细胞表面 CD3 抗原复合物或任何 TCR 链;②大部分人 NK 细胞表面表达抗原 CD16(FcγRⅢA)、CD335(NKp46)和 CD56(NCAM),大部分小鼠 NK 细胞表达 NK1.1(NKR-P1C)、NKp46(Ly94)和 DX5(VLA-2/CD49d)抗原;大鼠 NK 细胞表达 NKR-P1 抗原;③即使靶细胞上没有表达 Ⅰ 类和 Ⅱ 类组织相容性复合物(MHC)抗原,也能够介导细胞溶解反应[3]。NK 细胞对靶细胞的识别与细胞毒性 T 细胞(CTLs)明显不同,CTLs 识别与 MHC Ⅰ 类分子结合的特异性抗原肽。NK 细胞介导的细胞毒作用通常不需要 MHC 的参与,这点与 CTL 介导的细胞毒作用受 MHC 限制不同。然而,靶细胞上出现 MHC Ⅰ 类分子能够影响 NK 细胞的识别功能,在有些情况下可以抑制 NK 细胞对表达 MHC Ⅰ 类分子细胞的应答。

某些表达 αβ 或 γδTCR 的 T 淋巴细胞尤其在激活时展现与 NK 细胞相似的 TCR 非依赖性细胞溶解活性。在展现 NK 细胞样细胞毒性或不需要 MHC 的细胞毒作用的 T 淋巴细胞中,NK T 细胞是其中一个亚群,在小鼠中表达 NK1.1,而且其 αβTCR 的多样性有限。大多数 NKT 细胞识别非经典 MHC 类分子 CD1d 呈递的糖脂,受刺激时能够快速产生大量的干扰素(IFN)-γ、粒细胞-巨噬细胞集落刺激因子(GM-CSF)、白介素 IL-4 和 IL-13[4]。

形态

人 LGLs(大颗粒淋巴细胞)是一类中等或大的淋巴细胞,具有圆形或锯齿形的细胞核,凝缩染色质以及通常明显可见的核仁。细胞质丰富,含有多种细胞器和颗粒(初级溶酶体),除溶酶体酶外,还含有丝氨酸酯酶(颗粒酶)和成孔蛋白(穿孔素)等对细胞毒性功能重要的蛋白质[5],虽然许多 NK 细胞具有典型的 LGL 形态,NK 细胞大部分嗜碱,与其他淋巴细胞无差异[6]。

起源和组织分布

NK 细胞起源于骨髓中的普通淋巴祖细胞[7]。大部分 NK 细胞寿命相对较短,通过计算,NK 细胞的寿命为数天到数周[8],虽然在小鼠研究中发现一些 NK 细胞在接触病毒后能存活数月[9]。细胞因子 IL-15 对于 NK 细胞的分化和扩增具有非常重要的作用[10]。虽然在胸腺中可见到 NK 细胞,尤其是在胎儿发育过程中,但 NK 细胞的分化并不需要胸腺的存在。NK 细胞能够在胸腺中由表达 CD127(IL-7Rα)抗原的 NK 前体细胞分化而来[11]。在人类,二级淋巴组织可能也是 NK 细胞的发育场所[9]。感染或其他刺激引起的 NK 细胞数目增多和组织分布的变化,主要是由于骨髓产生的 NK 细胞增多,以及可能不成熟或成熟的外周 NK 细胞增殖导致的。

成熟的 NK 细胞存在于血液中,大约占淋巴细胞的 5% ~ 20%(但个体差异很大)[13]。未成熟的 NK 细胞表达大量的 CD56,缺乏 CD16,细胞杀伤能力低,而血液中的成熟 NK 细胞 CD56 的表达量低,CD16 的水平高,介导有效的溶解活性[14]。NK 细胞存在于脾脏的红髓中,在其他淋巴组织和骨髓中也可见很少的 NK 细胞[2]。NK 细胞表型类似于淋巴结中检测到 CD56 强表达的外周亚群[15]。在肝脏(隐窝细胞)、肺和肠道黏

膜中也能发现少量的 NK 细胞[16,17]。例如，被干扰素、病毒或细菌感染激活时，NK 细胞可聚集在正常情况下很少有 NK 细胞的器官中，尤其是肝脏、骨髓和淋巴结；在这些器官中，NK 细胞可产生大量的促炎症因子和免疫调节细胞因子[12]。具有活化的 CD56brightCD16⁻ NK 细胞（蜕膜粒细胞）特征的细胞，它们代表人妊娠早期蜕膜中出现的主要细胞类型[19]。蜕膜 NK 细胞产生具有组织重塑能力的细胞因子，促进胚胎植入，监测整个月经周期的黏膜完整性，控制怀孕期间滋养层的侵袭，并调控母体对胚胎抗原的免疫应答。

● 自然杀伤细胞功能的机制

细胞介导的细胞毒作用

　　NK 细胞介导的细胞毒性依赖于与靶细胞的结合，以及随后的溶解机制的激活，通常涉及颗粒的分泌，包括具有溶解能力的分子，如孔形成蛋白穿孔素（perforin）和颗粒酶（granzymes）[5]。在有些情况下，细胞毒性也可由细胞表面分子的相互作用介导，例如 NK 细胞上的 FAS 配体、膜肿瘤坏死因子（TNF）-α 或肿瘤坏死因子相关凋亡诱导配体（TRAIL 或 CD253）与靶细胞表面的死亡诱导受体的相互作用。靶细胞的裂解是由于细胞膜通透性的改变和诱导细胞凋亡导致的[5]。

　　有些激活细胞毒性机制和诱导细胞因子分泌的 NK 细胞表面分子已被确定[20]（图 77-1），免疫球蛋白（Ig）G 的 Fc 片段低亲和受体（FcγRⅢA 或 CD16）是其中之一，表达于大多数人的循环 NK 细胞，与 CD3ξ 或 FcεRIγ 的信号传导链相关。当 CD16 通过与靶细胞表面结合的 IgG 抗体交联时，就会触发抗体依赖性细胞介导的细胞毒作用（ADCC）。NK 细胞也可被一些识别潜在靶细胞上相关配体的其他受体所激活。NKG2D 是在所有 NK 细胞上表达的受体，与 NK 细胞识别转化的细胞和病毒感染细胞相关[21]。这一受体识别 MHC Ⅰ类相关糖蛋白家族（包括 MICA、MICB、ULBP1-ULBP6），这些分子在正常细胞中不表

达或仅低水平表达，但在细胞转化或病毒感染时诱导或上调[21]。可能是为逃避 NK 细胞介导的免疫反应，病毒（如巨细胞病毒）已经"设计"了防止感染细胞中表达 NKG2D 配体的策略[22]。NK 细胞表达 DNAM-1（CD226）和"天然细胞毒性"受体 NKp30、NKp44、NKp46[20] 等许多与肿瘤识别相关的其他激活受体。

　　NK 细胞优先杀死某些缺乏 MHC Ⅰ类分子表达的肿瘤细胞[23]。NK 细胞的调节包括，活化受体引发的正信号和通过 NK 细胞 Ⅰ类 MHC 抑制受体和靶细胞自体 MHC Ⅰ类分子之间相互作用传递的负信号。NK 细胞可能介导对失去 MHC 类 Ⅰ 分子表达细胞的免疫监视。许多病毒抑制 MHC Ⅰ类蛋白的合成或转运，大概是为了避免 CTL 的检测[24]。此外，肿瘤细胞频繁丧失 MHC Ⅰ类表达已被证实[25]。但是，如果 NK 细胞获得足够强的激活信号，它就能够杀死表达 MHC Ⅰ类的细胞。

　　在人类已明确两个家族的 MHC Ⅰ类 NK 细胞受体。杀伤细胞 Ig 样受体（KIR）由人染色体 19q13.4[26] 上约 15 个基因编码。基因高度多态且快速演变，通过基因复制和转化事件造成多样化。某些 KIR 结合人白细胞抗原（HLA）-C 配体，而其他 KIR 识别 HLA-B 或 HLA-A 的某些等位基因。MHC Ⅰ类的另一类 NK 细胞受体是包含 CD94 亚基的异二聚糖蛋白，与 NKG2A 分子以二硫键结合[20]。编码 CD94（KLRD1）和 NKG2A（KLRC1）的基因在人染色体 12p12-p13 上，是 C 型凝集素超家族的成员。CD94-NKG2A 受体与 HLA-E 结合，HLA-E 是一种独特的 MHC Ⅰ类蛋白，系源自 HLA-A、HLA-B、HLA-C 或 HLA-G 蛋白前导片段的肽[27]。当合成 HLA-A 时，HLA-B、HLA-C 或 HLA-G 可能由于病毒感染或宿主细胞的转化而被破坏，HLA-E 不能转运到细胞表面来呈递到 CD94-NKG2A 受体。尽管 CD4⁺ T 细胞的一小部分也表达 KIR，但各种 KIR 和 CD94⁻NKG2A 受体在 NK 细胞群体和某些记忆 T 细胞亚群上的重叠表达，通常都是 CD8⁺ T 细胞。抑制性 KIR 和 CD94-NKG2A 受体的胞浆结构域中有一个免疫受体酪氨酸抑制基序（ITIM），结合胞浆酪氨酸磷酸酶 SHP-1，因而抑制细胞毒性和细胞因子分泌[20]。因此，表达 KIR 或 CD94-NKG2A 的 NK 细胞和 T 细胞的功能，是通过平衡各种活化受体传递的正信号与抑制性 MHC Ⅰ类受体提供的负信号来调节的。虽然 NK 细胞抑制性受体的表达是富于变化和多态的，但大多数 NK 细胞表达至少一种识别自身 MHC 的抑制受体，因此不自反应。在 NK 细胞全功能成熟的发育过程中，也可能在扩增期间，至少部分需要一种抑制性受体与其配体间的相互作用。（NK 细胞"许可"）[28]。

　　KIR 和 CD94-NKG2 家族中某些不含 ITIM 序列的受体，对 NK 细胞和 T 细胞应答发挥激活而非抑制作用[20]。这些受体与同源二聚体衔接蛋白 DAP12[29] 非共价结合。类似于 CD3ξ 和 FcεRIγ 亚基，DAP12 胞浆结构域中含有免疫受体酪氨酸的活化基序（ITAM）。在受体结合后，DAP12 发生酪氨酸磷酸化，募集 ZAP70 和 Syk 胞浆酪氨酸激酶，诱导细胞活化[29]。尚未确定活化 NK 细胞 MHC Ⅰ类分子受体的生理作用，但这些受体可能在同种异体骨髓移植中重要。小鼠 Ly49 家族中的激活受体（人类 KIRs 的功能对应物）已被证明能够识别由巨细胞病毒编码的病毒糖蛋白，并保护小鼠免受这种病原体的侵袭[30,31]。这一发现暗示人类中某些活化的 KIR 也可能识别病原体。

　　虽然血中静息 NK 细胞是细胞毒性的，但通过暴露于 IFN-

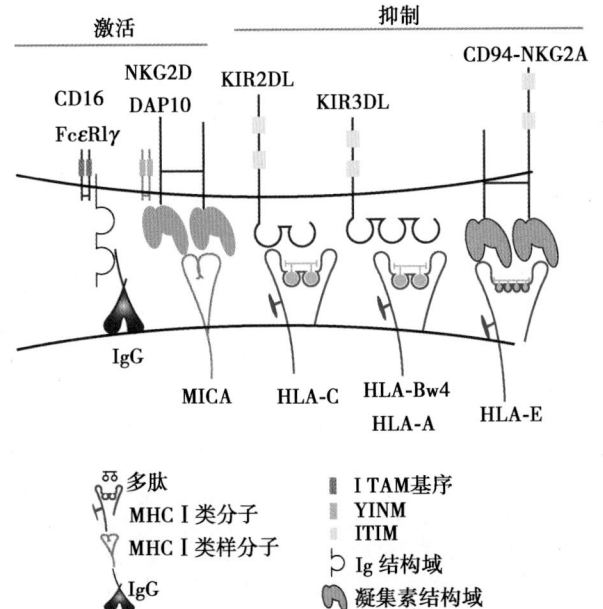

图 77-1　调控 NK 细胞应答的某些抑制性和激活性受体示意图

α/β、IL-2，IL-12、IL-15 和 IL-18[32~34]等细胞因子，则无论在体内或体外，其活性均可大大增强。静息 NK 细胞组成型表达中等亲和性 IL-2 受体，而 IL-2 诱导大多数 NK 细胞进入细胞周期的进程[35]。

细胞因子的产生

NK 细胞的很多生理功能至少部分是通过其分泌的细胞因子介导的。NK 细胞能够大量产生 IFN-γ 和 GM-CSF。NK 细胞还能生成其他细胞因子和趋化因子。受细胞因子刺激，如 IL-2、IL-12、IL-18、TNF-α、IL-1 等[2,33,36,37]，以及被激活型受体触发，如与免疫复合物相互作用的 CD16 等，单独作用或经常协同作用，可诱导 NK 细胞产生细胞因子[2,38,39]。

● NK 细胞的生理功能

固有免疫

与骨髓细胞一起，作为针对感染的第一道防线，NK 细胞是先天或固有免疫的效应物（图 77-2）。NK 细胞参与抵御某些病毒感染的能力在实验动物中有充分的证据，一些罕见的 NK 细胞选择性缺乏患者出现的复发性病毒感染也强烈暗示了 NK 细胞的能力[40]。NK 细胞选择性杀死病毒感染细胞的机制至少部分依赖于 IFN-α 的产生，IFN-α 是 NK 细胞活化的有效刺激因子[41,42]。体内病毒感染和 I 型 IFN 产生通常伴随着 NK 细胞

的快速激活和数量增加[18]。NK 细胞对病毒感染反应之后，接着是抗原特异性 T 辅助细胞和 CTL 应答，其在感染后 7～9 天达到高峰[18]。早期 NK 细胞应答使某些病毒滴度显著降低，包括小鼠巨细胞病毒（MCMV）[43]。由病毒感染引起的 NK 细胞活化可能有益也可能有致病效应[44]。MCMV 的感染后，表达活化 Ly49H 受体的 NK 细胞持续数月扩增，快速响应 MCMV 的再次感染，因此具有免疫记忆[9]。同样，肝内 NK 细胞的一个亚群可以介导抗原特异性接触超敏反应和免疫记忆[45,46]。

通过对微生物本身或对被感染的吞噬细胞产生的某些因子，如 IL-12 和 TNF-α，产生应答，NK 细胞可产生高水平的吞噬细胞活化细胞因子 IFN-γ 和 GM-CSF，增强吞噬细胞对微生物的反应，尤其是胞内病毒和寄生虫[47,48]。

获得性免疫的调节

NK 细胞通过在免疫反应早期与感染因素和抗原相互作用，对 B 细胞、T 细胞和抗原呈递细胞的功能有激活或抑制作用[2]。体内和体外都有研究证据显示，NK 细胞对 B 细胞的应答有增强效应，说明在没有 T 细胞的情况下，NK 细胞部分通过分泌 IFN-γ 支持抗原特异性的 B 细胞应答[49,50]。在某些感染中，NK 细胞可能是最佳诱导 CD4+ 和 CD8+ T 细胞应答所必需[51,52]。NK 细胞被微生物或细胞因子（如 IL-12 和 IL-18）刺激后产生大量 IFN-γ 和其他促进 1 型 T 辅助细胞的发育[53,54]。NK 细胞与抗原呈递树突状细胞之间的相互激活作用对调节先天抵抗和病原体的下游适应性反应都是非常重要的[55,56]。

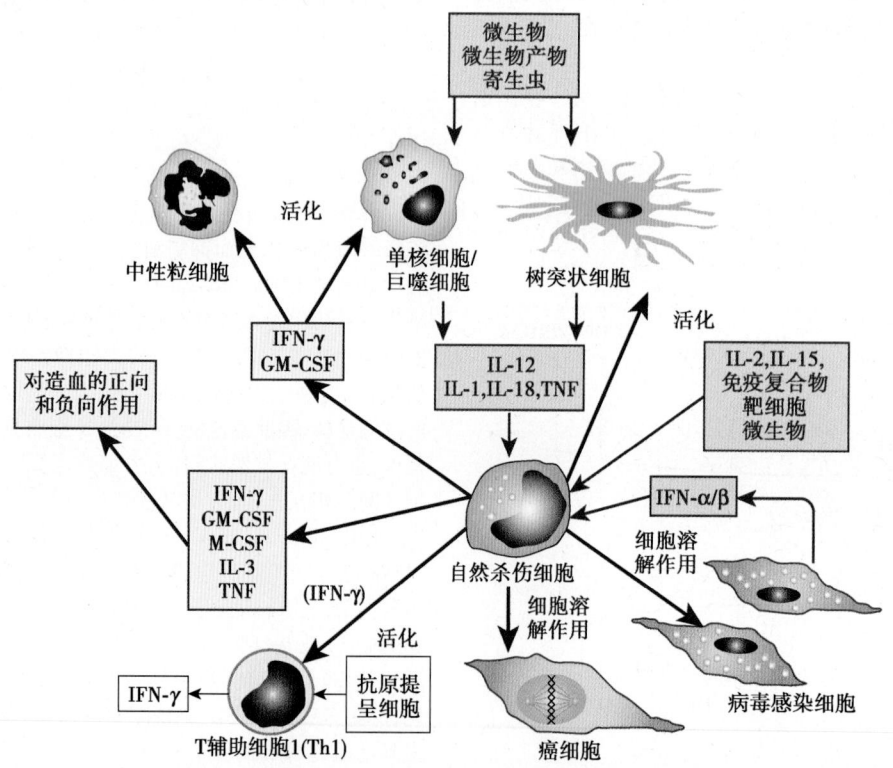

图 77-2 作为天然免疫效应细胞的 NK 细胞的功能与调节通路示意图。除了介导细胞毒作用外，NK 细胞还通过释放几种细胞因子发挥生理功能，这些细胞因子可影响其他细胞类型的功能，包括造血祖细胞等。NK 细胞的活性也受到细胞因子的调节。细胞因子 IFN-α/β、IL-2、IL-15 和 IL-12 能够增强 NK 细胞介导的细胞毒性。IL-2、IL-12、IL-15、IL-18、TNF 和 IL-1 能够诱导 NK 细胞产生淋巴因子，IL-2 和 1L-12 诱导 NK 细胞增殖。绿色箭头表示激活 NK 细胞的情况，而红色箭头表示 NK 细胞的天然免疫促炎症和免疫调节功能

造血的调节

实验和临床研究已经证明,NK 细胞参与造血调控[57]。NK 细胞的作用主要由分泌的可溶性因子介导。NK 细胞持续地表达或活化后生成一些淋巴因子,有些主要有抑制造血作用,如 TNF 和 IFN-γ,有些主要有刺激造血作用,如 GM-CSF[36,58]。在辐射的 F1 代小鼠中排斥亲代骨髓移植物中,NK 细胞起效应物的作用[59];在小鼠感染淋巴细胞性脉络丛脑膜炎病毒(LCMV)[60]后,NK 细胞对红细胞和巨噬细胞生成起抑制作用[60]。以上表明体内激活的 NK 细胞既可影响同种异体又可影响同基因造血祖细胞。鉴于 NK 细胞杀死转化的造血细胞的能力,有人推测 NK 细胞在同种异体骨髓移植中的移植物抗白血病效应中起重要作用,但 NK 细胞在移植物抗宿主病中的作用,即使有,也不大[61]。在单倍体相同或者错配的造血细胞移植中,供者的 NK 细胞上出现不识别受者血细胞和恶性细胞上的抑制性配体的 KIR,可避免白血病复发。还观察到移植物抗宿主病的发病率降低,这也被认为是由于受者抗原呈递细胞被供者 NK 细胞清除所致[62]。

● NK 细胞数量和功能的病理性改变

在病理情况下,NK 细胞数量和功能通常会下降,包括癌症和 AIDS[63,64]。NK 细胞数量和功能的下降,通过降低肿瘤病人对肿瘤生长和转移,或者降低 AIDS 病人防御机会性感染的天然抵抗力,而参与疾病的病理过程。契-东综合征(Chédiak-Higashi syndrome)[65]是一种罕见的常染色体隐性遗传病,有细胞功能失调,包括细胞质颗粒融合和中性粒细胞溶酶体脱粒缺陷,并观察到 NK 细胞具有低反应性。在这些患者中,NK 细胞数量正常,但是 NK 细胞胞质中出现单个巨大的颗粒,介导细胞毒性的能力严重下降[65]。

NK 细胞急性恶性增殖罕见;在亚洲人比在白种人更多,通常与 EB 病毒的感染有关[66]。结外 NK 细胞淋巴瘤发生在鼻咽区和非鼻区,大多影响结外组织,以 NK 细胞(CD2+,CD3-,CD56+,CD16-,CD57-)白血病或淋巴瘤的形式出现[67]。该病主要发生在 50 几岁的男性,临床病程通常极端侵袭性。侵袭性 NK 细胞白血病是一种影响年轻成人的严重疾病,其特征是在全身血液和骨髓中都出现恶性 NK 细胞[67]。母细胞性 NK 细胞淋巴瘤以皮肤趋向性的 CD4+CD56+细胞为特征,现在已经认识到该病为类浆细胞树突状细胞而非 NK 细胞的异常增殖[67]。一种 LGLs 慢性单克隆增殖性疾病的临床病程相对惰性,也较为常见[68]。大多数病人的骨髓有淋巴细胞浸润。常见严重的中性粒细胞减少症和贫血。高达一半的病人有相关疾病,最常见的是类风湿关节炎,肝炎或癌症等[68]。虽然所有这些病人的细胞都具有 LGL 的形态特征,但大约 2/3 的病人代表 CD8+ T 细胞的单克隆扩增,只有不到 1/3 的病人具有典型的 CD3-、CD56+、CD57+表型和基因型,少数病人为 CD16+NK 细胞[68]。

● NK 细胞疗法治疗恶性肿瘤

靶向 NK 细胞受体

数据表明,接受 KIR 不相容供体的异基因造血干细胞移植后,受体急性骨髓性白血病(AML)复发减少,仍然是支持 NK 细胞抗肿瘤活性的最有力证据[61]。而且,小鼠实验中 Ly49-不相容 NK 细胞介导移植物抗肿瘤的作用已经引入临床试验探索癌症患者过继输注同种异体 NK 细胞。人类试验研究表明,IL-2 激活的 MHC 异基因 NK 细胞过继输注后可以在体内增殖,引起 AML 和实体瘤患者的肿瘤减轻[69]。

通过干扰抑制性 KIR 来增强 NK 肿瘤杀伤的策略包括用单克隆抗体阻断 KIRs 或基因沉默其表达。IPH2101 是与 KIR2D 结合、完整的人 IgG4 抗体,因此阻断 KIR2D 抑制 NK 细胞功能的能力。IPH2101 增强 NK 细胞杀伤 KIR 配体匹配的肿瘤细胞的小鼠模型的研究,已引入 I 期试验,在 AML 和其他血液学疾病患者中评估 IPH2101 介导的 KIR2D 阻滞的疗效[70]。在体或离体试验证明,抑制性受体 NKG2A 的基因干扰输注荷瘤小鼠后,NK 细胞对表达 HLA-E 肿瘤的杀伤增强[71]。

NK 细胞过继输注

近来,已研发出体外大量扩增人 NK 细胞的方法,这为过继 NK 细胞免疫治疗癌症患者的疗效研究提供了机会[72]。大多数扩增培养基利用辐照的滋养层细胞,如 EB 病毒转化的淋巴母细胞细胞系或人红髓白血病细胞系 K562 细胞,通常经过基因修饰表达膜结合的 4~1BB 配体、IL-15 或 IL-21。扩增的 NK 细胞增加了 NK 激活受体和细胞毒性效应分子的表面表达。与静息 NK 细胞相比,扩增的 NK 细胞表达大量的 IFN-γ、Fas 配体和 TRAIL。对 K562 和其他肿瘤细胞的细胞毒性较静息或短期 IL-2 激活的 NK 细胞显著增强。目前正进行 I 期临床试验:不同癌症患者输注大量体外扩增的自体 NK 细胞[73]。

研究表明,来那度胺(一种由沙利度胺衍生的免疫调节药物)和抗 PD-1,抗 PD-L1 和抗 CTLA-4 等阻止免疫检查点的单克隆抗体,增强了 NK 细胞介导的 ADCC[74,75]。目前,我们体外扩增 NK 细胞的能力进一步提高,这使联合上述及其他单克隆抗体和过继性 NK 细胞输注来有效增加其抗肿瘤效应成为可行。

克服 NK 细胞归巢缺陷

扩增的 NK 细胞不能有效归巢到骨髓和淋巴结中恶性血液病驻留的位置。各种增加 NK 细胞归巢的技术已有报道[72]。改进对这些靶器官的 NK 细胞归巢的各种技术已经表面在 K562 细胞上表达的,NK 细胞蚕噬(从呈递细胞到淋巴细胞的质膜转运)K562 细胞表达的膜结合趋化因子受体 CCR7 可用来增加 NK 细胞 CCR7 表面表达,促进它们归巢进入无胸腺小鼠的淋巴结[76]。烟酰胺是烟酰胺腺嘌呤二核苷依赖性酶的特异性抑制剂,将它加入细胞培养基中,大大增加了 NK 细胞上 CD62L 的表面表达,促进它们归巢于免疫缺陷小鼠的脾脏和骨髓。

白细胞募集到骨髓很大程度上依赖于 E-选择素结合[77]。体外扩增的 NK 细胞主要表达 E-选择蛋白非糖基化配体,可能限制了其归巢于骨髓的能力。用岩藻糖基转移酶 VI 使得 NK 细胞岩藻糖基化,在体外增强了其 E-选择蛋白结合能力,在小鼠体内促进其骨髓归巢[72]。目前正在研究 NK 细胞的强制岩藻糖基化,作为增加 NK 归巢至骨髓的新方法,增强 NK 细胞对恶性血液病杀伤能力。

增强 NK 细胞对肿瘤细胞杀伤

用增强半胱天冬酶活性药物、上调凋亡诱导配体 TRAIL 或

Fas-L 死亡受体的药物治疗肿瘤,是增强 NK 细胞抗肿瘤作用的替代策略[78]。蛋白酶体抑制剂硼替佐米可上调 TRAIL 受体 DR5 的表面表达,体内、体外实验均增强了肿瘤对 NK 细胞 TRAIL 介导凋亡的易感性[79]。小鼠实验中,过继 NK 细胞输注前清除调节性 T 细胞,可进一步增强这种抗肿瘤效果。目前硼替佐米治疗后进行体外扩增 NK 细胞输注的疗效评估临床试验正在进行。

在临床应用中,将嵌合抗原受体(CARs)转染到 NK 细胞中,诱导肿瘤特异性 NK 细胞杀伤的方法已优化。CARs 是特异性针对肿瘤上表达抗原的,如 B 细胞恶性肿瘤上的 CD19、乳腺癌上的 HER2/ErbB2 及神经母细胞瘤肿瘤上的 GD2,将 Cars 转染到 NK 细胞中,增强了自体 NK 细胞的肿瘤杀伤作用[72,80]。这些发现和研究展示了示了基于 CAR-T 靶向 B 细胞恶性肿瘤 CD19 的治疗效果,表明 CAR 修饰的 NK 细胞在临床上值得探索(参见第 26 章)。

翻译:王培鸿　互审:周光飚　校对:刘萍、任瑞宝

参考文献

1. Takasugi M, Mickey MR, Terasaki PI: Reactivity of lymphocytes from normal persons on cultured tumor cells. *Cancer Res* 33:2898–2902, 1973.
2. Trinchieri G: Biology of natural killer cells. *Adv Immunol* 47:187–376, 1989.
3. Spits H, Artis D, Colonna M, et al: Innate lymphoid cells—A proposal for uniform nomenclature. *Nat Rev Immunol* 13:145–149, 2013.
4. Tupin E, Kinjo Y, Kronenberg M: The unique role of natural killer T cells in the response to microorganisms. *Nat Rev Microbiol* 5:405–417, 2007.
5. Chowdhury D, Lieberman J: Death by a thousand cuts: Granzyme pathways of programmed cell death. *Annu Rev Immunol* 26:389–420, 2008.
6. Ortaldo JR, Winkler-Pickett R, Kopp W, et al: Relationship of large and small CD3-CD56+ lymphocytes mediating NK-associated activities. *J Leukoc Biol* 52:287–295, 1992.
7. Vosshenrich CA, Di Santo JP: Developmental programming of natural killer and innate lymphoid cells. *Curr Opin Immunol* 25:130–138, 2013.
8. Jamieson AM, Isnard P, Dorfman JR, et al: Turnover and proliferation of NK cells in steady state and lymphopenic conditions. *J Immunol* 172:864–870, 2004.
9. Sun JC, Beilke JN, Lanier LL: Adaptive immune features of natural killer cells. *Nature* 457:557–561, 2009.
10. Kennedy MK, Glaccum M, Brown SN, et al: Reversible defects in natural killer and memory CD8 T cell lineages in interleukin 15-deficient mice. *J Exp Med* 191:771–780, 2000.
11. Di Santo JP, Vosshenrich CA: Bone marrow versus thymic pathways of natural killer cell development. *Immunol Rev* 214:35–46, 2006.
12. Freud AG, Caligiuri MA: Human natural killer cell development. *Immunol Rev* 214:56–72, 2006.
13. Perussia B, Acuto O, Terhorst C, et al: Human natural killer cells analyzed by B73.1, a monoclonal antibody blocking Fc receptor functions. II. Studies of B73.1 antibody-antigen interaction on the lymphocyte membrane. *J Immunol* 130:2142–2148, 1983.
14. Caligiuri MA: Human natural killer cells. *Blood* 112:461–469, 2008.
15. Fehniger TA, Cooper MA, Nuovo GJ, et al: CD56bright natural killer cells are present in human lymph nodes and are activated by T cell-derived IL-2: A potential new link between adaptive and innate immunity. *Blood* 101:3052–3057, 2003.
16. Bouwens L, Wisse E: Pit cells in the liver. *Liver* 12:3–9, 1992.
17. Weissler JC, Nicod LP, Lipscomb MF, et al: Natural killer cell function in human lung is compartmentalized. *Am Rev Respir Dis* 135:941–949, 1987.
18. Biron CA, Nguyen KB, Pien GC, et al: Natural killer cells in antiviral defense: Function and regulation by innate cytokines. *Annu Rev Immunol* 17:189–220, 1999.
19. Kitaya K: Accumulation of uterine CD16(–) natural killer (NK) cells: Friends, foes, or Jekyll-and-Hyde relationship for the conceptus? *Immunol Invest* 37:467–481, 2008.
20. Vivier E, Raulet DH, Moretta A, et al: Innate or adaptive immunity? The example of natural killer cells. *Science* 331:44–49, 2011.
21. Raulet DH, Gasser S, Gowen BG, et al: Regulation of ligands for the NKG2D activating receptor. *Annu Rev Immunol* 31:413–441, 2013.
22. Champsaur M, Lanier LL: Effect of NKG2D ligand expression on host immune responses. *Immunol Rev* 235:267–285, 2010.
23. Karre K, Ljunggren HG, Piontek G, et al: Selective rejection of H-2-deficient lymphoma variants suggests alternative immune defence strategy. *Nature* 319:675–678, 1986.
24. Hansen TH, Bouvier M: MHC class I antigen presentation: Learning from viral evasion strategies. *Nat Rev Immunol* 9:503–513, 2009.
25. Garcia-Lora A, Algarra I, Garrido F: MHC class I antigens, immune surveillance, and tumor immune escape. *J Cell Physiol* 195:346–355, 2003.
26. Parham P, Moffett A: Variable NK cell receptors and their MHC class I ligands in immunity, reproduction and human evolution. *Nat Rev Immunol* 13:133–144, 2013. .
27. Braud VM, Allan DS, O'Callaghan CA, et al: HLA-E binds to natural killer cell receptors CD94/NKG2A, B and C. *Nature* 391:795–799, 1998.
28. Jonsson AH, Yokoyama WM: Natural killer cell tolerance licensing and other mechanisms. *Adv Immunol* 101:27–79, 2009.
29. Lanier LL, Corliss BC, Wu J, et al: Immunoreceptor DAP12 bearing a tyrosine-based activation motif is involved in activating NK cells. *Nature* 391:703–707, 1998.
30. Brown MG, Dokun AO, Heusel JW, et al: Vital involvement of a natural killer cell activation receptor in resistance to viral infection. *Science* 292:934–937, 2001.
31. Arase H, Mocarski ES, Campbell AE, et al: Direct recognition of cytomegalovirus by activating and inhibitory NK cell receptors. *Science* 296:1323–1326, 2002.
32. Trinchieri G, Santoli D: Anti-viral activity induced by culturing lymphocytes with tumor-derived or virus-transformed cells. Enhancement of human natural killer cell activity by interferon and antagonistic inhibition of susceptibility of target cells to lysis. *J Exp Med* 147:1314–1333, 1978.
33. Trinchieri G, Matsumoto-Kobayashi M, Clark SC, et al: Response of resting human peripheral blood natural killer cells to interleukin 2. *J Exp Med* 160:1147–1169, 1984.
34. Kobayashi M, Fitz L, Ryan M, et al: Identification and purification of Natural Killer cell stimulatory factor (NKSF), a cytokine with multiple biologic effects on human lymphocytes. *J Exp Med* 170:827–846, 1989.
35. London L, Perussia B, Trinchieri G: Induction of proliferation in vitro of resting human natural killer cells: IL 2 induces into cell cycle most peripheral blood NK cells, but only a minor subset of low density T cells. *J Immunol* 137:3845–3854, 1986.
36. Cuturi MC, Anegon I, Sherman F, et al: Production of hematopoietic colony-stimulating factors by human natural killer cells. *J Exp Med* 169:569–583, 1989.
37. Peritt D, Robertson S, Gri G, et al: Differentiation of human NK cells into NK1 and NK2 subsets. *J Immunol* 161:5821–5824, 1998.
38. Anegon I, Cuturi MC, Trinchieri G, et al: Interaction of Fc receptor (CD16) ligands induces transcription of interleukin 2 receptor (CD25) and lymphokine genes and expression of their products in human natural killer cells. *J Exp Med* 167:452–472, 1988.
39. Chan SH, Perussia B, Gupta JW, et al: Induction of interferon gamma production by natural killer cell stimulatory factor: Characterization of the responder cells and synergy with other inducers. *J Exp Med* 173:869–879, 1991.
40. Orange JS: Human natural killer cell deficiencies. *Curr Opin Allergy Clin Immunol* 6:399–409, 2006.
41. Santoli D, Trinchieri G, Koproswki H: Cell-mediated cytotoxicity in humans against virus-infected target cells. II. Interferon induction and activation of natural killer cells. *J Immunol* 121:532–538, 1978.
42. Bandyopadhyay S, Perussia B, Trinchieri G, et al: Requirement for HLA-DR positive accessory cells in natural killing of cytomegalovirus-infected fibroblasts. *J Exp Med* 164:180–195, 1986.
43. Bukowski JF, Woda BA, Habu S, et al: Natural killer cell depletion enhances virus synthesis and virus-induced hepatitis in vivo. *J Immunol* 131:1531–1538, 1983.
44. Waggoner SN, Cornberg M, Selin LK, et al: Natural killer cells act as rheostats modulating antiviral T cells. *Nature* 481:394–398, 2011.
45. O'Leary JG, Goodarzi M, Drayton DL, von Andrian UH: T cell- and B cell-independent adaptive immunity mediated by natural killer cells. *Nat Immunol* 7:507–516, 2006.
46. Paust S, Gill HS, Wang BZ, et al: Critical role for the chemokine receptor CXCR6 in NK cell-mediated antigen-specific memory of haptens and viruses. *Nat Immunol* 11:1127–1135, 2010.
47. Bancroft GJ, Schreiber RD, Bosma GC, et al: A T cell-independent mechanism of macrophage activation by interferon-gamma. *J Immunol* 139:1104–1107, 1987.
48. Gazzinelli RT, Hieny S, Wynn TA, et al: Interleukin 12 is required for the T-lymphocyte-independent induction of interferon gamma by an intracellular parasite and induces resistance in T-cell-deficient hosts [see comments]. *Proc Natl Acad Sci U S A* 90:6115–6119, 1993.
49. Mond JJ, Brunswick M: A role for IFN-gamma and NK cells in immune response to T cell-regulated antigens types 1 and 2. *Immunol Rev* 99:105–118, 1987.
50. Yuan D, Wilder J, Dang T, et al: Activation of B lymphocytes by NK cells. *Int Immunol* 4:1373–1380, 1992.
51. Goldszmid RS, Bafica A, Jankovic D, et al: TAP-1 indirectly regulates CD4+ T cell priming in Toxoplasma gondii infection by controlling NK cell IFN-gamma production. *J Exp Med* 204:2591–2602, 2007.
52. Scharton TM, Scott P: Natural killer cells are a source of interferon gamma that drives differentiation of CD4+ T cell subsets and induces early resistance to Leishmania major of mice. *J Exp Med* 178:567–577, 1993.
53. Trinchieri G: Interleukin-12 and the regulation of innate resistance and adaptive immunity. *Nat Rev Immunol* 3:133–146, 2003.
54. Goldszmid Romina S, Caspar P, Rivollier A, et al: NK cell-derived interferon-γ orchestrates cellular dynamics and the differentiation of monocytes into dendritic cells at the site of infection. *Immunity* 36:1047–1059, 2012.
55. Gerosa F, Gobbi A, Zorzi P, et al: The reciprocal interaction of NK cells with plasmacytoid or myeloid dendritic cells profoundly affects innate resistance functions. *J Immunol* 174:727–734, 2005.
56. Moretta A: Natural killer cells and dendritic cells: Rendezvous in abused tissues. *Nat Rev Immunol* 2:957–964, 2002.
57. Trinchieri G: Natural killer cells in hematopoiesis, in *The Natural Immune System: Natural Killer Cells* edited by Lewis CE and James O'D. IRL Press at Oxford University Press, Oxford, New York, pp 41–65. 1992.
58. Murphy WJ, Keller JR, Harrison CL, et al: Interleukin-2-activated natural killer cells can support hematopoiesis in vitro and promote marrow engraftment in vivo. *Blood* 80:670–677, 1992.
59. Cudkowicz G, Hochman PS: Do natural killer cells engage in regulated reaction against self to ensure homeostasis? *Immunol Rev* 44:13–41, 1979.
60. Randrup-Thomsen A, Pisa P, Bro-Jorgensen K, et al: Mechanisms of lymphocytic choriomeningitis virus-induced hemopoietic dysfunction. *J Virol* 59:428–433, 1986.
61. Velardi A: Natural killer cell alloreactivity 10 years later. *Curr Opin Hematol* 19:421–426, 2012.
62. Velardi A, Ruggeri L, Alessandro, et al: NK cells: A lesson from mismatched hematopoietic transplantation. *Trends Immunol* 23:438–444, 2002.

63. Vesely MD, Kershaw MH, Schreiber RD, et al: Natural innate and adaptive immunity to cancer. *Annu Rev Immunol* 29:235–271, 2011.

64. Jost S, Altfeld M: Control of human viral infections by natural killer cells. *Annu Rev Immunol* 31:163–194, 2013.

65. Haliotis T, Roder J, Klein M, et al: Chediak-Higashi gene in humans. I. Impairment of natural-killer function. *J Exp Med* 151:1039–1048, 1980.

66. Kanavaros P, Lescs MC, Briere J, et al: Nasal T-cell lymphoma: A clinicopathologic entity associated with peculiar phenotype and with Epstein-Barr virus. *Blood* 81:2688–2695, 1993.

67. Liang X, Graham DK: Natural killer cell neoplasms. *Cancer* 112:1425–1436, 2008.

68. Reynolds CW, Foon KA: Tgamma-lymphoproliferative disorders in man and experimental animals: A review of the clinical, cellular and functional characteristics. *Blood* 64:1146–1158, 1984.

69. Bachanova V, Cooley S, Defor TE, et al: Clearance of acute myeloid leukemia by haploidentical natural killer cells is improved using IL-2 diphtheria toxin fusion protein. *Blood* 123:3855–3863, 2014.

70. Korde N, Carlsten M, Lee MJ, et al: A phase II trial of pan-KIR2D blockade with IPH2101 in smoldering multiple myeloma. *Haematologica* 99:e81–e83, 2014.

71. Furutani E, Smith A, Uchida N, et al: SiRNA inactivation of the inhibitory receptor NKG2A augments the anti-tumor effects of adoptively transferred NK cells in tumor-bearing hosts. *ASH Annu Meet Abstr* 1015, 2010.

72. Childs RW, Berg M: Bringing natural killer cells to the clinic: *Ex vivo* manipulation. *Hematology Am Soc Hematol Educ Program* 2013:234–246, 2013.

73. Berg M, Lundqvist A, McCoy P Jr, et al: Clinical-grade *ex vivo*-expanded human natural killer cells up-regulate activating receptors and death receptor ligands and have enhanced cytolytic activity against tumor cells. *Cytotherapy* 11:341–355, 2009.

74. Zhu D, Corral LG, Fleming YW, et al: Immunomodulatory drugs Revlimid (R) (lenalidomide) and CC-4047 induce apoptosis of both hematological and solid tumor cells through NK cell activation. *Cancer Immunol Immunother* 57:1849–1859, 2008.

75. Benson DM Jr, Bakan CE, Mishra A, et al: The PD-1/PD-L1 axis modulates the natural killer cell versus multiple myeloma effect: A therapeutic target for CT-011, a novel monoclonal anti-PD-1 antibody. *Blood* 116:2286–2294, 2010.

76. Somanchi SS, Somanchi A, Cooper LJ, et al: Engineering lymph node homing of ex vivo-expanded human natural killer cells via trogocytosis of the chemokine receptor CCR7. *Blood* 119:5164–5172, 2012.

77. Sackstein R: The lymphocyte homing receptors: Gatekeepers of the multistep paradigm. *Curr Opin Hematol* 12:444–450, 2005.

78. Srivastava S, Lundqvist A, Childs RW: Natural killer cell immunotherapy for cancer: A new hope. *Cytotherapy* 10:775–783, 2008.

79. Lundqvist A, Yokoyama H, Smith A, et al: Bortezomib treatment and regulatory T-cell depletion enhance the antitumor effects of adoptively infused NK cells. *Blood* 113:6120–6127, 2009.

80. Boissel L, Betancur M, Lu W, et al: Comparison of mRNA and lentiviral based transfection of natural killer cells with chimeric antigen receptors recognizing lymphoid antigens. *Leuk Lymphoma* 53:958–965, 2012.

第78章
淋巴细胞和浆细胞疾病的分类及临床表现

Yvonne A. Efebera and Michael A. Caligiuri *

摘要

本章将简单介绍淋巴细胞和浆细胞疾病的主要类型，这类疾病主要分为三种。第一种是由淋巴细胞内在缺陷所引起。第二种是由淋巴细胞以外的因素所导致。第三种是由恶性或恶变前的淋巴细胞所造成的，根据世界卫生组织关于淋巴组织肿瘤的分类，这部分内容将在第90章中介绍。这三种类型在临床表现上也许并不容易鉴别，但是这样的分类可以提供一个框架，用于评估那些已知的或可疑的淋巴细胞以及浆细胞疾病的患者。本章简单介绍这一框架，并为本书其他对各个疾病做了更详细论述的章提供路线图。

● 分类

淋巴细胞和浆细胞功能失调可以分为三个主要类型（表78-1）。第一种类型被称为"原发性疾病"，是由淋巴细胞内在的缺陷所引起的疾病，导致骨髓来源的（B 细胞），胸腺来源的（T 细胞）或者两者联合的功能异常，从而损害体液和细胞免疫，或者影响自然杀伤（NK）细胞的功能。这些功能失调主要是由淋巴细胞代谢（参见第 73～77、80 章）和（或）受体-配体表达（参见第 17、80 章）的先天异常而引起的。第二种类型被称为"获得性疾病"，是由淋巴细胞以外的因素引起的免疫功能失调。这种情况通常是由病毒或细胞内病原体的感染所造成的（参见第 79、81、82 章），但也可能由细菌感染、药物或非淋巴细胞的系统性疾病造成。第三种类型疾病是由恶性或即将恶变的淋巴细胞所造成的，将在第 90 章做详细讨论。

通过临床表现很难区分某些类型的淋巴细胞和浆细胞疾病，因为淋巴细胞功能失调可有多种临床表现，并不仅仅局限

简写和缩略词

GVHD，移植物抗宿主病（graft-versus-host disease）；Ig，免疫球蛋白（immunoglobulin）；NK，自然杀伤细胞（natural killer）；SCID，重症联合免疫缺陷（severe combined immune deficiency）；Th，辅助 T 细胞（T helper）；T REG，CD4⁺调节性 T 细胞（CD4⁺ regulatory T cells）。

* 在上一版中本章作者 Thomas J. Kipps 撰写的部分内容在本版中予以保留。

表 78-1　淋巴细胞和浆细胞疾病的分类

Ⅰ. 原发性疾病

A. B 淋巴细胞缺乏或功能异常（参见第 80 章）[1,2]
1. 丙种球蛋白缺乏血症
   a. 获得性丙种球蛋白缺乏血症[3]
   b. 与浆细胞骨髓瘤、重链病、轻链淀粉样变、华氏巨球蛋白血症或慢性淋巴细胞白血病相关（参见第 92、107～110 章）[4,5]
   c. 与腹腔疾病相关的[6]
   d. X 染色体伴性遗传无丙种球蛋白血症[7,8]
   e. 常染色体隐性遗传无丙种球蛋白血症[9]
   f. 普通变异性免疫缺陷病[10]
   g. 婴儿暂时性低丙种球蛋白血症[11]
   h. 布鲁姆综合征[12]
   i. comel-Netherton 综合征[13]
2. 选择性丙种球蛋白缺乏血症（参见第 80 章）
   a. 免疫球蛋白（Ig）M 缺乏
      1. 选择性 IgM 缺乏[14]
      2. Wiskott-Aldrich 综合征[15]
   b. 选择性 IgG 缺乏（参见第 80 章）
   c. 选择性 IgA 缺乏[16,17]
   d. IgA 和 IgM 缺乏[18]
   e. IgA 和 IgG 缺乏[19,20]
      1. CD40/CD40L 缺乏
      2. 活化诱导胞嘧啶核苷脱氨酶（AID）（尿嘧啶-DNA 糖基化酶[UNG]，IgM4 增高）缺乏
      3. PMS2 缺乏
3. IgA 增高[21,22]
4. IgD 增高[23~26]
5. IgE 增高综合征（HIES；参见第 80 章）[27]
6. HIV 感染相关的 IgE 增高[28]
7. IgM 增高的免疫缺陷（参见第 80 章）[19,20,29]
8. X 染色体伴性遗传淋巴组织增生性疾病[30~32]

B. T 淋巴细胞缺乏或功能异常（参见第 80 章）[33,34]
1. 软骨-毛发发育不良（参见第 80 章）[35,36]
2. 淋巴细胞功能抗原-1 缺乏[37]
3. 胸腺发育不全（DiGeorge 综合征）[38,39]
4. 胸腺增生异常（Nezelof 综合征）[40]
5. 胸腺发育低下[41,42]
6. CD8 缺乏[43]
7. CD3γ 缺乏[44]
8. 翼螺旋缺乏（无修饰的）[45]
9. 白介素-2 受体 α 链（CD25）缺乏[46]
10. 信号转导和转录激活因子 5b（STAT 5b）缺乏[47]
11. Schimke 综合征[48]
12. 酪氨酸激酶 3（JAK3）缺乏[49]
13. γc 缺乏
14. Wiskott-Aldrich 综合征（参见第 80、120 章）[15,50]
15. ζ 链相关蛋白-70（ZAP-70）缺乏（参见第 80 章）[51,52]
16. 嘌呤核苷磷酸化酶缺乏（参见第 80 章）
17. 白介素-7 受体缺乏（参见第 80 章）
18. 主要组织相容性复合体 Ⅰ 或 Ⅱ 缺乏（参见第 80 章）
19. 冠蛋白-1A 缺乏（参见第 80 章）

表 78-1　淋巴细胞和浆细胞疾病的分类（续）

20. FoxP3 突变引起的 IPEX（X 染色体伴性遗传免疫调节紊乱，多种内分泌腺疾病，肠道疾病）综合征造成的 $CD4^+$ 的调节性 T 细胞缺乏（参见第 76、80 章）

21. 因自身免疫调节基因（AIRE）突变引起的 APECED（多腺体自身免疫，念珠菌病，外胚层营养不良）综合征（参见第 6、76、80 章）

22. 自身免疫性淋巴组织增生综合征（参见第 80 章）

C. 联合性 T 细胞和 B 细胞缺乏或功能异常（参见第 80 章）
1. 共济失调-毛细血管扩张症[53]
2. 联合免疫缺陷（参见第 80 章）[54]
   a. 腺苷脱氨酶缺乏[55,56]
   b. 胸腺淋巴组织发育不全[57]
   c. CD45 缺乏[58]
   d. X 染色体伴性遗传重症联合免疫缺陷综合征[59]
3. 主要组织相容性复合体 II 缺乏—裸淋巴细胞综合征（参见第 80 章）[60]
4. IgG 和 IgA 缺乏合并细胞免疫减弱（I 型异常丙种球蛋白血症）[61]
5. 胸腺瘤相关的免疫缺陷[62]
6. 吡哆醇缺乏[63]
7. 网状系统发育不全（先天性白细胞减少）[64]
8. Omenn 综合征（参见第 80 章）[65]
9. 因 CXCR4 基因突变引起的疣，低丙种球蛋白血症，感染，无效生成性慢性粒细胞缺乏（WHIM）综合征（参见第 80 章）

D. 自然杀伤细胞（参见第 77、94 章）
1. 慢性自然杀伤淋巴细胞增多症[72~74]

II. 获得性功能紊乱
A. 获得性免疫缺陷综合征（参见第 81 章）
B. 反应性淋巴细胞或浆细胞增多症（参见第 79 章）
1. Bordetella 菌百日咳淋巴细胞增多症（参见第 79 章）
2. 巨细胞病毒单核细胞增多症（参见第 82 章）
3. 药物性淋巴细胞增多症[75]
4. 应激性淋巴细胞增多症[76]
5. 持续性多克隆 B 淋巴细胞增多症[77]
6. 脾切除后淋巴细胞增多症[78]
7. EB 病毒单核细胞增多症（参见第 82 章）
8. 炎症性（继发性）骨髓浆细胞增多症
9. 大颗粒淋巴细胞增多症（参见第 94 章）
10. 其他病毒性单核细胞增多症（参见第 82 章）
11. 多克隆性淋巴细胞增多症（参见第 79 章）
12. 血清病[79]
13. T 淋巴细胞增多症合并胸腺瘤（参见第 79 章）
14. 刚地弓形虫单核细胞增多症（参见第 82 章）
15. 克氏锥虫感染[80]
16. 病毒感染性淋巴细胞增多症（参见第 79 章）
17. 猫爪病和其他慢性细菌感染[81]

C. 系统性疾病相关的 T 淋巴细胞功能异常或缺失
1. 慢性 B 淋巴细胞白血病（参见第 92 章）
2. 霍奇金淋巴瘤（参见第 97 章）
3. 麻风病[82]
4. 红斑狼疮[83]
5. Sjögren 综合征（干燥综合征）[84]
6. 结节病[85]

于免疫系统，而不同的疾病也可有相似的临床表现，任何一种疾病都可以与许多不同的临床病理表现相关联。

但在某些情况下，淋巴细胞功能失调的分类受到疾病的临床表现的影响。例如，由 B 淋巴细胞不恰当的分泌自身抗体可引起自身免疫性溶血疾病（参见第 54 章）和自身免疫性血小板减少（参见第 117 章）。假定血细胞表面覆有自身抗体是正常的，然而我们把由自身抗体引起的溶血性贫血归类为获得性溶血性贫血，是因为从这方面来讲它比较显而易见，更容易被理解。由淋巴细胞总体的紊乱引起抗红细胞抗体的异常状态，在这里这类疾病并未被考虑在内。

很多疾病，尤其是感染（例如淋巴结结核）、炎症状态（例如类风湿关节炎）、自身免疫性疾病（例如系统性红斑狼疮）、癌症的转移，均可引起淋巴结或脾脏的继发改变。这些紊乱也可能与抗体的异常生成有关，例如狼疮抗凝物所引起的反应（参见第 131 章）。这些疾病在此也不进行讨论，因为其原发疾病并非是淋巴细胞本身的紊乱。

● 临床表现

B 淋巴细胞功能紊乱

免疫球蛋白缺乏

B 淋巴细胞功能紊乱的临床表现包括 B 淋巴细胞缺乏、功能异常、恶变。可表现为某种免疫球蛋白或多种甚至全部正常免疫球蛋白显著减少（全丙种球蛋白低下血症；参见第 75 章）。由于吞噬过程中调理微生物的能力缺乏，导致抗体合成或分泌能力的缺失，均会损伤病原体的清除功能，从而引起免疫失调或功能障碍（参见第 80 章）。

免疫球蛋白生成异常

B 细胞本身的缺陷或慢性抗原刺激致使某克隆 B 细胞过度生成 Ig，从而引起特定的单克隆丙种球蛋白疾病（参见第 106 章）。单克隆丙种球蛋白疾病可以发展为 B 细胞恶性疾病，如浆细胞骨髓瘤（参见第 107 章），Waldenstrom 巨球蛋白血症（参见第 109 章）或者慢性淋巴细胞白血病（参见第 92 章）。异常 Ig 分子或 Ig 片段可与慢性感染有关，最终发展为 Ig 重链病（参见第 110 章）。Ig 或 Ig 片段的沉积可产生原发淀粉样变（参见第 108 章）。Ig 对于自身抗原的反应，例如红细胞膜表面抗原（参见第 54 章），可造成系统性自身免疫疾病。

T 淋巴细胞功能紊乱

免疫调节功能受损

T 淋巴细胞缺乏或生成过度引起的临床表现取决于所涉及的 T 淋巴细胞的亚群。迟发性超敏反应通常由 $CD4^+$ 的 T 辅助细胞介导，更确切地说是 Th1 细胞（参见第 76 章）。这类 T 细胞缺乏或功能紊乱会减弱对分枝杆菌、李斯特菌、布鲁杆菌、真菌或其他细胞内病原体的细胞免疫反应和相关的炎性肉芽肿的形成。另一方面，$CD4^+$ Th2 细胞更合适于介导 B 细胞对抗原的应答和引导对寄生虫的免疫反应（参见第 76 章）。$CD4^+$ 的调节性 T 细胞的缺乏会引起自身免疫性疾病，然而，Th17 细胞的缺乏或减少会削弱对条件致病菌感染的抵抗力（参见第76章）。感染人类免疫缺陷病毒的患者（艾滋病）在获得性免疫缺陷中占很大比例，感染这种病毒的患者体内 CD4$^+$ 细胞明显减少（参见第81章）。

在同种异体骨髓移植中，T 淋巴细胞介导了移植物抗宿主病（GVHD）（参见第23章）。急性 GVHD 可引起严重的皮炎、胃肠炎和肝炎。慢性 GVHD 可引起一组结缔组织病，例如硬皮病、眼球干燥症、口干燥症和肺功能不全（尤其是闭塞性细支气管炎）。另外，也可能出现嗜酸性粒细胞增多症、高 γ 球蛋白血症、自身抗体的形成和浆细胞增多症。常见病原体或条件致病菌的感染是急、慢性 GVHD 的常见并发症。另外，在其他虽然不多的情况中，我们也可以看到类似的定性反应，如由 EB 病毒感染引起的单核细胞增多症（参见第82章）。

● T、B 淋巴细胞联合功能紊乱

T、B 淋巴细胞联合缺乏或功能障碍可导致同时损害细胞免疫和体液免疫的不同疾病。根据免疫缺陷是部分的（亚等位基因缺陷）或完全的（无或无效等位基因缺陷），疾病可以从轻中度到重度（重症联合免疫缺陷[SCID]）不等。完全缺陷可以导致早期死于无法控制的感染，尤其是在一岁以内。SCID 的一种极端状况是 T(−)、B(−)、NK(+) 表型的儿童患者，早期即出现严重感染、生长受限以及 T 细胞和 B 细胞的数量和功能的减低甚至缺失。基因治疗和异基因造血干细胞移植的进展给部分患者带来希望（参加第80章）。

● 自然杀伤细胞功能紊乱

慢性自然杀伤（NK）淋巴细胞增多症是一种罕见的增殖性疾病，通过其惰性性质可与 NK 细胞白血病和淋巴瘤相鉴别（参见第77章）。典型表现为中性粒细胞减少、贫血、血管炎综合征、不明原因的发热、全身症状、皮肤损害和自身免疫性疾病，包括类风湿关节炎、干燥综合征和（或）风湿性多肌痛。有研究试图用 X 连锁基因分析来证明上述的情况是一种克隆性疾病，但目前还未得到一致认同（参见第77章）。

翻译：黄慧君　互审：陈苏宁　校对：肖志坚

参考文献

1. International Union of Immunological Societies Expert Committee on Primary I; Notarangelo LD, Fischer A, et al: Primary immunodeficiencies: 2009 update. *J Allergy Clin Immunol* 124:1161–1178, 2009.
2. Conley ME, Dobbs AK, Farmer DM, et al: Primary B cell immunodeficiencies: Comparisons and contrasts. *Annu Rev Immunol* 27:199–227, 2009.
3. Ballow M: Primary immunodeficiency disorders: Antibody deficiency. *J Allergy Clin Immunol* 109:581–591, 2002.
4. Kyrtsonis MC, Mouzaki A, Maniatis A: Mechanisms of polyclonal hypogammaglobulinaemia in multiple myeloma (MM). *Med Oncol* 16:73–77, 1999.
5. Pritsch O, Maloum K, Dighiero G: Basic biology of autoimmune phenomena in chronic lymphocytic leukemia. *Semin Oncol* 25:34–41, 1998.
6. Halfdanarson TR, Litzow MR, Murray JA: Hematologic manifestations of celiac disease. *Blood* 109:412–421, 2007.
7. Conley ME, Rohrer J, Minegishi Y: X-linked agammaglobulinemia. *Clin Rev Allergy Immunol* 19:183–204, 2000.
8. Schiff C, Lemmers B, Deville A, et al: Autosomal primary immunodeficiencies affecting human bone marrow B-cell differentiation. *Immunol Rev* 178:91–98, 2000.
9. Conley ME, Dobbs AK, Quintana AM, et al: Agammaglobulinemia and absent B lineage cells in a patient lacking the p85alpha subunit of PI3K. *J Exp Med* 209:463–470, 2012.
10. Sneller MC, Strober W, Eisenstein E, et al: NIH conference. New insights into common variable immunodeficiency. *Ann Intern Med* 118:720–730, 1993.
11. Dalal I, Reid B, Nisbet-Brown E, Roifman CM: The outcome of patients with hypogammaglobulinemia in infancy and early childhood. *J Pediatr* 133:144–146, 1998. ·
12. Payne M, Hickson ID: Genomic instability and cancer: Lessons from analysis of Bloom's syndrome. *Biochem Soc Trans* 37:553–559, 2009.
13. Di WL, Mellerio JE, Bernadis C, et al: Phase I study protocol for *ex vivo* lentiviral gene therapy for the inherited skin disease, Netherton syndrome. *Hum Gene Ther Clin Dev* 24:182–190, 2013.
14. Louis AG, Gupta S: Primary selective IgM deficiency: An ignored immunodeficiency. *Clin Rev Allergy Immunol* 46:104–111, 2014.
15. Buchbinder D, Nugent DJ, Fillipovich AH: Wiskott-Aldrich syndrome: Diagnosis, current management, and emerging treatments. *Appl Clin Genet* 7:55–66, 2014.
16. Yel L: Selective IgA deficiency. *J Clin Immunol* 30:10–16, 2010.
17. Latiff AH, Kerr MA: The clinical significance of immunoglobulin A deficiency. *Ann Clin Biochem* 44:131–139, 2007.
18. Schroeder HW Jr, Schroeder HW 3rd, Sheikh SM: The complex genetics of common variable immunodeficiency. *J Investig Med* 52:90–103, 2004.
19. Davies EG, Thrasher AJ: Update on the hyper immunoglobulin M syndromes. *Br J Haematol* 149:167–180, 2010.
20. Lanzi G, Ferrari S, Vihinen M, et al: Different molecular behavior of CD40 mutants causing hyper-IgM syndrome. *Blood* 116:5867–5874, 2010.
21. Klasen IS, Goertz JH, van de Wiel GA, et al: Hyper-immunoglobulin A in the hyperimmunoglobulinemia D syndrome. *Clin Diagn Lab Immunol* 8:58–61, 2001.
22. Bermejo JF, Carbone J, Rodriguez JJ, et al: Macroamylasaemia, IgA hypergammaglobulinaemia and autoimmunity in a patient with Down syndrome and coeliac disease. *Scand J Gastroenterol* 38:445–447, 2003.
23. Drenth JP, Haagsma CJ, van der Meer JW: Hyperimmunoglobulinemia D and periodic fever syndrome. The clinical spectrum in a series of 50 patients. International Hyper-IgD Study Group. *Medicine (Baltimore)* 73:133–144, 1994.
24. Stoffels M, Simon A: Hyper-IgD syndrome or mevalonate kinase deficiency. *Curr Opin Rheumatol* 23:419–423, 2011.
25. Korppi M, Van Gijn ME, Antila K: Hyperimmunoglobulinemia D and periodic fever syndrome in children. Review on therapy with biological drugs and case report. *Acta Paediatr* 100:21–25, 2011.
26. Yoshimura K, Wakiguchi H: Hyperimmunoglobulinemia D syndrome successfully treated with a corticosteroid. *Pediatr Int* 44:326–327, 2002.
27. Yong PF, Freeman AF, Engelhardt KR, et al: An update on the hyper-IgE syndromes. *Arthritis Res Ther* 14:228, 2012.
28. Burastero SE, Paolucci C, Breda D, et al: Immunological basis for IgE hyper-production in enfuvirtide-treated HIV-positive patients. *J Clin Immunol* 26:168–176, 2006.
29. Cabral-Marques O, Klaver S, Schimke LF, et al: First report of the Hyper-IgM syndrome Registry of the Latin American Society for Immunodeficiencies: Novel mutations, unique infections, and outcomes. *J Clin Immunol* 34:146–156, 2014.
30. Engel P, Eck MJ, Terhorst C: The SAP and SLAM families in immune responses and X-linked lymphoproliferative disease. *Nat Rev Immunol* 3:813–821, 2003.
31. Gilmour KC, Gaspar HB: Pathogenesis and diagnosis of X-linked lymphoproliferative disease. *Expert Rev Mol Diagn* 3:549–561, 2003.
32. Marsh RA, Bleesing JJ, Chandrakasan S, et al: Reduced-intensity conditioning hematopoietic cell transplantation is an effective treatment for patients with SLAM-associated protein deficiency/X-linked lymphoproliferative disease type 1. *Biol Blood Marrow Transplant* 20:1641–1645, 2014.
33. Elder ME: T-cell immunodeficiencies. *Pediatr Clin North Am* 47:1253–1274, 2000.
34. Edgar JD: T cell immunodeficiency. *J Clin Pathol* 61:988–993, 2008.
35. Notarangelo LD, Roifman CM, Giliani S: Cartilage-hair hypoplasia: Molecular basis and heterogeneity of the immunological phenotype. *Curr Opin Allergy Clin Immunol* 8:534–539, 2008.
36. Maida Y, Yasukawa M, Furuuchi M, et al: An RNA-dependent RNA polymerase formed by TERT and the RMRP RNA. *Nature* 461:230–235, 2009.
37. Smith A, Stanley P, Jones K, et al: The role of the integrin LFA-1 in T-lymphocyte migration. *Immunol Rev* 218:135–146, 2007.
38. Saitta SC, Harris SE, Gaeth AP, et al: Aberrant interchromosomal exchanges are the predominant cause of the 22q11.2 deletion. *Hum Mol Genet* 13:417–428, 2004.
39. McLean-Tooke A, Spickett GP, Gennery AR: Immunodeficiency and autoimmunity in 22q11.2 deletion syndrome. *Scand J Immunol* 66:1–7, 2007.
40. Nezelof C: Thymic pathology in primary and secondary immunodeficiencies. *Histopathology* 21:499–511, 1992.
41. Lima K, Abrahamsen TG, Foelling I, et al: Low thymic output in the 22q11.2 deletion syndrome measured by CCR9+CD45RA+ T cell counts and T cell receptor rearrangement excision circles. *Clin Exp Immunol* 161:98–107, 2010.
42. Sullivan KE, McDonald-McGinn D, Zackai EH: CD4(+) CD25(+) T-cell production in healthy humans and in patients with thymic hypoplasia. *Clin Diagn Lab Immunol* 9:1129–1131, 2002.
43. de la Calle-Martin O, Hernandez M, Ordi J, et al: Familial CD8 deficiency due to a mutation in the CD8 alpha gene. *J Clin Invest* 108:117–123, 2001.
44. Recio MJ, Moreno-Pelayo MA, Kilic SS, et al: Differential biological role of CD3 chains revealed by human immunodeficiencies. *J Immunol* 178:2556–2564, 2007.
45. Frank J, Pignata C, Panteleyev AA, et al: Exposing the human nude phenotype. *Nature* 398:473–474, 1999.
46. Roifman CM: Human IL-2 receptor alpha chain deficiency. *Pediatr Res* 48:6–11, 2000.
47. Kofoed EM, Hwa V, Little B, et al: Growth hormone insensitivity associated with a STAT5b mutation. *N Engl J Med* 349:1139–1147, 2003.
48. Hunter KB, Lucke T, Spranger J, et al: Schimke immunoosseous dysplasia: Defining skeletal features. *Eur J Pediatr* 169:801–811, 2010.
49. Roberts JL, Lengi A, Brown SM, et al: Janus kinase 3 (JAK3) deficiency: Clinical, immunologic, and molecular analyses of 10 patients and outcomes of stem cell transplantation. *Blood* 103:2009–2018, 2004.
50. Bosticardo M, Marangoni F, Aiuti A, et al: Recent advances in understanding the pathophysiology of Wiskott-Aldrich syndrome. *Blood* 113:6288–6295, 2009.
51. Kim VH, Murguia L, Schechter T, et al: Emergency treatment for zeta chain-associated

protein of 70 kDa (ZAP70) deficiency. *J Allergy Clin Immunol* 131:1233–1235, 2013.

52. Picard C, Dogniaux S, Chemin K, et al: Hypomorphic mutation of ZAP70 in human results in a late onset immunodeficiency and no autoimmunity. *Eur J Immunol* 39:1966–1976, 2009.

53. Jayadev S, Bird TD: Hereditary ataxias: Overview. *Genet Med* 15:673–683, 2013.

54. Pai SY, Logan BR, Griffith LM, et al: Transplantation outcomes for severe combined immunodeficiency, 2000–2009. *N Engl J Med* 371:434–446, 2014.

55. Cassani B, Mirolo M, Cattaneo F, et al: Altered intracellular and extracellular signaling leads to impaired T-cell functions in ADA-SCID patients. *Blood* 111:4209–4219, 2008.

56. Candotti F: Gene transfer into hematopoietic stem cells as treatment for primary immunodeficiency diseases. *Int J Hematol* 99:383–392, 2014.

57. Buckley RH: Immunodeficiency diseases. *JAMA* 268:2797–2806, 1992.

58. Tchilian EZ, Wallace DL, Wells RS, et al: A deletion in the gene encoding the CD45 antigen in a patient with SCID. *J Immunol* 166:1308–1313, 2001.

59. Buckley RH: Molecular defects in human severe combined immunodeficiency and approaches to immune reconstitution. *Annu Rev Immunol* 22:625–655, 2004.

60. Reith W, Mach B: The bare lymphocyte syndrome and the regulation of MHC expression. *Annu Rev Immunol* 19:331–373, 2001.

61. Sutor G, Fabel H: Sarcoidosis and common variable immunodeficiency. A case of a malignant course of sarcoidosis in conjunction with severe impairment of the cellular and humoral immune system. *Respiration* 67:204–208, 2000.

62. Vitiello L, Masci AM, Montella L, et al: Thymoma-associated immunodeficiency: A syndrome characterized by severe alterations in NK, T and B-cells and progressive increase in naive CD8+ T Cells. *Int J Immunopathol Pharmacol* 23:307–316, 2010.

63. Trakatellis A, Dimitriadou A, Trakatelli M: Pyridoxine deficiency: New approaches in immunosuppression and chemotherapy. *Postgrad Med J* 73:617–622, 1997.

64. Small TN, Wall DA, Kurtzberg J, et al: Association of reticular dysgenesis (thymic alymphoplasia and congenital aleukocytosis) with bilateral sensorineural deafness. *J Pediatr* 135:387–389, 1999.

65. Poliani PL, Facchetti F, Ravanini M, et al: Early defects in human T-cell development severely affect distribution and maturation of thymic stromal cells: Possible implications for the pathophysiology of Omenn syndrome. *Blood* 114:105–108, 2009.

66. Zhang Q, Davis JC, Lamborn IT, et al: Combined immunodeficiency associated with DOCK8 mutations. *N Engl J Med* 361:2046–2055, 2009.

67. Moshous D, Callebaut I, de Chasseval R, et al: Artemis, a novel DNA double-strand break repair/V(D)J recombination protein, is mutated in human severe combined immune deficiency. *Cell* 105:177–186, 2001.

68. Enders A, Fisch P, Schwarz K, et al: A severe form of human combined immunodeficiency due to mutations in DNA ligase IV. *J Immunol* 176:5060–5068, 2006.

69. Villa A, Sobacchi C, Notarangelo LD, et al: V(D)J recombination defects in lymphocytes due to RAG mutations: Severe immunodeficiency with a spectrum of clinical presentations. *Blood* 97:81–88, 2001.

70. Noordzij JG, Verkaik NS, van der Burg M, et al: Radiosensitive SCID patients with Artemis gene mutations show a complete B-cell differentiation arrest at the pre–B-cell receptor checkpoint in bone marrow. *Blood* 101:1446–1452, 2003.

71. Buck D, Malivert L, de Chasseval R, et al: Cernunnos, a novel nonhomologous end-joining factor, is mutated in human immunodeficiency with microcephaly. *Cell* 124:287–299, 2006.

72. Morice WG, Leibson PJ, Tefferi A: Natural killer cells and the syndrome of chronic natural killer cell lymphocytosis. *Leuk Lymphoma* 41:277–284, 2001.

73. Chee CE, Warrington KJ, Tefferi A: Chronic natural killer-cell lymphocytosis successfully treated with alemtuzumab. *Blood* 114:3500–3502, 2009.

74. Rabbani GR, Phyliky RL, Tefferi A: A long-term study of patients with chronic natural killer cell lymphocytosis. *Br J Haematol* 106:960–966, 1999.

75. Kano Y, Shiohara T: The variable clinical picture of drug-induced hypersensitivity syndrome/drug rash with eosinophilia and systemic symptoms in relation to the eliciting drug. *Immunol Allergy Clin North Am* 29:481–501, 2009.

76. Teggatz JR, Parkin J, Peterson L: Transient atypical lymphocytosis in patients with emergency medical conditions. *Arch Pathol Lab Med* 111:712–714, 1987.

77. Troussard X, Mossafa H, Valensi F, et al: [Polyclonal lymphocytosis with binucleated lymphocytes. Morphological, immunological, cytogenetic and molecular analysis in 15 cases] [in French]. *Presse Med* 26:895–899, 1997.

78. Juneja S, Januszewicz E, Wolf M, Cooper I: Post-splenectomy lymphocytosis. *Clin Lab Haematol* 17:335–337, 1995.

79. Virella G: Immune complex diseases. *Immunol Ser* 50:395–414, 1990.

80. Gao W, Pereira MA: Trypanosoma cruzi trans-sialidase potentiates T cell activation through antigen-presenting cells: Role of IL-6 and Bruton's tyrosine kinase. *Eur J Immunol* 31:1503–1512, 2001.

81. Spach DH, Koehler JE: Bartonella-associated infections. *Infect Dis Clin North Am* 12:137–155, 1998.

82. Im JS, Kang TJ, Lee SB, et al: Alteration of the relative levels of iNKT cell subsets is associated with chronic mycobacterial infections. *Clin Immunol* 127:214–224, 2008.

83. Wenzel J, Gerdsen R, Uerlich M, et al: Lymphocytopenia in lupus erythematosus: Close in vivo association to autoantibodies targeting nuclear antigens. *Br J Dermatol* 150:994–998, 2004.

84. Mandl T, Bredberg A, Jacobsson LT, et al: CD4+ T-lymphocytopenia—A frequent finding in anti-SSA antibody seropositive patients with primary Sjögren's syndrome. *J Rheumatol* 31:726–728, 2004.

85. Gentil B, Cottin V, Girard P, Cordier JF: Ambivalence of CD4 lymphocytopenia in sarcoidosis. *Sarcoidosis Vasc Diffuse Lung Dis* 20:74–75, 2003.

第 79 章
淋巴细胞增多症和淋巴细胞减少症

Sumithira Vasu and Michael A. Caligiuri

摘要

淋巴细胞增多症定义为淋巴细胞绝对计数超过 4×10^9/L,而淋巴细胞减少症定义为淋巴细胞绝对计数低于 1.0×10^9/L。淋巴细胞增多症可分类为单克隆和多克隆两类。单克隆淋巴细胞增多症反映了潜在的克隆性淋系疾病,由于发生体细胞突变导致淋巴祖细胞克隆性扩增,使得淋巴细胞数量增多。这种扩增可以是稳定的如单克隆 B 淋巴细胞增多症,或是进展为恶性肿瘤如急性淋巴细胞白血病。多克隆淋巴细胞增多症大多为刺激或对淋巴细胞外源性因素反应的结果,通常指感染和(或)炎症。相反,淋巴细胞减少症通常反映了 T 淋巴细胞的耗竭,这是血液中数量最多的淋巴细胞亚类。尽管还有其他原因存在,这种 T 细胞耗竭最常见的原因还是病毒感染,如人类免疫缺陷病毒。本章介绍与血中淋巴细胞数量异常相关的疾病。另外,本章也可作为本书其他对血中淋巴细胞绝对值异常相关疾病做了详细论述的章节的一个有用的路线图。

简写和缩略词

BNP,脑钠肽(brain natriuretic peptide);CLL,慢性淋巴细胞白血病(chronic lymphocytic leukemia);CML,慢性粒细胞白血病(chronic myelogenous leukemia);CMV,巨细胞病毒(cytomegalovirus);EBV,Epstein-Barr 病毒(Epstein-Barr virus);GVHD,移植物抗宿主病(graft-versus-host disease);IFN-γ,干扰素 γ(interferon-ganmma);Ig,免疫球蛋白(immunoglobulin);IL,白介素(interleukin);LCK,淋巴细胞特异性激酶(lymphocyte-specific kinases);LGLL,大颗粒淋巴细胞白血病(large granular lymphocytic leukemia);MBL,单克隆 B 淋巴细胞增多症(monoclonal B-cell lymphocytosis);miRNA,microRNA;NK,自然杀伤细胞(natural killer);PPBL,持续性多克隆 B 淋巴细胞增多症(persistent polyclonal B-cell lymphocytosis),TCR,T 细胞受体(T-cell receptor);UNC,不协调的(un-coordinated);WHO,世界卫生组织(World Health Organization)。

● 淋巴细胞增多症

定义

淋巴细胞增多症定义为淋巴细胞绝对计数超过 4×10^9/L,尽管有时一些更高的阈值(如>5.0×10^9/L)也会被使用。在儿童阶段,淋巴细胞绝对计数的正常值显著升高。第 2 章确定了淋巴细胞绝对值计数的方法及该计数在年长儿和成人的正常值范围(参见第 2 章表 2-1 和表 2-2)。第 7 章表 7-3 和表 7-4 提供了新生儿和婴儿的淋巴细胞绝对值计数和淋巴细胞各亚群计数。

淋巴细胞增多症患者的血涂片应考虑与传染性单核细胞增多症相关的反应性淋巴细胞(参见第 82 章);与大颗粒淋巴细胞白血病相关的大颗粒淋巴细胞(参见第 94 章);与慢性淋巴细胞白血病相关的破碎细胞(CLL,参见第 92 章),或与急性淋巴细胞白血病相关的幼稚细胞(参见第 91 章)进行鉴别。第 73 章提供了对正常淋巴细胞形态的描述。

在区别原发(白血病性)与继发(反应性)淋巴细胞增多症方面,细胞表面标志物的特性鉴定是非常重要的。流式细胞学技术和相关抗体试剂的进展使得临床实验室可以通过流式细胞免疫表型区分良恶性淋巴细胞增殖性疾病[1]。对免疫球蛋白或 T 细胞受体基因重排的分析同样可以对单克隆 B 细胞或 T 细胞提供证据[1,2]。

原发性淋巴细胞增多症

原发性淋巴细胞增多症定义为由于增殖的淋巴细胞内在缺陷,使得淋巴细胞绝对值升高(表 79-1)。这些情况主要指的是淋巴细胞增殖异常,最常见的是继发于单克隆 B 淋巴细胞、T 细胞、NK 细胞或淋巴谱系中未能明确分型细胞的恶性增殖。

尽管继发于淋巴细胞增殖性疾病的淋巴细胞增多症患者通常淋巴细胞计数处于异常状态,并随着时间而升高,但这并不是一成不变的。大颗粒淋巴细胞白血病(参见第 94 章)患者只是在压力和运动的诱导下才有一过性淋巴细胞增多症。

单克隆 B 淋巴细胞增多症

多参数流式细胞学技术和分子诊断技术的出现可以将仅有单克隆 B 淋巴细胞计数增多而没有其他相关临床症状和体征的患者诊断为某一综合征[3]。针对这种疾病即单克隆 B 淋巴细胞增多症(MBL)进行了一系列临床及生物学的研究以探索其预后及临床意义。B 淋巴细胞绝对计数小于 5.0×10^9/L 而非淋巴细胞绝对计数用于区分 MBL 及 CLL(参见第 92 章)[4]。该界值的规定未基于客观的临床结局数据,本质上是随意的。MBL 可在两种情况下诊断:淋巴细胞计数正常的患者经过筛查试验诊断(筛查 MBL)或淋巴细胞计数增多的患者经临床评估诊断(临床 MBL)[5~8]。高敏流式细胞技术的应用可在有 CLL 遗传易感性的未患病同胞中筛查 MBL,该病也常被称为低计数 MBL(每 ul<500 单克隆 B 细胞)[9]。筛查发现 MBL 的患病率随年龄增长而增长,40~60 岁人群的患病率为 2.1%,60 岁以上则增至 5%[10]。对家族性 CLL 的血亲进行单细胞分析可见寡克隆增生,提示其为逐步进展为 CLL 的疾病模式[11]。献血者同样

表 79-1 淋巴细胞增多症的病因

Ⅰ. 原发性淋巴细胞增多症
- A. 淋巴细胞的恶性疾病
  1. 急性淋巴细胞白血病(参见第91章)
  2. 慢性淋巴细胞白血病及相关病(参见第92章)
  3. 幼淋巴细胞白血病(参见第92章)
  4. 毛细胞白血病[151](参见第93章)
  5. 成人T细胞白血病(参见第92、104章)
  6. B细胞淋巴瘤细胞白血病(参见第95章)
  7. 大颗粒淋巴细胞白血病(参见第94章)
     - a. 自然杀伤细胞(NK)性白血病(参见第104章)
     - b. CD8+T细胞大颗粒淋巴细胞白血病
     - c. CD4+T细胞大颗粒淋巴细胞白血病
     - d. γ/δT细胞大颗粒淋巴细胞白血病
- B. 单克隆B淋巴细胞增多症[17](参见第92章)
- C. 持续性多克隆B淋巴细胞增多症[26,29]

Ⅱ. 反应性淋巴细胞增多症
- A. 单核细胞增多症(参见第82章)
  1. Epstein-Barr病毒[55]
  2. 巨细胞病毒[58]
  3. 人类免疫缺陷病毒[164](参见第81章)
  4. 单纯疱疹病毒Ⅱ型
  5. 风疹病毒[165]
  6. 鼠弓形虫[117]
  7. 腺病毒
  8. 传染性肝炎病毒[166]
  9. 登革热病毒[167,168]
  10. 人类疱疹病毒6型(HHV-6)[169]
  11. 人类疱疹病毒8型(HHV-8)[170]
  12. 水痘-带状疱疹病毒[165]
- B. 百日咳杆菌[62]
- C. NK细胞增多症[72]
- D. 应激性淋巴细胞增多症(急性)[91]
  1. 心血管系统障碍[171]
     - a. 急性心力衰竭
     - b. 心肌梗死
  2. 葡萄球菌性中毒性休克综合征[172]
  3. 药物诱导[89]
  4. 大手术
  5. 镰状细胞危象[173]
  6. 癫痫持续状态
  7. 创伤
- E. 超敏反应
  1. 昆虫咬伤[101]
  2. 药物[102~104]
- F. 持续性淋巴细胞增多症(亚急性或慢性)
  1. 肿瘤[112]
  2. 吸烟[51]
  3. 脾功能减退[116]
  4. 慢性感染
     - a. 利什曼病[174]
     - b. 麻风病
     - c. 类圆线虫病[75]
  5. 胸腺瘤[109,111]

可见 MBL,45 岁及以上的献血者中的患病率为 6.0% ~ 8.3%[12]。该研究在 2098 名献血者中发现 149 例存在 MBL 克隆,表明 MBL 在献血者中的患病率远高于既往报道[13]。结合一篇荟萃分析,显示在输血患者中非霍奇金淋巴瘤及 CLL 风险增加的结论[14],上述发现引起了学者的兴趣。已知的临床 MBL 患者不应作为合适的献血者,其是否适用于筛查 MBL 患者需进一步调查。CLL 患者亲属中筛查 MBL 的患病率为 10%,这引发其作为 CLL 患者异基因造血干细胞移植供者是否适宜的问题[15]。

临床 MBL 在临床实践中更为常见,病人多为评估淋巴细胞增多而就诊。一项前瞻性研究在临床 MBL 及 Rai 0 期 CLL 患者中评价了经典的及新的预后标志(IGHV 突变状态及染色体异常)[16]。IGHV、IGHD、IGHJ 突变状态在两组病人之间均无显著差异。两组病人可见相似的基因及 microRNA(miRNA)特征提示这两种疾病的生物学特征难以区分而仅在起始时单克隆细胞数量存在差别[17]。因此临床 MBL 在生物学上难以和 CLL 区分。考虑到诊断 CLL 的严重性,研究者已在试图研究 B 细胞克隆与进展为 CLL 的临床结局之间是如何发生联系[16,18]。学者一致认为,在临床 MBL 患者中因存在进展风险而需要 CLL 特异性治疗的比例每年为 1% ~2% 而在 Rai 0 期 CLL 患者中该比例为 5% ~7%[6,10,19~22]。与临床 MBL 可量化的进展比例相比,筛查 MBL 患者进展为 CLL 的情况极为少见[23]。此外,一项队列研究显示在控制年龄及性别后,与对照组相比,临床 MBL 是感染所致住院的独立危险因素[24]。因此,临床 MBL 患者应当每 6~12 月由血液专科医师进行体格检查及血象的随访,而筛查 MBL 患者建议的随访间期为 12~18 个月。对于临床 MBL 患者也应建议筛查是否合并第二种原发性恶性肿瘤。表 79-2 列出了筛查 MBL 及临床 MBL 的特征。

表 79-2 临床及筛查单克隆 B 淋巴细胞增多症特点

	临床 MBL	筛查 MBL
转化为需要治疗的 CLL 风险	1% ~2% /年	极少见
血液学随访间期	6~12 个月	12~18 个月
感染风险	是	否
是否可献血	否	是
是否可作为干细胞供者	否	否

CLL,慢性淋巴细胞白血病;MBL,单克隆 B 淋巴细胞增多症。

经许可改编自 Molica S,Mauro FR,Molica M,et al:Monoclonal B-cell lymphocytosis:a reappraisal of its clinical implications. *Leuk Lymphoma* 53 (9):1660~1665,2012.

持续性多克隆 B 淋巴细胞增多症

持续性多克隆 B 淋巴细胞增多症(PPBL)定义为在没有感染或其他导致淋巴细胞增多的情况下,淋巴细胞绝对计数慢性地,逐步地上升(>4×10⁹/L)[25]。这种类型的淋巴细胞增多症为一种少见疾病,多发生于中年女性且和吸烟相关。其特征为 CD27+ 免疫球蛋白(Ig)M+IgD+B 细胞持续扩增、循环中可见双核淋巴细胞及血清 IgM 水平增高[26,27]。这些患者血涂片中出现含有异常双核的、多克隆的 B 细胞累积。对诊断有提示作用的特异性形态学特征包括嗜碱性含空泡的胞浆以及单核细胞样

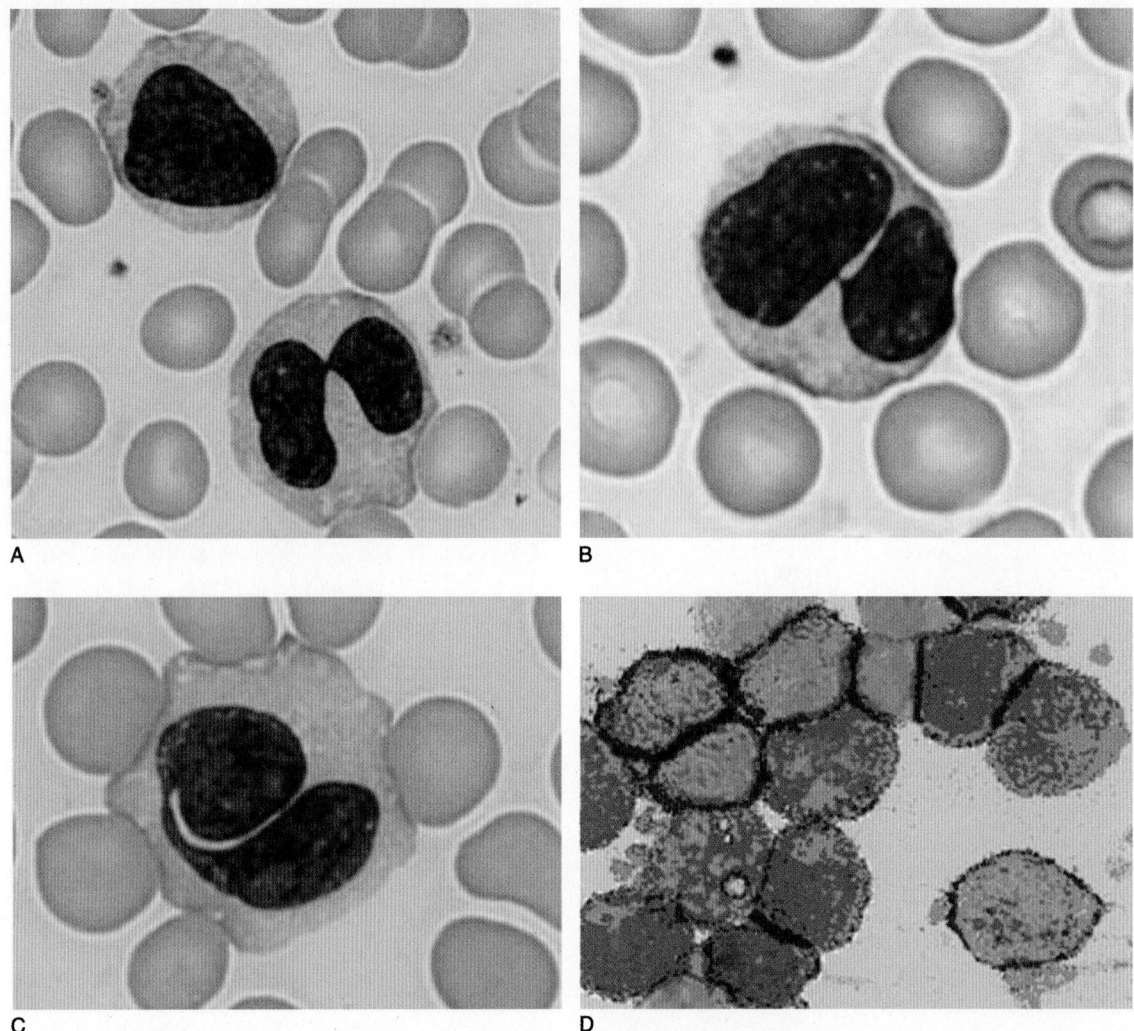

图 79-1　持续性多克隆 B 淋巴细胞增多症血涂片。A ~ C. 该病淋巴细胞核异常,淋巴细胞核可为二叶状或分叶状,但并不一定完全分叶,有些是单叶状的。D. 轻链分析,免疫酶法,细胞离心法细胞标本制备。过氧化物酶标记的抗 κ 免疫球蛋白轻链和碱性磷酸酶标记的抗 γ 轻链。记录淋巴细胞多克隆反应;某些细胞表面有 κ 轻链(棕色),有些细胞表面有 γ 轻链(红色)。分子水平研究并未提示免疫球蛋白基因重排

改变[28,29]。在这些也常被诊断为 CLL 的患者中,他们的淋巴细胞特征性地低表达或不表达 CD5 或 CD23,并且在轻链的表达和免疫球蛋白重链基因重排方面是多克隆表达的(图 79-1)[30,31]。

　　B 细胞通常相对高水平表达 IgD 和 CD27,记忆性 B 细胞也有如此表型(参见第 75 章)[32]。根据这一表型显示,B 细胞的免疫球蛋白可变区基因发生体细胞突变,这意味着对抗原的免疫应答反应中,扩增的 B 细胞都经历在生发中心成熟[33,34]。对 PPBL 患者的记忆 B 细胞所表达的免疫球蛋白可变区基因的分析并不能揭示抗原阳性选择的证据,提示了表达低亲和力的免疫球蛋白受体的 B 细胞不适当的清除,在此疾病中有重要意义[35]。

　　PPBL 的病因未明。由于患者多为人类白细胞抗原(HLA)-DR7 阳性的年轻或中年女性,性别和基因型可能是重要的发病机制[36]。另外,在同卵双胎及同家族中均有相同报道[37,38]。此外,通过对这种淋巴细胞增多症患者一级亲属的评估,可诊断出符合所有诊断标准或血清 IgM 轻度升高的新患者,这意味着遗传或基因因素是其发病机制[39]。

　　PPBL 患者可与各种单克隆 B 细胞恶性疾病患者有相似特征。患者可有轻微的脾肿大[40]。其骨髓及继发淋巴组织的组织学检查提示形态特征类似于边缘区 B 细胞淋巴瘤(参见第 101 章)[41]。这类疾病可能的其他表现形式,日本首先提出毛 B 细胞淋巴增生性疾病。患者可有贫血、血小板减少和脾肿大、多克隆 B 淋巴细胞增多,这些淋巴细胞与毛细胞白血病中恶性 B 细胞的形态和免疫表型相似(参见第 93 章)[42,43]。

　　尽管淋巴细胞增多通常并非持续进展,多数患者的部分 B 细胞有染色体异常。这些异常包括额外的等臂染色体+i(3q)、染色体过早浓集和(或)特异性的滤泡性淋巴瘤患者恶性 B 细胞中(参见第 99 章)累及 BCL-2 和免疫球蛋白重链部位的 t(14;18)易位[44~47]。在另一项 43 例 PPBL 的研究中,2/3 患者淋巴细胞有独立的染色体异常,如 del(6q)、+der、+8,或其他多倍体核型异常[48,49]。对于任何一个病人,这些染色体异常局限于 B 淋巴细胞,而与免疫球蛋白或轻链的表达无关[50]。由于 PPBL 与吸烟有关,这些细胞遗传学异常在戒烟后仍持续存在[36,51]。这些异常染色体的发现与该病代表肿瘤前状态这一观点一致。CD27[+]IgM+IgD+细胞的广泛增殖亦在该病中发现,可能可以解释其脾大的表现[26]。偶有报道此疾病中克隆性的免疫球蛋白基

因重排,提示某些情况下多克隆扩增后,会随后出现一个占主导地位的克隆[40]。另外,一小部分患者最终发展为单克隆 B 细胞淋巴瘤或 B 细胞白血病[40,52,53]。

继发性(反应性)淋巴细胞增多症

继发性淋巴细胞增多症定义为继发于感染、中毒、细胞因子或未知因素产生的生理性或病理生理反应所导致的淋巴细胞绝对计数增高的一种情况。

传染性单核细胞增多症

反应性淋巴细胞增多症中最常见的是传染性单核细胞增多症(参见表 79-1)。继发于 EB 病毒感染的单核细胞增多症中,异形淋巴细胞多由多克隆 CD8⁺ T 细胞、γ/δ T 细胞和被 EB 病毒感染的 B 细胞刺激产生应答的 CD16⁺CD56⁺NK 细胞组成(参见第 82 章图 82-1)[54]。一项研究前瞻性的对大学生进行评估以明确该病的发病率、危险因素及病毒和免疫与该病严重性之间的关系[55]。研究者对 EBV 抗体阴性的学生进行了中位随访期为 3 年的随访,66 例学生初次感染了 EB 病毒,其中 77% 诊断为传染性单核细胞增多症,12% 出现不典型症状,11% 无症状。尽管病毒血症持续时间短暂,但口腔检出病毒的中位时间为 175 天。在急性感染期可发现 NK 细胞及 CD8⁺ T 细胞而非 CD4⁺ T 细胞数量的增高。疾病的严重性与血液中 EB 病毒负荷($P=0.015$)及 CD8⁺ 淋巴细胞增多相关($P=0.0003$)。

急性感染性淋巴细胞增多症

急性感染性淋巴细胞增多症通常发生于 2～10 岁的儿童。它的特点是血淋巴细胞计数升高,多为 $(20～30)\times10^9/L$[56],偶尔高达 $100\times10^9/L$,可被误诊为急性白血病[57]。这些淋巴细胞与正常淋巴细胞相比,除有时形态大小不同外,其余往往与正常淋巴细胞相似(图 79-2)。该病患者通常无症状,但也可有发热、腹痛,或腹泻,而无淋巴结肿大或脾肿大,EB 病毒感染引起的传染性单核细胞增多症,其血清嗜异性抗体常为阴性。在这方面,除 EB 病毒以外的病毒感染,如巨细胞病毒,引起的传染性单核细胞增多症也是如此(参见第 82 章)[58~60]。患者的临床症状常只持续数日,然而其淋巴细胞增多却可持续数周。嗜酸性粒细胞增多症也可以存在。虽然有一些患者的骨髓检查提示淋巴细胞只稍有增高,但可观察到相关淋巴细胞的明显浸润。在某些情况下,淋巴细胞增多症与柯萨奇病毒 B2 的急性感染有关[61]。

百日咳杆菌

感染革兰氏阴性菌百日咳杆菌的患者,其淋巴细胞数量可显著增加[62]。总淋巴细胞计数范围为 $(8～70)\times10^9/L$,平均为 $30\times10^9/L$,包括了所有淋巴细胞亚群[63]。有很大一部分的淋巴细胞有百日咳杆菌细胞感染后特征性的裂缝核(参见第 73 章图 73-1C)。

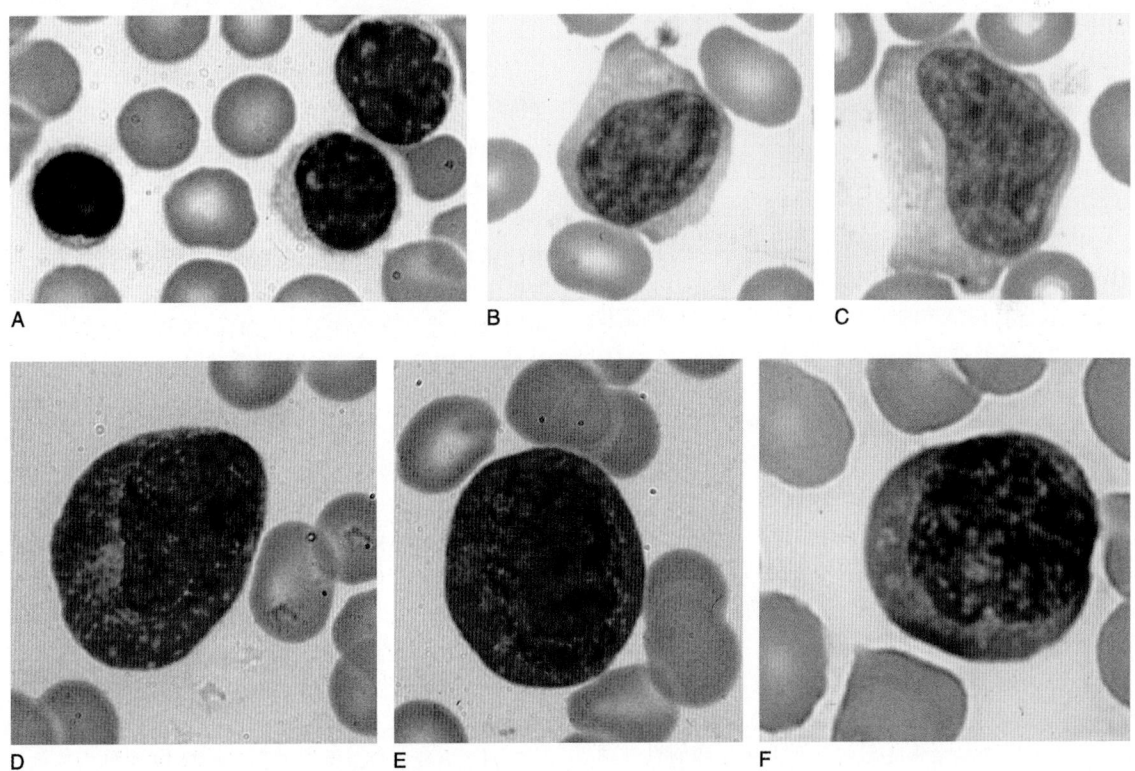

图 79-2　血涂片。A. 急性感染性淋巴细胞增多症。儿童的这类淋巴细胞由外观正常的淋巴细胞组成,其体积大小可能不尽相同。具有致密染色质和少量胞质的典型小淋巴细胞以及两个具有较低染色质密度的大淋巴细胞。**B,C.** 反应性淋巴细胞。大淋巴细胞的细胞质比例较大,并有嗜碱性胞质边缘,常贴近周围红细胞。有时核仁明显。这种淋巴细胞外观的变异可出现在诱导免疫应答,包括病毒感染的不同疾病。传染性单核细胞增多症、病毒性肝炎或其他情况,如登革热,反应性淋巴细胞的形态在光镜下不易区分。**D～F.** 浆细胞。通过浆细胞胞质染色法,观察到这类反应性淋巴细胞体积大,并有深蓝色胞质,但保留细胞核外观、细胞形态,以及中等淋巴细胞大小。与其他多数浆细胞不同,无明显核旁亮带或细胞核偏位。可在感染、药物过敏、血清病等不同状态下见到这些细胞

百日咳毒素是一种二磷酸腺嘌呤核糖酶，它通过修正哺乳动物淋巴细胞中的 G 蛋白，阻断趋化因子受体，从而阻碍淋巴细胞从血液到淋巴组织的迁移能力。感染百日咳杆菌的淋巴细胞增多主要是由于该细菌释放的百日咳毒素使淋巴细胞无法离开血液[64]。百日咳毒素也可刺激成熟 T 细胞从胸腺游出，以及结合 T 细胞表面糖类蛋白的神经氨酸残基，从而诱导 T 细胞活化[65,66]。虽然百日咳疫苗接种率很高，近期却又发现了该病的流行，其主要原因为成人对其免疫力的减弱使其成为家庭内婴儿感染的来源[67]。

大颗粒淋巴细胞增多症

NK 细胞、CD8$^+$ T 细胞，或更罕见的 CD4$^+$ T 细胞的扩增可导致大颗粒淋巴细胞增多症[68,69]。最常见的形式便是继发于 CD3$^-$CD16$^+$CD56$^+$NK 细胞的淋巴细胞增多症，它被称为 NK 淋巴细胞增多症，其 NK 细胞计数通常大约在 4×10^9/L，有时可超过 15×10^9/L[70]。T 细胞大颗粒淋巴细胞增多症患者的淋巴细胞可进行 T 细胞受体基因的克隆重排的评估（参见第 76 章）[51]，该检查对 T 细胞大颗粒淋巴细胞白血病（LGLL）有提示作用；LGLL 是一种异质性疾病，其特征为血中大颗粒淋巴细胞数量增多达 $(2\sim20)\times10^9$/L 超过 6 个月，且无明确病因（参见第 94 章图 94-1）[71]。在 WHO（2008）分类中，NK 细胞淋巴增殖性疾病被定义为一种临时的疾病类型以区别于 T-LGLL 及 NK-LGLL。一项回顾性调查比较了 T-LGLL 及慢性 NK 淋巴细胞增殖性疾病的临床及病理特征[72]，发现两组患者的中位年龄与自身免疫性疾病及血液恶性肿瘤的关系是相似的。但在 NK 细胞淋巴增殖性疾病中，粒细胞减少及与类风湿性关节炎的关联较 T-LGLL 少见。

因各种恶性肿瘤接受异基因干细胞移植的患者中，20% 的患者发生了大颗粒淋巴细胞增多症，其中位发生期为移植后 312 天[73]。CMV 血清阳性及发生 CMV 再激活或慢性移植物抗宿主病（GVHD）的患者更易发生此病。GVHD 为接受异基因造血干细胞移植后，来自移植物的同种异体反应性 T 淋巴细胞攻击宿主器官而导致多种器官的各种表现并可导致严重乏力。意外的是，伴有大颗粒淋巴细胞增多症与更长的总生存期（86.2% vs 53.8%，$p<0.0001$）、更低的非复发死亡率（3.2% vs 27.3%，$p<0.0001$）及更低的复发率（9.6% vs 29.4%，$p<0.0001$）相关。

NK 细胞或 T 细胞的扩增是对全身感染和（或）免疫失调的过度反应。T 细胞大颗粒淋巴细胞增多症可以继发于人巨细胞病毒感染后过度的细胞免疫应答[74]。另外，有报道指出，NK 细胞淋巴细胞增多症与类圆线虫病有关[75]。

NK 淋巴细胞增多症多伴有反复发作的皮肤病灶，例如青斑状皮炎、荨麻疹性血管炎或混合再发的溃疡性口炎[76,77]。另有报道指出，NK 淋巴细胞增多症与包括重型再生障碍性贫血（再障）在内的各种血细胞减少有关[70,78]。大颗粒淋巴细胞增多症同样可能与类风湿关节炎有关。不过在类风湿关节炎患者中，只有不到 0.6% 有大颗粒淋巴细胞增多症，几乎都与合并非脾肿大引起的中性粒细胞减少有关。如此，可能为 Felty 综合征的一个亚型[79,80]。自身免疫纯红再障或免疫性血小板减少同样可以合并具有因多克隆 T 细胞或 NK 细胞[81,82]增殖所致的大颗粒淋巴细胞增多症。

药物诱导淋巴细胞增多症

达沙替尼及依鲁替尼在用于慢性粒细胞白血病（CML）及 CLL 治疗时与淋巴细胞增多症相关。在接受达沙替尼治疗的患者中发现了高分化的 CD8$^+$ T 淋巴细胞或 NK 细胞的扩增[83~85]。一些研究将这些细胞的寡克隆扩增与临床表现如 CMV 再激活及胸腔积液相联系[86]。克隆性淋巴细胞增多症往往具有 LGLL 的形态并可见延迟分化的表型（CD27$^-$ CD57$^+$），这些细胞易于凋亡且伴有 NK 细胞毒性的减弱。除了淋巴细胞增多，血清白介素（IL）-6、干扰素 γ（IFN-γ）及 IL-2R 诱导的单核因子在 LGLL 患者中明显升高。IFN-γ 是一种可溶性细胞因子且在抗病毒、细胞和原虫感染的先天性和获得性免疫反应中至关重要。IL-2 同样也是一种细胞因子，它可以影响 T 细胞并在耐受及免疫中发挥关键作用。一些研究认为 CML 患者服用达沙替尼后淋巴细胞增多提示对该药反应良好[87]。

依鲁替尼作用目标为 B 细胞受体信号并已批准用于 CLL[88]。在使用一剂依鲁替尼后，淋巴细胞绝对计数可升高 66%，提示淋巴细胞从淋巴结内释放[89]。虽然大多数患者在 8 个月内即可恢复，少部分患者淋巴细胞持续性增多可达 1 年以上。淋巴细胞增多症的生物学特征已表明持续存在的 CLL 细胞并未发生增殖亦未出现克隆演变。持续的淋巴细胞增多可能代表了一种持续静止的克隆并与复发风险无关[90]。

压力性淋巴细胞增多症

一过性压力性淋巴细胞增多症是住院患者淋巴细胞增多的常见原因[91]。创伤及非创伤性应激均与淋巴细胞增多相关[92,93]。创伤、手术、急性心力衰竭、感染性休克、心肌梗死、镰状细胞危象或癫痫持续状态均可合并淋巴细胞计数增高，通常超过 5×10^9/L，这种情况在数小时内可恢复正常或低于正常水平[94,95]。事件发生后，继发于淋巴细胞再分布，淋巴细胞所有亚群计数均迅速升高[92]。一过性淋巴细胞增多症可由生理及心理双重压力下白细胞亚群的重新分布所引起[96,97]。在使用儿茶酚胺后，可以发现两个特征性的阶段：淋巴细胞快速（<30 分钟）动员以及随后的粒细胞计数升高伴淋巴细胞计数减少[98,99]。

超敏反应

对于昆虫叮咬，尤其是对于蚊子的迟发性超敏反应可能与大颗粒淋巴细胞增多症及淋巴结肿大有关[100]。这种迟发性超敏反应与 EBV-NK 淋巴细胞增多症相关[101]。个别药物反应同样可能与亚急性淋巴细胞增多症有关，通常在相关治疗后的 2~8 周产生[102~107]。一种类传染性单核细胞增多症可被柳氮磺吡啶（图 79-2）所诱导[108]。

持续性淋巴细胞增多症

患者有亚急性或慢性淋巴细胞增多症，称为持续性淋巴细胞增多症，并可伴有各种各样的临床表现（表 79-1）。

淋巴细胞增多症患者可能患有恶性疾病，最为特别的是，恶性胸腺瘤患者具有多克隆 T 淋巴细胞增多症，被认为是由于胸腺上皮恶性肿瘤引起的胸腺激素的异常释放所致[109~111]。急性髓细胞白血病患者可能检查出反应性淋巴细胞增多症或浆细胞增多症或系统性肥大细胞增多症[112~114]。实体瘤患者同样在化疗后产生淋巴细胞增多症。

脾脏切除术后患者可能产生多克隆淋巴细胞增多症[76,115,116]。脾切除术后观察 4 ~ 242 个月（中位 70 个月），绝对淋巴细胞计数范围在 $(4.0 ~ 8.7) \times 10^9/L$ 之间，并且可持续较长时间（例如>50 个月）。

慢性感染　反应性淋巴细胞增多症与许多病毒及某些细菌感染有关，如果病程延长，可导致亚急性或慢性淋巴细胞增多症（表 79-1）[117]。

● 淋巴细胞减少症

定义

第 2 章讲解了测定绝对淋巴细胞计数的方法及其正常值范围。淋巴细胞减少症定义为全淋巴细胞计数低于 $1.0 \times 10^9/L$，但有些学者认为正常值的低限应为 $1.5 \times 10^9/L$。由于正常成人淋巴细胞中 80% 为 T 淋巴细胞，并且 2/3 T 淋巴细胞为 $CD4^+$ 辅助 T 淋巴细胞，因此大多数患有淋巴细胞减少症的患者，其 T 淋巴细胞总数会有所降低，尤其是 $CD4^+$ T 淋巴细胞。正常成人 T 淋巴细胞的均数为 $1.9 \times 10^9/L$，范围为 $(1.0 ~ 2.3) \times 10^9/L$。$CD4^+$ T 淋巴细胞计数的均值为 $1.1 \times 10^9/L$，范围为 $(0.72 ~ 14) \times 10^9/L$。而其他主要 T 淋巴细胞亚群的平均值，如 $CD8^+$ T 淋巴细胞为 $650/\mu l$，范围为 $380 ~ 970/\mu l$。

表 79-3 总结了与淋巴细胞减少症有关的一些情况。关于淋巴细胞减少症机制的理论并未完全建立，但目前存在几个可能的说法。关于淋巴细胞及与淋巴细胞减少症有关疾病的深入探讨已被引用文献列出（表 79-3）。

表 79-3　淋巴细胞减少症的病因

Ⅰ. 遗传性病因
　A. 先天性免疫缺陷病（参见第 80 章）
　　1. 重症联合免疫缺陷病[175]
　　　a. 淋巴干细胞发育不全
　　　b. 腺苷脱胺酶缺陷[176]
　　　c. 组织相容性抗原缺乏
　　　d. $CD4^+$ 辅助性细胞缺乏
　　　e. 白细胞减少的胸腺淋巴组织发育不全（网状细胞发育不全）[177]
　　　f. T 细胞发育基因缺陷
　　2. 免疫缺陷的常见变异[154]
　　3. 共济失调毛细血管扩张[178]
　　4. Wiskott-Aldrich 综合征
　　5. 伴有短肢侏儒症的免疫缺陷（软骨-毛发发育不全）[179]
　　6. 伴胸腺瘤的免疫缺陷[180]
　　7. 嘌呤核苷磷酸化酶缺乏[181]
　　8. 肝脏静脉闭塞性疾病伴免疫缺陷症[182]
　B. 基因多形性引起的淋巴细胞减少[121]
Ⅱ. 获得性病因
　A. 再生障碍性贫血[183]（参见第 35 章）
　B. 感染性疾病
　　1. 病毒性疾病
　　　a. 获得性免疫缺陷综合征[184]（参见第 81 章）
　　　b. 严重急性呼吸综合征[128]
　　　c. 西尼罗河脑炎[158,185]
　　　d. 肝炎[186]
　　　e. 流感[187]
　　　f. 单纯疱疹病毒[188]
　　　g. 疱疹病毒 6 型（HHV-6）[189]
　　　h. 疱疹病毒 8 型（HHV-8）[190]
　　　i. 麻疹病毒[191]
　　　j. 其他[192]
　　2. 细菌性疾病
　　　a. 结核[193]
　　　b. 伤寒[194]
　　　c. 肺炎[195]
　　　d. 立克次体[196]
　　　e. 埃里希体病[197]
　　　f. 败血症[131]
　　3. 寄生虫病
　　　a. 疟疾急性期

　C. 医源性
　　1. 免疫抑制剂
　　　a. 抗淋巴细胞球蛋白[198]
　　　b. 阿仑单抗（CAMPATH[1]-H）[199]
　　　c. 糖皮质激素[198]
　　2. 大剂量补骨脂素加紫外线 A 治疗[200]
　　3. Stevens-Johnson 综合征[201]
　　4. 化疗
　　5. 肾移植[202]
　　6. 放疗[203]
　　7. 大手术[116]
　　8. 体外循环搭桥[204]
　　9. 骨髓移植[205]
　　10. 胸导管引流[139]
　　11. 血液透析[206]
　　12. 供者淋巴细胞输注采集法[140]
　D. 全身性疾病相关
　　1. 自身免疫性疾病[121]
　　　a. 系统性红斑狼疮[207]
　　　b. 干燥综合征[142]
　　　c. 重症肌无力[208]
　　　d. 系统性脉管炎[209]
　　　e. 类白塞病[210]
　　　f. 皮肌炎[211]
　　　g. 韦格纳肉芽肿[212]
　　2. 霍奇金淋巴瘤[213]（参见第 99 章）
　　3. 癌症[214]
　　4. 原发性骨髓纤维化[215]
　　5. 蛋白质丢失性肠病[216,217]
　　6. 心衰[145]
　　7. 结节病[218]
　　8. 烧伤[144]
　　9. 急性重症胰腺炎[219]
　　10. 剧烈运动[220]
　　11. 硅肺病[221]
　　12. 乳糜泻[222]
　E. 营养和饮食
　　1. 酗酒[149]
　　2. 锌缺乏[148]
Ⅲ. 特发性
　A. 特发性 $CD4^+$ T 淋巴细胞减少症[153]

各种不同情况下与之相关的淋巴细胞减少症的发病率各有不同,这取决于患病人群。在一项新西兰的关于明显淋巴细胞减少症(<0.6×10⁹/L)患者的调查中,将具有重叠因素的患者分别归入几个类别[118]。将与淋巴细胞减少症有关的因素降序排列,分别为细菌或真菌败血症(250 人)、大手术(228 人)、明确由于(153 人)或可能由于(53 人)皮质激素治疗、恶性肿瘤(180 人)、化疗和(或)放疗(90 人)、近期创伤或出血(86 人)、肾移植(38 人)、异体骨髓移植(35 人)、除 HIV(26 人)以外的"病毒感染",或 HIV 感染(13 人)。只有一名患者怀疑是特发性 CD4⁺T 淋巴细胞减少症。

遗传性原因

遗传性免疫缺陷病的患者可能伴有相关的淋巴细胞减少(表 79-3 和第 80 章表 80-2)。遗传性免疫缺陷症患者的干细胞可有量或质的异常,这将产生无效的淋巴细胞(表 79-3 引用文献部分)。另外,对于 T 细胞发展起关键作用的基因突变则无法产生成熟 T 细胞,最终导致严重的联合免疫缺陷症和淋巴细胞减少(参见第 76 章)[119]。其他的免疫缺陷症,例如 Wiskott-Aldrich 综合征,因细胞骨架的缺陷过早破坏 T 细胞,引起淋巴细胞减少[120]。有研究报道,某些种族群体有原因不明的低 CD4⁺T 细胞计数,例如埃塞俄比亚人[100]和楚科奇土著人[121,122]。

获得性淋巴细胞减少

获得性淋巴细胞减少症的定义为排除由遗传性疾病引起的,与血淋巴细胞缺失相关的综合征。

感染性疾病

最常见的与淋巴细胞减少有关的感染性疾病是 HIV 引起的 AIDS(参见第 81 章)。淋巴细胞减少部分是由于感染 HIV-1 或 HIV-2 的 CD4⁺T 细胞的破坏和(或)清除[123,124]。

其他病毒或细菌感染性疾病也可能与淋巴细胞减少症有关(表 79-3)。活动性肺结核患者即使 HIV 为阴性也有淋巴细胞减少,它可持续至适当的抗生素治疗后 2 周[125~127]。由典型的冠状病毒导致的严重急性呼吸综合征患者也具有淋巴细胞减少症,并持续至疾病恢复[128~129]。其他一些常见的病毒,例如麻疹,在急性期可有一过性淋巴细胞减少,这被认为可以导致与一种疾病病程相关的免疫缺陷,使患者获得条件致病菌的感染(表 79-3)[130]。有学者对败血症所致淋巴细胞减少症的预后价值进行了评价[131]。单中心回顾性研究中,诊断败血症后第 4 天的持续性淋巴细胞减少可预测第 28 天及 1 年的生存情况。淋巴细胞减少被认为是败血症诱导免疫抑制的替代指标。在失代偿性心衰的住院患者中经常可见相对性淋巴细胞减少(淋巴细胞比例下降而非绝对值)[132]。

医源性

放疗、细胞毒性化疗、糖皮质激素治疗或运用抗淋巴细胞球蛋白、阿仑单抗(CAMPATH-1H)等皆可因外周血淋巴细胞破坏导致淋巴细胞减少(表 79-3)。长期使用补骨脂素和紫外线 A 照射治疗银屑病将导致 T 细胞减少,其原因可能是通过破坏表皮血管的细胞循环[133]。糖皮质激素引起淋巴细胞减少的机制并不明确,除诱导细胞破坏外还有可能是继发于激素诱

导的淋巴细胞再分布[134~136]。淋巴细胞再分布同样与术后淋巴细胞减少有关[137,138]。胸导管引流中,淋巴细胞从体内流失[139]。血小板或干细胞分离术可以因为无意地去除淋巴细胞而同样会降低淋巴细胞计数[140]。

系统性疾病相关的淋巴细胞减少症

系统性自身免疫性疾病的患者可能因继发于该疾病或治疗而患有淋巴细胞减少症。患有系统性红斑狼疮的患者在治疗前便可有自身抗体介导的淋巴细胞减少症,抗淋巴细胞抗体的存在是疾病活动及狼疮肾炎的独立相关因素[141]。相似地,原发性干燥综合征的患者有时在治疗前也有淋巴细胞减少,并且目前已发现淋巴细胞减少与发展为淋巴瘤之间存在关联[142,143]。在某些情况下,例如失蛋白性肠病,淋巴细胞可从体内丢失。严重烧伤可因外周血 T 细胞重新分配至组织而导致 T 淋巴细胞减少[144]。淋巴细胞减少同样也发现是心衰住院患者不良结局的独立预测因素。淋巴细胞计数偏低的患者倾向于为老年人且合并其他疾病如糖尿病、肾病、房颤的比例较高,这些患者的脑钠肽(BNPs)水平偏高,心电图示宽 QRS 波。在经多种已知的临床危险因素校正后,淋巴细胞减少仍为全因死亡或心血管疾病死亡的有力预测因子[145]。

营养和饮食

锌对于正常 T 细胞的发育和功能必不可少[146,147]。在收入重症监护病房 72 小时以内的危重症儿童中发现锌离子水平较低[148]。锌剂治疗纠正了淋巴细胞减少症中锌的缺陷,并使淋巴细胞的功能恢复。乙醇的过度摄入和(或)慢性乙醇摄入可导致淋巴细胞增殖受损和淋巴细胞减少。当戒酒后,该状况可缓解[149]。大豆蛋白中大豆异黄酮是否与淋巴细胞减少症的发展有关仍未明确[150]。

● 特发性 CD4⁺T 淋巴细胞减少症

免疫分型和 HIV 的血清学测试已能确定在没有逆转录病毒感染的证据下,单独的 CD4⁺ T 细胞减少综合征[151]。这个综合征,在 1993 年被疾病预防和控制中心命名为特发性 CD4⁺T 淋巴细胞减少症,WHO 将其定义为在没有 HIV-1 或 HIV-2 感染的血清学或病毒学证据时 CD4⁺T 淋巴细胞计数少于 0.3×10⁹/L[152]。与 HIV 感染不同,特发性 CD4⁺T 淋巴细胞减少症患者 CD4 细胞的减少通常很缓慢[131]。排除先天性免疫缺陷症对疾病诊断很重要,例如常见变异型免疫缺陷病,会在以后改变 CD4⁺ T 细胞计数(参见第 80 章)[123,154]。

尽管有些 CD4⁺ T 细胞减少症患者并无临床表现[135,136],在已报道的病例中,半数以上都有条件致病菌感染,提示细胞免疫缺陷(例如带状疱疹复发、肺鸟型结核分枝杆菌感染、结核杆菌感染、卡氏肺孢子虫肺炎、弓形虫感染、神经侵袭性西尼罗河病毒感染、进行性多灶性白质脑病或隐球菌感染)[155~159]。WHO 将该类患者分为特发性 CD4⁺ T 细胞减少症以及原因不明的严重 HIV 病毒阴性的免疫抑制[123]。

现已有数个发现帮助我们理解特发性淋巴细胞减少症的发病机制。淋巴细胞特异性激酶(LCKs)在 T 细胞受体信号起始阶段发挥着关键作用。TCR 通过衔接蛋白 UNC119 活化 LCK[160]。因此,人类 UNC119 的基因突变损伤了 LCK 活性,从

而削弱了 T 细胞对 TCR 刺激的应答并在临床上表现为淋巴细胞减少及机会感染。UNC119 的杂合突变已在特发性 CD4+ T 细胞减少的患者中发现[161]。该病中的 IL-7 和 IL-2 信号受损可能可以解释 CD4+T 淋巴细胞稳态的失衡[162]。这种患者的确切比例不详，因为无临床感染证据的单独的 CD4+ T 细胞减少的患者可能不来就医。总之，特发性 CD4+T 淋巴细胞减少是一种多发于中年人的异质性疾病，其与多种机会感染及自身免疫性疾病相关。细胞因子 IL-2 的试验性治疗已在这些患者中进行评估[163]。

翻译：史仲珣　互审：陈苏宁　校对：肖志坚

参考文献

1. Johansson U, Bloxham D, Couzens S, et al: Guidelines on the use of multicolour flow cytometry in the diagnosis of haematological neoplasms. British Committee for Standards in Haematology. *Br J Haematol* 165(4):455–488, 2014.
2. Rockman SP: Determination of clonality in patients who present with diagnostic dilemmas: A laboratory experience and review of the literature. *Leukemia* 11(6):852–862, 1997.
3. Ghia P, Caligaris-Cappio F: Monoclonal B-cell lymphocytosis: Right track or red herring? *Blood* 119(19):4358–4362, 2012.
4. Hallek M, Cheson BD, Catovsky D, et al: Guidelines for the diagnosis and treatment of chronic lymphocytic leukemia: A report from the International Workshop on Chronic Lymphocytic Leukemia updating the National Cancer Institute-Working Group 1996 guidelines. *Blood* 111(12):5446–5456, 2008.
5. Nieto WG, Almeida J, Romero A, et al: Increased frequency (12%) of circulating chronic lymphocytic leukemia-like B-cell clones in healthy subjects using a highly sensitive multicolor flow cytometry approach. *Blood* 114(1):33–37, 2009.
6. Rawstron AC, Bennett FL, O'Connor SJ, et al: Monoclonal B-cell lymphocytosis and chronic lymphocytic leukemia. *N Engl J Med* 359(6):575–583, 2008.
7. Marti GE, Faguet G, Bertin P, et al: CD20 and CD5 expression in B-chronic lymphocytic leukemia. *Ann N Y Acad Sci* 651:480–483, 1992.
8. Marti GE, Faguet GB, Stewart C, et al: Evolution of leukemic heterogeneity of human B-CLL lymphocytes between and within patients. *Curr Top Microbiol Immunol* 182:303–311, 1992.
9. Crowther-Swanepoel D, Corre T, Lloyd A, et al: Inherited genetic susceptibility to monoclonal B-cell lymphocytosis. *Blood* 116(26):5957–5960, 2010.
10. Shanafelt T, Hanson CA: Monoclonal B-cell lymphocytosis: Definitions and natural history. *Leuk Lymphoma* 50(3):493–497, 2009.
11. Lanasa MC, Allgood SD, Volkheimer AD, et al: Single-cell analysis reveals oligoclonality among "low-count" monoclonal B-cell lymphocytes. *Leukemia* 24(1):133–140, 2010.
12. Shim YK, Rachel JM, Ghia P, et al: Monoclonal B-cell lymphocytosis in healthy blood donors: An unexpectedly common finding. *Blood* 123(9):1319–1326, 2014.
13. Rachel JM, Zucker ML, Fox CM, et al: Monoclonal B lymphocytosis in blood donors. *Br J Haematol* 139(5):832–836, 2007.
14. Castillo JJ, Dalia S, Pascual SK: Association between red blood cell transfusions and development of non-Hodgkin lymphoma: A meta-analysis of observational studies. *Blood* 116(16):2897–2907, 2010.
15. Del Giudice I, Mauro FR, De Propris MS, et al: Identification of monoclonal B-cell lymphocytosis among sibling transplant donors for chronic lymphocytic leukemia patients. *Blood* 114(13):2848–2849, 2009.
16. Morabito F, Mosca L, Cutrona G, et al: Clinical monoclonal B lymphocytosis versus Rai 0 chronic lymphocytic leukemia: A comparison of cellular, cytogenetic, molecular, and clinical features. *Clin Cancer Res* 19(21):5890–5900, 2013.
17. Molica S, Mauro FR, Molica M, et al: Monoclonal B-cell lymphocytosis: A reappraisal of its clinical implications. *Leuk Lymphoma* 53(9):1660–1665, 2012.
18. Henriques A, Rodriguez-Caballero A, Nieto WG, et al: Combined patterns of IGHV repertoire and cytogenetic/molecular alterations in monoclonal B lymphocytosis versus chronic lymphocytic leukemia. *PLoS One* 8(7):e67751, 2013.
19. Molica S, Mauro FR, Giannarelli D, et al: Differentiating chronic lymphocytic leukemia from monoclonal B-lymphocytosis according to clinical outcome: On behalf of the GIMEMA chronic lymphoproliferative diseases working group. *Haematologica* 96(2):277–283, 2011.
20. Shanafelt TD, Kay NE, Jenkins G, et al: B-cell count and survival: Differentiating chronic lymphocytic leukemia from monoclonal B-cell lymphocytosis based on clinical outcome. *Blood* 113(18):4188–4196, 2009.
21. Shanafelt TD, Kay NE, Rabe KG, et al: Brief report: Natural history of individuals with clinically recognized monoclonal B-cell lymphocytosis compared with patients with Rai 0 chronic lymphocytic leukemia. *J Clin Oncol* 27(24):3959–3963, 2009.
22. Rossi D, Sozzi E, Puma A, et al: The prognosis of clinical monoclonal B cell lymphocytosis differs from prognosis of Rai 0 chronic lymphocytic leukaemia and is recapitulated by biological risk factors. *Br J Haematol* 146(1):64–75, 2009.
23. Fazi C, Scarfo L, Pecciarini L, et al: General population low-count CLL-like MBL persists over time without clinical progression, although carrying the same cytogenetic abnormalities of CLL. *Blood* 118(25):6618–6625, 2011.
24. Moreira J, Rabe KG, Cerhan JR, et al: Infectious complications among individuals with clinical monoclonal B-cell lymphocytosis (MBL): A cohort study of newly diagnosed cases compared to controls. *Leukemia* 27(1):136–141, 2013.
25. Deplano S, Nadal-Melsio E, Bain BJ: Persistent polyclonal B lymphocytosis. *Am J Hematol* 89(2):224, 2014.
26. Berkowska MA, Grosserichter-Wagener C, Adriaansen HJ, et al: Persistent polyclonal B-cell lymphocytosis: Extensively proliferated CD27+IgM+IgD+ memory B cells with a distinctive immunophenotype. *Leukemia* 28(7):1560–1564, 2014.
27. Chevalier C, Husson B, Detry G: Polyclonal B lymphocytosis with binucleated lymphocytes in a man. *Am J Hematol* 88(1):86, 2013.
28. Lesesve JF, Troussard X: Persistent polyclonal B-cell lymphocytosis. *Blood* 118(25):6485, 2011.
29. Lesesve JF, Gressot AL, Troussard X, et al: Morphologic features of binucleated lymphocytes to assess the diagnosis of persistent B-cell polyclonal lymphocytosis or other mature B-cell neoplasms. *Leuk Lymphoma* 55(7):1551–1556, 2014.
30. Delage R, Roy J, Jacques L, et al: Multiple bcl-2/Ig gene rearrangements in persistent polyclonal B-cell lymphocytosis. *Br J Haematol* 97(3):589–595, 1997.
31. Schmidt-Hieber M, Burmeister T, Weimann A, et al: Combined automated cell and flow cytometric analysis enables recognition of persistent polyclonal B-cell lymphocytosis (PPBL), a study of 25 patients. *Ann Hematol* 87(10):829–836, 2008.
32. Himmelmann A, Gautschi O, Nawrath M, et al: Persistent polyclonal B-cell lymphocytosis is an expansion of functional IgD(+)CD27(+) memory B cells. *Br J Haematol* 114(2):400–405, 2001.
33. Loembe MM, Neron S, Delage R, Darveau A: Analysis of expressed V(H) genes in persistent polyclonal B cell lymphocytosis reveals absence of selection in CD27+IgM+ IgD+ memory B cells. *Eur J Immunol* 32(12):3678–3688, 2002.
34. Salcedo I, Campos-Caro A, Sampalo A, et al: Persistent polyclonal B lymphocytosis: An expansion of cells showing IgVH gene mutations and phenotypic features of normal lymphocytes from the CD27+ marginal zone B-cell compartment. *Br J Haematol* 116(3):662–666, 2002.
35. Roussel M, Roue G, Sola B, et al: Dysfunction of the Fas apoptotic signaling pathway in persistent polyclonal B-cell lymphocytosis. *Haematologica* 88(2):239–240, 2003.
36. Troussard X, Mossafa H, Salaun V: Persistent polyclonal lymphocytosis (PPLB). *Leukemia* 13(3):497–498, 1999.
37. Carr R, Fishlock K, Matutes E: Persistent polyclonal B-cell lymphocytosis in identical twins. *Br J Haematol* 96(2):272–274, 1997.
38. Delage R, Jacques L, Massinga-Loembe M, et al: Persistent polyclonal B-cell lymphocytosis: Further evidence for a genetic disorder associated with B-cell abnormalities. *Br J Haematol* 114(3):666–670, 2001.
39. Wolowiec D, Nowak J, Majewski M, et al: High incidence of ancestral HLA haplotype 8.1 and monoclonal incomplete DH-JH immunoglobulin heavy chain gene rearrangement in persistent polyclonal B-cell lymphocytosis. *Ann Hematol* 87(7):597–598, 2008.
40. Feugier P, De March AK, Lesesve JF, et al: Intravascular bone marrow accumulation in persistent polyclonal lymphocytosis: A misleading feature for B-cell neoplasm. *Mod Pathol* 17(9):1087–1096, 2004.
41. Del Giudice I, Pileri SA, Rossi M, et al: Histopathological and molecular features of persistent polyclonal B-cell lymphocytosis (PPBL) with progressive splenomegaly. *Br J Haematol* 144(5):726–731, 2009.
42. Okamoto A, Inaba T, Fujita N: The role of interleukin-6 in a patient with polyclonal hairy B-cell lymphoproliferative disorder: A case report. *Lab Hematol* 13(4):124–127, 2007.
43. Machii T, Yamaguchi M, Inoue R, et al: Polyclonal B-cell lymphocytosis with features resembling hairy cell leukemia-Japanese variant. *Blood* 89(6):2008–2014, 1997.
44. Mossafa H, Malaure H, Maynadie M, et al: Persistent polyclonal B lymphocytosis with binucleated lymphocytes: A study of 25 cases. Groupe Francais d'Hematologie Cellulaire. *Br J Haematol* 104(3):486–493, 1999.
45. Callet-Bauchu E, Renard N, Gazzo S, et al: Distribution of the cytogenetic abnormality +i(3)(q10) in persistent polyclonal B-cell lymphocytosis: A FICTION study in three cases. *Br J Haematol* 99(3):531–536, 1997.
46. Espinet B, Florensa L, Sole F, et al: Isochromosome +i(3)(q10) in a new case of persistent polyclonal B-cell lymphocytosis (PPBL). *Eur J Haematol* 64(5):344–346, 2000.
47. Samson T, Mossafa H, Lusina D, et al: Dicentric chromosome 3 associated with binucleated lymphocytes in atypical B-cell chronic lymphoproliferative disorder. *Leuk Lymphoma* 43(9):1749–1754, 2002.
48. Granados E, Llamas P, Pinilla I, et al: Persistent polyclonal B lymphocytosis with multiple bcl-2/IgH rearrangements: A benign disorder. *Haematologica* 83(4):369–375, 1998.
49. Mossafa H, Tapia S, Flandrin G, Troussard X: Chromosomal instability and ATR amplification gene in patients with persistent and polyclonal B-cell lymphocytosis (PPBL). *Leuk Lymphoma* 45(7):1401–1406, 2004.
50. Lancry L, Roulland S, Roue G, et al: No BCL-2 protein over expression but BCL-2/IgH rearrangements in B cells of patients with persistent polyclonal B-cell lymphocytosis. *Hematol J* 2(4):228–233, 2001.
51. Dasanu CA, Codreanu I: Persistent polyclonal B-cell lymphocytosis in chronic smokers: More than meets the eye. *Conn Med* 76(2):69–72, 2012.
52. Bassan R, Spinelli O, Rambaldi A, Barbui T: The course of monoclonal "villous" lymphocytosis over 15 years of follow-up: Progression to SLVL or spontaneous clinical but not molecular remission. *Leukemia* 17(11):2243–2244, 2003.
53. Cornet E, Lesesve JF, Mossafa H, et al: Long-term follow-up of 111 patients with persistent polyclonal B-cell lymphocytosis with binucleated lymphocytes. *Leukemia* 23(2):419–422, 2009.
54. Hudnall SD, Patel J, Schwab H, Martinez J: Comparative immunophenotypic features of EBV-positive and EBV-negative atypical lymphocytosis. *Cytometry B Clin Cytom* 55(1):22–28, 2003.
55. Balfour HH Jr, Odumade OA, Schmeling DO, et al: Behavioral, virologic, and immunologic factors associated with acquisition and severity of primary Epstein-Barr virus infection in university students. *J Infect Dis* 207(1):80–88, 2013.
56. Horwitz MS, Moore GT: Acute infectious lymphocytosis. An etiologic and epidemiologic study of an outbreak. *N Engl J Med* 279(8):399–404, 1968.
57. Yetgin S, Kuskonmaz B, Aytac S, Tavil B: An unusual case of reactive lymphocytosis mimicking acute leukemia. *Pediatr Hematol Oncol* 24(2):129–135, 2007.
58. Kunno A, Abe M, Yamada M, Murakami K: Clinical and histological features of

cytomegalovirus hepatitis in previously healthy adults. *Liver* 17(3):129–132, 1997.
59. Labalette M, Salez F, Pruvot FR, et al: CD8 lymphocytosis in primary cytomegalovirus (CMV) infection of allograft recipients: Expansion of an uncommon CD8+ CD57– subset and its progressive replacement by CD8+ CD57+ T cells. *Clin Exp Immunol* 95(3):465–471, 1994.
60. Labalette M, Salez F, Pruvot FR, et al: Successive emergence of two CD8 subsets in primary CMV infection of allograft recipients. *Transpl Int* 7 (Suppl 1):S611–S617, 1994.
61. Arnez M, Cizman M, Jazbec J, Kotnik A: Acute infectious lymphocytosis caused by coxsackievirus B2. *Pediatr Infect Dis J* 15(12):1127–1128, 1996.
62. Ferronato AE, Gilio AE, Vieira SE: Respiratory viral infections in infants with clinically suspected pertussis. *J Pediatr (Rio J)* 89(6):549–553, 2013.
63. Hodge G, Hodge S, Markus C, Lawrence A, Han P: A marked decrease in L-selectin expression by leucocytes in infants with Bordetella pertussis infection: Leucocytosis explained? *Respirology* 8(2):157–162, 2003.
64. Verschueren H, Dewit J, Van der Wegen A, et al: The lymphocytosis promoting action of pertussis toxin can be mimicked in vitro. Holotoxin but not the B subunit inhibits invasion of human T lymphoma cells through fibroblast monolayers. *J Immunol Methods* 144(2):231–240, 1991.
65. Suzuki G, Sawa H, Kobayashi Y, et al: Pertussis toxin-sensitive signal controls the trafficking of thymocytes across the corticomedullary junction in the thymus. *J Immunol* 162(10):5981–5985, 1999.
66. Witvliet MH, Vogel ML, Wiertz EJ, Poolman JT: Interaction of pertussis toxin with human T lymphocytes. *Infect Immun* 60(12):5085–5090, 1992.
67. Kwon HJ, Yum SK, Choi UY, et al: Infant pertussis and household transmission in Korea. *J Korean Med Sci* 27(12):1547–1551, 2012.
68. Lima M, Almeida J, Dos Anjos Teixeira M, et al: TCRalphabeta+/CD4+ large granular lymphocytosis: A new clonal T-cell lymphoproliferative disorder. *Am J Pathol* 163(2):763–771, 2003.
69. Moura J, Rodrigues J, Santos AH, et al: Chemokine receptor repertoire reflects mature T-cell lymphoproliferative disorder clinical presentation. *Blood Cells Mol Dis* 42(1): 57–63, 2009.
70. Rabbani GR, Phyliky RL, Tefferi A: A long-term study of patients with chronic natural killer cell lymphocytosis. *Br J Haematol* 106(4):960–966, 1999.
71. O'Malley DP: T-cell large granular leukemia and related proliferations. *Am J Clin Pathol* 127(6):850–859, 2007.
72. Poullot E, Zambello R, Leblanc F, et al: Chronic natural killer lymphoproliferative disorders: Characteristics of an international cohort of 70 patients. *Ann Oncol* 25(10): 2030–2035, 2014.
73. Kim D, Al-Dawsari G, Chang H, et al: Large granular lymphocytosis and its impact on long-term clinical outcomes following allo-SCT. *Bone Marrow Transplant* 48(8): 1104–1111, 2013.
74. Rossi D, Franceschetti S, Capello D, et al: Transient monoclonal expansion of CD8+/CD57+ T-cell large granular lymphocytes after primary cytomegalovirus infection. *Am J Hematol* 82(12):1103–1105, 2007.
75. Myers B, Speight EL, Huissoon AP, Davies JM: Natural killer-cell lymphocytosis and strongyloides infection. *Clin Lab Haematol* 22(4):237–238, 2000.
76. Granjo E, Lima M, Fraga M, et al: Abnormal NK cell lymphocytosis detected after splenectomy: Association with repeated infections, relapsing neutropenia, and persistent polyclonal B-cell proliferation. *Int J Hematol* 75(5):484–488, 2002.
77. Vanness ER, Davis MD, Tefferi A: Cutaneous findings associated with chronic natural killer cell lymphocytosis. *Int J Dermatol* 41(12):852–857, 2002.
78. Kaito K, Otsubo H, Ogasawara Y, et al: Severe aplastic anemia associated with chronic natural killer cell lymphocytosis. *Int J Hematol* 72(4):463–465, 2000.
79. Agarwal V, Sachdev A, Lehl S, Basu S: Unusual haematological alterations in rheumatoid arthritis. *J Postgrad Med* 50(1):60–61, 2004.
80. Prochorec-Sobieszek M, Chelstowska M, Rymkiewicz G, et al: Biclonal T-cell receptor gammadelta+ large granular lymphocyte leukemia associated with rheumatoid arthritis. *Leuk Lymphoma* 49(4):828–831, 2008.
81. Grossi A, Nozzoli C, Gheri R, et al: Pure red cell aplasia in autoimmune polyglandular syndrome with T lymphocytosis. *Haematologica* 83(11):1043–1045, 1998.
82. Garcia-Suarez J, Prieto A, Reyes E, et al: Persistent lymphocytosis of natural killer cells in autoimmune thrombocytopenic purpura (ATP) patients after splenectomy. *Br J Haematol* 89(3):653–655, 1995.
83. Kreutzman A, Juvonen V, Kairisto V, et al: Mono/oligoclonal T and NK cells are common in chronic myeloid leukemia patients at diagnosis and expand during dasatinib therapy. *Blood* 116(5):772–782, 2010.
84. Kreutzman A, Ladell K, Koechel C, et al: Expansion of highly differentiated CD8+ T-cells or NK-cells in patients treated with dasatinib is associated with cytomegalovirus reactivation. *Leukemia* 25(10):1587–1597, 2011.
85. Tanaka H, Nakashima S, Usuda M: Rapid and sustained increase of large granular lymphocytes and rare cytomegalovirus reactivation during dasatinib treatment in chronic myelogenous leukemia patients. *Int J Hematol* 96(3):308–319, 2012.
86. Nagata Y, Ohashi K, Fukuda S, et al: Clinical features of dasatinib-induced large granular lymphocytosis and pleural effusion. *Int J Hematol* 91(5):799–807, 2010.
87. Awan FT, Johnson AJ, Lapalombella R, et al: Thalidomide and lenalidomide as new therapeutics for the treatment of chronic lymphocytic leukemia. *Leuk Lymphoma* 51(1):27–38, 2010.
88. Byrd JC, O'Brien S, James DF: Ibrutinib in relapsed chronic lymphocytic leukemia. *N Engl J Med* 369(13):1278–1279, 2013.
89. Herman SE, Niemann CU, Farooqui M, et al: Ibrutinib-induced lymphocytosis in patients with chronic lymphocytic leukemia: Correlative analyses from a phase II study. *Leukemia* 2014.
90. Woyach JA, Smucker K, Smith LL, et al: Prolonged lymphocytosis during ibrutinib therapy is associated with distinct molecular characteristics and does not indicate a suboptimal response to therapy. *Blood* 123(12):1810–1817, 2014.
91. Karandikar NJ, Hotchkiss EC, McKenna RW, Kroft SH: Transient stress lymphocytosis: An immunophenotypic characterization of the most common cause of newly identified adult lymphocytosis in a tertiary hospital. *Am J Clin Pathol* 117(5):819–825, 2002.
92. Thommasen HV, Boyko WJ, Montaner JS, et al: Absolute lymphocytosis associated with nonsurgical trauma. *Am J Clin Pathol* 86(4):480–483, 1986.
93. Pinkerton PH, McLellan BA, Quantz MC, Robinson JB: Acute lymphocytosis after trauma—Early recognition of the high-risk patient? *J Trauma* 29(6):749–751, 1989.
94. Bosch JA, Berntson GG, Cacioppo JT, et al: Acute stress evokes selective mobilization of T cells that differ in chemokine receptor expression: A potential pathway linking immunologic reactivity to cardiovascular disease. *Brain Behav Immun* 17(4):251–259, 2003.
95. Benschop RJ, Jacobs R, Sommer B, et al: Modulation of the immunologic response to acute stress in humans by beta-blockade or benzodiazepines. *FASEB J* 10(4):517–524, 1996.
96. Mignini F, Traini E, Tomassoni D, et al: Leucocyte subset redistribution in a human model of physical stress. *Clin Exp Hypertens* 30(8):720–731, 2008.
97. Anane LH, Edwards KM, Burns VE, et al: Mobilization of gammadelta T lymphocytes in response to psychological stress, exercise, and beta-agonist infusion. *Brain Behav Immun* 23(6):823–829, 2009.
98. Toft P, Tonnesen E, Svendsen P, et al: The redistribution of lymphocytes during adrenaline infusion. An in vivo study with radiolabelled cells. *APMIS* 100(7):593–597, 1992.
99. Tonnesen E, Hohndorf K, Lerbjerg G, et al: Immunological and hormonal responses to lung surgery during one-lung ventilation. *Eur J Anaesthesiol* 10(3):189–195, 1993.
100. Roh EJ, Chung EH, Chang YP, et al: A case of hypersensitivity to mosquito bite associated with Epstein-Barr viral infection and natural killer cell lymphocytosis. *J Korean Med Sci* 25(2):321–323, 2010.
101. Satwani P, Bhatia M, Garvin JH Jr, et al: A Phase I study of gemtuzumab ozogamicin (GO) in combination with busulfan and cyclophosphamide (Bu/Cy) and allogeneic stem cell transplantation in children with poor-risk CD33+ AML: A new targeted immunochemotherapy myeloablative conditioning (MAC) regimen. *Biol Blood Marrow Transplant* 18(2):324–329, 2012.
102. Geyer MB, Jacobson JS, Freedman J, et al: A comparison of immune reconstitution and graft-versus-host disease following myeloablative conditioning versus reduced toxicity conditioning and umbilical cord blood transplantation in paediatric recipients. *Br J Haematol* 155(2):218–234, 2011.
103. Neier M, Jin Z, Kleinman C, et al: Pericardial effusion post-SCT in pediatric recipients with signs and/or symptoms of cardiac disease. *Bone Marrow Transplant* 46(4):529–538, 2011.
104. Shah N, Martin-Antonio B, Yang H, et al: Antigen presenting cell-mediated expansion of human umbilical cord blood yields log-scale expansion of natural killer cells with anti-myeloma activity. *PLoS One* 8(10):e76781, 2013.
105. Hillmen P, Young NS, Schubert J, et al: The complement inhibitor eculizumab in paroxysmal nocturnal hemoglobinuria. *N Engl J Med* 355(12):1233–1243, 2006.
106. Krishnan SK, Hill A, Hillmen P, et al: Improving cytopenia with splenic artery embolization in a patient with paroxysmal nocturnal hemoglobinuria on eculizumab. *Int J Hematol* 98(6):716–718, 2013.
107. Hillmen P, Muus P, Roth A, et al: Long-term safety and efficacy of sustained eculizumab treatment in patients with paroxysmal nocturnal haemoglobinuria. *Br J Haematol* 162(1):62–73, 2013.
108. Satwani P, van de Ven C, Ayello J, et al: Interleukin (IL)-15 in combination with IL-2, fms-like tyrosine kinase-3 ligand and anti-CD3 significantly enhances umbilical cord blood natural killer (NK) cell and NK-cell subset expansion and NK function. *Cytotherapy* 13(6):730–738, 2011.
109. Kato T, Yoshida H, Sadfar K, et al: Steroid-free induction and preemptive antiviral therapy for liver transplant recipients with hepatitis C: A preliminary report from a prospective randomized study. *Transplant Proc* 37(2):1217–1219, 2005.
110. Ortega M, Rovira M, Almela M, et al: Bacterial and fungal bloodstream isolates from 796 hematopoietic stem cell transplant recipients between 1991 and 2000. *Ann Hematol* 84(1):40–46, 2005.
111. Choi CM, Schmaier AH, Snell MR, Lazarus HM: Thrombotic microangiopathy in haematopoietic stem cell transplantation: Diagnosis and treatment. *Drugs* 69(2):183–198, 2009.
112. Lapalombella R, Andritsos L, Liu Q, et al: Lenalidomide treatment promotes CD154 expression on CLL cells and enhances production of antibodies by normal B cells through a PI3-kinase-dependent pathway. *Blood* 115(13):2619–2629, 2010.
113. Janik-Moszant A, Barc-Czarnecka M, van der Burg M, et al: Concomitant EBV-related B-cell proliferation and juvenile myelomonocytic leukemia in a 2-year-old child. *Leuk Res* 32(1):181–184, 2008.
114. Horny HP, Lange K, Sotlar K, Valent P: Increase of bone marrow lymphocytes in systemic mastocytosis: Reactive lymphocytosis or malignant lymphoma? Immunohistochemical and molecular findings on routinely processed bone marrow biopsy specimens. *J Clin Pathol* 56(8):575–578, 2003.
115. Juneja S, Januszewicz E, Wolf M, Cooper I: Post-splenectomy lymphocytosis. *Clin Lab Haematol* 17(4):335–337, 1995.
116. Domingo P, Fuster M, Muniz-Diaz E, et al: Spurious post-splenectomy CD4 and CD8 lymphocytosis in HIV-infected patients. *AIDS* 10(1):106–107, 1996.
117. Vidal MA, Sebastianes C, Eizaga R, et al: [Activated recombinant factor VII for bleeding after a kidney transplant] [in Spanish]. *Rev Esp Anestesiol Reanim* 52(10):638–639, 2005.
118. Castelino DJ, McNair P, Kay TW: Lymphocytopenia in a hospital population—What does it signify? *Aust N Z J Med* 27(2):170–174, 1997.
119. Kalman L, Lindegren ML, Kobrynski L, et al: Mutations in genes required for T-cell development: IL7R, CD45, IL2RG, JAK3, RAG1, RAG2, ARTEMIS, and ADA and severe combined immunodeficiency: HuGE review. *Genet Med* 6(1):16–26, 2004.
120. Molina IJ, Kenney DM, Rosen FS, Remold-O'Donnell E: T cell lines characterize events in the pathogenesis of the Wiskott-Aldrich syndrome. *J Exp Med* 176(3):867–874, 1992.
121. Wolday D, Tsegaye A, Messele T: Low absolute CD4 counts in Ethiopians. *Ethiop Med J* 40 (Suppl 1):11–16, 2002.

122. Gyrgolkay LA, Nikitin YP: Leukogram and white blood cells count in native people of Chukotka. *Int J Circumpolar Health* 60(4):534–539, 2001.
123. Laurence J: T-cell subsets in health, infectious disease, and idiopathic CD4+ T lymphocytopenia. *Ann Intern Med* 119(1):55–62, 1993.
124. Portman MD: Routinely test for HIV in everyone presenting with unexplained lymphopenia. *BMJ* 348:g2433, 2014.
125. Skogmar S, Schon T, Balcha TT, et al: CD4 cell levels during treatment for tuberculosis (TB) in Ethiopian adults and clinical markers associated with CD4 lymphocytopenia. *PLoS One* 8(12):e83270, 2013.
126. Mhmoud NA, Fahal AH, van de Sande WW: CD4+ T-lymphocytopenia in HIV-negative tuberculosis patients in Sudan. *J Infect* 65(4):370–372, 2012.
127. Al-Aska A, Al-Anazi AR, Al-Subaei SS, et al: CD4+ T-lymphopenia in HIV negative tuberculous patients at King Khalid University Hospital in Riyadh, Saudi Arabia. *Eur J Med Res* 16(6):285–288, 2011.
128. Panesar NS: What caused lymphopenia in SARS and how reliable is the lymphokine status in glucocorticoid-treated patients? *Med Hypotheses* 71(2):298–301, 2008.
129. Assiri A, Al-Tawfiq JA, Al-Rabeeah AA, et al: Epidemiological, demographic, and clinical characteristics of 47 cases of Middle East respiratory syndrome coronavirus disease from Saudi Arabia: A descriptive study. *Lancet Infect Dis* 13(9):752–761, 2013.
130. Okada H, Kobune F, Sato TA, et al: Extensive lymphopenia due to apoptosis of uninfected lymphocytes in acute measles patients. *Arch Virol* 145(5):905–920, 2000.
131. Drewry AM, Samra N, Skrupky LP, et al: Persistent lymphopenia after diagnosis of sepsis predicts mortality. *Shock* 42(5):383–391, 2014.
132. Ali S, Shahbaz AU, Nelson MD, et al: Reduced relative lymphocyte count in African-Americans with decompensated heart failure. *Am J Med Sci* 337(3):156–160, 2009.
133. Borroni G, Zaccone C, Vignati G, et al: Lymphopenia and decrease in the total number of circulating CD3+ and CD4+ T cells during "long-term" PUVA treatment for psoriasis. *Dermatologica* 183(1):10–14, 1991.
134. Braat MC, Oosterhuis B, Koopmans RP, et al: Kinetic-dynamic modeling of lymphocytopenia induced by the combined action of dexamethasone and hydrocortisone in humans, after inhalation and intravenous administration of dexamethasone. *J Pharmacol Exp Ther* 262(2):509–515, 1992.
135. Buysmann S, van Diepen FN, Yong SL, et al: Mechanism of lymphocytopenia following administration of corticosteroids. *Transplant Proc* 27(1):871–872, 1995.
136. Bloemena E, Weinreich S, Schellekens PT: The influence of prednisolone on the recirculation of peripheral blood lymphocytes *in vivo*. *Clin Exp Immunol* 80(3):460–466, 1990.
137. Hauser GJ, Chan MM, Casey WF, et al: Immune dysfunction in children after corrective surgery for congenital heart disease. *Crit Care Med* 19(7):874–881, 1991.
138. Menges P, Kessler W, Kloecker C, et al: Surgical trauma and postoperative immune dysfunction. *Eur Surg Res* 48(4):180–186, 2012.
139. Ueo T, Tanaka S, Tominaga Y, et al: The effect of thoracic duct drainage on lymphocyte dynamics and clinical symptoms in patients with rheumatoid arthritis. *Arthritis Rheum* 22(12):1405–1412, 1979.
140. Strauss RG: Risks of clinically significant thrombocytopenia and/or lymphocytopenia in donors after multiple plateletpheresis collections. *Transfusion* 48(7):1274–1278, 2008.
141. Li C, Mu R, Lu XY, et al: Antilymphocyte antibodies in systemic lupus erythematosus: Association with disease activity and lymphopenia. *J Immunol Res* 2014:672126.
142. Mandl T, Bredberg A, Jacobsson LT, et al: CD4+ T-lymphocytopenia—a frequent finding in anti-SSA antibody seropositive patients with primary Sjogren's syndrome. *J Rheumatol* 2004;31(4):726–728, 2014.
143. Ismail F, Mahmoud A, Abdelhaleem H, et al: Primary Sjögren's syndrome and B-non-Hodgkin lymphoma: Role of CD4+ T lymphocytopenia. *Rheumatol Int* 33(4):1021–1025, 2013.
144. Maldonado MD, Venturoli A, Franco A, Nunez-Roldan A: Specific changes in peripheral blood lymphocyte phenotype from burn patients. Probable origin of the thermal injury-related lymphocytopenia. *Burns* 17(3):188–192, 1991.
145. Vaduganathan M, Ambrosy AP, Greene SJ, et al: Predictive value of low relative lymphocyte count in patients hospitalized for heart failure with reduced ejection fraction: Insights from the EVEREST trial. *Circ Heart Fail* 5(6):750–758, 2012.
146. John E, Laskow TC, Buchser WJ, et al: Zinc in innate and adaptive tumor immunity. *J Transl Med* 8:118.
147. Taylor CG, Giesbrecht JA: Dietary zinc deficiency and expression of T lymphocyte signal transduction proteins. *Can J Physiol Pharmacol* 2000;78(10):823–828, 2010.
148. Heidemann SM, Holubkov R, Meert KL, et al: Baseline serum concentrations of zinc, selenium, and prolactin in critically ill children. *Pediatr Crit Care Med* 14(4):e202–e206, 2013.
149. Kapasi AA, Patel G, Goenka A, et al: Ethanol promotes T cell apoptosis through the mitochondrial pathway. *Immunology* 108(3):313–320, 2003.
150. Soung DY, Devareddy L, Khalil DA, et al: Soy affects trabecular microarchitecture and favorably alters select bone-specific gene expressions in a male rat model of osteoporosis. *Calcif Tissue Int* 78(6):385–391, 2006.
151. Ho DD, Cao Y, Zhu T, et al: Idiopathic CD4+ T-lymphocytopenia—immunodeficiency without evidence of HIV infection. *N Engl J Med* 328(6):380–385, 1993.
152. Smith DK, Neal JJ, Holmberg SD: Unexplained opportunistic infections and CD4+ T-lymphocytopenia without HIV infection. An investigation of cases in the United States. The Centers for Disease Control Idiopathic CD4+ T-lymphocytopenia Task Force. *N Engl J Med* 328(6):373–379, 1993.
153. Zonios DI, Falloon J, Bennett JE, et al: Idiopathic CD4+ lymphocytopenia: Natural history and prognostic factors. *Blood* 112(2):287–294, 2008.
154. al-Attas RA, Rahi AH, Ahmed el FE: Common variable immunodeficiency with CD4+ T lymphocytopenia and overproduction of soluble IL-2 receptor associated with Turner's syndrome and dorsal kyphoscoliosis. *J Clin Pathol* 50(10):876–879, 1997.
155. Regent A, Autran B, Carcelain G, et al: Idiopathic CD4 lymphocytopenia: Clinical and immunologic characteristics and follow-up of 40 patients. *Medicine (Baltimore)* 93(2):61–72, 2014.
156. Said S, Alkhateeb H, Cooper CJ, et al: Idiopathic CD4+ lymphocytopenia in Hispanic male: Case report and literature review. *Int Med Case Rep J* 7:117–120, 2014.
157. Pavic I, Cekinovic D, Begovac J, et al: Cryptococcus neoformans meningoencephalitis in a patient with idiopathic CD4+ T lymphocytopenia. *Coll Antropol* 37(2):619–623, 2013.
158. McBath A, Stafford R, Antony SJ: Idiopathic CD4 lymphopenia associated with neuroinvasive West Nile disease: Case report and review of the literature. *J Infect Public Health* 7(2):170–173, 2014.
159. Delgado-Alvarado M, Sedano MJ, Gonzalez-Quintanilla V, et al: Progressive multifocal leukoencephalopathy and idiopathic CD4 lymphocytopenia. *J Neurol Sci* 327(1–2): 75–79, 2013.
160. Gorska MM, Alam R: Consequences of a mutation in the UNC119 gene for T cell function in idiopathic CD4 lymphopenia. *Curr Allergy Asthma Rep* 12(5):396–401, 2012.
161. Gorska MM, Alam R: A mutation in the human Uncoordinated 119 gene impairs TCR signaling and is associated with CD4 lymphopenia. *Blood* 119(6):1399–1406, 2012.
162. Bugault F, Benati D, Mouthon L, et al: Altered responses to homeostatic cytokines in patients with idiopathic CD4 lymphocytopenia. *PLoS One* 8(1):e55570, 2013.
163. Kovacs JA, Lempicki RA, Sidorov IA, Adelsberger JW, Sereti I, Sachau W, et al: Induction of prolonged survival of CD4+ T lymphocytes by intermittent IL-2 therapy in HIV-infected patients. *J Clin Invest* 115(8):2139–2148, 2005.
164. Yoo J, Baumstein D, Kuppachi S, et al: Diffuse infiltrative lymphocytosis syndrome presenting as reversible acute kidney injury associated with Gram-negative bacterial infection in patients with newly diagnosed HIV infection. *Am J Kidney Dis* 57(5):752–755, 2011.
165. Buyukavci M, Tan H, Keskin Z: Profound lymphocytosis preceding chickenpox. *Pediatr Infect Dis J* 23(7):693.
166. Carmack S, Taddei T, Robert ME, et al: Increased T-cell sinusoidal lymphocytosis in liver biopsies in patients with chronic hepatitis C and mixed cryoglobulinemia. *Am J Gastroenterol* 2008;103(3):705–711, 2004.
167. Jameel T, Mehmood K, Mujtaba G, et al: Changing haematological parameters in dengue viral infections. *J Ayub Med Coll Abbottabad* 24(1):3–6, 2012.
168. Ewalt MD, Abeynayake J, Waggoner JJ, et al: Profound plasmacytosis in a patient with dengue. *Int J Hematol* 98(5):518–519, 2013.
169. Tsaparas YF, Brigden ML, Mathias R, et al: Proportion positive for Epstein-Barr virus, cytomegalovirus, human herpesvirus 6, Toxoplasma, and human immunodeficiency virus types 1 and 2 in heterophile-negative patients with an absolute lymphocytosis or an instrument-generated atypical lymphocyte flag. *Arch Pathol Lab Med* 124(9):1324–1330, 2000.
170. Bernit E, Veit V, Zandotti C, et al: Chronic lymphadenopathies and human herpes virus type 8. *Scand J Infect Dis* 34(8):625–626, 2002.
171. Teggatz JR, Parkin J, Peterson L: Transient atypical lymphocytosis in patients with emergency medical conditions. *Arch Pathol Lab Med* 111(8):712–714, 1987.
172. Carulli G, Lagomarsini G, Azzara A, et al: Expansion of TcRalphabeta+CD3+CD4−CD8− (CD4/CD8 double-negative) T lymphocytes in a case of staphylococcal toxic shock syndrome. *Acta Haematol* 111(3):163–167, 2004.
173. Groom DA, Kunkel LA, Brynes RK, et al: Transient stress lymphocytosis during crisis of sickle cell anemia and emergency trauma and medical conditions. An immunophenotyping study. *Arch Pathol Lab Med* 114(6):570–576, 1990.
174. Rai ME, Muhammad Z, Sarwar J, Qureshi AM: Haematological findings in relation to clinical findings of visceral Leishmaniasis in Hazara Division. *J Ayub Med Coll Abbottabad* 20(3):40–43, 2008.
175. Stray-Pedersen A, Jouanguy E, Crequer A, et al: Compound heterozygous CORO1A mutations in siblings with a mucocutaneous-immunodeficiency syndrome of epidermodysplasia verruciformis-HPV, molluscum contagiosum and granulomatous tuberculoid leprosy. *J Clin Immunol* 34(7):871–890, 2014.
176. Nakaoka H, Kanegane H, Taneichi H, et al: Delayed onset adenosine deaminase deficiency associated with acute disseminated encephalomyelitis. *Int J Hematol* 95(6): 692–696, 2012.
177. Poliani PL, Facchetti F, Ravanini M, et al: Early defects in human T-cell development severely affect distribution and maturation of thymic stromal cells: Possible implications for the pathophysiology of Omenn syndrome. *Blood* 114(1):105–108, 2009.
178. Carney EF, Srinivasan V, Moss PA, Taylor AM: Classical ataxia telangiectasia patients have a congenitally aged immune system with high expression of CD95. *J Immunol* 189(1):261–268, 2012.
179. Kainulainen L, Lassila O, Ruuskanen O: Cartilage-hair hypoplasia: Follow-up of immunodeficiency in two patients. *J Clin Immunol* 34(2):256–259, 2014.
180. Akinosoglou K, Melachrinou M, Siagris D, et al: Good's syndrome and pure white cell aplasia complicated by cryptococcus infection: A case report and review of the literature. *J Clin Immunol* 34(3):283–288, 2014.
181. Myers LA, Hershfield MS, Neale WT, Escolar M, Kurtzberg J: Purine nucleoside phosphorylase deficiency (PNP-def) presenting with lymphopenia and developmental delay: Successful correction with umbilical cord blood transplantation. *J Pediatr* 145(5):710–712, 2004.
182. Etzioni A, Benderly A, Rosenthal E, et al: Defective humoral and cellular immune functions associated with veno-occlusive disease of the liver. *J Pediatr* 110(4):549–554, 1987.
183. Solomou EE, Rezvani K, Mielke S, et al: Deficient CD4+ CD25+ FOXP3+ T regulatory cells in acquired aplastic anemia. *Blood* 110(5):1603–1606, 2007.
184. Lederman MM, Funderburg NT, Sekaly RP, et al: Residual immune dysregulation syndrome in treated HIV infection. *Adv Immunol* 119:51–83, 2013.
185. Cunha BA, McDermott BP, Mohan SS: Prognostic importance of lymphopenia in West Nile encephalitis. *Am J Med* 117(9):710–711, 2004.
186. Nagai S, Yoshida A, Kohno K, et al: Peritransplant absolute lymphocyte count as a predictive factor for advanced recurrence of hepatitis C after liver transplantation. *Hepatology* 59(1):35–45, 2014.
187. Boonnak K, Vogel L, Feldmann F, et al: Lymphopenia associated with highly virulent H5N1 virus infection due to plasmacytoid dendritic cell-mediated apoptosis of T cells. *J Immunol* 192(12):5906–5912, 2014.
188. Wollenberg A, Zoch C, Wetzel S, et al: Predisposing factors and clinical features of

eczema herpeticum: A retrospective analysis of 100 cases. *J Am Acad Dermatol* 49(2):198–205, 2003.

189. Yoshikawa T, Ihira M, Asano Y, et al: Fatal adult case of severe lymphocytopenia associated with reactivation of human herpesvirus 6. *J Med Virol* 66(1):82–85, 2002.

190. Niino D, Tsukasaki K, Torii K, et al: Human herpes virus 8-negative primary effusion lymphoma with BCL6 rearrangement in a patient with idiopathic CD4 positive T-lymphocytopenia. *Haematologica* 93(1):e21–e23, 2008.

191. Avota E, Gassert E, Schneider-Schaulies S: Measles virus-induced immunosuppression: From effectors to mechanisms. *Med Microbiol Immunol* 199(3):227–237, 2010.

192. Kim SK, Welsh RM: Comprehensive early and lasting loss of memory CD8 T cells and functional memory during acute and persistent viral infections. *J Immunol* 172(5):3139–3150, 2004.

193. Okamura K, Nagata N, Wakamatsu K, et al: Hypoalbuminemia and lymphocytopenia are predictive risk factors for in-hospital mortality in patients with tuberculosis. *Intern Med* 52(4):439–444, 2013.

194. Abdool Gaffar MS, Seedat YK, Coovadia YM, Khan Q: The white cell count in typhoid fever. *Trop Geogr Med* 44(1–2):23–27, 1992.

195. Kemp K, Bruunsgaard H, Skinhoj P, Klarlund Pedersen B: Pneumococcal infections in humans are associated with increased apoptosis and trafficking of type 1 cytokine-producing T cells. *Infect Immun* 70(9):5019–5025, 2002.

196. Jensenius M, Fournier PE, Hellum KB, et al: Sequential changes in hematologic and biochemical parameters in African tick bite fever. *Clin Microbiol Infect* 9(7):678–683, 2003.

197. Ismail N, Walker DH, Ghose P, Tang YW: Immune mediators of protective and pathogenic immune responses in patients with mild and fatal human monocytotropic ehrlichiosis. *BMC Immunol* 13:26, 2012.

198. Schatz DA, Riley WJ, Silverstein JH, Barrett DJ: Long-term immunoregulatory effects of therapy with corticosteroids and anti-thymocyte globulin. *Immunopharmacol Immunotoxicol* 11(2–3):269–287, 1989.

199. Zhang X, Tao Y, Chopra M, et al: Differential reconstitution of T cell subsets following immunodepleting treatment with alemtuzumab (anti-CD52 monoclonal antibody) in patients with relapsing-remitting multiple sclerosis. *J Immunol* 191(12):5867–5874, 2013.

200. Moroff G, Wagner S, Benade L, Dodd RY: Factors influencing virus inactivation and retention of platelet properties following treatment with aminomethyltrimethylpsoralen and ultraviolet A light. *Blood Cells* 18(1):43–54; discussion 54-56, 1992.

201. Wang L, Hong KC, Lin FC, Yang KD: Mycoplasma pneumoniae-associated Stevens-Johnson syndrome exhibits lymphopenia and redistribution of CD4+ T cells. *J Formos Med Assoc* 102(1):55–58, 2003.

202. Hutchinson P, Chadban SJ, Atkins RC, Holdsworth SR: Laboratory assessment of immune function in renal transplant patients. *Nephrol Dial Transplant* 18(5):983–989, 2003.

203. Spary LK, Al-Taei S, Salimu J, et al: Enhancement of T cell responses as a result of synergy between lower doses of radiation and T cell stimulation. *J Immunol* 192(7):3101–3110, 2014.

204. Tayama E, Hayashida N, Oda T, et al: Recovery from lymphocytopenia following extracorporeal circulation: Simple indicator to assess surgical stress. *Artif Organs* 23(8):736–740, 1999.

205. Puissant-Lubrano B, Huynh A, Attal M, Blancher A: Evolution of peripheral blood T lymphocyte subsets after allogenic or autologous hematopoietic stem cell transplantation. *Immunobiology* 219(8):611–618, 2014.

206. Chen P, Sun Q, Huang Y, et al: Blood dendritic cell levels associated with impaired IL-12 production and T-cell deficiency in patients with kidney disease: Implications for post-transplant viral infections. *Transpl Int* 27(10):1069–1076, 2014.

207. Newman K, Owlia MB, El-Hemaidi I, Akhtari M: Management of immune cytopenias in patients with systemic lupus erythematosus-Old and new. *Autoimmun Rev* 12(7):784–791, 2013.

208. Gerli R, Paganelli R, Cossarizza A, et al: Long-term immunologic effects of thymectomy in patients with myasthenia gravis. *J Allergy Clin Immunol* 103(5 Pt 1):865–872, 1999.

209. Goupil R, Brachemi S, Nadeau-Fredette AC, et al: Lymphopenia and treatment-related infectious complications in ANCA-associated vasculitis. *Clin J Am Soc Nephrol* 8(3):416–423, 2013.

210. Venzor J, Hua Q, Bressler RB, et al: Behcet's-like syndrome associated with idiopathic CD4+ T-lymphocytopenia, opportunistic infections, and a large population of TCR alpha beta+ CD4– CD8– T cells. *Am J Med Sci* 313(4):236–238, 1997.

211. Marie I, Menard JF, Hachulla E, et al: Infectious complications in polymyositis and dermatomyositis: A series of 279 patients. *Semin Arthritis Rheum* 41(1):48–60, 2011.

212. Morton M, Edmonds S, Doherty AM, et al: Factors associated with major infections in patients with granulomatosis with polyangiitis and systemic lupus erythematosus treated for deep organ involvement. *Rheumatol Int* 32(11):3373–3382, 2012.

213. Porrata LF, Ristow K, Colgan JP, et al: Peripheral blood lymphocyte/monocyte ratio at diagnosis and survival in classical Hodgkin's lymphoma. *Haematologica* 97(2):262–269, 2012.

214. Mehrazin R, Uzzo RG, Kutikov A, et al: Lymphopenia is an independent predictor of inferior outcome in papillary renal cell carcinoma. *Urol Oncol* 189(2):454–461, 2014. [Epub ahead of print]

215. Cervantes F, Hernandez-Boluda JC, Villamor N, et al: Assessment of peripheral blood lymphocyte subsets in idiopathic myelofibrosis. *Eur J Haematol* 65(2):104–108, 2000.

216. Law ST, Ma KM, Li KK: Clinical characteristics of concurrent and sequentially presented lupus-related protein-losing enteropathy: What are their differences? *Rheumatol Int* 33(1):85–92, 2013.

217. Law ST, Ma KM, Li KK: Protein-losing enteropathy associated with or without systemic autoimmune disease: What are the differences? *Eur J Gastroenterol Hepatol* 24(3):294–302, 2012.

218. Crouser ED, Lozanski G, Fox CC, et al: The CD4+ lymphopenic sarcoidosis phenotype is highly responsive to anti-tumor necrosis factor-α therapy. *Chest* 137(6):1432–1435, 2010.

219. Takeyama Y, Takas K, Ueda T, et al: Peripheral lymphocyte reduction in severe acute pancreatitis is caused by apoptotic cell death. *J Gastrointest Surg* 4(4):379–387, 2000.

220. Kruger K, Mooren FC: Exercise-induced leukocyte apoptosis. *Exerc Immunol Rev* 20:117–134, 2014.

221. Subra JF, Renier G, Reboul P, et al: Lymphopenia in occupational pulmonary silicosis with or without autoimmune disease. *Clin Exp Immunol* 126(3):540–544, 2001.

222. Di Sabatino A, D'Alo S, Millimaggi D, et al: Apoptosis and peripheral blood lymphocyte depletion in coeliac disease. *Immunology* 103(4):435–440, 2001.

第 80 章
免疫缺陷性疾病

Hans D. Ochs and Luigi D. Notarangelo

摘要

原发性免疫缺陷性疾病(PIDDs)的特征是容易感染，常伴有自身免疫病和炎症反应，并因免疫自稳功能和免疫监督功能受损，罹患恶性肿瘤的风险增高。根据免疫缺陷性质的不同，PIDD 的临床表现可能不同，可有反复发作的上呼吸道或下呼吸道感染、侵袭性细菌感染、化脓性淋巴结炎、皮肤或深部脓肿，感染常由低毒力或机会性病原体(金罗维肺孢子虫、巨细胞病毒、环境性分枝杆菌、隐球菌、蓝氏贾第鞭毛虫)引起，可有持续或反复发作的念珠菌病、对选择性病原体的有限易感性、自身免疫病及肿瘤易感等，并伴有相应免疫缺陷综合征的典型体征。

除免疫球蛋白(Ig)A 缺陷以及 DiGeorge 综合征外，PIDDs 通常少见，普通人群患病率约为 1/50 000 ~ 1/10 000。但迅速识别 PIDD 很重要，因为延误诊断可使不可逆并发

简写和缩略词

AD,常染色体显性(autosomal dominant);ADA,腺苷脱氨酶(adenosine deaminase);AD-HIES,常染色体显性高免疫球蛋白 E 综合征(autosomal dominant hyperimmunoglobulin E syndrome);aHSCs,自体造血干细胞(autologous hematopoietic stem cells);AID,活化诱导的胞嘧啶脱氨酶(activation-induced cytosine deaminase);AIRE,自身免疫调节子(autoimmune regulator);ALPS,自身免疫性淋巴细胞增生综合征(autoimmune lymphoproliferative syndrome);APECED,自身免疫性多内分泌腺病、念珠菌病和外胚层发育不良综合征(autoimmune polyendocrinopathy,candidiasis,and ectodermal dystrophy);APS,自身免疫性多腺体综合征(autoimmune polyglandular syndrome);AR-HIES,常染色体隐性遗传性高免疫球蛋白综合征(autosomal recessive hyperimmunoglobulin syndrome);AT,共济失调毛细血管扩张症(ataxiatelangiectasia);ATLD,类共济失调毛细血管扩张症(ataxia-telangiectasia-like disorder);ATM,共济失调毛细血管扩张症突变(ataxia-telangiectasia mutated);BCG,卡介苗(bacillus Calmette-Guérin);BLM,Bloom 综合征致病基因(the causative gene of Bloom syndrome);BS,Bloom 综合征(Bloom syndrome);BTK,布鲁顿酪氨酸激酶(Bruton tyrosine kinase);C,补体(complement);CARD,半胱天冬酶募集结构域包含蛋白(caspase recruitment domain-containing protein);CD40L,CD40 配体(CD40ligand);CHARGE,眼睛缺损、心脏缺陷、鼻后孔闭锁、生长和/或发育迟缓、生殖器和/或泌尿系统异常、耳朵异常和耳聋(coloboma of the eye,heart defects,atresia of the nasal choanae,retardation of growth and/or development,genital and/or urinary abnormalities,and ear abnormalities and deafness);CID,联合免疫缺陷(combined immune deficiency);CMC,慢性皮肤黏膜念珠菌病(chronic mucocutaneous candidiasis);CMV,巨细胞病毒(cytomegalovirus);CSR,类型转换重排(class switch recombination);CTL,细胞毒性 T 淋巴细胞(cytotoxic Tlymphocyte);CTLA-4,细胞毒性 T 淋巴细胞相关抗原4(cytotoxic T-lymphocyte antigen-4);CTPS1,胞苷三磷酸合成酶1(cytidine 5-triphosphate synthase 1);CVID,普通可变型免疫缺陷病(common variable immunodeficiency);D,多样性(diversity);DC,树突状细胞(dendritic cell);DGS,迪格奥尔格综合征(DiGeorge syndrome);DOCK8,胞质分裂蛋白8(dedicator of cytokinesis 8);EBV,Epstein Barr 病毒(Epstein Barr virus);FHL,家族性嗜血细胞淋巴组织细胞增多症(familial hemophagocytic lymphohistiocytosis);G-CSF,粒细胞集落刺激因子(granulocyte colony-stimulating-factor);GM-CSF,粒-巨核细胞集落刺激因子(granulocyte-macrophage colony-stimulating factor);GS2,Griscelli 综合征 2 型(Griscelli syndrome type 2);HIES,高免疫球蛋白 E 综合征(hyperimmunoglobulin E syndrome);HLA,人类白细胞抗原(human leukocyte antigen);HLH,噬血细胞综合征(emophagocytic lymphohistiocytosis);HPV,人乳头状瘤病毒(human papillomavirus);HSCT,造血干细胞移植(hematopoietic stem cell transplantation);HSE,单纯疱疹病毒脑炎(herpes simplex virus encephalitis);HSV,单纯疱疹病毒(herpes simplex virus);IBD,炎症性肠病(inflammatory bowel disease);ICF,具有着丝粒不稳定和面部异常的免疫缺陷(immunodeficiency with centromere instability and facial anomalies);IFN,干扰素(interferon);Ig,免疫球蛋白(immunoglobulin);IGF-1,胰岛素样生长因子1(insulin-like growth factor 1);IGHM,免疫球蛋白 μ 链恒定区(immunoglobulin heavy constant mu);IGLL1,免疫球蛋白 λ 样多肽1(immunoglobulin lambda-like polypeptide 1);IKK,IkB 激酶(IκB kinase);IL,白细胞介素(interleukin);IL-7R,白细胞介素-7 受体(IL-7receptor);iNKT,恒定自然杀伤 T 细胞(invariant natural killer Tcell);IPEX,X 连锁免疫失调、多内分泌腺病和肠病综合征(immune dysregulation,polyendocrinopathy,enteropathy,X-linked);IRAK,IL-1 受体相关激酶(IL-1receptor-associated kinase);IRF8,干扰素调节因子8(interferon-regulated factor 8);ISG15,干扰素刺激基因15(interferon-stimulated gene 15);ITCH,ICTH E3 泛素蛋白连接酶(itchy E3ubiquitin protein ligase);

ITK,白细胞介素-2 诱导的 T 细胞激酶(interleukin-2-inducible T-cell kinase);IVIg,静脉免疫球蛋白(intravenous immunoglobulin);J,连接(joining);JAK3,Janus 相关酪氨酸激酶-3(Janus-associated tyrosine kinase 3);LCK,淋巴细胞特异性蛋白酪氨酸激酶(lymphocyte-specific protein tyrosine kinase);LGL,大颗粒淋巴细胞白血病(large granular lymphocytic leukemia);LIG4,DNA 连接酶-4(DNA ligase Ⅳ);LRBA,脂多糖反应性 beige 样锚蛋白(lipopolysaccharide responsive beige-like anchor);LYST,溶酶体转运调节子(lysosomal trafficking regulator);MAGT1,镁离子转运蛋白1(magnesium transporter 1);MHC,主要组织相容性复合体(major histocompatibility complex);MMF,霉酚酸酯(mycophenolate mofetil);MonoMAC,与分枝杆菌、真菌和病毒感染有关的单核细胞、B 细胞和 NK 细胞减少症(monocytopenia,B-cell and NK-cell lymphopenia associated with mycobacterial,fungal,and viral infections);MSMD,孟德尔式分枝杆菌易感性疾病(mendelian susceptibility to mycobacterial disease);MyD88,髓系分化因子88(myeloid differentiation factor 88);NBS,Nijmegen 断裂综合征(Nijmegen breakage syndrome);NEMO,NF-κB 必需调节子(nuclear factor-κB essential modulator);NF,核因子(nuclear factor);NK,自然杀伤细胞(natural killer);NKT,自然杀伤 T 细胞(natural killer Tcell);ORAI1,钙释放活化的钙通道蛋白1(calcium release-activated calcium channel protein 1);PI3K,磷脂酰肌醇3 激酶(phosphatidylinositol 3-kinase);PIDD,原发性免疫缺陷病(primary immune deficiency disease);PLDN,梅毒螺旋体素(pallidin);PMS2,减数分裂后分离增强蛋白2(酿酒酵母)(postmeiotic segregation increased 2)(Saccharomyces cerevisiae);PNP,嘌呤核苷磷酸化酶(purine nucleoside phosphorylase);RAG1/2,重组激活基因 1/2(recombination activating gene 1/2);RMRP,核糖核酸酶线粒体 RNA 加工复合物(ribonuclease mitochondrial RNA processing complex);SAP,信号淋巴细胞活化分子相关蛋白(signaling lymphocyte activation molecule-associated protein);SCID,严重联合免疫缺陷(severe combined immune deficiency);SHM,体细胞超突变(somatic hypermutation);SLAM,信号淋巴细胞活化分子(signaling lymphocyte activation molecule);SMARCAL1,酵母交换型转换/蔗糖不发酵复合物(SWI/SNF)有关的基质相关肌动蛋白依赖性染色体亚家族调控子样 A 型蛋白1,switch/sucrose nonfermentable(SWI/SNF)-related matrix-associated actin-dependent regulator of chromatin subfamily A-like protein 1;SNP,单核苷酸多态性(single nucleotide polymorphism);STIM1,基质相互作用分子1(stromal interaction molecule 1);TAP-1/2,转运相关蛋白 1/2(transport-associated protein 1/2);TCR,T 细胞受体(T-cell receptor);TEMRA,T 细胞记忆(T memory);TLR,toll 样受体(toll-like receptor);TNF,肿瘤坏死因子(tumor necrosis factor);TRAF,TRIF 相关的接头分子(TRIF-related adaptor molecule);TREC,T 细胞受体重排删除环(T-cell-receptor excision circle);TRIF,Toll-白细胞介素-1 受体结构域衔接蛋白诱导的 β-干扰素(Toll-interleukin 1receptor domain-containing adaptor-inducing IFN-β);TYK2,酪氨酸激酶2(tyrosine kinase 2);UNG,尿嘧啶 N-糖基化酶(uracil N-glycosylase);V,可变的(variable);VODI,免疫缺陷静脉闭塞性病(venoocclusive disease with immunodeficiency);WAS,Wiskott-Aldrich 综合征(Wiskott-Aldrich syndrome);WASP,Wiskott-Aldrich 综合征蛋白(Wiskott-Aldrich syndrome protein);WHIM,疣、低丙种球蛋白血症、感染及骨髓粒细胞缺乏(warts,hypogammaglobulinemia,infections,myelokathexis);WIP,WASp 相互作用蛋白(WASp-interacting protein);WRN,Werner 综合征,RecQ 解旋酶样(Werner syndrome,RecQ helicase-like);XHIGM,X 连锁高免疫球蛋白 M(X-linked hyperimmunoglobulin M);XLA,X 连锁无丙种球蛋白血症(X-linked agammaglobulinemia);XLP1 和 XLP2,X 连锁淋巴细胞增生综合征 1 型和 2 型(X-linked lymphoproliferative syndrome types 1and 2);XLT,X 连锁血小板减少(X-linked thrombocytopenia);ZAP-70,70kDa 的 zeta 相关蛋白(zeta-associated protein of 70kDa)。

症和死亡的风险增加。大部分 PIDD 遵循孟德尔遗传定律,但某些 PIDD 如普通可变型免疫缺陷病(CVID)可有多因素起因。PIDDs 多于童年发病,但某些类型可延迟至成年发病,甚至通常在成年发病,例如 CVID。

对 PIDD 的诊断是基于详细的家族史和临床病史、体检和适当的实验室检查。淋巴细胞减少是严重联合免疫缺陷征的特征性改变。中性粒细胞计数异常常见于中性粒细胞生成或功能异常的疾病,前者如先天性中性粒细胞缺乏症(参见第 65 章),后者如慢性粒细胞肉芽肿病(参见第 66 章)。评估血清免疫球蛋白水平和对致敏原的抗体应答,对有反复发作性感染病史的病人十分重要。可根据这些临床表现和初步检查结果进行进一步的实验室检查。例如,严重低丙种球蛋白血症和有反复感染史的病人需要检测外周血 B 淋巴细胞(CD19+ 或 CD20+ 细胞),X 连锁无丙种球蛋白血症的患者 B 细胞常缺如或显著降低。另一方面,早期出现严重感染和(或)机会感染者,特别是伴有淋巴细胞减少者,应检测淋巴细胞亚群。循环 CD3+T 淋巴细胞严重减少是严重联合免疫缺陷病的典型表现,并可伴有 B 细胞和(或)自然杀伤细胞的缺陷。深部细菌感染或持续曲菌感染者,需要检测中性粒细胞计数和功能,以分别确诊先天性中性粒细胞减少症和慢性粒细胞肉芽肿病。反复发作的侵袭性奈瑟菌属感染,提示需要监测补体水平和功能。另一方面,补体成分的缺陷也可导致红斑狼疮样的表现或自身免疫性疾病。实验室检查结果应当与相应年龄人群的正常值比较,例如,白细胞计数、淋巴细胞亚群、补体成分和免疫球蛋白水平、抗体(特别是对多糖抗原)生成等,在 0~1 岁这一阶段通常不断发生显著改变并趋于成熟。除外继发性免疫缺陷非常重要,如人类免疫缺陷病毒感染、蛋白丢失、继发于应用免疫抑制剂的免疫缺陷以及解剖和(或)功能方面的问题(如无脾症),可导致感染易发。

早期诊断 PIDD 对早期开始最佳治疗十分重要,例如,应用免疫球蛋白替代疗法治疗抗体缺陷的病人,异基因造血干细胞移植治疗联合免疫缺陷病,以及在某些情况下考虑应用基因治疗或酶替代疗法。多数 PIDD 患者需要应用抗生素预防或治疗感染。某些有显著免疫调节异常的病人可从免疫抑制剂获益。

本章主要介绍影响 T 和 B 淋巴细胞、补体系统和自然免疫力的原发性缺陷,讨论特异性免疫缺陷综合征及其病因、发病机制、临床表现、实验室检查、治疗和预后。第 65、66 章详细讨论中性粒细胞数量和功能异常的疾病。

● 显性的抗体缺陷症

X 连锁和常染色体隐性遗传的先天性无丙种球蛋白血症

定义和遗传特征

X 连锁无丙种球蛋白血症(XLA)是原发性的抗体缺陷,以 B 细胞发育成熟缺陷所致的严重低丙种球蛋白血症为特征[1,2]。

XLA 于 1953 年首次被描述,其机制是 Bruton 酪氨酸激酶(BTK)突变,是第一个被确定发病机制的原发性免疫缺陷症。常染色体隐性遗传无丙种球蛋白血症是无丙种球蛋白血症的一种变异型,其临床表现类似于 XLA,有 B 细胞计数减少和严重的细菌感染,但 BTK 正常[2]。已经鉴定了几种相关的基因突变,包括涉及 B 细胞受体复合物重链(免疫球蛋白 μ 链恒定区,IGHM)、替代的轻链成分 λ5(免疫球蛋白 λ 样多肽 1,IGLL1)、信号转导复合物前 B 细胞受体免疫球蛋白(Ig)α(CD79a)和 Igβ(CD79b),B 细胞衔接分子 BLINK 的突变,以及磷脂酰肌醇 3 激酶(PI3K)的 p85α 亚单位[3]和引起常染色体显性遗传无丙种球蛋白血症的 E47 显性负性突变[4]。

临床特征

因为 IgG 可以穿过胎盘,患有先天性 XLA 的婴儿出生时 IgG 水平正常,在生命的最初几个月通常没有症状。随着来自母体的抗体逐渐代谢消耗,患儿自生后 4~12 个月起开始反复出现感染,在一篇有 96 个 XLA 患儿的综述中,20% 在 1 周岁时出现最初的临床表现,另有约 10% 则从生后 18 个月起出现临床表现[5]。一组意大利的研究观察了 73 例证实有突变的 XLA 患者,出现症状的平均年龄是 2 岁[6]。初始症状差异很大,可轻可重(表 80-1,原书第 1213 页,照排),中耳炎、慢性鼻窦炎、肺炎、脓皮病以及腹泻是常见的临床表现。严重并发症包括败血症、脑膜炎、化脓性关节炎、骨髓炎等。在患 XLA 的幼儿中,急性感染通常合并中性粒细胞减少。化脓性细菌,如流感嗜血杆菌、肺炎链球菌和金黄色葡萄球菌是 XLA 患者感染最常见的病原菌。金罗维肺孢子虫这样的机会性感染极少见到。曾有报道在合并支原体性关节炎的 XLA 患者见到尿素分解尿素原体感染[7]。尽管 XLA 病人对病毒感染通常仍有抵抗力,但对肠病毒如埃可病毒、柯萨奇病毒、脊髓灰质炎病毒极其易感,接种减毒活疫苗后脊髓灰质炎的发病率和死亡率很高,来自母体的抗体消失后接种者尤其严重[5]。在静脉免疫球蛋白(IVIg)进入市场前,XLA 患者常发生慢性播散性埃可病毒和柯萨奇病毒感染,表现为脑膜脑炎、皮肌炎/筋膜炎和肝炎[8]。蓝氏贾第鞭毛虫、螺杆菌、轮状病毒所致的胃肠炎并不少见,常合并吸收不良。XLA 的儿童和成人患者可有类似于克罗恩病的慢性肠道炎症,有趣的是,有报道直肠乙状结肠癌的发生率和死亡率较高[9]。有报道由幽门螺旋杆菌所致的下肢坏疽性脓皮病样溃疡[10]。

实验室特征

多数病人各类免疫球蛋白水平明显降低,循环 B 细胞数减少,不到淋巴细胞总数的 1%,扁桃体消失。由于前 B 细胞停止发育成熟,很少有 B 细胞分化为浆细胞,因而淋巴结、淋巴滤泡、生发中心和肠道黏膜活检组织中缺乏浆细胞。对微生物或疫苗的特异抗体明显减少或检测不到(表 80-2)。

BTK 是一种与其他胞质蛋白相互作用的胞质蛋白激酶,通过 B 细胞抗原受体传递信号,在前 B 细胞扩增和成熟 B 细胞生存中起重要作用,BTK 存在于除 T 细胞、NK 细胞和浆细胞之外的所有血细胞中。正常单核细胞和血小板中存在 BTK,有助于应用流式细胞术分析多数 BTK 水平降低或缺如的 XLA 患者的 BTK 水平,并检出女性携带者[11]。BTK 基因测序可用于确诊及产前诊断。常染色体隐性(和显性)形式的遗传无丙种球蛋白血症较为罕见,需要对上面列出的基因进行测序分析。

表80-1 原发性免疫缺陷性疾病的主要临床特征

中性粒细胞数量或功能缺陷（参见第65、66章）	抗体缺陷	联合免疫缺陷	补体缺陷
严重细菌及真菌感染	出生4~6个月后反复感染	早发的呼吸道及肠道感染（细菌，病毒，真菌）	荚膜病原体导致的反复或严重感染
皮肤或深部细菌和真菌性脓肿 罕见细菌及真菌感染	肠道蓝氏贾第鞭毛虫感染 肠道病毒脑膜脑炎	机会感染 持续的念珠菌病红皮病	反复奈瑟菌脑膜炎感染 自身免疫表现（系统性红斑狼疮样）
结肠炎		发育障碍	不典型溶血尿毒综合征 反复发作血管性水肿（C1-INH缺乏）

表80-2 常见的适应性免疫缺陷：实验室及临床特征*

	淋巴细胞*			细胞免疫	体液免疫				抗体反应	常见感染
					血清球蛋白（Ig）					
	B	T	NK		M	G	A	E		
主要抗体缺陷										
X连锁无丙种球蛋白血症 BTK缺陷	−	+	+	+	↓	↓	↓	↓	−	细菌、蓝氏贾第鞭毛虫
常染色体隐性遗传无丙种球蛋白血症										
λ5、Igα、Igβ BLNK、p85α 或 E47缺陷	−	+	+	+	↓	↓	↓	↓		细菌
婴幼儿短暂性低丙种球蛋白血症	+	+	+	+	N/↓	N/↓	N/↓	N/↓	+/−	细菌
选择性IgA缺陷	+	+	+	+	N	N	↓	N	+/−	细菌、蓝氏贾第鞭毛虫
普通可变型免疫缺陷病（CVID）	+	+	+	+	N/↓	↓	↓	↓		细菌、蓝氏贾第鞭毛虫
高IgM综合征										
CD40配体缺陷（X连锁）	+	+	+	+/−	N/↑	↓	↓	↓	+/−	细菌、病毒、真菌
CD40缺陷	+	+	+	+	N/↑	↓	↓	↓	+/−	细菌、病毒、真菌
活化诱导胞嘧啶核苷脱氨酶缺陷（AID）	+	+	+	+	N/↑	↓	↓	↓	+/−	细菌
尿嘧啶-DNA转葡糖基酶缺陷（UNG）	+	+	+	+	N/↑	↓	↓	↓	+/−	细菌
*IKBKG*突变所致的X连锁NF-κB主要调控子（NEMO）缺陷	+	+	+	+	N/↑	↓	↓	↓	+/−	细菌、病毒、真菌
严重联合免疫缺陷（SCID）										
白介素受体γ链缺陷（X连锁SCID）	+	−	−	−	N	↓	↓	↓		细菌、病毒、真菌
Janus相关激酶3（JAK3）缺陷	+	−	−	−	N	↓	↓	↓		细菌、病毒、真菌
IL-7受体α链缺陷	+	−	+	−	N	↓	↓	↓		细菌、病毒、真菌
Zap-70酪氨酸激酶缺陷	+	+/−	+	+	N	N/↓	N/↓	N/↓	+/−	细菌、病毒、真菌
腺苷脱氨酶（ADA）缺陷	−	−	−	−	↓	↓	↓	↓		细菌、病毒、真菌

表 80-2   常见的适应性免疫缺陷:实验室及临床特征*(续)

	淋巴细胞*			细胞免疫	体液免疫					抗体反应	常见感染
					血清球蛋白(Ig)						
	B	T	NK		M	G	A	E			
嘌呤核苷酸磷酸化酶(PNP)缺陷	+	–	+	–	N	↓	↓	↓	+/–	细菌、病毒、真菌
重组酶活化基因(RAG1/2)缺陷	–	–	+	–	↓	↓	↓	↓	–	细菌、病毒、真菌
Artemis 缺陷	–	–	+	–	↓	↓	↓	↓		细菌、病毒、真菌
网状细胞发育不全(AK2 缺陷)	–	–	–	–	↓	↓	↓	↓		细菌、病毒、真菌
原发性 T 细胞缺陷										
先天性胸腺发育不良(Di-George 综合征)	+	–	+	+/–	N	N	N	N	+/–	细菌、病毒、真菌
MHC Ⅱ 类分子缺陷	+	+/–	+	+	N/↓	↓	N/↓	↓	+/–	细菌、病毒、真菌
TAP-1,TAP-2 缺陷(MHC Ⅰ 类分子缺陷)	+	+/–	+	+	N	N	N	N	+/–	细菌、病毒、真菌
其他定义明确的免疫缺陷综合征										
共济失调性毛细血管扩张症	+	+	+	+/–	N/↑	N/↓	N/↓	↓		细菌、病毒、真菌
Wiskott-Aldrich 综合征	+	+/–	+	+/–	↓	N	↑	↑	+/–	细菌
高 IgE 综合征										
STAT3 缺陷(AD)	+/–	+	+	+/–	N	N	N	↑↑	+/–	金黄色葡萄球菌、念珠菌
DOCK8 缺陷(AR)	+/–	+/–	+	+	↓	N	N	↑↑		念珠菌、病毒、真菌
GATA2 缺陷(AD)	–	+	–	+/–	N	N	N	N	+/–	非典型分枝杆菌、病毒、真菌
IPEX,IPEX 样	+	(缺少 Tregs)	+	+	N	N	↑	↑	+	自身免疫性疾病,金黄色葡萄球菌,念珠菌,CMV

* 自然杀伤细胞(NK),T 细胞(T),B 细胞(B)

正常水平(+);减低或缺乏(–);正常(N),升高(↑)或降低(↓)血清球蛋白

治疗

静脉或皮下注射 IgG 400～600mg/kg,每 3～4 周 1 次,对预防无丙种球蛋白血症患者的慢性感染极为有效。合并慢性肺部病变的患者,可预防性应用抗生素。足量的 IVIg 替代治疗显著减少了肠病毒感染的发生率,但其他并发症,如克罗恩病样病变则很难预防,还在少数并未检测到病原体的 XLA 病人中观察到了进行性的神经退行性变[12]。

高免疫球蛋白 M 综合征

定义和遗传学异常

高 IgM 综合征的特征是反复发生感染,并伴有血清 IgG、IgA 和 IgE 减低,而 IgM 水平正常或增高(表 80-2)。这是由于影响 B 细胞激活、类别转换重组(CSR)及体细胞高突变(SHM)的基因突变所致,编码 CD40 配体(CD40L)或 CD40 的基因突变干扰引起 CSR 和 SHM 的事件的启动。B 细胞内在酶、激活

诱导的胞苷脱氨酶(AID)和尿嘧啶 N-转葡糖基酶基因的突变,直接影响 CSR 和 SHM。NEMO(NF-κB 必需调节子)是一个 NF-κB 激活所必需的蛋白,其基因突变将引起无汗腺外胚层发育不良(anhydrotic ectodermal dysplasia)的临床表现,同时在男性伴有免疫缺陷,女性伴有色素增多[13]。一种新的 B 细胞内源性 CSR 缺陷,其特征是对恶性肿瘤易感,与编码错配修复器成分减数分裂后分离增强蛋白 2(PMS2)的基因突变相关[14]。一部分共济失调毛细血管扩张症患者存在血清 IgM 升高和 CSR 缺陷[15]。

CD40L 缺陷所致的 X 连锁高 IgM

临床特征 除了有反复发生的细菌感染,X 连锁高 IgM(XHIGM)患婴常伴有金罗维肺孢子虫所致的间质性肺炎,大约 50% 受累的男性会发生中性粒细胞减少症[16]。XHIGM 患者还是慢性隐球菌感染的高危人群,并伴有胆管炎和慢性肝病。亦有报道 XHIGM 病人发生类似于 XLA 患者的神经退行性变[12]。在受累患者可见生发中心发育不全和淋巴结滤泡树突状细胞严

重缺失。发生肿瘤的风险增高,常见的是淋巴瘤,但也可见胆道和胃肠道肿瘤[17],这在其他原发性免疫缺陷症患者少见。

实验室特征 循环中淋巴细胞亚群常正常,但B细胞以未发育细胞为主,极少是发生转换的记忆B细胞亚群(IgD-IgM-CD27+)[18]。对有丝分裂原反应所致的淋巴细胞增殖正常,但对特异抗原的应答常减弱[19]。XHIGM是CD40配体突变所致,CD40L是表达于激活的CD4+淋巴细胞的膜蛋白,与组成性表达于B细胞、巨噬细胞和树突状细胞的CD40膜蛋白相互作用。CD40L/CD40的相互作用启动导致AID和UNG表达的信号途径,诱导CSR和SHM。CD40L突变分布于整个基因,并可出现整个蛋白的缺失或无功能[16]。一些未经IVIg治疗的轻型XHIGM病人,由于存在持续的细小病毒感染发生了慢性纯红细胞再生障碍性贫血[20]。

治疗 在婴幼儿期应当使用甲氧苄啶-磺胺甲噁唑预防金罗维肺孢子虫感染,应用与XLA患者相当剂量的静脉或皮下免疫球蛋白预防包括细小病毒B19在内的慢性感染。避免使用可疑污染的水以预防隐球菌感染。由于严重并发症的发生率高,远期预后差[21],如果有良好的供体,应当考虑异基因造血干细胞移植。严重的持续中性粒细胞减少可能需要应用粒细胞集落刺激因子(G-CSF),至少短期使用。

伴有CD40突变的常染色体隐性遗传高IgM

已报道的由CD40突变所致的常染色体隐性遗传高IgM主要出现在有亲缘关系的家系[16,22],患者的临床和实验室特征与CD40L突变者相似。治疗和预后亦与XHIGM相似。

内源性B细胞缺陷所致的常染色体隐性遗传高IgM综合征

定义 AID只在经过CSR和SHM的B细胞表达,并可影响DNA编辑[23]。由于症状较轻,AID缺陷的诊断常常在出生后很久才能明确。

临床特征 AID缺陷症患者会反复发生细菌感染,常见于上呼吸道和下呼吸道,与XHIGM患者不同,AID缺陷症患者远期预后极佳,接受IVIg预防者尤好。由于淋巴滤泡明显增生,患者常有显著的淋巴组织增生,累及扁桃腺和淋巴结。外周血T细胞和B细胞亚群的数量正常,记忆B细胞的比例也正常,但所有CD27+记忆B细胞不能进行独特型转换,只表达IgM和IgD。AID的突变涉及整条基因,包括错义突变、无义突变和小片段缺失。

UNG表达于增殖期细胞,包括正进行CSR的B细胞等。随着AID诱导单链DNA上的胞苷脱氨成为尿嘧啶核苷残基,UNG去糖基化并去除尿嘧啶残基,导致单链DNA断裂。修复DNA缺口引起CSR和SHM。由于AID和UNG在功能上紧密相关,缺少UNG导致类似于AID缺乏的临床表型。迄今已报道的3例UNG缺陷患者都有频繁发生细菌感染、淋巴结肿大的病史,对IVIg治疗反应良好[23]。

X连锁无汗腺外胚层发育不良伴NF-κB必需调节子突变所致的免疫缺陷症

定义 无汗腺(或少汗腺)外胚层发育不良是一种少见的综合征,部分或完全缺少汗腺,头发稀少,齿列错乱。其中一部分患者为X连锁遗传,伴有以血清IgG水平降低、不同程度的

IgM水平增高及抗体应答降低为特征的免疫缺陷,该病由编码NEMO的*IKBKG*基因突变所致,NEMO是IKB激酶的关键亚基,后者负责调节NF-κB二聚作用和核转移[24]。多数受累的男孩具有NEMO基因低效突变,保留部分功能,表现为细菌(肺炎链球菌、金黄色葡萄球菌)和不典型分枝杆菌感染,失功能突变在女性引起X连锁显性色素异常,而男性则死于胚胎期。*IKBA*基因的功能获得性突变可引起类似的常染色体显性遗传表型[25]。

临床特征 一个对72例NEMO突变患者的回顾性研究表明,该病患者的表现型异质性很大[26]。其NEMO基因有32种不同的突变,70%与外胚层发育不良相关,86%有严重的化脓性感染,39%有分枝杆菌感染,19%有严重病毒感染,21%有炎症性肠炎。本组NEMO突变患者有1/3夭折(平均年龄为6.4岁)。

治疗 应用IVIg治疗有效,但并不能防止严重并发症的发生,对症治疗视其并发症而定。

普通可变型免疫缺陷病和选择性免疫球蛋白A缺陷

定义

普通可变型免疫缺陷病(CVID)是一种临床和分子学异质性的疾病,可于任何年龄发病,但通常见于成年。CVID以反复发作的细菌感染、低丙种球蛋白血症、抗体应答下降为特征。加上选择性免疫球蛋白A缺陷,CVID是最常见的原发性免疫缺陷症,发病率为1/10 000。家族性遗传见于20%的患者,CVID和IgA缺陷可见于同一家族。极少数情况下,选择性IgA缺陷患者可进展为CVID。有人试图把CVID和IgA缺陷与6号染色体上主要组织相容复合体(MHC)区域的基因相关联,但这一区域并没有发现特异性基因。少部分CVID病人曾被从分子水平上确定具有某些直接或间接与B细胞分化相关的基因突变,包括ICOS、TACI、BAFF受体、CD19、CD20、CD21和CD81等[27]。最近发现的NF-κB2杂合子突变[28,29]和PI3Kδ功能获得性突变[30]导致的CVID样表型,以及蛋白激酶Cδ[31]突变所致的常染色体隐性遗传性CVID,进一步支持了CVID是一种具有很强遗传基础的异质性原发性免疫缺陷病(PIDD)这一观点。同时,某些具有BTK、CD40L和SH2D1A基因突变的病人曾被误诊为CVID。

普通可变型免疫缺陷病的临床表现和治疗

多数CVID患者表现为反复发作的肺部感染,尤以细菌性肺炎多[27,32]。如果延误诊断或治疗不当,可演变为支气管扩张和慢性肺疾患。胃肠道症状多见,可能因慢性蓝氏贾第鞭毛虫或螺杆菌感染所致,类似于慢性炎症性肠炎,小肠的淋巴组织增生常见。自身免疫性疾病多见,与类风湿关节炎、皮肌炎、硬皮病等相似。此外,CVID病人可发生自身免疫性溶血性贫血、自身免疫性血小板减少性紫癜、自身免疫性中性粒细胞减少、恶性贫血、慢性活动性肝炎等。由于淋巴滤泡增生,淋巴结肿大和脾肿大常见。肺、脾、肝、皮肤以及其他组织的干酪性肉芽肿可见于任何年龄,可被描述为肉状瘤病。这种破坏性的肉芽肿发生的原因尚不清楚。有报道,老年CVID患者淋巴瘤和胃肠道恶性肿瘤的发生率较高[33],其中50~60岁的女性患者发生

淋巴瘤的风险增高 438 倍[34]。虽然外周血 B 淋巴细胞数量正常，也存在淋巴样皮质滤泡，CVID 患者往往有低丙种球蛋白血症，其严重程度可与性连锁无丙种球蛋白血症（XLA）相当（表 80-2）。再次抗体应答和对新抗原的抗体应答都降低，部分 CVID 患者记忆 B 细胞数下降，特别是转换型的记忆 B 细胞明显减少。某些亚型的 CVID 患者 T 细胞明显缺陷，激活的 CD4+ T 细胞表达 CD40L 减少（无 CD40L 突变）以及 CD4：CD8 比例倒置，是其显著特征。应用 IVIg 替代治疗及预防性应用抗生素对患者有益，但常常不足以预防严重并发症。通常并不推荐异基因造血干细胞移植，但合并淋巴系统肿瘤者例外。免疫缺陷与胸腺瘤的相关性很小，后者大约见于 4% 的低丙种球蛋白血症患者[35]。

选择性 IgA 缺陷症的临床表现和治疗

选择性 IgA 缺陷症定义为 IgA 低于 5～10mg/dl，其发病率在不同的种族有很大的差异，斯堪的纳维亚人（一个芬兰的研究为 1/396）[36]最高，亚洲人最低（日本为 1/14 000）[37]。一般认为，分泌型的 IgA 对黏膜防护最为重要，但奇怪的是多数 IgA 缺陷患者通常健康。这可能是由于其他防护机制，如非循环 IgM 或中性粒细胞起到了代偿作用。出现症状的患者不仅有 IgA 缺陷，也存在对某些抗原的抗体应答反应缺陷。IgA 缺陷可能与 IgG$_2$ 和 IgG$_3$ 缺陷及对多糖抗原的免疫应答反应较弱有关[38]。选择性 IgA 缺陷症患者如果出现症状，常常是反复发作的肺部感染和遗传性过敏症状，如变应性结膜炎、鼻黏膜炎、湿疹等。食物变态反应可能更常见，而 IgA 缺陷相关的哮喘则对治疗的反应不佳。胃肠道表现有慢性蓝氏贾第鞭毛虫病、吸收不良、乳糜泻、原发性胆汁性肝硬化、恶性贫血、结节性淋巴组织增生等。很多自身免疫性疾病与选择性 IgA 缺陷症相关，如类风湿关节炎、系统性红斑狼疮、甲状腺炎、重症肌无力、溃疡性结肠炎等。

很多 IgA 缺陷症患者有血清抗 IgA 抗体，可对含有 IgA 的血液制品包括含有少量 IgA 的 IVIg 制品出现反应，但能正常产生 IgG 抗体的选择性 IgA 缺陷症患者不必应用 IVIg 治疗。

选择性 IgA 缺陷症的基本缺陷是含有 IgA 的 B 淋巴细胞不能发育成熟为分泌 IgA 的浆细胞。目前没有纠正这一缺陷的针对性治疗。反复发作呼吸道感染的患者发展成慢性肺疾患的风险较高，间断或持续地给予预防性抗生素对这些病人可能有益。但是，如果 IgA 缺陷与对多糖抗原等抗原的抗体应答反应差有关，则应当给予 IVIg 替代治疗。

脂多糖反应性 beige 样锚蛋白缺乏

脂多糖反应性 beige-样锚蛋白（LRBA）是一种广泛表达的胞浆蛋白，参与了配体活化受体的内吞。LRBA 缺乏是一种常染色体隐性遗传病，以反复的细菌和病毒感染、显著的自身免疫性表现、血细胞减少及炎症性肠病为主要特征[39,40]。甲状腺功能减退和重症肌无力也有报道。免疫学异常包括渐进性的低丙种球蛋白血症、T 和 B 淋巴细胞的活性受损及寿命缩短、边缘区样和转换记忆 B 细胞数目减少，以及自噬功能缺陷。

● 严重联合免疫缺陷

定义及历史

1950 年 Glanzmann 和 Riniker 首次对严重联合免疫缺陷（SCID）进行了描述，患儿死于暴发性感染、难治性腹泻、鹅口疮及重度淋巴细胞减少[41]。SCID 表现型代表了一组异质性遗传病，特征为 T 淋巴细胞发育及功能严重缺陷（图 80-1）[42~44]。根据是否累及 B 细胞和（或）NK 细胞发育，SCID 可分为四种

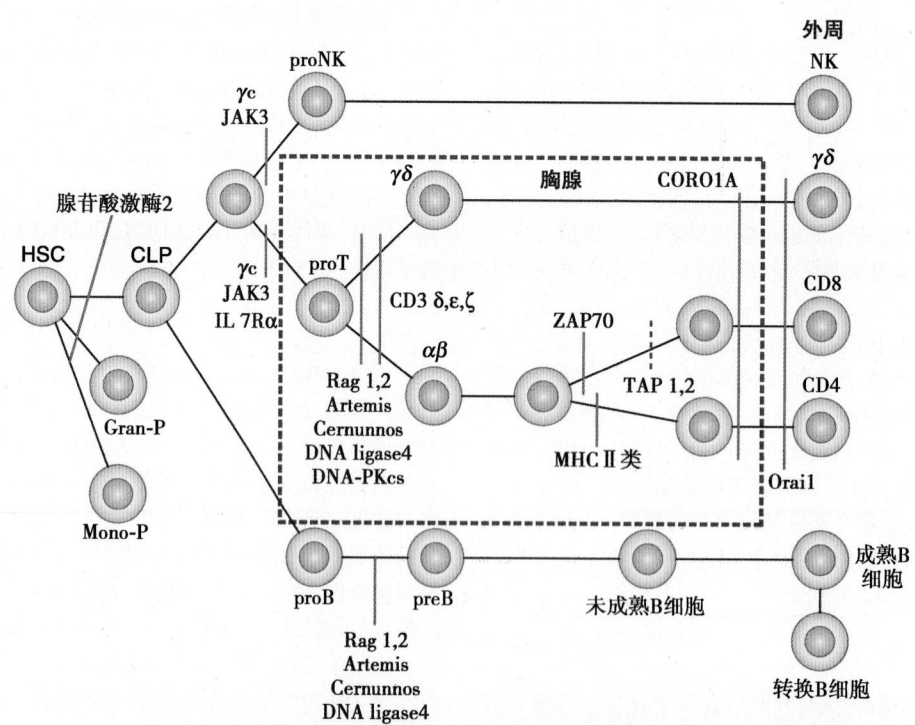

图 80-1　可引起严重联合免疫缺陷病表型的基因突变影响正常 T 细胞发育

免疫表型:①T⁻B⁺NK⁻SCID(最常见类型);②T⁻B⁺NK⁺SCID;③T⁻B⁻NK⁺SCID;④T⁻B⁻NK⁻SCID(表80-2)。"联合免疫缺陷"(CID)一词则用于定义残留有T细胞发育和(或)功能的病症。除非接受异基因造血干细胞移植以及少数接受了基因治疗或酶替代治疗的患者,SCID均不可避免死亡。

SCID的分子缺陷及发病机制

SCID符合孟德尔遗传规律,总罹患率约1:50 000。在西方国家,SCID最常见的遗传方式为X连锁,但也有一些类型为常染色体隐性遗传。SCID根据涉及T细胞发育的不同发病机制而划分为不同类型。

淋巴细胞前体凋亡增加所致SCID

腺苷脱氨酶缺陷 SCID患儿约5%~10%具有腺苷脱氨酶(ADA)缺陷。ADA可将腺苷和脱氧腺苷分别转化为次黄嘌呤核苷和脱氧次黄苷[45]。ADA缺陷时细胞内腺苷和脱氧腺苷水平增高,其磷酸化代谢产物的毒性产物引起淋巴系前体细胞凋亡,因此导致T淋巴细胞缺失,通常还伴有B细胞和NK细胞显著减少(T⁻B⁻NK⁻SCID)[46]。ADA-SCID为常染色体隐性遗传,其临床表现超出免疫系统范畴,反映了ADA是一个广泛存在的"看家"酶。

嘌呤核苷磷酸化酶缺陷 嘌呤核苷磷酸化酶(PNP)参与嘌呤补救合成途径。PNP催化次黄嘌呤核苷、鸟嘌呤核苷和脱氧鸟苷的磷酸化[45]。PNP缺乏时体内脱氧鸟苷三磷酸酶水平增高,对淋巴系统和神经元有毒性。不成熟胸腺细胞对PNP缺陷尤为敏感。因此,PNP缺陷的免疫学特征为T细胞数量减少,而B细胞和NK细胞通常不受影响[47]。PNP缺陷占所有类型SCID的1%~2%,为常染色体隐性遗传。

腺苷酸激酶-2缺陷 网状细胞发育不全是一种少见的常染色体隐性遗传SCID,表现为淋巴细胞极度减少、粒细胞缺乏和神经性耳聋[48]。该病由于腺苷酸激酶-2突变导致中性粒细胞的髓系前体细胞及淋巴祖细胞凋亡[49,50]。

细胞因子介导的信号通路缺陷所致SCID

胸腺T祖细胞增殖依赖于白细胞介素(IL)-7。IL-7受体(IL-7R)由α链(由IL7R基因编码)和γ链(γc)组成,γc由定位于X染色体的IL2RG基因编码,IL-2R、IL-4R、IL-9R、IL-15R和IL-21R也都包含γc[51]。细胞因子介导的信号通路通过含有γc的受体参与JAK3活化[51]。人类IL-7介导的信号通路缺陷影响T细胞发育,而IL-15R信号通路受损则影响NK细胞发育[51]。IL2RG突变[52]导致的X-连锁SCID约占全部SCID的30%,其特征为T细胞和NK细胞缺乏,而B细胞发育正常(T⁻B⁺NK⁻SCID)。但是,由于缺乏T细胞辅助以及γc功能缺失,B细胞功能亦受到严重影响。JAK3缺陷为常染色体隐性遗传,其表现型与X连锁SCID(T⁻B⁺NK⁻SCID)一致[53,54]。但是,由α链突变所致的常染色体隐性遗传的IL-7R缺陷则表现为选择性T细胞缺乏(T-B+NK+SCID)[55]。

T细胞受体介导的信号通路缺陷所致SCID

发育中的胸腺细胞的一个显著特征就是表达前T细胞受体(TCR),由前Tα链、TCRβ链,以及CD3γ、δ、ε和ζ链组成。信号通过前TCR介导TCRα链重排以及成熟TCRαβ表达。胸腺细胞也可表达TCR的γδ链。TCR位点重排需通过V(D)J重组完成,淋巴系统特异性重组激活基因(RAG)1和RAG2蛋白介导了TCR的V、D、J位点的DNA链的切割。编码端的DNA双链断裂起初由发夹结构封闭,随之由核酸酶Artemis(由DCLRE1C基因编码)非同源末端连接。最终,编码(及信号)元素的连接由包括Ku70/80异二聚体、XRCC4、DNA连接酶Ⅳ(LIG4)、DNA蛋白激酶催化亚基,以及Cernunnos/XLF在内的一系列蛋白介导。V(D)J重组在免疫球蛋白基因重排过程中至关重要,是B细胞发育的关键步骤,V(D)J重组缺陷使T细胞和B细胞发育均受到影响,引起T⁻B⁻NK⁺SCID。RAG1或RAG2缺陷占全部SCID病例的3%~20%[42,56]。Artemis(DCLRE1C)[57]、DNA蛋白激酶催化亚基[58]、LIG4[59,60]及Cernunnos/XLF49[61]缺陷较少见。由于这些广泛表达的介导DNA双链断裂修复的酶发生缺陷会增加细胞的放射敏感性,因而细胞学及临床表现不仅仅局限于T细胞和B细胞发育受损[57~61]。LIG4缺陷的表现型非常多变,可以是T⁻B⁻NK⁺SCID,也可以是轻度甚至没有免疫缺陷,而Cernunnos/XLF缺陷的特征为严重T细胞减少和B细胞数量进行性下降。

CD3δ、ε或ζ链缺陷通过前TCR和TCR影响信号转导,导致常染色体隐性遗传的T⁻B⁻NK⁺SCID[62~64]。相反,CD3γ缺陷则引起T细胞轻度减少,临床表现变化较大[65,66]。

TCRα恒定区(TCRA)基因突变会导致表达TCRαβ的T细胞分化受损[67]。

CD45是一种白细胞共同表达的酪氨酸磷酸酶,通过TCR和B细胞受体影响信号转导,少数的T⁻B⁺NK⁺SCID患者存在CD45缺陷[68,69]。

严重联合免疫缺陷综合征的临床特征

尽管存在遗传异质性,但SCID具有一致的临床表现。间质性肺炎(经常由P. jiroveci、巨细胞病毒、腺病毒、流感3病毒、呼吸道合胞病毒引起)、慢性腹泻、发育停滞、持续的念珠菌病是其共同特征(表80-1)。通常感染发生于出生后的第1个月,皮肤表现(斑丘疹、红皮病、脱发)也较常见,尤其是有母亲来源T细胞植入的患儿。淋巴组织(扁桃体、淋巴结)发育不全、胸部X线片无胸腺影也是特征性表现[70]。

由于不能遏制微生物在体内复制,SCID患儿接种减毒活疫苗往往会导致严重的致死性并发症[71]。

50%的SCID患儿有母亲来源的T细胞经胎盘植入体内。大部分通常无症状,但也可引起皮疹,并在少数情况下出现典型的移植物抗宿主病,表现为全身皮疹、肝脏病变、重症腹泻、黄疸,以及严重血液学异常(血小板减少、贫血、白细胞减少),后者提示骨髓受损[72,73]。输注未经照射的血液制品可能引起致死性移植物抗宿主病。

严重联合免疫缺陷综合征的实验室特征

无论有无严重的临床症状,淋巴细胞绝对计数少于2×10⁹/L就应该立即排查是否存在SCID[42]。SCID患儿的典型表现为循环T细胞严重减少或缺失,T淋巴细胞对丝裂原和特异性抗原的体外增殖反应丧失[74]。然而,T淋巴细胞可能被保留,至少在部分SCID患儿中由于母体来源T细胞植入[74]或者体细胞回复突变使部分自体T细胞能够发育[75]。最后,在功能性T淋巴细胞免疫缺陷患者(见下文"胸腺发育缺陷")中,T淋巴细胞计数可以正常或适当减少。

母体来源 T 细胞植入和 SCID 残留自体 T 细胞的鉴定主要是检测循环 T 淋巴细胞表面 CD45R0 记忆/活化抗原的表达（而正常婴儿大部分 T 细胞为初始 CD45RA+表型）。

T 细胞受体重排删除环（TREC）包含循环信号连接产物，是 V(D)J 重排的副产品，由新近迁出胸腺的细胞输出至外周血。新生儿及婴儿循环淋巴细胞的 TREC 水平特别高，随着年龄增长会逐渐下降。由于 SCID 患儿无法检测到 TREC，因此 PCR 检测 TREC 水平可用于新生儿 SCID 筛查[76]。

尽管循环 B 淋巴细胞数量根据其遗传缺陷的性质，变化较大，罹患 SCID 婴儿的血清免疫球蛋白水平往往降低（表 80-2）。刚出生时血清 IgG 水平正常，是由于经胎盘途径获得母体免疫球蛋白。SCID 患者对接种的抗原无抗体应答。

SCID 可有嗜酸性粒细胞增多，尽管患者存在低丙种球蛋白血症，但血清 IgE 水平可升高。也可见到由感染或骨髓受损所致的血细胞减少。自身免疫性溶血性贫血常见于 PNP 缺陷患者[47]。骨髓异常（发育异常或增生不良）可见于 ADA[77]、PNP[78]、Cernunnos/XLF[79,80] 和 LIG4[81] 缺陷。

红细胞脱氧腺苷三磷酸和脱氧三磷酸鸟苷水平的增高分别有助于 ADA 和 PNP 缺陷的诊断。

SCID 的鉴别诊断包括继发性免疫缺陷，尤其是 HIV 感染、先天性风疹、CMV 感染、重度营养不良、骨髓衰竭综合征[82]，以及维生素 B_{12} 和叶酸代谢缺陷[83,84]。

严重联合免疫缺陷综合征的治疗、病程及预后

SCID 是一种医学急症，如果不经治疗必然会死亡。对于怀疑 SCID 的患儿应立即通过适当的实验室检查明确诊断，安排至特殊监护病房，采取积极的抗感染治疗。大剂量静脉注射磺胺甲噁唑-甲氧苄啶（20mg/kg），可有效治疗 P. jiroveci 肺炎。CMV 或腺病毒感染应分别采用更昔洛韦或西多福韦治疗。出生时接种过卡介苗（BCG）的患儿无论有无分枝杆菌感染的征象，均应接受异烟肼和利福平治疗。静脉注射免疫球蛋白和抗生素预防对于减少感染风险是非常必要的。慢性腹泻和发育停滞的患儿需采用静脉营养。

生存率最终取决于免疫重建。异基因干细胞移植作为治疗选择，最早是在 1968 年首次应用于一名 X 连锁 SCID 患儿[85]。北美 2000～2009 年期间采用 HSCT 治疗 SCID 的多中心分析结果显示人类白细胞抗原（HLA）相合同胞供体移植治疗 SCID 的生存率目前高达 97%[86]。如果未使用任何预处理方案，采用单倍体相合供体清除 T 淋巴细胞的移植，5 年生存率可达 79%，如果在出生后 3.5 个月内采用移植，无论供者类型，生存率可高达 94%[86]。另外，有报道如果之前无感染病史的年长患儿，接受 HSCT 生存率可达 90%[86]。对于无同胞相合供者的患者，移植前采用预处理方案增加了 B 细胞更加稳定重建的机会，但必须权衡化疗的毒性[86]。相比之下，非血缘脐带血 HSCT，生存率较低（58%）[86]。

移植后如果不能获得充分的 T 细胞和 B 细胞重建，会延长患病期，但是大部分 SCID 患者在移植后都能获得较高的生活质量[56]。然而细胞放射敏感性增高和嘌呤代谢缺陷的患者，他们在移植后仍然可能出现神经系统病变或发育问题[56,87~89]。

没有相合供者的 ADA 缺陷患者可以通过酶替代治疗迅速使毒性代谢产物正常化，实现免疫重建并显著改善临床症状，尽管 T 细胞数量仍然很低[45]。

对于无完全相合供者的 SCID 患者，基因治疗是很值得注意的治疗方案。移植基因修饰的自体造血干细胞（aHSCs）的免疫重建，无移植物抗宿主病的风险，超过 40% 的 ADA 缺陷患者在采用非清髓预处理方案后，接受了基因治疗，输注基因修饰的 ADA 编码的逆转录病毒转染的自体造血干细胞。至今这些患者均存活，其中约 75% 患者获得充分免疫重建[90~92]。

在巴黎和伦敦，20 例 X 连锁 SCID 患者在未采用预处理方案的情况下，接受逆转录病毒载体的基因治疗。至今 17 例患者仍存活，并获得稳定的 T 细胞免疫重建，而 B 细胞功能是不稳定可变的[93,94]。然而，5 例患者由于插入突变发生了白血病[95,96]。这促进了新型、更安全的载体的发展。自身灭活 γ 逆转录病毒载体的基因治疗 X-连锁 SCID 的新的多中心试验正在进行中。9 例患者接受治疗，8 例仍存活，其中 7 例获得很好的 T 细胞重建。至今未观察到白血病细胞增殖[97]。无预处理方案基因治疗 X 连锁 SCID 患者时 B 细胞功能重建不稳定且功能差已经被报道。为了克服这个问题，美国 NIH 正在开展一项采用自我灭活慢病毒载体和减低强度的预处理方案新的临床试验。

● 其他联合免疫缺陷

在一些病例中，T 细胞免疫明显受损但有残留的 T 淋巴细胞发育和功能。这种情况被称为 CID，区别于 T 细胞发育和功能完全缺失的 SCID。CID 的临床特征与 SCID 有部分重叠，也包括自身免疫和（或）炎症表现，反映了免疫自稳失衡。CID 的主要发病机制有两个：①SCID 致病基因发生低效等位基因突变，使得部分 T 细胞发育；②遗传缺陷影响的是 T 细胞发育晚期或外周 T 细胞功能。

Omenn 综合征

定义

Omenn 综合征最先描述于 1965 年，特征为严重感染，伴有早发的弥漫性皮疹或全身性红皮病、脱发、嗜酸性粒细胞增多、淋巴结病、肝脾肿大、低蛋白血症伴水肿，以及呈寡克隆扩增的活化自身 T 细胞浸润并破坏靶组织[98,99]。

遗传学异常

多种基因缺陷可引起该综合征。RAG1 和 RAG2 基因的低效等位基因突变最为常见[100]，所有这些缺陷严重限制却并没有完全阻止 T 细胞的发育[101]。

病理生理

Omenn 综合征的病理生理与免疫耐受的缺失有关。一种涉及自身抗原呈递和自身反应性胸腺细胞阴性选择的转录因子 AIRE（自身免疫调节因子）在胸腺的表达下降[102]。调节性 T 细胞的生成以及在淋巴细胞减少环境下 T 淋巴细胞的自稳增殖均受到影响，在该病的病理生理机制中发挥关键作用[103]。

实验室特征

实验室检查常见白细胞增多并伴有嗜酸性粒细胞增多、丙种球蛋白水平降低，但血清 IgE 往往增高。循环 T 细胞数量差

异较大,但均有特征性的活化/记忆(CD45R0+)表型。T 细胞亚群的分布和构成受到限制,CD4 和 CD8 亚群分布发生偏移,倾向于 Th2 亚群,IL-4 和 IL-5 生成增加。在体外,淋巴细胞对抗原无反应;对丝裂原的反应不一致,但通常是下降的[74,104]。循环 B 细胞和 NK 细胞数量变化也较大,取决于基因缺陷的种类。有报道 RAG 缺陷的 Omenn 综合征患者缺乏恒定型自然杀伤性 T 细胞[105]。

鉴别诊断

鉴别诊断包括有母体来源 T 细胞植入的 SCID、完全非典型 DiGeorge 综合征,CHARGE 综合征(包括眼组织缺损、心脏缺陷、内鼻孔闭锁、生长和/或发育迟滞、生殖和/或泌尿系统异常以及耳部异常和耳聋),X 连锁免疫失调、多内分泌腺病和肠病综合征(IPEX)综合征以及其他新生儿红皮病的情况[106~109]。具有 NEMO 缺陷的男性婴儿也可表现为类似 Omenn 综合征的严重皮肤表现。

治疗

异基因造血干细胞移植是唯一可能根治该病的方法[56]。患者需要积极的营养支持,纠正低蛋白血症,并通过抗生素、抗真菌药物以及免疫球蛋白替代治疗防治感染。应用糖皮质激素或环孢素进行免疫抑制有利于控制 T 细胞介导的组织损伤。

T 细胞受体信号缺陷

定义

TCR 受体与配体的连接促进 p56Lck 激酶的活化,后者调节 CD3 复合物成分的磷酸化,进而募集和磷酸化 70kDa 的 zeta 相关蛋白(ZAP70),活化下游的信号分子,细胞内质网储存池释放 Ca^{2+},启动 Ca^{2+} 内流。淋巴细胞特异蛋白酪氨酸激酶(LCK),ZAP-70 和其他 TCR 相关信号分子(RHOH,MST1,IL-2-inducible T-cell kinase[ITK])突变,均会导致各种类型的伴有 T 细胞功能障碍的 CID[110~115]。最终,由 p110δ 和 a p85 亚单位构成的 PI3K,参与磷脂酰肌醇 4,5 二磷酸(PIP_3)产生和 mTOR 及 AKT 的活化。PI3KD 基因(编码 PI3K p110δ 亚单位)的活化突变导致活化诱导的 T 细胞细胞死亡增加,继之免疫缺陷[29,30]。

临床和实验室特征

患者临床表现为早期发生严重的感染。有报道在 LCK、RHOH、MST1 缺乏并且 PI3KD 基因突变的患者中,疣、传染性软疣、疱疹病毒感染、EBV 相关淋巴增殖性疾病的风险增加[29,30,100,113,114]。另外,自身免疫性疾病和肺肉芽肿性疾病也可出现。从实验室角度,ZAP-70 缺乏患者 CD8+ 淋巴细胞选择性缺失,尽管 CD4+ 淋巴细胞仍存在,但体外对丝裂原的反应明显下降,与其信号缺陷有关[111,112]。LCK,RHOH,MST1 和 ITK 缺乏,并且 PI3KD 功能获得性突变的患者,初始 CD4+T 淋巴细胞减少。有报道在这些患者中,T 淋巴细胞呈寡克隆,无用的 CD8+ 记忆 T 细胞(T_{EMRA})的比例升高[29,30,107,113~115]。

鉴别诊断

ZAP-70 缺陷疾病的鉴别诊断包括 MHC I 类分子缺陷和 CD8α 缺陷,两者均表现为 CD8+ 淋巴细胞严重减少。CD8α 缺

陷患者有独特的 $CD3^+TCRαβ+CD4^-CD8^-$ 细胞群,具有正常的增殖反应,尽管有报道感染可致迟发型死亡,但患者通常可以存活至成年[116,117]。其他 TCR 信号缺陷的表型有重叠。最终需要生物化学和分子检测确定诊断。

治疗

这组疾病唯一的根治方法为异基因造血干细胞移植。PI3KD 活化突变的患者,使用西罗莫司(一种 mTOR 抑制剂)或者 PI3K 激酶抑制剂治疗可减轻淋巴细胞增殖和肝脾肿大[29,30]。

NF-κB 活化缺陷导致的 T 细胞免疫缺陷

TCR 信号激活后,由 MALT1、BCL-10 和半胱天冬酶募集结构域包含蛋白(CARD)-11 蛋白组成的复合物被激活,随之募集 TRIF 相关的衔接分子 6(TRAF6)并激活 IKK,促进 NF-κB p50 和 p65 亚单位入核,随之诱导 NF-κB 依赖基因的转录表达。MALT1[118]、CARD11[119,120] 和 IKBKB[121](编码 IKK 复合物中的 IKKβ 成分)基因突变,与细菌、病毒和真菌易感性升高相关。尽管循环 T 淋巴细胞数目正常的,但记忆 T 淋巴细胞生成受损,对 CD3 刺激的反应性下降。CARD11 突变患者,B 细胞发育阻滞在转换阶段[119,120],而 IKBKB 突变患者,转换记忆 B 细胞缺乏[121]。

正如之前报道,IKBKG/NEMO 基因突变导致外胚层发育不良的 X 连锁免疫缺陷,其临床表现还包括机会性感染,与 CID 类似。最后,IKBA 基因功能获得性突变,阻止 IKB 复合物中 IKB-α 亚单位的磷酸化和降解,导致 T 细胞免疫缺陷伴有外胚层发育不良。免疫表型包括记忆 T 细胞缺乏、体外初始 T 细胞对 TCR/CD3 刺激的增殖功能受损、对特定抗体反应不佳的低丙种球蛋白血症[122]。另外,除了 TCR 信号,Toll 样受体(TLR)和 TNF 信号通路的活化也会受到影响,导致机体对广泛的病原体易感(化脓性细菌,分枝杆菌,念珠菌,其他机会致病菌)[123]。

Coronin 1A 缺陷

Coronin 1A 是一种肌动蛋白调节因子,主要表达于造血细胞,在调控 T 细胞生存和迁移中发挥重要作用。曾报道 CID 患者 CORO1A 两个等位基因均发生突变,患严重水痘和 EBV 相关淋巴增殖性疾病的风险增加[124,125]。免疫表型包括初始 T 淋巴细胞减少,而 B 细胞和 NK 细胞数量正常,T 细胞为寡克隆,循环恒定 NKT(iNKT)淋巴细胞和黏膜相关恒定 T(MAIT)淋巴细胞减少。血清免疫球蛋白水平降低,对抗原的抗体应答消失。异基因造血干细胞移植可治疗该病[124]。

CD27 缺陷

CD27 共刺激分子调节 T、B 和 NK 细胞的生存和活化。CD27 缺陷是一种与 EBV 相关淋巴增殖性疾病的 CID。在体外,T 淋巴细胞对丝裂原和抗原刺激的增殖反应下降[126]。血清免疫球蛋白水平初始可能高,但患者最终发展为低丙种球蛋白血症。

CTPSI 缺陷

胞苷三磷酸合成酶 1(CTPS1)参与胞苷三磷酸(CTP)的从头合成,后者是 DNA 和 RNA 代谢必需的核苷酸。CTP 从头合成受损会导致 T 和 B 淋巴细胞增殖缺陷。在英格兰西北部几

例婴儿中,已确定有 *CTPS1* 基因突变。此病的特点是出生后早期即有严重细菌和病毒感染,EBV 相关的非霍奇金淋巴瘤风险增加,没有其他免疫表现。据报道患者存在不同程度的淋巴细胞减少(特别是 CD4⁺细胞),效应记忆 T 细胞比例增加,体外对丝裂原和抗原刺激的增殖反应下降。免疫球蛋白水平可正常,但特异抗体滴度降低,记忆 B 细胞数量减少[127]。

MHC I 类分子缺陷

定义

MHC I 类分子缺陷的特征为所有细胞表面 MHC I 类分子表达均减少。该病为常染色体隐性遗传,可能由 *TAP1*[128]、*TAP2*[129] 或 *Tapasin*[130] 基因缺陷所致。这些缺陷影响了肽类抗原的细胞内转运、与 MHC I 类分子的结合以及复合体在细胞表面的表达。

临床及实验室特征

MHC I 类分子缺陷表现包括儿童期反复发作的呼吸道感染、慢性炎症性肺疾病和皮肤损害,TAP1 和 TAP2 缺陷类似于韦格纳肉芽肿病[131,132]。慢性肺部疾病是主要的死亡原因。肾小球肾炎和带状疱疹仅在 Tapasin 缺陷患者中有报道[130]。

由于 CD8⁺淋巴细胞在胸腺的阳性选择依赖 MHC I 类分子的识别,所以患者循环 CD8⁺ T 细胞数量减少。体外 T 细胞功能正常,这可以与 CD8⁺细胞严重减少的 ZAP-70 缺陷患者相鉴别。NK 细胞的细胞毒活性通常显著降低(表 80-2)。血清免疫球蛋白水平差异很大。

治疗

类似用于囊性纤维化病的一些预防措施可能是有益的。治疗肉芽肿病变主要是应用局部抗菌剂,免疫抑制剂可能会加重症状,应避免使用。

MHC II 类分子缺陷

定义

MHC II 类分子缺陷定义为缺乏 MHC II 类分子表达,是常染色体隐性遗传疾病。北非裔人群中的患病率较高。MHC II 类分子缺陷由通过与 MHC II 类基因近端启动子结合控制 MHC II 类抗原表达的转录因子突变所致。目前已知的有四种基因缺陷,包括 *CIITA*、*RFXANK*、*RFX5* 以及 *RFXAP* 基因突变[133]。

临床及实验室特征

患者在出生后早期对细菌、病毒和机会感染的易感性增加。常见继发于隐孢子虫或 CMV 感染的严重肺部感染、慢性腹泻、硬化性胆管炎。症状较轻并能存活到成年的病例也有报道[133]。

循环 CD4⁺ T 细胞显著减少,反映出胸腺阳性选择受损。缺乏迟发型超敏反应,但是存在体外对丝裂原的增殖反应。常见低丙种球蛋白血症,对免疫原的抗体反应较差(表 80-2)[133]。明确诊断主要通过证实单核细胞、B 淋巴细胞和体外激活的 T 细胞不表达 MHC II 类分子。大部分患者细胞表面 MHC I 类分子表达亦下降。鉴别诊断包括 HIV 感染和原发性 CD4 淋巴细胞减少,但是二者均有 MHC II 类分子表达。

治疗及病程

MHC II 类分子缺陷预后较差。如果不经治疗,大部分患者在婴儿期或儿童期死亡。呼吸道感染为主要死亡原因。硬化性胆管炎患者可见肝衰竭。患者需要抗生素预防,免疫球蛋白替代治疗以及适当的营养支持。HSCT 是唯一的治愈手段,但生存率较其他类型的 CID 低,且移植物抗宿主病较常见,尤其是之前有病毒感染的患者[133]。

Ca²⁺内流缺陷

在淋巴细胞和非免疫细胞的活化过程中,钙的流动非常关键。钙释放活化的钙通道蛋白 1(ORAI1)和基质相互作用分子 1(STIM1)这两个分子介导钙离子流入通道的功能。ORAI1 是一个广泛表达的蛋白,构成细胞表面钙释放激活通道的孔形成亚单位。STIM1 能感知内质网内的钙离子浓度,并激活钙释放激活通道。ORAI1 和 STIM1 基因突变都可以导致常染色体隐性遗传的免疫缺陷,对严重感染的易感性增加,尤其是疱疹病毒感染,伴有非进展性肌病和外胚层发育不良。免疫失调的表现(自身免疫性血细胞减少,肝脾肿大)较常见,尤其是 STIM1 缺少患者[134,135]。尽管 T 细胞发育不受影响,但在体外 T 细胞对丝裂原、佛波酯和伊屋诺霉素的增殖反应显著下降,并且 T 细胞活化后不出现进入细胞的钙离子流。有报道 NKT 细胞缺乏和 NK 淋巴细胞功能缺陷。尽管有高丙种球蛋白血症,但缺少特异性抗体应答。异基因造血干细胞移植已应用于部分患者以纠正该缺陷[135]。

镁离子转运子的缺陷

Mg²⁺是重要的免疫系统第二信使。X 连锁镁离子转运蛋白 1(*MAGT1*)基因突变,*MAGT1* 编码 Mg²⁺通过细胞膜的转运蛋白,可引起免疫缺陷,表现为对细菌和病毒易感性增加,EBV 相关淋巴增殖性疾病的风险增加[136]。患者 CD4 淋巴细胞减少,在体外淋巴细胞增殖反应下降,NK 细胞的溶细胞功能受损[137]。

胞质分裂期蛋白 8(DOCK8)缺陷

胞质分裂期蛋白 8(DOCK8)是一种非典型的鸟苷三磷酸酶(GTPase),调节细胞骨架重组和细胞内信号转导。尽管表达广泛,但在 T、B 和 NK 淋巴细胞中发挥关键作用。DOCK8 缺陷是一种常染色体隐性遗传病,其特征是反复发作的严重细菌,真菌和病毒感染,湿疹和其他免疫失调,包括自身免疫性血细胞减少。皮肤的病毒感染(疣、传染性软疣、单纯疱疹)特别常见,系统性病毒感染(水痘、CMV、EBV)也有报道。皮肤感染常演变为鳞状细胞癌。有报道在几例患者中有中枢神经系统血管血栓形成[138,139],亦有报道患者有多种免疫异常[138~142]包括不同程度的淋巴细胞减少,尤其初始 T 细胞减少,CD8⁺T_EMRA 细胞比例增加,体外对 CD3 刺激的增殖反应下降,Th17 细胞产生受损和 NK 细胞溶细胞功能缺陷。免疫球蛋白水平变化很大,但 IgM 血清水平往往较低。B 细胞对 TLR9 刺激的反应有缺陷,特异性抗体应答减弱。多数报道,在受累患者中有 *DOCK8* 基因大片段缺失[139],DOCK8 蛋白表达缺失可通过流式细胞学检测[143]。此病预后差,但异基因 HSCT 可治愈[144]。有报道干扰素

(IFN)-α治疗严重带状疱疹感染效果较好(见下文"高免疫球蛋白E综合征")[145]。

合并多肠闭锁的联合免疫缺陷

多肠闭锁是一种先天性疾病,特点是胃到肛门存在影响胃肠道功能的闭锁[146~149]。大部分患者中,CID伴T(在某些患者中,B)淋巴细胞数量减少,体外对丝裂原刺激的增殖反应下降和显著低丙种球蛋白血症。据报道,革兰氏阴性菌导致的败血症风险较高,但病毒、真菌和机会性感染也很常见。此病是一种常染色体隐性遗传病,由tetratricopeptide重复结构域7A(TTC7A)基因突变引起[146,147],TTC7A通过维持细胞极性和调节细胞存活、增殖、黏附和迁移,在肠道和维持免疫稳态中发挥重要作用[148,149]。在胸腺中,胸腺上皮细胞和胸腺细胞均表达TTC7A[147,148]。患者往往需要多次手术建立胃肠道通路。全胃肠外营养,可导致严重的肝脏疾病,因此可能需要小肠和肝脏联合移植[150]。大多数患者在出生后早期死亡。有报道几例患者接受HSCT后部分免疫重建[147]。

免疫缺陷静脉闭塞性疾病

免疫缺陷静脉闭塞性疾病(VODI)是一种先天性疾病,特点是肝脏异常和免疫缺陷,在出生后几个月内发病[151]。肝脏异常包括静脉闭塞性疾病、肝纤维化、肝大、肝衰竭。患者易反复感染,持续病毒、细菌和条件致病菌感染(金罗维肺孢子虫、念珠菌、CMV)。血小板减少亦常见。感染可先于肝脏异常出现。免疫缺陷包括记忆B淋巴细胞和T淋巴细胞数量减少,体外B细胞分化为抗体分泌细胞缺陷和低丙种球蛋白血症[151]。此病在黎巴嫩人群中更常见,是一种由SP110基因突变引起的常染色体隐性遗传病[152],此基因编码一种核蛋白,作为转录因子促进含有维A酸反应元件基因的表达。基于免疫球蛋白替代治疗,预防性抗生素,及时治疗感染和熊去氧胆酸的治疗,但预后仍较差。HSCT是唯一的治愈方法,但由于预处理方案的肝毒性,结局往往存在疑问[153]。

● 胸腺发育缺陷

DiGeorge综合征(22q11.2缺失综合征)

定义

DiGeorge综合征(DGS)是胚胎发育早期位于第三、第四咽弓的头神经嵴细胞迁移和分化异常导致的一种发育障碍[154]。绝大多数DGS患者22q11.2染色体部分单体。但还有相当一部分(10%~45%)DiGeorge综合征患者没有染色体22q11.2缺失,约2%的患者有染色体10p的小片段缺失。

临床和实验室特征

DiGeorge综合征的临床表现包括先天性心脏病三联征、甲状旁腺功能减退引起的低钙血症,以及胸腺发育不良造成的免疫缺陷[154]。但患者的表型变异很大。22q11.2缺失患者有50%~80%会并发心脏缺陷(特别主动脉弓B型和动脉干阻塞),50%~60%可能出现低钙血症,并可能引起新生儿惊厥。面部畸形包括小颌畸形,眼距过宽,眼睛下斜,耳畸形。1/3的

DiGeorge综合征患者有腭咽闭锁不全,导致喂养困难和语言迟滞;10%的患者有唇腭裂。由于年龄较小,许多患者会出现社会、行为及精神方面的问题。

免疫表型的严重程度亦有显著差异。大部分患者有残余的胸腺组织,因此T细胞轻至中度减少(表80-2)。大约1%DGS患者完全缺乏T细胞,类似SCID(完全DGS)。在某些情况下,浸润至靶组织的寡克隆T细胞的产生与广泛皮疹和淋巴结病有关,类似Omenn综合征表现,此表型被认为是完全非典型DGS[155]。正如在其他细胞免疫缺陷中,DGS患者自身免疫性疾病的患病率较高如血细胞减少和甲状腺机能减退。一项DGS患者出生时TREC水平的回顾性分析结果显示:约20%的患者出生时TREC较低,这些婴儿CD8+ T细胞计数较低,且比出生时TREC正常的婴儿易感染病毒[156]。

治疗

心血管异常需立即处理,低钙血症应给予适当治疗。根据免疫缺陷的程度予以抗生素预防、静脉免疫球蛋白等。完全DGS患者(包括完全非典型患者)需要更积极的治疗。75%的患者采用同种异体胸腺移植可重建T细胞发育和功能[155]。来自匹配供体的未经处理的骨髓,亦可通过提供成熟的T淋巴细胞进行免疫重建[157]。

缺损,心脏缺损,后鼻孔闭锁的,生长迟缓,生殖器官发育不良,耳畸形综合征

CHARGE是由CHD7基因新型杂合突变引起的严重T淋巴细胞缺陷综合征[158]。大部分CHARGE患者循环T淋巴细胞减少,对丝裂原反应不佳。

先天性秃发及胸腺缺失

FOXN1基因编码一种在胸腺上皮细胞发育中发挥关键作用的转录因子。FOXN1基因突变导致胸腺发育不全伴有先天性秃发、指(趾)甲营养不良和严重的神经管缺陷[159]。这种表型相当于小鼠裸/SCID表型。有报道胸腺移植后结果成功[160]。

● 表现为自身免疫病的原发性免疫缺陷病

单基因缺陷会增加自身免疫性疾病的易感性,该发现强化了免疫失调与自身免疫之间存在联系的观点。这类疾病中具有代表性的三个综合征为:①X连锁免疫失调、多内分泌腺病和肠病综合征(IPEX);②自身免疫性多内分泌腺病、念珠菌病和外胚层发育不良综合征(APECED);③自身免疫性淋巴细胞增生综合征(ALPS)。

X连锁免疫失调、多内分泌腺病和肠病综合征(IPEX)

临床表现

IPEX综合征的主要表现包括继发于自身免疫性肠病的早发腹泻、湿疹性皮炎,以及包括早发胰岛素依赖性I型糖尿病、甲状腺炎、少见的肾上腺素缺乏在内的多发性内分泌腺病。自身免疫性溶血性贫血、血小板减少、中性粒细胞减少是常见的

并发症。湿疹是最常见的皮肤病理表现，但是红斑、银屑病性皮炎以及全身毛发脱失也有报道。自身免疫性肝炎在 IPEX 中的发生率为 20%。淋巴结病和肝脾肿大较少见[108]。小肠绒毛消失以及肠黏膜、胰腺、甲状腺、肺和肝脏淋巴细胞浸润常见。免疫异常包括血清 IgA 和 IgE 水平升高，以及 CD4⁺CD25⁺FOXP3+ 调节 T 细胞缺乏。

IPEX 由定位于 X 染色体着丝粒区的 FOXP3 基因突变所致[161]。转录因子 FOXP3 可与 700 种以上启动子结合，通过与细胞因子调节子 NAFT（活化 T 细胞核因子）相互作用，起到抑制 IL-2、IL-4，促进 FN-γ 转录的作用[162]。FOXP3 在胸腺调节 T 淋巴细胞（Tregs）生成中发挥重要作用。

治疗

环孢素、他克莫司、西罗莫司及糖皮质激素等免疫抑制剂可暂时减轻症状。异基因造血干细胞可治愈该病[163]。

IPEX 综合征

IPEX 样表型与许多基因突变相关，包括 CD25、STAT5B、STAT1（功能获得性突变）、STAT3（功能获得性）及 ITCH/AIP4 等。

Cd25 缺乏

CD25（IL-2 受体 α 链）缺乏在两个不相关家系的 3 例婴儿中报道过。临床特点与 IPEX 和 SCID 类似。CD25 缺乏患者自小即表现为严重慢性腹泻、绒毛萎缩和自身免疫性肝炎[164,165]。1 例患者表现为早发胰岛素依赖性糖尿病；所有患者均有湿疹、自身抗体、肝脾肿大、淋巴结肿大，以及肺、肠和肝脏淋巴细胞浸润等表现[165]。CD25 缺乏患者感染并发症比 SCID 患者多见，包括如反复巨细胞病毒性肺炎、持续性鹅口疮、EBV 感染等。1 例患者成功接受了造血干细胞移植治疗[164]。

STAT5B 缺陷

转录因子 STAT5B 可被生长激素和细胞因子（如 IL-2、IL-7、IL-15 和 IFN-γ）激活/磷酸化，并促进免疫及非免疫基因的转录。STAT5B 在胰岛素样生长因子（IGF-1）的转录起重要作用，而 IGF-1 是出生前后生长所必需的。另外，IL-2Rα 的转录也需要 STAT5B，其是 IL-2 受体的一个重要部分，IL-2 受体参与 FOPX3 的诱导，而 FOXP3 调节 Tregs 在胸腺的发育。纯合 STAT5B 缺陷的临床表型反映了这些分子的水平。患者因 IGF-1 缺乏，对生长激素不敏感，表现为出生前后生长障碍[166]。T 细胞和 NK 细胞中度减少可引起病毒易感性增加[167]。重要地，STAT5B 缺陷患者 Treg 细胞数量减少，FOXP3 表达下降，免疫抑制功能减弱[168]。因 Treg 自身稳定失调，STAT5B 缺陷患者出现免疫功能失调和多发自身免疫疾病，包括关节炎、淋巴细胞间质性肺炎、严重湿疹、自身免疫性甲状腺炎和特性免疫性血小板减少性紫癜[169]。

STAT1 功能获得性突变

近期，STAT1 杂合突变在慢性皮肤黏膜念珠菌病中报道[170]。这些突变位于双螺旋和 DNA 结构域，导致细胞因子如 IFN-γ 反应刺激下 STAT1 过度磷酸化。同时有 IPEX-样症状和皮肤黏膜真菌感染患者的基因突变检测表现为 STAT1 杂合功能能获得性突变。其临床表现包括肠黏膜萎缩症、I 型糖尿病、甲状腺炎、湿疹、身材矮小、血管炎和病毒感染。FOXP3⁺Treg 细胞计数及抑制功能正常[171]。据推测可能由于 STAT1 过度激活导致效应细胞反应不足。

STAT3 功能获得性突变

芬兰-英国协会在一组有身材矮小、多种内分泌疾病包括早发 I 型糖尿病（出生前或 3 岁以前）表现的病人中发现了 STAT3 杂合功能获得性突变。临床表现包括多种自身抗体、乳糜泻/自身免疫性肠病、湿疹、甲状腺炎、关节炎、自身免疫性细胞减少和 1/5 患者出现大颗粒淋巴细胞白血病（LGL）[172]。尽管 STAT3 功能获得性突变的患者和常染色显性高免疫球蛋白 E 综合征（AD-HIES）患者突变位于相同的结构域（DNA 结合区，SH3 [Src homology 3] 区，转录活化区），均为错义突变，但因 STAT3 功能获得性突变为隐性突变，故 STAT3 功能获得性突变患者无除湿疹以外的其他 AD-HIES 临床表现。用荧光素酶报告方法研究 STAT3 活性，STAT3 功能获得性突变患者荧光素酶活性增高，而导致 AD-HIES 的杂合功能缺失性突变荧光素酶活性降低。

细胞毒性 T 淋巴细胞相关抗原 4 单倍体剂量不足

细胞毒性 T 淋巴细胞相关抗原 4（CTLA-4）是由 Treg 细胞和 B 细胞表达的抑制性受体。与 CD28 给淋巴细胞传递刺激性信号不同，CTLA-4 传递抑制性信号[173]。CTLA-4 也可通过与 CD28 竞争性结合 CD80/CD86 影响 B 细胞信号传导。

近期一项研究报道显示，在 4 个有多发自身免疫性疾病、反复感染和多脏器淋巴细胞浸润的不相关家系中发现了 CTLA-4 基因杂合突变[174]。受累患者表现为低丙种球蛋白血症、CD4 细胞减少、进行性循环 B 细胞减少和 Treg 细胞功能缺陷/失调。T 细胞、B 细胞和 Treg 细胞中 CTLA-4 低表达和 T、B 细胞凋亡增加是其特点，可能与其临床表型有关。

ITCH E3 泛素蛋白连接酶缺陷

ITCH E3 泛素蛋白连接酶缺陷是由 E3 泛素连接酶（ITCH/AIP4）突变引起的，临床表现为面部畸形、发育不良和生长延迟。免疫系统异常包括慢性间质性肺炎、甲状腺炎、I 型糖尿病、肠炎和肝炎也很常见[175]。这是一种罕见的综合征，在一个亚米希人家系中报道过，该家系中 10 例有这种综合征。在 FOXP3 表达缺陷的小鼠中，ITCH 可导致 T 细胞无反应[176]。

自身免疫性多内分泌腺病、念珠菌病和外胚层发育不良综合征（APECED）

APECED 是一种罕见的常染色体隐性遗传病，也称为自身免疫性多腺体综合征。在芬兰人、伊朗人和萨丁尼亚人等特定人群中发生率较高。大部分 APECED 患者有慢性皮肤黏膜念珠菌病及内分泌病，主要涉及甲状旁腺、肾上腺，而甲状腺和胰腺相对少见。该综合征常合并外胚层表现，例如牙釉质和指甲发育不良[177]。APECED 由 AIRE 基因突变所致。AIRE 基因只表达于有 MHC II 类分子和共刺激分子 CD80 的髓样胸腺上皮细胞。这些细胞具有很强的能力，可以"杂乱的"表达机体几乎所有器官来源的组织限制性抗原[178]。这些器官特异性蛋白的表达有助于自身反应性 T 细胞的阴性选择以及免疫调节性 FOXP3+ T 细胞的产生。AIRE 基因缺失会使胸腺内组织限制性抗原表达下降,导致自身反应性 T 细胞克隆逃逸至外周[179]。大部分患者可检测到高滴度的抗 1 型干扰素[180]、IL-17A、IL-17F 和或 IL-22[181]的自身抗体。APECED 的治疗大部分为对症治疗。

自身免疫性淋巴细胞增生综合征(ALPS)

定义、临床特征及发病机制

ALPS 由淋巴细胞凋亡缺陷引起,引起非肿瘤性的淋巴结病、肝脾肿大和自身免疫性疾病,常见 Coombs 阳性自身免疫性贫血、血小板减少和中性粒细胞减少。美国 NIH 一项 79 例先证者的研究发现,淋巴瘤的发生率约 9%,包括霍奇金淋巴瘤和非霍奇金淋巴瘤[182]。淋巴结和脾脏明显增生,其中的 CD3$^+$ 淋巴细胞大部分为 TCRαβ+CD4$^-$CD8$^-$ 细胞。ALPS 患者的外周血也可见到该现象,双阴性 T 细胞约占 5% ~ 20%(范围 1.5% ~ 68%)[182]。大部分细胞表达 MHC II 类分子,并分泌高水平的 IL-4、IL-5 和 IL-10。

Fas 介导的凋亡途径在下调抗原诱导的免疫反应和清除自身反应性淋巴细胞的过程中发挥重要作用。ALPS 患者存在"程序性细胞死亡"所需的基因发生突变。最常见的基因缺陷是编码 T 细胞表面分子 Fas,也称为 CD95 或 TNFRSF6(ALPS-FAS,先前称为 I a 型 ALPS)的杂合(显性)突变,据报道复合杂合子或纯合子 Fas 突变少见(ALPS-FAS 或 0 型 ALPS)。部分患者可在双阴性 T 细胞中检测到 Fas 的体细胞突变(ALPS-sFAS 或 I m 型 ALPS)。少数家系还发现影响 Fas 配体(CD95L,TNFSF6)的突变(ALPS-FAS 或 I b 型 ALPS)。约 3% 的 ALPS 患者 caspase 10 突变(ALPS-CASP10 或 II 型 ALPS)[182]。10% ~ 20% 的患者具有 ALPS 表现型但没有 Fas、FasL 或 caspases 突变,被归为 ALPS-U 或 III 型 ALPS[182]。由于三个 Fas 分子形成三聚体复合物,与 FasL 三聚体相互作用,大部分 ALPS 家系为外显率不同的(caspases 8 和 10 突变为常染色体隐性遗传)常染色体显性遗传(显性负性效应)。

治疗

免疫抑制剂,包括激素、麦考酚酸吗乙酯和利妥昔单抗等,治疗自身免疫症状的疗效不确定[182]。近期一项用西罗莫司治疗的临床试验中,自身免疫性血细胞减少、大肠炎、淋巴结病、脾大等症状得到完全缓解或接近完全缓解,所有患者的双阴性 T 细胞下降[183]。脾切除仅推荐用于巨脾或脾破裂的患者,术后需终生予以抗生素预防。长期监测 ALPS 患者的预后,但患者可有正常的寿命。

● 其他定义明确的免疫缺陷综合征

Wiskott-Aldrich 综合征

定义

Wiskott-Aldrich 综合征(WAS)是一种罕见的 X 连锁疾病,特征为血小板减少(参见第 117 章)、血小板体积减小、湿疹、反复感染、免疫缺陷,自身免疫性疾病和恶性肿瘤的发病率较高[184]。典型的 WAS 表型通常是由编码 WAS 蛋白(WASp)的基因无效突变所致。WASP 是造血细胞肌动蛋白聚合的关键调

节因子,有明确的结构域,涉及细胞质信号传导、细胞移动和免疫突触形成。X 连锁血小板减少(XLT)是较轻的类型,通常具有一种导致突变蛋白表达的突变基因。XLT 患者一般没有湿疹或者湿疹较轻,感染、自身免疫或肿瘤等其他问题也相对较少[185]。WASP 的鸟嘌呤核苷三磷酸酶结合域的氨基酸置换干扰了分子内自动抑制机制,导致肌动蛋白功能获得性聚合受损,引起 X 连锁中性粒细胞减少(参见第 65 章)[186]。

临床及实验室特征

根据定义,WAS 和 XLT 患者有先天性血小板减少[范围在 (20 ~ 60)×10^9/L]和血小板体积减小,但是巨核细胞数量正常。出血可能很轻,表现为淤斑和淤点;但也可能很重,表现为胃肠道和中枢神经系统出血。典型 WAS 患者的细菌、真菌及病毒易感性增加。

治疗

患者需要抗生素预防和静脉免疫球蛋白替代治疗。如果出现自身免疫症状,可应用免疫抑制剂治疗。脾切除术可通过提高血小板数量改善出血倾向。但是,脾切除术实际上增加了败血症的风险,即便在抗生素预防的情况下也经常发生致死性细菌感染。由于长期预后较差,可尽早进行异基因造血干细胞移植。如果有相合的亲缘/无关供体,或者部分相合的脐血,移植效果都非常好[187]。不推荐进行单倍体相合移植。XLT 患者预后较好,但也可能发生严重出血、自身免疫性疾病、恶性肿瘤等并发症[144,185]。如果有合适供体,XLT 患者也可考虑行异基因造血干细胞移植。髓系和淋系完全植入才能彻底纠正 WAS/XLT,因此需要应用清髓性的标准预处理方案(白消安、环磷酰胺,包含或不包含抗胸腺细胞球蛋白)。欧洲一项对移植后 WAS 患者的随访研究发现自身免疫与混合嵌合状态有明显的相关性,明确证实减低剂量预处理是不够的[188]。

WASp 相互作用蛋白缺陷

编码 WASp 相互作用蛋白(WIP)的 *WIPFI* 基因的纯合无义突变的 1 例女婴表现为典型的 WAS 临床症状和实验室异常。该患者在出生 11 天即表现为湿疹、血小板减少(血小板体积正常)和感染[189]。患者白细胞 WIP 和 WASp 均缺失,提示 WIP 对 WASp 稳定具有作用。该患者在 4.5 月时成功进行移植。

高免疫球蛋白 E 综合征

常染色体显性遗传高 IgE 综合征

高免疫球蛋白 E 综合征(HIES 或 Job 综合征)是一种少见的常染色体显性遗传(AD)或散发的多系统免疫缺陷,特征为湿疹、金黄色葡萄球菌引起的皮肤脓肿、伴有脓肿或肺大疱形成的反复肺炎、念珠菌感染、骨骼和结缔组织异常[190]。1966 年,两名患有湿疹、反复呼吸道感染、皮肤葡萄球菌"冷"脓肿的女孩被描述为 Job 综合征,因为这些表现类似于圣经人物 Job,他"被从头到脚的痛疮所折磨"[191]。后来发现临床表现相似的这类患者有非常高的血清 IgE 水平[192]及其他一些特征性异常,包括明显的面部特征(通常描述为"粗糙")、过粗的关节、病理性骨折、脊椎侧弯、颅缝早闭、乳牙保留[193,194]。诊断标准为血清 IgE 水平大于 2000IU/ml,但是通常会超过 10 000IU/ml。其他

的实验室指标包括嗜酸性粒细胞增多、B细胞成熟异常和对新抗原出现抗体反应缺陷[195]、中性粒细胞趋化缺陷、对特异抗原的淋巴细胞增殖减少。

大部分HIES患者散发于父母健康的家庭。随着抗生素治疗的改善,患者可以存活到成年并生育患病的子女,提示该病为常染色体显性遗传[193]。编码转录因子STAT3的基因杂合突变是导致AD-HIES的原因。在AD-HIES患者中发现的所有STAT3突变不是氨基酸置换就是框内缺失,有力地证明了该综合征需要野生型和突变STAT3蛋白共表达。缺乏无义/移码突变也支持AD-HIES是显性负效应的结果[196~198]。对一大批"典型"HIES患者(n=38)进行分子学研究并应用美国NIH评分系统对超过40个点评分,证实STAT3突变存在于所有的患者而非某个个体。突变簇位于STAT3蛋白3个具有不同功能特征的结构域,分别为DNA结合、SH2和激活结构域。这些发现提示不止一种分子机制引起AD-HIES表型。有证据显示,影响STAT3酪氨酸磷酸化的是SH2结构域的突变,而非DNA结合结构域的突变,但是DNA结合结构域的突变干扰了入核转运和DNA结合[198]。由于STAT3在能产生IL-17的Th17细胞发育过程中发挥关键作用,AD-HIES患者循环Th17细胞显著减少[199]。IL-17在宿主防御细胞外细菌、真菌以及上调中性粒细胞产生的β防御素和S100蛋白等方面发挥重要作用[200],因此Th17细胞的缺乏直接影响了对金黄色葡萄球菌和白色念珠菌的易感性。

治疗

为了避免进行性肺损伤,预防性的抗生素治疗非常重要,可减少金黄色葡萄球菌感染的发生率。建议应用抗真菌治疗预防反复发作的念珠菌感染。尽可能避免应用手术方式治疗慢性肺病。少数患者接受了异基因造血干细胞移植,是否获益差异很大[201,202]。

常染色体隐性遗传高IgE综合征

2004年报道了13例来自血缘家庭的患者嗜酸性粒细胞显著增多,血清IgE水平显著增高,湿疹、皮肤脓肿,反复细菌、真菌及病毒感染,包括单纯疱疹、难治性传染性软疣和反复发作的带状疱疹。淋巴细胞减少和增殖减少提示T细胞显著缺陷。不同于STAT3突变引起的HIES,常染色体隐性遗传高IgE综合征(AR-HIES)患者通常表现为神经系统并发症,而非骨骼异常或肺炎后肺大疱。大部分患者有DOCK8基因大片段丢失,导致DOCK8蛋白缺失[138,139](见前文"胞质分裂期蛋白8(DOCK8)缺陷")。因为恶性肿瘤患病率和早期死亡率较高,因此推荐HSCT治疗[203]。一名轻度T细胞缺陷的成年患者,表现为湿疹,血清IgE中度增高,有细菌(卡介苗并发症和沙门菌病)、真菌和包括传染性软疣在内的病毒感染史,发现其酪氨酸激酶2(TYK)2突变。TYK2是一种受体相关的胞质酪氨酸激酶,在T细胞的多种细胞因子信号通路中发挥重要作用[204]。

免疫-骨发育不良

软骨毛发发育不良

软骨毛发发育不良是一种常染色体隐性遗传病,特征为短肢性侏儒症以及浅色的发育不全的毛发[205]。患者也可表现为骨髓发育不良、肿瘤的易感性增加、先天性巨结肠症、精子形成缺陷、程度不一的免疫缺陷(类似SCID、Omenn综合征、部分T细胞缺陷)或者免疫功能正常[206]。这种罕见的疾病更常见于某些种族(例如阿米什人和芬兰人),突变的基因编码核糖核酸酶线粒体RAN加工(RMRP)复合体不翻译的RNA部分,RMRP复合体涉及核糖体RNA切割、线粒体RNA加工和细胞周期调控[207]。有报道还包括T淋巴细胞数量减少,特别是CD8[+]细胞减少、体外对丝裂原增殖反应减弱,这可能和胸腺输出减少,细胞周期异常和凋亡增加有关[208,209]。细胞免疫功能缺陷导致患者对水痘或其他病毒感染的易感性增加,应避免接种减活病毒疫苗。体液免疫缺陷相对少见,但也可引起反复感染。患者还可能出现一些自身免疫表现(溶血性贫血、中性粒细胞减少、血小板减少)。类似于其他与核糖体合成有关的疾病(Diamond-Blackfan贫血、Shwachman-Diamond综合征),软骨毛发发育不良患者常出现造血系统紊乱,例如贫血、白细胞减少、血小板减少及骨髓增生异常。异基因造血干细胞移植可以成功治疗以SCID或Omenn综合征为主要表现的这类软骨毛发发育不良患者[210]。

Schimke 综合征

Schimke综合征是一种常染色体隐性遗传病,因脊柱骨骺发育不良而表现为颈部和躯干较短的侏儒症,进行性肾脏损害并进展为肾衰竭、面部畸形、皮肤色斑、免疫缺陷(T淋巴细胞减少到SCID等不同程度)、骨髓衰竭以及并发脑梗死的早发动脉硬化发生率增加[211]。相当一部分患者有小头畸形以及认知、运动和社会功能障碍[212]。该综合征是酵母交换型转换/蔗糖不发酵复合物有关的基质相关肌动蛋白依赖性染色体亚家族调控子样A型蛋白1(SMARCAL1)基因突变引起,该基因编码一种染色体重塑蛋白[211]。半数患者会反复感染细菌、病毒和真菌或者出现机会感染(P. jiroveci 肺炎)。严重者会在10岁之前死亡,存活者也往往进展为肾衰竭。联合造血干细胞移植和肾移植可纠正免疫缺陷和肾脏问题[213]。

WHIM 综合征

疣、低丙种球蛋白血症、感染及骨髓型粒细胞缺乏(myelokathexis)综合征(WHIM)[214]是一种常染色体显性遗传病,由CXCR4基因杂合突变引起,CXCR4基因编码CXCL12趋化因子受体,涉及白细胞迁移[215]。"先天性骨髓型粒细胞缺乏症"(myelokathexis)一词是指成熟的中性粒细胞滞留于骨髓。WHIM突变引起CXCR4分子位于胞质内的尾部截短和结构异常,干扰了配体诱导的内化并最终导致对CXCL12的细胞应答增强[214]。

WHIM综合征患者可表现为早发的反复细菌感染,但是临床表现变化较大[216]。人乳头状瘤病毒(HPV)引起的疣多发生于10~20岁。外周血中性粒细胞严重减少,骨髓中却蓄积了大量成熟中性粒细胞。中性粒细胞的自发凋亡亦有报道[217]。包括B细胞数量减低的淋巴细胞减少常见。低丙种球蛋白血症的程度不一,免疫接种引起短暂的抗体应答和受损的类别转化[218]。患者可发生EB病毒阳性B细胞淋巴瘤。

免疫球蛋白替代治疗和抗生素预防可减少感染的发生率。重组G-CSF可用于增加中性粒细胞绝对计数。疣的局部治疗效果较差,需要检测其肿瘤转化。

染色体不稳定综合征相关的免疫缺陷

染色体不稳定综合征常见自发或诱发的 DNA 断裂,容易出现继发于免疫缺陷的感染,并发恶性肿瘤的风险增加。涉及生长发育、中枢神经系统和皮肤的一些疾病特异性异常提供了有用的诊断线索。典型的染色体不稳定综合征包括共济失调毛细血管扩张症(AT)、Nijmegen 断裂综合征(NBS)、Bloom 综合征(BS)以及类共济失调性毛细血管扩张症(ATLD)。导致这些综合征的基因通过复杂的 DNA 双链修复过程保护人类基因组的完整性。如同范科尼贫血相关蛋白一样,染色体不稳定综合征相关基因的正常产物形成或调节一种大的蛋白复合体,参与监视和维持基因组稳定性[219]。免疫缺陷、肿瘤和不育三联征是双链断裂修复功能缺陷的直接结果,累及非同源末端连接或同源重组。由于非同源末端连接在 TCR 多样性和多克隆免疫球蛋白的产生中发挥关键作用,因此这一过程中出现任何障碍都会导致获得性免疫缺陷。肿瘤形成或不育则可能是淋巴细胞、其他体细胞或生殖细胞在有丝分裂重组过程中 DNA 修复缺陷的直接结果。

共济失调毛细血管扩张症

AT 是一种多系统疾病,特征为免疫缺陷、进行性神经系统损伤、眼睛和皮肤毛细血管扩张[220]。

AT 的免疫缺陷程度不一,细胞和体液免疫均被累及。呼吸道感染常见,并经常引起慢性肺疾病。机会感染相对少见。大部分 AT 患者 IgA 和 IgE 减少或缺失,常合并 IgG2 和 IgG4 缺陷[221]。特异性抗体应答可能受抑或者正常。循环淋巴细胞数量通常减少,对丝裂原的增殖反应不同程度受抑。细胞遗传学异常包括染色体断裂、易位、重排和倒位,在体外暴露于射线后这些缺陷增加。胸腺体积较小,胸腺细胞显著减少并且缺乏胸腺小体。最为一致的实验室异常是血清 α-甲胎蛋白增高,在成人和 8 个月以上儿童中具有诊断意义,因为其他的染色体不稳定综合征不会出现这一现象。

排在感染之后的第二位主要死亡原因是肿瘤[220]。恶性肿瘤包括非霍奇金淋巴瘤(40%)、白血病(25%)、实体肿瘤(25%)和霍奇金淋巴瘤(10%)。与其他肿瘤发生率增高的免疫缺陷综合征不同的是,AT 合并的白血病和淋巴瘤主要是 T 细胞来源。AT 患者发生的实体肿瘤包括腺癌、无性细胞瘤、成性腺细胞瘤和成神经管细胞瘤。

小脑共济失调是 AT 最早的临床表现,儿童 1 周岁末开始走路时表现得比较明显。共济失调步态持续存在,而且大部分患者不能正常说话。最终,不随意运动成为主要障碍,到患儿 10 岁时就可能需要借助轮椅生活。皮质小脑变性起初主要累及普肯耶细胞和颗粒细胞,但进行性变性也会发生于中枢神经系统。

其他的一些特征亦有报道。30% 的患者会出现生长停滞。与卵巢发育不全有关的女性性腺功能减退比较常见。男性 AT 患者也会出现性腺功能减退。

AT 基因[AT 突变基因(ATM)]编码一个有 3056 个氨基酸残基,分子量较大的蛋白质[222]。ATM 是一个具有较强丝/苏氨酸激酶活性的核蛋白。ATM 主要功能是对 DNA 双链断裂作出迅速反应。ATM 活化可引起一系列靶蛋白磷酸化,其中每种蛋白都在特定损伤反应途径中发挥关键作用。ATM 涉及细胞周期控制点的启动或关闭,通过细胞周期的不同时相延缓细胞传代,为 DNA 损伤修复赢得时间。另外,ATM 在功能上与端粒维持有关,端粒维持对衰老和肿瘤起重要作用[223]。迄今已发现超过 400 种不同的 ATM 突变,分布于整个 ATM 基因,大部分发生早期终止,形成不稳定的截短蛋白。

AT 患者应避免 X 射线和化疗药物。有症状的患者需要治疗,包括对反复肺部感染的患者预防性使用抗生素和对抗体缺乏者使用静脉注射丙种球蛋白。

类共济失调毛细血管扩张症

类共济失调毛细血管扩张症(ATLD)[224]具有许多 AT 的特征 175,是 DNA 修复复合体(Mre11/Rad50/Nbs1)的组分 hMre11 蛋白突变的结果[225]。患者表现为进行性共济失调,但是神经变性相对较轻,在 20 岁以前都是能走动的。患者不出现毛细血管扩张,α-甲胎蛋白水平正常。但是与 AT 类似的是,ATLD 患者外周血淋巴细胞自发性染色体异常增加,辐射敏感性增强。

Nijmegen 断裂综合征

NBS 表现为身材矮小、小头畸形、鸟样面容、免疫缺陷、染色体不稳定、辐射敏感性增强以及肿瘤发生率增加[226]。NBS 具有 AT 和 ATLD 共同的一些特征,区别在于不出现神经变性、有明显的小头畸形合并轻到中度的精神发育迟缓,并且无毛细血管扩张。

大部分 NBS 患者并发呼吸道感染,包括可能引起支气管扩张的反复肺炎以及呼吸衰竭所致的早产儿死亡。体液及细胞免疫缺陷,包括低丙种球蛋白血症(但 IgM 正常或增高)、对蛋白和多糖抗原的抗体应答异常(提示类型转换重组缺陷)、T 淋巴细胞数量减少、对丝裂原和特异抗原的异常淋巴细胞增殖[226]。

NBS 淋巴细胞具有典型染色体不稳定综合征的特点,表现为染色单体和染色体断裂增加、7 号和 14 号染色体重排/易位、端粒融合、抗辐射 DNA 合成,以及对电离辐射和拟辐射剂高敏[226]。

广泛的免疫缺陷和染色体不稳定性解释了淋巴系恶性肿瘤发生率增高的原因,常见非霍奇金淋巴瘤(包括 B 细胞和 T 细胞来源)和淋巴母细胞白血病/淋巴瘤,霍奇金淋巴瘤和急性髓细胞白血病则相对少见。实体肿瘤发生率较低,包括成神经管细胞瘤和横纹肌肉瘤。由于对放射线和拟放射剂/烷化剂敏感性增加,肿瘤治疗受限。磁共振成像和超声检查是首选的成像技术,而非 X 射线和 CT 扫描。抗生素预防治疗和静脉免疫球蛋白推荐用于反复感染患者。有报道自体造血干细胞移植成功治疗几例患者[227]。

Bloom 综合征

BS 的主要特征是身材矮小、光过敏、易感染以及早发肿瘤[219]。对细菌感染的易感性主要累及上/下呼吸道,与低丙种球蛋白血症和不同程度 T 细胞缺陷有关。大部分患者生殖力减弱,部分可能早发 2 型糖尿病。到 25 岁时,约一半的 BS 患者发生一种或多种恶性肿瘤。20 岁之前主要是白血病和非霍奇金淋巴瘤,之后常见结肠、皮肤和乳腺癌。姐妹染色体互换数量过多、染色单体间隙和断裂增加、出现包含两条同源染色体的四射体构型等证据都可以明确 BS 的诊断。致病基因 BLM 编码一个含有 1417 个氨基酸残基的蛋白，与解旋酶 RecQ 家族具有同源性。解旋酶家族包括在 Werner 综合征中发生突变的 WRN 蛋白（RecQ-解旋酶）。BLM 是一组与 BRCA1 关联而组成大型复合体的蛋白中的一员，干扰 DNA 合成的药物处理细胞时，该复合体会共同定位于大的核聚集焦点。BLM 作为复合体的一部分，在感知 DNA 损伤中发挥重要作用，能够在 DNA 复制和修复过程中维持基因组的稳定性。已经发现有超过 60 个不同的 BLM 基因突变，其中最常见的是外显子 10 的 6bp 缺失/7bp 插入，多在北欧犹太人中引起 BS。

染色体不稳定综合征患者如果有显著抗体缺陷，抗生素预防和静脉免疫球蛋白可获益。由于放射敏感性增加，禁止暴露于任何形式的辐射。

染色体不稳定罕见综合征

NBS 样表型与 LIG4，RAD50 基因和非同源末端连接因子 1（NHEJ1）突变有关[219]。其他染色体不稳定综合征包括沃纳综合征、Riddle 综合征和着丝粒的不稳定有关的免疫缺陷和面部异常（ICF）综合征。

● 细胞毒综合征

病毒的防御主要依赖于细胞介导的细胞毒作用。细胞毒性 T 淋巴细胞（CTLs）和 NK 细胞可以通过穿孔素和溶细胞颗粒酶 A 和 B 杀伤受病毒感染的靶细胞。不同的遗传缺陷会影响溶细胞颗粒形成、胞内运输和传递的不同阶段[228,229]，并且导致细胞介导细胞毒作用的不同缺陷，包括各种类型的家族性嗜血细胞综合征（FHL）、Chédiak-Higashi 综合征、Griscelli 综合征 II 型以及 Hermansky-Pudlak 综合征 II 型。总之，这些疾病的特征为严重病毒感染的易感性增加，部分病例出现毛发和皮肤的色素缺陷以及神经系统异常。CTL 和 NK 细胞稳态失调，伴随炎性细胞因子合成增加以及活化淋巴细胞积聚是两种 X 连锁淋巴组织增生综合征（XLP1 和 XLP2）的特征性表现。

家族性嗜血细胞综合征

FHL 包括一组遗传异质性疾病，特征为活化的淋巴细胞增殖失控、组织细胞分泌大量促炎因子，导致危及生命的临床表现，包括发热、肝脾大、骨髓浸润、全血细胞减少以及严重的神经系统症状（参见第 71 章）。

FHL 至少有五种类型，其中四种已经被定义于分子水平。FHL2 由编码穿孔素的 PRF1 基因突变引起[230]。FHL3 由 UNC13D（亦称为 MUNC 13 ~ 4）突变所致[231]。而 FHL4 由编码突触融合蛋白 11 的 STX11 基因缺陷引起[232]，而 FHL5 则由 STXBP2 基因突变引起，该基因编码的 Munc18 ~ 2 蛋白可与 STX11 相互作用[233]。这些缺陷都干扰了细胞溶解过程中的一个特殊步骤，导致病原体清除无效、CTLs 活化失控、IFN-γ 和其他炎性细胞因子释放，致使巨噬细胞募集并活化，并抑制了造血功能。

临床及实验室特征

约 85% 的 FHL 患者在出生后第一年就有明显的临床症状[234]，但是有低效突变者则出现得较晚[235~237]，常见高热、严重肝脾肿大、淋巴结病、血小板减少引起的出血及水肿。癫痫和意识水平下降等神经系统症状会导致长期残疾[238]。

FHL 诊断指南更新于 2007 年[239]。早期症状为贫血和血小板减少，随后会出现甘油三酯、胆红素、肝酶、铁蛋白水平增高以及凝血功能异常。嗜血现象可见于骨髓、淋巴结和脑脊液，即便没有明显的神经系统症状，脑脊液可见大量的单核细胞且蛋白增高。免疫学表现包括 NK 细胞的溶细胞活性持续受抑及外周血炎性细胞因子（IFN-γ、IL-1、IL-6、TNF-γ）水平升高。监测外周循环可溶性 CD25（IL-2Rα）也可作为细胞活化增强的一个指标。

除了低效突变者，流式细胞术分析穿孔素不表达有助于 FHL2 的诊断。FHL 的特征为 NK 细胞脱颗粒减少（例如 UNC13D 和 STX11 缺陷），因此分析溶酶体标志 CD107a 的膜表达也有利于 FHL 诊断[240]。

治疗及预后

如果不经治疗，FHL 通常会迅速死亡。对活动性疾病的治疗主要是控制或者消除可能诱因（特别是感染）、阻断 T 细胞活化，终止高炎症性细胞因子反应，常用的治疗药物包括抗菌剂、依托泊苷、免疫抑制剂（抗胸腺细胞球蛋白）、环孢素以及地塞米松[239,241]。阿仑单抗对依托泊苷抵抗患者有一定疗效[242]。但是，FHL 易复发，应仔细监测患者病情是否复发，尤其注意是否有中枢神经系统。在动物模型实验中，抗 IFN-γ 单抗取得了令人瞩目的结果[243]，目前正在进行临床试验研究。治愈 FHL 只能通过异基因造血干细胞移植。如果能获得 HLA 相合亲缘/无关供体，治疗成功率较高，但清髓预处理方案移植相关死亡率较高。考虑到部分嵌合就足以控制疾病[244]，减低强度的预处理方案应用越来越多，并且取得了可观的疗效[245]。移植时病情未获得缓解的患者移植后预后较差。

X 连锁淋巴组织增生性疾病

定义及历史

1975 年，Purtilo 描述了一个家系中多世代的多名男性出现暴发性传染性单核细胞增多症、淋巴瘤或是原发性 EBV 感染后低丙种球蛋白血症[246]。X 连锁淋巴组织增生性疾病 1 型（XLP1）由 SH2D1A 基因突变引起[247,248]，该基因编码一种涉及 T 细胞和 NK 细胞信号转导的衔接蛋白［SLAM（信号淋巴细胞活化分子）-相关蛋白（SAP）］[249]。因而，SAP 缺陷对 T 细胞和 NK 细胞介导的细胞毒作用均有很大影响[250~252]。SAP 通过调控滤泡辅助 T 细胞的发育和功能，在生发中心形成和抗体产生中也发挥重要作用[253]。恒定型自然杀伤 T 细胞的发育也需要 SAP，恒定型自然杀伤 T 细胞是一种免疫调节细胞，涉及对病原体和肿瘤细胞的反应[254]。SAP 缺失时，EBV 和其他病毒的感染会导致免疫反应失调，因为持续的抗原刺激会导致细胞毒 T 细胞和巨噬细胞功能亢进，并且 IFN-γ 生成增加。

但是，并非具有 XLP 特征的男性都有 SH2D1A 突变，另一种 X 染色体相关基因（XIAP，X 连锁凋亡抑制因子，又名 BIRC4）的突变可引起 XLP2[255]。

临床及实验室特征

虽然 XLP1 和 XLP2 均表现为淋巴组织增生，但是二者临床表型有重要区别。大部分 XLP1 和 XLP2 患者在儿童期感染 EBV 后出现临床症状,但有可能在更晚的时间显现。50% ~ 60% 的患者出现暴发性传染性单核细胞增多症,30% 的患者合并 EBV 相关淋巴瘤。大部分淋巴瘤为 B 细胞来源,其中约一半为 Burkitt 型。存活者常见持续的异常丙种球蛋白血症,IgG 减少以及 IgM 水平降低或升高。XLP1 其他的临床表现包括血管炎、继发于嗜血细胞综合征的骨髓增生不良、淋巴样肉芽肿。尽管发生率较低,但是其他一些病毒感染(CMV,其他的疱疹病毒)也可以使 XLP1 的临床症状显现出来[256]。

暴发性传染性单核细胞增多症的标志是肝酶迅速增高,紧接着出现凝血功能异常、肝性脑病以及嗜血细胞综合征的表现,并且外周血和其他组织中 EBV 病毒负荷增高。B 细胞淋巴瘤患者有单克隆免疫球蛋白基因重排。伴异常丙种球蛋白血症的患者抗体应答受抑。针对 EBV 核抗原的抗体水平通常检测不到,即便是急性 EBV 感染后存活的患者。相反,针对 EBV 病毒壳蛋白抗原的抗体是偏低或者增高的。在 XLP 的临床表现中,携带活化标志的 $CD8^+$ T 细胞增多,而记忆($CD27^+$)和特异性类别转换的记忆($CD27^+IgD^-$)B 细胞减少。用传统的 K562 杀伤试验检测时,NK 细胞的细胞毒作用通常是正常的。但是,通过 CD244 共刺激,XLP1 患者 NK 细胞的溶细胞活性显著下降[250]。流式细胞术可用于检测 XLP 患者循环 T 细胞和 NK 细胞的 SAP 蛋白表达缺失[257]。

XLP2 常表现为嗜血细胞综合征,EBV 病毒是常见诱因[258]。然而,XLP1 与 XLP2 相比,临床表型有重大区别。特别地,与血细胞减少和发热相关的反复脾大更多见于 XLP2 患者,可能代表了轻症的嗜血细胞综合征。对比之下,淋巴瘤是 XLP1 患者常见的并发症,但在 XLP2 患者中并不常见。重要的是,相当大一部分 XLP2 患者发生严重的炎症性肠病[258,259],部分患者以此为主要临床表现[259]。此外,XLP2 还可表现为迟发型克罗恩病[260]。XLP2 患者伴发炎症性肠病可能反映 NOD2 信号转导需要 XIAP 的 RING 结构域参与[261]。

基于流式细胞学的检测有助于 XLP1 和 XLP2 的鉴别诊断[262]。

治疗及预后

如果未经治疗,大约 70% 的 XLP1 患者在发病 10 年内死亡。表现为暴发性传染性单核细胞增多症的患者死亡率尤其高(96%)[263]。异基因造血干细胞移植可作为治疗的选择,如果在 EBV 感染之前尽早移植可能会获得较好的疗效。但是,应用减低剂量预处理方案移植也可以治疗严重器官毒性的 EBV 阳性患者[264]。CD20 单抗可以减低病毒负荷并改善临床症状,TNF-α 或依托泊苷可能对活动性 EBV 感染患者有效[265-267]。XLP 患者可输注免疫球蛋白减少感染发生率,但是不能预防或减轻原发性 EBV 感染的症状。

据报道,XLP2 与 XLP1 有相似的生存率[258],但这些数据未纳入以非嗜血细胞综合征表现为临床特征的 XLP2 患者,尤其是以炎症性肠病为临床特征的患者。柳氮磺胺吡啶、糖皮质激素、5-氨基水杨酸和抗 TNF 药物已用于 XLP2 患者炎症性肠病的治疗,然而异基因造血干细胞移植是唯一的治愈手段。清髓预处理死亡率高、毒副作用大,减低强度的预处理可取得较好结果[268]。

细胞毒缺陷伴色素减退障碍

Chédiak-Higashi 综合征

Chédiak-Higashi 综合征是一种常染色体隐性遗传病,特征为伴有细胞毒作用受损的免疫失调、部分性眼皮肤白化病、血小板功能异常和神经系统累及[269]。该病是由溶酶体转运调节(LYST)基因突变引起[270]。LYST 在溶酶体蛋白分选和溶酶体囊泡停靠及融合过程中发挥重要作用[228]。

患者易反复发作化脓性和病毒感染。淤斑比较常见,反映了与继发性聚集有关的血小板特异性颗粒存在缺陷(参见第 120 章)。细菌和病毒感染均可触发危及生命的疾病"加速期",特征为高热、肝脾大、凝血异常、肝酶和胆红素升高(可能出现黄疸)、水肿和神经系统症状,表现为癫痫发作、共济失调、脑神经麻痹和外周神经病变[269]。

淋巴细胞、中性粒细胞、血小板、黑色素细胞和神经细胞内的异常大颗粒是该病的形态学标志。光镜下检查毛发可见大且分布均匀的黑色素颗粒。NK 细胞的细胞毒活性下降和出血时间延长也是典型表现。

治疗方面需要控制感染,并在加速期给予免疫抑制剂干预。异基因造血干细胞移植最好在缓解期进行,是唯一可以持久治愈免疫血液学问题的方法[271]。但是造血干细胞移植不能预防神经系统病变的进展[272]。

Griscelli 综合征 2 型

Griscelli 综合征 2 型(GS2)是常染色体隐性遗传病,特征为免疫缺陷和色素减退,以及不同程度的神经系统累及。GS2 的免疫缺陷表现不同于 Griscelli 综合征 1 型(GS1;特征为部分性白化病和神经系统累及)和 Griscelli 综合征 3 型(GS3;孤立的色素减退)。GS2 由 RAB27A 基因突变所致[273],编码一个与细胞内颗粒运输有关的鸟苷三磷酸酶。

GS2 患者对化脓性感染高度易感,易进展至疾病的"加速期",以嗜血细胞综合征表现为典型特征。明显的色素减退是因为大簇的黑色素存于毛干中。NK 细胞毒作用缺陷,当 NK 细胞与靶细胞体外共培养后细胞表面 CD107 表达受损。患者应行造血干细胞移植,减低强度的预处理可取得较好结果[274]。

Hermansky-Pudlak 综合征 2 型

这种常染色体隐性遗传病的特征是眼皮肤白化病、出血倾向、反复感染、中到重度中性粒细胞减少(参见第 120 章)[269]。临床表现还包括骨骼异常(髋臼发育不良)、面部畸形和肺纤维化形成。Hermansky-Pudlak 综合征 2 型是由编码 AP-3 核内体蛋白 β1 亚基的 AP3B1 基因突变所致,该蛋白为溶酶体膜蛋白分选至颗粒所需[275]。眼皮肤白化病由黑色素细胞酪氨酸酶的错误分选引起。血小板致密颗粒减少和脱颗粒受损使出血倾向增加。AP-3 缺失引起髓系祖细胞中中性粒细胞弹性蛋白酶含量下降,导致中性粒细胞减少。尽管 CTL 和 NK 细胞存在溶细胞活性缺陷[276],但其进展为嗜血细胞综合征风险较 Chédiak-Higashi 综合征和 GS2 低[277]。因此,患者不宜行预防性造血干细胞移植。

9 型 Hermansky-Pudlak 综合征由 PLDN 基因突变引起,以反复感染、局部白化病和眼球震颤为特点[278]。NK 细胞溶细胞活性存在受损[279]。

● 对病原体选择性易感的免疫缺陷

尽管典型的原发性免疫缺陷性疾病对较广范围的病原体表现出易感性，但是个别类型却表现出对特定微生物的选择性易感。这些疾病中有一些（例如对单纯性疱疹脑炎、化脓性感染，特别是肺炎链球菌肺炎的孟德尔遗传性易感）是先天性免疫缺陷所致，尤其是 toll 样受体（TLR）信号通路异常。还有一些（对分枝杆菌病孟德尔遗传性易感）涉及 IL-12/IFN-γ 轴，介于先天性免疫和获得性免疫之间。对由脑膜炎奈瑟菌引起的反复脑膜炎的易感性在"补体系统的遗传缺陷"中讨论。

伴 Toll 样受体信号通路异常的免疫缺陷

TLR 是表达于多种细胞的穿膜蛋白（参见第 17 章），识别病原体相关分子模式，例如革兰氏阴性细菌来源的脂多糖、脂肽、病毒复制过程中产生的双链 RNA、病毒单链 RNA、病毒胞嘧啶磷酸鸟嘌呤 DNA 部分和鞭毛蛋白。大部分 TLR 表达于细胞表面，但是 TLR7、TLR8 和 TLR9 表达于内体小泡表面[280]。

病原体相关分子模式与 TLR 结合诱导特异性的细胞内信号转导[280]。TLR 活化的经典途径涉及衔接分子 MyD88（髓系分化因子88）和包含 Toll-白介素 1 受体结构域的衔接蛋白（TIRAP），以及细胞内激酶 IL-1 受体相关激酶（IRAK）-4 和 IRAK-1，最终导致 NF-κB 的核转移以及炎性细胞因子（IL-1、IL-6、TNF-α、IL-12）的产生。TLR3、TLR7、TLR8 和 TLR9 活化则通过另一条途径，涉及其他衔接分子，例如 TRIF、TRAF3、UNC-93B 蛋白，并最终导致 1 型干扰素（IFN-α/β）的生成。已发现人类存在 IRAK-4、MyD88、TLR3 和 UNC-93B 缺陷，与两种不同的表现型有关。

对单纯疱疹病毒脑炎易感性增高的 TLR 信号通路缺陷

对 HSE 选择性易感与影响 TLR3[281,282]，或 TLR3 信号通路成分包括 UNC-93B[283]、TRAF3[284]、TRIF[285] 和 TBK1[286] 的单基因遗传病有关。该病反映中枢神经系统神经元和少突胶质细胞在对单纯疱疹病毒的免疫应答反应，产生 1 型干扰素时存在缺陷[287]。

因为 TLR3 能识别双链 RNA，通常表达于定位在 CNS 的细胞。TLR3 突变或 TLR3 相关通路其他组分突变影响了这些细胞对 I 型单纯疱疹病毒复制的防御反应。因为 UNC-93B 和 TLR3 缺陷患者对 I 型干扰素的细胞反应未受损伤，应当考虑合用 IFN-α 和阿昔洛韦治疗这类 HSE[281,287]。

HSE 也可能是 STAT1 无效突变的结果，该转录因子是在 1 型干扰素与其受体相互作用下激活，对干扰素敏感基因的诱导至关重要。但是，这些患者还易发生其他严重的病毒感染。另外，由于 STAT1 还涉及对 IFN-γ 的反应，STAT1 无效突变者也有患分枝杆菌疾病的风险[288]。

对病毒感染易感性增高的其他免疫缺陷

STAT2 突变导致对 IFN-α 和 IFN-β 的应答受损，使患者倾向于发生严重病毒感染，包括播散性疫苗相关性麻疹[289]。

由 HPV 感染引起的皮肤疣是疣状表皮发育不良的标志性改变。该病由 EVER1 和 EVER2 基因突变引起[290]，鳞状细胞癌

发生风险增高。

对化脓性感染易感性增高的 TLR 信号通路缺陷

IRAK-4 和 MyD88 缺陷的特征表现为反复发作侵袭性化脓性细菌感染，特别是肺炎球菌和金黄色葡萄球菌感染[123,291,292]。这些感染在刚出生的前几年内特别常见（感染致死率可高达 50%），但感染率会随年龄增长而降低[293]。发热和全身性炎症反应几乎没有或者异常微弱，反映出炎症细胞因子诱发不良及通过 IL-1R 的反应降低。

使用抗微生物药物预防侵袭性化脓性感染非常重要，尤其在儿童阶段。免疫球蛋白替代治疗对于抗体应答受损的患者是有帮助的。

对真菌感染易感性增高的其他模式识别信号通路缺陷

一些先天性免疫缺陷揭示了机体抵抗念珠菌感染的重要机制。在转录因子 AIRE138 突变引起 APECED 患者[177] 以及转录因子 STAT3 突变引起的常染色体显性遗传 HIES 患者[190]中，慢性黏膜皮肤念珠菌病（CMC）是常见并发症。机体产生 IL-17 自身抗体是 APECED 的共同特点[181,294]，STAT3 突变的 HIES 患者，Th17 细胞分化功能受损。Th17 细胞分泌产生的 IL-17A、IL-17F 和 IL-22 细胞因子可诱导中性粒细胞趋化因子合成，并促进上皮细胞分泌产生抗菌肽，从而在皮肤黏膜抵抗念珠菌感染中发挥重要作用。CMC 与 IL17F 基因杂合隐性突变和 IL17-RA 基因（编码 IL-17 受体 α 链）双等位基因功能缺失突变相关[295]。此外，CMC 还与 ACT1 基因[296]（编码与 IL-17R 相互作用的接头分子）突变和影响 Th17[170] 免疫反应的 STAT1 功能获得性突变有关。

CMC 和播散性念珠菌病，包括脑炎患者，已经鉴定有 CARD9 基因突变[297]。CARD9 由 Dectin-1 募集，Dectin-1 是一个穿膜模式识别受体，能感知真菌细胞壁的 β-葡聚糖组分，与其他的胞质蛋白一起形成一个细胞内信号复合体，引起 NF-κB 核转移并且诱导 IL-1、IL-6、IL-23 等关键细胞因子生成，并且产生控制抗真菌免疫反应所需的 IL-17 细胞。但是，CARD9 缺陷患者侵袭性真菌感染不限于念珠菌，还包括其他菌属，如环境中低毒力的黑色酵母外瓶霉[298]。一例反复发生念珠菌性脑膜炎的 CARD9 缺陷患者，经粒-巨核细胞集落刺激因子治疗后临床完全缓解[299]。

对分枝杆菌病的孟德尔遗传易感性

IL-12/IFN-γ 轴对于控制分枝杆菌病至关重要。巨噬细胞在吞噬分枝杆菌之后分泌由 IL-12p40 和 IL-12p70 组成的异二聚体 IL-12。IL-12 与 Th1 和 NK 细胞表达的异二聚体 IL-12R（由 IL12Rβ1 和 IL-12Rβ2 链组成）结合，引起 JAK-STAT4 途径活化并最终产生 IFN-γ。IFN-γ 与巨噬细胞表面的受体（由 IFN-γ R1 和 IFN-γ R2 链组成）结合，触发涉及转录因子 STAT1 的信号级联，并且诱导在控制感染和杀伤分枝杆菌中所必需的 IFN-γ 反应基因。人类这一通路中的多种缺陷均可形成对分枝杆菌病的孟德尔遗传易感性[300]。NEMO 缺陷患者对分枝杆菌病易感性增加的依据已经在"由 NF-κB 必需调节子"突变导致 X 连锁无汗腺外胚层发育不良伴免疫缺陷"中讨论。

IL-12p40 缺陷

受累的患者在儿童期感染卡介苗和沙门菌的风险增加，念

珠菌感染也有报道。反复的沙门菌感染十分常见[301]。IL-12p40 可和 IL-12p70 形成 L-12 异二聚体，或与 IL-23p19 亚基形成 IL-23。因此，IL-12p40 缺乏的患者，IL-12 和 IL-23 依赖的免疫存在缺陷，后者导致 Th17 缺乏。临床病程表现不一，一些受到遗传影响的同胞可无症状。但约 32% 的有症状的 IL-12p40 缺陷患者过早死于感染[301]。使用抗微生物药和 IFN-γ 治疗，结果变异很大。

IL-12Rβ1 缺陷

常染色体隐性遗传 IL-12Rβ1 缺陷的特征为低致病力分枝杆菌和沙门菌感染[302]。但是，结核分枝杆菌，球菌，和播散性球孢子菌病亦有报道[302~304]。与沙门菌感染不同，分枝杆菌感染没有复发倾向且总体预后较好。大部分病例中，细胞表面的 IL-12Rβ1 表达缺失，体外 IL-12 诱导的 IFN-γ 合成被废止。适当的抗生素和 IFN-γ 治疗有效。

IFN-γ R1 和 IFN-γ R2 缺陷

IFN-γR1 和 IFN-γR2 缺陷的遗传及生化病理生理学机制非常复杂。为常染色体隐性遗传方式，突变引起细胞表面 IFN-γR1 表达缺失或者表达的受体不能与 IFN-γ 结合。不完全常染色体隐性遗传缺陷是由于次形态突变所致，还残留有 IFN-γ 结合和信号转导[305]。显性不完全形式反映了 IFN-γR1 胞质尾部的杂合突变，允许突变的分子表达于细胞表面（因缺陷的受体脱落而通常密度增加），但不能介导信号转导[306]。

临床特征的严重性反映了生化缺陷的本质[307]。完全缺陷的患者在出生后早期并发环境分枝杆菌的严重感染，但无肉芽肿形成。卡介苗或环境分枝杆菌引起的骨髓炎亦见于显性不完全 IFN-γR1 缺陷的重症患者。

治疗不完全性缺陷应首先对分枝杆菌菌属进行仔细鉴定和分型，并予以适当的抗微生物治疗；在细胞表面表达少量正常 IFN-γ1 的 IFN-γ1 突变 AD 患者，补充 IFN-γ 可能有用。隐性遗传者对内科治疗耐药。尽管异基因造血干细胞移植可能治愈此病[308]，但是由于血液循环中高水平 IFN-γ 的抑制作用致使植入失败发生率增高[309]。

GATA2

单核细胞减少，B 细胞和 NK 细胞减少伴有分枝杆菌，真菌和病毒感染综合征，也称之为 MonoMAC 综合征或家族性骨髓增生异常/白血病伴有淋巴水肿（Emberger）综合征，此综合征在 2010 年被首次报道[310]。一年后，确定 GATA2 杂合突变导致的单倍体剂量不足是 MonoMAC[311] 和 Emberger 综合征[312,313] 的分子缺陷。

GATA2 在淋巴管和淋巴瓣的早期发育中具有重要作用[314]，阐明其与 Emberger 综合征之间的联系。GATA2 在早期和未分化的造血细胞中转录表达，体细胞也有表达。由于此综合征可进展为骨髓增生异常综合征或急性髓系白血病，死亡率可高达 28%[310]，造血干细胞移植成功缓解临床症状[315]。

STAT1 缺陷

完全性 STAT1 缺陷会导致对病毒感染和分枝杆菌疾病的易感性增加并伴有严重的临床症状和早期死亡[288]。

显性的不完全 STAT1 缺陷是由杂合突变引起，使得 IFN-α/β 依赖性的转录因子 ISGF3 形成，但由 STAT1 同型二聚体组成的 γ-活化因子表达缺失。受累患者临床症状可能较轻，表现为对分枝杆菌感染的选择性易感，也可能是无症状的[316]。

部分常染色体隐性遗传 STAT1 缺陷与损伤但未完全消失 IFN-α/β 和 IFN-γ 信号以及严重但可治愈的细胞内细菌和病毒感染相关[317]。

STAT1 杂合功能获得性突变表现为对分枝杆菌、念珠菌感染易感性增加和 IPEX-样综合征（见前文"X 连锁免疫失调、多内分泌腺病和肠病综合征（IPEX）"）[171]。

其他对分枝杆菌病的孟德尔遗传易感性的遗传性疾病

干扰素调节因子 8（IRF-8）是一种调控粒细胞和巨噬细胞分化以及 DCs 细胞发育的转录因子。在人类 IRF8 突变会导致 MSMD[318]。此种疾病的 2 种变异型已被发现：一种为常染色体隐性遗传疾病，特点为白细胞极度升高（高达 98×10^9/L）、淋巴细胞和粒细胞显著扩增，单核细胞、髓系 DCs 和浆细胞 DCs 缺乏；另一种为 AD 变异型，单核细胞和 DCs 存在，但产生 IL-12 的 CD1C+ 的 DCs 选择性缺失。常染色体隐性遗传的 IRF8 缺乏的临床表型更为严重，发病早，发育停滞和播散性卡介苗感染。造血干细胞移植可治愈此病。该病的 AD 变异型特征是播散性但可治愈的卡介苗感染[319]。

干扰素刺激基因 15（ISG15）蛋白是一种干扰素 α/β 诱导的，泛素样的蛋白，参与 ISG，但也可由粒细胞分泌并作用于 T 细胞和 NK 淋巴细胞，诱导 IFN-γ 的产生。遗传性 ISG15 缺陷会导致严重 MSMD，伴有播散型卡介苗感染，抗分枝杆菌治疗有效[319]。

● 补体系统的基因缺陷

补体（C）系统[320] 包括经典途径、替代途径以及膜攻击复合物，由一系列在宿主防御、炎症、免疫复合体和凋亡细胞的清除，以及诱导正常体液免疫反应等方面发挥重要作用的血浆蛋白组成（参见第 19 章）[234]。经典途径（C1q、C1r/C1s、C4、C2 和 C3）的突变会导致化脓性感染及自身免疫性疾病。影响替代途径（因子 B、D、H、properidin）的突变会引起脑膜炎球菌和肺炎球菌败血症。终端组分（C5~C9）的突变则与对奈瑟菌败血症，尤其是脑膜炎球菌败血症和脑膜炎的易感性增加有关。C1 抑制因子缺陷为常染色体显性遗传疾病，是遗传性血管水肿的原因。其他所有补体成分缺陷为常染色体隐性遗传方式，唯一例外的是 properidin 缺陷，为 X 连锁遗传。

最重要的补体缺陷筛选试验是评估经典和替代途径（分别是 CH50 和 AH50）的溶血功能。如果两项测试都正常，就不太可能有补体缺陷。如果 CH50 缺失而 AH50 正常，则可能是 C1、C4 或 C2 缺陷；如果 AH50 缺失而 CH50 正常，则可能是 properdin 或因子 D 缺陷；如果两项测试均异常，则缺陷最有可能影响 C3~C8。C9 缺陷通常会导致 CH50 水平降至正常值的一半左右。为了查明特定的补体成分缺陷，通常推荐采用成分特异性抗体的免疫化学试验或采用溶血功能体外重建的功能性试验。补体调节蛋白 H 因子和 I 因子的突变或单核酸多态性和非典型溶血尿毒素综合征和年龄相关的黄斑退化有密切联系[320,321]。对补体组分缺陷的治疗因缺陷本身而异，包括经常接种合适的疫苗、抗生素预防，以及对败血症的诊断检查（如果

临床症状提示为细菌感染）。对自身免疫性疾病多是对症治
疗，采用与普通人群一样的免疫抑制剂和抗炎药物。对血管性
水肿的控制最近在美国已经取得革命性进展，如采用 C1 酯酶
抑制剂浓缩物（Clinryze，Berinert）对急性发作的治疗最为有效，
采用激肽释放酶抑制剂 Kalbitor（Dyax）和缓激肽受体拮抗剂
Firazyr（Shire）。

翻译：陈猛　互审：陈苏宁　校对：肖志坚

参考文献

1. Winkelstein JA, Marino MC, Lederman HM, et al: X-linked agammaglobulinemia: Report on a United States registry of 201 patients. *Medicine (Baltimore)* 85:193–202, 2006.
2. Conley ME, Dobbs AK, Farmer DM, et al: Primary B cell immunodeficiencies: Comparisons and contrasts. *Annu Rev Immunol* 27:199–227, 2009.
3. Conley ME, Dobbs AK, Quintana AM, et al: Agammaglobulinemia and absent B lineage cells in a patient lacking the p85alpha subunit of PI3K. *J Exp Med* 209:463–470, 2012.
4. Boisson B, Wang YD, Bosompem A, et al: A recurrent dominant negative E47 mutation causes agammaglobulinemia and BCR(−) B cells. *J Clin Invest* 123:4781–4785, 2013.
5. Lederman HM, Winkelstein JA: X-linked agammaglobulinemia: An analysis of 96 patients. *Medicine (Baltimore)* 64:145–156, 1985.
6. Plebani A, Soresina A, Rondelli R, et al: Clinical, immunological, and molecular analysis in a large cohort of patients with X-linked agammaglobulinemia: An Italian multicenter study. *Clin Immunol* 104:221–230, 2002.
7. Franz M, Webster AD, Furr PM, et al: Mycoplasmal arthritis in patients with primary immunoglobulin deficiency: Clinical features and outcome in 18 patients. *Br J Rheumatol* 36:661–668, 1997.
8. McKinney RE Jr, Katz SL, Wilfert CM: Chronic enteroviral meningoencephalitis in agammaglobulinemic patients. *Rev Infect Dis* 9:334–356, 1987.
9. van der Meer JW, Weening RS, Schellekens PT, et al: Colorectal cancer in patients with X-linked agammaglobulinaemia. *Lancet* 341:1439–1440, 1993.
10. Murray PR, Jain A, Uzel G, et al: Pyoderma gangrenosum-like ulcer in a patient with X-linked agammaglobulinemia: Identification of Helicobacter bilis by mass spectrometry analysis. *Arch Dermatol* 146:523–526, 2010.
11. Futatani T, Watanabe C, Baba Y, et al: Bruton's tyrosine kinase is present in normal platelets and its absence identifies patients with X-linked agammaglobulinaemia and carrier females. *Br J Haematol* 114:141–149, 2001.
12. Ziegner UH, Kobayashi RH, Cunningham-Rundles C, et al: Progressive neurodegeneration in patients with primary immunodeficiency disease on IVIG treatment. *Clin Immunol* 102:19–24, 2002.
13. Jain A, Ma CA, Liu S, et al: Specific missense mutations in NEMO result in hyper-IgM syndrome with hypohydrotic ectodermal dysplasia. *Nat Immunol* 2:223–228, 2001.
14. Peron S, Metin A, Gardes P, et al: Human PMS2 deficiency is associated with impaired immunoglobulin class switch recombination. *J Exp Med* 205:2465–2472, 2008.
15. Etzioni A, Ben-Barak A, Peron S, et al: Ataxia-telangiectasia in twins presenting as autosomal recessive hyper-immunoglobulin M syndrome. *Isr Med Assoc J* 9:406–407, 2007.
16. Notarangelo LD, Gilani S, Pleabani A: CD40 and CD40 ligand deficiencies, in *Primary Immunodeficiency Diseases, A Molecular and Genetic Approach*, 3rd ed, edited by Ochs HD, Smith CIE, Puck JM, p 324. Oxford University Press, New York, 2014.
17. Hayward AR, Levy J, Facchetti F, et al: Cholangiopathy and tumors of the pancreas, liver, and biliary tree in boys with X-linked immunodeficiency with hyper-IgM. *J Immunol* 158:977–983, 1997.
18. Agematsu K, Nagumo H, Shinozaki K, et al: Absence of IgD-CD27(+) memory B cell population in the X-linked hyper-IgM syndrome. *J Clin Invest* 102:853–860, 1998.
19. Ameratunga R, Lederman HM, Sullivan KE, et al: Defective antigen-induced lymphocyte proliferation in the X-linked hyper-IgM syndrome. *J Pediatr* 131:147–150, 1997.
20. Seyama K, Kobayashi R, Hasle H, et al: Parvovirus B19-induced anemia as the presenting manifestation of X-linked hyper-IgM syndrome. *J Infect Dis* 178:318–324, 1998.
21. Levy J, Espanol-Boren T, Thomas C, et al: Clinical spectrum of X-linked hyper-IgM syndrome. *J Pediatr* 131:47–54, 1997.
22. Al-Saud BK, Al-Sum Z, Alassiri H, et al: Clinical, immunological, and molecular characterization of hyper-IgM syndrome due to CD40 deficiency in eleven patients. *J Clin Immunol* 33:1325–1335, 2013.
23. Durandy A, Kracker S, Fischer A: Autosomal IgCSR deficiencies caused by an intrinsic B-cell defect, in *Primary Immunodeficiency Diseases, A Molecular and Genetic Approach*, 3rd ed, edited by Ochs HD, Smith CIE, Puck JM, p 343. Oxford University Press, New York, 2014.
24. Picard C, Orange JS, Puel A, et al: Inborn errors of NF-KB immunity, in *Primary Immunodeficiency Diseases, A Molecular and Genetic Approach*, 3rd ed, edited by Ochs HD, Smith CIE, Puck JM, p 467. Oxford University Press, New York, 2014.
25. Schimke LF, Rieber N, Rylaarsdam S, et al: A novel gain-of-function IKBA mutation underlies ectodermal dysplasia and polyendocrinopathy. *J Clin Immunol* 33:1088–1099, 2013.
26. Hanson EP, Monaco-Shawver L, Solt LA, et al: Hypomorphic nuclear factor-kappaB essential modulator mutation database and reconstitution system identifies phenotypic and immunologic diversity. *J Allergy Clin Immunol* 122:1169–1177 e16, 2008.
27. Salzer U, Warnatz K, Peter HH: Common variable immunodeficiency—An update. *Arthritis Res Ther* 14:223, 2012.
28. Chen K, Coonrod EM, Kumanovics A, et al: Germline mutations in NFKB2 implicate the noncanonical NF-kappaB pathway in the pathogenesis of common variable immunodeficiency. *Am J Hum Genet* 93:812–824, 2013.
29. Lucas CL, Kuehn HS, Zhao F, et al: Dominant-activating germline mutations in the gene encoding the PI(3)K catalytic subunit p110delta result in T cell senescence and human immunodeficiency. *Nat Immunol* 15:88–97, 2014.
30. Angulo I, Vadas O, Garcon F, et al: Phosphoinositide 3-kinase delta gene mutation predisposes to respiratory infection and airway damage. *Science* 342:866–871, 2013.
31. Salzer E, Santos-Valente E, Klaver S, et al: B-cell deficiency and severe autoimmunity caused by deficiency of protein kinase C delta. *Blood* 121:3112–3116, 2013.
32. Resnick ES, Moshier EL, Godbold JH, et al: Morbidity and mortality in common variable immune deficiency over 4 decades. *Blood* 119:1650–1657, 2012.
33. Cunningham-Rundles C, Siegal FP, Cunningham-Rundles S, et al: Incidence of cancer in 98 patients with common varied immunodeficiency. *J Clin Immunol* 7:294–299, 1987.
34. Cunningham-Rundles C, Cooper DL, Duffy TP, et al: Lymphomas of mucosal-associated lymphoid tissue in common variable immunodeficiency. *Am J Hematol* 69:171–178, 2002.
35. Van der Hilst JC, Smits BW, van der Meer JW: Hypogammaglobulinaemia: Cumulative experience in 49 patients in a tertiary care institution. *Neth J Med* 60:140–147, 2002.
36. Koistinen J: Selective IgA deficiency in blood donors. *Vox Sang* 29:192–202, 1975.
37. Kanoh T, Mizumoto T, Yasuda N, et al: Selective IgA deficiency in Japanese blood donors: Frequency and statistical analysis. *Vox Sang* 50:81–86, 1986.
38. Oxelius VA, Laurell AB, Lindquist B, et al: IgG subclasses in selective IgA deficiency: Importance of IgG2-IgA deficiency. *N Engl J Med* 304:1476–1477, 1981.
39. Lopez-Herrera G, Tampella G, Pan-Hammarstrom Q, et al: Deleterious mutations in LRBA are associated with a syndrome of immune deficiency and autoimmunity. *Am J Hum Genet* 90:986–1001, 2012.
40. Alangari A, Alsultan A, Adly N, et al: LPS-responsive beige-like anchor (LRBA) gene mutation in a family with inflammatory bowel disease and combined immunodeficiency. *J Allergy Clin Immunol* 130:481–488 e2, 2012.
41. Glanzman ERP: Essentielle lymphocytophtise. Ein neues Krankheitsbild aus der Sauglingspathologie. *Ann Paediatr* 175, 1950.
42. Buckley RH: Molecular defects in human severe combined immunodeficiency and approaches to immune reconstitution. *Annu Rev Immunol* 22:625–655, 2004.
43. Fischer A, Le Deist F, Hacein-Bey-Abina S, et al: Severe combined immunodeficiency. A model disease for molecular immunology and therapy. *Immunol Rev* 203:98–109, 2005.
44. Al-Herz W, Bousfiha A, Casanova JL, et al: Primary immunodeficiency diseases: An update on the classification from the international union of immunological societies expert committee for primary immunodeficiency. *Front Immunol* 5:162, 2014.
45. Grunebaum E, Cohen A, Roifman CM: Recent advances in understanding and managing adenosine deaminase and purine nucleoside phosphorylase deficiencies. *Curr Opin Allergy Clin Immunol* 13:630–638, 2013.
46. Cassani B, Mirolo M, Cattaneo F, et al: Altered intracellular and extracellular signaling leads to impaired T-cell functions in ADA-SCID patients. *Blood* 111:4209–4219, 2008.
47. Cohen AGE, Arpaia E, Roifman CM: Immunodeficiency caused by purine nucleoside phosphorylase deficiency. *Immunol Allergy Clin North Am* 20 (1):143–159, 2000.
48. Small TN, Wall DA, Kurtzberg J, et al: Association of reticular dysgenesis (thymic alymphoplasia and congenital aleukocytosis) with bilateral sensorineural deafness. *J Pediatr* 135:387–389, 1999.
49. Pannicke U, Honig M, Hess I, et al: Reticular dysgenesis (aleukocytosis) is caused by mutations in the gene encoding mitochondrial adenylate kinase 2. *Nat Genet* 41:101–105, 2009.
50. Lagresle-Peyrou C, Six EM, Picard C, et al: Human adenylate kinase 2 deficiency causes a profound hematopoietic defect associated with sensorineural deafness. *Nat Genet* 41:106–111, 2009.
51. Rochman Y, Spolski R, Leonard WJ: New insights into the regulation of T cells by gamma(c) family cytokines. *Nat Rev Immunol* 9:480–490, 2009.
52. Noguchi M, Yi H, Rosenblatt HM, et al: Interleukin-2 receptor gamma chain mutation results in X-linked severe combined immunodeficiency in humans. *Cell* 73:147–157, 1993.
53. Macchi P, Villa A, Giliani S, et al: Mutations of Jak-3 gene in patients with autosomal severe combined immune deficiency (SCID). *Nature* 377:65–68, 1995.
54. Russell SM, Tayebi N, Nakajima H, et al: Mutation of Jak3 in a patient with SCID: Essential role of Jak3 in lymphoid development. *Science* 270:797–800, 1995.
55. Puel A, Ziegler SF, Buckley RH, et al: Defective IL7R expression in T(-)B(+)NK(+) severe combined immunodeficiency. *Nat Genet* 20:394–397, 1998.
56. Neven B, Leroy S, Decaluwe H, et al: Long-term outcome after hematopoietic stem cell transplantation of a single-center cohort of 90 patients with severe combined immunodeficiency. *Blood* 113:4114–4124, 2009.
57. Moshous D, Callebaut I, de Chasseval R, et al: Artemis, a novel DNA double-strand break repair/V(D)J recombination protein, is mutated in human severe combined immune deficiency. *Cell* 105:177–186, 2001.
58. van der Burg M, Ijspeert H, Verkaik NS, et al: A DNA-PKcs mutation in a radiosensitive T-B- SCID patient inhibits Artemis activation and nonhomologous end-joining. *J Clin Invest* 119:91–98, 2009.
59. Buck D, Moshous D, de Chasseval R, et al: Severe combined immunodeficiency and microcephaly in siblings with hypomorphic mutations in DNA ligase IV. *Eur J Immunol* 36:224–235, 2006.
60. van der Burg M, van Veelen LR, Verkaik NS, et al: A new type of radiosensitive T-B-NK+ severe combined immunodeficiency caused by a LIG4 mutation. *J Clin Invest* 116:137–145, 2006.
61. Ahnesorg P, Smith P, Jackson SP: XLF interacts with the XRCC4-DNA ligase IV complex to promote DNA nonhomologous end-joining. *Cell* 124:301–313, 2006.
62. Dadi HK, Simon AJ, Roifman CM: Effect of CD3delta deficiency on maturation of alpha/beta and gamma/delta T-cell lineages in severe combined immunodeficiency. *N Engl J Med* 349:1821–1828, 2003.
63. de Saint Basile G, Geissmann F, Flori E, et al: Severe combined immunodeficiency caused by deficiency in either the delta or the epsilon subunit of CD3. *J Clin Invest*

114:1512–1517, 2004.
64. Rieux-Laucat F, Hivroz C, Lim A, et al: Inherited and somatic CD3zeta mutations in a patient with T-cell deficiency. *N Engl J Med* 354:1913–1921, 2006.
65. Arnaiz-Villena A, Timon M, Corell A, et al: Brief report: Primary immunodeficiency caused by mutations in the gene encoding the CD3-gamma subunit of the T-lymphocyte receptor. *N Engl J Med* 327:529–533, 1992.
66. Recio MJ, Moreno-Pelayo MA, Kilic SS, et al: Differential biological role of CD3 chains revealed by human immunodeficiencies. *J Immunol* 178:2556–2564, 2007.
67. Morgan NV, Goddard S, Cardno TS, et al: Mutation in the TCRalpha subunit constant gene (TRAC) leads to a human immunodeficiency disorder characterized by a lack of TCRalphabeta+ T cells. *J Clin Invest* 121:695–702, 2011.
68. Kung C, Pingel JT, Heikinheimo M, et al: Mutations in the tyrosine phosphatase CD45 gene in a child with severe combined immunodeficiency disease. *Nat Med* 6:343–345, 2000.
69. Tchilian EZ, Wallace DL, Wells RS, et al: A deletion in the gene encoding the CD45 antigen in a patient with SCID. *J Immunol* 166:1308–1313, 2001.
70. Buckley RH, Schiff RI, Schiff SE, et al: Human severe combined immunodeficiency: Genetic, phenotypic, and functional diversity in one hundred eight infants. *J Pediatr* 130:378–387, 1997.
71. Yeganeh M, Heidarzade M, Pourpak Z, et al: Severe combined immunodeficiency: A cohort of 40 patients. *Pediatr Allergy Immunol* 19:303–306, 2008.
72. Muller SM, Ege M, Pottharst A, et al: Transplacentally acquired maternal T lymphocytes in severe combined immunodeficiency: A study of 121 patients. *Blood* 98:1847–1851, 2001.
73. Palmer K, Green TD, Roberts JL, et al: Unusual clinical and immunologic manifestations of transplacentally acquired maternal T cells in severe combined immunodeficiency. *J Allergy Clin Immunol* 120:423–428, 2007.
74. Shearer WT, Dunn E, Notarangelo LD, et al: Establishing diagnostic criteria for severe combined immunodeficiency disease (SCID), leaky SCID, and Omenn syndrome: The Primary Immune Deficiency Treatment Consortium experience. *J Allergy Clin Immunol* 133:1092–1098, 2014.
75. Hirschhorn R: In vivo reversion to normal of inherited mutations in humans. *J Med Genet* 40:721–728, 2003.
76. Kwan A, Abraham RS, Currier R, et al: Newborn screening for severe combined immunodeficiency in 11 screening programs in the United States. *JAMA* 312:729–738, 2014.
77. Engel BC, Podsakoff GM, Ireland JL, et al: Prolonged pancytopenia in a gene therapy patient with ADA-deficient SCID and trisomy 8 mosaicism: A case report. *Blood* 109:503–506, 2007.
78. Dror Y, Grunebaum E, Hitzler J, et al: Purine nucleoside phosphorylase deficiency associated with a dysplastic marrow morphology. *Pediatr Res* 55:472–477, 2004.
79. Buck D, Malivert L, de Chasseval R, et al: Cernunnos, a novel nonhomologous end-joining factor, is mutated in human immunodeficiency with microcephaly. *Cell* 124:287–299, 2006.
80. Faraci M, Lanino E, Micalizzi C, et al: Unrelated hematopoietic stem cell transplantation for Cernunnos-XLF deficiency. *Pediatr Transplant* 13:785–789, 2009.
81. Gruhn B, Seidel J, Zintl F, et al: Successful bone marrow transplantation in a patient with DNA ligase IV deficiency and bone marrow failure. *Orphanet J Rare Dis* 2:5, 2007.
82. Cossu F, Vulliamy TJ, Marrone A, et al: A novel DKC1 mutation, severe combined immunodeficiency (T+B-NK- SCID) and bone marrow transplantation in an infant with Hoyeraal-Hreidarsson syndrome. *Br J Haematol* 119:765–768, 2002.
83. Hitzig WH, Kenny AB: The role of vitamin B12 and its transport globulins in the production of antibodies. *Clin Exp Immunol* 20:105–111, 1975.
84. Wong SN, Low LC, Lau YL, et al: Immunodeficiency in methylmalonic acidaemia. *J Paediatr Child Health* 28:180–183, 1992.
85. Gatti RA, Meuwissen HJ, Allen HD, et al: Immunological reconstitution of sex-linked lymphopenic immunological deficiency. *Lancet* 2:1366–1369, 1968.
86. Pai SY, Logan BR, Griffith LM, et al: Transplantation outcomes for severe combined immunodeficiency, 2000–2009. *N Engl J Med* 371:434–446, 2014.
87. Honig M, Albert MH, Schulz A, et al: Patients with adenosine deaminase deficiency surviving after hematopoietic stem cell transplantation are at high risk of CNS complications. *Blood* 109:3595–3602, 2007.
88. Titman P, Pink E, Skucek E, et al: Cognitive and behavioral abnormalities in children after hematopoietic stem cell transplantation for severe congenital immunodeficiencies. *Blood* 112:3907–3913, 2008.
89. Schuetz C, Neven B, Dvorak CC, et al: SCID patients with ARTEMIS vs RAG deficiencies following HCT: Increased risk of late toxicity in ARTEMIS-deficient SCID. *Blood* 123:281–289, 2014.
90. Aiuti A, Cattaneo F, Galimberti S, et al: Gene therapy for immunodeficiency due to adenosine deaminase deficiency. *N Engl J Med* 360:447–458, 2009.
91. Gaspar HB, Cooray S, Gilmour KC, et al: Hematopoietic stem cell gene therapy for adenosine deaminase-deficient severe combined immunodeficiency leads to long-term immunological recovery and metabolic correction. *Sci Transl Med* 3:97ra80, 2011.
92. Candotti F, Shaw KL, Muul L, et al: Gene therapy for adenosine deaminase-deficient severe combined immune deficiency: Clinical comparison of retroviral vectors and treatment plans. *Blood* 120:3635–3646, 2012.
93. Hacein-Bey-Abina S, Hauer J, Lim A, et al: Efficacy of gene therapy for X-linked severe combined immunodeficiency. *N Engl J Med* 363:355–364, 2010.
94. Gaspar HB, Cooray S, Gilmour KC, et al: Long-term persistence of a polyclonal T cell repertoire after gene therapy for X-linked severe combined immunodeficiency. *Sci Transl Med* 3:97ra79, 2011.
95. Hacein-Bey-Abina S, Garrigue A, Wang GP, et al: Insertional oncogenesis in 4 patients after retrovirus-mediated gene therapy of SCID-X1. *J Clin Invest* 118:3132–3142, 2008.
96. Howe SJ, Mansour MR, Schwarzwaelder K, et al: Insertional mutagenesis combined with acquired somatic mutations causes leukemogenesis following gene therapy of SCID-X1 patients. *J Clin Invest* 118:3143–3150, 2008.
97. Hacein-Bey-Abina S, Pai SY, Gaspar HB: Improved gene therapy for X-linked severe combined immunodeficiency. *N Engl J Med* 371:1407–1417, 2014.
98. Omenn GS: Familial reticuloendotheliosis with eosinophilia. *N Engl J Med* 273:427–432, 1965.
99. Signorini S, Imberti L, Pirovano S, et al: Intrathymic restriction and peripheral expansion of the T-cell repertoire in Omenn syndrome. *Blood* 94:3468–3478, 1999.
100. Villa A, Santagata S, Bozzi F, et al: Partial V(D)J recombination activity leads to Omenn syndrome. *Cell* 93:885–896, 1998.
101. Marrella V, Maina V, Villa A: Omenn syndrome does not live by V(D)J recombination alone. *Curr Opin Allergy Clin Immunol* 11:525–531, 2011.
102. Cavadini P, Vermi W, Facchetti F, et al: AIRE deficiency in thymus of 2 patients with Omenn syndrome. *J Clin Invest* 115:728–732, 2005.
103. Villa A, Marrella V, Rucci F, et al: Genetically determined lymphopenia and autoimmune manifestations. *Curr Opin Immunol* 20:318–324, 2008.
104. Villa A, Notarangelo LD, Roifman CM: Omenn syndrome: Inflammation in leaky severe combined immunodeficiency. *J Allergy Clin Immunol* 122:1082–1086, 2008.
105. Matangkasombut P, Pichavant M, Saez DE, et al: Lack of iNKT cells in patients with combined immune deficiency due to hypomorphic RAG mutations. *Blood* 111:271–274, 2008.
106. Markert ML, Alexieff MJ, Li J, et al: Complete DiGeorge syndrome: Development of rash, lymphadenopathy, and oligoclonal T cells in 5 cases. *J Allergy Clin Immunol* 113:734–741, 2004.
107. Gennery AR, Slatter MA, Rice J, et al: Mutations in CHD7 in patients with CHARGE syndrome cause T-B + natural killer cell + severe combined immune deficiency and may cause Omenn-like syndrome. *Clin Exp Immunol* 153:75–80, 2008.
108. Torgerson TR, Gambineri E, Ochs HD: Immune dysregulation, polyendocrinopathy, enteropathy, and X-linked inheritance, in *Primary Immunodeficiency Diseases, A Molecular and Genetic Approach*, 3rd ed, edited by Ochs HD, Smith CIE, Puck JM, pp 395–413. Oxford University Press, New York, 2014.
109. Fraitag S, Bodemer C: Neonatal erythroderma. *Curr Opin Pediatr* 22:438–444, 2010.
110. Hauck F, Randriamampita C, Martin E, et al: Primary T-cell immunodeficiency with immunodysregulation caused by autosomal recessive LCK deficiency. *J Allergy Clin Immunol* 130:1144–1152 e11, 2012.
111. Chan AC, Kadlecek TA, Elder ME, et al: ZAP-70 deficiency in an autosomal recessive form of severe combined immunodeficiency. *Science* 264:1599–1601, 1994.
112. Elder ME, Lin D, Clever J, et al: Human severe combined immunodeficiency due to a defect in ZAP-70, a T cell tyrosine kinase. *Science* 264:1596–1599, 1994.
113. Crequer A, Troeger A, Patin E, et al: Human RHOH deficiency causes T cell defects and susceptibility to EV-HPV infections. *J Clin Invest* 122:3239–3247, 2012.
114. Nehme NT, Pachlopnik Schmid J, Debeurme F, et al: MST1 mutations in autosomal recessive primary immunodeficiency characterized by defective naive T-cell survival. *Blood* 119:3458–3468, 2012.
115. Abdollahpour H, Appaswamy G, Kotlarz D, et al: The phenotype of human STK4 deficiency. *Blood* 119:3450–3457, 2012.
116. de la Calle-Martin O, Hernandez M, Ordi J, et al: Familial CD8 deficiency due to a mutation in the CD8 alpha gene. *J Clin Invest* 108:117–123, 2001.
117. Mancebo E, Moreno-Pelayo MA, Mencia A, et al: Gly111Ser mutation in CD8A gene causing CD8 immunodeficiency is found in Spanish Gypsies. *Mol Immunol* 45:479–484, 2008.
118. Jabara HH, Ohsumi T, Chou J, et al: A homozygous mucosa-associated lymphoid tissue 1 (MALT1) mutation in a family with combined immunodeficiency. *J Allergy Clin Immunol* 132:151–158, 2013.
119. Stepensky P, Keller B, Buchta M, et al: Deficiency of caspase recruitment domain family, member 11 (CARD11), causes profound combined immunodeficiency in human subjects. *J Allergy Clin Immunol* 131:477–85 e1, 2013.
120. Greil J, Rausch T, Giese T, et al: Whole-exome sequencing links caspase recruitment domain 11 (CARD11) inactivation to severe combined immunodeficiency. *J Allergy Clin Immunol* 131:1376–1383 e3, 2013.
121. Pannicke U, Baumann B, Fuchs S, et al: Deficiency of innate and acquired immunity caused by an IKBKB mutation. *N Engl J Med* 369:2504–2514, 2013.
122. Courtois G, Smahi A, Reichenbach J, et al: A hypermorphic IkappaBalpha mutation is associated with autosomal dominant anhidrotic ectodermal dysplasia and T cell immunodeficiency. *J Clin Invest* 112:1108–1115, 2003.
123. Picard C, Casanova JL, Puel A: Infectious diseases in patients with IRAK-4, MyD88, NEMO, or IkappaBalpha deficiency. *Clin Microbiol Rev* 24:490–497, 2011.
124. Shiow LR, Roadcap DW, Paris K, et al: The actin regulator coronin 1A is mutant in a thymic egress-deficient mouse strain and in a patient with severe combined immunodeficiency. *Nat Immunol* 9:1307–1315, 2008.
125. Moshous D, Martin E, Carpentier W, et al: Whole-exome sequencing identifies Coronin-1A deficiency in 3 siblings with immunodeficiency and EBV-associated B-cell lymphoproliferation. *J Allergy Clin Immunol* 131:1594–1603, 2013.
126. van Montfrans JM, Hoepelman AI, Otto S, et al: CD27 deficiency is associated with combined immunodeficiency and persistent symptomatic EBV viremia. *J Allergy Clin Immunol* 129:787–793 e6, 2012.
127. Martin E, Palmic N, Sanquer S, et al: CTP synthase 1 deficiency in humans reveals its central role in lymphocyte proliferation. *Nature* 510:288–292, 2014.
128. de la Salle H, Zimmer J, Fricker D, et al: HLA class I deficiencies due to mutations in subunit 1 of the peptide transporter TAP1. *J Clin Invest* 103:R9–R13, 1999.
129. de la Salle H, Hanau D, Fricker D, et al: Homozygous human TAP peptide transporter mutation in HLA class I deficiency. *Science* 265:237–241, 1994.
130. Yabe T, Kawamura S, Sato M, et al: A subject with a novel type I bare lymphocyte syndrome has tapasin deficiency due to deletion of 4 exons by Alu-mediated recombination. *Blood* 100:1496–1498, 2002.
131. Gadola SD, Moins-Teisserenc HT, Trowsdale J, et al: TAP deficiency syndrome. *Clin Exp Immunol* 121:173–178, 2000.
132. Zimmer J, Andres E, Donato L, et al: Clinical and immunological aspects of HLA class I deficiency. *QJM* 98:719–727, 2005.
133. Picard C, Fischer A: Hematopoietic stem cell transplantation and other management strategies for MHC class II deficiency. *Immunol Allergy Clin North Am* 30:173–178, 2010.

134. Feske S, Gwack Y, Prakriya M, et al: A mutation in Orai1 causes immune deficiency by abrogating CRAC channel function. *Nature* 441:179–185, 2006.

135. Picard C, McCarl CA, Papolos A, et al: STIM1 mutation associated with a syndrome of immunodeficiency and autoimmunity. *N Engl J Med* 360:1971–1980, 2009.

136. Li FY, Chaigne-Delalande B, Kanellopoulou C, et al: Second messenger role for Mg2+ revealed by human T-cell immunodeficiency. *Nature* 475:471–476, 2011.

137. Chaigne-Delalande B, Li FY, O'Connor GM, et al: Mg2+ regulates cytotoxic functions of NK and CD8 T cells in chronic EBV infection through NKG2D. *Science* 341:186–191, 2013.

138. Zhang Q, Davis JC, Lamborn IT, et al: Combined immunodeficiency associated with DOCK8 mutations. *N Engl J Med* 361:2046–2055, 2009.

139. Engelhardt KR, McGhee S, Winkler S, et al: Large deletions and point mutations involving the dedicator of cytokinesis 8 (DOCK8) in the autosomal-recessive form of hyper-IgE syndrome. *J Allergy Clin Immunol* 124:1289–1302 e4, 2009.

140. Randall KL, Chan SS, Ma CS, et al: DOCK8 deficiency impairs CD8 T cell survival and function in humans and mice. *J Exp Med* 208:2305–2320, 2011.

141. Mizesko MC, Banerjee PP, Monaco-Shawver L, et al: Defective actin accumulation impairs human natural killer cell function in patients with dedicator of cytokinesis 8 deficiency. *J Allergy Clin Immunol* 131:840–848, 2013.

142. Jabara HH, McDonald DR, Janssen E, et al: DOCK8 functions as an adaptor that links TLR-MyD88 signaling to B cell activation. *Nat Immunol* 13:612–620, 2012.

143. Pai SY, de Boer H, Massaad MJ, et al: Flow cytometry diagnosis of dedicator of cytokinesis 8 (DOCK8) deficiency. *J Allergy Clin Immunol* 134:221–223 e7, 2014.

144. Barlogis V, Galambrun C, Chambost H, et al: Successful allogeneic hematopoietic stem cell transplantation for DOCK8 deficiency. *J Allergy Clin Immunol* 128:420–422 e2, 2011.

145. Keles S, Jabara HH, Reisli I, et al: Plasmacytoid dendritic cell depletion in DOCK8 deficiency: Rescue of severe herpetic infections with IFN-alpha 2b therapy. *J Allergy Clin Immunol* 133:1753–1755 e3, 2014.

146. Samuels ME, Majewski J, Alirezaie N, et al: Exome sequencing identifies mutations in the gene TTC7A in French-Canadian cases with hereditary multiple intestinal atresia. *J Med Genet* 50:324–329, 2013.

147. Chen R, Giliani S, Lanzi G, et al: Whole-exome sequencing identifies tetratricopeptide repeat domain 7A (TTC7A) mutations for combined immunodeficiency with intestinal atresias. *J Allergy Clin Immunol* 132:656–664 e17, 2013.

148. Bigorgne AE, Farin HF, Lemoine R, et al: TTC7A mutations disrupt intestinal epithelial apicobasal polarity. *J Clin Invest* 124:328–337, 2014.

149. Avitzur Y, Guo C, Mastropaolo LA, et al: Mutations in tetratricopeptide repeat domain 7A result in a severe form of very early onset inflammatory bowel disease. *Gastroenterology* 146:1028–1039, 2014.

150. Fischer RT, Friend B, Talmon GA, et al: Intestinal transplantation in children with multiple intestinal atresias and immunodeficiency. *Pediatr Transplant* 18:190–196, 2014.

151. Cliffe ST, Bloch DB, Suryani S, et al: Clinical, molecular, and cellular immunologic findings in patients with SP110-associated veno-occlusive disease with immunodeficiency syndrome. *J Allergy Clin Immunol* 130:735–742 e6, 2012.

152. Roscioli T, Cliffe ST, Bloch DB, et al: Mutations in the gene encoding the PML nuclear body protein Sp110 are associated with immunodeficiency and hepatic veno-occlusive disease. *Nat Genet* 38:620–622, 2006.

153. Ganaiem H, Eisenstein EM, Tenenbaum A, et al: The role of hematopoietic stem cell transplantation in SP110 associated veno-occlusive disease with immunodeficiency syndrome. *Pediatr Allergy Immunol* 24:250–256, 2013.

154. Kobrynski LJ, Sullivan KE: Velocardiofacial syndrome, DiGeorge syndrome: The chromosome 22q11.2 deletion syndromes. *Lancet* 370:1443–1452, 2007.

155. Markert ML, Devlin BH, Alexieff MJ, et al: Review of 54 patients with complete DiGeorge anomaly enrolled in protocols for thymus transplantation: Outcome of 44 consecutive transplants. *Blood* 109:4539–4547, 2007.

156. Lingman Framme J, Borte S, von Dobeln U, et al: Retrospective analysis of TREC based newborn screening results and clinical phenotypes in infants with the 22q11 deletion syndrome. *J Clin Immunol* 34:514–519, 2014.

157. Land MH, Garcia-Lloret MI, Borzy MS, et al: Long-term results of bone marrow transplantation in complete DiGeorge syndrome. *J Allergy Clin Immunol* 120:908–915, 2007.

158. Jongmans MC, Admiraal RJ, van der Donk KP, et al: CHARGE syndrome: The phenotypic spectrum of mutations in the CHD7 gene. *J Med Genet* 43:306–314, 2006.

159. Pignata C, Fiore M, Guzzetta V, et al: Congenital Alopecia and nail dystrophy associated with severe functional T-cell immunodeficiency in two sibs. *Am J Med Genet* 65:167–170, 1996.

160. Markert ML, Marques JG, Neven B, et al: First use of thymus transplantation therapy for FOXN1 deficiency (nude/SCID): A report of 2 cases. *Blood* 117:688–696, 2011.

161. Bennett CL, Christie J, Ramsdell F, et al: The immune dysregulation, polyendocrinopathy, enteropathy, X-linked syndrome (IPEX) is caused by mutations of FOXP3. *Nat Genet* 27:20–21, 2001.

162. Torgerson TR, Genin A, Chen C, et al: FOXP3 inhibits activation-induced NFAT2 expression in T cells thereby limiting effector cytokine expression. *J Immunol* 183:907–915, 2009.

163. Burroughs LM, Torgerson TR, Storb R, et al: Stable hematopoietic cell engraftment after low-intensity nonmyeloablative conditioning in patients with immune dysregulation, polyendocrinopathy, enteropathy, X-linked syndrome. *J Allergy Clin Immunol* 126:1000–1005, 2010.

164. Aoki CA, Roifman CM, Lian ZX, et al: IL-2 receptor alpha deficiency and features of primary biliary cirrhosis. *J Autoimmun* 27:50–53, 2006.

165. Caudy AA, Reddy ST, Chatila T, et al: CD25 deficiency causes an immune dysregulation, polyendocrinopathy, enteropathy, X-linked-like syndrome, and defective IL-10 expression from CD4 lymphocytes. *J Allergy Clin Immunol* 119:482–487, 2007.

166. Kofoed EM, Hwa V, Little B, et al: Growth hormone insensitivity associated with a STAT5b mutation. *N Engl J Med* 349:1139–1147, 2003.

167. Nadeau K, Hwa V, Rosenfeld RG: STAT5b deficiency: An unsuspected cause of growth failure, immunodeficiency, and severe pulmonary disease. *J Pediatr* 158:701–708, 2011.

168. Cohen AC, Nadeau KC, Tu W, et al: Cutting edge: Decreased accumulation and regulatory function of CD4+ CD25(high) T cells in human STAT5b deficiency. *J Immunol* 177:2770–2774, 2006.

169. Hwa V, Nadeau K, Wit JM, et al: STAT5b deficiency: Lessons from STAT5b gene mutations. *Best Pract Res Clin Endocrinol Metab* 25:61–75, 2011.

170. Liu L, Okada S, Kong XF, et al: Gain-of-function human STAT1 mutations impair IL-17 immunity and underlie chronic mucocutaneous candidiasis. *J Exp Med* 208:1635–1648, 2011.

171. Uzel G, Sampaio EP, Lawrence MG, et al: Dominant gain-of-function STAT1 mutations in FOXP3 wild-type immune dysregulation-polyendocrinopathy-enteropathy-X-linked-like syndrome. *J Allergy Clin Immunol* 131:1611–1623, 2013.

172. Flanagan SE, Haapaniemi E, Russell MA, et al: Activating germline mutations in STAT3 cause early-onset multi-organ autoimmune disease. *Nat Genet* 46:812–814, 2014.

173. Krummel MF, Allison JP: CD28 and CTLA-4 have opposing effects on the response of T cells to stimulation. *J Exp Med* 182:459–465, 1995.

174. Kuehn HS, Ouyang W, Lo B, et al: Immune dysregulation in human subjects with heterozygous germline mutations in CTLA4. *Science* 345:1623–1627, 2014.

175. Lohr NJ, Molleston JP, Strauss KA, et al: Human ITCH E3 ubiquitin ligase deficiency causes syndromic multisystem autoimmune disease. *Am J Hum Genet* 86:447–453, 2010.

176. Venuprasad K: Cbl-b and itch: Key regulators of peripheral T-cell tolerance. *Cancer Res* 70:3009–3012, 2010.

177. Ahonen P, Myllarniemi S, Sipila I, et al: Clinical variation of autoimmune polyendocrinopathy-candidiasis-ectodermal dystrophy (APECED) in a series of 68 patients. *N Engl J Med* 322:1829–1836, 1990.

178. Anderson MS, Venanzi ES, Klein L, et al: Projection of an immunological self shadow within the thymus by the aire protein. *Science* 298:1395–1401, 2002.

179. Kont V, Laan M, Kisand K, et al: Modulation of Aire regulates the expression of tissue-restricted antigens. *Mol Immunol* 45:25–33, 2008.

180. Meager A, Visvalingam K, Peterson P, et al: Anti-interferon autoantibodies in autoimmune polyendocrinopathy syndrome type 1. *PLoS Med* 3:e289, 2006.

181. Puel A, Doffinger R, Natividad A, et al: Autoantibodies against IL-17A, IL-17F, and IL-22 in patients with chronic mucocutaneous candidiasis and autoimmune polyendocrine syndrome type I. *J Exp Med* 207:291–297, 2010.

182. Fleisher TA, Rieux-Laucat F, Puck JM: Autoimmune lymphoproliferative syndrome, in *Primary Immunodeficiency Diseases, A Molecular and Genetic Approach*, 3rd ed, edited by Ochs HD, Smith CIE, Puck JM, p 368. Oxford University Press, New York, 2014.

183. Teachey DT, Greiner R, Seif A, et al: Treatment with sirolimus results in complete responses in patients with autoimmune lymphoproliferative syndrome. *Br J Haematol* 145:101–106, 2009.

184. Ochs HD, Notarangelo L: Wiskott-Aldrich syndrome, in *Primary Immunodeficiency Diseases, A Molecular and Genetic Approach*, 3rd ed, edited by Ochs HD, Smith CIE, Puck JM, p 454. Oxford University Press, New York, 2014.

185. Albert MH, Bittner TC, Nonoyama S, et al: X-linked thrombocytopenia (XLT) due to WAS mutations: Clinical characteristics, long-term outcome, and treatment options. *Blood* 115:3231–3238, 2010.

186. Ancliff PJ, Blundell MP, Cory GO, et al: Two novel activating mutations in the Wiskott-Aldrich syndrome protein result in congenital neutropenia. *Blood* 108:2182–2189, 2006.

187. Moratto D, Giliani S, Bonfim C, et al: Long-term outcome and lineage-specific chimerism in 194 patients with Wiskott-Aldrich syndrome treated by hematopoietic cell transplantation in the period 1980–2009: An international collaborative study. *Blood* 118:1675–1684, 2011.

188. Ozsahin H, Cavazzana-Calvo M, Notarangelo LD, et al: Long-term outcome following hematopoietic stem-cell transplantation in Wiskott-Aldrich syndrome: Collaborative study of the European Society for Immunodeficiencies and European Group for Blood and Marrow Transplantation. *Blood* 111:439–445, 2008.

189. Lanzi G, Moratto D, Vairo D, et al: A novel primary human immunodeficiency due to deficiency in the WASP-interacting protein WIP. *J Exp Med* 209:29–34, 2012.

190. Grimbacher B, Holland SM, Gallin JI, et al: Hyper-IgE syndrome with recurrent infections—An autosomal dominant multisystem disorder. *N Engl J Med* 340:692–702, 1999.

191. Davis SD, Schaller J, Wedgwood RJ: Job's syndrome. Recurrent, "cold," staphylococcal abscesses. *Lancet* 1:1013–1015, 1966.

192. Buckley RH, Wray BB, Belmaker EZ: Extreme hyperimmunoglobulinemia E and undue susceptibility to infection. *Pediatrics* 49:59–70, 1972.

193. Grimbacher B, Schaffer AA, Holland SM, et al: Genetic linkage of hyper-IgE syndrome to chromosome 4. *Am J Hum Genet* 65:735–744, 1999.

194. Borges WG, Hensley T, Carey JC, et al: The face of Job. *J Pediatr* 133:303–305, 1998.

195. Meyer-Bahlburg A, Renner ED, Rylaarsdam S, et al: Heterozygous signal transducer and activator of transcription 3 mutations in hyper-IgE syndrome result in altered B-cell maturation. *J Allergy Clin Immunol* 129:559–562, 562 e1–e2, 2012.

196. Renner ED, Torgerson TR, Rylaarsdam S, et al: STAT3 mutation in the original patient with Job's syndrome. *N Engl J Med* 357:1667–1668, 2007.

197. Holland SM, DeLeo FR, Elloumi HZ, et al: STAT3 mutations in the hyper-IgE syndrome. *N Engl J Med* 357:1608–1619, 2007.

198. Minegishi Y, Saito M, Tsuchiya S, et al: Dominant-negative mutations in the DNA-binding domain of STAT3 cause hyper-IgE syndrome. *Nature* 448:1058–1062, 2007.

199. Renner ED, Rylaarsdam S, Anover-Sombke S, et al: Novel signal transducer and activator of transcription 3 (STAT3) mutations, reduced T(H)17 cell numbers, and variably defective STAT3 phosphorylation in hyper-IgE syndrome. *J Allergy Clin Immunol* 122:181–187, 2008.

200. Huang W, Na L, Fidel PL, et al: Requirement of interleukin-17A for systemic anti-Candida albicans host defense in mice. *J Infect Dis* 190:624–631, 2004.

201. Gennery AR, Flood TJ, Abinun M, et al: Bone marrow transplantation does not correct the hyper IgE syndrome. *Bone Marrow Transplant* 25:1303–1305, 2000.

202. Goussetis E, Peristeri I, Kitra V, et al: Successful long-term immunologic reconstitution by allogeneic hematopoietic stem cell transplantation cures patients with autosomal dominant hyper-IgE syndrome. *J Allergy Clin Immunol* 126:392–394, 2010.

203. Bittner TC, Pannicke U, Renner ED, et al: Successful long-term correction of autosomal

recessive hyper-IgE syndrome due to DOCK8 deficiency by hematopoietic stem cell transplantation. *Klin Padiatr* 222:351–355, 2010.

204. Minegishi Y, Saito M, Morio T, et al: Human tyrosine kinase 2 deficiency reveals its requisite roles in multiple cytokine signals involved in innate and acquired immunity. *Immunity* 25:745–755, 2006.

205. McKusick VA, Eldridge R, Hostetler JA, et al: Dwarfism in the Amish. II. Cartilage-hair hypoplasia. *Bull Johns Hopkins Hosp* 116:285–326, 1965.

206. Notarangelo LD, Roifman CM, Giliani S: Cartilage-hair hypoplasia: Molecular basis and heterogeneity of the immunological phenotype. *Curr Opin Allergy Clin Immunol* 8:534–539, 2008.

207. Ridanpaa M, van Eenennaam H, Pelin K, et al: Mutations in the RNA component of RNase MRP cause a pleiotropic human disease, cartilage-hair hypoplasia. *Cell* 104:195–203, 2001.

208. de la Fuente MA, Recher M, Rider NL, et al: Reduced thymic output, cell cycle abnormalities, and increased apoptosis of T lymphocytes in patients with cartilage-hair hypoplasia. *J Allergy Clin Immunol* 128:139–146, 2011.

209. Kavadas FD, Giliani S, Gu Y, et al: Variability of clinical and laboratory features among patients with ribonuclease mitochondrial RNA processing endoribonuclease gene mutations. *J Allergy Clin Immunol* 122:1178–1184, 2008.

210. Guggenheim R, Somech R, Grunebaum E, et al: Bone marrow transplantation for cartilage-hair-hypoplasia. *Bone Marrow Transplant* 38:751–756, 2006.

211. Boerkoel CF, Takashima H, John J, et al: Mutant chromatin remodeling protein SMARCAL1 causes Schimke immuno-osseous dysplasia. *Nat Genet* 30:215–220, 2002.

212. Deguchi K, Clewing JM, Elizondo LI, et al: Neurologic phenotype of Schimke immuno-osseous dysplasia and neurodevelopmental expression of SMARCAL1. *J Neuropathol Exp Neurol* 67:565–577, 2008.

213. Boerkoel CF, O'Neill S, Andre JL, et al: Manifestations and treatment of Schimke immuno-osseous dysplasia: 14 new cases and a review of the literature. *Eur J Pediatr* 159:1–7, 2000.

214. Gorlin RJ, Gelb B, Diaz GA, et al: WHIM syndrome, an autosomal dominant disorder: Clinical, hematological, and molecular studies. *Am J Med Genet* 91:368–376, 2000.

215. Hernandez PA, Gorlin RJ, Lukens JN, et al: Mutations in the chemokine receptor gene CXCR4 are associated with WHIM syndrome, a combined immunodeficiency disease. *Nat Genet* 34:70–74, 2003.

216. Tassone L, Notarangelo LD, Bonomi V, et al: Clinical and genetic diagnosis of warts, hypogammaglobulinemia, infections, and myelokathexis syndrome in 10 patients. *J Allergy Clin Immunol* 123:1170–1173, 1173 e1–e3, 2009.

217. Sanmun D, Garwicz D, Smith CI, et al: Stromal-derived factor-1 abolishes constitutive apoptosis of WHIM syndrome neutrophils harbouring a truncating CXCR4 mutation. *Br J Haematol* 134:640–644, 2006.

218. Mc Guire PJ, Cunningham-Rundles C, Ochs H, et al: Oligoclonality, impaired class switch and B-cell memory responses in WHIM syndrome. *Clin Immunol* 135:412–421, 2010.

219. Wegner R-D, German JJ, Chrzanowska KH, et al: Chromosomal instability syndromes other than ataxia-telangiectasia, in *Primary Immunodeficiency Diseases, A Molecular and Genetic Approach*, 3rd ed, edited by Ochs HD, Smith CIE, Puck JM, p 632. Oxford University Press, New York, 2014.

220. Yel L, Lavin MF, Shiloh Y: Ataxia-telangiectasia, in *Primary Immunodeficiency Diseases, A Molecular and Genetic Approach*, 3rd ed, edited by Ochs HD, Smith CIE, Puck JM, p 602. Oxford University Press, New York, 2014.

221. Nowak-Wegrzyn A, Crawford TO, Winkelstein JA, et al: Immunodeficiency and infections in ataxia-telangiectasia. *J Pediatr* 144:505–511, 2004.

222. Savitsky K, Bar-Shira A, Gilad S, et al: A single ataxia telangiectasia gene with a product similar to PI-3 kinase. *Science* 268:1749–1753, 1995.

223. Pandita TK: The role of ATM in telomere structure and function. *Radiat Res* 156:642–647, 2001.

224. Klein C, Wenning GK, Quinn NP, et al: Ataxia without telangiectasia masquerading as benign hereditary chorea. *Mov Disord* 11:217–220, 1996.

225. Stewart GS, Maser RS, Stankovic T, et al: The DNA double-strand break repair gene hMRE11 is mutated in individuals with an ataxia-telangiectasia-like disorder. *Cell* 99:577–587, 1999.

226. Chrzanowska KH, Gregorek H, Dembowska-Baginska B, et al: Nijmegen breakage syndrome (NBS). *Orphanet J Rare Dis* 7:13, 2012.

227. Albert MH, Gennery AR, Greil J, et al: Successful SCT for Nijmegen breakage syndrome. *Bone Marrow Transplant* 45:622–626, 2010.

228. de Saint Basile G, Menasche G, Fischer A: Molecular mechanisms of biogenesis and exocytosis of cytotoxic granules. *Nat Rev Immunol* 10:568–579, 2010.

229. Chandrakasan S, Filipovich AH: Hemophagocytic lymphohistiocytosis: Advances in pathophysiology, diagnosis, and treatment. *J Pediatr* 163:1253–1259, 2013.

230. Stepp SE, Dufourcq-Lagelouse R, Le Deist F, et al: Perforin gene defects in familial hemophagocytic lymphohistiocytosis. *Science* 286:1957–1959, 1999.

231. Feldmann J, Callebaut I, Raposo G, et al: Munc13-4 is essential for cytolytic granules fusion and is mutated in a form of familial hemophagocytic lymphohistiocytosis (FHL3). *Cell* 115:461–473, 2003.

232. zur Stadt U, Schmidt S, Kasper B, et al: Linkage of familial hemophagocytic lymphohistiocytosis (FHL) type-4 to chromosome 6q24 and identification of mutations in syntaxin 11. *Hum Mol Genet* 14:827–834, 2005.

233. Cote M, Menager MM, Burgess A, et al: Munc18-2 deficiency causes familial hemophagocytic lymphohistiocytosis type 5 and impairs cytotoxic granule exocytosis in patient NK cells. *J Clin Invest* 119:3765–3773, 2009.

234. Janka GE: Hemophagocytic syndromes. *Blood Rev* 21:245–253, 2007.

235. Trizzino A, zur Stadt U, Ueda I, et al: Genotype-phenotype study of familial haemophagocytic lymphohistiocytosis due to perforin mutations. *J Med Genet* 45:15–21, 2008.

236. Ueda I, Kurokawa Y, Koike K, et al: Late-onset cases of familial hemophagocytic lymphohistiocytosis with missense perforin gene mutations. *Am J Hematol* 82:427–432, 2007.

237. Rudd E, Bryceson YT, Zheng C, et al: Spectrum, and clinical and functional implications of UNC13D mutations in familial haemophagocytic lymphohistiocytosis. *J Med*

Genet 45:134–141, 2008.

238. Horne A, Trottestam H, Arico M, et al: Frequency and spectrum of central nervous system involvement in 193 children with haemophagocytic lymphohistiocytosis. *Br J Haematol* 140:327–335, 2008.

239. Henter JI, Horne A, Arico M, et al: HLH-2004: Diagnostic and therapeutic guidelines for hemophagocytic lymphohistiocytosis. *Pediatr Blood Cancer* 48:124–131, 2007.

240. Marcenaro S, Gallo F, Martini S, et al: Analysis of natural killer-cell function in familial hemophagocytic lymphohistiocytosis (FHL): Defective CD107a surface expression heralds Munc13-4 defect and discriminates between genetic subtypes of the disease. *Blood* 108:2316–2323, 2006.

241. Mahlaoui N, Ouachee-Chardin M, de Saint Basile G, et al: Immunotherapy of familial hemophagocytic lymphohistiocytosis with antithymocyte globulins: A single-center retrospective report of 38 patients. *Pediatrics* 120:e622–e628, 2007.

242. Marsh RA, Allen CE, McClain KL, et al: Salvage therapy of refractory hemophagocytic lymphohistiocytosis with alemtuzumab. *Pediatr Blood Cancer* 60:101–109, 2013.

243. Pachlopnik Schmid J, Ho CH, Chretien F, et al: Neutralization of IFNgamma defeats haemophagocytosis in LCMV-infected perforin- and Rab27a-deficient mice. *EMBO Mol Med* 1:112–124, 2009.

244. Ouachee-Chardin M, Elie C, de Saint Basile G, et al: Hematopoietic stem cell transplantation in hemophagocytic lymphohistiocytosis: A single-center report of 48 patients. *Pediatrics* 117:e743–50, 2006.

245. Marsh RA, Vaughn G, Kim MO, et al: Reduced-intensity conditioning significantly improves survival of patients with hemophagocytic lymphohistiocytosis undergoing allogeneic hematopoietic cell transplantation. *Blood* 116:5824–5831, 2010.

246. Purtilo DT, Cassel CK, Yang JP, et al: X-linked recessive progressive combined variable immunodeficiency (Duncan's disease). *Lancet* 1:935–940, 1975.

247. Coffey AJ, Brooksbank RA, Brandau O, et al: Host response to EBV infection in X-linked lymphoproliferative disease results from mutations in an SH2-domain encoding gene. *Nat Genet* 20:129–135, 1998.

248. Sayos J, Wu C, Morra M, et al: The X-linked lymphoproliferative-disease gene product SAP regulates signals induced through the co-receptor SLAM. *Nature* 395:462–469, 1998.

249. Calpe S, Wang N, Romero X, et al: The SLAM and SAP gene families control innate and adaptive immune responses. *Adv Immunol* 97:177–250, 2008.

250. Parolini S, Bottino C, Falco M, et al: X-linked lymphoproliferative disease. 2B4 molecules displaying inhibitory rather than activating function are responsible for the inability of natural killer cells to kill Epstein-Barr virus-infected cells. *J Exp Med* 192:337–346, 2000.

251. Bottino C, Falco M, Parolini S, et al: NTB-A [correction of GNTB-A], a novel SH2D1A-associated surface molecule contributing to the inability of natural killer cells to kill Epstein-Barr virus-infected B cells in X-linked lymphoproliferative disease. *J Exp Med* 194:235–246, 2001.

252. Dupre L, Andolfi G, Tangye SG, et al: SAP controls the cytolytic activity of CD8+ T cells against EBV-infected cells. *Blood* 105:4383–4389, 2005.

253. Qi H, Cannons JL, Klauschen F, et al: SAP-controlled T-B cell interactions underlie germinal centre formation. *Nature* 455:764–769, 2008.

254. Pasquier B, Yin L, Fondaneche MC, et al: Defective NKT cell development in mice and humans lacking the adapter SAP, the X-linked lymphoproliferative syndrome gene product. *J Exp Med* 201:695–701, 2005.

255. Rigaud S, Fondaneche MC, Lambert N, et al: XIAP deficiency in humans causes an X-linked lymphoproliferative syndrome. *Nature* 444:110–114, 2006.

256. Sumegi J, Huang D, Lanyi A, et al: Correlation of mutations of the SH2D1A gene and epstein-barr virus infection with clinical phenotype and outcome in X-linked lymphoproliferative disease. *Blood* 96:3118–3125, 2000.

257. Tabata Y, Villanueva J, Lee SM, et al: Rapid detection of intracellular SH2D1A protein in cytotoxic lymphocytes from patients with X-linked lymphoproliferative disease and their family members. *Blood* 105:3066–3071, 2005.

258. Pachlopnik Schmid J, Canioni D, Moshous D, et al: Clinical similarities and differences of patients with X-linked lymphoproliferative syndrome type 1 (XLP-1/SAP deficiency) versus type 2 (XLP-2/XIAP deficiency). *Blood* 117:1522–1529, 2011.

259. Speckmann C, Lehmberg K, Albert MH, et al: X-linked inhibitor of apoptosis (XIAP) deficiency: The spectrum of presenting manifestations beyond hemophagocytic lymphohistiocytosis. *Clin Immunol* 149:133–141, 2013.

260. Speckmann C, Ehl S: XIAP deficiency is a mendelian cause of late-onset IBD. *Gut* 63:1031–1032, 2014.

261. Damgaard RB, Nachbur U, Yabal M, et al: The ubiquitin ligase XIAP recruits LUBAC for NOD2 signaling in inflammation and innate immunity. *Mol Cell* 46:746–758, 2012.

262. Gifford CE, Weingartner E, Villanueva J, et al: Clinical flow cytometric screening of SAP and XIAP expression accurately identifies patients with SH2D1A and XIAP/BIRC4 mutations. *Cytometry B Clin Cytom* 86:263–271, 2014.

263. Seemayer TA, Gross TG, Egeler RM, et al: X-linked lymphoproliferative disease: Twenty-five years after the discovery. *Pediatr Res* 38:471–478, 1995.

264. Lankester AC, Visser LF, Hartwig NG, et al: Allogeneic stem cell transplantation in X-linked lymphoproliferative disease: Two cases in one family and review of the literature. *Bone Marrow Transplant* 36:99–105, 2005.

265. Milone MC, Tsai DE, Hodinka RL, et al: Treatment of primary Epstein-Barr virus infection in patients with X-linked lymphoproliferative disease using B-cell-directed therapy. *Blood* 105:994–996, 2005.

266. Mischler M, Fleming GM, Shanley TP, et al: Epstein-Barr virus-induced hemophagocytic lymphohistiocytosis and X-linked lymphoproliferative disease: A mimicker of sepsis in the pediatric intensive care unit. *Pediatrics* 119:e1212–e1218, 2007.

267. Migliorati R, Castaldo A, Russo S, et al: Treatment of EBV-induced lymphoproliferative disorder with epipodophyllotoxin VP16-213. *Acta Paediatr* 83:1322–1325, 1994.

268. Marsh RA, Rao K, Satwani P, et al: Allogeneic hematopoietic cell transplantation for XIAP deficiency: An international survey reveals poor outcomes. *Blood* 121:877–883, 2013.

269. Dotta L, Parolini S, Prandini A, et al: Clinical, laboratory and molecular signs of immunodeficiency in patients with partial oculo-cutaneous albinism. *Orphanet J Rare Dis*

8:168, 2013.

270. Nagle DL, Karim MA, Woolf EA, et al: Identification and mutation analysis of the complete gene for Chediak-Higashi syndrome. *Nat Genet* 14:307–311, 1996.

271. Eapen M, DeLaat CA, Baker KS, et al: Hematopoietic cell transplantation for Chediak-Higashi syndrome. *Bone Marrow Transplant* 39:411–415, 2007.

272. Tardieu M, Lacroix C, Neven B, et al: Progressive neurologic dysfunctions 20 years after allogeneic bone marrow transplantation for Chediak-Higashi syndrome. *Blood* 106:40–42, 2005.

273. Menasche G, Pastural E, Feldmann J, et al: Mutations in RAB27A cause Griscelli syndrome associated with haemophagocytic syndrome. *Nat Genet* 25:173–176, 2000.

274. Hamidieh AA, Pourpak Z, Yari K, et al: Hematopoietic stem cell transplantation with a reduced-intensity conditioning regimen in pediatric patients with Griscelli syndrome type 2. *Pediatr Transplant* 17:487–491, 2013.

275. Dell'Angelica EC, Shotelersuk V, Aguilar RC, et al: Altered trafficking of lysosomal proteins in Hermansky-Pudlak syndrome due to mutations in the beta 3A subunit of the AP-3 adaptor. *Mol Cell* 3:11–21, 1999.

276. Fontana S, Parolini S, Vermi W, et al: Innate immunity defects in Hermansky-Pudlak type 2 syndrome. *Blood* 107:4857–4864, 2006.

277. Jessen B, Bode SF, Ammann S, et al: The risk of hemophagocytic lymphohistiocytosis in Hermansky-Pudlak syndrome type 2. *Blood* 121:2943–2951, 2013.

278. Cullinane AR, Curry JA, Carmona-Rivera C, et al: A BLOC-1 mutation screen reveals that PLDN is mutated in Hermansky-Pudlak Syndrome type 9. *Am J Hum Genet* 88:778–787, 2011.

279. Badolato R, Prandini A, Caracciolo S, et al: Exome sequencing reveals a pallidin mutation in a Hermansky-Pudlak-like primary immunodeficiency syndrome. *Blood* 119:3185–3187, 2012.

280. Kawai T, Akira S: Toll-like receptors and their crosstalk with other innate receptors in infection and immunity. *Immunity* 34:637–650, 2011.

281. Zhang SY, Jouanguy E, Ugolini S, et al: TLR3 deficiency in patients with herpes simplex encephalitis. *Science* 317:1522–1527, 2007.

282. Guo Y, Audry M, Ciancanelli M, et al: Herpes simplex virus encephalitis in a patient with complete TLR3 deficiency: TLR3 is otherwise redundant in protective immunity. *J Exp Med* 208:2083–2098, 2011.

283. Casrouge A, Zhang SY, Eidenschenk C, et al: Herpes simplex virus encephalitis in human UNC-93B deficiency. *Science* 314:308–312, 2006.

284. Perez de Diego R, Sancho-Shimizu V, Lorenzo L, et al: Human TRAF3 adaptor molecule deficiency leads to impaired Toll-like receptor 3 response and susceptibility to herpes simplex encephalitis. *Immunity* 33:400–411, 2010.

285. Sancho-Shimizu V, Perez de Diego R, Lorenzo L, et al: Herpes simplex encephalitis in children with autosomal recessive and dominant TRIF deficiency. *J Clin Invest* 121:4889–4902, 2011.

286. Herman M, Ciancanelli M, Ou YH, et al: Heterozygous TBK1 mutations impair TLR3 immunity and underlie herpes simplex encephalitis of childhood. *J Exp Med* 209:1567–1582, 2012.

287. Lafaille FG, Pessach IM, Zhang SY, et al: Impaired intrinsic immunity to HSV-1 in human iPSC-derived TLR3-deficient CNS cells. *Nature* 491:769–773, 2012.

288. Dupuis S, Jouanguy E, Al-Hajjar S, et al: Impaired response to interferon-alpha/beta and lethal viral disease in human STAT1 deficiency. *Nat Genet* 33:388–391, 2003.

289. Hambleton S, Goodbourn S, Young DF, et al: STAT2 deficiency and susceptibility to viral illness in humans. *Proc Natl Acad Sci U S A* 110:3053–3058, 2013.

290. Ramoz N, Rueda LA, Bouadjar B, et al: Mutations in two adjacent novel genes are associated with epidermodysplasia verruciformis. *Nat Genet* 32:579–581, 2002.

291. Picard C, Puel A, Bonnet M, et al: Pyogenic bacterial infections in humans with IRAK-4 deficiency. *Science* 299:2076–2079, 2003.

292. von Bernuth H, Picard C, Jin Z, et al: Pyogenic bacterial infections in humans with MyD88 deficiency. *Science* 321:691–696, 2008.

293. Ku CL, von Bernuth H, Picard C, et al: Selective predisposition to bacterial infections in IRAK-4-deficient children: IRAK-4-dependent TLRs are otherwise redundant in protective immunity. *J Exp Med* 204:2407–2422, 2007.

294. Kisand K, Boe Wolff AS, Podkrajsek KT, et al: Chronic mucocutaneous candidiasis in APECED or thymoma patients correlates with autoimmunity to Th17-associated cytokines. *J Exp Med* 207:299–308, 2010.

295. Puel A, Cypowyj S, Bustamante J, et al: Chronic mucocutaneous candidiasis in humans with inborn errors of interleukin-17 immunity. *Science* 332:65–68, 2011.

296. Boisson B, Wang C, Pedergnana V, et al: An ACT1 mutation selectively abolishes interleukin-17 responses in humans with chronic mucocutaneous candidiasis. *Immunity*

39:676–686, 2013.

297. Glocker EO, Hennigs A, Nabavi M, et al: A homozygous CARD9 mutation in a family with susceptibility to fungal infections. *N Engl J Med* 361:1727–1735, 2009.

298. Lanternier F, Barbati E, Meinzer U, et al: Inherited CARD9 deficiency in 2 unrelated patients with invasive exophiala infection. *J Infect Dis* 211(8):1241–50, 2015.

299. Gavino C, Cotter A, Lichtenstein D, et al: CARD9 deficiency and spontaneous central nervous system candidiasis: Complete clinical remission with GM-CSF therapy. *Clin Infect Dis* 59:81–84, 2014.

300. Al-Muhsen S, Casanova JL: The genetic heterogeneity of mendelian susceptibility to mycobacterial diseases. *J Allergy Clin Immunol* 122:1043–1051; quiz 52–53, 2008.

301. Prando C, Samarina A, Bustamante J, et al: Inherited IL-12p40 deficiency: Genetic, immunologic, and clinical features of 49 patients from 30 kindreds. *Medicine (Baltimore)* 92:109–122, 2013.

302. Altare F, Durandy A, Lammas D, et al: Impairment of mycobacterial immunity in human interleukin-12 receptor deficiency. *Science* 280:1432–1435, 1998.

303. Jirapongsananuruk O, Luangwedchakarn V, Niemela JE, et al: Cryptococcal osteomyelitis in a child with a novel compound mutation of the IL12RB1 gene. *Asian Pac J Allergy Immunol* 30:79–82, 2012.

304. Vinh DC, Schwartz B, Hsu AP, et al: Interleukin-12 receptor beta1 deficiency predisposing to disseminated Coccidioidomycosis. *Clin Infect Dis* 52:e99–e102, 2011.

305. Sologuren I, Boisson-Dupuis S, Pestano J, et al: Partial recessive IFN-gammaR1 deficiency: Genetic, immunological and clinical features of 14 patients from 11 kindreds. *Hum Mol Genet* 20:1509–1523, 2011.

306. Jouanguy E, Lamhamedi-Cherradi S, Lammas D, et al: A human IFNGR1 small deletion hotspot associated with dominant susceptibility to mycobacterial infection. *Nat Genet* 21:370–378, 1999.

307. Dorman SE, Picard C, Lammas D, et al: Clinical features of dominant and recessive interferon gamma receptor 1 deficiencies. *Lancet* 364:2113–2121, 2004.

308. Roesler J, Horwitz ME, Picard C, et al: Hematopoietic stem cell transplantation for complete IFN-gamma receptor 1 deficiency: A multi-institutional survey. *J Pediatr* 145:806–812, 2004.

309. Rottman M, Soudais C, Vogt G, et al: IFN-gamma mediates the rejection of haematopoietic stem cells in IFN-gammaR1-deficient hosts. *PLoS Med* 5:e26, 2008.

310. Vinh DC, Patel SY, Uzel G, et al: Autosomal dominant and sporadic monocytopenia with susceptibility to mycobacteria, fungi, papillomaviruses, and myelodysplasia. *Blood* 115:1519–1529, 2010.

311. Hsu AP, Sampaio EP, Khan J, et al: Mutations in GATA2 are associated with the autosomal dominant and sporadic monocytopenia and mycobacterial infection (MonoMAC) syndrome. *Blood* 118:2653–2655, 2011.

312. Hahn CN, Chong CE, Carmichael CL, et al: Heritable GATA2 mutations associated with familial myelodysplastic syndrome and acute myeloid leukemia. *Nat Genet* 43:1012–1017, 2011.

313. Ostergaard P, Simpson MA, Connell FC, et al: Mutations in GATA2 cause primary lymphedema associated with a predisposition to acute myeloid leukemia (Emberger syndrome). *Nat Genet* 43:929–931, 2011.

314. Kazenwadel J, Secker GA, Liu YJ, et al: Loss-of-function germline GATA2 mutations in patients with MDS/AML or MonoMAC syndrome and primary lymphedema reveal a key role for GATA2 in the lymphatic vasculature. *Blood* 119:1283–1291, 2012.

315. Cuellar-Rodriguez J, Gea-Banacloche J, Freeman AF, et al: Successful allogeneic hematopoietic stem cell transplantation for GATA2 deficiency. *Blood* 118:3715–3720, 2011.

316. Dupuis S, Dargemont C, Fieschi C, et al: Impairment of mycobacterial but not viral immunity by a germline human STAT1 mutation. *Science* 293:300–303, 2001.

317. Chapgier A, Kong XF, Boisson-Dupuis S, et al: A partial form of recessive STAT1 deficiency in humans. *J Clin Invest* 119:1502–1514, 2009.

318. Hambleton S, Salem S, Bustamante J, et al: IRF8 mutations and human dendritic-cell immunodeficiency. *N Engl J Med* 365:127–138, 2011.

319. Bogunovic D, Byun M, Durfee LA, et al: Mycobacterial disease and impaired IFN-gamma immunity in humans with inherited ISG15 deficiency. *Science* 337:1684–1688, 2012.

320. Sullivan KE, Winkelstein JA: Genetically determined deficiencies of the complement components, in *Primary Immunodeficiency Diseases, A Molecular and Genetic Approach*, 3rd ed, edited by Ochs HD, Smith CIE, Puck JM, p 757. Oxford University Press, New York, 2014.

321. Donoso LA, Vrabec T, Kuivaniemi H: The role of complement factor H in age-related macular degeneration: A review. *Surv Ophthalmol* 55:227–246, 2010.

第81章
获得性免疫缺陷综合征的血液学表现

Virginia C. Broudy and Robert D. Harrington

摘要

基于人类免疫缺陷病毒患者(HIV)死亡率的下降以及新感染患者的持续增加,艾滋病毒在美国的流行率不断上升。而且,HIV 感染者在接受抗逆转录病毒治疗情况下,预期寿命几乎与未感染者一致(5 年内),这为机体发生与获得性免疫缺陷综合征(AIDS)相关的和非 AIDS 相关的血液学及肿瘤学疾病提供了足够的时间。AIDS 定义的恶性肿瘤(AIDS-defining malignancies),如卡波西肉瘤、侵袭性非霍奇金淋巴瘤、原发性中枢神经系统淋巴瘤和侵袭性宫颈癌;以及许多非 AIDS 定义的恶性肿瘤(non-AIDS-defining malignancies),包括霍奇金淋巴瘤、贫血和血小板减少症等,HIV 感染者对这两类疾病均有较高的罹患风险。当个体中出现这些血液病或恶性疾病时,应常规行 HIV 检测,以便对现有疾病及 HIV 感染提供最佳的治疗。

● 历史和人类免疫缺陷病毒

人类免疫缺陷病毒(HIV)是一种慢病毒,起源于黑猩猩中的猴类免疫缺陷病毒(SIV),并且于 20 世纪初在赤道非洲进入人类;是导致人类罹患获得性免疫缺陷综合征(AIDS)的病毒[1,2]。1983 年最早被分离出来的 HIV-1 病毒包括四种不同的病毒(M,N,O 和 P 类型)[3,4],分别代表了发生在黑猩猩和人之

简写和缩略词

ABVD,多柔比星、博来霉素、长春花碱、达卡巴嗪(adriamycin,bleomycin,vinblastine,dacarbazine);ADAMTS 13,含 I 型血小板反应蛋白的解联蛋白和金属蛋白酶-13,(a disintegrin and metalloproteinase with athrombospondin type 1 motif,member 13);AMC,艾滋病恶性肿瘤联盟(AIDS Malignancy Consortium);ART,抗逆转录病毒治疗(antiretroviral therapy);AVD,多柔比星、长春花碱、达卡巴嗪(adriamycin,vinblastine,dacarbazine);BEACOPP,博来霉素、依托泊苷、多柔比星、环磷酰胺、长春新碱、甲基苄肼、泼尼松(bleomycin,etoposide,doxorubicin,cyclophosphamide,vincristine,procarbazine,prednisone);BFU-E,红系爆式集落形成单位(burstforming unit-erythroid);CFU-GM,粒细胞-巨噬细胞集落形成单位(granulocyte-macrophage colony-forming unit);CFU-GEMM,多细胞集落形成单位(granulocyte-erythrocyte-monocyte and megakaryocyte colony-forming unit);CHOP,环磷酰胺,多柔比星,长春新碱,泼尼松(cyclophosphamide,doxorubicin,vincristine,prednisone);CHORUS,联合 HIV 研究成果/美国研究(collaboration in hiv outcomes research/U. S. study);CMV,巨细胞病毒(cytomegalovirus);CODOX-M/IVAC,环磷酰胺,长春新碱,多柔比星,氨甲蝶呤/异环磷酰胺,美司钠,依托泊苷,阿糖胞苷(cyclophosphamide,vincristine,doxorubicin,methotrexate/ifosfamide,mesna,etoposide,cytarabine);CRF,circulating recombinant form;CSF,脑脊髓液(cerebrospinal fluid);CTL,细胞毒性 T 细胞(cytotoxic T-lymphocyte);DHHS,美国卫生及公共服务部(Department of Health and Human Services);EBV,EB 病毒(Epstein-Barr virus);ECOG,东方肿瘤协作组织(Eastern Cooperative Oncology Group);EPOCH,依托泊苷,泼尼松,长春新碱,环磷酰胺,多柔比星(etoposide,prednisone,vincristine,cyclophosphamide,doxorubicin);ESHAP,依托泊苷,甲泼尼龙,高剂量阿糖胞苷,顺铂(etoposide,methylprednisolone,high-dose cytarabine,cisplatin);G6PD,葡萄糖-6-磷酸脱氢酶(glucose-6-phosphate dehydrogenase);HHV8,8 型人类疱疹病毒(herpesvirus-8);HPV,人乳头瘤状病毒(human papillomavirus);HSV,单纯疱疹病毒(herpes simplex virus);HUS,溶血性尿毒症综合征(hemolytic-uremic syndrome);hyperCVAD,环磷酰胺,长春新碱,多柔比星,地塞米松(cyclophosphamide,vincristine,doxorubicin,dexamethasone);IL,白细胞介素(interleukin);IRIS,免疫重建炎症综合征(immune reconstitution inflammatory syndrome);ITP,特发性血小板减少性紫癜(idiopathic thrombocytopenic purpura);KICS,卡波西肉瘤相关疱疹病毒-相关炎性细胞因子综合征(KSHV-associated inflammatory cytokine syndrome);KSHV,卡波西肉瘤相关疱疹病毒(Kaposi sarcoma-associated herpesvirus);LDH,乳酸脱氢酶(lactate dehydrogenase);LPS,脂多糖(lipopolysaccharide);MRI,磁共振成像(magnetic resonance imaging);NHL,非霍奇金淋巴瘤(non-Hodgkin lymphoma);nnRTI,非核苷酸逆转录酶抑制剂(nonnucleoside reverse transcriptase inhibitor);nRTI,核苷酸逆转录酶抑制剂(nucleoside reverse transcriptase inhibitor);PCR,聚合酶链式反应(polymerase chain reaction);PET-CT,正电子发射计算机断层扫描(positron emission tomography-computed tomography);PrEP,暴露前预防(preexposure prophylaxis);R-CHOP,利妥昔单抗加 CHOP 方案(rituximab plus CHOP);R-EPOCH,利妥昔单抗加 EPOCH 方案(rituximab plus EPOCH);R-ICE,利妥昔单抗,异环磷酰胺,卡铂,依托泊苷(rituximab plus ifosamide,carboplatin,etoposide);SEER,监测、流行病学和结果数据库(Surveillance,Epidemiology,and End Results Program);SIV,猴类免疫缺陷病毒(simian immunodeficiency virus);TTP,血栓性血小板减少性紫癜(thrombotic thrombocytopenic purpura)。

间的四种独立传播事件,这可能是人类捕食猴子或者黏膜及破损皮肤接触感染的液体所致。1959 年在组织样本中检测到 M 型 HIV,这是导致 HIV-1 大流行的病毒类型。通过对人群系统发育的分析,推测其最早可能于 1910 年至 1930 年间,在刚果民主共和国(当时的利奥波德维尔,比属刚果)的金沙萨或其周围开始感染人群[2]。HIV-2 起源于西非,这是 SIV 从乌白眉猴跨物种感染人类的结果。感染 HIV-2 的患者病程进展更缓慢,血浆病毒载量(通常不可检测)低于 HIV-1 感染人群,反映了 SIV 对人类不同的适应性及病毒学表现[5]。由于 HIV-2 的复制率和传播率较低,其流行性正在下降。而且,在两种病毒都流行的国家,HIV-2 正逐步被 HIV-1 取代[5,6]。在感染 HIV-1 的人群中,M 型是全球主要流行的病毒株,并根据地理定位进一步分为 9 个亚型和其他重组病毒(循环重组形式[CRFs])。其中,A 亚型和 D 亚型在东非占主导地位;南非、印度和亚洲主要为 C 亚型;加勒比、美洲和西欧常见 B 亚型,CRF01 则多见于东南亚[1]。

● 流行病学和疾病传播

1981 年在美国两岸,健康男性与其他男性发生性关系后出现了耶氏肺孢子虫(卡氏肺孢子虫)肺炎和卡波西肉瘤(Kaposi Sarcoma)。这是第一次观察到感染 HIV 的临床表现,代表着 HIV-1 流行性的开始[7~9]。随后报告,在男同性伴侣、注射吸毒者、血友病患者、其他输血受者、HIV 感染者生出的婴儿和海地移民者中均出现类似病例[10~17],这有助于确定 HIV 的传播途径主要为血源性、性行为和母婴垂直感染。基于 1983 年人类免疫缺陷病毒(HIV)的发现,以及紧接着血清学检测的发展,能够更系统地检测 HIV 的感染,而且对 HIV 流行的区域性和全球性流行病学有了更多了解。在美国、北欧、澳大利亚和中南美洲的部分地区,大多数 HIV 感染主要是因为男性之间性接触;在撒哈拉以南非洲地区占主导地位的是异性恋传播,但在南欧、东欧及东南亚造成 HIV 感染的首要原因是静脉注射吸毒,其次是性传播[18]。在每个事件或行为后,HIV 在个体之间的传播率取决于 HIV 感染者的病毒载量[19],是否存在利于病毒传播因素如并发溃疡性性传播疾病及其暴露的方式[20]。在输注 HIV 感染者血液后感染 HIV 的概率可高达 93%,而口交者则不超过 0.04%;母婴传播(未接受抗逆转录病毒治疗[ART]预防措施)的概率估计为 23%;经共享针头的约 0.63%,针刺约 0.23%,肛门性交接受者约 1.38%,肛门性交插入者约 0.11%,阴道性交接受者约 0.08%,阴道性交插入者约 0.04%[20]。2012 年,大约有 3530 万人感染 HIV,其中包括 230 万的新感染者[21]。HIV 全球发病率在 1997 年时即被认为为达到高峰。但由于持续的新感染,已感染人群及接受抗逆转录病毒治疗(ART)的患者死亡率的下降(2005 年 230 万感染者死亡,2012 年为 160 万),HIV 的流行率仍在不断增加。现在,大多数 HIV 感染者(约 2300 万)生活在撒哈拉以南非洲地区,亚洲和东南亚有 400 万人,美洲和加勒比地区约 300 万人。

● 发病机制

80% 的 HIV 感染于性生活时经黏膜传播所致[22]。独立的或细胞相关的病毒体横跨上皮组织,进入巨噬细胞、朗格汉斯细胞、树突状细胞和 CD4+ T 淋巴细胞[23]。为了感染更多的细胞,HIV 必须结合 CD4 和一个主要辅助受体(CCR5 或 CXCR4);大多数情况下,在疾病流行传播的早期中占主导地位的病毒株结合 CCR5。而不表达 CCR5 的罕见个体(CCR5 基因突变致 32bp 纯合子缺失),具有高度抗 HIV 感染的特性,但是他们仍可以通过利用 CXCR4 的独立病毒株感染。病毒传播后,在组织的巨噬细胞和树突状细胞中能够发生 HIV 低水平复制。这些细胞的关键作用在于捕获和转运病毒体,并将其提呈给区域淋巴结的 CD4+ T 淋巴细胞(例如肠道相关淋巴组织和感染弥漫区域的淋巴结)[24]。在这些局部淋巴组织中,病毒进行了高水平复制,导致了明显的 CD4+ T 细胞消耗的同时,也逐步建立了应对潜伏感染的记忆性 T 细胞储存库,最终出现了标志着急性感染的高血浆水平病毒。机体针对 HIV 的免疫反应很活跃却无明显效果,事实上可能还会加重病毒感染。因为炎性细胞因子的表达[25],活化的 CD4+ T 细胞迁移到 HIV-1 聚集的区域,这为病毒的进一步复制提供了额外的活性细胞[26]。针对 HIV 的初始抗体中不包含中和抗体;中和抗体在慢性感染后几个月才能形成。此外,HIV 通过 N-糖基化位点的突变而逃避与抗体的结合[27]。CD8+ 细胞毒 T 淋巴细胞(cytotoxic T-lymphocyte,CTL)能有效控制急性感染期间 HIV 高水平的病毒复制,并建立了慢性感染阶段病毒的"设定点(setpoint)",即血浆 HIV RNA 的水平。CD8+ T 细胞抗 HIV 的作用体现在 CD8+ T 细胞早在病毒血症高峰出现前即可测出、病毒免疫逃逸突变的发展[28~30]以及在控制 SIV 感染恒河猴中 CD8+ T 细胞应用[31]。在慢性感染期间,病毒逃逸突变发生较慢[32,33],这与病毒载量的进一步下降无关。在缓慢进行的 CTL 细胞毒反应下,HIV 病毒持续复制,此时病毒逃逸突变率陷入一种僵持状态,导致了复制能力减弱的病毒株的形成[34~36]。

HIV 对 CD4+ T 细胞直接细胞毒作用,以及病毒诱导了机体适应性和先天性免疫系统的慢性免疫激活状态,两者对疾病的发病机制都至关重要[37~41]。针对 HIV 的免疫应答有缺陷而无法清除病毒,在 T 细胞的高水平更新率下,免疫系统保持持续激活状态,最终导致 T 细胞耗竭。在肠相关淋巴组织中表现得特别明显,早期 T 细胞消亡改变了黏膜边界的完整性,导致微生物易位并将脂多糖(LPS)渗入血液,这反过来又增强了免疫激活的状态[42]。随着时间的推移,这种持续的全身性炎症状态易造成组织纤维化[43,44],其原因主要在于免疫衰竭,以及如今感染 HIV 的老龄人群中并发非免疫性非传统性慢性疾病的频率增加[45]。

● 临床表现和疾病进程

最初 HIV 感染是以发热性疾病起病而引起医疗关注。临床症状可包括头痛,咽喉炎,淋巴结病,胃肠道和皮疹等症状,易被误诊为单核细胞增多症或其他非特异性病毒感染性疾病。明确诊断的关键在于询问接触 HIV 危险因素的病史,并且取得适当的实验室检测(联合 HIV 抗原/抗体检测和血浆 HIV RNA 检测)。然而,在大多数情况下,急性感染期未能确诊,而是在经常性机会性感染引起的症状发展之后,经常规筛查和后续检查,于慢性、无症状期确诊 HIV 感染。通常,慢性感染的无症状期将持续 8 年至 10 年。尽管在控制 HIV 复制(病毒"设定点"见上文)中免疫反应的有效性有很大的个体差异,但长期非进展者(CD4+ T 细胞计数>500 细胞/μl,维持 5 年且未治疗)和良好控制者(血浆 HIV RNA 含量低或不可检测且未治疗)可以在无或有限疾病进展的情况下生存数十年,而病毒拷贝数在100 000 拷贝/ml 至大于 1 000 000 拷贝/ml 的范围内的高病毒设定点者,可在急性感染后迅速出现 AIDS 定义的疾病。在未经治疗的个体中,CD4$^+$ T 细胞计数(通常为 CD4 计数)通常每年下降 50 个细胞/μl 至 100 个细胞/μl,计数达到症状发展期(通常 CD4 计数<500 个细胞/μl)或出现 AIDS 定义疾病(通常CD4 计数<200 个细胞/μl)需要 8 年至 10 年时间。罹患机会性感染史为 HIV 的存在提供了第一个证据,而且,在获得 ART 机会有限的国家以及于病程末期被确诊的个体中感染性表现最为突出。机会性感染和 AIDS 定义疾病的发展取决于生物体的毒力特性和宿主免疫抑制的程度。无论 CD4 计数如何,具有高毒力潜能的病原体(例如结核分枝杆菌、沙门菌属、社区获得性肺炎的致病菌)会在非 HIV 感染者中引起疾病,在 HIV 感染者也是如此(尽管在发生更严重和长期的疾病时,伴随着更突出的免疫缺陷)。致病潜能有限的微生物通常能够在 CD4 计数更低的条件下导致疾病,例如 CD4 细胞计数低于 200 细胞/μl时耶氏肺孢子菌感染发病,而具有免疫能力的人群很少出现这些微生物导致的疾病,如播散性鸟分枝杆菌复合体、弓形虫脑炎、和 JC 病毒(进行性多灶性脑白质病的药物),且大多仅发生在晚期 HIV 感染患者和 CD4 计数小于 100 细胞/μl 或小于 50 细胞/μl 的患者中(表 81-1 列出了 HIV 分期;表 81-2 列出了艾滋病定义疾病;表 81-3 列出了 CD4 计数中常见的艾滋病相关病例)。当所患疾病是常见且严重的感染,或相应的预防措施效果好、廉价且耐受性良好时,有必要提供预防这些感染发展的医疗措施(表 81-4 列出了用于急性期感染预防的疾病和药物)。

被归为 AIDS 定义的恶性肿瘤有:卡波西肉瘤,伯基特淋巴瘤,免疫母细胞淋巴瘤,原发性 CNS 淋巴瘤和子宫颈癌,主要是因为首先发现 HIV 流行早期这些肿瘤在 HIV 感染人群中呈现高发病率。

不过,由于 HIV 感染者具有更强的罹癌风险,且机体长期处于免疫失调状态致肿瘤监测下降和慢性全身性炎症反应,最终导致许多其他癌症在该群体中的发病率也逐年上升。感染HIV 除了能引起的机体的免疫缺陷之外,还能直接或间接地引起特定器官或组织损伤,包括神经系统(引起认知障碍、痴呆和周围神经病变),心血管系统(HIV 心肌病),肾脏(HIV 肾病),胃肠道系统(HIV 肠道病和胆管病),而且可以加速其感染性疾病的进程,如乙型肝炎和丙型肝炎等[46,47]。最终,慢性免疫激活和持续性炎症的长期影响可能成为其他疾病的发展因素,包括冠状动脉疾病[45]、慢性肝病[47,48],以及仅部分可通过开始抗逆转

表 81-1　HIV 分期

HIV 分期	特征
0	感染后 6 个月以内
1	CD4 计数≥500 细胞/μl(或≥26%)
2	CD4 计数在 200 ~ 499 细胞/μl 之间(或14% ~ 25%)
3	AIDS 定义疾病或 CD4 计数<200 细胞/μl(或<14%)
未分期	若以上均不适用

表 81-2　艾滋病定义疾病

细菌感染,多发或复发[*]
支气管,气管或肺的念珠菌病
念珠菌性食管炎[†]
宫颈癌,浸润性[†]
球孢子菌病,散发性或肺外
隐球菌病,肺外
隐孢子虫病,慢性肠道(>1 个月的持续时间)
巨细胞病毒(肝、脾或淋巴结除外),发病时间>1 个月
巨细胞病毒视网膜炎(视力丧失)[†]
脑病,HIV 相关
单纯疱疹:慢性溃疡(>1 个月)或支气管炎,肺炎或食管炎(发病年龄>1 个月)
组织胞浆菌病,弥漫性或肺外
异孢子虫病,慢性肠炎(>1 个月的持续时间)
卡波西肉瘤[†]
淋巴样间质性肺炎或肺淋巴增生复合体[*†]
淋巴瘤,伯基特(或等效术语)
淋巴瘤,免疫母细胞(或等效术语)
淋巴瘤,原发性,脑部
鸟分枝杆菌复合体或堪萨斯分枝杆菌,弥散或肺外[†]
任何部位的结核分枝杆菌,肺部[†],分散[†],或肺外[†]
分枝杆菌,其他物种或不明物种,播散[†]或肺外[†]
肺炎支原体肺炎
肺炎,复发[†§]
进行性多灶性脑白质病
沙门菌败血症,复发
大脑弓形虫病,发病年龄>1 个月[†]
由艾滋病毒引起的消耗综合征

[*] 仅在 13 岁以下的儿童中。(疾病预防和控制中心(CDC)。1994年 13 岁以下儿童人体免疫缺陷病毒感染修订分类系统。MMWR Morb Mortal Wkly Rep 1994;43(RR-12)。可从以下网址获取:http://www. cdc. gov/mmwr/PDF/rr/rr4312. pdf)

[†] 推测可能被诊断的情况。

[§] 仅限于 13 岁以上的成年人和青少年。(疾病预防和控制中心(CDC),1993 年青少年和成年人艾滋病毒感染和艾滋病监测病例定义的修订分类系统 MMWR Morb Mortal Wkly Rep 41(RR-17):1 ~ 19,1992)

Data from Centers for Disease Control and Prevention(CDC):1994 Revised classification system for human immunodeficiency virus infection in children less than 13years of age. MMWR Morb Mortal Wkly Rep 1994;43(RR-12)(available at:http://www. cdc. gov/mmwr/PDF/rr/rr4312. pdf), and Centers for Disease Control and Prevention(CDC):1993 Revised classification system for HIV infection and expanded surveillance case definition for AIDS among adolescents and adults. MMWR Morb Mortal Wkly Rep 41(RR-17):1 ~ 19,1992.

表 81-3　CD4 计数中常见的机会感染相关病例

CD4 计数	机会感染或疾病
>500 细胞/μl	任何可能发生在未感染 HIV 人群中的疾病,如细菌性肺炎,结核病,水痘带状疱疹,单纯疱疹病毒
350 ~ 499 细胞/μl	鹅口疮,脂溢性皮炎,口腔毛白斑,传染性软疣
200 ~ 349 细胞/μl	卡波西肉瘤,淋巴瘤
100 ~ 199 细胞/μl	肺孢子虫肺炎,念珠菌性食管炎,隐球菌性脑膜炎
<100 细胞/μl	弓形虫脑炎,播散性鸟分枝杆菌复合体,进行性多灶性脑白质脑病,巨细胞病毒视网膜炎,原发性中枢神经系统淋巴瘤,微孢子虫

表 81-4	急性期感染的预防	
感染	标准	治疗
肺孢子虫肺炎	CD4 计数<200 细胞/μl 或<14% 或口腔念珠菌病或 AIDS 定义的疾病	氨甲蝶呤磺胺甲噁唑或氨苯砜或戊胀气雾剂
结核病	纯化蛋白衍生物 > 5mm 或 + 干扰素-γ 释放测定	异烟肼(INH)+吡哆素
弓形虫病	免疫球蛋白 G + 和 CD4<100 细胞/μl	甲氧苄啶-磺胺甲噁唑或氨苯砜+乙胺嘧啶+甲酰四氢叶酸
鸟型结核分枝杆菌复合物	CD4<50 细胞/μl	阿奇霉素或克拉霉素

录病毒治疗而得到纠正血液高凝状态[49~51]。现今,通过综合预防和抗逆转录病毒疗法,可以比较容易控制机会性感染,甚至完全避免,这也意味着 HIV 的这些"衰老效应"可能正主导着被感染者的健康问题。

● 治疗

抗逆转录治疗(ART)的发展经历了第一次报道齐多夫定具有抗 HIV 活性,到目前的药物处方集(包括单片剂,固定剂量,每天一次制剂),这是医学上的一大成就。齐多夫定单一疗法的早期研究表明,其有助于延缓 AIDS 的病程进展并降低短期死亡率,但对长期的生存未见影响;并且齐多夫定也有很强的毒性[52~57]。事实证明,与其他核苷逆转录酶抑制剂(Nucleoside Reverse Transcriptase Inhibitors, nRTIs)联合治疗比单独使用齐多夫定的效果有略微增加。直到将齐多夫定、nRTI 与另一类药物一起使用,最开始是非核苷逆转录酶抑制剂(Nonnucleoside Reverse Transcriptase Inhibitors, nnRTIs)[58],之后是蛋白酶抑制剂[59~62],这样的联合疗法才实现了对病毒活性的持续抑制,对幸存者病情有了实质性且激动人心的改善[63]。

随着研究阐明在高 CD4 细胞计数时使用 ART 的优势,以及药物耐受性和配方的改善,推荐开始 ART 的时间也随着改变。目前,美国卫生及公共服务部(Department of Health and Human Services, DHHS)的指南建议,不论 CD4 计数如何,所有感染艾滋病毒的人都将进行 ART,尽管支持该建议的证据强度因 CD4 计数而异(表 81-5 列出了启动 ART 的标准)。针对一些资源非常有限的国家,世界卫生组织将 350 个细胞/μl 的 CD4 计数设置为启动抗逆转录病毒治疗的阈值。

这些扩展的 ART 建议,让人们意识到新疗法更方便、副作用较少,且出现耐药性可能性更低。而且,除了改善总生存期之外,ART 还能保护伴有 HIV 相关性肾病患者的肾功能[64],延缓合并丙型肝炎感染患者肝脏纤维化的进展[65~68],减少慢性炎症的标志物(但无法达标准化)[69],还可能与心血管疾病发病率的降低有关[70],有助于预防艾滋病相关性痴呆的发展[71,72],并且能显著降低母婴传播[73,74]和性传播[19,22,75]的概率。与 ART 有关

的不良反应确实存在,但目前治疗方案不良反应较为少见,且常可通过改变治疗方法和使用替代药物进行有效地处理[76,77]。类似地,耐药性的出现或发展通常可通过使用 ART 次级方案或挽救方案而达到完全抑制。目前,完全依从 ART 疗法患者中只有少数无法控制 HIV 的复制。对早期急性感染进行治疗,为干预且尽可能地改变 HIV 感染进程提供了一个独特的机会。几项研究表明,在早期初发感染时对 HIV 患者进行治疗,即便随后中断治疗,仍可降低病程进展的速度[78~83],还可能限制潜伏性 HIV 病毒储存库的大小[84~87],而这正是治愈患者的障碍。有一项研究对 14 名 HIV 感染者均在感染初期即启动 ART 疗法,持续治疗中位时间 3 年,而在 ART 中断后,仍能有效控制 HIV 复制的中位时间达 7 年[88]。最终,鉴于在 HIV 感染初期典型的高病毒载量,因而患者被认为具有高度传染性;因此,识别并进行早期治疗可能防止他们将病毒传播给尚未被感染的伴侣。在微生物或外来抗原存在下,对已知或隐匿性感染启动 ART 的后果之一是因免疫系统重建而发生急性炎症反应[89~93]。在开始 ART 的患者中,有 8% ~ 30% 患者会发生免疫重建炎症综合征(immune reconstitution inflammatory syndrome, IRIS),这取决于机会性感染和启动 ART 的时机[94]。IRIS 发展的危险因素包括低基线 CD4 计数,更严重的疾病,以及治疗机会性感染与开始 ART 之间的短暂间隔。应根据反应的严重程度对 IRIS 进行治疗,包括潜在的感染疾病的治疗,持续的 ART,以及抗炎药物如皮质类固醇[95]。

表 81-5	启动 ART 的标准
CD4 计数	建议
<350 细胞/μl	开始抗逆转录病毒治疗(ART)(A I)
350 细胞/μl-500 细胞/μl	开始 ART(A II)
>500 细胞/μl	开始 ART(B III)

无论 CD4 计数,支持开始治疗的临床情况:
- 有 AIDS 定义疾病病史(A I)
- 妊娠(A I)
- AIDS 相关性肾病(A II)
- 乙型肝炎合并感染(A II)
- 存在将 HIV 传播给伴侣风险的患者(A I ,异性恋者,A III ,其他)
- 丙型肝炎合并感染(B II)
- 50 岁以上的患者(B III)

A,强烈推荐;B,适度推荐;C,可选择推荐;

I ,一项或多项随机临床试验结果和/或验证的实验室终点;

II ,一个或多个精心设计的非随机试验或具有长期临床结果的观察性队列研究;

III ,专家意见。

Adapted from Department of Health and Human Services Guidelines. http://aidsinfo. nih. gov/guidelines.

● 治疗及预防

未来 HIV 的流行存在地区差异并由多种因素决定,包括当地公共卫生反应、HIV 检测率、社会行为预防干预措施以及获得 ART 的可能。大约有 50% 的新感染者源自不了解自身 HIV

状况的已感染个体,故扩大 HIV 检测是所有预防措施的一个基本组成部分[96]。行为干预措施可能有一定的预防效果[97~99],但生物医学方法已经成为预防新感染最有效的手段。正在一些非洲国家人群中实施的男性包皮环切术能够使男女之间性传播的概率减少 51%[100]。围产期执行 ART 可防止大多数的母婴传播[101,102],在整个怀孕期间进行完全抑制性 ART 疗法能从本质上消除所有的婴儿感染[73,74]。一项以未同时感染 HIV 的伴侣双方为对象的前瞻性随机试验表明,向已感染 HIV 的一方提供 ART 后,几乎能 100% 有效预防 HIV 传播[22]。其他研究也表明,HIV 阴性但有感染风险的人接受并依从 ART 疗法(暴露前预防[PrEP]),能够有效防止 HIV 感染[103~105]。综上各研究提示,在有效的 HIV 疫苗问世之前,这些做法是减少 HIV 流行最有效的策略和干预措施。

长期存活的静息细胞(HIV 储存库)中持续存在具有复制能力但是转录沉默的 HIV 前病毒 DNA,这几乎是治愈每一个 HIV 感染者的障碍[87,106~109]。尽管联合 ART 疗法能高效控制活化细胞中 HIV 的复制,但它对 HIV 储存库,即静息细胞中的 HIV,丝毫不起作用。只要携带 HIV 的细胞存活,这种情况就会持续存在。大多数 HIV 基因组都驻留在衰老凋亡速率可忽略不计的效应记忆 T 细胞中,因此不可能单独使用 ART 治疗。以高剂量药物预处理和抗 HIV(CCR5D32/D32)供体的异基因血干细胞移植治疗,治愈了史上唯一一位慢性 HIV 感染患者(柏林患者 Timothy Brown),但最终患者罹患了急性骨髓性白血病[109]。虽然这个试验证明,理论上可以通过同种异体造血干细胞移植来消除潜伏的 HIV 储存库,但是考虑到该过程相关的高毒性、移植物抗宿主病的发病率和 CCR5D32/D32 捐献者匮乏,想要广泛应用这种疗法并不实际。迄今为止,大多数 HIV 治疗工作都侧重于如何逆转病毒的潜伏期,意即一旦静息细胞开始产生 HIV,他们将被免疫系统视作靶细胞或死于凋亡。然而,早期研究表明,激活静息细胞促使其表达 HIV 并无法保证能导致其死亡。还需要额外的治疗,包括接种以增强细胞毒性反应的疫苗[109A]。基因疗法也是控制或治疗 HIV 的手段;尤其是破坏 CCR5 的 DNA 编辑酶已经被用于消除细胞中 CCR5 的表达;将基因修饰的细胞体外扩增后并再输注到患者体内,能够形成具有抗 HIV 的 CD4$^+$ T 细胞群[110,111]。

● 人类免疫缺陷病毒相关恶性肿瘤

在获得性免疫缺陷综合征(AIDS)首次被确定为临床综合征时,人类就很快意识到这些患者罹患某些类型恶性肿瘤的风险大大增加。其中,包括卡波西肉瘤,各种类型的非霍奇金淋巴瘤(non-Hodgkin Lymphoma,NHL)和侵袭性宫颈癌。每一种 AIDS 定义的肿瘤均与致癌病毒相关(表81-6)。随着有效 ART 方案的应用,HIV 感染者有望存活更长时间,甚至步入中老年[112,113]。然而不可否认的是,与未感染 HIV 患者相比,许多非艾滋病定义的恶性肿瘤在这个人群中也更常见。肛门癌在 HIV 感染者中发病率增加约 120 倍,尤其是在与男伴侣发生性关系的男性中更常见。霍奇金淋巴瘤发病率增加约 20 倍,肝细胞癌约 5 倍,肺癌约 2 倍。相比之下,HIV 阴性的人群中,其他常见癌症(包括乳腺癌,前列腺癌和结肠癌)的风险并不增加[114]。

表81-6 AIDS 定义的恶性肿瘤及致癌病毒

AIDS 定义的恶性肿瘤	致癌病毒
卡波西肉瘤	HHV8
侵袭性非霍奇金淋巴瘤	EBV,HHV8
原发性中枢神经系统淋巴瘤	EBV
侵袭性宫颈癌	HPV

EBV,爱泼斯坦-巴尔病毒(Epstein-Barr virus);HHV,人类疱疹病毒;(human herpesvirus);HPV,人乳头瘤状病毒(human papillomavirus)。

在 ART 时代,HIV 感染者中约有一半的肿瘤为非 AIDS 定义的恶性肿瘤,死于癌症的约占所有死亡患者的 25%～33%,这些数据明确了在适龄的 HIV 感染者中进行标准癌症筛查的重要性[115]。

疾病控制中心估计,美国有 20% 的 HIV 阳性人群不知道他们自己感染了 HIV[116],故强烈建议所有罹患 NHL、霍奇金淋巴瘤或特发性血小板减少性紫癜(idiopathic thrombocytopenic purpura,ITP)或其他恶性肿瘤的患者进行 HIV 检测[117]。关于这项建议的提出,最早是基于约 5% 弥漫性大 B 细胞淋巴瘤和 22% Burkitt 淋巴瘤患者 HIV+(图81-1)。这些比例在不同的人群统计组中差异很大[118]:在男性弥漫性大 B 细胞淋巴瘤患者中有 10% 是 HIV 阳性,女性患者中仅 1%;而 30 岁-50 岁的伯基特淋巴瘤患者中将近 40% 为 HIV 阳性。当存在 HIV 感染时,及时正确的诊断是非常重要的,因为对 HIV 的有效治疗在治疗恶性肿瘤和 ITP 中至关重要。

人类免疫缺陷病毒相关的弥漫性大 B 细胞淋巴瘤

如今,尽管卡波西肉瘤仍然是全世界 HIV 感染者中最常见的恶性肿瘤,但在美国 HIV 阳性患者中,弥漫性大 B 细胞淋巴瘤比卡波西肉瘤更常见[118]。前文已论述 HIV 感染者合并弥漫性大 B 细胞淋巴瘤的病理生理学[119,120]。在近期的一项病例系列报告中,HIV 阳性患者出现弥漫性大 B 细胞淋巴瘤的中位年龄为 43 岁,比 HIV 阴性患者年轻约 20 岁[121]。患者常出现快速增长的淋巴结或结外肿块,且经常出现 B 症状(盗汗,发热或半年内体重下降 10% 以上)。淋巴结外部位的累及很常见,包括胃肠道,肝脏,中枢神经系统,肺部和其他常见部位[121,122]。

最常用的诊断手段是淋巴结活检,应仔细检查评估所有淋巴结部位和口腔。应进行正电子发射计算机断层扫描(PET-CT)、骨髓评估、腰椎穿刺行脑脊液细胞学和流式细胞术以获得疾病标准分期[123]。在化疗开始之前,应对患者进行乙型肝炎评估。如果发现活动性乙型肝炎(乙型肝炎 DNA 阳性),则必须基于治疗 HIV 的背景下再对其进行处理,因为几种乙型肝炎的常用药物也能激活 HIV。虽然 ART 前时代的初步研究集中在低剂量化疗[124],但是目前认为,使用非格司亭(filgrastim)或培非格拉司亭(peg-filgrastim)并预防性用药以防止感染性并发症,配以适当的支持治疗情况下进行全剂量系统化疗,能为永久性治愈患者提供最大可能。队列研究表明,ART 时代的 5 年总体生存率比前 ART 时代要提高很多[125]。美国国立癌症研究所(NCI)的研究者报告显示,以剂量调整的 EPOCH 方案(依托泊苷、泼尼松、长春新碱、环磷酰胺和多柔比星)治疗 39 例罹患 AIDS 伴相关淋巴瘤患者(79% 为弥漫性大 B 细胞淋巴瘤,18%

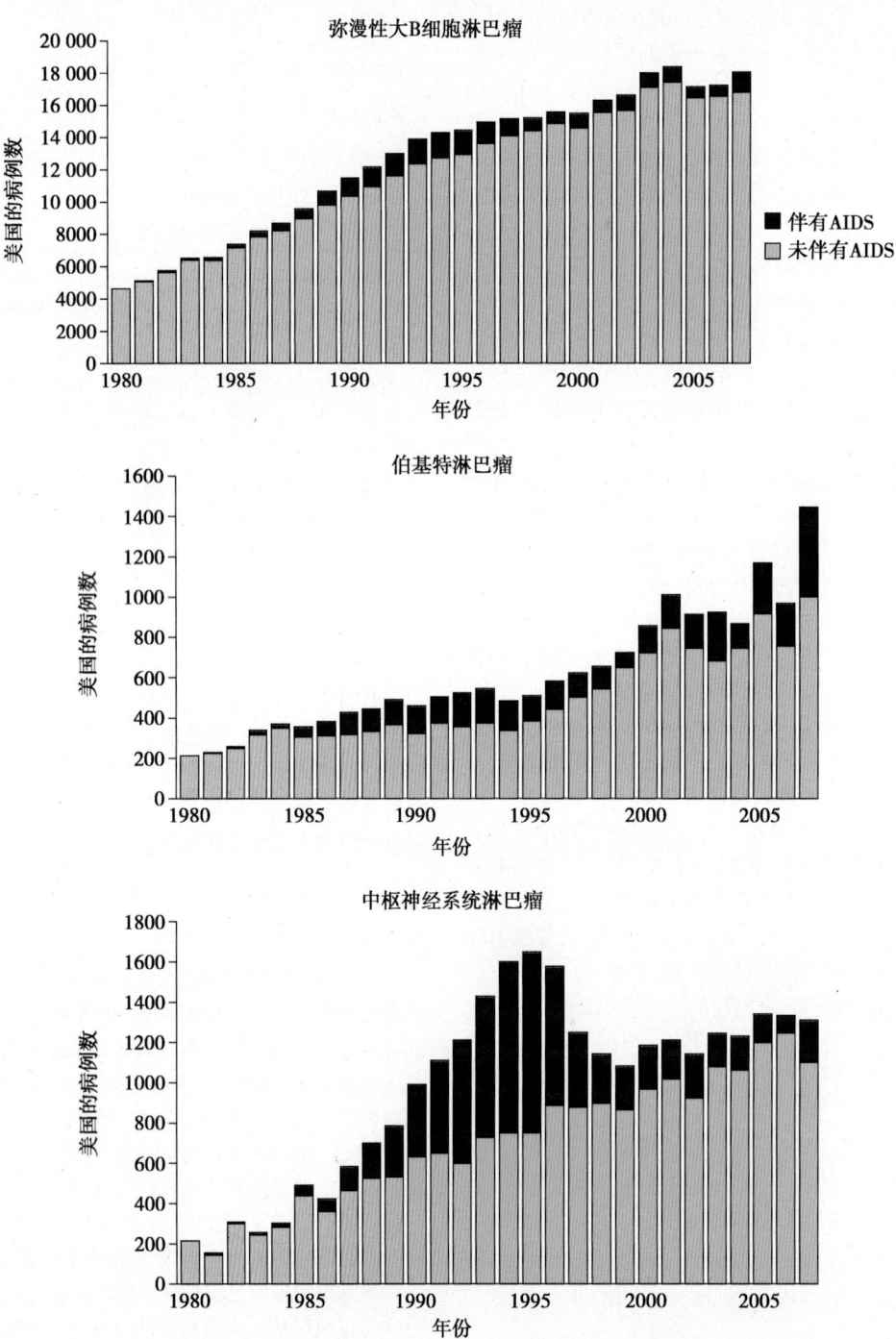

图 81-1 美国历年 AIDS 定义的癌症患者中伴有或未伴有 AIDS 的人数。(Reproduced with permission from Shiels MS, Pfeiffer RM, Hall HI, et al. : Proportions of Kaposi sarcoma, selected non-Hodgkin lymphomas, and cervical cancer in the United States occurring in persons with AIDS, 1980 ～ 2007. JAMA 13;305(14):1450～1459,2011.)

为伯基特淋巴瘤,且化疗期间未进行过 ART),维持六个周期[126]。治疗过程中,根据 CD4 计数调整环磷酰胺的初始剂量,随后周期则以中性粒细胞最低点调整剂量。结果显示,53 个月时总体生存率为 60%。化疗期间 CD4 计数下降 190 细胞/μl,但在化疗后 6 ~ 12 个月恢复到基线水平。所有患者均接受针对耶氏肺孢子菌的预防性治疗,如果 CD4 计数小于 100 细胞/μl,则需对鸟分枝杆菌进行预防用药。每个化疗周期结束后,所有患者均接受非格司亭支持治疗。这项关键的研究表明,

EPOCH 在 HIV 阳性合并侵袭性淋巴瘤患者中是安全有效的。结果的显著差异主要由初始 CD4 计数水平导致:初始 CD4 计数大于 100 细胞/μl 的患者在 53 个月时的总生存率为 87%,然而 CD4 计数小于 100 细胞/μl 的患者 53 个月时的总生存率仅为 16%[126]。艾滋病恶性肿瘤联盟(AIDS Malignancy Consortium,AMC034)进行了一项大规模多机构的研究,共纳入 101 例 HIV 相关性 NHL 患者(约 75% 弥漫性大 B 细胞淋巴瘤,25% 主要是伯基特淋巴瘤),随机给予同时使用利妥昔单抗和 EPOCH 或序

贯使用 EPOCH 和利妥昔单抗（EPOCH 完成后进行每周给予利妥昔单抗，持续 6 周）[127]。与序贯使用利妥昔单抗疗法（完全缓解率为 55%）相比，同时使用利妥昔单抗有较高的完全缓解率（73%）。美国国立癌症研究所评估了短程 EPOCH 联合高密度利妥昔单抗疗法（于每个 EPOCH 周期的第 1 天和第 5 天使用利妥昔单抗）的疗效，在 33 例弥漫性大 B 细胞淋巴瘤患者中，5 年总体生存率达 68%[128]。在这项研究中，最初环磷酰胺剂量为 750mg/m[2]（即使是 CD4 计数低的患者），在随后的 EPOCH 周期中根据中性粒细胞最低值进行剂量调整。患者病情完全缓解后增加一个疗程化疗。大多数患者（约 79%）接受三个周期的短程 EPOCH 联合高密度利妥昔单抗疗法；而且，由于担心化疗药物药代动力学或药效学的改变，以及两种疗法的毒性重叠，化疗期间暂停 ART。CD4 计数下降的中位数值，为 64 个细胞/μl，6 ~ 12 个月恢复至基线水平。与其他研究结论一致的是，初始 CD4 计数大于或等于 100 细胞/μl 的患者 5 年总生存率（约 90%），比 CD4 计数低于 100 细胞/μl 的患者（约 20%）要好得多。在 HIV 阳性合并弥漫性大 B 细胞淋巴瘤患者中还研究了环磷酰胺、多柔比星、长春新碱、泼尼松联合方案（CHOP）的疗效。在 AMC III 期多中心临床试验（AMC 010）中，HIV 相关性 NHL 患者（80% 弥漫性大 B 细胞淋巴瘤，9% 伯基特淋巴瘤）随机给予 CHOP 方案（n=50）和利妥昔单抗联合 CHOP 方案（R-CHOP）（n = 99），所有患者均进行 ART[129]。化疗完成后，R-CHOP 方案组连续三个月接受每月一次的利妥昔单抗维持治疗。值得注意的是，登记在案的患者中位 CD4 计数为 133 细胞/μl，24% 患者为晚期 HIV 伴 CD4 细胞计数低于 50 细胞/μl，可见这组患者有相当严重的免疫功能低下。试验结果显示，总生存数 CHOP 组与 R-CHOP 组相同，该结果与联合利妥昔单抗可显著改善 HIV 阴性淋巴瘤患者不同。在 AMC 010 临床试验中，与 CHOP 组相比，R-CHOP 组感染死亡人数明显增加，这抵消了使用 R-CHOP 方案更好控制淋巴瘤带来的生存优势。感染性死亡大多数发生在 CD4 计数低于 50 细胞/μl 的患者，提示在免疫缺陷患者中应谨慎使用利妥昔单抗。如同在 EPOCH 的研究中，CD4 计数大于 100 个细胞/μl 的患者具有比 CD4 计数较低的患者有更好的总生存期。其他报道表明，在 HIV 阳性合并弥漫性大 B 细胞淋巴瘤患者中使用 R-CHOP 方案治疗安全有效[121,130]，包括低 CD4 计数患者[131]。在 40 例弥漫性大 B 细胞淋巴瘤患者采用改良 R-CHOP 方案 II 期研究中，以聚乙二醇化脂质体多柔比星代替多柔比星[132]，完全缓解率为 48%，不如利妥昔单抗加 EPOCH（R-EPOCH）或 R-CHOP 的效果好。在撰写本文时，尚缺乏在 HIV 阳性患者中比较 R-EPOCH 与 R-CHOP 的 III 期数据。对两个连续的 AMC 临床试验，AMC 010（R-CHOP 治疗的 99 名患者）和 AMC 034（R-EPOCH 治疗的 51 名患者）进行汇总分析显示，R-CHOP 组的 2 年总生存率约为 50%，而 R-EPOCH 组约为 65%（p<0.01），这提示 R-EPOCH 方案的优越性[133]。类似地，对 19 个前瞻性临床试验中纳入的 1546 例患者的汇总分析发现，在 HIV 相关弥漫性大 B 细胞淋巴瘤患者中，EPOCH 方案比 CHOP 方案有更好的总体生存率（风险比 0.33，p=0.03）[134]。然而，这些观察结果需要在前瞻性随机研究中进行验证。对于复发性或难治性 HIV 相关弥漫性大 B 细胞淋巴瘤患者，挽救方案如吉西他滨/地塞米松/顺铂[135] 或依托泊苷/甲泼尼龙/高剂量阿糖胞苷/顺铂（ESHAP）[136] 的化疗反应率约 50%。

人类免疫缺陷病毒相关的伯基特淋巴瘤

在西方国家，HIV 相关 Burkitt 淋巴瘤的发病率约为 HIV 相关弥漫性大 B 细胞淋巴瘤的三分之一，且多发生在 CD4 计数较高的患者中[137]。一项基于监测、流行病学和结果数据库（SEER）的研究显示，美国 Burkitt 淋巴瘤病例数量从上世纪 80 年代末就有所增加且持续到现在（图 81-1），尤其是男性患者更为显著，究其原因为 HIV 的流行[138]。HIV 相关 Burkitt 淋巴瘤的发病机制与其在 HIV 阴性人群中相似，主要是 8 号染色体上的 Myc 基因与 2、14 或 22 号中任一染色体上免疫球蛋白基因发生易位，导致 Myc 基因过度表达[139]。HIV 相关 Burkitt 淋巴瘤是一种侵袭性恶性肿瘤，对病情常常陷入危重情况的患者采取果断措施是非常重要的。有 80% 以上的 HIV 相关 Burkitt 淋巴瘤患者刚发现时已是临床IV期[140]，且多累及结外部位；骨髓、肝脏、胃肠道、肾脏和中枢神经系统（CNS）是常见受累器官和组织，颅神经麻痹是 CNS 受累的常见特征[141]。超过 80% 患者血清乳酸脱氢酶（LDH）升高并呈现高水平升高（大于正常值的五倍）。已经研究了许多针对 HIV 阳性 Burkitt 淋巴瘤的化疗方案。与 HIV 阴性患者一样，CHOP 方案对 Burkitt 淋巴瘤效果并不明显[140,142]，不宜使用。最近的数据显示，使用 R-EPOCP 剂量调整方案具有极好的效果[143]，在这个单中心小型前瞻性临床试验中，30 例 Burkitt 淋巴瘤中 11 例为 HIV 阳性且中位 CD4 计数为 322 细胞/μl。该试验使用了短程 EPOCH-RR 方案，即在每个 EPOCH 周期中包含两个剂量的利妥昔单抗，总共持续三或四个周期的 EPOCH（达完全缓解后再加一个周期），且包括预防性鞘内注射氨甲蝶呤。中位随访 6 年，HIV 阳性患者的总体生存率达 90%。中性粒细胞减少症可见于 31% 的 EPOCH-RR 方案化疗周期，且有 10% 周期患者因发热性中性粒细胞减少症需要入院治疗。这项研究表明，门诊患者进行的低强度化疗对治疗 HIV 相关 Burkitt 淋巴瘤可能会很有效。其他有纳入 HIV 相关 Burkitt 淋巴瘤患者的 R-EPOCH 研究也显示该方案疗效的优异性[127]。也有其他用于 HIV 相关 Burkitt 淋巴瘤的治疗方案的报道，包括环磷酰胺、长春新碱、多柔比星、地塞米松（Hyper-CVAD）与大剂量氨甲蝶呤和阿糖胞苷交替使用[144]。在这项研究中，患者中位 CD4 计数为 77 细胞/μl，伴有明显免疫功能不全；然而，完全缓解率在 90% 以上，且 2 年总生存率达 48%。该研究中严重的骨髓抑制很常见，感染性并发症的发病率则和 HIV 阴性患者类似。该研究结果还显示，接受 ART 患者相较于未接受患者有更好的治疗效果。环磷酰胺、长春新碱、多柔比星、氨甲蝶呤/异环磷酰胺、美司钠、依托泊苷、阿糖胞苷（CO-DOX-M/IVAC）也被用于治疗 HIV 相关 Burkitt 淋巴瘤[145~147]，3 年总生存率接近 50%[146]。一项回顾性研究比较 CODOX-M/IVAC 治疗 8 例 HIV 阳性 Burkitt 淋巴瘤和 24 例 HIV 阴性 Burkitt 淋巴瘤[145]，结果显示，无论是否感染 HIV，患者骨髓抑制程度、感染率和完全缓解率均相似。一项包含 63 例 ART 患者的单中心前瞻性研究，用 LMB86 方案（包括大剂量氨甲蝶呤和阿糖胞苷）治疗 HIV 相关 Burkitt 淋巴瘤[141]，结果完全反应率为 70%，2 年无病生存率为 67%。该方案特点为易致严重的骨髓毒性，超过 10% 患者死于与方案相关的毒性反应。预后不良因素包括 CD4 计数小于 200 细胞/μl，东方肿瘤协作组织（ECOG）体力状态评分大于 2 分。其他报道的强化治疗方案 4 年总生存率为 70%，但有 11% 死于与治疗相关毒性作用[148]。

人类免疫缺陷病毒相关的原发性中枢神经系统淋巴瘤

　　HIV 阳性患者原发性 CNS 淋巴瘤是一种发生在脑组织中 EB 病毒(EBV)相关性弥漫性大 B 细胞淋巴瘤(EBV-related diffuse large B-cell lymphoma)。通常发生在 CD4 计数小于 50 细胞/μl,甚至小于 20 细胞/μl 的晚期 HIV 患者中[137,149~151]。原发性 CNS 淋巴瘤的流行病学阐明了一个观点,即特定类型的淋巴瘤发生于特定的免疫缺损水平。自从使用 ART 以来,原发性 CNS 淋巴瘤发病率显著下降(图 81-1)[150,152]。HIV 相关原发性 CNS 淋巴瘤的病理生理学与 EBV 相关,几乎可以在所有病例中检测到该病毒[139]。所有具有神经症状(混乱,认知衰退,记忆丧失)、头痛、癫痫发作或共济失调的 HIV 阳性患者均应考虑是否合并有原发性 CNS 淋巴瘤。在这一系列症状中,最常见的是头痛,其次是记忆丧失、共济失调和癫痫发作[153]。脑部磁共振成像(MRI)特征包括皮质下白质中可见单个至多个块状病灶[154]。在解剖部位上主要累计的是大脑皮质和脑室周围区域,而多达三分之一的病例可累及基底神经节;小脑或脑干受累很少见[150]。对于系统性淋巴瘤,全面的体格检查甚为关键,包括进行睾丸检查,因为睾丸淋巴瘤经常涉及 CNS。应进行裂隙灯检查以评估玻璃体疾病,这可能有助于诊断原发性 CNS 淋巴瘤,甚至影响治疗。还应进行胸部、腹部和盆腔 CT 评估以及骨髓穿刺活组织检查。若可安全地进行腰椎穿刺,则应行脑脊液(CSF)细胞学检查和流式细胞术分析以评估淋巴瘤侵袭脑膜的程度,同时可用于 EBV 的聚合酶链反应(PCR)。对这些患者的 CSF 进行 EBV 检测,有助于原发性中枢神经系统淋巴瘤的诊断[155]。脑部 PET-CT 可以帮助区分原发性 CNS 淋巴瘤和其他导致严重免疫抑制的 HIV 阳性患者出现局灶性脑损伤的常见原因,即脑弓形虫病和其他感染[156,157]。故评估 HIV 阳性患者中枢神经系统局灶性病变时,应包括弓形虫病的血清学检查,尽管少部分中枢神经系统弓形虫病患者会出现血清学阴性结果。若条件允许,应进行立体定位脑活检,但有些病变不易在活组织检查中辨别;在这种情况下,原发性 CNS 淋巴瘤的诊断可能依赖于 CSF 细胞学检查,CSF 中 EBV 检测以及 PET-CT 的检查结果。在 ART 时代,原发性 CNS 淋巴瘤患者很罕见,所以缺乏大量的前瞻性临床试数据来确定其最佳治疗方案。有案例报告,对少数拒绝其他治疗方案的患者执行 ART 作为唯一的干预措施,能记录到长期的化疗反应情况。所有 HIV 阳性合并原发性中枢神经系统淋巴瘤患者均应接受有效的 ART。全身糖皮质激素治疗可以暂时改善症状。小样本回顾性研究系列报告显示,全脑放射治疗可以提高生存率[149],但这些患者中约有三分之一在随访中有可检测到的脑白质病变。一项大型回顾性研究发现,全脑放射治疗和/或化疗与死亡风险的降低有关[151],但是由于缺乏关于体能状态的信息,这一分析被混淆。少数患者已接受多周期大剂量氨甲蝶呤和甲酰四氢叶酸挽救治疗,无放疗治疗,结果延长了生存期且未出现认知功能障碍[158,159],这或许可作为体能状态良好患者的合理选择。在前 ART 时代,HIV 阳性合并原发性 CNS 淋巴瘤患者中位生存期约为 2 个月。如今,尽管结果有所改善,但仍然比 HIV 阴性患者的疗效差[153]。艾滋病研究中心(The Center for AIDS Research)从 1996 年至 2010 年的数据库显示,HIV 阳性合并原发性中枢神经系统淋巴瘤患者 2 年总生存率为 24%,预后不如其

他 HIV 相关淋巴瘤的主要类型(弥漫性大 B 细胞淋巴瘤,Burkitt 淋巴瘤,霍奇金淋巴瘤)[137]。既往 CNS 机会性感染[151]和患者不良的表现状态[149,150]会导致死亡风险增加。

人类免疫缺陷病毒相关的浆母细胞淋巴瘤

　　浆母细胞淋巴瘤首次报道于 1997 年[160],为一种罕见且侵袭性很强的 B 细胞非霍奇金淋巴瘤(NHL),伴有浆细胞分化,通常累及口腔,多见于牙龈和上腭。在最初报告中,16 例患者中有 15 例为 HIV 阳性。随后的研究表明,HIV 阳性 NHL 患者中约有 2% ~ 3% 为浆母细胞淋巴瘤[161]。对 112 例 HIV 相关浆母细胞淋巴瘤的评估显示,中位年龄约为 40 岁,中位 CD4 计数约为 180 个细胞/μl。在 112 例患者中,58% 的患者存在原发性口腔受累;其他常见累及部位是胃肠道、淋巴结和皮肤等[162]。最近一项纳入 50 例浆母细胞淋巴瘤患者的研究报告中[163],约 25% 的患者有口腔受累,且多累及口外。该疾病诊断需依赖活检,病理学显示与浆母细胞类似的单细胞弥漫性淋巴样浸润,而且该细胞具有高增殖率,Ki 67 表达通常超过 90%;同时浆细胞标记阳性。CD20 仅表达在不超过 2% 的病例中,大多数病例(大于 80%)为 EBV 阳性。HIV 患者口腔病变的鉴别诊断包括牙源性感染、鳞状细胞癌、卡波西肉瘤和弥漫性大 B 细胞淋巴瘤或 Burkitt 淋巴瘤。

　　许多患有浆母细胞淋巴瘤的患者已经接受 CHOP 或 EP-OCH 治疗,但结果并不理想。在一回顾性研究中[163],中位总生存期为 11 个月,CHOP 与更强化疗方案(EPOCH,HyperCVAD 或其他方案)的结果未见明显差异。在 ART 时代,来自德国艾滋病相关淋巴瘤队列研究数据证实,这些患者预后极差,中位生存期约为 5 个月[164]。如今,尚缺乏 HIV 相关浆母细胞淋巴瘤的前瞻性临床试验来为这类患者确定最佳的治疗方案。曾有个体病例报告提示,硼替佐米对浆母细胞淋巴瘤有活性,但这仍要在未来的临床试验中进行探讨[165,166]。

人类免疫缺陷病毒相关的原发性渗出性淋巴瘤

　　原发性渗出性淋巴瘤是侵袭性 B 细胞淋巴瘤,其特征是淋巴瘤渗出液积聚在体腔,胸腔积液最常见[167,168],其次是腹水和心包积液或多体腔积液;也可累及淋巴结,骨髓和皮肤。原发性渗出性淋巴瘤肿块性变异型没有渗出病变,但已有累及淋巴结、胃肠道、皮肤或肝脏的相关报道[169]。原发性渗出性淋巴瘤约占 HIV 相关 NHL 的 4%[170],男性发生率高于女性(比列为 10:1),通常与 CD4 计数较低(50 细胞/μl 至 200 细胞/μl)有关[171]。在原发性渗出性淋巴瘤患者中,100% 可见 8 型人类疱疹病毒阳性(HHV8+),约 80% 为 EBV 阳性。HHV8 可能通过加工 FLICE 抑制蛋白和白细胞介素 6(IL-6)的病毒同系物来发挥关键的病理生理学作用[120]。其他 HHV8 相关疾病包括巨大淋巴结增生症(Castleman disease)和卡波西肉瘤,这两者肿瘤很大一部分病例可能与原发性渗出性淋巴瘤同时存在[168]。因胸腔积液或新发腹水而出现呼吸困难的患者,警惕淋巴瘤可能,并将适当的样品送至进行血液病理学分析。形态学上,原发渗出性淋巴瘤以细胞形态介于免疫母细胞、浆母细胞和间变大细胞为特征,且表达 CD45 和 CD30;CD20 的表达少于 5%。存在 HHV8 潜伏感染的恶性细胞可通过免疫细胞化学检测。因为原发性渗出性淋巴瘤的罕见性,如今尚缺乏对其治疗的大规模前瞻性研究,大多数可用信息来自一些回顾性研究。在进

行 ART 而未接受化疗的情况下,有几例完全缓解的病例报告,可见 ART 应该是治疗方案的组成部分。患者已经接受了 CHOP、EPOCH 和其他治疗方案,大约 50% 的原发性渗出性淋巴瘤患者能获得完全反应,但在接下来的几个月内复发是很常见的,中位生存期约为 6 个月,大多是死亡归因于淋巴瘤进展。在这一研究报告中,预后不良因素包括东方肿瘤协作组织(ECOG)体力状态评分大于 2 分和不接受 ART。临床前数据显示了可喜的结果,使用含有抗 CD30 的色瑞替尼(brentuximab vedotin)[172] 或硼替佐米伴或不伴伏立诺他(vorinostat)[173] 进行治疗可以减少原发性渗出性淋巴瘤细胞系的生长并延长异种移植模型中小鼠的生存期。

预后

随着 ART 的改善,HIV 相关性 NHL 患者的预后主要取决于淋巴瘤相关类型,HIV 的影响较弱[121]。一项包含 ART 前时代(120 例)和 ART 时代(72 例)诊断为 HIV 相关弥漫性大 B 细胞淋巴瘤的回顾性研究显示,在 ART 前时代患者中位生存期为 8 个月,而 ART 时代可达 43 个月,而且在国际预后指数(International Prognostic Index)不同的研究中得出相似结果[125]。对 1546 例参与 II 期及 III 期临床试验的 HIV 相关弥漫性大 B 细胞淋巴瘤或 Burkitt 淋巴瘤患者的数据进行汇总评估,确定了与总体生存相关的治疗因素。CD4 计数大于 50 细胞/μl 的患者,利妥昔单抗的使用与总生存率的提高显著相关(风险比 0.55,$P<0.001$),但 CD4 计数小于 50 细胞/μl 的患者效果并不明显。一项纳入 1059 例弥漫性大 B 细胞淋巴瘤患者的研究提示,使用 EPOCH 方案治疗的总体生存率优于 CHOP 方案(风险比 0.33,$P=0.031$)。对 R-EPOCH 与 R-CHOP 进行多变量分析,两者总体生存率的风险比为 0.34,R-EPOCH 方案更有优势,尽管差异并没有统计学意义。

基于利妥昔单抗时代七个国家综合癌症网络癌症中心治疗的 650 名原发弥漫性大 B 细胞淋巴瘤成年患者,其中包括一小部分 HIV 阳性患者研究结果,获得了一个增强型国际预后指数(enhanced international prognostic index)[174]。患者总预后风险分为 8 分;低评分(0 分~1 分)患者 5 年总生存率达 96%;中低等评分(2 分~3 分)患者 5 年总生存率为 82%;中高等评分(4 分~5 分)患者 5 年总生存率为 64%,而高风险(评分 6 分~8 分)患者 5 年总生存率仅为 33%。该评分等级,相较于利妥昔单抗前时代提出的原始国际预后指数(international prognostic index,IPI),是一种更好的风险分层方法。非常可靠的数据提示,在确诊淋巴瘤时 CD4 计数小于 100 细胞/μl 的患者比 CD4 计数更高的患者有更差的预后。除此之外,建议使用这种增强型国际预后指数作为预后评估指南。

人类免疫缺陷病毒相关性霍奇金淋巴瘤

不同于 NHL 的发病风险随着 CD4 计数的减少而增加,霍奇金淋巴瘤往往发生在伴有中等水平免疫抑制的 HIV 阳性患者[175]。1985 年至 2010 年美国退伍军人管理局临床病例登记处(Veterans Administration Clinical Case Registry)的回顾性队列研究显示,在 CD4 计数为 200 细胞/μl 至 300 细胞/μl 的患者中,霍奇金淋巴瘤最常见。在开始 ART 后的第一年内患病风险最高,在病毒载量长时间不可检测到的群体中风险较低[176]。来自 14 个美国癌症登记处的数据显示,在 ART 时代,美国 25% 的人

口被用于比较 HIV 阳性和 HIV 阴性伴有霍奇金淋巴瘤的患者的临床特征[177]。该研究证实 HIV 阳性人群中发生的霍奇金淋巴瘤是一种临床侵袭性疾病。在 22 355 例霍奇金淋巴瘤患者中,3.8% 为 HIV 阳性;然而,这个百分比因性别、种族和年龄的不同而有所差异。男性(6%)HIV 感染率高于女性(1.2%),而在初诊为霍奇金淋巴瘤的 40 岁至 59 岁男性中 HIV 感染率高达 14%。新诊断为霍奇金淋巴瘤的非西班牙裔黑人有 16.9% 的可能为 HIV 阳性,而拉美裔患者有 9.9% 的可能为 HIV 阳性。与 NHL 不同,霍奇金淋巴瘤的发病率在 ART 前时代和 ART 时代是相当的。

HIV 阳性霍奇金淋巴瘤患者的病理学表现与 HIV 阴性病例不同,HIV 阳性患者组织学表现更具侵略性的类型(混合细胞型或淋巴细胞削减型;见表 81-7)的比例较高。一项有关人类免疫缺陷病毒与 AIDS 相关肿瘤的配对研究中,将 HIV 和癌症的登记数据相关联后发现,HIV 相关霍奇金淋巴瘤患者的活检组织表现为混合细胞型的百分比更高(53.7%)[175]。初发 HIV 阳性霍奇金淋巴瘤与 HIV 阴性相比,有更多患者处于 Ann Arbor 分期晚期;HIV 阳性霍奇金淋巴瘤患者中有 41.5% 处于 IV 期,而 HIV 阴性霍奇金淋巴瘤患者处于 IV 期者仅有 17%(表 81-7)。HIV 阳性霍奇金淋巴瘤患者并发 B 症状(盗汗,发热或体重下降 10% 以上)也较常见(表 81-7)[177]。

表 81-7	霍奇金淋巴瘤在 HIV 阳性和 HIV 阴性人群中的特征	
	HIV 阳性	HIV 阴性
病例数	848	21 507
男性所占比例(%)	86.2	53.7
组织学		
富于淋巴细胞型	1.9%	3.2%
结节性淋巴细胞为主型	0.9%	4.4%
结节硬化型	30.7%	59.6%
混合细胞型	25.0%	12.2%
淋巴细胞削减型	3.7%	1.3%
经典霍奇金淋巴瘤 NOS	37.9%	19.3%
Ann Arbor 分期		
I 期	14.3%	18.4%
II 期	17.6%	39.5%
III 期	22.4%	19.1%
IV 期	41.5%	17.0%
未知	4.3%	6.0%
B 症状		
存在	57.4%	34.2%
不存在	28.9%	43.9%
未知	13.7%	21.9%

Adapted with permission from Shiels MS, Koritzinsky EH, Clarke CA, et al:Prevalence of HIV Infection among U. S. Hodgkin lymphoma cases. Cancer Epidemiol Biomarkers Prev 23(2):274~281,2014.

对 62 例初诊晚期霍奇金淋巴瘤 HIV 阳性患者采用多柔比星、博来霉素、长春花碱和达卡巴嗪(ABVD)化疗的回顾性研究显示,ABVD 和 ART 可以安全地同时使用[178]。本研究中,诊断

时中位 CD4 计数为 129 个细胞/μl，且所有患者均为Ⅲ期或Ⅳ期霍奇金淋巴瘤。患者接受了非格司亭支持和 ABVD 化疗，以及甲氧苄啶-磺胺甲噁唑或戊脒以预防肺孢子菌感染。结果 5 年总生存率为 76%，治疗相关性死亡率为 10%。一项大型回顾性研究中[179]，93 例 HIV 阳性和 131 例 HIV 阴性霍奇金淋巴瘤患者接受 ABVD 方案治疗（HIV 阳性患者同时接受了 ART），其中Ⅰ期或Ⅱ期（Nonbulky Disease）患者接受四个周期的 ABVD 加放射治疗；其余如果出现大块受累（Bulky disease）则接受六个周期的 ABVD 加放射治疗。所有患者均需对机会性感染进行预防性治疗。HIV 阳性患者霍奇金淋巴瘤表现为更晚的临床分期和较差国际预后评分[180]；HIV 阳性患者 5 年整体生存率为 81%，而 HIV 阴性患者为 88%，两者差异不显著。该回顾性研究证实 HIV 阳性和 HIV 阴性霍奇金淋巴瘤患者总体生存率相当，并且可以安全地进行 ART 联合 ABVD 化疗。

德国 HIV 相关淋巴瘤研究组进行了一项前瞻性多中心研究[181]，其中 HIV 阳性早期预后良好霍奇金淋巴瘤患者接受了二到四个周期 ABVD 加 30Gy 的放射治疗，而早期预后不良霍奇金淋巴瘤患者接受四周期的博来霉素、依托泊苷、多柔比星、环磷酰胺、长春新碱、丙卡巴肼和泼尼松（BEACOPP）基础方案或四个周期的 ABVD 加上 30Gy 的放射治疗；更晚期的霍奇金淋巴瘤患者接受了 6~8 个周期的 BEACOPP 方案。伴有晚期 HIV 感染患者（定义为存在以下两项：CD4 计数<50 细胞/μl，前 AIDS 定义的机会性感染，体力状态评分>2 分）接受 6~8 个周期的 ABVD 方案，ART 与化疗联合使用。化疗后 CD4 计数下降，但在随后的 6~9 个月内恢复，且治疗相关性死亡率为 5.6%，主要源自败血症。使用这种风险调整治疗方案，患者 2 年总体生存率为 90.7%，与 HIV 阴性霍奇金淋巴瘤患者相当。

治疗 HIV 阴性霍奇金淋巴瘤患者存在一些争议，比如与 ABVD 方案相比，逐步扩大 BEACOPP 方案对晚期霍奇金淋巴瘤患者使用是否对患者更有利[182~184]；在此争议得到解决之前，官方大多数建议对 HIV 相关霍奇金淋巴瘤患者使用 ABVD 方案。brentuximab vedotin 是一种 CD30 靶向抗体-药物偶联物，已与多柔比星、长春花碱和达卡巴嗪（AVD）联合用于治疗 HIV 阴性霍奇金淋巴瘤患者[185]。色瑞替尼联合 AVD 对 HIV 阳性霍奇金淋巴瘤患者是否有效将会在 AMC 正在进行的一项前瞻性Ⅱ期临床试验（AMC085）中得到了答案。

在 ART 时代，HIV 阳性霍奇金淋巴瘤患者在接受全身化疗后，与 HIV 阴性患者一样有显著的效果。SEER 的研究证实了这个结论[177]，该研究显示霍奇金淋巴瘤 5 年死亡风险在 HIV 阳性患者中为 6.2%，在 HIV 阴性患者中为 9%。然而，这种解释易被死亡的竞争风险所混淆：HIV 阳性队列总体死亡风险较高，大多数死亡来自于 HIV。有许多[179]但并非全部[181]的研究得出该结论，即国际预后评分对 HIV 阳性霍奇金淋巴瘤患者具有预测价值。

干细胞移植

大剂量化疗后进行自体造血干细胞移植治疗已有十几年的经验，该方法在 NHL 或霍奇金淋巴瘤 HIV 阳性患者中是可行的，且安全有效[186,187]。足够数量的造血干细胞可以在大多数 HIV 相关 NHL 或霍奇金淋巴瘤患者中动员出来。一项纳入 ART 时代 155 例 NHL 或霍奇金淋巴瘤患者回顾性研究结果显示，73% 患者获得大于 2×10^6/kg 体重 CD34+ 细胞数，其中 48%

患者细胞数达到了 5×10^6/kg 体重。降低造血干细胞动员效果的因素包括：血小板计数较低、CD4 计数较低，以及单独使用非格司亭（Filgrastim）而不是化疗加非格司亭[188]。

HIV 阳性 NHL（主要为弥漫性大 B 细胞淋巴瘤）或霍奇金淋巴瘤患者自体造血干细胞移植研究结果显示，治疗结果与未感染 HIV 患者很相似[189,190]。中性粒细胞和血小板植入的中位时间分别为 11 天和 14 天。非复发死亡率（nonrelapse mortality）风险波动在 5%~8%，移植后 3 年至 4 年的总体生存率将近 50%[191~193]。这些患者在整个移植过程中均接受了 ART 支持治疗，以及抗细菌、抗真菌和抗病毒作用的预防性治疗。欧洲血液和骨髓移植组织进行一项病例对照研究，纳入 53 例 HIV 阳性 NHL（占三分之二）或霍奇金淋巴瘤（占三分之一）患者。根据组织学类型、Ann Arbor 分期、国际预后指数和疾病状况将患者进行配对研究；结果显示，在所有组织学和疾病状态下，HIV 阳性和 HIV 阴性组的总生存期、无进展生存期和复发率均相似。HIV 阳性组 1 年非复发死亡率为 8%，HIV 阴性组为 2%；两者的差异主要是由早期细菌感染所引起。无论是否感染 HIV，NHL 患者 30 个月的总生存率均为 59%，主要死亡原因为复发。另一个单中心配对病例研究，纳入 HIV 阳性和 HIV 阴性合并 NHL 患者，结果显示非复发死亡率在 HIV 阳性组和 HIV 阴性组分别为 11% 和 4%，而 2 年总生存率均为 75%[190]。由此可见，是否感染 HIV 并不影响 NHL 患者自体移植的结果，虽然病毒特别是巨细胞病毒（CMV）、腺病毒和水痘病毒在 HIV 阳性患者中机会性感染的可能性会更高；而导致死亡的主要原因是复发，两组结局的主要预测因素是移植时的病情状况。综合这些数据提示，HIV 阳性和 HIV 阴性伴有 NHL 或霍奇金淋巴瘤患者进行自体造血干细胞移植的长期效果是相似的，并且两组中性粒细胞和血小板重建过程也类似[194]。HIV 阳性患者同种异体干细胞移植的经验还比较少[195~197]。这仍然是一个有待深入研究的领域，部分原因在于一个 HIV 患者接受缺失突变消除趋化因子和 HIV 共同受体 CCR5 纯合子供体的移植物以治疗急性骨髓性白血病并治愈 HIV 感染[109]。

抗逆转录病毒治疗和化疗

在全身化疗期间是否应启动或继续进行抗逆转录病毒治疗（ART）的争议仍然存在。在 ART 前时代，HIV 阳性淋巴瘤患者的治疗效果明显不如现在[125]。一些临床试验在全身化疗期间停止或不启动 ART[198]；其他临床试验则对确诊淋巴瘤后未进行 ART 的患者，在完成第一个化疗周期后继续或开始 ART[199,200]。某些类别的 ART 药物，特别是蛋白酶抑制剂和非核苷类逆转录酶抑制剂（nnRTIs）可以显著地改变其他药物的代谢。主要是通过抑制或诱导细胞色素 P450 酶，可能导致其他药物的浓度更高或更低（包括化疗药物）[201]。遗憾的是，临床试验中药代动力学资料有限，不足以阐明这些药物间的相互作用及其对药物浓度的影响。经非 P450 途径代谢的化疗药物不太可能受到 ART 的影响。美国安德森癌症中心 154 例 HIV 阳性伴不同恶性肿瘤患者（许多患有血液恶性肿瘤）的研究显示，ART 与化疗药物之间的临床相关药物相互作用很少（4% 的病例），且仅限于蛋白酶抑制剂[202]。在这个回顾性系列研究中，nnRTIs 和整合酶链转移抑制剂联合化疗，比联合蛋白酶抑制剂有更好的安全性。其他研究还发现，蛋白酶抑制剂可能加剧化疗诱导的中性粒细胞减少[203]，虽然这点仍有争议[204,205]。一项对

34 例弥漫性大 B 细胞淋巴瘤患者的回顾性分析显示，在接受 CHOP 患者中具有类似的完全反应率和毒性作用，同样接受非蛋白酶抑制剂的 ART 方案，即接受 HIV 蛋白酶抑制剂的患者中也是如此[206]。另一项研究中，HIV 阳性霍奇金淋巴瘤患者接受 ABVD 方案，使用蛋白酶抑制剂利托那韦似乎增加了患者周围神经病变的风险[207]。目前，艾滋病恶性肿瘤联盟（AMC）正在进行的临床试验可以获得关于 ART 与化疗药物之间的相互作用的更准确的信息，该试验纳入的患者经 ART 类型分层，用以研究其诱导或抑制细胞色素 P450 酶的潜力，并获得更详细的药代动力学数据。

随着可使用 ART 药物（包括整合酶链转移抑制剂）数量的增加，通常可以通过调整 ART 方案，实现在整个化疗过程中抑制 HIV 复制的同时使药物相互作用最小化。

第二个问题是 ART 与化疗药物之间的重叠毒性作用。齐多夫定会引起骨髓抑制，在接受有骨髓抑制性化疗药物的患者中应避免使用。地达诺新（didanosine）和司他夫定（较老的，不常使用的药物）容易引起周围神经病变，故在接受具有潜在神经毒性药物的患者中应慎重考虑是否使用。阿扎那韦（atazanavir）通常被视为一种蛋白酶抑制剂，它可引起与吉尔伯特综合征（Gilbert syndrome）相似的非结合性高胆红素血症，这使得一些化疗药物的给药复杂化。然而，如果没有肝毒性的其他证据，可以以标准剂量给予化疗药物。早期研究表明，一些 ART 药物（saquinavir 沙奎那韦，efavirenz 依法韦仑，nelfinavir 奈非那韦）可能会导致心脏传导异常（心电图"QTc 间期延长"），但在以后的研究中尚未得到证实。如果患者在接受能够良好控制 HIV 的 ART 疗法后，病情仍未见起色，恰当的做法是咨询正在管理患者的传染病医师以及化学药剂师，以确定 ART 和计划进行的化疗之间潜在的药物相互作用，以便根据需要调整 ART 方案，然后继续同时进行化疗与 ART。如果患者未进行 ART 疗法，则可以先给予一个周期的化疗，随后与药剂师和传染病医师进行多学科会诊后，在进行第二周期化疗的同时启动 ART。

人类免疫缺陷病毒相关性 Castleman 病

Castleman 病（Castleman disease，又称巨大淋巴结增生症）是一种罕见的多克隆淋巴增生性疾病，其特征是周期性发作（伴有淋巴结肿大和脾肿大的炎性疾病），并且发展为淋巴瘤的风险很高[208]。在 HIV 感染者中 Castleman 病的发病率更高[209]。该疾病的病理生理学与 IL-6 关系密切[210]。几乎所有罹患 HIV 相关 Castleman 病的患者均感染 HHV8，其病毒基因组编码了一个 IL-6 的病毒同系物。在发病期间及之后，对 HIV 相关 Castleman 病患者中的人 IL-6、病毒 IL-6 和多种其他细胞因子进行序贯分析显示，在病情加剧期间人 IL-6、病毒 IL-6 任一指标或两者均升高，而在缓解期间减少[211]。IL-6 是促炎性细胞因子，能刺激 B 淋巴细胞的多克隆增生。美国健康献血者中 7% 存在 HHV8 感染的血清学证据[212]，但在未伴有 Castleman 病、卡波西肉瘤或原发性渗出性淋巴瘤的 HIV 阳性患者或健康成年人中，仅少数可在血液中检测到 HHV8 病毒。HIV 阳性伴有症状多中心 Castleman 病的患者中，超过 80% 存在可检测到的 HHV8 病毒血症，且通常处于高水平[209]。一项回顾性分析纳入 52 例 HIV 阳性多中心 Castleman 病患者[213]，数据汇报时显示，超过 50% 的患者既往被诊断患有卡波西肉瘤，80% 当时正在进行 ART。确诊 Castleman 病时 CD4 计数的平均值为 287 个细胞每微升，这提示 Castleman 病多发生在免疫功能中度低下的患者中。98% ~ 100% 的患者临床表现为发热、淋巴结肿大和脾肿大，60% 患者有肺部症状，40% 患者出现水肿。一项包括 113 名 Castleman 病患者的单中心分析也显示[214]，大约一半的患者先前曾诊断出卡波西肉瘤；中位 CD4 计数为 188 个细胞/μl；45% 的患者东方肿瘤协作组织（ECOG）体力状态评分大于 2 分，36% 患者有噬血现象，30% 需要在 ICU 监护，这均提示这些患者常罹患其他疾病。Castleman 病恶化期间，患者可能会迅速出现血细胞减少症：这类患者中有一半血红蛋白低于 8g/dl，29% 的患者血小板计数低于 150 000/μl；疾病恶化期间高 C 反应蛋白（通常高于正常值 10 倍）和高血浆 HHV8 水平（中位数 30 000 拷贝/ml，范围波动在 60 ~ 100 万拷贝/ml）[215,216]，这些数据可能有助于诊断。确诊 Castleman 病需要有与其一致的淋巴结活检结果，最理想为切除活检，而非穿刺活检。多中心 Castleman 病在 HIV 阳性患者中形态学表现为在滤泡套区中有浆母细胞，且浆细胞中可检测出 HHV8[217]。通常，Castleman 病淋巴结病理诊断也包含具有卡波西肉瘤特征的恶性表现的纺锤体细胞。

Castleman 病很罕见，对该病治疗建议主要是基于病例分析和小型临床试验。几项临床试验表明，抗 CD20 单克隆抗体利妥昔单抗对治疗 Castleman 病非常有效。多项前瞻性研究表明[213,218,219]，每周静脉滴注 1 次连续 4 个剂量 375mg/m² 利妥昔单抗可快速改善症状，且 90% 患者症状改善可持续 6 个月以上的反应。利妥昔单抗可在数小时至数天内开始改善症状，并且与血清 IL-6 水平的降低相关[220]。包含 113 例 HIV 阳性伴多中心 Castleman 病患者的研究中，部分患者接受利妥昔单抗治疗后中位总生存期长达 12 年；与 20 年前 Castleman 病迅速致命相比，有了巨大的改善。

血细胞减少、C 反应蛋白增加或血液中 HHV8 水平升高可能预示着 Castleman 病恶化的开始[216]。52 例 HIV 阳性多中心型 Castleman 病患者的系列研究显示，约 75% 患者有 C 反应蛋白升高，在疾病恶化期间有 90% 的患者血浆可检测出 HHV8，中位 HHV8 病毒载量为 27 000 拷贝/ml；38% 的患者在缓解期间检测到 HHV8。如果疾病复发，患者可以安全地使用利妥昔单抗进行治疗[221]。高达 20% 的 HIV 阳性 Castleman 病患者会进展为淋巴瘤[208,214]，常见类型为原发性渗液性淋巴瘤、浆母细胞淋巴瘤或弥漫性大 B 细胞淋巴瘤，但偶尔有霍奇金淋巴瘤，所以在随访期间考虑存在不同类型淋巴瘤显得尤为重要。使用利妥昔单抗治疗 Castleman 病可能会降低随后出现 NHL 的风险[214]。在同时伴有 Castleman 病和卡波西肉瘤的 HIV 阳性患者中，使用利妥昔单抗治疗后卡波西肉瘤可能进展[218,219,222]。当卡波西肉瘤累及关键器官如肺时，其进展可能导致明显的呼吸功能损伤。现研究认为，利妥昔单抗联合脂质体多柔比星的治疗方案可同时控制卡波西肉瘤和 Castleman 病的恶化[223]。R-CHOP 方案或其他全身化疗方案也已被用于治疗 Castleman 病，但考虑到单独使用利妥昔单抗的优异反应，通常不需要 R-CHOP 方案。除此之外，以 IL-6 为中心还发展了另一种替代疗法。一项多中心随机安慰剂对照的临床研究中纳入 79 例 HIV 阴性伴有 Castleman 病患者，给予抗 IL-6 单克隆抗体司妥昔单抗（siltuximab）治疗，结果反应率达 34%[224]。司妥昔单抗每 3 周经静脉滴注给药一次，可长期使用（最多 60 个月）[225]。司妥昔单抗经美国 FDA 批准用于治疗 HIV 阴性患者的 Castleman 病,但不能用于 HIV 阳性患者的治疗。托珠单抗(tocilizumab)是一种抗 IL-6 受体的单克隆抗体,已被美国 FDA 批准用于类风湿性关节炎。托珠单抗在两例 HIV 阳性伴 Castleman 病患者中具有短期作用,两例患者均在 6 个月内复发,后续需要用利妥昔单抗治疗[226]。托珠单抗未经美国 FDA 批准用于治疗 Castleman 病。另一种治疗 Castleman 病的方法是抗病毒治疗,如更昔洛韦(ganciclovir)、缬更昔洛韦(valganciclovir)、膦甲酸(foscarnet)、西多福韦(cidofovir)或齐多夫定,以达到抑制 HHV8 复制的目的[227,228]。使用大剂量齐多夫定联合缬更昔洛韦治疗 14 例 HIV 阳性伴 Castleman 病,结果 C 反应蛋白水平、人源 IL-6 水平和 HHV8 病毒载量均有所改善;中位无进展期为 6 个月,主要毒副作用为骨髓抑制。然而,直到从临床试验中可获得更多的信息之前,仍强烈地支持将利妥昔单抗作为治疗 Castleman 病的骨干药物。

卡波西肉瘤相关疱疹病毒-相关炎性细胞因子综合征

卡波西肉瘤相关疱疹病毒(Kaposi sarcoma-associated herpesvirus,KSHV)-相关炎性细胞因子综合征(Kaposi sarcoma-associated herpesvirus-associated inflammatory cytokine syndrome,KICS)是一种新命名的综合征,这是一种以类似于恶化时期的 Castleman 病为特征的炎症性疾病,但没有诊断 Castleman 病的病理表现[229~231]。患者可出现发热、出汗、厌食、白细胞减少、贫血、血小板减少症、低白蛋白血症和低钠血症,还可能有呼吸困难或腹痛。早期报告中的六名患者中有四名患者还有卡波西肉瘤严重临床症状。KICS 患者具有非常高的 HHV8 病毒载量,这类似于多中心 Castleman 病恶变时期。其他细胞因子(包括人 IL-6,病毒 IL-6 和 IL-10)的水平在 KICS 和多中心型 Castleman 病患者中是相似的,并且远高于只罹患卡波西肉瘤患者。截至目前,关于 KICS 究竟是一种顿挫型的多中心 Castleman 病,或只是 Castleman 病临床表现的一部分,还是作为一种独特的临床综合征,仍需要更多的研究。关于治疗 KICS 的信息更是少之又少。

人类免疫缺陷病毒相关性噬血细胞综合征

噬血细胞综合征(hemophagocytic syndrome)是一种罕见且具有潜在致命性的疾病。其特征在于过度的免疫激活,在 HIV 感染人群中发生的频率高。在 ART 前尸检研究中,56 例死于 AIDS 的患者中有 20% 发生了噬血现象[232]。噬血细胞综合征的发病机制是由于未能有效调节免疫反应,导致 T 淋巴细胞过度活化,细胞因子分泌增加以及巨噬细胞的超活化。噬血细胞综合征可分为原发性和继发性。后者可由感染、血液恶性肿瘤或自身免疫性疾病引起[233]。HIV 阳性患者噬血细胞综合征通常继发于病毒感染,可以是 HIV 本身,但更常见于疱疹病毒家族成员(EBV、CMV、HHV8),但也可能发生于霍奇金淋巴瘤、NHL 或 Castleman 病患者中[234]。一项纳入 58 名 ART 时代 HIV 阳性伴有噬血细胞综合征患者的研究显示[234],确诊时患者 HIV 持续感染中位时间为 4 年;大多数接受 ART 治疗,中位 CD4 计数为 91 细胞/μl,提示该患者已是晚期艾滋病。噬血细胞综合征患者病情通常很严重:40% 以上需要 ICU 护理,31% 在确诊的一年内死亡。HIV 阳性伴血噬细胞综合征者临床表现包括发热、

肝脾肿大和血细胞减少;常出现铁蛋白显著升高(大于正常范围上限值的 10 倍)、凝血障碍和甘油三酯升高[234]。

HIV 感染人群中,噬血细胞综合征鉴别诊断包括 Castleman 病恶变或 KICS,这些综合征的临床特征可能存在部分重叠。表 81-8 罗列了继发性噬血细胞综合征的诊断标准。如果确认存在导致噬血细胞综合征的潜在触发因素,那么可针对该触发因素进行特殊治疗。应根据国际组织细胞协会(Histiocytosis Society)1994 方案[235]或国际组织细胞协会 2004 方案[236](简称 HLH-2004 方案,第 71 章)对血噬细胞综合征进行标准化治疗。但是,仍然有必要注意环孢素与特定 ART 药物之间相互作用。

表 81-8　继发性噬血细胞综合征的诊断标准

1. 发热大于 38.5℃
2. 脾肿大
3. 血清中存在至少存在 2 种血细胞减少症(血红蛋白<9g/dl,血小板<100 000/μl,中性粒细胞<1000/μl)
4. 高甘油三酯血症(空腹时>265mg/dl)和/或低纤维蛋白原(<150mg/dl)
5. 在骨髓,脾脏,淋巴结或肝脏活检中发现的噬血细胞作用
6. 自然杀伤细胞活性低或无活性
7. 铁蛋白>500mg/ml
8. 可溶性 CD25 升高

*需要满足这 8 项标准中的至少 5 项才能诊断为血噬细胞综合征。
Adapted with permission from Henter JI, Horne A, Arico M, et al: HLH-2004: Diagnostic and therapeutic guidelines for hemophagocytic lymphohistiocytosis. Pediatr Blood Cancer 48(2): 124~131,2007.

贫血与人类免疫缺陷病毒

贫血在 HIV 感染者中很常见。艾滋病病毒监测项目的纳入多位点成人和青少年群体[237],包括从 1990 年至 1996 年,在前 ART 时代,大约 32 000 名生活在美国的 HIV 阳性患者。在本研究中,37% 男性和 43% 女性临床艾滋病患者(一种 AIDS 定义疾病)首次测量血红蛋白值少于 10g/dl。即使有的患者 CD4 计数超过 200 细胞/μl 且未伴有 AIDS 定义疾病,其贫血患病率仍然很高:男性有 28%,女性有 31%,该数据中贫血的界定标准为男性血红蛋白低于 14g/dl,女性低于 12g/dl。随访 1 年,贫血的发生率在 HIV 阳性未伴有免疫性或临床艾滋病患者中为 3.2%,伴有免疫性艾滋病的患者中为 12.1%,伴有临床艾滋病的患者中达 36.9%。不可否认,贫血与随访期间死亡风险增加了 1.5 倍~2.5 倍有关[237]。

一项前瞻性研究显示,血红蛋白与 CD4 计数之间呈中度相关性,而且启动 ART 疗法可增加血红蛋白值[238]。同样地,ART 中断可增加贫血的风险[239]。对美国六个地点 2056 例 HIV 阳性女性的调查表明,使用 ART 仅仅 6 个月就与贫血的改善有关[240]。而包括 CD4 计数小于 200 细胞/μl、HIV 病毒载量大于 50 000 拷贝/ml 及红细胞平均体积小于 80fl 在内的这几个因素,则可导致机体纠正贫血的能力下降。在欧洲和南非 HIV 阳性人群大规模的队列研究中,贫血被认为是影响预后的一个关键因素[241,242]。退伍军人老龄化研究评估已接受 ART 疗法 1 年以上的 HIV 阳性患者,以确定能够预测死亡的因素[243]。本研究将年龄、CD4 计数、HIV 病毒载量、血红蛋白、肾小球滤过率、是否有丙型肝炎以及肝功能综合指标作为死亡率预测因子。结

果血红蛋白即使轻度下降也能显著影响死亡率。退伍军人老龄化研究提出的指标随后在一个独立的队列研究中得到验证[244]。因此,即使在ART时代,贫血与预后较差有关,而与CD4计数和HIV病毒载量等传统风险无关。

人类免疫缺陷病毒相关贫血的病理生理

通常,贫血由多种因素所导致。HIV阳性人群中导致贫血的病理生理原因有很多(表81-9)。值得一提的是,HIV对造血作用的特殊影响,包括对造血祖细胞的直接感染(削弱其存活、增殖、分化和成熟能力),对骨髓基质细胞的感染(影响其在骨髓微环境中支持造血的功能[245])以及对造血生长因子的生成或功能的改变。此外,HIV感染还与可导致无效造血的慢性炎症状态[38]有关。炎症标志物(包括IL-6)的水平在HIV阳性个体中明显高于HIV阴性对照组,即使是对正在接受ART、病毒载量不可检测的患者来说,也是如此。在某种程度上,炎症反应由IL-6介导,上调了在铁代谢中起关键作用的铁调素(hepcidin),其血清水平与CD4计数呈负相关[246,247]。

表81-9 人类免疫缺陷病毒相关贫血的原因

红细胞生成减少性贫血

HIV对造血作用的影响

骨髓浸润(如鸟分枝杆菌复合体、组织胞浆菌病、非霍奇金淋巴瘤、霍奇金淋巴瘤)

纯红细胞再生障碍(细小病毒B19)

药物抑制造血作用(如齐多夫定)

营养缺乏症(如维生素B_{12}、叶酸、铁)

炎症

红细胞破坏过多性贫血

血栓性血小板减少性紫癜

免疫溶血性贫血

葡萄糖-6-磷酸脱氢酶缺乏症(如氨苯砜,甲氧苄啶-磺胺甲噁唑)

噬血细胞综合征

失血性贫血

胃肠道出血(如胃肠道卡波西肉瘤)

曾经,尝试在体外用HIV感染正常的造血祖细胞;而且,又对从HIV阳性患者中获得的造血祖细胞进行研究,最初提出HIV感染造血祖细胞是极为罕见的。然而,随着对HIV-1C亚型(非洲人群中占主导地位的亚型)研究表明,有一部分红系爆式集落形成单位(Burst-forming Unit-erythroid,BFU-E)、粒细胞-巨噬细胞集落形成单位(Granulocyte-macrophage Colony-forming Units,CFU-GM)和多细胞集落形成单位(Granulocyte-erythrocyte-monocyte and Megakaryocyte Colony Forming Units,CFU-GEMM)可以在体外感染HIV[248]。能够感染HIV-B亚型(美国和欧洲的主要亚型)的造血祖细胞的比例较小(在1%的范围内)。正在接受ART疗法且病毒载量不可检得的HIV阳性患者中,部分可通过PCR在少数分离出来的CD34阳性细胞中检测到HIV前病毒[249],这表明HIV可以在体内潜在地感染造血祖细胞;分选CD133阳性的骨髓细胞可获得类似的结果[250]。一项使用人源化小鼠特殊品系的近期研究表明,一些人类

$CD34^+$、$CD38^+$的中间前体细胞(intermediate progenitor cells)在体内可被艾滋病病毒感染,而且这些祖细胞在体外培养时生长受损,特别是在红系和巨核细胞系[251]。

正常情况下,血红蛋白降低时,肾脏可产生更多的促红细胞生成素。然而,HIV阳性人群促红细胞生成素的增长速度很缓慢[252,253]。除此之外,部分HIV阳性患者中可以检测到抗促红细胞生成素抗体,该抗体与贫血风险的增加有关[254]。抗促红细胞生成素抗体能够识别促红细胞生成素与其受体结合时所需的肽段,该肽段与HIV蛋白质具有序列同源性,这提示分子模拟可能是抗促红细胞生成素抗体发生发展的潜在机制[255]。

ART时代,一项纳入旧金山200名HIV阳性患者的横断面研究表明,低睾酮水平与男性HIV感染者的贫血有关[256]。性腺功能低下症可导致体重下降、骨质疏松症和艾滋病消耗综合征(AIDS wasting syndrome)。然而,使用睾酮治疗是否可以纠正这些患者的贫血仍有待进一步研究。

偶然情况下,贫血原因为细小病毒B19引起的纯红细胞再生障碍。细小病毒B19是一种小DNA病毒,可感染和裂解晚期人类红细胞前体细胞[257],并引起免疫活性患者网织红细胞暂时性减少。细小病毒B19相关疾病的临床表现包括,儿童中的"拍脸疹(slapped cheek rash)"和成人关节痛,但大多数具有免疫活性的患者无症状。合并溶血性贫血的患者需要生成大量的网织红细胞,可能会在细小病毒B19感染后发生暂时性再生障碍危象。无免疫活性的个体可能无法在血液和骨髓建立足够清除细小病毒B19的抗体应答,这将导致病毒持续感染,且伴有网织红细胞减少和贫血。在一项关于细小病毒B19相关性贫血HIV阳性研究中,中位CD4计数为42个细胞/μl,这表明细小病毒B19相关的纯红细胞再生障碍与晚期免疫缺陷有关[258]。这些患者的特征性表现为缺乏网织红细胞的正细胞性贫血,但白细胞和血小板正常。通常,细小病毒免疫球蛋白G(IgG)和IgM水平对疾病的确诊并无帮助,但PCR检测血液中细小病毒是可靠的诊断试验[259]。骨髓评估可能显示特征性巨型红细胞,晚期红系前体细胞明显减少,髓系和巨核细胞系正常。除了输血支持外,一些患者对ART有反应,但大多数患者仍需要额外的治疗。普通人群中细小病毒B19抗体有较高的流行性;因此,人IgG的混合制剂是抗细小病毒抗体的重要来源。输注人IgG能够从血液中清除细小病毒B19,并改善网织红细胞的生成,同时还解决了HIV阳性患者因细小病毒B19诱导的纯红细胞再生障碍所导致的贫血[259,260]。然而,CD4计数小于80细胞/μl的患者仍极易在6个月内复发,可能需要再治疗。

药物和贫血

HIV感染者发生贫血的一个重要原因是药物:包括用于预防感染的药物和ART。齐多夫定可引起大细胞性贫血和白细胞减少;正是考虑到这个毒性作用,目前齐多夫定使用并不广泛。司他夫定也与贫血有关,但发生率比齐多夫定低[261]。用于预防耶氏肺孢子菌感染的氨苯砜(Dapsone)或甲氧苄啶-磺胺甲噁唑(trimethoprim-sulfamethoxazole)可在葡萄糖-6-磷酸脱氢酶(G6PD)缺乏症患者中引起溶血性贫血。更昔洛韦或缬更昔洛韦常可引起全血细胞减少,它们多用于治疗单纯疱疹病毒(HSV)、水痘-带状疱疹、CMV,有时也用于8型人类疱疹病毒(HHV8)。除此之外,甲氧苄啶-磺胺甲噁唑也能引起骨髓抑制

和全血细胞减少。

贫血的治疗

启动 ART 是治疗 HIV 相关性贫血的最佳方法。如果确定了特异性贫血原因，如细小病毒 B19，则可以提供针对性治疗。早期临床试验表明，对服用齐多夫定的 HIV 阳性贫血患者，使用促红细胞生成素治疗可以改善血红蛋白水平及降低输注红细胞的需求[262]，虽然该方法仅限于内源性促红细胞生成素水平不高于 500mU/ml 的患者[262,263]。由于齐多夫定不再作为 ART 疗法的一个组成部分，促红细胞生成素的使用也不再那么频繁。然而，对 HIV 阳性患者，使用齐多夫定导致其体内促红细胞生成素水平等于或低于 500mU/ml 的贫血，仍然是美国 FDA 批准的红细胞生成素的使用指征。但是，在整合了 6 项研究的 Cochrane 分析中[264]，纳入 500 多例使用促红细胞生成素或安慰剂治疗的 HIV 阳性患者，得到的结论是促红细胞生成素并没有降低死亡风险，对生活质量也没有明显的影响。此外，促红细胞生成素具有副作用，包括加剧高血压、增加血栓形成的风险、非常罕见致纯红细胞生成障碍的风险，以及增加特定类型癌症中肿瘤进展或复发的风险。同样，高成本也是限制促红细胞生成素使用的一大问题。

人类免疫缺陷病毒相关微血管病变

据报道，在 HIV 流行的早期，HIV 阳性群体发生血栓性微血管病变的风险增加，可出现血栓性血小板减少性紫癜(thrombotic thrombocytopenic purpura，TTP)或溶血性尿毒症综合征(hemolytic-uremic syndrome，HUS)。一项纳入 1223 例 ART 前时代临床艾滋病患者的回顾性分析显示，1.4% 的患者符合血栓性微血管病的诊断标准。然而，从 1997 年到 2000 年，随访了 347 名患者的前瞻性队列研究并没有发现存在血栓性微血管病变的患者，这提示由于有效的 ART，微血管病变的发生率可能有所下降[265]。为了支持这一观点，在 ART 时代进行了一项包括 6022 例 HIV 阳性患者的研究，发现有 0.3% 出现血栓性微血管病变[266]；而且，具有血栓性微血管病变的患者平均 CD4 计数较低，血浆病毒载量较高，临床艾滋病的发病率高于无微血管病变的 HIV 阳性患者。在美国，登记备案为 TTP 的患者已被调查哪些是 HIV 携带者；在 1989 年至 2007 年期间，俄克拉荷马州 TTP/HUS 登记处有 362 名患者，其中 1.80% 为 HIV 阳性，而当地社区 HIV 感染率为 0.3%[267]。该研究中，有几例 HIV 阳性患者被认为是其他原因导致了微血管性溶血性贫血，这强调全面考虑能引起血栓性微血管病变的所有疾病的重要性；反过来，这可能决定了是否要进行血浆去除/血浆置换治疗[267]。一组包含 24 例 HIV 阳性 TTP 患者病例报告表明，患者平均血红蛋白为 6.8g/dl，平均血小板计数为 20000/μl，平均 LDH 为正常值的 4.5 倍，平均 CD4 计数为 236 个细胞/μl，且大多数患者 HIV 病毒载量超过 10 000 拷贝/ml。患者立即接受血浆置换(平均 13 次治疗)并开始抗病毒治疗后，获得了与 HIV 阴性 TTP 患者相当的优异疗效，只有一个病人死亡。然而，24 例患者中有 6 例出现 TTP 复发，多在病毒载量增加的情况下出现，需要再次对他们进行治疗[268]。法国血栓性微血管病(TMA)网络患者的研究显示，236 例患者中有 29 例为 HIV 阳性。ADAMTS 13 活性小于 5% 的 HIV 阳性患者中，具有低 ADAMTS13 活性的 HIV 阴性患者相似结果。然而，ADAMTS 13 活性大于

5% 的 HIV 阳性患者往往的是极晚期的 HIV，中位 CD4 计数为 30 个细胞/μl，在血栓性微血管病诊断中出现更多的感染性并发症、多重 AIDS 相关并发症，这类患者有相当高的死亡率[269]。因此，在非晚期 HIV 的患者中及时进行血浆去除/血浆置换和 ART 治疗后，HIV 阳性患者的 TTP 可取得优异疗效。

人类免疫缺陷病毒相关性血小板减少症

在 ART 前时代，大约有 10% ~ 30% HIV 感染者患有血小板减少症，即血小板计数小于 15 万/μl。HIV 感染者大约有 10% 患者的最初表现为血小板减少。由于合并丙型肝炎和肝硬化增加，那些因静脉吸毒而感染 HIV 的患者血小板减少症的发生率更高。一项英国研究对罹患特定疾病(包括血小板减少症)患者进行选择性 HIV 检测，并对结果进行了评估；他们发现血小板减少症患者 HIV 感染率有所上升[270]，这提示在评估孤立性血小板减少症患者时，需包括 HIV 检测。在 ART 时代，不列颠哥伦比亚艾滋病卓越中心(the British Columbia Center for Excellence in HIV/AIDS)5290 名患者中有 26% 患者血小板计数少于 100 000/μl，3% 患者血小板计数少于 20 000/μl[271]。联合 HIV 研究成果/美国研究(Collaboration in HIV Outcomes Research/U.S. study，CHORUS)关于血小板减少发生率及严重程度大规模队列研究中[272]，包括 1997 年至 2006 年的 6300 例 HIV 阳性患者，结果发现血小板减少症(血小板计数<150 000/μl)患病率为 14%。然而，这个队列研究排除了感染丙型肝炎或乙型肝炎的患者，所以如果纳入这些患者，血小板减少症的患病率可能会更高[272]。在该研究中，3.1% 患者血小板计数为不高于 50 000/μl，1.7% 的患者血小板计数为 30 000/μl 及以下。大多数尚未开始 ART 治疗，且 CD4 计数大于 200 细胞/μl 的患者出现的严重血小板减少，这表明了可能在严重免疫缺陷出现之前就已发生血小板减少。这些数据与不列颠哥伦比亚艾滋病卓越中心的研究结果一致，即 72% 诊断为 ITP 的患者中 CD4 计数在大于或等于 200 个细胞每微升[271]。

HIV 急性感染期也能发生轻度血小板减少症，此时 HIV 的复制不受约束且存在强烈的免疫活化。在一项包括 957 例 HIV 急性感染患者的研究中，9.7% 患者血小板计数小于 150 000/μl，2.3% 血小板计数低于 100 000/μl，未出现血小板计数低于 50 000/μl 的患者[273]。在开始抗逆转录病毒治疗的患者中，血小板计数约在 1 个月内恢复。未开始 ART 的患者，血小板恢复的时间则是 2 个月以内。与维持正常血小板计数的患者相比，那些在 HIV 急性感染期间发生血小板减少症的患者，未来 3 年内发展为低血小板计数的概率提高了 3 倍(13.3%)。因此，即使不能立即开始 ART，大多数在 HIV 急性感染期间发生血小板减少症的患者恢复得很快。一项旨在评估 HIV 相关性血小板减少症危险因素的研究，包括 73 名 HIV 阳性、血小板计数持续 3 个月低于 100 000/μl 的患者，与 73 例非血小板减少症的对照组匹配。确认的危险因素包括：HIV 病毒载量大于 400 拷贝/ml、协同感染丙型肝炎和肝硬化[274]。一项纳入 207 例未接受过 ART 患者的研究表明，血小板计数与病毒载量呈负相关[275]。

血小板动力学研究显示，与 HIV 阴性健康志愿者(198 小时)相比，未进行 ART HIV 阳性患者的血小板生存期(92 小时)明显缩短[276]。在这些研究中，即使是血小板计数正常的 HIV 阳性患者，相较于 HIV 阴性健康志愿者，血小板生存期及

产量均略有降低。如前文所述，部分人群的造血祖细胞在体内可以被 HIV 感染，而且这些细胞在体外表现出巨核细胞成熟障碍[251]。除此之外，巨核细胞也可以被 HIV 感染[277]，这些可能是导致 HIV 阳性患者骨髓生成血小板不足的原因。针对 HIV 和丙型肝炎联合感染患者中出现更为频繁和严重的血小板减少症，可认为是由于 HIV 和丙型肝炎共同感染人群中肝硬化风险的增加；可能原因包括血小板生成素（主要血小板生长因子）生成减少，以及门静脉高压、脾肿大和脾脏中血小板聚集的综合效应，导致了严重的血小板减少症。伴有严重肝衰竭的患者还有轻度弥散性血管内凝血可能。

评估 HIV 阳性患者血小板减少症与 HIV 阴性患者相似，应包括完整病史采集和系统体格检查，辨认血小板型出血的症状和体征，以判断血小板减少症的临床严重程度。检查血涂片以确认患者确实是血小板减少，而非血小板聚集，同时评估红细胞的异常情况和白细胞的数量及形态。如果仍未能确认，应检测患者是否有丙型肝炎。对依从性差或持续抵制 ART 方案的患者，还需确定 HIV 病毒载量和 CD4 计数，因为情况若持续发展可引起 HIV 相关的血小板减少症的恶化。需要详细询问病人，在过去一个月内服用了多少应服 HIV 药物，或者说漏服了多少药物。应彻底审查药物清单，包括非处方药、自然疗法药物和膳食补充剂。血小板减少症鉴别诊断包括 HIV 相关性 ITP、丙型肝炎相关性 ITP、幽门螺杆菌相关性 ITP、药物副作用或抗磷脂抗体综合征。如果患者还有贫血，应考虑 TTP 或 ITP（Evans 综合征）的免疫性溶血性贫血。对伴有其他血细胞减少的发热患者，应与 Castleman 病和噬血细胞综合征鉴别（表81-10）。

表81-10 人类免疫缺陷病毒相关性全血细胞减少症

- 具有高病毒载量的晚期艾滋病
- 药物的副作用
- 骨髓恶性肿瘤（非霍奇金淋巴瘤，霍奇金淋巴瘤）
- 骨髓感染（鸟分枝杆菌复合体，组织胞浆菌病，巨细胞病毒，结核分枝杆菌）
- Castleman 病
- 噬血细胞综合征
- 酒精滥用
- 维生素 B_{12} 或叶酸缺乏

人类免疫缺陷病毒相关特发性血小板减少性紫癜的治疗

ART 疗法能够在大约 3 个月内，改善大多数 HIV 相关性 ITP 患者的血小板计数[278~280]。对尚未进行 ART 的患者，首选治疗方案是启动 ART；对正在进行 ART 的患者，则需要对其疗效进行评估。导致 ART 疗法失败的原因包括对药物治疗的依从性差，因为 ART 疗法控制 HIV 病毒载量的能力与是否坚持用药有关[281]。相反地，患者 HIV 也可能对 ART 药物产生耐药性，这可通过耐药性试验检测。就如何对这些问题进行优化管理，血液学家与传染病/艾滋病医师之间的密切沟通尤为重要。

ART 通常需要 3 个月才能改善血小板计数，若患者出现严重的血小板减少症（血小板<20 000/μl）或血小板型出血，则需要额外的干预措施。如果患者是 Rh 阳性且脾脏未受损，则静脉输注抗 D 疗效非常好[282]。在包括 HIV 阳性和 HIV 阴性患者在内的一项研究中，静脉注射抗 D 治疗可使两组成人患者的血小板计数平均增加 45 000/μl；大多数患者血小板增加持续超过 21 天。抗 D 治疗的主要副作用是血红蛋白降低（血红蛋白平均下降 1g/dl）。另一种方法是静脉注射免疫球蛋白，研究报道显示血小板计数增幅较小（平均 29 000/μl），反应持续时间（19 天）比静脉注射抗-D 的更短[283]；而且静脉注射抗 D 可能比静脉注射免疫球蛋白便宜。然而，抗-D 有可能导致严重的溶血反应，正是由于这种罕见的并发症，抗 D 有一个"黑盒子（Black Box）"警告。其替代方法与 HIV 阴性患者一样，使用标准剂量的泼尼松或冲击剂量地塞米松。类固醇在 HIV 阳性患者中应用较少，因为它可能引起 CD4 细胞计数减少，增加感染可能，并增加卡波西肉瘤进展风险。脾切除术对 HIV 阳性患者也有效[284]，但通常不需要此疗法。也有病例报告记录了 HIV 阳性患者应用罗米司亭（romiplostim）或艾曲波帕（eltrombopag）情况[285,286]。

HIV 阳性 ITP 患者出现严重的血小板减少时，不建议使用阿司匹林或非甾体抗炎药或鱼肝油，并对患者进行 ITP 复发症状（自发性鼻出血、自发性大片淤伤、牙龈出血等）的教育、鼓励并及时报告病情以进行医疗护理。大多数伴有 HIV 相关 ITP 患者可以在开始 ART 的同时，间隔 3 周给以 1~2 单位剂量的抗 D 进行治疗，随后会出现持续的血小板计数反应，能有效地控制 HIV。

人类免疫缺陷病毒相关性中性粒细胞减少

中性粒细胞计数<1300/μl 时可定义为中性粒细胞减少症。在非洲、亚洲、美洲和加勒比地区，未接受过 ART 治疗的 HIV 阳性患者中该病的患病率为 14.3%[287]，美国患者队列研究中发病率略高，约为 16%。美国一项关于 HIV 阳性女性多中心前瞻性研究随访了 1729 名女性患者[288]，结果发现在 ART 前时代 7% 的患者中性粒细胞计数绝对值小于 1000/μl，随访 7.5 年 31% 的患者中性粒细胞计数绝对值小于 1000/μl。低 CD4 计数和高病毒载量是导致中性粒细胞减少的重要危险因素，而 ART 的启动与纠正中性粒细胞减少症有关。感染 HIV 患者可因各种原因而导致中性粒细胞减少症，该疾病可能是全血细胞减少症的一个组成部分（表81-10），也可以作为一个独立疾病而发生。如上文"人类免疫缺陷病毒相关贫血的病理生理"一节中所讨论的，HIV 对造血作用有很多影响，对祖细胞存活、生长和分化的影响以及对骨髓微环境的影响，均与骨髓生成、红细胞生成和巨核细胞生成相关。

连续跟踪门诊中出现中性粒细胞计数绝对值小于 1000/μl 的 87 例 HIV 感染者研究显示，绝大多数接受了至少一种已知的骨髓抑制药物，87 例患者中有 59 例接受了三种及以上的骨髓抑制药物。许多其他药物是中性粒细胞减少的罕见原因[289]，研究结果表明药物诱导中性粒细胞减少在这一群体患者中的重要性。

曾报道过 HIV 阳性患者中性粒细胞减少症的其他原因，包括维生素缺乏如叶酸或维生素 B_{12} 缺乏、丙型肝炎相关自身免疫性中性细胞减少症、酒精毒性和左旋咪唑掺杂的可卡因，这些可引起严重的中性白细胞减少（中性粒细胞计数低至 0）。如果发现有严重的中性粒细胞减少与正常血红蛋白和血小板计数的患者，应特别询问是否有吸食可卡因[290]。

翻译：何巧梅，宋献民　互审：陈芳源　校对：赵维莅

参考文献

1. Sharp PM, Hahn BH: Origins of HIV and the AIDS pandemic. *Cold Spring Harb Perspect Med* 1:a006841, 2011.
2. Worobey M, Gemmel M, Teuwen DE, et al: Direct evidence of extensive diversity of HIV-1 in Kinshasa by 1960. *Nature* 455:661–664, 2008.
3. Gallo RC, Sarin PS, Gelmann EP, et al: Isolation of human T-cell leukemia virus in acquired immune deficiency syndrome (AIDS). *Science* 220:865–867, 1983.
4. Barre-Sinoussi F, Chermann JC, Rey F, et al: Isolation of a T-lymphotropic retrovirus from a patient at risk for acquired immune deficiency syndrome (AIDS). *Science* 220:868–871, 1983.
5. de Silva TI, Cotten M, Rowland-Jones SL: HIV-2: The forgotten AIDS virus. *Trends Microbiol* 16:588–595, 2008.
6. de Silva TI, van Tienen C, Onyango C, et al: Population dynamics of HIV-2 in rural West Africa: Comparison with HIV-1 and ongoing transmission at the heart of the epidemic. *AIDS* 27:125–134, 2013.
7. Centers for Disease Control (CDC): Follow-up on Kaposi's sarcoma and *Pneumocystis* pneumonia. *MMWR Morb Mortal Wkly Rep* 30:409–410, 1981.
8. Centers for Disease Control (CDC): Kaposi's sarcoma and *Pneumocystis* pneumonia among homosexual men—New York City and California. *MMWR Morb Mortal Wkly Rep* 30:305–308, 1981.
9. Centers for Disease Control (CDC): *Pneumocystis* pneumonia—Los Angeles. *MMWR Morb Mortal Wkly Rep* 30:250–252, 1981.
10. Jaffe HW, Bregman DJ, Selik RM: Acquired immune deficiency syndrome in the United States: The first 1,000 cases. *J Infect Dis* 148:339–345, 1983.
11. Centers for Disease Control (CDC): *Pneumocystis carinii* pneumonia among persons with hemophilia A. *MMWR Morb Mortal Wkly Rep* 31:365–367, 1982.
12. Centers for Disease Control (CDC): Possible transfusion-associated acquired immune deficiency syndrome (AIDS)—California. *MMWR Morb Mortal Wkly Rep* 31:652–654, 1982.
13. Leads from the MMWR. Prevention of acquired immune deficiency syndrome (AIDS): Report of inter-agency recommendations. *JAMA* 249:1544–1545, 1983.
14. Centers for Disease Control (CDC): Immunodeficiency among female sexual partners of males with acquired immune deficiency syndrome (AIDS)—New York. *MMWR Morb Mortal Wkly Rep* 31:697–698, 1983.
15. Centers for Disease Control (CDC): Update: Acquired immunodeficiency syndrome (AIDS) among patients with hemophilia—United States. *MMWR Morb Mortal Wkly Rep* 32:613–615, 1983.
16. Pape JW, Liautaud B, Thomas F, et al: The acquired immunodeficiency syndrome in Haiti. *Ann Intern Med* 103:674–678, 1985.
17. Pape JW, Liautaud B, Thomas F, et al: Characteristics of the acquired immunodeficiency syndrome (AIDS) in Haiti. *N Engl J Med* 309:945–950, 1983.
18. De Cock KM, Jaffe HW, Curran JW: The evolving epidemiology of HIV/AIDS. *AIDS* 26:1205–1213, 2012.
19. Quinn TC, Wawer MJ, Sewankambo N, et al: Viral load and heterosexual transmission of human immunodeficiency virus type 1. Rakai Project Study Group. *N Engl J Med* 342:921–929, 2000.
20. Patel P, Borkowf CB, Brooks JT, et al: Estimating per-act HIV transmission risk: A systematic review. *AIDS* 28:1509–1519, 2014.
21. Bar M, Wyman SK, Fritz BR, et al: MicroRNA discovery and profiling in human embryonic stem cells by deep sequencing of small RNA libraries. *Stem Cells* 26:2496–2505, 2008.
22. Cohen MS, Chen YQ, McCauley M, et al: Prevention of HIV-1 infection with early antiretroviral therapy. *N Engl J Med* 365:493–505, 2011.
23. Hladik F, McElrath MJ: Setting the stage: Host invasion by HIV. *Nat Rev Immunol* 8:447–457, 2008.
24. Hu Q, Frank I, Williams V, et al: Blockade of attachment and fusion receptors inhibits HIV-1 infection of human cervical tissue. *J Exp Med* 199:1065–1075, 2004.
25. Borrow P: Innate immunity in acute HIV-1 infection. *Curr Opin HIV AIDS* 6:353–363, 2011.
26. Cohen MS, Shaw GM, McMichael AJ, et al: Acute HIV-1 Infection. *N Engl J Med* 364:1943–1954, 2011.
27. Wei X, Decker JM, Wang S, et al: Antibody neutralization and escape by HIV-1. *Nature* 422:307–312, 2003.
28. Borrow P, Lewicki H, Hahn BH, et al: Virus-specific CD8+ cytotoxic T-lymphocyte activity associated with control of viremia in primary human immunodeficiency virus type 1 infection. *J Virol* 68:6103–6110, 1994.
29. Borrow P, Lewicki H, Wei X, et al: Antiviral pressure exerted by HIV-1-specific cytotoxic T lymphocytes (CTLs) during primary infection demonstrated by rapid selection of CTL escape virus. *Nat Med* 3:205–211, 1997.
30. Cao J, McNevin J, Malhotra U, et al: Evolution of CD8+ T cell immunity and viral escape following acute HIV-1 infection. *J Immunol* 171:3837–3846, 2003.
31. Schmitz JE, Kuroda MJ, Santra S, et al: Control of viremia in simian immunodeficiency virus infection by CD8+ lymphocytes. *Science* 283:857–860, 1999.
32. Ganusov VV, Goonetilleke N, Liu MK, et al: Fitness costs and diversity of the cytotoxic T lymphocyte (CTL) response determine the rate of CTL escape during acute and chronic phases of HIV infection. *J Virol* 85:10518–10528, 2011.
33. Goonetilleke N, Liu MK, Salazar-Gonzalez JF, et al: The first T cell response to transmitted/founder virus contributes to the control of acute viremia in HIV-1 infection. *J Exp Med* 206:1253–1272, 2009.
34. Allen BJ, Raja C, Rizvi S, et al: Intralesional targeted alpha therapy for metastatic melanoma. *Cancer Biol Ther* 4:1318–1324, 2005.
35. Allen TM, Altfeld M, Yu XG, et al: Selection, transmission, and reversion of an antigen-processing cytotoxic T-lymphocyte escape mutation in human immunodeficiency virus type 1 infection. *J Virol* 78:7069–7078, 2004.
36. Allen TM, Altfeld M, Geer SC, et al: Selective escape from CD8+ T-cell responses represents a major driving force of human immunodeficiency virus type 1 (HIV-1)

37. sequence diversity and reveals constraints on HIV-1 evolution. *J Virol* 79:13239–13249, 2005.
37. Deeks SG, Kitchen CM, Liu L, et al: Immune activation set point during early HIV infection predicts subsequent CD4+ T-cell changes independent of viral load. *Blood* 104:942–947, 2004.
38. Deeks SG, Tracy R, Douek DC: Systemic effects of inflammation on health during chronic HIV infection. *Immunity* 39:633–645, 2013.
39. Douek DC, Roederer M, Koup RA: Emerging concepts in the immunopathogenesis of AIDS. *Annu Rev Med* 60:471–484, 2009.
40. Giorgi JV, Hultin LE, McKeating JA, et al: Shorter survival in advanced human immunodeficiency virus type 1 infection is more closely associated with T lymphocyte activation than with plasma virus burden or virus chemokine coreceptor usage. *J Infect Dis* 179:859–870, 1999.
41. Liu Z, Cumberland WG, Hultin LE, et al: Elevated CD38 antigen expression on CD8+ T cells is a stronger marker for the risk of chronic HIV disease progression to AIDS and death in the Multicenter AIDS Cohort Study than CD4+ cell count, soluble immune activation markers, or combinations of HLA-DR and CD38 expression. *J Acquir Immune Defic Syndr Hum Retrovirol* 16:83–92, 1997.
42. Brenchley JM, Price DA, Schacker TW, et al: Microbial translocation is a cause of systemic immune activation in chronic HIV infection. *Nat Med* 12:1365–1371, 2006.
43. Zeng M, Smith AJ, Wietgrefe SW, et al: Cumulative mechanisms of lymphoid tissue fibrosis and T cell depletion in HIV-1 and SIV infections. *J Clin Invest* 121:998–1008, 2011.
44. Zeng M, Southern PJ, Reilly CS, et al: Lymphoid tissue damage in HIV-1 infection depletes naive T cells and limits T cell reconstitution after antiretroviral therapy. *PLoS Pathog* 8:e1002437, 2012.
45. Freiberg MS, Chang CC, Kuller LH, et al: HIV infection and the risk of acute myocardial infarction. *JAMA Intern Med* 173:614–622, 2013.
46. Weber R, Sabin CA, Friis-Moller N, et al: Liver-related deaths in persons infected with the human immunodeficiency virus: The D:A:D study. *Arch Intern Med* 166:1632–1641, 2006.
47. Balagopal A, Ray SC, De Oca RM, et al: Kupffer cells are depleted with HIV immunodeficiency and partially recovered with antiretroviral immune reconstitution. *AIDS* 23:2397–2404, 2009.
48. Peters L, Neuhaus J, Mocroft A, et al: Hyaluronic acid levels predict increased risk of non-AIDS death in hepatitis-coinfected persons interrupting antiretroviral therapy in the SMART Study. *Antivir Ther* 16:667–675, 2011.
49. Duprez DA, Neuhaus J, Kuller LH, et al: Inflammation, coagulation and cardiovascular disease in HIV-infected individuals. *PLoS One* 7:e44454, 2012.
50. Shen YM, Frenkel EP: Thrombosis and a hypercoagulable state in HIV-infected patients. *Clin Appl Thromb Hemost* 10:277–280, 2004.
51. Lijfering WM, Sprenger HG, Georg RR, et al: Relationship between progression to AIDS and thrombophilic abnormalities in HIV infection. *Clin Chem* 54:1226–1233, 2008.
52. Fischl MA, Richman DD, Grieco MH, et al: The efficacy of azidothymidine (AZT) in the treatment of patients with AIDS and AIDS-related complex. A double-blind, placebo-controlled trial. *N Engl J Med* 317:185–191, 1987.
53. Fischl MA, Richman DD, Hansen N, et al: The safety and efficacy of zidovudine (AZT) in the treatment of subjects with mildly symptomatic human immunodeficiency virus type 1 (HIV) infection. A double-blind, placebo-controlled trial. The AIDS Clinical Trials Group. *Ann Intern Med* 112:727–737, 1990.
54. Lundgren JD, Phillips AN, Pedersen C, et al: Comparison of long-term prognosis of patients with AIDS treated and not treated with zidovudine. AIDS in Europe Study Group. *JAMA* 271:1088–1092, 1994.
55. Richman DD, Fischl MA, Grieco MH, et al: The toxicity of azidothymidine (AZT) in the treatment of patients with AIDS and AIDS-related complex. A double-blind, placebo-controlled trial. *N Engl J Med* 317:192–197, 1987.
56. Volberding PA, Lagakos SW, Grimes JM, et al: A comparison of immediate with deferred zidovudine therapy for asymptomatic HIV-infected adults with CD4 cell counts of 500 or more per cubic millimeter. AIDS Clinical Trials Group. *N Engl J Med* 333:401–407, 1995.
57. Volberding PA, Lagakos SW, Koch MA, et al: Zidovudine in asymptomatic human immunodeficiency virus infection. A controlled trial in persons with fewer than 500 CD4-positive cells per cubic millimeter. The AIDS Clinical Trials Group of the National Institute of Allergy and Infectious Diseases. *N Engl J Med* 322:941–949, 1990.
58. Montaner JS, Reiss P, Cooper D, et al: A randomized, double-blind trial comparing combinations of nevirapine, didanosine, and zidovudine for HIV-infected patients: The INCAS Trial. Italy, The Netherlands, Canada and Australia Study. *JAMA* 279:930–937, 1998.
59. Cameron DW, Japour AJ, Xu Y, et al: Ritonavir and saquinavir combination therapy for the treatment of HIV infection. *AIDS* 13:213–224, 1999.
60. Gulick RM, Mellors JW, Havlir D, et al: 3-year suppression of HIV viremia with indinavir, zidovudine, and lamivudine. *Ann Intern Med* 133:35–39, 2000.
61. Hammer SM, Squires KE, Hughes MD, et al: A controlled trial of two nucleoside analogues plus indinavir in persons with human immunodeficiency virus infection and CD4 cell counts of 200 per cubic millimeter or less. AIDS Clinical Trials Group 320 Study Team. *N Engl J Med* 337:725–733, 1997.
62. Walmsley S, Bernstein B, King M, et al: Lopinavir-ritonavir versus nelfinavir for the initial treatment of HIV infection. *N Engl J Med* 346:2039–2046, 2002.
63. Palella FJ Jr, Delaney KM, Moorman AC, et al: Declining morbidity and mortality among patients with advanced human immunodeficiency virus infection. HIV Outpatient Study Investigators. *N Engl J Med* 338:853–860, 1998.
64. Kalayjian RC, Franceschini N, Gupta SK, et al: Suppression of HIV-1 replication by antiretroviral therapy improves renal function in persons with low CD4 cell counts and chronic kidney disease. *AIDS* 22:481–487, 2008.
65. Brau N, Salvatore M, Rios-Bedoya CF, et al: Slower fibrosis progression in HIV/HCV-coinfected patients with successful HIV suppression using antiretroviral therapy. *J Hepatol* 44:47–55, 2006.

66. Loko MA, Bani-Sadr F, Valantin MA, et al: Antiretroviral therapy and sustained virol-ogical response to HCV therapy are associated with slower liver fibrosis progression in HIV-HCV-coinfected patients: Study from the ANRS CO 13 HEPAVIH cohort. *Antivir Ther* 17:1335–1343, 2012.

67. Thorpe J, Saeed S, Moodie EE, et al: Antiretroviral treatment interruption leads to progression of liver fibrosis in HIV-hepatitis C virus co-infection. *AIDS* 25:967–975, 2011.

68. Limketkai BN, Mehta SH, Sutcliffe CG, et al: Relationship of liver disease stage and antiviral therapy with liver-related events and death in adults coinfected with HIV/HCV. *JAMA* 308:370–378, 2012.

69. Neuhaus J, Jacobs DR, Jr., Baker JV, et al: Markers of inflammation, coagulation, and renal function are elevated in adults with HIV infection. *J Infect Dis* 201:1788–1795, 2010.

70. El-Sadr WM, Lundgren J, Neaton JD, et al: CD4+ count-guided interruption of antiret-roviral treatment. *N Engl J Med* 355:2283–2296, 2006.

71. Bhaskaran K, Mussini C, Antinori A, et al: Changes in the incidence and predictors of human immunodeficiency virus-associated dementia in the era of highly active antiret-roviral therapy. *Ann Neurol* 63:213–221, 2008.

72. d'Arminio Monforte A, Cinque P, Mocroft A, et al: Changing incidence of central ner-vous system diseases in the EuroSIDA cohort. *Ann Neurol* 55:320–328, 2004.

73. Townsend CL, Cortina-Borja M, Peckham CS, et al: Low rates of mother-to-child trans-mission of HIV following effective pregnancy interventions in the United Kingdom and Ireland, 2000–2006. *AIDS* 22:973–981, 2008.

74. Tubiana R, Le Chenadec J, Rouzioux C, et al: Factors associated with mother-to-child transmission of HIV-1 despite a maternal viral load <500 copies/ml at delivery: A case-control study nested in the French perinatal cohort (EPF-ANRS CO1). *Clin Infect Dis* 50:585–596, 2010.

75. Coombs RW, Reichelderfer PS, Landay AL: Recent observations on HIV type-1 infec-tion in the genital tract of men and women. *AIDS* 17:455–480, 2003.

76. Keiser O, Fellay J, Opravil M, et al: Adverse events to antiretrovirals in the Swiss HIV Cohort Study: Effect on mortality and treatment modification. *Antivir Ther* 12:1157–1164, 2007.

77. O'Brien ME, Clark RA, Besch CL, et al: Patterns and correlates of discontinuation of the initial HAART regimen in an urban outpatient cohort. *J Acquir Immune Defic Syndr* 34:407–414, 2003.

78. Fidler S, Porter K, Ewings F, et al: Short-course antiretroviral therapy in primary HIV infection. *N Engl J Med* 368:207–217, 2013.

79. Grijsen ML, Steingrover R, Wit FW, et al: No treatment versus 24 or 60 weeks of antiret-roviral treatment during primary HIV infection: The randomized Primo-SHM trial. *PLoS Med* 9:e1001196, 2012.

80. Hogan CM, Degruttola V, Sun X, et al: The setpoint study (ACTG A5217): Effect of immediate versus deferred antiretroviral therapy on virologic set point in recently HIV-1-infected individuals. *J Infect Dis* 205:87–96, 2012.

81. Timing of HAART initiation and clinical outcomes in human immunodeficiency virus type 1 seroconverters. *Arch Intern Med* 171:1560–1569, 2011.

82. Hocqueloux L, Prazuck T, Avettand-Fenoel V, et al: Long-term immunovirologic con-trol following antiretroviral therapy interruption in patients treated at the time of pri-mary HIV-1 infection. *AIDS* 24:1598–1601, 2010.

83. Le T, Wright EJ, Smith DM, et al: Enhanced CD4+ T-cell recovery with earlier HIV-1 antiretroviral therapy. *N Engl J Med* 368:218–230, 2013.

84. Strain MC, Little SJ, Daar ES, et al: Effect of treatment, during primary infection, on establishment and clearance of cellular reservoirs of HIV-1. *J Infect Dis* 191:1410–1418, 2005.

85. Ananworanich J, Schuetz A, Vandergeeten C, et al: Impact of multi-targeted antiret-roviral treatment on gut T cell depletion and HIV reservoir seeding during acute HIV infection. *PLoS One* 7:e33948, 2012.

86. Archin NM, Vaidya NK, Kuruc JD, et al: Immediate antiviral therapy appears to restrict resting CD4+ cell HIV-1 infection without accelerating the decay of latent infection. *Proc Natl Acad Sci U S A* 109:9523–9528, 2012.

87. Chun TW, Justement JS, Moir S, et al: Decay of the HIV reservoir in patients receiv-ing antiretroviral therapy for extended periods: Implications for eradication of virus. *J Infect Dis* 195:1762–1764, 2007.

88. Saez-Cirion A, Bacchus C, Hocqueloux L, et al: Post-treatment HIV-1 controllers with a long-term virological remission after the interruption of early initiated antiretroviral therapy ANRS VISCONTI Study. *PLoS Pathog* 9:e1003211, 2013.

89. French MA: HIV/AIDS: Immune reconstitution inflammatory syndrome: A reap-praisal. *Clin Infect Dis* 48:101–107, 2009.

90. Grant PM, Komarow L, Andersen J, et al: Risk factor analyses for immune reconstitu-tion inflammatory syndrome in a randomized study of early vs. deferred ART during an opportunistic infection. *PLoS One* 5:e11416, 2010.

91. Lawn SD, Myer L, Bekker LG, et al: Tuberculosis-associated immune reconstitution dis-ease: Incidence, risk factors and impact in an antiretroviral treatment service in South Africa. *AIDS* 21:335–341, 2007.

92. Muller M, Wandel S, Colebunders R, et al: Immune reconstitution inflammatory syn-drome in patients starting antiretroviral therapy for HIV infection: A systematic review and meta-analysis. *Lancet Infect Dis* 10:251–261, 2010.

93. Robertson J, Meier M, Wall J, et al: Immune reconstitution syndrome in HIV: Validat-ing a case definition and identifying clinical predictors in persons initiating antiretrovi-ral therapy. *Clin Infect Dis* 42:1639–1646, 2006.

94. Achenbach CJ, Harrington RD, Dhanireddy S, et al: Paradoxical immune reconstitution inflammatory syndrome in HIV-infected patients treated with combination antiretro-viral therapy after AIDS-defining opportunistic infection. *Clin Infect Dis* 54:424–433, 2012.

95. Meintjes G, Wilkinson RJ, Morroni C, et al: Randomized placebo-controlled trial of prednisone for paradoxical tuberculosis-associated immune reconstitution inflamma-tory syndrome. *AIDS* 24:2381–2390, 2010.

96. Hall HI, Song R, Rhodes P, et al: Estimation of HIV incidence in the United States. *JAMA* 300:520–529, 2008.

97. Marks G, Crepaz N, Senterfitt JW, et al: Meta-analysis of high-risk sexual behav-ior in persons aware and unaware they are infected with HIV in the United States: Implications for HIV prevention programs. *J Acquir Immune Defic Syndr* 39:446–453, 2005.

98. Crepaz N, Lyles CM, Wolitski RJ, et al: Do prevention interventions reduce HIV risk behaviours among people living with HIV? A meta-analytic review of controlled trials. *AIDS* 20:143–157, 2006.

99. Lyles CM, Kay LS, Crepaz N, et al: Best-evidence interventions: Findings from a systematic review of HIV behavioral interventions for US populations at high risk, 2000–2004. *Am J Public Health* 97:133–143, 2007.

100. Gray RH, Kigozi G, Serwadda D, et al: Male circumcision for HIV prevention in men in Rakai, Uganda: A randomised trial. *Lancet* 369:657–666, 2007.

101. Connor EM, Sperling RS, Gelber R, et al: Reduction of maternal-infant transmission of human immunodeficiency virus type 1 with zidovudine treatment. Pediatric AIDS Clinical Trials Group Protocol 076 Study Group. *N Engl J Med* 331:1173–1180, 1994.

102. Guay LA, Musoke P, Fleming T, et al: Intrapartum and neonatal single-dose nevirapine compared with zidovudine for prevention of mother-to-child transmission of HIV-1 in Kampala, Uganda: HIVNET 012 randomised trial. *Lancet* 354:795–802, 1999.

103. Baeten JM, Donnell D, Ndase P, et al: Antiretroviral prophylaxis for HIV prevention in heterosexual men and women. *N Engl J Med* 367:399–410, 2012.

104. Abdool Karim Q, Abdool Karim SS, Frohlich JA, et al: Effectiveness and safety of teno-fovir gel, an antiretroviral microbicide, for the prevention of HIV infection in women. *Science* 329:1168–1174, 2010.

105. Karim SS, Kashuba AD, Werner L, et al: Drug concentrations after topical and oral antiretroviral pre-exposure prophylaxis: Implications for HIV prevention in women. *Lancet* 378:279–281, 2011.

106. Chun TW, Carruth L, Finzi D, et al: Quantification of latent tissue reservoirs and total body viral load in HIV-1 infection. *Nature* 387:183–188, 1997.

107. Finzi D, Blankson J, Siliciano JD, et al: Latent infection of CD4+ T cells provides a mechanism for lifelong persistence of HIV-1, even in patients on effective combination therapy. *Nat Med* 5:512–517, 1999.

108. Siliciano JD, Kajdas J, Finzi D, et al: Long-term follow-up studies confirm the stability of the latent reservoir for HIV-1 in resting CD4+ T cells. *Nat Med* 9:727–728, 2003.

109. Hutter G, Nowak D, Mossner M, et al: Long-term control of HIV by CCR5 Delta32/Delta32 stem-cell transplantation. *N Engl J Med* 360:692–698, 2009.

109A. Shan L, Deng K, Shroff Neeta S, et al. Stimulation of HIV-1-Specific Cytolytic T Lym-phocytes Facilitates Elimination of Latent Viral Reservoir after Virus Reactivation. *Immunity* 36(3):491-501, 2012.

110. Tebas P, Stein D, Binder-Scholl G, et al: Antiviral effects of autologous CD4 T cells genetically modified with a conditionally replicating lentiviral vector expressing long antisense to HIV. *Blood* 121:1524–1533, 2013.

111. Tebas P, Stein D, Tang WW, et al: Gene editing of CCR5 in autologous CD4 T cells of persons infected with HIV. *N Engl J Med* 370:901–910, 2014.

112. Work Group for HIV and Aging Consensus Project: Summary report from the Human Immunodeficiency Virus and Aging Consensus Project: Treatment strategies for clini-cians managing older individuals with the human immunodeficiency virus. *J Am Geri-atr Soc* 60:974, 2012.

113. Deeks SG, Lewin SR, Havlir DV: The end of AIDS: HIV infection as a chronic disease. *Lancet* 382:1525–1533, 2013.

114. Powles T, Robinson D, Stebbing J, et al: Highly active antiretroviral therapy and the incidence of non-AIDS-defining cancers in people with HIV infection. *J Clin Oncol* 27:884–890, 2009.

115. Causes of death in HIV-1-infected patients treated with antiretroviral therapy, 1996–2006: Collaborative analysis of 13 HIV cohort studies. *Clin Infect Dis* 50:1387–1396, 2010.

116. Campsmith ML, Rhodes PH, Hall HI, et al: Undiagnosed HIV prevalence among adults and adolescents in the United States at the end of 2006. *J Acquir Immune Defic Syndr* 53:619–624, 2010.

117. Chiao EY, Dezube BJ, Krown SE, et al: Time for oncologists to opt in for routine opt-out HIV testing? *JAMA* 304:334–339, 2010.

118. Shiels MS, Pfeiffer RM, Hall HI, et al: Proportions of Kaposi sarcoma, selected non-Hodgkin lymphomas, and cervical cancer in the United States occurring in persons with AIDS, 1980–2007. *JAMA* 305:1450–1459, 2011.

119. Liapis K, Clear A, Owen A, et al: The microenvironment of AIDS-related diffuse large B-cell lymphoma provides insight into the pathophysiology and indicates possible ther-apeutic strategies. *Blood* 122:424–433, 2013.

120. Gloghini A, Dolcetti R, Carbone A: Lymphomas occurring specifically in HIV-infected patients: From pathogenesis to pathology. *Semin Cancer Biol* 23:457–467, 2013.

121. Coutinho R, Pria AD, Gandhi S, et al: HIV status does not impair the outcome of patients diagnosed with diffuse large B-cell lymphoma treated with R-CHOP in the cART era. *AIDS* 28:689–697, 2013.

122. Tirelli U, Spina M, Gaidano G, et al: Epidemiological, biological and clinical features of HIV-related lymphomas in the era of highly active antiretroviral therapy. *AIDS* 14:1675–1688, 2000.

123. Hegde U, Filie A, Little RF, et al: High incidence of occult leptomeningeal disease detected by flow cytometry in newly diagnosed aggressive B-cell lymphomas at risk for central nervous system involvement: The role of flow cytometry versus cytology. *Blood* 105:496–502, 2005.

124. Kaplan LD, Straus DJ, Testa MA, et al: Low-dose compared with standard-dose m-BACOD chemotherapy for non-Hodgkin's lymphoma associated with human immunodeficiency virus infection. National Institute of Allergy and Infectious Diseases AIDS Clinical Trials Group. *N Engl J Med* 336:1641–1648, 1997.

125. Lim ST, Karim R, Tulpule A, et al: Prognostic factors in HIV-related diffuse large-cell lymphoma: Before versus after highly active antiretroviral therapy. *J Clin Oncol* 23:8477–8482, 2005.

126. Little RF, Pittaluga S, Grant N, et al: Highly effective treatment of acquired immunode-ficiency syndrome-related lymphoma with dose-adjusted EPOCH: Impact of antiretro-viral therapy suspension and tumor biology. *Blood* 101:4653–4659, 2003.

127. Sparano JA, Lee JY, Kaplan LD, et al: Rituximab plus concurrent infusional EPOCH

chemotherapy is highly effective in HIV-associated B-cell non-Hodgkin lymphoma. *Blood* 115:3008–3016, 2010.

128. Dunleavy K, Little RF, Pittaluga S, et al: The role of tumor histogenesis, FDG-PET, and short-course EPOCH with dose-dense rituximab (SC-EPOCH-RR) in HIV-associated diffuse large B-cell lymphoma. *Blood* 115:3017–3024, 2010.

129. Kaplan LD, Lee JY, Ambinder RF, et al: Rituximab does not improve clinical outcome in a randomized phase 3 trial of CHOP with or without rituximab in patients with HIV-associated non-Hodgkin lymphoma: AIDS-Malignancies Consortium Trial 010. *Blood* 106:1538–1543, 2005.

130. Ribera JM, Oriol A, Morgades M, et al: Safety and efficacy of cyclophosphamide, Adriamycin, vincristine, prednisone and rituximab in patients with human immunodeficiency virus-associated diffuse large B-cell lymphoma: Results of a phase II trial. *Br J Haematol* 140:411–419, 2008.

131. Wyen C, Jensen B, Hentrich M, et al: Treatment of AIDS-related lymphomas: Rituximab is beneficial even in severely immunosuppressed patients. *AIDS* 26:457–464, 2012.

132. Levine AM, Noy A, Lee JY, et al: Pegylated liposomal doxorubicin, rituximab, cyclophosphamide, vincristine, and prednisone in AIDS-related lymphoma: AIDS Malignancy Consortium Study 047. *J Clin Oncol* 31:58–64, 2013.

133. Barta SK, Lee JY, Kaplan LD, et al: Pooled analysis of AIDS malignancy consortium trials evaluating rituximab plus CHOP or infusional EPOCH chemotherapy in HIV-associated non-Hodgkin lymphoma. *Cancer* 118:3977–3983, 2012.

134. Barta SK, Xue X, Wang D, et al: Treatment factors affecting outcomes in HIV-associated non-Hodgkin lymphomas: A pooled analysis of 1546 patients. *Blood* 122:3251–3262, 2013.

135. Zhong DT, Shi CM, Chen Q, et al: Study on effectiveness of gemcitabine, dexamethasone, and cisplatin (GDP) for relapsed or refractory AIDS-related non-Hodgkin's lymphoma. *Ann Hematol* 91:1757–1763, 2012.

136. Bi J, Espina BM, Tulpule A, et al: High-dose cytosine-arabinoside and cisplatin regimens as salvage therapy for refractory or relapsed AIDS-related non-Hodgkin's lymphoma. *J Acquir Immune Defic Syndr* 28:416–421, 2001.

137. Gopal S, Patel MR, Yanik EL, et al: Temporal trends in presentation and survival for HIV-associated lymphoma in the antiretroviral therapy era. *J Natl Cancer Inst* 105:1221–1229, 2013.

138. Costa LJ, Xavier AC, Wahlquist AE, et al: Trends in survival of patients with Burkitt lymphoma/leukemia in the USA: An analysis of 3691 cases. *Blood* 121:4861–4866, 2013.

139. Dolcetti R, Dal Col J, Martorelli D, et al: Interplay among viral antigens, cellular pathways and tumor microenvironment in the pathogenesis of EBV-driven lymphomas. *Semin Cancer Biol* 23:441–456, 2013.

140. Lim ST, Karim R, Nathwani BN, et al: AIDS-related Burkitt's lymphoma versus diffuse large-cell lymphoma in the pre-highly active antiretroviral therapy (HAART) and HAART eras: Significant differences in survival with standard chemotherapy. *J Clin Oncol* 23:4430–4438, 2005.

141. Galicier L, Fieschi C, Borie R, et al: Intensive chemotherapy regimen (LMB86) for St Jude stage IV AIDS-related Burkitt lymphoma/leukemia: A prospective study. *Blood* 110:2846–2854, 2007.

142. Xicoy B, Ribera JM, Miralles P, et al: Comparison of CHOP treatment with specific short-intensive chemotherapy in AIDS-related Burkitt's lymphoma or leukemia. *Med Clin (Barc)* 136:323–328, 2011.

143. Dunleavy K, Pittaluga S, Shovlin M, et al: Low-intensity therapy in adults with Burkitt's lymphoma. *N Engl J Med* 369:1915–1925, 2013.

144. Cortes J, Thomas D, Rios A, et al: Hyperfractionated cyclophosphamide, vincristine, doxorubicin, and dexamethasone and highly active antiretroviral therapy for patients with acquired immunodeficiency syndrome-related Burkitt lymphoma/leukemia. *Cancer* 94:1492–1499, 2002.

145. Wang ES, Straus DJ, Teruya-Feldstein J, et al: Intensive chemotherapy with cyclophosphamide, doxorubicin, high-dose methotrexate/ifosfamide, etoposide, and high-dose cytarabine (CODOX-M/IVAC) for human immunodeficiency virus-associated Burkitt lymphoma. *Cancer* 98:1196–1205, 2003.

146. Montoto S, Wilson J, Shaw K, et al: Excellent immunological recovery following CODOX-M/IVAC, an effective intensive chemotherapy for HIV-associated Burkitt's lymphoma. *AIDS* 24:851–856, 2010.

147. Rodrigo JA, Hicks LK, Cheung MC, et al: HIV-Associated Burkitt Lymphoma: Good Efficacy and Tolerance of Intensive Chemotherapy Including CODOX-M/IVAC with or without Rituximab in the HAART Era. *Adv Hematol* 2012:735392, 2012.

148. Xicoy B, Ribera JM, Muller M, et al: Dose-intensive chemotherapy including rituximab is highly effective but toxic in human immunodeficiency virus-infected patients with Burkitt lymphoma/leukemia: Parallel study of 81 patients. *Leuk Lymphoma* 55:2341–2348, 2014.

149. Nagai H, Odawara T, Ajisawa A, et al: Whole brain radiation alone produces favourable outcomes for AIDS-related primary central nervous system lymphoma in the HAART era. *Eur J Haematol* 84:499–505, 2010.

150. Newell ME, Hoy JF, Cooper SG, et al: Human immunodeficiency virus-related primary central nervous system lymphoma: Factors influencing survival in 111 patients. *Cancer* 100:2627–2636, 2004.

151. Uldrick TS, Pipkin S, Scheer S, et al: Factors associated with survival among patients with AIDS-related primary central nervous system lymphoma. *AIDS* 28:397–405, 2014.

152. Ammassari A, Cingolani A, Pezzotti P, et al: AIDS-related focal brain lesions in the era of highly active antiretroviral therapy. *Neurology* 55:1194–1200, 2000.

153. Bayraktar S, Bayraktar UD, Ramos JC, et al: Primary CNS lymphoma in HIV positive and negative patients: Comparison of clinical characteristics, outcome and prognostic factors. *J Neurooncol* 101:257–265, 2011.

154. Erdag N, Bhorade RM, Alberico RA, et al: Primary lymphoma of the central nervous system: Typical and atypical CT and MR imaging appearances. *AJR Am J Roentgenol* 176:1319–1326, 2001.

155. Antinori A, De Rossi G, Ammassari A, et al: Value of combined approach with thallium-201 single-photon emission computed tomography and Epstein-Barr virus DNA polymerase chain reaction in CSF for the diagnosis of AIDS-related primary CNS lymphoma. *J Clin Oncol* 17:554–560, 1999.

156. Lewitschnig S, Gedela K, Toby M, et al: ¹⁸F-FDG PET/CT in HIV-related central nervous system pathology. *Eur J Nucl Med Mol Imaging* 40:1420–1427, 2013.

157. Westwood TD, Hogan C, Julyan PJ, et al: Utility of FDG-PET CT and magnetic resonance spectroscopy in differentiating between cerebral lymphoma and non-malignant CNS lesions in HIV-infected patients. *Eur J Radiol* 82:e374–e379, 2013.

158. Jacomet C, Girard PM, Lebrette MG, et al: Intravenous methotrexate for primary central nervous system non-Hodgkin's lymphoma in AIDS. *AIDS* 11:1725–1730, 1997.

159. Rubenstein JL, Gupta NK, Mannis GN, et al: How I treat CNS lymphomas. *Blood* 122:2318–2330, 2013.

160. Delecluse HJ, Anagnostopoulos I, Dallenbach F, et al: Plasmablastic lymphomas of the oral cavity: A new entity associated with the human immunodeficiency virus infection. *Blood* 89:1413–1420, 1997.

161. Carbone A, Gloghini A, Canzonieri V, et al: AIDS-related extranodal non-Hodgkin's lymphomas with plasma cell differentiation. *Blood* 90:1337–1338, 1997.

162. Castillo J, Pantanowitz L, Dezube BJ: HIV-associated plasmablastic lymphoma: Lessons learned from 112 published cases. *Am J Hematol* 83:804–809, 2008.

163. Castillo JJ, Furman M, Beltran BE, et al: Human immunodeficiency virus-associated plasmablastic lymphoma: Poor prognosis in the era of highly active antiretroviral therapy. *Cancer* 118:5270–5277, 2012.

164. Schommers P, Wyen C, Hentrich M, et al: Poor outcome of HIV-infected patients with plasmablastic lymphoma: Results from the German AIDS-related lymphoma cohort study. *AIDS* 27:842–845, 2013.

165. Bibas M, Grisetti S, Alba L, et al: Patient with HIV-associated plasmablastic lymphoma responding to bortezomib alone and in combination with dexamethasone, gemcitabine, oxaliplatin, cytarabine, and pegfilgrastim chemotherapy and lenalidomide alone. *J Clin Oncol* 28:e704–e708, 2010.

166. Saba NS, Dang D, Saba J, et al: Bortezomib in plasmablastic lymphoma: A case report and review of the literature. *Onkologie* 36:287–291, 2013.

167. Ammari ZA, Mollberg NM, Abdelhady K, et al: Diagnosis and management of primary effusion lymphoma in the immunocompetent and immunocompromised hosts. *Thorac Cardiovasc Surg* 61:343–349, 2013.

168. Boulanger E, Gerard L, Gabarre J, et al: Prognostic factors and outcome of human herpesvirus 8-associated primary effusion lymphoma in patients with AIDS. *J Clin Oncol* 23:4372–4380, 2005.

169. Pan ZG, Zhang QY, Lu ZB, et al: Extracavitary KSHV-associated large B-Cell lymphoma: A distinct entity or a subtype of primary effusion lymphoma? Study of 9 cases and review of an additional 43 cases. *Am J Surg Pathol* 36:1129–1140, 2012.

170. Simonelli C, Spina M, Cinelli R, et al: Clinical features and outcome of primary effusion lymphoma in HIV-infected patients: A single-institution study. *J Clin Oncol* 21:3948–3954, 2003.

171. Chen YB, Rahemtullah A, Hochberg E: Primary effusion lymphoma. *Oncologist* 12:569–576, 2007.

172. Bhatt S, Ashlock BM, Natkunam Y, et al: CD30 targeting with brentuximab vedotin: A novel therapeutic approach to primary effusion lymphoma. *Blood* 122:1233–1242, 2013.

173. Bhatt S, Ashlock BM, Toomey NL, et al: Efficacious proteasome/HDAC inhibitor combination therapy for primary effusion lymphoma. *J Clin Invest* 123:2616–2628, 2013.

174. Zhou Z, Sehn LH, Rademaker AW, et al: An enhanced International Prognostic Index (NCCN-IPI) for patients with diffuse large B-cell lymphoma treated in the rituximab era. *Blood* 123:837–842, 2014.

175. Biggar RJ, Jaffe ES, Goedert JJ, et al: Hodgkin lymphoma and immunodeficiency in persons with HIV/AIDS. *Blood* 108:3786–3791, 2006.

176. Kowalkowski MA, Mims MP, Amiran ES, et al: Effect of immune reconstitution on the incidence of HIV-related Hodgkin lymphoma. *PLoS One* 8:e77409, 2013.

177. Shiels MS, Koritzinsky EH, Clarke CA, et al: Prevalence of HIV Infection among U.S. Hodgkin lymphoma cases. *Cancer Epidemiol Biomarkers Prev* 23:274–281, 2014.

178. Xicoy B, Ribera JM, Miralles P, et al: Results of treatment with doxorubicin, bleomycin, vinblastine and dacarbazine and highly active antiretroviral therapy in advanced stage, human immunodeficiency virus-related Hodgkin's lymphoma. *Haematologica* 92:191–198, 2007.

179. Montoto S, Shaw K, Okosun J, et al: HIV status does not influence outcome in patients with classical Hodgkin lymphoma treated with chemotherapy using doxorubicin, bleomycin, vinblastine, and dacarbazine in the highly active antiretroviral therapy era. *J Clin Oncol* 30:4111–4116, 2012.

180. Hasenclever D, Diehl V: A prognostic score for advanced Hodgkin's disease. International Prognostic Factors Project on Advanced Hodgkin's Disease. *N Engl J Med* 339:1506–1514, 1998.

181. Hentrich M, Berger M, Wyen C, et al: Stage-adapted treatment of HIV-associated Hodgkin lymphoma: Results of a prospective multicenter study. *J Clin Oncol* 30:4117–4123, 2012.

182. Borchmann P, Skoetz N, Trelle S: BEACOPP or no BEACOPP?—Authors' reply. *Lancet Oncol* 14:e488–e489, 2013.

183. Federico M, Bellei M, Cheson BD: BEACOPP or no BEACOPP? *Lancet Oncol* 14:e487–e488, 2013.

184. Skoetz N, Trelle S, Rancea M, et al: Effect of initial treatment strategy on survival of patients with advanced-stage Hodgkin's lymphoma: A systematic review and network meta-analysis. *Lancet Oncol* 14:943–952, 2013.

185. Younes A, Connors JM, Park SI, et al: Brentuximab vedotin combined with ABVD or AVD for patients with newly diagnosed Hodgkin's lymphoma: A phase 1, open-label, dose-escalation study. *Lancet Oncol* 14:1348–1356, 2013.

186. Re A, Cattaneo C, Michieli M, et al: High-dose therapy and autologous peripheral-blood stem-cell transplantation as salvage treatment for HIV-associated lymphoma in patients receiving highly active antiretroviral therapy. *J Clin Oncol* 21:4423–4427, 2003.

187. Krishnan A, Molina A, Zaia J, et al: Durable remissions with autologous stem cell transplantation for high-risk HIV-associated lymphomas. *Blood* 105:874–878, 2005.

188. Re A, Cattaneo C, Skert c, et al: Stem cell mobilization in HIV seropositive patients with lymphoma. *Haematologica* 98:1762–1768, 2013.

189. Diez-Martin JL, Balsalobre P, Re A, et al: Comparable survival between HIV+ and HIV- non-Hodgkin and Hodgkin lymphoma patients undergoing autologous peripheral blood stem cell transplantation. *Blood* 113:6011–6014, 2009.
190. Krishnan A, Palmer JM, Zaia JA, et al: HIV status does not affect the outcome of autologous stem cell transplantation (ASCT) for non-Hodgkin lymphoma (NHL). *Biol Blood Marrow Transplant* 16:1302–1308, 2010.
191. Balsalobre P, Diez-Martin JL, Re A, et al: Autologous stem-cell transplantation in patients with HIV-related lymphoma. *J Clin Oncol* 27:2192–2198, 2009.
192. Re A, Michieli M, Casari S, et al: High-dose therapy and autologous peripheral blood stem cell transplantation as salvage treatment for AIDS-related lymphoma: Long-term results of the Italian Cooperative Group on AIDS and Tumors (GICAT) study with analysis of prognostic factors. *Blood* 114:1306–1313, 2009.
193. Spitzer TR, Ambinder RF, Lee JY, et al: Dose-reduced busulfan, cyclophosphamide, and autologous stem cell transplantation for human immunodeficiency virus-associated lymphoma: AIDS Malignancy Consortium study 020. *Biol Blood Marrow Transplant* 14:59–66, 2008.
194. Michieli M, Mazzucato M, Tirelli U, et al: Stem cell transplantation for lymphoma patients with HIV infection. *Cell Transplant* 20:351–370, 2011.
195. Henrich TJ, Hu Z, Li JZ, et al: Long-term reduction in peripheral blood HIV type 1 reservoirs following reduced-intensity conditioning allogeneic stem cell transplantation. *J Infect Dis* 207:1694–1702, 2013.
196. Hutter G, Zaia JA: Allogeneic haematopoietic stem cell transplantation in patients with human immunodeficiency virus: The experiences of more than 25 years. *Clin Exp Immunol* 163:284–295, 2011.
197. Serrano D, Miralles P, Balsalobre P, et al: Graft-versus-tumor effect after allogeneic stem cell transplantation in HIV-positive patients with high-risk hematologic malignancies. *AIDS Res Hum Retroviruses* 29:1340–1345, 2013.
198. Dunleavy K, Wilson WH: How I treat HIV-associated lymphoma. *Blood* 119:3245–3255, 2012.
199. Bower M, Collins S, Cottrill C, et al: British HIV Association guidelines for HIV-associated malignancies 2008. *HIV Med* 9:336–388, 2008.
200. Hentrich M, Hoffmann C, Mosthaf F, et al: Therapy of HIV-associated lymphoma-recommendations of the oncology working group of the German Study Group of Physicians in Private Practice Treating HIV-Infected Patients (DAGNA), in cooperation with the German AIDS Society (DAIG). *Ann Hematol* 93:913–921, 2014.
201. Rudek MA, Flexner C, Ambinder RF: Use of antineoplastic agents in patients with cancer who have HIV/AIDS. *Lancet Oncol* 12:905–912, 2011.
202. Torres HA, Rallapalli V, Saxena A, et al: Efficacy and safety of antiretrovirals in HIV-infected patients with cancer. *Clin Microbiol Infect* 20:O672–O679, 2014.
203. Bower M, McCall-Peat N, Ryan N, et al: Protease inhibitors potentiate chemotherapy-induced neutropenia. *Blood* 104:2943–2946, 2004.
204. Bower M, Powles T, Stebbing J, et al: Potential antiretroviral drug interactions with cyclophosphamide, doxorubicin, and etoposide. *J Clin Oncol* 23:1328–1329; author reply 1329–1330, 2005.
205. Sparano JA, Lee S, Chen MG, et al: Phase II trial of infusional cyclophosphamide, doxorubicin, and etoposide in patients with HIV-associated non-Hodgkin's lymphoma: An Eastern Cooperative Oncology Group Trial (E1494). *J Clin Oncol* 22:1491–1500, 2004.
206. Wong AY, Marcotte S, Laroche M, et al: Safety and efficacy of CHOP for treatment of diffuse large B-cell lymphoma with different combination antiretroviral therapy regimens: SCULPT study. *Antivir Ther* 18:699–707, 2013.
207. Ezzat HM, Cheung MC, Hicks LK, et al: Incidence, predictors and significance of severe toxicity in patients with human immunodeficiency virus-associated Hodgkin lymphoma. *Leuk Lymphoma* 53:2390–2396, 2012.
208. Oksenhendler E, Boulanger E, Galicier L, et al: High incidence of Kaposi sarcoma-associated herpesvirus-related non-Hodgkin lymphoma in patients with HIV infection and multicentric Castleman disease. *Blood* 99:2331–2336, 2002.
209. Powles T, Stebbing J, Bazeos A, et al: The role of immune suppression and HHV-8 in the increasing incidence of HIV-associated multicentric Castleman's disease. *Ann Oncol* 20:775–779, 2009.
210. Carbone A, De Paoli P, Gloghini A, et al: KSHV-associated multicentric Castleman disease: A tangle of different entities requiring multitarget treatment strategies. *Int J Cancer* 137:251–261, 2015.
211. Polizzotto MN, Uldrick TS, Wang V, et al: Human and viral interleukin-6 and other cytokines in Kaposi sarcoma herpesvirus-associated multicentric Castleman disease. *Blood* 122:4189–4198, 2013.
212. Qu L, Jenkins F, Triulzi DJ: Human herpesvirus 8 genomes and seroprevalence in United States blood donors. *Transfusion* 50:1050–1056, 2010.
213. Hoffmann C, Schmid H, Muller M, et al: Improved outcome with rituximab in patients with HIV-associated multicentric Castleman disease. *Blood* 118:3499–3503, 2011.
214. Gerard L, Michot JM, Burcheri S, et al: Rituximab decreases the risk of lymphoma in patients with HIV-associated multicentric Castleman disease. *Blood* 119:2228–2233, 2012.
215. Oksenhendler E, Carcelain G, Aoki Y, et al: High levels of human herpesvirus 8 viral load, human interleukin-6, interleukin-10, and C reactive protein correlate with exacerbation of multicentric Castleman disease in HIV-infected patients. *Blood* 96:2069–2073, 2000.
216. Stebbing J, Adams C, Sanitt A, et al: Plasma HHV8 DNA predicts relapse in individuals with HIV-associated multicentric Castleman disease. *Blood* 118:271–275, 2011.
217. Bower M: How I treat HIV-associated multicentric Castleman disease. *Blood* 116: 4415–4421, 2010.
218. Bower M, Powles T, Williams S, et al: Brief communication: Rituximab in HIV-associated multicentric Castleman disease. *Ann Intern Med* 147:836–839, 2007.
219. Gerard L, Berezne A, Galicier L, et al: Prospective study of rituximab in chemotherapy-dependent human immunodeficiency virus associated multicentric Castleman's disease: ANRS 117 CastlemaB Trial. *J Clin Oncol* 25:3350–3356, 2007.
220. Bower M, Veraitch O, Szydlo R, et al: Cytokine changes during rituximab therapy in HIV-associated multicentric Castleman disease. *Blood* 113:4521–4524, 2009.
221. Powles T, Stebbing J, Montoto S, et al: Rituximab as retreatment for rituximab pretreated HIV-associated multicentric Castleman disease. *Blood* 110:4132–4133, 2007.
222. Marcelin AG, Aaron L, Mateus C, et al: Rituximab therapy for HIV-associated Castleman disease. *Blood* 102:2786–2788, 2003.
223. Uldrick TS, Polizzotto MN, Aleman K, et al: Rituximab plus liposomal doxorubicin in HIV-infected patients with KSHV-associated multicentric Castleman disease. *Blood* 124:3544–3552, 2014.
224. van Rhee F, Wong RS, Munshi N, et al: Siltuximab for multicentric Castleman's disease: A randomised, double-blind, placebo-controlled trial. *Lancet Oncol* 15:966–974, 2014.
225. Kurzrock R, Voorhees PM, Casper C, et al: A phase I, open-label study of siltuximab, an anti-IL-6 monoclonal antibody, in patients with B-cell non-Hodgkin lymphoma, multiple myeloma, or Castleman disease. *Clin Cancer Res* 19:3659–3670, 2013.
226. Nagao A, Nakazawa S, Hanabusa H: Short-term efficacy of the IL6 receptor antibody tocilizumab in patients with HIV-associated multicentric Castleman disease: Report of two cases. *J Hematol Oncol* 7:10, 2014.
227. Casper C, Nichols WG, Huang ML, et al: Remission of HHV-8 and HIV-associated multicentric Castleman disease with ganciclovir treatment. *Blood* 103:1632–1634, 2004.
228. Uldrick TS, Polizzotto MN, Aleman K, et al: High-dose zidovudine plus valganciclovir for Kaposi sarcoma herpesvirus-associated multicentric Castleman disease: A pilot study of virus-activated cytotoxic therapy. *Blood* 117:6977–6986, 2011.
229. Polizzotto MN, Uldrick TS, Hu D, et al: Clinical manifestations of Kaposi sarcoma herpesvirus lytic activation: Multicentric Castleman disease (KSHV-MCD) and the KSHV inflammatory cytokine syndrome. *Front Microbiol* 3:73, 2012.
230. Ray A, Marshall V, Uldrick T, et al: Sequence analysis of Kaposi sarcoma-associated herpesvirus (KSHV) microRNAs in patients with multicentric Castleman disease and KSHV-associated inflammatory cytokine syndrome. *J Infect Dis* 205:1665–1676, 2012.
231. Uldrick TS, Wang V, O'Mahony D, et al: An interleukin-6-related systemic inflammatory syndrome in patients co-infected with Kaposi sarcoma-associated herpesvirus and HIV but without Multicentric Castleman disease. *Clin Infect Dis* 51:350–358, 2010.
232. Niedt GW, Schinella RA: Acquired immunodeficiency syndrome. Clinicopathologic study of 56 autopsies. *Arch Pathol Lab Med* 109:727–734, 1985.
233. Jordan MB, Allen CE, Weitzman S, et al: How I treat hemophagocytic lymphohistiocytosis. *Blood* 118:4041–4052, 2011.
234. Fardet L, Lambotte O, Meynard JL, et al: Reactive haemophagocytic syndrome in 58 HIV-1-infected patients: Clinical features, underlying diseases and prognosis. *AIDS* 24:1299–1306, 2010.
235. Trottestam H, Horne A, Arico M, et al: Chemoimmunotherapy for hemophagocytic lymphohistiocytosis: Long-term results of the HLH-94 treatment protocol. *Blood* 118:4577–4584, 2011.
236. Henter JI, Horne A, Arico M, et al: HLH-2004: Diagnostic and therapeutic guidelines for hemophagocytic lymphohistiocytosis. *Pediatr Blood Cancer* 48:124–131, 2007.
237. Sullivan PS, Hanson DL, Chu SY, et al: Epidemiology of anemia in human immunodeficiency virus (HIV)-infected persons: Results from the multistate adult and adolescent spectrum of HIV disease surveillance project. *Blood* 91:301–308, 1998.
238. Mocroft A, Kirk O, Barton SE, et al: Anaemia is an independent predictive marker for clinical prognosis in HIV-infected patients from across Europe. EuroSIDA study group. *AIDS* 13:943–950, 1999.
239. Mocroft A, Lifson AR, Touloumi G, et al: Haemoglobin and anaemia in the SMART study. *Antivir Ther* 16:329–337, 2011.
240. Berhane K, Karim R, Cohen MH, et al: Impact of highly active antiretroviral therapy on anemia and relationship between anemia and survival in a large cohort of HIV-infected women: Women's Interagency HIV Study. *J Acquir Immune Defic Syndr* 37:1245–1252, 2004.
241. Hoffmann CJ, Fielding KL, Johnston V, et al: Changing predictors of mortality over time from cART start: Implications for care. *J Acquir Immune Defic Syndr* 58:269–276, 2011.
242. Mocroft A, Ledergerber B, Zilmer K, et al: Short-term clinical disease progression in HIV-1-positive patients taking combination antiretroviral therapy: The EuroSIDA risk-score. *AIDS* 21:1867–1875, 2007.
243. Tate JP, Justice AC, Hughes MD, et al: An internationally generalizable risk index for mortality after one year of antiretroviral therapy. *AIDS* 27:563–572, 2013.
244. Justice AC, Modur SP, Tate JP, et al: Predictive accuracy of the Veterans Aging Cohort Study index for mortality with HIV infection: A North American cross cohort analysis. *J Acquir Immune Defic Syndr* 62:149–163, 2013.
245. Moses AV, Williams S, Heneveld ML, et al: Human immunodeficiency virus infection of bone marrow endothelium reduces induction of stromal hematopoietic growth factors. *Blood* 87:919–925, 1996.
246. Drakesmith H, Prentice AM: Hepcidin and the iron-infection axis. *Science* 338: 768–772, 2012.
247. Wisaksana R, de Mast Q, Alisjahbana B, et al: Inverse relationship of serum hepcidin levels with CD4 cell counts in HIV-infected patients selected from an Indonesian prospective cohort study. *PLoS One* 8:e79904, 2013.
248. Redd AD, Avalos A, Essex M: Infection of hematopoietic progenitor cells by HIV-1 subtype C, and its association with anemia in southern Africa. *Blood* 110:3143–3149, 2007.
249. Carter CC, Onafuwa-Nuga A, McNamara LA, et al: HIV-1 infects multipotent progenitor cells causing cell death and establishing latent cellular reservoirs. *Nat Med* 16: 446–451, 2010.
250. McNamara LA, Onafuwa-Nuga A, Sebastian NT, et al: CD133+ hematopoietic progenitor cells harbor HIV genomes in a subset of optimally treated people with long-term viral suppression. *J Infect Dis* 207:1807–1816, 2013.
251. Nixon CC, Vatakis DN, Reichelderfer SN, et al: HIV-1 infection of hematopoietic progenitor cells *in vivo* in humanized mice. *Blood* 122:2195–2204, 2013.
252. Camacho J, Poveda F, Zamorano AF, et al: Serum erythropoietin levels in anaemic patients with advanced human immunodeficiency virus infection. *Br J Haematol* 82:608–614, 1992.
253. Spivak JL, Barnes DC, Fuchs E, et al: Serum immunoreactive erythropoietin in HIV-

infected patients. *JAMA* 261:3104–3107, 1989.

254. Tsiakalos A, Kordossis T, Ziakas PD, et al: Circulating antibodies to endogenous erythropoietin and risk for HIV-1-related anemia. *J Infect* 60:238–243, 2010.

255. Tsiakalos A, Routsias JG, Kordossis T, et al: Fine epitope specificity of anti-erythropoietin antibodies reveals molecular mimicry with HIV-1 p17 protein: A pathogenetic mechanism for HIV-1-related anemia. *J Infect Dis* 204:902–911, 2011.

256. Behler C, Shade S, Gregory K, et al: Anemia and HIV in the antiretroviral era: Potential significance of testosterone. *AIDS Res Hum Retroviruses* 21:200–206, 2005.

257. Young NS, Brown KE: Parvovirus B19. *N Engl J Med* 350:586–597, 2004.

258. Koduri PR: Parvovirus B19-related anemia in HIV-infected patients. *AIDS Patient Care STDS* 14:7–11, 2000.

259. Abkowitz JL, Brown KE, Wood RW, et al: Clinical relevance of parvovirus B19 as a cause of anemia in patients with human immunodeficiency virus infection. *J Infect Dis* 176:269–273, 1997.

260. Koduri PR, Kumapley R, Valladares J, et al: Chronic pure red cell aplasia caused by parvovirus B19 in AIDS: Use of intravenous immunoglobulin—A report of eight patients. *Am J Hematol* 61:16–20, 1999.

261. Moyle G, Sawyer W, Law M, et al: Changes in hematologic parameters and efficacy of thymidine analogue-based, highly active antiretroviral therapy: A meta-analysis of six prospective, randomized, comparative studies. *Clin Ther* 26:92–97, 2004.

262. Fischl M, Galpin JE, Levine JD, et al: Recombinant human erythropoietin for patients with AIDS treated with zidovudine. *N Engl J Med* 322:1488–1493, 1990.

263. Henry DH, Beall GN, Benson CA, et al: Recombinant human erythropoietin in the treatment of anemia associated with human immunodeficiency virus (HIV) infection and zidovudine therapy. Overview of four clinical trials. *Ann Intern Med* 117:739–748, 1992.

264. Marti-Carvajal AJ, Sola I, Pena-Marti GE, et al: Treatment for anemia in people with AIDS. *Cochrane Database Syst Rev* (10):CD004776, 2011.

265. Gervasoni C, Ridolfo AL, Vaccarezza M, et al: Thrombotic microangiopathy in patients with acquired immunodeficiency syndrome before and during the era of introduction of highly active antiretroviral therapy. *Clin Infect Dis* 35:1534–1540, 2002.

266. Becker S, Fusco G, Fusco J, et al: HIV-associated thrombotic microangiopathy in the era of highly active antiretroviral therapy: An observational study. *Clin Infect Dis* 39 Suppl 5:S267–S275, 2004.

267. Benjamin M, Terrell DR, Vesely SK, et al: Frequency and significance of HIV infection among patients diagnosed with thrombotic thrombocytopenic purpura. *Clin Infect Dis* 48:1129–1137, 2009.

268. Hart D, Sayer R, Miller R, et al: Human immunodeficiency virus associated thrombotic thrombocytopenic purpura—Favourable outcome with plasma exchange and prompt initiation of highly active antiretroviral therapy. *Br J Haematol* 153:515–519, 2011.

269. Malak S, Wolf M, Millot GA, et al: Human immunodeficiency virus-associated thrombotic microangiopathies: Clinical characteristics and outcome according to ADAMTS13 activity. *Scand J Immunol* 68:337–344, 2008.

270. Sogaard OS, Lohse N, Ostergaard L, et al: Morbidity and risk of subsequent diagnosis of HIV: A population based case control study identifying indicator diseases for HIV infection. *PLoS One* 7:e32538, 2012.

271. Ambler KL, Vickars LM, Leger CS, et al: Clinical Features, Treatment, and Outcome of HIV-Associated Immune Thrombocytopenia in the HAART Era. *Adv Hematol* 2012:910954, 2012.

272. Vannappagari V, Nkhoma ET, Atashili J, et al: Prevalence, severity, and duration of thrombocytopenia among HIV patients in the era of highly active antiretroviral ther-

apy. *Platelets* 22:611–618, 2011.

273. Ghosn J, Persoz A, Zitoun Y, et al: Thrombocytopenia during primary HIV-1 infection predicts the risk of recurrence during chronic infection. *J Acquir Immune Defic Syndr* 60:e112–e114, 2012.

274. Marks KM, Clarke RM, Bussel JB, et al: Risk factors for thrombocytopenia in HIV-infected persons in the era of potent antiretroviral therapy. *J Acquir Immune Defic Syndr* 52:595–599, 2009.

275. Servais J, Nkoghe D, Schmit JC, et al: HIV-associated hematologic disorders are correlated with plasma viral load and improve under highly active antiretroviral therapy. *J Acquir Immune Defic Syndr* 28:221–225, 2001.

276. Ballem PJ, Belzberg A, Devine DV, et al: Kinetic studies of the mechanism of thrombocytopenia in patients with human immunodeficiency virus infection. *N Engl J Med* 327:1779–1784, 1992.

277. Zucker-Franklin D, Cao YZ: Megakaryocytes of human immunodeficiency virus-infected individuals express viral RNA. *Proc Natl Acad Sci U S A* 86:5595–5599, 1989.

278. Zidovudine for the treatment of thrombocytopenia associated with human immunodeficiency virus (HIV). A prospective study. The Swiss Group for Clinical Studies on the Acquired Immunodeficiency Syndrome (AIDS). *Ann Intern Med* 109:718–721, 1988.

279. Arranz Caso JA, Sanchez Mingo C, Garcia Tena J: Effect of highly active antiretroviral therapy on thrombocytopenia in patients with HIV infection. *N Engl J Med* 341:1239–1240, 1999.

280. Carbonara S, Fiorentino G, Serio G, et al: Response of severe HIV-associated thrombocytopenia to highly active antiretroviral therapy including protease inhibitors. *J Infect* 42:251–256, 2001.

281. Rosenblum M, Deeks SG, van der Laan M, et al: The risk of virologic failure decreases with duration of HIV suppression, at greater than 50% adherence to antiretroviral therapy. *PLoS One* 4:e7196, 2009.

282. Scaradavou A, Woo B, Woloski BM, et al: Intravenous anti-D treatment of immune thrombocytopenic purpura: Experience in 272 patients. *Blood* 89:2689–2700, 1997.

283. Scaradavou A, Cunningham-Rundles S, Ho JL, et al: Superior effect of intravenous anti-D compared with IV gammaglobulin in the treatment of HIV-thrombocytopenia: Results of a small, randomized prospective comparison. *Am J Hematol* 82:335–341, 2007.

284. Oksenhendler E, Bierling P, Chevret S, et al: Splenectomy is safe and effective in human immunodeficiency virus-related immune thrombocytopenia. *Blood* 82:29–32, 1993.

285. Aslam MI, Cardile AP, Crawford GE: Use of peptide thrombopoietin receptor agonist romiplostim (Nplate) in a case of primary HIV-associated thrombocytopenia. *J Int Assoc Provid AIDS Care* 13:22–23, 2014.

286. Quach H, Lee LY, Smith B, et al: Successful use of eltrombopag without splenectomy in refractory HIV-related immune reconstitution thrombocytopenia. *AIDS* 26:1977–1979, 2012.

287. Firnhaber C, Smeaton L, Saukila N, et al: Comparisons of anemia, thrombocytopenia, and neutropenia at initiation of HIV antiretroviral therapy in Africa, Asia, and the Americas. *Int J Infect Dis* 14:e1088–e1092, 2010.

288. Levine AM, Karim R, Mack W, et al: Neutropenia in human immunodeficiency virus infection: Data from the women's interagency HIV study. *Arch Intern Med* 166:405–410, 2006.

289. Moore DA, Benepal T, Portsmouth S, et al: Etiology and natural history of neutropenia in human immunodeficiency virus disease: A prospective study. *Clin Infect Dis* 32:469–475, 2001.

290. Zhu NY, Legatt DF, Turner AR: Agranulocytosis after consumption of cocaine adulterated with levamisole. *Ann Intern Med* 150:287–289, 2009.

第82章
单核细胞增多综合征

Robert F. Betts

摘要

　　单核细胞增多综合征的主要临床特征是发热和外周血中出现反应性淋巴细胞。引起单核细胞增多症的两个最常见原因分别是 EB 病毒（EBV）和巨细胞病毒（CMV）感染。EBV 和 CMV 引起的单核细胞增多症的临床表现与机体对病毒感染反应的强烈程度有关。患者感染后如无宿主反应即产生针对病毒的抗体，无或仅有轻微的临床表现。EBV 和 CMV 引起的单核细胞增多症在临床上有许多相似之处，两者在出现单核细胞增多以前都以发热作为前驱症状，两种病毒感染后均可引起发热、脾大、红色皮疹，此时即为单核细胞增多期。尽管需要数周时间痊愈，该病在大部分患者为自限性疾病，尤其是在老年患者。在两种病毒感染后，外周血淋巴细胞比例均超过 50%，其中至少 10% 为反应性淋巴细胞，但在临床和实验检查方面也有些差异。严重的咽炎、多个区域的淋巴结肿痛见于 EBV 感染或一些尚不明确的病因，而 CMV 感染者症状就不那么严重。大部分 EBV 引起的单核细胞增多症好发于青少年，而 CMV 引起的疾病常见于 30~60 岁的成人，初次感染了 CMV 而无症状的成人较感染 EBV 的多得多。EBV 可导致产生嗜异性抗体，对羊和马红细胞有亲和活性，但这在 CMV 不会发生。导致淋巴细胞增多与反应性淋巴细胞产生的机制在两类患者也不同，EBV 感染的是 B 淋巴细胞，且可最终导致恶性血液肿瘤，而 CMV 时感染的是巨噬细胞，这可能解释其在异基因移植后的重要作用。在两种病毒感染后，T 淋巴细胞均是反应性细胞。其他病原体，包括刚地弓形虫、I 型人类免疫缺陷病毒以及许多其他的病毒，都可以引起单核细胞增多症样综合征伴外周血中出现反应性淋巴细胞。

简写和缩略词

CMV，巨细胞病毒（cytome-galovirus）；EA，早期抗原（early antigen）；EBNA，EB 病毒核抗原（Epstein-Barr nuclear antigen）；EBV，EB 病毒（Epstein-Barr virus）；NK，自然杀伤细胞（natural killer）；PCR，聚合酶链反应（polymerase chain reaction）；PTLD，移植后淋巴增殖性疾病（posttransplantation lymphoproliferative disease）；VCA，病毒衣壳抗原（virus capsid antigen）。

定义及历史

　　1885 年 Pfeiffer[1] 报道的"Drusenfieber 病"（腺性发热）可能是首个单核细胞增多症相关的临床描述。1920 年，Sprunt 和 Evans[2] 将急性起病、自限性单个核白细胞增多伴发热的综合征命名为传染性单核细胞增多症。1932 年，Paul 和 Bunnell[3] 发现来自单核细胞增多症患者的血清可以凝集羊或马的红细胞，这种反应被称为嗜异性抗体试验。Paul 一直致力于人血清中这种与绵羊红细胞反应的嗜异性抗体，这些抗体与其反应的抗原（即所谓的 Forssmann 抗原）之间系统发育间的联系。他发现滴度最高的血清是来自一位刚刚痊愈的传染性单核细胞增多症患者。Davidson 研究发现，经豚鼠肾脏细胞吸附后的血清不再与羊或马红细胞产生反应。这些抗体的吸附实验对诊断 Epstein-Barr（EB）病毒感染非常特异[4]。1964 年，Epstein、Ashong 和 Barr 报道由一位非洲伯杰特淋巴瘤患者的细胞内分离到一种病毒，这也是 EB 病毒名称的由来。EB 病毒作为传染性单核细胞增多症的病因，是在 Gertrude 和 Werner Henle[5] 的实验室中意外发现的，他们实验室中的一位技术员的原先血清 EB 病毒抗体是阴性的，作为阴性对照使用，而当她自传染性单核细胞增多症痊愈后，血清中发现 EB 病毒抗体阳性。此后在大学生中进行的大规模的血清流行病学研究证实了 EB 病毒与传染性单核细胞增多症之间的联系[6~9]。

　　Hoagland[10] 在对美国西点军校学生的研究中确定了单核细胞增多症的许多临床特征和潜伏期。他的研究确认经口腔传播是病毒传播的主要途径，这使得单核细胞增多症被称作"接吻病"。他同时注意到军校生大概在假期返校后 6 周发病[11]。

　　虽然，EB 病毒是传染性单核细胞增多症的最为常见的病因，其他病原体也可引起发热伴外周血淋巴细胞增多的综合征，与 EB 病毒引起的单核细胞增多症在某些方面类似。

病因及发病机制

　　传染性单核细胞增多综合征通常由疱疹病毒家族中的两个成员之一引起，即 EB 病毒（EBV）或巨细胞病毒（CMV）。偶尔 I 型人类免疫缺陷病毒（HIV）或刚地弓形虫也可引起发热伴淋巴细胞增多的疾病。其他病毒也可导致外周血中伴单核细胞增多的发热综合征现象，但较少见（表 82-1）。无论 EBV

表 82-1　单核细胞增多综合征相关的病原体
EB 病毒
CMV 病毒
HIV 病毒
人类疱疹病毒-6
变异肺炎病毒
风疹病毒
甲型肝炎病毒
腺病毒
刚地弓形虫
巴尔通体
流产布鲁菌

或是 CMV 单核细胞增多,T 淋巴细胞均对感染的靶细胞发生反应,导致反应性淋巴细胞增多,是这个疾病的标志。不同之处在于,对 EBV,B 淋巴细胞是被感染的细胞,因此是反应性 T 淋巴细胞的靶标。而 CMV 感染的是巨噬细胞/单核细胞,引起了 T 淋巴细胞反应[13,14]。

● EB 病毒和 CMV 病毒的流行病学

EBV 和 CMV 感染之间存在一些类似和某些不同的流行病学和临床差异。EBV 和 CMV 均可感染幼年儿童[15]。年龄较小的(1~5 岁)发生 EBV 感染的患者与青少年发生的其他疾病相似。CMV 感染类似,但是在年轻患者中,发生低度发烧,肝功能升高轻微,并且常常发生淋巴结肿大,后者很少出现在老年人初发 CMV 感染中。

如果幼年未发生过 EBV 感染,这些人在青少年和年轻成年人阶段,即 12~25 岁之间,感染 EBV 是非常常见的[8]。相比之下,CMV 感染是在这个年龄段内不常见,但在 25 岁以后开始出现频率增加[16,17]。50 岁以上的人群中,原发性 CMV 感染也比 EBV 感染更常见[16]。12 岁至 25 岁之间,原发性 EBV 感染的大多数患者发生典型的单核细胞增多[8]。少数发生 EBV 感染的老年人中,临床疾病表现类似于初发 CMV 感染者[18]。先天性 EBV 感染很罕见[19],只发生在怀孕期间感染 EBV 的母亲的婴儿。相比之下,据估计,1%~2% 的其他生物都有 CMV 先天性感染。此外,它的发生与母亲的初发感染相关;它也偏好发生于血清阳性母亲的婴儿中[20]。CMV 感染单核细胞/巨噬细胞[21]有助于解释其在实体器官移植后的疾病中的作用。先前 CMV 感染者的所有实体器官中都存在潜伏的 CMV,所以当使用免疫抑制时,CMV 被重新激活。移植后 EBV 感染仅在移植前未感染过 CMV 的受者中发生,与 CMV 一样,EBV 在供体器官中重新被激活[22]。

● EB 病毒相关的单核细胞增多症

病毒学与发病机制

EBV 是一种属于 γ 疱疹病毒亚家族的 DNA 病毒。据估计世界人口的 90% 感染了这种病毒。感染过程中,EB 病毒最初插入到长生存记忆 B 细胞而非初始 B 细胞中[23],随后即终生寄生在宿主。感染后的早期,病毒持续不断地进入口腔分泌物,随后病毒转入潜伏状态,但可被周期性激活[24]。

初次感染后可出现不同严重程度的疾病。病毒通过附着到细胞表面 CD21 糖蛋白,一种 140kDa 的 2 型补体受体导致感染。感染诱导咽部淋巴结被感染 B 细胞的多克隆增殖。越来越多的证据表明,宿主的遗传因素在预测初次感染 EB 病毒后的疾病严重程度和持续时间方面是很重要的[25,26]。γ 干扰素+874T/A 或白介素 10~592C/A 多态性是重要的遗传因素。干扰素-γ+874TT 者(干扰素分泌多)高热、疲劳、肌肉酸痛(疾病更重)的发生风险显著高于干扰素-γ+874A 及白介素 10~592[24]。当体外测试受试者的血液单核细胞时,高风险组被刺激细胞中产生较高的 IFN-γ[27]。宿主反应中的其他因素,包括血液中病毒载量负荷、CD8+细胞的数量及 CD8+细胞中的 T 细胞颗粒酶的表达都被认为与疾病的严重程度相关[28]。由此推论,

初发感染的症状、征象、体格检查和实验室异常可有不同[28,29]。有血清学证据的初发感染者,一些但并非所有初发感染的个体表现为典型症状的疾病[28,29]。在那些出现典型综合征的患者,T 淋巴细胞识别受感染的 B 上的病毒复制抗原为外来物,产生强烈的多克隆细胞毒 T 细胞反应。CD8+ T 细胞增殖率约占每天增殖细胞总量的 50%,换算为细胞的倍增时间为 1.5 天,因此外周血中每天出现 5×10^9 CD8+ T 细胞,这个产生速率比正常高 2 个数量级[30]。T 细胞表面标志淋巴细胞激活分子信号(signaling lymphocytes activation molecule,SLAM)相关蛋白(SLAM-associated protein,SAP)在 T 细胞表面的 CD244 和 CD150(SLAM)作用下激活细胞[31]。在健康个体,这个过程持续数天至数周后消失,相应的感染的症状、体征也消退,但疲劳可能持续时间较久。

流行病学

发病呈明显的季节性,夏季发病率最高。传播给易感者需要个体间的密切接触[29]。亚临床初次感染[28]或先前 EBV 感染的频繁无症状的再次激活的个体为所有年龄段的传播提供了机会。母乳或子宫颈的传播有但非常罕见[32]。然而,在发展中国家人群中,几乎所有人到 5 岁时均已感染,单核细胞增多症很少见。发达国家较低的社会经济阶层感染率相似。发达国家中的社会经济地位较高的人群中,大部分人儿童时期未发生感染,但在 12~25 岁期间感染很常见。典型的情况是,初次感染出现在个体与有潜伏感染者接触后的数月后[24,28]。病毒阳性的无症状个体将他/她携带的病毒传播给未感染过的人即发生传播。那些在受到良好保护的环境中家庭长大者,可以直到 30 岁以后才被感染。如密切接触的两人均为血清学阴性,他们往往要数年后才受到感染。血清学阳性者通常在再次接触病毒后不会发生有临床症状的疾病,虽然可以出现再次感染不同的病毒株的情况[33~35]。

临床表现

临床表现随年龄不同而各异[15,18,36~41]。当低龄儿童感染生病时,他们出现典型的儿童上呼吸道感染(43%)、中耳炎(29%)、咽炎(21%)、胃肠炎(7%)或典型的单核细胞增多症(<10%)。皮疹及眶周水肿在低龄儿童比青少年更多见。在 12~25 岁年龄组,许多但并非全部会出现典型感染性单核细胞增多的表现。然而,有相当比例的新感染个体具有极低或非常轻度的疾病[28,29]。另外,血液中的病毒证据可能在疾病出现前几天就出现[28]。对于那些表现为感染性单核细胞增多典型疾病表现的患者,发病的最早表现出现在患者感染后 35~42 天。(表 82-2)。病毒通过一种 140kDa 的 II 型补体受体 CD21 糖蛋白黏附到细胞表面而感染细胞。感染导致咽部淋巴结中受感染的 B 细胞多克隆性增殖。初期症状为乏力和发热,不伴有淋巴细胞增多症或咽炎证据。发热是由 B 淋巴细胞的感染和增殖引起。咽部的淋巴结中受感染的细胞将进入淋巴细胞循环池[42,43]。虽然血液中的病毒持续时间比分泌物短得多,但正是这种向血液的迁移导致疾病的临床表现。此后 T 细胞针对受感染的 B 淋巴细胞上新抗原的强烈反应,表现为外周血中反应性 T 淋巴细胞增多以及其他的疾病症状。咽炎即是 T 细胞对扁桃体中 Waldeyer 环中感染的 B 细胞的反应所致的结果。有时两侧扁桃体肿大到中线相互接触的程度。血液淋巴细胞增多是淋巴细胞针对血液中的病毒反应而所导致的。单核细

胞增多时发生眶周肿胀是诊断的重要线索，甚至在年轻人中也是如此。其他临床征象包括淋巴结肿大、肝炎和脾肿大（表82-2）[8,28]。尽管肝脏并不是一个富含淋巴细胞的器官，肝脏也不被感染损伤，但CD4[+]和CD8[+]的淋巴细胞滞留在肝脏，它们所释放的细胞因子也可引起肝脏炎症和肝功能损伤[44]，但胆红素升高极少见。在初发感染患者的典型综合征中各个临床表现出现的频率并不相同（表82-3）[28,29]。在出现针对病毒导致的多克隆性B细胞增殖的T细胞介导的反应后，疾病逐渐缓解。这时，24~48小时内临床症状可显著改善。随后，EB病毒可在患者的B细胞中终生存在，但仅表达EB病毒核抗原-1（EBNA-1），因为甘氨酸丙氨酸重复序列抑制对其进行抗原加工，因此该抗原不诱导T细胞反应[45]。

表82-2 EBV和CMV单核细胞增多症的症状和体征：年龄的影响（患者比例）

症状和体征	EBV（14~35岁*）	EBV（40~72岁†）	CMV（30~70岁‡）
发热	95	94	85
咽炎	95	46	15
淋巴结病	98	49	24
脾肿大	65	33	3
肝肿大	23	42	N/A
黄疸	8	27	24

CMV，巨细胞病毒；EBV，Epstein-Barr病毒。

* 来自RJ Hoagland的数据

† Hoagland RJ的数据：The clinical manifestations of infectious mononucleosis：A report of 200cases. Am JMed Sci 240：55，1960；Schmader KE，van der Horst CM，Klotman ME：Epstein-Barr virus and the elderly host. Rev Infect Dis 11：64~73，1989；Axelrod P，Finestone AJ：Infectious mononucleosis in older adults. Am Fam Physician 42：1599，1990；Hurwitz CA，Henle W，Henle G，et al：Infectious mmononucleosis in patients aged 40to 72years：Report of 27cases，including 3without heterophile-antibody responses. Medicine 62：256，1983.

‡ 资料参考 Just-Nubling，G. Korn，S. Ludwig，B. et. al：Primary cytomegalovirus infection in an outpatient setting-laboratory markers and clinical aspects. Infection 31：318，2003.

表82-3 EBV和CMV相关的单核细胞增多症的并发症

并发症	EBV	CMV
溶血性贫血	++	+
血小板减少症	+	+
再生障碍性贫血	+	-
脾脏破裂	+	-
黄疸（>25岁）	++	++
吉兰-巴雷综合征	+	++
脑炎*	++	+/-
肺炎*	+/-	+
心肌炎*	+	+
B细胞淋巴瘤	+	-
丙种球蛋白缺乏症	+	-

++，常见；+，少见；+/-，极少见；-，未见。

* 可单独出现而不伴单核细胞增多综合征。

甲型链球菌感染偶尔（3%~4%的病例）可和初次EB病毒感染同时出现。虽然治疗链球菌可以清除病原体，但对严重的咽炎疗效并不明显，疾病仍按其病程进展。因此，只有当β-链球菌的检测结果为阳性时才应给予治疗。如使用青霉素类抗生素时，通常会（但不一定会）出现皮疹[46,47]，患者通常被标记为"青霉素过敏"。患者应在单核细胞增多症痊愈后再次进行评估，以确定是否真的对青霉素类药物过敏。

大部分患者通常25岁以下发生感染，但也有例外。第一例这种情况见于一个女性，家人禁止她与男性亲密接触。她直到结婚后才发生感染，可能被丈夫传染。第二种情况发生在年轻时就已经建立长期关系的一对夫妇，如果她们都是血清学阴性，就不会发生感染。当他们到做父母的年龄或年龄更大一些的时候，他们可被子女女或孙子女感染。发生这种情况时，临床表现不太可能包括淋巴结病和咽炎（表82-3）[18,40,41]。发烧几乎总是发生，大部分会出现腹痛、肝肿大、肝功能异常。老年人不太可能发生淋巴细胞增多，反应性淋巴细胞较少，脾肿大并不明显，临床上常以为是肝炎或腹腔内疾病如胆囊炎。这个年龄患病，疾病持续时间更长。

实验室特征

抗体反应

病程3周时85%的患者出现嗜异性抗体反应。这种传染性单核细胞增多症检测试剂盒试验可能会有假阴性，尤其是在低龄儿童中[36,48]。

B细胞的感染会导致多种针对其他感染性病原体的抗体，B细胞会出现非特异性克隆扩增，产生针对如衣原体、莱姆病螺旋体、黄热病病毒以及其他多种感染病原体。如患者发热原因不明，血清学检查结果可能会误导诊断。因为多克隆B细胞的激活还可非特异性地产生许多非感染性的其他抗体，包括抗血小板抗体、抗红细胞抗体（抗i冷凝集素）及抗核抗体。

当临床疾病很显著的时候，针对EB病毒衣壳抗原（virus capsid antigen，VCA）的IgM和IgG抗体均可检测到。而后，产生针对早期抗原（early antigen，EA）的抗体。一小部分人就诊时可能已有针对EBNA-1的抗体，但EBNA-1抗体通常到恢复期才开始出现。对怀疑传染性单核细胞增多症但未产生嗜异性抗体患者，出现针对VCA的IgG和IgM抗体阳性而EBNA-1抗体反应阴性时可诊断单核细胞增多症[49]。实时聚合酶链反应（PCR）阳性有时有助于诊断[50]。

反应性淋巴细胞增多症

细胞毒T淋巴细胞的扩增导致淋巴细胞增多症，反应性淋巴细胞较在外周血中见到的正常淋巴细胞大（图82-1），它们可以出现带空泡的胞质，细胞核分叶、偏心，细胞膜常受周围红细胞挤压而凹陷。出现染色更深的外周胞浆，称之为"skirting"。反应性淋巴细胞是传染性单核细胞增多症的血液学标志，但不是所有的患者中均可以见到[29]，也不具有诊断特异性。它们也可见于CMV感染、玫瑰疹（由人类疱疹病毒-6所致）、病毒性肝炎、弓形虫病、风疹、流行性腮腺炎和药物反应。

在染色的扁桃体渗出物制作的玻片上可以见到成片的淋巴细胞。通过多色流式细胞分析单核细胞增多综合征的淋巴细胞免疫表型证实，增多的淋巴细胞主要是CD8[+]T细胞，而

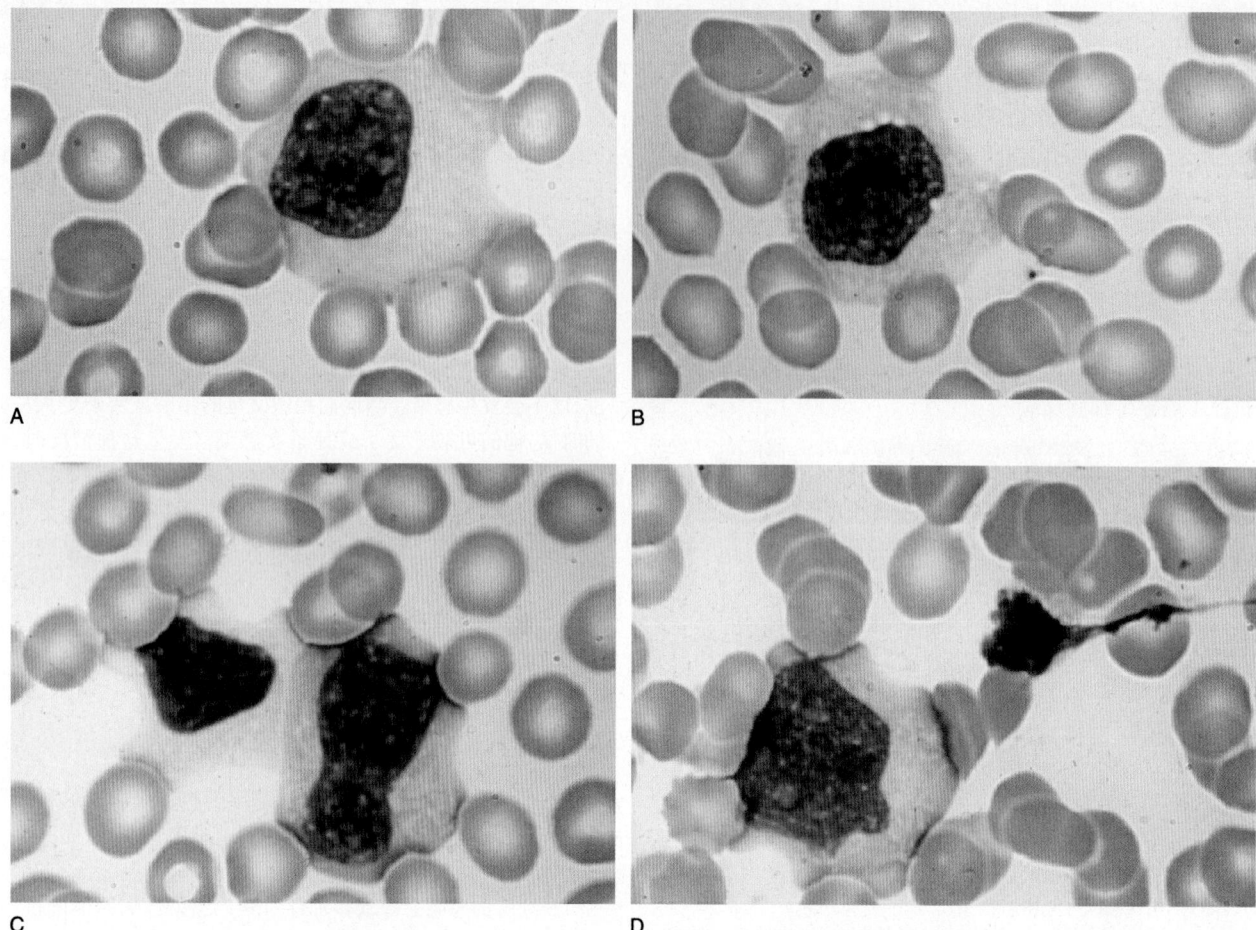

图 82-1　A-D. EBV 引起的单核细胞增多症病人的血片。这些反应性淋巴细胞表现出传染性单核细胞增多症患者的特征性改变：具有丰富细胞质的大淋巴细胞。细胞质的边缘往往散布着相邻的红细胞（导致其边缘凹陷），边缘可能呈现浓密的嗜碱性着色（裙边）。这种类型的反应性 T 淋巴细胞可以在各种疾病中看到，并不是一个特异性改变，但是与其他特征性临床发现一致时有助于帮助诊断。（转载获得 Lichtman's Atlas of Hematology 的许可，www. accessmedicine. com）

CD4⁺ 细胞和 B 细胞并不增多。EBV 引起的单核细胞增多症，显著增多的细胞亚群分别是 CD8⁺CD57⁻ 和 CD3⁺γδ+ T 细胞[51]。如在 EBV 感染的同时伴有 β 链球菌感染，扁桃体渗出物中可见到中性分叶核细胞。

其他血液指标异常

常见肝功能异常，尤其是血清碱性磷酸酶和 γ 氨基转移酶升高，胆红素正常或仅轻度升高。以色列的研究发现与以往报道的结果相比，高胆红素血症的发生率较高（15%），而白细胞增多的发生率（46%）和肝酶升高的发生率（58%）较低。差异可能是地理因素或是遗传因素所致[29]。

病程与预后

EB 病毒相关性单核细胞增多症的并发症

血液系统　其实几乎所有急性单核细胞增多症的患者均出现轻微的血小板计数下降（表 82-2）。少见的严重血液系统并发症包括重症免疫性血小板减少症伴出血点、免疫性溶血性贫血、免疫介导的粒细胞减少症和再生障碍性贫血[52~60]；少见的还包括脾肿大伴淋巴细胞增殖、提示未被诊断的遗传性球形红细胞增多症[60]。据估计脾脏破裂的发生率约为每 1000 例患者 1 ~ 5 例。它是 EBV 引起的单核细胞增多症患者的主要死亡原因[61,62]。在疾病的体征消失以及脾脏恢复到正常大小前应避免体育活动，这十分重要[62]。

神经系统　神经系统方面的并发症包括吉兰-巴雷综合征、急性脑炎、急性播散性脑脊髓炎（爱丽丝梦游综合征，Alice in Wonderland syndrome）、急性小脑共济失调、病毒性脑膜炎、横断性脊髓炎和脑神经麻痹[57,58,63~65]。有证据表明抗神经节苷脂抗体在吉兰-巴雷综合征的发病中起了一定作用。可以在没有临床单核细胞增多症的情况下出现神经系统并发症。诊断 EB 病毒引起的中枢疾病需要获得 EBV 特异性抗体（见前文"抗体反应"）及脑脊液中 EBV PCR 阳性结果[63]。神经系统并发症可以伴发于初次感染、再激活引起的感染或慢性 EBV 感染[63]。表 82-2 列出了其他并发症。

慢性疲乏　疲乏是急性感染性单核细胞增多的主要特征。大多数患者可以很快康复，但也有少数人可以在很长一段时间里持续疲乏。疲乏的诱因并不十分清楚，但有证据表明可能系中脑功能不全所致[68,69]。而且，研究发现长期疲乏与遗传因素有关，有限的证据提示抗病毒药物可改善其中部分人的症状[69]。

多发性硬化　有报道提示 EBV 感染与多发性硬化的发病有关[70,71]。人自然感染 EBV 的免疫反应与后续发展的慢性炎症对中枢神经系统损伤之间联系的相关分子机制，需要进一步的研究来阐明。

系统性红斑性狼疮和类风湿关节炎　有流行病学的证据表明以往感染过 EBV 与系统性红斑性狼疮(SLE)发病有关[72]。每一位 SLE 患者以往均感染过 EBV,这并不是很令人意外,两者间的关联也可能是偶然的。另一种可能是,曾经感染 EBV 可能与诱发自身免疫有关[73,74]。也有研究提示在类风湿关节炎患者病毒负荷高可导致 CD8+ 细胞扩增,以及由此引起的相应结果[75]。

慢性进展性 EBV 感染、T/NK 淋巴细胞增生、淋巴瘤及嗜血细胞综合征　慢性 EBV 感染综合征是初次感染 EBV 后罕见的一种结果,主要出现在具有免疫缺陷状态的患者[76,77]。在慢性 EBV 感染时,发热、骨髓增生减低、间质性肺炎、肝脾肿大、持续肝炎直至肝衰竭、淋巴结炎、葡萄膜炎均是常见的临床表现。这些征象可持续数月至数年,具有很高的死亡率[75]。EBV 抗体可以非常高(VCA 可超过 1∶5120,抗 EA 抗体大于 1∶640),而抗 EBNA-1 可检测不到。PCR 检测到血液中 EBV 病毒负荷持续升高是该病的一个特点。该综合征的更严重的形式可进展为 NK 细胞或 T 细胞淋巴增殖性疾病,可以是慢性至暴发性的[78]。也可以导致 EBV 嗜血细胞综合征,它是由于大量炎性细胞因子释放引起的严重多器官性炎症性疾病,有些患者可因 EBV 感染诱发克隆性淋巴细胞增殖(参见第 71 章)[78~81]。

其他 EBV 相关的疾病进展

EBV 的致癌风险

EBV 是首个被确认的人类肿瘤病毒,从患非洲伯杰特淋巴瘤患者的培养细胞中分离获得[82]。在培养体系中 EBV 可导致受感染的 B 淋巴细胞无限制性增殖[83]。此后 EBV 被认为与伯杰特淋巴瘤以外的其他肿瘤有关,包括一些霍奇金淋巴瘤(参见第 97 章)。虽然证据的因果关系仍不明确,EBV 和霍奇金淋巴瘤之间有一定的关联[84~87]。相当一部分霍奇金淋巴瘤患者肿瘤性 B 细胞(Reed-Sternberg 细胞)中可检测到 EB 病毒,这种情况下 EBV 的病因学作用尚不清楚[84~87]。

EBV 病毒和免疫缺陷患者淋巴瘤之间也有相关性,包括移植后免疫增殖性疾病(PTLD)[88]。受者 PTLD 比供体 PTLD 更为严重[89],如果有 PTLD 风险,研究人员将避免使用某些免疫抑制方案[90]。正电子发射断层扫描的使用有助于确定哪些有 PTLD 风险的人有患病迹象[91]。X 染色体连锁的淋巴增殖性疾病[92]、慢性 EBV 感染后 T 细胞和 NK 细胞淋巴瘤[93~95]、远东地区的鼻咽癌[96],这催生了相关疫苗的研制[97]、感染 HIV 或移植后免疫缺陷者的平滑肌瘤或平滑肌肉瘤[98],以及少数胃癌[99](表 82-4)。三种淋巴瘤——伯杰特淋巴瘤、霍奇金淋巴瘤、PTLD-突变后形成克隆性疾病的细胞是生发中心 B 细胞,该肿瘤细胞中有环状病毒基因组并表达 EBV 编码的潜伏基因[100]。

对于淋巴细胞增殖性疾病(PTLD)患者,最典型的临床类型是 EBV 血清学阴性患者接受了 EBV 血清学阳性供体的器官[89]。EBV 潜伏在移植的骨髓或实体器官的 B 淋巴细胞中,免疫抑制使病毒再激活。由于巴利昔单抗、钙调磷酸酶抑制剂、西罗莫司和糖皮质激素有增加 PTLD 的倾向,存在 PTLD 风险的情况下应避免这些方案[90]。由于受体无免疫力,就没有 T 细胞反应,B 细胞的增殖就不受控制,有时就进展为 PTLD。移植前 EBV 血清学阴性的 PTLD 患者,疾病常常是在移植后一年之

内,通常是最初几个月内发生。异常增殖的通常是 B 细胞,早期通常是单克隆性的。在发病的初期,减少免疫抑制剂的用药即可起效。虽然预防性抗病毒似乎可以降低 PTLD 的发生率,但一旦疾病发生了再行抗病毒治疗是无效的[101]。PTLD 的主要治疗是减少免疫抑制剂的用药以及使用利妥昔单抗抗 CD20 治疗。偶尔 PTLD 也见于移植前 EBV 血清学阳性的患者,常常是在移植后一年以上。

表 82-4　EBV 或 CMV 感染的特殊问题

EBV	CMV
罕见先天性感染[129,130]	先天性感染[110]
慢性进展性单核细胞增多症[65~67,72~74]	移植后初次感染[114,115]
嗜血细胞综合征[77,78]	移植物抗宿主病相关的感染[143]
X 染色体关联 B 细胞淋巴瘤[92]	输血相关性感染[144]
移植后淋巴增殖性疾病[88~91]	曲霉菌和(或)卡氏肺孢子菌感染[122,123]
T 细胞或 NK 细胞淋巴增殖性疾病[94,95]	
非洲伯基特淋巴瘤[5]	
约 20% 的伯基特淋巴瘤(美国)[5]	
约 35% 的霍奇金淋巴瘤[84~87]	
鼻咽癌	
约 5% 的胃癌[99]	
HIV 或免疫抑制患者的肌瘤和肌肉瘤[98]	
口腔毛状白斑[102]	

在 X 连锁的淋巴细胞增殖综合征的年轻男性,初次 EBV 感染导致 B 细胞无限制增殖,进展为 B 细胞淋巴瘤,即所谓 Duncan 综合征[92]。这些年轻男性不产生 T 细胞反应,因此不会发生单核细胞增多症。虽然曾试用抗病毒药和(或)化疗以控制 EBV 感染引起的这类反应,但 Duncan 综合征往往是致命的。

口腔毛状白斑是见于 HIV 感染患者的一种典型的伴毛状突起的白色舌部病变,是由于 EBV 感染了舌上皮所致[102]。

EBV 感染和肿瘤治疗方法展望

因为 EBV 感染所导致的严重后果,许多预防或治疗这些疾病的方法正在研究中,如开发 EBV 疫苗[103]、活化细胞毒 T 细胞的过继治疗[104] 以及抑制病毒复制的多肽[105]。

● CMV 病毒相关的单核细胞增多症

历史

早先记载的 CMV 相关疾病是一种伴血小板减少、出血点和肝功能异常的少见的先天性综合征[106]。随后认识到原本健康的年幼儿童 CMV 初次感染后会出现肝功能异常延长、肝脾肿大、淋巴细胞增多和血小板减少[107]。此后,明确了初次 CMV

感染与发热伴单核细胞增多综合征之间的联系[108]。

流行病学

发展中国家大部分人到 5 ~ 6 岁时都感染了 CMV。有三个原因可能与此有关。这些国家的母亲生育时仍未成年,这些年轻的母亲宫颈上携带有年幼时感染的 CMV,并处于激活状态。孩子在出生时吸入宫颈病毒,母乳喂养也可致新生儿传染。此外,这些儿童都在一起玩耍,病毒很容易传染给早期未感染的幼童。出生时从宫颈获得的感染或者是出生后母乳喂养或其他儿童传染所致的感染,并不会导致已知不良后果。但是所有先天性感染者有影响。血清学阳性的母亲可能会生育在宫腔内就已经感染的孩子,原因并不十分清楚[109]。发展中国家中,这种情况大部分发生在怀孕前就血清学阳性的母亲生育的孩子,这些新生儿出生时临床表现并不显著[109]。这些无症状性的先天性感染的孩子,后期可能会出现单侧或双侧的听力缺陷。这些孩子可能也在听力丧失人群中占了较为显著的比例[109]。

发达国家中,第一个孩子往往有没有 CMV 感染的父母。如果母亲在预期第二胎受孕或相近时间段发生初次感染,则孩子可能出现严重的先天性感染[110]。目前还不清楚在几个可能的因素中,哪一个可能导致儿童获得先天性 CMV 感染,需要更多的研究来决定采取何种正确的处理决策。

在已知 CMV 感染的家庭中共同居住的儿童的口腔分泌物和尿液中会存在 CMV,这种情况已被认识好多年[107]。病毒的来源并不完全清楚。这些儿童是并不能肯定在出生时感染还是从母乳中获得,并且继续存在活动性感染。又或者是由于儿童之间传播造成,这种情况只是推测,并没有被证明。

当 CMV 感染的孩子接触 CMV 血清阴性的祖父母时,很可能会发生该祖父母的原发性感染。这可能与老年人的 CMV 疾病有关,尽管老年人 CMV 感染并不常见[18]。很少有人知道异性恋中 CMV 感染的精液所致的风险。然而,年轻同性恋男性中 CMV 感染的频率非常高。几乎所有热恋期同性恋的年轻男性在 20 岁时都出现 CMV 血清阳性,相比之下,与异性恋年轻男性只有 20% 比例。据推测,有 20% 的异性恋的男性是儿童时期感染的。

临床表现

大部分新发 CMV 感染没有临床征象。但是有些新发感染会有高热(常高达 40°C)、体重减轻和感染相关的不适肌痛[111]。有与 EBV 感染相似,肝功能异常,脾脏可触。白细胞分类初期可左移,可见较高比例的杆核中性粒细胞。初次感染 CMV 的年轻患者比老年人淋巴结肿大更大。老年个体感染是因为他们年轻时未被传染(表 82-2,表 82-3)。因为没有典型的临床表现如出现严重的渗出性咽炎,鉴别诊断时常不考虑本病。相反,可能会考虑患者有细菌感染并给予抗生素。这个现象频率有多少不清楚,但使用 β-内酰胺抗生素可能与新发皮疹以及形成患者对青霉素过敏这种错误印象有关。由于疾病出现在年龄较大的人群,包括 50 岁以上者,常在确诊前为寻找不明原因发热的诱因而进行昂贵的检查。实验室和体格检查的许多发现又进一步提示多种诊断可能。抗核抗体的产生及血小板减少(表 82-5)大多会支持胶原血管性疾病的诊断。脾肿大则需要考虑淋巴瘤相关问题。

表 82-5　单核细胞增多症的实验室检查结果

并发症	EBV	CMV
嗜异性抗体	+++	–
淋巴细胞增多	+++	++
反应性淋巴细胞	+++	++
肝功能异常	++	++
抗核抗体	+	+
冷凝集素	+	
冷球蛋白	+	+
血小板减少	++	+

+++,典型;++,常见;+,可见。

实验室特征

最初受到感染的不是 B 细胞而是单核巨噬系统细胞,T 细胞对这些被感染细胞产生反应[112,113]。淋巴细胞增多与 EBV 引起的疾病无法区别。部分患者感染早期杆核中性粒细胞增多。此外,由于疾病潜伏期是 30 ~ 40 天,通常首次发病时针对 CMV 的 IgG 和 IgM 抗体已经产生。PCR 检测血标本中的 CMV 常为阳性,也可从尿或唾液标本中分离到 CMV 病毒。肝功能异常(表 82-2,表 82-3)包括胆红素升高。黄疸可见于多至 25% 的 CMV 患者,这类患者常见病程长、严重疲乏。

并发症

出现在 CMV 初次感染时的溶血性贫血和血小板减少以及其他发现可使临床医生一开始考虑淋巴瘤的诊断。有各种病理因素可解释这些血液学改变。最为常见的神经系统并发症是格林-巴利综合征,其次是横断性脊髓炎和无菌性脑膜炎(表82-3)。针对 CMV 感染细胞产生的抗体可与 GM₂ 抗原发生交叉反应,这可能解释了发生吉兰-巴雷综合征的原因[66,67]。这种抗体可被 CMV 感染的成纤维细胞吸附,而未感染 CMV 的成纤维细胞不能吸附该抗体。

CMV 感染的靶细胞是巨噬细胞而不是 B 细胞[112,123],因此,不会进展为不受控制的 B 淋巴细胞增殖、淋巴瘤以及 PTLD。

移植中的 CMV

巨细胞病毒不容易造成血液恶性肿瘤。然而,它在所有的移植环境中都起着至关重要的作用,在肺和异基因造血干细胞移植中有一些非常类似的结果。在自体造血干细胞移植中很少见,但也可能发生并且表现为严重的感染(参见第 23 章)。

在所有实体器官移植中,有 3 种潜在类型的感染可由 CMV 触发[114~116]。所有实体器官中的单核-巨噬细胞,例如 CMV 血清反应阳性患者的心脏,肾脏,胰腺和肝脏内都存在可被重新激活的 CMV。接受来自 CMV 阳性供体器官的 CMV 血清阴性受者,当 CMV 从供体器官重新激活时可以发生原发性感染。由于这种情况发生在受者接受免疫抑制时,这是最严重的临床问题[115,116]。典型的情况见于年纪较大且已经感染过 CMV 的父母,捐献携带 CMV 的肾脏或部分肝脏给他们孩子[116]。第二种可能性是即使供体是 CMV 血清阴性时,血清阳性的受者体内 CMV 也可以重新激活。因为它是受者自身潜在的 CMV 重新激活,所以感染的临床表现通常是轻微的或缺乏的[116]。第三种情况见于供体和受体都是 CMV 血清阳性时。有时可能发生临床疾病，但其严重程度难以预测。临床疾病包括发热、肝功能异常和炎症性肠道改变。在抗病毒药物可用之前，大多数原发性 CMV 感染的患者可获得了很好的效果[116]。绝大多数情况下，在实体器官移植患者免疫抑制治疗随移植开始，然后维持较长时间。

CMV 肺部感染问题主要发生在肺和异基因造血干细胞移植。其中的一个因素是人类支气管肺泡灌洗（BAL）获得的肺巨噬细胞是 CMV 理想的体外生长系统[117]。这就提出了一个问题，CMV 在体内肺巨噬细胞中生长良好吗？潜伏于巨噬细胞-单核细胞系统中的 CMV 再激活，是否在肺和异基因造血干细胞移植患者人群中发挥重要作用[118~120]？在那种情况下，受感染的巨噬细胞要么在肺移植情况下出现在外来组织中，或者被同种异基因造血干细胞发育而来的细胞认为是外来抗原。

与实体器官移植受者相比，接受异基因造血干细胞移植治疗的患者，免疫抑制治疗疗程相对较短，除非患者发生移植物抗宿主病。如果受者和供者都是 CMV 阴性的，移植后 CMV 感染就不会发生[121]。在异基因造血干细胞移植的环境中，如果接受者是 CMV 血清阴性的而供体是 CMV 阳性的，通常会发生感染，但不是每个人。尽管肺部受累最为常见，但视网膜和胃肠道也可能受累。由于供体细胞未暴露于免疫抑制药物，因此需要有其他因素才会出现 CMV 感染征象。其他与 CMV 相关机制包括受者是 CMV 血清阳性的且供体是阴性的，或者受者和供者都是血清阳性的。如果受者血清反应阳性，并且在接受潜在疾病治疗过程中反复暴露于相关药物，那么受者在移植之前可能发生 CMV 的再激活。对某些人来说，这将是一个"自我接种"的过程。需要考虑异基因造血干细胞移植的主要问题是 CMV 严重感染，还是病毒、肺巨噬细胞和宿主之间的相互作用[117~120]。CMV 仍然是一个问题，但是现在有一些有前景的 CMV DNA 疫苗的初步研究。

实体体器官移植受者 CMV 感染可采取两种方法来处理。一种是当供体、受体或两者都是 CMV 血清阳性时给予抗 CMV 抗病毒药物。移植时开始抗病毒预防，之后持续长达 120 天。第二种是仅在供血者血清阳性且受者血清阴性的情况下才提供 CMV 抗病毒预防。对于其他情况，每周 PCR 监测 CMV。如果结果阳性，患者接受抗病毒治疗大约 1 个月。在接受特定监测的人群中，接受抗 CMV 抗病毒药物的人数较少，而那些接受抗 CMV 抗病毒药物的人群，治疗持续时间要短一些。那些实体器官移植前血清阳性受者，疾病发生的频率很低，这也提示这是最好的方法[116]。

对于实体器官移植，由 CMV 引起的临床疾病和移植器官的排斥难以区分。当受者开始产生免疫反应时，就会出现发热。由于移植器官中的细胞比病毒再激活之前"更外来"，会出现针对感染的单核细胞发生免疫应答。尽管肝和胃肠都发生改变，但单核细胞增多症通常不会发生。供体器官有可能被排斥掉。实体器官受者自己的潜伏 CMV 的重新激活不会引发问题[116]。有时候，先前血清阳性受者的供体器官中 CMV 重新激活可能导致疾病。

实体移植器官受者中其他感染性疾病的发展。有认为巨噬细胞系统中 CMV 的再激活抑制了其对该系统的保护功能。在有持续吸入潜在传染物可能的肺部，由于巨噬细胞或中性粒细胞的保护作用受损，可能会出现新的感染[122,123]。另外，肾移植时一些生物体可与肾脏一起被移植。除了上面讨论的病毒之外，还包括细菌、酵母和寄生虫，如 Strongyloides sp。

移植后出现发热时，移植医生倾向于考虑发生了排斥反应并增加免疫抑制。如果发热是 CMV 原发感染发展的结果，那么免疫抑制治疗就会持久干扰移植后对 CMV 免疫的形成。这反过来又导致了 CMV 终生感染的问题。

其他令移植医师困惑问题之一，源于常规给予更昔洛韦预防移植后 CMV 感染的做法（见前文）。那些血清阴性的、接受血清阳性供体器官的受者，接受更昔洛韦抑制该器官中 CMV 的再激活。当停止使用更昔洛韦时，CMV 有时从该器官重新激活，原发感染可在数月后发生。发生这种情况时，患者出现发热和腹泻，血 CMV PCR 检测通常阴性。如前所述，CMV 引起肠道疾病发生是因为结肠黏膜细胞是原发感染和病毒复制的目标。然而，因为 CMV 的血液 PCR 是阴性的，所以移植临床医师不能进行诊断，直到进行结肠镜检查和活组织检查。

还有其他的 CMV 可能发挥作用的临床情况。有证据显示，发生肺囊虫肺炎的 HIV 感染患者，同时分泌物中有 CMV 时，比单纯感染囊虫肺炎的 HIV 感染者临床情况要差[124]。在重症监护病房，CMV 重新激活可能发生在病情严重的非免疫抑制患者身上。目前还不确定病毒在这种情况下有什么功能。

● HIV 病毒初次感染单核细胞增多症

HIV 病毒初次感染时，发生急性综合征频率非常高[124~127]，其中出现 HIV 相关的单核细胞增多症的发生率并不确定，但其特征性差异对于本章的讨论显得更为重要。无论是为了患者的健康还是公众健康，均需识别这种急性逆转录病毒（HIV）感染综合征。发热常常是突然发生的，随后出现咽痛、淋巴结肿大、扁桃体增生、疼痛的口腔溃疡、结膜炎和皮疹，也可出现恶心、呕吐和腹泻。血片中可以见到白细胞减少、血小板减少、中性杆状核细胞比例增高以及比例较少的反应性淋巴细胞。虽然淋巴细胞绝对数增多并不常见，这一综合征还是被称为 HIV 相关的单核细胞增多症。少数情况下，患者也可产生嗜异性抗体[126]。在一组 563 例嗜异性抗体阳性的患者中，回顾性检测其 HIV-1RNA 和 p24 抗原，约 1% 有 HIV-1 初次感染的证据[126]。在另一项研究中，132 例患者无一阳性[127]。由于这种情况下，抗 HIV 抗体尚未产生，应采用 PCR 检测血中 HIV 病毒量以作出 HIV 感染的诊断。通常，病毒负荷很高（大于 50 000 病毒颗粒/ml 血液）。早期治疗可以减少 HIV-1 并发症的发生率（参见第 81 章）。急性 HIV-1 感染具有很强的传染性[128]。与患者讨论检查发现可以防止其传播给性伙伴[124,128]。

● 其他与单核细胞增多综合征有关的病原体

人类疱疹病毒-6 与异形肺炎病毒偶尔可引起类似单核细胞增多综合征（表 82-1）[129,130]。甲型肝炎和风疹病毒感染可引起典型的血液淋巴细胞改变。咽炎并不是感染弓形虫患者的显著特征，淋巴细胞仅轻度增多，即使肝脏增大时肝功能也正常。通常弓形虫病出现颈后淋巴结肿大，在美国，主要的感染途径是接触猫粪中的虫卵。在其他国家，摄入未煮熟的肉，特别是羊肉，是感染途径之一，检测弓形虫的 IgM 免疫荧光抗体试验是诊断该病的有用方法。

猫抓病、棒状杆菌白喉咽炎、布鲁菌感染或淋巴瘤可以误诊为单核细胞增多症;其他一些至今未明的病原体也可引起典型的单核细胞增多综合征,因为对少数典型单核细胞增多症的病例,已知感染源,包括 EBV 和 CMV 的实验室检查均为阴性。

● 单核细胞增多综合征的鉴别诊断

在年龄很小的儿童,EBV 和 CMV 感染类似,它们的表现为年轻儿童许多发热疾病中的一种[15]。区别在于这种 CMV 感染儿童会出现肝功能检查异常[107]。确立初次感染 CMV 诊断的重要性在于,有了这个信息可以采取策略以防止传染给可能对其没有免疫力的怀孕的母亲,从而可避免严重的先天性 CMV 感染[110]。发达国家这种可能性更高,因为只有 20%～30% 的妇女在生育年龄前感染过在 CMV。在稍大一点的十几岁的少年,EBV 和 CMV 均可引起单核细胞增多症,但 EBV 更为常见。如果出现渗出性咽炎或淋巴结肿大,那么很可能是 EBV 感染。如果患者有口腔溃疡,需要做 HIV 测试。

性生活活跃的青少年,EBV 和 HIV 都必须检测。但也存在 CMV 感染的可能性[108]。同时感染 HIV 和 EBV 虽很不常见,但也可发生。嗜异性抗体存在强烈提示 EBV,尽管在 HIV 感染中也有报道[127]。在三十几岁或四十几岁的成人,引起单核细胞增多症的原因,CMV 较 EBV 可能性更大,因为几乎所有患者 25 岁前都已经感染过 EBV。另外,没有渗出性咽炎则应考虑 CMV,但在此年龄段应考虑 HIV。感染 CMV 或 HIV 的患者可表现为血中性粒细胞增多,伴杆状核中性粒细胞比例增加。皮疹或无菌性脑膜炎在 HIV 感染患者较 CMV 感染者多见。在中年患者,初次感染 CMV 的可能性更大,在年轻时没有感染 EBV 的少数人感染 EBV 可出现与这一年龄段的人初次感染 CMV 时类似的临床表现[18,40,41]。

● 治疗

对于大部分初次感染 CMV 或 EBV 的患者,主要是支持治疗。水杨酸盐或其他解热镇痛药可用于控制发热、头痛和咽痛。因为脾脏破裂可出现在诊断后的最初几周,应避免有身体接触的体育运动直至脾脏恢复至正常大小。极大部分人情况改善,大部分症状消失。约一半的患者到 60 天时,其 EBV 相关性单核细胞增多症康复后仍感疲劳,少数可持续到 6 个月时。在患 CMV 相关性单核细胞增多症后也可出现持续的严重疲劳。

在 EBV 相关性单核细胞增多症,特殊的情况下可考虑抗病毒治疗。核苷类似物阿昔洛韦通过抑制病毒 DNA 聚合酶阻断 EBV 的复制,可阻止病毒从口咽部脱落[131,132]。但阿昔洛韦对单核细胞增多症的病程的影响即使有也很小,可能是因为疾病进展到这个阶段是因为免疫病理的原因而不是病毒的增殖。抗病毒治疗在慢性侵袭性 EBV 感染和移植后 EBV 感染时可能有效,糖皮质激素被用于特殊并发症的处置;但难以确定其特殊的优势,因为糖皮质激素常在临床病程的晚期才开始使用,那时针对感染的免疫反应已使病情改善。一个有对照的临床试验表明 EBV 引起的单核细胞增多症中糖皮质激素的疗效微乎其微,30 天时治疗组的情况还不如安慰剂对照组好[133]。但是,当扁桃体肿大至中线可能导致呼吸道阻塞时有应用糖皮质

激素的指征,可给予泼尼松 40～60mg/d,用 7～10 天,一旦起效后快速减量。有时可能需要行急诊扁桃体切除术或腺样体切除术[134,135]。重症免疫性溶血性贫血、严重的有症状的免疫性血小板减少症、神经系统并发症、胰腺炎和心肌炎时也应用相同的泼尼松治疗方案。

也有应用相同剂量的糖皮质激素治疗 CMV 相关的单核细胞增多症的血液系统或神经系统并发。应用更昔洛韦每天 5mg/(kg·d),静脉给药持续 14 天治疗 CMV 单核细胞增多症偶有取得很好疗效的。但因更昔洛韦对精子生成有潜在的长期毒性(无精症)或影响女性怀孕,因此该药极少应用。因此,当疾病看似有自限性时,大部分医生不给予治疗。已经开始的治疗也在几周后被终止。有建议对严重的 HIV 原发疾病使用抗病毒治疗。

应用阿昔洛韦治疗由 EBV 复制导致高病毒滴度引起的表现,如 AIDS 的口腔毛状白斑,可使舌损害很快痊愈[136],但阿昔洛韦对治疗病毒携带状态似乎无效[137]。

● 妊娠合并单核细胞增多症

EBV 和 CMV 感染

对 CMV 有免疫力不一定能预防先天性感染[109]。新生儿出生时 CMV 病毒尿症,发生于在怀孕前血清学阳性的母亲的婴儿。部分其母体怀孕时血清阳性的携带病毒的儿童逐步出现单侧或双侧耳聋。这些显然具有免疫力的母亲中,患儿为何对这种类型的感染敏感的原因尚不清楚。如在受孕过程中发生 CMV 初次感染,婴儿可能有非常严重的疾病。小脑畸形、智力障碍、白内障、肝脾肿大以及流产或新生儿夭折均有发生[110]。当 EBV 相关的单核细胞增多症发生在妊娠时,可以出现与妊娠合并 CMV 初次感染时类似的严重先天性畸形(表 82-4)[138,139]。有关应用更昔洛韦治疗出生时有病毒尿症的非常年幼的儿童的 CMV 先天感染正在研究中。妊娠过程中 EBV 初次感染可应用泛昔洛韦或伐昔洛韦行抗病毒治疗,但治疗的人数太少难以得出结论。

HIV 感染

妊娠过程中发生 HIV 初次感染可能不会被发现,因为在感染的早期不产生 HIV 抗体,而抗体的筛查只在围产期的首次就诊时进行。当在妊娠过程中怀疑 HIV 感染而且 HIV 抗体检测阴性时,应检测病毒滴度。如为阳性,即应对孕妇行抗病毒治疗以防止 HIV 传染给胎儿或新生儿[140]。

弓形虫感染

在妊娠过程中发生刚地弓形虫初次感染,可导致先天性畸形。虽然没有对照临床试验,给孕妇乙胺嘧啶加磺胺类药物或螺旋霉素可以清除胎儿和胎盘中的寄生虫[141,142]。

　　　　　翻译:唐古生,杨建民　互审:陈芳源　校对:赵维莅

参考文献

1. Pfeiffer E: Drüsenfieber. *Jahrbuch für Kinderheilkunde* 23:257, 1885.
2. Sprunt TP, Evans FA: Mononucleosis in reaction to acute infections ("infectious mononucleosis"). *Johns Hopkins Bull* 31:410, 1920.
3. Paul JR, Bunnell WW: The presence of heterophile antibodies in infectious mononucle-

osis. *Am J Med Sci* 183:91, 1932.

4. Davidson I, Walker PH: The nature of the heterophile antibodies in infectious mononucleosis. *Am J Clin Pathol* 5:455, 1935.

5. Henle G, Henle W, Diehl V: Relation of Burkitt's tumor associated herpes type virus to infectious mononucleosis. *Proc Natl Acad Sci U S A* 59:94, 1968.

6. Niederman JC, McCollum RW, Henle G, et al: Infectious mononucleosis: Clinical manifestations in relation to EB virus antibodies. *JAMA* 203:205, 1968.

7. Evans AS, Niederman JC, McCollum RW: Seroepidemiologic studies of infectious mononucleosis with EB virus. *N Engl J Med* 279:1121, 1968.

8. Sawyer RN, Evans AS, Niederman JC, et al: Prospective studies of a group of Yale University freshman: I. Occurrence of infectious mononucleosis. *J Infect Dis* 123:263 1971.

9. Infectious mononucleosis and its relationship to EB virus antibody. A joint investigation by university health physicians and P.H.L.S. laboratories. *Br Med J* 4:643, 1971.

10. Hoagland RJ: The clinical manifestations of infectious mononucleosis: A report of 200 cases. *Am J Med Sci* 240:55, 1960.

11. Hoagland RJ: The incubation period of infectious mononucleosis. *Am J Public Health* 54:1699, 1964.

12. Tanner J, Weis J, Fearon D, et al: Epstein-Barr virus gp350/220 binding to the B lymphocyte C3d receptor mediates adsorption, capping, and endocytosis. *Cell* 50:203, 1987.

13. Söderberg-Nauclér C, Fish KN, Nelson JA: Reactivation of latent human cytomegalovirus by allogeneic stimulation of blood cells from healthy donors. *Cell* 91:119, 1997.

14. Tomkinson BE, Wagner DK, Nelson DL, Sullivan JL: Activated lymphocytes during acute Epstein-Barr virus infection. *J Immunol* 139:3802, 1987.

15. Lajo A, Borque C, Del Castillo F, Martin-Ancel A: Mononucleosis caused by Epstein-Barr virus and Cytomegalovirus in children: A comparative study of 124 cases. *Pediatr Infect Dis J* 13:56, 1994.

16. Porter DP, Wimberly I, Benyesh-Melnick M: Prevalence of antibodies to EB virus and other herpes viruses. *JAMA* 209:1675, 1969.

17. Ross SA, Arora N, Novak Z, et al: Cytomegalovirus reinfections in healthy seroimmune women. *J Infect Dis* 201:386, 2010.

18. Schmader KE, van der Horst CM, Klotman ME: Epstein-Barr virus and the elderly host. *Rev Infect Dis* 11:64, 1989.

19. Fleisher G, Bolognese R: Epstein-Barr virus infections in pregnancy: A prospective study. *J Pediatr* 104:374, 1984.

20. Istas AS, Demmler GJ, Dobbins JG, Stewart JA: Surveillance for congenital cytomegalovirus disease: A report from the National Congenital Cytomegalovirus Disease Registry. *Clin Infect Dis* 20:665, 1995.

21. Senechal B, Boruchov AM, Reagan JL, et al: Infection of mature monocyte-derived dendritic cells with human cytomegalovirus inhibits stimulation of T-cell proliferation via the release of soluble CD83. *Blood* 103:420, 2004.

22. Hussein K, Tiede C, Maecker-Kolhoff B, Kreipe H: Posttransplant lymphoproliferative disorder in pediatric patients. *Pathobiology* 80:289, 2013.

23. Hochberg D, Souza T, Catalina M, et al: Acute infection with Epstein-Barr virus targets and overwhelms peripheral memory B-cell compartment with resting, latently infected cells. *J Virol* 78:5194, 2004.

24. Hadinoto V, Shapiro M, Greenough TC, et al: On the dynamics of acute EBV infection and the pathogenesis of infectious mononucleosis. *Blood* 111:1420, 2008.

25. McAulay KA, Higgins CD, Macsween KF, et al: HLA class I polymorphisms are associated with development of infectious mononucleosis upon primary EBV infection. *J Clin Invest* 117:3042, 2007.

26. Vollmer-Conner U, Piraino B, Cameron B, et al: Cytokine polymorphisms have a synergistic effect on the acute sickness response to infection. *Clin Infect Dis* 47:1418, 2008.

27. Scherrenburg J, Piriou ER, Nanlohy NM, van Baarle D: Detailed analysis of Epstein-Barr virus specific CD4+ and CD8+ T cell response during infectious mononucleosis. *Clin Exp Immunol* 153:231, 2008.

28. Balfour HH Jr, Odumade OA, Schmeling DO, et al: Behavioral, virologic, and immunologic factors associated with acquisition and severity of primary Epstein-Barr virus infection in university students. *J Infect Dis* 207:80, 2013.

29. Grotto I, Mimouni D, Huerta M, et al: Clinical and laboratory presentation of EBV positive infectious mononucleosis in young adults. *Epidemiol Infect* 131:683, 2003.

30. Macallan DC, Wallace DL, Irvine AJ, et al: Rapid turnover of T cells in acute infectious mononucleosis. *Eur J Immunol* 33:2655, 2003.

31. Williams H, Macsween K, McAulay K, et al: Analysis of immune activation and clinical events in acute infectious mononucleosis. *J Infect Dis* 190:63, 2004.

32. Kusuhara K, Takabayashi A, Ueda K, et al: Breast milk is not a significant source of early Epstein-Barr virus or human herpes 6 infections in infants. A sero-epidemiologic study in two 2 areas of human T cell lymphotropic virus type 1 in Japan. *Microbiol Immunol* 41:309, 1997.

33. Sixbey JW, Shirley P, Chesney PJ, et al: Detection of a second widespread strain of Epstein-Barr virus. *Lancet* 2:76, 1989.

34. Yao QY, Croom-Carter DSG, Tierney RJ, et al: Epidemiology of infection with Epstein-Barr virus types 1 and 2: Lessons from the study of a T cell immunocompromised hemophiliac cohort. *J Virol* 72:4352, 1998.

35. Pichler R, Berg J, Hengtschlager A, et al: Recurrent infectious mononucleosis caused by Epstein-Barr virus with persistent splenomegaly. *Mil Med* 166:733, 2001.

36. Sumaya CV, Ench Y: Epstein-Barr virus infectious mononucleosis. I. Clinical and general laboratory findings. *Pediatrics* 75:1003, 1985.

37. Sumaya CV, Ench Y: Epstein-Barr virus infectious mononucleosis. II. Heterophil antibody and viral-specific responses. *Pediatrics* 75:1011, 1985.

38. Fleisher G, Henle W, Henle G, et al: Primary infection with Epstein-Barr virus in the United States: Clinical and serologic observations. *J Infect Dis* 139:553, 1979.

39. Hickey SM, Strasburger VC: What every pediatrician should know about infectious mononucleosis in adolescents. *Pediatr Clin North Am* 44:1541, 1997.

40. Axelrod P, Finestone AJ: Infectious mononucleosis in older adults. *Am Fam Physician* 42:1599, 1990.

41. Hurwitz CA, Henle W, Henle G, et al: Infectious mononucleosis in patients aged 40

to 72 years: Report of 27 cases, including 3 without heterophile-antibody responses. *Medicine (Baltimore)* 62:256, 1983.

42. Karajannis MA, Hummel M, Anagnostopoulos I, Stein H: Strict lymphotropism of Epstein-Barr virus during acute infectious mononucleosis in non-immunocompromised individuals. *Blood* 89:2856, 1997.

43. Yefenof E, Bakacs T, Einhorn L, et al: Epstein-Barr virus (EBV) receptors, complement receptors and EBV infectibility of different lymphocyte fractions of human peripheral blood: I. Complement receptor distribution and complement binding by separated lymphocyte subpopulations. *Cell Immunol* 35:34, 1978.

44. Drebber U, Kasper HU, Krupacz J: et al: The role of Epstein-Barr virus in acute and chronic hepatitis. *J Hepatol* 44:879, 2006.

45. Levitskaya K, Coram M, Levitsky V, et al: Inhibition of antigen processing by the internal repeat region of the Epstein-Barr Nuclear antigen-1. *Nature* 375:685, 1995.

46. Renn CN, Straff W, Dorfmuller A, et al: Amoxicillin-induced exanthema in young adults with infectious mononucleosis: Demonstration of drug-specific lymphocyte reactivity. *Br J Dermatol* 147:1166, 2002.

47. Haverkos HW, Amsel Z, Drotman DP: Adverse virus-drug interactions. *Rev Infect Dis* 13:697, 1991.

48. Linderholm M, Boman J, Juto P, Linde A: Comparative evaluation of nine kits for rapid diagnosis of infectious mononucleosis and Epstein-Barr virus-specific serology. *J Clin Microbiol* 32:259, 1994.

49. Rea TD, Ashley TL, Russo JE, Buchwald DS: A systematic study of Epstein-Barr virus serologic assays following acute infection. *Am J Clin Pathol* 117:156, 2002.

50. Pitetti RD, Laus S, Wadowsky RM: Clinical evaluation of a quantitative real time polymerase chain reaction assay for diagnosis of primary Epstein-Barr virus infection in children. *Pediatr Infect Dis J* 22:736, 2003.

51. Hudnall SD, Patel JU, Schwab H, Martinez J: Comparative immunophenotypic features of EBV-positive and EBV-negative atypical lymphocytosis. *Cytometry* 55B:22, 2003.

52. Matsukawa Y, Okano M, Ishikawa N, Imasi S: Severe thrombocytopenic purpura associated with primary Epstein-Barr virus infection. *J Infect* 29:107, 1994.

53. Whitelaw F, Brook MG, Kennedy N, Weir WR: Haemolytic anemia complicating Epstein-Barr virus infection. *Br J Clin Pract* 49:212, 1995.

54. Lazarus KH, Baehner RL: Aplastic anemia complicating infectious mononucleosis: A case report and review of the literature. *Pediatrics* 67:907, 1981.

55. Auvin S, Dalle JH, Ganga-Zandzou PS, Ythier H: Is agranulocytosis following infectious mononucleosis caused by autoimmunity? *Pediatr Hematol Oncol* 20:611, 2003.

56. Tanaka M, Kamijo T, Koike T, et al: Specific auto antibodies to platelet glycoprotein in Epstein-Barr virus-associated immune thrombocytopenia. *Int J Hematol* 78:168, 2003.

57. Evans AS: Infectious mononucleosis and related syndromes. *Am J Med Sci* 276:325, 1978.

58. Jones JF: A perspective on Epstein-Barr virus diseases. *Adv Pediatr* 36:307, 1989.

59. Bhaskaran J, Harkness DR: Hereditary spherocytosis unmasked by infectious mononucleosis with autoimmune hemolytic anemia. *J Fla Med Assoc* 67:483, 1980.

60. Taylor JJ: Haemolysis in infectious mononucleosis: Inapparent congenital spherocytosis. *Br Med J* 4:525, 1973.

61. Asgari MM, Begos DG: Spontaneous splenic rupture in infectious mononucleosis: A review. *Yale J Biol Med* 70:175, 1997.

62. Kinderknecht JJ: Infectious mononucleosis and the spleen. *Curr Sports Med Rep* 1:116, 2002.

63. Fujimoto H, Asaoka K, Imaaizumi T, et al: Epstein-Barr virus infections of the central nervous system. *Intern Med* 42:33, 2003.

64. Connelly KP, DeWitt LD: Neurologic complications of infectious mononucleosis. *Pediatr Neurol* 10:181, 1994.

65. Jacobs BC, Rothbarth PH, van der Meche, et al: The spectrum of antecedent infections in Guillain-Barré syndrome. *Neurology* 51:1110, 1998.

66. Hughes RA, Hadden RD, Gregson NA, Smith KJ: Pathogenesis of Guillain-Barré syndrome. *J Neuroimmunol* 100:74, 1999.

67. Ang CW, Lang BC, Laman JD: The Guillain-Barré syndrome, a true case of molecular mimicry. *Trends Immunol* 25:561, 2004.

68. Cameron B, Galbraith S, Zhang Y, et al: Gene expression correlates of post fatigue syndrome after infectious mononucleosis. *J Infect Dis* 196:56, 2007.

69. Lerner AM, Benquai SM, Deeter RG, Fitzgerald JT: Valacyclovir treatment in Epstein-Barr virus subset of chronic fatigue syndrome-36 month follow up. *In Vivo* 21:707, 2007.

70. Thacker EL, Mirzaei F, Ascherio A: Infectious mononucleosis and risk of multiple sclerosis: A meta-analysis. *Ann Neurol* 59:499, 2006.

71. Zaadstra BM, Chorus AM, van Buuren S, et al: Selective association of multiple sclerosis with infectious mononucleosis. *Mult Scler* 14:307, 2008.

72. James JA, Neas BR, Moser KL, et al: Systemic lupus in adults associated with previous Epstein-Barr virus exposure. *Arthritis Rheum* 44:1122, 2001.

73. Harley JB, Harley IT, Guthridge JM, James JA: The curiously suspicious: A role of Epstein-Barr virus in lupus. *Lupus* 15:768, 2006.

74. Lunemann JD, Frey O, Eidner T, et al: Increased frequency of EBV specific effector memory CD 8+ T cells correlates with higher viral load in rheumatoid arthritis. *J Immunol* 181:991, 2008.

75. Kawano Y, Iwata S, Kawada J, et al: Plasma viral microRNA profiles reveal potential biomarkers for chronic active Epstein-Barr virus infection. *J Infect Dis* 208:771, 2013.

76. Buchwald DS, Rea TD, Katon WJ, et al: Acute infectious mononucleosis: Characteristics of patients who report failure to recover. *Am J Med* 109:531, 2000.

77. Okano M: Overview and problematic standpoints of severe chronic active Epstein-Barr virus infection syndrome. *Crit Rev Oncol Hematol* 44:273, 2002.

78. Suzuki K, Ohshima K, Karube K, et al: Clinicopathological states of Epstein-Barr virus-associated T/NK cell proliferative disorders (severe chronic active EBV infection) of children and young adults. *Int J Oncol* 24:1165, 2004.

79. Chen CJ, Huang YC, Jaing TH, et al: Hemophagocytic syndrome: A review of 18 pediatric cases. *J Microbiol Immunol Infect* 37:157, 2004.

80. Imashuku S, Kuriyama K, Sakai R, et al: Treatment of Epstein-Barr virus-associated hemophagocytic lymphohistiocytosis (EBV-HLH) in young adults: A report from HLH study center. *Med Pediatr Oncol* 41:103, 2003.

81. Imashuku S, Teramura T, Tauchi H, et al: Longitudinal follow-up of patients with Epstein-Barr virus-associated hemophagocytic lymphohistiocytosis. *Haematologica* 89:183, 2004.

82. Pagano JS: Epstein-Barr virus. The first human tumor virus and its role in cancer. *Proc Assoc Am Physicians* 111:573, 1999.

83. Endo R, Kikuta H, Ebihara T, et al: Possible involvement in oncogenesis of a single base mutation in internal ribosome entry site of Epstein-Barr nuclear antigen 1 mRNA. *J Med Virol* 72:630, 2004.

84. Flavell KJ, Murray PG: Hodgkin disease and Epstein-Barr virus. *Mol Pathol* 53:262, 2000.

85. Hjalgrim H, Askling J, Rostgaard K, et al: Characteristics of Hodgkin's lymphoma after infectious mononucleosis. *N Engl J Med* 349:1324, 2003.

86. Hjalgrim H, Rostgaard K, Johnson PC, et al: HLA-A alleles and infectious mononucleosis suggest a critical role for cytotoxic T-cell response in EBV-related Hodgkin lymphoma. *Proc Natl Acad Sci U S A* 107:6400, 2010.

87. Kanakry JA, Li H, Gellert LL, et al: Plasma Epstein-Barr virus DNA predicts outcome in advanced Hodgkin lymphoma: Correlative analysis from a large North American cooperative group trial. *Blood* 121:3547, 2013.

88. Gao SZ, Chapparro SV, Perlroth M, et al: Post-transplant lymphoproliferative disease in heart and heart-lung transplant recipients: 30 year experience at Stanford University. *J Heart Lung Transplant* 22:505, 2003.

89. Ballen KK, Cutler C, Yeap BY, et al: Donor-derived second hematologic malignancies after cord blood transplantation. *Biol Blood Marrow Transplant* 16:1025, 2010.

90. McDonald RA, Smith JM, Ho M, et al: Incidence of PTLD in pediatric renal transplant recipients receiving basiliximab, calcineurin inhibitor, sirolimus and steroids. *Am J Transplant* 8:984, 2008.

91. Dierickx D, Tousseyn T, Requilé A, et al: The accuracy of positron emission tomography in the detection of post-transplant lymphoproliferative disorder. *Haematologica* 98:771, 2013.

92. MacGinnitie AJ, Geha R: X-linked lymphoproliferative disease: Genetic lesions and clinical consequences. *Curr Allergy Asthma Rep* 2:361, 2002.

93. Cohen JI: Benign and malignant Epstein-Barr virus-associated B-cell lymphoproliferative diseases. *Semin Hematol* 40:116, 2003.

94. Yachie A, Kanegane H, Kasahara Y: Epstein-Barr virus associated T-/natural killer cell lymphoproliferative diseases. *Semin Hematol* 40:124, 2003.

95. Kawa K, Okamura T, Yasui M, et al: Allogeneic hematopoietic stem cell transplantation for Epstein-Barr virus-associated T/NK-cell lymphoproliferative disease. *Crit Rev Oncol Hematol* 44:251, 2002.

96. Cheng WM, Chan KH, Chen HL, et al: Assessing the risk of nasopharyngeal cancer on the basis of EBV antibody spectrum. *Int J Cancer* 97:489, 2002.

97. Moss DJ, Khanna R, Bharadwaj M: Will a vaccine to nasopharyngeal carcinoma retain orphan status? *Dev Biol* 110:67, 2002.

98. Lee ES, Locker J, Nalesnik M, et al: The association of Epstein-Barr virus with smooth muscle tumors occurring after organ transplantation. *N Engl J Med* 332:19, 1995.

99. Oda K, Koda K, Takiguchi N, et al: Detection of Epstein-Barr virus in gastric carcinoma cells and surrounding lymphocytes. *Gastric Cancer* 6:173, 2003.

100. Murray PG, Young LS: Epstein-Barr virus infection: Basis of malignancy and potential for therapy. *Expert Rev Mol Med* 15:2001, 2001.

101. Malouf MA, Chajed PN, Hopkins P, et al: Anti-viral prophylaxis reduces the incidence of lymphoproliferative disease in lung transplant recipients. *J Heart Lung Transplant* 21:547, 2002.

102. Greenspan JS, Greenspan D, Lennette ET: Replication of Epstein-Barr virus within epithelial cells of hairy oral leukoplakia an AIDS associated lesion. *N Engl J Med* 332:19, 1986.

103. Sokal EM, Hoppenbrouwers K, Vandermeulen C, et al: Recombinant gp350 vaccine for infectious mononucleosis. A phase 2 randomized, double blind, placebo controlled trial to evaluate the safety, immunogenicity, efficacy of Epstein-Barr virus vaccine in healthy young adults. *J Infect Dis* 196:1749, 2007.

104. Davis JE, Moss DJ: Treatment options for post-transplant lymphoproliferative disorder and other Epstein-Barr virus associated malignancies. *Tissue Antigens* 63:285, 2004.

105. Farrell CJ, Lee JM, Shin EC, et al: Inhibition of Epstein-Barr virus–induced growth proliferation by nuclear antigen EBNA-2 peptide. *Proc Natl Acad Sci U S A* 101:4625, 2004.

106. Weller TH, Hanshaw JB: Virologic and clinical observations in cytomegalic inclusion disease. *N Engl J Med* 266:1233, 1962.

107. Hanshaw, JB, Betts RF, Simon G, Boynton RC: Acquired cytomegalovirus infection. *N Engl J Med* 272:602, 1965.

108. Klemola E, Von Essen R, Henle G, et al: Infectious mononucleosis like disease with negative heterophile agglutinin test. Clinical features in relation to Epstein-Barr virus and cytomegalic virus antibodies. *J Infect Dis* 121:808, 1970.

109. de Vries JJ, van Zwet EW, Dekker FW, et al: The apparent paradox of maternal seropositivity as a risk factor for congenital cytomegalovirus infection: A population-based prediction model. *Rev Med Virol* 23:241, 2013.

110. Stagno S, Pass RF, Dworsky ME, et al: Congenital cytomegalovirus infection: The relative importance of primary or recurrent maternal infection. *N Engl J Med* 306:945, 1982.

111. Just-Nubling G, Korn S, Ludwig B, et al: Primary cytomegalovirus infection in an outpatient setting—Laboratory markers and clinical aspects. *Infection* 31:318, 2003.

112. Söderberg-Nauclér C, Fish KN, Nelson JA: Reactivation of latent human cytomegalovirus by allogeneic stimulation of blood cells from healthy donors. *Cell* 91:119, 1997.

113. Smith MS, Bentz GL, Alexander JS, Yurochko AD: Human cytomegalovirus induces monocyte differentiation and migration as a strategy for dissemination and persistence. *J Virol* 78:4444, 2004.

114. Betts RF, Freeman RB, Douglas RG Jr, et al: Transmission of cytomegalovirus with the renal allograft. *Kidney Int* 8:385, 1975.

115. Ho M, Suwansirkul S, Dowling JN, et al: The transplanted kidney is a source of cytomegalovirus infection. *N Engl J Med* 293:1109, 1975.

116. Betts RF, Freeman RB, Douglas RG Jr, Talley TE: Clinical manifestations of renal allograft derived primary cytomegalovirus infection. *Am J Dis Child* 131:759, 1977.

117. Drew WL, Mintz L, Hoo R, Finley TN: Growth of herpes simplex and cytomegalovirus in cultured human alveolar macrophages. *Am Rev Respir Dis* 119:287, 1979.

118. Chien J, Chan CK, Chamberlain D, et al: Cytomegalovirus pneumonia in allogeneic bone marrow transplantation. An immunopathologic process? *Chest* 98:1034, 1990.

119. Huisman C, van der Straaten HM, Canninga-van Dijk MR, et al: Pulmonary complications after T-cell-depleted allogeneic stem cell transplantation: Low incidence and strong association with acute graft-versus-host disease. *Bone Marrow Transplant* 38:561, 2006.

120. Snyder LD, Finlen-Copeland CA, Turbyfill WJ: Cytomegalovirus pneumonitis is a risk for bronchiolitis obliterans syndrome in lung transplantation. *Am J Respir Crit Care Med* 181:1391, 2010.

121. Ljungman P: Cytomegalovirus infections in transplant patients. *Scand J Infect Dis Suppl* 100:59, 1996.

122. Schooley RT, Hirsch MS, Colvin RB, et al: Association of herpes virus infections with T-lymphocyte subset alterations, glomerulopathy, and opportunistic infections after renal transplantation. *N Engl J Med* 308:307, 1983.

123. George MJ, Snydman DR, Werner BG, et al: The independent role of cytomegalovirus for invasive fungal infections in orthotopic liver transplant recipients. Boston Center for Liver Transplantation CMVIG-Study Group. Cytogam, MedImmune, Inc. Gaithersburg, Maryland. *Am J Med* 103:106, 1997.

124. Tindall B, Cooper DA, Donovan B, Penny R: Primary human immunodeficiency infection. Clinical and serologic aspects. *Infect Dis Clin North Am* 2:329, 1988.

125. Vanhems P, Allard R, Cooper DA, et al: Acute human immunodeficiency virus type 1 disease as a mononucleosis-like illness: Is the diagnosis too restrictive? *Clin Infect Dis* 24:965, 1997.

126. Rosenberg ES, Caliendo AM, Walker BD: Acute HIV among patients tested for mononucleosis [letter]. *N Engl J Med* 340:969, 1999.

127. Walensky RP, Rosenberg ES, Ferraro MJ, et al: Investigation of primary human immunodeficiency virus infection in patients who test positive for heterophile antibody. *Clin Infect Dis* 33:570, 2001.

128. Dalman J, Puertas MC, Azuara M, et al: Contribution of immunologic and virological factors to the extremely severe primary HIV type 1 infection. *Clin Infect Dis* 48:229, 2009.

129. Steeper TA, Horwitz CA, Ablashi DV, et al: The spectrum of clinical and laboratory findings resulting from human Herpesvirus-6 (HHV-6) in patients with mononucleosis-like illness not resulting from Epstein-Barr virus or cytomegalovirus. *Am J Clin Pathol* 93:776, 1990.

130. Li IW, To KK, Tang BS, et al: Human metapneumonia virus infections in a human immunocompetent adult presenting as mononucleosis-like illness. *J Infect* 56:389, 2008.

131. Andersson J, Britton S, Ernberg I, et al: Effect of acyclovir on infectious mononucleosis: A double-blinded, placebo-controlled study. *J Infect Dis* 153:283, 1986.

132. Torre D, Tambini R: Acyclovir for treatment of infectious mononucleosis: A meta-analysis. *Scand J Infect Dis* 31:543, 1999.

133. Collins M, Fleisher G, Kreisberg J, Fager S: Role of steroids in the treatment of infectious mononucleosis in the ambulatory college student. *J Am Coll Health* 33:101, 1984.

134. Chan SC, Dawes PJ: The management of severe infectious mononucleosis tonsillitis and upper airway obstruction. *J Laryngol Otol* 115:973; 2001.

135. Peter J, Ray GG: Infectious mononucleosis. *Pediatr Rev* 19:276, 1998.

136. Walling DM, Flaitz CM, Nichols CM: Epstein-Barr virus replication in oral hairy leukoplakia: Response, persistence, and resistance to treatment with valacyclovir. *J Infect Dis* 188:883, 2003.

137. Yao QY, Ogan P, Rowe M, et al: Epstein-Barr virus-infected B cells persist in the circulation of acyclovir-treated virus carriers. *Int J Cancer* 43:67, 1989.

138. Goldberg GN, Fulginiti VA, Ray CG, et al: In utero Epstein-Barr virus (infectious mononucleosis) infection. *JAMA* 246:1579, 1981.

139. Avgil M, Diav-Citrin O, Shechtman S, et al: Epstein-Barr virus in pregnancy: A prospective controlled study. *Reprod Toxicol* 25:468, 2008.

140. Connor EM, Sperling RS, Gelber R, et al: Reduction of maternal-infant transmission of human immunodeficiency virus type 1 with zidovudine treatment. Pediatrics AIDS Clinical Trials Group Protocol 076 Study Group. *N Engl J Med* 331:1173, 1994.

141. Cengir SD, Ortac F, Soylemez F: Treatment and results of chronic toxoplasmosis. Analysis of 33 cases. *Gynecol Obstet Invest* 33:105, 1992.

142. Stray-Pedersen B: Treatment of toxoplasmosis in the pregnant mother and newborn child. *Scand J Infect Dis* 84:23, 1992.

143. Nichols WG, Price TH, Gooley T, et al: Transfusion-transmitted cytomegalovirus infection after receipt of leukoreduced blood products. *Blood* 101:4195, 2003.

144. Meyers JD: Prevention and treatment of cytomegalovirus infection after marrow transplantation. *Bone Marrow Transplant* 3:95, 1988.

第十篇　恶性髓细胞疾病

第 83 章　克隆性髓细胞疾病的分类和临床表现………… 1165

第 84 章　真性红细胞增多症…… 1178

第 85 章　原发性血小板增多症……………… 1193

第 86 章　原发性骨髓纤维化…… 1203

第 87 章　骨髓增生异常综合征……………… 1222

第 88 章　急性髓细胞白血病…… 1251

第 89 章　慢性髓细胞白血病与相关疾病……………… 1311

第83章
克隆性髓细胞疾病的分类和临床表现

Marshall A. Lichtman

摘要

克隆性髓细胞恶性疾病是由于骨髓多能干细胞或者有时可能是干细胞获得驱动和协同突变所致。染色体易位，倒位，复制（三倍体，四倍体），和缺失可引起：①形成融合基因，其编码的融合蛋白具肿瘤源性；②编码控制细胞生长、程序性细胞死亡，细胞分化和成熟或其他调节通路的关键分子的基因表达过高或过低。在某些无明显的细胞遗传学异常的情况下，基因测序也可识别相关体细胞基因突变。如果对疾病不进行治疗，那么不同的突变可能会导致不同的表型，轻者表现为血细胞稳态水平轻微受损，细胞功能损害不明显，对寿命作用不大，重者则发生严重的全血细胞减少并数天内死亡。肿瘤性造血干细胞克隆性扩增来自体细胞突变的多能干细胞，这些细胞获得干细胞的特征，保留分化和成熟为血细胞各个系列的能力，但伴有不同程度的缺陷。在这表型谱中的特定疾病可能会

简写和缩略词

ABL1，Abelson 鼠白血病病毒癌基因同源物 1（Abelson murine leukemia viral oncogene homologue 1）；ALL，急性淋巴细胞性白血病（acute lymphocytic leukemia）；AML，急性髓细胞性白血病（acute myelogenous leukemia）；*BCR*，断点簇基因（breakpoint cluster gene）；*CALR*，钙网蛋白基因（calreticulin gene）；CD，分化抗原决定簇（cluster of differentiation）；*CEBPA*，CCAAT/增强结合蛋白 A 基因（CCAAT/enhancer-binding protein αgene）；CML，慢性髓系白血病（chronic myelogenous leukemia）；FGFR，成纤维细胞生长因子受体（fibroblast growth factor receptor）；FLT-3，FMS 样酪氨酸激酶 3（FMS-like tyrosine kinase 3）；G-banding；Giemssa 分带（Giemsa banding）；GPI，糖基化磷脂酰肌醇（glycosylphosphatidylinositol）；inv，倒置（inversion）；JAK2，Janus 激酶 2（Janus kinase 2）；miRNA，微小核糖核酸（microribonucleic acid）；*MPL*，髓系增殖性白血病病毒基因（myeloproliferative leukemia virus gene）；*NPM1*，核仁磷酸蛋白 1 基因（nucleophosmin 1gene）；PDGFR，血小板衍生的生长因子受体（platelet-derived growth factor receptor）；PNH，阵发性睡眠性血红蛋白尿（paroxysmal nocturnal hemoglobinuria）；t，易位（translocation）；WHO，世界卫生组织（World Health Organization）。

改变血细胞水平和细胞结构与功能的异常，它们涉及几个血细胞系列，影响程度不一，可微小至严重。对任何一个系列的作用是无法预测的，甚至在同一种类型疾病的患者中。因此产生表型的种类和程度各不相同。在真性红细胞增多症或者血小板增多症中，单能祖细胞分化和成熟导致的血细胞外形和功能接近正常，但在血液中的水平是过高的。而且常见有相互重叠的特征，例如血小板增多是真性红细胞增多症，原发性血小板增多症，原发性骨髓纤维化，或者慢性髓细胞白血病的一个特征。克隆性（难治性）贫血可伴不明显或者非常严重的中性粒细胞减少或者血小板减少或者有时候血小板增多。这些反映了突变多能干细胞分化和成熟能力的不可预知的表现，其遗传学机制大多未明。起源的突变细胞具有（白血病）干细胞特征，决定了疾病进程。仅在少数情况下基因改变和表型之间有紧密联系，甚至这些相关性是不完全的，例如，慢性髓细胞白血病染色体易位 t(9;22)(q34;q11)（*BCR-ABL*, p210）和急性早幼粒细胞白血病 t(15;17)(q22;q21)（*PML-RARα*）。然而，大部分患者可通过经典的诊断方法进行归类（列于表83-1）。突变干细胞的克隆随着时间延长可进一步发生体细胞突变，导致更具侵袭性的表型，特别是急性白血病，通常是髓系类型。克隆性髓细胞疾病的一个重要特征是克隆性扩增的细胞对正常（多克隆性）干细胞有潜在的可逆性抑制作用。这种共存和竞争形成了急性髓细胞白血病强烈化疗后缓解-复发模式的基础，解释了很多慢性髓细胞白血病患者在酪氨酸激酶 *BCR-ABL* 抑制剂治疗后重现多克隆性的正常造血。白血病克隆和多克隆正常干细胞之间相互作用可能通过肿瘤细胞团（抑制细胞因子作用）和/或肿瘤克隆对干细胞巢的作用，导致支持正常干细胞功能的间质细胞紊乱。

大量克隆性（肿瘤性）综合征或者疾病是由于多能造血祖细胞的体细胞突变所致（表83-1）。这种突变细胞行为类似于造血干细胞（尽管是肿瘤或者白血病干细胞），具有自我复制和产生不同造血系列细胞。这些白血病性单能祖细胞可发生不同程度的成熟，表型模拟成熟血细胞。近60年来已有强烈证据表明存在有髓细胞白血病干细胞。人们将人类白血病细胞移植至免疫缺陷小鼠[1,2]，然后分离细胞并进行表型分析，实验结果支持了这一观点[3]。尽管大部分关注点集中于急性髓细胞白血病（AML）和慢性髓细胞白血病（CML）的白血病干细胞，但非常可能在每一种克隆性髓细胞疾病都有相似的细胞起作用（启动和维持）。

应用实验肿瘤发生学的经典命名法，根据肿瘤的恶性程度，分化和成熟能力丧失的程度与疾病进展速度，虽然有点人为，但有可能对克隆性髓细胞疾病进行分类。因此，髓系肿瘤按照严重谱从轻微到肿瘤（白血病）。"偏差"这词是指提出疾病问题与正常细胞分化和成熟，及细胞群体平衡调节（细胞产生和死亡比率）的相互关系。这个命名法是相应于发病原理对克隆性造血系统疾病进行诊断分类。这种方法促使我们努力思考病理生物学中多少有点人为的诊断分类，这不仅仅是一个疾病的目录，通过表观现象，如血细胞形态异常在这些疾病的

表83-1　肿瘤性(克隆性)髓细胞异常

Ⅰ. 微小偏差的肿瘤(骨髓中白血病原始细胞<2%)
　A. 成熟细胞生成明显过少
　　1. 克隆性(难治性铁粒幼或非铁粒幼)贫血(参见第87章)
　　2. 克隆性两系-或三系细胞减少ᵃ(参见第87章)
　　3. 阵发性睡眠性血红蛋白尿(参见第40章)
　B. 成熟细胞生成明显过多
　　1. 真性红细胞增多症ᵇ(参见第84章)
　　2. 原发性血小板增多症(参见第85章)ᵇ

Ⅱ. 中度偏差的肿瘤(骨髓中非常少量白血病原始细胞)
　A. 慢性髓细胞白血病(参见第89章)
　　1. Ph染色体阳性,*BCR*重排阳性(~90%)
　　2. Ph染色体阴性,*BCR*重排阳性(~6%)
　　3. Ph染色体阴性,*BCR*重排阴性(~4%)
　B. 原发性骨髓纤维化(慢性巨核细胞白血病)(参见第86章)
　C. 慢性嗜酸性粒细胞白血病(参见第62、89章)
　　1. *PDGFR*重排阳性
　　2. *FGFR1*重排阳性
　D. 慢性中性粒细胞性白血病(参见第89章)
　　1. *CSF3R*-重排阳性
　　2. *CSF3R*和*SETBP-1*重排阳性
　　3. *JAK2*ⱽ⁶¹⁷ᶠ重排阳性
　E. 慢性嗜碱性粒细胞性白血病(参见第89章)
　F. 全身性肥大细胞增多症(慢性肥大细胞性白血病)(参见第63章)
　　1. *KIT*ᴰ⁸¹⁶ⱽ突变阳性(~90%)
　　2. *KIT*ⱽ⁵⁶⁰ᴳ突变阳性(少见)
　　3. *FILIPI-PDGFRa*

Ⅲ. 中度严重偏差的肿瘤(骨髓中有中等白血病原始细胞)
　A. 少量原始细胞髓细胞白血病(难治贫血伴过多原始胞)ᵃ(参见第87章)
　B. 慢性粒单核细胞白血病(参见第89章)
　　1. *PDGFR*重排阳性(少见)
　C. 不典型骨髓增生疾病(不典型慢性髓系白血病)
　D. 青少年粒单核细胞白血病(参见第89章)

Ⅳ. 重度偏差的肿瘤(骨髓和血液中白血病原始或早期前体细胞常见)
　A. 急性髓细胞白血病各种亚表型(参见第88章)
　　1. 原始粒细胞性(粒系)
　　2. 粒单细胞性(粒单原始细胞性)
　　3. 早幼粒细胞性
　　4. 红细胞性
　　5. 单核细胞性
　　6. 巨核细胞性
　　7. 嗜酸性粒细胞性ᶜ
　　8. 嗜碱性粒细胞性ᵈ
　　9. 肥大细胞性ᵉ
　　10. 组织细胞或树突状细胞性ᶠ
　B. 急性髓细胞性白血病的高频基因亚型[t(8;21),inv16,t(16;16),t(15;17),或(11q23)]ᵍ
　C. 髓细胞肉瘤
　D. 急性双表型(髓细胞和淋巴细胞标记)白血病ʰ
　E. 从以前克隆性髓细胞疾病演变的伴有淋巴细胞标志的急性白血病

ᵃ WHO包括"骨髓增生异常综合征"四种异常,分类在第87章中讨论
ᵇWHO包括"骨髓增殖性疾病"三种异常
ᶜ急性嗜酸性粒细胞性白血病是罕见的。大部分病例是亚急性或者慢性并且包含在嗜酸性粒细胞增多症内
ᵈ罕见急性嗜碱性粒细胞性白血病是*BCR*-重排阴性,急性髓细胞性白血病的变异体。大部分病例具有*BCR*-重排并且从慢性髓细胞性白血病演变而来(参见第63、88、89章)
ᵉ参见第3章
ᶠ参见第71章
ᵍ WHO定义这些亚型是独立的类型,也可列为表型的变异型。例如,近90%t(8;21)AML是急性髓细胞白血病成熟表型。偶有病例具有急性髓细胞白血病(没有成熟证据)或急性粒单核细胞白血病表型。Inv(16)通常是急性粒单核细胞型白血病,但可有其他表型,而t(15;17)总是表现为急性早幼粒细胞白血病。
ʰ约10%急性髓细胞白血病患者可具双表型(单个细胞中具有髓系和淋系CD标记),抗髓细胞和抗淋巴细胞单克隆抗体研究证实(参见第88章)。

所有分类中都有不同程度的共享(如原发性骨髓纤维化中形态异常如同克隆性全血细胞减少或者低原始细胞性白血病,通常称为骨髓增生异常综合征)。

微小偏差的克隆性髓细胞疾病

表83-1中所列该类肿瘤细胞保持了较高程度的分化和成熟能力,即使不治疗或仅用最小剂量的细胞毒药物治疗,病人的中位生存期可达几十年⁴。使用词语"微小偏差"不应该是指无死亡率,无生存期缩短,和其他后果。这个词语是指相对于AML,后者的分化、成熟和细胞增殖与细胞死亡的调控明显障碍,这些病人如不治疗,预期生存期仅数天至数周。微小偏差克隆性髓系疾病包括一组特征性(克隆性全血细胞减少)晚期

前体细胞凋亡(无效髓系增生)和一组过度增殖并且细胞成熟接近正常(有效髓系增生)的疾病。

前体细胞显著凋亡

克隆性(难治)贫血和两系、三系细胞减少是该类疾病的特点。骨髓晚期前体细胞过度凋亡(指无有效造血)导致细胞减少是克隆性造血多能干细胞疾病中该类亚型的一个主要特征。常见的其他特点是血细胞发生不同程度的畸形。这些血细胞的异常表现为克隆性贫血,二系细胞减少或者全血细胞减少,包括:①红细胞大小(巨红细胞症和小红细胞症),形状(异型红细胞症)和细胞浆(嗜碱性点彩);②中性粒细胞核或细胞器结构异常(胞浆颗粒减少,细胞核分叶减少或分叶增加和压缩);③血小板大小(巨血小板)和颗粒变异(颗粒减少或异常

颗粒）。这些结构改变是肿瘤的结果。血细胞的成熟异常导致了细胞生物化学和功能的改变，如尽管有足够的血小板计数，但仍有凝血异常，和吞噬细胞功能异常。骨髓前体细胞异常改变也很明显（参见第 87 章）。红细胞完全成熟和释放前红细胞无效生成，晚期原红细胞在髓内凋亡是常见的特点，是贫血发生的主要因素。即使在骨髓内也可发生无效粒系生成和血小板生成，导致中性粒细胞减少和血小板减少。

骨髓中病态的铁粒幼细胞少于 15% 或多于 15% 的克隆性贫血无明显的临床差别[5]，这并不意外，因为这是人为的分界而没有病理生物学基础。因此，非铁粒幼细胞与铁粒幼细胞性克隆性（难治性）贫血的差别，无疾病分类学或临床应用的意义，但世界卫生组织（WHO）还予以保留[6]。确实，克隆性贫血骨髓中常常伴有不同程度病理性铁粒幼细胞，因此通常有某种程度的铁粒幼红细胞生成。另一个重要特征是骨髓或者外周血中没有白血病原始细胞的定量证据。如果骨髓中原始细胞超出正常上限 2%，就会认为低原始细胞性髓系白血病（同义词：难治性贫血伴原始细胞增多；见以下"中度严重偏差疾病"）。

WHO 定义急性髓细胞白血病为骨髓中白血病原始细胞 ≥20%；然而，骨髓中少量原始细胞（5% ~20%）被认为是难治性贫血伴有原始细胞增多（骨髓增生异常症中一种）。20% 原始细胞的人为分界是没有病理生物学基础的[7,8]。另外，将 5% 原始细胞作为一个阈值区分克隆性贫血（难治性贫血）和低原始细胞髓系白血病（难治性贫血伴原始细胞增多）是一种历史性的错误，在 60 年前，儿童急性淋巴细胞白血病（ALL）应用新型多种药物化疗时，支持疗法是不足够的。1950 年中期，没有足够血小板输注。抗生素选择非常有限，也没有抗真菌药物。没有静脉置管。死亡风险因治疗后骨髓增生异常的时间延长而显著增加，也不明白强烈的抗白血病治疗将使儿童明显受益。儿童急性淋巴细胞白血病治疗后骨髓中常偶然发生残留的不典型淋巴细胞，针对这种情况少于 5% 非典型淋巴细胞（怀疑原始细胞）作为一种人为的阈值来测定成功诱导治疗的方法，以避免非必需的长期治疗诱发骨髓增生不良。这个界限并不是用于诊断的阈值。正常的原始粒细胞百分比是非常严格调控的（平均 1.0，SD 0.4）。在严重炎症状态伴有白血病样反应时，骨髓原粒细胞百分比通常降低，因为在这种情况下，由于原始细胞后的中幼粒细胞池的前体细胞扩增较多。在诊断或怀疑复发时，骨髓中原始细胞 3% ~4% 不能认为是"正常"，通常是白血病性造血的证据。确实，在克隆性髓系疾病（克隆性贫血）情况下，任何原始细胞的百分比，不管百分比如何低都可能是克隆的一部分，因此都是"白血病性"的。毫不奇怪，先进的多色流式分析在这些原始细胞中发现免疫表型的异常，证实它们不是"正常"的原始细胞[9]。

其他类型肿瘤都是没有用组织学或者细胞学检测的肿瘤细胞数来确定诊断的，因此使用 ≥20% 原始细胞作为白血病和骨髓增生异常征界定的诊断基础是肿瘤诊断的不足，并且没有病理生物学基础[7,8]。确实，研究显示表现一些血液学表现或者一系列预后遗传学标记是没有区别的，如，诊断时，患者骨髓中 10% ~19% 和 20% ~30% 白血病原始粒细胞都表达 FMS 样络氨酸激酶 3 基因突变（FLT3）。患者的疾病特征是一致的，无论在诊断时原始细胞是 10% 还是 30%，预后是与患者诊断时年龄，细胞遗传学危险度分类有关，而不是与原始细胞计数相关。另外，有一些 AML 的表型在诊断时原始细胞可少于 20%

（如急性早幼粒细胞白血病，急性单核细胞白血病，急性粒单核细胞型白血病和其他类型）。

"造血增生异常（hematopoietic dysplasia）"疾病名称，以后简化为"骨髓增生异常征（myelodysplasia）"，已经分类为一组疾病，包括克隆性贫血，克隆性多系细胞减少，和低原始髓细胞性白血病（难治性贫血伴原始细胞增多）。从严格的病理学术语来讲，增生不良是多克隆性的，因此是非恶性的组织细胞中的变化[8,10]。而这些髓细胞异常综合征是克隆性的，常成非整倍体或假两倍体细胞的克隆，与明显的致病率和早期死亡率相关；因此，是肿瘤性的而非增生不良性。已证实了其克隆（基因组）的不稳定性，每一种都以远超过一般群体疾病发生率（这里指人群）的速度倾向发展成 AML。"骨髓增生异常（myelodysplasia）"名称是在 1976 年巴黎的一个会议提出的，当时认为明显的形态异常和全血细胞减少是单一的异常，争论在于是否某些综合征没有原始细胞百分比增加代表了肿瘤前期（白血病前期）状态[11]。这些长期以来被认为是肿瘤性的（范围从微小偏差到严重偏差白血病），确实，有明显的白血病性造血（白血病原始细胞计数定量增加）约占 50% 的患者，已知达到肿瘤的诊断-但是名称还没有调整。

细胞显著过度生成

真性红细胞增多症（参见第 84 章）和原发性血小板增多症（参见第 85 章）都是克隆性髓细胞疾病，如此命名是因为红细胞增多症血中红细胞过多累积，常累及中性粒细胞和血小板，而在血小板增多症中血小板过多累积，中性粒细胞受累较少[12]。在每种疾病中各系细胞都受到影响，反映了这个疾病来源于多能造血干细胞，但对每一系列影响的严重度不一。原发性血小板增多症中红细胞生成的降低通常是轻微到中度的。真性红细胞增多症和原发性血小板增多症均没有显示白血病性造血异常的形态学依据；骨髓中原始细胞比例从不超过正常，外周血中从无原始细胞。造血分化和成熟仍然维持。这些变化是最小偏差的肿瘤。这些疾病无特殊的细胞遗传学异常，但接近 95% 红细胞增多症和约 50% 原发性血小板增多症患者有获得性 JAK2 基因突变。在血小板增多中，25% 患者伴有野生型 JAK2 和肌钙网蛋白（CALR）基因突变。少部分血小板增多患者无 JAK2 和 CALR 突变，但有髓系增殖性白血病病毒基因（MPL）突变[13,14]（参见第 84、85 章）。慢性髓系增殖性疾病生存比较的研究已有报道[4,15~18,18a]。截止至本文最综合的生存研究，原发性血小板增多患者经过 10 年以上的观察生存期较预期轻度降低，但需观察更长的时间。伴有原发性骨髓纤维化患者对于年龄-和性别-相配的对照的生存差别比较是显著地短于预期的，而真性红细胞增多症患者的生存期处于中等的。（表 83-2）[18a]。

中度偏差的克隆性髓细胞疾病

CML（参见第 86 章）和原发性骨髓纤维化（参见第 89 章）典型特征是粒细胞和血小板生成过多和红细胞生成减少。与微小偏差的克隆性髓细胞肿瘤相反，CML 和原发性骨髓纤维化的骨髓和外周血中含有少量的白血病干细胞。原发性骨髓纤维化最常见的特点是有大量异形的巨核细胞和骨髓中容易形成网状蛋白和胶原纤维化，髓外纤维化造血性肿瘤，脾肿大，血涂片每一油镜下可见泪滴状红细胞（泪细胞）。以巨核细胞异

表83-2　髓系增生性肿瘤患者生存比较

生存年数	每一列存活百分比			
	预期	原发性血小板增多	真性红细胞增多	原发性骨髓纤维化
5	90	90	85	55
10	85	80	70	30
15	75	70	45	30
20	65	50	30	15
25	55	40	20	10

数据来源：Tef eri A，Guglielmelli P，Larson DR，et al：Long-term survival and blast transformation in molecularly annotated essential thrombo-cythemia，polycythemia vera，and myelof brosis. Blood 2014 Oct 16；124（16）：2507～2513.

常为主并持续存在，甚至可称为慢性巨核细胞性白血病[19]。这种疾病没有特殊的细胞遗传学改变，但是约50%的患者携带JAK2基因突变和近1/3携带野生型JAK2，但CALR基因突变（参见第86章）[13,14]。这两种突变使原发性骨髓纤维化与真性红细胞增多和原发性血小板增多有亲属关系。他们经常被认为是"骨髓增殖性肿瘤"，实际上所有克隆性髓系疾病原则上与骨髓造血命名相一致，基本上是髓系增殖。原发性骨髓纤维化临床表现，大部分进展期肿瘤伴有形态学异常，低水平白血病性造血，中位生存期较真性红细胞增多症或者原发性血小板增多症显著缩短。原发性骨髓纤维化在WHO分类中是一种错误的延用。这种纤维增生是继发于肿瘤性（白血病性）巨核细胞（伴随现象）的细胞因子释放，这是仅有的以结缔组织纤维的医学名词命名的癌症，而非来自癌症的细胞产生[19]。

与原发性骨髓纤维化相反，CML有22号染色体上BCR基因重排。短缺的22号染色体长臂命名为费城染色体，现称为Ph染色体。大约90% CML患者可用Giemsa（G）分带的细胞遗传学方法予以识别。这个突变由于t（9；22）（q34；q11）（BCR-ABL1）（Abelson鼠白血病病毒癌基因同源物1）所致。用荧光原位杂交可在所有CML患者的细胞中可以检测到BCR-ABL融合基因。只有近4%的患者没有这个基因重排，其表型与BCR重排阳性CML不能区别。（表83-1和89章）。白细胞（粒细胞）计数绝对增加，贫血，脾肿大，和进展性病程是CML常见的特征。这两种疾病的大部分患者骨髓和外周血中原始细胞数轻度增加，尽管这是疾病发生时间与诊断时间的功能相关。如果不治疗，CML通过克隆演进有很高的倾向进展至急性白血病。

近15%原发性骨髓纤维化患者最终发生急性白血病。这些疾病的中位生存时间仅为数年，与未患病的年龄-和性别-相配的对照相比显著下降。所有CML患者需要治疗，但原发性骨髓纤维化患者大多数而不是全部在诊断时需要治疗。这两种疾病都可以通过同种异基因干细胞移植得到治愈。CML患者由于引入酪氨酸激酶抑制剂预计中位生存时间可增加数十年，在很多病人应用该制剂使恶性克隆退化，多克隆正常造血恢复，转化为疾病的加速期和急性白血病的风险减低（参见第89章）[20]。JAK抑制剂在一些预后较差的原发性骨髓纤维化患者中位生存期显著延长（中位近2年）（参见第86章）。

慢性嗜中性白血病，慢性嗜酸性粒细胞性白血病，慢性嗜碱性粒细胞性白血病，和全身肥大细胞增多症都属于此类。慢性嗜碱性粒细胞性白血病是一种罕见疾病（参见第89章）[21]。慢性中性粒细胞性白血病不常见，但已有很好的描述和定义（参见第89章）。慢性中性粒细胞性白血病与集落刺激因子3受体基因（CSF3R）突变相关，单独（近30%病例），或者同时有CSF3R突变和SET结合蛋白基因（SETBP1）突变（近60%病例），或者单独有JAK2^V617突变（近10%病例）。慢性嗜酸性粒细胞白血病以前被称为高嗜酸性粒细胞综合征，有累及嗜酸性粒细胞生成的克隆性造血的证据。有些病例伴有血小板来源的生长因子受体β（PDGFRβ）基因重排（列于表83-1），因为它们对于酪氨酸激酶抑制剂甲磺氨酸伊马替尼或同类药有特异性反应（参见第62、89章）。慢性克隆性嗜酸性粒细胞增多也与PDGFRα基因重排有关，但是骨髓组织病理学可能与全身肥大细胞增多症相一致，在外周血和骨髓有片状纺锤状肥大细胞和明显的嗜酸性粒细胞增多。重排常产生FIP1L1-PDGFR-α融合基因。在肥大细胞增多症伴有嗜酸性粒细胞增多的患者检测这种融合基因很重要，因为该基因产物对甲磺氨酸伊马替尼敏感（或同类物）。这种突变用荧光原位杂交技术推测CHIC2基因缺失，狭窄到4号染色体4q带12的FIP II L1和PDGFR-α。因为含CHIC2隐匿性缺失由于太小而无法用标准G-带发现。克隆性髓细胞综合征对于甲磺氨酸伊马替尼没有反应，这一类包括嗜酸性粒细胞增多症以及8p11，位于为成纤维细胞生长因子受体1（FGFR1）基因的酪氨酸激酶域区的位点和一些不同的伙伴染色体发生易位的疾病。全身肥大细胞增多症伴有多种类型的KIT基因突变，KIT^V560G对于甲磺氨酸伊马替尼敏感，而KIT^D816V对于伊马替尼不敏感，但可能对于第二代酪氨酸激酶抑制剂有反应。PDGFRα突变也存在于全身肥大细胞增多症患者的细胞中，对甲磺氨酸伊马替尼（或同类物）有反应[22]。

中度严重偏差的克隆性髓细胞疾病

这些疾病进展比急性白血病慢，但比慢性白血病快[23,24]。容易发展为粒细胞和单核细胞表型的白血病，包括形态学或者细胞化学的改变。这些疾病包括低原始细胞性髓细胞白血病（难治性贫血伴过多原始细胞），亚急性粒单核细胞性白血病，和青少年粒单核细胞白血病。少见患者为非典型或者不可分类的综合征。后者指一般用经典方法不易归类的少见的病例，多见于70岁以上患者。

亚急性综合征比慢性综合征的死亡率为高，生存期较短。这类疾病患者处于白血病状态，在骨髓和外周血中含有低或者中等程度的白血病原始细胞，伴有贫血，血小板减少，成熟的单核细胞多见（参见第88章）。低原始髓细胞性白血病约50%的病例归类于骨髓增生异常综合征。在其他恶性肿瘤中，发现了肿瘤细胞即可以明确诊断,例如结肠肉瘤或者子宫颈肉瘤,无论肿瘤细胞是原位,侵袭性或者转移性。白血病而非"增生不良"是以肿瘤(白血病性原始细胞)细胞的百分比作为诊断阈值,与通常的惯例是不同的;因此,对低原始细胞性白血病而不是骨髓增生不良症倾向用于原始细胞数量增加(>2%原始细胞),全血细胞减少,和畸形的细胞成熟患者[8]。此外,慢性髓细胞性白血病,慢性中性粒细胞性白血病,慢性粒单核细胞性白血病,急性早幼粒细胞白血病,和其他AML亚型骨髓中原始细胞也常常低于20%。因此,WHO分类系统所使用的克隆性髓细胞疾病的标准内部存在不统一性,可由专家处理,但对经验较少的人来说却是令人困惑的,并不是统一的。

有一组克隆性髓系疾病在WHO分型中认为是不典型骨髓增殖性疾病或者不典型CML(aCML)。通常见于年老患者(>65岁),骨髓(<5%)和外周血原始粒细胞百分比相对低和白细胞计数升高,介于(15~100)×10⁹/L,或者更高,伴贫血,血小板减少和常有脾脏肿大。血和骨髓早幼粒细胞,中幼粒细胞以及中性粒细胞比例通常进展性增加,与CML表现类似,因此命名为"aCML"。这些病例从无BCR基因重排,对于酪氨酸激酶抑制剂没有反应,并且预后较差,中位生存约15~20月。由于粒细胞系统常具有某些畸形(如获得性Pelger-Huet细胞核异常),WHO似乎不愿意称之为非典型骨髓增殖性疾病,应该称为aCML认为是一种不可取的术语。尽管三种主要细胞系列都有明显形态异常,但原发性骨髓纤维化被分类为髓系增殖性疾病,他们有明显的不同。形态异常是大部分肿瘤细胞的特征,具有明显的诊断用途,以及形态学的兴趣,但这只是一个次要现象,而非肿瘤病理生物学的核心。非典型髓系增殖性疾病(aCML)具有较高频率CSF3R基因突变,与慢性中性粒细胞性白血病同类。由于突变基因引起髓系增生明显异常,中性粒细胞计数增加,所以本文强调首选这个术语。

重度偏差的克隆性髓细胞疾病

外周血和骨髓中细胞形态学,组织化学,免疫学,和细胞遗传学特征为AML的诊断与分类提供主要依据(参见第11、89章)。但AML的形态学分类方法和单克隆抗体反应依赖的分类方法之间的相关性是不完全一致的[25-27]。形态学,免疫细胞化学,和免疫表型包括在内的方法是最好的,因为实际上所有病例都可以归类为形态学亚型。大部分实验室将免疫分型作为一个标准方法,并且结果也较容易获得。细胞遗传学的分类受到更多的限制,近45%病例用G带方法没有可检测到的异常,并且很多病例有各种不常见的遗传学异常,使得这种诊断方法变得复杂化。曾报道AML细胞具有约数百个独特的细胞遗传学异常,包括不平衡结构异常,如5号或7号染色体部分或全部丢失,数量异常,例如附加8号染色体(三体8),或者平衡的结构异常,例如8和21号染色体,15和17号染色体,或者11号染色体和其他很多伙伴染色体间的易位,或者其他染色体(基因)中的任何一种异常[28]。尽管细胞遗传学改变具异质性,但已知对于评估是否进入持续缓解的概率是有益的(危险度分类)。例如,AML患者伴有t(8;21),t(15;17),t(16;16)或者inv16(约20%病例)较有可能进入长期缓解或者治愈。细胞遗传学可影响诱导缓解治疗药物的选择。值得注意的是,伴有t(15;17)AML患者(约为美国所有新诊断的AML病例的7%和中国的发生率是其二倍),仅用全反式维A酸和三氧化二砷治

疗就能获得最好的长期生存,甚至在许多病例可以达到治愈。因此,结合血液和骨髓的光学显微镜检查,免疫细胞化学和免疫表型进行亚型分类,以细胞遗传学或者分子诊断技术进行补充,这是目前最好的AML亚型分类的方法。多聚酶链反应对于确定亚临床(微小)残留病,以及监测有明确遗传标记,例如t(8;21)或者t(15;17)患者的治疗尤其有用(参见第88、89章)。

应用基因芯片包含数十、数百或者数千个相关基因的基因表达谱分析可进一步进行基因型分型,将AML分为不同预后组[29,30]。人们可以预测,基于细胞遗传学分析的结果,根据基因表达谱将AML病例分成大的不同预后的组。在一个200例AML研究中,9个基因家族270个突变基因(如转录因子,肿瘤抑制因子,信号通路,核仁磷酸蛋白编码器,DNA甲基化相关,染色质修饰,髓系转录因子,黏附复合物和剪接复合物基因)至少在2个病例中发现[31]。在先前用一些相关变量分层分析的病例,基因分析目前是最有用的,例如,有一研究经常规细胞遗传学方法(例如G带)检测正常核型的AML患者,根据现时的治疗方法有明显生存差异的资料,通过等级基因聚类方法分成两个不同的组[32]。应用等级基因聚类分析,还将有FLT3内在串联复制的AML病人进一步分成预后组[33]。基因表达谱也能发现以前未被识别的异常基因的AML患者,例如DNA甲基转移酶基因(DNM3TA)和核仁磷酸蛋白1基因(NPM1)。前者基因编码一个家族的酶催化甲基化基团转移至DNA,通过S腺苷蛋氨酸作为甲基的供体。后者基因编码在细胞核和细胞浆之间穿梭的蛋白质。AML中基因表达研究是非常重要的,因为:①识别协同或相互作用产生完全恶性肿瘤表型的基因;②提供潜在的新的治疗靶点;③帮助识别早期干细胞移植可受益的患者;④可用于评估微小残留病灶[34];⑤分析没有恶性潜能的最早期肿瘤细胞,由于额外突变演化为致命的克隆[35]。

用来理解AML的分子病理学,和明确不同预后组别的另一个分子学技术是白血病细胞微小核糖核酸(miRNA)标志[36,37]。miRNA是微小的(19~25个核苷酸)非编码RNA,可通过信使RNA调节蛋白质翻译。miRNA标志可以在白血病细胞的RNA样本中通过多聚合酶链反应技术进行分析,并与正常比较,或在AML病例中的不同类型间相比较。例如,miRNA分析可在细胞遗传学正常的AML患者关于影响预后的不同的基因表达情况进行区分,如核仁磷酸蛋白1基因(NPM1)和CCAAT/增强子结合因子α(CEBPA)[38]。特异性微小核糖核酸(miRNAs)可调节干细胞的系列分化,提示这些分子在调节造血生成和白血病发生中的重要作用。目前AML预后分组策略对于估计造血干细胞移植作为早期治疗手段是有重要价值的。如果预后指标提示使用阿糖胞苷和蒽环类方案作为治疗基础不可能成功的,如果患者不符合异基因造血干细胞(参见第88章),它可告知治疗者可以考虑新的治疗组合的临床试验。

● 克隆性髓细胞疾病中的转变

伴有微小、中度和中等严重偏差的克隆性髓细胞疾病患者都有可能进展为完全的(原始细胞增多的)AML,在阵发性血红蛋白尿患者发生率约低于1%,克隆性铁粒幼细胞性贫血10%,克隆性二系或三系细胞减少患者为35%,低细胞髓系白血病患者多至为66%[39]。克隆性全血细胞减少至低细胞性髓系白血病(骨髓增生异常综合征)发展为AML患者近30%,

WHO 应用的界限是原始细胞大于或等于 20%[39]。真性红细胞增多症患者约 15% 进展为与原发性骨髓纤维化相似的综合征，相同的演进情况可发生在原发性血小板增多症患者[40,41]。偶有明显的原发性血小板增多症或者罕见的原发性骨髓纤维化病例可进展为真性红细胞增多症。明显的原发性血小板增多症伴有 BCR-ABL 融合基因细胞可进展为 CML 或者 CML 急性原始细胞变。

近 5% 原发性血小板增多患者经过 20 多年观察发展为 AML，25 年以上比例上升为 10%[18a]。近 12% 真红患者在超过 20 年观察期发展为 AML[18a]。近 20% 原发性骨髓纤维化患者观察 10 年以上发展为 AML[18a]。实际上所有 CML 患者都有可能进展为急性白血病的任何亚型，包括四分之一患者发展为淋巴细胞表型，虽然有些患者在进展为急性白血病前先进入类似低原始细胞性白血病的加速期。CML 加速期表现对治疗反应不佳，进展性贫血，骨骼疼痛，脾脏增大，血小板减少，以及其他一些改变（参见第 89 章）。但是大多数患者在慢性期由于应用酪氨酸激酶抑制剂使 CML 慢性期进展至加速期的速度减缓。使用酪氨酸激酶抑制剂获得完全分子学缓解的 CML 患者进展为 AML 的发生率需要等待十年以上的观察。

克隆演变的过程是克隆性髓系疾病基因不稳定的内在特征。这种"继发 AML"过程的结果是模糊的。这种名称的选择在骨髓增生异常综合征患者值得注意，该病诊断时已是"白血病"。（白血病定义为原始多能造血（髓系）细胞的肿瘤转化）。这个肿瘤转化已经发生并发展为更晚期的髓系肿瘤，这个过程与继发性 AML 非常不同，后者是淋巴瘤或者其他无关肿瘤（如乳腺癌）新近化疗后发生。当从原先诊断克隆性髓系疾病进展为 AML，可以称之为克隆演变 AML（ceAML）。这种区分是很重要的，因为预防克隆演变的方法与防止继发白血病的方法可能很不同的。

克隆性髓细胞疾病的发病机理

在 AML，单个多能干细胞突变导致产生严重缺陷的克隆，其前体细胞不能分化成熟[42,43]，造成增殖的原始前体细胞绝对值过高，也即增殖的原始细胞总数增高。AML 是一种具有多种形态学特征的临床疾病。表型变化是与大量遗传学改变是一致的，也视白血病多能干细胞分化成各种系列的血细胞能力有关（图 83-1）。因此，白血病前体细胞成熟的不对称和不协调可使其中一种类型细胞占优势[44]。如果治疗不成功，不同类型形态学或者细胞遗传学异常的 AML 都可快速进展（参见第 88 章）。

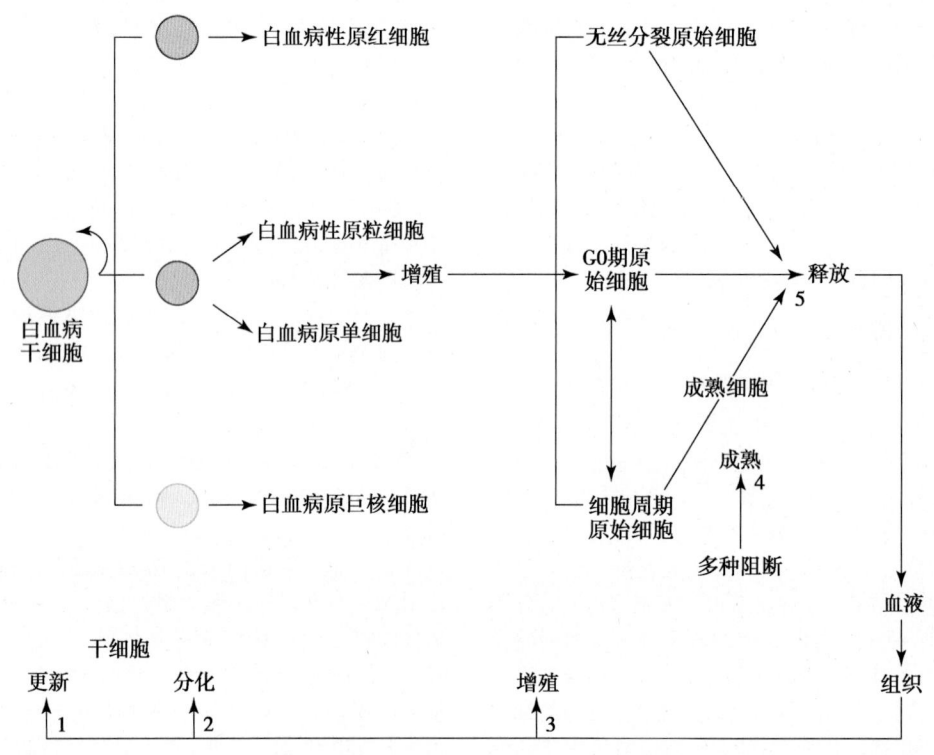

图 83-1   急性髓细胞白血病的造血。恶性过程来源于有突变的单个多能干细胞，这个细胞是一系列体细胞突变的基础，并且成为比正常多能造血干细胞更具生长优势的白血病干细胞。这个细胞如图 83-2 所示可起源第 1 或第 2 阶段的细胞。急性髓细胞白血病是否起源于多能造血干细胞池尚在研究中（见正文）。这个细胞具多系定向分化为白血病性红细胞，粒细胞和巨核细胞前体细胞。在大部分情况下，粒细胞定向为主，原粒细胞和原单细胞或者其直接衍生的细胞优势的细胞类型。白血病性原始细胞在骨髓中累积。白血病性原始细胞可通过无丝分裂（无繁殖）经入程序性细胞死亡，也可通过延长周期停止分裂（G0 期原始细胞），但有可能再次进入有丝分裂周期，或者可发生分裂进入不同程度的成熟。产生红细胞，分叶核中性粒细胞，单核细胞，或者血小板。成熟严重障碍是 AML 的特征，而大部分 CML 患者白血病原始细胞最终成熟分化为所有系列的细胞。髓系白血病定向和成熟紊乱是定量的，从而可能形成多种类型。至少有 5 个主要的步骤发生造血失调：①干细胞自我更新；②分化成各系造血细胞（例如红细胞，粒细胞，血小板）；③祖细胞和前体细胞的增殖（细胞增殖）；④祖细胞和前体细胞成熟；⑤成熟细胞释放至外周血。髓细胞白血病中这些控制点有缺陷。细胞过早成熟或者凋亡延迟可能是导致未成熟死亡或者细胞累积的另一个关键异常

有些重要的特殊表型与某些 AML 形态学类型相关,如组织浸润,包括在单核细胞白血病中枢神经系统浸润,早幼粒细胞白血病中弥漫性血管内溶血,纤维蛋白溶解,和出血,较少在单核细胞白血病发生,肝脾肿大(嗜酸性粒细胞白血病),介质释放综合征(嗜碱性粒细胞或者肥大细胞白血病),倾向发生髓系肉瘤(AML 伴有 t[8;21]或 inv[16])细胞遗传学异常),和明显的骨髓纤维化(巨核细胞性白血病)(参见第 88 章)。

在 CML,单个细胞损伤产生一种克隆,使粒细胞,常还有巨核细胞的前体细胞大量扩增。红系仍能生成但能力下降。与 AML 不同,CML 前体细胞成熟几乎正常,因此,在外周血占优势的白血病细胞是有丝分裂后的,成熟的,或者部分成熟的细胞,例如晚期的中幼粒细胞和分叶核中性粒细胞,单核细胞,红细胞和血小板。具有正常功能的多系分化和成熟的过程可以解释 CML 慢性期较少发生严重出血和反复感染。

由于造血发生在白血病干细胞水平,与正常多能造血干细胞具有类似功能,大部分 AML,CML 和其他克隆性髓细胞疾病患者的红系、血小板和粒细胞生成都是白血病性的。因此,在大部分已经研究的 AML 病例(参见第 88 章)和所有伴 BCR 重排 CML 病例(参见第 89 章)的原红细胞,巨核细胞,和粒系前体细胞均有一致的克隆性细胞遗传学异常。

● 克隆性髓细胞疾病的表型基于细胞分化和成熟模式

克隆性髓细胞疾病的表型反映了肿瘤性干细胞分化为异常的定向祖细胞能力和祖细胞成熟为红系,粒系(中性粒,嗜碱性粒细胞,肥大细胞,嗜酸性粒细胞),单核细胞,树突状细胞和巨核细胞系的能力(图 83-3)[42,45,46]。

在正常情况下,造血分化代表了一个多能干细胞不可逆地变化为多种的,单能系列的祖细胞。成熟代表一个单能祖细胞通过一系列前体细胞到完全成熟和有功能的血细胞的物理和化学变化,包括从红细胞爆式集落生成单位至前原始红细胞至红细胞;从粒细胞集落生成单位至原始粒细胞至分叶核中性粒细胞;从嗜酸性粒细胞集落生成单位至分叶核嗜酸性粒细胞;从嗜碱性粒细胞集落生成单位至成熟嗜碱性粒细胞;从肥大细胞集落生成单位至成熟肥大细胞;从单核-巨噬细胞集落生成单位至前单核细胞至单核细胞到巨噬或树突状细胞;从巨核细胞集落生成单位至二倍体原始巨核细胞至多倍体巨核细胞(参见第 18 章)。基质决定了定向分化的系列以及成熟的进展阶段,可发生部分或完全成熟阻滞,导致一系列形态综合征,其中一种白血病干细胞可能主导造血生成(图 83-2)。

克隆性髓细胞疾病可仍然存在分化和成熟能力,其中某一种细胞系列,例如,红细胞,粒细胞,单核细胞或者血小板在外周血中累积占优势,由此产生疾病的表型,后者决定了疾病的分类(例如血液中血小板过度积聚和原发性血小板增多症)。在 AML,表型表达占主导的可能是原始髓细胞(原粒细胞),红细胞,单核细胞,巨核细胞或者其组合。某些类型可占优势。在 AML,粒细胞白血病,单核细胞白血病,或两种细胞类型嵌合(粒单核细胞白血病)比红细胞,巨核细胞白血病更常见。嗜酸性粒细胞,嗜碱性粒细胞,树突细胞白血病是罕见的。但 AML 通常具所有细胞系列的异常。在原粒或者粒单核细胞性白血病中,原红细胞和巨核细胞可有明显的质的异常。但后两个系列的异常不足以诊断为红细胞或者巨核细胞性白血病。后两者有特异的标志物加以识别,可提高其检出率,红系(例如分化决定簇[CD]71)或者巨核细胞(例如 CD41,CD42,或 CD61),而不是单靠光学显微镜。

细胞的成熟可在不同阶段被完全或者部分阻断,导致形态学异常的不同类型,如急性原始粒细胞性,急性早幼粒细胞性,急性髓细胞白血病伴成熟型和 CML。

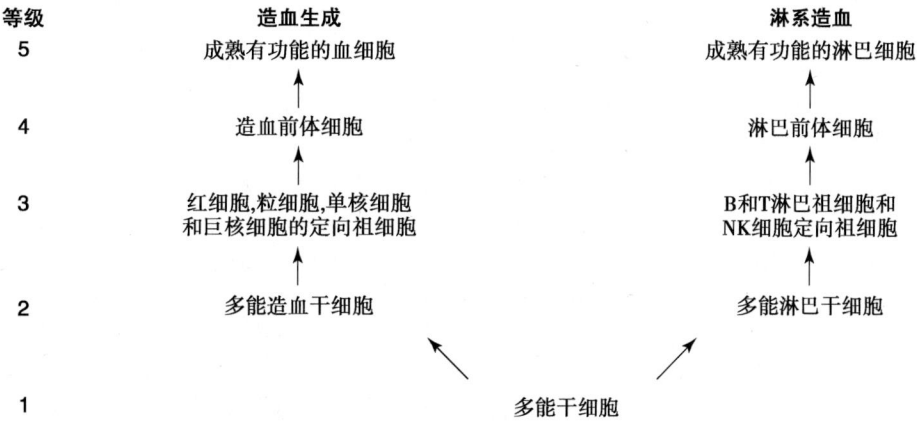

等级	造血生成	淋系造血
5	成熟有功能的血细胞	成熟有功能的淋巴细胞
4	造血前体细胞	淋巴前体细胞
3	红细胞,粒细胞,单核细胞和巨核细胞的定向祖细胞	B 和 T 淋巴祖细胞和 NK 细胞定向祖细胞
2	多能造血干细胞	多能淋巴干细胞
1	多能干细胞	

图 83-2　造血干细胞分化和成熟。功能性干细胞池在第 1 等级水平,即多能干细胞。在正常人体,两个多能祖细胞池位于第 2 等级。多能祖细胞进一步分化为单一功能的祖细胞,对特异的细胞因子敏感(第 3 等级),定向祖细胞称为集落形成单位或集落形成细胞,因为它们在适宜生长因子的半固定培养基中能够形成集落。这些生长因子能诱导定向祖细胞增殖和成熟至第 4 等级,然后产生具形态特征的前体细胞,例如原粒细胞和原红细胞,最终达第 5 等级,产生具成熟有功能的血细胞

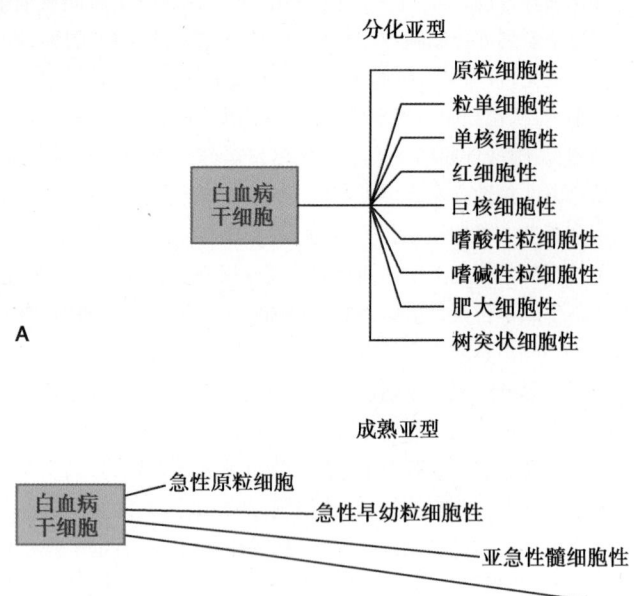

分化亚型

原粒细胞性
粒单细胞性
单核细胞性
红细胞性
巨核细胞性
嗜酸性粒细胞性
嗜碱性粒细胞性
肥大细胞性
树突状细胞性

白血病
干细胞

A

成熟亚型

急性原粒细胞
急性早幼粒细胞性
亚急性髓细胞性
慢性髓细胞性

白血病
干细胞

B

图83-3　急性髓细胞白血病表型亚型。根据急性髓细胞白血病不同形态学表现和白血病细胞不同程度的成熟为可识别的每种细胞类型的前体细胞。这种表型的差异是由于白血病的病变位于多能干细胞能够正常地向所有造血系列定向的决定。A. AML 形态学亚型被认为是分化的亚型，其细胞来源于定向明显累积的细胞（例如白血病性原红细胞，白血病性单核细胞，白血病性巨核细胞）。B. 急性原粒细胞性白血病，急性早幼粒细胞性白血病，亚急性髓细胞白血病，和慢性髓细胞白血病被认为是成熟异常的亚型，视发生在不同的成熟分化水平的阻断是否存在（如 CML）

多能造血干细胞池受损

有证据表明大部分克隆性髓细胞疾病都有多能造血干细胞池病变，这也解释了为什么累及红细胞，粒细胞，单核细胞和血小板生成的原因。细胞是否起源于多能（淋巴造血）造血干细胞还是其他分化的多能细胞仍存在争议[47,48]（88 章提供了关于这个话题更详细的讨论）。在 CML 患者中，突变发生在多能干细胞，而在其他综合征，B 和 T，和自然杀伤（NK）淋巴细胞累及的证据是不一的。大部分情况下 B 淋巴细胞起源于病变克隆。在 CML 患者，受累的 T 淋巴细胞在进入外周血前已经历了凋亡，这也可以解释一些 CML 病例和其他克隆性髓细胞疾病中 T 淋巴细胞克隆标记缺如[49]。

祖细胞白血病

分析携带葡萄糖-6-磷酸脱氢酶同工酶 A 和 B 型杂合子的 AML 女孩和妇女病例显示女孩的 AML 克隆局限在粒-单核细胞，而在妇女所有细胞系列都表达单克隆性病变。这些发现与以前用酶或者染色体标记进行的 CML 和 AML 研究是一致的[50,51]。这些发现支持了部分年轻患者的白血病转化可能发生在祖细胞阶段（例如粒-单核细胞集落形成单位，图 83-2 第 3 阶段）产生真正的急性"粒细胞性"白血病。如果祖细胞来源的髓细胞白血病在年轻患者中常见的，那么就可能解释他们对治疗反应较好的原因。在急性单核细胞性白血病[52]，t（8;21）AML[53]，和 t（15;17）AML[54] 的患者，研究显示白血病来源于一种分化的前体细胞而非多能造血干细胞的肿瘤转变。CML 的急性转变也可能发生在粒单核系祖细胞（参见第 89 章）。

在 AML 小鼠模型用更尖端的方法检测产生病变的部位证实在人类急性早幼粒细胞白血病，有证据其起源于一个更分化的前体细胞，如粒-单核细胞集落生成细胞[54]，在一个更早期多能细胞（干细胞?）发生了肿瘤性事件[55]。一些专家认为所有克隆性髓系肿瘤起源于突变的淋巴造血干细胞，而另一些认为证据并不一致或者结论性的，可能是干细胞或者早期多能祖细胞是进行转化的部位。

克隆性髓细胞疾病的定量

原始多能造血干细胞组分的突变性病变具定性意义，与细胞池功能中可见与正常相比有明显的改变。也反应了原始造血细胞基因组的变化。这个质的改变说明突变的多能干细胞能表达所有或者部分正常细胞分化和成熟的选择。这可与正常造血细胞预期的分化（定向）和成熟功能类似，如在 CML，原发性血小板增多症和真性红细胞增多症。大部分情况与容易识别的类型一致，但是在最常见的类型发生大量的变异也是可能的。因此，有一些混合型和"中间型"的综合征，具有无效造血和各系骨髓增殖的特征。例如，严重的血小板增多，通常仅发生于原发性血小板增多症，但也可伴随 CML，原发性骨髓纤维化或者克隆性二系细胞减少症。罕见情况下 CML 伴有红细胞增多。不典型骨髓增生综合征或其他克隆性髓细胞疾病可能具有贫血，粒细胞减少，和血小板增多或者贫血，粒细胞增多和血小板减少而不是全血细胞减少。红细胞，粒细胞或者血小板结构或功能的质的异常，可或多或少在特定的患者中发生。例如，在获得性 α-珠蛋白生成障碍性贫血（获得性血红蛋白 H 疾病）原红细胞发育有质的异常，尤其在原发性骨髓纤维化或偶然在其他克隆性髓细胞疾病患者中。在 AML，也会经常发生不常见的表型类型，例如，有的患者可以见到明显的白血病性原红细胞和单核细胞或者嗜酸性粒细胞和单核细胞。AML 患者的疾病表现有很多差异，病人之间的白血病细胞表型也不一致。这些表型的差异很少影响对治疗的选择。决定是否治疗或者使用何种药物取决于患者的疾病是否为慢性、亚急性或者急性克隆性髓细胞疾病；取决于疾病进展的速度；取决于白血病细胞浸润的程度，取决于细胞遗传学改变；以及细胞减少的严重程度。有经验的诊断学家和治疗学家通常可识别一种克隆性髓细胞疾病的不同变异型，而且无需精确的亚型分类而根据临床表现进行处理。

克隆和多克隆造血的相互作用

在 20 世纪中期髓细胞白血病治愈性化疗引入用以杀死"最后一个白血病细胞",但仍有两个重要因素没有得以解释。第一个是如果白血病细胞被清除后,骨髓中残存的正常干细胞

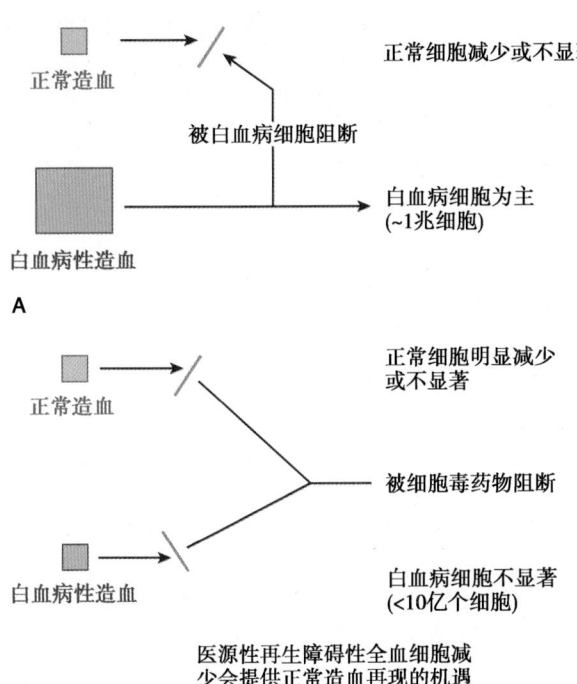

A

B

C

图 83-4　急性髓细胞白血病缓解-复发模型。A. 急性髓细胞白血病诊断或者复发时,以单克隆性白血病造血为主。正常多克隆造血干细胞功能受抑。B. 有效细胞毒药物治疗后,骨髓和外周血中白血病细胞是不明显。细胞毒药物治疗后产生严重的全血细胞减少。白血病细胞减少可使正常多克隆造血干细胞功能恢复。C. 如果正常造血重建,疾病缓解,多克隆造血恢复后,血细胞恢复至接近正常。在亚急性和慢性髓细胞白血病中类似的化疗方法未见这个复发-缓解模式,因为细胞毒药物治疗后无法使白血病细胞群最低到多克隆造血的恢复。仅有的例外是应用 BCR-ABL1 抑制剂治疗,CML 中 BCR-ABL1 阳性细胞抑制,使多克隆造血恢复。少数伴有 PDGFR 或某些 KIT 突变的髓细胞肿瘤对酪氨酸激酶抑制剂有反应也显示了这个模式。在一部分病例,BCR-ABL1 转录本(微小残留灶)可检测到,同时有正常的,多克隆造血(嵌合造血)中检测到。(从 MA Lichtman 中复制,有 Aalpha Med 出版社许可 Interrupting the inhibiton of normal hematopoiesis in myelogenous leukemia: A hypothetical approach to therapy. Stem Cells 18(5): 304~306, 2000)

是否能进行多克隆(正常)造血。第二个是如果患者体内有 1 兆个白血病细胞,是否清除所有白血病细胞才能达到治愈。后者的推论在于疾病是否是白血病干细胞所致,如果是,那么最终在根除的过程中只有未分化的白血病复制细胞被清除。我们知道疾病缓解是通过强化疗足以抑制白血病细胞,使正常干细胞恢复多克隆造血(图 83-4)[56]。与急性髓细胞白血病(AML)相比,为什么慢性髓细胞肿瘤(如 CML)通过强化疗(酪氨酸激酶治疗前)单克隆白血病造血是如此困难予以清除,甚至是短暂地,原因还尚不清楚。在一些来自同一个克隆的晚期复发 AML 病例有可能发生较长的缓解(>3 年),提示强烈治疗后白血病细胞生长潜能长期抑制,形成一个新的共存关系。一个观点是假设患者免疫系统延期恢复,可以形成尝试操控细胞和天然免疫来试图改进治疗效果。

临床表现

血细胞缺陷,过多或者功能异常

血细胞浓度的异常是克隆性造血系统疾病的首要表现。每一种血细胞类型的缺乏或者过多的临床表现在红细胞(参见第 34 章),粒细胞(参见第 64 章),单核细胞(参见第 69 章)和血小板疾病章节的临床表现中描述(参见第 116 章)。

一些克隆性造血疾病通常表现血细胞有质的异常。红细胞形态异常,红细胞或者粒细胞酶的缺陷,中性粒细胞颗粒异常,细胞核形状怪异,中性粒细胞趋化异常,吞噬作用或者微生物杀伤作用异常,巨大血小板,异常血小板颗粒,和血小板功能紊乱在低原始细胞性髓细胞白血病和原发性骨髓纤维化患者中都可出现。在低原始细胞性髓细胞白血病,常有严重的细胞减少。在原发性骨髓纤维化和原发性血小板增多症中,血小板功能异常可能引起出血,尤其在手术或损伤后。阵发性血红蛋白尿是活化的 X 染色体 PIG-A 基因体细胞突变引起的多能造血干细胞疾病。突变引起血细胞膜上高度特异的改变,葡萄糖磷酸异构酶锚定蛋白缺失,伴有细胞表面 CD59 降低,血细胞对补体溶解高度敏感。在典型的慢性溶血性贫血,伴有中性粒细胞和血小板计数轻度减少,造血功能常抑制(骨髓增生低下,见 40 章)。CML 或者真性红细胞增多症患者临床上没有明显的细胞功能异常,虽然在真性红细胞增多症,中性粒细胞经常被活化,代谢速度增高及吞噬作用增强。

白血病原始细胞的作用

髓外肿瘤

髓细胞(粒细胞)肉瘤(也称为绿色瘤或者原粒细胞肉瘤)是白血病细胞形成的离散的肿瘤,可发生在皮肤、软组织、乳房、骨和骨膜、淋巴结、纵隔、肺、胸膜、胃肠道、生殖腺、尿道、子宫、中枢神经系统和实际上任何部位(参见第 88 章)[57~59]。这些肉瘤可以发生在 AML 或者 CML 加速期患者,偶然情况下可为 AML 的首发表现,可先于骨髓和血数月或数年前发生。AML 伴 t(8;21)和 inv(16)容易形成髓细胞肉瘤,尽管其他类型 AML 也可能发生。髓细胞肉瘤可被误诊为大细胞淋巴瘤,因为软组织活检标本的组织病理学是相似的。在过去,近 50% 病例因为一开始无骨髓和外周血受累而误诊,通常诊断为淋巴

瘤[57]。嗜酸性粒细胞或者其他粒细胞的存在可怀疑髓细胞肉瘤，但应该对这些病变进行免疫组织化学检测，如髓过氧化酶、溶酶体、CD117、CD16、CD68/KP1 和髓细胞其他相关的 CD 标记。免疫组织化学方法可证实四种组织病理学类型中的一种：原始粒细胞，原始单核细胞，原始粒单细胞，或者原始巨核细胞。

AML 单核细胞亚型患者的白血病性前单核细胞或原单细胞更弥散地浸润皮肤，牙龈，肛管，淋巴结，中枢神经系统，或其他组织，并在那些部位形成肿瘤。白血病性单核细胞倾向成熟，此时它们产生胞浆和胞膜的特征适应细胞运动和进入组织[60~62]。而且白血病性单核细胞在组织中长时间增殖和生存。因此，这种 AML 组织浸润病变的表型较其他类型 AML 发生率更高。

髓外肿瘤可发生在 CML 的加速期。这些肿瘤可由原粒细胞或者原淋细胞组成，虽然在每一病例的细胞中都存在有 Ph 染色体或者 BCR-ABL1 融合基因，提示髓外 Ph 阳性的淋巴母细胞瘤是 CML 倾向转化的组织变异型，为末端脱氧核苷酸转移酶阳性的原淋巴细胞白血病，约 30% 患者进入原始细胞急变（参见第 89 章）。

促凝物质和纤维蛋白溶解激活物的释放

微血管栓塞是 AML 急性早幼粒细胞亚型的特征，尽管血栓可以在其他类型急性白血病中发生，尤其在白细胞计数增高或单核细胞白血病[63,64]。白血病性早幼粒细胞释放组织因子和其他促凝物质，产生弥散性血管内凝血，膜联蛋白 II 使纤溶酶原转化成纤溶酶，激活纤维蛋白溶解（参见第 88、129、135 章）。这些每一机制都引起低纤维蛋白原血症和出血。凝血酶生成介导了微血管血栓形成，这可发生在急性早幼粒细胞，急性单核细胞或者急性粒单核细胞性白血病，无论是细胞毒药物治疗前或后[65,66]。急性早幼粒细胞性白血病患者纤维蛋白溶解活性增加进一步使凝血病变复杂化。

大血管动脉血栓形成是白血病非常少见的表现和并发症特征，但可在高白细胞症时发生，可作为急性早幼粒细胞性白血病的一个表现特征[67,68]。

在一些 AML 患者中蛋白 C 抗原，功能蛋白 C，游离蛋白 S，和抗凝血酶的血浆浓度下降。尽管在急性早幼粒细胞白血病中这些变化更加明显，但偶尔也会发生在其他形态学亚型的 AML。这些改变与肝脏疾病或者白细胞数量无关[69,70]。

高白细胞综合征

AML(5%~15%)和 CML(10%~20%)患者表现为外周血超出寻常的高白细胞计数[71~75]。这些患者有一些特殊的问题，因为原始细胞聚集在肺，大脑，眼睛，耳朵和睾丸微循环，在血液，骨髓和组织中大量的白血病细胞由于细胞毒药物同时杀死引起的代谢效应。AML 中细胞计数大于 100 000/μl(100×10^9/L)和 CML 中大于 300 000/μl(300×10^9/L)通常会产生此类问题。在 CML，高白细胞症可用细胞去除法逆转，用抗酪氨酸激酶治疗不会是一个差的预后。在 AML，颅内出血和肺功能障碍是最严重的表现，预示早期死亡[74,75]。有些急性早幼粒细胞白血病患者使用全反式维 A 酸治疗后发生呼吸窘迫综合征是由于肺部白细胞淤积[76]。这个综合征通常，但不总是伴有明显的中性白细胞增多症。

血黏度与总的细胞比容相关，但通常高白细胞白血病中没有增加，是因为血细胞比容降低代偿了白细胞比容增加。这个代偿变化常出现在 AML。在 CML 血细胞比容和白细胞比容有非常密切的负相关，阻止了血黏度增加[71]。少数高白细胞 CML 病例最初用红细胞输注后血黏度高于正常。

高白细胞症死亡患者的病理学研究证实为白细胞性阻塞，和肺，大脑，或者其他部位小血管浸润。因为微循环的黏度与血浆黏度与毛细血管个体细胞的变形功能有关，白细胞在如此小的管道中引起血黏度短暂升高。如果变形较差的原始细胞进入毛细管道，微血管管道的流动降低[77]。当白细胞数量增加时，就增加了微管道中的白细胞量，此时血流逐渐降低使氧气运输到组织减少，白细胞作为一种代偿功能留在微管中的概率就增加。此外，扣留的白血病细胞本身增加了氧气的消耗速度又恶化微循环的作用。白细胞聚集，白细胞微血栓栓塞，白细胞毒性产物释放，内皮细胞损伤，微血管浸润造成血管损伤，血液阻滞。白血病原始细胞和内皮之间的相互黏附作用也受到影响但有待证实。

AML 和 CML 中原始细胞增高会产生肺，中枢神经系统，特殊感受器，或者阴茎循环障碍（表 83-3）。高白细胞性急性白血病患者由于颅内出血可发生突然死亡[74,75]。高白细胞血症可以通过水化，白细胞分离术，和/或细胞毒药物通常用羟基脲治疗（参见第 88、89 章）。在 CML 患者中，白细胞分离术逆转了高白细胞综合征，可以在细胞毒药物治疗前减少肿瘤细胞量，以减轻细胞溶解导致的高尿酸血症，高钾血症和高磷酸血症的程度。接着或稍后再用羟基脲治疗。不幸的，高白细胞血症的 AML 患者用白细胞分离术，羟基脲治疗，或者颅内放疗对其生存时间的持续是微小的[73~75]。

表 83-3　高白细胞血症临床表现
Ⅰ. 肺循环
A. 气促，呼吸困难，发绀
B. 肺泡-毛细血管阻滞
C. 肺部浸润
D. 化疗后呼吸功能异常
Ⅱ. 肿瘤溶解综合征
Ⅲ. 中枢神经系统循环
A. 头晕、话语模糊、谵妄、木僵
B. 颅内出血
Ⅳ. 特殊感受器循环
A. 视觉模糊
B. 视神经乳头水肿
C. 复视
D. 耳鸣，听力受损
E. 视网膜静脉曲张，视网膜出血
Ⅴ. 睾丸循环
A. 阴茎异常勃起
Ⅵ. 假性实验室结果
A. 血液氧分压(P_{O_2})下降，血钾增高
B. 血浆葡萄糖减低，平均血细胞体积、红细胞计数、血红蛋白和血细胞比容增加

血小板增多综合征：出血和血栓

出血或者血栓可在原发性血小板增多症或者伴有其他克

隆性髓细胞疾病的血小板增多症中发生[76~78]。动脉血管功能缺陷和静脉血栓是血小板增多症的最主要的血管病变。可由于坏疽引起外周血管缺陷和大脑血管血栓。常见四肢发生表浅或深静脉血栓[79]。肠系膜,肝脏,门静脉,脾或者阴茎静脉血栓也可能发生。原发性血小板增多症伴有 CLAR 突变发生血栓的风险显著低于 JAK2 或者 MPL 突变者[80]。出血是血小板增多症的少见表现,可同时发生血栓。常见有胃肠道出血和皮肤出血,后者尤其发生在外伤后,但出血也可发生于其他部位(参见第 85 章)。

促凝血因子,例如血小板组织因子含量和血液中血小板中性粒细胞聚集,在原发性血小板增多症患者中比正常人群要高,并且 $JAK2^{V617F}$ 突变患者比野生型患者更高[79,81]。

真性红细胞增多症患者中近 40% 发生血栓并发症[79,82]。在真红的 1/3 患者中由于单亲二倍体所致 JAK2 突变纯合子血栓的危险性增加。红细胞增多和血小板增多可相互影响并引起高凝状态,尤其在腹部静脉循环系统。内脏静脉血栓综合征伴有内源性红细胞集落生长,后者是真性红细胞增多症的特点,但是不伴有血细胞计数改变,提示是一种骨髓增殖性疾病,这在明显的特发性肝脏或者门静脉血栓形成的患者占较高比例[83,84]。这些患者血细胞可有 JAK2 基因突变但临床没有明显的骨髓增殖的表型[85]。

大约一半阵发性血红蛋白尿患者有血栓形成,尤其是在静脉系统。腹部,肝脏和其他器官的静脉血栓形成,是自发性血红蛋白尿特特征性并发症,可能由复杂的血栓形成状态所致,后者与一氧化氮耗竭,血栓前血小板微泡生成,组织因子通路抑制物功能异常或者其他因素有关[86,87]。血栓在自发性血红蛋白尿(PNH)伴有经典溶血综合征患者中比合并有 PHN-再生障碍性贫血患者更为常见(参见第 40 章)。

全身症状

发热,体重减轻,和身体不适为 AML 早期表现。在诊断时,近 50% 患者为低热[88]。尽管可能轻微感染,但在诊断 AML 时严重感染是相对少见[89]。然而,在细胞毒药物治疗期间发热,那时中性粒细胞计数非常低,几乎总是有感染的表现。发热也是 CML 急性白血病转变的一个表现,可以在低原始细胞性髓细胞白血病患者中发生(难治性贫血伴原始细胞增多)。

近 20% AML 患者体重减轻[89]。健康状态下降和极度疲劳与贫血的程度不相一致,而且红细胞输注不能改善。这些现象产生的机理难以解释。

代谢征象

高尿酸血症和高尿酸尿是 AML 和 CML 的常见表现。急性痛风性关节炎和高尿酸性肾病并不常见。如果治疗开始时不降低血浆中的尿酸,水化不充分,尿中尿酸饱和可引起尿酸盐沉淀(尿沙)和尿路梗阻。如果尿路病变严重,尿流消失,最后发生肾功能衰竭。在一些 AML 患者可能发生低钠血症,有些病人是可能不适当地抗利尿激素分泌。低钠血症也可能由于渗透性利尿,原始细胞以及从肌肉消耗释放肌酐,尿酸和其他物质。高钠血症是少见的但可见于中枢性糖尿病尿崩症病例。低钾血症在 AML[89~91] 中常见,认为是由于血浆和尿液中溶菌酶增加导致肾脏损害和随后尿钾增多。低钾血症是与尿钾丢失过多有关,但是与溶菌酶尿的相关性是不完全的。在大部分病

例可能有其他机制,包括渗透性利尿和输尿管功能异常。在 AML 患者经常使用促尿钾排泄的抗生素可能加重低钾血症。高钾血症是非常少见的,但可见于肿瘤溶解综合征中。高钙血症也见于少见的 AML 病例。一些原因已经被提及,包括白血病浸润导致骨吸收增加。大部分患者维持了正常的血清无机磷酸盐。偶有患者伴高钙血症和低磷血症,有可能是由于白血病原始细胞分泌异位甲状旁腺激素所致。在一些外周血原始细胞增高和大量增殖细胞的髓细胞白血病患者,由于血浆无机磷酸盐的快速利用发生低磷血症。高磷血症是不常见的,除了肿瘤溶解综合征。约 10% AML 患者显示在治疗开始周有不同程度的肿瘤溶解综合征,至少表现为肌酐基数加倍,血清磷增高(>1.6mmol/L[>5mg/dl]),尿酸增高(>416mmol/L[>7mg/dl]),或者血钾增高(>5mmol/L[>5mEq/L])[92]。低镁血症是常见的,是由于摄入不足伴有胃肠道丢失以及镁离子进入细胞内。

近25% 患者发生酸碱平衡紊乱[91],大部分是呼吸性或者代谢性碱中毒。后者可能是继发性容量降低,如上消化道液体丢失和低钾血症。乳酸性酸中毒也可以在 AML 患者中见到,尽管机制不明。真正的低氧血症是由于高白细胞血症引起肺血管白细胞淤积(见下文"假性实验室结果")。

大部分 AML 患者中可以见到血清脂蛋白(a)升高,低密度和高密度脂蛋白浓度减低[93]。脂蛋白(a)的水平增加与白血病原始细胞百分比相关,在治疗成功后恢复正常。血清泌乳素在一些 AML 患者中也会增加[94]。白血病原始细胞可能是这种激素的一个异位来源[94]。

集落刺激因子-1 在一系列淋系和造血细胞恶性肿瘤中升高,包括 AML 和 CML[95]。恶性肿瘤细胞被认为是细胞因子分泌过多的来源。

假性实验室结果

血清钾水平的升高是由于骨髓增殖性疾病以及血细胞水平极度升高患者的血小板,或者少见情况下白细胞释放血钾所致。如果将这些血液收集在一个抗凝试管中,高速离心后去除血浆,测得血钾浓度是正常的。葡萄糖也会假性减低,尤其是自动分析技术收集标本管中遗漏糖分解抑制剂,如氟化钠。高白细胞数的血液,如果在血浆分离前放置,可能会由于高白细胞而发生明显的糖代谢。假性低血糖也可以是由于红细胞利用葡萄糖引起,尤其在红细胞增多症患者。真正低葡萄糖血症仅发生在少数白血病患者中。抗凝血等待检测时,由于大量白细胞体外利用引起动脉血氧浓度假性降低。

特殊的器官受累

克隆性髓细胞疾病主要导致骨髓,血液和脾脏功能紊乱。尽管在所有器官中可以发现成簇细胞,但大量浸润和器官功能异常是不常见的。在 AML 和 CML 急变期,喉、中枢神经系统、心脏、肺、骨、关节、胃肠道、生殖泌尿道、皮肤或其他器官都会在临床发生明显浸润。

脾肿大

在 AML,近 1/3 病例可触及脾肿大,但是一般是轻度的。在慢性骨髓增殖性疾病,大部分病例表现脾肿大(真性红细胞增多症 ~80%,CML ~90%,原发性骨髓纤维化 ~100%)。在

原发性血小板增多症,近30%患者表现脾肿大。容易发生无症状性脾血管栓塞,梗死,随后脾脏萎缩,类似于镰状细胞贫血中的表现,推测可能是原发性血小板增多症中脾脏肿大低频的原因。脾肿大患者,尤其在 CML 急性期和原发性纤维化患者可有早期饱胀感,左上腹部不适,脾脏梗死伴疼痛性脾周围炎,膈肌胸膜炎,和肩部疼痛。在原发性纤维化,脾脏可以是巨大的,占据左半腹部。脾静脉血流增多以至于发生门脉高压和胃食管静脉曲张。通常也会发生肝静脉顺应性减低(参见第86章)。门静脉系统分流引起出血,偶然会发生脑病。

骨髓坏死

　　广泛性骨髓坏死是不常见的病变,但有可能在任何克隆性髓细胞疾病中发生,尤其是 AML,较少发生在原发性骨髓纤维化,CML,原发性血小板增多症和真性红细胞增多症。骨骼疼痛和发热是最常见的首发症状。贫血和血小板减少也非常多见,由于外周血中有核红细胞和中幼粒细胞增多(原始粒红细胞反应)[96,97]。在疾病早期骨髓穿刺不能获得有用的标本,但活检通常可提示细胞增生低下伴骨髓细胞结构缺如(残留细胞染色模糊),细胞坏死,骨髓凝胶变,通常整片可见不成形的嗜酸性粒细胞物质。其机制认为是微血管功能异常。骨髓重建和造血组织再生常可发生。预后取决于基础疾病的功能。

翻译:王彦艳 校对:陈赛娟

参考文献

1. Dick JE, Lapidot T: Biology of normal and acute myeloid leukemia stem cells. *Int J Hematol* 82:389, 2005.
2. Eppert K, Takenaka K, Lechman ER, et al: Stem cell gene expression programs influence clinical outcome in human leukemia. *Nat Med* 17:1086, 2011.
3. Pei S, Jordan CT: How close are we to targeting the leukemia stem cell? *Best Pract Res Clin Haematol* 25:415, 2012.
4. Rozman CGM, Feliu E, Rubio D, et al: Life expectancy of patients with chronic nonleukemic myeloproliferative disorders. *Cancer* 67:2658, 1991.
5. Bacher U, Kern W, Alpermann T et al: Prognoses of MDS subtypes RARS, RCMD and RCMD-RS are comparable but cytogenetics separates a subgroup with inferior clinical course. *Leuk Res* 36:826, 2012.
6. Jaffe ES, Harris NL, Stein H, Vardiman JW: *World Health Organization Classification of Tumours: Pathology and Genetics of Tumours of Haematopoietic and Lymphoid Tissues.* IARC Press, Lyon, 2008.
7. Bacher U, Kern W, Alpermann T, et al: Prognosis in patients with MDS or AML and bone marrow blasts between 10% and 30% is not associated with blast counts but depends on cytogenetic and molecular genetic characteristics. *Leukemia* 25:1361, 2011.
8. Lichtman MA: Does a diagnosis of myelogenous leukemia require 20% marrow myeloblasts, and does <5% marrow myeloblasts represent a remission? The history and ambiguity of arbitrary diagnostic boundaries in the understanding of myelodysplasia. *Oncologist* 18:973, 2013.
9. van de Loosdrecht AA, Westers TM: Cutting edge: Flow cytometry in myelodysplastic syndromes. *J Natl Compr Canc Netw* 11:892, 2013.
10. Lichtman MA: Myelodysplasia or myeloneoplasia: Thoughts on the nosology of clonal myeloid diseases. *Blood Cells Mol Dis* 26:572, 2000.
11. Bessis M, Bernard J: Hematopoietic dysplasias (preleukemic states). *Blood Cells* 2:5, 1976.
12. Spivak JL, Silver RT: The revised World Health Organization diagnostic criteria for polycythemia vera, essential thrombocytosis, and primary myelofibrosis: An alternative proposal. *Blood* 112:231, 2008.
13. Nangalia J, Massie CE, Baxter EJ, et al: Somatic CALR mutations in myeloproliferative neoplasms with non-mutated JAK2. *N Engl J Med* 369:2391, 2013.
14. Klampfl T, Gisslinger H, Harutyunyan AS, et al: Somatic mutations of calreticulin in myeloproliferative neoplasms. *N Engl J Med* 369:2379, 2013.
15. Kiladjian JJ, Gardin C, Renoux M, et al: Long-term outcomes of polycythemia vera patients treated with pipobroman as initial therapy. *Hematol J* 4:198, 2003.
16. Tefferi A, Fonesca R, Pereira DL, Hoagland HC: A long-term retrospective study of young women with essential thrombocythemia. *Mayo Clin Proc* 76:22, 2001.
17. Passamonti F, Malabarba L, Orlandi E, et al: Polycythemia in young patients: A study on the long-term risk of thrombosis, myelofibrosis and leukemia. *Haematologica* 88:13, 2003.
18. Stein BL, Saraf S, Sobol U, et al: Age-related differences in disease characteristics and clinical outcomes in polycythemia vera. *Leuk Lymphoma* 54:1989, 2013.
18a. Tefferi A, Guglielmelli P, Larson DR, et al: Long-term survival and blast transformation in molecularly annotated essential thrombocythemia, polycythemia vera, and myelofibrosis. *Blood* 124:2507, 2014.
19. Lichtman MA: Is it chronic idiopathic myelofibrosis, myelofibrosis with myeloid metaplasia, chronic megakaryocytic-granulocytic myelosis, or chronic megakaryocytic leukemia? Further thoughts on the nosology of the clonal myeloid disorders. *Leukemia* 19:1139, 2005.
20. Simon W, Segel GB, Lichtman MA: Early allogeneic stem cell transplantation for chronic myelogenous leukemia in the imatinib era: A preliminary assessment. *Blood Cells Mol Dis* 37:116, 2006.
21. Tefferi A, Elliott MA, Pardanani A: Atypical myeloproliferative disorders: Diagnosis and management. *Mayo Clin Proc* 81:553, 2006.
22. Tefferi A, Vardiman JW: Classification and diagnosis of myeloproliferative neoplasms: The 2008 World Health Organization criteria and point-of-care diagnostic algorithms. *Leukemia* 22:14, 2008.
23. Breccia M, Cannella L, Frustaci A, et al: Chronic myelomonocytic leukemia with antecedent refractory anemia with excess blasts: Further evidence for the arbitrary nature of current classification systems. *Leuk Lymphoma* 49:1292, 2008.
24. Breccia M, Latagliata R, Cannella L, et al: Analysis of prognostic factors in patients with refractory anemia with excess of blasts (RAEB) reclassified according to WHO proposal. *Leuk Res* 33:391, 2009.
25. Barnard DR, Kalousek DK, Wiersma SR, et al: Morphologic, immunologic, and cytogenetic classification of acute myeloid leukemia and myelodysplastic syndrome in childhood. *Leukemia* 10:5, 1996.
26. Bene MC, Castoldi G, Knapp W, et al: Proposals for the immunological classification of acute leukemias. *Leukemia* 9:1783, 1995.
27. Jennings CD, Foon KA: Recent advances in flow cytometry: Application to the diagnosis of hematologic malignancy. *Blood* 90:2863, 1997.
28. Cancer Genome Anatomy Project: *Mitelman Database of Chromosome Aberrations and Gene Fusions in Cancer.* Available at: http://cgap.nci.nih.gov/Chromosomes/Mitelman (accessed August 2008).
29. Oyan AM, Bø TH, Jonassen I, et al: Global gene expression in classification, pathogenetic understanding and identification of therapeutic targets in acute myeloid leukemia. *Curr Pharm Biotechnol* 8:344, 2007.
30. Verhaak RG, Valk PJ: Genes predictive of outcome and novel molecular classification schemes in adult acute myeloid leukemia. *Cancer Treat Res* 145:67, 2010.
31. Cancer Genome Atlas Research Network. Genomic and epigenomic landscapes of adult de novo acute myeloid leukemia. *N Engl J Med* 368:2059, 2013.
32. Valk PJM, Verhaak RGW, Beijen A, et al: Prognostically useful gene expression profiles in acute myeloid leukemia. *N Engl J Med* 350:1617, 2004.
33. Bullinger L, Döhner K, Kranz R, et al: An FLT3 gene-expression signature predicts clinical outcome in normal karyotype AML. *Blood* 111:4490, 2008.
34. Welch JS, Ley TJ, Link DC, et al: The origin and evolution of mutations in acute myeloid leukemia. *Cell* 150:264, 2012.
35. Shlush LI, Zandi S, Mitchell A, et al: Identification of pre-leukaemic haematopoietic stem cells in acute leukaemia. *Nature* 506:328, 2014.
36. Jongen-Lavrencic M, Sun SM, Dijkstra MK, et al: MicroRNA expression profiling in relation to the genetic heterogeneity of acute myeloid leukemia. *Blood* 111:5078, 2008.
37. Garzon R, Croce CM: MicroRNAs in normal and malignant hematopoiesis. *Curr Opin Hematol* 15:352 2008.
38. Mills KI: Gene expression profiling for the diagnosis and prognosis of acute myeloid leukemia. *Front Biosci* 13:4605, 2008.
39. Shukron O, Vainstein V, Kündgen A, et al: Analyzing transformation of myelodysplastic syndrome to secondary acute myeloid leukemia using a large patient database. *Am J Hematol* 87:853, 2012.
40. Andrieux J, Demory JL, Caulier MT, et al: Karyotype abnormalities in myelofibrosis following polycythemia vera. *Cancer Genet Cytogenet* 140:118, 2003.
41. Finazzi G, Caruso V, Marchioli R, et al: Acute leukemia in polycythemia vera: An analysis of 1638 patients enrolled in a prospective observational study. *Blood* 105:2664, 2005.
42. Lichtman MA: The stem cell in the pathogenesis and treatment of myelogenous leukemia: A perspective. *Leukemia* 15:1489, 2001.
43. Gilliland DG: Molecular genetics of human leukemias: New insights into therapy. *Semin Hematol* 39:6, 2002.
44. Lichtman MA, Segel GB: Uncommon phenotypes of acute myelogenous leukemia: Basophilic, mast cell, eosinophilic, and myeloid dendritic cell subtypes: A review. *Blood Cells Mol Dis* 35:370, 2005.
45. Ploemacher RE: Characterization and biology of normal human haematopoietic stem cells. *Haematologica* 84 Suppl EHA-4:4, 1999.
46. Bonnet D, Dick J: Human acute myeloid leukemia is organized as a hierarchy that originates from a primitive hematopoietic cell. *Nat Med* 3:730, 1997.
47. Sarry JE, Murphy K, Perry R, et al: Human acute myelogenous leukemia stem cells are rare and heterogeneous when assayed in NOD/SCID/IL2Rγc-deficient mice. *J Clin Invest* 121:384, 2011.
48. Corces-Zimmerman MR, Majeti R: Pre-leukemic evolution of hematopoietic stem cells: the importance of early mutations in leukemogenesis. *Leukemia* 28:2276, 2014.
49. Takahashi N, Maura I, Saitoh K, Miura AB: Lineage involvement of stem cells bearing the Philadelphia chromosome in chronic myeloid leukemia in the chronic phase as shown by combination of fluorescence-activated cell sorting and fluorescence in situ hybridization. *Blood* 92:4758, 1998.
50. Fialkow PJ, Singer JW, Adamson JW, et al: Acute nonlymphocytic leukemia: Expression in cells restricted to granulocytic and monocytic differentiation. *N Engl J Med* 301:1, 1979.
51. Fialkow PJ, Singer JW, Adamson JW, et al: Acute nonlymphocytic leukemia: Heterogeneity of stem cell origin. *Blood* 57:1068, 1981.
52. Ferraris AM, Broccia G, Meloni T, et al: Clonal origin of cells restricted to monocytic differentiation in acute nonlymphocytic leukemia. *Blood* 64:817, 1984.
53. Van Lom K, Hagenmaijer A, Vandekerckhove F, et al: Clonality analysis of hematopoietic cell lineages in acute myeloid leukemia and trans-location (8;21): Only myeloid cells are part of the malignant clone. *Leukemia* 11:202, 1997.

54. Grimwade D, Enver T: Acute promyelocytic leukemia: Where does it stem from? *Leukemia* 18:375, 2004.

55. Wartman LD, Welch JS, Uy GL, et al: Expression and function of PML-RARA in the hematopoietic progenitor cells of CTGS-PML-RARA mice. *PLoS One* 7:e46529, 2012.

56. Lichtman MA: Interrupting the inhibition of normal hematopoiesis in myelogenous leukemia: A hypothetical approach to therapy. *Stem Cells* 18(5):304, 2000.

57. Menasce LP, Banerjee SS, Becket E, Harris M: Extramedullary myeloid tumor (granulocytic sarcoma) is often misdiagnosed. A study of 26 cases. *Histopathology* 34:391, 1999.

58. Pileri SA, Ascani S, Cox MC, et al: Myeloid sarcoma: Clinico-pathologic, phenotypic and cytogenetic analysis of 92 adult patients. *Leukemia* 21:340, 2007.

59. Tsimberidou AM, Kantarjian HM, Wen S, et al: Myeloid sarcoma is associated with superior event-free survival and overall survival compared with acute myeloid leukemia. *Cancer* 113:1370, 2008.

60. Lichtman MA, Weed RI: Peripheral cytoplasmic characteristics of leukemia cells in monocytic leukemia: Relationship to clinical manifestations. *Blood* 40:52, 1972.

61. Peterson L, Dekner LP, Brunning RD: Extramedullary masses as presenting features of acute monoblastic leukemia. *Am J Clin Pathol* 75:140, 1981.

62. Tobelem G, Jacquillat C, Chastang C, et al: Acute monoblastic leukemia: A clinical and biologic study of 74 cases. *Blood* 55:71, 1980.

63. Weltermann A, Pabinger I, Geissler K, et al: Hypofibrinogenemia in non-M3 acute myeloid leukemia. Incidence, clinical and laboratory characteristics and prognosis. *Leukemia* 12:1182, 1998.

64. Uchiumi H, Matsushima T, Yamane A, et al: Prevalence and clinical characteristics of acute myeloid leukemia associated with disseminated intravascular coagulation. *Int J Hematol* 86:137, 2007.

65. Falanga A, Rickles FR: Pathogenesis and management of the bleeding diathesis in acute promyelocytic leukaemia. *Best Pract Res Clin Haematol* 16:463, 2003.

66. Tallman MS, Abutalib SA, Altman JK: The double hazard of thrombophilia and bleeding in acute promyelocytic leukemia. *Semin Thromb Hemost* 33:330, 2007.

67. Kalk E, Goede A, Rose P: Acute arterial thrombosis in acute promyelocytic leukaemia. *Clin Lab Haematol* 25:267, 2003.

68. Reisch N, Roehnisch T, Sadeghi M, et al: AML M1 presenting with recurrent acute large arterial vessel thromboembolism. *Leuk Res* 31:869, 2007.

69. Troy K, Essex D, Rand J, et al: Protein C and S levels in acute leukemia. *Am J Hematol* 37:159, 1991.

70. Dixit A, Kannan M, Mahapatra M, et al: Roles of protein C, protein S, and antithrombin III in acute leukemia. *Am J Hematol* 81:171, 2006.

71. Lichtman MA, Heal J, Rowe JM: Hyperleukocytic leukaemia: Rheological and clinical features and management. *Baillieres Clin Haematol* 1:725, 1987.

72. Rowe JM, Lichtman MA: Hyperleukocytosis and leukostasis: Common features of childhood chronic myelogenous leukemia. *Blood* 63:1230, 1984.

73. Porcu P, Cripe LD, Ng EW, et al: Hyperleukocytic leukemias and leukostasis: A review of pathophysiology, clinical presentation and management. *Leuk Lymphoma* 39:1, 2000.

74. Marbello L, Ricci F, Nosari AM: Outcome of hyperleukocytic adult acute myeloid leukaemia: A single-center retrospective study and review of literature. *Leuk Res* 32:1221, 2008.

75. Chang MC, Chen TY, Tang JL, et al: Leukapheresis and cranial irradiation in patients with hyperleukocytic acute myeloid leukemia: No impact on early mortality and intracranial hemorrhage. *Am J Hematol* 82:976, 2007.

76. Patatanian E, Thompson DF: Retinoic acid syndrome: A review. *J Clin Pharm Ther* 33:331, 2008.

77. Östergren J, Fagrell B, Björkholm M: Hyperleukocytic effects on skin capillary circulation in patients with leukaemia. *J Intern Med* 231:19, 1992.

78. Cortelazzo S, Vicero P, Finazzi G, et al: Incidence and risk factors for thrombotic complications in a historical cohort of 100 patients with thrombocythemia. *J Clin Oncol* 8:556, 1990.

79. Falanga A, Barbui T, Rickles FR: Hypercoagulability and tissue factor gene upregulation in hematologic malignancies. *Semin Thromb Hemost* 34:204, 2008.

80. Rotunno G, Mannarelli C, Guglielmelli P, et al: Impact of calreticulin mutations on clinical and hematological phenotype and outcome in essential thrombocythemia. *Blood* 123:1552, 2014.

81. Dahabreh IJ, Zoi K, Giannouli S, et al: Is JAK2 V617F mutation more than a diagnostic index? A meta-analysis of clinical outcomes in essential thrombocythemia. *Leuk Res* 33:67, 2009.

82. Landolfi R: Bleeding and thrombosis in myeloproliferative disorders. *Curr Opin Hematol* 5:327, 1998.

83. Anger B, Haugh U, Seidler R, Heimpel H: Polycythemia vera: A clinical study of 141 patients. *Blut* 59:493, 1989.

84. Teofili L, De Stefano V, Leone G, et al: Hematologic causes of venous thrombosis in young people: High incidence of myeloproliferative disorder as underlying disease in patients with splanchnic venous thrombosis. *Thromb Haemost* 67:297, 1992.

85. Colaizzo D, Amitrano L, Tiscia GL, et al: Occurrence of the JAK2 V617F mutation in the Budd-Chiari syndrome. *Blood Coagul Fibrinolysis* 19:459, 2008.

86. Peffault de Latour R, Mary JY, Salanoubat C, et al: Paroxysmal nocturnal hemoglobinuria: Natural history of disease subcategories. *Blood* 112:3099, 2008.

87. Brodsky RA: Advances in the diagnosis and therapy of paroxysmal nocturnal hemoglobinuria. *Blood Rev* 22:65, 2008.

88. Burke PJ, Braine HG, Rathbun HK, Owens AH Jr: The clinical significance of fever in acute myelocytic leukemia. *Johns Hopkins Med J* 139:1, 1976.

89. Burns CP, Armitage JO, Frey AL, et al: Analysis of the presenting features of adult acute leukemia. *Cancer* 47:2460, 1981.

90. Mir MA, Delamore JW: Metabolic disorders in acute myeloid leukaemia. *Br J Haematol* 40:79, 1978.

91. Filippatos TD, Milionis HJ, Elisaf MS: Alterations in electrolyte equilibrium in patients with acute leukemia. *Eur J Haematol* 75:449, 2005.

92. Mato AR, Riccio BE, Qin L, et al: A predictive model for the detection of tumor lysis syndrome during AML induction therapy. *Leuk Lymphoma* 47:877, 2006.

93. Niendorf A, Stang A, Beisiegel U, et al: Elevated lipoprotein (a) levels in patients with acute myeloblastic leukaemia decrease after successful chemotherapeutic treatment. *Clin Investig* 70:683, 1990.

94. Hatfill SJ, Kirby R, Hanley M, et al: Hyperprolactinemia in acute myeloid leukemia and indication of ectopic expression of human prolactin in blast cells of a patient of subtype M4. *Leuk Res* 14:57, 1990.

95. Janowska-Wieczarek A, Belch AR, Jacobs A, et al: Increased circulating colony-stimulating factor-1 in patients with preleukemia, leukemia and lymphoid malignancies. *Blood* 77:1796, 1991.

96. Janssens AM, Offner FC, Van Hove WZ: Bone marrow necrosis. *Cancer* 88:1769, 2000.

97. Paydas S, Ergin M, Baslamisli F, et al: Bone marrow necrosis: Clinicopathologic analysis of 20 cases and review of the literature. *Am J Hematol* 70:300, 2002.

第 84 章
真性红细胞增多症

Jaroslav F. Prchal and Josef T. Prchal

摘要

真性红细胞增多症(PV)与原发性血小板增多症(ET)及原发性骨髓纤维化(PMF)同被归为费城染色体阴性的骨髓增殖性肿瘤(MPNs)。慢性髓细胞白细胞曾被归类为骨髓增殖性肿瘤(MPN),但现在认为它是一种独立的疾病。PV 是一种获得性的克隆性原发性红细胞增生紊乱。原发性红细胞增多症是由于红系祖细胞内在特性异常所致,异常红系祖细胞在外部调节因子的影响下,产生非依赖性或过度增殖;血清中促红细胞生成素低下为其特征。最常见的原发性红细胞增多症即为真性红细胞增多症。PV 起因于多能造血干细胞的突变,造成了红细胞生成过多,同时可伴有程度不一的粒细胞和血小板的过度增生。通常伴有脾大。大多数 PV 患者有 Janus 蛋白酪氨酸激酶-2 基因(JAK2)的体细胞突变,该突变在血液髓系细胞中可

简写和缩略词

AML,急性髓系白血病(acute myelogenous leukemia); BFU-E,红细胞爆裂型集落生成单位(burst-forming unit-erythroid); ECLAP,欧洲小剂量阿司匹林治疗真性红细胞增多症合作组织(European Collaboration on Low-Dose Aspirin in Polycythemia Vera); EEC,内源性红系集落(endogenous erythroid colonies); ELN,欧洲白血病网络(European Leukemia Net); ET,原发性血小板增多症(essential thrombocytosis); HDAC,组蛋白去乙酰化酶(histone deacetylase); HU,羟基脲(hydroxyurea); IFN-α,干扰素-α(interferon-α); IWG-MRT,国际骨髓增生性肿瘤研究与治疗工作小组(International Working Group for Myeloproliferative Neoplasms Research and Treatment); JAK2,Janus 型酪氨酸激酶 2(Janus-type tyrosine kinase 2); MDS,骨髓增生异常综合征(myelodysplastic syndrome); MF,骨髓纤维化(myelofibrosis); MPN,骨髓增生性肿瘤(myeloproliferative neoplasm); PCR,聚合酶链式反应(polymerase chain reaction); PEG-IFN,聚乙二醇干扰素(pegylated interferon); PFCP,原发性家族性和先天性红细胞增多症(primary familial and congenital polycythemia); PMF,原发性骨髓纤维化(primary myelofibrosis); PV,真性红细胞增多症(polycythemia vera); SNP,单核苷酸多态性(single nucleotide polymorphism); UPD,单亲二倍体(uniparental disomy); TET2,同源染色体 10 ~ 11 易位(a homologue of chromosome 10 ~ 11 translocation); WHO,世界卫生组织(World Health Organization)。

检测到。该突变造成 JAK2 负调节区域功能的缺失,从而导致 JAK2 持续性活性增强。最常见的是 JAK2V617F 突变,几乎所有的 PV 患者都可见 JAK2V617F 突变;少部分 PV 患者有 JAK2 的其他位点突变(如第 12 外显子)。JAK2V617 突变也可见于许多 ET 和骨髓纤维化(MF)患者,但突变频率较低(ET 为 55%,MF 为 65%)。像其他的克隆性血液疾病一样,PV 可经克隆进化演变成 PMF(典型的为 JAK2V617F 阳性),以及急性白血病(JAK2V617F 阴性或阳性)。在几乎所有 JAK2V617F 阳性的 PV 患者都至少存在一些 JAK2V617F 突变的纯合子祖细胞,这些纯合子祖细胞通过有丝分裂重组获得单亲二倍体,其中大多数成为在体外用红细胞爆裂型集落生成单位(BFU-E)检测到的不依赖促红细胞生成素的红细胞集落。JAK2V617F 突变通常不是这些克隆性增殖的原因,之前还有其他生殖细胞系或体细胞突变发生(如 TET2)。

动静脉血栓形成是 PV 致病和致死的主要因素。少部分患者发生继发性骨髓纤维化(衰竭期)和(或)不可避免地转化成致命的急性白血病。骨髓抑制治疗是一种有效的治疗方法,如羟基脲(hydroxyurea)、白消安(busulfan)、胍血生(pipobroman)、放射性磷等,可用于控制血液各系细胞增殖。骨髓抑制治疗能够抑制细胞增殖,降低血栓形成并发症的发生率,但大多这些药物具有致白血病风险。相反,聚乙二醇干扰素-α 可达到血液学完全缓解并恢复多克隆造血,避免致白血病风险。目前,临床试验正在评估 JAK2 激酶抑制剂靶向治疗的疗效,迄今,已发现其能有效减少放血需求、降低白细胞数目及减轻脾肿大,并改善病人生活质量。

● 定义及历史

红细胞增多症这一名称表示血液量的增加,传统上用来表示红细胞数目的增加。在真性红细胞增多症(PV)中,红细胞数目的增加往往同时伴有粒细胞及血小板的增加。红细胞增多症的分类见第 57、34 章表 34-2。虽然已经认识到 PV 的几个临床阶段(隐匿期、红细胞过多期、稳定期、转换期、衰竭期和急性白血病期),但目前尚不清楚这些阶段是否代表疾病的连续进展,也不清楚是否所有患者都经历这些所有的并且进展阶段。

PV,是唯一一种单克隆性的原发性红细胞增多症,在 1892 年由 Vaquez[1]首次报道。1903 年,Osler 总结了自己的 4 例以及文献中的 5 例患者,他写道:"该病以慢性发绀、红细胞增多和中度脾大为特征。主要症状有虚弱、衰竭、便秘、头痛和眩晕[2]。"1904 年 Türk 最先报道该病中粒系前体细胞和巨核细胞的过度增殖[3]。

● 流行病学

最近来自世界各地的 20 项研究显示,PV 的年发病率为 0.84/10 万,无性别差异[4,5]。真正的发病率可能更高,因为许多病例可能因为没有表现出明显的临床症状而漏诊。JAK2V617F 的检测能发现有血栓形成或是伴发缺铁的隐匿性 PV 患者。在

德国犹太人(Ashkenazi Jews)中该病发病率更高[6,7]。

虽然大多数 PV 患者并没有红细胞增多症的家族史，但我们知道有该病的家族性病例出现[8~10]，且很有可能有些家族性病例没有被报道。瑞典一项纳入 11 000 名骨髓增殖性肿瘤(MPN)患者 25 000 名一级亲属的大型研究中，MPN 的发病率比对照组高 5 ~ 7 倍[11]。在家族性病例当中，可能以生殖系突变的形式获得遗传倾向，或许会使得疾病发生所必需的获得性体细胞突变更易发生[9,12]。

● 病因及发病机制

PV 是由单个正常的多能造血干细胞癌变发展而来的，癌变提供了选择性生长优势和生存优势，引起程度不一的克隆性造血。一旦数量足够，这一克隆生成的细胞抑制并取代正常多克隆造血。PV 的克隆性起源在 X 染色体多态性标志，如葡萄糖-6 磷酸脱氢酶杂合子的女性[13]，以及更多现代克隆性检测中得到证实(参见第 10 章)[14]。在每一个病例中，所有的造血细胞系[9]都只表达该酶的一个同工型，母系或父系 X 染色体编码的 X 染色体多态性等位基因中的一个，而 T 淋巴细胞和非造血细胞为含有两种同工型酶的嵌合体。

PV 患者骨髓或者血液衍生的体外红细胞集落来源于正常的、不依赖促红细胞生成素生长的红细胞爆裂型集落生成单位(BFU-E)前体。不依赖促红细胞生成素生长的 BFU-E 前体形成所谓的内源性红细胞集落(EEC)[15~18]，这也是 PV 的特征之一。在疾病进展过程中，PV 患者骨髓中累积的成纤维细胞却并不是异常克隆的一部分，而是对巨核细胞和其他细胞释放的细胞因子作出的反应(参见第 86 章)[19]。

该病已经报道过的其他异常包括：促血小板生成素受体水平下降[20]；凋亡抑制因子 BCL-x 失调[21]；红细胞前体的蛋白酪氨酸磷酸酶活性表达增高[22]；单亲二倍体(UPD)造成的获得性 9p 染色体杂合性丢失 9。最后一项帮助我们发现了位于 9p 染色体上 JAK2 2343G>T 突变编码 V617F 突变[12,23]，使我们加深了对疾病发病机制的理解，提高了诊断的特异性，并导致了对骨髓增殖性肿瘤研究的剧增(见下文"JAK2V617F 突变")。

PV 患者中并没有发生频率高的特异性核型标志。在诊断时只有不到 25% 的患者有核型异常[24~29]，但随着病程的延长，核型异常的发生率也会增高[25,30]，提示核型异常代表继发性的基因改变[31]。细胞遗传学异常可能预示着从 PV 到骨髓纤维化、急性髓系白血病或骨髓增生异常综合征的转变，但到目前为止，这些关联还很薄弱[29]。

JAK2V617F 突变

几乎所有造血细胞都有 JAK2 激酶表达，它对不同造血生长因子引发的增殖性细胞内信号传导是必不可少的(参见第 34 章及第 57 章)。V617F 的突变首先于 2004 年在 PV 被发现[23]，同时，其他实验室也报道了此突变[32~34]。V617F 突变几乎见于所有的 PV 患者以及超过半数的原发性血小板增多症(ET;参见第 85 章)和骨髓纤维化(MF;参见第 86 章)患者，也见于极少数其他骨髓增生性疾病[35,36]。在 PV(与在 ET 不同)中，至少在一些祖细胞中，由于 UPD 该突变常表现为相关的纯合子形式[26,37]。携带有纯合子 JAK2V617F 的患者往往病程更长[33]、血红蛋白水平较高、皮肤瘙痒的发生率更高[38]，向 MF 转化

概率更高(参见第 86 章)[39]。PV 患者 JAK2V617F 等位基因负荷可能与脾脏增大、白细胞增多、MF 严重程度有关[39~42]。然而，应当注意的是，PV 患者在没有显著分子学反应的情况下(如 JAK2V617 等位基因负荷较小)是可以达到完全血液学缓解的[43]。在极少数 JAK2V617F 突变为阴性的 PV 患者中，存在有 JAK2 的 12 号外显子上有其他突变[44]。几种不同的 JAK2 的 12 号外显子突变已经被发现，如错义突变、插入突变和缺失突变。合并 12 号外显子突变的患者临床表现与经典的 JAK2V617F 突变的患者相比:红细胞增多，血红蛋白升高，骨髓形态不同[45]。然而，疾病过程和临床结果相似[46]。

对单一家系出现几种不同 MPNs 的家族性 MPN 患者的研究表明[47]，JAK2 突变可能并不是引起疾病表型的唯一因素，甚至可能并非疾病起始因素。一些强有力的证据支持此结论。第一，在家族性 PV 中，疾病与 JAK2 基因位点所在的染色体 9p 之间并无明显的连锁，提示有一个独立的生殖系 PV 易感性[12]。第二，在家族性 PV 中，受累成员可为 JAK2V617F 阴性或阳性[48]。第三，在 PV 中，JAK2V617F 突变的获得是一种迟发性的遗传事件[49]。第四，在散发性 PV 中，只有部分克隆性 PV 细胞为 JAK2V617F 突变阳性[37]。第五，任何 JAK2 阳性的 MPNs(包括 PV)转化成急性白血病，常为 JAK2V617F 突变阴性[35,50]。这些不同的发现强烈提示 JAK2 基因的体细胞突变并不是 PV 的起始和唯一一致病因素，但对大多数 PV 患者的临床表现至关重要。上述改变可引起 JAK2V617F 突变、JAK2V617 纯合子、9p UPD 区域的很多其他基因表达，可能具有表型和预后意义[51,52]。通过对特定基因的聚集性分析可以确定其他的预后意义[53]。

染色体 9p 的一个基因组功能性变异型也可能与 JAK2V617F 的致病机制有关。在不同的单倍体型中也发现有独立的 JAK2V617F 突变发生，而在绝大多数 JAK2V617F 阳性患者中，还发现有一种特异的、构成遗传性的 JAK2 单倍体型(GGCC,46/1)与 JAK2V617F 体细胞突变相关[54]。JAK2V617F 阳性患者发生 MPN 的风险比 JAK2 单倍体型(GGCC,46/1)患者高三至四倍[54~57]。这种 JAK2 的 GGCC 单倍体型也赋予对 JAK2 的 12 号外显子突变型 PV 的易感性[55]。这些研究提示在 JAK2 突变之前存在高突变事件,且生殖系遗传事件在 MPNs 的早期发病机制中起着重要的作用。

其他突变

除了 JAK2V617F 突变及其他 JAK2 突变在 PV 和其他 MPNs 的病因中起着重要作用之外，其他基因的突变对于这些疾病的完全发病可能也有重要作用。

TET2 是在某一亚类急性白血病的 10 ~ 11 号染色体易位(TET)位点首先发现的基因的一种同源基因。在相当大比例的 PV 以及其他 MPNs 患者的骨髓细胞中均发现了 TET2 基因的突变[58,59]。已有研究证实,TET2 功能缺失性的突变起源于多能造血干细胞,但却偏向髓系增殖而不是淋系增殖,且在很多患者中两个等位基因均受累。然而,在家族性 PV 患者的研究中发现,TET2 突变通常不是引起该病的起因,因为在受累的亲属中突变不同,且在某些情况下,TET2 突变发生在 JAK2V617F 突变出现之后,而不是之前[60]。此外,已有报道老年患者克隆性造血存在经常存在 TET2 突变,但没有相关恶性血液肿瘤的依据[61]。PV 患者通常出现其他的基因突变,包括 ASXL1、DN-MT3A 和 IDH1/2 突变[62,63]。在疾病进展过程中,携带不同突变

的克隆数量比例可能会改变[64]。

自身免疫和慢性炎症

虽然 JAK2 激酶参与了 PV 的发病，免疫功能紊乱和慢性炎症也可能与之有关。任何自身免疫性疾病史可能会增加 20% 发生 MPN 的风险[65]，且慢性炎症可促进 PV 的突变形成和克隆进化[66~68]。一项最近的分子学研究发现，PV 患者存在许多免疫和炎症基因表达上调或下调，包括：白介素-10、白介素-4、补体 5、短穿透素 C-反应蛋白、纤维蛋白原、α-酸性糖蛋白、转化生长因子-β₁[69]。PV 免疫和炎症基因的失调可能是未来治疗发展的新途径。

● 临床特征

体征和症状

PV 起病隐匿，最常见于六十余岁，但从儿童至老年均可发病[70]。就医时症状和体征可能包括头痛、多血症、瘙痒、血栓形成、胃肠道出血等，但很多患者是因为定期体检时发现血红蛋白水平和其他细胞计数增高而被诊断。其他患者在寻找失血、缺铁性贫血，或血栓形成的原因时被发现。在诊断为红细胞增多症时，至少有 30% 的患者有症状；其他患者可能通过直接问诊表示存在某些症状。最常见的症状按发生频率依次递减顺序为头痛、疲劳、虚弱、瘙痒、眩晕和夜间盗汗，但这些症状更有可能发生在向 MF 转化的 PV 患者（参见第 86 章）[70]。

PV 一般见于老年患者，他们是血管性疾病（如冠状动脉病）发生率较高的人群。出现 PV 意味着发生血管性疾病的风险再度增加。

血栓形成及出血

血栓形成是 PV 最常见和最重要的并发症[71~73]，见于大约 1/3 的 PV 患者[74]。其中 1/2 ~ 3/4 为动脉血栓形成[75]，而缺血性卒中和短暂性缺血发作是主要的动脉血栓并发症。一些研究发现，在 10 年的观察期中，40% ~ 60% 的患者发生过至少一次血栓，而在这一时期，血栓的年发生率大致相等[76]。在前瞻性研究中发现，血栓形成最常发生在诊断前，以及诊断后的头几年[74,77,78]，最常见的严重并发症为脑血管意外，约占血栓事件的 1/3，其他按发生频率依次为心肌梗死、深静脉血栓和肺栓塞[76]。有人认为 JAK2V617F 等位基因负荷与 PV 患者血栓信号通路激活有关[79,80]，但这一观点并未被普遍认同[39]。

出血和擦伤同样也是 PV 的常见并发症，在一些研究当中，可在约 1/4 的患者当中发生[74]。虽然这些并发症大多不严重，如牙龈出血、鼻出血、易擦伤等，但也可能发生严重的胃肠道出血及其他致命的出血性并发症[31,78,81,82]。

肝静脉血栓形成（Budd-Chiari 综合征） Budd-Chiari 综合征是 PV 的一种极其严重的、常常致命的并发症；在一个 140 例患者的研究中，其发生率为 10%[83]，但在欧洲合作研究中则没有这么常见[75]。Budd-Chiari 综合征是由于肝静脉流出道的血栓形成导致肝小动脉灌注不足而缺血，及肝细胞坏死。Budd-Chiari 综合征可表现为腹水，伴或不伴右上象限腹痛、肝脾肿大和黄疸。

Budd-Chiari 综合征可能是 PV 的首发临床症状；在很多这类患者当中，在出现红细胞增多症的临床证据之前，已经报道有内源性红细胞集落形成和 JAK2V617F 突变[84,85]。PV 是与 Budd-Chiari 综合征相关的最常见的潜在疾病。Budd-Chiari 综合征和 PV 之间的相关性是如此强烈，以至于许多专家建议在所有因肝静脉血栓就诊的患者当中常规检测 JAK2V617F 突变排查 PV[86,87]。Budd-Chiari 综合征是一种严重的疾病，其治疗通常需要进行肝移植[85,88,89]。

皮肤表现

瘙痒可在约 40% 的患者当中发生[90]。常在沐浴后加重（水源性瘙痒症），可能严重到明显地影响患者的生活质量[82,91]。目前将其归咎于皮肤中肥大细胞数量增多[92]及组胺水平增高[93]，而其他研究却没有发现这些相关性[94]。

少数几个患者发展成为急性发热性中性粒细胞皮肤病（如：Sweet 综合征）[95,96]。

红斑性肢痛病

红斑性肢痛病是一种综合征，其特征为四肢发热、手（脚）指（趾）疼痛、发红、手脚和手指灼烧感及出现红斑（图 84-1），与血小板增多症相关，其特征是对低剂量的阿司匹林治疗有快速反应。在重症患者中，可致指（趾）的缺血性坏死，并导致截指（趾）。该综合征在 PV 中的发生率低于 5%[75,81]，并不具有 PV 或其他 MPNs 的特异性，在一项包括 168 位红斑性肢痛病患者的研究当中，PV 患者不到 10%[97]。有人提出血小板聚集造成的短暂性微血管阻塞在该综合征中发挥了致病作用（参见第 112 章）[98,99]。

腹部表现

门静脉高压、静脉曲张、腹痛并不罕见[100]，常由于未被发现的脾脏或肝脏静脉血栓造成。上面已经讨论了 Budd-Chiari 综合征[见"肝静脉血栓形成（Budd-Chiari 综合征）"]。消化道溃疡的发生率高达一般人群的 4 ~ 5 倍[101]。胃肠道出血可为 PV 的首发症状，而胃肠道出血所造成的缺铁常常掩盖了红细胞增多的情况[87]。

心血管表现

心血管方面的症状与并发症包括心绞痛、心肌梗死以及充血性心力衰竭，这些与冠状动脉循环血栓形成倾向有关[31,75,77]。

肺动脉高压

肺动脉高压在 PV 中的发生率较预想的更高。其病因可能包括活化血小板释放的血小板衍生生长因子造成的平滑肌增生、巨核细胞阻塞肺循环、髓外造血，以及未被识别的复发性的血栓形成等[102,103]；然而，这些病因均尚未明确。

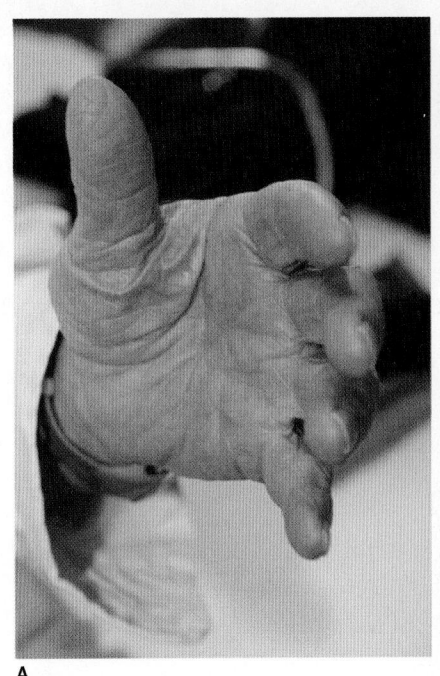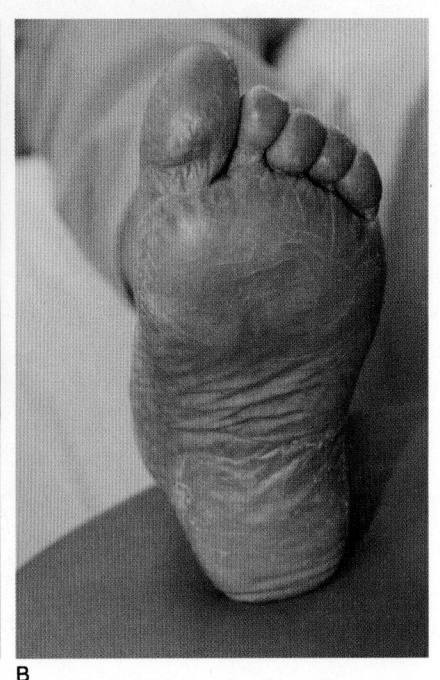

图 84-1　**A.** 患者上肢及手指出现红斑性肢痛症；**B.** 足及脚趾的红斑性肢痛症继续进展，出现坏疽而需要行脚趾截肢。(该图引用已获得 Steven Fruchtman, MD, Allos Therapeutics, Princeton, New Jersey 的许可)

神经系统表现

神经系统的表现，如头晕、头痛等在 PV 中很常见[31,75,77,81,104]，而髓外造血所造成的脊髓受压也有记载[105]。

其他器官系统表现

骨髓细胞的过度增生所导致的核苷酸代谢的增加，常可造成血中尿酸浓度增高，一些患者的痛风可能加重[31]。

特殊情况

外科手术

超过 75% 未经控制的 PV 患者在大手术中或是术后发生并发症，因为出血与血栓形成均很常见[82,106]。因此，通常建议在外科介入前将血细胞计数和血容量控制至正常水平，这样可减少术中和术后的并发症。

妊娠

第 8 章讨论了妊娠中的 PV 并发症。

真性红细胞增多症的衰竭期

PV 的衰竭期，也就是所谓的红细胞增多症后骨髓纤维化或继发性骨髓纤维化，是本病经常发生且常常是终末性的并发症[75,78,107]。其临床特征为合并非缺铁性贫血、进展迅速的脾大(图 84-2)，及骨髓纤维化(参见第 86 章)等。衰竭期最早的特点是放血疗法的次数减少。其他常见的特征包括血小板增多和粒细胞增多(常伴不成熟髓系细胞)。在少数情况下，可见血小板减少和粒细胞减少。受累个体常有贫血、出血，以及脾大

伴有早饱感和/或继发于脾梗死的上腹部疼痛等症状。大多数患者依赖于输血或是促红细胞生成素治疗[31,75,77,81,107]。衰竭期的发展常与白血病转化风险的增加相关[31,108]。在 PV 研究小组-01 的研究中，发生骨髓纤维化的 PV 患者急性白血病发生率为 24%，而未发生骨髓纤维化的 PV 患者仅为 7%，尽管该研究相当多患者使用烷化剂和[32]P[78]。包括 JAK2 抑制剂在内的治疗部分内容见第 86 章。

真性红细胞增多症的白血病与骨髓增生异常转化

PV 患者发展为白血病的风险增高[71,82]。这与其他非克隆性红细胞增多性疾病不同，白血病转化并不是这些疾病过程的一部分。急性白血病，且往往是髓系的，几乎是 PV 的一个不可避免的致命并发症。欧洲多中心观察性研究了 1638 名 PV 患者后报道，PV 诊断后 10 年发展为白血病的相对风险为 6.3%[75]。不同的治疗也会影响 PV 向白细胞转化的风险。在 PV 研究小组 01 的随机临床试验当中，随访 18 年的结果显示，在只进行放血疗法的患者组中，急性白血病的发生率为 1.5%[32]，P 治疗组中的发生率为 10%，苯丁酸氮芥(chlorambucil)治疗组的发生率为 13%[81]。最近的一项纳入 1638 名患者的研究中，PV 患者发生急性髓系白血病(AML)或骨髓增生异常综合征(MDS)转化的风险也因治疗而异。治疗相关的风险，由低到高为：放血(风险比[HR]:0.91)、羟基脲(HR:1.09)、干扰素(INF)-α(HR:1.24)、白消安(HR:8.64)、哌血生(HR:4.32)[32]、P(HR:8.96)[109]。放血、羟基脲、干扰素-α 中发生白血病转化的风险没有显著差异[109]。

急性白血病作为 PV 的终末衍，可起源于 JAK2V617F 阳性克隆，或者更常见的是起源于没有携带 JAK2 突变的造血细胞[35,47,50]。

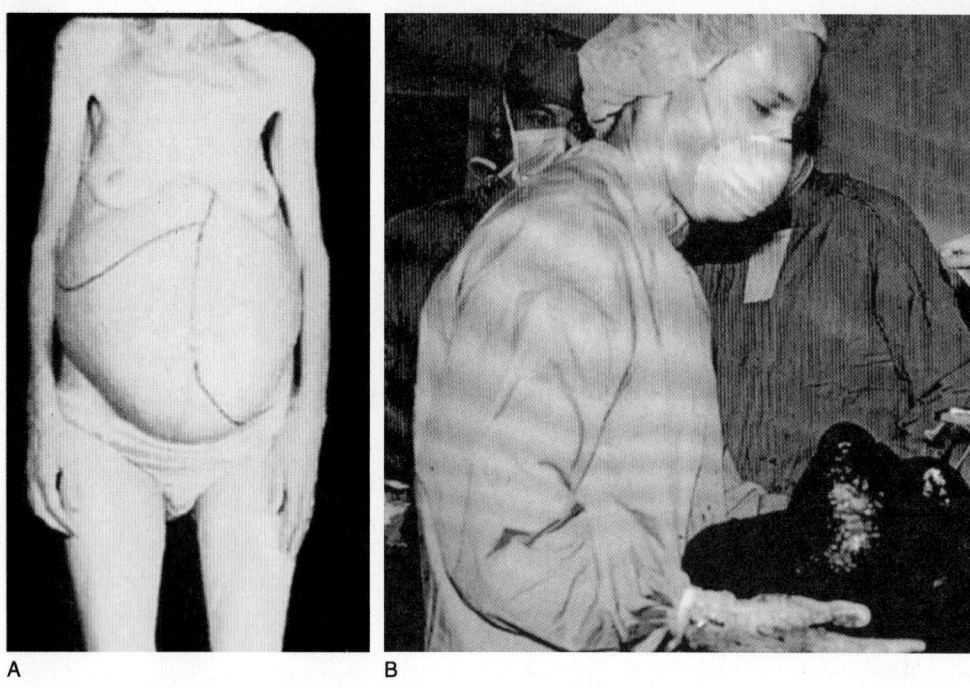

图 84-2　PV 衰竭期的患者合并巨脾（A），行脾切除术（B）。（该图引用已获得 Steven Fruchtman，MD，Allos Therapeutics，Princeton，New Jersey 的许可）

● 实验室特征

血液检查

红细胞

在未予治疗的 PV 患者当中，血红蛋白浓度、红细胞数目以及血细胞比容大多升高，而平均细胞容积往往正常偏低或低于正常值；经历过放血疗法或是胃肠道出血的患者也较低。红细胞呈低色素和小红细胞，具有缺铁的形态学特征。虽然血红蛋白增加通常是 PV 的诊断特征，但有时血红蛋白水平可较低、正常或处于边界值，称为"隐匿性"PV[110~112]。

红细胞大小不一、异形红细胞或是泪滴状红细胞（泪滴状红细胞；参见第 31 章）的出现是衰竭期及 PV 后 MF 的先兆。

红细胞总量测定

PV 研究小组将红细胞总量的直接测定作为诊断参与他们研究的 PV 患者的一个必不可少的项目[76]。也有人认为，即使临床常规中也应对所有患者进行这一检测以确立 PV 诊断[76,113]。遗憾的是，进行红细胞总量测定的费用非常昂贵，需要在患者体内应用放射性核素，若操作人员经验不丰富，结果常不准确[114]。红细胞总量测定对于 PV 及继发性红细胞增多症的鉴别并无用处，因红细胞总数在二者当中均会升高。红细胞总量测定的最主要价值是 PV 和继发性红细胞增多症与表观或者假性红细胞增多症相鉴别，因为红细胞总量的增多被同时增多的血浆容量所掩盖[110,111]。此检测也可用于将一些隐匿性 PV 患者从原发性血小板增多症患者当中鉴别出来[115]。JAK2 检测的应用使得红细胞总量检测的重要性大减。

白细胞

约有 2/3 的 PV 患者出现中性粒细胞绝对数增多[70]。在血液中偶有中幼粒细胞和晚幼粒细胞的出现，而在长期患病、晚期的患者当中，会有相当多不同程度的未成熟的细胞出现。同样，这些异常也是疾病衰竭期开始的先兆（参见第 86 章）。在未控制的患者当中，约有 2/3 的患者有嗜碱性粒细胞增多[31,81,116]。在 PV 患者当中，活化中性粒细胞的比例上升[117]，这些中性粒细胞也许在 PV 相关的血栓形成中起着重要作用[118]。

约 70% 的 PV 患者有白细胞碱性磷酸酶水平升高[70]，但这一检测现已不常用。

血小板

约有 50% 的 PV 患者在诊断时有血小板数目升高，约有 10% 的患者血小板数目大于 $1000 \times 10^9/L$[70]。PV 患者促血小板生成素的水平并无持续异常[119]。有相当一部分的 PV 患者初始症状为不伴血红蛋白升高的血小板数目增多，尤其是当患者存在缺铁的原因时，有时会被误诊为原发性血小板增多症[120]。

血小板质的异常已有阐述，主要是参与出血血栓事件的发病。在体外，血小板自发性聚集加速。另一方面，在 MPNs 患者中，由肾上腺素诱导的血小板聚集实验，其中主波中经常存在着几乎具有诊断意义的特征性缺陷（参见第 112、121 章）[121]。

与 PV 相关的其他血小板异常因素有很多，包括血小板血栓烷 A2 的生成水平增加[122]，血栓烷的代谢产物排泄也增加[123]。血小板因子-4 的水平升高[124]。血小板寿命可能缩短[124,125]。在血小板激活因子刺激之后，纤维蛋白原的结合减少[126]，血小板生成素受体的表达也减少[20]。然而，上述均非 PV 的特异性改变。在一项前瞻性研究中，血小板糖蛋白Ⅲa 的 PIA2 的多态性与 PV 患者动脉血栓形成的风险增加相关[127]，然而这一结论仍具有争议性。

血小板计数超过(1000~1500)×10⁹/L 与血管性血友病因子水平进行性下降(一种获得性的血管性血友病)及出血风险增高相关[128],但与血栓形成的风险无关[128]。

血浆

在某些患者当中,血清溶菌酶的水平轻微升高[129],由于白细胞代谢加快以及维生素 B₁₂ 结合蛋白增高,血浆维生素 B₁₂ 的水平往往也升高[130]。因髓系造血过度增生,常造成高尿酸血症[31]。

JAK2V617F 及 12 号外显子突变

JAK2G1829T 所致的 V617F 突变

JAK2 基因突变可造成造血过程的失调,在涉及红细胞、粒细胞或白细胞增殖的各种疾病中均有表达。已发现与这些疾病相关的原发位点是 14 号外显子上的单核苷酸改变,JAK2G1849T 氨基酸替换产生 V617F。JAK2V617F 突变的检测提供了一个定性的诊断标志,能够发现费城染色体阴性的 MPNs,并能同先天性及获得性的反应性造血异常鉴别。一般而言,ET 患者 JAK2V617F 的等位基因负荷低于 PV 或者原发性骨髓纤维化(PMF)[131,132]。部分 JAK2V617F 阳性的 PV 患者中,至少有一些祖细胞通过有丝分裂重组获得 UPD,成为 JAK2V617F 的纯合子[37,133]。

等位基因特异性的聚合酶链反应(PCR)被广泛用于单核苷酸基因多态性(SNP)的基因分型,这种技术的原理是通过一个与 3′端位置多态性匹配的等位基因特异性的引物进行 DNA 扩增。该技术可直接用于 JAK2V617F 的分析,因为 G1849T 突变就类似于一个 SNP。为了提高检测 JAK2V617F 等位基因负荷的特异性、敏感性和可靠性,在原来方法的基础上进行了两处改进:在-1 位置上增加了第二次错配和在-2 位置上替换成一个修饰的锁核酸。在一项研究当中,16 个不同的实验室使用不同仪器,比较了 11 种不同的检测技术[134]。虽然这其中 5 种在定量检测 JAK2V617F 负荷量均同样可靠,JAK2V617F 负荷量≥1% JAK2V617F 总量,但等位基因特异性定量 PCR 技术却能检测到 0.2%的 JAK2V617F。

大多数的实验室定量分析(克隆性)粒细胞 JAK2V617F 等位基因负荷;非定量分析方法使用总白细胞、全血或骨髓筛查。一部分 JAK2V617F 检测阴性的病例在用高敏感性的定量分析后其结果呈阳性[134]。血浆曾被用于检测 JAK2V617F 的 DNA 和 mRNA 突变以及纯合性状态[135,136],然而,血浆检测并不可靠[137]。

JAK2 的 12 号外显子突变

虽然绝大多数的 JAK2 突变是 14 号外显子上的单个 SNP,也有很多没有 14 号外显子 JAK2V617F 突变的 MPN 患者可能携带 12 号外显子其中一个突变。已发现约 40 个 12 号外显子的突变存在于 536~547 号密码子上,包括碱基替换、缺失和复制[45,138~142]。除了在此区域观察到的不同类型突变外,标本中突变的比例可能较小,因此,在正常基因序列的高背景下,很难检测到突变[45]。JAK2 的 12 号外显子突变主要见于年轻患者和孤立性红细胞增多患者,因此,可能表现出不同于 JAK2V617F 阳性的表型。

促红细胞生成素水平

由于 PV 患者红细胞的特点是能够在没有正常水平促红细胞生成素时也能增殖,有人推测血细胞比容增高会抑制促红细胞生成素的生成,进而血清中的促红细胞生成素水平也降低。确实有研究证实 PV 患者的血清促红细胞生成素水平低于正常参考值范围[143~145]。

继发性红细胞增多症患者促红细胞生成素水平一般正常或偏高,然而 PV 患者和继发性红细胞增多症患者的促红细胞生成素水平范围有相当大的重叠,不能清晰地鉴别两种疾病[144,146]。虽然促红细胞生成素升高常可排除 PV 的诊断,然而促红细胞生成素降低却非 PV 的特征性表现;原发性家族性红细胞增多症(PFCP)患者血清促红细胞生成素水平同 PV 患者一样低甚至低于 PV 患者[147],正常的促红细胞生成素水平可见于没有明显表现的 PV 患者。后者更多见于伴 12 号外显子 JAK2 突变的 PV[44]。

红细胞集落培养

红系祖细胞的体外检测实验可研究其对促红细胞生成素的反应。PV 患者的红系 BFU-E 祖细胞在不加促红细胞生成素的培养基中生长[17],形成的集落被称为内源性红细胞集落(EE-Cs)。在血液或骨髓细胞培养中检测到 EECs,曾是 PV 最特异性的诊断试验[12,14,148]。一项研究中,所有 PV 患者均在体外培养中形成了 EECs,而所有的继发性或是其他原因所致的红细胞增多症患者均没有形成[149]。然而,极少数情况下,在 PFCP 以及先天性缺氧性疾病也能观察到 EECs。但与 PV 的 EECs 不同,预先用促红细胞生成素和促红细胞生成素受体阻断性抗体处理后,则没有 EEC 形成[150,151]。

在有经验的人员进行操作的情况下,EEC 检测实验是诊断 PV 的敏感与特异的方法,有助于诊断非典型症状的 PV,如 Budd-Chiari 综合征[85,89,152,153],孤立性血小板增多症,或罕见的 JAK2V617F 突变阴性的 PV 患者。然而,EEC 检测试验尚未完全标准化且昂贵费力,故目前主要应用在科研中。

骨髓检查

PV 患者骨髓象的特征是红系及粒系前体细胞、巨核细胞增生过高。骨髓形态学是世界卫生组织(WHO)PV 的诊断标准之一[154],但该病的形态学特征还没有被确认,可受观察者自身或观察者之间差异的影响。伴 12 号外显子 JAK2 突变的 PV 患者的骨髓象可能略有不同,有轻微的或无巨核细胞聚集,且无全骨髓增生[45,155]。大多数 PV 患者骨髓铁贮存减少或缺失。已发现许多细胞遗传学改变[156],但缺乏充足的特异性诊断意义(参见第 13 章)。

女性 X 染色体多态性检测证实细胞克隆性

PV 是一种源于多能造血干细胞获得性突变的疾病。基于 X 染色体失活[157]的克隆性研究显示红细胞、粒细胞、血小板、单核细胞和 B 淋巴细胞均是肿瘤克隆的一部分[13,158]。T 淋巴细胞的大部分以及自然杀伤细胞是多克隆的,但其中也有一小部分是由 PV 克隆发展而来[9]。人们假设这是由于 PV 克隆和年轻的克隆细胞出现之前便已经存在的长生存的正常 T 细胞。遗憾的是,由于 X 染色体失活用于鉴别诊断 PV 在方法学以及概念上的不同,造成相互矛盾的结论,从而影响了其应用[159]。其中的一些差异就是用于鉴别失活的和没有失活的 X 染色体(参见第 10 章)的两种不同的方法[160]造成的[161~164]。在一项大约 100 名女性 PV 患者的研究当中,除了少数患者接受了干扰素-

α 的治疗后转变为多克隆造血外,网织红细胞、血小板、粒细胞均为克隆性[14]。

● 鉴别诊断

请参考第 34 章表 34-2,以及第 57 章图 57-6。

PV 必须与假性红细胞增多症、继发性红细胞增多症、先天性缺氧性疾病、先天性红细胞增多相鉴别。JAK2V617F 突变的发现大大促进了鉴别诊断,该突变见于 95% 或更多的 PV 患者当中[165,166]。因此,大部分 PV 患者通过重复两次检测全血细胞计数、分子学证实存在 JAK2V617F 突变来诊断。

对于其他的红细胞增多的患者,需要其他的诊断方法,包括:检测血清促红细胞生成素水平、检测静脉血氧饱和度计算血红蛋白 P50、检测动脉血氧饱和度(小于 92% 提示心源性或是肺源性疾病)、腹部 CT 平扫(排除肾脏、肝脏、脑肿瘤)、头颅磁共振(排除小脑血管母细胞瘤)及询问详细的家族史。

如果此时还未诊断明确,患者可转入专业机构进行进一步检查。这些检查可能包括:检测脾切除后促红细胞生成素水平、红细胞和血浆容量检测(用于诊断假性红细胞增多症和隐匿性 PV)、基因组测序、12 号外显子 JAK2 突变检测以及 EECs 的体外研究。最后两个检测用于 JAK2V617F 突变阴性的 PV 患者(占所有 PV 的 5% 以下)的诊断。当一个患者因红细胞增多症就诊时,首要步骤就是再重复一次血细胞计数,因为血红蛋白浓度可反映一过性的血浆容量下降(假性红细胞增多症)。如果血红蛋白水平持续升高,应该考虑缺氧也是一个可能的原因。动脉血氧分压水平(SaO₂)小于 92% 提示心源性或是肺源性疾病。而在 PV 患者中,动脉血氧分压水平常常只是轻度下降,对鉴别诊断没有帮助。

鉴别 PV 和其他红细胞增多症有时很困难。当患者有 WHO 最新诊断特征中典型的主要表现时[154](表 86-1),PV 的诊断很容易进行,但患者就诊时常常并没有完整的表型。一些有助鉴别诊断的临床和实验室特征总结在第 34 章表 34-2 和第 57 章图 57-6 中。目前 WHO 诊断标准(参见表 84-1)[154]较以前的标准有所改进,但却未必能区分各个不同的骨髓增生性肿瘤[167],仍具有争议[168,169]。而儿童 PV 患者则特别不适用最新的 WHO 诊断标准[170]。最重要的是在非典型病人中往往需要费时费力来排除先天性红细胞增多症,然而其他的红细胞增多症并不能排除 PV。

表 84-1　世界卫生组织(WHO)PV 诊断标准,2008

主要诊断标准

1　Hgb>185g/L(男性)、Hgb>165g/L(女性),或 Hgb 并非由于纠正缺铁而出现持续性高于基线 ≥20g/L,则 Hgb>170g/L(男性),或>150g/L(女性)

2　出现 JAK2V617F 或类似突变

次要诊断标准

1　骨髓三系增生

2　血清 EPO 水平低于正常

3　EEC 生长

EEC,内源性红系集落;EPO,促红细胞生成素;Hgb,血红蛋白。

确诊 PV 需要 2 项主要诊断标准加 1 项次要诊断标准,或第 1 项主要诊断标准加 2 项次要诊断标准。

● 治疗

此病致病和致死的主要原因是血管并发症(血栓和(或)出血)发病率增加以及进展为骨髓纤维化(MF)或急性白血病/骨髓增生异常异常综合征。关于 PV 的第一项随机临床试验中,既往血栓史、年龄、需要放血疗法及其频率均与血栓形成风险有关[76]。现一致认为高龄(>60 岁)以及既往血栓史是 PV 患者重大血管并发症的主要危险因素[71]。

因此,PV 患者被分为低危组和高危组,年龄大于 60 岁、有既往血栓史(包括短暂性缺血发作)的患者被归为高危组。上述危险度分级对于治疗抉择有着重要影响,高危组的患者需接受降细胞治疗。其他危险因素包括高血压、糖尿病、吸烟[171]、白细胞增多[172~176]、JAK2V617F 突变等位基因负荷[80,177]等,可能在血栓形成的发病机制中发挥一定的作用。未来需要依据上述分级标准进行前瞻性临床研究。然而,在获得证据之前,对于高白细胞水平和(或)高 JAK2V617F 突变负荷患者,仍应按照常规治疗进行。

血小板计数增高不增加血栓风险,相反增加出血风险[128]。当患者血小板水平超过 1500×10⁹/L 时,出血更为常见,目前认为与 2 型获得性血管性血友病相关。

PV 的治疗决策依赖于初诊时危险度分级及疗程中疾病进展风险的评估。治疗需兼顾缓解症状及预防并发症。欧洲白血病网络(ELN)更新了 PV 及其他 MPNs 治疗的专家共识[178]。新治疗方法的疗效标准在各临床试验中也同样更新,以便疗效评估(表 84-2)[179]。该共识包括临床、血液学、组织学反应及疾病症状、疾病进展和血管事件,由 ELN 与国际骨髓增殖性肿瘤研究及治疗工作组(IWG-MRT)共同合作完成[179]。

应该分别考虑多血症期和衰竭期的治疗。在多血症期,治疗目标为非特异性的骨髓抑制,临床也可辅以放血治疗[82,178,180]。其他治疗包括预防血栓(如阿司匹林)及缓解症状。目前为止较理想的治疗包括聚乙二醇干扰素(PEG-IFN)及 JAK2 抑制剂正在进行前瞻性随机临床试验。少数患者(如低危组患者)可予放血及阿司匹林治疗。耗竭期的 PV 患者应接受羟基脲、成分血输注、促红细胞生成药物、JAK2 抑制剂、脾切除、异基因造血干细胞移植等治疗(参见第 86 章);仅 JAK2 抑制剂在前瞻性试验中证实可使患者获益[235]。

多血症期

本病多血症期的治疗目标为降低骨髓增殖及血细胞计数,进而缓解症状并减少血栓及出血风险[180,181]。

为达到这一治疗目的,最好使用骨髓抑制剂,部分患者甚至需要联用骨髓抑制剂、放血疗法及降血小板药物和(或)使用干扰素-α。表 84-3 中总结了各种治疗措施的优缺点。

骨髓抑制

骨髓抑制能够减少血细胞数目,降低血管事件的风险,减轻临床症状,进而改善患者整体情况。尽管经验认为骨髓抑制治疗能够延长患者的长期生存,但尚未得到临床研究的长期随访的证实。

表 84-2 真性红细胞增多症疗效评价标准

A 临床反应

反应	标准
完全缓解	
A	疾病相关体征持续*缓解包括明显的肝脾肿大,症状的显著改善,†以及
B	血细胞计数的持续*缓解,指未行放血疗法时血细胞比容<45%,血小板计数≤400×10⁹/L,以及白细胞计数≤10×10⁹/L,以及
C	疾病无显著进展,无出血血栓事件,以及
D	骨髓组织学缓解,指年龄校正的正常细胞形态,无三系异常增殖,网状蛋白纤维化不超过 1 级。
部分缓解	
A	疾病相关体征持续*缓解包括明显的肝脾肿大,症状的显著改善,†以及
B	血细胞计数的持续*缓解,指未行放血疗法时血细胞比容<45%,血小板计数≤400×10⁹/L,以及白细胞计数≤10×10⁹/L,以及
C	疾病无显著进展,无出血血栓事件,以及
D	未达到骨髓组织学缓解,持续三系异常增殖。
无反应	未达到部分缓解
疾病进展	向 PV 后骨髓纤维化,骨髓增生异常综合征或急性白血病转化

B 分子学反应‡

反应	标准
完全反应	既往存在的异常消失
部分反应	等位基因基线负荷≥20%的患者,基因负荷下降≥50%

* 持续至少 12 周
† MPN 症状的大幅度改善,症状评估表总评估分值下降≥10
‡ 评估需要检测血液粒细胞,分子学反应不作为完全反应及部分反应的评估。

羟基脲 羟基脲是 PV 治疗中最常用的骨髓抑制剂[182,183]。羟基脲能有效地控制红细胞、白细胞以及血小板的数目,且与既往单纯应用放血疗法比较,在治疗的最初数年可降低血栓形成的风险[78]。羟基脲的骨髓抑制作用是短效的,因此需要持续治疗,而不能间断。而正因其短效性,在停药或减量数天内血细胞即可回升,即使出现骨髓抑制应用也相对安全。部分工作组研究了羟基脲对于 JAK2V617F 基因负荷的影响,目前结果尚存在争论[184~187]。有趣的是,有研究发现 PV 患者 JAK2V617F 基因负荷能提示羟基脲治疗是否有效,及控制疾病的有效治疗量[188]。

有关羟基脲致白血病风险的争议已存在许多年。由于它不是烷化剂,引起急性白血病的可能性低于其他骨髓抑制剂,然而仍有部分历史研究质疑其致白血病的风险。一项关于镰状细胞疾病的 meta 分析未发现羟基脲治疗后转白风险增高[189]。关于 PV 的研究中,一项纳入 1638 例 PV 患者的前瞻性观察性研究[109]及 IWG-MRT 纳入 1545 例患者的研究[190]均未发现羟基脲增加向白血病及骨髓增生异常综合征转化的风险。

表 84-3 真性红细胞增多症的治疗

治疗方法	优点	缺点
放血疗法	低风险,易实施	不能控制血小板增多及白细胞增多
羟基脲	能控制白细胞增多及血小板增多	需持续治疗,长期致白血病风险尚未完全明确
白消安	易于服药,缓解期长	过量可致长期骨髓抑制,有致白血病风险,长期肺毒性及皮肤毒性
³²P	无须患者依从性,能长期控制白细胞增多、血小板增多及红细胞增多	昂贵,相对不便,可能致白血病风险
苯丁酸氮芥	易于服药,能良好控制白细胞增多及血小板增多	致白血病风险高
干扰素	致白血病风险低,对瘙痒有效,可能抑制红系克隆	使用不便(注射),昂贵,时常有副作用发生
阿那格雷	对血小板有选择性作用	对血小板有选择性作用
JAK2 抑制剂	降低放血治疗的需求,提高生活质量	只有临床试验的用药经验,长期获益未知

然而,尽管羟基脲治疗安全有效,大约 10% 的 PV 患者出现羟基脲抵抗或不耐受(皮肤溃疡或胃肠道不能耐受)[191~193]。出现羟基脲抵抗的患者生存期缩短,且高风险向 AML 或 MF 转化[191]。此时应采用其他有效治疗措施。

白消安 当患者病情难以控制或者羟基脲治疗有副作用时,白消安是有效的二线药物。白消安是一种方便、有效的治疗 PV 的药物。其骨髓抑制作用是长效的,因此可间断给药,每天 2~8mg,持续时间不超过数周;停药数周后血细胞数仍会继续下降,疾病可有效控制数月甚至数年。在一个大规模研究中,白消安治疗的中位第一次缓解持续时间为 4 年[194]。白消安对骨髓增殖活性的长期抑制作用是其治疗 PV 的主要优势,但同时也会带来长期全血细胞减少的并发症。白消安治疗可增加患者转白风险。一项纳入 1638 例 PV 患者的研究中,发现白消安是能增加患者 AML/MDS 转化风险的药物之一[109]。作为二线治疗时,白消安能降低 JAK2V617F 基因负荷并可使大多数患者达到完全血液学缓解[195,196],但与一线白消安治疗相比,引起患者转白风险增高[196]。

放射性磷 ³²P 治疗是最早的有效治疗措施之一。已有大量研究记录了应用³²P 治疗的长期随访结果[76,197]。初始用量为 2~4mCi 时疾病通常即可得到有效控制。这一治疗方法现已不常用,但仍可用于老年患者和难以随访的患者[198,199]。

干扰素 自从 Silver 报道应用干扰素-α(IFN-α)治疗 PV 以来[200],一系列研究也证实 IFN-α 治疗 PV 可达到临床及血液学缓解[201~204]。尽管这些研究在设计上相似,但由于应用多种干扰素(IFN-α2a、IFN-α2b,PEG-IFN-α2a、PEG-IFN-α2b 及人白细胞 IFN),及使用多种标准评估治疗效果,这些研究没有形成精确的荟萃分析。然而,IFN-α 已被证实能有效缓解 PV 的临床症状,包括皮肤瘙痒,使80%患者达血液学缓解,60%患者减少放血治疗次数[201~204]。

除了临床症状及血液学缓解,IFN-α 可降低 JAK2V617F 基因负荷[43,205,206],在少数患者中可将克隆性的造血转化为多克隆状态[14]。关于 IFN-α2b 及羟基脲对比的研究显示,IFN-α2b 相较于羟基脲,能更大程度达到分子学及血液学反应[207,208]。

然而,IFN-α 也有明显的副作用。约25%的 PV 及 ET 患者在接受 IFN-α 治疗后停药,一半的患者在用药第一年即中止治疗。IFN-α 的血液学毒性包括贫血、血小板减少及中性粒细胞减少。其他潜在的不良反应包括抑郁、情绪改变、疲劳、皮肤毒性、脱发、恶心、腹泻、体重减轻、肝功能异常以及心脏和神经毒性。干扰素治疗还可引起自身免疫异常(如甲状腺功能减退、自身免疫性溶血性贫血、多关节炎、肾小球肾炎、结缔组织病,以及无症状性抗核抗体)[209]。由此可见,干扰素诱导的自身免疫异常提示其抗肿瘤活性至少部分是通过免疫调节活性介导的,体现了该药的免疫调节活性。

聚乙二醇修饰的 IFN-α(PEG-IFN-α)相较于普通 IFN-α,患者的耐受性更好,且无需频繁监测[210]。一些 II 期临床试验显示 PEG-IFN-α2a 可使大多数患者达到完全血液学反应,部分患者 JAK2V617F 基因负荷降低[211~215]。一个法国研究小组纳入 40 例 PV 患者,接受 PEG-IFN-α2a 治疗后,采用 JAK2V617F 作为分子学靶点,95%患者达到完全血液学缓解,90%患者 JAK2V617F 基因负荷降低,20%患者 JAK2V617F 转阴[214]。然而笔者分析 50 例 PV 患者,未见完全的分子学缓解,且在被认为"分子学缓解"的患者中持续能检测到低水平的 JAK2 突变,尽管其水平通常低于 0.2%。

虽然 IFN-α 及 PEG-IFN-α 可用于 PV 的一线治疗,仍更多用于二线治疗[193]。PEG-IFN-α 是妊娠患者的治疗选择(参见第 8 章)。

放血疗法

通常,对于无并发症的 PV 患者,初始治疗即为放血疗法[31,197]。目前,放血治疗联合低剂量阿司匹林仍是低危 PV 患者的推荐方案。

放血治疗开始后,每 2~4 天放血 450ml 可将血红蛋白水平降至正常或是接近正常水平;当患者体重低于 50kg 时,放血量可相应减少。心功能不全的患者最好采用少量多次放血治疗。

放血是一种使 PV 患者升高的血黏度降低或恢复正常的有效方法。血红蛋白降低后,诸如头痛或"压力升高感"等症状将得以改善。然而,它既不能减少白细胞和血小板的数目,又不能改善瘙痒和痛风的症状。反复放血常可引起缺铁,进而出现小红细胞症。从长远来看,缺铁状态有助于控制血红蛋白浓度,但也可增加血小板计数,部分患者可出现乏力感。合理应用口服铁剂替代治疗可改善缺铁引发的乏力,且不显著增加红细胞比容。

一项纳入少量 PV 患者的随机研究[76,216]比较放血与其他治疗,结果显示仅接受放血治疗的患者生存稍好于接受苯丁酸氮芥的患者,且不差于[32]P 治疗的患者。放血疗法相比骨髓抑制

治疗,出现血栓形成风险更高,主要见于治疗前 3 年[78]。这一被证实的血栓高风险与患者病程后期转白低风险相抵消。PV 患者血小板计数与血栓并发症之间并无相关性[216]。

PV 患者采用放血治疗的原理是基于一项被广泛引用的研究,该研究提示,PV 患者的血栓形成风险与红细胞比容的升高成正比[217]。虽然 PV 患者血栓形成的机制尚未完全明确,红细胞比容并不可能是其唯一甚至主要的危险因素,在非 PV 的红细胞增多或长期在高海拔地区的继发性红细胞增多、艾森曼格综合征[218]、或其他发绀性心脏病[219,220]患者中,血栓形成风险并未增高。Chuvash 红细胞增多患者中,是否进行放血控制红细胞比容对发生卒中的风险无明显影响(Chap. 37)。此外,欧洲协作组开展对低剂量阿司匹林治疗 PV 的研究(ECLAP),12 个国家的 94 个中心参与的 1638 例患者中,患者红细胞比容在 40%~55%范围内,血栓并发症无明显差异[221]。一项前瞻性研究的单因素分析显示患者放血治疗后血栓发生风险降低,从红细胞比容的角度阐述了这个问题[222]。然而,高水平的红细胞比容患者相比于低红细胞比容患者,羟基脲治疗较少,白细胞计数较高,上述均与血栓风险相关[223]。

阿那格雷

阿那格雷可作为辅助治疗,用于 PV 患者的血小板增多。113 例伴血小板增多的 PV 患者中,85 例患者(75%)应用阿那格雷后达到血小板治疗反应[224]。起始剂量为 0.5mg 或 1mg,每天 4 次,大多数患者在 1 周内可见明显疗效。有效控制血小板计数的药物平均剂量为每天 2.4mg。不良反应包括头痛、心悸、腹泻以及液体潴留,偶尔表现十分严重,甚至需要停药[225]。英国一项随机试验显示,羟基脲联合阿司匹林在控制原发性血小板增多症患者的血小板增高、骨髓纤维化以及出血性并发症的作用优于阿那格雷[26]。然而,随后一项随机试验显示阿那格雷并不差于羟基脲[226]。

瘙痒的对症治疗

PV 的一些症状可通过放血治疗得以控制,瘙痒有时需要通过骨髓抑制治疗后才能缓解。瘙痒是 PV 的主要症状,部分患者表现为难以忍受。当骨髓增殖得以很好控制,瘙痒也会减轻甚至完全消失。由于沐浴可加剧瘙痒症状,常称其为"水源性瘙痒症"。皮肤保湿可控制一定程度的瘙痒。应用补骨脂素(psoralens)和紫外线的光化学疗法可有一定疗效[227]。临床常用抗组胺类药物及阿司匹林,然而疗效欠佳[228]。IFN-α[229~231]及 JAK2 抑制剂能有效缓解瘙痒症状[232,233]。

阿司匹林

由于 PV 患者的血栓事件是主要的发病及致死原因,阿司匹林成为 PV 的一个重要治疗措施。

早期临床试验发现每天应用 300mg 阿司匹林会增加出血的发生率,而对血栓发生无明显影响[234]。随后,一些研究显示阿司匹林可使 PV 患者获益。一项对照试验发现 PV 患者能很好耐受低剂量阿司匹林,并完全抑制血小板聚集复合物血栓素的合成,但不能抑制内皮细胞保护剂前列腺环素的合成[235]。ECLAP 的一项研究显示每天低剂量阿司匹林能部分降低动静

脉血栓风险[75]。由于无法彻底预防血栓并发症,该研究认为血小板只与少部分血栓相关,其他发病机制有待于进一步探索。伴随高血小板水平的高出血风险以及相关的获得性血管性血友病将在下一"血小板"章节讨论;当血小板计数超过(1000 ~ 1500)×10⁹/L时,应避免应用阿司匹林。

JAK2 抑制剂

骨髓增殖性肿瘤中JAK-STAT异常信号通路发现后,JAK2抑制剂成为一个具有良好前景的治疗药物[236]。目前上市的JAK2抑制剂靶向针对酶的催化部位,因此能够抑制野生型及突变型JAK2,以及JAK1、JAK3及其他激酶。许多JAK2抑制剂正在进行PV的临床试验[236,237],包括ruxolitinib(INCB018424)已被美国FDA批准,用于原发性骨髓纤维化的患者[238~241]。Ruxolitinib是一种口服的JAK1/JAK2抑制剂,在前期PV的原代培养实验中证实有效[242],在羟基脲不耐受或难治性PV的Ⅱ期临床试验中[233,243,244],ruxolitinib在4周内能有效减轻PV相关临床症状,包括盗汗、瘙痒及骨骼疼痛,治疗24周可使44%患者脾脏缩小至触诊不到,使59%患者达到完全血液学反应,治疗3年后可使24%患者JAK2V617F等位基因负荷下降等于或超过50%[233]。一项Ⅲ期临床试验显示羟基脲不耐受或难治性PV患者接受ruxolitinib治疗,放血次数减少,脾脏缩小,其他PV相关症状改善[232]。

除了JAK2抑制剂这些激动人心的研究进展,JAK2通路调控可能不是PV及其他骨髓增殖性肿瘤唯一最佳的治疗方向。JAK2V617F可能不是骨髓增殖性肿瘤发病的起始点[37,245],其他突变则需要特异性治疗靶点。此外,疾病进展与克隆异质性及基因不稳定性相关[246]。PV发病机制的研究将有助于治疗进展。

表观遗传调节

MPNs中涉及表观遗传学异常的基因突变(如TET2、DN-MT3A、IDH1/2、PRC2、ASXL1)为治疗提供了潜在的靶点[247,248]。由于组蛋白的乙酰化状态可引起DNA-蛋白质及蛋白质-蛋白质之间的相互作用,目前肿瘤的一大治疗方向在于干扰组蛋白乙酰化[249]。三大主要的MPNs可见组蛋白去乙酰化酶(HDAC)表达水平的改变,这使得HDAC抑制剂成为PV治疗研究的新方向[250]。例如相比正常细胞[251],HDAC抑制剂Givinostat可通过抑制造血转录因子NFE2及c-MYB,特异性抑制JAK2V617F阳性细胞[252]。Ⅱ期试验发现Givinostat用于PV患者可缩小脾脏、减轻瘙痒症状[253,254]。

治疗策略小结

目前没有参加临床试验的大多数PV患者(如高危组)的方案为防治结合:

1. 每天应用羟基脲进行骨髓抑制治疗,既作为初始治疗(1500mg,每天1次),也可用于长期治疗(500 ~ 2000mg,每天1次),目的是将中性粒细胞数目维持于偏低至正常水平。另外,部分患者需采用放血疗法和(或)阿那格雷,以维持血红蛋白及血小板在正常范围。IFN-α或PEG-IFN-α也可产生骨髓抑制作用,PEG-IFN-α疗效最好,耐受性优于IFN-α,而不如羟基脲。

2. 对于既往无大出血史、无胃肠道不耐受病史、血小板计数低于(1000 ~ 1500)×10⁹/L的患者均需给予低剂量阿司匹林80mg(除北美的其他地区为100mg),每天1次。

3. 如病情需要,可加用控制瘙痒及痛风的药物。

4. 对于红细胞比容超过45% ~ 55%以及放血治疗后症状(如头痛、注意力难集中及乏力)立即改善的患者,可合理采用放血治疗。

衰竭期

数年后,通常15年及以后,PV患者的红细胞增多症状开始逐渐减轻而不伴缺铁,放血频率降低甚至停止,开始出现贫血。在该病的"消耗"期内,骨髓纤维化变得更为明显,脾脏也显著增大(图84-2A)。此时需要输血或使用促红细胞生成素,而不再进行放血[255]。血小板的数目可维持在高水平,或下降,甚至出现血小板减少。患者可表现出显著的白细胞增多或白细胞减少,伴有血液中不成熟粒细胞。这时该疾病与原发性骨髓纤维化(参见第86章)极为相似,被称为PV后骨髓纤维化,此时治疗很困难,可谨慎联合羟基脲、促红细胞生成素、输血、JAK2抑制剂及(或)异基因造血干细胞移植。

脾切除

部分患者可考虑脾切除(图84-2B),特别是伴有严重乏力、血细胞减少,以及因巨脾而产生不适及餐后饱胀感的患者[256]。然而,梅奥医学中心的一个大型研究发现疾病衰竭期进行脾切除,致病率和死亡率相当高[257]。

造血干细胞移植

一般状况尚可的PV患者衰竭期,甚至70余岁患者均应考虑非清髓性异基因造血干细胞移植(参见第23章)[255,258,259]。移植是出现早期向MDS/AML转化迹象的患者的治疗选择,且是唯一可能的治愈手段[260]。异基因移植后复发率及非复发死亡率与患者高龄、非亲缘全相合移植及确诊AML呈负相关[260]。

● 病程及预后

PV是一类慢性病,病程可长达许多年。前文讨论过的血栓并发症是PV患者致病及致死的主要原因。另外,与其他红细胞增多性疾病相比,PV转白及死亡的风险更高。

PV研究小组[76]发现,从开始治疗起,放血治疗的患者中位生存期为13.9年[32],P治疗患者的中位生存期为11.8年,苯丁酸氮芥治疗的患者中位生存期为8.9年。血栓是最常见的致死因素,占死亡率的31%。19%的患者死于急性白血病,15%的患者死于其他肿瘤,死于出血或衰竭期进展的患者各约5%。

PV患者死于血栓并发症及转白的发生率过高[75]。尽管急性白血病的发生率在各种不同细胞毒性治疗后增高,但在单用放血治疗的患者中也会发生。AML最为常见,急性淋巴细胞白血病[261]、慢性中性粒细胞白血病[262]也有发生。IWG-MRT报道10年转白率为2.3%,15年为5.5%[190],然而尚无统一的评分系统预测患者转白风险[263,264]。

尽管通常认为PV患者的总生存率接近正常水平[265,266],也有研究发现与对照组相比,PV患者生存缩短[4]。最近IWG-MRT

一项纳入 1545 例患者的研究显示 PV 患者生存与白细胞增多、高龄、静脉血栓、非典型染色体核型呈负相关。各 PV 预后风险评估小组报道中位生存时间在 10.9 ~ 27.8 年(图 84-3)[190]。

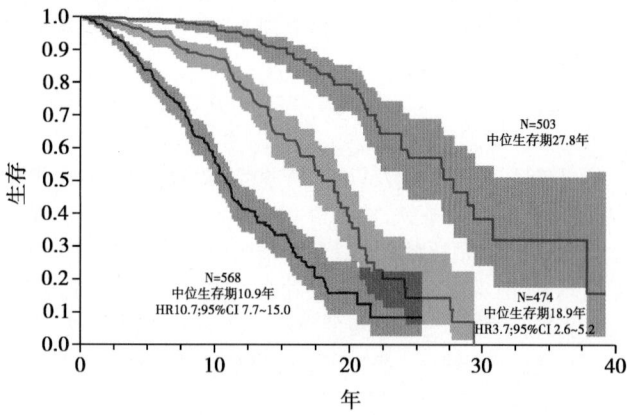

图 84-3　按照低危(蓝色)、中危(绿色)及高危(红色)对 PV 患者生存进行分组。患者按照下列 3 条标准进行危险度评分:静脉血栓(1 分),白细胞计数≥15×10⁹/L(1 分)以及年龄(≥67 岁:5 分;57 ~ 66 岁:2 分)。累及分数的总和将患者分为低危组(0 分)、中危组(1 ~ 2 分)以及高危组(≥3 分)。(已获得原文作者允许进行再编:Tefferi A,Rumi E,Finazzi G:Survival and prognosis among 1545 patients with contemporary polycythemia vera:An international study. Leukemia 27 (9): 1874 ~ 1881,2013)

翻译:唐雅琼　　互审:肖志坚　　校对:陈启微、陈苏宁

参考文献

1. Vaquez MH: Sue une forme spéciale de cyanose s'accompagnant d'hyperglobulie excessive et persistante. CR Soc Biol 44:384, 1892.
2. Osler W: Chronic cyanosis, with polycythemia and enlarged spleen: A new clinical entity. Am J Med Sci 126:187, 1903.
3. Türk W: Beitrage zur Kenntnis des Symptomenbildes Polycythamie mit Milztumor und Zyanose. Wien Klin Wochenschr 17:153, 1904.
4. Anderson LA, McMullin MF: Epidemiology of MPN: What do we know? Curr Hematol Malig Rep 2014.
5. Titmarsh GJ, Duncombe AS, McMullin MF, et al: How common are myeloproliferative neoplasms? A systematic review and meta-analysis. Am J Hematol 89(6):581–587, 2014.
6. Chaiter Y, Brenner B, Aghai E, et al: High incidence of myeloproliferative disorders in Ashkenazi Jews in northern Israel. Leuk Lymphoma 7(3):251–255, 1992.
7. Modan B, Kallner H, Zemer D, et al: A note on the increased risk of polycythemia vera in Jews. Blood 37(2):172–176, 1971.
8. Bellanne-Chantelot C, Chaumarel I, Labopin M, et al: Genetic and clinical implications of the Val617Phe JAK2 mutation in 72 families with myeloproliferative disorders. Blood 108(1):346–352, 2006.
9. Kralovics R, Stockton DW, Prchal JT: Clonal hematopoiesis in familial polycythemia vera suggests the involvement of multiple mutational events in the early pathogenesis of the disease. Blood 102(10):3793–3796, 2003.
10. Ranjan A, Penninga E, Jelsig AM, et al: Inheritance of the chronic myeloproliferative neoplasms. A systematic review. Clin Genet 83(2):99–107, 2013.
11. Landgren O, Goldin LR, Kristinsson SY, et al: Increased risks of polycythemia vera, essential thrombocythemia, and myelofibrosis among 24,577 first-degree relatives of 11,039 patients with myeloproliferative neoplasms in Sweden. Blood 112(6):2199–2204, 2008.
12. Kralovics R, Guan Y, Prchal JT: Acquired uniparental disomy of chromosome 9p is a frequent stem cell defect in polycythemia vera. Exp Hematol 30(3):229–236, 2002.
13. Adamson JW, Fialkow PJ, Murphy S, et al: Polycythemia vera: Stem-cell and probable clonal origin of the disease. N Engl J Med 295(17):913–916, 1976.
14. Liu E, Jelinek J, Pastore YD, et al: Discrimination of polycythemias and thrombocytoses by novel, simple, accurate clonality assays and comparison with PRV-1 expression and BFU-E response to erythropoietin. Blood 101(8):3294–3301, 2003.
15. Eaves CJ, Eaves AC: Erythropoietin (Ep) dose-response curves for three classes of erythroid progenitors in normal human marrow and in patients with polycythemia vera. Blood 52(6):1196–1210, 1978.
16. Prchal JF, Adamson JW, Murphy S, et al: Polycythemia vera. The in vitro response of normal and abnormal stem cell lines to erythropoietin. J Clin Invest 61(4):1044–1047, 1978.
17. Prchal JF, Axelrad AA: Bone-marrow responses in polycythemia vera [letter]. N Engl J Med 290(24):1382, 1974.
18. Prchal JF, Adamson JW, Steinmann L, et al: Human erythroid colony formation in vitro: Evidence for clonal origin. J Cell Physiol 89(3):489–492, 1976.
19. Groopman JE: The pathogenesis of myelofibrosis in myeloproliferative disorders. Ann Intern Med 92(6):857–858, 1980.
20. Moliterno AR, Hankins WD, Spivak JL: Impaired expression of the thrombopoietin receptor by platelets from patients with polycythemia vera. N Engl J Med 338(9):572–580, 1998.
21. Silva M, Richard C, Benito A, et al: Expression of Bcl-x in erythroid precursors from patients with polycythemia vera. N Engl J Med 338(9):564–571, 1998.
22. Sui X, Krantz SB, Zhao Z: Identification of increased protein tyrosine phosphatase activity in polycythemia vera erythroid progenitor cells. Blood 90(2):651–657, 1997.
23. James C, Ugo V, Le Couedic JP, et al: A unique clonal JAK2 mutation leading to constitutive signalling causes polycythaemia vera. Nature 434(7037):1144–1148, 2005.
24. Bench AJ, Nacheva EP, Champion KM, et al: Molecular genetics and cytogenetics of myeloproliferative disorders. Baillieres Clin Haematol 11(4):819–848, 1998.
25. Diez-Martin JL, Graham DL, Petitt RM, et al: Chromosome studies in 104 patients with polycythemia vera. Mayo Clin Proc 66(3):287–299, 1991.
26. Green A, Campbell P, Buck G, et al: The Medical Research Council PT1 Trial in Essential Thrombocythemia. Blood 104(Suppl 1):5a, 2004.
27. Najfeld V, Montella L, Scalise A, et al: Exploring polycythaemia vera with fluorescence in situ hybridization: Additional cryptic 9p is the most frequent abnormality detected. Br J Haematol 119(2):558–566, 2002.
28. Wurster-Hill D, Whang-Peng J, McIntyre OR, et al: Cytogenetic studies in polycythemia vera. Semin Hematol 13(1):13–32, 1976.
29. Sever M, Quintas-Cardama A, Pierce S, et al: Significance of cytogenetic abnormalities in patients with polycythemia vera. Leuk Lymphoma 54(12):2667–2670, 2013.
30. Swolin B, Weinfeld A, Westin J: A prospective long-term cytogenetic study in polycythemia vera in relation to treatment and clinical course. Blood 72(2):386–395, 1988.
31. Spivak JL: Polycythemia vera: Myths, mechanisms, and management. Blood 100(13):4272–4290, 2002.
32. Baxter EJ, Scott LM, Campbell PJ, et al: Acquired mutation of the tyrosine kinase JAK2 in human myeloproliferative disorders. Lancet 365(9464):1054–1061, 2005.
33. Kralovics R, Passamonti F, Buser AS, et al: A gain-of-function mutation of JAK2 in myeloproliferative disorders. N Engl J Med 352(17):1779–1790, 2005.
34. Levine RL, Wadleigh M, Cools J, et al: Activating mutation in the tyrosine kinase JAK2 in polycythemia vera, essential thrombocythemia, and myeloid metaplasia with myelofibrosis. Cancer Cell 7(4):387–397, 2005.
35. Jelinek J, Oki Y, Gharibyan V, et al: JAK2 mutation 1849G>T is rare in acute leukemias but can be found in CMML, Philadelphia chromosome-negative CML, and megakaryocytic leukemia. Blood 106(10):3370–3373, 2005.
36. Jones AV, Kreil S, Zoi K, et al: Widespread occurrence of the JAK2 V617F mutation in chronic myeloproliferative disorders. Blood 106(6):2162–2168, 2005.
37. Nussenzveig RH, Swierczek SI, Jelinek J, et al: Polycythemia vera is not initiated by JAK2V617F mutation. Exp Hematol 35(1):32–38, 2007.
38. Tefferi A, Lasho TL, Schwager SM, et al: The clinical phenotype of wild-type, heterozygous, and homozygous JAK2V617F in polycythemia vera. Cancer 106(3):631–635, 2006.
39. Passamonti F, Rumi E, Pietra D, et al: A prospective study of 338 patients with polycythemia vera: The impact of JAK2 (V617F) allele burden and leukocytosis on fibrotic or leukemic disease transformation and vascular complications. Leukemia 24(9):1574–1579, 2010.
40. Silver RT, Vandris K, Wang YL, et al: JAK2(V617F) allele burden in polycythemia vera correlates with grade of myelofibrosis, but is not substantially affected by therapy. Leuk Res 35(2):177–182, 2011.
41. Alvarez-Larran A, Bellosillo B, Pereira A, et al: JAK2V617F monitoring in polycythemia vera and essential thrombocythemia: Clinical usefulness for predicting myelofibrotic transformation and thrombotic events. Am J Hematol 89(5):517–523, 2014.
42. Koren-Michowitz M, Landman J, Cohen Y, et al: JAK2V617F allele burden is associated with transformation to myelofibrosis. Leuk Lymphoma 53(11):2210–2213, 2012.
43. Kuriakose E, Vandris K, Wang YL, et al: Decrease in JAK2 V617F allele burden is not a prerequisite to clinical response in patients with polycythemia vera. Haematologica 97(4):538–542, 2012.
44. Scott LM, Tong W, Levine RL, et al: JAK2 exon 12 mutations in polycythemia vera and idiopathic erythrocytosis. N Engl J Med 356(5):459–468, 2007.
45. Scott LM: The JAK2 exon 12 mutations: A comprehensive review. Am J Hematol 86(8):668–676, 2011.
46. Passamonti F, Elena C, Schnittger S, et al: Molecular and clinical features of the myeloproliferative neoplasm associated with JAK2 exon 12 mutations. Blood 117(10):2813–2816, 2011.
47. Skoda R, Prchal JT: Lessons from familial myeloproliferative disorders. Semin Hematol 42(4):266–273, 2005.
48. Cario H, Schwarz K, Herter JM, et al: Clinical and molecular characterisation of a prospectively collected cohort of children and adolescents with polycythemia vera. Br J Haematol 142(4):622–626, 2008.
49. Kralovics R, Teo SS, Buser AS, et al: Altered gene expression in myeloproliferative disorders correlates with activation of signaling by the V617F mutation of Jak2. Blood 106(10):3374–3376, 2005.
50. Theocharides A, Boissinot M, Girodon F, et al: Leukemic blasts in transformed JAK2-V617F-positive myeloproliferative disorders are frequently negative for the JAK2-V617F mutation. Blood 117(2):375–379, 2007.
51. Wang L, Swierczek SI, Drummond J: Whole-exome sequencing of polycythemia vera revealed novel driver genes and somatic mutation shared by T cells and granulocytes. 28(4):935–938, 2014.
52. Wang L, Swierczek SI, Lanikova L, et al: The relationship of JAK2(V617F) and acquired UPD at chromosome 9p in polycythemia vera. Leukemia 28(4):938–941, 2014.
53. Spivak JL, Considine M, Williams DM, et al: Two clinical phenotypes in polycythemia vera. N Engl J Med 371(9):808–817, 2014.

54. Olcaydu D, Harutyunyan A, Jager R, et al: A common JAK2 haplotype confers susceptibility to myeloproliferative neoplasms. *Nat Genet* 41(4):450–454, 2009.
55. Olcaydu D, Skoda RC, Looser R, et al: The "GGCC" haplotype of JAK2 confers susceptibility to JAK2 exon 12 mutation-positive polycythemia vera. *Leukemia* 23(10):1924–1926, 2009.
56. Kilpivaara O, Mukherjee S, Schram AM, et al: A germline JAK2 SNP is associated with predisposition to the development of JAK2(V617F)-positive myeloproliferative neoplasms. *Nat Genet* 41(4):455–459, 2009.
57. Jones AV, Chase A, Silver RT, et al: JAK2 haplotype is a major risk factor for the development of myeloproliferative neoplasms. *Nat Genet* 41(4):446–449, 2009.
58. Delhommeau F, Dupont S, Della Valle V, et al: Mutation in TET2 in myeloid cancers. *N Engl J Med* 360(22):2289–2301, 2009.
59. Tefferi A, Pardanani A, Lim KH, et al: TET2 mutations and their clinical correlates in polycythemia vera, essential thrombocythemia and myelofibrosis. *Leukemia* 23(5):905–911, 2009.
60. Saint-Martin C, Leroy G, Delhommeau F, et al: Analysis of the ten-eleven translocation 2 (TET2) gene in familial myeloproliferative neoplasms. *Blood* 114(8):1628–1632, 2009.
61. Busque L, Patel JP, Figueroa ME, et al: Recurrent somatic TET2 mutations in normal elderly individuals with clonal hematopoiesis. *Nat Genet* 44(11):1179–1181, 2012.
62. Cazzola M, Kralovics R: From Janus kinase 2 to calreticulin: The clinically relevant genomic landscape of myeloproliferative neoplasms. *Blood* 123(24):3714–3719, 2014.
63. Wang L, Swierczek SI, Drummond J, et al: Whole-exome sequencing of polycythemia vera revealed novel driver genes and somatic mutation shared by T cells and granulocytes. *Leukemia* 28(4):935–938, 2014.
64. Li S, Kralovics R, De Libero G, et al: Clonal heterogeneity in polycythemia vera patients with JAK2 exon12 and JAK2-V617F mutations. *Blood* 111(7):3863–3866, 2008.
65. Kristinsson SY, Landgren O, Samuelsson J, et al: Autoimmunity and the risk of myeloproliferative neoplasms. *Haematologica* 95(7):1216–1220, 2010.
66. Hasselbalch HC: Perspectives on chronic inflammation in essential thrombocythemia, polycythemia vera, and myelofibrosis: Is chronic inflammation a trigger and driver of clonal evolution and development of accelerated atherosclerosis and second cancer? *Blood* 119(14):3219–3225, 2012.
67. Hasselbalch HC: Chronic inflammation as a promotor of mutagenesis in essential thrombocythemia, polycythemia vera and myelofibrosis. A human inflammation model for cancer development? *Leuk Res* 37(2):214–220, 2013.
68. Hasselbalch HC: A role of NF-E2 in chronic inflammation and clonal evolution in essential thrombocythemia, polycythemia vera and myelofibrosis? *Leuk Res* 38(2):263–266, 2014.
69. Skov V, Larsen TS, Thomassen M, et al: Molecular profiling of peripheral blood cells from patients with polycythemia vera and related neoplasms: Identification of deregulated genes of significance for inflammation and immune surveillance. *Leuk Res* 36(11):1387–1392, 2012.
70. Berlin NI: Diagnosis and classification of the polycythemias. *Semin Hematol* 12(4):339–351, 1975.
71. Marchioli R, Finazzi G, Landolfi R, et al: Vascular and neoplastic risk in a large cohort of patients with polycythemia vera. *J Clin Oncol* 23(10):2224–2232, 2005.
72. Falanga A, Marchetti M: Thrombotic disease in the myeloproliferative neoplasms. *Hematology Am Soc Hematol Educ Program* 2012:571–581, 2012.
73. Falanga A, Marchetti M: Thrombosis in myeloproliferative neoplasms. *Semin Thromb Hemost* 40(3):348–358, 2014.
74. Wehmeier A, Daum I, Jamin H, et al: Incidence and clinical risk factors for bleeding and thrombotic complications in myeloproliferative disorders. A retrospective analysis of 260 patients. *Ann Hematol* 63(2):101–106, 1991.
75. Landolfi R, Marchioli R, Kutti J, et al: Efficacy and safety of low-dose aspirin in polycythemia vera. *N Engl J Med* 350(2):114–124, 2004.
76. Berk PD, Goldberg JD, Donovan PB, et al: Therapeutic recommendations in polycythemia vera based on Polycythemia Vera Study Group protocols. *Semin Hematol* 23(2):132–143, 1986.
77. Polycythemia vera: The natural history of 1213 patients followed for 20 years. Gruppo Italiano Studio Policitemia. *Ann Intern Med* 123(9):656–664, 1995.
78. Berk P, Wasserman L, Fruchtman S: Treatment of polycythemia vera. A summary of clinical trials conducted by the Polycythemia Study Group, in *Polycythemia Vera and the Myeloproliferative Disorders*, edited by Wasserman L, Berk P, Berlin N. WB Saunders, Philadelphia, 1995.
79. Coucelo M, Caetano G, Sevivas T, et al: JAK2V617F allele burden is associated with thrombotic mechanisms activation in polycythemia vera and essential thrombocythemia patients. *Int J Hematol* 99(1):32–40, 2014.
80. Carobbio A, Finazzi G, Antonioli E, et al: JAK2V617F allele burden and thrombosis: A direct comparison in essential thrombocythemia and polycythemia vera. *Exp Hematol* 37(9):1016–1021, 2009.
81. Spivak JL, Barosi G, Tognoni G, et al: Chronic myeloproliferative disorders. *Hematology Am Soc Hematol Educ Program* 200–224, 2003.
82. Barbui T, Finazzi G: Special issues in myeloproliferative neoplasms. *Curr Hematol Malig Rep* 6(1):28–35, 2011.
83. Anger BR, Seifried E, Scheppach J, et al: Budd-Chiari syndrome and thrombosis of other abdominal vessels in the chronic myeloproliferative diseases. *Klin Wochenschr* 67(16):818–825, 1989.
84. De Stefano V, Fiorini A, Rossi E, et al: Incidence of the JAK2 V617F mutation among patients with splanchnic or cerebral venous thrombosis and without overt chronic myeloproliferative disorders. *J Thromb Haemost* 5(4):708–714, 2007.
85. De Stefano V, Teofili L, Leone G, et al: Spontaneous erythroid colony formation as the clue to an underlying myeloproliferative disorder in patients with Budd-Chiari syndrome or portal vein thrombosis. *Semin Thromb Hemost* 23(5):411–418, 1997.
86. Colaizzo D, Amitrano L, Tiscia GL, et al: The JAK2 V617F mutation frequently occurs in patients with portal and mesenteric venous thrombosis. *J Thromb Haemost* 5(1):55–61, 2007.
87. Reikvam H, Tiu RV: Venous thromboembolism in patients with essential thrombocythemia and polycythemia vera. *Leukemia* 26(4):563–571, 2012.
88. Srinivasan P, Rela M, Prachalias A, et al: Liver transplantation for Budd-Chiari syndrome. *Transplantation* 73(6):973–977, 2002.
89. Valla D, Casadevall N, Lacombe C, et al: Primary myeloproliferative disorder and hepatic vein thrombosis. A prospective study of erythroid colony formation in vitro in 20 patients with Budd-Chiari syndrome. *Ann Intern Med* 103(3):329–334, 1985.
90. Murphy S: Polycythemia vera. *Dis Mon* 38(3):153–212, 1992.
91. Siegel FP, Tauscher J, Petrides PE: Aquagenic pruritus in polycythemia vera: Characteristics and influence on quality of life in 441 patients. *Am J Hematol* 88(8):665–669, 2013.
92. Jackson N, Burt D, Crocker J, et al: Skin mast cells in polycythaemia vera: Relationship to the pathogenesis and treatment of pruritus. *Br J Dermatol* 116(1):21–29, 1987.
93. Steinman HK, Kobza-Black A, Lotti TM, et al: Polycythaemia rubra vera and water-induced pruritus: Blood histamine levels and cutaneous fibrinolytic activity before and after water challenge. *Br J Dermatol* 116(3):329–333, 1987.
94. Buchanan JG, Ameratunga RV, Hawkins RC: Polycythemia vera and water-induced pruritus: Evidence against mast cell involvement. *Pathology* 26(1):43–45, 1994.
95. Cox NH, Leggat H: Sweet's syndrome associated with polycythemia rubra vera. *J Am Acad Dermatol* 23(6 Pt 1):1171–1172, 1990.
96. Furukawa T, Takahashi M, Shimada H, et al: Polycythaemia vera with Sweet's syndrome. *Clin Lab Haematol* 11(1):67–70, 1989.
97. Davis MD, O'Fallon WM, Rogers RS, 3rd, et al: Natural history of erythromelalgia: Presentation and outcome in 168 patients. *Arch Dermatol* 136(3):330–336, 2000.
98. van Genderen PJ, Lucas IS, van Strik R, et al: Erythromelalgia in essential thrombocythemia is characterized by platelet activation and endothelial cell damage but not by thrombin generation. *Thromb Haemost* 76(3):333–338, 1996.
99. van Genderen PJ, Michiels JJ: Erythromelalgia: A pathognomonic microvascular thrombotic complication in essential thrombocythemia and polycythemia vera. *Semin Thromb Hemost* 23(4):357–363, 1997.
100. Wanless IR, Peterson P, Das A, et al: Hepatic vascular disease and portal hypertension in polycythemia vera and agnogenic myeloid metaplasia: A clinicopathological study of 145 patients examined at autopsy. *Hepatology* 12(5):1166–1174, 1990.
101. Tinney WS, Hall BE, Giffin HZ: Polycythemia vera and peptic ulcer. *Mayo Clin Proc* 18:24, 1943.
102. Dingli D, Utz JP, Krowka MJ, et al: Unexplained pulmonary hypertension in chronic myeloproliferative disorders. *Chest* 120(3):801–808, 2001.
103. Garcia-Manero G, Schuster SJ, Patrick H, et al: Pulmonary hypertension in patients with myelofibrosis secondary to myeloproliferative diseases. *Am J Hematol* 60(2):130–135, 1999.
104. Newton LK: Neurologic complications of polycythemia and their impact on therapy. *Oncology (Williston Park)* 4(3):59–64; discussion 64–66, 1990.
105. Jackson A, Burton IE: Retroperitoneal mass and spinal cord compression due to extramedullary haemopoiesis in polycythaemia rubra vera. *Br J Radiol* 62(742):944–947, 1989.
106. Wasserman LR, Gilbert HS: Surgical bleeding in polycythemia vera. *Ann N Y Acad Sci* 115:122–138, 1964.
107. Gilbert HS: Modern treatment strategies in polycythemia vera. *Semin Hematol* 40(1 Suppl 1):26–29, 2003.
108. Thiele J, Kvasnicka HM: Diagnostic impact of bone marrow histopathology in polycythemia vera (PV). *Histol Histopathol* 20(1):317–328, 2005.
109. Finazzi G, Caruso V, Marchioli R, et al: Acute leukemia in polycythemia vera: An analysis of 1638 patients enrolled in a prospective observational study. *Blood* 105(7):2664–2670, 2005.
110. Cassinat B, Laguillier C, Gardin C, et al: Classification of myeloproliferative disorders in the JAK2 era: Is there a role for red cell mass? *Leukemia* 22(2):452–453, 2008.
111. Johansson PL, Safai-Kutti S, Kutti J: An elevated venous haemoglobin concentration cannot be used as a surrogate marker for absolute erythrocytosis: A study of patients with polycythaemia vera and apparent polycythaemia. *Br J Haematol* 129(5):701–705, 2005.
112. Barbui T, Thiele J, Gisslinger H, et al: Masked polycythemia vera (mPV): Results of an international study. *Am J Hematol* 89(1):52–54, 2014.
113. Spivak JL: Diagnosis of the myeloproliferative disorders: Resolving phenotypic mimicry. *Semin Hematol* 40(1 Suppl 1):1–5, 2003.
114. Beutler E: Polycythemia. *Med Grand Rounds* 3:142, 1984.
115. Spivak JL, Silver RT: The revised World Health Organization diagnostic criteria for polycythemia vera, essential thrombocytosis, and primary myelofibrosis: An alternative proposal. *Blood* 112(2):231–239, 2008.
116. Gilbert HS, Warner RR, Wasserman LR: A study of histamine in myeloproliferative disease. *Blood* 28(6):795–806, 1966.
117. Falanga A, Marchetti M, Evangelista V, et al: Polymorphonuclear leukocyte activation and hemostasis in patients with essential thrombocythemia and polycythemia vera. *Blood* 96(13):4261–4266, 2000.
118. Vannucchi AM: Insights into the pathogenesis and management of thrombosis in polycythemia vera and essential thrombocythemia. *Intern Emerg Med* 5(3):177–184, 2010.
119. Cerutti A, Custodi P, Duranti M, et al: Thrombopoietin levels in patients with primary and reactive thrombocytosis. *Br J Haematol* 99(2):281–284, 1997.
120. Shih LY, Lee CT: Identification of masked polycythemia vera from patients with idiopathic marked thrombocytosis by endogenous erythroid colony assay. *Blood* 83(3):744–748, 1994.
121. Yamamoto K, Sekiguchi E, Takatani O: Abnormalities of epinephrine-induced platelet aggregation and adenine nucleotides in myeloproliferative disorders. *Thromb Haemost* 52(3):292–296, 1984.
122. Mehta P, Mehta J, Ross M, et al: Decreased platelet aggregation but increased thromboxane A2 generation in polycythemia vera. *Arch Intern Med* 145(7):1225–1227, 1985.
123. Landolfi R, Ciabattoni G, Patrignani P, et al: Increased thromboxane biosynthesis in patients with polycythemia vera: Evidence for aspirin-suppressible platelet activation in vivo. *Blood* 80(8):1965–1971, 1992.
124. Berild D, Hasselbalch H, Knudsen JB: Platelet survival, platelet factor-4 and bleeding

time in myeloproliferative disorders. *Scand J Clin Lab Invest* 47(5):497–501, 1987.
125. Kutti J, Weinfeld A: Platelet survival in active polycythaemia vera with reference to the haematocrit level. An experimental study before and after phlebotomy. *Scand J Haematol* 8(5):405–414, 1971.
126. Le Blanc K, Lindahl T, Rosendahl K, et al: Impaired platelet binding of fibrinogen due to a lower number of GPIIB/IIIA receptors in polycythemia vera. *Thromb Res* 91(6):287–295, 1998.
127. Afshar-Kharghan V, Lopez JA, Gray LA, et al: Hemostatic gene polymorphisms and the prevalence of thrombotic complications in polycythemia vera and essential thrombocythemia. *Blood Coagul Fibrinolysis* 15(1):21–24, 2004.
128. Landolfi R, Cipriani MC, Novarese L: Thrombosis and bleeding in polycythemia vera and essential thrombocythemia: Pathogenetic mechanisms and prevention. *Best Pract Res Clin Haematol* 19(3):617–633, 2006.
129. Binder RA, Gilbert HS: Muramidase in polycythemia vera. *Blood* 36(2):228–232, 1970.
130. Gilbert HS, Krauss S, Pasternack B, et al: Serum vitamin B12 content and unsaturated vitamin B12-binding capacity in myeloproliferative disease. Value in differential diagnosis and as indicators of disease activity. *Ann Intern Med* 71(4):719–729, 1969.
131. Moliterno AR, Williams DM, Rogers O, et al: Molecular mimicry in the chronic myeloproliferative disorders: Reciprocity between quantitative JAK2 V617F and Mpl expression. *Blood* 108(12):3913–3915, 2006.
132. Antonioli E, Guglielmelli P, Poli G, et al: Influence of JAK2V617F allele burden on phenotype in essential thrombocythemia. *Haematologica* 93(1):41–48, 2008.
133. Wang L, Swierczek SI, Lanikova L, et al: The relationship of JAK2(V617F) and acquired UPD at chromosome 9p in polycythemia vera. *Leukemia* 28(4):938–941, 2014.
134. Lippert E, Girodon F, Hammond E, et al: Concordance of assays designed for the quantification of JAK2V617F: A multicenter study. *Haematologica* 94(1):38–45, 2009.
135. Ma W, Kantarjian H, Zhang X, et al: Higher detection rate of JAK2 mutation using plasma. *Blood* 111(7):3906–3907, 2008.
136. Ma W, Kantarjian H, Verstovsek S, et al: Hemizygous/homozygous and heterozygous JAK2 mutation detected in plasma of patients with myeloproliferative diseases: Correlation with clinical behaviour. *Br J Haematol* 134(3):341–343, 2006.
137. Salama ME, Swierczek SI, Hickman K, et al: Plasma quantitation of JAK2 mutation is not suitable as a clinical test: An artifact of storage. *Blood* 114(1):223–224; author reply 224, 2009.
138. Jones AV, Cross NC, White HE, et al: Rapid identification of JAK2 exon 12 mutations using high resolution melting analysis. *Haematologica* 93(10):1560–1564, 2008.
139. Percy MJ, Scott LM, Erber WN, et al: The frequency of JAK2 exon 12 mutations in idiopathic erythrocytosis patients with low serum erythropoietin levels. *Haematologica* 92(12):1607–1614, 2007.
140. Pietra D, Li S, Brisci A, et al: Somatic mutations of JAK2 exon 12 in patients with JAK2 (V617F)-negative myeloproliferative disorders. *Blood* 111(3):1686–1689, 2008.
141. Rapado I, Grande S, Albizua E, et al: High resolution melting analysis for JAK2 Exon 14 and Exon 12 mutations: A diagnostic tool for myeloproliferative neoplasms. *J Mol Diagn* 11(2):155–161, 2009.
142. Schnittger S, Bacher U, Haferlach C, et al: Detection of JAK2 exon 12 mutations in 15 patients with JAK2V617F negative polycythemia vera. *Haematologica* 94(3):414–418, 2009.
143. Birgegard G, Wide L: Serum erythropoietin in the diagnosis of polycythaemia and after phlebotomy treatment. *Br J Haematol* 81(4):603–606, 1992.
144. Messinezy M, Westwood NB, El-Hemaidi I, et al: Serum erythropoietin values in erythrocytoses and in primary thrombocythaemia. *Br J Haematol* 117(1):47–53, 2002.
145. Mossuz P, Girodon F, Donnard M, et al: Diagnostic value of serum erythropoietin level in patients with absolute erythrocytosis. *Haematologica* 89(10):1194–1198, 2004.
146. Remacha AF, Montserrat I, Santamaria A, et al: Serum erythropoietin in the diagnosis of polycythemia vera. A follow-up study. *Haematologica* 82(4):406–410, 1997.
147. Prchal JT: Classification and molecular biology of polycythemias (erythrocytoses) and thrombocytosis. *Hematol Oncol Clin North Am* 17(5):1151–1158, vi, 2003.
148. Weinberg RS: *In vitro* erythropoiesis in polycythemia vera and other myeloproliferative disorders. *Semin Hematol* 34(1):64–69, 1997.
149. Shih LY, Lee CT, See LC, et al: *In vitro* culture growth of erythroid progenitors and serum erythropoietin assay in the differential diagnosis of polycythaemia. *Eur J Clin Invest* 28(7):569–576, 1998.
150. Fisher MJ, Prchal JF, Prchal JT, et al: Anti-erythropoietin (EPO) receptor monoclonal antibodies distinguish EPO-dependent and EPO-independent erythroid progenitors in polycythemia vera. *Blood* 84(6):1982–1991, 1994.
151. Kralovics R, Sokol L, Prchal JT: Absence of polycythemia in a child with a unique erythropoietin receptor mutation in a family with autosomal dominant primary polycythemia. *J Clin Invest* 102(1):124–129, 1998.
152. Acharya J, Westwood NB, Sawyer BM, et al: Identification of latent myeloproliferative disease in patients with Budd-Chiari syndrome using X-chromosome inactivation patterns and in vitro erythroid colony formation. *Eur J Haematol* 55(5):315–321, 1995.
153. Pagliuca A, Mufti GJ, Janossa-Tahernia M, et al: In vitro colony culture and chromosomal studies in hepatic and portal vein thrombosis—Possible evidence of an occult myeloproliferative state. *Q J Med* 76(281):981–989, 1990.
154. Tefferi A, Thiele J, Vardiman JW: The 2008 World Health Organization classification system for myeloproliferative neoplasms: Order out of chaos. *Cancer* 115(17):3842–3847, 2009.
155. Lakey MA, Pardanani A, Hoyer JD, et al: Bone marrow morphologic features in polycythemia vera with JAK2 exon 12 mutations. *Am J Clin Pathol* 133(6):942–948, 2010.
156. Wang X, LeBlanc A, Gruenstein S, et al: Clonal analyses define the relationships between chromosomal abnormalities and JAK2V617F in patients with Ph-negative myeloproliferative neoplasms. *Exp Hematol* 37(10):1194–1200, 2009.
157. Beutler E, Yeh M, Fairbanks VF: The normal human female as a mosaic of X-chromosome activity: Studies using the gene for C-6-PD-deficiency as a marker. *Proc Natl Acad Sci U S A* 48:9–16, 1962.
158. Prchal JT: Pathogenetic mechanisms of polycythemia vera and congenital polycythemic disorders. *Semin Hematol* 38(1 Suppl 2):10–20, 2001.
159. Swierczek SI, Piterkova L, Jelinek J, et al: Methylation of AR locus does not always reflect X chromosome inactivation state. *Blood* 119(13):e100–e109, 2012.
160. Swierczek SI, Agarwal N, Nussenzveig RH, et al: Hematopoiesis is not clonal in healthy elderly women. *Blood* 112(8):3186–3193, 2008.
161. Vogelstein B, Fearon ER, Hamilton SR, et al: Use of restriction fragment length polymorphisms to determine the clonal origin of human tumors. *Science* 227(4687):642–645, 1985.
162. Allen RC, Zoghbi HY, Moseley AB, et al: Methylation of HpaII and HhaI sites near the polymorphic CAG repeat in the human androgen-receptor gene correlates with X chromosome inactivation. *Am J Hum Genet* 51(6):1229–1239, 1992.
163. Curnutte JT, Hopkins PJ, Kuhl W, et al: Studying X inactivation. *Lancet* 339(8795):749, 1992.
164. Prchal JT, Guan YL, Prchal JF, et al: Transcriptional analysis of the active X-chromosome in normal and clonal hematopoiesis. *Blood* 81(1):269–271, 1993.
165. McMullin MF, Reilly JT, Campbell P, et al: Amendment to the guideline for diagnosis and investigation of polycythaemia/erythrocytosis. *Br J Haematol* 138(6):821–822, 2007.
166. Bench AJ, White HE, Foroni L, et al: Molecular diagnosis of the myeloproliferative neoplasms: UK guidelines for the detection of JAK2 V617F and other relevant mutations. *Br J Haematol* 160(1):25–34, 2013.
167. Samuelson SJ, Parker CJ, Prchal JT: Revised criteria for the myeloproliferative disorders: Too much too soon? *Blood* 111(3):1741; author reply 1742, 2008.
168. Barbui T, Thiele J, Vannucchi AM, et al: Rethinking the diagnostic criteria of polycythemia vera. *Leukemia* 28(6):1191–1195, 2014.
169. Silver RT, Chow W, Orazi A, et al: Evaluation of WHO criteria for diagnosis of polycythemia vera: A prospective analysis. *Blood* 122(11):1881–1886, 2013.
170. Teofili L, Giona F, Martini M, et al: The revised WHO diagnostic criteria for Ph-negative myeloproliferative diseases are not appropriate for the diagnostic screening of childhood polycythemia vera and essential thrombocythemia. *Blood* 110(9): 3384–3386, 2007.
171. Finazzi G, Barbui T: Evidence and expertise in the management of polycythemia vera and essential thrombocythemia. *Leukemia* 22(8):1494–1502, 2008.
172. Barbui T, Carobbio A, Rambaldi A, et al: Perspectives on thrombosis in essential thrombocythemia and polycythemia vera: Is leukocytosis a causative factor? *Blood* 114(4):759–763, 2009.
173. Caramazza D, Caracciolo C, Barone R, et al: Correlation between leukocytosis and thrombosis in Philadelphia-negative chronic myeloproliferative neoplasms. *Ann Hematol* 88(10):967–971, 2009.
174. Landolfi R, Di Gennaro L, Barbui T, et al: Leukocytosis as a major thrombotic risk factor in patients with polycythemia vera. *Blood* 109(6):2446–2452, 2007.
175. Gangat N, Strand J, Li CY, et al: Leucocytosis in polycythaemia vera predicts both inferior survival and leukaemic transformation. *Br J Haematol* 138(3):354–358, 2007.
176. De Stefano V, Za T, Rossi E, et al: Leukocytosis is a risk factor for recurrent arterial thrombosis in young patients with polycythemia vera and essential thrombocythemia. *Am J Hematol* 85(2):97–100, 2010.
177. Vannucchi AM, Antonioli E, Guglielmelli P, et al: Clinical correlates of JAK2V617F presence or allele burden in myeloproliferative neoplasms: A critical reappraisal. *Leukemia* 22(7):1299–1307, 2008.
178. Barbui T, Barosi G, Birgegard G, et al: Philadelphia-negative classical myeloproliferative neoplasms: Critical concepts and management recommendations from European LeukemiaNet. *J Clin Oncol* 29(6):761–770, 2011.
179. Barosi G, Mesa R, Finazzi G, et al: Revised response criteria for polycythemia vera and essential thrombocythemia: An ELN and IWG-MRT consensus project. *Blood* 121(23):4778–4781, 2013.
180. Harrison C: Rethinking disease definitions and therapeutic strategies in essential thrombocythemia and polycythemia vera. *Hematology Am Soc Hematol Educ Program* 2010:129–134, 2010.
181. Tefferi A: Polycythemia vera and essential thrombocythemia: 2013 Update on diagnosis, risk-stratification, and management. *Am J Hematol* 88(6):507–516, 2013.
182. Dingli D, Tefferi A: Hydroxyurea: The drug of choice for polycythemia vera and essential thrombocythemia. *Curr Hematol Malig Rep* 1(2):69–74, 2006.
183. Barbui T, Finazzi G: Evidence-based management of polycythemia vera. *Best Pract Res Clin Haematol* 19(3):483–493, 2006.
184. Antonioli E, Carobbio A, Pieri L, et al: Hydroxyurea does not appreciably reduce JAK2 V617F allele burden in patients with polycythemia vera or essential thrombocythemia. *Haematologica* 95(8):1435–1438, 2010.
185. Ricksten A, Palmqvist L, Johansson P, et al: Rapid decline of JAK2V617F levels during hydroxyurea treatment in patients with polycythemia vera and essential thrombocythemia. *Haematologica* 93(8):1260–1261, 2008.
186. Spanoudakis E, Bazdiara I, Kotsianidis I, et al: Hydroxyurea (HU) is effective in reducing JAK2V617F mutated clone size in the peripheral blood of essential thrombocythemia (ET) and polycythemia vera (PV) patients. *Ann Hematol* 88(7):629–632, 2009.
187. Zalcberg IR, Ayres-Silva J, de Azevedo AM, et al: Hydroxyurea dose impacts hematologic parameters in polycythemia vera and essential thrombocythemia but does not appreciably affect JAK2-V617F allele burden. *Haematologica* 96(3):e18–e20, 2011.
188. Sirhan S, Lasho TL, Hanson CA, et al: The presence of JAK2V617F in primary myelofibrosis or its allele burden in polycythemia vera predicts chemosensitivity to hydroxyurea. *Am J Hematol* 83(5):363–365, 2008.
189. Lanzkron S, Strouse JJ, Wilson R, et al: Systematic review: Hydroxyurea for the treatment of adults with sickle cell disease. *Ann Intern Med* 148(12):939–955, 2008.
190. Tefferi A, Rumi E, Finazzi G, et al: Survival and prognosis among 1545 patients with contemporary polycythemia vera: An international study. *Leukemia* 27(9):1874–1881, 2013.
191. Alvarez-Larran A, Pereira A, Cervantes F, et al: Assessment and prognostic value of the European LeukemiaNet criteria for clinicohematologic response, resistance, and intolerance to hydroxyurea in polycythemia vera. *Blood* 119(6):1363–1369, 2012.
192. Barosi G, Birgegard G, Finazzi G, et al: A unified definition of clinical resistance

and intolerance to hydroxycarbamide in polycythaemia vera and primary myelofibrosis: Results of a European LeukemiaNet (ELN) consensus process. *Br J Haematol* 148(6):961–963, 2010.

193. Sever M, Newberry KJ, Verstovsek S: Therapeutic options for patients with polycythemia vera and essential thrombocythemia refractory/resistant to hydroxyurea. *Leuk Lymphoma* 55(12):2685–2690, 2014.

194. Treatment of polycythaemia vera by radiophosphorus or busulphan: A randomized trial. "Leukemia and Hematosarcoma" Cooperative Group, European Organization for Research on Treatment of Cancer (E.O.R.T.C.). *Br J Cancer* 44(1):75–80, 1981.

195. Kuriakose ET, Gjoni S, Wang YL, et al: JAK2V617F allele burden is reduced by busulfan therapy: A new observation using an old drug. *Haematologica* 98(11):e135–e137, 2013.

196. Alvarez-Larrán A, Martínez-Avilés L, Hernández-Boluda JC, et al: Busulfan in patients with polycythemia vera or essential thrombocythemia refractory or intolerant to hydroxyurea. *Ann Hematol* 93(12):2037–2043, 2014.

197. Tefferi A: Polycythemia vera: A comprehensive review and clinical recommendations. *Mayo Clin Proc* 78(2):174–194, 2003.

198. Balan KK, Critchley M: Outcome of 259 patients with primary proliferative polycythaemia (PPP) and idiopathic thrombocythaemia (IT) treated in a regional nuclear medicine department with phosphorus-32—A 15 year review. *Br J Radiol* 70(839):1169–1173, 1997.

199. Roberts BE, Smith AH: Use of radioactive phosphorus in haematology. *Blood Rev* 11(3):146–153, 1997.

200. Silver RT: Recombinant interferon-alpha for treatment of polycythaemia vera. *Lancet* 2(8607):403, 1988.

201. Hasselbalch HC: A new era for IFN-alpha in the treatment of Philadelphia-negative chronic myeloproliferative neoplasms. *Expert Rev Hematol* 4(6):637–655, 2011.

202. Hasselbalch HC, Larsen TS, Riley CH, et al: Interferon-alpha in the treatment of Philadelphia-negative chronic myeloproliferative neoplasms. Status and perspectives. *Curr Drug Targets* 12(3):392–419, 2011.

203. Silver RT, Kiladjian JJ, Hasselbalch HC: Interferon and the treatment of polycythemia vera, essential thrombocythemia and myelofibrosis. *Expert Rev Hematol* 6(1):49–58, 2013.

204. Kiladjian JJ, Mesa RA, Hoffman R: The renaissance of interferon therapy for the treatment of myeloid malignancies. *Blood* 117(18):4706–4715, 2011.

205. Jones AV, Silver RT, Waghorn K, et al: Minimal molecular response in polycythemia vera patients treated with imatinib or interferon alpha. *Blood* 107(8):3339–3341, 2006.

206. Larsen TS, Moller MB, de Stricker K, et al: Minimal residual disease and normalization of the bone marrow after long-term treatment with alpha-interferon2b in polycythemia vera. A report on molecular response patterns in seven patients in sustained complete hematological remission. *Hematology* 14(6):331–334, 2009.

207. Zhang ZR, Duan YC: Interferon apha 2b for treating patients with JAK2V617F positive polycythemia vera and essential thrombocytosis. *Asian Pac J Cancer Prev* 15(4):1681–1684, 2014.

208. Huang BT, Zeng QC, Zhao WH, et al: Interferon alpha-2b gains high sustained response therapy for advanced essential thrombocythemia and polycythemia vera with JAK2V617F positive mutation. *Leuk Res* 38(10):1177–1183, 2014.

209. Steegmann JL, Requena MJ, Martin-Regueira P, et al: High incidence of autoimmune alterations in chronic myeloid leukemia patients treated with interferon-alpha. *Am J Hematol* 72(3):170–176, 2003.

210. Quintas-Cardama A, Kantarjian HM, Giles F, et al: Pegylated interferon therapy for patients with Philadelphia chromosome-negative myeloproliferative disorders. *Semin Thromb Hemost* 32(4 Pt 2):409–416, 2006.

211. Jabbour E, Kantarjian H, Cortes J, et al: PEG-IFN-alpha-2b therapy in BCR-ABL-negative myeloproliferative disorders: Final result of a phase 2 study. *Cancer* 110(9):2012–2018, 2007.

212. Samuelsson J, Hasselbalch H, Bruserud O, et al: A phase II trial of pegylated interferon alpha-2b therapy for polycythemia vera and essential thrombocythemia: Feasibility, clinical and biologic effects, and impact on quality of life. *Cancer* 106(11):2397–2405, 2006.

213. Samuelsson J, Mutschler M, Birgegard G, et al: Limited effects on JAK2 mutational status after pegylated interferon alpha-2b therapy in polycythemia vera and essential thrombocythemia. *Haematologica* 91(9):1281–1282, 2006.

214. Kiladjian JJ, Cassinat B, Chevret S, et al: Pegylated interferon-alfa-2a induces complete hematologic and molecular responses with low toxicity in polycythemia vera. *Blood* 112(8):3065–3072, 2008.

215. Kiladjian JJ, Cassinat B, Turlure P, et al: High molecular response rate of polycythemia vera patients treated with pegylated interferon alpha-2a. *Blood* 108(6):2037–2040, 2006.

216. Berlin NI, Wasserman LR: Polycythemia vera: A retrospective and reprise. *J Lab Clin Med* 130(4):365–373, 1997.

217. Pearson TC, Wetherley-Mein G: Vascular occlusive episodes and venous haematocrit in primary proliferative polycythaemia. *Lancet* 2(8102):1219–1222, 1978.

218. Vongpatanasin W, Brickner ME, Hillis LD, et al: The Eisenmenger syndrome in adults. *Ann Intern Med* 128(9):745–755, 1998.

219. Thorne SA: Management of polycythaemia in adults with cyanotic congenital heart disease. *Heart* 79(4):315–316, 1998.

220. Perloff JK, Marelli AJ, Miner PD: Risk of stroke in adults with cyanotic congenital heart disease. *Circulation* 87(6):1954–1959, 1993.

221. Di Nisio M, Barbui T, Di Gennaro L, et al: The haematocrit and platelet target in polycythemia vera. *Br J Haematol* 136(2):249–259, 2007.

222. Marchioli R, Finazzi G, Specchia G, et al: Cardiovascular events and intensity of treatment in polycythemia vera. *N Engl J Med* 368(1):22–33, 2013.

223. Prchal JT, Gordeuk VR: Treatment target in polycythemia vera. *N Engl J Med* 368(16):1555–1556, 2013.

224. Petitt RM, Silverstein MN, Petrone ME: Anagrelide for control of thrombocythemia in polycythemia and other myeloproliferative disorders. *Semin Hematol* 34(1):51–54, 1997.

225. Storen EC, Tefferi A: Long-term use of anagrelide in young patients with essential thrombocythemia. *Blood* 97(4):863–866, 2001.

226. Gisslinger H, Gotic M, Holowiecki J, et al: Anagrelide compared with hydroxyurea in WHO-classified essential thrombocythemia: The ANAHYDRET Study, a randomized controlled trial. *Blood* 121(10):1720–1728, 2013.

227. Swerlick RA: Photochemotherapy treatment of pruritus associated with polycythemia vera. *J Am Acad Dermatol* 13(4):675–677, 1985.

228. Bircher AJ: Water-induced itching. *Dermatologica* 181(2):83–87, 1990.

229. de Wolf JT, Hendriks DW, Egger RC, et al: Alpha-interferon for intractable pruritus in polycythaemia vera. *Lancet* 337(8735):241, 1991.

230. Foa P, Massaro P, Caldiera S, et al: Long-term therapeutic efficacy and toxicity of recombinant interferon-alpha2a in polycythaemia vera. *Eur J Haematol* 60(5):273–277, 1998.

231. Ozturk A, Gunay A, Uskent N: Therapeutic efficacy of recombinant interferon-alpha in polycythaemia vera. *Acta Haematol* 99(2):89–91, 1998.

232. Verstovsek S, Kiladjian JJ, Grieshammer M, et al: *Results of a Prospective, Randomized, Open-Label Phase 3 Study of Ruxolitinib (RUX) in Polycythemia Vera (PV) Patients Resistant to or Intolerant of Hydroxyurea (HU): The RESPONSE Trial*, abstract #7026. American Society of Clinical Oncology (ASCO), Chicago, 2014.

233. Verstovsek S, Passamonti F, Rambaldi A, et al: A phase 2 study of ruxolitinib, an oral JAK1 and JAK2 Inhibitor, in patients with advanced polycythemia vera who are refractory or intolerant to hydroxyurea. *Cancer* 120(4):513–520, 2014.

234. Tartaglia AP, Goldberg JD, Berk PD, et al: Adverse effects of antiaggregating platelet therapy in the treatment of polycythemia vera. *Semin Hematol* 23(3):172–176, 1986.

235. Landolfi R, Marchioli R: European Collaboration on Low-dose Aspirin in Polycythemia Vera (ECLAP): A randomized trial. *Semin Thromb Hemost* 23(5):473–478, 1997.

236. Mascarenhas JO, Cross NC, Mesa RA: The future of JAK inhibition in myelofibrosis and beyond. *Blood Rev* 28(5):189–196, 2014.

237. Scherber R, Mesa RA: Future therapies for the myeloproliferative neoplasms. *Curr Hematol Malig Rep* 6(1):22–27, 2011.

238. Harrison C, Kiladjian JJ, Al-Ali HK, et al: JAK inhibition with ruxolitinib versus best available therapy for myelofibrosis. *N Engl J Med* 366(9):787–798, 2012.

239. Santos FP, Verstovsek S: Efficacy of ruxolitinib for myelofibrosis. *Expert Opin Pharmacother* 15(10):1465–1473, 2014.

240. Verstovsek S, Kantarjian H, Mesa RA, et al: Safety and efficacy of INCB018424, a JAK1 and JAK2 inhibitor, in myelofibrosis. *N Engl J Med* 363(12):1117–1127, 2010.

241. Verstovsek S, Mesa RA, Gotlib J, et al: A double-blind, placebo-controlled trial of ruxolitinib for myelofibrosis. *N Engl J Med* 366(9):799–807, 2012.

242. Quintas-Cardama A, Vaddi K, Liu P, et al: Preclinical characterization of the selective JAK1/2 inhibitor INCB018424: Therapeutic implications for the treatment of myeloproliferative neoplasms. *Blood* 115(15):3109–3117, 2010.

243. Garber K: JAK2 inhibitors: Not the next imatinib but researchers see other possibilities. *J Natl Cancer Inst* 101(14):980–982, 2009.

244. Mesa RA, Tefferi A: Emerging drugs for the therapy of primary and post essential thrombocythemia, post polycythemia vera myelofibrosis. *Expert Opin Emerg Drugs* 14(3):471–479, 2009.

245. Kralovics R, Teo SS, Li S, et al: Acquisition of the V617F mutation of JAK2 is a late genetic event in a subset of patients with myeloproliferative disorders. *Blood* 108(4):1377–1380, 2006.

246. Plo I, Nakatake M, Malivert L, et al: JAK2 stimulates homologous recombination and genetic instability: Potential implication in the heterogeneity of myeloproliferative disorders. *Blood* 112(4):1402–1412, 2008.

247. Nguyen HM, Gotlib J: Insights into the molecular genetics of myeloproliferative neoplasms. *Am Soc Clin Oncol Educ Book* 411–418, 2012.

248. Reuther GW: Recurring mutations in myeloproliferative neoplasms alter epigenetic regulation of gene expression. *Am J Cancer Res* 1(6):752–762, 2011.

249. Mascarenhas J, Roper N, Chaurasia P, et al: Epigenetic abnormalities in myeloproliferative neoplasms: A target for novel therapeutic strategies. *Clin Epigenetics* 2(2):197–212, 2011.

250. Skov V, Larsen TS, Thomassen M, et al: Increased gene expression of histone deacetylases in patients with Philadelphia-negative chronic myeloproliferative neoplasms. *Leuk Lymphoma* 53(1):123–129, 2012.

251. Guerini V, Barbui V, Spinelli O, et al: The histone deacetylase inhibitor ITF2357 selectively targets cells bearing mutated JAK2(V617F). *Leukemia* 22(4):740–747, 2008.

252. Amaru Calzada A, Todoerti K, Donadoni L, et al: The HDAC inhibitor Givinostat modulates the hematopoietic transcription factors NFE2 and C-MYB in JAK2(V617F) myeloproliferative neoplasm cells. *Exp Hematol* 40(8):634–645 e10, 2012.

253. Andersen CL, McMullin MF, Ejerblad E, et al: A phase II study of vorinostat (MK-0683) in patients with polycythaemia vera and essential thrombocythaemia. *Br J Haematol* 162(4):498–508, 2013.

254. Rambaldi A, Dellacasa CM, Finazzi G, et al: A pilot study of the histone-deacetylase inhibitor Givinostat in patients with JAK2V617F positive chronic myeloproliferative neoplasms. *Br J Haematol* 150(4):446–455, 2010.

255. Hoffman R, Prchal JT, Samuelson S, et al: Philadelphia chromosome-negative myeloproliferative disorders: Biology and treatment. *Biol Blood Marrow Transplant* 13(1 Suppl 1):64–72, 2007.

256. Rosenthal DS: Clinical aspects of chronic myeloproliferative diseases. *Am J Med Sci* 304(2):109–124, 1992.

257. Tefferi A, Mesa RA, Nagorney DM, et al: Splenectomy in myelofibrosis with myeloid metaplasia: A single-institution experience with 223 patients. *Blood* 95(7):2226–2233, 2000.

258. Devine SM, Hoffman R, Verma A, et al: Allogeneic blood cell transplantation following reduced-intensity conditioning is effective therapy for older patients with myelofibrosis with myeloid metaplasia. *Blood* 99(6):2255–2258, 2002.

259. Anderson JE, Sale G, Appelbaum FR, et al: Allogeneic marrow transplantation for primary myelofibrosis and myelofibrosis secondary to polycythaemia vera or essential thrombocytosis. *Br J Haematol* 98(4):1010–1016, 1997.

260. Lussana F, Rambaldi A, Finazzi MC, et al: Allogeneic hematopoietic stem cell transplantation in patients with polycythemia vera or essential thrombocythemia transformed to

myelofibrosis or acute myeloid leukemia: A report from the MPN Subcommittee of the Chronic Malignancies Working Party of the European Group for Blood and Marrow Transplantation. *Haematologica* 99(5):916–921, 2014.

261. Camos M, Cervantes F, Montoto S, et al: Acute lymphoid leukemia following polycythemia vera. *Leuk Lymphoma* 32(3–4):395–398, 1999.

262. Higuchi T, Oba R, Endo M, et al: Transition of polycythemia vera to chronic neutrophilic leukemia. *Leuk Lymphoma* 33(1–2):203–206, 1999.

263. Shariff F, Harrison C: Polycythemia vera: Can we do better? *Expert Opin Pharmacother* 14(6):687–689, 2013.

264. Hensley B, Geyer H, Mesa R: Polycythemia vera: Current pharmacotherapy and future directions. *Expert Opin Pharmacother* 14(5):609–617, 2013.

265. Passamonti F, Malabarba L, Orlandi E, et al: Polycythemia vera in young patients: A study on the long-term risk of thrombosis, myelofibrosis and leukemia. *Haematologica* 88(1):13–18, 2003.

266. Rozman C, Giralt M, Feliu E, et al: Life expectancy of patients with chronic nonleukemic myeloproliferative disorders. *Cancer* 67(10):2658–2663, 1991.

第 85 章
原发性血小板增多症

Philip A. Beer and Anthony R. Green

摘要

原发性血小板增多症(essential thrombocythemia, ET)是一种克隆性干细胞疾病,其特征为血小板的过度增生和相关的 JAK2、CALR 或 MPL 基因突变。ET 的并发症包括血栓形成(主要发生在动脉)、出血,以及进展至骨髓纤维化或急性髓细胞白血病。诊断上需要排除反应性血小板增多症以及其他与血小板增高有关的髓系恶性肿瘤。治疗目的是减少血栓形成,在多数患者包括降低已知的心血管危险因素以及抗血小板治疗。对于血栓形成的高危患者也需要降低细胞的治疗,如羟基脲、阿那格雷或干扰素-α。虽然大多数患者可以长期生存,但由于疾病的并发症,与正常人群相比死亡率增高。

定义及历史

原发性血小板增多症是骨髓增殖性肿瘤(myeloproliferative neoplasms, MPNs)中的一种类型,是克隆性造血干细胞的疾病。其特征为血小板增多,以及与之相关的血栓形成和出血并发症。直到 1934 年人们才第一次认识到 ET 是个特殊的疾病实体[1],1981 年认识到它是一种克隆性疾病[2]。ET 与其他骨髓增殖性疾病有相似的临床及病理学特征,特别是真性红细胞增多症(polycythemia vera, PV)和原发性骨髓纤维化(primary myelofibrosis, PMF)。

流行病学

ET 的发病率为每年(1~2.5)/100 000 人,女性稍多[3,4]。虽然 ET 是主要发生在老年人的疾病,50~70 岁之间为发病高峰,但它可以在任何年龄段发病。儿童发病虽然罕见,但已是公认的。

简写和缩略词

AML,急性髓细胞白血病(acute myeloid leukemia);CML,慢性髓细胞白血病(chronic myeloid leukemia);ET,原发性血小板增多症(essential thrombocythemia);JAK2,Janus 家族酪氨酸激酶 2 型(Janus family of tyrosine kinases type 2);PCR,聚合酶链反应;PMF,原发性骨髓纤维化(primary myelofibrosis);PV,真性红细胞增多症(polycythemia vera);RARS-T,难治性贫血伴环形铁粒幼红细胞和血小板增多(refractory anemia with ringed sideroblasts and thrombocytosis);STAT,信号传感器和转录的激活子。

病因学

虽然环境因素,例如暴露于放射线下,可能与其他类型 MPN 的发病有关[5],但 ET 的确切发病原因我们还所知甚少。从注册数据和家族研究中发现,包括 ET 的 MPNs 具有家族性发病倾向[6,7]。这种倾向可能由于一个特殊的包含 Janus 家族的 2 型酪氨酸激酶(JAK2)基因的单倍体遗传所致[8]。

发病机制

ET 的特点是细胞因子信号通路高度活化,在 50%~60% 的病例是信号通路成分,如 JAK2 基因或血小板生成素受体基因(MPL)的体细胞突变所致。在多数 JAK2/MPL 野生型患者中,存在钙网蛋白(CALR)的突变,剩下约 10% 的 ET 患者没有这些基因突变(JAK2/MPL/CALR 野生型或"三重阴性"患者)。少数 ET 患者存在转录调控通路基因突变(图 85-1)。

$JAK2^{V617F}$ 突变存在于大约 50% 的 ET 患者[9]。JAK2 是一种胞浆酪氨酸激酶,与红细胞生成素和血小板生成素受体形成复合物,在信号通路中起关键作用[10,11];JAK2 也参与粒细胞集落刺激因子、粒细胞-巨噬细胞集落刺激因子和 γ 干扰素受体的信号传导[12]。细胞因子的结合导致 JAK2-受体复合物发生构象变化,激活 JAK2 激酶活性,并募集下游信号通路[10,13,14]。$JAK2^{V617F}$ 突变改变自抑制作用的假激酶(JH2)区域的关键残基,提高 JAK2 基础激酶活性和导致下游信号通路活化[15]。JAK2 突变蛋白的表达使细胞出现以下表型:增殖增加、细胞因子高敏性、细胞因子非依赖性分化和凋亡受抑[9]。JAK2 敲除小鼠模型显示了 JAK2 在红细胞生成中的重要作用,妊娠中期小鼠死于严重贫血[12]。另外,表达 $JAK2^{V617F}$ 的基因工程小鼠表现为人 ET 或 PV[16]。

MPL 的基因突变在 4% 的 ET 患者中发现,其中大多数是 JAK2 野生型,与 PMF 的比例相似,但在 PV 患者中没有发现 MPL 突变[17,18]。这些突变改变近膜(MPL^{W515})或跨膜(MPL^{S505N})区的氨基酸残基,导致受体复合物的组成性激活[19,20]。表达 MPL^{W515L} 等位基因的小鼠模型再现了人 ET 和 PMF 的特点[21]。LNK 是 JAK/STAT(信号传感器和转录激活子)通路的一个重要的负调控蛋白,由 SH2B3 基因编码。在有些 ET 的患者,也包括 PV 和 PMF 患者,存在 SH2B3 基因的功能缺失突变[22]。

大多数无信号通路突变的 ET 患者中,存在 CALR(编码钙网蛋白)的体细胞突变。CALR 突变存在 15%~35% 的 ET 患者,在 PMF 中也有相类似的突变比例,但 PV 未见。钙网蛋白是一种关键的内质网蛋白,具有钙调节和蛋白分子伴侣活性[23]。尽管 CALR 突变患者一般未见 JAK2 或 MPL 突变,但仍显示信号通路激活,提示 CALR 在细胞因子信号中至今仍未知的作用[24-26]。

在少数 ET 患者中,以及 PV、PMF 和其他髓系肿瘤的患者中,发现控制基因转录相关分子的突变(图 85-1B)。这些基因突变可能与 JAK2、MPL 或 CALR 突变共存,涉及 DNA 甲基化(TET2,IDH1/2,DNMT3A),组蛋白修饰(EZH2)或 RNA 剪接(SF3B1)[27]。除了细胞因子信号中的作用外,JAK2 还可以进入细胞核,通过对组蛋白的直接修饰介导基因转录。虽然野生型

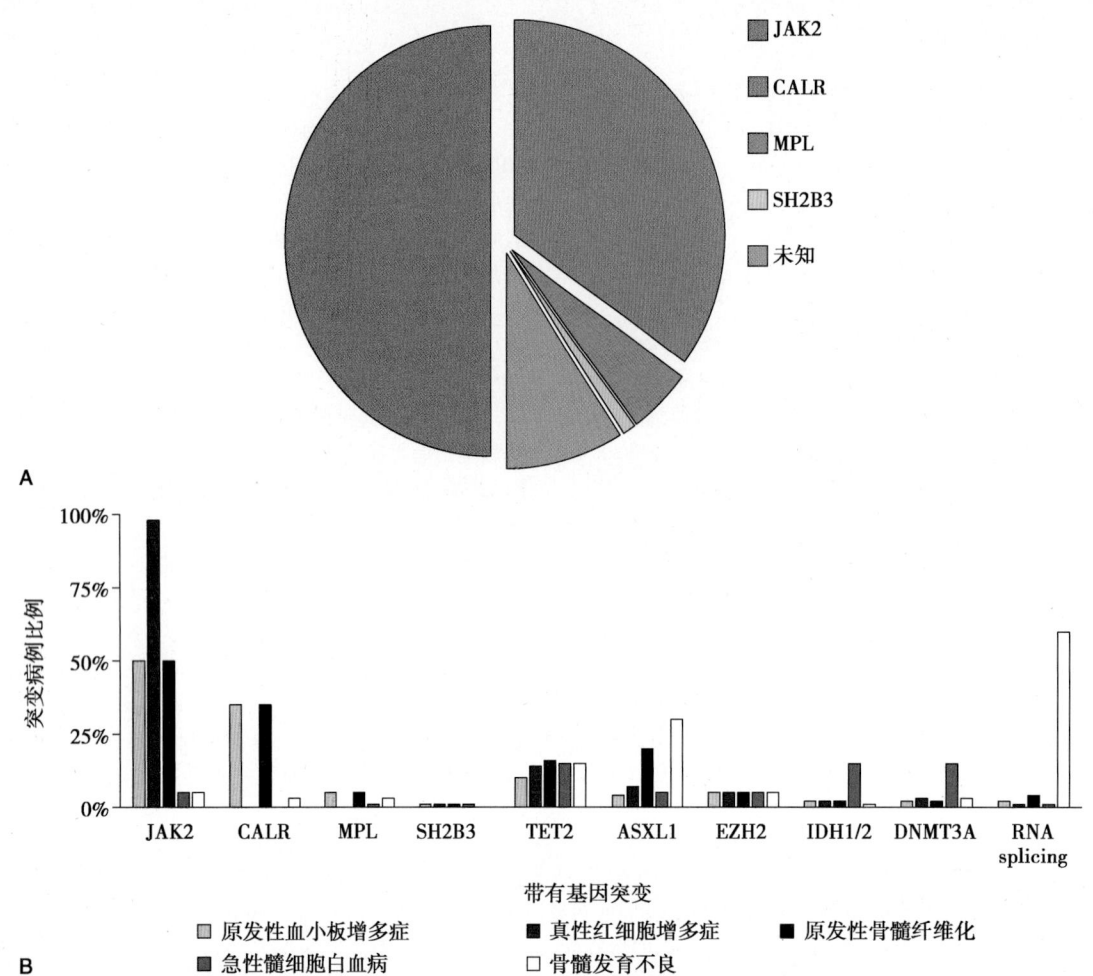

图 85-1 髓系肿瘤中体细胞突变的频谱和频率。A. ET 中细胞因子信号通路相关的基因突变频率。B. 比较 ET、相关的骨髓增殖性肿瘤和其他髓系恶性肿瘤中的突变频率

JAK2 的核易位是活化依赖的,但 JAK2^{V617F} 在没有细胞因子刺激的情况下表现为细胞核定位[28,29]。

临床特征

症状和体征

虽然部分患者表现为血栓形成或出血,但 ET 经常在偶然发现血小板计数增高后被诊。详细的临床病史和体格检查用来排除反应性血小板增多症。约有 10% 的 ET 患者在诊断时可触及轻度的脾肿大[30],明显的脾肿大更倾向于诊断其他类型的 MPN,如 PMF 或慢性髓细胞白血病(chronic myeloid leukemia, CML)。

血栓形成

血栓形成是 ET 发病和死亡的主要原因,前瞻性研究发现未经治疗的高危患者 27 个月后的累积发生率达 24%[31]。主要为动脉血栓形成,可以影响中枢神经系统(卒中、短暂性脑缺血发作)和心血管系统(心肌梗死、不稳定型心绞痛、外周动脉闭塞)[30,31]。红斑性肢痛病是由小血管闭塞造成的一种独特的临床病理综合征,表现为手指、脚趾明显的不适和烧灼感,有时伴随皮肤花斑和变色[32]。静脉事件主要包括深静脉血栓形成和肺

血管栓塞。涉及少见部位的栓塞,如肝静脉、门静脉,或肠系膜静脉,甚至可发生在临床上明确 ET 诊断之前(图 85-2A)。在一组研究中,半数患者表现为肝静脉血栓形成,血细胞计数正常,但 JAK2V617F 突变阳性,其中 1/4 的患者发展为临床症状明显的 MPN,最常见的是 ET[33]。

大于 60 岁或既往有血栓病史是血栓并发症最有力的预测因素[34]。血小板计数和白细胞计数在血栓风险预测价值上较弱[35]。荟萃分析结果证实 JAK2V617F 突变是动静脉血栓的高危因素[36,37]。其他危险因素包括具有心血管疾病倾向或在诊断时有骨髓纤维化[38]。

出血

严重的出血较血栓形成少见,虽然也会发生中枢神经系统出血,但主要影响鼻黏膜、口腔黏膜和胃肠道[30,31]。ET 患者通常表现为出血时间延长和体外各种凝血试验的异常,包括异常的血小板聚集或大分子 vWF 多聚体缺如,但这些发现和临床出血事件之间的关系尚不明确[39]。在一项前瞻性研究中,出血风险的增加主要见于诊断时骨髓纤维化增加的患者[38],以及随访过程中出现血小板或白细胞计数升高的患者[35]。

骨髓纤维化转化

部分 ET 患者可以进展至骨髓纤维化,但是由于实验设计、

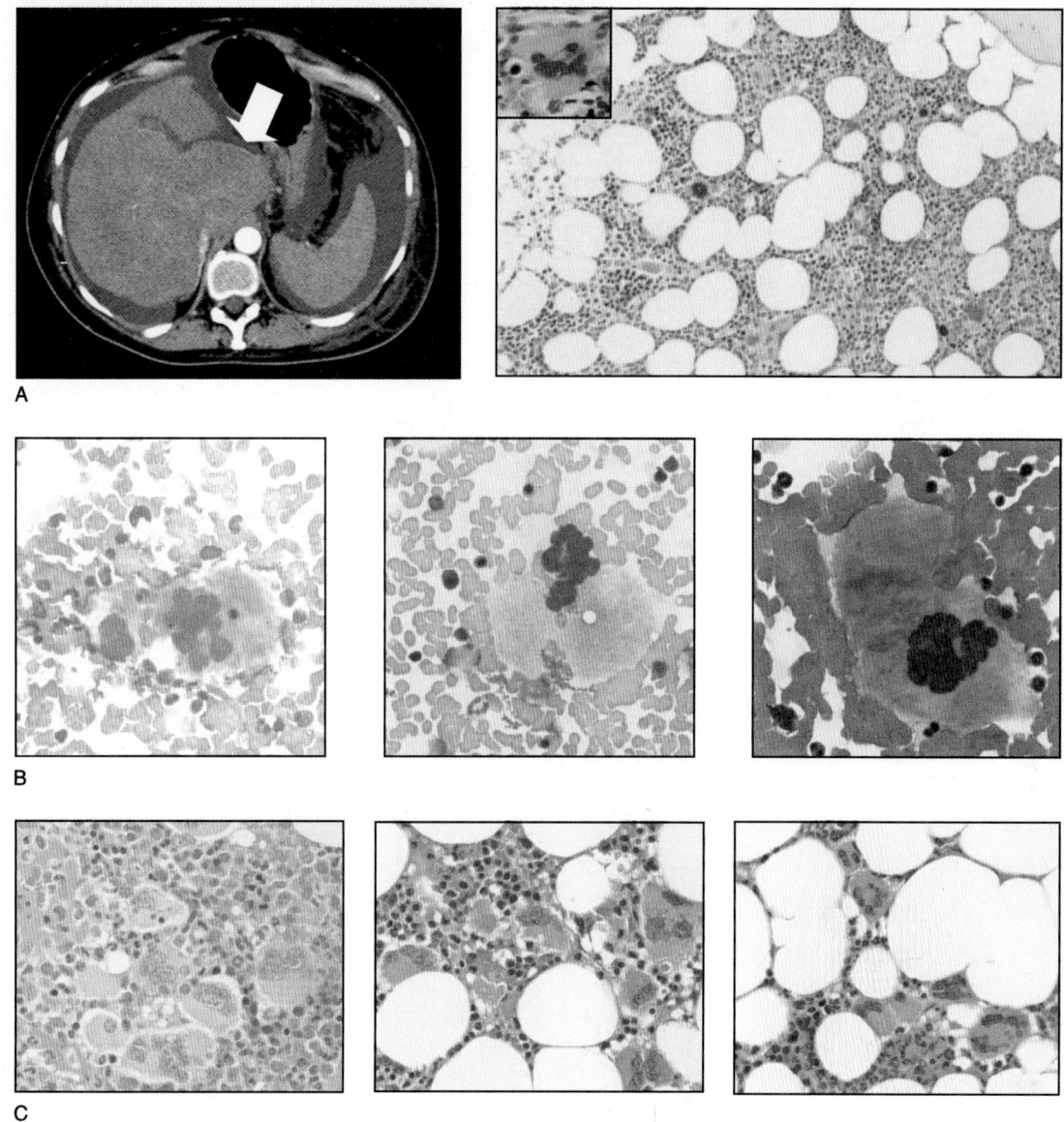

图 85-2　ET 的形态特征。A. 腹部增强 CT 扫描显示一例 53 岁女性患者的肝静脉血栓，包括肝尾叶肥大（箭头），其余肝脏萎缩及周围有腹水；脾脏大小正常。HE 染色骨髓的环钻活检标本，表现为正常的细胞结构和增加的巨核细胞，偶尔会有多分叶巨核细胞（嵌入图）。尽管患者是 $JAK2^{V617F}$ 阳性，但在此期间进行的其他检查，包括血细胞计数、红细胞比容和细胞遗传学分析都是正常的。B. 一例 $JAK2^{V617F}$ 阳性 ET 患者的骨髓抽吸物，表现为大的、多分叶的巨核细胞（瑞氏染色）。C. ET 患者的骨髓环钻活检标本（H&E 染色）

治疗干预和 ET 后骨髓纤维化诊断标准（参见第 86 章）上的差异，各个报道的发生率差别很大。回顾性研究发现，疾病持续时间是提示疾病进展的主要指标。骨髓纤维化转化在诊断后第一个 10 年的发生率是 3% ~ 10%，在第二个 10 年上升到 6% ~ 30%[34,40]。虽然 PMF 早期的组织学特征如巨核细胞增生不良的预测价值仍有争议[41]，但在诊断时存在骨髓纤维化似乎也预示着疾病进展[38]。JAK2[42,43]，MPL[17,18]，或 CALR[44,45] 突变对骨髓纤维化转化缺乏预测价值。一项高危 ET 患者的前瞻性研究显示，阿那格雷治疗组 5 年骨髓纤维化的累积发生率为 7%，而羟基脲治疗组仅为 2%[30]。在相同的治疗情况下，ET 后骨髓纤维化的临床预后与 PMF 相似。

白血病转化

少数 ET 患者可以进展至急性髓细胞白血病（acute myeloid leukemia，AML），回顾性研究显示在诊断后的第一个 10 年的发生率为 1% ~ 2.5%，第二个 10 年是 5% ~ 8%，以后逐渐提高[34,40,46]。然而，这些研究中由于治疗的不均一性使得研究结果很难解释。对 PV 的研究证明，接受基因毒制剂如放射性磷、苯丁酸氮芥或马利兰治疗的患者发生 AML 的危险明显增加[47,48]。羟基脲单药治疗是否具有潜在的致白血病作用仍存在争议（见下文"细胞抑制剂的选择"）。重要的是，已经有作者报道即使先前没有进行细胞抑制治疗，MPN 也可以转化为白血病[49,50]，提示 AML 是疾病自然进程的一部分。

ET 后 AML 的治疗由于患者年龄大手段有限，姑息治疗可能是最合适的策略。总体来说，继发性 AML 的预后很差（参见第 88 章）。用 AML 诱导治疗获得缓解的年轻患者可以考虑进行造血干细胞移植。

实验室特征

难以解释的持续存在的血小板计数增高通常需要进一

步的检查（图 85-3）。ET 的确诊需要排除反应性疾病以及其他单独表现为血小板增高的 MPN/MDS（表 85-1 和表 85-2）。

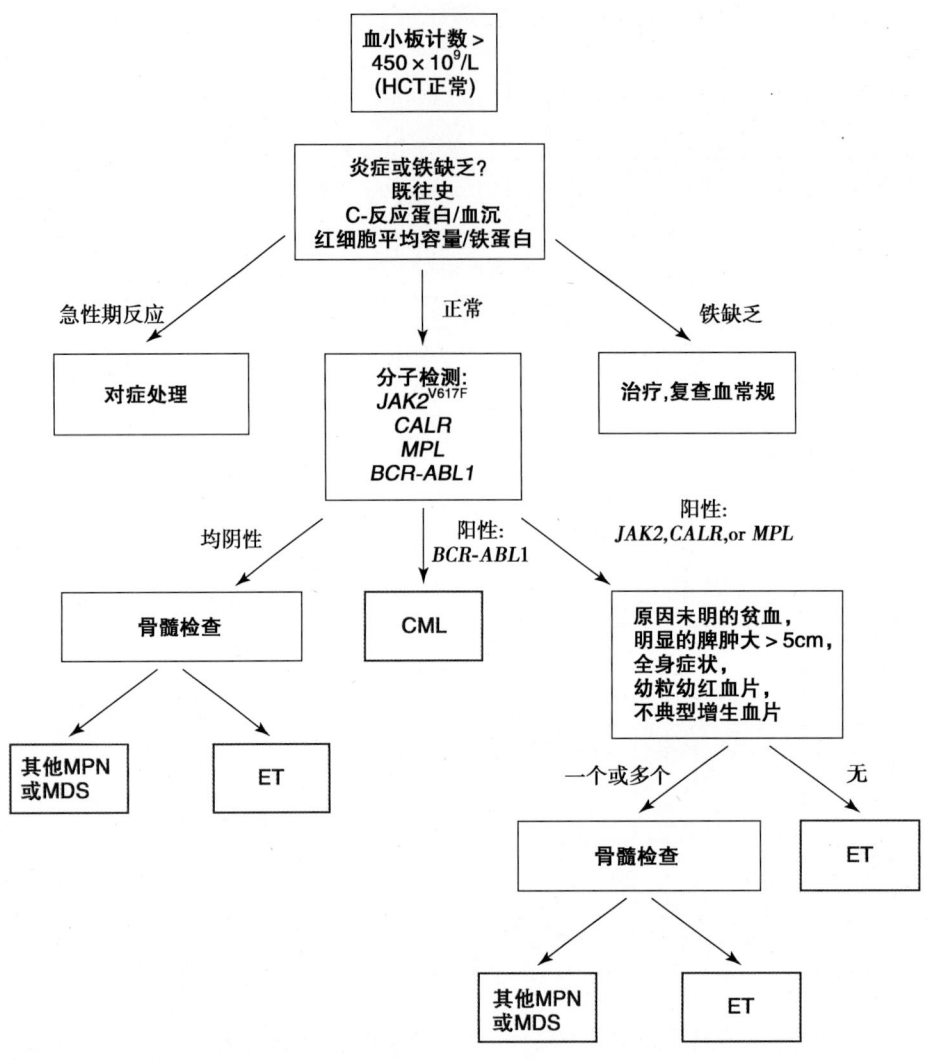

图 85-3　血小板增多症患者的诊断流程，原因未明的血小板计数持续升高患者的诊断流程

表 85-1　ET 的诊断标准
诊断需要 A1-A3 或 A1+A3-A5
A1　血小板持续>450×10⁹/L
A2　存在一个获得性的致病突变（JAK2、CALR 或 MPL）
A3　排除其他髓系恶性病变，特别是 PV、PMF、CML 或骨髓异常增生综合征
A4　无反应性血小板增多证据和正常铁储备
A5　骨髓检查发现巨核细胞增多，显著大细胞高分叶形态；一般没有网硬蛋白的增加

血液及生化指标

持续存在的血小板计数增高，可能只是轻度增高（如≥400×10⁹/L），或者急剧增高至百万×10⁹/L。因此，血小板增多的程度在患者中变化很大。虽然中性粒细胞增多，但白细胞数可能只是轻度升高，通常不超过 20×10⁹/L。血红蛋白浓度正常或

轻度降低。如果发生隐匿性出血，血红蛋白会进一步降低，同时红细胞中铁缺乏显而易见（小细胞低色素性贫血，详见下文"鉴别诊断"）。血涂片检查通常显示血小板体积增大、染色差。血涂片可以有效识别 PMF 的特征改变，例如泪滴状细胞（泪滴细胞）或循环中的粒系祖细胞。

血清化学检查

促血小板生成素的水平可以正常或轻度增高，但没有诊断价值。由于血清处理过程中血小板和白细胞的体外活化，ET 患者可能表现出假性高钾血症；使用血浆标本进行生化检查可以避免上述现象的发生。

分子学检查

原因未明且持续存在的血小板增多患者应进行基因突变的分子检测（图 85-3）。所有患者均需筛查 JAK2^V617F 的突变，如若阴性则需进一步筛查 CALR 和罕见的 MPL 基因突变。适当

表 85-2　血小板增多症的原因
克隆性血小板增多症
原发性血小板增多症
真性红细胞增多症
原发性骨髓纤维化
慢性髓细胞白血病
伴环铁幼粒细胞的难治性贫血以及血小板增多
5q-综合征
反应性(继发性)血小板增多症
暂时性血小板增多症
急性失血
血小板减少后恢复(反弹性血小板增多)
急性感染或炎症
对运动的反应
对药物的反应(长春新碱、肾上腺素、全反式维 A 酸)
持续性血小板增多症
铁缺乏
脾脏切除或先天性脾脏缺乏
恶性肿瘤
慢性感染或炎症
溶血性贫血
家族性血小板增多症
假性血小板增多症
冷球蛋白血症
急性白血病中细胞质碎片
红细胞碎片
菌血症

的检测方法包括等位基因特异的或实时聚合酶链反应(PCR)来检测 $JAK2^{V617F}$ 突变,焦磷酸测序或高分辨率熔解曲线分析来检测 MPL 突变,以及片段长度分析来检测 CALR 外显子 9 突变[25,51]。在缺乏骨髓细胞遗传学结果的情况下,推荐分子检测 BCR-ABL 融合基因来排除 CML。在常规临床工作中,额外的基因突变筛查(如 TET2)目前作用不明确。

骨髓检查

相关基因突变阴性的疑似 ET 患者尤其应该进行骨髓涂片和环锯活检检查。临床症状和实验室检查不典型(如可触及脾肿大、原因未明的贫血、血涂片异常)或者临床研究有怀疑的患者可进行骨髓检查。骨髓涂片通常显示巨核细胞大、分叶核多(图 85-2B),铁染色可能有助于排除铁缺乏或存在环形铁粒幼红细胞(见下文"鉴别诊断")。典型的骨髓环锯活检显示巨核细胞明显增生并且成簇,分叶细胞核多,缺乏明显的网状纤维(图 85-2C)。细胞构成通常是正常的或轻度增加,偶尔表现为低增生骨髓象,例如一部分存在 MPL 突变的患者[17,18]。

G 带或原位荧光杂交进行染色体分析,有助于诊断缺乏突变的 ET 疑似患者,主要用于排除其他髓系肿瘤,如 t(9;22)(CML)或 5q 缺失有关的病变("5q-综合征";参见第 87章)。在其余 5% 的 ET 患者发现其他核型异常,主要包括 20q 或 13q 缺失,8 号、9 号染色体复制,有助于确定克隆性造血的存在。

鉴别诊断

反应性血小板增多症

继发性血小板增多,常由细胞因子如白介素-6 起始、肝促血小板生成素的产生所驱动,见于感染、炎症和恶性肿瘤等(表 85-2;参见第 119 章)。如果检查医院各科室中所有的患者,超过 80% 患者存在反应性血小板计数增高,血小板增多症的程度并不能预测是克隆性病变或是反应性病因所致[52,53]。

家族性血小板增多症

家族性血小板增多症是由促血小板生成素基因、MPL 基因或其他未知基因突变造成的罕见的疾病。突变发生在促血小板生成素基因 5'-UTR 或 TPO 剪切识别位点,造成促血小板生成素翻译增加,继而血小板增多[54]。这些突变呈显性遗传,在克隆性 MPN 病例中未被发现[55]。在日本和意大利家族中发现了一个显性遗传突变,激活 MPL 等位基因(MPL^{S505N})[54],有趣的是克隆性 MPN 患者中也存在同样的突变[17]。常染色体显性遗传性血小板增多症家族曾发现了几种不同的遗传性 JAK2 等位基因(包括 $JAK2^{R564Q}$,$JAK2^{V617I}$,$JAK2^{R867Q}$ 和 $JAK2^{S755R/R938Q}$)[56,57]。虽然偶然伴发血栓形成或出血,家族性血小板增多症的临床表现大多轻微,虽然例外偶有发生[54]。大部分家族性病例的遗传学原因仍有待阐明。

真性红细胞增多症

真性红细胞增多症(参见第 84 章)常伴有血小板增多,在铁缺乏时可能表现为正常的血红蛋白水平,类似于原发性血小板增多症,尽管如此,平均红细胞体积通常降低。此外,ET 和 PV 具有表型的连续性,导致一部分患者诊断困难。利用连续变量例如红细胞比容来区分二者具有局限性,中间值患者组不可避免的包括了两种疾病(图 85-4),如何最好的区分这两种疾病仍存在争议[58]。

原发性骨髓纤维化

PMF 可能仅有血小板增多,但通常存在明显的脾肿大,存在外周血泪滴红细胞和祖细胞以及骨髓纤维化(参见第 86章)。15% ~ 20% 的 ET 患者存在争议,这些患者具有独特的骨髓形态,称为早期纤维化的 PMF,但在诊断时无其他 PMF 特征。尽管这类患者骨髓纤维化转化率较高,易发生出血、血栓形成,但总生存和其他 ET 患者并无区别[59]。第二个具有争议的领域涉及是否能通过骨髓环钻活检从早期 PMF 形态中区分 ET 和 PMF 前纤维化[60]。然而,这种区分的可重复性和临床实效仍不清楚[41,58]。

慢性髓系白血病

CML 患者偶尔会发现单一的血小板增多,多为女性,没有或者很少脾肿大,白细胞计数正常或稍增高,通常没有嗜碱性粒细胞增多或外周血中髓系前体细胞[61]。骨髓检查显示典型 CML 的小的、分叶少的巨核细胞,而 ET 是大的、分叶核多的细胞。由于酪氨酸激酶抑制剂在 CML 预后中的重大意义,不能忽视这种少见的情况。因此推荐对相关致病基因阴性的疑似

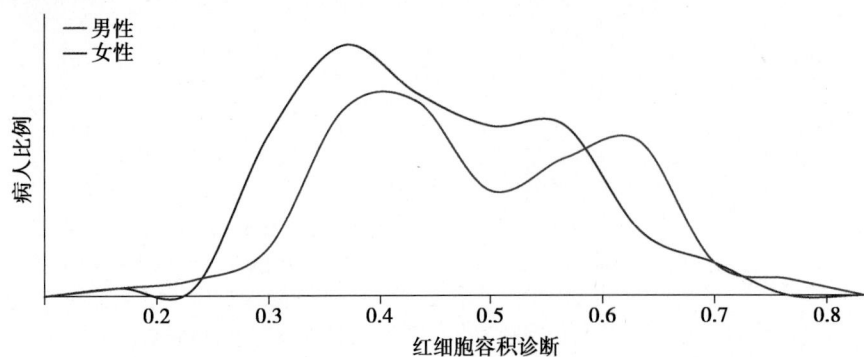

图 85-4　243 例 *JAK2*V617F. 阳性患者的诊断性血细胞比容水平分布图（ET 或 PV）

ET 的患者进行 *BCR-ABL1* 融合基因的检测。骨髓穿刺、活检及 G 显带核型分析，在某些情况下可能是需要的。

骨髓增生异常综合征

血小板增多症，如果经常伴发贫血，可见于 MDS 伴单独的 5q 缺失（5q-综合征）。虽然巨核细胞数量上是增多的，但通常体积偏小以及低分叶[60]，而典型 ET 是大的高分叶巨核细胞。血小板计数增加也是难治性贫血伴铁粒幼红细胞和血小板增多（RARS-t）的特征，而且可能与血栓性并发症有关。大约有半数患者具有 JAK2^{V617F} 突变，或者少见的 MPL 突变。

原发性血小板增多症其他骨髓增殖性疾病发病的关系

ET 和 PV 的关系

绝大部分 PV 和约半数 ET 中存在同样的 *JAK2*^{V617F} 突变（参见第 84 章），这产生了一个问题，一个单独的突变如何产生两种具有显著差别的临床表型。相对于 ET，*JAK2*^{V617F} 突变纯合子克隆（产生于一个叫单亲二倍体的有丝分裂重组事件；图 85-5）在 PV 患者中更常见[62,63]，提示 JAK2-STAT5 信号的增强可促进红系增生。小鼠和人类模型均再次支持这种假设，JAK2-STAT5 信号通路的强烈活化更倾向红系分化，而弱的活化水平偏向巨核细胞[16,64,65]。其他因素包括患者的性别和 STAT1 信号调节[66]。

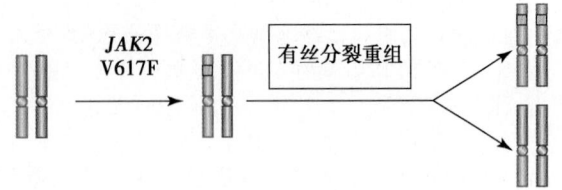

图 85-5　有丝分裂重组导致 *JAK2*V617F 突变的复制，从而产生 V617F 的纯合子亚克隆

骨髓纤维化和疾病加速期

一部分被诊断为 ET 的患者会经历加速进展期，其特征是造血功能紊乱。其表型表现多样，包括骨髓过度增殖，骨髓异常增生，而最常见的是骨髓纤维化。ET 的骨髓纤维化转化，特征是骨髓纤维化，髓外造血和骨髓衰竭，临床上与 PMF 难以鉴别（参见第 86 章），提示 PMF 可能代表疾病加速期的表现。与此一致的是，在确诊 PMF 前数年，患者表现为血小板增多，提

示可能存在一个未确诊的 ET[58]。

JAK2，*CALR* 或 *MPL* 突变的发生率骨髓纤维化和 ET 类似，但核型异常在 PMF 中高达 50%（参见第 86 章）[92,93]，而 ET 中仅 5%，提示 PMF 中存在更高程度的基因不稳定。此外，相比 ET 患者，涉及转录调控的基因（包括 *ASXL1*，*IDH1/2* 和 *EZH2*）突变在 PMF 患者中更常见。所有这些研究结果表明，通过获得额外的遗传事件或表观遗传改变驱动的克隆演化，疾病进入进展期；然而到目前为止，尚未有可靠的遗传事件组合可以鉴别 ET 和 PMF。由于突变体 *JAK2* 的表达导致活性氧的积累，DNA 损伤增加和 DNA 修复异常，JAK2 的组成型激活被认为是克隆进化的驱动因子[67~70]。

疾病急变期

对于少数 ET 患者，其疾病终点为 AML，也称为急变期。在一些患者中，疾病表现为从 ET 到 PMF 到 AML 的逐步转变，从而模仿在前伊马替尼时代观察到的 CML 的三相疾病模式（参见第 89 章）。在有些患者中，ET 直接发展为 AML[71]。

急变期疾病的突变谱与原发 AML 有一些相似之处。转录调控途径中的突变（包括 *TET2*，*ASXL1*，*EZH2* 和 *IDH1*）在急变期比在疾病早期阶段更为常见。此外，急变期疾病可发现 DNA 修复和细胞分化途径（包括 *TP53*，*RUNX1* 和 *IKZF1*）的突变，而这些突变在早期 MPN 中很少发生。与初发 AML 相比，染色体平衡易位在 MPN 转化的 AML 中很少见[72~74]。值得注意的是，*JAK2*^{V617F} 阳性的 ET 患者可能会发展为 *JAK2* 突变阴性的 AML[49,71]。

● 治疗

调整心血管危险因素

应该确定在 ET 患者中是否存在心血管疾病危险因素，例如高血压、糖尿病、吸烟、高胆固醇血症和肥胖，并予以相应的治疗。他汀类药物能有效降低胆固醇和预防动脉粥样硬化疾病，可能有益于 ET 治疗，但未在前瞻性研究中证实。

抗血小板治疗

PV 大规模随机研究证明，小剂量阿司匹林（100mg/d）可以减少血栓形成，而且不会伴随出血的增加[75]。虽然回顾性研究提示阿司匹林在 ET 中具有一个类似的保护作用[32]，但前瞻性研究还未进行。基于目前的证据，推荐在所有的除了有反指征的 ET 患者中使用阿司匹林。虽然在 ET 中很少有关于应用新

的抗血小板制剂氯吡格雷（clopidogrel）的报道，但在动脉粥样硬化患者中已有可靠的预防作用，提示它们可能适用于不能耐受阿司匹林治疗的患者。

细胞抑制治疗

治疗指征

前瞻性随机试验证明了高危 ET 患者（年龄>60 岁，或者有血栓病史）应用羟基脲进行细胞抑制治疗对于降低血栓形成有明确的作用，其中大约 70% 的患者同时接受抗血小板治疗[31]。虽然回顾性研究提示，没有其他危险因素的小于 60 岁的患者发生血栓的比例并没有比对照组更高，但缺乏前瞻性研究资料。ET 患者根据发生血栓并发症的危险性分层（表 85-3），细胞抑制治疗可以使高危患者受益。没有高危因素的可以分为低危（年龄小于 40 岁）和中危（40~60 岁）。由于低危患者发生血栓的危险较小，似乎不能从细胞抑制治疗中获得显著的保护作用。目前很少有证据可以用来指导中危患者的治疗策略。正在进行的 PT-1 试验（http://www.ctsu.ox.ac.uk/projects/leuk/pt1/），包括中危患者应用羟基脲+阿司匹林和阿司匹林单药治疗的随机试验，和低危患者单独用阿司匹林治疗的观察性研究，可能会提供一些前瞻性数据来帮助决定这些患者的治疗策略。尽管血小板增多症的程度不是血栓形成风险的可靠指标，但许多医生在血小板计数非常高（例如大于 1500×10^9/L）的患者中考虑使用细胞抑制疗法。

一旦开始进行细胞抑制治疗，许多医师建议通过调整剂量使血小板和白细胞计数维持在一个正常范围[35]

表 85-3 ET 患者危险分层

高危	没有高危因素	
	低危	中危
年龄>60 岁	<40 岁	40~60 岁
血栓症既往史		
血小板>1500×10^9/L		

细胞抑制剂的选择（表 85-4）

ET 患者的一线和二线治疗归纳于表 85-4。羟基脲是核苷酸还原酶的抑制剂，也称为羟基尿素，被普遍认为是 ET 的一线治疗药物，而且也是唯一在随机研究中被证明能减少血栓形成的细胞毒的药物[31]。羟基脲的并发症包括可逆的骨髓抑制和口腔黏膜或小腿溃疡形成。虽然羟基脲治疗镰状细胞疾病没有发现有致白血病作用[76]，但用于 MPN 是否有致白血病作用仍存在争议。一些研究提示羟基脲治疗 ET 有增加急性白血病的风险[77,78]，但在其他研究中没有发现两者存在关联[79,80]。这些研究可能由于病例数偏少、试验患者接受多种细胞毒药物治疗、缺乏合适的对照、回顾性资料收集以及相对短的随访时间等原因造成不同的结果。值得注意的是，接受羟基脲治疗的镰状细胞疾病和 MPN 患者显示了和正常对照相同的 DNA 突变率，提示羟基脲致突变率较低[81]。目前尚不清楚羟基脲单药治疗是否与急性白血病发病率增加相关；然而，看来这种危险性比较小，而且应该与减少血栓形成的作用相权衡。

表 85-4 ET 中细胞抑制剂的选择

年龄组	一线治疗	二线治疗
<40 岁	干扰素-α	羟基脲 阿那格雷
40~60 岁	干扰素-α	阿那格雷 羟基脲
>60 岁	羟基脲	阿那格雷 哌泊溴烷 白消安 放射性磷治疗

* 这些药物增加了 PV 患者向急性白血病转化的概率，只有在经过细致考虑的情况下，才可以推荐在 75 岁以上的患者中使用。

阿那格雷是一种喹唑啉的衍生物，通过抑制巨核细胞分化减少血小板计数[38]。虽然并不影响白细胞计数，但贫血很常见而且经常是进行性的[38]。超过 1/3 的患者因为副作用不能耐受，多数是由于其扩血管和正性肌力作用造成的，包括心悸和心律失常、体液潴留、心力衰竭和头痛。在老年和有心脏病病史的患者中使用阿那格雷需要特别警示。阿那格雷不是一种细胞毒药物，因此不太可能发生白血病转化。PT-1 随机试验证明在高危患者中，羟基脲+阿司匹林要优于阿那格雷+阿司匹林。该研究中，虽然两组在控制血小板计数上没有差别，但阿那格雷+阿司匹林组的 EFS 较低（$p=0.03$），动脉血栓、大出血、进展至骨髓纤维化的发生率较高（p 值分别为 0.004、0.008、0.01），而静脉血栓形成较少（$p=0.006$）[30]。与羟基脲相比，阿那格雷治疗与骨髓网状纤维的增加相关[38]。比较 PT-1（羟基脲和阿那格雷）和意大利（羟基脲和非细胞抑制治疗）的前瞻性研究，提示阿那格雷具有部分预防血栓的作用[82]，因此可用于不适合或不耐受羟基脲的二线治疗。ANAHYDRET 试验（比较羟基脲和阿那格雷）认为在治疗 ET 方面阿那格雷并不劣于羟基脲[83]。但是由于该试验中的病例数、随访时间和初级研究终点都比较小（表 85-5），还不足以看到 PT-1 研究中的观察到的差异。此外，实行非劣效实验的伦理基础也可能被质疑[84]。

表 85-5 阿那格雷对比羟基脲治疗 ET 的 ANAHYDRET 和 PT-1 的随机对照研究

	ANAHYDRET	PT-1
诊断	WHO 标准（2001） 中心对组织学回顾分析*	PVSG 标准 由治疗医师诊断
患者	高危 初治	高危 经治或初治
中位年龄：AN/HU	58/56	61/62
患者例数：AN/HU	122/136	405/404
随访	730 例-年	2653 例-年
总体事件发生率：		
动脉血栓形成	15	54
静脉血栓形成	8	17
出血	7	30
转化为骨髓纤维化	3	21

AN，阿那格雷；HU，羟基脲；MF，骨髓纤维化；WHO，世界卫生组织。
* 82.2% 的患者符合 WHO 2001 年 ET 诊断标准。

虽然没有直接证据可以证明重组干扰素-α 在预防血栓上的作用，但 IFN-α 可以有效控制血小板数量。治疗通常伴有显著的副作用，包括流感样症状和精神障碍，后者可能被迫结束治疗。由于没有致白血病和致畸作用[85]，IFN-α 经常用于年轻或受孕和怀孕患者。然而因为其不利的副作用，在老年患者中应该避免使用。聚乙二醇 IFN-α 不需要频繁给药，可能更便利，但其毒副作用与原型成分类似。

放射性磷和烷化剂如白消安均能有效地控制血小板数量，但有进展为急性白血病的危险，特别当序贯使用羟基脲时，因此在年轻患者中应避免使用。对不能定期去门诊复诊的老年患者可间歇性地长间隔地使用放射性磷和白消安。哌泊溴烷，一种哌嗪类衍生物，在 ET 患者中能有效地降低血小板数量，但在血栓预防上没有直接作用。然而，对 PV 的研究提示长期使用哌泊溴烷增加白血病转化的风险[80,86]。

JAK2 突变的发现以及 JAK2 活性在 MPNs 发生中关键作用的亮点研究推动了靶向 JAK2 抑制剂的快速发展（如芦可替尼）。随机研究证实了这些药物在减轻症状方面的作用，并且有可能延长 PMF 患者的生存[87,88]。虽然早期临床试验显示了降低 ET 患者血小板数量的有效性，但其在临床常规治疗中的地位尚未确定。

特殊注意事项

受孕和妊娠

ET 患者早期妊娠失败率达到 50%，其他并发症例如宫内发育迟缓、死胎和先兆子痫也发生频繁。这些并发症与受孕前血小板计数无关，但可能在 *JAK2V617F* 阳性患者中更显著。使用阿司匹林或细胞抑制剂能否改善怀孕结果尚不明确，各项研究得到的结果不尽相同[89]。然而，一项大型的非 ET 的先兆子痫患者的荟萃分析显示，阿司匹林用于妊娠期无论对母亲还是胎儿都是安全的[90]，因此对所有怀孕的 ET 患者使用阿司匹林似乎是合理的。虽然羟基脲曾被用于怀孕期间，通常对母亲和胎儿没有副作用，但在各种非人类哺乳动物[91]中有致畸作用，如果可能应当避免使用。阿那格雷可以透过胎盘对胎儿发育产生未知的影响，应避免使用。IFN-α 没有致畸作用，可以用于高危需要细胞抑制治疗的妊娠患者。虽然缺乏在 ET 患者中的研究，在妊娠期使用预防血栓的治疗看来是安全的（例如低分子

量肝素）[92]，在有血栓和流产病史的患者中可以考虑使用；在那些先前有血栓形成的患者，应该在产后持续治疗 6 周。怀孕的 ET 患者应该由一个中心统一管理，定期监测胎儿，并且由产科、血液科和麻醉科共同沟通治疗患者。怀孕并不会影响疾病的自然病程，虽然血小板计数在妊娠期通常会降低。动物试验中，羟基脲与精子形成减少和精原细胞遗传损伤相关[91]。因此，需要细胞抑制治疗的男性 ET 患者可考虑 IFN-α 治疗。

手术

虽然 ET 患者经历手术会发生血栓形成和出血风险增加，现在仍不清楚能否通过特殊的治疗干预减少这些危险。一般来说，大手术或关键部位的手术前 7~10 天，通常应该停止使用抗血小板制剂，推荐一旦术后确信可以安全止血，就应该重新开始抗血小板治疗。术后血栓预防应该根据当地的流程。对于接受细胞抑制治疗的患者，术前应该控制血细胞到最佳程度，中断治疗的时间应控制在最小。对于没有接受治疗的患者，根据个体血栓症的危险因素、血小板增多的程度和手术的性质，进行个体化的暂时性细胞抑制治疗。

ET 患者的脾切除术通常会导致血小板数量升高、血栓形成和出血增加。因此在选择性脾切除术前，所有 ET 患者应将血小板控制至正常范围。术后推荐预防血栓治疗和每天监测血细胞计数。

● 病程及预后

目前还没有关于 ET 患者长期生存的高质量的前瞻性数据。来源于肿瘤注册和回顾性研究数据显示，ET 患者的总生存低于正常对照[93~95]。死亡率增加与疾病的并发症，如血栓形成和向骨髓纤维化或 AML 转化有关。然而，由于在过去的 10~20 年中治疗模式发生了显著的改变，包括更积极的阻止血栓发生的干预措施、减少使用致白血病的药物等[94]。近年来这些变化明显改善了患者的预后，但也使得一些长期跟踪研究结果难以解释。

已经发现许多血栓形成的预测因素（表 85-6），最明确的是年龄大于 60 岁或以前有血栓形成史。ET 患者中与总生存降低的独立因素包括血栓史、贫血和白细胞增多，后面两个因素更多地见于疾病进展患者。其他增加血栓风险的因素包括有动脉粥样硬化倾向的疾病（糖尿病、高血压、高胆固醇血症、

表 85-6　ET 并发症的危险因素			
血栓形成	出血	MF 转化	急性髓细胞白血病
年龄>60 岁	骨髓纤维化‡	疾病持续时间	疾病持续时间
血栓既往史	血小板增多†	阿那格雷治疗¶	基因毒治疗
心血管危险因素*	白细胞增多†	骨髓纤维化‡	使用>1 个细胞抑制药物
白细胞增多†			
骨髓纤维化‡			
*JAK2*V617F 突变§			

* 糖尿病、高血压、高胆固醇血症或吸烟。
† 随访时。
‡ 诊断时。
§ 静脉血栓和动脉血栓发生事件。
¶ 与羟基脲比较。

吸烟），有 *JAK2*^{V617F} 突变或者诊断时骨髓纤维化程度增加（见前文"血栓形成"）。目前通常认为，年龄大于 60 岁和血栓既往史的 ET 患者一般需考虑细胞抑制治疗。其他因素如 *JAK2* 突变是否用于改进对患者的治疗仍然需要临床试验证实。

与血栓并发症相反，很少有明确的因素提示疾病进展至骨髓纤维化或急性白血病。随着疾病持续，两种并发症的发生率逐渐增加。治疗的选择也在其中发挥作用，和羟基脲相比阿那格雷会增加骨髓纤维化转化的风险，而基因毒制剂增加白血病的风险，特别序贯使用羟基脲时。一项前瞻性研究中，诊断时存在骨髓纤维化以后发展为 PMF 的危险性增加[38]，但其他指标，包括出现不同的体细胞突变，均未发现与骨髓纤维化或白血病转化相关。

翻译：张苏江、徐岚　　校对：陈赛娟

参考文献

1. Epstein E, Geoedel A: Hemorrhagic thrombocythemia with cascular, sclerotic spleen. *Virchows Archiv A Pathol Anat Histopathol* 293:233, 1934.
2. Fialkow PJ, Faguet GB, Jacobson RJ, et al: Evidence that essential thrombocythemia is a clonal disorder with origin in a multipotent stem cell. *Blood* 58:916, 1981.
3. McNally RJ, Rowland D, Roman E, Cartwright RA: Age and sex distributions of hematological malignancies in the U.K. *Hematol Oncol* 15:173, 1997.
4. Mesa RA, Silverstein MN, Jacobsen SJ, et al: Population-based incidence and survival figures in essential thrombocythemia and agnogenic myeloid metaplasia: An Olmsted County Study, 1976-1995. *Am J Hematol* 61:10, 1999.
5. Anderson RE, Hoshino T, Yamamoto T: Myelofibrosis with myeloid metaplasia in survivors of the atomic bomb in Hiroshima. *Ann Intern Med* 60:1, 1964.
6. Kralovics R, Stockton DW, Prchal JT: Clonal hematopoiesis in familial polycythemia vera suggests the involvement of multiple mutational events in the early pathogenesis of the disease. *Blood* 102:3793, 2003.
7. Landgren O, Goldin LR, Kristinsson SY, et al: Increased risks of polycythemia vera, essential thrombocythemia, and myelofibrosis among 24,577 first-degree relatives of 11,039 patients with myeloproliferative neoplasms in Sweden. *Blood* 112:2199, 2008.
8. Cross NCP: Genetic and epigenetic complexity in myeloproliferative neoplasms. *Hematology Am Soc Hematol Educ Program* 2011:208, 2011.
9. Levine RL, Pardanani A, Tefferi A, Gilliland DG: Role of JAK2 in the pathogenesis and therapy of myeloproliferative disorders. *Nat Rev Cancer* 7:673, 2007.
10. Witthuhn BA, Quelle FW, Silvennoinen O, et al: JAK2 associates with the erythropoietin receptor and is tyrosine phosphorylated and activated following stimulation with erythropoietin. *Cell* 74:227, 1993.
11. Drachman JG, Millett KM, Kaushansky K: Thrombopoietin signal transduction requires functional JAK2, not TYK2. *J Biol Chem* 274:13480, 1999.
12. Parganas E, Wang D, Stravopodis D, et al: Jak2 is essential for signaling through a variety of cytokine receptors. *Cell* 93:385, 1998.
13. Remy I, Wilson IA, Michnick SW: Erythropoietin receptor activation by a ligand-induced conformation change. *Science* 283:990, 1999.
14. Brooks AJ, Dai W, O'Mara ML, et al: Mechanism of activation of protein kinase JAK by the growth hormone receptor. *Science* 344:1249783, 2014.
15. Bandaranayake RM, Ungureanu D, Shan Y, et al: Crystal structures of the JAK2 pseudokinase domain and the pathogenic mutant V617F. *Nat Struct Mol Biol* 19:754, 2012.
16. Li J, Kent DG, Chen E, Green AR: Mouse models of myeloproliferative neoplasms: JAK of all grades. *Dis Model Mech* 4:311, 2011.
17. Beer PA, Campbell PJ, Scott LM, et al: MPL mutations in myeloproliferative disorders: Analysis of the PT-1 cohort. *Blood* 112:141, 2008.
18. Vannucchi AM, Antonioli E, Guglielmelli P, et al: Characteristics and clinical correlates of MPL 515W>L/K mutation in essential thrombocythemia. *Blood* 112:844, 2008.
19. Staerk J, Lacout C, Sato T, et al: An amphipathic motif at the transmembrane-cytoplasmic junction prevents autonomous activation of the thrombopoietin receptor. *Blood* 107:1864, 2006.
20. Ding J, Komatsu H, Iida S, et al: The Asn505 mutation of c-MPL gene, which causes familial essential thrombocythemia, induces autonomous homodimerization of the c-Mpl protein due to strong amino acid polarity. *Blood* 114:3325, 2009.
21. Pikman Y, Lee BH, Mercher T, et al: MPLW515L is a novel somatic activating mutation in myelofibrosis with myeloid metaplasia. *PLoS Med* 3:e270, 2006.
22. Oh ST, Simonds EF, Jones C, et al: Novel mutations in the inhibitory adaptor protein LNK drive JAK-STAT signaling in patients with myeloproliferative neoplasms. *Blood* 116:988, 2010.
23. Wang WA, Groenendyk J, Michalak M: Calreticulin signaling in health and disease. *Int J Biochem Cell Biol* 44:842, 2012.
24. Nangalia J, Massie CE, Baxter EJ, et al: Somatic CALR mutations in myeloproliferative neoplasms with nonmutated JAK2. *N Engl J Med* 369:2391, 2013.
25. Klampfl T, Gisslinger H, Harutyunyan AS, et al: Somatic mutations of calreticulin in myeloproliferative neoplasms. *N Engl J Med* 369:2379, 2013.
26. Rampal R, Al-Shahrour F, Abdel-Wahab O, et al: Integrated genomic analysis illustrates the central role of JAK-STAT pathway activation in myeloproliferative neoplasm pathogenesis. *Blood* 123:e123, 2014.
27. Kim E, Abdel-Wahab O: Focus on the epigenome in the myeloproliferative neoplasms. *Hematology Am Soc Hematol Educ Program* 2013:538, 2013.
28. Dawson MA, Bannister AJ, Gottgens B, et al: JAK2 phosphorylates histone H3Y41 and excludes HP1alpha from chromatin. *Nature* 461:819, 2009.
29. Rinaldi CR, Rinaldi P, Alagia A, et al: Preferential nuclear accumulation of JAK2V617F in CD34+ but not in granulocytic, megakaryocytic, or erythroid cells of patients with Philadelphia-negative myeloproliferative neoplasia. *Blood* 116:6023, 2010.
30. Harrison CN, Campbell PJ, Buck G, et al: Hydroxyurea compared with anagrelide in high-risk essential thrombocythemia. *N Engl J Med* 353:33, 2005.
31. Cortelazzo S, Finazzi G, Ruggeri M, et al: Hydroxyurea for patients with essential thrombocythemia and a high risk of thrombosis. *N Engl J Med* 332:1132, 1995.
32. Michiels JJ, van Genderen PJ, Lindemans J, van Vliet HH: Erythromelalgic, thrombotic and hemorrhagic manifestations in 50 cases of thrombocythemia. *Leuk Lymphoma* 22 Suppl 1:47, 1996.
33. Patel RK, Lea NC, Heneghan MA, et al: Prevalence of the activating JAK2 tyrosine kinase mutation V617F in the Budd-Chiari syndrome. *Gastroenterology* 130:2031, 2006.
34. Passamonti F, Rumi E, Arcaini L, et al: Prognostic factors for thrombosis, myelofibrosis, and leukemia in essential thrombocythemia: A study of 605 patients. *Haematologica* 93:1645, 2008.
35. Campbell PJ, MacLean C, Beer PA, et al: Correlation of blood counts with vascular complications in essential thrombocythemia: Analysis of the prospective PT1 cohort. *Blood* 120:1409, 2012.
36. Dahabreh IJ, Zoi K, Giannouli S, et al: Is JAK2 V617F mutation more than a diagnostic index? A meta-analysis of clinical outcomes in essential thrombocythemia. *Leuk Res* 33:67, 2009.
37. Lussana F, Caberlon S, Pagani C, et al: Association of V617F Jak2 mutation with the risk of thrombosis among patients with essential thrombocythaemia or idiopathic myelofibrosis: A systematic review. *Thromb Res* 124:409, 2009.
38. Campbell PJ, Bareford D, Erber WN, et al: Reticulin accumulation in essential thrombocythemia: Prognostic significance and relationship to therapy. *J Clin Oncol* 27:2991, 2009.
39. Elliott MA, Tefferi A: Thrombosis and haemorrhage in polycythaemia vera and essential thrombocythaemia. *Br J Haematol* 128:275, 2005.
40. Wolanskyj AP, Schwager SM, McClure RF, et al: Essential thrombocythemia beyond the first decade: Life expectancy, long-term complication rates, and prognostic factors. *Mayo Clin Proc* 81:159, 2006.
41. Wilkins BS, Erber WN, Bareford D, et al: Bone marrow pathology in essential thrombocythemia: Interobserver reliability and utility for identifying disease subtypes. *Blood* 111:60, 2008.
42. Campbell PJ, Scott LM, Buck G, et al: Definition of subtypes of essential thrombocythaemia and relation to polycythaemia vera based on JAK2 V617F mutation status: A prospective study. *Lancet* 366:1945, 2005.
43. Vannucchi AM, Antonioli E, Guglielmelli P, et al: Clinical correlates of JAK2V617F presence or allele burden in myeloproliferative neoplasms: A critical reappraisal. *Leukemia* 22:1299, 2008.
44. Rotunno G, Mannarelli C, Guglielmelli P, et al: Impact of calreticulin mutations on clinical and hematological phenotype and outcome in essential thrombocythemia. *Blood* 123:1552, 2014.
45. Rumi E, Pietra D, Ferretti V, et al: JAK2 or CALR mutation status defines subtypes of essential thrombocythemia with substantially different clinical course and outcomes. *Blood* 123:1544, 2014.
46. Kiladjian JJ, Rain JD, Bernard JF, et al: Long-term incidence of hematological evolution in three French prospective studies of hydroxyurea and pipobroman in polycythemia vera and essential thrombocythemia. *Semin Thromb Hemost* 32:417, 2006.
47. Finazzi G, Caruso V, Marchioli R, et al: Acute leukemia in polycythemia vera: An analysis of 1638 patients enrolled in a prospective observational study. *Blood* 105:2664, 2005.
48. Berk PD, Goldberg JD, Silverstein MN, et al: Increased incidence of acute leukemia in polycythemia vera associated with chlorambucil therapy. *N Engl J Med* 304:441, 1981.
49. Theocharides A, Boissinot M, Girodon F, et al: Leukemic blasts in transformed JAK2-V617F-positive myeloproliferative disorders are frequently negative for the JAK2-V617F mutation. *Blood* 110:375, 2007.
50. Andersson PO, Ridell B, Wadenvik H, Kutti J: Leukemic transformation of essential thrombocythemia without previous cytoreductive treatment. *Ann Hematol* 79:40, 2000.
51. Bench AJ, White HE, Foroni L, et al: Molecular diagnosis of the myeloproliferative neoplasms: UK guidelines for the detection of JAK2 V617F and other relevant mutations. *Br J Haematol* 160:25, 2013.
52. Griesshammer M, Bangerter M, Sauer T, et al: Aetiology and clinical significance of thrombocytosis: Analysis of 732 patients with an elevated platelet count. *J Intern Med* 245:295, 1999.
53. Buss DH, Cashell AW, O'Connor ML, et al: Occurrence, etiology, and clinical significance of extreme thrombocytosis: A study of 280 cases. *Am J Med* 96:247, 1994.
54. Skoda R: The genetic basis of myeloproliferative disorders. *Hematology Am Soc Hematol Educ Program* 2007:1, 2007.
55. Harrison CN, Gale RE, Wiestner AC, et al: The activating splice mutation in intron 3 of the thrombopoietin gene is not found in patients with non-familial essential thrombocythaemia. *Br J Haematol* 102:1341, 1998.
56. Mead AJ, Rugless MJ, Jacobsen SE, Schuh A: Germline JAK2 mutation in a family with hereditary thrombocytosis. *N Engl J Med* 366:967, 2012.
57. Marty C, Saint-Martin C, Pecquet C, et al: Germ-line JAK2 mutations in the kinase domain are responsible for hereditary thrombocytosis and are resistant to JAK2 and HSP90 inhibitors. *Blood* 123:1372, 2014.
58. Beer PA, Erber WN, Campbell PJ, Green AR: How I treat essential thrombocythemia. *Blood* 117:1472, 2010.
59. Campbell PJ, Bareford D, Erber WN, et al: Reticulin accumulation in essential thrombocythemia: Prognostic significance and relationship to therapy. *J Clin Oncol* 27:2991, 2009.

60. Swerdlow SH, Campo E, Harris NL, et al: *WHO Classification of Tumours of Haematopoietic and Lymphoid Tissues.* IARC Press, Lyon, 2008.

61. Michiels JJ, Berneman Z, Schroyens W, et al: Philadelphia (Ph) chromosome-positive thrombocythemia without features of chronic myeloid leukemia in peripheral blood: Natural history and diagnostic differentiation from Ph-negative essential thrombocythemia. *Ann Hematol* 83:504, 2004.

62. Godfrey AL, Chen E, Pagano F, et al: JAK2V617F homozygosity arises commonly and recurrently in PV and ET, but PV is characterized by expansion of a dominant homozygous subclone. *Blood* 120:2704, 2012.

63. Godfrey AL, Chen E, Pagano F, et al: Clonal analyses reveal associations of JAK2V617F homozygosity with hematologic features, age and gender in polycythemia vera and essential thrombocythemia. *Haematologica* 98:718, 2013.

64. Olthof SG, Fatrai S, Drayer AL, et al: Downregulation of signal transducer and activator of transcription 5 (STAT5) in CD34+ cells promotes megakaryocytic development, whereas activation of STAT5 drives erythropoiesis. *Stem Cells* 26:1732, 2008.

65. Li J, Kent DG, Godfrey AL, et al: JAK2V617F homozygosity drives a phenotypic switch in myeloproliferative neoplasms, but is insufficient to sustain disease. *Blood* 123:3139, 2014.

66. Chen E, Beer PA, Godfrey AL, et al: Distinct clinical phenotypes associated with JAK2V617F reflect differential STAT1 signaling. *Cancer Cell* 18:524, 2010.

67. Plo I, Nakatake M, Malivert L, et al: JAK2 stimulates homologous recombination and genetic instability: Potential implication in the heterogeneity of myeloproliferative disorders. *Blood* 112:1402, 2008.

68. Zhao R, Follows GA, Beer PA, et al: Inhibition of the Bcl-xL deamidation pathway in myeloproliferative disorders. *N Engl J Med* 359:2778, 2008.

69. Marty C, Lacout C, Droin N, et al: A role for reactive oxygen species in JAK2 V617F myeloproliferative neoplasm progression. *Leukemia* 27:2187, 2013.

70. Nieborowska-Skorska M, Kopinski PK, Ray R, et al: Rac2-MRC-cIII-generated ROS cause genomic instability in chronic myeloid leukemia stem cells and primitive progenitors. *Blood* 119:4253, 2012.

71. Beer PA, Delhommeau F, Lecouedic JP, et al: Two routes to leukemic transformation following a JAK2 mutation-positive myeloproliferative neoplasm. *Blood* 115:2891, 2010.

72. Abdel-Wahab O, Manshouri T, Patel J, et al: Genetic analysis of transforming events that convert chronic myeloproliferative neoplasms to leukemias. *Cancer Res* 70:447, 2010.

73. Jager R, Gisslinger H, Passamonti F, et al: Deletions of the transcription factor Ikaros in myeloproliferative neoplasms. *Leukemia* 24:1290, 2010.

74. Milosevic JD, Puda A, Malcovati L, et al: Clinical significance of genetic aberrations in secondary acute myeloid leukemia. *Am J Hematol* 87:1010, 2012.

75. Landolfi R, Marchioli R, Kutti J, et al: Efficacy and safety of low-dose aspirin in polycythemia vera. *N Engl J Med* 350:114, 2004.

76. Lanzkron S, Strouse JJ, Wilson R, et al: Systematic review: Hydroxyurea for the treatment of adults with sickle cell disease. *Ann Intern Med* 148:939, 2008.

77. Sterkers Y, Preudhomme C, Lai JL, et al: Acute myeloid leukemia and myelodysplastic syndromes following essential thrombocythemia treated with hydroxyurea: High proportion of cases with 17p deletion. *Blood* 91:616, 1998.

78. Weinfeld A, Swolin B, Westin J: Acute leukaemia after hydroxyurea therapy in polycythaemia vera and allied disorders: Prospective study of efficacy and leukaemogenicity with therapeutic implications. *Eur J Haematol* 52:134, 1994.

79. Bjorkholm M, Derolf AR, Hultcrantz M, et al: Treatment-related risk factors for transformation to acute myeloid leukemia and myelodysplastic syndromes in myeloproliferative neoplasms. *J Clin Oncol* 29:2410, 2011.

80. Tefferi A, Rumi E, Finazzi G, et al: Survival and prognosis among 1545 patients with contemporary polycythemia vera: An international study. *Leukemia* 27:1874, 2013.

81. Hanft VN, Fruchtman SR, Pickens CV, et al: Acquired DNA mutations associated with *in vivo* hydroxyurea exposure. *Blood* 95:3589, 2000.

82. Campbell PJ, Green AR: Management of polycythemia vera and essential thrombocythemia. *Hematology* 2005:201, 2005.

83. Gisslinger H, Gotic M, Holowiecki J, et al: Anagrelide compared with hydroxyurea in WHO-classified essential thrombocythemia: The ANAHYDRET Study, a randomized controlled trial. *Blood* 121:1720, 2013.

84. Garattini S, Bertele V: Non-inferiority trials are unethical because they disregard patients' interests. *Lancet* 370:1875, 2007.

85. Yazdani Brojeni P, Matok I, Garcia Bournissen F, Koren G: A systematic review of the fetal safety of interferon alpha. *Reprod Toxicol* 33:265, 2012.

86. Kiladjian JJ, Chevret S, Dosquet C, et al: Treatment of polycythemia vera with hydroxyurea and pipobroman: Final results of a randomized trial initiated in 1980. *J Clin Oncol* 29:3907, 2011.

87. Verstovsek S, Kantarjian H, Mesa RA, et al: Safety and efficacy of INCB018424, a JAK1 and JAK2 inhibitor, in myelofibrosis. *N Engl J Med* 363:1117, 2010.

88. Cervantes F, Vannucchi AM, Kiladjian JJ, et al: Three-year efficacy, safety, and survival findings from COMFORT-II, a phase 3 study comparing ruxolitinib with best available therapy for myelofibrosis. *Blood* 122:4047, 2013.

89. Harrison C: Pregnancy and its management in the Philadelphia negative myeloproliferative diseases. *Br J Haematol* 129:293, 2005.

90. Askie LM, Duley L, Henderson-Smart DJ, Stewart LA: Antiplatelet agents for prevention of pre-eclampsia: A meta-analysis of individual patient data. *Lancet* 369:1791, 2007.

91. Liebelt EL, Balk SJ, Faber W, et al: NTP-CERHR expert panel report on the reproductive and developmental toxicity of hydroxyurea. *Birth Defects Res B Dev Reprod Toxicol* 80:259, 2007.

92. Patel JP, Hunt BJ: Where do we go now with low molecular weight heparin use in obstetric care? *J Thromb Haemost* 6:1461, 2008.

93. Montanaro M, Latagliata R, Cedrone M, et al: Thrombosis and survival in essential thrombocythemia: A regional study of 1,144 patients. *Am J Hematol* 89:542, 2014.

94. Hultcrantz M, Kristinsson SY, Andersson TM, et al: Patterns of survival among patients with myeloproliferative neoplasms diagnosed in Sweden from 1973 to 2008: A population-based study. *J Clin Oncol* 30:2995, 2012.

95. Price GL, Davis KL, Karve S, et al: Survival patterns in United States (US) medicare enrollees with non-CML myeloproliferative neoplasms (MPN). *PLoS One* 9:e90299, 2014.

第 86 章
原发性骨髓纤维化

Marshall A Lichtman and Josef T. Prchal

摘要

原发性骨髓纤维化是克隆性髓系疾病谱中的几种疾病之一,是一种起源于存在多种体细胞突变的单个恶性造血多潜能细胞克隆性扩张的恶性疾病。原发性骨髓纤维化与真性红细胞增多症和原发性血小板增多症一起,被世界卫生组织归为骨髓增殖性疾病。约90%的病例存在基因突变,其中约50%的病例有酪氨酸激酶2(JAK2)基因突变,约35%的病例有钙网蛋白(CALR)基因突变,约4%的病例有血小板生成素受体(MPL)基因突变。这个疾病的典型临床特点为贫血、轻度中性粒细胞升高、血小板增多和脾肿大。偶有病例出现二系或三系细胞减少(约15%)。血涂片常见未成熟髓细胞样和有核红细胞、泪滴状红细胞和巨大血小板(巨核细胞胞质碎片)。骨髓中可见肿瘤性巨核细胞数量增多以及网状纤维增多,晚期常有胶原纤维化。这种反应性、多克隆的纤维组织增生是由于大量肿瘤性巨核细胞局部释放细胞因子(如转化生长因子 TGF-β)导致的。也可伴有骨硬化。本病复杂之处在于:①脾血流量剧增及肝脏血管失去顺应性而导致的门静脉高压和食管胃静脉曲张;②在任何组织均可出现的髓外纤维化造血组织肿瘤压迫重要结构引起的症状等;③腹部静脉血栓形成(布加综合征)。新开发的 JAK2 抑制剂是目前针对脾肿大和全身症状(发热、盗汗和体重减轻)的一线治疗药物。其他治疗方法包括:血小板增多和脾肿大者可予羟基脲,严重贫血时用雄激素、促红细胞生成素或输注红细胞,对纤维化造血组织肿瘤或有症状的脾肿大可行局部放疗,对 JAK-2 抑制剂治疗无效的脾大引起的严重血细胞减少可行脾切除术。胃食管静脉曲张破裂出血可行门静脉分流术。对于年轻患者,异基因造血干细胞移植可治愈本病;非清髓移植已在年龄高达60岁的患者中取得成功。本病可呈惰性迁延多年或可急速进展,表现为造血功能衰退,脾脏明显增大并出现相关症状,或者转化为急性髓细胞白血病。

简写和缩略词

AML,急性髓细胞白血病(acute myelogenous leukemia);bFGF,碱性成纤维细胞生长因子(basic fibroblast growth factor);bp,配对碱基(base pair);CALR,钙网蛋白基因(calreticulin gene);CD,分化抗原决定簇(cluster of differentiation);CML,慢性髓细胞白血病(chronic myelogenous leukemia);FISH,荧光原位杂交(fluorescence in situ hybridization);G-6-PD,葡萄糖-6-磷酸脱氢酶(glucose-6-phosphate dehydrogenase);G-CSF,粒系集落刺激因子(granulocyte colony-stimulating factor);IL,白细胞介素(interleukin);JAK-2,酪氨酸激酶2基因(Janus kinase 2 gene);MPL,血小板生成素基因(thrombopoietin receptor gene);MRI,磁共振成像(magnetic resonance imaging);PDGF,血小板衍生生长因子(platelet-derived growth factor);TGF,转化生长因子(transforming growth factor);TNF-R,肿瘤坏死因子-受体(tumor necrosis factor-receptor)。

定义及历史

原发性骨髓纤维化是一种慢性克隆性髓系肿瘤,其特点为:①贫血;②中性粒细胞增多和血小板增多,或者少部分患者出现血小板减少和粒细胞减少;③脾肿大;④外周血中出现未成熟粒细胞、幼红细胞、泪滴状红细胞以及 CD34+ 细胞集落增多;⑤骨髓纤维化;⑥骨硬化。本病首先由 Heuck[1] 于 1879 年报道,当时的标题为"2 例伴特殊外周血和骨髓改变的白血病"。在他这篇报道中,Silverstein 追溯了 20 世纪上半叶提出这些概念的历史,并探讨了本病的发病机制,包括在骨髓中的起源、髓外造血的出现以及纤维化与造血改变的关系[2]。这个疾病通常可以是原发性,也可以在真性红细胞增多症(参见第 84 章)、原发性血小板增多症(参见第 85 章)后期出现,或者少部分慢性粒细胞白血病(参见第 89 章)或非典型的骨髓增殖性疾病(参见第 89 章)后期可以出现。该病之前可以有纤维化前期(见下文"特殊临床表现"下"纤维化前期原发性骨髓纤维化")。对本病的命名甚多,约有 20 多种名称曾被提出或使用过,不同的国家有各自习惯使用的名称[3]。世界卫生组织一个分型工作组将"原发性骨髓纤维化"作为这种疾病的最新"官方"命名[3]。但这种折中的命名选择也带来了遗憾,因为骨髓纤维化是继发性的,而不是原发性的,这种选择也没有注重本病关键病理变化:一种由于单纯巨核细胞恶性增生导致的克隆性髓系疾病[4]。该病不是纤维组织疾病,而是源于细胞的疾病。它是唯一一个在医学术语中无特指类型的癌症,而是以细胞外基质异常引发的附带症状进行命名。

研究发现 JAK2 基因突变与多种骨髓增殖性疾病的发生和生物学表现有关[5],约 50% 的原发性骨髓纤维化的病例有 JAK2 基因突变[6]或少见的 MPL 基因突变,这些更有利于理解该疾病的发病机制以及与其他骨髓增殖性疾病的关系。JAK 信号通路同时也为治疗提供了重要的靶点。后续研究发现,在无 JAK2 基因或 MPL 基因突变的患者中约 70% 存在 CALR 基因突变,这为骨髓纤维化的发病机制的研究提供了更深的见解,为研究体细胞突变间的相互作用和寻找新的治疗方法提供机会(见下文"病因及发病机制")[7]。

流行病学

发病率

年龄和性别

原发性骨髓纤维化一般发生在 50 岁以上人群[2,8~16],诊断时的中位年龄约为 65~70 岁[8,12~14,17],但本病亦可发生在新生儿或儿童中[2,12,14,18~20]。在婴儿患者中,本病可呈现疾病的典型表现或仅有某些特点而不表现其他特点,如没有肝脾肿大[19],家族性婴儿骨髓纤维化的表现类似于成人,一些病例为常染色体隐性遗传[20~23]。儿童原发性骨髓纤维化好发年龄为 3 岁以内[20,24,25]。在幼儿患者中,女孩的发病率是男孩的 2 倍[19]。青年和中年人的发病情况类似于老年人,但惰性病例的比例可较高[18,20,26]。成人男女发病率大致相同[8,12~16]。与几乎所有克隆性髓系疾病类似[27],原发性骨髓纤维化可呈家族性发病,提示这是通过某种未发现的易感基因遗传的[28~30]。瑞典的一项大规模研究发现，另一种骨髓增殖性肿瘤疾病出现家族性发病的相对风险明显增高（5~7倍），但不是原发性骨髓纤维化，这可能与该研究中原发性骨髓纤维化病例数少有关[17]。在北欧国家，本病的年发病率约 0.5 例/10 万人[31~34]，美国明尼苏达州奥姆斯特德（Olmstead）县的一份普查报道本病的年发病率为 1.5 例/10 万人，中位发病年龄 67 岁[35]，这与其他研究报道一致（见前文）。

● 病因及发病机制

外界因素

过去有极少数患者在发生原发性骨髓纤维化前接触过高浓度苯[36~38]或很大剂量的电离辐射[39]。流行病学调查未提示骨髓纤维化与大剂量的苯接触有关，在一项综合性研究中未发现低浓度的苯与骨髓增殖性疾病的发生有关[40]。因此，在评估病因时，对少数个案报道需持谨慎态度。当苯接触量超过每年 40~200ppm 时，急性髓细胞白血病（AML）发生的相对危险度会增加[41~42]，但不会增加慢性粒细胞白血病的相对危险度（CML；参见第 89 章）。该苯的暴露程度远高于当前职业安全与卫生部门允许的浓度。

免疫机制

有报道红斑狼疮患者可同时伴有骨髓纤维化，提示骨髓纤维化可能是免疫介导的骨髓结缔组织增生[2]（见下文"免疫和炎性表现"）。这些形式的骨髓纤维化不同于本章讨论的主题，即来源于单克隆多潜能造血干细胞的疾病。

克隆性骨髓病，动物模型，激活突变

本病起源于单一造血多潜能细胞的恶性转化，其结论源于在鉴定到染色体异常的患者中出现克隆性细胞遗传学异常，以及对葡萄糖-6-磷酸脱氢酶（G-6-PD）同工酶 A 和 B 杂合子女性原发性骨髓纤维化患者的研究[43,44]。虽然这些患者的非造血组织表达两种同工酶，但每个患者的血细胞只存在一种 G-6-PD 同工酶，这些发现强烈提示每个患者的血细胞起源于一个转化的造血干细胞。进一步对原发性骨髓纤维化的造血祖细胞集落的染色体研究发现，在幼红细胞、中性粒细胞、巨噬细胞、嗜碱性粒细胞及巨核细胞内有相同的克隆性细胞遗传学异常[45]。这些研究已被下列实验证实：①检测 X 染色体连锁基因为杂合性的原发性骨髓纤维化女性患者的 X 连锁限制性片段长度多态性[46,47]；②在 1 例该病患者证实 5 种血细胞谱系都有 N-RAS 基因的第 12 个密码子的一个突变[48,49]。以 RAS 基因的第 12 个密码子的该突变作为标志，发现该克隆可衍生出淋巴细胞[48]。荧光原位杂交（FISH）分析发现，4 例伴有 13q-或 20q-克隆性细胞遗传学异常的原发性骨髓纤维化患者中，发现 3 例的造血多潜能造血细胞的克隆性扩增可衍生出 T 和 B 淋巴细胞[50]。通过克隆性检测可以在女性患者中鉴别原发性骨髓纤维化与继发性骨髓纤维化[51]。JAK2V617F 突变的发现使其成为克隆性检测分析的标志（随着 CALR 和 MPL 基因突变检测应用于临床，它们也将成为克隆性检测分析的标志）。在所有原发性骨髓纤维化患者血液细胞和多潜能造血干细胞中均可检测到含有 JAK2 突变的细胞[52]。

在伴有严重免疫缺陷的非肥胖型糖尿病小鼠模型的研究中发现，含有 JAK2V617F 基因突变的原发性骨髓纤维化恶性造血干细胞，与真性红细胞增多症中的同一细胞群的生物学行为并不相同。虽然并不是在人体的研究，但这些结果是一致的，即 JAK2V617F 突变出现在三种不同的骨髓增殖性疾病：真性红细胞增多症、原发性血小板增多症和原发性骨髓纤维化[53]。

小鼠骨髓增生性白血病病毒携带的 v-mp1 癌基因可导致小鼠发生一种具有特发性骨髓纤维化-红细胞增多症混合表型特征的综合征（参见第 111 章）[54]。应用 v-mp1 基因成功分离到血小板生成素受体及其配体[55]。后来的骨髓纤维化和骨硬化的动物模型模拟了人类原发性骨髓纤维化的某些重要特征，这是通过逆转录病毒介导的血小板生成素过表达在小鼠诱导的[56,57]，并伴有高水平促成纤维细胞因子［转化生长因子（TGF）-β1 和血小板衍生生长因子（PDGF）］导致的纤维化加剧[58]。在这种动物模型中，骨保护素的增加被认为是骨硬化的首要原因[59]，该疾病可通过小鼠造血干细胞移植治愈[56]。对这些研究结果进行扩展，致 v-mpl，c-MPL 即编码人类血小板生成素受体的人源化模型被发现。发现 MPLW515L 和 mplw515k 这两种功能获得性体细胞突变与原发性骨髓纤维化、原发性血小板增多症相关[60,61]。这些功能获得性体细胞突变若发生在生殖细胞，则与家族性（遗传性）血小板增多症相关[62]。

GATA-1（低）突变亦可引起小鼠产生一种非常类似于人类骨髓纤维化的综合征。小鼠逐步出现贫血、泪滴状红细胞和未成熟髓细胞、骨髓纤维化、髓外造血和骨髓中促纤维化细胞因子的过度表达[63]。GATA-1 是巨核细胞正常发育过程中所需要的转录因子。小鼠 GATA-1 缺乏可导致巨核细胞过度增生，随后，成纤维细胞诱导因子和成骨细胞刺激因子增加，引起骨髓纤维化和骨硬化[64,65]。

2005 年，研究人员发现 JAK2 中一种活化的体细胞 G-T 点突变（V617F）与三种主要的骨髓增殖性疾病—真性红细胞增多症、原发性血小板增多症和原发性骨髓纤维化有关，这很快使人们对这些疾病的发病机制有了更全面的认识[48,66]。JAK2 基因的功能获得性突变区域位于染色体 9p24，编码 JAK2 酪氨酸激酶，见于大约 50% 的原发性骨髓纤维化、约 95% 的真性红细胞增多症（参见第 84 章）、约 60% 的原发性血小板增多症（参见第 85 章）患者，但正常人则无该突变[67,68]。将人 JAK2 突变基因转染至小鼠表达后，可以诱导小鼠发生具有人类疾病典型特征的骨髓增殖性疾病[69~74]。染色体 9p 单亲二倍体导致的等位基因复制可形成 JAK2 突变纯合子，但这不是与突变相应的正常等位基因丢失所引起的[72]。

具体尚不清楚 JAK2V617F，这一最常见的突变，怎样将 3 种疾病联系起来，以及是什么修饰因素造成红细胞增多症和原发性骨髓纤维化患者具有显著不同的表型和预期生存期。已经提出至少 4 种其他修饰因素来解释原发性骨髓纤维化患者有不同的表型，以及相当大一部分比例的患者明显无此突变：①基因剂量；②生殖系修饰因素；③易感等位基因；④其他的体细胞突变[66,68,73]。以下是各种影响因素的例子。JAK2V617F 等位基因负荷从原发性血小板增多症到真性红细胞增多症，再到原发性骨髓纤维化逐渐增加[74]。例如，JAK2V617F 等位基因负荷可能是决定骨髓增生和髓系细胞转化程度的关键因素，表现在与杂合子患者相比，纯合子真性红细胞增多症患者的白细胞

计数显著较高、CD34$^+$细胞数高、血小板计数较低以及脾肿大频率较高等。这些发现与下列观点一致,即 JAK2V617F 阳性的慢性骨髓增殖性疾病是一种部分受 JAK2V617F 突变负荷影响的生物学表型呈现的延续[74]。骨髓增殖性疾病的易患等位基因可能在 JAK2 信号通路中为突变发展提供选择优势。JAK2 突变前的一些等位基因,起源于 JAK2 突变前的细胞,也可影响疾病表型[68]。

在一些 JAK2 突变阴性的原发性骨髓纤维化患者中发现了促血小板生成素受体基因,MPL(MPL515L/K)的突变。JAK2 激活突变(约 50% 的患者)或 MPL(也通过 JAK2 传导信号)激活突变(约 4% 的患者),可强化在原发性骨髓纤维化发病中起关键作用的 JAK-STAT 信号传递通路(信号传导因子和转录激活因子)的失调[75~77]。采用二代基因全外显子测序法,在没有 JAK2 基因突变和 MPL 基因突变的原发性骨髓纤维化病人(约占 50%)中仅发现存在一种偶然的体细胞突变[78]。

令人惊奇的是,在原发性骨髓纤维化和其他相关的骨髓增殖性疾病中发现 JAK2 基因突变的近十年后,有两个团队同时报道了约 70% 的不携带 JAK2 和 MPL 突变的原发性骨髓纤维化患者(总人数的 35%)中存在 CALR 基因突变。CARL 突变可以是缺失突变或者插入突变[79,80],解释了 Sanger 测序技术不能成功鉴定的原因。52-bp 的缺失突变(1 型突变)或 5-bp 的插入突变(2 型突变)是最常见的类型,约占 CALR 突变的 85%。CALR 突变是基因最终结构域的错义突变,编码钙结合位点。

伴有 JAK2、CALR 或 MPL 突变的原发性骨髓纤维化患者,可能伴有其他额外的 2~4 个体细胞突变。TET2、ASXL1、DNMT3A、EZH2 和 IDH1 是主要的伴随突变,这与表观遗传调控、TP53 及 CBL 密切相关[7]。使用二代测序法进行全基因组测序发现,3% 的患者中可存在多达 5 种体细胞突变,12% 的原发性骨髓纤维化患者无体细胞突变[7]。然而,原发性骨髓纤维化患者中这些额外的体细胞突变的比例低于真性红细胞增多症患者[81],表明这些测序技术,仅能够发现大约 1% 的基因组,在很大一部分原发性骨髓纤维化患者中,可能存在未被发现的体细胞突变和胚系突变。

在个别患者发现的遗传学异常包括(13q14)缺失、视网膜母细胞瘤基因的突变或过度表达[82,83]、NF1(17q11)缺失[84],在研究的 20 例患者中,1 例有 RAS 突变,偶有 KIT 突变[71]。单亲二倍体染色体上发现了 9p(JAK2 基因位点,V617F 的第二个等位基因)和 1p[83]。

HMGA2 基因位于 12 号染色体,与间质细胞肿瘤有关,人体在正常情况下不表达该基因。在对 12 例特发性骨髓纤维化患者的研究中发现,12 例患者均表达 HMGA2 基因,如果该研究能获得进一步证实,说明髓细胞中该基因的表达可能与本病的发生有关[87]。

CD34$^+$细胞外移的重要性及巨核细胞恶性增殖

恶性巨核细胞增殖是本克隆性髓系疾病的最主要改变,也是本病主要临床表现的根本原因。CD34$^+$细胞的持续动员和进入血液循环是克隆性增殖的显著特征。这可能是 CXCR4 启动子发生表观遗传学甲基化的结果,导致 CXCR4 的 mRNA 下降,进而使 CD34$^+$细胞的 CXCR4 表达下降,最终促使原发性骨髓纤维化患者的 CD34$^+$细胞向外周血迁移[85]。

在体外培养时,原发性骨髓纤维化患者循环 CD34$^+$细胞生

成的巨核细胞数量比正常人高 24 倍,且 BCL-XL 表达增加,凋亡延长[86,87]。患者的 CD61$^+$细胞(假定的巨核细胞)条件培养基含有的生长因子及蛋白酶,包括 TGF-β 和金属蛋白酶-9,比正常 CD34$^+$细胞所生成的 CD61$^+$细胞高。

原发性骨髓纤维化患者循环 CD34$^+$细胞 8 种基因的表达比正常 CD34$^+$细胞高(CD9、GAS2、DLK1、CDH1、WT1、NFE2、HMGA2 和 CXCR4)。这些基因或者它们的亚类可能与本病的发病机制相关,且已发现与患者特定临床表现相关(如 CD9 和 DLK1 表达增加与血小板计数相关,WT1 与疾病严重度评分相关)[88]。

血管生成和脾内皮细胞增加

骨髓纤维化患者微血管密度及骨髓血流量增加,这些变化与循环的内皮细胞祖细胞数量增加有关[89]。利用激光显微解剖、细胞分选或脾脏静脉和毛细血管的细胞培养进行内皮细胞检测,研究中 18 例患者中的 12 人在粒细胞中存在 JAK2V617F 突变。导致这一现象的原因尚未明确[90]。

造血异常

恶性骨髓增生通常为骨髓中粒系与巨核系的主要异常,导致骨髓细胞增生极度活跃及外周血出现轻到中度粒细胞增多和血小板增多。非常早期的造血前体细胞过度凋亡所致的造血功能下降可出现在病程初期,晚期可导致外周血粒细胞减少和(或)血小板减少。贫血是本病常见表现之一,通常是红系造血减低、红细胞寿命缩短和脾肿大对循环中红细胞分布的影响等多种因素共同作用的结果。在部分病例中,溶血可能是主要原因。恶性巨核细胞增多以及巨核细胞形态异常是本病的固有特点。即使在重度纤维化的骨髓中,红系和粒系造血前体细胞已重度减少,依然可在胶原蛋白束之间轻易找到成簇的巨核细胞。"巨核细胞性骨髓增生症"是本病许多别名之一,该别名抓住了此疾病不可或缺的特点。巨核系造血增高可能与原发性骨髓纤维化患者的巨核细胞过度表达平均 5 倍于正常水平的 FKBP51 以及 CD34$^+$细胞更易分化为巨核细胞有关(见前文"CD34$^+$细胞外移的重要性及巨核细胞恶性增殖")。FKBP51 可能通过钙调磷酸酶途径抑制细胞凋亡[91]。因此,"慢性巨核细胞白血病"是原发性骨髓纤维化更准确的名称[7]。尽管已发现患者血清中促血小板生成素(以及白介素-6、白介素-11)水平升高,但这些因素是否是人类该疾病的发病原因仍未明确[92]。在部分患者的血小板和巨核细胞表面,还发现促血小板生成素受体 MPL 的表达显著增加[93]。尽管有血小板生成素诱导的骨髓增生和骨-骨髓纤维化的动物模型,以及人巨核细胞上明显的 MPL 受体部位异常,在人骨髓纤维化骨髓细胞培养中特征性的自主性巨核细胞生长,与 MPL 配体(促血小板生成素)或者 MPL 突变的自分泌效应没有相关性。

纤维组织增生

人体的 5 种主要类型胶原中有 4 种出现在正常骨髓中[94]:骨骼中的 I 型胶,血管中的 III 型胶原,及基底膜的 IV 型和 V 型胶原。骨髓组织通过银染法后观察到的细小网状纤维主要是 III 型胶原,用三色染色法则无法着色。更粗一些的纤维主要是 I 型胶原蛋白,可以用三色染色法着色,而银染无法着色。原发性骨髓纤维化患者骨髓通过银染法[95]后,可观察到细小纤维网状结构增多,这在正常骨髓中几乎观察不到(表 86-1 和图

86-1C)[96]。这些纤维网状结构主要由胶原组成,有时会进一步形成厚的胶原带,三色染色法后明显可见。患者骨髓中Ⅰ、Ⅲ、Ⅳ、Ⅴ型胶原增多,但以Ⅲ型胶原增多为主[97~104]。由于Ⅲ型胶原合成过程中被切割,释放出氨基末端肽段,因此患者血浆中

Ⅲ型原胶原氨基末端肽浓度升高[96,101,102]。特发性或其他原因引起的骨髓纤维化患者也出现血清脯氨酸羟化酶及血浆和骨髓中纤维粘连蛋白增高[98,99]。骨髓及血浆中几种基质材料增加(表86-1和表86-2)[105~119]。

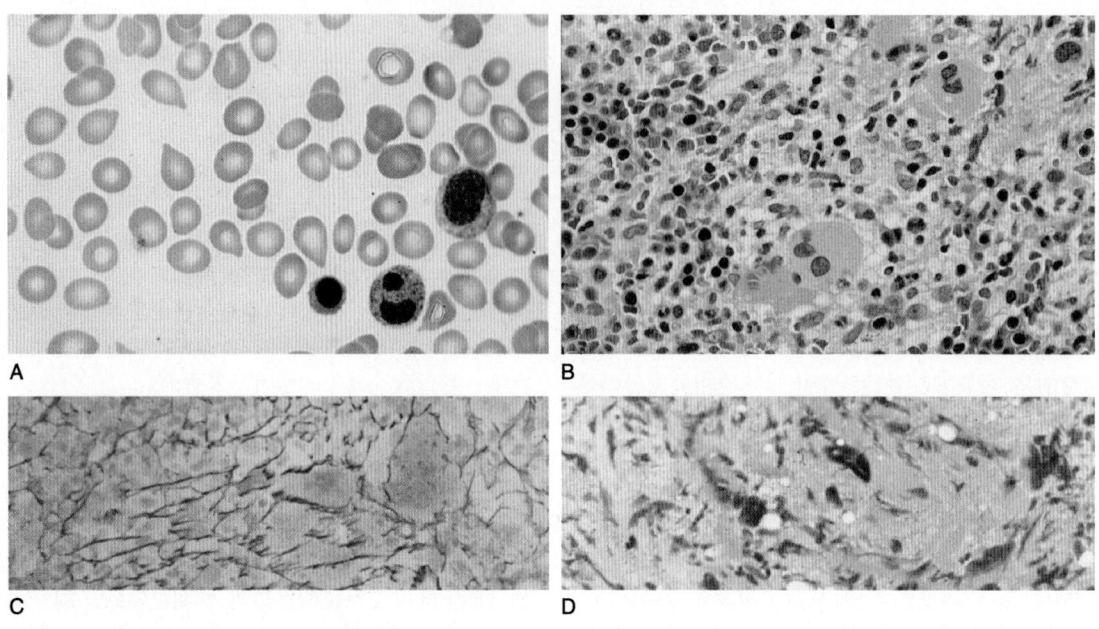

图86-1　原发性骨髓纤维化血涂片和骨髓涂片。A.血涂片可见特征性泪滴状红细胞、一个有核红细胞及一个形态异常的分叶核中性粒细胞。B.骨髓切片低倍镜骨髓增生活跃伴核分叶减少的巨核细胞数增多。C.骨髓切片银染法代表Ⅲ型胶原(网硬蛋白)的嗜银纤维明显增加。D.骨髓切片骨髓胶原纤维化,骨髓被大量漩涡状排列的胶原纤维取代

表86-1　原发性骨髓纤维化的纤维增生
Ⅰ.骨髓基质
A.含量增加的物质
1.胶原总量(羟脯氨酸)[97,101]
2.Ⅰ型胶原[97~99,103]
3.Ⅲ型胶原[97~99,103]
4.Ⅲ型原胶原[98~101,103,104]
5.Ⅳ型胶原[98,105,106]
6.基质金属蛋白酶-14[107]
7.骨形成蛋白[108]
8.层粘连蛋白[98,105,109]
9.纤维粘连蛋白[110,111]
10.腱糖蛋白[112]
11.玻连蛋白[113]
12.微环境TGF-β[114]、bFGF[114]和P物质[115]
B.含量减少的物质
1.胶原酶[107]
Ⅱ.血浆
A.浓度增高的物质
1.羟基氨酸羟化酶[116]
2.型原胶原C-末端肽[100]
3.Ⅲ型原胶原N-末端肽[99,101,117,118]
4.Ⅳ型胶原[99,109]
5.层粘连蛋白[99,109]
6.纤维粘连蛋白[110,111]
7.透明质酸[119]

表86-2　原发性骨髓纤维化的诊断发现
纤维化前期
无或轻度贫血
无或轻度白细胞增多
血小板增多极常见
无BCR-ABL融合基因
出现JAK2、CALR或MPL突变提示原发性骨髓纤维化的诊断(约90%患者至少含一种及以上该突变)
骨髓增生,粒系造血轻度增加;巨核细胞增多,畸形巨核细胞及巨核细胞核成簇出现;银染色显示没有或轻微增加的网状纤维
可触及的脾肿大少见
无异形红细胞或出现轻度异形红细胞,包括泪滴状红细胞
完全纤维化期
骨髓网状纤维化,并有或无胶原纤维化
无BCR-ABL融合基因
约90%的患者出现JAK2、CALR或MPL突变
脾肿大
出现异形红细胞,每个油镜视野均可见泪滴状红细胞
外周血出现未成熟髓细胞
外周血CD34+细胞增加
外周血出现有核红细胞

骨髓中肿瘤性和异形巨核细胞的增多与原发性骨髓纤维化的骨髓纤维化有着最密切的关联。甚至在粒系和红系造血残存无几的重度纤维化骨髓中,其整个纤维化区域仍然散布着大量的巨核细胞[96,120]。在原发性骨髓纤维化患者和小鼠模型中,中性粒细胞进入巨核细胞的现象(中性粒细胞和其他骨髓细胞进入巨核细胞的小管系统)显著增加,提示这可能是 α 颗粒受损、TGF-β 和 PDGF 释放的一个额外机制[121]。动物模型亦表明,骨髓中的单核细胞及巨噬细胞在诱导纤维化中可起辅助作用[121~123]。属于疾病克隆一部分的单核细胞释放 PDGF、bFGF和 TGF-β 等因子,可能作为骨髓增殖生长因子及促纤维化细胞因子发挥作用[114]。

骨髓 I 型和 III 型胶原纤维增多是由于一些成纤维细胞生长因子释放,包括血小板衍生生长因子[123,124]、表皮生长因子[126]、内皮细胞生长因子[126]、转化生长因子-β[114,127,128]和碱性成纤维细胞生长因子[114,129],这些因子都存在于巨核细胞 α 颗粒中。骨髓细胞产生的其他因子如肿瘤坏死因子 α、白介素-1α,白介素-1β 和赖氨酰氧化酶等均可刺激成纤维细胞[130~132]。由巨核细胞产生的血小板因子 IV 可抑制胶原酶的作用,导致胶原积累[120],不过研究显示血浆血小板因子 IV 浓度与骨髓纤维化之间缺乏明显相关性,导致研究者对该因子作用的热衷程度降低[133]。P 物质为一种多肽类神经递质,具有调节免疫和造血的功能,在纤维化的骨髓中增多,并与纤维粘连蛋白共定位。有促进血管生成和刺激成纤维细胞分裂的作用[115]。但它在成纤维细胞、细胞因子和基质蛋白沉积之间的互相作用中的具体功能尚不清楚。此外,血小板衍化钙调蛋白也被认为是一种成纤维细胞生长因子,在骨髓纤维化患者尿液中排出量高,使其成为众多促进纤维增生因子中的一员[130]。特发性骨髓纤维化患者血浆基质金属蛋白 III 水平下降,而金属蛋白酶组织抑制物水平升高[134]。疾病进程中,随着纤维组织不断增生,骨髓中基质金属蛋白酶-14表达可提高几乎两个数量级,而该蛋白主要来源于巨核细胞及内皮细胞[107]。在疾病早期,中性粒细胞胶原酶(基质金属蛋白酶8)含量下降[107]。骨形态发生蛋白(BMPs)亦是促进纤维化的因素之一,骨髓纤维化时巨核细胞和间质细胞释放 BMP1、BMP6、BMP7 和 BMP 受体 2。这些蛋白是没有活性的 TGF-β1的激活因子,也是胶原前体的加工剪切蛋白。此外,TGF-β1 能诱导 BMP6 的释放[108]。

以上复杂的变化组合,促进了基质沉积。生长因子的释放在纤维增生中的致病作用尚不完全明了。体外实验的推测或 2个变量之间的相关性只对疾病提供了有限的了解。例如转化生长因子 β 对成纤维细胞的生长具有促进或抑制的双向调节作用,具体作用取决于环境中一系列其他因子的影响[127,128]。

纤维增生与髓窦增加的数量和大小[111]、内皮细胞的数量[135]、骨髓血管容量的增加[106]及流经骨髓的血流量的增加有关[136,137]。而这些因素又导致患者骨髓中 IV、V 型胶原增加,以及内皮细胞分泌的层粘连蛋白增加[126]。

骨髓中成纤维细胞的增生并非是异常造血克隆扩张本身的一部分[138]。对一些原发性骨髓纤维化患者进行 G-6-PD 同工酶和染色体核型研究确定造血细胞呈单克隆生长,但骨髓成纤维细胞含有 G-6-PD 的两种同工酶,也没有与造血细胞相同的克隆性染色体异常[139]。这些发现强烈提示,成纤维细胞是从不同于原发性骨髓纤维化恶性造血干细胞的原始细胞分化而来,而且成纤维细胞增生和胶原合成增多是异常造血的继发结果。

髓外造血

由于肝脾几乎不间断地进行髓外造血,使得器官肿大[8~10]。从骨髓逃逸出来的前体细胞移居到其他器官,形成髓外造血。肝脾逆转回胎儿造血功能(组织化生)不是髓外造血的主要因素,且髓外造血不能产生大量的有效造血(见下文"髓外(纤维化造血)肿瘤")。

骨髓通常增生活跃,无论骨髓增生总体情况如何,巨核细胞数总是增加,成簇出现形态高度异常的巨核细胞及巨核细胞裸核。

● 临床表现

就诊时的症状

一些患者诊断时无症状,或因与本病无关的原因做医学检查而被发现。在有症状的患者中,患者常主诉乏力、虚弱、气促、瘙痒、心悸等,但无诊断特异性[9~13]。疲劳是最常见的主诉,且与贫血程度不成比例。常见体重减轻,少见厌食,发热与盗汗也可出现。这些与疾病本质相关的症状,尤其是发热、体重减轻和盗汗,常用于判断骨髓纤维化患者对治疗的反应[140]。由于脾肿大可引起左上腹牵扯感,或者脾脏压迫胃引起餐后过早饱胀感等。脾梗死或脾周炎可导致剧烈左上腹或左肩痛。还可出现意外出血。偶见剧烈骨痛,特别是下肢骨痛。发热、体重减轻、恶病质、夜间盗汗和骨痛在病程后期更常见,上述症状的出现与循环中的炎症因子的增加有关,这是本病的一个特征(见下文"免疫和炎症表现")。

就诊时的体征

2/3 的患者肝肿大,几乎所有患者就诊时触诊或影像学检查显示脾肿大[8~12]。1/4 的患者轻度脾肿大,半数患者中度脾肿大,约 1/4 的患者重度脾肿大。偶见肌萎缩、周围水肿、紫癜等。可有骨压痛,在整个病程中可有更多患者出现该体征。

可出现中性粒细胞性皮肤病,一种类似于 Sweet 综合征的隆起性触痛性斑块的综合征[141~143]。它可为本病就诊时的特征,或显著的并发症,并可进展为大疱或坏疽性脓皮病[141,144]。中性粒细胞性皮肤病的皮肤病理学与皮肤白血病不同,与感染或血管炎无关。主要组织学损害是严重多形核中性粒细胞浸润。

与造血细胞(皮肤白血病)相关的皮肤浸润不常见[145]。这些皮肤病灶可含有携带巨核细胞特征 CD61 标志的巨大髓细胞[146,147]。还可出现代表皮肤纤维化造血肿瘤的皮肤病灶。

特殊临床表现

纤维化前期原发性骨髓纤维化

由于发达国家对更多人提供更早期的健康护理,克隆性髓系疾病就诊时的发现也正在发生改变(表86-2)。一类患者,可能占原发性骨髓纤维化的大约 25%,就诊时骨髓中尚无明显的网状纤维化[148,149]。外周血红蛋白含量正常,白细胞计数轻度增高。通常没有原发性骨髓纤维化的典型表现,如血涂片中常见泪滴状红细胞、中幼粒细胞、有核红细胞,以及可触及的脾肿大等。极其类似于原发性血小板增多症，但观察显示最终演化为原发性骨髓纤维化。本病与原发性血小板增多症最重要的区别在于巨核细胞的扩张本性[150]。在原发性骨髓纤维化中，巨核细胞形态改变奇特，细胞大小可以从非常小至巨大细胞。核分叶异常，有巨大多分叶、低分叶，及骨髓中游离的巨核细胞裸核。而在原发性血小板增多症中，巨核细胞数增加，但没有骨髓纤维化中观察到的形态异常。成纤维前期疾病往往经过数年时间发展至完全骨髓纤维化。研究者以盲法研究评估组织病理学，证实了骨髓纤维化纤维化前期的本质，并预测这种异常的纤维化前期进展为原发性骨髓纤维化的进程，对进展为急性白血病的风险和疾病的预后也存在有影响[151]。

髓外（纤维化造血）肿瘤

出现如下临床症状或体征：①影像学检查发现肿块，无论位置在哪儿；②由于胸水或腹水而出现的临床体征或症状；③出乎预料的神经系统体征；④原发性骨髓纤维化患者出现出乎预料的其他发现，如果没有找到其他原因，应该考虑纤维化造血（髓外）肿瘤。在肾上腺[152,153]、肾脏[154~156]和淋巴结[157~159]的纤维化造血肿瘤，其造血灶可引起明显临床表现。由造血组织组成的肿瘤，有时有重度纤维化，可发生于肠道[160~163]、乳房[164~166]、肝脏[167,168]、肺[169~171]、纵隔[172]、胸膜和肠系膜[169,171,173]、皮肤[174,175]、滑膜[176]、胸腺[169]、甲状腺[177]、胸腔[178]、前列腺[179]、脾[180]或尿道[178,181~184]。

颅内或脊髓硬膜外间隙的髓外造血可引起严重神经系统并发症，包括硬膜下出血[185]、谵妄[185,186]、颅内压升高[187]、眶尖综合征[188]、视乳头水肿[189]、脑肿瘤[190]、昏迷[191]、运动感觉障碍[192,193]、脊髓压缩[194,195]和肢体瘫痪[195,196]。脊髓内造影[193~199]、计算机轴向断层扫描[185,187,191~197,199,52]、Fe注射后的正电子断层扫描[186]以及磁共振成像[198,199]均可用于确定肿块位置和性质。

浆膜表面的造血灶可在胸腔[178,180]、腹腔[172,173,201,202]及心包腔[203~206]等部位引起局部渗液，有时为大量渗液。渗出液中常含巨核细胞、未成熟粒细胞，偶有幼稚红细胞[207~209]。脾切除术后有时会出现软组织内[210]、体腔内或浆膜表面[209]等的髓外造血组织肿瘤，这可能与切脾后循环血液中造血祖细胞增加[211]以及失去脾脏对血细胞的过滤功能有关。在个别病例，髓外软组织的巨核细胞肿瘤（同义词：绿色瘤，粒细胞肉瘤）与其他类型髓系白血病的髓细胞肉瘤类似[212,213]。

门静脉高压、静脉曲张及肺动脉高压

原发性骨髓纤维化患者脾门血流量可大量增加，肝血管顺应性降低或肝静脉血栓形成，均可引起严重的门静脉高压、腹水、食管和胃静脉曲张、胃肠道内出血及肝性脑病[214~216]。肝静脉压力梯度，正常应小于6torr，本病发生时则明显升高[217]。

窦周纤维化[218~220]、迪塞（Disse）间隙（肝淋巴间隙——译者注）胶原束[219]、窦周纤维增生[218~221]及造血细胞灶的出现[219,222]均使肝窦顺应性降低。门静脉血栓形成是原发性骨髓纤维化的并发症之一，偶尔可发生于疾病发病前[223]。

极少数患者，门静脉高压可伴有肺动脉高压，这可能是由于肺纤维化[171]或血流动力学因素改变[224]所致，肺动脉高压亦可成为最主要的问题[225,226]。尽管约1/3的原发性骨髓纤维化患者肺动脉收缩压升高（>35torr），但出现症状的比例却非常小。患者的血管内皮生长因子（VEGF）水平增加、循环的内皮细胞

数增加、骨髓微血管密度增加，均提示促血管生成因子与血压升高有关[227]。与此相反，具有多克隆造血和血CD34细胞浓度正常的继发性骨髓纤维化常发生在原发性肺动脉高压的患者[228]。

免疫和炎性表现

在高达半数原发性骨髓纤维化患者可见体液免疫机制的异常[229~234]。已报道的免疫产物和事件包括抗红细胞抗体[233~237]、抗血小板抗体[238,239]、抗核抗体[229,230,234]、血浆可溶性IL-2受体水平升高[240]、抗Gal（半乳糖苷抗原决定簇）抗体[241]、抗丙种球蛋白[229,230,234]、抗磷脂抗体[234,242]、抗组织或器官特异性抗体[231,233]、循环免疫复合物[234,243~245]以及补体激活[234,246]、免疫复合物沉积[231]、间质免疫球蛋白沉积[231]、骨髓浆细胞样淋巴细胞增多[231,243]及淀粉样变性[244~247]。

炎性细胞因子包括IL-1β、IL-6、IL-8、TNF-α、TNF-RⅡ和C-反应蛋白也明显升高，并在进展性疾病患者出现的全身症状中发挥作用[248]，这说明在脾脏大小减少前，使用JAK2抑制剂便能迅速改善患者的症状。

偶有报道非克隆性继发性骨髓纤维化与红斑狼疮[249~254]、脉管炎[255]、结节性多动脉炎[234,255]、溃疡性结肠炎[256]、硬皮病[257]、胆汁性肝硬化[237,258,259]、干燥综合征（Sjögren syndrome）[260]，及对糖皮质激素有反应的急性可逆性骨髓纤维化[261]等有相关性。这虽然与原发性骨髓纤维化是根本不同的过程，但有可能在某些情况下，免疫机制在骨髓纤维化的发病中起一定的作用。

骨骼的改变

较大比例的患者在诊断时有骨硬化或在病程中可出现骨硬化[11~15,262~265]，在影像学研究和骨髓活检标本的组织形态测定术分析上反映为骨密度增加（表86-3）[263~268]。可累及股骨和肱骨近端、骨盆、椎骨、肋骨及颅骨。MRI可发现新骨形成和骨膜增厚。腰椎双能量X线吸收研究及定量计算机断层扫描可提供骨形成增加、骨增厚、松质骨和网状骨比例增高的证据[268,269]。溶骨性病灶少见[270]，可反映粒细胞肉瘤[271]。骨膜炎虽然少见，却可引起严重的骨痛[272]。

表86-3　反映骨硬化的血清、尿和骨骼改变[243,244]

- 血清碱性磷酸酶升高
- 血清骨GLA-蛋白升高
- 血清羧基端肽酶升高
- 尿脱氧吡啶啉升高
- 双能量X线吸收试验显示骨密度升高
- 定量计算机断层扫描显示骨密度升高
- 组织形态测定术
- 松质骨体积占组织体积百分比增加
- 骨形成和骨吸收增加（高转换）
- 骨小梁板层厚度增加
- 网状骨体积百分比增高
- 纤维化区域百分比增高
- 没有矿化缺陷的证据表

血栓形成

原发性骨髓纤维化患者发生动脉和静脉血栓的风险增高，

但其程度尚不及真性红细胞增多症或原发性血小板增多症[273]。约 10% 的患者在发病的头 4 年会发生一次明显的血栓事件。最主要的两个危险因子是白细胞计数增高和年龄，而不是血小板计数[274]。在一个有 707 例原发性骨髓纤维化患者的大型多中心研究中，观察期内 7.2% 的患者出现血栓，或 1.8% 病人-年。同时伴有 JAK2 突变、白细胞增多和高龄，预示着最高的血栓形成的发生率[275]。

心血管危险因素，如高血压、高胆固醇血症或吸烟，进一步增加血栓风险，可出现多次血栓发作，血栓也可发生于本病诊断时或诊断前。

非硬化性的内脏静脉血栓包括肝静脉血栓形成（Budd-Chiari 综合征）和门静脉血栓形成，这可能是出现克隆性骨髓增殖性疾病的最弱的证据。在过去，骨髓检查或 EPO 依赖的克隆性集落的生长被用来确定是否有隐匿性或者早期骨髓增殖性疾病。现在可检测 JAK2 基因突变，且 35% 的特发性肝静脉血栓形成患者和 25% 的特发性门静脉血栓形成患者 JAK2 突变阳性[276]。据推测，将来增加 CALR 基因突变的检测可能会增加伴有肝静脉血栓形成的早期骨髓纤维化疾病的诊断比例。

● 实验室特征

血细胞计数与形态学

血细胞计数在诊断时差异很大。绝大多数，但并非所有患者有正细胞正色素性贫血（表 86-2）[8-10,273-280]。一组病人在诊断时平均血红蛋白含量为 90 ~ 120g/L（范围：40 ~ 200g/L）[8-16,279,280]。总能见到红细胞大小不均和异形红细胞。泪滴状红细胞见于所有患者，每个油镜视野均可见到（图 86-1）。多数患者血片中可见有核红细胞，占有核细胞比例平均为 2%（范围：0 ~ 30%）。网织红细胞百分比轻度升高，但特定患者可有很大变化。外周血中血红蛋白降低可能部分归因于血浆容量的增加和肿大的脾脏中红细胞潴留。红系无效造血可致红细胞数下降[277]。很多患者出现红系增生减低[281,282]。一些患者溶血明显，可出现嗜多色细胞及网织红细胞数显著升高[278,279]。通常抗球蛋白（Coombs）试验结果为阴性，但红细胞自身抗体存在则可导致自身免疫性溶血[234-236,283]，但很少是患者就诊时的发现[236]。偶有患者出现酸溶血试验或蔗糖溶血试验阳性，则表明该患者同时伴有阵发性睡眠性血红蛋白尿的细胞克隆[284]。获得性血红蛋白 H 病可同时出现骨髓纤维化的典型白细胞和血小板改变[285]，并导致溶血、小细胞低色素性红细胞、明显异形红细胞，及亮甲苯蓝着色的血红蛋白 H 包涵体。还观察到与骨髓纤维化相关的红细胞再生障碍[280,286]。

由于粒细胞生成增多，患者白细胞总数通常中度升高[8-16]。在 4 项大规模研究中，血液平均白细胞总数为（10 ~ 14）×10^9/L，然而，约 20% 患者在确诊时存在中性粒细胞减少症[8-16]。确诊时白细胞计数范围为（0.4 ~ 237）×10^9/L[8-15,278,279]。大多数患者血涂片中可见少量中幼粒细胞和早幼粒细胞，原始细胞比例低（0.5% ~ 2%）。确诊时血涂片中原始细胞范围 0 ~ 20%。如果患者原始细胞数为高限，此情况在就诊时少见，该疾病已经转化或将快速进展为 AML。可出现白细胞分叶过多、分叶过少（获得性 Pelger-Huët 异常）以及颗粒异常的中性粒细胞[8-16]。中性粒细胞碱性磷酸酶积分可升高（25% 的患者）或降低（25%

的患者）[287]。嗜碱性粒细胞百分比可轻度升高[279]。

本病确诊时平均血小板计数范围为（175 ~ 580）×10^9/L。个别血小板计数可为（15.0 ~ 3215）×10^9/L[8-16,278,279]。约 40% 的患者血小板计数升高至超过上限[279]。约 1/3 的患者确诊时血小板计数轻到中度减少，尤其是脾肿大严重的。血涂片中巨大血小板和异常血小板颗粒为本病的特征性表现。

由于各系造血细胞严重受损及重度肿大脾脏的扣留，约 10% 的患者表现为全血细胞减少。全血细胞减少通常与重度骨髓纤维化有关。

通过半固体集落培养法发现患者血液中多潜能[288,289]、粒系[290,291]、单核系[291]、红系[292]和巨核系祖细胞[293]浓度增高。血液中造血祖细胞浓度与骨髓网状纤维密度相关[293]。全身静脉血中可见到巨核细胞[294]。血 CD34^+ 细胞数升高是原发性骨髓纤维化非常特征性的表现，它使疾病的诊断更可信，且 CD34^+ 细胞数升高的程度与疾病的严重程度以及疾病的进展相关。血 CD34^+ 细胞数大于 15×10^6/L 则基本可诊断为原发性骨髓纤维化，CD34^+ 细胞数大于 300×10^6/L 的患者比 CD34^+ 细胞数较少的患者疾病进展更快[289]。

原发性骨髓纤维化患者血中的内皮细胞祖细胞（CD34^+ CD133^+ 和 VEGFR2+细胞）较正常人明显升高[89]。

由于 CD3^+、CD4^+、CD8^+ 和 CD3^-/CD56^+ T 细胞数量的减少，导致淋巴细胞轻度减少[295]。

血细胞功能异常

一些患者中性粒细胞吞噬功能、氧利用能力、氮蓝四唑还原及过氧化氢生成受损，髓过氧化物酶[296,297]和谷胱甘肽还原酶活性降低[297]。CD34^+细胞体外分化为自然杀伤细胞功能受损，这可能与 IL-15 的调控异常有关[298]。

出血时间延长与血小板计数不成比例[299,300]。血小板异常包括对肾上腺素的反应性聚集障碍、致密颗粒 ADP 含量缺乏[301]、血小板脂氧化酶途径活性下降[302]，以及其他等[303,304]。血小板功能异常与出血或血栓形成之间的关系不大[303,304]。有报道出现狼疮样抗凝物质，但极少见[242]。

骨髓检查

形态学

在纤维化阶段，由于骨髓纤维化，骨髓穿刺常失败[8-16,96,97]。骨髓活检标本常示细胞增生活跃，粒系、巨核系细胞增生过度（图 86-1）[8-16,288,289]。红系细胞数可减低、正常或增加。银染色常显示网状纤维增多，半数患者可见网状纤维显著增多[289]。活检标本经伊红-苏木素染色可见轻度胶原纤维化，但有时可见极度纤维化（图 86-1）。Gomori 三色染色（Gomori trichrome stain）能更明显地显示胶原纤维化，此时胶原可特征性地染成绿色。在重度纤维化的骨髓，细胞增生程度可明显下降，但通常巨核细胞仍明显可见[289]。可见巨大巨核细胞、小巨核细胞、核分叶异常及巨核细胞裸核[8-16,305]。巨核细胞和血小板表面的促血小板生成素受体减少[93]。粒系细胞可出现核分叶过多或过少，获得性 Pelger-Huët 畸形，核空泡变性、核质发育不平衡等异常改变[306]。常见成簇原始细胞和 CD34^+ 细胞。髓窦常扩大，髓窦内有未成熟的造血细胞及巨核细胞[98]。作为髓窦系统的扩大以及骨髓骨骼中高血流量的一种反应，在约 70% 的患者中，微血管密度显著增加[306,307]。组织形态测定术分析骨髓活检标本检测骨硬化[263,265,266]。对骨髓纤维化程度分级采用鲍梅斯特模型[308],其评估纤维化程度从 0~4 分,并修订过的欧洲的分级规模从 0~3 分[309]。使用数字成像客观的对骨髓纤维化或骨硬化进行定量分级[310]。

骨髓在纤维化前期常没有或仅有轻微网状纤维化。骨髓增生活跃,常见晚期中性粒细胞前体细胞(中幼粒细胞、晚幼粒细胞、杆状核)比例增高。原粒细胞和 CD34⁺ 细胞常难以检测到。红系增生可轻度减低。此阶段的标志性表现为巨核系增生过度及形态异常。可见巨核细胞成簇,大巨核细胞与小巨核细胞混杂。细胞核常膨胀,边缘呈扇形。可见巨核细胞裸核。用巨核细胞标志如 CD61 进行骨髓染色有助于确定巨核细胞受累。

细胞遗传学改变

约 40% 的患者确诊时有造血细胞的染色体异常[311~316]。最常见的有 1q 部分三体、13 号染色体长臂中间缺失、del(13)(q12~22),该区域含有视网膜母细胞瘤基因[312~314,317] 以及 20q 缺失、8 号染色体三体[318]。此外较常涉及的染色体异常有 5 号、6 号、7 号、9 号、13 号、20 号或 21 号染色体[318]。5q-异常在原发性骨髓纤维化的出现比任何其他慢性骨髓增殖性疾病更高。约 3% 的患者出现由于几种易位或缺失或倒位而引起的 12 号染色体异常[301]。del(13)以及 der(6)t(1;6)(q21~23;p21.3)与骨髓纤维化有关,但并不仅仅出现于原发性骨髓纤维化患者中[320]。常见由于单倍体或三倍体所致的非整倍体。还可见到由于局部缺失或易位引起的假二倍体。具有典型原发性骨髓纤维化临床特征的患者骨髓细胞中 Ph 染色体极罕见[321]。约 15% 的患者出现预后不良核型,包括三个或更多的异常,+9、-7/7q-、5/5q-、i(17q)、inv(3)、12p 缺失或 11q23。不良核型者向急性白血病转化的风险是良好核型的六倍或者更多[322]。随着对常见染色体异常的不断了解,血细胞间期 FISH 检测被用来寻找常见的染色体异常,弥补了在重度骨髓纤维化患者采集骨髓细胞的技术困难[314]。在造血细胞中发现的克隆性染色体异常尚未在骨髓成纤维细胞中发现[139]。

磁共振成像

骨髓纤维化改变了 MRI 中由正常骨髓脂肪引起的 T1 权重影像的高亮度。随着细胞增生和纤维化程度的进展,出现 T1 权重和 T2 权重影像低亮度。MRI 不能区分原发性骨髓纤维化和继发性骨髓纤维化[264,323,324],但通过以往体格检查、血象、骨髓象检查结果和是否存在 JAK2、CARL 或者 MPL 突变,通常很容易在临床上将两者区分开来。常可见斑片状或弥漫性骨硬化,以及"三明治脊椎",因椎体上下缘放射密度明显而得名。MRI 可检测出不常见的骨膜反应,大多发生于股骨远端、胫骨近端或踝关节。这些反应代表骨髓细胞的增生已扩展到正常情况下没有造血的长骨部位,或者是髓外区域发生了髓外纤维化造血组织的占位性病变[264]。氟化钠(18F)正电子发射断层扫描(PET)检查发现对原发性骨髓纤维化的骨硬化基本上有特异性[325]。

血浆和尿液生化改变

血清尿酸、乳酸脱氢酶、胆红素、碱性磷酸酶和高密度脂蛋白水平常升高[8~16],血清胆固醇往往下降,是一个不利的预后因

素[326~328]。血清白蛋白、胆固醇含量常减少[329]。可有低钙血症[330]或高钙血症[331]。血浆促血小板生成素和 IL-6 水平升高,但与血小板或巨核细胞数目无相关性[332,333]。促血小板生成素的升高并非由于骨髓造血细胞或基质细胞产生增加[334]。血清可溶性 IL-2 受体[335]和血清 VEGF[336]水平升高。尿液中排泄的钙调蛋白含量约为正常的 3 倍[130]。血清中有证据表明胶原蛋白合成增加(表 86-1)和骨合成增加(表 86-2)。

● 鉴别诊断

本病应该与慢性粒细胞白血病(参见第 89 章)相鉴别,慢性粒细胞白血病患者的白细胞计数常高于 30×10⁹/L,其中半数患者高于 100×10⁹/L。而骨髓纤维化患者确诊时白细胞计数一般低于 30×10⁹/L。在慢性粒细胞白血病,红细胞形态基本正常或仅有轻微异常,而骨髓纤维化几乎在每一油镜视野下均可找到泪滴状红细胞,红细胞大小不均和色素不均现象明显。慢性粒细胞白血病患者骨髓象呈现粒系过度增生,细胞几乎占100%,通常无或仅有轻度纤维化[337]。骨髓纤维化患者骨髓细胞轻度增生或增生减低,伴有中度至重度网状纤维化。慢性粒细胞白血病患者偶尔出现明显的骨髓纤维化和血细胞形态异常,使两种疾病在形态学上较难鉴别[319]。然而慢性粒细胞白血病患者出现 Ph 染色体或 BCR-ABL 融合基因阳性,而骨髓纤维化则为阴性;而且约 90% 的原发性骨髓纤维化患者出现 JAK2V617F、CALR、MPL 基因突变,而慢性粒细胞白血病无此基因突变。绝大多数患者可通过以上鉴别要点对两者加以区分。

原发性骨髓纤维化患者可有二系或全血细胞减少,与低增生性粒系白血病[骨髓增生异常综合征(MDS);参见第 87 章]类似。恰好相反,低增生性白血病患者很少发生重度骨髓纤维化[338]。原发性骨髓纤维化患者可见明显脾肿大,而低增生性白血病患者则没有,此点有助于两者的鉴别。如果血涂片中没有大量泪滴状红细胞、有核红细胞及显著红细胞大小不均性异形红细胞,则不支持原发性骨髓纤维化。

由于部分原发性骨髓纤维化患者血小板计数大于 450×10⁹/L,可能会考虑诊断原发性血小板增多症。同时,一些病人可能从血小板增多症转变为骨髓纤维化。血小板增多症患者血涂片中无明显大小不均的异形红细胞、有核红细胞及未成熟髓细胞等骨髓纤维化的特征,骨髓纤维化通常不明显,没有或仅有轻度脾肿大。因此,两者通常能明确鉴别[279,339]。原发性骨髓纤维化的纤维化前期与原发性血小板增多症相似,但原发性骨髓纤维化的脾肿大及巨核细胞增生异常更显著,可用于鉴别[340],仔细观察病程的演变对鉴别两者也很重要[341]。

毛细胞白血病(参见第 93 章)当伴有红细胞形态异常、全血细胞减少、脾肿大及骨髓纤维化表现时,与原发性骨髓纤维化十分相似[336,342]。通常,通过仔细的血液和骨髓镜检、组织化学及细胞免疫表型分析,可找到本病特征性的异常单个核细胞(毛细胞)。

肝脏疾病亦可导致血细胞减少和脾肿大,但原发性骨髓纤维化特异的血液和骨髓表现较易区分两者。在一家县医院对170 例脾肿大患者的回顾性分析中,肝脏疾病是继原发性骨髓纤维化后排名第二位的导致巨脾的最常见病因[343]。

原发性自身免疫性骨髓纤维化特征是大量骨髓纤维化及骨髓多克隆 T 和 B 淋巴细胞增多[344,345]。没有红斑狼疮或其他

结缔组织疾病的血清学和临床证据,则可确诊为原发性自身免疫性骨髓纤维化。细胞减少可能是免疫介导的(如免疫性溶血性疾病),但本病通常没有原发性骨髓纤维化特征性的红细胞异常发现(大小不均性异形红细胞、有核红细胞、未成熟髓细胞)。骨髓可呈增生活跃,巨核细胞增多,但没有形态异常的巨核细胞。脾肿大几乎是原发性骨髓纤维化的基本特征,但本病常无脾肿大。可有多克隆高球蛋白血症。

散发的特发性或家族性肺动脉高压患者可有明显的骨髓纤维化,但原发性骨髓纤维化患者循环中 CD34$^+$ 细胞数升高、出现克隆性血小板和粒细胞、血涂片中常见泪滴状红细胞以及 JAK2V617F 基因突变等可资鉴别[346]。

转移性癌肿,尤其是来源于乳腺、前列腺[347~352]等的腺癌,或播散性结核分枝杆菌感染[353,354],可引起反应性骨髓纤维化,有时与原发性骨髓纤维化相似。如在骨髓中找到转移性癌细胞或分枝杆菌则可提示病因。引起继发性骨髓纤维化的其他疾病还有肥大细胞增生症[355~358]、血管免疫母细胞性淋巴结病[359]、血管肉瘤[360]、淋巴瘤[361~363]、多发性骨髓瘤[364~366]、肾性骨营养不良[367]、肥大性骨关节病[368]、灰色血小板综合征[369]、系统性红斑狼疮[251~254]、多发性动脉结节病[256]、高嗜酸性粒细胞综合征[370,371]、黑热病(kala azar)[372]、原发性血小板减少性紫癜[373]、血栓性血小板减少性紫癜[374]、服用异维 A 酸[375]、神经母细胞瘤[376]、巨大淋巴结增生症[377]、维生素 D 缺乏性佝偻病[378~381]、朗格汉斯细胞组织细胞增多症[382]、急性早幼粒细胞性白血病[383,384]及恶性组织细胞病[385]。随着原发病的缓解或好转,骨髓纤维化可消失。

淋巴瘤[386,387]、慢性淋巴细胞白血病[388,389]、毛细胞白血病[342,390]、系统性肥大细胞增生症[391]、巨球蛋白血症[392]、淀粉样变[244,245]、骨髓瘤[393,394]、恶性畸胎瘤[395]及特发性单克隆免疫球蛋白病[396]可与原发性骨髓纤维化同时发生。

骨髓纤维化在克隆性血液病间的相互转化

所有克隆性血液疾病[AML、CML、低增生性白血病(MDS)、淋巴瘤]均可有骨髓网状纤维增多,但胶原纤维化少见[397]。急性巨核细胞白血病可伴有明显的骨髓纤维化(参见第 88 章)。约有 15% 的真性红细胞增多症患者经静脉放血、烷化剂或 32P 放射性核素治疗后,在二十年的观察中可进展成与原发性骨髓纤维化不易区分的临床状态(参见第 84 章)[398~400]。估计约 7% 原发性血小板增多症可进展至骨髓纤维化期(参见第 85 章)。该估计因为某些原发性血小板增多症病例是否能实际上区别于早期的(纤维化前期)原发性骨髓纤维化这一问题而变得复杂化[340,341]。铁粒幼红细胞性贫血也有转变为骨髓纤维化的[401]。极少数情况下原发性骨髓纤维化可回复到真性红细胞增多症,此时骨髓纤维化消失[402,403]。更少见的是,具有 JAK2 突变的原发性骨髓纤维化可能转变为 BCR-ABL 融合基因阳性的慢性粒细胞白血病,反之亦然[404,405]。

治疗

治疗决策

一部分无临床症状患者病情稳定可持续数年而无须特殊治疗。症状性贫血、血小板减少和脾肿大是需要开始治疗的主要原因。血红蛋白小于 100g/L[12,14,20]、白细胞计数小于 4.0×10^9/L 或大于 30.0×10^9/L[13]、血小板计数低于 100×10^9/L,及外周血原始细胞数大于白细胞总数的 1%[12,20,406],预示疾病进展加速。另外,由于炎性细胞因子的伴随出现,患者可能自觉不适、疲劳、盗汗、体重减轻、低热和功能丧失。详细的分期方案有益于比较同时和序贯临床试验结果(见下文“病程及预后”)。在对此病有经验的医生治疗下的个别患者,观测识别疾病进展从而决定治疗时机也是一个非常重要的因素,通过现有检查手段被判断为高危的患者是该年龄团体中发病和死亡风险较高群体,尤其在引进异基因干细胞移植治疗前。

红细胞输注

重度贫血或中度症状性贫血的患者可能需要定期输血(参见第 138 章)。提高血液中的血红蛋白浓度的方法包括使用重组促红细胞生成素和使用雄激素治疗。

重组人促红细胞生成素治疗贫血

骨髓纤维化患者的血清促红细胞生成素水平常反映了贫血的严重程度[407]。所以,使用促红细胞生成素作为一般手段治疗贫血结果令人失望。在一些研究中,选择血清促红细胞生成素水平低(<125U/L)且与贫血程度不相符的患者用药可取得长期疗效[408,409]。

雄激素和糖皮质激素治疗贫血

在一些患者中,经雄激素治疗后严重贫血可得到改善[410]。常用的药物有睾酮(testosterone)、羟甲烯龙(oxymetholone)、氟甲睾酮(fluoxymesterone)等,但可使女性患者出现男性化特征。此外,尚可能引起肝功能损害及其他副作用。也可口服达那唑(danazol),600~800mg/d,持续最多 6 个月。如没有明显疗效,则剂量逐渐减少至最小有效量,或停药。疗效可能只限于降低输注红细胞的频率。脾切除术后如贫血复发且需输注红细胞,常予雄激素治疗。雄激素治疗对脾切除或脾肿大不明显的患者疗效更好。进行雄激素治疗的患者需定期体格检查评估肝脏大小、进行肝功能检查,有条件者可采用超声检查有无肝损害(如紫癜)或肿瘤[411]。雄激素治疗前,男性患者需评估前列腺是否增大或是否罹患前列腺癌。患者有明显溶血性贫血时可用糖皮质激素治疗。可先试用泼尼松(prednisone)25mg/(m² · d)口服,若能耐受则持续用药 1~2 个月后再逐渐减量。在儿童患者中,据报道,大剂量糖皮质激素治疗缓解骨髓纤维化并改善造血功能[412,413]。

药物治疗骨髓纤维化、脾肿大或细胞减少

多种药物可用来治疗巨脾、血小板增多症和各种全身症状。

JAK2V617F 激酶抑制剂

由于 JAK2 基因突变及其对 JAK-STAT 信号传导的作用被认为是至少 50% 原发性骨髓纤维化患者细胞克隆性扩张的关键因素,目前正进行有关突变 JAK2 蛋白产物抑制剂的合成及有关试验[414]。JAK2 激酶抑制剂 TG101209 为口服的强效小分子 JAK2 激酶抑制剂,早期研究显示它能抑制 JAK2V617F 依赖的 STAT3 和 STAT 5 磷酸化,抑制具有 JAK2 和 MPL 突变的细

胞集落生长,并且已在 JAK2V617F 诱导的骨髓增殖性疾病裸鼠模型中显示疗效[415]。一些 JAK2 抑制剂已在少数原发性骨髓纤维化患者中应用[416~418]。疗效不尽相同,但每一个抑制剂最显著和一致的疗效为可缩小脾脏的大小,还可抑制血细胞计数,血小板减少为剂量限制性。最初可能贫血会恶化,然而该实验室检查结果变坏是短暂的,仅仅持续几个月。通常情况下,尽管早期贫血进展,但大多数参与治疗的病人感觉疲劳减轻。肿大脾脏的缩小、炎症因子释放的明显下降使一些患者的生活质量明显提高。其中一种抑制剂,无论是否伴有明显JAK2 突变,其治疗反应率相似。这可能是因为该药物能够同时抑制 JAK1 和 JAK2 异构体,前者在细胞因子生成中起作用。这些制剂有望降低本病的发病,也可能降低死亡率,延长生存率(见下文"病程及预后")[419~423]。进一步更大规模及更详细的原发性骨髓纤维化患者的研究应该很快就会出来,这将有助于确定:①这些制剂能否在高比例患者中缓解疾病表现;②疗效的持续时间;③用药后能否延长患者的生存期;④长期给药会出现什么样的副作用。

在 2011 年,ruxolitinib,口服 JAK2 抑制剂,被美国 FDA 批准应用于中级的或者高风险的骨髓纤维化患者。它可以降低脾脏大小、疲劳感、盗汗、瘙痒、红细胞输注依赖和可以导致数量相当大比例的病人体重增加。其主要剂量限制的副作用是血小板计数下降。虽然有些病人可能贫血恶化或中性粒细胞减少,但总体影响往往是有益的,疲劳和其他症状得到改善。头痛、头晕眼花和腹泻也可能会发生,但是不需要停药。治疗 6个月后,约 40% 的患者脾脏大小和症状明显减轻。最初药物试验是受限于服药时患者血小板计数需在 $100×10^9/L$ 以上,然而,更新的研究表明,使用起始低剂量的 ruxolitinib 和逐渐增加剂量,可以使血小板计数在 $(50~100)×10^9/L$ 之间的患者得到类似的好处。表 86-4 显示了初始剂量的建议方法。对原发性骨髓纤维化所有可用的治疗方法中,ruxolitinib 治疗是唯一的治疗方法,此法已经在安慰剂对照组的临床试验获得益处。

表 86-4 起始口服 Ruxolitinib 治疗原发性骨髓纤维化的指南

血小板计数	剂量
$>200×10^9/L$	每天两次 20mg
$(100~200)×10^9/L$	每天两次 15mg
$(50~100)×10^9/L$	每天两次 5mg(只要血小板计数维持在 $40×10^9/L$ 以上,每一个月每天增加 5mg 直到最大脾脏大小减小)*

* 起始血小板计数在 $(50~100)×10^9/L$,药物不被美国 FDA 批准应用如果在 Ruxolitinib 治疗期间,血小板计数下降,那么为此需降低治疗剂量。如果血小板计数远低于 $50×10^9/L$,那么药物将不能应用。治疗应该咨询更多详细的指南,处方信息,出版在 Incyte, Ruxolitinib 的使用(Jakafi)(2011 年 9 月修订)

羟基脲

羟基脲是治疗血小板过度积聚、白细胞淤滞、异常髓外造血和症状性脾大的常用药[424~426]。可缩小肝脾体积、改善或消除夜间盗汗、体重减轻等全身症状,偶尔可以升高血红蛋白浓度、降低血小板计数和减轻骨髓纤维化的程度。骨髓纤维化患者骨髓相比较其他慢性骨髓增殖性疾病患者,化疗药物耐受能

力差。根据治疗前的血细胞计数水平,可给予羟基脲 0.5 ~1.0g/d 或 1.0~2.0g,每周 2~3 次口服。治疗的第 1 个月应每周进行一次评估以调整剂量,如果合适,延长至每 3 月评估 1次。虽然烷化剂如白消安或其他细胞毒药物也能奏效,但基本上已经被羟基脲取代。有人提出美法仑(melphalan)或者白消安可有益于治疗,所以,烷化剂也已重新开始使用[427,428]。

沙利度胺及雷那度胺

沙利度胺(thalidomide)在最佳治疗剂量 800mg/d 的耐受性差。大部分患者接受其一半剂量,并逐渐减少至最小有效剂量。一项对 14 例患者的研究显示其疗效不佳且毒副作用发生率高[429]。另有一些研究发现,少数服用剂量高达 600mg/d 时,脾脏有所缩小,血红蛋白量及血小板计数也有所改善[430,431]。在随后的研究中发现,小剂量沙利度胺(50mg/d)联合泼尼松治疗具有更好的耐受性,约半数患者的贫血和血小板减少得到改善,一些患者即使停药后疗效尚能维持[432]。沙利度胺的类似物雷那度胺(lenalidomide)有取代沙利度胺的趋势。雷那度胺对一部分患者有疗效[433~436],用药后能明显改善血红蛋白浓度,避免输血需求(22% 的治疗患者)、改善血小板计数(50% 的治疗患者)、减小脾脏大小(33% 的治疗患者)。中性粒细胞减少及血小板减少是其最麻烦的副作用[433]。雷那度胺亦能有效治疗伴有 5q-细胞遗传学异常的原发性骨髓纤维化[435,436]。另一种沙利度胺同类药物,泊马度胺,已经完成 3 期临床试验,尚未显示出减少输血需求的效果[437]。

环孢素、依那西普、伊马替尼及替吡法尼

环孢素(cyclosporine)被用于治疗伴有免疫异常(Coombs试验阳性,抗核抗体阳性)的严重贫血患者,血清浓度可达100~200ng/ml[438]。用药后,6 例患者中的 3 例血红蛋白浓度升高。环孢素也被成功用于治疗 1 例骨髓纤维化伴红细胞再生障碍患者[439]。

肿瘤坏死因子 α 被提出作为一种靶分子,以抑制其在原发性骨髓纤维化发病中的可能作用[440]。一项研究显示,20 例患者经可溶性肿瘤坏死因子 α 受体(依那西普,etanercept)治疗,其中 12 例患者的全身症状(发热、夜间盗汗、疲劳、体重减轻)得到改善,4 例血细胞计数改善和脾脏大小减小[441,442]。

甲磺酸伊马替尼治疗骨髓纤维化仅为实验性,对疾病过程基本无影响[442,443]。一般剂量的耐受性差,而且治疗反应率低,疗效不明显。

法尼基转移酶抑制剂替吡法尼(tipifarnib)耐受性差[444]。尽管能减小脾脏大小,但与羟基脲相比并无优势。

干扰素

干扰素-α 和干扰素-γ 可起协同作用抑制骨髓增生[445]。前者在突变酪氨酸激酶(BCR-ABL)抑制剂应用前被大量应用于治疗慢性粒细胞白血病(参见第 89 章)。尽管干扰素-α 未被广泛应用于治疗原发性骨髓纤维化,但它对治疗某些患者脾肿大、骨痛、血小板增多有效[446]。干扰素治疗和羟基脲或其他治疗的比较试验尚未见报道[447]。与干扰素相比,羟基脲显然具有使用方便(口服相比非口服)、副作用小而且使用次数少的优点,尤其对于老年患者。聚乙二醇干扰素-α 治疗骨髓纤维化患者具有更好的实用性和耐受性。虽然在骨髓纤维化后期大部

分是无效的,但是它对轻度原发性骨髓纤维化早期和中度阶段有效[448~451]。

浆膜埋植剂

阿糖胞苷腹膜内给予阿糖胞苷已经被用于治疗由腹膜造血灶种植引起的腹水[452]。通过脾动脉导管在脾内注射阿糖胞苷已经使一例患者脾肿大明显改善(见下文"放射治疗")[453]。

免疫相关纤维化

静注免疫球蛋白

尽管糖皮质激素或静注免疫球蛋白对治疗自身免疫性或系统性红斑狼疮相关的骨髓纤维化有效[251,254],对其他原因引起的纤维化疾病也偶尔有效[454],但此类治疗方案对原发性骨髓纤维化无持续疗效,因为原发性骨髓纤维化病变的根本是造血多潜能细胞肿瘤性增殖、巨核细胞增多、巨核细胞形态重度畸形、细胞因子释放致纤维增生以及骨质生成。

双膦酸盐治疗骨病

一些伴有骨硬化或骨膜炎的患者受到骨痛的困扰。使用依替膦酸钠(etidronate)6mg/(kg·d),隔月用药、周期用药[455]或氯膦酸盐(clodronate)30mg/(kg·d),治疗数月后患者的骨痛症状和造血显著改善,疗效可持续到 33 个月后[456],显示该类药物在治疗骨髓纤维化骨症状中有较好的前景[457]。

放射治疗

在某些情况下,放射治疗可用于治疗原发性骨髓纤维化。例如,出现:严重脾区疼痛(脾梗死);巨脾且有切脾禁忌者(如血小板增多症),采用 0.5~2.0Gy 脾区重复照射能缓解疼痛[458]。脾区照射后可能会导致血细胞进一步减少或细胞减少加重,尤其是血小板减少,被称为脾区照射后对骨髓产生的远位效应(abscopal effect),可能是由于脾脏循环中含有较多 CD34$^+$ 细胞的原因。其他可行放疗的情况有:腹膜髓样化生引起的腹水[459];局部严重骨痛(如骨膜炎或粒细胞肉瘤引起的溶骨性损害)[272,458,460];髓外纤维造血组织肿瘤[157,458],特别是硬膜外肿瘤[191]。低剂量肝脏照射对肝肿大或腹水仅能短期缓解症状[458,461],低剂量肺部照射对改善由于器官髓外造血导致的肺动脉高压有效。低剂量放疗可缓解呼吸功能不全,尤其是低氧血症[226],但在已知的几个未报告的病例中,这种方法导致了肺功能的恶化。

脾切除

脾切除是治疗原发性骨髓纤维化的重要方法[462]。脾切除的主要指征包括:①脾肿大导致脾区疼痛(约 50% 的患者);②输血需要量过大或难治性溶血性贫血(约 25% 的患者);③门静脉高压(约 15% 的患者);④严重血小板减少(约 10% 的患者)。

患者出血或凝血时间延长是手术出血的高危因素,此时不能做脾切除,除非输注血小板或因子替代治疗纠正这些异常。如果发生大量出血,出现低度血管内凝血的证据,如 D-二聚体水平升高,则需要预防性应用肝素或者输注血小板。

原发性骨髓纤维化患者的脾切除手术难度较大。脾脏通常与邻近的浆膜表面及结构粘连(如左半膈的下表面),有大量并行的血管,以及极度扩张的脾门脉动脉和静脉。即刻术后死亡率在很大程度上取决于术者的经验、技巧和对术后并发症能否及时发现。对于有经验的外科医师,手术期的死亡率约为10%。术后约30%的患者可并发出血、膈下血肿、膈下脓肿、胰尾损伤、胰管瘘、门静脉残端或肠系膜血管血栓形成等。约10%的患者发生感染,尤其是肺部感染。术后的远期改变包括肝肿大(有时为巨大肝脏)、髓外造血组织肿瘤、血小板增多、泪滴状红细胞减少。脾切除术后约 15% 的患者转化为白血病。血小板重度增多者可予羟基脲或阿司匹林及阿那格雷治疗(参见第 85 章)。脾切除的并发症和死亡率使得人们对切脾持越来越谨慎的态度。然而,约 50% 患者脾脏切除术可改善病情。脾切除术后患者的中位生存期约 18 个月。

门脉分流手术

对门静脉高压和门静脉曲张破裂出血,或难治性腹水患者行门脉分流术时进行了循环动力学研究。因脾血流进入肝脏显著增多而导致肝血管壁楔压升高者,优选治疗方法为脾切除。对于因肝内阻滞或肝静脉血栓形成而导致门静脉高压,以及肝静脉压力梯度远高于正常上限值(6torr)的患者,可行脾肾分流手术[463],或为避免腹部手术,可行经颈静脉肝内门体静脉分流术[464,465]。静脉曲张硬化疗法或结扎疗法用于治疗门静脉高压静脉曲张破裂所致的出血。

造血干细胞移植

骨髓移植是唯一可治愈原发性骨髓纤维化的治疗方法。骨髓移植越来越多的应用于具有不良预后因素(如严重贫血及白细胞减少或白细胞极度增多)且有组织配型相合同胞供者的较年轻患者[466~473]。大多数骨髓移植研究中患者的中位年龄为50 岁,而所有原发性骨髓纤维化患者的中位年龄约为 70 岁[322]。移植植入率与其他无骨髓纤维化的血液系统疾病患者相似(参见第 23 章)。决定是否使用全预处理(清髓)异基因移植,取决于患者的年龄(小于 50 岁)、血细胞和骨髓异常的严重程度,以及不进行移植治疗病程延缓迁延的可能性。较年轻的患者,尤其是年龄小于 50 岁的患者,具有 HLA 配型相合的同胞供者、疾病进展以及不良预后发现,如血红蛋白小于 100g/L、外周血原始细胞数大于 1%、不良细胞遗传学因素(如涉及 5 号、7 号、17 号染色体的异常,或细胞出现三种及以上异常)等,通常可考虑移植。虽然患者脾肿大可轻度延缓移植后供者粒细胞生成的表达,但平均而言,有脾脏的患者与之前接受脾切除手术的移植患者相比结果相同[471,474]。另外,脾切除术后接受移植治疗的风险或死亡率更大。

与年龄大于 50 岁者相比,年龄小于 50 岁行配型相合同胞供者干细胞移植的患者移植后的死亡率较低、结果更好[460]。小于 50 岁的患者的清髓移植相关死亡率为 35%~40%,5 年生存率约为 50%。

已经失去供者造血优势且重新出现骨髓纤维化的移植患者,供者淋巴细胞输注可使纤维化消退并恢复正常造血,至报道时已经正常达至少 6 个月和 20 个月[475,476]。

对于 JAK2V617F 阳性的患者,移植后可予实时定量 PCR监测残余 JAK2V617F 阳性细胞。在一项对接受低强度预处理方案移植患者的研究中,21 例患者中 17 例 JAK2V617F 转为阴性,1 例患者经供者淋巴细胞输注清除了 JAK2V617F 阳性细胞[477]。

年龄较大的患者也越来越多地选择非清髓移植[470,471,478~482]。几个报道中,非清髓移植后死亡率较低,结果较好,使一些人认为这是 50 岁以上患者,以及也可能是较年轻患者的优选方案。一项研究显示,非清髓移植疗效显著优于清髓移植[470]。该研究比较了 17 例接受清髓移植和 10 例接受非清髓移植的患者。移植时中位年龄为 50 岁(年龄范围:5~63 岁),中位随访 55 个月后,20 例患者仍存活。非清髓组移植相关死亡率为 10%,清髓组为 30%。高危或低危因素、同胞或非同胞供者之间的生存期没有差别。该研究也证实了之前一些较小型清髓和非清髓干细胞移植疗效比较研究的结果[483]。

一项减低强度的移植的大型合作研究发现,使用亲缘相合的供者和在疾病的发展中期进行移植可以获得最好的效果[482]。

有研究报道,白消安预处理方案后给予 G-CSF 动员自体外周血干细胞,移植后产生了包括红系造血改善、血小板计数改善以及多数患者脾脏缩小的临床疗效。2 年确切生存率为 61%[484]。

● 病程及预后

疾病的进展与疾病诊断时测定的至少 16 种因素相关。即:①年龄较大;②严重贫血;③白细胞计数极度增高(>25×10^9/L)或白细胞减少(<4.0×10^9/L);④诊断时出现发热、盗汗或体重减轻等全身症状;⑤外周血原始细胞比例(≥1%);⑥男性;⑦重度血小板减少;⑧血中 CD34$^+$ 细胞比例;⑨出现 JAK2 基因的 V617F 突变;⑩单核细胞增多;⑪原位末端标记显示增殖细胞核抗原指数下降以及细胞凋亡指数下降;⑫肝肿大程度;⑬骨髓纤维化程度;⑭脾切除术后的脾脏组织学结果;⑮CD34$^+$ 细胞中 WT1 基因的表达;⑯某些克隆性细胞遗传学异常,尤其是涉及 5 号、7 号或 17 号染色体或有三种及以上染色体异常。染色体异常如 13q 或 20q 异常的患者与无染色体异常患者的生存期相比较无显著差异。每一回顾性研究均发现这些因素的不同亚组是显著的预后因素。

最一致的预测变量似乎是诊断时的年龄、贫血严重程度及某些克隆性细胞遗传学异常,每一个都是不良预后指征[8,12,14,16,312,314,485~490]。

在 7 个研究中心超过 1000 例骨髓纤维化连续病例的一项研究中,中位生存期为 69 个月,上述①~⑤项因素被证明是将患者分成 4 个危险因素类最有用的变量。以下患者生存期较短:年龄大于 65 岁、血红蛋白小于 100g/L、白细胞计数大于 25×10^9/L、外周血原始细胞计数≥1%、有全身症状。根据出现危险因素的项数将患者划分到一个危险因素组。如无危险因素,则为低危;有 1 项危险因素,为低-中危;有 2 项危险因素,为高-中危;如有 3 项或以上危险因素,为高危。应用这些因素分类,低危患者的生存期为 135 个月,而低-中危为 95 个月,高-中危为 48 个月,高危为 27 个月[491]。原发性骨髓纤维化患者的 5 年生存率大约是年龄、性别相匹配的健康对照预期生存率的 40%[492]。

一些数据表明,应用 JAK2 抑制剂治疗原发性骨髓纤维化,不仅可以减少症状和脾脏大小,而且可能会延长生存率[493,494]。100 例接受芦可替尼与 350 例相匹配的未接受芦可替尼的患者

相比,不良预后组患者的生存期平均延长 18 个月。一些患者生命延长的上线达 4~5 年[494]。另外,患者的活力和功能的临床改善可呈戏剧性改变。

死亡的主要原因为感染、出血、脾切除后死亡以及转化为急性白血病[495~499]。转化为急性白血病之前有时可出现粒细胞肉瘤[35,460,499,500]。也可转化为急性淋巴细胞白血病或淋巴瘤[501,502]。有报道脾切除患者向白血病进展的风险增加[503]。诊断时原始细胞数大于 3%、血小板计数小于 100×10^9/L 与疾病向急性白血病进展相关。促红细胞生成素或雄激素治疗也与疾病向急性白血病进展的危险增高相关[504]。应用 JAK2 抑制剂治疗可提高原发性骨髓纤维化转化为 AML 的疗效。有记载极个别原发性骨髓纤维化自发缓解者[505,506]。

多种基因突变与原发性骨髓纤维化患者的预后相关,包括总生存期或向急性髓细胞性白血病转化的风险。这些突变包括:IDH、EZH、ASXL1 和 SRSF2 基因突变[507,508]。糖皮质激素受体的 A3669G(rs6198)单核苷酸多态性导致红细胞增多症患者红细胞进一步增多,且增加其转化为急性髓系白血病的风险[509]。约 5%~10% 的原发性骨髓纤维化者不伴有 JAK2、CALR 和 MPL 突变,这些所谓的"三阴性"骨髓纤维化患者与 CALR 野生型和伴 ASXL1 突变的患者预后类似,均预后不良[509]。

与成人患者相比,婴幼儿及儿童原发性骨髓纤维化的病理学表现变化更大。婴幼儿患者可以随访数十年而无须治疗[510],自发缓解亦有报道[511]。由于病程变化不定,在病程随访时采取保守治疗是比较合适的。

翻译:许小宇 互审:肖志坚 校对:范祎、陈苏宁

参考文献

1. Heuck G: Zwei Fälle von Leukämie mit eigenthümlichem Blut-resp Knochenmarksbefund. *Virchows Arch Pathol Anat Physiol Klin Med* 78:475, 1879.
2. Silverstein MN: *Agnogenic Myeloid Metaplasia.* Publishing Science, Boston, 1975.
3. Mesa RA, Verstovsek S, Cervantes F, et al: Primary myelofibrosis (PMF), post polycythemia vera myelofibrosis (post-PV MF), post essential thrombocythemia myelofibrosis (post-ET MF), blast phase PMF (PMF-BP): Consensus on terminology by the international working group for myelofibrosis research and treatment (IWG-MRT). *Leuk Res* 31:737, 2007.
4. Lichtman MA: Is it chronic idiopathic myelofibrosis, myelofibrosis with myeloid metaplasia, chronic megakaryocytic-granulocytic myelosis, or chronic megakaryocytic leukemia? Further thoughts on the nosology of the clonal myeloid disorders. *Leukemia* 19:1139, 2005.
5. James C, Ugo V, Le Couédic JP, et al: A unique clonal JAK2 mutation leading to constitutive signalling causes polycythaemia vera. *Nature* 434:1144, 2005.
6. Baxter EJ, Scott LM, Campbell PJ, et al: Acquired mutation of the tyrosine kinase JAK2 in human myeloproliferative disorders. *Lancet* 365:1054, 2005.
7. Lundberg P, Karow A, Nienhold R, et al: Clonal evolution and clinical correlates of somatic mutations in myeloproliferative neoplasms. *Blood* 123:2220, 2014.
8. Barosi G: Myelofibrosis with myeloid metaplasia. *Hematol Oncol Clin North Am* 17:1211, 2003.
9. Ward HP, Block MH: The natural history of agnogenic myeloid metaplasia (AMM) and a critical evaluation of its relationship with myeloproliferative syndrome. *Medicine (Baltimore)* 50:357, 1971.
10. Varki A, Lottenberg R, Griffith R, et al: The syndrome of idiopathic myelofibrosis. *Medicine (Baltimore)* 62:353, 1983.
11. Barosi G: Myelofibrosis with myeloid metaplasia. *Hematol Oncol Clin North Am* 17:1211, 2003.
12. Okamura T, Kinukawa N, Niho Y, Mizoguichi H: Primary chronic myelofibrosis: Clinical and prognostic evaluation in 336 Japanese patients. *Int J Hematol* 73:194, 2001.
13. Cervantes F, Pereira A, Esteve J, et al: Idiopathic myelofibrosis: Initial features, evolutionary pattern and survival in a series of 106 patients. *Med Clin North Am* 109:651, 1997.
14. Dupriez B, Morel P, Demory JL, et al: Prognostic factors in agnogenic myeloid metaplasia: A report on 195 cases with a new scoring system. *Blood* 88:1013, 1996.
15. Rupoli S, DaLio L, Sisti S, et al: Primary myelofibrosis: A detailed analysis of the clinicopathologic variables influencing survival. *Ann Hematol* 68:205, 1994.
16. Ozen S, Ferhanoglu B, Senocak M, Tüzüner N: Idiopathic myelofibrosis (agnogenic myeloid metaplasia). *Leuk Res* 21:125, 1997.
17. Landgren O, Goldin LR, Kristinsson SY, et al: Increased risks of polycythemia vera, essential thrombocythemia, and myelofibrosis among 24,577 first-degree relatives of 11,039 patients with myeloproliferative neoplasms in Sweden. *Blood* 112:2199, 2008.
18. Shalev O, Goldfarb A, Ariel I, et al: Myelofibrosis in young adults. *Acta Haematol* 70:396, 1983.

19. Sekhar M, Prentice HG, Poyat U, et al: Idiopathic myelofibrosis in children. *Br J Haematol* 93:394, 1996.
20. Cervantes F, Barosi G, Demory JL, et al: Myelofibrosis with myeloid metaplasia in young individuals: Disease characteristics, prognostic factors and identification of risk groups. *Br J Haematol* 102:684, 1998.
21. Sieff CA, Malleson P: Familial myelofibrosis. *Arch Dis Child* 55:888, 1980.
22. Sheikha A: Fatal familial infantile myelofibrosis. *J Pediatr Hematol Oncol* 26:164, 2004.
23. Rossbach HC: Familial infantile myelofibrosis as an autosomal recessive disorder: Preponderance among children from Saudi Arabia. *Pediatr Hematol Oncol* 23:453, 2006.
24. Cohn SL, Cohn RA, Chou P, et al: Infantile myelofibrosis with nephromegaly secondary to myeloid metaplasia. *Clin Pediatr (Phila)* 30:59, 1991.
25. Mallouh AA, Sa'di AR: Agnogenic myeloid metaplasia in children. *Am J Dis Child* 146:965, 1992.
26. Cervantes F, Barosi G, Hernández-Boluda J-C, et al: Myelofibrosis with myeloid metaplasia in adult individuals 30 years old or younger: Presenting features, evolution and survival. *Eur J Haematol* 66:324, 2001.
27. Segel GB, Lichtman MA: Familial (inherited) leukemia, lymphoma, and myeloma. *Blood Cells Mol Dis* 32:246, 2004.
28. Rumi E: Familial chronic myeloproliferative disorders: The state of the art. *Hematol Oncol* 26:131, 2008.
29. Kaufman S, Briere J, Bernard J: Familial myeloproliferative syndromes: Study of 6 families and review of literature. *Nouv Rev Fr Hematol* 20:1, 1978.
30. Péres-Encinas M, Bello JL, Perez-Crespo S, et al: Familial myeloproliferative syndrome. *Am J Hematol* 46:225, 1994.
31. Kutty J, Ridell B: Epidemiology of the myeloproliferative disorders: Essential thrombocythaemia, polycythemia vera, and idiopathic myelofibrosis. *Pathol Biol* 49:164, 2001.
32. McNally RJ, Rowland D, Roman E, Cartwright RA: Age and sex distributions of haematological malignancies in the U.K. *Hematol Oncol* 15:173, 1997.
33. Ridell B, Carneskog J, Wedel H, et al: Incidence of chronic myeloproliferative disorders in the city of Gotesborg, Sweden 1983–1992. *Eur J Haematol* 65:267, 2000.
34. Phekoo KJ, Richards MA, Møller H, Schey SA: The incidence and outcome of myeloid malignancies in 2,112 adult patients in southeast England. *Haematologica* 91:1400, 2006.
35. Mesa RA, Silverstein MN, Jacobsen SJ, et al: Population-based incidence and survival figures in essential thrombocythemia and agnogenic myeloid metaplasia: An Olmstead County Study 1976–1995. *Am J Hematol* 61:10, 1999.
36. Aksoy M, Erdem S, Dincol G: Two rare complications of chronic benzene poisoning: Myeloid metaplasia and paroxysmal nocturnal hemoglobinuria. *Blut* 30:255, 1975.
37. Hu H: Benzene-associated myelofibrosis. *Ann Intern Med* 106:171, 1987.
38. Tondel M, Perrson B, Carstensen J: Myelofibrosis and benzene exposure. *Occup Med* 45:31, 1995.
39. Anderson RE, Hoshino T, Yamamoto T: Myelofibrosis with myeloid metaplasia in survivors of the atomic bomb in Hiroshima. *Ann Intern Med* 60:1, 1964.
40. Glass DC, Schnatter AR, Tang G, et al: Risk of myeloproliferative disease and chronic myeloid leukaemia following exposure to low-level benzene in a nested case-control study of petroleum workers. *Occup Environ Med* 71:266, 2014.
41. Rinsky RA, Smith AB, Hornung R, et al: Benzene and leukemia. An epidemiologic risk assessment. *N Engl J Med* 316:1044, 1987.
42. Johnson GT, Harbison SC, McCluskey JD, Harbison RD: Characterization of cancer risk from airborne benzene exposure. *Regul Toxicol Pharmacol* 55:361, 2009.
43. Jacobson RS, Salo A, Fialkow PS: Agnogenic myeloid metaplasia: A clonal proliferation of hematopoietic stem cells with secondary myelofibrosis. *Blood* 51:189, 1978.
44. Kahn A, Bernard JF, Cottreau D, et al: A deficient G-6-PD variant with hemizygous expression in blood cells of a woman with primary myelofibrosis. *Humangenetik* 30:41, 1975.
45. Sato Y, Suda T, Suda J, et al: Multilineage expression of haemopoietic precursors with an abnormal clone in idiopathic myelofibrosis. *Br J Haematol* 64:657, 1986.
46. Kreipe H, Jaquet K, Falgner J, et al: Clonal granulocytes and bone marrow cells in the cellular phase of agnogenic myeloid metaplasia. *Blood* 78:1814, 1991.
47. Tsukamoto N, Morita K, Maehara T, et al: Clonality in chronic myeloproliferative disorders defined by X-chromosome linked probes. *Br J Haematol* 86:253, 1994.
48. Buschle M, Janssen JWG, Drexler H, et al: Evidence for pluripotent stem cell origin of idiopathic myelofibrosis: Clonal analysis of a case characterized by a N-*ras* gene mutation. *Leukemia* 2:658, 1988.
49. Lebowitz P, Papac R, Ghosh PK: Impaired retinoblastoma susceptibility (Rb) gene expression in agnogenic myeloid metaplasia. *Blood* 76(Suppl 1):236A, 1990.
50. Reeder TL, Bailey RJ, Dewald GW, Tefferi A: Both B and T lymphocytes may be clonally involved in myelofibrosis with myeloid metaplasia. *Blood* 101:1981, 2003.
51. Popat U, Frost A, Liu E, et al: High levels of circulating CD34 cells, dacryocytes, clonal hematopoiesis, and JAK2 mutation differentiate myelofibrosis with myeloid metaplasia from secondary myelofibrosis associated with pulmonary hypertension. *Blood* 107:3486, 2006.
52. Delhommeau F, Dupont S, Tonetti C, et al: Evidence that the JAK2 G1849T (V617F) mutation occurs in a lymphomyeloid progenitor in polycythemia vera and idiopathic myelofibrosis. *Blood* 109:71, 2007.
53. James C, Mazurier F, Dupont S, et al: The hematopoietic stem cell compartment of JAK2V617F-positive myeloproliferative disorders is a reflection of disease heterogeneity. *Blood* 112:2429, 2008.
54. Wendling F, Varlet P, Charon M, Tambourin P: MPLV: A retrovirus complex inducing an acute myeloproliferative leukemic disorder in adult mice. *Virology* 149:242, 1986.
55. Kaushansky K: Thrombopoietin. *N Engl J Med* 339:746, 1998.
56. Yan X-Q, Lacey D, Hill D, et al: A model of myelofibrosis and osteosclerosis in mice induced by overexpressing thrombopoietin (mpl ligand). *Blood* 88:402, 1996.
57. Villeval JL, Cohen-Solal K, Tuliez M, et al: High thrombopoietin production by hematopoietic cells induces a fatal myeloproliferative syndrome in mice. *Blood* 90:4396, 1997.
58. Chagraoui H, Komura E, Tulliez M, et al: Prominent role of TGF-beta 1 in thrombopoietin-induced myelofibrosis in mice. *Blood* 100:3495, 2002.
59. Chagraoui H, Tulliez M, Smayra T, et al: Stimulation of osteoprotegerin production is responsible for osteosclerosis in mice overexpressing TPO. *Blood* 101:2983, 2003.
60. Pikman Y, Lee BH, Mercher T, et al: MPLW515L is a novel somatic activating mutation in myelofibrosis with myeloid metaplasia. *PLoS Med* 3:e270, 2006.
61. Vannucchi AM, Lasho TL, Guglielmelli P, et al: Mutations and prognosis in primary myelofibrosis. *Leukemia* 27:1861, 2013.
62. Cazzola M, Kralovics R: From Janus kinase 2 to calreticulin: The clinically relevant genomic landscape of myeloproliferative neoplasms. *Blood* 123:3714, 2014.
63. Vannucchi AM, Bianchi L, Cellai C, et al: Development of myelofibrosis in mice genetically impaired for GATA-1 expression (GATA-1(low) mice). *Blood* 100:1123, 2002.
64. Vannucchi AM, Migliaccio AR, Paoletti F, et al: Pathogenesis of myelofibrosis with myeloid metaplasia: Lessons from mouse models of the disease. *Semin Oncol* 32:365, 2005.
65. Garimella R, Kacena MA, Tague SE, et al: Expression of bone morphogenetic proteins and their receptors in the bone marrow megakaryocytes of GATA-1(low) mice: A possible role in osteosclerosis. *J Histochem Cytochem* 55:745, 2007.
66. Levine RL, Gilliland DG: Myeloproliferative disorders. *Blood* 112:2190, 2008.
67. Levine RL, Wadleigh M, Cools J, et al: Activating mutation in the tyrosine kinase JAK2 in polycythemia vera, essential thrombocythemia, and myeloid metaplasia with myelofibrosis. *Cancer Cell* 7:387, 2005.
68. Kilpivaara O, Levine RL: JAK2 and MPL mutations in myeloproliferative neoplasms: Discovery and science. *Leukemia* 22:1813, 2008.
69. Wernig G, Mercher T, Okabe R, et al: Expression of Jak2V617F causes a polycythemia vera-like disease with associated myelofibrosis in a murine bone marrow transplant model. *Blood* 107:4274, 2006.
70. Lacout C, Pisani DF, Tulliez M, et al: JAK2V617F expression in murine hematopoietic cells leads to MPD mimicking human PV with secondary myelofibrosis. *Blood* 108:1652, 2006.
71. Zaleskas VM, Krause DS, Lazarides K, et al: Molecular pathogenesis and therapy of polycythemia induced in mice by JAK2 V617F. *PLoS One* 1:e18, 2006.
72. Kralovics R, Guan Y, Prchal JT: Acquired uniparental disomy of chromosome 9p is a frequent stem cell defect in polycythemia vera. *Exp Hematol* 30:229, 2002.
73. Tiedt R, Hao-Shen H, Sobas MA, et al: Ratio of mutant JAK2-V617F to wild-type Jak2 determines the MPD phenotypes in transgenic mice. *Blood* 111:3931, 2008.
74. Larsen TS, Pallisgaard N, Møller MB, Hasselbalch HC: The JAK2 V617F allele burden in essential thrombocythemia, polycythemia vera and primary myelofibrosis—Impact on disease phenotype. *Eur J Haematol* 79:508, 2007.
75. Pikman Y, Lee BH, Mercher T, et al: MPLW515L is a novel somatic activating mutation in myelofibrosis with myeloid metaplasia. *PLoS Med* 3:e270, 2006.
76. Pardanani AD, Levine RL, Lasho T, et al: MPL515 mutations in myeloproliferative and other myeloid disorders: A study of 1182 patients. *Blood* 108:3472, 2006.
77. Tefferi A: JAK and MPL mutations in myeloid malignancies. *Leuk Lymphoma* 49:388, 2008.
78. Tefferi A: Primary myelofibrosis: 2013 update on diagnosis, risk-stratification, and management. *Am J Hematol* 88:141, 2013.
79. Klampfl T, Gisslinger H, Harutyunyan AS, et al: Somatic mutations of calreticulin in myeloproliferative neoplasms. *N Engl J Med* 369:2379, 2013.
80. Nangalia J, Massie CE, Baxter EJ, et al: Somatic CALR mutations in myeloproliferative neoplasms with nonmutated JAK2. *N Engl J Med* 369:2391, 2013.
81. Wang L, Swierczek SI, Drummond J, et al: Whole-exome sequencing of polycythemia vera revealed novel driver genes and somatic mutation shared by T-cells and granulocytes. *Leukemia* 28:935, 2014.
82. Abu-Duhier FM, Goodeve AC, Care RS, et al: Mutational analysis of class III receptor tyrosine kinases (C-KIT, C-FMS, FLT3) in idiopathic myelofibrosis. *Br J Haematol* 120:464, 2003.
83. Kawamata N, Ogawa S, Yamamoto G, et al: Genetic profiling of myeloproliferative disorders by single-nucleotide polymorphism oligonucleotide microarray. *Exp Hematol* 36(11):1477, 2008.
84. Andrieux J, Demory JL, Dupriez B, et al: Dysregulation and overexpression of HMGA2 in myelofibrosis with myeloid metaplasia. *Genes Chromosomes Cancer* 39:82, 2004.
85. Bogani C, Ponziani V, Guglielmelli P, et al: Myeloproliferative Disorders Research Consortium. Hypermethylation of CXCR4 promoter in CD34+ cells from patients with primary myelofibrosis. *Stem Cells* 26:1920, 2008.
86. Rosti V, Massa M, Vannucchi AM, et al: The expression of CXCR4 is down-regulated on the CD34+ cells of patients with myelofibrosis with myeloid metaplasia. *Blood Cells Mol Dis* 38:280, 2007.
87. Ciurea SO, Merchant D, Mahmud N, et al: Pivotal contributions of megakaryocytes to the biology of idiopathic myelofibrosis. *Blood* 110:986, 2007.
88. Guglielmelli P, Zini R, Bogani C, et al: Molecular profiling of CD34+ cells in idiopathic myelofibrosis identifies a set of disease-associated genes and reveals the clinical significance of Wilms' tumor gene 1 (WT1). *Stem Cells* 25:165, 2007.
89. Massa M, Rosti V, Ramajoli I, et al: Circulating CD34+, CD133+, and vascular endothelial growth factor receptor 2-positive endothelial progenitor cells in myelofibrosis with myeloid metaplasia. *J Clin Oncol* 23:5688, 2005.
90. Rosti V, Villani L, Riboni R, et al: Spleen endothelial cells from patients with myelofibrosis harbor the JAK2V617F mutation. *Blood* 121:360, 2013.
91. Giraudier S, Chagraoui H, Komura E, et al: Overexpression of FKBP51 in idiopathic myelofibrosis regulates the growth factor independence of megakaryocyte progenitors. *Blood* 100:2932, 2002.
92. Wang JC, Chen C, Lou LH, et al: Blood thrombopoietin, IL-6, and IL-11 levels in patients with agnogenic myeloid metaplasia. *Leukemia* 11:1827, 1997.
93. Moliterno AR, Hankins WD, Spivak JL: Impaired expression of the thrombopoietin receptor by patients with polycythemia vera. *N Engl J Med* 338:572, 1998.
94. Prockop DJ, Kivirikko KI, Tuderman L, et al: The biosynthesis of collagen and its disorders. *N Engl J Med* 301:13, 1979.
95. Bauermeister DE: Quantitation of bone marrow reticulin: A normal range. *Am J Clin Pathol* 56:24, 1971.
96. Ivànyi JL, Mahunka M, Papp A, Telek B: Prognostic significance of bone marrow reticulum fibers in idiopathic myelofibrosis: Evolution of clinicopathological parameters in a scoring system. *Haematologica* 26:75, 1994.

97. McCarthy DM: Annotation: Fibrosis of the bone marrow: Content and causes. *Br J Haematol* 59:1, 1985.
98. Apaja-Sarkkinen M, Autio-Harmainen H, Alavaikko M, et al: Immunohistochemical study of basement membrane proteins and type III procollagen in myelofibrosis. *Br J Haematol* 63:571, 1986.
99. Hasselbalch H, Junker P, Lisse I, et al: Serum markers for type IV collagen and type III procollagen in the myelofibrosis-osteomyelosclerosis syndrome and other chronic myeloproliferative disorders. *Am J Hematol* 23:101, 1986.
100. Reilly JT: Pathogenesis of idiopathic myelofibrosis: Role of growth factors. *J Clin Pathol* 45:461, 1992.
101. Charron D, Robert L, Couty MC, Binet JL: Biochemical and histological analysis of bone marrow collagen in myelofibrosis. *Br J Haematol* 41:151, 1979.
102. Podolak-Dawidziak M, Wróbel T, Jelen M: Serum concentration of the amino terminal peptide of type III procollagen (PIIINP) in patients with myeloproliferative disorders (MPD). *Pol Arch Med Wewn* 99:24, 1998.
103. Gay S, Gay RE, Prohal JT: Immunohistological studies of bone marrow collagen, in *Myelofibrosis and the Biology of Connective Tissue*, edited by Berk P, Castro-Malaspina H, Wasserman LR, p 291. Alan R. Liss, New York, 1984.
104. Hasselbalch H, Junker P, Horslev-Patersen K, et al: Procollagen type III amino-terminal peptide in serum in idiopathic myelofibrosis and allied conditions. *Am J Hematol* 33:18, 1990.
105. Reilly JT, Nash JRG, Mackie MJ, McVerry BA: Endothelial cell proliferation in myelofibrosis. *Br J Haematol* 60:625, 1985.
106. Baglin TP, Crocker MA, Timmins A, et al: Bone marrow hypervascularity in patients with myelofibrosis identified by infrared thermography. *Clin Lab Haematol* 13:341, 1991.
107. Bock O, Neuse J, Hussein K, et al: Aberrant collagenase expression in chronic idiopathic myelofibrosis is related to the stage of disease but not to the JAK2 mutation status. *Am J Pathol* 169:471, 2006.
108. Bock O, Höftmann J, Theophile K, et al: Bone morphogenetic proteins are overexpressed in the bone marrow of primary myelofibrosis and are apparently induced by fibrogenic cytokines. *Am J Pathol* 172:951, 2008.
109. Dolan G, Forrest P, Eastham J, et al: Serum laminin, procollagen terminal peptide III and thrombocyte platelet derived growth factor concentrations in idiopathic myelofibrosis. *Br J Haematol* 77(Suppl 1):73, 1991.
110. Reilly JT, Nash JRG, Mackie MJ, McVerry BA: Immunoenzymatic detection of fibronectin in normal and pathological haemopoietic tissue. *Br J Haematol* 59:497, 1985.
111. Hasselbalch H, Clemmensen I: Plasma fibronectin in idiopathic myelofibrosis and related chronic myeloproliferative disorders. *Scand J Clin Lab Invest* 47:429, 1987.
112. Soini Y, Kamel D, Apaja-Sarkkinen M, et al: Tenascin immunoreactivity in normal and pathological bone marrow. *J Clin Pathol* 46:218, 1993.
113. Reilly JT, Nash JRG: Vitronectin (serum spreading factor): Its localization in normal and fibrotic tissue. *J Clin Pathol* 41:1269, 1988.
114. Le Bousse-Kerdilès MC, Martyré MC, et al: Involvement of the fibrogenic cytokines, TGF-β and bFGF, in the pathogenesis of idiopathic myelofibrosis. *Pathol Biol* 49:153, 2001.
115. Rameshwar P, Oh HS, Yook C, Chang VT: Substance P-fibronectin cytokine interactions in myeloproliferative disorders with bone marrow fibrosis. *Acta Haematol* 109:1, 2003.
116. Wang JC, Wong C, Kao WW: Immunoreactive prolylhydroxylase in patients with primary and secondary myelofibrosis. *Br J Haematol* 65:171, 1987.
117. Barosi G, Costa A, Liberato LN, et al: Serum procollagen III peptide level correlates with disease activity in myelofibrosis with myeloid metaplasia. *Br J Haematol* 72:16, 1989.
118. Hochweiss S, Fruchtman S, Hahn EG, et al: Increased serum procollagen III aminoterminal peptide in myelofibrosis. *Am J Hematol* 15:343, 1983.
119. Hasselbalch H, Junker P, Lisse I, et al: Circulating hyaluronan in the myelofibrosis/osteomyelosclerosis syndrome and other myeloproliferative disorders. *Am J Hematol* 36:1, 1991.
120. Thiele J, Kvasnicka HM, Fischer R, Diehl V: Clinicopathological impact of the interactivity between megakaryocytes and myeloid stroma in chronic myeloproliferative disorders: A concise update. *Leuk Lymphoma* 24:463, 1997.
121. Schmitt A, Drouin A, Masse J-M, et al: Polymorphonuclear neutrophil and megakaryocyte mutual involvement in myelofibrosis pathogenesis. *Leuk Lymphoma* 43:719, 2002.
122. Frey BM, Rafii S, Teterson M, et al: Adenovector-mediated expression of human thrombopoietin cDNA in immune-compromised mice: Insights into the pathophysiology of osteomyelofibrosis. *J Immunol* 160:691, 1998.
123. Rameshwar P, Chang VT, Thacker UF, Gascón P: Systemic transforming growth factor-beta in patients with bone marrow fibrosis-pathophysiological implications. *Am J Hematol* 59:133, 1998.
124. Rosenfeld M, Keating A, Bowen-Pope BF, et al: Responsiveness of the *in vitro* hematopoietic microenvironment to platelet-derived growth factor. *Leuk Res* 9:427, 1985.
125. Bernabei PA, Arcangeli A, Casini M, et al: Platelet-derived growth factor(s) mitogenic activity in patients with myeloproliferative disease. *Br J Haematol* 63:353, 1986.
126. Thiele J, Rompick V, Wagner S, Fischer R: Vascular architecture and collagen type IV in primary myelofibrosis and polycythemia vera. *Br J Haematol* 80:227, 1992.
127. Johnston JB, Dalal BI, Israels SJ, et al: Deposition of transforming growth factor-β in the marrow in myelofibrosis, and the intracellular localization and secretion of TGF-β by leukemic cells. *Am J Clin Pathol* 103:574, 1995.
128. Martré M-C: TGF-β and megakaryocytes in the pathogenesis of myelofibrosis in myeloproliferative disorders. *Leuk Lymphoma* 20:39, 1995.
129. Martré M-C, LeBousse-Kerdiles M-C, Romquin N, et al: Elevated levels of basic fibroblast growth factor in megakaryocytes and platelets from patients with idiopathic myelofibrosis. *Br J Haematol* 97:441, 1997.
130. Dalley A, Smith JM, Reilly JT, MacNeil S: Investigation of calmodulin and basic fibroblast growth factor (bFGF) in idiopathic myelofibrosis: Evidence for a role of extracellular calmodulin in fibroblast proliferation. *Br J Haematol* 93:856, 1996.
131. Nathan C: Secretory products of macrophages. *J Clin Invest* 79:319, 1987.
132. Papadantonakis N, Matsuura S, Ravid K: Megakaryocyte pathology and bone marrow fibrosis: The lysyl oxidase connection. *Blood* 120:1774, 2012.
133. Burstein SA, Malpass TW, Yee E, et al: Platelet factor-4 excretion in myeloproliferative disease: Implication for the aetiology of myelofibrosis. *Br J Haematol* 57:383, 1984.
134. Wang JC, Novetsky A, Chen C, et al: Plasm matrix metalloproteinase and tissue inhibitor of metalloproteinase in patients with agnogenic myeloid metaplasia or idiopathic primary myelofibrosis. *Br J Haematol* 119:709, 2002.
135. Reilly JT, Nash JR, Mackie MJ, et al: Endothelial cell proliferation in myelofibrosis. *Br J Haematol* 60:625, 1985.
136. Charbord P: Increased vascularity of bone marrow in myelofibrosis. *Br J Haematol* 62:595, 1986.
137. VanDyke D, Anger HO, Parker H, et al: Markedly increased bone blood flow in myelofibrosis. *J Nucl Med* 12:506, 1971.
138. Hotta T, Utsumi M, Katoh T, et al: Granulocytic and stromal progenitors in the bone marrow of patient with primary myelofibrosis. *Scand J Haematol* 34:251, 1985.
139. Greenberg BR, Woo L, Veomett JC, et al: Cytogenetics of bone marrow fibroblastic cells in idiopathic chronic myelofibrosis. *Br J Haematol* 66:487, 1987.
140. Mesa RA, Shields A, Hare T, et al: Progressive burden of myelofibrosis in untreated patients: Assessment of patient-reported outcomes in patients randomized to placebo in the COMFORT-I study. *Leuk Res* 37:911, 2013.
141. Caughman W, Stern R, Haynes H: Neutrophilic dermatosis of myeloproliferative disorders: Atypical forms of pyoderma gangrenosum and Sweet's syndrome associated with myeloproliferative disorders. *J Am Acad Dermatol* 9:751, 1983.
142. Gibson LE, Dicken CH, Flach DB: Neutrophilic dermatoses and myeloproliferative disease: Report of two cases. *Mayo Clin Proc* 60:735, 1985.
143. Su WPD, Alegre VA, White WL: Myelofibrosis discovered after diagnosis of Sweet's syndrome. *Int J Dermatol* 29:201, 1990.
144. Kanel KT, Kroboth FJ, Swartz WM: Pyoderma gangrenosum with myelofibrosis. *Am J Med* 82:1031, 1987.
145. Loewy G, Matthew A, Distenfeld A: Skin manifestations of agnogenic myeloid metaplasia. *Am J Hematol* 45:167, 1994.
146. Patel BM, Perniciaro C, Gertz MA: Cutaneous extramedullary hematopoiesis. *J Am Acad Dermatol* 32:805, 1995.
147. Rogalski C, Paasch U, Friedrich T, et al: Cutaneous extramedullary hematopoiesis in idiopathic myelofibrosis. *Int J Dermatol* 41:883, 2002.
148. Thiele J, Kvasnicka HM, Zankovich R, Diehl V: Early-stage idiopathic (primary) myelofibrosis—Current issues of diagnostic features. *Leuk Lymphoma* 43:1035, 2002.
149. Buhr T, Büsche G, Choritz H, et al: Evolution of myelofibrosis in chronic idiopathic myelofibrosis as evidenced in sequential bone marrow biopsy specimens. *Am J Clin Pathol* 119:152, 2003.
150. Thiele J, Kvasnicka HM: Chronic myeloproliferative disorders with thrombocythemia comparative study of two classification systems (PSSG, WHO) on 839 patients. *Ann Hematol* 82:148, 2003.
151. Barbui T, Thiele J, Passamonti F, et al: Survival and disease progression in essential thrombocythemia are significantly influenced by accurate morphologic diagnosis: An international study. *J Clin Oncol* 29:3179, 2011.
152. King BF, Kopecky KK, Baker MK, et al: Extramedullary hematopoiesis in the adrenal glands: CT characteristics. *J Comput Assist Tomogr* 11:342, 1987.
153. Wat NM, Tse KK, Chan FL, Lam KS: Adrenal extramedullary hematopoiesis. *Br J Haematol* 100:725, 1998.
154. Gibbins J, Pankhurst T, Murray J, et al: Extramedullary haematopoiesis in the kidney: A case report and review of literature. *Clin Lab Haematol* 27:391, 2005.
155. Schunuelle P, Waldherr R, Lehmann KJ, et al: Idiopathic myelofibrosis with extramedullary hematopoiesis in the kidneys. *Clin Nephrol* 52:256, 1999.
156. Ablett MJ, Vosylius P: Perirenal extramedullary haematopoiesis in myelofibrosis demonstrated on computed tomography. *Br J Haematol* 124:406, 2004.
157. Shaver RW, Clore FC: Extramedullary hemopoiesis in myeloid metaplasia. *AJR Am J Roentgenol* 137:874, 1981.
158. Williams ME, Innes DJ, Hutchison WT, et al: Extramedullary hematopoiesis: A cause of severe generalized lymphadenopathy in agnogenic myeloid metaplasia. *Arch Intern Med* 145:1308, 1985.
159. La Fianza A, Alberici E, Toretta L: The irreplaceable image: Rapidly growing extramedullary hematopoiesis in lymph nodes: Unusual findings of long-standing idiopathic myelofibrosis. *Haematologica* 86:784, 2001.
160. Sharma BK, Pounder RE, Cruse JP, et al: Extramedullary haemopoiesis in the small bowel. *Gut* 27:873, 1986.
161. MacKinnon S, McNicol AM, Lee FD, et al: Myelofibrosis complicated by intestinal extramedullary haemopoiesis and acute small bowel obstruction. *J Clin Pathol* 39:677, 1986.
162. Soloman D, Goodman H, Jacobs P: Rectal stenosis due to extramedullary hematopoiesis. *Clin Radiol* 49:726, 1994.
163. Sunderland K, Barratt J, Pidcock M: Extramedullary hemopoiesis arising in the gut mimicking carcinoma of the cecum. *Pathology* 26:62, 1994.
164. Brooks JJ, Krugman DT, Danjanor I: Myeloid metaplasia presenting as a breast mass. *Am J Surg Pathol* 4:281, 1980.
165. Martinelli G, Santini D, Bazzocchi F, et al: Myeloid metaplasia of the breast: A lesion which clinically mimics carcinoma. *Virchows Arch* 401:203, 1983.
166. Zonderland HM, Michiels JJ, Ten Kate FJW: Mammographic and sonographic demonstration of extramedullary hematopoiesis of the breast. *Clin Radiol* 44:64, 1991.
167. Navarro M, Crespo C, Pérez L, et al: Massive intrahepatic extramedullary hematopoiesis in myelofibrosis. *Abdom Imaging* 25:184, 2000.
168. Lee IJ, Kim SH, Kim DS, et al: Intrahepatic extramedullary hematopoiesis mimicking a hypervascular hepatic neoplasm on dynamic- and SPIO-enhanced MRI. *Korean J Radiol* 9(Suppl):S34, 2008.
169. Yusen RD, Kollef MH: Acute respiratory failure due to extramedullary hematopoiesis. *Chest* 108:1170, 1995.
170. Schwarz C, Bittner R, Kirsch A, et al: A 62-year-old woman with bilateral pleural effusions and pulmonary infiltrates caused by extramedullary hematopoiesis. *Respiration* 78:110, 2009.

171. García-Manero G, Schuster S, Patrick H, Martinez J: Pulmonary hypertension in patients with myelofibrosis secondary to myeloproliferative diseases. Am J Hematol 60:130, 1999.
172. Yang X, Bhuiya T, Esposito M: Sclerosing extramedullary tumor. Ann Diagn Pathol 6:183, 2002.
173. Oren I, Goldman A, Haddad N, et al: Ascites and pleural effusion a secondary to extramedullary hematopoiesis. Am J Med Sci 318:286, 1999.
174. Miyata T, Masuzawa M, Katsuoka K, Higashihara M: Cutaneous extramedullary hematopoiesis in a patient with idiopathic myelofibrosis. J Dermatol 35:456, 2008.
175. Mizoguchi M, Kawa Y, Minami T, et al: Cutaneous extramedullary hematopoiesis in myelofibrosis. J Am Acad Dermatol 22:351, 1990.
176. Heinicke MH, Zarrabi MH, Gorevic PD: Arthritis due to synovial involvement by extramedullary haematopoiesis in myelofibrosis with myeloid metaplasia. Ann Rheum Dis 42:196, 1983.
177. Leoni F, Fabbri R, Pascarella A, et al: Extramedullary hematopoiesis in thyroid multinodular goiter preceding clinical evidence of agnogenic myeloid metaplasia. Histopathology 28:559, 1996.
178. Kwak H-S, Lee J-M: CT findings of extramedullary hematopoiesis in the thorax, liver, and kidneys in a patient with myelofibrosis. J Korean Med Sci 15:460, 2000.
179. Humphrey PA, Vollmer RT: Extramedullary hematopoiesis in the prostate. Am J Surg Pathol 15:486, 1991.
180. Macumber C, Young GAR, Selby WS: Myelofibrosis presenting as splenic tumor. Dig Dis Sci 44:1817, 1999.
181. Balogh K, O'Hara CJ: Myeloid metaplasia masquerading as a urethral caruncle. J Urol 135:789, 1986.
182. Oesterling JE, Keating JP, Leroy AJ, et al: Idiopathic myelofibrosis with myeloid metaplasia involving the renal pelvis, ureters and bladder. J Urol 147:1360, 1992.
183. La Fianza A, Torretta L, Spinazzola A: Extramedullary hematopoiesis in chronic myelofibrosis encasing the pelvicaliceal system and perirenal spaces: CT findings. Urol Int 75:281, 2005.
184. Perazella MA, Buller GK: Nephrotic syndrome associated with agnogenic myeloid metaplasia. Am J Nephrol 14:223, 1994.
185. Brown JA, Gomez-Leon G: Subdural hemorrhage secondary to extramedullary hematopoiesis in postpolycythemic myeloid metaplasia. Neurosurgery 14:588, 1984.
186. Cornfield DB, Shipkin P, Alluvia A, et al: Intracranial myeloid metaplasia: Diagnosis by CT and Fe52 scans and treatment by cranial irradiation. Am J Hematol 15:273, 1983.
187. Lundh B, Brandt L, Cronqvist S, et al: Intracranial myeloid metaplasia in myelofibrosis. Scand J Haematol 28:91, 1982.
188. Pless M, Rizzo JF III, Shang J: Orbital apex syndrome: A rare presentation of extramedullary hematopoiesis. J Neurooncol 57:37, 2002.
189. Cameron WR, Ronnert M, Brun A: Extramedullary hematopoiesis of CNS in postpolycythemic myeloid metaplasia. N Engl J Med 305:765, 1981.
190. Chan SW, Datta NN, Thomas TM, Chan KW: Intracranial chloroma in myelofibrosis. Surg Neurol 59:55, 2003.
191. Haidar S, Ortiz-Neira C, Shroff M, et al: Intracranial involvement in extramedullary hematopoiesis: Case report and review of the literature. Pediatr Radiol 35:630, 2005.
192. Goh DH, Lee SH, Cho DC, et al: Chronic idiopathic myelofibrosis presenting as cauda equina compression due to extramedullary hematopoiesis: A case report. J Korean Med Sci 22:1090, 2007.
193. Cook G, Sharp RA: Spinal cord compression due to extramedullary haemopoiesis in myelofibrosis. J Clin Pathol 47:464, 1994.
194. Horwood E, Dowson H, Gupta R, et al: Myelofibrosis presenting as spinal cord compression. J Clin Pathol 56:154, 2003.
195. Scott IC, Poynton CH: Polycythaemia rubra vera and myelofibrosis with spinal cord compression. J Clin Pathol 61:681, 2008.
196. Ohtsubo M, Hayaski K, Fukushima T, et al: Intracranial extramedullary haematopoiesis in postpolycythemia myelofibrosis. Br J Radiol 67:299, 1994.
197. Urman M, O'Sullivan RA, Nugent RA, Lentle BC: Intracranial extramedullary hematopoiesis. Clin Nucl Med 16:431, 1991.
198. Lanir A, Aghai E, Simon JS, et al: MR imaging in myelofibrosis. J Comput Assist Tomogr 10:634, 1986.
199. Koch BL, Bisset GS, Bisset RR, Zimmer MB: Intracranial extramedullary hematopoiesis: MR findings with pathologic correlation. AJR Am J Roentgenol 162:1419, 1994.
200. Bartlett RP, Greipp PR, Tefferi A, et al: Extramedullary hematopoiesis manifesting as a symptomatic pleural effusion. Mayo Clin Proc 70:1165, 1995.
201. Oren I, Goldman A, Haddad N, et al: Ascites and pleural effusion secondary to extramedullary hematopoiesis. Am J Med Sci 318:286, 1999.
202. Lioté F, Yeni P, Teillet-Thiebaud F, et al: Ascites revealing peritoneal and hepatic extramedullary hematopoiesis with peliosis in agnogenic myeloid metaplasia. Am J Med 90:111, 1991.
203. Vilaseca J, Arnau JM, Tallada N, et al: Agnogenic myeloid metaplasia presenting as massive pericardial effusion due to extramedullary hematopoiesis. Acta Haematol 73:239, 1985.
204. Haedersdal C, Hasselbalch H, Devantier A, et al: Pericardial haematopoiesis with tamponade in myelofibrosis. Scand J Haematol 34:270, 1985.
205. Imam TH, Doll DC: Acute cardiac tamponade associated with pericardial extramedullary hematopoieses in agnogenic myeloid metaplasia. Acta Haematol 98:42, 1997.
206. Nagler A, Brenner B, Argov S, et al: Postsplenectomy pericardial effusion in two patients with myeloid metaplasia. Arch Intern Med 146:600, 1986.
207. Pedio G, Krause M, Jansova I: Megakaryocytes in ascitic fluid in a case of agnogenic myeloid metaplasia [letter]. Acta Cytol 29:89, 1985.
208. Silverman JF: Extramedullary hematopoietic ascitic fluid cytology in myelofibrosis. Am J Clin Pathol 84:125, 1985.
209. Stephenson RW, Britt DA, Schumann GB: Primary cytodiagnosis of peritoneal extramedullary hematopoiesis. Diagn Cytopathol 2:241, 1986.
210. Hocking WG, Lazar GS, Lipsett JA, et al: Cutaneous extramedullary hematopoiesis following splenectomy for idiopathic myelofibrosis. Am J Med 76:956, 1984.
211. Partanen S, Ruutu T, Jubonen E, et al: Effect of splenectomy on circulating haematopoietic progenitors in myelofibrosis. Scand J Haematol 37:87, 1986.
212. Hirose Y, Masaki Y, Shimoyama K, et al: Granulocytic sarcoma of megakaryoblastic differentiation in the lymph nodes terminating as acute megakaryocytic leukemia in a case of chronic idiopathic myelofibrosis persisting 16 years. Eur J Haematol 67:194, 2001.
213. Chan ACL, Kwong Y-L, Lam CCK: Granulocytic sarcoma megakaryoblastic differentiation complicating chronic idiopathic myelofibrosis. Hum Pathol 27:417, 1996.
214. Oishi N, Swisher SN, Stormont JM, et al: Portal hypertension in myeloid metaplasia. Arch Surg 81:80, 1960.
215. Rosenbaum DL, Murphy GW, Swisher SN: Hemodynamic studies of the portal circulation in myeloid metaplasia. Am J Med 41:360, 1966.
216. Jacobs P, Maze S, Tayob F, et al: Myelofibrosis, splenomegaly, and portal hypertension. Acta Haematol 74:45, 1985.
217. Dubois A, Dauzat M, Pignodel C, et al: Portal hypertension in lymphoproliferative and myeloproliferative disorders: Hemodynamic and histological correlations. Hepatology 17:246, 1993.
218. Degott C, Carpon JP, Bettan L, et al: Myeloid metaplasia, perisinusoidal fibrosis, and nodular regenerative hyperplasia of the liver. Liver 5:276, 1985.
219. Bioulac-Sage P, Roux D, Quinton A, et al: Ultrastructure of sinusoids in patients with agnogenic myeloid metaplasia. J Submicrosc Cytol 18:815, 1986.
220. Roux D, Merlio JP, Quinton A, et al: Agnogenic myeloid metaplasia, portal hypertension and sinusoidal abnormalities. Gastroenterology 92:1067, 1987.
221. Tsao MS: Hepatic sinusoidal fibrosis in agnogenic myeloid metaplasia. Am J Clin Pathol 91:302, 1989.
222. Pereira A, Bruguera M, Cervantes F, Rozman C: Liver involvement at diagnosis of primary myelofibrosis: A clinicopathological study of twenty-two cases. Eur J Haematol 40:355, 1988.
223. Valla D, Casadevall N, Huisse MG, et al: Etiology of portal vein thrombosis in adults. Gastroenterology 94:1063, 1988.
224. Lee W-C, Lin H-C, Tsay S-H, et al: Esophageal variceal ligation for esophageal variceal hemorrhage in a patient with portal and primary pulmonary hypertension complicating myelofibrosis. Dig Dis Sci 46:915, 2001.
225. Yusen RD, Kollef MH: Acute respiratory failure due to extramedullary hematopoiesis. Chest 108:1170, 1995.
226. Steensma DP, Hook CC, Stafford SL, Tefferi A: Low-dose, single fraction, whole-lung radiotherapy for pulmonary hypertension associated with myelofibrosis and myeloid metaplasia. Br J Haematol 118:813, 2002.
227. Cortelezzi A, Gritti G, et al: Pulmonary arterial hypertension in primary myelofibrosis is common and associated with an altered angiogenic status. Leukemia 22:646, 2008.
228. Popat U, Frost A, Liu E, et al: New onset of myelofibrosis in association with pulmonary arterial hypertension. Ann Intern Med 143:466, 2005.
229. Boivin P, Bernard JF, Hakim J, Woroclaus M: Anomalies immunitaires au cours de splenomegalies myeloides myelosclerose. Acta Haematol 51:91, 1974.
230. Lang JM, Oberling F, Mayer S, et al: Autoimmunity in primary myelofibrosis. Biomedicine 25:39, 1976.
231. Barge J, Slabodshy-Brousse N, Bernard JF: Histoimmunology of myelofibrosis: A study of 100 cases. Biomedicine 29:73, 1978.
232. Vellenga E, Mulder NH, The TH, Nieweg HO: A study of the cellular and humoral immune response in patients with myelofibrosis. Clin Lab Haematol 4:239, 1982.
233. Rondeau E, Solal-Celigny P, Dhermy D, et al: Immune disorders in agnogenic myeloid metaplasia: Relations to myelofibrosis. Br J Haematol 53:467, 1983.
234. Gordon B: Immunological abnormalities in myelofibrosis. Prog Clin Biol Res 154:455, 1984.
235. Khumbananda M, Horowitz HI, Eyster ME: Coombs' positive hemolytic anemia in myelofibrosis with myeloid metaplasia. Am J Med Sci 258:89, 1969.
236. Mohite U, Pathare A, Al Kindi S, et al: Autoimmune haemolytic anemia as the presenting manifestation of agnogenic myeloid metaplasia. Haematologica 32:495, 2002.
237. Kornblihtt LI, Vassalllu PS, Heller PG, et al: Primary myelofibrosis in a patient who developed primary biliary cirrhosis, autoimmune hemolytic anemia and fibrillary glomerulonephritis. Ann Hematol 87:1019, 2008.
238. Schreiber ZA: Immune thrombocytopenia in postpolythemic myelofibrosis. Am J Hematol 54:146, 1997.
239. Seelen MA, de Meijer PH, Posthuma EF, Meinders AE: Myelofibrosis and thrombocytopenic purpura. Ann Hematol 75:129, 1997.
240. Wang JC, Wang A: Plasma soluble interleukin-2 receptor in patients with primary myelofibrosis. Br J Haematol 86:380, 1994.
241. Leoni P, Rupoli S, Salvi A, et al: Antibodies against terminal galactosyl alpha(1–3) galactose epitopes in patients with idiopathic myelofibrosis. Br J Haematol 85:313, 1993.
242. Bernhardt B, Valleta M: Lupus anticoagulant in myelofibrosis. Am J Med Sci 272:229, 1976.
243. Cappio FC, Vigliani R, Novarino A, et al: Idiopathic myelofibrosis: A possible role for immune-complexes in the pathogenesis of bone marrow fibrosis. Br J Haematol 49:17, 1981.
244. Akikusa B, Komatsu T, Kondo Y, et al: Amyloidosis complicating idiopathic myelofibrosis. Arch Pathol Lab Med 111:525, 1987.
245. Hasselbalch H, Nielsen H, Berild D, et al: Circulating immune complexes in myelofibrosis. Scand J Haematol 34:177, 1985.
246. Gordon BR, Coleman M, Kohen P, et al: Immunologic abnormalities in myelofibrosis with activation of the complement system. Blood 58:904, 1981.
247. Ferhanoğlu B, Erzin Y, Başlar Z, Tüzüner HA: Secondary amyloidosis in the course of idiopathic myelofibrosis. Leuk Res 21:897, 1997.
248. Tefferi A, Kantarjian HM, Pardanani AD, et al: The clinical phenotype of myelofibrosis encompasses a chronic inflammatory state that is favorably altered by INCB018424, a selective inhibitor of JAK1/2. Blood 112:968, 2008.
249. el Mouzan MI, Ahmad MA, al Fadel Saleh M, et al: Myelofibrosis and pancytopenia in systemic lupus erythematosus. Am J Med 81:935, 1986.
250. Matsouka CH, Lioouris J, Andrianokis A: Systemic lupus erythematosus and myelofibrosis. Clin Rheumatol 8:402, 1989.

251. Paquette RL, Meshkinpour A, Rosen PJ: Autoimmune myelofibrosis. A steroid-responsive cause of bone marrow fibrosis associated with systemic lupus erythematosus. *Medicine (Baltimore)* 73:145, 1994.
252. Ramakrishna R, Kyle PW, Day PJ, Mansharan A: Evan's syndrome, myelofibrosis and systemic lupus erythematosus: Role of procollagens in myelofibrosis. *Pathology* 27:255, 1995.
253. Kiss E, Gál I, Simkovics E, et al: Myelofibrosis in systemic lupus erythematosus. *Leuk Lymphoma* 39:661, 2000.
254. Aharon A, Levy Y, Bar-Dayan Y, et al: Successful treatment of early secondary myelofibrosis in SLE with IVIG. *Lupus* 6:408, 1997.
255. von Knorring J, Selroos O, Wasastjerna C, Wegelius O: Myeloid metaplasia in disseminated vascular disease. *Acta Med Scand* 195:137, 1974.
256. Connelly TJ, Abruzzo JL, Schwab RH: Agnogenic myeloid metaplasia with polyarteritis. *J Rheumatol* 9:954, 1982.
257. Arellano-Rodrigo E, Esteve J, Giné E, et al: Idiopathic myelofibrosis associated with ulcerative colitis. *Leuk Lymphoma* 43:1481, 2002.
258. Ben-Chetrit E, Gross DJ, Ikon E, et al: The association between auto-immunity and agnogenic myeloid metaplasia. *Scand J Haematol* 31:410, 1983.
259. Hernández-Beluda JC, Jiménez M, Rosiñol L, Cervantes F: Idiopathic myelofibrosis associated with primary biliary cirrhosis. *Leuk Lymphoma* 43:673, 2002.
260. Marie I, Levesque H, Cailleux N, et al: An uncommon association: Sjögren syndrome and autoimmune myelofibrosis. *Rheumatology* 38:370, 1999.
261. Hasselbalch H, Jans H, Nielsen PL: A distinct subtype of idiopathic myelofibrosis with bone marrow features mimicking hairy cell leukemia: Evidence of an autoimmune pathogenesis. *Am J Hematol* 25:225, 1987.
262. Thiele J, Chen Y-S, Kvasnicka H-M, et al: Evolution of fibro-osteosclerotic bone marrow lesions in primary (idiopathic) osteomyelofibrosis—A histomorphometric study on sequential trephine biopsies. *Leuk Lymphoma* 14:163, 1994.
263. Thiele J, Hoeppner B, Zankovich R, Fischer R: Histomorphometry of bone marrow biopsies in primary osteomyelofibrosis-sclerosis (agnogenic myeloid metaplasia): Correlation between clinical and morphological features. *Virchows Arch* 415:191, 1989.
264. Guermazi A, de Kerviler E, Cazals-Hatem D, et al: Imaging findings in myelofibrosis. *Eur J Radiol* 9:1366, 1999.
265. Thiele J, Kvasnicka HM, Fischer R: Histochemistry and morphometry on bone marrow biopsies in chronic myeloproliferative disorders: Aids to diagnosis and classification. *Ann Hematol* 78:496, 1999.
266. Poulsen LW, Melsen F, Bendix K: Histomorphometric study of haematologic disorders with respect to marrow fibrosis and osteosclerosis. *Acta Pathol Microbiol Immunol Scand* 106:495, 1998.
267. Coindre JM, Reiffers J, Goussot JF, et al: Histomorphometric analysis of sclerotic bone from idiopathic myeloid metaplasia. *J Pathol* 144:163, 1984.
268. Diamond T, Smith A, Schnier R, Manoharan A: Syndrome of myelofibrosis and osteosclerosis: A series of case reports and review of the literature. *Bone* 3:498, 2002.
269. Parfitt AM, Drezner MK, Glorieux FH, et al: Bone histomorphometry: Standardization of nomenclature, symbols, and units. *J Bone Miner Res* 2:595, 1987.
270. Cassi E, DePaoli A, Tosi A, et al: Pure osteolytic lesions in myelofibrosis: Report of 2 cases. *Haematologica* 70:178, 1985.
271. Fayemi AO, Gerber MA, Cohen I, et al: Myeloid sarcoma. *Cancer* 32:253, 1973.
272. Yu JS, Greenway G, Resnick D: Myelofibrosis associated with prominent periosteal bone apposition. *Clin Imaging* 18:89, 1994.
273. Cervantes F, Alvarez-Larrán A, Arellano-Rodrigo E, et al: Frequency and risk factors for thrombosis in idiopathic myelofibrosis: Analysis in a series of 155 patients from a single institution. *Leukemia* 20:55, 2006.
274. Buxhofer-Ausch V, Gisslinger H, Thiele J, et al: Leukocytosis as an important risk factor for arterial thrombosis in WHO-defined early/prefibrotic myelofibrosis: An international study of 264 patients. *Am J Hematol* 87:669, 2012.
275. Barbui T, Carobbio A, Cervantes F, et al: Thrombosis in primary myelofibrosis: Incidence and risk factors. *Blood* 115:778, 2010.
276. Smalberg JH, Arends LR, Valla DC, et al: Myeloproliferative neoplasms in Budd-Chiari syndrome and portal vein thrombosis: A meta-analysis. *Blood* 120:4921, 2012.
277. Barosi G, Cazzoli M, Frassoni F: Erythropoiesis in myelofibrosis with myeloid metaplasia: Recognition of different classes of patients by erythrokinetics. *Br J Haematol* 48:263, 1981.
278. Barosi G, Berzuinic C, Liberato LN, et al: A prognostic classification of myelofibrosis with myeloid metaplasia. *Br J Haematol* 70:397, 1988.
279. Thiele J, Kvasnicka H-M, Werden C, et al: Idiopathic primary osteomyelofibrosis. *Leuk Lymphoma* 22:303, 1996.
280. Njoku OS, Lewis SM, Catovsky D, et al: Anaemia in myelofibrosis: Its value in prognosis. *Br J Haematol* 54:79, 1983.
281. Howarth JE, Waters HM, Hyde K, Geary CG: Detection of erythroid hypoplasia in myelofibrosis using erythrokinetic studies. *J Clin Pathol* 42:1250, 1989.
282. Thiele J, Windecker R, Kvasnicka HM, et al: Erythropoiesis in primary (idiopathic) osteomyelofibrosis. *Am J Hematol* 46:36, 1994.
283. Bird GW, Wingham J, Richardson SG: Myelofibrosis, autoimmune haemolytic anaemia and Tn-polyagglutinability. *Haematologica* 18:99, 1985.
284. Kuo CY, VanVoolen GA, Morrison AN: Primary and secondary myelofibrosis: Its relationship to the PNH-like defect. *Blood* 40:875, 1972.
285. Veer A, Kosciolek BA, Bauman AW, et al: Acquired hemoglobin H disease in idiopathic myelofibrosis. *Am J Hematol* 6:199, 1979.
286. Barosi G, Baraldi A, Cassola M, et al: Red cell aplasia in myelofibrosis with myeloid metaplasia. *Cancer* 52:1290, 1983.
287. Silverstein MN, Elveback LR: Leukocyte alkaline phosphatase in agnogenic myeloid metaplasia. *Am J Clin Pathol* 61:307, 1974.
288. Douer D, Fabian I, Cline MJ: Circulation pluripotent haemopoietic cells in patients with myeloproliferative disorders. *Br J Haematol* 54:373, 1983.
289. Barosi G, Viarengo G, Pecci A, et al: Diagnostic and clinical relevance of the number of circulating CD34+ cells in myelofibrosis with myeloid metaplasia. *Blood* 98:3249, 2001.
290. Partanen S, Ruutu T, Vuopio P: Circulating haematopoietic progenitors in myelofibrosis. *Scand J Haematol* 29:325, 1982.
291. Wang JC, Cheung CP, Ahmed F, et al: Circulating granulocyte and macrophage progenitor cells in primary and secondary myelofibrosis. *Br J Haematol* 54:301, 1983.
292. Kornberg A, Fibach E, Treves A, et al: Circulating erythroid progenitors in patients with "spent" polycythaemia vera and myelofibrosis with myeloid metaplasia. *Br J Haematol* 52:573, 1982.
293. Colovi MD, Wiernik PH, Jankovi GM, et al: Circulating haematopoietic progenitor cells in primary and secondary myelofibrosis: Relation to collagen and reticulin fibrosis. *Eur J Haematol* 62:155, 1999.
294. Tinggaard-Pedersen N, Laursen B: Megakaryocytes in cubital venous blood in patients with chronic myeloproliferative diseases. *Scand J Haematol* 30:50, 1983.
295. Cervantes F, Hernandez-Boluda JC, Villamor N, et al: Assessment of peripheral blood lymphocyte subsets in idiopathic myelofibrosis. *Eur J Haematol* 65:104, 2000.
296. Marquetty C, Labro-Bryskier MT, Perianin A, et al: Impaired metabolic activity of phagocytosis neutrophils in agnogenic osteomyelofibrosis with splenomegaly. *Am J Med* 16:243, 1984.
297. Perianin A, Labro-Bryskier MT, Marquetty C, et al: Glutathione reductase and nitroblue tetrazolium reduction deficiencies in neutrophils of patients with primary idiopathic myelofibrosis. *Clin Exp Immunol* 57:244, 1984.
298. Briard D, Brouty-Boyé D, Giron-Michel J, et al: Impaired NK cell differentiation of blood-derived CD34+ progenitors from patients with myeloid metaplasia with myelofibrosis. *Clin Immunol* 106:201, 2003.
299. Murphy S, Davis JL, Walsh PN, et al: Template bleeding time and clinical hemorrhage in myeloproliferative disease. *Arch Intern Med* 138:1251, 1978.
300. Malpass TW, Savage B, Hanson SR, et al: Correlation between bleeding time and depletion of platelet dense granule ADP in patients with myelodysplastic and myeloproliferative disorders. *J Lab Clin Med* 103:894, 1984.
301. Cunietti E, Gandini R, Marcaro G, et al: Defective platelet aggregation and increased platelet turnover in patients with myelofibrosis and other myeloproliferative diseases. *Scand J Haematol* 26:339, 1981.
302. Schafer AL: Deficiency of platelet lipoxygenase activity in myeloproliferative disorders. *N Engl J Med* 306:381, 1982.
303. Shafer AL: Bleeding and thrombosis in the myeloproliferative disorders. *Blood* 64:1, 1984.
304. Barbui T, Cortelazzo S, Viero P, et al: Thrombohaemorrhagic complications in 101 cases of myeloproliferative disorders: Relationship to platelet number and function. *Eur J Cancer Clin Oncol* 19:1593, 1983.
305. Thiele J, Lorenzen J, Manich B, et al: Apoptosis (programmed cell death) in idiopathic (primary) osteo-/myelofibrosis. *Acta Haematol* 97:137, 1997.
306. Thiele J, Holgado S, Choritz H, et al: Chronic megakaryocyte-granulocytic myelosis—An electron microscope study including freeze-fracture. *Virchows Arch A Pathol Anat Histol* 375:129, 1977.
307. Mesa RA, Hanson CA, Rajkumar SV, et al: Evaluation and clinical correlations of bone marrow angiogenesis in myelofibrosis with myeloid metaplasia. *Blood* 15:3374, 2000.
308. Bauermeister DE. Quantitation of bone marrow reticulin—a normal range. *Am J Clin Pathol* 56:24, 1971.
309. Thiele J, Kvasnicka HM: Myelofibrosis—What's in a name? Consensus on definition and EUMNET grading. *Pathobiology* 74:89, 2007.
310. Teman CJ, Wilson AR, Perkins SL, et al: Quantification of fibrosis and osteosclerosis in myeloproliferative neoplasms: A computer-assisted image study. *Leuk Res* 34:871, 2010.
311. Hussein K, Van Dyke DL, Tefferi A: Conventional cytogenetics in myelofibrosis: Literature review and discussion. *Eur J Haematol* 82:329, 2009.
312. Tam CS, Abruzzo LV, Lin KI, et al: The role of cytogenetic abnormalities as a prognostic marker in primary myelofibrosis: Applicability at the time of diagnosis and later during disease course. *Blood* 30:113, 2009.
313. Nakamura H, Sadamori N, Mine M, et al: Effects of short-term liquid culture of peripheral blood mononuclear cells with recombinant human granulocyte or granulocyte-macrophage colony-stimulating factor in cytogenetic studies of myelofibrosis with myeloid metaplasia. *Leukemia* 6:853, 1992.
314. Reilly JT, Snowden JA, Spearing RL, et al: Cytogenetic abnormalities and their prognostic significance in idiopathic myelofibrosis. *Br J Haematol* 98:96, 1997.
315. Tefferi A, Mesa RA, Schroeder G, et al: Cytogenetic findings and their clinical relevance in myelofibrosis with myeloid metaplasia. *Br J Haematol* 113:763, 2001.
316. Tefferi A, Meyer RG, Wyatt WA, et al: Comparison of peripheral blood interphase cytogenetics with bone marrow karyotype analysis in myelofibrosis with myeloid metaplasia. *Br J Haematol* 115:316, 2001.
317. Sinclair EJ, Forrest EC, Reilly JT, et al: Fluorescence *in situ* hybridization analysis of 25 cases of idiopathic myelofibrosis and two cases of secondary idiopathic: Monoallelic loss of RB1, D13S319 and D13S25 loci associated with cytogenetic deletion and translocation involving 13q14. *Br J Haematol* 113:365, 2001.
318. Reilly JT: Cytogenetic and molecular genetic aspects of idiopathic myelofibrosis. *Acta Haematol* 108:113, 2002.
319. Andrieux J, Demory JL, Morel P, et al: Frequency of structural abnormalities of the long arm of chromosome 12 in myelofibrosis with myeloid metaplasia. *Cancer Genet Cytogenet* 137:68, 2002.
320. Dingli D, Grand FH, Mahaffey V, et al: Der(6)t(1;6)(q21–23;p21.3): A specific cytogenetic abnormality in myelofibrosis with myeloid metaplasia. *Br J Haematol* 130:229, 2005.
321. Forrester RH, Louro JM: Philadelphia chromosome abnormality in agnogenic myeloid metaplasia. *Ann Intern Med* 64:622, 1966.
322. Gupta V, Hari P, Hoffman R. Allogeneic hematopoietic cell transplantation for myelofibrosis in the era of JAK inhibitors. *Blood* 120:1367, 2012.
323. Weda F, Takashima T, Suzuki M, Kadoya M: MR diagnosis of myelofibrosis. *Radiat Med* 12:135, 1994.
324. Amano Y, Onda M, Amano M, Kumazaki T: Magnetic resonance imaging of myelofibrosis. STIR and gadolinium-enhanced MR images. *Clin Imaging* 21:264, 1997.
325. Schirrmeister H, Bommer M, Buck A, Reske SN: The bone scan ion osteosclerosis. *J Bone Miner Res* 16:2361, 2001.
326. Spanos G, Narasimhan P, Rosner F. Hypocholesterolemia in myelofibrosis. *JAMA* 245:235, 1981.
327. Cervantes F, Pereira A, Esteve J, et al: Identification of "short-lived" and "long-lived" patients at presentation of idiopathic myelofibrosis. *Br J Haematol* 97:635, 1997.

328. Barosi G, Rosti V, Bonetti E, et al: Evidence that prefibrotic myelofibrosis is aligned along a clinical and biological continuum featuring primary myelofibrosis. *PLoS One* 7:e35631, 2012.
329. Gilbert HS, Ginsberg H, Fagerstrom R, Brown WV: Characterization of hypocholesterolemia in myeloproliferative diseases. *Am J Med* 71:595, 1981.
330. Naggar L, Jaeger P, Burckhardt P, et al: Hypocalcemia and myelofibrosis: An unrecognized association. *Schweiz Med Wochenschr* 116:1771, 1986.
331. Voss A, Schmidt K, Hasselbalch H, Junker P: Hypercalcemia in idiopathic myelofibrosis. *Am J Hematol* 39:231, 1992.
332. Wang JC, Chen C, Lou LH, Mora M: Blood thrombopoietin, IL-6 and IL-11 levels in patients with agnogenic myeloid metaplasia. *Leukemia* 11:1827, 1997.
333. Elliott MA, Yoon SY, Kao P, et al: Simultaneous measurement of serum thrombopoietin and expression of megakaryocyte c-MPL with clinical and laboratory correlates for myelofibrosis with myeloid metaplasia. *Eur J Haematol* 68:175, 2002.
334. Wang JC, Hashmi G: Elevated thrombopoietin levels in patients with myelofibrosis may not be due to enhanced production of thrombopoietin by bone marrow. *Leuk Res* 27:13, 2003.
335. Wang J, Wang A: Plasma soluble interleukin-2 receptor in patients with primary myelofibrosis. *Br J Haematol* 86:180, 1994.
336. Di Raimondo F, Azzaro MP, Palumbo GA, et al: Elevated vascular endothelial growth factor (VEGF) serum levels in idiopathic myelofibrosis. *Leukemia* 15:976, 2001.
337. Dekmezian R, Kantarjian HM, Heating MJ, et al: The relevance of reticulin stain-measured fibrosis at diagnosis in chronic myelogenous leukemia. *Cancer* 59:1739, 1987.
338. Steensma DP, Hanson C, Letendre L, Teffari A: Myelodysplasia with fibrosis: A distinct entity? *Leuk Res* 25:829, 2001.
339. Thiele J, Zankovich R, Steinberg T, et al: Primary (essential) thrombocythemia versus initial hyperplastic stages of agnogenic myeloid metaplasia with thrombocytosis. *Acta Haematol* 81:192, 1989.
340. Barbui T, Thiele J, Passamonti F, et al: Survival and disease progression in essential thrombocythemia are significantly influenced by accurate morphologic diagnosis: An international study. *J Clin Oncol* 29:3179, 2011.
341. Thiele J, Kvasnicka HM, Zankovich R, Diehl V: Relevance of bone marrow features in the differential diagnosis between essential thrombocythemia and early stage idiopathic myelofibrosis. *Haematologica* 85:1126, 2000.
342. Hasselbach H, Jans H, Nielsen PL: A distinct subtype of idiopathic myelofibrosis with bone marrow features mimicking hairy cell leukemia. Evidence of an autoimmune pathogenesis. *Am J Hematol* 25:225, 1979.
343. O'Reilly RA: Splenomegaly at a United States County Hospital: Diagnostic evaluation of 170 patients. *Am J Med Sci* 312:160, 1996.
344. Pullarkat V, Bass RD, Gong JZ, et al: Primary autoimmune myelofibrosis: Definition of a distinct clinicopathologic syndrome. *Am J Hematol* 72:8, 2003.
345. Harrison JS, Corcoran KE, Joshi D, et al: Peripheral monocytes and CD4+ cells are potential sources for increased circulating levels of TGF-beta and substance P in autoimmune myelofibrosis. *Am J Hematol* 81:51, 2006.
346. Popat U, Frost A, Liu E, et al: High levels of circulating CD34 cells, dacryocytes, clonal hematopoiesis, and JAK2 mutation differentiate myelofibrosis with myeloid metaplasia from secondary myelofibrosis associated with pulmonary hypertension. *Blood* 107:3486, 2006.
347. Fortunato A, Mazzone A, Ricevuti G: Myelofibrosis caused by cancer: Presentation of a clinical case with a very difficult diagnosis. *Minerva Med* 76:1051, 1985.
348. Yablonski-Peretz T, Sulkes A, Polliack A, et al: Secondary myelofibrosis with metastatic breast cancer simulating agnogenic myeloid metaplasia: Report of a case and review of the literature. *Med Pediatr Oncol* 13:92, 1985.
349. Ishimura J, Fukushi M: Scintigraphic evaluation of secondary myelofibrosis associated with prostatic cancer before hormonal therapy. *Clin Nucl Med* 15:330, 1990.
350. Smart HE, Canney PA, Kerr DJ: Myelofibrosis associated with metastatic seminoma. *Clin Oncol* 4:132, 1992.
351. Takahashi T, Akihama T, Yamaguchi A, et al: Lysozyme secreting tumor: A case of gastric cancer associated with myelofibrosis due to disseminated bone marrow metastasis. *Jpn J Med* 26:58, 1987.
352. Rubins JM: The role of myelofibrosis in malignant leukoerythroblastosis. *Cancer* 51:308, 1983.
353. Hashim MSK, Kordofani AYA, El Dabi MA: Tuberculosis and myelofibrosis in children. *Ann Trop Paediatr* 17:61, 1997.
354. Viallard J-F, Parrens M, Boiron J-M, et al: Reversible myelofibrosis induced by tuberculosis. *Clin Infect Dis* 34:1641, 2002.
355. Sawers AH, Davson J, Braganza J, et al: Systemic mastocytosis, myelofibrosis and portal hypertension. *J Clin Pathol* 35:617, 1982.
356. Reisberg IR, Oyakawa S: Mastocytosis with malabsorption, myelofibrosis, and massive ascites. *Am J Gastroenterol* 82:54, 1987.
357. Kanbe N, Kurosawa M, Nagata H, et al: Production of fibrogenic cytokines by cord blood-derived cultured human mast cells. *J Allergy Clin Immunol* 106:S85, 2000.
358. Berton A, Levi-Schaffer F, Emonard H, et al: Activation of fibroblasts in collagen lattices by mast cell extracts: A model of fibrosis. *Clin Exp Allergy* 30:485, 2000.
359. Brenner B, Green J, Rosenbaum H, et al: Severe pancytopenia due to marked marrow fibrosis associated with angioimmunoblastic lymphadenopathy. *Acta Haematol* 74:43, 1985.
360. Varma N, Vaiphei K, Varma S: Angiosarcoma presenting with leucoerythroblastic anaemia bone marrow fibrosis and massive splenomegaly. *Br J Haematol* 110:503, 2000.
361. Meckenstock G, Wehmeier A, Schaefer HE, et al: Lymphoid myelofibrosis associated with high grade B cell lymphoma of the liver. *Leuk Lymphoma* 26:197, 1997.
362. Abe Y, Ohshima K, Shiratsuchi M, et al: Cytotoxic T-cell lymphoma presenting as secondary myelofibrosis with high levels of PDGF and TGF-β. *Eur J Haematol* 66:210, 2001.
363. Weirich G, Sandherr M, Fellbaum C, et al: Molecular evidence of bone marrow involvement in advanced case of Tgammadelta lymphoma with secondary myelofibrosis. *Hum Pathol* 29:761, 1998.
364. Subramanian R, Basu D, Dutta TK: Significance of bone marrow fibrosis in multiple myeloma. *Pathology* 39:512, 2007.
365. Schmidt U, Ruwe M, Leder LD: Multiple myeloma with bone marrow biopsy features simulating concomitant chronic idiopathic myelofibrosis. *Nouv Rev Fr Hematol* 37:159, 1995.
366. Abildgaard N, Bendix-Hansen K, Kristensen JE, et al: Bone marrow fibrosis and disease activity in multiple myeloma monitored by the aminoterminal propeptide of procollagen III in serum. *Br J Haematol* 99:641, 1997.
367. Kim CD, Kim SH, Kim YL, et al: Bone marrow immunoscintigraphy (BMIS): A new and important tool for the assessment of marrow fibrosis in renal osteodystrophy? *Adv Perit Dial* 14:183, 1998.
368. Bachmeyer C, Blum L, Cadranel JF, Delfraissy JF: Myelofibrosis in a patient with pachydermoperiostosis. *Clin Exp Dermatol* 30:646, 2005.
369. Nurden AT, Nurden P: The gray platelet syndrome: Clinical spectrum of the disease. *Blood Rev* 21:21, 2007.
370. Sadoun A, Lacotte L, Delwail V, et al: Allogeneic bone marrow transplantation for hypereosinophilic syndrome with advanced myelofibrosis. *Bone Marrow Transplant* 19:741, 1997.
371. Vasquez L, Caballero D, Del Cañizo C, et al: Allogeneic peripheral blood cell transplantation for hypereosinophilic syndrome with myelofibrosis. *Bone Marrow Transplant* 25:217, 2000.
372. Filho FDR, Ferreira VDA, Mendes FDO, et al: Bone marrow fibrosis (pseudo-myelofibrosis) in kala-azar. *Rev Soc Bras Med Trop* 33:363, 2000.
373. Seelen MA, de Meijer PH, Posthuma EF, Meinders AE: Myelofibrosis and idiopathic thrombocytopenic purpura. *Ann Hematol* 75:129, 1997.
374. Chang JC, Naqvi T: Thrombotic thrombocytopenic purpura associated with bone marrow metastasis and secondary myelofibrosis in cancer. *Oncologist* 8:375, 2003.
375. Hatake K, Ohtsuki T, Uwai M, et al: Tretinoin induces bone marrow collagenous fibrosis in acute promyelocytic leukemia. *Br J Haematol* 93:646, 1996.
376. Labotka RJ, Morgan RR: Myelofibrosis with neuroblastoma. *Med Pediatr Oncol* 10:21, 1982.
377. Karcher DS, Pearson CE, Butler WM, et al: Giant lymph node hyperplasia involving the thymus with associated nephrotic syndrome and myelofibrosis. *Am J Clin Pathol* 77:100, 1982.
378. Kamien B, Harris L: Twin troubles—Rickets causing myelofibrosis. *J Paediatr Child Health* 43:573, 2007.
379. Stéphan JL, Galambrun C, Dutour A, Freycon F: Myelofibrosis: An unusual presentation of vitamin D-deficient rickets. *Eur J Pediatr* 158:828, 1999.
380. Gruner BA, DeNapoli TS, Elshihabi S, et al: Anemia and hepatosplenomegaly as presenting features in a child with rickets and secondary myelofibrosis. *J Pediatr Hematol Oncol* 25:813, 2003.
381. Razali NN, Hwu TT, Thilakavathy K: Phosphate homeostasis and genetic mutations of familial hypophosphatemic rickets. *J Pediatr Endocrinol Metab* 2015. [Epub ahead of print]
382. Sartoris DJ, Resnick D: Myelofibrosis arising in treated histiocytosis X. *Eur J Pediatr* 144:200, 1985.
383. Fukuno K, Tsurumi H, Yoshikawa T, et al: A variant of acute promyelocytic leukemia with marked myelofibrosis. *Int J Hematol* 74:322, 2001.
384. Mori A, Wada H, Okada M, et al: Acute promyelocytic leukemia with marrow fibrosis at initial presentation. Possible involvement of transforming growth factor-beta(1). *Acta Haematol* 103:220, 2000.
385. Shah-Reddy I, Subramanian L, Narang S: Myelofibrosis and true histiocytic lymphoma. *Tumori* 71:509, 1985.
386. Jennings WH, Li CY, Kiely JM: Concomitant myelofibrosis with agnogenic myeloid metaplasia and malignant lymphoma. *Mayo Clin Proc* 58:617, 1983.
387. Epstein RJ, Joshua DE, Kronenberg H: Idiopathic myelofibrosis complicated by lymphoma: Report of two cases. *Acta Haematol* 73:40, 1985.
388. Kaufman S, Iuclea S, Reif R: Idiopathic myelofibrosis complicated by chronic lymphatic leukaemia. *Clin Lab Haematol* 9:81, 1987.
389. Nieto LH, Raya Sánchez JM, Arguelles HA, et al: A case of chronic lymphocytic leukemia overwhelmed by rapidly progressive idiopathic myelofibrosis. *Haematologica* 85:973, 2000.
390. Subramanian VP, Gomez GA, Han T, et al: Coexistence of myeloid metaplasia with myelofibrosis and hairy-cell leukemia. *Arch Intern Med* 145:164, 1985.
391. Sotlar K, Bache A, Stellmacher F, et al: Systemic mastocytosis associated with chronic idiopathic myelofibrosis: A distinct subtype of systemic mastocytosis associated with a clonal hematological non-mast cell lineage disorder carrying the activating point mutations KITD816V and JAK2V617F. *J Mol Diagn* 10:58, 2008.
392. Ji SQ, Zhu M, Wang YZ: Primary macroglobulinemia with myelofibrosis: Report of a case. *Chin Med J* 100:83, 1987.
393. Humphrey CA, Morris TC: The intimate relationship of myelofibrosis and myeloma: Effect of therapy. *Br J Haematol* 73:269, 1989.
394. Meerkin D, Ashkenazi Y, Gottschalk-Sabag S, Hershko C: Plasma cell dyscrasia with myelofibrosis. A reversible syndrome mimicking agnogenic myeloid metaplasia. *Cancer* 73:625, 1994.
395. Kakkar N, Vashishta RK, Banerjee AK, et al: Primary pulmonary malignant teratoma with yolk sac element associated with hematologic neoplasia. *Respiration* 63:52, 1996.
396. Berner Y, Berrebi A: Myeloproliferative disorders and nonmyelomatous paraprotein: A study of five patients and review of the literature. *Isr J Med Sci* 22:109, 1986.
397. Ellis JT, Peterson P: Myelofibrosis in the myeloproliferative disorders. *Prog Clin Biol Res* 154:19, 1984.
398. Najean Y, Rain JD, Dresch C, et al: Risk of leukaemia, carcinoma and myelofibrosis in ^{32}P- or chemotherapy-treated patients with polycythaemia vera. *Leuk Lymphoma* 22(Suppl 1):111, 1996.
399. Najean Y, Rain JD: Treatment of polycythemia vera: Use of ^{32}P alone or in combination with maintenance therapy using hydroxyurea in 461 patients greater than 65 years of age. *Blood* 89:2319, 1997.
400. Randi ML, Barbone E, Fabris F, et al: Post-polycythemia myeloid metaplasia. *J Med* 25:363, 1994.
401. Lukowicz DF, Myers TJ, Grasso JA, et al: Sideroblastic anemia terminating in myelofibrosis. *Am J Hematol* 13:253, 1982.
402. Talarico L, Wolf BC, Kumar A, Weintraub LR: Reversal of bone marrow fibrosis and

subsequent development of polycythemia vera in patients with myeloproliferative disorders. *Am J Hematol* 30:248, 1989.
403. Butler MJ, Roda PI, Dorion P: Molecular characterization of a transformation from primary myelofibrosis into polycythemia vera: A case report. *Blood* 122:297, 2013.
404. Jallades L, Hayette S, Tigaud I, et al: Emergence of therapy-unrelated CML on a background of BCR-ABL-negative JAK2V617F-positive chronic idiopathic myelofibrosis. *Leuk Res* 32:1608, 2008.
405. Hussein K, Bock O, Seegers A, et al: Myelofibrosis evolving during imatinib treatment of a chronic myeloproliferative disease with coexisting BCR-ABL translocation and JAK2 V617F mutation. *Blood* 109:4106, 2007.
406. Cervantes F, Dupriez B, Pereira A, et al: New prognostic scoring system for primary myelofibrosis based on a study of the International Working Group for Myelofibrosis Research and Treatment. *Blood* 113:2895, 2009.
407. Barois G, Liberato LN, Guarnone R: Serum erythropoietin in patients with myeloid metaplasia. *Br J Haematol* 83:365, 1993.
408. Cervantes F, Alvarez-Larrán A, Hernández-Boluda JC, et al: Erythropoietin treatment of the anaemia of myelofibrosis with myeloid metaplasia: Results in 20 patients and review of the literature. *Br J Haematol* 127:399, 2004.
409. Cervantes F, Alvarez-Larrán A, Hernández-Boluda JC, et al: Darbepoetin-alpha for the anaemia of myelofibrosis with myeloid metaplasia. *Br J Haematol* 134:184, 2006.
410. Cervantes F, Alvarez-Larrán A, Domingo A, et al: Efficacy and tolerability of danazol as a treatment for the anaemia of myelofibrosis with myeloid metaplasia: Long-term results in 30 patients. *Br J Haematol* 129:771, 2005.
411. Makdisi WJ, Cherian R, Vanveldhuizen PJ, et al: Fatal peliosis of the liver and spleen in a patient with agnogenic myeloid metaplasia treated with danazol. *Am J Gastroenterol* 90:317, 1995.
412. Ozsoylu S, Ruacan S: High-dose intravenous corticosteroid treatment in childhood idiopathic myelofibrosis. *Acta Haematol* 75:49, 1986.
413. Cetingül N, Yener E, Oztop S, et al: Agnogenic myeloid metaplasia in childhood: A report of two cases and efficiency of intravenous high dose methylprednisolone treatment. *Acta Paediatr Jpn* 36:697, 1994.
414. Wilks AF: The JAK kinases: Not just another kinase drug discovery target. *Semin Cell Dev Biol* 19:319, 2008.
415. Pardanani A, Hood J, Lasho T, et al: TG101209, a small molecule JAK2-selective kinase inhibitor potently inhibits myeloproliferative disorder-associated JAK2V617F and MPLW515L/K mutations. *Leukemia* 21:1658, 2007.
416. Verstovsek S, Kantarjian HM, Pardanani AD, et al: The JAK inhibitor, INCB018424, demonstrates durable and marked clinical responses in primary myelofibrosis (PMF) and post-polycythemia/essential thrombocythemia myelofibrosis (PV/ET-MF). *Blood* 112:622, 2008.
417. Pardanani AD, Gotlib J, Jamieson C, et al: A phase I study of TG101348, an orally bioavailable JAK-2 selective inhibitor, in patients with myelofibrosis. *Blood* 112:43, 2008.
418. Shah, NP, Olszynski P, Sokol, L, et al: A phase I study of XL019, a selective JAK2 inhibitor, in patients with primary myelofibrosis polycythemia vera, or post-essential thrombocythemia myelofibrosis. *Blood* 112:441, 2008.
419. Harrison C, Kiladjian JJ, Al-Ali HK, et al: JAK inhibition with ruxolitinib versus best available therapy for myelofibrosis. *N Engl J Med* 366:787, 2012.
420. Verstovsek S, Mesa RA, Gotlib J, et al: The clinical benefit of ruxolitinib across patient subgroups: Analysis of a placebo-controlled, phase III study in patients with myelofibrosis. *Br J Haematol* 161:508, 2013.
421. Mesa RA, Gotlib J, Gupta V, et al: Effect of ruxolitinib therapy on myelofibrosis-related symptoms and other patient-reported outcomes in COMFORT-I: A randomized, double-blind, placebo-controlled trial. *J Clin Oncol* 31:1285, 2013.
422. Mesa RA, Kiladjian JJ, Verstovsek S, et al: Comparison of placebo and best available therapy for the treatment of myelofibrosis in the phase 3 COMFORT studies. *Haematologica* 99:292, 2014.
423. Talpaz M, Paquette R, Afrin L, et al: Interim analysis of safety and efficacy of ruxolitinib in patients with myelofibrosis and low platelet counts. *J Hematol Oncol* 6:81, 2013.
424. Lofvenberg E, Wahlin A: Management of polycythaemia vera, essential thrombocythaemia and myelofibrosis with hydroxyurea. *Eur J Haematol* 41:375, 1988.
425. Lofvenberg E, Wahlin A, Roos G, Ost A: Reversal of myelofibrosis by hydroxyurea. *Eur J Haematol* 44:33, 1990.
426. Manoharan A: Management of myelofibrosis with intermittent hydroxyurea. *Br J Haematol* 71:252, 1991.
427. Petti MC, Latagliata R, Spadea T, et al: Melphalan treatment in patients with myelofibrosis with myeloid metaplasia. *Br J Haematol* 116:576, 2002.
428. Tefferi A: Polycythemia vera and essential thrombocythemia: 2013 Update on diagnosis, risk-stratification, and management. *Am J Hematol* 88:507, 2013.
429. Merup M, Kutti J, Birgerård G, et al: Negligible clinical effects of thalidomide in patient with myelofibrosis with myeloid metaplasia. *Med Oncol* 19:79, 2002.
430. Piccaluga PP, Visani G, Pileri SA, et al: Clinical efficacy and antiangiogenic activity of thalidomide in myelofibrosis with myeloid metaplasia. A pilot study. *Leukemia* 16:1609, 2002.
431. Strupp C, Germing U, Scherer A, et al: Thalidomide for treatment of idiopathic myelofibrosis. *Eur J Haematol* 72:52, 2004.
432. Mesa RA, Lliott MA, Schroeder G, Tefferi A: Durable responses to thalidomide-based drug therapy for myelofibrosis with myeloid metaplasia. *Mayo Clin Proc* 79:883, 2004.
433. Tefferi A, Cortes J, Verstovsek S, et al: Lenalidomide therapy in myelofibrosis with myeloid metaplasia. *Blood* 108:1158, 2006.
434. Santana-Davila R, Tefferi A, Holtan SG, et al: Primary myelofibrosis is the most frequent myeloproliferative neoplasm associated with del(5q): Clinicopathologic comparison of del(5q)-positive and -negative cases. *Leuk Res* 32:1927, 2008.
435. Tefferi A, Lasho TL, Mesa RA, et al: Lenalidomide therapy in del(5)(q31)-associated myelofibrosis: Cytogenetic and JAK2V617F molecular remissions. *Leukemia* 21:1827, 2007.
436. Cervantes F, Mesa R, Barosi G: New and old treatment modalities in primary myelofibrosis. *Cancer J* 13:377, 2007.
437. Begna KH, Pardanani A, Mesa R, et al: Long-term outcome of pomalidomide therapy in myelofibrosis. *Am J Hematol* 87:66, 2012.
438. Centanara E, Guarone R, Ippoliti G, Barosi G: Cyclosporine-A in severe refractory anemia of myelofibrosis with myeloid metaplasia: A preliminary report. *Haematologica* 83:622, 1998.
439. Nemoto Y, Tsutani H, Imamura S, et al: Successful treatment of acquired myelofibrosis with pure red cell aplasia. *Br J Haematol* 104:420, 1999.
440. Tsimberidou AM, Giles FJ: TNF-α targeted therapeutic approaches in patients with hematologic malignancies. *Expert Rev Anticancer Ther* 2:277, 2002.
441. Steensma DP, Mesa RA, Li CY, et al: Etanercept, a soluble tumor necrosis factor receptor, palliates constitutional symptoms in patients with myelofibrosis with myeloid metaplasia: Results of a pilot study. *Blood* 99:2252, 2002.
442. Mesa RA: The therapy of myelofibrosis: Targeting pathogenesis. *Int J Hematol* 76 Suppl 2:296, 2002.
443. Tefferi A, Mesa RA, Gray LA, et al: Phase 2 trial of imatinib mesylate in myelofibrosis with myeloid metaplasia. *Blood* 99:3854, 2002.
444. Mesa RA, Camoriano JK, Geyer SM, et al: A phase II trial of tipifarnib in myelofibrosis: Primary, post-polycythemia vera and post-essential thrombocythemia. *Leukemia* 21:1964, 2007.
445. Carlo-Stella C, Cazzola M, Gasner A, et al: Effects of recombinant alpha and gamma interferons on the *in vitro* growth of circulating hematopoietic progenitors from patients with myelofibrosis and myeloid metaplasia. *Blood* 70:1014, 1987.
446. Sacchi S: The role of alpha-interferon in essential thrombocythaemia, polycythaemia vera and myelofibrosis with myeloid metaplasia (MMM): A concise update. *Leuk Lymphoma* 19:13, 1995.
447. Bachleitner-Hofmann T, Gisslinger H: The role of interferon-alpha in the treatment of idiopathic myelofibrosis. *Ann Hematol* 78:533, 1999.
448. Heis-Vahidi-Fard N, Forberg E, Eichinger S, et al: Ineffectiveness of interferon-gamma in the treatment of idiopathic myelofibrosis: A pilot study. *Ann Hematol* 80:79, 2001.
449. Gowin K, Thapaliya P, Samuelson J, et al: Experience with pegylated interferon α-2a in advanced myeloproliferative neoplasms in an international cohort of 118 patients. *Haematologica* 97:1570, 2012.
450. Ianotto JC, Boyer-Perrard F, Gyan E, et al: Efficacy and safety of pegylated-interferon α-2a in myelofibrosis: A study by the FIM and GEM French cooperative groups. *Br J Haematol* 162:783, 2013.
451. Silver RT, Vandris K, Goldman JJ: Recombinant interferon-α may retard progression of early primary myelofibrosis: A preliminary report. *Blood* 117:6669, 2011.
452. Stahl RL, Hoppstein L, Davidson TG: Intraperitoneal chemotherapy with cytosine arabinoside in agnogenic myelofibrosis with myeloid metaplasia and ascites due to peritoneal extramedullary hematopoiesis. *Am J Hematol* 43:156, 1993.
453. Camba L, Aldrighetti L, Ciceri F, et al: Locoregional intrasplenic chemotherapy for hypersplenism in myelofibrosis. *Br J Haematol* 114:638, 2001.
454. Amital H, Rewald E, Levy Y, et al: Fibrosis regression induced by intravenous gammaglobulin treatment. *Ann Rheum Dis* 62:175, 2003.
455. Sivera P, Cesano L, Guerrasio A, et al: Clinical and hematological improvement induced by etidronate in a patient with idiopathic myelofibrosis and osteosclerosis. *Br J Haematol* 86:397, 1994.
456. Froom P, Elmalah I, Braester A, et al: Clodronate in myelofibrosis: A case report. *Am J Med Sci* 323:115, 2002.
457. Assous N, Foltz V, Fautrel B, et al: Bone involvement in myelofibrosis: Effectiveness of bisphosphonates. *Joint Bone Spine* 72:591, 2005.
458. Elliott MA, Tefferi A: Splenic irradiation in myelofibrosis with myeloid metaplasia: A review. *Blood Rev* 13:163, 1999.
459. Jacobs P, Wood L, Robson S: Refractory ascites in the chronic myeloproliferative syndrome. *Am J Hematol* 37:128, 1991.
460. Jacobs P, Sellars S: Granulocytic sarcoma preceding leukaemic transformation in myelofibrosis. *Postgrad Med J* 61:1069, 1985.
461. Teffari A, Jimenez T, Gray LA, et al: Radiation therapy for symptomatic hepatomegaly in myelofibrosis with myeloid metaplasia. *Eur J Haematol* 66:37, 2001.
462. Mesa RA, Nagorney DS, Schwager S, et al: Palliative goals, patient selection, and perioperative platelet management: Outcomes and lessons from 3 decades of splenectomy for myelofibrosis with myeloid metaplasia at the Mayo Clinic. *Cancer* 107:361, 2006.
463. Tefferi A, Barrett SM, Silverstein NM, Nagorney DM: Outcome of portal-systemic shunt surgery for portal hypertension associated with intrahepatic obstruction in patients with agnogenic myeloid metaplasia. *Am J Hematol* 46:325, 1994.
464. Angermayr B, Cejna M, Schoder M, et al: Transjugular intrahepatic portosystemic shunt for treatment of portal hypertension due to extramedullary hematopoiesis in idiopathic myelofibrosis. *Blood* 99:4246, 2002.
465. Belohlavek J, Schwarz J, Jirásek A, et al: Idiopathic myelofibrosis complicated by portal hypertension treated with a transjugular intrahepatic portosystemic shunt (TIPS). *Wien Klin Wochenschr* 113:208, 2001.
466. Guardiola P, Anderson JE, Bandini G, et al: Allogeneic stem cell transplantation for agnogenic myeloid metaplasia: A European Group for Blood and Marrow Transplantation, Société Française de Greffe de Moelle, Gruppo Italiano per il Trapianto Midollo Osseo, and Fred Hutchinson Cancer Center Collaborative Study. *Blood* 93:2831, 1999.
467. Deeg HJ, Appelbaum FR: Stem-cell transplantation for myelofibrosis. *N Engl J Med* 334:775, 2001.
468. McCarty JM: Transplant strategies for idiopathic myelofibrosis. *Semin Hematol* 41(Suppl 3):23, 2004.
469. Mittal P, Saliba RM, Giralt SA, et al: Allogeneic transplantation: A therapeutic option for myelofibrosis, chronic myelomonocytic leukemia, and Philadelphia-negative BCR-ABL-negative chronic myelogenous leukemia. *Bone Marrow Transplant* 33:1005, 2004.
470. Papageorgiou SG, Castleton A, Bloor A, Kottaridis PD: Allogeneic stem cell transplantation as treatment for myelofibrosis. *Bone Marrow Transplant* 38:721, 2006.
471. Barosi G, Bacigalupo A: Allogeneic hematopoietic stem cell transplantation for myelofibrosis. *Curr Opin Hematol* 13:74, 2006.
472. Kerbauy DM, Gooley TA, Sale GE, et al: Hematopoietic cell transplantation as curative therapy for idiopathic myelofibrosis, advanced polycythemia vera, and essential thrombocythemia. *Biol Blood Marrow Transplant* 13:355, 2007.
473. Rondelli D: Allogeneic hematopoietic stem cell transplantation for myelofibrosis.

Haematologica 93:1449, 2008.

474. Li Z, Deeg HJ: Pros and cons of splenectomy in patients with myelofibrosis undergoing stem cell transplantation. *Leukemia* 15:465, 2001.

475. Byrne JL, Beshti H, Clark D, et al: Induction of remission after donor leucocyte infusion for the treatment of relapsed chronic idiopathic myelofibrosis following allogeneic transplantation: Evidence for a "graft vs. myelofibrosis" effect. *Br J Haematol* 108:430, 2000.

476. Cervantes F, Rovira M, Urbano-Ispizua A, et al: Complete remission of idiopathic myelofibrosis following donor lymphocyte infusion after failure of allogeneic transplantation: Demonstration of a graft-versus-myelofibrosis effect. *Bone Marrow Transplant* 26:697, 2000.

477. Kröger N, Badbaran A, Holler E, et al: Monitoring of the JAK2-V617F mutation by highly sensitive quantitative real-time PCR after allogeneic stem cell transplantation in patients with myelofibrosis. *Blood* 109:1316, 2007.

478. Devine SM, Hoffman R, Verma A, et al: Allogeneic blood cell transplantation following reduced-intensity conditioning is effective therapy for older patients with myelofibrosis with myeloid metaplasia. *Blood* 99:2255, 2002.

479. Hessling J, Kroger N, Werner M, et al: Dose-reduced conditioning regimen followed by allogeneic stem cell transplantation in patients with myelofibrosis with myeloid metaplasia. *Br J Haematol* 119:769, 2002.

480. Merup M, Lazarevic V, Nahi H, et al: Different outcome of allogeneic transplantation in myelofibrosis using conventional or reduced-intensity conditioning regimens. *Br J Haematol* 135:367, 2006.

481. Greyz N, Miller WE, Andrey J, Masson J: Long-term remission of myelofibrosis following nonmyeloablative allogenic peripheral blood progenitor cell transplantation in older age. *Bone Marrow Transplant* 34:833, 2004.

482. Gupta V, Malone AK, Hari PN, et al: Reduced-intensity hematopoietic cell transplantation for patients with primary myelofibrosis: A cohort analysis from the center for international blood and marrow transplant research. *Biol Blood Marrow Transplant* 20:89, 2014.

483. Hoffman R, Prchal JT, Samuelson S, et al: Philadelphia chromosome-negative myeloproliferative disorders: Biology and treatment. *Biol Blood Marrow Transplant* 13(Suppl 1):64, 2007.

484. Anderson JE, Tefferi A, Craig F, et al: Myeloablation and autologous peripheral blood stem cell rescue results in hematologic and clinical responses in patients with myeloid metaplasia with myelofibrosis. *Blood* 98:586, 2001.

485. Visini G, Finelli C, Castelli U, et al: Myelofibrosis with myeloid metaplasia: Clinical and haematological parameters predicting survival in a series of 133 patients. *Br J Haematol* 75:4, 1990.

486. Cervantes F: Prognostic and current practice in treatment of myelofibrosis and myeloid metaplasia: An update anno 2000. *Pathol Biol (Paris)* 49:148, 2001.

487. Mesa RA, Li C-Y, Schroeder G, Tefferi A: Clinical correlates of splenic histology and splenic karyotype in myelofibrosis with myeloid metaplasia. *Blood* 97:3665, 2001.

488. Kvasnicka HM, Thiele J, Regn C, et al: Prognostic impact of apoptosis and proliferation in idiopathic (primary) myelofibrosis. *Ann Hematol* 78:65, 1999.

489. Elliott MA, Verstovsek S, Dingli D, et al: Monocytosis is an adverse prognostic factor for survival in younger patients with primary myelofibrosis. *Leuk Res* 31:1503, 2007.

490. Campbell PJ, Griesshammer M, Döhner K, et al: V617F mutation in JAK2 is associated with poorer survival in idiopathic myelofibrosis. *Blood* 107:2098, 2006.

491. Cervantes F, Dupriez B, Pereira A, et al: A new prognostic scoring system for primary myelofibrosis based on a study of the International Working Group for Myelofibrosis Research and Treatment. *Blood* 113:2895, 2009.

492. Rozman C, Giralt M, Feliu E, et al: Life expectancy of patients with chronic non-leukemic myeloproliferative disorders. *Cancer* 67:2658, 1991.

493. Mascarenhas J, Hoffman R: A comprehensive review and analysis of the effect of ruxolitinib therapy on the survival of patients with myelofibrosis. *Blood* 121:4832, 2013.

494. Passamonti F, Maffioli M, Cervantes F, et al: Impact of ruxolitinib on the natural history of primary myelofibrosis: A comparison of the DIPSS and the COMFORT-2 cohorts. *Blood* 123:1833, 2014.

495. Silverstein MN, Brown AL, Linman JW: Idiopathic myeloid metaplasia, its evolution into acute leukemia. *Arch Intern Med* 132:709, 1973.

496. Marcus RE, Hibbin JA, Matutes E, et al: Megakaryoblastic transformation of myelofibrosis with expression of the c-*sis* oncogene. *Am J Hematol* 36:186, 1986.

497. Hernandez JM, SanMiguel JF, Gonzalez M, et al: Development of acute leukaemia after idiopathic myelofibrosis. *J Clin Pathol* 45:427, 1992.

498. Palphilon DH, Creamer P, Keeling DH, et al: Restoration of active haemopoiesis in a patient with myelofibrosis and subsequent termination in acute myeloblastic leukaemia: Case report and review of the literature. *Eur J Haematol* 38:279, 1987.

499. Chan ACL, Kwong Y-L, Lam CCK: Granulocytic sarcoma of megakaryoblastic differentiation complicating chronic idiopathic myelofibrosis. *Hum Pathol* 27:417, 1996.

500. Barnes HM, Prchal JT, Scott CW: Extramedullary blast transformation in the central nervous system in idiopathic myelofibrosis. *Am J Hematol* 11:305, 1981.

501. Polliack A, Prokocimer M, Matzner Y, et al: Lymphoblastic leukemic transformation (lymphoblastic crisis) in myelofibrosis and myeloid metaplasia. *Am J Hematol* 9:211, 1980.

502. Yinon A, Kopolovic J, Dollberg L, Hershko C: Evolution of malignant lymphoma in agnogenic myeloid metaplasia. *Oncology* 45:373, 1988.

503. Barosi G, Ambrosetti A, Centra A: Splenectomy and risk of blast transformation in myelofibrosis with myeloid metaplasia. *Blood* 91:3630, 1998.

504. Huang J, Li CY, Mesa RA, et al: Risk factors for leukemic transformation in patients with primary myelofibrosis. *Cancer* 112:2726, 2008.

505. Shreiner DP: Spontaneous hematologic remission in agnogenic myeloid metaplasia. *Am J Med* 60:1014, 1976.

506. Rani MV, Shreiner DP: Spontaneous "remission" of agnogenic myeloid metaplasia and termination in acute myeloid leukemia. *Arch Intern Med* 141:1481, 1981.

507. Vannucchi AM, Lasho TL, Guglielmelli P, et al: Mutations and prognosis in primary myelofibrosis. *Leukemia* 27:1861, 2013.

508. Guglielmelli P, Lasho TL, Rotunno G, et al: The number of prognostically detrimental mutations and prognosis in primary myelofibrosis: An international study of 797 patients. *Leukemia* 28:1804, 2014.

509. Poletto V, Rosti V, Villani L, et al: A3669G polymorphism of glucocorticoid receptor is a susceptibility allele for primary myelofibrosis and contributes to phenotypic diversity and blast transformation. *Blood* 120:3112, 2012.

509A. Tefferi A, Lasho TL, Finke CM, et al: CALR vs JAK2 vs MPL-mutated or triple-negative myelofibrosis: clinical, cytogenetic and molecular comparisons. Leukemia 28:1472, 2014.

510. Altura RA, Headv DR, Wang WC: Long-term survival of infants with idiopathic myelofibrosis. *Br J Haematol* 109:459, 2000.

511. Sah A, Minford A, Parapia LA: Spontaneous remission of juvenile idiopathic myelofibrosis. *Br J Haematol* 112:1083, 2001.

第 87 章
骨髓增生异常综合征

Rafael Bejar and David P. Steensma [*]

摘要

骨髓增生异常综合征（myelodysplastic syndrome，MDS）是一组克隆性造血系统肿瘤，其特征是血细胞形态

简写和缩略词

AHSCT，异基因造血干细胞移植（allogeneic hematopoietic stem cell transplantation）；ALL，急性淋巴细胞白血病（acute lymphocytic leukemia）；AML，急性髓细胞白血病（acute myelogenous leukemia）；ATG，抗胸腺细胞球蛋白（antithymocyte globulin）；ATRA，全反式维 A 酸（all-trans-retinoic acid）；aUPD，获得性单亲二倍体（acquired uniparental disomy）；CALGB，癌症和白血病 B 组（cancer and leukemia group B）；CDR，常见缺失区域（commonly deleted region）；CLL，慢性淋巴细胞白血病（chronic lymphocytic leukemia）；CMML，慢性粒-单核细胞白血病（chronic myelomonocytic leukemia）；ESA，红细胞生成刺激剂（erythropoiesis-stimulating agent）；FAB，法国-美国-英国（French-American-British）；FPD，家族性血小板病（familial platelet disorder）；G-CSF，粒细胞集落刺激因子（granulocyte colony-stimulating factor）；GM-CSF，粒细胞-巨噬细胞集落刺激因子（granulocyte-macrophage colony-stimulating factor）；HLA，人白细胞抗原（human leukocyte antigens）；IDH，异柠檬酸脱氢酶（isocitrate dehydrogenase）；IL，白介素（interleukin）；IPSS，国际预后积分系统（International Prognosis Scoring System）；IPSS-R，国际预后积分系统修订版（International Prognosis Scoring System Revised）；LGL，大颗粒淋巴细胞（large granular lymphocyte）；MAP，丝裂原活化蛋白（mitogen-activated protein）；M-CSF，单核细胞集落刺激因子（monocyte colony-stimulating factor）；MDS，骨髓增生异常综合征（myelodysplastic syndromes）；MDS/MPN，骨髓增生异常综合征/骨髓增殖性肿瘤（myelodysplastic syndrome/myeloproliferative neoplasm）；miRNA，微小 RNA（microRNA）；NCI，美国国立癌症研究所（National Cancer Institute）；NK，自然杀伤细胞（natural killer）；PLK，polo 样激酶（polo-like kinase）；PRC，蛋白抑制复合物（protein-repressive complex）；RA，难治性贫血（refractory anemia）；RAEB，难治性贫血伴原始细胞增多（refractory anemia with excess blasts）；RAEB-t，难治性贫血伴原始细胞增多转化型（refractory anemia with excess blasts in transformation）；RARS，难治性贫血伴环状铁粒幼细胞（refractory anemia with ring sideroblasts）；RARS-t，难治性贫血伴环状铁粒幼细胞和血小板增多（refractory anemia with ring sideroblasts and thrombocytosis）；RBC，红细胞（red blood cell）；SEER，监测、流行病学和最终结果（surveillance, epidemiology and end results）；snRNP，小核核糖核蛋白复合物（small nuclear riboprotein complex）；TET，10～11 易位（ten-eleven translocation）；TGF，转化生长因子（transforming growth factor）；TNF，肿瘤坏死因子（tumor necrosis factor）；WT，Wilms 肿瘤（Wilms tumor）；WHO，世界卫生组织（World Health Organization）。

* 在上一版中本章作者 Drs. Marshall Lichtman 和 Jane Liesveld 撰写的部分内容在本版中予以保留。

异常，一系或多系血细胞减少，以及进展为急性髓系白血病（acute myelogenous leukemia，AML）的风险增高。MDS 可发生于任何年龄阶段，但在 40 岁之后发病率呈指数型增长，中位发病年龄为 72 岁。大部分 MDS 为原发性，由体细胞突变的累积导致，一小部分则起病于暴露于放化疗等 DNA 损伤剂。少数病例也可因为对 MDS 或者相关系疾病易感的遗传性突变引起。MDS 分型主要取决于临床特征，从难治性血细胞减少（通常包括贫血）到伴有骨髓原始细胞增加（5%～19%）的低原始细胞髓系白血病。骨髓原始细胞比例≥20%（主观规定的界值）或存在特殊染色体易位则诊断为 AML。MDS 诊断标准包括：一系或多系血细胞形态异常，通常导致造血细胞在发育晚期过度凋亡。异常红细胞的特点包括异形红细胞、红细胞大小不均、染色不均及嗜碱性点彩。骨髓中异常红系前体细胞数量增多，包括核扭曲及核质减少、胞质血红蛋白合成不良或出现巨幼红细胞。环状铁粒幼细胞是一类特殊 MDS 亚型的常见特征。中性粒细胞可见双叶或核分叶过多，及胞质颗粒减少，伴骨髓粒系前体细胞增多。外周血有巨大血小板或微小血小板，有时伴颗粒异常或缺如，这与巨核细胞增生过度，核分叶不典型，异常聚集以及骨髓中巨核细胞体积变小有关。约有 50% 的患者可检出克隆性的细胞遗传学异常，通常是整条染色体或染色体片段的再现性缺失。三体 8 是唯一常见的拷贝数增加异常，而再现性染色体易位则非常少见。多种 MDS 预后模型使用细胞遗传学异常、骨髓原始细胞比例和血细胞减少来预测死亡率和向 AML 克隆演化的风险。MDS 治疗方案选择和治疗时机主要取决于危险度分层。由于几乎所有的 MDS 患者均能检测出可促进疾病进展的驱动突变，其中一些突变具有独立于其他已知风险因素的预后意义，因此新的预后积分系统已经开始考虑将体细胞突变作为疾病相关风险的分子标志。作为可检测的体细胞事件，驱动突变是克隆性造血的标志，能够辅助诊断部分病例。再现性体细胞突变是导致 MDS 经常发生异源分子途径异常的原因。这些包括 RNA 剪接机制中的多个组分、DNA 甲基化和组蛋白修饰的若干表观遗传调节因子、各种造血转录因子和生长因子信号通路成员等的突变。一些突变与 MDS 的临床特征紧密相关，包括环状铁粒幼细胞增多、染色体不稳定性及严重的血细胞减少。目前 MDS 治疗指南基于临床风险评估，通常没有考虑到基因异常。伴 5q-的非复杂核型 MDS 除外，其对免疫调节剂来那度胺具有高比率的深度且持续的反应。许多低危组 MDS 无需治疗，其他低危患者根据其具体临床特征，可能受益于造血生长因子的支持作用或抗胸腺细胞球蛋白和神经钙调蛋白抑制剂引起的免疫抑制。高危组 MDS 治疗通常使用一种去甲基化药物，即阿扎胞苷或地西他滨。合适的患者被评估是否可进行异基因造血干细胞移植，这是唯一可能治愈 MDS 的治疗方法。尽管有很多治疗选择，MDS 患者的总体预后依然不容乐观。基于分子信号通路的新型靶向治疗方法已经构建，目前正处于临床试验中。

定义

骨髓增生异常综合征是一类以细胞异常分化、形态异常及血细胞减少为特点的造血系统肿瘤。这类克隆性疾病的特征包括骨髓造血前体细胞的过度凋亡、再现性染色体异常和体细胞突变以及不同程度向 AML 转化的倾向。MDS 患者的临床病程存在异质性，范围从相对惰性的、低概率向 AML 转化的克隆性血细胞减少（如难治性贫血），到更具侵袭性的、高风险向 AML 进展的、骨髓原始粒细胞比例增多的低原始细胞髓细胞白血病（难治性贫血伴原始细胞增多）。

尽管 MDS 表型各异，但其具有共同的病理生理学特征。MDS 是单个发生体细胞突变的多能造血祖细胞克隆性扩增所形成的肿瘤。多种类型的遗传学异常能够导致 MDS 的发生发展，并且这些突变能够以更多样化的组合方式存在。在特定情况下，遗传病变的具体特征可以导致最终的疾病表型。

MDS 与其他髓系肿瘤如 AML 和某些骨髓增殖性肿瘤密切相关。肿瘤形态异常（通常使用发育异常来描述 MDS）是指在肿瘤性成熟血细胞和骨髓红系、粒系和巨核系前体细胞中可观察到的形态异常，是 MDS 的特征之一。形态异常是 MDS 诊断的必要条件，但只是一种附带现象。MDS 的本质异常是原始多能髓系细胞的瘤性转化。骨髓中较低的原始粒细胞表明其处于髓系白血病疾病谱中不太严重的阶段，是 MDS 的诊断特征，使得能够主观地区分 MDS 和 AML。各种髓系肿瘤（以及 MDS 亚型）密切相关，因此其鉴别诊断标准多少有些模糊。这一点在分子水平尤为显著，没有一种遗传学异常或者突变为 MDS 所特有。出现在 MDS 中的体细胞突变和染色体异常也可以在相关的疾病中观察到，通常只是发生率不同而已。MDS 突变最常累及的基因类型是 RNA 剪接因子和表观遗传调节因子，其次是转录因子、酪氨酸激酶信号转导基因以及 TP53。MDS 应当被认为是髓系白血病疾病谱中只存在最小到中度偏差的肿瘤（参见第 83 章）。

少数 MDS 可归因于之前暴露于 DNA 损伤剂，包括化疗、高剂量电离辐射和含苯的化合物。暴露于苯的人群要达到 DNA 损伤甚至发病的程度，需要有足够的时间和剂量，而这种情况是随机的甚至罕见的；因为各国对其产品如涂料和溶剂中的苯含量有着严格的限制。吸烟被美国公共卫生服务部门（Public Health Service）认为是 AML 的危险因素，尽管还没有开展广泛研究，可以推测这也适用于 MDS。其他化学物质暴露还没有被国际癌症研究所（the International Agency for Research on Cancer）认定为致病性物质。一小部分患者来自于 MDS 和相关髓系疾病高发的家庭或者具有倾向于发生 MDS 的遗传性或先天性综合征。虽然罕见，通常在许多这样的情况下确定遗传学异常可提高我们对 MDS 分子病理生理学的理解。然而，大多数 MDS 病例都是年龄相关，并没有明确的促成因素。虽然 MDS 可以发生在任何年龄，包括罕见的儿童 MDS，其发生率在 40 岁以后呈指数级增长，这使 MDS 成为老年人最常见的髓系肿瘤之一。这种模式与原始造血细胞体细胞突变随年龄增加相关[1]。

历史

历史上，MDS 的命名和定义模糊而又变换不定，这与对 MDS 的生物学理解不充分相关[2,3]。随着对患者初治样本常规分子学分析的出现以及对疾病病理生理学认识的加深，MDS 的分型很可能从目前基于细胞形态学以及骨髓和外周血细胞亚类计数的分型系统发展为基于 DNA 突变模式、克隆结构以及向 AML 进展风险预测的疾病分类方式[4]。

尽管自 19 世纪初以来，贫血已被认为是红细胞的特定缺陷（也称为"有色小体"，是在组织学染色之前的时代用来区分红细胞和白细胞的术语），但直到 20 世纪 20 年代骨髓活检仍未常规进行[5]。因此，如 MDS 这样与特定骨髓发现相关并由之定义的疾病状态直到 20 世纪前半世纪才被描述为一种独立的综合征。不过，可以在医学文献中找到一些早期的建议性报告：例如，Luzzatto 的一篇 1907 年的巨型原始细胞"伪再生性贫血"[6]报告中可能包括 MDS 病例。

在 20 世纪 20 年代中期，那不勒斯的 Di Guglielmo 描述了一组与异常形态红细胞和血细胞减少相关的骨髓疾病，最终在部分患者中被证实是致命的[7]。此后很多年，与贫血和红细胞形态异常相关的一组异质性骨髓疾病被血液学家称作为"Di Guglielmo 综合征"，这个术语在不同情况下被应用并且仍然偶尔作为红白血病（AML M6）的同义词。Di Guglielmo 综合征中的一些病例如今可以被称为 MDS。

当代血液学家所熟悉的第一个 MDS 特定术语，"难治性贫血"，是在 20 世纪 30 年代创造出来的，其用以描述由于骨髓产生不足而导致的不明原因的贫血，并且，这类患者对常规的血液学治疗措施无效：在 20 世纪 20 年代初，Minot 和 Murphy 发现铁盐和肝脏提取物可治愈恶性贫血[8,9]。来自纽约的 Rhoads 和 Barker 开展的经典的 1938 系列研究中，100 例难治性贫血患者有多少例是 MDS 仍不清楚，其中很多似乎是感染或相关肿瘤如霍奇金淋巴瘤导致的慢性贫血，但这个术语以及其相关的"难治性血细胞减少"直到今天仍然被用于描述原始细胞比例 <5% 的低危 MDS[9,10]。

1942 年，法国的 Chevallier 和同事讨论了他们称之为"临界-白血病（odo-leukemia）"的综合征[11]。这些法国研究人员使用希腊词 odo，意思是临界、入门，用来强调这个在白血病前期的疾病。他们提出用白细胞增生（leucoses）作为白血病的一般名称，以便在白细胞计数和临床特征变化很大时也不会引起命名上的不妥。然而，这一提议没有得到大家的重视，部分是因为这篇文章以法语形式发表，而在 20 世纪 40 年代没有一个国际化网络可供血液学家探讨这些概念。

尽管各个地方命名不同，后来才知道的 MDS 先于 AML 之前发生且终止于 AML 的这一概念，这个概念很快出现在英国医学文献中。1949 年，伦敦的 Hamilton-Paterson 使用前白血病贫血（preleukemic anemia）这一术语来描述 AML 前驱期的难治性贫血[12]。1953 年，芝加哥的 Block 和同事扩展了这一概念，把多系血细胞减少也纳入此类疾病，并描述了一些非常类似于我们今天认为的在转化成明显 AML 之前的克隆性髓系血液病[13]。1956 年，瑞典马尔默 Björkman 描述了四例特发性难治性环状铁粒幼细胞贫血（refractory sideroblastic anemia），其中一例最终发展为 AML[14]。一些描述性术语，如白血病前驱状态（herald state of leukemia）、难治性贫血（refractory anemia）、铁利用障碍性贫血（sideroachrestic anemia）、特发性难治性铁粒幼细胞贫血（idiopathic refractory sideroblastic anemia）、全血细胞减少伴骨髓增生（pancytopenia with hyperplastic marrow），以及其他术语都被用于描述在转化成为明显 AML 前造血紊乱的各种临床表现。到 20 世纪 70 年代，获得性特发性血细胞减少与随后 AML 的发生的相关性得到广泛认可，尽管这些病例仍然十分罕见。在一篇 1973 年的综述中，Saarni 和 Linman 在医学文献中只发现了 143 例"白血病前期贫血症"[15]。

1970 年，Dreyfus 提议命名为"难治性贫血伴原始细胞增多"（les anémies réfractaires avec excès de myeloblasts）。1976 年，Dreyfus 和他的同事对此类综合征进行了初步分类。Dreyfus 发表了一篇文章，其中难治性贫血伴原始细胞增多被划分为冒烟型急性白血病（smoldering acute leukemia）[16,17]。低原始白血病（oligoblastic leukemias）这一同义词也被用来描述那些白血病原始细胞比例低及病程迁延的病例[18,19]。

1975 年，在巴黎的一次会议上，Marcel Bessis 和 Jean Bernard 使用了造血增生异常（hematopoietic dysplasia）一词，后来缩减成骨髓增生异常（myelodysplasia）来指这类比 AML 更为惰性的疾病。肿瘤形成（neoplasia）是一种组织异常，起源于单个细胞的突变（单克隆性）；而增生异常则是一种多克隆性的组织改变，而不是肿瘤。但这些概念却被忽略了，参会人员的主要兴趣转至对大多数这类综合征特征性的细胞形态异常上了，所以，增生异常这一名称的应用就成为约定俗成的说法。

在巴黎会议之后的一年里，一组来自法国、美国和英格兰的七位血液病理学家，即"法国-美国-英国共同合作小组"（French-Amrican-Birtish, FAB Co-Operative Group）提出了急性白血病分型[19]，由 Dalton 和 Dacie 发展并称之为 FAB 分型[20]。在 FAB 分型中，白血病的定义是骨髓中存在 30% 的原始细胞。原始报告还包括两类应当区别于 AML 前白血病综合征，即难治性贫血伴原始细胞增多（refractory anemia with excess blasts, RAEB）和慢性粒-单核细胞白血病（chronic myelomonotytic leukemia, CMML）。CMML 的定义是外周血中单核细胞大于 1000/μl。由于大部分前白血病患者并不进展为 AML，FAB 协作组提出"骨髓造血异常综合征"（dysmyelopoeitic syndrome）的概念来代替前白血病[20]。几年后，"异常骨髓增生综合征"被修订为"骨髓增生异常综合征"并沿用至今。

1976 年 FAB 分型仅包括两种类型的骨髓造血异常综合征（dysmyelopoeitic syndromes）。但在 1982 年，FAB 提出了一个具体的 MDS 分型，包括五种类型：难治性贫血（RA），难治性贫血伴环状铁粒幼细胞（RARS），RAEB（5% ～19% 原始细胞），难治性贫血伴原始细胞增多转化型（RAEB-t，20% ～29% 原始细胞）和 CMML[21]。1982 年 FAB 分型虽然有其局限性，但具有很大的影响力，是后来世界卫生组织（World Health Organization, WHO）对 MDS 和相关疾病分型的基础。此后预后积分系统和对 MDS 生物学理解的发展如下文所述。

● 分型

WHO 在 2001 年对 MDS 及相关疾病进行分型并在 2008 年进行了修订。MDS 主要包括六种亚型，以异常增生谱系的种类和数量以及骨髓原始细胞比例加以区分，其中一种亚型存在特殊的染色体异常，del（5q）。这些亚型包括：①难治性血细胞减少伴单系发育不良（RCUD），即通常的 RA；②RARS；③RA 伴环状铁粒幼细胞和血小板增多（RARS-t）；④MDS 伴孤立 del（5q）；⑤难治性血细胞减少伴多系发育不良；⑥RAEB（1 型或 2 型取决

于骨髓或外周血中的比例）；⑦MDS-未分类（表 87-1）。骨髓原始细胞占 20% ～29% 的 MDS 之前定义为 RAEB-t，现在被 WHO 列为 AML。但是，这个界限分明的临界值是主观定义的。实际上，原始细胞比例在这一范围内的患者其结局与 RAEB-2 相当，包括可从 MDS 导向的治疗中获得相近比例的生存益处。

表 87-1 MDS WHO 分型

1. **难治性贫血伴单系发育异常（RCUD）**
   单系发育异常细胞比例≥10%
   骨髓原始细胞比例<5%，外周血原始细胞比例<1%，无 Auer 小体
   <15% 红系前体细胞为环状铁粒幼细胞
   通常是难治性贫血（RA），但可以罕见难治性中性粒细胞减少（RN）或难治性血小板减少（RT）

2. **难治性贫血伴环状铁粒幼细胞（RARS）**
   单独红系发育异常
   骨髓原始细胞比例<5%，外周血原始细胞比例<1%，无 Auer 小体
   ≥15% 红系前体细胞为环状铁粒幼细胞
   环状铁粒幼细胞界值人为设定，不能像常见的相关 SF3B1 突变一样准确反应该亚型的临床行为

3. **MDS 伴单纯 5q-**
   5q31 缺失是唯一一染色体异常
   巨核细胞正常或增多，伴低分叶核
   血小板计数正常或增多
   骨髓原始细胞比例<5%，外周血原始细胞比例<1%，无 Auer 小体
   这一亚型和"5q-综合征"有所交叉但不完全一样，对后者的识别先于 MDS 的 WHO 分型系统

4. **难治性贫血伴多系发育异常（RCMD）**
   两系或多系发育异常细胞比例≥10%
   骨髓原始细胞比例<5%，外周血原始细胞比例<1%，无 Auer 小体
   外周血单核细胞比例<1×10⁹/L

5. **难治性贫血伴原始细胞过多（RAEB）**
   RAEB-1：骨髓原始细胞比例 5% ～9%，外周血原始细胞比例<5%，且无 Auer 小体
   RAEB-2：骨髓原始细胞比例 10% ～19%，外周血原始细胞比例 5% ～19%，或 Auer 小体
   外周血单核细胞比例<1×10⁹/L

6. **MDS 未分类（MDS-U）**
   轻度发育异常但存在被推测认为是 MDS 的证据的克隆性细胞遗传学异常
   骨髓原始细胞比例<5%，外周血原始细胞比例<1%，无 Auer 小体

注：其他急性和慢性克隆性髓系疾病分类见第 83 章，表 83-1

各个亚型之间的界限，包括原始细胞和环状铁粒幼细胞的比例也是主观定义的。患者可能发现他们的疾病分型会随着临床进展和对治疗的反应而发生改变。克隆性血细胞减少也可存在于以骨髓增殖为特征的患者中，如血小板增多症、单核细胞增多症。CMML 之前在 FAB 分型中被认为是 MDS 亚型之

一,现在则被认为是骨髓增生异常/骨髓增殖性肿瘤(myelodys-plastic/myeloproliferative, MDS/MPN)交界综合征。一些诊断为 MDS 的患者,一旦其单核细胞计数超过 1×10^9/L,其诊断则应该更改为 CMML。相似地,如果 RARS 患者血小板计数超过 450×10^9/L 则应重新诊断为 RARS-t。CMML、RARS-t 和相关 MDS/MPN 亚型将在第 89 章慢性髓细胞白血病(chronic myelogenous leukemia)中单独讨论。

MDS 的分类系统具有可描述性的优点,但并不包含许多具有临床意义的疾病变量。MDS 的 WHO 亚型能够确定具有相似预后的患者,因为具有多系发育异常和原始细胞比例增高的患者向 AML 转化和死亡的风险增高。但是,专用的 MDS 预后模型纳入了未被归入 WHO 分型系统里的新的特征变量,因而更适用于疾病风险评估。类似地,WHO 定义的亚型并不必要分享共同的致病性因素,或者确定极有可能对特定治疗方案有效的患者。我们对 MDS 患者中存在的潜在分子异常的更深入了解表明,临床定义的亚型在基因水平上具有高度异质性。未来分型系统可能会将 MDS 驱动基因体细胞突变作为定义疾病亚型的基础,这些驱动基因对细胞的克隆性增殖以及最终疾病的发生和进展具有重要作用。

● 流行病学

年龄,性别和职业的影响

MDS 的发病率和流行性难以确定,部分原因是不是所有患者都被上报到中心肿瘤登记部门(central cancer registries)[22~24]。自 2001 年以来,美国国立癌症研究所(the United States National Cancer Institute, NCI)、肿瘤监控、流行病学和事件终点监测小组(Surveillance, Epodemiology and End Results, SEER)数据库才刚刚纳入 MDS 病例(图 87-1)[25]。2003 年,约 10 000 例新病例被上报至 NCI SEER,其中大多数为"未分类"(即不分为低危或高危)[25]。通过对使用基于声明数据的病例确诊方法的改进,我们发现在改进方法前,MDS 病例存在很高的未上报率,这也暗示了 MDS 是最常见的血液系统恶性肿瘤之一[26]。

基于声明的数据表明,保守来说,美国每年最新诊断的 MDS 病例至少 30 000 例[27]。另外有不明原因血细胞减少的老年患者有可能也患有 MDS,但是由于严重的并发症限制了其预期寿命,临床医生对血液检测结果的疏忽或者一种虚无主义感,使得这些病例没有得到充分评估。西欧和美国的 MDS 发病率相近[28]。

在一些亚洲国家和东欧,MDS 平均发病年龄比美国和西欧早[29~31]。世界不同地区的 MDS 亚型分布也不相同[32,33],例如,不知何因,与西方国家相比 RARS 在日本十分罕见[34]。即使距离 1945 年广岛和长崎原子弹爆炸事件的发生已有五十多年,暴露于电离辐射仍然与受其影响的日本人发生 MDS 的风险增高具有相关性[35]。

美国 MDS 诊断的中位年龄约为 71 岁[36]。50 岁以前发生 MDS 并不常见,除了之前因为其他恶性肿瘤接受放疗或细胞毒化疗的病例[37~39]。WHO 分型定义的 MDS 在 5 月龄到 15 周岁

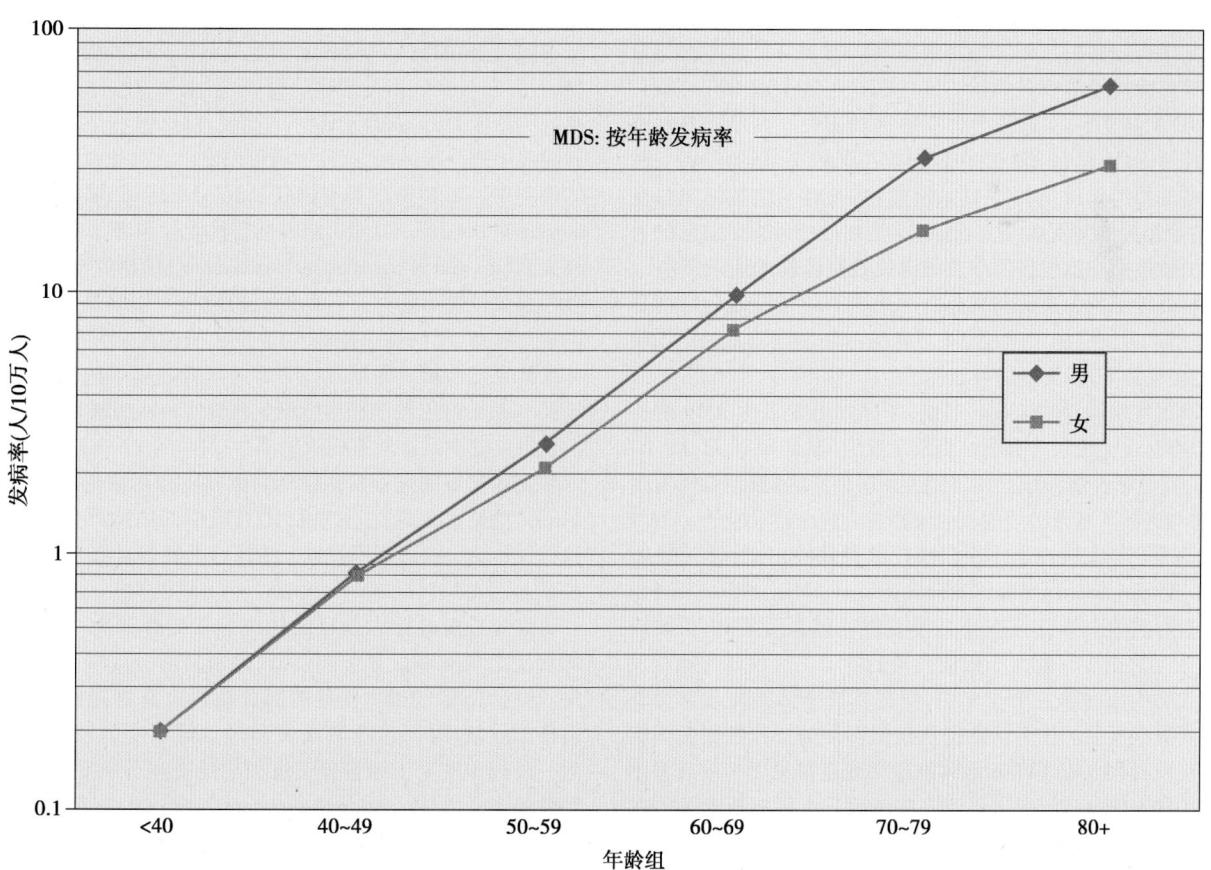

图 87-1　按不同年龄组显示的 MDS 年发病率。年龄大于 40 岁人群发病率呈指数增长。因小于 40 岁人群 MDS 发病率很低,故将年发病率合并。数据来源于美国国立癌症研究所、肿瘤监控、流行病学及事件终点监测小组

儿童的发生率接近 1/100 万每年。与成人相比，大多数儿童患者是低原始细胞髓系白血病（RAEB），克隆性环状铁粒幼细胞性贫血十分罕见[40,41]。一些儿童病例可从遗传性易感疾病进展而来，如与胚系 GATA2 和 RUNX1 突变相关的唐氏综合征和 Fanconi 贫血[42~44]。一些 Fanconi 贫血患者在成年期首先以 MDS 形式发病，但其通常没有典型的细胞形态异常[45]。先天性角化不良（dyskeratosis congenital）和其他端粒疾病（telomeropathies）可最终进展为 MDS，但是许多先天性骨髓衰竭综合征如 Diamond-Blackfan 贫血和 Shwachman-Diamond 综合征并不增加向 MDS 进展的风险[46]。

除了 5q-综合征以外，男性发生 MDS 的风险高达女性患者的 1.5 倍[47]。对潜在职业或环境相关的病例对照研究发现了许多 MDS 的可能致病因素，但只有苯（暴露剂量≥40ppm/年）的观察研究结果具有一致性[48~51]。吸烟和恶性血液肿瘤家族病史也是可能的危险因素[52]。流行病学研究表明，除了苯以外的化学物质都不能满足 Bradford Hill 提出的由外部因素引起的因果关系，因此不被认为是致病性因素。此外，考虑到生物学合理性的需求，这些化学物质需要被证实可以诱导 MDS 发病所必需的特定的驱动基因突变。

● 病因及发病机制

病因

MDS 发病率增加的病原学因素与影响 AML 发病率的因素相似（参见第 88 章）。长期暴露于高浓度苯[34,35]、化疗药物尤其是烷基化药物和拓扑异构酶抑制剂[36~43]、放疗[44~45]都可增加发生这些克隆性血液病的风险。这些药物可能引起 DNA 损伤，损害 DNA 修复酶，引起染色体完整性的丧失。大多数继发性或治疗后 MDS 发生于淋巴瘤或实体肿瘤治疗之后的患者。越来越多的报道显示 MDS 是髓系疾病（如急性早幼粒细胞白血病）治疗相关的并发症，这表明 MDS 是在治疗过程中引起的另一种原始造血细胞损伤而导致的继发性克隆性的髓系疾病[43]。急性早幼粒细胞白血病和其他肿瘤患者有效治疗之后寿命延长，使得这种情况越来越常见。更常见的环境性暴露因素如吸烟，也会增加 MDS 发生的可能性。

遗传性疾病，如 Fanconi 贫血，是已知可发展为 AML 的疾病，但有时也会进展为克隆性髓系血液病（参见第 88 章，表 88-1）[46]。其他综合征，无论是家族性的（遗传性的）或是自然发生的，均与进展为髓系肿瘤的高风险相关。造血转录因子 RUNX1 的胚系突变与家族性血小板疾病伴急性髓性白血病易感（familial platelet disorder with predisposition at AML, FPD-AML）相关。受影响的个体往往在更具侵袭性的髓系肿瘤如 MDS 或 AML 发生之前即存在血小板质或量的异常。这种转化通常发生在人类生命的第三个十年中，但其具有个体差异或亲缘差异。疾病进展前的长潜伏期提示获得额外的协作性突变为疾病转化所必须。RUNX1 基因体细胞突变也常见于初治或者治疗相关的 MDS 患者，突出强调这些基因异常具有驱动肿瘤发生的性质。相反，Fanconi 贫血的体细胞突变基因极少出现在 MDS 中。先天性 FANC 基因突变可能引起 DNA 损伤和正常干细胞的加速耗竭，使突变克隆更容易扩增。类似地，遗传性 CCAAT/增强子结合蛋白 α（CCAAT/enhancer binding protein alpha, C/EBPA）基因突变与嗜酸性粒细胞增多症相关，这种突变通常使患者易患 AML 而缺乏 MDS 样的临床阶段，且此基因的体细胞突变很少在 MDS 中发现。

另一种造血转录因子 GATA2 的先天性突变，与家族性 MDS 相关[53]。胚系 GATA2 突变的综合症状表现高度异质，可包括淋巴水肿、皮肤疣、感觉神经性听觉受损、肺泡蛋白沉积和传播性非结核性分枝杆菌感染[54,55]。一些包含部分以上特征组合的特定临床综合征现已知由胚系 GATA2 突变所致。这包括以 MDS、疣和先天性淋巴水肿为特征的 Emberger 综合征，以及由单核细胞减少症和非结核分枝杆菌感染为特征的 MonoMAC 综合征[55~58]。并非所有患者（即使是成年人）在进展为 MDS 前都表现出明显的综合征特征。一些青少年的骨髓衰竭综合征缺乏综合征表现，但与胚系 GATA2 突变相关[59]。

家族性（<2%）和治疗相关（5%~10%）MDS 的综合发生率与初治 MDS 发生率相比显得微不足道，而后者以年龄作为主要易患因素。这个可能只是一个概率问题，老年人的干细胞更有可能获得体细胞驱动突变。这也可能反映出微环境或者干细胞表观遗传学状态的年龄相关性的变化，因为无疾病的老年人的造血干细胞已发现具有向髓系分化的倾向[60]。相应地，正常造血干细胞的年龄相关性减少可能导致寡克隆性，或者甚至单克隆性造血，这种病态的造血来源于干细胞的弱选择性异常，这种异常促进了 MDS 相关的体细胞突变[61]。

发病机制

MDS 起源于突变多能干细胞的克隆性扩增。对没有原始细胞的患者来说，细胞起源被认为是一种淋巴造血细胞性多能干细胞，这种细胞与功能性干细胞具有相同的表面蛋白免疫表型，且存在与疾病相关的驱动突变[62]。如果这些细胞具有持续自我更新能力，且获得了额外的突变，那么这些细胞能够在细胞腔隙中进一步进展，这种进展可以发生在分化程度更高的前体细胞中。对 6-磷酸葡萄糖脱氢酶（glucose-6-phosphate dehydrogenase isoenzymes）同工酶为杂合性女性患者 X 染色体偏颇性失活（skewed X-chromosome inactivation）的研究支持 MDS 克隆性起源学说。此类患者的造血祖细胞[63,64]，以及部分病例的 B 淋巴细胞[65]都仅有一种 G-6-PD 同工酶存在，支持单一骨髓前体细胞克隆性扩增的概念。随后的研究证实了造血前体细胞以及 B 和 T 淋巴细胞获得性染色体异常和体细胞突变的存在，但这种突变不是在所有病例里都存在[62,66~72]。

克隆扩展的过程发生在骨髓微环境和宿主免疫应答的背景下（参见第 5 章）。这些肿瘤克隆中的细胞外在特征产生选择性压力，导致疾病进展，并且可以显著影响 MDS 的临床表现。

克隆造血的标志是存在体细胞遗传性异常。约 50% 的 MDS 患者具有明显异常的核型，通常是部分或整条染色体缺失。剩余具有"正常"核型的部分病例也有着隐匿性的细胞遗传学异常，可以包括微缺失和拷贝数不变的杂合性缺失。后一种现象发生于细胞分裂过程中的有丝分裂重组，导致获得性单亲二倍体（acquired uniparental disomy, aUPD），即大染色体片段的两个拷贝来源于一个单亲。最常见的 MDS 体细胞遗传学损害是单个基因的突变。超过 50 种再现性突变基因被鉴定出来，几乎所有的患者都有一种或者多种此类突变（表 87-2）。

表 87-2　MDS 再现性突变基因

	突变基因	MDS 发生率(%)	预后价值	备注
剪切因子	SF3B1	20 ~ 30	有利	与环状铁粒幼细胞明显相关
	SRSF2	10 ~ 15	不利	更常见于 CMML
	U2AF1	8 ~ 12	不利	与 del(20q) 相关
	ZRSR2	5 ~ 10	?	
表观遗传学调控因子	TET2	20 ~ 25	中性	更常见于 CMML
	DNMT3A	12 ~ 18	不利	
	IDH1/IDH2	<5	?	
	ASXL1	15 ~ 25	不利	更常见于 CMML
	EZH2	5 ~ 10	不利	更常见于 CMML
	ATRX	<2	?	与 ATMDS 相关
	KMD6A	<2	?	
转录因子	RUNX1	10 ~ 15	不利	少部分病例呈家族性
	GATA2	<2	?	通常是家族性,很少是体细胞突变
	ETV6	<5	不利	MDS 中很少发生易位
	PHF6	<2	?	
	TP53	8 ~ 12	不利	与复杂相关
粘连蛋白	STAG2	5 ~ 10	?	
	RAD21	<5	?	
	SMC3	<2	?	
	SMC1A	<2	?	
剪切因子	NRAS/KRAS	5 ~ 10	不利	更常见于 CMML
	JAK2	<5	中性	常见于 RARS-t
	CBL/CBLB	<5	不利	更常见于 CMML
	PTPN11	<2	不利	更常见于 JMML,可以是胚系突变
其他	GNAS/GNB1	<2	?	G 蛋白信号通路
	BRCC3	<2	?	DNA 修复通路
	PIGA	<2	?	PNH 克隆形成原因
	TERT/TERC	<2	?	可以是胚系突变
	FANC 基因	<2	?	通常是胚系突变

ATMDS,获得性珠蛋白生成障碍性贫血和骨髓增生异常综合征;CMML,慢性粒-单核细胞白血病;JMML,幼年型粒-单核细胞白血病;MDS,骨髓增生异常综合征;PNH,阵发性睡眠性血红蛋白尿;RARS-t,难治性贫血伴环状铁粒幼细胞和血小板增多

很多遗传学事件的再现性性质大多都有助于明确与 MDS 发生发展相关的分子机制。这些异常大多都与特定临床表型,包括疾病表现差异、对治疗的反应、向 AML 转换的风险和总体生存情况相关。然而,使用这些遗传学特征来对疾病亚型进行分类或对每一个患者进行个体化治疗仍然处于初步阶段。

细胞遗传学

与其他恶性血液肿瘤相比较,染色体扩增和易位在 MDS 中属于相对罕见事件。MDS 最常见的染色体异常是染色体片段的缺失或整条染色体的丢失(单体),这种异常存在于近一半的患者。一些缺失是再现性的,通常包括常见区域的缺失,而这些区域被认为是含有一个或多个肿瘤抑制基因。从这些区域中确定单个驱动基因一直很有挑战性,因为其包含大量基因组

信息,且多个基因缺失可能协同导致疾病相关表型的呈现[73]。然而,MDS 相关染色体异常具有重要的临床意义。例如,染色体异常可引起克隆性造血,并且在适当的情况下,这种异常作为推断 MDS 的证据。染色体异常是确定预后的关键因素,且可预测 del(5q) 患者对特定治疗的反应性。

Del(5q)　5 号染色体长臂缺失是 MDS 最常见的核型异常,见于 15% 的病例,其中一半患者具有一些其他核型异常。对多个患者缺失位点的检测研究确定了两个常见缺失区域(commonly deleted regions,CDRs),一个是 5q31.1,另一个是 5q32 ~ 33.3。del(5q) 患者通常具有包含两个 CDRs 在内的缺失,也包括近端和远端的染色体区域。包含更多近端基因如 APC 和远端基因如 NPM1 的大片段缺失,这在高危组 MDS 和 AML 更常见,其中 del(5q) 被认为是不良的细胞遗传学异常[74]。

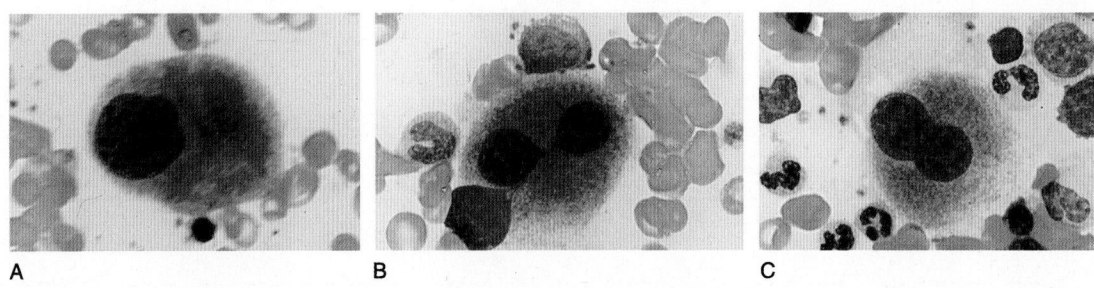

图87-2　5q-综合征患者骨髓涂片特征性的低分叶巨核细胞。A. 单叶核巨核细胞。B. 双叶核巨核细胞,核叶由核间桥相连。C. 双叶核巨核细胞

在 MDS 中,包含 5q32～33.3 区域的微缺失与更好的预后以及对来那度胺治疗具有明显敏感性相关。这一类只具有 del(5q)异常、没有原始细胞的患者是 WHO 分型系统里唯一由遗传学异常定义的 MDS。一些患者具有"5q-综合征",以红细胞生成异常性贫血、小巨核细胞伴有正常或升高的血小板计数、女性优势以及低危向 AML 转化为特征(图87-2)。

del(5q)的致病机制并不完全了解。通常,del(5q)患者另一条完整的 5q 臂不携带点突变,提示经典肿瘤抑制基因失活不影响这类病变相关的选择性优势[75]。相反,染色体 5q 缺失区域的基因丢失引起的单倍体剂量不足是导致疾病表型的主要因素。例如,在红系细胞分化过程中,编码核糖体亚基的基因 *RPS14* 缺失导致由 *TP53* 活化所介导的红细胞生成异常,这与先天性单倍体剂量不足性核糖体病所见相类似,如 Diamond-Blackfan 贫血[76～79]。已知 *RPS14* 基因单独突变或者缺失不存在于 MDS 中,提示其缺失可能仅影响 MDS 临床表型,但不直接导致疾病进展。相反,共同缺失的基因则必须是疾病转化的驱动因素,一些候选基因已被提出,包括参与调节固有免疫信号和巨核细胞分化的微小 RNA(microRNA,miRNA)145 和 146a[80～82]、线粒体热休克蛋白 *HSPA9*[83,84] 和锌指转录因子 *EGR*1 的基因[85,86]。其他一些在 CDRs 内或外的基因,也参与了 MDS 的发病机制,包括 Notch 信号通路共活化因子 MAML1 和酪蛋白激酶基因 CSNK1A1[74,87]。

del(5q)通常是复杂核型异常患者(定义为三个或三个以上染色体异常)的染色体异常之一[88]。在这种情况下,del(5q)与不良预后、对来那度胺反应差相关,且常与 *TP53* 突变或包含 *TP53* 基因的 17p 异常共存[89～92]。del(5q)和 *TP53* 损害的伴随出现往往超出根据它们单独发生率所预测的概率,提示这些异常存在协同致病作用[86]。即使在孤立性 *del(5q)* 患者中,*TP53* 亚克隆也占了 15%～20%。这些患者向 AML 转化的风险比预测更大,且对来那度胺的反应更差[93～95]。

单体7 和 Del(7q)　7 号染色体异常是一类预后不良的病变,见于近 5% MDS 患者,通常是作为复杂核型的一部分而出现。研究显示,孤立性 7 号染色体单体预后比孤立性 del(7q)更差,两类异常在接触过烷化剂的患者中发生率更高(约50%)[88,89,96]。目前已报道不同的 CDRs,包括 7q22,7q32～34 和 7q36[97～99]。每一个区域缺失的相关致病机制尚不清楚。

一些再现性突变会发生在染色体 7q 上。组蛋白甲基转移酶基因 *EZH2* 位于 7q36,其突变发生在大约 6% 的 MDS 病例中[100～102]。在某些患者中,*EZH2* 突变伴随 7q 染色体的 aUPD,但大部分 *EZH2* 突变患者并没有 -7 或 del(7q),大部分 -7 或

del(7q)患者也没有 *EZH2* 突变。在 AML 中,已提出位于 7q36 的 *MLL3* 基因的单倍体剂量不足导致疾病发生[103]。相邻的位于 7q22 的 *CUX1* 基因同样参与 MDS 发病,其和 *EZH2* 相似,且这种突变与不良预后相关[104]。*CUX1* 的失活突变通常是杂合性的,提示 7q22 上这个基因的单倍体剂量不足可能是驱动疾病进展的一个因素[104]。然而,小鼠体内与 7q22 同源区域的缺失并不产生明显的表型[105]。

三体8　三体 8 是 MDS 中唯一一个经常发生的大片段扩增,见于约 5% 病例中。这类异常具有高度非特异性,因为其也存在于骨髓增殖性肿瘤、AML、甚至是再生障碍性贫血患者中。三体 8 提示中等预后,且经常在疾病晚期阶段出现[106]。在一些病例中,三体 8 可能发生于髓系前体细胞而不是更多能的 CD34+CD38−CD90+ 的干细胞中,这类干细胞被认为是 MDS 的起源克隆[107]。三体 8 如何导致选择性生长优势尚不清楚。含有三体 8 的前体细胞高表达凋亡相关基因,而免疫应答相关基因表达降低。患者体内含有可优先抑制三体 8 前体细胞的 T 淋巴细胞,特别对三体 8 细胞中高表达的 Wilms 肿瘤 1(WT1)基因发生免疫应答[108,109]。这些发现表明免疫系统对疾病克隆的选择性压力,潜在地对正常造血产生间接自身免疫抑制。即使非整倍体克隆在治疗应答之后发生扩增,单体 8 患者也可能获益于免疫抑制[110]。其他自身免疫现象,如白塞病,与三体 8MDS 同样具有相关性[111～113]。

Del(20q)　Del(20q)是另一类非特异的再现性染色体异常,见于近 2% 的 MDS 病例。作为一种独立的病变,del(20q)的预后危险度与正常核型 MDS 相似[114,115]。然而,del(20q)可能在疾病晚期出现,这时候则提示克隆进展以及不良预后[116]。染色体 20q 的 CDR 已经确定,但没有发现可以造成 MDS 中 del(20q)克隆重现性选择从而致病的单个基因[117,118]。20q 上可能致病的基因包括 CDR 内的 *MYBL2*[119,120],以及 CDR 外的 *ASXL1*[121,122],后者突变在一大部分 MDS 患者中都存在,无论其是否有 del(20q)。del(20q)患者似乎更有可能发生血小板减少症,且这种血小板减少在存在剪接因子基因 *U2AF1* 突变的患者中更为严重[123,124]。

Y 染色体缺失　单独 Y 染色体缺失是一类少见的再现性异常,只发生于超过 2% 的男性 MDS 患者。与 del(20q)异常一样,-Y 与正常核型患者风险相当[114]。有学者指出,-Y 不是 MDS 的致病性因素,而是发生在无血细胞减少的男性中、且与年龄相关的事件[125,126]。然而,-Y 作为一种体细胞改变的存在提示即使不是单克隆性,也是寡克隆性造血,因此与血细胞减少患者 MDS 的诊断相一致。-Y 的克隆数目越多,越有可能找到发

生如 MDS 的肿瘤的证据[127]。其他遗传学异常,包括 TET2 和 DNMT3A 基因突变虽然也存在于没有血细胞减少的老年患者或者其他恶性血液病,但这些突变被认为是 MDS 的致病因素。目前尚不清楚具有这些克隆性标记(如-Y)且 MDS 诊断证据不足的血细胞减少患者是否与 MDS 预后相似。

17 号染色体异常,包括 del(17p) 一小部分 MDS 患者存在 17 号染色体异常,尤其是复杂核型患者。TP53 基因位于 17p13.1,在这些罕见的存在 del(17p)或单体 17 的患者中经常发生缺失。在这些情况下,17p 通常保留一个拷贝,提示此区域的完全缺失是机体无法耐受的。然而,另一条染色体上的 TP53 基因经常发生突变,导致无野生型的蛋白。17 号染色体异常的患者预后通常不好,尤其是存在 TP53 突变。等臂染色体 17q 异常[i(17q)]患者 17p 区域也发生丢失,发生率不超过 1%。虽然这些病变预示向白血病转化风险较高,却很少与 TP53 突变共存[128]。相反,[i(17q)]往往与 SETBP1 突变共同发生,而 SETBP1 突变通常发生于既有发育异常又有增殖性疾病特征的患者中[129]。

复杂核型和单体核型 MDS 核型可以由染色体异常的数量而不是所累积的具体区域而定义。复杂核型的定义是存在三种或三种以上任何核型异常,且与不良预后具有显著相关性。在国际预后积分系统修订版(the International Prognosis Scoring System-Revised, IPSS-R)中,复杂核型异常被进一步分类,即三种核型异常或四种及四种以上核型异常,后者相关疾病风险最高。单体核型的定义是两条或者两条以上整条染色体丢失或者一条染色体丢失且同时存在另一种结构性异常。单体核型不一定是复杂核型,复杂核型也不一定是单体核型,但实际上两者有很大一部分重叠。单体核型和复杂核型中最常见的是涉及 5 号以及 7 号染色体的异常。IPSS-R 认为复杂核型而非单体核型是独立危险因素,关于复杂核型是否比单体核型更好地预测疾病风险仍然存在争议[130~133]。

约 50% 复杂核型患者同时具有 TP53 突变,占据了 TP53 基因突变的大多数[134]。当复杂核型包含 del(5q-)作为相关异常时,TP53 突变发生率尤其高[90,92,135]。复杂核型相关的不良预后意义很大程度上由其与 TP53 突变的经常共存所引起[134,136]。具有完整 TP53 的复杂核型 MDS 患者与非复杂核型患者相比预后中等,而伴 TP53 突变的复杂核型患者预后显著降低[134]。除外 TP53,具有复杂核型的患者平均基因突变较少。

体细胞突变

MDS 患者中单个基因的获得性突变比染色体核型异常更常见。标准染色体核型技术检测出的染色体异常存在于不超过 50% 的病例中,更高精度更敏感的检测方法可以在另外 25% 患者中发现小范围或中性拷贝数异常。然而,采用靶向测序技术可以在超过 80% MDS 患者中发现单个基因的再现性突变,如果采用全基因组测序技术,可能在所有患者都发现突变。与大部分横跨基因组中大范围区域、包含许多个候选疾病基因的染色体异常不同,大部分再现性突变影响单个基因的编码区,使其以及其介导的相关信号通路成为致病驱动因素。到目前为止,MDS 患者中已知超过 50 种再现性突变基因。少数基因突变发生率高(10%~35%),其他基因发生率在 5%~10%。绝大部分再现性突变基因很少见,仅发生于不超过 5%、通常不超过 1% 的病例中。在某些情况下,这些罕见突变基因,如剪接

因子 U2AF2 或 SF1,与更常见的突变基因位于同一家族。在其他病例中,不常见突变基因,如 GNAS 和 GNB1,具有各自的分子信号通路,提示克隆性骨髓增生异常是一种可以由各种致病机制导致的表型表现。大量潜在突变基因和多种信号通路可以相互组合产生数量惊人的基因模式。一些异常的协同出现和其他异常的相互排斥在某种程度上限制了这种模式的多样性,但在基因水平上依然十分复杂。作为疾病表型的决定性因素,这种变化很可能解释了 MDS 患者的临床异质性[137]。

并非所有体细胞突变都具有相应的致病或临床意义。任何一个存在克隆性造血的患者其基因组上都有大量获得性突变。绝大部分突变是特定干细胞伴随时间推移获得的偶然性突变,最终发展为以单个克隆为主导的造血,而这些突变通常在干细胞扩增前即发生。上述这些突变与疾病进展无关,且随机分布,通常位于基因组非编码区和非保守区,提示其无阳性或阴性选择意义。总而言之,这些没有致病意义的非再现性突变被认为是"乘客突变",原因在于这些"乘客突变"在克隆扩增中的存在仅仅是因为其和更为罕见的具有驱动性的突变共存,而这些驱动突变才是引起克隆性增殖以及最终导致疾病发生的原因。驱动突变通常是再现性的,可产生致病性的结果,如蛋白编码序列的改变或者一种或多种疾病相关基因表达的改变。驱动突变可以是早期转化性事件,在这种情况下,突变出现在由这一克隆形成的每一个疾病细胞中;或者是晚期事件,通常与疾病进展相关。一些基因,如剪接因子,主要在早期发生突变,通常是优势疾病克隆的一部分。其他基因,如 NRAS 和 SETBP1,往往是疾病晚期获得的继发性突变,被认为是在进展阶段出现的可能扩增的亚克隆[90,138,139]。

体细胞突变对 MDS 患者以及治疗这些患者的医师都具有重要的临床价值,但对突变的分析依然很有挑战性。一些因素可能影响再现性突变的临床意义。这些因素包括突变的类型(即错义、无义、剪切或框移),突变的方式(即纯合性、杂合性、半合性、或复合杂合性),突变包含的疾病细胞比例(即存在于优势克隆或亚克隆),共同存在的突变和这些突变存在于同一克隆或是姐妹克隆,以及突变是否附加了可以通过观测更容易获得的临床变量而得到的信息,如年龄、原始细胞比例和血细胞计数等。尽管十分复杂,但一些情况下,特定基因突变能够指导存在克隆性血细胞减少患者(如 MDS)的临床治疗。

剪切因子 MDS 患者最常发生突变的基因类别编码剪切因子蛋白,这些蛋白参与成熟前体 mRNA 链内含子的切除和外显子的连接。MDS 中至少有八种再现性突变的剪切因子基因,近三分之二患者携带这个基因家族中的一个突变基因[140]。大部分剪切因子突变互相排斥。携带一个剪切因子突变的患者很少携带其他同类突变,提示这些异常互不相容,或者很有可能具有相似的作用机制。因此,获得第二个剪切因子突变的疾病干细胞不具有选择性优势,而作为第二个突变的结果可能产生选择性劣势。尽管致病机制可能相似,不同剪切因子基因突变患者临床表型往往差异很大[137]。这部分是因为疾病表现通常由驱动突变对疾病干细胞分化形成的细胞的影响所决定的。例如,有些突变可能引起细胞大量异常增生,而另一些突变促进谱系特异性增殖。由于可以与其他 MDS 相关基因突变共存从而形成不同的模式,不同剪切因子突变可能也与特定临床表型相关[90,135,141]。例如,这些突变共存可能影响疾病表现和预后。剪切因子突变导致 MDS 发生的共同机制尚不清楚。这些

突变非 MDS 所特有,也存在于其他恶性疾病,包括发生率较低的实体肿瘤中。一些研究确定了剪切因子突变相关的剪切效率和基因表达改变,但这些影响十分微弱,并不能明确下游致病机制。

　　SF3B1 基因是最常突变的剪切因子基因,编码 U2 小核糖核蛋白复合物(small nuclear riboprotein complex, snRNP)亚单位,主要负责识别分支位点。*SF3B1* 基因突变见于 20% ~ 30% 患者,是唯一一个预后良好的体细胞突变。*SF3B1* 突变模式显

示其编码蛋白的致癌作用或功能改变。突变通常是保留一个野生型位点的杂合性突变,在高度特异的热点区域发生相对保守的错义替换[142]。这些突变发生在一些连续热蛋白结构域的中间位置,最常见 K700E 替换,占 *SF3B1* 突变的一半以上。临床上,*SF3B1* 突变与环状铁粒幼细胞的存在紧密相连(图 87-3)。超过 85% 的 RARS 和 RARS-t 患者携带 *SF3B1* 突变。这些突变也常见于 MDS 其他亚类,如铁粒幼细胞存在时的难治性血细胞减少伴多系发育异常。*SF3B1* 突变提示较好的预后,

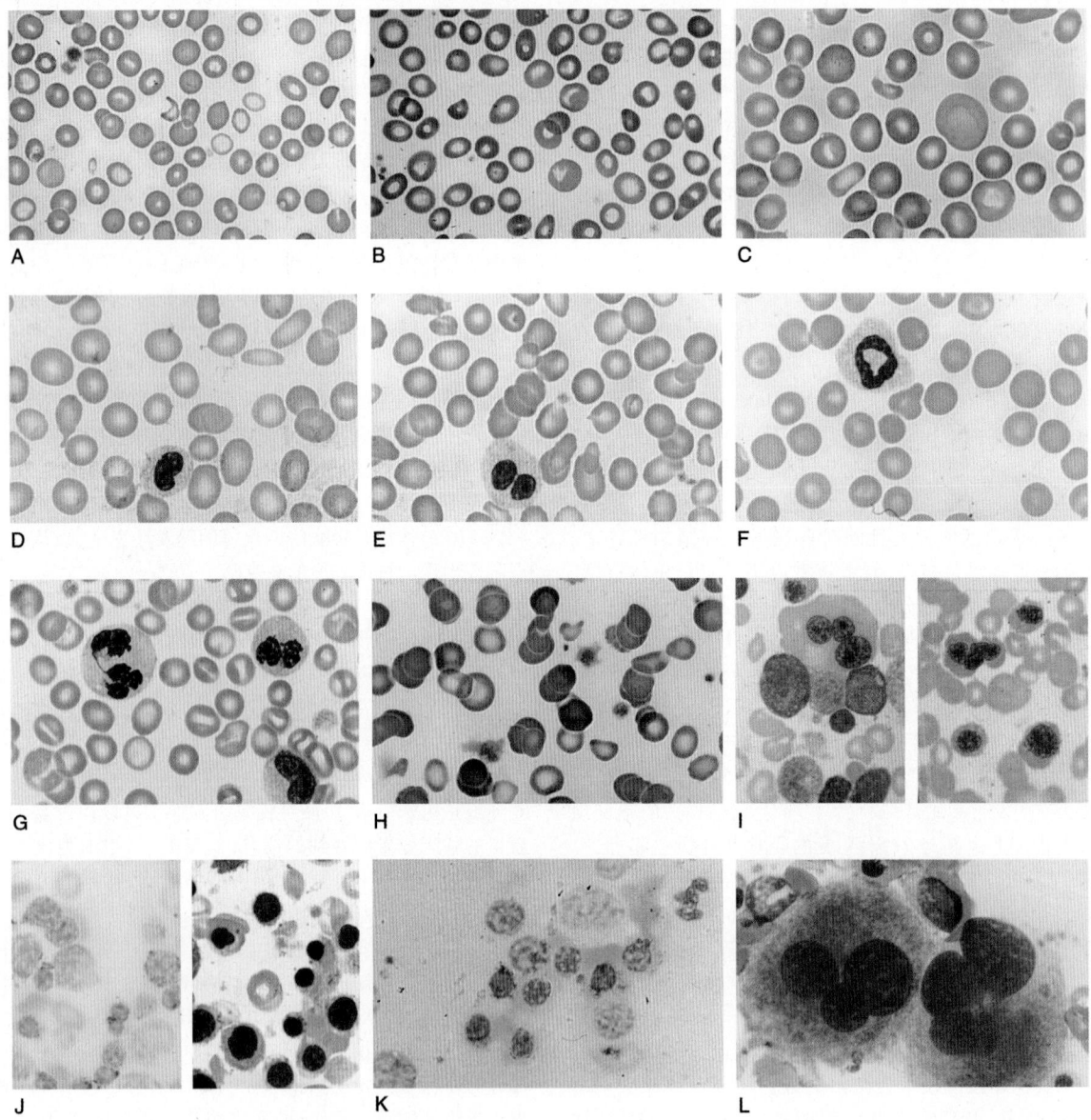

图 87-3　克隆性血细胞减少患者(MDS)血液及骨髓涂片。A. 血涂片。红细胞大小不等、异形红细胞,偶见碎片状细胞,可见明显的红细胞低色素伴着色不匀、轻度低色素和正色素细胞,中度血红蛋白过少及正常血红蛋白细胞。B. 血涂片。显著红细胞大小不等、轻度血色素不均、异形红细胞、碎片状细胞及椭圆形、卵圆形细胞,两个嗜多色性巨红细胞。C. 血涂片。显著红细胞大小不等伴巨红细胞及小红细胞,微小红细胞碎片及椭圆红细胞。D. 血涂片。轻度红细胞大小不等、卵圆形及椭圆形红细胞、泪滴状细胞,少颗粒低分叶中性粒细胞。E. 血涂片。显著红细胞大小不等(巨大红细胞及小红细胞)、椭圆形及卵圆形红细胞,中性粒细胞获得 Pelger-Huët 核畸形(典型夹鼻镜形态)。F. 血涂片。轻度红细胞大小不等,异常环形核中性粒细胞。G. 血涂片。色素不均、裂口状红细胞,异常中性粒细胞核分叶过多及核深染。注意左侧中性粒细胞异常延长的核间桥。H. 血涂片。不典型血小板,两个巨大血小板伴大量胞质及非典型中心颗粒,细胞大小不等(显著的小红细胞),色素不均(明显低色素细胞),偶见碎片状异形红细胞。I. 骨髓涂片。瑞氏染色,三叶核巨核细胞,巨幼红细胞。J. 骨髓涂片。普鲁士蓝染色,环状铁粒幼细胞,瑞氏染色,红系增生显著伴巨幼红细胞。K. 骨髓涂片。普鲁士蓝染色,环状铁粒幼细胞。L. 骨髓涂片。瑞氏染色,三叶核巨核细胞

但并不可知其是否是独立危险因素。例如,SF3B1 突变患者不易获得包括复杂核型在内的其他核型异常,以及与不良预后相关的其他基因突变。只有 DNMT3A 和 SF3B1 共突变的概率比随机单独发生的概率大,提示这两类异常具有协同作用[90,141]。鉴于 SF3B1 突变的 MDS 具有区别于 WHO 亚类的相同临床特征和共突变模式,因此是一类独立的疾病[137]。SF3B1 突变也见于慢性淋巴细胞白血病(chronic lymphocytic leukemia, CLL),发生率达 15% ~ 20%。然而,与 MDS 不同的是,CLL 中 SF3B1 突变通常是亚克隆或在初始诊断后获得,与治疗耐药和不良预后相关[143]。SF3B1 热点突变高发于葡萄膜黑色素瘤,在其他各种实体肿瘤中以较低频率出现,提示 SF3B1 并非组织特异性癌基因[144,145]。

SRSF2 是第二种最常突变的剪接因子,见于 10% ~ 15% 的 MDS 和 40% 的 CMML 病例。它编码一种富含丝氨酸-精氨酸的蛋白质,与剪接体的 U2 和 U1 组分相互作用。SRSF2 主要突变类型是 95 号密码子脯氨酸的错义替换,尽管也有关于这个位点小片段插入和缺失而保持阅读框架不变的报道。与 SF3B1 突变一样,SRSF2 突变为保留了一个野生型等位基因的杂合性改变,提示特异的功能获得或改变。SRSF2 突变与其他基因突变共存,如 TET2、ASXL1、CUX1、IDH2 和 STAG2,其中很多都常见于 CMML 90。SRSF2 突变通常与不良预后相关。

U2AF1 是第三种频繁突变的剪接因子,见于约 12% 的患者。与 SF3B1 和 SRSF2 突变一样,U2AF1 突变为保留了一个野生型等位基因的杂合性改变,错义突变发生在固定的热点区域。34 号和 157 号密码子上受累的氨基酸位于蛋白的锌指 DNA 结合区域[140,146]。U2AF1 编码在 U2 剪接体的辅助因子,能够识别内含子 3′末端 AG 剪接受体二核苷酸。U2AF1 突变似乎影响报告基因分析和转基因小鼠模型的剪切,但是这种改变如何使突变细胞获得选择性优势尚不清楚[140,147]。临床上,U2AF1 突变预后更差、向急性白血病转化的风险更高[148]。Del(20q)患者可能富含 U2AF1 突变[123]。其他 MDS 中可能发生突变的剪切因子包括 ZRSR2、SF1 和 U2AF2[140]。大部分都是功能缺失性突变,但很大程度上与其他剪切因子突变互排,提示这些突变具有共同的致病机制。

表观遗传学调节因子

表观遗传学改变是一种染色质遗传性共价修饰,但不改变 DNA 的碱基序列,对 MDS 进展和其他的恶性肿瘤的发生起到一定的作用。DNA 中胞嘧啶的甲基化代表了一种表观遗传学的修饰,可以在 MDS 中出现失调。令人感到特别的是,患者可能存在全基因组 DNA 低甲基化,但是在特定区域,如在或靠近基因启动子的 CpG 岛(富含 CG 双核苷酸的地方)的位置出现高甲基化。这些表观遗传学标志与闭合染色质结构和邻近基因的相对沉默有关。简单的解释是异常 DNA 甲基化导致重要的肿瘤抑制基因的病理性沉默,因此具有致癌性。引起低甲基化的药物,抑制 DNA 甲基转移酶催化胞嘧啶甲基化,被认为可解除这些肿瘤抑制基因的沉默,提供治疗上的益处。但并不肯定是由此产生作用。现已知几个参与 DNA 甲基化调节的基因在相当一部分 MDS 患者中存在突变,如同参与 DNA 相关组蛋白修饰的基因在大部分 MDS 患者中存在突变一样。总之,这些表型遗传学调节因子组成了 MDS 中突变基因的第二大种类,与剪接因子不同,大多数的表型遗传学调节因子基因并不

相互排斥而是常常共存。

DNMT3A 这个基因编码 DNA 甲基转移酶的从头合成,且是 MDS 中唯一容易发生突变的 DNA 甲基转移酶基因,约占病例的 15%,提示突变导致功能丧失[149,150]。突变包括:移码突变、提前出现终止密码子,以及遍布整个基因的错义突变。唯一的例外是在热点密码子 882 的高频错义突变,减弱了其催化活性[151]。正如几乎所有在 MDS 中突变的基因一样,DNMT3A 突变并不是这类疾病所特有,在 AML、骨髓增殖性肿瘤(myeloproliferative neoplasms, MPNs)、甚至淋巴系统恶性肿瘤中也可见到。在小鼠模型中,DNMT3A 缺失表现为伴有分化障碍的造血干细胞扩增,但未见发育异常和白血病样转化,提示 DNMT3A 缺失可以提供干细胞生长优势,但还不能引起 MDS 或 AML 疾病表型。这与患者具有体细胞 DNMT3A 突变,但没有血细胞减少及其他血液系统疾病的发现相一致[152]。因此,协同突变或微环境改变可能是疾病的必要的决定因素。DNMT3A 突变最常出现在核型正常的患者中,常伴 SF3B1 突变,这种伴随突变发生概率要远远高出预期[90,153]。具有 DNMT3A 突变的 MDS 患者预后欠佳[150,154]。

TET2 10 ~ 11 转位基因家族的第二位成员,TET2,也是 MDS 最常见的突变基因之一,约占患者的 20% ~ 30%,而在 CMML 患者中则超过 40%。TET2 编码一种甲基胞嘧啶氧化酶,可通过辅助因子铁和 α-酮戊二酸(αKG)把 5-甲基胞嘧啶(5mC)转化成 5-羟甲基胞嘧啶(5-hmC)[155]。TET2 可进一步将 5-hmc 分别氧化成 5-甲酰和 5-carobxy 胞嘧啶(5-fC 和 5-caC)[156]。这或许代表了一个活跃的胞嘧啶去甲基化的机制,因为 5-caC 可被脱去羧基成为胞嘧啶或者被 DNA 修复机制认定为错配核苷酸而剪切掉。TET2 典型突变是截短型突变或是集中在编码催化结构区域内,表明和功能丧失关联。突变常常是复合杂合性突变或者发生在染色体 4q 的 aUPD 范围内,导致野生型活性丧失[157]。伴有 TET2 突变的患者,表现出整体的 DNA 甲基化增多,5-hmC 减少,且更倾向于有单核细胞计数增多[158,159]。小鼠模型中,TET2 缺失表现类似,干细胞和前体细胞数增加,分化受损,造血向髓系偏移[160~163]。与 DNMT3A 一样,TET2 突变可见于不同的髓系和淋巴系恶性疾病,以及伴克隆性造血和非血液病患者中[152]。临床上,TET2 突变不是决定 MDS 预后的因素,预后良好、中等或差的报道均有[134,164,165]。

IDH1 和 IDH2 只有异枸橼酸脱氢酶 1 和 2(IDH1 和 IDH2)的突变与 TET2 的突变是相互排斥的,提示两者存在共同的致病机制。IDH 突变常见于 AML 和神经胶质瘤,但罕见于 MDS,仅占约 5%。致癌性 IDH 突变总是为特定编码子的杂合性错义突变,导致酶功能的重要改变。突变型 IDH1 和 IDH2,不能够在从辅酶Ⅱ(NADP+)生成还原性辅酶Ⅱ(NADPH)的过程中将异枸橼酸转化成 αKG,但却催化 αKG 转化成 2-羟戊二酸(2-HG),同时把 NADPH 氧化 NADP+[166]。产生的 2HG 据认为是一种"致癌性代谢产物",可干扰 αKG 依赖性氧化酶的活性,包括 TET 家族基因、脯氨酰羟化酶、胶原合成酶以及各种组蛋白脱甲基酶[167~171]。造血系统 IDH 突变致白血病小鼠模型与 TET2 缺失小鼠具有一些共同特征,包括整体的 DNA 高甲基化和早期前体细胞比例增加[172]。在 MDS 中,IDH 突变的临床意义是混杂的,可能取决于突变的性质[173]。由于 2-HG 的作用似乎是可以逆转的,具有新生活性的突变 IDH 酶的抑制剂为治疗带来了希望[174]。

EZH2 和其他罕见突变　在 MDS 和 MDS/MPN 中,几个组蛋白修饰的调节因子的突变重复多见。其中包括编码蛋白阻遏复合体 2(PRC2)催化亚单位的组蛋白甲基化酶 *EZH2*,作用是甲基化组蛋白 3 第 27 位的赖氨酸(H3K27)。H3K27 甲基标记与闭合染色质及其邻近基因表达减少有关。*EZH2* 功能缺失型突变,发生于 6% 的 MDS 患者,预后不良,且独立于常规预后评分体系[100,102,134]。这主要是因为 *EZH2* 突变与预后不良的临床特征如原始细胞比例增加,复杂核型或严重血细胞减少等并没有显著的相关性[141]。PRC2 的其他成员,*EED* 和 *SUZ12* 在极罕见 MDS 病例也有突变[175]。PRC2 活性缺失可能通过阻遏 HOX 基因促进 MDS 的发生和发展,这些 HOX 基因在不断自我更新的白血病细胞中常常高表达或异常表达[176]。

ASXL1　*ASXL1* 基因是 MDS 常见的突变基因,据信是一个表观遗传学的"读者",可以通过高度保守的 PHD 结构域结合特定的组蛋白标记。*ASXL1* 突变见于 20% MDS 和 40% 的 CMML 患者,大多为末端外显子的杂合性截短型突变。这些突变比单独的常用临床评估预测具有更加不良的预后[134,177,178]。*ASXL1* 直接与 PRC2 作用,将 *EZH2* 活性定向特定的基因区段。*ASXL1* 基因缺失与 *HOXA* 基因簇 H3K27 三甲基化缺失相关[179]。*ASXL1* 突变与其他不同基因如 *SRSF2*、*U2AF1*、*TET2* 和 *NRAS* 中的突变有协同作用,因为这些基因中的突变与 *ASXL1* 突变共同发生的概率远超偶然概率预期[90]。在转录因子 GATA2 胚系突变的患者,体细胞 *ASXL1* 突变似乎是 MDS 和 AML 发生时的常见共存事件[180,181]。

突变的转录子基因　MDS 中造血转录因子的突变通常是体细胞突变,在极个别病例中也存在胚系突变,以遗传性的或自发性先天突变的形式存在。*RUNX1* 是 MDS 中最常见的突变转录因子。这个基因(以前称作 *AML1*)编码 α-核心结合转录子亚单位,在很多髓系和淋巴系统恶性疾病中都有改变。急性白血病中,*RUNX1* 常见和其他基因一起发生转位,如与 *RUNX1T1*(以前叫 *ETO*)一起作为 t(8;21)的一部分出现在 AML 中,与 *ETV6*(以前叫 *TEL*)一起作为 t(12;21)的一部分出现在急性淋巴细胞白血病(acute lymphocytic leukemia,ALL)中。*RUNX1* 在 10% ~15% 的 MDS 中存在突变,与预后不良、白血病进展加速以及血小板减少相关[134,135]。突变可以影响到一个或两个等位基因,常常涉及与 DNA 结合的 RUNT 区或者截短更远端的蛋白作用区[182~184]。具有先天性 *RUNX1* 突变的患者可能出现以血小板数量和功能异常为特征的常染色体显性 FPD-AML,其向 AML 进展需要许多年。FDP-AML 发病不一,长的转化潜伏期表明需要有协同性突变存在[43,185,186]。*C/EBPA* 突变也能够以常染色体显性遗传的方式引起家族性 AML 易患倾向,但作为体细胞或者遗传性异常,在 MDS 中非常罕见[187]。

ETV6　ets-样转录因子 6,*ETV6*,在血液恶性病变中常出现重排、缺失或突变。MDS 中,ETV6 突变约占 5%,是总体生存率缩短和疾病进展的相关独立危险因素[134,188]。

GATA2　胚系 *GATA2* 突变可引起不同具有重叠特征的先天性综合征,包括骨髓衰竭倾向、MDS 和 AML[53,58,189,190]。家族性 *GATA2* 突变可表现为 monoMAC 综合征,特征是单核细胞减少和分枝杆菌感染;Emberger 综合征,特征是先天性淋巴水肿和易发 MDS;或者表现为单核细胞、B 和 NK 细胞以及树突状细胞缺乏[191]。患者也可有感觉神经听力丧失、肺泡蛋白沉积及皮肤病变。发病不一,有一种综合征的患者也常有其他综合征的一些特征。有报道在先天性中性粒细胞减少或儿童期新发 MDS 病例中存在胚系 GATA2 突变,但不伴有其他综合征特征[56]。然而,与 *RUNX1* 和 *ETV6* 突变不同,GATA2 突变是唯一罕见有体细胞突变的。

TP53　TP53 突变存在于约 10% 的 MDS 患者中,独立于其他危险因素,和不良预后显著相关[134]。大多数有 TP53 突变的患者存在复杂核型,其他典型的 MDS 基因少有突变。伴有 del(5q)的患者更可能存在 TP53 突变,尤其是在有复杂核型的情况下,提示这些异常存在的致病协同作用[90,135]。遗憾的是,使用去甲基化药物或异基因造血干细胞移植(allogeneic hematopoietic stem cell transplantation,AHSCT)不能够逆转与 TP53 突变相关的不良预后[192~194]。

生长因子信号转导通路基因突变　受体酪氨酸激酶基因突变在增殖性髓系病变中比较常见,如 AML 中的 *FLT3*,肥大细胞肿瘤中的 *KIT*,以及 MPN 中的受体基因 *MPL*,但在 MDS 中却罕见有此类突变。相反,编码下游信号传导蛋白的基因在 MDS 中突变更为常见。这些突变多呈现增殖特性,常预示着更晚期疾病阶段或进展成为继发性 AML。信号转导通路突变通常是相互排斥的,表现某种功能上的重叠,更常见于以单核细胞增生为特定特征的 CMML 患者。MDS 中,这些突变更常见于少数的疾病亚克隆,提示这类突变是在疾病过程的后期才获得的。尽管发生频率低,但信号转导通路突变常预示疾病转化及更短的总体生存[195,196]。

激活性 NRAS 突变在这一类别中最常见,但也仅见于 5% ~10% 的病例。这些突变与原始细胞过多和血小板减少相关[134]。E3-泛素连接酶连接酶 CBL 调节酪氨酸激酶受体,使其标记从而被降解[197]。损害这一功能的 *CBL* 突变见于 3% ~5% 的 MDS 患者,与单核细胞增多症相关[198,199]。PTPN11 编码的酪氨酸磷酸酶体细胞突变在 MDS 和 CMML 极罕见,却更常见于幼年型粒单核细胞白血病(juvenile myelomonocytic leukemia),并且突变常是胚性突变,也是某种先天性综合征的表现之一[200,201]。这条通路上其他极为罕见但反复出现突变的基因包括 *KRAS*、*BRAF*、*KIT* 和 *CBLB*。

JAK2 基因 V617F 突变见于 3% ~5% 的 MDS 患者,与其他信号转导通路突变互排。然而,这一突变似乎对预后没有意义,也不像在真性红细胞增多症中那样,与红细胞容量增加相关[134]。这可能是因为 MSD 中 JAK2 突变常在晚期发生,和导致发育异常的基因改变共存,限制了成熟红细胞的产生。JAK2 突变在有 RARS-t 及有 MDS/MPN 交界疾病中更常见[202]。这些患者中约一半会携带 JAK2[V167F] 突变,约与在原发性血小板增多症(essential thrombocythemia,ET)中见到的比例相当。这引起一种猜测,即 RARS-t 是伴有发育异常的"失意"型 ET,其发育异常由其他突变引起,正如 SF3B1 基因与环状铁粒幼红细胞有关[203]。大约 5% 的 RARS-t 的患者会携带 MPL 突变,这一比例与在 ET 中类似(参见第 85 章)。

粘连蛋白基因　*RAD21*、*STAG2*、*SMC3* 和 *SMC1A* 是粘连蛋白基因家族中重复出现突变的成员。总体而言,在约 10% 的 MDS 病例出现该类突变,可能与预后不良相关[204,205]。粘连蛋白在一个大复合体中与染色质结合,据信可保护染色质结构并伴引导染色体进行有丝分裂。然而,这一复合体发生突变与 MDS 中染色体不稳定并不相关。相反,却表现患者更可能有多系发育异常[137]。对粘连蛋白突变在髓系疾病中的致病机制知之甚少。

其他类型突变基因　几种其他类型的基因突变也反复见于 MDS 中，包括 DNA 修复酶、RNA 解旋酶以及 G 蛋白信号转导通路中的一些成员。这一长列在 MDS 中虽重复发生却罕见的突变基因，提示发育异常是共同的终末表型，可由各种不同的致病异常引起，每种异常都有其本身的严重程度，进展风险和临床表现方面的差异。

微环境改变

并非所有 MDS 患者骨髓中见到的异常都是导致疾病发生的克隆性细胞所固有。许多微环境的改变可引起 MDS 特征性造血异常。在很多病例中可见骨髓细胞因子水平的改变。循环单核细胞集落刺激因子（monocyte colony-stimulating factor，M-CSF）在一些 MDS、AML 和其他恶性血液病患者中表达增多[206]。白介素（IL）-1α 和粒-巨噬细胞集落刺激因子（granulocyte-macrophage colony-stimulating factor，GM-CSF）水平在大多数患者检测不到。IL-6、粒细胞集落刺激因子（granulocyte colony-stimulating factor，G-CSF）及红细胞生成素浓度变化不一。肿瘤坏死因子（tumor necrosis factor，TNF）浓度与红细胞容积成反比[207]。干细胞因子，一种多系血细胞生成素在一些患者可见其减少[208]。

肿瘤性克隆可能诱导固有免疫系统的激活。染色体 5qCDR 区域 miRNA145 和 146a 的缺失，引起 Toll-白介素受体接头蛋白（toll-interleukin receptor adaptor protein，TIRAP）和肿瘤受体相关因子（tumor receptor-associated factor，TRAF）6 上调，二者都是 Toll 样受体下游固有免疫转导的成员[80]。Toll 样受体也可能是激活核因子（NF）-κb 的体细胞突变的靶点[209]。髓系来源的抑制性细胞，不同于克隆性病变细胞，参与导致细胞因子所在微环境的变化，促进异常造血[210]。

适应性免疫系统失调也有报道。CD40 在单核细胞中表达增加，CD40L 在 T 细胞中表达亦然，推测这是一些非进展期患者造血衰竭的一个致病因素[86]。许多 MDS 患者会表现为寡克隆 T 细胞扩增，伴有 T 细胞受体 Vβ 亚单位偏移，与再生障碍性贫血所见相似[211]。在免疫抑制疗法有效的患者中，这种 T 细胞的寡克隆性可以纠正[212]。在再生障碍性贫血和低增生性 MDS 之间，可能存在相当程度的病理重叠。免疫抑制在两种病况都能改善造血，都表现出阵发性睡眠性血红蛋白尿（paroxysmal nocturnal hemoglobinuria，PNH）的克隆，都可存在 MDS 典型的体细胞突变（参见第 35 章）[213]。大颗粒淋巴细胞（large granular lymphocyte，LGL）白血病可引起免疫性血细胞减少，大颗粒淋巴细胞可以出现在一些 MDS 和再生障碍性贫血的患者中。与 MDS 克隆不同，这些淋巴细胞可携带有 STAT3 体细胞突变，表现出其克隆特性[214]。

● 临床特征

症状和体征

患者可能无症状，如果贫血更严重，可以有苍白，虚弱，幸福感丧失，以及劳力型呼吸困难[215]。疲劳是主要的不适，并不一定与贫血程度相关[216]。一小部分患者诊断时可能患有严重的中性粒细胞减少或中性粒细胞功能障碍相关的感染，或者和严重的血小板减少或血小板功能障碍相关的出血。诊断时中

性粒细胞和血小板计数严重降低的患者通常处于疾病进展阶段。患者极少出现和感染无关的发热。关节痛是一些患者最早出现的不适。少数情况下表现类似于风湿病。肝肿大或脾肿大分别发生于约 5% 或 10% 的患者。

● 实验室特征

血液

红细胞

85% 以上的患者出现贫血[217~219]。约 4% 的患者贫血是由红系再生障碍引起的[220]。平均细胞体积（mean cell volume）一般增加。红细胞形状异常包括卵圆形、椭圆形、泪滴形、球形或者碎片状红细胞。红细胞形态可发生一系列的改变。有些患者仅仅出现轻微的细胞大小不等。有的主要表现为椭圆形红细胞。嗜碱性点彩红细胞也可出现（图 87-3）。大约 10% 的患者血液中可见有核红细胞。网织红细胞计数相对应贫血的程度而言通常是减低的。也可以出现其他红细胞异常，如血红蛋白 F 比例上升[221]、红细胞酶活性下降，尤其是获得性丙酮酸激酶缺乏[222]。有些获得性丙酮酸激酶缺乏的患者发生了溶血。还可观察到细胞膜对补体的敏感性增加[223]及红细胞血型抗原的改变[224]。此外，极少数患者还出现获得性血红蛋白 H 病（acquired hemoglobin Hdisease），其红细胞形态与珠蛋白生成障碍性贫血相似（可见小细胞、红细胞大小不等、嗜碱性点彩红细胞、靶形红细胞、破碎红细胞、泪滴状红细胞）。红细胞内 β-链四聚体沉淀（通过水晶紫染色鉴定），反映了幼红细胞 α-珠蛋白链的合成获得性减少[225~227]。α-珠蛋白链合成减少非常严重，可累及四个 α-链基因位点的每一个，系由基因转录异常所致。这些患者没有大的基因异常（如插入、缺失）[227]。这种情况下的获得性血红蛋白 H 病被称为 α 珠蛋白生成障碍性贫血-骨髓增生异常综合征，该病是由于获得性 ATRX 基因（the gene associated with the X-linked alphathalassemia）突变造成的，该基因与 X 连锁的 α 珠蛋白生成障碍性贫血/智力障碍（ATR-X）综合征相关[225]。

粒细胞和单核细胞

大约 50% 的患者在诊断时有中性粒细胞减少[228]。单核细胞比例通常增高，单核细胞增多本身可以是造血系统异常的主要表现，持续数月甚至数年[229~231]。可出现中性粒细胞形态异常，有时导致继发性 Pelger-Huët 畸形（图 87-3E）。此时，中性粒细胞染色质浓缩，核呈现单叶或者双叶，常呈夹鼻眼镜状，可能处于凋亡过程中[232]。中性粒细胞也可出现环形核[233]（图 87-3F）。部分患者中性粒细胞碱性磷酸酶活性下降[234]。部分患者中性粒细胞和单核细胞表面正常抗原表达下降，并出现异常的抗原表达[235]。可出现大小和形状异常的初级颗粒缺陷，髓过氧化物酶含量下降[236]。特异性中性粒细胞颗粒数量减少，产生少颗粒细胞[237]。中性粒细胞颗粒的膜常缺乏糖蛋白[238]，其趋化、吞噬、杀菌功能受损[239~241]。甲酸基-亮氨酰基-苯胺受体（formylleucyl-methionylphenylamine receptor）信号传递和肌动蛋白多聚化可异常[242,243]，血和尿液中胞壁酸酶（溶菌酶）活性可升高，反映了粒细胞增殖、单核细胞生成和转化旺盛的特点。

血小板

大约有25%~50%的患者在诊断时有轻到中度的血小板减少[228,234]。也可发生轻度的血小板增多[228,234]。血小板可以异常大,颗粒很少,或者呈巨大融合的中央颗粒(图87-3H)[244,245]。血小板功能异常可导致出血时间延长、淤斑或出血不止。胶原或肾上腺素诱导的血小板聚集能力下降是常见的功能异常[246]。

淋巴细胞

克隆性血液病患者可有免疫系统缺陷,如血液中自然杀伤细胞减少,但是大颗粒淋巴细胞并不减少[247~250],辅助T淋巴细胞减少[248],B淋巴细胞的EB病毒受体也减少[248~251]。抗体依赖的细胞毒功能正常[248]。T淋巴细胞在有丝分裂原刺激后胸腺嘧啶脱氧核苷酸整合[252,253]和集落生长下降[248]。淋巴细胞对放射的敏感性增加[253]。淋巴细胞的缺陷反映出不同病例中原始多能细胞体细胞突变的水平。要确定淋巴细胞的改变是内源性的而不是继发性的,取决于是否存在淋巴细胞来源的疾病克隆,B淋巴细胞是克隆的一部分,或B细胞和T细胞都是克隆的一部分[254]。克隆来源的CD8$^+$CD57$^+$CD244$^+$CD28$^-$CD62L$^-$T淋巴细胞出现在大约50%的患者骨髓或者少量存在于外周血中,与MDS类型、患者年龄及性别无关[255,256],NK细胞和B细胞也一样(见前文"发病机制")[256]。

血浆异常

由于贫血及红细胞内铁转移至血浆和储存池,患者血清铁、转铁蛋白和铁蛋白水平可升高。因无效造血和骨髓前体细胞在成熟过程中死亡的比例高,乳酸脱氢酶和尿酸浓度可增高。单克隆丙种球蛋白病、多克隆高丙种球蛋白血症和低丙种球蛋白血症的发生率均升高[257,258]。有报道显示,患者自身抗体的发生率也有增高[240],但在另一报道中未见增高[258]。β2微球蛋白血浆水平升高与疾病的预后分层成比例[259]。

骨髓

骨髓增生度

骨髓增生度一般正常或增高[234,260,261]。低增生仅见于约15%的患[260],可类似于低增生性贫血或再生障碍性贫血[262]。然而,常可见异形细胞岛,尤其是不典型巨核细胞(图87-3L)。如果此时原始细胞比例增高,则提示为低增生髓系白血病(参见第88章)。

红系造血

红系增生通常非常活跃。可以见到很大或者很小的幼红细胞、核碎片、点彩幼红细胞及血红蛋白生成不良[234,260,261]。原红细胞可增多,骨髓可缺乏正常的幼红细胞簇和幼红细胞岛。幼红细胞可类似于巨幼红细胞,表现为核质发育失衡、核断裂成碎片或胞质中有核残留物。核质发育不平衡形态上表现为胞质发育较成熟而细胞核发育不成熟,可呈现出大量的常染色质。这一形态特征被称为巨幼细胞样红细胞生成(megaloblastoid erythropoiesis)(图87-3I)。少数患者红系增生不良导致了骨髓细胞低增生[220]。

骨髓涂片用普鲁士染色时可以看到病理性的铁粒幼细胞(图87-3J和K)。铁粒幼细胞包括噬铁颗粒(胞质内含铁蛋白的空泡)增大增多的幼红细胞,被称为中间型铁粒幼细胞(intermediate sideroblasts);或线粒体铁聚集的幼红细胞,在核周围形成部分或者完整的铁粒环,被称为环状铁粒幼细胞(ringed sideroblasts)。巨噬细胞内铁含量通常增加。除了难治性贫血,环状铁粒幼细胞不常见,或仅见于极少部分克隆性髓系疾病。

粒系造血

粒细胞高增生很常见[228,234,260,261]。骨髓单核细胞可增高。粒细胞异常包括颗粒减少,可出现单核细胞样的中性粒细胞、获得性Pelger-Huët核畸形[232,263]。早幼粒细胞和中幼粒细胞可增高。在分类为难治性贫血的克隆性血液病,原始细胞的数量并不增加(即<5%);如果原始细胞的比例超过2%,则可考虑为低原始细胞白血病,预后风险增加。骨髓活检可发现有异常定位的未成熟前体细胞(abnormal localized immature precursors,ALIPs)[264,265],即未成熟的CD34$^+$髓细胞簇[266]定位于中央,而不是骨膜下。这些不典型细胞见于几乎所有原始细胞占骨髓有核细胞3%及以上(RAEBs)的低原始细胞白血病患者,以及约1/3的难治性贫血患者,提示这些患者的疾病极为接近低原始细胞白血病。具有这类异常的患者更容易进展成明显的AML。形成ALIP簇的细胞表面表达血管内皮生长因子及其受体,被认为提供了一种自分泌环,促进白血病祖细胞的形成[267]。浆细胞数量也可能轻微增加。骨髓嗜碱性或嗜酸性粒细胞增多可见于近1/7的患者,并与白血病转化的可能性具有较高相关性[268]。

血小板生成

巨核细胞数量正常或者增多[234,260,261]。可见小巨核细胞(侏儒巨核细胞)[261,269,270]。单叶核或者双叶核巨核细胞可增多,也可出现分叶过多和过少的巨核细胞(图87-3L)。巨核细胞也可成簇,分布在侧边,而不是通常的窦旁位置[271]。

纤维化及血管生成

患者常出现不同程度的网状纤维和胶原纤维增加(约15%的病例),尤其在低原始细胞白血病的患者中[266]。当纤维化显著时,本病可类似于原发性骨髓纤维化,然而,与后者不同,脾肿大通常不明显,原发性骨髓纤维化和ET常见的截短型CARL、JAK2和MPL突变都极少出现[272]。由于原发性骨髓纤维化是一种细胞形态明显异常的低原始细胞白血病,易与其他合并纤维化的克隆性髓系疾病混淆[273]。骨髓纤维化多具有较高原始细胞数及预后差的细胞遗传学改变[266]。有医师提议分出一类纤维化骨髓增生异常,但所有的克隆性髓系疾病,包括急性髓系白血病、慢性髓系白血病、慢性粒-单核细胞白血病,在其表达谱的范围内都会偶有严重骨髓纤维化的病例。就像造血干细胞疾病的许多表现形式一样,扩展一般分类是不可取的。

血管生成增加是MDS的一个特征。进展期患者微血管密度明显增加[274]。肥大细胞数量及肥大细胞类胰蛋白酶活性与微血管密度显著相关[275]。MDS患者循环内皮细胞浓度也增高,其浓度与骨髓新生血管(微血管密度)相关[276]。

治疗相关骨髓增生异常综合征

随着高强度放疗和化疗越来越多地用于实体瘤和淋巴瘤中,治疗相关骨髓增生异常综合征(MDS)的发生率也日渐增高[277-284]。这些患者预后较差,未包含在初始版 IPSS 或修订版 IPSS-R 中。这些患者常存在 5 号、7 号和 8 号染色体异常[285]。继发于乳腺癌的 MDS 与高龄、并存其他癌症,以及多个一级亲属发生癌症相关[286]。与骨髓瘤或生殖细胞肿瘤相比,淋巴瘤行自体干细胞移植后的治疗相关 MDS 发生率较高。在这组患者中,移植前治疗、全身放疗和其他移植相关因素,以及调控药物代谢和 DNA 修复的基因遗传多态性等均在 MDS 发病中起作用[287]。有报道,高剂量美法仑治疗多发性骨髓瘤,尤其是在使用来那度胺治疗后,常发生治疗相关的 MDS[288]。

淋巴瘤行自体骨髓移植后发生治疗相关 MDS 之前,端粒缩短加速[289]。治疗相关 MDS 的治疗方法同原发性 MDS,但疗效极差。异基因造血干细胞移植可达到长期无病生存,但是大多数治疗相关 MDS 患者因为高龄、并发症或原发癌症无法控制而不适合移植治疗[290]。

骨髓增生异常综合征诊断标准

目前 MDS 诊断标准非常明确,但实际应用略显困难。许多诊断要素,如骨髓增生异常程度和原始细胞计数都是主观的检测方法,检测者之间存在较高程度的差异性[291,292]。目前指南要求 MDS 诊断的确定性依据是骨髓中原始细胞比例 5% 或以上,这一阈值将 RAEB 和其他 MDS 亚型区分开来。然而,原始细胞比例超过 2% 即处于非正常状态,这是低原始细胞白血病的可能证据。这一较低的阈值在 IPSS-R 评分中被认为是不利预后因素。即使明显存在发育异常,必须排除造成形态异常的良性和潜在可逆的原因(表 87-3)。获得性染色体异常提示克隆性造血,有助于诊断评估。MDS 中更常见的特殊核型可作为有临床意义的血细胞减少患者和无法满足形态诊断标准的发育异常患者的辅助诊断证据。比染色体异常更常见的体细胞突变可能很快被正式应用以帮助诊断 MDS。

临床预后积分系统

预后评估是 MDS 治疗必不可少的部分,为患者关于自身疾病设定期望,帮助医师评估特殊治疗或单纯观察的风险和益处。历史上,预后评估被用来描述参与临床试验的患者,从而可以在不同试验中进行比较。临床最常使用的预后模型是 IPSS,最初在 1997 年发表。在对 816 例 MDS 患者进行诊断时建立,排除了治疗相关 MDS、增殖性 CMML 及接受如 AHSCT 等改变病程治疗的患者。IPSS 纳入三个主要的风险标志:骨髓原始细胞比例,特殊细胞遗传学异常和血液中血细胞减少的数量。如表 87-4,根据这些元素的比重可将患者分到 IPSS 四个组中的一个,不同组之间总体生存和向 AML 克隆演进的风险显著不同(表 87-5)。IPSS 非常实用,已被临床广泛使用,并被国家综合癌症网络(National Comprehensive Cancer Network, NCCN)以及欧洲白血病网(European LeukemiaNet, ELN)列入已发表的临床应用指南之中[293,294]。然而,IPSS 也有一些局限性,包括 WHO 分型系统后来重新定义的 AML 的原始细胞比例,以及倾

表 87-3　MDS 诊断标准[577]

存在一系或多系难以解释的血细胞减少*

血红蛋白<11g/dl

中性粒细胞绝对计数<1500/μl

血小板计数<100 000/μl

存在一个或多个 MDS 诊断确定性标准

红系、粒系和(或)巨核系发育异常细胞>10%

5% ~ 19% 骨髓原始细胞

MDS 常见细胞遗传学异常证据+:

−7 或 del(7q)	del(12p) 或 t(12p)
t(1;3)(p36.3;q21.1)	−5 或 del(5q)
del(9q)	t(2;11)(p21;q23)
i(17q) 或 t(17p)	idic(X)(q13)
inv(3)(q21q26.2)	−13 或 del(13q)
t(11;16)(q23;p13.3)	t(6;9)(p23;q34)
del(11q)	t(3;21)(q26.2;q22.1)

排除其他可解释外周血和骨髓发现的诊断

无 AML 诊断证据(如 t[8;11],i[16],t[16;16],t[15;17],或红白血病)

无其他造血疾病(如急性淋巴细胞白血病,再生障碍性贫血或者各种淋巴瘤)

不可用以下解释:HIV 或其他病毒感染铁或铜缺乏 B₁₂、叶酸或其他维生素缺乏治疗(如氨甲蝶呤、硫唑嘌呤或化疗)酗酒(通常是严重、长期使用)自身免疫状态(如免疫性血小板减少性紫癜、免疫性溶血性贫血、Evans 综合征、Felty 综合征、或系统性红斑狼疮)先天性疾病(如 Fanconi 贫血)

* 持续 6 个月及以上,如果无典型细胞遗传学异常

\+ 本表所示细胞遗传学来自参考文献

表 87-4　MDS 的 IPSS 评分[579]

预后因素

骨髓原始细胞比例	<5	5 ~ 10	11 ~ 20
核型	良好	中等	差
血细胞减少	0,1	2,3	

危险分组:低危组,0;中危-1 组,0.5 ~ 1.0;中危-2 组,1.5 ~ 2.0;高危组,≥2.5。每组生存参见表 87-5

核型:良好,−Y,del(5q);差,复杂核型,7 号染色体异常;中等,其他异常。详见“骨髓:细胞遗传学”章节

血细胞减少:贫血,血红蛋白<10g/dl;中性粒细胞减少,中性粒细胞计数<$1.8×10^9$/L;血小板减少,血小板计数<$100×10^9$/L

向于低估严重血细胞减少患者的风险。之后几个旨在改进 IPSS 的预后模型已经发表并且证实,但还没有被广泛应用到常规临床实践之中[295-297]。

2012 年发表的 IPSS-R,解决了 IPSS 大部分的局限之处,比 IPSS 和之后的模型在预后准确性上有所改进[298-300]。IPSS-R 评估了 7012 例 MDS 患者诊断时的临床数据(表 87-6)。和 IPSS 一样,IPSS-R 排除了增殖性 CMML 或治疗相关 MDS 以及已经或正在接受改变疾病病程治疗的患者。IPSS-R 和 IPSS 的不同之处在于,IPSS-R 包含更大范围的细胞遗传学异常,在计算总体危险度的时候给予更大的权重。IPSS-R 精炼了骨髓原始细

胞比例,将原始细胞比例20%或以上的患者排除在外,并将每一种类型的血细胞减少作为评估严重性的独立危险因素。基于总的风险积分,患者被分到五个风险小组之一而不是IPSS的四个。风险积分会考虑到年龄这一变量,并据此而调整。

"极低危"和"低危"组患者风险相对较低,而"高危"和"极高危"组患者风险相对较高。中危组患者可以处于较低或较高风险,取决于其他不正式存在于模型中的预后因素,如血清铁蛋白和血清乳酸脱氢酶(lactate dehydrogenase, LDH)。

表87-5 基于IPSS的生存情况

诊断IPSS分组	患者数量	2年生存	5年生存	10年生存	15年生存
低危	267	85%	55%	28%	20%
中危-1	314	70%	35%	17%	12%
中危-2	179	30%	8%	0	–
高危	56	5%	0	–	–

IPSS,国际预后积分系统

表87-6 MDS的IPSS修订版(IPSS-R)

细胞遗传学分组	IPSS-R核型异常
非常良好	del(11q),–Y
良好	正常,del(20q),独立del(5q)或伴有另外一种异常,del(12p)
中等	+8,7q-,i(17q),+19,+21,及其他单独或两种染色体异常,或两个或多个独立克隆
差	der(3q),–7,包含7q-的两种染色体异常,3种异常的复杂染色体异常
极差	3种以上复杂染色体异常

IPSS-R参数	种类和相关积分				
	非常良好	良好	中等	不良	极度不良
染色体	0	1	2	3	4
骨髓原始细胞(%)	<2	>2~5	5~10	>10	
	0	1	2	3	
血红蛋白(g/dl)	≥10	8~<10	<8		
	0	1	1.5		
血小板计数(×10⁹)	≥100	50~<100	<50		
	0	0.5	1		
中性粒细胞计数	≥0.8	<0.8			
	0	0.5			

IPSS-R危险分组	总积分	患者比例(%)	中位生存时间(年)	25%转化AML时间(年)
非常良好	≤1.5	19	8.8	NR
良好	>1.5~3	38	5.3	10.8
中危	>3~4.5	20	3	3.2
不良	>4.5~6	13	1.6	1.4
极度不良	>6	10	0.8	0.73

AML,急性髓系白血病;IPSS-R,国际预后积分系统修订版;NR,未知。这些数据参考文献298。

IPSS-R已经被验证,并应用在最初没有规定之处。包括将危险分层应用在除诊断以外的时间点,即将接受疾病相关治疗以及正在接受AHSCT治疗的患者[299,301~303]。值得注意的是,IPSS和IPSS-R分层患者的中位总体生存情况只评估没有接受改变疾病病程治疗的患者。事实上,对积极治疗有反应的患者,预期中位生存比积分预测的好。目前,在普遍的临床应用中,没有任何一个预后积分系统考虑到体细胞突变因素,即使这些改变已经被认为具有独立预后价值。未来的预后模型可能会结合临床和分子数据,改进MDS预后预测。

● 基于预后评分的MDS治疗

MDS患者的治疗可基于预后评分系统如IPSS和IPSS-R积分系统,来预测疾病进展[304]。较低危患者通常可以用低强度的治疗,如造血生长因子或免疫调节剂,而去甲基化制剂,细胞毒性药物或AHSCT通常用于较高危患者[305~307]。另外,较低危患者中del(5q)伴贫血及贫血患者血清促红细胞生成素水平,这两种生物标记可强烈预测治疗反应,用来选择或者避免个性化药物(如来那度胺[308]或促红细胞生成素[309])。其他一些预测性生物标记被提出,例如TET2和DNMT3A突变可预测对去甲基化剂的反应[194,310,311];患者年龄、骨髓中少原始细胞、HLA-DR35及对免疫抑制剂的治疗反应[312];血清血小板生成素水平、血小板输注次数和对血小板生成素激动剂romiplostim的反应[313];流式表型和对促红细胞生成素的反应[314],但这些都不足以预测治疗反应进而影响最终决策。对于伴有TP53突变的患者来说,常规疗法反应较差,临床试验或者姑息治疗可能更适

合伴有 *TP53* 突变基因型的患者[315,316]。

预后评分值不应作为指导患者治疗的唯一指标,许多患者都有偏离平均预期的疾病预后。预后评分是基于大量患者的平均预后,但很重要的一点是并没有相应的置信区间来显示这种偏离程度。超出预期的疾病进展或演化迫使疾病治疗方式改变,患者并发症也排除了特殊治疗的使用(如肾衰竭患者需要调整用药剂量或者避免使用来那度胺)。在许多情况下,临床研究者也不确定治疗的最佳方法,例如对于 IPSS 较低危患者出现贫血以外的严重血细胞减少,IPSS 较低危的贫血患者不伴有 del(5q) 且 EPO 水平大于 500U/L,IPSS 高危患者无合适供体且阿扎胞苷和地西他滨治疗失败[317]。

临床试验中疗效的评估通常是按照 2006 年国际工作组(International Working Group, IWG)反应标准[318]。尽管 IWG 反应标准注重提高特定可测量的客观性指标,如血红蛋白水平、核型分析中异常分裂象的数目、骨髓原始细胞比例,调查显示患者最看中的是症状的缓和[319,320],生活质量的提高[321~323],避免住院以及生存延长,这些与可量化的疾病指标有所重叠但又不完全一致。经济考虑也决定了临床治疗模式,MDS 治疗的高昂成本是许多患者的负担[324]。

较低危组 MDS 治疗措施

所有患者,无论危险积分如何,都应进行"最佳支持治疗"。支持治疗包括通过治疗血细胞减少和相应并发症(即呼吸困难、出血、感染)改善生活质量,提供心理支持,同时间断监测患者临床状态[325]。姑息性治疗对许多患者非常有益,尤其是较高危组患者,且不意味着治疗的终止。对姑息性治疗有经验的医师能够为患者在如何最好地对待自身疾病、做出治疗选择方面提供重要的支持。

红细胞输注

有症状的贫血患者应当进行红细胞输注。患者经常可以耐受血红蛋白水平低于 8g/dl,但产生症状时的血红蛋白水平因人而异。有建议指出应当维持较高血红蛋白水平,以预防长期贫血带来的心脏损害[326,327];也有推荐维持在较低水平,因为限制住院患者红细胞输注结局更好[328~330],且需要维持血液供应。MDS 患者疾病过程中可能需要输入上百个单位红细胞[331,332]。

血小板输注

MDS 患者常见血小板减少,IPSS 分类较高危组患者血小板减少发生率更高[333]。此外,MDS 许多治疗措施可能加重血小板减少。出血是 MDS 患者第二大常见死亡原因[333]。血小板计数降到 $10 \times 10^9/L$ 时需要血小板输注,如果患者有活动性出血,这个值更高。抗纤维蛋白溶解药物,如氨基己酸和氨甲环酸可以用来治疗即使血小板输注但仍有黏膜出血的患者或者用以减少血小板输注的需求[93]。血小板输注对泌尿道出血或肠道动静脉畸形出血的患者尤其有效。

抗菌药物

高危组患者常见发热事件,因为中重度中性粒细胞减少或中性粒细胞、单核细胞功能障碍发生频率较高。此外,疾病治疗很可能使用化疗,引起严重中性粒细胞减少。适当的病原培养并使用广谱抗生素直到发现特定病原体十分重要,此后可根据微生物结果调整治疗。第 24 章讨论了发热性中性粒细胞减少的治疗措施。预防性使用抗生素对中性粒细胞减少患者的疗效尚不肯定,但可能帮助过去有反复感染这一严重问题的患者预防感染[334]。在预防性使用抗生素方面,左氧氟沙星和阿昔洛韦的研究最多[335]。AML 患者抗真菌药物使用更频繁,一些指南推荐有长期中性粒细胞减少、真菌感染风险增高的 MDS 患者,或者正在接受诱导化疗的患者应该使用泊沙康唑或伏立康唑[336~339]。

红细胞生成刺激因子

红细胞输血依赖对 MDS 的临床转归有不利影响[340]。并且这种依赖是更严重的骨髓衰竭、向 AML 转化的风险增高以及反复输血所致铁过载的标志。输注治疗尚未清楚定义的免疫调节作用可能导致不良结局[341]。相反,一些研究发现,血清铁蛋白水平和红细胞输注次数对克隆性铁粒幼贫血患者的生存率无影响[342,343]。

如果血清促红细胞生成素水平相对于血红蛋白水平较低,可以用红细胞生成刺激因子(erythropoiesis-stimulating agents, ESAs),如人红细胞生成素(erythropoietin)类似物,来治疗贫血。血清 EPO 水平低[309]、原始细胞计数正常、IPSS 积分较低[344]、细胞遗传学正常[345]、免疫性细胞因子水平较低[346]、流式检测缺乏明显的标志性抗原[314] 及不需要红细胞输注[309,347] 的患者反应最佳。在 EPO 治疗前要排除溶血或铁、维生素 B_{12}、叶酸缺乏导致的贫血[348,349]。

α 依泊亭(epoetin)的有效剂量为 $150 \sim 300U/(kg \cdot d)$,每周三次,或者每周单剂量 $40\,000 \sim 60\,000U$[350~362]。每周剂量超过 60 000U,反应无提高[358]。临床实践中,每周一次的 EPO 比每周三次更常使用,这个剂量是在血透情况下确定的。各种给药方案(如每三周一次 500μg 的固定剂量)的 α 达贝泊汀(darbepoetin)都可以有效提高血红蛋白水平,改善生活质量[363,364]。Meta 分析证实 α 依泊亭和长效的 α 达贝泊汀红系细胞生成反应率是相似的[365]。

反应率随着治疗持续时间延长而缓慢提高,但站在临床角度,如果 ESA 治疗 12 周以后没有客观反应则很难获得回报[366]。与实体瘤或肾衰竭的患者不同,尚无证据表明 ESAs 增加血栓栓塞性疾病的发生或加速向白血病转化,但是这些研究随访时间均不长[367]。其他一些研究报道 ESA 治疗患者较对照组生存有所改善[344,368]。有证据表明,与对 EPO 无反应的患者相比,对 EPO 有反应者的骨髓红细胞具有不同的基因表达谱[369]。

非格司亭(filgrastim, G-CSF)与 EPO 合用较单用 ESA 反应率更高,可能是由于生长因子在祖细胞水平上的谱系串扰造成的[360,370]。联合用药似乎不会影响向白血病转化的风险,且对低输血需求患者的生存产生正面影响[371]。

粒细胞刺激因子

感染是 MDS 患者最主要的死亡原因[372]。中性粒细胞减少和粒细胞功能障碍都能导致感染的风险[373,374]。粒细胞输注在 MDS 中很少使用[375],遗憾的是,随机双盲研究未发现任何细胞因子可以延长 MDS 患者的生存期或者缓解病情的迹象[376]。GM-CSF(沙格司亭,sargramostim)和 G-CSF(非格司亭,filgrastim)可以增加一部分患者的中性粒细胞计数和功能,但不具有一致性[360,377,378]。由于一部分 MDS 患者的造血干细胞表面 G-CSF 受体表达很低，限制了其对内源性或外源性 G-CSF 的反应[379]。有报道指出，单独应用 G-CSF 诱导低增生 AML/MDS，鲜有缓解[380]。

G-CSF 和 GM-CSF 最常见的副作用包括骨痛、轻度发热、注射部位疼痛。有报道使用 G-CSF 曾发生罕见的严重并发症，如脾破裂[381]。聚乙二醇非格司亭使用剂量比非格司亭低，但由于有报道描述会出现类白血病反应和脾破裂，因此在 MDS 中研究较少[376,382,383]。由于 G-CSF 存在类白血病反应风险，通常不推荐应用于中危-2 和高危 IPSS 评分的患者[384]。一篇综述中，83 例使用 G-CSF 或 GM-CSF 的 MDS 患者，22 例出现骨髓原始细胞比例增加，并且 69 例患者中有 12 例转化成 AML。也有报道 G-CSF 治疗过程中异常巨噬细胞比例增加[385]。在不接受化疗的低原始细胞白血病患者中使用这些药物有促进白血病原始细胞扩增的风险[386]。单独联合使用生长因子或者加用促成熟药物（所谓的促分化治疗），如维 A 酸，未能明显提高反应率或生存率[387,388]。

血小板和巨核细胞生长因子

低剂量 IL-11（oprelvekin，奥普瑞白介素），一种巨核细胞生长因子，正在由骨髓衰竭，包括 MDS 引起的症状性血小板减少患者中进行研究，但是疗效欠佳，还常见如液体潴留和心律失常等副作用[389,390]。虽然这种药已经获得美国 FDA 批准，但使用较少，第三方机构也不提供相应资助。

血小板生成素类似物的最初研究在二十世纪九十年代终止[391]，但最新的血小板生成素受体激动剂已经在 MDS 患者中显出疗效。罗米司亭（romiplostim，官方名称 AMG-531）是一类能够刺激血小板生成素受体（c-Mpl）的多肽，能够改善严重出血的 MDS 患者以及严重血小板减少症患者的血小板减少，减少血小板输注的需求，包括还没有进行治疗或者正在接受阿扎胞苷、来那度胺和地西他滨治疗的患者[392-395]。早期临床研究确定了罗米司亭治疗 MDS 患者的最佳剂量，750μg 皮下注射，每周一次，比免疫性血小板减少患者的需求高。艾曲波帕是一种口服的小分子 c-Mpl 激动剂，在 MDS 早期患者研究中有效[376,396-400]。

由于一些白血病原始细胞表达功能性 c-Mpl，罗米司亭治疗最初存在促进向 AML 进展的顾虑。一项随机研究比较了低危患者使用罗米司亭和安慰剂，积极治疗的患者没有增加向 AML 进展的风险，虽然数据安全监察委员会考虑到可能存在进展风险，早早终止了这项研究[401]。基于血小板生成素过表达小鼠模型，理论上罗米司亭的另一个风险是骨髓网状蛋白形成，在免疫性血小板减少症（immune thrombocytopenia, ITP）患者不常见，但没有在罗米司亭治疗的 MDS 患者中进行过系统研究[402]。最近出现一个模型，即通过血小板输注需求和血清血小板生成素水平对罗米司亭疗效进行预测，这个模型和基于红细胞输注和血清红细胞生成素水平预测 ESAs 疗效的模型相似[313]。ITP 的病理生理机制和 MDS 有所重叠，其他用于 ITP 治疗的方法，如利妥昔单抗和 γ-球蛋白可能对血小板减少程度与其他血细胞减少不成比例的较低危 MDS 患者也有效。

铁螯合剂治疗

接受红细胞输注患者体内铁负荷过大带来的风险与疾病本身所导致的死亡风险比较，及是否使用铁螯合治疗是 MDS 临床治疗最有争议的领域之一[403-406]。基于声明的数据显示 MDS 输血患者并发症风险增加，但相关性不意味着因果关系，有着更高风险存在并发症的患者很可能需要输血（如糖尿病患者可能存在肾功能不全和 EPO 水平不足，而并非反复输血引起含铁血黄素沉着导致胰岛受损，从而发生糖尿病）[407,408]。回顾性比较研究显示螯合患者比非螯合患者生存更好，但可能混杂了患者选择偏倚[409-412]。

尽管前瞻性临床试验缺乏高质量数据，但已经发表了许多 MDS 患者铁负荷过大治疗的共识性指南[413]。这些指南都推荐需要红细胞输注的患者需要铁含量监测和铁螯合治疗，但需要强调的是，目前尚不存在经前瞻性临床研究证实的阈值，即输注血量和血清铁蛋白的某个水平判断是否需要使用铁螯合剂。这是因为患者铁累积的速率不同，且血清铁对其他因素如炎症也很敏感。大部分指南考虑了患者是否适合进行 AHSCT[414]、预期寿命及铁相关脏器损害的证据[415,416]。一些指南将有 20~30 个红细胞单位输注历史，血清铁蛋白高于 1000μg/L 作为开始铁螯合治疗的界值，但这一方法还没有被验证。使用 T2*/R2* 磁共振成像技术可无创性评估脏器铁沉着[331,332,417]，但不清楚是否血浆铁含量或者全身铁负荷可以提示更大风险[418,419]。

MDS 患者可以使用皮下或静脉注射的去铁胺，以及口服的地拉罗司进行铁螯合治疗。地拉罗司能够迅速降低血浆铁含量，动员铁储备，比去铁胺更便捷，但在欧美研究中，由于疾病进展或者副作用（肾功能不全、皮疹和胃肠道疾病），一年以内一半患者终止了地拉罗司治疗[418,420]。也有一些报道铁螯合患者造血能力增加[421,422]。

小剂量阿糖胞苷

早在二十世纪八十年代之后[423-425]，小剂量阿糖胞苷 5~20mg/(m²·d)，皮下注射，每 12 小时给药 1 次，治疗 8~16 周，或持续静脉滴注代替强烈化疗[426-429]。该方法只使约 10%~20% 的 MDS 患者取得缓解，中位缓解期不超过一年，与单支持治疗相比生存期无延长、AML 进展未延缓[430]。而且低剂量阿糖胞苷通常具有细胞毒性，导致骨髓增生低下，加重血细胞减少。虽然偶有报道低剂量阿糖胞苷治疗带来的缓解与其促白血病细胞成熟作用相应，但在大多数患者是抑制恶性细胞克隆，导致多克隆造血的骨髓再生。自从美国 FDA 批准的其他治疗 MDS 药物的出现，尤其是阿扎胞苷比阿糖胞苷治疗总体生存更好[431]，这一治疗方法现在已较少应用，但是对一部分患者还是有用的[432]。

免疫抑制疗法：环孢素和抗胸腺球蛋白

在一部分 MDS 患者，自体反应性 T 淋巴细胞介导的造血抑制导致血细胞减少[433]。靶向 T 细胞的免疫抑制剂，如抗胸腺球蛋白（antithymocyte globulin, ATG）和钙调磷酸酶抑制剂可改善这些患者的血细胞减少[212]。在经过免疫治疗恢复有效造血的患者，代表克隆或寡克隆性 T 细胞群的 Vβ（T 细胞受体 β）谱型恢复正常。在另一项研究中，采用人类雄激素受体基因和磷酸甘油酸盐激酶-1 分析方法显示，骨髓细胞的非克隆性 X 染色体失活模式与 ATG 治疗反应相关[434]。这可能是由于 MDS 存在不完全的克隆扩张，而 ATG 是通过缓解对残存正常造血祖细胞的免疫压力而改善正常造血。其他学者认为，反应无关克隆性,是由于抑制了 CD4+ T 细胞分泌 γ 干扰素产生的[435]。

一些系列研究报道 ATG 的反应率达 15% ~ 60%,对治疗有反应的患者生存时间较长[436-438]。ATG 为基础的治疗死亡率在 MDS 中高于再生障碍性贫血[439]。与联合使用 ATG 为基础治疗相比,单用环孢素治疗反应率低,通常是次要血液学改善[440,441]。也有对他克莫司有效的个案报道[442]。

MDS 患者 HLA-DR15(DR2)阳性率较高,并预示对免疫抑制治疗有反应[312,443]。在一项对 60 例患者进行 ATG 和环孢素治疗的研究中,60% 获得血液学改善,更多的患者有好的核型或 HLA-DRB1 1501[312]。在这一研究中大多数患者为难治性贫血和 IPSS 积分中危-1。在另一项单中心研究中,129 例患者接受免疫抑制治疗,30% 的患者获得完全或部分反应,低龄、IPSS 评分为低危或中危-1 对生存有利[110]。

在一些研究中,与再生障碍性贫血患者对免疫抑制反应相似,低细胞性骨髓更可能取得反应,但还没有得到一致认可[439,441,444]。低龄、正常核型或三体 8、无输血依赖、存在 PNH 克隆[445]或者 HLA-DR15 对免疫抑制治疗有效,但都不是强有力的分子标记[312]。

不是所有治疗小组采用免疫治疗都取得成功。由于无疗效以及发生副作用,一项 ATG 治疗研究早早被叫停[446]。其他研究也报道环孢素单药治疗无效[447]。

美国国立卫生研究院严格筛选了一些患者,抗 CD52 单克隆抗体阿仑单抗(alemtuzumab)在 IPSS 中危-1 患者中反应率超过 90%[448]。然而,这些患者比 MDS 诊断时平均中位年龄小 20 岁(中位年龄约 50 岁),大多数是正常核型的女性患者,提示这些病例不能代表大部分临床中常见的典型 MDS 患者。

免疫调节剂:沙利度胺和来那度胺

免疫调节药物(immunomodulatory drug,IMiD)沙利度胺(thalidomide)治疗 MDS 患者,使用剂量为 50 ~ 500mg/d,血液缓解率 20% ~ 25%,但由于神经病、皮疹和便秘,沙利度胺较难耐受(尤其是高剂量)。此外,致畸风险限制了沙利度胺使用[449,450]。虽然沙利度胺在二十世纪九十年代最初用作血管生成抑制剂,并在此后形成一股潮流,但近期数据表明沙利度胺的疗效取决于 E3 泛素连接酶复合体的组分之一的 CRBN(cereblon)活性的调节[451]。免疫调节治疗对泛素化的影响具有多方面作用,如影响转录因子以及下游细胞因子水平和免疫细胞亚群[452-455]。

来那度胺(lenalidomide)是沙利度胺的衍生物,比沙利度胺具有更高的受益/风险比,使约 85% 伴 5q 缺失的低危组 MDS 患者改善病情,近 70% 患者无输血依赖[308,456]。有反应的患者平均血红蛋白上升 5.4g/dl,中位反应时间持续 2 年。一项随机临床试验比较初始剂量 5mg/d 和 10mg/d,较高剂量细胞遗传学缓解率也高;在 AML 患者中,来那度胺与安慰剂相比无提高[457]。大部分反应发生在前 8 周。中性粒细胞减少和血小板减少是来那度胺的副作用,但治疗相关血细胞减少与反应相关[458]。相反,治疗前血小板减少和较低反应率相关。

在 5q 缺失患者中,来那度胺的疗效相对不好。正常核型和低危 MDS 患者反应率约为 25%,中位反应时间不到一年[459]。个案报道指出三体 13 患者反应较好[460]。另一个沙利度胺衍生物,泊马度胺,对原发性骨髓纤维化有效,但还没有在 MDS 中开展研究。

抗肿瘤坏死因子治疗

MDS 和慢性炎症引起的贫血有交叉之处,即抑制造血的炎症细胞因子,如 TNF-α 水平都增高。虽然沙利度胺和来那度胺都可以间接降低 TNF 水平,但直接抑制 TNF 的治疗方法也在使用。被美国 FDA 批准用于治疗风湿性关节炎的可溶性 TNF 受体融合蛋白依那西普(etanercept,p75TNFR:Fc)治疗 MDS 疗效不一。在一项试验性研究中,该药对血细胞减少有中度改善[461],而在另一项试验中,10 例患者均无治疗反应[462]。在另一项持续 3 个月的试验性研究中,16 例患者有 1 例可暂时性不依赖输血[463]。有报道嵌合型抗 TNF-α 单抗英夫利昔单抗(infliximab)使 2 例患者出现持续的红系反应,骨髓中凋亡细胞比例减少[464]。依那西普已与 ATG[465]和阿扎胞苷[466]联合使用,但依那西普产生独立反应效果尚不清楚。

低危和中危-1 患者其他治疗选择

参考其他疾病如炎症性贫血和早幼粒细胞白血病,或者基于理论构想,低危 MDS 患者尝试了各种各样治疗方法。

有趣的是,不知何原因 MDS 可对维生素 K2(四烯甲萘醌)产生反应[467,468]。糖皮质激素、维生素 A 类似物(类视黄醇)、维生素 D 类似物如二羟基维生素 D3、六亚甲基二乙酰胺、抗氧化剂氨磷汀和干扰素等能在体外能诱导小鼠和人白血病细胞成熟,但临床疗效有限[469-471]。糖皮质激素可以通过减少白细胞边集增加中性粒细胞数目,但这不能预防感染,且有理由怀疑可能增加真菌感染的风险[472,473]。顺式维 A 酸、异维 A 酸、全反式维 A 酸(all-trans-retinoic acid,ARTA)只能在一小部分低原始细胞白血病患者中产生轻微的、暂时性的(数周)的改善[474,475]。

三氧化二砷,单独使用或联合其他治疗,至多产生 20% 的反应率[472,476-478]。低危 MDS 患者最有可能从砷剂治疗中获益[479]。砷剂在 MDS 中的作用机制尚不清楚。

硼替佐米,是一类间接靶向 NF-κB 的蛋白酶抑制剂,单药治疗 MDS 作用有限,但联合治疗可能有用[480-482]。AKT/mTOR(西罗莫司在哺乳动物中的靶点)通路在 MDS 中激活,但还没有使用 mTOR 抑制剂治疗的数据[483,484]。

对于不能对以上治疗产生反应或者尝试这些治疗但失败的患者,可以使用高危 MDS 更常用的治疗方法如阿扎胞苷或者地西他滨。对认证的药物均不产生反应的患者,可以考虑 AHSCT 或者其他试验性药物(见下文)。

目前许多新药正在 ESAs 或其他药物治疗失败的低危 MDS 患者中进行临床试验。例如,sotatercept 是一种可溶性激活素受体 2A 型免疫球蛋白(Ig)G-Fc 融合蛋白,作为转化生长因子 β(transforming growth factor beta,TGF-β)超家族成员配体发挥作用,正在 MDS 中进行多中心临床试验[485]。双重 p38 丝裂原-活化蛋白(MAP)激酶/Tie2 激酶抑制剂 Arry-614 可促进去甲基化药物治疗失败但 IPSS 标准依然处于较低危组患者的血液学改善[486]。虽然 MDS 少见激活型激酶突变,除了少见的与 t(5;12)以及编码血小板衍生生长因子基因易位相关的 CMML 样综合征,激酶抑制剂如伊马替尼对 MDS 无效[487,488]。Arry-614 以外的激酶抑制剂也在研究之中。谷胱甘肽类似物 TLK199(ezatiostat 盐酸盐,telintra)对一些较低危 MDS 有效,可以重建对来那度胺失效患者的敏感性,但目前似乎已经放弃了对该药物的研发[489~491]。

较高危组 MDS 患者治疗

去甲基化药物（DNA 甲基转移酶抑制剂）：阿扎胞苷和地西他滨

DNA 胞嘧啶甲基化异常在 MDS 中十分常见，包括高甲基化和相继沉默抑癌基因表达，直接促成 DNA 去甲基化药物的临床研发[492,493]。研发该类药物的另一个原因是，体外发现去甲基化药物具有诱导未成熟干细胞分化的潜能，包括肿瘤性转化的细胞[388,494,495]。

5-氮杂胞苷（阿扎胞苷）是一种偶氮替代嘧啶核苷类似物，可直接掺入到 RNA 中。可以被核糖核苷酸还原酶转换成一种脱氧核苷酸，掺入到 DNA 中，与 DNA 甲基转移酶 1 结合并不可逆性抑制其活性，减少胞嘧啶甲基化，并诱导某些白血病细胞系成熟。除引起表观遗传学改变以外，阿扎胞苷还是一种抗增殖药物，改变 NF-κB 等信号途径，改变能够刺激调节性 T 细胞免疫反应表面抗原表位的表达，保留相当于低剂量阿糖胞苷的细胞毒活性，可以通过诱导 γH2AX（DNA 链断裂标记）检测[496~499]。使用阿扎胞苷以及其类似物地西他滨可以改善一部分 MDS 患者病情，而且这些药物在 AML 中也有疗效[500~502]。

阿扎胞苷通常使用剂量是 75mg/（m² · d），每月连续 7 天皮下注射。在一项二十世纪九十年代开展的合作组随机研究中[癌症和白血病协作组 B（Cancer and Leukemia Group B，CALGB,9221）]，阿扎胞苷在改善造血、延缓 AML 进展上比支持治疗更有效[503]。生活质量也有所改善[323,503]。在接受阿扎胞苷治疗的患者中，约 15% 的患者取得完全反应，约 50% 患者获得血液学改善，原始细胞降低，细胞遗传学分析异常分裂象减少或者同时获得这些改变[504]。90% 的反应出现在前 6 个疗程，尽管一小部分患者在第 6 个疗程之后产生反应[505]。在另一项研究中，MDS 的分型对 5-氮杂胞苷的反应并无预示作用[506]。因此，阿扎胞苷在 2004 年被美国 FDA 批准用于治疗所有类型 MDS。

在一项对较高危组 MDS 患者进行多中心随机的研究中，阿扎胞苷与医师选择的三种传统治疗方式进行比较，包括支持治疗、低剂量阿糖胞苷、大剂量诱导化疗。较标准治疗方法，阿扎胞苷组中位生存时间提高 9 个月（24 vs. 19 个月）[507]。这是第一个在随机研究中能够延长 MDS 生存的药物。

该药物的治疗通常在门诊即可完成，静脉注射和皮下给药疗效相当[508]。阿扎胞苷口服给药正在研究之中[509]。有报道证实其他适用于门诊治疗的服药方法也有效，但没有与 75mg/（m² · d），连续 7 天，每 4 周 1 个疗程的用法直接比较[510]。阿扎胞苷的副作用包括治疗相关血细胞减少、皮疹、注射部位疼痛（可能是对月见草油的反应[511]）、黏膜炎、肾功能不全（不常见）和胃肠不适。

5-氮-2′-脱氧胞苷（地西他滨）也被美国 FDA 批准用于所有类型 MDS。同样作为可抑制 DNA 甲基转移酶的 5-偶氮替代嘧啶核苷类似物，地西他滨和阿扎胞苷的区别在于能够直接掺入 DNA 中，与阿扎胞苷（更接近阿糖胞苷）相比对 NCI-60 细胞系敏感性更高、细胞杀伤作用更强[512]。在一项研究中，与阿扎胞苷的 6 个疗程相比，90% 的患者在接受地西他滨治疗前 4 个疗程起效，但这只是交叉比较研究而非随机研究[513]。在一项基于治疗意向的研究中，经过中位 3 个疗程的治疗，17% 的患者

取得主要细胞遗传学反应[514]。在所有 IPSS 危险组中，细胞遗传学反应中位持续时间为 7.5 个月[515]。与细胞遗传学异常克隆持续存在的患者相比，细胞遗传学反应者生存率改善。虽然地西他滨最初的用法是 3 天，9 个剂量的住院药，但一项研究比较了几种不同的给药方法，发现门诊患者 5 天静脉用药方法效果最好，最佳的剂量和给药方法仍在探索之中[516~518]。地西他滨和阿糖胞苷一样也具有细胞毒活性，但至少能部分通过去甲基化发挥作用，因为该药可使患者高甲基化的 p15/INK4B 基因去甲基化[519]。治疗引起的去甲基化与临床反应相关，尽管并不清楚同样的细胞是否在治疗前和治疗后进行比较，以及是否是克隆漂移的结果[520]。地西他滨副作用和阿扎胞苷相似。抑制 DNA 甲基转移酶-1 的反义寡聚脱氧核苷酸治疗 MDS 的研究也正在探索中[521]。

不适用 AHSCT 治疗的 MDS 患者，去甲基化药物治疗通常可以持续进行，只要患者能从中获益以及药物可以耐受。对于准备接受 AHSCT 的患者，去甲基化药物可以发挥桥接移植的辅助作用。回顾性研究显示，移植前使用阿扎胞苷治疗的疗效和诱导化疗相当[522]。

组蛋白去乙酰化酶抑制剂

组蛋白脱乙酰化的抑制剂在体外表现出与去甲基化药物的协同作用，尽管作为单药使用时疗效有限。多个中心对该类药物正在进行积极研究[523,524]。大量药物已被研究，包括丙戊酸[525,526]、伏立诺他（vorinostat，SAHA）、mocetinostat（MGCD0103）[527]、panobinostat（LBH589）[528]、pracinostat 等。Belinostat 无活性[529]。联合应用组蛋白去乙酰化酶抑制剂和 DNA 甲基转移酶抑制剂的随机临床试验正在进行之中，如美国-加拿大合作组研究 S1117 比较阿扎胞苷单药治疗和阿扎胞苷联合来那度胺[530]以及阿扎胞苷联合伏立诺他[531,532]。在一项随机的分组协作临床试验中，阿扎胞苷和 entinostat（MS-275）联合使用比单药治疗并不增加反应率但副作用增加，包括疲劳和血小板减少[533]。

去甲基化药物治疗失败

阿扎胞苷或地西他滨治疗失败的高危 MDS 患者，总体预期寿命不超过 6 个月，只接受支持性/姑息性治疗的患者，预期寿命只有 3~4 个月[534,535]。这类患者需要新的治疗方法。rigosertib 是一类可注射的 PI3K（phosphatidylinositol-4,5-bisphosphate 3-kinase）/PLK-1（polo-like kinase 1）抑制剂，在一项随机临床试验中用于治疗阿扎胞苷或地西他滨治疗失败的高危患者，与低剂量阿糖胞苷或支持治疗对照组相比无生存优势[536]。Rigosertib 的口服用药正在低危组患者中进行研究[537]。

一种新的二核苷酸地西他滨-鸟嘌呤核苷去甲基化药物，SGI-110，对胞苷脱氨酶降解的抗性增加，在复发/难治性患者中具有疗效[538,539]。喹诺酮衍生物 vosaroxin，核苷类似物 sapacitabine，以及 PLK-1 抑制剂，如 volasertib，也正在进行临床试验中。

类似于 AML 治疗的强化疗

含有标准剂量阿糖胞苷、蒽环类、有或没有依托泊苷（参见第 88 章）的强化疗方案使得不到 20% 较高危组 MDS 患者获得缓解，主要是因为血液学恢复不完全或者血液学恢复但依然存在增生异常/白血病细胞，因此不再经常使用。许多 MDS 患者

年龄较大,患者心脏,肾脏,免疫学和其他器官系统损伤程度较高,很大程度上解释了预后较差的原因。一项对 WHO 定义的 AML 和含有至多 30% 原始细胞(低原始细胞白血病)的随机研究中,阿扎胞苷比柔红霉素和阿糖胞苷的联合诱导方案更有效[540]。

年龄小于 60 岁的患者采用 AML 样治疗方案缓解率更高,高达 50%[541],可以考虑强化治疗,但这通常只是 AHSCT 的桥接方案。年龄在 60 岁以上的患者采用同样治疗方案中位生存期只有 9.5 个月,不良核型的患者生存进一步缩短到 4 个月,提示本组患者不能从中受益[542]。除了蒽环类药物联合阿糖胞苷的标准方案以外,其他方案如脂质体柔红霉素联合托泊替康,用或不用沙利度胺,都不能使 AML 或较高危 MDS 患者临床获益[543]。所谓的 FLAG-Ida 方案(氟达拉滨,阿糖胞苷,伊达比星和 G-CSF)可使 45 例高危组髓系恶性肿瘤和 13 例 MDS 患者,50% 获得完全缓解,11% 改善病情[544]。CPX-351,一种脂质体纳米颗粒,包含固定 5∶1 比例的阿糖胞苷和柔红霉素,正在 MDS 进展为 AML 的患者中进行研究,可能比标准的阿糖胞苷为基础的方案更有效。

异基因造血干细胞移植

异基因造血干细胞移植用于治疗各种 MDS 患者,年龄范围从 1 个月到 70 岁以上[545,546]。它是目前唯一有可能治愈 MDS 的方法。预处理方案包括环磷酰胺加放疗、氟达拉滨和白消安,氟达拉滨加美法仑,或白消安加环磷酰胺。大多数患者接受组织相容的同胞供者移植,但无关供者、脐血和单倍型供者的使用情况在增加。高危核型和进展期的患者一直疗效较差,高危基因型如 TP53 突变患者亦是如此。尽管供受体年龄增加、无关供体增多,但 MDS 移植疗效有所改善,部分是因为分子组织分型和更好的支持治疗的结果[547]。当推荐 MDS 患者进行 AHSCT 时需要考虑到很多因素,如疾病状态、患者年龄、并发症、移植前治疗、供体类型、干细胞来源。

应在 MDS 进展为 AML 之前进行干细胞移植,但国际骨髓移植登记部门的数据显示较低危组患者(60 岁至 70 岁间),无论是清髓性预处理或减低剂量预处理,都存在一定的净死亡率[548,549]。当应用去除 T 细胞法预防移植物抗宿主病(graft-versus-host disease, GVHD)时,在缓解期内进行移植可取得最好的疗效,但去除 T 细胞减低移植物抗白血病效果[550]。

不良细胞遗传学异常增加复发风险,而不影响非复发死亡率,但移植前血清铁蛋白升高和较差预后相关[414,551]。在一项回顾性研究中,移植时原始细胞小于 5% 是预测无病生存改善的最佳指标,清髓性预处理复发率较低,但仍不能克服增加疾病负荷的不良影响[552]。如果考虑到高危细胞遗传学异常,继发性 MDS 患者与原发性 MDS 患者的干细胞移植效果相当[553,554]。移植前中性粒细胞减少者由于发生感染相关死亡所以疗效较差[555]。既往用去甲基化药物治疗不增加移植毒性,这类药物是否可通过降低疾病负荷来改善预后仍需系统性的研究[556,557]。使用阿扎胞苷和地西他滨的移植后治疗也在探索之中,或是作为维持治疗用以提高移植物抗白血病效果,或是用以预防早期复发[496,558]。

各种移植方法治疗 MDS 的并发症发生率和死亡率仍然高,至少达到 20%。目前,大部分患者由于年龄或并发症而不适合进行移植。清髓性或减低剂量预处理疗效相当[559]。对移

植后复发患者,生存情况非常严峻。供体淋巴细胞输注、二次移植、其他免疫干预等补救治疗可能有效,但不超过 10% 患者能够延长无疾病生存[560,561]。

自体干细胞输注

已有低原始细胞白血病患者在强化疗后进行了自体干细胞输注治疗[562~564]。当下很少使用这种策略。由于自体干细胞具有再植能力的白血病细胞的污染,且缺乏移植物抗白血病效应而使其应用受限。强化疗和干细胞挽救的围移植期死亡率在经选择的患者中大约 10%,约 50% 的经选择的患者生存期延长[565]。治疗时处于疾病进展期的患者预后较差。随着降低强度异基因移植应用的增加,自体干细胞移植运用得越来越少。当自体移植用于治疗由先前 MDS 转化而来的 AML 时,干细胞动员或造血恢复均不受影响[566]。

其他细胞毒性药物

羟基脲和低剂量依托泊苷可用于控制白血病细胞增殖,但通常只产生部分反应,而且不影响生存持续时间[567,568]。偶有应用依托泊苷治疗(50mg 持续 2 小时输注,每周 2~7 次,连续 4 周;或 100mg/d,口服 3 天,继以 50mg,每周 2 次)达到缓解[568]。低剂量美法仑[569]、吉西他滨[570]、CPT-11(一种 DNA 拓扑异构酶 I 抑制剂)[571]、曲沙他滨(一种阿糖胞苷异构体)[572,573],和每周口服去甲氧基柔红霉素[574]等均在某些患者获得治疗反应。嘌呤核苷类似物氯法拉滨对 MDS 也有治疗作用,尽管肾功能不全和肝脏毒性的副作用限制其应用于需要移植前减少细胞数量的患者[575]。

未来治疗策略

2006 年以后美国 FDA 没有批准任何一种药物用于 MDS 治疗,当前治疗手段在大部分患者初始治疗后两到三年后会失去疗效。遗憾的是,MDS 中可靶向的持续激活的激酶突变非常少见,而且针对上文总结的 MDS 相关突变,包括影响转录后调节或 mRNA 前剪切,还不清楚如何最好的设计靶向治疗。此外,MDS 克隆异质性和克隆结构意味着当前无法知道哪些是早期事件,哪些是只对亚克隆生存重要的晚期事件[576]。用于基因分析的高通量技术的到来,以及对疾病生物学认识的提高,可能会在未来产生新的、更有效的治疗方法。

翻译:蔡文治　互审:肖志坚　校对:戚嘉乾、陈苏宁

参考文献

1. Welch JS, Ley TJ, Link DC, et al: The origin and evolution of mutations in acute myeloid leukemia. *Cell* 150(2):264–278, 2012.
2. Steensma DP: Historical perspectives on myelodysplastic syndromes. *Leuk Res* 36(12):1441–1452, 2012.
3. Layton DM, Mufti GJ: Myelodysplastic syndromes: Their history, evolution and relation to acute myeloid leukaemia. *Blut* 53(6):423–436, 1986.
4. Lichtman MA: Does a diagnosis of myelogenous leukemia require 20% marrow myeloblasts, and does <5% marrow myeloblasts represent a remission? The history and ambiguity of arbitrary diagnostic boundaries in the understanding of myelodysplasia. *Oncologist* 18(9):973–980, 2013.
5. Parapia LA: Trepanning or trephines: A history of bone marrow biopsy. *Br J Haematol* 139(1):14–19, 2007.
6. Luzzatto AM: Sull' anemia grave megaloblastica senza reporto ematologico corrispondente (anemia pseudoaplastica). *Riv veneta di sc med Venezia* 47:193–212, 1907.
7. di Guglielmo G: Eritremie acute. *Boll Soc Med Chir* 1:665–673, 1926.
8. Minot GR, Murphy WP: Treatment of pernicious anemia by a special diet. *J Am Med Assoc* 87:470–476, 1926.
9. Rhoads CP, Barker WH: Refractory anemia: Analysis of 100 cases. *JAMA* 110:794–796, 1938.
10. Rosati S, Mick R, Xu F, et al: Refractory cytopenia with multilineage dysplasia: Fur-

ther characterization of an "unclassifiable" myelodysplastic syndrome. *Leukemia* 10(1): 20–26, 1996.
11. Chevallier P: Sur la terminologie des leucoses et les affections-frontieres: Les odoleucoses. *Sangre (Barc)* 15:587–593, 1942–1943.
12. Hamilton-Paterson JL: Pre-leukaemic anaemia. *Acta Haematol* 2:309–316, 1949.
13. Block M, Jacobson LO, Bethard WF: Preleukemic acute human leukemia. *JAMA* 152:1018–1028, 1953.
14. Bjorkman SE: Chronic refractory anemia with sideroblastic bone marrow: A study of four cases. *Blood* 11:250–259, 1956.
15. Saarni MI, Linman JW: Preleukemia. The hematologic syndrome preceding acute leukemia. *Am J Med* 55(1):38–48, 1973.
16. Dreyfus B, Rochant H, Sultan C, et al: [Refractory anemia with excess myeloblasts in the bone marrow. Study of 11 cases]. *Presse Med* 78(8):359–364, 1970.
17. Dreyfus B: Preleukemic states. I. Definition and classification. II. Refractory anemia with an excess of myeloblasts in the bone marrow (smoldering acute leukemia). *Nouv Rev Fr Hematol Blood Cells* 17(1–2):33–55, 1976.
18. Izrael V, Jacquillat C, Chastang C, et al: [New data about oligoblastic leukemias. Apropos of an analysis of 120 cases]. *Nouv Presse Med* 4(13):947–952, 1975.
19. Bennett JM, Catovsky D, Daniel MT, et al: Proposals for the classification of the acute leukaemias. French-American-British (FAB) co-operative group. *Br J Haematol* 33(4):451–458, 1976.
20. Galton DAG, Dacie, JV: Classification of the acute leukemias. *Blood Cells* 1:17–24, 1975.
21. Bennett JM, Catovsky D, Daniel MT, et al: Proposals for the classification of the myelodysplastic syndromes. *Br J Haematol* 51(2):189–199, 1982.
22. Ma X: Epidemiology of myelodysplastic syndromes. *Am J Med* 125(7 Suppl):S2–S5, 2012.
23. Sekeres MA: The epidemiology of myelodysplastic syndromes. *Hematol Oncol Clin North Am* 24(2):287–294, 2010.
24. Craig BM, Rollison DE, List AF, Cogle CR: Underreporting of myeloid malignancies by United States cancer registries. *Cancer Epidemiol Biomarkers Prev* 21(3):474–481, 2012.
25. Ma X, Does M, Raza A, Mayne ST: Myelodysplastic syndromes: Incidence and survival in the United States. *Cancer* 109(8):1536–1542, 2007.
26. Cogle CR, Iannacone MR, Yu D, et al: High rate of uncaptured myelodysplastic syndrome cases and an improved method of case ascertainment. *Leuk Res* 38(1):71–75, 2014.
27. Cogle CR, Craig BM, Rollison DE, List AF: Incidence of the myelodysplastic syndromes using a novel claims-based algorithm: High number of uncaptured cases by cancer registries. *Blood* 117(26):7121–7125, 2011.
28. Visser O, Trama A, Maynadie M, et al: Incidence, survival and prevalence of myeloid malignancies in Europe. *Eur J Cancer* 48(17):3257–3266, 2012.
29. Gologan R: Epidemiological data on myelodysplastic syndrome patients under 50 years in a single center of Romania. *Leuk Res* 34(11):1442–1446, 2010.
30. Chen B, Zhao WL, Jin J, et al: Clinical and cytogenetic features of 508 Chinese patients with myelodysplastic syndrome and comparison with those in Western countries. *Leukemia* 19(5):767–775, 2005.
31. Chatterjee T, Dixit A, Mohapatra M, et al: Clinical, haematological and histomorphological profile of adult myelodysplastic syndrome. Study of 96 cases in a single institute. *Eur J Haematol* 73(2):93–97, 2004.
32. Kuendgen A, Matsuda A, Germing U: Differences in epidemiology of MDS between Western and Eastern countries: Ethnic differences or environmental influence? *Leuk Res* 31(1):103–104, 2007.
33. Matsuda A, Germing U, Jinnai I, et al: Differences in the distribution of subtypes according to the WHO classification 2008 between Japanese and German patients with refractory anemia according to the FAB classification in myelodysplastic syndromes. *Leuk Res* 34(8):974–980, 2010.
34. Ohba R, Furuyama K, Yoshida K, et al: Clinical and genetic characteristics of congenital sideroblastic anemia: Comparison with myelodysplastic syndrome with ring sideroblast (MDS-RS). *Ann Hematol* 92(1):1–9, 2013.
35. Iwanaga M, Hsu WL, Soda M, et al: Risk of myelodysplastic syndromes in people exposed to ionizing radiation: A retrospective cohort study of Nagasaki atomic bomb survivors. *J Clin Oncol* 29(4):428–434, 2011.
36. Sekeres MA, Schoonen WM, Kantarjian H, et al: Characteristics of US patients with myelodysplastic syndromes: Results of six cross-sectional physician surveys. *J Natl Cancer Inst* 100(21):1542–1551, 2008.
37. Breccia M, Mengarelli A, Mancini M, et al: Myelodysplastic syndromes in patients under 50 years old: A single institution experience. *Leuk Res* 29(7):749–754, 2005.
38. Stary J, Baumann I, Creutzig U, et al: Getting the numbers straight in pediatric MDS: Distribution of subtypes after exclusion of down syndrome. *Pediatr Blood Cancer* 50(2):435–436, 2008.
39. Niemeyer CM, Kratz CP, Hasle H: Pediatric myelodysplastic syndromes. *Curr Treat Options Oncol* 6(3):209–214, 2005.
40. Hasle H, Niemeyer CM, Chessells JM, et al: A pediatric approach to the WHO classification of myelodysplastic and myeloproliferative diseases. *Leukemia* 17(2):277–282, 2003.
41. Sasaki H, Manabe A, Kojima S, et al: Myelodysplastic syndrome in childhood: A retrospective study of 189 patients in Japan. *Leukemia* 15(11):1713–1720, 2001.
42. Hyde RK, Liu PP: GATA2 mutations lead to MDS and AML. *Nat Genet* 43(10):926–927, 2011.
43. Owen CJ, Toze CL, Koochin A, et al: Five new pedigrees with inherited RUNX1 mutations causing familial platelet disorder with propensity to myeloid malignancy. *Blood* 112(12):4639–4645, 2008.
44. Song WJ, Sullivan MG, Legare RD, et al: Haploinsufficiency of CBFA2 causes familial thrombocytopenia with propensity to develop acute myelogenous leukaemia. *Nat Genet* 23(2):166–175, 1999.
45. Bagby GC, Lipton JM, Sloand EM, Schiffer CA: Marrow failure. *Hematology Am Soc Hematol Educ Program* 318–336, 2004.
46. Alter BP, Giri N, Savage SA, et al: Malignancies and survival patterns in the National Cancer Institute inherited bone marrow failure syndromes cohort study. *Br J Haematol* 150(2):179–188, 2010.
47. Kelaidi C, Stamatoullas A, Beyne-Rauzy O, et al: Daily practice management of myelodysplastic syndromes in France: Data from 907 patients in a one-week cross-sectional study by the Groupe Francophone des Myelodysplasies. *Haematologica* 95(6):892–899, 2010.
48. Nisse C, Haguenoer JM, Grandbastien B, et al: Occupational and environmental risk factors of the myelodysplastic syndromes in the North of France. *Br J Haematol* 112(4):927–935, 2001.
49. Yin SN, Hayes RB, Linet MS, et al: A cohort study of cancer among benzene-exposed workers in China: Overall results. *Am J Ind Med* 29(3):227–235, 1996.
50. Lv L, Lin G, Gao X, et al: Case-control study of risk factors of myelodysplastic syndromes according to World Health Organization classification in a Chinese population. *Am J Hematol* 86(2):163–169, 2011.
51. Rushton L, Schnatter AR, Tang G, Glass DC: Acute myeloid and chronic lymphoid leukaemias and exposure to low-level benzene among petroleum workers. *Br J Cancer* 110(3):783–787, 2014.
52. Strom SS, Gu Y, Gruschkus SK, et al: Risk factors of myelodysplastic syndromes: A case-control study. *Leukemia* 19(11):1912–1918, 2005.
53. Hahn CN, Chong CE, Carmichael CL, et al: Heritable GATA2 mutations associated with familial myelodysplastic syndrome and acute myeloid leukemia. *Nat Genet* 43(10):1012–1017, 2011.
54. Horwitz MS: GATA2 deficiency: Flesh and blood. *Blood* 123(6):799–800, 2014.
55. Holme H, Hossain U, Kirwan M, et al: Marked genetic heterogeneity in familial myelodysplasia/acute myeloid leukaemia. *Br J Haematol* 158(2):242–248, 2012.
56. Pasquet M, Bellanne-Chantelot C, Tavitian S, et al: High frequency of GATA2 mutations in patients with mild chronic neutropenia evolving to MonoMac syndrome, myelodysplasia, and acute myeloid leukemia. *Blood* 121(5):822–829, 2013.
57. Kazenwadel J, Secker GA, Liu YJ, et al: Loss-of-function germline GATA2 mutations in patients with MDS/AML or MonoMAC syndrome and primary lymphedema reveal a key role for GATA2 in the lymphatic vasculature. *Blood* 119(5):1283–1291, 2012.
58. Hsu AP, Sampaio EP, Khan J, et al: Mutations in GATA2 are associated with the autosomal dominant and sporadic monocytopenia and mycobacterial infection (MonoMAC) syndrome. *Blood* 118(10):2653–2655, 2011.
59. Hirabayashi S, Strahm B, Urbaniak S, et al: Unexpected high frequency of GATA2 mutations in children with non-familial MDS and monosomy 7. *ASH Annu Meet Abstr* 120(21): Abstract no. 1699, 2012.
60. Vas V, Senger K, Dorr K, et al: Aging of the microenvironment influences clonality in hematopoiesis. *PLoS One* 7(8):e42080, 2012.
61. Henry CJ, Marusyk A, DeGregori J: Aging-associated changes in hematopoiesis and leukemogenesis: What's the connection? *Aging (Albany NY)* 3(6):643–656, 2011.
62. Woll PS, Kjallquist U, Chowdhury O, et al: Myelodysplastic syndromes are propagated by rare and distinct human cancer stem cells *in vivo*. *Cancer Cell* 25(6):794–808, 2014.
63. Raskind WH, Tirumali N, Jacobson R, Singer J, Fialkow PJ: Evidence for a multistep pathogenesis of a myelodysplastic syndrome. *Blood* 63(6):1318–1323, 1984.
64. Abkowitz JL, Fialkow PJ, Niebrugge DJ, et al: Pancytopenia as a clonal disorder of a multipotent hematopoietic stem-cell. *J Clin Invest* 73(1):258–261, 1984.
65. Mongkonsritragoon W, Letendre L, Li CY: Multiple lymphoid nodules in bone marrow have the same clonality as underlying myelodysplastic syndrome recognized with fluorescent in situ hybridization technique. *Am J Hematol* 59(3):252–257, 1998.
66. Tehranchi R, Woll PS, Anderson K, et al: Persistent malignant stem cells in del(5q) myelodysplasia in remission. *N Engl J Med* 363(11):1025–1037, 2010.
67. Damm F, Fontenay M, Bernard OA: Point mutations in myelodysplastic syndromes. *N Engl J Med* 365(12):1154–1155, 2011.
68. Vercauteren SM, Starczynowski DT, Sung S, et al: T cells of patients with myelodysplastic syndrome are frequently derived from the malignant clone. *Br J Haematol* 156(3):409–412, 2012.
69. Nilsson L, Astrand-Grundstrom I, Arvidsson I, et al: Isolation and characterization of hematopoietic progenitor/stem cells in 5q-deleted myelodysplastic syndromes: Evidence for involvement at the hematopoietic stem cell level. *Blood* 96(6):2012–2021, 2000.
70. van Lom K, Hagemeijer A, Smit E, et al: Cytogenetic clonality analysis in myelodysplastic syndrome: Monosomy 7 can be demonstrated in the myeloid and in the lymphoid lineage. *Leukemia* 9(11):1818–1821, 1995.
71. Anastasi J, Feng J, Le Beau MM, et al: Cytogenetic clonality in myelodysplastic syndromes studied with fluorescence in situ hybridization: Lineage, response to growth factor therapy, and clone expansion. *Blood* 81(6):1580–1585, 1993.
72. Gerritsen WR, Donohue J, Bauman J, et al: Clonal analysis of myelodysplastic syndrome-monosomy-7 is expressed in the myeloid lineage, but not in the lymphoid lineage as detected by fluorescent *in situ* hybridization. *Blood* 80(1):217–224, 1992.
73. Will B, Steidl U: Combinatorial haplo-deficient tumor suppression in 7q-deficient myelodysplastic syndrome and acute myeloid leukemia. *Cancer Cell* 25(5):555–557, 2014.
74. Jerez A, Gondek LP, Jankowska AM, et al: Topography, clinical, and genomic correlates of 5q myeloid malignancies revisited. *J Clin Oncol* 30(12):1343–1349, 2012.
75. Graubert TA, Payton MA, Shao J, et al: Integrated genomic analysis implicates haploinsufficiency of multiple chromosome 5q31.2 genes in de novo myelodysplastic syndromes pathogenesis. *PLoS One* 4(2):e4583, 2009.
76. Ebert BL, Pretz J, Bosco J, et al: Identification of RPS14 as a 5q− syndrome gene by RNA interference screen. *Nature* 451(7176):335–339, 2008.
77. Dutt S, Narla A, Lin K, et al: Haploinsufficiency for ribosomal protein genes causes selective activation of p53 in human erythroid progenitor cells. *Blood* 117(9): 2567–2576, 2011.
78. Boultwood J, Pellagatti A, Wainscoat JS: Haploinsufficiency of ribosomal proteins and p53 activation in anemia: Diamond-Blackfan anemia and the 5q− syndrome. *Adv Biol Regul* 52(1):196–203, 2012.
79. Caceres G, McGraw K, Yip BH, et al: TP53 suppression promotes erythropoiesis in del(5q) MDS, suggesting a targeted therapeutic strategy in lenalidomide-resistant patients. *Proc Natl Acad Sci U S A* 110(40):16127–16132, 2013.

80. Starczynowski DT, Kuchenbauer F, Argiropoulos B, et al: Identification of miR-145 and miR-146a as mediators of the 5q– syndrome phenotype. *Nat Med* 16(1):49–58, 2010.

81. Kumar MS, Narla A, Nonami A, et al: Coordinate loss of a microRNA and protein-coding gene cooperate in the pathogenesis of 5q– syndrome. *Blood* 118(17):4666–4673, 2011.

82. Starczynowski DT, Kuchenbauer F, Wegrzyn J, et al: MicroRNA-146a disrupts hemato-poietic differentiation and survival. *Exp Hematol* 39(2):167–178 e164, 2011.

83. Chen TH, Kambal A, Krysiak K, et al: Knockdown of Hspa9, a del(5q31.2) gene, results in a decrease in hematopoietic progenitors in mice. *Blood* 117(5):1530–1539, 2011.

84. Craven SE, French D, Ye W, et al: Loss of Hspa9b in zebrafish recapitulates the ineffec-tive hematopoiesis of the myelodysplastic syndrome. *Blood* 105(9):3528–3534, 2005.

85. Joslin JM, Fernald AA, Tennant TR, et al: Haploinsufficiency of EGR1, a candidate gene in the del(5q), leads to the development of myeloid disorders. *Blood* 110(2):719–726, 2007.

86. Stoddart A, Fernald AA, Wang J, et al: Haploinsufficiency of del(5q) genes, Egr1 and Apc, cooperate with Tp53 loss to induce acute myeloid leukemia in mice. *Blood* 123(7):1069–1078, 2014.

87. Jaras M, Miller PG, Chu LP, et al: Csnk1a1 inhibition has p53-dependent therapeutic efficacy in acute myeloid leukemia. *J Exp Med* 211(4):605–612, 2014.

88. Schanz J, Steidl C, Fonatsch C, et al: Coalesced multicentric analysis of 2,351 patients with myelodysplastic syndromes indicates an underestimation of poor-risk cytogenet-ics of myelodysplastic syndromes in the international prognostic scoring system. *J Clin Oncol* 29(15):1963–1970, 2011.

89. Andersen MK, Christiansen DH, Pedersen-Bjergaard J: Centromeric breakage and highly rearranged chromosome derivatives associated with mutations of TP53 are common in therapy-related MDS and AML after therapy with alkylating agents: An M-FISH study. *Genes Chromosomes Cancer* 42(4):358–371, 2005.

90. Papaemmanuil E, Gerstung M, Malcovati L, et al: Clinical and biological implications of driver mutations in myelodysplastic syndromes. *Blood* 122(22):3616–3627, 2013.

91. Volkert S, Kohlmann A, Schnittger S, et al: Association of the type of 5q loss with com-plex karyotype, clonal evolution, TP53 mutation status, and prognosis in acute myeloid leukemia and myelodysplastic syndrome. *Genes Chromosomes Cancer* 3(10):22151, 2014.

92. Christiansen DH, Andersen MK, Pedersen-Bjergaard J: Mutations with loss of hete-rozygosity of p53 are common in therapy-related myelodysplasia and acute myeloid leukemia after exposure to alkylating agents and significantly associated with deletion or loss of 5q, a complex karyotype, and a poor prognosis. *J Clin Oncol* 19(5):1405–1413, 2001.

93. Jadersten M, Saft L, Smith A, et al: TP53 mutations in low-risk myelodysplastic syn-dromes with del(5q) predict disease progression. *J Clin Oncol* 29(15):1971–1979, 2011.

94. Jadersten M, Saft L, Pellagatti A, et al: Clonal heterogeneity in the 5q– syndrome: P53 expressing progenitors prevail during lenalidomide treatment and expand at disease progression. *Haematologica* 94(12):1762–1766, 2009.

95. Saft L, Karimi M, Ghaderi M, et al: P53 protein expression independently predicts out-come in patients with lower-risk myelodysplastic syndromes with del(5q). *Haematolog-ica* 99(6):1041–1049, 2014.

96. Cordoba I, Gonzalez-Porras JR, Nomdedeu B, et al: Better prognosis for patients with del(7q) than for patients with monosomy 7 in myelodysplastic syndrome. *Cancer* 118(1):127–133, 2012.

97. Tosi S, Scherer SW, Giudici G, et al: Delineation of multiple deleted regions in 7q in myeloid disorders. *Genes Chromosomes Cancer* 25(4):384–392, 1999.

98. Le Beau MM, Espinosa R 3rd, Davis EM, et al: Cytogenetic and molecular delineation of a region of chromosome 7 commonly deleted in malignant myeloid diseases. *Blood* 88(6):1930–1935, 1996.

99. Lewis S, Abrahamson G, Boultwood J, et al: Molecular characterization of the 7q dele-tion in myeloid disorders. *Br J Haematol* 93(1):75–80, 1996.

100. Ernst T, Chase AJ, Score J, et al: Inactivating mutations of the histone methyltransferase gene EZH2 in myeloid disorders. *Nat Genet* 42(8):722–726, 2010.

101. Makishima H, Jankowska AM, Tiu RV, et al: Novel homo- and hemizygous mutations in EZH2 in myeloid malignancies. *Leukemia* 24(10):1799–1804, 2010.

102. Nikoloski G, Langemeijer SM, Kuiper RP, et al: Somatic mutations of the histone meth-yltransferase gene EZH2 in myelodysplastic syndromes. *Nat Genet* 42(8):665–667, 2010.

103. Chen C, Liu Y, Rappaport AR, et al: MLL3 is a haploinsufficient 7q tumor suppressor in acute myeloid leukemia. *Cancer Cell* 25(5):652–665, 2014.

104. Wong CC, Martincorena I, Rust AG, et al: Inactivating CUX1 mutations promote tumorigenesis. *Nat Genet* 46(1):33–38, 2014.

105. Wong JC, Zhang Y, Lieuw KH, et al: Use of chromosome engineering to model a seg-mental deletion of chromosome band 7q22 found in myeloid malignancies. *Blood* 115(22):4524–4532, 2010.

106. Saumell S, Florensa L, Luno E, et al: Prognostic value of trisomy 8 as a single anomaly and the influence of additional cytogenetic aberrations in primary myelodysplastic syn-dromes. *Br J Haematol* 159(3):311–321, 2012.

107. Nilsson L, Astrand-Grundstrom I, Anderson K, et al: Involvement and functional impairment of the CD34(+)CD38(–)Thy-1(+) hematopoietic stem cell pool in myelo-dysplastic syndromes with trisomy 8. *Blood* 100(1):259–267, 2002.

108. Sloand EM, Mainwaring L, Fuhrer M, et al: Preferential suppression of trisomy 8 com-pared with normal hematopoietic cell growth by autologous lymphocytes in patients with trisomy 8 myelodysplastic syndrome. *Blood* 106(3):841–851, 2005.

109. Sloand EM, Melenhorst JJ, Tucker ZC, et al: T-cell immune responses to Wilms tumor 1 protein in myelodysplasia responsive to immunosuppressive therapy. *Blood* 117(9):2691–2699, 2011.

110. Sloand EM, Wu CO, Greenberg P, Young N, Barrett J: Factors affecting response and survival in patients with myelodysplasia treated with immunosuppressive therapy. *J Clin Oncol* 26(15):2505–2511, 2008.

111. Handa T, Nakatsue T, Baba M, et al: Clinical features of three cases with pulmonary alveolar proteinosis secondary to myelodysplastic syndrome developed during the course of Behcet's disease. *Respir Investig* 52(1):75–79, 2014.

112. Kawabata H, Sawaki T, Kawanami T, et al: Myelodysplastic syndrome complicated with inflammatory intestinal ulcers: Significance of trisomy 8. *Intern Med* 45(22):1309–1314, 2006.

113. Toyonaga T, Nakase H, Matsuura M, et al: Refractoriness of intestinal Behcet's disease with myelodysplastic syndrome involving trisomy 8 to medical therapies—Our case experience and review of the literature. *Digestion* 88(4):217–221, 2013.

114. Schanz J, Tuchler H, Sole F, et al: New comprehensive cytogenetic scoring system for primary myelodysplastic syndromes (MDS) and oligoblastic acute myeloid leukemia after MDS derived from an international database merge. *J Clin Oncol* 30(8):820–829, 2012.

115. Braun T, de Botton S, Taksin AL, et al: Characteristics and outcome of myelodysplastic syndromes (MDS) with isolated 20q deletion: A report on 62 cases. *Leuk Res* 35(7): 863–867, 2011.

116. Liu YC, Ito Y, Hsiao HH, et al: Risk factor analysis in myelodysplastic syndrome patients with del(20q): Prognosis revisited. *Cancer Genet Cytogenet* 171(1):9–16, 2006.

117. Wang PW, Eisenbart JD, Espinosa R 3rd, et al: Refinement of the smallest commonly deleted segment of chromosome 20 in malignant myeloid diseases and development of a PAC-based physical and transcription map. *Genomics* 67(1):28–39, 2000.

118. Huh J, Tiu RV, Gondek LP, et al: Characterization of chromosome arm 20q abnormali-ties in myeloid malignancies using genome-wide single nucleotide polymorphism array analysis. *Genes Chromosomes Cancer* 49(4):390–399, 2010.

119. Clarke M, Dumon S, Ward C, et al: MYBL2 haploinsufficiency increases susceptibility to age-related haematopoietic neoplasia. *Leukemia* 27(3):661–670, 2013.

120. Heinrichs S, Conover LF, Bueso-Ramos CE, et al: MYBL2 is a sub-haploinsufficient tumor suppressor gene in myeloid malignancy. *Elife* 2(2):00825, 2013.

121. Gelsi-Boyer V, Trouplin V, Adelaide J, et al: Mutations of polycomb-associated gene ASXL1 in myelodysplastic syndromes and chronic myelomonocytic leukaemia. *Br J Haematol* 145(6):788–800, 2009.

122. Abdel-Wahab O, Gao J, Adli M, et al: Deletion of Asxl1 results in myelodysplasia and severe developmental defects in vivo. *J Exp Med* 210(12):2641–2659, 2013.

123. Bacher U, Haferlach T, Schnittger S, et al: Investigation of 305 patients with myelodys-plastic syndromes and 20q deletion for associated cytogenetic and molecular genetic lesions and their prognostic impact. *Br J Haematol* 164(6):822–833, 2014.

124. Gupta R, Soupir CP, Johari V, Hasserjian RP: Myelodysplastic syndrome with isolated deletion of chromosome 20q: An indolent disease with minimal morphological dyspla-sia and frequent thrombocytopenic presentation. *Br J Haematol* 139(2):265–268, 2007.

125. Abeliovich D, Yehuda O, Ben-Neriah S, Or R: Loss of Y chromosome: An age-related event or a cytogenetic marker of a malignant clone? *Cancer Genet Cytogenet* 76(1): 70–71, 1994.

126. Wong AK, Fang B, Zhang L, et al: Loss of the Y chromosome: An age-related or clonal phenomenon in acute myelogenous leukemia/myelodysplastic syndrome? *Arch Pathol Lab Med* 132(8):1329–1332, 2008.

127. Wiktor A, Rybicki BA, Piao ZS, et al: Clinical significance of Y chromosome loss in hematologic disease. *Genes Chromosomes Cancer* 27(1):11–16, 2000.

128. Kanagal-Shamanna R, Bueso-Ramos CE, Barkoh B, et al: Myeloid neoplasms with isolated isochromosome 17q represent a clinicopathologic entity associated with myelodysplastic/myeloproliferative features, a high risk of leukemic transformation, and wild-type TP53. *Cancer* 118(11):2879–2888, 2012.

129. Meggendorfer M, Bacher U, Alpermann T, et al: SETBP1 mutations occur in 9% of MDS/MPN and in 4% of MPN cases and are strongly associated with atypical CML, monosomy 7, isochromosome i(17)(q10), ASXL1 and CBL mutations. *Leukemia* 27(9):1852–1860, 2013.

130. Valcarcel D, Adema V, Sole F, et al: Complex, not monosomal, karyotype is the cytoge-netic marker of poorest prognosis in patients with primary myelodysplastic syndrome. *J Clin Oncol* 31(7):916–922, 2013.

131. Schanz J, Tuchler H, Sole F, et al: Monosomal karyotype in MDS: Explaining the poor prognosis? *Leukemia* 27(10):1988–1995, 2013.

132. Cluzeau T, Mounier N, Karsenti JM, et al: Monosomal karyotype improves IPSS-R stratification in MDS and AML patients treated with azacitidine. *Am J Hematol* 88(9):780–783, 2013.

133. Patnaik MM, Hanson CA, Hodnefield JM, et al: Monosomal karyotype in myelodys-plastic syndromes, with or without monosomy 7 or 5, is prognostically worse than an otherwise complex karyotype. *Leukemia* 25(2):266–270, 2011.

134. Bejar R, Stevenson K, Abdel-Wahab O, et al: Clinical effect of point mutations in myel-odysplastic syndromes. *N Engl J Med* 364(26):2496–2506, 2011.

135. Haferlach T, Nagata Y, Grossmann V, et al: Landscape of genetic lesions in 944 patients with myelodysplastic syndromes. *Leukemia* 28(2):241–247, 2014.

136. Bejar R: Clinical and genetic predictors of prognosis in myelodysplastic syndromes. *Haematologica* 99(6):956–964, 2014.

137. Malcovati L, Papaemmanuil E, Ambaglio I, et al: Driver somatic mutations identify distinct disease entities within myeloid neoplasms with myelodysplasia. *Blood* 26: 2014–2003, 2014.

138. Walter MJ, Shen D, Ding L, et al: Clonal architecture of secondary acute myeloid leukemia. *N Engl J Med* 366(12):1090–1098, 2012.

139. Walter MJ, Shen D, Shao J, et al: Clonal diversity of recurrently mutated genes in myel-odysplastic syndromes. *Leukemia* 27(6):1275–1282, 2013.

140. Yoshida K, Sanada M, Shiraishi Y, et al: Frequent pathway mutations of splicing machinery in myelodysplasia. *Nature* 478(7367):64–69, 2011.

141. Bejar R, Stevenson KE, Caughey BA, et al: Validation of a prognostic model and the impact of mutations in patients with lower-risk myelodysplastic syndromes. *J Clin Oncol* 30(27):3376–3382, 2012.

142. Papaemmanuil E, Cazzola M, Boultwood J, et al: Somatic SF3B1 mutation in myelodys-plasia with ring sideroblasts. *N Engl J Med* 365(15):1384–1395, 2011.

143. Baliakas P, Hadzidimitriou A, Sutton LA, et al: Recurrent mutations refine prognosis in chronic lymphocytic leukemia. *Leukemia* 19(10):196, 2014.

144. Scott LM, Rebel VI: Acquired mutations that affect pre-mRNA splicing in hematologic

malignancies and solid tumors. *J Natl Cancer Inst* 105(20):1540–1549, 2013.

145. Furney SJ, Pedersen M, Gentien D, et al: SF3B1 mutations are associated with alternative splicing in uveal melanoma. *Cancer Discov* 3(10):1122–1129, 2013.

146. Graubert TA, Shen D, Ding L, et al: Recurrent mutations in the U2AF1 splicing factor in myelodysplastic syndromes. *Nat Genet* 44(1):53–57, 2011.

147. Przychodzen B, Jerez A, Guinta K, et al: Patterns of missplicing due to somatic U2AF1 mutations in myeloid neoplasms. *Blood* 122(6):999–1006, 2013.

148. Patnaik MM, Lasho TL, Finke CM, et al: Spliceosome mutations involving SRSF2, SF3B1, and U2AF35 in chronic myelomonocytic leukemia: Prevalence, clinical correlates, and prognostic relevance. *Am J Hematol* 88(3):201–206, 2013.

149. Ley TJ, Ding L, Walter MJ, et al: DNMT3A mutations in acute myeloid leukemia. *N Engl J Med* 363(25):2424–2433, 2010.

150. Walter MJ, Ding L, Shen D, et al: Recurrent DNMT3A mutations in patients with myelodysplastic syndromes. *Leukemia* 25(7):1153–1158, 2011.

151. Kim SJ, Zhao H, Hardikar S, et al: A DNMT3A mutation common in AML exhibits dominant-negative effects in murine ES cells. *Blood* 122(25):4086–4089, 2013.

152. Busque L, Patel JP, Figueroa ME, et al: Recurrent somatic TET2 mutations in normal elderly individuals with clonal hematopoiesis. *Nat Genet* 44(11):1179–1181, 2012.

153. Bejar R, Stevenson KE, Caughey BA, et al: Validation of a prognostic model and the impact of mutations in patients with lower-risk myelodysplastic syndromes. *J Clin Oncol* 30(27):3376–3382, 2012.

154. Thol F, Winschel C, Ludeking A, et al: Rare occurrence of DNMT3A mutations in myelodysplastic syndromes. *Haematologica* 96(12):1870–1873, 2011.

155. Tahiliani M, Koh KP, Shen Y, et al: Conversion of 5-methylcytosine to 5-hydroxymethylcytosine in mammalian DNA by MLL partner TET1. *Science* 324(5929):930–935, 2009.

156. Ito S, Shen L, Dai Q, et al: Tet proteins can convert 5-methylcytosine to 5-formylcytosine and 5-carboxylcytosine. *Science* 333(6047):1300–1303, 2011.

157. Jankowska AM, Szpurka H, Tiu RV, et al: Loss of heterozygosity 4q24 and TET2 mutations associated with myelodysplastic/myeloproliferative neoplasms. *Blood* 113(25):6403–6410, 2009.

158. Ko M, Huang Y, Jankowska AM, et al: Impaired hydroxylation of 5-methylcytosine in myeloid cancers with mutant TET2. *Nature* 468(7325):839–843, 2010.

159. Yamazaki J, Taby R, Vasanthakumar A, et al: Effects of TET2 mutations on DNA methylation in chronic myelomonocytic leukemia. *Epigenetics* 7(2):201–207, 2012.

160. Ko M, Bandukwala HS, An J, et al: Ten-eleven-translocation 2 (TET2) negatively regulates homeostasis and differentiation of hematopoietic stem cells in mice. *Proc Natl Acad Sci U S A* 108(35):14566–14571, 2011.

161. Moran-Crusio K, Reavie L, Shih A, et al: Tet2 loss leads to increased hematopoietic stem cell self-renewal and myeloid transformation. *Cancer Cell* 20(1):11–24, 2011.

162. Quivoron C, Couronne L, Della Valle V, et al: TET2 inactivation results in pleiotropic hematopoietic abnormalities in mouse and is a recurrent event during human lymphomagenesis. *Cancer Cell* 20(1):25–38, 2011.

163. Li Z, Cai X, Cai CL, et al: Deletion of Tet2 in mice leads to dysregulated hematopoietic stem cells and subsequent development of myeloid malignancies. *Blood* 118(17):4509–4518, 2011.

164. Kosmider O, Gelsi-Boyer V, Cheok M, et al: TET2 mutation is an independent favorable prognostic factor in myelodysplastic syndromes (MDS). *Blood* 114(15):3285–3291, 2009.

165. Kosmider O, Gelsi-Boyer V, Ciudad M, et al: TET2 gene mutation is a frequent and adverse event in chronic myelomonocytic leukemia. *Haematologica* 94(12):1676–1681, 2009.

166. Ward PS, Patel J, Wise DR, et al: The common feature of leukemia-associated IDH1 and IDH2 mutations is a neomorphic enzyme activity converting alpha-ketoglutarate to 2-hydroxyglutarate. *Cancer Cell* 17(3):225–234, 2010.

167. Figueroa ME, Abdel-Wahab O, Lu C, et al: Leukemic IDH1 and IDH2 mutations result in a hypermethylation phenotype, disrupt TET2 function, and impair hematopoietic differentiation. *Cancer Cell* 18(6):553–567, 2010.

168. Koivunen P, Lee S, Duncan CG, et al: Transformation by the (R)-enantiomer of 2-hydroxyglutarate linked to EGLN activation. *Nature* 483(7390):484–488, 2012.

169. Cairns RA, Mak TW: Oncogenic isocitrate dehydrogenase mutations: Mechanisms, models, and clinical opportunities. *Cancer Discov* 3(7):730–741, 2013.

170. Xu W, Yang H, Liu Y, et al: Oncometabolite 2-hydroxyglutarate is a competitive inhibitor of alpha-ketoglutarate-dependent dioxygenases. *Cancer Cell* 19(1):17–30, 2011.

171. Lu C, Ward PS, Kapoor GS, et al: IDH mutation impairs histone demethylation and results in a block to cell differentiation. *Nature* 483(7390):474–478, 2012.

172. Sasaki M, Knobbe CB, Munger JC, et al: IDH1(R132H) mutation increases murine haematopoietic progenitors and alters epigenetics. *Nature* 488(7413):656–659, 2012.

173. Patnaik MM, Hanson CA, Hodnefield JM, et al: Differential prognostic effect of IDH1 versus IDH2 mutations in myelodysplastic syndromes: A Mayo Clinic study of 277 patients. *Leukemia* 26(1):101–105, 2012.

174. Losman JA, Looper RE, Koivunen P, et al: (R)-2-hydroxyglutarate is sufficient to promote leukemogenesis and its effects are reversible. *Science* 339(6127):1621–1625, 2013.

175. Score J, Hidalgo-Curtis C, Jones AV, et al: Inactivation of polycomb repressive complex 2 components in myeloproliferative and myelodysplastic/myeloproliferative neoplasms. *Blood* 119(5):1208–1213, 2012.

176. Khan SN, Jankowska AM, Mahfouz R, et al: Multiple mechanisms deregulate EZH2 and histone H3 lysine 27 epigenetic changes in myeloid malignancies. *Leukemia* 27(6):1301–1309, 2013.

177. Itzykson R, Kosmider O, Renneville A, et al: Prognostic score including gene mutations in chronic myelomonocytic leukemia. *J Clin Oncol* 31(19):2428–2436, 2013.

178. Thol F, Friesen I, Damm F, et al: Prognostic significance of ASXL1 mutations in patients with myelodysplastic syndromes. *J Clin Oncol* 29(18):2499–2506, 2011.

179. Abdel-Wahab O, Adli M, LaFave Lindsay M, et al: ASXL1 mutations promote myeloid transformation through loss of PRC2-mediated gene repression. *Cancer Cell* 22(2):180–193, 2012.

180. Micol JB, Abdel-Wahab O: Collaborating constitutive and somatic genetic events in myeloid malignancies: ASXL1 mutations in patients with germline GATA2 mutations. *Haematologica* 99(2):201–203, 2014.

181. West RR, Hsu AP, Holland SM, Cuellar-Rodriguez J, Hickstein DD: Acquired ASXL1 mutations are common in patients with inherited GATA2 mutations and correlate with myeloid transformation. *Haematologica* 99(2):276–281, 2014.

182. Harada H, Harada Y, Niimi H, et al: High incidence of somatic mutations in the AML1/RUNX1 gene in myelodysplastic syndrome and low blast percentage myeloid leukemia with myelodysplasia. *Blood* 103(6):2316–2324, 2004.

183. Harada Y, Harada H: Molecular pathways mediating MDS/AML with focus on AML1/RUNX1 point mutations. *J Cell Physiol* 220(1):16–20, 2009.

184. Kuo MC, Liang DC, Huang CF, et al: RUNX1 mutations are frequent in chronic myelomonocytic leukemia and mutations at the C-terminal region might predict acute myeloid leukemia transformation. *Leukemia* 23(8):1426–1431, 2009.

185. Preudhomme C, Renneville A, Bourdon V, et al: High frequency of RUNX1 biallelic alteration in acute myeloid leukemia secondary to familial platelet disorder. *Blood* 113(22):5583–5587, 2009.

186. Owen C: Insights into familial platelet disorder with propensity to myeloid malignancy (FPD/AML). *Leuk Res* 34(2):141–142, 2010.

187. Smith ML, Cavenagh JD, Lister TA, Fitzgibbon J: Mutation of CEBPA in familial acute myeloid leukemia. *N Engl J Med* 351(23):2403–2407, 2004.

188. Padron E, Yoder S, Kunigal S, et al: ETV6 and signaling gene mutations are associated with secondary transformation of myelodysplastic syndromes to chronic myelomonocytic leukemia. *Blood* 123(23):3675–3677, 2014.

189. Ostergaard P, Simpson MA, Connell FC, et al: Mutations in GATA2 cause primary lymphedema associated with a predisposition to acute myeloid leukemia (Emberger syndrome). *Nat Genet* 43(10):929–931, 2011.

190. Dickinson RE, Griffin H, Bigley V, et al: Exome sequencing identifies GATA-2 mutation as the cause of dendritic cell, monocyte, B and NK lymphoid deficiency. *Blood* 118(10):2656–2658, 2011.

191. Dickinson RE, Milne P, Jardine L, et al: The evolution of cellular deficiency in GATA2 mutation. *Blood* 123(6):863–874, 2014.

192. Bejar R, Stevenson KE, Caughey B, et al: Somatic mutations predict poor outcome in patients with myelodysplastic syndrome after hematopoietic stem-cell transplantation. *J Clin Oncol* 32(25):2691–2698, 2014.

193. Bally C, Ades L, Renneville A, et al: Prognostic value of TP53 gene mutations in myelodysplastic syndromes and acute myeloid leukemia treated with azacitidine. *Leuk Res* 38(7):751–755, 2014.

194. Bejar R, Lord A, Stevenson K, et al: TET2 mutations predict response to hypomethylating agents in myelodysplastic syndrome patients. *Blood* 15:2014–2006, 2014.

195. Murphy DM, Bejar R, Stevenson K, et al: NRAS mutations with low allele burden have independent prognostic significance for patients with lower risk myelodysplastic syndromes. *Leukemia* 27(10):2077–2081, 2013.

196. Takahashi K, Jabbour E, Wang X, et al: Dynamic acquisition of FLT3 or RAS alterations drive a subset of patients with lower risk MDS to secondary AML. *Leukemia* 27(10):2081–2083, 2013.

197. Saur SJ, Sangkhae V, Geddis AE, et al: Ubiquitination and degradation of the thrombopoietin receptor c-Mpl. *Blood* 115(6):1254–1263, 2010.

198. Sanada M, Suzuki T, Shih LY, et al: Gain-of-function of mutated C-CBL tumour suppressor in myeloid neoplasms. *Nature* 460(7257):904–908, 2009.

199. Makishima H, Cazzolli H, Szpurka H, et al: Mutations of e3 ubiquitin ligase cbl family members constitute a novel common pathogenic lesion in myeloid malignancies. *J Clin Oncol* 27(36):6109–6116, 2009.

200. Loh ML, Martinelli S, Cordeddu V, et al: Acquired PTPN11 mutations occur rarely in adult patients with myelodysplastic syndromes and chronic myelomonocytic leukemia. *Leuk Res* 29(4):459–462, 2005.

201. Sakaguchi H, Okuno Y, Muramatsu H, et al: Exome sequencing identifies secondary mutations of SETBP1 and JAK3 in juvenile myelomonocytic leukemia. *Nat Genet* 45(8):937–941, 2013.

202. Broseus J, Alpermann T, Wulfert M, et al: Age, JAK2(V617F) and SF3B1 mutations are the main predicting factors for survival in refractory anaemia with ring sideroblasts and marked thrombocytosis. *Leukemia* 27(9):1826–1831, 2013.

203. Hellstrom-Lindberg E, Cazzola M: The role of JAK2 mutations in RARS and other MDS. *Hematology Am Soc Hematol Educ Program* 52–59, 2008.

204. Kon A, Shih LY, Minamino M, et al: Recurrent mutations in multiple components of the cohesin complex in myeloid neoplasms. *Nat Genet* 45(10):1232–1237, 2013.

205. Thota S, Viny AD, Makishima H, et al: Genetic alterations of the cohesin complex genes in myeloid malignancies. *Blood* 8:2014–2004, 2014.

206. Janowska-Wieczorek A, Belch AR, Jacobs A, et al: Increased circulating colony-stimulating factor-1 in patients with preleukemia, leukemia, and lymphoid malignancies. *Blood* 77(8):1796–1803, 1991.

207. Verhoef GE, De Schouwer P, Ceuppens JL, et al: Measurement of serum cytokine levels in patients with myelodysplastic syndromes. *Leukemia* 6(12):1268–1272, 1992.

208. Bowen D, Yancik S, Bennett L, et al: Serum stem cell factor concentration in patients with myelodysplastic syndromes. *Br J Haematol* 85(1):63–66, 1993.

209. Wei Y, Dimicoli S, Bueso-Ramos C, et al: Toll-like receptor alterations in myelodysplastic syndrome. *Leukemia* 27(9):1832–1840, 2013.

210. Chen X, Eksioglu EA, Zhou J, et al: Induction of myelodysplasia by myeloid-derived suppressor cells. *J Clin Invest* 123(11):4595–4611, 2013.

211. Epperson DE, Nakamura R, Saunthararajah Y, et al: Oligoclonal T cell expansion in myelodysplastic syndrome: Evidence for an autoimmune process. *Leuk Res* 25(12):1075–1083, 2001.

212. Kochenderfer JN, Kobayashi S, Wieder ED, et al: Loss of T-lymphocyte clonal dominance in patients with myelodysplastic syndrome responsive to immunosuppression. *Blood* 100(10):3639–3645, 2002.

213. Kulasekararaj AG, Jiang J, Smith AE, et al: Somatic mutations identify a sub-group of aplastic anemia patients that progress to myelodysplastic syndrome. *Blood* 18:2014–2005, 2014.

214. Jerez A, Clemente MJ, Makishima H, et al: STAT3 mutations indicate the presence of subclinical T-cell clones in a subset of aplastic anemia and myelodysplastic syndrome

patients. *Blood* 122(14):2453–2459, 2013.
215. Steensma DP, Bennett JM: The myelodysplastic syndromes: Diagnosis and treatment. *Mayo Clin Proc* 81(1):104–130, 2006.
216. Steensma DP, Heptinstall KV, Johnson VM, et al: Common troublesome symptoms and their impact on quality of life in patients with myelodysplastic syndromes (MDS): Results of a large internet-based survey. *Leuk Res* 32(5):691–698, 2008.
217. Linman JW, Bagby GC Jr: The preleukemic syndrome (hemopoietic dysplasia). *Cancer* 42(2 Suppl):854–864, 1978.
218. Bagby GC: The preleukemic syndrome (hematopoietic dysplasia). *Blood Rev* 2(3): 194–205, 1988.
219. Noel P, Solberg LA Jr: Myelodysplastic syndromes. Pathogenesis, diagnosis and treatment. *Crit Rev Oncol Hematol* 12(3):193–215, 1992.
220. Park S, Merlat A, Guesnu M, et al: Pure red cell aplasia associated with myelodysplastic syndromes. *Leukemia* 14(9):1709–1710, 2000.
221. Choi JW, Kim Y, Fujino M, Ito M: Significance of fetal hemoglobin-containing erythroblasts (F blasts) and the F blast/F cell ratio in myelodysplastic syndromes. *Leukemia* 16(8):1478–1483, 2002.
222. Kornberg A, Goldfarb A: Preleukemia manifested by hemolytic anemia with pyruvate-kinase deficiency. *Arch Intern Med* 146(4):785–786, 1986.
223. Harris JW, Koscick R, Lazarus HM, et al: Leukemia arising out of paroxysmal nocturnal hemoglobinuria. *Leuk Lymphoma* 32(5–6):401–426, 1999.
224. Lopez M, Bonnetgajdos M, Reviron M, et al: An acute-leukemia augured before clinical signs by blood-group antigen abnormalities and low-levels of A-blood and H-blood group transferase activities in erythrocytes. *Br J Haematol* 63(3):535–539, 1986.
225. Steensma DP, Higgs DR, Fisher CA, Gibbons RJ: Acquired somatic ATRX mutations in myelodysplastic syndrome associated with alpha thalassemia (ATMDS) convey a more severe hematologic phenotype than germline ATRX mutations. *Blood* 103(6): 2019–2026, 2004.
226. Helder J, Deisseroth A: S1 nuclease analysis of alpha-globin gene expression in preleukemic patients with acquired hemoglobin H disease after transfer to mouse erythroleukemia cells. *Proc Natl Acad Sci U S A* 84(8):2387–2390, 1987.
227. Anagnou NP, Ley TJ, Chesbro B, et al: Acquired alpha-thalassemia in preleukemia is due to decreased expression of all four alpha-globin genes. *Proc Natl Acad Sci U S A* 80(19):6051–6055, 1983.
228. French registry of acute leukemia and myelodysplastic syndromes. Age distribution and hemogram analysis of the 4496 cases recorded during 1982–1983 and classified according to FAB criteria. Groupe Francais de Morphologie Hematologique. *Cancer* 60(6):1385–1394, 1987.
229. Friedland ML, Ward H, Wittels EG, Arlin ZA: A monocytic leukemoid reaction: A manifestation of preleukemia. *R I Med J* 68(4):173–174, 1985.
230. Jaworkowsky LI, Solovey DY, Rhausova LY, Udris OY: Monocytosis as a sign of subsequent leukemia in patients with cytopenias (preleukemia). *Folia Haematol Int Mag Klin Morphol Blutforsch* 110(3):395–401, 1983.
231. Economopoulos T, Stathakis N, Maragoyannis Z, et al: Myelodysplastic syndrome. Clinical and prognostic significance of monocyte count, degree of blastic infiltration, and ring sideroblasts. *Acta Haematol* 65(2):97–102, 1981.
232. Shetty VT, Mundle SD, Raza A: Pseudo Pelger-Huet anomaly in myelodysplastic syndrome: Hyposegmented apoptotic neutrophil? *Blood* 98(4):1273–1275, 2001.
233. Langenhuijsen MM: Neutrophils with ring-shaped nuclei in myeloproliferative disease. *Br J Haematol* 58(2):227–230, 1984.
234. Linman JW, Bagby C Jr: The preleukemic syndrome: Clinical and laboratory features, natural course, and management. *Nouv Rev Fr Hematol Blood Cells* 17(1–2):11–31, 1976.
235. Clark RE, Smith SA, Jacobs A: Myeloid surface antigen abnormalities in myelodysplasia: Relation to prognosis and modification by 13-cis retinoic acid. *J Clin Pathol* 40(6):652–656, 1987.
236. Cech P, Markert M, Perrin LH: Partial myeloperoxidase deficiency in preleukemia. *Blut* 47(1):21–30, 1983.
237. Schofield KP, Stone PC, Kelsey P, et al: Quantitative cytochemistry of blood neutrophils in myelodysplastic syndromes and chronic granulocytic leukaemia. *Cell Biochem Funct* 1(2):92–96, 1983.
238. Elghetany MT, Peterson B, MacCallum J, et al: Deficiency of neutrophilic granule membrane glycoproteins in the myelodysplastic syndromes: A common deficiency in 216 patients studied by the Cancer and Leukemia Group B. *Leuk Res* 21(9):801–806, 1997.
239. Prodan M, Tulissi P, Perticarari S, et al: Flow cytometric assay for the evaluation of phagocytosis and oxidative burst of polymorphonuclear leukocytes and monocytes in myelodysplastic disorders. *Haematologica* 80(3):212–218, 1995.
240. Piva E, De Toni S, Caenazzo A, et al: Neutrophil NADPH oxidase activity in chronic myeloproliferative and myelodysplastic diseases by microscopic and photometric assays. *Acta Haematol* 94(1):16–22, 1995.
241. Ruutu P: Granulocyte function in myelodysplastic syndromes. *Scand J Haematol Suppl* 45:66–70, 1986.
242. Carulli G, Sbrana S, Minnucci S, et al: Actin polymerization in neutrophils from patients affected by myelodysplastic syndromes—A flow cytometric study. *Leuk Res* 21(6):513–518, 1997.
243. Nakaseko C, Asai T, Wakita H, et al: Signalling defect in FMLP-induced neutrophil respiratory burst in myelodysplastic syndromes. *Br J Haematol* 95(3):482–488, 1996.
244. Payne CM, Glasser L: An ultrastructural morphometric analysis of platelet giant and fusion granules. *Blood* 67(2):299–309, 1986.
245. Pamphilon DH, Aparicio SR, Roberts BE, et al: The myelodysplastic syndromes—A study of haemostatic function and platelet ultrastructure. *Scand J Haematol* 33(5): 486–491, 1984.
246. Rasi V, Lintula R: Platelet function in the myelodysplastic syndromes. *Scand J Haematol Suppl* 45:71–73, 1986.
247. Hamblin TJ: Immunological abnormalities in myelodysplastic syndromes. *Semin Hematol* 33(2):150–162, 1996.
248. Anderson RW, Volsky DJ, Greenberg B, et al: Lymphocyte abnormalities in preleukemia—I. Decreased NK activity, anomalous immunoregulatory cell subsets and deficient EBV receptors. *Leuk Res* 7(3):389–395, 1983.
249. Kerndrup G, Meyer K, Ellegaard J, Hokland P: Natural killer (NK)-cell activity and antibody-dependent cellular cytotoxicity (ADCC) in primary preleukemic syndrome. *Leuk Res* 8(2):239–247, 1984.
250. Takagi S, Kitagawa S, Takeda A, et al: Natural killer-interferon system in patients with preleukaemic states. *Br J Haematol* 58(1):71–81, 1984.
251. Volsky DJ, Anderson RW: Deficiency in Epstein-Barr virus receptors on B-lymphocytes of preleukemia patients. *Cancer Res* 43(8):3923–3926, 1983.
252. Baumann MA, Milson TJ, Patrick CW, et al: Immunoregulatory abnormalities in myelodysplastic disorders. *Am J Hematol* 22(1):17–26, 1986.
253. Knox SJ, Greenberg BR, Anderson RW, Rosenblatt LS: Studies of T-lymphocytes in preleukemic disorders and acute nonlymphocytic leukemia: In vitro radiosensitivity, mitogenic responsiveness, colony formation, and enumeration of lymphocytic subpopulations. *Blood* 61(3):449–455, 1983.
254. Lawrence HJ, Broudy VC, Magenis RE, et al: Cytogenetic evidence for involvement of B lymphocytes in acquired idiopathic sideroblastic anemias. *Blood* 70(4):1003–1005, 1987.
255. Meers S, Vandenberghe P, Boogaerts M, et al: The clinical significance of activated lymphocytes in patients with myelodysplastic syndromes: A single centre study of 131 patients. *Leuk Res* 32(7):1026–1035, 2008.
256. Epling-Burnette PK, Painter JS, Rollison DE, et al: Prevalence and clinical association of clonal T-cell expansions in myelodysplastic syndrome. *Leukemia* 21(4):659–667, 2007.
257. Mufti GJ, Figes A, Hamblin TJ, et al: Immunological abnormalities in myelodysplastic syndromes. I. Serum immunoglobulins and autoantibodies. *Br J Haematol* 63(1):143–147, 1986.
258. Economopoulos T, Economidou J, Giannopoulos G, et al: Immune abnormalities in myelodysplastic syndromes. *J Clin Pathol* 38(8):908–911, 1985.
259. Gatto S, Ball G, Onida F, et al: Contribution of beta-2 microglobulin levels to the prognostic stratification of survival in patients with myelodysplastic syndrome (MDS). *Blood* 102(5):1622–1625, 2003.
260. Yue G, Hao S, Fadare O, et al: Hypocellularity in myelodysplastic syndrome is an independent factor which predicts a favorable outcome. *Leuk Res* 32(4):553–558, 2008.
261. Delacretaz F, Schmidt PM, Piguet D, et al: Histopathology of myelodysplastic syndromes. The FAB classification (proposals) applied to bone marrow biopsy. *Am J Clin Pathol* 87(2):180–186, 1987.
262. Fohlmeister I, Fischer R, Modder B, et al: Aplastic anaemia and the hypocellular myelodysplastic syndrome: Histomorphological, diagnostic, and prognostic features. *J Clin Pathol* 38(11):1218–1224, 1985.
263. Kuriyama K, Tomonaga M, Matsuo T, et al: Diagnostic significance of detecting pseudo-Pelger-Huet anomalies and micro-megakaryocytes in myelodysplastic syndrome. *Br J Haematol* 63(4):665–669, 1986.
264. Mangi MH, Mufti GJ: Primary myelodysplastic syndromes: Diagnostic and prognostic significance of immunohistochemical assessment of bone marrow biopsies. *Blood* 79(1):198–205, 1992.
265. Tricot G, De Wolf-Peeters C, Vlietinck R, Verwilghen RL: Bone marrow histology in myelodysplastic syndromes. II. Prognostic value of abnormal localization of immature precursors in MDS. *Br J Haematol* 58(2):217–225, 1984.
266. Della Porta MG, Malcovati L, Boveri E, et al: Clinical relevance of bone marrow fibrosis and CD34-positive cell clusters in primary myelodysplastic syndromes. *J Clin Oncol* 27(5):754–762, 2009.
267. Bellamy WT, Richter L, Sirjani D, et al: Vascular endothelial cell growth factor is an autocrine promoter of abnormal localized immature myeloid precursors and leukemia progenitor formation in myelodysplastic syndromes. *Blood* 97(5):1427–1434, 2001.
268. Matsushima T, Handa H, Yokohama A, et al: Prevalence and clinical characteristics of myelodysplastic syndrome with bone marrow eosinophilia or basophilia. *Blood* 101(9):3386–3390, 2003.
269. Queisser W, Queisser U, Ansmann M, et al: Megakaryocyte polyploidization in acute leukaemia and preleukaemia. *Br J Haematol* 28(2):261–270, 1974.
270. Smith WB, Ablin A, Goodman JR, Brecher G: Atypical megakaryocytes in preleukemic phase of acute myeloid leukemia. *Blood* 42(4):535–540, 1973.
271. Bartl R, Frisch B, Baumgart R: Morphologic classification of the myelodysplastic syndromes (MDS): Combined utilization of bone marrow aspirates and trephine biopsies. *Leuk Res* 16(1):15–33, 1992.
272. Della Porta MG, Travaglino E, Boveri E, et al: Minimal morphological criteria for defining bone marrow dysplasia: A basis for clinical implementation of WHO classification of myelodysplastic syndromes. *Leukemia* 20(10):161, 2014.
273. Maschek H, Georgii A, Kaloutsi V, et al: Myelofibrosis in primary myelodysplastic syndromes: A retrospective study of 352 patients. *Eur J Haematol* 48(4):208–214, 1992.
274. Moehler TM, Ho AD, Goldschmidt H, Barlogie B: Angiogenesis in hematologic malignancies. *Crit Rev Oncol Hematol* 45(3):227–244, 2003.
275. Ribatti D, Polimeno G, Vacca A, et al: Correlation of bone marrow angiogenesis and mast cells with tryptase activity in myelodysplastic syndromes. *Leukemia* 16(9): 1680–1684, 2002.
276. Della Porta MG, Malcovati L, Rigolin GM, et al: Immunophenotypic, cytogenetic and functional characterization of circulating endothelial cells in myelodysplastic syndromes. *Leukemia* 22(3):530–537, 2008.
277. Lobe I, Rigal-Huguet F, Vekhoff A, et al: Myelodysplastic syndrome after acute promyelocytic leukemia: The European APL group experience. *Leukemia* 17(8):1600–1604, 2003.
278. Smith SM, Le Beau MM, Huo D, et al: Clinical-cytogenetic associations in 306 patients with therapy-related myelodysplasia and myeloid leukemia: The University of Chicago series. *Blood* 102(1):43–52, 2003.
279. Krishnan A, Bhatia S, Slovak ML, et al: Predictors of therapy-related leukemia and myelodysplasia following autologous transplantation for lymphoma: An assessment of risk factors. *Blood* 95(5):1588–1593, 2000.
280. Abruzzese E, Radford JE, Miller JS, et al: Detection of abnormal pretransplant clones in progenitor cells of patients who developed myelodysplasia after autologous transplan-

tation. *Blood* 94(5):1814–1819, 1999.

281. Van Den Neste E, Louviaux I, Michaux JL, et al: Myelodysplastic syndrome with monosomy 5 and/or 7 following therapy with 2-chloro-2'-deoxyadenosine. *Br J Haematol* 105(1):268–270, 1999.

282. Rigolin GM, Cuneo A, Roberti MG, et al: Exposure to myelotoxic agents and myelodysplasia: Case-control study and correlation with clinicobiological findings. *Br J Haematol* 103(1):189–197, 1998.

283. Sterkers Y, Preudhomme C, Lai JL, et al: Acute myeloid leukemia and myelodysplastic syndromes following essential thrombocythemia treated with hydroxyurea: High proportion of cases with 17p deletion. *Blood* 91(2):616–622, 1998.

284. Park DJ, Koeffler HP: Therapy-related myelodysplastic syndromes. *Semin Hematol* 33(3):256–273, 1996.

285. Karp JE, Sarkodee-Adoo CB: Therapy-related acute leukemia. *Clin Lab Med* 20(1):71–81, ix, 2000.

286. Padmanabhan A, Baker JA, Zirpoli G, et al: Acute myeloid leukemia and myelodysplastic syndrome following breast cancer: Increased frequency of other cancers and of cancers in multiple family members. *Leuk Res* 2008;32(12):1820–1823, 2000.

287. Hake CR, Graubert TA, Fenske TS: Does autologous transplantation directly increase the risk of secondary leukemia in lymphoma patients? *Bone Marrow Transplant* 39(2):59–70, 2007.

288. Palumbo A, Bringhen S, Kumar SK, et al: Second primary malignancies with lenalidomide therapy for newly diagnosed myeloma: A meta-analysis of individual patient data. *Lancet Oncol* 15(3):333–342, 2014.

289. Chakraborty S, Sun CL, Francisco L, et al: Accelerated telomere shortening precedes development of therapy-related myelodysplasia or acute myelogenous leukemia after autologous transplantation for lymphoma. *J Clin Oncol* 27(5):791–798, 2009.

290. Fukumoto JS, Greenberg PL: Management of patients with higher risk myelodysplastic syndromes. *Crit Rev Oncol Hematol* 56(2):179–192, 2005.

291. Senent L, Arenillas L, Luno E, Ruiz JC, Sanz G, Florensa L: Reproducibility of the World Health Organization 2008 criteria for myelodysplastic syndromes. *Haematologica* 98(4):568–575, 2013.

292. Font P, Loscertales J, Benavente C, et al: Inter-observer variance with the diagnosis of myelodysplastic syndromes (MDS) following the 2008 WHO classification. *Ann Hematol* 92(1):19–24, 2013.

293. Greenberg PL, Attar E, Bennett JM, et al: Myelodysplastic syndromes: Clinical practice guidelines in oncology. *J Natl Compr Canc Netw* 11(7):838–874, 2013.

294. Malcovati L, Hellstrom-Lindberg E, Bowen D, et al: Diagnosis and treatment of primary myelodysplastic syndromes in adults: Recommendations from the European LeukemiaNet. *Blood* 122(17):2943–2964, 2013.

295. Garcia-Manero G, Shan J, Faderl S, et al: A prognostic score for patients with lower risk myelodysplastic syndrome. *Leukemia* 22(3):538–543, 2008.

296. Kantarjian H, O'Brien S, Ravandi F, et al: Proposal for a new risk model in myelodysplastic syndrome that accounts for events not considered in the original International Prognostic Scoring System. *Cancer* 113(6):1351–1361, 2008.

297. Malcovati L, Della Porta MG, Strupp C, et al: Impact of the degree of anemia on the outcome of patients with myelodysplastic syndrome and its integration into the WHO classification-based Prognostic Scoring System (WPSS). *Haematologica* 96(10):1433–1440, 2011.

298. Greenberg PL, Tuechler H, Schanz J, et al: Revised international prognostic scoring system for myelodysplastic syndromes. *Blood* 120(12):2454–2465, 2012.

299. Neukirchen J, Lauseker M, Blum S, et al: Validation of the revised International Prognostic Scoring System (IPSS-R) in patients with myelodysplastic syndrome: A multicenter study. *Leuk Res* 38(1):57–64, 2014.

300. Voso MT, Fenu S, Latagliata R, et al: Revised International Prognostic Scoring System (IPSS) predicts survival and leukemic evolution of myelodysplastic syndromes significantly better than IPSS and WHO Prognostic Scoring System: Validation by the Gruppo Romano Mielodisplasie Italian Regional Database. *J Clin Oncol* 31(21):2671–2677, 2013.

301. Zeidan AM, Lee JW, Prebet T, et al: Comparison of the prognostic utility of the revised International Prognostic Scoring System and the French Prognostic Scoring System in azacitidine-treated patients with myelodysplastic syndromes. *Br J Haematol* 166(3):352–359, 2014.

302. Sekeres MA, Swern AS, Fenaux P, et al: Validation of the IPSS-R in lenalidomide-treated, lower-risk myelodysplastic syndrome patients with del(5q). *Blood Cancer J* 4(4):e242, 2014.

303. Della Porta MG, Alessandrino EP, Bacigalupo A, et al: Predictive factors for the outcome of allogeneic transplantation in patients with MDS stratified according to the revised IPSS-R. *Blood* 123(15):2333–2342, 2014.

304. Steensma DP, Tefferi A: Risk-based management of myelodysplastic syndrome. *Oncology (Williston Park)* 21(1):43–54; discussion 57–58, 62, 2007.

305. Sekeres MA: How to manage lower-risk myelodysplastic syndromes. *Leukemia* 26(3):390–394, 2012.

306. Sekeres MA, Cutler C: How we treat higher-risk myelodysplastic syndromes. *Blood* 123(6):829–836, 2014.

307. Fenaux P, Ades L: How we treat lower-risk myelodysplastic syndromes. *Blood* 121(21):4280–4286, 2013.

308. List A, Dewald G, Bennett J, et al: Lenalidomide in the myelodysplastic syndrome with chromosome 5q deletion. *N Engl J Med* 355(14):1456–1465, 2006.

309. Hellstrom-Lindberg E, Gulbrandsen N, Lindberg G, et al: A validated decision model for treating the anaemia of myelodysplastic syndromes with erythropoietin + granulocyte colony-stimulating factor: Significant effects on quality of life. *Br J Haematol* 120(6):1037–1046, 2003.

310. Traina F, Visconte V, Elson P, et al: Impact of molecular mutations on treatment response to DNMT inhibitors in myelodysplasia and related neoplasms. *Leukemia* 28(1):78–87, 2014.

311. Itzykson R, Kosmider O, Cluzeau T, et al: Impact of TET2 mutations on response rate to azacitidine in myelodysplastic syndromes and low blast count acute myeloid leukemias.

Leukemia 25(7):1147–1152, 2011.

312. Saunthararajah Y, Nakamura R, Wesley R, et al: A simple method to predict response to immunosuppressive therapy in patients with myelodysplastic syndrome. *Blood* 102(8):3025–3027, 2003.

313. Sekeres MA, Giagounidis A, Kantarjian H, et al: Development and validation of a model to predict platelet response to romiplostim in patients with lower-risk myelodysplastic syndromes. *Br J Haematol* 167(3):337–345, 2014.

314. Westers TM, Alhan C, Chamuleau ME, et al: Aberrant immunophenotype of blasts in myelodysplastic syndromes is a clinically relevant biomarker in predicting response to growth factor treatment. *Blood* 115(9):1779–1784, 2010.

315. Saft L, Karimi M, Ghaderi M, et al: P53 protein expression independently predicts outcome in patients with lower-risk myelodysplastic syndromes with del(5q). *Haematologica* 99(6):1041–1049, 2014.

316. Bejar R, Stevenson K, Abdel-Wahab O, et al: Clinical effect of point mutations in myelodysplastic syndromes. *N Engl J Med* 364(26):2496–2506, 2011.

317. Greenberg PL, Attar E, Bennett JM, et al: Myelodysplastic syndromes: Clinical practice guidelines in oncology. *J Natl Compr Canc Netw* 11(7):838–874, 2013.

318. Cheson BD, Greenberg PL, Bennett JM, et al: Clinical application and proposal for modification of the International Working Group (IWG) response criteria in myelodysplasia. *Blood* 108(2):419–425, 2006.

319. Steensma DP, Heptinstall KV, Johnson VM, et al: Common troublesome symptoms and their impact on quality of life in patients with myelodysplastic syndromes (MDS): Results of a large internet-based survey. *Leuk Res* 32(5):691–698, 2008.

320. Sekeres MA, Maciejewski JP, List AF, et al: Perceptions of disease state, treatment outcomes, and prognosis among patients with myelodysplastic syndromes: Results from an internet-based survey. *Oncologist* 16(6):904–911, 2011.

321. Abel GA, Klaassen R, Lee SJ, et al: Patient-reported outcomes for the myelodysplastic syndromes: A new MDS-specific measure of quality of life. *Blood* 123(3):451–452, 2014.

322. Jansen AJ, Essink-Bot ML, Beckers EA, et al: Quality of life measurement in patients with transfusion-dependent myelodysplastic syndromes. *Br J Haematol* 121(2):270–274, 2003.

323. Kornblith AB, Herndon JE 2nd, Silverman LR, et al: Impact of azacytidine on the quality of life of patients with myelodysplastic syndrome treated in a randomized phase III trial: A Cancer and Leukemia Group B study. *J Clin Oncol* 20(10):2441–2452, 2002.

324. Lindquist KJ, Danese MD, Mikhael J, et al: Health care utilization and mortality among elderly patients with myelodysplastic syndromes. *Ann Oncol* 22(5):1181–1188, 2011.

325. Hellstrom-Lindberg E, Malcovati L: Supportive care and use of hematopoietic growth factors in myelodysplastic syndromes. *Semin Hematol* 45(1):14–22, 2008.

326. Oliva EN, Schey C, Hutchings AS: A review of anemia as a cardiovascular risk factor in patients with myelodysplastic syndromes. *Am J Blood Res* 1(2):160–166, 2011.

327. Fakhry SM, Fata P: How low is too low? Cardiac risks with anemia. *Crit Care* 8 Suppl 2:S11–S14, 2004.

328. Hajjar LA, Vincent JL, Galas FR, et al: Transfusion requirements after cardiac surgery: The TRACS randomized controlled trial. *JAMA* 304(14):1559–1567, 2010.

329. Hebert PC, Wells G, Blajchman MA, et al: A multicenter, randomized, controlled clinical trial of transfusion requirements in critical care. Transfusion Requirements in Critical Care Investigators, Canadian Critical Care Trials Group. *N Engl J Med* 340(6):409–417, 1999.

330. Hogshire L, Carson JL: Red blood cell transfusion: What is the evidence when to transfuse? *Curr Opin Hematol* 20(6):546–551, 2013.

331. Pascal L, Beyne-Rauzy O, Brechignac S, et al: Cardiac iron overload assessed by T2* magnetic resonance imaging and cardiac function in regularly transfused myelodysplastic syndrome patients. *Br J Haematol* 162(3):413–415, 2013.

332. Chacko J, Pennell DJ, Tanner MA, et al: Myocardial iron loading by magnetic resonance imaging T2* in good prognostic myelodysplastic syndrome patients on long-term blood transfusions. *Br J Haematol* 138(5):587–593, 2007.

333. Kantarjian H, Giles F, List A, et al: The incidence and impact of thrombocytopenia in myelodysplastic syndromes. *Cancer* 109(9):1705–1714, 2007.

334. Cullen M, Baijal S: Prevention of febrile neutropenia: Use of prophylactic antibiotics. *Br J Cancer* 101 Suppl 1:S11–S14, 2009.

335. Bergmann OJ, Mogensen SC, Ellermann-Eriksen S, Ellegaard J: Acyclovir prophylaxis and fever during remission-induction therapy of patients with acute myeloid leukemia: A randomized, double-blind, placebo-controlled trial. *J Clin Oncol* 15(6):2269–2274, 1997.

336. Cornely OA, Maertens J, Winston DJ, et al: Posaconazole vs. fluconazole or itraconazole prophylaxis in patients with neutropenia. *N Engl J Med* 356(4):348–359, 2007.

337. Steensma DP, Stone RM: Practical recommendations for hypomethylating agent therapy of patients with myelodysplastic syndromes. *Hematol Oncol Clin North Am* 24(2):389–406, 2010.

338. Cornely OA, Bohme A, Buchheidt D, et al: Primary prophylaxis of invasive fungal infections in patients with hematologic malignancies. Recommendations of the Infectious Diseases Working Party of the German Society for Haematology and Oncology. *Haematologica* 94(1):113–122, 2009.

339. Mattiuzzi GN, Kantarjian H, Faderl S, et al: Amphotericin B lipid complex as prophylaxis of invasive fungal infections in patients with acute myelogenous leukemia and myelodysplastic syndrome undergoing induction chemotherapy. *Cancer* 100(3):581–589, 2004.

340. Cazzola M, Malcovati L: Myelodysplastic syndromes—Coping with ineffective hematopoiesis. *N Engl J Med* 352(6):536–538, 2005.

341. Malcovati L: Impact of transfusion dependency and secondary iron overload on the survival of patients with myelodysplastic syndromes. *Leuk Res* 31 (Suppl 3):S2–S6, 2007.

342. Chee CE, Steensma DP, Wu W, et al: Neither serum ferritin nor the number of red blood cell transfusions affect overall survival in refractory anemia with ringed sideroblasts. *Am J Hematol* 83(8):611–613, 2008.

343. Leitch HA, Chan C, Leger CS, et al: Improved survival with iron chelation therapy for red blood cell transfusion dependent lower IPSS risk MDS may be more significant in patients with a non-RARS diagnosis. *Leuk Res* 36(11):1380–1386, 2012.

344. Park S, Grabar S, Kelaidi C, et al: Predictive factors of response and survival in myelodysplastic syndrome treated with erythropoietin and G-CSF: The GFM experience. *Blood* 111(2):574–582, 2008.

345. Rigolin GM, Porta MD, Ciccone M, et al: In patients with myelodysplastic syndromes response to rHuEPO and G-CSF treatment is related to an increase of cytogenetically normal CD34 cells. *Br J Haematol* 126(4):501–507, 2004.

346. Musto P, Matera R, Minervini MM, et al: Low serum levels of tumor necrosis factor and interleukin-1 beta in myelodysplastic syndromes responsive to recombinant erythropoietin. *Haematologica* 79(3):265–268, 1994.

347. Wallvik J, Stenke L, Bernell P, et al: Serum erythropoietin (EPO) levels correlate with survival and independently predict response to EPO treatment in patients with myelodysplastic syndromes. *Eur J Haematol* 68(3):180–185, 2002.

348. Auerbach M, Ballard H: Clinical use of intravenous iron: Administration, efficacy, and safety. *Hematology Am Soc Hematol Educ Program* 2010:338–347, 2010.

349. Rizzo JD, Brouwers M, Hurley P, et al: American Society of Hematology/American Society of Clinical Oncology clinical practice guideline update on the use of epoetin and darbepoetin in adult patients with cancer. *Blood* 116(20):4045–4059, 2010.

350. Rose EH, Abels RI, Nelson RA, et al: The use of r-HuEpo in the treatment of anaemia related to myelodysplasia (MDS). *Br J Haematol* 89(4):831–837, 1995.

351. Negrin RS, Stein R, Vardiman J, et al: Treatment of the anemia of myelodysplastic syndromes using recombinant human granulocyte colony-stimulating factor in combination with erythropoietin. *Blood* 82(3):737–743, 1993.

352. Bessho M, Jinnai I, Matsuda A, et al: Improvement of anemia by recombinant erythropoietin in patients with myelodysplastic syndromes and aplastic anemia. *Int J Cell Cloning* 8(6):445–458, 1990.

353. Stebler C, Tichelli A, Dazzi H, et al: High-dose recombinant human erythropoietin for treatment of anemia in myelodysplastic syndromes and paroxysmal nocturnal hemoglobinuria: A pilot study. *Exp Hematol* 18(11):1204–1208, 1990.

354. Bowen D, Culligan D, Jacobs A: The treatment of anaemia in the myelodysplastic syndromes with recombinant human erythropoietin. *Br J Haematol* 77(3):419–423, 1991.

355. Hellstrom E, Birgegard G, Lockner D, et al: Treatment of myelodysplastic syndromes with recombinant human erythropoietin. *Eur J Haematol* 47(5):355–360, 1991.

356. Schouten HC, Vellenga E, van Rhenen DJ, et al: Recombinant human erythropoietin in patients with myelodysplastic syndromes. *Leukemia* 5(5):432–436, 1991.

357. Stein RS, Abels RI, Krantz SB: Pharmacologic doses of recombinant human erythropoietin in the treatment of myelodysplastic syndromes. *Blood* 78(7):1658–1663, 1991.

358. Goy A, Belanger C, Casadevall N, et al: High doses of intravenous recombinant erythropoietin for the treatment of anaemia in myelodysplastic syndrome. *Br J Haematol* 84(2):232–237, 1993.

359. A randomized double-blind placebo-controlled study with subcutaneous recombinant human erythropoietin in patients with low-risk myelodysplastic syndromes. Italian Cooperative Study Group for rHuEpo in Myelodysplastic Syndromes. *Br J Haematol* 103(4):1070–1074, 1998.

360. Thompson JA, Gilliland DG, Prchal JT, et al: Effect of recombinant human erythropoietin combined with granulocyte/macrophage colony-stimulating factor in the treatment of patients with myelodysplastic syndrome. GM/EPO MDS Study Group. *Blood* 95(4):1175–1179, 2000.

361. Spiriti MA, Latagliata R, Niscola P, et al: Impact of a new dosing regimen of epoetin alfa on quality of life and anemia in patients with low-risk myelodysplastic syndrome. *Ann Hematol* 84(3):167–176, 2005.

362. Stone RM, Bernstein SH, Demetri G, et al: Therapy with recombinant human erythropoietin in patients with myelodysplastic syndromes. *Leuk Res* 18(10):769–776, 1994.

363. Gabrilove J, Paquette R, Lyons RM, et al: Phase 2, single-arm trial to evaluate the effectiveness of darbepoetin alfa for correcting anaemia in patients with myelodysplastic syndromes. *Br J Haematol* 142(3):379–393, 2008.

364. Stasi R, Abruzzese E, Lanzetta G, et al: Darbepoetin alfa for the treatment of anemic patients with low- and intermediate-1-risk myelodysplastic syndromes. *Ann Oncol* 16(12):1921–1927, 2005.

365. Moyo V, Lefebvre P, Duh MS, et al: Erythropoiesis-stimulating agents in the treatment of anemia in myelodysplastic syndromes: A meta-analysis. *Ann Hematol* 87(7):527–536, 2008.

366. Terpos E, Mougiou A, Kouraklis A, et al: Prolonged administration of erythropoietin increases erythroid response rate in myelodysplastic syndromes: A phase II trial in 281 patients. *Br J Haematol* 118(1):174–180, 2002.

367. Bohlius J, Schmidlin K, Brillant C, et al: Recombinant human erythropoiesis-stimulating agents and mortality in patients with cancer: A meta-analysis of randomised trials. *Lancet* 373(9674):1532–1542, 2009.

368. Jadersten M, Malcovati L, Dybedal I, et al: Erythropoietin and granulocyte-colony stimulating factor treatment associated with improved survival in myelodysplastic syndrome. *J Clin Oncol* 26(21):3607–3613, 2008.

369. Cortelezzi A, Colombo G, Pellegrini C, et al: Bone marrow glycophorin-positive erythroid cells of myelodysplastic patients responding to high-dose rHuEPO therapy have a different gene expression pattern from those of nonresponders. *Am J Hematol* 83(7):531–539, 2008.

370. Negrin RS, Stein R, Doherty K, et al: Maintenance treatment of the anemia of myelodysplastic syndromes with recombinant human granulocyte colony-stimulating factor and erythropoietin: Evidence for *in vivo* synergy. *Blood* 87(10):4076–4081, 1996.

371. Mundle S, Lefebvre P, Vekeman F, et al: An assessment of erythroid response to epoetin alpha as a single agent versus in combination with granulocyte- or granulocyte-macrophage-colony-stimulating factor in myelodysplastic syndromes using a meta-analysis approach. *Cancer* 115(4):706–715, 2009.

372. Pomeroy C, Oken MM, Rydell RE, Filice GA: Infection in the myelodysplastic syndromes. *Am J Med* 90(3):338–344, 1991.

373. Boogaerts MA, Nelissen V, Roelant C, Goossens W: Blood neutrophil function in primary myelodysplastic syndromes. *Br J Haematol* 55(2):217–227, 1983.

374. Davey FR, Erber WN, Gatter KC, Mason DY: Abnormal neutrophils in acute myeloid leukemia and myelodysplastic syndrome. *Hum Pathol* 19(4):454–459, 1988.

375. Engelfriet CP, k HW, Klein HG, et al: International forum: Granulocyte transfusions. *Vox Sang* 79(1):59–66, 2000.

376. Steensma DP: Hematopoietic growth factors in myelodysplastic syndromes. *Semin Oncol* 38(5):635–647, 2011.

377. Vadhan-Raj S, Keating M, LeMaistre A, et al: Effects of recombinant human granulocyte-macrophage colony-stimulating factor in patients with myelodysplastic syndromes. *N Engl J Med* 317(25):1545–1552, 1987.

378. Chuncharunee S, Intragumtornchai T, Chaimongkol B, et al: Treatment of myelodysplastic syndrome with low-dose human granulocyte colony-stimulating factor: A multicenter study. *Int J Hematol* 74(2):144–146, 2001.

379. Sultana TA, Harada H, Ito K, et al: Expression and functional analysis of granulocyte colony-stimulating factor receptors on CD34++ cells in patients with myelodysplastic syndrome (MDS) and MDS-acute myeloid leukaemia. *Br J Haematol* 121(1):63–75, 2003.

380. Nimubona S, Grulois I, Bernard M, et al: Complete remission in hypoplastic acute myeloid leukemia induced by G-CSF without chemotherapy: Report on three cases. *Leukemia* 16(9):1871–1873, 2002.

381. O'Malley DP, Whalen M, Banks PM: Spontaneous splenic rupture with fatal outcome following G-CSF administration for myelodysplastic syndrome. *Am J Hematol* 73(4):294–295, 2003.

382. Arshad M, Seiter K, Bilaniuk J, et al: Side effects related to cancer treatment: CASE 2. Splenic rupture following pegfilgrastim. *J Clin Oncol* 23(33):8533–8534, 2005.

383. Jakob A, Hirsch FW, Engelhardt M: Successful treatment of a patient with myelodysplastic syndrome (RAEB) with Darbepoetin-alfa in combination with Pegfilgrastim. *Ann Hematol* 84(10):694–695, 2005.

384. Jadersten M, Montgomery SM, Dybedal I, et al: Long-term outcome of treatment of anemia in MDS with erythropoietin and G-CSF. *Blood* 106(3):803–811, 2005.

385. Verhoef G, Van den Berghe H, Boogaerts M: Cytogenetic effects on cells derived from patients with myelodysplastic syndromes during treatment with hemopoietic growth factors. *Leukemia* 6(8):766–769, 1992.

386. Tohyama K, Ohmori S, Michishita M, et al: Effects of recombinant G-CSF and GM-CSF on in vitro differentiation of the blast cells of RAEB and RAEB-T. *Eur J Haematol* 42(4):348–353, 1989.

387. Ferrero D, Bruno B, Pregno P, et al: Combined differentiating therapy for myelodysplastic syndromes: A phase II study. *Leuk Res* 20(10):867–876, 1996.

388. Hofmann WK, Koeffler HP: Differentiation therapy for myelodysplastic syndrome. *Clin Cancer Res* 8(4):939–941, 2002.

389. Kurzrock R, Cortes J, Thomas DA, et al: Pilot study of low-dose interleukin-11 in patients with bone marrow failure. *J Clin Oncol* 19(21):4165–4172, 2001.

390. Tsimberidou AM, Giles FJ, Khouri I, et al: Low-dose interleukin-11 in patients with bone marrow failure: Update of the M. D. Anderson Cancer Center experience. *Ann Oncol* 16(1):139–145, 2005.

391. Kuter DJ, Begley CG: Recombinant human thrombopoietin: Basic biology and evaluation of clinical studies. *Blood* 100(10):3457–3469, 2002.

392. Greenberg PL, Garcia-Manero G, Moore M, et al: A randomized controlled trial of romiplostim in patients with low- or intermediate-risk myelodysplastic syndrome receiving decitabine. *Leuk Lymphoma* 54(2):321–328, 2013.

393. Kantarjian H, Fenaux P, Sekeres MA, et al: Safety and efficacy of romiplostim in patients with lower-risk myelodysplastic syndrome and thrombocytopenia. *J Clin Oncol* 28(3):437–444, 2010.

394. Kantarjian HM, Giles FJ, Greenberg PL, et al: Phase 2 study of romiplostim in patients with low- or intermediate-risk myelodysplastic syndrome receiving azacitidine therapy. *Blood* 116(17):3163–3170, 2010.

395. Sekeres MA, Kantarjian H, Fenaux P, et al: Subcutaneous or intravenous administration of romiplostim in thrombocytopenic patients with lower risk myelodysplastic syndromes. *Cancer* 117(5):992–1000, 2011.

396. Wroblewski S, Shi W, Mudd P Jr, Aivado M: Eltrombopag in thrombocytopenic patients with advanced myelodysplastic syndromes (MDS) or secondary acute myeloid leukemia after MDS: A phase I/II study. *J Clin Oncol.* 28:15s [abstract], 2010 (available at http://meetinglibrary.asco.org/content/53792-74).

397. Mavroudi I, Pyrovolaki K, Pavlaki K, et al: Effect of the nonpeptide thrombopoietin receptor agonist eltrombopag on megakaryopoiesis of patients with lower risk myelodysplastic syndrome. *Leuk Res* 2011;35(3):323–328, 2010.

398. Svensson T, Chowdhury O, Garelius H, et al: A pilot phase I dose finding safety study of the thrombopoietin-receptor agonist, eltrombopag, in patients with myelodysplastic syndrome treated with azacitidine. *Eur J Haematol* 93(5):439–445, 2014.

399. Tamari R, Schinke C, Bhagat T, et al: Eltrombopag can overcome the anti-megakaryopoietic effects of lenalidomide without increasing proliferation of the malignant myelodysplastic syndrome/acute myelogenous leukemia clone. *Leuk Lymphoma* 55(12):2901–2906, 2014.

400. Will B, Kawahara M, Luciano JP, et al: Effect of the nonpeptide thrombopoietin receptor agonist Eltrombopag on bone marrow cells from patients with acute myeloid leukemia and myelodysplastic syndrome. *Blood* 114(18):3899–3908, 2009.

401. Giagounidis A, Mufti GJ, Fenaux P, et al: Results of a randomized, double-blind study of romiplostim versus placebo in patients with low/intermediate-1-risk myelodysplastic syndrome and thrombocytopenia. *Cancer* 120(12):1838–1846, 2014.

402. Kuter DJ, Mufti GJ, Bain BJ, et al: Evaluation of bone marrow reticulin formation in chronic immune thrombocytopenia patients treated with romiplostim. *Blood* 114(18):3748–3756, 2009.

403. Steensma DP, Gattermann N: When is iron overload deleterious, and when and how should iron chelation therapy be administered in myelodysplastic syndromes? *Best Pract Res Clin Haematol* 26(4):431–444, 2013.

404. Steensma DP: The role of iron chelation therapy for patients with myelodysplastic syndromes. *J Natl Compr Canc Netw* 9(1):65–75, 2011.

405. Steensma DP: The relevance of iron overload and the appropriateness of iron chelation therapy for patients with myelodysplastic syndromes: A dialogue and debate. *Curr*

Hematol Malig Rep 6(2):136–144, 2011.

406. Leitch HA: Controversies surrounding iron chelation therapy for MDS. *Blood Rev* 25(1):17–31, 2011.
407. Goldberg SL, Chen E, Sasane M, et al: Economic impact on US Medicare of a new diagnosis of myelodysplastic syndromes and the incremental costs associated with blood transfusion need. *Transfusion* 52(10):2131–2138, 2012.
408. Goldberg SL, Chen E, Corral M, et al: Incidence and clinical complications of myelodysplastic syndromes among United States Medicare beneficiaries. *J Clin Oncol* 28(17):2847–2852, 2010.
409. Leitch HA: Improving clinical outcome in patients with myelodysplastic syndrome and iron overload using iron chelation therapy. *Leuk Res* 31 Suppl 3:S7–S9, 2007.
410. Lyons RM, Marek BJ, Paley C, et al: Comparison of 24-month outcomes in chelated and non-chelated lower-risk patients with myelodysplastic syndromes in a prospective registry. *Leuk Res* 38(2):149–154, 2014.
411. Rose C, Brechignac S, Vassilief D, et al: Does iron chelation therapy improve survival in regularly transfused lower risk MDS patients? A multicenter study by the GFM (Groupe Francophone des Myelodysplasies). *Leuk Res* 34(7):864–870, 2010.
412. Neukirchen J, Fox F, Kundgen A, et al: Improved survival in MDS patients receiving iron chelation therapy-a matched pair analysis of 188 patients from the Dusseldorf MDS registry. *Leuk Res* 36(8):1067–1070, 2012.
413. Gattermann N: Overview of guidelines on iron chelation therapy in patients with myelodysplastic syndromes and transfusional iron overload. *Int J Hematol* 88(1):24–29, 2008.
414. Armand P, Kim HT, Cutler CS, et al: Prognostic impact of elevated pretransplantation serum ferritin in patients undergoing myeloablative stem cell transplantation. *Blood* 109(10):4586–4588, 2007.
415. Bennett JM; MDS Foundation's Working Group on Transfusional Iron Overload: Consensus statement on iron overload in myelodysplastic syndromes. *Am J Hematol* 83(11):858–861, 2008.
416. Wells RA, Leber B, Buckstein R, et al: Iron overload in myelodysplastic syndromes: A Canadian consensus guideline. *Leuk Res* 32(9):1338–1353, 2008.
417. Di Tucci AA, Matta G, Deplano S, et al: Myocardial iron overload assessment by T2* magnetic resonance imaging in adult transfusion dependent patients with acquired anemias. *Haematologica* 93(9):1385–1388, 2008.
418. List AF, Baer MR, Steensma DP, et al: Deferasirox reduces serum ferritin and labile plasma iron in RBC transfusion-dependent patients with myelodysplastic syndrome. *J Clin Oncol* 30(17):2134–2139, 2012.
419. Pullarkat V: Objectives of iron chelation therapy in myelodysplastic syndromes: More than meets the eye? *Blood* 114(26):5251–5255, 2009.
420. Cappellini MD, Porter J, El-Beshlawy A, et al: Tailoring iron chelation by iron intake and serum ferritin: The prospective EPIC study of deferasirox in 1744 patients with transfusion-dependent anemias. *Haematologica* 95(4):557–566, 2010.
421. Guariglia R, Martorelli MC, Villani O, et al: Positive effects on hematopoiesis in patients with myelodysplastic syndrome receiving deferasirox as oral iron chelation therapy: A brief review. *Leuk Res* 35(5):566–570, 2011.
422. Jensen PD, Heickendorff L, Pedersen B, et al: The effect of iron chelation on haemopoiesis in MDS patients with transfusional iron overload. *Br J Haematol* 94(2):288–299, 1996.
423. Wisch JS, Griffin JD, Kufe DW: Response of preleukemic syndromes to continuous infusion of low-dose cytarabine. *N Engl J Med* 309(26):1599–1602, 1983.
424. Mufti GJ, Oscier DG, Hamblin TJ, Bell AJ: Low doses of cytarabine in the treatment of myelodysplastic syndrome and acute myeloid leukemia. *N Engl J Med* 309(26):1653–1654, 1983.
425. Manoharan A: Low-dose cytarabine therapy in hypoplastic acute leukemia. *N Engl J Med* 309(26):1652–1653, 1983.
426. Hellstrom-Lindberg E, Robert KH, Gahrton G, et al: A predictive model for the clinical response to low dose ara-C: A study of 102 patients with myelodysplastic syndromes or acute leukaemia. *Br J Haematol* 81(4):503–511, 1992.
427. Ganser A, Seipelt G, Eder M, et al: Treatment of myelodysplastic syndromes with cytokines and cytotoxic drugs. *Semin Oncol* 19(2 Suppl 4):95–101, 1992.
428. Gerhartz HH, Marcus R, Delmer A, et al: A randomized phase II study of low-dose cytosine arabinoside (LD-AraC) plus granulocyte-macrophage colony-stimulating factor (rhGM-CSF) in myelodysplastic syndromes (MDS) with a high risk of developing leukemia. EORTC Leukemia Cooperative Group. *Leukemia* 8(1):16–23, 1994.
429. Aul C, Gattermann N: The role of low-dose chemotherapy in myelodysplastic syndromes. *Leuk Res* 16(3):207–215, 1992.
430. Miller KB, Kim K, Morrison FS, et al: The evaluation of low-dose cytarabine in the treatment of myelodysplastic syndromes: A phase-III intergroup study. *Ann Hematol* 65(4):162–168, 1992.
431. Fenaux P, Gattermann N, Seymour JF, et al: Prolonged survival with improved tolerability in higher-risk myelodysplastic syndromes: Azacitidine compared with low dose ara-C. *Br J Haematol* 149(2):244–249, 2010.
432. Visani G, Malagola M, Piccaluga PP, Isidori A: Low dose Ara-C for myelodysplastic syndromes: Is it still a current therapy? *Leuk Lymphoma* 45(8):1531–1538, 2004.
433. Sloand EM, Rezvani K: The role of the immune system in myelodysplasia: Implications for therapy. *Semin Hematol* 45(1):39–48, 2008.
434. Aivado M, Rong A, Stadler M, et al: Favourable response to antithymocyte or antilymphocyte globulin in low-risk myelodysplastic syndrome patients with a "non-clonal" pattern of X-chromosome inactivation in bone marrow cells. *Eur J Haematol* 68(4):210–216, 2002.
435. Selleri C, Maciejewski JP, Catalano L, et al: Effects of cyclosporine on hematopoietic and immune functions in patients with hypoplastic myelodysplasia: *In vitro* and *in vivo* studies. *Cancer* 95(9):1911–1922, 2002.
436. Yazji S, Giles FJ, Tsimberidou AM, et al: Antithymocyte globulin (ATG)-based therapy in patients with myelodysplastic syndromes. *Leukemia* 17(11):2101–2106, 2003.
437. Killick SB, Mufti G, Cavenagh JD, et al: A pilot study of antithymocyte globulin (ATG) in the treatment of patients with "low-risk" myelodysplasia. *Br J Haematol* 120(4):679–684, 2003.
438. Molldrem JJ, Caples M, Mavroudis D, et al: Antithymocyte globulin for patients with myelodysplastic syndrome. *Br J Haematol* 99(3):699–705, 1997.
439. Kadia TM, Borthakur G, Garcia-Manero G, et al: Final results of the phase II study of rabbit anti-thymocyte globulin, ciclosporin, methylprednisone, and granulocyte colony-stimulating factor in patients with aplastic anaemia and myelodysplastic syndrome. *Br J Haematol* 157(3):312–320, 2012.
440. Dixit A, Chatterjee T, Mishra P, et al: Cyclosporin A in myelodysplastic syndrome: A preliminary report. *Ann Hematol* 84(9):565–568, 2005.
441. Shimamoto T, Tohyama K, Okamoto T, et al: Cyclosporin A therapy for patients with myelodysplastic syndrome: Multicenter pilot studies in Japan. *Leuk Res* 27(9):783–788, 2003.
442. Nozaki Y, Nagare Y, Kinoshita K, et al: Successful treatment using tacrolimus plus corticosteroid in a patient with RA associated with MDS. *Rheumatol Int* 28(5):487–490, 2008.
443. Saunthararajah Y, Nakamura R, Nam JM, et al: HLA-DR15 (DR2) is overrepresented in myelodysplastic syndrome and aplastic anemia and predicts a response to immunosuppression in myelodysplastic syndrome. *Blood* 100(5):1570–1574, 2002.
444. Lim ZY, Killick S, Germing U, et al: Low IPSS score and bone marrow hypocellularity in MDS patients predict hematological responses to antithymocyte globulin. *Leukemia* 21(7):1436–1441, 2007.
445. Wang H, Chuhjo T, Yasue S, et al: Clinical significance of a minor population of paroxysmal nocturnal hemoglobinuria-type cells in bone marrow failure syndrome. *Blood* 100(12):3897–3902, 2002.
446. Steensma DP, Dispenzieri A, Moore SB, et al: Antithymocyte globulin has limited efficacy and substantial toxicity in unselected anemic patients with myelodysplastic syndrome. *Blood* 101(6):2156–2158, 2003.
447. Atoyebi W, Bywater L, Rawlings L, et al: Treatment of myelodysplasia with oral cyclosporin. *Clin Lab Haematol* 24(4):211–214, 2002.
448. Sloand EM, Olnes MJ, Shenoy A, et al: Alemtuzumab treatment of intermediate-1 myelodysplasia patients is associated with sustained improvement in blood counts and cytogenetic remissions. *J Clin Oncol* 28(35):5166–5173, 2010.
449. Moreno-Aspitia A, Geyer S, Li C, et al: N998B: Multicenter phase II trial of thalidomide (Thal) in adult patients with myelodysplastic syndromes (MDS). *Blood* 100:96a, 2002.
450. Zorat F, Shetty V, Dutt D, et al: The clinical and biological effects of thalidomide in patients with myelodysplastic syndromes. *Br J Haematol* 115(4):881–894, 2001.
451. Ito T, Ando H, Suzuki T, et al: Identification of a primary target of thalidomide teratogenicity. *Science* 327(5971):1345–1350, 2010.
452. Kronke J, Udeshi ND, Narla A, et al: Lenalidomide causes selective degradation of IKZF1 and IKZF3 in multiple myeloma cells. *Science* 343(6168):301–305, 2014.
453. Lu G, Middleton RE, Sun H, et al: The myeloma drug lenalidomide promotes the cereblon-dependent destruction of Ikaros proteins. *Science* 343(6168):305–309, 2014.
454. Zhu YX, Braggio E, Shi CX, et al: Identification of cereblon-binding proteins and relationship with response and survival after IMiDs in multiple myeloma. *Blood* 124(4):536–545, 2014.
455. Kotla V, Goel S, Nischal S, et al: Mechanism of action of lenalidomide in hematological malignancies. *J Hematol Oncol* 2:36, 2009.
456. List A, Kurtin S, Roe DJ, et al: Efficacy of lenalidomide in myelodysplastic syndromes. *N Engl J Med* 352(6):549–557, 2005.
457. Fenaux P, Giagounidis A, Selleslag D, et al: A randomized phase 3 study of lenalidomide versus placebo in RBC transfusion-dependent patients with Low-/Intermediate-1-risk myelodysplastic syndromes with del5q. *Blood* 118(14):3765–3776, 2011.
458. Sekeres MA, Maciejewski JP, Giagounidis AA, et al: Relationship of treatment-related cytopenias and response to lenalidomide in patients with lower-risk myelodysplastic syndromes. *J Clin Oncol* 26(36):5943–5949, 2008.
459. Raza A, Reeves JA, Feldman EJ, et al: Phase 2 study of lenalidomide in transfusion-dependent, low-risk, and intermediate-1 risk myelodysplastic syndromes with karyotypes other than deletion 5q. *Blood* 111(1):86–93, 2008.
460. Fehniger TA, Byrd JC, Marcucci G, et al: Single-agent lenalidomide induces complete remission of acute myeloid leukemia in patients with isolated trisomy 13. *Blood* 113(5):1002–1005, 2009.
461. Deeg HJ, Gotlib J, Beckham C, et al: Soluble TNF receptor fusion protein (etanercept) for the treatment of myelodysplastic syndrome: A pilot study. *Leukemia* 16(2):162–164, 2002.
462. Rosenfeld C, Bedell C: Pilot study of recombinant human soluble tumor necrosis factor receptor (TNFR:Fc) in patients with low risk myelodysplastic syndrome. *Leuk Res* 26(8):721–724, 2002.
463. Maciejewski JP, Risitano AM, Sloand EM, et al: A pilot study of the recombinant soluble human tumour necrosis factor receptor (p75)-Fc fusion protein in patients with myelodysplastic syndrome. *Br J Haematol* 117(1):119–126, 2002.
464. Stasi R, Amadori S: Infliximab chimaeric anti-tumour necrosis factor alpha monoclonal antibody treatment for patients with myelodysplastic syndromes. *Br J Haematol* 116(2):334–337, 2002.
465. Scott BL, Ramakrishnan A, Fosdal M, et al: Anti-thymocyte globulin plus etanercept as therapy for myelodysplastic syndromes (MDS): A phase II study. *Br J Haematol* 149(5):706–710, 2010.
466. Scott BL, Ramakrishnan A, Storer B, et al: Prolonged responses in patients with MDS and CMML treated with azacitidine and etanercept. *Br J Haematol* 148(6):944–947, 2010.
467. Yaguchi M, Miyazawa K, Katagiri T, et al: Vitamin K2 and its derivatives induce apoptosis in leukemia cells and enhance the effect of all-*trans* retinoic acid. *Leukemia* 11(6):779–787, 1997.
468. Takami A, Nakao S, Ontachi Y, et al: Successful therapy of myelodysplastic syndrome with menatetrenone, a vitamin K2 analog. *Int J Hematol* 69(1):24–26, 1999.
469. Nagler A, Rikilis I, Tatarsky I, Fabian I: Effect of 1,25-dihydroxyvitamin D3 and 13-*cis*-retinoic acid on *in vitro* hematopoiesis in the myelodysplastic syndromes. *J Lab Clin Med* 110(2):237–244, 1987.

470. Rowinsky EK, Conley BA, Jones RJ, et al: Hexamethylene bisacetamide in myelodysplastic syndrome: Effect of five-day exposure to maximal therapeutic concentrations. *Leukemia* 6(6):526–534, 1992.

471. Tefferi A, Elliott MA, Steensma DP, et al: Amifostine alone and in combination with erythropoietin for the treatment of favorable myelodysplastic syndrome. *Leuk Res* 25(2):183–185, 2001.

472. Raza A, Qawi H, Lisak L, et al: Patients with myelodysplastic syndromes benefit from palliative therapy with amifostine, pentoxifylline, and ciprofloxacin with or without dexamethasone. *Blood* 95(5):1580–1587, 2000.

473. Jantunen E, Ruutu P, Niskanen L, et al: Incidence and risk factors for invasive fungal infections in allogeneic BMT recipients. *Bone Marrow Transplant* 19(8):801–808, 1997.

474. Hast R, Axdorph S, Lauren L, Reizenstein P: Absent clinical effects of retinoic acid and isoretinoin treatment in the myelodysplastic syndrome. *Hematol Oncol* 7(4):297–301, 1989.

475. Ohno R, Naoe T, Hirano M, et al: Treatment of myelodysplastic syndromes with all-*trans* retinoic acid. Leukemia Study Group of the Ministry of Health and Welfare. *Blood* 81(5):1152–1154, 1993.

476. List A, Beran M, DiPersio J, et al: Opportunities for Trisenox (arsenic trioxide) in the treatment of myelodysplastic syndromes. *Leukemia* 17(8):1499–1507, 2003.

477. Sekeres MA, Maciejewski JP, Erba HP, et al: A Phase 2 study of combination therapy with arsenic trioxide and gemtuzumab ozogamicin in patients with myelodysplastic syndromes or secondary acute myeloid leukemia. *Cancer* 117(6):1253–1261, 2011.

478. Bejanyan N, Tiu RV, Raza A, et al: A phase 2 trial of combination therapy with thalidomide, arsenic trioxide, dexamethasone, and ascorbic acid (TADA) in patients with overlap myelodysplastic/myeloproliferative neoplasms (MDS/MPN) or primary myelofibrosis (PMF). *Cancer* 118(16):3968–3976, 2011.

479. Schiller GJ, Slack J, Hainsworth JD, et al: Phase II multicenter study of arsenic trioxide in patients with myelodysplastic syndromes. *J Clin Oncol* 24(16):2456–2464, 2006.

480. Terpos E, Verrou E, Banti A, et al: Bortezomib is an effective agent for MDS/MPD syndrome with 5q- anomaly and thrombocytosis. *Leuk Res* 31(4):559–562, 2007.

481. Braun T, Carvalho G, Coquelle A, et al: NF-kappaB constitutes a potential therapeutic target in high-risk myelodysplastic syndrome. *Blood* 107(3):1156–1165, 2006.

482. Attar EC, Amrein PC, Fraser JW, et al: Phase I dose escalation study of bortezomib in combination with lenalidomide in patients with myelodysplastic syndromes (MDS) and acute myeloid leukemia (AML). *Leuk Res* 37(9):1016–1020, 2013.

483. Maeda Y, Yamaguchi T, Hijikata Y, et al: Possible molecular target therapy with rapamycin in MDS. *Leuk Lymphoma* 47(5):907–911, 2006.

484. Follo MY, Mongiorgi S, Bosi C, et al: The Akt/mammalian target of rapamycin signal transduction pathway is activated in high-risk myelodysplastic syndromes and influences cell survival and proliferation. *Cancer Res* 67(9):4287–4294, 2007.

485. Carrancio S, Markovics J, Wong P, et al: An activin receptor IIA ligand trap promotes erythropoiesis resulting in a rapid induction of red blood cells and haemoglobin. *Br J Haematol* 165(6):870–882, 2014.

486. Bachegowda L, Gligich O, Mantzaris I, et al: Signal transduction inhibitors in treatment of myelodysplastic syndromes. *J Hematol Oncol* 6:50, 2013.

487. Cortes J, Giles F, O'Brien S, et al: Results of imatinib mesylate therapy in patients with refractory or recurrent acute myeloid leukemia, high-risk myelodysplastic syndrome, and myeloproliferative disorders. *Cancer* 97(11):2760–2766, 2003.

488. Gunby RH, Cazzaniga G, Tassi E, et al: Sensitivity to imatinib but low frequency of the TEL/PDGFRbeta fusion protein in chronic myelomonocytic leukemia. *Haematologica* 88(4):408–415, 2003.

489. Raza A, Galili N, Smith S, et al: Phase 1 multicenter dose-escalation study of ezatiostat hydrochloride (TLK199 tablets), a novel glutathione analog prodrug, in patients with myelodysplastic syndrome. *Blood* 113(26):6533–6540, 2009.

490. Raza A, Galili N, Mulford D, et al: Phase 1 dose-ranging study of ezatiostat hydrochloride in combination with lenalidomide in patients with non-deletion (5q) low to intermediate-1 risk myelodysplastic syndrome (MDS). *J Hematol Oncol* 5:18, 2012.

491. Raza A, Galili N, Callander N, et al: Phase 1-2a multicenter dose-escalation study of ezatiostat hydrochloride liposomes for injection (Telintra, TLK199), a novel glutathione analog prodrug in patients with myelodysplastic syndrome. *J Hematol Oncol* 2:20, 2009.

492. Leone G, Teofili L, Voso MT, Lubbert M: DNA methylation and demethylating drugs in myelodysplastic syndromes and secondary leukemias. *Haematologica* 87(12):1324–1341, 2002.

493. Quesnel B, Fenaux P: P15INK4b gene methylation and myelodysplastic syndromes. *Leuk Lymphoma* 35(5–6):437–443, 1999.

494. Silverman LR: Targeting hypomethylation of DNA to achieve cellular differentiation in myelodysplastic syndromes (MDS). *Oncologist* 6 (Suppl 5):8–14, 2001.

495. Saunthararajah Y, Hillery CA, Lavelle D, et al: Effects of 5-aza-2'-deoxycytidine on fetal hemoglobin levels, red cell adhesion, and hematopoietic differentiation in patients with sickle cell disease. *Blood* 102(12):3865–3870, 2003.

496. Goodyear OC, Dennis M, Jilani NY, et al: Azacitidine augments expansion of regulatory T cells after allogeneic stem cell transplantation in patients with acute myeloid leukemia (AML). *Blood* 119(14):3361–3369, 2012.

497. de Vos D: Epigenetic drugs: A longstanding story. *Semin Oncol* 32(5):437–442, 2005.

498. Palii SS, Van Emburgh BO, Sankpal UT, et al: DNA methylation inhibitor 5-Aza-2'-deoxycytidine induces reversible genome-wide DNA damage that is distinctly influenced by DNA methyltransferases 1 and 3B. *Mol Cell Biol* 28(2):752–771, 2008.

499. Fabre C, Grosjean J, Tailler M, et al: A novel effect of DNA methyltransferase and histone deacetylase inhibitors: NFkappaB inhibition in malignant myeloblasts. *Cell Cycle* 7(14):2139–2145, 2008.

500. Itzykson R, Fenaux P: Optimizing hypomethylating agents in myelodysplastic syndromes. *Curr Opin Hematol* 19(2):65–70, 2012.

501. Baer MR, Gojo I: Novel agents for the treatment of acute myeloid leukemia in the older patient. *J Natl Compr Canc Netw* 9(3):331–335, 2011.

502. Garcia-Manero G: Demethylating agents in myeloid malignancies. *Curr Opin Oncol* 20(6):705–710, 2008.

503. Silverman LR, Demakos EP, Peterson BL, et al: Randomized controlled trial of azacitidine in patients with the myelodysplastic syndrome: A study of the cancer and leukemia group B. *J Clin Oncol* 20(10):2429–2440, 2002.

504. Silverman LR, McKenzie DR, Peterson BL, et al: Further analysis of trials with azacitidine in patients with myelodysplastic syndrome: Studies 8421, 8921, and 9221 by the Cancer and Leukemia Group B. *J Clin Oncol* 24(24):3895–3903, 2006.

505. Silverman LR, Fenaux P, Mufti GJ, et al: The effects of continued azacitidine treatment cycles on response in higher risk patients with myelodysplastic syndromes: An update. *Ecancermedicalscience* 2:118, 2008.

506. Gryn J, Zeigler ZR, Shadduck RK, et al: Treatment of myelodysplastic syndromes with 5-azacytidine. *Leuk Res* 26(10):893–897, 2002.

507. Fenaux P, Mufti GJ, Hellstrom-Lindberg E, et al: Efficacy of azacitidine compared with that of conventional care regimens in the treatment of higher-risk myelodysplastic syndromes: A randomised, open-label, phase III study. *Lancet Oncol* 10(3):223–232, 2009.

508. Sekeres MA, Maciejewski JP, Donley DW, et al: A study comparing dosing regimens and efficacy of subcutaneous to intravenous azacitidine (AZA) for the treatment of myelodysplastic syndromes (MDS). *ASH Annu Meet Abstr* 114(22):3797, 2009.

509. Garcia-Manero G, Stoltz ML, Ward MR, et al: A pilot pharmacokinetic study of oral azacitidine. *Leukemia* 22(9):1680–1684, 2008.

510. Lyons RM, Cosgriff TM, Modi SS, et al: Hematologic response to three alternative dosing schedules of azacitidine in patients with myelodysplastic syndromes. *J Clin Oncol* 27(11):1850–1856, 2009.

511. Platzbecker U, Aul C, Ehninger G, Giagounidis A: Reduction of 5-azacitidine induced skin reactions in MDS patients with evening primrose oil. *Ann Hematol* 89(4):427–428, 2010.

512. Qin T, Castoro R, El Ahdab S, et al: Mechanisms of resistance to decitabine in the myelodysplastic syndrome. *PLoS One* 6(8):e23372, 2011.

513. Steensma DP, Baer MR, Slack JL, et al: Multicenter study of decitabine administered daily for 5 days every 4 weeks to adults with myelodysplastic syndromes: The alternative dosing for outpatient treatment (ADOPT) trial. *J Clin Oncol* 27(23):3842–3848, 2009.

514. Kantarjian H, Issa JP, Rosenfeld CS, et al: Decitabine improves patient outcomes in myelodysplastic syndromes: Results of a phase III randomized study. *Cancer* 106(8):1794–1803, 2006.

515. Lubbert M, Wijermans P, Kunzmann R, et al: Cytogenetic responses in high-risk myelodysplastic syndrome following low-dose treatment with the DNA methylation inhibitor 5-aza-2'-deoxycytidine. *Br J Haematol* 114(2):349–357, 2001.

516. Kantarjian H, Oki Y, Garcia-Manero G, et al: Results of a randomized study of 3 schedules of low-dose decitabine in higher-risk myelodysplastic syndrome and chronic myelomonocytic leukemia. *Blood* 109(1):52–57, 2007.

517. Blum W, Garzon R, Klisovic RB, et al: Clinical response and miR-29b predictive significance in older AML patients treated with a 10-day schedule of decitabine. *Proc Natl Acad Sci U S A* 107(16):7473–7478, 2010.

518. Blum W: How much? How frequent? How long? A clinical guide to new therapies in myelodysplastic syndromes. *Hematology Am Soc Hematol Educ Program* 2010:314–321, 2010.

519. Daskalakis M, Nguyen TT, Nguyen C, et al: Demethylation of a hypermethylated P15/INK4B gene in patients with myelodysplastic syndrome by 5-Aza-2'-deoxycytidine (decitabine) treatment. *Blood* 100(8):2957–2964, 2002.

520. Shen L, Kantarjian H, Guo Y, et al: DNA methylation predicts survival and response to therapy in patients with myelodysplastic syndromes. *J Clin Oncol* 28(4):605–613, 2010.

521. Klisovic RB, Stock W, Cataland S, et al: A phase I biological study of MG98, an oligodeoxynucleotide antisense to DNA methyltransferase 1, in patients with high-risk myelodysplasia and acute myeloid leukemia. *Clin Cancer Res* 14(8):2444–2449, 2008.

522. Gerds AT, Gooley TA, Estey EH, et al: Pretransplantation therapy with azacitidine vs. induction chemotherapy and posttransplantation outcome in patients with MDS. *Biol Blood Marrow Transplant* 18(8):1211–1218, 2012.

523. Quintas-Cardama A, Santos FP, Garcia-Manero G. Histone deacetylase inhibitors for the treatment of myelodysplastic syndrome and acute myeloid leukemia. *Leukemia* 25(2):226–235, 2011.

524. Prebet T, Vey N: Vorinostat in acute myeloid leukemia and myelodysplastic syndromes. *Expert Opin Investig Drugs* 20(2):287–295, 2011.

525. Kuendgen A, Bug G, Ottmann OG, et al: Treatment of poor-risk myelodysplastic syndromes and acute myeloid leukemia with a combination of 5-azacytidine and valproic acid. *Clin Epigenetics* 2(2):389–399, 2011.

526. Voso MT, Santini V, Finelli C, et al: Valproic acid at therapeutic plasma levels may increase 5-azacytidine efficacy in higher risk myelodysplastic syndromes. *Clin Cancer Res* 15(15):5002–5007, 2009.

527. Garcia-Manero G, Assouline S, Cortes J, et al: Phase 1 study of the oral isotype specific histone deacetylase inhibitor MGCD0103 in leukemia. *Blood* 112(4):981–989, 2008.

528. Ottmann OG, DeAngelo DJ, Garcia-Manero G, et al: Determination of a phase II dose of panobinostat in combination with 5-azacitidine in patients with myelodysplastic syndromes, chronic myelomonocytic leukemia, or acute myeloid leukemia. *Blood (ASH Annu Meet Abstr)* 118:459, 2011.

529. Cashen A, Juckett M, Jumonville A, et al: Phase II study of the histone deacetylase inhibitor belinostat (PXD101) for the treatment of myelodysplastic syndrome (MDS). *Ann Hematol* 91(1):33–38, 2012.

530. Sekeres MA, O'Keefe C, List AF, et al: Demonstration of additional benefit in adding lenalidomide to azacitidine in patients with higher-risk myelodysplastic syndromes. *Am J Hematol* 86(1):102–103, 2011.

531. Silverman LR, Verma A, Odchimar-Reissig R, et al: Abstract #386: A phase II trial of epigenetic modulators vorinostat in combination with azacitidine (azaC) in patients with the myelodysplastic syndrome (MDS): Initial results of study 6898 of the New York Cancer Consortium. *Blood (ASH Annu Meet Abstr)* 122(11a).

532. Garcia-Manero G, Estey E, Jabbour E, et al: Final report of a phase II study of 5-azacitidine and vorinostat in patients with newly diagnosed myelodysplastic syndrome or acute myelogenous leukemia not eligible for clinical trials because poor performance

and presence of other comorbidities. *Blood (ASH Annu Meet Abstr)* 118:608, 2011.

533. Prebet T, Gore SD, Sun Z, et al: Prolonged administration of azacitidine with or without entinostat increases rate of hematologic normalization for myelodysplastic syndrome and acute myeloid leukemia with myelodysplasia-related changes: Results of the US Leukemia Intergroup Trial E1905. *J Clin Oncol.* 20;32(12):1242-8, 2014.

534. Prebet T, Gore SD, Esterni B, et al: Outcome of high-risk myelodysplastic syndrome after azacitidine treatment failure. *J Clin Oncol* 29(24):3322-3327, 2011.

535. Jabbour E, Garcia-Manero G, Batty N, et al: Outcome of patients with myelodysplastic syndrome after failure of decitabine therapy. *Cancer* 116(16):3830-3834, 2010.

536. Guillermo Garcia-Manero, Pierre Fenaux, Aref Al-Kali, et al: Overall survival and subgroup analysis from a randomized phase III study of intravenous rigosertib versus best supportive care (BSC) in patients (pts) with higher-risk myelodysplastic ssyndrome (HR-MDS) after failure of hypomethylating agents (HMAs). *Blood (ASH Annu Meet Abstr)* 163(124).

537. Komrokji RS, Raza A, Lancet JE, et al: Phase I clinical trial of oral rigosertib in patients with myelodysplastic syndromes. *Br J Haematol* 162(4):517-524, 2013.

538. Singh V, Sharma A, Capalash N: DNA methyltransferase-1 inhibitors as epigenetic therapy for cancer. *Curr Cancer Drug Targets* 13(4):379-399, 2013.

539. Coral S, Parisi G, Nicolay HJ, et al: Immunomodulatory activity of SGI-110, a 5-aza-2′-deoxycytidine-containing demethylating dinucleotide. *Cancer Immunol Immunother* 62(3):605-614, 2013.

540. Fenaux P, Mufti GJ, Hellstrom-Lindberg E, et al: Azacitidine prolongs overall survival compared with conventional care regimens in elderly patients with low bone marrow blast count acute myeloid leukemia. *J Clin Oncol* 28(4):562-569, 2010.

541. Beran M, Shen Y, Kantarjian H, et al: High-dose chemotherapy in high-risk myelodysplastic syndrome: Covariate-adjusted comparison of five regimens. *Cancer* 92(8):1999-2015, 2001.

542. Knipp S, Hildebrand B, Kundgen A, et al: Intensive chemotherapy is not recommended for patients aged >60 years who have myelodysplastic syndromes or acute myeloid leukemia with high-risk karyotypes. *Cancer* 110(2):345-352, 2007.

543. Cortes J, Kantarjian H, Albitar M, et al: A randomized trial of liposomal daunorubicin and cytarabine versus liposomal daunorubicin and topotecan with or without thalidomide as initial therapy for patients with poor prognosis acute myelogenous leukemia or myelodysplastic syndrome. *Cancer* 97(5):1234-1241, 2003.

544. de la Rubia J, Regadera A, Martin G, et al: FLAG-IDA regimen (fludarabine, cytarabine, idarubicin, and G-CSF) in the treatment of patients with high-risk myeloid malignancies. *Leuk Res* 26(8):725-730, 2002.

545. Marcondes M, Deeg HJ: Hematopoietic cell transplantation for patients with myelodysplastic syndromes (MDS): When, how and for whom? *Best Pract Res Clin Haematol* 21(1):67-77, 2008.

546. Oliansky DM, Antin JH, Bennett JM, et al: The role of cytotoxic therapy with hematopoietic stem cell transplantation in the therapy of myelodysplastic syndromes: An evidence-based review. *Biol Blood Marrow Transplant* 15(2):137-172, 2009.

547. Hahn T, McCarthy PL Jr, Hassebroek A, et al: Significant improvement in survival after allogeneic hematopoietic cell transplantation during a period of significantly increased use, older recipient age, and use of unrelated donors. *J Clin Oncol* 31(19):2437-2449, 2013.

548. Cutler CS, Lee SJ, Greenberg P, et al: A decision analysis of allogeneic bone marrow transplantation for the myelodysplastic syndromes: Delayed transplantation for low-risk myelodysplasia is associated with improved outcome. *Blood* 104(2):579-585, 2004.

549. Koreth J, Pidala J, Perez WS, et al: Role of reduced-intensity conditioning allogeneic hematopoietic stem-cell transplantation in older patients with *de novo* myelodysplastic syndromes: An international collaborative decision analysis. *J Clin Oncol* 31(21):2662-2670, 2013.

550. Castro-Malaspina H, Harris RE, Gajewski J, et al: Unrelated donor marrow transplantation for myelodysplastic syndromes: Outcome analysis in 510 transplants facilitated by the National Marrow Donor Program. *Blood* 99(6):1943-1951, 2002.

551. Armand P, Kim HT, DeAngelo DJ, et al: Impact of cytogenetics on outcome of *de novo* and therapy-related AML and MDS after allogeneic transplantation. *Biol Blood Marrow Transplant* 13(6):655-664, 2007.

552. Warlick ED, Cioc A, Defor T, et al: Allogeneic stem cell transplantation for adults with myelodysplastic syndromes: Importance of pretransplant disease burden. *Biol Blood Marrow Transplant* 15(1):30-38, 2009.

553. Chang C, Storer BE, Scott BL, et al: Hematopoietic cell transplantation in patients with myelodysplastic syndrome or acute myeloid leukemia arising from myelodysplastic syndrome: Similar outcomes in patients with de novo disease and disease following prior therapy or antecedent hematologic disorders. *Blood* 110(4):1379-1387, 2007.

554. Kroger N, Brand R, van Biezen A, et al: Risk factors for therapy-related myelodysplastic syndrome and acute myeloid leukemia treated with allogeneic stem cell transplantation. *Haematologica* 94(4):542-549, 2009.

555. Scott BL, Park JY, Deeg HJ, et al: Pretransplant neutropenia is associated with poor-risk cytogenetic features and increased infection-related mortality in patients with myelo-

dysplastic syndromes. *Biol Blood Marrow Transplant* 14(7):799-806, 2008.

556. Platzbecker U, Schetelig J, Finke J, et al: Allogeneic hematopoietic cell transplantation in patients aged 60-70 years with *de novo* high-risk myelodysplastic syndrome or secondary acute myelogenous leukemia: Comparison with patients lacking donors who received azacitidine. *Biol Blood Marrow Transplant* 18(9):1415-1421, 2012.

557. Kim DY, Lee JH, Park YH, et al: Feasibility of hypomethylating agents followed by allogeneic hematopoietic cell transplantation in patients with myelodysplastic syndrome. *Bone Marrow Transplant* 47(3):374-379, 2012.

558. Platzbecker U, Wermke M, Radke J, et al: Azacitidine for treatment of imminent relapse in MDS or AML patients after allogeneic HSCT: Results of the RELAZA trial. *Leukemia* 26(3):381-389, 2012.

559. Luger SM, Ringden O, Zhang MJ, et al: Similar outcomes using myeloablative vs reduced-intensity allogeneic transplant preparative regimens for AML or MDS. *Bone Marrow Transplant* 47(2):203-211, 2012.

560. Pollyea DA, Artz AS, Stock W, et al: Outcomes of patients with AML and MDS who relapse or progress after reduced intensity allogeneic hematopoietic cell transplantation. *Bone Marrow Transplant* 40(11):1027-1032, 2007.

561. Campregher PV, Gooley T, Scott BL, et al: Results of donor lymphocyte infusions for relapsed myelodysplastic syndrome after hematopoietic cell transplantation. *Bone Marrow Transplant* 40(10):965-971, 2007.

562. de Witte T, Oosterveld M, Muus P: Autologous and allogeneic stem cell transplantation for myelodysplastic syndrome. *Blood Rev* 21(1):49-59, 2007.

563. de Witte T, Suciu S, Brand R, et al: Autologous stem cell transplantation in myelodysplastic syndromes. *Semin Hematol* 44(4):274-277, 2007.

564. de Witte T, Van Biezen A, Hermans J, et al: Autologous bone marrow transplantation for patients with myelodysplastic syndrome (MDS) or acute myeloid leukemia following MDS. Chronic and Acute Leukemia Working Parties of the European Group for Blood and Marrow Transplantation. *Blood* 90(10):3853-3857, 1997.

565. Wattel E, Solary E, Leleu X, et al: A prospective study of autologous bone marrow or peripheral blood stem cell transplantation after intensive chemotherapy in myelodysplastic syndromes. Groupe Francais des Myelodysplasies. Group Ouest-Est d'etude des Leucemies aigues myeloides. *Leukemia* 13(4):524-529, 1999.

566. Viola A, Falco C, D'Elia R, et al: An antecedent diagnosis of refractory anemia with excess blasts has no influence on mobilization of peripheral blood stem cells and hematopoietic recovery after autologous stem cell transplantation in acute myeloid leukemia. *Eur J Haematol* 78(1):41-47, 2007.

567. Burnett AK, Milligan D, Prentice AG, et al: A comparison of low-dose cytarabine and hydroxyurea with or without all-*trans* retinoic acid for acute myeloid leukemia and high-risk myelodysplastic syndrome in patients not considered fit for intensive treatment. *Cancer* 109(6):1114-1124, 2007.

568. Ogata K, Nomura T: Application of low-dose etoposide therapy for myelodysplastic syndromes. *Leuk Lymphoma* 12(1-2):35-39, 1993.

569. Robak T, Szmigielska-Kaplon A, Urbanska-Rys H, et al: Efficacy and toxicity of low-dose melphalan in myelodysplastic syndromes and acute myeloid leukemia with multilineage dysplasia. *Neoplasma* 50(3):172-175, 2003.

570. Mario AD, Pagano L, Mele L, et al: Use of gemcitabine (GEM) in advanced myelodysplastic syndromes. *Ann Oncol* 12(10):1494, 2001.

571. Ribrag V, Suzan F, Ravoet C, et al: Phase II trial of CPT-11 in myelodysplastic syndromes with excess of marrow blasts. *Leukemia* 17(2):319-322, 2003.

572. Giles FJ, Faderl S, Thomas DA, et al: Randomized phase I/II study of troxacitabine combined with cytarabine, idarubicin, or topotecan in patients with refractory myeloid leukemias. *J Clin Oncol* 21(6):1050-1056, 2003.

573. Giles FJ, Garcia-Manero G, Cortes JE, et al: Phase II study of troxacitabine, a novel dioxolane nucleoside analog, in patients with refractory leukemia. *J Clin Oncol* 20(3):656-664, 2002.

574. Bouabdallah R, Lefrere F, Rose C, et al: A phase II trial of induction and consolidation therapy of acute myeloid leukemia with weekly oral idarubicin alone in poor risk elderly patients. *Leukemia* 13(10):1491-1496, 1999.

575. Bryan J, Kantarjian H, Prescott H, Jabbour E: Clofarabine in the treatment of myelodysplastic syndromes. *Expert Opin Investig Drugs* 23(2):255-263, 2014.

576. Walter MJ, Shen D, Ding L, et al: Clonal architecture of secondary acute myeloid leukemia. *N Engl J Med* 366(12):1090-1098, 2012.

577. Steensma DP: Dysplasia has a differential diagnosis: Distinguishing genuine myelodysplastic syndromes (MDS) from mimics, imitators, copycats and impostors. *Curr Hematol Malig Rep* 7(4):310-320, 2012.

578. Vardiman JW, Thiele J, Arber DA, et al: The 2008 revision of the World Health Organization (WHO) classification of myeloid neoplasms and acute leukemia: Rationale and important changes. *Blood* 114(5):937-951, 2009.

579. Greenberg P, Cox C, LeBeau MM, et al: International scoring system for evaluating prognosis in myelodysplastic syndromes. *Blood* 89(6):2079-2088, 1997.

第88章
急性髓细胞白血病

Jane L. Liesveld and Marshall A. Lichtman

摘要

急性髓细胞白血病（AML）是原始的多能造血干细胞发生体细胞突变的结果。辐射暴露、大剂量苯慢性暴露以及慢性吸入烟草的烟雾可增加该病的发生。肥胖被发现

简写和缩略词

ALL，急性淋巴细胞白血病（acute lymphocytic leukemia）；AML，急性髓细胞白血病（acute myelogenous leukemia）；APL，急性早幼粒细胞白血病（acute promyelocytic leukemia）；ATRA，全反式维A酸（all-trans-retinoic acid）；CBF，核心结合因子（core binding factor）；CD，分化群（cluster of differentiation）；ceAML，克隆演化的急性髓细胞白血病（clonally evolved acute myelogenous leukemia）；CEBPA，CCAAT-增强子结合蛋白A（CCAAT-enhancer binding protein A）；CML，慢性粒细胞白血病（chronic myelogenous leukemia）；CNL，慢性中性粒细胞白血病（chronic neutrophilic leukemia）；DNMT，DNA甲基转移酶（DNA methyltransferase）；FAB，法-美-英分类（French-American-British classification）；FISH，荧光原位杂交（fluorescence in situ hybridization）；FLT，Fms样酪氨酸激酶（Fms-like tyrosine kinase）；G-CSF，粒细胞集落刺激因子（granulocyte colonystimulating factor）；GM-CSF，粒细胞-单核细胞集落刺激因子（granulocyte-monocyte colony-stimulating factor）；GVHD，移植物抗宿主病（graft-versus-host disease）；HLA，人类白细胞抗原（human leukocyte antigen）；HSC，造血干细胞（hematopoietic stem cell）；IDH，异枸橼酸脱氢酶（isocitrate dehydrogenase）；ITD，内在串联重复（internal tandem duplication）；Ig，免疫球蛋白（immunoglobulin）；MDR，多药耐药（multidrug resistance）；MDS，骨髓增生异常综合征（myelodysplastic syndrome）；NPM1，核仁磷酸蛋白-1突变（nucleophosmin-1 mutation）；OS，总体生存率（overall survival）；PAS，过碘酸希夫（periodic acid-Schiff）；PCR，聚合酶链反应（polymerase chain reaction）；PDGF，血小板衍生的生长因子（platelet-derived growth factor）；P-gp，通透性糖蛋白（permeability glycoprotein）；ppm，百万分率（parts per million）；PTD，部分串联重复（partial tandem duplication）；RAR，维A酸受体（retinoic acid receptor）；RT，逆转录酶（reverse transcriptase）；RUNX，runt相关转录因子（runt-related transcription factor）；SAHA，辛二酰苯胺异羟肟酸（suberoylanilide hydroxamic acid）；t，易位（translocation）；TdT，末端脱氧核苷酸转移酶（terminal deoxynucleotidyl transferase）；TET[10~11]，易位（ten-eleven translocation）；TKD，酪氨酸激酶结构域（tyrosine kinase domain）；TMD，一过性骨髓增生性疾病（transient myeloproliferative disease）；TNF，肿瘤坏死因子（tumor necrosis factor）；VEGF，血管内皮生长因子（vascular endothelial growth factor）；WBC，白细胞（white blood cell）；WHO，世界卫生组织（World Health Organization）；WT，Wilms肿瘤（Wilms tumor）。

是内在危险因素之一。有部分病例所占比例较小但却一直在增加，即淋巴瘤、非血液学肿瘤或自身免疫性疾病患者接受大剂量化疗、尤其是烷化剂或拓扑异构酶Ⅱ抑制剂治疗后发病。突变的(白血病性)造血干细胞获得了白血病干细胞的特性，有能力自我更新及肆意分化和成熟。与正常多克隆造血干细胞池相比，它获得了相对的生长和生存优势。突变的(即白血病性的)多能细胞的子代细胞增殖到约100~1000亿个或更多时，正常造血就会被抑制，正常的红细胞、中性粒细胞和血小板计数即下降。因此而导致的贫血使人乏力、体力受限且面色苍白；血小板减少可导致自发性出血，通常在皮肤和黏膜部位；中性粒细胞和单核细胞减少则导致伤口愈合不良和轻度感染。初诊时通常不会发生严重感染，但若因缺乏治疗而致疾病进展或者因化疗而使外周血中性粒细胞和单核细胞减少的情况加剧时，则常常可能发生严重感染。通过外周血细胞计数检测，以及外周血和骨髓细胞检查，并基于在外周血和骨髓中发现白血病原始细胞，可确定诊断。通过在原始细胞中发现髓过氧化物酶活性，或通过识别原始细胞上的特征性分化群(CD)抗原(如CD13、CD33)，可证实髓细胞类型急性白血病的特异性诊断。由于白血病干细胞具有不完全的分化和成熟能力。其克隆中所含有的细胞可具有以下细胞的形态或免疫表型特征，如原始红细胞、巨核细胞、单核细胞、嗜酸性粒细胞，或罕见情况下，嗜碱性粒细胞或肥大细胞，当然还有原始粒细胞或早幼粒细胞等。当一种细胞系列占足够主导的地位时，该类白血病即可以该细胞系列来命名：如急性红白血病、急性巨核细胞白血病、急性单核细胞白血病等，以此类推。某些细胞遗传学改变较为常见；这些异常包括t(8;21)、t(15;17)、16号染色体倒位或t(16;16)、8号染色体三体，以及5号或7号染色体的全部或部分缺失。累及17号染色体维A酸受体α(RAR-α)基因位点的易位仅与急性早幼粒细胞白血病相关。AML通常用阿糖胞苷和蒽环类抗生素治疗，对预后不佳、老年、难治或复发患者，可能会增加或改用其他药物。该治疗方法有一个例外，急性早幼粒细胞白血病的治疗应用全反式维A酸和三氧化二砷，有时应用蒽环类抗生素。大剂量化疗和自体造血干细胞输注或异基因造血干细胞移植可被用于治疗已复发或化疗后有高度复发危险的患者。急性髓细胞白血病疾病缓解率从儿童中的约80%~80岁以上老人中的低于25%。治愈率儿童约50%而80岁以上的老人几乎为0。

● 定义及历史

急性髓细胞白血病(AML)是一种造血组织的恶性克隆性疾病，其特征为：①异常的(白血病性)原始细胞的累积，主要在骨髓；②正常血细胞的生成障碍。因此，骨髓中白血病细胞的浸润几乎无一例外地同时伴有贫血和血小板减少。中性粒细胞绝对计数可能降低或正常，这取决于白细胞总数。

Friedreich[1]第一次对急性白血病病例进行了详细的记录，而Ebstein[2]则于1889年第一个使用了"急性白血病"(acute leukämie)这一术语。这项工作使人们对 AML 和慢性粒细胞白血病(CML)之间在临床上的区别有了普遍了解[3]。Neumann[4] 曾经提出骨髓是造血细胞的生成场所,1878 年,他又首先提出白血病来源于骨髓并使用了"髓细胞白血病"(myelogene leukemia)这个名词。Ehrlich[5] 发明了多色染色,Naegeli[6] 描述了原始粒细胞和中幼粒细胞,Hirschfield[7] 最早认识到红细胞和白细胞的共同起源,这一切进展都为当今我们对此疾病的认识奠定了基础。

早在 1914 年,Theodor Boveri 就已提出染色体异常在癌症发生中的重要作用,尽管如此,20 世纪 50 年代时一系列的技术进展仍是十分必要的,这使人们得以对癌症细胞的染色体进行有目的性的检测。此后,人们发现在 CML 患者细胞的 G 组染色体中始终有一条染色体长臂缩短(费城染色体),这就支持了一个概念,即染色体异常可能与某种癌症表型特异性相关。有了这一发现后,随后又引入了染色体显带技术,提高了人们对单个染色体及其发生易位、倒位或缺失的断裂点的特异性识别能力。这种技术上的进步释放了肿瘤细胞遗传学的能力,开创了一个不仅基于显微镜下细胞外观(表型),而且还基于染色体或遗传异常(基因型)[8] 的白血病研究新时代。人类基因组计划的完成进一步提高了对基因改变进行识别的特异性[9]。这些进展使得以下情况成为了可能:①更精确地理解特定亚型白血病的分子病理学;②改善在 AML 研究中应用的诊断和判断预后的方法;③发现治疗的分子靶标。

20 世纪 60 年代后期,Holland、Ellison 与其同事们[10] 将首个对 AML 治疗有效的药物阿糖胞苷(cytarabine)用于临床,随后在 20 世纪 70 年代初,他们又用 7 天的阿糖胞苷和 3 天的柔红霉素(daunorubicin)进行联合治疗(7 加 3 方案)[11],从而开启了 AML 有效治疗的时代。直到将近 40 年之后的今天,这种药物组合或其同类方案仍然是主要的治疗方案[12]。1977 年,Thomas 及其同事[13] 将异基因骨髓(干细胞)移植作为一种可治愈性的治疗进行了描述,从而迎来了造血干细胞(HSC)移植的时代,对符合移植条件的 AML 患者而言,这是一种可治愈性的治疗方式。

● 病因及发病机制

环境因素

表 88-1 列举了易诱发 AML 的主要因素。只有 4 种环境因素被确认为致病性因素:大剂量辐射暴露[14,15],慢性、大剂量苯暴露(>40 百万分率[ppm]-年)[16-18],慢性烟草吸入[19] 以及化疗(损伤 DNA)药物[20-22]。大多数患者发病前都没有接触过这些致病因素。来自于 α 放射性核素,如二氧化钍的高线性能量转移辐射的暴露可增加罹患 AML 的风险[23]。病例对照研究有时可发现 AML 和有机溶剂、石油产品、氡暴露、农药以及除草剂的应用有关,但这些数据并不一致,在其他研究中未显示出其相关性,且并未达到可与大剂量苯、大剂量外部照射以及某些化疗药物所具有的强相关性所相当的水平。吸烟与 AML 之间有着显著的关联,其相对危险度约为 $1.5 \sim 2.0$[24,25]。尽管甲醛一直被怀疑可致白血病,但详尽分析并未支持此论点[26,27]。

表 88-1　急性髓细胞白血病的易感因素

环境因素
　辐射[14,15]
　苯[16-18]
　烷化剂、拓扑异构酶 Ⅱ 抑制剂,以及其他细胞毒性药物[20-22]
　烟草吸入[19,24,25]
获得性疾病
　克隆性髓细胞疾病
　　慢性粒细胞白血病(CML,CMML,CNL 等)(参见第 89 章)
　　原发性骨髓纤维化(参见第 86 章)
　　原发性血小板增多症(参见第 85 章)
　　真性红细胞增多症(参见第 84 章)
　　克隆性血细胞减少症(参见第 87 章)
　　低原始细胞性髓细胞白血病(参见第 87 章)
　　阵发性睡眠性血红蛋白尿症(参见第 40 章)
其他造血性疾病
　再生障碍性贫血(参见第 35 章)
　嗜酸性粒细胞性筋膜炎(参见第 87 章)
　骨髓瘤(参见第 107 章)[31,32]
其他疾病
　人类免疫缺陷病毒感染[32]
　郎格罕细胞组织细胞增生症[33,34]
　甲状腺疾病[35]
　多内分泌腺疾病[36]
遗传性或先天性疾病
　AML 患者的同胞[37-39]
　无巨核细胞性血小板减少症,先天性[40,41]
　共济失调-全血细胞减少症[42,43]
　Bloom 综合征[44,45]
　先天性粒细胞缺乏症(Kostmann 综合征)[46-49]
　伴有染色体 21q 22.12 微小缺失的慢性血小板减少症[50]
　Diamond-Blackfan 综合征[51,52]
　唐氏综合征[53,54]
　Dubowitz 综合征[55]
　先天性角化不良[56,57]
　家族性(单纯性,非综合征)AML[58]
　家族性血小板疾病[59,60]
　范科尼贫血[61,62]
　MonoMAC 和 Emberger 综合征(GATA2 突变)[63]
　Naxos 综合征[64]
　神经纤维瘤[65,66]
　Noonan 综合征[67,68]
　Poland 综合征[69]
　Rothmund-Thomson 综合征[70,71]
　Seckel 综合征[72]
　Shwachman 综合征[73-75]
　沃纳(Werner)综合征(早衰)[76-78]
　Wolf-Hirschhorn 综合征[79]
　WT 综合征[80]

AML,急性髓细胞白血病;CML,慢性粒细胞白血病;CMML,慢性粒单核细胞白血病;CNL,慢性中性粒细胞白血病;MonoMAC,单系细胞减少和分枝杆菌感染。

肥胖是一项可使危险度增加的内在因素。北美的研究显示,在体重指数升高的男性和女性中,AML 的危险度升高,尤其在急性早幼粒细胞白血病患者中更为显著。精确的机制尚不明确,但可能与肥胖病例的以下因素至少部分有关,即瘦素水平升高,脂联素水平下降,端粒缩短以及其他未知的因素[28]。

慢性髓系肿瘤演变

AML 可能从多能造血细胞的其他克隆性疾病进展而来,包括 CML、慢性粒单核细胞白血病、慢性中性粒细胞白血病(CNL),真性红细胞增多症、原发性骨髓纤维化、原发性血小板增多症以及克隆性细胞减少或低原始细胞性髓细胞白血病。后两者被认为是骨髓增生异常综合征(MDS)的两种形式(表88-1)。克隆性进展的发生来自于基因组不稳定性以及附加突变的获得,但在各种慢性髓细胞肿瘤中,其发生率不同(参见第83 章)。对真性红细胞增多症(参见第 84 章)或原发性血小板增多症(参见第 85 章)患者,放疗或化疗可增加克隆性进展至 AML 的概率[29]。尽管有些人将其称为继发性 AML,它其实应当被称为克隆演变的 AML(ceAML),从而将其与继发性 AML 区分开来,后者是由对无前驱性克隆性髓细胞疾病的患者进行辐射或化疗而导致。在具有前驱性克隆性髓细胞肿瘤的患者群体中,髓细胞白血病克隆已经存在,并非因诱导而继发。向 AML 的演变就是该肿瘤的自然病程,虽然有时因各种外在致突变物的存在而被加速了。

衰老和急性髓细胞白血病相关的体细胞突变

在健康个体的血中可检测到非常低拷贝数的白血病或淋巴瘤特征性的基因突变。一项对血细胞 DNA 序列资料的分析中,发现血中存在 77 种细胞特异性的癌症相关基因突变,其中大多数与年龄增长相关。这些突变绝大多数来自于 19 个白血病和/或淋巴瘤相关基因,9 个为重现性突变(*DNMT3A*,*TET2*,*JAK2*,*ASXL1*,*TP53*,*GNAS*,*PPMID*,*BCORL1* 和 *SF3B1*)。很小一部分细胞还发现有附加突变。将这些结果与血液恶性肿瘤中的突变相比较,又发现了其他的重复突变基因。2% 以上健康个体(5% ~ 6% 的 70 岁以上者)的血细胞中含有基因突变,这些突变可能意味着可导致克隆性造血细胞增殖的前期恶性事件。这些事件或可部分解释 AML 发生率的年龄相关性(图 88-1)[29a]。

易感疾病

发生 AML 的患者在发病前可患有一种易感性非髓系疾病,如再生障碍性贫血(多克隆或寡克隆性 T 细胞疾病)、多发性骨髓瘤(单克隆性 B 细胞疾病)[30,31],或在罕见情况下,AIDS(HIV 导致的多克隆性 T 细胞疾病)[32]。郎格罕细胞组织细胞增生症、免疫性甲状腺疾病和家族性多内分泌腺疾病和 AML

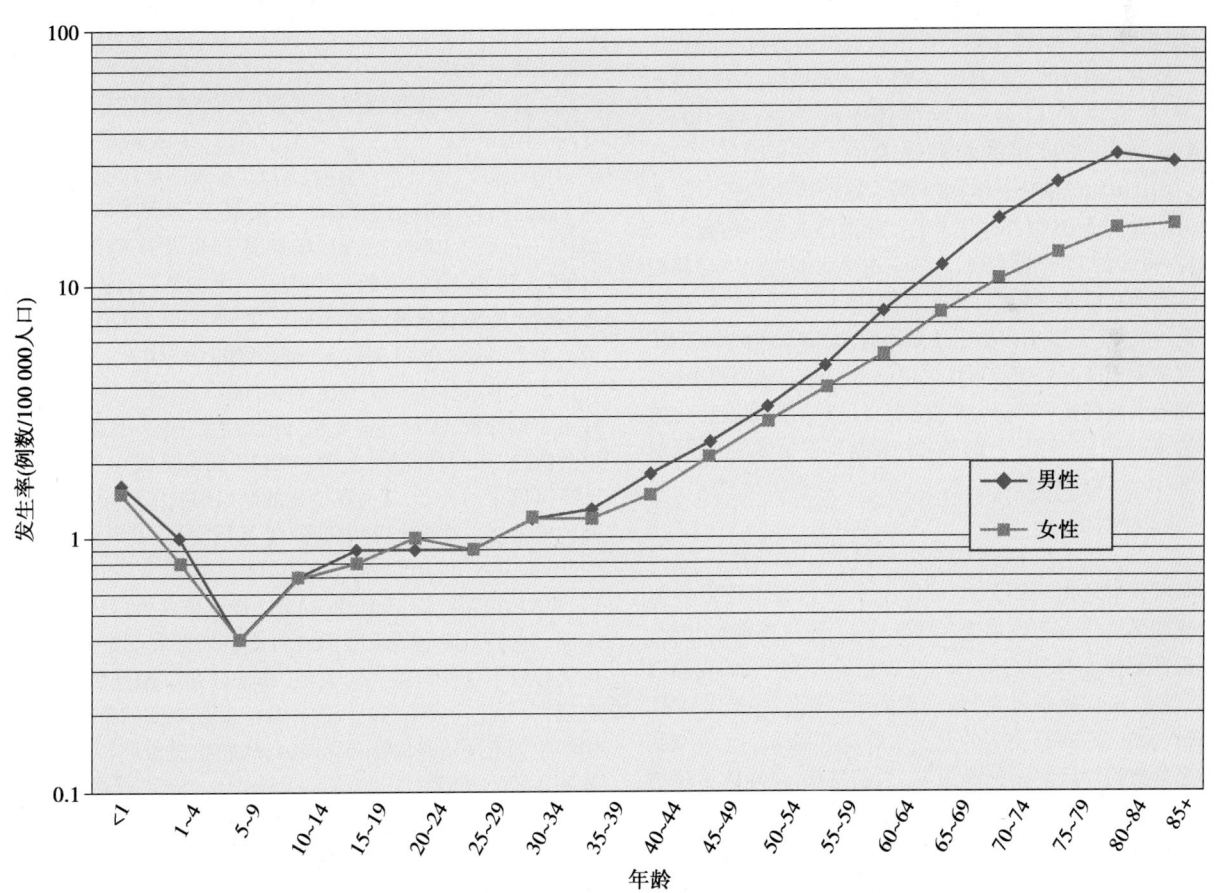

图 88-1 急性髓细胞白血病按年龄分层的年发病率。在出生的第一年中相对小幅地增加至每 10 万人中约 1.5 人,此即先天性、新生儿和婴儿 AML。该发病率在生命的最初十年中降至每 10 万人约 0.4 例新发病例的这一最低点,然后在生命的第二个十年中再次上升到每 10 万人中 1 例。大约从 25 岁以后,发病率呈指数(对数线性)增加,直至 80 岁以上人群每 10 万人中约 25 例

之间的关联已有报道 33~36。许多遗传性疾病可伴有 AML 易感性的增加(表 89-1)[37~80]。在遗传性综合征中,至少表现为以下几种致病型的基因改变:①DNA 修复缺陷,如范科尼(Fanconi)贫血;②易产生二次突变的易感基因,如家族性血小板综合征;③肿瘤抑制基因缺陷,如先天性角化不良;④未知机制,如共济失调-全血细胞减少症(参见第 35 章表 35-8、表 35-9,以进一步详细了解各个致病过程)。来自于中心登记处研究的证据表明,任何可导致慢性免疫刺激的疾病,如感染或自身免疫性疾病均可能与 AML 和 MDS 相关[81]。原发性单克隆免疫球蛋白病的发生率在 AML 患者中没有增加[82]。

分子病理机制

白血病干细胞

AML 来自于原始的造血多能祖细胞,或很偶尔地,来自于分化程度更高的更具有细胞系限制性的祖细胞的一系列体细胞突变[83,84]。某些单核细胞白血病、早幼粒细胞白血病以及较年轻个体的白血病病例可能来源于具有细胞系限制性的祖细胞(祖细胞白血病)[85~87]。其他形态学表型和老年患者更可能来源于原始的多能细胞。在后一种情况下,所有的髓系血细胞系都可以从白血病干细胞而来,因其保留了一定程度的分化和成熟能力(参见第 83 章)。AML 患者的 T 淋巴细胞、B 淋巴细胞和自然杀伤细胞与其髓系细胞不同,常常不携带有细胞遗传学异常,因此,其细胞来源于多能淋巴造血细胞的这一说法并不可靠。最令人信服的资料提示,AML 病例的肿瘤起源于以下两个占优势地位的 CD34+ 细胞群体中的一群,即 CD34+ CD45RA + CD38− CD90−(多能髓系前体)或 CD34+ CD38+ CD45RA+CD110+(粒单核前体)细胞群。这两群细胞都与正常的造血祖细胞相对应,但并非正常的多能淋巴造血干细胞[86,88]。通过微阵列基因表达分析发现,这两个白血病细胞群体与其相应的正常祖细胞群体更相似,而非多能淋巴造血干细胞,这也证实了上述发现[88]。在大多数但不是所有的 AML 病例中,AML 的干细胞来自于这两个细胞群体之中一群细胞的体细胞突变。由于祖细胞不能自我更新,体细胞突变将正常的祖细胞转化为能够维持该疾病的 AML 干细胞,并能将其移植入免疫抑制(NOD/SCID/IL2Ry 缺失)的小鼠。

前白血病干细胞

亦有实验室证据表明某些 AML 病例可起源于正常多能 HSC 中累积的遗传学和表观遗传学改变[89]。通过单细胞分析,业已发现在某些 AML 患者的 HSC 中发生了多种突变的克隆性进展[90]。这些 HSC 被命名为"前白血病干细胞",并提出 AML 是由携带起始(founder)突变的此类细胞进展而来。这些细胞被认为是导致治疗后复发的隐患[89]。人们发现,在异体移植物中,带有 DNA 甲基转移酶 3A(DNMT3A)突变的 HSC 与未突变的 HSC 相比具有多系再增殖的优势,从而确立了其前白血病 HSC 的性质。这些细胞可在 AML 患者的缓解期骨髓样本中被发现[91]。调节 DNA 甲基化的基因如 DNMT3A, TET2(ten-eleven translocation 2)和异枸橼酸脱氢酶(IDH)1 和 2 可促进干祖细胞的自我更新,阻止其分化。在 HSC 细胞获得这些突变可使其克隆增殖从而导致前白血病干细胞群体产生[92]。

突变历史

对 AML 细胞进行基因组测序显示,多数突变在起始驱动突变获得前是随机发生的,这就给了每个克隆一个突变的历史。起始克隆可能会获得额外的突变,从而产生亚克隆,促进疾病进展或复发[93]。在 AML 病例诊断和复发时,分析其拷贝数变异和拷贝数正常的杂合性缺失的基因突变谱,复发的白血病总是表现出起始克隆的再次出现。在 AML 持续存在的病例中,有时可见两个共同存在的优势克隆,一个是化疗敏感的,一个是化疗耐药的,这提示难治或复发的 AML 病例其起始克隆未被完全消除,而不是无关克隆的出现[94]。

端粒的作用

带有多种染色体异常的 AML 常有端粒严重缩短的特征。年龄相关的端粒严重缩短可能导致染色体不稳定性,在 AML 病理机制中发挥作用[95]。白血病细胞显示出端粒 DNA 长度不同程度缩短,而缓解期血细胞的端粒长度则更长[96]。

体细胞突变

大部分患者的体细胞突变来自于染色体易位[97]。该易位导致原癌基因的关键部位发生重排。两个基因的部分融合常常不会阻止其转录与翻译过程;这样,融合的癌基因就编码了一个融合蛋白,其异常结构使正常的细胞通路被扰乱,并使细胞容易发生恶性转化。该突变体的蛋白产物往往是一种转录因子或是转录通路中的一个元件,可对控制造血祖细胞的增殖速度或生存及其分化与成熟的调控序列产生破坏作用[97~99]。突变的基因往往是核心结合因子(CBF)、维 A 酸受体-α(RAR-α)、HOX 家族、混合系白血病(MLL)基因以及其他等。CBF 有两个亚基,即 CBF-β 和 runt 相关转录因子(RUNX1,原称 AML1)。大约 10% 的 AML 病例具有累及这后面两个基因(CBF-β 和 RUNX1)中的一个或另一个的易位,此百分比随患者发病年龄的差异而有所不同。在 50 岁以下的患者中,该比例约为 20%,而在 50 岁以上的患者中,约为 6%。CBF 可激活在髓系和淋系分化和成熟过程中的相关基因。这些原发突变并不足以导致 AML,还需要额外的激活性突变,比如,在造血酪氨酸激酶 Fms 样酪氨酸激酶(FLT)3 和 KIT 或在 N-RAS 和 K-RAS 基因中的突变,从而在受累的原始细胞中诱导增殖优势[85]。其他发生在白血病细胞中的原癌基因突变可涉及 FES、FOS、GATA-1、JUN B、MPL、MYC、p53、PU. 1、RB、WT1(Wilms 肿瘤 1)、WNT、NPM1、CEBPA(CCAAT 增强子集合蛋白 A)以及其他基因。它们与造血转录因子的功能丧失性突变的相互作用很可能导致了急性白血病的表型,其特征是细胞增殖、程序化细胞死亡、分化和成熟等过程的异常。由于突变的干细胞或早期祖细胞仍可增殖并保持分化能力,故发生白血病转化后可出现各种各样的表型。

分子和细胞遗传学标志对疾病进展和治疗反应的作用

基因标志

AML 是一种异质性疾病,对其疾病进展相关的单个突变或突变组合进行着不断修正,因此,细胞遗传学和分子标志可从何种程度上定义疾病的严重性和影响治疗决策,这是个日新月异的研究领域。应用分子标志来预测 AML 的病程很复杂,因这些标志尚未被完全阐明,且其经常具有相互作用。数个基于染色体和分子标志的危险度计分系统将诸如年龄和白细胞(WBC)数等因素计入[100,101]。其他一些研究发现了共同的基因特征,可作为疾病进展或治疗反应的独立预测因素,从而提供了一种危险度分层的结构。这些特征中某些包含 24 个基因[102],某些有 7 个基因-表观基因纳入计分[103]。某些有赖于基因全貌分析[104],某些依赖一组分子突变[105],某些将表观遗传学和遗传学标志相结合[106]。有人提出单纯基于分子标志的 AML 的预后模型。在一项研究中,PML-RARα 或 CEBPA 双突变是预后非常好的标志(3 年总体生存率[OS]为 83%),RUNXI-RUNXITI,CBF-β-MYHH 或 NPM1(核仁磷酸蛋白-1 突变)不伴有 FLT3-ITD(OS 为 62.6%),没有可以分配到其他组的突变提示预后中等(OS 为 44%),MLL-PTD 或 RUNX1,或 ASXL1 突变(OS 为 22%),预后很差的,TP53 突变(3 年 OS 为 0)。

染色体标志

涉及 CBF 的改变包括 t(8;21),inv(16),t(16;16)或 t(15;17)是急性早幼粒细胞白血病的一种特征,通常地,带有这些改变的患者被认为提示预后较好。那些带有复杂核型、11q23、t(6;9)、5 号或 7 号染色体异常或 inv3、t(3;3)者与预后较差有关。余下的细胞遗传学异常以及正常核型的患者被认为预后中等[107]。这些都是通过很大组病例的疾病行为平均下来后得出结论的,未计算可信区间。具有预后良好的细胞遗传学标志的患者仍可能会预后较差,而那些带有预后不佳标志的患者可能比预期情况更好。

一条染色体的全部或部分缺失(例如 5 号、7 号或 9 号染色体)或附加染色体(如 4 号、8 号或 13 号染色体三体)是常见的细胞遗传学异常(参见第 11 章),然而,对后面这些情况,尚未明确其特异性的致癌基因或肿瘤抑制基因。与原发性 AML 患者相比,在老年患者和接受细胞毒性治疗后发生的病例中,其 5 号和 7 号染色体缺失以及复杂细胞遗传学异常与较差的预后相关,发生率更高[108]。由于在 5 号染色体尚未缺失的同源区段上的基因并未发生突变,表观遗传学改变如 5 号染色体缺失部位的相应等位基因发生高甲基化,则可能促进致白血病事件的发生。

在 APL 中,PML-RAR-α 融合蛋白对维 A 酸可诱导的基因产生抑制作用,从而阻止早幼粒细胞正常分化成熟。这种被诱导的阻断作用涉及共阻遏因子-组蛋白去乙酰化酶复合物,从而导致白血病表型(见下文"急性早幼粒细胞白血病")[109,110]。

CBF 白血病的患者平均年龄更年轻,除了 t(8;21)或 inv(16)/t(16;16)之外,还可具有 RUNX1/RUNX1T1 和 CBFB/MYH11 癌基因[111]。在这些所谓的低危患者中的治愈率仅大约 55%,然而,CBF 白血病伴 KIT 表达的患者预后较差[112]。在 inv(16)/t(16;16)病例中,可形成不同的融合转录本,这些可能与 KIT 突变和其他的与预后差异有关的异常染色体相关,可能来自于 caspase 的活化[113]。inv(16)或 t(16;16)病例中的继发性遗传学改变可能对预后有影响。FLT-TKD,8 号染色体三体,年龄和治疗相关的 AML 与预后较差相关[114]。在 t(8;21)白血病中,microRNA193a 的表观沉默可激活 PTEN/PI3K 信号途径[115],野生型 RUNX1 可减弱核因子 kappaB(NF-kB)的信号转导,此

事件在 t(8;21)易位的白血病中不存在[116]。

3q 异常　AML 中的 EVI1 和 MDS1/EVT1 表达与预后较差相关且是一个独特的类别。此类 3 号染色体的异常仅在大约 4% 的 AML 病例中被发现。这些包括 inv(3)或 t(3;3)、t(3q26)、t(3q21)和其他各种 3q 异常[117]。这些病例一般预后不佳[118]。

单体核型染色体　单体与获得缓解和生存的概率较低相关,特别当其与 TP53 突变同时存在时[119,120]。

其他获得性突变

大约 45% 的 AML 病例为正常核型。测序显示 NPM1,DNMT1,FLT3,KIT,CEBPA,TET2 和其他基因的突变可能具有诊断和预后意义。当对已知起始事件(PML-RARα)的 APL 基因组进行测序,并与正常核型的 AML 以及正常供者的 HSC 的外显子组进行比较时,AML 基因组中的大多数突变是随机事件,在起始突变发生之前就已发生在 HSC 细胞。当克隆增殖时,一到两个额外的协同突变可能导致白血病的发生,这些克隆可能还需要附加突变,从而产生亚克隆[121]。一例 AML 患者的白血病细胞和正常皮肤细胞基因组的 DNA 序列在基因的编码序列显示有 12 个获得性突变,在基因组的保守或调节区域有 532 个体细胞点突变[122]。当对 200 例 AML 的全基因组或全外显子组进行测序时发现,平均只有 13 个基因发生突变。总共只有 23 个基因具有突变。共 9 个基因类别被认为与发病相关:①转录因子融合;②核仁磷酸蛋白,肿瘤抑制物;③DNA 甲基化相关;④信号,染色质修饰;⑤转录因子;⑥黏附素复合物;⑦剪切体复合物基因。这些基因中很多有互相协作和互相排斥的现象[123]。表 88-2 按照发生率递降的顺序列出了细胞遗传学正常的 AML 中常见的突变基因。

核仁磷酸蛋白-1 突变　NPM1 突变是 AML 中最常见的遗传学改变,大约在正常核型病例的一半病人中发现[124,125]。外显子 12 的突变导致与核仁结合所需的残基丢失,NPM1 蛋白异常定位于细胞质中[126]。研究显示 NPM1 突变不伴有 FLT3-ITD 是一个提示预后较好的标志[127]。NPM1 突变在老年病例中亦常对预后有较好影响[128]。NPM1 的突变区域可引起 T 细胞反应,这提示免疫治疗在这类突变病例中可能具有用武之地[129]。

FLT3 突变　FLT3 在正常的髓系和淋系祖细胞中编码一种酪氨酸激酶受体。在大约 25% 的成人 AML 病例的 13 号染色体上有 FLT3 的 ITD 的发生,但在正常细胞遗传学、单核细胞表型、PML-RARα 或 DEK-CAN 易位的 AML 病例中更常见[124,125,130]。若 FLT3-ITD 突变和野生型表达的比值高的话,提示预后较差[130-132]。FLT3-ITD 表达在复发时常常更高[133]。FLT3-ITD 通过信号转导和转录活化(STAT)5 上调 MCL-1 以促进 AML 干细胞生存[134]。FLT3-ITD 对异基因干细胞移植的转归发生负面影响,但半数以上具有该突变并接受移植的患者可无白血病状态生存 2 年以上[135]。FLT3 的酪氨酸激酶区域(TKD)(FLT-TKD)点突变大约在 6% 的 AML 病例中发生,对预后的影响较小[136]。

DNMT3A 突变　DNMT3A 基因编码一个 DNA 甲基转移酶的异构体。DNA 甲基化过程涉及 C-G 部位的胞嘧啶残基的甲基化基团添加。若此甲基化过程在编码基因的启动子区域发生,该基因表达将被沉默。DNMT 酶通过街道肿瘤抑制基因的沉默而促进白血病发生[137]。DNMT3A 突变在大约 20% 的正常

表88-2　细胞遗传学正常的急性髓细胞白血病中常见的突变基因

突变基因	在正常核型 AML 中的大致发生率(%)	意义	评论	参考文献
NPM1	50	预后更佳	AML 最常见的突变基因。若存在该突变同时不伴有突变的 FLT3-ITD 则不需要在第一次缓解时行异基因移植。	124～129
FLT3ITD	*40*	预后更差		*124,125,130～137*
DNMT3A	20	预后更差	在细胞遗传学正常的 AML 患者中更常见。与野生型 *DNMT3A* 的患者相比,*DNMT3A* 突变的 AML 患者中 *NPM1*,*FLT3-ITD* 和 *IDH1* 突变更常见。	137～143
RUNX1	15	预后更差		144～149
TET2	15	预后更差	*TET2* 突变和 *NPM1* 突变同时存在,而无 *FLT3-ITD* 者提示预后较差	150～153
CEBPA	15	预后更佳	仅双突变病例与良好预后相关	124,154～157
NRAS	10	对预后很少有影响		144
IDH1 或 *IDH2*	10	对预后很少有影响	在正常细胞遗传学的 AML 患者中更常见。常与 *NPM1* 相关。若与 *NPM1* 同时存在但无 *FLT3-lTD* 提示预后较差。血清 2-羟基戊二酸水平升高提示 IDH 突变可能性大	138,158,159～164
MLL-PTD	8	预后更差		144
WT1	6	预后更差	女性比男性更常见(6.6 vs.4.7%;*p* = 0.014),<60 岁比>60 岁更常见(*p*<0.001)	166,167
FLT3-TKD	6	对预后很少有影响	可能出现于 FLT3-ITD 抑制物应用后	132,136

基因频率是估计数字,因不同研究而有不同。预后结论并不代表各突变间相互作用的效应,除非在评论中有说明。预后结论基于共识,各研究之间有差异。

AML,急性髓细胞白血病;*CEBPα*,CCAAT/增强子结合蛋白 α;*DNMT3A*,DNA 甲基转移酶 3A;*FLT*,FMS 样酪氨酸激酶;*IDH*,异枸橼酸脱氢酶;ITD,内在串联重复;*MLL*,髓系-淋系(混合系)白血病;*NPM*,核仁磷酸蛋白;PTD,部分串联缺失;*RAS*,大鼠肉瘤;*RUNX*,Runt 相关转录因子;*TET*,10～11 易位;TKD,酪氨酸激酶结构域;*WT1*,Wilms 肿瘤。

细胞遗传学表现的 AML 中被发现[138]。此类病例更常见 *NPM1*,*FLT3* 和 *IDH1* 基因的突变[139]。*DNMT3A* 突变和较差的预后相关[139~142],其显著性似具年龄依赖性[143]。R[882] 突变在年老患者中与预后较差相关,非 R[882] 突变与年轻患者的较差预后相关。

RUNX1 突变　*RUNX1* 基因位于染色体 21q22,通过其与 CBF 的作用而与造血的所有阶段都有关。它可作为很多基因包括转录因子的活化物或抑制物[144,145]。在原发的 AML 中,*RUNX1* 突变被发现与正常和非复杂核型者。他们有时与 *MLL*-PTD(部分串联重复[PTD])和 *FLT*-ITD 相关,且不依赖于其他分子突变地与预后较差相关[146]。另一组发现这些突变在 5.6% 的病例中,与细胞遗传学正常 AML 相关,与 *MLL*-PTD 突变和难治性疾病相关,并作为独立的危险度因素与较低的无复发生存率和总体生存率相关。异基因 HSC 移植的应用在这类患者中有良好作用[147]。其他研究发现,在正常细胞遗传学的患者中,RUNX1 突变在年老患者中是年轻患者的两倍,在两个年龄组中均具有负性预后效应。突变的白血病细胞具有的分子特征提示其起源于原始造血细胞[148]。*RUNX1* 突变被发现在先天性中性粒细胞减少病例中与粒细胞集落刺激因子受体(CSFR)的突变协同,导致急性白血病或 MDS 的发生[149]。

TET2 突变　TET2 蛋白灭活可能通过功能丧失性的突变或通过 *IDH1/2* 突变发生。它是过氧化酶家族的成员之一,催化 5-甲基胞嘧啶转化为 5-羟甲基胞嘧啶并促进 DNA 去甲基化。TET2 在正常造血中具有很多作用,敲除小鼠显示它是一种肿瘤抑制物,其单倍剂量不足可促使髓系转化[150]。TET2 突变可见于大约 25% 患者,以及具有突变的 *CEBPα* 和/或突变的 *NPM1* 而不伴 *FLT3/ITD* 突变的患者中[151,152]。与 TET2 野生型的患者相比,具有 TET2 突变的 AML 患者无事件生存率和总体生存均更短。在细胞遗传学正常的 AML 和野生型 *CEBPα*,*NPM1* 和/或 *FLT3/ITD* 的患者中,他们并不提示预后[153]。这些患者能否受益于其他治疗,如低甲基化药物或 HSC 移植,目前还不明确。

CEBPα 突变　CEBPα 是一种亮氨酸拉链转录因子,与髓系分化有关。其突变在大约 10% 的 AML 患者中有描述[124]。可发生单个或双个突变,偶尔与 *FLT3/ITD* 或 *NPM1* 突变相关。与野生型、CEBPα 单突变或 CEBPα 双突变且 FLT3/ITD 阳性的患者相比,CEBPα 双突变、而非单突变,的患者具有显著更佳的 8 年总体生存。与单突变的病例相比,双突变的病例亦与独特的基因特征相关[155,156]。某些具有 CEBPα 双突变的 AML 存在 *TET2* 和 *GATA2* 突变,可对 *TET2* 突变病例的预后产生负面影响,对 *GATA2* 突变病例的预后产生正面影响[157]。

IDH1 和 *IDH2* 突变　IDH 催化异枸橼酸发生氧化脱羧反应变为 α-酮戊二酸。烟酰胺腺嘌呤二核苷酸磷酸依赖的 IDH1 酶由染色体 2q33.3 上的 *IDH1* 基因编码,烟酰胺腺嘌呤二核苷酸磷酸依赖依赖的 IDH2 酶由染色体 15q26.1 上的 *IDH2* 基因编码[158]。IDH1 基因的突变(R^{132})和 IDH2 基因的突变(R^{172})可发生于 10% 的 AML 患者[158,159]。两者均能对无复发发生存率和总体生存率产生负面影响。多因素分析显示 IDH 突变对 NPM1 突变而无 FLT3-ITD 的患者具有负面影响。因此,细胞遗传学正常的 AML 中预后良好的基因型被定义为 *NPM1* 或 *CEBPα* 突变,不伴有 *FLT3*-ITD 或 *IDH1* 突变。*IDH1* 突变亦与较高的复发率和较短的总体生存相关[160]。另一研究组发现细胞遗传学正常的 AML 中 IDH1 和 IDH2 突变频率更高。两者都对患者的预后存在不良影响[161]。IDH1 和其他突变是互斥的。血清 2-羟基戊二酸的生成被发现可预测 IDH1/2 突变的存在[162,163]。人们发现,该产物 700mg/ml 的水平可将突变和未突变的病例区分开来,缓解时高于 20ng/ml 的患者总体生存期较短[163]。突变的 IDH1 被发现可促进细胞周期演变并活化丝裂原激活的蛋白激酶信号转导。突变的 IDH1 可被抑制,提示这可能是一个治疗靶点[164]。

WT1 突变　WT1 基因的突变被报道见于大约 5% ~ 10% 的细胞遗传学正常的 AML 患者[165]。某些研究提示其与较差预后相关,但另一些没有。WT1 的 SNP rs 16754 与良好的预后相关,但获得性突变并不影响完全缓解、无复发生存或总体生存[166]。对细胞遗传学正常的老年 AML 患者的一项研究亦显示所有年龄组患者的治疗反应均不佳,并与独特的基因表达特征相关[167]。

其他分子异常的预后影响

除了上述及表 88-2 中的个别突变的影响之外,对基因组异常进行评估的其他方法学已被报道存在预后上的重要性。基因组范围的异常的单核苷酸多态性在正常核型的 AML 患者中具有不良预后[168]。细胞因子和化学因子的表达特征在 AML 中具有独立预后影响[169]。对转录途径进行全貌分析亦可能在 AML 中具有预后的重要性[170]。

在 AML 的分子异常之间亦存在互相作用。这些包括:①基因和 microRNA 之间的作用;例如,*BAALC* 和 *miR-3151* 在细胞遗传学正常的 AML[171];②具有预后影响的两种或多种基因突变型的独特表型[172];③体细胞突变和转录调节因子的同时存在,如 ERG 表达和 7 个转录因子之间的相互作用[173]对干细胞样特征具有维持作用。此外,遗传学和表观遗传学改变(DNA 甲基化,组蛋白乙酰化,组蛋白甲基化和其他)之间的相互作用预计也会具有预后影响[174,175]。

信号途径调节异常

AML 中的突变导致数个信号转导途径的调节异常,破坏了原本用以保证造血细胞以下正常行为的信号途径:①分化与成熟;②增殖;③生存信号。受累的信号途径多种多样,但其中有几个占大多数,例如 ① PI3K-AKT;② RAS-RAF-MEK-ERK;③STAT3信号顺序[176]。AML 中所涉及基因突变的数量众多,这提示潜在的治疗靶标十分分散,目前人们希望基因突变的致白血病效应由相对较少数的下游信号途径所介导,这样治疗靶标就不至于如此分散。

遗传方式

在大多数病例中,几乎无法见到支持遗传因素具有强大影响的证据。同卵双胞胎中的一个孩子患有急性白血病时,另一个有发生该疾病的高度风险。然而,此风险似乎与胎盘内转移有关,因此在出生的最初几年后即降至非同卵同胞的危险度[177,178]。在美国,15 岁以下欧洲裔美国儿童中,与无亲缘关系者相比,非同卵的同胞发生 AML 的风险较大,约为前者的 2 ~ 3 倍[177,179]。一项瑞典登记处的研究显示在 AML 患者的亲戚中并无显著的聚集。在初次诊断时小于 21 岁的患者的亲戚中发现 AML/MDS 的危险度增加(相对危险度 6.5)[180]。亦有家庭内集中发生 AML 的记录,但其发生率较低[58]。同一社区的非亲缘人员集中发生 AML 很少见,且经调查后通常被证实为偶然事件。遗传性 *GATA2* 突变可能与家族性 MDS 和 AML 相关[181],功能丧失性的 *GATA2* 胚系突变(MonoMAC[单系细胞减少和分枝杆菌感染]综合征)可能与原发性淋巴水肿以及 AML 倾向(Emberger 综合征)相关[182-184]。*CEBPα* 突变可见于家族性 AML 中[185]。在一项对 27 个家族性 MDS/AML 家庭的研究中,10 个家庭显示存在遗传学特征(4 个具有 GATA2 突变,5 个具有端粒酶突变,1 个具有 RUNX1 突变)[186]。端粒酶 RNA(TERC)或端粒酶逆转录酶部分(TERT)的突变亦与家族性 AML 相关[185,187]。

流行病学

AML 是新生儿期白血病的主要形式,但在儿童和青少年期的白血病病例中仅占一小部分。每年大约有 20 000 例 AML 新发病例,占美国每年白血病新发病例的大约占 35%。在美国每年大约有 12 000 例患者死于 AML。AML 的发病率在 1 岁以下婴儿中约为每 10 万人中 1.5 人,在 5 ~ 9 岁的儿童中降至约每 10 万人中 0.4 人,后逐渐增加至 25 岁以下人群中约每 10 万人中 1.0 人,此后呈指数增长,直到在 80 岁以上人群中达到约每 10 万人中 25 人的概率(图 88-1)。这种与年龄有关的发病率指数性增加有一个例外,即 APL,其发生率并不随年龄而有显著变化[188]。

AML 在儿童的急性白血病中占 15% ~ 20%,在成人的急性白血病中占 80%。它在男性中略微更常见。在任何年龄的非洲裔或欧洲裔个体之间,其发病率很少有差异。在亚洲裔人群中的发病率略低[189]。犹太人,尤其是东欧血统的人群中,AML 的发生率较高些。拉美裔中 AML 的急性早幼粒型略为更常见[190,191]。在一项对 426 068 例恶性肿瘤化疗后患者的大样本研究中,301 例患者发生 AML,是预期数字的 4.7 倍。随着时间增加(1975 ~ 2008),非霍奇金淋巴瘤的危险度增加,卵巢癌和骨髓瘤的危险度降低,乳腺和霍奇金淋巴瘤的发生具有异质性,提示其治疗方式的改变[192]。

● 分类

应用多色染色和组织化学反应明确血片的形态特征[193],应用单克隆抗体检测细胞表面标记[194],或通过特定染色体易位或上述的其他分子改变的存在[104,105],可对 AML 的各种类型进行鉴别。几种不同表型祖细胞的表位有重叠,需要多个单克隆抗体以在不同细胞类型之间进行特异性区别(表 88-3;又见如下"急性髓细胞白血病的形态学类型")。AML 的形态学和免疫表型之间的相关性较差。然而,这种较差的相关性是符合预期的,因为形态学表型鉴定更为主观,取决于不同的观察者,且以定性因素为基础,而免疫表型鉴定描述的是细胞表面的分子特征,更准确且可重复。两种方法的相关性仅在形态学与组织化学相结合时方能有所改善[195]。要将基因表达谱分析作为一种AML分类技术而应用为时尚早,但与目前的方法相比,该方法将更特异并更有信息含量[104,105]。该方法的未来将有赖于这种技术的简化和自动化,以及是否可得到将基因表达的差异反映为实际应用中的预后差异的药物。第83章包括了AML的形态学分类(参见第83章,表83-1和图83-3)。已有可信证据表明,出于实践需要的话,初期应用形态学和免疫表型分类是明智的。细胞遗传学、分子遗传学、基因表达谱以及其他的项目可以、也应该在有条件时进行并有效地影响治疗,且这些特征将开始被整合入世界卫生组织(WHO)的AML分类中[196]。预期分子分型将继续发展并在将来主导临床决策[105]。

表88-3　急性髓细胞白血病的免疫表型	
表型	**通常阳性的抗原**
原始粒细胞	CD11b、CD13、CD15、CD33、CD117、HLA-DR
粒-单核细胞	CD11b、CD13、CD14、CD15、CD32、CD33、HLA-DR
红细胞	血型糖蛋白、血影蛋白、ABH抗原、碳酸酐酶Ⅰ、HLA-DR、CD71(转铁蛋白受体)
早幼粒细胞	CD13、CD33
单核细胞	CD11b、11c、CD13、CD14、CD33、CD65、HLA-DR
巨核细胞	CD34、CD41、CD42、CD61、抗血管性血友病因子
嗜碱性粒细胞	CD11b、CD13、CD33、CD123、CD203c
肥大细胞	CD13、CD33、CD117

● 临床特征

症状和体征

一般情况

提示AML发病的症状和体征包括面色苍白、疲劳、乏力、心悸和劳累时呼吸困难。这些症状和体征反映了贫血的发展;但是,虚弱、健康感消失以及劳累后疲劳感的程度可与贫血的严重程度不相符[197~201]。

易出现青紫、淤斑、鼻出血、牙龈出血、结膜出血以及皮肤破损后出血时间的延长提示血小板减少,也是疾病的常见早期表现。在极少数情况下,患者起病时可发生胃肠道、泌尿道、肺支气管或CNS的出血。

皮肤和微小切口或伤口的脓疱或其他轻微的化脓性感染是最常见的。严重感染,如鼻窦炎、肺炎、肾盂肾炎、脑膜炎等,在起病时较为少见,其部分原因是化疗开始前中性粒细胞绝对计数很少低于0.5×10^9/L。随着化疗后中性粒细胞和单核细胞

减少的加剧,严重的细菌性、真菌性或病毒性感染变得更加频繁。食欲不振和体重减轻是常见表现。许多患者诊断时就有发热[200,202~204]。大约1/3的患者具有可触及的脾肿大或肝肿大[197,198,201]。淋巴结肿大极其罕见[201,205,206],除AML的单核细胞型之外[207]。

特定器官系统的累及

白血病原始细胞可进入循环,并少量进入大多数的组织。活检或尸检偶尔可发现白血病细胞的明显聚集或浸润。这种细胞积聚可能导致功能上的紊乱。髓外累及在单核细胞或粒-单核细胞白血病中最为常见[208,209]。

皮肤受累可有三种类型:非特异性病变、皮肤白血病或皮肤和皮下组织的粒细胞(髓细胞)肉瘤[210~213]。非特异性病变包括斑疹、丘疹、水疱、坏疽性脓皮病、血管炎[214~216]、中性粒细胞性皮炎(Sweet综合征)[217]、回状头皮[218]和多形性或结节性红斑[211,212]。皮肤受累可在骨髓和血液累及或复发之前发生,但较罕见[219~222]。

感觉器官受累很不常见,但可发生视网膜、脉络膜、虹膜和视神经的浸润[223]。外耳炎和内耳炎、内耳出血以及第Ⅶ脑神经受累的乳突瘤可为起病时的体征[224~226]。

胃肠道可能在任何部位累及,但功能紊乱较少见[227,228]。口腔、结肠和肛管是最常产生症状的受累部位。口腔症状可能促使病人去看牙医。牙龈或牙周浸润以及口腔脓肿可能会导致拔牙,从而引起被感染的拔牙窝长期出血[229]。回盲肠炎(小肠结肠炎),一种累及回肠末端、盲肠和升结肠的坏死性炎症病变,可为起病时的一种综合征或发生在治疗后[230~233]。可能存在发热、腹痛、血便或肠梗阻,偶尔类似阑尾炎。肠穿孔、炎性包块以及伴发的肠道革兰氏阴性杆菌或梭菌类感染,其结果往往都可致命。单独累及胃肠道者很少见[234,235]。直肠炎在AML的单核细胞型中特别常见,可为起病时的体征,或可为严重粒细胞缺乏和腹泻期间的一个棘手问题[227]。

呼吸道累及可有浸润或肿块两种方式,可导致喉梗阻、肺实质浸润、肺泡节段性浸润或胸膜种植。这些事件都可导致严重的症状和影像学表现[236~240]。

心脏受累较频繁,但很少引起症状。有症状的心包浸润、透壁性心室浸润伴出血以及与心腔内血栓相关的心内膜病灶等偶可导致心力衰竭、心律失常和死亡[241]。可见传导系统或瓣膜小叶的浸润或心肌梗死[242]。

泌尿生殖系统亦可受到影响。很大一部分病例的肾脏被白血病细胞所浸润,但罕见功能异常。常见盆腔或收集系统出血[243,244]。外阴、膀胱颈、前列腺和睾丸累及均已有描述[245~247]。

骨关节症状可发生骨痛、关节痛和骨坏死,且罕见情况下,可见关节炎伴渗出[248]。晶体诱导的关节炎无论是二羟焦磷酸钙所致假痛风还是尿酸钠所致痛风,均可在一些病例中导致滑膜炎[249]。

非常少见白血病细胞浸润累及中枢或周围神经系统,但脑膜累及在单核细胞型AML的治疗中应作为重要的考虑因素[250,251]。在7号染色体单体[252]和16号染色体倒位[253,254]的AML中,已有报道显示中枢神经系统受累与尿崩症相关。

髓系(粒细胞)肉瘤

髓系肉瘤(同义词:粒细胞肉瘤、绿色瘤、原始粒细胞瘤、单

核细胞瘤)是原始粒细胞、原始单核细胞或巨核细胞组成的肿瘤[255~260]。该肿瘤可仅发生髓外肿块而血液或骨髓中缺乏白血病依据,即所谓非白血病性髓系肉瘤,亦可伴发于 AML。当肿瘤表现为孤立性病变时,最初可能会被误诊为淋巴结外淋巴瘤,因其在活检中形似淋巴样细胞[257]。它们几乎可见于任何部位,包括皮肤、眼眶、鼻旁窦、骨、胸壁、乳房、心脏、胃肠道、呼吸道、泌尿生殖道、中枢或周围神经系统或淋巴结和脾脏。原先这种肿瘤被称为"绿色瘤",因存在于这些髓系白血病细胞中的高浓度髓过氧化物酶显示出绿色。活检标本可见氯乙酸酯酶、溶菌酶、髓过氧化物酶和髓系分化群(CD)标记为阳性。当髓系肉瘤为 AML 的首发表现时,血液和骨髓中该病的表现可在数周或数月后出现。在髓系肉瘤中,8 号染色体异常是最常见的细胞遗传学异常[258]。治疗时应使用系统性化疗,而非局部治疗,但这种病例的长期预后通常较差[260~262]。伴有 t(8;21)或 inv16 的 AML 患者具有发生髓外白血病的倾向[263~266],且伴有髓系肉瘤的此类患者经治疗后的疗效比那些没有髓外病变的患者更差[263,265]。

● 实验室特征

血细胞表现

贫血是一个几乎恒有的特征[197~201]。红细胞寿命可能轻度缩短,但贫血的主要原因是红细胞生成不足。网织红细胞计数通常在 0.5%~2.0% 之间。有时患者对自身的和输注的红细胞产生迅速的破坏作用,其机制未明(称为环境性溶血)。红细胞自身抗体的存在(直接抗球蛋白试验阳性)非常少见,且可能是非特异性的(抗补体 C3),也许与循环免疫复合物有关。红细胞形态轻度异常,且细胞体积变化很大,偶有畸形红细胞。可见有核红细胞或点彩红细胞。在较少见情况下,可见红细胞体积、形状和血红蛋白含量的极度异常(伴有三系形态异常的 AML),但这些改变在低原始细胞性髓细胞白血病中更为常见(参见第 87 章)。

血小板减少在诊断时几乎总是存在。血小板减少的机制包括血小板的生成不足和生存减少。一半以上患者初诊时的血小板计数低于 $50 \times 10^9/L$[267]。可有巨大血小板和血小板颗粒减少并伴有功能异常[268]。常见血小板聚集能力和 5-羟色胺释放能力的缺陷[268]。

约一半患者初诊时的白细胞总数低于 $5 \times 10^9/L$[197~201]。一半以上病例在诊断时的中性粒细胞绝对计数低于 $1 \times 10^9/L$[197~201]。白细胞总数极度升高的患者,其成熟中性粒细胞比例偏低,但中性粒细胞绝对计数可能正常。核分叶过多、核分叶过少和颗粒过少的成熟中性粒细胞可能存在。血液中性粒细胞的细胞化学染色异常包括髓过氧化物酶染色降低或缺乏,或碱性磷酸酶活性降低[269]。常见细胞吞噬能力或杀灭微生物能力的缺陷[270,270A]。

原始粒细胞几乎总是可见于外周血,但在白细胞严重减少的患者中可能很难见到。仔细寻找可能会发现原始粒细胞,或者对白细胞浓缩物(白细胞层)进行检查可有助于其发现。经典的白血病原始细胞为无颗粒的,但可发生幼稚细胞的混合,包括无颗粒的、有少量颗粒的细胞直至明显的早幼粒细胞。Auer 小体是椭圆形的胞质包涵体,约长 $1.0~1.5\mu m$,宽 $0.5\mu m$,从嗜天青颗粒衍生而来(图 88-2B)。这种包涵体在大约 15% 的病例的原始细胞中存在。当其存在时,通过多色染色仅可在一小部分原始细胞中发现这种包涵体[193]。APL 是例外,其细胞中有更大一部分含有 Auer 小体,某些还有多个(呈捆状)小体(faggot 细胞)。若用过氧化物酶染色来凸显 Auer 小体,该发现可很明显。

骨髓表现

形态学

骨髓中总是含有白血病原始细胞。在诊断或复发时,有 3%~95% 的骨髓细胞是原始细胞(图 88-2A)。WHO 已对骨髓有核细胞中的原始细胞比例提出一个人为的阈值,即 20%,以将多原始细胞性 AML(原始细胞≥20%)与低原始细胞性髓细胞白血病(原始细胞<20%)相区分[197~201]。后一种情况被称为难治性贫血伴有原始细胞过多,即 MDS 中的一种(参见第 87 章)。WHO 选择的原始细胞≥20% 是人为的标准,因急性单核细胞白血病、APL、急性红白血病和其他类型在诊断时的原始细胞常常低于 20%[271],且若 AML 患者的白血病细胞中发现 t(8;21)或其他 CBF 倒位或易位,AML 即可诊断。此外,在原始细胞计数>2% 时无论此类细胞增加多少均可认为 AML 复发。另外,骨髓中白血病原始细胞为 10%~19% 的原始细胞较少型白血病患者与那些骨髓白血病细胞为 20%~29% 的病例相比,其疾病表现和生存情况均一致。这两组病例在生存上的任何不同都是由年龄、细胞遗传学危险度类别以及分子特征的作用所致,而非原始细胞计数[272]。这个人为的界限阻止患者进入本适于他的临床试验。

原始粒细胞与原始淋巴细胞的区分,可通过以下三个特点中的任何一个:①与特异性组织化学染色的反应性;②细胞内 Auer 小体(图 88-2B);③与针对原始粒细胞表面抗原表位(如 CD13、CD33、CD^{117})的一系列单克隆抗体的反应性。白血病原始粒细胞的组织化学反应,如髓过氧化物酶、苏丹黑 B 或萘酚 AS-D-氯乙酸酯酶为阳性。Auer 小体可见于大约 1/6 病例的骨髓原始细胞中。白血病细胞可表达粒系(CD15、CD65)或单核系(CD11b、CD11c、CD14、CD64)表面抗原。通常不表达淋巴系表面标志或膜表面或胞质内免疫球蛋白。应用分子探针检测,无明显的免疫球蛋白基因重排或 T 淋巴细胞受体基因重排(见下文"杂合性和混合性白血病")。在一部分其他方面均典型的 AML 中,其细胞可含有末端脱氧核苷酸转移酶(TdT)[273,274]。骨髓的不同表现在下文"急性髓细胞白血病的形态学类型"中有进一步讨论。正常的红系造血、巨核系造血和粒系造血在骨髓抽吸物中减少或缺如。骨髓活检可能含有原始红细胞或巨核细胞的残余造血岛。在 30%~50% 的原发性 AML 患者中,可出现造血细胞的畸形改变,包括伴有核碎裂或双核或核固缩延迟的极小或极大的原始红细胞;小巨核细胞或单叶巨核细胞;或颗粒减少的、双叶或单叶中性粒细胞[275]。骨髓网状纤维化常见,但通常是轻微到中度,除非是巨核细胞白血病,在这种白血病中严重纤维化已成为其规律[276]。与正常人相比,AML 患者骨髓中存在血管密度的增加(血管新生)[277,278]。多种血管生成因子均增加,包括血管内皮生长因子(VEGF)、碱性成纤维细胞生长因子、血管生成素和促血管生成素-1 等。在人类骨髓中经组织化学方法检测到的 VEGF,与各种 AML 亚型中白血病

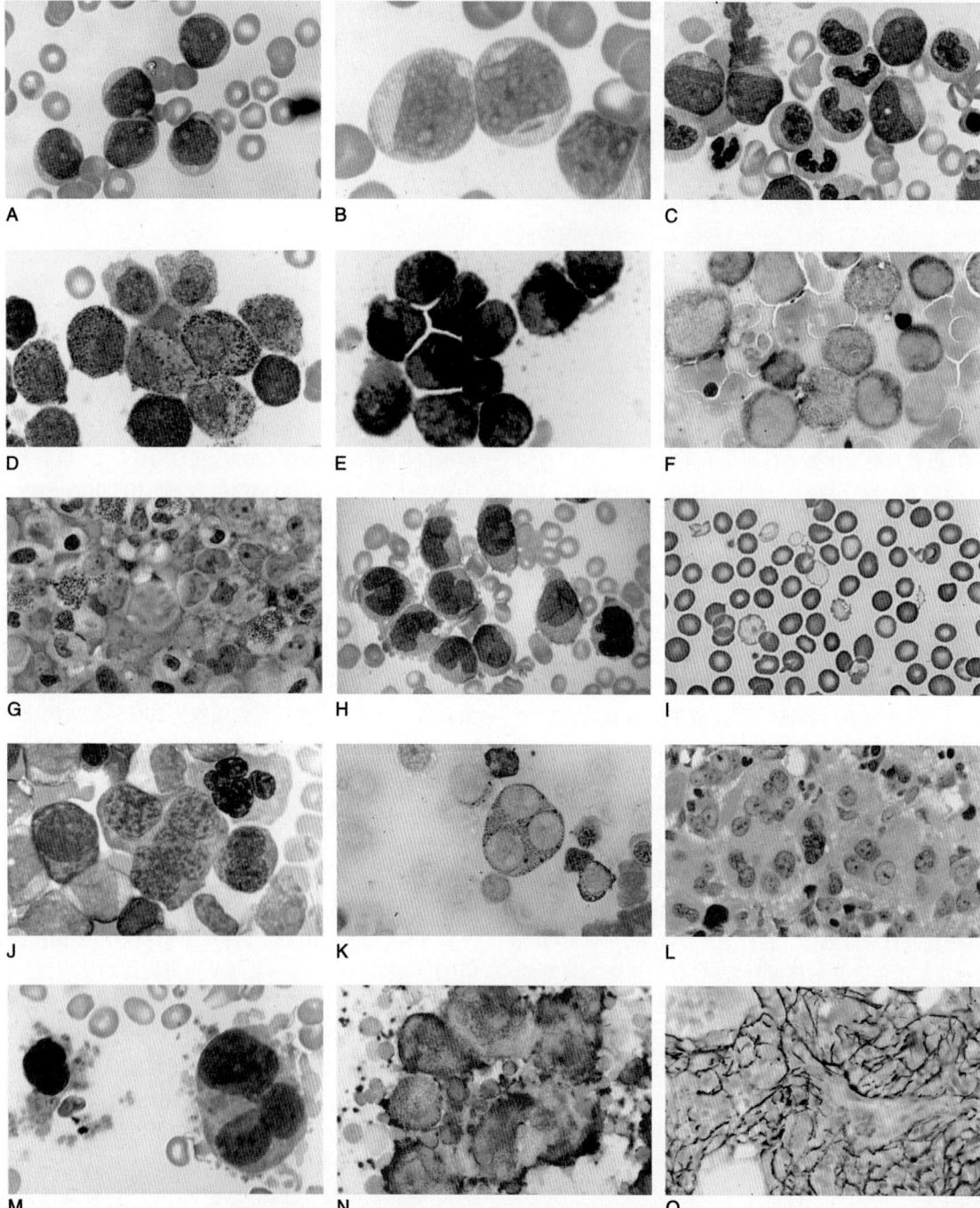

图 88-2   急性髓细胞白血病主要亚型的血液和骨髓图像。A. 急性髓细胞白血病（AML）无成熟型（急性原粒细胞白血病）的血片。5 个原始粒细胞显而易见。核浆比高。细胞内无颗粒。每个细胞都有核仁。B. 血片。AML 无成熟型（急性原粒细胞白血病）。3 个原始粒细胞，其一含有 Auer 小体。C. 骨髓片。AML 有成熟型。3 个原始粒细胞，与中幼粒细胞、杆状核和分叶核中性粒细胞混合存在。D. 血片。急性早幼粒细胞白血病。大多数细胞为带有大量颗粒的白血病性早幼粒细胞。E. 血片。急性早幼粒细胞白血病。髓过氧化物酶染色。强阳性。在白血病性早幼粒细胞胞浆中可见众多被染色（黑色）的颗粒。F. 血片。急性粒单核细胞白血病。双酯酶染色。白血病性单核细胞被染成深蓝色，白血病性中性粒细胞前体细胞被染成棕红色。G. 骨髓片。具有 inv16 的 AML。注意视野中嗜酸性粒细胞的比例很高。注意右上角的原始粒细胞具有非常大的核仁。还有，中间性的白血病性粒细胞形式。H. 血片。急性单核细胞白血病。白血病细胞具有单核细胞特征，即无颗粒的灰色胞浆以及肾形或折叠形核，并有特征性的染色质染色。本例血片中白血病性单核细胞很多，因而有明显的白细胞增多。I. 血片。急性红白血病。注意极度低色素性细胞群体，伴有散在的形状奇特的畸形红细胞，与正常形态的红细胞混合存在。J. 骨髓片。急性红白血病。带有多分叶核的巨大原始红细胞。K. 骨髓片。急性红白血病。注意巨大的三核原始红细胞，以及胞浆中过碘酸希夫染色呈块状阳性（红色颗粒）的其他白血病性原始红细胞。L. 骨髓切片。急性巨核细胞白血病。骨髓被白血病性巨核细胞所取代，此类细胞形态不典型，核分两叶或三叶，核仁粗大。M. 骨髓片。急性巨核细胞白血病。骨髓被不典型巨核细胞和原始巨核细胞所取代，其胞浆有解体、碎裂和出芽现象。N. 骨髓片。急性巨核细胞白血病。骨髓被不典型的巨核细胞和原始巨核细胞所取代，此类细胞可被血小板糖蛋白Ⅲ A 染色（棕红色）。背景中的血小板也被染色。O. 骨髓切片。急性巨核细胞白血病。嗜银染色显示胶原蛋白和Ⅲ型纤维显著增加（骨髓网状纤维化），这也是该 AML 亚型的特征（转载自 Lichtman 的血液图集，www. accessmedicine. com）

性原始粒细胞的比例紧密相关[279]。AML 的某些细胞遗传学类型可能会导致骨髓嗜碱性粒细胞增多[通常为 t(6;9)][280]或骨髓嗜酸性粒细胞增多[通常为 inv16 或 t(16;16)][281]。

细胞遗传学和基因特征

在大约 55% 的病例中,存在明显的染色体数量异常(非整倍体)或结构异常(假二倍体),或两者兼而有之[282~285]。最常见的异常是 8 号染色体三体、7 号染色体单体、21 号染色体单体、21 号染色体三体以及 X 或 Y 染色体的丢失(参见第 13 章)。然而,任何染色体都可能重排、增加或丢失。在 AML 患者接受放疗或化疗后,与上述原发性 AML 的细胞遗传学表现一样,5 号和 7 号染色体的部分或全部丢失是常见特征[286~288]。表 88-4 列出了 AML 中最常见的染色体异常和易位[282,283,286~308]。t(8;21)和 inv(16)者的预后通常较佳。t(15;17)提示预后极佳。5 号和 7 号染色体的全部或部分缺失或染色体复杂改变(大于 3

个异常)的存在,提示预后不佳。其他结果(如正常核型、+8、11q23)通常提示预后中等(参见第 13 章)。

大约有 45% 的 AML 病例具有细胞遗传学正常的细胞。在 872 例正常核型的年龄小于 60 岁的成人中,对 5 个基因 NPM1、FLT3、CEPBA、MLL 以及 NRAS 进行检测,约 85% 的患者至少有其中一个基因的突变。NPM1 或 CEPBA 突变与较好的预后相关,与上述预后良好的细胞遗传学范畴相类似。对于小于 60 岁的 AML 患者,若其细胞遗传学正常但具有高危分子特征,尤其是 FLT3-ITD 和(或)野生型 NMP1 表达,患者的微阵列表达特征与治疗结果相关(见前文"分子和细胞遗传学标志对疾病进展和治疗反应的作用"和表 88-2)。微小 RNA 可调节基因表达,微小 RNA-181 家族的下调预示着较差的预后。对微小 RNA 的研究亦发现了数个可能参与 AML 发病机制的重要基因家族,包括与先天性免疫功能(如 Toll 样受体和白细胞介素-1B 的表达和调控)有关的基因[309](参见第 13、83 章对基因芯片谱

表 88-4　AML 中的常见细胞遗传学异常与临床的关联

染色体异常	受累基因	临床关联
染色体丢失或获得		
5 号或 7 号染色体的部分或全部缺失	未定义	在原发性 AML 或有化学品、药物或辐射暴露史和/或有前驱性血液病史的患者中较常见[282,283,286,287]
8 号染色体三体	未定义	在急性原粒细胞白血病中很常见,预后差,往往是继发性改变[283,289]
易位		
t(8;21)(q22;q22)	RUNX1(AML1)-RUNX1T1(ETO)	存在于约 8% 的 50 岁以下和 3% 的 50 岁以上 AML 患者[288],约 75% 的病例有附加的细胞遗传学异常,包括男性 Y 染色体或女性 X 染色体的丢失。常见 KRAS,NRAS 和 KIT 的继发性协同突变。在约 40% 的粒单核细胞表型中存在。髓系肉瘤的发生率更高[263~266]
t(15;17)(q31;q22)	PML-RAR-α	存在于约 6% 的 AML 病例[288],在大多数早幼粒细胞白血病病例中,具有累及 17 号染色体的易位,即 t(15;17),t(11;17)或 t(5;17)[290,291]
t(9;11)(p22;q23)	MLL(特别是 MLLT3)	存在于约 7% 的 AML 病例。与单核细胞白血病相关[292,293]。11q23 易位可见于 60% 的婴儿 AML,并使其预后较差。使 MLL 基因发生重排[292~296]。11q23 易位有很多易位伙伴基因[295~298]。MLL1、MLI4、MLL10 亦可导致白血病表型
t(9;22)(q34;q22)	BCR-ABL	存在于约 2% 的 AML 患者[299,300]
t(1;22)(p13;q13)	RBMIS-MKL1	存在于 <1% 的 AML 病例。混合有原始粒细胞、原始巨核细胞、胞浆出泡的小巨核细胞和畸形巨核细胞。网状纤维化常见[301]
t(10;11)(p12~13;q14~21)	PICALM-MLLT10	其转归与预后中等组相似;髓外病变和 CD7 表达更多[302]
倒位		
inv(16)(p13.1;q22)或 t(16;16)(p13.1;q22)	CBF-βMYH11	存在于约 8% 的 50 岁以下和 3% 的 50 岁以上 AML 患者[288];往往是急性粒单细胞表型;与骨髓嗜酸性粒细胞增加相关;易发生颈部淋巴结肿大[303];对治疗反应较佳[304~307];易发生髓系肉瘤
Inv(3)(q21;q26.2)	RPN1-EVI1	约 1% 的 AML 病例。大约 85% 病例的血小板计数正常或增加。骨髓中畸形、低分叶的巨核细胞增加。肝脾肿大在 AML 中比一般情况更常见[308]

和微小 RNA 分析提供了进一步讨论，分子发病机制中"其他获得性突变"一节对特定的分子标志有更详尽的讨论）。人们期待，基于微阵列的基因表达谱鉴定将来在 AML 的精确诊断和亚型分类上会变得更为重要[310]。

血浆化学检查结果

治疗前，常见血清尿酸和乳酸脱氢酶水平轻度升高。与其他 AML 表型相比，在粒-单核和单核细胞白血病中，这两者的水平都较高[200,201]。偶有患者的尿酸水平相当高，这种情况通常发生在未采取适当预防措施（如降尿酸药物和水化治疗）而进行化疗后，钠、钾、钙或氢离子浓度的异常[311]不常见，且通常较轻微[312,313]。与抗利尿激素异常分泌有关的重度低钠血症可见于发病时[312,313]。因尿崩症而导致的严重高钠血症可为初始事件[314]。低钾血症是发病时的一个更常见的现象，与尿钾症有关，但其近端肾小管功能障碍的原因不明[312,313,315]。低钾血症可很严重，往往因治疗的效应而恶化，特别是尿钾抗生素的应用[315]。在高白细胞血症的患者，可因白细胞在体外发生渗漏而使血清钾水平假性升高，可见于报道[316,317]。当原始细胞计数较高时，其作用所致的假性低血糖和缺氧亦可发生[314,318]。

高钙血症的存在是多因素的[319]，但是血浆中异位甲状旁腺样活性增加的病例已见描述[320]。治疗前严重的乳酸性酸中毒亦可见报道[312,321,322]。可发生低磷血症，因白血病细胞摄取磷增加而导致[323]。异位促肾上腺皮质激素的分泌[324]、循环免疫复合物[325]和凝血因子或其抑制物的浓度异常[326]均有可能存在。

虽然凝血酶原时间和部分凝血活酶时间一般正常或接近正常，但凝血因子浓度异常较常见。常出现血小板因子 4 和血栓素 B2 升高[257]。α2-抗纤溶酶、蛋白 C 和抗凝血酶Ⅲ水平降低多见[327]并可能与静脉血栓形成相关[328]。APL 和急性单核细胞白血病与低纤维蛋白原血症以及其他提示凝血或纤溶激活的指标相关（见下文"急性髓细胞白血病的形态学亚型"）[329]。

特殊临床特征

高白细胞血症

白细胞计数对 AML 的治疗结果而言是一个独立的预后因素[330]。大约 5% 的 AML 患者会发生因血中原始细胞计数显著升高而导致的症状或体征，该计数通常大于 $100×10^9$/L（参见第 83 章）[331]。一些 AML 亚型与发病时更易发生高白细胞相关。这些亚型包括急性粒单核细胞性、急性单核细胞性、APL 的小颗粒变异型，以及带有 inv16、11q23 重排或 FLT3-ITD 的 AML。CNS、肺和阴茎的血液循环对白细胞滞留的影响最为敏感。脑出血是该综合征最致命的表现，这主要是血管闭塞、浸润和破坏所致，有时亦因血小板减少和血管功能不全而使其更加复杂化[332~336]。可发生头晕、昏迷、呼吸困难和阴茎异常勃起。尿崩症是另一个相关表现[337,338]。其他严重的器官损害亦可发生，但很少见。AML 患者较高的早期死亡率与大于 $100×10^9$/L 的高白细胞血症相关[334,335,339,340]。对高白细胞血症患者进行化疗可能导致肺白细胞停滞综合征，这可能是由于僵硬衰老的原始细胞的影响，或大量细胞内容物的排出以及由此产生的细胞聚集或其他效应所致[341~343]。因白色血栓或白血病细胞团块而使较大管腔的血管被闭塞则较罕见[344,348]。内皮细胞的细胞间黏附分子-1 和白血病原始细胞的淋巴细胞功能相关抗

原-1 上调，可能介导了血管壁相互作用，后者可能参与了白细胞滞留的机制[349]。

低增生性白血病

大约有 10% 的 AML 患者起病时表现为一种综合征，包括全血细胞减少、血中原始细胞往往不明显，无肝、脾或淋巴结肿大[350~352]。若将骨髓细胞量随着年龄增长而减少的因素去除，则低增生性白血病约在 2% 的病例中发生[353]。这些患者中，约 75% 为 50 岁以上男性。骨髓活检示细胞减少，这是该综合征不同寻常的特点，但白血病原始细胞很明显，在骨髓细胞中的比例为 10%～90%。患者对强化疗的反应相对较佳，因患者年龄较大而常用低剂量的阿糖胞苷，3 年生存率与其他年龄相仿患者大致相同[354]。

低原始细胞性髓细胞（亚急性，冒烟型，低浸润型，少原始细胞性）白血病

不常见地，通常在年龄超过 50 岁的患者中，髓细胞白血病表现为贫血并常见血小板减少。白细胞计数可降低、正常或升高，且仅小部分原始细胞存在于血液（0～15%）和骨髓（3%～19%）中。这种病例被称为低原始细胞性髓细胞白血病、亚急性或冒烟型白血病[355]，或归类于 MDS，特别是难治性贫血伴原始细胞过多型。若不治疗，该疾病的临床进程可较迁延。该病中感染及出血的发病率和死亡率较高，并可发展为显性（多原始细胞性）AML。冒烟型或寡原始细胞白血病（难治性贫血伴原始细胞过多）历史上曾被作为骨髓增生异常综合征的一部分而与克隆性血细胞减少一起归为一组；且此类疾病的诊断和治疗在第 87 章中讨论。就生物学和临床意义而言，在骨髓增生异常综合征的这一亚型中，骨髓原始细胞比例超过正常的这类疾病应为白血病，而非增生异常，但与多原始细胞白血病相比，其进展较慢。与多原始细胞性 AML 的一般情况相比，此类疾病的红细胞、中性粒细胞和血小板的形态异常更常见且更显著（参见第 88 章），但这种形态异常在多原始细胞白血病中亦有发生，即所谓伴有三系形态异常的 AML[275]。关于髓细胞白血病的范畴，从轻微到严重偏离的肿瘤，在第 83 章中均可见讨论。

费城染色体阳性的急性髓细胞白血病

大约 2% 的 AML 患者在相当大一部分白血病原始细胞（10%～100%）中带有费城（Ph）染色体即 t(9;22)(q34;q11)[356~358]。其原始细胞表面具有髓系白血病特征性的抗原，如 CD13 和 CD33[359,360]。对 AML 伴发 t(9;22) 有一种解释，即它是 CML 急粒变[361~363]。提出这种观点的依据如下：①在 Ph 染色体阳性的 CML 诊断后数日内即可发生急变；②此类病例伴有的附加细胞遗传学改变可与 CML 急变相类似[361,363]；③可存在显著的肝脾肿大，与 AML 的特征不符[362,363]；④血小板计数可正常，而嗜碱性粒细胞可增加[361,363]；⑤可有一段较长时间的前驱期，表现为乏力和体重减轻，且化疗后可出现 CML 的一些特征，如粒细胞增多[364]；⑥ Ph 染色体阳性的 AML 预后很差，与 CML 急粒变类似；⑦断裂点位于 22 号染色体的 M-BCR 位点，可为 CML 典型的断裂点，而 BCR-ABL 融合基因的产物是 p^{210} 酪氨酸激酶，亦与经典的 CML 相同[360,363~368]；⑧偶有病例同时表达 p210 和 p190 酪氨酸激酶，而此类情况目前已明确为 CML 的特征[368]；⑨一些患者进入缓解期时，可转为与 CML 慢性期相

类似的表型。亦有人提出另一种观点，因为：①Ph 染色体阳性的 AML 病例可为嵌合体（正常和异常核型）[360]；②Ph 染色体可能在病程后期出现[369]；③附加染色体异常往往与 CML 急粒变中所见不同[360,370,371]；④在某些病例中，BCR-ABL 基因不编码 p[210]，而编码 p190 酪氨酸激酶突变体[357,365,368,372]，而前者正是最具 CML 特征性的。此外，Ph 染色体阳性的 AML 可发生于 Ph 染色体阴性的低原始细胞白血病之后[357,373,374]。许多 Ph 染色体阳性的急性白血病患者是粒系与淋系杂合体[364,368,370,375]。因此，Ph 染色体阳性白血病可表现为两种形式：一种在 22 号染色体的 M-BCR 位点发生断裂，产生 p210，可认为其与 CML 急粒变类似，另一种形式的分子病理导致其癌基因产物为 p190 蛋白（m-BCR），而这种形式可被认为是原发性病例。

骨髓坏死

骨髓坏死是一种不常见的事件，且可见于多种恶性和非恶性临床疾病，但大约 2/3 的病例与淋系或髓系恶性肿瘤相关，约 1/4 的病例发生于 AML 患者[376]。骨痛（约 80% 的患者）和发热（约 70% 的患者）是两种最常见的症状或体征。若本身不存在贫血和血小板减少，骨髓坏死可导致这两种表现发生。白细胞计数可降低或升高。血液中可含有有核红细胞和粒系幼稚细胞（约 50% 的病例）。在约 50% 的病例中，乳酸脱氢酶和碱性磷酸酶升高。骨髓抽吸物常呈水样和浆液性。其特点为在无定形的胞外嗜酸性背景中，含有已失去原本染色特征的解体细胞，其细胞边缘模糊并有不同程度的核固缩和核碎裂。部分罕见病例的骨髓中含有 Charcot-Leyden 晶体，而没有嗜酸性或嗜碱性粒细胞增加[377]。骨小梁亦可见坏死的依据。可见骨质结构的破坏，伴有骨细胞和成骨细胞的丢失。重要的是，不能将这些改变认为是假象。通常在活检中有 50% 以上部位受累。若在尚存有完整细胞的岛状部位仔细寻找，则有可能发现潜在的基础血液学疾病[99m]。锝胶体硫扫描信号很低或根本无摄取。磁共振成像（MRI）可能非诊断性，但当组织内含水量比脂肪量相对增加时，其信号强度可改变，由此可显示坏死的程度。若骨髓保持完好的部位尚未知，则锝扫描和磁共振成像都能指出该部位，从而可对基础疾病确定诊断。病理生理机制尚未明确，但现认为与骨髓血管损伤和（或）继发于炎症或免疫因子和细胞因子的血栓形成有关。骨髓坏死的预后在很大程度上与基础疾病有关。若病人进入缓解期，骨髓可修复。

新生儿骨髓增殖和白血病

在新生儿中已发现 4 种与 AML 相关的骨髓增生综合征：一过性骨髓增生性疾病、一过性白血病、先天性白血病以及新生儿白血病。现认为一过性骨髓增生性疾病和一过性白血病属于同一种现象。

在大约 10% 的唐氏综合征患病婴儿中，一过性骨髓增生性疾病（TMD）可在出生时即存在，或出生不久后发生[378~384]。白细胞计数显著升高，原始细胞在血液和骨髓中存在，可伴有贫血和血小板减少，但后者并非恒有表现。肝脏和脾脏可肿大。除唐氏综合征患者特征性的 21 号染色体三体之外，细胞遗传学和骨髓细胞培养的检测结果正常。原始细胞通常有巨核细胞的免疫表型。与先天性白血病相反，大多数（约 80%）患者的白细胞和原始细胞计数的升高在数周到数月内消失。在大

约 20% 的患者中，可出现胎儿水肿、肝纤维化或心肺衰竭等严重致死性并发症。

在某些病例中存在附加细胞遗传学异常，但在骨髓增生异常综合征缓解后消失，说明这是一种可逆性的克隆性疾病（一过性白血病），可被正常造血所取代。21 号染色体三体在此病中是不可或缺的，该结论由以下三个现象得出判断：三体发生在：①具有组成性 21 三体患者的 TMD 克隆中；②21 三体以细胞嵌合形式存在于唐氏综合征患者的 TMD 克隆中；③在不具有组成性 21 三体但患有 TMD 的表型正常婴儿的 TMD 克隆中。在最后一种情况下，21 三体随骨髓增殖的好转而消失[385]。可能造成该现象的位于 21 号染色体上的候选癌基因包括 FPDMM、RUNX1（CBF-β）和 IFNAR，以及其他基因[385]。GATA-1 突变可见于几乎所有 TMD 患者和唐氏综合征伴急性巨核细胞白血病患者[386]。TMD 综合征可能会消失，但不久后即发生急性白血病，主要是 AML，但偶为急性淋巴细胞白血病（ALL）。

对 TMD，有一个假说认为，该病来源于胎肝造血中的原始细胞。此细胞退化后被骨髓中的干细胞所取代。在患有唐氏综合征和一过性白血病的新生儿中，大约 25% 的患儿在生命的前 4 年内发生急性巨核细胞白血病[387~389]。

对那些肝纤维化严重、白细胞计数非常高或胎儿水肿的患者，建议应用极低剂量阿糖胞苷[385]。这些婴儿的 TMD 细胞对阿糖胞苷非常敏感[390,391]。

唐氏综合征患儿在 5 岁之前有 150 倍的风险发生 AML 和大约 40 倍的风险发生 ALL。随着年龄的增大，其急性白血病的风险仍有持续的轻度增加。唐氏综合征伴髓细胞白血病患者往往呈巨核细胞或红细胞表型，并可有 21 号染色体的中间缺失[380,381,392~395]。这需要在急性巨核细胞白血病演变过程中，除 21 号染色体三体之外同时存在 GATA1 基因突变，之后再续以表观遗传学改变[395,396]。经长期随访证实，伴有唐氏综合征的 AML 婴儿对化疗的反应率很高，且比不伴有唐氏综合征的 AML 患儿的效果更佳[387,391,397,398]。伴有唐氏综合征的 AML 患儿对蒽环类药物和阿糖胞苷的反应率约为 90%，5 年无事件生存率约为 80%[394]。在复发或难治病例中，即使应用异基因 HSC 移植，预后仍较差[399]。ALL 亦可发生，其对治疗的反应与同龄的不伴唐氏综合征的患儿类似。在唐氏综合征患者中，大多数实体肿瘤的发生率较低[390]。

先天性或新生儿白血病是一种罕见的综合征，患有唐氏综合征的新生儿发生白血病的概率与无 21 号染色体三体的新生儿要多于 10 倍[392,393]。白细胞增多、血液和骨髓中原始细胞、肝脾肿大、血小板减少、紫癜、贫血、皮肤浸润都很常见。这类疾病在产前已可诊断。可发生细胞遗传学异常并可以之标记白血病克隆[393,400,401]。单核细胞白血病与 t(4;11) 分别是最常见的表型与核型[401~403]。已有一例急性单核细胞白血病从母亲到儿子垂直（胎盘）传播的报道[404]。

出生时正常但在出生后最初几周内发生 AML 的婴儿（新生儿白血病），往往表现为面色苍白、食量减少、增重不足、腹泻和嗜睡。若 11 号染色体 q23 带存在细胞遗传学异常，则是预后极差的标志。大多数先天性或新生儿白血病婴儿活不过数周或数月。因治疗多数无效，故当临床表现尚不明确时，建议观察，以明确是否存在 TMD 或一过性白血病[405]。

杂合性和混合性白血病

杂合性白血病

尽管髓系和淋系同时存在的克隆性疾病在 60 多年前即有报道,但相关技术的出现,包括应用单克隆抗体识别细胞表面抗原,利用分子方法检测免疫球蛋白基因重排和 T 淋巴细胞受体基因重排,以及利用染色体显带细胞遗传学技术识别染色体易位等等,这些均使得数种类型的杂合性急性白血病得到了认识[406~411]。

在双细胞系型(细胞系间)急性白血病中,一部分细胞(>10%)带有淋系和髓系标记;这里的"细胞系间"是指淋系和髓系基因的表达。双细胞系型(双表型)白血病是异质性的。有些患者的细胞既有淋系标记也有髓系标记(杂合性),而另外一些患者的细胞可有淋系标记或者髓系标记,但有证据表明,所有这些细胞都是相同恶性克隆中的一部分细胞(嵌合性)。双细胞系型白血病可为同步性(淋系细胞和髓系细胞同时存在)或非同步性(淋系细胞出现于髓系细胞之后,反之亦可),但有依据证明其来源于同一克隆。

在双表型白血病病例中,形态学或细胞化学提示为髓系白血病的记作 LY+AML;提示为淋巴细胞白血病的记作 MY+ALL。将这些病例作为一组,用目前方案治疗后,细胞系间杂合的白血病病例对治疗的反应率与无淋系标记的 AML 病例几乎一致[406]。一些研究者建议,根据淋系和髓系细胞的生化(药物反应)形式之间的平衡来调整药物治疗方案[412]。

若原始细胞有两种或两种以上髓系(如红系、粒系和巨核细胞)标记,或当淋巴细胞白血病既有免疫球蛋白基因重排(B淋巴细胞型)也有 T 细胞受体基因重排(T 细胞型)的标记时,此类急性白血病可为细胞系内杂合。

髓系-自然杀伤细胞杂合体和 t(8;13)

虽然大多数杂合性白血病均有髓系和 B 或 T 淋巴细胞的标记,但有两种值得注意的综合征与杂合性白血病相关:①髓系白血病和自然杀伤细胞杂合(CD56[+]、CD7[+]、CD13[+]、CD33[+])[413~419];②淋巴瘤、嗜酸性粒细胞增多和 t(8;13)髓系白血病杂合[420,421]。在这两种综合征中,淋巴瘤的体征,如纵隔或其他部位淋巴结肿大以及结外淋巴样肿瘤,与 AML 的表现混合存在。这种髓系-自然杀伤细胞白血病的形态学往往类似APL,胞质中颗粒较多,但无 17 号染色体异常。此杂合性白血病可为原发性或在淋巴瘤、T 细胞白血病或 CML 急变后发生。杂合性白血病通常预后较差。在自然杀伤细胞杂合体中,髓系抗原在诊断时可能不明显,但可到病程后期才出现[422]。对合适的病人可考虑进行造血干细胞移植[423]。

杂合性白血病可能来自于因遗传编程错误而导致的细胞系不忠实性[413],或在正常的多能 HSC 分化过程中一过性地发生混杂基因的表达。有观点认为,在基因混杂的情况下,原本应为暂时性的正常事件因细胞分化阻滞而持续地存在[408]。遗传错误编程(不忠实性)可能是因某些 DNA 序列的重排而造成,这些序列控制着对分化抗原起决定作用的基因转录[424]。

混合性白血病

在这种病例中,淋系细胞和髓系细胞同时存在,但来自于不同克隆,或髓系和淋系白血病先后存在,但两个细胞系来源于不同的克隆。

纵隔生殖细胞瘤和急性髓细胞白血病

有报道,非精原纵隔生殖细胞肿瘤与 AML,特别是其巨核细胞型之间有着并非常见但却是十分显著的一致性[425~430]。纵隔肿瘤是生殖细胞瘤中的一个罕见亚型。后者在男性中通常为睾丸畸胎瘤和精原细胞瘤,在女性为卵巢畸胎瘤。现认为其来源于未能迁徙的卵黄囊细胞[428,429]。AML 是一种 HSC 肿瘤,从存在于卵黄囊中的一种细胞类型衍生而来。纵隔生殖细胞和髓系白血病细胞之间的克隆关联(同一性)与细胞遗传学研究结果相符[426,427]。显然,造血细胞系基因易在性腺外(纵隔)生殖细胞肿瘤中表达。使用依托泊苷、铂类以及相关的细胞毒性药物治疗纵隔生殖细胞肿瘤,有可能使易感细胞群体产生继发性 AML[431]。

胃肠道肿瘤和急性髓细胞白血病

一项对 1892 例 KIT 阳性的间叶肿瘤(胃肠道间质瘤)患者的研究发现,继发 AML(9 例患者)的概率很高。标准化的发病率比值约为 3.0(95% CI 1.1~5.8)。患者在 AML 发病前未接受过化疗或放疗,且之前的胃肠道间质瘤病程平均为 6 年[432]。

● 急性髓细胞白血病的形态学亚型

AML 的形态学亚型(表 88-5)可为原发性发生,亦可为原发性血小板增多症、原发性骨髓纤维化、CML 或其他慢性髓细胞克隆性疾病发生克隆演变后的表现。例如,各种 AML 表型类别都可以 CML 急变的形式发生(参见第 89 章)。

急性原粒细胞白血病

急性原粒细胞白血病的定义出现于 20 世纪 20 年代[4],在原始粒细胞得到详细描述之后[6]。大约 25% 的 AML 病例有急性原粒细胞白血病的特点,在该亚型中,白血病性原始粒细胞是骨髓中的主要细胞。急性原粒细胞白血病被分为两种形式,在法-美-英(FAB)分型中命名为 M0 和 M1。这两种亚型几乎都不存在原始粒细胞分化成熟的依据,骨髓被单一的原始细胞群体所取代。在急性原粒细胞白血病(M0 型)中,患者的年龄分布、发病时的白细胞计数和细胞遗传学异常并无明显特征。经染色证实,其原始细胞无髓过氧化物酶活性,亦不能见到 Auer 小体。该原始细胞可与抗髓过氧化物酶抗体以及抗 CD13、CD33 和 CD34 的抗体反应。人类白细胞抗原(HLA)-DR 在大多数患者中阳性。偶有病例需用原位杂交技术以识别髓过氧化物酶基因[433],或需用基因组分析来发现早期髓系细胞相关基因[434]。预后不佳的异常核型(如 5q-、7q-)以及多药耐药糖蛋白(p170)的高表达更为常见。该表现型预后较差[435~438]。另一种类型的急性原粒细胞白血病,即 M1 型,其原始粒细胞可见于血液,并占骨髓细胞的 70% 以上。骨髓细胞的 15% 以下是早幼粒细胞和中幼粒细胞。原始细胞中偶见 Auer 小体,但光镜下原始细胞中的嗜天青颗粒不明显。用过氧化物酶或苏丹黑染色时,至少 3% 但通常更高百分比的原始细胞呈阳性反应,并可与特异于原始粒细胞的单克隆抗体如抗 CD33 抗体产生反应。该形态学亚型在 FAB 分型中被命名为 M1 型。WHO 将急性原

表 88-5　AML 的形态学亚型

分型	细胞遗传学特征	特殊的临床特征	特殊的实验室检查特征
急性原粒细胞白血病（M0、M1、M2）	原粒细胞介于骨髓细胞的 20% ~ 90% 之间。胞浆偶含 Auer 小体。细胞核呈细网状表现,核仁明显(通常 1 或 2 个) 原始细胞嗜苏丹,髓过氧化物酶和氯乙酸酯酶阳性,非特异性酯酶阴性,PAS 阴性或弥漫状阳性(无聚集或团块状) 电镜显示胞浆内有初级颗粒	最常见于成人,在婴儿中是发生率最高的类型 3 种形态学-细胞化学类型(M0、M1、M2)	染色体+8、−5、−7、del(11q) 和复杂异常很常见。RUNX1(AML1) 和 FLT3 突变发生于约 20% ~ 25% 的病例 M0 型的原始细胞抗髓过氧化物酶抗体和抗 CD34 和 CD13 抗体阳性,或 CD33 共表达。~25% 有 AML1 突变 M1 型表达 CD13 和 CD33。组织化学显示髓过氧化物酶阳性 M2 型 AML 有成熟型常与 t(8;21) 核型相关 M2 型伴有 t(6;9)(p23;q34) 的 AML 是一种少见类型,常与骨髓嗜碱性粒细胞增多、原始细胞计数高,FLT3-ITD 发生率高以及较差预后相关
急性早幼粒细胞白血病(M3,M3v)	白血病细胞形似早幼粒细胞。它们具有粗大而不典型的初级颗粒和一个肾形的细胞核。常见分枝或黏着状的 Auer 小体 过氧化物酶染色强阳性 有一种细小颗粒性的变异型(M3v),除此之外病程与预后均相同	通常见于成年人 低纤维蛋白原血症和出血很常见 全反式维 A 酸治疗后白血病细胞可分化成熟	95% 以上的细胞含有 t(15;17) 或其他累及 17 号染色体上 RAR-α 基因的易位 细胞为 HLA-DR 阴性
急性粒单核细胞白血病(M4,M4Eo)	血液和骨髓中存在白血病性原始粒细胞和原始单核细胞 细胞呈过氧化物酶、苏丹、氯乙酸酯酶和非特异性酯酶阳性 M4Eo 亚型者骨髓中嗜酸性粒细胞增多	与原粒细胞白血病相似,但髓外疾病发生更多 血清和尿溶菌酶轻度升高	嗜酸性粒细胞增多亚型(M4Eo)的白血病细胞通常带有 16 号染色体倒位或易位
急性单核细胞白血病(M5)	白血病细胞较大;与原粒细胞相比,核浆比较低。胞浆中含有细小颗粒。Auer 小体罕见。细胞核折叠,细胞形似幼稚单核细胞(M5a)或可能形似原始单核细胞(M5b)且含有较大核仁 非特异性酯酶阳性,可被 NaF 抑制;苏丹、过氧化物酶和氯乙酸酯酶阴性。PAS 在颗粒中呈块状阳性	见于儿童和年轻人 牙龈、CNS、淋巴结和髓外浸润常见 可发生 DIC 血浆和尿溶菌酶升高 高白细胞血症常见	t(4;11) 在婴儿中常见 q11;q23 重排十分频繁
急性红白血病(M6)	异常的原始红细胞初时在骨髓中大量增加,并常见于血液中。后期的形态学表现可能与 AML 的表现难以区分	诊断时常见全血细胞减少	细胞可与抗血红蛋白抗体反应。原始红细胞通常为 PAS 和 CD71 强阳性,且表达 ABH 血型抗原,并可与抗血红蛋白抗体反应 细胞可与抗 Rc-84(抗人红白血病细胞系抗原)反应
急性巨核细胞白血病(M7)	小的原始细胞具有苍白的无颗粒性胞浆和胞浆小泡。可形似体积中等或较大的原始淋巴细胞 具有巨核细胞形态的白血病细胞可能与原始巨核细胞同时存在	通常表现为全血细胞减少 血清乳酸脱氢酶水平明显上升 骨髓穿刺通常为"干抽",因总有骨髓纤维化存在 唐氏综合征患者并发 AML 的常见表型	原始细胞表面抗原包括血管性假血友病因子和糖蛋白 Ib(CD42)、Ⅱb/Ⅲa(CD41)、Ⅲa(CD61) 血小板过氧化物酶阳性

表88-5　AML 的形态学亚型(续)

分型	细胞遗传学特征	特殊的临床特征	特殊的实验室检查特征
急性嗜酸性粒细胞白血病	原始细胞和带有无定形嗜酸性颗粒(更小且折射率更低)的细胞混合存在	肝肿大、脾肿大、淋巴结肿大可能很突出 缺乏慢性嗜酸性粒细胞白血病(克隆性嗜酸性粒细胞增多综合征)特征性的神经、呼吸或心血管系统体征或症状	抗氰过氧化物酶可使嗜酸性颗粒被染色。透射电镜(TEM)显示嗜酸性颗粒更小且缺乏中心结晶体 皮肤、骨髓或其他嗜酸性粒细胞集聚部位活检可显示 Charcot-Leyden 结晶
急性嗜碱性粒细胞白血病	原始细胞和带有嗜碱性颗粒的细胞混合存在	常有肝肿大和/或脾肿大;往往有症状 皮疹并伴有荨麻疹、头痛和突出的胃肠道症状	通常存在 CD9、CD11b、CD25、CD123 阳性的细胞 甲苯胺蓝阳性细胞 高组胺血症和高组胺尿症 细胞呈类胰蛋白酶阴性但组氨酸脱羧酶阳性
急性肥大细胞白血病	血液和骨髓中见肥大细胞。多数含有颗粒但有些无颗粒,可形似单核细胞	可有发热、头痛、面部和躯干皮肤潮红和瘙痒 腹痛、胃溃疡、骨痛和腹泻比其他 AML 亚型更常见 常见肝肿大、脾肿大 出血情况可很显著	CD13、CD33、CD68、CD117 常阳性。 细胞呈类胰蛋白酶染色阳性且血清类胰蛋白酶升高 高组胺血症和高组胺尿症

　　AML,急性髓细胞白血病;DIC,弥散性血管内凝血;HLA-DR,人类白细胞抗原-D 相关;NaF,氟化钠;PAS,过碘酸-希夫;RAR,维 A 酸受体;TEM,透射电子显微镜。

　　注:括号内标注为法-美-英(FAB)分型中所定义的 M0 直至 M7。

粒细胞白血病分为三种类型:AML 未分化型、AML 未成熟型和AML 有成熟型。在这些过细的分类之间,并无依据显示临床上存在一个可明确区分患者对治疗的反应或其预后的界限。

　　在许多原粒细胞白血病中,粒细胞的成熟更加明显(FAB分类为 M2 型或 WHO 命名为 AML 有成熟型)。这种类型在AML 病例中大约占 15%,因此,约 45% 的 AML 病例为急性原粒细胞白血病有或无成熟型。原始细胞在骨髓细胞中通常至少占 20%。原始细胞中可存在 Auer 小体。早幼粒细胞、中幼粒细胞和分叶核中性粒细胞可构成骨髓粒细胞的 20% ~ 60%。分叶核中性粒细胞常伴有获得性 Pelger-Huët 异常,这种异常表现为双分叶核或单分叶核中性粒细胞。原始细胞的组织化学与细胞表面标记呈原粒细胞白血病的典型表现,单核细胞标记不存在或很少见。单核细胞只占细胞的 10% 以下。8 号和 21号染色体之间的易位 t(8;21)(q22;q22)往往伴存男性 Y 染色体丢失或女性 X 染色体丢失,此易位与该表型相关联,且发生于较年轻患者(平均年龄约 30 岁)[439~441]。患者细胞中含有 t(8;21)者较易患髓系肉瘤[263,266]。

急性粒-单核细胞白血病

　　20 世纪初,Naegeli 第一个发现 AML 能表达单核系和粒系的细胞。之后,当时领先的血液病学家 Hal Downey 提出将粒-单核细胞白血病以其名字命名为 Naegeli 型[442]。大约 15% 的AML 患者表现为此种亚型,且他们比急性原粒细胞白血病患者更易发生牙龈、皮肤或 CNS 部位的髓外浸润[见前面"髓系(粒细胞)肉瘤"][443]。血液和骨髓中可发现原始粒细胞和原始单核细胞混合存在。骨髓细胞的 30% 以上是以下细胞的混合群体,即可与过氧化物酶或氯乙酸酯酶反应的原始粒细胞,以及可与非特异性酯酶反应并可被氟化物抑制的原始单核细胞或幼稚单核细胞(图 88-2F)。血液和骨髓中 20% 以上的细胞是原始单核细胞或幼稚单核细胞。在某些病例中,个别细胞既可与单核细胞的组化染色反应,又可与粒细胞的组化染色反应[444]。大多数病例的血清和尿溶菌酶水平增加。这种 AML 亚型在 FAB分型中为 M4 型,WHO 分类中为急性粒-单核细胞白血病。累及 3 号染色体的易位与此表型相关[445]。

　　骨髓中嗜酸性粒细胞[446]或嗜碱性粒细胞[447]的比例可增加。在粒-单核细胞白血病的一个特殊亚型中,骨髓嗜酸性粒细胞数量增加(10% ~ 50%),原始细胞中可见 Auer 小体,并有 16号染色体倒位或重排(图 88-2G)[304~307]。其嗜酸性粒细胞异常增大,嗜酸性中幼粒细胞含有大的嗜碱性颗粒。可见已吞噬Charcot-Leyden 晶体的巨噬细胞。AML 的这种亚型在 FAB 分类中被命名为 M4Eo。虽然这种亚型出现 CNS 累及的风险增加,但其预后却比一般情况的 AML 更好。荧光原位杂交(FISH)是检测潜在的 16q22 基因重排的一个更为精确的方法,若与传统的细胞遗传学方法相结合,则会对 M4Eo 型的 AML 患者很有用。伴有 t(6;9)(p23;q34)的 AML 是一种罕见的亚型,约发生于 1% 的病例,可表现为急性粒-单核细胞或急性原粒细胞白血病。常见贫血、血小板减少、白细胞计数可变并有原始粒细胞增加。此原粒细胞往往含有 Auer 小体。约一半左右的病例中,骨髓嗜碱性粒细胞增多[208,280,448]。该亚型发生于较年轻时,预后较差,并有出现三系形态异常和环状铁粒幼细胞的倾向[449]。

急性红白血病

20 世纪早期，Copelli[450] 和 DiGuglielmo[451] 注意到在某些 AML 病例中红系细胞明显增殖的现象。Moeschlin[452] 用了红白血病这一名词。Dameshek[453] 建议将其命名为 DiGuglielmo 综合征，并按照畸形原始红细胞比例的减少和原始粒细胞比例的相应增加，将该疾病分为三个阶段。红白血病在 AML 病例中约占 5%，在 FAB 分型中被称为 M6 型[454]。家族性红白血病已见描述[455,456]。按照严重程度，红白血病被分为三级：①50% 以上骨髓细胞形态异常的红白血病；②原红细胞和原粒细胞混合存在，后者在非红系细胞中约占 20%，或在骨髓细胞总数中约占 5% ~ 10%；③纯红血病，该类型中畸形原红细胞在骨髓中占主导地位，80% 以上的骨髓细胞为畸形原红细胞，伴极少部分粒细胞，原粒细胞即使有也极少。该疾病的最后一种形式可能以一种很轻的类型开始，以前被称为红系骨髓增生症，其粒细胞和血小板生成可能只有轻度异常。这一阶段最突出的是原红细胞的形态异常，可以是长期的，但最终演变为一个双相性时期，此时原粒细胞更明显，可发生严重的中性粒细胞减少和血小板减少，患者于是进展为红白血病。该疾病亦可进一步演变成多原始细胞性 AML[457~460]。在红系骨髓增生症这一亚型中，红细胞的生成是无效的。然而，一些正常的调控仍可能存在，因为大量输血可使促红细胞生成素水平和红系生成异常的数量均降低[461]。白血病性红系克隆形成细胞可自发性生长是该疾病的一个特征[462]。过碘酸希夫（PAS）块状阳性的原红细胞在几乎所有病例中均显而易见[457,460]。

红白血病的特点是骨髓中大量的病态原始红细胞和血液中大量的红细胞群体（图 88-2I、J 和 K）。几乎所有病例都有贫血和血小板减少。一些患者可有白细胞总数升高。红细胞表现为明显的大小不等、异形、色素不均和嗜碱性点彩。有核红细胞在外周血中存在。骨髓原红细胞极度异常，伴有巨大的多核形式、核出芽与核碎裂。细胞遗传学异常在大约 70% 的患者中存在且复杂的细胞遗传学异常很常见。若用于检测红系分化的方法比光镜更为敏感，则红白血病的发病率可增加。这些细胞的特征包括血型糖蛋白 A、血影蛋白、碳酸酐酶 I、ABH 血型抗原以及其他发生在早期红系祖细胞上的抗原，如转铁蛋白受体（CD71）[463~465]。抗血红蛋白抗体和抗人红白血病细胞株抗体往往阳性[458]。

红系骨髓增生症有一个惰性的病程，不用强化疗亦可暂时控制。急性红白血病患者需要治疗，且其治疗结果与其他表型的同龄患者大致相同[460]。红系成分越多，原粒细胞比例越低，则患者对治疗的反应越佳[403]。

急性早幼粒细胞白血病

1949 年，法国血液学家们对一种严重出血综合征与某些白血病的相关性进行了描述[466]。1957 年，Hillstad[467] 赋予了 AML 的这种形态学-临床亚型一个称谓，即早幼粒细胞白血病。该亚型在 FAB 分类中被命名为 M3 型，而在 WHO 分类中被称为 APL，可发生于任何年龄，在 AML 病例中约占 7%[290,291,468,469]。APL 在来自于欧洲和中南美洲的拉丁裔人群中的发生率较高[190,191]。APL 在中国人群的 AML 中占 19%[189]，而在欧洲裔人群 AML 中占 8%。APL 在体重指数较高的人群中亦增加[470~472]。随年龄增长，其他 AML 亚型的发病率呈指数上升，

与其不同，APL 的发病率在人类整个生命跨度中是恒定不变的[188]。出血的表现可很突出，包括咯血、血尿、阴道出血、黑便、呕血以及肺和颅内出血，另有更典型的皮肤和黏膜出血。在白细胞严重减少的患者中，原始细胞在血液中可能并不明显。大多数病例存在中重度血小板减少，即 <50×10^9/L。

骨髓很少见无颗粒的原始细胞，可有部分原始细胞样的颗粒不足的细胞。早幼粒细胞占主导地位，在骨髓细胞中占 30% ~ 90%（图 88-2D 和 2E）。Auer 小体和带有大量 Auer 小体（1% ~ 10%）的细胞在几乎每一例患者中均存在。带有大量 Auer 小体的早幼粒细胞被称为柴捆细胞。白血病性早幼粒细胞用髓过氧化物酶和苏丹黑染色呈强阳性，并表达 CD9、CD13 和 CD33，但不表达 CD34 或 HLA-DR[290,291,468,469]。

早幼粒细胞白血病有一个变异型，被称为细颗粒型（在 FAB 命名系统中称为 M3v 型）[473~476]。细颗粒型病例约占早幼粒细胞白血病患者的 20%。其白血病细胞可能形似幼单核细胞，具有折叠或分叶状的细胞核。Auer 小体可存在，但不很明显。大多数白血病细胞含有嗜天青颗粒，此颗粒十分微小以至于光镜下不可见，但过氧化物酶染色通常是强阳性。典型的颗粒较多的早幼粒细胞通常是在仔细检查时才发现。在细颗粒型病例中，白血病总数往往显著升高，严重凝血功能障碍较突出[474]。罕见情况下，其细胞含有嗜酸性或嗜碱性颗粒，但仍具有 t（15；17），且对全反式维 A 酸（all-trans-retinoic acid，ATRA）的反应仍存在[477~479]，尽管嗜碱性亚型的恶性程度很高[480]。

在所有 APL 以及 CML 急性早幼粒变的病例中，均存在 17 号染色体（q21）与另一个染色体之间的易位，导致位于 q21 带的 RAR-α 基因重排；而这并不见于其他 AML 亚型。t（15；17）（q22；q21）是最常见的细胞遗传学异常（>95%），但亦可见 3 号、5 号或 11 号染色体和 17 号染色体之间的变异型易位，或 17 号等臂染色体，以及其他更不常见的类型[290,468,481~483]。在某些病例中，仅用细胞遗传学分析尚不够，需用 Southern 印迹分析来识别 RAR-α 基因重排。在这些细胞遗传学改变之间有着功能上的区别，即 t（15；17）、PML-RAR-α 融合基因，t（5；17）、NPM-RARα 融合基因、和 t（3；17）、TBLR1-RAR-α 融合基因的存在赋予了维 A 酸治疗有效，而 t（11，17）、PLZF-RAR-α 融合基因，通常提示维 A 酸耐药。在具有 t（11；17）的细胞中，不存在 Auer 小体，并通常有 CD56 表达，这样就提供了一些临床指标来促进具体的分子学研究[484]。其维 A 酸耐药性并不一定总是存在[485]。

17 号染色体上的断裂点在编码 RAR-α 的基因上，而 15 号染色体上的断裂点位于另一个基因的位点，该基因原名 MYL，后名为 PML（以提示其与早幼粒细胞白血病的关系）[290,486]。此基因编码一种独特的转录因子。其易位产生了两种新的嵌合或融合基因：一种是在 APL 中转录很活跃的 RAR-α-PML，另一种是 PML-RAR-α，这种融合基因亦可被转录，并可能导致了造血功能的异常。PML-RAR-α 基因有两种同工异构体，分别产生短型和长型的融合信使 RNA[487]。短型患者的预后可能比长型患者差。针对融合基因 mRNA 的聚合酶链反应（PCR）可用于在缓解期识别残余细胞，并可预测复发。PML-RAR-α 转基因小鼠可重复出该病[488]，虽然在某些模型中需叠加 FLT3 基因突变，方可出现疾病表型。FLT3 突变在人类的该疾病中很常见，特别是在细颗粒型中[157]。

出血倾向是这一亚型的突出特征。在大多数病例中，凝血

酶原和部分凝血活酶时间延长，血浆纤维蛋白原水平降低。开始人们认为，这种凝血功能障碍主要是因白血病性早幼粒细胞的颗粒中释放的促凝因子导致的血管内凝血所致。凝血酶-抗凝血酶复合物、凝血酶原片段1+2和血浆纤维蛋白肽A水平的升高均支持这一观点。纤维蛋白原-纤维蛋白降解产物水平升高、D-二聚体升高以及纤溶酶原活化的依据，则均提示纤溶的存在[489~491]。此外，纤溶酶原水平降低、白血病细胞上膜联蛋白Ⅱ的表达增加[492]以及氨甲环酸(tranexamic acid)治疗有效的报道，均支持纤溶在APL出血现象中所起的作用[493]。非特异性蛋白酶的释放亦可能进一步促进纤维蛋白原降解。因此，这种凝血功能异常目前被认为是三重因素所致[494]。

尽管APL对用于AML的化疗方案有反应，尤其是那些含有蒽环类抗生素(anthracycline antibiotic)的方案[495]，但其骨髓中的细胞反应形式往往比较奇怪[496~499]。若不再进一步治疗，白血病性早幼粒细胞在缓解前可持续存在，而从经典的角度一般认为，经过诱导治疗而使骨髓细胞增生减低，对AML患者获得缓解是必要的。一般而言，若白血病性原始细胞在AML治疗后仍持续存在，复发则会随之而来，除非此时加用更多细胞毒治疗以诱导骨髓进入低增生状态。随着维A酸的异构体使该病得到成功治疗的报道，人们认识到APL具有不同寻常的药物反应模式，在体外该药物可使白血病性早幼粒细胞分化成熟[499]。1988年，ATRA诱导缓解治疗的成功被报道[500,501]并得到确认[290,291]。然而，复发总会出现，因此仍需要化疗或加用三氧化二砷。ATRA的使用降低了早期出血性并发症和死亡的风险，并加强了患者对化疗的长期反应。尽管治疗有进展，但仍有约10%的患者在诱导缓解期间死亡，多数出血，往往是颅内出血。大约1%~3%的早幼粒细胞白血病病例在后期可发生寡原始细胞髓系白血病，其5号或7号染色体全部或部分缺失而无17号染色体累及，与继发于细胞毒性化疗的髓细胞白血病相似，此类患者的长期缓解被打断[501~503]。其对三氧化二砷的反应提供了额外的治疗办法，这在下文的"治疗"中讨论。

急性单核细胞白血病

1913年，Reschad和SchillingTorgau首先报道了单核细胞白血病[504]。大约8%的AML患者表现为单核细胞白血病，在FAB分型中称为M5型。与其他表型的髓外肿瘤发病率(<5%)相比，单核细胞白血病患者此发病率较高(50%)，可见于皮肤、牙龈、眼、喉、肺、直肠和肛管、膀胱、淋巴结、脑膜、CNS以及其他部位。肝肿大和脾肿大在单核细胞白血病中更常见[207,505~507]。

单核细胞的比例通常在75%以上。很大一部分患者的白细胞总数更高，与其他亚型相比，高白细胞血症发生更频繁(约35%)[508~510]。骨髓和血液中的细胞多数是原始单核细胞(急性原单核细胞白血病)，或形态更为成熟的幼单核细胞和单核细胞(急性单核细胞白血病)(图88-2H)。当血液中含有更多外表成熟的单核细胞时，骨髓中包含的原始细胞比例较低，约15%~50%。当血中单核细胞主要是原始细胞时，骨髓含有大约50%~90%的原始细胞。几乎在所有病例中，10%~90%的单核细胞可在以下试验中有阳性反应：非特异性酯酶染色、α-萘酚醋酸酯酶和萘酚AS-D-氯乙酸酯酶染色；在细胞化学或化学发光试验中；或与针对单核细胞表面抗原特别是CD14的单克隆抗体的反应。细胞对溶菌酶具有免疫活性为其特征。大多数患者的血清和尿溶菌酶水平升高。在80%以上的患者中，血清乳酸脱氢酶及β2微球蛋白浓度增加[511]。在很大一部分患者中，纤溶酶原激活物抑制因子-2存在于血浆和细胞中[512]。当原始单核细胞占主要地位时，无Auer小体，但在血液和骨髓中以幼单核细胞和单核细胞为主的病例中，可能存在Auer小体。某些病例的白血病性单核细胞具有Fc受体，可吞噬和杀灭微生物[513,514]。

累及11号染色体尤其是11q23区域的易位与单核细胞白血病之间有相关性[292~294]。特别是t(9;11)可见于白血病性单核细胞[295,296,507,508]。在t(9;11)中，干扰素-β1基因易位至11号染色体，而原癌基因ETS-1易位至9号染色体并与干扰素-α基因相邻。后两者相邻可能在单核细胞白血病的发病机制中非常重要[515]。

粒-单核细胞和单核细胞白血病以及正常单核系造血过程中的单核细胞的分化成熟与FOS基因的表达密切相关[516,517]。在大约一半的单核细胞白血病患者中，视网膜母细胞瘤基因生长抑制产物(p105)的表达缺如或显著减少。患者表现出更显著的表型[518]。有一种急性单核细胞白血病的变异型，其白血病细胞具有单核细胞样特征，其早期和晚期单核细胞系抗原和TdT活性均阳性，这种类型经常发生于放疗或化疗之后，对治疗相对不敏感[519]。伴有t(8;16)并产生MOZ-CBP融合基因的急性原单核细胞白血病表现为一种综合征，其特征为含有少量颗粒的幼单核细胞(与细颗粒性早幼粒细胞类似)，具有强大的细胞吞噬能力，可吞噬血液和骨髓中的红细胞、原红细胞，有时可吞噬中性粒细胞和血小板，类似于巨噬细胞性的噬血细胞综合征，并有血管内凝血或原发性纤溶，且髓外疾病发生的频率较高[520]。

无论是在诊断时，还是在缓解期中作为复发的一种形式，单核细胞白血病的CNS或脑膜疾病的发病率均相对较高，其治疗也因此而被复杂化。因此，当患者获得缓解时，即使缺乏症状，常建议行脑脊液检查[208,507,508]。对起病时白细胞较高的单核细胞白血病患者，因考虑到亚临床性脑膜累及的风险，一些治疗者建议，在进入缓解期后进行氨甲蝶呤(methotrexate)或阿糖胞苷预防性鞘内注射。另外有人认为在巩固化疗时应用具有CNS穿透能力的大剂量阿糖胞苷即足以达到此目的。对此问题的指南目前还很少。

具有树突状细胞或朗格汉斯细胞表型的罕见病例已有描述(参见第71章)[521,522]。在组织细胞肉瘤中，有一些少见的病例其实是单核细胞白血病的组织或髓外变异型(参见第71章)[523,524]。其治疗结果曾经被认为比其他类型的AML差，但其实与其他亚型相当[525]。

急性巨核母细胞性(巨核细胞性)白血病

1963年，Szur和Lewis[526]报道了一些病例，其表现为全血细胞减少、原始细胞比例低以及重度骨髓纤维化，但却缺乏原发性骨髓纤维化的通常特征，如泪滴状红细胞、脾肿大、白细胞增多和血小板增多。他们将这种综合征称为恶性骨髓纤维化[526]。此后亦见类似病例报道，其中一些研究者将该综合征称为急性骨髓纤维化[527]。随着对原始巨核细胞进行表型检测方法的进展，人们发现，这些病例属于AML的亚型，而不是原发性骨髓纤维化，并已将其命名为急性巨核细胞或急性原始巨核细胞白血病[391,528,529]。该类白血病在FAB分类中称为M7型。若诊断时应用合适的细胞标记，此型的发病率在所有 AML 病例中约为 5%，而在儿童 AML 中，该发病率至少两倍于此[530,531]。在唐氏综合征患者中所伴发的 AML[398,532] 或纵隔生殖细胞肿瘤患者中并发的 AML 中[425~429]，此综合征是一种特别普遍的类型。

白血病性的原始巨核细胞和幼稚巨核细胞在光镜下用多色染色难以辨识。然而，若见血液中的原始细胞胞质大量出芽或具有淋巴细胞样外观，特别是若骨髓活检示明显的重度骨髓纤维化，并因此而使骨髓干抽的话，有经验者会高度怀疑此病。刚开始时，诊断时需利用高分辨率组织化学方法检测血小板过氧化物酶，并利用透射电子显微镜对分界膜系统进行识别。而现在，针对血管性假血友病因子或血小板糖蛋白 Ⅰ b（CD42）、Ⅱ b/Ⅲ a（CD41）或 Ⅲ A（CD61）的抗体可用于识别非常原始的巨核细胞[528,529]。在其他类型的 AML 病例中，亦可见一小部分的原始巨核细胞，但在巨核细胞白血病中，这种细胞是十分突出或占主要地位的白血病细胞（图 88-2L-2O）。此外，该综合征通常还存在其他主要特征，尤其是严重的骨髓纤维化[530]。

患者通常表现为面色苍白、虚弱、大量出血和贫血，以及白细胞减少。淋巴结肿大或肝脾肿大在诊断时不常见。高白细胞和血液中原始细胞计数升高，可在起病时即存在，也可之后再发生。起病时，许多患者的血小板计数可正常或升高。血液中可发现异常血小板或巨核细胞胞质碎片。骨髓穿刺往往不成功（"干抽"），因为大多数病例均具有广泛的骨髓纤维化，尽管并非全部病例均如此。骨髓活检中含有小原始细胞、大原始细胞，或两者兼而有之。前者具有较高的核质比，染色质致密，核仁明显，形似原始淋巴细胞。曾有被误认为 ALL 的病例。大原始细胞可能具有正在分化成熟的巨核细胞的一些特征，如胞质无颗粒、伴有胞质突起、血小板样结构的集簇或胞质小泡脱落。原始细胞呈过氧化物酶阴性，并有聚集的倾向。为证实其向原始巨核细胞的分化，需免疫细胞学研究，以检测其是否存在血管性假血友病因子以及针对 CD41、CD42 或 CD61 的免疫反应。骨髓中往往同时存在更为成熟的巨核细胞，该类细胞可被 PAS 染色，含有非特异性酯酶并可被氟化钠抑制，且不能与 α-萘丁酸酯酶和过氧化物酶反应。促血小板生成素受体基因（MPL）在巨核细胞表面有表达（CD116），其功能增加性点突变 W515K/L 可见于约 25% 的急性原始巨核细胞白血病病例[533]。

血清乳酸脱氢酶水平常显著增加，且具有同构现象，与其他 AML 中所见者不同。常见复杂染色体异常[534]。有报道，婴儿的原始巨核细胞白血病与 t（1；22）（p13；q13）存在相关性[534~537]。表现为明显的巨核细胞表型的克隆性血液病与 3 号染色体异常相关联[538,539]。原发性骨髓纤维化或原发性血小板增多症进展为 AML 时，可能具有急性巨核细胞白血病表型。奇怪的是，在唐氏综合征患儿中，该疾病可用调整剂量的化疗来治疗，其缓解率和长期无事件生存率均非常高[540~542]。现认为该结果与白血病细胞对药物诱导细胞凋亡的敏感性有关[475]，而在非唐氏综合征儿童或成人患者中，化疗所致的长期缓解率则无如此之佳[543,544]。

急性嗜酸性粒细胞白血病

急性嗜酸性粒细胞白血病很罕见。嗜酸性粒细胞在骨髓中增加但血液中不增加，是急性粒-单核细胞白血病的一个亚型，而存在 16 号染色体倒位或其他 16 号染色体异常，亦并不能认为是急性嗜酸性粒细胞白血病[303~306]。1912 年，嗜酸性粒细胞白血病首次被描述[545]，这是一个独特的疾病范畴，可作为 AML 的一种而原发性发生，患者的血液和骨髓中的 50% ~ 80% 为嗜酸性粒细胞[546~549]。患者可有贫血、血小板减少、血液和骨髓中存在原始细胞。很大部分有明显的嗜酸性粒细胞分化。这种嗜酸性粒细胞形态异常，胞质颗粒较少，且其嗜酸性颗粒比正常小。经多色染色后，这些颗粒染色较淡且折光率较低。这些现象都是嗜酸性颗粒中缺乏中央晶体所致，而后者用电子显微镜可识别。经活检，皮肤、骨髓或嗜酸性粒细胞堆积的其他部位常可发现 Charcot-Leyden 晶体。抗氰过氧化物酶是一种特异的组织化学反应，某些 AML 病例的血液或骨髓中可识别的嗜酸性粒细胞较少，该反应有助于识别向嗜酸性粒细胞分化的白血病细胞，并有助于急性嗜酸性粒细胞白血病的诊断[483]。不属于恶性克隆的嗜酸性粒细胞的增多，可为 AML 患者的偶发特征、一种罕见的反应性现象。在许多情况下，特发性嗜酸性粒细胞增多症（高嗜酸性粒细胞综合征）是一种单克隆疾病，包括一系列疾病，从更为惰性的慢性或亚急性嗜酸性粒细胞白血病到更为侵袭性的急性白血病（参见第 62、89 章）[551]。急性嗜酸性粒细胞白血病可在高嗜酸性粒细胞综合征慢性型的患者中发生。现已提出，将 WT 基因的过度表达与否，作为一种区别急性嗜酸性粒细胞白血病与多克隆的反应性嗜酸性粒细胞增多的方法[552]。

急性嗜酸性粒细胞白血病患者通常不发生慢性嗜酸性粒细胞白血病中所见的支气管痉挛体征、神经系统体征以及心内膜纤维化所致心力衰竭，可能是因为这些组织改变是颗粒晶体中的毒素被释放的结果，而在急性嗜酸性粒细胞白血病的大多数嗜酸性粒细胞缺乏此晶体，且急性嗜酸性粒细胞白血病患者的生存时间亦较短。肝肿大、脾肿大和淋巴结肿大比 AML 的其他类型更常见。治疗方法与 AML 其他类型相似。阿糖胞苷和蒽环类抗生素的联合治疗是合适的治疗选择。患者对治疗的反应大致与其他类型的 AML 相同[550]。

急性嗜碱性粒细胞和肥大细胞白血病

作为一种 AML 的特征性表现，细胞向嗜碱性粒细胞分化是一种罕见的事件，1906 年首次被描述[553,100]，例 AML 中约发生 1 例[549]。多数急性嗜碱性粒细胞白血病病例从 CML 慢性期演变而来[554]，但原发的急性嗜碱性粒细胞白血病也有发生，其细胞中不含有 Ph 染色体[549,535~560]。该细胞可被甲苯胺蓝染色，且其嗜碱性颗粒在中幼粒细胞中最明显。在一些与 t（6；9）（p23；q34）相关的急性粒-单核细胞白血病患者中，其骨髓中嗜碱性粒细胞可能会增加但血液中却无。鉴于伴 t（9；22）（q34；q11）的 CML 与伴 t（6；9）的 AML 在 9 号染色体上有相同的断裂点（q34），且这两种疾病与骨髓嗜碱性粒细胞增多均有很强的相关性，因此位于 9 号染色体断裂点位置上的某个基因可能对嗜碱性粒细胞的生成有作用[448]。

诊断时可表现有贫血、血小板减少、血液中可见原始细胞。血白细胞计数通常升高，升高的部分即嗜碱性粒细胞。骨髓细胞较多，很大部分是原始细胞以及早期和晚期的嗜碱性粒细胞。用甲苯胺蓝和 Astra 蓝进行特殊染色往往是必要的，从而可将嗜碱性粒细胞与早幼粒细胞和中性粒细胞区分开来。免疫表型检测可显示非特异性的髓系标记（CD33、CD13）。CD9、CD25 表达或两者兼有是嗜碱性分化的特点。细胞可能含有颗粒伴嗜碱性粒细胞和肥大细胞的超微结构特点[558]。一些病例在光镜下无明显颗粒，表现类似于 M0，用电子显微镜有助于识别其嗜碱性颗粒[558]。若早期的嗜碱性粒细胞被误认为早幼粒细胞，则嗜碱性白血病可与早幼粒细胞白血病混淆[561]。相反，早幼粒细胞白血病亦可能有嗜碱性分化，可能被误诊为嗜碱性粒细胞白血病。然而，若其细胞具有 t(15;17)，则该病应对 ATRA 和蒽环类药物有反应[474,477,478]。凝血时间延长、血管内凝血和出血在嗜碱性粒细胞白血病患者起病时不常见，但在早幼粒细胞白血病患者中常见。化疗后可能会发生凝血异常。可有丛集性头痛、皮疹（往往带有荨麻疹的成分）以及胃肠道症状。血和尿组胺和尿甲基组胺水平上升为其特征。在极少数病例中，BCR-ABL 阴性的嗜碱性粒细胞白血病在经过一个慢性病程后又发生快速进展[562]。急性（Ph 阴性）嗜碱性粒细胞白血病的治疗与其他 AML 亚型相类似。

肥大细胞白血病是系统性肥大细胞疾病的一种罕见表现（参见第 63 章）[549,563]。可与 KIT 基因突变有关[507]。白血病性肥大细胞为 CD117 阳性、萘酚 AS-D-氯乙酸酯酶阳性、类胰蛋白酶阳性、髓过氧化物酶阴性以及 CD25 阴性[564,565]。血浆类胰蛋白酶升高。在某些病例中，含有颗粒的细胞在电子显微镜下显示出肥大细胞特征性的卷状颗粒，这可能有助于区分嗜碱性粒细胞和肥大细胞（参见第 63 章）。在 AML 病程中，广泛且明显活跃的肥大细胞组织浸润可被细胞因子所促发[566,567]。

在急性嗜碱性粒细胞白血病与急性肥大细胞白血病的实验室检查之间的主要区别是，前者的细胞是萘酚 AS-D-氯乙酸酯酶阴性、CD11b 阳性、CD117 阴性或弱阳性、CD123 阳性、细胞或血浆类胰蛋白酶无升高，且在电子显微镜下具有嗜碱性样的颗粒；而在肥大细胞白血病的细胞中，萘酚 AS-D-氯乙酸酯酶阳性、CD11b 阴性、CD117 阳性、CD123 阴性、细胞及血浆类胰蛋白酶升高，且电镜下可见肥大细胞样颗粒[549]。

组织细胞和急性髓系树突状细胞白血病

第 71 章讨论组织细胞和髓系树突状细胞白血病。

● 鉴别诊断

唐氏综合征婴儿伴发急性白血病应当与 TMD 鉴别（见前文"新生儿骨髓增殖和白血病"）。对成人而言，假性白血病这个名词被用于骨髓表现类似早幼粒细胞白血病的这种情况。从药物或铜绿假单胞菌导致的粒细胞缺乏症恢复的过程中，骨髓中见大量早幼粒细胞为其特征，在骨髓抽吸物检查或活检时可类似早幼粒细胞白血病[568~570]。

在假性白血病时，血小板计数可正常；白细胞减少的程度（<1.0×10⁹/L）往往比 AML 更为严重[511,512]；早幼粒细胞含有明显的不被颗粒覆盖的核旁透亮（高尔基）区；早幼粒细胞没有 Auer 小体[570~572]。亦有报道，粒细胞集落刺激因子（G-CSF）应用后可出现类似反应[573]。对假性白血病的疑似患者，观察数天后通常可明确其骨髓表现的原因，因为随着中性粒细胞逐步向分叶核的分化成熟，骨髓可恢复正常，血液中性粒细胞计数亦增加。

在骨髓低增生的患者，必须对标本进行仔细检查以鉴别再生障碍性贫血、急性低增生性白血病[350~352]和低增生性低原始细胞髓细胞白血病[574]。在低增生性白血病中，白血病性原始细胞在骨髓中很明显，而在低增生性低原始细胞白血病中，可见

形态异常的细胞尤其是巨核细胞的岛状聚集。

类白血病反应和非白血病性全血细胞减少可通过血液和骨髓中不存在白血病性原始细胞来与 AML 鉴别[575]。在年龄较大的儿童和成年人中，除髓系肿瘤患者外，原始粒细胞通常不超过骨髓细胞的 2%，且因中性粒细胞类白血病反应时髓细胞部分可显著增殖，其骨髓中原始细胞的比例通常会随之而降低。

● 治疗

治疗计划概述

AML 的常规治疗包括一个初始方案，称为诱导阶段。诱导治疗可能涉及多种药物的同时使用，或存在一个经计划的治疗顺序，称为定时序贯治疗。一旦获得缓解，进一步治疗是为了保持缓解状态。所谓缓解的定义是，经显微镜和流式细胞仪检查，示骨髓中白血病细胞被消除，骨髓造血重建，从而白细胞、血红蛋白和血小板在血液中的浓度恢复正常或接近正常。诱导后治疗可以由细胞毒性化疗、HSC 移植，或低剂量维持化疗所组成，具体根据患者的体能状况和危险因素而定。若疾病复发，则治疗方法还可能包括不同的化疗方案、异基因 HSC 移植或其他研究性方案，后者常作为临床试验的一部分。

决定治疗

应当建议大多数 AML 患者在诊断后立即接受治疗。小于 60 岁的患者预后较差，因其从诊断到治疗的时间较长[576]。尽管年老患者的缓解率较低，但仍有相当一部分获得缓解。偶有极年老的患者拒绝治疗或其无关疾病过于严重，以至于若给予治疗反而显得不合情理。年龄本身并不是治疗的反指征，对治疗适合的七八十岁老人亦能进入缓解期。对老年患者，且其中部分患者呈冒烟型病程，应适当调整治疗方案，以适应其耐受能力的降低（见下文"老年患者的治疗"）。相关问题应同时得到处理，如出血性表现、严重贫血或感染。

患者的准备工作

在等待细胞遗传学和分子标志的结果时，对病人及其家庭的指导工作应该尽可能使他们对疾病、治疗计划和治疗的副作用，以及有关疾病长期预后的信息能够有一定认识。社会经济地位和离治疗中心的距离对 AML 生存的影响均不大[577]，但 Karnofsky 体能状况和工具性日常生活活动积分对预后确实有影响[578]。

治疗前的实验室检查应包括血细胞计数、细胞化学分析和血液或骨髓中白血病细胞的免疫表型，骨髓检查应包括细胞遗传学和分子学分析，若条件允许，CBF 白血病应包括 FLT-3ITD、NPM-1、CEBPα 和 KIT 突变状态。若条件不允许，后期可基于 AML 亚型并根据需要应用冻存标本进行检测。应当进行血液化学检查、胸部 X 线检查、心电图、部分凝血活酶时间、凝血酶原时间和纤维蛋白原水平的测定。若有以下情况，则应进行更广泛的凝血因子测定：①凝血时间异常；②相对血小板计数而言，出血过于严重；③APL 或急性单核细胞白血病表型。早期 HLA 配型有助于在发生同种异体免疫反应（参见第 139 章）时，以及为考虑骨髓移植的患者，提供相容的血小板产物（参见

第23章）。单纯疱疹病毒和巨细胞病毒的血清分型可能会有所帮助，特别是对考虑移植的患者。对具有相应危险因素的患者，应进行人类免疫缺陷病毒（HIV）和肝炎血清学检测，患者还应该进行基线心脏扫描，从而在蒽环类抗生素应用前明确患者的射血分数。

患者应放置从外周静脉置入的中心插管或埋置中心静脉导管。这个与血液循环之间的通道，可方便化疗、血液制品、抗生素和其他静脉注射液和药物等的应用。采取分析血样时，则不会引起患者不适，亦无须考虑静脉通路问题。对导管出口部位，必须进行细致的皮肤护理，以尽量减少经导管感染。中心静脉导管已成为中性粒细胞减少期间的感染，尤其是革兰氏阳性细菌感染的主要来源[579]。对某些严重凝血异常的患者如APL者，最好埋置导管，以避免插管时发生显著出血或血管活化。对于那些具有神经症状的患者，应进行头部计算机断层扫描或MRI并继之以腰穿。操作前应尽可能达到合适的血小板计数并控制凝血异常。

以下情况的高尿酸血症必须治疗：①治疗前尿酸水平>0.4mmol/L（7mg/dl）；②骨髓被大量原始细胞压塞；③血液中原始细胞数中度或显著升高。应给予别嘌呤醇（allopurinol）300mg/d口服。别嘌呤醇可引起过敏性皮炎，若尿酸水平低于0.4mmol/L（7mg/dl）且白细胞总数低于20×10⁹/L，只要水化足够且尿流量足够（>150ml/h），就不应使用别嘌呤醇。抗生素应用初期亦可能出现皮炎。若两者同时应用，则可能对继续使用抗生素的决定产生影响。因此，别嘌呤醇应当在急性高尿酸尿症或肿瘤溶解的危险过去（通常为4～7天）之后即停用。重组尿酸氧化酶即拉布立酶（rasburicase）可用于防止尿酸盐导致的肾病。虽然昂贵，但这种方法可在第一剂药物使用后4小时内使血浆尿酸水平减少约80%。拉布立酶的耐受性良好，推荐剂量为每天静脉应用0.2mg/kg，应用5～7天，尽管稍短的疗程通常亦有效[580]。

勤洗手和对导管及其静脉内部位进行细致护理，以注意减少病原暴露，这是很重要的，尤其是当中性粒细胞总数低于0.5×10⁹/L时。应建议在单间内护理患者，以助降低外源性获得性感染的风险，直到患者的中性粒细胞计数恢复。

诱导缓解治疗

原则

AML的细胞毒性治疗建立在两个原则上：①骨髓中存在两种竞争性的细胞群体，一种是正常的多克隆群体，另外一种是白血病性单克隆群体；②为使多克隆造血功能重建，必须将白血病细胞重度抑制，使其达到在骨髓穿刺涂片和活检中均不明显的程度[581,582]。尽管这两个原则在多数病例中成立，但有两种情况不符合这些准则：①APL患者经治疗后尽管骨髓细胞仍较多，仍很容易进入缓解期[583]；②在某些AML缓解期病例中，罕见地存在单克隆造血（见下文"治疗结果"）。AML是一种异质性疾病，不同亚型有着不同的预后。今后，若对特定AML亚型的生物学知识有更深入了解，则可将其用于疾病的个体化治疗，但现在，除了APL，所有用细胞遗传学或分子改变来区分的AML亚型，其诱导期间的治疗方法均类似，且诱导治疗常常需在细胞遗传和分子预后因素的结果可得到前即开始[584]。

AML诱导治疗的目的是获得完全缓解（骨髓中原始细胞<2%），中性粒细胞计数超过1.0×10⁹/L，且血小板计数超过100×10⁹/L。一个致力于疾病诊断、疗效标准的标准化、治疗结果和报告标准研究的国际工作组对治疗结果进行了重新定义，以使报道和数据的比较得到标准化（见下文"缓解的定义"）[585]。其他治疗指南亦已出版[586,587]。大多数成人经标准诱导治疗后进入缓解期，但对高危疾病患者，应当考虑给予试验性方案，且由于完全缓解率并未达到100%，因此在诱导化疗期间即应考虑临床试验的参与。在诊断时，对个别患者的完全缓解能够保持的时间长度往往很难作出预测。基因表达谱检测可将一些患者归入高危预后组中，提示患者很可能对标准治疗无反应[105]。

细胞毒治疗方案

蒽环类药物或蒽醌类和阿糖胞苷 目前对非APL的AML的标准诱导治疗方案中涉及两种或两种以上药物，其中包括蒽环类或蒽醌类药物以及阿糖胞苷（见下文"急性早幼粒细胞白血病"）[588~617]在被引用的研究结果中，成人的缓解率约在55%～90%范围内，具体则取决于接受治疗的患者人群构成情况（表88-6）。最重要的两个指标分别是患者的年龄，以及患有治疗相关白血病或前驱性克隆性骨髓疾病的患者比例。在表88-6所列出的研究中，与大多数AML患者人群的中位年龄（约70岁）相比，患者人群的中位年龄年轻得多（50岁）；因此这些结果不能一概而论（见下文"老年患者的治疗"）。从1973年起，蒽环类药物和阿糖胞苷联合就已经是标准诱导治疗[11,12]。目前经典的标准诱导方案是：阿糖胞苷每天100mg/m²，从第1天至第7天，连续静脉滴注，柔红霉素每天45～90mg/m²，从第1天到第3天，即"7加3"方案。蒽环类或阿糖胞苷的剂量或时间表的调整，其他药物的增加如依托泊苷，以及各种输注日程表，这些都体现出人们试图对"7加3"方案的疗效作出改善。

蒽环类药物的选择 与其他蒽环类药物相比，应用去甲氧柔红霉素后耐药的发生相对较少。去甲氧柔红霉素（idarubicin）不诱导P-糖蛋白表达，但柔红霉素（daunorubicin）、多柔比星（doxorubicin）和表柔比星（epirubicin）都可诱导[590]。在较年轻的成人中，与45mg/m²柔红霉素相比，同样应用3天，12mg/m²去甲氧柔红霉素可得到更好的完全缓解率。与标准剂量的柔红霉素相比，应用安吖啶（amsacrine）、阿柔比星（aclarubicin）、米托蒽醌（mitoxantrone）等药物可得到更佳疗效。在年纪较大的成人中，米托蒽醌可减轻心脏毒性，但这尚有争议[591]。在两个随机化研究中，当与阿糖胞苷联用时，大剂量柔红霉素90mg/m²应用3天与45mg/m²应用3天相比，患者的完全缓解率更高[592,593]。当在50～70岁病例中比较45mg/m²去甲氧柔红霉素3天和80mg/m²柔红霉素3天的疗效时，去甲氧柔红霉素的缓解率为83%，而柔红霉素为40%[594]。另一项分析将去甲氧柔红霉素与大剂量柔红霉素在AML患者中进行比较，结果显示去甲氧柔红霉素可获得更高的缓解率但非总体生存率[595]。相反地，一项随机化研究显示，每天12mg/m²去甲氧柔红霉素应用3天与每天50mg/m²柔红霉素应用5天相比，缓解率和长期疗效并无差异[596]。鉴于这些研究，很多治疗家在应用柔红霉素时，对年轻患者应用90mg/m²柔红霉素3天的剂量，这也是符合目前的国家综合癌症网络（NCCN）指南的[597]。这样的大剂量能获益的仅为年轻和预后良好或中等的患者[593]。对原有冠状动脉疾病或充血性心力衰竭史、发生心脏毒性的危险比一般

表 88-6　急性髓细胞白血病诱导缓解治疗：阿糖胞苷和蒽环类药物联合治疗举例

阿糖胞苷	蒽环类药物±其他药物	患者数量	年龄范围（中位数）	完全缓解（%）	报道年份	参考文献
100mg/m² ，第 1～7 天	DNR 50mg/m² ，第 1～5 天	407	15～64（47）	77.5	2011	596
100mg/m² ，第 1～7 天	IDA 12mg/m² ，第 1～3 天	525	15～64（47）	78.2	2011	596
100mg/m² ，第 1～7 天	DNR 45mg/m² ，第 1～3 天	330	17～60（47）	57	2009	593
100mg/m² ，第 1～7 天	DNR 90mg/m² ，第 1～3 天	327	18～60（48）	71	2009	593
200mg/m² ，第 1～7 天	DNR 60mg/m² ，第 1～3 天	200	16～60（45）	72	2004	611
200mg/m² ，第 1～7 天	DNR 60mg/m² ，第 1～3 天 克拉曲滨 5mg/m² ，第 1～5 天	200	16～60（45）	69	2004	611
200mg/m² 每天 2 次共 10 天（该研究中部分患者接受了 FLAG-Ida 与 H-DAT 方案的比较）	DNR 50mg/m² ，第 1、3、5 天 硫鸟嘌呤 100mg/m² 一天两次，第 10～20 天 吉妥单抗 3mg/m² ，第 1 天	64	18～59（46.5）	91	2003	609
3g/m² 每 12 小时，共 8 剂	DNR 60mg/m² 每天 1 次共 2 天	122	成人	80	2000	603
100mg/m² 每天 1 次共 7 天（总共给予 2 个疗程）	IDA 12mg/m² 每天 1 次共 3 天	153	NR	63	2000	589
500mg/m² 持续输注，第 1～3 天，第 8～10 天	米托蒽醌 12mg/m² 共 3 天 依托泊苷 200mg/m² IV，第 8～10 天	133	15～70（43）	60	1996	606
100mg/m² 每天 1 次共 7 天	DNR 45mg/m²	113	NR（55）	59	1992	588
100mg/m² 每天 1 次共 7 天	IDA 13mg/m² 共 3 天	101	NR（56）	70	1992	588

　　DNR，柔红霉素；FLAG，氟达拉滨、阿糖胞苷和粒细胞集落刺激因子；H-DAT，羟基柔红霉素（hydroxydaunorubicin）、阿糖胞苷和硫鸟嘌呤（thioguanine）；IDA，去甲氧柔红霉素；NR，未报道。
　　除硫鸟嘌呤为口服外，所有药物均经静脉使用，建议读者参考原始报道，以便了解诱导治疗、巩固或维持治疗以及辅助治疗的细节。

人更高的患者，诱导期间可予右雷佐生（dexrazoxane）以减少心脏毒性的风险，但它在成人中很少应用[598]。其他方案包括将氟达拉滨和阿糖胞苷结合应用于蒽环类效果不会理想的那些患者。

大剂量与标准剂量的阿糖胞苷　与传统剂量相比，大剂量阿糖胞苷并不能提高完全缓解率，并可增加毒性，特别是对较老年的患者（对这些治疗的剂量，请参阅下面的"强化巩固治疗"）。接受大剂量阿糖胞苷的患者更易发生白细胞减少、血小板减少、胃肠道问题以及眼部毒性。与应用标准剂量者相比，患者的无病生存率和总体生存率可能较佳，这使一些研究者建议对 50 岁以下患者用大剂量诱导治疗，但这种做法并非标准，且这些研究并未将大剂量阿糖胞苷在缓解后治疗所起的作用考虑在内[599]。一些研究显示，在应用大剂量阿糖胞苷诱导治疗后骨髓白血病细胞清除率更高，50 岁以上的患者的无病生存率有改善[600]。将诱导治疗中的大剂量阿糖胞苷和中等剂量比较，未发现预后改善，却发现 3 度和 4 度毒性反应发生率更高[600]。一项对年轻患者的多臂临床试验：氟达拉滨，大剂量阿糖胞苷和 G-CSF（FLAG 方案）同时合用去甲氧柔红霉素，比标准的柔红霉素加阿糖胞苷再加或不加依托泊苷的方案，缓解率更高。大剂量阿糖胞苷诱导的患者复发率亦更低（38% vs. 55%）[601]。在应用包含大剂量阿糖胞苷的方案对年轻（<46 岁）患者进行诱导时，获得了极高的缓解率和生存率，缓解率为 82% vs. 76%，总体生存率为 52% vs. 43%。这些差异亦可见于继发性 AML 和伴有 FLT3-ITD 突变的病例中[602]。应用大剂量阿糖胞苷在细胞遗传学高危的患者中亦发现完全缓解率达到 60% 以上[603,604]。

定时序贯治疗和其他药物　定时序贯治疗，即将几种药物按照一个预定的程序使用，而非同时使用，这样可能会使缓解期延长[605~607]。将米托蒽醌在第 1～3 天静脉应用（IV）、依托泊苷 IV 在第 8～10 天、阿糖胞苷 IV 在第 1～3 天及第 8～10 天联合应用，这种定时序贯性化疗可使 60% 的患者获得完全缓解，而治疗相关死亡在患者中占 9%。无病生存期中位值为 9 个月[605]。

将 ATRA[608]、吉妥珠单抗（gemtuzumab ozogamicin）[609]、氟达拉滨（fludarabine）[610]、克拉屈滨（cladribine）或拓扑替康（topotecan）[611,612] 添加入诱导方案并未显著改善治疗效果。最近的一项随机化研究显示，将嘌呤类似物克拉屈滨而非氟达拉滨，加入柔红霉素和阿糖胞苷的方案，对 60 岁以下的患者可提高缓解率并延长生存[613]。在 60～75 岁的患者，将硼替佐米加入柔红霉素和阿糖胞苷的方案，获得了 65% 的缓解率[614]。有初步报告显示，在标准诱导化疗中加入吉妥珠单抗可改善低危和标危细胞遗传学异常患者的无病生存[615]，FLT-3ITD 抑制剂现亦正在研究中，但因本方法实际应用的有限性而缺乏相关资料[616]。最近，对 5 个不同的治疗策略，根据患者不同的预后特征而进行调整，将其与标准的含阿糖胞苷和蒽环类药物组比较，如此进行的一项前瞻性研究，并未显示与临床相关的预后差异[617]。因此，在 AML 标准治疗实践的指南中，除早幼粒细胞白血病之外，均推荐给予标准剂量阿糖胞苷联合蒽环类抗生素治疗[587]。

造血细胞因子以加强化疗剂量　在初治白血病中使用 G-CSF 和粒细胞-单核细胞集落刺激因子（GM-CSF），可增加处于 DNA 合成期的白血病细胞比例，短期应用即可使原始细胞群体发生扩增。该过程可使细胞对同时应用的化疗更加敏感，但目前尚未观察到用生长因子启动治疗的临床益处[618,619]，虽然细胞内三磷酸阿糖胞苷和 5′-三磷酸脱氧胞苷的比值升高，且阿糖胞苷可更多地掺入 AML 原始细胞的 DNA 中[542]。在应用阿糖胞苷联合去甲氧柔红霉素或阿糖胞苷联合安吖啶治疗，同时用或不用 G-CSF 的成年患者中，缓解率或总体生存率无差异，但同时应用 G-CSF 的患者复发率降低[620]。在应用定时序贯疗法治疗的较年轻患者组中，GM-CSF 启动可提高完全缓解率，但对总生存无影响[621]。因此，一般不认为这些生长因子有助于增强化疗效果。然而，有一项研究提示，在诱导缓解期间应用大剂量阿糖胞苷的患者，其无事件生存率和总体生存率均有改善[622]，而低增生性 AML 患者用 G-CSF 治疗而不用化疗，有获得完全缓解者[623]。

再次诱导治疗　对第一个疗程诱导化疗之后其白血病仍持续存在的患者，一般再次应用同样方案治疗。疗效通常在完成化疗后 7~10 天通过骨髓穿刺和活检来判断（"14 天骨髓"检查）。对那些骨髓增生减低且无残余白血病细胞存在依据的患者，可等待其细胞恢复到正常计数，对那些骨髓增生减低但有少量残余白血病细胞的患者，可推迟附加治疗，直至细胞计数恢复或指导下一次骨髓检查。对那些还有大量白血病细胞残留的患者，可考虑重复初次的诱导治疗，或应用含大剂量阿糖胞苷的方案。若需要两个疗程的诱导治疗，即使达到完全缓解，患者的长期预后仍较差。经一疗程诱导治疗后 AML 仍持续的患者中，大约 40% 可在第二疗程后完全缓解[624]，其 5 年无病生存率约为 10%。在欧洲的部分治疗中心，常规给予两个疗程诱导化疗，但其对缓解率或总体生存率的影响尚不明确[625]。首次诱导治疗到缓解之间的时间长，无病生存的时间则越短[626]。可根据高危细胞遗传学异常、前驱性血液病以及其他预后不良因素，将治疗无效的患者分配到针对难治性疾病的试验性化疗方案组，而不再重复进行诱导治疗。在一项研究中，再诱导的总反应率为 53%。对于具有预后不佳的细胞遗传学因素和骨髓中原始细胞比例为 60% 或以上的患者，在应用 7 加 3 诱导治疗方案后再次诱导，获得完全缓解的概率较低[627]。诱导治疗期间的死亡率与年龄相关[628]，或许和白细胞计数亦相关[629]。

诱导治疗期间的特殊考虑

高白细胞血症　原始细胞计数大于 $100 \times 10^9/L$ 的高白细胞患者需要立即治疗，以避免高白细胞最严重的并发症--颅内出血或肺功能不全。应立即给予水化，以保持尿流量超过 $100 \mathrm{ml}/(\mathrm{h \cdot m^2})$。减细胞治疗可从羟基脲（hydroxyurea）开始，每 6 小时口服 1.5~2.5g（总剂量 6~10g/d），共约 36 小时。当白细胞计数明显下降之后，适当的诱导缓解治疗应当尽早开始。同时进行白细胞单采可在数小时之内使原始细胞浓度下降约 30%[331,630,631]，而不增加尿酸或细胞内磷酸盐释放。白细胞单采可使因原始细胞对血管的作用而导致的急性紊乱得到改善，但在目前的治疗程序下，该方法可能无法改变长期预后[339,340,630]。吸入一氧化氮或可改善高白细胞所导致的缺氧状态[631]。

抗生素治疗　治疗开始后，全血细胞减少将恶化或在很短时间内发生。中性粒细胞绝对计数低于 $0.1 \times 10^9/L$ 是合乎期望的，这是药物作用有效的标志。患者通常会出现发热（>38℃），往往伴有寒战。尿、血、鼻咽部和痰（若有的话）应进行培养。由于严重的中性粒细胞减少和单核细胞减少，炎症反应变得迟钝，体格检查或影像学检查时的炎性渗出依据可能很少或缺乏。抗生素治疗应当在获得培养标本后立即开始[632]。第 24 章描述了强烈化疗背景下抗生素的使用。感染仍是治疗相关发病率和死亡率的主要原因[633,634]。革兰氏阳性细菌菌株的数量现已超过革兰氏阴性细菌[634]。培养往往阴性，但若发热和其他症状都存在，应当继续应用抗生素治疗，直至中性粒细胞恢复。

部分中心预防性使用抗细菌、抗真菌和（或）抗病毒的抗生素，而其他中心未如此。预防性抗真菌治疗可由低剂量两性霉素 B（amphotericin）或唑类如氟康唑（fluconazole）、伊曲康唑（itraconazole）、泊沙康唑（posaconazole）或伏立康唑（voriconazole）组成[635,636]。在 AML 患者诱导缓解治疗期间，阿昔洛韦（acyclovir）、伐昔洛韦（valacyclovir）或泛昔洛韦（famciclovir）预防性治疗并未影响发热持续时间或对抗生素的需要。菌血症的发生率并未减少，但急性口腔感染的严重程度降低[638]。对确诊的真菌感染可用脂质体两性霉素、卡泊芬净（caspofungin）和唑类治疗[639]。一些中心对成人 AML 在诱导治疗后立即给予门诊支持治疗，包括口服抗微生物药物[640]。

造血生长因子治疗血细胞减少　将细胞因子作为 AML 的一种辅助治疗，目前仍然有争议[641]。GM-CSF 和 G-CSF 可加速中性粒细胞恢复；无论是 GM-CSF 还是 G-CSF 均不能可重复性地降低主要的发病率或死亡率。然而，一项研究显示，老年患者真菌感染的死亡率下降[642]。在诱导治疗后的血细胞减少期间，应用细胞因子是安全的，几乎所有的试验结果都显示严重中性粒细胞减少的时间适当减少，对严重感染、抗生素的使用以及住院时间有着各种影响。在化疗结束后开始应用生长因子，并未发现疾病复发的增加，尽管如此，并未发现其对疾病缓解、无事件生存或总体生存率有一致的提高作用[643]。因此，生长因子应用的费用-效果合理性和临床有效性是值得怀疑的。并且，生长因子的在诱导期间使用可干扰骨髓的阐释。

成分输血治疗　为维持血红蛋白水平大于 70g/L，或者在特殊情况下维持于更高水平（例如有症状的冠状动脉疾病；参见第 138 章），应予患者红细胞输注。存在与血小板减少相关的出血表现时，应予血小板输注。必要时可预防性应用，以维持血小板计数在 $(5~10) \times 10^9/L$ 之间[644]。不具有凝血功能异常、抗凝剂使用、败血症或其他并发症的患者，在血小板计数为 $(5~10) \times 10^9/L$ 时，通常能维持止血状态。一开始，可使用随机供体的血小板，但单供体血小板或 HLA 匹配的血小板可能更合适，且当随机供体的血小板未能明显提高血小板计数时，更应尝试此类血小板输注[645]。若不考虑异基因 HSC 移植，家庭成员可为有效供者（参见第 139 章）。有数据表明，若出现发热，应当提高规定血小板输注的血小板最低限值，并有人认为较高的血红蛋白值可防止与血小板减少相关的出血[646]。

对于这类免疫功能受抑制的人群，所有红细胞和血小板输注物都应当去除白细胞，且所有输注物，包括供输注的粒细胞，都应经照射以预防输血相关性移植物抗宿主病（GVHD）（参见第 138、139 章）。

粒细胞输注不应预防性用于中性粒细胞减少,但可用于高热、寒战和抗生素治疗无效的菌血症、血液真菌感染或感染性休克患者。志愿供者应用 G-CSF 后,其中性粒细胞可提高 4 倍,并使输注后血液中性粒细胞增加的时间超过 24 小时[647]。对此方法的有效性目前仍不很清楚。严重真菌感染的治疗可能需应用 GM-CSF(参见第 24 章)。

耶和华见证人和其他拒绝血液制品支持的患者可通过剂量调整的化疗而保持存活[648]。对这种病人,一般来说,在严重血细胞减少期间,应尽量减少抽血,并应用抗纤溶药物、补血药物以及生长因子等作为支持治疗。

低纤维蛋白原血症的治疗　具有血管内凝血(参见第 129 章)或严重的原发性纤溶(参见第 135 章)依据的出血患者,在抗白血病治疗开始之前,即应考虑输注血小板和新鲜冰冻血浆。当纤维蛋白原水平降至约 125mg/dl 以下时,可应用冷沉淀物输注。若其表现模棱两可,则应对患者进行密切监测,包括纤维蛋白原水平、纤维蛋白(原)降解产物、D-二聚体和凝血时间的监测。血管内凝血或原发性纤溶可能在 APL 和急性单核细胞白血病患者中发生,但偶尔亦可在其他 AML 亚型患者中发生。

中枢神经系统疾病的治疗　起病时,50 例患者中约有 1 例发生 CNS 疾病[649]。通常不建议进行预防性治疗,但在以下情况时,一旦疾病缓解,应当考虑进行脑脊液检查:①单核细胞亚型[508];②伴髓外疾病患者;③细胞遗传学为 16 号染色体倒位[254]和 t(8;21)[263,266]者;④免疫表型为 CD7 和 CD56(神经细胞黏附分子)阳性者[650];⑤起病时血中原始细胞计数非常高的患者。在这些情况下,脑膜白血病或脑髓系肉瘤的风险增大,但若在巩固治疗时应用大剂量阿糖胞苷,则不建议进行预防性鞘内化疗。伴有神经症状的患者应当进行头部计算机断层扫描或 MRI 以排除出血或肿块的效应。若阴性的话,应当进行腰穿。脑膜白血病的治疗可包括大剂量阿糖胞苷静脉输注(可穿透血脑屏障)、鞘内注射氨甲蝶呤、鞘内注射阿糖胞苷、头颅照射或化疗和放疗联合[649]。若已发生 CNS 白血病,常用鞘内治疗每周 2 次,直至白血病细胞被清除,然后每周 1 次共 4～6 周。该治疗可通过腰穿途径或防止 Ommaya 库而完成。若颅内有肿块,可考虑放疗或大剂量阿糖胞苷同时糖皮质激素[651]。脑膜复发后往往会出现全身复发,通常应当同时进行系统性治疗。治疗一般不会长期有效,除非可进行异基因 HSC 移植。除患者有神经症状之外,腰椎穿刺一般要推迟到血中原始细胞已被清除之后。对于需进行腰椎穿刺的成年人,其必须接受血小板输注的血小板最低界限,目前并无共识,但有人提出血小板计数低于 $20 \times 10^9/L$ 为该界限[652],但很多治疗者应用一个更高的血小板计数(如 $50 \times 10^9/L$)作为腰穿的安全界值。

非白血病性髓系肉瘤的治疗　某些患者表现为髓系(粒细胞)肉瘤,而血液或骨髓中却缺乏白血病依据[见之前"髓系(粒细胞)肉瘤"]。在约 1% 的 AML 患者中,髓系肉瘤可能是其起病表现。这类患者应当接受强烈的 AML 诱导治疗[262]。与那些接受手术切除或切除后继之以局部放疗的患者相比,强烈诱导治疗后患者的非白血病时期相对较长[250]。这类患者是否应当在第一次缓解期进行异基因 HSC 移植,而不考虑其他因素,目前尚未明确[653,654]。经 AML 型化疗后,中位无复发生存约为 12 个月[262]。8 号染色体三体的患者生存率较低[260]。

缓解后治疗

细胞毒性治疗

一般性考虑　缓解后治疗的目的是为了延长缓解期和总生存期,但对其最佳方案,目前尚未达成共识。某些缓解后化疗不会引起重度且长期的血细胞减少且与强化诱导治疗极其相似,一般情况下,这种治疗只能使缓解期或生存期稍有延长。应用这种强度的治疗方案后,得到的结果模棱两可。在缓解后进行强烈巩固治疗,可使缓解期在一定程度上更长,而且更为显著的是,一部分患者的缓解期可超过 3 年。很大部分 AML 患者年龄超过 60 岁,这使其对强烈治疗的耐受能力受限,而使缓解后治疗这一问题及其影响变得复杂化。此外,白血病干细胞池即使非常小,亦可使白血病持续,而消除这些细胞,除强烈化疗以外,还可能需要其他方法,特别是对成年人而言。

对处于第一次缓解期的 AML 患者是应当仅接受巩固化疗、自体移植还是同种异体骨髓移植,有多个随机化试验进行了研究,但未能达成共识。在 623 例诱导化疗后完全缓解的患者中,用未清除恶性细胞的骨髓进行自体骨髓移植,或予异基因 HSC 移植,或予两个疗程的强烈化疗,三者相比较[655]。4 年无病生存率在接受异基因移植的患者中为 53%,接受自体移植者为 48%,接受强烈化疗者为 30%。完全缓解后的总体生存率在三组中均相似,因化疗后复发的患者可用异基因 HSC 移植挽救治疗。就 4 年无病生存率而言,异基因 HSC 移植(42%)和其他类型的缓解后强化治疗(40%)之间未发现显著差异[656]。在另一项研究中,只有年龄小于 35 岁的细胞遗传学高危的患者,在有同胞供者并进行异基因移植后,可改善无病生存(4 年时 43.5% vs. 18.5%)[657]。因此,在一些研究中,由于异基因 HSC 移植后的早期死亡,以及自体移植或化疗后复发的患者经再次化疗仍可诱导缓解,这两个原因使患者的总体生存率大致相当。然而,异基因移植后的无白血病生存率较高[658]。在最近十年中,因移植而导致的治疗相关死亡率已降低,相合无关供体移植与相合同胞供体移植同样有效,因此,目前对于所有患者均推荐移植,除了预后良好者(CBF 白血病或 NPM1 突变但无 FLT3 突变)[659]。一项 Markov 决策分析显示,在预后为中危或高危的患者中,与应用化疗治疗的患者相比,应用异基因 HSC 移植的患者的预期寿命更长[660]。一项前瞻性的配对分析亦得出结论,异基因 HSC 移植时 AML 缓解后最有效的治疗,尤其是对那些 45～59 岁和/或伴有高危细胞遗传学改变的患者[661]。在对完全缓解 1～7 年的患者生活质量进行衡量时,接受化疗的患者生活质量最高,而接受异基因移植者的生活质量最低[662]。

应用自体或异体 HSC 移植,还是单用大剂量阿糖胞苷巩固治疗,此决定应当个体化,应基于患者的年龄和其他预后因素,如高危的细胞遗传学表现和前驱性血液疾病。具有预后良好的细胞遗传学表现的患者,应当接受多达 4 个疗程的大剂量阿糖胞苷。细胞遗传学预后较差的患者,则应考虑在一个或两个周期的大剂量阿糖胞苷之后,尽快进行异体 HSC 移植。一项荟萃分析亦表明,对于第一次缓解期内、被归为预后中等和较差的 AML 患者,与非异基因治疗相比,异基因 HSC 移植的无复发生存率和总体生存率较佳,但对预后良好的 AML 患者则并非如此[663]。

强烈的巩固治疗　对于在第一次缓解期间未接受自体或异体移植时的大剂量化疗的患者，含有大剂量阿糖胞苷的巩固化疗方案比中等剂量阿糖胞苷的效果更好[664,665]，但这些方案并未被普遍接受[666]。欲进行异体 HSC 移植的患者，若供者已经准备好，不需要 4 个周期的大剂量阿糖胞苷，甚至可能即使只 1 个周期亦不会获益[667]。RAS 突变与从大剂量阿糖胞苷治疗中获益有关[668]。CBF 白血病患者如 t(8;21) 者亦对重复几个周期的大剂量阿糖胞苷有极佳反应。在接受了 3 个或更多疗程治疗的患者，有报道复发率为 19%[669]。

其他方案，如含有吉妥珠单抗和氟达拉滨的方案，已用于缓解后治疗，但相对于大剂量阿糖胞苷而言，这些方案是否更有利，尚未有人研究[670]。在应用了 2 ~ 4 个含有阿糖胞苷的方案后，5 年长期无病生存率一般约为 30%[671,672]。在巩固治疗时将米托蒽醌或安丫啶加入大剂量阿糖胞苷不能提高治疗效果[673]，且用在巩固期间的时间序贯的化疗与大剂量阿糖胞苷相比亦未改善疗效[674]。大多数中心使用 4 个周期的治疗。一个周期为 3g/m²，每天 2 次，第 1 天、3 天、5 天应用，每个周期共 6 次剂量，每个周期的疗程取决于正常血细胞计数恢复的时间。对这种治疗的最佳周期数尚未知[675]。大剂量阿糖胞苷的一次剂量可为 3g/m²，1 ~ 3 小时内静脉滴注，每 12 小时 1 次，直至 6 天（12 次剂量），但这个时间表因其毒性而几乎从未被使用。有证据显示，就 3g/m² 共 6 剂的方案而言，两个疗程的中等剂量阿糖胞苷（1g/m² 每 12 小时共 6 天）可能是一个替代方案[676]。在第一次巩固治疗时，当 36g/m² 的总剂量与 12g/m² 的剂量相比较时，并未发现治疗效果的提高[677]。大剂量阿糖胞苷常引起结膜炎和畏光，通常每 6 小时使用 1 次糖皮质激素眼液，直至最后一剂化疗后 24 小时[678]。亦可能出现小脑功能异常，此时需停止药物输注。将大剂量或减低剂量（如 2g/m²）的阿糖胞苷在 1 小时内输注完毕，可减少严重小脑毒性的可能[678]。老年患者和肾功能不全患者需减少剂量（即减至 1 ~ 2g/m²）[679]。

其他维持治疗

在强化巩固化疗完成之后，各种形式的减低强度维持化疗均已被尝试。这些方案中很多是由每月一次的化疗组成，例如，小剂量硫鸟嘌呤（6-硫鸟嘌呤，6-thioguanine）或阿糖胞苷。虽然在一些研究中指出无病生存期有所改善，但在大多数研究中均未显示出总体生存的改善[680]。一些研究组正在研究去甲基化药物［例如 5-氮杂胞苷（5-azacytidine）或地西他滨］在维持治疗中的作用[681]。

清髓性化疗或放化疗后自体干细胞输注作为巩固治疗　从 AML 患者体内采集缓解后骨髓或经动员的外周血干细胞并冻存，在强烈化疗和（或）放疗之后，将这些产物回输，也是一种缓解后治疗的形式（参见第 23 章）[682]。该方法被泛称为自体移植但并不能越过血脑屏障。对于已获得缓解但没有匹配的干细胞供者的患者，以及 70 岁以上的患者，可应用自体骨髓或外周血干细胞进行挽救治疗。随着高分辨率 HLA 相合无关供体、脐血和半相合供体的可行，AML 进行自体干细胞移植的数量已减少。

对 AML 的自体移植，可应用各种治疗方案[683]，如白消安（busulfan）-环磷酰胺（cyclophosphamide）、白消安-依托泊苷-阿糖胞苷、大剂量阿糖胞苷-米托蒽醌加全身照射、美法仑加全身照射和环磷酰胺加全身照射。在经治疗的年龄范围中，这些方

案治疗后的 3 年无病生存率平均约 40%[684,685]。第 2 次缓解期间的 AML 患者应用此类治疗后，可长期无病生存[686]。50 岁以上的患者效果较差，但对该治疗，并未确定严格的年龄上限[687]。在细胞采集和移植之前，进行两个或两个以上疗程的巩固化疗，有助于降低复发率和改善无病生存率。骨髓有核细胞数量大于 2×10⁸/kg 可提高无病生存率[688]。化疗药物如 4-氢过氧环磷酰胺（4-hydroperoxycyclophosphamide），可用于在移植前清除骨髓中的残余白血病细胞[689,690]，亦有报道，反义药物可减少白血病细胞污染[691]。在许多研究中，与未清除白血病细胞的骨髓相比，应用已清除残余白血病细胞的骨髓移植物并不能使治疗结果得到显著改善，这表明少量的白血病干细胞并不能轻易地被移植，或其不能幸存于自体骨髓和正常 HSC 同样经受的冻融循环之后[692]。此外，患者体内的残余白血病亦可能导致复发。有鉴于此，在 AML 的自体移植中，很少应用骨髓净化（参见第 23 章）。从初治 AML 患者的骨髓长期培养物中可检测到正常的祖细胞，在体外加入细胞因子培养后，其数量可增加[693]。对寡原始细胞髓系白血病（高危的骨髓增生异常）、继发性 AML 和治疗相关 AML，在化疗及生长因子治疗之后进行白细胞单采，获得的产物中含有正常的祖细胞[694]，这说明在被动员的干细胞中，白血病干细胞可能相对缺如，即使未将其在体外清除[695]。应用外周血来源的干细胞可使早期死亡率下降，因其植入更迅速，但复发率可提高[696]。在大剂量阿糖胞苷联合 G-CSF 或单独用 G-CSF 之后，即可采集被动员的干细胞[697]。自体干细胞移植后的生存曲线在大约 2.2 年时达到平台期[698]，有证据表明，自体移植可改善无病生存而非总体生存[699]。被输注的 CD34⁺ 细胞总数可影响早期植入，但长期的植入与移植物中的 CD34⁺/CD38⁻ 亚群更密切相关[700]。

放化疗加异基因造血干细胞移植作为巩固治疗

一般考虑　AML 异基因 HSC 移植的应用在欧洲和美国均不断增加[701]。对移植而言，不存在严格的年龄上限[702]，但许多中心将 60 岁或 65 岁作为接受造血清除后的移植的年龄上限，将 70 ~ 75 岁作为未经造血清除后即接受移植（非清髓性或减低强度的移植）的年龄上限。异基因移植的决定应个体化，其可行性取决于：①可得到合适供者；②受者的年龄和健康状况；③AML 是否已缓解。

在完全强度的移植中，先用全身照射和（或）大剂量化疗方案对患者进行预处理，之后再将供者的干细胞由静脉输入患者体内。与接受骨髓干细胞移植的患者相比，接受异体外周血干细胞的患者造血重建更快，但他们可能更多发生慢性 GVHD 并具有相当的复发风险[703,704]。第 23 章描述了异基因干细胞移植的适应证、步骤和预处理方案。一般而言，对第一次缓解期内的 AML 患者，不存在单一的最佳预处理方案[705]。在一项研究中，环磷酰胺和全身照射降低了复发的风险，但总体结果与单用化疗预处理者相当[706]。另一项回顾性研究显示，与应用环磷酰胺和全身照射相比，静脉用白消安和环磷酰胺的缓解期 AML 患者的预后均无不同[707]。一项回顾性的登记处研究显示，与应用全身照射相比，静脉用白消安和环磷酰胺的缓解期 AML 患者的无白血病生存和总体生存均较佳[708]。与诱导成功后立即进行移植的患者相比，对第一次缓解期的 AML 患者在异体移植之前用阿糖胞苷进行缓解后巩固化疗，并不能改善治疗结果[709]。目前还不清楚，对减低强度的移植或超过首次缓解期后

的移植,该结论是否同样成立[710]。

亲缘供者　在 AML 第一次缓解时行 HLA 匹配的同胞移植时,约半数病人可无病生存达 4 年。在应用 T 细胞清除的小规模研究中报道,4 年无病生存率为 65%[711]。在接受异基因移植的患者中,约 20% 发生白血病复发。移植 3 年后仍存活并具有良好体能状态的患者,其长期生存的前景良好[711]。在移植后阶段,约有 1/3 患者死于严重的 GVHD、机会性感染或间质性肺炎。若有以下情况,则患者的长期生存前景可改善:①移植前 AML 已缓解;②无Ⅲ～Ⅳ级急性 GVHD;③低度的慢性 GVHD[712,713]。对于伴有不利预后的细胞遗传学特征的患者,通常建议在第一次缓解期间进行异基因同胞移植[714]。FLT3/ITD 阳性的 AML 患者在第一次缓解期间亦可从异基因 HSC 移植中获益[715,716]。将第一次缓解期内的 AML 患者分为有供者与无供者两类,且 80% 以上有供者的患者进行了移植时,两相比较,有供者患者的无病生存明显更佳,尽管治疗相关死亡率较高[717]。对于决定将移植推迟到第一次复发和第二次缓解之后的中危细胞遗传学特征患者,医师应当确定 HSC 移植物的来源,并确保对患者进行仔细监测,以便使移植可尽快实施[718]。

为了减少进展期急性白血病患者接受干细胞移植后的复发率,有人尝试用[131]I 标记的抗 CD45 抗体将辐射传递到白血病细胞,之后再进行标准的移植预处理方案。应用该方案可使造血组织比肝、肺或肾接受到更多的辐射,可能会提高移植疗效[719]。

非亲缘供者　在所有 AML 患者中,大约 70% 的年龄超过 50 岁,且目前美国的平均家庭规模为每个家庭略超过两个孩子。因此,只有大约 10%～15% 的 AML 患者在骨髓移植的适龄范围内,并有一位同胞供者。为了扩大可移植患者的比例,出现了以组织相容的非亲缘供者为供体或以 HLA 不匹配的同胞或父母(半相合)为供体的移植[720]。70% 以上的欧洲裔患者在供者登记处可找到合适的无关匹配供体[721],另一项研究显示,大多数第一次缓解期的被建议进行移植的 AML 患者能够将移植相关步骤进行下去;移植的主要障碍在于等待供体的时候疾病复发,以及行为状态较差[722]。Ⅰ类和Ⅱ类 HLA 等位基因的分子匹配使非亲缘供体移植获得了更多的临床成功,但也因此而使移植供者的寻找更为困难[723]。应用这种匹配,研究已经表明,匹配的无关供体和匹配的有关供体的应用,在 AML 中可获得相似的生存时间[724]。移植可使年轻的第一次缓解期内的患者获益,但在匹配的相关供体和匹配的无关供体之间,生存并没有差异[725]。HLA 相合或不相合的脐血干细胞亦可用于成人急性白血病,但一般不用于第一次缓解期的患者[726,727]。对成人而言,单次脐血制品中的干细胞数量可能不足以导致植入,以致移植时须应用两个单位脐带血(参见第 23 章)[728]。

减低强度和非清髓性移植　根据患者的并发症或体能状况,若认为患者太年老或太虚弱以至于无法接受完全强度的(清髓性)异基因造血干细胞移植,则可给予减低强度的移植程序或非清髓性预处理方案,前提是存在合适供者。减低强度的移植可导致一定程度的骨髓清除,但是在非清髓移植物中,在移植物衰竭的情况下可能会发生自体干细胞恢复[729,730]。该类移植针对 AML 及其密切相关的血液恶性肿瘤,其作用主要依赖于移植物抗白血病效应[731～733]。这些方案仅有中度的血液学和非血液学毒性,且往往可在门诊进行。在大多数患者中可成功植入并建立完全供者嵌合体。GVHD 的发生率变化较大,且

对应用这些方案后最终的急性和慢性 GVHD 风险,目前还不清楚。已有多种低强度方案被提出[734]。在第一次缓解的 AML 患者中,1 年无进展生存率约为 55%[735,736]。该方法在 AML 治疗中的作用仍有待确定,还需要随访期更长的对照试验。已成功进行非清髓性预处理的非亲缘供体移植[737,738]。对第一次缓解的 AML 移植,将清髓性与减低剂量强度的预处理方案相比较的随机化试验虽然尚未进行,但有证据表明,减低剂量强度的预处理方案在疾病控制方面相对较差,但此缺点因治疗相关死亡率的降低而被抵消[739]。一项研究发现,在 AML 进行无关供体移植时,减低强度预处理和骨髓清除性预处理得到的无白血病生存率相似[740]。在多因素分析中,对减低剂量强度的移植而言,移植时疾病仍活跃和移植后发生Ⅱ～Ⅳ级 GVHD,这两个因素对生存具有负面影响[741]。减低强度的移植对老年患者是可行的,无论用氟达拉滨和低剂量全身照射[742]还是用氟达拉滨和 Ⅳ 白消安[743],但其供者来源和并发症的治疗问题往往限制了其应用[744]。

复发患者中移植的应用　对第一次复发早期或第二次缓解期间的患者,通常推荐使用一些形式的异基因移植,因为单用化疗而获得长期生存并不可能,而同样情况的组织相容的同胞间移植可有 25% 的生存率。对没有同胞供体的患者,HLA 相合的无亲缘供体移植是有效的,但治疗相关死亡率很高,这提示具有不利的细胞遗传学特征的患者,应在第一次完全缓解时进行 HLA 相合的非亲缘供体移植,若可找到合适的供者[745]。然而,对第二次缓解的 AML 患者,当移植与化疗相比较时,化疗后的 3 年无事件生存率为 17%,而移植为 16%。30 岁以下的缓解期在 1 年以上的患者表现最佳[746]。在另一项研究中发现,对白血病复发的患者进行移植时,慢性 GVHD、无亲缘供者、供者较年轻以及移植时原始细胞计数低于 30%,这些都是提示预后较好的预测因素[747]。另一项研究发现,对于复发或首次诱导失败的患者,以下移植前指标提示预后较差,包括缓解期低于 6 个月,循环白血病细胞的存在,供者非 HLA 相合同胞,行为状态差以及高危的细胞遗传学标志[748]。具有髓外部位白血病的患者更容易在异基因移植后复发[749]。

异基因造血干细胞移植后复发的 AML 患者若接受再次移植的话,可有长期缓解[750]。第二次干细胞移植可在约 25% 的患者中获得 2 年的总体生存,在相关或无关供者移植后均可有效。目前尚未发现第二次移植时改变供者的明显优势[751]。

现认为异基因干细胞移植的有效机制来自于大剂量清髓性放化疗之后再用骨髓"挽救"的方式。与非同卵的同胞或与 T 淋巴细胞清除的骨髓移植相比,接受同卵双胞胎骨髓移植的患者 AML 复发率增加,这提示供者淋巴细胞的免疫效应可能决定了移植的结果。这种免疫反应称为移植物抗白血病效应,可在白血病复发的预防中起到一定作用[752]。

供者白细胞输注　为加强移植物抗白血病效应,作为过继免疫治疗,供者单核细胞输注有时被用以治疗异体移植后白血病的复发[753,754]。这种输注只在小部分白血病患者中获得了成功,但因其他替代方法如二次移植的死亡率较高,故该方法对于异基因移植后复发的患者也是一种合理的治疗[755]。GVHD 和骨髓增生不良是这种治疗形式的主要并发症[756]。现认为移植物抗白血病效应是针对造血细胞表面的次要组织相容性抗原,但亦可能针对白血病特异性抗原。反复复发的急性白血病患者若进行供体白细胞输注后再复发,有很大一部分比例是髓

外复发[757]。供者淋巴细胞输注对复发早期和不存在广泛的慢性 GVHD 的患者最有效[758]。一些患者在停止免疫抑制治疗后重新获得缓解。与单用化疗或经二次移植后获得缓解的患者相比，经供者淋巴细胞输注或停止免疫抑制药物后获得缓解的患者，其生存率较佳[759]。非亲缘供体白细胞输注可用于治疗非亲缘供者干细胞移植后的白血病复发[760]。大约 40% 的 AML 患者经该治疗缓解。对 AML 移植后复发的患者，G-CSF 亦被用作供者白细胞输注的一种替代治疗[761]。供者的外周血干细胞可与化疗联合治疗异基因干细胞移植后早期复发的 AML 患者[762]。一旦效应细胞得到确认以及肿瘤靶抗原得到更深入了解，可以预期的是，带有供者白细胞输注的治疗方案将更加有效[763]。

减少或治疗移植后复发的其他方法 在 HLA 匹配的潜在供体中的杀伤细胞免疫球蛋白样受体（KIR）基因可指出其 KIR 基因型与无疾病生存率提高相关的供者[764]。移植后早期的巨细胞病毒复制亦与复发危险度的降低有关，可能是因为 AML 中的病毒抗白血病效应[765]。低甲基化药物已用于治疗异基因移植后复发，某些成功了，诱导出了 T 调节细胞[766,767]。髓外复发部位在移植后更常见[767]。

供者细胞中再发白血病或受者细胞中新发白血病 在接受来自于健康同胞的移植的患者中，有报道 AML 在供者细胞中复发。18 例接受异性供者骨髓后复发的患者中，约有 1 例在供者细胞中出现复发[768]。在受者细胞中亦观察到发生率类似的 AML 复发，但具有不同的克隆性细胞遗传学异常，提示为一种"新的"白血病[768]。该发生率有赖于细胞遗传学技术的敏感性和特异性，而后者已受到挑战。在罕见病例中证实，移植很久之后，干细胞的受者中可发生 AML，但却来源于供者细胞[768,769]。

缓解后治疗小结 对于年轻的伴有预后良好的细胞遗传学标志的患者（CBF 同时无 KIT 突变）或 NPM1 突变或 CEBPα 双突变同时不伴有 FLT3 突变的患者，在第一次缓解时异体移植并无优势，4 个疗程的大剂量阿糖胞苷是合适的治疗。另一种选择可以是 2 个疗程的大剂量阿糖胞苷之后进行自体移植，这个方法经常在欧洲被选用。对那些细胞遗传学中危的患者，巩固治疗时应当考虑异体移植，若移植供体无法找到，则应给予 3~4 个疗程的大剂量阿糖胞苷。那些细胞遗传学高危或 FLT-ITD 突变的患者应当在第一次完全缓解时即考虑异体移植。移植死亡率仍将改善，细胞遗传学"正常"的这组病例将被更好定义，靶向药物可能因而能对复发率产生影响，因此，以上这些建议还可能会随之改变。在患者完成巩固治疗之后，他们一般每 3 个月进行血细胞计数的随访，持续 2 年，然后每 3~6 个月共 5 年。进行骨髓检查是为了在巩固治疗完成后证实患者仍持续缓解，但之后就很少会规律进行，除非血细胞计数有改变。

复发或难治患者的治疗

化疗

诱导缓解和诱导后治疗复发的患者获得再一次缓解的可能性降低，且即使获得缓解，其维持时间通常较短。第一次缓解后超过 1 年再出现复发的患者，可再次应用原先的诱导缓解方案或应用药物联合的挽救性化疗方案。复发时，细胞系列发

生图提示，维持复发的白血病细胞与起始的白血病干细胞类似[770]。当原发肿瘤和复发的基因组进行比较时，可以分辨出两种原始的复发方式：在起始克隆中增加突变从而演变为复发克隆，或是起始克隆中的一个亚克隆在诱导治疗后存活下来，获得了突变，获得了优势从而成为复发时的主要克隆[771]。

难治性白血病是指应用阿糖胞苷和蒽环类抗生素或蒽醌的初始诱导化疗后无反应的白血病。难治性疾病的患者更有可能具有不利预后的细胞遗传学特征、前驱克隆性骨髓疾病史、不良免疫表型特征和 MDR 的表达[772]。

复发性白血病是指白血病在缓解后复发。缓解期的维持时间大大影响患者的预后及其对其他治疗的反应。其缓解率的差异很大，不仅可反映方案的使用，但也可能反映出病人选择、年龄以及其他预后因素的不同[772,773]。

化疗方案可分为阿糖胞苷为主、非阿糖胞苷为主，以及应用生长因子和细胞毒性药物的定时序贯疗法。表 88-6 列出了各方案及其反应率；反应持续时间通常以月计算，因此，亦常对此组患者推荐临床试验。缓解持续的时间很难界定，因为许多患者继续进行其他治疗，包括异体干细胞移植。

在一项大宗病例队列研究中，连续应用医学研究理事会试验，患者均为第一次缓解后复发者，其中 55% 进入第二次缓解。对那些细胞遗传学标志提示预后良好的患者，5 年生存率为 32%；细胞遗传学标志提示预后中等的患者，5 年生存率为 17%；细胞遗传学标志提示预后较差的那些患者，5 年生存率为 7%。在那些在第二次缓解时进行移植的患者，42% vs. 16% 的患者生存了 5 年以上[774]。在年轻患者、第一次缓解时间较长、距末次化疗时间较长以及一般健康状况较好的患者中，第二次诱导缓解的可能性更大。在年轻患者（15~60 岁）中，第二次缓解的可能性大约为 40%，在老年患者（60~80 岁）中约为 25%，但缓解持续时间几乎总是比第一次缓解时间为短。死亡这一最终结果几乎可以肯定，除非进行异基因 HSC 移植。罕见情况下，患者在经细胞毒药物治疗获得缓解之后，可能会第三次（或三次以上）复发，但每次的缓解期总是比前一次更短，通常以周计。对于那些具有有利预后或正常核型、第二次缓解期长且之前未进行干细胞移植的患者，强化疗可有帮助[775]。在一项研究中[124]，例患者中 21 例（约 17%）获得的第二次缓解期比第一次缓解期至少长 2 个月[776]。在用大剂量阿糖胞苷和米托蒽醌（S-HAM）序贯方案治疗复发患者时，与治疗成功与否唯一相关的因素为第一次缓解的持续时间，而不利核型是与生存持续时间相关的唯一因素[777]。缓解后不足 1 年即复发的患者应该用研究性药物进行治疗，而超过 1 年后再复发的患者则可受益于标准再诱导治疗[778]。对 AML 复发患者，没有标准的化疗方案可使之持续缓解（表 88-7）[779~789]，若条件允许，所有此类患者都应考虑进入临床试验。对于不适于行强化挽救方案的患者，可予小剂量阿糖胞苷，降低甲基化药物，或支持或姑息性治疗。

异基因造血干细胞移植

对于应用细胞毒性药物后不能进入缓解期或第一次缓解后复发的 AML 患者，异基因干细胞移植可能是唯一的可诱导持续缓解的手段。大约有 25% 的难治或复发 AML 患者有至少 3 年的持续缓解[790]。3 年移植相关死亡率约为 50%。同胞移植比 HLA 相合非亲缘移植的复发率更高[791,792]。若具有组织相容

表 88-7　复发或难治患者应用化疗举例

方案	患者数量	获得完全缓解的患者比例（中位持续时间）	年份	参考文献
氯法拉滨 40mg/m², IV, 第 1 ~ 5 天	163	35.2(6.6 个月)	2012	789
阿糖胞苷 1g/m², IV, 第 1 ~ 5 天	163	17.8(6.3 个月)	2012	789
氯法拉滨 25mg/m², IV, 每天, 共 5 天	50	46(9 个月)	2011	787
阿糖胞苷 2g/m², IV, 每天, 共 5 天				
G-CSF 5μg/kg 每天皮下注射, 直至 ANC≥2000/μl				
吉妥单抗 6mg/m², IV, 第 1、13 天	15	21(27 周)	2003	780
去甲氧柔红霉素 12mg/m², IV, 第 2 ~ 4 天				
阿糖胞苷 1.5g/m², IV, 第 2 ~ 5 天				
米托蒽醌 12mg/m², IV, 第 1 ~ 3 天	66	36(5 个月)	2003	781
阿糖胞苷 500mg/m², IV, 第 1 ~ 3 天				
血细胞计数恢复后再予:				
依托泊苷 200mg/m², IV, 第 1 ~ 3 天				
阿糖胞苷 500mg/m², IV, 第 1 ~ 3 天				
克拉曲滨 5mg/m², IV, 第 1 ~ 5 天	58	50(1 年无病生存率 29%)	2003	782
阿糖胞苷 2g/m², IV, 第 1 ~ 5 天, 克拉曲滨后 2 小时				
G-CSF 10μg/(kg · d), 皮下注射, 每天, 第 1 ~ 5 天				
氟达拉滨 30mg/m², IV, 第 1 ~ 5 天	46	52(13 个月)	2003	783
阿糖胞苷 2g/m², IV, 第 1 ~ 5 天				
去甲氧柔红霉素 10mg/m², IV, 第 1 ~ 3 天				
G-CSF 5μg/kg, 每天皮下注射, 直到中性粒细胞恢复, 最多 6 次				
吉妥单抗 9mg/m², IV, 第 1、15 天	43	9	2002	784
米托蒽醌 4mg/m², IV, 第 1 ~ 3 天	37	32	1999	785
依托泊苷 40mg/m², IV, 第 1 ~ 3 天				
阿糖胞苷 1g/m², IV, 第 1 ~ 3 天±伐司扑达(valspodar, PSC-833)				
氟达拉滨 30mg/m², IV, 第 1 ~ 5 天	85	66	1995	786
阿糖胞苷 2g/m², IV, 第 1 ~ 5 天±				
去甲氧柔红霉素 12mg/m², IV, 第 1 ~ 3 天				
G-CSF 400μg/m² 皮下注射, 每天直至完全缓解				

ANC, 中性粒细胞绝对计数；G-CSF, 粒细胞集落刺激因子；注意：建议读者参考原始文献以了解化疗方案的具体应用细节。

供体且患者年龄小于 50 岁, 在患者复发早期进行异基因干细胞移植可与在第二次缓解期内进行同样成功, 然而这个经常在临床试验的背景下进行[793]。

干细胞移植后复发　异基因干细胞移植后复发的患者预后极差, 现有的化疗、供者白细胞输注或二次移植等方法均不能使之获得一致的长期缓解[794]。对减低强度的异基因移植后复发的患者, 复发后的中位总体生存期为 6 个月, 且与化疗相比, 供者白细胞输注或二次移植均无益[795]。自体干细胞移植后复发的患者有时可用减低剂量强度的异基因移植挽救, 或用完全强度的异基因移植挽救, 但治疗相关死亡率较高, 即使在较年轻患者中亦如此。

其他治疗方式

化疗

目前正在对几种新型化疗药物治疗 AML 进行研究。例如, 将固定比例的柔红霉素和阿糖胞苷制备成脂质体, 已进入临床试验[796]。在继发性 AML 的老年成人中已经显示了部分反应。

表观遗传学修饰

DNA 关键部位的甲基化可导致基因转录失活或染色体不稳定。在 AML, 异常甲基化, 特别是 11 号染色体的优先甲基化, 已有描述[797]。因 DNA 甲基化所导致的表观遗传性基因沉默是推测的去甲基化药物, 如 5-氮杂胞苷或地西他滨(decitabine)的治疗靶点, 而由组蛋白去乙酰化作用介导的基因沉默是组蛋白去乙酰化酶的靶点[798]。地西他滨是一种强大的药物, 可使 AML 细胞的分化和生长停滞[799~801]。5-氮杂胞苷在 AML 中亦具有活性, 其口服制剂正在研究中[802]。这些药物的单独或组合应用已获得 25% ~ 60% 的反应率[803]。对于应用地西他滨治疗的患者而言, 甲基化组可能作为药代动力学的一个截点而起到作用[804], 高水平的 miR-29b 与地西他滨有效相关[805]。组蛋白去乙酰化酶抑制剂可使 AML 原始细胞中视黄酸依赖的转录激活和分化得到恢复[806]。对 RUNX1/ETO 阳性的白血病细胞，缩酚酸肽（depsipeptide, romidepsin）可促使其组蛋白发生乙酰化并促进基因转录[807]。缩酚酸肽[808]、LBH[589,809]、伏立诺他［vorinostat，二酰苯胺异羟肟酸（SAHA）][810] 和 MGCD0103[811] 已分别在白血病的早期试验中进行了研究。这些药物与其他靶向治疗的联合治疗正在探索中[812]，低甲基化药物和组蛋白去乙酰化酶抑制剂的联合治疗已见于报道[813]。

DOT1L 抑制剂，异构橡酸脱氢酶和 MDM2

组蛋白甲基化转移酶 DOT1L 对于 MLL 重排的 AML 的维持十分必要。EPZ-5676，DOT1L 的组蛋白甲基化转移酶活性的一种氨基核苷抑制物，正在 MLL 重排的白血病中进行临床研究[814]。其他 DOLT1L 抑制剂正在 IDH1/2 突变的 AML 中进行探索[815]。AGI-6780 被发现是 IDH2 的 R140Q 突变的抑制剂，具有分化潜能[816]。MDM2 是 p53 和 p53 特异的 E3 泛素连接酶的调节物，其抑制剂亦已进入临床试验[817]。

抗 CD33 抗体

CD33 抗原在大约 90% 的 AML 原始细胞上均有表达，是抗体介导的杀灭作用的目标。吉妥珠单抗是一种重组的人源化抗 CD33 单克隆免疫球蛋白 G4 抗体与细胞毒素（calicheamicin）相结合的产物[818]。结合毒素的抗体迅速内化并随之导致细胞凋亡[819]。可发生高胆红素血症和转氨酶升高。虽然它与标准的再诱导化疗获得同样的生存率，但其使用与较少的住院天数相关[820]。与各项试验中含有大剂量阿糖胞苷的方案相比，在 3 和 11 个月之间出现复发的患者中，吉妥珠单抗获得的缓解率较高。然而，对于首次缓解时间长于 19 个月的患者，阿糖胞苷可获得较高的缓解率[821]。对随后进行清髓性异基因 HSC 移植的患者，之前的吉妥珠单抗应用可能增加静脉阻塞性疾病的风险[822]。吉妥珠单抗在 2000 年被美国 FDA 批准，但 2010 年从市场召回。欧洲目前正在进行一些研究，检测其与标准化疗联合时，对诱导治疗、缓解后治疗以及 APL 治疗中的作用[823~835]。在那些研究中，它并未改变缓解率，但似可降低复发率或改善无复发生存率。

针对信号转导介导分子的治疗

酪氨酸激酶抑制剂 Flt3 抑制剂在大约 30% 的 AML 患者中，可发现持续激活性 FLT3 受体突变。几种小分子 FLT3 酪氨酸激酶抑制剂已制成，但尚无一获得政府批准[826~831]。髓系白血病细胞可能发生分化，包括一个伴有中性粒细胞皮炎的综合征，其中性粒细胞是 FLT3 阳性的[832]。FLT3 突变的等位基因负荷可预测患者对此类抑制剂的反应[833]。这些药物现正在 I 期和 II 期试验中，目前在这些研究中已可见血液中原始细胞减少，但很少获得完全缓解[834,845]。新一代的 FLT3 抑制剂已被开发以试图提高其疗效[836]。Crenolanib 可能同时抑制 ITD 和 TKD 突变[837]。Quizartinib（原称 AC220）在一项对复发/难治 AML 患者的 I 期研究中显示了活性，尤其是带有 FLT3-ITD 的患者[838]。对此类抑制剂如米哚妥林（midostaurin）（PKC412）[839] 和索拉非尼（sorafenib）[840] 与细胞增殖抑制药物联合用于 AML，目前正在进行相关试验[741]。

KIT 酪氨酸激酶抑制剂 甲磺酸伊马替尼在一小部分的 AML 病例中可发现 KIT 体细胞突变，使酪氨酸激酶活性增加。AML 细胞中可发生旁分泌或自分泌性 KIT 活化[841]。甲磺酸伊马替尼可使难治性继发性 AML 获得完全缓解[842]，但这是该药应用后的一个非常罕见的结果[843]。达沙替尼已被研究和化疗联合用于伴有 KIT 突变的 CBF 白血病，但是研究的最终结果仍需等待[844]。

核因子-κB 抑制剂 与正常 HSC 不同，AML 的白血病干细胞具有活化的 NF-κB[845]。蛋白酶抑制剂如硼替佐米（bortezomib）可抑制 NF-κB，并已在 AML 中进行研究。已发现，该药可使 NPM1 突变的 AML 对化疗药物的敏感性提高[846]。现亦正将硼替佐米与化疗药物联合治疗 AML 患者[847]。其他更特异于 NF-κB 家族的抑制物亦被提出在 AML 中进行研究[848]。

其他信号转导与酪氨酸激酶抑制剂 大量的酪氨酸激酶活化抑制剂已被研究用于 AML 的治疗[849,850]。其中包括哺乳动物西罗莫司靶标（mTOR）抑制剂[851,852]、磷酸肌醇 3 激酶抑制剂[853,854]、AKT 抑制剂，如哌立福辛（perifosine）[855]、小分子丝裂原活化蛋白激酶（MEK）激酶抑制剂[856]、极光激酶抑制剂[857] 和热休克蛋白抑制剂[858]。这些药物在单药时对 AML 的生存均无影响，但联合应用以靶向多个途径或使用多靶点酪氨酸激酶抑制剂则可能有希望使 AML 治疗得到逐步改善[859]。有一些迹象表明，在单用信号转导药物治疗的病例中，髓外疾病发病率可能增加[860]。

其他信号转导与凋亡途径抑制物 很多恶性疾病过度表达抗凋亡蛋白，如 BCL-2 和 BCLxL[861]。BCL-2 同源结构域-3（BH3）的小分子类似物，如 ABT-737[862] 和 GX15~070（obatoclax）[863] 可抑制 BCL-2。CDDO-Me 是一种三萜类化合物，在体外研究中，可通过激活 caspase-8 和 caspase-3 以及诱导线粒体细胞色素 C 释放，而诱导 AML 细胞凋亡和分化[864]。

异戊烯化抑制剂 法尼基转移酶抑制剂法尼基转移酶抑制剂（FTIs）[865~868] 和牛儿基牛儿醇转移酶-1 抑制剂（GTIs），如他汀类药物亦被研究用于 AML 的治疗。已有报道 AML 病例对洛伐他汀（lovastatin）有反应的例子[869]。辛伐他汀（simvastatin）可使阿糖胞苷对 AML 细胞系的抑制作用增强[870]。其他研究表明，他汀类药物可能不依赖于 RAS/RHO 异戊烯化，而是通过阻断胆固醇反应而使细胞受损，从而介导抗白血病效应[871]。FTIs 或 GTIs 作为单药的有效性在未经治疗的 AML 患者中的疗效均很微小[865~868]。

促成熟治疗几种维生素 D 的类似物 可通过对细胞周期蛋白依赖性激酶的诱导抑制作用而抑制 AML 细胞[872]。一般情况下，白血病细胞对维 A 酸无反应。对 AML 患者而非 APL 患者的白血病细胞进行单链构象多态性分析和 DNA 测序，均未发现 RAR-α 基因突变[873]。然而，现正对维 A 酸、生长因子和化疗药物的联合应用进行研究，以明确其在 AML 中的治疗潜力[874]。带有 11q、-5 和-7 等染色体异常的白血病具有较高的端粒酶活性，可被诱导分化药物所抑制[875]。在一项研究中，化疗加上 ATRA 并未改善患者的治疗结果，但在体外可使 AML 骨髓细胞的凋亡增加 25%[876]。ATRA 使一例急性粒-单核细胞白血病患者经诱导获完全缓解[877,878]。三氧化二砷可诱导除 APL 外的 AML 患者的原始细胞发生凋亡和细胞毒效应，并且不受可通透糖蛋白（P-gp）表达的影响[879,880]。

抗血管生成药物和抑制微环境相互作用的药物

针对 AML 中的骨髓血管密度增加现象或骨髓内皮细胞分

泌的细胞因子,这一方法已作为抑制 AML 细胞生长的一种手段而进行检测。对 AML 的治疗,氨磷汀(amifostine)[881]、沙利度胺(thalidomide)[880]、舒尼替尼(sunitinib)[881]和其他靶向 VEGF 和白介素(IL)-8[882]以及处于血管生成素信号转导通路中的药物[883]均为潜在的抗血管新生药物。雷那度胺(lenalidomide)也具有抗血管生成的特性,被用于治疗缺失性的 5q-AML[884]。趋化因子受体 CXCR4 在造血细胞在骨髓中及整合素或选择素的停留机制中有作用,现已提出将其拮抗剂作为治疗药物,以克服骨髓基质介导的耐药性并促进化疗所致的细胞死亡[885,886]。

耐药性的调节

AML 发生耐药性的机制众多[887],为克服其耐药性,人们作了一些尝试,但所应用的药物中,如环孢素或 PSC-[833],目前无一对 AML 的预后具有显著的作用。P-gp、MDR 蛋白-1(MRP-1)和乳腺癌耐药蛋白(BCRP)都被发现在 AML 中表达[888]。

其他免疫治疗和反义 DNA 疗法

将 AML 原始细胞进行培养,可上调共刺激分子,现亦正在研究树突状细胞在抗白血病治疗中的作用[889~891]。其他使自体 T 细胞产生抗白血病活性的方法包括:用 AML 特异的肽进行疫苗接种、用具有树突状细胞表型和功能的 AML 原始细胞进行免疫[892,893]以及用 AML 特异的肽序列脉冲性刺激正常树突状细胞[894]。自然杀伤细胞可能介导抗白血病效应[895]。低剂量 IL-2 已用于 AML 维持治疗阶段,一些患者持续应用该方案可达 10 年或 10 年以上而无明显副作用[896]。然而,在用于老年 AML 患者的维持治疗时,低剂量白介素-2 并不能改善预后[897]。WT 基因 WT1 在 AML 原始细胞上表达,WT1 疫苗可促使针对此蛋白的细胞毒 T 细胞反应的产生[898]。来自于突变的核仁磷酸酶-1 基因的多肽可在体外促发 CD4 和 CD8 阳性 T 细胞应答[129]。这种被促发的体液免疫反应所针对的蛋白包括次要 HLA 抗原和蛋白酶3[899]。共抑制分子可阻碍免疫治疗的效果,因此在白血病中调节共抑制网络亦正在研究中[900]。针对转录因子的小分子干扰 RNA(siRNA)[901]和 GTI-2040,一种核糖核酸还原酶的反义分子,均已用于 AML 治疗[902]。除 CD33 之外,CD45、CD66和 CD38 亦正作为 AML 免疫疗法的靶标而被研究[903,904]。免疫毒素结合物正在 AML 中进行研究,同时被研究的还有如何提高未结合单克隆抗体的疗效[905]。同种异体反应性的半相合 KIR 配体不匹配的自然杀伤细胞也正在高危老年 AML 病例中进行研究[906]。

免疫调节药物来那度胺亦正在 AML 中进行研究,大剂量时对复发或难治 AML 具有一定作用[907,908]。

与正常 HSC 相比,IL-3 受体α(CD123)在 AML 中过表达,因此它被提出可作为嵌合抗原受体(CARS)的靶点,成为通向异基因 HSC 移植的一个桥梁[909,910]。

特殊的治疗考虑

急性早幼粒细胞白血病

治疗中的一般考虑　由于 APL 的早期诱导死亡率较高,基于形态学或凝血异常而疑似的患者应当无须等待确切的 FISH 或分子结果证实即可开始 ATRA 治疗。现在有个 APL 的国际团体,目标是通过教育和指南的建立来改善预后[911]。现发表有

很多不同的诱导、巩固和维持治疗方面临床试验,急需临床医生考虑进行临床试验,在所有治疗过程中均遵照一种方案。

诱导治疗　ATRA 已成为 APL 诱导治疗的标准组成部分。单独使用时,ATRA 可诱导至少 80% 的患者获得短期缓解[912]。然而,为得到最大益处并预防耐药产生,在诱导治疗过程中,ATRA 应与蒽环类药物如去甲氧柔红霉素或三氧化二砷相结合[913]。去甲氧柔红霉素本身可诱导大约 75% 的患者获得缓解[914]。APL 的典型诱导方案为 ATRA 每天 $45mg/m^2$ 分次使用,和标准诱导剂量的去甲氧柔红霉素(例如第 1~3 天 12mg/m^2)[915,916]。虽然在很多情况下,作为诱导治疗部分的阿糖胞苷已被弃用,但一些研究还是表明大剂量阿糖胞苷与 ATRA 联合高度有效[917]。有证据表明,起病时白细胞计数为 $10×10^9/L$ 或更高的患者,若在诱导和巩固治疗中添加阿糖胞苷,则其完全缓解率和总体生存率可能较佳,特别若三氧化二砷并非诱导方案的一部分时[918,919]。在诱导治疗方案中将三氧化二砷加入 ATRA 和去甲氧柔红霉素可得到 95% 的完全缓解率。此方法可使蒽环类用量减少并得到优良的总体生存率(93%)[920]。在低危至中危的 APL(WBC<$10×10^9/L$)患者中,已发现 ATRA 和三氧化二砷联合等效于或可能更优于 ATRA 加化疗的方案[921,922]。此外,如此药物组合的血液学毒性更小,感染更少。年老患者一般可耐受 ATRA 和蒽环类药物的联合治疗[923]。对包含吉妥珠单抗的药物组合在 APL 诱导治疗中的有效性,现正进行研究,但该药物已不再于美国市场销售[924]。与各自单用相比,ATRA 和三氧化二砷联合可使缓解更迅速,PML-RAR-α 转录水平更低[925]。尽管在该病中已获得较高的缓解率和长期无事件生存率,在治疗上依然存在不同意见,因 5%~10% 的患者死于致命的颅内出血[926]。尽管诱导治疗中应用了 ATRA,但如此相对较高的早期死亡率(17.3%)仍持续存在[927]。因此,有数个诱导方案可供选择用于治疗 APL,基于诊断时的 WBC 计数,或者相对程度较轻的,基于患者年龄和耐受蒽环类药物的能力。对于那些低危患者,可用 ATRA 和三氧化二砷联合,ATRA 加单纯去甲氧柔红霉素或 ATRA 加去甲氧柔红霉素和阿糖胞苷。对高危患者,可应用 ATRA 加去甲氧柔红霉素和阿糖胞苷,ATRA 加去甲氧柔红霉素或 ATRA 和三氧化二砷联合去甲氧柔红霉素(剂量根据年龄调整)[928]。表 88-8 列出了 APL 的诱导治疗方案。

全反式维 A 酸:剂量和作用机制　ATRA 是一种维生素 A 的类似物,在美国自 1987 年起被用于 APL 的起始治疗。在初治 APL 患者中,ATRA 可诱导约 80% 的患者获得完全缓解[929]。在体外,与另一个自然产生的异构体 13-顺式维 A 酸相比,ATRA 诱导白血病性早幼粒细胞向中性粒细胞分化成熟的能力要强大 10 倍以上[930]。ATRA 可诱导白血病细胞分化成熟,这些细胞的凋亡可使大多数病例的正常多克隆造血重现并获得缓解[931]。ATRA 可能诱导一种蛋白的合成,该蛋白可选择性地降解 PML-RAR-α。ATRA 可与一种核内共抑制因子作用,从而克服 PML-RAR-α 融合基因的组蛋白去乙酰化酶活性的招募[932]。ATRA 可诱导和活化 STAT-1。在 PML 的第 6 个外显子中带有 PML-RAR-α 断裂-融合点的早幼粒白血病细胞在体外对 ATRA 的反应能力下降[933]。在 APL 的 t(11;17)变异型中,早幼粒细胞白血病锌指(PLZF)基因与 RAR-α 融合,此型对 ATRA 无反应[934]。其他 AML 的非早幼粒细胞白血病亚型对 ATRA 治疗无反应。ATRA 对 APL 的诱导和维持治疗都有利[935],应用 ATRA

表 88-8　急性早幼粒细胞白血病治疗方案举例

诱导治疗	巩固治疗	参考文献
高危患者		
ATRA 45mg/m² 分次 PO 柔红霉素 60mg/m² IV 共 3 天,阿糖胞苷²⁰⁰mg/m² IV 共 7 天	第一周期:柔红霉素 60mg/m² IV 共 3 天;阿糖胞苷 200mg/m² IV 共 7 天 第二周期:阿糖胞苷 2g/m²(或年老患者 1.5g/m² IV,每 12 小时共 5 天,柔红霉素 45mg/m² IV 共 3 天	922
ATRA 45mg/m² PO(第 1~36 天,分次) 去甲氧柔红霉素(6~12mg/m² 根据年龄)IV 第 2,4,6 和 8 天 三氧化二砷 0.15mg/kg IV(第 9~26 天)	第一周期:ATRA 45mg/m² 分次 PO 共 28 天;三氧化二砷每天 0.15mg/kg IV 共 28 天 第二周期:ATRA 45mg/m² PO 共 7 天,每 2 周×3。三氧化二砷 0.15mg/kg 每天×5 天 IV 共 5 周	928
低危患者		
ATRA 45mg/m² 每天分次 PO 直至缓解;三氧化二砷每天 0.15mg/kg IV 直至缓解	三氧化二砷每天 0.15mg/kg IV,每周 5 天共 4 周,每 8 周一疗程,共 4 个疗程 ATRA 每天 45mg/m² PO 共 2 周,每 4 周一疗程,共 7 个疗程	921
ATRA 45mg/m² 分次 PO 直至临床缓解;去甲氧柔红霉素 12mg/m² IV 第 2,4,6 和 8 天	第一周期:ATRA 45mg/m² PO 15 天;去甲氧柔红霉素 5mg/m² IV 共 4 天 第二周期:ATRA 45mg/m² PO 15 天;米托蒽醌 10mg/m² IV 共 5 天 第二周期:ATRA 45mg/m² PO 15 天;去甲氧柔红霉素 12mg/m² IV 一次	919

注意:建议读者参考原始文献以便了解化疗方案应用的细节。"高危"定义为诊断时白细胞计数>10×10⁹/L。"低危"定义为诊断时白细胞计数<10×10⁹/L。

后所改善的预后在 75%~80% 的 5 年生存率中可得到反映[936]。附加细胞遗传学改变不影响 ATRA 联合蒽环类药物的治疗结果[937]。在无血液制品支持的情况下,ATRA 诱导治疗仍可获得良好的结果[938]。

全反式维 A 酸的毒性反应　ATRA 治疗与皮肤和嘴唇干燥(有时可导致轻微脱皮)、恶心、头痛、关节痛和骨痛有关。在治疗的第 1 周或第 2 周,白细胞计数可能会大幅上升。血清谷丙转氨酶和甘油三酯的浓度往往增加。白血病性早幼粒细胞在 2~4 周内从血液中消失,在 4~10 周内即可获得正常的骨髓穿刺结果。贫血逐渐恢复。在联合应用 ATRA 的第二次巩固治疗之后,大多数患者经 PCR 示 PML-RAR-α 转为阴性[939]。ATRA 已被成功地用于治疗妊娠期间确诊的 APL[940]。ATRA 曾从妊娠第 3 周起被使用,但在前 3 个月中应用,可能会导致胎儿畸形[941]。

分化综合征　在治疗的前几周内,外周血白细胞总数快速增长至高达 80×10⁹/L,称为分化综合征(旧称维 A 酸综合征),是治疗期间早期死亡的潜在原因[942~944]。中位发病时间为 11 天,但该综合征最晚可发生于治疗开始长达 47 天后[944]。现已提出两种方法来治疗这种现象:细胞毒化疗的早期使用[945,946]和糖皮质激素的应用[947,948]。该综合征由发热、体重增加、体位性水肿、胸腔或心包积液,以及低血压发作等组成。呼吸窘迫是最主要的特征。在致死的病例中,肺间质被成熟粒细胞浸润很突出。一旦发生明显的呼吸困难,病人应接受数日的地塞米松 IV,每次 10mg,每 12 小时 1 次。由于该综合征可能在白细胞总数相对较低时发生,且其发病不可预测,因此若发生呼吸道症状,即使无肺部浸润或白细胞数升高等表现,亦应当给予大剂

量糖皮质激素治疗[942,946]。ATRA 可继续使用或在应用糖皮质激素或同时应用细胞毒性化疗时恢复使用,但该综合征可再次发生[942]。在维持治疗期间,则未发现该综合征。在三氧化二砷治疗时亦可能发生,有些人建议对于 WBC 计数高于 10×10⁹/L 或接受 ATRA 和三氧化二砷联合治疗的那些患者预防性应用糖皮质激素[943]。

凝血异常的治疗　APL 中伴发的凝血异常可引起出血,从而导致早期死亡,为降低患者死亡的风险,需应用新鲜冰冻血浆、血小板替代和纤维蛋白原替代治疗[489,490,949]。血小板计数的目标浓度水平通常为(30~50)×10⁹/L[928],而纤维蛋白原浓度为 1.5g/L 或更高,但在活动性出血的患者中,该浓度往往难以达到[950]。过去,在诱导化疗期间,肝素被用于预防治疗期间弥散性血管内凝血的发生,但现在已很少使用[951]。在早幼粒细胞白血病中,ATRA 可能对凝血功能障碍有部分纠正作用[952]。然而,在治疗早期应用 ATRA 可使致命的出血减少 5%~10%,但这一结果并不显著。奇怪的是,在 ATRA 治疗的头几个月,患者可能具有高凝倾向[931]。在 APL 的凝血异常中,白血病细胞过表达膜联蛋白 II,有证据表明膜联蛋白 II 的效应可通过蛋氨酸的应用而被逆转[953]。

化疗　除非同时应用强烈化疗,在单用 ATRA 诱导缓解之后数周至数月内,患者即会出现复发[954]。复发时,细胞中可出现一种高浓度的胞质维 A 酸结合蛋白,而该蛋白在 ATRA 治疗前无法测得[932]。白血病细胞中维 A 酸耐药的机制可能涉及细胞色素 P450 和 P-gp,因其可诱导产生各种可改变 ATRA 代谢的酶[955]。ATRA,不论是作为诱导治疗的一部分或作为维持治疗使用,都可使患者获得无病生存上的优势。在任何时间点接

受过 ATRA 治疗的患者,70% 以上在 2.5 年时仍处于持续缓解状态,而从未接受 ATRA 治疗的患者仅有 20% 以下[936]。对单一 ATRA 治疗后迅速发生的获得性体内耐药,需使用蒽环类抗生素的强烈化疗以巩固 ATRA 诱导的完全缓解。当今的个体化治疗方案包括 ATRA 和蒽环类药物,和/或三氧化二砷同时应用。有些治疗者又回头再次将蒽环类抗生素与阿糖胞苷相结合,以争取减少 CNS 复发,尤其是对年龄小于 60 岁,起病时白细胞超过 $10×10^9/L$ 的患者[956]。有人推荐单用 ATRA,或联合巯嘌呤或氨甲蝶呤,进行维持治疗。这种额外的治疗并没有在随机化试验中研究过 ATRA 剂量和时间安排,但 ATRA 通常是以一种间歇的方式给予。对那些诱导和巩固治疗之后 PML-RAR-α 融合转录本已转为阴性的患者,强化维持治疗可能有负面影响[957]。一些治疗学家提出,老年患者可用 ATRA 和三氧化二砷(arsenic trioxide)治疗而不用化疗,对诊断时白细胞计数较高的患者再加用吉妥珠单抗[958]。

三氧化二砷   高浓度时,As_2O_3 能促使 APL 细胞凋亡,低浓度时促其分化成熟。PML-RAR-α 的存在对该效应十分重要。细胞凋亡可能在 H_2O_2 增加而使线粒体膜电位的改变之后,通过诱导 caspase-1 和 caspase-3 活化而发生[959,960]。亦可通过抑制 NF-κB 而起作用[961]。在 APL 中,死亡相关蛋白 5 亦在 As_2O_3 诱导的凋亡中有作用[962]。对 12 例患者,每天予 As_2O_3 每千克体重 0.06~0.12mg,直到骨髓中白血病细胞消失,其中 11 例患者在 12~89 天内经诱导缓解[963]。未发生造血抑制。皮疹、头晕、乏力和肌肉骨骼疼痛为其主要副作用。三氧化二砷可与去甲氧柔红霉素联合应用于复发患者;亦已与 ATRA 合用[921,964,965]。在三氧化二砷治疗 APL 患者时,可见类维 A 酸综合征(见前文"全反式维 A 酸:剂量和作用机制")[966]。尖端扭转型室性心动过速是室性心动过速的一种不常见的类型,其潜在病因和治疗均不同于通常类型的室速,据描述,在三氧化二砷应用中,可发生此类室速[967],并建议在治疗期间对心电图 QTc 间期和电解质水平进行监测[968]。

巩固治疗   APL 中需要巩固治疗已获得长久的分子缓解。巩固治疗一般由蒽环类加 ATRA 组成,但对高危患者,阿糖胞苷的添加或三氧化二砷的应用可减少复发率。几乎每个在 APL 中得到描述的诱导方案都有一个基于疾病分层的确定的巩固治疗方案与之伴随。为了获得一致的良好疗效,建议每例患者应用一套确定方案中的诱导、巩固和维持治疗。表 88-8 提供了成对的诱导和巩固方案的例子。若治疗计划得到忠实地执行,所有这些方案都能获得优秀的结果

维持治疗   在治疗的巩固阶段完成后,患者应当已获得分子学缓解,即 PCR 检测 PML-RAR α 基因阴性。基于 APL93 试验,建议 ATRA 与化疗联合的维持治疗,该试验显示应用 ATRA 患者的无复发生存率比不用 ATRA 者高,而当 ATRA 联合 6-巯基嘌呤和氨甲蝶呤时则获得最好的结果[969]。无维持治疗者的 10 年累积复发率为 43%,单用 ATRA 者为 33%,单用化疗者为 23%,ATRA 加化疗者为 13%[970]。通常建议维持治疗 2 年,现正在研究维持治疗对低危患者是否有益[928]。在维持治疗期间,建议对血样进行 PCR 监测[928]。若血中 PCR 阳性,则应当进行骨髓检查。

对急性早幼粒细胞白血病复发的治疗   传统化疗在疾病复发后仍可有效。三氧化二砷被用于巩固治疗完成时尚未获得分子缓解或之后发现分子学复发的患者,单用或与化疗联合

可在 80% 以上的患者中获得较高的分子学缓解率[971]。现尚未确定 ATRA 是否有益于先前曾使用 ATRA 治疗的患者。年龄小于 70 岁的患者获得第二次缓解后应考虑异体或自体 HSC 移植,若不能成功诱导第二次缓解则应考虑异体移植[972]。对复发患者的其他治疗,包括 ATRA、三氧化二砷和吉妥珠单抗的联合,可使患者长期缓解[973]。考虑到标准治疗后的缓解期很长,对第一次缓解期内的 APL 患者,一般不建议移植。异基因干细胞移植最适用于进展期 APL,尤其是经 PCR 示患者的疾病仍持续存在时[974]。若干细胞 PML-RAR-α 阴性,则在第二次完全缓解期进行自体干细胞移植的结果很优秀[941]。大剂量阿糖胞苷可用于干细胞动员同时亦可治疗 CNS 复发,若自体移植后获得第二次分子学缓解,其 5 年生存率约为 75%。该结果优于异体移植后的生存率,但对复发后获得第二次缓解的 APL 患者,对自体移植、异体移植、三氧化二砷或 ATRA 与标准化疗联用等方法,尚未进行直接比较[975]。对于第二次缓解但非异基因干细胞移植候选人的患者,可用最多 6 个疗程的砷剂。

已有许多 APL 髓外复发病例被报道[976]。在接受 ATRA 治疗和初诊时存在高白细胞血症的患者中,出现很多复发[977],且许多患者骨髓仍缓解。有报道,患者在诊断超过 5 年后复发,某些在髓外部位诸如乳突处[978]。复发的早期检测很重要,因在血液学复发前先出现分子复发的患者情况最佳[979]。在诱导缓解后 2 年内,应当对患者每 3 个月进行一次 PCR 监测,尤其是中危或高危患者[928]。

在 APL 缓解期患者中,通常在诊断后 24 个月或以上时,可发生 MDS。治疗长期有效的患者出现继发性(药物诱导的)克隆性疾病,从而导致了此并发症[980~982]。治疗相关 APL 病例已有报道[983]。与起病时白细胞升高和年老的患者相比,FLT3-ITD 阳性的 APL 患者一般总生存较差[984]。亦有证据表明,对于正在进行 ATRA 治疗的患者,ATRA 靶向的 PML-RAR α 配体结合结构域突变和附加染色体异常可能与复发后生存率降低有关[985]。口服三氧化二砷和他米巴罗汀,一种合成的维 A 酸,正在复发 APL 中进行研究[986,987]。大于 4 岁的儿童和青少年 APL 患者应用 ATRA 治疗的结果与成人一直,但年幼的儿童更容易频繁复发[988]。

继发性急性髓细胞白血病

继发性白血病出现于其他恶性疾病或自身免疫性疾病应用细胞毒性化疗或放疗之后。继发性 AML 对化疗和异基因干细胞移植的反应比原发性 AML 更差。继发性 AML 在所有 AML 病例中约占 5%~10%,虽然这一比例仍在增加[980,990]。治疗方案的致白血病风险取决于其中所使用的药物。今后须开发诱导 AML 发生的风险更小的药物,这是个重要的目标[991]。

拓扑异构酶 II 抑制剂的效应

暴露于拓扑异构酶 II 抑制剂(如依托泊苷、米托蒽醌、安吖啶)可能导致 AML,伴有位于染色体 11q32 位点的 MLL 基因重排[992]。在继发性 AML 中,16 号染色体倒位是一种罕见的染色体畸变,且与染色体 11q32、21q22 区带的平衡易位以及 t(15;17)一样,在见于治疗诱导的白血病这一类型的时候,与先前的拓扑异构酶 II 抑制剂化疗有关。在治疗诱导的 AML 和原发性 AML 之间,16 号染色体倒位中累及的 *MYH11* 基因内的断裂点的位置可能不同[993]。拓扑异构酶 II 抑制剂应用后,发生 AML

的潜伏期约为 2 年。未发现与较高的累积剂量有关。检测单核苷酸多态性以确定遗传易感性的研究正在进行[994]。亦可能包括解毒基因和 DNA 修复途径的相关基因的多态性[995]。即使是低剂量的或口服的依托泊苷，亦可与继发性 AML 的发生相关。

烷化剂和顺铂的效应

烷化剂引起继发性 AML 之前往往存在骨髓增生异常。从治疗开始之后的平均发病潜伏期大约为 6 年。5 号或 7 号染色体的全部或部分缺失是最常见的细胞遗传学改变。其风险与烷化剂的累积剂量相关。NFI 和 p53 的生殖系异常可能增加 AML 的风险。用于卵巢癌治疗的顺铂亦可增加继发性白血病的风险[996]。

其他细胞毒性药物

其他可能会增加继发性白血病风险的药物包括用于类风湿关节炎的每周低剂量的氨甲蝶呤[997]、依那西普（etanercept）[998]、替莫唑胺（temozolomide）[999]、生长激素应用[1000]以及给予先天性而非特发性或周期性中性粒细胞减少患者的 G-CSF 等[1001]。在后种情况下，在 MDS/AML 和 G-CSF 治疗之间的因果关系未能成立。G-CSF 所致的生存期改善可能使潜在的白血病易感性得到了表现。

继发性白血病的其他类型

缓解期内的 APL 患者可新发寡原始细胞白血病，可能继发于治疗[1002]。患有治疗相关的骨髓增生异常或 AML 的许多儿童，与应用烷化剂或拓扑异构酶 II 抑制剂治疗的成人患者，具有相同的发病间隔[1003]。乳腺癌患者接受多柔比星和环磷酰胺治疗时，其治疗方案的强度使其需要 G-CSF 支持，而这些患者治疗后，AML 发生率增加。乳腺和前列腺放疗与 AML 的风险增加相关[1004,1005]。在非霍奇金淋巴瘤患者，无论使用常规化疗或大剂量化疗治疗，高达 10% 的患者在 10 年内出现了继发性AML[1006]。继发性白血病可见于含有大剂量化疗和（或）放疗的自体骨髓或外周血干细胞移植后。在一项对 83 例自体移植后的患者的研究中，其中 12 例具有非克隆性细胞遗传学异常，10 例具有克隆性异常，其中 5 人出现继发性 AML。在自体移植后 12~48 个月发病。尚不明确基础疾病和预处理治疗各自的相对作用[1007]。对淋巴瘤患者的细胞样本，利用 X 染色体上的人类雄激素受体基因，基于该位点的甲基化情况进行克隆性分析，结果在自体骨髓细胞移植 6 个月后，尚不具备 AML 的形态学或临床依据时，就发现了克隆性的骨髓细胞群体。之后，AML 在某些患者中发生[1008]。在全身照射和环磷酰胺治疗后再接受干细胞挽救的非霍奇金淋巴瘤患者中，超过 10% 在中位随访期 6 年内发生了 AML[1009]。应用三色 FISH 试验，对 5q31、7q22 或 13q14 位点上的染色质丢失进行检测时，发现在非霍奇金淋巴瘤患者接受大剂量治疗之前，即可检测到异常细胞[1010]。因此，基于治疗前的染色体研究结果，已发现某些患者发展为继发性 AML 的风险较大。

继发性白血病的治疗

继发性白血病的治疗一般与原发性白血病类似。但是，由于继发性白血病的反应率低且缓解持续时间较短，患者可用临床试验治疗以尝试其所研究的新疗法，或开始就用针对难治性疾病的化疗方案治疗[1011]。部分患者可获益于早期的异体HSC 移植[1012]。若在出现继发性 AML 前采集干细胞，则自体移植可成功[1013]。对外周血原始细胞计数较低的患者，直接将异基因干细胞移植作为初始治疗，可能优于先进行诱导化疗后再移植，但这仍然是一个有争议的领域[1014]。虽然患者对标准诱导化疗可有大约 50% 的反应率，但大部分很快复发，长期生存仅约10%[1015]。与原发性白血病相比，继发性 AML 往往具有不利的细胞遗传学特征[1016]。

Ph 染色体阳性 AML 的治疗

急性白血病的这种细胞遗传学亚型的特点是不同寻常的耐药性。基于 CML 急粒变患者的反应，600～800mg/d 的甲磺酸伊马替尼可使一小部分 Ph 染色体阳性的 AML 患者获得血液学缓解。就原发性 Ph 染色体阳性白血病对甲磺酸伊马替尼的反应，目前还没有进行正式的研究。在 CML 急粒变中，完全血液学反应（血液和骨髓）本罕见，且通常是短暂的，其持续时间以数周或数月为计。当加入其他药物（如阿糖胞苷、依托泊苷、蒽环类抗生素）治疗时，结果似乎仍如此。偶有报道，在化疗诱导 Ph 染色体阳性的 AML 获得缓解的病例中，甲磺酸伊马替尼似有助于诱导并维持缓解[1017]。因此，在 Ph 染色体阳性的 AML 中，若患者的年龄在 50 岁以下，应当考虑进行 HLA 相合的亲缘或非亲缘供者的干细胞移植。该方法最有可能获得长期缓解。关于第二代 BCR-ABL 抑制剂的应用在这里信息极少。

老年患者的治疗

生物学特征

大约 65% 的 AML 患者在诊断时年龄大于 60 岁[1018]。在此年龄组，该疾病对治疗反应较差，且此年龄组的患者有较高比例具有寡原始细胞性髓细胞白血病（MDS）；前驱性克隆性髓系疾病；因其他部位癌症而接受化疗史；以及可使其对强烈化疗方案耐受性降低的并发疾病[1019~1022]。老年患者的 AML 细胞往往具有更多 CD34 表达，提示其起源于更原始的多能细胞（或干细胞）。现认为，这一发现与以下现象有关，即该年龄组患者在化疗后骨髓增生不良的持续时间更长以及诱导死亡的风险更高[1023]。在年龄超过 60 岁的患者中，不利的细胞遗传学表现的发生率更高（32%），MDR1 表达（71%）和功能性药物外排（58%）的发生率更高[1024,1025]。

化疗

治疗者和患者应共同决定使用标准治疗方案，还是减低剂量的标准治疗方案，或是特殊治疗[1026,1027]。基于生理年龄的决定，应该被认知、神经和体能的检测所取代，老年病学专家将此用于评估患者是否具有足够的智慧去考虑强化治疗的问题[1028]。在老年 AML 人群中，这些常常未能得到很好地证实，但有证据表明，针对认知的测试以及对身体机能的客观测量或可预测那些 60 岁以上的接受标准诱导化疗的老年患者的总体生存率[1029]。对于年龄大于 60 岁的合适患者，即被认为是良好的治疗候选者的患者，可应用标准的两药治疗：蒽环类抗生素和阿糖胞苷，以及在某些情况下加用第三个药物-依托泊苷。缓解率可达约 35%~45%。基于病例研究结果，与单纯接受支持治疗的患者相比，有能力接受诱导化疗的患者的中位生存期稍好些[1030,1031]，但并无随机化试验研究这个问题[1032]。超过 70 岁（中位:74;范围:70~88)的患者可能无法从强化化疗中较多获益，其 8 周死亡率高于 30%，中位生存期低于 6 个月[1033]。一些研究者提出对老年患者在治疗决策作出前等待细胞遗传学结果。人们发现，那些细胞遗传学预后不佳者，以及符合以下条件中两项:年龄大于 75 岁，行为状态差以及 WBC 大于 $50\times10^9/L$ 的患者，无法从化疗中获益[1034]。对老年患者，化疗与生长因子支持相结合，可加速中性粒细胞的恢复[1035]。在一项随机化研究中，55 岁以上的患者在诱导治疗后被随机分派为接受安慰剂治疗或接受 G-CSF 治疗，结果未发现住院时间的减少、生存期的延长或支持治疗费用的减少等现象[1036]。对初治的老年 AML 患者，米托蒽醌诱导治疗获得的缓解率可比柔红霉素稍高，但对缓解持续时间和生存期无显著作用[1037]。单独口服去甲氧柔红霉素亦已得到成功应用[1038]。

对老年患者，可应用减低剂量的标准治疗方案。减低剂量方案的一个例子是阿糖胞苷[100] mg/m^2 皮下注射，每 12 小时 1 次，共 10 次剂量，从第 1 天至第 5 天，以及柔红霉素 $30mg/m^2$ 从治疗的第 1 天到第 3 天 IV。对老年患者，各种诱导方案的结果都差不多。阿糖胞苷和柔红霉素获得的治疗成果与米托蒽醌和依托泊苷所获得的结果相当[1039]。其他用于老年患者的方案包括:总剂量减低的去甲氧柔红霉素、依托泊苷和阿糖胞苷（DIVA 方案)[1040]和低剂量阿糖胞苷持续输注联合依托泊苷和 G-CSF[1041]。替莫唑胺已被用于此年龄组中[1042]，氯法拉滨也正在 60 岁及 60 岁以上患者中测试[1043]。在一项将氯法拉滨用于明确无法耐受 7 加 3 化疗的年长患者的研究中，5 天的氯法拉滨方案获得了 48% 的反应率，18% 的患者在 30 天内死亡[1044]。另一项对 60 岁以上患者的研究显示的反应率为 46%，30 天内的所有原因死亡率为约 10%[1045]。几个研究性治疗，包括 5-氮杂胞苷、地西他滨、克罗拉滨和缩酚酸肽（depsipeptide)，也正在研究中。亦有数个报道是关于将其他药物加入标准化疗以改善疗效的。这些研究包括贝伐单抗（bevacizumab)[1046]、索拉非尼（sorafenib)[1047]和吉妥单抗[1048,1049]。至今，这些药物中无一对总体生存率有改善作用。

自身干细胞输注或非清髓性异基因移植

自身干细胞输注已被用于年龄大于 60 岁的身体状况良好的患者[1050]。当应用骨髓干细胞时，与外周血干细胞相比，复发率较低。某些年龄大于 60 岁的患者可能适合进行减低强度的来自于亲缘或非亲缘供体的异基因干细胞移植，但就其结果而言，还需要更多数据[1051]。在一项大型的登记处研究中，对第一次缓解的年长 AML 和 MDS 患者研究了减低强度的异基因 HSC 移植，并未发现较大的年龄对 2 年无复发死亡率、无病或总体生存率等有影响[1052]。

老年患者的缓解后治疗

对老年人的缓解后治疗的最佳方案或治疗周期数目前尚未达成共识。无论应用何种巩固方案，应用大剂量阿糖胞苷和自体干细胞移植者的无白血病生存期较长，与年轻患者相类似[1042]，但很少有老年患者可耐受这种强度的治疗。更大剂量的阿糖胞苷可用于老年 AML 患者，但通常以较低的剂量[1053]。对

老年患者，静脉应用减低量的大剂量阿糖胞苷，每次 750mg/m^2，共 12 次剂量，再予 4~6 次剂量的巩固，获得的缓解率约为 50%，中位缓解期为 326 天[1054]。在 110 例年龄大于 60 岁的患者中，用大剂量阿糖胞苷巩固后，51% 的患者的中位缓解时间为 9 个月[1055]。即便顺利完成强烈巩固治疗，无论是否存在其他预后不良的特征，老年患者复发的风险仍较大。阿糖胞苷作为维持治疗可延长无病生存，但不能改善总体生存[1056]。地西他滨和 5-阿扎胞苷亦被研究用于维持治疗中。在一项随机化研究中，接受巩固治疗的患者住院时间更长，输血需求更多[1057]。

年龄大于 80 岁的患者不能很好耐受治疗。缓解率约为 30%，但接受治疗的患者中位生存期约为 1 个月。不到 10% 的患者活过 1 年[1058]。

与年轻患者的情况不同，在过去的 20 年中，对老年患者的治疗结果并未得到改善[1059]。老年患者的治疗选择包括:①不治疗;②支持治疗;③姑息性低剂量化疗;④减低剂量的诱导化疗;⑤大剂量化疗方案。对这个患者群体，研究性药物亦应强烈考虑[1060]。并发症是对完全缓解与否的独立预测因素，应当计入决策过程中[1061]，患者的体能状况亦如此[1062]。对 60 岁以上的患者，在标准诱导化疗后的第 1 个月内，死亡率约为 15%，有些人认为这是不可接受的，因其预期中位生存不超过 1 年[1063]。更低剂量的治疗方案同样有毒性，并可导致严重的血细胞减少。利用集落刺激因子可使年长患者得以耐受全剂量的诱导治疗。英国医学研究理事会观察到，儿童的缓解率为 80%，50 岁以下的成年人为 70%，50~59 岁成人为 68%，60~69 岁成人为 53%，70~75 岁成人为 39%，75 岁以上的成人为 22%[1064]。在一项对 60 岁以上患者的研究中，2 年、5 年和 10 年生存率分别为 22%、11% 和 8%[1065,1066]。老年患者若能保持无白血病状态超过 1 年，则其生活质量较适宜[1067,1068]。美国国家癌症研究所的 AML 患者 5 年相对生存率，在 65~74 岁成人中为 11%，75 岁及 75 岁以上成人为 1.8%[1069]。尽管 t(8;21) 和 16 号染色体倒位在年长 AML 患者中少见，具有这些预后良好的染色体改变的患者，其缓解率较高，因此经常建议诱导化疗，尽管复发率仍很高[1070]。同时，带有预后不佳的细胞遗传学标志的年长患者，其预后较差，那些具有单体核型者的完全缓解率和总体生存率均较低;带有单体核型和无单体核型者分别为 37% 和 64%，8% 和 28%[1071]。

妊娠患者的治疗

白血病（AML、ALL、CML）是育龄妇女中第二常见的恶性肿瘤，预期在 75 000~100 000 次妊娠中约发生 1 次[1072,1073]。对以下问题尚未进行系统性研究:①白血病对怀孕或分娩的影响;②白血病或其治疗对胎儿的影响;③在子宫内暴露于母体化疗的后代出生后的发育情况。最近的一篇文献综述得出结论，在妊娠的第 2 个和第 3 个三个月进行治疗可使胎儿的并发症更少，但拖延治疗对母亲的预后有负面影响。其缓解率与未怀孕患者的相当[1074]。在妊娠的前 3 个月内给予叶酸抑制剂、嘌呤、嘧啶或维 A 酸类似物，可增加先天性重大畸形的可能性。在法国的一项对 37 例妊娠期急性白血病患者进行的研究中，34 例患者获得缓解，无病生存似与那些妊娠期间未治疗的患者相当[1075]。在另一项来自于沙特阿拉伯的研究中，21 例急性白血病的怀孕患者中，对 10 例进行了化疗，7 例活产，3 例自发性流产而无任何致畸或先天性畸形情况。在那些妊娠 34 周后再

化疗的 11 例患者中,3 例正常分娩,8 例在化疗开始之前发生流产[1076]。

若不终止妊娠,在前 3 个月内,进行白细胞单采可能有帮助,此时化疗会给胚胎带来高度的风险。在妇女妊娠的中间和最后 3 个月时给予强烈化疗,则胎儿或新生儿的发育不存在过多的风险[1077,1078],但可观察到早产发生率增加,围生期死亡率较高,以及出生体重低于胎龄,若胎儿暴露于化疗则尤其如此。

阿糖胞苷在动物模型中是高度致畸的,且在妊娠的前 3 个月接受治疗的妇女中可见胎儿畸形。多柔比星是治疗妊娠妇女的首选蒽环类抗生素,因其经胎盘转移较少。当用于妊娠妇女时,多柔比星被认为是相对安全的[1079]。若母亲在临近分娩时接受化疗,则新生儿可能出现一过性的血细胞减少。对妊娠期 AML 患者应用强烈化疗时,若在妊娠前 3 个月过后再开始治疗,则新生儿的发育通常正常[1072,1077,1078]。应尽可能使用经阴道分娩方式。AML 已缓解的孕妇很少在分娩或产后遇到困难。AML 的缓解率与同年龄组别的预期值大致相同,用现有治疗可获得长期缓解。在胎盘的母亲一侧可发现白血病浸润,但在绒毛侧通常没有。据记载,有一例 AML 从母亲向胎儿传递[1080]。通过共享的胎盘循环,AML 从同卵双生儿中的一个传递到另一个,造成此双胞胎在生命的前几年共同发生 AML[177]。有报道,应用 ATRA 治疗妊娠期 APL,但在妊娠前 3 个月中使用的结果令人失望,且数据较零散[941,1081,1082]。

儿童的治疗

在美国,AML 在儿童(年龄未满 20 岁)急性白血病中约占 15%,儿童 APL 与成人的治疗相同,同样应用 ATRA 和蒽环类抗生素。在 AML 的其他表现型,强化治疗——包括初始治疗用阿糖胞苷和柔红霉素或多柔比星,再加上第三种药如米托蒽醌或硫鸟嘌呤,之后用强烈的多药巩固治疗,包括其他药物,如依托泊苷,还有鞘内注射阿糖胞苷-已经可使经治疗的儿童中约 80% 获得缓解,5 年无复发生存率约为 50%[1083~1086]。大多数长期缓解的儿童都可被认为已治愈。

单核细胞白血病和高白细胞性($>100\times10^9$/L)髓细胞白血病是预后不佳的表型。在儿童中,FLT3ITD 突变的发生率(15%)约为成人(30%)的一半,但此突变提示预后很差[1087]。对于存在较差的预后指标的儿童,治疗应当予以调整,包括年龄小于 2 岁或大于 10 岁者;3 号、5 号或 7 号染色体异常或复杂核型、FLT3 突变、白细胞计数升高(50×10^9/L 或更高)、男性;以及治疗开始后 14 天骨髓检查示原始细胞超过 15%,这或许也是最重要的,因其反映了所有因素的影响[1088,1089]。经流式细胞仪检测,若存在残余原始细胞,这是预后非常差的表现[1090]。对复发的儿童,第一次缓解期的维持时间可预示之后的缓解率和长期生存情况。

t(8;21)、t(15;17)的易位,或 inv16 是较好的预后指标。在 t(8;21)组中,一条性染色体缺失对预后特别有利。7 号染色体单体和 3 号或 5 号染色体异常,均为较差预后的特征[1091]。带有 t(8;16)(p11;p13)的儿童 AML 患者被发现是一个特殊的临床类别,在一组新生儿病例中,可发生自发性缓解[1092]。在儿童 11p23/MLL 的 AML,根据染色体易位伙伴基因的不同,其预后有极大差异,此因素在一项大规模国际研究中经测试表明确为独立预后标志[1093]。当在儿童白血病中检测基因突变,FLT3-ITD 最常见,29% 患者有不止一个基因突变。突变的表观遗传学调

控基因比成人少,但常见于伴有其他突变时[1094]。

在英国医学研究理事会 2002 年完成的 12 号试验中,应用不同组合的柔红霉素、米托蒽醌、阿糖胞苷、依托泊苷和天冬酰胺酶(asparaginase),大约 90% 的 AML 儿童获得缓解,60% 的儿童 5 年无病生存,且其中大部分被认为已治愈[1091]。约 4% 的儿童用该治疗方案耐药,约 4% 在诱导及强化治疗期间死亡。目前正在进行研究,检测在治疗方案中加用氟达拉滨的效果(医学研究理事会 15 号试验)。

与目前的强化疗治疗方案相比,自体造血干细胞移植并未改善预后[1095]。对于有供体和带有不良预后指标的首次缓解期间的儿童以及复发的儿童,应考虑利用组织相容性同胞供体进行异基因干细胞移植[1095]。临床试验发现第一次缓解期间进行异基因移植结果较佳;儿童 AML 经异体移植者比经自体移植者的无事件生存率更佳[1096]。两岁以下的儿童以前预后很差。他们往往表现为粒-单核细胞或单核细胞白血病,伴有较高的原始细胞计数与 CNS 累及。伴有 t(9;11)异常者的预后较好。强化多药治疗已使所有经治疗婴儿的 3 年生存率接近 70%。因此,大多数婴儿可用强化疗或异基因造血干细胞移植而成功治疗[1097,1098]。对缺少可接受的 HLA 相合非亲缘骨髓供者的 AML 患儿而言,脐带血可能是一种合适的异体移植物选择[1099]。

在年龄很小时即接受治疗的儿童中,可见生长障碍、神经认知异常、内分泌激素不足和心血管异常[1100]。在已治愈的儿童中,继发性恶性肿瘤的发生率约比年龄匹配人群的预期发病率大 10 倍[1101]。对处于缓解期或认为被治愈的儿童的不定期随访非常重要,以测试其发育和智力进展,并对长期的不良事件作出评估。

治疗的非造血系统副作用

皮疹

50% 以上的 AML 患者在诱导-缓解或缓解-巩固治疗期间发生皮肤病变。皮疹可出现于躯干和四肢。皮疹开始时通常为斑丘疹,但在血小板减少的患者中可变为出血性。别嘌呤醇、甲氧苄啶-磺胺甲噁唑(trimethoprim-sulfamethoxazole)和其他 β 内酰胺类抗生素是常见的可能原因。多种药物的应用增加了患者皮肤细胞产生反应的概率[1102]。细胞生长抑制治疗加上白血病倾向的作用,使患者患过敏性皮炎的频率增加。

心脏毒性

在患者暴露于蒽环类抗生素、柔红霉素或多柔比星之后,经常发生心功能的改变,尤其是左心室和室间隔舒张期室壁运动异常[1103]。严重心脏影响的风险,与蒽环类抗生素的剂量增加、患者年龄的增大以及基础心脏疾病的存在相关。这些副作用包括心电图改变,如 QT 间期延长、心肌炎、心包炎、心肌梗死和充血性心力衰竭。充血性心力衰竭的发生率与剂量相关,剂量为 550mg/m^2 时约为 5%,而剂量为 600mg/m^2 时大于 30%[1104]。随着蒽环类药物剂量的增加,其发生率和长期后遗症增加。然而,这些药物的剂量即使更低,亦会对心肌细胞施加负面影响。通过超声测定心室壁行为、瓣膜能力以及射血分数,可以对治疗前或没有心脏疾病的患者继续蒽环类药物治疗的风险进行辅助评估[1105,1106]。在年轻患者中,暂时性的异常虽然较频繁,但常在治疗完成后改善。在儿童和年轻成年人

中,长期缓解的增加导致部分患者在治疗数年后发生严重的心室和瓣膜异常的频率增加。在长期生存者中,应当定期进行超声心脏状态检测[1106]。心肌病和心力衰竭可在治疗后 10~15 年发生。有两种方法可改善蒽环类抗生素对心肌的致病效应,即将这些药物在使用时用脂质体包裹处理[1107],以及右雷佐生的使用。任意一种方法均可减轻蒽环类抗生素的心脏毒性[1108]。

肝炎

肝炎可发生于多次输血的患者,且通常较轻,但可进展为迁延性肝炎,虽然甲型和乙型肝炎病毒感染发生率并未比一般人群的预期发生率更高。在 AML 病程早期,甲型肝炎病毒引起的肝炎几乎不存在。乙型肝炎病例较少发生于乙肝病毒携带的患者,以及化疗和暂时的免疫抑制将病毒再次激活者[1109~1111]。这些极少数的纤维化淤胆性肝炎病例可呈暴发性。对血液制品进行丙型肝炎病毒筛检,已使丙型肝炎的风险显著降低[1112]。较少见丙型病毒携带者化疗后被再激活[1113]。药物导致的化学性肝炎或胆汁淤积可发生,但通常是可逆的。多次输血的生存者中发生的铁过载可能导致后期肝脏异常。

系统性念珠菌综合征

该综合征表现为发热、腹部疼痛和肝肿大。常见血清碱性磷酸酶活性增加。血培养往往呈阴性。腹部超声、计算机断层扫描和 MRI 可显示特征性的肝脏病变:在肝部,往往还有脾、肾、肺或椎旁肌肉的影像中,可见信号衰减降低的圆形区域[1114]。超声显示多发性低回声区伴牛眼征。腹腔镜引导下肝活检显示,肝脏表面具有黄色结节,该结节经显微镜检查为带有念珠菌和假菌丝的大肉芽肿。长期应用(2~10 个月)抗真菌药物有可能治愈这种感染[993]。当应用唑类进行真菌预防时,肝脾念珠菌感染少见得多。

中性粒细胞减少性小肠结肠炎

在接受强烈化疗的急性白血病患者,可发生盲肠坏死性炎症继发感染[233]。可发生菌血症。右下腹疼痛和发热可类似阑尾炎。行超声或计算机断层扫描,若见明显的特征性黏膜增厚和息肉样外观,则可确定诊断[1115,1116]。治疗包括肠道休息、鼻胃管抽吸、补液和抗生素等。肠外营养有时使用,但一般无帮助[1117]。化疗后中性粒细胞计数恢复,是好转的一个重要特征。若无好转,应考虑右半结肠切除术,但手术对中性粒细胞减少的患者只是最后的手段,通常在血流动力学不稳定时方考虑进行[233]。

血栓栓塞性疾病

虽然 AML 与出血相关,血栓性的并发症亦可发生;在多至 10% 的 APL 患者和多至 3% 的其他 AML 亚型患者[1118]。由于血小板减少的存在,治疗较困难。中心导管可能会促进其发生[1119]。AML 缓解的患者进行巩固化疗期间,亦见血栓性血小板减少性紫癜的报道[1120]。接受异基因干细胞移植的 AML 患者亦可发生移植后血栓性血小板减少性紫癜,并很少对血浆置换有反应。

生育及性腺功能

为 AML 而接受化疗的患者,特别是为行异基因干细胞移植而进行预处理的患者,其性腺功能降低[1121~1123]。男性可发生少精子症。女性可发生卵巢功能障碍,且促性腺激素水平非常高[1124]。男性的性腺功能恢复比女性更多见且更快。在一定程度上,女性卵巢功能的恢复有赖于治疗时年纪尚轻。在儿童期 AML 仅用化疗治疗而未移植的幸存者,可获得正常的青春期发育和生育能力,但抗穆勒氏管激素在一些女性中较低[1125]。在应用异基因移植治疗 AML 之后,仍处于缓解期的女性可怀孕并分娩健康婴儿[1126,1127];然而,这种生育能力的保留很少见[1128]。对睾丸的组织学研究表明,对精子生成的显著抑制取决于针对 AML 治疗的疗程长短,而非所使用的特定药物或患者的年龄。在经过强化治疗的患者中,残余的精子生成能力使男性的生殖功能得以恢复[1129]。对 AML 进行强烈的柔红霉素、阿糖胞苷或巯嘌呤(6-巯基嘌呤)治疗的男性患者,在治疗期间亦可生育孩子[1130]。在细胞毒性治疗前应提供精子银行,卵子的冻存亦可尝试,但往往无一在逻辑上可行或已成功,因 AML 患者一般呈急性起病并需要紧急化疗[1121]。在进行移植前清髓性预处理方案之前,应考虑将精子或卵子-卵巢组织冻存。很多 AML 幸存者反映他们对生育力相关问题并未得到告知,或未得到完全告知[1131]。

● 病程及预后

治疗结果

缓解的定义

AML 治疗后完全缓解(CR)的定义是中性粒细胞计数大于 $1000/\mu l$,血小板计数大于 $100\,000/\mu l$[1132],同时骨髓中按形态学白血病细胞少于 5%,且不存在髓外 AML,虽然该定义已受到质疑[1133]。血小板恢复不完全的缓解 $CR_{platelets}$(CRp)亦需要所有这些标准,除血小板计数未达到 $100\times10^9/L$。在一项大规模的协作组研究中,接受基于阿糖胞苷的治疗并生存了 3 年或 5 年以上的患者中至少 94% 获得了缓解。CRp 患者的 3 年和 5 年生存率更低一些[1134]。现已能通过流式细胞术、细胞遗传学和分子学方法进行残余白血病细胞检测,缓解的定义可能会改变。例如,在诱导治疗后形态学缓解时,若细胞遗传学异常持续,则提示显著更短的无复发生存率和总体生存率[1135]。

缓解率

过去 60 年来,AML 的缓解率已有显著提高,但当其发生时,缓解率、相对的 5 年生存率和治愈率大部分依赖于患者的年龄[1136,1137]。初次缓解率在儿童中达 90%,年轻成年人为 70%,中年患者为 60%,年老患者为 40%。在同一年龄组内,缓解率与其他指标有关,如细胞遗传学危险度类别以及白血病细胞中 MDR 基因的表达,但这些指标亦与发病时年龄相关。例如,对预后更有利的细胞遗传学类型 t(8;21)、t(15;17)、inv(16),或 t(16;16)存在于约 30% 的 10~39 岁患者中,40~59 岁患者为 15%,60~90 岁患者为 5%(表 88-9)[1137]。其他因素,如从前驱克隆性髓系病演变而来,或因其他癌症或免疫性疾病而进行的细胞毒性治疗而导致的 AML,亦可使患者的缓解率和生存率比同年龄组别的预期值更低。在一项研究中,对年轻患者在缓解期中死亡和年老患者的缓解期中复发这两个指标,治疗相关的 AML 是负面预后因素[1138]。与年龄有关的并发

表88-9　按年龄组划分的对预后较为有利的细胞遗传学表现的发生率

年龄（岁）	所研究病例数	t(8;21)（病例数）	t(15;17)（病例数）	Inv16/t(16;16)（病例数）	总计（病例数）	有利核型（占所有病例的）
10～39	307	27	38	33	98	32
40～59	584	36	28	28	92	16
60～69	579	18	24	21	63	11
70～79	381	5	7	5	17	4.5
>80	45	1	2	0	3	6.6
Total	1896	87	99	87	273	22

来源：这些观察是 Claudia Schock 及其同事所作，并友情提供给本书作者（又见 Schoch C，Kern W，Krawitz P，et al：Dependence of age-specific incidence of acute myeloid leukemia on karyotype. *Blood* 98：3500，2001）。

症可使强化治疗的适用性或耐受性受限，减少缓解的机会。与人们所预计的相一致，老年和极老年个体在人群中的比例增加，可降低缓解率与缩短缓解时间，除非发展出可改善的治疗方法。在一项研究中，对 1069 例在 1991～2003 年间接受治疗并仍处于第一次 CR 的 AML 患者，每年的治疗失败危险度为第 1 年 69.1、第 2 年 37.7、第 3 年 17、第 4 年 7.6 以及第 5 年 6.6。细胞遗传学的影响在前 3 年内保持不变，但年龄的影响随时间增加。对保持缓解 3 年的患者，6 年无复发生存率为 84%，但对年龄大于 60 岁的患者仅为 56%，这表明，不同的变量在不同时期对总体预后的影响亦不同[1139]。

早期死亡可在诱导化疗期间发生，体能状况和年龄是治疗相关死亡率最重要的预测因素。年龄可能代表了其他亦可预测治疗相关死亡率的指标[1140]。

克隆性缓解

在一小部分获得缓解的患者中，有明显的由单一克隆发育而来的正常造血，而非预期的多克隆造血。有证据表明，该克隆为白血病前期细胞，而非正常干细胞[1141～1144]。从前，有关 AML 的缓解和复发的可能模式有一个假说，这一发现与之相符[1145～1148]并提示应进行微小残留病变检测。

自发性缓解

AML 的自发消失已有超过[100]年的报道，然而，1960 年之前报告的大多数病例的诊断文档记录很差。AML 获得自发性 CR 的真实案例，通常在感染之后或与感染同时发生，确有发生但是非常罕见[1148～1151]。人们观察到，针对假单胞菌疫苗的抗体反应与化疗诱导的缓解率的提高有关[1152]，随感染而出现自发缓解的现象与之相符合。自发性缓解往往是短暂的，但在成人中可持续长达 3 年，而在儿童中可达 9 年以上[1153]。在一个尤其值得注意的个案中，有记载，在用化疗药物进行诱导之前，经"治疗"获得缓解达 60 年以上。其方案中包含砷剂[1154]。

长期生存

自 60 年前开始将化疗用于 AML 的诱导治疗，在此之前，患者的中位生存时间为 6 周左右[1155]，1 年生存率约为 3%，且更长的生存期仅出现于 1% 以下的患者。从 2004～2010 年，基于美国国家癌症研究所的疾病监测、流行病学和最终结果这些项目的结果，在美国，在诊断时年龄小于 45 岁的患者中，患者的 5 年相对生存率为 56%，45～54 岁的患者为 39%，55～64 岁的患

者为 27%，65～74 岁的患者为 11%，年龄在 75 岁以上的患者为 1.8%（表88-10）[1069]。中位总体生存期约为 12 个月，应考虑到疾病发病时的中位年龄约为 70 岁，且 75% 的患者超过 45 岁。使用医疗保健数据对老年 AML 患者护理的费用进行研究，发现在 65 岁以上的确诊于 1991～1996 年的成年人中，中位生存期为 2 个月而 2 年生存率为 6%[1156]。在瑞典的一项近 10 000 名患者的研究中，亦发现非常类似的结果[1157]。对曾接受异基因造血干细胞的处于第一次缓解期间的年轻患者，有报道其生存较佳，但对于药物治疗及药物加上移植治疗这两组患者，其缓解期与生存期的可信限是重叠的，且接受移植的患者比例很小[1136,1158～1161]。染色体 17p 和-5/5q-异常对异基因移植后的预后有负面影响[1162,1163]。

表88-10　急性髓细胞白血病：5 年相对生存率（2004～2010）

年龄（岁）	急性髓细胞白血病*
<45	56
45～54	39
55～64	27
65～74	11
>75	1.8
<65	43
>65	6.0

*百分比四舍五入至最接近的整数。来源：数据来自于 SEER 癌症统计，表 13.6，国立癌症研究所，华盛顿。网址为 http：//seer. cancer. gov/csr/1975_2011/browse_csr. php? sectionSEL＝13&pageSEL＝sect_13_table. 16. html

与其他 AML 亚型相反，APL 发病率增加，自从 ATRA 被引入之后，其生存率亦改善。在一项大规模研究中，1975～1990 年之间的相对生存率为 0.18，2000～2008 年增加至 0.64。年龄仍然是生存期的重要预测因素；年龄大于 60 岁者为 0.38，20～29 岁者为 0.73[1164]。

据报道，在成人长期生存者中，最晚在缓解 8 年后出现复发（或新的白血病事件）[1153,1154]，而儿童最晚在缓解 16 年以上出现[1153,1154]。在成人中，长期存活者的复发几乎总是发生在骨髓，而在儿童通常亦在骨髓，偶有儿童病例初时在 CNS 或性腺复发，之后再出现骨髓复发[1159]。对 AML 长期生存者的研究表明，大多数患者可恢复工作，且在 9 年的中位随访期内，继发性

侵袭性癌或继发性 AML 的风险未增加[1160,1161]。此现象有一个例外，即在 APL 长期生存者中，偶有骨髓增生异常或据推测为继发性 AML 的报道。在长期生存者中，当与生理、心理和情感幸福等方面相关联时，其与身体健康相关的生活质量似可完全恢复，但持续的性功能障碍可见报道[1165]。在诊断时和治疗过程中，生活质量通常较差[1165,1166]。

急性髓细胞白血病中对治疗结果有影响的特征

许多特征都与 AML 的治疗效果有关。年龄较大、不太有利的细胞遗传学危险组是最引人注目的决定较差疗效的两个因素。即使用多变量分析，也很难剖析出其他特征中有哪些是本身就很重要的特征，而哪些是与其他预后因素分离后仅显示为相关的特征（表 88-11）[1167~1264]。如前所述，已有人提出单纯依赖于分子学突变的 AML 预后模型[105]。

对有助于判断 AML 患者预后的指标进行检测往往不够精确，因为具有负面影响的预后因素，可能被更好的治疗方案所消除。此外，一些重要的预后因素只有在 AML 按年龄或按形态表型分层时才具有显著意义。在不同研究之间，常有互相冲突的结果。此外，尽管某一预后指标可能与较好的预后显著相关，但该指标与治疗效果之间缺乏非常强的统计相关性，这使得该变量的存在与否，对个别病人而言几乎没有预后价值。不利的预后因素亦可使治疗者受到影响，若患者具有干细胞供者，则治疗者将应用异基因干细胞移植作为进入缓解后患者的缓解维持手段。在接受异基因造血干细胞移植治疗的患者中，与应用传统的细胞毒性治疗者相比，预后因素的影响可能会改变[1265,1266]。

微小残余疾病的监测

一般性考虑

急性白血病起病时的肿瘤细胞负荷约为 1 万亿个细胞。随着白血病细胞数至少降低 3 个对数级，可发生明显的骨髓再生不良，继之以正常的造血重建，这说明残余肿瘤细胞负荷约为 10 亿个细胞。强化治疗的目的是进一步减少残余细胞的数量。随着特异性针对白血病细胞抗原的单克隆抗体和 FISH 联合流式细胞仪以及应用 PCR 对 DNA 进行扩增这些方法的出现，可在或低于 10 亿（10^9）个细胞水平对残余白血细胞群体进行定量，而光镜或骨髓片染色下检测不到[1267]。当实时 PCR 可被用于量化 PML-RAR-α、RUNX1/ETO 或 CBF-β/MYH11 时，通过诊断时和治疗第 3~4 个月后的融合基因水平，可确定治疗失败的风险[1268]。采样仍然是一个重要的问题，因骨髓抽吸物中含有约 1/10 000 的骨髓细胞群体，且有明确证据表明，不同的抽吸部位之间存在差异。此外，用于检测的白血病细胞标记在病程中可发生改变。例如，尽管应用 PCR 方法已确认长期缓解，AML 患者仍可长期存在含有 t(8;21) 的循环细胞[1269]。

在对这些研究结果的阐释中，存在许多其他的陷阱，包括与治疗相对应的抽样时间、对目的基因进行 PCR 反应的敏感性、实验室间的标准化、病人的选择以及研究的前瞻性或回顾性设计等[1270]。然而，越来越多的证据表明，通过多指标流式细

胞术进行微小残留病变（MRD）的检测在老年患者[1271]和儿童原发性 AML[1272]以及 60 岁以下成人[1273]中具有预后相关性。移植前，应用流式细胞术检测 MRD 对第一次或第二次缓解期患者的预后具有负面影响。甚至 MRD 水平低于 0.1% 与预后也有负面相关性[1274]。在异基因干细胞移植后，微小残留病变的检测亦十分重要。利用基于 PCR 的技术，可对短串联重复序列的多态性进行检测，这种敏感的嵌合体检测技术已得到发展。现尚未明确这些方法对移植术后复发患者的治疗是否有影响[1275,1276]。

对大多数第一次 CR 期的 AML 患者，不需要进行骨髓检查[1277]。由于骨髓恢复时髓系前体细胞增加，在治疗后早期，进行残余疾病的检测可能有困难[1278]。细胞遗传学随访通常亦无益。可出现核型上无关的 AML 细胞克隆，尤其是包括 7 号染色体的核型。采用多参数流式细胞仪，通过异常抗原的表达来识别白血病细胞，对复发的识别具有较高的阳性预测价值[1279]。利用 TdT 和粒细胞 CD 抗原的双标记免疫分析对 AML 患者的残余疾病进行检测可十分有用，因为这两个标记在大多数 AML 患者的白血病细胞上表达，且这些标记在正常骨髓细胞中很罕见[1280,1281]。在其他一些病例中，可见表面抗原的异常组合[1280,1282]，或各种表面抗原如 CD34 的表达增加[1283]。复发时的免疫表型可能会改变，且在微小疾病检测中是有意义的[1284]。有报道进行五色染色，可在更多的 AML 病例中识别白血病相关的异常免疫表型[1285]。在白血病性 CD34+CD38− 细胞上，已可发现各种标记的表达，如 C 型凝集素样分子-1（CLL-1）和其他细胞系标记以及各标记的组合，从而使残余疾病的检测达到干细胞水平[1286]。其他检测 MRD 的方法包括 MRI；FISH 中的荧光 DNA[1287,1288]；逆转录酶（RT）-PCR 以检测异常融合基因的扩增，如 t(15;17)、t(8;21)、16 号染色体倒位和 11q23；以及在 RAS 编码区域进行 DNA 的 PCR 以检测突变[1267]。可对 WT1 表达进行定量检测[1289]或对 FLT3 突变进行检测[1290]，以用于 MDR 监测。实时定量 PCR 比其他方法更准确，可用于对 MDR 进行定量，但该试验尚需要统一标准且目前在临床上尚不够普及[1291]。

多参数流式细胞仪适用于大多数白血病病例，而实时定量 PCR 适用于融合癌基因检测，以及 NPM1 和 Flt3 突变的检测，仅对略超过一半的病例有价值[1292]。CD34+CD38− 细胞含有正常干细胞和白血病干细胞，对这部分细胞的基因谱分析，在 MRD 检测中可能很重要，但在 AML 干细胞中受到调控的基因中，有 34% 的基因与正常干细胞所共有[1293]。

16 号染色体倒位的检测

带有 16 号染色体倒位的急性粒-单核细胞白血病的微小残留病变，可用特异于等位基因的巢式 PCR 扩增（染色体 16q 上的 CBF-β 和 16p 上的 MYH11）进行检测[1294,1295]。此融合转录本不仅存在于大多数伴骨髓嗜酸性粒细胞增多的急性粒-单核细胞白血病（M4Eo 型），而且存在于 10% 的无嗜酸性粒细胞异常的急性粒-单核细胞白血病 M4 型，与见诸报道的 AML 中 16 号染色体的散发异常相比，其发生率明显较高。在化疗（诱导和巩固）完成后，CBF-β/MYH11 融合基因转录本拷贝数大于 10 的患者，与拷贝数小于 10 的患者相比，其缓解持续时间较

表88-11　急性髓细胞白血病的预后因素

比所有患者的平均预后更佳的因素

诱导缓解期间原始细胞被早期清除[1167,1168]

白血病细胞含有 t(8;21),t(15;17),inv(16)t(16;16),21 三体[282,284,1169]

在细胞遗传学正常的 AML 中的 CEBPA 突变[1170]

无明显的骨髓病态造血[1171]

残留的正常中期相与克隆性细胞遗传学异常混合存在[1172]

端粒酶活性水平较高[1173]

流式细胞仪检测示 TdT 表达水平较低(<5%)[1174]

BAX 表达较高[1175]和 BAX/BCL-2 比值高[1176]

整合素 CD11b 表达较高[1177]

AML 原始细胞上无 VLA-4 表达[1178]

高水平的可溶性 VCAM-1 与 AML 原始细胞结合[1179]

高水平 caspase-3[1180]

突变的 CEBPA 表达[1181]

在成人或儿童中 NPM1 基因的表达(通常在细胞遗传学正常的病例中)[1182]

完全缓解时的中性粒细胞和血小板计数较高[1183]

治疗第 14 天时骨髓原始细胞<5%,可对完全缓解而非总体生存有预示作用[1184]

NK AML 中 MiR-181a 表达[1185]

多梳家族基因的高甲基化水平[1186]

比所有患者的平均预后更差的因素

年龄较大:诊断时的年龄对缓解率和生存期影响最大。除新生儿期外,15 岁以下的儿童缓解率最高,无复发缓解时间最长;60 岁以上的患者获得完全缓解的概率仅为年轻成人的一半,且长期无复发缓解的机会较少[1137]。在成人期,患者对治疗的反应呈阶梯状降低,其中最大的降低值在生命的第 6 个十年中

不利核型:白血病原始细胞的细胞遗传学形式对疗效有影响,但其相关性很复杂[212~284]。在白血病细胞中若存在-5、-7,5q-、7q-或显著的高倍体(>47 条染色体)、8 号染色体三体、t(6;9)、11 号染色体三体及多发性染色体异常等,为预后较差的信号

多药耐药表型:白血病细胞表达 P-糖蛋白,一种单向的药物外排泵,由 MDR1 基因编码[1187]。该基因产物的表达可导致蒽环类、安丫啶、米托蒽醌和依托泊苷的体内浓度降低。P-糖蛋白的表达不影响治疗结果,但若罗丹明-[123]的外排亦增加,则复发更常见[1188~1191]。常见于复发后的 AML 细胞。与 CD34 表达和 7 号染色体异常相关[1190]。其他非 MDR1 介导的替代性药物外排机制亦很重要[1191~1194]。MDR1 在 AML 预后较好的亚型中表达较低[1195]

突变型 KIT 伴 t(8;21)的存在:与较高的复发危险和较差的总体生存相关[1196]

前驱性克隆性血液病:化疗或放疗缓解率为同年龄组原发性 AML 的三分之一到二分之一。缓解时间较短,>3 年的缓解期很少见[1197~1198]。从克隆性血液病发展而来的 AML 可以冒烟型白血病的形式复发。然后转化为 AML,但可被治疗,可持续数年缓解[1199~1203]

白细胞计数较高:计数>30×10⁹/L 或原始细胞计数>15×10⁹/L[1204~1206]

血小板计数非常低(<30×10⁹/L)[1205]

血清乳酸脱氢酶水平较高[1207]

在完全缓解期干细胞动员能力较高,可预示复发的危险[1208]

其他医学异常:极度肥胖、糖尿病、慢性肾脏病

血清白蛋白或前白蛋白较低

诱导治疗期间需要插管或呼吸机支持[1209]

白血病原始细胞自主性克隆性生长[1210]

BCL-2 表达较高[1211,1212]

MCL-1 表达较高:在白血病复发时升高

提示其对预后的重要性,或提示化疗方案可将凋亡抑制物水平较高的白血病细胞选择出来[1213]视网膜母细胞瘤基因低表达[1214]

WAF/Cip1 蛋白高水平:这是一个对细胞周期 G1 检查点的调节因子[125]

CD34 高表达:CD34 抗原高表达常见于 AML 的 M0、M1 和 M4 亚型[1216]。缓解率为 61%,而不表达 CD34 的 AML 为 88%。CD34 高强度表达与较低的缓解率之间的相关性更强[1216~1217]。APL 中的 CD34 表达[1218]

GATA-1 表达[1219]

神经细胞黏附分子(CD56)表达[1220]

可溶性 L-选择素升高:尤可见于髓外病变[1221]

白细胞介素(IL)-1β 基因高表达[1222]

FMS 低表达[1222]

促血小板生成素受体(c-MPL)mRNA 表达[1223]

FLT3 突变[1224,1225]

血管生成/血管内皮生长因子水平升高[1226]

在年龄小于 60 岁的成人中,β2-微球蛋白水平升高[1227]

在细胞遗传学正常的 AML 患者中,MN1(脑膜瘤 1)基因过表达[1228]

基因型为 WT1(突变)/FLT3-ITD(阳性)的年轻成人,与基因型为 WT1(突变)/FLT3-ITD(阴性)者相比,完全缓解率较低,无复发生存率和总体生存率较差[1229]

具有 WT1 基因突变和正常核型的 AML 患者[1230,1231]

具有大量 AML 干细胞的 AML 患者

IL-3Rα 高表达[1232]

MLL 基因串联重复[1233]和 11p23/MLL 异常[1234]

APL 中的 CD56 表达[1235]。CNS 受累的发生率高,特别是伴 CD7 表达时[1236]。亦与 t(8;21)病例中较差的预后有关[1237]

P15 甲基化[1238]

微卫星序列不稳定性[1239](不一定独立于年龄和 t-AML 这两个因素)

AC¹³³ 表达(缓解时间和无病生存时间较短)[1240]

信号转导和转录激活因子 3 蛋白的组成性活性(无病生存时间较短)[1241]

BAALC 基因表达[1242]

诱导治疗 7 天后仍存活细胞中的 S 期活性高[1243]

EVI1 高表达[1244,1245]

CXCR4 过表达[1246]

磁共振成像示骨髓血管新生增加[1247]

成年 AML 患者存在 CTLA4CT60A/G 基因型[1248]

miR¹⁵⁵ 表达上调[1249]

ERG 表达[1250]

MLL 重排的 AML 中 EVI1 表达[1251]

中期核型分析显示克隆异质性[1252]

FLI1 蛋白异常表达[1253]

Nrf2 和 ROS 高表达[1254,1255]

IL-1 受体辅助蛋白过表达[1256]

CD34⁺CD38⁻ 细胞中生存素表达[1257]

TRAIL-R3(肿瘤坏死因子[TNF]相关凋亡诱导配体)高表达[1258]

PICALM-MLLT10 融合基因表达[302]

与预后结果无关或不确定的因素

复杂核型或具有 t(8;21)、inv(16)、t(16;16)或 t(9;11)的 AML 患者的继发性异常[1259]

粒系抗原:CD11b 的表达可能对较短的生存期有预测作用[1260]

WT1 基因(肾母细胞瘤)转录本的测得[1261]

APL 中的 FLT3-ITD 或 Asp835 突变[1262]

初始 caspase 的水平[1263]

诱导缓解后的持续性血小板减少[1264]

肺耐药蛋白:需功能试验以评估其作用[1265]。对原发性 AML,其表达或提示预后较差[1193,1266]

短,复发的风险更大[1295]。有证据表明,对于处在标准的临床 CR 状态中的患者,其样本中基因转录本的比值,将可有助于建立一种阈值,这种阈值可对其病愈能力和复发危险作出判断[1296]。

t(8;21)检测

t(8;21)是 AML 中最常见的染色体易位之一,尤其在年轻患者中(表88-9)。该易位将染色体 21q 上的 *RUNX* 基因与染色体 8q(原文为 8p,是错的-译者注)上的 *RUNXIT1*(ETO)基因发生融合而产生了融合基因[1297,1298]。在大多数缓解期患者中,可检测到该融合基因。一项研究发现,所有伴 t(8;21)的患者经化疗或自体骨髓移植后,该融合基因均持续存在[1299~1301]。缓解期间,对其融合转录本进行定量检测,与简单定性检测相比,可更好预测疾病的治愈或复发[1302,1303]。为此,可采用实时定量 RT-PCR 技术。

一般而言,CBF 白血病适于通过定量 RT-PCR 进行 MRD 监测。在一项医学研究理事会进行的试验中,在 163 例带有 t(8;21)和 115 例带有 inv(16)的患者中,诱导治疗结束和巩固治疗结束时的定量 PCR 转录本结果可为复发提供信息。血液中的 MRD 水平升高亦可预示复发[1304]。另一项研究显示,一个巩固疗程之后 MRD 下降 3 个对数值是具有预后价值的,而 *KIT* 和 *FLT3* 突变则无[1305]。

t(15;17)检测

与具有 t(8;21)融合转录本的 AML 不同,APL 的 t(15;17)融合转录本通常在强化治疗后即消失[1306]。在 100 000 个带有 PML-RAR-α 转录本的细胞中,至少有 1 个可经 RT-PCR 检测到[1306]。亦可应用 FISH 检测[1307]。分子生物学监测显示,治疗后可达到分子缓解(RT-PCR 阴性)[1308]。巢式 PCR 可用于确定在巩固结束后是否需要追加治疗,确定在第二次缓解期是否建议进行自体干细胞移植,并对移植后复发作出预测[1309]。实时定量 RT-PCR 可提高 MDR 检测的预测价值并帮助实验室标准化[1310]。

NPM-1 和 FLT3 突变检测

在细胞遗传学正常的 AML 患者中,NPM1、FLT3、CEBPA、MLL 和 RAS 的突变状态对治疗结果和预后有影响[1311]。现尚未明确,当这些突变作为 MRD 状态的反映时,其检测结果对复发和治疗是否有影响。应用实时定量 PCR 检测在巩固期间持续阳性的患者,其累积复发率较高[1312]。在 NPM1 突变的病例中,有证据表明,复发总是伴随着突变基因拷贝数的增加,且其结论为定量 PCR 监测对这种患者的预后可能有影响[1313]。

用以检测 MRD 的技术在灵敏度和可用性上均有所提高。检测 MRD 以决定患者的治疗及预后,仍然是一个正在发展的研究领域。正在研究蛋白质组学[1314,1315]和微小 RNA 谱分析[1316~1319]在 MRD 的检测中将起的作用。

翻译:刘元昉　校对:陈赛娟

Marshall A. Lichtman 在涉及有毒化学物(包括苯)职业暴露的民事案件中可作为被告的专家证人。

参考文献

1. Friedreich N: Ein neuer Fall von Leukämie. *Arch Pathol* 12:37, 1857.
2. Ebstein W: Ueber die acute Leukämie und Pseudoleukämie. *Dtsch Arch Klin Med* 44:343, 1889.
3. Fraenkel A: Ueber acute Leukämie. *Dtsch Med Wochenschr* 21:639, 1895.
4. Neumann E: Ueber myelogene leukäemie. *Berl Klin Wochenschr* 15:69, 1878.
5. Ehrlich P: *Farbenanolytische Untersuchungen zur Histologie und Klinik des Blutes.* Hirschwald, Berlin, 1891.
6. Naegeli O: Ueber rothes Knochenmark und Myeloblasten. *Dtsch Med Wochenschr* 26:287, 1900.
7. Hirschfield H: Zur Kenntnis der Histogenese der granulirten Knochenmarkzellen. *Arch Pathol* 153:335, 1898.
8. Hsu TC: *Human and Mammalian Cytogenetics: An Historical Perspective.* Springer-Verlag, New York, 1979.
9. Subramanian G, Adams MD, Venter JC, Broder S: Implications of the human genome for understanding human biology and medicine. *JAMA* 286:2296, 2001.
10. Ellison RR, Holland JF, Weil M, et al: Arabinosyl cytosine: A useful agent in the treatment of acute leukemia in adults. *Blood* 33:507, 1968.
11. Yates JW, Wallace HJ, Ellison RR, Holland JF: Cytosine arabinoside and daunorubicin therapy in acute non-lymphocytic leukemia. *Cancer Chemother Rep* 52:485, 1973.
12. Lichtman MA: A historical perspective on the development of the cytarabine (7 days) and daunorubicin (3 days) treatment regimen for acute myelogenous leukemia: 2013 the 40th anniversary of 7+3. *Blood Cells Mol Dis* 50:119, 2013.
13. Thomas ED, Buckner CD, Banaji M, et al: One hundred patients with acute leukemia treated by chemotherapy, total body irradiation, and allogeneic bone marrow transplantation. *Blood* 49:511, 1977.
14. Preston DL, Kusumi S, Tomonaga M, et al: Cancer incidence in atomic bomb survivors. Part III. Leukemia, lymphoma and multiple myeloma, 1950–1987. *Radiat Res* 137(2 Suppl):S68, 1994.
15. Tsushima H, Iwanaga M, Miyazaki Y. Late effect of atomic bomb radiation on myeloid disorders: Leukemia and myelodysplastic syndromes. *Int J Hematol* 95:232, 2012.
16. Rinsky RA, Smith AB, Hornung R, et al: Benzene and leukemia. An epidemiologic risk assessment. *N Engl J Med* 316:1044, 1987.
17. Johnson GT, Harbison SC, McCluskey JD, Harbison RD: Characterization of cancer risk from airborne benzene exposure. *Regul Toxicol Pharmacol* 55:361, 2009.
18. Pyatt D: Benzene and hematopoietic malignancies. *Clin Occup Environ Med* 4:529, 2004.
19. Lichtman MA: Cigarette smoking, cytogenetic abnormalities, and acute myelogenous leukemia. *Leukemia* 21:1137, 2007.
20. Rund D, Ben-Yehuda D: Therapy-related leukemia and myelodysplasia: Evolving concepts of pathogenesis and treatment. *Hematology* 9:179, 2004.
21. Larson RA, Le Beau MM: Therapy-related myeloid leukaemia: A model for leukemogenesis in humans. *Chem Biol Interact* 153–154:187, 2005.
22. Yeasmin S, Nakayama K, Ishibashi M, et al: Therapy-related myelodysplasia and acute myeloid leukemia following paclitaxel- and carboplatin-based chemotherapy in an ovarian cancer patient: A case report and literature review. *Int J Gynecol Cancer* 18:1371, 2008.
23. Visfeldt J, Anderson M: Pathoanatomical aspects of malignant haematological disorders among Danish patients exposed to thorium dioxide. *APMIS* 103:29, 1995.
24. Brownson RC, Novotny TE, Perry MC: Cigarette smoking and adult leukemia: A meta-analysis. *Arch Intern Med* 153:469, 1993.
25. Stewart SL, Cardinez CJ, Richardson LC, et al: Surveillance for cancers associated with tobacco use—United States, 1999–2004. *MMWR Surveill Summ* 57:1, 2008.
26. Rhomberg LR, Bailey LA, Goodman JE, et al: Is exposure to formaldehyde in air causally associated with leukemia?—A hypothesis-based weight-of-evidence analysis. *Crit Rev Toxicol* 41:555, 2011.
27. Checkoway H, Boffetta P, Mundt DJ, et al: Critical review and synthesis of the epidemiologic evidence on formaldehyde exposure and risk of leukemia and other lymphohematopoietic malignancies. *Cancer Causes Control* 23:1747, 2012.
28. Lichtman MA: Obesity and the risk for a hematological malignancy: Leukemia, lymphoma, or myeloma. *Oncologist* 15:1083, 2010.
29. Swolin B, Rödjer S, Westin J: Therapy-related patterns of cytogenetic abnormalities in acute myeloid leukemia and myelodysplastic syndrome post polycythemia vera: Single center experience and review of literature. *Ann Hematol* 87:467, 2008.
29a. Xie M, Lu C, Wang J, et al: Age-related mutations associated with clonal hematopoietic expansion and malignancies. *Nat Med* 20:1472, 2014.
30. Wiernik P: Leukemias and plasma cell myeloma. *Cancer Chemother Biol Response Modif* 17:390, 1997.
31. Luca DC, Almanaseer IY: Simultaneous presentation of multiple myeloma and acute monocytic leukemia. *Arch Pathol Lab Med* 127:1506, 2003.
32. Pulik M, Genet P, Jary L, et al: Acute myeloid leukemias, multiple myelomas, and chronic leukemias in the setting of HIV infection. *AIDS Patient Care STDS* 12:913, 1998.
33. Yohe SL, Chenault CB, Torlakovic EE, et al: Langerhans cell histiocytosis in acute leukemias of ambiguous or myeloid lineage in adult patients: Support for a possible clonal relationship. *Mod Pathol* 27:651, 2014.
34. Edelbroek JR, Vermeer MH, Jansen PM, et al: Langerhans cell histiocytosis first presenting in the skin in adults: Frequent association with a second haematological malignancy. *Br J Dermatol Dermatology* 167:1287, 2012.
35. Moskowitz C, Dutcher JP, Wiernik PH: Association of thyroid disease with acute leukemia. *Am J Hematol* 39:102, 1992.
36. Willems E, Valdes-Socin H, Betea D, et al: Association of acute leukemia and autoimmune polyendocrine syndrome in two kindreds. *Leukemia* 17:1912, 2003.
37. Lichtenstein P, Holm NV, Verkasalo PK, et al: Environmental and hereditable factors in causation of cancer—Analyses of cohorts of twins from Sweden, Denmark, and Finland. *N Engl J Med* 343:78, 2000.

38. Risch N: The genetic epidemiology of cancer. Interpreting family and twin studies and their implications for molecular genetic approaches. *Cancer Epidemiol Biomarkers Prev* 10:733, 2001.
39. Hemminki K, Vaittinen P, Dong C, Easton D: Sibling risks in cancer: Clues to recessive or X-linked genes? *Br J Cancer* 84:388, 2001.
40. Germeshausen M, Ballmaier M, Welte K: Implications of mutations in hematopoietic growth factor receptor genes in congenital cytopenias. *Ann N Y Acad Sci* 938:305, 2001.
41. Tonelli R, Scardovi AL, Pession A, et al: Compound heterozygosity for two different amino-acid substitution mutations in the thrombopoietin receptor (c-mpl gene) in congenital amegakaryocytic thrombocytopenia (CAMT). *Hum Genet* 107:225, 2000.
42. Li FP, Hecht F, Kaiser-McCaw B, et al: Ataxia-pancytopenia: Syndrome of cerebellar ataxia, hypoplastic anemia, monosomy 7, and acute myelogenous leukemia. *Cancer Genet Cytogenet* 4:189, 1981.
43. Gonzales-del Angel A, Cervera M, Gomez L, et al: Ataxia-pancytopenia syndrome. *Am J Med Genet* 90:252, 2000.
44. German J: Bloom's syndrome: Incidence, age of onset, and types of leukemia in the Bloom's syndrome registry, in *Genetics in Hematologic Disorders*, edited by Bartsocas CS, Loukopoulos D, p 241. Hemisphere, Washington, 1992.
45. Poppe B, Van Limbergen H, Van Roy N, et al: Chromosomal aberrations in Bloom syndrome patients with myeloid malignancies. *Cancer Genet Cytogenet* 128:39, 2001.
46. Freedman MH, Alter BP: Risk of myelodysplastic syndrome and acute myeloid leukemia in congenital neutropenia. *Semin Hematol* 39:128, 2002.
47. Aprikyan AA, Kutyavin T, Stein S, et al: Cellular and molecular abnormalities in severe congenital neutropenia predisposing to leukemia. *Exp Hematol* 31:372, 2003.
48. Rosenberg PS, Alter BP, Link DC, et al: Neutrophil elastase mutations and risk of leukaemia in severe congenital neutropenia. *Br J Haematol* 140:210, 2008.
49. Link DC, Kunter G, Kasai Y, et al: Distinct patterns of mutations occurring in *de novo* AML versus AML arising in the setting of severe congenital neutropenia. *Blood* 110:1648, 2007.
50. Shinawi M, Erez A, Shardy DL, et al: Syndromic thrombocytopenia and predisposition to acute myelogenous leukemia caused by constitutional microdeletions on chromosome 21q. *Blood* 112:1042, 2008.
51. Janov AJ, Leong T, Nathan DG, Guinan EC: Diamond-Blackfan anemia: Natural history and sequelae of treatment. *Medicine (Baltimore)* 75:77, 1996.
52. Vlachos A, Klein G, Lipton J: The Blackfan-Diamond anemia registry: Tool for investigating the epidemiology and biology of Diamond-Blackfan anemia. *Pediatr Hematol Oncol* 23:377, 2001.
53. Forestier E, Izraeli S, Beverloo B, et al: Cytogenetic features of acute lymphoblastic and myeloid leukemias in pediatric patients with Down syndrome: An iBFM-SG study. *Blood* 111:1575, 2008.
54. Puumala SE, Ross JA, Olshan AF, et al: Reproductive history, infertility treatment, and the risk of acute leukemia in children with down syndrome: A report from the Children's Oncology Group. *Cancer* 110:2067, 2007.
55. Andrade-Machado R, Machado-Rojas A, de la Torre-Santos ME: Dubowitz syndrome, polymyositis, and aleucemic myeloblastic leukemia. A new association. *Rev Neurol* 35:500, 2001.
56. Savage SA, Alter BP: The role of telomere biology in bone marrow failure and other disorders. *Mech Ageing Dev* 129:35, 2008.
57. Röth A, Baerlocher GM: Dyskeratosis congenita. *Br J Haematol* 141:412, 2008.
58. Segel GB, Lichtman MA: Familial (inherited) leukemia, lymphoma, and myeloma. *Blood Cells Mol Dis* 32:246, 2004.
59. Owen CJ, Toze CL, Koochin A, et al: Five new pedigrees with inherited RUNX1 mutations causing familial platelet disorder with propensity to myeloid malignancy (FPD/AML). *Blood* 112:4639, 2008.
60. Minelli A, Maserati E, Rossi G, et al: Familial platelet disorder with propensity to acute myelogenous leukemia: Genetic heterogeneity and progression to leukemia via acquisition of clonal chromosome anomalies. *Genes Chromosomes Cancer* 40:165, 2004.
61. Rosenberg PS, Greene MH, Alter BP: Cancer incidence in persons with Fanconi anemia. *Blood* 101:822, 2003.
62. Rosenberg PS, Alter BP, Ebell W: Cancer risks in Fanconi anemia: Findings from the German Fanconi Anemia Registry. *Haematologica* 93:511, 2008.
63. Dickinson RE, Milne P, Jardine L, et al: The evolution of cellular deficiency in GATA2 mutation. *Blood* 123:863, 2014.
64. Polychronopoulou S, Tsatsopoulou A, Papadhimitriou SI, et al: Myelodysplasia and Naxos disease: A novel pathogenetic association? *Leukemia* 16:2335, 2002.
65. Kratz CP, Antonietti L, Shannon KM, et al: Acute myeloid leukemia associated with t(8;21) or trisomy 8 in children with neurofibromatosis type 1. *Pediatr Hematol Oncol* 25:343, 2003.
66. Lurgaespada DA, Brannan CI, Shaughnessy JD, et al: The neurofibromatosis type 1 (NF1) tumor suppressor gene and myeloid leukemia. *Curr Top Microbiol Immunol* 211:233, 1996.
67. Bader-Meunier B, Tchernia G, Miélot F, et al: Occurrence of myeloproliferative disorder in patients with Noonan syndrome. *J Pediatr* 130:885, 1997.
68. Bentires-Alj M, Paez JG, David FS, et al: Activating mutations of the Noonan syndrome-associated SHP2/PTPN11 gene in human solid tumors and adult acute myelogenous leukemia. *Cancer Res* 64:8816,2004.
69. Fokin AA, Robicsek F: Poland's syndrome revisited. *Ann Thorac Surg* 74:2218, 2002.
70. Pianigiani E, DeAloe G, Andreassi A, et al: Rothmund-Thomson syndrome (Thomson type) and myelodysplasia. *Pediatr Dermatol* 18:422, 2001.
71. Duker NJ: Chromosome breakage syndromes and cancer. *Am J Med Genet* 115:125, 2002.
72. Hayani A, Suarez CR, Molnar Z, et al: Acute myeloid leukemia in a patient with Seckel syndrome. *J Med Genet* 31:148, 1994.
73. Boocock GR, Morrison JA, Popovic M, et al: Mutations in SBDS are associated with Shwachman-Diamond syndrome. *Nat Genet* 33:97, 2003.
74. Rujkijyanont P, Beyene J, Wei K, et al: Leukaemia-related gene expression in bone marrow cells from patients with the preleukaemic disorder Shwachman-Diamond syndrome. *Br J Haematol* 137:537, 2007.
75. Mitsui T, Kawakami T, Sendo D, et al: Successful unrelated donor bone marrow transplantation for Shwachman-Diamond syndrome with leukemia. *Int J Hematol* 79:189, 2004.
76. Yamada T, Tsurumi H, Murakami N, et al: Werner's syndrome developing acute megakaryoblastic leukemia with der(1;7). *Rinsho Ketsueki* 38:28, 1997.
77. Tao LC, Stecker E, Gardner HA: Werner's syndrome and acute myeloid leukemia. *CMAJ* 105:951, 1971.
78. Muftuoglu M, Oshima J, von Kobbe C, et al: The clinical characteristics of Werner syndrome: Molecular and biochemical diagnosis. *Hum Genet* 124:369, 2008.
79. Sharathkumar A, Kirby M, Freedman M, et al: Malignant hematological disorders in children with Wolf-Hirschhorn syndrome. *Am J Med Genet* 119A:194, 2003.
80. Gonzalez CH, Durkin-Stamm MV, Geimer NF, et al: The WT syndrome—A "new" autosomal dominant pleiotropic trait of radial/ulnar hypoplasia with high risk of bone marrow failure and/or leukemia. *Birth Defects Orig Artic Ser* 13:31, 1977.
81. Kristinsson SY, Bjorkholm M, Hultcrantz M, et al: Chronic immune stimulation might act as a trigger for the development of acute myeloid leukemia or myelodysplastic syndromes. *J Clin Oncol* 29: 2897, 2011.
82. Wu SP, Costello R, Hofmann JN, et al: MGUS prevalence in a cohort of AML patients. *Blood* 122:294, 2013.
83. Fialkow PH, Singer JW, Adamson JW, et al: Acute nonlymphocytic leukemia. Heterogeneity of stem cell origin. *Blood* 57:1068, 1991.
84. Ferraris AM, Broccia G, Meloni T, et al: Clonal origin of cells restricted to monocytic differentiation in acute nonlymphocytic leukemia. *Blood* 64:817, 1984.
85. Turhan AG, Lemoire FB, Debert C, et al: Highly purified primitive hematopoietic stem cells are PML-RARA negative and generate nonclonal progenitors in acute promyelocytic leukemia. *Blood* 85:2154, 1995.
86. Van Lom K, Hagenmeijer A, Vandekerckhove F, et al: Clonality analysis of hematopoietic cell lineages in acute myeloid leukemia and translocation (8;21): Only myeloid cells are part of malignant clone. *Leukemia* 11:202, 1997.
87. Goardon N, Marchi E, Atzberger A, et al: Coexistence of LMPP-like and GMP-like leukemia stem cells in acute myeloid leukemia. *Cancer Cell* 19:138, 2011.
88. Majeti R, Weissman IL: Human acute myelogenous leukemia stem cells revisited: There's more than meets the eye. *Cancer Cell* 19:9, 2011.
89. Pandolfi A, Barreyro L, Steidl U: Concise review: Preleukemic stem cells: Molecular biology and clinical implications of the precursors to leukemia stem cells. *Stem Cells Transl Med* 2:143, 2013.
90. Jan M, Snyder TM, Ryan M, et al: Clonal evolution of preleukemic hematopoietic stem cells precedes human acute myeloid leukemia. *Sci Transl Med* 149:149ra118, 2012.
91. Shlush LI, Zandi S, Mitchell A, et al: Identification of pre-leukaemic haematopoietic stem cells in acute leukaemia. *Nature* 506:328, 2014.
92. Chan SM, Majeti R: Role of DNMT3A, TET2, and IDH-1/2 mutations in pre-leukemic stem cells in acute myeloid leukemia. *Int J Hematol* 98:648, 2013.
93. Welch JS, Ley TJ, Link DC, et al: The origin and evolution of mutations in acute myeloid leukemia. *Cell* 150:264, 2012.
94. Parkin B, Ouillette P, Li Y, et al: Clonal evolution and devolution after chemotherapy in adult acute myelogenous leukemia. *Blood* 121:369, 2013.
95. Swiggers SJJ, Kuijpers MA, de Cort MJM, et al: Critically short telomeres in acute myeloid leukemia with loss or gain of parts of chromosomes. *Genes Chromosomes Cancer* 45:247, 2006.
96. Yamada O, Oshimi K, Motoji, et al: Telomeric DNA in normal and leukemic blood cells. *J Clin Invest* 95:1117, 1995.
97. Look AT: Oncogene transcription factors in human acute leukemias. *Science* 278:1059, 1997.
98. Pabst T, Mueller BU: Transcriptional dysregulation during myeloid transformation in AML. *Oncogene* 26:6829, 2007.
99. Kelly LM, Gilliland DG: Genetics of myeloid leukemias. *Annu Rev Genomics Hum Genet* 3:179, 2002.
100. Damm F, Heuser M, Morgan M, et al: Integrative prognostic risk score in acute myeloid leukemia with normal karyotype. *Blood* 117:4561, 2011.
101. Pastore F, Duforu A, Benthaus T, et al: Combined molecular and clinical prognostic index for relapse and survival in cytogenetically normal acute myeloid leukemia. *J Clin Oncol* 32:1586, 2014.
102. Li Z, Herold T, He C, et al: Identification of a 24-gene prognostic signature that improves the European Leukemia Net risk classification of acute myeloid leukemia: An international collaborative study. *J Clin Oncol* 31:1172, 2013.
103. Marcucci G, Yan P, Maharry K, et al: Epigenetics meets genetics in acute myeloid leukemia: Clinical impact of a novel seven-gene score. *J Clin Oncol* 32:548, 2013.
104. Patel JP, Gonen M, Figueroa MF, et al: Prognostic relevance of integrated genetic profiling in acute myeloid leukemia. *N Engl J Med* 266:1079, 2012.
105. Grossmann V, Schnittger S, Kohlmann A, et al: A novel hierarchical prognostic model of AML solely based on molecular mutations. *Blood* 120:2963, 2012.
106. Abdel-Wahab O, Levine RL: Mutations in epigenetic modifiers in the pathogenesis and therapy of acute myeloid leukemia. *Blood* 121:3563, 2013.
107. Grimwade D, Hills RK, Moorman AV, et al: Refinement of cytogenetic classification in acute myeloid leukemia: Determination of prognostic significance or rare recurring chromosomal abnormalities amongst 5,875 younger adult patients treated in the UK Medical Research Council trials. *Blood* 116: 354, 2010.
108. Mauritzson N, Albin M, Rylander L, et al: Pooled analysis of clinical and cytogenetic features in treatment-related and de novo adult acute myeloid leukemia and myelodysplastic syndromes based on consecutive series of 761 patients analyzed 1976–1993 and on 5098 unselected cases reported in the literature 1974–2001. *Leukemia* 16:2366, 2002.
109. Grimwade D, Enver T: Acute promyelocytic leukemia: Where does it stem from? *Leukemia* 18:375, 2004.

110. Zeisig BB, Kwok C, Zelent A, et al: Recruitment of RXR by homotetrameric RARalpha fusion proteins is essential for Transformation. *Cancer Cell* 12:36, 2007.

111. Cox MC, Panetta P, Venditti A, et al: Comparison between conventional banding analysis and FISH screening with an AML-specific set of probes in 260 patients. *Hematol J* 24:263, 2003.

112. Paschka P, Marcucci G, l Ruppert AS, et al: Adverse prognostic significance of KIT mutations in adult acute myeloid leukemia with inv(16) and t(8;21): A Cancer and Leukemia Group B Study. *J Clin Oncol* 24:3904, 2006.

113. Schwind S, Edward CG, Nicolet D, et al: Inv (16)/t(16;16) acute myeloid leukemia with non-type A (CBFB-MYH11) fusions associate with distinct clinical and genetic features and lack KIT mutations. *Blood* 212:385, 2013.

114. Paschka P, Du J, Schlenk FR, et al: Secondary genetic lesions in acute myeloid leukemia with Inv(16) or t(16;16): A study of the German-Austrian AML study group (AMLSG), *Blood* 121:170, 2013.

115. Li Y, Gao L, Luo X, et al: Epigenetic silencing of *microRNA-193a* contributes to leukemogenesis in t(8;21) acute myeloid leukemia by activating the *PTEN*/PI3K signal pathway. *Blood* 121:499, 2013.

116. Nakagawa M, Shimabe M, Watanabe-Okochi N, et al: AML1/RUNX1 functions as a cytoplasmic attenuator of NF-κB signaling in the repression of myeloid tumors. *Blood* 118:6626, 2011.

117. Lughart S, Groschel S, Beverloo HB, et al: Clinical, molecular, and prognostic significance of WHO type inv(3)(q21q26.2)/t(3;3)(q21;q26.2) and various other 3q abnormalities in acute myeloid leukemia. *J Clin Oncol* 28:3890, 2010.

118. Weisser M, Haferlach C, Haferlach T, et al: Advanced age and high initial WBC influence the outcome of inv(3)(q21q26)/t(3;3)(q21;q26) positive AML. *Leuk Lymphoma* 48:2145, 2007.

119. Kayser S, Zucknick M, Dohner K, et al: Monosomal karyotype in adult acute myeloid leukemia: Prognostic impact and outcome after different treatment strategies. *Blood* 119:551, 2012.

120. Rucker FG, Schlenk RF, Bulolinger L, et al: TP53 alterations in acute myeloid leukemia with complex karyotype correlate with specific copy number alterations, monosomal karyotype, and dismal outcome. *Blood* 119:214, 2012.

121. Welch JS, Ley TJ, Link DC, et al: The origin and evolution of mutations in acute myeloid leukemia. *Cell* 150:264, 2012.

122. Mardi ER, Ding L, Dooling DJ, et al: Recurring mutations found by sequencing an acute myeloid leukemia genome. *N Engl J Med* 361:1058, 2009.

123. The Cancer Genome Atlas Research Network. Genomic and epigenomic landscapes of adult de novo acute myeloid leukemia. *N Engl J Med* 268:2059, 2013.

124. Port M, Bottcher M, Thol F, et al: Prognostic significance of FLT3 internal tandem duplication, nucleophosmin1, and CEBPA gene mutations for acute myeloid leukemia patients with normal karyotype and younger than 60 years: A systematic review and meta-analysis. *Ann Hematol* 93:1279, 2014.

125. Hirsch P, Qassa G, Marzac C, et al: Acute myeloid leukemia in patients older than 75: Prognostic impact of FLT3-ITD and NPM1 mutations. *Leuk Lymphoma* 16:1, 2014.

126. Falni B, Mecucci C, Tiacci E, et al: GIMEMA acute leukemia working party. Cytoplasmic nucleophosmin in acute myelogenous leukemia with a normal karyotype. *N Engl J Med* 352:254, 2005.

127. Schlenk RE, Dohner K, Krauter J, et al: Mutations and treatment outcome in cytogenetically normal acute myeloid leukemia. *N Engl J Med* 358, 1909, 2008.

128. Becker H, Marcucci G, Maharry K, et al: Favorable prognostic impact of NPM1 mutations in older pateints with cytogenetically normal de novo acute myeloid leukemia and associated gene-and microRNA-expression signatures: A Cancer and Leukemia Group B Study. *J Clin Oncol* 28:596, 2009.

129. Greiner J, Ono Y, Hofmann S, et al: Mutated regions of nucleophosmin 1 elicit both CD4+ and CD8+ T cell responses in patients with acute myeloid leukemia. *Blood* 120:1282, 2012.

130. Renneville A, Roumier C, Biggio V, et al: Cooperating gene mutations in acute myeloid leukemia: A review of the literature. *Leukemia* 22:915, 2008.

131. Small D: Targeting FLT3 for the treatment of leukemia. *Semin Hematol* 45(3 Suppl 2):S17, 2008.

132. Janke H, Pastore F, Schumacher D, et al: Activating FLT3 mutants show distinct gain-of-function phenotypes *in vitro* and a characteristic signaling pathway profile associated with prognosis in acute myeloid leukemia. *PLoS One* 9:e89560, 2014.

133. Levis M: FLT3/ITD AML and the law of unintended consequences. *Blood* 117:6987, 2011.

134. Yoshimoto G, Miyamoto T, Jabbarzadeh-Tabrizi S, et al: FLT3-ITD up-regulates MCL-1 to promote survival of stem cell sin acute myeloid leukemia via FLT3-ITD-specific STAT5 activation. *Blood* 114:5034, 2009.

135. Brunet S, Labopin M, Esteve J, et al: Impact of FLT3 internal tandem duplication on the outcome of related and unrelated hematopoietic transplantation for adult myeloid leukemia in the first remission: A retrospective analysis. *J Clin Oncol* 30:735, 2012.

136. Yamamoto Y, Kiyoi H, Nakano Y, et al: Activating mutation of D835 within the activation loop of FLT3 in human hematologic malignancies. *Blood* 97:2434, 2001.

137. Mizuno S, Chijiwa T, Okamura T, et al: Expression of DNA methyltransferases DNMT1, D1, and 3B in normal hematopoiesis and in acute and chronic myelogenous leukemia. *Blood* 97:1172, 2001.

138. Im AP, Sehgal AR, Carroll MP et al: DNMT3A and IDH mutations in acute myeloid leukemia and other myeloid malignancies: Associations with prognosis and potential treatment strategies. *Leukemia* 28:1774, 2014.

139. Thol P, Damm F, Ludeking A, et al: Incidence and prognostic influence of DNMT3A mutations in acute myeloid leukemia. *J Clin Oncol* 29:2889, 2011.

140. Ley TJ, Ding L, Walther MJ, et al: DNMT3A mutations in acute myeloid leukemia *N Engl J Med* 363:2424, 2010.

141. Marcucci G, Metzeler KH, Schwind S, et al: Age-related prognostic impact of different types of DNMT3A mutations in adults with primary cytogenetically normal acute myeloid leukemia. *J Clin Oncol* 80:742, 2012.

142. Shivarov V, Gueroguieva R, Stoimenov A, et al: *DNMT3A mutation is a poor prog-nosis biomarker in AML: Results of a meta-analysis of 4500 AML patients. *Leuk Res* 37:1445, 2013.

143. Gaidzik VI, Schlenk RF, Paschka P, et al: Clinical impact of DNMT3A mutations in younger adult patients with acute myeloid leukemia: Results of the AML study group (AMLSG). *Blood* 121:4769, 2013.

144. Kihara R, Nagata Y, Kiyoi H, et al: Comprehensive analysis of genetic alterations and their prognosis impacts in adult acute myeloid leukemia patients. *Leukemia* 28:1586, 2014.

145. Ito Y: Oncogenic potential of the RUNX gene family: "Overview." *Oncogene* 23:4198, 2004.

146. Schnittger S, Dicker F, Kern W, et al: RUNX1 mutations are frequent in de novo AML with noncomplex karyotype and confer an unfavorable prognosis. *Blood* 117:2348, 2011.

147. Gaidzik VI, Bullinger L, Schlenk RF, et al: RUNX1 mutations in acute myeloid leukemia: Results from a comprehensive genetic and clinical analysis from the AML study group. *J Clin Oncol* 29:1364, 2011.

148. Mendler JH, Maharry K, Radmacher MD, et al: RUNX1 mutations are associated with poor outcome in younger and older patients with cytogenetically normal acute myeloid leukemia and with distinct gene and microRNA expression signatures. *J Clin Oncol* 30:3109, 2012.

149. Skokowa J, Stenemann D, Katsman-Kuipers JE, et al: Cooperativity of RUNX1 and CSF3R mutations in severe congenital neutropenia: A unique pathway in myeloid leukemogenesis. *Blood* 123:2229, 2014.

150. Solary E, Bernard OA, Terfferi A, et al: The Ten-Eleven Translocation (TET2) gene in hematopoiesis and hematopoietic diseases. *Leukemia* 38:485, 2014.

151. Tian X, Yu Y, Yin J, et al: TET2 gene mutation is unfavorable prognostic factor in cytogenetically normal acute myeloid leukemia patient with NPM1+ and FLT3-ITD-mutations. *Int J Hematol* 100:96, 2014.

152. Aslanyan MG, Kroeze LI, Langemeijer SM, et al: Clinical and biological impact of TET2 mutations and expression in younger adult AML patients treated within the EORTC/GIMEMA AML-12 clinical trial. *Ann Hematol* 92:1401, 2014.

153. Metzeler KH, Maharry K, Radmacher MD, et al: TET2 mutations improve the new European LeukemiaNet risk classification of acute myeloid leukemia: A Cancer and Leukemia Group B study. *J Clin Oncol* 29:1373, 2011.

154. Green CL, Koo KK, Hills FR, et al: Prognostic significance of CEBPA mutations in a large cohort of younger adult patients with acute myeloid leukemia: Impact of double CEBPA mutations and the interaction with FLT3 and NPM1 mutations. *J Clin Oncol* 28:2739, 2010.

155. Taskesen E, Bullinger L, Corbacioglu A, et al: Prognostic impact, concurrent genetic mutations, and gene expression features of AML with CEBPA mutations in a cohort of 1183 cytogenetically normal AML patients: Further evidence of CEBPA double mutant AML as a distinctive disease entity. *Blood* 1107:2469, 2011.

156. Fasan A, Haferlach C, Alpermann T, et al: The role of different genetic subtypes of *CEBPA* mutated AML. *Leukemia* 28:791, 2013.

157. Grossman V, Haferlach C, Nadarajah N, et al: *CEBPA* double-mutated acute myeloid leukaemia harbours concomitant molecular mutations in 76.8% of cases with TET2 and GATGA2 alterations impacting prognosis. *Br J Haematol* 161:642, 2013.

158. Paschka P, Schlenk RF, Gaidzik VI, et al: IDH1 and IDH2 mutations are frequent genetic alterations in acute myeloid leukemia and confer adverse prognosis in cytogenetically normal acute myeloid leukemia with NPM1 mutation without FLT3 internal tandem duplication. *J Clin Oncol* 28:3636, 2010.

159. Guan L, Gao L, Wang L, et al: The frequency and clinical significance of IDH1 muations in Chinese acute myeloid leukemia patients. *PLoS One* 8:e83334, 2013.

160. Boissel N, Nibourel O, Renneville A, et al: Prognostic impact of isocitrate dehydrogenase enzyme isoforms 1 and 2 mutations in acute myeloid leukemia: A study by the acute leukemia French association group. *J Clin Oncol* 28:3717, 2010.

161. Marcucci G, Maharry K, Wu Y-Z, et al: IDH1 and IDH2 gene mutations identify novel molecular subsets within de novo cytogenetically normal acute myeloid leukemia: A Cancer and Leukemia Group B study. *J Clin Oncol* 28:2348, 2010.

162. Janin M, Mylonas E, Saada V, et al: Serum-2-hydroxyglutarate production in IDH1- and IDH2-mutated de novo acute myeloid leukemia: A study by the Acute Leukemia French Association Group. *J Clin Oncol* 32:297, 2013.

163. Dinardo CD, Propert KJ, Loren AW, et al: Serum 2-hydroxyglutarate levels predict isocitrate dehydrogenase mutations and clinical outcome in acute myeloid leukemia. *Blood* 121:4917, 2013.

164. Chaturvedi A, Cruz MMA, Jyotsana N, et al: Mutant IDH1 promotes leukemogenesis in vivo and can be specifically targeted in human AML. *Blood* 122:2877, 2013.

165. Krauth MT, Alpermann T, Bacher U, et al: WT1 mutations are secondary events in AML, show varying frequencies and impact on prognosis between genetic subgroups. *Leukemia* 29:660, 2015.

166. Damm F, Heuser M, Morgan M, et al: Single nucleotide polymorphism in the mutational hotspot of WT1 predicts a favorable outcome in patients with cytogenetically normal acute myeloid leukemia. *J Clin Oncol* 28:473, 2009.

167. Becker H, Marcucci G, Maharry K, et al: Mutations of the Wilms tumor 1 gene (WT1) in older patients with primary cytogenetically normal acute myeloid leukemia: A Cancer and Leukemia Group B Study. *Blood* 116;788, 2010.

168. Yi JH, Huh J, Kin H-J, et al: Adverse prognostic impact of abnormal lesions detected by genome-wide single nucleotide polymorphism array-based karyotyping analysis in acute myeloid leukemia with normal karyotype. *J Clin Oncol* 29:4702, 2011.

169. Kornblau SM, McCue D, Singh N, et al:, Recurrent expression signatures of cytokines and chemokines are present and are independently prognostic in acute myelogenous leukemia and myelodysplasia. *Blood* 116:4251, 2010.

170. Rapin N, Bagger FO, Jendholm J, et al: Comparing cancer vs normal gene expression profiles identifies new disease entities and common transcriptional programs in AML patients. *Blood* 123:894, 2014.

171. Eisfled A-K, Marcucci G, Maharry K, et al: *miR-3151* interplays with its host gene BAALC and independently affects outcome of patients with cytogenetically normal

acute myeloid leukemia. *Blood* 120:249, 2012.

172. Shen Y, Zhyu Y-M, Fan X, et al: Gene mutation patterns and their prognostic impact in a cohort of 1185 patients with acute myeloid leukemia. *Blood* 118:5593, 2011.

173. Diffner E, Beck D, Gudgin E, et al: Activity of a heptad of transcription factors is associated with stem cell programs and clinical outcome in acute myeloid leukemia. *Blood* 121:2289, 2013.

174. Gutierrez SE, Romero-Oliva FA. Epigenetic changes: A common theme in acute myelogenous leukemogenesis. *J Hematol Oncol* 6:57, 2013.

175. Schoofs T, Berdel WE, Muller-Tidow C: Origins of aberrant DNA methylation in acute myeloid leukemia. *Leukemia* 28:1, 2014.

176. Scholl C, Gilliland DG, Fröhling S: Deregulation of signaling pathways in acute myeloid leukemia. *Semin Oncol* 35:336, 2008.

177. Greaves MF, Maia AT, Wiemels JL, Ford AM: Leukemia in twins: Lessons in natural history. *Blood* 102:2321, 2003.

178. Wiemels JL, Xiao Z, Buffler PA, et al: In utero origin of t(8;21) AML1-ETO translocation in childhood acute leukemia. *Blood* 99:3801, 2002.

179. Groves FD, Linet MS, Devesa SS: Epidemiology of leukemia, in *Leukemia*, ed 6, edited by Henderson ES, Lister TA, Greaves MF, p 145. WB Saunders, New York, 1986.

180. Goldin LR, Kristinsson SY, Liang XS, et al: Familial aggregation of acute myeloid leukemia and myelodysplastic syndromes. *J Clin Oncol* 30:179, 2011.

181. Hahn CN, Chong C-E, Carmichael CL, et al: Heritable GATA2 mutations associated with familial myelodysplastic syndrome and acute myeloid leukemia. *Nat Genet* 43:1012, 2012.

182. Ostergaard P, Simpson MA, Connell FC, et al: Mutations in GATA2 cause primary lymphedema associated with a predisposition to acute myeloid leukemia (Emberger syndrome). *Nat Genet* 43:929, 2011.

183. Calvo KR, Vihn DC, Maric I, et al: Myelodysplasia in autosomal dominant and sporadic monocytopenia immunodeficiency syndrome: Diagnostic features and clinical implications. *Haematologica* 96:1221, 2010.

184. Kazenwadel J, Secker GA, Liu YJ, et al: Loss-of-function germline GATA2 mutations in patients with MDS/AML or MonoMAC syndrome and primary lymphedema reveal a key role for GATA2 in the lymphatic vasculature. *Blood* 119:1283, 2012.

185. Smith ML, Cavenagh JD, Lister A, Fitzgibbon J: Mutation of CEBPA in familial acute myeloid leukemia. *N Engl J Med* 351:2403, 2004.

186. Holme H, Hossain U, Kirwan M, et al: Marked genetic heterogeneity in familial myelodysplasia/acute myeloid leukaemia. *Br J Haematol* 158:242, 2012.

187. Kirwan M, Vuillamy T, Marrone A, et al: Defining the pathogenic role of telomerase mutations in myelodysplastic syndrome and acute myeloid leukemia. *Hum Mutat* 30:1567, 2009.

188. Vickers M, Jackson G, Taylor P: The incidence of acute promyelocytic leukemia appears constant over most of a human life span, implying only one rate limiting mutation. *Leukemia* 14:727, 2000.

189. Chongli Y, Xiaobo Z: Incidence survey of leukemia in China. *Chinese J Med Sci* 6:65, 1991.

190. Douer D, Santillana S, Ramezani L, et al: Acute promyelocytic leukaemia in patients originating in Latin America is associated with an increased frequency of the bcr1 subtype of the PML/RARalpha fusion gene. *Br J Haematol* 122:563, 2003.

191. Otero JC, Santillana S, Fereyros G: High frequency of acute promyelocytic leukemia among Latinos with acute myeloid leukemias. *Blood* 88:377, 1996.

192. Morton LM, Dores GM, Tucker MA, et al: Evolving risk of therapy-related acute myeloid leukemia following cancer chemotherapy among adults in the United States, 1975–2008. *Blood* 121:2996, 2013.

193. Stanley M, McKenna RW, Ellinger G, Brunning RD: Classification of 358 cases of acute myeloid leukemia by FAB criteria: Analysis of clinical and morphologic features, in *Chronic and Acute Leukemias in Adults*, edited by Bloomfield CD, p 147. Martinus Nijhoff, Boston, 1985.

194. Paietta E: Classification of acute leukemias: Proposals for the immunological classification of acute leukemias. *Leukemia* 9:2147, 1995.

195. Kheiri SA, MacKerrell T, Bonagura VR, et al: Flow cytometry with or without cytochemistry for the diagnosis of acute leukemias? *Cytometry* 34:82, 1998.

196. Arber B, Brunning R, LeBeau M, et al: Acute myeloid leukemia with recurrent genetic abnormalities, in *WHO Classification of Tumors of Hematopoietic and Lymphoid Tissues*, ed 4, edited by Swerdlow S, Compo E, Harris NL, p 110. World Health Organization, Geneva, 2008.

197. Boggs DR, Wintrobe MM, Cartwright GE: The acute leukemias. Analysis of 322 cases and review of the literature. *Medicine (Baltimore)* 41:163, 1962.

198. Roath S, Israëls MCG, Wilkinson JF: The acute leukemias: A study of 580 patients. *Q J Med* 33:256, 1964.

199. Choi SI, Simone JV: Acute nonlymphocytic leukemia in 171 children. *Med Pediatr Oncol* 2:119, 1976.

200. Chessels JM, O'Calloghan U, Hardisty RM: Acute myeloid leukaemia in childhood: Clinical features and prognosis. *Br J Haematol* 63:555, 1986.

201. Burns CP, Armitage JO, Frey AL, et al: Analysis of presenting features of adult leukemia. *Cancer* 47:2460, 1981.

202. Goodall PT, Vosti KL: Fever in acute myelogenous leukemia. *Arch Intern Med* 135:1197, 1975.

203. Burke PJ, Braine HG, Rothbun HK, Owens AH: The clinical significance and management of fever in acute myelocytic leukemia. *Johns Hopkins Med J* 139:1, 1976.

204. Chang JC: How to differentiate neoplastic fever from infectious fever in patients with cancer. Usefulness of the naproxen test. *Heart Lung* 16:122, 1987.

205. Gollard RP, Robbins BA, Piro L, Saven A: Acute myelogenous leukemia presenting with bulky lymphadenopathy. *Acta Haematol* 95:129, 1996.

206. Davey DD, Fourcar K, Burns CP, Goekin JA: Acute myelocytic leukemia manifested by prominent generalized lymphadenopathy. *Am J Hematol* 21:89, 1986.

207. Tobelem G, Jacquillat C, Chastang C, et al: Acute monoblastic leukemia: A clinical and biologic study of 74 cases. *Blood* 55:71, 1980.

208. Sepp N, Radaszkiewicz T, Meijer CJ, et al: Specific skin manifestations in acute leuke-

209. Hejmadi RK, Thompson D, Shah F, Naresh KN: Cutaneous presentation of aleukemic monoblastic leukemia cutis—A case report and review of literature with focus on immunohistochemistry. *J Cutan Pathol* 35:46, 2008.

210. Cibull TL, Thomas AB, O'Malley DP, Billings SD: Myeloid leukemia cutis: A histologic and immunohistochemical review. *J Cutan Pathol* 35:180, 2008.

211. Kaiserling E, Horny H-P, Geerts M-L, Schmid U: Skin involvement in myelogenous leukemia. Morphologic and immunophenotypic heterogeneity of skin infiltrates. *Mod Pathol* 7:771, 1994.

212. Longacre TA, Smoller BR: Leukemia cutis: Analysis of 50 biopsy-proven cases with an emphasis on occurrences in myelodysplastic syndromes. *Am J Clin Pathol* 100:276, 1993.

213. Cho-Vega JH, Medeiros LJ, Prieto VG, Vega F: Leukemia cutis. *Am J Clin Pathol* 129:130, 2008.

214. Bourantas K, Malamou-Mitsi V, Christou L, et al: Cutaneous vasculitis as the initial manifestation in acute myelomonocytic leukemia. *Ann Intern Med* 121:942, 1994.

215. Sheps M, Shapero H, Ramsay C: Bullous pyoderma gangrenosum and acute leukemia. *Arch Dermatol* 114:1842, 1978.

216. Lewis SJ, Poh-Fitzpatrick MB, Walther RR: A typical pyoderma gangrenosum with leukemia. *JAMA* 239:935, 1978.

217. Cohen PR: Sweet's syndrome—A comprehensive review of an acute febrile neutrophilic dermatosis. *Orphanet J Rare Dis* 26(2):34, 2007.

218. Cheson BD, Christensen RM: Cutis verticis gyrata: Unusual chloromatous disease in acute myelogenous leukemia. *Am J Hematol* 8:415, 1980.

219. Stern M, Halter J, Buser A, et al: Leukemia cutis preceding systemic relapse of acute myeloid leukemia. *Int J Hematol* 87:108, 2008.

220. Markowski TR, Martin DB, Kao GF, et al: Leukemia cutis: A presenting sign in acute promyelocytic leukemia. *Arch Dermatol* 143:1220, 2007.

221. Long JC, Mihm MC: Multiple granulocytic tumors of the skin: Report of six cases of myelogenous leukemia with initial manifestations in the skin. *Cancer* 39:2004, 1977.

222. Rallis E, Stavropoulou E, Michalakeas I, et al: Monoblastic sarcoma cutis preceding acute monoblastic leukemia. *Am J Hematol* 84:590, 2008.

223. Kincaid MC, Green WR: Ocular and orbital involvement in leukemia. *Surv Ophthalmol* 27:211, 1983.

224. Paparella MM, Berlinger NT, Oda M: Otological manifestations of leukemia. *Laryngoscope* 83:1510, 1973.

225. Bertrand Y, Lefrère JJ, Leverger G, et al: Acute myeloblastic leukemia presenting as apparent acute otitis media. *Am J Hematol* 27:136, 1988.

226. Shiknecht HF, Igarashi M, Chasin WD: Inner ear hemorrhage in leukemia. *Laryngoscope* 75:662, 1965.

227. Dewar GJ, Lim CN, Michalyshyn B, Akabutu J: Gastrointestinal complications in patients with acute and chronic leukemia. *Can J Surg* 24:67, 1981.

228. Hunter TB, Bjelland JC: Gastrointestinal complications of leukemia and its treatment. *AJR Am J Roentgenol* 142:513, 1984.

229. Duffy JH, Driscoll EJ: Oral manifestations of leukemia. *Oral Surg Oral Med Oral Pathol* 11:484, 1958.

230. Ahsan N, Schen-Chih, JS, John DD: Acute ileotyphlitis as presenting manifestation of acute myelogenous leukemia. *Am J Clin Pathol* 89:407, 1988.

231. Rodgers B, Seibert JJ: Unusual combination of an appendicolith in a leukemic patient with typhlitis-ultrasound diagnosis. *J Clin Ultrasound* 18:141, 1990.

232. Abramson SJ, Berdon WE, Baker DH: Childhood typhlitis: Its increasing association with acute myelogenous leukemia. *Radiology* 146:61, 1983.

233. Bagnoli P, Castagna L, Cozzaglio L, et al: Neutropenic enterocolitis: Is there a right timing for surgery? Assessment of a clinical case. *Tumori* 93:608, 2007.

234. Roy J, Vercellotti G, Fenderson M, et al: Isolated relapse of acute myelogenous leukemia presenting as a gastric ulcer. *Am J Hematol* 37:270, 1991.

235. Thompson BC, Feczko PJ, Mezwa DG: Dysphagia caused by acute leukemia infiltration of the esophagus. *AJR Am J Roentgenol* 155:654, 1990.

236. Ti M, Villafuerte R, Chase PH, Dosik H: Acute leukemia presenting as laryngeal obstruction. *Cancer* 34:427, 1974.

237. Bodey GP, Powell RD, Hersh EM, et al: Pulmonary complications of acute leukemia. *Cancer* 19:781, 1966.

238. Maile CW, Moore AV, Ulreich S, Putnam CE: Chest radiographic pathologic correlation in adult leukemia patients. *Invest Radiol* 18:495, 1983.

239. Armstrong P, Dyer R, Alford BA, O'Hara M: Leukemic pulmonary infiltrates. Rapid development mimicking pulmonary edema. *AJR Am J Roentgenol* 135:373, 1980.

240. Wu KK, Burns CP: Leukemic pleural infiltrates during bone marrow remission of acute myelocytic leukemia. *Cancer* 33:1179, 1974.

241. Roberts WC, Bodey GP, Wertlake PT: The heart in acute leukemia. A study of 420 autopsy cases. *Am J Cardiol* 21:388, 1968.

242. Lisker SA, Finkelstein D, Brody JI, Beizer LH: Myocardial infarction in acute leukemia. *Arch Intern Med* 119:332, 1967.

243. Norris NH, Weiner J: The renal lesions in leukemia. *Am J Med Sci* 241:512, 1961.

244. Uno Y: Histopathological study of leukemic cell infiltration in the kidney. *Med J Osaka Univ* 18:185, 1967.

245. Russo A, Basquez E, Russo G, Schilvio G: Testicular relapse in acute myelogenous leukemia after 3 1/2 years of complete remission. *Acta Haematol* 65:131, 1981.

246. Quien ET, Wallach B, Sandhaus L, et al: Primary extramedullary leukemia of the prostate. *Am J Hematol* 53:267, 1996.

247. Vanden Broecke R, Van Droogenbroek J, Dhont M: Vulvovaginal manifestations of acute myeloblastic leukemia. *Obstet Gynecol* 88:735, 1996.

248. Marsh WL, Byland DJ, Heath VC, Anderson MJ: Osteoarticular and pulmonary manifestations of acute leukemia. *Cancer* 57:385, 1986.

249. Weinberger A, Schumacher R, Schimmer BM, et al: Arthritis in acute leukemia. *Arch Intern Med* 141:1183, 1981.

250. Pavlovsky S, Eppinger-Helft M, Murill FS: Factors that influence the appearance of central nervous system leukemia. *Blood* 42:935, 1973.

251. Meyer RJ, Ferreira PP, Cuttner J, et al: Central nervous system involvement at presentation in acute granulocytic leukemia. *Am J Med* 68:691, 1980.
252. Castagnola C, Morra E, Bernasconi P, et al: Acute myeloid leukemia and diabetes insipidus: Results in five patients. *Acta Haematol* 93:1, 1995.
253. Holmes R, Keating MJ, Cork A, et al: A unique pattern of central nervous system leukemia in acute myelomonocytic leukemia associated with inv (16) (p13;q32). *Blood* 65:1071, 1985.
254. Glass JP, VanTassel P, Keating MJ, et al: Central nervous system complications of a newly recognized subtype of leukemia: AMML with a pencentric inversion of chromosome 16. *Neurology* 38:639, 1987.
255. Neiman RS, Barcos M, Berard C, et al: Granulocytic sarcoma: A clinicopathologic study of 61 biopsied cases. *Cancer* 48:426, 1981.
256. Byrd JC, Edenfield WJ, Shields DJ, Dawson NA: Extramedullary myeloid cell tumors in acute nonlymphocytic leukemia. A clinical review. *J Clin Oncol* 13:1800, 1995.
257. Menasce LP, Banerjee SS, Becket E, Harris M: Extramedullary myeloid tumor (granulocytic sarcoma) is often misdiagnosed. A study of 26 cases. *Histopathology* 34:391, 1999.
258. Audouin J, Comperat E, Le Tourneau A, et al: Myeloid sarcoma: Clinical and morphologic criteria useful for diagnosis. *Int J Surg Pathol* 11:271, 2003.
259. Hernandez JA, Navarro JT, Rozman M, et al: Primary myeloid sarcoma of the gynecologic tract: A report of two cases progressing to acute leukemia. *Leuk Lymphoma* 43:2151, 2002.
260. Tsimberidou AM, Kantarjian HM, Estey E, et al: Outcome in patients with nonleukemic granulocytic sarcoma treated with chemotherapy with or without radiotherapy. *Leukemia* 17:1100, 2003.
261. Yamauchi K, Yasuda M: Comparison of nonleukenic granulocytic sarcoma. *Cancer* 94: 1739, 2002.
262. Tsimberidou AM, Kantarjian HM, Wen S, et al: Myeloid sarcoma is associated with superior event-free survival and overall survival compared with acute myeloid leukemia. *Cancer* 113:1370, 2008.
263. Byrd JC, Weiss RB, Arthur DC, et al: Extramedullary leukemia adversely affects hematologic complete remission rate and overall survival in patients with t(8;21) (q22;q22): Results from Cancer and Leukemia Group B 8461. *J Clin Oncol* 15:466, 1997.
264. Andrieu V, Radford-Weill I, Troussand X, et al: Molecular detection of t(8;21)/AML1-ETO in AML M1/M2: Correlation with cytogenetics, morphology and immunophenotype. *Br J Haematol* 92:855, 1996.
265. Rege K, Swansbury GJ, Atra AA, et al: Disease features in acute myeloid leukemia with t(8;21)(q22;q22). Influence of age, secondary karyotypic abnormalities, CD19 status, and extramedullary leukemia. *Leuk Lymphoma* 40:67, 2000.
266. Nguyen S, Leblanc T, Fenaux P, et al: A white blood cell index as the main prognostic factor in t(8;21) acute myeloid leukemia (AML): A survey of 161 cases from the French AML intergroup. *Blood* 99:3517, 2002.
267. Rowe JM: Clinical and laboratory features of the myeloid and lymphoid leukemias. *Am J Med Technol* 49:103, 1983.
268. Woodcock BE, Cooper PC, Brown PR, et al: The platelet defect in acute myeloid leukemia. *J Clin Pathol* 37:1339, 1984.
269. Hofmann WK, Stauch M, Höffken K: Impaired granulocytic function in patients with acute leukaemia: Only partial normalization after successful remission-inducing treatment. *J Clin Res Clin Oncol* 124:113, 1998.
270. Suda T, Onai T, Maekawa T: Studies on abnormal polymorphonuclear neutrophils in acute myelogenous leukemia. *Am J Hematol* 15:45, 1983.
270a. Glick AD, Paniker K, Flexner JM, et al: Acute leukemia of adults: Ultrastructural, cytochemical, and histological observations in 100 cases. *Am J Pathol* 73:459, 1980.
271. Lichtman MA: Does a diagnosis of myelogenous leukemia require 20% marrow myeloblasts, and does <5% marrow myeloblasts represent a remission? The history and ambiguity of arbitrary diagnostic boundaries in the understanding of myelodysplasia. *Oncologist* 18:973, 2013.
272. Bacher U, Kern W, Alpermann T, et al: Prognosis in patients with MDS or AML and bone marrow blasts between 10% and 30% is not associated with blast counts but depends on cytogenetic and molecular genetic characteristics. *Leukemia* 25:1361, 2011.
273. San Miguel JF, Conzalez M, Canizo MC, et al: TdT activity in acute myeloid leukemias defined by monoclonal antibodies. *Am J Hematol* 23:9, 1986.
274. Kaplan SS, Penchansky L, Krause JR, et al: Simultaneous evaluation of terminal deoxynucleotidyl transferase and myeloperoxidase in acute leukemias using an immunocytochemical method. *Am J Clin Pathol* 87:732, 1987.
275. Kahl C, Florschü tz A, Müller G, et al: Prognostic significance of dysplastic features of hematopoiesis in patients with de novo acute myelogenous leukemia. *Ann Hematol* 75:91, 1997.
276. Manoharan A, Horsley R, Pitney WR: The reticulin content of bone marrow in acute leukemia in adults. *Br J Haematol* 43:185, 1979.
277. Moehler TM, Ho AD, Goldschmidt H, Barlogie B: Angiogenesis in hematologic malignancies. *Crit Rev Oncol Hematol* 45:227, 2003.
278. Albitar M: Angiogenesis in acute myeloid leukemia and myelodysplastic syndrome. *Acta Haematol* 106:170, 2001.
279. Ghannadan M, Wimazal F, Simonitsch I, et al: Immunohistochemical detection of VEGF in the bone marrow of patients with acute myeloid leukemia. Correlation between VEGF expression and the FAB category. *Am J Clin Pathol* 119:663, 2003.
280. Chi Y, Lindgren V, Quigley S, Gaitonde S: Acute myelogenous leukemia with t(6;9) (p23;q34) and marrow basophilia: An overview. *Arch Pathol Lab Med* 132:1835, 2008.
281. Seiter K: Diagnosis and management of core-binding factor leukemias. *Curr Hematol Rep* 2:78, 2003.
282. Mrózek K, Heinonen K, De la Chapelle A, Bloomfield C: Clinical significance of cytogenetics in acute myeloid leukemia. *Semin Oncol* 24:17, 1997.
283. Schoch C, Haferlach T, Haase D, et al: Patients with *de novo* acute myeloid leukaemia and complex karyotype aberrations show a poor prognosis despite intensive treatment: A study of 90 patients. *Br J Haematol* 112:118, 2001.
284. Weltermann A, Fonatsch C, Haas OA, et al: Impact of cytogenetics on the prognosis of adults with *de novo* AML in first relapse. *Leukemia* 18:293, 2004.
285. Martinez-Climent JA, Lane NJ, Rubin CM, et al: Clinical and prognostic significance of chromosomal abnormalities in childhood acute myeloid leukemia de novo. *Leukemia* 9:95, 1995.
286. Pedersen-Bjergaard J, Philip P: Chromosome characteristics of therapy-related acute nonlymphocytic leukemia and preleukemia: Possible implications for pathogenesis of the disease. *Leuk Res* 11:315, 1987.
287. Zaccarea A, Alimena G, Baccarani M, et al: Cytogenetic analyses in 89 patients with secondary hematologic disorders: Results of a cooperative study. *Cancer Genet Cytogenet* 26:65, 1987.
288. Schoch C, Kern W, Krawitz P, et al: Dependence of age-specific incidence of acute myeloid leukemia on karyotype. *Blood* 98:3500, 2002.
289. Byrd JC, Lawrence D, Arthur DC, et al: Patients with isolated trisomy 8 in acute myeloid leukemia are not cured with cytarabine-based chemotherapy: Results from Cancer and Leukemia Group B 8461. *Clin Cancer Res* 4:1235, 1998.
290. Melnick A, Licht J: Deconstructing a disease, RARalpha, its fusion partners, and their roles in the pathogenesis of acute promyelocytic leukemia. *Blood* 93:3167, 1999.
291. LoCoco F, Diverio D, Falini B, et al: Genetic diagnosis and molecular monitoring in the management of acute promyelocytic leukemia. *Blood* 94:12, 1999.
292. Poirel H, Rack K, Dalbesse E, et al: Incidence and characterization of MLL gene (11q23) rearrangements in acute myeloid leukemia M1 and M5. *Blood* 87:2496, 1996.
293. Schoch C, Schnittger S, Klaus M, et al: AML with 11q23/MLL abnormalities as defined by the WHO classification: Incidence, partner chromosomes, FAB subtype, age distribution, and prognostic impact in an unselected series of 1897 cytogenetically analyzed AML cases. *Blood* 102:2395, 2003.
294. Mrózek K, Heinonen K, Lawrence D, et al: Adult patients with *de novo* acute myeloid leukemia and t(9;11) (p22;q23) have a superior outcome to patients with other translocations involving band 11q23: A Cancer and Leukemia Group B study. *Blood* 90:4532, 1997.
295. Swansbury GJ, Slater R, Bain BJ, et al: Hematologic malignancies with t(9;11) (p21–22; q23)—A laboratory and clinical study of 125 cases. *Leukemia* 12:792, 1998.
296. Huret JL, Dessen P, Bernheim A: An atlas of chromosomes in hematological malignancies. Example: 11q23 and MLL partners. *Leukemia* 15:987, 2001.
297. Scholl C, Breitinger H, Schlenk RF, et al: Development of a real-time RT-PCR assay for the quantification of the most frequent MLL/AF9 fusion types resulting from translocation t(9;11)(p22;q23) in acute myeloid leukemia. *Genes Chromosomes Cancer* 38:274, 2003.
298. Meyer C, Schneider B, Jakob S, et al: The MLL recombinome of acute leukemias. *Leukemia* 20:777, 2006.
299. Soupir CP, Vergilio JA, Dal Cin P, et al: Philadelphia chromosome-positive acute myeloid leukemia: A rare aggressive leukemia with clinicopathologic features distinct from chronic myeloid leukemia in myeloid blast crisis. *Am J Clin Pathol* 127:642, 2007.
300. Tien HF, Wang CH, Chuang SM, et al: Characterization of Philadelphia-chromosome-positive acute leukemia by clinical, cytochemical, and gene analysis. *Leukemia* 6:907, 1992.
301. Duchayne E, Fenneteau O, Pages MP, et al: Acute megakaryoblastic leukaemia: A national clinical and biological study of 53 adult and childhood cases by the Groupe Français d'Hématologie Cellulaire (GFHC). *Leuk Lymphoma* 44:49, 2003.
302. Borel C, Dastugue N, Cances-Lauwers V, et al: PICALM-MLLT10 acute myeloid leukemia: A French cohort of 18 patients. *Leuk Res* 36:1365, 2012.
303. Billstrom R, Ahlgren T, Bekassy AN, et al: Acute myeloid leukemia with inv(16) (p13q22): Involvement of cervical lymph nodes and tonsils is common and may be a negative prognostic sign. *Am J Hematol* 71:15, 2002.
304. Speck NA, Gilliland DG: Core-binding factors in haematopoiesis and leukaemia. *Nat Rev Cancer* 2:502, 2002.
305. Delauney J, Ve3y N, Leblanc T, et al: Prognosis of Inv 16/t(16;16) acute myeloid leukemia (AML): A survey of 110 cases from the French AML Intergroup. *Blood* 102:462, 2003.
306. Poirel H, Radford-Weiss I, Rack K, et al: Detection of the chromosome 16 CBFβ-MYH11 fusion transcript in myelomonocytic leukemias. *Blood* 85:1313, 1995.
307. Haferlach T, Winkemann M, Löffler H, et al: The abnormal eosinophils are part of the leukemic cell population in acute myelomonocytic leukemia with abnormal eosinophils (AML M4 Eo) and carry pericentric inversion 16: A combination of May-Grünwald-Giemsa a staining and fluorescence *in situ* hybridization. *Blood* 87:2459, 1996.
308. Secker-Walker LM, Mehta A, Bain B: Abnormalities of 3q21 and 3q26 in myeloid malignancy: A United Kingdom Cancer Cytogenetic Group study. *Br J Haematol* 91:490, 1995.
309. Marcucci G, Radmacher MD, Maharry K, et al: MicroRNA expression in cytogenetically normal acute myeloid leukemia. *N Engl J Med* 358:1919, 2008.
310. Haferlach T, Kohlmann A, Wieczorek L, et al: Clinical utility of microarray-based gene expression profiling in the diagnosis and subclassification of leukemia: Report from the international microarray innovations in leukemia study group. *J Clin Oncol* 28:2529, 2010.
311. Kjellstrand CM, Campbell DC, Von Hartitzsch B, Buselmeier TJ: Hyperuricemic acute renal failure. *Arch Intern Med* 133:349, 1974.
312. O'Regan S, Carson S, Chesney RW, Drummond KN: Electrolyte and acid–base disturbances in the management of leukemia. *Blood* 49:345, 1977.
313. Mir MA, Delamore IW: Metabolic disorders in acute myeloid leukaemia. *Br J Haematol* 40:79, 1978.
314. Bergman GE, Baluarte HJ, Naiman JL: Diabetes insipidus as a presenting manifestation of acute myelogenous leukemia. *J Pediatr* 88:355, 1976.
315. Mir MA, Brabin B, Tang OT, et al: Hypokalemia in acute myeloid leukaemia. *Ann Intern Med* 82:54, 1975.

316. Salomon J: Spurious hypoglycemia and hyperkalemia in myelomonocytic leukemia. *Am J Med Sci* 267:359, 1974.

317. Bellevue R, Disik H, Speigel G, Gussoff BD: Pseudohyperkalemia and extreme leukocytosis. *J Lab Clin Med* 85:660, 1975.

318. Fox MJ, Brody JS, Weintraub LR, et al: Leukocyte larceny: A cause of spurious hypoxia. *Am J Med* 67:742, 1979.

319. Palva IP, Salokannel SJ: Hypercalcemia in acute leukemia. *Blut* 24:209, 1972.

320. Zidar BL, Shadduck RK, Winkelstein A, et al: Acute myeloblastic leukemia and hypercalcemia. *N Engl J Med* 295:692, 1976.

321. Roth GJ, Poite D: Chronic lactic acidosis and acute leukemia. *Arch Intern Med* 125:317, 1970.

322. Wainer RA, Wiernik PH, Thompson WL: Metabolic and therapeutic studies of a patient with acute leukemia and severe lactic acidosis of prolonged duration. *Am J Med* 55:255, 1973.

323. Zamkoff KW, Kirshner JJ: Marked hypophosphatemia associated with acute myelomonocytic leukemia. *Arch Intern Med* 140:1523, 1980.

324. Pflüger K-H, Gramse M, Gropp C, Havemann K: Ectopic ACTH production with autoantibody formation in a patient with acute myeloblastic leukemia. *N Engl J Med* 305:1632, 1981.

325. Carpenter NA, Fiere DM, Schuh D, et al: Circulating immune complexes and the prognosis of acute myeloid leukemia. *N Engl J Med* 307:1174, 1982.

326. Bratt G, Bromback M, Paul C, et al: Factors and inhibitors of blood coagulation and fibrinolysis in acute nonlymphoblastic leukaemia. *Scand J Haematol* 34:332, 1985.

327. Reddy VB, Kowal-Vern A, Hoppensteadt DA, et al: Global and molecular hemostatic markers in acute myeloid leukemia. *Am J Clin Pathol* 94:397, 1990.

328. Tsumita Y, Matsushima T, Uchiumi H, et al: Acute myeloid leukemia accompanied by multiple thrombophlebitis. *Intern Med* 36:595, 1997.

329. Weltermann A, Pabinger I, Geiseler K, et al: Hypofibrinogenemia in non-M3 acute myeloid leukemia. Incidence, clinical and laboratory characteristics and prognosis. *Leukemia* 12:1182, 1998.

330. Greenwood MJ, Seftel MD, Richardson C, et al: Leukocyte count as a predictor of death during remission induction in acute myeloid leukemia. *Leuk Lymphoma* 47:1245, 2006.

331. Lichtman MA, Heal J, Rowe JM: Hyperleukocytic leukaemia: Rheological and clinical features and management. *Baillieres Clin Haematol* 1:725, 1987.

332. Nowacki P, Zdziarska B, Fryze C, Urasinski I: Co-existence of thrombocytopenia and hyperleukocytosis ("critical period") as a risk factor of haemorrhage into the central nervous system in patients with acute leukaemias. *Haematologia (Budap)* 31:347, 2002.

333. Wurthner JU, Kohler G, Behringer D, et al: Leukostasis followed by hemorrhage complicating the initiation of chemotherapy in patients with acute myeloid leukemia and hyperleukocytosis: A clinicopathologic report of four cases. *Cancer* 85:368, 1999.

334. Ventura GJ, Hester JP, Smith TL, Keating MJ: Acute myeloblastic leukemia with hyperleukocytosis: Risk factors for early mortality in induction. *Am J Hematol* 27:34, 1988.

335. Dutcher J, Schiffer CA, Wiernik PH: Hyperleukocytosis in adult acute nonlymphocytic leukemia: Impact on remission rate, duration, and survival. *J Clin Oncol* 5:1364, 1987.

336. VanBuchem MA, Te Velde J, Willemze R, Spaander PJ: Leucostasis, an underestimated cause of death in leukaemia. *Blut* 56:39, 1988.

337. Dilek I, Uysal A, Demirer T, et al: Acute myeloblastic leukemia associated with hyperleukocytosis and diabetes insipidus. *Leuk Lymphoma* 30:657, 1998.

338. Lavabre-Bertrand T, Bourquard P, Chiesa J, et al: Diabetes insipidus revealing acute myelogenous leukaemia with a high platelet count, monosomy 7 and abnormalities of chromosome 3: A new entity? *Eur J Haematol* 66:66, 2001.

339. Inaba H, Fan Y, Pounds S, et al: Clinical and biologic features and treatment outcome of children with newly diagnosed acute myeloid leukemia and hyperleukocytosis. *Cancer* 113:522, 2008.

340. Bug G, Anargyrou K, Tonn T, et al: Impact of leukapheresis on early death rate in adult acute myeloid leukemia presenting with hyperleukocytosis. *Transfusion* 47:1843, 2007.

341. Nagler A, Brenner B, Zuckerman E, et al: Acute respiratory failure in hyperleukocytic acute myeloid leukemia. *Am J Hematol* 27:65, 1988.

342. Von Eyben FE, Siddiqui MZ, Spanosi G: High-voltage irradiation and hydroxyurea for pulmonary leukostasis in acute myelomonocytic leukemia. *Acta Haematol* 77:180, 1987.

343. Azoulay E, Fieux F, Moreau D, et al: Acute monocytic leukemia presenting as respiratory failure. *Am J Respir Crit Care Med* 167:1329, 2003.

344. Koote AMM, Thompson J, Bruijn JA: Acute myelocytic leukemia with acute aortic occlusion as presenting symptoms. *Acta Haematol* 75:120, 1986.

345. Foss R, Haddad M, Zaizov R, et al: Recurrent peripheral arterial occlusion by leukemic cells sedimentation in acute promyelocytic leukemia. *J Pediatr Surg* 27:665, 1992.

346. Mataix R, Gómez-Casares MT, Campo C, et al: Acute leg ischaemia as a presentation of hyperleukocytosis syndrome in acute myeloid leukemia. *Am J Hematol* 51:250, 1996.

347. Murray JC, Dorfman SR, Brandt ML, Dreyer ZE: Renal venous thrombosis complicating acute myeloid leukemia in the hyperleukocytosis. *J Pediatr Hematol Oncol* 18:327, 1996.

348. Cohen Y, Amir G, Da'as N, et al: Acute myocardial infarction as the presenting symptom of acute myeloblastic leukemia with extreme hyperleukocytosis. *Am J Hematol* 71:47, 2002.

349. Zhang W, Zhang X, Fan X, et al: Effect of ICAM-1 and LFA-1 in hyperleukocytic acute myeloid leukaemia. *Clin Lab Haematol* 28:177, 2006.

350. Berdeaux DH, Glosser L, Serokmann R: Hypoplastic acute leukemia. Review of 70 cases with multivariate regression analysis. *Hematol Oncol* 4:291, 1986.

351. Tuzuner N, Cox C, Rowe JM, Bennett JM: Hypocellular acute leukemia. *Hematol Pathol*

9:195, 1995.

352. Nagai K, Kohno T, Chen Y-X, et al: Diagnostic criteria for hypocellular acute leukemia. *Leuk Res* 7:563, 1996.

353. Bennett JM, Orazi A: Diagnostic criteria to distinguish hypocellular acute myeloid leukemia from hypocellular myelodysplastic syndromes and aplastic anemia: Recommendations for a standardized approach. *Haematologica* 94:264, 2009.

354. Iwakiri R, Ohta M, Mikoshiba M, et al: Prognosis of elderly patients with acute myelogenous leukemia: Analysis of 126 AML cases. *Int J Hematol* 75:45, 2002.

355. Niissler V, Sauer H, Pelka-Fleischer R, et al: Clinical, biochemical and cytokinetic parameters for distinguishing smouldering and rapidly proliferating variants of acute leukaemia. *Eur J Haematol* 45:19, 1990.

356. Paietta E, Racevskis J, Bennett JM, et al: Biologic heterogeneity in Philadelphia chromosome-positive acute leukemia with myeloid morphology. *Leukemia* 12:1881, 1998.

357. Keung YK, Beaty M, Powell BL, et al: Philadelphia chromosome positive myelodysplastic syndrome and acute myeloid leukemia—Retrospective study and review of literature. *Leuk Res* 28:579, 2004.

358. Saikevych IA, Kerrigan DP, McConnell TS, et al: Multiparameter analysis of acute mixed lineage leukemia: Correlation of a B/myeloid immunophenotype and immunoglobulin and T-cell receptor gene rearrangements with the presence of the Philadelphia chromosome translocation in acute leukemias with myeloid morphology. *Leukemia* 5:373, 1991.

359. Neuman MP, deSolas I, Parkin JL, et al: Monoclonal antibody study of Philadelphia chromosome-positive blastic leukemias using the alkaline phosphatase anti-alkaline phosphatase (APAAP) technique. *Am J Clin Pathol* 85:564, 1986.

360. Cuneo A, Ferrant A, Michaux JL, et al: Philadelphia chromosome-positive acute myeloid leukemia: Cytoimmunologic and cytogenetic features. *Haematologica* 81:423, 1996.

361. Bornstein RS, Nesbit M, Kennedy BJ: Chronic myelogenous leukemia presenting in blast crisis. *Cancer* 30:939, 1972.

362. Peterson LC, Bloomfield CD, Brunning RD: Blast crisis as an initial or terminal manifestation of chronic myeloid leukemia. *Am J Med* 60:209, 1976.

363. Worm AM, Pedersen-Bjergaard J: Chronic myelocytic leukemia presenting in blast transformation. *Scand J Haematol* 18:288, 1977.

364. Kantarjian HM, Talpaz M, Chingra K, et al: Significance of the p210 versus p190 molecular abnormalities in adults with Philadelphia chromosome-positive acute leukemia. *Blood* 78:2411, 1991.

365. Chen SJ, Flandrin G, Daniel M-T, et al: Philadelphia-positive acute leukemia: Lineage promiscuity and inconsistently rearranged breakpoint cluster region. *Leukemia* 2:261, 1988.

366. Price CM, Rassool F, Shivji MK, et al: Rearrangement of the breakpoint cluster region and expression of p210 BCR-ABL in a "masked" Philadelphia chromosome-positive acute myeloid leukemia. *Blood* 72:1829, 1988.

367. Westbrook CA, Hooberman AL, Spino C, et al: Clinical significance of the BCR-ABL fusion gene in adult acute lymphoblastic leukemia: A Cancer and Leukemia Group B study. *Blood* 80:2983, 1992.

368. Lim LC, Heng KK, Vellupillai M, et al: Molecular and phenotypic spectrum of de novo Philadelphia positive acute leukemia. *Int J Mol Med* 4:665, 1999.

369. Vandenberghe E, Martiat P, Baens M, et al: Megakaryoblastic leukemia with an N-ras mutation and late acquisition of a Philadelphia chromosome. *Leukemia* 5:683, 1991.

370. Helenglass G, Testa JR, Schiffer CA: Philadelphia chromosome-positive acute leukemia. *Am J Hematol* 25:311, 1987.

371. Mecucci C, Noens L, Aventin A, et al: Philadelphia-positive acute myelomonocytic leukemia with inversion of chromosome 16 and eosinobasophils. *Am J Hematol* 27:69, 1988.

372. Kurzrock R, Shtalrid M, Talpaz M, et al: Expression of c-abl in Philadelphia-positive acute myelogenous leukemia. *Blood* 70:1584, 1987.

373. Smadja N, Krulik M, DeGramont A, et al: Acquisition of Philadelphia chromosome concomitant with transformation of a refractory anemia into acute leukemia. *Cancer* 55:1477, 1985.

374. Primo D, Tabernero MD, Rasillo A, et al: Patterns of BCR/ABL gene rearrangements by interphase fluorescence *in situ* hybridization (FISH) in BCR/ABL+ leukemia: Incidence and underlying genetic abnormalities. *Leukemia* 71:1124, 2003.

375. Lo Coco F, Basso G, di Celle PF, et al: Molecular characterization of Ph+ hybrid acute leukemia. *Leuk Res* 13:1061, 1989.

376. Janssens AM, Offner FC, Van Hove WZ: Bone marrow necrosis. *Cancer* 88:1769, 2000.

377. Vermeersch P, Zachee P, Brusselmans C: Acute myeloid leukemia with bone marrow necrosis and Charcot Leyden crystals. *Am J Hematol* 82:1029, 2007.

378. Yumura-Yagi K, Hara J, Talva A, Kawa-Ha K: Phenotypic characteristics of acute megakaryocytic leukemia and transient myelopoiesis. *Leuk Lymphoma* 13:393, 1994.

379. Bhatt S, Schreck R, Graham JM, et al: Transient leukemia with trisomy 21. *Am J Med Genet* 58:310, 1995.

380. Litz CE, Davies S, Brunning RD, et al: Acute leukemia and the transient myeloproliferative disorder associated with Down syndrome: Morphologic immunophenotypic and cytogenetic manifestations. *Leukemia* 9:1432, 1999.

381. Ito E, Kasai M, Hayashi Y, et al: Expression of erythroid-specific genes in acute megakaryoblastic leukaemia and transient myeloproliferative disorder in Down syndrome. *Br J Haematol* 90:607, 1995.

382. Kurukahi H, Junichi H, Keiko Y, et al: Monoclonal nature of transient abnormal myelopoiesis in Down's syndrome. *Blood* 77:1161, 1991.

383. Apollonsky N, Shende A, Ouansafi I, et al: Transient myeloproliferative disorder in neonates with and without Down syndrome: A tale of 2 syndromes. *J Pediatr Hematol Oncol* 30:860, 2008.

384. Muramatsu H, Kato K, Watanabe N, et al: Risk factors for early death in neonates with Down syndrome and transient leukaemia. *Br J Haematol* 142:610, 2008.

385. Gamis AS, Hilden J: Transient myeloproliferative disorder. *J Pediatr Hematol Oncol*

241:2, 2002.

386. Gurbuxani S, Vyas P, Crispino JD: Recent insights into the mechanism of myeloid leukemogenesis in Down syndrome. *Blood* 103:399, 2004.

387. Zipursky A, Poon A, Doyle J: Leukemia in Down syndrome: A review. *Pediatr Hematol Oncol* 9:139, 1992.

388. Creutzig U, Ritter J, Vormoor J, et al: Myelodysplasia and acute myelogenous leukemia in Down's syndrome. *Leukemia* 10:1677, 1996.

389. Avet-Loiseau H, Mechinaud F, Harousseau J-L: Clonal hematologic disorders in Down syndrome. *J Pediatr Hematol Oncol* 17:19, 1995.

390. Taub J, Huang X, Ge Y, et al: Cystathionine-beta-synthase cDNA transfection alters sensitivity and metabolism of 1-beta-D-arabinofuranosylcytosine in CCRF-CEM leukemic cells *in vitro* and *in vivo*: A model of leukemia in Down syndrome. *Cancer Res* 60:6421, 2000.

391. Lange BJ, Kobrinsky N, Barnard DR, et al: Distinctive demography, biology, and outcome of acute myeloid leukemia and myelodysplastic syndrome in children with Down syndrome: Children's Cancer Group Studies 2861 and 2891. *Blood* 91:608, 1998.

392. McCoy JP Jr, Overton WR: Immunophenotyping of congenital leukemia. *Cytometry* 22:85, 1995.

393. Kempski HM, Chessells JM, Reeves BR: Deletions of chromosome 21 restricted to the leukemia cells of children with Down syndrome and leukemia. *Leukemia* 11:1973, 1997.

394. Hama A, Yagasaki H, Takahashi Y, et al: Acute megakaryoblastic leukaemia (AMKL) in children: A comparison of AMKL with and without Down syndrome. *Br J Haematol* 140:552, 2008.

395. Hasle H, Abrahamsson J, Arola M, et al: Myeloid leukemia in children 4 years or older with Down syndrome often lacks GATA1 mutation and cytogenetics and risk of relapse are more akin to sporadic AML. *Leukemia* 22:1428, 2008.

396. Malinge S, Chlon T, Dore LC, et al: Development of acute megakaryoblastic leukemia in Down syndrome is associated with sequential epigenetic changes. *Blood* 122:e33, 2013.

397. Ravindranath Y, Abella E, Kruscher JP, et al: Acute myeloid leukemia (AML) in Down's syndrome is highly responsive to chemotherapy: Experience on Pediatric Oncology Group AML Study 8498. *Blood* 80:2210, 1992.

398. Pui C-H, Kane JR, Crist WM: Biology and treatment of infant leukemias. *Leukemia* 9:762, 1995.

399. Taga T, Salto AM, Kudo K, et al: Clinical characteristics and outcome of refractory/relapsed myeloid leukemia in children with Down syndrome. *Blood* 120:1810, 2012.

400. Lampert F, Harbott J, Ritterbach J: Cytogenetic findings in acute leukaemias of infants. *Br J Cancer Suppl* 18:S20, 1992.

401. Nagasaka M, Maeda S, Maeda H, et al: Four cases of t(4;11) acute leukemia and its myelomonocytic nature in infants. *Blood* 61:1174, 1983.

402. Hunger SP, Cleary ML: What significance should we attribute to the detection of MLL fusion transcripts? *Blood* 92:709, 1998.

403. Bresters D, Reus AC, Veerman AJ, et al: Congenital leukaemia: The Dutch experience and review of the literature. *Br J Haematol* 7:513, 2002.

404. Osada S, Horibe K, Oiwa K, et al: A case of infantile acute monocytic leukemia caused by vertical transmission of the mother's leukemic cells. *Cancer* 65:1146, 1990.

405. Lampkin BC, Peipon JJ, Price JK, et al: Spontaneous remission of presumed congenital acute nonlymphoblastic leukemia (ANLL) in a karyotypically normal neonate. *Am J Pediatr Hematol Oncol* 7:346, 1985.

406. Lauria F, Raspadori D, Ventura MA, et al: The presence of lymphoid-associated antigens in adult acute myeloid leukemia is devoid of prognostic relevance. *Stem Cells* 13:428, 1995.

407. Carbonell F, Swansbury J, Min T, et al: Cytogenetic findings in acute biphenotypic leukaemia. *Leukemia* 10:1283, 1996.

408. Greaves MF, Chan LC, Furley AJ, et al: Lineage promiscuity in hemopoietic differentiation and leukemia. *Blood* 67:1, 1986.

409. Neame PB, Soamboonsrup P, Browman G, et al: Simultaneous or sequential expression of lymphoid and myeloid phenotypes in acute leukemia. *Blood* 65:142, 1985.

410. Scott CS, Vulliamy T, Catovsky D, et al: DNA genotypic conservation during phenotypic switch from T-cell acute lymphoblastic leukaemia to acute myeloblastic leukaemia. *Leuk Lymphoma* 1:21, 1989.

411. Jensen AW, Hokland M, Jorgensen H, et al: Solitary expression of CD 7 among T-cell antigens in acute myeloid leukemia. *Blood* 78:1291, 1991.

412. Ferra F, DelVecchio L: Clinical relevance of acute mixed-lineage leukemia. *Blood* 79:2799, 1992.

413. Miwa H, Nakase K, Kita K: Biological characteristics of CD7(+) acute leukemia. *Leuk Lymphoma* 21:239, 1996.

414. Suzuki R, Yamamoto K, Seto M, et al: CD7+ and CD56+ myeloid/natural killer cell precursor acute leukemia: A distinct hematolymphoid disease entity. *Blood* 90:2417, 1997.

415. Scott AA, Head DR, Kropecky KJ, et al: HLA-DR-, CD33+, CD56+, CD16- myeloid/natural killer cell acute leukemia. *Blood* 84:244, 1994.

416. Paietta E, Gallagher RE, Wiernik PH: Myeloid/natural killer cell acute leukemia. *Blood* 84:2824, 1994.

417. Lee PS, Lin CN, Liu C, et al: Acute leukemia with myeloid, B-, and natural killer cell differentiation. *Arch Pathol Lab Med* 127:E93, 2003.

418. Handa H, Motohashi H, Isozumi K, et al: CD7+ and CD56+ myeloid/natural killer cell precursor acute leukemia treated with idarubicin and cytosine arabinoside. *Acta Haematol* 108:47, 2002.

419. Oshimi K: Progress in understanding and managing natural killer-cell malignancies. *Br J Haematol* 139:532, 2007.

420. Inhorn RC, Aster JC, Roach SA, et al: A syndrome of lymphoblastic lymphoma, eosinophilia, and myeloid hyperplasia malignancy associated with t(8;13) (p11;q11): Description of a distinctive clinical entity. *Blood* 85:1881, 1995.

421. Still IH, Chernova O, Hurd D, et al: Molecular characterization of the t(8;13) (p11;q12) translocation associated with an atypical myeloproliferative disorder: Evidence for three discrete loci involved in myeloid leukemias on 8 p11. *Blood* 90:3136, 1997.

422. Ogura K, Kimura F, Kobayashi S, et al: Myeloid/NK cell precursor acute leukemia lost both CD13 and CD33 at first diagnosis. *Leuk Res* 30:761, 2006.

423. Suzuki R, Suzumiya J, Nakamura S, et al: NK-cell Tumor Study Group. Hematopoietic stem cell transplantation for natural killer-cell lineage neoplasms. *Bone Marrow Transplant* 37:425, 2006.

424. Mirro J, Kitchingman GR, Williams DL, Murphy SB: Mixed lineage leukemia: The implication for hemopoietic differentiation [letter]. *Blood* 68:597, 1986.

425. Ladanyi M, Samaniego F, Reuter VE, et al: Cytogenetic and immunohistochemical evidence for the germ cell origin of a subset of acute leukemias associated with mediastinal germ cell tumors. *J Natl Cancer Inst* 82:221, 1990.

426. DeMent, CR, Roth BJ, Heerema N, et al: Hematologic neoplasia associated with primary mediastinal germ-cell tumors. *Hum Pathol* 21:699, 1990.

427. Nichols CR, Roth BJ, Heerema N, et al: Hematologic neoplasia associated with primary mediastinal germ-cell tumors. *N Engl J Med* 322:1425, 1990.

428. Kiffer JD, Sandeman TF: Primary malignant mediastinal germ cell tumors: A study of eleven cases and a review of the literature. *Int J Radiat Oncol Biol Phys* 17:835, 1990.

429. Nichols CR: Mediastinal germ cell tumors: Clinical features and biologic correlates. *Chest* 99:472, 1991.

430. Brahmanday GR, Gheorghe G, Jaiyesimi IA, et al: Primary mediastinal germ cell tumor evolving into an extramedullary acute megakaryoblastic leukemia causing cord compression. *J Clin Oncol* 26:4686, 2008.

431. Kollmannsberger C, Beyer J, Droz JP, et al: Secondary leukemia following high cumulative doses of etoposide in patients treated for advanced germ cell tumors. *J Clin Oncol* 16:3386, 1998.

432. Miettinen M, Kraszewska E, Sobin LH, Lasota J: A nonrandom association between gastrointestinal stromal tumors and myeloid leukemia. *Cancer* 112:645, 2008.

433. Miyazato H, Sono H, Nasiki Y, et al: Detection of myeloperoxidase gene expression by in situ hybridization in a case of granulocytic sarcoma associated with AML-M0. *Leukemia* 14:1797, 2001.

434. Testa U, Torelli GF, Riccioni R, et al: Human acute stem cell leukemia with multilineage differentiation potential via cascade activation of growth factor receptors. *Blood* 99:4534, 2002.

435. Cuneo A, Ferrant A, Michaux JL, et al: Cytogenetic profile of minimally differentiated (FAB M0) acute myeloid leukemia: Correlation with clinicobiologic findings. *Blood* 85:3688, 1995.

436. Venditti A, Del Poeta G, Buccisano F, et al: Minimally differentiated acute myeloid leukemia (AML M0): Comparison of 25 cases with other French-American-British subtypes. *Blood* 89:621, 1997.

437. Villamor N, Zarco M-A, Rozman M, et al: Acute myeloblastic leukemia with minimal myeloid differentiation: Phenotypical and ultrastructural characteristics. *Leukemia* 12:1071, 1998.

438. Roumier C, Eclache V, Imbert M, et al: M0 AML, clinical and biologic features of the disease, including AML1 gene mutations. *Blood* 101:1277, 2003.

439. Maruyami F, Stass SA, Estey EH, et al: Detection of AML1/ETO fusion transcript as a tool for diagnosing t(8;21) positive acute myelogenous leukemia. *Leukemia* 8:40, 1994.

440. Schoch C, Haase D, Haferlach T, et al: Fifty-one patients with acute myeloid leukemia and translocation t(8;21) (q22; q22): An additional deletion in 9q is an adverse prognostic factor. *Leukemia* 10:1288, 1996.

441. Wang J, Wang M, Liu JM: Transformation properties of the ETO gene, fusion partner in t(8;21) leukemias. *Cancer Res* 57:2951, 1997.

442. Watkins CH, Hall BE: Monocytic leukemia of the Naegeli and Schilling types. *Am J Clin Pathol* 10:387, 1940.

443. Huhn D, Twardzik L: Acute myelomonocytic leukemia and the French-American-British classification. *Acta Haematol* 69:36, 1983.

444. Scott CS, Morgan M, Limbert HJ, et al: Cytochemical, immunological and ANAE-isoenzyme studies in acute myelomonocytic leukaemia: A study of 39 cases. *Scand J Haematol* 35:284, 1985.

445. Bloomfield CD, Garson OM, Violin L, et al: t(1;3)(p36; q21) in acute nonlymphocytic leukemia: A new cytogenetic-clinicopathologic association. *Blood* 66:1409, 1985.

446. Creictzig U, Niederbiermann G, Kitter J, et al: Prognostic significance of eosinophilia in acute myelomonocytic leukemia in relation to induction treatment. *Haematol Blood Transfus* 33:226, 1990.

447. Hoyle CF, Sherrington PD, Fischer P, Hayhoe FGT: Basophils in acute leukemia. *J Clin Pathol* 42:785, 1989.

448. Pearson MG, Vardiman JW, LeBeau MM, et al: Increased numbers of marrow basophils may be associated with t(6;9) in ANLL. *Am J Hematol* 18:393, 1985.

449. Alsabeh R, Byrnes RK, Slovak ML, Arber DA: Acute myeloid leukemia with t(6;9) (p23;q34): Association with myelodysplasia, basophilia, and initial CD34 negative phenotype. *Am J Clin Pathol* 107:430, 1997.

450. Copelli M: Di una emopatia sistemizzata rappresentata da una iperplasia eritroblastica (eritromatosis). *Path Riv Quindicin* 4:460, 1912.

451. DiGuglielmo G: Richerche di hematologia: I. Una casa di eritroleucemia. *Folia Med* 13:386, 1917.

452. Moeschlin S: Erythroblastosen, erythroleukemien und erythroblastamien. *Folia Haematol (Frankf)* 64:262, 1940.

453. Dameshek W: The Di Guglielmo syndrome. *Blood* 13:192, 1940.

454. Fouillard L, Labopin M, Gorin N-C, et al: Hematopoietic stem cell transplantation for de novo erythroleukemia: A study of the European Group for Blood and Marrow Transplantation (EBMT). *Blood* 100:3135, 2002.

455. Novick Y, Marino P, Makower DF, Wiernik PH: Familial erythroleukemia: A distinct clinical and genetic type of familial leukemia. *Leuk Lymphoma* 80:395, 1998.

456. Lee EJ, Schiffer CA, Misawa S, Testa JR: Clinical and cytogenetic features of familial erythroleukaemia. *Br J Haematol* 65:313, 1987.

457. Cuneo A, VanOrshoven A, Michaux JL, et al: Morphologic, immunologic and cytogenetic studies in erythroleukemia: Evidence for multilineage involvement and identification of two distinct cytogenetic clinicopathologic types. *Br J Haematol* 75:346, 1990.
458. Goldberg SL, Noel P, Klumpp TR, Dewald GW: The erythroid leukemias. *Am J Clin Oncol* 21:42, 1998.
459. Olopade OI, Thangavelu M, Larson RA, et al: Clinical, morphologic, and cytogenetic characteristics of 26 patients with acute erythroblastic leukemia. *Blood* 80:2873, 1992.
460. Davey FR, Abraham N Jr, Bronetto VL, et al: Morphologic characteristics of erythroleukemia (Acute myeloid leukemia; FAB-M6): A CALGB study. *Am J Hematol* 49:29, 1995.
461. Adamson JW, Finch CA: Erythropoietin and the regulation of erythropoiesis in di Guglielmo's syndrome. *Blood* 36:590, 1970.
462. Mitjavila MT, Villeval JL, Cramer P, et al: Effects of granulocyte-macrophage colony-stimulating factor and erythropoietin on leukemic erythroid colony formation in human early erythroblastic leukemias. *Blood* 70:965, 1987.
463. Mazella FM, Kowel-Vern A, Shrit MA, et al: Acute erythroleukemia evaluation of 48 cases with reference to classification, cell proliferation, cytogenetics, and prognosis. *Am J Clin Pathol* 110:590, 1998.
464. Breton-Gorius J: Phenotypes of blasts in acute erythroblastic and megakaryoblastic leukemia—A review. *Keio J Med* 36:23, 1987.
465. Peterson BA, Levine EG: Uncommon subtypes of acute nonlymphocytic leukemia: Clinical features and management of FAB M5, M6 and M7. *Semin Oncol* 14:425, 1987.
466. Croizat P, Favre-Gilly J: Les aspects du syndrome hémorrhagiue des leucémies. *Sang* 20:417, 1949.
467. Hillstad LK: Acute promyelocytic leukemia. *Acta Med Scand* 159:189, 1957.
468. LoCoco F, Nervi C, Avvisati G, Mandelli F: Acute promyelocytic leukemia: A curable disease. *Leukemia* 12:1866, 1998.
469. Avvisati G, Lo Coco F, Mandelli F: Acute promyelocytic leukemia: Clinical and morphological features and prognostic factors. *Semin Hematol* 38:4, 2001.
470. Estey E, Thall P, Kantarjian H, et al: Association between increased body mass index and a diagnosis of acute promyelocytic leukemia in patients with acute myeloid leukemia. *Leukemia* 11:1661, 1997.
471. Wong O, Harris F, Yiying W, Hua F: A hospital-based case-control study of acute myeloid leukemia in Shanghai: Analysis of personal characteristics, lifestyle and environmental risk factors by subtypes of the WHO classification. *Regul Toxicol Pharmacol* 55:340, 2009
472. Elliott MA(1), Letendre L, Tefferi A, et al: Therapy-related acute promyelocytic leukemia: Observations relating to APL pathogenesis and therapy. *Eur J Haematol* 88:237, 2012.
473. Golomb HM, Rowley JD, Vardiman J, et al: "Microgranular" acute promyelocytic leukemia: A distinct clinical, ultrastructural, and cyto-genetic entity. *Blood* 55:253, 1980.
474. McKenna RW, Parkin J, Bloomfield C, et al: Acute promyelocytic leukaemia: A study of 39 cases with identification of a hyperbasophilic microgranular variant. *Br J Haematol* 50:201, 1982.
475. Rovelli A, Biondi A, Rajnoldi AC, et al: Microgranular variant of acute promyelocytic leukemia in children. *J Clin Oncol* 10:1413, 1992.
476. Castoldi GL, Liso V, Speechia G, Thomasi P: Acute promyelocytic leukemia: Morphological aspects. *Leukemia* 8(Suppl 2):S27, 1994.
477. Umeda M, Nojima Z, Yamaguchi R, et al: Two cases of acute promyelocytic leukemia with marked basophilia—A variant type of APL with the capability of differentiating into basophils. *Rinsho Ketsueki* 28:2004, 1987.
478. Gotoh H, Murakani S, Oku N, et al: Translocation t(15;17) and t(9;14) (q34;q22) in a case of acute promyelocytic leukemia with increased number of basophils. *Cancer Genet Cytogenet* 36:103, 1988.
479. Yu RQ, Huang W, Chen SJ, et al: A case of acute eosinophilic granulocytic leukemia with PML-RAR alpha fusion gene expression and response to all-*trans* retinoic acid. *Leukemia* 11:609, 1997.
480. Invernizzi R, Iannone AM, Bernuzzi S, et al: Acute promyelocytic leukemia toluidine blue subtype. *Leuk Lymphoma* 18(Suppl 1):57, 1995.
481. Rowley JD, Golomb HM, Dogherty C: 15/17 translocation, a consistent chromosomal change in acute promyelocytic leukaemia. *Lancet* 1:549, 1977.
482. Lavau C, Dejean A: The t(15;17) translocation in acute promyelocytic leukemia. *Leukemia* 8:1615, 1994.
483. Chen Y, Li S, Zhou C, et al: TBLR1 fuses to retinoid acid receptor α in a variant t(3;17)(q26;q21) translocation of acute promyelocytic leukemia. *Blood* 124:936, 2014.
484. Sainty D, Liso V, Cantu-Rajnoldi A, et al: A new morphologic classification system for acute promyelocytic leukemia distinguishes cases with underlying PLZF/RARA gene rearrangements. *Blood* 96:1287, 2000.
485. Petti MC, Fazi F, Gentile M, et al: Complete remission through blast differentiation in PLZF/RARα-positive acute promyelocytic leukemia: *In vitro* and *in vivo* studies. *Blood* 100:1065, 2002.
486. de Thé H, Chomienne C, Lanotte M, et al: The t(15;17) translocation of acute promyelocytic leukaemia fuses the retinoic acid receptor alpha gene to a novel transcribed locus. *Nature* 347:558, 1990.
487. Huang W, Sun GL, Li XS, et al: Acute promyelocytic leukemia: Clinical relevance of two major PML-RAR alpha isoforms and detection of minimal residual disease by retrotranscriptase/polymerase chain reaction to predict relapse. *Blood* 82:1264, 1993.
488. Rego EM, Pandolfi PP: Analysis of molecular genetics of acute promyelocytic leukemia in mouse models. *Semin Hematol* 38:54, 2001.
489. Dombret H, Scrobohaci ML, Ghorra P, et al: Coagulation disorder associated with acute promyelocytic leukemia: Correct effect of all-*trans* retinoic acid. *Leukemia* 7:2, 1993.
490. Tallman MS, Kwaan HC: Reassessing the hemostatic disorder associated with acute promyelocytic leukemia. *Blood* 79:543, 1992.
491. Barbui T, Finazzi G, Falanga A: The impact of all-*trans* retinoic acid on the coagulopathy of acute promyelocytic leukemia. *Blood* 91:3093, 1998.
492. Menell JS, Cesarman GM, Jacovina AT, et al: Annexin II and bleeding in acute promyelocytic leukemia. *N Engl J Med* 340:994, 1999.
493. Avvisati G, Ten Cate JW, Büller H, Mandelli F: Tranexamic acid for control of haemorrhage in patients with acute promyelocyte leukaemia. *Lancet* 2:122, 1989.
494. Tallman MS, Abutalib SA, Altman JK: The double hazard of thrombophilia and bleeding in acute promyelocytic leukemia. *Semin Thromb Hemost* 33:330, 2007.
495. Fenaux P, Tertian G, Castaigne S, et al: A randomized trial of amsacrine and rubidazone on 39 patients with acute promyelocytic leukemia. *J Clin Oncol* 9:1556, 1991.
496. Craddock CG, Crandall BF, Como R: Restoration of effective hemopoiesis preceding suppression of leukemia clone in myeloblastic leukemia. *Am J Med* 59:737, 1975.
497. Amato R, Kantarjian H, Walter R, Keating M: Rebound peripheral blastosis with subsequent remission during induction in a patient with acute promyelocytic leukemia. *Cancer* 61:650, 1988.
498. Stone RM, Maguire M, Goldberg MA, et al: Complete remission in acute promyelocytic leukemia despite persistence of abnormal marrow promyelocytes during induction therapy: Experience in 34 patients. *Blood* 71:690, 1988.
499. Breitman TR, Collins SJ, Keene BR: Terminal differentiation of human promyelocytic leukemic cells in primary culture in response to retinoic acid. *Blood* 57:1000, 1981.
500. Huang ME, Ye YC, Chen SR, et al: Use of all-*trans* retinoic acid in the treatment of acute promyelocytic leukemia. *Blood* 72:567, 1988.
501. Wu X, Wang X, Qen X, et al: Four years' experience with treatment of all-*trans* retinoic acid in acute promyelocytic leukemia. *Am J Hematol* 43:183, 1993.
502. Lobe I, Regal-Huguet FR, Vekhoff A, et al: Myelodysplastic syndrome after acute promyelocytic leukemia: The European APLK group experience. *Leukemia* 17:1600, 2003.
503. Garcia-Manero G, Kantarjian HM, Kornblau S, Estey E: Therapy-related myelodysplastic syndrome or acute myelogenous leukemia in patients with acute promyelocytic leukemia. *Leukemia* 17:1888, 2002.
504. Reschad H, Schilling-Torgau V: Ueber eine neue Leukämie durch echte Uebergangsformen (Splenozyten-leukämie) und ihre Bedeutung für die Selbstständigkeit dieser Zellen. *Munch Med Wochenschr* 60:1981, 1913.
505. Straus DJ, Mertelsmann R, Koziner B, et al: The acute monocytic leukemias. *Medicine (Baltimore)* 59:409, 1980.
506. Janvier M, Tobelem G, Daniel MT, et al: Acute monoblastic leukaemia. Clinical, biological data and survival in 45 cases. *Scand J Haematol* 32:385, 1984.
507. Finaux P, Vanhaesbroucke C, Estienne MH, et al: Acute monocytic leukaemia in adults: Treatment and prognosis in 99 cases. *Br J Haematol* 75:41, 1990.
508. Fung H, Shepard JD, Naiman SC, et al: Acute monocytic leukemia: A single institution experience. *Leuk Lymphoma* 19:259, 1995.
509. Cuttner J, Conjalka MS, Reilly M, et al: Association of monocyte leukemia in patients with extreme leukocytosis. *Am J Med* 69:555, 1980.
510. Jourdan E, Dombret H, Glaisner S, et al: Unexpected high incidence of intracranial subdural haematoma during intensive chemotherapy for acute myeloid leukaemia with a monoblastic component. *Br J Haematol* 89:527, 1995.
511. Scott CS, Stark AN, Limbert HJ, et al: Diagnostic and prognostic factors in acute monocytic leukemia: An analysis of 51 cases. *Br J Haematol* 69:247, 1988.
512. Scherrer A, Kruithof EK, Grob JP: Plasminogen activator inhibitor-2 in patients with monocytic leukemia. *Leukemia* 5:479, 1991.
513. van Furth R, van Zwet TL: Cytochemical, functional, and proliferative characteristics of promonocytes and monocytes from patients with monocytic leukemia. *Blood* 62:298, 1983.
514. van Furth R, Leijh PCJ, van Zwet TL, van den Barselaar MT: Phagocytic and intracellular killing by peripheral blood monocytes of patients with monocytic leukemia. *Blood* 59:1234, 1982.
515. Diaz MO, LeBeau MM, Pitha P, Rowley JD: Interferon and *c-est-1* genes in the translocation (9;11)(p22;q23) in human acute monocytic leukemia. *Science* 231:265, 1986.
516. Mavilo F, Testa U, Sposi NM, et al: Selective expression of *fos* protooncogene in human acute myelomonocytic and monocytic leukemias: A molecular marker of terminal differentiation. *Blood* 69:160, 1987.
517. Pinto A, Colletta G, DeVecchio L, et al: *C-fos* oncogene expression in human hemopoietic malignancies is restricted to acute leukemias with monocytic phenotype and to subsets of B cell leukemias. *Blood* 70:1450, 1987.
518. Weide R, Parviz B, Pflüger K-H, Haveman K: Altered expression of the human retinoblastoma gene in monocytic leukaemias. *Br J Haematol* 83:428, 1993.
519. Cuttner J, Seremetis S, Najfield V, et al: TdT-positive acute leukemia with monocytoid characteristics: Clinical, cytochemical, cytogenetic, and immunologic findings. *Blood* 64:237, 1984.
520. Sun T, Wu E: Acute monoblastic leukemia with t(8;16): A distinct clinicopathologic entity. *Am J Hematol* 66:207, 2001.
521. Santiago-Schwarz F, Coppock DL, Hindenburg A, Kern J: Identification of a malignant counterpart of the monocytic-dendritic cell progenitor in acute myeloid leukemia. *Blood* 84:3054, 1994.
522. Pileri SA, Grogan TM, Harris NL, et al: Tumors of histiocytes and accessory dendritic cells: An immunohistochemical approach to classification from the International Lymphoma Study Group based on 61 cases. *Histopathology* 41:1, 2002.
523. Elghetany MT: True histiocytic lymphoma: Is it an entity? *Leukemia* 11:762, 1997.
524. Esteve J, Rozman M, Campo E, et al: Leukemia after true histiocytic lymphoma: Another type of acute monocytic leukemia with histiocytic differentiation (AML-M5c). *Leukemia* 9:1389, 1995.
525. Tallman MS, Kim HT, Paietta E, et al: Acute monocytic leukemia (French-American-British classification M5) does not have a worse prognosis than other subtypes of acute myeloid leukemia: Report from the Eastern Cooperative Group. *J Clin Oncol* 22:1276, 2004.
526. Lewis SM, Szur L: Malignant myelosclerosis. *Br Med J* 2:472, 1963.
527. Bergsman KL, VanSlyck EJ: Acute myelofibrosis. *Ann Intern Med* 74:232, 1971.
528. Huang MJ, Li CY, Nichols WL, et al: Acute leukemia with megakaryocytic differentiation. A study of twelve cases identified immunocytochemically. *Blood* 64:427, 1984.
529. Gassman W, Löffler H: Acute megakaryoblastic leukemia. *Leuk Lymphoma* 18:69, 1995.
530. Cripe LD, Hromas R: Malignant disorders of megakaryocytes. *Semin Hematol* 35:200,

1998.

531. Paredes-Aguilera R, Romero-Guzman L, Lopez-Santiago N, Trejo RA: Biological, clinical, and hematological features of acute megakaryoblastic leukemia in children. *Am J Hematol* 73:71, 2003.

532. Zipursky A, Brown E, Christensen H, et al: Leukemia and/or myeloproliferative syndrome in neonates with Down syndrome. *Semin Perinatol* 21:97, 1997.

533. Hussein K, Bock O, Theophile K, et al: MPL(W515L) mutation in acute megakaryoblastic leukaemia. *Leukemia* 23:852, 2009.

534. Dastugue N, Lafage-Pochitaloff M, Pages MP, et al: Cytogenetic profile of childhood and adult megakaryoblastic leukemia (M7): A study of the Groupe Francais de Cytogenetique Hematologique (GFCH). *Blood* 100:618, 2002.

535. Carroll A, Civin C, Schneider N, et al: The t(1;22)(p13;q13) is non-random and restricted to infants with acute megakaryoblastic leukemia: A pediatric oncology group study. *Blood* 78:748, 1991.

536. Duchayne F, Fenneteau O, Pages MP, et al: Acute megakaryoblastic leukaemia: A national clinical and biological study of adult and childhood cases by the Group Francais d'Hematologie Cellulaire (GFHC). *Leuk Lymphoma* 44:49, 2003.

537. Bernstein J, Dastugue N, Haas OA, et al: Nineteen cases of the t(1;22)(p13;q13) acute megakaryoblastic leukaemia of infants/children and a review of 39 cases: Report from a t(1;22) study group. *Leukemia* 14:216, 2000.

538. Cuneo A, Mecucci C, Kerim S, et al: Multipotent stem cell involvement in megakaryoblastic leukemia: Cytologic and cytogenetic evidence in 15 patients. *Blood* 74:1781, 1989.

539. Dhyashiki K, Ohyashiki JH, Hojo H, et al: Cytogenetic findings in adult acute leukemia in myeloproliferative disorders with an involvement of megakaryocytic lineage. *Cancer* 65:940, 1990.

540. Kojima S, Sako M, Kato K, et al: An effective chemotherapeutic regimen for acute myeloid leukemia and myelodysplastic syndrome in children with Down's syndrome. *Leukemia* 14:786, 2000.

541. Athale UH, Razzouk BI, Raimondi SC, et al: Biology and outcome of childhood acute megakaryoblastic leukemia: A single institution's experience. *Blood* 97:3727, 2001.

542. Yamada S, Hongo T, Okada S, et al: Distinctive multidrug sensitivity and outcome of acute erythroblastic and megakaryoblastic leukemia in children with Down syndrome. *Int J Hematol* 74:428, 2001.

543. Tallman MS, Neuberg D, Bennett JM, et al: Acute megakaryocytic leukemia: The Eastern Cooperative Group experience. *Blood* 96:2405, 2000.

544. Pagano L, Pulsoni A, Vignetti M, et al: Acute megakaryoblastic leukemia: Experience of GIMEMA trial. *Leukemia* 16:1622, 2002.

545. Stillman RG: A case of myeloid leukemia with predominance of eosinophilic cells. *Med Rec* 81:594, 1912.

546. Harrington DS, Peterson C, Ness M, et al: Acute myelogenous leukemia with eosinophilic differentiation. *Am J Clin Pathol* 90:464, 1988.

547. Kueck BD, Smith RE, Parkin J, et al: Eosinophilic leukemia: A myeloproliferative disorder distinct from the hypereosinophilic syndrome. *Hematol Pathol* 5:195, 1991.

548. Sanada I, Asou N, Kajima S, et al: Acute myelogenous leukemia (FABM1) associated with t(5;16) and eosinophilia. *Cancer Genet Cytogenet* 43:139, 1989.

549. Lichtman MA, Segel GB: Uncommon phenotypes of acute myelogenous leukemia: Basophilic, mast cell, eosinophilic, and myeloid dendritic cell subtypes: A review. *Blood Cells Mol Dis* 35:370, 2005.

550. Gabbas AG, Li CF: Acute non-lymphocytic leukemia with eosinophilic differentiation. *Am J Hematol* 21:29, 1986.

551. Brito-Babapulle F: Clonal eosinophilic disorders and the hypereosinophilic syndrome. *Blood Rev* 11:129, 1997.

552. Menssen HD, Renkl H-J, Rieder H, et al: Distinction of eosinophilic leukaemia from idiopathic hypereosinophilic syndrome by analysis of Wilms tumor gene expression. *Br J Haematol* 101:325, 1998.

553. Joachim G: Über mastzellenleukämien. *Dtsch Arch Klin Med* 87:437, 1906.

554. Goh KO, Anderson FW: Cytogenetic studies in basophilic chronic myelocytic leukemia. *Arch Pathol Lab Med* 193:288, 1979.

555. Shvidel L, Shaft D, Stark B, et al: Acute basophilic leukaemia: Eight unsuspected new cases diagnosed by electron microscopy. *Br J Haematol* 120:774, 2003.

556. Yokohama A, Tsukamoto N, Hatsumi N, et al: Acute basophilic leukemia lacking basophil-specific antigens: The importance of cytokine receptor expression in differential diagnosis. *Int J Hematol* 75:309, 2002.

557. Kubota M, Akiyama Y, Tabata Y, et al: Acute nonlymphocytic leukemia with basophilic differentiation and t(9;11)(p22;q23) in a child. *Am J Hematol* 31:133, 1989.

558. Mezger J, Permanetter W, Gerhartz H, et al: Philadelphia chromosome-negative acute hematopoietic malignancy: Ultrastructural, cytochemical, and immunocytochemical evidence of mast cell and basophil differentiation. *Leuk Res* 14:169, 1990.

559. Duchayne E, Demur C, Rubie H, et al: Diagnosis of acute basophilic leukemia. *Leuk Lymphoma* 32:269, 1999.

560. Petersen LC, Parkin JL, Arthur DC, Brunning RD: Acute basophilic leukemia. A clinical, morphologic, and cytogenetic study of eight cases. *Am J Clin Pathol* 96:160, 1991.

561. Kubonishi I, Fijishita M, Niiya K, et al: Basophilic differentiation in acute promyelocytic leukaemia. *Nippon Ketsueki Gakkai Zasshi* 48:1390, 1985.

562. Pardanani AD, Morice WG, Hoyer JD, Tefferi A: Chronic basophilic leukemia: A distinct clinico-pathologic entity. *Eur J Haematol* 71:18, 2003.

563. Travis WD, Li C-Y, Hoaglan HC, et al: Mast cell leukemia. Report of a case and review of the literature. *Mayo Clin Proc* 61:957, 1986.

564. Beghini A, Cairoli R, Morra E, Larizza L: In vivo differentiation of mast cells from acute myeloid leukemia blasts carrying a novel activating ligand-independent c-Kit mutation. *Blood Cells Mol Dis* 24:262, 1998.

565. Sperr WR, Horny HP, Lechner K, Valent P: Clinical and biological diversity of leukemias occurring in patients with mastocytosis. *Leuk Lymphoma* 37:473, 2000.

566. Fukuda T, Kakihara T, Kamishima T, et al: Leukemic cell membrane from acute myelogenous leukemias with massive mast cell infiltration has a mast celldifferen-

tiation activity under culture condition containing interleukin 3. *Leuk Res* 18:749, 1994.

567. Valent P, Sperr WR, Samorapoompichit P, et al: Myelomastocytic overlap syndromes: Biology, criteria, and relationship to mastocytosis. *Leuk Res* 25:595, 2001.

568. Levine PH, Weintraub LR: Pseudoleukemia during recovery from dapsone-induced agranulocytosis. *Ann Intern Med* 68:1060, 1968.

569. Sanal SM, Campbell EW, Bowdler AJ, Brat PJ: Pseudoleukemia. *Postgrad Med* 65:143, 1979.

570. Dreskin SC, Iberti TJ, Watson-Williams EJ: Pseudoleukemia due to infection. *J Med* 14:147, 1983.

571. Lanham GR, Dahl GV, Billings FT, Stass SA: *Pseudomonas aeruginosa* infection with marrow suppression simulating acute promyelocytic leukemia. *Am J Clin Pathol* 80:404, 1983.

572. Orchard PJ, Moffet HL, Hafez R, Sondel PM: Pseudomonas sepsis simulating acute promyelocytic leukemia. *Pediatr Infect Dis J* 7:66, 1988.

573. Reykdal S, Sham R, Phatak P, Kouides P: Pseudoleukemia following the use of G-CSF. *Am J Hematol* 49:258, 1995.

574. Innes DJ, Hess CE, Bertholf MF, Wade P: Promyelocyte morphology: Differentiation of acute promyelocytic leukemia from benign myeloid proliferations. *Am J Clin Pathol* 88:725, 1987.

575. Ahmed MA: Promyelocytic leukaemoid reaction: An atypical presentation of mycobacterial infection. *Acta Haematol* 85:143, 1991.

576. Sekeres MA, Elson P, Kalaycio ME: Time from diagnosis to treatment initiation predicts survival in younger, but not older, acute myeloid leukemia patients. *Blood* 113:28, 2009.

577. Rodriguez CP, Baz R, Jawde RA, et al: Impact of socioeconomic status and distance from treatment center on survival in patients receiving remission induction therapy for newly diagnosed acute myeloid leukemia. *Leuk Res* 32:413, 2008.

578. Wedding U, Röhrig B, Klippstein A, et al: Impairment in functional status and survival in patients with acute myeloid leukaemia. *J Cancer Res Clin Oncol* 132:665, 2006.

579. Karthaus M, Doellmann T, Klimasch T, et al: Central venous catheter infections in patients with acute leukemia. *Chemotherapy* 48:154, 2002.

580. Hummel M, Duchheidt D, Reiter S, et al: Successful treatment of hyperuricemia with low doses of recombinant urate oxidase in four patients with hematologic malignancy and tumor lysis syndrome. *Leukemia* 17:2542, 2003.

581. Lo Coco F, Pelicci PG, D'Adamo F, et al: Polyclonal hematopoietic reconstitution in leukemia patients in remission after suppression of specific gene rearrangements. *Blood* 82:606, 1993.

582. Lichtman MA: The stem cell in the pathogenesis and treatment of myelogenous leukemia. *Leukemia* 15:1489, 2001.

583. Sanz MA, Jarque I, Martin G, et al: Acute promyelocytic leukemia. *Cancer* 6:7, 1988.

584. Hiddemann W, Spiekermann K, Buske C, et al: Towards a pathogenesis-oriented therapy of acute myeloid leukemia. *Crit Rev Oncol Hematol* 56:235, 2005.

585. Cheson BD, Bennett JM, Kopecky KJ, et al: Revised recommendations of the International Working Group for Diagnosis, Standards for Therapeutic Trials in Acute Myeloid Leukemia. *J Clin Oncol* 21:4642, 2003.

586. Fey M, Dreyling M: ESMO Guidelines Working Group: Acute myeloblastic leukemia in adult patients: ESMO clinical recommendations for diagnosis, treatment and follow-up. *Ann Oncol* 19 Suppl 2:ii58, 2008.

587. O'Donnell MR, Abboud CN, Altman J, et al: Acute myeloid leukemia. *J Natl Compr Canc Netw* 10:984, 1012, 2012.

588. Wiernik PH, Banks PLC, Case DC Jr, et al: Cytarabine plus idarubicin or daunorubicin as induction and consolidation therapy for previously untreated adult patients with acute myeloid leukemia. *Blood* 79:313, 1992.

589. Flasshove M, Meusers P, Schutte J, et al: Long-term survival after induction therapy with idarubicin and cytosine arabinoside for de novo acute myeloid leukemia. *Ann Hematol* 79:533, 2000.

590. Hargrave RM, Davey MW, Davey RA, Kidman AD: Development of drug resistance in reduced idarubicin relative to other anthracyclines. *Anticancer Drugs* 6:432, 1995.

591. Feldman EJ: High-dose mitoxantrone in acute leukaemia: New York Medical College experience. *Eur J Cancer Care (Engl)* 6:27, 1997.

592. Fernandez HF, Sun Z, Yao X, et al: Anthracycline dose intensification in acute myeloid leukemia. *N Engl J Med* 361:1249, 2009.

593. Lowenberg B, Ossenkoppele GJ, van Putten W, et al: High-dose daunorubicin in older patients with acute myeloid leukemia. *N Engl J Med* 361:1235, 2009.

594. Kern W, Estey EH: High-dose cytosine arabinoside in the treatment of acute myeloid leukemia: Review of three randomized trials. *Cancer* 107:116, 2006.

595. Gardin C, Chevret S, Pautas C, et al: Superior long-term outcome with idarubicin compared with high-dose daunorubicin in patients with acute myeloid leukemia age 50 years and older. *J Clin Oncol* 31:321, 2012.

596. Ohtake S, Miyawaki S, Fujita H, et al: Randomized study of induction therapy comparing standard-dose idarubicin with high-dose daunorubicin in adult patients with previously untreated acute myeloid leukemia: The JALSG AML201 study. *Blood* 117:358, 2011.

597. NCCN Guidelines Version 2.2014 Acute Myeloid Leukemia. http://www.nccn.org/professionals/physician_gls/f_guidelines.asp. Last accessed July 2015.

598. Woodlock TJ, Lifton R, DiSalle M: Coincident acute myelogenous leukemia and ischemic heart disease: Use of the cardioprotectant dexrazoxane during induction chemotherapy. *Am J Hematol* 59:246, 1998.

599. Kern W, Estey EH: High-dose cytosine arabinoside in the treatment of acute myeloid leukemia: Review of three randomized trials. *Cancer* 107:116, 2006.

600. Lowenberg B, Pabst T, Vellenga E, et al: Cytarabine dose for acute myeloid leukemia. *N Engl J Med* 264:1027, 2011.

601. Burnett AK, Russell NH, Hills RK, et al: Optimization of chemotherapy for younger patients with acute myeloid leukemia: Results of the medial research council AML15 trial. *J Clin Oncol* 31:3360, 2013.

602. Willemze R, Suciu S, Meloni G, et al: High-dose cytarabine in induction treatment improves the outcome of adult patients younger than age 46 years with acute myeloid leukemia: Results of the EORTC-GIMEMA AML-12 trial. *J Clin Oncol* 32:219, 2013.
603. Stein AS, O'Donnell MR, Slovak ML, et al: High-dose cytosine arabinoside and daunorubicin induction therapy for adult patients with *de novo* non M3 acute myelogenous leukemia: Impact of cytogenetics on achieving a complete remission. *Leukemia* 14:1191, 2000.
604. Mehta J, Powles R, Treleaven J, et al: The impact of karyotype on remission rates in adult patients with de novo acute myeloid leukemia receiving high-dose cytarabine-based induction chemotherapy. *Leuk Lymphoma* 34:553, 1999.
605. Archimbaud E, Thomas X, Leblond V, et al: Timed sequential chemotherapy for previously treated patients with acute myeloid leukemia: Long-term follow-up of the etoposide, mitoxantrone, and cytarabine-86 trial. *J Clin Oncol* 13:11, 1995.
606. Archimbaud E, Leblond V, Fenaux P, et al: Timed sequential chemotherapy for advanced acute myeloid leukemia. *Hematol Cell Ther* 38:161, 1996.
607. Thomas X, Dombret H: Timed-sequential chemotherapy as induction and/or consolidation regimen for younger adults with acute myelogenous leukemia. *Hematology* 12:15, 2007.
608. Bolanos-Meade J, Karp JE, Guo C, et al: Timed sequential therapy of acute myelogenous leukemia in adults: A phase II study of retinoids in combination with the sequential administration of cytosine arabinoside, idarubicin and etoposide. *Leuk Res* 27:313, 2003.
609. Kell WJ, Burnett AK, Chopra R, et al: A feasibility study of simultaneous administration of gemtuzumab ozogamicin with intensive chemotherapy in induction and consolidation in younger patients with acute myeloid leukemia. *Blood* 102:4277, 2003.
610. Borthakur G, Kantarjian H, Wang X, et al: Treatment of core-binding-factor in acute myelogenous leukemia with fludarabine, cytarabine, and granulocyte colony-stimulating factor results in improved event-free survival. *Cancer* 113:3181, 2008.
611. Holowiecki J, Grosicki S, Robak T, et al: Addition of cladribine to daunomycin and cytarabine increases remission rate after a single course of induction treatment in acute myeloid leukemia. Multicenter phase III study. *Leukemia* 18:989, 2004.
612. Estey EH, Thall PF, Cortes JE, et al: Comparison of idarubicin + ara-C, and topotecan + ara-C-, and topotecan + ara-C-based regimens in treatment of newly diagnosed acute myeloid leukemia, refractory anemia with excess blasts in transformation, or refractory anemia with excess blasts. *Blood* 98:3575, 2001.
613. Holowiecki J, Grosicki S, Giebel S et al: Cladribine, but not fludarabine, added to daunorubicin and cytarabine during induction prolongs survival of patients with acute myeloid leukemia: A multicenter, randomized phase II study. *J Clin Oncol* 30:2441, 2012.
614. Attar EC, Johnson JL, Amrein PC, et al: Bortezomib added to daunorubicin and cytarabine during induction therapy and to intermediate-dose cytarabine for consolidation in patients with previously untreated acute myeloid leukemia age 60 to 75 years: CALGB (Alliance) study 10502. *J Clin Oncol* 31:923, 2012,
615. Giles F: Gemtuzumab ozogamicin: A component of induction therapy in AML? *Leuk Res* 29:1, 2005.
616. Tallman M: Existing and emerging therapeutic options for the treatment of acute myeloid leukemia. *Clin Adv Hematol Oncol* 6:3, 2008.
617. Buchner T, Schlenk RF, Schaich M, et al: Acute myeloid leukemia (AML): Different treatment strategies versus a common standard arm—Combined prospective analysis by the German AML intergroup. *J Clin Oncol* 30:3604, 2012.
618. Rowe JM, Neuberg D, Friedenberg W, et al: A phase 3 study of three induction regimens and of priming with GM-CSF in older adults with acute myeloid leukemia: A trial by the Eastern Cooperative Oncology Group. *Blood* 103:479, 2004.
619. Ganser A, Heil G: Use of hematopoietic growth factors in the treatment of acute myelogenous leukemia. *Curr Opin Hematol* 4:191, 1997.
620. Lowenberg B, Van Putten W, Theobald M, et al: Effect of priming with granulocyte colony-stimulating factor on the outcome of chemotherapy for acute myeloid leukemia. *N Engl J Med* 348:743, 2003.
621. Thomas X, Raffoux E, Botton S, et al: Effect of priming with granulocyte-macrophage colony-stimulating factor in younger adults with newly diagnosed acute myeloid leukemia: A trial by the Acute Leukemia French Association (ALFA) Group. *Leukemia* 21:453, 2007.
622. Pabst T, Vellenga E, van Putten W, et al: Favorable effect of priming with granulocyte colony-stimulating factor in remission induction of acute myeloid leukemia restricted to dose escalation of cytarabine. *Blood* 119:5367, 2012.
623. Nimubona S, Grulois I, Bernard M, et al: Complete remission in hypoplastic acute myeloid leukemia induced by G-CSF without chemotherapy: Report on three cases. *Leukemia* 16:1872, 2002.
624. Schlenk RF, Benner A, Hartmann F, et al: Risk-adapted postremission therapy in acute myeloid leukemia: Results of the German multicenter AML HD93 treatment trial. *Leuk Res* 17:1521, 2003.
625. Anderlini P, Ghaddar HM, Smith TL, et al: Factors predicting complete remission and subsequent disease-free survival after a second course of induction therapy in patients with acute myelogenous leukemia resistant to the first. *Leukemia* 10:964, 1996.
626. Estey EH, Shen Yu, Thall PF: Effect of time to complete remission on subsequent survival and disease-free survival time in AML, RAEB-t, and RAEB. *Blood* 95:72, 2000.
627. Brandwein JM, Gupta V, Schuh AC, et al: Predictors of response to reinduction chemotherapy for patients with acute myeloid leukemia who do not achieve complete remission with frontline induction chemotherapy. *Am J Hematol* 83:54, 2008.
628. Tsimberidou AM, Estey E: Induction mortality risk in adult acute myeloid leukemia. *Leuk Lymphoma* 47:1199, 2006.
629. Greenwood MJ, Seftel MD, Richardson C, et al: Leukocyte count as a predictor of death during remission induction in acute myeloid leukemia. *Leuk Lymphoma* 47:1245, 2006.
630. Blum W, Porcu P: Therapeutic apheresis in hyperleukocytosis and hyperviscosity syndrome. *Semin Thromb Hemost* 33:350, 2007.
631. Schmidt JE, Tamburro RF, Sillos EM, et al: Pathophysiology-directed therapy for acute hypoxemic respiratory failure in acute myeloid leukemia with hyperleukocytosis. *J Pediatr Hematol Oncol* 25:569, 2003.
632. Hughes WT, Armstrong D, Bodey GP, et al: 1997 Guidelines for the use of antimicrobial agents in neutropenic patients with unexplained fever. Infectious Diseases Society of America. *Clin Infect Dis* 25:551, 1997.
633. Lehrenbecher T, Varig D, Kaiser J, et al: Infectious complications in pediatric acute myeloid leukemia: Analysis of the prospective multi-institutional clinical trial AML-BFM 93. *Leukemia* 18:72, 2004.
634. Jagarlamidi R, Kumar L, Kochupillai V, et al: Infections in acute leukemia: An analysis of 240 febrile episodes. *Med Oncol* 17:111, 2000.
635. Uzun O, Anaissie EJ: Antifungal prophylaxis in patients with hematologic malignancies: A reappraisal. *Blood* 86:2063, 1995.
636. Glasmacher A, Molitor E, Hahn C, et al: Antifungal prophylaxis with itraconazole in neutropenic patients with acute leukaemia. *Leukemia* 12:1338, 1998.
637. Cornely OA, Maertens J, Winston DJ et al: Posaconazole vs fluconazole or itraconazole prophylaxis in patients with neutropenia. *N Engl J Med* 356:348, 2007.
638. Bergmann OJ, Mogensen SC, Ellermann-Eriksen S, Ellegaard J: Acyclovir prophylaxis and fever during remission-induction therapy of patients with acute myeloid leukemia: A randomized, double-blind, placebo-controlled trial. *J Clin Oncol* 15:2269, 1997.
639. Marr KA: New approaches to invasive fungal infections. *Curr Opin Hematol* 10:445, 2003.
640. Walter RB, Taylor LR, Gardner KM, et al: Outpatient management following intensive induction or salvage chemotherapy for acute myeloid leukemia. *Clin Adv Hematol Oncol* 9: 571, 2013.
641. Ravandi F: Role of cytokines in the treatment of acute leukemias: A review. *Leukemia* 20:563, 2006.
642. Rowe J, Anderson JW, Mazza JJ, et al: A randomized placebo-controlled phase III study of granulocyte-macrophage colony-stimulating factor in adult patients (>55 to 70 years of age) with acute myelogenous leukemia: A study of the Eastern Cooperative Oncology Group (E1490). *Blood* 86:457, 1995.
643. Hoelzer D, Seipelt G: Granulocyte colony-stimulating factor and granulocyte-macrophage colony-stimulating factor in the treatment of myeloid leukemia. *Curr Opin Hematol* 2:196, 1995.
644. Beutler E: Platelet transfusions: The 20,000/microL trigger. *Blood* 81:1441, 1993.
645. Stanworth SJ, Estcourt LJ, Powder G, et al: A no-prophylaxis platelet-transfusion strategy for hematologic cancers. *N Engl J Med* 368:1771, 2013.
646. Webert K, Cook RJ, Sigouin CS, et al: The risk of bleeding in thrombocytopenic patients with acute myeloid leukemia. *Haematologica* 91:1530, 2006.
647. Schiffer CA: Granulocyte transfusion therapy. *Curr Opin Hematol* 6:3, 1999.
648. Cullis JO, Duncombe AS, Dudley JM, et al: Acute leukaemia in Jehovah's Witnesses. *Br J Haematol* 100:664, 1998.
649. Castagnola C, Nozza A, Corso A, Bernasconi C: The value of combination therapy in adult acute myeloid leukemia with central nervous system involvement. *Haematologia (Budap)* 82:577, 1997.
650. Hatano Y, Miura I, Horiuchi T, et al: Cerebellar myeloblastoma formation in CD7-positive, neural cell adhesion molecule (CD56)-positive acute myelogenous leukemia (M1). *Ann Hematol* 75:125, 1997.
651. Zuckerman T, Ganzel C, Tallman MS, et al: How I treat hematologic emergencies in adults with acute leukemia. *Blood* 120:1993, 2012.
652. Vavricka SR, Walter RB, Irani S, et al: Safety of lumbar puncture for adults with acute leukemia and restrictive prophylactic platelet trans-fusion. *Ann Hematol* 82:570, 2003.
653. Slomowitz SJ, Shami PJ: Management of extramedullary leukemia as a presentation of acute myeloid leukemia. *J Natl Compr Canc Netw* 10:1165, 2012.
654. Breccia M, Mandelli F, Petti MC, et al: Clinico-pathological characteristics of myeloid sarcoma at diagnosis and during follow-up: Report of 12 cases from a single institution. *Leuk Res* 28:1165, 2014
655. Zittoun RA, Madelli F, Willemze R, et al: Autologous or allogeneic bone marrow transplantation compared with intensive chemotherapy in acute myelogenous leukemia. European Organization for Research and Treatment of Cancer (EORTC) and the Gruppo Italiano Malattie Ematologiche Maligne dell-Adulto (GIMEMA) Leukemia Cooperative Groups. *N Engl J Med* 332:217, 1995.
656. Harousseau JL, Cahn JY, Pignon B, et al: Comparison of autologous bone marrow transplantation and intensive chemotherapy as postremission therapy in adult acute myeloid leukemia. The Group Ouest Est Leucemies Aigues Myeloblastiques (GOELAM). *Blood* 90:2978, 1997.
657. Suciu S, Mandelli F, De Witte T, et al: Allogeneic compared with autologous stem cell transplantation in the treatment of patients younger than 46 years with acute myeloid leukemia (AML) in first complete remission (CR1): An intention-to-treat analysis of the EORTC/GIMEMAAML-10 trial. *Blood* 102:1232, 2003.
658. Bassara N, Schulze A, Wedding U, et al: Early related or unrelated haematopoietic cell transplantation results in higher overall survival and leukaemia-free survival compared with conventional chemotherapy in high-risk acute myeloid leukaemia patients in first complete remission. *Leukemia* 23:635, 2009.
659. Stone RM: Acute myeloid leukemia in first remission: To choose transplantation or not? *J Clin Oncol* 31:1262, 2013.
660. Kurosawa S, Yamaguchi T, Miyawski S, et al: A Markov decision analysis of allogeneic hematopoietic cell transplantation versus chemotherapy in patient with acute myeloid leukemia in first remission. *Blood* 117:2113, 2011.
661. Stelljes M, Krug U, Beelen DW, et al: Allogeneic transplantation versus chemotherapy as postremission therapy for acute myeloid leukemia: A prospective matched pairs analysis. *J Clin Oncol* 32:388, 2013.
662. Messerer D, Engel J, Hasford J, et al: Impact of different post-remission strategies on quality of life in patients with acute myeloid leukemia. *Haematologica* 93:826, 2008.
663. Koreth J, Schlenk R, Kopecky KJ, et al: Allogeneic stem cell transplantation for acute myeloid leukemia in first complete remission: Systematic review and meta-analysis of prospective clinical trials. *JAMA* 301:2349, 2009.
664. Shpilberg O, Haddad N, Sofer O, et al: Postremission therapy with two different dose regimens of cytarabine in adults with acute myelogenous leukemia. *Leuk Res* 19:893, 1995.

665. Heil G, Mitrou PS, Hoeizer D, et al: High-dose cytosine arabinoside and daunorubicin postremission therapy in adults with *de novo* acute myeloid leukemia. Long-term follow-up of a prospective multicenter trial. *Ann Hematol* 71:219, 1995.
666. Rowe JM: Uncertainties in the standard care of acute myelogenous leukemia. *Leukemia* 15:677, 2001.
667. Cahn JY, Labopin M, Sierra J, et al: No impact of high-dose cytarabine on the outcome of patients transplanted for acute myeloblastic leukemia in first remission. Acute Leukemia Working Party of the European Group for Blood and Marrow Transplantation (EBMT). *Br J Haematol* 110:308, 2000.
668. Neubauer A, Maharry K, Mrózek K, et al: Patients with acute myeloid leukemia and RAS mutations benefit most from postremission high-dose cytarabine: A Cancer and Leukemia Group B study. *J Clin Oncol* 26:4603, 2008.
669. Byrd JC, Dodge RK, Carroll A, et al: Patients with t(8;21) (q22) and acute myeloid leukemia have superior failure-free and overall survival when repetitive cycles of high-dose cytarabine are administered. *J Clin Oncol* 17:3767, 1999.
670. Tsimberidou AM, Estey E, Cortes JE, et al: Mylotarg, fludarabine, cytarabine (ara-C), and cyclosporine (MFAC) regimen as post-remission therapy in acute myelogenous leukemia. *Cancer Chemother Pharmacol* 52:449, 2003.
671. Schiller G: Dose-intensive treatment of acute myelogenous leukemia: Improved survival [letter, comment]. *J Clin Oncol* 13:1828, 1995.
672. Mayer RJ, Davis RB, Schiffer CA, et al: Intensive postremission chemotherapy in adults with acute myeloid leukemia. Cancer and Leukemia Group B. *N Engl J Med* 331:896, 1994.
673. Schaich M, Parmentier S, Kramer M, et al: High-dose cytarabine consolidation with or without additional amsacrine and mitoxantrone in acute myeloid leukemia: Results of the prospective randomized AML2003 trial. *J Clin Oncol* 31:2094, 2013.
674. Thomas X, Elhamri M, Ralfoux E, et al: Comparison of high-dose cytarabine and timed-sequential chemotherapy as consolidation for younger adults with AML in first remission: The ALFA-9802 study. *Blood* 118:1754, 2011.
675. Elonen E, Almqvist A, Hanninen A, et al: Comparison between four and eight cycles of intensive chemotherapy in adult acute myeloid leukemia: A randomized trial of the Finnish Leukemia Group. *Leukemia* 12:1041, 1998.
676. Lowenberg B: Sense and nonsense of high-dose cytarabine for acute myeloid leukemia. *Blood* 121:26, 2013.
677. Schaich M, Rollig C, Soucek S, et al: Cytarabine dose of 36 g/m^2 compared with 12 g/m^2 within first consolidation in acute myeloid leukemia: Results of patients enrolled onto the prospective randomized AML96 study. *J Clin Oncol* 29:2696, 2011.
678. Graves T, Hooks MA: Drug-induced toxicities associated with high-dose cytosine arabinoside infusions. *Pharmacotherapy* 9:23, 1989.
679. Smith GA, Damon LE, Rugo HS, et al: High-dose cytarabine dose modification reduces the incidence of neurotoxicity in patients with renal insufficiency. *J Clin Oncol* 15:833, 1997.
680. Hewlett J, Kopecky KJ, Head D, et al: A prospective evaluation of the roles of allogeneic marrow transplantation and low-dose monthly maintenance chemotherapy in the treatment of adult acute myelogenous leukemia (AML): A Southwest Oncology Group study. *Leukemia* 9:562, 1995.
681. Laille E, Savona MR, Scott BL, et al: Pharmacokinetics of different formulations of oral azacitidine (CC-486) and the effect of food and modified gastric pH on pharmacokinetics in subjects with hematologic malignancies *J Clin Pharmacol* 54:630, 2014.
682. Breems DA, Löwenberg B: Autologous stem cell transplantation in the treatment of adults with acute myeloid leukaemia. *Br J Haematol* 130:825, 2005.
683. Gorin NC: Autologous stem cell transplantation in acute myelocytic leukemia. *Blood* 92:1073, 1998.
684. Schiller G, Lee M, Miller T, et al: Transplantation of autologous peripheral blood progenitor cells procured after high-dose cytarabine-based consolidation chemotherapy for adults with acute myelogenous leukemia in first remission. *Leukemia* 11:1533, 1997.
685. Gondo H, Harada M, Miyamoto T, et al: Autologous peripheral blood stem cell transplantation for acute myelogenous leukemia. *Bone Marrow Transplant* 20:821, 1997.
686. Meloni G, Vignetti M, Avvisati G, et al: BAVC regimen and autograft for acute myelogenous leukemia in second complete remission. *Bone Marrow Transplant* 18:693, 1996.
687. Kusnierz-Glaz CR, Schlegel PG, Wong RM, et al: Influence of age on the outcome of 500 autologous bone marrow transplant procedures for hematologic malignancies. *J Clin Oncol* 15:18, 1997.
688. Mehta J, Powles R, Singhal S, et al: Autologous bone marrow transplantation for acute myeloid leukemia in first remission: Identification of modifiable prognostic factors. *Bone Marrow Transplant* 16:499, 1995.
689. Miller CB, Rowlings PA, Zhang MJ, et al: The effect of graft purging with 4-hydroperoxycyclophosphamie in autologous bone marrow transplantation or acute myelogenous leukemia. *Exp Hematol* 29:1336, 2001.
690. Abdallah A, Egerer G, Weberf-Nordt RM, et al: Long-term outcome in acute myelogenous leukemia autografted with mafosfamide-purged marrow in a single institution: Adverse events and incidence of secondary myelodysplasia. *Bone Marrow Transplant* 30:15, 2002.
691. Bishop MR, Jackson JD, Tarantolo SR, et al: *Ex vivo* treatment of bone marrow with phosphorothioate oligonucleotide OL(l) p53 for autologous transplantation in acute myelogenous leukemia and myelodysplastic syndrome. *J Hematother* 6:441, 1997.
692. To LB, Haylock DN, Thorp D, et al: The optimization of collection of peripheral blood stem cells for autotransplantation in acute myeloid leukaemia. *Bone Marrow Transplant* 4:41, 1989.
693. Hogge DE, Ailles LE, Gerhard B: Cytokine responsiveness of primitive progenitors in acute myelogenous leukemia. *Leukemia* 11:2220, 1997.
694. Carella AM, Dejana A, Lerma E, et al: *In vivo* mobilization of karyotypically normal peripheral blood progenitor cells in high-risk MDS, secondary or therapy-related acute myelogenous leukaemia. *Br J Haematol* 95:127, 1996.
695. Mehta J, Powles R, Horton C, et al: Factors affecting engraftment and hematopoietic recovery after unpurged autografting in acute leukemia. *Bone Marrow Transplant* 18:319, 1996.
696. Gorin NC, Labopin M, Blaise D, et al: Higher incidence of relapse with peripheral blood rather than marrow as a source of stem cells in adults with acute myelocytic leukemia autografted during the first remission. *J Clin Oncol* 27:3987, 2009.
697. Voog E, Le QH, Philip I, et al: Autologous transplantation in acute myeloid leukemia: Peripheral blood stem cell harvest after mobilization in steady state by granulocyte colony-stimulating factor alone. *Ann Hematol* 80:584, 2001.
698. Ganguly S, Singh J, Divine CL, et al: Is there a plateau in the survival curve after autologous transplantation in patients with intermediate and high-risk acute myeloid leukemia? A 20-year single institution experience. *Leuk Res* 31:1253, 2007.
699. Chauncey TR: Autologous bone marrow transplantation improves disease-free survival but not overall survival in people with acute myeloid leukaemia. *Cancer Treat Rev* 30:483, 2004.
700. Specchia G, Pastore D, Mestice A, et al: Early and long-term engraftment after autologous peripheral stem cell transplantation in acute myeloid leukemia patients. *Acta Haematol* 116:229, 2006.
701. Gupta V, Tallman MS, Weisdorf DJ: Allogeneic hematopoietic cell transplantation for adults with acute myeloid leukemia: Myths, controversies, and unknowns. *Blood* 117:2307, 2011.
702. Popplewell LL, Forman SJ: Is there an upper age limit for bone marrow transplantation? *Bone Marrow Transplant* 29:277, 2002.
703. Lemoli RM, Bandini G, Leopardi G, et al: Allogeneic peripheral blood stem cell transplantation in patients with early-phase hematologic malignancy: A retrospective comparison of short-term outcome with bone marrow transplantation. *Haematologica* 83:48, 1998.
704. Anasetti C, Logan BR, Lee SJ, et al: Peripheral-blood stem cells versus bone marrow from unrelated donors. *N Engl J Med* 367:1487, 2012.
705. Applebaum FR: Is there a best transplant conditioning regimen for acute myeloid leukemia? *Leukemia* 14:497, 2000.
706. Litzow MR, Perez WS, Klein JP, et al: Comparison of outcome following allogeneic bone marrow transplantation with cyclophosphamide-total body irradiation versus busulphan-cyclophosphamide conditioning regimens for acute myelogenous leukaemia in first remission. *Br J Haematol* 119:1115, 2002.
707. Nagler A, Racha V, Labopin M, et al: Allogeneic hematopoietic stem cell transplantation for acute myeloid leukemia in remission: Comparison of intravenous busulfan plus cyclophosphamide (Cy) versus total-body irradiation plus Cy as conditioning regimen—A report from the acute leukemia working party of the European group for blood and marrow transplantation. *J Clin Oncol* 31:3549, 2013.
708. Copelan EA, Hamilton BK, Avalos B, et al: Better leukemia-free and overall survival in AML in first remission following cyclophosphamide in combination with busulfan compared with TBI. *Blood* 122;3863, 2013.
709. Tallman MS, Rowlings PA, Milone G, et al: Effect of postremission chemotherapy before human leukocyte antigen-identical sibling transplantation for acute myelogenous leukemia in first complete remission. *Blood* 96:1254, 2000.
710. Rowe JM: Is there a role for consolidation therapy pre-transplantation? *Best Pract Res Clin Haematol* 19:301, 2006.
711. Mehta J, Powles R, Treleaven J, et al: Long-term follow-up of patients undergoing allogeneic bone marrow transplantation for acute myeloid leukemia in first complete remission after cyclophosphamide-total body irradiation and cyclosporine. *Bone Marrow Transplant* 18:741, 1996.
712. Robin M, Guardiola P, Dombret H, et al: Allogeneic bone marrow transplantation for acute myeloblastic leukaemic in remission: Risk factors for long-term morbidity and mortality. *Bone Marrow Transplant* 31:877, 2003.
713. Greinex HT, Nachbaur D, Krieger O, et al: Factors affecting long-term outcome after allogeneic haematopoietic stem cell transplantation for acute myelogenous leukaemia: A retrospective study of 172 adult patients reported to the Austrian Stem Cell Transplant Registry. *Br J Haematol* 117:914, 2002.
714. Mathews V, DiPersio JF: Stem cell transplantation in acute myelogenous leukemia in first remission: What are the options? *Curr Hematol Rep* 3:235, 2004.
715. Bornhäuser M, Illmer T, Schaich M, et al: Improved outcome after stem-cell transplantation in FLT3/ITD-positive AML. *Blood* 109:2264, 2007.
716. DeZern AE, Sung A, Kim S, et al: Role of allogeneic transplantation for FLT3/ITD actue myeloid leukemia: Outcomes from 133 consecutive newly diagnosed patients from a single institution. *Biol Blood Marrow Transplant* 17:1404, 2011.
717. Cornelissen JJ, van Putten WL, Verdonck LF, et al: Results of a HOVON/SAKK donor versus no-donor analysis of myeloablative HLA-identical sibling stem cell transplantation in first remission acute myeloid leukemia in young and middle-aged adults: Benefits for whom? *Blood* 109:3658, 2007.
718. Appelbaum FR, Pearce SF: Hematopoietic cell transplantation in first complete remission versus early relapse. *Best Pract Res Clin Haematol* 19:333, 2006.
719. Matthews DC, Appelbaum FR, Eary JF, et al: Development of a marrow transplant regimen for acute leukemia using targeted hematopoietic irradiation delivered by ^{131}I-labeled anti-CD45 antibody, combined with cyclophosphamide and total body irradiation. *Blood* 85:1122, 1995.
720. Zuckerman T, Rowe JM: Alternative donor transplantation in acute myeloid leukemia: Which source and when? *Curr Opin Hematol* 14:152, 2007.
721. Gragert L, Eapen M, Williams E, et al: HLA match likelihoods for hematopoietic stem-cell grafts in the U. S. registry. *N Engl J Med* 371:339, 2014.
722. Mawad B, Gooley TA, Sandhu V, et al: Frequency of allogeneic hematopoietic cell transplantation among patients with high- or intermediate-risk acute myeloid leukemia in first complete remission. *J Clin Oncol* 31:3883, 2013.
723. Sasazuki T, Juji T, Morishima Y, et al: Effect of matching of class I HLA alleles on clinical outcome after transplantation of hematopoietic stem cells from an unrelated donor. Japan Marrow Donor Program. *N Engl J Med* 339:1177, 1998.
724. Saber W, Opie S, Rizzo JD, et al: Outcomes after matched unrelated donor versus identical sibling hematopoietic cell transplantation in adults with acute myelogenous leukemia. *Blood* 119: 3908, 2012.
725. Schlenk RF, Dohner K, Mack S, et al: Prospective evaluation of allogeneic hematopoi-

etic stem cell transplantation from matched related and matched unrelated donors in younger adults with high-risk acute myeloid leukemia: German-Austrian trial AMLHD98A. *J Clin Oncol* 28:4642, 2010.

726. Ooi J, Iseki T, Takahashi S, et al: Unrelated cord blood transplantation for adult patients with *de novo* acute myeloid leukemia. *Blood* 103:489, 2004.

727. Michel G, Rocha V, Chevret S, et al: Unrelated cord blood transplantation for childhood acute myeloid leukemia: A Eurocord Group Analysis. *Blood* 102:4290, 2003.

728. Haspel RL, Ballen KK: Double cord blood transplants: Filling a niche? *Stem Cell Rev* 2:81, 2006.

729. Bacigalupo A, Ballen K, Rizzo D, et al: Defining the intensity of conditioning regimens: Working definitions. *Biol Blood Marrow Transplant* 15:1628, 2009.

730. Giralt S, Ballen K, Rizzo D, et al: Reduced-intensity conditioning regimen workshop: Defining the dose spectrum. Report of a workshop convened by the center for international blood and marrow transplant research. *Biol Blood Marrow Transplant* 15:367, 2009.

731. Storb R: Mixed allogeneic chimerism and graft-versus-leukemia effects in acute myeloid leukemia. *Leukemia* 16:753, 2002.

732. Lekakis L, de Lima M: Reduced-intensity conditioning and allogeneic hematopoietic stem cell transplantation for acute myeloid leukemia. *Expert Rev Anticancer Ther* 8:785, 2008.

733. Blaise D, Vey N, Faucher C, Mohty M: Current status of reduced-intensity-conditioning allogeneic stem cell transplantation for acute myeloid leukemia. *Haematologica* 92:533, 2007.

734. Schlenk RF, Hartmann F, Hensel M, et al: Less intense conditioning with fludarabine, cyclophosphamide, idarubicin and etoposide (FCIE) followed by allogeneic unselected peripheral blood stem cell transplantation in elderly patients with leukemia. *Leukemia* 16:581, 2002.

735. Massenkeil G, Nagy M, Lawang M, et al: Reduced intensity conditioning and prophylactic DLI can cure patients with high-risk acute leukaemia if complete donor chimerism can be achieved. *Bone Marrow Transplant* 31:339, 2003.

736. Giralt S, Anagnostopoulos A, Shahjahan M, Champlin R: Nonablative stem cell transplantation for older patients with acute leukemias and myelodysplastic syndromes. *Semin Hematol* 39:57, 2002.

737. Maris MB, Niederwieser D, Sandmaier BM, et al: HLA-matched unrelated donor hematopoietic cell transplantation after nonmyeloablative conditioning for patients with hematologic malignancies. *Blood* 102:2021, 2003.

738. Chakraverty R, Peggs K, Chopra R, et al: Limiting transplantation-related mortality following unrelated donor stem cell transplantation by using a nonmyeloablative conditioning regimen. *Blood* 99:1071, 2002.

739. Alyea EP, Kim HT, Ho V, et al: Impact of conditioning regimen intensity on outcome of allogeneic hematopoietic cell transplantation for advanced acute myelogenous leukemia and myelodysplastic syndrome. *Biol Blood Marrow Transplant* 12:1047, 2006.

740. Ringdén O, Labopin M, Ehninger G, et al: Reduced intensity conditioning compared with myeloablative conditioning using unrelated donor transplants in patients with acute myeloid leukemia. *J Clin Oncol* 27;4570, 2009.

741. Oran B, Giralt S, Saliba R, et al: Allogeneic hematopoietic stem cell transplantation for the treatment of high-risk acute myelogenous leukemia and myelodysplastic syndrome using reduced-intensity conditioning with fludarabine and melphalan. *Biol Blood Marrow Transplant* 13:454, 2007.

742. Gyurkocza B, Storb, R, Storer BE, et al: Nonmyeloablative allogeneic hematopoietic cell transplantation in patients with acute myeloid leukemia. *J Clin Oncol* 38:2859, 2010.

743. Alatrash G, de Lima M, Hamerschlak N, et al: Myeloablative reduced-toxicity i.v. busulfan-fludarabine and allogeneic hematopoietic stem cell transplant for patients with acute myeloid leukemia or myelodysplastic syndrome in the sixth through eighth decades of life. *Biol Blood Marrow Transplant* 17:1490, 2011.

744. Estey E, de Lima M, Tibes R, et al: Prospective feasibility analysis of reduced-intensity conditioning (RIC) regimens for hematopoietic stem cell transplantation (HSCT) in elderly patients with acute myeloid leukemia (AML) and high-risk myelodysplastic syndrome (MDS). *Blood* 109:1395, 2007.

745. Tallman MS, Dewald GW, Gandham S, et al: Impact of cytogenetics on outcome of matched unrelated donor hematopoietic stem cell transplantation for acute myeloid leukemia in first or second complete remission. *Blood* 110:409, 2007.

746. Gale RP, Horowitz MM, Rees JK, et al: Chemotherapy versus transplants for acute myelogenous leukemia in second remission. *Leukemia* 10:13, 1996.

747. Bacigalupo A, Lamparelli T, Gualandi F, et al: Allogeneic hemopoietic stem cell transplants for patients with relapsed acute leukemia: Long-term outcome. *Bone Marrow Transplant* 39:341, 2007.

748. Duval M, Klein JP, He W, et al: Hematopoietic stem-cell transplantation for acute leukemia in relapse or primary induction failure. *J Clin Oncol* 28:3730, 2010.

749. Michel G, Boulad F, Small TN, et al: Risk of extramedullary relapse following allogeneic bone marrow transplantation for acute myelogenous leukemia with leukemia cutis. *Bone Marrow Transplant* 20:107, 1997.

750. Blau IW, Basara N, Bischoff M, et al: Second allogeneic hematopoietic stem cell transplantation as treatment for leukemia relapsing following a first transplant. *Bone Marrow Transplant* 25:41, 2000.

751. Christopeit M, Kuss O, Finke J, et al: Second allograft for hematologic relapse of acute leukemia after first allogeneic stem-cell transplantation from related and unrelated donors: The role of donor change. *J Clin Oncol* 31:3259, 2013.

752. Shlomchik WD, Emerson SG: The immunobiology of T cell therapies for leukemias. *Acta Haematol* 96:189, 1996.

753. Porter DL, Roth MS, Lee SJ, et al: Adoptive immunotherapy with donor mononuclear cell infusions to treat relapse of acute leukemia or myelodysplasia after allogeneic bone marrow transplantation. *Bone Marrow Transplant* 18:975, 1996.

754. Porter DL: Donor leukocyte infusions in acute myelogenous leukemia. *Leukemia* 17:1035, 2003.

755. Greinix NT: DLI or second transplant. *Ann Hematol* 81:S34, 2002.

756. van Rhee F, Kolb HJ: Donor leukocyte transfusions for leukemic relapse. *Curr Opin Hematol* 2:423, 1995.

757. Berthou C, Leglise MC, Herry A, et al: Extramedullary relapse after favorable molecular response to donor leukocyte infusions for recurring acute leukemia. *Leukemia* 12:1676, 1998.

758. Carlens S, Remberger M, Aschan J, Ringden O: The role of disease stage in the response to donor lymphocyte infusions as treatment for leukemic relapse. *Biol Blood Marrow Transplant* 7:31, 2001.

759. Keil F, Prinz E, Kalhs P, et al: Treatment of leukemic relapse after allogeneic stem cell transplantation with cytoreductive chemotherapy and/or second transplants. *Leukemia* 15:355, 2001.

760. Porter DL, Collins RH, Hardy C, et al: Treatment of relapsed leukemia after unrelated donor marrow transplantation with unrelated donor leukocyte infusions. *Blood* 95:1214, 2000.

761. Bishop MR, Tarantolo SR, Pavletic ZS, et al: Filgrastim as an alternative to donor leukocyte infusion for relapse after allogeneic stem-cell transplantation. *J Clin Oncol* 18:2269, 2000.

762. Trenschel R, Bernier M, Stryckmans P, et al: Complete remission following donor PBSC after low-dose cytarabine chemotherapy for early relapse of acute myelogenous leukemia after allogeneic stem cell transplantation. *Bone Marrow Transplant* 19:381, 1997.

763. Porter DL, Antin JH: Donor leukocyte infusions in myeloid malignancies: New strategies. *Best Pract Res Clin Haematol* 19:737, 2006.

764. Cooley S, Weisdorf DJ, Guethlein LA, et al: Donor selection for natural killer cell receptor genes leads to superior survival after unrelated transplantation for acute myelogenous leukemia. *Blood* 116:2411, 2010.

765. Elmaagacli A, Steckel NK, Koldehoff M, et al: Early human cytomegalovirus replication after transplantation is associated with a decreased relapse risk: Evidence for a putative virus-versus-leukemia effect in acute myelogenous leukemia patients. *Blood* 118:1402, 2011.

766. Czibere A, Bruns I, Kröger N, et al: 5-Azacytidine for the treatment of patients with acute myeloid leukemia or myelodysplastic syndrome who relapse after allo-SCT: A retrospective analysis. *Bone Marrow Transplant* 45:872, 2010.

767. Cunningham I: Extramedullary sites of leukemia relapse after transplant. *Leuk Lymphoma* 45:1754, 2006.

768. Murata M, Ishikawa Y, Ohashi H, et al: Donor cell leukemia after allogeneic peripheral blood stem cell transplantation: A case report and literature review. *Int J Hematol* 88:111, 2008.

769. Reichard KK, Zhang QY, Sanchez L, et al: Acute myeloid leukemia of donor origin after allogeneic bone marrow transplantation for precursor T-cell acute lymphoblastic leukemia: Case report and review of the literature. *Am J Hematol* 81:178, 2006.

770. Shlush LI, Ilani NC, Ader R, et al: Cell lineage analysis of acute leukemia relapse uncovers the role of replication-rate heterogeneity and microsatellite instability. *Blood* 120:603, 2012.

771. Ding L, Ley TJ, Larson DE, et al: Clonal evolution in relapsed acute myeloid leukaemia revealed by whole-genome sequencing. *Nature* 481:506, 2012.

772. Estey E: Treatment of refractory AML. *Leukemia* 10:932, 1996.

773. Estey E, Kornblau S, Pierce S, et al: A stratification system for evaluating and selecting therapies in patients with relapsed or primary refractory acute myelogenous leukemia. *Blood* 88:756, 1996.

774. Burnett AK, Goldstone A, Hills RK, et al: Curability of patients with acute myeloid leukemia who did not undergo transplantation in first remission. *J Clin Oncol* 31:1293, 2013.

775. Stoiser B, Knöbl P, Fonatsch C, et al: Prognosis of patients with second relapse of acute myeloid leukemia. *Leukemia* 14:2059, 2000.

776. Lee S, Tallman MS, Oken MM, et al: Duration of second complete remission compared with first complete remission in patients with acute myeloid leukemia. *Leukemia* 14:1345, 2000.

777. Kern W, Schoch C, Haferlach T, et al: Multivariate analysis of prognostic factors in patients with refractory and relapsed acute myeloid leukemia undergoing sequential high-dose cytosine arabinoside and mitoxantrone (S-HAM) salvage therapy: Relevance of cytogenetic abnormalities. *Leukemia* 14:226, 2000.

778. Estey EH: Treatment of relapsed and refractory acute myelogenous leukemia. *Leukemia* 14:476, 2000.

779. Leopold LH, Willemze R: The treatment of acute myeloid leukemia in first relapse: A comprehensive review of the literature. *Leuk Lymphoma* 43:1715, 2002.

780. Alvarado Y, Tsimberidou A, Kantarjian H, et al: Pilot study of Mylotarg, idarubicin and cytarabine combination regimen in patients with primary resistant or relapsed acute myeloid leukemia. *Cancer Chemother Pharmacol* 51:87, 2003.

781. Revesz D, Chelghoum Y, Le QH, et al: Salvage by timed sequential chemotherapy in primary resistant acute myeloid leukemia: Analysis of prognostic factors. *Ann Hematol* 82:684, 2003.

782. Wrzesień-Kuś A, Robak T, Lech-Marańda E, et al: A multicenter, open, noncomparative, phase II study of the combination of cladribine (2-chlorodeoxyadenosine), cytarabine, and G-CSF as induction therapy in refractory acute myeloid leukemia: A report of the Polish Adult Leukemia Group (PALG). *Eur J Haematol* 71:155, 2003.

783. Pastore D, Specchia G, Carluccio P, et al: FLAG-IDA in the treatment of refractory/relapsed acute myeloid leukemia: Single-center experience. *Ann Hematol* 82:231, 2003.

784. Roboz GJ, Knovich MA, Bayer RL, et al: Efficacy and safety of gemtuzumab ozogamicin in patients with poor-prognosis acute myeloid leukemia. *Leuk Lymphoma* 43:1951, 2002.

785. Advani R, Saba HI, Tallman MS, et al: Treatment of refractory and relapsed acute myelogenous leukemia with combination chemotherapy plus the multidrug resistance modulator PSC 833 (Valspodar). *Blood* 93:787, 1999.

786. Estey EH, Kantarjian HM, O'Brien S, et al: High remission rate, short remission duration in patients with refractory anemia with excess blasts (RAEB) in transformation (RAEB-t) given acute myelogenous leukemia (AML)-type chemotherapy in combination with granulocyte-CSF (G-CSF). *Cytokines Mol Ther* 1:21, 1995.

787. Becker PS, Kantarjain HM, Appelbaum FR, et al: Clofarabine with high dose cytarabine and granulocyte colony-stimulaing factor (G-CSF) priming for relapsed and refractory acute myeloid leukaemia. *Br J Haematol* 155:182, 2011.
788. Faderl S, Ferrajoli A, Wierda W, et al: Clofarabine combinations as acute myeloid leukemia salvage therapy. *Cancer* 113:2090, 2008.
789. Faderl S, Wetzler M, Roizzieri D, et al: Clofarabine plus cytarabine compared with cytarabine alone in older patients with relapsed or refractory acute myelogenous leukemia: Results from the CLASSIC 1 Trial. *J Clin Oncol* 30:2492, 2012.
790. Greinix HT, Keil F, Brugger SA, et al: Long-term leukemia-free survival after allogeneic marrow transplantation in patients with acute myelogenous leukemia. *Ann Hematol* 72:53, 1996.
791. Appelbaum FR: Hematopoietic cell transplantation beyond first remission. *Leukemia* 16:157, 2002.
792. Singhal S, Powles R, Henslee-Downey PJ, et al: Allogeneic transplantation from HLA-matched sibling or partially HLA-missmatched related donors for primary refractory acute leukemia. *Bone Marrow Transplant* 29:291, 2002.
793. Biggs JC, Horowitz MM, Gale RP, et al: Bone marrow transplants may cure patients with acute leukemia never achieving remission with chemotherapy. *Blood* 80:1090, 1992.
794. Arellano ML, Langston A, Winton E, et al: Treatment of relapsed acute leukemia after allogeneic transplantation: A single center experience. *Biol Blood Marrow Transplant* 13:116, 2007.
795. Pollyea DA, Artz AS, Stock W, et al: Outcomes of patients with AML and MDS who relapse or progress after reduced intensity allogeneic hematopoietic cell transplantation. *Bone Marrow Transplant* 40:1027, 2007.
796. Lancet JE, Cortes JE, Hogge DE, et al: Phase 2 trial of CPX-351, a fixed 5:1 molar ration of cytarabine/daunorubicin, vs cytarabine/daunorubicin in older adults with untreated AML. *Blood* 123:3238, 2014.
797. Rush LJ, Dai Z, Smiraglia DJ, et al: Novel methylation targets in *de novo* acute myeloid leukemia with prevalence of chromosome 11 loci. *Blood* 97:3226, 2001.
798. Blum W, Marcucci G: Targeting epigenetic changes in acute myeloid leukemia. *Clin Adv Hematol Oncol* 3:855, 2005.
799. Lübbert M, Minden M: Decitabine in acute myeloid leukemia. *Semin Hematol* 42(Suppl 2):S38, 2005.
800. Kihslinger JE, Godley LA: The use of hypomethylating agents in the treatment of hematologic malignancies. *Leuk Lymphoma* 48:1676, 2007.
801. Plimack ER, Kantarjian HM, Issa JP, et al: Decitabine and its role in the treatment of hematopoietic malignancies. *Leuk Lymphoma* 48:1472, 2007.
802. Garcia-Manero G, Stoltz ML, Ward MR, et al: A pilot pharmacokinetic study of oral azacitidine. *Leukemia* 22:1680, 2008.
803. Kantarjian HM, O'Brien SM, Estey E, et al: Decitabine studies in chronic and acute myelogenous leukemia. *Leukemia* 11(Suppl 1):S35, 1997.
804. Yan P, Frankhouser D, Murphy M, et al: Genome-wide methylation profiling in decitabine-treated patients with acute myeloid leukemia. *Blood* 120:2466, 2012.
805. Blum W, Garzon R, Kilisovic RB, et al: Clinical response and miR-29B predictive significance in older patients treated with a 10-day schedule of decitabine. *Proc Natl Acad Sci U S A* 107:7473, 2010.
806. Ferrara EF, Fazi F, Bianchini A, et al: Histone deacetylase-targeted treatment restores retinoic acid signaling and differentiation in acute myeloid leukemia. *Cancer Res* 61:2, 2001.
807. Klisovic MI, Maghraby EA, Parthun MR, et al: Depsipeptide (FR 901228) promotes histone acetylation, gene transcription, apoptosis and its activity is enhanced by DNA methyltransferase inhibitors in AML1/ETO-positive leukemic cells. *Leukemia* 17:350, 2003.
808. Klimek VM, Fircanis S, Maslak P, et al: Tolerability, pharmacodynamics, and pharmacokinetics studies of depsipeptide (romidepsin) in patients with acute myelogenous leukemia or advanced myelodysplastic syndromes. *Clin Cancer Res* 14:826, 2008.
809. Giles F, Fischer T, Cortes J, et al: A phase I study of intravenous LBH589, a novel cinnamic hydroxamic acid analogue histone deacetylase inhibitor, in patients with refractory hematologic malignancies. *Clin Cancer Res* 12:4628, 2006.
810. Garcia-Manero G, Yang H, Bueso-Ramos C, et al: Phase 1 study of the histone deacetylase inhibitor vorinostat (suberoylanilide hydroxamic acid [SAHA]) in patients with advanced leukemias and myelodysplastic syndromes. *Blood* 111:1060, 2008.
811. Garcia-Manero G, Assouline S, Cortes J, et al: Phase 1 study of the oral isotype specific histone deacetylase inhibitor MGCD0103 in leukemia. *Blood* 112:981, 2008.
812. Gore SD: Combination therapy with DNA methyltransferase inhibitors in hematologic malignancies. *Nat Clin Pract Oncol* 2 Suppl 1:S30, 2005.
813. Blum W, Klisovic RB, Hackanson B, et al: Phase I study of decitabine alone or in combination with valproic acid in acute myeloid leukemia. *J Clin Oncol* 25:3884, 2007.
814. Daigle SR, Oihava EJ, Therkeisen CA, et al: Potent inhibition of DOT1L as treatment of MLL-fusion leukemia. *Blood* 122:1017, 2013.
815. Sarkaria SM, Christopher MJ, Klco JM, Ley TJ: Primary acute myeloid leukemia cells with *IDH1* or *IDH2* mutations respond to a DOT1L inhibitor *in vitro*. *Leukemia* 28:2403, 2014.
816. Lee WY, Chen KC, Chen HY, Chen CY: Potential mitochondrial isocitrate dehydrogenase R140Q mutant inhibitor from traditional Chinese medicine against cancers. *Biomed Res Int* 2014:364625, 2014.
817. Lu M, Xia L, Li Y, et al: The orally bioavailable MDM2 antagonist RG7112 and pegylated interferon α 2a target JAK2V617F-positive progenitor and stem cells. *Blood* 124:771, 2014.
818. Larson RA: Current use and future development of gemtuzumab ozogamicin. *Semin Hematol* 38:24, 2001.
819. van Der Velden VH, te Marvelde JG, Hoogeveen PG, et al: Targeting of the CD33-calicheamicin immunoconjugate Mylotarg (CMA-676) in acute myeloid leukemia: *In vivo* and *in vitro* saturation and internalization by leukemic and normal myeloid cells. *Blood* 97:3197, 2001.
820. Lang K, Menzin J, Earle CC, Mallick R: Outcomes in patients treated with gemtuzumab ozogamicin for relapsed acute myelogenous leukemia. *Am J Health Syst Pharm* 59:941, 2002.
821. Leopold LH, Berger MS, Cheng SC, et al: Comparative efficacy and safety of Gemtuzumab ozogamicin monotherapy and high-dose cytarabine combination therapy in patients with acute myeloid leukemia in first relapse. *Clin Adv Hematol Oncol* 1:220, 2003.
822. Wadleigh M, Richardson PG, Zahrieh D, et al: Prior gemtuzumab ozogamicin exposure significantly increases the risk of veno-occlusive disease in patients who undergo myeloablative allogeneic stem cell transplantation. *Blood* 102:1578, 2003.
823. Stasi R, Evangelista ML, Buccisano F, et al: Gemtuzumab ozogamicin in the treatment of acute myeloid leukemia. *Cancer Treat Rev* 34:49, 2008.
824. Burnett AK, Russell NH, Hills RK, et al: Addition of gemtuzumab ozogamicin in induction chemotherapy improves survival in older patients with acute myeloid leukemia. *J Clin Oncol* 30:3924, 2012.
825. Castaigne S, Pautas C, Terré C, et al: Effect of gemtuzumab ozogamicin on survival of adult patients with *de-novo* acute myeloid leukaemia (ALFA-07010). A randomized, open-label, phase 3 study. *Lancet* 379:1508, 2012.
826. Weisberg E, Boulton C, Kelly LM, et al: Inhibition of mutant FLT3 receptors in leukemia cells by the small molecule tyrosine kinase inhibitor PKC412. *Cancer Cell* 1:433, 2002.
827. Kelly LM, Yu JC, Boulton CL, et al: CT53518, a novel selective FLT3 antagonist for the treatment of acute myelogenous leukemia (AML). *Cancer Cell* 1:421, 2002.
828. Levis M, Allebach J, Tse KF, et al: A FLT3-targeted tyrosine kinase inhibitor is cytotoxic to leukemia cells *in vitro* and *in vivo*. *Blood* 99:3885, 2002.
829. Spiekermann K, Dirschinger RJ, Schwab R, et al: The protein tyrosine kinase inhibitor SU5614 inhibits FLT3 and induces growth arrest and apoptosis in AML-derived cell lines expressing a constitutively activated FLT3. *Blood* 101:1494, 2003.
830. DeAngelo DJ, Stone RM, Heaney ML, et al: Phase 1 clinical results with tandutinib (MLN518), a novel FLT3 antagonist, in patients with acute myelogenous leukemia or high-risk myelodysplastic syndrome: Safety, pharmacokinetics, and pharmacodynamics. *Blood* 108:3674, 2006.
831. Tickenbrock L, Müller-Tidow C, Berdel WE, Serve H: Emerging Flt3 kinase inhibitors in the treatment of leukaemia. *Expert Opin Emerg Drugs* 11:153, 2006.
832. Fathi AT, Le L, Hasserjian RP: FLT3 inhibitor-induced neutrophilic dermatosis. *Blood* 122:239, 2013.
833. Pratz KW, Sato T, Murphy KM, et al: FLT3-mutant allelic burden and clinical status are predictive of response to FLT3 inhibitors in AML. *Blood* 115:1425, 2010.
834. Stone RM, De Angelo DJ, Klimek V, et al: Patients with acute myeloid leukemia and an activating mutation in FLT3 respond to a small molecule FLT3 tyrosine kinase inhibitor. *Blood* 105:54, 2005.
835. Knapper S, Burnett AK, Littlewood T, et al: A phase 2 trial of the FLT3 inhibitor lestaurtinib (CEP701) as first-line treatment for older patients with acute myeloid leukemia not considered fit for intensive chemotherapy. *Blood* 108:3262, 2006.
836. Kindler T, Lipka DB, Fischer T: FLT3 as a therapeutic target in AML: Still challenging after all these years. *Blood* 116:5089, 2010.
837. Zimmerman EI, Turner DC, Buaboonnam J, et al: Crenolanib is active against models of drug-resistant FLT3-ITD—positive acute myeloid leukemia. *Blood* 122:3607, 2013.
838. Cortes JE, Kantarjian H, Foran JM, et al: Phase I study of quizartinib administered daily to patients with relapsed or refractory acute myeloid leukemia irrespective of FMS-like tyrosine kinase 3-internal tandem duplication status. *J Clin Oncol* 31:3681, 2013.
839. Fischer T, Stone RM, DeAngelo DJ, et al: Phase IIB trial of oral midostaurin (PKC412), the FMS-like tyrosine kinase 3 receptor (FLT3) and multi-targeted kinase inhibitor, in patients with acute myeloid leukemia and high-risk myelodysplastic syndrome with either wild-type of mutated FLT3. *J Clin Oncol* 28:4339, 2010.
840. Ravandi F, Cortes JE, Jones D, et al: Phase I/II study of combination therapy with sorafenib, idarubicin, and decitabine in younger patients with acute myeloid leukemia. *J Clin Oncol* 28:1856, 2010.
841. Heinrich MC, Blanke CD, Druker BJ, Corless CL: Inhibition of KIT tyrosine kinase activity: A novel molecular approach to the treatment of KIT-positive malignancies. *J Clin Oncol* 20:1692, 2002.
842. Kindler T, Breitenbuecher F, Marx A, et al: Sustained complete hematologic remission after administration of the tyrosine kinase inhibitor imatinib mesylate in a patient with refractory, secondary AML. *Blood* 101:2960, 2003.
843. Kindler T, Breitenbuecher F, Marx A, et al: Efficacy and safety of imatinib in adult patients with C-kit-positive acute myeloid leukemia. *Blood* 103:3644, 2004.
844. Marcucci G, Geyer S, Zhao J, et al: Adding the KIT inhibitor Dasatinib (DAS) to standard induction and consolidation therapy for newly diagnosed patients (pts) with core binding factor (CBF) acute myeloid leukemia (AML): Initial results of the CALGB 10801 (Alliance) study [abstract]. *Blood* 122:2013.
845. Guzman ML, Jordan CT: Considerations for targeting malignant stem cells in leukemia. *Cancer Control* 11:97, 2004.
846. Cilloni D, Messa F, Rosso V, et al: Increase sensitivity to chemotherapeutical agents and cytoplasmatic interaction between NPM leukemic mutant and NF-kappaB in AML carrying NPM1 mutations. *Leukemia* 22:1234, 2008.
847. Minderman H, Zhou Y, O'Loughlin KL, Baer MR: Bortezomib activity and *in vitro* interactions with anthracyclines and cytarabine in acute myeloid leukemia cells are independent of multidrug resistance mechanisms and p53 status. *Cancer Chemother Pharmacol* 60:245, 2007.
848. Frelin C, Imbert V, Griessinger E, et al: Targeting NF-kappaB activation via pharmacologic inhibition of IKK2-induced apoptosis of human acute myeloid leukemia cells. *Blood* 105: 804, 2005.
849. Stone RM: Novel therapeutic agents in acute myeloid leukemia. *Exp Hematol* 35(Suppl 1):163, 2007.
850. Chalandon Y, Schwaller J: Targeting mutated protein tyrosine kinases and their signaling pathways in hematologic malignancies. *Haematologica* 90:949, 2005.

851. Tamburini J, Chapuis N, Bardet V, et al: Mammalian target of rapamycin (mTOR) inhibition activates phosphatidylinositol 3-kinase/Akt by up-regulating insulin-like growth factor-1 receptor signaling in acute myeloid leukemia: Rationale for therapeutic inhibition of both pathways. *Blood* 111:379, 2008.
852. Wei G, Twomey D, Lamb J, et al: Gene expression-based chemical genomics identifies rapamycin as a modulator of MCL1 and glucocorticoid resistance. *Cancer Cell* 10:331, 2006.
853. Kojima K, Shimanuki M, Shikami M, et al: The dual PI3 kinase/mTOR inhibitor PI-103 prevents p53 induction by Mdm2 inhibition but enhances p53-mediated mitochondrial apoptosis in p53 wild-type AML. *Leukemia* 22:1728, 2008.
854. Martelli AM, Nyåkern M, Tabellini G, et al: Phosphoinositide 3-kinase/Akt signaling pathway and its therapeutical implications for human acute myeloid leukemia. *Leukemia* 20:911, 2006.
855. Papa V, Tazzari PL, Chiarini F, et al: Proapoptotic activity and chemosensitizing effect of the novel Akt inhibitor perifosine in acute myelogenous leukemia cells. *Leukemia* 22:147, 2008.
856. Milella M, Kornblau SM, Estrov Z, et al: Therapeutic targeting of the MEK/MAPK signal transduction module in acute myeloid leukemia. *J Clin Invest* 108:851, 2001.
857. Ikezoe T, Yang J, Nishioka C, et al: A novel treatment strategy targeting Aurora kinases in acute Myelogenous leukemia. *Mol Cancer Ther* 6:1851, 2007.
858. Thomas X, Campos L, Le QH, Guyotat D: Heat shock proteins and acute leukemias. *Hematology* 10:225, 2005.
859. Hu S, Niu H, Minkin P, et al: Comparison of antitumor effects of multitargeted tyrosine kinase inhibitors in acute myelogenous leukemia. *Mol Cancer Ther* 7:1110, 2008.
860. Raanani P, Shpilberg O, Ben-Bassat I, et al: Extramedullary disease and targeted therapies for hematological malignancies—Is the association real? *Ann Oncol* 18:7, 2007.
861. Shangary S, Johnson DE: Recent advances in the development of anticancer agents targeting cell death inhibitors in the Bcl-2 protein family. *Leukemia* 17:1470, 2003.
862. Konopleva M, Contractor R, Tsao T, et al: Mechanisms of apoptosis sensitivity and resistance to the BH3 mimetic ABT-737 in acute myeloid leukemia. *Cancer Cell* 10:375, 2006.
863. Konopleva M, Watt J, Contractor R, et al: Mechanisms of antileukemic activity of the novel Bcl-2 homology domain-3 mimetic GX15-070 (obatoclax). *Cancer Res* 68:3413, 2008.
864. Konopleva M, Tsao T, Ruvolo P, et al: Novel triterpenoid CDDO-Me is a potent inducer of apoptosis and differentiation in acute myelogenous leukemia. *Blood* 99:326, 2002.
865. Morgan MA, Ganser A, Reuter CWM: Therapeutic efficacy of prenylation inhibitors in the treatment of myeloid leukemia. *Leukemia* 17:1482, 2003.
866. Kurzrock R, Cortes J, Kantarjian H: Clinical development of farnesyltransferase inhibitors in leukemias and myelodysplastic syndrome. *Semin Hematol* 39:20, 2002.
867. Brunner TB, Hahn SM, Gupta AK, et al: Farnesyltransferase inhibitors: An overview of the results of preclinical and clinical investigations. *Cancer Res* 63:5656, 2003.
868. Karp JE, Lancet JE, Kaufmann SH, et al: Clinical and biologic activity of the farnesyltransferase inhibitor R115777 in adults with refractory and relapsed acute leukemias: A phase 1 clinical-laboratory correlative trial. *Blood* 97:3361, 2001.
869. Minden MD, Dimitroulakos J, Nohynek D, Penn LZ: Lovastatin induced control of blast cell growth in an elderly patient with acute myeloblastic leukemia. *Leuk Lymphoma* 40:659, 2001.
870. Lishner M, Bar-Sef A, Elis A, Fabian I: Effect of simvastatin alone and in combination with cytosine arabinoside on the proliferation of myeloid leukemia cell lines. *J Investig Med* 49:319, 2001.
871. Li HY, Appelbaum FR, Willman CL, et al: Cholesterol-modulating agents kill acute myeloid leukemia cells and sensitize them to therapeutics by blocking adaptive cholesterol responses. *Blood* 101:3628, 2003.
872. Munker R, Kobayashi T, Eistner E, et al: A new series of vitamin D analogs is highly active for clonal inhibition, differentiation, and induction of WAF1 in myeloid leukemia. *Blood* 88:2201, 1996.
873. Morosetti R, Grignani F, Liberatore C, et al: Infrequent alterations of the RAR alpha gene in acute myelogenous leukemias, retinoic acid-resistant acute promyelocytic leukemias, myelodysplastic syndromes, and cell lines. *Blood* 87:4399, 1996.
874. Usuki K, Kitazume K, Endo M, et al: Combination therapy with granulocyte colony-stimulating factor, all-*trans* retinoic acid, and low-dose cytotoxic drugs for acute myelogenous leukemia. *Intern Med* 34:1186, 1995.
875. Zhang W, Piatyszek MA, Kobayashi T, et al: Telomerase activity in human acute myelogenous leukemia: Inhibition of telomerase activity by differentiation-inducing agents. *Clin Cancer Res* 2:799, 1996.
876. Seiter K, Feldman EJ, Dorota Halicka H, et al: Clinical and laboratory evaluation of all-trans retinoic acid modulation of chemotherapy in patients with acute myelogenous leukaemia. *Br J Haematol* 108:40, 2000.
877. Chen Z, Wang Y, Wang W, et al: All-*trans* retinoic acid as a single agent induces complete remission in a patient with acute leukemia of M2a subtype. *Chin Med J* 115:58, 2002.
878. Lehman S, Bengtzen S, Paul A, et al: Effects of arsenic trioxide (As_2O_3) on leukemic cells from patients with non-M3 acute myelogenous leukemia: Studies of cytotoxicity, apoptosis and the pattern of resistance. *Eur J Haematol* 66:357, 2001.
879. Ozturk A, Orhan B, Turken O, et al: Acute myeloblastic leukemia achieving complete remission with amifostine alone. *Leuk Lymphoma* 43:451, 2002.
880. Steins MB, Padro T, Bieker R, et al: Efficacy and safety of thalidomide in patients with acute myeloid leukemia. *Blood* 99:834, 2002.
881. Cabebe E, Wakelee H: Sunitinib: A newly approved small-molecule inhibitor of angiogenesis. *Drugs Today (Barc)* 42:387, 2006.
882. Hatfield KJ, Olsnes AM, Gjertsen BT, Bruserud Ø: Antiangiogenic therapy in acute myelogenous leukemia: Targeting of vascular endothelial growth factor and interleukin 8 as possible antileukemic strategies. *Curr Cancer Drug Targets* 5:229, 2005.
883. Kitagawa M: The angiopoietin signaling pathway as a promising target for the treatment of acute myeloid leukemia. *Haematologica* 91:1155B, 2006.
884. Lancet JE, List AF, Moscinski LC, et al: Treatment of deletion 5q acute myeloid leukemia with lenalidomide. *Leukemia* 21:586, 2007.
885. Burger JA, Bürkle A: The CXCR4 chemokine receptor in acute and chronic leukaemia: A marrow homing receptor and potential therapeutic target. *Br J Haematol* 137:288, 2007.
886. Zeng Z, Samudio IJ, Munsell M, et al: Inhibition of CXCR4 with the novel RCP168 peptide overcomes stroma-mediated chemoresistance in chronic and acute leukemias. *Mol Cancer Ther* 5:3113, 2006.
887. Andreeff M, Konopleva M: Mechanisms of drug resistance in AML. *Cancer Treat Res* 112:237, 2002.
888. Van der Kolk DM, De Vries EG, Muller M, Vellenga E: The role of drug efflux pumps in acute myeloid leukemia. *Leuk Lymphoma* 43:685, 2002.
889. Claxton D, Choudhury A: Potential for therapy with AML-derived dendritic cells. *Leukemia* 15:668, 2001.
890. Rosenblatt J, Avigan D: Can leukemia-derived dendritic cells generate antileukemia immunity? *Expert Rev Vaccines* 5:467, 2006.
891. Panoskaltsis N: Dendritic cells in MDS and AML—Cause, effect or solution to the immune pathogenesis of disease? *Leukemia* 19:354, 2005.
892. Woiciechowsky A, Regn S, Kolb H-J, Roskrow M: Leukemic dendritic cells generated in the presence of FLT3 ligand have the capacity to stimulate an autologous leukemia-specific cytotoxic T cell response from patients with acute myeloid leukemia. *Leukemia* 15:246, 2001.
893. Stripecke R, Levine AM, Pullarkat V, Cardoso AA: Immunotherapy with acute leukemia cells modified into antigen-presenting cells: *Ex vivo* culture and gene transfer methods. *Leukemia* 16:1974, 2002.
894. Galea-Lauri J, Darling D, Mufti G, et al: Eliciting cytotoxic T lymphocytes against acute myeloid leukemia-derived antigens: Evaluation of dendritic cell-leukemia cell hybrids and other antigen-loading strategies for dendritic cell-based vaccination. *Cancer Immunol Immunother* 51:299, 2002.
895. Cooper MA, Caligiuri MA: Immunologic manipulation in AML: From bench to bedside. *Leukemia* 16:736, 2002.
896. Meloni G, Trisolini SM, Capria S, et al: How long can we give interleukin-2? Clinical and immunological evaluation of AML patients after 10 or more years of IL2 administration. *Leukemia* 16:2016, 2002.
897. Baer MR, George SL, Caligiuri MA, et al: Low-dose interleukin-2 immunotherapy does not improve outcome of patients age 60 years and older with acute myeloid leukemia in first complete remission: Cancer and Leukemia Group B Study 9720. *J Clin Oncol* 26:4934, 2008.
898. Elisseeva OA, Oka Y, Tsuboi A, et al: Humoral immune responses against Wilms tumor gene WT1 product in patients with hematopoietic malignancies. *Blood* 99:3272, 2002.
899. Molldrem J: Immune therapy of AML. *Cytotherapy* 4:437, 2002.
900. Norde WJ, Hobo W, van der Voort R, et al: Coinhibitory molecules in hematologic malignancies: Targets for therapeutic intervention. *Blood* 120:728, 2012.
901. Choo A, Palladinetti P, Holmes T, et al: SiRNA targeting the IRF2 transcription factor inhibits leukaemic cell growth. *Int J Oncol* 33:175, 2008.
902. Klisovic RB, Blum W, Wei X, et al: Phase I study of GTI-2040, an antisense to ribonucleotide reductase, in combination with high-dose cytarabine in patients with acute myeloid leukemia. *Clin Cancer Res* 14:3889, 2008.
903. Stevenson GT: CD38 as a therapeutic target. *Mol Med* 12:345, 2006.
904. Abutalib SA, Tallman MS: Monoclonal antibodies for the treatment of acute myeloid leukemia. *Curr Pharm Biotechnol* 7:343, 2006.
905. Wayne AS, FitzGerald DJ, Kreitman RJ, et al: Immunotoxins for leukemia. *Blood* 123:2470, 2014.
906. Curti A, Ruggeri L, D'Addio A, et al: Successful transfer of alloreactive haploidentical KIR ligand-mismatched natural killer cells after infusion in elderly after high risk acute myeloid leukemia patients. *Blood* 11:3273, 2011.
907. Sekeres MA, Gundacker H, Lancet J, et al: A phase 2 study of lenalidomide monotherapy in patients with 5q acute myeloid leukemia: Southwest Oncology Group Study S0605. *Blood* 118: 523, 2011.
908. Blum W, Klisovic RB, Becker H, et al: Dose escalation of lenalidomide in relapsed or refractory acute leukemias. *J Clin Oncol* 28:4919, 2010.
909. Mardiors A, Dos Santos C, McDonald T, et al: T cells expressing CD123=specific chimeric antigen receptors exhibit specific cytolytic effector functions and antitumor effects against human acute myeloid leukemia. *Blood* 122:3138, 2013.
910. Tettamanti S, Biondi A, Biagl E, et al: CD123 AML targeting by chimeric antigen receptors. *Oncoimmunology* 3:e28835, 2014.
911. Rego EM, Kim HT, Ruiz-Arguelles GJ, et al: Improving acute promyelocytic leukemia (APL) outcome in developing countries through networking, results of the International consortium on APL. *Blood* 121:1935, 2013.
912. Sanz MA, Martin G, Gonzalez M, et al: Risk-adapted treatment of acute promyelocytic leukemia with all-trans-retinoic acid and anthracycline monochemotherapy: A multicenter study by the PETHEMA. *Blood* 103:1237, 2004.
913. Avvisati G, Petti MC, Lo-Coco F, et al: Induction therapy with idarubicin alone significantly influences event-free survival duration in patients with newly diagnosed hypergranular acute promyelocytic leukemia: Final results of the GIMEMA randomized study LAP 0389 with 7 years of minimal follow-up. *Blood* 100:3141, 2002.
914. Sanz MA, Tallman MS, Lo-Coco F, et al: Practice points, consensus, and controversial issues in the management of patients with newly diagnosed acute promyelocytic leukemia. *Oncologist* 10:806, 2005.
915. Sanz MA, Lo-Coco F: Standard practice and controversial issues in front-line therapy of acute promyelocytic leukemia. *Haematologica* 90:840, 2005.
916. Sanz MA, Grimwade D, Tallman MS, et al: Management of acute promyelocytic leukemia: Recommendations from an expert panel on behalf of the European LeukemiaNet. *Blood* 113:1875, 2009.

917. Lengfelder E, Reichert A, Schoch C, et al: Double induction strategy including high dose cytarabine in combination with all-trans retinoic acid: Effects in patients with newly diagnosed acute promyelocytic leukemia. German AML Cooperative Group. *Leukemia* 14:1362, 2000.
918. Adès L, Sanz MA, Chevret S, et al: Treatment of newly diagnosed acute promyelocytic leukemia (APL): A comparison of French-Belgian-Swiss and PETHEMA results. *Blood* 111:1078, 2008.
919. Sanz MA, Montesions P, Rayon C, et al: Risk-adapted treatment of acute promyelocytic leukemia based on all-trans retinoic acid and anthracycline with addition of cytarabine in consolidation therapy for high-risk patients; further improvements in treatment outcome. *Blood* 115:5137, 2010.
920. Iland HJ, Bradstock K, Supple SG, et al: All-trans-retinoic acid, idarubicin and IV arsenic trioxide as initial therapy in acute promyelocytic leukemia (APML4). *Blood* 120:1570, 2012.
921. Lo-Coco F, Avvisati G, Vignetti M, et al: Retinoic acid and arsenic trioxide for acute promyelocytic leukemia. *N Engl J Med* 369:111, 2013.
922. Lallemand-Breittenbach V, de The H: Retinoic acid plus arsenic trioxide, the ultimate panacea for acute promyelocytic leukemia? *Blood* 122:2008, 2013.
923. Mandelli F, Latagliata R, Avvisati G, et al: Treatment of elderly patients (> or = 60 years) with newly diagnosed acute promyelocytic leukemia. Results of the Italian multicenter group GIMEMA with ATRA and idarubicin (AIDA) protocols. *Leukemia* 17:1085, 2003.
924. Estey EH, Giles FJ, Beran M, et al: Experience with gemtuzumab ozogamicin ("Mylotarg") and all-*trans* retinoic acid in untreated acute promyelocytic leukemia. *Blood* 99:4222, 2002.
925. Shen ZX, Shi ZZ, Fang J, et al: All-*trans* retinoic acid/As_2O_3 combination yields a high quality remission and survival in newly diagnosed acute promyelocytic leukemia. *Proc Natl Acad Sci U S A* 10:1073, 2004.
926. Tallman MS, Rowe JM: Long-term follow-up and potential for cure in acute promyelocytic leukaemia. *Best Pract Res Clin Haematol* 16:535, 2003.
927. Park JH, Qiao B, Panageas KS, et al: Early death rate in acute promyelocytic leukemia remains high despite all-*trans* retinoic acid. *Blood* 118:1248, 2011.
928. Tallman MS, Altman JK: How I treat acute promyelocytic leukemia. *Blood* 114:5126, 2009.
929. Tallman MS, Andersen JW, Schiffer CA, et al: All-*trans*-retinoic acid in acute promyelocytic leukemia. *N Engl J Med* 337:1021, 1997.
930. Chomienne C, Ballerini P, Balitrand N, et al: All-*trans* retinoic acid in acute promyelocytic leukemia: II. *In vitro* studies: Structure–function relationship. *Blood* 76:1710, 1990.
931. Degos L: Is acute promyelocytic leukemia a curable disease? Treatment strategy for a long-term survival. *Leukemia* 8:911, 1994.
932. Degos L, Dombret H, Chomienne C, et al: All-*trans*-retinoic acid as a differentiating agent in the treatment of acute promyelocytic leukemia. *Blood* 85:2643, 1995.
933. Gallagher RE, Li YP, Rao S, et al: Characterization of acute promyelocytic leukemia cases with PML-RAR alpha break/fusion sites in PML exon 6: Identification of a subgroup with decreased *in vitro* responsiveness to all-*trans* retinoic acid. *Blood* 86:1540, 1995.
934. Licht JD, Chomienne C, Goy A, et al: Clinical and molecular characterization of a rare syndrome of acute promyelocytic leukemia associated with translocation (11;17). *Blood* 85:1083, 1995.
935. Jansen JH, De Ridder MC, Geertsma WM, et al: Complete remission of t(11;17) positive acute promyelocytic leukemia induced by all-*trans* retinoic acid and granulocyte colony-stimulating factor. *Blood* 94:39, 1999.
936. Tallman MS, Andersen JW, Schiffer CA, et al: All-*trans* retinoic acid in acute promyelocytic leukemia: Long-term outcome and prognostic factor analysis from the North American Intergroup protocol. *Blood* 100:4298, 2002.
937. Hernandez JM, Martin G, Gutierrez MC, et al: Additional cytogenetic changes do not influence the outcome of patients with newly diagnosed acute promyelocytic leukemia treated with an ATRA plus anthracycline based protocol. A report of the Spanish group PETHEMA. *Haematologica* 86:807, 2001.
938. Kennedy GA, Marlton P, Cobcroft R, Gill D: Molecular remission without blood product support using all-*trans* retinoic acid (ATRA) induction and combined arsenic trioxide/ATRA consolidation in a Jehovah's Witness with *de novo* acute promyelocytic leukemia. *Br J Haematol* 111:1103, 2000.
939. Martinelli G, Ottaviani E, Testoni N, et al: Disappearance of PML/RAR alpha acute promyelocytic leukemia associated transcript during consolidation chemotherapy. *Haematologica* 83:985, 1998.
940. Fadilah SA, Hatta AZ, Keng CS, et al: Successful treatment of acute promyelocytic leukemia in pregnancy with all-trans retinoic acid. *Leukemia* 15:1665, 2001.
941. Carridice D, Austin N, Bayston K, Ganly PS: Successful treatment of acute promyelocytic leukaemia during pregnancy. *Clin Lab Haematol* 24:307, 2002.
942. Tallman MS, Andersen JW, Schiffer CA, et al: Clinical description of 44 patients with acute promyelocytic leukemia who developed the retinoic acid syndrome. *Blood* 95:90, 2000.
943. Sanz MA, Montesinos P: How we prevent and treat differentiation syndrome in patients with acute promyelocytic leukemia. *Blood* 123:2777, 2014.
944. Larsen RS, Tallman MS: Retinoic acid syndrome: Manifestations, pathogenesis, and treatment. *Best Pract Res Clin Haematol* 16:453, 2003.
945. Frankel SR, Eardley A, Lauwers G, et al: The "retinoic acid syndrome" in acute promyelocytic leukemia. *Ann Intern Med* 117:292, 1992.
946. De Botton S, Dombret H, Sanz M, et al: Incidence, clinical features, and outcome of all *trans*-retinoic acid syndrome in 413 cases of newly diagnosed acute promyelocytic leukemia. The European APL Group. *Blood* 92:2712, 1998.
947. Azlin ZA, Ahmed T: Cure in acute promyelocytic leukemia—Now more readily achievable with less toxic therapy. *Blood* 79:2492, 1992.
948. Tallman MS: Retinoic acid syndrome: A problem of the past? *Leukemia* 16:160, 2002.
949. Falanga A, Barbui T: Coagulopathy of acute promyelocytic leukemia. *Acta Haematol* 106:43, 2001.
950. Yanada M, Matsushita T, Asou N, et al: Severe hemorrhagic complications during remission induction therapy for acute promyelocytic leukemia: Incidence, risk factors, and influence on outcome. *Eur J Haematol* 78:213, 2007.
951. Goldberg MA, Ginsburg D, Mayer RJ, et al: Is heparin administration necessary during induction chemotherapy for patients with acute promyelocytic leukemia? *Blood* 69:187, 1987.
952. Visani G, Gugliotta L, Tosi P, et al: All-trans retinoic acid significantly reduces the incidence of early hemorrhagic death during induction therapy of acute promyelocytic leukemia. *Eur J Haematol* 64:139, 2000.
953. Jacomo RH, Santana-Lemos BA, Lima ASG, et al: Methionine-induced hyperhomocysteinemia reverses fibrinolytic pathway activation in a murine model of actue promyelocytic leukemia. *Blood* 120:207, 2012.
954. Petti MC, Avvisati G, Amadori S, et al: Acute promyelocytic leukaemia: Clinical aspects and results of treatment in 62 patients. *Haematologica* 72:151, 1987.
955. Kizaki M, Ueno H, Yamazoe Y, et al: Mechanisms of retinoid resistance in leukemic cells: Possible role of cytochrome P450 and P-glycoprotein. *Blood* 87:725, 1996.
956. Adès L, Chevret S, Raffoux E, et al: Is cytarabine useful in the treatment of acute promyelocytic leukemia? Results of a randomized trial from the European Acute Promyelocytic Leukemia Group. *J Clin Oncol* 24:5703, 2006.
957. Asou N, Kishimoto Y, Kiyoi H, et al: A randomized study with or without intensified maintenance chemotherapy in patients with acute promyelocytic leukemia who have become negative for PML-RARalpha transcript after consolidation therapy: The Japan Adult Leukemia Study Group (JALSG) APL97 study. *Blood* 110:59, 2007.
958. Tsimberidou AM, Kantarjian H, Keating MJ, Estey E: Optimizing treatment for elderly patients with acute promyelocytic leukemia: Is it time to replace chemotherapy with all-*trans* retinoic acid and arsenic trioxide? *Leuk Lymphoma* 47:2282, 2006.
959. Chen GQ, Shi XG, Tang W, et al: Use of arsenic trioxide (As_2O_3) in the treatment of acute promyelocytic leukemia (APL): 1. As_2O_3 exerts dose-dependent dual effects on APL cells. *Blood* 89:3345, 1997.
960. Jing Y, Dai J, Chalmers-Redman RME, et al: Arsenic trioxide selectively induces acute promyelocytic leukemia cell apoptosis via a hydrogen peroxide-dependent pathway. *Blood* 94:2102, 1999.
961. Mathas S, Lietz A, Janz M, et al: Inhibition of NF-kappaB essentially contributes to arsenic-induced apoptosis. *Blood* 102:1028, 2003.
962. Ozpolat B, Akar U, Zorrilla-Calancha I, et al: Death-associated protein 5 (DAP5/p97/NAT1) contributes to retinoic acid-induced granulocytic differentiation and arsenic trioxide-induced apoptosis in acute promyelocytic leukemia. *Apoptosis* 13:915, 2008.
963. Soignet SL, Maslak P, Wang ZG, et al: Complete remission after treatment of acute promyelocytic leukemia with arsenic trioxide. *N Engl J Med* 339:1341, 1998.
964. Kwong YL, Au WY, Chim CS, et al: Arsenic trioxide- and idarubicin-induced remissions in relapsed acute promyelocytic leukaemia: Clinicopathological and molecular features of a pilot study. *Am J Hematol* 66:274, 2001.
965. Raffoux E, Rousselot P, Poupon J, et al: Combined treatment with arsenic trioxide and all-trans-retinoic acid in patients with relapsed acute promyelocytic leukemia. *J Clin Oncol* 21:2326, 2003.
966. Comacho LH, Soignet SL, Chanel S, et al: Leukocytosis and the retinoic acid syndrome in patients with acute promyelocytic leukemia treated with arsenic trioxide. *J Clin Oncol* 18:2620, 2000.
967. Unnikrishnan D, Dutcher JP, Varshneya N, et al: Torsades de pointes in 3 patients with leukemia treated with arsenic trioxide. *Blood* 97:1514, 2001.
968. Zhou J, Meng R, Li X, et al: The effect of arsenic trioxide on QT interval prolongation during APL therapy. *Chin Med J* 116:1764, 2003.
969. Fenaux P, Chastang C, Chevret S, et al: A randomized comparison of all-*trans* retinoic acid (ATRA) followed by chemotherapy and ATRA plus chemotherapy and the role of maintenance therapy in newly diagnosed acute promyelocytic leukemia. The European APL Group. *Blood* 94:1192, 1999.
970. Ades L, Guerci A, Raffoux E, et al: Very long-term outcome of acute promyelocytic leukemia after treatment with all-*trans* retinoic acid and chemotherapy: The European APL Group experience. *Blood* 115:1690, 2010.
971. Thirugnanam R, George B, Chendamarai E, et al: Comparison of clinical outcomes of patients with relapsed acute promyelocytic leukemia induced with arsenic trioxide and consolidated with either an autologous stem clel transplant or an arsenic trioxide-based regimen. *Biol Blood Marrow Transplant* 15:1479, 2009.
972. de Bottom S, Fawaz A, Chevret S, et al: Autologous and allogeneic stem-cell transplantation as salvage treatment of acute promyelocytic leukemia initially treated with all-trans-retinoic acid: A retrospective analysis of the European acute promyelocytic leukemia groups. *J Clin Oncol* 23:120, 2005.
973. Aribi A, Kantarjian HM, Estey EH, et al: Combination therapy with arsenic trioxide, all-trans retinoic acid, and gemtuzumab ozogamicin in recurrent acute promyelocytic leukemia. *Cancer* 109:1355, 2007.
974. Lo-Coco F, Romano A, Mengarelli A, et al: Allogeneic stem cell transplantation for advanced acute promyelocytic leukemia: Results in patients treated in second molecular remission or with molecularly persistent disease. *Leukemia* 17:1930, 2003.
975. Nabhan C, Mehta J, Tallman MS: The role of bone marrow transplantation in acute promyelocytic leukemia. *Bone Marrow Transplant* 28:219, 2001.
976. Colvic N, Bogdanovic A, Miljic P, et al: Central nervous system relapse in acute promyelocytic leukemia. *Am J Hematol* 71:60, 2002.
977. Sanz MA, Larrea L, Sanz G, et al: Cutaneous promyelocytic sarcoma at sites of vascular access and marrow aspiration. A characteristic localization of chloromas in acute promyelocytic leukemia? *Haematologica* 85:758, 2000.
978. Latagliata R, Carmosino I, Breccia M, et al: Late relapses in acute promyelocytic leukaemia. *Acta Haematol* 117:106, 2007.
979. Esteve J, Escoda L, Martín G, et al: Outcome of patients with acute promyelocytic leukemia failing to front-line treatment with all-*trans* retinoic acid and anthracycline-based chemotherapy (PETHEMA protocols LPA96 and LPA99): Benefit of an early intervention. *Leukemia* 21:446, 2007.
980. Latagliata R, Petti MC, Fenu S, et al: Therapy-related myelodysplastic syndrome-acute

myelogenous leukemia in patients treated for acute promyelocytic leukemia: An emerging problem. *Blood* 99:822, 2002.

981. Lobe I, Rigal-Huguet F, Vekhoff A, et al: Myelodysplastic syndrome after acute promyelocytic leukemia: The European APL group. *Leukemia* 17:1600, 2003.

982. Garcia-Manero G, Kantarjian HM, Kornblau S, Estey E: Therapy-related myelodysplastic syndrome or acute myelogenous leukemia in patients with acute promyelocytic leukemia (APL). *Leukemia* 16:1888, 2002.

983. Jantunen E, Heinonen K, Mahlamäki E, et al: Secondary acute promyelocytic leukemia: An increasingly common entity. *Leuk Lymphoma* 48:190, 2007.

984. Yoo SJ, Park CJ, Jang S, et al: Inferior prognostic outcome in acute promyelocytic leukemia with alterations of FLT3 gene. *Leuk Lymphoma* 47:1788, 2006.

985. Gallagher RE, Moser BK, Racevskis J, et al: Treatment-influenced associations of PML-RARα mutations, FLT3 mutations, and additional chromosome abnormalities in relapsed acute promyelocytic leukemia. *Blood* 120: 2098, 2012.

986. Lu DP, Qiui JY, Jiang B, et al: Tetra-arsenic tetra-sulfide for the treatment of acute promyelocytic leukemia: A pilot report. *Blood* 99:2136, 2002.

987. Takeuchi M, Yano T, Omoto E, et al: Relapsed acute promyelocytic leukemia previously treated with all-*trans* retinoic acid: Clinical experience with a new synthetic retinoid, Am-80. *Leuk Lymphoma* 31:441, 1998.

988. Bally C, FadallahJ, Leverger G, et al: Outcome of acute promyelocytic leukemia (APL) in children and adolescents: An analysis in two consecutive trials of the European APL group. *J Clin Oncol* 30:1641, 2012.

989. Smith MA, McCaffrey RP, Karp JE: The secondary leukemias: Challenges and research directions. *J Natl Cancer Inst* 88:407, 1996.

990. Smith MA, Rubinstein L, Anderson JR, et al: Secondary leukemia or myelodysplastic syndrome after treatment with epipodophyllotoxins. *J Clin Oncol* 17:569, 1999.

991. Ng A, Taylor GM, Eden OB: Treatment-related leukaemia: A clinical and scientific challenge. *Cancer Treat Rev* 26:377, 2000.

992. Super HJ, McCabe NR, Thirman MJ, et al: Rearrangements of the MLL gene in therapy-related acute myeloid leukemia in patients previously treated with agents targeting DNA-topoisomerase 11. *Blood* 82:3705, 1993.

993. Dissing M, Le Beau MM, Pedersen-Bjergaard J: Inversion of chromosome 16 and uncommon rearrangements of the CBFB and MYHI1 genes in therapy-related acute myeloid leukemia: Rare events related to DNA-topoisomerase II inhibitors? *J Clin Oncol* 16:1890, 1998.

994. Gondek LP, Tiu R, O'Keefe CL, et al: Chromosomal lesions and uniparental disomy detected by SNP arrays in MDS, MDS/MPD, and MDS-derived AML. *Blood* 111:1534, 2008.

995. Seedhouse C, Russell N: Advances in the understanding of susceptibility to treatment-related acute myeloid leukaemia. *Br J Haematol* 137:513, 2007.

996. Pogliani EM, Pioltelli P, Russini F, et al: Acute leukemia following cisplatin for ovarian cancer [letter]. *Haematologica* 72:184, 1987.

997. Kolte B, Baer AN, Sait SN, et al: Acute myeloid leukemia in the setting of low dose weekly methotrexate therapy for rheumatoid arthritis. *Leuk Lymphoma* 42:371, 2001.

998. Bakland G, Nossent H: Acute myelogenous leukemia following etanercept therapy. *Rheumatology (Oxford)* 42:900, 2003.

999. Noronha V, Berliner N, Ballen KK, et al: Treatment-related myelodysplasia/AML in a patient with a history of breast cancer and an oligodendroglioma treated with temozolomide: Case study and review of the literature. *Neuro Oncol* 8:280, 2006.

1000. Aktan M, Tanakol R, Nalcaci M, Dincol G: Leukemia in a patient treated with growth hormone. *Endocr J* 47:471, 2000.

1001. Freedman MH, Bonilla MA, Fier C, et al: Myelodysplasia syndrome and acute myeloid leukemia in patients with congenital neutropenia receiving G-CSF therapy. *Blood* 96:429, 2000.

1002. Andersen MK, Pedersen-Bjergaard J: Therapy-related MDS and AML in acute promyelocytic leukemia. *Blood* 100:1928, 2002.

1003. Barnard DR, Lange B, Alonzo TA, et al: Acute myeloid leukemia and myelodysplastic syndrome in children treated for cancer: Comparison with primary presentation. *Blood* 100:427, 2002.

1004. Smith RE, Bryant J, DeCillis A, et al: Acute myeloid leukemia and myelodysplastic syndrome after doxorubicin-cyclophosphamide adjuvant therapy for operable breast cancer: The National Surgical Adjuvant Breast and Bowel Project Experience. *J Clin Oncol* 21:1195, 2003.

1005. Gershkevitsh E, Rosenberg I, Dearnaley DP, Trott KR: Bone marrow doses and leukemia risk in radiotherapy of prostate cancer. *Radiother Oncol* 53:189, 1999.

1006. Armitage JO, Carbone PP, Connors JM, et al: Treatment-related myelodysplasia and acute leukemia in non-Hodgkin's lymphoma. *J Clin Oncol* 21:897, 2003.

1007. Lambertenghi Deliliers G, Annaloro C, Pozzoli E, et al: Cytogenetic and myelodysplastic alterations after autologous hemopoietic stem cell transplantation. *Leuk Res* 23:291, 1999.

1008. Legare RD, Gribben JG, Maragh M, et al: Prediction of therapy-related acute myelogenous leukemia (AML) and myelodysplastic syndrome (MDS) after autologous bone marrow transplant (ABMT) for lymphoma. *Am J Hematol* 56:45, 1997.

1009. Micallef IN, Lillington DM, Apostolidis J, et al: Therapy-related myelodysplasia and secondary acute myelogenous leukemia after high-dose therapy with autologous hematopoietic progenitor-cell support for lymphoid malignancies. *J Clin Oncol* 18:847, 2000.

1010. Lillington DM, Micallef IN, Carpenter E, et al: Detection of chromosome abnormalities pre-high-dose treatment in patients developing therapy-related myelodysplasia and secondary acute myelogenous leukemia after treatment for non-Hodgkin's lymphoma. *J Clin Oncol* 19:2472, 2001.

1011. Estey EH: Treatment of acute myelogenous leukemia and myelodys-plastic syndromes. *Semin Hematol* 32:132, 1995.

1012. Witherspoon RP, Deeg HJ, Storer B, et al: Hematopoietic stem-cell transplantation for treatment-related leukemia or myelodysplasia. *J Clin Oncol* 19:2134, 2001.

1013. Costa LJ, Rodriguez V, Porrata LF, et al: Autologous HSC transplant in t-MDS/AML using cells harvested prior to the development of the secondary malignancy. *Bone Marrow Transplant* 42:497, 2008.

1014. Anderson JE, Gooley TA, Schoch G, et al: Stem cell transplantation for secondary acute myeloid leukemia: Evaluation of transplantation as initial therapy or following induction chemotherapy. *Blood* 89:2578, 1997.

1015. Rowe JM: Therapy of secondary leukemia. *Leukemia* 16:748, 2002.

1016. Rosenfield C, Kantarjian H: Is myelodysplastic related acute myelogenous leukemia a distinct entity from *de novo* acute myelogenous leukemia? Potential for targeted therapies. *Leuk Lymphoma* 41:493, 2001.

1017. Viniou NA, Vassilakopoulos TP, Giakoumi X, et al: Ida-FLAG plus imatinib mesylate-induced remission with chemoresistant Ph1+ acute myeloid leukemia. *Eur J Haematol* 72:58, 2004.

1018. Brincker H: Estimate of overall treatment results in acute nonlymphocytic leukemia based on age-specific rates of incidence and complete remission. *Cancer Treat Rep* 69:5, 1985.

1019. Büchner T, Berdel WE, Haferlach C, et al: Age-related risk profile and chemotherapy dose response in acute myeloid leukemia: A study by the German Acute Myeloid Leukemia Cooperative Group. *J Clin Oncol* 27:61, 2009.

1020. Kuendgen A, Germing U: Emerging treatment strategies for acute myeloid leukemia (AML) in the elderly. *Cancer Treat Rev* 35:97, 2009.

1021. Dombret H, Raffoux E, Gardin C: Acute myeloid leukemia in the elderly. *Semin Oncol* 35:430, 2008.

1022. Ferrara F, Pinto A: Acute myeloid leukemia in the elderly: Current therapeutic results and perspectives for clinical research. *Rev Recent Clin Trials* 2:33, 2007.

1023. Pinto A, Zulian GB, Archimbaud E: Acute myelogenous leukaemia. *Crit Rev Oncol Hematol* 27:161, 1998.

1024. Leith CP, Kopecky KJ, Godwin J, et al: Acute myeloid leukemia in the elderly: Assessment of multidrug resistance (MDR1) and cytogenetics distinguishes biologic subgroups with remarkably distinct responses to standard chemotherapy. A Southwest Oncology Group study. *Blood* 89:3323, 1997.

1025. Bacher U, Kern W, Schnittger S, et al: Population-based age-specific incidences of cytogenetic subgroups of acute myeloid leukemia. *Haematologica* 90:1502, 2005.

1026. Ballester O, Moscinski LC, Morris D, Balducci L: Acute myelogenous leukemia in the elderly. *J Am Geriatr Soc* 40:277, 1992.

1027. Klepin HD, Rao AV, Pardee TS: Acute myeloid leukemia and myelodysplastic syndromes in older adults. *J Clin Oncol* 23:2541, 2014.

1028. Klepin H, Balducci L: Acute myelogenous leukemia in older adults, *Oncologist* 13:222, 2009.

1029. Klepin HD, Geiger AM, Tooze JA, et al: Geriatric assessment predicts survival for older adults receiving induction chemotherapy for acute myelogenous leukemia. *Blood* 121:4287, 2013.

1030. Baz R, Rodriguez C, Fu AZ, et al: Impact of remission induction chemotherapy on survival in older adults with acute myeloid leukemia. *Cancer* 110:1752, 2007.

1031. Juliusson G, Antunovic P, Derolf A, et al: Age and acute myeloid leukemia: Real world data on decision to treat and outcomes from the Swedish Acute Leukemia Registry. *Blood* 113:4179, 2009.

1032. Deschler B, de Witte T, Mertelsmann R, Lübbert M: Treatment decision-making for older patients with high-risk myelodysplastic syndrome or acute myeloid leukemia: Problems and approaches. *Haematologica* 91:1513, 2006.

1033. Kantarjian H, Ravandi F, O'Brien S, et al: Intensive chemotherapy does not benefit most older patients (age 70 year or older) with acute myeloid leukemia. *Blood* 116:4422, 2010.

1034. Malfusion J-V, Etienne A, Turlure P, et al: Risk factors and decision criteria for intensive chemotherapy in older patients with acute myeloid leukemia. *Haematologica* 93:1806, 2008.

1035. Kalaycio M, Pohlman B, Elson P, et al: Chemotherapy for acute myelogenous leukemia in the elderly with cytarabine, mitoxantrone, and granulocyte-macrophage colony-stimulating factor. *Am J Clin Oncol* 24:58, 2001.

1036. Bennett CL, Hynes D, Godwin J, et al: Economic analysis of granulocyte colony stimulating factor as adjunct therapy for older patients with acute myelogenous leukemia (AML): Estimates from a Southwest Oncology Group clinical trial. *Cancer Invest* 19:603, 2001.

1037. Löwenberg B, Suciu S, Archimbaud E, et al: Mitoxantrone versus daunorubicin in induction-consolidation chemotherapy—The value of low-dose cytarabine for maintenance of remission, and an assessment of prognostic factors in acute myeloid leukemia in the elderly: Final report. European Organization for the Research and Treatment of Cancer and the Dutch-Belgian Hemato-Oncology Cooperative Hovon Group. *J Clin Oncol* 16:872, 1998.

1038. Harousseau JL, Rigal-Huguet F, Hurteloup P, et al: Treatment of acute myeloid leukemia in elderly patients with oral idarubicin as a single agent. *Eur J Haematol* 42:182, 1989.

1039. Anderson JE, Kopecky KJ, Willman CL, et al: Outcome after induction chemotherapy for older patients with acute myeloid leukemia is not improved with mitoxantrone and etoposide compared to cytarabine and daunorubicin: A Southwest Oncology Group study. *Blood* 100:3869, 2002.

1040. Hartman F, Jacobs G, Gotto H, et al: Cytosine arabinoside, idarubicin and divided dose etoposide for the treatment of acute myeloid leukemia in elderly patients. *Leuk Lymphoma* 42:347, 2001.

1041. Kanemura N, Tsurumi H, Kasahara S, et al: Continuous drip infusion of low dose cytarabine and etoposide with granulocyte colony-stimulating factor for elderly patients with acute myeloid leukaemia ineligible for intensive chemotherapy. *Hematol Oncol* 26:33, 2008.

1042. Brandwein JM, Yang L, Schimmer AD, et al: A phase II study of temozolomide therapy for poor-risk patients aged > or = 60 years with acute myeloid leukemia: Low levels of MGMT predict for response. *Leukemia* 21:821, 2007.

1043. Faderl S, Ravandi F, Huang X, et al: A randomized study of clofarabine versus clofarabine plus low-dose cytarabine as front-line therapy for patients aged 60 years and older with acute myeloid leukemia and high-risk myelodysplastic syndrome. *Blood* 112:1638, 2008.

1044. Burnett AK, Russell NH, Kell J, et al: European development of clofarabine as treatment for older patients with acute myeloid leukemia considered unsuitable for inten-

sive chemotherapy. *J Clin Oncol* 28:2389, 2010.
1045. Kantarjian HM, Erba HP, Claxton D, et al: Phase II study of clofarabine monotherapy in previously untreated older adults with acute myeloid leukemia and unfavorable prognostic factors. *J Clin Oncol* 28:549, 2009.
1046. Ossenkoppele GJ, Stussi G, Maertens J, et al: Addition of bevacizumab to chemotherapy in acute myeloid leukemia at older age: A randomized phase 2 trial of the Dutch-Belgian Cooperative Trial Group for Hemato-Oncology (HOVON) and the Swiss Group for Cancer Research (SAKK). *Blood* 120:4706, 2012.
1047. Serve H, Krug U, Wagner R, et al: Sorafenib in combination with intensive chemotherapy in elderly patients with acute myeloid leukemia: Results from a randomized, placebo-controlled trial. *J Clin Oncol* 31:3110, 2013.
1048. Burnett AK, Hills RK, Hunter AE, et al: The addition of gemtuzumab ozogamicin to low-dose Ara-C improves remission rate but does not significantly prolong survival in older patients with acute myeloid leukaemia: Results from the LFR AML14 and NCRI AML16 pick-a-winner comparison. *Leukemia* 27:75, 2013.
1049. Amadori S, Suciu S, Stasi R, et al: Sequential combination of gemtuzumab ozogamicin and standard chemotherapy in older patients with newly diagnosed acute myeloid leukemia; results of a randomized phase III trial by the EORTC and GIMEMA consortium (AML-17). *J Clin Oncol* 31:4424, 2013.
1050. Schiller GJ: Postremission therapy of acute myeloid leukemia in older adults. *Leukemia* 10(Suppl 1):S18, 1996.
1051. Kiss TL, Sabry W, Lazarus HM, Lipton JH: Blood and marrow transplantation in elderly acute myeloid leukaemia patients—Older certainly is not better. *Bone Marrow Transplant* 40:405, 2007.
1052. McClune BL, Weisdorf DJ, Pedersen TI, et al: Effect of age on outcome of reduced-intensity hematopoietic cell transplantation for older patients with acute myeloid leukemia in first complete remission or with myelodysplastic syndrome. *J Clin Oncol* 28:1878, 2010.
1053. Herzig RH: High-dose ara-C in older adults with acute leukemia. *Leukemia* 10(Suppl 1): S10, 1996.
1054. Letendre L, Noel P, Litzow MR, et al: Treatment of acute myelogenous leukemia in the older patient with attenuated high-dose ara-C. *Am J Clin Oncol* 21:142, 1998.
1055. Schiller G, Lee M: Long-term outcome of high-dose cytarabine-based consolidation chemotherapy for older patients with acute myelogenous leukemia. *Leuk Lymphoma* 25:111, 1997.
1056. Löwenberg B: Post-remission treatment of acute myelogenous leukemia. *N Engl J Med* 332:260, 1995.
1057. Gardin C, Turlure P, Fagot T, et al: Postremission treatment of elderly patients with acute myeloid leukemia in first complete remission after intensive induction chemotherapy: Results of the multicenter randomized Acute Leukemia French Association (ALFA) 9803 trial. *Blood* 109:5129, 2007.
1058. DeLima M, Ghaddar H, Pierce S, Estey E: Treatment of newly-diagnosed acute myelogenous leukaemia in patients aged 80 years and above. *Br J Haematol* 93:89, 1996.
1059. Burnett AK, Mohite U: Treatment of older patients with acute myeloid leukemia—New agents. *Semin Hematol* 43:96, 2006.
1060. Estey EH: Older adults: Should the paradigm shift from standard therapy? *Best Pract Res Clin Haematol* 21:61, 2008.
1061. Etienne A, Esterni B, Charbonnier A, et al: Comorbidity is an independent predictor of complete remission in elderly patients receiving induction chemotherapy for acute myeloid leukemia. *Cancer* 109:1376, 2007.
1062. Gupta V, Xu W, Keng C, et al: The outcome of intensive induction therapy in patients > or = 70 years with acute myeloid leukemia. *Leukemia* 21:1321, 2007.
1063. Estey EH: General approach to, and perspectives on clinical research in, older patients with newly diagnosed acute myeloid leukemia. *Semin Hematol* 43:89, 2006.
1064. Johnson PR, Yin JA: Prognostic factors in elderly patients with acute myeloid leukaemia. *Leuk Lymphoma* 16:51, 1994.
1065. Oberg G, Killander A, Björeman M, et al: Long-term follow-up of patients > or = 60 yr old with acute myeloid leukaemia. *Eur J Haematol* 68:376, 2002.
1066. Stone RM: The difficult problem of acute myeloid leukemia in the older adult. *CA Cancer J Clin* 52:363, 2002.
1067. Alibhai SM, Leach M, Kermalli H, et al: The impact of acute myeloid leukemia and its treatment on quality of life and functional status in older adults. *Crit Rev Oncol Hematol* 64:19, 2007.
1068. Büchner T, Berdel WE, Wörmann B, et al: Treatment of older patients with AML. *Crit Rev Oncol Hematol* 56:247, 2005.
1069. Surveillance, Epidemiology, and End Results (SEER): Myeloid leukemia: 5-Year relative and period survival by race, sex, diagnosis year and age, 1975-2011. Available at: http://seer.cancer.gov/csr/1975_2011/browse_csr.php?sectionSEL=13&pageSEL=sect_13_table.16.html
1070. Prebet T, Boissel N, Reutenauer S, et al: Acute myeloid leukemia with translocation (8;21) or inversion (16) in elderly patients treated with conventional chemotherapy: A collaborative study of the French CBF-AML intergroup. *J Clin Oncol* 27:4747, 2009.
1071. Perrot A, Luquet I, Pigneux A, et al: Dismal prognostic value of monosomal karyotype in elderly patients with acute myeloid leukemia: A GOELAMS study of 186 patients with unfavorable cytogenetic abnormalities. *Blood* 118:679, 2011.
1072. Renosos EE, Shepard FA, Messner HA, et al: Acute leukemia during pregnancy: The Toronto Leukemia Study Group Experience with long-term follow-up of children exposed in utero to chemotherapeutic agents. *J Clin Oncol* 5:1098, 1987.
1073. Caligiuri MA, Mayer RJ: Pregnancy and leukemia. *Semin Oncol* 16:388, 1989.
1074. Chang A, Patel S: Treatment of acute myeloid leukemia during pregnancy: A systematic review of the literature. *Ann Pharmacother* 49:48, 2015.
1075. Chelghoum Y, Vey N, Raffoux E, et al: Acute leukemia during pregnancy: A report on 37 patients and a review of the literature. *Cancer* 104:110, 2005.
1076. Salah AJ, Alhejazi A, Ahmed SO, et al: Leukemia during pregnancy: Long term follow up of 32 cases form a single institution. *Hematol Oncol Stem Cell Ther* 7:63, 2014.
1077. Aviles A, Neri N: Hematological malignancies and pregnancy: A final report of 84 children who received chemotherapy *in utero*. *Clin Lymphoma* 2:173, 2001.
1078. Greenlund LJ, Letendre L, Tefferi A: Acute leukemia during pregnancy: A single institutional experience with 17 cases. *Leuk Lymphoma* 41:571, 2001.
1079. Shapira T, Pereg D, Lishner M: How I treat acute and chronic leukemia in pregnancy. *Blood Rev* 22:247, 2008.
1080. Osada S, Horibe K, Oiwa K, et al: A case of infantile acute monocytic leukemia caused by vertical transmission of the mother's leukemic cells. *Cancer* 65:1146, 1990.
1081. Lipovsky MM, Biesma DH, Christiaens GC, Petersen EJ: Successful treatment of acute promyelocytic leukaemia with all-*trans* retinoic acid during late pregnancy. *Br J Haematol* 94:669, 1996.
1082. Valappil S, Kurkar M, Howell R, et al: Outcome of pregnancy in women treated with all-trans retinoic acid; a case report and review of literature. *Hematology* 12:415, 2007.
1083. Gregory J, Arceci R: Acute myeloid leukemia in children: A review of risk factors and recent trials. *Cancer Invest* 20:1027, 2002.
1084. Clark JJ, Smith FO, Arceci RJ: Update in childhood myeloid leukemia: Recent developments in the molecular basis of disease and novel therapies. *Curr Opin Hematol* 10:31, 2002.
1085. Arceci RJ: Progress and controversies in the treatment of pediatric acute myelogenous leukemia. *Curr Opin Hematol* 9:353, 2002.
1086. Webb DKH, Harrison G, Stevens RF, et al: Relationships between age at diagnosis, clinical features, and outcome of therapy in children in the Medical Research Council AML 10 and 12 trials for acute myeloid leukemia. *Blood* 98:1714, 2001.
1087. Zwaan CM, Meshinchi S, Radich JP, et al: FLT3 internal tandem duplication in 234 children with acute myeloid leukemia: Prognostic significance and relation to cellular drug resistance. *Blood* 102:2387, 2002.
1088. Wheatley K, Burnett AK, Goldstone AH, et al: A simple robust, validated and highly predictive index for the determination of risk-directed therapy in acute myeloid leukaemia derived from the MRC AML 10 trial. *Br J Haematol* 107:69, 1999.
1089. Wells RJ, Arthur DC, Srivastava A, et al: Prognostic variables in newly diagnosed children and adolescents with acute myeloid leukemia. *Leukemia* 16:601, 2002.
1090. Sievers EL, Lange BJ, Alonzo TA, et al: Immunophenotypic evidence of leukemia after induction therapy predicts relapse: Results from a prospective Children's Cancer Group study of 252 patients with acute myeloid leukemia. *Blood* 101:3398, 2003.
1091. Hann IM, Webb DK, Gibson BE, Harrison CJ: MRC trials in childhood acute myeloid leukaemia. *Ann Hematol* 83 (Suppl 1):S108, 2004.
1092. Coenen EV, Zwaan CM, Reinhardt D, et al: Pediatric acute myeloid leukemia with t(8;16)(p11;p13), a distinct clinical and biological entity: A collaborative study by the International-Berlin-Frankfurt-Munster AML study group. *Blood* 122:2702, 2013.
1093. Balgobind BV, Raimondi SC, Harbott J, et al: Novel prognostic subgroups in childhood 11p23/MLL-rearranged acute myeloid leukemia: Results of an international retrospective study. *Blood* 114:2489, 2009.
1094. Liang DC, Liu HC, Yang CP, et al: Cooperating gene mutations in childhood acute myeloid leukemia with special reference on mutations of *ASXL1*, *TET2*, *IDH1*, *IDH2*, and *DNMT3A*. *Blood* 121:2988, 2013.
1095. Woods WG, Neudorf S, Gold S, et al: A comparison of allogeneic bone marrow transplantation, autologous bone marrow transplantation, and aggressive chemotherapy in children with acute myeloid leukemia in remission: A report from the Children's Cancer Group. *Blood* 97:56, 2001.
1096. Pession A, Masetti R, Rizzari C, et al: Results of the AIEOP AML 2002/01 multicenter prospective trial for the treatment of children with acute myeloid leukemia. *Blood* 122:170, 2013.
1097. Kawasaki H, Isoyama K, Eguchi M, et al: Superior outcome of infant acute myeloid leukemia with intensive chemotherapy: Results of the Japan Infant Leukemia Study Group. *Blood* 98:3589, 2001.
1098. Chessels JM, Harrison CJ, Kempski H, et al: Clinical features, cytogenetics, and outcome in acute lymphoblastic and myeloid leukemia of infancy: Report from the MRC Childhood Leukemia working party. *Leukemia* 16:776, 2002.
1099. Rocha V, Cornish J, Sievers EL, et al: Comparison of outcomes of unrelated bone marrow and umbilical cord blood transplants in children with acute leukemia. *Blood* 97:2962, 2001.
1100. Leung W, Hudson MM, Strickland DK, et al: Late effects of treatment in survivors of childhood acute myeloid leukemia. *J Clin Oncol* 18:3273, 2000.
1101. Leung W, Ribiero RC, Hudson MM, et al: Second malignancy after treatment of childhood acute myeloid leukemia. *Leukemia* 15:41, 2001.
1102. Verhagen C, Stalpers LJ, dePauw BE, Haanen C: Drug-induced skin reactions in patients with acute non-lymphocytic leukaemia. *Eur J Haematol* 38:225, 1987.
1103. Kapusta L, Groot-Loonen J, Thijssen JM, et al: Regional cardiac wall motion abnormalities during and shortly after anthracyclines therapy. *Med Pediatr Oncol* 41:426, 2003.
1104. Sawyer DB: Anthracyclines and heart failure. *N Engl J Med* 368:1154, 2013.
1105. Benvenuto GM, Ometto R, Fontanelli A, et al: Chemotherapy-related cardiotoxicity: New diagnostic and preventive strategies. *Ital Heart J* 4:655, 2003.
1106. Dietz B, van der Hem KG: Late-onset cardiotoxicity of chemotherapy and radiotherapy. *Neth J Med* 61:228, 2003.
1107. Theodoulou M, Hudis C: Cardiac profiles of liposomal anthracyclines: Greater cardiac safety versus conventional doxorubicin? *Cancer* 100:2052, 2004.
1108. Swain SM, Vici P: The current and future role of dexrazoxane as a cardioprotectant in anthracycline treatment: Expert panel review. *J Cancer Res Clin Oncol* 130:1, 2004.
1109. Anderson LA, Pfeiffer R, Warren JL, et al: Hematopoietic malignancies associated with viral and alcoholic hepatitis. *Cancer Epidemiol Biomarkers Prev* 17:3069, 2008.
1110. Kojima H, Abei M, Takei N, et al: Fatal reactivation of hepatitis B virus following cytotoxic chemotherapy for acute myelogenous leukemia: Fibrosing cholestatic hepatitis. *Eur J Haematol* 69:101, 2002.
1111. Ishiga K, Kawatani T, Suou T, et al: Fulminant hepatitis type B after chemotherapy in a serologically negative hepatitis B virus carrier with acute myelogenous leukemia. *Int J Hematol* 73:115, 2001.
1112. Bianco E, Marcucci F, Mele A, et al: Prevalence of hepatitis C virus infection in lymphoproliferative diseases other than B-cell non-Hodgkin's lymphoma, and in myeloproliferative diseases: An Italian Multi-Center case-control study. *Haematologica* 89:70, 2004.
1113. Zuckerman E, Zuckerman T, Douer D, et al: Liver dysfunction in patients infected

with hepatitis C virus undergoing chemotherapy for hematologic malignancies. *Cancer* 15:1224, 1998.

1114. Colović M, Lazarević V, Colović R, et al: Hepatosplenic candidiasis after neutropenic phase of acute leukaemia. *Med Oncol* 16:139, 1999.

1115. Teefey SA, Montana MA, Goldfogel GA, Shuman WP: Sonographic diagnosis of neutropenic typhlitis. *AJR Am J Roentgenol* 149:731, 1987.

1116. Keidan RD, Fanning J, Gatenby RA, Weese JL: Recurrent typhlitis. A disease resulting from aggressive chemotherapy. *Dis Colon Rectum* 32:206, 1989.

1117. Zuckerman T, Ganzel C, Tallman MS, et al: How I treat hematologic emergencies in adults with acute leukemia. *Blood* 120:1993, 2012.

1118. De Stefano V, Sora F, Rossi E, et al: The risk of thrombosis in patients with acute leukemia: Occurrence of thrombosis at diagnosis and during treatment. *J Thromb Haemost* 3:1985, 2004.

1119. Kwann HC, Huyck T: Thromboembolic and bleeding complication in acute leukemia. *Expert Rev Hematol* 3:719, 2010.

1120. Byrnes JJ, Baqueriro H, Gonzalez M, Henseley GT: Thrombotic thrombocytopenic purpura subsequent to acute myelogenous leukemia chemotherapy. *Am J Hematol* 21:299, 1986.

1121. Blumenfeld Z, Avivi I, Ritter M, Rowe JM: Preservation of fertility and ovarian function and minimizing chemotherapy-induced gonadotoxicity in young women. *J Soc Gynecol Investig* 6:229, 1999.

1122. Lopez Andreu JA, Fernandez PJ, Ferrisi Tortajada J, et al: Persistent altered spermatogenesis in long-term childhood cancer survivors. *Pediatr Hematol Oncol* 17:21, 2000.

1123. Relander T, Cavallin-Stahl E, Garwicz S, et al: Gonadal and sexual function in men treated for childhood cancer. *Med Pediatr Oncol* 35:52, 2000.

1124. Rossi BV, Missmer S, Correia KF, et al: Ovarian reserve in women treated for acute lymphocytic leukemia or acute myeloid leukemia with chemotherapy, but not stem cell transplantation. *ISRN Oncol* 2012:956190, 2012.

1125. Molgaard-Hansen L, Skou AS, Juul A, et al: Pubertal development and fertility in survivors of childhood acute myeloid leukemia treated with chemotherapy only: A NOPHO-AML study. *Pediatr Blood Cancer* 60:1988, 2013.

1126. Hinterberger-Fischer M, Kier P, Kalhs P, et al: Fertility, pregnancies and offspring complications after bone marrow transplantation. *Bone Marrow Transplant* 7:5, 1991.

1127. Giri N, Vowels MR, Barr AL, Mameghan H: Successful pregnancy after total body irradiation and bone marrow transplantation for acute leukaemia. *Bone Marrow Transplant* 10:93, 1992.

1128. Lemez P, Urbánek V: Chemotherapy for acute myeloid leukemias with cytosine arabinoside, daunorubicin, etoposide, and mitoxantrone may cause permanent oligoasthenozoospermia or amenorrhea in middle-aged patients. *Neoplasma* 52:398, 2005.

1129. Maguire LC, Dick FR, Sherman BM: The effects of anti-leukemic therapy on gonadal histology in adult males. *Cancer* 48:1967, 1981.

1130. Matthews JH, Wood JK: Male fertility during chemotherapy for acute leukemia. *N Engl J Med* 303:1235, 1980.

1131. Branvall E, Derolf AR, Johansson E, et al: Self-reported fertility in long-term survivors of acute myeloid leukemia. *Ann Hematol* 93:1491, 2014.

1132. Cheson BD, Bennett J, Kopecky KJ, et al: Revised recommendations of the International Working Group for Diagnosis, Standardization of Response Criteria, Treatment Outcomes, and Reporting Standards for Therapeutic Trials in Acute Myeloid Leukemia. *J Clin Oncol* 21:4642, 2003.

1133. Lichtman MA: Does a diagnosis of myelogenous leukemia require 20% marrow myeloblasts, and does <5% marrow myeloblasts represent a remission? The history and ambiguity of arbitrary diagnostic boundaries in the understanding of myelodysplasia. *Oncologist* 18:973, 2013.

1134. Walter RB, Kantarjian HM, Hunag X, et al: Effect of complete remission and responses less than complete remission on survival in acute myeloid leukemia: A combined Eastern Cooperative Oncology Group, Southwest Oncology Group, and M. D. Anderson Cancer Center study. *J Clin Oncol* 28:1766, 2010.

1135. Chen Y, Cortes J, Estrov Z, et al: Persistence of cytogenetic abnormalities at complete remission after induction in patients with acute myeloid leukemia: Prognostic significance and the potential role of allogeneic stem-cell transplantation. *J Clin Oncol* 29:2507, 2011.

1136. Wahlin A, Markevarn B, Gololeva I, et al: Improved outcome in adult acute myeloid leukemia is almost entirely restricted to young patients and associated stem cell transplantation. *Eur J Haematol* 68:54, 2002.

1137. Lichtman MA, Rowe JM: The relationship of patient age to the pathobiology of the clonal myeloid disease. *Semin Oncol* 31:185, 2004.

1138. Kayser S, Dohen B, Krauter, et al: The impact of therapy-related acute myeloid leukemia (AML) on outcome in 2853 adult patients with newly diagnosed AML. *Blood* 117:2137, 2011.

1139. Yanada M, Garcia-Manero G, Borthakur G, et al: Potential cure of acute myeloid leukemia: Analysis of 1069 consecutive patients in first complete remission. *Cancer* 110:2756, 2007.

1140. Walter RB, Othus M, Borthakur G, et al: Prediction of early death after induction therapy for newly diagnosed acute myeloid leukemia with pretreatment risk scores: A novel paradigm for treatment assignment. *J Clin Oncol* 29:4417, 2011.

1141. Fialkow PJ, Singer JW, Roskind WH, et al: Clonal development, stem cell differentiation and the nature of clinical remissions in acute nonlymphocytic leukemia: Studies of patients heterozygous for glucose-6-phosphate dehydrogenase. *N Engl J Med* 317:468, 1987.

1142. Bartram CR, Ludwig W-D, Hiddemann W, et al: Acute myeloid leukemia: Analysis of *ras* gene mutations and clonality defined by polymorphic X-linked loci. *Leukemia* 3:247, 1989.

1143. Fialkow PJ, Janssen JWG, Bartram CR: Clonal remissions in acute nonlymphocytic leukemia: Evidence for a multistep pathogenesis of the malignancy. *Blood* 77:1415, 1991.

1144. Busque L, Gilliland DG: Clonal evolution in acute myeloid leukemia. *Blood* 82:337, 1993.

1145. Gale RE, Wheadon H, Goldstone AH, et al: Frequency of clonal remission in acute myeloid leukaemia. *Lancet* 341:138, 1993.

1146. Killman SA: Acute leukemia: Development, remission/relapse pattern, relationship between normal and leukaemic haemopoiesis, and the "sleeper-to-feeder" stem cell hypothesis. *Baillieres Clin Haematol* 4:577, 1991.

1147. Kudoh S, Asou H, Kyo T, et al: Emergence of karyotypically unrelated clone in remission of de novo acute myeloblastic leukaemias. *Br J Haematol* 89:531, 1995.

1148. Jinnai I, Nagai K, Yoshida S, et al: Incidence and characteristics of clonal haematopoiesis in remission of acute myeloid leukemia in relation to morphological dysplasia. *Leukemia* 9:1756, 1995.

1149. Robert EE: Spontaneous complete remission in acute promyelocytic leukemia. *N Y State J Med* 86:662, 1985.

1150. Takue Y, Culbert SJ, Van Eys J, et al: Spontaneous cure of end-stage acute nonlymphocytic leukemia complicated with chloroma (granulocytic sarcoma). *Cancer* 58:1101, 1986.

1151. Jehn UW, Mempel MA: Spontaneous remission of acute myeloid leukemia. *Blut* 52:165, 1986.

1152. Passe S, Miké V, Mertelsmann R, et al: Acute nonlymphoblastic leukemia: Prognostic factors in adults with long-term follow-up. *Cancer* 50:1462, 1982.

1153. Evansen SA, Stavem P: Long-term survival in acute leukemia. *Acta Med Scand* 219:79, 1986.

1154. Grunwald HW: The cure of acute myeloblastic leukemia in adults. *JAMA* 247:1698, 1982.

1155. MacMahon B, Forman D: Variations in the duration of survival of patients with acute leukemia. *Blood* 12:683, 1957.

1156. Menzin J, Lang K, Earle C, et al: The outcomes and costs of acute myeloid leukemia among the elderly. *Arch Intern Med* 162:1597, 2002.

1157. Derolf AR, Kristinsson SY, Andersson TM, et al: Improved patient survival for acute myeloid leukemia: A population-based study of 9,729 patients diagnosed in Sweden 1973–2005. *Blood* 113:3666, 2009.

1158. Burnett AK: Transplantation in first remission of acute myeloid leukemia. *N Engl J Med* 339:1698, 1998.

1159. Burnett AK, Goldstone AH, Stevens RM, et al: Randomised comparison of addition of autologous bone-marrow transplantation to intensive chemotherapy for acute myeloid leukaemia in first remission: Results of MRC AML 10 trial. U.K. Medical Research Council Adult and Children's Leukaemia Working Parties. *Lancet* 351:700, 1998.

1160. Clift RA, Buckner CD: Marrow transplantation for acute myeloid leukemia. *Cancer Invest* 16:53, 1998.

1161. Gale RP, Butturini A: Transplants for acute myelogenous leukemia. *Cancer Invest* 16:66, 1998.

1162. Middeke JM, Beelen D, Stadler M, et al: Outcome of high-risk acute myeloid leukemia after allogeneic hematopoietic cell transplantation: Negative impact of abnl(17p) and −5/5q−. *Blood* 120:2521, 2012.

1163. Middeke JM, Fang M, Cornelissen JJ, et al: Outcome of patients with abnl(1p) acute myeloid leukemia after allogeneic hematopoietic stem cell transplantation. *Blood* 123:2960, 2014.

1164. Chen Y, Kantarjian H, Wang H, et al: Acute promyelocytic leukemia: A population-based study on incidence and survival in the United States, 1975–2008. *Cancer* 118:5811, 2012.

1165. Redaelli A, Stephens JM, Brandt S, et al: Short- and long-term effects of acute myeloid leukemia on patient health-related quality of life. *Cancer Treat Rev* 30:103, 2004.

1166. Hsu C, Wang JD, Hwang JS, et al: Survival-weighted health profile for long-term survivors of acute myelogenous leukemia. *Qual Life Res* 12:519, 2003.

1167. Kern W, Haferlach T, Schoch C, et al: Early blast clearance by remission induction therapy is a major independent prognostic factor for both achievement of complete remission and long-term outcome in acute myeloid leukemia: Data from the German AML Cooperative Group (AMLCG) 1992 Trial. *Blood* 101:64, 2003.

1168. Elliott MA, Litzow MR, Letendre LL, et al: Early peripheral blood blast clearance during induction chemotherapy for acute myeloid leukemia predicts superior relapse-free survival. *Blood* 110:4172, 2007.

1169. Cortes JE, Kantarjian H, O'Brien S, et al: Clinical and prognostic significance of trisomy 21 in adult patients with acute myelogenous leukemia and myelodysplastic syndromes. *Leukemia* 9:115, 1995.

1170. Marcucci G, Maharry K, Radmacher MD, et al: Prognostic significance of, and gene and microRNA expression signatures associated with, CEBPA mutations in cytogenetically normal acute myeloid leukemia with high-risk molecular features: A Cancer and Leukemia Group B Study. *J Clin Oncol* 26:5078, 2008.

1171. Buchner T, Heinecke A: The role of prognostic factors in acute myeloid leukemia. *Leukemia* 10(Suppl 1):S28, 1996.

1172. Ghaddar HM, Pierce S, Reed P, Estey EH: Prognostic value of residual normal metaphases in acute myelogenous leukemia patients presenting with abnormal karyotype. *Leukemia* 9:779, 1995.

1173. Seol JG, Kim ES, Park WH, et al: Telomerase activity in acute myelogenous leukaemia: Clinical and biological implications. *Br J Haematol* 100:156, 1998.

1174. Huh Y, Smith TL, Collins P, et al: Terminal deoxynucleotidyl transferase expression in acute myelogenous leukemia and myelodysplasia as determined by flow cytometry. *Leuk Lymphoma* 37:319, 2000.

1175. Del Poeta G, Venditti A, Del Principe MI, et al: Amount of spontaneous apoptosis detected by Bax/Bcl-2 ratio predicts outcome in acute myeloid leukemia (AML). *Blood* 101:2125, 2003.

1176. Ong YL, McMullin MF, Bailie KE, et al: High bax expression is a good prognostic indicator in acute myeloid leukaemia. *Br J Haematol* 111:182, 2000.

1177. Amirghofran Z, Zakerinia M, Shamseddin A: Significant association between expression of the CD11b surface molecule and favorable outcome for patients with acute myeloblastic leukemia. *Int J Hematol* 73:502, 2001.

1178. Matsunaga T, Takemoto N, Sato T, et al: Interaction between leukemic-cell VLA-4 and

stromal fibronectin is a decisive factor for minimal residual disease of acute myelogenous leukemia. *Nat Med* 9:1158, 2003.
1179. Becker PS, Kopecky KJ, Wilks AN, et al: Very late antigen-4 (VLA-4) function of myeloblasts correlates with improved overall survival for patients with acute myeloid leukemia. *Blood* 113:866, 2009.
1180. Estrov Z, Thall PF, Talpaz M, et al: Caspase 2 and caspase 3 protein levels as predictors of survival in acute myelogenous leukemia. *Blood* 92:3090, 1998.
1181. Frehling S, Schlenk RF, Stolze I, et al: CEBPA mutation in younger adults with acute myeloid leukemia and normal cytogenetics: Prognostic relevance and analysis of cooperating mutations. *J Clin Oncol* 22:624, 2004.
1182. Hollink IH, Zwaan CM, Zimmermann M, et al: Favorable prognostic impact of NPM1 gene mutations in childhood acute myeloid leukemia, with emphasis on cytogenetically normal AML. *Leukemia* 23:262, 2009.
1183. Yanada M, Borthakur G, Garcia-Manero G, et al: Blood counts at time of complete remission provide additional independent prognostic information in acute myeloid leukemia. *Leuk Res* 32:1505, 2008.
1184. Hussein K, Jahagirdar B, Gupta P, et al: Day 14 bone marrow biopsy in predicting complete remission and survival in acute myeloid leukemia. *Am J Hematol* 83:446, 2008.
1185. Schwind S, Maharry K, Radmacher MD, et al: Prognostic significance of expression of a single microRNA, miR-181a, in cytogenetically normal acute myeloid leukemia: A Cancer and Leukemia Group B study. *J Clin Oncol* 28:5257, 2010.
1186. Deneberg S, Guardiola P, Lennartsson A, et al: Prognostic DNA methylation patterns in cytogenetically normal acute myeloid leukemia are predefined by stem cell chromatin marks. *Blood* 118:5573, 2011.
1187. Paietta E: Classical multidrug resistance in acute myeloid leukaemia. *Med Oncol* 14:53, 1997.
1188. Ino T, Miyazaki H, Isogai M, et al: Expression of P-glycoprotein in de novo acute myelogenous leukemia at initial diagnosis: Results of molecular and functional assays and correlation with treatment outcome. *Leukemia* 8:1492, 1994.
1189. Hart SM, Ganeshaguru K, Hoffbrand AV: Expression of the multidrug resistance-associated protein (MRP) in acute leukaemia. *Leukemia* 8:2163, 1994.
1190. Guerci A, Merlin JL, Missoum N, et al: Predictive value for treatment outcome in acute myeloid leukemia of cellular daunorubicin accumulation and P-glycoprotein expression simultaneously determined by flow cytometry. *Blood* 85:2147, 1995.
1191. Leith CP, Chen IM, Kopecky KJ, et al: Correlation of multidrug resistance (MDR1) protein expression with functional dye/drug efflux in acute myeloid leukemia by multiparameter flow cytometry: Identification of discordant MDR/efflux+ and MDR1+/efflux− cases. *Blood* 86:2329, 1995.
1192. Kohler T, Eller J, Leiblein S, et al: Mechanisms responsible for therapy resistance of acute myelogenous leukemia (AML). *Int J Clin Pharmacol Ther* 36:97, 1998.
1193. Filipits M, Stranzl T, Pohl G, et al: Drug resistance factors in acute myeloid leukemia: A comparative analysis. *Leukemia* 14:68, 2000.
1194. Massaad-Massade L, Ribrag V, Marie JP, et al: Glutathione system, topoisomerase II level and multidrug resistance phenotype in acute myelogenous leukemia before treatment and at relapse. *Anticancer Res* 17:4647, 1997.
1195. Drach D, Zhao S, Drach J, Andreeff M: Low incidence of MDR1 expression in acute promyelocytic leukaemia. *Br J Haematol* 90:369, 1995.
1196. Paschka P, Marcucci G, Ruppert AS, et al: Adverse prognostic significance of KIT mutations in adult acute myeloid leukemia with inv(16) and t(8;21): A Cancer and Leukemia Group B Study. *J Clin Oncol* 24:3904, 2006.
1197. Hoyle CF, DeBastos M, Wheatley K, et al: AML associated with previous cytotoxic therapy, MDS or myeloproliferative disorders: Results from the MRC's 9th AML trial. *Br J Haematol* 72:45, 1989.
1198. DeWitte T, Muus P, DePauw B, Haanen C: Intensive antileukemic treatment of patients younger than 65 years with myelodysplastic syndromes and secondary acute myelogenous leukemia. *Cancer* 66:831, 1990.
1199. Brito-Babapulle F, Catovsky D, Galton DAG: Clinical and laboratory features of *de novo* acute myeloid leukaemia with trilineage myelodysplasia. *Br J Haematol* 66:445, 1987.
1200. Brito-Babapulle F, Catovsky D, Galton DAG: Myelodysplastic relapse of *de novo* acute myeloid leukaemia with trilineage myelodysplasia. *Br J Haematol* 68:411, 1988.
1201. Rosenthal NS, Farhi DC: Dysmegakaryopoiesis resembling acute megakaryoblastic leukemia in treated acute myeloid leukemia. *Am J Clin Pathol* 95:556, 1991.
1202. Layton DM, Ireland RM, Mufti GJ, Bellingham AJ: Myelodysplastic relapse of *de novo* AML: A heterogenous entity. *Leuk Res* 11:1055, 1987.
1203. Jowitt SN, Yin JAL, Saunders MJ: Relapsed myelodysplastic clone differs from acute onset clone as shown by X-linked DNA polymorphism patterns in a patient with acute myeloid leukemia. *Blood* 82:613, 1993.
1204. O'Brien S, Kantarjian HM, Keating M, et al: Association of granulocytosis with poor prognosis in patients with acute myelogenous leukemia and translocation of chromosomes 8 and 21. *J Clin Oncol* 7:1081, 1989.
1205. Krykowski E, Polkowska-Kulesza E, Robak T, et al: Analysis of prognostic factors in acute leukemias in adults. *Haematol Blood Transfus* 30:369, 1987.
1206. Greenwood MJ, Seftel MD, Richardson C, et al: Leukocyte count as a predictor of death during remission induction in acute myeloid leukemia. *Leuk Lymphoma* 47:1245, 2006.
1207. Bernard P, Reiffers J, LaComb F, et al: A stage classification for prognosis in adult acute myelogenous leukaemia based upon patient's age, bone marrow karyotype, and clinical features. *Scand J Haematol* 32:429, 1984.
1208. Keating S, Suciu S, De Witte T, et al: The stem cell mobilizing capacity of patients with acute myeloid leukemia in complete remission correlates with relapse risk: Results of the EORTC-GIMEMA AML-10 trial. *Leukemia* 17:60, 2003.
1209. Tremblay LN, Hyland RH, Schouten BD, Hanly PJ: Survival of acute myelogenous leukemia patients requiring intubation/ventilatory support. *Clin Invest Med* 18:19, 1995.
1210. Hunter AE, Rogers SY, Roberts IAG, et al: Autonomous growth of blast cells is associated with reduced survival in acute myeloblastic leukemia. *Blood* 82:399, 1993.
1211. Campos L, Rouault JP, Sabido O, et al: High expression of bcl-2 protein in acute myeloid leukemia cells is associated with poor response to chemotherapy. *Blood* 81:3091, 1993.
1212. Sharawat SK, Bakhshi R, Vishnubhatla S, Bakhshi S: High receptor tyrosine kinase (FLT3, KIT) transcript versus anti-apoptotic (BCL2) transcript ratio independently predicts inferior outcome in pediatric acute myeloid leukemia. *Blood Cells Mol Dis* 54:56, 2015.
1213. Kaufmann SH, Karp JE, Svingen PA, et al: Elevated expression of the apoptotic regulator Mcl-1 at the time of leukemic relapse. *Blood* 91:991, 1998.
1214. Zhang W, Xu HJ, Kornblau SM, et al: Growth-factor stimulation reveals two mechanisms of retinoblastoma gene inactivation in human myelogenous leukemia cells. *Leuk Lymphoma* 16:191, 1995.
1215. Zhang W, Kornblau SM, Kobayashi T, et al: High levels of constitutive WAFl/Cipl protein are associated with chemoresistance in acute myelogenous leukemia. *Clin Cancer Res* 1:1051, 1995.
1216. Raspadori D, Lauria F, Ventura MA, et al: Incidence and prognostic relevance of CD34 expression in acute myeloblastic leukemia: Analysis of 141 cases. *Leuk Res* 21:603, 1997.
1217. Dalal Bi, Wu V, Barnett MJ, et al: Induction failure in de novo acute myelogenous leukemia is associated with expression of high levels of CD34 antigen by the leukemic blasts. *Leuk Lymphoma* 26:299, 1997.
1218. Lee JJ, Cho D, Chung IJ, et al: CD34 expression is associated with poor clinical outcome in patients with acute promyelocytic leukemia. *Am J Hematol* 73:149, 2003.
1219. Shimamoto T, Ohyashiki K, Ohyashiki JH, et al: The expression pattern of erythrocyte/megakaryocyte-related transcription factors GATA-1 and the stem cell leukemia gene correlates with hematopoietic differentiation and is associated with outcome of acute myeloid leukemia. *Blood* 86:3173, 1995.
1220. Baer MR, Stewart CC, Lawrence D, et al: Expression of the neural cell adhesion molecule CD56 is associated with short remission duration and survival in acute myeloid leukemia with t(8;21)(q22;q22). *Blood* 90:1643, 1997.
1221. Extermann M, Bacchi M, Monai N, et al: Relationship between cleaved L-selectin levels and the outcome of acute myeloid leukemia. *Blood* 92:3115, 1998.
1222. Raza A, Preisler HD, Li YQ, et al: Biologic characteristics of newly diagnosed poor prognosis acute myelogenous leukemia. *Am J Hematol* 42:359, 1993.
1223. Wetzler M, Baer MR, Bernstein SH, et al: Expression of c-mpl MRNA, the receptor for thrombopoietin, in acute myeloid leukemia blasts identifies a group of patients with poor response to intensive chemotherapy. *J Clin Oncol* 15:2262, 1997.
1224. Small D: Targeting FLT3 for the treatment of leukemia. *Semin Hematol* 45(3 Suppl 2): S17, 2008.
1225. Libura M, Asnafi V, Delabesse E, et al: *FLT3* and *MLL* intragenic abnormalities in AML reflect a common category of genotoxic stress. *Blood* 1902:2198, 2003.
1226. Kim DH, Lee NY, Lee MH, et al: Vascular endothelial growth factor (VEGF) gene (VEGFA) polymorphism can predict the prognosis in acute myeloid leukaemia patients. *Br J Haematol* 140:71, 2008.
1227. Tsimberidou AM, Kantarjian HM, Wen S, et al: The prognostic significance of serum beta2 microglobulin levels in acute myeloid leukemia and prognostic scores predicting survival: Analysis of 1,180 patients. *Clin Cancer Res* 14:721, 2008.
1228. Heuser M, Beutel G, Krauter J, et al: High meningioma 1 (MN1) expression as a predictor for poor outcome in acute myeloid leukemia with normal cytogenetics. *Blood* 108:3898, 2006.
1229. Gaidzik VI, Schlenk RF, Moschny S, et al: Prognostic impact of WT1 mutations in cytogenetically normal acute myeloid leukemia (AML): A study of the German-Austrian AML Study Group (AMLSG). *Blood* 113:4505, 2009.
1230. Virappane P, Gale R, Hills R, et al: Mutation of the Wilms' tumor 1 gene is poor prognostic factor associated with chemotherapy resistance in normal karyotype acute myeloid leukemia: The United Kingdom Medical Research Council Adult Leukemia Working Party. *J Clin Oncol* 26:5429, 2008.
1231. Paschka P, Marcucci G, Ruppert AS, et al: Wilms' tumor 1 gene mutations independently predict poor outcome in adults with cytogenetically normal acute myeloid leukemia: A cancer and leukemia group B study. *J Clin Oncol* 26:4595, 2008.
1232. Testa U, Riccioni R, Militi S, et al: Elevated expression of IL-3Ralpha in acute myelogenous leukemia is associated with enhanced blast proliferation, increased cellularity, and poor prognosis. *Blood* 100:2980, 2002.
1233. Schnittger S, Kinkelin U, Schoch C, et al: Screening for MLL tandem duplication in 387 unselected patients with AML identify a prognostically unfavorable subset of AML. *Leukemia* 14:796, 2000.
1234. Schoch C, Schnittger S, Klaus M, et al: AML with 11q23/MLL abnormalities as defined by the WHO classification: Incidence, partner chromosomes, FAB subtype, age distribution, and prognostic impact in an unselected series of 1897 cytogenetically analyzed AML cases. *Blood* 102:2395, 2003.
1235. Di Bono E, Sartori R, Zambello R, et al: Prognostic significance of CD56 antigen expression in acute myeloid leukemia. *Haematologica* 87:250, 2002.
1236. Kahl C, Florschutz A, Jentsch-Ullrich K, et al: Primary intracranial manifestation of CD7/CD56-positive acute myelogenous leukemia. *Onkologie* 23:580, 2000.
1237. Yang DH, Lee JJ, Mun YC, et al: Predictable prognostic factor of CD56 expression in patients with acute myeloid leukemia with t(8:21) after high dose cytarabine or allogeneic hematopoietic stem cell transplantation. *Am J Hematol* 82:1, 2007.
1238. Chim CS, Liang R, Tam CY, Kwong YL: Methylation of p15 and p16 genes in acute promyelocytic leukemia: Potential diagnostic and prognostic significance. *J Clin Oncol* 19:2033, 2001.
1239. Das-Gupta EP, Seedhouse CH, Russell NH: Microsatellite instability occurs in defined subsets of patients with acute myeloblastic leukaemia. *Br J Haematol* 114:307, 2001.
1240. Lee ST, Jang JH, Min YH, et al: AC133 antigen as a prognostic factor in acute leukemia. *Leuk Res* 25:757, 2001.
1241. Benekle M, Xia Z, Donohue KA, et al: Constitutive activity of signal transducer and activator of transcription 3 protein in acute myeloid leukemia blasts is associated with short disease-free survival. *Blood* 99:252, 2002.
1242. Baldus CD, Tanner SM, Ruppert AS, et al: *BAALC* expression predicts clinical outcome of *de novo* acute myeloid leukemia patients with normal cytogenetics. *Blood*

102:1613, 2003.

1243. Smith MA, Luxton RW, Pallister CJ, Smith JG: A novel predictive model of outcome in de novo AML based on S-phase activity and proliferative response of blast cells to haemopoietic growth factors. Leuk Res 26:345, 2002.

1244. Barjesteh van Waalwijk van Doorn-Khosrovani S, Erpelinck C, van Putten WL, et al: High EVI1 expression predicts poor survival in acute myeloid leukemia: A study of 319 de novo AML patients. Blood 101:837, 2003.

1245. Lugthart S, van Drunen E, van Norden Y, et al: High EVI1 levels predict adverse outcome in acute myeloid leukemia: Prevalence of EVI1 overexpression and chromosome 3q26 abnormalities underestimated. Blood 111:4329, 2008.

1246. Konoplev S, Rassidakis GZ, Estey E, et al: Overexpression of CXCR4 predicts adverse overall and event-free survival in patients with unmutated FLT3 acute myeloid leukemia with normal karyotype. Cancer 109:1152, 2007.

1247. Shih TT, Hou HA, Liu CY, et al: Bone marrow angiogenesis magnetic resonance imaging in patients with acute myeloid leukemia: Peak enhancement ratio is an independent predictor for overall survival. Blood 113:3161, 2009.

1248. Pérez-García A, Brunet S, Berlanga JJ, et al: CTLA-4 genotype and relapse incidence in patients with acute myeloid leukemia in first complete remission after induction chemotherapy. Leukemia 23:486, 2009.

1249. Marcucci G, Maharry KS, Metzeler KH, et al: Clinical role of microRNAs in cytogenetically normal acute myeloid leukemia: MiR-155 upregulation independently identifies high-risk patients. J Clin Oncol 31:2086, 2013.

1250. Metzeler KH, Dufour A, Benthaus T, et al: ERG expression is an independent prognostic factor and allows refined risk stratification in cytogenetically normal acute myeloid leukemia: A comprehensive analysis of Erg, MN1, and BAALC transcript levels using oligonucleotide microarrays. J Clin Oncol 27:5031, 2009.

1251. Groschel S, Schlenk RF, Engelmann J, et al: Deregulated expression of EVI1 defines a poor prognostic subset of MLL-rearranged acute myeloid leukemias: A study of the German-Austrian acute myeloid leukemia study group and the Dutch-Belgian-Swiss HOVON/SAKK cooperative group. J Clin Oncol 31:95, 2012.

1252. Bochtler T, Stolzel F, Heilig CE, et al: Clonal heterogeneity as detected by metaphase karyotyping is an indicator of poor prognosis in acute myeloid leukemia. J Clin Oncol 31:2898, 2013.

1253. Kornblau SM, Qui YH, Zhang N, et al: Abnormal expression of FLI1 protein is an adverse prognostic factor in acute myeloid leukemia. Blood 118:5604, 2011.

1254. Rushworth SA, Zaitseva L, Murray MY, et al: The high Nrf2 expression in human acute myeloid leukemia is driven by NF-κB and underlies its chemoresistance. Blood 120:5188, 2012.

1255. Hole PS, Darley RL, Tonks A: Do reactive oxygen species play a role in myeloid leukemias? Blood 117:5816, 2011.

1256. Barreyro L, Will B, Bartholdy B, et al: Overexpression of IL-1 receptor accessory protein in stem and progenitor cells and outcome correlation in AML and MDS. Blood 120:1290, 2012.

1257. Carter BZ, Qiu Y, Huang X, et al: Survivin is highly expressed in CD34(+)38(-) leukemic stem/progenitor cells and predicts poor clinical outcomes in AML. Blood 120:173, 2012.

1258. Chamuleau ME, Ossenkoppele GJ, van Rhenen A, et al: High TRAIL-R3 expression on leukemic blasts is associated with poor outcome and induces apoptosis-resistance which can be overcome by targeting TRAIL-R2. Leuk Res 35:741, 2011.

1259. Byrd JC, Mrozek K, Dodge RK, et al: Pretreatment cytogenetic abnormalities are predictive of induction success, cumulative incidence of relapse, and overall survival in adult patients with de novo acute myeloid leukemia: Results from Cancer and Leukemia Group B (CALGB 8461). Blood 100:4325, 2002.

1260. Bradstock K, Matthews J, Benson E, et al: Prognostic value of immunophenotyping in acute myeloid leukemia. Australian Leukaemia Study Group. Blood 84:1220, 1994.

1261. Gaiger A, Schmid D, Heinze G, et al: Detection of the WT1 transcript by RT-PCR in complete remission has no prognostic relevance in de novo acute myeloid leukemia. Leukemia 12:1886, 1998.

1262. Shih LY, Kuo MC, Liang DC, et al: Internal tandem duplication and Asp835 mutations of the FMS-like tyrosine kinase 3 (FLT3) gene in acute promyelocytic leukemia. Cancer 98:1206, 2003.

1263. Svingen PA, Karp JE, Krajewski S, et al: Evaluation of Apaf-1 and procaspases-2, -3, -7, -8, and -9 as potential prognostic markers in acute leukemia. Blood 96:3922, 2000.

1264. Heckman KD, Weiner GJ, Burns CP: Persistent thrombocytopenia during remission in acute leukemia does not preclude long-term disease-free survival. Am J Hematol 71:236, 2002.

1265. Legrand O, Simonin G, Zittoun R, Marie JP: Lung resistance protein (LRP) gene expression in adult acute myeloid leukemia: A critical evaluation by three techniques. Leukemia 12:1367, 1998.

1266. Filipits M, Pohl G, Stranzl T, et al: Expression of the lung resistance protein predicts poor outcome in de novo acute myeloid leukemia. Blood 91:1508, 1998.

1267. Gale RP, Horowitz MM, Weiner RS, et al: Impact of cytogenetic abnormalities on outcome of bone marrow transplants in acute myelogenous leukemia in first remission. Bone Marrow Transplant 16:203, 1995.

1268. Zapatero A, Martin de Vidales C, Pinar B, et al: Prognostic factors affecting leukemia relapse after allogeneic BMT conditioned with cyclophosphamide and fractionated TBI. Bone Marrow Transplant 18:591, 1996.

1269. Sievers EL, Loken MR: Detection of minimal residual disease in acute myelogenous leukemia. J Pediatr Hematol Oncol 17:123, 1995.

1270. Schnittger S, Weisser M, Schoch C, et al: New score predicting for prognosis in PML-RARA+, AML1-ETO+, or CBFBMYH11+ acute myeloid leukemia based on quantification of fusion transcripts. Blood 102:2746, 2003.

1271. Nucifora G, Larson RA, Rowley JD: Persistence of the 8;21 translocation in patients with acute myeloid leukemia type M2 in long-term remission. Blood 82:712, 1993.

1272. Cazzaniga G, Gaipa G, Rossi V, Biondi A: Monitoring of minimal residual disease in leukemia, advantages and pitfalls. Ann Med 38:512, 2006.

1273. Freeman SD, Virgo P, Couzens S, et al: Prognostic relevance of treatment response measured by flow cytometric residual disease detection in older patients with acute myeloid leukemia. J Clin Oncol 31:4123, 2013.

1274. Loken MR, Alonzzo TA, Pardo L, et al: Residual disease detected by multidimensional flow cytometry signifies high relapse risk in patients with de novo acute myeloid leukemia: A report from Children's Oncology Group. Blood 120:1561, 2012.

1275. Terwijn M, van Putten WI, Kelder A, et al: High prognostic impact of flow cytometric minimal residual disease detection in acute myeloid leukemia: Data from the HOVON/SAKK AML 42A study. J Clin Oncol 31:3889, 2013.

1276. Walter RB, Buckley SA, Pagel JM, et al: Significance of minimal residual disease before myeloablative allogeneic hematopoietic cell transplantation for AML in first and second complete remission. Blood 122:1813, 2013.

1277. Bacher U, Zander AR, Haferlach T, et al: Minimal residual disease diagnostics in myeloid malignancies in the post transplant period. Bone Marrow Transplant 42:145, 2008.

1278. Huisman C, de Weger RA, de Vries L, et al: Chimerism analysis within 6 months of allogeneic stem cell transplantation predicts relapse in acute myeloid leukemia. Bone Marrow Transplant 39:285, 2007.

1279. Estey E, Pierce S: Routine bone marrow exam during first remission of acute myeloid leukemia. Blood 87:3899, 1996.

1280. Zeleznikova T, Stevulova L, Kovarikova A, Babusikova O: Increased myeloid precursors in regenerating bone marrow; implications for detection of minimal residual disease in acute myeloid leukemia. Neoplasma 54:471, 2007.

1281. Campana D, Coustan-Smith E: Detection of minimal residual disease in acute leukemia by flow cytometry. Cytometry 38:139, 1999.

1282. Adriaansen HJ, Jacobs BC, Kappers-Klunne MC, et al: Detection of residual disease in AML patients by use of double immunological marker analysis for terminal deoxynucleotidyl transferase and myeloid markers. Leukemia 7:472, 1993.

1283. Reading CL, Estey EH, Huh YO, et al: Expression of unusual immunophenotype combinations in acute myelogenous leukemia. Blood 81:3083, 1993.

1284. Kita K, Miwa H, Nakase K, et al: Clinical importance of CD7 expression in acute myelocytic leukemia. The Japan Cooperative Group of Leukemia/Lymphoma. Blood 81:2399, 1993.

1285. Porwit-MacDonald A, Janossy G, Ivory K, et al: Leukemia-associated changes identified by quantitative flow cytometry: IV. CD34 overexpression in acute myelogenous leukemia M2 with t(8;21). Blood 87:1162, 1996.

1286. Baer MR, Stewart CC, Dodge RK, et al: High frequency of immunophenotype changes in acute myeloid leukemia at relapse: Implications for residual disease detection (Cancer and Leukemia Group B Study 8361). Blood 97:3574, 2001.

1287. Voskova D, Schnittger S, Schoch C, et al: Use of five-color staining improves the sensitivity of multiparameter flow cytometric assessment of minimal residual disease in patients with acute myeloid leukemia. Leuk Lymphoma 48:80, 2007.

1288. van Rhenen A, Moshaver B, Kelder A, et al: Aberrant marker expression patterns on the CD34+CD38– stem cell compartment in acute myeloid leukemia allows to distinguish the malignant from the normal stem cell compartment both at diagnosis and in remission. Leukemia 21:1700, 2007.

1289. Arkesteijn GJ, Erpelinck SL, Martens AC, et al: The use of FISH with chromosome specific repetitive DNA probes for the follow-up of leukemia patients. Correlations and discrepancies with bone marrow cytology. Cancer Genet Cytogenet 88:69;1996.

1290. Engel H, Drach J, Keyhani A, et al: Quantitation of minimal residual disease in acute myelogenous leukemia and myelodysplastic syndromes in complete remission by molecular cytogenetics of progenitor cells. Leukemia 13:568, 1999.

1291. Cilloni D, Gottardi E, De Micheli D, et al: Quantitative assessment of WT1 expression by real time quantitative PCR may be a useful tool for monitoring minimal residual disease in acute leukemia patients. Leukemia 16:2115, 2002.

1292. Elmaagacli AH: Molecular methods used for detection of minimal residual disease following hematopoietic stem cell transplantation in myeloid disorders. Methods Mol Med 134:161, 2007.

1293. van der Velden VH, Hochhaus A, Cazzaniga G, et al: Detection of minimal residual disease in hematologic malignancies by real-time quantitative PCR: Principles, approaches, and laboratory aspects. Leukemia 17:1013, 2003.

1294. Kern W, Haferlach C, Haferlach T, Schnittger S: Monitoring of minimal residual disease in acute myeloid leukemia. Cancer 112:4, 2008.

1295. Gal H, Amariglio N, Trakhtenbrot L, et al: Gene expression profiles of AML derived stem cells; similarity to hematopoietic stem cells. Leukemia 20:2147, 2006.

1296. Laczika K, Novak M, Hilgarth B, et al: Competitive CBFbeta/MYH11 reverse-transcriptase polymerase chain reaction for quantitative assessment of minimal residual disease during postremission therapy in acute myeloid leukemia with inversion(16): A pilot study. J Clin Oncol 16:1519, 1998.

1297. Marucci G, Caligiuri MA, Dohner H, et al: Quantification of CBFbeta/MYH11 fusion transcript by real time RT-PCR in patients with INV(16) acute myeloid leukemia. Leukemia 15:1072, 2001.

1298. Buonamici S, Ottaviani E, Testoni N, et al: Real-time quantitation of minimal residual disease in inv(16)-positive acute myeloid leukemia may indicate risk for clinical relapse and may identify patients in a curable state. Blood 99:443, 2002.

1299. Nucifora G, Birn DJ, Erickson P, et al: Detection of DNA rearrangements in the AML1 and ETO loci and of an AML1/ETO fusion mRNA in patients with t(8;21) acute myeloid leukemia. Blood 81:1573, 1993.

1300. Maseki N, Miyoshi H, Shimuzu K, et al: The 8;21 chromosome trans-location in acute myeloid leukemia is always detectable by molecular analysis using AML 1. Blood 81:1573, 1993.

1301. Kusec R, Laczika K, Knobl P, et al: AML1/ETO fusion mRNA can be detected in remission blood samples of all patients with t(8;21) acute myeloid leukemia after chemotherapy or autologous bone marrow transplantation. Leukemia 8:735, 1994.

1302. Marcucci G, Livak KJ, Bi W, et al: Detection of minimal residual disease in patients with AML1/ETO-associated acute myeloid leukemia using a novel quantitative reverse transcription polymerase chain reaction assay. Leukemia 12:1482, 1998.

1303. Miyamoto T, Nagafuji K, Akashi K, et al: Persistence of multipotent progenitors expressing AML1/ETO transcripts in long-term remission patients with t(8;21) acute myelogenous leukemia. *Blood* 87:4789, 1996.

1304. Miyamoto T, Nagafuji K, Harada M, et al: Quantitative analysis of AML1/ETO transcripts in peripheral blood stem cell harvests from patients with t(8;21) acute myelogenous leukaemia. *Br J Haematol* 91:132, 1995.

1305. Miyamoto T, Nagafuji K, Harada M, Niho Y: Significance of quantitative analysis of AML1/ETO transcripts in peripheral blood stem cells from t(8;21) acute myelogenous leukemia. *Leuk Lymphoma* 25:69, 1997.

1306. Yin JAL, O'Brien MA, Hills RK, et al: Minimal residual disease monitoring by quantitative RT-PCR in core binding factor AML allows risk stratification and predicts relapse: Results of the United Kingdom MRC AML-15 trial. *Blood* 120:2826, 2012.

1307. Jourdan E, Boisle N, Chevret S, et al: Prospective evaluation of gene mutations and minimal residual disease in patients with core binding factor acute myeloid leukemia. *Blood* 121:2213, 2013.

1308. Takatsuki H, Umemura T, Sadamura S, et al: Detection of minimal residual disease by reverse transcriptase polymerase chain reaction for the PML/RAR alpha fusion MRNA: A study in patients with acute promyelocytic leukemia following peripheral stem cell transplantation. *Leukemia* 9:889, 1995.

1309. Zhao L, Chang KS, Estey EH, et al: Detection of residual leukemic cells in patients with acute promyelocytic leukemia by the fluorescence *in situ* hybridization method: Potential for predicting relapse. *Blood* 85:495, 1995.

1310. Grimwade D, Lo-Coco F: Acute promyelocytic leukemia: A model for the role of molecular diagnosis and residual disease monitoring in a directing treatment approach in acute myeloid leukemia. *Leukemia* 16:1959, 2002.

1311. Lo-Coco F, Breccia M, Diverio D: The importance of molecular monitoring in acute promyelocytic leukaemia. *Best Pract Res Clin Haematol* 16:503, 2003.

1312. Tobal K, Moore H, Macheta M, Liu Yin JA: Monitoring minimal residual disease and predicting relapse in APL by quantitating *PML-RARalpha* transcripts with a sensitive competitive RT-PCR method. *Leukemia* 15:1060, 2001.

1313. Schlenk RF, Döhner K, Krauter J, et al: Mutations and treatment outcome in cytogenetically normal acute myeloid leukemia. *N Engl J Med* 358:1909, 2008.

1314. Kronke J, Schlenk RF, Jensen KO, et al: Monitoring of minimal residual disease in NPM1-mutated acute myeloid leukemia; a study from the German-Austrian Acute myeloid leukemia study group. *J Clin Oncol* 29:2709, 2011.

1315. Chou WC, Tang JL, Wu SJ, et al: Clinical implications of minimal residual disease monitoring by quantitative polymerase chain reaction in acute myeloid leukemia patients bearing nucleophosmin (NPM1) mutations. *Leukemia* 21:998, 2007.

1316. Sjøholt G, Anensen N, Wergeland L, et al: Proteomics in acute myelogenous leukaemia (AML): Methodological strategies and identification of protein targets for novel antileukaemic therapy. *Curr Drug Targets* 6:631, 2005.

1317. Czibere A, Grall F, Aivado M: Perspectives of proteomics in acute myeloid leukemia. *Expert Rev Anticancer Ther* 6:1663, 2006.

1318. Wang XS, Zhang JW: The microRNAs involved in human myeloid differentiation and myelogenous/myeloblastic leukemia. *J Cell Mol Med* 12:1445, 2008.

1319. Garzon R, Volinia S, Liu CG, et al: MicroRNA signatures associated with cytogenetics and prognosis in acute myeloid leukemia. *Blood* 111:3183, 2008.

第 89 章
慢性髓细胞白血病与相关疾病

Jane L. Liesveld and Marshall A. Lichman

摘要

慢性髓细胞白血病（CMLs）包括 BCR 重排阳性 CML、慢性粒-单核细胞白血病、幼年型粒-单核细胞白血病、慢性中性粒细胞白血病、慢性嗜酸性粒细胞白血病、慢性嗜碱性粒细胞白血病。与急性相对，慢性这一术语曾用于反映预后。然而，即使其命名对疾病分类仍有用，但它们不能准确反映预后的差异。例如，儿童或青年的急性髓性白血病分别比幼年型粒-单核细胞白血病以及儿童或成人的慢性粒-单核细胞白血病有更高的缓解和治愈率。BCR 重排阳性 CML 可表现为贫血、粒细胞极度增生、中幼粒细胞和成熟中性粒细胞比例增高、嗜碱性粒细胞绝对数增加、血小板计数正常或增高并常常伴有脾肿大。骨髓增生极度活跃，通过细胞遗传学分析，大约 90% 病例的骨髓细胞含有费城（Ph）染色体。分子诊断分析显示，大约 96% 的病例出现 22 号染色体 BCR 基因重排，并呈现典型的形态学特征。这种 BCR 重排的疾病通常对酪氨酸激酶抑制剂治疗有反应，中位生存期显著延长。异基因造血干细胞移植能够治愈这种疾病，尤其是在慢性期及早进行移植。但由于酪氨酸激酶抑制剂的应用，该方法目前已不常用。干细胞移植的效果与由供者 T 淋巴细胞产生的强大的移植物抗白血病效应有部分相关。CML 自然病程是由慢性期转入加速期，并经常最终转变为急性白血病（急变期），但这种进展概率已随着酪氨酸激酶抑制剂的使用显著下降。CML 急变期 75% 的患者为髓系白血病表型，约 25% 的患者为淋系白血病表型。新诊断的 AML 患者中约 1% 为 Ph 染色体阳性，而新诊断的成人 ALL 患者和儿童 ALL 患者中分别有大约 20% 和 5% 为 Ph 染色体阳性。在 Ph（+）ALL 中，9 号和 22 号染色体易位会导致融合基因编码一突变的酪氨酸激酶癌蛋白，大约 1/3 的病例中其片段长度与经典 CML 的酪氨酸激酶（210kDa）相同，约 2/3 的病例则编码一片段长度略短的突变的酪氨酸激酶（190kDa）。儿童患者中，约 90% 病例其细胞含有 190kDa 突变酪氨酸激酶。这些急性白血病可能反映了：①CML 没有经过前面的慢性期而以急变的形式呈现；②BCR-ABL 突变发生在与 CML 情况不同的早期造血干细胞导致的新发病例，或具有目前仍未明确的修饰基因改变所导致的新发病例。慢性粒-单核细胞白血病临床特征多变。贫血可伴有轻中度白细胞计数升高；单核细胞总数增多；血小板计数偏低、正常或偏高；有时可有脾肿大。虽然可有细胞遗传学异常，但此类疾病却没有特异的遗传标记。在极少数病例中，易位累及血小板衍生生长因子 β-受体基因，与嗜酸性粒细胞增多有关，酪氨酸激酶抑制剂对此类病例有效。幼年型粒-单核细胞白血病发生在婴儿和低龄儿童中。贫血、血小板减少、白细胞增多并伴有单核细胞增多较为常见。血小板减少及伴单核细胞增多的白细胞增多症较为常见。此类疾病是难治的，即使用当前最大剂量化疗并辅以干细胞拯救治疗也很难获得治愈。慢性中性粒细胞白血病表现为轻度贫血和中性粒细胞极度增生，而外周血中未成熟阶段细胞少见。脾肿大较常见。此类疾病常见于 60 岁以上人群，对目前各种治疗方法均耐药。慢性及幼年型

简写和缩略词

ALL，急性淋巴细胞白血病（acute lymphocytic leukemia）；BCR，断裂点丛集区域（breakpoint cluster region）；CCyR，完全细胞遗传学反应（complete cytogenetic response）；CFU-GM，粒细胞-单核细胞集落生成单位（colony-forming unit-granulocyte-monocyte）；CHR，完全血液学反应（complete hematologic response）；CLL，慢性淋巴细胞白血病（chronic lymphocytic leukemia）；CML，慢性髓细胞白血病（chronic myelogenous leukemia）；CMML，慢性粒-单核细胞白血病（chronic myelomonocytic leukemia）；CMR，完全分子反应（complete molecular response）；DLI，供体淋巴细胞输注（donor lymphocyte infusion）；FISH，荧光原位杂交（fluorescence in situ hybridization）；G-CSF，粒细胞集落刺激因子（granulocyte colony-stimulating factor）；GM-CSF，粒细胞-单核细胞集落刺激因子（granulocytemonocyte colony-stimulating factor）；GRB2，生长因子受体结合蛋白 2（growth factor receptor-bound protein-2）；GTP，鸟苷三磷酸（guanosine triphosphate）；GTPase，鸟苷三磷酸酶（guanosine triphosphatase）；GVHD，移植物抗宿主病（graft-versus-host disease）；HLA，人类白细胞抗原（human leukocyte antigen）；HPRT，次黄嘌呤磷酸核糖转移酶（hypoxanthine phosphoribosyltransferase）；hsp，热休克蛋白（heat shock protein）；HUMARA，人类雄激素受体（human androgen receptor assay）；IFN，干扰素（interferon）；IL，白介素（interleukin）；IRIS，国际干扰素随机对照研究（International Randomized Study of Interferon）；JAK，Janus 相关激酶（Janus-associated kinase）；LTC-IC，长期培养启动细胞（long-term culture-initiating cell）；MCP，单核细胞趋化蛋白（monocyte chemotactic protein）；MCyR，主要细胞遗传学反应（major cytogenetic response）；MDS，骨髓增生异常综合征（myelodysplastic syndrome）；MIP，巨噬细胞炎性蛋白（macrophage inflammatory protein）；MMR，主要分子反应（major molecular response）；NF-κB，核因子-κB（nuclear factor-κB）；NF1，神经纤维瘤肿瘤抑制基因（neurofibromatosis tumor suppressor gene）；NK，自然杀伤细胞（natural killer）；NOD，非肥胖型糖尿病［nonobese diabetic（在日本建立的一株易患胰岛素依赖性糖尿病（IDDM）的小鼠，用作遗传性 1 型糖尿病动物模型--译者注）］；OCT-1，有机阳离子转运蛋白 1（organic cation transporter 1）；PCR，聚合酶链反应（polymerase chain reaction）；PCyR，部分细胞遗传学反应（partial cytogenetic response）；PDGFR，血小板衍生生长因子受体（platelet-derived growth factor receptor）；Ph，费城染色体（Philadelphia chromosome）；PI3K，磷脂酰肌醇-3-激酶（phosphatidylinositol 3'-kinase）；Rb，视网膜母细胞瘤（retinoblastoma）；RT-PCR，逆转录酶聚合酶链反应（reverse transcriptase polymerase chain reaction）；SCID，重度联合免疫缺陷病（severe combined immunodeficiency）；STAT，信号传导和转录激活因子（signal transducer and activator of transcription）；TBI，全身照射（total-body irradiation）；TdT，末端脱氧核苷酸转移酶（terminal deoxynucleotidyl transferase）；TGF，转化生长因子（transforming growth factor）；TKI，酪氨酸激酶抑制剂（tyrosine kinase inhibitor）；VEGF，血管内皮生长因子（vascular endothelial growth factor）；WT，肾母细胞瘤（Wilms tumor）。

粒-单核细胞白血病和慢性中性粒细胞白血病都具有演变为急性髓性白血病的倾向。在发生急变前，其发病率和死亡率与感染、出血和并发症有关。慢性嗜酸性粒细胞白血病是嗜酸性粒细胞增多综合征的主要亚型。它是以嗜酸性粒细胞绝对计数显著增多为特征的一组克隆性疾病，经常因继发于嗜伊红颗粒的毒性作用而出现神经系统和心脏表现，有时染色体易位累及血小板衍生生长因子α-受体基因，编码一种突变的酪氨酸激酶，使其对TKI产生敏感性。

● 定义及历史

慢性髓细胞白血病是一种多能造血干细胞疾病，其临床特征为贫血、血中粒细胞极度增多并出现未成熟粒细胞，嗜碱性粒细胞增多，常伴有血小板增多和脾肿大。具有典型形态学表现的病人中，超过95%的病人的造血细胞中存在9号和22号染色体相互易位，导致一对22号染色体中的一个长臂明显缩短（即22，22q-），称为费城染色体（Ph染色体）。22号染色体长臂上的断裂点丛集区域基因（BCR）重排决定了这种CML的形式，甚至在用Giemsa显带技术没有检测出明显的22q异常的10%的患者中也存在BCR基因重排。本病的自然进程是经克隆性演化，进入加速期和（或）急变期，急变期类似一种难治性的急性白血病而在2001年酪氨酸激酶抑制剂（TKIs）应用前这一转变非常常见。

1845年，苏格兰的Bennett[1]和德国的Virchow[2]描述了在尸检时发现患者脾肿大、严重贫血、外周血中存在大量白细胞。Bennett最初倾向重度脓毒症这个解释，但Virchow并不同意。

Craige[3]等人报道了更多病例，1847年Virchow[4]提出了白色血液（weisses Blut）和白血病（leukemia）的概念。1878年，Neumann[5]提出骨髓不但能产生正常血细胞，还是白血病起源的场所，并使用了髓性白血病这一名称。之后的观察进一步完善了此病的临床和实验室特征，但对本病的基本机制理解甚少，直到1960年，Nowell和Hungerford[6]发现并报道了患有此病的两位患者的21号或22号染色体有明显的长臂缺失，这种异常很快被证实[7~9]并被命名为费城染色体[7]。细胞遗传学技术进一步证实其为22号染色体。这一发现为本病带来了新的诊断方法，为研究本病发病机制提供了一个标记，并成为之后本病分子病理学研究的一个焦点。Rowley[12]利用显带技术分析染色体精细结构[10,11]，发现22号染色体上明显丢失的染色体物质是9号和22号染色体相互易位中的一部分。易位使得9号染色体上的原癌基因ABL1与22号染色体片段上的断裂点丛集区域（BCR）融合，这一发现为本病的分子病因学研究奠定了基础[13,14]。该融合基因编码有持续活性的酪氨酸激酶（BCR-ABL），能够在小鼠诱发该病，从而确认了这种融合基因产物是恶性转化的最可能的原因。找寻、鉴定并临床开发针对突变酪氨酸激酶的小分子抑制剂，为我们提供了一种特异的制剂--甲磺酸伊马替尼，来抑制引起此病的分子[15]。几种效力更强的类似物也已有合成（见下文"病因及发病机制"）。Thomas等人证实同种异体造血干细胞移植可以治愈此病[16]。目前已经出版一部关于从费城染色体鉴定到伊马替尼发展的科学家及其科学研究的专著[17]。

● 流行病学

2015年美国约有6500名CML新发病例，占白血病患者总

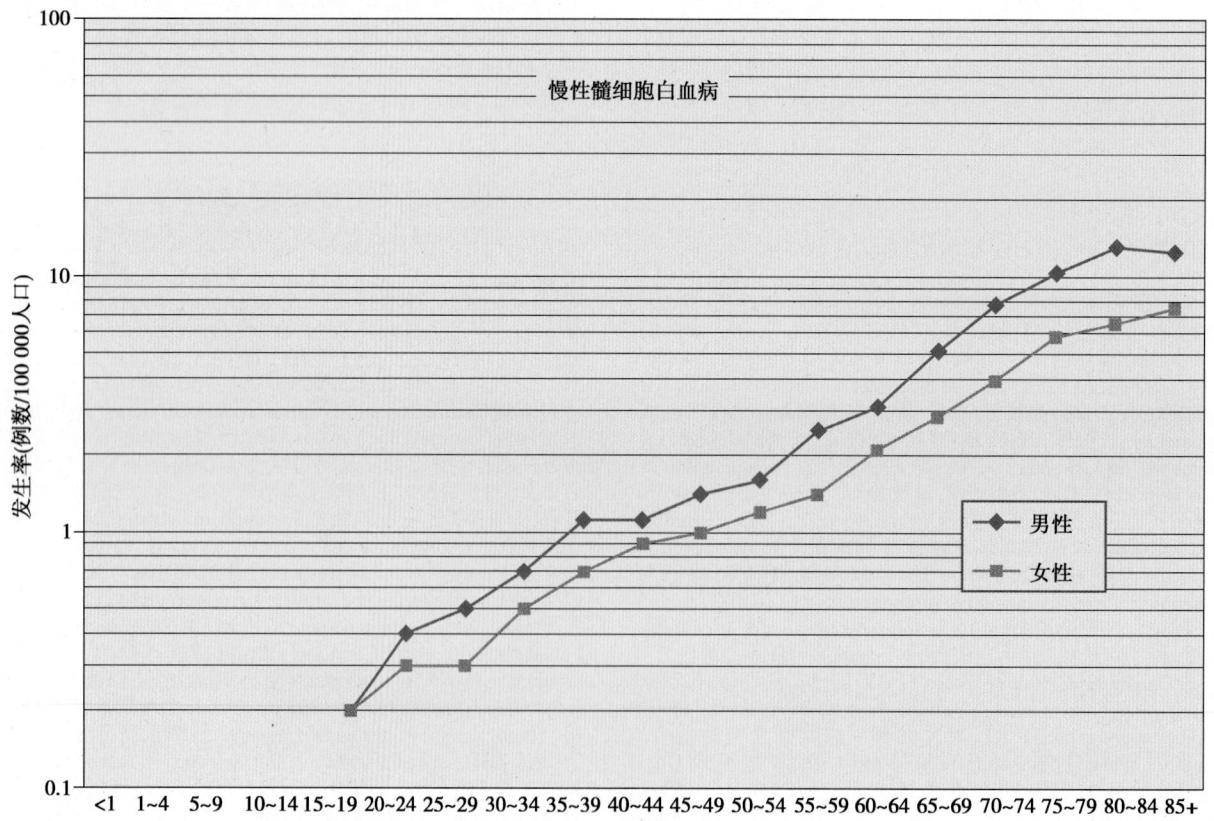

图89-1 CML各年龄段发病率。注意从青少年至约八九十岁，发病率随年龄指数增长。更年幼的儿童也有发病但病例太少不足以产生发病率

数的 15%。年龄校正后的发病率为每 10 万人中男性约 2.3、女性约 1.2。世界上此病的发病率的高低差异约为两倍。发病率最低的国家为瑞典和中国（每 10 万人中约 0.7），发病率最高的国家为瑞士和美国（每 10 万人中约 1.5）[18]。在美国，年龄特异的 CML 发病率随着患者年龄增长呈对数增长，从小于 20 岁的年轻人群的 0.2/10 万到 80 岁人群的 10.0/10 万（图 89-1）。虽然 CML 会发生在儿童和青少年期，但发生在 1～20 岁之间的病例占所有患者的比例不到 10%。CML 大约占所有儿童白血病的 3%。极少见家族多发 CML。同卵双生的双胞胎的疾病发生情况也不一致。在瑞典的数据库中，流行病学分析未能找到 CML 家族倾向的证据[19]。已有一些证据表明超重和肥胖会增加 CML 的发病率[20]。

● 病因及发病机制

环境中致白血病物质

与可比人群的预期频率相比，暴露在很高剂量电离辐射中可增加 CML 的发生率。三组主要人群：因长崎、广岛原子弹爆炸而受到辐射的日本人[21]，患有强直性脊柱炎并接受脊椎放射治疗的英国患者[22]，以及患有宫颈癌而接受放疗的女患者[23]，罹患 CML（以及急性白血病）的频率显著高于非暴露对照人群。接受照射的脊椎炎患者中位潜伏期约为 4 年，其中约 20% 的白血病病例罹患的是 CML；宫颈癌患者中位潜伏期约为 9 年，其中约 30% 为 CML；日本原子弹爆炸幸存者的中位潜伏期为 11 年，其中约 30% 的白血病病例罹患 CML[24]。化学类致白血病物质例如苯和烷化剂，并不是 CML 的致病因素，可能是因为它们并不能引起本病所必需的特异性染色体易位[25~27]。

起源于一个突变的造血干细胞

CML 是由单个造血干细胞恶性转化造成的。此病为后天获得（体细胞突变），因为 CML 患者的同卵双生双胞胎同胞，以及患 CML 的母亲产下的后代，既不携带 Ph 染色体，也不患此病[28]。CML 起源于单个造血干细胞的理论受到以下几点证据的支持：

1. CML 慢性期，红细胞、中性粒细胞、嗜酸性粒细胞、嗜碱性粒细胞、单核细胞和血小板生成等多系造血受累[29]。

2. 幼红细胞、中性粒细胞、嗜酸性粒细胞、嗜碱性粒细胞、巨噬细胞和巨核细胞中均有 Ph 染色体（22q-）[30]。

3. 葡萄糖-6-磷酸脱氢酶同工酶 A 和 B 杂合子的 CML 女性患者，其红细胞、中性粒细胞、嗜酸性粒细胞、嗜碱性粒细胞、单核细胞和血小板中存在一种单一的同工酶，但成纤维细胞或其他体细胞中却不是[31~33]。

4. 偶然有患者配对的 9 号或 22 号染色体有结构不同，在分析过的每一个细胞中，Ph 易位仅仅发生在结构异常的那条 9 号或 22 号染色体上[34~36]。

5. 性染色体为嵌合体的患者，如像 Turner 综合征（45X/46XX）[37] 和 Klinefelter 综合征（46XY/47XXY）[38]，其 Ph 染色体仅出现在其中一种细胞系列，而另一细胞系列中没有。

6. 分子研究表明在不同的 CML 患者之间 22 号染色体的断裂点存在变异，但同一 CML 患者的不同细胞中断裂点却是完全相同的[39,40]。

7. DNA 杂交-甲基化分析 X 染色体连锁的次黄嘌呤磷酸核糖转移酶（HPRT）基因位点上的限制性片段长度多态性，可区分杂合子女性的两个 HPRT 等位基因，结合甲基化敏感的限制性核酸内切酶技术，可检测出细胞含有的该基因拷贝是来自母系或父系[41]。

上述观察结果将克隆的起源细胞至少定位在多能造血干细胞水平上。

慢性髓系白血病干细胞

一个原始多能造血细胞（可能是多能干细胞）发生 t(9；22)(q34；q11.2)，获得 BCR-ABL1 融合基因，导致 CML 干细胞形成，它对 CML 慢性期的起始和维持是必要的[42,43]。CML 干细胞表型未被完全确定，但它们是 CML 细胞中 CD34⁺CD33⁻Lin⁻Thy1+KIT-部分中的一群。一定比例的 CML 干细胞处于细胞周期的 G0 期并对 BCR-ABL1 抑制剂治疗耐药。如果中断抑制性治疗，这些细胞就会成为大部分病人肿瘤再生的细胞池。白血病干细胞对于 TKI 治疗耐药，但现在已经发现一种泛 BCL2 抑制剂能够使骨髓白血病细胞对 TKI 变得敏感[44]。N-钙黏着蛋白和 Wnt-β-连环蛋白信号也被认为在 CML 干细胞耐 TKI 的微环境保护中起调节作用[45]。BCR-ABL1 阳性细胞获得遗传学及表观遗传学改变可导致演变成加速期和急变[46]（参见下文"CML 加速期和急变"）。

多能干细胞损伤

一些慢性期 CML 患者体内存在着来源于原始肿瘤细胞的淋巴细胞。证据如下：在一些同工酶 A 和 B 杂合子的女性 CML 患者，发现其 T、B 淋巴细胞中葡萄糖-6-磷酸脱氢酶为单一同工酶[47]；用 EB 病毒诱导 CML 患者的外周血细胞增殖（假定 B 淋巴细胞），这些细胞具有相同类型的葡萄糖-6-磷酸脱氢酶同工酶、有胞质免疫球蛋白重链和轻链，且含有 Ph 染色体[48]；用 B 淋巴细胞有丝分裂原刺激的外周血淋巴细胞含有 Ph 染色体[49,50]；从慢性期 CML 血液中分离的 B 淋巴细胞包含一种由于 t(9;22) 易位导致的嵌合基因编码的异常的、延伸的磷酸化蛋白[51]；应用荧光原位杂交技术（FISH）已在部分但不是全部慢性期患者的大约 25% 的 B 淋巴细胞中检测到 BCR-ABL1 融合基因[52,53]。这些结果表明 B 淋巴细胞起源于恶性克隆，病变定位即使不是在多能干细胞，也更接近多能淋巴干细胞[47~51]。过去的研究发现 B 淋巴细胞群是嵌合型的，包含费城染色体和 BCR-ABL1 阳性细胞以及费城染色体和 BCR-ABL 阴性细胞。研究 T 淋巴细胞恶性克隆起源的结果更加不确定，但表明在部分患者 T 淋巴细胞起源于恶性克隆[47,49,54~63]。从慢性期 CML 患者体内分离出的自然杀伤细胞（NK 细胞）不含有 BCR-ABL1 融合基因[64]。这可能是髓系细胞生成始终是克隆性的，而淋巴细胞生成则是一个不可预测的嵌合体，大多数来源于残余的正常干细胞。有以下发现支持这一结论：T、B、NK 细胞的祖细胞含有费城染色体和 BCR-ABL1，但源于白血病克隆的大部分 B 细胞和所有 T 细胞的祖细胞发生凋亡，在血液中仅留下未受影响的细胞[65~68]。

发生突变的细胞甚至可能在更原始阶段，因为一些体外产生的内皮细胞也表达 BCR-ABL1 融合基因，病人血管内皮的某些细胞也同样表达这一融合基因[69]。

Ph 染色体的病因学作用

早期研究表明费城染色体可能在最初白血病的起始事件之后就出现了[70~73]。CML 患者在疾病的过程中获得费城染色体，当费城染色体消失后，患者也可经历疾病的发作[74]，或者同时具有费城染色体阳性细胞与阴性细胞[75~79]。

几乎所有，如果不是所有，CML患者体内存在分子水平的22号染色体异常（BCR重排）。因此，早期研究显示不存在费城染色体并不表示22号染色体正常。CML中9号染色体上的ABL1基因和22号染色体上的BCR基因的分子异常已被确定为引起慢粒慢性期的最可能的原因（见下文"分子病理学"）。

正常干细胞共存

使用特殊的细胞分离技术[81,82]，或利用非肥胖糖尿病（NOD）/严重联合免疫缺陷病（SCID）小鼠[88]进行移植，大多数，如果不是所有，CML患者的造血干细胞经治疗[75~77]或体外培养后[80~82]，没有费城染色体[89,90]或BCR-ABL融合基因[91~95]。这种在体外向费城染色体阴性细胞的转换与葡萄糖-6-磷酸脱氢酶同工酶的单克隆性丢失相关，表明正常多克隆造血的持续存在和重现，而并非向费城染色体阴性克隆的逆转[96]。利用人类雄激素受体测定（HUMARA）来评估X染色体灭活形式，证实从早期CML女性患者体内分离出的BCR-ABL1+、CD34+、HLA-DR-细胞是多克隆性的[97]。非常原始的造血细胞，即长期培养起始细胞（LTC-ICs）出现在经过化疗后早期恢复的CML患者的费城染色体阴性的细胞净化样本中[98]。这些LTC-ICs最常出现在诊断后3个月以内采集到的样本中[99]。CD34+DR-群体中可发现不同水平的BCR-ABL1阴性祖细胞，而低水平的只能在CD34+CD38-群体中找到[95,100]。在诊断时CD34+DR-细胞前祖细胞在骨髓和血液中主要是BCR-ABL1阴性[101]。然而，一些表面标记有非常原始正常造血细胞特征的细胞也表达BCR-ABL基因[102]。正常和白血病SCID重建细胞在CML慢性期患者的骨髓和血液中同时存在，而在急性变时只有白血病SCID重建细胞存在[103,104]。

祖细胞的特征

祖细胞功能障碍

由BCR-ABL1融合基因导致的白血病转化是由相对少量的BCR-ABL1干细胞通过不断的定向分化而非自我更新来维持的[105]。这种分化特质和祖细胞的不断扩增是由自分泌的白介素3（IL-3）-粒细胞集落刺激因子（G-CSF）环路所介导的[105]。最早期的祖细胞具有显著的向红系、粒系、巨核系细胞组群扩增的能力，并且对调控的敏感性降低[105~107]。这样的扩增在较成熟的祖细胞群中尤其显著[105,108]。和正常细胞相比，粒系祖细胞的增殖能力有所下降。因此，骨髓和血液中祖细胞群的扩增相应地比粒细胞的增生更加显著[109]。BCR-ABL1减少了祖细胞对生长因子的依赖。

红系祖细胞也有扩增，红细胞前体细胞的成熟过程被阻断在嗜碱性成红细胞阶段，导致红细胞增生程度与白细胞总数成反比[110]。

祖细胞特征

已经发现CML患者的干细胞和祖细胞的表型与正常个体不同[111]。例如，与正常祖细胞不同，血液循环中大部分白血病性的粒细胞-单核细胞集落生成单位（CFU-GMs）表达高水平黏附受体CD44[112]和低水平L-选择素[113]。白血病CD34+细胞过表达决定多药耐药表型的P-糖蛋白[114]。

BCR-ABL阳性祖细胞在长期培养中的存活不如正常细胞。不像正常CFU-GM集落，白血病CFU-GM集落在缺乏KIT配体的长期培养中减少[115]，而加入KIT配体促进它们的增殖[116]。巨

噬细胞炎症蛋白（MIP）-1α，又名CCL3，对正常CD34+细胞有抑制作用，虽然其受体也在CML患者的CD34+细胞上表达，却不能抑制生长因子介导的CML患者的CD34+细胞增殖[117]。与CCL3不同，另一趋化因子单核细胞趋化蛋白（MCP）-1即CCL2是一种内源性趋化因子，可与转化生长因子β（TGF-β）协同作用，抑制长期人类骨髓培养中的正常祖细胞进入细胞周期，但对CML祖细胞则无此作用[118]。白血病祖细胞对TGF-β的抗增殖作用不如正常祖细胞敏感[119]。

BCR-ABL1对细胞黏附的作用

CML患者体内的原始祖细胞和集落形成原始细胞对骨髓基质细胞的黏附力降低[120]，用干扰素（IFN）-α处理基质细胞可使这一缺陷恢复至正常[121]。所以，慢性期CML患者的循环CD34+细胞的黏附组分中，BCR-ABL1阴性祖细胞被富集。CML患者血液中最原始的BCR-ABL1阳性细胞与其相对应的正常细胞不同。它们数量增多，并被激活，使这些细胞绕过阻断细胞有丝分裂的信号[122]。

相对正常集落形成细胞而言，费城染色体阳性集落形成细胞对于纤维连接蛋白（以及骨髓基质）的黏附能力降低。活化的β1整合素与发生改变的CD44抗原表位恢复协同作用将使黏附力获得提升[123,124]。因为CD15抗原发生改变，CML粒细胞改变并减低和血小板选择蛋白（P-selectin）的结合[125]。BCR-ABL1导致的整合素功能缺陷可能成为祖细胞异常循环和增殖的基础[126,127]，因为生长信号可通过纤维粘连蛋白受体传导[128]。干扰素α（IFN-α）恢复正常整合素介导的骨髓微环境对造血祖细胞增殖的抑制[129]。有关酪氨酸激酶抑制剂对CML细胞黏附至基质的作用，已有数据间存在冲突[130,131]。

BCR-ABL1编码融合蛋白p210^BCR-ABL与肌动蛋白结合，导致一些细胞骨架蛋白被磷酸化。p210^BCR-ABL通过肌动蛋白结合域与肌动蛋白微丝相互作用。BCR-ABL1转染细胞可引起细胞在纤连蛋白包被表面的自发运动增加、膜皱褶、形成长的肌动蛋白伸展（丝状伪足）和伪足伸缩加速。干扰素α处理可缓慢地将BCR-ABL1转化细胞的异常运动表型向正常逆转[132]。整联素调节c-ABL编码的酪氨酸激酶活性和质-核转运[133]。p210^BCR-ABL可使细胞增殖不需要锚定，但仍然需要生长因子[134]。

在有IL-3时，正常细胞中的桩蛋白（paxillin）酪氨酸残基将被磷酸化。通过p210^BCR-ABL转化的细胞中，桩蛋白、黏着斑蛋白（vinculin,）、p125FAK、踝蛋白（talin）和张力蛋白（tensin）的酪氨酸均持续被磷酸化。表达p210^BCR-ABL的细胞中出现富含斑黏附蛋白（focal adhesion proteins）的伪足[134,135]。

大量证据表明，CML原始细胞黏附（接触和锚定）缺陷使得其摆脱了在正常情况下通过细胞因子信使从微环境细胞中接收的调控信号的控制。这些信号维持细胞间的存活、死亡、增殖和分化的平衡。有可能是与突变酪氨酸激酶无关的细胞骨架蛋白异常磷酸化，被认为是引起CML细胞整合素功能紊乱的关键因素。

分子病理学

费城染色体

显而易见，CML源于含有异常22q-染色体引起基因异常的原始细胞[6,11]。此异常染色体仅包含其他G组染色体DNA的60%[136]。细胞遗传学分析表明，受累的G组染色体不同于已经被定为21号染色体的唐氏综合征中的额外G组染色体。所

以，前者被定为 22 号染色体，其实它比唐氏综合征累及的染色体稍长[11,137]。巴黎命名大会决定不改变这一概念，即唐氏综合征是 21 三体，并将费城染色体及其相对应的正常染色体定为 22 号染色体[138]。

利用奎纳克林（Q）和吉姆萨（G）显带技术，Rowley 于 1973 年报道了 22 号染色体上缺失的物质并没有从细胞中丢失（删除），而是易位到 9 号染色体长臂远端。易位至 9 号染色体的长度大致等同于 22 号染色体的丢失部分，易位预计是平衡的[12]。断裂点位于 9 号染色体长臂带 34 和 22 号染色体长臂带 11。因此，经典的费城染色体是 t（9;22）（q34;q11），简写为 t（Ph）（图 89-2）。费城染色体既可在来源于母亲，也可在来源于父亲的那条 22 号染色体上形成[139]。

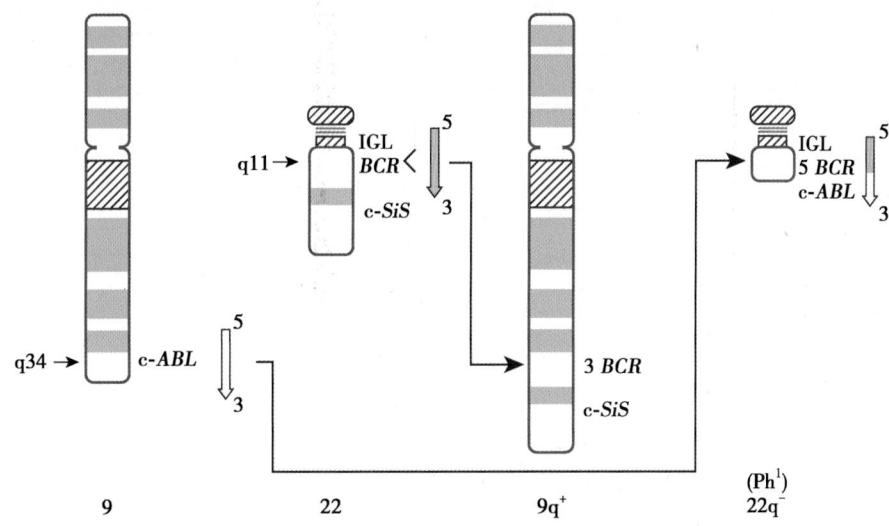

图 89-2　上图显示正常 9 号染色体 ABL 基因位于 q34 与长臂末端间，22 号染色体的 BCR 和 SIS 基因位于 q11 和长臂末端之间。图右为 t（9;22）。9 号染色体的 ABL 基因转换到 22 号染色体的 M-/bcr 序列，22 号染色体末端转换到 9 号染色体长臂上。22q-即费城染色体。bcr，断裂点丛集区域；c-SiS，细胞病毒同源猴肉瘤病毒转化基因；IGL，免疫球蛋白轻链基因。（来自 De Klein A：Oncogene activation by chromosomal rearrangement in chronic myelocytic leukemia. Mutat Res 1987 Sep；186（2）：161~172.）

ABL1 和 BCR 基因突变

9 号染色体上 ABL1 基因和 22 号染色体上 BCR 基因突变是 CML 发病的关键（图 89-3）[140-142]。

1982 年，艾贝尔逊小鼠白血病病毒的转化序列的人类细胞同源基因 ABL1 被定位于人 9 号染色体[143]。1983 年，应用只对 ABL1 反应的杂交探针进行的试验显示，只有含有 22q-的人类 CML 嵌合体细胞可与探针反应，而含有 9q+的细胞没有反应，表明 ABL1 是位于被易位到 22 号染色体上的 9 号染色体片段上[144]。V-abl 是与正常细胞 ABL1 基因同源的病毒癌基因。这个基因（V-abl）可在体外培养中诱导细胞恶性转化，并在易感小鼠体内诱发白血病[145]。

来自 CML 患者的细胞株的 ABL1 基因发生重排和扩增[146]。细胞株和新鲜分离的 CML 细胞均含有一延长的 8kb 的异常 RNA 转录单位[147-150]，它由留在 22 号染色体上的 BCR 基因 5′端部分与从 9 号染色体易位而来的 ABL 基因 3′端部分融合产生的新的嵌合基因转录而来[144]（图 89-4）。这一融合 mRNA 翻译成一种独特的 210kDa 酪氨酸磷酸蛋白激酶（p210^BCR-ABL），与 v-abl 蛋白产物作用相似，可以对细胞蛋白酪氨酸残基产生磷酸化[151-155]。ABL1 位点包含至少两个等位基因，其中一个有 500bp 缺失[157]。在正常细胞中，ABL1 原癌基因编码一分子量为 145 000 的酪氨酸激酶，这种酪氨酸激酶仅仅被微量翻译，且在体外没有任何激酶活性[152]。推测 BCR-ABL1 基因表达的融合产物通过嵌合酪氨酸蛋白激酶的酶活性调控异常而导致恶性转化[153,154,158,159]。BCR-ABL 融合基因构建表明，BCR 序列也可激活微丝结合功能，但酪氨酸激酶和微丝结合功能并不相关联。无论如何，酪氨酸激酶对肌动蛋白丝功能的修饰已经被认为是白血病发生过程中的一个步骤[160]。

P210^BCR-ABL 融合蛋白

9 号染色体上断点并非局限成簇，从 ABL1 基因最近端（第一外显子）的上游起分布约 15~40kb 以上[143,144,161]。22 号染色体上断点区 DNA 伸展段很短，约 5~6kb，被称为断裂簇区（M-bcr）[162,163]，是一个更长的断点簇基因 BCR 的一部分[164,165]（图 89-4）。22 号染色体上有三个主要的断点簇区：主要 M-bcr、次要 m-bcr、微 μ-bcr。这三个不同的断点分别产生 p210、p190、p230 融合蛋白（图 89-3）[166]。绝大部分的 CML 患者的 BCR-ABL1 融合基因编码 p210kDa 融合蛋白（p210^BCR-ABL），其 mRNA 转录体存在 e14a2 或 e13a2 融合连接形式（图 89-3）[166]。涉及易位时，e 代表 BCR 外显子，a 代表 ABL1 外显子。近 50% 的费城染色体阳性 ALL 病例中其 BCR-ABL1 转录为 e1a2 型融合连接，它产生 190kDa 的 BCR-ABL1 蛋白（p190^BCR-ABL）。几乎所有的 CML 患者在确诊时编码 p210^BCR-ABL，但也表达 p190^BCR-ABL 转录本[167]。这种双重转录的生物学意义和临床意义尚不明确。表达 p210^BCR-ABL 的转基因小鼠最初发展为 ALL，但其所有的转基因后代都有类似 CML 的骨髓增生疾病[168]。

BCR 基因编码 160kDa 的丝氨酸苏氨酸激酶，后者通过寡聚、自我磷酸化并对某些蛋白底物转移磷酸化[169]。CML 中出现异常 M-bcr 甲基化[166]。当易位导致它们融合时，BCR 基因的第一外显子序列强化了 ABL 酪氨酸激酶[170]。BCR 中央部分与这

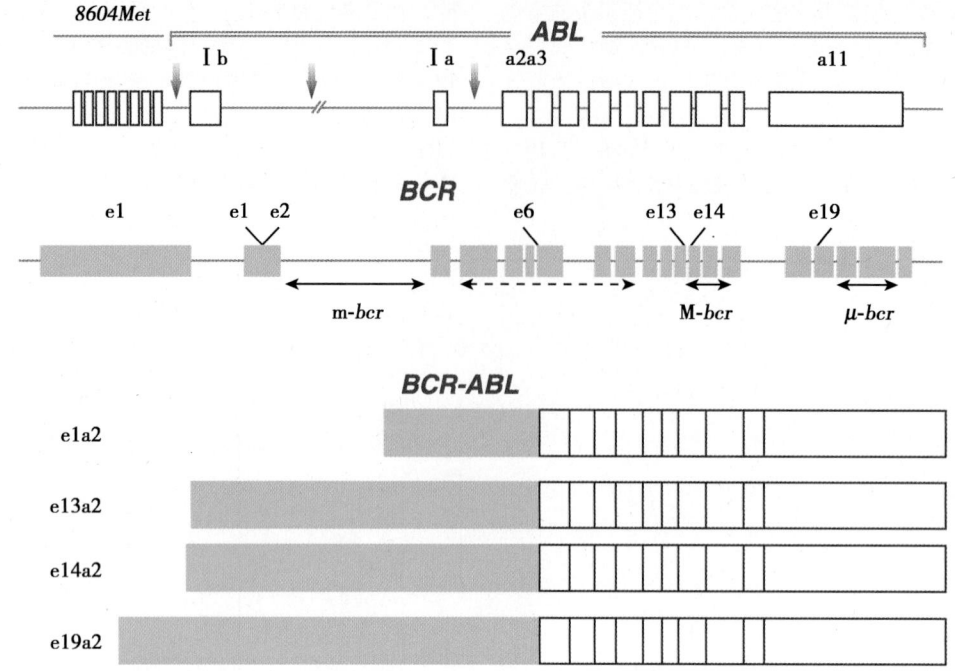

图89-3 上图显示正常 ABL 和 BCR 基因以及 BCR-ABL 融合转录。图中上半部分的垂直箭头标示了 ABL 可能的断点位置。注意上游紧邻的 ABL 8604Met 基因位。BCR 基因包含 24 个外显子，包括第一外显子（e1）和第二外显子（e2）。三个断点簇集区位置显示为 m-ber、M-ber、μ-ber 图中下半部分表示了 BCR-ABL 信使 RNA 结构的融合转录。μ-ber 断点导致 BCR-ABL 转录带有 e19a2 连接点。在每个发生断裂的基因处有相关编码指示外显子位置

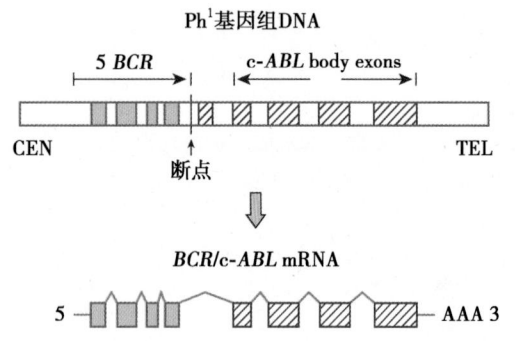

图89-4 费城染色体易位分子效应为 t（9；22）（q34；q11）。最上方的图表示了 22 号染色体 5' BCR 厅和 3' ABL 连接。外显子固定（来自 22 号染色体，BCR）且可变（来自 9 号染色体，ABL）。中间的图描述了嵌合信使 RNA 的转录。最下方的图表示了带有来自 22 号染色体 BCR 氨基末端和来自 9 号染色体 ABL 羧基末端的融合蛋白的翻译

种细胞 S 期之后参与控制细胞分裂的 DBL 基因有同源性。BCR-C 端有一种三磷酸鸟苷酶（GTPase）活化蛋白叫 p21rac，这是一种 RAS 家族 GTP 连接蛋白成员[171]。当 BCR-ABL 融合于 22 号染色体时，这种相反的 ABL-BCR 嵌合基因在 9 号染色体形成 9q+。大多数 CML 患者体内的 ABL-BCR 融合基因处于转录活化状态[172]。

断裂点变异包括 9 号染色体加长和 22 号染色体出现 M-bcr 以外的重排[37]。在一些没有明显 9 号染色体加长的 CML 病例中，分子探针技术显示 ABL1 仍易位到 22 号染色体[173]。偶有费城染色体阳性 CML 病例，其 22 号染色体上的断裂点在 M-bcr 之外，一般类型的融合 RNA 转录失败或融合 RNA 转录时不能与经典 M-bcr 互补 DNA（cDNA）探针杂交[174]。

未发现费城染色体的病例中，BCR-ABL1 可能仍然位于 9 号染色体（隐匿的费城染色体）[175]。BCR 基因可与富含 Alu 重复序列区域中复杂易位的 11q13 区带里的不同基因位点再结合[176]。BCR-ABL 阴性 CML 病例中也发现了 ETV6/ABL1 融合基因[177]。

BCR 断裂点位已经被作为疾病预后因素来检测。一些研究已显示 CML 的慢性期与断裂点位没有相关性，然而血小板增多更常见于 3'端断裂点位及嗜碱性粒细胞增多常见于 5'端断裂点位[178]。虽然 3'端缺失患者生存时间倾向缩短，但未发现对干扰素治疗效果的差异以及存活率的明显差异[179]。其他研究发现干扰素 α 治疗 3'端重排患者效果较好，目前对甲磺酸伊马替尼治疗的反应正在观察中[180]。

有 m-bcr 断裂点的 CML 患者进展到急变期常伴有单核细胞增多，无脾肿大和嗜碱性粒细胞增多[181]。由 μ-bcr 编码的 p230（e19a2RNA 接点）很少被表达，但与中性粒细胞白血病或血小板减少有关（见下文"特殊临床表现"），其他罕见断裂点已陈述[182]。例如，BCR1 和 ABL1 之间插入 12bp 的患者会导致 BCR-ABL 阴性（假阴性），费城染色体阳性 CML 会有血小板增多[183]。费城染色体阴性 CML 患者的另一种新的 BCR-ABL1 融合基因（e6a2）编码 185kDa 癌蛋白[184]。典型 CML 也与 BCR-ABL1 转录的 e19a2 连接有关[185]。

逆转录病毒基因转化及蛋白表达系统的实验研究证实

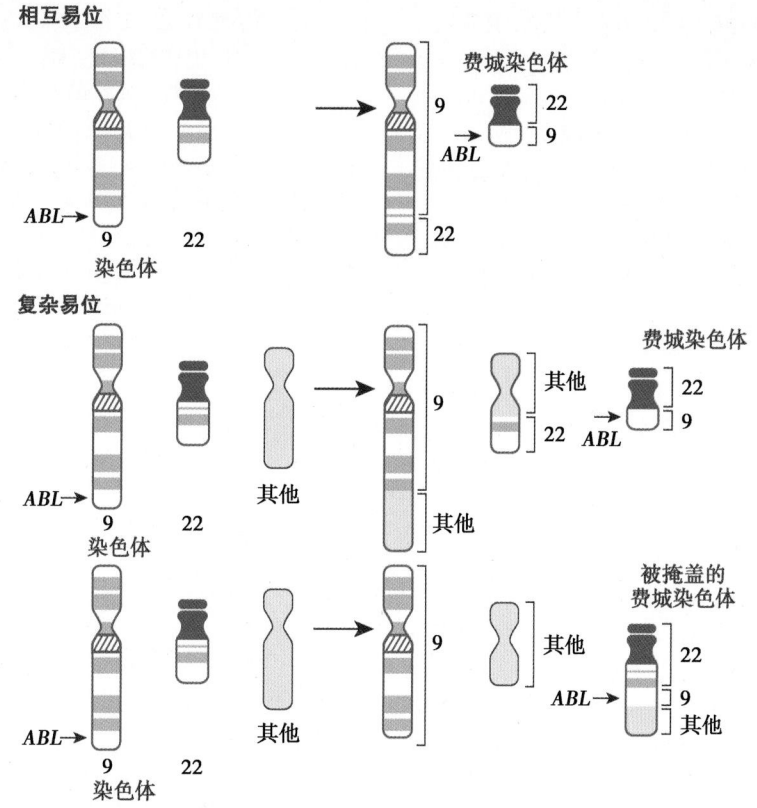

图89-8 CML中有易位。图中标注了在易位前后每条染色体上ABL基因的位置。每条易位染色体中染色体片段的来源在染色体一旁有标记

缺失。虽然这种缺失被认为是干扰素(IFN)治疗耐药的重要因素,但对使用伊马替尼治疗似乎没有明显影响[214]。

分子探针 在一小部分临床上类似CML疾病的患者中,细胞遗传学研究并没有发现经典、变异或隐匿费城染色体。在这种情况下,使用一组限制性内切酶和分子探针Southern杂交分析检测22号染色体的断裂点丛集区域,几乎总能检测到DNA片段的重排。这一发现带来的结论是,几乎所有的CML患者均有22号染色体长臂异常(BCR重排)[328~332]。有BCR重排的费城染色体阴性CML细胞可表达p210[BCR-ABL],这类病人的病程与费城染色体阳性CML病人相似[328,333~336]。

检测到t(9;22)的分子异常,即BCR重排,突变融合基因mRNA转录本和p210[BCR-ABL]是细胞遗传学方面对CML的补充诊断[332]。这些检测包括Southern杂交分析BCR重排[334~338]、聚合酶链反应(PCR)扩增异常mRNA[339]及后者的简化变通方法--杂交保护试验[340]。

PCR技术的敏感性可达约500 000~100万个细胞中检测到一个阳性细胞。如此高的敏感性需要在分析时特别小心并加入阴性对照[341~344]。e13a3、e14a3和e19a2融合不能通过标准的PCR引物检测[344A]。

利用多色FISH方法来检测CML患者BCR-ABL1融合基因是一种快速、敏感、可替代Southern杂交分析和PCR分析的方法[345]。FISH是一种简单、准确、灵敏的诊断方法,可检测多种分子融合(例如e13a2、e14a2、e1a2)[346~350]。在检测费城染色体上,分裂间期FISH比细胞遗传学分析更快、更敏感。如果CML细胞含量非常低,分裂间期FISH可能检测不到BCR-ABL1,因此在检测微小残留病灶时其应用有限[351]。高中期分裂

象法FISH在一天内每个样本可分析500个中期分裂象。FISH辨别BCR-ABL1的假阳性率和假阴性率影响因素的包括融合信号的定义、核大小和ABL1基因断裂点位置[352]。BCR-ABL双融合信号(double-fusion[D]-FISH)比双色单融合(single-fusion)S-FISH信号更加精确,因为在后一种情况会有少量正常BCR和ABL1信号重叠[353]。

如果利用分子学方法如竞争性逆转录酶(RT)-PCR,对患者进行检测,细胞遗传学检测频率就可以减少些。分子分析可在血液样本上进行,因此比用骨髓细胞分裂中期进行细胞遗传学分析更为简便。定量RT-PCR检测用来监测患者的残余病灶或骨髓移植后复发,也可用来随访那些经酪氨酸激酶抑制剂治疗后常规细胞遗传学和FISH检测为费城染色体阴性的患者。竞争性PCR可检测出骨髓移植后患者出现临床复发前BCR-ABL1的RNA转录的再现或水平增加[354~356]。

化学异常

尿酸 未经治疗的CML患者尿酸产生增加,出现高尿酸血症及高尿酸尿症[357]。CML患者的尿酸排泄通常是健康人的2~3倍。如果采取强烈治疗导致细胞的快速裂解,增多的嘌呤排泄负荷可产生尿酸沉淀,造成尿路阻塞。CML患者常形成泌尿系尿酸结石,一些伴有隐匿型痛风的患者可发生急性痛风性关节炎或尿酸性肾病[358]。尿酸产生过多所致并发症的可能性会因饥饿、酸中毒、肾脏疾病、利尿药物使用而大大增加。

血清维生素 B$_{12}$ 结合蛋白和维生素 B$_{12}$ 中性粒细胞含有维生素 B$_{12}$ 结合蛋白,包括钴胺素转运蛋白(transcobalamin) I

和Ⅲ[又名 R 型 B₁₂ 结合蛋白或嗜钴素(cobalophilin)]$^{359~362}$。骨髓增生性疾病患者的血清维生素 B₁₂ 结合力增加,其蛋白主要来源于成熟的中性粒细胞^{359,360}。虽然任何情况引起的中性粒细胞数增加,如类白血病反应,均可伴有血清维生素 B₁₂ 结合蛋白水平和维生素 B₁₂ 浓度增高,但钴胺素转运蛋白水平增加以及由此产生的维生素 B₁₂ 浓度增加在 CML 中尤其显著^{362}。CML 患者血清维生素 B₁₂ 水平平均比健康人高 10 倍以上^{363}。在未治疗患者,这种增高与白细胞总数成正比,而治疗后会朝正常水平下降,但即使治疗后白细胞计数降至接近正常,升高的维生素 B₁₂ 水平通常仍然会持续。

恶性贫血可能很少与 CML 共存。在这种情况下,组织缺乏维生素 B₁₂,但血清维生素 B₁₂ 水平可正常,因为对维生素 B₁₂ 具有很高亲和力的钴胺素转运蛋白 I 水平增高^{363}。

全血组胺 相对于健康个体(中位数:约 50ng/ml),慢性期患者的平均组胺水平明显增高(中位数:约 5000ng/ml);高组胺水平与血中嗜碱性粒细胞数相关^{364}。嗜碱性粒细胞极度增高、严重瘙痒、荨麻疹、胃酸过多等的发生与血液组胺浓度的极度增高(数百倍)有关^{365,366}。

血清乳酸脱氢酶、钾、钙、胆固醇 CML 患者血清乳酸脱氢酶(LDH)水平升高^{367}。可能发生由血液凝固时白细胞释放钾所导致的假性高钾血症^{368}以及由粒细胞体外利用氧或葡萄糖所导致的假性低氧血症和假性低血糖。高钙血症^{369}或低钾血症^{370}在疾病的慢性期出现过,但在转变为急性白血病之前这些并发症非常罕见。血清和尿中溶菌酶水平增高是单核细胞比例增高白血病的特征,但不是 CML 的特征^{371}。CML 患者血清胆固醇降低^{372,373}。

血清血管生成因子 血管生成素、内皮素(CD105)、血管内皮生长因子(VEGF)、β 成纤维细胞生长因子、肝细胞生长因子在 CML 患者血清中显著增高^{307,308,374,375}。

● 特殊临床表现

BCR-ABL1 阳性血小板增多症

两组综合征群--伴有费城染色体和 BCR-ABL1 重排的血小板增多症与无费城染色体但有 BCR-ABL 重排的血小板增多症--都可能在 CML 体征出现或加速期之前出现$^{376~379}$。大体上,这种疾病在最初与经典的血小板增多症极相似:血小板明显增多、巨核细胞极度增生、白细胞计数正常或轻度升高、血液中没有或极少见不成熟细胞、极轻度贫血。偶见轻微出血,如鼻出血、红斑性肢痛症等,或血栓形成的表现如大脑或肢体缺血等。某些患者嗜碱性粒细胞绝对计数轻度升高。约 5% 有明显原发性血小板增多症的患者有费城染色体阳性^{376}。在另一项研究中,在 121 例原发性血小板增多症患者中,有 2 例有 BCR-ABL1 转录体,其中 1 例骨髓细胞中还有费城染色体,而在另一项不同的研究中,32 例血小板增多症患者中,有 4 例的血细胞中有低水平 BCR-ABL1 转录体。大约每 20 例 CML 患者中有 1 例表现为原发性血小板增多症的特征^{377,378}。向急变期的转化也可能发生^{380,381}。

中性粒细胞 CML

罕见的 BCR-ABL1 阳性 CML 变异已有描述,其中白细胞计数升高主要是成熟中性粒细胞升高^{382,383}。诊断时白细胞平均计数$(30~50)\times10^9$/L 低于经典 CML[中位数$(100~150)\times10^9$/L]。此外,中性粒细胞 CML 患者血液中通常没有嗜碱性粒细胞增高、明显的未成熟髓细胞、显著的脾肿大或低白细胞 AKP 积分。这些患者的细胞有费城染色体,但 BCR-ABL1 融合基因却不同,其 BCR 基因断裂点位于外显子 19 和 20 之间。这种断裂点位置导致大部分 BCR 基因与 ABL1 融合(e19a2 型 BCR-ABL),从而产生比经典 CML 融合蛋白(210kDa;见图 89-3)更大的融合蛋白(230kDa)。这种基因型和表型之间的相关性并未在所有的病例中观察到^{384}。这种变异型通常病程缓慢,可能是因为 p230mRNA 水平非常低,以及细胞中 p230 蛋白很难检测到^{385}。

BCR 次要断裂点阳性 CML

少部分 BCR-ABL1 阳性 CML 患者的断裂点位于 BCR 基因第一内含子(m-bcr),导致形成一个 190kDa 融合蛋白,而不是在大部分 CML 患者中观察到的经典 210kDa 蛋白(图 89-3)。m-bcr 分子病变与大约 60% 的 BCR 重排阳性 ALL 患者的相似。在 m-bcr 的 CML 患者中,单核细胞增多更明显,白细胞计数少于平均,嗜碱性粒细胞增多及脾肿大较经典 BCR 断点(M-bcr)患者要低或轻。报道的少数几个病例在发生髓系或淋巴系急变前间隔期短^{386,387}。

高白细胞血症

大约 15% 的患者出现可称为白细胞淤滞的症状或体征,白细胞数目超过 300×10^9/L 时可导致血管内流动阻滞效应^{249}。高白细胞血症在 Ph(+)的 CML 儿童患者中更加普遍^{250}。当白细胞总数达到$(300~800)\times10^9$/L 将导致以下效应:肺、中枢神经系统、特殊感官及阴茎循环受损,出现以下症状的某种组合,如呼吸加快、呼吸困难、发绀、头晕、口齿不清、谵妄、昏迷、视觉模糊、复视、视网膜静脉扩张、视网膜出血、视乳头水肿、耳鸣、听力障碍及阴茎异常勃起^{251}。对于无症状的高白细胞血症病人,初始治疗采用羟基脲和水化可以降低白细胞数目。为防止"肿瘤溶解综合征",羟基脲治疗应该设计成在几天中逐渐降低白细胞数目。如果出现高白细胞血症的症状,水化、白细胞清除术和羟基脲可以同时使用,要选择适宜的羟基脲剂量以免出现显著的肿瘤溶解。

同时发生淋巴恶性肿瘤

CML 可发生在已确诊 CLL 的患者中$^{388~390}$。一些病人同时出现两种疾病^{391,392}。曾报道过一例像 CLL 的淋巴细胞类白血病反应患者,当出现 CML 时,淋巴细胞类白血病反应消退^{393}。在一些病例中,CLL 淋巴细胞不含 Ph 染色体,而 CML 细胞却有 Ph 染色体,说明存在两种独立的克隆性疾病^{388,389,393,394}。而其他病例中,髓系及淋系细胞均出现 Ph 染色体,说明两者有共同起源^{392}。Ph(+)的 ALL 患者经过化疗诱导缓解后,出现典型的 CML 特征^{395}。

● 鉴别诊断

CML 的类似疾病

CML 的诊断依据为特征性的粒细胞增多,白细胞分类计数、嗜碱性粒细胞计数绝对值增加,脾肿大以及出现 Ph 染色体或其变异型(90% 的病人)或 22 号染色体 BCR 重排(>95% 的病人)。

其他慢性造血干细胞疾病的患者,诸如真性红细胞增多症、原发性血小板增多症、原发性骨髓纤维化等,仅偶尔有紧密重叠的特征。例如,90% 以上的 CML 病人白细胞总数超过 $30×10^9/L$,在数周或数月观察期内白细胞数呈持续增加;然而 90% 以上其他三种典型的慢性髓系克隆性疾病患者的白细胞总数少于 $30×10^9/L$,且通常在数月或数年内没有显著的改变。真性红细胞增多症有红细胞数量和血红蛋白浓度的增加,并呈现多血症的临床体征;CML 没有此类特征。原发性骨髓纤维化的患者均有显著的泪滴状异型红细胞和其他严重的红细胞形状、大小和染色特性的改变,以及外周血有核红细胞明显增多;CML 极少有这些特征。原发性血小板增多症的患者血小板数超过 $450×10^9/L$,通常仅伴有轻度中性粒细胞增多($<20×10^9/$ L);这种轻度中性粒细胞增多可与血小板超过 $450×10^9/L$ 的部分 CML 患者(约 25%)区分开来,这部分 CML 患者在诊断时白细胞数超过 $25×10^9/L$。此外,除极个别病例外,具有真性红细胞增多症或原发性骨髓纤维化临床特征的患者,其血细胞或骨髓细胞均无 Ph 染色体或 BCR 重排。很小部分原发性血小板增多症患者的骨髓及血细胞中有 BCR-ABL 转录本,偶尔有 Ph 染色体,这可能代表 CML 非典型的起始阶段(参见上述"BCR-ABL 阳性血小板增多症")。通过目前的检测技术,在大约 95% 的真性红细胞增多症患者可发现 JAK2 基因突变,如果出现,则为非常有用的鉴别特征(参见第 84 章)。约 50% 原发性骨髓纤维化或原发性血小板增多症患者带有 JAK2 基因突变,而在没有此突变的原发性骨髓纤维化中有一定比例的患者具有钙网蛋白或 c-MPL 基因的突变(参见第 86 章)。

人们对相关疾病特点认识的增加,如慢性粒-单核细胞白血病(CMML)和慢性中性粒细胞白血病,以及认识到老年患者更容易罹患非典型髓系克隆性疾病,已经使诊断 Ph 染色体阴性的慢性粒细胞白血病错诊率降低到最小化。除非临床特征是典型的慢性粒细胞白血病,同时未发现隐匿 Ph 染色体或 BCR 重排,应谨慎诊断 Ph 染色体阴性的慢性粒细胞白血病。

反应性白细胞增多症的中性粒细胞绝对数可达($30 \sim 100$) $×10^9/L$。通常这些类白血病反应发生在明显的炎性疾病(如胰腺炎)、癌症(如肺癌),或感染(如肺炎球菌性肺炎)等背景下。如果诱发因素不明显,未出现不成熟粒细胞、嗜碱性粒细胞增多、脾肿大及血液细胞未发现 BCR/ABL1 等,则基本可以排除经典 CML 的诊断。

CML 的准确诊断对估计病人的预后,确定酪氨酸激酶抑制剂治疗可能的反应,评估其他特殊疗法的时机,如异基因造血干细胞移植等非常有帮助。

Ph 染色体阳性克隆髓系疾病和再生障碍性贫血

有极少数真性红细胞增多症患者发现有 Ph 染色体[396],这类患者后来演变成 Ph 染色体阳性的慢性粒细胞白血病[397~399]、特发性骨髓纤维化[400,401]及骨髓增生异常综合征(MDS)[402,403]。1985 年以前报道的病例没有进行鉴定 BCR-ABL1 存在的分子学研究。前面已经讨论过原发性血小板增多症的血液细胞中出现 Ph 染色体和(或)发生 BCR-ABL1 重排(参见上文"特殊临床特征")。极少数再生障碍性贫血患者发现有 BCR-ABL1

阳性细胞或演变成 BCR-ABL(+)的 CML[404,405]。

● 治疗

高尿酸血症

高尿酸血症及高尿酸尿症是慢性粒细胞白血病初诊时或复发时较常见的症状[406]。是否需要治疗高尿酸血症,视治疗前升高的血清尿酸浓度、血液白细胞浓度、脾脏大小和计划中的化疗剂量而定。如果这些变量提示有明显的细胞溶解的高风险,应在着手化疗前口服别嘌呤醇(allopurinol)300mg/d,并充分水化,保持良好的尿流。别嘌呤醇有较高过敏性皮肤反应的副作用,应在血白细胞计数下降、脾脏缩小以及细胞溶解的风险解除后停止服用该药。如果高尿酸血症极严重,通常在超过 9mg/dl 时需要使用碳酸氢钠碱化尿液,同时给予拉布立酶(rasburicase)[407]。拉布立酶是一种能将尿酸转换为尿囊素的重组尿酸氧化酶。拉布立酶与别嘌呤醇不同,可以迅速降低尿酸总量,且不会导致黄嘌呤或次黄嘌呤的累积,也不需要碱化尿液促进磷酸盐排泄[408]。虽然该药物制造商建议每天用药,连续 5 天,但一些报告表明,一次注射将使血清尿酸快速持续地下降,并大大降低了治疗费用[409]。另一种方法是一次注射拉布立酶后再用几天别嘌呤醇。拉布立酶的静脉注射剂量为 0.2mg/kg[410]。

初始降细胞治疗

一种酪氨酸激酶抑制剂目前被普遍用于几乎所有慢性粒细胞白血病慢性期患者的初始治疗。若白细胞计数显著升高,羟基脲可用于酪氨酸激酶抑制剂之前或两者联合使用。如果因出现高白细胞综合征体征需要快速降低白细胞,往往联合使用白细胞清除术和羟基脲。

白细胞清除术

白细胞清除术只能暂时控制 CML,所以该治疗很少用于 CML 慢性期,它仅对两类患者有用:①快速降低高白细胞患者的白细胞,可逆转白细胞淤滞的症状和体征(如麻木感、缺氧、耳鸣、视乳头水肿、阴茎异常勃起)[249~251];②怀孕的 CML 病人,在怀孕的初期,当化疗给胎儿带来较高风险时,或在某些患者的整个孕期,进行白细胞清除而不需要其他治疗便可控制病情[411,412]。由于骨髓、血液、脾脏中大量白细胞负荷,以及 CML 患者白细胞的高增殖率,血浆分离置换法的降白细胞作用没有在其他类型的白血病有效[249,251]。白细胞清除术因降低了肿瘤细胞的负荷从而减轻了患者化疗诱导的肿瘤细胞溶解,尿酸的产生和排泄。对非妊娠的高白细胞患者,白细胞清除最好与羟基脲联合应用,以确保最快、最好地减少白细胞数量。

羟基脲

根据白细胞计数高低,羟基脲采用 $1 \sim 6g/d$ 口服,可被用于起始的选择性治疗[413]。白细胞总数极高患者的紧急治疗可能需要更高的剂量。羟基脲的剂量应随着白细胞总数降低而减少,通常在白细胞总数达到 $20×10^9/L$ 时,羟基脲剂量减至 $1 \sim 2g/d$。如果白细胞计数低于 $5×10^9/L$,该药物应该暂时停止。如果羟基脲与酪氨酸激酶抑制剂联合使用,一旦观察到患者对后者治疗有血液学反应,通常羟基脲应该逐渐减量并停药。

阿那格雷

阿那格雷可用于减少血小板计数升高患者的血小板数目。该药物直接降低巨核细胞的数目，并能导致血小板计数急剧下降。若个别患者接受 TKI 后仍有显著的血小板增多症，TKI 和阿那格雷合用可使血小板计数恢复正常[414]。

酪氨酸激酶抑制剂初始治疗

甲磺酸伊马替尼(imatinib)是第一个研发的 TKI 制剂，2002 年经美国 FDA 批准用于 CML 的初始治疗。随后，两种二代 TKI 制剂，尼洛替尼和达沙替尼也在 2010 年获许用于初始治疗。其获批是基于：与伊马替尼相比，尼洛替尼和达沙替尼在标准时间点具有更强的细胞遗传学和分子反应及更低的加速期或急变期转化比率。但至今为止，没有证据表明达沙替尼和尼洛替尼比伊马替尼在生存期上占有优势[415]。第三代 TKI 制剂，博舒替尼和帕纳替尼正在研究中。表 89-2 比较了这些抑制剂。

伊马替尼：新诊断慢性期 CML 患者应该开始用口服伊马替尼，400mg/d。伊马替尼治疗的目标是将 t(9;22)易位的细胞(白血病细胞)尽可能降至最低水平，从而使得正常(多克隆)造血恢复。可通过三个基本标准来判断伊马替尼的疗效：血液学反应、细胞遗传学反应和分子反应(表 89-3)[416,417]。这些指标用于确定伊马替尼的最大疗效。达到最大疗效的时间可以从数月到数年不等。因此，经细胞遗传学判断或 PCR 测定，只要患者克隆性白血病细胞数目持续下降，药物剂量应维持在 400mg/d。如果患者在达到完全细胞遗传学缓解或完全分子缓解之前便失去对药物的反应，在可耐受的前提下，剂量可增至 600mg/d 或 800mg/d(400mg，每 12 小时)。或可使用另一种 TKI 制剂。在接受 400mg/d 伊马替尼的治疗时无显著血液学反应或者复发的患者，约有 2/3 用较高剂量治疗可以获得完全或部分血液学反应，但很少有细胞遗传学反应[418]。某些无细胞遗传学反应的患者可以通过更高剂量的伊马替尼获得部分或

表 89-2　酪氨酸激酶抑制剂间比较

	伊马替尼(格列卫)	尼洛替尼(Tasigna)	达沙替尼(Sprycel)	博舒替尼(Bosulif)	帕纳替尼(Iclusig)
适应证	一线治疗(CP, AP, BP)；复发/难治 Ph+ALL	一线治疗(CP)，伊马替尼耐药或不耐受(CP 及 AP)	一线治疗(CP)，其他 TKI 耐药或不耐受(CP, AP, 或 BP)对之前方案耐药或不耐受的 Ph+ALL	二线治疗(耐药或不耐受的 CP, AP, BP)	对之前使用的 TKI 耐药或不耐受或对其他所有 TKI 耐药或不耐受的 Ph+ALL；所有的 T315I+病例
常用剂量	CP 400mg/d　AP/BP/进展 600~800mg/d	CP 300mg BID　AP/BP 400mg BID	CP 100mg/d　AP/BP 140mg/d	500mg/d	45mg/d
常见毒性(非血液学)	胃肠道反应，水肿(包括眶周)，肌肉痉挛，关节痛，低磷血症，皮疹	皮疹，胃肠道功能紊乱，脂酶升高，高血糖，低磷，LFT 异常	水肿，胸腔积液，胃肠道反应，皮疹，低磷	胃肠道反应(腹泻)，皮疹，水肿，乏力，低磷，LFT 异常	HBP，皮疹，胃肠道反应，乏力，头痛
其他明显毒性	LFT 异常(通常在第一个月出现)，罕见心脏毒性	外周血管病，PT 延长，胰腺炎	肺动脉高压，QTc 延长		动静脉血栓形成，胰腺炎，肝衰，眼毒性，心衰
药物相互作用	CYP3A4 诱导剂降低水平　CYP3A4 抑制剂可能使水平升高　是 CYP3A4 及 CYP2D6 抑制剂　Pgp 底物	CYP3A4 抑制剂使水平升高　CYP3A4 诱导剂可能降低水平　是 CYP3A4, CYP2C8, CYP2C9, CYP2D6 抑制剂　诱导 CYP2B6, CYP2C8, 及 CYP2C9	CYP3A4 抑制剂使水平升高　CYP3A4 诱导剂降低水平　抗酸剂降低水平　H₂ 抑制剂/质子泵抑制剂降低水平	CYP3A 抑制剂和诱导剂可能对水平有影响　诱酸剂可能会使水平降低	强 CYP3A 抑制剂提高血清水平
服用注意事项	餐后服用	空腹服用；服用前后两小时不能进食	餐前或餐后均可	餐后服用	餐前或餐后均可
黑框警告	无	QT 间期延长和猝死	无	无	动脉血栓形成；肝毒性
其他注意事项	可用于慢性期儿童患者(340mg/(m²·d))	注意补充钾、镁、钙和磷	可能出现腹水和心包积液；可渗入 CSF		对 T315I 突变有效；通过美国 ARIAD PASS 项目可用

注：ALL，急性淋巴细胞白血病；AP，加速期；BP，急变期；CP，慢性期；CSF，脑脊液；CYP，细胞色素酶 P450；GI，胃肠道；HBP，高血压；LFT，肝功能试验；Pgp，P-糖蛋白；PT，凝血酶原时间；TKI，酪氨酸激酶抑制剂。

所有信息来自上述所列商品说明书。

表 89-3 伊马替尼治疗反应程度的标准

完全血液学反应	白细胞数<10×10⁹/L,血小板<450×10⁹/L,血液中没有未成熟髓细胞,所有与白血病相关的体征和症状消失(包括可触及的脾肿大)持续至少 4 周
轻微细胞遗传学反应	根据细胞遗传学分析有 Ph 染色体的骨髓细胞数多于 35%
部分细胞遗传学反应	根据细胞遗传学分析有 Ph 染色体的骨髓细胞数为 1%～35%
主要细胞遗传学反应	根据细胞遗传学分析有 Ph 染色体的骨髓细胞数少于 35%
完全细胞遗传学反应	根据细胞遗传学分析无 Ph 染色体的骨髓细胞
主要分子学反应	血细胞 BCR-ABL1/ABL1 比例<0.1% 或 qPCR 信号较平均基准值下降 3 个对数级,如果国际标准(IS)PCR 不可使用
完全分子学反应	用检测灵敏度至少在基线(IS)以下 4.5 个对数级的 qRT-PCR 测不出血细胞 BCR-ABL1mRNA 水平

完全细胞遗传学反应。遗憾的是,对使用 400mg/d 但没有达到血液或细胞遗传学缓解的患者而言,对高剂量伊马替尼的反应通常是短暂的[419,420]。

伊马替尼剂量高于 400mg/d 的一些研究已开展。新诊断慢性期 CML 患者接受 800mg/d 的伊马替尼治疗,每 12 小时 400mg 剂量给药,有 90% 获得完全细胞遗传学反应,96% 有至少一次主要细胞遗传学反应。在中位数为 15 个月的观察期内,没有病人出现进展,63% 外周血 BCR-ABL1/ABL1 的百分比小于 0.05%。28% 的患者血液中检测不到 BCR-ABL1[421]。一项研究中,接受高于 600mg/d 伊马替尼治疗的患者在第 12 及 24 个月时的主要分子缓解更高[422]。另一项研究中,接受每天两次 400mg 剂量治疗的患者在 12 个月及 18 个月达到主要细胞遗传学缓解的分别占 90% 和 96%,在 6 个月及 12 个月达到主要分子缓解的分别占 48% 和 54%。这些结果与之前国际干扰素随机对照研究组 400mg/d 的伊马替尼治疗相比,更高剂量疗效更优,但骨髓抑制、皮疹、乏力及骨骼肌肉系统症状在高剂量应用时加重且出现较快。严重的水肿、胃肠道症状、皮疹和骨髓抑制常发生在高剂量[423]。因此尽管有这些报道,目前习惯上起始剂量仍然是 400mg/d,以平衡新诊断患者治疗的有效性和耐受性。此外,对高剂量伊马替尼的迅速反应未必可以转换成更好的长期生存[424,425]。例如,在另一项研究中,使用标准剂量和高剂量的患者在第 12 个月的主要分子反应和完全细胞遗传学反应没有显著差异,虽然 Sokal 评分归于高风险的患者对于高剂量伊马替尼的反应更好[424]。(Sokal 评分的具体解释见下文"病程与预后")。

伊马替尼剂量低于 400mg/d 将导致完全细胞遗传学反应率偏低以及完全细胞遗传学反应持续时间缩短。老年人和低体重患者可能只能耐受较低的剂量,但他们达到完全细胞遗传学缓解可能性更低[426]。然而,如果病人因特殊原因(体型大小或耐受水平)接受较低的剂量(例如 300mg/d),在治疗开始 12 个月之内获得完全血液学及细胞遗传学缓解,也可取得无严重毒副反应的可接受的结果[427]。

IRIS 研究(IFN 对比 STI571)中一些伊马替尼治疗的患者随访已达 8 年[428]。中位随访时间为 60 个月,观察到的最好的主要细胞遗传学反应和完全细胞遗传学反应分别为 89% 和 82%。只有 7% 的患者进展到加速期或急变期,总生存率达 89%。8 年随访以来达到的最佳主要分子反应率为 86%。在 12 个月时达到主要分子反应的患者均未进展为加速期或急变期。在此期间,22% 的患者因为效果不佳和毒性反应中止了伊马替尼治疗,只有 55% 的患者仍继续治疗。接受伊马替尼治疗的患者维持主要细胞遗传学反应的 5 年概率约为 60%。实现完全细胞遗传学反应与无进展生存相关,但取得主要分子反应却没有进一步延长生存期[429]。

变异型染色体易位或断点患者的伊马替尼治疗

变异型 Ph 染色体易位的患者与接受伊马替尼治疗的经典 Ph 染色体易位的患者预后相似[430](图 89-3 的断裂点图示)。具有 e13a2p210^BCR-ABL 易位的患者对伊马替尼的反应良好,完全细胞遗传学缓解率与经典 Ph 染色体易位相似[431]。e13a2 转录本可能比 e14a2 对伊马替尼更加敏感[432]。在一例 e1a2 和 e14a2 融合基因双阳性的病人中,只有 P210e14a2 转录本消失,而 e1a2 转录本持续到急变期。没有发现任何 ABL 激酶区域的突变[433]。这些结果表明,单个病人中,不同克隆对伊马替尼的敏感性可不同。使用伊马替尼时,起源的 9 号染色体上的缺失对 CML 慢性期的反应和结果没有影响[434]。

儿童和老年患者对伊马替尼的反应

80% 以上的 CML 慢性期儿童经伊马替尼治疗,260～570mg/m²,获得完全细胞遗传学缓解。伊马替尼已可用于儿童患者。体重增加是伊马替尼最常见的副作用[435]。60 岁以上的患者的细胞遗传学反应率和存活率与同期治疗的慢性晚期的年轻患者类似,这表明年龄通常不是治疗反应的影响因素[436,437]。

副作用及特殊治疗考虑

伊马替尼的耐受性相对较好,大部分的副作用可以得到处理,很少需要长期中断治疗。不提倡减少治疗剂量,最好暂停一段时间的治疗[438]。

骨髓抑制是 CML 患者常见的副作用,尤其是在治疗开始阶段,大部分的血细胞为 CML 克隆。骨髓抑制时不建议将剂量减低至小于 300mg/d。应停止用药直至血细胞计数恢复。G-CSF 和 GM-CSF 可预防并治疗中性粒细胞减少症[439,440]。严重的血小板减少症可通过输血小板纠正。伊马替尼引发的慢性血细胞减少症患者治疗效果较差[441]。骨髓抑制对伊马替尼治疗获得细胞遗传学反应是一个独立的不利因素[442]。促红细胞生成素可用于提高血红蛋白水平,其使用不影响 CML 的转归,但可能会增加血栓形成的风险[443]。曾有服用伊马替尼后发生不可逆的重症骨髓再生障碍的病例报道[444]。

伊马替尼的主要副作用包括疲劳、水肿、恶心、腹泻、肌肉痉挛和皮疹[445]。肝转氨酶升高也可能发生。轻度转氨酶升高往往对使用糖皮质激素有反应[446]。肝毒性不常见,只在大约

3%的病人发生,通常是在伊马替尼开始使用的6个月内发生,急性肝衰竭已有报道[447]。偶尔观察到眼眶周围严重水肿,据推测可能是皮肤树突状细胞表达的血小板衍生生长因子受体(PDGFR)及KIT的作用所致。严重水肿很少需要外科手术减压[448]。尽管没有报道对精子生成有影响,但对育龄期妇女存在胎儿致畸的风险[448]。

体重增加与伊马替尼有关[449]。肾损的患者应使用较低剂量的伊马替尼[450]。低磷酸盐血症[451]及骨、矿物质代谢改变的情况也有发生[452,453]。伊马替尼治疗引起的皮肤反应发生率约为15%[454]。除了严重的副作用(约5%的患者),如Stevens-Johnson综合征、剥脱性皮炎、多形性红斑,皮肤反应很少需要永久停药。对于反应较轻的患者,同时予以糖皮质激素治疗或短暂的伊马替尼停药,逐步由低剂量开始恢复治疗,然后再进一步增加治疗剂量[456,457]。

在反应非常轻微的情况下,可以同时予以抗组胺或其他对症处理。有报道口服脱敏药物疗法可使某些病人继续伊马替尼的治疗。毛发色素恢复[458]和皮肤色素减退[459]也有报道,可能与伊马替尼抑制KIT受体酪氨酸激酶相关。

伊马替尼的其他作用

研究发现伊马替尼可导致骨髓纤维化的消退[460]。有一研究发现,CML的骨髓纤维化程度不是伊马替尼治疗的预后因素[461];而另一项研究观察到,尽管伊马替尼可以逆转CML患者骨髓纤维化,但它不改变与纤维化有关的不良预后[462]。

伊马替尼逆转CML患者大量血管内皮生长因子的分泌[463],并可逆转过多的骨髓血管形成[464]。无论是否有细胞遗传学反应,它都可以减少骨髓细胞并使之形态特征正常化。即使伊马替尼的治疗反应延长,BCR-ABL1阳性仍持续在患者体内存在[465]。

伊马替尼治疗的药代动力学考虑

约1个月时伊马替尼及其代谢物CGP74588的血浆谷浓度(假定稳态)平均为(979±530)ng/ml。在伊马替尼的谷浓度的最大1/4位数时,完全细胞遗传学反应和主要分子反应率较高[466]。一些医生建议,在疗效不佳时应该监测血浆伊马替尼水平,以便调整剂量,但这种监测目前没有合适的手段来进行[467]。符合给药和人群差异如体重和白细胞计数对伊马替尼清除率没有影响或影响极小[468]。接受血液透析的CML患者进行伊马替尼治疗同样取得了成功[469]。口服伊马替尼的患者经常中断治疗或不坚持服药,为确保患者遵医嘱,对患者的教育和密切监测非常重要[470]。

新一代酪氨酸激酶抑制剂初始治疗

达沙替尼 达沙替尼是一种能同时抑制ABL1和SRC的口服二代BCR-ABL1抑制剂[471]。它能够和活化或未活化形式的ABL1激酶结构域结合,因此可能会受到突变耐药的影响[471]。

在一个包含62名患者的Ⅱ期临床试验里,达沙替尼第一次用于初始治疗研究。98%的患者达到完全细胞遗传学缓解,且达到完全细胞遗传学缓解的中位时间为3个月。82%达到主要分子反应。药物反应持久,根据安全手册得到的推荐治疗量为100mg,每天一次[472]。一项随机对照临床Ⅲ期试验比较了达沙替尼和伊马替尼的疗效[473]。在此研究中,259位患者接受

达沙替尼治疗,100mg/d,260位患者接受伊马替尼治疗,400mg/d。经过12个月的随访,达沙替尼组和伊马替尼组在第3,6,9月的完全细胞遗传学缓解率分别为54%、73%、78%和31%、59%、67%。达沙替尼组第24月的完全细胞遗传学缓解率为80%,而伊马替尼组为74%。主要分子反应两组相似,达沙替尼组中位时间为15个月,而伊马替尼组为36个月。

长期随访数据表明达沙替尼比伊马替尼的效应更快更强[474]。4年后,达沙替尼组76%的患者达到MMR(BCR-ABL1<0.1%),伊马替尼组为63%。在第3,6,12月,与伊马替尼组相比,使用达沙替尼的患者达到了更多的分子反应,进展为加速期和急变期的患者也更少。但至今两组的无进展生存率和总生存率没有差别[474]。在一项至少随访3年的随机试验中,BCR-ABL1转录水平<10%的患者比例达沙替尼组高于伊马替尼组[475]。达沙替尼组3、6、12月的观察到的反应也优于伊马替尼组。早期分子反应可能预示着无进展生存率和总生存率的提高[476]。

达沙替尼的毒性 达沙替尼引起的大多数三、四级不良反应是血液性的,各系均可受累。一些患者可能由于抑制血小板聚集而出血[477]。相比伊马替尼,达沙替尼导致恶心、呕吐、肌痛、皮疹及包括浅层水肿的液体潴留更少。胸腔积液可能出现。一项研究中,14%的患者在24个月时有一或二级胸腔积液,仅有2名患者达到三、四级。这一毒性并不影响药物效果。达沙替尼还可能随时增加肺动脉高压的风险,若出现则是中止达沙替尼治疗的指征[478]。达沙替尼还可能延长校正的QT间期,若患者有QT间期延长综合征或其所用药可能延长QT间期,则使用时应特别注意[474]。7%的病例出现低磷血症[474]。

达沙替尼主要由肝细胞色素P450(CYP)3A4酶代谢,因此这种酶的诱导剂可能会降低其有效量,而抑制剂会提高其有效量,故需要据此调整给药剂量。抗酸剂也会降低达沙替尼的效应[479]。达沙替尼治疗期间,还会出现因NK/T细胞克隆扩增导致的淋巴细胞增多[480]。在一接受达沙替尼治疗伴大颗粒淋巴细胞扩增的患者人群中,90%存在T细胞受体δ重排,其功能意义仍是未知[481]。达沙替尼治疗还会导致淋巴结滤泡增生[482]。与伊马替尼不同,达沙替尼的细胞摄取不受八聚体结合蛋白1(OCT-1)活性影响。OCT-1是外排蛋白ABCB1和ABCG2的底物。达沙替尼耐药常与ABL1在315或317位氨基酸残基的点突变有关。

尼洛替尼 与达沙替尼不同,尼洛替尼是选择性、口服生物有效的ATP竞争性BCR-ABL1抑制剂,在体外其效力是伊马替尼的20~50倍[483]。和伊马替尼一样,尼洛替尼并不诱导CD34⁺CML细胞的凋亡[484]。与和达沙替尼一样,尼洛替尼首次应用于一项Ⅱ期临床试验中[485],该试验随后紧跟一随机对照的临床Ⅲ期试验。在一项Ⅱ期试验中,51名患者接受400mg,每天两次的尼洛替尼治疗,6个月时98%达到CCyR,76%达到MMR[486]。Ⅲ期试验比较了300mg每天两次、400mg每天两次的尼洛替尼治疗和400mg每天的伊马替尼治疗[487]。首次结点12个月时,MMR三组分别为44%(尼洛替尼300mg),43%(尼洛替尼400mg)和22%(伊马替尼400mg/d)。尼洛替尼组的CCyR率比伊马替尼高15%。1年时加速或急变期转化率伊马替尼组为4%,而尼洛替尼组<1%。这些改善在根据Sokal危险分层的各预后组均可观察到。尼洛替尼300mg组和400mg组之间几乎没有差别,因此在2010年,尼洛替尼获许应用于

CML 初治,剂量为 300mg,每天两次。经过四年随访,不论使用哪种剂量的尼洛替尼组,其患者达到 MMR 率都高于伊马替尼组(73% 和 70% 对比 53%)[488]。尼洛替尼组的加速期或急变期转化率也比伊马替尼组低。两组无进展生存率和总生存率没有差别。3 年时接受尼洛替尼 300mg,一天两次的患者在三种 Sokal 风险分组里的 MMR 率(低危,79%;中危,76%;高危 52%)均高于伊马替尼组(低危,65%;中危,55%;高危 30%)[488]。尼洛替尼组患者 BCR-ABL1 突变率也较伊马替尼组低。相比伊马替尼,尼洛替尼导致更少(减少近半数)的治疗中 BCR-ABL1 突变,并从而减少了伴这些突变的患者向加速期和急变期进展的概率[489]。

尼洛替尼的毒性 尼洛替尼很少导致水肿或肌肉痉挛。在一项试验中,29% 的病例出现三至四级血细胞减少[487]。分别有 17%、8%、12% 和 16% 的患者出现了三至四级的脂酶升高,胆红素升高,高血糖及低磷血症。校正的 QT 间期延长也可发生,因此在开始治疗或剂量改变后 7 天应监测 EKG 改变[483]。电解质的异常应该在治疗之初就改善。尼洛替尼可能与外周血管性疾病有关并会提高其发生的风险,包括动脉性和静脉性的疾病[490]。如果有血栓形成,则应该停止尼洛替尼治疗。

博舒替尼和帕纳替尼 这些酪氨酸激酶抑制剂仍未获准应用于初始治疗。在一项试验中,在新诊断的 CML 慢性期患者中比较 500mg 每天一次的博舒替尼治疗和 400mg 每天的伊马替尼治疗,第 12 月时,博舒替尼和伊马替尼治疗的患者达作为首次结点的 CCyR 率分别为 70% 和 63%[491,492]。随访的 MMR 率,转化率和缓解的持久性等结论还未得出。

CML 慢性期初始治疗的 TKI 选择总结

TKI 初始治疗的目标是在 12 个月内或不迟于 18 个月达到 CCyR,预防向加速期或急变期的转化。达到这些目的的最佳方案仍然充满争议。因此,美国国立综合癌症网络(NCCN)指南将伊马替尼、尼洛替尼和达沙替尼列入 CML 初治通用可选的 TKI[492]。考虑到更快更强的反应性及更低的加速或急变转化率,许多临床医生倾向于选择使用二代 TKI,而其他人可能会选择伊马替尼,因为缺乏证据表明尼洛替尼或达沙替尼可以延长生存。对于根据 Sokal 和 Hasford 模型(具体评分见下文"病程及预后")归为中危或高危的患者,尼洛替尼或达沙替尼可能优于伊马替尼,获得更快更好的反应,即"早期,强力"疗法[493]。因此,在生存率数据得出之前,这三种 TKI 中任一种都可用于初始治疗。具体选择哪一种则根据经济、易于管理性、危险度评分[494]或感知风险以及副作用综合考虑而定。

TKI 治疗反应的定义

表 89-3 列出了血液学、细胞遗传学和分子反应的定义。表 89-4 为慢性期接受 TKI 治疗方案的患者的定期监测指南。接受伊马替尼治疗的患者其 BCR-ABL1 水平中位数可以在至少 5 年的过程中持续下降。表 89-5 列出了初始治疗应用 TKI 的患者在第 3,6,12 月预期达到的具有里程碑意义的治疗效果[495,434]。每个病人达到最大反应的时间有差异。因此,如果病人没有达到这些预期的治疗效果,但骨髓细胞遗传学检查时 Ph 染色体阳性细胞的比例持续下降,或者处于完全细胞遗传学缓解而 PCR 检查 BCR-ABL1 水平继续下降接近基准,TKI 应继续服用。只有在以下情况需要改变治疗方案以阻止疾病进

表 89-4 接受 TKI 治疗的慢性期患者的监测指南

1. 诊断时,治疗开始前,利用骨髓细胞获得 G-带细胞遗传学结果并行定量 PCR 检测 BCR-ABL1 的转录数目。如果不能取得骨髓,用血液标本行 FISH 检查以确诊

2. 初始治疗后的第 3 个月、6 个月、9 个月、12 个月,对 BCR-ABL1 转录行定量 PCR 检查。(如果国际标准 qPCR 不能使用,则行骨髓细胞遗传学检查。)若 BCR-ABL1 水平持续升高或达 MMR 后升高一个对数级,应在 1~3 月内重复 qPCR 检测

3. 12 个月时,若未达 CCyR 或 MMR,利用骨髓细胞行细胞遗传学检查 Ph 染色体

4. 一旦获得 CCyR,连续 3 年每 3 个月一次利用外周血细胞进行定量 PCR 监测,之后每 4~6 月一次。如 BCR-ABL1 转录体水平持续增高(达 MMR 后增加 1 个对数级),每 1~2 月重复定量 PCR 以确认

5. 这些指南假定在达到完全细胞遗传学反应前,患者对 TKI 持续有反应。如果情况不是这样,相应方法见文字部分

6. 如从慢性期进展,失去之前反应水平,第 3 或 6 月初治反应不足(BCR/ABL1 转录体 >10%)或第 12 或 18 月无 CCyR 以及达 MMR 后 BCR/ABL 升高一个对数级,应进行突变分析

注:CCyR,完全细胞遗传学反应;CP,慢性期;FISH,荧光原位杂交;MMR,主要分子反应;;Ph,费城;qPCR,定量聚合酶链式反应;TKI,酪氨酸激酶抑制剂。

Data from http://www.nccn.org/professionals/physicians_gls/PDF/cml.pdf.

表 89-5 TKI 反应评估节点

观察时间 (月)	疾病反应		
	不满意	反应欠佳/警告	最佳反应
3	无 CHR 和/或 Ph+>95%	BCR/ABL1>10% 和/或 Ph+36%~95%	BCR/ABL1≤10% 和/或 rMCyR
6	BCR/ABL1>10% 和/或无 MCyR	BCR-ABL1 1%~10% 和/或 MCyR	BCR/ABL1<1% 和/或 CCyR
12	BCR/ABL1>1% 和/或无 CCyR	BCR-ABL1 0.1%~1%	BCR/ABL1<0.1%
18	无 CCyR	CCyR,有或无 MMR	CCyR 或 MMR

注:CHR,完全血液学反应;CCyR,完全细胞遗传学反应;MCyR,主要细胞遗传学反应;MMR,主要分子反应。

反应定义见 89-3。这些数据来自伊马替尼的研究但适用于任何慢性初始治疗的 TKI。"不满意"说明需考虑更换更适合患者的治疗方案,通常可能是伊马替尼剂量的增加,选择另一种 TKI 或可能的话行异基因造血干细胞移植。这些指南都认为,对一种 TKI 持续有反应的患者可继续此方案直到达到反应平台期,此时可利用所述节点评估患者反应。反应欠佳说明至少需要密切监测。详情见正文。

展:①第 3、6、12 月未达基准线。②失去反应,即失去完全的血液学或完全细胞遗传学反应。③产生了新的细胞遗传学异常。④BCR-ABL1 发生突变。⑤经系列 RT-PCR 检测显示 BCR-ABL1/ABL1 比值有一个对数级或以上的增加或增高至与通过

染色体 G 带技术 Ph 染色体阳性相关的范围。由于 PCR 检测具有变异性，这些改变应在 1 个月内予以确认。经过 6 个月的治疗后 Ph 染色体阳性细胞为 100% 的患者，以后获得主要的或完全的细胞遗传学缓解可能性极小，如条件允许应接受异基因造血干细胞移植[417,496]。

达到细胞遗传学反应是治疗的一个重要目标，与伊马替尼治疗患者的无进展生存率相关（达 CCyR 为 97%，未达 MCyR 者为 81%）[497]。经 5 年随访后，IRIS 研究中，使用伊马替尼达到 CCyR 的患者只有 3% 进展为加速期或急变期。第一年是否达 CCyR 可能是无进展生存率和总生存率的主要预测指标[498]。对于使用伊马替尼、尼洛替尼或达沙替尼治疗的慢性期患者，根据无事件生存率或总生存率判断，BCR-ABL1 转录减少或费城染色体频率下降等早期反应（第 3 个月时）可能预示着更好的结局。例如，第 3 月时 BCR-ABL1 转录体 <10% 的患者 3 年的无事件生存率超过 95%，而那些 >10% 的患者 3 年的无事件生存率只有 61%[499]。

分子反应由通过 PCR 检测的 BCR-ABL1 的 mRNA 降低决定。当患者达 CCyR 时，这是评估反应深度的唯一方法。伊马替尼治疗后达 MMR 与持续长期 CCyR 和更低的疾病进展率有关。仅 5% 达 MMR 的伊马替尼治疗患者未达 CCyR，而未达 MMR 者则为 37%[500]。IRIS 研究的 5 年随访也显示第 12 月达 CCyR 及 MMR 的患者均未进展到疾病的下一阶段[497]。7 年随访也显示当时达 MMR 的患者很少有疾病进展。第 18 月达 MMR 的患者与未达者其预计的无事件生存率分别为 95% 和 86%[501]。迄今没有证据表明改变治疗方案能够提高达 CCyR 而非 MMR 患者的生存率。经二代 TKI 治疗后达稳定 CCyR 的患者，是否达到 MMR 对于生存率的预测意义可能并不明显[499]。

达到 MMR 的时间也被认为对于预后有预测意义。在 IRIS 研究中，第 3 月 BCR/ABL1 转录降低未达到 1 个对数或第 6 月降低未达到 2 个对数的患者疾病进展的机会更高[502]。3 月后 BCR-ABL1 转录水平 >10% 是远期预后的重要预测指标[503]。在另一项分析中，接受 400mg/d 伊马替尼治疗第 3 月时 BCR-ABL1 转录本 <9.84% 的慢性期患者相比那些转录本 >9.84% 的患者在第 8 年时有更好的生存率、无进展生存率和无事件生存率[503]。同时，还有证据表明对达沙替尼或尼洛替尼初治的早期分子反应是总反应的预测指标。在达沙替尼的一项研究中，第 3 月时 BCR-ABL1 转录小于等于 10% 的患者比高于 10% 的患者有明显更好的 5 年无进展生存率（92% 和 67%）和 4 年总生存率（95% 和 83%）[504]。在另一项尼洛替尼的研究中，第 3 月时 BCR-ABL1 转录小于等于 10% 的患者比高于 10% 的患者有更好的 4 年无进展生存率（95% 对比 85%）。进展的定义是转入加速期或急变期[505]。

BCR-ABL1 转录水平的升高　BCR-ABL1 转录水平的升高提示新的突变产生或细胞遗传学复发。两倍的升高，持续的水平升高或升高达 1 个对数中任意一种情况均称作显著升高[492,495]。目前没有根据 BCR-ABL1 转录的升高而改变治疗方案的推荐意见。持续的水平升高或升高达 1 个对数及以上应当进行 ABL 突变分析或频繁监测 BCR-ABL1 转录本。

治疗反应欠佳　最初的欧洲白血病网络指南将治疗反应欠佳定义为第 3 月无细胞遗传学反应，第 6 月未达部分细胞遗传学反应（PCyR），第 12 月达 PCyR 和第 18 月未达主要分子反应[495,506]。治疗反应欠佳的意义决定于其产生原因。例如，若其

原因是药物不耐受或不依从和抗药则没有太大意义（见下文"继发性耐药"）。其意义还决定于治疗反应欠佳的时间是否在更早时间点提示不良预后。目前，第 3 月的 CCyR 和 PCyR 被认为是最佳治疗反应和治疗反应欠佳。在网络指南中治疗反应欠佳被认为是"警告"反应[495]。这些反应水平可能提示需要进行 ABL 突变分析或更密切的监测。

TKI 治疗的继发性染色体改变

由于应用较早，因此大部分数据由伊马替尼治疗观察而来。以前曾接受过干扰素-α 治疗，正在进行伊马替尼治疗的患者，在检测不到 Ph 染色体或 BCR-ABL 重排的细胞内又检测出克隆性异常[507,508]。这些细胞遗传学变化在 7 例伊马替尼治疗中位数为 13 个月的患者身上发现，8 号染色体三体是最常见的异常改变。所有这些患者对伊马替尼有主要细胞遗传学反应[507]。额外的染色体异常被认为是 CML 加速器的特征。在某些患者，克隆的演变可能与伊马替尼耐药相关[509]。在伊马替尼治疗的患者中，克隆异常者可高达 10%[510]。其中部分患者可能与 MDS 相关，尤其是以前接受过阿糖胞苷和去甲氧柔红霉素治疗的患者。伊马替尼的抗增殖作用在完全细胞遗传学缓解的情况下恢复多克隆造血，这可能有助于 Ph 染色体阴性疾病的出现[511]。一些研究者已经发现，除 +8、+Ph、i（17）之外，诊断时额外的染色体异常和预后较差无关[512,513]。与此相反，另一组研究发现，服用伊马替尼的病人中出现 8 号染色体三体，同时伴有全血细胞减少，但并没有产生疾病进展的征象。在一组服用伊马替尼期间出现 Ph 染色体阴性克隆的 34 例 CML 患者中，最常见发生 8 号染色体三体和 7 号单体的异常。在其中 11 例患者中，没有证据记载在伊马替尼开始治疗前是否有这些异常克隆的存在，也没有一例发展为骨髓增生异常[514]。初诊时采用伊马替尼治疗的患者中，Ph 阴性中期分裂象中出现 9% 的染色体异常。这些异常出现的时间中位数为 18 个月，最常见的异常为 -Y 和 +8。大多数异常是暂时的，并在 5 个月内消失。只有 1 例 -7 演变为 AML[515]。细胞遗传学克隆演变不是伊马替尼治疗获得主要或完全细胞遗传学反应的重要障碍，但它却是慢性期和加速期 CML 患者生存的独立不良预后因素[516]。伊马替尼治疗可克服 CML 患者衍生 9 号染色体带来的不良预后[517]。

酪氨酸激酶抑制剂治疗的依从性

治疗的不依从性与不良后果相关。在一项试验中，治疗反应差、依从性差的患者占 23%，远高于治疗反应好、依从性差的患者（7%）[518]。在另一项研究中，依从性是伊马替尼治疗达到完全分子反应（CMR）的唯一独立预测因素。依从率在 85% 以下的患者更有可能第 2 年时失去 CCyR（27%），相比依从性更高的患者（1.5%）。他们继续伊马替尼治疗的机会也更低[519]。依从性还与分子反应水平有关。使用约 5 年 TKI 的患者，中位依从性为 98%（范围：24% ~ 100%）。依从性高于 90%，BCR/ABL1 转录降低 3 个对数和达完全分子反应的可能性就更高。依从性低于 80%，则不出现主要分子反应[520]。对二代 TKI 的低依从率还没有足够的研究时间以确定其影响。药物副作用的控制对于保持患者高依从性是至关重要的。

酪氨酸激酶抑制剂耐药产生

伊马替尼耐药的产生并不令人惊讶[521,522]。伊马替尼的特

异性及"滑入适配"进入 ABL1 激酶的口袋,为其提供理想的耐药条件[523]。一些病例显示了对伊马替尼的原发性耐药,基因表达谱分析表明,与耐药者相比,药物有效者大约有 46 种基因表达差异[524]。即使在获得完全细胞遗传学反应的患者,其长期培养启动(LTC-IC)阶段的恶性祖细胞仍然存在。慢性期 CML 干细胞对伊马替尼有抗药性,且具有遗传不稳定性[525]。这些细胞有高水平的 BCR-ABL1 转录,而且被认为表达转运蛋白,从而导致伊马替尼在细胞内被异常泵出[526]。数学模型提示,伊马替尼迅速清除分化的白血病祖细胞,但不能消除白血病干细胞。这样的模型可以预测耐药突变发生的概率,并可以估算耐药出现的时间[527]。几种可能的耐药机制包括伊马替尼诱导 BCR-ABL1 扩增[547~549]、P-糖蛋白介导的药物外排[550,551]、药物代谢改变[538]、获得不依赖 BCR-ABL1 的信号传导特征[549]、ABL 激酶结构域的点突变改变伊马替尼的结合。有证据表明,所有这些耐药机制都可能有临床意义。

原发性耐药　应用伊马替尼第 6 月缺乏完全血液学反应,第 6 月未达任何水平的细胞遗传学反应,第 12 月无主要细胞遗传学反应或 18 月无完全细胞遗传学反应,称为伊马替尼原发耐药,约 15% ~25% 的患者出现此种情况。原发性耐药常可能是药物与白蛋白或 α1 酸性糖蛋白等蛋白结合而血药浓度不足所致。在 IRIS 研究的一项分析证实,第 1 月血浆中伊马替尼水平是临床反应的有力预测指标。但血浆浓度检测无法应用于临床,故未出现预期反应时这些对于临床决策影响很小。研究发现,只有 1 个基因,前列腺素-内过氧化物酶 1/环氧酶 1(PTGS1/COX1)可用于鉴别伊马替尼原发性耐药。11 个基因与无 ABL1 激酶结构域突变的伊马替尼继发性耐药有关[528]。OCT-1 的表达介导药物的摄入,对于伊马替尼作用很重要,但不影响达沙替尼[529,530]。许多对伊马替尼反应欠佳 CML 患者的 OCT-1 活性很低,但这可通过增加伊马替尼剂量或换用摄入不依赖 OCT-1 表达的达沙替尼而克服[530]。OCT-1 的表达与第 12 月和 24 月的 MMR 有关,也可预测伊马替尼治疗的远期耐药风险和转化风险[531]。CML 的 CD34+ 细胞过度表达药物转运蛋白 ABCG2,而伊马替尼、达沙替尼和尼洛替尼是 ABCB1 和 ABCG2 的底物。MDR1 的过度表达与伊马替尼胞内浓度降低有关[532]。

继发性耐药　继发性耐药是指 TKI 或其他治疗后出现的耐药。这些耐药的患者常有基因表达增加和 BCR-ABL1 蛋白表达的增加。伊马替尼耐药机制可能是费城染色体和等臂双着丝粒染色体复制[533,534]。

ABL1 激酶结构域突变是耐药的常见机制。与无突变者相比,激酶结构域突变是没有 CCyR 和疾病进展唯一的独立预后因素[535]。ABL1 激酶结构域的突变可出现在伊马替尼治疗之前[536],而且几个与伊马替尼耐药相关的 BCR-ABL 激酶结构域突变对伊马替尼治疗仍然敏感,提示在将耐药表型归咎于特定突变前,需要进一步鉴定[537]。突变克隆并不总是有增殖优势[538]。其中有些突变可能位于激酶结构域之外,并且已报道有 40 多个此类突变。在开始伊马替尼治疗前进行 CML 早期患者突变筛查的成本太大,因为他们的发生率很低,但对于伊马替尼治疗时出现 CML 细胞增加的患者,仍有检查突变的指征[539]。已经取得了很好的细胞遗传学反应的患者,其 BCR-ABL 的激酶结构域点突变极少见,而如果在这些患者检测到这类突变,也并不总会预示复发[540]。在对伊马替尼治疗没有获得血液学或细胞遗传学反应的患者中,约 40% 存在 BCR-ABL 癌基因的

ABL 部分突变。原发性和继发性耐药患者均可有 ABL1 的突变。7 个氨基酸残基被替换,占所有的耐药相关突变的 85%[541]。与耐药最密切相关的突变为 Thr315Ile、Gly250Glu、Glu255Lys 以及 Thr253His 的替换。上述突变很少直接影响伊马替尼结合[542]。ABL-ATP 磷酸结合环(P-loop)的突变与不良预后的关系最为密切[543],这些 P-loop 突变预示病的进展。P-loop 和 T315I 突变的整体存活率较差,但其他突变则没有显著差别[544]。

深度测序技术显示常规的 Sanger 测序低估了 55% 样本的 BCR-ABL 突变,漏检的突变丰度较低[545]。质谱分析法可以检测 0.05% ~0.5% 水平的突变[546]。许多突变不同 TKI 活性及反应抑制 50% 的浓度(IC50)未见报道[547]。

第二代的 BCR-ABL1 抑制剂(见下文"达沙替尼和尼洛替尼")能够克服了 T315I 突变外的其他伊马替尼耐药突变(表 89-6)。F317L 和 V299L 突变对达沙替尼耐药,Y253H、E255K 和 F359I 突变对尼洛替尼耐药。帕纳替尼对于 T315I 和其他达沙替尼或尼洛替尼耐药的 BCR-ABL1 突变都有效[548]。帕纳替尼可能对单个 ABL1 点突变有效但可能不能克服一些在同一 BCR/ABL1 分子上发生两个及以上突变的复合突变。一些突变还可能是多克隆的[549]。T315I 突变导致空间阻碍,从而使某些抑制剂不能进入 ABL1 激酶结构域的 ATP 结合口袋[550]。在一组 27 例具有 T315I 突变的患者中,生存依赖于疾病分期,许多慢性期患者的病程是惰性的[551]。除帕纳替尼外,IFN-α 和高三尖杉酯剂(homoharringtonine)等被提议作为 T315I 突变者的挽救治疗[552]。

表 89-6　常见导致 TKI 耐药的 ABL1 突变

突变	治疗建议
T315I	帕纳替尼或干细胞移植
V299L,T315A,F317L/V/I/C	考虑尼洛替尼优于达沙替尼;博舒替尼和帕纳替尼可能有效
F359V/C/I	考虑达沙替尼而非伊马替尼;博舒替尼和帕纳替尼可能有效
其他	未使用过的其他 TKI 或高剂量伊马替尼

注:所列已知突变敏感性参考详见正文。

在某些伊马替尼耐药的病例中,其他不依赖于 BCR-ABL1 的信号通路对细胞增殖相当重要[553]。这些包括热休克蛋白(hsp)70[554]、生存素(survivin)[555]、LYN 激酶[556]、SRC[557] 和 GRB2[558]。

增加剂量、联合治疗、间歇治疗已被建议作为克服耐药的手段[559]。也有人提议一开始便采用联合治疗以预防耐药[560]。也有人建议暂停治疗以阻止耐药细胞克隆的选择性生长[557]。基因表达谱分析可用于预测伊马替尼对 CML 的临床效果,以便一开始便可进行个体化治疗[560]。对复发的或耐药的患者,可采用包括增加伊马替尼剂量或改用达沙替尼或尼洛替尼等替代方法[561]。不推荐异基因造血干细胞移植除非患者对多种 TKI 反应不足或不耐受或有 T315I 突变。不推荐突变分析用于诊断,但对 TKI 治疗初始反应不足或缺乏的患者选择 TKI 治疗有帮助。突变类型可提示下一种 TKI 的选择[562]。

耐药的对策

提高剂量　如果患者使用 400mg/d 的伊马替尼,可尝试增加剂量至 800mg/d。这对于初始剂量伊马替尼治疗曾达细胞

遗传学反应而又出现细胞遗传学复发的病人可能是最有效的，但对于400mg/d伊马替尼治疗未达细胞遗传学反应的病人可能无效。

二代TKI治疗　在伊马替尼耐药或不耐受的情况下，几种TKI被批准使用。通常来说，选择哪一种的结果类似，因此具体选择主要考虑其副作用或某些情况下考虑其突变类型（表89-2及表89-6）[562]。

使用一种二代TKI初治后第3月分子反应对于从伊马替尼转而选用另一种TKI的慢性期患者也是总生存率和无事件生存率的预测指标[505]。第3月BCR-ABL1水平小于10%预后较好。对于尼洛替尼治疗的伊马替尼耐药或不耐受患者，第3月BCR-ABL1小于10%的患者4年无进展生存率和总生存率分别为85%和95%，而大于10%者无进展生存率和总生存率分别为42%和71%[563]。

伊马替尼耐药或不耐受的病例可选用达沙替尼或尼洛替尼。达沙替尼的药效是伊马替尼的325倍以上。作为SRC和ABL激酶的双重抑制剂，达沙替尼与BCR-ABL1的结合对构象要求没有那么严格[564]。对于伊马替尼耐药的患者，达沙替尼140mg/d（70mg，每12小时一次），与伊马替尼800mg/d（400mg，每12小时一次）相比，获得的细胞遗传学反应率、完全细胞遗传学反应、主要分子反应均较高。应用达沙替尼后，治疗失败率减少，无进展生存改善[565]。与伊马替尼不同，达沙替尼可以透过血脑屏障[566]。在670名伊马替尼耐药或不耐受，接受不同剂量达沙替尼的CML患者的长期随访中，28%的患者坚持了6年的试验治疗。接受100mg每天的患者生存率为76%～83%，45%达到MMR。第3,6月的分子及细胞遗传学反应对生存率有预测作用。对于第3月BCR-ABL1转录小于10%的患者，无进展生存率为68%，而大于10%的患者无进展生存率仅26%[567]。400mg/12h的尼洛替尼可使40%左右伊马替尼耐药或不耐受的患者获得主要的细胞遗传学反应，约30%达到完全细胞遗传学反应。对伊马替尼耐药或不耐受的患者，尼洛替尼推荐用量为400mg/12h。

博舒替尼和帕纳替尼　除达沙替尼和尼洛替尼外，三代TKI，博舒替尼和帕纳替尼对许多伊马替尼耐药的BCR-ABL1激酶结构域突变有效，对标准剂量伊马替尼耐受的CML也有效。这两种药在2012年都通过了美国FDA批准应用。博舒替尼对F317L，Y253H和F359C/I/V突变有效。帕纳替尼也对许多尼洛替尼或达沙替尼耐药的突变及T315I突变病例有效（表89-6）。

博舒替尼是SRC-ABL1双重酪氨酸激酶抑制剂，能使73%的既往使用过两种TKI的患者达到CHR，24%达CCyR[568]。对除T315I外的所有突变均有反应。它可用于对TKI治疗耐药或不耐受的慢性期、加速期或急变期患者。治疗剂量为500mg/d，口服，饭时服用。最常见的不良反应包括腹泻、恶心、血小板减少、其他胃肠道症状、皮疹和贫血，大部分都很轻。博舒替尼目前还未用于CML初治，因为相比伊马替尼，其1年CCyR率没有明显提高。但它的1年MMR率更高，反应速度更快和疾病进展更少[491]。

帕纳替尼能够封闭天然及突变的BCR-ABL1，包括T315I突变。在一项I期增量试验中，胰腺炎、皮疹和骨髓抑制是主要不良反应。12位有T315I突变的患者中，92%达到MCyR。而加速期或急变期或Ph染色体阳性的患者中，36%达到主要

血液学反应，32%达到主要细胞遗传学反应。然而使用帕纳替尼可出现动脉血栓形成[548]。这些事件的回顾性分析导致此药应用的暂停，目前主要用于T315I突变病例或使用多种TKI治疗失败的病例。血管闭塞一旦发生，应立即停药[569]。帕纳替尼的黑框警告包括血管闭塞、心衰和肝毒性。

一代、二代TKI治疗失败的患者可考虑三代TKI治疗，但药物反应可能不够频繁且常难以持久，因此临床试验、其他药物和异基因造血干细胞移植也可列入考虑。伊马替尼或之后的尼洛替尼或达沙替尼治疗曾达到的CCyR是第三代TKI治疗细胞遗传学缓解的唯一预测指标[570]。

非TKI治疗

高三尖杉酯碱　高三尖杉酯碱（homoharringtonine）是一种三尖杉属的生物碱，对T315突变有效。在一项募集使用过两种及以上TKI患者的研究基础上，批准使用高三尖杉酯碱。在此研究中，对于慢性期患者，达到CHR，MCyR，CCyR的分别有67%，22%和4%。中位总生存期为30个月[570]。在一项T315I突变患者的单独研究中，17%的患者达到MMR，且61%患者T315I克隆减少[571]。此药最常见副反应为血细胞减少。此药也对CML加速期有效，但急变期则收效甚微。此药于2012年10月经美国FDA批准用于无法耐受其他治疗或对2种及以上TKI治疗无效的慢性期及加速期患者。

有人提议将一些BCR-ABL下游信号通路介质的抑制剂应用于伊马替尼耐药的CML患者。这些抑制剂包括JAK2抑制剂AG490[572]、Src激酶抑制剂、mTOR（哺乳动物西罗莫司靶点）抑制剂，如西罗莫司（rapamycin）[573]，蛋白酶体抑制剂硼替佐米（bortezomib）[574,575]、组蛋白去乙酰化物[576,577]、PI3K或MEK（丝裂原活化蛋白激酶）抑制剂及被认为在CML干细胞活化的Wnt-β-连环蛋白信号通路抑制剂。伊马替尼耐药往往与BCR-ABL1的信号转导通路的重新激活相关，这表明BCR-ABL仍然是克服这些患者耐药的一个有效靶点[578]。从伊马替尼耐药的CML病人分离出的BCR-ABL1点突变对BCR-ABL1的伴侣蛋白热休克蛋白（hsp）90抑制剂，如格尔德霉素（geldanamycin）依然敏感[579]。这其中许多药物尚未进入临床试验，但已有一些进入早期试验，如hedgehog信号通路抑制剂，hedgehog信号通路在CML干细胞中激活，而在正常造血干细胞不激活[580]。亦有一些正与伊马替尼联合用于治疗耐药病例。

联合治疗　提议用于联合治疗以提高反应率或克服对伊马替尼的耐药性的药物包括干扰素-α、阿糖胞苷、柔红霉素、高三尖杉酯、多药联合化疗、三氧化二砷、地西他滨（decitabine），这也得到一些体外实验数据的支持[581~586]。伊马替尼联合化疗药物会加重骨髓抑制，但对反应率和生存的最终影响仍有待确定[601]。这一方法很少用于CML慢性期患者，但可用于加速期或急变期或Ph+的急性淋巴细胞白血病[587]。

疾病的预后和TKI治疗期间的监测

治疗失败应考虑改变治疗策略[588]。开始应用伊马替尼治疗的患者，BCR-ABL1在细胞遗传学有反应和无反应者中的表达相似。经过3个月治疗后，BCR-ABL1的表达则变得显著不同，随着治疗的继续，在治疗6个月、9个月、12个月后的BCR-ABL表达差异进一步扩大[589]。

监测伊马替尼治疗患者的一个模式为至少每月一次血细

胞计数，每 6 个月获取骨髓样本，直到获得完全细胞遗传学缓解为止[590]。此后，每年获取骨髓样本来监测是否有其他克隆性异常。每 3 个月进行一次血液或骨髓细胞定量 RT-PCR 检测。如果 BCR-ABL1 的活性水平增加一个对数级，并且在至少 1 个月后重复检测获得证实，说明患者丧失了对治疗的反应。在治疗 3 个月仍然未达到完全血液学反应，或 6～12 个月后未达到主要细胞遗传学反应的患者，应考虑其他治疗方法[591]。治疗 2～3 个月后的分子反应是临床和细胞遗传学反应的强有力的预测标志[592]。对 BCR-ABL1 激酶结构域进行测序可以揭示耐药克隆的出现，且对下列情况也很有用：对伊马替尼或二代 TKI 治疗缺乏充分的初始反应（表 89-5）或有任何失去反应的征象，例如复发至 Ph 阳性状态，BCR/ABL 的转录比增加 1 个对数级，或丧失主要分子反应（MMR）[417]。

接受第二代酪氨酸激酶抑制剂作为二线治疗方案，3～6 个月未获得细胞遗传学反应的病人，应考虑异基因移植，或转换至临床试验性治疗。达 CCyR 后，建议分子检测随访，每 3 个月一次，持续三年，之后每 4～6 个月一次[492]。治疗 12 个月后，获得主要细胞遗传学反应的患者比反应较差的患者有显著的生存优势[593]。接受伊马替尼初始治疗 BCR-ABL1 转录本>10% 的患者应改用达沙替尼、尼洛替尼或博舒替尼。若因经济或供应原因不能实行，则考虑高剂量伊马替尼，但这很难有几个月的获益。对于已使用二代 TKI 治疗的患者，可考虑加入临床试验或使用另一种 TKI 或在密切随访下继续原 TKI 治疗，因为此基准对于总生存率的影响仍是未知[492]。第 6 月的评估能够鉴定预后不良的患者。第 6 月 BCR-ABL1<10% 或达到 MCyR 的患者，总生存率为 100%，而无反应的患者总生存率为 79%[594]。第 12 月和 18 月达 CCyR 是最佳治疗反应。对于已达 CCyR 者，MMR 可能对预后没有太大意义[595]。

BCR-ABL1 水平升高可能与 ABL1 突变或疾病复发有关。BCR-ABL1 升高超过两倍者更可能发生突变[596]。BCR-ABL1 水平的持续升高也可能预示对治疗失去反应[415]。

其他慢性期治疗药物

干扰素-α

IFN-α 以前是最有效的药物，但现在已经很少用于 CML 治疗。IFN-α 诱导的完全细胞遗传学反应并不常见（13%），但对治疗有反应者的 10 年生存率大约为 70%[597]。对干扰素-α 的细胞遗传学反应稳定且持久[598]。大约有 50% 的完全反应者能够长期存活。使用干扰素-α 常见的毒副反应包括疲劳、低热、体重下降、肝功能试验异常、血液学变化和神经精神症状。伊马替尼治疗患者的总生存率优于干扰素-α 或干扰素-α 加阿糖胞苷治疗的患者[599]。然而，对于所有在 12 个月获得主要或完全细胞遗传学反应的患者，这两种治疗方法的生存率相当。有人提出用 IFN-α 作为一种免疫刺激剂以巩固伊马替尼的疗效，因已经观察到两者之间有叠加效应[600,601]。相反，那些最初采用干扰素-α 治疗并达到完全细胞遗传学反应的患者，再用伊马替尼治疗能获得更好的分子反应[602,603]。有些不能耐受酪氨酸激酶抑制剂的患者也可能用干扰素-α 治疗获得成功。

用于慢性期的其他化疗药

羟基脲 羟基脲的主要副作用是其药理作用的延伸，即可逆性造血抑制，往往伴有巨幼红细胞生成。羟基脲单药治疗的 CML 患者的中位生存期约为 5 年。应用大剂量羟基脲治疗的研究表明，一些患者经过治疗后，其骨髓中期分裂象细胞部分或全部失去 Ph 染色体[604]。羟基脲往往是用于初始的降细胞治疗，但在 TKI 应用期间也有治疗 CML 的一些其他指征。长期使用羟基脲与腿部溃疡相关[605]。

阿糖胞苷 与干扰素单药治疗相比，慢性期患者经干扰素-α 加阿糖胞苷[20mg/（m² · d），每月 10 天]联合治疗 12 个月，随机化后获得的主要细胞遗传学反应比例比单独使用 IFN-α 更高，生存期更长[606]。由于联合治疗的毒性较大，这种联合治疗已被酪氨酸激酶抑制剂所取代。

白消安 曾经是慢性期治疗的主要药物，现在罕有应用[607]。白消安主要是作为对异体移植或自体移植预处理方案的一部分。它可偶尔用于不能耐受酪氨酸激酶抑制剂的老年患者。

其他细胞毒性药物 强烈的多药联合方案曾被试用于消除 Ph 染色体阳性克隆，并偶可达到延长疾病缓解期或治愈该病的效果。然而这种方法并没有显著提高生存率[608]。

其他潜在的治疗 CML 的药物 法尼基转移酶抑制剂洛那法尼（lonafarnib）和替吡法尼（tipifarnib）已与伊马替尼联合应用，并且对伊马替尼治疗失败的患者有效[609,610]。低甲基化药物，如地西他滨对伊马替尼耐药的难治性 CML 有反应活性。INNO-406，一种 BCR-ABL/LYN 双向抑制剂，它能抑制伊马替尼穿透力有限的中枢神经系统的 CML 细胞生长[611]。微小 RNA 技术有可能最终在 CML 的治疗中发挥作用[612]，并且合成的 BCR-ABL1 的小分子干扰核糖核酸（siRNA）已被用于一例异基因移植后的 CML 耐药患者，并观察到 BCR-ABL 受抑制[613]。针对 BCR-ABL1mRNA 的核糖酶（ribozymes）已被用于 CML 的治疗[614,615]，而这些方法可能对自体移植前体外净化 CML 骨髓细胞最有用[616,617]。

姑息性放疗

脾照射偶尔可用于进入加速期或慢性期晚期患者，有巨脾并伴有脾痛、脾周围炎或脾侵犯胃肠道时[618]，脾照射可以短期缓解症状[619]。慢性期疾病相关的脾大往往在 TKI 治疗后会减轻。

放疗也可用于慢性期晚期或加速期偶尔出现的骨或软组织的髓外肿瘤。

脾切除

脾切除不能延长 CML 的慢性期、延迟进入加速期、增强标准化疗或强化化疗的敏感性，或者延长病人的生存期[620]。脾切对以下经仔细甄选的患者可能有效：对治疗无效的症状性血小板减少、机械性压迫症状、高代谢症状、门静脉高压等。术后感染、血栓、出血的发病率高，有报道其死亡率高达 10%[621]。异体移植之前行脾切除未发现会影响异体干细胞移植后的移植物抗宿主病（GVHD）的严重性或生存率[622]。

妊娠期慢性期 CML 的治疗

有时需要对 CML 慢性期的妊娠患者进行治疗，以防止高白细胞血症导致的胎盘功能不全。妊娠期间使用伊马替尼有致畸的风险。孕早期接受伊马替尼治疗的患者也能分娩正常新生儿[623~626]。在 125 位孕期接受伊马替尼治疗的妇女中，50% 分娩正常新生儿，25% 选择性终止妊娠，后者中三位被诊断胎儿有先天畸形。另外的 12 名婴儿存在畸形[627]。大部分在孕期中断伊马替尼治疗的患者失去完全血液学缓解和细胞遗传学反应[628]。亦有报道一例脑膜膨出而致的胎死腹中。接受伊马替尼治疗的男性患者其婴儿可正常[629]。目前推荐在任意 TKI 治疗期间均避孕，或若怀孕，在疾病早期考虑 IFN 治疗至分娩[626,630]。伊马替尼可出现在母乳中[631]。

干扰素因致畸作用极小，可以在妊娠期使用。8 位患者从妊娠的前 3 个月开始用 IFN，除一位新生儿出现轻度血小板减少症外，其余患者均分娩正常胎儿。所有婴儿生长正常[632]。羟基脲可在中期妊娠和晚期妊娠使用，但早期妊娠禁用[626,633]。白细胞清除术可在妊娠早期时（或更晚）使用以避免胎儿在妊娠早期接触药物（见前文"白细胞清除术"）。分娩后即用 TKI 对获得最佳疗效非常重要。进一步的观察可能显示伊马替尼在妊娠晚期是安全的。尽管对此有争议，停药并随后重新开始 TKI 可能不会带来比初始使用 IFN 或其他方法一样好的治疗结果[626]。如有妊娠意愿，最好在中断 TKI 治疗前达到 MMR 以及 3 个月的药物清除期[415]。患者应被告知孕期 CML 进展的风险。

停用 TKI

对 TKI 治疗有反应的患者很可能会保持这种反应。但 TKI 与显著的症状负荷相关，且三分之一有持续的中至重度症状[634]。仅小部分患者达持续 CMR 而大部分 TKI 治疗患者即使 BCR-ABL1 已不能被检测出也仍存在微小残留，这使停药可能导致复发。因此，在缺乏临床试验的情况下，建议 TKI 终生治疗。

一些达 CMR 两年及以上的患者能够停用伊马替尼而不复发[635,636]。12 例未检测出疾病至少 2 年的患者停药，导致其中 6 名患者在 1~5 个月内发生分子学复发（伊马替尼重新应用再次获得治疗反应），其他 6 人于 18 个月中位期内仍保持完全分子缓解[637]。有许多关于停用伊马替尼病人复发的事例报道。但对于难以忍受伊马替尼副作用的病人，减少伊马替尼剂量仍可在某些病人获得完全分子学反应[638]。个别患者停药后，细胞遗传学反应可持续长达 15 个月[639~642]。一项研究中，纳入 100 例停用伊马替尼至少两年的 CMR（BCR-ABL1 转录本降低 5 个对数级）患者，对 69 位患者进行至少 12 个月的随访，其中 39% 情况稳定而 61% 出现复发，大部分在最初的 6 个月内。诊断时 Sokal 危险评分低的患者停药后结局更佳[636]。另一项研究中，共 40 位患者，24 月无治疗总缓解率为 47.1%，之前有过 IFN 治疗的患者更高[635]。女性和早期分子反应预示着 CML 慢性期稳定测不到 BCR-ABL1 转录，是早期停药的指标[643]。在伊马替尼治疗的 423 位 CML 患者中，检测不出 BCR-ABL1 转录和达到稳定的 MMR（减低 4.5 个对数级）的比例为 36.5%[644]。停用 TKI 的分子复发的风险分析模型已经建立，报道了治疗中断，克隆重现，二期延长伊马替尼治疗，32 月随访中间断性 MMR 以及 12.5% 的稳定 CMR[645]。

有关尼洛替尼和达沙替尼停用还未得到有意义系列报道，需要更大型的前瞻性研究来决定如何安全地停药。因为在体外实验发现，早期静息期的 Ph 染色体阳性细胞（CD34[+]Lin[-]）对伊马替尼不敏感[546]，目前还是建议进行无限期的维持治疗，直至临床试验建立了停药标准。间断性伊马替尼治疗已在选定的 CML 老年患者中进行了探索，对整体生存率和无进展生存率没有不良影响[647]。

大剂量化疗联合自体干细胞输注

自从应用伊马替尼后，自体移植在 CML 中很少应用[648]。大部分 CML 患者在诊断时存在 Ph 染色体阴性的干细胞。大剂量化疗后利用这些细胞进行造血重建的技术已被开发[649]。Ph 染色体阴性祖细胞可以用 G-CSF 动员，并在此前 TKI 治疗已经产生反应的患者血液中收集[650]。这种细胞还可以从去甲氧柔红霉素和阿糖胞苷等化疗恢复后的患者经过 G-CSF 的刺激之后收集[649]。在 58 例获得完全遗传学反应的患者继续伊马替尼治疗的同时，使用 G-CSF 至少 4 天。74% 的患者通过两次血细胞单采术采集细胞，其中 84% 采集的细胞为 Ph 染色体阴性[651]。

在另一组研究中，32 个伊马替尼治疗后完全细胞遗传学缓解的患者进行干细胞动员时，50% 的患者未间断伊马替尼治疗，约 50% 暂时停用伊马替尼。血液 BCR-ABL1 的水平未受 G-CSF 影响[652]。在又一组研究中，15 例仍在接受伊马替尼治疗的患者利用 G-CSF 进行干细胞动员，其中有 13 例成功，收集的干细胞中 28% 为 BCR-ABL 1mRNA 阴性。干细胞动员后，RT-PCR 技术评估没有发现血液 BCR-ABL1 的转录本变化[653]。还没有报道利用接受伊马替尼治疗时动员的干细胞进行自体干细胞移植的病例[654]。对伊马替尼耐药者[655]，或为减少未获得分子反应患者的残留病灶水平[656]，自体移植可能有用。虽然患者血液学毒性发生率增加，但伊马替尼对曾接受自体移植的慢性期 CML 患者是有效和安全的[657]。

异基因造血干细胞移植

在 2001 年伊马替尼上市之前，大部分 65 岁以下且有合适供体的新发 CML 患者都接受异基因移植。伊马替尼治疗的应用以及获得完全细胞遗传学缓解患者的预期生存已经改变了 CML 移植的适应证[658,659]。全球范围内 CML 移植患者数量明显减少，并且在第一慢性期施行移植所占的比例也下降[660,661]。尽管没有，或者没有可能比较伊马替尼与移植的随机临床试验，但有充分证据表明，药物治疗获得完全细胞遗传学缓解的患者群体，其生存优于移植[662]。但异体移植对伊马替尼反应不佳患者、对酪氨酸激酶抑制剂耐药或不能耐受的患者仍然非常有用，对进入加速期或急变期的患者仍是最佳的治疗方法。

70 岁以下的慢性期 CML 患者如有同卵双胞胎[663]，或组织相容性匹配的同胞[664,665]，或能获得非亲缘的组织相容性供者[666]，在接受强化治疗后均可接受移植，强化治疗通常用环磷酰胺和分次全身照射（TBI）或白消安和环磷酰胺的组合。白消安可通过静脉每天 1 次给药[667]。当使用设定的稳定水平的白消安时，无年龄差别的 3 年生存率可达 86%，无病生存率可达到 78%[668]。应用非清髓性或"减低强度"的预处理方案，老年患者和有并发症的患者可以成功进行异体移植[669]。由于 TKI 疗法的成功，对 TKI 有反应的慢性期 CML 病人已不再推荐异基因造血干细胞移植作为治疗选择[670]。而对接受 TKI 治疗疾病仍进展至加速期或急变期的患者应考虑异基因造血干细胞移植。对于之前未使用过 TKI 或无耐药突变的患者，可使用 TKI 作为移植前过渡或准备[671]。异基因造血干细胞移植可用于少数急变期患者和 T315I 突变而对帕纳替尼耐药的患者[672,673]。

而对那些使用第一种 TKI 无反应而换用另一种 TKI 的患者中，如 BCR-ABL1 转录>10% 或第 3,6 月未达 PCyR，第 12 月无或轻微细胞遗传学反应，第 18 月仅 PCyR 或第 12,18 月出现细胞遗传学复发，推荐慢性期异基因移植[417]。

清髓性异基因移植

HLA 相匹配的同胞干细胞移植的实际或预期长期存活率为 45% ~ 85%[674~676]。50 岁以上的患者，5 年存活率略低。CML 的复发风险约为 20%，在 5 ~ 7 年达复发平台期。移植的 T 细胞，尤其若被（轻度的）GVHD 激活，可能是预防白血病复发的重要因素。这种现象被称为移植物抗白血病反应，被认为通过 T 细胞介导的细胞毒性抑制白血病病情进展[634]。与动员的外周血干细胞作为异体移植的细胞来源相比，骨髓干细胞移植的相对好处尚不确切[677,678]。动员的外周血干细胞的植入更迅速，但可能出现更多慢性 GVHD。大部分存活者没有残留白血病的证据[679]。

对于没有组织相匹配同胞的年轻患者，非亲缘关系的捐赠者或不匹配的家庭成员作为干细胞的来源也是可行的。当应用分子学方法对 I 类 HLA 基因进行分型，我们期望配型得到改善，应用非亲缘赠者预后更好。当比较非亲缘和同胞异体移植时，非亲缘供者移植失败和急性 GVHD 的风险增高，但生存率和无病生存率仅稍差。存活 1 年的病人中，只观察到无病生存率稍差[680]。无亲缘关系移植者的全身慢性 GVHD 率可达 60%，但有报道 CML 慢性期较年轻患者的无病生存率为 63%。非亲缘关系供者脐血干细胞移植也被用于成年 CML 患者[681]。

移植前伊马替尼治疗不会增加移植相关的并发症或降低生存率，但那些对伊马替尼反应不佳或失去反应的患者移植后的表现较差，这可能与移植时较高的肿瘤负荷和疾病更具进展性有关[682,683]。第二代酪氨酸激酶抑制剂不增加移植相关毒性[684]。异体移植后的病情可通过细胞遗传学、聚合酶链反应或 FISH 分析监测。异基因移植后 3 个月的 PCR 阳性患者与 PCR 阴性者相比，复发风险没有增加。但异基因移植后 6 个月及以上的阳性患者较阴性患者的复发风险增加。在一组病例中，在移植后 6 ~ 12 个月时 PCR(+) 患者中有 42% 复发，而 PCR(-) 复发者仅 3%[685]。令人费解的是，移植 36 个月后 BCR-ABL1 仍然阳性的患者却很少复发[685]。有人提议利用连续定量 RT-PCR 检测血液样本以区分那些注定要复发的患者[686]。维持缓解的病人，BCR-ABL1 水平经连续定量 RT-PCR 分析测不到，低，或不断下降。6 ~ 9 个月后，大多数患者 BCR-ABL 水平检测不到。在分子水平识别复发可有利于早期干预治疗。

杀伤细胞免疫球蛋白样受体（KIRs）由 NK 细胞和 T 细胞亚群表达。每个个体的 NK 细胞克隆表达的 KIR 分子类型可有很大差别。几种抑制性 KIR 的配体已被证明是人类白细胞抗原 I 类分子的亚群。根据 NK 细胞同种异体反应性，受者 KIR 配体缺失将导致复发减少，但 GVHD 增加[687]。还发现 KIR 配体的不匹配也是 CML 移植后达到分子反应的重要预后因素[688]。CD4$^+$/CD25$^-$ 高的 Treg 细胞数量增高与 CML 异体移植后的复发率较高相关[689]。

非清髓性异基因移植

为将异体移植的指征扩大至老年患者，已经发展了非清髓性方案。这些方案依靠免疫抑制治疗，使可能会产生移植物抗白血病效应的细胞可以植入。一般而言，该方案的移植物的植入达还可接受的程度，死亡率较低，GVHD 发生率相似，对持续性和复发疾病可能具有持久疗效[690]。慢性期初期（年龄中位数:50 岁）患者接受强度降低的预处理方案移植，3 年生存率大约为 60%，约 1/3 的患者有 3 年的无进展生存[691]。然而非第一次慢性期患者其结果并不理想[712]。预处理方案包括氟达拉滨（fludarabine）和白消安[693,694]，低剂量 TBI 和氟达拉滨，和低剂量 TBI 和环磷酰胺，但没有前瞻性随机试验比较这些方案或比较清髓性移植和非清髓性移植[693,695,696]。在一例 CML 急变期病例中，非清髓性造血干细胞移植，同时给予伊马替尼，植入未受影响，并产生了细胞遗传学缓解[697]。虽然非清髓性或降低强度的清髓性移植方案仍需要进一步研究，但它们都可达分子缓解。

造血干细胞移植后酪氨酸激酶抑制剂的使用

在伊马替尼广泛使用之前，接受干细胞移植治疗的患者，如果异体移植后复发或供者淋巴细胞输注（DLI）后无效，用伊马替尼治疗可以获得完全细胞遗传学缓解，也可出现分子学反应[698]。也有报道干细胞移植后持续处于加速或急变期的 CML 患者，经过伊马替尼治疗后也出现完全反应[699]。在另一组病例中，45% 复发患者获得完全细胞遗传学反应长达 28 个月，且无明显 GVHD[700]。在一组 28 例异基因干细胞移植后复发的成人患者，经过伊马替尼治疗后，反应率为 74%，完全细胞遗传学缓解率为 35%。5 例发生 GVHD 复发，13 例先前曾进行过 DLI 输入[698]。在另一组研究中，伊马替尼能够在 26% 异体移植后慢性期患者产生完全分子缓解，通常观察到供者完全嵌合状态[701]。一项研究发现，相比单独使用伊马替尼，更多使用 DLI 的复发患者达 5 年达分子缓解[702]。回顾性比较 37 位 CML 血液学或分子复发患者接受 DLI，伊马替尼和两者同时或相继联合使用，总生存率在两药合用、伊马替尼单用、DLI 单用分别为 100%、89% 和 54%[703]。几乎很少研究尼洛替尼或达沙替尼在移植后复发的应用[704]。

移植后预防性给予伊马替尼已用于复发高危患者[705]。移植后使用伊马替尼也可能推迟供体白细胞输注的需求，从而减少由后者带来的 GVHD 和骨髓增生障碍的风险[706]。但也有些人发现，输注供体白细胞在预防白血病复发和提高无病生存率方面优于伊马替尼。移植后伊马替尼使用通常都能很好耐受，主要的毒性是全血细胞减少，可通过调整剂量或间断性停药解决。但移植后 TKI 使用仍有很多问题。何时开始？哪种药更好？用多久？只有分子复发的病人需要吗？对复发患者怎样才能和 DLI 达到最佳联合使用？

免疫疗法:移植复发后过继细胞免疫疗法

大量证据表明，CML 异基因移植的疗效不仅来自于大剂量放化疗预处理方案消灭白血病克隆的作用，同样也缘于移植物中淋巴细胞提供的过继免疫治疗，即移植物抗白血病效应（见前文"清髓性异基因移植"）[707]。异基因造血干细胞移植后复发患者，通过输注干细胞捐赠者的淋巴细胞，能够重新产生移植物抗白血病效应，产生治疗反应[708,709]。供者淋巴细胞输注（DLI）的整体反应率约为 75%。与血液学及细胞遗传学复发相比，在 PCR 检测显示复发的早期应用 DLI 的反应率更高[710]。移植与 DLI 间隔短的患者反应概率较间隔长者高。有亲缘关系的捐赠者与无亲缘关系的反应性相同[711]。有些患者的 BCR-

ABL 的转录本水平迅速下降（DLI 治疗后<6 个月），而另一些患者 PCR 转阴时间较长[712]。对 DLI 的反应可持久[713]。高达 2/3 的患者可以达到分子反应[714]。

DLI 治疗的主要不良反应是 GVHD 和骨髓抑制。高达 60% 的患者可发生慢性 GVHD[715]。减少这些不良反应的措施包括应用剔除 CD8$^+$ T 细胞的 DLI 及输注较少量 T 细胞[716,717]。较低的初始细胞剂量对骨髓的抑制较轻，却可达到相同的反应率、更好的生存率及更低的 DLI 治疗相关死亡率，所以，建议初始剂量不应超过 $0.2×10^8$ 个单核细胞/kg[718]。当供者是匹配的非亲缘捐赠者时，初始剂量应更低。DLI 前应改善免疫抑制情况。如前所述，伊马替尼可能能与 DLI 协同以促进复发后的快速分子反应[719]。

病程及预后

1988 年 6 月，伊马替尼首先被试验性地用于 CML 治疗。虽然它完全改变了 CML 的治疗方案，但使用仍存在一些问题。这些研究需要长期的生存率随访，但细胞遗传学反应度和分子反应度可作为替代终点。面对伊马替尼治疗期间持续的微小残留病，细胞遗传学和分子反应需要长时间大样本量随访，因为 2 年时仍有 95% 以上的患者存在疾病的分子证据。

随着 TKI 治疗的到来，CML 慢性期的中位生存期预计约为 25～30 年。据估计，在 TKI 时代，CML 的年患病率达到以往的 35 倍，预计在 2050 年达到稳定。因此，CML 患病率预计将增加 10 倍[720]。瑞典癌症登记处 36 年的数据显示，CML 患者相对全人群的相对生存率从 1973～1979 年的 0.21 升至 2001～2008 年的 0.80，伊马替尼自 2001 年起在瑞典使用[721]。另一项瑞典 CML 登记处 779 位患者的研究显示，5 年平均生存率在小于 60 岁的患者接近 1.0 而在 60～80 岁的患者为 0.9。只有 3% 在 12 月时进展至加速期或急变期[722]。耐药率逐年降低，不良反应也未随时间逐渐出现[723]。那些需要接受 1 年及以上伊马替尼治疗达完全细胞遗传学缓解的患者与更早达细胞遗传学缓解的患者的分子反应、无进展生存率和总生存率相当[724]。对伊马替尼无反应或不耐受的慢性期患者 3 年生存率约为 70%。随后选用尼洛替尼或达沙替尼相比异基因造血干细胞移植或其他药物，慢性期生存率更高。这一结果的中位随访期为 2 年[725]。晚期慢性期的老年患者反应率更低，但如果达到 CCyR，其分子反应水平没有差异[724]。表 89-7 列出了美国根据诊断时年龄的最近 5 年的相对生存数据。

表 89-7 CML：不同诊断年龄 5 年相对生存率（2004～2012）

年龄（岁）	生存率*
<45	86
45～54	82
55～64	70
65～74	51
<75	27

* 百分率取最相近整数

数据来自肿瘤监控，流行病学，归宿统计：5 年生存率，表 13.6，全人种全性别。美国肿瘤研究所，华盛顿。可见于 http://www.seer.cancer.gov

伊马替尼的引入将预后因素对 CML 慢性期诊断的影响降到最低[726]。人们已提出数个 CML 预后量表，包括诊断时的 Sokal 和 Hasford 积分系统（表 89-8）以及对异基因造血干细胞移植患者进行评估的欧洲骨髓移植联盟风险积分系统[727]，该系统在原来的 5 个变量[年龄、脾脏大小、原始细胞计数、嗜碱性粒细胞和嗜酸性粒细胞计数、血小板计数（Hasford 积分系统）]的基础上，加上行为状态，经证实它可以很好地区分不同的生存期组[728]。Sokal 评分基于年龄、脾脏大小、血小板计数、骨髓原始细胞的百分数。该评分系统较早提出，是在白消安治疗时代，它对 IFN 治疗的患者评估不大准确。欧洲治疗与转归研究（EUTOS）评分基于嗜碱性粒细胞和脾大小，但并没有经过很好的验证。另一个简单的预后量表，包括供者类型、移植时的疾病阶段、受者的年龄、供者和受者的性别、诊断与移植之间的间隔时间，被认为可预测异基因干细胞移植的结果[729]。基于 TKI 普遍使用所带来的治疗模式的巨大改变，这些预后量表需要重新审视。有证据表明，慢性期 CML 患者在诊断时若 Sokal 评分较好的话，病人的血液学及细胞遗传学反应的比例较其他患者高[730]。对 TKI 治疗的患者，细胞遗传学反应和分子反应可作为生存率的有效替代标记[731]。利用在线网站可方便计算患者评分（表 89-8）。研究表明在某特定医疗保健体系中，医保设置也可能影响生存时间，尤其对处于疾病进展期的患者来说[732]。

表 89-8 用于计算慢性期 CML 患者诊断时风险（高危，中危，低危）以评估预后的变量

Sokal 评分是一种风险比，利用基于年龄，脾大小，血小板数和血中原始细胞占比的下列公式计算：exp（0.0116×（年龄［岁］−43.4））+（0.0345×（脾大小［cm］−7.51））+（0.188×（（血小板［10^9/L］/700）^{2}−0.563））+（0.0887×（原始细胞［%］−2.10））。有三组风险组：低危（Sokal 评分<0.8），中危（Sokal 评分 0.8～1.2），高危（Sokal 评分>1.2）

Hasford 评分（或欧洲评分）利用基于四种 Sokal 变量及血中嗜酸性和嗜碱性粒细胞占比的下列公式计算：（0.6666×年龄［若年龄<50 岁为 0；否则为 1]）+（0.0420×脾大小［cm]）+（0.0584×原始细胞［%]）+（0.0413×嗜酸性粒细胞［%]）+（0.2039×嗜碱性粒细胞［当嗜碱性粒细胞<3% 为 0；否则为 1]）+（1.0956×血小板计数［当血小板<1500×10^9/L 为 0；否则为 1]）×1000）。有三组风险组：低危（评分≤780，40.6% 的患者），中危（评分 781～1480，44.7% 的患者），高危（评分≥1481，14.6% 的患者）

这些评分可通过在下列网站输入患者个人相关信息如年龄，脾大小，原始细胞占比等在线计算，：http://bloodref.com/myeloid/cml/sokal-hasford.

使用伊马替尼后异基因造血干细胞移植的转归也有所改善，但慢性期患者比进展期患者的 3 年生存率更高（91% 对比 59%）[733]。异基因造血干细胞移植有良好的 5 年无复发长期生存率[734]。TKI 治疗时代的异基因移植的预后因素也得到明确，除疾病分期，供者相配度、年龄、性别及估计的并发症指数也很重要[735]。

微小残余灶检测

利用分子探针进行微小残留病灶检测，在大约每 100 万个细胞中只要有 1 个来自于 CML 克隆的细胞就能够被发现[736]。

监测残留病灶的技术已经有综述[737,738]。PCR 使我们可以观察治疗后亚临床疾病的消退或持续，或疾病变得明显之前观察亚临床疾病的进展，因此它对检测 CML 治疗反应是非常关键的[739,740]。亚临床疾病的稳定持续并不一定预示着早期复发[741,742]。

目前正在努力使 RT-PCR 的检测和报告标准化[743]，根据转录本数量的升高作出治疗决定时，需要连续检测[744]。一些研究表明，由骨髓细胞检测出的实时 RT-PCR 值往往会比血液中检测出的高，但两者在治疗过程中的变化趋势是相似的[745]。相互混淆这些结果可导致对疾病状态的误判。在根据实时定量 PCR 证实获得主要分子反应的伊马替尼治疗病人中，没有发现骨髓细胞遗传学异常，说明获得主要分子反应的患者不需要对骨髓进行常规细胞遗传学检查。国际标准将 IRIS 研究中的基线诊断水平作为 100%，将从标准基线（MMR）下降 3 个对数级作为 0.1%。国际标准的广泛应用需要实验室送检标本进行分析[743,746]，但对准确判断治疗反应和分析治疗中心间反应是优选的。

实现完全细胞遗传学反应的同时，获得主要分子缓解（表达较基线水平中位数下降 3 个对数级）的患者比那些未达到相同级别分子缓解的人有更长久的细胞遗传学缓解[749]。在完全细胞遗传学反应时获得 2 个对数级的分子反应，或此后任意时间获得 3 个对数级分子反应是无进展生存的独立预后指标[748]。但是也有其他研究显示，获得完全细胞遗传学反应的患者并未从完全分子反应中额外受益[749]。对伊马替尼、尼洛替尼或达沙替尼的治疗反应显示，3 月时 BCR-ABL1 转录在 1% 及以下的 3 年无事件生存率为 95%，1% ~ 10% 的 3 年无事件生存率为 98%，>10% 的 3 年无事件生存率为 61%，3 月反应体现在总生存率上分别为 98%，96% 和 92%[750]。

FISH 不是检测的标准手段，但能对大量细胞进行快速分析（100 ~ 500）。固定、样品制备、杂交条件可能造成不同程度的假阳性和相应的评判标准[751]。伊马替尼治疗的 CML 患者，通过 FISH 检测外周血分裂中期的中性粒细胞而非未经筛选的白细胞，其 BCR-ABL1 结果与骨髓细胞遗传学相吻合[752]。FISH 和 RT-PCR 可作为相互补充的检测手段[753]，但 FISH 一般不适合用于微小残留病灶的监测[754]。

接受异基因造血干细胞移植的病人，标准或非清髓性移植的微小残留病灶动力学不同。移植后的前 3 个月，降低剂量强度预处理移植患者的 BCR-ABL1/ABL1 比值为 0.2%，而传统预处理方案移植患者的相应比值为 0.01%。然而 12 个月时，分别有 20% 接受标准移植的患者及 50% 接受降低强度移植的患者的 BCR-ABL/ABL 比值达到小于 0.01% 的水平，说明两种不同的移植模式消除疾病的动力学不同[755]。异体移植后复发的患者有 BCR-ABL1 转录本重现和（或）升高[756]。干细胞移植后的早期（3 ~ 5 个月）阶段，应用定量 RT-PCR 检测可以预测患者的长期结果[757]。当 RT-PCR 阴性时，3 年的复发风险是 16.7%，当 RT-PCR 阳性但比值小于 0.02%，复发率是 42.9%；而当 RT-PCR 检测呈阳性且比值水平超过 0.02%，复发率为 86.5%。另一个研究小组发现移植 18 个月或更长时间后的血液检测到的 BCR-ABL 与高复发风险相关，检测结果阳性但没有复发的患者一般都是只有一次检测结果阳性且拷贝数低[758]。异基因移植后应该定期（第一年每 2 ~ 4 个月 1 次，此后每 6 个月 1 次）进行定性 PCR（qPCR）检测。如果 PCR 结果持续阳性或变为阳性，应当在每月或者间隔更短的时间内行定量 PCR 检测。分子复发定义为 PCR 阳性 10 倍以上增加，无任何细胞遗传学复发征象[759]。通过 FISH 检测男性染色体，供-受体性别不匹配的异基因移植后，或者 DLI 输注后，受者体内嵌合体的增加或串联重复序列可变数目的增加，也通常与复发相关[760]。

对于伊马替尼治疗的患者，BCR-ABL1 转录的缺失不能代表白血病克隆的消失[761]。在对二代 TKI 的治疗反应方面，每 3 月随访 18 个月后，不论 CCyR 患者是否达 MMR，其无事件生存率和 CCyR 持久性均无明显差别[762]。一项研究检查了 116 位对伊马替尼有持久细胞遗传学反应，至少两次有 PCR 水平增高的患者。仅 9% 有病情进展。十位患者失去或从未达到 MMR，且 qPCR 均增加一个对数级以上[763]。二代 TKI 治疗者，第 3 月 BCR-ABL1 转录水平也与第 24 月 CCyR 和 MMR 有关，第 3 月水平 <10% 为佳[764]。按照欧洲白血病网络标准，最终预后不良的反应失败或欠佳也可在早期慢性期 CML 应用伊马替尼时确定。这些第 3、6、12、18 月的标志与更差的总生存率和细胞遗传学反应有关[505]。IRIS 试验仅 60% 患者治疗 6 年后处于 CCyR，提示可能需要密切监测或更换疗法[765]。也有证据表明与 BCR-ABL1 转录增加倍数相比，BCR-ABL1 转录倍增时间能更可靠地评估 CML 复发可能。慢性期患者倍增时间短应高度怀疑患者依从性差[766]。

CML 加速期和急变期

定义

所有 CML 慢性期患者都可能演变成一个疾病性质更具侵袭性、临床症候更为复杂、病情更加危险的阶段，并对先前可以控制慢性期的治疗方案反应不佳。慢性期向加速期转换的最常见临床特征包括：治疗无法恢复或维持接近正常的红细胞和白细胞数目、脾脏增大、骨髓中原始细胞和血液中嗜碱性粒细胞增加、患者生活质量下降、髓外肿瘤的出现。最客观的发现是血液中原始细胞大于 10%，血小板计数小于 $100 \times 10^9/L$ 和血液中嗜碱性粒细胞大于 20%，伴随 Ph 染色体出现新的克隆性细胞遗传学异常[767]。

加速期和急变期的定义已有一些成文的标准[768~770]。所使用的术语包括加速期、急性期、急性转变或最剧烈的表达方式、原始细胞危象。但这种蜕变可以是急性的，即原始粒细胞或原始淋巴细胞的危象，但通常是更渐进性的并表现为严重的造血细胞形态异常、难治性脾肿大、髓外肿瘤，所以人们更倾向于称其为转变期或加速期，来描述这一从可控向失控肿瘤的转变。原始细胞危象是加速期最严重的表现，它可以突然发生或经过一段恶化期后发生。事实上，危象是向完全急性白血病的演变。

发病机制

酪氨酸激酶抑制剂对疾病进展速度的影响

自酪氨酸激酶抑制剂的治疗问世以来，已使 CML 的亚临床慢性阶段的持续时间显著延长，血细胞计数和脾脏大小正常，血液和骨髓中通常找不到 Ph 染色体的细胞，有时通过 PCR 实验室检测 BCR-ABL1 癌基因的证据也可呈阴性。虽然该药物治疗的进步显著延长了慢性期向加速期和原始细胞危象的发展,但这种转变的风险仍然存在,因为在实验条件下,经 BCR-ABL1 酪氨酸激酶抑制剂处理的 CML 干细胞未发生凋亡,临床上如果中断酪氨酸激酶治疗,几乎所有患者的 BCR-ABL 阳性细胞会卷土重来。有证据表明基因不稳定性可能是源于耐伊马替尼的 CML 干细胞[771]。

原始细胞危象的干细胞

CML 加速期的开始被认为出现在一个携带有 BCR-ABL1 融合基因的粒-单核祖细胞。实验[772,773]和理论[774]依据均支持这个观点。对克隆演变的这一定位也可解释一些 CML 病人通过抑制疾病的进展从而成功反转至慢性期的原因。

分子和遗传学改变

由慢性期 CML 转变为加速期并进而转变为原始细胞危象,或直接由慢性期转变为原始细胞危象被认为至少经过以下 7 个分子过程:①成熟停滞;②基因组监视失败;③不能进行足够 DNA 修复;④突变子表型出现;⑤端粒缩短;⑥肿瘤抑制因子功能缺失;⑦未知因素[775,776]。

由慢性期转变为加速期过程的显著特点是 BCR-ABL1 表达的增加[777,778]。而在 mRNA BCR-ABL1 转录上调的基础上,出现其他细胞遗传学异常,这种情况大约出现在 50% ~65% 持续 Ph 染色体阳性的患者中[779~781]。在原始细胞有淋巴细胞表型的 CML 急淋变中,约有 50% 的患者出现 p16/ARF 突变,约有 20% 的患者发生 RB 基因突变。在原始细胞有粒细胞表型的 CML 急粒变中,约有 25% 的患者含有 P53 突变的细胞[782]。通过敲除 P53 功能的转基因小鼠实验证实,P53 功能的缺失具有促进人 CML 慢性期克隆转化的作用[783,784]。在细胞培养中,祖细胞更加无序的生长和成熟模式反映了克隆的恶性程度不断加剧的过程,最终模拟了急性白血病细胞的生长障碍[779],并体现在血细胞形态和功能上的异常[785,786],终于导致成熟障碍并使得原始细胞取代了血细胞和骨髓细胞。

大约有 65% 的患者,除了有 Ph 染色体,还有其他细胞遗传学的异常。双 Ph 染色体,8 号染色体三体和等臂染色体 17p 是最常见的继发性改变[782,787]。与羟基脲相比,使用白消安的患者出现 8 号染色体三体的频率更高,因此使用甲磺酸伊马替尼治疗后出现的继发性染色体改变的频率可能也有明显的不同[782]。克隆的不稳定性也见于 CML 急淋变的病例中。与后来发现的克隆明显不同的克隆可在出现明显急淋变之前便检测到。这些早期出现,后来消失的克隆提示在急变发生前克隆的不稳定性,这可能对判断预后有一定的价值[788]。FISH 技术被用于确定哪些细胞有继发性的细胞遗传学异常,而这些细胞通常不是原始细胞。这一发现提示一些染色体的异常仅仅意味着基因组的不稳定性[789]。异常的 mRNA 和蛋白质产物 P210[BCR-ABL] 见于转化为急性白血病病人的骨髓和血细胞中[790~792]。

虽然 M-bcr 的断裂点被认为与 CML 加速期起始的时间有关[793],但后续研究没有发现慢性期持续时间与特定的 BCR-ABL1 融合基因位点有相关性[794]。极少数的病例在转化后出现 BCR-ABL 融合基因的缺失,mRNA 的缺失以及具有酪氨酸激酶活性的 P210 表达的缺失,这些发现提示异常的蛋白激酶并不总在维持急性期阶段状态中发挥独特的作用[795]。相反,患者对于伊马替尼的高反应率,尽管只是临时的,提示突变的 BCR-

ABL1 产物通常在疾病的这一阶段发挥重要的作用。

很多在急性转化患者细胞内检测出的分子改变可能有助于 CML 克隆恶性行为能力的增加,包括 N-RAS 基因活化[796,797]、P53 基因重排[797~800]、降钙素基因的高甲基化[801],以及 ABL1 基因的甲基化[802]。一项研究报道了 17% 的原始细胞危象患者有 P53 基因的突变。还有报道视网膜母细胞瘤 1 基因产物在 CML 细胞的表达缺失和有巨核细胞表型的急变相关[802]。P16 抑癌基因纯合子缺失与 CML 的淋系转化有关[804],但在 CML 慢性期和急粒变中没有发现这种缺失。P16 也被称为细胞周期依赖性激酶4抑制基因,位于染色体 9p21[805,806]。这个基因在细胞周期进入 DNA 合成期前抑制了可调控细胞周期关卡的激酶——细胞周期素依赖激酶4(CDK-4)。11p13 染色体的 WT 基因编码一个含锌指模块的转录因子,它只在转化为急变期的 CML 病人中出现[807]。CML 急变期中还出现 EVI-1 基因的过表达[808,809]。没有发现微卫星序列的不稳定性与 CML 原始细胞危象转变有关[810]。BCL-2、c-MYC、RUNX1、IKZF1、ASXL1、WT1、TET2、IDH1、NRAS、KRAS、CBL 和其他的基因也与 CML 的演变有关[811~815]。

已经鉴定到约 50 个基因可能在 CML 加速期和急变期中发挥作用[775],包括通过基因表达谱分析所确定的与慢性期相比在加速期明显失调的基因[816,817],包括 WNT-β-catenin 和 JunB 信号通路。

临床特征

症状和体征

提示由慢性期转化为加速期的特征包括无法解释的发热、骨痛、乏力、盗汗、体重减轻、生活质量下降、关节痛,与脾肿大和脾梗死有关的左上腹疼痛。这些特征在加速期实验室证据出现前几周便可出现。可以在淋巴外或髓外部位形成一些含有 BCR-ABL1 阳性原始粒细胞或原始淋巴细胞的局限性或弥漫性淋巴结肿大或不断增大的肿块。尽管先有有效的治疗,也出现血细胞计数和脾脏肿大对治疗反应不佳[767,782,818~820]。在嗜碱性急变的病人中,则出现由于产生组胺过多引起的症状[821]。

其中几个特征可以相继或同时出现。疾病转化开始的时间、急变的出现时间及其临床表现都无法预测。

实验室特征

血液学检查发现[782,818~820]

贫血症状可能会加重,并出现异形红细胞增多、红细胞大小不等和红细胞着色不均匀。血液中的有核红细胞数量可能会增加。如果疾病特征包括骨髓纤维化的进行性加重,上述红细胞的改变也会进一步加剧。

不经治疗,白细胞总数也可下降。在 CML 加速期,外周血和骨髓中的原始细胞比例增高至大于 10%,而在急变期原始细胞达 20% ~90%。原始细胞的形态可是髓系或淋系的。中幼粒细胞数量减少。低分叶中性粒细胞(Pelger-Huët 细胞)和其他的畸形变化会变得更加明显。嗜碱性粒细胞增加,常常占到整个白细胞的 20% ~80%,血小板计数减低至小于 $100\times10^9/$ L。巨大血小板、小巨核细胞和巨核细胞碎片会进入外周血。类似于在急性白血病中的情况,在培养中祖细胞的生长下降。

骨髓检查发现[782,818~820]

骨髓检查的结果差异很大。有一系、二系或三系细胞形态异常改变；原始细胞增至 10% 以上；骨髓细胞形态学类似于亚急性粒-单核细胞白血病；或者，在极端情况下因原始细胞过度转化，使原始细胞计数大于 30%。网状纤维明显增加，少数情况会发展成严重的网状纤维化和胶原纤维化。额外的克隆性细胞遗传学异常可发生于多达半数的 CML 加速期患者（见下文"细胞遗传学研究"）。

髓外急变

新出现的髓外原始细胞肿瘤的特定效应可产生各种不同的症状和体征，这种髓外原始细胞肿瘤被称为髓外急变[821~824]。约有 10% 的 CML 加速期的病人以髓外急变为首发表现。淋巴结[822~824]、浆膜表面[825,826]、皮肤和软组织[821~824]、乳房[824,827]、胃肠道或泌尿道[822,824]、骨骼[822,824,824~831]和中枢神经系统[822,832~836]是最常累及的部位。可出现单个的或者弥漫性淋巴结肿大。骨骼的受累可能引起剧烈疼痛、压痛和病理性骨折，在影像学上受累部位明显可见。中枢神经系统通常累及脑膜，以头痛、呕吐、昏迷、脑神经麻痹和视盘水肿为前驱症状，脑脊液中可表现为细胞数、蛋白的增加，并可发现原始细胞[824,832~834]。

需要用适当的组织化学和免疫学检测确定髓外急变是由髓系还是淋巴表型的细胞组成的。因为肿瘤细胞可具有淋巴瘤细胞的特征，所以髓细胞或粒细胞肉瘤、绿色瘤和髓母细胞瘤等名称不恰当，此种 CML 应被称为髓外急变[833,835~837]。原始淋巴细胞和原始粒细胞一样，都是 Ph 染色体阳性。联合形态学、组织化学（如过氧化物酶、溶菌酶）、末端脱氧核苷酸转移酶分析和针对淋巴和髓系细胞的单克隆抗体的应用，可以对髓外原始细胞进行分类。

骨髓急变

约半数的 CML 患者进入加速期，发展为急性白血病。急变的起始时间可发生在 CML 诊断后的数天[838,840]到几十年不等。症状和体征包括发热、出血、骨痛和淋巴结肿大[776,838~840]。急性白血病的形态学通常是粒细胞或粒-单核细胞白血病[776,841]。这种情况下，大部分的髓细胞白血病可能并没有细胞化学方法能够检测的过氧化物酶阳性反应[842]。根据形态学特征分类，红细胞白血病的病例约占 10%[843]，但如果以表达血型糖蛋白-A 为诊断依据，那么红白血病可高达 20%[844]。偶尔有病例转化为巨核细胞白血病[803,845]，这些病例很难通过光学显微镜确认，因为原始巨核细胞会被误认为淋巴细胞或未分化的原始细胞。骨髓纤维化是这种变异型转化的特征。抗血小板糖蛋白抗体和其他单克隆性抗血小板抗体都可以作为确诊巨核细胞白血病的试剂，而不必进行超微结构研究[845]。也可急变为早幼粒细胞白血病[846~848]和嗜酸性粒细胞白血病[849]。而嗜碱性粒细胞白血病是 CML 已知的一个变异型[850]。早幼粒急变的患者除了 Ph 染色体外，通常还有 t(15;17)，有些病人有弥散性血管内凝血的表现[851]。

约有 30% CML 的急变期患者可能会转化为急性淋巴白血病[767,852~856]，这些淋巴细胞通常表达末端脱氧核苷酸转移酶（TdT）[852,853]，通过抗免疫球蛋白染色判断，这些细胞是 B 细胞来源[856~878]。TdT 是一种 DNA 聚合酶，它可以通过末端添加

将单磷酸脱氧核苷从三磷酸核苷底物加到单链 DNA 上，与复制聚合酶不同[859]。这种酶存在于正常的未成熟胸腺细胞以及几乎所有急性淋巴细胞白血病患者的原始细胞中。极少数病人的原始细胞是 T 淋巴细胞表型[835,836,860~862]。一些病人是双表型，即原始细胞同时有淋系和髓系的标志[841,863~865]。一些病例在原始细胞中有髓系过氧化物酶阳性，同时表达 CD33 或 CD13。有报道在第二次进入 CML 慢性期时接受自体干细胞移植后，原先髓系克隆被淋系克隆取代[866]。CML 淋系急变的患者很少有中间的加速期，脾肿大和嗜碱性粒细胞增加较轻，骨髓原始细胞浸润度较高。在接受非酪氨酸激酶抑制剂的治疗中，急淋变的患者在缓解率和生存期方面优于髓系急性变的患者[867]。

细胞遗传学研究

大多数大型研究表明，在加速期前或在加速期中，很多患者细胞中出现以下 7 种改变：8 号染色体三体（占 33%）、额外的 22q-（占 30%）、17 号等臂染色体（占 20%）、19 号染色体三体（占 12%）、Y 染色体缺失（占男性患者的 8%）、21 号染色体三体（占 7%）以及 7 号染色体单体（占 5%）[867~870]。此外，还报道了很多其他的染色体异常[871~875]。在一项研究中，73 例急变的患者中有 46 例（63%）有继发细胞遗传学异常。这些异常在髓系急变中更常见，而且与疾病缓解期较短有关[788]。相对淋系急变，这些变化可能是髓系急变的特征性表现[869,874]。有些异常如 16 号染色体倒位，与早期转化为 AML 有关[870,874~877]。经显带技术和多色 FISH 检测后发现，很大一部分处于加速期或急变期的患者（50%），除了 t(9;22)(q34;q11) 外没有其他的细胞遗传学异常[876]。如果急变发生在髓外部位，如淋巴结或脾脏，额外的细胞遗传学异常可能出现在受累部位的细胞，而在外周血或骨髓细胞中却没有[878]。

治疗

如果患者的年龄合适并有适合的供体，异基因造血干细胞移植是首选治疗。当酪氨酸激酶抑制剂能更好地用于疾病的这些阶段时，干细胞移植的作用也在不断改变。迄今 TKI 治疗仅稍提高了急变期患者的生存率，大多数长期生存仍是通过移植得到的。目前推荐急变期患者使用 TKI 加用或不用化疗达到二次慢性期，一旦找到合适供体应尽早行干细胞移植。CML 慢性期主要治疗目标之一就是防止疾病向加速期或急变期转化。

酪氨酸激酶抑制剂在加速期和急变期的应用

伊马替尼在加速期治疗的启始剂量是 600mg/d[879]。伊马替尼、达沙替尼 140mg/d 和尼洛替尼 400mg bid，博舒替尼 500mg/d，帕纳替尼 45mg/d 被作为在加速期进行异基因干细胞移植前的过渡治疗[880]。达沙替尼和尼洛替尼可以获得较好的分子学缓解，因此移植在加速期的作用和进行时机需要重新考量。对于髓系急变的患者，伊马替尼可以联合蒽环类或阿糖胞苷进行治疗[881]。伊马替尼可以使 20% 急变期的病人达到完全的血液学缓解[882,883]。但很少获得完全的细胞遗传学缓解。在使用伊马替尼治疗加速期时可以出现中枢神经系统和其他髓外急变[884,885]以及其他所有急变类型，包括早幼粒急性变[886]。与其他各种联合化疗的历史对照相比，伊马替尼单药治疗与联合

化疗结果相似(急变患者的中位生存期为6个月)[887]。虽然达沙替尼治疗可以使CML急性变的完全细胞遗传学缓解达到29%,尼洛替尼可以使27%的髓系急变和43%的淋系急变达到完全细胞遗传学缓解,但这些缓解很少能够持久,所以适龄病人有合适供体,应考虑选择移植,而酪氨酸激酶抑制剂可作为移植治疗的二线过渡治疗[888,889]。加速期TKI选择应基于之前的治疗方案和突变情况。若加速期对TKI治疗反应不足,应考虑异基因造血干细胞移植。淋系或髓性急变期,如有合适供体推荐异基因造血干细胞移植[417]。有证据表明高三尖杉酯碱对之前使用TKI进展至加速期的CML患者有效[890]。

化疗

化疗方案需要根据CML急变的原始细胞表型来制订,而化疗通常不会在加速期使用。如果患者是髓系表型,化疗方案类似于急性髓细胞白血病:蒽环类抗生素如去甲氧柔红霉素(idarubicin)或柔红霉素(daunorubicin),联合大剂量阿糖胞苷,以及有时加依托泊苷[891]。因为这个方案获得缓解率低,并且维持时间短(中位生存期约6个月),其他各种组合也有应用,但都没有显著改善预后[887]。只有1/4～1/3使用此方法的患者达到完全血液学反应。

对于淋系急变的患者,主要使用长春新碱1.4mg/m²(每次剂量不超过2mg),每周1次静脉注射,泼尼松60mg/m²,每天口服。至少2个疗程(2周)治疗后才能进行疗效评估。其他更强的ALL方案如Hyper-CVAD(环磷酰胺、长春新碱、阿霉素、地塞米松)也有应用[892]。约有1/3的淋系急变的病人经过这种治疗后重新进入慢性期。然而,由于只有约1/3的患者是淋系急变,因此使用这个方案只能使约10%的急变患者达到缓解。但这种强化化疗方案受益很小,因为缓解维持时间并不长。TdT阳性,CD10(CALLA)阳性的原始淋巴细胞可能是对长春新碱和泼尼松最敏感的原始淋巴表型[855]。mTOR抑制剂可能对淋系急变有效[897]。

加速期或急变期化疗与TKI联合应用

伊马替尼已成功联合地西他滨,低剂量阿糖胞苷和标准蒽环类药物加阿糖胞苷方案("7+3"),完全缓解率可高达75%。但中位复发时间和总生存期较短[815]。伊马替尼和达沙替尼已与HyperCVAD联合用于淋系急变期[892,893]。

异体干细胞移植

来自合适的HLA相容供体的干细胞移植已经运用于进入急变期的CML患者。有些患者就此可以获得长期生存。其3年生存率大约为15%～20%[894~896],这不同于在慢性期进行移植,3年生存率可达50%～60%。然而,对于就诊便表现为急变的患者、在慢性期第1年即转化为急变的患者或因其他原因推迟移植的患者,如果有组织匹配的供者,移植依旧是达到长期生存的最好选择[832,833]。对于接受异基因干细胞移植后加速期复发的患者,输注供者细胞毒性T淋巴细胞有反应[897]。对于疾病进展期的患者而言,在异基因干细胞移植前使用TKI可以显著提高移植的效果,尤其是在移植前获得主要细胞遗传学改善时[898]。

自体干细胞移植

自体移植在加速期或急变期,无论是在慢性期采集干细胞或是在密集化疗后细胞反跳时采集Ph染色体阴性祖细胞,都可以使部分患者的缓解期明显延长,但是这种方法很少用在进展期的患者,因为移植后的复发率很高[899]。是否伊马替尼治疗期间采集Ph染色体阴性的细胞有相同的疗效还不知道。

脾切除

脾切除可缓解患者脾梗死的疼痛和出血的症状。然而脾切除的并发症发生率很高,在此情况下要尽可能避免[900]。

病程及预后

CML的加速期通常对治疗反应很差或是难治的,除了少数患者成功接受有组织相容性供者的干细胞移植,所有患者在几周至几个月内死亡。髓系急变的患者中位生存期约为6个月,而淋系急变患者则为12个月[887~901]。在早期伊马替尼治疗急变期患者的临床研究中,髓系急变患者中位生存期(约5个月)比Ph染色体阳性ALL的淋系急变的患者稍长(3个月)。这对两种急变都不是好结果。17号染色体异常、其他易位,或高比例的异常分裂中期细胞等均较低生存率更差[902]。多个疗程反复细胞毒药物治疗导致的严重的全血细胞减少会造成感染、出血、器官功能损害,特别是肝肾功能损害。随后常出现疱疹病毒、巨细胞病毒或真菌等机会性感染。虽然化疗联合大剂量伊马替尼(600mg/d)正式研究尚未完成,人们也在期待第二代酪氨酸激酶抑制剂的临床试验结果,但加用伊马替尼治疗对长期预后的影响作用甚微。

● 没有BCR重排的相关克隆性髓系疾病

除有BCR-ABL1融合基因的经典CML外,还有一些其他的CML类型,列于表89-9。

慢性粒-单核细胞白血病

这种类型白血病是克隆性髓系疾病谱中的一部分,有类似于CML的临床表现。在过去,当对CML诊断没有一个严格标准时,CMML被认为是这类相关疾病中具有异质性的一组,有时被称为Ph染色体阴性的CML。这类疾病的共同特征就是发源于一个原始多能造血干细胞的克隆扩增[903]。

流行病学

大多数CMML病人的年龄大于50岁,约有90%的病人在诊断时年龄大于60岁。诊断时的中位年龄大约是70岁[904]。偶有病例报道有大龄儿童和年轻的成年人发病。男性发病率比女性略高(约2:1)[904~906]。对可能增加CMML发病率的外源性因素的评估没有发现与苯或其他职业或非职业危险因素有关[907]。

此病可能发生在无关肿瘤的治疗后,主要是淋巴瘤、乳腺癌或前列腺癌。接受的治疗是放疗,联合放疗和化疗。发生CMML的中位时间为6年[908]。

临床表现

症状和体征　起病常呈隐匿性,乏力、感染或出血不止是

表 89-9 慢性髓系白血病类型

慢性粒细胞白血病类型	分子遗传学	主要临床特征	详见
BCR 重排阳性的 CML	>95% p210$^{BCR-ABL}$；<5% p190 或 p230	80% 脾肿大；WBC>25×10^9/L；血原始细胞<5%；几乎均有嗜碱性粒细胞增多；90% 有 Ph 染色体；100% 有 BCR 基因重排	第 1437～1467 页
慢性粒-单核细胞白血病	>40% 有 SRSF2 基因突变，90% 有 9 个基因中一个的突变[1032]。多种细胞遗传学异常	贫血；单核细胞增多>1×10^9/L；血原始细胞<10%；血浆和尿溶菌酶升高；无 BCR 重排；个别有 PDGFR-β 突变的病例对伊马替尼敏感	第 1467 页
慢性嗜酸性粒细胞白血病	多种细胞遗传学异常；部分病例有 PDGFR-α 突变	血嗜酸性粒细胞计数>1.5×10^9/L；心脏和神经症状常见；部分有 PDGFR-α 突变的病例对伊马替尼敏感	第 1469 页
慢性嗜碱性粒细胞白血病	多种细胞遗传学异常	只有 5 个病例报道；血红蛋白 60～130g/L；嗜碱性粒细胞增多(3.4～41)×10^9/L；2 个病例有脾肿大；所有病例骨髓造血细胞丰富(>90%)，伴轻度的Ⅲ型胶原蛋白升高，以及巨核细胞畸形；3 个病例骨髓中肥大细胞增加	第 1470 页
幼年型粒-单核细胞白血病	89% 病例 RAS 通路突变(PTPN11，NF1，NRASNKRAS 及 CBL)[1033]。多种细胞遗传学改变	婴儿和 4 岁以下的儿童；湿疹或斑丘疹，贫血和血小板减少；70% 的病例 HbF 增高；10% 的病例有神经纤维瘤病；约 20% 的病例有 7 号染色体异常(如 del 7、del 7q 等)；无 BCR 重排	第 1470 页
慢性中性粒细胞白血病	集落刺激因子 3 受体基因(CSF3R) 单独突变(约 30%)；CSF3R 和 SET 结合蛋白基因(SETBP1) 共同突变(约 60%)；JAK2^{V617F}单独突变(约 10%)	分叶核中性粒细胞增多>20×10^9/L；90% 以上的病例有脾肿大；外周血没有原始细胞；血小板>100×10^9/L；75% 的病例细胞遗传学正常；无 BCR 重排	第 1471 页
BCR 重排阴性的 CML	多种细胞遗传学改变	临床表现与 BCR 重排阳性的 CML 不能区分；无 Ph 染色体和 BCR-ABL 融合基因	第 1472 页
非典型髓系增生性疾病	多种细胞遗传学改变	通常为老年患者(>65 岁)；多种细胞改变；贫血，粒细胞增多，血小板数正常或降低；骨髓增生活跃，骨髓原始细胞<10%；血中及骨髓细胞形态常异常(如 Pelger-Huët 中性粒细胞，异常红系造血和巨核细胞增加)常有脾肿大)	第 1473 页

注：Hgb，血红蛋白；PDGFR，血小板衍生生长因子受体；Ph，费城；WBC，白细胞。

就诊的主要原因[905,906]。50% 的病人出现肝脾肿大。白血病皮肤浸润仅发生在少部分病人，往往有单核细胞表型：免疫染色 CD45、CD68 以及溶菌酶阳性。一些免疫系统的表现，如血管炎、坏疽性脓皮病、免疫性血小板减少和结缔组织病可能会与 CMML 伴随发生[909]。

外周血和骨髓检查 CMML 特点为贫血和外周血单核细胞大于 1×10^9/L[910]。白细胞计数可能表现为轻度减少、正常或轻度增多。一项包括 275 位患者的研究中，247 位可用患者白细胞数范围为(0.9～160)×10^9/L[904]。有时患者可有高白细胞血症，白细胞总数达(250～300)×10^9/L，同时伴有肺内白细胞淤滞引起的呼吸功能不全[911]。血中可出现幼稚单核细胞和单核细胞，可有异形特征。外周血可出现幼稚粒细胞(早幼粒细胞和中幼粒细胞)。血液中可能见不到原始细胞，或如果有，也

不超过白细胞总数的 10%。大多数病人有血小板减少，但血小板也可正常或增多[904]。嗜酸性粒细胞在某些病例中显著增加，称为慢性嗜酸性粒细胞白血病可能更合适[905,906,912]。

骨髓象是造血细胞明显增多，这是粒-单核细胞过度增生的结果；以早期中幼粒细胞为主。约 2/3 患者原始细胞为 1%～4%，1/3 患者原始细胞为 5%～19%[904]。幼粒细胞比例增加。幼单核细胞数量也有所增加。区别含少量颗粒的髓细胞和有原颗粒的幼单核细胞是困难的。巨型、染色正常的和核分叶过多或核分叶过少，通常为二叶的(获得性 Pelger-Huët 异常)中性粒细胞较常见。尽管有血小板减少，但骨髓中仍可见巨核细胞。骨髓中微血管密度增加，粒-单核细胞胞质含有 VEGF 和膜 VEGF 受体的 mRNA[912,913]。体外集落实验表明，VEGF 可通过自分泌刺激细胞的生长。粒-单核细胞集落形成

细胞可在体外培养中自发形成细胞簇群/集落生长。基于抗GM-CSF 抗体抑制集落生长，这种自发性生长可能源于 GM-CSF 的自分泌和旁分泌[914]。

细胞遗传学检查 约 35% 的 CMML 患者有染色体的异常。第 7 号染色体单体和第 8 号染色体三体是最常见的改变。正常或单独-Y 是低危核型，中危核型为其他异常，第 8 号染色体三体或复杂核型(多于三种异常)是高危核型。约有 35% 的病人有 K-RAS 和 N-RAS 基因的点突变[904]。RAS 基因可能也参与了疾病转化。p15INK4B 甲基化异常也是 CMML 常见的发现[915]，很少一部分病人(约 3%～4%)有染色体易位，发生在 5(q33)的 PDGFR-β 基因与 4 个伙伴基因-12(p13)的 TEL、7(q11.2)的 HIP-1、10(q22)的 H4 和 17(p13)的 Rabaptin-5 基因之间[905,916~919]。这个突变使编码 PDGFR-β 的基因与一个伙伴基因并列，导致编码一个突变的持续活化的酪氨酸激酶，这一激酶对伊马替尼抑制敏感(见下文"治疗")[920]。有 PDGFR-β 易位的病例较其他细胞遗传学异常的病例更可能伴有嗜酸性粒细胞的增多。在 CMML 患者白血病细胞中发现的其他基因突变包括 RUNX1，IDH1/2，CBL，JAK2，TET2，DNMT3A，ASXL1，UTX，EZH2。研究发现 SRSF2(富丝氨酸/精氨酸剪接因子 2)是 CMML 患者突变最频繁的基因，28% 的患者都存在突变。在一项检测 CMML 患者细胞 SRSF2 突变频率和共突变的大样本试验中，在 275 位患者中研究了已知的在一些 CMML 患者突变的 8 个其他基因[904]。这些患者中 47% 有 SRSF2 突变，且与 EZH2 和 TET2 共突变明显增高。93% 患者有至少一个突变基因。

血清和尿液的检查 血浆和尿溶菌酶浓度几乎总是升高。血浆 VEGF、肝细胞生长因子和肿瘤坏死因子 α 也升高。血清维生素 B$_{12}$、β2 微球蛋白和 LDH 通常也升高[905,906]。

治疗

CMML 患者的治疗效果均不满意，缓解，不论时间长短，均很难。在决定治疗强度时，要考虑年龄及患者的行为状态。标准剂量或低剂量的阿糖胞苷、依托泊苷、羟基脲和其他治疗寡原始细胞髓系白血病的方法都曾试用过，但收效甚微(参见第 88 章)。地西他滨和 5-氮杂胞苷在小部分患者中有效[905,906]。一项氮杂胞苷治疗的研究报告了 11% 的完全反应率，3% 的部分反应率和 25% 的血液学改善。反应患者的中位生存期为 15 个月，无反应者为 12 个月，收效并不明显[921]。遗憾的是，尽管某一特定的治疗方法能使一小部分病人明显受益，却无法确定哪些病人会对治疗有反应，只有通过试用和纠错。一个例外是有 PDGFR-β 易位的患者，但这只占很少一部分。在 PDGFR-β 与数个伙伴基因有融合的病例里，伊马替尼 400mg/d 使细胞计数正常，细胞遗传学缓解，少部分可获得分子学缓解[915~917,922,923]，这些幸运的病人有可能将从这一治疗中获益，有证据表明，与其他药物治疗相比，它可以提高缓解率和生存期，但由于病人数量以及随访时间的不足，目前尚不能作出定量估测。对于少部分有相匹配的血缘或非血缘合适供体的较年轻患者来说，异基因干细胞移植也是一个选择[924]。

病程与预后

CMML 患者中位生存期大约为 12 个月，范围大约为 1 个月至 60 个月以上。大约 20% 的病人进展到 AML。有学者提出根据原始细胞比例将 CMML 分为 1 型(原始细胞<5%)和 2 型(原始细胞 5%～20%)，但这种根据骨髓检查将患者进行区分如原始细胞占 4%(1 型)或者 8%(2 型)对于患者的治疗没有实际意义。任何克隆性髓系疾病患者的原始细胞比例与预后可能具有显著的相关性。这个因素和其他的几个因素一起对治疗方案的选择有指导意义。许多预后指标已被用于对患者进行危险度分层以预测生存期。通常，贫血的严重程度和原始细胞比例的高低是最重要的因素。其他提示生存期较短的指标有淋巴细胞计数绝对值高、粒细胞-单核细胞集落自发生长率高、较高的白细胞总数、LDH 水平较高和脾肿大严重[925~927]。这些进展的危险因素经过大样本患者验证但未给出置信区间。对于单个患者结局的不同很大程度上基于这些变量，密切的临床监测病情进展极为重要。遗憾的是，目前，除了病人是伊马替尼或干细胞移植的候选者，长期治疗效果不佳。

慢性嗜酸性粒细胞白血病

历史与定义

对以嗜酸性粒细胞为主的髓细胞白血病的认识可追溯到 1912 年的一个病例报道[928]。1968 年，引入了高嗜酸性粒细胞综合征，它包括一组具有下列特征的疾病：①没有明显诱因的持续性嗜酸性粒细胞明显增多；②频发心脏和神经组织的损害；③对治疗反应差或疗效短暂；④侵袭性病程及高病死率。不久之后，Benvenisti 和 Ultmann[929] 报道了 5 例嗜酸性粒细胞白血病并进行了有关表型命名的文献回顾。1975 年，Chusid 和他的同事[930] 报道了 14 例高嗜酸性粒细胞综合征，并强调了继发性心脏和神经损害出现的频率，提出疾病呈现一个连续性的表现。因为有些病人有克隆性的细胞遗传学异常，以及与克隆性髓系疾病相符合的血液学改变，因此，这组具有明显异质性的疾病被怀疑是嗜酸性粒细胞白血病。

血液嗜酸性粒细胞增多症和克隆性髓系疾病的关系很复杂，因为前者可以是反应性的，或是代表急性嗜酸性粒细胞白血病、慢性嗜酸性粒细胞白血病，或与一种不同类型疾病相关的嗜酸性粒细胞增多，如 BCR-ABL1 阳性的 CML、特发性骨髓纤维化、寡原始细胞白血病(MDS)或肥大细胞增生症[931]。慢性嗜酸性粒细胞白血病是一种 BCR-ABL1 阴性的克隆性髓系疾病，血液和骨髓中有嗜酸性粒细胞显著增多，往往有克隆性的细胞遗传学异常，如果出现这些特征性的细胞遗传学改变，将有助于慢性嗜酸性粒细胞白血病和其他有嗜酸性粒细胞增多的克隆性髓系疾病如 CMML 的区别。CMML 的嗜酸性粒细胞变异型与慢性嗜酸性粒细胞白血病的表型有某些重叠。然而，与 CMML 相关的融合基因累及 PDGFR-β(见前文"慢性粒-单核细胞白血病")，而慢性嗜酸性粒细胞白血病的细胞遗传学发现则不同，有的病例累及 PDGFR-α。理解这种慢性嗜酸性粒细胞白血病的定义时，应该意识到对于边缘部分的分类可能具有随意性。对有 FIP1L1-PDGFR-α 易位病人的研究表明，疾病累及多个系列造血，起源于全能淋巴髓系造血干细胞[932]。另有研究发现，病变虽然累及造血的多个系列，但可能发生在多能造血细胞而不是全能造血细胞[933]。

症状和体征

发热、咳嗽、乏力、易疲劳、呼吸困难、腹痛、斑丘疹、心脏症状和心脏衰竭的体征,以及各种各样的神经系统表现,病变范围从周围神经病变到大脑软化都可能出现,病变程度可从轻微到严重。常有明显的脾肿大。

实验室特征

均能发现嗜酸性粒细胞增多(参见第62章图62-3)。就诊时常出现贫血,但不是总有。白细胞计数可在正常高限,或更常见是增高。血小板计数通常正常或轻度下降。骨髓显示中幼粒细胞和嗜酸性粒细胞增生活跃,偶见夏科-雷登晶体。肥大细胞,常是纺锤状的,可有升高。在约占与其他疾病无关的原发嗜酸性粒细胞增多14%的慢性嗜酸性粒细胞白血病的FIP1L1-PDGFR-α型中,总能找到骨髓聚集的纺锤状肥大细胞(见下文"细胞遗传学改变")[933,934]。通常可见巨核细胞,但可出现形态异常。网状纤维化常见。免疫表型和PCR检查显示,没有克隆性T细胞群体,也没有T细胞受体的重排。肺功能检查可发现有肺纤维化(限制性)病变。超声心动图可检测附壁血栓、心室壁增厚(纤维化)、乳头肌瓣膜功能不全和腱索纤维化。磁共振成像可检测心内膜纤维化、心室肥厚和心室腔容量显著降低。血清免疫球蛋白(Ig)E、维生素 B_{12} 和类胰蛋白酶水平通常升高。皮肤病理活检提示大量嗜酸性粒细胞浸润。神经或脑组织活检可显示嗜酸性粒细胞浸润,通常为血管周围性的,伴有微血栓、轴突退行性变,以及神经胶质增生。

细胞遗传学改变 已经报道了大量慢性嗜酸性粒细胞白血病的细胞遗传学改变[935]。其中值得注意的染色体易位包括涉及5号染色体的高频易位,t(1;5)、t(2;5)、t(5;12)、t(6;11)以及8p11、8号染色体三体,以及其他很多并不常见的异常。5号染色体易位往往位于 PDGFR-β 基因部位,通常表型更符合 CMML 伴嗜酸性粒细胞增多。5号染色体上的 q31~35 区带包含几个与嗜酸性粒细胞生成相关基因,包括编码 IL-5、IL-3、GM-CSF 和 PDGFR-β 的基因。染色体4(q12;q12)的隐匿性中间缺失产生 FIL1L1-PDGFR-α 融合基因,以及慢性嗜酸性粒细胞白血病表型,应该特别注意的是,如同 CMML 中伴有 PDGFR-β 突变的嗜酸性粒细胞增多患者,他们几乎对伊马替尼治疗有效[935~937]。

血清类胰蛋白酶水平相比正常水平升高

血清类胰蛋白酶水平升高(>11.5ng/ml)已被用来区分一亚类患者,他们:①是男性;②骨髓造血细胞极度增生,未成熟嗜酸性粒细胞比例较高,出现 $CD117^-CD25^+CD2^-$ 基因型和表型的畸形肥大细胞(有别于传统的肥大细胞增多症细胞,$CD117^+CD25^+CD2^+$);③血清维生素 B_{12} 和 IgE 水平明显更高;④更容易发生限制性肺疾病和心内膜心肌纤维化;⑤具有 FIP1L1-PDGFR-α 融合基因;⑥对伊马替尼有效[941]。血清类胰蛋白酶水平正常的病人更容易发生阻塞性限制性肺病、嗜酸性粒细胞性皮炎和胃肠不适。

鉴别诊断

嗜酸性粒细胞增多的发生可以有很多原因(参见第62章),第一步是明确可能提示克隆性髓系疾病的体征。这些体征包括贫血、血小板减少、脾肿大、骨髓检查发现未成熟嗜酸性粒细胞、血片和骨髓中找到畸形细胞,如不典型巨核细胞或畸形肥大细胞,出现可能继发于慢性嗜酸性粒细胞白血病的心脏

或肺部的临床表现,并有血清类胰蛋白酶或维生素 B_{12} 的显著升高。前面的体征,特别是聚集出现时,有很强的提示性,但髓系细胞中有细胞遗传学异常对诊断克隆性髓系疾病(白血病)具有确诊意义。如果细胞遗传学异常未能明确,应该进行 PCR 和(或)流式细胞仪检查,寻找克隆性 T 淋巴细胞异常。是否为典型的嗜酸性粒细胞白血病,或仅仅代表特发性骨髓纤维化、CMML 或 MDS 等的嗜酸性粒细胞增多并不是最重要的,更重要的是,是否有一个对伊马替尼治疗敏感的突变(如 PDGFR 突变)。

治疗

有 FIP1L1-PDGFR-α 的患者(几乎全是男性)对伊马替尼有效的概率很高,治疗剂量为 $100\sim400mg/d$[936~940]。这个融合蛋白的酪氨酸激酶活性对伊马替尼的敏感性较 BCR-ABL 高2个数量级。然而,并不是每个接受 400mg/d 的患者都能达到分子学缓解,治疗目标更倾向于获得长期疾病的缓解,所以初始治疗维持 400mg/d,并进行 PCR 监测是比较合适的选择。如果没有获得分子学缓解,可以考虑加大伊马替尼治疗剂量。与 CML 不同,慢性嗜酸性粒细胞白血病患者在使用 400mg/d 的伊马替尼时,如果有明显的副作用,使用较低剂量也有相当高的可能性获得好的反应[950]。亦有报道对达沙替尼和尼洛替尼有反应者[941]。

嗜酸性粒细胞白血病的患者如果没有对伊马替尼敏感的突变,或是对伊马替尼产生耐药或是对第二代酪氨酸激酶抑制剂治疗(如达沙替尼)没有反应,并且这些患者处于进展期,如果年龄许可并有匹配的亲缘或非亲缘供者,可以考虑进行清髓或非清髓性的异基因干细胞移植[942,943]。

对 TKI 治疗不敏感,且又不能选择移植的病人,可以考虑使用糖皮质激素、羟基脲或抗 IL-5 等经验性治疗[944,945],以减少嗜酸性粒细胞数量并延缓由嗜酸性粒细胞增多引起的皮肤、心脏、肺部和神经组织损害的进展。这些治疗措施可在一段时间内缓解症状,如果可有效抑制克隆扩增或演化的药物(如阿糖胞苷、蒽环类药物、依托泊苷)失去效果,则这些治疗的效果都是暂时性的。

病程与预后

如果慢性嗜酸性粒细胞白血病对伊马替尼不敏感,长期预后可能是进展性的心脏或是神经的损害。也可出现向急性嗜酸性粒细胞白血病和急性粒细胞白血病的转化。异基因干细胞移植可能可以治愈该病。对伊马替尼敏感的病人大多数可以取得较好的效果,病人的血象可以正常,骨髓纤维化和肥大细胞增多可以被逆转,皮肤病灶可消散,脾脏可恢复正常大小,并且可以恢复生活质量。虽然心脏、神经及肺部的改变通常无法逆转,但应该维持稳定状态。伊马替尼治疗的长期预后并不确定。然而与其他先前治疗相比,伊马替尼将极大幅度地提高患者的生存期,可以明显改善有这种药物作用分子靶点患者的预后。

慢性嗜碱性粒细胞白血病

患者骨髓和外周血的嗜碱性粒细胞增多,并有其他与克隆性髓细胞疾病相符合的发现,但没有 BCR-ABL1 易位,临床上这种类型的疾病很罕见。有两篇已经发表的文章报道了5例

患者具有这类综合征[946,947]。表现为骨髓主要三系细胞极度增生。可见畸形的巨核细胞。虽然有 2 例病人也出现嗜酸性粒细胞增多，3 例病人有肥大细胞增多，但在骨髓和血液中嗜碱性粒细胞都是显著增加的。两例患者出现嗜碱性粒细胞介质释放所导致的临床表现。1 例患者转为 AML，另 1 例患者在进行异基因移植后康复。病人有相似的表现，提示他们代表了 Ph 阴性的慢性嗜碱性粒细胞白血病。1 例病人发现有 PRKG2-PDGFR-β 融合基因，并对伊马替尼治疗有效。

幼年型粒-单核细胞白血病

流行病学

发生在小于 15 岁儿童的 Ph 染色体阳性成人型的 CML，约占小儿白血病的 3%，占所有 CML 病例的约 10%[948]。虽然 CML 可发生于任何年龄的儿童，但在 5 岁以下的儿童中罕见。除了倾向于有更高的白细胞总数和白细胞淤滞所致的症状和体征表现外，儿童 CML 有类似于成人的典型的临床表现和病程。

有一种不同于成人型 CML 的疾病，被称为幼年型粒-单核细胞白血病（幼年型 CML），约占儿童白血病的 1.5%。它最常发生于婴儿和 4 岁以下的低龄儿童，并在某些方面类似于成人亚急性或慢性粒-单核细胞白血病，因为这两种疾病的白血病细胞群都有明显单核细胞增多[949~952]。

发病机制

本病是一种克隆性髓系疾病，起源于早期多能造血细胞。有证据显示，这种细胞在一些病例里可能是全能的（髓系-淋系），而在另一些病例中可能是髓系的[953~956]。患者来源诱导的多能干细胞囊括了人类疾病的体外生长模式，抑制 MEK 激酶的药物降低了 GM-CSF 的生长潜能[957]。约有 20% 患者的造血细胞中有 RAS 的突变[958]。约有 1/10 的幼年型粒-单核细胞白血病患者有 NF1 基因突变，并表现出 1 型神经纤维瘤。这个频率约为儿童群体所预期发生率的 400 倍[959~961]。NF1 基因编码的神经纤维瘤蛋白、鸟苷酸三磷酸酶活性蛋白，与 RAS 编码蛋白的活化状态之间的相关性，致使人们假设，患儿骨髓和外周血中的集落形成细胞对 GM-CSF 的增生作用变得极度敏感，诱发了一系列反应。GM-CSF 引发的信号，通过 RAS 蛋白激活，从细胞膜传递至细胞核[961,962]。PTPN11 基因突变发生在约 1/3 幼年型 CML 患者中，而 NF1、RAS 和 PTPN11 的突变通常不同时出现[1025,1026]。然而他们可能通过同一个信号通路发挥作用。PTPN11 编码 SHP-2，一种非受体酪氨酸激酶，它是 RAS 上游的一个调控子。因此这三种突变都能使 RAS 信号传导失调。另外与此相关的 Noonan 综合征儿童身材矮小、面部畸形、骨骼异常和心脏缺陷，则有生殖细胞 PTPN1 的突变。这些儿童可以有一过性的极其类似于幼年型粒-单核细胞白血病的异常[963]。

临床表现

症状和体征　婴儿表现为发育障碍，儿童表现为全身乏力、发热、持续感染以及皮肤、口腔或鼻腔出血不止。可出现肝肿大。几乎所有病例都出现脾肿大，有时为巨脾。常有淋巴结肿大[949~952]。半数以上的病人有湿疹或斑状皮肤损害[964]以及黄色瘤病变，并可出现多发的"牛奶咖啡斑"（1 型神经纤维瘤）[950]。黄色瘤可能是神经纤维瘤的最早体征[950,951]。Noonan 综合征（面部畸形、身材矮小、心脏疾病、智力发育迟滞、隐睾、蹼颈、胸部畸形、出血体质）可能同时存在[951]。

实验室检查　贫血、血小板减少和轻到中度的白细胞增多常见。白细胞计数通常大于 10×10^9/L，疾病诊断时白细胞计数中位数达到 35×10^9/L。外周血单核细胞数上升到（1~100）$\times10^9$/L，可见少量原始细胞和有核红细胞等未成熟细胞。约有 2/3 的患者出现胎儿血红蛋白含量增加。骨髓涂片示造血细胞增生过度，主要为粒细胞增生活跃；幼红细胞和巨核细胞数量通常下降。单核细胞数量增加，但不像外周血中那样显著。白血病原始细胞占有一定的比例（<20%）。

体外培养发现，外周血和骨髓中以单核祖细胞为主，甚至在骨髓缺少明显的单核细胞增多的情况下也是如此[965,966]。如果贴壁细胞（单核细胞）未从培养中去除，粒细胞-单核集落形成细胞明显表现出自发生长的倾向[966]。这种现象是由于培养液中的单核细胞产生大量 GM-CSF 的作用结果[967]。

虽然在一些病例中发现克隆性染色体异常[968]，但细胞遗传学异常并不一致，超过半数的患者核型正常。未发现 BCR-ABL 融合基因[968~970]。7 号染色体单体综合征的表型与幼年型粒-单核细胞白血病有重叠，1/5 的幼年型粒-单核细胞白血病患者存在 7 号染色体异常（del7、del7q 或其他）[949]。

病程、预后和治疗

幼年型 CML 患儿的中位生存期不到 2 年[949,950]，低龄儿童（小于 2 岁）出现缓慢病程的可能性更大[882]。大多数化疗对本病无效。在一项有 9 个病例的研究中，4 例病人接受了包含 5 个或者 6 个药物的强化疗，获得了 11~27 个月以上的缓解，而对于未治疗或轻度治疗的患者，其中 4 个患儿在 7 个月内死亡[971]。即使在接受治疗的病人中，也没有出现对疾病的完全抑制，尚缺乏针对该疾病的诱导治疗和维持缓解的方案[966]。由阿糖胞苷、依托泊苷、长春新碱和异维 A 酸所组成的化疗方案在 5 例儿童的治疗中获得了相当好的反应。3 例病人复发后再以阿糖胞苷输注和皮下注射并联合依托泊苷进行治疗。所有病人均存活，截至文章发表时他们的生存期为 8~89 个月，中位生存期为 27 个月。这些细胞对目前治疗的耐药性残酷地反映在只要能够延长几年婴儿和低龄儿童的生命，便感觉取得成功了。强烈化疗虽然可以控制疾病，但通过化疗来治愈疾病还难以实现[972]。基于先前报道异维 A 酸（isotretinoin）单药有效而在化疗中加入异维 A 酸进行治疗，然而这项观察还没有得到证实[973]。GM-CSF 拮抗剂 E21R、RAF-1 基因表达抑制剂、RAS 蛋白法尼基化阻滞剂以及血管生成抑制剂等其他药物治疗该疾病的研究正在进行中[952,974]。

异基因干细胞移植是一种重要的治疗手段，它最有可能为某些儿童提供长期生存的机会[975~977]。因此，对于没有匹配同胞供体的病人尽快找到相匹配的无关供体包括脐血供源十分重要。5 年无事件生存率在有组织相容性同胞间移植或相匹配的无关供体移植的患者达到 50% 左右，匹配的脐血干细胞移植的患者约为 45%，除非单体 7 存在使 5 年生存率降至 25% 左右[977]。小于 1 岁的病童接受移植较年龄大的儿童移植效果好（分别为 50% 和 30%）[977]。虽然一名移植后复发的病人在进行供体淋巴细胞输注后又达到缓解[978]，但从总体来说这个方法对于那些移植后复发的病人多数无效。

小部分病人病程隐匿达 2～4 年。此后,疾病通常会迅速进展,病人死于感染或出血。尽管有持续性的血细胞计数异常和脾肿大,偶尔也有患者有很长的生存期(>10 年),但这与化疗类型或强度无关。一些儿童转化为完全急性粒细胞白血病,并很快死亡。某些幼年型粒-单核细胞白血病也可能转化为急性淋巴细胞白血病[979]。

慢性中性粒细胞白血病

历史、发病原因和流行病学

1920 年,Tuohey[980] 首次报道了一例有非同寻常的持续性的中性粒细胞增高并伴有脾肿大的病例,该患者没有发热、感染、肿瘤或其他原因引起的类白血病反应。运用血细胞的 X 染色体连锁的基因多态性检测以及 FISH 检测染色体异常一直提示该病为一种克隆性髓系疾病[981~983]。有些病例可能起源于多能造血干细胞,而其他的则起源于中性粒细胞的祖细胞(参见第85 章)[981~985]。有证据表明,凋亡信号的缺失可能是导致外周血分叶核中性粒细胞大量聚集的原因之一[986]。中位发病年龄大约为 65 岁。年轻人群也有发病[987]。和大多数克隆性髓系疾病一样,男性发病率高于女性。

临床表现

症状和体征 患者主诉乏力、食欲不振、体重减轻、腹痛,并容易出现淤斑。约有 1/3 的病人有痛风性关节炎的症状和体征。几乎所有病人均有脾肿大,肝肿大也常见。淋巴结肿大非常少见[985]。部分病人有出血倾向。

实验室检查 虽然有些患者在发病时血红蛋白正常,但大部分患者有轻到中度的贫血表现,网织红细胞计数通常在0.5%～3%之间。血小板计数很少低于 $125 \times 10^9/L$,通常在正常水平。凝血时间正常。大多数病人的白细胞总数通常在$(25～100) \times 10^9/L$ 之间,很少低于 $20 \times 10^9/L$,或超过 $100 \times 10^9/L$。中性粒细胞占白细胞总数的 85%～95%。虽然通常以分叶核细胞为主,但部分病例的杆状核细胞比例增高。极少数情况下病人可有晚幼粒细胞、中幼粒细胞和有核红细胞。嗜酸性粒细胞和嗜碱性粒细胞不增多。外周血中几乎总是见不到原始细胞。绝大多数病人的中性粒细胞碱性磷酸酶活性增高。

骨髓象总是显示粒细胞高度增生,粒红比高达 10:1。原始粒细胞数量没有明显增加(0.5%～3.0%)。巨核细胞数量正常或轻度增加,分布和形态正常。红细胞增生往往轻度下降。不像 CML,患者的骨髓网状纤维化并不常见。曾报道少数病例有骨髓细胞形态异常(如获得性 Pelger-Huët 异常、红系增生异常、小巨核细胞)。血清维生素 B_{12} 结合蛋白和维生素 B_{12}明显高于正常。血清尿酸浓度升高,血清乳酸脱氢酶活性也可升高。

几乎每个进行尸检的病人都有肝脾肿大。中性粒细胞浸润肝门和脾脏红髓以及由非成熟粒细胞和巨核细胞组成的髓外造血岛均是本病特征。

细胞遗传学和基因检查 正如所定义的,Ph 染色体、BCR基因重排、BCR-ABL1 转录本均不存在[987~990]。大多数病人有正常核型,约 25% 的病人有非随机性染色体异常[990]。染色体 20q缺失和第 21 号染色体或第 9 号染色体三体是最常见的异常。有证据表明此病与集落刺激因子 3 受体(CSF3R)基因单独突变(约占 30%),或 CSF3R 和 SET 结合蛋白(SETBP1)基因共同突变(约占 60%),或 JAK2[V617F] 单独突变(约占 10%)有关[991,992]。观察到 CSF3R 的主要两种突变:近膜端 CSF3R[S783fs] 突变和 CSF3R[T618I] 截短突变。前者导致 JAK 家族激酶调节异常且可能对 JAK 抑制剂有效,而后者导致 SRC 家族-TNK2 激酶调节异常且对达沙替尼敏感[991]。之前的 5 份病例报告里 4 份报告了单个慢性中性粒细胞白血病患者发现 JAK2 突变。第五份报告中,6 位该病患者中有 1 位存在 JAK2[V617F] 突变。

鉴别诊断

大多数类白血病反应都有与之相关的潜在原因,例如胰腺炎、肿瘤、结缔组织病、吸烟者的中性粒细胞增多,以及慢性细菌或真菌感染。白细胞碱性磷酸酶水平在慢性中性粒细胞白血病通常是明显升高的,而在 CML 患者中则明显减低。更重要的一点,通过分子检测确定是否有 BCR 基因重排或 BCR-ABL1 的转录,从而可以鉴别慢性中性粒细胞白血病(BCR-ABL1 阴性)和中性粒细胞性 CML(BCR-ABL1 阳性,见"特殊实验室特征")。后者半数以上患者有血小板增多和巨核细胞明显增生,而这不是慢性中性粒细胞白血病患者的特点。CSF3R或 JAK2 突变的存在以及典型临床表现是诊断该病的有力证据。

治疗

目前对治疗没有系统性的研究报道。虽然羟基脲、IFN-α和阿糖胞苷可以降低白细胞计数和脾脏大小,但很少能获得长期疗效[987~990]。强烈治疗导致治疗后早期死亡。如有特定的基因突变存在,可考虑 JAK2 抑制剂(如 ruxolitinib,用于CSF3R[T618I]突变)或达沙替尼(用于 CSF3R[S783fs] 突变)治疗。这种疾病罕见,临床试验较难。可能需要依靠细胞敏感度体外实验以及个体化的反应报告[991~993]。部分条件许可的患者可能通过异基因干细胞移植获得治愈[994]。

病程及预后

本病非常凶险,生存期从半年到 6 年不等,中位生存期大约为 2.5 年[987~990],曾有过一例自行缓解的病例报道。尽管以成熟中性粒细胞为主同时原始细胞比例低,但该病的预后明显较 CML 差。针对特定突变的达沙替尼或鲁索替尼新疗法(见前文"治疗")或许能提供更好的预后。死亡原因包括:①颅内出血,有时可发生在血小板计数和凝血时间均正常的情况下,提示这是血管浸润过程所致;②严重感染;③转化为急性髓系白血病;④强烈化疗的毒副作用。本病通常发生在老年人,同时心脏、肺部和血管疾病也使死亡率增高。

有报道本病与原发性单克隆免疫丙种球蛋白增多症或骨髓瘤同时发生的频率相当高[983,995~1003]。在两个病例中,极度的中性粒细胞增多被证明是浆细胞疾病所致的多克隆反应[983,1004]。也有报道慢性中性粒细胞白血病由真性红细胞增多症或寡原始细胞白血病发展而来[1005~1009],支持它与克隆性血液病的关系[983,1010,1011]。

BCR 重排阴性的慢性粒细胞白血病

很小一部分(约 4%)患者有适用于诊断 CML 范围内的临床表现,但既没有 Ph 染色体(经典型、变异型或隐匿型),亦没有第 22 号染色体上 BCR 重排的证据。这种情况代表 BCR 阴性的 CML。1987 年以前报道的 Ph 染色体阴性的 CML 很难评价,因为许多病例没有仔细检查隐匿型或变异型的易位,也没有对 BCR 基因重排做深入检查。Ph 染色体阴性的 CML 是一种克隆性疾病[903]。它有向淋系和髓系转化的倾向[1012,1013]。尽管大多数 BCR 重排阴性的 CML 临床表现更像 CMML[903,927,1014~1016],但有些病例无法同经典 CML 区别,只是在进行了详尽的分子学诊断评估后仍然找不到 BCR-ABL1[1017~1021]。在一项 76 例这类患者的研究报道中,患者中位年龄为 66 岁(24~88 岁),脾肿大的患者约有 50%,白细胞计数中位数为 $38×10^9/L$[范围:(11~296)$×10^9/L$],血红蛋白浓度中位数为 110g/L(范围:70~160g/L),外周血和骨髓象中有经典的形态学特点[1021]。随着疾病的进展,患者出现严重的血细胞减少[1018]。中位生存期为 24 个月,只有 7% 的患者生存超过 5 年。在随访直至死亡的患者中,1/3 发生急粒变。偶有患者使用 INF-γ 治疗延长了完全缓解时间[1020]。羟基脲作为姑息治疗有一定效果。

一些患者有 ABL1 易位至 22 号染色体,但不是经典的易位。在这类患者,包括 TEL-ABL1 易位,发现他们对伊马替尼有短暂的治疗反应[1022]。

有报道少见病例同时存在 BCR- 和 BCR+克隆,但产生这种情况的基础还存在争论[1023]。提出的一种解释是这是个"区域癌变"的例子,在此情况有多种克隆并存[1023]。另一种解释是这些病例代表一个单一的不稳定克隆所产生的两个子代[1024]。CML 患者的长期生存可能出现药物诱导的或自发性的第二肿瘤。前者的发生可能与伊马替尼的使用有明确的关联(见前文"TKI 治疗的继发性染色体改变")[1025~1027]。

非典型骨髓增生性疾病

定义

小部分患者临床表现符合克隆性髓系肿瘤但又无法归类于其他慢性髓系增生性疾病[1028~1031]。造血干细胞肿瘤有许多不同的表达(参见第 83 章),令人惊讶的是几乎所有都能被归类为人们普遍认同的表型。这些病例不符合标准诊断模式。这些病例从表型和基因型上被 WHO 归类为非典型 CML(aCML)或骨髓增生异常-骨髓增生综合征,除去 BCR 重排阳性的 CML,CMML,慢性中性粒细胞白血病,伴血栓形成的难治性铁粒幼细胞性贫血及其他经典综合征。即使任意分类,将这些综合征列入特定类别也非常困难[1031]。在其遗传学基础更明确和特异治疗应用前,我们倾向于将此类多能造血(干)细胞异常称为非典型骨髓增生性疾病,因为开始治疗某一患者时,其临床特点并不足以做细致的区分,治疗方案基于此患者的临床表现,医患对治疗方案选择的共识以及疾病进展的程度而定。

临床特点　患者年龄主要为 60~90 岁,但所有年龄均可能发生不典型性多能造血肿瘤。小部分患者有肝大和(或)脾大。典型表现为贫血,几乎都有粒细胞增多(粒细胞,尤其中性粒细胞,和粒细胞前体细胞),有时有异形中性粒细胞(如获得性 Pelger-Huët 中性粒细胞)。血中中性粒细胞前体细胞 <15%。血及骨髓中原始细胞数低,通常 <10%。单核细胞不增加,嗜酸性粒细胞和嗜碱性粒细胞通常不增加但可能高达总白细胞的 10%。

实验室检查　LDH 常升高。骨髓中细胞增生,不同证据表

明异形粒细胞和异形巨核细胞生成增多。可能有明显的轻度骨髓网状纤维化。可出现克隆性细胞遗传学异常但不包括典型慢性髓系肿瘤的易位如 BCR-ABL1 或慢性嗜酸性粒细胞白血病伴或不伴肥大细胞增多中的 PDGFR-α,PDGFR-β 或 FG-FR1 的易位。常见的髓系相关细胞遗传学异常可出现,如 8 号染色体三体,del(20q)等。

治疗　此病没有特异治疗方法,通常采取"对症治疗"输注红细胞和血小板和必要时使用降白细胞药物(如羟基脲,5-氮杂胞苷,低剂量阿糖胞苷等)。有适应证的患者如有合适供体可考虑异基因造血干细胞移植,但对于老年患者此方法存在较大问题,因为他们移植时处于疾病活动期,GVHD 风险更高。非清髓性异基因干细胞移植也有应用。

病程及预后　患者中位生存期约为 18 个月,但上限约为 5 年。该病有可能向 AML 转化。

翻译:刘晨萱　互审:周光飚　校对:刘萍、任瑞宝

参考文献

1. Bennett JH: Case of hypertrophy of the spleen and liver, in which death took place from suppuration of the blood. *Edinburgh Med Surg J* 64:313, 1845.
2. Virchow R: Weisses blut. *Froieps Notizen* 36:151, 1845.
3. Craige D: Case of disease of the spleen in which death took place in consequence of the presence of purulent matter in the blood. *Edinburgh Med Surg J* 64:400, 1845.
4. Virchow R: *Die Leukaemie in Gesammelte Abhandlungen zur Wissen-Schaftlichen Medizin*. Meidinger, Frankfort, 1865.
5. Neumann E: Ueber myelogene leukämie. *Berl Klin Wochenschr* 15:69, 1878.
6. Nowell PC, Hungerford DA: A minute chromosome in human chronic granulocytic leukemia. *J Natl Cancer Inst* 25:85, 1960.
7. Baike AG, Court Brown WM, Buckton KE, et al: A possible specific chromosome abnormality in human chronic myeloid leukemia. *Nature* 188:1165, 1960.
8. Nowell PC, Hungerford DA: Chromosome studies in human leukemia: II. Chronic granulocytic leukemia. *J Natl Cancer Inst* 27:1013, 1961.
9. Tough IM, Court Brown WM, Buckton KE, et al: Cytogenetic studies in chronic leukemia and acute leukemia associated with mongolism. *Lancet* 1:411, 1961.
10. Caspersson T, Zech L, Johansson C, Modest EJ: Identification of human chromosomes by DNA binding fluorescent agents. *Chromosoma* 30:215, 1970.
11. Caspersson T, Gahrton G, Lindsten J, Zech L: Identification of the Philadelphia chromosome as a number 22 by quinacrine mustard fluorescence analysis. *Exp Cell Res* 63:238, 1970.
12. Rowley JD: A new consistent abnormality in chronic myelogenous leukemia identified by quinacrine fluorescence and Giemsa staining. *Nature* 243:290, 1973.
13. de Klein A, Van Kessel AG, Grosveld G, et al: A cellular oncogene is translocated to the Philadelphia chromosome in chronic myelocytic leukemia. *Nature* 300:765, 1982.
14. Bartram CR, de Klein A, Hagemeijer A, et al: Translocation of c-abl oncogene correlates with the presence of a Philadelphia chromosome in chronic myelocytic leukemia. *Nature* 306:277, 1983.
15. Drucker BJ, Tamura S, Buchdunger E, et al: Effects of a selective inhibitor of the ABL tyrosine kinase in the growth of BCR-ABL positive cells. *Nat Med* 2:561, 1996.
16. Thomas ED, Clift RA, Fefer A, et al: Marrow transplantation for the treatment of chronic myelogenous leukemia. *Ann Intern Med* 104:155, 1986.
17. Wapner J: *The Philadelphia Chromosome. A mutant gene and the quest to cure cancer at the molecular level*. The Experiment, New York, NY, 2013.
18. Redaelli A, Bell C, Casagrande J, et al: Clinical and epidemiologic burden of chronic myelogenous leukemia. *Expert Rev Anticancer Ther* 4:85, 2004.
19. Björkholm M: No familial aggregation in chronic myeloid leukemia. *Blood* 122:460, 2013.
20. Lichtman MA: Obesity and the risk of chronic myelogenous leukemia: Is this another example of the neoplastic effects of increased body fat? *Leukemia* 26:183, 2012.
21. Ichimaru M, Ichimaru T, Belsky JL: Incidence of leukemia in atomic bomb survivors belonging to a fixed cohort in Hiroshima and Nagasaki 1950–1971. *J Radiat Res (Tokyo)* 19:262, 1978.
22. Court Brown WM, Doll R: Adult leukemia. *Br Med J* 1:1753, 1960.
23. Boice JD Jr, Day NE, Anderson A, et al: Second cancers following radiation treatment for cervical cancer. *J Natl Cancer Inst* 74:955, 1985.
24. Maloney WC: Radiation leukemia revisited. *Blood* 70:905, 1987.
25. Lichtman MA: Is there an entity of chemically induced BCR-ABL-positive chronic myelogenous leukemia? *Oncologist* 13:645, 2008.
26. Lamm SH, Engel A, Joshi KP, et al: Chronic myelogenous leukemia and benzene exposure: A systematic review and meta-analysis of the case-control literature. *Chem Biol Interact* 182:93, 2009.
27. Khalade A, Jaakkola MS, Pukkala E, Jaakkola JJ: Exposure to benzene at work and the risk of leukemia: A systematic review and meta-analysis. *Environ Health* 9:31, 2010.
28. Whang-Peng J, Knutsen T: Chromosomal abnormalities, in *Chronic Granulocytic Leukaemia*, edited by Shaw MT, p 49. Praeger, East Sussex, UK, 1982.
29. Spiers ASD, Bain BJ, Turner JE: The peripheral blood in chronic granulocytic leukemia: A study of 50 untreated Philadelphia positive cases. *Scand J Haematol* 18:25,

1977.
30. Sandberg AA: The leukemias: The Philadelphia chromosome, in *The Chromosomes in Human Cancer and Leukemia*, 2nd ed, p 183. Elsevier, New York, 1990.
31. Fialkow PJ, Garther SM, Yoshida A: Clonal origin of chronic myelocytic leukemia in men. *Proc Natl Acad Sci U S A* 58:1468, 1967.
32. Fialkow PJ, Jacobsen RJ, Papayannopoulou T: Chronic myelocytic leukemia: Clonal origin in a stem cell common to granulocyte, erythrocyte, platelet, and monocyte/macrophage. *Am J Med* 63:125, 1977.
33. Koeffler HP, Levine AM, Sparkes LM, Sparkes RS: Chronic myelocytic leukemia: Eosinophils involved in the malignant clone. *Blood* 55:1063, 1980.
34. Hayata I, Kakati S, Sandberg AA: On the monoclonal origin of chronic myelocytic leukemia. *Proc Jpn Acad* 30:351, 1974.
35. Lawler SD, O'Malley F, Lobb DS: Chromosome banding studies in Philadelphia chromosome positive myeloid leukemia. *Scand J Haematol* 17:17, 1976.
36. Harrison CJ, Chang J, Johnson D, et al: Chromosomal evidence of a common stem cell in acute lymphoblastic leukemia and chronic granulocytic leukemia. *Cancer Genet Cytogenet* 13:331, 1984.
37. Chaganti RS, Bailey RB, Jhanwar SC, et al: Chronic myelogenous leukemia in the monosomic cell line of a fertile Turner syndrome mosaic (45, X/46, XX). *Cancer Genet Cytogenet* 5:215, 1982.
38. Fitzgerald PH, Pickering AF, Eiby JR: Clonal origin of the Philadelphia chromosome and chronic leukemia. *Br J Haematol* 21:473, 1971.
39. Groffen J, Stephenson JR, Heisterkamp N, et al: Philadelphia chromosomal breakpoints are clustered within a limited region, bcr, on chromosome 22. *Cell* 36:93, 1984.
40. Leibowitz D, Schaefer-Rego K, Popenoe DW, et al: Variable breakpoints on the Philadelphia chromosome in chronic myelogenous leukemia. *Blood* 66:243, 1985.
41. Yoffe G, Chinault AG, Talpaz M, et al: Clonal nature of Philadelphia chromosome positive and negative chronic myelogenous leukemia by DNA hybridization analysis. *Exp Hematol* 15:725, 1987.
42. Savona M, Talpaz M: Getting to the stem of chronic myeloid leukaemia. *Nat Rev Cancer* 8:341, 2008.
43. Janssen JJ, Schuurhuis GJ, Terwijn M, Ossenkoppele GJ: Towards cure of CML: Why we need to know more about CML stem cells? *Curr Stem Cell Res Ther* 4:224, 2009.
44. Goff DJ, Recart AC, Sadarangani A, et al: A pan-BCL1 inhibitor renders bone marrow resident human leukemia stem cells sensitive to tyrosine kinase inhibition. *Cell Stem Cell* 12:316, 2013.
45. Zhang B, Li M, McDonald T, et al: Microenvironmental protection of CML stem and progenitor cells from tyrosine kinase inhibitors through N-cadherin and Wnt-β-catenin signaling. *Blood* 121:1824, 2013.
46. Radich JP, Dai H, Mao M, et al: Gene expression changes associated with progression and response in chronic myeloid leukemia. *Proc Natl Acad Sci U S A* 103:2794, 2006.
47. Fialkow PJ, Denman AM, Jacobsen RJ, Lowenthal MN: Chronic myelocytic leukemia. Origin of some lymphocytes from leukemic stem cells. *J Clin Invest* 62:815, 1978.
48. Martin PJ, Najfeld V, Hansen JA, et al: Involvement of the B-lymphoid system in chronic myelogenous leukaemia. *Nature* 287:49, 1980.
49. Boggs DR: Hematopoietic stem cell theory in relation to possible lymphoblastic conversion in chronic myeloid leukemia. *Blood* 44:449, 1974.
50. Bernheim A, Berger R, Preud'homme JL, et al: Philadelphia chromosome positive blood B lymphocytes in chronic myelocytic leukemia. *Leuk Res* 5:331, 1981.
51. Collins S, Coleman H, Groudine M: Expression of bcr and bcr-abl fusion transcripts in normal and leukemic cells. *Mol Cell Biol* 7:2870, 1987.
52. Al-Amin A, Lennartz K, Runde V, et al: Frequency of clonal B lymphocytes in chronic myelogenous leukemia evaluated by fluorescence in situ hybridization. *Cancer Genet Cytogenet* 104:45, 1998.
53. Torlakovic E, Litz CE, McClure JS, Brunning RD: Direct detection of the Philadelphia chromosome in CD20-positive lymphocytes in chronic myelogenous leukemia by tricolor immunophenotyping/FISH. *Leukemia* 8:1940, 1994.
54. Kearney L, Orchard KH, Hibbin JA, Goldman JM: T-cell cytogenetics in chronic granulocytic leukaemia. *Lancet* 1:858, 1981.
55. Nogueira-Costa R, Spitzer G, Cock A, Trijillo JM: E rosette-positive agar colonies containing the Philadelphia chromosome in chronic myeloid leukemia. *Scand J Haematol* 34:184, 1985.
56. Bartram CR, Raghavachar A, Anger B, et al: T lymphocytes lack rearrangement of the bcr gene in Philadelphia chromosome-positive chronic myelogenous leukemia. *Blood* 69:1682, 1985.
57. Fauser AA, Kanz L, Bross KJ, et al: T cells and probably B cells arise from the malignant clone in chronic myelogenous leukemia. *J Clin Invest* 75:1080, 1985.
58. Nitta M, Kato Y, Strife A, et al: Incidence of the B and T lymphocyte lineages in chronic myelogenous leukemia. *Blood* 66:1053, 1985.
59. Ariad S, Dajee D, Willem P, Bezwoda WR: Lack of involvement of T-lymphocytes in the leukaemic population during prolonged chronic phase of Philadelphia chromosome positive chronic myeloid leukaemia. *Leuk Lymphoma* 10:217, 1993.
60. Tsukamoto N, Karasawa M, Maehara T, et al: The majority of T lymphocytes are polyclonal during the chronic phase of chronic myelogenous leukemia. *Ann Hematol* 72:61, 1996.
61. Garicochea B, Chase A, Lazaridou A, Goldman JM: T lymphocytes in chronic myelogenous leukaemia (CML). *Leukemia* 8:1197, 1994.
62. Jonas D, Lubbert M, Kawasaki ES, et al: Clonal analysis of bcr-abl rearrangement in T lymphocytes from patients in the chronic myelogenous leukemia. *Blood* 79:1017, 1992.
63. Haferlach T, Winkemann M, Nickening C, et al: Which components are involved in Philadelphia-chromosome-positive chronic leukemia? *Br J Haematol* 97:99, 1997.
64. Verfaillie C, Miller W, Kay N, McClave P: Adherent lymphokine-activated killer cells in chronic myelogenous leukemia: A benign cell population with potent cytotoxic activity. *Blood* 74:793, 1989.
65. Takahashi N, Miura I, Saitoh K, Miura AB: Lineage involvement of stem cells bearing the Philadelphia chromosome in chronic myeloid leukemia in the chronic phase as shown by a combination of fluorescence-activated cell sorting and fluorescence in situ hybridization. *Blood* 92:4758, 1998.
66. Muñoz L, Bellido M, Sierra J, Nomdedéu JF: Flow cytometric detection of B cell abnormal maturation in chronic myeloid leukemia. *Leukemia* 14:339, 2000.
67. Miura A: Progress in laboratory medicine in chronic myeloid leukemia. *Rinsho Byori* 46:1226, 1998.
68. Kovacic B, Hoelbl A, Litos G, et al: Diverging fates of cells of origin in acute and chronic leukaemia. *EMBO Mol Med* 4:283, 2012.
69. Gunsilius E, Duba H-C, Petzer AL, et al: Evidence from a leukaemia model for maintenance of vascular endothelium by bone-marrow-derived endothelial cells. *Lancet* 355:1688, 2000.
70. Fialkow PJ, Martin PJ, Najfeld V, et al: Evidence for a multistep pathogenesis of chronic myelogenous leukemia. *Blood* 58:158, 1981.
71. Lisker R, Casas L, Mutchinick O, et al: Late-appearing Philadelphia chromosome in two patients with chronic myelogenous leukemia. *Blood* 56:812, 1980.
72. Kamada N, Uchino H: Chronologic sequence in appearance of clinical and laboratory findings characteristic of chronic myelogenous leukemia. *Blood* 51:843, 1978.
73. Smadja N, Krulik M, DeGramont A, et al: Acquisition of a Philadelphia chromosome concomitant with transformation of a refractory anemia into an acute leukemia. *Cancer* 55:1477, 1985.
74. Fegan C, Morgan G, Whittaker JA: Spontaneous remission in a patient with chronic myeloid leukaemia. *Br J Haematol* 72:594, 1989.
75. Brandt L, Mitelman F, Panani A, Lenner HC: Extremely long duration of chronic myeloid leukaemia with Ph1 negative and Ph1 positive bone marrow cells. *Scand J Haematol* 16:321, 1976.
76. Hagemeijer A, Smith EME, Lowenberg B, Abels J: Chronic myeloid leukemia with permanent disappearance of the Ph1 chromosome and development of new clonal subpopulations. *Blood* 53:1, 1979.
77. Singer JN, Arlin ZA, Najfeld V, et al: Restoration of nonclonal hematopoiesis in chronic myelogenous leukemia (CML) following a chemotherapy induced loss of the Ph1 chromosome. *Blood* 56:356, 1980.
78. Sokal JE: Significance of Ph1-negative marrow cells in Ph1-positive chronic granulocytic leukemia. *Blood* 56:1072, 1980.
79. Smadja N, Krulik M, Audebert AA, et al: Spontaneous regression of cytogenetic and haematologic anomalies in Ph1-positive chronic myelogenous leukaemia. *Br J Haematol* 63:257, 1986.
80. Goldman JM, Kearney L, Pittman S, et al: Hemopoietic stem cell grafting for chronic granulocytic leukemia. *Exp Hematol* 10:76, 1982.
81. Reiffers J, Vezon G, David B, et al: Philadelphia negative cells in a patient treated with autografting for Ph1 positive chronic granulocytic leukaemia in transformation. *Br J Haematol* 55:382, 1983.
82. Reiffers J, Broustet A, Goldman JM: Philadelphia chromosome-negative progenitors in chronic granulocytic leukemia. *N Engl J Med* 309:1460, 1983.
83. Coulombel L, Kalousek DK, Eaves CJ, et al: Long-term marrow culture reveals chromosomally normal hemopoietic progenitor cells in patients with Philadelphia chromosome-positive chronic myelogenous leukemia. *N Engl J Med* 308:1493, 1983.
84. Degliantoni G, Mangori L, Rizzoli V: *In vitro* restoration of polyclonal hematopoiesis in a chronic myelogenous leukemia after *in vitro* treatment with 4-hydroperoxy-cyclophosphamide. *Blood* 65:753, 1985.
85. Barnett MJ, Eaves CJ, Phillips GL, et al: Successful autografting in chronic myeloid leukemia after maintenance of marrow in culture. *Bone Marrow Transplant* 4:345, 1989.
86. Verfaillie CM, Miller WJ, Boylan K, McGlave PB: Selection of benign primitive hematopoietic progenitors in chronic myelogenous leukemia on the basis of HLA-DR antigen expression. *Blood* 79:1003, 1992.
87. Leemhuis T, Leibowitz D, Cox G, et al: Identification of BCR/ABL-negative primitive hematopoietic progenitor cells within chronic myeloid leukemia marrow. *Blood* 81:801, 1993.
88. Wang JCY, Lapidot T, Cashman JD, et al: High level engraftment of NOD/SCID mice by primitive normal and leukemic hemopoietic cells from patients with chronic myeloid leukemia in chronic phase. *Blood* 91:2406, 1998.
89. Dunbar CE, Stewart FM: Separating the wheat from the chaff: Selection of benign hematopoietic cells in chronic myeloid leukemia. *Blood* 79:1107, 1992.
90. Strife A, Clarkson B: Biology of chronic myelogenous leukemia: Is discordant maturation the primary defect? *Semin Hematol* 25:1, 1988.
91. Heinzinger M, Waller CF, Rosentiel A, et al: Quality of IL-3 and G-CSF-mobilized peripheral blood stem cells in patients with early chronic phase CML. *Leukemia* 12:333, 1998.
92. Verfaillie CM, Bhatia R, Miller W, et al: BCR/ABL-negative primitive progenitors suitable for transplantation can be selected from the marrow of most early-chronic phase but not accelerated-phase chronic myelogenous leukemia patients. *Blood* 87:4770, 1996.
93. Grand FH, Marley SB, Chase A, et al: BCR/ABL-negative progenitors are enriched in the adherent fraction of CD34+ cells circulating in the blood of chronic phase chronic myeloid leukemia patients. *Leukemia* 11:1486, 1997.
94. Carella AM, Podesta M, Frassoni R, et al: Collection of "normal" blood repopulating cells during early hemopoietic recovery after intensive conventional chemotherapy in chronic myelogenous leukemia. *Bone Marrow Transplant* 12:267, 1993.
95. Guyootat D, Wahabi K, Viallet A, et al: Selection of BCR/ABL-negative stem cells from marrow or blood of patients with chronic myeloid leukemia. *Leukemia* 13:991, 1999.
96. Hogge DE, Coulumbel L, Kalousek D, et al: Nonclonal hemopoietic progenitors in a G6PD heterozygote with chronic myelogenous leukemia revealed after long-term marrow culture. *Am J Hematol* 24:389, 1987.
97. Delforge M, Boogaerts MA, McGlave PB, Verfaillie CM: BCR/ABL-CD34+HLA-DR– progenitor cells in early phase, but not in more advanced phases, of chronic myelogenous leukemia are polyclonal. *Blood* 93:284, 1999.
98. Van den Berg D, Wessman M, Murray L, et al: Leukemic burden in subpopulations of CD34+ cells isolated from the mobilized peripheral blood of alpha-interferon-resistant

or -intolerant patients with chronic myeloid leukemia. *Blood* 87:4348, 1996.
99. Podesta M, Piaggio G, Frassoni F, et al: Very primitive hemopoietic cells (LTC-IC) are present in Philadelphia negative cytaphereses collected during early recovery after chemotherapy for chronic myeloid leukemia (CML). *Bone Marrow Transplant* 16:549, 1995.
100. Kirk JA, Reems JA, Roecklein BA, et al: Benign marrow progenitors are enriched in the CD34+/HLA-DRlo population but not in the CD34+/CD38lo population in chronic myeloid leukemia: An analysis using interphase fluorescence *in situ* hybridization. *Blood* 86:737, 1995.
101. Lewis ID, Haylock DN, Moore S, et al: Peripheral blood is a source of BCR-ABL–negative pre-progenitors in early chronic phase chronic myeloid leukemia. *Leukemia* 11:581, 1997.
102. Maguer-Satta V, Petzer AL, Eaves AC, Eaves CJ: BCR-ABL expression in different subpopulations of functionally characterized Ph+ CD34+ cells from patients with chronic myeloid leukemia. *Blood* 88:1796, 1996.
103. Sirard C, Lapidot T, Vormoor J, et al: Normal and leukemia SCID-repopulating cells (SRC) coexist in the bone marrow and peripheral blood from CML patients in chronic phase, whereas leukemic SRC are detected in blast crisis. *Blood* 87:1539, 1996.
104. Dazzi F, Capelli D, Hasserjian R, et al: The kinetics and extent of engraftment of chronic myelogenous leukemia cells in nonobese diabetic/severe combined immunodeficiency mice reflect the phase of the donor's disease: An *in vivo* model for chronic myelogenous leukemia biology. *Blood* 92:1390, 1998.
105. Holyoake TL, Jiang X, Drummond MW, et al: Elucidating critical mechanisms of deregulated stem cell turnover in the chronic phase of chronic myelogenous leukemia. *Leukemia* 16:549, 2002.
106. Eaves C, Cashman J, Eaves A: Defective regulation of leukemic hematopoiesis in chronic myeloid leukemia. *Leuk Res* 22:1085, 1998.
107. Clarkson BD, Strife A, Wisniewski D, et al: New understanding of the pathogenesis of CML: A prototype of early neoplasia. *Leukemia* 11:1404, 1997.
108. Bedi A, Zehnbauer BA, Collector MI, et al: BCR-ABL gene rearrangement and expression of primitive hematopoietic progenitors in chronic myeloid leukemia. *Blood* 81:2898, 1993.
109. Moore MA: *In vitro* culture studies in chronic granulocytic leukaemia. *Clin Haematol* 6:97, 1977.
110. Sjögren U, Brandt L: Composition and mitotic activity of the erythropoietic part of the bone marrow in chronic myeloid leukaemia. *Scand J Haematol* 12:18, 1974.
111. Verfaillie CM: Stem cells in chronic myelogenous leukemia. *Hematol Oncol Clin North Am* 11:1079, 1997.
112. Ghaffari S, Dougherty GJ, Lansdorp PM, et al: Differentiation-associated changes in CD44 isoform expression during normal hematopoiesis and their alteration in chronic myeloid leukemia. *Blood* 86:2976, 1995.
113. Kawaishi K, Kimura A, Katch O, et al: Decreased L-selectin expression in CD34-positive cells from patients with chronic myelocytic leukaemia. *Br J Haematol* 93:367, 1996.
114. Turkina AG, Baryshnikov AY, Sedyakhina NP, et al: Studies of P-glycoprotein in chronic myelogenous leukaemia patients: Expression, activity and correlations with CD34 antigen. *Br J Haematol* 92:88, 1996.
115. Agarwal R, Doren S, Hicks B, Dunbar CE: Long-term culture of chronic myelogenous leukemia marrow cells on stem cell factor-deficient stroma favors benign progenitors. *Blood* 85:1306, 1995.
116. Moore S, Haylock DN, Lévesque JP, et al: Stem cell factor as a single agent induces selective proliferation of the Philadelphia chromosome positive fraction of chronic myeloid leukemia CD34+ cells. *Blood* 92:2461, 1998.
117. Chasty RC, Lucas GS, Owen-Lynch PJ, et al: Macrophage inflammatory protein-1 alpha receptors are present on cells enriched for CD34 expression from patients with chronic myeloid leukemia. *Blood* 86:4270, 1995.
118. Cashman JD, Eaves CJ, Sarris AH, Eaves AC: MCP-1, not MIP-1α, is the endogenous chemokine that cooperates with TGF-β to inhibit the cycling of primitive normal but not leukemic (CML) progenitors in long-term human marrow cultures. *Blood* 92:2338, 1998.
119. Murohashi I, Endho K, Nishida S, et al: Differential effects of TGF-beta 1 on normal and leukemic human hematopoietic cell proliferation. *Exp Hematol* 23:970, 1995.
120. Gordon MY, Dowding C, Riley G, et al: Altered adhesive interactions with marrow stroma of haematopoietic progenitor cells in chronic myeloid leukaemia. *Nature* 328:342, 1987.
121. Bhatia R, Wayner EA, McGlave PB, Verfaillie CM: Interferon-α restores normal adhesion of chronic myelogenous leukemia hematopoietic progenitors to bone marrow stroma by correcting impaired β1 integrin receptor function. *J Clin Invest* 94:384, 1994.
122. Verfaillie CM: Stem cells in chronic myelogenous leukemia. *Hematol Oncol Clin North Am* 11:1079, 1997.
123. Bhatia R, Munthe HA, Verfaillie CM: Tyrphostin AG957, a tyrosine kinase inhibitor with anti-BCR/ABL tyrosine activity restores β_1 integrin-mediated adhesion and inhibiting signaling in chronic myelogenous leukemia hematopoietic progenitors. *Leukemia* 12:1708, 1998.
124. Lundell BI, McCarthy JB, Kovach NL, Verfaillie CM: Activation of beta 1 integrins on CML progenitors reveals cooperation between beta1 integrins and CD44 in the regulation of adhesion and proliferation. *Leukemia* 11:822, 1997.
125. Vijayan KV, Advani SH, Zingde SM: Chronic myeloid leukemic granulocytes exhibit reduced and altered binding to P-selectin; modification in the CD15 antigens and sialylation. *Leuk Res* 21:59, 1997.
126. Deininger MW, Vieira S, Mendiola R, et al: BCR-ABL tyrosine kinase activity regulates the expression of multiple genes implicated in the pathogenesis of chronic myeloid leukemia. *Cancer Res* 60:2049, 2000.
127. Verfaillie CM, Hurley R, Lundell BI, et al: Integrin-mediated regulation of hematopoiesis: Do BCR/ABL-induced defects in integrin function underlie the abnormal circulation and proliferation of CML progenitors? *Acta Haematol* 29:40, 1997.
128. Symington BE: Growth signalling through the alpha 5 beta 1 fibronectin receptor. *Biochem Biophys Res Commun* 208:126, 1995.
129. Bhatia R, McCarthy JB, Verfaillie CM: Interferon-alpha restores normal beta 1 integrin-mediated inhibition of hematopoietic progenitor proliferation by the marrow microenvironment in chronic myelogenous leukemia. *Blood* 87:3883, 1996.
130. Wertheim JA, Forsythe K, Druker BJ, et al: BCR-ABL-induced adhesion defects are tyrosine kinase-independent. *Blood* 99:4122, 2002.
131. Fruehauf S, Topaly J, Schad M, Paschka P, et al: Imatinib restores expression of CD62L in BCR-ABL-positive cells. *J Leukoc Biol* 73:600, 2003.
132. Salgia R, Li JL, Ewaniuk DS, et al: BCR/ABL induces multiple abnormalities of cytoskeletal function. *J Clin Invest* 100:46, 1997.
133. Lewis JM, Baskaran R, Taagepera S, et al: Integrin regulation of c-ABL tyrosine kinase activity and cytoplasmic-nuclear transport. *Proc Natl Acad Sci U S A* 93:15174, 1996.
134. Renshaw MW, McWhirter JR, Wang JY: The human leukemia oncogene bcr-abl abrogates the anchorage requirement but not the growth factor requirement for proliferation. *Mol Cell Biol* 15:1286, 1995.
135. Salgia R, Brunkhorst B, Pisick E, et al: Increased tyrosine phosphorylation of focal adhesion proteins in myeloid cell lines expressing p210BCR/ABL. *Oncogene* 11:1149, 1995.
136. Rudkin GT, Hungerford DA, Nowell PC: DNA content of chromosome Ph1 and chromosome 21 in human chronic granulocytic leukemia. *Science* 144:1229, 1964.
137. O'Riordan ML, Robinson JA, Buckton KE, Evans HJ: Distinguishing between the chromosome involved in Down's syndrome (trisomy 21) and chronic myeloid leukaemia (Ph1) by fluorescence. *Nature* 230:167, 1971.
138. Lawler SD: The cytogenetics of chronic granulocytic leukemia. *Clin Haematol* 6:55, 1977.
139. Melo JV, Yan XH, Diamond J, Goldman JM: Balanced parental contribution to the ABL component of the BCR-ABL gene in chronic myeloid leukemia. *Leukemia* 9:734, 1995.
140. Chissoe SL, Bodenteich A, Wang YF, et al: Sequence and analysis of the human ABL gene, the BCR gene, and regions involved in the Philadelphia chromosomal translocation. *Genomics* 27:67, 1995.
141. Melo JV, Deininger MW: Biology of chronic myelogenous leukemia-signaling pathways of initiation and transformation. *Hematol Oncol Clin North Am* 18:545, 2004.
142. Daley GQ, Ben-Neriah Y: Implicating the bcr/abl gene in the pathogenesis of Philadelphia chromosome-positive human leukemia. *Adv Cancer Res* 57:151, 1991.
143. Heisterkamp N, Groffen J, Stephenson JR, et al: Chromosomal localization of human cellular homologues of two viral oncogenes. *Nature* 299:747, 1982.
144. Heisterkamp N, Stephenson JR, Groffen J, et al: Localization of the c-abl oncogene adjacent to a translocation breakpoint in chronic myelocytic leukemia. *Nature* 306: 239, 1983.
145. Konopka JB, Witte ON: Activation of the abl oncogene in murine and human leukemias. *Biochim Biophys Acta* 823:1, 1985.
146. Collins SJ, Groudine MT: Rearrangements and amplification of c-abl sequences in the human chronic myelogenous leukemia cell line K562. *Proc Natl Acad Sci U S A* 80: 4813, 1983.
147. Canaani E, Gale RP, Steiner-Seltz D, et al: Altered transcription of an oncogene in chronic myelocytic leukemia. *Lancet* 1:593, 1984.
148. Gale RP, Canaani E: An 8 kilobase abl RNA transcript in chronic myelogenous leukemia. *Proc Natl Acad Sci U S A* 81:5648, 1984.
149. Collins SJ, Kubonishi I, Miyoshi I, Groudine MT: Altered transcription of the c-abl oncogene in K562 and other chronic myelogenous leukemia cells. *Science* 225:72, 1984.
150. Leibowitz D, Cubbon RM, Bank A: Increased expression of a novel c-abl related RNA in K562 cells. *Blood* 65:526, 1985.
151. Konopka JB, Watanabe SM, Witte ON: An alteration of the human c-abl protein in K562 leukemia cells unmasks associated tyrosine kinase activity. *Cell* 37:1035, 1984.
152. Konopka JB, Watanabe SM, Singer JW, et al: Cell lines and clinical isolates derived from Ph1-positive chronic myelogenous leukemia patients express c-abl proteins with a common structural alteration. *Proc Natl Acad Sci U S A* 82:1810, 1985.
153. Stam K, Heisterkamp N, Grosveld G, et al: Evidence of a new chimeric bcr/c-abl mRNA in patients with chronic myelocytic leukemia and the Philadelphia chromosome. *N Engl J Med* 313:1429, 1985.
154. Ben-Neriah Y, Daley GQ, Mes-Masson AM, et al: The chronic myelogenous leukemia-specific P210 protein is the product of the bcr/abl hybrid gene. *Science* 233:212, 1985.
155. Maxwell SA, Kurzrock R, Parson SJ, et al: Analysis of P210bcr/abl tyrosine protein kinase activity in various subtypes of Philadelphia chromosome-positive cells from chronic myelogenous leukemia patients. *Cancer Res* 47:1731, 1987.
157. Xu DQ, Galibert F: Restriction fragment length polymorphism caused by a deletion within the human c-abl gene (ABL). *Proc Natl Acad Sci U S A* 83:3447, 1986.
158. Popenoe DW, Schaefer-Rego K, Mears JC, et al: Frequent and extensive deletion during the 9,22 translocation in CML. *Blood* 68:1123, 1986.
159. Shtivelman E, Gale RP, Dreazen O, et al: Bcr-abl RNA in patients with chronic granulocytic leukemia. *Blood* 69:971, 1987.
160. McWhirter JR, Wang JJ: Activation of tyrosine kinase and microfilament-binding functions of *c-abl* by *bcr* sequences in *bcr/abl* fusion proteins. *Mol Cell Biol* 11:1553, 1991.
161. Bernards A, Rubin CM, Westbrook CA, et al: The first intron in the human c-abl gene is at least 200 kilobases long and is the target for translocations in chronic myelogenous leukemia. *Mol Cell Biol* 7:3231, 1987.
162. Eisenberg A, Silver R, Soper L, et al: The location of breakpoints within the breakpoint cluster region (bcr) of chromosome 22 in chronic myeloid leukemia. *Leukemia* 2:642, 1988.
163. Collins SJ: Breakpoints on chromosomes 9 and 22 in Philadelphia chromosome-positive chronic myelogenous leukemia. *J Clin Invest* 78:1392, 1986.
164. Heisterkamp N, Stam K, Groffen J, et al: Structural organization of the bcr gene and its role in the Ph1 translocation. *Nature* 315:758, 1985.
165. Gao LM, Goldman J: Long-range mapping of the normal BCR gene. *Leukemia* 5:555, 1991.

166. Melo JV: BCR-ABL gene variants. *Baillieres Clin Haematol* 10:203, 1997.
167. Saglio G, Pane F, Gottardi E, et al: Consistent amounts of acute leukemia-associated P190BCR/ABL transcripts are expressed by chronic myelogenous leukemia patients at diagnosis. *Blood* 87:1075, 1996.
168. Honda H, Oda H, Suzuki T, et al: Development of acute lymphoblastic leukemia and myeloproliferative disorder in transgenic mice expressing p210bcr/abl: A novel transgenic model for human Ph1-positive leukemias. *Blood* 91:2067, 1998.
169. Maru Y, Witte ON: The BCR gene encodes a novel serine/threonine kinase activity within a single exon. *Cell* 67:459, 1991.
170. Muller AJ, Young JC, Pendergast A-M, et al: BCR first exon sequences specifically activate the BCR/ABL tyrosine kinase oncogene of Philadelphia chromosome-positive human leukemia. *Mol Cell Biol* 11:1785, 1991.
171. Diekmann D, Brill S, Garrett MD, et al: BCR encodes a GTPase-activating protein for p21rac. *Nature* 351:400, 1991.
172. Melo JV, Gordon DE, Goldman JM: The ABL-BCR fusion gene is expressed in chronic myeloid leukemia. *Blood* 81:158, 1993.
173. Bartram CR, de Klein A, Hagemeijer A, et al: Translocation of the human c-abl oncogene correlates with the presence of a Philadelphia chromosome in chronic myelocytic leukaemia. *Nature* 306:277, 1983.
174. Selleri L, Narni F, Emilia G, et al: Philadelphia-positive chronic myeloid leukemia with a chromosome 22 breakpoint outside the breakpoint cluster region. *Blood* 70:1659, 1987.
175. Mohamed AN, Koppitch F, Varterasian M, et al: BCR/ABL fusion located on chromosome 9 in chronic myeloid leukemia with a masked Ph chromosome. *Genes Chromosomes Cancer* 13:133, 1995.
176. Morris C, Jeffs A, Smith T, et al: BCR gene recombines with genomically distinct sites on band 11Q13 in complex BCR-ABL translocations of chronic myeloid leukemia. *Oncogene* 12:677, 1996.
177. Andreasson P, Johansson B, Carlsson M, et al: BCR/ABL-negative chronic myeloid leukemia with ETV6/ABL fusion. *Genes Chromosomes Cancer* 20:299, 1997.
178. Rozman C, Urbano-Ispizua A, Cervantes F, et al: Analysis of the clinical relevance of the breakpoint location within M-BCR and the type of chimeric mRNA in chronic myelogenous leukemia. *Leukemia* 9:1104, 1995.
179. Verschraegen CF, Kantarjian HM, Hirsch-Ginsberg C, et al: The breakpoint cluster region site in patients with Philadelphia chromosome-positive chronic myelogenous leukemia. Clinical, laboratory, and prognostic correlations. *Cancer* 76:992, 1995.
180. Zaccaria A, Martinelli G, Testoni N, et al: Does the type of BCR/ABL junction predict the survival of patients with Ph1-positive chronic myeloid leukemia? *Leuk Lymphoma* 16:231, 1995.
181. Ohno T, Hada S, Sugiyama T, et al: Chronic myeloid leukemia with minor bcr breakpoint developed hybrid type of blast crisis. *Am J Hematol* 57:320, 1998.
182. Melo JV: The diversity of BCR-ABL fusion proteins and their relationship to leukemia phenotype. *Blood* 88:2375, 1996.
183. Rubinstein R, Purves LR: A novel BCR-ABL rearrangement in a Philadelphia chromosome-positive chronic myelogenous leukaemia variant with thrombocythaemia. *Leukemia* 12:230, 1998.
184. Hochhaus A, Reither A, Skladny H, et al: A novel BCR-ABL fusion gene (e6a2) in a patient with Philadelphia chromosome-negative chronic myelogenous leukemia. *Blood* 88:2236, 1996.
185. Briz M, Vilches C, Cabrera R, et al: Typical chronic myelogenous leukemia with e19a2 junction BCR/ABL transcript. *Blood* 90:5024, 1997.
186. McLaughlin J, Chianese E, Witte ON: *In vitro* transformation of immature hemopoietic cells by P210 bcr/abl oncogene product of the Philadelphia chromosome. *Proc Natl Acad Sci U S A* 84:6558, 1987.
187. Daley GQ, McLaughlin J, Witte ON, Baltimore D: The CML-specific P210 bcr/abl protein, unlike v-abl, does not transform NIH/3T3 fibroblasts. *Science* 237:532, 1987.
188. Elefanty AG, Hariharan IK, Cory S: *Bcr-abl*, the hallmark of chronic myeloid leukaemia in man, induces multiple haemopoietic neoplasms in mice. *EMBO J* 9:1069, 1990.
189. Daley GQ, Van Etten RA, Baltimore D: Induction of chronic myelogenous leukemia in mice by the p210bcr/abl gene of the Philadelphia chromosome. *Science* 247:824, 1990.
190. Voncken JW, Morris C, Pattengale P, et al: Clonal development and karyotype evolution during leukemogenesis of BCR/ABL transgenic mice. *Blood* 79:1029, 1992.
191. Gishizky ML, Johnson-White J, Witte O: Efficient transplantation of BCR-ABL-induced chronic myelogenous leukemia-like syndrome in mice. *Proc Natl Acad Sci U S A* 90:3755, 1993.
192. Daley GQ: Animal models of BCR/ABL-induced leukemias. *Leuk Lymphoma* 11:57, 1993.
193. Voncken JW, Kaartinen V, Pattengale PK, et al: BCR/ABL P210 and P190 cause distinct leukemia in transgenic mice. *Blood* 86:4603, 1995.
194. Honda H, Oda H, Suzuki T, et al: Development of acute lymphoblastic leukemia and myeloproliferative disorder in transgenic mice expressing p210bcr/abl: A novel transgenic model for human Ph 1-positive leukemias. *Blood* 91:2067, 1998.
195. Pear WS, Miller JP, Xu L, et al: Efficient and rapid induction of a chronic myelogenous leukemia-like myeloproliferative disease in mice receiving P210 bcr/abl-transduced bone marrow. *Blood* 92:3780, 1998.
196. Honda M, Ohno S, Takahashi T, et al: Establishment, characterization, and chromosomal analysis of new leukemic cell lines derived from MT/p210/bcr/abl transgenic mice. *Exp Hematol* 26:188, 1998.
197. Zhang X, Ren R: Bcr-Abl efficiency induces in a myeloproliferative disease and production of excess interleukin-3 and granulocyte-macrophage colony-stimulating factor in mice: A novel model for chronic myelogenous leukemia. *Blood* 92:3829, 1998.
198. Elefanty AG, Corsy S: *Bcr-abl*-induced cell lines can switch from mast cell to erythroid or myeloid differentiation *in vitro*. *Blood* 79:1271, 1992.
199. Van Etten RA: Pathogenesis and treatment of Ph+ leukemia: Recent insights from mouse models. *Curr Opin Hematol* 8:224, 2001.
200. Bose S, Deininger M, Goora-Tybor J, et al: The presence of typical and atypical BCR-ABL fusion genes in leukocytes of normal individuals: Biological significance and implications for the assessment of minimal residual disease. *Blood* 92:3362, 1998.
201. Hirai HS, Tanaka M, Azuma Y, et al: Transforming genes in human leukemia cells. *Blood* 66:1371, 1985.
202. Clarkson BD, Strife A, Wisniewski D, et al: New understanding of the pathogenesis of CML: A prototype of early neoplasia. *Leukemia* 11:1404, 1997.
203. Verfaillie CM: Chronic myelogenous leukemia: From pathogenesis to therapy. *J Hematother* 8:3, 1999.
204. Pasternak G, Hochhaus A, Schultheis B, Hehlmann R: Chronic myelogenous leukemia: Molecular and cellular aspects. *J Cancer Res Clin Oncol* 124:643, 1998.
205. Gotoh A, Broxmeyer HE: The function of BCR/ABL and related protooncogenes. *Curr Opin Hematol* 4:3, 1997.
206. Sattler M, Salgia R: Activation of hematopoietic growth factor signal transduction pathways by the human oncogene BCR/ABL. *Cytokine Growth Factor Rev* 8:63, 1997.
207. Skorski T, Kanakaraj P, Nieborowska-Skorska M, et al: Phosphatidylinositol-3 kinase activity is regulated by BCR/ABL and is required for the growth of Philadelphia chromosome-positive cells. *Blood* 86:726, 1995.
208. Skorski T, Nieborowska-Skorska M, Szczylik C, et al: C-RAF-1 serine/threonine kinase is required in BCR/ABL-dependent and normal hematopoiesis. *Cancer Res* 55:2275, 1995.
209. Goga A, McLaughlin J, Afar DE, et al: Alternative signals to RAS for hematopoietic transformation by the BCR-ABL oncogene. *Cell* 82:981, 1995.
210. Salgia R, Uemura N, Okuda K, et al: CRKL links p210BCR/ABL with paxillin in chronic myelogenous leukemia cells. *J Biol Chem* 270:29145, 1995.
211. De Jong R, ten Hoeve J, Heisterkamp N, Groffen J: Crkl is complexed with tyrosine-phosphorylated Cbl in Ph-positive leukemia. *J Biol Chem* 270:21468, 1995.
212. Salgia R, Pisick E, Sattler M, et al: P130CAS forms a signalling complex with the adapter protein CRKL in hematopoietic cells transformed by the BCR/ABL oncogene. *J Biol Chem* 271:25198, 1996.
213. Sattler M, Griffin JD: Molecular mechanisms of transformation by the *BCR-ABL* oncogene. *Semin Hematol* 40:4, 2003.
214. Melo JV, Deininger MW: Biology of chronic myelogenous-signaling pathways of initiation and transformation. *Hematol Oncol Clin North Am* 18:545, 2004.
215. Wong S, Witte ON: The BCR-ABL story: Bench to bedside and back. *Annu Rev Immunol* 22:247, 2004.
216. Sattler M, Verma S, Shrinkhande G, et al: The BCR/ABL tyrosine kinase induces production of reactive species in hematopoietic cells. *J Biol Chem* 275:24273, 2000.
217. Sattler M, Salgia R, Okuda K, et al: The proto-oncogene product p120CBL and the adaptor proteins CRKL and c-CR link c-ABL, p190BCR/ABL and p210BCR/ABL to the phosphatidylinositol-3; kinase pathway. *Oncogene* 12:832, 1996.
218. Salgia R, Sattler M, Pisick E, et al: P210BCR/ABL induces formation of complexes containing focal adhesion proteins and the protooncogene product p120c-CBL. *Exp Hematol* 24:310, 1996.
219. De Jong R, van Wijk A, Haataja L, et al: BCR/ABL-induced leukemogenesis causes phosphorylation of Hef2 and its association with Crkl. *J Biol Chem* 272:32649, 1997.
220. Bollag G, Clapp DW, Shih S, et al: Loss of NF1 results in activation of the Ras signaling pathway and leads to aberrant growth in haematopoietic cells. *Nat Genet* 12:144, 1996.
221. Carpino N, Wisniewski D, Strife A, et al: P62dok: A constitutively tyrosine-phosphorylated, GAP-associated protein in chronic myelogenous leukemia progenitor cells. *Cell* 88:197, 1997.
222. Yamanashi Y, Baltimore D: Identification of the Abl- and ras GAP-associated 62 kDa protein as a docking protein, Dok. *Cell* 88:205, 1997.
223. Reuther JY, Reuther GW, Cortez D, et al: A requirement for NFkappaB activation in BCR/ABL-mediated transformation. *Genes Dev* 1:12:968, 1998.
224. LaMontagne KR, Flint AJ, Franza BR, et al: Protein tyrosine phosphatase 1B antagonizes signalling by oncoprotein tyrosine kinase p210 bcr/abl *in vivo*. *Mol Cell Biol* 18:2965, 1998.
225. Chai SK, Nichols GL, Rothman P: Constitutive activation of JAKs and STATs in BCR-abl-expressing cell lines and peripheral blood cells derived from leukemic patients. *J Immunol* 159:4720, 1997.
226. Shuai K, Halpern J, ten Hoeve J, et al: Constitutive activation of STAT5 by the BCR-ABL oncogene in chronic myelogenous leukemia. *Oncogene* 13:247, 1996.
227. Wilson-Rawls J, Xie S, Liu J, et al: P210 Bcr-Abl interacts with the interleukin 3 receptor beta (c) subunit and constitutively induces its tyrosine phosphorylation. *Cancer Res* 56:3426, 1996.
228. Chuang TH, Xu X, Kaartinen V, et al: Abl and Bcr are multifunctional regulators of the Rho GTP-binding protein family. *Proc Natl Acad Sci U S A* 92:10282, 1995.
229. Afar DE, Witte O: Characterization of breakpoint cluster region kinase and SH2-binding activities. *Methods Enzymol* 256:125, 1995.
230. Gishizky ML, Cortez D, Pendergast AM: Mutant forms of growth factor-binding protein-2 reverse BCR-ABL-induced transformation. *Proc Natl Acad Sci U S A* 92: 10889, 1995.
231. Raitano AB, Halpern JR, Hambuch TM, Sawyers CL: The Bcr-Abl leukemia oncogene activates Jun kinase and requires Jun for transformation. *Proc Natl Acad Sci U S A* 92: 11746, 1995.
232. Miyamura T, Nishimura J, Yufu Y, Nawata H: Interaction of BCR-ABL with the retinoblastoma protein in Philadelphia chromosome-positive cell lines. *Int J Hematol* 67: 115, 1997.
233. Largaespada DA, Brannan CI, Jenkins NA, Copeland NG: NF1 deficiency causes Ras-mediated granulocyte/macrophage colony stimulating factor hypersensitivity and chronic myeloid leukaemia. *Nat Genet* 12:137, 1996.
234. Amos TA, Lewis JL, Grand FH, et al: Apoptosis in chronic myeloid leukaemia: Normal responses by progenitor cells to growth factor deprivation, X-irradiation and glucocorticoids. *Br J Haematol* 91:387, 1995.
235. Bedi A, Barber JP, Bedi GC, et al: BCR-ABL-mediated inhibition of apoptosis with delay of G2/M transition after DNA damage: A mechanism of resistance to multiple anticancer agents. *Blood* 86:1148, 1995.
236. Amarante-Mendes GP, Naekyung KC, Liu L, et al: Bcr-Abl exerts its antiapoptotic

effect against diverse apoptotic stimuli through blockage of mitochondrial release of cytochrome C and activation of caspase-3. *Blood* 92:1700, 1998.
237. Maguer-Satta V, Burl S, Liu L, et al: BCR-ABL accelerates C2-ceramide-induced apoptosis. *Oncogene* 16:237, 1998.
238. Pierson BA, Miller JS: CD56+bright and CD56+dim natural killer cells in patients with chronic myelogenous leukemia progressively decrease in number, respond less to stimuli that recruit clonogenic natural killer cells, and exhibit decreased proliferation on a per cell basis. *Blood* 88:2279, 1996.
239. Gissinger H, Kurzrock R, Wetzler M, et al: Apoptosis in chronic myelogenous leukemia: Studies of stage-specific differences. *Leuk Lymphoma* 25:121, 1997.
240. Boultwood J, Peniket A, Watkins F, et al: Telomere length shortening in chronic myelogenous leukemia is associated with reduced time to accelerated phase. *Blood* 96:358, 2000.
241. Terasaki Y, Okamura H, Ohtake S, Nakao S: Accelerated telomere length shortening in granulocytes: A diagnostic marker for myeloproliferative diseases. *Exp Hematol* 30:1399, 2002.
242. Drummond MW, Lennard A, Brummendorf TH, Holyoake TL: Telomere shortening correlates with prognostic score at diagnosis and proceeds rapidly during progression of chronic myeloid leukemia. *Leuk Lymphoma* 45:1775, 2004.
243. Campbell LJ, Fidler C, Eagleton H, et al: HTERT, the catalytic component of telomerase, is downregulated in the haematopoietic stem cells of patients with chronic myeloid leukaemia. *Leukemia* 20:671, 2006.
244. Ohyashiki K, Ohyashiki JH, Iwama H, et al: Telomerase activity and cytogenetic changes in chronic myeloid leukemia with disease progression. *Leukemia* 11:190, 1997.
245. Brümmendorf TH, Ersöz I, Hartmann U, et al: Telomere length in peripheral blood granulocytes reflects response to treatment with imatinib in patients with chronic myeloid leukemia. *Blood* 101:375, 2003.
246. Thompson RB, Stainsby D: The clinical and haematological features of chronic granulocytic leukaemia in the chronic phase, in *Chronic Granulocytic Leukaemia*, edited by Shaw MT, p 137. Praeger, East Sussex, UK, 1982.
247. Cortes JE, Talpaz M, Kantarkian H: Chronic myelogenous leukemia: A review. *Am J Med* 100:555, 1996.
248. Goldman JM: Chronic myeloid leukemia. *Curr Opin Hematol* 4:277, 1997.
249. Lichtman MA, Rowe JM: Hyperleukocytic leukemias: Rheological, clinical and therapeutic considerations. *Blood* 60:279, 1982.
250. Rowe JM, Lichtman MA: Hyperleukocytosis and leukostasis: Common features of childhood chronic myelogenous leukemia. *Blood* 63:1230, 1984.
251. Lichtman MA, Heal J, Rowe JM: Hyperleukocytic leukaemia. *Baillieres Clin Haematol* 1:725, 1987.
252. Ungaro PC, Gonzalez JJ, Werk EE, MacKay JC: Chronic myelogenous leukemia presenting clinically as diabetes insipidus. *N C Med J* 45:640, 1984.
253. Juan D, Hsu SD, Hunter J: Case report of vasopressin-responsive diabetes insipidus associated with chronic myelogenous leukemia. *Cancer* 56:1468, 1985.
254. Brydon J, Lucky PA, Duffy T: Acne urticaria associated with chronic myelogenous leukemia. *Cancer* 56:2083, 1985.
255. Cohen PR, Talpaz M, Kurzrock R: Malignancy-associated Sweet's syndrome: A review of the world's literature. *J Clin Oncol* 6:1887, 1988.
256. López JLB, Fonseca E, Mauso F: Sweet's syndrome during the chronic phase of chronic myeloid leukemia. *Acta Haematol* 84:207, 1990.
257. Nestok BR, Goldstein JD, Lipkovic P: Splenic rupture as a cause of sudden death in undiagnosed chronic myelogenous leukemia. *Am J Forensic Med Pathol* 9:241, 1988.
258. Giagounidis AAN, Burk M, Meckenstock G, et al: Pathological rupture of the spleen in hematologic malignancies. *Ann Hematol* 73:297, 1996.
259. Hild DH, Myers TJ: Hyperviscosity in chronic granulocytic leukemia. *Cancer* 46:1418, 1980.
260. D'Hondt L, Guillaume TH, Hemblit Y, Symann M: Digital necrosis associated with chronic myeloid leukemia. *Acta Clin Belg* 52:49, 1997.
261. Arbaje YM, Betran G: Chronic myelogenous leukemia complicated by autoimmune hemolytic anemia. *Am J Med* 88:197, 1990.
262. Steegmann JL, Pinilla I, Requena MJ, et al: The direct antiglobulin test is frequently positive in chronic myeloid leukemia patients treated with interferon-alpha. *Transfusion* 37:446, 1997.
263. Hoppin EC, Lewis JP: Polycythemia rubra vera progressing to Ph1-positive chronic myelogenous leukemia. *Ann Intern Med* 83:820, 1975.
264. Shenkenberg TD, Waddell CC, Rice L: Erythrocytosis and marked leukocytosis in overlapping myeloproliferative diseases. *South Med J* 75:868, 1982.
265. Haas O, Hinterberger W, Morz R: Pure red cell aplasia as possible early manifestation of chronic myeloid leukemia. *Am J Hematol* 27:20, 1986.
266. Mijovic A, Rolovic Z, Novak A, et al: Chronic myeloid leukemia associated with pure red cell aplasia and terminating in promyelocytic transformation. *Am J Hematol* 31: 128, 1989.
267. Inbal A, Akstein E, Barak I, et al: Cyclic leukocytosis and long survival in chronic myeloid leukemia. *Acta Haematol* 69:353, 1983.
268. Umemura T, Hirata J, Kaneko S, et al: Periodic appearance of erythropoietin-independent erythropoiesis in chronic myelogenous leukemia with cyclic oscillation. *Acta Haematol* 76:230, 1986.
269. Mitus WJ, Kiossoglou KA: Leukocyte alkaline phosphatase in myeloproliferative syndrome. *Ann N Y Acad Sci* 155:976, 1968.
270. DePalma L, Delgado P, Werner M: Diagnostic discrimination and cost-effective assay strategy for leukocyte alkaline phosphate. *Clin Chim Acta* 6:83, 1996.
271. Pedersen F: Functional and biochemical phenotype in relation to cellular age of differentiated neutrophils in chronic myeloid leukemia. *Br J Haematol* 51:339, 1982.
272. Rambaldi A, Terao M, Bettoni S, et al: Differences in the expression of alkaline phosphatase in mRNA in chronic myelogenous leukemia and paroxysmal nocturnal hemoglobinuria polymorphonuclear leukocytes. *Blood* 73:1113, 1989.
273. Perillie PE: Studies of the changes in leukocyte alkaline phosphatase following pyrogen stimulation in chronic granulocytic leukemia. *Blood* 29:401, 1967.
278. Kamada N, Uchino H: Chronologic sequence in appearance of clinical and laboratory findings characteristic of chronic myelocytic leukemia. *Blood* 51:843, 1978.
279. Denburg JA, Wilson WE, Goodacre R, Bienenstock J: Chronic myeloid leukemia: Evidence for basophil differentiation and histamine synthesis from cultured peripheral blood cells. *Br J Haematol* 45:13, 1980.
280. Goh KO, Anderson FW: Cytogenetic studies in basophilic chronic myelocytic leukemia. *Arch Pathol Lab Med* 103:288, 1979.
281. Valent P, Agis H, Sperr W, et al: Diagnostic and prognostic value of new biochemical and immunohistochemical parameters in chronic myeloid leukemia. *Leuk Lymphoma* 49:635, 2008.
282. Samorapoompichit P, Kiener HP, Schernthaner GH, et al: Detection of tryptase in cytoplasmic granules of basophils in patients with chronic myeloid leukemia and other myeloid neoplasms. *Blood* 98:2580, 2001.
283. Weil SC, Hrisinko MA: A hybrid eosinophilic-basophilic granulocyte in chronic granulocytic leukemia. *Am J Clin Pathol* 87:66, 1987.
284. Velardi A, Rambotti P, Cernetti C, et al: Monoclonal antibody defined T-cell phenotypes and phytohemagglutinin reactivity of E-rosette forming circulating lymphocytes from untreated chronic myelocyte leukemia patients. *Cancer* 53:913, 1984.
285. Dowding C, Th'ng KH, Goldman JM, Galton DA: Increased T-lymphocyte numbers in chronic granulocytic leukemia before treatment. *Exp Hematol* 12:811, 1984.
286. Kaur J, Catovsky D, Spiers AS, Galton DA: Increase of T-lymphocytes in the spleen in chronic granulocytic leukaemia. *Lancet* 1:834, 1974.
287. Fujimiya Y, Bakke A, Chang WC, et al: Natural killer-cell immunodeficiency in patients with chronic myelogenous leukemia. *Int J Cancer* 37:639, 1986.
288. Fujimiya Y, Chang WC, Bakke A, et al: Natural killer cell immunodeficiency in patients with chronic myelogenous leukemia. *Cancer Immunol Immunother* 24:213, 1987.
289. Mellqvist UH, Hansson M, Brune M, et al: Natural killer cell dysfunction and apoptosis induced by chronic myelogenous leukemia cells: Role of reactive oxygen species and regulation by histamine. *Blood* 96:1961, 2000.
290. Pierson BA, Miller JS: The role of autologous natural killer cells in chronic myelogenous leukemia. *Leukemia* 11:1404, 1997.
291. Mason JE, DeVita VT, Canellos GP: Thrombocytosis in chronic granulocytic leukemia: Incidence and clinical significance. *Blood* 44:483, 1974.
292. Pederson B: Kinetics and cell function, in *Chronic Granulocytic Leukaemia*, edited by Shaw MT, p 93. Praeger, East Sussex, UK, 1982.
293. Radhika V, Thennarasu S, Naik NR, et al: Granulocytes from chronic myeloid leukemia (CML) patients show differential response to different chemoattractants. *Am J Hematol* 52:155, 1996.
294. Kasimir-Bauer S, Ottinger H, Brittinger G, König W: Philadelphia chromosome-positive chronic myelogenous leukemia: Functional defects in circulating mature neutrophils of untreated and interferon-α-treated patients. *Exp Hematol* 22:426, 1994.
295. Adams T, Schultz L, Goldberg L: Platelet function abnormalities in the myeloproliferative disorders. *Scand J Haematol* 13:215, 1974.
296. Gerrard JM, Stoddard SF, Shapiro RS, et al: Platelet storage pool deficiency and prostaglandin synthesis in chronic granulocytic leukaemia. *Br J Haematol* 40:597, 1978.
297. Knox WF, Bhavani M, Davson J, Geary CG: Histological classification of chronic granulocytic leukemia. *Clin Lab Haematol* 6:171, 1984.
298. Lorand-Metze I, Vassalo J, Souza CA: Histological and cytological heterogeneity of bone marrow in Philadelphia-positive chronic myelogenous leukaemia at diagnosis. *Br J Haematol* 67:45, 1987.
299. Inokuchi K, Yamaguchi H, Tarusawa M, et al: Abnormality of c-kit oncoprotein in certain patients with chronic myelogenous leukaemia—Potential clinical significance. *Leukemia* 16:170, 2002.
300. Cairoli R, Grillo G, Beghini A, et al: Chronic myelogenous leukemia with acquired c-kit activating mutation and transient bone marrow mastocytosis. *Hematol J* 5:273, 2004.
301. Agis H, Sotlar K, Valent P, Horny HP: Ph-chromosome-positive chronic myeloid leukemia with associated bone marrow mastocytosis. *Leuk Res* 29:1227, 2005.
302. Kelsey PR, Geary CG: Sea-blue histiocytes and Gaucher's cells in bone marrow of patients with chronic myeloid leukaemia. *J Clin Pathol* 41:960, 1988.
303. Dekmezian R, Kantarjian HM, Keating MJ, et al: The relevance of reticulin stain-measured fibrosis at diagnosis in chronic myelogenous leukemia. *Cancer* 59:1739, 1987.
304. Ghosh K, Varma N, Varma S, Dash S: Cellular composition and reticulin fibrosis in chronic myeloid leukaemia. *Indian J Cancer* 25:128, 1988.
305. Buhr T, Choritz H, Georgii A: The impact of megakaryocyte proliferation for the evolution of myelofibrosis. *Virchows Arch* 420:473, 1992.
306. Korkolopoulou P, Viniou N, Kavantzas N, et al: Clinicopathologic correlations of bone marrow angiogenesis in chronic myeloid leukemia: A morphometric study. *Leukemia* 17:89, 2003.
307. Aguayo A, Kantarjian H, Manshouri T, et al: Angiogenesis in acute and chronic leukemias and myelodysplastic syndromes. *Blood* 96:2240, 2000.
308. Zhelyazkova AG, Tonchev AB, Kolova P, et al: Prognostic significance of hepatocyte growth factor and microvessel bone marrow density in patients with chronic myeloid leukaemia. *Scand J Clin Lab Invest* 18:1, 2008.
309. Rumpel M, Friedrich T, Deininger MW: Imatinib normalizes bone marrow vascularity in patients with chronic myeloid leukemia in first chronic phase. *Blood* 101:4641, 2003.
311. Udomsakdi C, Eaves CJ, Lansdorp PM, Eaves AC: Phenotypic heterogeneity of primitive leukemic hematopoietic cells in patients with chronic myeloid leukemia. *Blood* 80:2522, 1992.
312. Huret JL: Complex translocations, simple variant translocation and Ph-negative cases in chronic myelogenous leukaemia. *Hum Genet* 85:565, 1990.
313. Sakurai M, Sandberg AA: The chromosomes and causation of human cancer and leukemia: XVIII. The missing Y in acute myeloblastic leukemia (AML) and Ph1-positive chronic myelocytic leukemia. *Cancer* 38:762, 1976.
314. Berger R, Bernheim A: Y chromosome loss in leukemias. *Cancer Genet Cytogenet* 1:1, 1979.

315. Ishihara T, Sasaki M, Oshimura M, et al: A summary of cytogenetic studies on 534 cases of chronic myelogenous leukemia in Japan. *Cancer Genet Cytogenet* 9:81, 1983.

316. Mitelman F: Catalogue of chromosomal aberrations in cancer. *Cytogenet Cell Genet* 36:9, 1983.

317. Heim S, Billstrom R, Kristoffersson U, et al: Variant Ph translocations in chronic myeloid leukemia. *Cancer Genet Cytogenet* 18:215, 1985.

318. Bartram CR, Anger B, Carbonell F, Kleihauer E: Involvement of chromosome 9 in variant Ph1 translocation. *Leuk Res* 9:1133, 1985.

319. Morris CM, Rosman I, Archer SA, et al: A cytogenetic and molecular analysis of five variant Philadelphia translocations in chronic myeloid leukemia. *Cancer Genet Cytogenet* 35:179, 1988.

320. Teyssier JR, Bartram CR, DeVille J, et al: C-abl oncogene and chromosome 22 "bcr" juxtaposition in chronic myelogenous leukemia. *N Engl J Med* 312:1393, 1985.

321. Hagemeijer A, Bartram CR, Smith EME, et al: Is the chromosomal region 9q34 always involved in variants of the Ph1 translocation? *Cancer Genet Cytogenet* 13:1, 1984.

322. De Braekeleer M, Chui HM, Fiser J, Gardner HA: A further case of Philadelphia chromosome-positive chronic myeloid leukemia with t(3;9;22). *Cancer Genet Cytogenet* 35:279, 1988.

323. Lafage-Pochitaloff-Huvalé M1, Sainty D, Adriaanssen HJ, et al: Translocation (3;21) in Philadelphia positive chronic myeloid leukemia. *Leukemia* 3:554, 1989.

324. Thompson PW, Whittaker JA: Translocation 3;21 in Philadelphia chromosome positive chronic myeloid leukemia at diagnosis. *Cancer* 39:143, 1989.

325. Engel E, McGee BJ, Flexner JM, et al: Philadelphia chromosome (Ph1) translocation in an apparently Ph1 negative, minus G22, case of chronic myeloid leukemia. *N Engl J Med* 291:154, 1974.

326. Verma RS, Dosik H: "Masked" Ph1 chromosome in chronic myelogenous leukaemia (CML). *Blut* 50:129, 1985.

327. Hagemeijer A, de Klein A, Godde-Salz E, et al: Translocation of c-abl to "masked" Ph in chronic myeloid leukemia. *Cancer Genet Cytogenet* 18:95, 1985.

328. Melo JV: The diversity of BCR-ABL fusion proteins and their relationship to leukemic phenotype. *Blood* 88:2375, 1996.

329. O'Brien S, Thall PR, Siciliano MJ: Cytogenetics of chronic myeloid leukemia. *Baillieres Clin Haematol* 10:259, 1997.

330. Bartram CR, Carbonell F: Bcr rearrangement in Ph-negative CML. *Cancer Genet Cytogenet* 21:183, 1986.

331. Bartram CR: Rearrangement of bcr and c-abl sequences in Ph-positive acute leukemias and Ph-negative CML—An update. *Curr Stud Hematol Blood Transfus* 31:160, 1987.

332. Ganesan TS, Rassool F, Guo A-P, et al: Rearrangement of the bcr gene in Philadelphia-chromosome negative chronic myeloid leukemia. *Curr Stud Hematol Blood Transfus* 31:153, 1987.

333. Wiedemann LM, Karhi K, Chan LC: Similar molecular alterations occur in related leukemias with and without the Philadelphia chromosome. *Curr Stud Hematol Blood Transfus* 31:149, 1987.

334. Benn P, Loper L, Eisenberg A, et al: Utility of molecular genetic analysis of bcr rearrangement in the diagnosis of chronic myeloid leukemia. *Cancer Genet Cytogenet* 29:1, 1987.

335. Epner DE, Koeffler AP: Molecular genetic advances in chronic myelogenous leukemia. *Ann Intern Med* 113:3, 1990.

336. Dubé I, Dixon J, Beckett T, et al: Location of breakpoints within the major breakpoint cluster region (bcr) in 33 patients with *bcr* rearrangement-positive chronic myeloid leukemia with complex or absent Philadelphia chromosomes. *Genes Chromosomes Cancer* 1:106, 1989.

337. Morris C, Heisterkamp N, Kennedy MA, et al: Ph-negative chronic myeloid leukemia: Molecular analysis of ABL insertion into M-BCR on chromosome 22. *Blood* 76:1812, 1990.

338. Blennerhassett GT, Furth ME, Anderson A, et al: Clinical evaluation of DNA probe assay for the Philadelphia (Ph1) translocation in chronic myelogenous leukemia. *Leukemia* 2:648, 1988.

339. Lange W, Snyder DS, Castro R, et al: Detection by enzymatic amplification of bcr-abl mRNA in peripheral blood and bone marrow cells of patients with chronic myelogenous leukemia. *Blood* 73:1735, 1989.

340. Dhingra K, Talpaz M, Riggs MC, et al: Hybridization protection assay: A rapid, sensitive, and specific method for detection of Philadelphia chromosome-positive leukemias. *Blood* 77:238, 1991.

341. Stock W, Westbrook CA, Peterson B, et al: Value of molecular monitoring during the treatment of chronic myeloid leukemia: A Cancer and Leukemia Group B study. *J Clin Oncol* 15:26, 1997.

342. Frenoy N, Chabli A, Sol D, et al: Application of a new protocol for nested PCR to the detection of minimal residual bcr/abl transcripts. *Leukemia* 8:1411, 1994.

343. Melo JV, Yan XH, Diamond J, et al: Reverse transcription/polymerase chain reaction (RT/PCR) amplification of very small numbers of transcripts: The risk in misinterpreting negative results. *Leukemia* 10:1217, 1996.

344. Lin F, Chase A, Bunget J, et al: Correlation between the proportion of Philadelphia chromosome-positive metaphase cells and levels of BCR-ABL mRNA in chronic myeloid leukaemia. *Genes Chromosomes Cancer* 13:110, 1995.

344A. Cortes J and Kantarjian H: How I treat newly diagnosed chronic phase CML. *Blood* 120:1390, 2012.

345. Dewald GW, Schad CR, Christensen ER, et al: The application of in situ fluorescent hybridization to detect M bcr/abl fusion in variant Ph chromosomes in CML and ALL. *Cancer Genet Cytogenet* 71:7, 1993.

346. Cox MC, Maffei L, Buffolino S, et al: A comparative analysis of FISH, RT-PCR, and cytogenetics for the diagnosis of bcr-abl-positive leukemias. *Am J Clin Pathol* 109:24, 1998.

347. Sinclair PB, Green AR, Grace C, Nacheva EP: Improved sensitivity of BCR-ABL detection: A triple-probe three-color fluorescence in situ hybridization system. *Blood* 90:1395, 1997.

348. Acar H, Stewart J, Boyd E, Connor MJ: Identification of variant translocations in chronic myeloid leukemia by fluorescence in situ hybridization. *Cancer Genet Cytogenet* 93:115, 1997.

349. Schoch C, Schnittger S, Bursch S, et al: Comparison of chromosome banding analysis, interphase- and hypermetaphase-FISH, qualitative and quantitative PCR for diagnosis and for follow-up in chronic myeloid leukemia: A study of 350 cases. *Leukemia* 16:53, 2002.

350. Yanagi M, Shinjo K, Takeshita A, et al: Simple and reliably sensitive diagnosis and monitoring of Philadelphia chromosome-positive cells in chronic myeloid leukemia by interphase fluorescence in situ hybridization of peripheral blood cells. *Leukemia* 13:542, 1999.

351. Werner M, Ewig M, Nasarek A, et al: Value of fluorescence in situ hybridization for detecting the bcr/abl gene fusion in interphase cells of routine bone marrow specimens. *Diagn Mol Pathol* 6:282, 1997.

352. Chase A, Grand F, Zhang JG, et al: Factors influencing the false positive and negative rates of BCR-ABL fluorescence in situ hybridization. *Genes Chromosomes Cancer* 18:246, 1997.

353. Pelz AF, Kroning H, Franke A, Wieacker P: High reliability and sensitivity of the BCR/ABL1 D-FISH test for the detection of BCR/ABL rearrangements. *Ann Hematol* 81:147, 2002.

354. Hochhaus A, Reiter A, Skladny H, et al: Molecular monitoring of residual disease in chronic myelogenous leukemia patients after therapy. *Recent Results Cancer Res* 144:36, 1998.

355. Wells SJ, Phillips CN, Winton EF, Farhi DC: Reverse transcriptase polymerase chain reaction for bcr-abl fusion in chronic myelogenous leukemia. *Am J Clin Pathol* 105:756, 1996.

356. Cox MC, Maffei L, Buffolino S, et al: A comparative analysis of FISH, RT-PCR, and cytogenetics for the diagnosis of bcr-abl-positive leukemias. *Am J Clin Pathol* 109:24, 1998.

357. Krackoff IH: Studies of uric acid biosynthesis in the chronic leukemias. *Arthritis Rheum* 8:772, 1965.

358. Vogler WR, Bain JA, Huguley CM Jr, et al: Metabolic and therapeutic effects of allopurinol in patients with leukemia and gout. *Am J Med* 40:548, 1966.

359. Zittoun J, Marquet J, Zittoun R: The intracellular content of the three cobalamins at various stages of normal and leukaemic myeloid cell development. *Br J Haematol* 31:299, 1975.

360. Zittoun J, Zittoun R, Marquet J, Sultan C: The three transcobalamins in myeloproliferative disorders and acute leukemia. *Br J Haematol* 31:287, 1975.

361. Rosner F, Schreiber ZA: Serum vitamin B12 and vitamin B12 binding capacity in chronic myelogenous leukemia and other disorders. *Am J Med Sci* 263:473, 1972.

362. Sternman U-H: Intrinsic factor and the B12 binding proteins. *Clin Haematol* 5:473, 1976.

363. Corcino JJ, Zalusky R, Greenberg M, Herbert V: Coexistence of pernicious anaemia and chronic myeloid leukaemia: An experiment of nature involving vitamin B12 metabolism. *Br J Haematol* 20:511, 1971.

364. Agis H, Sperr WR, Herndlhofer S, et al: Clinical and prognostic significance of histamine monitoring in patients with CML during treatment with imatinib (STI571). *Ann Oncol* 18:1834, 2007.

365. Youman JD, Taddeini L, Cooper T: Histamine excess symptoms in basophilic chronic granulocytic leukemia. *Arch Intern Med* 131:560, 1973.

366. Rosenthal S, Schwartz JH, Canellos GP: Basophilic chronic granulocytic leukemia with hyperhistaminemia. *Br J Haematol* 36:367, 1977.

367. Gomez GA, Sokal JE, Walsh D: Prognostic features at diagnosis of chronic myelocytic leukemia. *Cancer* 47:2470, 1981.

368. Bellevue R, Dosik H, Spergel G, Gussoff BD: Pseudohyperkalemia and extreme leukocytosis. *J Lab Clin Med* 85:660, 1975.

369. Ballard HS, Marcus AJ: Hypercalcemia in chronic myelogenous leukemia. *N Engl J Med* 282:663, 1970.

370. Evans JJ, Bozdech MJ: Hypokalemia in nonblastic chronic myelogenous leukemia. *Arch Intern Med* 141:786, 1981.

371. Perillie PE, Finch SC: Muramidase studies in Philadelphia-chromosome-positive and chromosome-negative chronic granulocytic leukemia. *N Engl J Med* 283:456, 1970.

372. Gilbert HS, Ginsberg H: Hypocholesterolemia as a manifestation of disease activity in chronic myeloid leukemia. *Cancer* 51:1428, 1983.

373. Muller CP, Wagner AN, Maucher C, Steinke B: Hypocholesterolemia, an unfavorable feature of prognostic value in chronic myeloid leukemia. *Eur J Haematol* 43:235, 1989.

374. Musolino C, Alonci A, Bellomo G, et al: Levels of soluble angiogenin in chronic myeloid malignancies. *Eur J Haematol* 72:416, 2004.

375. Calabro L, Fonsatti E, Bellomo G, et al: Differential levels of soluble endoglin (CD105) in myeloid malignancies. *J Cell Physiol* 194:171, 2003.

376. Sessarego M, Defferrari R, Dejana AM, et al: Cytogenetic analysis in essential thrombocythemia at diagnosis and at transformation. *Cancer Genet Cytogenet* 43:57, 1989.

377. Pajor L, Kereskai L, Zsdral K, et al: Philadelphia chromosome and/or bcr-abl mRNA-positive primary thrombocytosis: Morphometric evidence for the transition from essential thrombocythemia to chronic myeloid leukemia type myeloproliferation. *Histopathology* 42:53, 2003.

378. Blickstein D, Aviram A, Luboshitz J, et al: BCR-ABL transcripts in bone marrow aspirates of Philadelphia-negative essential thrombocythemia patients: Clinical presentation. *Blood* 90:2768, 1997.

379. Cervantes F, Colomer D, Vives-Corrons JL, et al: Chronic myeloid leukemia of thrombocythemic onset: A CML subtype with distinct hematological and molecular features. *Leukemia* 10:1241, 1996.

380. Paietta E, Rosen N, Roberts M, et al: Philadelphia chromosome positive essential thrombocythemia evolving into lymphoid blast crisis. *Cancer Genet Cytogenet* 25:227, 1987.

381. Michiels JJ, Prins ME, Hagermeijer A, et al: Philadelphia chromosome-positive

thrombocythemia and megakaryoblast leukemia. *Am J Clin Pathol* 88:645, 1987.
382. Sanadi I, Yamamoto S, Ogata M, et al: Detection of the Philadelphia chromosome in chronic neutrophilic leukemia. *Jpn J Clin Oncol* 15:553, 1985.
383. Christopoulos C, Kottoris K, Mikraki V, Anevlavis E: Presence of bcr/abl rearrangement in a patient with chronic neutrophilic leukaemia. *J Clin Pathol* 49:1013, 1996.
384. Pane F, Frigeri F, Sindina M, et al: Neutrophilic-chronic myeloid leukemia: A distinct disease with a specific molecular marker (BCR/ABL with C3/A2 junction). *Blood* 88:2410, 1996.
385. Verstovsek S, Lin H, Kantarjian H, et al: Neutrophilic-chronic myeloid leukemia: Low levels of p 230 BCR/ABL mRNA and undetectable BCR/ABL protein may predict an indolent course. *Cancer* 94:2416, 2002.
386. Ohsaka A, Shiina S, Kobayashi M, et al: Philadelphia chromosome-positive chronic myeloid leukemia expressing p190(BCR-ABL). *Intern Med* 41:1183, 2002.
387. Barnes DJ, Melo JV: Cytogenetic and molecular genetic aspects of chronic myeloid leukaemia. *Acta Haematol* 108:180, 2002.
388. Whang-Peng J, Gralnick HR, Johnson RE, et al: Chronic granulocytic leukemia (CGL) during the course of chronic lymphocytic leukemia (CLL): Correlation of blood, marrow, and spleen morphology and cytogenetics. *Blood* 43:333, 1974.
389. Schrieber ZA, Axelrod MR, Abebe LS: Coexistence of chronic myelogenous leukemia and chronic lymphocytic leukemia. *Cancer* 54:697, 1984.
390. Specchia G, Buquicchio C, Albano F, et al: Non-treatment-related chronic myeloid leukemia as a second malignancy. *Leuk Res* 28:115, 2004.
391. Esteve J, Cervantes F, Rives S, et al: Simultaneous occurrence of B-cell chronic lymphocytic leukemia and chronic myeloid leukemia with further evolution to lymphoid blast status. *Haematologica* 82:596, 1997.
392. Leoni F, Ferrini PR, Castoldi GL, et al: Simultaneous occurrence of chronic granulocytic leukemia and chronic lymphoid leukemia. *Haematologica* 72:253, 1987.
393. Crescenzi B, Sacchi S, Marasca R, et al: Distinct genomic events in the myeloid and lymphoid lineages in simultaneous presentation of chronic myeloid leukemia and B-chronic lymphocytic leukemia. *Leukemia* 16:955, 2002.
394. Mansat-De Mas V, Rigal-Huguet F, Cassar G, et al: Chronic myeloid leukemia associated with B-cell chronic lymphocytic leukemia: Evidence of two separate clones as shown by combined cell-sorting and fluorescence *in situ* hybridization. *Leuk Lymphoma* 44:867, 2003.
395. Faguet GB, Little T, Agee JF, Garver FA: Chronic lymphatic leukemia evolving into chronic myelocytic leukemia. *Cancer* 52:1647, 1983.
396. Jantunen E, Nousiainen T: Ph-positive chronic myelogenous leukemia evolving after polycythemia vera. *Am J Hematol* 37:212, 1991.
397. Hoppen EC, Lewis JP: Polycythemia rubra vera progressing to Ph-positive chronic myelogenous leukemia. *Ann Intern Med* 83:820, 1975.
398. Haq AU: Transformation of polycythemia vera to Ph-positive chronic myelogenous leukemia. *Am J Hematol* 356:110, 1990.
399. Roth AD, Oral A, Przepiorka D, et al: Chronic myelogenous leukemia and acute lymphoblastic leukemia occurring in the course of polycythemia vera. *Am J Hematol* 43:123, 1993.
400. Foviester RH, Louro JM: Philadelphia chromosome abnormality in angiogenic myeloid metaplasia. *Ann Intern Med* 64:622, 1966.
401. Nowell PC, Kant JA, Finan JB, et al: Marrow fibrosis associated with a Philadelphia chromosome. *Cancer Genet Cytogenet* 59:89, 1992.
402. Roth DG, Richman CM, Rowley JD: Chronic myelodysplastic syndrome (preleukemia) with the Philadelphia chromosome. *Blood* 56:262, 1980.
403. Berrebi A, Bruck R, Shtalrid M, Chemke J: Philadelphia chromosome in idiopathic acquired sideroblastic anemia. *Acta Haematol* 72:343, 1984.
404. Suzan F, Terré C, Garcia I, et al: Three cases of typical aplastic anaemia associated with a Philadelphia chromosome. *Br J Haematol* 112:385, 2001.
405. Sica S, Chiusolo P, Zollino M, et al: The association of severe aplastic anaemia with the Philadelphia chromosome and the bcr/abl transcript. *Br J Haematol* 114:961, 2001.
406. Hande K: Hyperuricemia, uric acid nephropathy and the tumor lysis syndrome, in *Renal Complications of Neoplasia*, edited by McKinney TD, p 134. Praeger, New York, 1986.
407. Navolanic PM, Pui CH, Larson RA, et al: Elitek-rasburicase: An effective means to prevent and treat hyperuricemia associated with tumor lysis syndrome, a Meeting Report, Dallas, TX, January, 2002. *Leukemia* 17:499, 2003.
408. Jeha S, Pui CH: Recombinant urate oxidase (rasburicase) in the prophylaxis and treatment of tumor lysis syndrome. *Contrib Nephrol* 147:69, 2005.
409. Liu CY, Sims-McCallum RP, Schiffer CA: A single dose of rasburicase is sufficient for the treatment of hyperuricemia in patients receiving chemotherapy. *Leuk Res* 29:463, 2005.
410. Arnold TM, Reuter JP, Delman BS, Shanholtz CB: Use of single-dose rasburicase in an obese female. *Ann Pharmacother* 38:1428, 2004.
411. Bazarbashi MS, Smith MR, Karanes C, et al: Successful management of Ph chromosome chronic myelogenous leukemia with leukapheresis during pregnancy. *Am J Hematol* 38:235, 1991.
412. Strobl FJ, Voelkerding KY, Smith EP: Management of chronic myeloid leukemia during pregnancy with leukapheresis. *J Clin Apher* 14:42, 1999.
413. Kennedy BJ: The evolution of hydroxyurea therapy in chronic myelogenous leukemia. *Semin Oncol* 19(Suppl 9):21, 1992.
414. Tsimberidou AM, Colburn DE, Welch MA, et al: Anagrelide and imatinib mesylate combination therapy in patients with chronic myeloproliferative disorders. *Cancer Chemother Pharmacol* 52:229, 2003.
415. Cortes J, Kantarjian H: How I treat newly diagnosed chronic phase CML. *Blood* 120: 1390, 2012.
416. Baccarani M, Saglio G, Goldman J, et al: Evolving concepts in the management of chronic myeloid leukemia. Recommendations from an expert panel of behalf of the European LeukemiaNet. *Blood* 108:1809, 2006.
417. *NCCN Practice Guidelines in Oncology*. v.3.2014. Available at: http://www.nccn.org/professionals/physician_gls/.
418. Kantarjian HM, Talpaz M, O'Brien S, et al: Dose escalation of imatinib mesylate can overcome resistance to standard-dose therapy in patients with chronic myelogenous leukemia. *Blood* 101:473, 2003.
419. Marin D, Goldman JM, Olavarria E, Apperley JF: Transient benefit only from increasing the imatinib dose in CML patients who do not achieve complete cytogenetic remissions on conventional doses. *Blood* 102:2702, 2003.
420. Zonder JA, Pemberton P, Brandt H, et al: The effect of dose increase of imatinib mesylate in patients with chronic or accelerated phase chronic myelogenous leukemia with inadequate hematologic or cytogenetic response to initial treatment. *Clin Cancer Res* 9:2092, 2003.
421. Kantarjian H, Talpaz M, O'Brien S, et al: High-dose imatinib mesylate therapy in newly diagnosed Philadelphia chromosome-positive chronic phase chronic myeloid leukemia. *Blood* 103:2873, 2004.
422. Hughes T, Branford S, White D, et al: Impact of early dose intensity on cytogenetic and molecular responses in chronic-phase CML patients receiving 600 mg/day of imatinib as initial therapy. *Blood* 112:3967, 2008.
423. Cortes JE, Kantarjian HM, Goldberg SL, et al: High-dose imatinib in newly diagnosed chronic-phase chronic myeloid leukemia: High rates of rapid cytogenetic and molecular responses. *J Clin Oncol* 27:4754, 2009.
424. Hehlmann R, Lauseker M, Jung-Munkwitz S, et al: Tolerability-adapted imatinib 800 mg/d versus 400 mg/d versus 400 gm/d plus interferon-α in newly diagnosed chronic myeloid leukemia. *J Clin Oncol* 29:1634, 2011.
425. Castagnetti F, Palandri F, Amabile M, et al: Results of high-dose imatinib mesylate in intermediate Sokal risk chronic myeloid leukemia patients in early chronic phase: A phase 2 trial of the GIMEMA CML Working Party. *Blood* 113:4497, 2009.
426. Kanda Y, Okamoto S, Tauchi T, et al: Multicenter prospective trial evaluating the tolerability of imatinib for Japanese patients with chronic myelogenous leukemia in the chronic phase: Does body weight matter? *Am J Hematol* 83:835, 2008.
427. Kobayashi S, Kimura F, Kobayashi A, et al: Efficacy of low-dose imatinib in chronic-phase chronic myelogenous leukemia patients. *Ann Hematol* 88:311, 2009.
428. Deininger M, O'Brien SG, Ghilhot F, et al: International randomized study of interferon vs STI571 (IRIS) 8 year follow up: Sustained survival and low risk for progression or events in patients with newly diagnosed chronic myeloid leukemia in chronic phase (CML-CP) treated with imatinib. *Blood* 14: Abstract 1126, 2009.
429. de Lavallade H, Apperley JF, Khorashad JS, et al: Imatinib for newly diagnosed patients with chronic myeloid leukemia: Incidence of sustained responses in an intention-to-treat analysis. *J Clin Oncol* 26:3358, 2008.
430. El-Zimaity MM, Kantarjian H, Talpaz M, et al: Results of imatinib mesylate therapy in chronic myelogenous leukaemia with variant Philadelphia chromosome. *Br J Haematol* 125:187, 2004.
431. Synder DS, McMahon R, Cohen SR, Slovak ML: Chronic myeloid leukemia with an e13a3 BCR-ABL fusion: Benign course responsive to imatinib with an RT-PCR advisory. *Am J Hematol* 75:92, 2004.
432. de Lemos JA, de Oliveira CM, Scerni AC, et al: Differential molecular response of the transcripts B2A2 and B3A2 to imatinib mesylate in chronic myeloid leukemia. *Genet Mol Res* 4:803, 2005.
433. Agirre X, Román-Gómez J, Vázquez I, et al: Coexistence of different clonal populations harboring the b3a2 (p210) and e1a2 (p190) BCR-ABL1 fusion transcripts in chronic myelogenous leukemia resistant to imatinib. *Cancer Genet Cytogenet* 160:22, 2005.
434. Castagnetti F, Testoni N, Luati S, et al: Deletions of the derivative chromosome 9 do not influence the response and the outcome of chronic myeloid leukemia in early chronic phase treated with inmatinib mesylate: GIMEMA CML working party analysis. *J Clin Oncol* 28:2743, 2010.
435. Champagne MA, Capdeville R, Krailo M, et al: Imatinib mesylate (STI571) for treatment of children with Philadelphia chromosome-positive leukemia: Results from a Children's Oncology Group phase I study. *Blood* 104:2655, 2004.
436. Cortes J, Talpaz M, O'Brien S, et al: Effects of age on prognosis with imatinib mesylate therapy for patients with Philadelphia chromosome-positive chronic myelogenous leukemia. *Cancer* 98:1105, 2003.
437. Latagliata R, Breccia M, Carmosino I, et al: Elderly patients with Ph+ chronic myelogenous leukemia (CML): Results of imatinib mesylate treatment. *Leuk Res* 29:287, 2005.
438. Guilhot F: Indications for imatinib mesylate therapy and clinical management. *Oncologist* 9:271, 2004.
439. Marin D, Marktel S, Foot N, et al: Granulocyte colony-stimulating factor reverses cytopenia and may permit cytogenetic responses in patients with chronic myeloid leukemia treated with imatinib mesylate. *Haematologica* 88:227, 2003.
440. Quintas-Cardama A, Kantarjian H, O'Brien S, et al: Granulocyte-colony-stimulating factor (filgrastim) may overcome imatinib-induced neutropenia in patients with chronic-phase chronic myelogenous leukemia. *Cancer* 100:2592, 2004.
441. van Deventer HW, Hall MD, Orlowski RZ, et al: Clinical course of thrombocytopenia in patients treated with imatinib mesylate for accelerated phase chronic myelogenous leukemia. *Am J Hematol* 71:184, 2002.
442. Sneed TB, Kantarjian HM, Talpaz M, et al: The significance of myelosuppression during therapy with imatinib mesylate in patients with chronic myelogenous leukemia in chronic phase. *Cancer* 100:116, 2004.
443. Santos FP, Alvarado Y, Kantarjian H, et al: Long-term prognostic impact of the use of erythropoietic-stimulating agents in patients with chronic myeloid leukemia in chronic phase treated with imatinib. *Cancer* 117:982, 2011.
444. Lokeshwar N, Kumar L, Kumari M: Severe bone marrow aplasia following imatinib mesylate in a patient with chronic myelogenous leukemia. *Leuk Lymphoma* 46:781, 2005.
445. Hensley ML, Ford JM: Imatinib treatment: Specific issues related to safety, fertility, and pregnancy. *Semin Hematol* 40:21, 2003.
446. Ferrero D, Pogliani EM, Rege-Cambrin G, et al: Corticosteroids can reverse severe

imatinib-induced hepatotoxicity. *Haematologica* 91(6 Suppl):ECR27, 2006.
447. Cross TJ, Bagot C, Portmann B, et al: Imatinib mesylate as a cause of acute liver failure. *Am J Hematol* 83:189, 2006.
448. Esmaeli B, Prieto VG, Butler CE, et al: Severe periorbital edema secondary to STI571 (Gleevec). *Cancer* 95:881, 2002.
449. Aduwa E, Szydlo R, Marin D, et al: Significant weight gain in patients with chronic myeloid leukemia after imatinib therapy. *Blood* 120:5087, 2012.
450. Pappas P, Karavasilis V, Briasoulis E, et al: Pharmacokinetics of imatinib mesylate in end stage renal disease. A case study. *Cancer Chemother Pharmacol* 56:358, 2005.
451. Osorio S, Noblejas AG, Durán A, Steegmann JL: Imatinib mesylate induces hypophosphatemia in patients with chronic myeloid leukemia in late chronic phase, and this effect is associated with response. *Am J Hematol* 82:394, 2007.
452. Fitter S, Dewar AL, Kostakis P, et al: Long-term imatinib therapy promotes bone formation in CML patients. *Blood* 111:2538, 2008.
453. Berman E, Nicolaides M, Maki RG, et al: Altered bone and mineral metabolism in patients receiving imatinib mesylate. *N Engl J Med* 354:2006, 2006.
454. Sanchez-Gonzalez B, Pascual-Ramirez JC, Fernandez-Abellan P, et al: Severe skin reaction to imatinib in a case of Philadelphia-positive acute lymphoblastic leukemia. *Blood* 101:2446, 2003.
455. Pascual JC, Matarredona J, Miralles J, et al: Oral and cutaneous lichenoid reaction secondary to imatinib: Report of two cases. *Int J Dermatol* 45:1471, 2006.
456. Drummond A, Micallef-Eynaud P, Douglas WS, et al: A spectrum of skin reactions caused by the tyrosine kinase inhibitor imatinib mesylate (STI 571, Glivec). *Br J Haematol* 120:911, 2003.
457. Rule SAJ, O'Brien SG, Crossman LC: Managing cutaneous reactions to imatinib therapy. *Blood* 100:3434, 2002.
458. Etienne G, Cony-Makhoul P, Mahon FX: Imatinib mesylate and gray hair. *N Engl J Med* 346:645, 2002.
459. Tjao AS, Kantarjian H, Cortes J, et al: Imatinib mesylate causes hypopigmentation in the skin. *Cancer* 98:2483, 2003.
460. Beham-Schmid C, Apfelbeck U, Sill H, et al: Treatment of chronic myelogenous leukemia with the tyrosine kinase inhibitor STI571 results in marked regression of bone marrow fibrosis. *Blood* 99:381, 2002.
461. Kantarjian HM, Bueso-Ramos CE, Talpaz M, et al: The degree of bone marrow fibrosis in chronic myelogenous leukemia is not a prognostic factor with imatinib mesylate therapy. *Leuk Lymphoma* 46:993, 2005.
462. Buesche G, Ganser A, Schlegelberger B, et al: Marrow fibrosis and its relevance during imatinib treatment of chronic myeloid leukemia. *Leukemia* 21:2420, 2007.
463. Ebos JM, Tran J, Master Z, et al: Imatinib mesylate (STI-571) reduces the Bcr-Abl-mediated vascular endothelial growth factor secretion in chronic myelogenous leukemia. *Mol Cancer Res* 1:89, 2002.
464. Kvasnicka HM, Thiele J, Staib P, et al: Reversal of bone marrow angiogenesis in chronic myeloid leukemia following imatinib mesylate (STI571) therapy. *Blood* 103:3549, 2004.
465. Chu S, McDonald T, Lin A, et al: Persistence of leukemia stem cells in chronic myelogenous leukemia patients in prolonged remission with imatinib treatment. *Blood* 118:5065, 2011.
466. Larson RA, Druker BJ, Guilhot F, et al: Imatinib pharmacokinetics and its correlation with response and safety in chronic-phase chronic myeloid leukemia: A subanalysis of the IRIS study. *Blood* 111:4022, 2008.
467. Picard S, Titier K, Etienne G, et al: Trough imatinib plasma levels are associated with both cytogenetic and molecular responses to standard-dose imatinib in chronic myeloid leukemia. *Blood* 109:3496, 2007.
468. Schmidli H, Peng B, Riviere GJ, et al: Population pharmacokinetics of imatinib mesylate in patients with chronic-phase chronic myeloid leukaemia: Results of a phase III study. *Br J Clin Pharmacol* 60:35, 2005.
469. Ozdemir E, Koc Y, Kansu E: Successful treatment of chronic myeloid leukemia with imatinib mesylate in a patient with chronic renal failure on hemodialysis. *Am J Hematol* 81:474, 2006.
470. Darkow T, Henk HJ, Thomas SK, et al: Treatment interruptions and non-adherence with imatinib and associated healthcare costs: A retrospective analysis among managed care patients with chronic myelogenous leukaemia. *Pharmacoeconomics* 25:481, 2007.
471. Shah P, Tran C, Lee FY, et al: Overriding imatinib resistance with a novel ABL kinase inhibitor. *Science* 305:399, 2004.
472. Cortes JE, Jones D, O'Brien S, et al: Results of dasatinib therapy in patients with early chronic-phase chronic myeloid leukemia. *J Clin Oncol* 28:398, 2010.
473. Kantarjian H, Shah NP, Hochhaus A, et al: Dasatinib versus imatinib in newly diagnosed chronic-phase chronic myeloid leukemia. *N Engl J Med* 362:2260, 2010.
474. Quintás-Cardama A, Choi S, Kantarjian H, et al: Predicting outcomes in patients with chronic myeloid leukemia at any time during tyrosine kinase inhibitor therapy. *Clin Lymph Myeloma Leuk* 14:327, 2014.
475. Jabbour E, Kantarjian HM, Saglio G, et al: Early response with dasatinib or imatinib in chronic myeloid leukemia: 3-year follow-up from a randomized phase 3 trial (DASISION). *Blood* 123:494, 2013.
476. Radich JP, Kopecky KJ, Appelbaum FR, et al: A randomized trial of dasatinib 100 mg versus imatinib 400 mg in newly diagnosed chronic-phase chronic myeloid leukemia. *Blood* 120:3898, 2012.
477. Quintas-Cardama A, Han X, Kantarjian H, Cortes J, Tyrosine kinase inhibitor-induced platelet dysfunction in patients with chronic myeloid leukemia. *Blood* 114: 261, 2009.
478. Montani D, Bergot E, Gunther S, et al: Pulmonary arterial hypertension in patients treated by dasatinib. *Circulation* 125:2128, 2012.
479. Ault P: Dasatinib in the first-line treatment of chronic myeloid leukemia. *Community Oncol* 9:336, 2012.
480. Schiffer CA, Cortes JE, Saglio G, et al: Lymphocytosis following first-line treatment for CML in chronic phase with dasatinib is associated with improved responses: A comparison with imatinib. *Blood* 116: Abstract 358, 2010.
481. Kreutzman A, Juvonen V, Karisto V, et al: Mono/oligoclonal T and NK cells are common in chronic myeloid leukemia patients at diagnosis and expand during dasatinib therapy. *Blood* 116:772, 2010.
482. Roux C, Nicolini F-E, Rea D, et al: Reversible lymph node follicular hyperplasia associated with dasatinib treatment of chronic myeloid leukemia in chronic phase. *Blood* 122:3082, 2013.
483. Weisberg E, Manley P, Mestan J, et al: AMN107 (nilotinib): A novel and selective inhibitor of BCR-ABL. *Br J Cancer* 94:1765, 2006.
484. Jørgensen HG, Allan EK, Jordanides NE, et al: Nilotinib exerts equipotent antiproliferative effects to imatinib and does not induce apoptosis in CD34+ CML cells. *Blood* 109:4016, 2007.
485. Rosti G, Palandri F, Castagnetti F, et al: Nilotinib for the frontline treatment of Ph+_ chronic myeloid leukemia. *Blood* 114:4933, 2009.
486. Cortes JE, Jones D, O'Brien S, et al: Nilotinib as front-line treatment for patients with chronic myeloid leukemia in early chronic phase. *J Clin Oncol* 28:392, 2009.
487. Saglio G, Kim DW, Issaragrisil S, et al: Nilotinib versus imatinib for newly diagnosed chronic myeloid leukemia. *N Engl J Med* 362:2251, 2010.
488. Larson RA, Hochhaus A, Hughes TP, et al: Nilotinib vs imatinib in patients with newly diagnosed Philadelphia chromosome-positive chronic myeloid leukemia in chronic phase: ENESTnd 3-year follow-up. *Leukemia* 26:2197, 2012.
489. Hochhuas A, Saglio G, Larson RA, et al: Nilotinib is associated with a reduced incidence of BCR-ABL mutations vs imatinib in patients with newly diagnosed chronic myeloid leukemia in chronic phase. *Blood* 121:3703, 2013.
490. Giles FJ, Mauro MJ, Hong F, et al: Rates of peripheral arterial occlusive disease in patients with chronic myeloid leukemia in the chronic phase treated with imatinib, nilotinib, or non-tyrosine kinase therapy: A retrospective cohort analysis. *Leukemia* 27:1310, 2013.
491. Stenger MS: Bosutinib in previously treated CML and in first-line comparison with imatinib. *Community Oncol* 10:105, 2013.
492. Cortes JE, Kim DW, Kantarjian HM, et al: Bosutinib versus imatinib in newly diagnosed chronic-phase chronic myeloid leukemia: Results from the BELA trail. *J Clin Oncol* 30:3486, 2012.
493. Akard LP, Albitar M, Hill CE, Pinilla-Ibarz J: The "hit hard and hit early" approach to the treatment of chronic myeloid leukemia: Implications of the updated national comprehensive cancer network clinical practice guidelines for routine practice. *Clin Adv Hematol Oncol* 11:421, 2013.
494. Goldman JM, Marin D: Is imatinib still an acceptable first-line treatment for CML in chronic phase? *Oncology (Williston Park)* 26:901, 2012.
495. Baccarani M, Deininger MW, Rosli G, et al: European LeukemiaNet recommendations for the management of chronic myeloid leukemia: 2013. *Blood* 122:872, 2013.
496. Kantarjian H, Talpaz M, O'Brien S, et al: Prediction of initial cytogenetic response for subsequent major and complete cytogenetic response to imatinib mesylate therapy in patients with Philadelphia chromosome-positive chronic myelogenous leukemia. *Cancer* 98:1776, 2003.
497. Druker BJ, Guilhot F, O'Brien SG, et al: Five-year follow-up of patients receiving imatinib for chronic myeloid leukemia. *N Engl J Med* 355:2408, 2006.
498. de Lavallade H, Apperley JF, Khorashad JS, et al: Imatinib for newly diagnosed patients with chronic myeloid leukemia: Incidence of sustained response in an intention-to-treat analysis. *J Clin Oncol* 26:3358, 2008.
499. Jabbour E, Kantarjian H, O'Brien S, et al: The achievement of an early complete cytogenetic response is a major determinant for outcome in patients with early chronic phase chronic myeloid leukemia treated with tyrosine kinase inhibitors. *Blood* 118:4541, 2011.
500. Cortes J, Talpaz M, O'Brien S, et al: Molecular response in patients with chronic myelogenous leukemia in chronic phase treated with imatinib mesylate. *Clin Cancer Res* 22:3425, 2005.
501. Hughes T, Hochhaus A, Branford S, et al: Long-term prognostic significance of early molecular response to imatinib in newly diagnosed chronic myeloid leukemia: An analysis from the International Randomized Study of Interferon and STI571 (IRIS). *Blood* 116:3758, 2010.
502. Quintas-Cardama A, Kantarjian H, Jones D, et al: Delayed achievement of cytogenetic and molecular response is associated with increased risk of progression among patients with chronic myeloid leukemia in early chronic phase receiving high-dose of standard-dose imatinib therapy. *Blood* 113:6315, 2009.
503. Marin D, Ibrahim AR, Lucas C, et al: Assessment of BCR-ABL1 transcript levels at 3 months is the only requirement for predicting outcome for patients with chronic myeloid leukemia treated with tyrosine kinase inhibitors. *J Clin Oncol* 30:232, 2012.
504. Saglio G, Kantarjian HM, Shah N, et al: Early response (molecular and cytogenetic) and long-term outcomes in newly diagnosed chronic myeloid leukemia in chronic phase (CML-CP): Exploratory analysis of DASISION 3-year data. *Blood* 12: Abstract 1675, 2012.
505. Saglio G, Hughes TP, Larson RA, et al: Impact of early molecular response to nilotinib (NIL) or imatinib (IM) on the long-term outcomes of newly diagnosed patients (pts) with chronic myeloid leukemia in chronic phase (CML-CP): Landmark analysis of 4=year (y) data form ENESTnd. *J Clin Oncol* 31: Abstract 7054, 2013.
506. Marin D, Milojkovic D, Olavarria E, et al: European LeukemiaNet criteria for failure or suboptimal response reliably identify patients with CML in early chronic phase treated with imatinib whose eventual outcome is poor. *Blood* 112:4437, 2008.
507. O'Dwyer ME, Gatter KM, Loriaux M, et al: Demonstration of Philadelphia chromosome negative abnormal clones in patients with chronic myelogenous leukemia during major cytogenetic responses induced by imatinib mesylate. *Leukemia* 17:481, 2003.
508. Guilbert-Douet N, Morel F, LeBris M-J, et al: Clonal chromosomal abnormalities in the Philadelphia chromosome negative cells of chronic myeloid leukemia patients

treated with imatinib. *Leukemia* 18:1140, 2004.

509. Deininger MW: Cytogenetic studies in patients on imatinib. *Semin Hematol* 40:50, 2003.

510. Bumm T, Muller C, Al-Ali K, et al: Emergence of clonal cytogenetic abnormalities in Ph-cells in some CML patients in cytogenetic remission to imatinib but restoration of polyclonal hematopoiesis in the majority. *Blood* 101:1941, 2003.

511. Goldberg SL, Medan RA, Rowley SD, et al: Myelodysplastic subclones in chronic myeloid leukemia: Implications for imatinib mesylate therapy. *Blood* 101:781, 2003.

512. Farag SS, Ruppert AS, Mrozek K, et al: Prognostic significance of additional cytogenetic abnormalities in newly diagnosed patients with Philadelphia chromosome-positive chronic myelogenous leukemia treated with interferon-alpha: A Cancer and Leukemia Group B study. *Int J Oncol* 25:143, 2004.

513. Andersen MK, Pedersen-Bjergaard J, Kjeldsen L, et al: Clonal Ph-negative hematopoiesis in CML after therapy with imatinib mesylate is frequently characterized by trisomy 8. *Leukemia* 16:1390, 2002.

514. Terre C, Eclache V, Rousselot P, et al: Report of 34 patients with clonal chromosomal abnormalities in Philadelphia-negative cells during imatinib treatment of Philadelphia-positive chronic myeloid leukemia. *Leukemia* 18:1340, 2004.

515. Jabbour E, Kantarjian HM, Abruzzo LV, et al: Chromosomal abnormalities in Philadelphia chromosome negative metaphases appearing during imatinib mesylate therapy in patients with newly diagnosed chronic myeloid leukemia in chronic phase. *Blood* 110:2991, 2007.

516. Cortes JE, Talpaz M, Giles F, et al: Prognostic significance of cytogenetic clonal evolution in patients with chronic myelogenous leukemia on imatinib mesylate therapy. *Blood* 101:3794, 2003.

517. Chee YL, Vickers MA, Stevenson D, et al: Fatal myelodysplastic syndrome developing during therapy with imatinib mesylate and characterised by the emergence of complex Philadelphia negative clones. *Leukemia* 17:634, 2003.

518. Noens L, van Lierde MA, De Bock R, et al: Prevalence, determinants, and outcomes of nonadherence ot imatinib therapy in patients with chronic myeloid leukemia: The ADAGIO study. *Blood* 113:5401, 2009.

519. Ibrahim AR, Eliasson L, Apperley JF, et al: Poor adherence is the main reason for loss of CCyR and imatinib failure for chronic myeloid leukemia patients on long-term therapy. *Blood* 1176:3722, 2011.

520. Marin D, Bazeos A, Mahon F-X, et al: Adherence is the critical factor for achieving molecular responses in patients with chronic myeloid leukemia who achieve complete cytogenetic responses on imatinib. *J Clin Oncol* 28:2381, 2010.

521. Hochhaus A, La Rosse P: Imatinib therapy in chronic myelogenous leukemia: Strategies to avoid and overcome resistance. *Leukemia* 18:1320, 2004.

522. Cowan-Jacob SW, Guez V, Fendrich G, et al: Imatinib (STI571) resistance in chronic myelogenous leukemia: Molecular basis of the underlying mechanism and potential strategies for treatment. *Mini Rev Med Chem* 4:285, 2004.

523. Melo JV: Resistance to imatinib mesylate in CML: All BCR-ABL mutations "are created equal but some are more equal than others." *Blood* 101:4231, 2003.

524. Villuendas R, Steegmann JL, Pollán M, et al: Identification of genes involved in imatinib resistance in CML: A gene-expression profiling approach. *Leukemia* 20:1047, 2006.

525. Jiang X, Zhao Y, Forrest D, et al: Stem cell biomarkers in chronic myeloid leukemia. *Dis Markers* 24:201, 2008.

526. Barnes DJ, Melo JV: Primitive, quiescent and difficult to kill: The role of non-proliferating stem cells in chronic myeloid leukemia. *Cell Cycle* 5:2862, 2006.

527. Michor F, Hughes TP, Iwasa Y, et al: Dynamics of chronic myeloid leukaemia. *Nature* 435:1267, 2005.

528. Zhang WW, Cortes JE, Yao H, et al: Predictors of primary imatinib resistance in chronic myelogenous leukemia are distinct from those in secondary imatinib resistance. *J Clin Oncol* 27:3642, 2009.

529. White DL, Saunders VA, Dang P, et al: OCT-1-mediated influx is a key determinant of the intracellular uptake of imatinib but not nilotinib (AMN107): Reduced OCT-1 activity is the cause of low in vitro sensitivity to imatinib. *Blood* 108:697, 2006.

530. Hiwase DK, Saunders V, Hewett D, et al: Dasatinib cellular uptake and efflux in chronic myeloid leukemia cells: Therapeutic implications. *Clin Cancer Res* 14:3881, 2008.

531. White DL, Dang P, Engler J, et al: Functional activity of the OCT-1 protein is predictive of long-term outcome in patients with chronic-phase chronic myeloid leukemia treated with imatinib. *J Clin Oncol* 28:2761, 2010.

532. Jordanides NE, Jorgensen HG, Holyoake TL, et al: Functional ABCG2 is overexpressed on primary CML CD34+ cells and is inhibited by imatinib mesylate. *Blood* 108:1370, 2006.

533. Ossard-Receveur A, Bernheim A, Clausse B, et al: Duplication of the Ph-chromosome as a possible mechanism of resistance to imatinib mesylate in patients with chronic myelogenous leukemia. *Cancer Genet Cytogenet* 163:189, 2005.

534. Szych CM, Liesveld JL, Iqbal MA, et al: Isodicentric Philadelphia chromosomes in imatinib mesylate (Gleevec)-resistant patients. *Cancer Genet Cytogenet* 174:132, 2007.

535. Khorashad JS, Kelley TW, Szankasi P, et al: BCR-ABL1 Compound mutations in tyrosine kinase inhibitor-resistant CML: Frequency and clonal relationships. *Blood* 121:489, 2013.

536. Roche-Lestienne C, Preudhomme C: Mutations in the ABL kinase domain pre-exist the onset of imatinib treatment. *Semin Hematol* 21:80, 2003.

537. Corbin AS, La Rosee P, Stoffregen EP, et al: Several Bcr-Abl kinase domain mutants associated with imatinib mesylate resistance remain sensitive to imatinib. *Blood* 101:4611, 2003.

538. Khorashad JS, Anand M, Marin D, et al: The presence of a BCR-ABL mutant allele in CML does not always explain clinical resistance to imatinib. *Leukemia* 20:658, 2006.

539. Wei Y, Hardling M, Olsson B, et al: Not all imatinib resistance in CML are BCR-ABL kinase domain mutations. *Ann Hematol* 85:841, 2006.

540. Soverini S, Colarossi S, Gnani A, et al: Contribution of ABL kinase domain mutations to imatinib resistance in different subsets of Philadelphia-positive patients: By the GIMEMA Working Party on Chronic Myeloid Leukemia. *Clin Cancer Res* 12:7374, 2006.

541. Sherbenou DW, Wong MJ, Humayun A, et al: Mutations of the BCR-ABL-kinase domain occur in a minority of patients with stable complete cytogenetic response to imatinib. *Leukemia* 21:489, 2007.

542. Miething C, Mugler C, Grundler R, et al: Phosphorylation of tyrosine 393 in the kinase domain of Bcr-Abl influences the sensitivity towards imatinib in vivo. *Leukemia* 17:1695, 2003.

543. Branford S, Rudzki Z, Walsh S, et al: Detection of BRC-ABL mutations in patients with CML treated with imatinib is virtually always accompanied by clinical resistance, and mutations in the ATP phosphate-binding loop (P-loop) are associated with a poor prognosis. *Blood* 102:276, 2003.

544. Nicolini FE, Corm S, Lê QH, et al: Mutation status and clinical outcome of 89 imatinib mesylate-resistant chronic myelogenous leukemia patients: A retrospective analysis from the French intergroup of CML (Fi(phi)-LMC GROUP). *Leukemia* 20:1061, 2006.

545. Soverini S, De Benedittis C, Machova Polakova K, et al: Unraveling the complexity of tyrosine kinase inhibitor-resistant populations by ultra-deep sequencing of the BCR-ABL kinase domain. *Blood* 122:1634, 2013.

546. Parker WT, Lawrence RM, Ho M, et al: Sensitive detection of BDR-ABL! Mutations in patients with chronic myeloid leukemia after imatinib resistance is predictive of outcome during subsequent therapy. *J Clin Oncol* 29:4250, 2011.

547. Vainstein V, Eide CA, O'Hare T, et al: Integrating in vitro sensitivity and dose-response slope is predictive of clinical response to ABL kinase inhibitors in chronic myeloid leukemia. *Blood* 122:3331, 2013.

548. Cortes JE, Kim DW, Pinilla-Ibarz J, et al: A phase 2 trial of ponatinib in Philadelphia chromosome-positive leukemias. *N Engl J Med* 369:1783, 2013.

549. Khorashad JS, Kelley TW, Szankasi P, et al: BCR-ABL1 compound mutations in tyrosine kinase inhibitor-resistant CML: Frequency and clonal relationships. *Blood* 121;489, 2013.

550. Quintás-Cardama A, Cortes J: Therapeutic options against BCR-ABL1 T315I-positive chronic myelogenous leukemia. *Clin Cancer Res* 14:4392, 2008.

551. Jabbour E, Kantarjian H, Jones D, et al: Characteristics and outcomes of patients with chronic myeloid leukemia and T315I mutation following failure of imatinib mesylate therapy. *Blood* 112:53, 2008.

552. de Lavallade H, Khorashad JS, Davis HP, et al: Interferon-alpha or homoharringtonine as salvage treatment for chronic myeloid leukemia patients who acquire the T315I BCR-ABL mutation. *Blood* 110:2779, 2007.

553. Jilani I, Kantarjian H, Gorre M, et al: Phosphorylation levels of BCR-ABL, CrkL, AKT and STAT5 in imatinib-resistant chronic myeloid leukemia cells implicate alternative pathway usage as a survival strategy. *Leuk Res* 32:643, 2008.

554. Pocaly M, Lagarde V, Etienne G, et al: Overexpression of the heat-shock protein 70 is associated to imatinib resistance in chronic myeloid leukemia. *Leukemia* 21:93, 2007.

555. Carter BZ, Mak DH, Schober WD, et al: Regulation of survivin expression through Bcr-Abl/MAPK cascade: Targeting survivin overcomes imatinib resistance and increases imatinib sensitivity in imatinib-responsive CML cells. *Blood* 107:1555, 2006.

556. Wu J, Meng F, Kong LY, et al: Association between imatinib-resistant BCR-ABL mutation-negative leukemia and persistent activation of LYN kinase. *J Natl Cancer Inst* 100:926, 2008.

557. Hochhaus A, Erben P, Ernst T, Mueller MC: Resistance to targeted therapy in chronic myelogenous leukemia. *Semin Hematol* 44:S15, 2007.

558. Feller SM, Tuchscherer G, Voss J: High affinity molecular disruption of GRB2 protein complexes as a therapeutic strategy for chronic myelogenous leukemia. *Leuk Lymphoma* 44:411, 2003.

559. Hochhaus A: Cytogenetic and molecular mechanisms of resistance to imatinib. *Semin Hematol* 40:69, 2003.

560. Ohno R, Nakamura Y: Prediction of response to imatinib by cDNA microarray analysis. *Semin Hematol* 40:42, 2003.

561. Cortes J, Kantarjian H: Beyond dose escalation: Clinical options for relapse or resistance in chronic myelogenous leukemia. *J Natl Compr Canc Netw* 6 Suppl 2:S22, 2008.

562. Soverini S, Hochhaus A, Nicolini FE, et al: BCR-ABL kinase domain mutation analysis in chronic myeloid leukemia patients treated with tyrosine kinase inhibitors: Recommendations from an expert panel on behalf of European LeukemiaNet. *Blood* 118:1208, 2011.

563. Jabbour E, Kantarjian HM, Saglio G, et al: Early response with dasatinib or imatinib in chronic myeloid leukemia: 3-year follow-up from a randomized phase 3 trial (DASISION). *Blood* 123:494, 2014.

564. Martinelli G, Soverini S, Rosti G, Baccarani M: Dual tyrosine kinase inhibitors in chronic myeloid leukemia. *Leukemia* 19:1872, 2005.

565. Kantarjian H, Pasquini R, Hamerschlak N, et al: Dasatinib or high-dose imatinib for chronic-phase chronic myeloid leukemia after failure of first-line imatinib: A randomized phase 2 trial. *Blood* 109:5143, 2007.

566. Porkka K, Koskenvesa P, Lundán T, et al: Dasatinib crosses the blood–brain barrier and is an efficient therapy for central nervous system Philadelphia chromosome-positive leukemia. *Blood* 112:1005, 2008.

567. Shah NP, Guilhot F, Cortes JE, et al: Long-term outcome with dasatinib after imatinib failure in chronic-phase chronic myeloid leukemia: Follow-up of a phase 3 study. *Blood* 123:2317, 2014.

568. Khoury HJ, Cortes JE, Kantarjian HM, et al: Bosutinib is active in chronic phase chronic myeloid leukemia after imatinib and dasatinib and/or nilotinib therapy failure. *Blood* 119:343, 2012.

569. Ibrahim AR, Pallompeis C, Bua M, et al: Efficacy of tyrosine kinase inhibitors (TKIs) as third-line therapy in patients with chronic myeloid leukemia in chronic phase who have failed 2 prior lines of TKI therapy. *Blood* 116:5497, 2010.

570. Cortes JE, Nicolini FE, Wetzler M, et al: Subcutaneous omacetaxine mepesuccinate in patients with chronic-phase chronic myeloid leukemia previously treated with 2 or

more tyrosine kinase inhibitors including Imatinib. *Clin Lymphoma Myeloma Leuk* 13:584, 2013.
571. Cortes J, Digumatri R, Parikh PM, et al: Phase 2 study of subcutaneous omacetaxine mepesuccinate for chronic-phase chronic myeloid leukemia patients resistant to or intolerant of tyrosine kinase inhibitors. *Am J Hematol* 88:350, 2013.
572. Sun X, Layton JE, Elefanty A, Lieschke GJ: Comparison of effects of the tyrosine kinase inhibitors AG957, AG490, and STI571 on BCR-ABL-expressing cells, demonstrating synergy between AG490 and STI571. *Blood* 97:2008, 2001.
573. Mohi MG, Boulton C, Gu TL, et al: Combination of rapamycin and protein tyrosine kinase (PTK) inhibitors for the treatment of leukemias caused by oncogenic PTKs. *Proc Natl Acad Sci U S A* 101:3130, 2004.
574. Gatto S, Scappini B, Pham L, et al: The proteasome inhibitor PS-341 inhibits growth and induces apoptosis in Bcr/Abl-positive cell lines sensitive and resistant to imatinib mesylate. *Haematologica* 88:853, 2003.
575. Dai Y, Rahmani M, Pei XY, et al: Bortezomib and flavopiridol interact synergistically to induce apoptosis in chronic myeloid leukemia cells resistant to imatinib mesylate through both Bcr/Abl-dependent and -independent mechanisms. *Blood* 104:509, 2004.
576. Yu C, Rahmani M, Conrad D, et al: The proteasome inhibitor bortezomib interacts synergistically with histone deacetylase inhibitors to induce apoptosis in Bcr/Abl+ cells sensitive and resistant to STI571. *Blood* 102:3765, 2003.
577. Fiskus W, Pranpat M, Bali P, et al: Combined effects of novel tyrosine kinase inhibitor AMN107 and histone deacetylase inhibitor LBH589 against Bcr-Abl-expressing human leukemia cells. *Blood* 108:645, 2006.
578. Sawyers CL, Hochhaus A, Feldman E, et al: Imatinib induces hematologic and cytogenetic responses in patients with chronic myelogenous leukemia in myeloid blast crisis: Results of a phase II study. *Blood* 99:3530, 2002.
579. Gorre ME, Ellwood-Yen K, Chiosis G, et al: BCR-ABL point mutants isolated from patients with imatinib mesylate-resistant chronic myeloid leukemia remain sensitive to inhibitors of the BCR-ABL chaperone heat shock protein 90. *Blood* 100:3041, 2002.
580. Zhao C, Chen A, Jamieson CH, et al: Hedgehog signaling is essential for maintenance of cancer stem cells in myeloid leukaemia. *Nature* 458:776, 2009.
581. Tipping AJ, Mahon FX, Zafirides G, et al: Drug responses of imatinib mesylate-resistant cells: Synergism of imatinib with other chemotherapeutic drugs. *Leukemia* 16:2349, 2002.
582. Tipping AJ, Melo JV: Imatinib mesylate in combination with other hemotherapeutic drugs: *In vitro* studies. *Semin Hematol* 40:83, 2003.
583. Kantarjian HM, Talpaz M, Smith TL, et al: Homoharringtonine and low-dose cytarabine in the management of late chronic-phase chronic myelogenous leukemia. *J Clin Oncol* 18:3513, 2000.
584. O'Dwyer ME, La Rosee P, Nimmanapalli R, et al: Recent advances in Philadelphia chromosome-positive malignancies: The potential role of arsenic trioxide. *Semin Hematol* 39:18, 2002.
585. Kantarjian HM, O'Brien S, Corteo J, et al: Results of decitabine (5-aza-2′-deoxycytidine) therapy in 130 patients with chronic myelogenous leukemia. *Cancer* 98:522, 2003.
586. Issa JP, Garcia-Manero G, Giles FJ, et al: Phase 1 study of low-dose prolonged exposure schedules of the hypomethylating agent 5-aza-2′-deoxycytidine (decitabine) in hematopoietic malignancies. *Blood* 103:1635, 2004.
587. Chand M, Thakuri M, Keung YK: Imatinib mesylate associated with delayed hematopoietic recovery after concomitant chemotherapy. *Leukemia* 18:886, 2004.
588. Deininger M: Resistance and relapse with imatinib in CML: Causes and consequences. *J Natl Compr Canc Netw* 6 Suppl 2:S11, 2008.
589. Wu CJ, Neuberg D, Chillemi A, et al: Quantitative monitoring of BCR/ABL transcript during STI-571 therapy. *Leuk Lymphoma* 43:2281, 2002.
590. Druker BJ: Imatinib as a paradigm of targeted therapies. *J Clin Oncol* 21:239, 2003.
591. Druker BJ: STI571 (Gleevec) as a paradigm for cancer therapy. *Trends Mol Med* 8:S14, 2002.
592. Merx K, Muller MC, Kreil S, et al: Early reduction of BCR-ABL mRNA transcript levels predicts cytogenetic response in chronic phase CML patients treated with imatinib after failure of interferon alpha. *Leukemia* 16:1579, 2002.
593. Tam CS, Kantarjian H, Garcia-Manero G, et al: Failure to achieve a major cytogenetic response by 12 months defines inadequate response in patients receiving nilotinib or dasatinib as second or subsequent line therapy for chronic myeloid leukemia. *Blood* 112:516, 2008.
594. Nzha A, Kantarjian HM, Jain P, et al: Disease patterns for patients (pts) with chronic myeloid leukemia (CML) that have BCR0ABL transcript level >10% at 3 months of therapy with tyrosine kinase inhibitors (TKIs). *Blood* 12: Abstract 3757, 2012.
595. Kantarjian HM, Shan J, Jones D, et al: Significance of increasing levels of minimal residual disease in patients with Philadelphia chromosome-positive chronic myelogenous leukemia in complete cytogenetic response. *J Clin Oncol* 27:3659, 2009.
596. Branford S, Rudzki Z, Parkinson I, et al: Real-time quantitative PCR analysis can be used as a primary screen to identify patient with CML treated with imatinib who have BCR-ABL kinase domain mutations. *Blood* 104:2926, 2014.
597. Bonifazi F, Bandini G, Rondelli D, et al: Reduced incidence of GVHD without increase in relapse with low-dose rabbit ATG in the preparative regimen for unrelated bone marrow transplants in CML. *Bone Marrow Transplant* 32:237, 2003.
598. Baccarani M, Russo D, Rosti G, Martinelli G: Interferon-alpha for chronic myeloid leukemia. *Semin Hematol* 40:22, 2003.
599. Roy L, Guilhot J, Krahnke T, et al: Survival advantage from imatinib compared with the combination interferon-alpha plus cytarabine in chronic-phase chronic myelogenous leukemia: Historical comparison between two phase 3 trials. *Blood* 108:1478, 2006.
600. Talpaz M: Interferon-alfa-based treatment of chronic myeloid leukemia and implications of signal transduction inhibition. *Semin Hematol* 38:22, 2001.
601. Kujawski LA, Talpaz M: The role of interferon-alpha in the treatment of chronic myeloid leukemia. *Cytokine Growth Factor Rev* 18:459, 2007.
602. Alimena G, Breccia M, Luciano L, et al: Imatinib mesylate therapy in chronic myeloid leukemia patients in stable complete cytogenic response after interferon-alpha results in a very high complete molecular response rate. *Leuk Res* 32:255, 2008.
603. Branford S, Hughes T, Milner A, et al: Efficacy and safety of imatinib in patients with chronic myeloid leukemia and complete or near-complete cytogenetic response to interferon-alpha. *Cancer* 110:801, 2007.
604. Kolitz JE, Kempin SF, Schluger A, et al: A phase II trial of high-dose hydroxyurea in chronic myelogenous leukemia. *Semin Oncol* 19:27, 1992.
605. Abhyankar D, Shende C, Saikia T, Advani SH: Hydroxyurea induced leg ulcers. *J Assoc Physicians India* 48:926, 2000.
606. Guilhot F, Chastang C, Michallet M, et al: Interferon alfa-2b combined with cytarabine versus interferon alone in chronic myelogenous leukemia. *N Engl J Med* 337:223, 1997.
607. Hehlmann R, Heimpel H, Hasford J, et al: Randomized comparison of busulfan and hydroxyurea in chronic myelogenous leukemia: Prolongation of survival by hydroxyurea. *Blood* 82:398, 1993.
608. Clarkson B: Chronic myelogenous leukemia: Is aggressive treatment indicated? *J Clin Oncol* 3:135, 1985.
609. Cortes J, Jabbour E, Daley GQ, et al: Phase 1 study of lonafarnib (SCH 66336) and imatinib mesylate in patients with chronic myeloid leukemia who have failed prior single-agent therapy with imatinib. *Cancer* 110:1295, 2007.
610. Cortes J, Quintás-Cardama A, Garcia-Manero G, et al: Phase 1 study of tipifarnib in combination with imatinib for patients with chronic myelogenous leukemia in chronic phase after imatinib failure. *Cancer* 110:2000, 2007.
611. Carew JS, Nawrocki ST, Kahue CN, et al: Targeting autophagy augments the anticancer activity of the histone deacetylase inhibitor SAHA to overcome Bcr-Abl-mediated drug resistance. *Blood* 110:313, 2007.
612. Barbarotto E, Calin GA: Potential therapeutic applications of miRNA-based technology in hematological malignancies. *Curr Pharm Des* 14:2040, 2008.
613. Koldehoff M, Steckel NK, Beelen DW, Elmaagacli AH: Therapeutic application of small interfering RNA directed against bcr-abl transcripts to a patient with imatinib-resistant chronic myeloid leukaemia. *Clin Exp Med* 7:47, 2007.
614. James HA: The potential application of ribozymes for the treatment of hematological disorders. *J Leukoc Biol* 66:361, 1999.
615. Mendoza-Maldonado R, Zentilin L, Fanin R, Giacca M: Purging of chronic myelogenous leukemia cells by retrovirally expressed anti-bcrabl ribozymes with specific cellular compartmentalization. *Cancer Gene Ther* 9:71, 2002.
616. Cotter FE: Antisense oligonucleotides for haematological malignancies. *Haematologica* 84:19, 1999.
617. Verfaillie CM, McIvor S, Zhao RCH: Gene therapy for chronic myelogenous leukemia. *Mol Med Today* 5:359, 1999.
618. Wagner H, McKeough PG, Desforges J, Madoc-Jones H: Splenic irradiation in the treatment of patients with chronic myelogenous leukemia or myelofibrosis and myeloid metaplasia. *Cancer* 58:1204, 1986.
619. McFarland JT, Kuzma C, Millard FE, Johnstone PA: Palliative irradiation of the spleen. *Am J Clin Oncol* 26:178, 2003.
620. The Italian Cooperative Study Group on Chronic Myeloid Leukemia: Results of a prospective randomized trial of early splenectomy in chronic myeloid leukemia. *Cancer* 54:333, 1984.
621. Mesa RA, Elliott MA, Tefferi A: Splenectomy in chronic myeloid leukemia and myelofibrosis with myeloid metaplasia. *Blood Rev* 14:121, 2000.
622. Kalhs P, Schwarzinger I, Anderson G, et al: A retrospective analysis of the long-term effect of splenectomy on late infections, graft-versus-host disease, relapse, and survival after allogeneic marrow transplantation for chronic myelogenous leukemia. *Blood* 86:2028, 1995.
623. Meera V, Jijina F, Shrikande M, et al: Twin pregnancy in a patient of chronic myeloid leukemia on imatinib therapy. *Leuk Res* 32:1620, 2008.
624. Skoumalova I, Vondrakova J, Rohon P, et al: Successful childbirth in a patient with chronic myelogenous leukemia treated with imatinib mesylate during early pregnancy. *Biomed Pap Med Fac Univ Palacky Olomouc Czech Repub* 152:121, 2008.
625. Ali R, Ozkalemkas F, Ozçelik T, et al: Pregnancy under treatment of imatinib and successful labor in a patient with chronic myelogenous leukemia (CML). Outcome of discontinuation of imatinib therapy after achieving a molecular remission. *Leuk Res* 29:971, 2005.
626. Shapira T, Pereg D, Lishner M: How I treat acute and chronic leukemia in pregnancy. *Blood Rev* 22:247, 2008.
627. Pye SM, Cortes J, Ault P, Hatfield A, et al: The effects of imatinib on pregnancy outcome. *Blood* 111:5505, 2008.
628. Ault P, Kantarjian H, O'Brien S, et al: Pregnancy among patients with chronic myeloid leukemia treated with imatinib. *J Clin Oncol* 24:1204, 2006.
629. Ramasamy K, Hayden J, Lim Z, et al: Successful pregnancies involving men with chronic myeloid leukaemia on imatinib therapy. *Br J Haematol* 137:374, 2007.
630. Breccia M, Cannella L, Montefusco E, et al: Male patients with chronic myeloid leukemia treated with imatinib involved in healthy pregnancies: Report of five cases. *Leuk Res* 32:519, 2008.
631. Gambacorti-Passerini CB, Tornaghi L, Marangon E, et al: Imatinib concentrations in human milk. *Blood* 109:1790, 2007.
632. Mubarek AA, Kakil IR, Al-Homsi U, et al: Normal outcome of pregnancy in chronic myeloid leukemia treated with interferon-alpha in 1st trimester: Report of 3 cases and review of the literature. *Am J Hematol* 69:115, 2002.
633. Fadilah SA, Ahmad-Zailani R, Soon-Keng C, Norlaila M: Successful treatment of chronic myeloid leukemia during pregnancy with hydroxyurea. *Leukemia* 16:1202, 2002.
634. Williams LA Garcia Gonzalez AG, Ault P, et al: Measuring the symptom burden associated with the treatment of chronic myeloid leukemia. *Blood* 122:641, 2013.
635. Ross DM, Branford S, Seymour JF, et al: Safety and efficacy of imatinib cessation for CML patients with stable undetectable minimal residual disease: Results from the TWISTER study. *Blood* 122:515, 2013.
636. Mahon F-X, Rea D, Guilhot J, et al: Discontinuation of imatinib in patients with

chronic myeloid leukaemia who have maintained complete molecular remission for at least 2 years: The prospective, multicenter Stop Imatinib (STIM) trial. *Lancet Oncol* 11:1029, 2010.
637. Rousselot P, Huguet F, Rea D, et al: Imatinib mesylate discontinuation in patients with chronic myelogenous leukemia in complete molecular remission for more than 2 years. *Blood* 109:58, 2007.
638. Carella AM, Lerma E: Durable responses in chronic myeloid leukemia patients maintained with lower doses of imatinib mesylate after achieving molecular remission. *Ann Hematol* 86:749, 2007.
639. Ghanima W, Kahrs J, Dahl TG 3rd, Tjonnfjord GE: Sustained cytogenetic response after discontinuation of imatinib mesylate in a patient with chronic myeloid leukaemia. *Eur J Haematol* 72:441, 2004.
640. Cortes J, O'Brien S, Kantarjian H: Discontinuation of imatinib therapy after achieving a molecular response. *Blood* 104:2204, 2004.
641. Okabe S, Tauchi T, Ishii Y, et al: Sustained complete cytogenetic remission in a patient with chronic myeloid leukemia after discontinuation of imatinib mesylate therapy. *Int J Hematol* 85:173, 2007.
642. Merante S, Orlandi E, Bernasconi P, et al: Outcome of four patients with chronic myeloid leukemia after imatinib mesylate discontinuation. *Haematologica* 90:979, 2005.
643. Branford S, Yeung DT, Ross DM, et al: Early molecular response and female sex strongly predict stable undetectable BCR-abl1, the criteria for imatinib discontinuation in patients with CML. *Blood* 121:3818, 2013.
644. Horn M, Glauche I, Muller MC, et al: Model-based decision rules reduce the risk of molecular relapse after cessation of tyrosine kinase inhibitor therapy in chronic myeloid leukemia. *Blood* 121:378, 2013.
645. Legros L, Rousselot P, Giraudier S, et al: Second attempt to discontinue imatinib in CP-CML patients with a second sustained complete molecular response. *Blood* 120:1959, 2012.
646. Graham SM, Jørgensen HG, Allan E, et al: Primitive, quiescent, Philadelphia-positive stem cells from patients with chronic myeloid leukemia are insensitive to STI571 *in vitro*. *Blood* 99:319, 2002.
647. Russo D, Martinelli G, Malagola M, et al: Effects and outcome of a policy of intermittent imatinib treatment in elderly patients with chronic myeloid leukemia. *Blood* 121:5138, 2013.
648. CML Autograft Trials Collaboration: Autologous stem cell transplantation in chronic myeloid leukaemia: A meta-analysis of six randomized trials. *Cancer Treat Rev* 33:39, 2007.
649. Goldman J: Autologous stem-cell transplantation for chronic myelogenous leukemia. *Semin Hematol* 30:53, 1993.
650. Talpaz M, Kantarjian H, Liang J, et al: Percentage of Philadelphia chromosome (Ph)-negative and Ph-positive cells found after autologous transplantation for chronic myelogenous leukemia depends on percentage of diploid cells induced by conventional dose chemotherapy before collection of autologous cells. *Blood* 85:3257, 1995.
651. Drummond MW, Marin D, Clark RE, et al: Mobilization of Ph chromosome-negative peripheral blood stem cells in chronic myeloid leukemia patients with imatinib mesylate-induced complete cytogenetic remission. *Br J Haematol* 123:479, 2003.
652. Hui CH, Goh KY, White D, et al: Successful peripheral blood stem cell mobilisation with filgrastim in patients with chronic myeloid leukaemia achieving complete cytogenetic response with imatinib, without increasing disease burden as measured by quantitative real-time PCR. *Leukemia* 17:821, 2003.
653. Kreuzer KA, Kluhs C, Baskaynak G, et al: Filgrastim-induced stem cell mobilization in chronic myeloid leukaemia patients during imatinib therapy: Safety, feasibility and evidence for an efficient in vivo purging. *Br J Haematol* 124:195, 2004.
654. Gordon MK, Sher D, Karrison T, et al: Successful autologous stem cell collection in patients with chronic myeloid leukemia in complete cytogenetic response, with quantitative measurement of BCR-ABL expression in blood, marrow, and apheresis products. *Leuk Lymphoma* 49:531, 2008.
655. Olavarria E: Autologous stem cell transplantation in chronic myeloid leukemia. *Semin Hematol* 44:252, 2007.
656. Perseghin P, Gambacorti-Passerini C, Tornaghi L, et al: Peripheral blood progenitor cell collection in chronic myeloid leukemia patients with complete cytogenetic response after treatment with imatinib mesylate. *Transfusion* 45:1214, 2005.
657. Cervantes F, Hernandez-Boluda JC, Odriozola J, et al: Imatinib mesylate (STI571) treatment in patients with chronic-phase chronic myelogenous leukaemia previously submitted to autologous stem cell transplantation. *Br J Haematol* 120:500, 2003.
658. Simon W, Segel GB, Lichtman MA: Early allogeneic stem cell transplantation for chronic myelogenous leukemia in the imatinib era: A preliminary assessment. *Blood Cells Mol Dis* 37:116, 2006.
659. Goldman J: Allogeneic stem cell transplantation for chronic myeloid leukemia—Status in 2007. *Bone Marrow Transplant* 42:S11, 2008.
660. Giralt SA, Arora M, Goldman JM, et al: Chronic Leukemia Working Committee, Center for International Blood and Marrow Transplant Research: Impact of imatinib therapy on the use of allogeneic haematopoietic progenitor cell transplantation for the treatment of chronic myeloid leukaemia. *Br J Haematol* 137:461, 2007.
661. Maziarz RT: Who with chronic myelogenous leukemia to transplant in the era of tyrosine kinase inhibitors? *Curr Opin Hematol* 15:127, 2008.
662. Hehlmann R, Berger U, Pfirrmann M, et al: Drug treatment is superior to allografting as first-line therapy in chronic myeloid leukemia. *Blood* 109:4686, 2007.
663. Thomas ED, Clift RA, Fefer A, et al: Marrow transplantation for the treatment of chronic myelogenous leukemia. *Ann Intern Med* 104:155, 1986.
664. Apperley JF: Hematopoietic stem cell transplantation in chronic myeloid leukemia. *Curr Opin Hematol* 5:445, 1998.
665. Cooperative Study Group on Chromosomes in Transplanted Patients: Cytogenetic follow-up of 100 patients submitted to bone marrow transplantation for Philadelphia chromosome-positive chronic myeloid leukemia. *Eur J Haematol* 40:50, 1988.
666. McGlave P, Bartoch G, Anasetti C, et al: Unrelated donor marrow transplantation therapy for chronic myelogenous leukemia. *Blood* 81:543, 1993.
667. Fernandez HF, Tran HT, Albrecht F, et al: Evaluation of safety and pharmacokinetics of administering intravenous busulfan in a twice-daily or daily schedule to patients with advanced hematologic malignant disease undergoing stem cell transplantation. *Biol Blood Marrow Transplant* 8:486, 2002.
668. Radich JP, Gooley T, Bensinger W, et al: HLA-matched related hematopoietic cell transplantation for chronic-phase CML using a targeted busulfan and cyclophosphamide preparative regimen. *Blood* 102:31, 2003.
669. Warlick E, Ahn KW, Pedersen TL, et al: Reduced intensity conditioning is superior to nonmyeloablative conditioning for older chronic myelogenous leukemia patients undergoing hematopoietic cell transplant during the tyrosine kinase inhibitor era. *Blood* 119:4083, 2012.
670. Radich J: Stem cell transplant for chronic myeloid leukemia in the imatinib era. *Semin Hematol* 47:354, 2010.
671. Jabbour E, Cortes J, Santos FP, et al: Results of allogeneic hematopoietic stem cell transplantation for chronic myelogenous leukemia patients who failed tyrosine kinase inhibitors after developing BCR-ABL1 kinase domain mutations. *Blood* 117:3641, 2011.
672. Velev N, Cortes J, Champlin R, et al: Stem cell transplantation for patients with chronic myeloid leukemia resistant to tyrosine kinase inhibitors with BCR-ALB kinase domain mutation T315I. *Cancer* 116:3631, 1010.
673. Nicolini FE, Basak GW, Soverini S, et al: Allogeneic stem cell transplantation for patients harboring T315I BCR-ABL mutated leukemias. *Blood* 118:5697, 2011.
674. Goldman J: Implications of imatinib mesylate for hematopoietic stem cell transplantation. *Semin Hematol* 38:28, 2001.
675. Barrett J: Allogeneic stem cell transplantation for chronic myeloid leukemia. *Semin Hematol* 40:59, 2003.
676. Messner HA, Curtis JE, Lipton JL, et al: Three decades of allogeneic bone marrow transplants at the Princess Margaret Hospital. *Clin Transplant* 289, 1999.
677. Byrne JL, Stainer C, Hyde H, et al: Low incidence of acute graft-versus-host disease and recurrent leukaemia in patients undergoing allogeneic haemopoietic stem cell transplantation from sibling donors with methotrexate and dose-monitored cyclosporin A prophylaxis. *Bone Marrow Transplant* 22:541, 1988.
678. Goldman J, Apperley J, Kanfer E, et al: Imatinib or transplant for chronic myeloid leukemia? *Lancet* 362:172, 2003.
679. Van Rhee F, Szydlo RM, Hermans J, et al: Long-term results after allogeneic bone marrow transplantation for chronic myelogenous leukemia in chronic phase: A report from the Chronic Leukemia Working Party of the European Groups for Blood and Marrow Transplantation. *Bone Marrow Transplant* 20:553, 1997.
680. Weisdorf DJ, Anasetti C, Antin JH, et al: Allogeneic bone marrow transplantation for chronic myelogenous leukemia: Comparative analysis of unrelated versus matched sibling donor transplantation. *Blood* 99:1971, 2002.
681. Laporte JP, Gorin NC, Rubinstein P, et al: Cord-blood transplantation from an unrelated donor in an adult with chronic myelogenous leukemia. *N Engl J Med* 335:167, 1997.
682. Oehler VG, Gooley T, Snyder DS, et al: The effects of imatinib mesylate treatment before allogeneic transplantation for chronic myeloid leukemia. *Blood* 109:1782, 2007.
683. Weisser M, Schmid C, Schoch C, et al: Resistance to pretransplant imatinib therapy may adversely affect the outcome of allogeneic stem cell transplantation in CML. *Bone Marrow Transplant* 36:1017, 2005.
684. Jabbour E, Cortes J, Kantarjian H, et al: Novel tyrosine kinase inhibitor therapy before allogeneic stem cell transplantation in patients with chronic myeloid leukemia: No evidence for increased transplant-related toxicity. *Cancer* 110:340, 2007.
685. Radich JP, Gehly G, Gooley T, et al: Polymerase chain reaction detection of the BCR-ABL fusion transcript after allogeneic marrow transplantation for chronic myeloid leukemia: Results and implications in 346 patients. *Blood* 85:2632, 1995.
686. Goldman JM: Therapeutic strategies for chronic myeloid leukemia in chronic (stable) phase. *Semin Hematol* 40:10, 2003.
687. Miller JS, Cooley S, Parham P, et al: Missing KIR ligands are associated with less relapse and increased graft-versus-host disease (GVHD) following unrelated donor allogeneic HCT. *Blood* 109:5058, 2007.
688. Elmaagacli AH, Ottinger H, Koldehoff M, et al: Reduced risk for molecular disease in patients with chronic myeloid leukemia after transplantation from a KIR-mismatched donor. *Transplantation* 79:1741, 2005.
689. Nadal E, Garin M, Kaeda J, et al: Increased frequencies of CD4(+)CD25(high) T(regs) correlate with disease relapse after allogeneic stem cell transplantation for chronic myeloid leukemia. *Leukemia* 21:472, 2007.
690. Crawley C, Szydlo R, Lalancette M, et al: Outcomes of reduced-intensity transplantation for chronic myeloid leukemia: An analysis of prognostic factors from the Chronic Leukemia Working Party of the EBMT. *Blood* 106:2969, 2005.
691. Kebriaei P, Detry MA, Giralt S: Long-term follow-up of allogeneic hematopoietic stem-cell transplantation with reduced-intensity conditioning for patients with chronic myeloid leukemia. *Blood* 110:3456, 2007.
692. Uzunel M, Mattsson J, Brune M, et al: Kinetics of minimal residual disease and chimerism in patients with chronic myeloid leukemia after nonmyeloablative conditioning and allogeneic stem cell transplantation. *Blood* 101:469, 2003.
693. Or R, Shapira MY, Resnick I, et al: Nonmyeloablative allogeneic stem cell transplantation for the treatment of chronic myeloid leukemia in first chronic phase. *Blood* 101:441, 2003.
694. Bornhauser M, Kiehl M, Siegert W, et al: Dose-reduced conditioning for allografting in 44 patients with chronic myeloid leukaemia: A retrospective analysis. *Br J Haematol* 115:119, 2001.
695. Das M, Saikia TK, Advani SH, et al: Use of a reduced-intensity conditioning regimen for allogeneic transplantation in patients with chronic myeloid leukemia. *Bone Marrow Transplant* 32:125, 2003.
696. Feinstein L, Storb R: Reducing transplant toxicity. *Curr Opin Hematol* 8:342, 2001.

697. Koh LP, Hwang WY, Chuah CT, et al: Imatinib mesylate (STI-571) given concurrently with nonmyeloablative stem cell transplantation did not compromise engraftment and resulted in cytogenetic remission in a patient with chronic myeloid leukemia in blast crisis. *Bone Marrow Transplant* 31:305, 2003.
698. McCann SR: Molecular response to imatinib mesylate following relapse after allogeneic SCT for CML. *Blood* 101:1200, 2003.
699. Vandenberghe P, Boeckx N, Ronsyn E, et al: Imatinib mesylate induces durable complete remission of advanced CML persisting after allogeneic bone marrow transplantation. *Leukemia* 17:458, 2003.
700. Ullmann AJ, Hess G, Kolbe K, et al: Current results on the use of imatinib mesylate in patients with relapsed Philadelphia chromosome positive leukemia after allogeneic or syngeneic hematopoietic stem cell transplantation. *Keio J Med* 52:182, 2003.
701. Olavarria E, Craddock C, Dazzi F, et al: Imatinib mesylate (STI571) in the treatment of relapse of chronic myeloid leukemia after allogeneic stem cell transplantation. *Blood* 99:3861, 2002.
702. Weisser M, Tischer J, Schnittger S, et al: A comparison of donor lymphocyte infusions or imatinib mesylate for patients with chronic myelogenous leukemia who have relapsed after allogeneic stem cell transplantation. *Haematologica* 91:663, 2006
703. Savani BN, Montero A, Kurlander R, et al: Imatinib synergizes with donor lymphocyte infusions to achieve rapid molecular remission of CML relapsing after allogeneic stem stem cell transplantation. *Bone Marrow Transplant* 36;1009, 2005.
704. Bar M, Radich J: Maintenance therapy with tyrosine kinase inhibitors after transplant in patients with chronic myeloid leukemia. *J Natl Compr Canc Netw* 11:308, 2013.
705. Carpenter PA, Snyder DS, Flowers ME, et al: Prophylactic administration of imatinib after hematopoietic cell transplantation for high-risk Philadelphia chromosome-positive leukemia. *Blood* 109:2791, 2007.
706. Olavarria E, Siddique S, Griffiths MJ, et al: Posttransplantation imatinib as a strategy to postpone the requirement for immunotherapy in patients undergoing reduced-intensity allografts for chronic myeloid leukemia. *Blood* 110:4614, 2007.
707. Sullivan KM: Marrow transplantation for disorders of hematopoiesis. *Leukemia* 7:1098, 1993.
708. Kolb HJ, Mittermuller J, Clemm CH, et al: Donor leukocyte transfusions for treatment of recurrent chronic myelogenous leukemia in marrow transplant patients. *Blood* 76: 2462, 1990.
709. Dazzi F, Szydlo RM, Goldman JM: Donor lymphocyte infusion for relapse of chronic myeloid leukemia after allogeneic stem cell transplant: Where we now stand. *Exp Hematol* 27:1477, 1999.
710. Van Rhee F, Lin F, Cullis JO, et al: Relapse of chronic myeloid leukemia after allogeneic bone marrow transplant: The case of giving donor leukocyte transfusions before the onset of hematologic relapse. *Blood* 83:3377, 1994.
711. Leis J, Porter DL: Unrelated donor leukocyte infusions to treat relapse after unrelated donor bone marrow transplantation. *Leuk Lymphoma* 43:9, 2002.
712. Dazzi F, Goldman J: Donor lymphocyte infusions. *Curr Opin Hematol* 6:394, 1999.
713. Dazzi F, Szydlo RM, Cross NCP, et al: Durability of responses following donor lymphocyte infusions for patients who relapse after allogeneic stem cell transplantation for chronic myeloid leukemia. *Blood* 96:2712, 2000.
714. Dazzi F: Monitoring of minimal residual disease after allografting: A requirement to guide DLI treatment. *Ann Hematol* 81 Suppl 2:S29, 2002.
715. Porter D, Levine JE: Graft-versus-host disease and graft-versus-leukemia after donor leukocyte infusion. *Semin Hematol* 43:53, 2006.
716. MacKinnon S: Donor leukocyte infusions. *Baillieres Clin Haematol* 10:357, 1997.
717. Giralt S, Hester J, Huh T, et al: CD8-depleted donor lymphocyte infusion as treatment for relapsed chronic myelogenous leukemia after allogeneic bone marrow transplantation. *Blood* 86:4337, 1995.
718. Guglielma C, Arcese W, Dazzi F, et al: Donor lymphocyte infusion for relapsed chronic myelogenous leukemia: Prognostic relevance of the initial cell dose. *Blood* 100:397, 2002.
719. Savani BN, Montero A, Kurlander R, et al: Imatinib synergizes with donor lymphocyte infusions to achieve rapid molecular remission of CML relapsing after allogeneic stem cell transplantation. *Bone Marrow Transplant* 36:1009, 2005.
720. Huang X, Cortes J, Kantarjian H: Estimations of the increasing prevalence and plateau prevalence of chronic myeloid leukemia in the era of tyrosine kinase inhibitor therapy. *Cancer* 118:3123, 2012.
721. Bjorkholm M, Ohm L, Eloranta S, et al: Success of targeted therapy in chronic myeloid leukemia: A population-based study of patients diagnosed in Sweden from 1973 to 2008. *J Clin Oncol* 29:2514, 2011.
722. Höglund M, Sandin F, Hellström K, et al: Tyrosine kinase inhibitor usage, treatment, outcome, and prognostic scores in CML: Report from the population-based Swedish CML registry. *Blood* 122:1284, 2013.
723. Druker BJ, Guilhot F, O'Brien SG, et al: Five-year follow-up of patients receiving imatinib for chronic myeloid leukemia. *N Engl J Med* 355:2408, 2006.
724. Rosti G, Iacobucci I, Bassi S, et al: Impact of age on the outcome of patients with chronic myeloid leukemia in late chronic phase: Results of a phase II study of the GIMEMA CML Working Party. *Haematologica* 92:101, 2007.
725. Kantarjian H, O'Brien S, Talpaz M, et al: Outcome of patients with Philadelphia chromosome-positive chronic myelogenous leukemia post-imatinib mesylate failure. *Cancer* 109:1556, 2007.
726. Kantarjian H, O'Brien S, Jabbour E, et al: Improved survival in chronic myeloid leukemia since the introduction of imatinib therapy: A single-institution historical experience. *Blood* 119:1981, 2012.
727. Passweg JR, Walker I, Sobocinski KA, et al: Validation and extension of the EBMT Risk Score for patients with chronic myeloid leukemia (CML) receiving allogeneic haematopoietic stem cell transplants. *Br J Haematol* 125:613, 2004.
728. Hasford J, Pfirrmann M, Hehlmann R, et al: Prognosis and prognostic factors for patients with chronic myeloid leukemia: Nontransplant therapy. *Semin Hematol* 40:4, 2003.
729. Qazilbash MH, Devetten MP, Abraham J, et al: Utility of a prognostic scoring system for allogeneic stem cell transplantation in patients with chronic myeloid leukemia. *Acta Haematol* 109:119, 2003.
730. Usman M, Syed NN, Kakepoto GN, et al: Chronic phase chronic myeloid leukemia: Response of imatinib mesylate and significance of Sokal score, age and disease duration in predicting the hematological and cytogenetic response. *J Assoc Physicians India* 55:103, 2007.
731. Rosti G, Martinelli G, Bassi S, et al: Molecular response to imatinib in late chronic-phase chronic myeloid leukemia. *Blood* 103:2284, 2004.
732. Lauseker M, Hasford J, Pfirmann M, et al: The impact of health care settings on survival time of patients with chronic phase myeloid leukemia. *Blood* 123:2494, 2014.
733. Boehm A, Walcherberger B, Sperr WR, et al: Improved outcome in patients with chronic myeloid leukemia after allogeneic hematopoietic stem cell transplantation over the past 25 years: A single center experience. *Biol Blood Marrow Transplant* 17:133, 2011.
734. Goldman JM, Majhail NS, Klein JP, et al: Relapse and late mortality in 5-year survivors of myeloablative allogeneic hematopoietic cell transplantation for chronic myeloid leukemia in first chronic phase. *J Clin Oncol* 28:1888, 2010.
735. Khoury HJ, Kukreja M, Goldman JM, et al: Prognostic factors for outcomes in allogeneic transplantation (allo SCT) for chronic myeloid leukemia in the imatinib era: Evaluation of its impact within a subgroup of the randomized German CMLA Study IV. *Blood* 115:1880, 2010.
736. Yee K, Anglin P, Keating A: Molecular approaches to the detection and monitoring of chronic myeloid leukemia: Theory and practice. *Blood Rev* 13:105, 1999.
737. Hughes T, Branford S: Molecular monitoring of chronic myeloid leukemia. *Semin Hematol* 40:62, 2003.
738. Kantarjian H, Schiffer C, Jones D, Cortes J: Monitoring the response and course of chronic myeloid leukemia in the modern era of BCR-ABL tyrosine kinase inhibitors: Practical advice on the use and interpretation of monitoring methods. *Blood* 111(4):1774, 2008.
739. Lowenberg B: Minimal residual disease in chronic myeloid leukemia. *N Engl J Med* 349:1399, 2003.
740. Gabert J: Detection of recurrent translocations using real time PCR; assessment of the technique for diagnosis and detection of minimal residual disease. *Haematologica* 84:107, 1999.
741. Negrin RS, Blume KG: The use of polymerase chain reaction for the detection of minimal residual malignant disease. *Blood* 78:255, 1991.
742. Lee MS, Kantarjian H, Talpaz M, et al: Detection of minimal residual disease by polymerase chain reaction in Philadelphia chromosome-positive chronic myelogenous leukemia following interferon therapy. *Blood* 79:1920, 1992.
743. Branford S, Fletcher L, Cross NC, et al: Desirable performance characteristics for BCR-ABL measurement on an international reporting scale to allow consistent interpretation of individual patient response and comparison of response rates between clinical trials. *Blood* 112:3330, 2008.
744. Sahay T, Schiffer CA: Monitoring minimal residual disease in patients with chronic myeloid leukemia after treatment with tyrosine kinase inhibitors. *Curr Opin Hematol* 15:134, 2008.
745. Stock W, Yu D, Karrison T, et al: Quantitative real-time RT-PCR monitoring of BCR-ABL in chronic Myelogenous leukemia shows lack of agreement in blood and bone marrow samples. *Int J Oncol* 28:1099, 2006
746. Hughes T, Deininger M, Hochhaus A, et al: CML patients responding to treatment with tyrosine kinase inhibitors: Review and recommendations for harmonizing current methodology for detecting BCR-ABL transcripts and kinase domain mutations and for expressing results. *Blood* 108:28, 2006.
747. Iacobucci I, Saglio G, Rosti G, et al: Achieving a major molecular response at the time of a complete cytogenetic response (CCgR) predicts a better duration of CCgR in imatinib-treated chronic myeloid leukemia patients. *Clin Cancer Res* 12:3037, 2006.
748. Press RD, Love Z, Tronnes AA, et al: BCR-ABL mRNA levels at and after the time of a complete cytogenetic response (CCR) predict the duration of CCR in imatinib mesylate-treated patients with CML. *Blood* 107:4250, 2006.
749. Jabbour E, Cortes JE, Kantarjian HM: Molecular monitoring in chronic myeloid leukemia: Response to tyrosine kinase inhibitors and prognostic implications. *Cancer* 112:2112, 2008.
750. Jain P, Kantarjian H, Nazha A, et al: Early responses predict better outcomes in patients with newly diagnosed chronic myeloid leukemia; results with four tyrosine kinase inhibitor modalities. *Blood* 121:4867, 2013.
751. Cohen N, Novikov I, Hardan I, et al: Standardization criteria for the detection of BCR/ABL fusion in interphase nuclei of chronic myelogenous leukemia patients by fluorescence in situ hybridization. *Cancer Genet Cytogenet* 123:102, 2000.
752. Rheinhold U, Hennig E, Leiblein S, et al: FISH for BCR-ABL on interphases of peripheral blood neutrophils but not of unselected white cells correlates with bone marrow cytogenetics in CML patients treated with imatinib. *Leukemia* 17:1925, 2003.
753. Kim YJ, Kim DW, Lee S, et al: Comprehensive comparison of FISH, RT-PCR, and RQ-PCR for monitoring the BCR-ABL gene after hematopoietic stem cell transplantation in CML. *Eur J Haematol* 68:272, 2002.
754. Bao F, Munker R, Lowery C, et al: Comparison of FISH and quantitative RT-PCR for the diagnosis and follow-up of BCR-ABL-positive leukemias. *Mol Diagn Ther* 11:239, 2007.
755. Uzunel M, Mattsson J, Brune M, et al: Kinetics of minimal residual disease and chimerism in patients with chronic myeloid leukemia after nonmyeloablative conditioning and allogeneic stem cell transplantation. *Blood* 101:469, 2003.
756. Hochhaus A, Weisser A, LaRosee P, et al: Detection and quantification of residual disease in chronic myelogenous leukemia. *Leukemia* 14:998, 2000.
757. Olavarria E, Kanfer E, Szydlo R, et al: Early detection of *BCR-ABL* transcripts by quantitative reverse transcriptase-polymerase chain reaction predicts outcome after allogeneic stem cell transplantation for chronic myeloid leukemia. *Blood* 97:1560, 2001.
758. Radich JP, Gooley T, Bryant E, et al: The significance of *bcr-abl* molecular detection

in chronic myeloid leukemia patients "late" 18 months or more after transplantation. *Blood* 98:1701, 2001.
759. Lion T: Minimal residual disease. *Curr Opin Hematol* 6:406, 1999.
760. Thiele J, Wickenhauser C, Kvasnicka HM, et al: Mixed chimerism of bone marrow CD34+ progenitor cells (genotyping, bcr/abl analysis) after allogeneic transplantation for chronic myelogenous leukemia. *Transplantation* 74:982, 2002.
761. Sobrinho-Simões M, Wilczek V, Score J, et al: In search of the original leukemic clone in chronic myeloid leukemia paients in complete molecular remission after stem cell transplantation or imatinib. *Blood* 116:1329, 2010.
762. Jabbour E, Kantarjian HM, O'Brien S, et al: Front-line therapy with second-generation tyrosine kinase inhibitors in patients with early chronic phase chronic myeloid leukemia: What is the optimal response? *J Clin Oncol* 29:4260, 2011.
763. Kantarjian HM, Shan J, Jones D et al: Significance of increasing levels of minimal residual disease in patients with Philadelphia chromosome-positive chronic myelogenous leukemia in complete cytogenetic response. *J Clin Oncol* 27:3659, 2009.
764. Branford S, Kim DW, Soverini S, et al: Initial molecular response at 3 months may predict both response and event-free survival at 24 months in imatinib-resistant or -intolerant patients with Philadelphia chromosome-positive chronic myeloid leukemia in chronic phase treated with nilotinib. *J Clin Oncol* 30:4323, 2012.
765. Radich JP: How I monitor residual disease in chronic myeloid leukemia. *Blood* 114:3376, 2009.
766. Branford S, Yeung DT, Prime JA, et al: *BCR-ABL1* doubling times more reliably assess the dynamics of CML relapse compared with the *BCR-ABL1* fold rise: Implications for monitoring and management. *Blood* 119:4264, 2012.
767. Giles FJ, Cortes JE, Kantarjian HM, O'Brien S: Accelerated and blastic phase of chronic myelogenous leukemia. *Hematol Oncol Clin North Am* 18:753, 2004.
768. Kantarjian HM, Deisseroth A, Kurzrock R, et al: Chronic myelogenous leukemia: A concise update. *Blood* 82:691, 1993.
769. Swerdlow SH, Campo E, Harris NL, et al: *World Health Organization Classification of Tumours of Haematopoieitc and Lymphoid Tissues*. IARC Press, Lyon, 2008.
770. Druker BJ: Chronic myelogenous leukemia, in *Principles & Practice of Oncology*, vol 2, ed 8, edited by DeVita VT, Lawrence TS, Rosenburg SA, p 2267. Lippincott, Williams and Wilkins, Baltimore, MD, 2007.
771. Bolton-Gillespie E, Schemionek M, Klein HU, et al: Genomic instability may originate from imatinib-refractory chronic myeloid leukemia stem cells. *Blood* 121:4175, 2013.
772. Jamieson CH, Ailles LE, Dylla SJ, et al: Granulocyte-macrophage progenitors as candidate leukemic stem cells in blast-crisis CML. *N Engl J Med* 351:657, 2004.
773. Michor F: Chronic myeloid leukemia blast crisis arises from progenitors. *Stem Cells* 25:1114, 2007.
774. Wodarz D: Stem cell regulation and the development of blast crisis in chronic myeloid leukemia: Implications for the outcome of Imatinib treatment and discontinuation. *Med Hypotheses* 70:128, 2008.
775. Melo JV, Barnes DJ: Chronic myeloid leukaemia as a model of disease evolution in human cancer. *Nat Rev Cancer* 7:441, 2007.
776. Brazma D, Grace C, Howard J, et al: Genomic profile of chronic myelogenous leukemia: Imbalances associated with disease progression. *Genes Chromosomes Cancer* 46:1039, 2007.
777. Gaiger A, Henn T, Horth E, et al: Increase of bcr/abl chimeric mRNA expression in tumor cells of patients with chronic myeloid leukemia precedes disease progression. *Blood* 86:2371, 1995.
778. Elmaaglacli AH, Beelen DW, Opalka B, et al: The amount of BCR/ABL fusion transcripts detected by real-time quantitative polymerase chain reaction method in patients with Philadelphia chromosome positive chronic myeloid leukemia disease stages correlates with the disease stages. *Ann Hematol* 79:424, 2000.
779. Lowenberg B, Hagemeijer A, Swart K, Abels J: Serial follow-up of patients with chronic myeloid leukemia (CML) with combined cytogenetic and colony culture methods. *Exp Hematol* 10:123, 1982.
780. Haas OA, Schwarzmeier JD, Nachera E, et al: Investigations on karyotype evolution in patients with chronic myeloid leukemia (CML). *Blut* 48:33, 1984.
781. Swolin B, Weinfeld A, Westin J, et al: Karyotypic evolution in Ph-positive chronic myeloid leukemia in relation to management and disease progression. *Cancer Genet Cytogenet* 18:65, 1985.
782. Cortes J, O'Dwyer ME: Clonal evolution in chronic myelogenous leukemia. *Hematol Oncol Clin North Am* 18:671, 2004.
783. Honda H, Ushijima K, Oda H, et al: Acquired loss of p53 induces blast transformation in p210bcr/abl-expressing hematopoietic cells: A transgenic study for blast crisis in human CML. *Blood* 95:1144, 2000.
784. Yamaguchi H, Inokuchi K, Sakuma Y, Dan K: Mutation of p51/p63 gene is associated with blast crisis in chronic myelogenous leukemia. *Leukemia* 15:1729, 2001.
785. Coiffier B, Byron PA, Flere D, et al: Chronic granulocytic leukemia: Early detection of metamorphosis with "in vitro" culture of granulocytic progenitors. *Biomedicine* 33:96, 1980.
786. Todd MB, Waldron JA, Jennings TA, et al: Loss of myeloid differentiation antigens precedes blastic transformation in chronic myelogenous leukemia. *Blood* 70:122, 1987.
787. Griesshammer M, Heinze B, Bangerter M, et al: Karyotype abnormalities and their clinical significance in blast crisis of chronic myeloid leukemia. *J Mol Med* 75:8836, 1997.
788. Spencer A, Vulliamy T, Kaeda J, et al: Clonal instability preceding lymphoid blastic transformation of chronic myeloid leukemia. *Leukemia* 11:195, 1997.
789. Anastasi J, Feng J, LeBeau MM, et al: The relationship between secondary chromosomal abnormalities and blast transformation in chronic myelogenous leukemia. *Leukemia* 9:628, 1995.
790. Bartram CR, de Klein A, Hagemeijer A, et al: Additional C-abl/bcr rearrangements in a CML patient exhibiting two Ph1 chromosomes during blast crisis. *Leuk Res* 10:221, 1986.
791. Collins SJ, Grudine MT: Chronic myelogenous leukemia: Amplification of a rearranged c-abl oncogene in both chronic phase and blast crisis. *Blood* 69:893, 1987.
792. Mughal TI, Goldman JM: Chronic myeloid leukemia: Why does it evolve from chronic phase to blast transformation? *Front Biosci* 11:198, 2006.
793. Schaefer-Rego K, Dudek H, Popenoe D, et al: CML patients in blast crisis have breakpoints localized to a specific region of the bcr. *Blood* 70:448, 1987.
794. Mills KI, Benn P, Birnie GD: Does the breakpoint within the major breakpoint region (M-bcr) influence the duration of the chronic phase in chronic myeloid leukemia? An analytical comparison of current literature. *Blood* 78:1155, 1991.
795. Bartram CR, Janssen JWG, Becher R, et al: Persistence of chronic myelocytic leukemia despite deletion of rearranged bcr/c-abl sequences in blast crisis. *J Exp Med* 164:1389, 1986.
796. Okabe M, Matsushima S: Philadelphia chromosome-positive leukemia: Molecular analysis of *bcr* and *abl* genes and transforming genes. *Nippon Ketsueki Gakkai Zasshi* 51:1471, 1988.
797. Ahuja H, Bar-Eli M, Arlin Z, et al: The spectrum of molecular alterations in the evolution of chronic myelocytic leukemia. *J Clin Invest* 87:2042, 1991.
798. Kelman Z, Prokocimer M, Peller S, et al: Rearrangements in the p53 gene in Philadelphia chromosome positive chronic myelogenous leukemia. *Blood* 74:2318, 1989.
799. Mashal R, Shtalrid M, Talpaz M, et al: Rearrangement and expression of p53 in the chronic phase and blast crisis of chronic myelocytic leukemia. *Blood* 75:180, 1990.
800. Guinn BA, Mello KI: P53 mutations, methylation and genomic instability in the progression of chronic myeloid leukemia. *Leuk Lymphoma* 26:241, 1997.
801. Malinen T, Palotie A, Pakkala S, et al: Acceleration of chronic myeloid leukemia correlates with calcitonin gene methylation. *Blood* 77:2435, 1991.
802. Asimakopoolos FA, Shteper PJ, Krichevsky S, et al: *ABL1* methylation is a distinct molecular event associated with clonal evolution of chronic myeloid leukemia. *Blood* 94:2452, 1999.
803. Towatari M, Adachi K, Kato H, Saito H: Absence of the human retinoblastoma gene product in the megakaryoblastic crisis of chronic myelogenous leukemia. *Blood* 78: 2178, 1991.
804. Sill H, Goldman JM, Cross NC: Homozygous deletions of the p16 tumor-suppressor gene are associated with lymphoid transformation of chronic myeloid leukemia. *Blood* 85:2013, 1995.
805. Hernandez-Boluda JC, Cervantes F, Colomer D, et al: Genomic p16 abnormalities in the progression of chronic myeloid leukemia into blast crisis. *Exp Hematol* 31:204, 2003.
806. Serra A, Gottardi E, Della Ragione F, et al: Involvement at the cyclin-dependent kinase-4 inhibitor (CDKN2) gene in the pathogenesis of lymphoid blast crisis of chronic myelogenous leukaemia. *Br J Haematol* 91:625, 1995.
807. Menssen HD, Renkl HJ, Rodeck U, et al: Presence of Wilms' tumor gene (wt1) transcripts and the WT1 nuclear protein in the majority of human acute leukemias. *Leukemia* 9:1060, 1995.
808. Mitarri K, Ogawa S, Tanaka T, et al: Generation of the AML1-EVI-1 fusion gene in the t(3;21) (q26;q22) causes blastic crisis in chronic myelocytic leukemia. *EMBO J* 13:504, 1994.
809. Carapeti M, Goldman JM, Cross NC: Overexpression of EV-l in blast crisis of chronic myeloid leukemia. *Leukemia* 10:1561, 1996.
810. Mori N, Takeuchi S, Tasaka T, et al: Absence of microsatellite instability during the progression of chronic myelocytic leukemia. *Leukemia* 11:151, 1997.
811. Handa H, Hegde UP, Kuteninikov VM, et al: Bcl-2 and c-myc expressions, cell cycle kinetics and apoptosis during the progression of chronic myelogenous leukemia from diagnosis to blastic phase. *Leuk Res* 21:479, 1997.
812. Daheron L, Salmeron S, Patri S, et al: Identification of several genes differentially expressed during progression of chronic myelogenous leukemia. *Leukemia* 12:326, 1998.
813. Foti A, Ahuja HG, Allen SL, et al: Correlation between molecular and clinical events in the evolution of chronic myelocytic leukemia to blast crisis. *Blood* 77:2441, 1991.
814. Mori N, Morosetti R, Loe S, et al: Allelotype analysis in the evolution of chronic myelocytic leukemia. *Blood* 90:2010, 1997.
815. Hehlmann R: How I treat CML blast crisis. *Blood* 120:737, 2012.
816. Radich JP, Dai H, Mao M, et al: Gene expression changes associated with progression and response in chronic myeloid leukemia. *Proc Natl Acad Sci U S A* 103:2794, 2006.
817. Yong AS, Szydlo RM, Goldman JM, et al: Molecular profiling of CD34+ cells identifies low expression of CD7, along with high expression of proteinase 3 or elastase, as predictors of longer survival in patients with CML. *Blood* 107:205, 2006.
818. Spiers ASD: Metamorphosis of chronic granulocytic leukemia: Diagnosis, classification and management. *Br J Haematol* 49:1, 1979.
819. Grignani F: Chronic myelogenous leukemia. *Crit Rev Oncol Hematol* 4:31, 1985.
820. Matsuo T, Tomonaga M, Kuriyama K, et al: Prognostic significance of the morphological dysplastic changes in chronic myelogenous leukemia. *Leuk Res* 10:331, 1986.
821. Specchia G, Palumbo G, Pastore D, et al: Extramedullary blast crisis in chronic myeloid leukemia. *Leuk Res* 20:905, 1996.
822. Inveradi D, Lazzarino M, Morra E, et al: Extramedullary disease in Ph-positive chronic myelogenous leukemia: Frequency, clinical features, prognostic significance. *Haematologica* 75:146, 1990.
823. Jacknow J, Fizzera G, Gajl-Peczalska K, et al: Extramedullary presentation of the blast crisis of chronic myelogenous leukemia. *Br J Haematol* 61:225, 1985.
824. Terjanian T, Kantarjian H, Keating M, et al: Clinical and prognostic features of patients with Philadelphia chromosome-positive chronic myelogenous leukemia and extramedullary disease. *Cancer* 59:297, 1987.
825. Miksanek T, Reyes CV, Semkuo Z, Molnar ZJ: Granulocytic sarcoma of the peritoneum. *CA Cancer J Clin* 33:40, 1983.
826. Jones TI: Pleural blast crisis in chronic myelogenous leukemia. *Am J Hematol* 44:75, 1993.
827. Pascoe HR: Tumors composed of immature granulocytes occurring in the breast in chronic granulocytic leukemia. *Cancer* 25:697, 1970.
828. Chabner BA, Haskell CM, Canellos GP: Destructive bone lesions in chronic granulo-

cytic leukemia. *Medicine (Baltimore)* 48:401, 1969.
829. Licht A, Many N, Rachmilewitz EA: Myelofibrosis, osteolytic bone lesions and hypercalcemia in chronic myeloid leukemia. *Acta Haematol* 49:182, 1973.
830. Lee CH, Morris TCM: Bone marrow necrosis and extramedullary myeloid tumor necrosis in aggressive chronic myeloid leukemia. *Pathology* 11:551, 1979.
831. Asarro S, Sato N, Ueshima Y, et al: Localized blastoma preceding blastic transformation in Ph1-positive chronic myelogenous leukemia. *Scand J Haematol* 25:251, 1980.
832. Ohyashiki K, Ito H: Characterization of extramedullary tumors in a case of Ph-positive chronic myelogenous leukemia. *Cancer Genet Cytogenet* 15:119, 1985.
833. Sun T, Susin M, Koduru P, et al: Extramedullary blast crisis in chronic myelogenous leukemia. *Cancer* 68:605, 1991.
834. Saikia TK, Dhabhar B, Iyer RS, et al: High incidence of meningeal leukemia in lymphoid blast crisis of chronic myelogenous leukemia. *Am J Hematol* 43:10, 1993.
835. Falini B, Tabilio A, Pelicci PG, et al: T-cell receptor B-chain gene rearrangement in a case of Ph1-positive chronic myeloid leukaemia blast crisis. *Br J Haematol* 62:776, 1986.
836. Giannone L, Whitlock JA, Kinney MC, et al: Use of the BCR probe to demonstrate extramedullary recurrence of CML with a T cell lymphoid phenotype following bone marrow transplantation. *Bone Marrow Transplant* 3:631, 1988.
837. Ohyashiki J, Ohyashiki K, Shimizu H, et al: Testicular tumor as the first manifestation of B-lymphoid blastic crisis in a case of Ph-positive chronic myelogenous leukemia. *Am J Hematol* 29:164, 1988.
838. Rosenthal S, Canellos GP, DeVita VT Jr, Gralnick HR: Characteristics of blast crisis in chronic granulocytic leukemia. *Blood* 49:705, 1977.
839. Barton JC, Conrad ME: Current status of blastic transformation in chronic myelogenous leukemia. *Am J Hematol* 4:281, 1978.
840. Peterson LC, Bloomfield CD, Brunning RD: Blast crisis as an initial or terminal manifestation of chronic myeloid leukemia. *Am J Med* 60:209, 1976.
841. Bettelheim P, Lutz D, Majdic O, et al: Cell lineage heterogeneity in blast crisis of chronic myeloid leukaemia. *Br J Haematol* 59:395, 1985.
842. Nair C, Chopra M, Shinde S, et al: Immunophenotype and ultrastructural studies in blast crisis of chronic myeloid leukemia. *Leuk Lymphoma* 19:309, 1995.
843. Rosenthal S, Canellos GP, Gralnick HR: Erythroblastic transformation of chronic granulocytic leukemia. *Am J Med* 63:116, 1977.
844. Ekblom M, Borgstrom G, von Willebrand E, et al: Erythroid blast crisis in chronic myelogenous leukemia. *Blood* 62:591, 1983.
845. Lingg G, Schmalzl F, Breton-Gorius J, et al: Megakaryoblastic micro-megakaryocytic crisis in chronic myeloid leukemia. *Blut* 51:275, 1985.
846. Castaigne S, Berger R, Jolly V, et al: Promyelocytic blast crisis of chronic myelocytic leukemia with both t(9;22) and t(15;17) in M3 cells. *Cancer* 54:2409, 1984.
847. Berger R, Bernheim A, Daniel MT, Flandrin G: T(15;17) in a promyelocytic form of chronic myeloid leukemia blastic crisis. *Cancer Genet Cytogenet* 8:149, 1983.
848. Misawa S, Lee E, Schiffer CA, et al: Association of translocation (15;17) with malignant proliferation of promyelocytes in acute leukemia and chronic myelogenous leukemia in blast crisis. *Blood* 67:270, 1986.
849. Marinone G, Rossi G, Verzura P: Eosinophilic blast crisis in a case of chronic myeloid leukaemia. *Br J Haematol* 55:251, 1983.
850. Goh KO, Anderson FW: Cytogenetic studies in basophilic chronic myelocytic leukemia. *Arch Pathol Lab Med* 103:288, 1979.
851. Rosenthal NS, Knapp D, Farhi DC: Promyelocytic blast crisis of chronic myelogenous leukemia. A rare subtype associated with disseminated intravascular coagulation. *Am J Clin Pathol* 103:185, 1995.
852. Lemes A, Gomez Casares MT, de la Iglesia S, et al: P190 BCR-ABL rearrangement in chronic myeloid leukemia and acute lymphoblastic leukemia. *Cancer Genet Cytogenet* 113:100, 1999.
853. Bertazzoni U, Brusamolino E, Isernia P, et al: Diagnostic significance of terminal transferase and adenosine deaminase in acute and chronic myeloid leukemia. *Blood* 60:685, 1982.
854. Schuh AC, Sutherland DR, Horsfall W, et al: Chronic myeloid leukemia arising in a progenitor common to T cells and myeloid cells. *Leukemia* 4:631, 1990.
855. Uike N, Takeichi N, Kimura N, et al: Dual arrangement of immunoglobulin and T-cell receptor genes in blast crisis of CML. *Eur J Haematol* 42:460, 1989.
856. Greaves MF, Verbi W, Reeves BR, et al: "Pre-B" phenotypes in blast crisis of Ph1 positive CML: Evidence for a pluripotential stem cell "target." *Leuk Res* 3:181, 1979.
857. Bakhshi A, Minowada J, Arnold A, et al: Lymphoid blast crisis of chronic myelogenous leukemia represents stages in the development of B-cell precursors. *N Engl J Med* 309:826, 1983.
858. Griffin JD, Todd RF, Ritz J, et al: Differentiation patterns in the blastic phase of chronic myeloid leukemia. *Blood* 61:85, 1983.
859. Bollum FJ: Terminal deoxynucleotidyl transferase, in *The Enzymes*, edited by Boyer RD, p 145. Academic, New York, 1974.
860. Dorfman DM, Longtine JA, Fox EA, et al: T-cell blast crisis in chronic myelogenous leukemia. *Am J Clin Pathol* 107:168, 1997.
861. Allouche M, Bourinbaiar A, Georgoulias V, et al: T-cell lineage involvement in lymphoid blast crisis of chronic myeloid leukemia. *Blood* 66:1155, 1985.
862. Gramatzki M, Bartram CR, Muller D, et al: Early T-cell differentiated chronic myeloid leukemia blast crisis with rearrangement of the breakpoint cluster region but not of the T-cell receptor beta chain genes. *Blood* 69:1082, 1987.
863. Dastugue N, Kuhlein E, Duchayne E, et al: T(14:14)(q11;q32) in biphenotypic blastic phase of chronic myeloid leukemia. *Blood* 68:949, 1986.
864. Kuriyama K, Tomonaga M, Yao E, et al: Dual expression of lymphoid/basophil markers on single blast cells transformed from chronic myeloid leukemia. *Leuk Res* 10:1015, 1986.
865. Yasukawa M, Iwamasa K, Kawamura S, et al: Phenotypic and genotypic analysis of chronic myelogenous leukaemia with T lymphoblastic and megakaryoblastic mixed crisis. *Br J Haematol* 66:331, 1987.
866. Spencer A, Vulliamy T, Chase A, et al: Myeloid to lymphoid clonal suppression following autologous transplantation in second chronic phase of chronic myeloid leukemia. *Leukemia* 9:2138, 1995.
867. Cervantes F, Villamor N, Esteve J, et al: "Lymphoid" blast crisis of chronic myeloid leukaemia is associated with distinct clinicohaematological features. *Br J Haematol* 100:123, 1998.
868. Stoll C, Oberline F: Non-random clonal evolution in 45 cases of chronic myeloid leukemia. *Leuk Res* 46:61, 1980.
869. Sandberg AA: The cytogenetics of chronic myelocytic leukemia (CML): Chronic phase and blastic crisis. *Cancer Genet Cytogenet* 1:217, 1980.
870. Myint H, Ross FM, Hall JL, et al: Early transformation to acute myeloblastic leukaemia with the acquisition of inv(16) in Ph positive chronic granulocytic leukaemia. *Leuk Res* 21:473, 1997.
871. Johansson B, Fioretos T, Mitelman F: Cytogenetic and molecular genetic evolution of chronic myeloid leukemia. *Acta Haematol* 107:76, 2002.
872. Sandberg AA: Chronic myelocytic leukemia, in *The Chromosomes in Human Cancer and Leukemia*, 2nd ed, p 465. Elsevier North Holland, New York, 1990.
873. Mitani K, Miyazono K, Urabe A, Takaku F: Karyotypic changes during the course of blastic crisis of chronic myelogenous leukemia. *Cancer Genet Cytogenet* 39:299, 1989.
874. Diez-Martin JL, DeWald GW, Pierre RV, et al: Possible cytogenetic distinction between lymphoid and myeloid blast crisis in chronic granulocytic leukemia. *Am J Hematol* 27:194, 1988.
875. Feinstein E, Cimino G, Gale RP, Canaani E: Initiation and progression of chronic myelogenous leukemia. *Leukemia* 6(Suppl 1):37, 1992.
876. Brizard F, Cividin M, Villalva C, et al: Comparison of M-FISH and conventional cytogenetic analysis in accelerated and acute phases of CML. *Leuk Res* 28:345, 2004.
877. Heim S, Christensen EB, Fioretos T, et al: Acute myelomonocytic leukemia with inv(16) (p13q22) complicating Philadelphia chromosome positive chronic myeloid leukemia. *Cancer Genet Cytogenet* 59:35, 1992.
878. Hogge DE, Misawa S, Testa JR, et al: Unusual karyotypic changes and B-cell involvement in a case of lymph node blast crisis of chronic myelogenous leukemia. *Blood* 64:123, 1984.
879. Kantarjian H, Talpaz M, O'Brien S, et al: Survival benefit with imatinib mesylate therapy in patients with accelerated-phase chronic myelogenous leukemia—Comparison with historic experience. *Cancer* 103:2099, 2005.
880. Shah NP: Advanced CML: Therapeutic options for patients in accelerated and blast phases. *J Natl Compr Canc Netw* 6 Suppl 2:S31, 2008.
881. Fruehauf S, Topaly J, Buss EC, et al: Imatinib combined with mitoxantrone/etoposide and cytarabine is an effective induction therapy for patients with chronic myeloid leukemia in myeloid blast crisis. *Cancer* 109:1543, 2007.
882. Cortes J, Kantarjian H: Advanced-phase chronic myeloid leukemia. *Semin Hematol* 40:79, 2003.
883. Druker BJ, Sawyers CL, Kantarjian H, et al: Activity of a specific inhibitor of the BCR-ABL tyrosine kinase in the blast crisis of chronic myeloid leukemia and acute lymphoblastic leukemia with the Philadelphia chromosome. *N Engl J Med* 344:1038, 2001.
884. Altintas A, Cil T, Kilinc I, et al: Central nervous system blastic crisis in chronic myeloid leukemia on imatinib mesylate therapy: A case report. *J Neurooncol* 84:103, 2007.
885. Simpson E, O'Brien SG, Reilly JT: Extramedullary blast crises in CML patients in complete hematological remission treated with imatinib mesylate. *Clin Lab Haematol* 28:215, 2006.
886. Gozzetti A, Bocchia M, Calabrese S, et al: Promyelocytic blast crisis of chronic myelogenous leukemia during imatinib treatment. *Acta Haematol* 117:236, 2007.
887. Kantarjian HM, Cortes J, O'Brien S, et al: Imatinib mesylate (STI571) therapy for Philadelphia chromosome–positive chronic myelogenous leukemia in blast phase. *Blood* 99:3547, 2002.
888. Giles FJ, Larson RA, Kantarjian HM, et al: Nilotinib in patients with Philadelphia chromosome-positive chronic myelogenous leukemia in blast crisis (CML-BC) who are resistant or intolerant to imatinib. *J Clin Oncol* 26:376, 2008.
889. Cortes J, Rousselot P, Kin DW, et al: Dasatinib induces complete hematologic and cytogenetic responses in patients with imatinib-resistant or intolerant chronic myeloid leukemia in blast crisis. *Blood* 109:3207, 2007.
890. Nicolini FE, Khoury HJ, Akard L, et al: Omacetaxine mepesuccinate for patients with accelerated phase chronic myeloid leukemia with resistance or intolerance to two or more tyrosine kinase inhibitors. *Haematologica* 29:e78, 2013.
891. Barone S, Baer MR, Sait SNJ, et al: High-dose cytosine arabinoside and idarubicin treatment of chronic myeloid leukemia in myeloid blast crisis. *Am J Hematol* 67:119, 2001.
892. Thomas DA, O'Brien SM, Faderl S, et al: Long-term outcome after hyper-CVAD and imatinib (IM) for de novo or minimally treated Philadelphia chromosome-positive acute lymphoblastic leukemia (Ph-ALL) *J Clin Oncol* 28: Abstract 6506, 2010.
893. Benjamini O, Dumlao TL, Kantarjian H, O'Brien S, et al: Phase II trial of hyper CVAD and dasatinib in patients with relapsed Philadelphia chromosome positive acute lymphoblastic leukemia or blast phase chronic myeloid leukemia. *Am J Hematol* 89:282, 2014.
894. Champlain R, Ho W, Arenson E, Gale RP: Allogeneic bone marrow transplantation for chronic myelogenous leukemia in chronic or accelerated phase. *Blood* 60:1038, 1982.
895. McGlave PB, Kim TH, Hard DD, et al: Successful allogeneic bone-marrow transplantation for patients in the accelerated phase of chronic granulocytic leukaemia. *Lancet* 2:625, 1982.
896. Martin PJ, Clift RA, Fisher LD, et al: HLA-identical marrow transplantation during accelerated-phase chronic myelogenous leukemia: Analysis of survival and remission duration. *Blood* 77:1978, 1988.
897. Falkenberg JHF, Wafelman AR, Joosten P, et al: Complete remission of accelerated phase chronic myeloid leukemia by treatment with leukemia-reactive cytotoxic T lymphocytes. *Blood* 94:1201, 1999.
898. Weisser M, Schleuning M, Haferlach C, et al: Allogeneic stem-cell transplantation provides excellent results in advanced stage chronic myeloid leukemia with major

cytogenetic response to pre-transplant imatinib therapy. *Leuk Lymphoma* 48:295, 2007.

899. Carella AM, Gaozza E, Raffo MR, et al: Therapy of acute phase chronic myelogenous leukemia with intensive chemotherapy, blood cell autotransplant and cyclosporin A. *Leukemia* 5:517, 1991.

900. Bouvet M, Babiera GV, Termuhlen PM, et al: Splenectomy in the accelerated or blastic phase of chronic myelogenous leukemia: A single-institution 25-year experience. *Surgery* 122:20, 1997.

901. Wadhwa J, Szydio RM, Apperley J, et al: Factors affecting duration of survival after onset of blastic transformation of chronic myeloid leukemia. *Blood* 99:2304, 2002.

902. Majiis A, Smith TL, Talpaz M, et al: Significance of cytogenetic clonal evolution in chronic myelogenous leukemia. *J Clin Oncol* 14:196, 1996.

903. Fialkow PJ, Jacobsen RJ, Singer JW, et al: Philadelphia chromosome (Ph1)-negative chronic myelogenous leukemia (CML): A clonal disease with origin in a multipotent stem cell. *Blood* 56:70, 1980.

904. Such E, Germing U, Malcovati L, et al: Development and validation of a prognostic scoring system for patients with chronic myelomonocytic leukemia. *Blood* 121:3005, 2013.

905. Cortes J: CMML: A biologically distinct disease. *Curr Hematol Rep* 2:202, 2003.

906. Onida F, Beran M: Chronic myelomonocytic leukemia: Myeloproliferative variant. *Curr Hematol Rep* 3:218, 2004.

907. Gross SA, Irons RD, Scott PK, et al: A case-control study of chronic myelomonocytic leukemia (CMML) in Shanghai, China: Evaluation of risk factors for CMML, with special focus on benzene. *Arch Environ Occup Health* 67:206, 2012.

908. Takahashi K, Pemmaraju N, Strati P, et al: Clinical characteristics and outcomes of therapy-related chronic myelomonocytic leukemia. *Blood* 122:2807, 2013.

909. Saif MW, Hopkins JL, Gore SD: Autoimmune phenomena in patients with myelodysplastic syndromes and chronic myelomonocytic leukemia. *Leuk Lymphoma* 43:2083, 2002.

910. Cambier N, Baruchel A, Schlageter MH, et al: Chronic myelomonocytic leukemia: From biology to therapy. *Hematol Cell Ther* 39:41, 1997.

911. Stemmler J, Wittman GW, Hacker U, Heinemann V: Leukapheresis in chronic myelomonocytic leukemia with leukostasis syndrome: Elevated serum lactate levels as an early sign of microcirculation failure. *Leuk Lymphoma* 43:1427, 2002.

912. Bain BJ: Hypereosinophilia. *Curr Opin Hematol* 7:21, 2000.

913. Aguayo A, Kantarjian H, Manshouri T, et al: Angiogenesis in acute and chronic leukemias and myelodysplastic syndromes. *Blood* 96:2240, 2000.

914. Ramshaw HS, Bardy PG, Lee MA, Lopez AQF: Chronic myelomonocytic leukemia requires granulocytic-macrophage colony-stimulating factor for growth *in vitro* and *in vivo*. *Exp Hematol* 30:1124, 2002.

915. Tessema M, Länger F, Dingemann J, et al: Aberrant methylation and impaired expression of the p14INK4B cell cycle regulatory gene in chronic myelomonocytic leukemia (CMML). *Leukemia* 17:910, 2003.

916. Magnusson MK, Meade KE, Nakamura R, et al: Activity of STI571 in chronic myelomonocytic leukemia with a platelet-derived growth factor B receptor fusion oncogene. *Blood* 100:1088, 2002.

917. Apperley JF, Gardembas M, Melo JV, et al: Response to imatinib mesylate in patients with chronic myeloproliferative diseases with rearrangements of the platelet-derived growth factor receptor beta. *N Engl J Med* 347:481, 2002.

918. Wessels JW, Fibbe WE, van der Keur D, et al: T(5;12)(q31;p12): A clinical entity with features of both myeloid leukemia and chronic myelomonocytic leukemia. *Cancer Genet Cytogenet* 65:7, 1993.

919. Golub TR, Barker GF, Lovett HM, Gilliland DG: Fusion of PDGF receptor beta to a novel *ets*-like gen, *tel*, in chronic myelomonocytic leukemia with t(5;12) chromosomal translocation. *Cell* 77:307, 1994.

920. Cross NCP, Reiter A: Tyrosine kinase genes in chronic myeloproliferative diseases. *Leukemia* 16:1207, 2002.

921. Costa R, Abdulhaq H, Haq B, et al: Activity of azacitidine in chronic myelomonocytic leukemia. *Cancer* 117:2690, 2011.

922. Gunby RH, Cazzaniga G, Tassi E, et al: Sensitivity to imatinib but low frequency of the TEL/PDGFRbeta fusion protein in chronic myelomonocytic leukemia. *Haematologica* 88:408, 2003.

923. Pitini V, Arrigo C, Teti D, et al: Response to STI571 in chronic myelomonocytic leukemia with platelet derived growth factor beta receptor involvement: A new case report. *Haematologica* 88:ECR18, 2003.

924. Kröger N, Zabelina T, Guardiola P, et al: Allogeneic stem cell transplantation of adult chronic myelomonocytic leukemia. *Br J Haematol* 118:67, 2002.

925. Onida F, Kantarjian HM, Smith TL, et al: Prognostic factors and scoring systems in chronic myelomonocytic leukemia: A prospective analysis of 213 patients. *Blood* 99:840, 2002.

926. Germing U, Strupp C, Alvado M, Gattermann N: New prognostic parameters for chronic myelomonocytic leukemia? *Blood* 100:731, 2002.

927. Sagaster V, Ohler L, Berer A, et al: High spontaneous colony growth in chronic myelomonocytic leukemia correlates with increased disease activity and is a novel prognostic factor for predicting short survival. *Ann Hematol* 83:9, 2004.

928. Stillman RG: A case of myeloid leukemia with predominance of eosinophil cells. *Med Rec* 81:594, 1912.

929. Benvenisti DS, Ultmann JE: Eosinophilic leukemia. *Ann Intern Med* 71:731, 1969.

930. Chusid MJ, Dale D, West BG, Wolff SM: The hypereosinophilic syndrome: Analysis of fourteen cases with a review of the literature. *Medicine (Baltimore)* 54:1, 1975.

931. Brito-Babapulle F: The eosinophilias: Including the idiopathic hypereosinophilic syndrome. *Br J Haematol* 121:203, 2003.

932. Robyn J, Lemery S, McCoy JP, et al: Multilineage involvement of the fusion gene in patients with FIP1L1/PDGFRA-positive hypereosinophilic syndrome. *Br J Haematol* 132:286, 2006.

933. Crescenzi B, Chase A, Starza RL, et al: FIP1L1-PDGFRA in chronic eosinophilic leukemia and BCR-ABL1 in chronic myeloid leukemia affect different leukemic cells.

Leukemia 21:397, 2007.

934. Pardanani A, Brockman SR, Paternoster SF, et al: FIP1L1-PDGFRA fusion: Prevalence and clinicopathologic correlates in 89 consecutive patients with moderate to severe eosinophilia. *Blood* 104:3038, 2004.

935. Bain BJ: Cytogenetic and molecular genetic aspects of eosinophilic leukemia. *Br J Haematol* 122:173, 2003.

936. Gotlib J, Cools J, Malone JM III, et al: The FIP1L1-PDGFRA fusion tyrosine kinase in hypereosinophilic syndrome and chronic eosinophilic leukemia: Implications for diagnosis, classification, and management. *Blood* 103:2879, 2004.

937. Vandenberghe P, Wlodarska I, Michaux L, et al: Clinical and molecular features of *FIP1L1-PDFGRA* (+) chronic eosinophilic leukemia. *Leukemia* 18:734, 2004.

938. Klion AD, Noel P, Akin C, et al: Elevated serum tryptase levels identify a subset of patients with a myeloproliferative variant of idiopathic hypereosinophilic syndrome associated with tissue fibrosis, poor prognosis, and imatinib responsiveness. *Blood* 101:4660, 2003.

939. Florian S, Esterbauer H, Binder T, et al: Systemic mastocytosis (SM) associated with chronic eosinophilic leukemia (SM-CEL): Detection of FIP1L1/PDGFRalpha, classification by WHO criteria, and response to therapy with imatinib. *Leuk Res* 30:1201, 2006.

940. Klion AD, Robyn J, Maric I, et al: Relapse following discontinuation of imatinib mesylate therapy for FIP1L1/PDGFRA-positive chronic eosinophilic leukemia: Implications for optimal dosing. *Blood* 110:3552, 2007.

941. Verstovsek S, Tefferi A, Cortes J, et al: Phase II study of dasatinib in Philadelphia chromosome-negative acute and chronic myeloid disease, including systemic mastocytosis. *Clin Cancer Res* 14:3906, 2008.

942. Esteva-Lorenzo FJ, Meehan KR, Spitzer TR, Mazumder A: Allogeneic bone marrow transplantation in a patient with hypereosinophilic syndrome. *Am J Hematol* 51:164, 1996.

943. Juvonen E, Volin L, Koponen A, Ruutu T: Allogeneic blood stem cell transplantation following non-myeloablative conditioning for hypereosinophilic syndrome. *Bone Marrow Transplant* 29:457, 2002.

944. Plotz SG, Simon HU, Darsow U, et al: Use of anti-interleukin-5 antibody in the hypereosinophilic syndrome with eosinophilic dermatitis. *N Engl J Med* 349:2334, 2003.

945. Klion AD, Law MA, Noel P, et al: Safety and efficacy of the monoclonal anti-interleukin-5 antibody SCHJ55700 in the treatment of patients with hypereosinophilic syndrome. *Blood* 103:2939, 2004.

946. Ardanani AD, Morice WG, Hoyer JD, Tefferi A: Chronic basophilic leukemia: A distinct clinical entity. *Eur J Haematol* 71:18, 2003.

947. Lahortiga I, Akin C, Cools J, et al: Activity of imatinib in systemic mastocytosis with chronic basophilic leukemia and a PRKG2-PDGFRB fusion. *Haematologica* 93:49, 2008.

948. Castro-Malaspina H, Schaison G, Brier J, et al: Philadelphia chromosome positive chronic myelocytic leukemia in children: Survival and prognostic factors. *Cancer* 51:721, 1983.

949. Arico M, Biondi A, Pui C-H: Juvenile myelomonocytic leukemia. *Blood* 90:479, 1997.

950. Neimeyer CM, Arico M, Basso A, et al: Chronic myelomonocytic leukemia in childhood. *Blood* 89:3535, 1997.

951. Emanuel PD: Juvenile myelomonocytic leukemia and chronic myelomonocytic leukemia. *Leukemia* 22:1335, 2008.

952. Niemeyer CM, Kratz C: Juvenile myelomonocytic leukemia. *Curr Oncol Rep* 5:510, 2003.

953. Busque L, Gilliland DG, Prchal JT, et al: Clonality in juvenile chronic myelogenous leukemia. *Blood* 85:21, 1995.

954. Cooper LJN, Shannon KM, Loken MR, et al: Evidence that juvenile chronic myelomonocytic leukemia can arise from a pluripotential stem cell. *Blood* 96:2310, 2000.

955. Emanuel PD: RAS pathway mutations in juvenile myelomonocytic leukemia. *Acta Haematol* 119:207, 2008.

956. Guilbert-Douet N, Morel F, Le Bris M-J, et al: Somatic *PTPN11* mutation with a heterogeneous clonal origin in children with juvenile myelomonocytic leukemia. *Leukemia* 18:1142, 2004.

957. Gandre-Babbe S, Paluru P, Aribeana C, Chou ST, et al: Patient-derived induced pluripotent stem cells recapitulate hematopoietic abnormalities of juvenile myelomonocytic leukemia. *Blood* 121:4925, 2013.

958. Miyauchi J, Asada M, Sasaki M, et al: Mutations of the N-*ras* gene in juvenile chronic myelogenous leukemia. *Blood* 83:2248, 1994.

959. Bader JL, Miller RW: Neurofibromatosis and childhood leukemia. *J Pediatr* 92:925, 1978.

960. Brodeur GM: The NF1 gene in myelopoiesis and childhood myelodysplastic syndrome. *N Engl J Med* 330:637, 1994.

961. Shannon KM: Loss of normal NF1 allele from the bone marrow of children with type 1 neurofibromatosis and malignant myeloid disorders. *N Engl J Med* 330:597, 1994.

962. Bollag G: Loss of NF1 results in activation of RAS signaling pathway and leads to aberrant growth in haematopoietic cells. *Nat Genet* 12:137, 1996.

963. Tartaglia M, Niemeyer CM, Fragale A, et al: Somatic mutations in PTPN11 in juvenile myelomonocytic leukemia, myelodysplastic syndrome and acute myeloid leukemia. *Nat Genet* 34:148, 2003.

964. Owen G, Lewis IJ, Morgan M, et al: Prognostic factors in juvenile chronic granulocytic leukaemia. *Br J Cancer Suppl* 18:S68, 1992.

965. Estrov Z, Grunberger T, Chan HS, Freedman MH: Juvenile chronic myelogenous leukemia. Characterization of the disease using cell cultures. *Blood* 67:1382, 1986.

966. Estrov Z, Dube ID, Chan HS, Freedman MH: Residual juvenile chronic myelogenous leukemia cells detected in peripheral blood during clinical remission. *Blood* 70:1466, 1987.

967. Emanuel PD, Bates LJ, Zhu SW, et al: The role of monocyte-derived hemopoietic growth factors in the regulation of myeloproliferation in juvenile chronic myelogenous leukemia. *Exp Hematol* 19:1017, 1991.

968. Morerio C, Acquila M, Rosanda C, et al: HCMOGT-1 is a novel fusion partner to

PDGFRB in juvenile myelomonocytic leukemia with t(5;17)(q33;p11.2). *Cancer Res* 64:2649, 2004.

969. Inoue S, Ravindranath Y, Thompson RI, et al: Cytogenetics of juvenile type chronic granulocytic leukemia. *Cancer* 39:2017, 1977.

970. Brodeur GM, Dow LW, Williams DL: Cytogenetic features of juvenile chronic myelogenous leukemia. *Blood* 53:812, 1979.

971. Chan HS, Estrov Z, Weitzman SS, Freedman MH: The value of intensive combination chemotherapy for juvenile chronic myelogenous leukemia. *J Clin Oncol* 5:1960, 1987.

972. Kang HJ, Shin HY, Choi HS, Ahn HS: Novel regimen for the treatment of juvenile myelomonocytic leukemia (JMML). *Leuk Res* 28:167, 2004.

973. Pui CH, Arico M: Isotretinoin for juvenile chronic myelogenous leukemia. *N Engl J Med* 332:1520, 1995.

974. Bernard F, Thomas C, Emile JF, et al: Transient hematologic and clinical effects of E21R in a child with end-stage juvenile myelomonocytic leukemia. *Blood* 99:2615, 2002.

975. Locatelli F, Niemeyer C, Angelucci E, et al: Allogeneic bone marrow transplantation for chronic myelomonocytic leukemia in childhood. *J Clin Oncol* 15:556, 1997.

976. Manabe A, Okamura J, Yumura-Yagi K, et al: Allogeneic hematopoietic stem cell transplantation for 27 children with juvenile myelomonocytic leukemia diagnosed based on the criteria of the International JMML Working Group. *Leukemia* 16:645, 2002.

977. Locatelli F, Crotta A, Ruggeri A, et al: Analysis of risk factors influencing outcomes after cord blood transplantation in children with juvenile myelomonocytic leukemia: A EUROCORD, EBMT, EWOG-MDS, CIBMTR study. *Blood* 122:2135, 2013.

978. Worth A, Rao K, Webb D, et al: Successful treatment of juvenile myelomonocytic leukemia relapsing after stem cell transplantation using donor lymphocyte infusion. *Blood* 101:1713, 2003.

979. Scrideli CA, Baruffi MR, Rogatto SR, et al: B lineage acute lymphoblastic leukemia transformation in a child with juvenile myelomonocytic leukemia, type 1 neurofibromatosis and monosomy of chromosome 7. Possible implications in the leukemogenesis. *Leuk Res* 27:371, 2003.

980. Tuohey EL: A case of splenomegaly with polymorphonuclear neutrophil hyperleukocytosis. *Am J Med Sci* 160:18, 1920.

981. Froberg MK, Brunning RD, Dorion P, et al: Demonstration of clonality in neutrophils using FISH in a case of chronic neutrophilic leukemia. *Leukemia* 12:623, 1998.

982. Böhm J, Schaefer HE: Chronic neutrophilic leukemia:14 new cases of an uncommon myeloproliferative disorder. *J Clin Pathol* 55:862, 2002.

983. Standen GR, Steers FJ, Jones L: Clonality in chronic neutrophilic leukemia associated with myeloma: Analysis using the X-linked probe M27 beta. *J Clin Pathol* 46:297, 1993.

984. Bohm J, Kock S, Schaefer HE, Fisch P: Evidence of clonality in chronic neutrophilic leukaemia. *J Clin Pathol* 56:292, 2003.

985. Yanagisawa K, Ohminami H, Sato M, et al: Neoplastic involvement of granulocytic lineage, not granulocytic-monocytic, monocytic, or erythrocytic lineage, in a patient with chronic neutrophilic leukemia. *Am J Hematol* 57:221, 1998.

986. Hasegawa T, Suzuki K, Sakamoto C, et al: Expression of the inhibitor of apoptosis (IAP) family members in human neutrophils: Up-regulation of cIAP2 in chronic neutrophilic leukemia. *Blood* 101:1164, 2003.

987. Hasle H, Olesen G, Kerndrup G, et al: Chronic neutrophilic leukaemia in adolescence and young adulthood. *Br J Haematol* 94:628, 1996.

988. Elliott MA, Dewald GW, Tefferi A, Hanson CA: Chronic neutrophilic leukemia (CNL): A clinical and pathological entity. *Leukemia* 15:35, 2001.

989. Reilly JT: Chronic neutrophilic leukaemia: A distinct clinical entity? *Br J Haematol* 116:10, 2002.

990. Elliott MA: Chronic neutrophilic leukemia. *Curr Hematol Rep* 3:210, 2004.

991. Gotlib J, Maxson JE, George TI, Tyner JW. The new genetics of chronic neutrophilic leukemia and atypical CML: Implications for diagnosis and treatment. *Blood* 122:1707, 2013.

992. Ortiz-Cruz K, Amog-Jones G, Salvatore JR: Chronic neutrophilic leukemia with JAK2 gene mutation. *Clin Commun Oncol* 9:127, 2012.

993. Fleischman AG, Maxson JE, Luty SB et al: The CSF3R T618I mutation causes a lethal neutrophilic neoplasia in mice that is responsive to therapeutic JAK inhibition. *Blood* 122:3628, 2013.

994. Piliotis E, Kutas G, Lipton JH: Allogeneic bone marrow transplantation in the management of chronic neutrophilic leukemia. *Leuk Lymphoma* 43:2051, 2002.

995. Ito T, Kojima H, Otani K, et al: Chronic neutrophilic leukemia associated with monoclonal gammopathy of undetermined significance. *Acta Haematol* 95:140, 1996.

996. Vorobiof DA, Benjamin J, Kaplan H, Dvilansky A: Chronic granulocytic leukemia, neutrophilic type with paraproteinemia (IgA type K). *Acta Haematol* 60:316, 1978.

997. Carcassonne Y, Gastaut JA, Sebahoun G, Gratecos N: Découverte simultanée chez un même malade d'un myélome, d'une leucémie granuleuse (à polynucléaires neutrophils) et d'une maladie de Paget. *Nouv Rev Fr Hematol* 18:240, 1977.

998. Franchi F, Seminara P, Gruinchi G: Chronic neutrophilic leukemia and myeloma. Report on long survival. *Tumori* 70:105, 1984.

999. Lewis MJ, Oelbaum MH, Coleman M, Allen S: An association between chronic neutrophilic leukaemia and multiple myeloma with a study of cobalamin-binding proteins. *Br J Haematol* 63:173, 1986.

1000. Rovira M, Cervantes F, Namdedeu B, Rozman C: Chronic neutrophilic leukaemia preceding for seven years the development of multiple myeloma. *Acta Haematol* 3:94, 1990.

1001. Standen GR, Jasani B, Wagstaff M, Wardrop CAJ: Chronic neutrophilic leukemia and multiple myeloma. *Cancer* 66:162, 1990.

1002. Nagai M, Oda S, Iwamoto M, et al: Granulocyte-colony stimulating factor concentrates in a patient with plasma cell dyscrasia and clinical features of chronic neutrophilic leukaemia. *J Clin Pathol* 49:858, 1996.

1003. Dinçol G, Nalçaci M, Dogan O, et al: Coexistence of chronic neutrophilic leukemia with multiple myeloma. *Leuk Lymphoma* 43:649, 2002.

1004. Masini L, Salvarani C, Macchioni P, et al: Chronic neutrophilic leukemia (CNL) with karyotype abnormalities associated with plasma cell dyscrasia. *Haematologica* 77:277, 1992.

1005. Pascucci M, Dorion P, Makary A, Froberg MK: Chronic neutrophilic leukemia evolving from the myelodysplastic syndrome. *Acta Haematol* 98:163, 1997.

1006. Takamatsu Y, Kondo S, Inoue M, Tamura K: Chronic neutrophilic leukemia with dysplastic features mimicking myelodysplastic syndrome. *Int J Hematol* 63:65, 1996.

1007. Higuchi T, Oba R, Endo M, et al: Transition of polycythemia vera to chronic neutrophilic leukemia. *Leuk Lymphoma* 33:203, 1999.

1008. Billio A, Venturi R, Morello E, et al: Chronic neutrophilic leukemia evolving from polycythemia vera with multiple chromosome rearrangements: A case report. *Haematologica* 86:1225, 2001.

1009. Foa P, Iurlo A, Saglio G, et al: Chronic neutrophilic leukemia associated with polycythemia vera. *Br J Haematol* 78:286, 1991.

1010. Higuchi T, Oba R, Endo M, et al: Transition of polycythemia vera to chronic neutrophilic leukemia. *Leuk Lymphoma* 33:203, 1999.

1011. Iurlo A, Foa P, Mailo AT, et al: Polycythemia vera terminating in chronic neutrophilic leukemia. *Am J Hematol* 35:139, 1990.

1012. Soda H, Kuriyama K, Tomonaga M, et al: Lymphoid crisis with T-cell phenotypes in a patient with Philadelphia chromosome negative chronic myeloid leukemia. *Br J Haematol* 59:671, 1985.

1013. Kessler JF, Grogan TM, Greenberg BR: Philadelphia-chromosome-negative chronic myelogenous leukemia with lymphoid stem cell blastic transformation. *Am J Hematol* 18:201, 1985.

1014. Martiat P, Michaux JL, Rodhain J, et al: Philadelphia-negative (Ph−) chronic myeloid leukemia (CML): Comparison with Ph+ CML and chronic myelomonocytic leukemia. *Blood* 78:205, 1991.

1015. van der Plas DC, Grosveld G, Hagemeijer A: Review of clinical, cytogenetic, and molecular aspects of Ph-negative CML. *Cancer Genet Cytogenet* 52:143, 1991.

1016. Galton DA: Haematological differences between chronic granulocytic leukemia, atypical chronic myeloid leukaemia and chronic myelomonocytic leukaemia. *Leuk Lymphoma* 7:343, 1992.

1017. Kato Y, Sawada H, Tashima M et al: Heterogeneous features of Ph-negative CML— Possible existence of Ph-negative, bcr-rearrangement-negative CML. *Acta Haematol* 52:1004, 1989.

1018. Selleri L, Emilia G, Luppi M, et al: Chronic myelogenous leukemia with typical clinical and morphological features can be Philadelphia chromosome negative and "bcr negative." *Hematol Pathol* 4:67, 1990.

1019. Costello R, Sainty D, Lafage-Pochitaloff M, Gabert J: Clinical and biological aspects of Philadelphia-negative/BCR-negative chronic myeloid leukemia. *Leuk Lymphoma* 25:225, 1997.

1020. Kurzrock R, Bueso-Ramos CE, Kantarjian H, et al: BCR rearrangement-negative chronic myelogenous leukemia revisited. *J Clin Oncol* 19:2915, 2001.

1021. Onida F, Ball G, Kantarjian HM, et al: Characteristics and outcome of patients with Philadelphia chromosome negative, bcr/abl negative chronic myelogenous leukemia. *Cancer* 95:1673, 2002.

1022. O'Brien SG, Viera SA, Connors S, et al: Transient response to imatinib mesylate (STI571) in a patient with ETV6-ABL t(9;12) translocation. *Blood* 99:3465, 2002.

1023. Mauro MJ, Loriaux M, Deininger MW: Ph-positive and -negative myeloproliferative syndromes may coexist. *Leukemia* 18:1305, 2004.

1024. Raskind WH, Ferraris AM, Najfeld V, et al: Further evidence for the existence of a clonal Ph-negative stage in some cases of Ph-positive chronic myelocytic leukemia. *Leukemia* 18:1305, 2004.

1025. Chee YL, Vickers MA, Stevenson D, et al: Fatal myelodysplastic syndrome developing during therapy with imatinib mesylate and characterized by the emergence of complex Philadelphia negative clones. *Leukemia* 17:634, 2003.

1026. Meeus P, Demuynck H, Martiat P, et al: Sustained clonal karyotype abnormalities in the Philadelphia chromosome negative cells of CML patients successfully treated with imatinib. *Leukemia* 17:465, 2003.

1027. Bumm T, Muller C, Al Ali HK, et al: Emergence of clonal cytogenetic abnormalities in Ph-cells in some CML patients in cytogenetic remission to imatinib but restoration of polyclonal hematopoiesis in the majority. *Blood* 101:1941, 2001.

1028. Galton DA: Haematological differences between chronic granulocytic leukaemia, atypical chronic myeloid leukaemia, and chronic myelomonocytic leukaemia. *Leuk Lymphoma* 7:343, 1992.

1029. Breccia M, Biondo F, Latagliata R, et al: Identification of risk factors in atypical chronic myeloid leukemia. *Haematologica* 91:1566, 2006.

1030. Dinardo CD, Daver N, Jain N, et al: Myelodysplastic/myeloproliferative neoplasms, unclassifiable (MDS/MPN, U): Natural history and clinical outcome by treatment strategy. *Leukemia* 28:958, 2014.

1031. Wang SA, Hasserjian RP, Fox PS, et al: Atypical chronic myeloid leukemia is clinically distinct from unclassifiable myelodysplastic/myeloproliferative neoplasms. *Blood* 123: 2645, 2014.

1032. Meggendorfer M, Roller A, Haferlach T, et al: SRSF2 mutations in 275 cases with chronic myelomonocytic leukemia (CMML). *Blood* 120:3080, 2012.

1033. Sakaguchi H(1), Okuno Y, Muramatsu H, et al: Exome sequencing identifies secondary mutations of SETBP1 and JAK3 in juvenile myelomonocytic leukemia. *Nat Genet* 45:937, 2013.

第十一篇　恶性淋巴组织疾病

第 90 章　恶性淋巴组织疾病的
　　　　　分类 ………………… 1363

第 91 章　急性淋巴细胞白
　　　　　血病 ………………… 1373

第 92 章　慢性淋巴细胞白
　　　　　血病 ………………… 1393

第 93 章　毛细胞白血病 ………… 1415

第 94 章　大颗粒淋巴细胞白
　　　　　血病 ………………… 1423

第 95 章　淋巴瘤概述:流行病学、
　　　　　病因学、异质性和原发
　　　　　性结外疾病 …………… 1429

第 96 章　淋巴瘤病理学 ………… 1444

第 97 章　霍奇金淋巴瘤 ………… 1459

第 98 章　弥漫大 B 细胞淋巴瘤
　　　　　和相关疾病 …………… 1478

第 99 章　滤泡性淋巴瘤 ………… 1492

第 100 章　套细胞淋巴瘤 ……… 1503

第 101 章　边缘区 B 细胞淋巴
　　　　　 瘤 ………………… 1512

第 102 章　伯基特淋巴瘤 (Burkitt
　　　　　 淋巴瘤) ………… 1518

第 103 章　皮肤 T 细胞淋巴瘤 (蕈
　　　　　 样霉菌病和 Sézary
　　　　　 综合征) ………… 1525

第 104 章　成熟 T 细胞和 NK
　　　　　 细胞淋巴瘤 ……… 1537

第 105 章　浆细胞肿瘤:概论 …… 1550

第 106 章　原发性单克隆丙种球
　　　　　 蛋白病 …………… 1562

第 107 章　骨髓瘤 ……………… 1572

第 108 章　免疫球蛋白轻链型
　　　　　 淀粉样变性 ……… 1610

第 109 章　巨球蛋白血症 ……… 1620

第 110 章　重链病 ……………… 1635

第 90 章
恶性淋巴组织疾病的分类

Robert A. Baiocchi

摘要

本章概述肿瘤前或肿瘤性淋巴细胞和浆细胞疾病的分类,介绍评价肿瘤性淋巴细胞和浆细胞疾病的构架,概括这些疾病相关的临床综合征,指导读者阅读本篇中对每类疾病较详细讨论的章节。淋巴细胞和浆细胞的非肿瘤性疾病请参见第 78 章。

简写和缩略词

α/β TCR,编码 T 细胞受体 α 和 β 链的 T 细胞受体基因(T-cell receptor genes encoding the αand βchains of the T-cell receptor,参见第 76 章);ALK,编码间变性淋巴瘤激酶的基因(gene encoding anaplastic lymphoma kinase);BCL2,编码 B 细胞慢性淋巴细胞白血病(CLL)/淋巴瘤 2 的基因(gene encoding Bcell chronic lymphocytic leukemia(CLL)/lymphoma 2);BCL6,编码 B 细胞慢性淋巴细胞白血病(CLL)/淋巴瘤 6 的基因(gene encoding Bcell chronic lymphocytic leukemia(CLL)/lymphoma 6);cIg,胞质免疫球蛋白(cytoplasmic immunoglobulin);EBER,Epstein-Barr 病毒编码的 RNA(Epstein-Barr virus encoded RNA);EBV,Epstein-Barr 病毒(Epstein-Barr virus);γ/δ TCR,编码 T 细胞受体 γ 和 δ 链的 T 细胞受体基因(T-cell-receptor genes encoding the γand δchains of the T-cell receptor,参见第 76 章);HL,霍奇金淋巴瘤(Hodgkin lymphoma);HLA,人类白细胞抗原(human leukocyte antigen);HTLV-1,人类 T 细胞病毒 1 型(human T-cell leukemia virus type 1);HHV8,人类疱疹病毒 8(human herpes virus 8);Ig,免疫球蛋白(immunoglobulin);IgR,免疫球蛋白基因重排(immunoglobulin gene rearrangement,参见第 75 章);IL,白细胞介素(interleukin);MALT,黏膜相关淋巴组织(mucosa-associated lymphoid tissue);MUM1,编码多发性骨髓瘤肿瘤基因 1 的基因(gene encoding multiple myeloma oncogene 1);neg,阴性(negative);NK 细胞,自然杀伤细胞(natural killer cell);NOS,非特指性(not otherwise specified);NPM,编码核仁磷酸蛋白的基因(gene encoding nucleophosmin);PAX5,成对盒基因 5(paired box gene 5);POEMS,多发性神经病、器官肿大、内分泌病、单克隆丙种球蛋白病和皮肤改变(polyneuropathy, organomegaly, endocrinopathy, monoclonal gammopathy, and skin changes);REAL,修订的欧美淋巴瘤分类(revised European-American lymphoma);R-S,Reed-Sternberg;sIg,表面免疫球蛋白(surface immunoglobulin,参见第 75 章);sIgD,表面 IgD(surface IgD);sIgM,表面 IgM(surface IgM);TAL1,编码 T 细胞急性白血病-1 的基因(gene encoding T-cell acute leukemia-1);TCR,T 细胞受体(T-cell receptor);TdT,末端脱氧核苷酸转移酶(terminal deoxynucleotidyl transferase);Th2,2 型辅助 T(T-helper type 2);WHO,世界卫生组织(World Health Organization)。

● 分类

淋巴细胞和浆细胞恶性肿瘤由许多不同形态学和临床综合征所组成(表 90-1)。淋巴细胞肿瘤可起源于原始干细胞分化为 T 和 B 淋巴细胞之前,或干细胞分化为成熟阶段的细胞。因此,急性淋巴母细胞白血病起源于可产生 B 或者 T 细胞表型的早期淋巴组织祖细胞(参见第 91 章)。另一方面,慢性淋巴细胞起源于较成熟 B 淋巴细胞(参见第 92 章),骨髓瘤起源于 B 淋巴细胞成熟更晚的阶段(参见第 107 章)。淋巴造血祖细胞疾病表达上差异而导致一系列淋巴细胞性疾病,如 B 淋巴细胞或者 T 淋巴细胞淋巴瘤(参见第 98 和第 104 章)、毛细胞白血病(参见第 93 章)、幼淋巴细胞白血病(参见第 92 章)、自然杀伤细胞大颗粒淋巴细胞白血病(参见第 94 章)[1]、骨髓瘤和浆细胞瘤(参见第 107 章)。霍奇金淋巴瘤也来源于高度突变的免疫球蛋白基因而不再表达 Ig 蛋白的肿瘤性 B 细胞(参见第 97 章)。

为了在恶性淋巴组织疾病的临床和研究工作中有一个统一的国际标准,国际淋巴瘤研究组(the International Lymphoma Study Group,ILSG)提出了淋巴组织肿瘤欧美(the revised European-American Lymphoma,REAL)修改分类(参见第 95 章)[2]。2001 年和 2008 年世界卫生组织(WHO)作了修正[3,4]。REAL/WHO 分类方案详细地描述每个淋巴细胞肿瘤的病理学、免疫表型、遗传学和临床特点,并分成各种独立病种(表 90-1;参见第 96 章)[5]。有些独立病种的肿瘤性淋巴细胞具有独特的细胞遗传学异常,临床病理实验室能应用日益增多的分子技术来证实这些细胞遗传学异常[6,7]。

REAL/WHO 分类认识到结节性淋巴细胞为主性霍奇金淋巴瘤和经典型霍奇金淋巴瘤之间根本的区别,反映在临床表现和生物学行为、形态学、免疫表型和分子特点上的差别(参见第 97 章)[3]。研究证实存在能用于区分经典型霍奇金淋巴瘤与间变大细胞淋巴瘤的特点;在一定程度上也有能用于区分结节性淋巴细胞为主型霍奇金淋巴瘤与富于 T 细胞/组织细胞大 B 细胞淋巴瘤的特点。

更新版 WHO 分类(总结参考 4)提供定义疾病几个修订的指导性原则,如慢性淋巴细胞白血病(CLL)[8]、Waldenström 巨球蛋白血症[9]、浆细胞肿瘤[10]和弥漫性大 B 细胞淋巴瘤(DLBCL)[11~14]。同时改进了几个 T 细胞淋巴瘤的分类,包括肠病相关 T 细胞淋巴瘤、间变性大细胞淋巴瘤(ALK-阳性和 ALK-阴性)和皮肤脂膜炎样 T 细胞淋巴瘤[4]。本章总结这些新的区别见表 90-1。(表 90-1 为 2008 年第 4 版 WHO 分类,2017 年第 4 版修订版 WHO 分类已发表,请读者注意它们之间的差异——译者注。)

表 90-1 淋巴瘤和淋巴细胞白血病 WHO 分类

肿瘤	形态学	免疫表型*	基因型†
B 细胞肿瘤			
不成熟 B 细胞肿瘤			
淋巴母细胞性白血病/淋巴瘤,NOS(参见第 91 章)	中至大细胞,染色质细点状,胞质少	TdT⁺、sIg⁻、CD10⁺、CD13⁺/⁻、CD19⁺、CD20⁻、CD22⁺、CD24⁺、CD34⁺/⁻、CD33⁺/⁻、CD45⁺/⁻、CD79a⁺、PAX5⁺	IGH 基因克隆性 DJ 重排 t(17;19)、E2A-HLF、AML1iAMP21 与预后不良相关
伴有频发性遗传学异常的淋巴母细胞性淋巴瘤/淋巴瘤(参见第 91 章)	同上	免疫表型见上。伴有 t(9;22) 的 B-ALL CD25⁺,更常表达髓系抗原 CD13 和 CD33	B-ALL 亚型的各个遗传学特点见下
伴有 t(v;11q23) 的 B-ALL;MLL 重排	同上	CD19⁺、CD10⁻、CD24⁻、CD15⁺	MLL(11q23) 与多个基因融合,包括 AF4(4q21)、AF9(9p22) 和 ENL(19p13)。有 MLL 易位的 B-ALL 过表达 FLT3,预后差
伴有 t(12;21)(p13;q22) 的 B-ALL; TEL-AML1(ETV6-RUNX1)	同上	CD19⁺、CD10⁺、CD34⁺。典型病例 CD9⁻、CD20⁻、CD66c⁻	t(12;21)(p13;q22) ETV6-RUNX 易位
伴有超二倍体的 B-ALL	同上	CD19⁺、CD10⁺、CD45⁻、CD34⁺	染色体数目增加而无结构异常。最常见为染色体+21、X、14 和 4,少见为+1、2、3。预后好
伴有低二倍体的 B-ALL	同上	同上	丢失至少一条或多条染色体(从 45 条到近单倍体)。偶见染色体异常。预后差
伴有 t(5;14)(q31;q32) 的 B-ALL;IL3-IGH	同上,反应性嗜酸性粒细胞增多表型	同上,伴有嗜酸性粒细胞增多而具有 B-ALL 免疫即使母细胞很少,也强烈提示为此型 B-ALL	t(5;14)(q31;q32);IL3-IGH 导致 IL3 过表达。预后不详
伴有 t(1;19)(q23;p13.3) 的 B-ALL;E2A-PBX1	同上	CD10、CD19⁺、胞浆 μ 重链。CD9⁺、CD34⁻	t(1;19)(q23;p13.3);导致 E2A-PBX1 融合基因过表达产物干扰 E2A 和 PBX1 的正常转录因子活性
成熟 B 细胞肿瘤			
白血病			
慢性淋巴细胞白血病/小淋巴细胞性淋巴瘤(参见第 92 章)	小细胞,核圆、致密	sIg⁺(dim)、CD5⁺、CD10⁻、CD19⁺、CD20⁺(dim)、CD22⁺(dim)、CD23⁺、CD38⁺/⁻、CD45⁺、FMC-7⁻	IgR⁺,+12(约 30%)、−13q14(约 50%)、−11q22~23、−17p13 和与预后差相关的 IGH 突变状态
幼淋巴细胞白血病(参见第 92 章)	≥55% 幼淋巴细胞	sIg(bright)、CD5⁺/⁻、CD10⁻、CD19⁺、CD22⁺、CD23⁺/⁻、CD45⁺、FMC7⁺	−13q14(约 30%)、−17q(50%)、IgR⁺
毛细胞白血病(参见第 93 章)	小细胞,有胞质突起	sIg(bright)、CD5⁻、CD10⁻、CD11c⁺(bright)、CD19⁺、CD20⁺、CD25⁺、CD45⁺、CD103⁺、Annexin A⁺	BRAF 突变(100%)、IgR⁺
淋巴瘤			
淋巴浆细胞性淋巴瘤(参见第 109 章)	小细胞伴浆细胞样分化	cIg⁺、CD5⁻、CD10⁻、CD19⁺、CD20⁺/⁻ 浆细胞:CD38⁺、CD138⁺、cIgM⁺	IgR⁺,−6q(50% 基于骨髓病例)[已证实 t(9;14) 是错误的]、+4(20%)
套细胞淋巴瘤(参见第 100 章)	小至中细胞	sIgM⁺、sIgD⁺、CD5⁺、CD10⁻、CD19⁺、CD20⁺、CD23⁻、cyclin D1⁺、FMC-7⁺、SOX10⁺(接近 100)	IgR⁺、t(11;14)(q13;q32)(FISH 约 100%),涉及 BCL1 和 IgH。高增殖变型常显示 TP53 突变、INK4a/ART 和 p18INK4c
滤泡性淋巴瘤(滤泡中心淋巴瘤;参见第 99 章)	小、中或大细胞,有裂核	sIg⁺、CD5⁻、CD10⁺、CD19⁺、CD20⁺(bright)、CD23⁻/⁺、CD38⁺、CD45⁺	IgR⁺、t(14;18)(q32;q21)(约 85%),涉及 BCL2 和 IgH。3q27 突变(5%~15%,BCL6)

表90-1 淋巴瘤和淋巴细胞白血病 WHO 分类（续）

肿瘤	形态学	免疫表型*	基因型†
淋巴结边缘区 B 细胞淋巴瘤（参见第 101 章）	小或大单核样细胞	sIgM⁺、sIgD⁻、cIg⁺（约 50%）、CD5⁻、CD10⁻、CD11c⁺/⁻、CD19⁺、CD20⁺、CD23⁻、CD43⁺/⁻	IgR⁺、常+3、+7 和+18
结外黏膜相关淋巴组织（MALT）型边缘区淋巴瘤（参见第 101 章）	同上	同上	t（11；18）（q21；q21），涉及 API2 和 MLT 或 t（1；14）（p22；q32），涉及 BCL10
脾脏边缘区 B 细胞淋巴瘤	小圆形淋巴细胞代替反应性生发中心和/或血中绒毛状淋巴细胞	sIgM⁺、sIgD⁻、CD5⁺/⁻、CD19⁺、CD20⁺、CD23⁻、CD103⁻	IgR⁺、7q31～32 等位基因缺失（40%）
脾脏 B 细胞淋巴瘤,不能分类			
脾脏弥漫性红髓小 B 细胞淋巴瘤	血：绒毛状淋巴细胞，相似于 SMZL；骨髓：窦内浸润；脾脏：单一性小-中等大淋巴细胞，细胞核圆、染色质空泡状、偶见小核仁	CD20⁺、DBA.44⁺、IgG⁺/IgD⁻、CD25⁻、CD5⁻、CD103⁻、CD123⁻	t（9；14）（p13；q32），涉及 PAX5 和 IGH
毛细胞白血病变型	幼淋巴细性白血病和典型毛细胞白血病混杂性特点	sIg⁺（bright）、CD5⁻、CD10⁻、CD11c⁺（bright）、CD19⁺、CD20⁺、CD25⁻、CD45⁺、CD103⁺、FMC7⁺、CD123⁻、AnnexinA1⁻、TRAP⁻	BRAF 突变阴性
弥漫性大 B 细胞淋巴瘤（DLBCL,参见第 98 章）			
DLBCL,NOS			
常见形态学变型：			
中心母细胞性	中-大淋巴细胞，空泡状核，染色质细致，多个核仁	sIgM⁺、sIgD⁺/⁻、CD5⁻、CD10⁻/⁺、CD19⁺、CD20⁺、CD22⁺、CD79a⁺、CD45⁺、PAX5⁺	IgR⁺、3q7 异常和/或 t（3；14）（q27；q32），涉及 BCL6（约 30%）或 t（14；18）（q32；q21）（25%），涉及 BCL2
免疫母细胞性	>90% 细胞为核仁居中的免疫母细胞	同上，可表达 CD30	同上
间变性	非常大，圆形、卵圆形或多角形，核多形性，类似 RS 细胞	同上，常 CD30⁺	同上
分子亚群			
生发中心 B 细胞样（GCB）	同上	同上	同上
活化 B 细胞样（ABC）	同上，常有较明显免疫母细胞形态学	同上	（14；18）（35%）、12q12（20%）、IG 突变、BCL2 重排（20%～25%）、Release 扩增（15%）。microRNA-17～92 簇扩增
免疫组织化学亚群			+3q（26%）、+9p（6%）、12q12（5%）、NF-κB 活化
CD5⁻阳性 DLBCL	同上	同上，CD5⁺	t（11；14）和 t（14；18）阴性。+3、+16/16p 和+18/18p 常见。-16/INK4a
非生发中心 B 细胞样	同上	同上	同上。FOXP1 一致表达，伴有 IRF4/MUM1 和 BCL6 表达
原发性纵隔（胸腺）大 B 细胞淋巴瘤（参见第 98 章）	各病例之间有差异。中-大细胞，常有多形性（RS 样细胞）	sIg⁻、CD5⁻、CD10⁻/⁺、CD15⁻、CD19⁺、CD20⁺、CD22⁺、CD23⁺、CD30⁺（80%）、CD45⁺、CD79a⁺、IRF4/MUM1⁺（75%）。不同程度表达 BCL2（50%～80%）和 BCL6（45%～100%）	IgR⁺、+9q24（75%）获得 9q24（75%）、+2p15（50%）。REL、BCL11A、JAK2、PDL1、PDL2 扩增。转录组与 CHL 相似

表90-1　淋巴瘤和淋巴细胞白血病 WHO 分类（续）

肿瘤	形态学	免疫表型*	基因型†
血管内大 B 腺瘤淋巴瘤	肿瘤细胞浸润所有器官	CD19⁺、CD20⁺、CD5⁺（38%）、CD10⁺（13%）、缺乏 CD29（β1 整合素）和 CD54（ICAM1）可解释血管内生长	IgR⁺、缺乏其他特指的小-中等大的血管
ALK 阳性大 B 细胞淋巴瘤	窦性生长，单一性大免疫母细胞样细胞	ALK⁺（强）、CD138⁺、VS38⁺、cIgA 或 cIgG⁺	IgR⁺、t(2;17)，涉及 ALK/CLTC
浆母细胞性淋巴瘤	浆样分化免疫母细胞弥漫增生，核分裂象易见，单一性形态学常见于 HIV⁺病人，常位于结外，EBV⁺	CD138⁺、CD38⁺、VS38C⁺、IRF4/MUM1⁺、Ki67 高，大多数病例 CD79a⁺、CD30⁺，而 CD45、CD20 和 PAX5 阴性。cIg⁺（50%~70%）、CD56⁻（如阳性，应怀疑为浆细胞骨髓瘤）	IgR⁺、EBER⁺（60%~70%），但大多数病例 LMP1⁻。HHV8 状态与起自 MCD 的大 B 细胞淋巴瘤一致
起自多中心 HHV8⁺ Castleman 病（MCD）的大 B 细胞淋巴瘤	HHV8MCD：B 细胞滤泡退化、生发中心玻璃样变，套区显著，套区内大浆母细胞性细胞；HHV8 浆母细胞性淋巴瘤：HHV8⁺ LANA1⁺细胞融合成片，湮没淋巴结结构，常累及结外	HHV8⁺、LANA1⁺、病毒 IL6⁺、cIgM⁺、CD20⁺/⁻、CD79a⁻、CD138⁻、EBER⁻	多克隆 IgM。IgVH 无突变。IL6R 通路活化。缺乏特征性细胞遗传学改变
原发性渗出性淋巴瘤	浸润细胞形态学高度异常，包括免疫母细胞性、浆母细胞性、间变性，核大，核仁明显	CD45⁺、CD19⁻、CD20⁻、CD79a⁻、sIg⁻	IgR⁺和超突变，无频发性染色体异常
Burkitt 淋巴瘤（参见第98章）	中等细胞，单一、弥漫排列，胞质嗜碱性，高增殖活性伴大量核分裂象，存在"星空"图像	CD19⁺、CD20⁺、CD10⁺、BCL6⁺、CD38⁺、CD77⁺、CD43⁺。BCL2⁻、TdT⁻、Ki67⁺（~100%）	t(8;14)(q24;q32)，t(2;8)(q11;q24) 或 t(8;22)(q24;q11)，涉及 Ig 位点和 8q24 上 C-MYC
B 细胞淋巴瘤，不能分类，介于 DLBCL 和 Burkitt 淋巴瘤（BL）中间特点（参见第102章）	中等大圆细胞，胞质丰富，与 BL 相比，核的大小和轮廓变异较大，Ki67⁺ 细胞常 > 90%。与 BL 不同的是常强表达 BCL2	除 sIg⁻、cIg⁺/⁻ 和 CD10⁻ 外，其余同上	除较典型地高水平表达 BCL2 和约 30% 有 BCL2 重排（双打击型）外，其余同上
B 细胞淋巴瘤，不能分类，介于 DLBCL 和经典型霍奇金淋巴瘤（HL）中间特点	纤维性间质中多形性细胞弥漫融合成片状生长，多形性细胞类似 HL 中 RS 样细胞和腔隙细胞，坏死常见	不同于 HL，CD45⁺，CD30⁺和 CD15⁺	缺乏特征性遗传学改变
浆细胞肿瘤			
意义不明单克隆 γ 病（MGUS）	1%~9%成熟浆细胞浸润骨髓	M 蛋白<30g/L，骨髓浆细胞<10%，无终末器官损害。CD138⁺，由于浆细胞数量少，常难以证实 LC 限性	MGUS 中很少见到异常细胞遗传学。FISH 研究约 50% 病例涉及 IgH；t(11;14)、t(4;14)。超二倍体 40%
浆细胞骨髓瘤	骨髓瘤性浆母细胞在骨髓间质性成簇排列	sIg⁺、CD5⁻、CD10⁻、CD19⁻、CD20⁻、CD38⁺（bright）、CD45⁺/⁻、CD56⁻、CD117⁺/⁻（bright）、CD138⁺（bright）	IgR⁺，常有复杂核型和/或 t(6;14)(p25;q32)，涉及 MUM1。T(11;14)(q23;q32)见于 15%~25% 的病例
骨外浆细胞瘤	骨外器官的浆细胞必须与淋巴组织增生性疾病鉴别（如 MALT 型）	同上	同浆细胞骨髓瘤

表 90-1　淋巴瘤和淋巴细胞白血病 WHO 分类（续）

肿瘤	形态学	免疫表型*	基因型†
骨的孤立性浆细胞瘤	浆细胞	浆细胞	同上
单克隆免疫球蛋白沉积病	主要的器官（最常见为肾脏，偶可累及肝脏、心脏、神经、血管）沉积非淀粉样、非原纤维、无定形的嗜伊红物质，刚果红染色阴性。重链（HCDD）和轻链（LCDD）沉积病	LCDD 以 κ 轻链为主；HCDD 则以 λ 轻链为主。骨髓可显示异常 κ/λ 比例	有 VλVI 过表达；LCDD 有 VκIV 过表达
霍奇金淋巴瘤（HL）			
结节性淋巴细胞为主型 HL（参见第 97 章）	"爆米花"细胞，细胞核类似于中心母细胞的核	BCL6⁺、CD19⁺、CD20⁺、CD22⁺、CD45⁺、CD79α⁺、CD15⁻、偶尔 CD30⁺/⁻、Bob1⁺、Oct2⁺、PAX5⁺	IgR⁺，高水平表达 BCL6
经典型 HL（参见第 97 章）			
结节硬化 HL	反应性淋巴样结节中 RS 细胞和腔隙细胞	RS 细胞典型表型为 CD15⁺、CD20⁻/⁺、CD30⁺、CD45⁻、CD79α⁻、PAX5⁺（dim）	R-S 细胞通常表达 PAX5 和 MUM1，不同程度表达 BCL6 和存在无功能 Ig 的 IgR
富于淋巴细胞 HL	散布在淋巴样结节中很少的 RS 细胞，偶尔呈"爆米花"样	同上	同上
混合细胞 HL	RS 细胞散布在浆细胞、上皮样组织细胞、嗜酸性粒细胞和 T 细胞中	RS 细胞典型表型为 CD15⁺、CD20⁻/⁺、CD30⁺、CD45⁻、CD79a⁻	同上
淋巴细胞消减 HL	大量 RS 细胞，淋巴结结构湮没	同上	同上
T 细胞肿瘤			
不成熟 T 细胞肿瘤			
淋巴母细胞白血病（参见第 91 章）	中至大细胞，染色质细点状，胞质少	TdT⁺、CD2⁺/⁻、cCD3⁺、CD1α⁺/⁻、CD5⁺/⁻、CD7⁺、CD10⁻/⁺、CD4⁺/CD8⁺或 CD4⁻/CD8⁻、CD34⁺/⁻	14q11（TCRα），7q34（TCRβ）或 7p15（TCRγ）上 TCR 位点异常和/或 t(1;14)(p32～34;q11)，涉及 TAL1
淋巴母细胞性淋巴瘤（参见第 91 章）	同上	同上	同上
成熟 T 细胞肿瘤			
白血病			
T 幼淋巴细胞白血病（参见第 104 章）	小至中细胞，有胞质突起或小泡	TdT⁻、CD2⁺、CD3⁺、CD5⁺、CD7⁺、CD4⁺/CD8⁻ 比 CD4⁻/CD8⁺常见，但可以 CD4⁺/CD8⁺	α/β TCR 重排，涉及 inv14（q11;q32）（约 75%），约 80% inv14，易位常涉及 TCL1A 和 TCL1B 基因。+8q 见于 75% 病例、−11q23 和伴有染色体 6(33%) 和 17p(26%) 异常
T 细胞大颗粒淋巴细胞白血病（参见第 94 章）	胞质丰富，含稀疏嗜天青颗粒	CD2⁺、CD3⁺、CD4⁻/⁺、CD5⁺、CD7⁺、CD8⁺/⁻、CD16⁺/⁻、CD56⁻、CD57⁺/⁻	α/β TCR 重排，可有 γ/δ TCR 重排
淋巴瘤/淋巴组织增生性疾病			
结外 T/NK 细胞淋巴瘤，鼻型（"血管中心淋巴瘤"）（参见第 94、104 章）	血管中心性和血管破坏性生长	CD2⁺、cCD3⁺、CD4⁻、CD5⁻/⁺、CD7⁺、CD8⁻、CD56⁺、EBV⁺	TCR 重排通常阴性，ISH 检测存在 EBV
皮肤 T 细胞淋巴瘤（蕈样肉芽肿，参见第 103 章）	小至大细胞，细胞核呈脑回状	CD2⁺、CD3⁺、CD4⁺、CD5⁺、CD7⁺/⁻、CD8⁻、CD25⁻、CD26⁺	α/β TCR 重排，常有复杂核型，STAT3 活化

表 90-1　淋巴瘤和淋巴细胞白血病 WHO 分类（续）

肿瘤	形态学	免疫表型*	基因型†
Sézary 综合征（参见第 103 章）	同上	同上	同上
血管免疫母细胞性 T 细胞淋巴瘤[34]	小至中等大免疫母细胞，胞质透明至淡染，围绕滤泡和高内皮小静脉	CD3$^{+/-}$、CD4$^+$、CD10$^+$、CXCL13$^+$、PD1$^+$（60%～100%）、EBV$^+$	α/β TCR 重排（75%～90%），IgR$^+$（25%～30%），+3 或+5
外周 T 细胞淋巴瘤（非特指性；参见第 104 章）	高度不一致	CD2$^+$、CD3$^+$、CD5$^+$、CD7$^-$，CD4$^+$/CD8$^-$ 比 CD4$^-$/CD8$^+$ 常见，后者比 CD4$^+$/CD8$^+$更常见	α/β TCR 重排
皮下脂膜炎样 T 细胞淋巴瘤[35]	大小不一非典型细胞，核深染，浸润脂肪小叶	CD2$^+$、CD3$^+$、CD4$^-$、CD5$^+$、CD7$^-$、CD8$^+$、perforin$^+$、GrB$^+$、TIA1$^+$	α/β TCR 重排
肠病相关 T 细胞淋巴瘤[36]	中至大细胞，核仁显著，胞质丰富、淡染，浸润小肠黏膜	CD3$^+$、CD5$^-$、CD7$^+$、CD8$^{+/-}$、CD4$^-$、CD103$^+$、TCRβ$^{+/-}$、CD30$^+$（大多数病例）	TRB、TRG 克隆性重排。>90% HLADQA1*0501，DQB1*0201
肝脾 T 细胞淋巴瘤[37~39]	小至中细胞，染色质致密，核圆	CD2$^+$、CD3$^+$、CD4$^-$、CD5$^+$、CD7$^{+/-}$、CD8$^{+/-}$	γ/δ TCR 重排，偶尔 α/β TCR 重排，iso7q
成人 T 细胞白血病/淋巴瘤（参见第 91 章）	形态高度多样，多叶核	CD2$^+$、CD3$^+$、CD5$^+$、CD7$^-$、CD25$^+$、CD4$^+$CD8$^-$ 较 CD4$^-$CD8$^+$更常见	α/βTCR 重排，整合的 HTLV-1
间变性大细胞淋巴瘤，ALK 阳性	多形性大细胞，核呈"马蹄形"，核仁显著，胞质丰富	TdT$^-$、ALK$^+$、CD2$^{+/-}$、CD3$^{-/+}$、CD4$^{-/+}$、CD5$^{-/+}$、CD7$^{+/-}$、CD8$^{-/+}$、CD13$^{-/+}$、CD25$^{+/-}$、CD30$^+$、CD33$^{-/+}$、CD45$^+$、HLA-DR$^+$、TIA1$^{+/-}$	TCR 重排，t（2;5）（p23，q35）导致产生 NPM/ALK 融合蛋白，也可见涉及 2p23 的其他易位
间变性大细胞淋巴瘤，ALK 阴性	形态学相似于 ALK+ ALCL，无小细胞变型	TdT$^-$、ALK$^-$、CD2$^{+/-}$、CD3$^{-/+}$、CD4$^{-/+}$、CD5$^{-/+}$、CD7$^{+/-}$、CD8$^{-/+}$、CD13$^{-/+}$、CD25$^{+/-}$、CD30$^+$、CD33$^{-/+}$、CD45$^+$、HLA-DR$^+$、TIA1$^{+/-}$	TCR 重排，无频发性细胞遗传学异常
原发性皮肤 CD30$^+$间变性大细胞淋巴瘤[43,44]	皮肤结节中见上述间变性大细胞	TdT$^-$、CD2$^{-/+}$、CD3$^{+/-}$、CD4$^+$、CD5$^{-/+}$、CD7$^{+/-}$、CD25$^{+/-}$、CD30$^+$、CD45$^+$	TCR 重排，但无 t（2;5）（p23，q35）
淋巴瘤样丘疹病	三种组织学亚型（A，B，C）。A 型：散在成簇 RS 样大细胞混合大量组织细胞浸润；B 型：少见，脑回样核（MF 样）的非典型小细胞表皮浸润；C 型：单一 CD30$^+$大 T 细胞伴很少量炎症细胞	A 和 C 型相似于 C-ALCL；B 型 CD3$^+$、CD4$^+$、CD8$^-$、CD30$^-$	80% 病例 TCR 重排，无 t（2;5）（p23，q35）
原发性皮肤外周 T 细胞淋巴瘤，罕见亚型：			
原发性皮肤 γ/δ T 细胞淋巴瘤	亲表皮性，浸润真皮和皮下，肿瘤细胞中到大，染色质粗，常见凋亡/坏死	CD3$^+$、CD2$^+$、CD5$^-$、CD7$^{+/-}$、CD56$^+$，大多数病例 CD4$^-$、CD8$^-$	TCRG、TCRD 克隆性重排。EBV$^-$
原发性皮肤 CD8$^+$侵袭性亲表皮性细胞毒性 T 细胞淋巴瘤	组织学表现从苔藓样亲表皮性到深部结节性浸润不一，肿瘤细胞小到中等大，细胞核多形性或母细胞样	CD3$^+$、CD45$^+$、CD45RA$^{+/-}$、CD45RO$^-$、CD2$^{+/-}$、GrB$^+$、perforin$^+$、TIA1$^+$、CD4$^-$、CD5$^-$、CD7$^{+/-}$	TCR 克隆性重排，EBV$^-$

表 90-1　淋巴瘤和淋巴细胞白血病 WHO 分类（续）

肿瘤	形态学	免疫表型*	基因型†
原发性皮肤 CD4⁺小/中 T 细胞淋巴瘤	致密、弥漫性真皮浸润,小/中等大多形性细胞	CD3⁺、CD4⁺、CD8⁻、CD30⁻,无细胞毒蛋白表达	TCR 克隆性重排,EBV⁻
儿童 EBV+T 细胞淋巴组织增生性疾病	浸润性 T 细胞 EBV⁺,但缺乏细胞学不典型,常见嗜红细胞增多症和组织细胞增多症	CD2⁺、CD3⁺、CD56⁻、CD8⁺、EBER⁺	TCR 克隆性重排,EBV⁺、LMP1⁺
水疱痘疮样淋巴瘤	皮肤表现,小到中等大细胞,无明确的细胞学不典型	CD3⁺、CD8⁺、CD56⁺	TCR 克隆性重排,EBV⁺、但 LMP1⁻
NK 细胞肿瘤			
大颗粒淋巴细胞白	胞质丰富,含稀疏嗜天青颗粒	TdT⁻、CD2⁺、CD3⁻、CD4⁺、CD5⁻/⁺、CD7⁺、CD8⁻/⁺、CD11b⁺、CD16⁺、CD56⁺、CD57⁺/⁻	无 TCR 重排
侵袭性 NK 细胞淋巴瘤¹	同上	同上	无 TCR 重排,EBV⁺
结外 NK 细胞淋巴瘤,鼻型（"血管中心性淋巴瘤"）¹,⁴⁵⁻⁴⁶	血管中心性和血管破坏性生长	CD2⁺、cCD3ε⁺、CD4⁻、CD5⁻/⁺、CD7⁺、CD8⁻、CD56⁺	无 TCR 重排,EBV⁺
免疫缺陷相关淋巴组织增生性病变			
原发性免疫性疾病相关淋巴组织增生性病变	形态学范围从反应性增生、多态性淋巴细胞浸润到高级别淋巴瘤淋巴瘤和 HL 形态学相似于免疫功能正常病人	免疫表型相似于相应恶性肿瘤的免疫功能正常病人	FAS 突变基因 ALPS（自身免疫淋巴组织增生症）;SAP/SLAM 突变见于 XLP（X 连锁淋巴组织增生性疾病）;ATM 突变见于 AT（共济失调毛细血管扩张症）
HIV 感染相关淋巴瘤	相似于上述,典型组织学特点见于 BL、HL、DLBCL,在 HIV 背景下的淋巴瘤较常见于原发性渗出性淋巴瘤、浆母细胞性淋巴瘤、多中心性 Castleman 病	相似于上述	MYC 和 BCL2 成片见于 DLBCL
移植后淋巴组织增生性病变（PTLD）			
早期病变:浆细胞增生（PH）和传染性单核细胞增多症（IM）样	PH:无数浆细胞、组织细胞和免疫母细胞;IM:T 细胞背景下无数免疫母细胞	相似于上述	IM 和 PH 均 EBV⁺,多克隆或寡克隆 IH 重排
多态性 PTLD	显示所有 B 细胞成熟阶段的细胞呈浸润性生长,湮没正常组织结构	相似于上述,除了 HL 中 RS 细胞常 CD30⁺、CD20⁺,但 CD15⁻	IG 克隆性重排,75% IgH 突变,EBER⁺
单一性 PTLD	形态学相似于 LD-BCL、BL 浆细胞瘤	相似于上述	EBV⁺/⁻,B 细胞或 T 细胞克隆性增生。细胞遗传学常有 TP53、RAS 突变,BCL6 易位

肿瘤	形态学	免疫表型*	基因型†
其他医源性免疫缺陷相关淋巴组织增生性病变	HL 和 HL 样特点淋巴组织增生发生率增加,也能见于免疫缺陷相关 LPD 相似的组织学特点	HL 样细胞 CD20+、CD30+ CD15- 或 CD20-、CD30+、CD15+,EBV+/-	同上

表 90-1   淋巴瘤和淋巴细胞白血病 WHO 分类(续)

FISH,荧光原位杂交(fluorescence in situ hybridization);IgR,免疫球蛋白基因重排(immunoglobulin gene rearrangement);IgVH,免疫球蛋白重链可变区(immunoglobulin variable heave chain);MCD,多中心性 Castleman 病(multicentric Castleman's disease);neg,阴性(negtive);NF-κB,核因子-κB(nuclear factor-κB);R-S,(Reed-Stenberg);SMZL,脾脏边缘区淋巴瘤(splenic marginal zone lymphoma);STAT,信号传导子和转录子(signal transducer and activator of transcription);TCR,T 细胞受体(T-cell receptor)。其他的简写和缩略词见本章首页。

* 该列列出由免疫组化检测的免疫表型和/或流式细胞术检测的表面抗原见于各个肿瘤的瘤细胞典型的表现。如 CD 抗原(+)表示大多数肿瘤细胞表达某种特殊的表面蛋白;(-)表示肿瘤细胞不表达该 CD 抗原;(+/-)表示不是所有患者的肿瘤细胞都表达或不一致低表达该 CD 抗原;(-/+)表示只有少数患者的肿瘤细胞低表达该 CD 抗原。

† 表中给出了某一给定类型肿瘤相关的常见遗传学特征。括号内的数字表示具有特定表型或者遗传异常的病例大致的比例。

● 临床行为

组织学相似的淋巴瘤,其相关的临床症状和侵袭行为有相当大的差异,使得单独依据形态学按照一般的分级系统不可能对淋巴组织肿瘤分类。例如,套细胞淋巴瘤中瘤细胞看上去比间变性大细胞淋巴瘤中瘤细胞小和较分化。然而,REAL 分类研究发现,套细胞淋巴瘤和间变性大细胞淋巴瘤患者的 5 年生存率分别约为 30% 和 80%[15,16]。通常,组织学相当的 T 细胞淋巴瘤/白血病比 B 细胞淋巴瘤的临床行为更具侵袭性,来源于自然杀伤细胞的淋巴组织肿瘤也更具有侵袭性倾向。一种区分淋巴组织肿瘤的有用方法是将肿瘤分为惰性淋巴瘤还是侵袭性淋巴瘤,其依据是疾病显现时的特征和如果未给予治疗时患者的预期寿命[17,18]。临床研究证实 REAL/WHO 分类中定义的不同病种能分入两大类中的一类(表 90-2 和表 90-3)[15]。应用微阵列技术(参见第 11、12 章)分析基因表达谱在 REAL/WHO 分类定义的某些类型肿瘤中再区分出亚型,这些亚型具有不同的疾病进展、生存率和/或对标准治疗的反应率(参见第 96 章)[19~25]。基因表达谱如何在细化淋巴瘤诊断上重大影响的一个例子能见于二个新定义的"灰区淋巴瘤",即介于 HL 和原发性纵隔大 B 细胞淋巴瘤[12,26]以及介于 Burkitt 淋巴瘤和 DLBCL[13,14]。这些新的中间性肿瘤的生物学和临床特点与普通的 DLBCL 和 HL 有明显区别。

表 90-2   惰性淋巴瘤

播散性淋巴瘤/白血病
    慢性淋巴细胞白血病
    毛细胞白血病
    淋巴浆细胞性淋巴瘤
    脾边缘区 B 细胞淋巴瘤(有或无绒毛状淋巴细胞)
    浆细胞骨髓瘤/浆细胞瘤
结内淋巴瘤
    滤泡性淋巴瘤
    淋巴结边缘区 B 细胞淋巴瘤(有或无单核样 B 细胞)
    小淋巴细胞性淋巴瘤
结外淋巴瘤
    结外黏膜相关淋巴组织(MALT)型边缘区 B 细胞淋巴瘤

表 90-3   侵袭性淋巴瘤

不成熟 B 细胞肿瘤
    B 淋巴母细胞白血病/淋巴瘤
成熟 B 细胞肿瘤
    Burkitt 淋巴瘤/Burkitt 细胞白血病
    弥漫大 B 细胞淋巴瘤
    滤泡性淋巴瘤 3 级
    套细胞淋巴瘤
不成熟 T 细胞肿瘤
    T 淋巴母细胞性淋巴瘤/白血病
周围 T 和 NK 细胞肿瘤
    T 细胞幼淋巴细胞白血病/淋巴瘤
    侵袭性 NK 细胞白血病/淋巴瘤
    成人 T 细胞淋巴瘤/白血病(HTLV-1 相关)
    结外 NK/T 细胞淋巴瘤
    肠病相关 T 细胞淋巴瘤
    肝脾 T 细胞淋巴瘤
    皮下脂膜炎样 T 细胞淋巴瘤
    周围 T 细胞淋巴瘤,非特指性
    血管免疫母细胞性 T 细胞淋巴瘤
    间变性大细胞淋巴瘤,原发性,系统性
    免疫缺陷相关淋巴组织增生性病变

● 相关临床综合征

淋巴组织肿瘤中的早期前体病变

2008 年 WHO 分类强调了几个临床、组织学和免疫表型的观察支持淋巴组织肿瘤起自前体病变的克隆性扩增,最终恶性转化。单克隆 B 细胞淋巴细胞增生症(Monoclonal B-cell lymphocytosis,MBL)能见于 CLL 患者一级亲族和 5% ~ 15% 表现有淋巴细胞增生症的 60 岁以上成人[27,28],已证实的 CLL 进展率为 1% ~ 2%/年。有细胞遗传学异常的演进为 CLL 样克隆的免疫表型证据表明 MBL 为 CLL 可能的前体病变[29]。滤泡性淋巴瘤和套细胞淋巴瘤可能的前体病变现正在研究中[4]。

免疫球蛋白的异常产物

B 淋巴细胞发生肿瘤转化和克隆性增殖时，它们不适当地分泌单克隆蛋白（参见第 105、106 章）。如果克隆性蛋白是 IgM、IgA 或 IgG 的某个亚型（如 IgG₃），可表现为血黏度增高，通过微循环的血流减少（参见第 107、109 章），血液中高浓度 Ig 常可引起相关的同型红细胞聚集（病理性红细胞缗钱状排列），这些改变进一步加重，导致高黏滞性综合征（hyperviscosity syndrome），临床表现为头痛、头晕、复视、木僵、视网膜静脉怒张或突发性昏迷（参见第 109 章）[30,31]。

单克隆 Ig 蛋白也能与细胞表面互相反应，损害粒细胞或血小板功能，或能与凝固蛋白互相反应，损害止血功能（参见第 120 章）。Ig 轻链过度分泌可导致几种类型肾小管功能障碍和肾功能不全（参见第 106、107 章），IgM 沉积在肾小球血管丛上也能导致肾病（参见第 109 章）。冷球蛋白（在 37℃ 以下沉淀的 Ig）能引起 Raynaud 综合征，皮肤溃疡、紫癜、指端梗死和坏疽（参见第 54 章）。这些表现是由免疫复合物形成、补体激活和冷球蛋白在皮肤血管内沉淀所引起的。在骨髓瘤（参见第 107 章）或重链病（参见第 110 章）中单克隆 Ig 或 Ig 产物过度产生可导致淀粉样物形成，引起原发性淀粉样物沉积症（参见第 108 章）。

自发性或与 B 淋巴细胞肿瘤相关的自身反应抗体产物可导致自身免疫性溶血性贫血（参见第 54 章）、自身免疫性血小板减少（参见第 117 章），偶或自身免疫性中性粒细胞减少（参见第 65 章）。针对组织的自身抗体与自身免疫性甲状腺炎、肾上腺炎、脑炎等疾病的发病机制有关，脱髓鞘所致的周围神经病也能发生在单克隆 Ig 患者（参见第 106、107、109 章），神经损伤常与抗糖磷脂相关糖蛋白的抗体活性或神经组织吸收该抗体相关[31]。偶尔，多发神经病与器官肿大、内分泌病、单克隆丙种球蛋白病和皮肤改变（POEMS 综合征）相关（参见第 107 章）[32]。

骨髓和其他组织浸润

分化好的恶性 B 淋巴细胞，如在慢性淋巴细胞白血病或 Waldenström 巨球蛋白血症中见到的这些细胞，可广泛浸润骨髓，引起造血功能损害，最终由于恶性 B 淋巴细胞大范围浸润骨髓，抑制正常造血功能，导致贫血、中性粒细胞减少和/或血小板减少（参见第 92 章）。恶性 B 淋巴细胞增殖或浸润可引起脾肿大和浅部或深部淋巴结肿大，弥漫性大 B 细胞淋巴瘤往往累及一组淋巴结群（参见第 97、98 章），而低度恶性的淋巴瘤（滤泡性淋巴瘤）和淋巴组织增生性病变（CLL）常常更弥漫累及淋巴结以及脾脏（参见第 92~94 章）。两种少见的 B 淋巴细胞恶性肿瘤，幼淋巴细胞白血病和毛细胞白血病常浸润骨髓和脾脏，有时可引起骨髓纤维化和巨脾症（参见第 92、93 章）。

淋巴激酶诱导的疾病

除了单克隆 Ig 和肿瘤增殖外，有些淋巴组织恶性肿瘤的临床表现还归因于肿瘤产生的细胞因子。最近研究证实几个免疫活化综合征，大多由未经核实的炎症性细胞因子（IL-6）介导以及与淋巴瘤和致瘤疱疹病毒感染相关的穿孔素/颗粒酶通路上的缺陷所致。噬血细胞性淋巴组织细胞增生症和巨噬细胞活化综合征是两种不同的并发症，由免疫联会（immunologic

synapse）水平上淋巴细胞-肿瘤互相作用效应子失调所致，如果未能迅速做出诊断和免疫化疗，可导致危险生命[33]。皮肤 T 细胞淋巴瘤患者表现为 T 辅助细胞 2 型（Th2）相关的细胞因子的血浆水平升高，可以解释患者嗜酸性粒细胞增多症有相对高的发生率（参见第 103 章）和这些患者可以观察到嗜酸性粒细胞性肺炎[34]。此外，骨髓瘤中的肿瘤性浆细胞可以分泌各种细胞因子和破骨细胞激活因子，刺激破骨细胞增殖和活化，导致广泛的骨溶解、严重骨痛和病理性骨折（参见第 107 章）[35]。维生素 D 的活化代谢物骨化三醇（calcitriol）的肾外调节障碍产物，看来是霍奇金淋巴瘤和其他淋巴瘤相关高钙血症发病的基础（参见第 95、97 章）[36]。

全身症状

大细胞淋巴瘤、分化差的淋巴瘤和霍奇金淋巴瘤常常伴有发热、盗汗、体重减轻和厌食-恶病质（参见第 95、97、98 章）。淋巴瘤和霍奇金淋巴瘤患者的局限性或播散性带状疱疹发生率增高[37]，10% 以上的患者在疾病经过中可发生。皮肤瘙痒在霍奇金淋巴瘤中常见[38]，且其严重性与疾病活性相关（参见第 97 章）。霍奇金淋巴瘤在缺乏明显的巨大淋巴结或脾脏肿块时可以表现有全身症状；而分化好的小细胞淋巴瘤，如 Waldenström 巨球蛋白血症，尽管全身淋巴结肿大和脾肿大，但很少有发热、盗汗和明显的体重减轻，而这些患者常有继发于感染的发热（参见第 92、109 章）。

代谢相关征候

淋巴组织恶性肿瘤常伴有与癌症相关的非常引人注目的代谢紊乱（参见第 95 章）。有些淋巴瘤和淋巴细胞白血病可有极高增殖活性，细胞死亡比率高，因此核蛋白转化率高，有时可引起高尿酸血症和极高的高尿酸尿症。Burkitt 淋巴瘤或急性淋巴母细胞白血病尤其引起极高的高尿酸血症，有时在细胞毒性药物治疗前发生肾衰竭（参见第 91、102 章），而且因为这些肿瘤和其他淋巴细胞性恶性肿瘤对细胞毒性药物和糖皮质激素敏感，细胞毒性药物治疗可以引起肿瘤溶解综合征（tumor lysis syndrome），表现为极高尿酸血症、高尿酸尿症、高钾血症和/或高磷酸盐血症[39,40]。尿酸沉积在肾小管和集合管系统，可引起急性梗阻性肾病和肾衰竭，需事先预防，如治疗前给予别嘌呤醇、大量饮水和碱化尿液[41]。对于重症病例或不能用别嘌呤醇（如药物过敏）的病例，需要用拉布立酶（rasburicase）药物治疗高尿酸血症（参见第 102 章）[42]。

高钙血症和尿钙是骨髓瘤的常见并发症，这是由于骨溶解所致。高钙血症也可以发生在淋巴瘤（参见第 94 章）或骨髓瘤（参见第 107 章）的疾病经过中，此时可由多种机制引起，包括肿瘤细胞的 IL-1 产物、异位甲状旁腺激素释放、过度骨吸收或骨形成受损[43]。

结外累及

T 细胞白血病和淋巴瘤除了引起淋巴结和脾肿大外，可累及皮肤、纵隔或中枢神经系统。正如命名那样，皮肤 T 细胞淋巴瘤有归家到皮肤的恶性细胞[44]，有时产生严重脱屑性红皮病，如 Sézary 综合征；或形成皮下小结节（<2cm），如原发于皮肤 CD30 阳性 T 细胞淋巴组织增生性疾病或间变性大细胞性淋巴瘤[45]，或各种结节性浸润性病变，如蕈样肉芽肿或与 HTLV-1 相

关的成人T细胞白血病/淋巴瘤(参见第103章)[46]。T细胞急性淋巴母细胞白血病和淋巴母细胞性淋巴瘤常引起纵隔增大(参见第91章)。这些疾病常累及睾丸和软脑膜以及横贯蛛网膜下腔的其他结构,如脑神经和周围神经。

B细胞淋巴瘤可累及涎腺、内分泌腺、关节、心脏、肺、肾脏、肠、骨或其他少见的结外部位,如CNS和睾丸(参见第95章),这些肿瘤可一开始就起自结外,或在疾病过程中累及结外。侵袭性淋巴瘤,如BL[47]、原发性睾丸淋巴瘤[47,48]和双打击DLBCL(参见第98章)[49]常累及CNS,在诊断和用鞘内化疗或含有高剂量氨甲蝶呤能穿透血脑屏障药物治疗前需要事先评估。MALT型边缘区B细胞淋巴瘤常累及胃和涎腺,但疾病可见于存在柱状或立方上皮的任何结外部位。

翻译:朱雄增,李小秋　互审:陈芳源　校对:赵维莅

参考文献

1. Liang X, Graham DK: Natural killer cell neoplasms. *Cancer* 112:1425–1436, 2008.
2. Harris NL, Jaffe ES, Stein H, et al: A revised European-American classification of lymphoid neoplasms: A proposal from the International Lymphoma Study Group. *Blood* 84:1361–1392, 1994.
3. Chan JK: The new World Health Organization classification of lymphomas: The past, the present and the future. *Hematol Oncol* 19:129–150, 2001.
4. Campo E, Swerdlow SH, Harris NL, et al: The 2008 WHO classification of lymphoid neoplasms and beyond: Evolving concepts and practical applications. *Blood* 117:5019–5032, 2011.
5. Segal GH, Kjeldsberg CR: Practical lymphoma diagnosis: An approach to using the information organized in the REAL proposal. Revised European-American Lymphoid Neoplasm. *Anat Pathol* 3:147–168, 1998.
6. Spagnolo DV, Ellis DW, Juneja S, et al: The role of molecular studies in lymphoma diagnosis: A review. *Pathology* 36:19–44, 2004.
7. Strauchen JA: Immunophenotypic and molecular studies in the diagnosis and classification of malignant lymphoma. *Cancer Invest* 22:138–148, 2004.
8. Hallek M, Cheson BD, Catovsky D, et al: Guidelines for the diagnosis and treatment of chronic lymphocytic leukemia: A report from the International Workshop on Chronic Lymphocytic Leukemia updating the National Cancer Institute-Working Group 1996 guidelines. *Blood* 111:5446–5456, 2008.
9. Owen RG, Treon SP, Al-Katib A, et al: Clinicopathological definition of Waldenström's macroglobulinemia: Consensus panel recommendations from the Second International Workshop on Waldenström's Macroglobulinemia. *Semin Oncol* 30:110–115, 2003.
10. International Myeloma Working Group: Criteria for the classification of monoclonal gammopathies, multiple myeloma and related disorders: A report of the International Myeloma Working Group. *Br J Haematol* 121:749–757, 2003.
11. Calvo KR, Traverse-Glehen A, Pittaluga S, et al: Molecular profiling provides evidence of primary mediastinal large B-cell lymphoma as a distinct entity related to classic Hodgkin lymphoma: Implications for mediastinal gray zone lymphomas as an intermediate form of B-cell lymphoma. *Adv Anat Pathol* 11:227–238, 2004.
12. Traverse-Glehen A, Pittaluga S, Gaulard P, et al: Mediastinal gray zone lymphoma: The missing link between classic Hodgkin's lymphoma and mediastinal large B-cell lymphoma. *Am J Surg Pathol* 29:1411–1421, 2005.
13. Salaverria I, Zettl A, Bea S, et al: Chromosomal alterations detected by comparative genomic hybridization in subgroups of gene expression-defined Burkitt's lymphoma. *Haematologica* 93:1327–1334, 2008.
14. Hummel M, Bentink S, Berger H, et al: A biologic definition of Burkitt's lymphoma from transcriptional and genomic profiling. *N Engl J Med* 354:2419–2430, 2006.
15. A clinical evaluation of the International Lymphoma Study Group classification of non-Hodgkin's lymphoma. The Non-Hodgkin's Lymphoma Classification Project. *Blood* 89:3909–3918, 1997.
16. Fisher RI, Miller TP, Grogan TM: New REAL clinical entities. *Cancer J Sci Am* 4 (Suppl 2): S5–S12, 1998.
17. Pileri SA, Ascani S, Sabattini E, et al: The pathologist's view point. Part II—Aggressive lymphomas. *Haematologica* 85:1308–1321, 2000.
18. Pileri SA, Ascani S, Sabattini E, et al: The pathologist's view point. Part I—Indolent lymphomas. *Haematologica* 85:1291–1307, 2000.
19. Alizadeh AA, Eisen MB, Davis RE, et al: Distinct types of diffuse large B-cell lymphoma identified by gene expression profiling. *Nature* 403:503–511, 2000.
20. Rosenwald A, Alizadeh AA, Widhopf G, et al: Relation of gene expression phenotype to immunoglobulin mutation genotype in B cell chronic lymphocytic leukemia. *J Exp Med* 194:1639–1647, 2001.
21. Davis RE, Staudt LM: Molecular diagnosis of lymphoid malignancies by gene expression profiling. *Curr Opin Hematol* 9:333–338, 2002.
22. Pileri SA, Ascani S, Leoncini L, et al: Hodgkin's lymphoma: The pathologist's viewpoint. *J Clin Pathol* 55:162–176, 2002.
23. Copur MS, Ledakis P, Bolton M: Molecular profiling of lymphoma. *N Engl J Med* 347:1376–1377, 2002.
24. Lossos IS, Czerwinski DK, Alizadeh AA, et al: Prediction of survival in diffuse large-B-cell lymphoma based on the expression of six genes. *N Engl J Med* 350:1828–1837, 2004.
25. Ramaswamy S: Translating cancer genomics into clinical oncology. *N Engl J Med* 350:1814–1816, 2004.
26. Garcia JF, Mollejo M, Fraga M, et al: Large B-cell lymphoma with Hodgkin's features. *Histopathology* 47:101–110, 2005.
27. Shanafelt TD, Ghia P, Lanasa MC, et al: Monoclonal B-cell lymphocytosis (MBL): Biology, natural history and clinical management. *Leukemia* 24:512–520, 2010.
28. Rawstron AC, Bennett FL, O'Connor SJ, et al: Monoclonal B-cell lymphocytosis and chronic lymphocytic leukemia. *N Engl J Med* 359:575–583, 2008.
29. Nieto WG, Almeida J, Romero A, et al: Increased frequency (12%) of circulating chronic lymphocytic leukemia-like B-cell clones in healthy subjects using a highly sensitive multicolor flow cytometry approach. *Blood* 114:33–37, 2009.
30. Stone MJ: Waldenström's macroglobulinemia: Hyperviscosity syndrome and cryoglobulinemia. *Clin Lymphoma Myeloma* 9:97–99, 2009.
31. Decaux O, Laurat E, Perlat A, et al: Systemic manifestations of monoclonal gammopathy. *Eur J Intern Med* 20:457–461, 2009.
32. Silberman J, Lonial S: Review of peripheral neuropathy in plasma cell disorders. *Hematol Oncol* 26:55–65, 2008.
33. Jordan MB, Allen CE, Weitzman S, et al: How I treat hemophagocytic lymphohistiocytosis. *Blood* 118:4041–4052, 2011.
34. Lee CH, Mamelak AJ, Vonderheid EC: Erythrodermic cutaneous T cell lymphoma with hypereosinophilic syndrome: Treatment with interferon alfa and extracorporeal photopheresis. *Int J Dermatol* 46:1198–1204, 2007.
35. Roodman GD: Pathogenesis of myeloma bone disease. *Leukemia* 23:435–441, 2009.
36. Gupta R, Neal JM: Hypercalcemia due to vitamin D-secreting Hodgkin's lymphoma exacerbated by oral calcium supplementation. *Endocr Pract* 12:227–229, 2006.
37. Johnson RW, Wasner G, Saddier P, et al: Herpes zoster and postherpetic neuralgia optimizing management in the elderly patient. *Drugs Aging* 25:991–1006, 2008.
38. Hiramanek N: Itch: A symptom of occult disease. *Aust Fam Physician* 33:495–499, 2004.
39. Tiu RV, Mountantonakis SE, Dunbar AJ, et al: Tumor lysis syndrome. *Semin Thromb Hemost* 33:397–407, 2007.
40. Cheson BD: Etiology and management of tumor lysis syndrome in patients with chronic lymphocytic leukemia. *Clin Adv Hematol Oncol* 7:263–271, 2009.
41. Tosi P, Barosi G, Lazzaro C, et al: Consensus conference on the management of tumor lysis syndrome. *Haematologica* 93:1877–1885, 2008.
42. Cammalleri L, Malaguarnera M: Rasburicase represents a new tool for hyperuricemia in tumor lysis syndrome and in gout. *Int J Med Sci* 4:83–93, 2007.
43. Roodman GD: Mechanisms of bone lesions in multiple myeloma and lymphoma. *Cancer* 80:1557–1563, 1997.
44. Lansigan F, Choi J, Foss FM: Cutaneous T-cell lymphoma. *Hematol Oncol Clin North Am* 22:979–996, x, 2008.
45. Chuang SS, Hsieh YC, Ye H, et al: Lymphohistiocytic anaplastic large cell lymphoma involving skin: A diagnostic challenge. *Pathol Res Pract* 205:283–287, 2009.
46. Hwang ST, Janik JE, Jaffe ES, et al: Mycosis fungoides and Sézary syndrome. *Lancet* 371:945–957, 2008.
47. Blum KA, Lozanski G, Byrd JC: Adult Burkitt leukemia and lymphoma. *Blood* 104:3009–3020, 2004.
48. Cheah CY, Wirth A, Seymour JF: Primary testicular lymphoma. *Blood* 123:486–493, 2014.
49. Aukema SM, Siebert R, Schuuring E, et al: Double-hit B-cell lymphomas. *Blood* 117:2319–2331, 2011.

第 91 章
急性淋巴细胞白血病

Richard A. Larson

摘要

急性淋巴细胞白血病（Acute lymphoblastic leukemia,
ALL）是一种起源于单个 B 或 T 淋巴细胞前体细胞的恶性
肿瘤。骨髓内克隆性原始细胞的增殖和聚积导致正常造
血受抑制，从而发生贫血、血小板减少和中性粒细胞减少。
原始淋巴细胞可以聚积在髓外不同的部位，尤其是脑脊
液、性腺、胸腺、肝、脾和淋巴结。该病最常见于儿童，但任
何年龄均可发生。ALL 可以根据免疫学、细胞遗传学和分
子遗传学分为多种亚型。这些方法具有重要的临床意义，
可以区分不同的生物学亚型，制定不同的治疗方案，包括
使用特殊药物或联合用药，药物剂量或治疗持续时间等，
从而获得最佳的治疗效果。比如，儿童 ALL 有超二倍体核
型的对长期使用氨甲蝶呤（methotrexate）和巯嘌呤（mer-
captopurine）反应良好，而成人 ALL 有费城染色体和 BCR-
ABL1 融合基因的则宜采用强烈的化疗，包括酪氨酸激酶
抑制剂和异基因造血干细胞移植。成人 ALL 治疗失败率
相对较高，部分是与预后不良的染色体异常发生率较高以
及对强化疗耐受性差有关。目前的治疗手段可以使将近
90% 的儿童及 40% 的成人 ALL 患者获得长期无病生存，甚
至很可能治愈。新兴的免疫学治疗方法正在不断发展。
如今，重点不仅要放在提高治愈率，而且还要提高生活质
量，避免急性及迟发性治疗相关并发症，如第二肿瘤，心脏
毒性及内分泌疾病。

简写和缩略词

ALL, 急性淋巴细胞白血病（acute lymphoblastic leuke-
mia）；ARID5B 富 AT 交互区 5b（AT-rich interactive domain
5b）；ATM, 共济失调性毛细血管扩张症突变基因（ataxia-
telangiectasia mutated gene）；CD, 分化抗原簇（cluster of
differentiation）；CNAs, 拷贝数异常（copy number abnormal-
ities）；CSF, 脑脊液（cerebrospinal fluid）；EFS, 无事件生存
（event-free survival）；FISH, 荧光原位杂交（fluorescence in
situ hybridization）；HLA, 人类白细胞抗原（human leuko-
cyte antigen）；MRI, 核磁共振成像（magnetic resonance im-
aging）；PCR, 聚合酶链反应（polymerase chain reaction）；
RT-PCR, 逆转录多聚酶链反应（reverse transcriptase poly-
merase chain reaction）；SEER, 监督，流行病学及最终结果
（Surveillance, Epidemiology, and End Results）；SNP, 单核
苷酸多态性（single nucleotide polymorphism）。

● 定义及历史

ALL 是单个的淋巴细胞祖先在某个发育阶段发生多步骤
的体细胞突变导致的恶性肿瘤。诊断时的白血病细胞的免疫
表型反映了优势克隆的分化水平。ALL 的克隆起源已经通过
细胞遗传学、杂合多态性的 X 染色体连锁基因的女性患者进行
限制性片段的分析及 T 细胞受体或免疫球蛋白基因重排分析
得以确定。白血病细胞比正常的血细胞分裂慢，需要更多的时
间合成 DNA。然而，白血病细胞不断累积是缘于对生长和死亡
信号的应答发生了改变[1,2]，它们在和正常的造血细胞的竞争中
获胜，最终导致贫血、血小板减少和中性粒细胞减少。诊断时
白血病细胞不仅取代了正常的骨髓细胞，而且可以播散到各个
髓外部位。

据记载 Velpeau[3] 在 1827 年最早发表了关于白血病的报道。
Virchow[4]，Bennett[5] 和 Craigie[6] 在 1845 年一致认识到这是一种独
特的疾病。1847 年，Virchow 创造了"weisses blut"（译者注：德
语白血病）这个名词，后来称为"白血病"，应用于两种独特的
类型——脾的和淋巴的——根据脾肿大和淋巴结肿大且其中
充满了和白血病细胞形态一致的细胞而将两者区分开来[7]。
Ehrlich 在 1891 年采用了染色的方法进一步区分了白血病的亚
型[8]，脾的和髓细胞性白血病很快被认为是同一个疾病。1913
年，将白血病分为急性和慢性，淋巴细胞性和髓细胞性[9]。1917
年人们认识到 ALL 在儿童中发病率更高，尤其在 1～5 岁的儿
童中[10]。

在白血病被认为是独特的疾病种类后不久，医生开始用化
学药物进行姑息性的治疗。第一大进步是一种 4-氨基叶酸类
似物（氨基蝶呤，aminopterin）的应用，受启发于 Farber 的研究，
即叶酸似乎加速了白血病细胞的增殖。引人注目的是第一次
在儿童应用中获得了临床和血液学完全缓解并且持续了几个
月[11]。氨基蝶呤诱导临床缓解的报道发表一年后，一种新分离
的肾上腺皮质激素被报道在白血病诱导中得到快速缓解，尽管
缓解期短暂[12]。几乎同时，Elion 及其同事合成了干扰嘌呤和嘧
啶合成的抗代谢药。他们的发现将巯嘌呤，6-硫代鸟嘌呤（6-
thioguanine）和别嘌呤醇（allopurinol）引入临床应用[13]。从 1950
年到 1960 年介绍了很多新的抗白血病药物，偶尔有治愈的。
1962 年，St. Jude 儿童研究医院的 Pinkel 及其同事设计了一种
"完全治疗"方案，包括四个治疗阶段：诱导缓解治疗；强化或巩
固治疗；亚临床的中枢神经系统（CNS）白血病的治疗（或预防
性脑膜白血病的治疗）；以及维持治疗[14]。在 20 世纪 70 年代早
期，50% 的儿童应用这个创新的方案可以获得长期的无病生存
（event-free survival, EFS）。在同一时期，随着对人类组织相容
性遗传学的更好的认识，人类白细胞抗原分型（human leukocyte
antigen, HLA）得以广泛应用，造血干细胞移植也成功应用于复
发白血病的治疗。在 20 世纪 80 年代早期，Riehm 及其合作者
介绍了一种在维持治疗早期应用的所谓再诱导治疗或延迟的
强化治疗，主要包括在早期强化阶段重复最初的诱导缓解治
疗，进一步使 EFS 提高至接近 70%[15]。与治疗方面进展同步的
是对 ALL 生物学认识水平的提高。随着对 ALL 认识的深入，
发现在临床、免疫学及遗传学[16]各方面均显示 ALL 是一种异质
性的疾病，确立了根据危险度进行分层治疗阶段的开始[16a]。

ALL 治疗方面有很多进展，首先是 CNS 疾病方面有效治疗

的进展,然后是早期强化治疗方面,尤其是在有较高复发危险的患者中。目前儿童中治愈率接近 90%,成人为 40%(图 91-1),证实了我们在治疗本上的不断进步[17,18]。多种基因组水平检测平台的快速发展揭示了复杂的遗传学和表观遗传学的改变,从而使许多新的特异性的治疗靶点得以鉴定出来[19,20]。先例就是伊马替尼(imatinib)和达沙替尼(dasatinib)的应用,其作用于白血病的靶点是 *BCR-ABL1* 融合基因[21]。

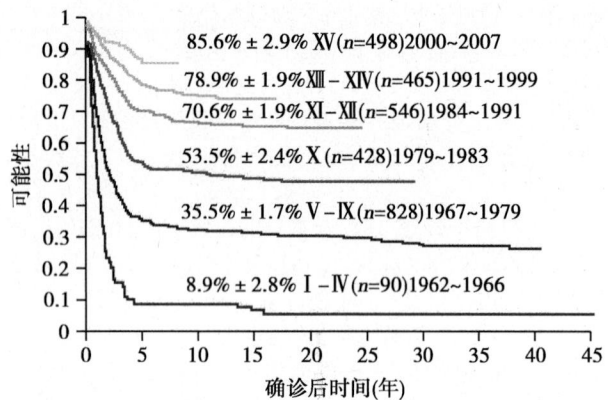

图 91-1　St. Jude 儿童研究医院用 Kaplan-Meier 方法对 2855 名使用了 15 次连续化疗的儿童 ALL 进行无事件生存分析。2000 年后根据微小残余病灶判断危险度进行早期全身强化治疗和颅内化疗已使无事件生存率增加到 85.6%±2.9%(标准误)。(CH Pui,未发表资料。)

● 病因及发病机制

ALL 的发生和发展是由于相继的突变改变了细胞的功能而促发,包括自我更新能力的增强,正常增殖失控,分化阻滞,以及对死亡信号(凋亡)抵抗增加[1,2]。遗传性 DNA 修复异常可能起了一定的作用。环境因素,如电离辐射和化学诱变剂在部分病人中诱导了 ALL 的发生,然而,大多数患者中并没发现致病因素。有一种可以被接受的学说认为白血病的发生反映了宿主药物遗传学(易感性)和环境因素的相互作用,但需要建立设计良好的人群和分子流行病学研究的模型来加以证实。

发病率

美国癌症协会估计 2014 年美国将近有 6020 例新发的 ALL(其中男性 3140 例,女性 2880 例),以及将近 1440 例死于 ALL(其中男性 810 例,女性 630 例)[22]。大多数 ALL 患者是儿童,但大多数死于 ALL 的是成人(接近五分之四)。

在美国,根据 17 个不同地区的 SEER(Surveillance, Epidemiology, and End Results)从 1975 年至 2010 年诊断的 ALL 患者来统计,ALL 按年龄调整的发病率为每年 1.6/100 000 男性和 1.2/100 000 女性[23]。5 岁以下的儿童 ALL 发病率最高,然后至 25 岁前逐渐下降,至 50 岁以后再次缓慢上升。1~4 岁儿童发病率为 7.9/100 000 而 60 岁以上为 1.2/100 000。成人急性白血病仅 20% 为 ALL,但约 1/3 的 ALL 发生在成人。人类一生中发生 ALL 的平均风险不到 1/750,男性的风险略高于女性,白人高于黑人(图 91-2)[23]。ALL 诊断时的中位年龄为 13 岁,接近 61% 患者诊断时不到 20 岁,然而,由于发病率呈双峰,13 岁

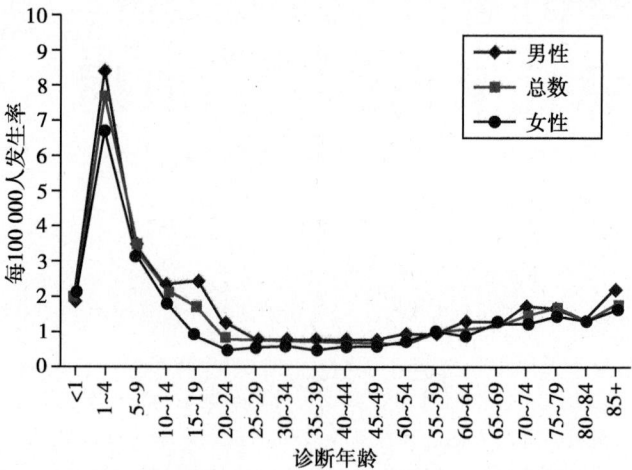

图 91-2　不同性别 ALL 各年龄段的发病率(摘自 SEER 的资料,1975~2010)

在统计上是精确的,但在医学上几乎无意义。ALL 是 15 岁以下最常见的恶性肿瘤,占该年龄段所有肿瘤的 23% 及所有白血病的 76%。

一直到 20 世纪 30 年代英国和美国才发现 ALL 在儿童期早期有一个明显的发病率高峰[24]。在美国,这个峰首先在有欧洲血统的儿童中发现,然后到 20 世纪 60 年代才在非洲血统的儿童中发现[24]。在很多发展中或经济不发达的国家中没有发现这个年龄段的高峰,提示白血病的发生和工业化有关。除了婴儿期女性患者略多于男性,其他所有年龄段中 ALL 在欧洲血统的患者中更多发生于男性(图 91-2),非洲血统的患者男女比率相同。在大多数年龄段中,ALL 在欧洲血统人群中的发病率要高于非洲血统人群,尤其是在 2~3 岁的儿童中。

ALL 在不同地区发病率有很大区别。欧洲北部和西部、北美和大洋洲发病率较高,而亚洲和非洲人群中则较低[25]。在欧洲,男性 ALL 发病率最高的是西班牙人,女性是丹麦人。在美国,男女发病率最高的均是洛杉矶的拉丁美洲人。

危险因素

遗传性综合征

导致 ALL 的确切的发病机制尚未明确。仅少数(5%)患者和遗传有关,伴有遗传性综合征。唐氏综合征的儿童患白血病的危险性高达 10~30 倍;急性巨核细胞白血病在小于 3 岁的患儿中显著多见,而 ALL 在较大的年龄组中多见。唐氏综合征的 ALL 患者具有很大的异质性,包括各种亚型伴有一般人群中常见的遗传学异常如超二倍体占 50% 以上,还有 t(12;21)[*ETV6-RUNX1*],唐氏综合征常伴有 +X, del(9)和 *CEBPD* 重排[26,27]。有研究显示 *P2RY8-CRLF2* 融合基因和活化的 *JAK* 基因突变在半数唐氏综合征的 ALL 患者中参与了白血病的发生[28,29]。几乎所有患唐氏综合征的 ALL 患者均有 IKZF1 的缺失[30]。常染色体隐性遗传病往往伴有染色体脆性增加,易患 ALL 的疾病包括运动失调性毛细血管扩张症、Nijmegen 染色体断裂综合征和布卢姆综合征[31]。运动失调性毛细血管扩张症患者发生白血病的风险是常人的 70 倍,发生淋巴瘤的风险是 250 倍,尤其是 T 细胞表型[32]。称为 *ATM*(运动失调性毛细血管扩

张症突变型,ataxia-telangiectasia mutated)的致病基因编码一种参与 DNA 修复、调节细胞增殖和凋亡的蛋白。支持运动失调性毛细血管扩张症诊断的实验室检查包括血清甲胎蛋白升高、特征性的染色体畸形、细胞核内丝氨酸蛋白激酶 ATM 缺乏或减少,以及体外放射敏感性增加。在散发的儿童 T 细胞 ALL 中,ATM 基因生殖细胞系截断和错义改变发生率很高,提示 ATM 基因与淋巴系肿瘤的发病有关。尽管在获得性免疫缺陷病的患者中免疫监视的削弱与发生 EB 病毒相关的恶性肿瘤的风险增加有关,但是在运动失调性毛细血管扩张症或其他先天性免疫缺陷综合征的患者中没有确切的证据显示免疫缺陷与 ALL 的易感性有关。全基因组关联研究证实常见的等位基因变异发生在 4 个基因中(IKZF1、ARID5B、CEBPE 和 CDKN2a)始终与儿童 ALL 发病有关[33~35]。这些基因是血细胞发育的关键调节因子,在 ALL 患者中也检测到了这些基因的获得性突变。因此,儿童发生 ALL 的风险可能是由于多种低危变异的共同继承所致。遗传性等位基因变异也可能影响疗效[36]。

环境因素

胎儿在宫内时(而非出生后)暴露于 X 线将导致患 ALL 的危险性略有增加,且与暴露的数量呈正相关[37]。有限的证据表明 ALL 的发生与放射性尘埃;暴露于职业性、自然界或宇宙的电离辐射;或受孕前父亲有放射性暴露史有关。目前认为暴露于居住用的供电电源产生的低能量的电磁场可能与儿童 ALL 有关。病例对照研究显示较高水平的暴露可轻度增加白血病发生的风险,从而推定这种关联是真实存在的,将近 1% 的白血病与这种暴露有关[38,39]。妊娠前或妊娠期间接触杀虫剂(职业性或家用的)及父亲吸烟,给新生儿使用维生素 K,母亲在妊娠期间饮酒,饮食中亚硝酸盐摄入增加等均认为与 ALL 发病有关。然而,所有这些关联均存在争议,大多数经过细致的对照研究已被反驳掉。高出生体重与五岁前发生白血病风险高有关[40],出生体重可能是内源性因素的标志,如胰岛素样生长因子。

宿主药物遗传学

异生物体代谢酶精细的遗传多态性,DNA 修复通路,及细胞周期检查点功能可能和环境、饮食、母亲方面及其他外界因素相互作用而影响 ALL 的发生[2,41]。尽管研究的数量和样本量有限,资料显示编码解毒酶(如:谷胱甘肽-S-转移酶,烟酰胺腺嘌呤二核苷酸磷酸盐[NAD(P)H]:醌氧化还原酶)、叶酸代谢酶(丝氨酸羟甲基转移酶和胸腺嘧啶核苷酸合成酶),细胞色素 P450,四氢叶酸还原酶和细胞周期抑制剂的基因多态性在成人和儿童 ALL 的发病机制中起了一定的作用[42,43]。然而,所有这些论点必须通过更大规模的研究来证实,在多态性研究中特别要关注人种和地域差异。用全基因组分析,富 AT 交互区 5b(ARID5B)基因的种系单核苷酸多态性(single-nucleotide polymorphisms,SNPs)和儿童超二倍体的前 B 细胞 ALL 有关[44],这种 ALL 是遗传变异影响儿童 ALL 易感性的典型例子。

子宫内 ALL 的发生

在新生儿血液标本中进行回顾性检测白血病特异的融合基因(如 KMT2A/AFF1 [也称为 MLL-AF4],ETV6-RUNX1 [也称为 TEL-AML1]),超二倍体,或免疫球蛋白或 T 细胞受体位点的克隆性重排,以及在同卵双生子中同时发生白血病提示有些白血病始于出生前[45,46]。有 t(4;11)/KMT2A/AFF1 的同卵双生子同时发病的概率接近 100%,而且潜伏期很短(数周至数月)。这些研究显示这个融合基因可以单独或仅需要伴发少数突变即可导致白血病。相反,有 ETV6-RUNX1 融合基因或 T 细胞表型的双生子同时发生白血病的概率低得多,而且潜伏期较长,提示这种亚型在白血病形成的过程中需要出生后其他事件的参与[45]。在约 1% 的新生儿脐血样本中少数细胞表达 ETV6-RUNX1 融合基因转录本,该频率比含有这个融合基因转录本的 ALL 发病率高 100 倍以上[45],从而支持了上述学说。已经确定存在含 ETV6-RUNX1 融合基因的白血病前期的克隆[47]。超二倍体 ALL 是另一个常见的儿童 ALL 亚型,也显示发生于出生前但是需要出生后一系列事件完成恶性转化[46]。儿童 ALL 中一个发病高峰的年龄在 2~5 岁,工业化、现代或富裕社会与 ALL 发病率增加有关,白血病患儿偶尔有聚居现象等事实使人们提出两种类似的基于感染的假说来解释出生后的事件。"延迟感染"假说提示一些在出生前即获得白血病前期克隆的易感个体由于出生后生活在卫生条件良好的环境中而对共同的感染低暴露或不暴露[45]。这种与感染隔绝的情形造成机体免疫系统紊乱或在淋巴细胞增殖增加的年龄段对后来的或延迟暴露的感染产生了病理性的反应。"人群混合"假说预言儿童 ALL 的产生是由于和携带者人群混合后一些易感(无免疫力的)个体暴露于共同的但是非致病性的感染所致[48]。很显然并非所有患儿在子宫内发病,例如,t(1;19)/TCF3-PBX1 (也称 E2A-PBX1)的 ALL 在大多数患者中显示发病于出生后[49]。成人 ALL 显然在出生后很久才发病。

获得性遗传改变

获得性遗传学异常是 ALL 的标志之一,80% 的患者有重现性细胞遗传学或分子学改变与预后及治疗有关(表 91-1)[2,19,41]。染色体改变包括数量(倍数性)和结构的异常[50~52]。结构异常包括易位(最常见)、倒位、缺失、点突变和扩增。尽管特定的遗传学亚型在儿童和成人之间发生频率不同,但是诱导白血病的机制是相似的。机制包括原癌蛋白表达异常、抑癌基因的丢失、染色体易位产生的融合基因编码转录因子或活化的激酶表达异常。

表 91-1 儿童和成人 ALL 常见的遗传学异常发生的频率

遗传学异常	儿童(%)	成人(%)
超二倍体(>50 条染色体)	23~29	6~7
亚二倍体(<45 条染色体)	1	2
t(1;19)(q23;p13.3)[TCF3-PBX1]	白人 4,黑人 12	2~3
t(9;22)(q34;q11.2)[BCR-ABL1]	2~3	25~30
t(4;11)(q21;q23)[MLL-AF4]	2	3~7
t(8;14)(q23;q32.3)	2	4
t(12;21)(p13;q22)[ETV6-RUNX1]	20~25	0~3

表91-1　儿童和成人 ALL 常见的遗传学异常发生的频率(续)

遗传学异常	儿童(%)	成人(%)
NOTCH1 突变*	7	15
HOX11L2 过表达*	20	13
LYL1 过表达*	9	15
TAL1 过表达*	15	3
HOX11 过表达*	7	30
MLL-ENL 融合基因	2	3
9p 异常	7 ~ 11	6 ~ 30
12p 异常	7 ~ 9	4 ~ 6
7p⁻/7q⁻/7 单体	4	6 ~ 11
+8	2	10 ~ 12
21 号染色体内扩增(iAMP21)	2	?

*T 细胞 ALL 中发现的异常

最初的基因重排本身不足以诱发明显的白血病,发生白血病的转变必需在关键的生长调节通路中同时发生其他突变从而诱导遗传学和表观遗传学的改变[19,20]。候选基因法已鉴定出 CDKN2A/CDKN2B 肿瘤抑制基因的缺失[53]以及 T 细胞 ALL 中 NOTCH 基因突变[54]。目前的研究应用全基因组芯片和高通量测序法已经在前 B 细胞 ALL 和 T 细胞 ALL 中鉴定出了高频率的基因改变。用 SNP 芯片,平均每个病例鉴定出了 6.46 个 DNA 拷贝数异常(copy number abnormalities,CNAs),提示大体的基因组不稳定性并非大多数 ALL 患者的特征[55]。白血病亚型中 CNAs 的数量有很大的差异。有趣的是,伴 MLL 重排的婴儿 ALL 每例不到 1 个 CNA,显示这些病例在白血病形成过程中几乎不需要其他基因突变。相反,伴 ETV6-RUNX1 和 BCR-ABL1 基因的患者每例大于 6 个 CNAs,部分超过 20 个基因突变,符合之前的观点,即始发事件发生于儿童早期,而发展成 ALL 需要其他突变的参与。40% 以上的前 B 细胞 ALL 患者中发现编码正常淋巴细胞发育的基因存在突变[55]。突变频率最高的靶基因是淋巴系的转录因子 PAX5(接近 32% 患者有突变),该基因编码一对蛋白是祖 B 细胞向前 B 细胞转化及保证 B 细胞系的精确发育所必需的。突变频率第二位的是 IKZF1 基因(几乎 28% 患者发生突变),编码 IKAROS 锌指 DNA 结合蛋白,该蛋白是淋巴细胞最早的分化过程所必需的。IKZF1 在绝大多数 BCR-ABL1 阳性 ALL 及慢性粒细胞白血病急淋变(非慢性期)中是缺失的[56]。接近半数 BCR-ABL1 阳性 ALL 还存在 CDKN2A/B 和 PAX5 基因缺失。上述发现进一步支持了白血病的发病需要多种信号通路受损的观点。有一组 ALL 亚型预后很差和 IKZF1 缺失有关[57,58]。同时也反映了 IKZF1 可以直接导致 ALL 耐药。

BCR-ABL1 样的 B-细胞 ALL 通过细胞遗传学、荧光原位杂交(fluorescence in situ hybridization,FISH)或分子学研究均缺乏 BCR-ABL1 融合基因或 t(9;22),但和典型的 BCR-ABL1 阳性的 ALL 具有相同的基因表达谱[59]。半数患者中发现 CRLF2 基因与 IGH 基因有隐藏的异位或者与 P2RY8 基因融合;这两种重排均导致 CRLF2 的过表达[29,60]。30% ~ 40% 患者中发现 JAK2 或 JAK1 基因的突变,其余很多属于细胞因子受体及激酶信号通路的激活突变[30]。基因芯片和基因组 DNA 测序发现 28% 的 ALL 患者染色体 9p13.2 存在 PAX5 基因的单等位基因缺失伴有 9p 的隐藏的或更大的缺失[55]。

DNA 芯片显示的基因表达使几乎所有 T 细胞患者可以根据多步骤致癌途径进行分组[61]。基因表达研究显示 FLT3 过度表达,该基因是造血干细胞发育过程中的重要的受体酪氨酸激酶,是几乎所有 MLL 重排或超二倍体患者中的继发事件[62]。这些研究推动了在临床 ALL 患者中应用 FLT3 抑制剂。对白血病细胞及种系遗传变异的全基因组分析鉴定出很多和预后或治疗有关的遗传变异,从而推动了特异治疗的发展[17,36]。

表观遗传学的改变,包括抑癌基因的过度甲基化和静默及癌基因的低甲基化,还有转录后调控机制的异常,如癌症中常见的 miRNA。这些变化是可逆的且不改变 DNA 序列,然而可以精细地改变基因表达促进肿瘤向恶性转化和进展。表观遗传学改变的分析已经开始应用于发展新的生物标记评估危险度或进行疾病监测,及治疗方案的选择[63]。研究结果显示 ALL 中多个基因的甲基化和预后差有关。令人惊奇的是基因的甲基化在儿童 ALL 中和成人 ALL 同样显著。可见儿童和成人治疗反应的差别和大量的甲基化无关,而是和特殊的基因及通路失活有关。低甲基化药物(如 5-氮杂胞苷(5-azacytidine)和地西他滨(decitabine))在复发或难治患者中的预初试验正在进行中[64]。

● 临床特征

症状和体征

ALL 的临床表现具有高度的异质性。症状可以表现为隐匿性的,或者呈急性起病。临床特征一般反映了骨髓衰竭的程度和髓外播散的范围(表 91-2)[18,65 ~ 67]。接近半数患者表现为发热,通常是由于中性粒细胞减少所致感染或白血病细胞释放的白血病相关细胞因子诱发(如白介素-1,白介素-6 和肿瘤坏死因子)。这些患者经过抗白血病治疗后 72 小时内可以退热。

表91-2　儿童和成人 ALL 的临床特征

特征	儿童(%)	成人(%)
年龄(岁)		
<1	2	-
1 ~ 9	72 ~ 78	-
10 ~ 19	20 ~ 26	-
20 ~ 39		40
40 ~ 59		40
≥60		20
男性	56 ~ 57	62
症状		
发热	57	33 ~ 56
乏力	50	常见
出血	43	33
骨关节疼痛	25	25
淋巴结肿大		

表91-2　儿童和成人 ALL 的临床特征（续）		
特征	儿童（%）	成人（%）
无	30	51
明显（>3cm）	15	11
肝肿大		
无	34	65
明显（脐下）	17	罕见
脾肿大		
无	41	56
明显（脐下）	17	不常见
纵隔肿块	8～10	15
CNS 白血病	3	8
睾丸白血病	1	0.3

资料源自：Pui CH：*Acute lymphoblastic leukemia*，in *Childhood Leukemias*，2nd ed，edited by CH Pui，p439. Cambridge University Press，New York，2006 and Larson RA，Dodge RK，Burns CP，et al：A five-drug remission induction regimen with intensive consolidation for adults with acute lymphoblasic leukemia：Cancer and Leukemia Group Bstudy 8811. Blood 85：2025，1995.

乏力和倦怠是 ALL 患者贫血的常见表现。年老的患者，贫血相关的呼吸困难和头晕可能是最显著的症状。超过 25% 的患者，尤其是幼儿，由于骨痛或关节痛导致跛行，或由于白血病细胞浸润骨膜、骨骼或关节或白血病细胞使骨髓腔扩张而不愿行走等。有明显骨痛的患儿往往血象接近正常而延误诊断。在一小部分患者中，骨髓坏死可导致严重的骨痛和压痛、发热和血清乳酸脱氢酶水平明显升高[68,69]。关节痛和骨痛在成人中一般不严重。较少见的体征和症状包括头痛、呕吐、智力改变、少尿和无尿。偶尔患者可表现致命的感染或出血（如颅内血肿）。颅内出血主要见于发病时白细胞计数大于 $400×10^9/L$ 的患者[70]。无任何体征和症状而是通过常规检查检测到的 ALL 相当罕见。

体格检查

体格检查常见苍白、皮肤黏膜的淤点和淤斑，骨骼压痛是白血病侵犯骨膜或骨膜出血压迫所致。肝、脾和淋巴结是髓外浸润最常见的部位，器官肿大儿童比成人更显著。前纵隔肿块（胸腺）见于 8%～10% 的儿童患者和 15% 的成人患者（图91-3）。巨大的前纵隔肿块压迫大血管和气管可能导致上腔静脉综合征。伴该综合征的患者表现为咳嗽、呼吸困难、端坐呼吸、吞咽困难、喘鸣、发绀、面部水肿、颅内高压和有时发生晕厥。阴囊无痛性肿大是睾丸白血病细胞浸润或淋巴管阻塞致阴囊水肿的体征。通过超声波可以较容易地识别这两种情况。明显的睾丸累及很少见，通常见于 T 细胞 ALL 的婴儿或青少年和/或白细胞过多的患者，不需要放射治疗[71]。其他少见的体征包括眼睛受累（白血病浸润眼眶、视神经、视网膜、虹膜、角膜或结膜），皮下结节（白血病皮肤浸润），唾液腺肿大（Mikulicz 综合征），颅神经麻痹和阴茎异常勃起（由于白血病细胞浸润海绵体和背静脉或骶神经受累所致）。硬膜外脊髓压迫虽然罕见，但其表现严重需要立即治疗以避免永久性下肢轻瘫或截瘫。在某些儿科患者，白血病细胞浸润扁桃体、扁桃腺、阑尾或肠系

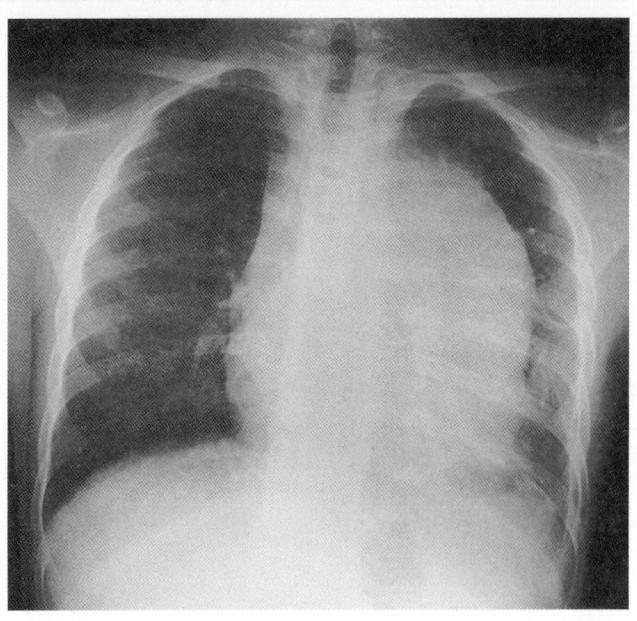

图91-3　一例患 T 细胞 ALL 伴前纵隔肿块的 12 岁黑人男孩的胸片

膜淋巴结而导致在诊断白血病前进行外科手术。

● 实验室特征

新诊断的 ALL 患者常见贫血、中性粒细胞减少和血小板减少。其严重性反映了骨髓被白血病性原淋巴细胞替代的程度（表91-3）[18,65~67]。白细胞计数的范围很广，从 $0.1×10^9/L$ 到 $1500×10^9/L$ 不等（中位数：$(10～12)×10^9/L$）。白细胞过多症（>$100×10^9/L$）见于 11%～13% 的白人儿童，而黑人儿童（23%）及成人（16%）中更多见，因为后两者中 T 细胞 ALL 更好发。极度的中性粒细胞减少（<$0.5×10^9/L$）见于 20%～40% 的患者，使发生感染的风险大大增加。约 90% 的患者诊断时外周血有原始细胞。在诊断 ALL 之前数月可以有反应性嗜酸性粒细胞增多症。一些有 $t(5;14)(q31;q32)$ 染色体异常的患者主要是男性有嗜酸性粒细胞增多症（肺浸润，心脏扩大和充血性心力衰竭）。这些患者通常循环血中没有白血病细胞，也没有其他血细胞减少症，骨髓中原始细胞比例相对较低[72]。5 号染色体上的白介素-3 基因被 14 号染色体上的免疫球蛋白重链基因上的增强子原件活化被认为在白血病的发生中起了主要作用，而且和嗜酸性粒细胞增多有关[72]。贫血的患者中，年幼的儿童血红蛋白的水平往往更低。偶尔，ALL 的患儿血红蛋白水平低于 1g/dl。

诊断时血小板计数减少常见（中位数：$(48～52)×10^9/L$）。严重的出血不常见，甚至当血小板低于 $20×10^9/L$ 而无感染和发热时[73,74]。偶尔，主要是男性患者，可见血小板升高（>$400×10^9/L$）。少数患者在诊断前有全血细胞减少且能短暂的自发性恢复[75]。凝血异常通常较轻，可见于 3%～5% 的患者，大多数是 T 细胞 ALL，仅少数情况下和临床出血有关[76]。大多数 ALL 患者血清乳酸脱氢酶均升高，且与肿瘤负荷相关。白血病细胞负荷高的患者常见血尿酸水平升高，反映了嘌呤代谢速度的增加。肾脏浸润的患者可以出现肌酐、尿素氮、尿酸和磷水平的升高。高钙血症很罕见，是由于原淋巴细胞释放甲状旁腺样激素以及白血病骨骼浸润所致。$t(17;19)(q22;p13.3)$ 伴

表 91-3　儿童和成人 ALL 的实验室检查

特征	总的百分比	
	儿童（白人/黑人）（%）	成人（%）
细胞系		
T 细胞	15/24	25
前 B 细胞	85/76	75
白细胞计数（×10⁹/L）		
<10	47～49/34	41
10～49	28～31/29	31
50～99	8～12/14	12
>100	11～13/23	16
血红蛋白浓度（g/dl）		
<8	48/58	28
8～10	24/22	26
>10	28/20	46
血小板计数（×10⁹/L）		
<50	46/40	52
50～100	23/20	22
>100	31/40	26
CNS 状态 *		
CNS1	67～79/60	92～95
CNS2	5～24/27	?
CNS3	3/3	5～8
创伤性腰穿有原始细胞	6～7/10	?
骨髓内白血病细胞（%）		
<90	33/46	29
>90	67/54	71
血液中白血病细胞		
有	87/90	92
无	13/10	8

* CNS-1：脑脊液中无原幼稚细胞；CNS-2：无创伤的样本中原幼稚细胞<5 个白细胞/μl；CNS-3：无创伤的样本中原幼稚细胞≥5 个白细胞/μl 或存在颅神经麻痹；创伤性腰穿有原幼稚细胞（原幼稚细胞≥10 个白细胞/μl）。成人 CNS2 和创伤性腰穿有原幼稚细胞的资料尚未获得。

资料源自：Pui CH：*Acute lymphoblastic leukemia*，in Childhood Leukemias，2nd ed，edited by CH Pui，p 439. Cambridge University Press，New York，2006 and Larson RA，Dodge RK，Burns CP，et al：A five-drug remission induction regimen with intensive consolidation for adults with acute lymphoblastic leukemia：Cancer and Leukemia Group Bstudy 8811. Blood 85；2025，1995.

E2A-HLF 融合基因见于 0.5% 前 B 细胞 ALL，和青少年发病、弥散性凝血障碍、高钙血症及预后差有关[77]。白血病浸润导致的肝功能异常见于 10%～20% 的患者，常为轻度的。然而，识别患者是否携带或感染乙肝病毒很重要，因为需要立即使用拉米夫定（lamivudine）来阻止应用免疫抑制剂治疗后病毒再激活导致的严重并发症[78]。

必须行胸部平片，以检测胸腺或纵隔是否增大和胸腔积液（图 91-3）。尽管骨的异常如干骺端连接、骨膜反应、骨质溶解、骨硬化和骨质减少可见于 50% 的患者，但是骨骼 X 线摄片并不是必需的，尤其在白细胞计数较低的儿童中。核磁共振成像（Magnetic resonance imaging，MRI）检查有助于诊断怀疑脊椎塌陷、脑膜或神经根浸润的患者。

脑脊液（cerebrospinal fluid，CSF）的检查是诊断所必要的步骤。ALL 诊断时约 1/3 的儿科患者和 5% 的成人患者 CSF 中可检测到白血病细胞，这些患者大多数没有神经系统症状[79,80]。传统的 CNS 白血病定义为 CSF 中至少有 5 个/μl 白细胞（离心后的标本中有明显的白血病细胞）或存在颅神经麻痹。由于当前的临床试验不做预防性头颅照射，因此在 CSF 中发现任何白血病细胞都和 CNS 复发高风险有关，是加强鞘内治疗的指征[80]。关于何时实施第一次腰穿存在不同的意见。如今大多数方案要求在诊断时制定首剂鞘内化疗的计划。儿童 ALL 中显示诊断时行腰穿损伤导致 CSF 污染白血病细胞而使治疗效果不佳[81]。可通过对血小板减少的患者输注血小板以及由经验最丰富的临床医生进行腰穿手术来降低这种腰穿损伤的风险。

诊断和细胞分类

诊断 ALL 建议行骨髓穿刺，因为有 10% 的患者在诊断时循环血中没有幼稚细胞，而且骨髓中细胞丰富比血细胞更适合遗传学的研究。骨髓纤维化或骨髓过于稠厚化时会造成骨髓穿刺困难需要行活检。骨髓坏死的患者，有时需要多次穿刺以获得足够的组织来帮助诊断。

形态学和细胞化学分析

ALL 最初是通过罗曼诺夫斯基染色法（瑞氏-姬姆萨或 May-Grünwald-Giemsa）进行形态学分析来帮助诊断的。原淋巴细胞相对较小（是小淋巴细胞的 1～2 倍大小），胞浆呈浅蓝色；胞核为圆形，有浅的凹陷；染色质细小或略粗糙，致密呈块状；核仁不明显（图 91-4A）。有些患者的原淋巴细胞较大，核仁明显，胞浆量中等，可以混有一些小原淋巴细胞（图 91-4B）。部分 ALL 患者原淋巴细胞的胞浆中可见到颗粒（图 91-4C）。这些颗粒呈双嗜性（染成紫红色），很容易和髓系的颗粒（染成深紫色）区分开来，通过电镜可以证实为线粒体。Burkitt 型 ALL 的原始 B 细胞胞浆呈强嗜碱性，核仁明显，及胞浆中有空泡（图 91-4D）。

细胞化学染色（苏丹黑染色和髓过氧化物酶、非特异性酯酶染色）可以将 ALL 和急性髓系白血病区分开来，但目前诊断更多的是应用免疫表型分型。

免疫学分类

免疫表型分型是诊断中必不可少的部分。抗体能辨别分化抗原簇（clusters of differentiation，CD），但大多数白细胞抗原缺乏特异性，因此需要一组抗体来确定诊断，将白血病细胞区分为不同的免疫学亚型。典型的抗体组合至少包含一个敏感性较高的抗体（B 细胞系的 CD19，T 细胞系的 CD7，及髓系细胞的 CD13 或 CD33）和特异性高的抗体（B 细胞系的 CD79 α和 CD22，T 细胞系的胞浆 CD3，及髓系的胞浆髓过氧化物酶）[17]。尽管 ALL 可以根据 B 细胞系（原 B，早期前 B，前 B，过渡期前 B 和成熟 B 细胞）或 T 细胞系（前 T，中期和晚期胸腺细胞）的正常成熟过程进一步分为各种亚型，但是只有 T 细胞、成熟 B 细胞和其他 B 细胞系（前体 B 细胞型）这几种免疫表型在治疗上有所区别（表 91-4）[17]。T 细胞 ALL 有一个特殊的亚型保留了干细胞样的特征，称为早期前体 T 细胞 *ALL*，被认为用常规化疗预后极差[82]。了解诊断时的抗原表达方式对于治疗后通过流式细胞仪检测微小残留病灶是极其重要的[83]。

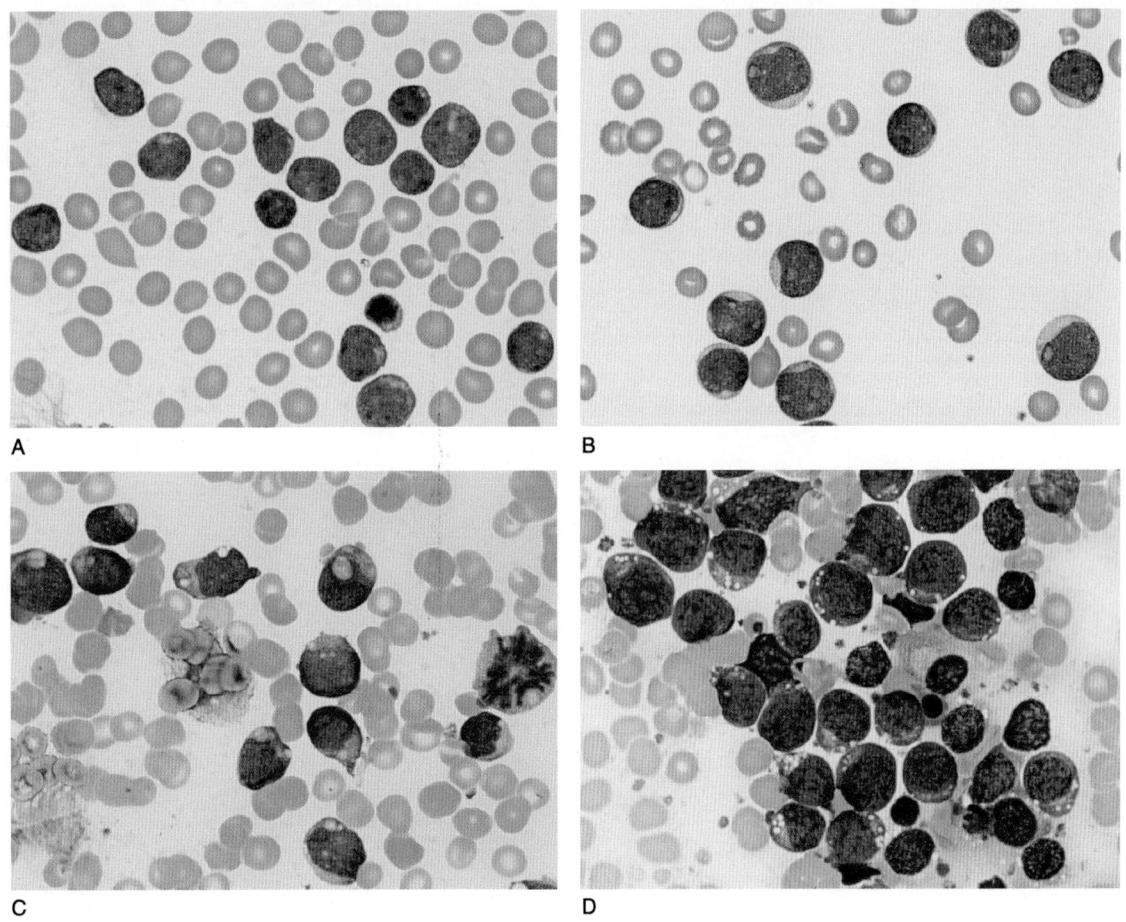

图 91-4　A. 典型的原淋巴细胞胞浆少,核形态规则,染色质细及核仁不明显。B. ALL 中较大的原淋巴细胞核仁明显,中等量胞浆,混有小原淋巴细胞。C. 胞浆有颗粒的 ALL。较多原淋巴细胞胞浆中可见 Fuchsia 着色的颗粒。这些颗粒可能会导致误诊为急性髓系白血病;然而,这些颗粒髓过氧化物酶和髓样苏丹黑 B 染色呈阴性反应。D. B 细胞 ALL 的原淋巴细胞。这些细胞的特征是胞浆呈强嗜碱性,细胞形态规则,胞浆有空泡(图像 A ~ D. Wright-Giemsa,×1000)

表 91-4	各种 ALL 免疫学亚型的特征			
亚型	典型的标记	儿童(%)	成人(%)	特征
前 B 细胞	CD19⁺,CD22⁺,CD79 α,clg±,slgμ−,HLA−DR+			
原 B	CD10⁻	5	11	婴儿或成人组,高白细胞,发病时伴 CNS 白血病,假二倍体,*MLL* 重排,预后不佳
早期前 B	CD10⁺	63	52	较好年龄组(1 ~ 9 岁),低白细胞数,超二倍体(>50 染色体)
前 B	CD10±,clg+	16	9	高白细胞数,黑人,假二倍体
成熟 B 细胞(Burkitt)	CD19⁺,CD22,CD79 α+,clg+,slg+(κ或λ+)	3	4	男性多见,发病时伴 CNS 白血病,腹部包块,通常肾脏累及
T 细胞系	CD7⁺,cCD3⁺			
T 细胞	CD2⁺,CD1±,CD4±,CD8±,HLA-DR−,TdT±	10	18	男性多见,高白细胞,髓外病变
前 T	CD2⁻,CD1⁻,CD4⁻,CD8⁻,HLA-DR±,TdT+	1	6	男性多见,高白细胞,髓外病变,预后差
早期前 T 细胞	CD1⁻,CD8⁻,CD5 弱,CD13⁺,CD33⁺,CD11b⁺,CD117⁺,CD65⁺,HLA-DR+	2	?	男性多见,年龄>10 岁,预后极差

cCD3,胞浆 CD3;clg,胞浆免疫球蛋白;slg,表面免疫球蛋白;TdT,末端脱氧核苷转移酶。

髓系相关的抗原有时反常地在典型的原淋巴细胞中表达。由于单克隆抗体和免疫分型技术的差异,髓系相关抗原在5%～30%的儿童及10%～50%的成人患者中表达[67,84]。髓系相关抗原的表达和原始细胞一定的遗传学特征有关,CD15,CD33和CD65在有重排的 *MLL* 基因的 ALL 中表达,CD13和CD33在有 *ETV6-RUNX1* 基因的患者中表达[84]。有一部分患者共表达淋巴系和髓系的标记但不包括 T 细胞,前 B 细胞或基因表达谱中的急性髓系白血病。这些患者可能用针对髓系的治疗无效而用针对 ALL 的诱导方案获得缓解[85,86]。如今的治疗方案中髓系相关抗原的存在并无预后意义,但在微小残留病灶的

免疫学监测中可能有用[67,83]。

遗传学分类

ALL 是由淋巴祖细胞获得多步骤的特异的基因改变导致的恶性转变和增殖,因此,对 ALL 进行遗传学的分类有望获得比其他方法更有相关性的生物学信息。接近75%的成人和儿童病例可以根据染色体数量(或流式细胞仪估计的 DNA 含量)、特异的染色体重排和分子遗传学改变分为预后或治疗相关的亚型[1,2,17~20,41,54~56,87~89]。表91-5总结了最常见的遗传学异常病例的主要临床和生物学特征。

表91-5　ALL 最常见的遗传学亚型的临床和生物学特征

亚型	相关特征	估计的 EFS(%)	
		儿童	成人
超二倍体(>50 染色体)	前 B 细胞为主的表型;低白细胞;儿童中较好的年龄组(1～9岁)预后较好	5 年 80～90	5 年 30～50
亚二倍体(<45 染色体)	前 B 细胞为主的表型;白细胞较高;预后差	3 年 30～40	3 年 10～20
t(12;21)(p13;q22) [*ETV6-RUNX1*]	CD13±/CD33±前 B 细胞表型;假二倍体;年龄 1～9 岁;预后较好	5 年 90～95	不明
t(1;19)(q23;p13.3) [*TCF3-PBX1*]	CD10±/CD20⁻/CD34⁻前 B 表型;假二倍体;白细胞较高;黑人;CNS 白血病;预后与治疗方案有关	5 年 82～90	3 年 20～40
t(9;22)(q34;q11.2) [*BCR-ABL1*]	前 B 细胞为主的表型;老年人;白细胞较高;髓系抗原酪氨酸激酶抑制剂治疗获早期好转	3 年 80～90	1 年 ~60
t(4;11)(q21;23) 伴 *MLL-AF4* 融合基因	CD10±/CD15±/CD33±/CD65±前 B 细胞表型;婴儿和老年人组;高白细胞;CNS 白血病;预后差	5 年 32～40	3 年 10～20
t(8;14)(q24;q32.3)	成熟 B 细胞表型;形态学 L3 型;男性为主;髓外巨块病变;短期加强化疗包括大剂量氨甲蝶呤、阿糖胞苷和环磷酰胺/异环磷酰胺则预后良好	5 年 75～85	4 年 70～80
NOTCH1 突变	T 细胞表型;预后好	5 年 90	4 年 50
HOX11 过表达	CD10⁺ T 细胞表型;单用化疗预后好	5 年 90	3 年 80
21 号染色体内扩增	前 B 细胞表型;低白细胞;为防止不良预后需强化治疗	5 年 30	?

资料源自:Pui CH,Robison LL,Look AT:Acute lymphoblastic leukemia. Lancet 371:1030,2008;Schultz KR,Bowman WP,Aledo A,et al:Improved early event free survival with imatinib in Philadelphia chromosome-positive acute lymphoblastic leukemia:A Children's Oncology Group Study. J Clin Oncol 27:5715,2009;Larson RA,Dodge RK,Burns CP,et al:A five-drug remission induction regimen with intensive consolidation for adults with acute lymphoblastic leukemia:Cancer and Leukemia Group Bstudy 8811. Blood 85:2025,1995;Rizzieri DA,Johnson JL,Byrd JC,et al:Alliance for Clinical Trials In Oncology(ACTION). Improved efficacy using rituximab and brief duration,high intensity chemotherapy with filgrastim support for Burkitt or aggressive lymphomas:Cancer and Leukemia Group Bstudy 10002. Br JHaematol 165(1):102～111,2014.

二倍体组(超二倍体>50 染色体及亚二倍体<44 染色体)有临床关联性。超二倍体见于25%的儿童患者及6%～7%的成人患者,与预后良好有关,反映了细胞内氨甲蝶呤及其多聚谷氨酸盐的聚积增加,对抗代谢药的敏感性高,以及细胞显著趋于凋亡[90,91]。相反,亚二倍体预后极差[88,89,92]。流式细胞仪检测细胞 DNA 含量是对细胞遗传学分析有用的辅助工具,因为流式细胞仪是自动、快速、价廉且不受细胞有丝分裂影响,几乎可以在所有患者中获得结果。流式细胞仪有时可以鉴定出被标准的细胞遗传学分析遗漏的一小群耐药的近二倍体细胞。

B 细胞和 T 细胞 ALL 中的染色体交互易位位于产生抗原受体基因的正常重组机制出现了错误。这种重排使免疫球蛋白重链或轻链基因或 T 细胞抗原受体β/γ或α/δ基因的启动

子/增强子融合到邻近的各种转录因子基因的位置。通常,这种基因重排是由于两种编码不同转录因子的基因融合所致的。这些嵌合的基因编码活化的激酶,从而改变了参与调节造血干细胞分化、自我更新、增殖和耐药基因的转录因子。

特定的细胞遗传学异常和临床特征、原始细胞表型和临床疗效有关(表91-5)。然而,还是有必要进行分子遗传学异常的检测。首先,分子学的分析可以鉴定出标准的核型分析无法检测到的重要的亚显微的基因改变,比如 *ETV6-RUNX1* 融合基因、21 号染色体内的扩增、抑癌基因的丢失和原癌基因的突变[1,2,87,93~95]。其次,因为技术上的失误可能会错过临床上重要的基因重排(如染色体核型分析了残余的正常细胞的中期分裂象,而不是白血病中期细胞)。因此,FISH 和反转录多聚酶链

反应(reverse transcriptase polymerase chain reaction,RT-PCR)技术常被应用。应用全基因组芯片分析基因表达和 DNA 拷贝数,辅以转录表达谱、重排顺序、表观遗传学方法和二代测序,已经鉴定出了具有生物学和治疗意义的特异的基因改变。

鉴别诊断

ALL 最初的表现和许多疾病相似。急性起病的淤点、淤斑和出血要考虑特发性血小板减少性紫癜。后者往往有近期的病毒感染,血象中有巨大血小板,血红蛋白浓度正常,外周血和骨髓中无白细胞异常。ALL 或急性早幼粒细胞白血病或再生障碍性贫血的患者可以出现全血细胞减少和骨髓衰竭的并发症,然而,再障很少出现肝脾和淋巴结肿大,不存在 ALL 相关的骨痛,骨髓穿刺和活检通常可以鉴别这两种疾病,虽然在一开始呈低增生性骨髓后来被原淋巴细胞取代的患者很难诊断。有研究显示,约 2% 的儿童 ALL 发病前有一过性全血细胞减少[75],这些患者在白血病发病前,PCR 分析显示单克隆性,表明白血病细胞抑制了正常的造血[96]。ALL 还要和嗜酸性粒细胞增多症鉴别,因为嗜酸性粒细胞增多可以是 ALL 的表现之一,也可以在 ALL 诊断前数月出现。偶尔,新生骨髓中的血细胞和白血病原始细胞相似,需要用适当的抗体组合进行流式细胞仪检测来区分[97]。

传染性单核细胞增多症和其他病毒感染,尤其是伴有血小板减少和溶血性贫血的,可能和白血病混淆。发现反应性淋巴细胞或血清学证实 EB 病毒感染有助于诊断。急性传染性淋巴细胞增多症、百日咳或副百日咳的患者可以出现显著的淋巴细胞增多。然而,甚至当白细胞计数高于 $50\times10^9/L$ 时,仍以成熟淋巴细胞为主而不是原淋巴细胞。骨痛,关节痛,有时候与关节炎和幼年型类风湿关节炎,风湿热,其他胶原性疾病或骨髓炎相似。推测为类风湿疾病而计划用糖皮质激素治疗前需行骨髓检查。

儿童 ALL 需要和小、圆形细胞的肿瘤累及骨髓相鉴别,包括神经母细胞瘤、横纹肌肉瘤和视网膜母细胞瘤。一般而言,实体瘤患者检查后可发现原发的病灶,肿瘤细胞的播散通常呈特征性的聚集,免疫表型缺乏原淋巴细胞的特征。

治疗

支持治疗

ALL 的最佳治疗方案需要严密的支持治疗,包括预防或及时治疗代谢性和感染性并发症(参见第 24 章)及合理使用血制品(参见第 138、139 章)。其他重要的支持治疗还有留置导管,改善恶心呕吐,控制疼痛,以及对患者和家庭进行必要的长期的社会心理学支持。

代谢性并发症

在诊断时经常遇到高尿酸血症和高磷酸盐血症伴继发性低钙血症,甚至在化疗开始前,尤其是白血病细胞负荷高的 B 细胞或 T 细胞 ALL 或前 B 细胞白血病[98]。这些患者需要给予静脉补液;别嘌呤醇或拉布立酶(rasburicase)(重组的尿酸氧化酶)来治疗高尿酸血症;磷酸盐结合剂,如氢氧化铝(aluminum

hydroxide),碳酸钙(calcium carbonate)(若血清钙浓度低时),碳酸镧(lanthanum carbonate)或司维拉姆(sevelamer)来治疗高磷酸盐血症。别嘌呤醇是一个相对价廉的药物,通常在尿酸低于 7mg/dl 时使用。但是该药发生皮肤过敏反应发生率接近 10%,且在白血病细胞破坏导致的高尿酸血症的风险过去后应当立即停药。通过抑制白血病细胞合成新的嘌呤,别嘌呤醇可以在化疗前减少外周血原始细胞数[99]。别嘌呤醇通过减少细胞内磷酸核糖基焦磷酸盐和抑制黄嘌呤氧化酶而降低巯嘌呤的合成代谢和分解代谢。若同时口服巯嘌呤和拉布立酶,巯嘌呤通常必须减量。

拉布立酶起效很快而且非常有效,特别是当尿酸水平很高时($>7mg/dl$),通常只需注射一次(远远低于公司推荐的剂量)。拉布立酶可以使尿酸分解为较容易排泄的代谢产物尿囊素,其可溶性是尿酸的 5~10 倍。拉布立酶比别嘌呤醇更有效,而且可以促进磷的排泄,部分是由于拉布立酶潜在的尿酸分解作用(故无需碱化尿液),部分在于其应用后肾功能得到了改善[100]。但是,拉布立酶在葡萄糖-6-脱氢酶缺陷的患者中禁用,因为尿酸的分解产物过氧化氢可引起高铁血红蛋白血症或溶血性贫血。

高白细胞血症

对于白细胞极度升高(白细胞计数$>400\times10^9/L$)的患者,可以通过白细胞去除术或换血疗法(在幼童中)来降低白血病细胞的负荷。理论上,这两种治疗方法应当都能降低高白细胞相关的并发症,但是无论是短期还是长期的效果仍是受到质疑[70]。曾经被白血病专科医师提倡的紧急颅脑照射可能在白血病患者的治疗中是不起作用的。在 B 细胞 ALL 中用小剂量的糖皮质激素同时应用长春新碱和环磷酰胺进行预处理是改善高白细胞血症的有效方法。这个方法与尿酸氧化酶联合使用时很大程度上避免了 B 细胞 ALL 肿瘤溶解综合征的发生及消除了血液透析的必要性。

感染的控制

新诊断为 ALL 的患者中出现发热,感染是最常见的。因此,当患者出现发热,尤其是中性粒细胞减少的患者,应当使用广谱抗生素直到感染被排除。诱导缓解治疗加重骨髓抑制、免疫抑制和黏膜屏障破坏而增加感染的易感性。至少 50% 接受诱导治疗的患者将发生感染。在这个关键的治疗阶段应当特别注意降低感染的风险,包括保护性接触隔离和空气过滤;避免和感染人群接触;控制进食特定的食物如粗制的乳酪、未烹煮的蔬菜或不去皮的水果;使用杀菌的漱口水或坐浴,尤其是有黏膜炎的患者。正确洗手及含酒精的清洁剂应用是很重要的。粒细胞集落刺激因子可以加速中性粒细胞减少的恢复,减少强化疗的并发症,但并不提高儿童或成人的无事件生存率[101,102]。有研究显示生长因子会增加表鬼白毒素(epipodophyllotoxin)治疗相关的急性髓系白血病的风险[103]。强烈的诱导缓解治疗,特别是联合大剂量糖皮质激素显著增加播散性真菌感染和死亡的风险。通常需要给予预防性抗真菌治疗。

所有没有过敏史的 ALL 患者每周 2~3 天给予复方新诺明(trimethoprim-sulfamethoxazole),作为卡式肺囊虫(Pneumocystis jiroveci)肺炎的预防性治疗。在诱导缓解化疗开始后 2 周进行预防直到全部化疗结束后数月为止。不能耐受复方新诺明的患者可以用戊烷脒（pentamidine）、氨苯砜或阿托伐醌（atova-quone）替代[104]。在免疫抑制剂治疗时需给予活病毒疫苗。经常接触患者的同胞或其他儿童需接受常规的免疫接种，包括灭活的脊髓灰质炎疫苗。暴露于水痘-带状疱疹病毒的易感患者应当在暴露96小时内注射带状疱疹免疫球蛋白，同时服用阿昔洛韦。通过以上治疗将预防水痘或减轻临床症状。

血液学支持

ALL及其治疗可导致全血细胞减少。常见出血症状，一般限于皮肤和黏膜。CNS、肺或胃肠道出血罕见但可致命。诊断时白细胞极度升高（>400×10^9/L）的患者更容易发生这些并发症[70]。弥散性血管内凝血、肝功能异常或化疗导致的凝血障碍通常较轻[76]。接受左旋门冬酰胺酶（L-asparaginase）和糖皮质激素的患者往往处于高凝状态。有明显出血的应当输注血小板，当血小板计数小于10×10^9/L时可以预防性输注血小板[105]。必须避免使用抗凝和抗血小板药物如阿司匹林。儿童在接受泼尼松、长春新碱和左旋门冬酰胺酶的诱导缓解治疗时一般不会有活动性出血，甚至当血小板计数小于10×10^9/L时。预防性血小板输注的阈值在幼儿及有发热或感染的患者中宜提高。贫血或骨髓抑制的患者有输注少白红细胞悬液指征，但在白细胞极度升高的患者中宜延迟输红细胞直到白细胞计数下降后。在严重的慢性贫血患者中输血速度应缓慢，防止充血性心力衰竭。粒细胞输注很少需要，仅在少数中性粒细胞绝对计数减少的证实有革兰氏阴性菌败血症或弥散性真菌感染的患者中应用，因为这种患者单用抗生素治疗疗效差。所有的血制品均应当照射以预防输血相关的移植物抗宿主反应。

抗白血病治疗

由于ALL是一个异质性的疾病，有很多不同的亚型，因此没有统一的治疗方案。越来越多地针对不同的生物学亚型选择治疗方案。有经验的治疗中心应用精心设计的方案并严格实施得出的最好结果已有报道[106~109]。危险度分层标准及预后亚群的名称尚未统一。通常儿童ALL分为标危，高危（中高危或一般高危）和极高危，而美国儿童肿瘤小组则分为四类，包括低危组，把复发风险很低的患者归为这一类。成人患者一般分为两个危险组。婴儿和老年ALL是特殊的亚群，需要不同的治疗方法，主要和耐受性有关。有研究显示在婴儿ALL中采用将治疗ALL和治疗急性髓系白血病的药物混合的治疗方案可以提高疗效，在非常小的婴儿中减低剂量强度[110]。在60岁以上的老年患者中开展的研究很少，在这个年龄段的患者中治疗仍具挑战性[111,112]。在费城染色体阳性的ALL中应用减量的方案及伊马替尼或达沙替尼已经获得部分成功[113~114]。由于70岁以上的老年患者通常不能治愈，因此维持良好的生活质量是该年龄组患者的主要目标。

成熟B细胞ALL（Birkitt型）

目前成熟B细胞（Birkitt）ALL最有效的治疗方案是包含环磷酰胺的联合用药治疗相对短的时间（3~6个月）。第一次重要的突破是由法国学者报道，在他们的LMB84研究中采用大剂量环磷酰胺，大剂量氨甲蝶呤，长春新碱（vincristine），多柔比星（doxorubicin）及常规剂量的阿糖胞苷（cytarabine）获得了68%的无事件生存率。在LMB89研究中，相同的小组报道了

87%的治愈率，采用加大剂量的氨甲蝶呤（每剂至$8g/m^2$）和阿糖胞苷（每剂$3g/m^2$）以及在白血病细胞负荷高的患者中加用依托泊苷[115]。这个卓越的成果已经在国际性的随机研究中得到证实[116]。柏林-法兰克福-明斯特协作组开展的治疗也取得了成功，他们采用多种药物组成的方案，分别为环磷酰胺（每剂$1g/m^2$），依托泊苷，异环磷酰胺（ifosfamide），多柔比星，地塞米松和阿糖胞苷（每剂$3g/m^2$）[117]。这些加强的儿童方案已经用于成人ALL，在较短的18周内完成[118~120]。由于利妥昔单抗（抗CD20）在B细胞淋巴瘤中疗效确切，因此在成人B细胞ALL中已开展利妥昔单抗作为一线治疗的临床试验[118~120]。不需要维持治疗或后续治疗。缓解率很高，而且大部分缓解是持续的。B细胞ALL很少复发，若有也是第一年后复发。

有效的CNS治疗是B细胞ALL成功方案的重要组成部分，一般包括全身和鞘内使用氨甲蝶呤和阿糖胞苷。即使是有CNS白血病的患者，颅内照射似乎也并非必需[116,120]。

前B细胞和T细胞ALL

前B细胞和T细胞白血病的治疗包括三个标准的阶段：诱导缓解，强化（巩固）和延长的维持治疗。针对CNS的治疗和其他治疗重叠，在早期即开始但时间长短不同，根据患者复发的危险度及最初全身治疗的强度而定。

诱导缓解 白血病患者首要的治疗目的是诱导完全缓解和恢复正常造血。经典的诱导方案包括儿童的糖皮质激素（泼尼松（prednisone），泼尼松龙（prednisolone）或地塞米松），长春新碱和左旋门冬酰胺酶或成人的蒽环类抗生素[17,67,106~108]。在目前的临床试验中，高危或极高危儿童ALL和几乎所有的年轻成人ALL的诱导缓解治疗中均接受四个或四个以上的药物。化疗和支持治疗水平的提高使完全缓解率儿童接近98%，成人为85%~90%。当临床获得完全缓解时患者体内还有不同程度的残余白血病细胞[122]。由于残余细胞的程度与长期疗效密切相关[83,123~129]，因此提出了"分子学"或"免疫学"缓解的概念，定义为白血病细胞占骨髓有核细胞总数的比例小于0.01%[122]，正开始取代传统的完全基于显微镜下标准的缓解概念[129]。根据残留病灶的检测结果来调整治疗方案可以提高疗效需要进行前瞻性试验加以证实。

根据争取在耐药产生之前更快速、更完全地降低白血病细胞负荷的理论，已有人尝试加大诱导治疗的强度。然而，一些研究显示强烈的诱导治疗对于标危儿童ALL患者是不必要的，在诱导后进行强化治疗即可[107]。强烈的诱导治疗将增加早期发病率和死亡率。在成人ALL中尝试用更强的诱导方案加用环磷酰胺，大剂量阿糖胞苷或大剂量蒽环类抗生素，但是并没有明确的获益，部分是由于成人对药物毒性的耐受性低[130,131]。但是，有一个研究中，诱导缓解治疗中用大剂量地塞米松（10mg/（$m^2 \cdot d$））取代泼尼松（60mg/（$m^2 \cdot d$））显著提高了儿童ALL的疗效，特别是T细胞ALL和对泼尼松反应良好的患者，尽管诱导死亡率更高[121,132]。可以想象，用其他相对没有骨髓抑制的药物来加强诱导缓解治疗也可以提高疗效。在两个儿童ALL的随机研究中显示地塞米松和泼尼松相比可以更好地控制全身性和CNS疾病[133,134]。

门冬酰胺酶的药效动力学因不同的组成成分而不同，有三种形式：一种由菊欧文菌（*Erwinia chrysanthemi*）提取得到，另一种取自大肠埃希菌（*Escherichia coli*），第三种为大肠杆菌产物的

聚乙二醇形式(培门冬酶,pegaspargase)[135,136]。从控制白血病角度,门冬酰胺酶治疗的剂量强度和疗程(如门冬酰胺酶消耗的数量)远远比门冬酰胺酶的种类来得重要。这三种制剂的剂量取决于半衰期。培门冬酶半衰期最长,在新诊断的 ALL 中通常每 2 周给药 2500IU/m²,共 1~2 次。相反,欧文菌制剂半衰期最短,每周给药三次,每次 20 000IU/m²,共 6~12 个剂量。大肠杆菌左旋门冬酰胺酶的剂量为 5000~10 000IU/m²,每周 2~3 次,共 6~12 个剂量。由于培门冬酶免疫原性低,效能高且给药频率少,因此在美国培门冬酶已经取代了原先的药物作为儿童和成人治疗中的一线用药,世界各地的其他 ALL 试验中的应用也日渐增多[137-140]。成人 ALL 中使用的各种蒽环类抗生素(柔红霉素,阿霉素,去甲氧柔红霉素和米托蒽醌),尚未证实哪一种更优越;而柔红霉素是最常用的。

强化(巩固)治疗　正常造血恢复后,缓解后的患者将进入强化治疗。这种治疗在诱导缓解后不久即进行,再次给予诱导方案或采用诱导期未用过的大剂量的各种药物。尽管对于儿童 ALL 中强化治疗的重要性无可争辩,但是强化治疗的最佳方案和疗程尚无一致意见。儿童 ALL 中常用的方案包括大剂量氨甲蝶呤加或不加巯嘌呤,长疗程的大剂量左旋门冬酰胺酶,或联合使用地塞米松、长春新碱、左旋门冬酰胺酶和阿霉素,随后为硫鸟嘌呤、阿糖胞苷和环磷酰胺[107,108,121,137,141,142]。强化治疗改善了临床结果,甚至在低危 ALL 患者中也是如此[143]。临床试验中用糖皮质激素、长春新碱和门冬酰胺酶作为缓解后强化治疗在 ETV6-RUNX1 的患者中获得了特别好的临床结果[144,145]。超大剂量的氨甲蝶呤(5g/m²)显示能改善 T 细胞 ALL 的疗效[141,146],该结果与 T 细胞系原始细胞比前 B 细胞蓄积的氨甲蝶呤多聚谷氨酸盐(母体化合物的活性代谢物)要少的资料相一致,因此为了达到足够的治疗效果需要提高药物的血清浓度[147,148]。常规剂量的氨甲蝶呤(1g/m²)对许多前 B 细胞 ALL 患者可能太低了。B 细胞系 ALL 中,有 ETV6-RUNX1 或 TCF3-PBX1 融合基因的原始细胞与超二倍体或其他遗传学异常的细胞相比蓄积的氨甲蝶呤多聚谷氨酸盐显著少[149]。该发现提示有 ETV6-RUNX1 或 TCF3-PBX1 融合基因的患者通过增加氨甲蝶呤的剂量而获益。

基于儿科的研究,强化巩固治疗已成为成人 ALL 治疗的标准之一,尽管早期的研究并未显示该阶段治疗的益处。各种药物用于强化治疗,包括大剂量氨甲蝶呤,大剂量阿糖胞苷,环磷酰胺和门冬酰胺酶[67,102,150-153]。如今强化治疗的方案逐渐根据危险度和亚。在德国 06/93 研究中,大剂量氨甲蝶呤用于标危前 B 细胞 ALL,大剂量氨甲蝶呤和大剂量阿糖胞苷用于高危前 B 细胞 ALL,环磷酰胺用于 T 细胞 ALL。MD Anderson 癌症中心的 hyper-CVAD 方案(环磷酰胺、长春新碱、阿霉素、地塞米松)取代了环磷酰胺,长春新碱,多柔比星(阿霉素),地塞米松的联合方案,结合大剂量氨甲蝶呤和大剂量阿糖胞苷两组方案各用四个疗程。最近,对于原淋巴细胞表达 CD20 的患者已经加用利妥昔单抗[150,151]。成人中氨甲蝶呤的剂量可能应限制在 1.5~2.0g/m²,因为更高的剂量将导致毒性过大,延迟后续治疗,降低患者依从性。在癌症和白血病组 B 试验中,采用五种药物的诱导缓解方案,随后用八种药物的早期和晚期强化治疗[67]。这些研究以及很多其他研究显示出早期强化巩固治疗的益处,尤其是对于年轻成人。成人 T 细胞 ALL 主要受益于环磷酰胺和阿糖胞苷[67,102]。其他标危和高危的成人 ALL 主要受益

于大剂量阿糖胞苷。两个德国的多中心试验显示在 t(4;11) 的患者中使用大剂量阿糖胞苷,米托蒽醌和异基因造血干细胞移植明显提高了疗效,而这些患者通常被认为预后很差[154]。最近正开展多个临床试验研究门冬酰胺酶在年轻成人 ALL[137] 强化治疗中的有效性,因为该药在儿童 ALL 中确定可以提高疗效而且在巩固治疗中的耐受性要比诱导缓解好。

16~39 岁之间诊断 ALL 的患者常被认为是青少年和年轻成人,通常成人或儿科的血液病医生均可治疗。一些回顾性对照研究显示青少年和年轻成人 ALL 按儿童方案治疗比按成人方案治疗具有更好的无病生存率和总的生存率。初始资料显示这些患者采用儿童的方案治疗结局更好,且没有发现过多的毒性[153,155-162]。

维持治疗　尽管在成熟 B 细胞白血病中并非必需,维持治疗 2~3 年是儿童和成人完整治疗方案的一部分。试图缩短疗程在儿童和成人 ALL 中均导致疗效降低[163],虽然 2/3 的儿童通过仅 12 个月的治疗可以治愈[164]。然而,哪些亚型的儿童 ALL 可以缩短疗程而获得治愈尚不得而知。在 42 个试验的 Meta 分析显示,第三年的维持治疗可以降低第三年复发的可能性,但是延长至 3 年以上的治疗并无益处[165]。早期的研究显示维持治疗 3 年对男孩而并非对女孩有利[166,167],因此,大多数研究中女孩均在 2~2.5 年后结束所有的治疗。目前还不确定随着现在治疗方案的改进是否在男孩中还要延长后续治疗的时间,成人 ALL 中是否也要延长后续治疗的时间也不清楚。大多数成人的试验中,维持治疗时间为自诊断之日起 2 年。

每周一次服用氨甲蝶呤和每天服用巯嘌呤的联合方案仍是 ALL 维持治疗的常用方案。氨甲蝶呤和巯嘌呤的活性代谢产物在细胞内聚集的浓度越高及按耐受限度(以低白细胞计数表示)来联合给药与较好的临床结果有关[168,169]。许多研究者提倡儿童 ALL 的维持治疗中药物剂量宜调整至维持白细胞计数低于 3×10⁹/L 及中性粒细胞计数在 (0.5~1.5)×10⁹L 之间以确保足够的剂量强度[2]。有研究显示巯嘌呤的剂量强度是影响疗效最重要的药理学因素[170]。巯嘌呤每天口服是最有效的。然而,过量使用巯嘌呤会适得其反,会导致中性粒细胞减少而中断治疗,而使总的剂量强度降低。晚上应用巯嘌呤作用较好[171],不能和含有黄嘌呤氧化酶的牛奶或乳制品同时服用,会使药物降解[172]。抗代谢药在单纯肝酶升高的患者中仍可继续使用,因为这种肝功能异常是可耐受、可逆的[173]。

少数患者(1/300)有遗传性巯基嘌呤 S-甲基转移酶纯合性的缺陷,该酶催化巯嘌呤的 S-甲基化(灭活)。在这些患者中,标准剂量的巯嘌呤有潜在的致命的血液系统副反应,故应当用较小的剂量(如减少 10 倍)[174]。将近 10% 的患者酶缺陷是杂合的,有中等水平的巯基嘌呤甲基转化酶[175]。这些患者中巯嘌呤的剂量仅需适度减量而仍保持安全,临床疗效比纯合子野生型表型的患者要好。重要的是,这些酶缺陷的患者有治疗相关白血病和放射相关脑肿瘤的风险[176-178]。分子学诊断使这种常染色体显性遗传特点的发现成为可能。从而越来越强调药物代谢酶、药物转运蛋白、受体及靶基因的遗传多态性等导致的药物代谢的遗传差异[1,179,180]。最终,治疗方案应当根据宿主和宿主的白血病细胞的遗传特性来制定。

模型中硫鸟嘌呤比巯嘌呤更有效,在细胞和脑脊液中有更高的硫鸟嘌呤核苷酸浓度[181],已在儿童中开展随机研究比较这两种药物的有效性[182]。硫鸟嘌呤每天剂量 40mg/m² 或更高,产

生的抗白血病作用优于巯嘌呤,但是血小板减少更显著,死亡风险增加及发生严重的肝静脉闭塞症的比例升高[182]。因此,巯嘌呤仍是 ALL 选择的药物,虽然硫鸟嘌呤在强化治疗阶段仍然作为短疗程使用。

间断加用长春新碱和糖皮质激素可以提高抗代谢药为基础的维持治疗方案的疗效且已广泛应用于儿童 ALL 的治疗[165,183]。在较大的儿童和成人中长期的糖皮质激素治疗可能导致骨坏死的风险增加[184]。患者首次缓解后不久,有很多方案会将再诱导化疗方案作为一部分,采用与最初诱导治疗相同的药物进行再诱导治疗能够改善儿童和成人 ALL 的治疗效果[67,106~108]。维持治疗阶段的第二次再诱导将进一步提高标危或高危 ALL 患者的疗效[142,185]。这种两次推迟强化治疗的获益可能是由于强化方案的按时按计划进行,或增加了门冬酰胺酶或蒽环类药物的剂量强度。

中枢神经系统的治疗   CNS 是白血病细胞常见的庇护所且需要预防治疗或在症状出现前进行治疗。在 1970s,ALL 治疗的原则是诱导治疗获完全缓解后行颅脑照射(2400cGy)加鞘内注射氨甲蝶呤。颅脑照射可导致第二肿瘤,晚期神经认知损害和内分泌疾病的顾虑使人们努力寻找替代颅脑照射的治疗,那就是进行鞘内化疗和全身早期强化治疗。两个较早的临床试验尝试在儿童 ALL 中完全省去预防性颅脑照射的可行性[186~188]。尽管单独 CNS 复发的累计危险度相对低(3% ~ 4%),但是这两个研究中 EFS 仅 68.4% 和 60.7%[186~188]。在另一个研究中,预防性颅脑照射似乎在白细胞计数大于 $100×10^9/L$ 的 T 细胞 ALL 患者中可以提高疗效[189]。因此,直到最近,事实上所有的儿童的研究中超过 20% 的患者仍然依赖预防性颅脑照射[80]。1200cGy 的照射剂量足以防止 CNS 复发,甚至在高危的患者中(如白细胞计数>$100×10^9/L$ 的 T 细胞 ALL)[141]。最近,St. Jude 儿童研究医院再次尝试按危险度调整的鞘内和全身化疗而全部省去预防性颅脑照射的可行性[190]。入选的 498 例患者 5 年生存率 93.5%,单独 CNS 复发的累计风险比率仅为复发的累计风险比率仅 2.7%,这个令人信服的结果显示通过有效的鞘内和全身化疗可以安全地省去预防性颅脑照射。另一个 Dutch 儿童癌症小组的研究也显示所有儿童 ALL 均可安全地省去预防性颅脑照射[191]。其他试验的最初资料也显示颅脑照射并非必需。

全身性治疗包括大剂量氨甲蝶呤,加强的门冬酰胺酶和地塞米松,同时还有恰当的鞘内治疗对控制 CNS 白血病很重要[80,192]。氨甲蝶呤、阿糖胞苷和氢化可的松三联鞘注比单药氨甲蝶呤鞘注对预防 CNS 复发更有效[193]。CSF 中有白血病细胞,甚至是腰穿创伤所致均和 CNS 复发风险增加及 EFS 低有关[80,81],这些患者中应加强鞘内治疗。CNS 预防性治疗及全身性大剂量化疗后大多数成人 ALL 不再发生 CNS 白血病。成人白血病复发时 CNS 累及的发生率接近 10%。CNS 的复发率与是否接受 CNS 放疗(12 ~ 24Gy)或是否鞘内细胞毒药物治疗相似。CNS 治疗中加用全身性大剂量氨甲蝶呤和阿糖胞苷。CNS 复发后预后差。成人中 CNS 复发后生存期通常小于 1 年。CNS 复发的治疗包括颅脑照射和鞘内化疗,典型的是通过 Ommaya 管路,加上全身性再诱导和再巩固治疗。

干细胞移植   第一次缓解期间行造血干细胞移植尚存争议[194]。成人 ALL 中,单用化疗的长期无病生存率为 35% ~ 50%,而异基因移植为 45% ~ 60%[195,196]。然而,因为缺乏真正

的随机,很难解释这些结果。尽管如此,成人和儿童的研究均显示异基因移植使一些高危的患者受益[194,196,197]。Ph 染色体阳性的 ALL 以及对诱导治疗反应差的患者预后不良,这些患者通常推荐在首次缓解期间行异基因干细胞移植[194~196,198]。然而,随着化疗方案的改进,儿童 Ph 染色体阳性 ALL 中移植的生存优势正在下降[199]。酪氨酸激酶抑制剂的使用进一步提高了早期治疗效果[200],使儿童患者首次缓解期内是否采取移植产生了怀疑[201]。异基因移植似乎可以提高 t(4;11) 成人患者的疗效[154],但在具有相同核型的儿童或婴儿中疗效并没有提高[202]。

异基因移植目前为止还没有和单用化疗进行真正意义上的随机对照研究,因此这些对照研究的结果可能受合适供者的可获得性及其他因素影响而存在偏倚[194,203~205]。异基因移植的更强的潜在抗白血病活性被较高的无复发死亡率和移植物抗宿主病的长期影响而均衡。一个包含 3157 例患者的 Mata 分析显示相合的同胞供者异基因移植是成人 ALL 缓解后的最佳治疗,显著降低复发同时也显著增加治疗相关的死亡。结果可能依赖于干细胞来源不同,如亲属或无关供者或脐血干细胞而各不相同。一个回顾性研究,421 例成人接受了异基因脐血移植,2 年无白血病生存率在第一次完全缓解的患者中为 39%,在第二次缓解的患者中为 31%。多因素分析显示预后不良的有年龄大于 35 岁,清髓性预处理及疾病进展期。减低剂量的预处理异基因移植和清髓性预处理相比无复发死亡率较低而复发率较高,而无白血病生存率无差异[206,207]。随着化疗方案和抑制的进一步改进,在首次缓解期异基因移植的指征应当重新评估。自体移植并不提高成人 ALL 的疗效,主要是因为复发率高[195]。一些小规模的研究显示在 Ph 染色体阳性的经过化疗和伊马替尼联合应用后获得分子学缓解的患者进行自体移植是切实可行的且能获益[208,209]。

靶向治疗   靶向治疗的最好例子是酪氨酸激酶抑制剂伊马替尼或达沙替尼在 Ph 染色体阳性 ALL 中的应用[21,113,114,210]。单药治疗或和糖皮质激素联合应用可以在老年患者中诱导完全缓解,这个亚群在老年人中更常见[114,210,211]。联合化疗在儿童和成人中不仅可以诱导更高的完全缓解率,而且可诱导更高的分子学缓解率[200,201,212~216]。这些缓解期的持续时间是不确定的,但有些在额外的化疗后可持续很久。尽管在儿童中早期移植的必要性尚不明确,但这种治疗方式仍是成人患者的选择[206,217]。伊马替尼或达沙替尼的应用使更多的成人患者适合移植。疗效取决于移植前后的微小残留病灶[218]。移植后有残留病灶的患者,对伊马替尼反应快速的往往生存期长[219]。患者化疗或移植后是否可以停用以及何时停用伊马替尼或达沙替尼仍不确定。

成人中表达 CD20 的白血病细胞疗效差[220],但儿童 ALL 中则不然[221]。含利妥昔单抗(一种抗 CD20 抗体)的临床试验在 CD20 阳性前 B 细胞成人 ALL 中显示有肯定的疗效[150,222]。其他的单抗如 CD22 和 CD19 正在后期临床开发中[223]。奈拉滨(nelarabine)无论是单用还是和其他化疗联合均证实在 T 细胞 ALL 中是有效的抗代谢药[224~226]。

● 病程及预后

复发

复发定义为身体的任何部位再现白血病细胞。大多数复

发发生在治疗过程中或治疗结束后前 2 年内,尽管也有在诊断后 10 年或更晚发现首次复发[227]。分子学研究显示有些患者,尤其是那些有 *ETV6-RUNX1* 融合基因的,最初的治疗尚未根除的残存的前白血病克隆后来发生突变而导致"晚期复发"[228]。骨髓仍是 ALL 最常见的复发部位。贫血、白细胞升高、白细胞减少、血小板减少、肝或脾肿大、骨痛、发热或对后续的化疗耐受性突然降低都是骨髓复发的信号。在现代儿童 ALL 的治疗方案中,CNS 和睾丸的复发率已下降至 3% 或更低[190,192]。白血病复发偶尔发生在其他髓外部位,包括眼睛、耳朵、卵巢、子宫、骨骼、肌肉、扁桃体、肾脏、纵隔、胸膜和鼻窦旁。

对于已经接受了现代的、强烈的多药治疗方法,同时后期强化及延长维持治疗的患者复发预示生存率极低。尽管有些患者通过单用其他化疗而获救,但通常只有异基因造血干细胞移植才有可能治愈并长期生存。因此,复发后的治疗通常被称为"移植的桥接治疗"。两个新药,氯法拉宾和脂质体长春新碱被认为是有效的单药治疗,很大程度上是因为它们能帮助复发的 ALL 接受移植[229,230]。由于异基因移植在严重的 ALL 患者疗效差,再诱导治疗的目的是积极寻找 HLA 相合的供者的同时使原始淋巴细胞快速下降。最佳的移植前预处理方案很大程度是根据患者年龄和身体状况而制定。

骨髓复发伴或不伴髓外累及在大多数患者中预示预后不良[231,232]。提示预后极差的因素有治疗过程中或最初缓解后短期内复发,T 细胞免疫表型,Ph 染色体阳性及单独的血液学复发[232~234]。晚期复发(例如停止治疗后 6 个月以上)的患者经化疗约半数可以获得较长的第二次缓解时间(>3 年),但早期复发的患者仅 10% 左右。再诱导治疗后仍持续存在微小残留病灶也预示预后很差[235]。对于治疗过程中或治疗结束后不久发生血液学复发的患者,以及诱导缓解后仍有微小残留病灶的复发患者,异基因造血干细胞移植是可选择的治疗[236]。诱导后的自体移植与化疗相比无实质上的优势[190,192,237]。对于无组织相容性相关供者的患者,推荐进行匹配的无关供者的脐血或骨髓干细胞移植[201,238~241]。异基因移植后复发的 ALL 患者,二次移植或供者 T 淋巴细胞输注偶可产生持续的缓解[242]。

中枢神经系统复发

尽管髓外复发常常是独立的临床表现,但很多情况和骨髓内检测到病灶有关。CNS 复发比较睾丸复发而言与骨髓内微小残留病灶水平较高有关[243]。在有明显的髓外复发时亚显微的骨髓累及在 10^{-4} 或更高水平提示预后极差[243]。因此,髓外复发及骨髓内能检测到病灶的患者需要全身强化治疗以避免以后血液学复发。孤立性 CNS 复发的儿童行补救治疗的有效性部分依赖于第一次完全缓解的持续时间,另外部分依赖于之前是否行 CNS 照射。孤立性 CNS 复发的儿童患者将颅脑照射或颅脊椎照射延迟至全身强化治疗 6~12 个月后可使 70%~80% 的患儿获得第二次长期无事件生存[244,245]。有一个研究中,在最初治疗中未接受颅脑照射的前 B 细胞 ALL 的儿童中经过 12 个月的全身强化化疗和降低剂量的颅脑照射(18Gy)获得了很好的 4 年无事件生存率,这些患儿首次缓解期为 18 个月或更长[246]。值得注意的是,在这个研究中,较好的年龄组是 1~9.9 岁,加上诊断时白细胞计数较低(<50×10⁹/L)是一个独立的预后较好的因素。对于在治疗过程中以及先前进行颅脑照

射的复发患者,尤其是 T 细胞 ALL,缓解率通常不超过 30%[244,245]。孤立性 CNS 复发的成人预后要比儿童差得多。尽管如此,推荐的治疗策略仍然是一致的——针对 CNS 的治疗联合另外的全身化疗。

睾丸复发

1/3 的早期睾丸复发和 2/3 晚期睾丸复发的患者经过补救化疗和睾丸照射后获长期存活[232,247,248]。有一个研究中,一些晚期孤立性睾丸复发的患者经含有较大剂量氨甲蝶呤的化疗而不加用放疗也取得了成功[249]。罕见部位的髓外复发患者的最佳治疗和预后还不清楚。但不管怎样,用于 CNS 或睾丸复发的处理原则可能也同样适用这些患者。

治疗副反应

尽管儿童 ALL 根治性治疗的强度逐步增大,合理的支持治疗已使早期死亡率从 1970s 早期的 8% 下降至 1990s 的 2%[16,17]。目前,成人 ALL 的诱导期死亡率介于 2% 和 11% 之间,年龄越大死亡率越高[66,67,150~153]。大多数死亡原因是细菌或真菌感染。诱导缓解期的老年患者由于血液学和非血液学的毒性(如肝脏毒性和心脏毒性)死亡率高达 30%[111,112]。老年患者对化疗耐受性差以及因此而降低化疗的剂量强度很大程度上导致了临床疗效普遍较差。

专注于癌症生存的临床中心是先前接受 ALL 治疗的患者最好的监测场所,早期和晚期并发症均能被确认和处理。表 91-6 总结了抗白血病药物常见的副反应。10%~20% 的儿童在泼尼松、长春新碱和 L-门冬酰胺酶诱导治疗中发生高血糖,但是并没有长期的不良后果,也无关预后;有些患者需要短期胰岛素治疗[250]。青少年及老年,肥胖,有糖尿病家族史及唐氏综合征的较容易发生高血糖[250,251]。该诱导方案可引起高凝状态导致 5% 左右的患者发生脑血栓和/或周围静脉血栓。脑血栓应当和一过性缺血损害(可逆的后脑病综合征)相鉴别,后者伴有急性高血压和严重的便秘[252]。这种损害位于主要的大脑动脉分布区域之间的分水岭区,通常是可逆的。脑血栓可以通

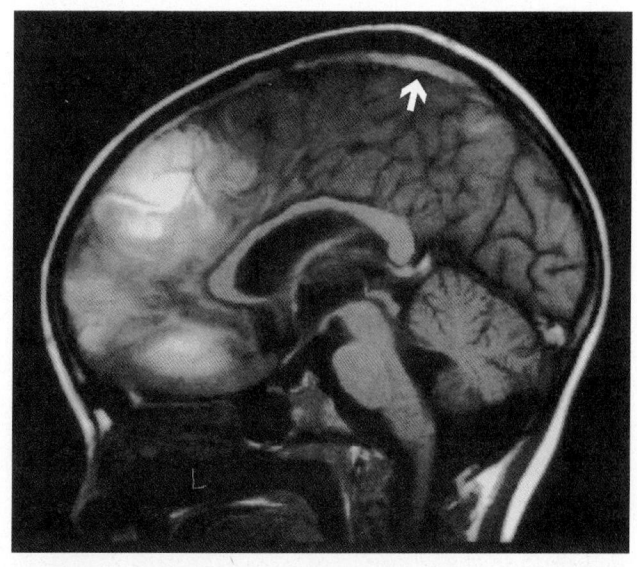

图 91-5 T1 加权 MRI 平扫显示上矢状窦(箭头)血凝块和一些额叶血肿

表 91-6   抗白血病治疗的副反应

治疗	急性并发症	迟发的并发症
泼尼松(或泼尼松龙)	高血糖,高血压,情绪或行为改变,痤疮,食欲增加,体重增加,消化性溃疡,肝肿大,肌病	无血管性骨坏死,骨量减少,生长迟缓
地塞米松	同泼尼松,除了情绪或行为改变及肌病更明显而水钠潴留较少	同泼尼松
长春新碱	周围神经炎,便秘,化学性蜂窝织炎,下颌疼痛,癫痫,脱发	
柔红霉素,去甲氧柔红霉素(idarubicin),阿霉素或表柔比星(epirubicin)	恶心呕吐,脱发,黏膜炎,骨髓抑制,化学性蜂窝织炎,皮肤色素沉着	心肌病(累积剂量高时)
L-门冬酰胺酶	恶心呕吐,过敏反应(皮疹,支气管痉挛,肌肉注射部位重度疼痛),高血糖,胰腺炎,肝功能异常,大静脉血栓,脑病	无
疏嘌呤	恶心呕吐,黏膜炎,骨髓抑制,日光性皮炎,肝功能异常:硫代嘌呤甲基转移酶缺乏的患者血液学毒性增加	骨质疏松(长期使用),硫代嘌呤甲基转移酶缺乏的患者中发生急性髓系白血病
氨甲蝶呤	恶心呕吐,肝功能异常,骨髓抑制,黏膜炎(大剂量时),日光性皮炎	脑白质病,骨量减少(长期使用)
依托泊苷,替尼泊苷(teniposide)	恶心呕吐,脱发,黏膜炎,骨髓抑制,过敏反应(支气管痉挛,荨麻疹,血管性水肿,低血压)	急性髓系白血病
阿糖胞苷	恶心呕吐,发热,皮疹,黏膜炎,骨髓抑制,肝功能异常,结膜炎(大剂量时)	生殖能力下降(累积剂量高时)
环磷酰胺	恶心呕吐,出血性膀胱炎,骨髓抑制,抗利尿激素异常分泌综合征,脱发	膀胱癌或急性髓系白血病(少见),生殖能力下降(累积剂量高时)
利妥昔单抗	输液反应,黏膜皮肤反应,肺部浸润,淋巴细胞减少	病毒感染再激活(乙肝病毒),JC病毒感染致进行性多灶性脑白质病
鞘内氨甲蝶呤	头痛,发热,癫痫,骨髓抑制,黏膜炎(肾功能不全时)	脑病或脊髓病(累积剂量高时)
脑照射	脱发,照射后嗜睡综合征(治疗后6~10周)	癫痫,矿物化微血管病,生长激素缺陷,甲状腺机能不全,肥胖,骨量减少,脑肿瘤,基底细胞癌,腮腺癌,脱发,白内障(罕见),牙齿异常

过核磁共振或CT较容易地和一过性缺血损害相鉴别(图91-5)。有时候脑血栓一开始影像学不明显直到症状和体征出现后数天。血栓并发症(尤其是在下肢静脉和下腔静脉)在接受门冬酰胺酶的成人中也很常见[136~140]。

强调长春新碱、氨甲蝶呤和糖皮质激素的加强应用已导致神经毒性[252,253]和骨坏死[254]的发生率增加。许多长期存活的儿童ALL,特别是那些接受糖皮质激素和氨甲蝶呤累积剂量较大的或颅脑照射的,往往有严重的骨质疏松症[254~257]。早期识别骨损害并采取预防骨折的治疗是指南推荐的。蒽环类抗生素可产生严重的心肌病,尤其是较高的累积和峰值剂量用于儿童,特别是年轻的女孩时[258~260],持续注射和快速注射相比并不减少晚期心脏毒性[261]。蒽环类抗生素存在一个安全的累积剂量仍有争议。心脏的异常情况在蒽环类抗生素使用后数年内是持续的和进行性的[262]。有一个研究发现右丙亚胺(dexrazoxane)可以预防或减少蒽环类诱导的心脏毒性而不影响其抗白血病活性[263,264]。目前儿童的临床试验中仅使用有限

剂量的蒽环类抗生素,甚至是高危的患者也如此,为了减少以后发生心肌病的风险。大多数成人ALL的方案限制蒽环类药物的累积剂量,使充血性心力衰竭的发生风险控制在5%以下。

颅脑照射在儿童中可以引起多种晚期后遗症,包括第二肿瘤,神经认知缺陷和内分泌异常可导致肥胖,身材矮小症,青春期早熟和骨质疏松症[265~269]。通常,这些并发症女孩比男孩多见,幼童比年长的儿童或成人多见。对儿童ALL存活者的长期随访显示观察30年后第二肿瘤的累计发生率超过10%,接受颅脑照射的患者死亡率高于平均死亡率[266,267]。照射过的患者也有较高的失业率而且女性中结婚率较低。许多生长激素严重缺陷的儿童接受激素替代治疗,最终达到可接受的身高而不增加复发的概率[270]。

最严重的并发症是发生脑肿瘤和治疗相关的髓系白血病[271,272]。6岁或更年幼的儿童接受颅脑照射后最容易发生脑肿瘤[273]。颅脑照射前或过程中使用较强的抗代谢药也增加脑肿瘤的风险[177]。发生高度恶性脑肿瘤的中位潜伏期是9年;低

度恶性肿瘤(如脑膜瘤)是 20 年[266,273]。

治疗相关的髓系白血病和表鬼臼毒素(替尼泊苷和依托泊苷)的强化治疗有关。发生该病的风险显著依赖于治疗方案,合并使用的其他药物(如 L-门冬酰胺酶,烷化剂,也许还有抗代谢药)和宿主的药物遗传学[176,274]。有这个并发症的患者长期存活率很低,甚至是行异基因干细胞移植的患者。没有证据显示儿童 ALL 成年后下一代中肿瘤或出生缺陷发生率增加[275,276]。

预后因素

儿童 ALL 的目前治疗方案是根据严格评价复发危险度后制定的,因此仅在高危或极高危的患者中采用强烈的化疗[277,278]。毒性较小的治疗(通常为抗代谢药)用于低危或标危的患者。相反,几乎所有的成人患者推荐使用强烈的化疗。影响预后的诸多参数中,治疗是最重要的因素。一些过去认为有用的预后指标随着治疗手段的改进已经弃用;还有一些在一个或数个试验中有预测价值,而其他试验中则无意义。例如,T 细胞 ALL,曾经被认为预后不良,现在经强化疗后儿童中长期缓解率达到 70% ~ 85%[2,17,190],成人中为 50% ~ 60%[66,67,279]。成熟 B 细胞 ALL 过去也认为是预后不良的亚群,但随着短程强化的化疗,在儿童和成人中疗效均有改善,80% 以上的患者可以治愈[280]。

年龄和白细胞计数仍然是几乎每个儿童临床试验包括前 B 细胞 ALL 中的危险度分层的指标。在一个由国立癌症研究所赞助的研讨会上,与会者一致同意将 1 ~ 9 岁和白细胞计数小于 50×10⁹/L 作为低危 ALL 的最低标准。这些标准仅适用于前 B 细胞 ALL 而不适于 T 细胞 ALL。成人中,随着年龄增加和白细胞计数升高,治疗效果更差,小于 35 岁的和白细胞计数小于 30×10⁹/L 则是预后较好的指标(表 91-7)[67,150,152]。通常 60 岁以下被认为可能从强化治疗中获益,是实际指南中选择强化疗包括异基因移植的年龄界限。60 岁以上的患者决定选择开始强化治疗前必须衡量发病率和死亡率增加的风险[111,112]。

表 91-7　成人 ALL 中预后不良的因素

因素	前 B 细胞	T 细胞
年龄(岁)*	>35	>35
白细胞计数(×10⁹/L)	>30	>100
免疫表型	前 B(CD10⁻)	前 T
遗传学	t(9;22)[BCR-ABL1] t(4;11)[MLL-AF4] 亚二倍体?	HOX11L2 表达? ERG 表达?
治疗反应	缓解延迟(>4 周) 诱导后微小残留病灶>10⁻⁴	缓解延迟(>4 周) 诱导后微小残留病灶>10⁴

* 年龄越大疗效越差。

男性长期以来一直被认为是儿童 ALL 预后不良的因素,但在成人中影响很小。在许多儿童的研究中总体疗效的提高使性别不再有预后意义。在全国性临床试验中黑人人种是预后差的因素[281,282],但在一个单中心的研究中,在同样可获得有效治疗的前提下,人种无预后意义[283]。

最初的遗传学异常有重要的预后意义。超二倍体(>50 条染色体)和 ETV6-RUNX1 融合基因主要在 1 ~ 9 岁的儿童中而成人中少见,和良好的预后有关[2,17]。MLL 重排见于 70% ~ 80% 的 1 岁以下的婴儿和 10% 的成人,Ph 染色体伴 BCR-ABL1 融合基因见于 3% 的儿童和 25% ~ 30% 的成人患者,两者历来是预后差的因素[1,2,17,199]。有趣的是,不同遗传学亚型的 ALL 中观察到年龄是显著影响预后的因素。例如,Ph 染色体阳性 ALL 在青少年中预后差,但在发病时白细胞计数较低的 1 ~ 9 岁的儿童中相对预后较好[198]。随着 BCR-ABL1 酪氨酸激酶抑制剂的应用,原本预后极差的 Ph 染色体阳性的儿童和成人 ALL 患者的早期治疗效果已获得大大的提高[113,114,200,201,210~216]。伴 MLL 重排的 ALL 患者中,小于 1 岁的婴儿比年长的儿童预后要差得多[202]。这种差异可能与继发性基因改变、靶细胞恶变的发展阶段,及患者的药物遗传学或药代动力学特征有关。T 细胞 ALL 中,NOTCH1 或 FBXW7 突变可以鉴别预后较好的儿童或成人亚型[284~286]。

危险度评价中一个有用的指标是对早期治疗的反应,通过流式细胞仪检测异常免疫表型的细胞数或通过 PCR 分析克隆性抗原-受体基因重排来衡量血或骨髓中白血病细胞的清除速率[83,123~129,190,287,288]。这个指标可以说明白血病细胞对药物敏感还是耐药以及药物的药效学,后者受宿主的药物遗传学影响。如今的技术可以在所有患者中检测微小残留病灶,而这也是最重要的预后因素(表 91-8)。有望根据较早的时间点检测微小残留病灶的水平来更改治疗强度从而提高 ALL 患者的长期疗效。微小残留病灶的水平也是复发患者异基因干细胞移植前判断疗效的强有力预测因子[235,289]。儿童中的临床试验显示根据残留病灶水平来决定治疗方案将取得更好的疗效。但在成人中是否也能获益仍有待证实。

表 91-8　St. Jude 所有的治疗研究 XVI 中的危险度分类系统

危险度分组	特征
标危	1 ~ 9 岁前 B 表型白细胞计数<50×10⁹/L,ETV6-RUNX1 融合基因,或超二倍体(>50 条染色体或 DNA 指数>1. 16)
	必须无以下情况:CNS-3 状态、睾丸白血病、t(9;22)、t(1;19)、MLL 基因重排、低二倍体,或诱导缓解 6 周后骨髓内白血病细胞≥0.01%
高危	T 细胞 ALL 及所有不符合标危或极高危标准的前 B 细胞 ALL
极高危	早期前 T 细胞 ALL,最初诱导失败,或诱导缓解 6 周后骨髓内白血病细胞≥1%

翻译:韩晓凤　互审:赵维莅　校对:陈芳源

参考文献

1. Pui CH, Relling MV, Downing JR: Acute lymphoblastic leukemia. *N Engl J Med* 350:1535, 2004.
2. Pui CH, Robison LL, Look AT: Acute lymphoblastic leukemia. *Lancet* 371:1030, 2008.
3. Velpeau A: Sur la resorption du pus et sur l'alteration du sang dans les maladies, Clinique de persection nenemant. Premier observation. *Rev Med* 26:216, 1827.
4. Virchow R: Weisses blut. *Notiz Geg Natur Heilk* 36:152, 1845.

5. Bennett JH: Case of hypertrophy of the spleen and liver in which death took place from suppuration of the blood. *Edinburgh Med Surg J* 64:413, 1845.
6. Craigie D: Case of disease of the spleen, in which death took place in consequence of the presence of purulent matter in the blood. *Edinburgh Med Surg J* 64:400, 1845.
7. Virchow R: Weisses Blut und Milztumoren. Part II. Med Z, 1847, 16, 9. *Virchows Arch Path Anat Physiol* 1:565, 1847.
8. Ehrlich P: Farbenanalytische untersuchungen zur histologie und klinick des blutes. *Berl Hirschwald* 137, 1891.
9. Reschad H, Schilling-Torgau V: Ueber eine neue Leukämie durch echte Uebergangsformen (Splenozytenleuämie) und ihre bedeutung für dies, selbständigkeit dieser Zellen. *Munchener Med Wochenschr* 60:1981, 1913.
10. Ward G: The infective theory of acute leukemia. *Br J Child Dis* 14:10, 1917.
11. Farber S, Diamond LK, Mercer RD, et al: Temporary remissions in acute leukemia in children produced by folic acid antagonist, 4-aminopteroylglumatic acid (aminopterin). *N Engl J Med* 238:787, 1948.
12. Farber S: The effect of ACTH in acute leukemia in childhood, in *Proceedings of the First Clinical Conference on the Use of ACTH*, edited by Mote JR, p 325. Blakiston, Philadelphia, 1950.
13. Elion GB, Hitchings GH, Vanderwerff H: Antagonists of nucleic acid derivatives. VI. Purines. *J Biol Chem* 192:505, 1951.
14. Pinkel D, Hernandez K, Borella L, et al: Drug dosage and remission duration in childhood lymphocytic leukemia. *Cancer* 27:247, 1971.
15. Riehm H, Gadner H, Henze G, et al: The Berlin childhood acute lymphoblastic leukemia therapy study, 1970–1976. *Am J Pediatr Hematol Oncol* 2:299, 1980.
16. Pui CH, Evans WE: A 50-year journey to cure childhood acute lymphoblastic leukemia. *Semin Hematol* 50:185, 2013.
16a. Laszlo J: *The Cure of Childhood Leukemia: Into the Age of Miracles*. Rutgers University Press, New Brunswick, NJ, 1995.
17. Pui CH, Evans WE: Treatment of acute lymphoblastic leukemia. *N Engl J Med* 354:166, 2006.
18. Bassan R, Hoelzer D: Modern therapy of acute lymphoblastic leukemia. *J Clin Oncol* 29:532, 2011.
19. Mullighan CG: The molecular genetic makeup of acute lymphoblastic leukemia. *Hematology Am Soc Hematol Educ Program* 2012:389, 2012.
20. Mullighan CG: Genomic characterization of childhood acute lymphoblastic leukemia. *Semin Hematol* 50:314, 2013.
21. Lee HJ, Thompson JE, Wang ES, Wetzler M: Philadelphia chromosome-positive acute lymphoblastic leukemia: Current treatment and future perspectives. *Cancer* 117:1583, 2011.
22. American Cancer Society: Cancer Facts and Figures 2014. http://www.cancer.org. Accessed July 4, 2014.
23. SEER Cancer Statistics Review, 1975–2010, National Cancer Institute. Bethesda, MD, http://seer.cancer.gov/csr/1975_2010. Accessed July 4, 2014.
24. Sandler DP, Ross JA: Epidemiology of acute leukemia in children and adults. *Semin Oncol* 24:3, 1997.
25. Ferlay J, Shin HR, Bray F, et al: Estimates of worldwide burden of cancer in 2008: GLOBOCAN 2008. *Int J Cancer* 127:2893, 2010.
26. Forestier E, Izraeli S, Beverloo B, et al: Cytogenetic features of acute lymphoblastic and myeloid leukemias in pediatric patients with Down syndrome: An iBFM-SG study. *Blood* 111:1575, 2008.
27. Izraeli S, Vora A, Zwaan CM, Whitlock J: How I treat ALL in Down's syndrome: Pathobiology and management. *Blood* 123:35, 2014.
28. Mullighan CG, Zhang J, Harvey RC, et al: JAK mutations in high-risk childhood acute lymphoblastic leukemia. *Proc Natl Acad Sci U S A* 106:9414, 2009.
29. Mullighan CG, Collins-Underwood JR, Phillips LA, et al: Rearrangement of CRLF2 in B-progenitor- and Down syndrome-associated acute lymphoblastic leukemia. *Nat Genet* 41:1243, 2009.
30. Hertzberg L, Vendramini E, Ganmore I, et al: Down syndrome acute lymphoblastic leukemia, a highly heterogeneous disease in which aberrant expression of CRLF2 is associated with mutated JAK2: A report from the International BFM Study Group. *Blood* 115:1006, 2010.
31. Vanasse GJ, Concannon P, Willerford DM: Regulated genomic instability and neoplasia in the lymphoid lineage. *Blood* 94:3997, 1999.
32. Liberzon E, Avigad S, Stark B, et al: Germ-line ATM gene alterations are associated with susceptibility to sporadic T-cell acute lymphoblastic leukemia in children. *Genes Chromosomes Cancer* 39:161, 2004.
33. Papaemmanuil E, Hosking FJ, Vijayakrishnan J, et al: Loci on 7p12.2, 10q21.2 and 14q11. 2 are associated with risk of childhood acute lymphoblastic leukemia. *Nat Genet* 41:1006–1010, 2009.
34. Trevino LR, Yang W, French D, et al: Germline genomic variants associated with childhood acute lymphoblastic leukemia. *Nat Genet* 41:1001, 2009.
35. Sherborne AL, Hosking FJ, Prasad RB, et al: Variation in CDKN2A at 9p21. 3 influences childhood acute lymphoblastic leukemia risk. *Nat Genet* 42:492, 2010.
36. Yang JJ, Cheng C, Yang W, et al: Genome-wide interrogation of germline genetic variation associated with treatment response in childhood acute lymphoblastic leukemia. *JAMA* 301:393, 2009.
37. Doll R, Wakeford R: Risk of childhood cancer from fetal irradiation. *Br J Radiol* 70:130, 1997.
38. Draper G, Vincent T, Kroll ME, Swanson J: Childhood cancer in relation to distance from high voltage power lines in England and Wales: A case-control study. *BMJ* 330:1290, 2005.
39. Sermage-Faure C, Demoury C, Rudant J, et al: Childhood leukaemia close to high-voltage power lines—The Geocap study, 2002–2007. *Br J Cancer* 108:1899, 2013.
40. Hjalgrim LL, Rostgaard K, Hjalgrim H, et al: Birth weight and risk for childhood leukemia in Denmark, Sweden, Norway, and Iceland. *J Natl Cancer Inst* 96:1549, 2004.
41. Inaba H, Greaves M, Mullighan CG: Acute lymphoblastic leukaemia. *Lancet* 381:1943, 2013.
42. Li C, Zhou Y: Association between NQO1 C609T polymorphism and acute lympho-
43. Sherborne AL, Hemminki K, Kumar R, et al: Rationale for an international consortium to study inherited genetic susceptibility to childhood acute lymphoblastic leukemia. *Haematologica* 96:1049, 2011.
44. Trevino LR, Yang W, French D, et al: Germline genomic variants associated with childhood acute lymphoblastic leukemia. *Nat Genet* 41:1001, 2009.
45. Greaves M: Infection, immune responses and the aetiology of childhood leukaemia. *Nat Rev Cancer* 6:193, 2006.
46. Maia AT, Tussiwand R, Cazzaniga G, et al: Identification of preleukemic precursors of hyperdiploid acute lymphoblastic leukemia in cord blood. *Genes Chromosomes Cancer* 40:38, 2004.
47. Hong D, Gupta R, Ancliff P, et al: Initiating and cancer-propagating cells in TEL-AML1-associated childhood leukemia. *Science* 319:336, 2008.
48. Kinlen LJ: Infection, immune factors in cancer: The role of epidemiology. *Oncogene* 23:6341, 2004.
49. Wiemels JL, Leonard BC, Wang Y, et al: Site-specific translocation and evidence of postnatal origin of the t(1;19) E2A-PBX1 fusion in childhood acute lymphoblastic leukemia. *Proc Natl Acad Sci U S A* 99:15101, 2002.
50. Moorman AV, Chilton L, Wilkinson J, et al: A population-based cytogenetic study of adults with acute lymphoblastic leukemia. *Blood* 115:206, 2010.
51. Mrózek K, Harper DP, Aplan PD: Cytogenetics and molecular genetics of acute lymphoblastic leukemia. *Hematol Oncol Clin North Am* 23:991, 2009.
52. Harrison CJ: Cytogenetics of paediatric and adolescent acute lymphoblastic leukaemia. *Br J Haematol* 144:147, 2009.
53. Sherr CJ: The INK4a/ARF network in tumour suppression. *Nat Rev Mol Cell Biol* 2:731, 2001.
54. Weng P, Ferrando AA, Lee W, et al: Activating mutations of NOTCH1 in human T cell acute lymphoblastic leukemia. *Science* 306:269, 2004.
55. Mullighan CG, Goorha S, Radtke I, et al: Genome-wide analysis of genetic alterations in acute lymphoblastic leukemia. *Nature* 446:758, 2007.
56. Mullighan CG, Miller CB, Radtke I, et al: BCR-ABL1 lymphoblastic leukemia is characterized by the deletion of Ikaros. *Nature* 453:110, 2008.
57. Mullighan CG, Su X, Zhang J, et al: Deletion of IKZF1 and prognosis in acute lymphoblastic leukemia. *N Engl J Med* 360:470, 2009.
58. Den Boer ML, van Slegtenhorst M, De Menezes RX, et al: A subtype of childhood acute lymphoblastic leukaemia with poor treatment outcome: A genome-wide classification study. *Lancet Oncol* 10:125, 2009.
59. Harvey RC, Mullighan CG, Wang X, et al: Identification of novel cluster groups in pediatric high-risk B-precursor acute lymphoblastic leukemia with gene expression profiling: Correlation with genome-wide DNA copy number alterations, clinical characteristics, and outcome. *Blood* 116; 4874, 2010.
60. Mullighan CG, Collins-Underwood JR, Phillips LA, et al: Rearrangement of CRLF2 in B-progenitor- and Down syndrome-associated acute lymphoblastic leukemia. *Nat Genet* 41:1243, 2009.
61. Ferrando AA, Look AT: Gene expression profiling in T-cell acute lymphoblastic leukemia. *Semin Hematol* 40:274, 2003.
62. Armstrong SA, Kung AL, Mabon ME, et al: Inhibition of FLT3 in MLL: Validation of a therapeutic target identified by gene expression based classification. *Cancer Cell* 3:173, 2003.
63. Garcia-Manero G, Yang H, Kuang SQ, et al: Epigenetics of acute lymphoblastic leukemia. *Semin Hematol* 46:24, 2009.
64. Geng H, Brennan S, Milne TA, et al: Integrative epigenomic analysis identifies biomarkers and therapeutic targets in adult B-acute lymphoblastic leukemia. *Cancer Discov* 2:1004, 2012.
65. Pui CH: Acute lymphoblastic leukemia, in *Childhood Leukemias*, ed 2, edited by Pui CH, p 439. Cambridge University Press, New York, 2006.
66. Freedman AS, Aster JC: Clinical manifestations, pathologic features, and diagnosis of precursor B-cell acute lymphoblastic leukemia/lymphoma, in *UpToDate*, edited by Post TW. UpToDate, Waltham, MA. http://www.uptodate.com/contents/clinical-manifestations-pathologic-features-and-diagnosis-of-precursor-b-cell-acute-lymphoblastic-leukemia-lymphoma. (Accessed on August 07, 2015.)
67. Larson RA, Dodge RK, Burns CP, et al: A five-drug remission induction regimen with intensive consolidation for adults with acute lymphoblastic leukemia: Cancer and Leukemia Group B study 8811. *Blood* 85:2025, 1995.
68. Pui C-H, Stass S, Green A: Bone marrow necrosis in children with malignant disease. *Cancer* 56:1522, 1985.
69. Shah NR, Landi DB, Kreissman SG, et al: Presentation and outcomes for children with bone marrow necrosis and acute lymphoblastic leukemia: A literature review. *J Pediatr Hematol Oncol* 33:e316, 2011.
70. Lowe EJ, Pui CH, Hancock ML, et al: Early complications in children with acute lymphoblastic leukemia presenting with hyperleukocytosis. *Pediatr Blood Cancer* 45:10, 2005.
71. Hijiya N, Liu W, Sandlund JT, et al: Overt testicular disease at diagnosis of childhood acute lymphoblastic leukemia: Lack of therapeutic role of local irradiation. *Leukemia* 19:1399, 2005.
72. Huang MS, Hasserjian RP: Casc 19-2004: A 12-year-old boy with fatigue and eosinophilia. *N Engl J Med* 350:2604, 2004.
73. Beutler E: Platelet transfusions: The 20,000/microL trigger. *Blood* 81:1411, 1993.
74. Slichter SJ: Evidence-based platelet transfusion guidelines. *Hematology Am Soc Hematol Educ Program* 2007:172, 2007.
75. Hasle H, Heim S, Schroeder H, et al: Transient pancytopenia preceding acute lymphoblastic leukemia (pre-ALL). *Leukemia* 9:605, 1995.
76. Ribeiro RC, Pui CH: The clinical and biological correlates of coagulopathy in children with acute leukemia. *J Clin Oncol* 4:1212, 1986.
77. Inukai T, Hirose K, Inaba T, et al: Hypercalcemia in childhood acute lymphoblastic leukemia: Frequent implication of parathyroid hormone-related peptide and E2A-HLF from translocation 17;19. *Leukemia* 21:288, 2007.
78. Liang R: How I treat and monitor viral hepatitis B infection in patients receiving inten-

sive immunosuppressive therapies or undergoing hematopoietic stem cell transplantation. *Blood* 113:3147, 2009.

79. Pui CH, Mahmoud HH, Rivera GK, et al: Early intensification of intrathecal chemotherapy virtually eliminates central nervous system relapse in children with acute lymphoblastic leukemia. *Blood* 92:411, 1998.
80. Pui CH, Howard SC: Current management and challenges of malignant disease in the CNS in paediatric leukaemia. *Lancet Oncol* 9:257, 2008.
81. Bürger B, Zimmermann M, Mann G, et al: Diagnostic cerebrospinal fluid examination in children with acute lymphoblastic leukemia: Significance of low leukocyte counts with blasts or traumatic lumbar puncture. *J Clin Oncol* 21:184, 2003.
82. Coustan-Smith E, Mullighan CG, Onciu M, et al: Early T-cell precursor leukaemia: A subtype of very high-risk acute lymphoblastic leukaemia. *Lancet Oncol* 10:147, 2009.
83. Campana D: Minimal residual disease in acute lymphoblastic leukemia. *Semin Hematol* 46:100, 2009.
84. Pui CH, Rubnitz JE, Hancock ML, et al: Reappraisal of the clinical and biologic significance of myeloid-associated antigen expression in childhood acute lymphoblastic leukemia. *J Clin Oncol* 16:3768, 1998.
85. Rubnitz JE, Onciu M, Pounds S, et al: Acute mixed lineage leukemia in children: The experience of St. Jude Children's Research Hospital. *Blood* 113:5083, 2009.
86. Neff T, Armstrong SA: Recent progress toward epigenetic therapies: The example of mixed lineage leukemia. *Blood* 121:4847, 2013.
87. Meijerink JP, Den Boer ML, Pieters R: New genetic abnormalities and treatment response in acute lymphoblastic leukemia. *Semin Hematol* 46:16, 2009.
88. Moorman AV, Harrison CJ, Buck GA, et al: Karyotype is an independent prognostic factor in adult acute lymphoblastic leukemia (ALL): Analysis of cytogenetic data from patients treated on the Medical Research Council (MRC) UKALLXII/Eastern Cooperative Oncology Group (ECOG) 2993 trial. *Blood* 109:3189, 2007.
89. Pullarkat V, Slovak ML, Kopecky KJ, et al: Impact of cytogenetics on the outcome of adult acute lymphoblastic leukemia: Results of Southwest Oncology Group 9400 study. *Blood* 111:2563, 2008.
90. Ito C, Kumagai M, Manabe A, et al: Hyperdiploid acute lymphoblastic leukemia with 51 to 65 chromosomes: A distinct biological entity with a marked propensity to undergo apoptosis. *Blood* 93:315, 1999.
91. Dastugue N, Suciu S, Plat G, et al: Hyperdiploidy with 58-66 chromosomes in childhood B-acute lymphoblastic leukemia is highly curable: 58951 CLG-EORTC results. *Blood* 121:2415, 2013.
92. Nachman JB, Heerema NA, Sather H, et al: Outcome of treatment in children with hypodiploid acute lymphoblastic leukemia. *Blood* 110:1112, 2007.
93. Moorman AV, Richards SM, Robinson HM, et al: Prognosis of children with acute lymphoblastic leukemia (ALL) and intrachromosomal amplification of chromosome 21 (iAMP21). *Blood* 109:2327, 2007.
94. Harrison CJ, Moorman AV, Schwab C, et al: An international study of intrachromosomal amplification of chromosome 21 (iAMP21): Cytogenetic characterization and outcome. *Leukemia* 28:1015, 2014.
95. Paulsson K, Horvat A, Strömbeck B, et al: Mutations in FLT3, NRAS, KRAS, and PTPN11 are frequent and possibly mutually exclusive in high hyperdiploid childhood acute lymphoblastic leukemia. *Genes Chromosomes Cancer* 47:26, 2008.
96. Morely AA, Brisco MJ, Rice M, et al: Leukaemia presenting as marrow hypoplasia: Molecular detection of the leukaemic clone at the time of initial presentation. *Br J Haematol* 98:940, 1997.
97. McKenna RW, Washington LT, Aquino DB, et al: Immunophenotypic analysis of hematogones (B-lymphocyte precursors) in 662 consecutive bone marrow specimens by 4-color flow cytometry. *Blood* 98:2498, 2001.
98. Coiffier B, Altman A, Pui CH, et al: Guidelines for the management of pediatric and adult tumor lysis syndrome: An evidence-based review. *J Clin Oncol* 26:2767, 2008.
99. Masson E, Synold TW, Relling MV, et al: Allopurinol inhibits de novo purine synthesis in lymphoblasts of children with acute lymphoblastic leukemia. *Leukemia* 10:56, 1996.
100. Cairo MS, Coiffier B, Reiter A, Younes A; TLS Expert Panel: Recommendations for the evaluation of risk and prophylaxis of tumour lysis syndrome (TLS) in adults and children with malignant diseases: An expert TLS panel consensus. *Br J Haematol* 149:578, 2010.
101. Pui CH, Boyett JM, Hughes WT, et al: Human granulocyte colony-stimulating factor after induction chemotherapy in children with acute lymphoblastic leukemia. *N Engl J Med* 336:1781, 1997.
102. Larson RA, Dodge RK, Linker CA, et al: A randomized controlled trial of filgrastim during remission induction and consolidation chemotherapy for adults with acute lymphoblastic leukemia: CALGB study 9111. *Blood* 92:1556, 1998.
103. Relling MV, Boyett JM, Blanco JG, et al: Granulocyte-colony stimulating factor and the risk of secondary myeloid malignancy. *Blood* 101:3862, 2003.
104. Madden RM, Pui CH, Hughes WT, et al: Prophylaxis of *Pneumocystis carinii* pneumonia with atovaquone in children with leukemia. *Cancer* 109:1654, 2007.
105. Heckman KD, Weiner GJ, Davis CS, et al: Randomized study of prophylactic platelet transfusion threshold during induction therapy for adult acute leukemia: 10,000/microL versus 20,000/microL. *J Clin Oncol* 15:1143, 1997.
106. Pieters R, Carroll WL: Biology and treatment of acute lymphoblastic leukemia. *Hematol Oncol Clin North Am* 24:1, 2010.
107. Hunger, SP, Lu X, Devidas M, et al: Improved survival for children and adolescents with acute lymphoblastic leukemia between 1990 and 2005: A report from the Children's Oncology Group. *J Clin Oncol* 29:551, 2011.
108. Pui CH, Carroll WL, Meshinchi S, Arceci RJ: Biology, risk stratification, and therapy of pediatric acute leukemias: An update. *J Clin Oncol* 29:551, 2011.
109. Harrison CJ: Targeting signaling pathways in acute lymphoblastic leukemia: New insights. *Hematology Am Soc Hematol Educ Program* 2013:118, 2013.
110. Mann G, Attarbaschi A, Schrappe M, et al; Interfant-99 Study Group: Improved outcome with hematopoietic stem cell transplantation in a poor prognostic subgroup of infants with mixed-lineage-leukemia (MLL)-rearranged acute lymphoblastic leukemia: Results from the Interfant-99 Study. *Blood* 116:2644, 2010.
111. Larson RA: Management of acute lymphoblastic leukemia in older patients. *Semin Hematol* 43:126, 2006.
112. Gokbuget N: How I treat older patients with ALL. *Blood* 122:1366, 2013.
113. Fielding AK: How I treat Philadelphia chromosome-positive acute lymphoblastic leukemia. *Blood* 116:3409, 2010.
114. Foa R, Vitale A, Vignetti M, et al; GIMEMA Acute Leukemia Working Party: Dasatinib as first-line treatment for adult patients with Philadelphia chromosome-positive acute lymphoblastic leukemia. *Blood* 118:6521, 2011.
115. Patte C, Auperin A, Michon J, et al: The Société Francaise d'Oncologie Pédiatrique LMB89 protocol: Highly effective multiagent chemotherapy tailored to the tumor burden and initial response in 561 unselected children with B-cell lymphomas and L3 leukemia. *Blood* 97:3370, 2001.
116. Cairo MS, Gerrard M, Sposto R, et al: Results of a randomized international study of high-risk central nervous system B non-Hodgkin lymphoma and B acute lymphoblastic leukemia in children and adolescents. *Blood* 109:2736, 2007.
117. Woessmann W, Seidemann K, Mann G, et al: The impact of the methotrexate administration schedule and dose in the treatment of children and adolescents with B-cell neoplasms: A report of the BFM Group Study NHL-BFM95. *Blood* 105:948, 2005.
118. Thomas DA, Faderl S, O'Brien S, et al: Chemoimmunotherapy with hyper-CVAD plus rituximab for the treatment of adult Burkitt and Burkitt-type lymphoma or acute lymphoblastic leukemia. *Cancer* 106:1569, 2006.
119. Mead GM, Barrans SL, Qian W, et al. for the UK National Cancer Research Institute Lymphoma Clinical Studies Group, Australasian Leukaemia and Lymphoma Group: A prospective clinicopathologic study of dose-modified CODOX-M/IVAC in patients with sporadic Burkitt lymphoma defined using cytogenetic and immunophenotypic criteria (MRC/NCRI LY10 trial). *Blood* 112:2248, 2008.
120. Rizzieri DA, Johnson JL, Byrd JC, et al; Alliance for Clinical Trials In Oncology (ACTION): Improved efficacy using rituximab and brief duration, high intensity chemotherapy with filgrastim support for Burkitt or aggressive lymphomas: Cancer and Leukemia Group B study 10002. *Br J Haematol* 165:102, 2014.
121. Schrappe M, Möricke A, Reiter A, et al: Key treatment questions in childhood acute lymphoblastic leukemia: Results in 5 consecutive trials performed by the ALL-BFM study group from 1981 to 2000. *Klin Padiatr* 225 Suppl 1:S62, 2013.
122. Pui CH, Campana D: New definition of remission in childhood acute lymphoblastic leukemia. *Leukemia* 14:783, 2000.
123. Borowitz MJ, Devidas M, Hunger S, et al: Clinical significance of minimal residual disease in childhood acute lymphoblastic leukemia and its relationship to other prognostic factors: A Children's Oncology Group study. *Blood* 111:5477, 2008.
124. Bruggemann M, Schrauder A, Raff R, et al; European Working Group for Adult Acute Lymphoblastic Leukemia (EWALL) and the International Berlin-Frankfurt-Munster Study Group (I-BFM-SG), Standardized MRD quantification in European ALL trials: Proceedings of the Second International Symposium on MRD assessment in Kiel, Germany, 18-20 September 2008. *Leukemia* 24:521, 2010.
125. Schrappe M: Minimal residual disease: Optimal methods, timing, and clinical relevance for an individual patient. *Hematology Am Soc Hematol Educ Program* 2012:137, 2012.
126. Gaipa G, Basso G, Biondi A, Campana D: Detection of minimal residual disease in pediatric acute lymphoblastic leukemia. *Cytometry B Clin Cytom* 84:359, 2013.
127. Bassan R, Spinelli O, Oldani E, et al: Improved risk classification for risk-specific therapy based on the molecular study of minimal residual disease (MRD) in adult acute lymphoblastic leukemia (ALL). *Blood* 113:4153, 2009.
128. Patel B, Rai L, Buck, et al: Minimal residual disease is a significant predictor of treatment failure in non T-lineage adult acute lymphoblastic leukemia: Final results of the international trial UKALL XII/ECOG 2993. *Br J Haematol* 148:80, 2010.
129. Beldjord K, Chevret S, Aasnafi V, et al; Group for Research on Adult Acute Lymphoblastic Leukemia (GRAALL): Oncogenetics and minimal residual disease are independent outcome predictors in adult patients with acute lymphoblastic leukemia. *Blood* 123:3739, 2014.
130. Annino L, Vegna ML, Camera A, et al: Treatment of adult acute lymphoblastic leukemia (ALL): Long-term follow-up of the GIMEMA ALL 0288 randomized study. *Blood* 99:863, 2002.
131. Stock W, Johnson JL, Stone RM, et al: Dose intensification of daunorubicin and cytarabine during treatment of adult acute lymphoblastic leukemia: Results of Cancer and Leukemia Group B Study 19802. *Cancer* 119:90, 2013.
132. Conter V, Bartram CR, Valsecchi MG, et al: Molecular response to treatment redefines all prognostic factors in children and adolescents with B-cell precursor acute lymphoblastic leukemia: Results in 3184 patients of the AIEOP-BFM ALL 2000 study. *Blood* 115:3206, 2010.
133. Bostrom BC, Sensel MR, Sather HN, et al: Dexamethasone versus prednisone and daily oral versus weekly intravenous mercaptopurine for patients with standard-risk acute lymphoblastic leukemia: A report from the Children's Cancer Group. *Blood* 101:3809, 2003.
134. Mitchell CD, Richards SM, Kinsey SE, et al: Benefit of dexamethasone compared with prednisolone for childhood acute lymphoblastic leukaemia: Results of the UK Medical Research Council ALL97 randomized trial. *Br J Haematol* 129:734, 2005.
135. Asselin BL, Whitin JC, Coppola DJ, et al: Comparative pharmacokinetic studies of three asparaginase preparations. *J Clin Oncol* 11:1780, 1993.
136. Douer D, Yampolsky H, Cohen LJ, et al: Pharmacodynamics and safety of intravenous pegaspargase during remission induction in adults aged 55 years or younger with newly diagnosed acute lymphoblastic leukemia. *Blood* 1009:2744, 2007.
137. Vrooman LM, Stevenson KE, Supko JG, et al: Postinduction dexamethasone and individualized dosing of Escherichia coli L-asparaginase each improve outcome of children and adolescents with newly diagnosed acute lymphoblastic leukemia: Results from a randomized study—Dana-Farber Cancer Institute ALL Consortium Protocol 00-01. *J Clin Oncol* 31:1202, 2013.
138. Wetzler M, Sanford BL, Kurtzberg J, et al: Effective asparagine depletion with pegylated asparaginase results in improved outcomes in adult acute lymphoblastic leukemia: Cancer and Leukemia Group B Study 9511. *Blood* 109:4164, 2007.

139. Douer D, Aldoss I, Lunning MA, et al: Pharmacokinetics-based integration of multiple doses of intravenous pegaspargase in a pediatric regimen for adults with newly diagnosed acute lymphoblastic leukemia. *J Clin Oncol* 32:905, 2014.
140. Stock W, Douer D, DeAngelo DJ, et al: Prevention and management of asparaginase/pegasparaginase-associated toxicities in adults and older adolescents: Recommendations of an expert panel. *Leuk Lymphoma* 52:2237, 2011.
141. Schrappe M, Reiter A, Ludwig WD, et al: Improved outcome in childhood acute lymphoblastic leukemia despite reduced use of anthracyclines and cranial radiotherapy: Results of trial ALL-BFM 90. German-Austrian-Swiss ALL-BFM Study Group. *Blood* 95:3310, 2000.
142. Nachman JB, Sather HN, Sensel MG, et al: Augmented post-induction therapy for children with high-risk acute lymphoblastic leukemia and a slow response to initial therapy. *N Engl J Med* 338:1663, 1998.
143. Chessells JM, Bailey C, Richards SM: Intensification of treatment and survival in all children with lymphoblastic leukaemia: Results of UK Medical Research Council Trial UKALL X. Medical Research Council Working Party on Childhood Leukaemia. *Lancet* 345:143, 1995.
144. Pui CH, Sandlund JT, Pei D, et al: Improved outcome for children with acute lymphoblastic leukemia: Results of Total Therapy Study XIIIB at St. Jude Children's Research Hospital. *Blood* 104:2690, 2004.
145. Loh ML, Goldwasser MA, Silverman LB, et al: Prospective analysis of TEL/AML1-positive patients treated on Dana-Farber Cancer Institute Consortium Protocol 95-01. *Blood* 107:4508, 2006.
146. Asselin BL, Devida M, Wang C, et al: Effectiveness of high-dose methotrexate in T-cell lymphoblastic leukemia and advanced-stage lymphoblastic lymphoma: A randomized study by the Children's Oncology Group (POG 9404). *Blood* 118:874, 2011.
147. Galpin AJ, Schuetz JD, Masson E, et al: Differences in folylpolyglutamate synthetase and dihydrofolate reductase expression in human B-lineage versus T-lineage leukemic lymphoblasts: Mechanisms for lineage differences in methotrexate polyglutamylation and cytotoxicity. *Mol Pharmacol* 52:155, 1997.
148. Mikkelsen TS, Sparreboom A, Cheng C, et al: Shortening infusion time for high-dose methotrexate alters antileukemic effects: A randomized prospective clinical trial. *J Clin Oncol* 29:1771, 2011.
149. Kager L, Cheok M, Yang W, et al: Folate pathway gene expression differs in subtypes of acute lymphoblastic leukemia and influences methotrexate pharmacodynamics. *J Clin Invest* 115:110, 2005.
150. Hoelzer D, Gökbuget N: Chemoimmunotherapy in acute lymphoblastic leukemia. *Blood Rev* 26:25, 2012.
151. Thomas DA, O'Brien S, Faderl S, et al: Chemoimmunotherapy with a modified hyper-CVAD and rituximab regimen improves outcome in de novo Philadelphia chromosome-negative precursor B-lineage acute lymphoblastic leukemia. *J Clin Oncol* 28:3880, 2010.
152. Rowe JM, Buck G, Burnett AK, et al. for the ECOG and the MRC/NCRI Adult Leukemia Working Party: Induction therapy for adults with acute lymphoblastic leukemia: Results of more than 1500 patients from the international ALL trial: MRC UKALL XII/ECOG E2993. *Blood* 106:3760, 2005.
153. Huguet F, Leguay T, Raffoux E, et al: Pediatric-inspired therapy in adults with Philadelphia chromosome-negative acute lymphoblastic leukemia: The GRAALL-2003 study. *J Clin Oncol* 27:911, 2009.
154. Ludwig WD, Rieder H, Bartram CR, et al: Immunophenotypic and genotypic features, clinical characteristics, and treatment outcome of adult pro-B acute lymphoblastic leukemia: Results of the German multicenter trials GMALL 03/87 and 04/89. *Blood* 92:1898, 1998.
155. Nakano TA, Hunger SP: Blood consult: Therapeutic strategy and complications in the adolescent and young adult with acute lymphoblastic leukemia. *Blood* 119:4372, 2012.
156. Stock W, La M, Sanford B, et al: What determines the outcomes for adolescents and young adults with acute lymphoblastic leukemia treated on cooperative group protocols? A comparison of Children's Cancer Group and Cancer and Leukemia Group B studies. *Blood* 112:1646, 2008.
157. Boissel N, Auclerc MF, Lhéritier V, et al: Should adolescents with acute lymphoblastic leukemia be treated as old children or young adults? Comparison of the French FRALLE-93 and LALA-94 trials. *J Clin Oncol* 21:774, 2003.
158. Ribera JM, Oriol A, Sanz MA, et al: Comparison of the results of the treatment of adolescents and young adults with standard-risk acute lymphoblastic leukemia with the Programa Espanol de Tratamiento en Hematologia Pediatric-based protocol 96. *J Clin Oncol* 26:1843, 2008.
159. Nachman JB, La MK, Hunger SP, et al: Young adults with acute lymphoblastic leukemia have an excellent outcome with chemotherapy alone and benefit from intensive postinduction treatment: A report from the Children's Oncology Group. *J Clin Oncol* 27:5189, 2009.
160. Pui CH, Pei D, Campana D, et al: Improved prognosis for older adolescents with acute lymphoblastic leukemia. *J Clin Oncol* 29:386, 2011.
161. Schafer ES, Hunger SP: Optimal therapy for acute lymphoblastic leukemia in adolescents and young adults. *Nat Rev Clin Oncol* 8:417, 2011.
162. Deangelo DJ, Stevenson KE, Dahlberg SE, et al: Long-term outcome of a pediatric-inspired regimen used for adults ages 18 to 50 with newly diagnosed acute lymphoblastic leukemia. *Leukemia* 29:526, 2015.
163. Riehm H, Gadner H, Henze G, et al: Results and significance of six randomized trials in four consecutive ALL-BFM studies. *Haematol Blood Transfus* 33:439, 1990.
164. Toyoda Y, Manabe A, Tsuchida M, et al: Six months of maintenance chemotherapy after intensified treatment for acute lymphoblastic leukemia of childhood. *J Clin Oncol* 18:1508, 2000.
165. Childhood ALL Collaborative Group: Duration and intensity of maintenance chemotherapy in acute lymphoblastic leukaemia: Overview of 42 trials involving 12,000 randomised children. *Lancet* 347:1783, 1996.
166. Sather H, Miller D, Nesbit M, et al: Differences in prognosis for boys and girls with acute lymphoblastic leukaemia. *Lancet* 1:739, 1981.
167. The Medical Research Council's Working Party on Leukaemia in Childhood: Duration of chemotherapy-in-childhood acute lymphoblastic leukaemia. *Med Pediatr Oncol* 10:511, 1982.
168. Schmiegelow K, Schroder H, Gustafsson G, et al: Risk of relapse in childhood acute lymphoblastic leukemia is related to RBC methotrexate and mercaptopurine metabolites during maintenance chemotherapy. Nordic Society for Pediatric Hematology and Oncology. *J Clin Oncol* 13:345, 1995.
169. Chessells JM, Harrison G, Lilleyman JS, et al: Continuing (maintenance) therapy in lymphoblastic leukaemia: Lessons from MRC UKALL X. Medical Research Council Working Party in Childhood Leukaemia. *Br J Haematol* 98:945, 1997.
170. Relling MV, Hancock ML, Boyett JM, et al: Prognostic importance of 6-mercaptopurine dose intensity in acute lymphoblastic leukemia. *Blood* 93:2817, 1999.
171. Schmiegelow K, Glomstein A, Kristinsson J, et al: Impact of morning versus evening schedule for oral methotrexate and 6-mercaptopurine on relapse risk for children with acute lymphoblastic leukemia. Nordic Society for Pediatric Hematology and Oncology (NOPHO). *J Pediatr Hematol Oncol* 19:102, 1997.
172. Rivard GE, Lin KT, Leclerc JM, David M: Milk could decrease the bioavailability of 6-mercaptopurine. *Am J Pediatr Hematol Oncol* 11:402, 1989.
173. Farrow AC, Buchanan GR, Zwiener RJ, et al: Serum aminotransferase elevation during and following treatment of childhood acute lymphoblastic leukemia. *J Clin Oncol* 15:1560, 1997.
174. Evans WE, Horner M, Chu YQ, et al: Altered mercaptopurine metabolism, toxic effects, and dosage requirement in a thiopurine methyltransferase-deficient child with acute lymphocytic leukemia. *J Pediatr* 119:985, 1991.
175. Relling MV, Hancock ML, Rivera GK, et al: Mercaptopurine therapy intolerance and heterozygosity at the thiopurine S-methyltransferase gene locus. *J Natl Cancer Inst* 91:2001, 1999.
176. Pui CH, Relling MV: Topoisomerase II inhibitor-related acute myeloid leukaemia. *Br J Haematol* 109:13, 2000.
177. Schmiegelow K, Al-Modhwahi I, Andersen MK, et al: Methotrexate/6-mercaptopurine maintenance therapy influences the risk of a second malignant neoplasm after childhood acute lymphoblastic leukemia: Results from the NOPHOALL-92 study. *Blood* 113:6077, 2009.
178. Relling MV, Rubnitz JE, Rivera GK, et al: High incidence of secondary brain tumours after radiotherapy and antimetabolites. *Lancet* 354:34, 1999.
179. Cheok MH, Pottier N, Kager L, Evans WE: Pharmacogenetics in acute lymphoblastic leukemia. *Semin Hematol* 46:39, 2009.
180. Relling MV, Ramsey LB: Pharmacogenomics of acute lymphoid leukemia: New insights into treatment toxicity and efficacy. *Hematology Am Soc Hematol Educ Program* 2013:126, 2013.
181. Jacobs SS, Stork LC, Bostrom BC, et al: Substitution of oral and intravenous thioguanine for mercaptopurine in a treatment regimen for children with standard risk acute lymphoblastic leukemia: A collaborative Children's Oncology Group/National Cancer Institute pilot trial (CCG-1942). *Pediatr Blood Cancer* 49:250, 2007.
182. Vora A, Mitchell CD, Lennard L, et al: Toxicity and efficacy of 6-thioguanine versus 6-mercaptopurine in childhood lymphoblastic leukaemia: A randomised trial. *Lancet* 368:1339, 2006.
183. Eden T, Pieters R, Richards S; Childhood Acute Lymphoblastic Leukaemia Collaborative Group (CALLCG): Systematic review of the addition of vincristine plus steroid pulses in maintenance treatment for childhood acute lymphoblastic leukaemia—An individual patient data meta-analysis involving 5,659 children. *Br J Haematol* 149:722, 2010.
184. Mattano LA Jr, Devidas M, Nachman JB, et al. for the Children's Oncology Group: Effect of alternate-week versus continuous dexamethasone scheduling on the risk of osteonecrosis in paediatric patients with acute lymphoblastic leukaemia: Results from the CCG-1961 randomised cohort trial. *Lancet Oncol* 13:906, 2012.
185. Lange BJ, Bostrom BC, Cherlow JM, et al: Double-delayed intensification improves event-free survival for children with intermediate-risk acute lymphoblastic leukemia: A report from the Children's Cancer Group. *Blood* 99:825, 2002.
186. Pui CH, Thiel E: Central nervous system disease in hematologic malignancies: Historical perspective and practical applications. *Semin Oncol* 36(4 Suppl 2):S2, 2009.
187. Vilmer E, Suciu S, Ferster A, et al: Long-term results of three randomized trials (58831, 58832, 58881) in childhood acute lymphoblastic leukemia: A CLCG-EORTC report. *Leukemia* 14:2257, 2000.
188. Manera R, Ramirez I, Mullins J, Pinkel D: Pilot studies of species-specific chemotherapy of childhood acute lymphoblastic leukemia using genotype and immunophenotype. *Leukemia* 14:1354, 2000.
189. Conter V, Schrappe M, Aric M, et al: Role of cranial radiotherapy for childhood T-cell acute lymphoblastic leukemia with high WBC count and good response to prednisone. Associazione Italiana Ematalogia Oncologia Pediatrica and the Berlin-Frankfurt-Munster groups. *J Clin Oncol* 15:2786, 1997.
190. Pui CH, Campana D, Pei D, et al: Treating childhood acute lymphoblastic leukemia without prophylactic cranial irradiation. *N Engl J Med* 360:2730, 2009.
191. Veerman AJ, Kamps WA, ven den Berg H, et al: Dexamethasone-based therapy for childhood acute lymphoblastic leukaemia: Results of the prospective Dutch Childhood Oncology Group (DCOG) protocol ALL-9 (1997–2004). *Lancet Oncol* 10:957, 2009.
192. Richards S, Pui CH, Gayon P; Childhood Acute Lymphoblastic Leukemia Collaborative Group (CALLCG): Systematic review and meta-analysis of randomized trials of central nervous system directed therapy for childhood acute lymphoblastic leukemia. *Pediatr Blood Cancer* 60:185, 2013.
193. Matloub Y, Lindemulder S, Gaynon PS, et al: Intrathecal triple therapy decreases central nervous system relapse but fails to improve event-free survival when compared to intrathecal methotrexate: Results of the Children's Cancer Group (CCG) 1952 study for standard-risk acute lymphoblastic leukemia. A report from the Children's Oncology Group. *Blood* 108:1165, 2006.
194. Oliansky DM, Larson RA, Weisdorf D, et al: The role of cytotoxic therapy with hematopoietic stem cell transplantation in the treatment of adult acute lymphoblastic leukemia: Update of the 2006 evidence-based review. *Biol Blood Marrow Transplant* 18:18, 2012.

195. Goldstone AH, Richards SM, Lazarus HM, et al: In adults with standard-risk acute lymphoblastic leukemia, the greatest benefit is achieved from a matched sibling allogeneic transplantation in first complete remission, and an autologous transplantation is less effective than conventional consolidation/maintenance chemotherapy in all patients: Final results of the International ALL Trial (MRC UKALL XII/ECOG E2993). *Blood* 111:1827, 2008.

196. Gupta V, Richards S, Rowe J, Acute Leukemia Stem Cell Transplantation Trialists' Collaborative Group: Allogeneic, but not autologous, hematopoietic cell transplantation improves survival only among younger adults with acute lymphoblastic leukemia in first remission: An individual patient data meta-analysis. *Blood* 121:339, 2013.

197. Mark DJ, Perez WS, He W, et al: Unrelated donor transplants in adults with Philadelphia-negative acute lymphoblastic leukemia in first complete remission. *Blood* 112:426, 2008.

198. Aricò M, Valsecchi MG, Camitta B, et al: Outcome of treatment in children with Philadelphia chromosome-positive acute lymphoblastic leukemia. *N Engl J Med* 342:998, 2000.

199. Arico M, Schrappe M, Hunger SP, et al: Clinical outcome of children with newly diagnosed Philadelphia chromosome-positive acute lymphoblastic leukemia treated between 1995 and 2005. *J Clin Oncol* 28:4755, 2010.

200. Schultz KR, Bowman WP, Aledo A, et al: Improved early event free survival with imatinib in Philadelphia chromosome-positive acute lymphoblastic leukemia: A Children's Oncology Group Study. *J Clin Oncol* 27:5715, 2009.

201. Schultz KR, Carroll A, Heerema NA, et al: Long-term follow-up of imatinib in pediatric Philadelphia chromosome-positive acute lymphoblastic leukemia: Children's Oncology Group Study AALL0031. *Leukemia* 28:1467, 2014.

202. Pui CH, Gaynon PS, Boyett JM, et al: Outcome of treatment in childhood acute lymphoblastic leukaemia with rearrangements of the 11q23 chromosomal region. *Lancet* 359:1909, 2002.

203. Rowe JM: Interpreting data on transplant selection outcome in adult acute lymphoblastic leukemia (ALL). *Biol Blood Marrow Transplant* 17:S76, 2011.

204. Pidala J, Djulbegovic B, Anasetti C, et al: Allogeneic hematopoietic cell transplantation for adult acute lymphoblastic leukemia (ALL) in first complete remission. *Cochrane Database Syst Rev* (10):CD008818, 2011.

205. Tucunduva L, Ruggeri A, Sanz G, et al: Risk factors for outcomes after unrelated cord blood transplantation for adults with acute lymphoblastic leukemia: A report on behalf of Eurocord and the Acute Leukemia Working party of the European Group for Blood and Marrow Transplantation. *Bone Marrow Transplant* 49:887, 2014.

206. Bachanova V, Verneris MR, DeFor T, et al: Prolonged survival in adults with acute lymphoblastic leukemia after reduced-intensity conditioning with cord blood or sibling donor transplantation. *Blood* 113:2902, 2009.

207. Mohty M, Labopin M, Volin L, et al: Reduced-intensity versus conventional myeloablative conditioning allogeneic stem cell transplantation for patients with acute lymphoblastic leukemia: A retrospective study from the European Group for Blood and Marrow Transplantation. *Blood* 116:4439, 2010.

208. Wetzler M, Watson D, Stock W, et al: Autologous transplantation for Philadelphia chromosome-positive acute lymphoblastic leukemia achieves outcomes similar to allogeneic transplantation: Results of CALGB Study 10001 (Alliance). *Haematologica* 99:111, 2014.

209. Giebel S, Labopin M, Gorin NC, et al: Improving results of autologous stem cell transplantation for Philadelphia-positive acute lymphoblastic leukaemia in the era of tyrosine kinase inhibitors: A report from the Acute Leukaemia Working Party of the European Group for Blood and Marrow Transplantation. *Eur J Cancer* 50:411, 2014.

210. Ottmann OG, Wassmann B, Pfeifer H, et al: Imatinib compared with chemotherapy as front-line treatment of elderly patients with Philadelphia chromosome-positive acute lymphoblastic leukemia (Ph+ALL). *Cancer* 109:2068, 2007.

211. Vignetti M, Fazi P, Cimino G, et al: Imatinib plus steroids induces complete remissions and prolonged survival in elderly Philadelphia chromosome-positive acute lymphoblastic leukemia patients without additional chemotherapy: Results of the GIMEMA LAL0201-B protocol. *Blood* 109:3676, 2007.

212. Thomas DA, Faderl S, Cortes J, et al: Treatment of Philadelphia chromosome-positive acute lymphocytic leukemia with hyper-CVAD and imatinib mesylate. *Blood* 103:4396, 2004.

213. Fielding AK, Rowe JM, Buck G, et al: UKALL XII/ECOG 2993: Addition of imatinib to a standard treatment regimen enhances long-term outcomes in Philadelphia positive acute lymphoblastic leukemia. *Blood* 123:843, 2014.

214. Ravandi F, O'Brien S, Thomas D, et al: First report of phase 2 study of dasatinib with hyper-CVAD for the frontline treatment of patients with Philadelphia chromosome-positive (Ph+) acute lymphoblastic leukemia. *Blood* 116:2070, 2010.

215. Zwaan CM, Rizzari C, Mechinaud F, et al: Dasatinib in children and adolescents with relapsed or refractory leukemia: Results of the CA180-018 phase I dose-escalation study of the Innovative Therapies for Children with Cancer Consortium. *J Clin Oncol* 31:2460, 2013.

216. Biondi A, Schrappe M, De Lorenzo P, et al: Imatinib after induction for treatment of children and adolescents with Philadelphia-chromosome-positive acute lymphoblastic leukaemia (EsPhALL): A randomised, open-label, intergroup study. *Lancet Oncol* 13:936, 2012.

217. Bachanova V, Marks DI, Zhang MJ, et al: Ph+ ALL patients in first complete remission have similar survival after reduced intensity and myeloablative allogeneic transplantation: Impact of tyrosine kinase inhibitor and minimal residual disease. *Leukemia* 28:658, 2014.

218. Campana D, Leung W: Clinical significance of minimal residual disease in patients with acute leukaemia undergoing haematopoietic stem cell transplantation. *Br J Haematol* 162:147, 2013.

219. Wassermann B, Pfeifer H, Stadler M, et al: Early molecular response to posttransplantation imatinib determines outcome in MRD+ Philadelphia-positive acute lymphoblastic leukemia (PH+ALL). *Blood* 106:458, 2005.

220. Thomas DA, O'Brien S, Jorgensen JL, et al: Prognostic significance of CD20 expression in adults with de novo precursor B-lineage acute lymphoblastic leukemia. *Blood* 113:6330, 2009.

221. Jeha S, Behm F, Pei D, et al: Prognostic significance of CD20 expression in childhood B-cell precursor acute lymphoblastic leukemia. *Blood* 108:3302, 2006.

222. Thomas DA, O'Brien S, Faderl S, et al: Chemoimmunotherapy with a modified hyper-CVAD and rituximab regimen improves outcome in de novo Philadelphia chromosome-negative precursor B-lineage acute lymphoblastic leukemia. *J Clin Oncol* 28:3880, 2010.

223. Advani AS: New immune strategies for the treatment of acute lymphoblastic leukemia: Antibodies and chimeric antigen receptors. *Hematology Am Soc Hematol Educ Program* 2013:131, 2013.

224. DeAngelo DJ, Yu D, Johnson JL, et al: Nelarabine induces complete remissions in adults with relapsed or refractory T-lineage acute lymphoblastic leukemia or lymphoblastic lymphoma: Cancer and Leukemia Group B study 19801. *Blood* 109:5136, 2007.

225. Cohen MH, Johnson JR, Justice R, Pazdur R: FDA drug approval summary: Nelarabine (Arranon) for the treatment of T-cell lymphoblastic leukemia/lymphoma. *Oncologist* 13:709, 2008.

226. Dunsmore KP, Devidas M, Linda SB, et al: Pilot study of nelarabine in combination with intensive chemotherapy in high-risk T-cell acute lymphoblastic leukemia: A report from the Children's Oncology Group. *J Clin Oncol* 30:2753, 2012.

227. Bhojwani D, Pui CH: Relapsed childhood acute lymphoblastic leukaemia. *Lancet Oncol* 14:e205, 2013.

228. Mullighan GC, Phillips LA, Su X, et al: Genomic analysis of the clonal origins of relapsed acute lymphoblastic leukemia. *Science* 322:1377, 2008.

229. O'Brien S, Schiller G, Lister J, et al: High-dose vincristine sulphate liposome injection for advanced, relapsed, and refractory adult Philadelphia chromosome-negative acute lymphoblastic leukemia. *J Clin Oncol* 31:676, 2013.

230. Huguet F, Leguay T, Raffoux E, et al: Clofarabine for the treatment of adult acute lymphoid leukemia: A review article by the GRAALL intergroup. *Leuk Lymphoma* 4:1, 2014.

231. Locatelli F, Schrappe M, Bernardo ME, Rutella S: How I treat relapsed childhood acute lymphoblastic leukemia. *Blood* 120:2807, 2012.

232. Nguyen K, Devidas M, Cheng SC, et al: Factors influencing survival after relapse from acute lymphoblastic leukemia: A Children's Oncology Group study. *Leukemia* 22:2142, 2008.

233. Bhatla T, Jones CL, Meyer JA, et al: The biology of relapsed acute lymphoblastic leukemia: Opportunities for therapeutic interventions. *J Pediatr Hematol Oncol* 36:413, 2014.

234. Freyer DR, Devidas M, La M, et al: Postrelapse survival in childhood acute lymphoblastic leukemia is independent of initial treatment intensity: A report from the Children's Oncology Group. *Blood* 117:3010, 2011.

235. Paganin M, Zecca M, Fabbri G, et al: Minimal residual disease is an important predictive factor of outcome in children with relapsed "high-risk" acute lymphoblastic leukemia. *Leukemia* 22:2193, 2008.

236. Doney K, Hagglund H, Leisenring W, et al: Predictive factors for outcome of allogeneic hematopoietic cell transplantation for adult acute lymphoblastic leukemia. *Biol Blood Marrow Transplant* 9:472, 2003.

237. Borgmann A, Schmid H, Hartmann R, et al: Autologous bone-marrow transplants compared with chemotherapy for children with acute lymphoblastic leukaemia in a second remission: A matched-pair analysis. The Berlin-Frankfurt-Munster Study Group. *Lancet* 346:873, 1995.

238. Smith AR, Baker KS, Defor TE, et al: Hematopoietic cell transplantation for children with acute lymphoblastic leukemia in second complete remission: Similar outcomes in recipients of unrelated marrow and umbilical cord blood versus marrow from HLA matched sibling donors. *Biol Blood Marrow Transplant* 15:1086, 2009.

239. Marks DI, Woo KA, Zhong X, et al: Unrelated umbilical cord blood transplant for adult acute lymphoblastic leukemia in first and second complete remission: A comparison with allografts from adult unrelated donors. *Haematologica* 99:322, 2014.

240. Doney K, Gooley TA, Deeg HJ, et al: Allogeneic hematopoietic cell transplantation with full-intensity conditioning for adult acute lymphoblastic leukemia: Results from a single center, 1998-2006. *Biol Blood Marrow Transplant* 17:1187, 2011.

241. Borgmann A, von Stackelberg A, Hartmann R, et al: Unrelated donor stem cell transplantation compared with chemotherapy for children with acute lymphoblastic leukemia in a second remission: A matched-pair analysis. *Blood* 101:3835, 2003.

242. Spyridonidis A, Labopin M, Schmid C, et al: Outcomes and prognostic factors of adults with acute lymphoblastic leukemia who relapse after allogeneic hematopoietic cell transplantation. An analysis on behalf of the Acute Leukemia Working Party of EBMT. *Leukemia* 26:1211, 2012.

243. Hagedorn N, Acquaviva C, Fronkova E, et al: Submicroscopic bone marrow involvement in isolated extramedullary relapses in childhood acute lymphoblastic leukemia: A more precise definition of "isolated" and its possible clinical implications, a collaborative study of the Resistant Disease Committee of the international BFM study group. *Blood* 110:4022, 2007.

244. Ribeiro RC, Rivera GK, Hudson M, et al: An intensive re-treatment protocol for children with an isolated CNS relapse of acute lymphoblastic leukemia. *J Clin Oncol* 13:333, 1995.

245. Ritchey AK, Pollock BH, Lauer SJ, et al: Improved survival of children with isolated CNS relapse of acute lymphoblastic leukemia: A Pediatric Oncology Group study. *J Clin Oncol* 17:3745, 1999.

246. Barredo J, Devidas M, Lauer SJ, et al: Isolated CNS relapse of acute lymphoblastic leukemia treated with intensive systemic chemotherapy and delayed CNS radiation: A Pediatric Oncology Group study. *J Clin Oncol* 24:3142, 2006.

247. Wofford MM, Smith SD, Shuster JJ, et al: Treatment of occult or late overt testicular relapse in children with acute lymphoblastic leukemia: A Pediatric Oncology Group study. *J Clin Oncol* 10:624, 1992.

248. Finklestein JZ, Miller DR, Feusner J, et al: Treatment of overt isolated testicular relapse in children on therapy for acute lymphoblastic leukemia. A report from the Children's Cancer Group. *Cancer* 73:219, 1994.

249. van den Berg H, Langeveld NE, Veenhof CH, Behrendt H: Treatment of isolated testicular recurrence of acute lymphoblastic leukemia without radiotherapy. Report from the Dutch Late Effects Study Group. *Cancer* 79:2257, 1997.

250. Roberson JR, Raju S, Shelso J, et al: Diabetic ketoacidosis during therapy for childhood

acute lymphoblastic leukemia. *Pediatr Blood Cancer* 50:1207, 2008.

251. Pui CH, Burghen GA, Bowman WP, Aur RJ: Risk factors for hyperglycemia in children with leukemia receiving l-asparaginase and prednisone. *J Pediatr* 99:46, 1981.

252. Laningham FH, Kun LE, Reddick, et al: Childhood central nervous system leukemia: Historical perspectives, current therapy, and acute neurological sequelae. *Neuroradiology* 49:873, 2007.

253. Bhojwani D, Sabin ND, Pei D, et al: Methotrexate-induced neurotoxicity and leukoencephalopathy in childhood acute lymphoblastic leukemia. *J Clin Oncol* 32:949, 2014.

254. Kadan-Lottick NS, Dinu I, Wasilewski-Masker K, et al: Osteonecrosis in adult survivors of childhood cancer: A report from the childhood cancer survivor study. *J Clin Oncol* 26:3038, 2008.

255. Rai SN, Hudson MM, McCammon E, et al: Implementing an intervention to improve bone mineral density in survivors of childhood acute lymphoblastic leukemia: BONEII, a prospective placebo-controlled double-blind randomized interventional longitudinal study design. *Contemp Clin Trials* 29:711, 2008.

256. Thomas IH, Donohue JE, Ness KK, et al: Bone mineral density in your adult survivors of acute lymphoblastic leukemia. *Cancer* 113:3248, 2008.

257. Te Winkel ML, Pieters R, Wind EJ, et al: Management and treatment of osteonecrosis in children and adolescents with acute lymphoblastic leukemia. *Haematologica* 99:430, 2014.

258. Grenier MA, Lipshultz SE: Epidemiology of anthracycline cardiotoxicity in children and adults. *Semin Oncol* 25:72, 1998.

259. Childhood Acute Lymphoblastic Leukaemia Collaborative Group (CALLCG): Beneficial and harmful effects of anthracyclines in the treatment of childhood acute lymphoblastic leukaemia: A systematic review and meta-analysis. *Br J Haematol* 145:376, 2009.

260. Zerra P, Cochran TR, Franco VI, Lipshultz SE: An expert opinion on pharmacologic approaches to reducing the cardiotoxicity of childhood acute lymphoblastic leukemia therapies. *Expert Opin Pharmacother* 14:1497, 2013.

261. Levitt GA, Dorup I, Sorensen K, Sullivan I: Does anthracycline administration by infusion in children affect late cardiotoxicity? *Br J Haematol* 124:463, 2004.

262. Lipshultz S, Lipsitz SR, Sallan SE, et al: Chronic progressive cardiac dysfunction years after doxorubicin therapy for acute lymphoblastic leukemia. *J Clin Oncol* 23:2629, 2005.

263. Lipshultz SE, Rifai N, Dalton VM, et al: The effect of dexrazoxane on myocardial injury in doxorubicin-treated children with acute lymphoblastic leukemia. *N Engl J Med* 351:145, 2004.

264. Sieswerda E, van Dalen EC, Postma A, et al: Medical interventions for treating anthracycline-induced symptomatic and asymptomatic cardiotoxicity during and after treatment for childhood cancer. *Cochrane Database Syst Rev* (9):CD008011, 2011.

265. Oeffinger KC, Mertesn AC, Sklar CA, et al: Chronic health conditions in adult survivors of childhood cancer. *N Engl J Med* 355:1572, 2006.

266. Pui CH, Cheng C, Leung W, et al: Extended follow-up of long-term survivors of childhood acute lymphoblastic leukemia. *N Engl J Med* 349:640, 2003.

267. Hijiya N, Hudson MM, Lensing S, et al: Cumulative incidence of secondary neoplasms as a first event after childhood acute lymphoblastic leukemia. *JAMA* 297:1207, 2007.

268. Geenen MM, Cardous-Ubbink MC, Kremer LCM, et al: Medical assessment of adverse health outcomes in long-term survivors of childhood cancer. *JAMA* 297:2705, 2007.

269. Waber DP, Turek J, Catania L, et al: Neuropsychological outcomes from a randomized trial of triple intrathecal chemotherapy compared with 18 Gy cranial radiation as CNS treatment in acute lymphoblastic leukemia: Findings from Dana-Farber Cancer Institute ALL Consortium Protocol 95-01. *J Clin Oncol* 25:4914, 2007.

270. Leung W, Rose SR, Zhou Y, et al: Outcomes of growth hormone replacement therapy in survivors of childhood acute lymphoblastic leukemia. *J Clin Oncol* 20:2959, 2002.

271. Perkins SM, Dewees T, Shinohara ET, et al: Risk of subsequent malignancies in survivors of childhood leukemia. *J Cancer Surviv* 7:544, 2013.

272. Schmiegelow K, Levinsen MF, Attarbaschi A, et al: Second malignant neoplasms after treatment of childhood acute lymphoblastic leukemia. *J Clin Oncol* 31:2469, 2013.

273. Walter AW, Hancock ML, Pui CH, et al: Secondary brain tumors in children treated for acute lymphoblastic leukemia at St. Jude Children's Research Hospital. *J Clin Oncol* 16:3761, 1998.

274. Pui CH, Ribeiro RC, Hancock ML, et al: Acute myeloid leukemia in children treated with epipodophyllotoxins for acute lymphoblastic leukemia. *N Engl J Med* 325:1682, 1991.

275. Kenney LB, Nicholson HS, Brasseux C, et al: Birth defects in offspring of adult survivors of childhood acute lymphoblastic leukemia. A Children's Cancer Group/National Institutes of Health Report. *Cancer* 78:169, 1996.

276. Sankila R, Olsen JH, Anderson H, et al: Risk of cancer among offspring of childhood-cancer survivors. Association of the Nordic Cancer Registries and the Nordic Society of Paediatric Haematology and Oncology. *N Engl J Med* 338:1339, 1998.

277. Pui CH, Mullighan CG, Evans WE, Relling MV: Pediatric acute lymphoblastic leukemia: Where are we going and how do we get there? *Blood* 120:1165, 2012.

278. Creutzig U1, van den Heuvel-Eibrink MM, Gibson B,, et al; AML Committee of the International BFM Study Group: Diagnosis and management of acute myeloid leukemia in children and adolescents: Recommendations from an international expert panel. *Blood* 120:3187, 2012.

279. Fielding AK, Banerjee L, Marks DI: Recent developments in the management of T-cell precursor acute lymphoblastic leukemia/lymphoma. *Curr Hematol Malig Rep* 7:160, 2012.

280. Freedman AS, Friedberg JW: Treatment of Burkitt leukemia/lymphoma in adults, in *UpToDate*, edited by Post TW TW. UpToDate, Waltham, MA. http://www.uptodate.com/contents/treatment-of-burkitt-leukemia-lymphoma-in-adults. (Accessed on August 07, 2015.)

281. Bhatia S, Sather HN, Heerema NA, et al: Racial and ethnic differences in survival of children with acute lymphoblastic leukemia. *Blood* 100:1957, 2002.

282. Kadan-Lottick NS, Ness KK, Bhatia S, Gurney JG: Survival variability by race and ethnicity in childhood acute lymphoblastic leukemia. *JAMA* 290:2008, 2003.

283. Pui CH, Sandlund JT, Pei D, et al: Results of therapy for acute lymphoblastic leukemia in black and white children. *JAMA* 290:2001, 2003.

284. Breit S, Stanulla M, Flohr T, et al: Activating NOTCH1 mutations predict favorable early treatment response and long-term outcome in childhood precursor T-cell lymphoblastic leukemia. *Blood* 108:1151, 2009.

285. Asnafi V, Buzyn A, Le NS, et al: NOTCH1/FBXW7 mutation identifies a large subgroup with favorable outcome in adult T-cell acute lymphoblastic leukemia (T-ALL): A Group for Research on Adult Acute Lymphoblastic Leukemia (GRAALL) study. *Blood* 113:3918, 2009.

286. Abdelali RB, Asnafi V, Leguay T, et al: Pediatric-inspired intensified therapy of adult T-ALL reveals the favourable outcome of NOTCH/FBXW7 mutations, but not of low ERG/BAALC expression: A GRAALL study. *Blood* 118:5099, 2011.

287. Raff T, Gokbuget N, Luschen S, et al: Molecular relapse in adult standard-risk ALL patients detected by prospective MRD monitoring during and after maintenance treatment: Data from the GMALL 06/99 and 07/03 trials. *Blood* 109:910, 2007.

288. Coustan-Smith E, Sancho J, Hancock ML, et al: Use of peripheral blood instead of bone marrow to monitor residual disease in children with acute lymphoblastic leukemia. *Blood* 100:2399, 2002.

289. Bader P, Kreyenberg H, Henze GHR, et al: Prognostic value of minimal residual disease quantification before allogeneic stem-cell transplantation in relapsed childhood acute lymphoblastic leukemia: The ALL-REZ BFM Study Group. *J Clin Oncol* 27:377, 2008.

290. Gokbuget N, Stanze D, Beck J, et al: Outcome of relapsed adult lymphoblastic leukemia depends on response to salvage chemotherapy, prognostic factors, and performance of stem cell transplantation. *Blood* 120:2032, 2012.

IgM 或 IgG 或轻链呈单克隆性增高。免疫球蛋白重链增高可导致与高黏滞血症相关的症状,如在华氏巨球蛋白血症患者中所见,应及时治疗[108~110]。单克隆蛋白升高的患者无论是否伴有低丙种球蛋白血症,均可能与疾病晚期的短生存有关,但在疾病早期阶段,两者无明显相关性[111,112]。

● 预后因子

细胞遗传学和荧光原位杂交

所有患者必须在初诊时进行全面的预后评估。临床医生应向患者解释疾病的特征,同时也帮助患者进行情绪调节。所有的患者均应接受外周血和骨髓细胞的核型分析及细胞分裂象的 FISH 检查。FISH 探针至少须包含 del 17p13、del 11q13、12 三体和 del 13q14,若疑似套细胞淋巴瘤的患者还应进行 t (11;14)易位的检测。常规的染色体核型分析有助于识别染色体的整体结构异常,尤其是 14 号、3 号和 6 号染色体异常,因这些异常通常不能通过 FISH 发现[113]。总之这些细胞遗传学的异常具有很强的预示性,可用来指导患者初诊时是否需要治疗干预或预测患者的生存期(表 92-1)[114]。CLL 患者在疾病进展或化疗后可出现额外的染色体异常。这种"克隆演变"往往见于无 IGHV 突变的患者中,预示着患者的短生存期和耐药[115]。因此,这些患者在开始新的治疗之前,应重新进行核型分析及FISH 检查。

表 92-1　基于 FISH 检测的细胞遗传学和 IGHV 状态的生存情况及首次治疗时间

	预后因子	中位生存(月)	中位首次治疗时间
细胞间期 FISH 检测的细胞遗传学异常	13q-(孤立的)	133	92 个月
	12 三体	114	33 个月
	正常	111	49 个月
	11q-	79	13 个月
	17p-	32	9 个月
IGHV 突变状态	未突变(≥ 98%)	89	3.5 年
	突变(<98%)	>152	9.2 年

FISH,荧光原位杂交;IGHV,免疫球蛋白重链可变区

IGHV 突变分析

通过 PCR 检测体细胞 IGHV 的突变,已成为评估 CLL 患者预后的一个非常可靠和重要的工具。与生殖系细胞序列比较,核苷酸序列的差异≤2%,认定为不存在突变[116]。约 60% 的CLL 患者伴有 IGHV 的突变,此类患者的无治疗时间、缓解期,以及总体生存率(overall survival,OS)均显著延长[117]。患者的克隆演变发生率或转化为侵袭性疾病的概率也较低[114,118]。IGHV 突变状态不会随时间变化,始终可作为预测疾病长期结果的可靠指标[119]。目前唯一一已知的例外是体细胞的 IGHV 3~21 突变,存在这类突变的患者疾病更具侵袭性,与一部分无 IGHV

突变的患者类似[120,121]。

ZAP-70 及甲基化

ZAP-70 属细胞内的酪氨酸激酶,通常与 T 细胞的发育和 T 细胞受体(T-cell receptor,TCR)信号有关。CLL B 细胞若表达 ZAP-70,可通过 BCR 介导的内在和外部信号途径获得生存优势[122]。FCM 检测发现 CLL B 细胞内 ZAP-70 的表达与 IGHV 突变状态及患者的临床预后密切相关,ZAP-70 表达超过 20% 的患者预后较差[123]。但通过 FCM 对 ZAP-70 进行评估正面临一些问题的困扰,如结果的可重复性和试剂的可靠性。因此,NCCN (the National Comprehensive Cancer Network)指南不建议常规使用 ZAP-70 作为预后标志,临床试验除外。鉴于 DNA 的稳定性和甲基化修饰后的表观遗传修饰,研究者试图在缺乏启动子甲基化的情况下对 ZAP-70 表达进行评估[124]。选择与 ZAP-70 表达密切相关的基因的 5' 端进行甲基化分析后,已发现可用于预测治疗时间和 OS 可靠的预后标志[125,126]。该实验可以通过焦磷酸测序的方法在不同的实验室中开展,具有非常高的可重复性[126]。

CD38

CD38 是一种分子量为 45KD 的跨膜糖蛋白,可通过 FCM 在 CLL B 细胞表面检测到其表达;若表达超过 30%,认为与无进展生存(progression-free survival,PFS)密切相关[118]。然而,最新的报告显示,CD38 的低水平表达可能也会对预后产生影响[127,128]。CD38 似乎通过 NAD(nicotinic acid adenine)合成cADP(cyclic adenosine diphosphate),参与细胞的新陈代谢[129],CD38 的活性和表达与淋巴细胞的增殖和疾病的进展密切相关,就如[67]Ki 与细胞增殖的关系[130]。CD38 表达也随着疾病的进展而变化,但目前对 CD38 表达程度的评估是建立在非标准化的,个人经验的基础上[131]。

CD49d

CD49d 也可作为可靠的预后指标。CD49d 是整合异二聚体表面的亚单位,通过微环境的生长信号促进 CLL 细胞的存活[132,133]。细胞表达 CD49d 超过 30% 的患者具有侵袭性特征,预后差[134]。

其他的预后标志

乳酸脱氢酶(lactate dehydrogenase,LDH)和 β_2-微球蛋白取样方便,已被证实与疾病的侵袭性和预后相关。尤其是 β_2-微球蛋白,是疾病缓解持续时间、PFS 和 OS 的独立预后因素,在疾病晚期和肿瘤负荷较大的患者中表达更高[135~137]。LDH 的升高与疾病的高度侵袭性和 Richer 综合征有关。淋巴细胞倍增时间也可用来预测 CLL 的预后。患者的淋巴细胞倍增时间低于 12 个月往往预示 OS 和无治疗生存时间缩短[138]。在确定淋巴细胞倍增时间前,应排除其他原因导致的淋巴细胞数量短暂上升。胸苷激酶是一种重要的细胞内酶,以可溶性的形式存在于 CLL 患者的体内,可用来判断疾病的分期和进展程度。然而,胸苷激酶的测定并没有得到广泛的应用,即使在一些大的临床中心也很少使用[139~141]。多年来,还发现许多其他的血清蛋白与疾病的治疗疗效有关,如可溶性 CD23[142]、CD44[143]、VCAM-1[144]、CD27[144] 和 MMP-9[145]、IL-6[146] 和 IL-8[147] 等。然而,这些都不常用于临床决策的制定(表 92-2)。

表 92-2　预后因素

	预后良好	预后差
乳酸脱氢酶	低或正常	高
淋巴细胞倍增时间	>12 个月	≤12 个月
胸苷激酶活性	低或正常	高
β_2 微球蛋白	低或正常	高
可溶性 CD23	低或正常	高
CD38	<30%	>30%
FISH	正常 12 三体 13q-(孤立的)	11q- 17p-
IGHV 突变状态	突变(<98%)	未突变(≥98%)
CD49d	<30%	>30%

FISH,荧光原位杂交;IGHV,免疫球蛋白重链可变区

各种 miRNA 也被证实为有用的预后标志。miRNA 是一种非编码 RNA,长度为 19~25 个核苷酸,调控 mRNA 的翻译和各种蛋白质的合成。miRNA-15a 和 miRNA-16~1 是首先被发现在 CLL 患者 B 细胞中低表达的 miRNA[76]。这些 miRNA 的基因位于染色体 13q14 缺失的区域,用于调控抗凋亡 bcl-2 蛋白的表达,bcl-2 在 CLL 和其他 B 细胞淋巴增殖性疾病的患者中呈过表达状态[148]。相似的,miRNA-34c 见于 del 11q23 患者,调控参与 TP53 途径中的 ZAP-70 和其他蛋白质的表达[149]。通过基因芯片方法测定 miRNA 的表达,可用于预测疾病进展,氟达拉滨的耐药性以及患者的疗效[150,151]。

CLL 分期

CLL 患者长久以来均采用 Rai[152] 和 Binet[153] 系统进行疾病分期(表 92-3 和表 92-4)。这两种分期标准都是基于疾病的肿瘤负荷,即体格检查有无淋巴结肿大和脾肿大,实验室检查有无全血细胞减少来确定疾病的分期。Binet 系统的修订版将疾病分为低危、中危和高危组,低危组(阶段 0:仅有淋巴细胞增多),中危组(阶段 1~2:淋巴细胞增多伴淋巴结肿大、肝脾肿大),高危组(阶段 3~4:淋巴细胞增多伴贫血和血小板减少)[153]。三组患者的中位 OS,分别为 150 个月、90 个月和 19 个月,根据分组可有效地帮助患者选择后续治疗方案。在基因时代,分期系统与预后仍保持良好的相关性,并可以作为分子检测的补充[154]。

表 92-3　Rai 临床分期系统修订

诊断时分期	危险程度	诊断时 Rai 分期	无需治疗的比例(%)	中位生存(月)
0	低	仅淋巴细胞增多>5×10^9/L	59	150
1	中	淋巴细胞增多+淋巴结(LN)肿大	21	101
2		淋巴细胞增多+脾/肝(S/L)肿大±LN	23	71
3	高	淋巴细胞增多+贫血(血红蛋白<11g/dl)±LN 或 S/L	5	19
4		淋巴细胞增多+血小板减少(<100×10^9/L±LN)或 S/L	0	19

表 92-4　Binet 临床分期系统

诊断时分期	对应的 Rai 分期	诊断时 Rai 分期	患者比例(%)	中位生存(年)
A	0~2	仅淋巴细胞增多>5×10^9/L 伴<3 个淋巴结区域肿大*;无贫血;无血小板减少	15	12+
B	1~2	淋巴细胞增多>5×10^9/L+≥3 个淋巴结区域肿大*;无贫血;无血小板减少	30	7
C	3~4	淋巴细胞增多>5×10^9/L+贫血(血红蛋白<10g/dl)或血小板减少(<100×10^9/L)而无关淋巴结肿大区域的数量*	55	2

*一个淋巴结区域划分按以下标准:腋下、颈部、腹股沟淋巴结(无论单侧还是双侧都属一个淋巴结区),脾和肝。

骨髓穿刺和活检对于 CLL 的诊断和治疗不是必需的。骨髓活组织检查有助于确定血小板减少和贫血的病因,这常常与 CLL 伴随的自体免疫反应有关。骨髓检查还有助于计数幼淋巴细胞的比例,以此来确立幼淋巴细胞白血病的诊断。活检病理中有典型的小淋巴细胞弥漫浸润的患者较组织间隙或结节浸润的患者预后差[106,155]。所以最好在治疗开始时即进行骨髓活检,监测疾病的进展和发现任何非典型的特征。

CLL 患者常规的初始评估通常不需要 CT 检查结果,分期仅需依靠体格检查结果即可。类似地,CLL 患者病程的连续评估也并不依赖常规 CT 扫描。有症状的患者开始治疗之前应进行 CT 扫描。同样的,PET 扫描对 CLL 患者的诊疗并无作用。CLL 患者的淋巴结不摄取 FDG,但是 FDG-PET 扫描可用于识别 Richter 转化的患者,具有高灵敏度和阴性预测价值[156,157]。

根据疾病的范围、特征和预后标志,已经形成了多种模式,应用于 CLL 患者的评估。这些模式提供了强有力的预测因子,结合 CLL 患者和疾病的各个方面用于疾病的风险评估[136,137,158]。

● CLL 的治疗

对 CLL 患者的治疗始于出现症状后或疾病进展时。在 IWCLL-2008 指南中详细描述了开始治疗的具体标准[1]。制定这些标准的主要依据来自于既往的临床研究,结果显示早期干预的患者并无生存优势[159,160]。德国 CLL 研究小组对疾病早期阶段的患者采用氟达拉滨的治疗,结果与传统化疗药物的治疗相似,均未获得生存优势[161]。目前正在对激酶抑制剂进行试验,以确定早期干预是否能改变这种疾病的自然病程。我们建议治疗应在患者符合 IWCLL-2008 标准时进行,而不必过分考虑患者的预后因素。

CLL 伴有自身免疫系统疾病的患者在对原发疾病进行治疗之前可以采用类固醇和免疫抑制剂来进行自身免疫病的治疗。CLL 患者甚少因白细胞增多出现白细胞淤滞的症状,因此白细胞计数升高不应作为启动治疗的单一标准。同样地,低丙种球蛋白血症也不应作为启动治疗的理由。低丙种球蛋白血症的患者和反复出现危及生命的深部脏器感染的患者可采用定期静脉输注免疫球蛋白的疗法。IWCLL-2008 标准同样适用于确定复发患者的治疗时机。

在开始治疗前要考虑的最重要的因素之一是患者的机能状态。从既往情况看,年龄已经成功地成为特定治疗的选择要素。因为 CLL 患者的平均诊断年龄为 72 岁,在接受治疗的群体中,绝大多数患者年龄较大且伴随多种并发症。遗憾的是,该患者群体缺乏可靠的临床数据,时至今日患者的治疗选择依然非常有限。大多数参与临床试验者的年龄介于 50 岁到 60 岁之间。患者机体的机能下降,器官功能的逐渐衰退,尤其是肾脏和肝脏功能,以及 65 岁以上老年患者并发症的显著增加均导致了常规化疗的风险和毒性,尤其是核苷类似物。为了解决这些问题,对 65 岁以上的患者和年轻患者采用不同的治疗方法是可行的。德国 CLL 研究小组首次提出疾病累计评分表(cumulative illness rating scale,CIRS)并用于患者的评估。该量表主要根据患者的年龄、并发症和器官功能等因素进行综合评分,然后将患者分层[162]。

CLL 治疗药物的进展

烷化剂

在过去的 60 年里,苯丁酸氮芥是治疗 CLL 最主要的烷化剂。苯丁酸氮芥为口服制剂,耐受性良好,但也有多种副作用,包括恶心,呕吐,和全血细胞减少。因反应率和耐受性不同而采用不同的给药剂量和方案。既往的研究将苯丁酸氮芥和治疗高级别淋巴瘤的常规方案进行比较,如 CVP(环磷酰胺、长春新碱和泼尼松),CHOP(环磷酰胺、阿霉素、长春新碱和泼尼松),发现治疗高级别淋巴瘤样的方案并不能使患者生存获益[159]。在不同的临床试验中,尝试使用不同剂量的苯丁酸氮芥,但总体反应率(overall response rate,ORR)和 PFS 均相似。任何剂量的单药均没有显示出优越性。在多中心协作组研究中采用的是 $40mg/m^2$ 的口服剂量,每 28 天一周期,共 12 次[163]。争论的焦点在于,年轻患者中增加苯丁酸氮芥的剂量能否提高反应率[164]。尽管苯丁酸氮芥易于使用且耐受性良好,但由于出现了更好的和更安全的新药,所以目前苯丁酸氮芥并没有被广泛使用。此外,苯丁酸氮芥疗效虽可,但并不持久[165]。尽管如此,对于伴随有多种并发症的老年患者,以及治疗选择受限的患者,仍不失为一种选择。但是,它同样不适用于早期阶段无症状的患者[160]。

环磷酰胺也被批准用于 CLL 患者的治疗,具有不错的疗效和良好的耐受性。应注意避免夜间用药,并鼓励患者多饮水,预防发生出血性膀胱炎[166]。低剂量的依托泊苷,无论是单一用药还是与克拉屈滨联用,在复发和难治的患者中均取得较好的疗效。与依托泊苷联用的副作用为严重的骨髓抑制和感染[167,168]。

2008 年苯达莫司汀被批准用于 CLL 患者的治疗。这是基于 III 期临床试验的结果,证明苯达莫司汀无论在反应率还是 PFS 方面均优于苯丁酸氮芥[169]。从结构上说,苯达莫司汀与烷基化剂和嘌呤类似物具有共同特征,但其活性主要来源于烷化剂[170]。苯达莫司汀较氟达拉滨的耐受性更好,但也可能出现更严重的骨髓抑制,需要剂量的调整,尤其是老年人和虚弱的患者。苯达莫司汀主要经粪便排泄,故肾功能受损的患者同样适用[171]。

核苷类似物

在过去的 25 年到 30 年间,核苷类似物亦被用于治疗 CLL 患者。氟达拉滨是这类药物的代表。氟达拉滨具有良好的疗效,尤其是在年轻的、营养状况良好的患者和未经治疗的早期患者[172]。在早期临床试验中作为单药取得良好的临床效果,在随后进行的 III 期临床试验中将氟达拉滨与苯丁酸氮芥进行随机对照研究,用于治疗初治的 CLL 患者。与苯丁酸氮芥组相比,尽管氟达拉滨组感染的发生率更高,但 PFS 和 OS 明显延长,然而遗憾的是,所有病人最终均不可避免地遭遇复发的问题。同样,氟达拉滨较 CAP(环磷酰胺,阿霉素和泼尼松)等联合化疗的疗效更优越[173]。然而,在另一项随机试验中没有显示在 70 岁以上的老年患者中使用氟达拉滨具有 PFS 和 OS 的优势,尽管氟达拉滨组患者的总体和完全反应率更高[174]。

氟达拉滨和核苷类似物会产生严重的血液学和免疫学毒性。患者可能会经历长时间的全血细胞减少,尤其是中性粒细胞的减少,可能导致感染并发症的风险显著增加。这些药物尚具有 T 细胞毒性,尤其是针对 $CD4^+$ T 细胞。这种细胞毒作用可能会持续较长的一段时间,使患者更易于发生机会菌感染[175,176]。有报道在接受常规剂量氟达拉滨治疗的患者中出现神经毒性[177]。患者偶尔会出现自身免疫性溶血性贫血。此时应禁止继续使用氟达拉滨[178~180]。在肾功能不全的患者中,氟达拉滨需减量使用,因为绝大多数的代谢物将通过肾脏清除。若出现急性肾功能衰竭的患者可采用血液透析[181]。此外,在 65 岁以上的患者中,氟达拉滨的耐受性较苯丁酸氮芥差,PFS 改善不明显,OS 亦呈下降趋势[174]。

治疗 CLL 的其他核苷类似物还包括克拉屈滨和喷司他丁,其疗效和毒性作用与氟达拉滨相似[182~185]。III 期临床试验比较了氟达拉滨、克拉屈滨和苯丁酸氮芥的疗效,三种药物显示出相似的 ORR 和 CR,但克拉屈滨组的患者中位 PFS 更长(25 个月),余两组患者的 PFS 分别为 10 个月和 9 个月[186],但三组患者在 OS 方面无显著性差异。阿糖胞苷的疗效也不错,尤其是与奥沙利铂,氟达拉滨,和利妥昔单抗(OFAR 疗法)联合应用治疗难治性患者和 Richter 转化的患者[187,188]。

联合化疗

CLL 患者有多种联合化疗方案供选择使用。最早使用的方案之一为苯丁酸氮芥和泼尼松的联合,约 80% 的患者有效,CR 率约为 10%～15%[165,189]。其他联合方案,如 CVP,CMP(环磷酰胺、马法兰和泼尼松),CAP 或 CHOP 的疗效相似[159,190~192]。荟萃分析发现,与单药苯丁酸氮芥所取得的疗效相比,即使采用治疗淋巴瘤的强联合方案也并不能改善患者的生存情况[159]。故大剂量的联合方案,如 CAP,CHOP 和 CVP 并不常规用来治疗 CLL。

由于单药氟达拉滨治疗 CLL 获得了成功,于是为进一步提高疗效,产生了多种与氟达拉滨联合的方案。但是无论是氟达拉滨和苯丁酸氮芥的联合还是氟达拉滨和泼尼松的联合,均未超越单药氟达拉滨所取得的疗效[172,193,194]。令人鼓舞的是,即使是在肿瘤负荷很高的初治患者中,氟达拉滨与环磷酰胺(FC)的组合也获得了成功[195]。随后多项 III 期临床试验纳入年轻的 CLL 患者,将氟达拉滨和 FC 方案进行比较,结果显示 ORR 分别为 74% 和 94%,CR 率分别为 23% 和 38%,患者的中位 PFS 分别为 33 个月和 48 个月,提示 FC 方案优于单药氟达拉滨[87,196,197]。FC 方案早期的毒性反应为骨髓抑制导致的全血细胞减少,继而出现感染并发症的增加,故研究者随之将氟达拉滨的剂量调整为 25～30mg/m², 环磷酰胺 250mg/m², 连用 3 天,每 28 天为一个周期,共行 6 个周期。另外值得指出的是,FC 方案是第一个克服 del 11q 不良预后的治疗方案[86]。

类似的,烷化剂与核苷类药物的组合同样使患者获益。其中克拉屈滨和泼尼松的组合在反应率方面优于苯丁酸氮芥和泼尼松的组合,但 OS 无明显改善,且克拉屈滨组感染的发生率更高[198,199]。同样,环磷酰胺、泼尼松与克拉屈滨联合虽然可以获得更高的反应率,但骨髓抑制及相关的并发症更严重[200~202]。在对氟达拉滨耐药的患者中,采用喷司他丁和环磷酰胺的联合治疗,结果显示患者的 ORR 为 74%,其中 CR 率为 17%[203]。其他如喷司他丁、苯丁酸氮芥和泼尼松的组合虽然也能取得良好的反应率,但是免疫抑制严重,感染并发症高发[204]。

研究者还尝试将氟达拉滨与米托蒽醌联合使用,但是并未获得理想的结果。同样米托蒽醌和克拉屈滨联合,似乎提高了单药克拉屈滨的疗效,但是毒性却明显增加[205,206]。而氟达拉滨、环磷酰胺和米托蒽醌治疗 CLL 复发患者,ORR 和 CR 分别为 78% 和 50%,治疗初治患者 ORR 和 CR 分别为 90% 和 38%。主要的毒副反应仍是骨髓抑制[206,207]。

抗体治疗

对 CLL 患者的治疗而言,抗体类药物的出现是治疗史上重大的突破,是第一个真正改善患者生存率的药物。至今已研发了多种针对相应受体的单抗药物,正处于不同的实验阶段。目前已批准用于 CLL 常规治疗的抗体共有 4 种,遗憾的是,其中阿仑单抗(alemtuzumab)已退出使用。

阿仑单抗

阿仑单抗是靶向 CD52 的人源性单克隆抗体,通过直接的细胞毒、补体依赖性细胞毒作用(complement-dependent cytotoxicity,CDC)和抗体依赖性细胞介导的细胞毒作用(antibody-dependent cell-mediated cytotoxicity, ADCC)途径发挥作用。因

CD52 在淋巴细胞(包括 B 和 T 淋巴细胞)和单核细胞中广泛表达,故阿仑单抗的有效性和毒性都来源于此。阿仑单抗可有效清除血液和骨髓中的 CLL 细胞,尤其对常规化疗无效的 del 17p 的患者同样非常有效[208]。但是,阿仑单抗对巨块型淋巴结肿大的患者疗效有限,尤其是淋巴结直径大于 5 厘米的患者[209~211]。2001 年美国 FDA 首次批准阿仑单抗用以治疗核苷类似物治疗无效的患者。主要是基于几项小型临床试验的结果,患者静脉注射阿仑单抗,每周三次,共 12 周,反应率约在 30%～40%,CRs 低于 5%[209~211],且反应时间较短暂,平均反应持续时间约为 9 个月。绝大多数患者因发生静脉输注相关的毒性反应而造成治疗的困难。为减轻副反应同时增加耐受性,研究者将阿仑单抗的首剂量调整为 3mg,第二次剂量为 10mg,第三次剂量增加至 30mg。另一个常见的毒性反应是免疫抑制,这将导致患者出现多种重复性感染,尤其是机会菌的感染(如 CMV,肺孢子虫或水痘带状疱疹病毒),机会菌感染一般见于慢性免疫功能低下的患者(如 HIV/AIDS 的患者)[209~211]。患者还可能经历长时间的全血细胞减少,尤其是自然杀伤(natural killer,NK)细胞和 T 细胞的减少,这些细胞在治疗后持续减少达 9 个月以上[212]。因此所有接受阿仑单抗治疗的患者均应该进行预防性的抗病毒和抗细菌治疗,并建议持续至阿仑单抗治疗结束后 6 个月。

随后进行的一项大型 III 期(CAM307)临床试验,比较阿仑单抗和苯丁酸氮芥作为一线药物治疗 CLL 患者[213]。共纳入 297 名 CLL 患者,随机分配为苯丁酸氮芥组和阿仑单抗组,具体方案为苯丁酸氮芥 40mg/m², 每 4 周为一周期,共 12 个周期,阿仑单抗 30mg 静脉输注,每周 3 次,共 12 周。结果显示阿仑单抗组的总有效率为 83%,CR 率 24%,疾病稳定 23 个月,而苯丁酸氮芥组总有效率为 55%,CR 率为 2%,疾病稳定 14 个月。此外,约 1/3 患者服用阿仑单抗后获得微小残留病(minimal residual disease,MRD)阴性的 CR,患者的生存获益。试验提示这两种药物均具有良好的耐受性,但是阿仑单抗组 CMV 感染的发生率更高。基于以上结果,阿仑单抗在 2007 年被批准用于 CLL 的临床治疗。

输注反应和感染是阿仑单抗面临的两大主要问题。通过皮下注射的给药方式可以减少输注反应,并取得同样的临床疗效[214,215]。尽管阿仑单抗的疗效鼓舞人心,也获得了美国 FDA 的批准,但实际上阿仑单抗并没有在患者中广泛地被使用,也没有得到临床医生的普遍认同。目前研发该药的制药公司已不再进行阿仑单抗的推广,但(截至 2015 年)患者可以通过书面申请的方式免费获得该药。因此阿仑单抗已不再是临床研究的热点。目前开展的研究是阿仑单抗与其他药物的联合,已知的结果显示阿仑单抗作为化疗后的巩固治疗具有一定的益处,但通常与严重感染密切相关[216~219]。

CD20 单抗

利妥昔单抗 利妥昔单抗是一种嵌合的靶向 CD20 的鼠源抗体,广泛用于治疗 CD20⁺ 的恶性淋巴肿瘤患者。CD20 是一种与 BCR 复合物相互作用的钙通道,广泛表达于 B 细胞非霍奇金淋巴瘤,弱表达于 CLL 细胞。利妥昔单抗通过 CDC 和 ADCC 作用发挥抗肿瘤活性[220~222]。治疗的剂量和方案多为经验性,已经过多次反复调整。最初的试验方案为利妥昔单抗 375mg/m², 4 周给药一次,结果显示对 CLL 患者的疗效有

限[223,224]。当增加剂量（高达 2250mg/m²）或加大给药频次（375mg/m²，每周 3 次）时，可以提高药物的有效率，但仅局限于血液和淋巴结区域[225,226]。尽管如此，这些研究还是证实了利妥昔单抗的有效性，尤其是在与化疗免疫的联合应用中发挥最大的效用。

利妥昔单抗的耐受性良好，最常见的毒性反应为输液反应，通常见于首次用药的患者。这些症状表现为轻微的发烧或寒战，但偶尔会引起严重的类似过敏的反应或过敏反应或细胞因子释放综合征。可通过预防性的使用对乙酰氨基酚、抗组胺药物、类固醇激素、糖皮质激素以及减缓滴注速度来减轻输液反应。患者可能也会经历短暂的、严重的血小板减少，目前机制仍不明。因此，当患者出现血小板减少症时，应谨慎使用利妥昔单抗。另一个潜在且重要的严重毒性反应是肿瘤溶解综合征，通常见于高淋巴细胞计数的患者。此时应严密监测患者的症状及实验室检查，给予预防性水化，口服别嘌醇，输注时和输注后监测电解质变化。其他不常见的毒性反应，还包括延迟性中性粒细胞减少、乙肝病毒再激活、间质性肺炎、皮疹和血清病等。既往有乙型肝炎感染史的患者在接受利妥昔单抗或类似药物治疗时，应监测 HBV-DNA，如果观察到再激活的迹象，须迅速实施抗病毒治疗。此外，有文献报道使用利妥昔单抗和类似的单克隆抗体后，患者感染 JC 多瘤病毒，最后因进行性多灶性脑白质病死亡。据统计感染通常发生在治疗时或治疗结束后不久，事实上几乎所有的病例都在治疗后第一年内出现[227,228]。

ofatumumab　ofatumumab 是完全人源的，1 型，IgG₁，靶向 CD20 的单克隆抗体，CD20 结合位点与利妥昔单抗不同，但疗效优于利妥昔单抗[229]。在体外试验中发现，ofatumumab 较利妥昔单抗更能增强细胞的 CDC 和 ADCC 效应[230,231]。ofatumumab 的实验剂量是 300mg，随后患者每周静脉注射 2000mg，为期 8 周，然后进入 2000mg/月共 4 月的维持治疗。ofatumumab 的半衰期为 21 天，但导致 B 细胞耗竭可能持续至末次输注后的 7 个月[232]。

作为单药治疗对阿仑单抗和（或）氟达拉滨耐药的患者，表现出令人惊喜的效果，在双耐药的患者中 ORR 达到 58%，在氟达拉滨耐药伴有巨块的患者中 ORR 为 47%。但在氟达拉滨耐药组的患者中，仅 1 名患者达到 CR，其余均为 PR。缓解时间也很短暂，氟达拉滨耐药组中位缓解持续时间为 7 个月，双耐药组为 5.6 个月，且大多数患者是在治疗期间即出现疾病进展[233]。根据这些临床试验结果，2009 年 ofatumumab 被批准用于阿仑单抗和（或）氟达拉滨耐药的复发患者。随后有临床试验研究苯丁酸氮芥单药、ofatumumab 联合苯丁酸氮芥两组的疗效，具体用法如下：ofatumumab 300mg 第一天，接着 1000mg 每周一次，共 8 周，然后 1000mg 第一天，每 28 天一次，最多 12 个周期，此后口服苯丁酸氮芥 10mg/m²，d1～7，每 28 天一疗程。入选标准为此前未治疗但已具有治疗指征的患者和不适用传统化学免疫疗法的患者。联合方案和单药的 ORR 分别为 82% 和 68%，CR 分别为 12% 和 1%，中位反应持续时间分别为 22 个月和 13 个月[234]。基于以上结果，ofatumumab 联合苯丁酸氮芥的方案于 2014 年被批准用于不适合氟达拉滨为基础治疗的 CLL 初治患者。

ofatumumab 与 FC 方案的联合也在相对年轻的患者群体（平均年龄：56 岁）中开展小型的 II 期临床研究。研究结果显示 ORR 和 CRs 分别为 75% 和 41%[235]。ofatumumab、喷司他丁

和环磷酰胺的联合方案获得 96% 的 ORR 和 46% 的 CR 率[236,237]。这一结果优于利妥昔单抗和化疗的联合，但是尚缺乏大规模的随机临床对照研究。

ofatumumab 耐受性非常好，最常见的副反应是与输液相关，通常见于首次用药，主要反应包括发热、皮疹、乏力、寒战和出汗。随着输注次数的增加，这些反应趋于好转。而感染的发生率与其他 CD20 单克隆抗体相似。

阿托珠单抗（obinutuzumab）　阿托珠单抗是靶向 CD20 的抗体，与苯丁酸氮芥联合的方案在 2014 年被批准用于初治 CLL 患者的治疗。阿仑珠单抗是全人源化的，II 型，IgG₁ 抗体[238]，其结构上的修饰导致药物活性增强。它可以选择性地与 CD20 细胞外区域结合。这种抗体在细胞表面持续存在，同时伴随着 Fc 区域的岩藻糖基化，通过 Fc-gamma 受体 III 型增强效应细胞的 ADCC 作用。铰链区的另一种修饰则赋予阿托珠单抗潜在的更直接的细胞毒作用[239~241]。总之，与利妥昔单抗相比，无论在临床前还是临床研究中，这些修饰都能转化为更显著的疗效[239~243]。

德国 CLL 研究组开展的 CLL-11 试验中，分为阿托珠单抗联合苯丁酸氮芥治疗组、利妥昔单抗联合苯丁酸氮芥治疗组和单药苯丁酸氮芥治疗组，用于治疗初治 CLL 患者[244]。患者的平均年龄为 73 岁，这更接近于 CLL 诊断时 72 岁的平均年龄，显著高于历来参加临床试验的 CLL 人群的平均年龄（58 岁-62 岁）。尤其值得一提的是，入组患者多伴有严重的伴随疾病。对这些患者的治疗历来具有很大的挑战性，目前没有任何一种化疗方案，包括氟达拉滨在内，比单药苯丁酸氮芥获得更高的患者生存率[174]。结果显示阿托珠单抗联合苯丁酸氮芥组提高了患者的 ORR。77.3% 的结果优于利妥昔单抗联合苯丁酸氮芥组的 65.7% 和单药苯丁酸氮芥组的 31.4%，CR 率三组分别为 22.3%、7.3% 和 0，中位 PFS 三组分别为 26.7 个月、16.3 个月和 11.1 个月。同时阿托珠单抗联合苯丁酸氮芥组还延长了患者的 OS。值得注意的是，该联合方案提高了 MRD-CR 患者的比例，比较利妥昔单抗联合苯丁酸氮芥组，骨髓 MRD 阴性率分别为 19.5% 和 2.6%，外周血 MRD 阴性率分别为 37.7% 和 3.3%。

阿托珠单抗通常耐受性良好，但在第一次输注时很可能出现输液反应。与利妥昔单抗或 ofatumumab 输液反应多发生在治疗后 1～2 个小时不同，阿托珠单抗的输液反应通常发生在开始治疗后的前 5 分钟到 10 分钟。临床可以通过减低剂量、减慢输注速度，预防性使用类固醇激素、对乙酰氨基酚和抗组胺药物来降低输液反应的发生率。肿瘤溶解可见于少数患者，这也反映了阿托珠单抗的疗效。阿托珠单抗存在血液学毒性，如中性粒细胞和血小板减少。所有靶向 CD20 的抗体均可导致 HBV 再激活和发生进行性多灶性白质脑病的风险。

在初治 CLL 患者中，阿托珠单抗的疗效非常喜人，目前正在进行该抗体与其他新药物、化疗联合的试验，希望能进一步改善 CLL 患者的预后。

其他抗体和抗体样复合物

多种针对不同抗原的抗体，如靶向 CD19 和 CD37 的抗体，目前正处于不同的研究阶段[245~247]。抗体制备技术的进步使我们能够合成更高效的和双特异靶点的抗体，如博纳吐单抗（blinatumomab），不远的将来有望在急性淋巴细胞白血病（acute lymphoblastic lymphoma，ALL）和 CLL 的治疗中获得突破[248]。

糖皮质激素

糖皮质激素是治疗 CLL 复发患者的有效药物，特别是伴有 del 17p 和氟达拉滨耐药的患者。大剂量的甲基泼尼松龙，无论是作为单一的药物，还是与其他化疗药物联合使用，均能使大多数耐药和高危患者产生持久的反应[249]。大剂量甲基泼尼松龙 $1g/m^2$，连用 5 天，利妥昔单抗每周 1 次，3 个疗程后，有效率高达 93%，CR 为 36%[250]。然而，由药物引起的相关并发症，如严重高血糖、液体潴留和免疫抑制导致的更多机会菌感染等，需要临床医生严密的监测患者，积极的给予对症支持治疗，包括预防性抗生素的使用等。增加每周一次的利妥昔单抗治疗后，可将甲基泼尼松龙的治疗时间缩短至 3 天，取得的疗效相似但可以减少不良事件的发生率[250,251]。也可用地塞米松替代，40mg×4 天，每周或者每 2 周 1 次，疗效相似[252]。低剂量的糖皮质激素还是治疗 CLL 引起的自身免疫系统疾病的有用药物。

化学免疫疗法

化疗与靶向抗体的结合是 CLL 患者治疗方面的一大进步。目前已经研发和证实有效的多种治疗组合，总结如下。

氟达拉滨和利妥昔单抗

CALGB 9712 研究评估了 FR（氟达拉滨和利妥昔单抗）方案序贯或同步治疗 104 名初治 CLL 患者的疗效[253]。氟达拉滨 $25mg/m^2$，d1-d5，每 4 周为 1 疗程，共 6 疗程，同步组患者每疗程的第 1 天同步使用利妥昔单抗 $375mg/m^2$，第 1 疗程的第 4 天额外增加一个剂量的利妥昔单抗，序贯组患者不使用利妥昔单抗治疗；在完成福达拉滨治疗后的 2 个月内，两组患者均接受每周一次的利妥昔单抗治疗，共 4 周。因此，同步组的患者共接受 11 次剂量的利妥昔单抗治疗，而序贯组则为 4 次。同步组和序贯组的 ORR 分别为 90% 和 77%，OS 分别为 47% 和 28%。与 CALGB 9011 单药氟达拉滨治疗 CLL 的历史资料进行回顾性比较，发现 FR 明显改善了 PFS 和 OS[254]。但是 FR 方案同样对 del 17p 和 del 11q 的患者作用有限，中位 PFS 时间为 42 个月，患者 5 年的无疾病进展为 27%。值得注意的是，疾病复发前暂无治疗相关髓系肿瘤的病例报道[255]。

氟达拉滨、环磷酰胺和利妥昔单抗

多项临床试验尝试 FCR（氟达拉滨、环磷酰胺和利妥昔单抗）方案治疗曾接受过化疗或未经治疗的 CLL 患者[256~259]。具体方案：氟达拉滨 $25mg/m^2$，环磷酰胺 $250mg/m^2$，第 1 疗程时 d2-d4，第 2 疗程到第 6 疗程时 d1-d3，利妥昔单抗第 1 疗程的第 1 天剂量 $375mg/m^2$，第 2 疗程到第 6 疗程的第 1 天剂量 $500mg/m^2$。根据最初单中心 Ⅱ 期治疗 300 名初治 CLL 患者的经验，FCR 的 ORR 达到令人激动的 95%，CR 率 72%，中位疾病进展时间长达 80 个月[259]。可是，除中位年龄 57 岁相对年轻的患者外，FCR 可导致严重且持续的骨髓抑制，35% 的患者在治疗后出现持续长达 3 个月的全血细胞减少[260]。另外值得关注的是，治疗期间约 5.1% 的患者发生治疗相关的髓系肿瘤或骨髓增生异常综合征，9% 的患者出现 Richter 转化[261]。随后一项多中心临床试验研究比较 FCR 和 FC 方案治疗初治 CLL 患者，研究共纳入 817 名年轻患者（中位年龄：61 岁）。FCR 的疗效优于 Ⅲ

期临床试验的结果。FCR 组的患者 ORR 为 90%，CR 率为 44%，而 FC 组的患者 ORR 为 80%，CR 率为 22%。更重要的是，这项研究证实了利妥昔单抗可提高患者的 OS。基于此，2010 年利妥昔单抗联合化疗被批准用于 CLL 的治疗。虽然 FCR 同时也被确认与更高风险的全血细胞减少相关，但是无证据显示会增高严重感染的发生率和治疗相关的死亡率。除了无染色体异常和 del 17p 的患者外，其他任何细胞遗传学异常的患者均能从 FCR 治疗中获益[263]。MD Anderson 中心和德国 CLL 研究组经过对 FCR 方案的长期随访，提示绝大多数从中获益的患者都伴有 IGHV 的突变，那些不伴有 IGHV 突变的患者均未达到疾病持续的缓解，所有的患者最终出现复发，不可避免地需要寻求额外的治疗[263,264]。

考虑到老年患者和肾功能不全的患者在使用 FCR 时出现的低耐受和毒性的增加，为不影响 FCR 的有效性，在部分患者中尝试使用一些改良方案[265,266]。但是截至目前仍没有一种方案得到普遍认同，原因之一是层出不穷的新药使这些改良方案使用受限。

苯达莫司汀和利妥昔单抗

BR（苯达莫司汀和利妥昔单抗）方案的临床试验在复发和初治的 CLL 患者中均有报道。BR 的临床试验首先是在复发患者中进行的，78 名患者接受了苯达莫司汀 $70mg/m^2$，d1-d2，利妥昔单抗 $375mg/m^2$，第 1 疗程的 d0，第 2 疗程到第 6 疗程的 d1 静脉滴注。结果显示 ORR 为 59%，CR 率为 9%，中位 PFS 为 14.7 个月。但在 del 17p 的患者中疗效欠佳[267]。随后的临床研究纳入 117 名初治 CLL 患者，苯达莫司汀的剂量提高至 $90mg/m^2$，余治疗方式相同，结果显示 ORR 为 91%，CR 率为 33%[268]。多中心临床研究（CLL10）治疗 564 名初治 CLL 患者，一般状况良好，无明显伴随疾病，被随机分为 FCR 组和 BR 组[269]。结果显示，两组的 ORR 相似，均为 97%，但 FCR 组的 CR 率较 BR 组更高，分别为 40% 和 31%，MRD 阴性率分别为 74% 和 62%，中位 PFS 分别为 53 个月和 43 个月。但是 FCR 组毒性反应更常见，严重的中性粒细胞减少发生率为 97%，而 BR 组为 67%，严重的感染发生率分别为 39% 和 25%，治疗相关死亡分别为 3.9% 和 2.1%。基于以上结果，我们认为 FCR 方案适用于相对年轻的和无明显并发症的患者，但 BR 方案显然更适合老年和一般情况较差的患者。

其他化学免疫疗法

喷司他丁和利妥昔单抗（PR），喷司他丁、环磷酰胺和利妥昔单抗（PCR）均在 CLL 治疗中取得不错的疗效，ORR 分别为 91% 和 76%，CR 率分别为 41% 和 27%[237,270]。重要的是，PCR 方案无论在年轻患者、老年患者还是在高危遗传学异常的患者中普遍耐受性良好。Mcl-1 是一种抗凋亡蛋白，其表达水平可预测治疗反应和 OS[34]。最常见的毒副反应是中性粒细胞和血小板减少。类似的，克拉屈滨和克拉屈滨、环磷酰胺都可以与利妥昔单抗联合使用，当然有效性提高的同时也增加了毒副反应[271~273]。

激酶抑制剂

BCR 激酶抑制剂是 CLL 患者的另一种治疗选择，代表了很有可能改变疾病自然病程的一类药物。这类药物包括依鲁替尼(ibrutinib)和 idelalisib,分别靶向 BTK 和 PI3K,早期试验已显示出卓越的临床疗效,非常好的耐受性,但是至今仅有 4 年的随访资料,缺乏停药时间等的共识[72]。随着 BCR 类似物在 CLL 中的应用,其治疗管理模式将学习慢性髓系白血病的化学免疫治疗的方式。

依鲁替尼(ibrutinib)

依鲁替尼是第一种不可逆的 BTK 抑制剂,在 BTK 分子的 ATP 结合域附近与 Cys-481 共价结合,使酶失去活性,阻碍 BCR 调控的生存信号传导。依鲁替尼还具有不可逆性地靶向 T 细胞和 Tec 激酶家族中 ITK 的能力[274]。

口服依鲁替尼每天 420mg 治疗 CLL 复发患者,ORR 为 71%,另有 20% 的部分缓解(partial response,PR)患者但仍伴有淋巴细胞增多(PR+L),有趣的是,这似乎并不影响 PFS[275]。依鲁替尼的反应是持续性的,在 26 个月的时候,PFS 仍为 75%[275];del 17p 的患者 ORR 为 55.9%,中位持续反应时间为 25 个月[276]。回顾性分析发现,与 CDK(cyclin-dependent kinase) 抑制剂或其他常规药物治疗 del 17p 患者相比,依鲁替尼显著提高了患者的反应率和 PFS[91]。相似的结果在老年患者的研究中亦有报道,未经治疗的患者给予依鲁替尼治疗,ORR 为 71%,PR + L 为 13%;疗效持续存在,2 年时 PFS 仍高达 96.1%[277]。依鲁替尼普遍耐受性好,最常见的副反应包括轻度腹泻、恶心和乏力。一项随机研究比较依鲁替尼和 ofatumumab 治疗复发的 CLL 患者,结果证实依鲁替尼确实可提高患者的反应率,改善患者的 PFS 和 OS[278]。可是,研究同时显示依鲁替尼可导致轻度的出血和房颤。出血倾向可能是由胶原介导的血小板聚集功能缺陷所致[278,279]。临床医生应采取谨慎的态度,依鲁替尼治疗的患者应避免同时使用华法林等抗凝药物,在手术前后的 3 天至 7 天应停用药物。依鲁替尼诱发房颤的病理机制尚不明确。随着依鲁替尼有效控制原发疾病,感染的发生率随之下降[92]。大多数患者并不需要常规的预防性使用抗微生物药物,这一点与使用化学免疫疗法的患者不同。而且,依鲁替尼还可以缓解患者的紧张情绪,抑制状态,减轻乏力不适,有效提高了患者的生活质量[280]。基于这些令人惊喜的试验结果,美国 FDA 于 2014 年批准依鲁替尼用于治疗所有复发的 CLL 患者和所有伴有 del 17p 的患者,无论其之前有无治疗史。

绝大多数使用依鲁替尼治疗的患者并不能达到 CR,治疗前肿瘤负荷较大的患者甚至在停药后出现疾病迅速进展。因此,我们推荐对有治疗反应的患者应持续用药至疾病进展或出现无法耐受的毒性反应。可是,对激酶抑制剂长期慢性的接触可能导致恶性细胞克隆的耐药,尽管目前这样的病例报道还非常罕见[72]。对同一例 CLL 患者基线时和依鲁替尼治疗后复发时的标本进行全基因组测序,发现依鲁替尼与 BTK 的结合位点发生半胱氨酸到丝氨酸的突变以及 PLCγ₂ 内 3 种独特的突变[281]。功能学分析显示 BTK 的 C481S 突变导致依鲁替尼对蛋白的抑制变得可逆。而 PLCγ₂ 中 R665W 和 L845F 的突变导致 BCR 自发的激活。有趣的是,在任何一例正在服用依鲁替尼治疗且伴有持续的淋巴细胞增多的患者中均没有发现这类突变,暗示这些患者出现持续的淋巴细胞增多的机制尚不明确。而且,持续的淋巴细胞增多的临床影响亦尚未阐明,伴有持续淋巴细胞增多患者的预后与获得 PRs 或更优疗效的患者相似。

依鲁替尼正被尝试与其他药物联合以提高缓解的深度和

改善预后。高危 CLL 患者采用依鲁替尼和利妥昔单抗的联合治疗,患者普遍耐受性良好,ORR 达 95%[282],18 个月时的 PFS 为 78%,del 17p 患者亦可达到 72%[281]。依鲁替尼作为一线药物及与化学免疫治疗结合的方法正在进行多项临床试验。这些临床试验和 BTK 新的抑制剂的研发具有潜在改变 CLL 治疗的可能。

idelalisib

idelalisib 是选择性的 I 类 PI3K-δ 抑制剂,口服生物利用度好,在体外可以促进 CLL B 细胞的凋亡,同时减弱微环境提供的生存信号[283]。PI3K 家族涉及多种细胞功能,如细胞生长、增殖、分化、迁移、生存和细胞内运输等[284]。部分功能与 I 类 PI3K 激活 PI3K/AKT/mTOR 途径的能力相关[285]。p110δ 异构体调控细胞增殖和生存的不同方面,通常在 CLL B 细胞中过表达[286]。因此,靶向 PI3K 的抑制剂提供了有利的治疗选择[72]。

在 I 期试验中,采用 idelalisib 治疗 54 例复发难治的高危 CLL 患者,ORR 为 72%(包含 PR+L)[71]。中位的 PFS 为 15.8 个月。idelalisib 的耐受性良好,最常见 3 级或以上的副反应包括肺炎(20%),粒缺发热(11%)和腹泻(6%)。一项 III 期临床试验比较了 idelalisib 联合利妥昔单抗、利妥昔单抗联合安慰剂,结果显示 ORR 为 81% 和 13%,1 年的 PFS ≥90%,而利妥昔单抗和安慰剂组仅为 5.5 个月[287]。严重的副反应包括肝脏转氨酶升高、结肠炎导致的腹泻和肺炎,主要发生在持续用药后。以上结果使得 idelalisib 联合利妥昔单抗的方案在 2014 年被批准用于治疗不适合标准化疗的复发 CLL 患者。

来那度胺

来那度胺是类似于沙利度胺的免疫调节剂,已被批准用于治疗多发性骨髓瘤和骨髓增生异常综合征[288]。多项研究显示来那度胺在经治和未治的 CLL 患者中均取得令人满意的疗效[289~293]。各种剂量和用药策略被尝试用于治疗 CLL,其反应不一。从所有已报道的资料分析大部分 CLL 患者采用来那度胺 5mg/d 持续服用的耐受性最好[294]。40% ~ 60% 的 CLL 患者达到 PR,约 10% 的患者获得 CR。随着治疗的持续,反应率进一步提高。最常见的副反应是全血细胞减少,这也导致了来那度胺剂量受限。患者可能经历肿瘤的剧增和肿瘤溶解,尤其是在来那度胺治疗初期。可以通过早期使用类固醇激素、大量水化和促尿酸排泄的药物预防肿瘤溶解。最近的 III 期临床试验显示来那度胺增加了 80 岁以上 CLL 患者的死亡率,因此在老年患者中并不推荐使用该药物。来那度胺和单克隆抗体的联合也可以提高持续反应率[295~297]。尽管已经涌现出许多激酶抑制剂,但是来那度胺仍是治疗 CLL 的理想药物,因为它是唯一有潜力逆转 CLL 相关免疫缺陷的药物,它还是有效治疗 del 17p 患者的药物[49,298~301]。

嵌合抗原受体 T 细胞

嵌合抗原受体 T 细胞(chimeric antigen receptor T,CAR-T) 是自体 T 细胞经慢病毒修饰,内含靶向 CLL B 细胞表面抗原(如 CD19 等)的 TCR。经修饰后的 TCR 对靶抗原具有更高的亲和力及特异性,且不受主要组织相容性复合体(major histo-compatibility complex,MHC) 的限制。目前已研制出多种 CAR-T 细胞,用于临床试验获得令人振奋的结果[302,303]。在体内,这些经修饰的 T 细胞在一段时间内不断扩增,在大多数患者中能诱导持续的临床反应[304]。但是 CAR-T 治疗与严重的细胞因子释放综合征和巨噬细胞活化综合征相关,需要积极的强有力的支持和抗 IL-6 治疗。这些 CAR-T 细胞也可导致正常 B 细胞持续减少,随之出现顽固的低丙种球蛋白血症,需要不间断的输注支持,预防性的抗感染治疗以减少严重感染的发生[303]。这些药物大规模的研发正在进行,可以期待将会有更多更大的研究来证实其良好的疗效。

其他药物

venetoclax(ABT-199)是口服的 Bcl-2 抑制剂,因诱导复发难治的 CLL 患者出现深度缓解而令人印象深刻,甚至包括 del 17p 的患者[305]。Bcl-2 是抗凋亡蛋白,过表达于 CLL 患者中,导致 CLL 细胞凋亡的停止。第一代复合物 navitoclax 已经显示出单药的有效性,但是会导致严重的血小板减少,因为血小板上 Bcl-xl 出现脱靶效应。venetoclax 抑制 Bcl-2 的作用更强更特异,而脱靶效应更少见[306]。目前已经开展了 venetoclax 和激酶抑制剂、单克隆抗体联合提高疗效的研究。venetoclax 相关的肿瘤溶解机制复杂,尤其多见于高肿瘤负荷的患者,严重影响了该药物的临床使用。

blinatumomab 是双特异性的 T 细胞抗体,在 CD19 阳性的 B 细胞恶性肿瘤治疗中显示活性,包括 CLL 和 ALL[248]。该药于 2014 年获批用于治疗复发 ALL。blinatumomab 与 CD19 阳性细胞结合,将之带到 CD3+ 的 T 细胞附近,而 CD3+ 的 T 细胞通过与 blinatumomab 这个双特异抗体的结合被激活。相互作用的结果导致了 CD19+ B 细胞的凋亡。该药已经拥有成功的希望,可使疾病具有持续的反应率,目前正进行该药治疗 CLL 患者的临床试验。但因出现低丙种球蛋白血症、细胞因子释放和神经系统症状而增加了治疗的难度[307]。

CDK 抑制剂,如 flavopiridol 和 dinaciclib,同样在 CLL 治疗中显示出活性,能够诱导甚至伴有 del 17p 的高危患者出现持久的缓解[308~311]。但是 CDK 抑制剂的使用遭受到超急性肿瘤溶解暴发的困扰,需要含血液透析在内的强有力的支持治疗。此外腹泻和乏力也较常见。

CLL 患者的干细胞移植

随着对复发难治或高危患者的有效治疗越来越多,干细胞移植(stem cell transplantation,SCT)的重要性逐渐减弱。自体移植可以诱导更深层次的缓解及更高的缓解率,导致更长时间的无疾病缓解期,但是这并不能转化为 OS 获益,主要是因为移植造成的死亡率和第二肿瘤的发生率更高,包括治疗相关的髓系肿瘤将影响患者的长期生存[312~314]。而且自体移植本质上就是大剂量的化疗,并不能克服 del 17p 或 TP53 突变造成的化疗耐药。故目前而言自体移植并不推荐作为 CLL 常规的治疗。

异基因 SCT 提供了治愈 CLL 的可能,但高效新药不断地涌现,异基因 SCT 的方案和移植时机的选择却仍未达成共识。异基因移植之前的清髓处理导致患者的移植相关死亡率超过 30%,因此清髓的异基因移植没有被普遍接受[314~316]。非清髓方案可以减低移植相关死亡(transplant-related mortality,TRM)而不影响移植物抗白血病(graft-versus-leukemia,GVL)效应。长期无病生存约为 30%~45%,虽可通过加强支持治疗改善预后,但非复发的死亡率(nonrelapse Mortality,NRM)仍高达

15%~30%。非清髓的异基因 SCT 后约 25% 的生存者仍将受到慢性移植物抗宿主病的影响,导致长期的生活质量下降[317~320]。移植时患者的情况、疾病的状态和移植相关的因素均将影响移植最终的效果[321],尤其是移植前治疗的疗程数和患者的染色体异常情况都将决定移植的成功与否及毒性反应如何[322~324]。研究发现有效、高质量的疾病管理和移植中心的经验与 NRM 的显著下降有密切关系[325~327]。移植后复发的患者有时亦可通过批准上市的新药的挽救治疗达到缓解。考虑到激酶抑制剂(如依鲁替尼)的有效性,我们建议依鲁替尼治疗失败的患者可尝试新药或进行非清髓方案的移植评估,因为对这部分患者而言已经没有其他可行的治疗选择了。另外,我们还建议激酶抑制剂治疗后疾病进展的患者应寻求 CLL 诊治的专家,因为这将显著影响他们的治疗选择和预后[325~327]。

切脾

时至今日切脾手术作为治疗 CLL 的选择已经相当罕见了。但是对药物治疗失败的难治性自身免疫性溶血性贫血和血小板减少的患者而言仍不失为一种有效的手段。切脾也可用于减轻难治性患者因脾肿大所致的症状[329~331]。

放疗

对局部有症状的淋巴结肿大和孤立的 Richter 转化的淋巴结,受累野的放疗是相当有效的治疗方法。有脾肿大症状的患者也可以选择脾区的放疗,但效果有限,短暂,有时甚至可能延长骨髓抑制时间[332~334]。全身放疗或体外光分离置换疗法不适用于 CLL 患者的常规治疗[335~337]。

白细胞去除术

CLL 患者罕见高黏滞血症相关的体征和高白细胞继发的症状。但是,白细胞去除术偶尔可用于因高白细胞出现症状的患者。这种方法应与常规治疗结合实施以降低 CLL 患者的白细胞数量。过去白细胞去除术曾作为难治性患者的治疗选择,但效果一般且短暂[338~340]。随着新治疗的出现,已经不再是治疗 CLL 高白细胞的常规。即使 BCR 通路的药物可能引起一部分患者持续的白细胞增多,但是几乎没有患者出现高白细胞的症状,故无需进行白细胞去除术。

● 疗效评估

完成治疗的患者应评估疗效。这涉及具体的与疾病相关的任何症状,可触及的任何肿大的淋巴结和持续的全血细胞减少或白细胞增多的实验室检查。除临床试验外,如果患者在临床症状、体格检查和血细胞计数等方面未达到 CR 的话,就没必要进行 CT 扫描和骨髓活检了。但如果患者在临床和实验室评估中达到 CR,那么我们还是推荐患者进行胸部、腹部和盆腔的 CT 对比,假如 CT 扫描阴性,建议再行骨髓的穿刺和活检。在骨髓穿刺评估时,患者还应该做 MRD 的检测。激酶抑制剂出现后,已经完成 CLL 疗效考核标准的修订。按既往的标准,患者如果 CT 扫描阴性,骨髓活检提示完全造血恢复正常,将被认定 CR。与药物毒性相关的持续全血细胞减少的 CR 患者归为 CRi。这些在 IWCLL-2008 的标准中有详细的描述[1]。骨髓穿刺和活检的评估有助于判断化疗后全血细胞减少的原因。对于

持续全血细胞减少的患者,我们建议等待至血细胞计数恢复或化疗后 3~6 个月时再复查骨髓活检。偶尔,通过 FCM 检测患者的骨髓液或骨髓组织均无肿瘤残留,但是可能会存在骨髓组织中淋巴细胞结节样的聚集。如果免疫组化证实这些聚集的淋巴细胞符合 CLL 细胞的标记,则这部分患者将被归为结节性 PR。考虑到激酶抑制剂的出现,疗效反应的标准也正在进行相应的修正,因为大部分患者尽管可能与传统化疗的预后相似或更好,但亦可能不再经历常规可见的反应表现[341]。尤其是在激酶抑制剂治疗后获得 PR+L 的患者,如依鲁替尼治疗后患者 CLL 相关的临床症状明显持续改善,仍可能存在淋巴结和脏器肿大,但这部分患者与更符合传统 PR 标准的患者相比,其无疾病进展期更长[275]。

● MRD 的监测

目前 CLL 仍被认为是不可治愈的疾病,但毕竟有部分 CR 患者在采用高灵敏度的技术后依然检测不到肿瘤细胞的存在。采用 FCM 或以等位基因特异的寡核苷酸 PCR 为基础的方法已经建立 MRD 的评估体系[342~345]。这两种技术方法具有极好的灵敏性,能够探测到 1 个白血病细胞/10 000 个白细胞[343]。外周血样本即可检测,但骨髓标本的敏感性更高,尤其是目前使用的单克隆抗体对循环血中的肿瘤细胞清除得更彻底,但对骨髓液或淋巴结内肿瘤细胞尚不能有效地清除。MRD 阴性的患者在治疗结束后拥有更长的无治疗间歇期和 OS[346,347]。MRD 预测预后的优势在传统化疗和抗体治疗时代均得到体现[262,347]。激酶抑制剂时代,MRD 的评估体系尚存在争议,因为激酶抑制剂作为单药使用并不能诱导深度缓解,且目前随访时间仍较短。但是 MRD 的评估仍可以用来预测生存,并有可能发展成评价激酶抑制剂的临时标准。

● 初治 CLL 患者的治疗推荐

只要有可能,所有患者都应被推荐进行临床试验。临床试验的重要性快速凸显,任何有关最佳治疗的问题均应在临床试验中寻找到答案。临床试验外的患者,应考虑 FCR 的潜在风险和获益可能,尤其是低危患者(如 IGHV 突变的患者)。至于 IGHV 未突变的患者,无论是化学免疫疗法的 FCR 还是不以化疗为基础的治疗方案均应考虑。年龄大于 65 岁的或存在多种并发症的或肾功能不全的患者,我们推荐 obinutuzumab 或 ofatumumab 联合苯丁酸氮芥的治疗。年轻的或一般情况较好的患者则选择化学免疫治疗更合适。伴有 del 17p 的患者应选择依鲁替尼作为一线药物。

● 复发 CLL 患者的治疗推荐

在常规的化学免疫治疗后复发的患者,大部分应采用依鲁替尼的治疗,除需使用慢性抗凝药物华法林治疗的患者。后者应考虑 idelalisib 单药或联合利妥昔单抗的治疗。无论是依鲁替尼还是 idelalisib,联合利妥昔单抗的益处仍未明确。对于年轻或健康状况尚好的患者,也可以尝试重复不同的化学免疫治疗方案,但是存在更多的药物毒性反应和发生第二肿瘤的风险。在一种激酶抑制剂治疗后复发的患者应该更换使用另一种激酶抑制剂,若再次复发应被推荐至专门的诊疗中心进行临床试验。

● CLL 和第二肿瘤风险

CLL 患者继发第二肿瘤的风险非常高。继发的肿瘤包括:皮肤癌、结缔组织和周围神经系统肿瘤、眼部肿瘤、唇部和口腔肿瘤、肺癌、肾癌、结直肠癌、前列腺癌、乳腺癌以及泌尿生殖系统肿瘤[348]。皮肤癌是 CLL 患者最常见的继发肿瘤[349~351],包括皮肤基底细胞癌、鳞状细胞癌、皮肤黑色素瘤和默克尔细胞癌。如果皮肤黑色素瘤或默克尔细胞癌的患者同时伴随 CLL,其预后较其他皮肤癌的患者更差[348,352]。这种现象同样见于前驱有 CLL 病史的实体肿瘤患者,如乳腺癌、结直肠癌、前列腺癌、肺癌和肾癌患者[353]。因此,我们建议女性 CLL 患者每年行乳腺 X 线和宫颈涂片检查,男性 CLL 患者每年行前列腺相关检查,所有的 CLL 患者每年行皮肤评估,每 5 年行结肠镜筛查。CLL 患者发生多发性骨髓瘤的比例也较高,但似乎起源于与 CLL B 不同的 B 细胞克隆[354~356]。非霍奇金淋巴瘤与 CLL 无明显相关性,只有在 Richter 转化时才会出现大细胞淋巴瘤[357]。

● 感染的处理

感染是 CLL 患者最常见的并发症和死亡原因。CLL 患者随着疾病进展逐渐加重的低丙种球蛋白血症是导致感染高发的原因,如感染肺炎双球菌和流感嗜血杆菌等[358]。细胞毒的化疗药物(如氟达拉滨)或单克隆抗体(如阿仑单抗)可损伤 T 细胞,同时伴随的正常 B 细胞耗竭导致的低丙种球蛋白血症将进一步加重感染的发生[359]。在疾病本身和治疗药物的协同作用下,机会菌、病毒(如单纯疱疹病毒、CMV、带状疱疹等)和李斯特菌的感染机会大大增加。真菌感染(如隐球菌和肺孢子菌)也可见于这类患者以及大剂量糖皮质激素治疗后的患者[359~361]。患者应及早给予合适的抗生素治疗,而且在化疗药物结束后仍需延长和重复抗生素的治疗。CLL 患者在核苷类似物治疗前,应常规使用阿昔洛韦预防疱疹病毒感染、复方新诺明预防肺孢子菌感染。大剂量类固醇药物治疗的患者还应采用伏立康唑或泊沙康唑预防侵袭性曲霉菌的感染。依鲁替尼治疗的患者感染发生相对较低,可能是因为有效控制原发病而使得免疫球蛋白水平显著提高的缘故[92]。

低丙种球蛋白血症普遍见于 CLL 患者,且随着疾病进展而逐渐加重。每 4 周到 6 周静脉输注 250~600mg/kg 的免疫球蛋白可显著降低需强支持治疗的感染,有效减少临床常见感染的发生率。但是患者没有明显的生存获益[363~365]。因此,我们建议感染高危患者应合理选择静脉输注免疫球蛋白。

由于疾病相关的免疫缺陷使得 CLL 患者对常规接种的疫苗反应较差。如果同时使用抗组胺药物将在一定程度上改善患者对蛋白结合疫苗的反应率[366~369]。蛋白结合疫苗也表现出较多糖疫苗更强的免疫原性。时至今日仍没有 CLL 患者使用疫苗的确切资料,故我们建议患者遵循 2014 年美国预防接种咨询委员会推荐的免疫缺陷患者的免疫接种程序。免疫接种程序中包括每年接种流感疫苗和肺炎球菌疫苗(pneumococcal 13-valent conjugate,PCV-13)[370~372]。CLL 患者禁用活病毒疫苗,如水痘带状疱疹病毒、麻疹、腮腺炎和风疹病毒(measles, mumps, and rubella, MMR)等[372]。

我们不推荐 CLL 患者常规使用粒细胞集落刺激因子（granulocyte colony-stimulating factor, G-CSF）。仅在发生治疗相关的粒细胞减少或粒缺发热患者为缩短粒缺时间和减轻感染严重程度时，才考虑使用 G-CSF 和粒细胞-巨噬细胞集落刺激因子（granulocyte-macrophage colony-stimulating factor, GM-CSF）。请参阅第 24 章相关内容。

● CLL 自身免疫性并发症的表现

CLL 患者有较高风险形成自身免疫性疾病的并发症，如自身免疫性溶血性贫血（autoimmune hemolytic anemia, AIHA；参见第 54 章）、免疫性血小板减少（immune thrombocytopenia, ITP；参见第 117 章）和纯红细胞再生障碍性贫血（pure red cell aplasia, PRCA；参见第 36 章）。大多数患者中是非恶性的 B 细胞克隆产生的自身抗体，提示患者体液免疫耐受出现异常[373,374]。伴有自身免疫性全血细胞减少的患者其预后并不比因肿瘤细胞弥漫浸润骨髓导致的全血细胞减少的患者差[328,375~377]。在 CLL 初诊的患者中约 10%~15% 存在 AIHA，在疾病过程中则高达1/3以上的患者可伴发 AIHA[328]。患者可出现急性贫血的症状和体征，如虚弱、乏力、嗜睡和活动后气促。体格检查可发现患者苍白、黄疸、淋巴结肿大和肝脾肿大。实验室检查提示贫血、LDH 升高、高胆红素血症、Coombs 试验阳性和血清结合珠蛋白下降。但是并非所有 Coombs 试验阳性的患者都会出现溶血。大多数患者的红细胞抗体为温抗体，但是也有一些患者出现冷凝集素病[373]。偶尔，患者同时出现 ITP 和 AIHA 或 Evans 综合征。某些特定的 miRNA 与 AIHA 的发生相关，但是其如何参与 AIHA 发病的机制尚不清楚[378]。

ITP 的患者由于血小板突然急剧的下降导致出血倾向。ITP 的确诊需要骨髓穿刺和活检以评估 CLL 细胞在骨髓中的浸润情况，并了解巨核细胞的数量。

有症状的患者需要定期输注红细胞悬液，严重血小板减少伴出血倾向的患者可考虑血小板输注。糖皮质激素是 AIHA 和 ITP 的主要治疗药物，剂量约为 0.5~1.0mg/(kg·d)，持续 2 周到 3 周，然后数周内缓慢地减量。遗憾的是，大多数患者在停药后复发，可能需要后续采用 IVIg 或利妥昔单抗的治疗。早期使用 IVIg 和每周一次的利妥昔单抗治疗 4 疗程将更好的控制疾病和快速进行激素的减量。其他的免疫抑制剂还包括环孢素 A，剂量可根据血红蛋白浓度、血小板水平调整或血清浓度维持在 100~150ng/ml[331]。也可采用促红细胞生成的药物，可有效减少输血的频率，但是有可能并发红细胞增多和血栓栓塞性疾病[379,380]。促血小板生成素可考虑用于治疗难治性患者，但是目前尚缺乏明确的临床资料支持[381]。难治性病例可能需要对本身的 CLL 进行治疗。如果患者诊断 CLL 前即存在 AIHA 或 ITP，起始治疗采用核苷类似物为主的化疗并非禁忌，但是如果患者在这类药物使用过程中出现 AIHA 或 ITP，则不应再继续使用了。总而言之，如果患者同时存在 CLL 活动和自身免疫系统疾病的表现，我们首先治疗自身免疫性的并发症，然后如果症状持续存在再针对 CLL 进行治疗。

PRCA 是 CLL 少见的并发症，可自发产生。PRCA 需要与其他类型的贫血鉴别，如 AIHA 和骨髓受累导致的贫血。PRCA 以前体红细胞数量减少为特征[382]。此外，机会菌感染，如微小病毒，可能导致 CLL 患者出现 PRCA。疾病相关的 PRCA 被认为是与 T 细胞大颗粒淋巴瘤（T-cell large granular lymphoma, T-LGL）克隆对红系前体的细胞毒效应相关（参见第 94 章）。PRCA 患者骨髓中出现 CD3，CD8 和 CD57 阳性细胞的缓慢堆积。少数患者被发现存在微小病毒 B19 感染[383]。免疫抑制剂，如糖皮质激素、环磷酰胺和（或）环孢素 A，可导致网织红细胞增多，数周后改善贫血[384]。IVIg、利妥昔单抗和抗胸腺细胞球蛋白也可用于治疗难治的患者[385~388]。

● Richter 综合征

Richter 综合征（Richter syndrome, RS）被定义为 CLL 转化为高侵袭性，高级别的大 B 细胞非霍奇金淋巴瘤。大细胞淋巴瘤通常为 ABC 亚型[389]，发生率约为 2%~10%[390]。典型的转化发生在无 IGHV 基因突变的患者，但是偶尔也见于肿瘤负荷较高的伴有 IGHV 突变的患者[391]。转化可能是起源于 CLL 克隆的恶性 B 细胞克隆交替演变所致[392]。是否发生转化似乎与疾病的分期，发病时间，治疗方案或治疗反应均无直接关系。但是，以下情况也可能预示 RS 可能大，如巨块、疾病晚期、IGHV 未突变状态尤其是涉及 4~39 位点的突变、CD38 高表达、无 del 13q，存在 del 17p 或 del 2p 和 12 三体，典型者伴有 NOTCH1 突变者[393~396]。RS 的特征为快速出现 B 组症状，短期内淋巴结急剧增大。因为骨髓内细胞发生转化导致全血细胞减少迅速恶化。大部分患者可出现 LDH 升高。典型的患者有复合染色体畸形，涉及 TP53，ATM，RB（视网膜母细胞瘤）和 c-myc 基因[397]。PET 扫描不是 CLL 诊疗的常规项目，但是在诊断有无 RS 时非常有用。淋巴结 SUV 值低于 5 具有非常高的阴性预测价值，但如果患者的淋巴结出现更高的 SUV 值则需要另行淋巴结病理活检以明确诊断[156,398,399]。RS 的预后与恶性克隆的形成能力相关，患者伴有 RS 相关克隆的其预后较差[389]。此外，在 CLL 开始治疗前即出现 RS 的患者通常预后更好一些。RS 患者的治疗历来是参考大细胞淋巴瘤患者的方案。方案包括 R-CHOP（利妥昔单抗、环磷酰胺、阿霉素、长春新碱和泼尼松）或 R-EPOCH（利妥昔单抗、依托泊苷、泼尼松、长春新碱和阿霉素）或 R-hyperCVXD（利妥昔单抗、分次的环磷酰胺、长春新碱、脂质体阿霉素和地塞米松）。但是由于 hyper-CVXD 方案的治疗相关死亡率较高，故并不推荐使用[400,401]。OFAR 的疗效也比较理想，但是缓解持续时间短，毒性反应大[400]。在发现更有效的治疗之前，包括异基因造血干细胞移植在内，现阶段我们更倾向推荐使用调整剂量的 R-EPOCH 方案。

随着大 B 细胞的转化，患者亦有可能经历幼淋巴细胞白血病（prolymphocytic leukemia, PLL）转化，以骨髓中幼淋巴细胞大于 55% 为特征，或者转化为霍奇金淋巴瘤[402~404]。与大细胞转化不同，转化为霍奇金淋巴瘤的患者其预后与同一分期的初发患者相似，可采用 ABVD（阿霉素、博来霉素、长春花碱和氮烯咪胺）为基础的方案治疗（参见第 97 章）[405]。

幼淋巴细胞转化与 B 细胞 PLL 相似，后者为亚急性过程，表现为幼淋巴细胞的堆积，老年男性多见，常伴有染色体 14q 异常和 del 17p[406~408]。基因表达谱揭示 PLL 患者亚群与 CLL 的基因表达相似，另一部分与套细胞淋巴瘤的表达类似[409]。患者伴有 B 组症状，巨脾和可触及的淋巴结肿大。偶尔会有器官浸润，结外侵犯，包括神经系统累及和白细胞淤滞。幼淋巴细胞的 CD5 表达不一，CD23 阴性[410,411]。PLL 患者的治疗适应证和选择与 CLL 相似[412~414]。

T 幼淋巴细胞淋巴瘤（T-cell prolymphocytic lymphoma，T-PLL）是独特的临床疾病实体，原先被归为 T-CLL。典型患者表现为 B 组症状和副肿瘤现象，与伴随白细胞增多而迅速增大的脾脏和淋巴结肿大相关。组织活检中的幼淋巴细胞表达典型的 T 细胞标记，如 CD3，CD5，CD4，CD7 和 CD8 阳性，同时也能检测到 TCR 基因重排。这些特征有助于与 B-CLL 鉴别。尽管曾经尝试采用侵袭性 T 细胞淋巴瘤的治疗方案，但最有效的药物还是阿仑单抗[412,415~419]。复发患者若一般情况允许和有合适的供者，建议考虑异基因造血干细胞移植。

● 单克隆 B 淋巴细胞增多

单克隆 B 淋巴细胞增多（monoclonal B-cell lymphocytosis，MBL）被认为是 CLL 的前驱状态。一般定义为外周血 B 淋巴胞绝对计数超过 $5000/\mu l$，而无 B 组症状、淋巴结肿大、脏器肿大或全血细胞减少。带有 CLL 特征表型的淋巴细胞增多、或侵犯淋巴结，或侵犯骨髓即可以诊断为 CLL，不一定需要顾及淋巴细胞数量是否符合诊断要求。MBL 在正常白细胞计数的健康人群中发病率约为 3.5%[420]，而在有 CLL 家族史的健康人群中发病率为 13.5% ~ 17%[16,421]，说明 CLL 具有遗传易感性。FCM 可敏感地检测出绝大多数 MBL 人群携带有 CLL 表型的克隆细胞，表现为 CD5 和 CD23 阳性，CD10 阴性，CD20 弱表达。非典型 CLL 表型还有 CD5、CD23 阳性和 CD20 强阳性，非 CLL 表型则为 CD5 和 CD23 阴性，更符合低级别淋巴系统增殖的疾病，如边缘区淋巴瘤或淋巴浆细胞淋巴瘤[422]。男性更易患上 MBL，并随着年龄增长而发病率愈高。需采用 CLL 治疗方式的 MBL 的年累积发病率约为 1%[16,17,420]。对长期随访的患者样本进行回顾性分析发现 MBL 是 CLL 的前期，这一结论也得到前瞻性试验的证实[423]。MBL 患者的处理与 CLL 早期阶段是类似的，绝大多数患者可以等待观察。这些患者有较高的感染发生率，出现继发的恶性肿瘤，推荐遵循 CLL 的指南。我们自己的经验是 MBL 患者应每年体检，并行血常规评估。

● 小淋巴细胞淋巴瘤

小 B 淋巴细胞淋巴瘤（small lymphocytic B-cell lymphoma，SLL）与 CLL 密切相关，无论是临床过程还是预后均与 CLL 类似。恶性 B 淋巴细胞具有相似的免疫表型，淋巴结预后的评估也类似，但是 SLL 不存在恶性单克隆 B 细胞增多和骨髓表现。两者的治疗方式和预后相似，故 SLL 被认为是 CLL 的同类疾病[1,45,424,425]。

● 鉴别诊断

与 CLL 有类似临床表现和实验室检查结果的低级别淋巴肿瘤将在非霍奇金淋巴瘤章节中具体讨论（参见第 95、96、99~101 章）。下面我们将简要介绍与 CLL 最相似的疾病。

套细胞淋巴瘤

套细胞淋巴瘤在临床表现和实验室方面经常会与 CLL 混

淆（参见第 100 章）。但是在免疫表型方面，套细胞淋巴瘤的恶性淋巴细胞表达 CD5，不同时表达 CD23，且 CD79 表达更高。CD23 阴性的 CLL 和 CD23 阳性的套细胞淋巴瘤已在前文描述。两种疾病间最重要的差异是套细胞淋巴瘤存在 t(11;14) 易位，这将导致 bcl-1-IGH 易位和 cyclin D1 的过表达。治疗套细胞淋巴瘤的药物与治疗 CLL 药物有部分相同，但具体的用法是有差异的[426~429]。

毛细胞白血病

毛细胞白血病（hairy cell leukemia，HCL）通常有发热、盗汗、消瘦等 B 组症状，脾大及细胞表面有典型的"出毛"现象（参见第 93 章）。肿瘤细胞的耐酒石酸酸性磷酸酶（tartrate-resistant acid phosphatase，TRAP）强阳性，表达 CD11c、CD25 和 CD103。随着 $BRAF^{V600E}$ 的发现，毛细胞白血病患者的治疗获得了明显的进步[430~433]。

其他淋巴组织的恶性肿瘤

许多低级别淋巴组织恶性肿瘤的临床及实验室表现与 CLL 类似，包括边缘区淋巴瘤和淋巴将细胞淋巴瘤。但这两种淋巴瘤病理表现为细胞膜表面 CD19 和 CD20 表达，不同时表达 CD5 或 CD23。治疗也主要根据病理类型而定[434~436]。B 细胞 ALL 也需要与 CLL 进行鉴别诊断，但疾病侵袭性强，不成熟的 B 淋巴细胞具有特征性的分子表型，预后也不同（参见第 91 章）。有 CLL 转变为 ALL 的报道，治疗同 ALL[437~439]。

翻译：朱坚轶　互审：赵维莅　校对：陈芳源

参考文献

1. Hallek M, Cheson BD, Catovsky D, et al: Guidelines for the diagnosis and treatment of chronic lymphocytic leukemia: A report from the International Workshop on Chronic Lymphocytic Leukemia updating the National Cancer Institute-Working Group 1996 guidelines. *Blood* 111:5446–5456, 2008.
2. Cartwright RA, Gurney KA, Moorman AV: Sex ratios and the risks of haematological malignancies. *Br J Haematol* 118:1071–1077, 2002.
3. Diehl LF, Karnell LH, Menck HR: The American College of Surgeons Commission on Cancer and the American Cancer Society. The National Cancer Data Base report on age, gender, treatment, and outcomes of patients with chronic lymphocytic leukemia. *Cancer* 86:2684–2692, 1999.
4. Adami HO, Tsaih S, Lambe M, et al: Pregnancy and risk of non-Hodgkin's lymphoma: A prospective study. *Int J Cancer* 70:155–158, 1997.
5. Ahn YO, Koo HH, Park BJ, et al: Incidence estimation of leukemia among Koreans. *J Korean Med Sci* 6:299–307, 1991.
6. Haenszel W, Kurihara M: Studies of Japanese migrants. I. Mortality from cancer and other diseases among Japanese in the United States. *J Natl Cancer Inst* 40:43–68, 1968.
7. Goldin LR, Bjorkholm M, Kristinsson SY, et al: Elevated risk of chronic lymphocytic leukemia and other indolent non-Hodgkin's lymphomas among relatives of patients with chronic lymphocytic leukemia. *Haematologica* 94:647–653, 2009.
8. Wang SS, Slager SL, Brennan P, et al: Family history of hematopoietic malignancies and risk of non-Hodgkin lymphoma (NHL): A pooled analysis of 10,211 cases and 11,905 controls from the International Lymphoma Epidemiology Consortium (InterLymph). *Blood* 109:3479–3488, 2007.
9. Slager SL, Benavente Y, Blair A, et al: Medical history, lifestyle, family history, and occupational risk factors for chronic lymphocytic leukemia/small lymphocytic lymphoma: The InterLymph Non-Hodgkin Lymphoma Subtypes Project. *J Natl Cancer Inst Monogr* 2014:41–51, 2014.
10. Marwick C: Link found between Agent Orange and chronic lymphocytic leukaemia. *BMJ* 326:242, 2003.
11. Floderus B, Persson T, Stenlund C, et al: Occupational exposure to electromagnetic fields in relation to leukemia and brain tumors: A case-control study in Sweden. *Cancer Causes Control* 4:465–476, 1993.
12. Feychting M, Forssen U, Floderus B: Occupational and residential magnetic field exposure and leukemia and central nervous system tumors. *Epidemiology* 8:384–389, 1997.
13. Vrijheid M, Cardis E, Ashmore P, et al: Ionizing radiation and risk of chronic lymphocytic leukemia in the 15-country study of nuclear industry workers. *Radiat Res* 170:661–665, 2008.
14. Richardson DB, Wing S, Schroeder J, et al: Ionizing radiation and chronic lymphocytic leukemia. *Environ Health Perspect* 113:1–5, 2005.
15. Abramenko I, Bilous N, Chumak A, et al: Chronic lymphocytic leukemia patients exposed to ionizing radiation due to the Chernobyl NPP accident—With focus on

immunoglobulin heavy chain gene analysis. *Leuk Res* 32:535–545, 2008.

16. Rawstron AC, Yuille MR, Fuller J, et al: Inherited predisposition to CLL is detectable as subclinical monoclonal B-lymphocyte expansion. *Blood* 100:2289–2290, 2002.

17. Rawstron AC, Bennett FL, O'Connor SJ, et al: Monoclonal B-cell lymphocytosis and chronic lymphocytic leukemia. *N Engl J Med* 359:575–583, 2008.

18. Kristinsson SY, Bjorkholm M, Goldin LR, et al: Risk of lymphoproliferative disorders among first-degree relatives of lymphoplasmacytic lymphoma/Waldenstrom macroglobulinemia patients: A population-based study in Sweden. *Blood* 112:3052–3056, 2008.

19. Raval A, Tanner SM, Byrd JC, et al: Downregulation of death-associated protein kinase 1 (DAPK1) in chronic lymphocytic leukemia. *Cell* 129:879–890, 2007.

20. Perez-Chacon G, Contreras-Martin B, Cuni S, et al: Polymorphism in the CD5 gene promoter in B-cell chronic lymphocytic leukemia and mantle cell lymphoma. *Am J Clin Pathol* 123:646–650, 2005.

21. Aydin S, Rossi D, Bergui L, et al: CD38 gene polymorphism and chronic lymphocytic leukemia: A role in transformation to Richter syndrome? *Blood* 111:5646–5653, 2008.

22. Jevtovic-Stoimenov T, Kocic G, Pavlovic D, et al: Polymorphisms of tumor-necrosis factor-alpha -308 and lymphotoxin-alpha + 250: Possible modulation of susceptibility to apoptosis in chronic lymphocytic leukemia and non-Hodgkin lymphoma mononuclear cells. *Leuk Lymphoma* 49:2163–2169, 2008.

23. Sellick GS, Goldin LR, Wild RW, et al: A high-density SNP genome-wide linkage search of 206 families identifies susceptibility loci for chronic lymphocytic leukemia. *Blood* 110:3326–3333, 2007.

24. Di Bernardo MC, Crowther-Swanepoel D, Broderick P, et al: A genome-wide association study identifies six susceptibility loci for chronic lymphocytic leukemia. *Nat Genet* 40:1204–1210, 2008.

25. Marti GE, Faguet G, Bertin P, et al: CD20 and CD5 expression in B-chronic lymphocytic leukemia. *Ann N Y Acad Sci* 651:480–483, 1992.

26. Almasri NM, Duque RE, Iturraspe J, et al: Reduced expression of CD20 antigen as a characteristic marker for chronic lymphocytic leukemia. *Am J Hematol* 40:259–263, 1992.

27. Ranheim EA, Cantwell MJ, Kipps TJ: Expression of CD27 and its ligand, CD70, on chronic lymphocytic leukemia B cells. *Blood* 85:3556–3565, 1995.

28. Klein U, Dalla-Favera R: New insights into the phenotype and cell derivation of B cell chronic lymphocytic leukemia. *Curr Top Microbiol Immunol* 294:31–49, 2005.

29. Klein U, Tu Y, Stolovitzky GA, et al: Gene expression profiling of B cell chronic lymphocytic leukemia reveals a homogeneous phenotype related to memory B cells. *J Exp Med* 194:1625–1638, 2001.

30. Geisler CH, Larsen JK, Hansen NE, et al: Prognostic importance of flow cytometric immunophenotyping of 540 consecutive patients with B-cell chronic lymphocytic leukemia. *Blood* 78:1795–1802, 1991.

31. Vilpo J, Tobin G, Hulkkonen J, et al: Surface antigen expression and correlation with variable heavy-chain gene mutation status in chronic lymphocytic leukemia. *Eur J Haematol* 70:53–59, 2003.

32. Caligaris-Cappio F: B-chronic lymphocytic leukemia: A malignancy of anti-self B cells. *Blood* 87:2615–2620, 1996.

33. Wardemann H, Yurasov S, Schaefer A, et al: Predominant autoantibody production by early human B cell precursors. *Science* 301:1374–1377, 2003.

34. Awan FT, Kay NE, Davis ME, et al: Mcl-1 expression predicts progression-free survival in chronic lymphocytic leukemia patients treated with pentostatin, cyclophosphamide, and rituximab. *Blood* 113:535–537, 2009.

35. Petlickovski A, Laurenti L, Li X, et al: Sustained signaling through the B-cell receptor induces Mcl-1 and promotes survival of chronic lymphocytic leukemia B cells. *Blood* 105:4820–4827, 2005.

36. Liu Z, Hazan-Halevy I, Harris DM, et al: STAT-3 activates NF-kappaB in chronic lymphocytic leukemia cells. *Mol Cancer Res* 9:507–515, 2011.

37. Burger JA, Tsukada N, Burger M, et al: Blood-derived nurse-like cells protect chronic lymphocytic leukemia B cells from spontaneous apoptosis through stromal cell-derived factor-1. *Blood* 96:2655–2663, 2000.

38. Burger JA, Burger M, Kipps TJ: Chronic lymphocytic leukemia B cells express functional CXCR4 chemokine receptors that mediate spontaneous migration beneath bone marrow stromal cells. *Blood* 94:3658–3667, 1999.

39. Herishanu Y, Perez-Galan P, Liu D, et al: The lymph node microenvironment promotes B-cell receptor signaling, NF-kappaB activation, and tumor proliferation in chronic lymphocytic leukemia. *Blood* 117:563–574, 2011.

40. Herishanu Y, Katz BZ, Lipsky A, et al: Biology of chronic lymphocytic leukemia in different microenvironments: Clinical and therapeutic implications. *Hematol Oncol Clin North Am* 27:173–206, 2013.

41. Zimmerman TS, Godwin HA, Perry S: Studies of leukocyte kinetics in chronic lymphocytic leukemia. *Blood* 31:277–291, 1968.

42. Andreeff M, Darzynkiewicz Z, Sharpless TK, et al: Discrimination of human leukemia subtypes by flow cytometric analysis of cellular DNA and RNA. *Blood* 55:282–293, 1980.

43. Panayiotidis P, Jones D, Ganeshaguru K, et al: Human bone marrow stromal cells prevent apoptosis and support the survival of chronic lymphocytic leukaemia cells *in vitro*. *Br J Haematol* 92:97–103, 1996.

44. Lagneaux L, Delforge A, Bron D, et al: Chronic lymphocytic leukemic B cells but not normal B cells are rescued from apoptosis by contact with normal bone marrow stromal cells. *Blood* 91:2387–2396, 1998.

45. Ben-Ezra J, Burke JS, Swartz WG, et al: Small lymphocytic lymphoma: A clinicopathologic analysis of 268 cases. *Blood* 73:579–587, 1989.

46. Messmer BT, Messmer D, Allen SL, et al: In vivo measurements document the dynamic cellular kinetics of chronic lymphocytic leukemia B cells. *J Clin Invest* 115:755–764, 2005.

47. Riches JC, Gribben JG: Immunomodulation and immune reconstitution in chronic lymphocytic leukemia. *Semin Hematol* 51:228–234, 2014.

48. D'Arena G, D'Auria F, Simeon V, et al: A shorter time to the first treatment may be predicted by the absolute number of regulatory T-cells in patients with Rai stage 0 chronic lymphocytic leukemia. *Am J Hematol* 87:628–631, 2012.

49. Huergo-Zapico L, Acebes-Huerta A, Gonzalez-Rodriguez AP, et al: Expansion of NK cells and reduction of NKG2D expression in chronic lymphocytic leukemia. Correlation with progressive disease. *PLoS One* 9:e108326, 2014.

50. Riches JC, Davies JK, McClanahan F, et al: T cells from CLL patients exhibit features of T-cell exhaustion but retain capacity for cytokine production. *Blood* 121:1612–1621, 2013.

51. Itala M, Vainio O, Remes K: Functional abnormalities in granulocytes predict susceptibility to bacterial infections in chronic lymphocytic leukaemia. *Eur J Haematol* 57:46–53, 1996.

52. Cantwell M, Hua T, Pappas J, et al: Acquired CD40-ligand deficiency in chronic lymphocytic leukemia. *Nat Med* 3:984–989, 1997.

53. Lagneaux L, Delforge A, Bron D, et al: Heterogenous response of B lymphocytes to transforming growth factor-beta in B-cell chronic lymphocytic leukaemia: Correlation with the expression of TGF-beta receptors. *Br J Haematol* 97:612–620, 1997.

54. Romano C, De Fanis U, Sellitto A, et al: Effects of preactivated autologous T lymphocytes on CD80, CD86 and CD95 expression by chronic lymphocytic leukemia B cells. *Leuk Lymphoma* 44:1963–1971, 2003.

55. Jitschin R, Braun M, Buttner M, et al: CLL-cells induce IDOhi CD14+HLA-DRlo myeloid-derived suppressor cells that inhibit T-cell responses and promote TRegs. *Blood* 124:750–760, 2014.

56. Hermouet S, Sutton CA, Rose TM, et al: Qualitative and quantitative analysis of human herpesviruses in chronic and acute B cell lymphocytic leukemia and in multiple myeloma. *Leukemia* 17:185–195, 2003.

57. Laurenti L, Piccioni P, Cattani P, et al: Cytomegalovirus reactivation during alemtuzumab therapy for chronic lymphocytic leukemia: Incidence and treatment with oral ganciclovir. *Haematologica* 89:1248–1252, 2004.

58. Hersey P, Wotherspoon J, Reid G, et al: Hypogammaglobulinaemia associated with abnormalities of both B and T lymphocytes in patients with chronic lymphatic leukaemia. *Clin Exp Immunol* 39:698–707, 1980.

59. Lacombe C, Gombert J, Dreyfus B, et al: Heterogeneity of serum IgG subclass deficiencies in B chronic lymphocytic leukemia. *Clin Immunol* 90:128–132, 1999.

60. Sampalo A, Navas G, Medina F, et al: Chronic lymphocytic leukemia B cells inhibit spontaneous Ig production by autologous bone marrow cells: Role of CD95-CD95L interaction. *Blood* 96:3168–3174, 2000.

61. Herman SE, Mustafa RZ, Gyamfi JA, et al: Ibrutinib inhibits BCR and NF-kappaB signaling and reduces tumor proliferation in tissue-resident cells of patients with CLL. *Blood* 123:3286–3295, 2014.

62. Duhren-von Minden M, Ubelhart R, Schneider D, et al: Chronic lymphocytic leukaemia is driven by antigen-independent cell-autonomous signalling. *Nature* 489:309–312, 2012.

63. Pierce SK, Liu W: The tipping points in the initiation of B cell signalling: How small changes make big differences. *Nat Rev Immunol* 10:767–777, 2010.

64. Stevenson FK, Krysov S, Davies AJ, et al: B-cell receptor signaling in chronic lymphocytic leukemia. *Blood* 118:4313–4320, 2011.

65. Chiorazzi N, Efremov DG: Chronic lymphocytic leukemia: A tale of one or two signals? *Cell Res* 23:182–185, 2013.

66. Buckley RH: Primary immunodeficiency diseases due to defects in lymphocytes. *N Engl J Med* 343:1313–1324, 2000.

67. Herman SE, Gordon AL, Hertlein E, et al: Bruton tyrosine kinase represents a promising therapeutic target for treatment of chronic lymphocytic leukemia and is effectively targeted by PCI-32765. *Blood* 117:6287–6296, 2011.

68. Dubovsky JA, Beckwith KA, Natarajan G, et al: Ibrutinib is an irreversible molecular inhibitor of ITK driving a Th1-selective pressure in T lymphocytes. *Blood* 122:2539–2549, 2013.

69. Pogue SL, Kurosaki T, Bolen J, et al: B cell antigen receptor-induced activation of Akt promotes B cell survival and is dependent on Syk kinase. *J Immunol* 165:1300–1306, 2000.

70. Srinivasan L, Sasaki Y, Calado DP, et al: PI3 kinase signals BCR-dependent mature B cell survival. *Cell* 139:573–586, 2009.

71. Brown JR, Byrd JC, Coutre SE, et al: Idelalisib, an inhibitor of phosphatidylinositol 3-kinase p110delta, for relapsed/refractory chronic lymphocytic leukemia. *Blood* 123:3390–3397, 2014.

72. Awan FT, Byrd JC: New strategies in chronic lymphocytic leukemia: Shifting treatment paradigms. *Clin Cancer Res* 20:5869–5874, 2014.

73. Garcia-Marco JA, Price CM, Catovsky D: Interphase cytogenetics in chronic lymphocytic leukemia. *Cancer Genet Cytogenet* 94:52–58, 1997.

74. Malek S: Molecular biomarkers in chronic lymphocytic leukemia. *Adv Exp Med Biol* 792:193–214, 2013.

75. Bullrich F, Fujii H, Calin G, et al: Characterization of the 13q14 tumor suppressor locus in CLL: Identification of ALT1, an alternative splice variant of the LEU2 gene. *Cancer Res* 61:6640–6648, 2001.

76. Calin GA, Dumitru CD, Shimizu M, et al: Frequent deletions and down-regulation of micro- RNA genes miR15 and miR16 at 13q14 in chronic lymphocytic leukemia. *Proc Natl Acad Sci U S A* 99:15524–15529, 2002.

77. Mott JL, Kobayashi S, Bronk SF, et al: Mir-29 regulates Mcl-1 protein expression and apoptosis. *Oncogene* 26:6133–6140, 2007.

78. Pekarsky Y, Santanam U, Cimmino A, et al: Tcl1 expression in chronic lymphocytic leukemia is regulated by miR-29 and miR-181. *Cancer Res* 66:11590–11593, 2006.

79. Mraz M, Chen L, Rassenti LZ, et al: MiR-150 influences B-cell receptor signaling in chronic lymphocytic leukemia by regulating expression of GAB1 and FOXP1. *Blood* 124:84–95, 2014.

80. Quijano S, Lopez A, Rasillo A, et al: Association between the proliferative rate of neoplastic B cells, their maturation stage, and underlying cytogenetic abnormalities in B-cell chronic lymphoproliferative disorders: Analysis of a series of 432 patients. *Blood* 111:5130–5141, 2008.

81. Hjalmar V, Hast R, Kimby E: Cell surface expression of CD25, CD54, and CD95 on

B- and T-cells in chronic lymphocytic leukaemia in relation to trisomy 12, atypical morphology and clinical course. *Eur J Haematol* 68:127–134, 2002.
82. Quijano S, Lopez A, Rasillo A, et al: Impact of trisomy 12, del(13q), del(17p), and del(11q) on the immunophenotype, DNA ploidy status, and proliferative rate of leukemic B-cells in chronic lymphocytic leukemia. *Cytometry B Clin Cytom* 74:139–149, 2008.
83. Bullrich F, Rasio D, Kitada S, et al: ATM mutations in B-cell chronic lymphocytic leukemia. *Cancer Res* 59:24–27, 1999.
84. Dohner H, Stilgenbauer S, James MR, et al: 11q deletions identify a new subset of B-cell chronic lymphocytic leukemia characterized by extensive nodal involvement and inferior prognosis. *Blood* 89:2516–2522, 1997.
85. Starostik P, Manshouri T, O'Brien S, et al: Deficiency of the ATM protein expression defines an aggressive subgroup of B-cell chronic lymphocytic leukemia. *Cancer Res* 58:4552–4557, 1998.
86. Grever MR, Lucas DM, Dewald GW, et al: Comprehensive assessment of genetic and molecular features predicting outcome in patients with chronic lymphocytic leukemia: Results from the US Intergroup Phase III Trial E2997. *J Clin Oncol* 25:799–804, 2007.
87. Flinn IW, Neuberg DS, Grever MR, et al: Phase III trial of fludarabine plus cyclophosphamide compared with fludarabine for patients with previously untreated chronic lymphocytic leukemia: US Intergroup Trial E2997. *J Clin Oncol* 25:793–798, 2007.
88. Bixby D, Kujawski L, Wang S, et al: The pre-clinical development of MDM2 inhibitors in chronic lymphocytic leukemia uncovers a central role for p53 status in sensitivity to MDM2 inhibitor-mediated apoptosis. *Cell Cycle* 7:971–979, 2008.
89. Cordone I, Masi S, Mauro FR, et al: P53 expression in B-cell chronic lymphocytic leukemia: A marker of disease progression and poor prognosis. *Blood* 91:4342–4349, 1998.
90. el Rouby S, Thomas A, Costin D, et al: P53 gene mutation in B-cell chronic lymphocytic leukemia is associated with drug resistance and is independent of MDR1/MDR3 gene expression. *Blood* 82:3452–3459, 1993.
91. Stephens DM, Ruppert AS, Jones JA, et al: Impact of targeted therapy on outcome of chronic lymphocytic leukemia patients with relapsed del(17p13.1) karyotype at a single center. *Leukemia* 28:1365–1368, 2014.
92. Byrd JC, Furman RR, Coutre SE, et al: Targeting BTK with ibrutinib in relapsed chronic lymphocytic leukemia. *N Engl J Med* 369:32–42, 2013.
93. Berkova A, Pavlistova L, Babicka L, et al: Combined molecular biological and molecular cytogenetic analysis of genomic changes in 146 patients with B-cell chronic lymphocytic leukemia. *Neoplasma* 55:400–408, 2008.
94. Rechavi G, Katzir N, Brok-Simoni F, et al: A search for bcl1, bcl2, and c-myc oncogene rearrangements in chronic lymphocytic leukemia. *Leukemia* 3:57–60, 1989.
95. Cuneo A, Rigolin GM, Bigoni R, et al: Chronic lymphocytic leukemia with 6q- shows distinct hematological features and intermediate prognosis. *Leukemia* 18:476–483, 2004.
96. Puente XS, Pinyol M, Quesada V, et al: Whole-genome sequencing identifies recurrent mutations in chronic lymphocytic leukaemia. *Nature* 475:101–105, 2011.
97. Jeromin S, Weissmann S, Haferlach C, et al: SF3B1 mutations correlated to cytogenetics and mutations in NOTCH1, FBXW7, MYD88, XPO1 and TP53 in 1160 untreated CLL patients. *Leukemia* 28:108–117, 2014.
98. Quesada V, Conde L, Villamor N, et al: Exome sequencing identifies recurrent mutations of the splicing factor SF3B1 gene in chronic lymphocytic leukemia. *Nat Genet* 44:47–52, 2012.
99. Higgins JP, Warnke RA: Herpes lymphadenitis in association with chronic lymphocytic leukemia. *Cancer* 86:1210–1215, 1999.
100. Sivakumaran M, Qureshi H, Chapman CS: Chylous effusions in CLL. *Leuk Lymphoma* 18:365–366, 1995.
101. Zeidman A, Yarmolovsky A, Djaldetti M, et al: Hemorrhagic pleural effusion as a complication of chronic lymphocytic leukemia. *Haematologia (Budap)* 26:173–175, 1995.
102. Dhodapkar M, Yale SH, Hoagland HC: Hemorrhagic pleural effusion and pleural thickening as a complication of chronic lymphocytic leukemia. *Am J Hematol* 42:221–224, 1993.
103. Elliott MA, Letendre L, Li CY, et al: Chronic lymphocytic leukaemia with symptomatic diffuse central nervous system infiltration responding to therapy with systemic fludarabine. *Br J Haematol* 104:689–694, 1999.
104. Asakura K, Kizaki M, Ikeda Y: Exaggerated cutaneous response to mosquito bites in a patient with chronic lymphocytic leukemia. *Int J Hematol* 80:59–61, 2004.
105. Weed RI: Exaggerated delayed hypersensitivity to mosquito bites in chronic lymphocytic leukemia. *Blood* 26:257–268, 1965.
106. Pangalis GA, Roussou PA, Kittas C, et al: Patterns of bone marrow involvement in chronic lymphocytic leukemia and small lymphocytic (well differentiated) non-Hodgkin's lymphoma. Its clinical significance in relation to their differential diagnosis and prognosis. *Cancer* 54:702–708, 1984.
107. Pangalis GA, Roussou PA, Kittas C, et al: B-chronic lymphocytic leukemia. Prognostic implication of bone marrow histology in 120 patients experience from a single hematology unit. *Cancer* 59:767–771, 1987.
108. Deegan MJ, Abraham JP, Sawdyk M, et al: High incidence of monoclonal proteins in the serum and urine of chronic lymphocytic leukemia patients. *Blood* 64:1207–1211, 1984.
109. Sinclair D, Dagg JH, Dewar AE, et al: The incidence, clonal origin and secretory nature of serum paraproteins in chronic lymphocytic leukaemia. *Br J Haematol* 64:725–735, 1986.
110. Pangalis GA, Moutsopoulos HM, Papadopoulos NM, et al: Monoclonal and oligoclonal immunoglobulins in the serum of patients with B-chronic lymphocytic leukemia. *Acta Haematol* 80:23–27, 1988.
111. Bernstein ZP, Fitzpatrick JE, O'Donnell A, et al: Clinical significance of monoclonal proteins in chronic lymphocytic leukemia. *Leukemia* 6:1243–1245, 1992.
112. Shvidel L, Tadmor T, Braester A, et al: Serum immunoglobulin levels at diagnosis have no prognostic significance in stage A chronic lymphocytic leukemia: A study of 1113 cases from the Israeli CLL Study Group. *Eur J Haematol* 93:29–33, 2014.
113. Mayr C, Speicher MR, Kofler DM, et al: Chromosomal translocations are associated with poor prognosis in chronic lymphocytic leukemia. *Blood* 107:742–751, 2006.
114. Dohner H, Stilgenbauer S, Benner A, et al: Genomic aberrations and survival in chronic lymphocytic leukemia. *N Engl J Med* 343:1910–1916, 2000.
115. Stilgenbauer S, Sander S, Bullinger L, et al: Clonal evolution in chronic lymphocytic leukemia: Acquisition of high-risk genomic aberrations associated with unmutated VH, resistance to therapy, and short survival. *Haematologica* 92:1242–1245, 2007.
116. Kipps TJ, Tomhave E, Chen PP, et al: Autoantibody-associated kappa light chain variable region gene expressed in chronic lymphocytic leukemia with little or no somatic mutation. Implications for etiology and immunotherapy. *J Exp Med* 167:840–852, 1988.
117. Lin KI, Tam CS, Keating MJ, et al: Relevance of the immunoglobulin VH somatic mutation status in patients with chronic lymphocytic leukemia treated with fludarabine, cyclophosphamide, and rituximab (FCR) or related chemoimmunotherapy regimens. *Blood* 113:3168–3171, 2009.
118. Damle RN, Wasil T, Fais F, et al: Ig V gene mutation status and CD38 expression as novel prognostic indicators in chronic lymphocytic leukemia. *Blood* 94:1840–1847, 1999.
119. Byrd JC, Stilgenbauer S, Flinn IW: Chronic lymphocytic leukemia. *Hematology Am Soc Hematol Educ Program* 163–183, 2004.
120. Ghia EM, Jain S, Widhopf GF, 2nd, et al: Use of IGHV3-21 in chronic lymphocytic leukemia is associated with high-risk disease and reflects antigen-driven, post-germinal center leukemogenic selection. *Blood* 111:5101–5108, 2008.
121. Baliakas P, Agathangelidis A, Hadzidimitriou A, et al: Not all IGHV3-21 chronic lymphocytic leukemias are equal: Prognostic considerations. *Blood* 125:856–859, 2015.
122. Gobessi S, Laurenti L, Longo PG, et al: ZAP-70 enhances B-cell-receptor signaling despite absent or inefficient tyrosine kinase activation in chronic lymphocytic leukemia and lymphoma B cells. *Blood* 109:2032–2039, 2007.
123. Crespo M, Bosch F, Villamor N, et al: ZAP-70 expression as a surrogate for immunoglobulin-variable-region mutations in chronic lymphocytic leukemia. *N Engl J Med* 348:1764–1775, 2003.
124. Corcoran M, Parker A, Orchard J, et al: ZAP-70 methylation status is associated with ZAP-70 expression status in chronic lymphocytic leukemia. *Haematologica* 90:1078–1088, 2005.
125. Cramer P, Hallek M: Prognostic factors in chronic lymphocytic leukemia—what do we need to know? *Nat Rev Clin Oncol* 8:38–47, 2011.
126. Claus R, Lucas DM, Ruppert AS, et al: Validation of ZAP-70 methylation and its relative significance in predicting outcome in chronic lymphocytic leukemia. *Blood* 124:42–48, 2014.
127. Letestu R, Levy V, Eclache V, et al: Prognosis of Binet stage A chronic lymphocytic leukemia patients: The strength of routine parameters. *Blood* 116:4588–4590, 2010.
128. Krober A, Seiler T, Benner A, et al: V(H) mutation status, CD38 expression level, genomic aberrations, and survival in chronic lymphocytic leukemia. *Blood* 100: 1410–1416, 2002.
129. Deaglio S, Vaisitti T, Zucchetto A, et al: CD38 as a molecular compass guiding topographical decisions of chronic lymphocytic leukemia cells. *Semin Cancer Biol* 20: 416–423, 2010.
130. Damle RN, Temburni S, Calissano C, et al: CD38 expression labels an activated subset within chronic lymphocytic leukemia clones enriched in proliferating B cells. *Blood* 110:3352–3359, 2007.
131. Thunberg U, Johnson A, Roos G, et al: CD38 expression is a poor predictor for VH gene mutational status and prognosis in chronic lymphocytic leukemia. *Blood* 97: 1892–1894, 2001.
132. Zucchetto A, Benedetti D, Tripodo C, et al: CD38/CD31, the CCL3 and CCL4 chemokines, and CD49d/vascular cell adhesion molecule-1 are interchained by sequential events sustaining chronic lymphocytic leukemia cell survival. *Cancer Res* 69:4001–4009, 2009.
133. Zucchetto A, Bomben R, Dal Bo M, et al: CD49d in B-cell chronic lymphocytic leukemia: Correlated expression with CD38 and prognostic relevance. *Leukemia* 20: 523–525; author reply 528–529, 2006.
134. Bulian P, Shanafelt TD, Fegan C, et al: CD49d is the strongest flow cytometry-based predictor of overall survival in chronic lymphocytic leukemia. *J Clin Oncol* 32:897–904, 2014.
135. Wierda WG, O'Brien S, Wang X, et al: Characteristics associated with important clinical end points in patients with chronic lymphocytic leukemia at initial treatment. *J Clin Oncol* 27:1637–1643, 2009.
136. Wierda WG, O'Brien S, Wang X, et al: Prognostic nomogram and index for overall survival in previously untreated patients with chronic lymphocytic leukemia. *Blood* 109:4679–4685, 2007.
137. Gentile M, Mauro FR, Rossi D, et al: Italian external and multicentric validation of the MD Anderson Cancer Center nomogram and prognostic index for chronic lymphocytic leukaemia patients: Analysis of 1502 cases. *Br J Haematol* 167:224–232, 2014.
138. Montserrat E, Sanchez-Bisono J, Vinolas N, et al: Lymphocyte doubling time in chronic lymphocytic leukaemia: Analysis of its prognostic significance. *Br J Haematol* 62: 567–575, 1986.
139. Matthews C, Catherwood MA, Morris TC, et al: Serum TK levels in CLL identify Binet stage A patients within biologically defined prognostic subgroups most likely to undergo disease progression. *Eur J Haematol* 77:309–317, 2006.
140. Magnac C, Porcher R, Davi F, et al: Predictive value of serum thymidine kinase level for Ig-V mutational status in B-CLL. *Leukemia* 17:133–137, 2003.
141. Hallek M, Langenmayer I, Nerl C, et al: Elevated serum thymidine kinase levels identify a subgroup at high risk of disease progression in early, nonsmoldering chronic lymphocytic leukemia. *Blood* 93:1732–1737, 1999.
142. Saka B, Aktan M, Sami U, et al: Prognostic importance of soluble CD23 in B-cell chronic lymphocytic leukemia. *Clin Lab Haematol* 28:30–35, 2006.
143. Molica S, Vitelli G, Levato D, et al: Elevated serum levels of soluble CD44 can identify a subgroup of patients with early B-cell chronic lymphocytic leukemia who are at high risk of disease progression. *Cancer* 92:713–719, 2001.
144. Christiansen I, Sundstrom C, Totterman TH: Elevated serum levels of soluble vascular cell adhesion molecule-1 (sVCAM-1) closely reflect tumour burden in chronic B-lymphocytic leukaemia. *Br J Haematol* 103:1129–1137, 1998.

145. Molica S, Vitelli G, Levato D, et al: Increased serum levels of matrix metalloproteinase-9 predict clinical outcome of patients with early B-cell chronic lymphocytic leukaemia. *Eur J Haematol* 70:373–378, 2003.
146. Lai R, O'Brien S, Maushouri T, et al: Prognostic value of plasma interleukin-6 levels in patients with chronic lymphocytic leukemia. *Cancer* 95:1071–1075, 2002.
147. Wierda WG, Johnson MM, Do KA, et al: Plasma interleukin 8 level predicts for survival in chronic lymphocytic leukaemia. *Br J Haematol* 120:452–456, 2003.
148. Cimmino A, Calin GA, Fabbri M, et al: MiR-15 and miR-16 induce apoptosis by targeting BCL2. *Proc Natl Acad Sci U S A* 102:13944–13949, 2005.
149. Fabbri M, Bottoni A, Shimizu M, et al: Association of a microRNA/TP53 feedback circuitry with pathogenesis and outcome of B-cell chronic lymphocytic leukemia. *JAMA* 305:59–67, 2011.
150. Moussay E, Palissot V, Vallar L, et al: Determination of genes and microRNAs involved in the resistance to fludarabine in vivo in chronic lymphocytic leukemia. *Mol Cancer* 9:115, 2010.
151. Visone R, Rassenti LZ, Veronese A, et al: Karyotype-specific microRNA signature in chronic lymphocytic leukemia. *Blood* 114:3872–3879, 2009.
152. Rai KR, Sawitsky A, Cronkite EP, et al: Clinical staging of chronic lymphocytic leukemia. *Blood* 46:219–234, 1975.
153. Binet JL, Auquier A, Dighiero G, et al: A new prognostic classification of chronic lymphocytic leukemia derived from a multivariate survival analysis. *Cancer* 48:198–206, 1981.
154. Vasconcelos Y, Davi F, Levy V, et al: Binet's staging system and VH genes are independent but complementary prognostic indicators in chronic lymphocytic leukemia. *J Clin Oncol* 21:3928–3932, 2003.
155. Montserrat E, Marques-Pereira JP, Gallart MT, et al: Bone marrow histopathologic patterns and immunologic findings in B-chronic lymphocytic leukemia. *Cancer* 54: 447–451, 1984.
156. Bruzzi JF, Macapinlac H, Tsimberidou AM, et al: Detection of Richter's transformation of chronic lymphocytic leukemia by PET/CT. *J Nucl Med* 47:1267–1273, 2006.
157. Falchi L, Keating MJ, Marom EM, et al: Correlation between FDG/PET, histology, characteristics, and survival in 332 patients with chronic lymphoid leukemia. *Blood* 123:2783–2790, 2014.
158. Pflug N, Bahlo J, Shanafelt TD, et al: Development of a comprehensive prognostic index for patients with chronic lymphocytic leukemia. *Blood* 124:49–62, 2014.
159. Chemotherapeutic options in chronic lymphocytic leukemia: A meta-analysis of the randomized trials. CLL Trialists' Collaborative Group. *J Natl Cancer Inst* 91:861–868, 1999.
160. Dighiero G, Maloum K, Desablens B, et al: Chlorambucil in indolent chronic lymphocytic leukemia. French Cooperative Group on Chronic Lymphocytic Leukemia. *N Engl J Med* 338:1506–1514, 1998.
161. Burgman MA, Busch R, Eichhorst B, et al: Overall survival in early stage chronic lymphocytic leukemia patients with treatment indication due to disease progression: Follow-Up Data of the CLL1 Trial of the German CLL Study Group (GCLLSG). *Blood* 122 (21), 2013.
162. Eichhorst B, Goede V, Hallek M: Treatment of elderly patients with chronic lymphocytic leukemia. *Leuk Lymphoma* 50:171–178, 2009.
163. Rai KR, Peterson BL, Appelbaum FR, et al: Fludarabine compared with chlorambucil as primary therapy for chronic lymphocytic leukemia. *N Engl J Med* 343:1750–1757, 2000.
164. Knospe WH, Loeb V Jr, Huguley CM Jr: Proceedings: Bi-weekly chlorambucil treatment of chronic lymphocytic leukemia. *Cancer* 33:555–562, 1974.
165. Sawitsky A, Rai KR, Glidewell O, et al: Comparison of daily versus intermittent chlorambucil and prednisone therapy in the treatment of patients with chronic lymphocytic leukemia. *Blood* 50:1049–1059, 1977.
166. Huguley CM Jr: Treatment of chronic lymphocytic leukemia. *Cancer Treat Rev* 4: 261–273, 1977.
167. Shaklai S, Bairey O, Blickstein D, et al: Severe myelotoxicity of oral etoposide in heavily pretreated patients with non-Hodgkin's lymphoma or chronic lymphatic leukemia. *Cancer* 77:2313–2317, 1996.
168. Robak T, Szmigielska-Kaplon A, Blonski JZ, et al: Activity of cladribine combined with etoposide in heavily pretreated patients with indolent lymphoid malignancies. *Chemotherapy* 51:247–251, 2005.
169. Knauf WU, Lissichkov T, Aldaoud A, et al: Phase III randomized study of bendamustine compared with chlorambucil in previously untreated patients with chronic lymphocytic leukemia. *J Clin Oncol* 27:4378–4384, 2009.
170. Leoni LM, Bailey B, Reifert J, et al: Bendamustine (Treanda) displays a distinct pattern of cytotoxicity and unique mechanistic features compared with other alkylating agents. *Clin Cancer Res* 14:309–317, 2008.
171. Traynor K: Treanda approved for chronic lymphocytic leukemia. *Am J Health Syst Pharm* 65:793, 2008.
172. O'Brien S, Kantarjian H, Beran M, et al: Results of fludarabine and prednisone therapy in 264 patients with chronic lymphocytic leukemia with multivariate analysis-derived prognostic model for response to treatment. *Blood* 82:1695–1700, 1993.
173. Johnson S, Smith AG, Loffler H, et al: Multicentre prospective randomised trial of fludarabine versus cyclophosphamide, doxorubicin, and prednisone (CAP) for treatment of advanced-stage chronic lymphocytic leukaemia. The French Cooperative Group on CLL. *Lancet* 347:1432–1438, 1996.
174. Eichhorst BF, Busch R, Stilgenbauer S, et al: First-line therapy with fludarabine compared with chlorambucil does not result in a major benefit for elderly patients with advanced chronic lymphocytic leukemia. *Blood* 114:3382–3391, 2009.
175. Wijermans PW, Gerrits WB, Haak HL: Severe immunodeficiency in patients treated with fludarabine monophosphate. *Eur J Haematol* 50:292–296, 1993.
176. Bergmann L, Fenchel K, Jahn B, et al: Immunosuppressive effects and clinical response of fludarabine in refractory chronic lymphocytic leukemia. *Ann Oncol* 4:371–375, 1993.
177. Cohen RB, Abdallah JM, Gray JR, et al: Reversible neurologic toxicity in patients treated with standard-dose fludarabine phosphate for mycosis fungoides and chronic lymphocytic leukemia. *Ann Intern Med* 118:114–116, 1993.
178. Tosti S, Caruso R, D'Adamo F, et al: Severe autoimmune hemolytic anemia in a patient with chronic lymphocytic leukemia responsive to fludarabine-based treatment. *Ann Hematol* 65:238–239, 1992.
179. Bastion Y, Coiffier B, Dumontet C, et al: Severe autoimmune hemolytic anemia in two patients treated with fludarabine for chronic lymphocytic leukemia. *Ann Oncol* 3:171–172, 1992.
180. Vick DJ, Byrd JC, Beal CL, et al: Mixed-type autoimmune hemolytic anemia following fludarabine treatment in a patient with chronic lymphocytic leukemia/small cell lymphoma. *Vox Sang* 74:122–126, 1998.
181. Kielstein JT, Stadler M, Czock D, et al: Dialysate concentration and pharmacokinetics of 2F-Ara-A in a patient with acute renal failure. *Eur J Haematol* 74:533–534, 2005.
182. Byrd JC, Peterson B, Piro L, et al: A phase II study of cladribine treatment for fludarabine refractory B cell chronic lymphocytic leukemia: Results from CALGB Study 9211. *Leukemia* 17:323–327, 2003.
183. Sauter C, Lamanna N, Weiss MA: Pentostatin in chronic lymphocytic leukemia. *Expert Opin Drug Metab Toxicol* 4:1217–1222, 2008.
184. Ho AD, Thaler J, Stryckmans P, et al: Pentostatin in refractory chronic lymphocytic leukemia: A phase II trial of the European Organization for Research and Treatment of Cancer. *J Natl Cancer Inst* 82:1416–1420, 1990.
185. Dillman RO, Mick R, McIntyre OR: Pentostatin in chronic lymphocytic leukemia: A phase II trial of Cancer and Leukemia group B. *J Clin Oncol* 7:433–438, 1989.
186. Mulligan SP, Karlsson K, Stromberg M, et al: Cladribine prolongs progression-free survival and time to second treatment compared to fludarabine and high-dose chlorambucil in chronic lymphocytic leukemia. *Leuk Lymphoma* 55:2769–2777, 2014.
187. Tsimberidou AM, Wierda WG, Plunkett W, et al: Phase I-II study of oxaliplatin, fludarabine, cytarabine, and rituximab combination therapy in patients with Richter's syndrome or fludarabine-refractory chronic lymphocytic leukemia. *J Clin Oncol* 26: 196–203, 2008.
188. Robertson LE, Hall R, Keating MJ, et al: High-dose cytosine arabinoside in chronic lymphocytic leukemia: A clinical and pharmacologic analysis. *Leuk Lymphoma* 10: 43–48, 1993.
189. Raphael B, Andersen JW, Silber R, et al: Comparison of chlorambucil and prednisone versus cyclophosphamide, vincristine, and prednisone as initial treatment for chronic lymphocytic leukemia: Long-term follow-up of an Eastern Cooperative Oncology Group randomized clinical trial. *J Clin Oncol* 9:770–776, 1991.
190. Montserrat E, Alcala A, Alonso C, et al: A randomized trial comparing chlorambucil plus prednisone vs cyclophosphamide, melphalan, and prednisone in the treatment of chronic lymphocytic leukemia stages B and C. *Nouv Rev Fr Hematol* 30:429–432, 1988.
191. Prognostic and therapeutic advances in CLL management: The experience of the French Cooperative Group. French Cooperative Group on Chronic Lymphocytic Leukemia. *Semin Hematol* 24:275–290, 1987.
192. Friedenberg WR, Anderson J, Wolf BC, et al: Modified vincristine, doxorubicin, and dexamethasone regimen in the treatment of resistant or relapsed chronic lymphocytic leukemia. An Eastern Cooperative Oncology Group study. *Cancer* 71:2983–2989, 1993.
193. Keating MJ, O'Brien S, Lerner S, et al: Long-term follow-up of patients with chronic lymphocytic leukemia (CLL) receiving fludarabine regimens as initial therapy. *Blood* 92:1165–1171, 1998.
194. Elias L, Stock-Novack D, Head DR, et al: A phase I trial of combination fludarabine monophosphate and chlorambucil in chronic lymphocytic leukemia: A Southwest Oncology Group study. *Leukemia* 7:361–365, 1993.
195. O'Brien SM, Kantarjian HM, Cortes J, et al: Results of the fludarabine and cyclophosphamide combination regimen in chronic lymphocytic leukemia. *J Clin Oncol* 19: 1414–1420, 2001.
196. Eichhorst BF, Busch R, Hopfinger G, et al: Fludarabine plus cyclophosphamide versus fludarabine alone in first-line therapy of younger patients with chronic lymphocytic leukemia. *Blood* 107:885–891, 2006.
197. Catovsky D, Richards S, Matutes E, et al: Assessment of fludarabine plus cyclophosphamide for patients with chronic lymphocytic leukaemia (the LRF CLL4 Trial): A randomised controlled trial. *Lancet* 370:230–239, 2007.
198. Robak T, Blonski JZ, Kasznicki M, et al: Cladribine with prednisone versus chlorambucil with prednisone as first-line therapy in chronic lymphocytic leukemia: Report of a prospective, randomized, multicenter trial. *Blood* 96:2723–2729, 2000.
199. Robak T, Blonski JZ, Kasznicki M, et al: Comparison of cladribine plus prednisone with chlorambucil plus prednisone in patients with chronic lymphocytic leukemia. Final report of the Polish Adult Leukemia Group (PALG CLL1). *Med Sci Monit* 11:PI71–9, 2005.
200. Laurencet F, Ballabeni P, Rufener B, et al: The multicenter trial SAKK 37/95 of cladribine, cyclophosphamide and prednisone in the treatment of chronic lymphocytic leukemias and low-grade non-Hodgkin's lymphomas. *Acta Haematol* 117:40–47, 2007.
201. Tefferi A, Li CY, Reeder CB, et al: A phase II study of sequential combination chemotherapy with cyclophosphamide, prednisone, and 2-chlorodeoxyadenosine in previously untreated patients with chronic lymphocytic leukemia. *Leukemia* 15:1171–1175, 2001.
202. Robak T, Blonski JZ, Wawrzyniak E, et al: Activity of cladribine combined with cyclophosphamide in frontline therapy for chronic lymphocytic leukemia with 17p13.1/TP53 deletion: Report from the Polish Adult Leukemia Group. *Cancer* 115:94–100, 2009.
203. Weiss MA, Maslak PG, Jurcic JG, et al: Pentostatin and cyclophosphamide: An effective new regimen in previously treated patients with chronic lymphocytic leukemia. *J Clin Oncol* 21:1278–1284, 2003.
204. Oken MM, Lee S, Kay NE, et al: Pentostatin, chlorambucil and prednisone therapy for B-chronic lymphocytic leukemia: A phase I/II study by the Eastern Cooperative Oncology Group study E1488. *Leuk Lymphoma* 45:79–84, 2004.
205. Robak T, Blonski JZ, Gora-Tybor J, et al: Cladribine alone and in combination with cyclophosphamide or cyclophosphamide plus mitoxantrone in the treatment of progressive chronic lymphocytic leukemia: Report of a prospective, multicenter, randomized trial of the Polish Adult Leukemia Group (PALG CLL2). *Blood* 108:473–479, 2006.
206. Bosch F, Ferrer A, Lopez-Guillermo A, et al: Fludarabine, cyclophosphamide and

mitoxantrone in the treatment of resistant or relapsed chronic lymphocytic leukaemia. *Br J Haematol* 119:976–984, 2002.

207. Bosch F, Ferrer A, Villamor N, et al: Fludarabine, cyclophosphamide, and mitoxantrone as initial therapy of chronic lymphocytic leukemia: High response rate and disease eradication. *Clin Cancer Res* 14:155–161, 2008.
208. Osterborg A, Dyer MJ, Bunjes D, et al: Phase II multicenter study of human CD52 antibody in previously treated chronic lymphocytic leukemia. European Study Group of CAMPATH-1H Treatment in Chronic Lymphocytic Leukemia. *J Clin Oncol* 15:1567–1574, 1997.
209. Rai KR, Freter CE, Mercier RJ, et al: Alemtuzumab in previously treated chronic lymphocytic leukemia patients who also had received fludarabine. *J Clin Oncol* 20: 3891–3897, 2002.
210. Keating MJ, Flinn I, Jain V, et al: Therapeutic role of alemtuzumab (Campath-1H) in patients who have failed fludarabine: Results of a large international study. *Blood* 99:3554–3561, 2002.
211. Kennedy B, Rawstron A, Carter C, et al: Campath-1H and fludarabine in combination are highly active in refractory chronic lymphocytic leukemia. *Blood* 99:2245–2247, 2002.
212. Lundin J, Porwit-MacDonald A, Rossmann ED, et al: Cellular immune reconstitution after subcutaneous alemtuzumab (anti-CD52 monoclonal antibody, CAMPATH-1H) treatment as first-line therapy for B-cell chronic lymphocytic leukaemia. *Leukemia* 18:484–490, 2004.
213. Hillmen P, Skotnicki AB, Robak T, et al: Alemtuzumab compared with chlorambucil as first-line therapy for chronic lymphocytic leukemia. *J Clin Oncol* 25:5616–5623, 2007.
214. Lundin J, Kimby E, Bjorkholm M, et al: Phase II trial of subcutaneous anti-CD52 monoclonal antibody alemtuzumab (Campath-1H) as first-line treatment for patients with B-cell chronic lymphocytic leukemia (B-CLL). *Blood* 100:768–773, 2002.
215. Karlsson C, Lundin J, Kimby E, et al: Phase II study of subcutaneous alemtuzumab without dose escalation in patients with advanced-stage, relapsed chronic lymphocytic leukaemia. *Br J Haematol* 144:78–85, 2009.
216. Wendtner CM, Ritgen M, Schweighofer CD, et al: Consolidation with alemtuzumab in patients with chronic lymphocytic leukemia (CLL) in first remission—Experience on safety and efficacy within a randomized multicenter phase III trial of the German CLL Study Group (GCLLSG). *Leukemia* 18:1093–1101, 2004.
217. Hainsworth JD, Vazquez ER, Spigel DR, et al: Combination therapy with fludarabine and rituximab followed by alemtuzumab in the first-line treatment of patients with chronic lymphocytic leukemia or small lymphocytic lymphoma: A phase 2 trial of the Minnie Pearl Cancer Research Network. *Cancer* 112:1288–1295, 2008.
218. Schweighofer CD, Ritgen M, Eichhorst BF, et al: Consolidation with alemtuzumab improves progression-free survival in patients with chronic lymphocytic leukaemia (CLL) in first remission: Long-term follow-up of a randomized phase III trial of the German CLL Study Group (GCLLSG). *Br J Haematol* 144:95–98, 2009.
219. Lin TS, Donohue KA, Byrd JC, et al: Consolidation therapy with subcutaneous alemtuzumab after fludarabine and rituximab induction therapy for previously untreated chronic lymphocytic leukemia: Final analysis of CALGB 10101. *J Clin Oncol* 28: 4500–4506, 2010.
220. Awan FT, Lapalombella R, Trotta R, et al: CD19 targeting of chronic lymphocytic leukemia with a novel Fc-domain-engineered monoclonal antibody. *Blood* 115:1204–1213, 2010.
221. Weitzman J, Betancur M, Boissel L, et al: Variable contribution of monoclonal antibodies to ADCC in patients with chronic lymphocytic leukemia. *Leuk Lymphoma* 50: 1361–1368, 2009.
222. Byrd JC, Kitada S, Flinn IW, et al: The mechanism of tumor cell clearance by rituximab in vivo in patients with B-cell chronic lymphocytic leukemia: Evidence of caspase activation and apoptosis induction. *Blood* 99:1038–1043, 2002.
223. Itala M, Geisler CH, Kimby E, et al: Standard-dose anti-CD20 antibody rituximab has efficacy in chronic lymphocytic leukaemia: Results from a Nordic multicentre study. *Eur J Haematol* 69:129–134, 2002.
224. Hainsworth JD, Litchy S, Barton JH, et al: Single-agent rituximab as first-line and maintenance treatment for patients with chronic lymphocytic leukemia or small lymphocytic lymphoma: A phase II trial of the Minnie Pearl Cancer Research Network. *J Clin Oncol* 21:1746–1751, 2003.
225. Byrd JC, Murphy T, Howard RS, et al: Rituximab using a thrice weekly dosing schedule in B-cell chronic lymphocytic leukemia and small lymphocytic lymphoma demonstrates clinical activity and acceptable toxicity. *J Clin Oncol* 19:2153–2164, 2001.
226. O'Brien SM, Kantarjian H, Thomas DA, et al: Rituximab dose-escalation trial in chronic lymphocytic leukemia. *J Clin Oncol* 19:2165–2170, 2001.
227. Carson KR, Focosi D, Major EO, et al: Monoclonal antibody-associated progressive multifocal leucoencephalopathy in patients treated with rituximab, natalizumab, and efalizumab: A Review from the Research on Adverse Drug Events and Reports (RADAR) Project. *Lancet Oncol* 10:816–824, 2009.
228. Carson KR, Evens AM, Richey EA, et al: Progressive multifocal leukoencephalopathy after rituximab therapy in HIV-negative patients: A report of 57 cases from the Research on Adverse Drug Events and Reports project. *Blood* 113:4834–4840, 2009.
229. Coiffier B, Lepretre S, Pedersen LM, et al: Safety and efficacy of ofatumumab, a fully human monoclonal anti-CD20 antibody, in patients with relapsed or refractory B-cell chronic lymphocytic leukemia: A phase 1–2 study. *Blood* 111:1094–1100, 2008.
230. Rafiq S, Butchar JP, Cheney C, et al: Comparative assessment of clinically utilized CD20-directed antibodies in chronic lymphocytic leukemia cells reveals divergent NK cell, monocyte, and macrophage properties. *J Immunol* 190:2702–2711, 2013.
231. Teeling JL, French RR, Cragg MS, et al: Characterization of new human CD20 monoclonal antibodies with potent cytolytic activity against non-Hodgkin lymphomas. *Blood* 104:1793–1800, 2004.
232. Coiffier B, Losic N, Ronn BB, et al: Pharmacokinetics and pharmacokinetic/pharmacodynamic associations of ofatumumab, a human monoclonal CD20 antibody, in patients with relapsed or refractory chronic lymphocytic leukaemia: A phase 1–2 study. *Br J Haematol* 150:58–71, 2010.
233. Wierda WG, Kipps TJ, Mayer J, et al: Ofatumumab as single-agent CD20 immunotherapy in fludarabine-refractory chronic lymphocytic leukemia. *J Clin Oncol* 28: 1749–1755, 2010.
234. Hillmen P, Robak T, Janssens A, et al: Chlorambucil plus ofatumumab versus chlorambucil alone in previously untreated patients with chronic lymphocytic leukaemia (COMPLEMENT 1): A randomised, multicentre, open-label phase 3 trial. *Lancet* 9;385(9980):1873-83, 2015.
235. Wierda WG, Kipps TJ, Durig J, et al: Chemoimmunotherapy with O-FC in previously untreated patients with chronic lymphocytic leukemia. *Blood* 117:6450–6458, 2011.
236. Shanafelt T, Lanasa MC, Call TG, et al: Ofatumumab-based chemoimmunotherapy is effective and well tolerated in patients with previously untreated chronic lymphocytic leukemia (CLL). *Cancer* 119:3788–3796, 2013.
237. Kay NE, Geyer SM, Call TG, et al: Combination chemoimmunotherapy with pentostatin, cyclophosphamide, and rituximab shows significant clinical activity with low accompanying toxicity in previously untreated B chronic lymphocytic leukemia. *Blood* 109:405–411, 2007.
238. Mossner E, Brunker P, Moser S, et al: Increasing the efficacy of CD20 antibody therapy through the engineering of a new type II anti-CD20 antibody with enhanced direct and immune effector cell-mediated B-cell cytotoxicity. *Blood* 115:4393–4402, 2010.
239. Patz M, Isaeva P, Forcob N, et al: Comparison of the in vitro effects of the anti-CD20 antibodies rituximab and GA101 on chronic lymphocytic leukaemia cells. *Br J Haematol* 152:295–306, 2011.
240. Herter S, Herting F, Mundigl O, et al: Preclinical activity of the type II CD20 antibody GA101 (obinutuzumab) compared with rituximab and ofatumumab *in vitro* and in xenograft models. *Mol Cancer Ther* 12:2031–2042, 2013.
241. Bologna L, Gotti E, Manganini M, et al: Mechanism of action of type II, glycoengineered, anti-CD20 monoclonal antibody GA101 in B-chronic lymphocytic leukemia whole blood assays in comparison with rituximab and alemtuzumab. *J Immunol* 186:3762–3769, 2011.
242. Dalle S, Reslan L, Besseyre de Horts T, et al: Preclinical studies on the mechanism of action and the anti-lymphoma activity of the novel anti-CD20 antibody GA101. *Mol Cancer Ther* 10:178–185, 2011.
243. Alduaij W, Ivanov A, Honeychurch J, et al: Novel type II anti-CD20 monoclonal antibody (GA101) evokes homotypic adhesion and actin-dependent, lysosome-mediated cell death in B-cell malignancies. *Blood* 117:4519–4529, 2011.
244. Goede V, Fischer K, Busch R, et al: Obinutuzumab plus chlorambucil in patients with CLL and coexisting conditions. *N Engl J Med* 370:1101–1110, 2014.
245. Byrd JC, Pagel JM, Awan FT, et al: A phase 1 study evaluating the safety and tolerability of otlertuzumab, an anti-CD37 mono-specific ADAPTIR therapeutic protein in chronic lymphocytic leukemia. *Blood* 123:1302–1308, 2014.
246. Woyach JA, Awan F, Flinn IW, et al: A phase I trial of the Fc engineered CD19 antibody XmAb(R)5574 (MOR00208) demonstrates safety and preliminary efficacy in relapsed chronic lymphocytic leukemia. *Blood* 124:3553–3560, 2014.
247. Beckwith KA, Frissora FW, Stefanovski MR, et al: The CD37-targeted antibody-drug conjugate IMGN529 is highly active against human CLL and in a novel CD37 transgenic murine leukemia model. *Leukemia* 28:1501–1510, 2014.
248. Bargou R, Leo E, Zugmaier G, et al: Tumor regression in cancer patients by very low doses of a T cell-engaging antibody. *Science* 321:974–977, 2008.
249. Thornton PD, Matutes E, Bosanquet AG, et al: High dose methylprednisolone can induce remissions in CLL patients with p53 abnormalities. *Ann Hematol* 82:759–765, 2003.
250. Castro JE, Sandoval-Sus JD, Bole J, et al: Rituximab in combination with high-dose methylprednisolone for the treatment of fludarabine refractory high-risk chronic lymphocytic leukemia. *Leukemia* 22:2048–2053, 2008.
251. Castro JE, James DF, Sandoval-Sus JD, et al: Rituximab in combination with high-dose methylprednisolone for the treatment of chronic lymphocytic leukemia. *Leukemia* 23:1779–1789, 2009.
252. Smolej L, Doubek M, Panovska A, et al: Rituximab in combination with high-dose dexamethasone for the treatment of relapsed/refractory chronic lymphocytic leukemia. *Leuk Res* 36:1278–1282, 2012.
253. Byrd JC, Peterson BL, Morrison VA, et al: Randomized phase 2 study of fludarabine with concurrent versus sequential treatment with rituximab in symptomatic, untreated patients with B-cell chronic lymphocytic leukemia: Results from Cancer and Leukemia Group B 9712 (CALGB 9712). *Blood* 101:6–14, 2003.
254. Byrd JC, Rai K, Peterson BL, et al: Addition of rituximab to fludarabine may prolong progression-free survival and overall survival in patients with previously untreated chronic lymphocytic leukemia: An updated retrospective comparative analysis of CALGB 9712 and CALGB 9011. *Blood* 105:49–53, 2005.
255. Woyach JA, Ruppert AS, Heerema NA, et al: Chemoimmunotherapy with fludarabine and rituximab produces extended overall survival and progression-free survival in chronic lymphocytic leukemia: Long-term follow-up of CALGB study 9712. *J Clin Oncol* 29:1349–1355, 2011.
256. Robak T, Dmoszynska A, Solal-Celigny P, et al: Rituximab plus fludarabine and cyclophosphamide prolongs progression-free survival compared with fludarabine and cyclophosphamide alone in previously treated chronic lymphocytic leukemia. *J Clin Oncol* 28:1756–1765, 2010.
257. Wierda W, O'Brien S, Wen S, et al: Chemoimmunotherapy with fludarabine, cyclophosphamide, and rituximab for relapsed and refractory chronic lymphocytic leukemia. *J Clin Oncol* 23:4070–4078, 2005.
258. Keating MJ, O'Brien S, Albitar M, et al: Early results of a chemoimmunotherapy regimen of fludarabine, cyclophosphamide, and rituximab as initial therapy for chronic lymphocytic leukemia. *J Clin Oncol* 23:4079–4088, 2005.
259. Tam CS, O'Brien S, Wierda W, et al: Long-term results of the fludarabine, cyclophosphamide, and rituximab regimen as initial therapy of chronic lymphocytic leukemia. *Blood* 112:975–980, 2008.
260. Strati P, Wierda W, Burger J, et al: Myelosuppression after frontline fludarabine, cyclophosphamide, and rituximab in patients with chronic lymphocytic leukemia: Analysis

of persistent and new-onset cytopenia. *Cancer* 119:3805–3811, 2013.

261. Benjamini O, Jain P, Trinh L, et al: Second cancers in patients with chronic lymphocytic leukemia who received frontline fludarabine, cyclophosphamide and rituximab therapy: Distribution and clinical outcomes. *Leuk Lymphoma* 1–8, 2014.

262. Hallek M, Fischer K, Fingerle-Rowson G, et al: Addition of rituximab to fludarabine and cyclophosphamide in patients with chronic lymphocytic leukaemia: A randomised, open-label, phase 3 trial. *Lancet* 376:1164–1174, 2010.

263. Stilgenbauer S, Schnaiter A, Paschka P, et al: Gene mutations and treatment outcome in chronic lymphocytic leukemia: Results from the CLL8 trial. *Blood* 123:3247–3254, 2014.

264. Tam CS, O'Brien S, Plunkett W, et al: Long-term results of first salvage treatment in CLL patients treated initially with FCR (fludarabine, cyclophosphamide, rituximab). *Blood* 124:3059–3064, 2014.

265. Foon KA, Boyiadzis M, Land SR, et al: Chemoimmunotherapy with low-dose fludarabine and cyclophosphamide and high dose rituximab in previously untreated patients with chronic lymphocytic leukemia. *J Clin Oncol* 27:498–503, 2009.

266. Lamanna N, Jurcic JG, Noy A, et al: Sequential therapy with fludarabine, high-dose cyclophosphamide, and rituximab in previously untreated patients with chronic lymphocytic leukemia produces high-quality responses: Molecular remissions predict for durable complete responses. *J Clin Oncol* 27:491–497, 2009.

267. Fischer K, Cramer P, Busch R, et al: Bendamustine combined with rituximab in patients with relapsed and/or refractory chronic lymphocytic leukemia: A multicenter phase II trial of the German Chronic Lymphocytic Leukemia Study Group. *J Clin Oncol* 29:3559–3566, 2011.

268. Fischer K, Cramer P, Busch R, et al: Bendamustine in combination with rituximab for previously untreated patients with chronic lymphocytic leukemia: A multicenter phase II trial of the German Chronic Lymphocytic Leukemia Study Group. *J Clin Oncol* 30:3209–3216, 2012.

269. Eichhorst B, Fink A, Busch R, et al: Frontline chemoimmunotherapy with fludarabine (F), cyclophosphamide (C), and rituximab (R) (FCR) shows superior efficacy in comparison to bendamustine (B) and rituximab (BR) in previously untreated and physically fit patients (pts) with advanced chronic lymphocytic leukemia (CLL): Final analysis of an international, randomized study of the German CLL Study Group (GCLLSG) (CLL10 Study). ASH Abstracts 2014 19, 2014.

270. Kay NE, Wu W, Kabat B, et al: Pentostatin and rituximab therapy for previously untreated patients with B-cell chronic lymphocytic leukemia. *Cancer* 116:2180–2187, 2010.

271. Bertazzoni P, Rabascio C, Gigli F, et al: Rituximab and subcutaneous cladribine in chronic lymphocytic leukemia for newly diagnosed and relapsed patients. *Leuk Lymphoma* 51:1485–1493, 2010.

272. Robak T, Smolewski P, Cebula B, et al: Rituximab plus cladribine with or without cyclophosphamide in patients with relapsed or refractory chronic lymphocytic leukemia. *Eur J Haematol* 79:107–113, 2007.

273. Robak T, Smolewski P, Cebula B, et al: Rituximab combined with cladribine or with cladribine and cyclophosphamide in heavily pretreated patients with indolent lymphoproliferative disorders and mantle cell lymphoma. *Cancer* 107:1542–1550, 2006.

274. Honigberg LA, Smith AM, Sirisawad M, et al: The Bruton tyrosine kinase inhibitor PCI-32765 blocks B-cell activation and is efficacious in models of autoimmune disease and B-cell malignancy. *Proc Natl Acad Sci U S A* 107:13075–13080, 2010.

275. Woyach JA, Smucker K, Smith LL, et al: Prolonged lymphocytosis during ibrutinib therapy is associated with distinct molecular characteristics and does not indicate a suboptimal response to therapy. *Blood* 123:1810–1817, 2014.

276. O'Brien S, Furman R, Coutre S, et al: Independent evaluation of ibrutinib efficacy 3 years post-initiation of monotherapy in patients with chronic lymphocytic leukemia/small lymphocytic leukemia including deletion 17p disease. *J Clin Oncol* 32:5s, 2014.

277. O'Brien S, Furman RR, Coutre SE, et al: Ibrutinib as initial therapy for elderly patients with chronic lymphocytic leukaemia or small lymphocytic lymphoma: An open-label, multicentre, phase 1b/2 trial. *Lancet Oncol* 15:48–58, 2014.

278. Byrd JC, Brown JR, O'Brien S, et al: Ibrutinib versus ofatumumab in previously treated chronic lymphoid leukemia. *N Engl J Med* 371:213–223, 2014.

279. Kamel S, Horton L, Ysebaert L, et al: Ibrutinib inhibits collagen-mediated but not ADP-mediated platelet aggregation. *Leukemia* 29:783–787, 2015.

280. Godiwala N, Maddocks K, Westbrook T, et al: Covariation of psychological and inflammatory variables in patients with chronic lymphocytic leukemia receiving ibrutinib. *J Clin Oncol* 32:5s, (suppl; abstr 7057), 2014.

281. Woyach JA, Furman RR, Liu TM, et al: Resistance mechanisms for the Bruton's tyrosine kinase inhibitor ibrutinib. *N Engl J Med* 370:2286–2294, 2014.

282. Burger JA, Keating MJ, Wierda WG, et al: Safety and activity of ibrutinib plus rituximab for patients with high-risk chronic lymphocytic leukaemia: A single-arm, phase 2 study. *Lancet Oncol* 15:1090–1099, 2014.

283. Herman SE, Gordon AL, Wagner AJ, et al: Phosphatidylinositol 3-kinase-delta inhibitor CAL-101 shows promising preclinical activity in chronic lymphocytic leukemia by antagonizing intrinsic and extrinsic cellular survival signals. *Blood* 116:2078–2088, 2010.

284. So L, Fruman DA: PI3K signalling in B- and T-lymphocytes: New developments and therapeutic advances. *Biochem J* 442:465–481, 2012.

285. Bunney TD, Katan M: Phosphoinositide signalling in cancer: Beyond PI3K and PTEN. *Nat Rev Cancer* 10:342–352, 2010.

286. Chantry D, Vojtek A, Kashishian A, et al: P110delta, a novel phosphatidylinositol 3-kinase catalytic subunit that associates with p85 and is expressed predominantly in leukocytes. *J Biol Chem* 272:19236–19241, 1997.

287. Furman RR, Sharman JP, Coutre SE, et al: Idelalisib and rituximab in relapsed chronic lymphocytic leukemia. *N Engl J Med* 370:997–1007, 2014.

288. Kharfan-Dabaja MA, Wierda WG, Cooper LJ: Immunotherapy for chronic lymphocytic leukemia in the era of BTK inhibitors. *Leukemia* 28:507–517, 2014.

289. Chanan-Khan A, Miller KC, Musial L, et al: Clinical efficacy of lenalidomide in patients with relapsed or refractory chronic lymphocytic leukemia: Results of a phase II study. *J Clin Oncol* 24:5343–5349, 2006.

290. Maddocks K, Ruppert AS, Browning R, et al: A dose escalation feasibility study of lenalidomide for treatment of symptomatic, relapsed chronic lymphocytic leukemia. *Leuk Res* 38:1025–1029, 2014.

291. Wendtner CM, Hillmen P, Mahadevan D, et al: Final results of a multicenter phase 1 study of lenalidomide in patients with relapsed or refractory chronic lymphocytic leukemia. *Leuk Lymphoma* 53:417–423, 2012.

292. Badoux XC, Keating MJ, Wen S, et al: Lenalidomide as initial therapy of elderly patients with chronic lymphocytic leukemia. *Blood* 118:3489–3498, 2011.

293. Chen CI, Bergsagel PL, Paul H, et al: Single-agent lenalidomide in the treatment of previously untreated chronic lymphocytic leukemia. *J Clin Oncol* 29:1175–1181, 2011.

294. Awan FT, Johnson AJ, Lapalombella R, et al: Thalidomide and lenalidomide as new therapeutics for the treatment of chronic lymphocytic leukemia. *Leuk Lymphoma* 51:27–38, 2010.

295. James DF, Werner L, Brown JR, et al: Lenalidomide and rituximab for the initial treatment of patients with chronic lymphocytic leukemia: A multicenter clinical-translational study from the chronic lymphocytic leukemia research consortium. *J Clin Oncol* 32:2067–2073, 2014.

296. Badoux XC, Keating MJ, Wen S, et al: Phase II study of lenalidomide and rituximab as salvage therapy for patients with relapsed or refractory chronic lymphocytic leukemia. *J Clin Oncol* 31:584–591, 2013.

297. Costa LJ, Fanning SR, Stephenson J Jr., et al: Sequential ofatumumab and lenalidomide for the treatment of relapsed and refractory chronic lymphocytic leukemia and small lymphocytic lymphoma. *Leuk Lymphoma* 1–15, 2014.

298. Shanafelt TD, Ramsay AG, Zent CS, et al: Long-term repair of T-cell synapse activity in a phase II trial of chemoimmunotherapy followed by lenalidomide consolidation in previously untreated chronic lymphocytic leukemia (CLL). *Blood* 121:4137–4141, 2013.

299. Lee BN, Gao H, Cohen EN, et al: Treatment with lenalidomide modulates T-cell immunophenotype and cytokine production in patients with chronic lymphocytic leukemia. *Cancer* 117:3999–4008, 2011.

300. Arumainathan A, Kalakonda N, Pettitt AR: Lenalidomide can be highly effective in chronic lymphocytic leukaemia despite T-cell depletion and deletion of chromosome 17p. *Eur J Haematol* 87:372–375, 2011.

301. Lapalombella R, Andritsos L, Liu Q, et al: Lenalidomide treatment promotes CD154 expression on CLL cells and enhances production of antibodies by normal B cells through a PI3-kinase-dependent pathway. *Blood* 115:2619–2629, 2010.

302. Porter DL, Levine BL, Kalos M, et al: Chimeric antigen receptor-modified T cells in chronic lymphoid leukemia. *N Engl J Med* 365:725–733, 2011.

303. Gill S, June CH: Going viral: Chimeric antigen receptor T-cell therapy for hematological malignancies. *Immunol Rev* 263:68–89, 2015.

304. Kalos M, Levine BL, Porter DL, et al: T cells with chimeric antigen receptors have potent antitumor effects and can establish memory in patients with advanced leukemia. *Sci Transl Med* 3:95ra73, 2011.

305. ABT-199 shows effectiveness in CLL. *Cancer Discov* 4:OF7, 2014.

306. Souers AJ, Leverson JD, Boghaert ER, et al: ABT-199, a potent and selective BCL-2 inhibitor, achieves antitumor activity while sparing platelets. *Nat Med* 19:202–208, 2013.

307. Topp MS, Kufer P, Gokbuget N, et al: Targeted therapy with the T-cell-engaging antibody blinatumomab of chemotherapy-refractory minimal residual disease in B-lineage acute lymphoblastic leukemia patients results in high response rate and prolonged leukemia-free survival. *J Clin Oncol* 29:2493–2498, 2011.

308. Stephens DM, Ruppert AS, Maddocks K, et al: Cyclophosphamide, alvocidib (flavopiridol), and rituximab, a novel feasible chemoimmunotherapy regimen for patients with high-risk chronic lymphocytic leukemia. *Leuk Res* 37:1195–1199, 2013.

309. Lin TS, Ruppert AS, Johnson AJ, et al: Phase II study of flavopiridol in relapsed chronic lymphocytic leukemia demonstrating high response rates in genetically high-risk disease. *J Clin Oncol* 27:6012–6018, 2009.

310. Fabre C, Gobbi M, Ezzili C, et al: Clinical study of the novel cyclin-dependent kinase inhibitor dinaciclib in combination with rituximab in relapsed/refractory chronic lymphocytic leukemia patients. *Cancer Chemother Pharmacol* 74:1057–1064, 2014.

311. Blachly JS, Byrd JC: Emerging drug profile: Cyclin-dependent kinase inhibitors. *Leuk Lymphoma* 54:2133–2143, 2013.

312. Magni M, Di Nicola M, Patti C, et al: Results of a randomized trial comparing high-dose chemotherapy plus Auto-SCT and R-FC in CLL at diagnosis. *Bone Marrow Transplant* 49:485–491, 2014.

313. Sutton L, Chevret S, Tournilhac O, et al: Autologous stem cell transplantation as a first-line treatment strategy for chronic lymphocytic leukemia: A multicenter, randomized, controlled trial from the SFGM-TC and GFLLC. *Blood* 117:6109–6119, 2011.

314. Tam CS, Khouri I: The role of stem cell transplantation in the management of chronic lymphocytic leukaemia. *Hematol Oncol* 27:53–60, 2009.

315. Peres E, Braun T, Krijanovski O, et al: Reduced intensity versus full myeloablative stem cell transplant for advanced CLL. *Bone Marrow Transplant* 44:579–583, 2009.

316. Doney KC, Chauncey T, Appelbaum FR, et al: Allogeneic related donor hematopoietic stem cell transplantation for treatment of chronic lymphocytic leukemia. *Bone Marrow Transplant* 29:817–823, 2002.

317. Dreger P, Schetelig J, Andersen N, et al: Managing high-risk CLL during transition to a new treatment era: Stem cell transplantation or novel agents? *Blood* 124:3841–3849, 2014.

318. Sorror ML, Storer BE, Sandmaier BM, et al: Five-year follow-up of patients with advanced chronic lymphocytic leukemia treated with allogeneic hematopoietic cell transplantation after nonmyeloablative conditioning. *J Clin Oncol* 26:4912–4920, 2008.

319. Dreger P, Dohner H, Ritgen M, et al: Allogeneic stem cell transplantation provides durable disease control in poor-risk chronic lymphocytic leukemia: Long-term clinical and MRD results of the German CLL Study Group CLL3X trial. *Blood* 116:2438–2447, 2010.

320. Khouri IF, Bassett R, Poindexter N, et al: Nonmyeloablative allogeneic stem cell transplantation in relapsed/refractory chronic lymphocytic leukemia: Long-term follow-up, prognostic factors, and effect of human leukocyte histocompatibility antigen subtype

on outcome. *Cancer* 117:4679–4688, 2011.
321. Brown JR, Kim HT, Armand P, et al: Long-term follow-up of reduced-intensity allogeneic stem cell transplantation for chronic lymphocytic leukemia: Prognostic model to predict outcome. *Leukemia* 27:362–369, 2013.
322. Dreger P, Montserrat E; European Society for Blood and Marrow Transplantation (EBMT); European Research Initiative on CLL (ERIC): Where does allogeneic stem cell transplantation fit in the treatment of chronic lymphocytic leukemia? *Curr Hematol Malig Rep* 10:59–64, 2015.
323. Dreger P, Brand R, Milligan D, et al: Reduced-intensity conditioning lowers treatment-related mortality of allogeneic stem cell transplantation for chronic lymphocytic leukemia: A population-matched analysis. *Leukemia* 19:1029–1033, 2005.
324. Jaglowski SM, Ruppert AS, Heerema NA, et al: Complex karyotype predicts for inferior outcomes following reduced-intensity conditioning allogeneic transplant for chronic lymphocytic leukaemia. *Br J Haematol* 159:82–87, 2012.
325. Gratwohl A, Brand R, Niederwieser D, et al: Introduction of a quality management system and outcome after hematopoietic stem-cell transplantation. *J Clin Oncol* 29:1980–1986, 2011.
326. Giebel S, Labopin M, Mohty M, et al: The impact of center experience on results of reduced intensity: Allogeneic hematopoietic SCT for AML. An analysis from the Acute Leukemia Working Party of the EBMT. *Bone Marrow Transplant* 48:238–242, 2013.
327. Shanafelt TD, Kay NE, Rabe KG, et al: Hematologist/oncologist disease-specific expertise and survival: Lessons from chronic lymphocytic leukemia (CLL)/small lymphocytic lymphoma (SLL). *Cancer* 118:1827–1837, 2012.
328. Hodgson K, Ferrer G, Pereira A, et al: Autoimmune cytopenia in chronic lymphocytic leukaemia: Diagnosis and treatment. *Br J Haematol* 154:14–22, 2011.
329. Coad JE, Matutes E, Catovsky D: Splenectomy in lymphoproliferative disorders: A report on 70 cases and review of the literature. *Leuk Lymphoma* 10:245–264, 1993.
330. Seymour JF, Cusack JD, Lerner SA, et al: Case/control study of the role of splenectomy in chronic lymphocytic leukemia. *J Clin Oncol* 15:52–60, 1997.
331. Dearden C: Disease-specific complications of chronic lymphocytic leukemia. *Hematology Am Soc Hematol Educ Program* 450–456, 2008.
332. Byhardt RW, Brace KC, Wiernik PH: The role of splenic irradiation in chronic lymphocytic leukemia. *Cancer* 35:1621–1625, 1975.
333. Aabo K, Walbom-Jorgensen S: Spleen irradiation in chronic lymphocytic leukemia (CLL): Palliation in patients unfit for splenectomy. *Am J Hematol* 19:177–180, 1985.
334. van Mook WN, Fickers MM, Verschueren TA: Clinical and immunological evaluation of primary splenic irradiation in chronic lymphocytic leukemia: A study of 24 cases. *Ann Hematol* 80:216–223, 2001.
335. Chanana AD, Cronkite EP, Rai KR: The role of extracorporeal irradiation of blood in treatment of leukemia. *Int J Radiat Oncol Biol Phys* 1:539–548, 1976.
336. Wieselthier JS, Rothstein TL, Yu TL, et al: Inefficacy of extracorporeal photochemotherapy in the treatment of B-cell chronic lymphocytic leukemia: Preliminary results. *Am J Hematol* 41:123–127, 1992.
337. Chiappa S, Bonadonna G, Uslenghi C, et al: The role of endolymphatic radiotherapy in the treatment of chronic lymphatic leukaemia. *Br J Cancer* 20:480–484, 1966.
338. Cooper IA, Ding JC, Adams PB, et al: Intensive leukapheresis in the management of cytopenias in patients with chronic lymphocytic leukaemia (CLL) and lymphocytic lymphoma. *Am J Hematol* 6:387–398, 1979.
339. Cukierman T, Gatt ME, Libster D, et al: Chronic lymphocytic leukemia presenting with extreme hyperleukocytosis and thrombosis of the common femoral vein. *Leuk Lymphoma* 43:1865–1868, 2002.
340. Ali R, Ozkalemkas F, Ozkocaman V, et al: Successful labor in the course of chronic lymphocytic leukemia (CLL) and management of CLL during pregnancy with leukapheresis. *Ann Hematol* 83:61–63, 2004.
341. Cheson BD, Byrd JC, Rai KR, et al: Novel targeted agents and the need to refine clinical end points in chronic lymphocytic leukemia. *J Clin Oncol* 30:2820–2822, 2012.
342. Rawstron AC, Villamor N, Ritgen M, et al: International standardized approach for flow cytometric residual disease monitoring in chronic lymphocytic leukaemia. *Leukemia* 21:956–964, 2007.
343. Raponi S, Della Starza I, De Propris MS, et al: Minimal residual disease monitoring in chronic lymphocytic leukaemia patients. A comparative analysis of flow cytometry and ASO IgH RQ-PCR. *Br J Haematol* 166:360–368, 2014.
344. Bottcher S, Ritgen M, Pott C, et al: Comparative analysis of minimal residual disease detection using four-color flow cytometry, consensus IgH-PCR, and quantitative IgH PCR in CLL after allogeneic and autologous stem cell transplantation. *Leukemia* 18:1637–1645, 2004.
345. Rawstron AC, Bottcher S, Letestu R, et al: Improving efficiency and sensitivity: European Research Initiative in CLL (ERIC) update on the international harmonised approach for flow cytometric residual disease monitoring in CLL. *Leukemia* 27:142–149, 2013.
346. Provan D, Bartlett-Pandite L, Zwicky C, et al: Eradication of polymerase chain reaction-detectable chronic lymphocytic leukemia cells is associated with improved outcome after bone marrow transplantation. *Blood* 88:2228–2235, 1996.
347. Moreton P, Kennedy B, Lucas G, et al: Eradication of minimal residual disease in B-cell chronic lymphocytic leukemia after alemtuzumab therapy is associated with prolonged survival. *J Clin Oncol* 23:2971–2979, 2005.
348. Royle JA, Baade PD, Joske D, et al: Second cancer incidence and cancer mortality among chronic lymphocytic leukaemia patients: A population-based study. *Br J Cancer* 105:1076–1081, 2011.
349. Benjamini O, Jain P, Trinh L, et al: Second cancers in patients with Chronic Lymphocytic Leukemia who received frontline FCR therapy—Distribution and clinical outcomes. *Leuk Lymphoma* 1–28, 2014.
350. Travis LB, Curtis RE, Hankey BF, et al: Second cancers in patients with chronic lymphocytic leukemia. *J Natl Cancer Inst* 84:1422–1427, 1992.
351. Davis JW, Weiss NS, Armstrong BK: Second cancers in patients with chronic lymphocytic leukemia. *J Natl Cancer Inst* 78:91–94, 1987.
352. Brewer JD, Shanafelt TD, Otley CC, et al: Chronic lymphocytic leukemia is associated with decreased survival of patients with malignant melanoma and Merkel cell carcinoma in a SEER population-based study. *J Clin Oncol* 30:843–849, 2012.
353. Solomon BM, Rabe KG, Slager SL, et al: Overall and cancer-specific survival of patients with breast, colon, kidney, and lung cancers with and without chronic lymphocytic leukemia: A SEER population-based study. *J Clin Oncol* 31:930–937, 2013.
354. Quaglino D, Paterlini P, De Pasquale A, et al: Association of chronic lymphocytic leukaemia and multiple myeloma: Report of a case and review of the literature. *Haematologica* 67:576–588, 1982.
355. Pedersen-Bjergaard J, Petersen HD, Thomsen M, et al: Chronic lymphocytic leukaemia with subsequent development of multiple myeloma. Evidence of two B-lymphocyte clones and of myeloma-induced suppression of secretion of an M-component and of normal immunoglobulins. *Scand J Haematol* 21:256–264, 1978.
356. Jeha MT, Hamblin TJ, Smith JL: Coincident chronic lymphocytic leukemia and osteosclerotic multiple myeloma. *Blood* 57:617–619, 1981.
357. Maeshima AM, Taniguchi H, Nomoto J, et al: Secondary CD5+ diffuse large B-cell lymphoma not associated with transformation of chronic lymphocytic leukemia/small lymphocytic lymphoma (Richter syndrome). *Am J Clin Pathol* 131:339–346, 2009.
358. Tsiodras S, Samonis G, Keating MJ, et al: Infection and immunity in chronic lymphocytic leukemia. *Mayo Clin Proc* 75:1039–1054, 2000.
359. Hensel M, Kornacker M, Yammeni S, et al: Disease activity and pretreatment, rather than hypogammaglobulinaemia, are major risk factors for infectious complications in patients with chronic lymphocytic leukaemia. *Br J Haematol* 122:600–606, 2003.
360. Morrison VA: Infectious complications of chronic lymphocytic leukaemia: Pathogenesis, spectrum of infection, preventive approaches. *Best Pract Res Clin Haematol* 23:145–153, 2010.
361. Morra E, Nosari A, Montillo M: Infectious complications in chronic lymphocytic leukaemia. *Hematol Cell Ther* 41:145–151, 1999.
362. Wierda WG: Immunologic monitoring in chronic lymphocytic leukemia. *Curr Oncol Rep* 5:419–425, 2003.
363. Raanani P, Gafter-Gvili A, Paul M, et al: Immunoglobulin prophylaxis in chronic lymphocytic leukemia and multiple myeloma: Systematic review and meta-analysis. *Leuk Lymphoma* 50:764–772, 2009.
364. Boughton BJ, Jackson N, Lim S, et al: Randomized trial of intravenous immunoglobulin prophylaxis for patients with chronic lymphocytic leukaemia and secondary hypogammaglobulinaemia. *Clin Lab Haematol* 17:75–80, 1995.
365. Gamm H, Huber C, Chapel H, et al: Intravenous immune globulin in chronic lymphocytic leukaemia. *Clin Exp Immunol* 97 Suppl 1:17–20, 1994.
366. Sinisalo M, Aittoniemi J, Kayhty H, et al: Vaccination against infections in chronic lymphocytic leukemia. *Leuk Lymphoma* 44:649–652, 2003.
367. Sinisalo M, Aittoniemi J, Oivanen P, et al: Response to vaccination against different types of antigens in patients with chronic lymphocytic leukaemia. *Br J Haematol* 114: 107–110, 2001.
368. Sinisalo M, Vilpo J, Itala M, et al: Antibody response to 7-valent conjugated pneumococcal vaccine in patients with chronic lymphocytic leukaemia. *Vaccine* 26:82–87, 2007.
369. Jurlander J, de Nully Brown P, Skov PS, et al: Improved vaccination response during ranitidine treatment, and increased plasma histamine concentrations, in patients with B cell chronic lymphocytic leukemia. *Leukemia* 9:1902–1909, 1995.
370. Tomczyk S, Bennett NM, Stoecker C, et al: Use of 13-valent pneumococcal conjugate vaccine and 23-valent pneumococcal polysaccharide vaccine among adults aged ≥65 years: Recommendations of the Advisory Committee on Immunization Practices (ACIP). *MMWR Morb Mortal Wkly Rep* 63:822–825, 2014.
371. Grohskopf LA, Olsen SJ, Sokolow LZ, et al: Prevention and control of seasonal influenza with vaccines: Recommendations of the Advisory Committee on Immunization Practices (ACIP)—United States, 2014–15 influenza season. *MMWR Morb Mortal Wkly Rep* 63:691–697, 2014.
372. Bridges CB, Coyne-Beasley T, Advisory Committee on Immunization Practices (ACIP); et al: Advisory Committee on Immunization Practices recommended immunization schedule for adults aged 19 years or older—United States, 2014. *MMWR Morb Mortal Wkly Rep* 63:110–112, 2014.
373. Ruzickova S, Pruss A, Odendahl M, et al: Chronic lymphocytic leukemia preceded by cold agglutinin disease: Intraclonal immunoglobulin light-chain diversity in V(H)4-34 expressing single leukemic B cells. *Blood* 100:3419–3422, 2002.
374. Kipps TJ, Carson DA: Autoantibodies in chronic lymphocytic leukemia and related systemic autoimmune diseases. *Blood* 81:2475–2487, 1993.
375. Zent CS, Ding W, Reinalda MS, et al: Autoimmune cytopenia in chronic lymphocytic leukemia/small lymphocytic lymphoma: Changes in clinical presentation and prognosis. *Leuk Lymphoma* 50:1261–1268, 2009.
376. Quinquenel A, Al Nawakil C, Baran-Marszak F, et al: Old DAT and new data: Positive direct antiglobulin test identifies a subgroup with poor outcome among chronic lymphocytic leukemia stage A patients. *Am J Hematol* 90:E5–E8, 2015.
377. Shvidel L, Tadmor T, Braester A, et al: Pathogenesis, prevalence, and prognostic significance of cytopenias in chronic lymphocytic leukemia (CLL): A retrospective comparative study of 213 patients from a national CLL database of 1,518 cases. *Ann Hematol* 92:661–667, 2013.
378. Ferrer G, Navarro A, Hodgson K, et al: MicroRNA expression in chronic lymphocytic leukemia developing autoimmune hemolytic anemia. *Leuk Lymphoma* 54:2016–2022, 2013.
379. Mauro FR, Gentile M, Foa R: Erythropoietin and chronic lymphocytic leukemia. *Rev Clin Exp Hematol* Suppl 1:21–31, 2002.
380. Bennett CL, Silver SM, Djulbegovic B, et al: Venous thromboembolism and mortality associated with recombinant erythropoietin and darbepoetin administration for the treatment of cancer-associated anemia. *JAMA* 299:914–924, 2008.
381. Jolliffe E, Romeril K: Eltrombopag for resistant immune thrombocytopenia secondary to chronic lymphocytic leukaemia. *Intern Med J* 44:697–699, 2014.
382. Cobcroft R: Pure red cell aplasia associated with small lymphocytic lymphoma. *Br J Haematol* 113:260, 2001.
383. Itala M, Kotilainen P, Nikkari S, et al: Pure red cell aplasia caused by B19 parvovirus infection after autologous blood stem cell transplantation in a patient with chronic lym-

phocytic leukemia. *Leukemia* 11:171, 1997.

384. Chikkappa G, Pasquale D, Zarrabi MH, et al: Cyclosporine and prednisone therapy for pure red cell aplasia in patients with chronic lymphocytic leukemia. *Am J Hematol* 41:5–12, 1992.

385. Ding W, Zent CS: Diagnosis and management of autoimmune complications of chronic lymphocytic leukemia/small lymphocytic lymphoma. *Clin Adv Hematol Oncol* 5: 257–261, 2007.

386. Visco C, Barcellini W, Maura F, et al: Autoimmune cytopenias in chronic lymphocytic leukemia. *Am J Hematol* 89:1055–1062, 2014.

387. Visco C, Cortelezzi A, Moretta F, et al: Autoimmune cytopenias in chronic lymphocytic leukemia at disease presentation in the modern treatment era: Is stage C always stage C? *Leuk Lymphoma* 55:1261–1265, 2014.

388. Michallet AS, Rossignol J, Cazin B, et al: Rituximab-cyclophosphamide-dexamethasone combination in management of autoimmune cytopenias associated with chronic lymphocytic leukemia. *Leuk Lymphoma* 52:1401–1403, 2011.

389. Rossi D, Spina V, Deambrogi C, et al: The genetics of Richter syndrome reveals disease heterogeneity and predicts survival after transformation. *Blood* 117:3391–3401, 2011.

390. Parikh SA, Rabe KG, Call TG, et al: Diffuse large B-cell lymphoma (Richter syndrome) in patients with chronic lymphocytic leukaemia (CLL): A cohort study of newly diagnosed patients. *Br J Haematol* 162:774–782, 2013.

391. Rossi D, Gaidano G: Richter syndrome: Molecular insights and clinical perspectives. *Hematol Oncol* 27:1–10, 2009.

392. Mao Z, Quintanilla-Martinez L, Raffeld M, et al: IgVH mutational status and clonality analysis of Richter's transformation: Diffuse large B-cell lymphoma and Hodgkin lymphoma in association with B-cell chronic lymphocytic leukemia (B-CLL) represent 2 different pathways of disease evolution. *Am J Surg Pathol* 31:1605–1614, 2007.

393. Rossi D, Cerri M, Capello D, et al: Biological and clinical risk factors of chronic lymphocytic leukaemia transformation to Richter syndrome. *Br J Haematol* 142:202–215, 2008.

394. Fangazio M, De Paoli L, Rossi D, et al: Predictive markers and driving factors behind Richter syndrome development. *Expert Rev Anticancer Ther* 11:433–442, 2011.

395. Rossi D, Spina V, Cerri M, et al: Stereotyped B-cell receptor is an independent risk factor of chronic lymphocytic leukemia transformation to Richter syndrome. *Clin Cancer Res* 15:4415–4422, 2009.

396. Rossi D, Rasi S, Spina V, et al: Different impact of NOTCH1 and SF3B1 mutations on the risk of chronic lymphocytic leukemia transformation to Richter syndrome. *Br J Haematol* 158:426–429, 2012.

397. Lee JN, Giles F, Huh YO, et al: Molecular differences between small and large cells in patients with chronic lymphocytic leukemia. *Eur J Haematol* 71:235–242, 2003.

398. Papajik T, Myslivecek M, Urbanova R, et al: 2-[18F]fluoro-2-deoxy-D-glucose positron emission tomography/computed tomography examination in patients with chronic lymphocytic leukemia may reveal Richter transformation. *Leuk Lymphoma* 55: 314–319, 2014.

399. Noy A, Schoder H, Gonen M, et al: The majority of transformed lymphomas have high standardized uptake values (SUVs) on positron emission tomography (PET) scanning similar to diffuse large B-cell lymphoma (DLBCL). *Ann Oncol* 20:508–512, 2009.

400. Tsimberidou AM, Wierda WG, Wen S, et al: Phase I-II clinical trial of oxaliplatin, fludarabine, cytarabine, and rituximab therapy in aggressive relapsed/refractory chronic lymphocytic leukemia or Richter syndrome. *Clin Lymphoma Myeloma Leuk* 13: 568–574, 2013.

401. Dabaja BS, O'Brien SM, Kantarjian HM, et al: Fractionated cyclophosphamide, vincristine, liposomal daunorubicin (DaunoXome), and dexamethasone (hyperCVXD) regimen in Richter's syndrome. *Leuk Lymphoma* 42:329–337, 2001.

402. Ohno T, Smir BN, Weisenburger DD, et al: Origin of the Hodgkin/Reed-Sternberg cells in chronic lymphocytic leukemia with "Hodgkin's transformation." *Blood* 91: 1757–1761, 1998.

403. Ghani AM, Krause JR, Brody JP: Prolymphocytic transformation of chronic lymphocytic leukemia. A report of three cases and review of the literature. *Cancer* 57:75–80, 1986.

404. Kjeldsberg CR, Marty J: Prolymphocytic transformation of chronic lymphocytic leukemia. *Cancer* 48:2447–2457, 1981.

405. Parikh SA, Habermann TM, Chaffee KG, et al: Hodgkin transformation of chronic lymphocytic leukemia: Incidence, outcomes, and comparison to *de novo* Hodgkin lymphoma. *Am J Hematol* 90:334–338, 2015.

406. Bacher U, Kern W, Schoch C, et al: Discrimination of chronic lymphocytic leukemia (CLL) and CLL/PL by cytomorphology can clearly be correlated to specific genetic markers as investigated by interphase fluorescence *in situ* hybridization (FISH). *Ann Hematol* 83:349–355, 2004.

407. Lens D, Coignet LJ, Brito-Babapulle V, et al: B cell prolymphocytic leukaemia (B-PLL) with complex karyotype and concurrent abnormalities of the p53 and c-MYC gene. *Leukemia* 13:873–876, 1999.

408. Katayama I, Aiba M, Pechet L, et al: B-lineage prolymphocytic leukemia as a distinct clinicopathologic entity. *Am J Pathol* 99:399–412, 1980.

409. van der Velden VH, Hoogeveen PG, de Ridder D, et al: B-cell prolymphocytic leukemia: A specific subgroup of mantle cell lymphoma. *Blood* 124:412–419, 2014.

410. Tatarczuch M, Blombery P, Seymour JF: De novo B-cell prolymphocytic leukemia with central nervous system involvement. *Leuk Lymphoma* 55:1665–1667, 2014.

411. Pamuk GE, Puyan FO, Unlu E, et al: The first case of de novo B-cell prolymphocytic leukemia with central nervous system involvement: Description of an unreported complication. *Leuk Res* 33:864–867, 2009.

412. Matutes E, Brito-Babapulle V, Swansbury J, et al: Clinical and laboratory features of 78 cases of T-prolymphocytic leukemia. *Blood* 78:3269–3274, 1991.

413. Mourad YA, Taher A, Chehal A, et al: Successful treatment of B-cell prolymphocytic leukemia with monoclonal anti-CD20 antibody. *Ann Hematol* 83:319–321, 2004.

414. Solh M, Rai KR, Peterson BL, et al: The impact of initial fludarabine therapy on transformation to Richter syndrome or prolymphocytic leukemia in patients with chronic lymphocytic leukemia: Analysis of an intergroup trial (CALGB 9011). *Leuk Lymphoma* 54:252–254, 2013.

415. Catovsky D, Wechsler A, Matutes E, et al: The membrane phenotype of T-prolymphocytic leukaemia. *Scand J Haematol* 29:398–404, 1982.

416. Matutes E, Catovsky D: Similarities between T-cell chronic lymphocytic leukemia and the small-cell variant of T-prolymphocytic leukemia. *Blood* 87:3520–3521, 1996.

417. Matutes E, Catovsky D: CLL should be used only for the disease with B-cell phenotype. *Leukemia* 7:917–918, 1993.

418. Bennett JM, Catovsky D, Daniel MT, et al: Proposals for the classification of chronic (mature) B and T lymphoid leukaemias. French-American-British (FAB) Cooperative Group. *J Clin Pathol* 42:567–584, 1989.

419. Pileri SA, Milani M, Fraternali-Orcioni G, et al: From the R.E.A.L. classification to the upcoming WHO scheme: A step toward universal categorization of lymphoma entities? *Ann Oncol* 9:607–612, 1998.

420. Rawstron AC, Green MJ, Kuzmicki A, et al: Monoclonal B lymphocytes with the characteristics of "indolent" chronic lymphocytic leukemia are present in 3.5% of adults with normal blood counts. *Blood* 100:635–639, 2002.

421. Goldin LR, Lanasa MC, Slager SL, et al: Common occurrence of monoclonal B-cell lymphocytosis among members of high-risk CLL families. *Br J Haematol* 151:152–158, 2010.

422. Lanasa MC, Weinberg JB: Immunologic aspects of monoclonal B-cell lymphocytosis. *Immunol Res* 49:269–280, 2011.

423. Landgren O, Albitar M, Ma W, et al: B-cell clones as early markers for chronic lymphocytic leukemia. *N Engl J Med* 360:659–667, 2009.

424. Pangalis GA, Angelopoulou MK, Vassilakopoulos TP, et al: B-chronic lymphocytic leukemia, small lymphocytic lymphoma, and lymphoplasmacytic lymphoma, including Waldenström's macroglobulinemia: A clinical, morphologic, and biologic spectrum of similar disorders. *Semin Hematol* 36:104–114, 1999.

425. Sheibani K, Nathwani BN, Winberg CD, et al: Small lymphocytic lymphoma. Morphologic and immunologic progression. *Am J Clin Pathol* 84:237–243, 1985.

426. Elnenaei MO, Jadayel DM, Matutes E, et al: Cyclin D1 by flow cytometry as a useful tool in the diagnosis of B-cell malignancies. *Leuk Res* 25:115–123, 2001.

427. Matutes E, Carrara P, Coignet L, et al: FISH analysis for BCL-1 rearrangements and trisomy 12 helps the diagnosis of atypical B cell leukaemias. *Leukemia* 13:1721–1726, 1999.

428. Njue A, Colosia A, Trask PC, et al: Clinical efficacy and safety in relapsed/refractory mantle cell lymphoma: A systematic literature review. *Clin Lymphoma Myeloma Leuk* 15:1–12e7, 2015.

429. Campo E, Rule S: Mantle cell lymphoma: Evolving management strategies. *Blood* 125: 48–55, 2015.

430. Chung SS, Kim E, Park JH, et al: Hematopoietic stem cell origin of BRAFV600E mutations in hairy cell leukemia. *Sci Transl Med* 6:238ra71, 2014.

431. Tiacci E, Trifonov V, Schiavoni G, et al: BRAF mutations in hairy-cell leukemia. *N Engl J Med* 364:2305–2315, 2011.

432. Summers TA, Jaffe ES: Hairy cell leukemia diagnostic criteria and differential diagnosis. *Leuk Lymphoma* 52 Suppl 2:6–10, 2011.

433. Maevis V, Mey U, Schmidt-Wolf G, et al: Hairy cell leukemia: Short review, today's recommendations and outlook. *Blood Cancer J* 4:e184, 2014.

434. Kansal R, Ross CW, Singleton TP, et al: Histopathologic features of splenic small B-cell lymphomas. A study of 42 cases with a definitive diagnosis by the World Health Organization classification. *Am J Clin Pathol* 120:335–347, 2003.

435. Reid R, Friedberg JW: Management of marginal zone lymphoma. *Oncology (Williston Park)* 27:840, 842, 844, 2013.

436. Sahin I, Leblebjian H, Treon SP, et al: Waldenstrom macroglobulinemia: From biology to treatment. *Expert Rev Hematol* 7:157–168, 2014.

437. Frenkel EP, Ligler FS, Graham MS, et al: Acute lymphocytic leukemic transformation of chronic lymphocytic leukemia: Substantiation by flow cytometry. *Am J Hematol* 10: 391–398, 1981.

438. Douer D: Will novel agents for ALL finally change the natural history? *Best Pract Res Clin Haematol* 27:247–258, 2014.

439. Mathisen MS, Kantarjian H, Thomas D, et al: Acute lymphoblastic leukemia in adults: Encouraging developments on the way to higher cure rates. *Leuk Lymphoma* 54: 2592–2600, 2013.

第 93 章
毛细胞白血病

Michael R. Grever and Gerard Lozanski

摘要

毛细胞白血病(hairy cell leukemia, HCL)是一种不常见的成人慢性 B 细胞白血病。然而,HCL 的细胞来源并不确定,诊断时在骨髓、血液和脾脏都可以发现特征性的白血病细胞。患者表现为乏力、感染,很多患者有脾脏肿大。这些患者经常有全血细胞减少,或可有单系的细胞减少,通常有单核细胞减少。经典型毛细胞白血病(classic hairy cell leukemia, HCL-c)有特征性的免疫表型(CD11c⁺, CD19⁺, CD20 强 +, CD22⁺, CD25⁺, CD103⁺, CD123⁺, CD27⁻)。变异型毛细胞白血病(variant hairy cell leukemia, HCL-v)不常见,被认为是一种独立的疾病。绝大多数 HCL-c 患者具有 *BRAF V600E* 基因突变,但在 HCL-v 患者中没有发现该突变。该突变还可见于 HCL-c 患者的造血干细胞中。

HCL 的特征为骨髓功能和免疫系统受损,导致并发感染的发生率高。喷司他丁(pentostatin)和克拉屈滨(cladribine)可获得持续的完全缓解。长期研究显示患者生存延长,但无病生存的曲线中并未达到平台,提示疾病未治愈且倾向于复发。嘌呤核苷类似物的使用显著提高了生存率,5 年生存率预计可达 90%。当患者复发时,挽救治疗可达到高质量的缓解。

● 定义及历史

在 20 世纪上半叶,累及骨髓的恶性疾病、很可能为毛细胞白血病(hairy cell leukemia, HCL)的代表性病例首先被报道,并被命名为"淋巴纤维化"。这些病例具有 HCL 的特征性表现,包括骨髓被单个核细胞替代、骨髓纤维化、脾肿大、贫血和血小板减少。在 1958 年,Bouruncle、Wiseman 和 Doan 发现了具有这样一系列相似表现的一组患者[1]。那时缺乏确定恶性淋巴细胞免疫表型的手段,他们把该类疾病称为"白血病性网状内皮系统增生症"。在 1966 年,Schrek 和 Donnelly 在患有该疾病的两个病例中发现其血细胞具有胞浆突起的显著特征。他们把这些细胞称为"毛"细胞[1A]。故而对于这类淋巴细胞肿瘤,HCL 的命名被普遍接受,其特征为骨髓被特定免疫表型的恶性 B 淋巴细胞所浸润(见下文"实验室特征"),常伴有网状纤维化、脾肿大、贫血、血小板减少、中性粒细胞减少、单核细胞减少,通常有全血细胞减少。有时由于血液中有大量的恶性 B 淋巴细胞,白细胞总数可升高。在发现 α-干扰素和嘌呤类似物对本病的疗效前,脾切除术是唯一的治疗手段[2,3]。虽然脾切除术后血细胞计数的升高是暂时性的,但是可改善脾阻留所引起的相关症状。大多数的标准化疗是无效的且耐受性较差。1984 年,Quesada 报道了 α-干扰素的疗效,7 例进展期 HCL 患者在每天治疗后获益[2];3 例完全有效,其余 4 例为部分有效。α-干扰素对骨髓的作用表现为粒细胞生成的改善,循环中粒细胞及血小板数量的提高。虽然这种治疗方式被预示为该疾病治疗领域的主要成就,但在相同时间内也出现了其他治疗策略。

Grever 及其同事发现小剂量喷司他丁对极晚期低级别 B 细胞恶性肿瘤中的疗效[4,5]。随后 Spiers 在小样本的 HCL 患者中报道了喷司他丁的疗效[3],其后在较大样本的研究中发现完全缓解率可达 59%[6]。接着 Kraut 及其同事发现小剂量、低强度、间歇使用的喷司他丁在 HCL 患者中可产生更高的完全缓解率(约 89%)[7]。其他研究者确认了这些发现[8],一个比较喷司他丁和 α-干扰素疗效的大型前瞻性随机临床试验提供了一线治疗应基于嘌呤类似物的确凿证据[9]。Piro 及其同事报道了克拉屈滨的疗效,12 例 HCL 患者中 11 例完全有效[10]。许多克拉屈滨的临床试验确认单个疗程的克拉屈滨治疗可产生相同的长期完全缓解率[11,12]。但这些克拉屈滨最初的临床试验剔除了活动性感染的患者[10,11]。几个目标为应用克拉屈滨优化缓解率和减少骨髓抑制的临床研究发现无论 5~7 天的静脉给药或皮下注射均有效,但这些不同的给药方法并不能持续减少发热性中性粒细胞减少的危险性[13~15]。相反,1 个研究发现,与克拉屈滨的报道相比,间歇使用喷司他丁的发热性中性粒细胞减少的发生率更低[10]。因而,现在两种嘌呤类似物都可用于诱导缓解。

在活动性感染的患者中,建议在开始具有免疫抑制作用的化疗前应控制感染。但如果不可能的情况下,那么喷司他丁单用或在 α-干扰素后序贯治疗都可有效地控制 HCL[9,16]。如果先应用 α-干扰素提高中性粒细胞计数和控制白血病,其后喷司他丁的序贯使用以获得完全缓解也是可行的。因而,对于并发感染的 HCL 患者,一些研究者会先使用 α-干扰素治疗,其后再予以喷司他丁序贯,希望可减少感染的并发症[16]。虽然非格司亭(filgrastim)的使用可减少中性粒细胞减少的程度和持续时间,但与历史对照相比,在接受克拉屈滨治疗的患者中并不能减少发热的发生率[17]。但是对于处于危险医学状态下的中性粒细胞减少的 HCL 患者而言,非格司亭对严重感染的治疗是有益的。那些有治疗指证但同时伴有活动性感染的 HCL 患者,其最佳的治疗方式仍具有挑战性。

在过去的 25 年中,诊断和嘌呤类似物治疗的显著进展明显改变了 HCL 的自然病程[18]。尽管有间歇复发需要再治疗的可能性,现在患者有接近于正常的生活[19,20]。尽管在初始治疗时严重细菌感染的风险是最大的,但同时还存在一些与使用嘌呤类似物相关的迟发性风险,如 T 淋巴细胞数量和功能恢复障碍[19,21]。

在达到完全形态学缓解的患者中,骨髓免疫组织化学染色反复提示微小残留病变(minimal residual disease, MRD)的存在[19]。一些血液学缓解但伴随 MRD 的患者可正常生活,无需再治疗,除非有血细胞计数的减少[22,23]。因而,如何定义最佳的治疗策略和评估治疗反应的时间仍需要深入的研究。

嘌呤核苷的诱导治疗获得了极佳的疗效,很高的完全缓解率提高了 HCL 患者的总体生存率[20]。1984 年后监测、流行病学和结果(Epidemiology, and End Results Program, SEER)数据库的分析结果提示近 30 年来 HCL 患者的生存得到了进行性提高。尽管有这些显著进展,但至少有 40% 的患者仍会复发[19]。许多患者能够再次治疗成功,但是无病生存率曲线并未达到平台说明了这样一个事实,HCL 已被控制但非治愈。对于有复发倾向患者的预测策略使根据危险度分层开展新的治疗方式成为可能。此外,正在开发新的药物来成功治疗耐药患者[19,24~25]。

● 流行病学

HCL 是一种罕见的慢性 B 细胞淋巴恶性疾病,约占成人白血病 2%。在美国,每年的发病率约为百万分之 3.3[24]。诊断的中位年龄为 55 岁,但发病时的年龄范围较大[20]。患者可在 20 多和 30 多岁时发病,一个研究报道了 88 例在 40 岁或更年轻时就被诊断为 HCL 的患者,这些患者的长期生存较好[26]。患者越年轻,治疗反应就越好,但可出现复发,为达到长期生存获益需要进行再治疗[9,19]。HCL 男性多见,其原因不明,男女比例为 4:1。该病有原因不明的种族差异,超过 90% 的患者为白种人[20]。

HCL 发病年龄有年轻和老年两个高峰,提示在年轻患者和老年患者的病因可能不同[27]。老年患者与病因相关性的研究包括环境和职业暴露方面的广泛调查[28]。与从事农业及暴露于杀虫剂的工作相关的病例数在增加。在一个根据 1973 年到 2000 年的 SEER 数据库进行的大型、以人群为基础的研究中,广泛调查显示第二肿瘤的总风险率上升(标准化发病率[standardized incidence ratio, SIR] 1.24)[29]。该研究在超过 3000 例 HCL 患者中发现了 3 种需要特别关注的恶性肿瘤(霍奇金淋巴瘤 SIR 6.61,非霍奇金淋巴瘤 SIR 5.03,甲状腺癌 SIR 3.56)。这些第二肿瘤是否与白血病的免疫缺陷或与白血病治疗相关尚不清楚。

● 病因学与发病机制

HCL 中,白血病细胞克隆主要浸润了骨髓、脾脏和肝脏。根据免疫表型特征这些细胞应为成熟活化的记忆性 B 细胞[30]。

约 90% 经典型毛细胞白血病(classic hairy cell leukemia, HCL-c)患者的肿瘤细胞有高突变的免疫球蛋白基因[31]。如慢性淋巴细胞白血病那样,在没有免疫球蛋白基因突变的患者中,疾病更具侵袭性。白血病细胞表达各种 VH 基因家族。在那些表达 VH4~34 基因的患者,临床病程不佳[32,33]。分子标志物可能具有预后价值。例如,有 P53 突变的患者对嘌呤类似物治疗的反应较差。因而,白血病细胞的分子和基因谱特征可阐述细胞来源,且对临床转归和及其对标准治疗的反应有预测价值。

几乎 100% HCL-c 患者都会发现 BRAF V600E 突变,这对既往该病的分类有重要影响[34]。变异型毛细胞白血病(variant hairy cell leukemia, HCL-v)患者的白血病细胞表达 BRAF 野生型。该基因的差异进一步肯定了 HCL-c 及 HCL-v 这两种疾病是明显不相关的,表现为完全不同的临床病程和治疗反应。有趣的是一小部分具有与 HCL-c 免疫表型一致的患者,具有 VH 4~34 重排,但 BRAF 为野生型,这进一步提示存在着多个独特的克隆形式,表现为不同的临床病程[35]。尽管免疫表型与 HCL-c 一致,BRAF V600E 表达的缺乏提示其临床病程与治疗高度有效的白血病是不同的。

BRAF V600E 突变可激活与白血病细胞生存和增殖相关的 MEK-ERK 信号通路。pERK 的下游活化与该突变通路的存在有关[36]。不仅在该病的小鼠模型[37],同时在 HCL 患者的骨髓中均发现表达该突变的造血干细胞[37]。骨髓干细胞的 BRAF V600E 突变可解释发生在 HCL-c 的正常造血的受损。而且,白血病细胞释放的细胞因子与某些 HCL-c 患者的细胞减少有关[38,39]。生长因子的产生不足也可导致造血受损[40]。白血病广泛的骨髓浸润或白血病细胞产生过量的转化生长因子(transforming growth factor, TGF)-β 导致的纤维化,也可导致全血细胞减少[41]。

● 临床特征

最常见的症状为虚弱和乏力,见于 50% 的 HCL 患者[42]。尽管许多患者也有脾肿大,渐进性的症状表现为左腹饱胀感、早饱感和不适。最初,Bouroncle 报道了 96% 的患者中发现了脾肿大[1]。然而,近来由于该病的早期发现,诊断时发现脾显著肿大的百分比正在减少。患者可表现为感染逐渐增加的病史,约有 17% 患者在诊断时有活动性感染[1]。在严重血小板减少的患者也可出现出血表现。患者可能症状不明显,但在常规的体检中可发现异常的实验室报告,提示血液系统疾病的发生。

感染是 HCL 患者死亡的主要原因,在一个对 725 名意大利患者进行的大型纵向回顾性研究中显示,感染导致的死亡占了 55%[43]。一般来说,感染是由粒细胞减少、单核细胞减少和免疫效应细胞功能受损引起的。约 30% 的患者找得到感染源,但同样有 30% 的患者找不到微生物的感染源[44]。该患者人群中出现发热时,应开始寻找感染源。48% 的感染是由化脓菌引起,包括金黄色葡萄球菌、绿脓假单胞菌、肺炎链球菌、大肠埃希菌、肺炎克雷伯氏菌和嗜肺性军团病菌[21]。其他引起感染的病原体包括曲霉菌、念珠菌、芽生菌、组织胞浆菌、隐球菌、弓形体、耶氏肺孢子虫和非典型分枝杆菌。

绝大多数的感染发生在有效治疗开始之前，作为治疗相关的并发症，感染可在治疗后马上发生，也可在许多月后发生[21]。作为诱导治疗主要的嘌呤核苷类似物可产生复杂的、长期的骨髓抑制。因为白血病广泛累及骨髓，在起始治疗时髓系的储备严重缺乏。在有效治疗后，粒细胞逐渐恢复，但嘌呤核苷类似物通常可引起淋巴细胞的长期减少，这样由于淋巴细胞功能抑制导致的机会感染也可在治疗后出现[45]。一旦患者达到完全缓解，当血液学参数得到改善时，感染的危险会逐步减少。但嘌呤核苷类似物治疗后淋巴细胞的功能可能需要几年才能完全恢复[46,47]。

HCL 相关的不常见症状包括骨痛和自身免疫性并发症[48,49]。骨痛可能是累及脊柱、股骨和其他骨部位的溶骨性疾病引起的。溶骨性疾病可发生在病程的任何时候。磁共振显像（magnetic resonance imaging, MRI）和计算机体层摄影术（computed tomography, CT）扫描有助于发现这些病变，即使平片显示受累部位是正常的。骨病变的活检可证实毛细胞的存在，这样症状可能在白血病的有效治疗后得以改善。许多有骨病变的患者对该病的系统性治疗有反应，但其他患者需要另外的局部放疗。

患者中各种自身免疫表现代表不常见的并发症[49,50]。患者可能抱怨累及关节和腱鞘滑囊组织的迁移性炎症发作。这些疼痛性炎症发作通常是自限性的，可自行缓解，但可复发。有报道可出现血管炎样皮损和结节性红斑[51]。也可观察到自身免疫性溶血性贫血和血小板减少[52~54]。自身免疫现象与肿瘤负荷无关，可在初始诊断时就有表现，也可发生在病程的任何时候。最后，患者也可表现为副肿瘤性神经综合征[55]。

● 实验室特征

来自一个大型的意大利病例系列回顾性分析显示，77% HCL 患者有全血细胞减少，反映了由于骨髓浸润和脾阻留引起的造血功能受损[21,43]。约有 28.4% 患者的血红蛋白小于 85g/L，14.9% 患者需要输血，39% 患者有粒细胞缺乏（中性粒细胞<0.5×10^9/L），72.6% 患者血小板小于 100 000。早期 Jansen 建立了将贫血程度和脾肿大与生存相关联的 HCL 预后标准[56]。Jansen 分期系统在有效治疗的时代到来前就建立了。然而，一个最近的研究也提示在喷司他丁治疗后，年轻患者贫血程度与总体生存期相关[9]。大多数患者有单核细胞减少。许多患者在血涂片上发现"毛细胞"的形态学证据，其特征为胞浆呈淡蓝色或灰色，边缘为锯齿状或皱褶状（图 93-1）。细胞核为椭圆形，常呈肾型，染色质呈海绵状，核仁不明显。在过去，由于毛细胞耐酒石酸盐酸性磷酸酶染色（tartrate-resistant acid phophatase, TRAP）呈阳性，故常规进行 TRAP 细胞化学染色检查。然而，该染色技术上存在困难，因而被免疫组织化学染色（immunohistochemical stains, IHC）所替代。而且，可通过流式细胞术识别特征性的免疫表型谱来进行更明确的诊断。HCL 细胞 CD20 强阳性、CD11c$^+$、CD25$^+$、CD103$^+$ 和 CD123$^+$，CD5$^-$、CD10$^-$、CD27$^-$ 和 CD43$^-$。对白血病细胞进行全面的免疫表型谱检测是十分重要的（图 93-1），即使是很小的单克隆细胞群也可被多通道的流式细胞仪所识别。

骨髓活检

诊断 HCL 时，应进行骨髓活检来评估骨髓增生程度和白血病细胞浸润的百分比（图 93-2）。另外，骨髓纤维化是该病的特征性表现。骨髓增生程度可有非常大的不同。某些 HCL 患者骨髓增生极度低下，这种情况可被误读为增生低下或再生障碍性贫血[57]。更为常见的是浸润性疾病或骨髓被弥漫性、细胞边界互不重叠的特征性单个核细胞所替代。这些细胞呈"荷包蛋样"表现。免疫组织化学染色可用于识别活检中的白血病细胞。骨髓抗 CD20 免疫组织化学染色最为有用，其次是应用 annexin 和 DBA.44 单克隆抗体的染色，可进一步缩小鉴别诊断的范围[44]。*BRAF V600E* 突变存在于 HCL-c 患者的绝大多数细胞中，为该病提供了另一种确诊的依据[58]。

其他治疗前基线的实验室检查包括肾功能的评估，因为常用的两种嘌呤核苷类似物都是通过肾脏排泄。既往乙型肝炎病毒的筛查也很重要，因为免疫抑制剂（如利妥昔单抗）的使用可引起严重的并发症包括急性肝功能损害[59]。

患者病情监测的实验室指标

全血细胞计数定期监测，注意粒细胞绝对计数、血小板计数和血红蛋白，是随访 HCL 患者进展最有用的指标。可溶性白介素-2（interleukin-2, IL-2）受体的表达与肿瘤负荷相关，因此可溶性 IL-2 受体的基线值检测有助于疾病病程的随访及其对治疗的反应[60]。具有相同意义的还有可溶性 CD22，其也与白血病细胞负荷相关[61,62]。

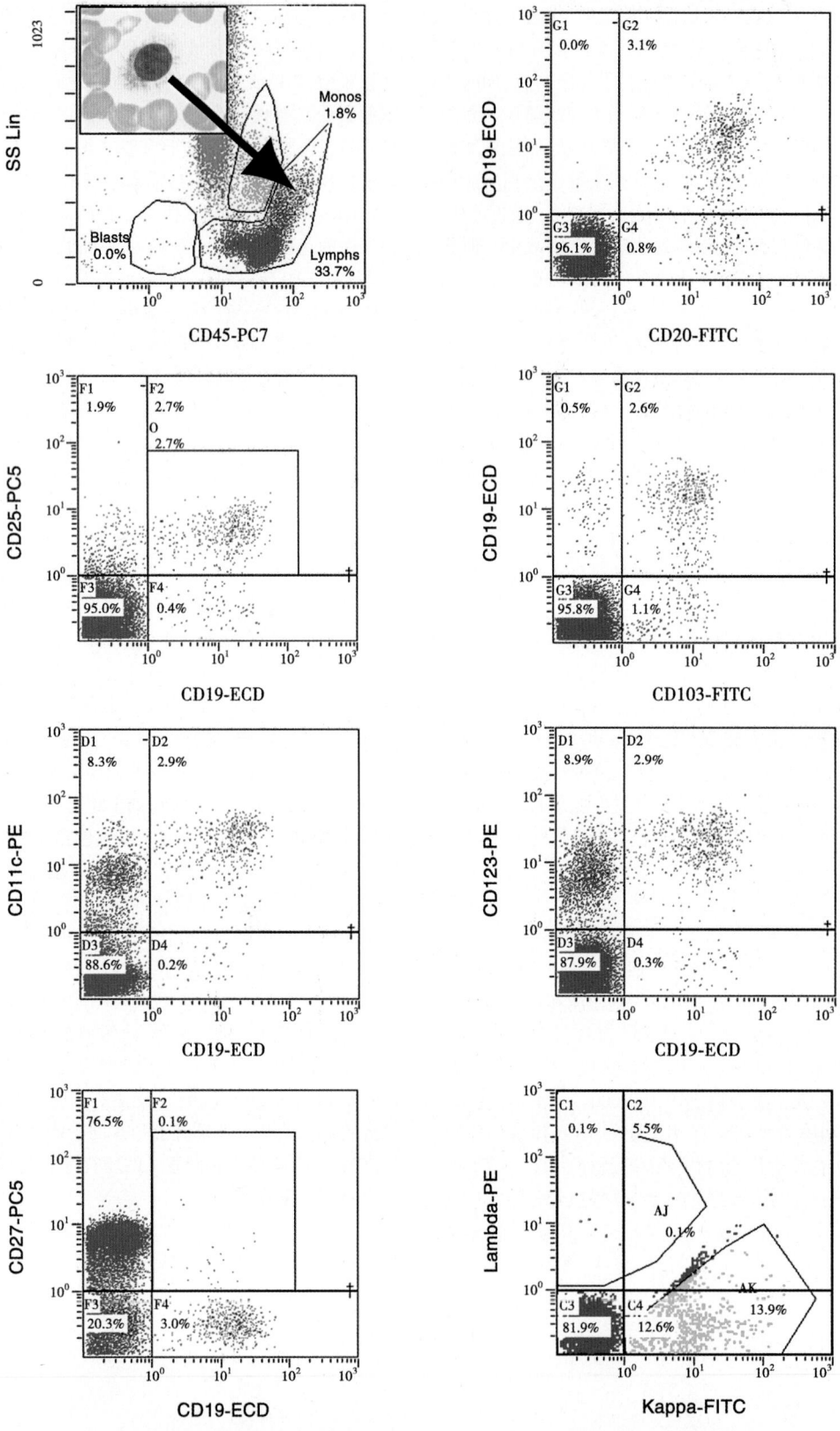

图 93-1　应用多参数流式细胞仪检测 HCL 免疫表型谱。无论在玻片形态学检查中的白血病细胞数量如何，都应对外周血和经血液稀释的骨髓穿刺标本进行分析。即使白血病细胞较少，基于其特征性的免疫表型，流式细胞仪的数据即可确诊 HCL。毛细胞的复杂的表面突起，使其显示为中到高的侧向散射（side scatter, SC）特征，导致这些细胞在点图上移至单核细胞所在的典型区域。在这个病例中，毛细胞为 CD11c[+]，CD19[+]，CD20[+]，CD25[+]，CD103[+]，CD123[+]，κ 轻链限制性表达。毛细胞 CD27 为阴性。极少数 HCL 患者 CD5 和 CD10 抗原可为阳性。重要的是，在那些具有其他典型免疫表型的 HCL 患者中，这些非典型的抗原的表达并不能排除 HCL 的诊断

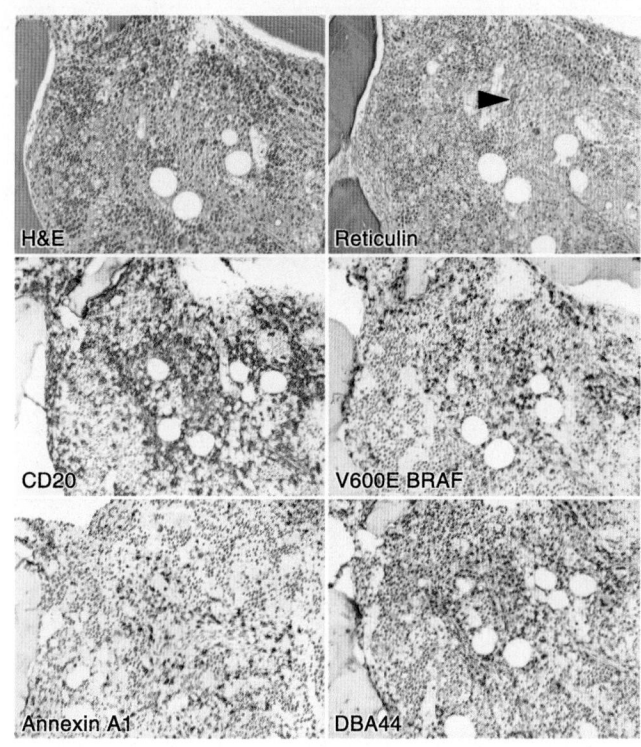

图 93-2　因为在 HCL 中骨髓穿刺经常干抽，故骨髓活检对诊断 HCL 是很重要的。本图为 HCL 受累骨髓的环钻活检结果。苏木素与伊红染色(hematoxylin-and-eosin, H&E)显示特征性的 HCL 间质性骨髓浸润方式。白血病细胞中等大小，胞浆丰富清晰，胞核居中，无核仁，呈"荷包蛋样"形态。白血病细胞未形成各别聚集，常和造血成分混杂在一起，难以与背景中红细胞前体进行区分。网状纤维染色(Reticulin)提示特征性存在于 HCL 受累骨髓的网状纤维化，使骨髓难以抽取导致经常干抽。CD20 免疫组织化学染色可突显白血病细胞浸润的程度。V600E BRAF 免疫组织化学染色可突显 V600E BRAF 突变阳性的白血病细胞。Annexin A1 免疫组织化学染色在白血病细胞中是阳性的，而背景中残留的红细胞呈阴性。DBA44 免疫组织化学染色在 HCL 中通常为阳性，但非绝对特异性

● 鉴别诊断

当建立 HCL-c 诊断时，有几种 B 细胞疾病需要进行鉴别。

世界卫生组织(World Health Organization, WHO)将 HCL-v 定义为与经典型截然不同的疾病[19,39,58,64]。HCL-v 的发病率约为 HCL-c 的 10%[64]。这种罕见的慢性 B 淋巴细胞增殖性疾病的特征如下：白细胞增多、无单核细胞减少，肿瘤性 B 细胞核仁明显、核扭曲。胞浆具绒毛样边缘，但其皱褶状边缘通常不似 HCL-c 那样呈圆周分布。应用细胞化学和免疫组织化学两种方法显示其特征性的免疫表型为 CD25⁻、CD123⁻，annexin-1 阴性和 TRAP 阴性。在该病中无 BRAF V600E 突变[34]。该病的临床病程初始时是惰性的，但最终可进展出现肝、脾累及。一些患者对脾切除术有效，可致短暂性疾病稳定。患者应用嘌呤类似物单药治疗不能达到持续反应，但可能对免疫毒素共轭物（如 HA-22）或嘌呤类似物和单抗联合治疗有效[65,66]。

另一种必须与 HCL 进行鉴别的疾病是脾边缘区淋巴瘤/伴绒毛样淋巴细胞脾边缘区淋巴瘤[64]。该病是一种慢性 B 细胞肿瘤，可累及脾脏、脾门结节、骨髓和血液。患者可表现为脾肿大、贫血和血小板减少。血液中的恶性细胞以胞浆绒毛/突起为特征，呈典型的极性分布。免疫表型与 HCL-c 截然不同。CD20 阳性，CD25、annexin-1 阴性，通常 CD103 也呈阴性。

脾弥散性红髓小 B 细胞淋巴瘤是一种不常见的淋巴瘤，可弥散性浸润脾红髓[64]。其也可累及骨髓和血液。恶性细胞与伴绒毛样淋巴细胞脾边缘区淋巴瘤中所见类似。患者通常表现为巨脾、白细胞减少和血小板减少。免疫表型示 CD20 强阳性，CD25、CD11c、CD123 和 annexin 均为阴性。据报道该惰性淋巴瘤脾切除术治疗有效。

有些具有 HCL 典型表现的患者具有不同的分子特征，提示该病可能具有一种以上的分子"变异"。例如，部分患者具有典型的免疫表型，但 BRAF V600E 突变阴性，表达免疫球蛋白 VH4－34，尽管这些患者与 HCL-c 患者具有相同的免疫表型标记，但与后者相比预后较差[19,35]。未突变的免疫球蛋白基因重排的患者和 p53 突变的患者预后也较差，提示这些分子特征潜在定义了该病的另一种形式[31]。对于分子预后特征的深入研究有希望确定相关信息，将有助于选择合适的治疗[19]。通过完整的免疫表型和分子标志物，可建立 HCL 或上述与该病类似的其他疾病的精确诊断，这对为每位患者选择最佳治疗手段是非常重要的（表 93-1）。

表 93-1　毛细胞白血病的鉴别诊断

特征	HCL	HCL-v	SMZL	SDRPSBL
循环恶性细胞数量	低	中	多变的	低
单核细胞减少	有	无	无	无
染色质	开放	紧密	紧密	紧密
核仁	无	明显	无	多变的
胞浆	大量、明显的、呈圆周分布的绒毛样突起	中等～大量、明显的、呈圆周分布的绒毛样突起(可变)	中等～少量、明显的、极性分布的绒毛样突起(可变)	中等、明显绒毛突起(可变)
脾累及	红髓	红髓	白髓	红髓
骨髓累及	间质性、弥漫性、(荷包蛋样形态) 骨髓网状纤维化	窦状隙、可能为间质性	结节状、可能窦样腔内的	窦样腔内的、可能为间质性或结节状
骨髓网状纤维化	经常发生、明显	无	无	无

表 93-1　毛细胞白血病的鉴别诊断（续）

特征	HCL	HCL-v	SMZL	SDRPSBL
流式细胞术分析免疫表型	CD11c$^+$,CD19$^+$,CD20强 +, CD22$^+$, CD25$^+$, CD103$^+$,CD123$^+$,FMC7 +,kappa 或 lambda（强）	CD11c$^+$,CD19$^+$, CD20$^+$,CD22$^+$,CD27$^+$,CD79b$^+$,CD103$^+$, FMC7 +, kappa 或 lambda 强 CD25$^-$,CD123$^-$	CD11c$^+$,CD19$^+$, CD20$^+$,CD22$^+$,CD27$^+$,CD79b$^+$,FMC7+,kappa 或 lambda 强 CD25$^-$,CD123$^-$	CD11c$^{+/-}$,CD103$^{+/-}$,CD19$^+$,CD20$^+$, kappa 或 lambda + CD25$^-$,CD123$^-$
免疫组织化学分析免疫表型	DBA44+ AnnexinA1+ Immuno-TRAP+ CyclinD1+ Faintt-Bet+ V600E BRAF+	DBA44+ AnnexinA1− Immuno-TRAP− CyclinD1− t-Bet− V600E BRAF−	DBA44+/− AnnexinA1− Immuno-TRAP− CyclinD1− t-Bet− V600E BRAF−	DBA44+ AnnexinA1− Immuno-TRAP− CyclinD1− t-Bet− V600E BRAF−
重现性突变	V600E BRAF	无	无	无
免疫球蛋白体细胞高突变	>85% 患者	大多数	>50% 患者	可变的

　　HCL，毛细胞白血病（hairy cell leukemia）；HCL-v，变异型毛细胞白血病（variant of hairy cell leukemia）；SDRPSBL，脾弥漫性红髓小 B 细胞淋巴瘤（splenic diffuse red pulp small B-cell lymphoma）；SMZL，脾边缘区淋巴瘤（splenic marginal zone lymphoma）；t-Bet，T-盒转录因子（T-box transcription factor）。

● 治疗

启动治疗的标准

　　HCL 患者出现疾病相关的症状或血细胞计数恶化时应进行治疗。患者可能有与脾显著肿大相关的症状。有与基础疾病或与贫血相关的过度疲劳时也应该进行治疗。如果中性粒细胞绝对计数低于 $1×10^9$/L 或血小板计数低于 $100×10^9$/L，需考虑应进行治疗，而不是等待直到患者的血细胞计数恶化到非常低的水平。许多患者在诊断时这些血液学参数就很低，因而需要马上治疗。约 10% 不符合这些标准的 HCL-c 患者，可密切随访，在一段较长的时间内无需治疗[60,62,63]。

　　如果患者反复感染需要抗生素治疗，比较谨慎的是推迟 HCL 治疗直到感染控制。在感染控制后，随后予以嘌呤类似物治疗可使白血病获得稳固的缓解。这些挑战突显了在中性粒细胞绝对计数恶化到危险水平前开始有效的抗白血病治疗的重要性。

标准治疗方法

　　患者可用克拉屈滨或喷司他丁进行治疗（表 93-2）[62,67,68]。克拉屈滨被批准用于初始治疗，喷司他丁被批准用于二线治疗。克拉屈滨在不同的方案中有多种给药方式。该药通常使用 5～7 天，在初始疗程后需密切监测患者的血细胞计数。在最初的研究中，克拉屈滨连续静脉滴注 7 天作为一个单独的疗程[10]。随后，也有其他研究者采取不同的用法，每天静脉滴注 2 小时，持续 5 天[68]。在克拉屈滨治疗后血细胞计数恢复约 4～6 个月，应进行骨髓活检来确定疗效。据报道该药的总体完全缓解率从 75%～91% 不等[67,69,70]。

　　如果喷司他丁被用于初始治疗，每 2 周给药一次，短时静脉注射后予以静脉输液约 1 升左右[9,62]。每周需进行血细胞计数的监测，如果中性粒细胞绝对计数没有下降到危险低水平，可给予第二个和后续的剂量。将这些剂量分到每 2 周到 3 周使用可减少该药引起的骨髓抑制的程度[62]。在数次减量或延迟给药后，剂量和给药时间需恢复到标准剂量 4mg/m²，每 2 周 1

表 93-2　毛细胞白血病处理

确诊

- 骨髓活检及免疫组织化学分析
- 外周血免疫表型特征

启动治疗

- 约 10% 患者可密切随访"观察及等待"，但绝大多数患者需要治疗
- 启动治疗的症状或决定因素：有症状的脾肿大或实验室检查示：中性粒细胞绝对计数<$1×10^9$/L；血红蛋白<100g/L；血小板计数<$100×10^9$/L

白血病治疗前重要评估

- 存在或怀疑感染
- 肾功能正常
- 既往肝炎暴露

一线治疗

- 克拉屈滨 0.1mg/（kg·d）持续静脉输注 7 天[16,69,75]
- 克拉屈滨 0.12mg/（kg·d）2 小时静脉输注 5 天，或每周输注 1 次共 6 周[14]
- 喷司他丁 4mg/m² 每 2 周静脉给药 1 次，直到最大治疗反应或失败[9,72,76]

疗效评估

- 在诱导治疗后，进行骨髓活检来评估疗效和定量微小残留病变（MRD）
- 用免疫组织化学定量 MRD，MRD 评估的合适时间尚在研究中
- 一般说来，推荐克拉屈滨治疗后 3～5 个月进行疗效评估。相反，喷司他丁的疗效评估可在最佳临床反应时进行

耐药毛细胞白血病的临床研究

- 更换嘌呤类似物（单药），或联合使用化学免疫治疗（如苯达莫司汀和利妥昔单抗）[77]
- 免疫毒素共轭物（如 moxetumomab pasudotox，HA22）[73]
- BRAF V600E 抑制物（如 vemurafenib）[25,78]

总治疗策略见参考文献 62、67、71 和 79

次静脉给药,希望能获得完全缓解。在一个多中心研究中,应用上述喷司他丁的治疗方案,完全缓解率约为 75%[9]。患者用该药需要 6 个月或更长时间。当血细胞计数和脾脏恢复到正常时,应进行骨髓活检来证实形态学评估上是否达到完全缓解。该活检结果将作为 MRD 评估的基线。如果按形态学标准已无可见的 HCL 病灶,可再追加两个疗程作为巩固治疗。

微小残留病变

尽管完全缓解是基于血细胞计数的恢复,但必须是血及骨髓均无白血病细胞的形态学依据[19]。MRD 被定义为形态学无疾病残留依据的情况下,应用 IHC 在骨髓活检中可发现白血病细胞。直接作用于白血病细胞标记分子的 IHC 可识别弥散或局灶浸润骨髓的残留病变。针对 CD20、annexin、*BRAF V600E*(如 VE1)或 DBA.44 的抗体均可用于检测 MRD[19]。另外,对血液或骨髓穿刺标本进行详细的流式细胞术免疫表型分析能识别残留的白血病细胞(如 CD20[+]、CD11c[+]、CD103[+]、CD25[+]、CD123[+] 和 CD27[-])。骨髓的流式细胞学检查可能由于难以保证骨髓穿刺标本不被外周血污染而出现阴性结果。因而,通过在骨髓活检标本上用 IHC 识别 MRD 可减少标本取材带来误差引起的负面影响。可通过追加治疗来清除 MRD(例如给予利妥昔单抗),但需考虑这种追加治疗的必要性[71]。

随访

已强调达到完全缓解的益处[72]。然而该病的治疗可引起免疫抑制。清除 MRD 的深入治疗包括持续性治疗,但随之而来的后果是感染风险的增加或继发第二肿瘤的可能。因而,必须进行临床判断来获得该病患者的最佳治疗结果。疗效的精确评估最好在初始诱导治疗完成后数月进行[71]。对于已获得完全缓解的患者需进行密切的随访。而对于那些未达到完全缓解的患者,需要基于血细胞计数的恢复来决定进行挽救治疗还是进行密切观察。

复发治疗

HCL 初始治疗后的反应时间是不一致的。再治疗的标准可基于临床症状的复发和血细胞计数水平[62]。在进行性、严重的全血细胞减少恢复前,再次开始治疗的决定是重要的。需要进行临床判断来考虑再治疗的风险和获益。

有多种治疗选择来治疗耐药或初始治疗后早期复发的患者。一般来说,如果患者达到初始反应后在 1~2 年内复发,可选择更换药物进行再次治疗[62]。而如果第一次缓解的持续时间较长,可考虑使用初始治疗的药物进行再治疗。大多数患者应用嘌呤核苷类似物作为初始治疗,如果有早期复发,可选择另一种嘌呤类似物进行再次诱导;如果患者起始时接受克拉屈滨治疗,则可选择喷司他丁进行再次诱导。在耐药的患者中,如存在 *BRAF V600E* 靶点,则可选择 *BRAF V600E* 抑制剂(如 vemurafenib)的治疗策略作为探索性治疗。尽管报道患者对该药治疗是有效的,但美国 FDA 尚未批准该药物用于难治性 HCL 的适应证[24,25]。另外,也有报道免疫毒素共轭物(如 HA22)可使耐药患者中获得缓解[73]。在复发 HCL 患者中,嘌呤核苷类似物(克拉屈滨和喷司他丁)作为挽救性治疗也可有效地获得长期缓解。在耐药或复发的患者,也有报道嘌呤类似物和单抗的联合治疗[62,71]。

● 病程及预后

从 1958 年 HCL 最初被报道以来,HCL 患者的前景已显著改善[68]。现在患者可预期接近于正常寿命,但要注意的是该病很可能需要密切观察,复发时需要再次治疗。一个基于人群的纵向研究显示,该病 1 年生存率约为 88%,5 年生存率为 77%[21]。在嘌呤核苷治疗的时代,另外的长期随访研究也显示了类似的结果,5 年生存率为 90%,预计 10 年生存率为 81%[72]。

虽然总体生存得以改善,但在诊断后第一年中严重感染的风险明显增加。与正常人群相比,严重感染的总体相对危险度为 2.59。在诊断和治疗后第一年经校正的相对危险度为 8.04[21]。在第一年中严重感染的风险最高,随后逐步降至正常。该结果提示应该对患者在治疗后的最初几年中进行非常密切的随访。治疗后淋巴细胞数量和功能的完全恢复可能需要数年。因而,医师应密切随访患者并记录这些免疫效应细胞的恢复。患者应接受死的或减毒病毒疫苗的接种,避免在缓解时使用"活"病毒疫苗。及时关注早期感染症状对维持健康十分重要。

临床研究的结果显著改善了 HCL 这个病例群体的生存。由于目前的治疗是控制而非治愈该病,故临床复发很可能发生[74]。尽管在这些患者的治疗方面有了巨大的进步,不断的临床探索对于获得持续完全缓解的最佳治疗结果和最小感染风险仍然是非常必要的。

翻译:方怡　　互审:赵维莅　　校对:黄洪晖、陈芳源

参考文献

1. Bouroncle B, Wiseman AG, Doan CA: Leukemic reticuloendotheliosis. *Blood* 13:609–630, 1958.
1A. Schrek R, Donnelly WJ: "Hairy" cells in blood in lymphoreticular neoplastic disease and "flagellated" cells of normal lymph nodes. *Blood* 27:199–211, 1966.
2. Quesada JR, Reuben J, Manning JT, et al: Alpha interferon for induction of remission in hairy-cell leukemia. *N Engl J Med* 310:15–18, 1984.
3. Spiers AS, Parekh SJ, Bishop MB: Hairy-cell leukemia: Induction of complete remission with pentostatin (2′-deoxycoformycin). *J Clin Oncol* 2:1336–1342, 1984.
4. Grever MR, Siaw MF, Jacob WF, et al: The biochemical and clinical consequences of 2′-deoxycoformycin in refractory lymphoproliferative malignancy. *Blood* 57:406–417, 1981.
5. Grever MR, Leiby JM, Kraut EH, et al: Low-dose deoxycoformycin in lymphoid malignancy. *J Clin Oncol* 3:1196–1201, 1985.
6. Spiers AS, Moore D, Cassileth PA, et al: Remissions in hairy-cell leukemia with pentostatin (2′-deoxycoformycin). *N Engl J Med* 316:825–830, 1987.
7. Kraut EH, Bouroncle BA, Grever MR: Pentostatin in the treatment of advanced hairy cell leukemia. *J Clin Oncol* 7:168–172, 1989.
8. Johnston JB, Eisenhauer E, Corbett WE, et al: Efficacy of 2′-deoxycoformycin in hairy-cell leukemia: A study of the National Cancer Institute of Canada Clinical Trials Group. *J Natl Cancer Inst* 80:765–769, 1988.
9. Grever MR, Kopecky K, Foucar MK, et al: Randomized comparison of pentostatin versus interferon alfa-2a in previously untreated patients with hairy cell leukemia: An intergroup study. *J Clin Oncol* 13:974–982, 1995.
10. Piro LD, Carrera CJ, Carson DA, et al: Lasting remissions in hairy-cell leukemia induced by a single infusion of 2-chlorodeoxyadenosine. *N Engl J Med* 322:1117–1121, 1990.
11. Tallman MS, Hakimian D, Variakojis D, et al: A single cycle of 2-chlorodeoxyadenosine results in complete remission in the majority of patients with hairy cell leukemia. *Blood* 80:2203–2209, 1992.
12. Goodman GR, Burian C, Koziol JA, et al: Extended follow-up of patients with hairy cell leukemia after treatment with cladribine. *J Clin Oncol* 21:891–896, 2003.
13. Zenhausern R, Schmitz SF, Solenthaler M, et al: Randomized trial of daily versus weekly administration of 2-chlorodeoxyadenosine in patients with hairy cell leukemia: A multicenter phase III trial (SAKK 32/98). *Leuk Lymphoma* 50:1501–1511, 2009.
14. Robak T, Jamroziak K, Gora-Tybor J, et al: Cladribine in a weekly versus daily schedule for untreated active hairy cell leukemia: Final report from the Polish Adult Leukemia Group (PALG) of a prospective, randomized, multicenter trial. *Blood* 109:3672–3675, 2007.
15. Lauria F, Cencini E, Forconi F: Alternative methods of cladribine administration. *Leuk Lymphoma* 52 (Suppl 2):34–37, 2011.
16. Habermann TM, Andersen JW, Cassileth PA, et al: Sequential administration of recombinant interferon alpha and deoxycoformycin in the treatment of hairy cell leukaemia. *Br J Haematol* 80:466–471, 1992.
17. Saven A, Burian C, Adusumalli J, et al: Filgrastim for cladribine-induced neutropenic fever in patients with hairy cell leukemia. *Blood* 93:2471–2477, 1999.
18. Golomb HM: Hairy cell leukemia: Treatment successes in the past 25 years. *J Clin Oncol* 26:2607–2609, 2008.
19. Grever MR, Blachly JS, Andritsos LA: Hairy cell leukemia: Update on molecular profiling and therapeutic advances. *Blood Rev* 28:197–203, 2014.
20. Chandran R, Gardiner SK, Smith SD, et al: Improved survival in hairy cell leukaemia

over three decades: A SEER database analysis of prognostic factors. *Br J Haematol* 163:407–409, 2013.

21. Teodorescu M, Engebjerg MC, Johansen P, et al: Incidence, risk of infection and survival of hairy cell leukaemia in Denmark. *Dan Med Bull* 57:A4216, 2010.

22. Sigal DS, Sharpe R, Burian C, et al: Very long-term eradication of minimal residual disease in patients with hairy cell leukemia after a single course of cladribine. *Blood* 115:1893–1896, 2010.

23. Tallman MS: Implications of minimal residual disease in hairy cell leukemia after cladribine using immunohistochemistry and immunophenotyping. *Leuk Lymphoma* 52 (Suppl 2):65–68, 2011.

24. Hall RD, Kudchadkar RR: BRAF mutations: Signaling, epidemiology, and clinical experience in multiple malignancies. *Cancer Control* 21:221–230, 2014.

25. Dietrich S, Glimm H, Andrulis M, et al: BRAF inhibition in refractory hairy-cell leukemia. *N Engl J Med* 366:2038–2040, 2012.

26. Rosenberg JD, Burian C, Waalen J, et al: Clinical characteristics and long-term outcome of young hairy cell leukemia patients treated with cladribine: A single-institution series. *Blood* 123:177–183, 2014.

27. Dores GM, Matsuno RK, Weisenburger DD, et al: Hairy cell leukaemia: A heterogeneous disease? *Br J Haematol* 142:45–51, 2008.

28. Orsi L, Delabre L, Monnereau A, et al: Occupational exposure to pesticides and lymphoid neoplasms among men: Results of a French case-control study. *Occup Environ Med* 66:291–298, 2009.

29. Hisada M, Chen BE, Jaffe ES, et al: Second cancer incidence and cause-specific mortality among 3104 patients with hairy cell leukemia: A population-based study. *J Natl Cancer Inst* 99:215–222, 2007.

30. Matutes E: Immunophenotyping and differential diagnosis of hairy cell leukemia. *Hematol Oncol Clin North Am* 20:1051–1063, 2006.

31. Forconi F, Sozzi E, Cencini E, et al: Hairy cell leukemias with unmutated IGHV genes define the minor subset refractory to single-agent cladribine and with more aggressive behavior. *Blood* 114:4696–4702, 2009.

32. Forconi F: Hairy cell leukaemia: Biological and clinical overview from immunogenetic insights. *Hematol Oncol* 29:55–66, 2011.

33. Arons E, Kreitman RJ: Molecular variant of hairy cell leukemia with poor prognosis. *Leuk Lymphoma* 52 (Suppl 2):99–102, 2011.

34. Tiacci E, Trifonov V, Schiavoni G, et al: BRAF mutations in hairy-cell leukemia. *N Engl J Med* 364:2305–2315, 2011.

35. Xi L, Arons E, Navarro W, et al: Both variant and IGHV4–34–expressing hairy cell leukemia lack the BRAF V600E mutation. *Blood* 119:3330–3332, 2012.

36. Tiacci E, Schiavoni G, Martelli MP, et al: Constant activation of the RAF-MEK-ERK pathway as a diagnostic and therapeutic target in hairy cell leukemia. *Haematologica* 98:635–639, 2013.

37. Chung SS, Kim E, Park JH, et al: Hematopoietic stem cell origin of BRAFV600E mutations in hairy cell leukemia. *Sci Transl Med* 6:238ra71, 2014.

38. Cawley JC: The pathophysiology of the hairy cell. *Hematol Oncol Clin North Am* 20:1011–1021, 2006.

39. Foucar K, Falini B, Catovsky D, Stein H: Hairy cell leukaemia, in *WHO Classification of Tumours of Haematopoietic and Lymphoid Tissues*, 4 ed, edited by Swerdlow SH, Campo E, Harris NL, et al, pp 188–190. IARC, Lyon, France, 2008.

40. Schwarzmeier JD, Hilgarth M, Nguyen ST, et al: Inadequate production of hematopoietic growth factors in hairy cell leukemia: Up-regulation of interleukin 6 by recombinant IFN-alpha *in vitro*. *Cancer Res* 56:4679–4685, 1996.

41. Shehata M, Schwarzmeier JD, Hilgarth M, et al: TGF-beta1 induces bone marrow reticulin fibrosis in hairy cell leukemia. *J Clin Invest* 113:676–685, 2004.

42. Hoffman MA: Clinical presentations and complications of hairy cell leukemia. *Hematol Oncol Clin North Am* 20:1065–1073, 2006.

43. Frassoldati A, Lamparelli T, Federico M, et al: Hairy cell leukemia: A clinical review based on 725 cases of the Italian Cooperative Group (ICGHCL). Italian Cooperative Group for Hairy Cell Leukemia. *Leuk Lymphoma* 13:307–316, 1994.

44. Lembersky BC, Golomb HM: Hairy cell leukemia: Clinical features and therapeutic advances. *Cancer Metastasis Rev* 6:283–300, 1987.

45. Morrison V: Infections in patients with leukemia and lymphoma. *Cancer Treat Res* 161:319–349, 2014.

46. Seymour JF, Kurzrock R, Freireich EJ, et al: 2-chlorodeoxyadenosine induces durable remissions and prolonged suppression of CD4+ lymphocyte counts in patients with hairy cell leukemia. *Blood* 83:2906–2911, 1994.

47. Tadmor T: Purine analog toxicity in patients with hairy cell leukemia. *Leuk Lymphoma* 52 (Suppl 2):38–42, 2011.

48. Herold CJ, Wittich GR, Schwarzinger I, et al: Skeletal involvement in hairy cell leukemia. *Skeletal Radiol* 17:171–175, 1988.

49. Westbrook CA, Golde DW: Autoimmune disease in hairy-cell leukaemia: Clinical syndromes and treatment. *Br J Haematol* 61:349–356, 1985.

50. Tadmor T, Polliack A: Unusual clinical manifestations, rare sites of involvement, and the association of other disorders with hairy cell leukemia. *Leuk Lymphoma* 52 (Suppl 2): 57–61, 2011.

51. Anderson LA, Engels EA: Autoimmune conditions and hairy cell leukemia: An exploratory case-control study. *J Hematol Oncol* 3:35, 2010.

52. Hauswirth AW, Skrabs C, Schutzinger C, et al: Autoimmune hemolytic anemias, Evans' syndromes, and pure red cell aplasia in non-Hodgkin lymphomas. *Leuk Lymphoma* 48:1139–1149, 2007.

53. Mainwaring CJ, Walewska R, Snowden J, et al: Fatal cold anti-i autoimmune haemolytic anaemia complicating hairy cell leukaemia. *Br J Haematol* 109:641–643, 2000.

54. Moullet I, Salles G, Dumontet C, et al: Sever immune thrombocytopenic purpura and haemolytic anaemia in a hairy-cell leukaemia patient. *Eur J Haematol* 54:127–129, 1995.

55. Ozkan A, Taskapilioglu O, Bican A, et al: Hairy cell leukemia presenting with Guillain-Barre syndrome. *Leuk Lymphoma* 48:1048–1049, 2007.

56. Jansen J, Hermans J: Splenectomy in hairy cell leukemia: A retrospective multicenter analysis. *Cancer* 47:2066–2076, 1981.

57. Sharpe RW, Bethel KJ: Hairy cell leukemia: Diagnostic pathology. *Hematol Oncol Clin North Am* 20:1023–1049, 2006.

58. Wang XJ, Kim A, Li S: Immunohistochemical analysis using a BRAF V600E mutation specific antibody is highly sensitive and specific for the diagnosis of hairy cell leukemia. *Int J Clin Exp Pathol* 7:4323–4328, 2014.

59. Seetharam A, Perrillo R, Gish R: Immunosuppression in patients with chronic hepatitis B. *Curr Hepatol Rep* 13:235–244, 2014.

60. Golomb HM: Hairy cell leukemia: Lessons learned in twenty-five years. *J Clin Oncol* 1:652–656, 1983.

61. Matsushita K, Margulies I, Onda M, et al: Soluble CD22 as a tumor marker for hairy cell leukemia. *Blood* 112:2272–2277, 2008.

62. Grever MR: How I treat hairy cell leukemia. *Blood* 115:21–28, 2010.

63. Habermann TM: Splenectomy, interferon, and treatments of historical interest in hairy cell leukemia. *Hematol Oncol Clin North Am* 20:1075–1086, 2006.

64. Piris MA, Foucar K, Mollejo M, et al: Splenic B-cell lymphoma/leukaemia, unclassifiable, in *WHO Classification of Tumours of Haematopoietic and Lymphoid Tissues*, ed 4, edited by Swerdlow SH, Campo E, Harris NL, Jaffe ES, Pileri SA, Stein H, Thiele J, Vardiman JW, pp 191–193. IARC, Lyon, France, 2008.

65. Kreitman RJ, Wilson W, Calvo KR, et al: Cladribine with immediate rituximab for the treatment of patients with variant hairy cell leukemia. *Clin Cancer Res* 19:6873–6881, 2013.

66. Robak T: Hairy-cell leukemia variant: Recent view on diagnosis, biology and treatment. *Cancer Treat Rev* 37:3–10, 2011.

67. Naik RR, Saven A: My treatment approach to hairy cell leukemia. *Mayo Clin Proc* 87:67–76, 2012.

68. Golomb HM: Fifty years of hairy cell leukemia treatments. *Leuk Lymphoma* 52 (Suppl 2): 3–5, 2011.

69. Chadha P, Rademaker AW, Mendiratta P, et al: Treatment of hairy cell leukemia with 2-chlorodeoxyadenosine (2-CdA): Long-term follow-up of the Northwestern University experience. *Blood* 106:241–246, 2005.

70. Gidron A, Tallman MS: 2-CdA in the treatment of hairy cell leukemia: A review of long-term follow-up. *Leuk Lymphoma* 47:2301–2307, 2006.

71. Jones G, Parry-Jones N, Wilkins B, et al: Revised guidelines for the diagnosis and management of hairy cell leukaemia and hairy cell leukaemia variant. *Br J Haematol* 156:186–195, 2012.

72. Flinn IW, Kopecky KJ, Foucar MK, et al: Long-term follow-up of remission duration, mortality, and second malignancies in hairy cell leukemia patients treated with pentostatin. *Blood* 96:2981–2986, 2000.

73. Kreitman RJ, Tallman MS, Robak T, et al: Phase I trial of anti-CD22 recombinant immunotoxin moxetumomab pasudotox (CAT-8015 or HA22) in patients with hairy cell leukemia. *J Clin Oncol* 30:1822–1828, 2012.

74. Grever MR: Hairy cell: Young living longer but not cured. *Blood* 123:150–151, 2014.

75. Saven A, Burian C, Koziol JA, et al: Long-term follow-up of patients with hairy cell leukemia after cladribine treatment. *Blood* 92:1918–1926, 1998.

76. Maloisel F, Benboubker L, Gardembas M, et al: Long-term outcome with pentostatin treatment in hairy cell leukemia patients. A French retrospective study of 238 patients. *Leukemia* 17:45–51, 2003.

77. Burotto M, Stetler-Stevenson M, Arons E, et al: Bendamustine and rituximab in relapsed and refractory hairy cell leukemia. *Clin Cancer Res* 19:6313–6321, 2013.

78. Maurer H, Haas P, Wengenmayer T, et al: Successful vemurafenib salvage treatment in a patient with primary refractory hairy cell leukemia and pulmonary aspergillosis. *Ann Hematol* 93:1439–1440, 2014.

79. Cornet E, Delmer A, Feugier P, et al: Recommendations of the SFH (French Society of Haematology) for the diagnosis, treatment and follow-up of hairy cell leukaemia. *Ann Hematol* 93:1977–1983, 2014.

第94章
大颗粒淋巴细胞白血病

Pierluigi Porcu and Aharon G. Freud

摘要

惰性克隆性增殖的大颗粒淋巴细胞(LGLs)来源于 T 细胞或自然杀伤(NK)细胞。两者具有重叠的临床表现、形态学、免疫表型和遗传学特征。2008 年世界卫生组织对于 T 细胞大颗粒淋巴细胞白血病(T-LGLL)和 NK 细胞的慢性淋巴增殖性疾病(CLPD-NK)做出了相似的描述,均被定义为持续性(>6 个月)的外周血大颗粒淋巴细胞克隆性扩增,常常无明确病因,多发生在老年人,表现为一系或多系的血细胞减少,临床和实验室检查常提示有自身免疫性疾病或免疫功能障碍,比如自身免疫性中性粒细胞减少,血小板减少,溶血性贫血,有时也可发生纯红细胞再生障碍性贫血。T-LGLL 患者经伴有类风湿因子升高和类风湿性关节炎的临床特征。诊断 LGL 白血病,需对血涂片进行高度的怀疑和仔细检查,因为相当多的患者,虽然 LGLs 的比例通常会增加,但没有显著的淋巴细胞增多。大多数 T-LGLL 和少数 CLPD-NK 患者,有慢性中性粒细胞减少症,约一半 T-LGLL 患者中性粒细胞计数低于 0.5×10^9/L,半数 T-LGLL 患者伴有贫血。发病率和死亡率通常是继发于慢性粒细胞减少症、输血相关的铁超载引起的反复感染,很少是由于疾病加速或转化为更具侵袭性的 T/NK 白血病或淋巴瘤所致。治疗方法一般包括免疫调节和免疫抑制药物,如每周口服氨甲蝶呤,环磷酰胺,环孢霉素,泼尼松和阿仑单抗。

简写和缩略词

ACID, 活化诱导的细胞死亡(activation-induced cell death);ANKL,侵袭性 NK 细胞白血病(aggressive NK cell leukemia);CD,分化簇(cluster of differentiation);CDR3,互补决定区 3(complementarity determining region 3);CLPD-NK,NK 细胞的慢性淋巴增殖性疾病(chronic lymphoproliferative disorders of NK cells);CMV,巨细胞病毒(cytomegalovirus);CTL,细胞毒性 T 淋巴细胞(cytotoxic Tlymphocyte);EBV,Epstein Barr 病毒(Epstein-Barr virus);FS,Felty 综合征(Felty syndrome);HLA,人类白细胞抗原(human leukocyte antigen);HSTCL,肝脾 T 细胞淋巴瘤(hepatosplenic T-cell lymphoma);HTLV,嗜人 T 细胞白血病病毒(human T-cell leukemia virus);IL,白介素(interleukin);KIR,杀伤细胞免疫球蛋白样受体(killer immunoglobulin-like receptor);LGL,大颗粒淋巴细胞(large granular lymphocyte);LGLL,大颗粒淋巴细胞白血病(large granular lymphocytic leukemia);NK,自然杀伤细胞(natural killer cell);NK-LGL,自然杀伤细胞-大颗粒淋巴细胞(natural killer cell-large granular lymphocyte);PDGF,血小板源性生长因子(platelet-derived growth factor);PI3K,磷脂酰肌醇 3′激酶(phosphatidylinositol 3′-kinase);RF,类风湿因子(rheumatoid factor);STAT,信号转导与转录激活因子(signal transducer and activator of transcription);TCR,T 细胞受体(T-cell receptor);T-LGLL,T 细胞大颗粒淋巴细胞白血病(T-cell large granular lymphocytic leukemia);WHO,世界卫生组织(World Health Organization)。

定义及历史

大颗粒淋巴细胞白血病(Large granular lymphocytic leukemia,LGLL)最初在上世纪 70 年代被提出[1,2],并在 1985 年[3]被进一步描述为累及血液、骨髓、肝和脾的 CD8+细胞毒 T 细胞克隆性疾病,临床上表现为大颗粒淋巴细胞(large granular lymphocytes,LGLs)的惰性增殖。LGLs 占正常人外周血单个核细胞 10%~15%,包括膜表面 CD3+(T 细胞)或膜表面 CD3-(自然杀伤[natural killer,NK]细胞),正常受试个体血液中 LGLs 绝对数为$(0.2~0.4)\times10^9$/L。根据 2008 年世界卫生组织(World Health Organization,WHO)分类的造血和淋巴组织肿瘤,T 细胞大颗粒淋巴细胞白血病(T-cell large granular lymphocytic leukemia,T-LGLL)被定义为膜表面 CD3(sCD3+)LGL 没有明确病因的持续性(>6 个月)克隆性增殖[4]。相应的 NK 细胞型 LGLL(sCD3-,CD16+)增殖,则归为慢性 NK 细胞淋巴增殖性疾病(chronic lymphoproliferative disorders of NK cells,CLPD-NK),在 2008 年诊断分类中被暂时命名并给予相似的定义[5]。LGLL 占成熟淋巴细胞白血病的 2%~3%[4]。CLPD-NK 应与急性且常为暴发性侵袭性的 NK 细胞白血病(aggressive NK cell leukemia,ANKL)相鉴别[6],后者是与 Epstein Barr 病毒(Epstein-Barr virus,EBV)感染相关的 NK 细胞性肿瘤。与 ANKL 相比,T-LGLL 和 CLPD-NK 两者临床进展缓慢,转化为侵袭性恶性肿瘤的风险较低。主要影响 LGLL 患者生活质量和通常的治疗指征,取决于一系或多系血细胞减少的发生和严重程度,及由此引发的感染和输血依赖。

病因及发病机制

T-LGLL 和 CLPD-NK 病因尚未明确。据推测,基于互补决定区 3(complementarity determining region 3,CDR3)模式和 Vβ家族活性的 T 细胞受体(T-cell receptor,TCR)分析,认为慢性抗原刺激导致了 LGLs 增殖和/或存活增加。此外,白血病性 T-LGL 具有抗原激活的细胞毒 T 淋巴细胞(cytotoxic T lymphocytes,CTL)特性,这提示在 T-LGLL 发生早期可能是抗原驱动的克隆性扩张[7-9]。疾病进程中约三分之一的患者会发生 T 细胞中优势克隆的克隆漂移变化[10],意味着一个动态的克隆扩增可能影响同一病人的多个 T 细胞家族。早期的研究表明,这可能与人类 T 细胞白血病病毒相关(human T-cell leukemia viruses,HTLVs);然而,多数患者并未感染这种病毒[11]。有证据表明巨细胞病毒(cytomegalovirus,CMV)是罕见的 LGLL CD4+亚型的刺激性抗原,但在更典型的 T-LGLL CD8⁺亚型患者中的作用尚不清楚[12]。

没有外来抗原驱动时,慢性免疫失调和异常细胞因子的产生可促进 LGL 生存和扩增,参与了大颗粒淋巴细胞白血病的病理基础。T-LGLL 患者常有体液免疫异常,包括类风湿因子(rheumatoid factor,RF,伴或不伴临床滑膜炎症状)、抗核抗体、

抗中性粒细胞胞浆抗体阳性,多克隆高丙种球蛋白血症、低丙种球蛋白血症、出现循环免疫复合物(表 94-1)[13]。LGLL 患者伴发自身免疫性疾病的概率较高,而自身免疫性症状往往先于LGL 扩增的事实表明,持续的免疫活化可能参与了 LGLL 的发病基础。然而,检测无症状患者的血液中 LGL 扩增情况,需要进行血片或流式细胞仪检测,须谨慎解释其间的时空关联。

表 94-1　T 细胞大颗粒淋巴细胞白血病的临床特征

	Pandolfi[68] (1990)	Loughran[69] (1993)	Dhodapkar[70] (1994)	Semenzato[71] (1997)	Neben[72] (2003)	Bareau[48] (2010)
病例数	151	129	68	162	44	201
中位年龄	55	57	61	59	63	59
男/女	1.3	0.8	1	0.8	1.0	0.8
有症状	72%	–	69%	–	73%	82%
脾肿大	50%	50%	19%	50%	35%	24%
肝肿大	34%	23%	1%	32%	–	10%
淋巴结肿大	13%	1%	3%	13%	5%	6%
B 症状	–	–	12%	–	–	7%
感染	38%	39%	15%	56%	–	23%
类风湿关节炎	12%	28%	26%	36%	20%	17%
类风湿因子	–	57%	61%	43%	48%	41%
抗核抗体	–	38%	44%	38%	48%	48%
自身免疫性血细胞减少	–	–	7%	9%	5%	7%
淋巴细胞增多			29%			
LGL>4×10⁹/L	52%	52%	–	–	–	14%
LGL 1~4×10⁹/L	38%	40%	–	–	–	50%
LGL<1×10⁹/L	10%	8%	–	7%	–	36%
中性粒细胞减少						
轻度(<1.5×10⁹/L)	64%	84%	74%	–	52%	61%
重度(0.5×10⁹/L)	7%	48%	40%	37%	41%	26%
贫血						
不同程度	25%	49%	51%	26%	89%	24%
重度(Hgb<8g/dl)	37%	–	19%	–	36%	7%
血小板减少	9%	19%	20%	29%	36%	19%
LGL 骨髓浸润	67%	88%	–	76%	83%	72%
高丙种球蛋白血症	–	45%	5%	43%	–	35%
单克隆丙种球蛋白血症	–	45%	8%	–	–	10%
需要治疗	30%	73%	69%	33%	80%	44%
LGLL 相关死亡	14%	36%	8%	27%	–	7%

Hgb,血红蛋白;LGL,大颗粒淋巴细胞;LGLL,大颗粒淋巴细胞白血病
经许可修改自 Bareau B,Rey J,Hamidou M,et al:Analysis of afrench cohort of patients with large granular lymphocyte leuke-mia:A report on 229cases. Haematologica 95(9):1534~41,2010.

正常 CTL 的动态平衡,通过部分活化诱导的细胞死亡(凋亡)来维持。白血病性 T-LGL 的 Fas(CD95)和 Fas 配体(CD178)表达增高,却能抵抗 Fas 介导的死亡途径[14]。有些疾病症状如中性粒细胞减少,与循环中存在 CD178 至少部分相关[15]。与持续免疫激活相关的促炎因子或促进细胞因子生存相关因子的高表达,至少也是引发 LGLL 的部分病理机制[16~19]。

同样,已有证据证实信号转导和转录激活蛋白(signal transducer and activator of transcription,STAT)-3/Mcl-1、磷脂酰肌醇 3-激酶(phosphatidylinositol 3′-kinase,PI3K)/AKT 和鞘脂信号介导的抗凋亡与该病发生有关[20~22]。在 CLPD-NK 和约 40% 的 T-LGLL 发现了 STAT3 突变,T-LGLL 还发现了 STAT5b 突变[23~26]。使用网络建模方式还发现,白细胞介素(interleukin,IL)-15 和

血小板衍生生长因子(platelet-derived growth factor, PDGF)是调控这些生存通路交互作用的两个关键媒介[27]。引入鼠源 IL-15 的转基因小鼠模型,可导致 LGL 的克隆性扩增,显示了与人类 LGLL 疾病重叠的特征[28,29]。

白血病性 LGL 对正常组织的靶向作用也是疾病的发病机制之一,通过信号配体 DAP10 和 DAP12 活化 NK 受体,造成内皮细胞溶解可以解释部分 LGL 白血病患者出现肺高压症状[30]。

● 组织学和免疫表型特征

T-LGLL 的骨髓活检可以是增生增高、正常或低下,通常保留了三系的造血功能。偶尔可见活性 CD4[+] 和 B 淋巴细胞的造血灶,以及分散的 LGL,这在骨髓涂片细胞学检验中更易看到。骨髓间质或窦状隙内簇状出现至少有 8 个 CD8[+] 和/或 TIA-1+ LGL,或至少 6 个颗粒酶 B+LGL,提示 LGLL 的骨髓累及[31]。各种叠加的发现提示了继发性免疫性疾病,如粒细胞成熟受阻和红系前体细胞缺失(红系再生障碍)。T-LGL 白血病总会侵及脾脏,主要表现为红髓的脾索和髓窦内见到白血病细胞浸润,

浆细胞增生,以及生发中心突出(图 94-1)[3,32]。例肝血窦和门静脉被 LGL 浸润,淋巴结通常不被侵犯,但副皮质区可见到浆细胞和 LGLs 扩增。

T-LGLL 和 CLPD-NK 具有重叠的免疫特性,两者都经常表达与 NK 相关的标记 CD16 和 CD57。T-LGLL 可出现 NKp46 (CD335,通常选择性表达于 NK 细胞)的异常表达[33]。CD56 表达于健康个体的循环 NK 细胞,在 CLPD-NK 中表达可降低,在 T-LGLL 中 CD56 的表达可能与不良临床预后相关[34]。白血病性 T-LGLs 通常为 CD3[+]、CD4[−]、CD8[+]、CD16[+]、CD56[−]、CD57[+],常伴人类白细胞抗原(human leukocyte antigen, HLA)-DR+。不常见的是,白血病性 LGLs 表达 CD4,伴可变的 CD8 表达[35]。白血病性 T-LGL 常出现 TCRαβ+异质二聚体,部分具有相似临床特征的病例证实出现 γδTCR 异质二聚体[36]。与 T 细胞起源的正常 LGL 相反,白血病性 LGL 的 CD5 表达显著降低,并伴异常的免疫球蛋白样受体(killer immunoglobulin-like receptor, KIR)的表达[37]。肿瘤性 NK 细胞的 KIR 表达多为异常,包括膜表面 KIR 完全缺失,或者 KIR 表达受限,表明存在克隆性种群的生长[38]。

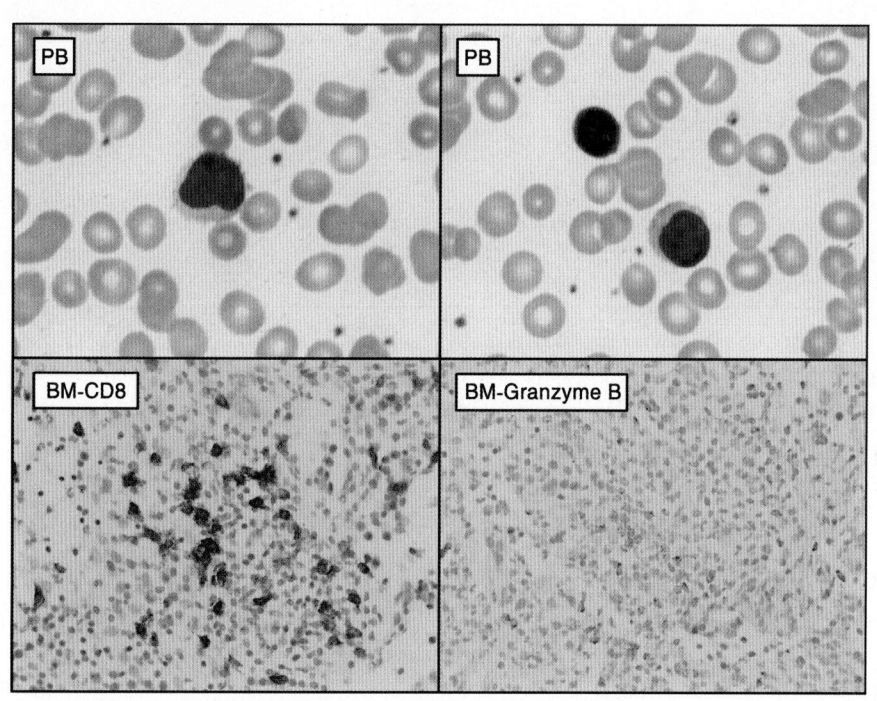

图 94-1　T-LGLL 患者外周血和骨髓的细胞形态学和免疫组织化学分析。上图显示了一位 T-LGLL 患者循环 LGL 的高倍镜图像(放大×500)。要注意的是右上图中 LGL 和旁边的小淋巴细胞比较,LGL 比其他淋巴细胞略大,并含有更多的不规则核膜,胞浆呈中度淡蓝色,胞浆内颗粒明显。下图显示一位 T-LGLL 患者 BM 中,非典型簇状分布的 CD8[+](左)和颗粒酶 B+(右)的淋巴细胞(放大×500)。至少需要 8 个非典型簇状的 CD8[+] 和/或至少 6 个颗粒酶 B+的淋巴细胞,结合临床症状才可诊断为 LGLL[31]。PB:外周血;BM:骨髓

● 发病时临床和实验室特征

表格 94 ~ 1 总结了 T-LGLL 的临床特征,数据来自 6 个大型系列报道。男女发病率相似,诊断时中位年龄约为 60 岁。只有极小部分患者小于 50 岁。约有三分之一的 LGLL 患者在诊断时无伴随症状,而通过血液检查确诊的。其余患者的典型

症状诸如中性粒细胞减少(80%)、贫血(45%),或两者均有,只有 15% 的患者出现 B 症状。体检显示,35% 患者有轻至中度脾肿大,20% 患者有肝肿大,淋巴结和皮肤累积的很少见,极偶然情况下可出现肺动脉高压。类风湿性关节炎通常是 LGLL 的突出特征,仅从临床表现有时难以与从费蒂综合征(Felty syndrome, FS)(慢性关节炎、脾肿大和长期血清反应阳性的类风湿性关节炎所致的粒细胞减少)(参见第 56、65 章)相鉴别[39]。FS 患者也可出现 LGL 克隆性增殖[39],并且有可能很大一

部分被诊断为 FS 的患者实际上患有 T-LGLL。区分 FS 和伴有类风湿性关节炎的 T-LGLL，通常是基于 LGL 增殖是单克隆(LGLL)还是多克隆(FS)的。然而，这一区别并不总是可靠，而且最近还报道了伴体细胞 STAT 突变的 FS 病例，提示两种疾病在分子学水平也有重叠[40]。

CLPD-NK 白血病的临床表现与 T-LGLL 非常相似[41]，必须与具有侵袭性的 NK 细胞白血病患者相鉴别，后者更年轻，伴有 B 症状，通常有显著的肝脾肿大。淋巴结病和胃肠道累及也很常见[42]。约 25% T-LGLL 患者淋巴细胞总数不增加，所以血涂片检查对于诊断非常重要[13]，可以从形态来识别 LGL，当然通过免疫表型来区分 LGL 是 T 细胞还是 NK 细胞来源也是必要的(图 94-2)。T-LGL 白血病患者的中位 LGL 细胞数是 $4.2 \times 10^9/L$(表 94-1)。

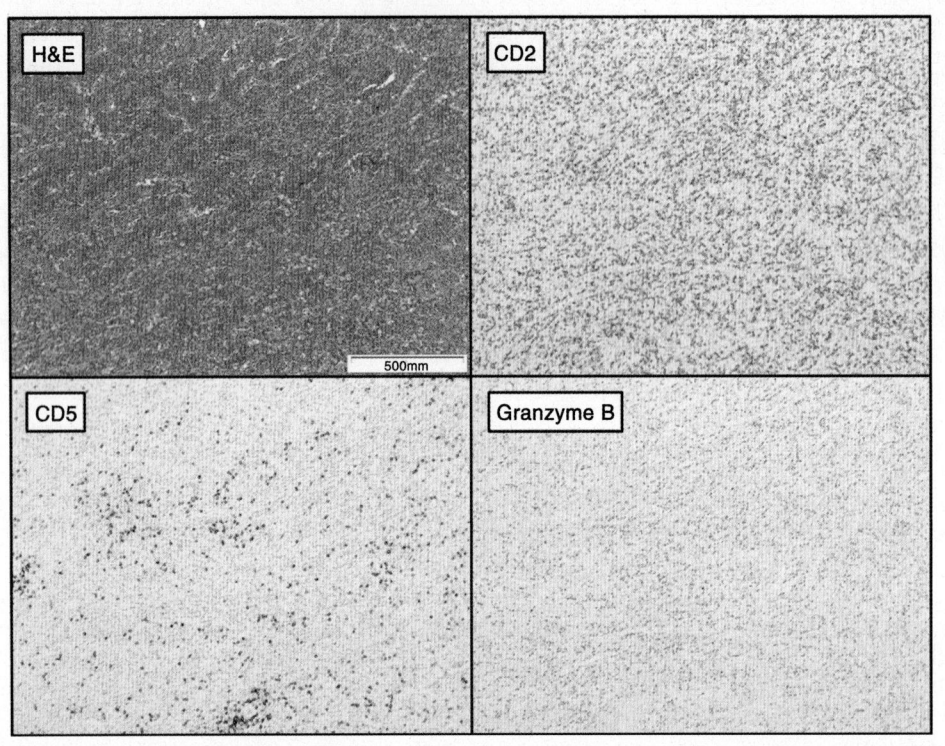

图 94-2 T-LGLL 患者脾脏的细胞形态学和免疫组化学分析。上图显示 T-LGLL 患者脾脏红髓受累的图像(放大 100×)，可见增生的红髓中淋巴细胞增多，此外，通过免疫组织化学分析，显示这些淋巴细胞具有 CD2 和颗粒酶 B 的异常免疫表型，但泛 T 细胞的标记 CD5 表达下调

多数 T-LGLL 患者(70%)患有慢性中性粒细胞减少症，约 35% 患者中性粒细胞计数少于 $0.5 \times 10^9/L$[13]。30% 的患者反复发作上呼吸道和下呼吸道的细菌感染，但条件性感染倒不常见。约 50% T-LGLL 患者发生贫血，20% 左右的患者出现输血依赖。多种贫血的机制已被描述，包括自身免疫溶血性贫血(参见第 54 章)、纯红细胞再障(参见第 36 章)，以及罕见的肿瘤性贫血(参见第 35 章)[3,43]。LGLL 是纯红再障最常见的病因[44]，LGLL 患者的 LGL 细胞抑制红细胞生成素的体外实验已建立[45]，并可通过对抗胸腺细胞的应答来支持 T 细胞存活[46]。约 20% 的患者可见血小板减少症，通常是中度的，可能是免疫介导(存在抗血小板抗体)(参见第 117 章)所致的脾脏滞留的结果，很少继发于巨核细胞减少性血小板减少。罕见的巨核细胞减少性血小板减少或红系再障的病例已有报道，免疫抑制治疗对其有效。

诊断标准

虽然临床实践中，血细胞三系减少，血 LGL 克隆性扩增及 RF 滴度升高，有助于临床识别，但 LGLL 特定诊断标准的定义仍然存在相当大的争议。因此，患者的入选标准不一致，关于结果研究和临床试验的纳入规则也没有得到协调，使得对数据的比较解释成为挑战。这一事实可能解释了 LGLL 研究中，不同特殊临床表现频率的巨大差异，并引起了对不同中心的结果比较分析有效性的关注。在缺乏分子标记的情况下，反应性和 LGL 肿瘤细胞增殖的临床和实验室特征上有显著的重叠，LGLL 的诊断一定程度上依赖于血液 LGL 水平的界限值选择。以前，LGLL 的诊断要求血 LGL 达到 $2 \times 10^9/L$ 或更多。而有些患者血液中 LGL 少于 $2 \times 10^9/L$，但有明显的 CD8+ T 细胞淋巴单克隆性增殖，并伴临床和实验室的特征与临床转归，就很难与 LGLL 区分了，这一发现导致了 LGLL 诊断的限制降低。目前，普遍被接受的 LGLL 诊断标准为 LGL 阈值大于 $0.5 \times 10^9/L$，伴 TCRαβ+/CD3+/CD8+/CD57+ 免疫表型，持续 6 个月以上[48]。CLPD-NK 的诊断要求细胞数(CD3−/CD8+/CD16+ 和/或 CD16+/CD56+)大于 $0.75 \times 10^9/L$。

鉴别诊断

对于伴有 LGL 细胞数增多的慢性或周期性中性粒细胞减少、纯红再障或类风湿性关节炎患者，应考虑 LGLL 的可能。艾滋病毒感染可轻度增加 LGL 细胞数，但这些 LGLs 不是单克隆的[50]。其他病毒感染如 CMV、同种异体干细胞移植后、脾功能减退症和酪氨酸激酶抑制剂应用等，也可以看到 LGLs 反应性增生[13,51,52]。分子水平确定克隆性 TCR 重排可有助于反应性和肿瘤性 LGL 细胞增殖的鉴别，但反应性 T 细胞性 LGL 克隆性扩增也可能发生[53,54]。X 染色体失活的研究可用来建立女性患者的 NK 细胞克隆形成[55]。上述的免疫学特点可能有助于异常 LGL 人群的筛选，然而，反应性增生的 TCRγδ+T 细胞也可有类似免疫表型，包括 CD4 细胞缺失，伴或不伴 CD8 弱表达，以及 NK 相关性标记诸如 CD56 的表达[56]。鉴别诊断还包括其他 T 细胞肿瘤侵犯血液、骨髓和/或脾脏。与 LGLL 相比，其他 T 细胞肿瘤的形态学特征更能提示为恶性肿瘤，然而，情况并非总是如此，临床病史也很重要。例如，T-LGLL 和肝脾 T 细胞淋巴瘤（hepatosplenic T-cell lymphoma, HSTCL）（参见第 104 章）具有相似的组织分布，和重叠的形态学特征，但 HSTCL 在年轻男性中更为常见，而 T-LGLL 通常会影响老年人，且没有性别差异。此外，T-LGLL 细胞表达 TIA-1、穿孔素和颗粒酶 B 细胞溶解的颗粒。HSTCL 的特征为表达 TIA-1，但缺乏穿孔和颗粒酶 B 的表达[31,57,58]。因此，密切关注这些细微的细节对于评估一种潜在的 T 细胞淋巴组织增殖性疾病非常重要。

临床病程,治疗和预后

LGLL 通常是一种慢性惰性的淋巴组织增殖性疾病，5 年生存率接近 90%。临床症状和血液学异常通常为中度至中重度，许多患者在很长一段时间内都可以保持无感染和不依赖输血状态。因此，诊断并不意味着要马上治疗，在缺乏治疗策略的情况下，多数患者的治疗主要目的是改善该病的继发性临床表现，而不是杀伤血液和骨髓中的白血病细胞。对于无症状的患者，进行中性粒细胞减少和贫血的风险评估，立即治疗未必能获益，而且没有数据证明早期治疗可提高生存率，观察可能是更好的选择。因此，对于其他慢性淋巴系统肿瘤，重要的是要定义合适的治疗指征。这些标准通常包括：①重度中性粒细胞减少（小于 0.5×10^9/L）或中度粒细胞减少（($0.5 \sim 1.0) \times 10^9$/L）伴反复感染；②有症状的，或者输血依赖的贫血；③中重度的血小板减少症（小于 50×10^9/L）；④需要治疗的相关自体免疫性疾病[59]。

对于有症状的患者，以及符合一种或多种治疗指征的患者，最常用的方法是口服低剂量氨甲蝶呤（每周 10~20mg），环磷酰胺（每天 50~100mg），或环孢霉素（每天剂量不等，可监测血清环孢霉素水平）[59,60]进行慢性免疫抑制。这些药物的反应率在大约 50% 左右，起效时间从 2~12 周不等，并且有可耐受的和供参考的安全性资料[59]。目前尚不清楚 LGLL 初始治疗的最佳药物，因为这些方案从来没有在一个前瞻性研究中直接比较，疗效数据主要来自于小型的、回顾性病例研究，使用的反应标准往往不同[61~63]。泼尼松（1mg/kg）可作为单药治疗或促进一线免疫抑制剂的初始治疗反应。然而糖皮质激素在 LGLL 和中性粒细胞减少症患者中没有长期的疗效，药物逐渐减少时通常会很快复发。由于慢性重度中性粒细胞减少会导致严重的发病率和死亡率[13]，粒细胞和粒-单细胞集落刺激因子的短暂反应已被报道[64~66]，因此，在手术前或败血症时，合理地使用髓系生长因子可能对患者有利。

氨甲蝶呤、环磷酰胺或环孢霉素，联合/不联合泼尼松，通常都能有效地纠正与 T-LGLL 相关的自身免疫性血细胞减少和纯红再障[13]。如果这三种一线治疗失败，靶向 T 细胞 LGLL 细胞表面 CD52 的单克隆抗体阿仑单抗（alemtuzumab, campath-1h），在个案病例和小范围病例的报道中证明有效，包括那些难治性纯红再障的患者[67]。

据报道，脾切除术对 50% 的 T-LGLL 患者有效[59]。然而，只有具有重度血细胞减少症或有症状脾大的难治性患者，才应考虑脾切除术。

慢性 NK 淋巴细胞症患者通常不需要治疗。

翻译:沈莉菁　互审:赵维莅　校对:陈芳源

参考文献

1. Brouet JC, Sasportes M, Flandrin G, et al: Chronic lymphocytic leukaemia of T-cell origin. Immunological and clinical evaluation in eleven patients. *Lancet* 2:890–893, 1975.
2. McKenna RW, Parkin J, Kersey JH, et al: Chronic lymphoproliferative disorder with unusual clinical, morphologic, ultrastructural and membrane surface marker characteristics. *Am J Med* 62:588–596, 1977.
3. Loughran TP Jr, Kadin ME, Starkebaum G, et al: Leukemia of large granular lymphocytes: Association with clonal chromosomal abnormalities and autoimmune neutropenia, thrombocytopenia, and hemolytic anemia. *Ann Intern Med* 102:169–175, 1985.
4. Chan WC, Foucar K, Morice WG, Catovsky D: T-cell large granular lymphocytic leukaemia. in *WHO Classification of Tumours of Haematopoietic and Lymphoid Tissues, ed 4*, edited by SH Swerdlow, E Campo, NL Harris, ES Jaffe, SA Pileri, H Stein, J Thiele, JW Vardiman, pp 272–273. International Agency for Research on Cancer (IARC), Lyon, France, 2008.
5. Villamor NM, Morice WG, Chan WC, Foucar K: Chronic lymphoproliferative disorders of NK cells, in *WHO Classification of Tumours of Haematopoietic and Lymphoid Tissues, ed 4*, edited by SH Swerdlow, E Campo, NL Harris, ES Jaffe, SA Pileri, H Stein, J Thiele, JW Vardiman, pp 274–275. International Agency for Research on Cancer (IARC), Lyon, France, 2008.
6. JKC Chan, ES Jaffe, E Ralfkiaer, Y-H Ko: Aggressive NK-cell leukaemia, in *WHO Classification of Tumours of Haematopoietic and Lymphoid Tissues, ed 4*, edited by SH Swerdlow, E Campo, NL Harris, ES Jaffe, SA Pileri, H Stein, J Thiele, JW Vardiman, pp 276–277. International Agency for Research on Cancer (IARC), Lyon, France, 2008.
7. Wlodarski MW, Nearman Z, Jankowska A, et al: Phenotypic differences between healthy effector CTL and leukemic LGL cells support the notion of antigen-triggered clonal transformation in T-LGL leukemia. *J Leukoc Biol* 83:589–601, 2008.
8. Wlodarski MW, O'Keefe C, Howe EC, et al: Pathologic clonal cytotoxic T-cell responses: Nonrandom nature of the T-cell-receptor restriction in large granular lymphocyte leukemia. *Blood* 106:2769–2780, 2005.
9. Yang J, Epling-Burnette PK, Painter JS, et al: Antigen activation and impaired Fas-induced death-inducing signaling complex formation in T-large-granular lymphocyte leukemia. *Blood* 111:1610–1616, 2008.
10. Clemente MJ, Wlodarski MW, Makishima H, et al: Clonal drift demonstrates unexpected dynamics of the T-cell repertoire in T-large-granular lymphocyte leukemia. *Blood* 118:4384–4393, 2011.
11. Duong YT, Jia H, Lust JA, et al: Short communication: Absence of evidence of HTLV-3 and HTLV-4 in patients with large granular lymphocyte (LGL) leukemia. *AIDS Res Hum Retroviruses* 24:1503–1505, 2008.
12. Rodriguez-Caballero A, Garcia-Montero AC, Barcena P, et al: Expanded cells in monoclonal TCR-alphabeta+/CD4+/NKa+/CD8-/+dim T-LGL lymphocytosis recognize hCMV antigens. *Blood* 112:4609–4616, 2008.
13. Lamy T, Loughran TP Jr: Clinical features of large granular lymphocyte leukemia. *Semin Hematol* 40:185–195, 2003.
14. Lamy T, Liu JH, Landowski TH, et al: Dysregulation of CD95/CD95 ligand-apoptotic pathway in CD3(+) large granular lymphocyte leukemia. *Blood* 92:4771–4777, 1998.
15. Liu JH, Wei S, Lamy T, et al: Chronic neutropenia mediated by Fas ligand. *Blood* 95:3219–3222, 2000.
16. Chen J, Petrus M, Bamford R, et al: Increased serum soluble IL-15ralpha levels in T-cell large granular lymphocyte leukemia. *Blood* 119:137–143, 2012.
17. Nearman ZP, Wlodarski M, Jankowska AM,: Immunogenetic factors determining the evolution of T-cell large granular lymphocyte leukaemia and associated cytopenias. *Br J Haematol* 136:237–248, 2007.
18. Zambello R, Facco M, Trentin L, et al: Interleukin-15 triggers the proliferation and cytotoxicity of granular lymphocytes in patients with lymphoproliferative disease of granular lymphocytes. *Blood* 89:201–211, 1997.
19. Zambello R, Trentin L, Cassatella MA, et al: IL-12 is involved in the activation of CD3+ granular lymphocytes in patients with lymphoproliferative disease of granular lymphocytes. *Br J Haematol* 92:308–314, 1996.
20. Epling-Burnette PK, Liu JH, Catlett-Falcone R, et al: Inhibition of STAT3 signaling leads to apoptosis of leukemic large granular lymphocytes and decreased MCL-1 expression. *J Clin Invest* 107:351–362, 2001.
21. Schade AE, Powers JJ, Wlodarski MW, Maciejewski JP: Phosphatidylinositol-3-phosphate kinase pathway activation protects leukemic large granular lymphocytes from undergoing homeostatic apoptosis. *Blood* 107:4834–4840, 2006.
22. Shah MV, Zhang R, Irby R, et al: Molecular profiling of LGL leukemia reveals role of sphingolipid signaling in survival of cytotoxic lymphocytes. *Blood* 112:770–781, 2008.
23. Jerez A, Clemente MJ, Makishima H, et al: Stat3 mutations unify the pathogenesis of chronic lymphoproliferative disorders of NK cells and T-cell large granular lymphocyte leukemia. *Blood* 120:3048–3057, 2012.
24. Koskela HL, Eldfors S, Ellonen P, et al: Somatic STAT3 mutations in large granular lymphocytic leukemia. *N Engl J Med* 366:1905–1913, 2012.
25. Rajala HL, Eldfors S, Kuusanmaki H, et al: Discovery of somatic STAT5b mutations in

large granular lymphocytic leukemia. *Blood* 121:4541–4550, 2013.

26. Teramo A, Gattazzo C, Passeri F, et al: Intrinsic and extrinsic mechanisms contribute to maintain the JAK/STAT pathway aberrantly activated in T-type large granular lymphocyte leukemia. *Blood* 2013;121:3843–3854, S3841.

27. Zhang R, Shah MV, Yang J, et al: Network model of survival signaling in large granular lymphocyte leukemia. *Proc Natl Acad Sci U S A* 105:16308–16313, 2008.

28. Fehniger TA, Suzuki K, Ponnappan A, et al: Fatal leukemia in interleukin 15 transgenic mice follows early expansions in natural killer and memory phenotype CD8+ t cells. *J Exp Med* 193:219–231, 2001.

29. Mishra A, Liu S, Sams GH, et al: Aberrant overexpression of IL-15 initiates large granular lymphocyte leukemia through chromosomal instability and DNA hypermethylation. *Cancer Cell* 22:645–655, 2012.

30. Chen X, Bai F, Sokol L, et al: A critical role for DAP10 and DAP12 in CD8+ T cell-mediated tissue damage in large granular lymphocyte leukemia. *Blood* 113:3226–3234, 2009.

31. Morice WG, Kurtin PJ, Tefferi A, Hanson CA: Distinct bone marrow findings in T-cell granular lymphocytic leukemia revealed by paraffin section immunoperoxidase stains for CD8, TIA-1, and granzyme B. *Blood* 99:268–274, 2002.

32. Agnarsson BA, Loughran TP Jr, Starkebaum G, Kadin ME: The pathology of large granular lymphocyte leukemia. *Hum Pathol* 20:643–651, 1989.

33. Freud AG, Zhao S, Wei S, et al: Expression of the activating receptor, NKp46 (CD335), in human natural killer and T-cell neoplasia. *Am J Clin Pathol* 140:853–866, 2013.

34. Gentile TC, Uner AH, Hutchison RE, et al: CD3+, CD56+ aggressive variant of large granular lymphocyte leukemia. *Blood* 84:2315–2321, 1994.

35. Lima M, Almeida J, Dos Anjos Teixeira M, et al: TCRalphabeta+/CD4+ large granular lymphocytosis: A new clonal T-cell lymphoproliferative disorder. *Am J Pathol* 163:763–771, 2003.

36. Bourgault-Rouxel AS, Loughran TP Jr, Zambello R, et al: Clinical spectrum of gamma-delta+ T cell LGL leukemia: Analysis of 20 cases. *Leuk Res* 32:45–48, 2008.

37. Lundell R, Hartung L, Hill S, et al: T-cell large granular lymphocyte leukemias have multiple phenotypic abnormalities involving pan-T-cell antigens and receptors for MHC molecules. *Am J Clin Pathol* 124:937–946, 2005.

38. Morice WG, Kurtin PJ, Leibson PJ, et al: Demonstration of aberrant T-cell and natural killer-cell antigen expression in all cases of granular lymphocytic leukaemia. *Br J Haematol* 120:1026–1036, 2003.

39. Loughran TP Jr, Starkebaum G, Kidd P, Neiman P: Clonal proliferation of large granular lymphocytes in rheumatoid arthritis. *Arthritis Rheum* 31:31–36, 1988.

40. Schrenk KG, Krokowski M, Feller AC, et al: Clonal T-LGL population mimicking leukemia in Felty's syndrome—Part of a continuous spectrum of T-LGL proliferations? *Ann Hematol* 92:985–987, 2013.

41. Poullot E, Zambello R, Leblanc F, et al: Chronic natural killer lymphoproliferative disorders: Characteristics of an international cohort of 70 patients. *Ann Oncol* 25:2030–2035, 2014.

42. Cheung MM, Chan JK, Wong KF: Natural killer cell neoplasms: A distinctive group of highly aggressive lymphomas/leukemias. *Semin Hematol* 40:221–232, 2003.

43. Sokol L, Loughran TP Jr: Large granular lymphocyte leukemia. *Oncologist* 11:263–273, 2006.

44. Lacy MQ, Kurtin PJ, Tefferi A: Pure red cell aplasia: Association with large granular lymphocyte leukemia and the prognostic value of cytogenetic abnormalities. *Blood* 87:3000–3006, 1996.

45. Abkowitz JL, Kadin ME, Powell JS, Adamson JW: Pure red cell aplasia: Lymphocyte inhibition of erythropoiesis. *Br J Haematol* 63:59–67, 1986.

46. Abkowitz JL, Powell JS, Nakamura JM, et al: Pure red cell aplasia: Response to therapy with anti-thymocyte globulin. *Am J Hematol* 23:363–371, 1986.

47. Lai DW, Loughran TP Jr, Maciejewski JP, et al: Acquired amegakaryocytic thrombocytopenia and pure red cell aplasia associated with an occult large granular lymphocyte leukemia. *Leuk Res* 32:823–827, 2008.

48. Bareau B, Rey J, Hamidou M, et al: Analysis of a French cohort of patients with large granular lymphocyte leukemia: A report on 229 cases. *Haematologica* 95:1534–1541, 2010.

49. Loughran TP Jr, Hammond WP: Adult-onset cyclic neutropenia is a benign neoplasm associated with clonal proliferation of large granular lymphocytes. *J Exp Med* 164:2089–2094, 1986.

50. Zambello R, Trentin L, Agostini C, et al: Persistent polyclonal lymphocytosis in human immunodeficiency virus-1-infected patients. *Blood* 81:3015–3021, 1993.

51. Khan S, Myers K: Persistence of natural killer (NK) cell lymphocytosis with hyposplenism without development of leukaemia. *BMC Clin Pathol* 5:8, 2005.

52. Qiu ZY, Xu W, Li JY: Large granular lymphocytosis during dasatinib therapy. *Cancer Biol Ther* 15:247–255, 2014.

53. Rossi D, Franceschetti S, Capello D, et al: Transient monoclonal expansion of CD8+/CD57+ T-cell large granular lymphocytes after primary cytomegalovirus infection. *Am J Hematol* 82:1103–1105, 2007.

54. Wolniak KL, Goolsby CL, Chen YH, et al: Expansion of a clonal CD8+CD57+ large granular lymphocyte population after autologous stem cell transplant in multiple myeloma. *Am J Clin Pathol* 139:231–241, 2013.

55. Boudewijns M, van Dongen JJ, Langerak AW: The human androgen receptor X-chromosome inactivation assay for clonality diagnostics of natural killer cell proliferations. *J Mol Diagn* 9:337–344, 2007.

56. Inghirami G, Zhu BY, Chess L, Knowles DM: Flow cytometric and immunohistochemical characterization of the gamma/delta T-lymphocyte population in normal human lymphoid tissue and peripheral blood. *Am J Pathol* 136:357–367, 1990.

57. Belhadj K, Reyes F, Farcet JP, et al: Hepatosplenic gammadelta T-cell lymphoma is a rare clinicopathologic entity with poor outcome: Report on a series of 21 patients. *Blood* 102:4261–4269, 2003.

58. Lu CL, Tang Y, Yang QP, et al: Hepatosplenic T-cell lymphoma: Clinicopathologic, immunophenotypic, and molecular characterization of 17 Chinese cases. *Hum Pathol* 42:1965–1978, 2011.

59. Lamy T, Loughran TP Jr: How I treat LGL leukemia. *Blood* 117:2764–2774, 2011.

60. Dearden CE, Johnson R, Pettengell R, Devereux S, et al: British Committee for Standards in Haematology: Guidelines for the management of mature T-cell and NK-cell neoplasms (excluding cutaneous T-cell lymphoma). *Br J Haematol* 153:451–485, 2011.

61. Loughran TP Jr, Kidd PG, Starkebaum G: Treatment of large granular lymphocyte leukemia with oral low-dose methotrexate. *Blood* 84:2164–2170, 1994.

62. Osuji N, Matutes E, Tjonnfjord G, et al: T-cell large granular lymphocyte leukemia: A report on the treatment of 29 patients and a review of the literature. *Cancer* 107:570–578, 2006.

63. Sood R, Stewart CC, Aplan PD, et al: Neutropenia associated with T-cell large granular lymphocyte leukemia: Long-term response to cyclosporine therapy despite persistence of abnormal cells. *Blood* 91:3372–3378, 1998.

64. Lamy T, LePrise PY, Amiot L, et al: Response to granulocyte-macrophage colony-stimulating factor (GM-CSF) but not to g-csf in a case of agranulocytosis associated with large granular lymphocyte (LGL) leukemia. *Blood* 85:3352–3353, 1995.

65. Kaneko T, Ogawa Y, Hirata Y, et al: Agranulocytosis associated with granular lymphocyte leukaemia: Improvement of peripheral blood granulocyte count with human recombinant granulocyte colony-stimulating factor (G-CSF). *Br J Haematol* 74:121–122, 1990.

66. Thomssen C, Nissen C, Gratwohl A, et al: Agranulocytosis associated with t-gamma-lymphocytosis: No improvement of peripheral blood granulocyte count with human-recombinant granulocyte-macrophage colony-stimulating factor (GM-CSF). *Br J Haematol* 71:157–158, 1989.

67. Ru X, Liebman HA: Successful treatment of refractory pure red cell aplasia associated with lymphoproliferative disorders with the anti-CD52 monoclonal antibody alemtuzumab (Campath-1H). *Br J Haematol* 123:278–281, 2003.

68. Pandolfi F, Loughran TP Jr, Starkebaum G, et al: Clinical course and prognosis of the lymphoproliferative disease of granular lymphocytes. A multicenter study. *Cancer* 65:341–348, 1990.

69. Loughran TP Jr: Clonal diseases of large granular lymphocytes. *Blood* 82:1–14, 1993.

70. Dhodapkar MV, Li CY, Lust JA, et al: Clinical spectrum of clonal proliferations of T-large granular lymphocytes: A T-cell clonopathy of undetermined significance? *Blood* 84:1620–1627, 1994.

71. Semenzato G, Zambello R, Starkebaum G, et al: The lymphoproliferative disease of granular lymphocytes: updated criteria for diagnosis. *Blood* 89:256–260, 1997.

72. Neben MA, Morice WG, Tefferi A: Clinical features in T-cell vs. natural killer-cell variants of large granular lymphocyte leukemia. *Eur J Haematol* 71:263–265, 2003.

第 95 章

淋巴瘤概述：流行病学、病因学、异质性和原发性结外疾病

Oliver W. Press and Marshall A. Lichtman *

摘要

　　淋巴瘤是起源于淋巴细胞的一组异质性恶性肿瘤，淋巴细胞发生突变，从而获得比其相应正常细胞更强的生长和存活优势。肿瘤通常位于淋巴结或结外部位淋巴组织（结外淋巴瘤），诊断时肿瘤可为局限性或播散性。男性常比女性多见，大多数淋巴瘤发生的危险性随年龄而呈现对

简写和缩略词

ALCL，间变性大细胞淋巴瘤（anaplastic large cell lymphoma）；ALK，ALCL 酪氨酸激酶基因（ALCL tyrosine kinase gene）；ATLL，成人 T 细胞白血病/淋巴瘤（adult T-cell leukemia/lymphoma）；CBC，全血计数（complete blood count）；CRu，未最后确认的完全缓解（complete remission unconfirmed）；DLBCL，弥漫性大 B 细胞淋巴瘤（diffuse B-cell lymphoma）；EBV，EB 病毒（Epstein-Barr virus）；PDG，2-氟脱氧葡萄糖（2-fluorodeoxyglucose）；HHV8，人类疱疹病毒-8（human herpesvirus-8）；HL，霍奇金淋巴瘤（Hodgkin lymphoma）；HTLV-1，人类 T 细胞白血病/淋巴瘤病毒 1（human T-cell leukemia/lymphoma virus-1）；iF-ISH，间期荧光原位杂交（interphase fluorescence in situ hybridization）；Ig，免疫球蛋白（immunoglobulin）；IWG，国际工作组（International Working Group）；MALT，黏膜相关淋巴组织（mucosa-associated lymphatic tissue）；NCCN，国家癌症中心网（National Cancer Center Network）；NHL，非霍奇金淋巴瘤（non-Hodgkin lymphoma）；NK，自然杀伤细胞（natural killer）；PET，正电子放射断层造影术（positron emission tomography）；R-CHOP，利妥昔单抗-环磷酰胺、阿霉素、长春新碱、泼尼松（rituximab-cyclophosphamide、doxorubicin、vincristine（Oncovin）and prednisone）；REAL，淋巴组织肿瘤欧美修改分类（revised European-American classification of lymphoid neoplasm）；SEER，监测、流行病学和最终结果（surveillance，epidemiology，and end results）；TCE，三氯乙烯（trichloroethylene）；TCR，T 细胞受体（T-cell receptor）；WHO，世界卫生组织（World Health Organization）。

* 在上一版中本章作者 Kenneth A. Foon 撰写的部分内容在本版中予以保留。

数增加。分类系统考虑到克隆性转化恶性细胞免疫表型和基因型相应可能的淋巴组织祖细胞，特有的病理学诊断通常建立在以下基础上：组织切片的组织病理学表现；涉及淋巴细胞表达 CD 抗原的免疫表达谱；特殊的细胞遗传学改变，尤其染色体易位 [如 t(11;14)]；免疫细胞化学标记物（如 cyclin D1）；特殊部位（黏膜相关淋巴组织）。虽然大多数淋巴瘤没有明确的病因，但已经证实 HTLV-1、EBV、HCV 和 HHV8 以及幽门螺杆菌，也许还有鹦鹉热衣原体感染为其病因（如 HTLV-1）或与淋巴瘤发生强烈相关（如 HCV）而提示其病因作用。HIV 能引起严重的免疫缺陷，能为 EBV 或 HHV8 诱发淋巴瘤提供条件。这些关系依地理位置而有很大差异。暴露于几种职业和工业有害物质，如有机氯、苯氧酸除草剂等，被疑为与淋巴瘤的发生有关，但尚未确立其必然联系。当前，估计归因于所有被怀疑外源性因素引起的淋巴瘤占淋巴瘤年发病数的比例较小，故大多数病例没有明显的病因。特殊淋巴瘤亚型的发病率在不同地区有很大差异（如滤泡性淋巴瘤在美国很常见，而在东亚非常少见）。原发性结外淋巴瘤实际上可累及任何组织和器官，依据肿瘤原发的部位，可出现重要的功能异常（如双侧肾上腺累及与肾上腺皮质功能减退、垂体-下丘脑累及与尿崩症）。多种药物化疗和淋巴细胞特异性单克隆抗体治疗，已成为大多数淋巴瘤现代治疗的模式基础，但在用于某些部位和组织病理学类型淋巴瘤的治疗上，放射治疗和外科切除还起着有限的作用。

● 定义及历史

　　淋巴瘤是 B 细胞、T 细胞和罕见的 NK 细胞引起的一组异质性恶性肿瘤，肿瘤通常位于淋巴结，但可以位于身体的任何器官。淋巴瘤在以前被称为淋巴肉瘤（lymphosarcoma），分为两大类即网状细胞肉瘤（reticulum cell sarcoma）和巨滤泡性淋巴瘤（giant follicular lymphoma），后者又称为 Brill-symmers 病[1~3]。1966 年，Rappaport[4] 依据淋巴瘤细胞生长方式、细胞大小和形状提出分类系统，试图使形态学与临床结局相关联。该分类有些不太正确，例如组织细胞性淋巴瘤（histiocytic lymphoma）这一术语描述的是大的转化淋巴细胞淋巴瘤，而不是起自单核-巨噬细胞系的肿瘤。尽管如此，Rappaport 分类仍是一个重要的里程碑，成为在美国应用最广的分类。1974 年，Lukes 和 Collins 提出了另一个分类系统，该分类把免疫学亚型并入形态学，并得到命名委员会的认可[4]。由 Karl Lennert 等介绍的另一个分类——Kiel 分类，在欧洲应用得比较普遍[5]。在 20 世纪 70 年代，至少发表了 6 个淋巴瘤分类，主要包括美国 2 个，欧洲大陆 1 个和英国 1 个，世界范围内未能达成一个共识分类。美国国立癌症研究所（NCI）研究显示，不同的病理学家使用已有的分类观察同一张切片试图分类每一例淋巴瘤，其重复性差。1982 年，NCI 资助的工作方案设法调和那些使用的互相竞争的分类[6]，工作方案供临床使用，获得广泛欢迎。该方案将特殊的亚型分入高度恶性、中度恶性和低度恶性淋巴瘤，在某种程度上集中在疾病进展的期望率上，而不是讨论病例的表型。随着对免疫系统和淋巴细胞个体发育的了解，区分淋巴细胞亚型单克隆抗体和淋巴细胞基因谱的应用，一个新的分类模式，与细胞类型、组

织起源、免疫表型和基因型相关的淋巴瘤分类成为可能。

1994年,国际淋巴瘤研究组(ILSG)提出了淋巴组织肿瘤欧美修改分类(REAL)(参见第90、96章)[7],ILSG将淋巴组织恶性肿瘤分为三大类,包括B细胞、T细胞和霍奇金淋巴瘤。用形态学、免疫学和遗传学技术来定义淋巴瘤,许多淋巴瘤有特殊的临床表现,不符合确定病种的病例归入不能分类。进一步再分类[8],将B细胞和T细胞系的每一种淋巴瘤再分为:①惰性淋巴瘤(迅速进展的危险性低);②侵袭性淋巴瘤(进展危险性中等);③高度侵袭性淋巴瘤(进展危险性高)。1995年,欧洲血液病理学协会和美国血液病理学协会合作研究项目开始修订REAL,2001年出版了造血和淋巴组织肿瘤的WHO分类。本章使用这一分类。2008年,WHO又更新了这一分类(参见第90、96章)[9,10]。

淋巴瘤的分期、治疗和反应评价上出现的概念与术语改变相一致。最初定义疾病累及范围所做的努力主要是HL,导致提出了Ann Arbor分类[11]。该分类将HL分为四期,每期按有无发热超过38.3℃、体重减轻和盗汗,分为A和B两组。Ann Arbor分类应用了几十年证实有用,之后又应用于NHL。Ann Arbor分类的Cotswold修改方案[12]首先正式将CT检查融入临床分期的范例,对巨大病变引入了术语"X"和"未最后确认的完全缓解"(CRu),后者指患者在治疗后最有可能为纤维瘢痕组织的残留肿块。腹部CT影像学的敏感性和准确性已不需要再使用"分期剖腹术"来评估。第一个被普遍接受的NHL治疗反应标准最初由NCI工作组[13]发表于1999年,后来在2007年修订时加入了PET、骨髓免疫组织化学和FCM来评估治疗反应[14],2007年,PET/CT影像学检查使CRu这一术语不再使用,因为依据病变的代谢活性能准确地确定影像学的残留异常是有活性的残留淋巴瘤还是治疗后的纤维化。这些标准在2011年和2013年瑞士Lugano的第11届和第12届恶性淋巴瘤国际会议以及2012年法国Menton第四届淋巴瘤PET国际研讨会的工作进行评估和分析[15,16]。这些国际工作组是由著名的血液病学家、肿瘤学家、放射肿瘤学家、病理学家、放射学家和核医学医师参加,代表北美、欧洲、日本和澳大利亚所有大的临床试验组和癌症中心。2014年发表了对HL和NHL最初评价、分期和治疗反应评估的改进标准[17],这些标准与社区医师、引导研究者临床试验、合作组和注册临床试验相关。这些新的规则,称为"Lugano分类",大大地偏离了老的分期和评价系统,本章后面将会详述。

● 流行病学

2014年,在美国被诊断为淋巴瘤新病例约79 990人,预期死于淋巴瘤约20 170人[18],这些数字代表所有恶性肿瘤年发病率的4.8%和恶性肿瘤相关年死亡率的3.4%。最近美国NCI的SEER提供每10万人年龄调整后发病数是:白人男性24.9,黑人男性17.4,白人女性17.2,黑人女性11.9[19]。男性危险性增加与其他国家相似,但美国NHL的发病数约为几个发展中国家的3倍和几个较发达工业化国家的2倍[20]。在美国,非洲血统的人原发淋巴瘤的危险性比欧洲血统的人低。男女性NHL发生率随年龄增加而呈对数增加(图95-1)。然而,与这种整个趋势相比,有一些值得注意的例外,淋巴母细胞性淋巴瘤最常见于儿童,BL最常见于20~64岁人群,原发性纵隔B细胞淋巴瘤的中位年龄为35岁[20]。

在美国,滤泡性淋巴瘤约占NHL患者的25%,但在许多发展中国家和亚洲,尤其日本和中国则很少见[21,22]。在美国,所有

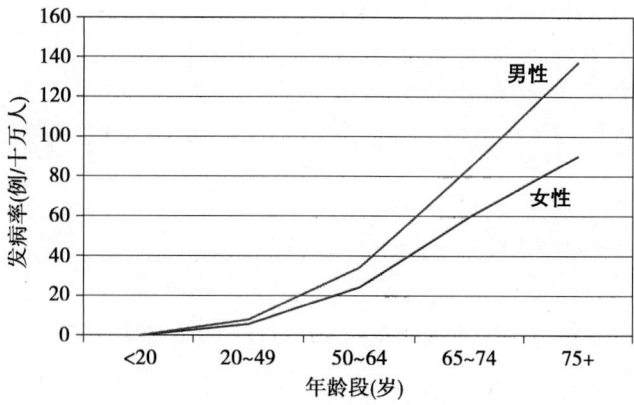

图95-1 美国男性和女性NHL发生率随年龄增大而增加,此增加模式在欧洲和非洲后代的美国人相同。(资料来源于Surveillance, Epidemiology, and End Results(SEER)Program(www.seer.cancer.gov)Research Data(1973~2011), National Cancer Institute, DCCPS, Surveillance Research Program, Surveillance Systems Branch, released April 2014, based on the November 2013submission. ;2014.)

淋巴瘤发病率较高于日本,而结外淋巴瘤的发病率在日本较高[21,22]。Burkitt淋巴瘤最常见于热带非洲,而T细胞白血病/淋巴瘤最常见于日本西南、美国东南、南美东北和加勒比海。

NHL的发生率在20世纪后半叶的欧洲、亚洲和美国都有显著增加[20~22]。从1973~1990年,在美国的NHL增加稍高于80%,或年增长率约4%~5%(图95-2)。发病率增加起始自第二次世界大战后,但在美国最详细的资料获得于1972年后,男女发病率,除儿童以外的所有年龄组和大多数组织学类型均增加,在组织学类型中增加最多的是DLBCL。年发病率的增加到20世纪90年代初达到上升后的稳定水平,但在女性和老年男性的发病率均继续有所增加[21]。Hardell推测在第二次世界大战期间和之后一段时间许多新的化学制品的合成使NHL发病率增加,之后十年由于安全设施的改进和严格规则的制定使发病率稳定[23]。在发病率最初增加时期,免疫缺陷病毒在人群中并未流行,但在以后的年代里HIV相关淋巴瘤在发病率增加上可能起到部分的作用。在最近的研究显示,眼眶附属器淋巴瘤和套细胞淋巴瘤是例外,每年都约增加6%[24,25]。

在一些研究中发现与健康对照组相比,几种职业和工业以及暴露于几种可能有害的物质如杀虫剂、除草剂、染料、汽车尾气和溶剂的人群,淋巴瘤发病率增高[21,26,27],然而各个研究之间的结果常常不一致。专家意见表明没有一个暴露于有害物质的工作场所与淋巴瘤的发病率有必然联系[28],但经营农业社区的人群常有较高的淋巴瘤发病率[21,26,27]。

发生NHL的家族易感性稍增高已有多次报道,17例对照研究的汇总分析显示一级亲属患NHL的优势比为1.5[20,29~30]。非综合征性家族性淋巴瘤是指明显健康的家族人员,不像综合征性家族性淋巴瘤中免疫缺陷综合征为易感类型(如Wiskott-Aldrich综合征,参见下文"免疫抑制")。家族性患者发生在不同世代和足够多的家族成员中,强烈提示未确定的易感基因导致发病率高于整个人群,Li-Fraumeni综合征涉及p53基因胚系突变就是这样的一个例子,这可能是家族成员经遗传而获得对未确定的环境致淋巴瘤原易感性。

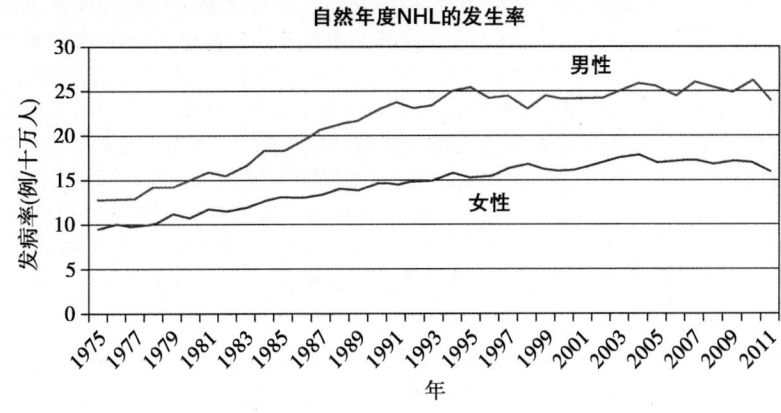

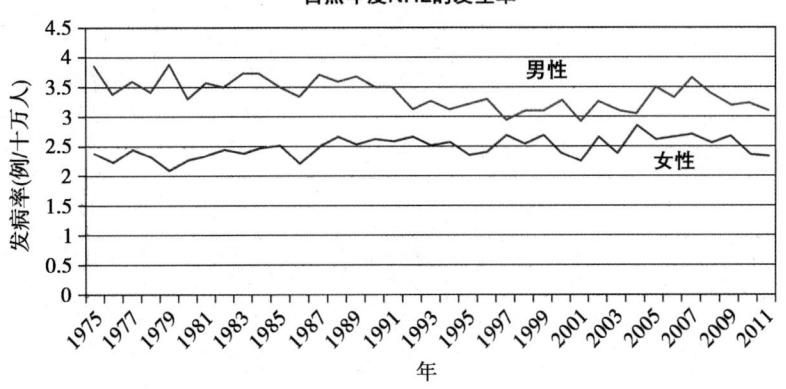

图 95-2　自然年度 NHL 和 HL 的发生率。从 1970 年代初到 1990 年代中期在美国和其他工业化国家特殊恶性肿瘤跟踪发生率显示 NHL 的发生率约增加 1 倍，没有满意的解释揭示这一改变。淋巴瘤的"流行"终止于 1990 年代中期，自 1996 年起发生率曲线趋于"平直"。图示在欧洲和非洲后代的美国人以及男性和女性发生率增加。作为鲜明的对比和内对照，在这一期间 HL 的发生率基本上没有改变。（Data from the Surveillance, Epidemiology, and End Results（SEER）Program（www. seer. cancer. gov）Research Data（1973～2011），National Cancer Institute, DCCPS, Surveillance Research Program, Surveillance Systems Branch, released April 2014, based on the November 2013submission. ;2014.）

瘤类型的获得性（环境）或遗传性起因，应进一步将研究组按特殊的组织病理学诊断分层进行研究，如果研究的肿瘤为少见表型，可能会很困难。

病因及发病机制

组织病理学异质性

　　与其他恶性肿瘤不同的是称为"淋巴瘤"的恶性肿瘤差不多有 80 种表型[9]。因为每一种淋巴瘤亚型在其自然史、治疗和预后上显示特有的细微差别，因此，对于新诊断的患者做出淋巴瘤精确的分型极为重要。淋巴瘤患者最重要的检查是受累组织的活组织检查，大多数病例应行淋巴结切除活检或结外部位大的切取活检，当病变仅累及胸腔或盆腔深部淋巴结而难以切除活检时，可以在超声或 CT 引导下行空芯针穿刺活检。淋巴瘤的最初诊断不应单独依据细针穿刺做出[17,32,33]，因为淋巴瘤精确分型需要检查病变组织的结构，而不只仅仅是孤立细胞的细胞学检查。活检组织应提交显微镜检查、新鲜细胞的流式细胞术检测、固定组织切片的免疫组织化学检查和细胞遗传学/间期荧光原位杂交（iFISH）分析[33]。在不久的将来，应用 RNA 测序技术的基因组技术将成为确定特异性突变，允许能抑制错乱细胞内通路的靶向药物个性化治疗的重要手段[34]。

　　表 95-1 列出病理学家按照现代 WHO 分类系统区分出大多数表型[9,10]。约 88% 的淋巴瘤具有与正常 B 淋巴细胞相似的特点（B 细胞 CD 表面抗原或免疫球蛋白基因重排），其余病例具有与 T 细胞或 NK 细胞密切相关的免疫表型和基因型（T 细胞受体链重排或特殊的免疫表型）。这种异质性在组织病理学诊断、临床试验和治疗方法上将患者归类时产生困难；也使流行病学和病因学研究变得更为困难。为了更清楚地了解淋巴

表 95-1　非霍奇金淋巴瘤的组织学亚型和相对发生率*
A. B 细胞淋巴瘤（约占所有 NHL 的 88%）
1. 弥漫性大 B 细胞淋巴瘤（30%）
富于 T 细胞大 B 细胞淋巴瘤
原发性中枢神经系统弥漫大 B 细胞淋巴瘤
原发性皮肤弥漫大 B 细胞淋巴瘤
老年人 EBV 阳性弥漫大 B 细胞淋巴瘤
起自 HHV8 相关多中心性 Castleman 病的弥漫大 B 细胞淋巴瘤
具有相似于霍奇金淋巴瘤特点的弥漫大 B 细胞淋巴瘤
2. 滤泡性淋巴瘤（25%）
3. 黏膜相关淋巴组织结外边缘区淋巴瘤（7%）
4. 小淋巴细胞性淋巴瘤-慢性淋巴细胞性白血病（7%）
5. 套细胞淋巴瘤（5%）
6. 原发性纵隔（胸腺）大 B 细胞淋巴瘤（3%）
7. 淋巴浆细胞淋巴瘤-Waldenström 巨球蛋白血症（<2%）
8. 淋巴结边缘区 B 细胞淋巴瘤（<1.5%）
9. 脾边缘区淋巴瘤（<1%）
10. 结外边缘区 B 细胞淋巴瘤（<1%）
11. 血管内大 B 细胞淋巴瘤（<1%）
12. 原发性渗出性淋巴瘤（<1%）
13. 原发性皮肤滤泡中心淋巴瘤（<1%）
14. Burkitt 淋巴瘤-Burkitt 白血病（1.5%）
15. 浆母细胞性淋巴瘤（<1%）
16. 淋巴瘤样肉芽肿病（<1%）

表 95-1　非霍奇金淋巴瘤的组织学亚型和相对发生率[*]（续）
B. T 和 NK 细胞淋巴瘤（约占所有 NHL 的 12%） 　1. 结外 T 或 NK 细胞淋巴瘤 　2. 肠相关 T 细胞淋巴瘤 　3. 肝脾 T 细胞淋巴瘤 　4. 皮下脂膜炎样 T 细胞淋巴瘤 　5. 皮肤 T 细胞淋巴瘤（Sézary 综合征和蕈样肉芽肿） 　6. 原发性皮肤 γδT 细胞淋巴瘤 　7. 间变性大细胞淋巴瘤 　8. 血管免疫母细胞性 T 细胞淋巴瘤 　9. 原发性 T 细胞淋巴瘤，非特指性 C. 免疫缺陷相关淋巴组织增生性疾病（与免疫缺陷和淋巴瘤相关的遗传性疾病见表 95-2） 　1. HIV 相关淋巴瘤 　2. 移植后淋巴组织增生性疾病 　3. 与原发性免疫性疾病相关的淋巴瘤

　＊括号内百分比是近似值，但提供各个亚型相对分布情况，淋巴瘤发生率依地理位置而异，这里引证的发生率基于美国、英国和西欧的资料，有些少见类型未列出。

资料来源于 Swerdlow SH，Campo E，Harris NL，et al：WHO classification of tumours of haematopoietic and lymphoid tissues，4th ed. Lyon：International Agency for Research on Cancer；2008.

淋巴瘤组织病理学多样性是由各种原因所决定的，包括：免疫系统的复杂性；肿瘤分布广，许多肿瘤位于具有高度特殊部位的器官，如黏膜相关淋巴组织（MALT）；肿瘤向 T 淋巴细胞、B 淋巴细胞和 NK 淋巴细胞系分化；肿瘤的通过许多前体细胞水平复杂的成熟；复杂的免疫基因表达相继发生改变和转化突变的多种选择；编码 Ig 链或 TCR 的几个基因突变转化效应。因此，淋巴瘤常见类型如滤泡性淋巴瘤和弥漫大 B 细胞淋巴瘤比少见或罕见类型研究得更为详细，此外，与某一类型相关的流行病学或病因学资料，通常与其他亚型或淋巴瘤无关。

环境因素

淋巴瘤发病率增加尤其见于农民和花匠，但也见于油漆工、木工、干洗工、理发师和美发师，可能与接触有机溶剂，尤其是在许多工业上使用的有机溶剂，三氯乙烯（TCE）[20~22,26~28]。农业工人发病率增加可归因于接触多种有害物质，包括有机氯、有机磷和苯氧酸除草剂[21,22]。尽管许多研究显示淋巴瘤发生率与接触除草剂和杀虫剂有关，但尚未达到科学水平上的确认[21]。实际上，有证据表明成人在家庭里和附近使用这些产品，少量接触杀虫剂并不会增加发生淋巴瘤的危险性[35]，但由于职业而大量接触这些物质与淋巴瘤发生的危险性研究尚在进行中。两种杀虫剂，毒死蜱（chlorpyrifos）[36] 和草甘磷（glyphosate）[37] 的两项大规模研究并未发现与淋巴瘤发病率有关。前一项研究中，接触毒死蜱的 22 000 人与未接触该杀虫剂的 33 000 人相比，前者由所有原因、任何恶性肿瘤或淋巴瘤引起的相对死亡危险性均明显低于后者，这可能与不同人群遗传学差异而接触有毒物质的易感性相关（见下文"环境和基因型的互相作用"）。实际上，应用单核苷酸多态性分析的初步研究，在涉及凋亡、细胞周期调节、淋巴细胞发育和炎症的基因上，与正常变异（多态性）的淋巴瘤的发生有联系[38~40]，有些病例中，多态性基因与淋巴瘤特殊的形态学亚型有关[41]。深色染发剂在妇女与滤泡性淋巴瘤危险性中度增加相关[42]。荟萃分析已经证实 NHL 与吸烟存在剂量-反应关系，长期重度吸烟者 NHL 的危险性增加，可能与吸烟抑制免疫系统作用相关[20]。体重指数增加与许多恶性肿瘤[43,44]，包括淋巴瘤发生[44~47] 的危险性增加相关，体重指数超过 30~35kg/m² （正常 = 18.5~25kg/m²），肿瘤发生的危险性增加，且治疗后的预后差。本部分讨论的危险因素与淋巴瘤相关的所有研究并不完全一致，目前，这些相关性还未完全确定。此外，当大组淋巴瘤患者按组织学类型分层研究，可能区分出接触外源性有害物质与某种特殊亚型淋巴瘤存在病因关系，而与其他类型淋巴瘤无关。

尽管发生率增加得不多，暴露于射线下与淋巴瘤增加有明确关系。在广岛和长崎，原子弹爆炸震源附近的幸存者中淋巴瘤的发病人数增加[48~51]。在切尔诺贝利核事故中，受到相当于日本原子弹爆炸时核辐射的人中淋巴瘤的发病人数也增加[52]。半个世纪前用放射线治疗强直性脊柱炎的患者，淋巴瘤的发生数也有小幅度增加[53]。高剂量辐射引起淋巴瘤的相对危险性较小，其因果关系似乎有些疑问[54]。几个研究发现接触紫外线与淋巴瘤（尤其 DLBCL）发生之间呈负相关[55]。

环境和基因型的互相作用

用较大样本淋巴瘤患者和配对对照组研究，在接触有机氯和淋巴瘤发生相关的人群中，多态性免疫基因变异型在这种接触和淋巴瘤发生的关系上是一个重要因素[56]，所有接触有机氯和 NHL 危险性之间的关系限于对干扰素-γ、IFNG（C-1615T）TT 和白介素 4（IL-4）（5′-UTR，Exl-168C→T）CC 的相同基因型，在血浆和血尘中 PCB180 与淋巴瘤危险性之间的关系限于白介素-16（IL16）（3'-UTR，Ex22+871A→G）AA、白介素-8（IL-8）（T-251A）TT 和白介素-10，（IL-10）（A-1082G）AG/GG 的相同基因型。结果表明接触有机氯和 NHL 危险性之间的关系可以受到免疫基因中特殊变异型的修饰，支持基因-环境互相作用诱导淋巴瘤的概念。

感染因素

人类 T 细胞白血病/淋巴瘤病毒 1（HTLV-1）

淋巴瘤病毒病因上最令人信服的证据是成人 T 细胞白血病/淋巴瘤[57]。从患者分离到的一种 C 型 RNA 病毒，被命名为人类 T 细胞白血病/淋巴瘤病毒-1（HTLV-1）[58]，HTLV-1 是一种获得性逆转录病毒，它与其他已知动物逆转录病毒无关。HTLV-1 能在培养中使淋巴细胞永生化和在感染的人类宿主中诱发恶性肿瘤。在地方流行性区域，HTLV-1 感染发生率很高，然而只有很少数感染的患者发展为成人 T 细胞白血病/淋巴瘤（ATLL）。HTLV-1 也可引起一种神经性疾病，称为热带痉挛性轻截瘫（tropical spastic paraparesis）[59]。宿主决定簇影响 HTLV-1 对淋巴细胞的转化，这些可能是遗传因子[58]。ATLL 的发展与病毒感染相关[60]，ATLL 的日本人血清标本检测到 HTLV-1，在加勒比海 ATLL 地方流行性地区的 ATLL 患者血清标本中也能检测到 HTLV-1[61]。在日本九州的南岛，ATLL 发病率最高，10%~15% 的人群有抗 HTLV-1 抗体[62]，在日本本岛，ATLL 很少发生，发生率<1%。这些资料加上加勒比海、美国东南部、南美洲和非洲等地资料表明 ATLL 集中发生在 HTLV-1 流行的地区[60,61]，这些区域如何相联系还不清楚。一种假设是 HTLV-1 从非洲奴隶交易带到美洲，然后由日本和非洲贸易带到日本南部岛屿[61,63]。

宿主易感性和共同的环境因素，两者单独或一起促成 HTLV-1 感染。在关系密切的家庭成员中，HTLV-1 抗体的滴度比相应正常人群高 3～4 倍[63,64]。有时，HTLV-1 抗体阳性而临床上正常的人中，细胞培养可分离到 HTLV-1[64]，供血者需常规行 HTLV-1 抗体检测进行筛选，以防止通过输血传播。

Epstein-Barr 病毒（EBV）

某些 B 细胞淋巴瘤，包括 Burkitt 淋巴瘤、移植后淋巴瘤和 HIV 相关淋巴瘤（免疫缺陷相关 Burkitt 淋巴瘤、原发性中枢神经系统淋巴瘤、原发性渗出性淋巴瘤、免疫母细胞-浆细胞样型 DLBCL 和口腔浆细胞性淋巴瘤）可以由 Epstein-Barr 病毒（EBV）引起（参见第 98、102 章）[65]。EBV 是疱疹病毒家族中的 DNA 病毒，最初从非洲 Burkitt 淋巴瘤患者培养的淋巴母细胞中分离出来[66]。EBV 结合到 B 淋巴细胞 CD21 抗原（补体 C3d 成分的受体）[67]，在细胞培养中能将 B 淋巴细胞转化为不断增殖的淋巴母细胞样细胞[68]。EBV 存在于 95% 以上地方性 Burkitt 淋巴瘤和大约 20% 非地方性 Burkitt 淋巴瘤的病例中[69,70]，地方性 Burkitt 淋巴瘤的流行地区也是疟疾流行地区[71]。有人提出 Burkitt 淋巴瘤发展的三个步骤[72,73]：①EBV 启动 B 细胞多克隆性增殖；②疟疾或其他感染进一步刺激增殖的 B 细胞；③转化 B 细胞引致 8 号染色体与 2 号、14 号或 22 号染色体发生特异性交互易位，从而导致 B 细胞克隆性增生。

鼻型结外 NK/T 细胞淋巴瘤主要流行于东亚，通常与 EBV 感染相关（参见第 104 章），淋巴瘤细胞一般都能检测到 EBV 基因组[74,75]，结外 NK/T 细胞淋巴瘤的地理分布与 EBV 流行区域一致，提示 EBV 在淋巴瘤发生上起作用。

人类疱疹病毒 8（HHV-8）

HHV-8 与 Kaposi 肉瘤、Castleman 病和原发性渗出性淋巴瘤相关，最常发生在 HIV 感染的免疫缺陷患者中[65,76~79]。HHV-8 不是一种普遍存在的病毒，它主要流行于 Kaposi 肉瘤病毒高发地区，包括地中海海湾地区、东非和中非，在东非和中非，80% 的成人中血清 HHV-8 呈阳性反应[79]。同性恋人群（主要在美国和欧洲）中，HHV-8 主要通过反复性接触传播，而在非洲则主要通过母婴传播或在兄弟姐妹中传播。唾液在 HHV-8 传播过程中看来起主要作用[79]。移植后原发性渗出性淋巴瘤也与 HHV-8 相关[76]。

乙型和丙型肝炎病毒

乙型和丙型肝炎病毒涉及淋巴组织增生性疾病的发生[80]。在一组研究中，334 例新诊断的淋巴瘤病人和 1014 例对照人群进行血清学评价以前是否存在乙型或丙型肝炎病毒感染[81]，结果提示在 DLBCL 和滤泡性淋巴瘤病人中，乙型肝炎病毒血清阳性明显高，在 DLBCL 病人中丙型肝炎病毒血清阳性明显高。在台湾的另一个研究中也发现相似的结果[82]，该地区乙型肝炎病毒感染的发生率高。在另外两个研究中，B 细胞淋巴瘤病人中丙型肝炎血清阳性明显高[83,84]。丙型肝炎病毒偏好感染 B 细胞，丙型肝炎病毒 RNA 水平在感染病人的 B 细胞中显著高于 CD4$^+$ 或 CD8$^+$ T 细胞或其他细胞，病毒与免疫病理反应如冷球蛋白血症相关，与感染的 B 淋巴细胞克隆性相关也不少见[85]。丙型肝炎病毒可能与 DLBCL、边缘区淋巴瘤和淋巴浆细胞淋巴瘤的发生有关，但与滤泡性淋巴瘤的发生无关[83]。

幽门螺杆菌（HP）

HP 能引起胃的黏膜相关淋巴组织边缘区 B 细胞淋巴瘤，还可能引起一些高度恶性淋巴瘤，可以由 MALT 淋巴瘤转化而成或开始为大细胞淋巴瘤[86~88]，这种螺旋形革兰氏阴性杆菌是第一个被证实引起人类肿瘤的细菌。胃由于酸性环境而被认为是无菌的，但是 HP 能难受这种环境影响，部分原因可能是 HP 能分泌尿素酶，一种将尿素转变成氨的酶，使 HP 周围的环境酸性降低。胃本身没有内源性淋巴组织，淋巴组织的发生是对微生物的反应，慢性炎症反应最终能导致突变的淋巴细胞转化和选择，具有生长和生存优势，从而发生淋巴瘤（参见第 101 章）。在 MALT 淋巴瘤早期，使用抗生素杀 HP 治疗可抑制淋巴瘤细胞生长，使大部分患者得以长期缓解[89]。

鹦鹉热衣原体

眼附属器淋巴瘤是眼部最常见的肿瘤[90,91]，大多数是结外 MALT 淋巴瘤，几个报道中与鹦鹉热衣原体感染有关。在一项研究中，75% 的患者在淋巴瘤组织中检出这种病原体[92]。50% 的患者的结膜拭子和/或血单核细胞中检测到 DNA，患者的单核吞噬细胞携有鹦鹉热衣原体[93]。已有报道显示眼附属器淋巴瘤与鹦鹉热衣原体相关[94,95]，但有些研究报告没有发现这种相关性[96~98]。这种不一致性可以解释为眼淋巴瘤的不同病原体可能与不同的地理分布相关[99,100]。

其他细菌

已发现一些其他细菌感染与 MALT 淋巴瘤相关，空肠弯曲杆菌和伯氏疏螺旋体分别与小肠免疫增生性疾病和皮肤 B 细胞淋巴瘤的发生相关[101]。

免疫抑制

遗传性

表 95-2[82,102~123] 列出的一些少见免疫缺陷综合征是由基因突变所致细胞和/或体液免疫的缺陷。这些综合征中自身抗体发生数异常高，发生淋巴瘤的可能性增高。由于这些综合征很少见，淋巴瘤危险性增加的可靠评价常常是推断而得的。约 0.5%～10% 的患者增加的危险性取决于所患的免疫缺陷疾病，但仍在一般人群之上（在美国小于 65 岁的年龄调整发病率：男性 0.011%，女性 0.008%）。除普通可变型免疫缺陷之外，综合征发生于儿童，因为几个综合征是 X 连锁的，男性发生淋巴瘤比女性更常见。对 EBV 易感可以诱发淋巴瘤，在发展为单克隆性肿瘤之前，淋巴组织增生最初可为多克隆性，结外累及比有免疫应答的淋巴瘤患者更常见。免疫缺陷的最初表现通常是感染和自身免疫异常，例如免疫性血细胞减少症，之后发展为淋巴瘤。为了便于描述，Li-Fraumeni 综合征包括在这里，这种胚系易感综合征没有表 95-2 中所有其他综合征的免疫缺陷表型，而是一种传递 P53 突变易感性的非综合征性家族性癌症综合征，这些家族发生的癌症包括淋巴瘤。

获得性

各种免疫抑制人群都可以发生淋巴瘤，第 81 章已讨论了 AIDS 相关淋巴瘤[124]。移植后淋巴组织增生性疾病一般表现为起自 B 细胞系，累及结外，具有侵袭性组织学和临床行为，常伴有 EBV 感染。绝大多数移植后淋巴组织增生性疾病中发生 IgV 突变表明恶性转化是针对生发中心 B 细胞及其衍生细胞，而不论 EBV 阳性还是阴性病例[125~127]。移植后 T 细胞淋巴瘤也可以发生，常起自结外，如皮肤或中枢神经系统[128,129]。

表 95-2　容易诱发淋巴瘤的遗传性综合征

综合征	基因改变		机制	白血病/淋巴瘤类型	参考文献
	遗传特性	描述			
DNA 修复缺陷					
共济失调-毛细血管扩张症	R	ATM 纯合子显性阴性错义突变	基因组不稳定性在 V(D)J 重组时形成中的 T 细胞中易位增多	TCL、T-ALL、T-PLL、BCL	112,115
Bloom	R	BLM	基因组不稳定性	ALL、ML	107,108
Nijmegen 断裂	R	NBS1	基因组不稳定性端粒结构改变	ML,尤其 BCL	103,109
肿瘤抑制基因缺陷					
Li-Fraumeni*	D	p53	肿瘤抑制基因缺陷	CLL、ALL、HL、BL	111,120
免疫缺陷状态					
普通可变型免疫缺陷	R 和 D	CD40 信号缺陷	B 细胞成熟障碍	BL、MALT,其他 BCL、HL	102,240
重症联合免疫缺陷病	R	ADA	T+B 细胞功能缺陷	BCL	113
Wiskott-Aldrich	X	WASP	信号和凋亡	HL、NHL	117,119
IgM 正常或增高的 X 连锁免疫缺陷	X	CD40L	T 细胞上 CD40 配体缺陷	HL、NHL	116,123
X 连锁淋巴组织增生	X	SAP	免疫信号缺陷	EBV 相关 BCL	110
凋亡缺陷					
自身免疫淋巴组织增生综合征(ALPS)	D	APT(FAS)	胚系杂合性 FAS 突变;凋亡缺陷	ML	106,241
未知缺陷					
Dubowitz	R	未知	未知	ALL、ML	105
Poland	D	可能非遗传性	未知	ALL、ML	104,114,118
WT	D	未知	未知	ALL、Castleman 病	122

ALL,急性淋巴细胞白血病;CLL,慢性淋巴细胞白血病;D,显性;EBV,Epstein-Barr 病毒;MALT,黏膜相关淋巴组织淋巴瘤;R,隐性;T-PLL,T 幼淋巴细胞白血病;V(D)J,可变区多样区连接区;X,X 连锁。

　＊ Li-Fraumeni 或 Li-Fraumeni 样综合征描述除 P53 外,还有其他基因突变,尤其 hCHK2 描述为其病因[242,243]。表中没有包括这些变异型,因为现在还不能确定淋巴瘤是否是易感性增加的恶性肿瘤之一。

　资料来源于 Segel GB,Lichtman MA:Familial(inherited)leukemia,lymphoma,and myeloma:an overview. Blood Cells Mol Dis 32:246~261,2004.

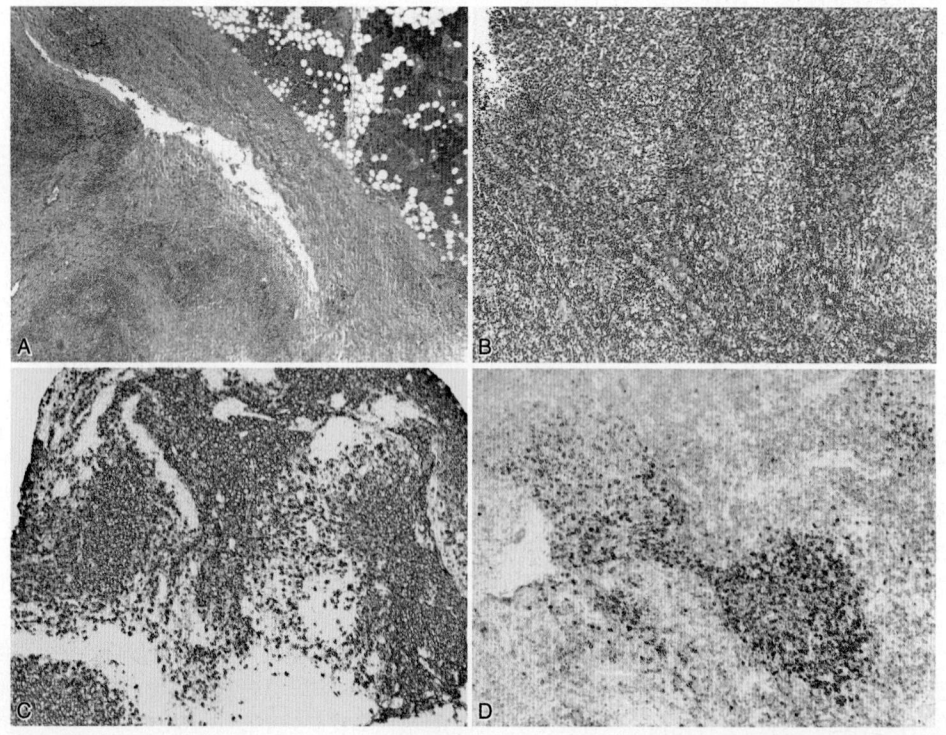

图 95-3　67 岁女性腮腺的原发性结外滤泡性淋巴瘤。A. 右上角显示正常腮腺组织邻近有广泛纤维化的淋巴瘤性滤泡浸润。B. 淋巴瘤有模糊的结节性表现。C. B 细胞标记物 CD20 免疫组织化学染色能较好地评价结节性表现。D. 淋巴瘤性滤泡过度表达 BCL2,这在反应性生发中心为阴性。FCM 评价显示单一性 CD10⁺ B 细胞群,胞质染色有 λ 轻链限性和 BCL2 表达(未显示)(来源于 Raymond Felgar, University of Pittsburgh Medical Center 的许可)

治疗自身免疫免疫疾病的免疫抑制剂如环孢素、英利昔单抗（infliximab）和依那西普（etanercept）的应用，增加了淋巴瘤的发病率和严重性。

自身免疫

有些自身免疫疾病是淋巴瘤的危险因素，可能是慢性免疫刺激导致 B 细胞过度增生和调节 T 细胞功能抑制的结果。两者相关性最强的是原发性 Sjögren 综合征、系统性红斑狼疮和类风湿关节炎，发生淋巴瘤的相对危险性分别为 18.8、7.4 和 3.9[20]。Sjögren 综合征患者尤其易发生腮腺的边缘区淋巴瘤（危险性高 1000 倍）、DLBCL 和滤泡性淋巴瘤（图 95-3）。同样，边缘区 B 细胞瘤和 DLBCL 更可能发生于系统性红斑狼疮。也有报告 DLBCL 与自身免疫性溶血性贫血相关。乳糜泻和牛皮癣患者的 T 细胞淋巴瘤危险性增加。桥本甲状腺炎与甲状腺边缘区淋巴瘤危险性增高相关，但也可与其他部位边缘区淋巴瘤危险性增加[131]。结节病是一种可能易诱发淋巴瘤的炎症性（肉芽肿性）疾病[132]。

● 与组织病理学亚型相关的染色体易位

淋巴瘤中可发生涉及所有染色体的异常（参见第 11 章），染色体易位导致融合基因的发生率高，通常有两型：一种是涉及被 IgH 或 TCR 基因并置活化的癌基因；另一种是不需要诱导就能激活突变激酶或突变转录因子的嵌合基因。导致涉及非免疫基因易位的分子改变尚不清楚，但有强烈证据显示在 V（D）J 重组酶活性的异常导致涉及 IgH 或 TCR 基因易位[133]。

如同儿童急性淋巴细胞白血病（ALL）、成人慢性髓性白血病（CML）和急性髓性白血病（AML）相关的易位一样，涉及 t（14;18）（IgH;BCL-2）的易位也见于健康人，推测淋巴细胞发生转化需要涉及其他基因事件，否则含有这些易位的细胞进入凋亡过程，最终被清除[133]。

滤泡性淋巴瘤（FL）

约 85% 的 FL 有 t（14;18）（q32;q21），染色体 18q21 上的 BCL-2 肿瘤基因与 14q32 上 IgH 位点连接[134]，BCL-2 蛋白过表达[135]，BCL-2 蛋白能抑制程序性细胞死亡（凋亡），从而使寿命延长的中心细胞积聚（参见第 99 章）[136]，聚合酶链反应（PCR）能检测出 BCL-2 重排（参见第 99 章）。

Burkitt 淋巴瘤（BL）

在 BL 中，常见的遗传学异常是 8 号染色体上 MYC 肿瘤基因易位到 14 号染色体上 IgH 区，t（8;14）（q24;q32），或少见的易位到 2 号染色体上 κ 区，t（2;8）（p13;q24）或 22 号染色体上 λ 区，t（8;22）（q24;q11）。在非洲流行区，14 号染色体断裂点包括重链连接区，提示易位发生在全部的 Ig 基因重排之前的早期 B 细胞（参见第 102 章）；在非流行区，易位涉及 IgH 转换区，提示发生在 B 细胞发育的晚期[137]。大多数非洲病例的肿瘤细胞中证实存在 EBV 基因组，约 1/3 患者伴有 AIDS[138,139]；但在非洲以外，非免疫缺陷患者中很少存在 EBV 基因组（参见第 102 章）。

间变性大细胞淋巴瘤（ALCL）

ALCL 的易位 t（2;5）（p23;q35）涉及 5p35 上核仁磷酸蛋白（NPM）基因和 2p23 上 ALCL 酪氨酸激酶（ALK）基因[140]，导致表达新融合蛋白 p80，该蛋白可用免疫组化研究证实[141]。以证实约 50% 成人和大多数儿童的系统性 ALCL 存在 t（2;5）[142,143]，而皮肤原发性 ALCL 很少有此易位，通常认为与系统性 ALCL 是不同的疾病（参见第 102、104 章）[144]。

黏膜相关淋巴组织边缘区淋巴瘤（MALT 淋巴瘤）

不同部位 MALT 淋巴瘤可发生易位 t（11;18）（APT2-MALT1）、t（1;14）（IGH-BCL10）、t（14;18）（IGH-MALT1）和 t（3;14）（IGH-FOXP1）。前三个染色体易位与 MALT 淋巴瘤特异地相关，这些易位的肿瘤基因产物针对 NF-κB 通路（参见第 101 章）[101]。

套细胞淋巴瘤（MCL）

大多数 MCL 的细胞中存在易位 t（11;14）（q13;q32），导致周期蛋白 D1 上调，iFISH 是证实 MCL 中 CCND1 和 IGH 基因融合的最有用的方法（参见第 100 章）[145]。

● 临床特征

病史和体格检查

完整病史和体格检查对所有淋巴瘤病人都需要，能提供肿大淋巴结的分布、结外病变或器官系统功能障碍的证据，还可确定疑为淋巴瘤患者是否有发热（即连续 3 天体温>38℃）、盗汗和 6 个月内体重减轻>10% 的代谢性消瘦。在 HL，存在"B"症状表明预后不良，但最近分析显示这些"B"症状对 NHL 缺乏独立的预后意义，现代分期标准不再推荐用"A"或"B"对 NHL 病人分期[17]。HL 患者也应注意有无乏力、发疹、瘙痒和酒精诱发的疼痛，治疗后出现这些症状预示疾病复发的先兆。在体格检查时，所有增大的淋巴结（>1.5cm）均应记录，累及淋巴结通常无触痛、坚实、橡皮样。喉部检查有无口咽淋巴组织（Waldeyer 环）累及。侵袭性淋巴瘤更可能累及结外，如皮肤中枢神经系统（见下文"原发性结外淋巴瘤"）。应评估肝和脾的大小以及腹部触诊深部淋巴结（如腹主动脉旁、髂淋巴结）有无肿大的证据。

分期

淋巴瘤患者理想的分期不仅有赖于淋巴瘤精确的组织病理学亚型的知识，还有赖于由一系列已知"分期"的诊断性测试来评估疾病播散的程度。2014 年由国际工作组推荐的淋巴瘤评估、分期和肿瘤反应评价强调应用 FDG-PET/CT 进行最初的分期和所有 FDG 灵敏（FDG-avid）的淋巴瘤（包括 HL、DCBCL、FL、MCL、BL、ALCL 和大多数 PTCL 亚型）"治疗结束"的反应评价（图 95-4）[16,17]。对比增强 CT 影像学依然是对 FDG 不灵敏的淋巴瘤亚型（如大多数边缘区淋巴瘤、CLL/SLL、淋巴浆细胞性淋巴瘤/Waldenström 巨球蛋白血症、血管免疫母细胞性 T 细胞淋巴瘤、蕈样肉芽肿和皮肤 B 细胞淋巴瘤）的标准检查方法。对于 FDG 灵敏的淋巴瘤而言，PET/CT 影像学与 CT 影像学相比能改进结内和结外淋巴瘤分期的准

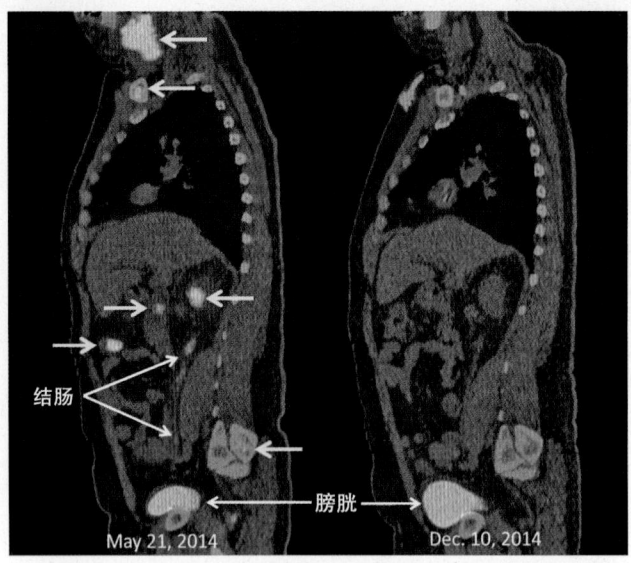

图 95-4 Burkitt 淋巴瘤成功治疗前后的 FDG-PET/CT 影像学。最初诊断于 2014 年 5 月 21 日，Ⅳ期淋巴瘤患者的右颈肿块、锁骨和腹部淋巴结、胃和骨（黄色箭号）显示 FDG 灵敏摄取的高代谢区。结肠和膀胱（白色箭号）也可见到生理性 FDG 活性。2014 年 12 月 10 日完成多药化疗后，所有最初病变部位均无异常高代谢活性，而肠道和泌尿系统仍显示生理性 FDG 活性

确性，10% ~ 30% 患者的分期发生改变，通常分期会提高。少数病人治疗计划会发生改变，已证实作为 PET/CT 影像学的结果不会影响整个生存期；然而，改进分期可以确保少数病人治疗不足或治疗过度[17]。对于明显局限性病变在考虑放射治疗前 PET/CT 检查尤为重要，因为由 PET/CT 证实放射野以外的病变部位将完全改变治疗计划。PET/CT 扫描的 CT 部分可以进行全放射剂量的对比增强以获得高质量 CT 图像，或使用低剂量非对比方法，此法仅可以矫正患者放射活性衰减量，在 PET 上见到局部异常。

全剂量对比增强 CT 扫描可以证实其他的发现，改进腹部或盆腔疾病的检出率，允许在治疗位置上作放射治疗计划，在临床试验时可又来精确测量淋巴结。然而，全剂量对比增强 CT 扫描要接受额外的放射剂量和高额费用，很少会改变整个治疗计划。几个国际共识组推荐用全剂量对比增强 CT 扫描的 PET/CT 用于最初诊断，但是如果对比增强 CT 扫描没有发现其他部位疾病，在治疗结束是仅需要做低剂量非对比 PET/CT[16]。

尽管在过去骨髓针吸和活检是淋巴瘤的分期标准方法，PET/CT 的高敏感性已经使得骨和骨髓 PET/CT 影像学阴性的 HL 和 NHL 病人不再需要做这些检查了。其他组织学资料不全时，推荐单条 2.5cm 空芯针穿刺活检行 FCM 和细胞遗传学分析，对其他亚型完整分期[16,17]。标准的血液检查还应该做，包括全血计数（CBC）和血生化，乳酸脱氢酶和 β_2 微球蛋白是重要的血清预后标记物应作为大多数淋巴瘤的基线予以评估[33,146]。表 95-3 列出现代推荐的分期步骤和确定病人分期的标准（表 95-4）[17]。

治疗完成后，对检测疾病证据基线的所有诊断研究资料需要重复检查，评估其治疗反应。

表 95-3 淋巴瘤分期步骤

最初研究
  病史和体格检查
  CBC
  代谢检测，包括肝肾功能
  尿酸
  乳酸脱氢酶和/或 β_2 微球蛋白
  乙型和丙型肝炎血清学（如果计划利妥昔单抗治疗）
  HIV 血清学
  肿瘤活检标本的组织病理学
  肿瘤标本的流式细胞术
  肿瘤标本的免疫组织化学
  细胞遗传学分析（包括淋巴瘤相关易位的 iFISH）
  颈、胸、腹和盆腔的 PET/CT 扫描（对 FDG 灵敏的淋巴瘤）
  颈、胸、腹和盆腔的对比增强 CT 扫描（尤其是对 FDG 不灵敏的淋巴瘤）
其他研究（对选择性病例有用）
  骨髓针吸和活检
  可能怀孕妇女的妊娠试验
  免疫球蛋白和 T 细胞受体基因重排检测
  心脏射血指数（如果计划蒽环类药物治疗）
  如果有神经症状和体征做脑部 MRI
  如果有高度侵袭性淋巴瘤或神经症状和体征做脑脊液分析（包括 FCM）
  如果 Waldeyer 环累及、套细胞淋巴瘤或肠病相关淋巴瘤做胃肠道检查（影像学和内镜）

CBC，全血计数；CT，计算机断层扫描；FDG，2-氟脱氧葡萄糖；iFISH，间期荧光原位杂交；PET，正电子放射断层扫描；TCR，T 细胞受体。

表 95-4 淋巴瘤 Lugano 分期系统

分期*	累及范围†	结外（E）部位
局限性		
Ⅰ	累及 1 个淋巴结群	没有淋巴结累及的单个结外病变
Ⅱ	累及横膈同侧二个或多个淋巴结群	Ⅰ 或 Ⅱ 期淋巴结累及伴有局限性延续性结外扩展
Ⅱ巨块‡	同 Ⅱ，但有"巨块"病变	不适用
进展性		
Ⅲ	累及横膈两侧的淋巴结群§	不适用
Ⅳ	弥漫累及脏器，与累及淋巴结不延续	不适用

CT，计算机断层扫描；DLBCL，弥漫性大 B 细胞淋巴瘤；FDG，2-氟脱氧葡萄糖；HL，霍奇金淋巴瘤；NHL，非霍奇金淋巴瘤；PET，正电子放射断层扫描。

* HL 患者分期按有无"B 症状"，即发热超过 38.3°C、盗汗或 6 个月内无法解释的体重减轻超过 10%。当前推荐标准不鼓励应用 A 和 B 分期 NHL 患者，因为这些特点不赋予独立的预后信息[17]。

† FDG 灵敏淋巴瘤用 PET/CT 和 FDG 不灵敏淋巴瘤用 CT 影像学评价疾病的范围

‡ 淋巴结 ≥10cm 或有 CT 影像学确定在任何胸椎水平超过胸腔横径 1/3 认为是 HL 的巨块病变，NHL 的"巨块"没有一致意见，当前推荐标准主张介于 6 ~ 10cm 大小来定义巨块型 DLBCL[17]，记录 CT 扫描最长径和不用"X"符号定为巨块病变。Ⅱ期巨块病变可以为局限性或进展性病变，取决于组织学和相关预后因素。

§ 扁桃体、Waldeyer 环和脾脏在分期系统中被认为是淋巴结组织。

当前推荐标准建议 PET/CT 影像学按 5 级"Deauville 评分"目测来解释（表 95-5）[15]。FDG-PET 扫描 Deauville 评分 1 ~ 2 分表明肿瘤部位的代谢活性低于纵隔血池（mediastinal blood pool），表示完全代谢反应和完全缓解。相反，在肿瘤结束时 Deauville 评分 4 或 5 分表明有残留异常代谢活性，表示治疗失败（表 95-6）。Deauville 评分 3 分表明代谢活性高于纵隔，但低于肝，表示介于上述两者之间。在治疗结束时 Deauville 评分 3 分的大多数 HL 和 DLBCL 患者治疗效果良好，但重要的是这些病人需要仔细随访。

国际工作组（IWG）和国家癌症中心网（NCCN）推荐组织学不同淋巴瘤的缓解患者，无论是否进入临床试验和不同的临床背景（例如初治还是复发/难治病变；有无完全反应），都要进行随访。对于能治愈的组织学类型，如 HL 和 DLBCL，随着时间的推移复发的可能性减少，随访从最初 2 年每 3 个月一次，后 3 年每 6 个月一次，此后每年一次。难治的组织学类型每 3 ~ 6 个月随访一次，取决于治疗前危险因素、病人是否保守处理和

表 95-5　淋巴瘤患者 PET/CT 影像学评估的 Deauville 5 分评分法

Deauville 评分	FDG 摄取[*]
1	上述背景的肿瘤部位中无明显 FDG 摄取
2	肿瘤 FDG 摄取小于纵隔血池
3	肿瘤 FDG 摄取大于纵隔但小于肝脏
4	肿瘤 FDG 摄取中度[†]高于肝脏
5	肿瘤 FDG 摄取显著[†]高于肝脏和/或可能是淋巴瘤新的 FDG 敏感病变
X	不可能与淋巴瘤相关的新的摄取病变

FDG, 2-氟脱氧葡萄糖；
　*Deauville 5 分评分法评估最初病变摄取最强的部位。
　†推荐 Deauville 4 分用于肿瘤部位 FDG 摄取值不足正常肝脏大部分区域最大标准摄取值（SUV）的 2 倍，而 Deauville 5 分用于肿瘤部位 FDG 摄取值超过肝脏最大 SUV 的 2 倍。

表 95-6　淋巴瘤治疗反应评估的修订标准

治疗反应（依据部位）	依据 PET/CT 的反应	依据 CT 的反应
完全缓解	完全代谢反应	完全放射性反应
淋巴结和结外（E）部位	Deauville 评分 1、2 或 3 分有或无影像学残留肿块	淋巴结最大直径缩小到 ≤1.5cm 无结外部位
无可测量的病变	不适用	缺乏
器官增大	不适用	缩小到正常
新病变	无	无
骨髓	FDG 阴性	正常形态学
部分缓解	部分代谢反应	部分放射性反应
淋巴结和结外（E）部位	Deauville 评分 4 或 5 分，与基线比较摄取减少	达 6 个可测量病变的双垂直径（SPD）总量中减少 ≥50%
无可测量的病变	不适用	缺乏、正常或缩小无增加
器官增大	不适用	超出正常长度中的脾脏缩小 ≥50%
新病变	无	无
骨髓	比较基线 FDG 摄取减少，但高于正常骨髓	不适用
无反应或稳定病变	无代谢反应	稳定病变
淋巴结和结外（E）部位	Deauville 评分 4 或 5 分，与基线比较 FDG 摄取无明显改变	达 6 个可测量病变的双垂直径（SPD）总量中减少 <50%
无可测量的病变	不适用	无与进展一致的增加
器官增大	不适用	无与进展一致的增加
新病变	无	无
骨髓	比较基线 FDG 摄取减少，但高于正常骨髓	不适用
进展性病变	进展性代谢病变	进展性病变
淋巴结和结外（E）部位	Deauville 评分 4 或 5 分，与基线比较 FDG 摄取明显增高和/或与出现新淋巴瘤部位一致的新 FDG 敏感灶	原有病变与至少 1.5cm 最长径的最低点增加 >50%，<2.0cm 病变至少增加 0.5cm 和 >2.0cm 病变至少增加 1.0cm。出现新的或复发性脾肿大
无可测量的病变	无	以前无可测量病变出现新的或明确的进展
新病变	无	无
骨髓	新的或复发性 FDG 敏感灶	新的或复发性累及

FDG, 2-氟脱氧葡萄糖；

治疗是否达完全缓解。每次随访时,需包括病史、体格检查、CBC、一组代谢和乳酸脱氢酶检测,而关于缓解患者对于放射影像学监测的作用尚有争议。由于 PET/CT 影像学检查有很高的假阳性率,可使患者不必要的焦虑、花费和活组织检查,因此,所有缓解患者都不鼓励用此法监测[15~17,33]。

Lugano IWG 指南也不鼓励的治疗结束完全缓解的 HL 和 DLBCL 患者做 CT 影像学检测。相反,NCCN 指南推荐在 DL-BCL 和 HL 治疗结束后不超过 2 年内每 6 个月进行一次对比增强 CT 影像学检查,此后不再检查。

● 原发性结外淋巴瘤

累及结外的淋巴瘤常常在诊断时或有时在疾病进程中同时有淋巴结累及,在分期时结外作为淋巴瘤唯一的最初证据,称为原发性结外淋巴瘤。淋巴结外存在肿瘤或肿块通常不会考虑是淋巴瘤,只有活组织检查和组织病理学证实后才会作出淋巴瘤的诊断。另一方面,孤立的结外淋巴瘤实际上可发生在任何器官或组织,因此,任何部位的孤立性肿块在鉴别诊断时都应考虑到淋巴瘤的可能。原发性结外淋巴瘤的组织病理学常为 MALT 淋巴瘤或 DLBCL,也可以是 FL 和其他几种组织学亚型的淋巴瘤。治疗通常涉及多药化学治疗和针对淋巴细胞的单克隆抗体,常用 R-CHOP 方案,这主要取决于累及部位和淋巴瘤组织病理学亚型。在淋巴瘤治疗上,由于担心诱发第二个恶性肿瘤和迟发性心肺毒性作用,放射治疗比过去用得少,但是在治疗 I-Ⅱ期的局限性淋巴瘤和有选择性地在巨大淋巴结(>10cm)上放射治疗仍有作用。

关于原发性结外淋巴瘤的一个发病机制上难以回答的问题是成对器官(如卵巢、睾丸、乳腺、眼附属器、肾上腺、肾和输尿管)同时受累,而且令人难以理解的是有几个部位(如肾)在正常情况下没有任何淋巴组织聚集。转化淋巴细胞如果源自这些组织之外,它对成对器官必定具有某种趋向性,也许是由于特殊部位黏附分子或地址素表达的缘故[147]。

中枢神经系统

起自或限于软脑膜[148]、脑[149~151]或脊髓[152]的原发性淋巴瘤少见,肿瘤几乎都是侵袭性组织学亚型,通常为 DLBCL[151,153]。脊髓压迫的典型表现为背痛,其他症状有四肢无力、轻瘫和麻痹;软脑膜播散可表现为脑神经麻痹和脑膜刺激症状如头痛和颈强直;脑内肿块可表现为头痛、昏睡、视乳头水肿、局限性神经症状或癫痫发作。作为与 AIDS 相关侵袭性淋巴瘤(参见第 81 章)相关联的结果,人类免疫缺陷病毒(HIV)流行后,脑内淋巴瘤的发病数大大增加。由于更有效的抗病毒治疗,AIDS 病人中脑内淋巴瘤的发病数增加已减慢。原发性垂体(或下丘脑)结外淋巴瘤可导致垂体功能低下,出现尿崩症或垂体前叶衰竭,病变可侵犯蝶鞍或其他邻近骨和神经组织[154~156]。

眼

眼淋巴瘤是最常见的眼眶恶性肿瘤,包括局限于眼睑、结膜、泪囊、泪腺、眼眶或眼内的淋巴瘤[157~159]。眼淋巴瘤约占所有结外淋巴瘤的 7%[160]。最常见的亚型是结外 MALT 边缘区淋巴瘤,10% 病例双侧累及,肿瘤最常位于眶周软组织,尤其结膜的黏膜表面和泪腺周围。典型病变为低度恶性,组织学上常为

MALT 淋巴瘤或滤泡中心细胞淋巴瘤,可与鹦鹉热衣原体相关(参见前述"感染因素")。在一项丹麦的研究中,约 50% 的眼眶及眼附属器淋巴瘤是 MALT 淋巴瘤,最常见眼内淋巴瘤是 DLBCL[91,160],起自泪囊的淋巴瘤通常也是 DLBCL。过去的 30 年,眼淋巴瘤发病率显著增加[24,157~159,161],眼眶的 MALT 淋巴瘤患者在最初治疗后可复发或进展,复发时可累及眼外[91],然而复发患者的总生存率没有明显减低。眼部 MALT 淋巴瘤涉及 MALT 和 IGH 易位的发生率低(约 5%),但可以预测复发的危险性增加[160]。眼眶边缘区淋巴瘤的治疗通常为放射治疗,大多数患者能治愈[157]。肿瘤对利妥昔单抗或放疗后利妥昔单抗治疗的反应表明利妥昔单抗对累及眼的低度恶性淋巴瘤有治疗作用。累及眶周软组织的 DLBCL,需依据疾病的范围来决定治疗方案,但是标准治疗为 R-CHOP 单独或联合局部放射治疗。

眼内淋巴瘤是眼淋巴瘤的一个罕见表现,大多数病例是 DLBCL,需行玻璃体切割术才能确定诊断。约 50% 的病例为双侧性,且常伴有脑或软脑膜累及。在过去主要治疗方法是局部放射治疗或眼内注射氨甲蝶呤或利妥昔单抗,但大多数患者会发生眼和脑内复发,标准化疗药物(如 R-CHOP)静脉内给药通常不能穿透眼或脑而无效。近年来,许多神经肿瘤学家建议治疗眼内淋巴瘤类似于脑的原发性 DLBCL,给予基于高剂量氨甲蝶呤化学治疗加或不加鞘内治疗和/或全脑和眼部放射治疗。然而,17 个欧洲中心的大组研究没有证实玻璃体视网膜淋巴瘤用这种强烈治疗而取得预期的效果[158]。

鼻旁窦

累及鼻腔和/或鼻旁窦的局限性 NHL 可以是 DLBCL、T 细胞淋巴瘤或 NK/T 细胞淋巴瘤[74,162~168]。鼻腔是 T 细胞和 NK/T 细胞淋巴瘤累及的主要部位,而只累及鼻旁窦的常为 B 细胞淋巴瘤。全身 B 症状较常见于 NK/T 细胞淋巴瘤,依据原位杂交研究显示 EBV 与 NK/T 细胞淋巴瘤强烈相关。这些淋巴瘤可累及额窦、上额窦、筛窦和蝶窦,且常累及骨。患者表现为局部疼痛、上呼吸道梗阻、流鼻涕、面部肿胀或鼻出血,肿瘤可扩展到眶周,引起眼球突出、视觉丧失或复视。这些肿瘤在美国和西欧大多为 DLBCL,在亚洲则更常为 T 和 NK 细胞淋巴瘤。鼻腔 NK/T 细胞淋巴瘤通常联合化疗,包括 L-天冬酰胺酶加放射治疗[162,169]。相反,原发性鼻旁窦淋巴瘤通常为 DLBCL,一组 80 例发性鼻旁窦 DLBCL 用 R-CHOP 化疗方案治疗,长期无进展生存率为 50%~60%,只有 1 例患者中枢神经系统复发[170]。

皮肤

皮肤 B 细胞淋巴瘤的三种主要类型按 WHO-EORTC 的定义为原发性皮肤边缘区 B 细胞淋巴瘤、原发性皮肤滤泡中心淋巴瘤和原发性皮肤大 B 细胞淋巴瘤(腿型)[171]。原发性皮肤边缘区 B 细胞淋巴瘤和原发性皮肤滤泡中心淋巴瘤属惰性肿瘤,预后极好,主要按非强烈疗法治疗。原发性皮肤大 B 细胞淋巴瘤(腿型)是肿瘤性 B 细胞弥漫浸润真皮,向真皮乳头层和皮下脂肪扩展[172,173],典型表现为孤立性软组织肿块,类似软组织肉瘤,除非活检才能明确诊断,应按侵袭性淋巴瘤用强烈的化疗予以治疗(参见第 98 章)。第 103 章讨论典型的皮肤 T 细胞淋巴瘤,尤其蕈样肉芽肿。

胸部和肺

原发性肺淋巴瘤表现为肺结节或肿块,可伴有肺门淋巴结

肿大。组织病理学常为MALT边缘区B细胞淋巴瘤或DLBCL，也可为淋巴瘤样肉芽肿病[174,175]。常需做肺活检才能做出明确诊断。胸膜渗出可以是中央淋巴管阻塞或胸膜种植的结果。

原发性胸壁淋巴瘤表现为局部疼痛或伴有发热、盗汗和呼吸困难。这些肿块通常需切除或切取活检。肿瘤可伴有胸膜渗出和累及邻近肋骨[176]。

原发性支气管内淋巴瘤很少见，可发生在肺移植后，肿瘤导致气道梗阻可作为一个早期征象。

心脏

原发性心脏淋巴瘤可累及心脏和/或心包，患者表现为呼吸困难、水肿、心律失常或心包渗出，渗出可导致心脏填塞。淋巴瘤性肿块可见于右心房（最常见）、心包、右心室、左心房或左心室。大多数病例是B细胞淋巴瘤，少于5%是T细胞淋巴瘤[177~179]。

胃肠道

胃肠道淋巴瘤是最常见的结外淋巴瘤，约占所有结外淋巴瘤的1/3[180]。最常累及部位是胃，以下为小肠、回肠、盲肠、结肠和直肠。胃淋巴瘤通常表现为消化不良症状，有时厌食或饱胀感。出血少见，但如有出血提示为高级别淋巴瘤。内窥镜活检通常可作出诊断[180,181]。幽门螺杆菌感染涉及胃MALT淋巴瘤的发病[88]，内窥镜检查时常有轻至重度胃炎，多处活检有助于获

得适当的材料以确定幽门螺杆菌的存在。MALT淋巴瘤常见，但DLBCL也可以原发或继发于MALT淋巴瘤的背景上[181]。如果存在上述两种亚型的淋巴瘤，应该按大B细胞淋巴瘤治疗。

在肠道，发病数依次为小肠、直肠和结肠[88,182]，其中最常累及部位是回盲部，以下为小肠、大肠和肠道多个部位[182]，原发性食管淋巴瘤罕见[183]。原发性结肠淋巴瘤常有腹泻、下消化道出血、恶心和继发于肠道梗阻的呕吐等症状，在大肠，最常见部位是盲肠，以下为右半结肠和乙状结肠[184]。

淋巴瘤偶尔局限于肝脏，最常见症状是右上腹痛，约半数病例以前有炎症性肝病，如丙型肝炎病史[185~188]。

原发性胰腺淋巴瘤可表现为腹痛、恶心、呕吐、梗阻性黄疸和体重减轻，偶尔表现为胰腺炎的症状[189~191]。

胆囊可发生原发性结外淋巴瘤，表现为右上腹痛或其他类似于胆囊炎的症状和体征[192,193]，肿瘤扩展到胆囊可引起黄疸和胆管梗阻的其他体征[194]。

泌尿生殖道

睾丸

睾丸原发性淋巴瘤的典型表现为老年人睾丸无痛性增大（图95-5），也可表现为鞘膜积水[195~198]，组织学类型常为DL-BCL。2/3病例的肿瘤局限于睾丸或睾丸和盆腔或腹腔淋巴结。睾丸切除术可确定诊断，患者按残留睾丸的特点分期，超

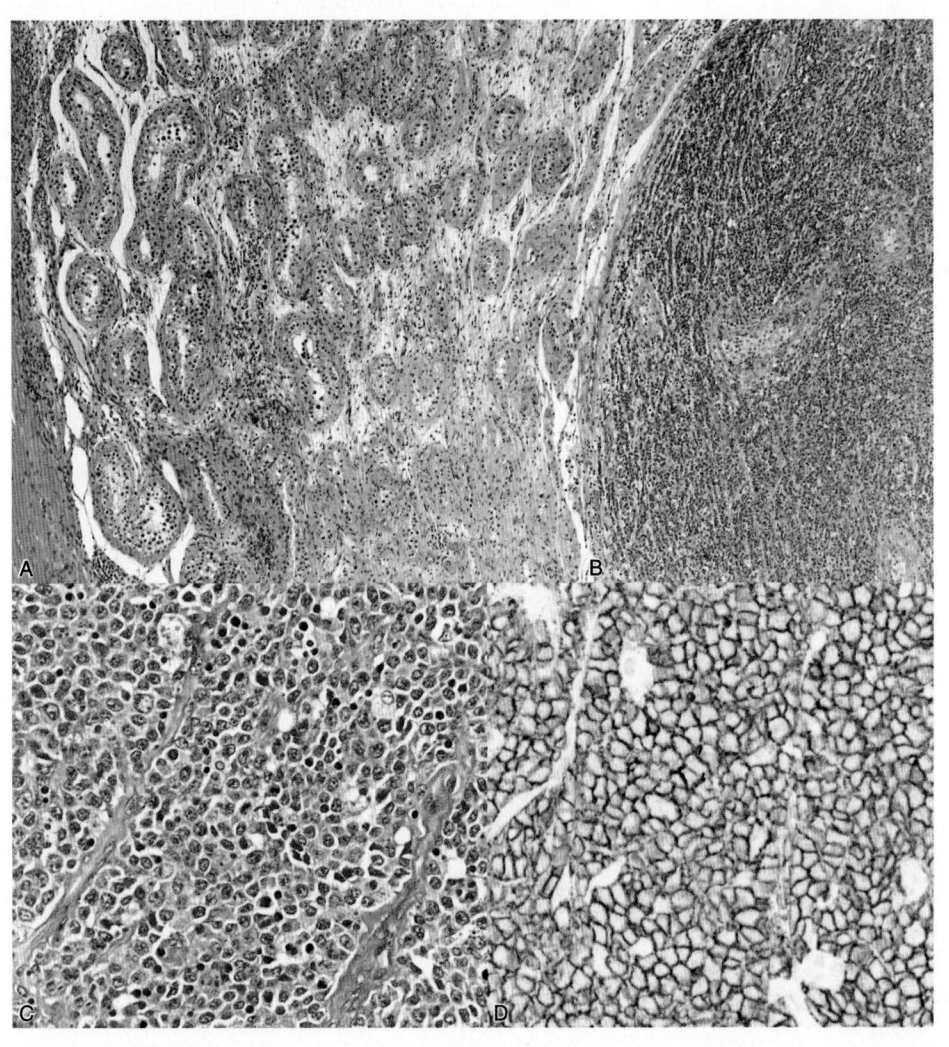

图95-5　睾丸原发性结外DLBCL。A.睾丸未受累区。B.睾丸被异常淋巴细胞群替代区。C.淋巴瘤细胞高倍镜。D.CD20免疫组织化学染色阳性。（来源于Raymond Felgar, University of Pittsburgh Medical Center 的许可）

声检查残留睾丸为实性肿块，应推测有淋巴瘤。睾丸淋巴瘤患者的预后比其他部位 DLBCL 差，可在中枢神经系统和对侧睾丸复发[199]。当前治疗的国际标准是睾丸切除术、每 21 天共 6 个周期的 R-CHOP 化疗，鞘内氨甲蝶呤和对侧睾丸局部放射治疗[195,196]，这种治疗模式显示极好的疗效，5 年无进展生存率达 74%[196]。

卵巢

卵巢原发性淋巴瘤常为双侧性，表现为腹部肿块伴有腹痛或体格检查触及肿块[200~205]。

子宫、宫颈、外阴

淋巴瘤可原发于子宫[206~208]、宫颈[209,210]、阴道和外阴[211]，子宫和宫颈淋巴瘤常表现为腹部肿块或阴道流血，淋巴瘤可发生在子宫平滑肌内[208]。

肾脏

累及双侧肾脏的淋巴瘤常出现肾功能不全，多药化疗或放射治疗能恢复肾功能。原发性肾淋巴瘤的特征是双侧肾增大，无梗阻，无其他器官或淋巴结累及以及无引起肾衰竭的其他原因[212~216]。由于肾脏被认为没有淋巴组织，淋巴瘤的发生令人困惑，仔细分期和尸检均证实其他部位无淋巴瘤。肾细胞癌和原发性肾淋巴瘤可能存在相关性[215]。偶尔，淋巴瘤仅单独累及结外的肾周间隙[217]。

输尿管、膀胱、前列腺

双侧输尿管淋巴瘤累及可发生梗阻性肾衰竭[218]。膀胱原发性淋巴瘤很少扩展到肾脏，肿瘤通常局限，对治疗反应好[219~221]。原发性结外淋巴瘤可以累及前列腺[222,223]。

脾脏

原发性脾淋巴瘤罕见[224,225]，大多数病例同时存在骨髓累及。当淋巴瘤原发于脾脏，主要限于红髓，组织病理学上通常与 DLBCL 或边缘区淋巴瘤一致[224]。在诊断时或疾病经过期间，如缺乏淋巴结累及或脾白髓累及可被认为"结外"脾淋巴瘤[225]。

骨

原发性骨淋巴瘤可累及任何骨，但通常累及长骨[226~229]，常表现为骨痛，影像学上病变常为溶骨性[226,228]。当淋巴瘤累及颅骨，可侵犯中枢神经系统[227]。大多数显示骨外累及的患者是由于侵袭性淋巴瘤所致，临床肿瘤通常为 R-CHOP 化疗和巩固性放射治疗[226]。

乳腺

原发性女性乳腺淋巴瘤的临床表现常类似于乳腺癌，少数病例可为双侧性。约 85% 的病例为 DLBCL[230]，肿瘤细胞常表达 BCL-2，组织病理学诊断也可以是小淋巴 B 细胞淋巴瘤、滤泡性淋巴瘤和黏膜相关淋巴组织边缘区淋巴瘤[231,232]。多达半数患者在分期时可证实淋巴结和骨髓累及或其他部位有淋巴瘤，约 10% 的原发性乳腺淋巴瘤在中枢神经系统复发[230,232]。

内分泌腺

原发性肾上腺淋巴瘤常累及双侧，可导致肾上腺功能不全，此时可有疲乏、无力和肾上腺皮质功能低下的其他症状[233~236]。原发性甲状腺淋巴瘤常发生在桥本甲状腺炎的腺体中，因此女性比男性更常见，患者表现为甲状腺增大（甲状腺肿）或气管受压症状[237~239]，组织病理学可为 DLBCL 或 MALT 边缘区 B 细胞淋巴瘤。原发性垂体淋巴瘤在"中枢神经系统"项下讨论。

翻译：朱雄增、李小秋　互审：陈芳源　校对：赵维莅

参考文献

1. Brill NE, Baehr G, Rosenthal N: Generalized giant lymph follicle hyperplasia of lymph nodes and spleen: A hitherto undescribed type. *JAMA* 84:668–671, 1925.
2. Ewing J: Endothelioma of lymph nodes. *J Med Res* 28:1–40.7, 1913.
3. Symmers D: Follicular lymphadenopathy with splenomegaly: A newly recognized disease of the lymphatic system. *Arch Pathol Lab Med* 3:816, 1927.
4. Lukes RJ, Craver LF, Hall TC, et al: Report of the nomenclature committee. *Cancer Res* 26:1311, 1966.
5. Lennert K, Mohri N, Stein H, et al: The histopathology of malignant lymphoma. *Br J Haematol* 31:193, 1975.
6. National Cancer Institute sponsored study of classifications of non-Hodgkin's lymphomas: Summary and description of a working formulation for clinical usage. The Non-Hodgkin's Lymphoma Pathologic Classification Project. *Cancer* 49:2112–2135, 1982.
7. Harris NL, Jaffe ES, Diebold J, et al: World Health Organization classification of neoplastic diseases of the hematopoietic and lymphoid tissues: Report of the Clinical Advisory Committee meeting-Airlie House, Virginia, November 1997. *J Clin Oncol* 17:3835–3849, 1999.
8. Hiddemann W, Longo DL, Coiffier B, et al: Lymphoma classification—The gap between biology and clinical management is closing. *Blood* 88:4085–4089, 1996.
9. Swerdlow SH, Campo E, Harris NL, et al: *WHO Classification of Tumours of Haematopoietic and Lymphoid Tissues*, ed 4. International Agency for Research on Cancer, Lyon, 2008.
10. Vardiman JW, Thiele J, Arber DA, et al: The 2008 revision of the World Health Organization (WHO) classification of myeloid neoplasms and acute leukemia: Rationale and important changes. *Blood* 114:937–951, 2009.
11. Carbone PP, Kaplan HS, Musshoff K, et al: Report of the Committee on Hodgkin's Disease Staging Classification. *Cancer Res* 31:1860–1861, 1971.
12. Lister TA, Crowther D, Sutcliffe SB, et al: Report of a committee convened to discuss the evaluation and staging of patients with Hodgkin's disease: Cotswolds meeting. *J Clin Oncol* 7:1630–1636, 1989.
13. Cheson BD, Horning SJ, Coiffier B, et al: Report of an international workshop to standardize response criteria for non-Hodgkin's lymphomas. NCI Sponsored International Working Group. *J Clin Oncol* 17:2454–2460., 1999.
14. Cheson BD, Pfistner B, Juweid ME, et al: Revised response criteria for malignant lymphoma. *J Clin Oncol* 25:579–586, 2007.
15. Kostakoglu L, Cheson BD: Current role of FDG PET/CT in lymphoma. *Eur J Nucl Med Mol Imaging* 41:1004–1027, 2014.
16. Barrington SF, Mikhaeel NG, Kostakoglu L, et al: Role of imaging in the staging and response assessment of lymphoma: Consensus of the International Conference on Malignant Lymphomas Imaging Working Group. *J Clin Oncol* 32:3048–3058, 2014.
17. Cheson BD, Fisher RI, Barrington SF, et al: Recommendations for initial evaluation, staging, and response assessment of Hodgkin and Non-Hodgkin lymphoma: The Lugano classification. *J Clin Oncol* 32:3059–3068, 2014.
18. Siegel R, Ma J, Zou Z, et al: Cancer statistics, 2014. *CA Cancer J Clin* 64:9–29, 2014.
19. Surveillance, Epidemiology, and End Results (SEER) Program (www.seer.cancer.gov) Research Data (1973–2011), National Cancer Institute, DCCPS, Surveillance Research Program, Surveillance Systems Branch, released April 2014, based on the November 2013 submission; 2014.
20. Skrabek P, Turner D, Seftel M: Epidemiology of non-Hodgkin lymphoma. *Transfus Apher Sci* 49:133–138, 2013.
21. Alexander DD, Mink PJ, Adami HO, et al: The non-Hodgkin lymphomas: A review of the epidemiological literature. *Int J Cancer* 120 Suppl 12:1–39, 2007.
22. Chiu BC, Weisenburger DD: An update of the epidemiology of non-Hodgkin's lymphoma. *Clin Lymphoma* 4:161–168, 2003.
23. Hardell L, Eriksson M: Is the decline of the increasing incidence of non-Hodgkin lymphoma in Sweden and other countries a result of cancer preventive measures? *Environ Health Perspect* 111:1704–1706, 2003.
24. Moslehi R, Devesa SS, Schairer C, et al: Rapidly increasing incidence of ocular non-Hodgkin lymphoma. *J Natl Cancer Inst* 98:936–939, 2006.
25. Zhou Y, Wang H, Fang W, et al: Incidence trends of mantle cell lymphoma in the United States between 1992 and 2004. *Cancer* 113:791–798, 2008.
26. Karunanayake CP, McDuffie HH, Dosman JA, et al: Occupational exposures and non-Hodgkin's lymphoma: Canadian case-control study. *Environ Health* 7:44, 2008.
27. Schenk M, Purdue MP, Colt JS, et al: Occupation/industry and risk of non-Hodgkin's lymphoma in the United States. *Occup Environ Med* 66:23–31, 2009.
28. Blair A: Occupational exposures and non-Hodgkin lymphoma: Where do we stand? *Occup Environ Med* 63:1–3, 2006.
29. Lu Y, Sullivan-Halley J, Cozen W, et al: Family history of haematopoietic malignan-

cies and non-Hodgkin's lymphoma risk in the California Teachers Study. *Br J Cancer* 100:524–526, 2009.
30. McDuffie HH, Pahwa P, Karunanayake CP, et al: Clustering of cancer among families of cases with Hodgkin lymphoma (HL), multiple myeloma (MM), non-Hodgkin's lymphoma (NHL), soft tissue sarcoma (STS) and control subjects. *BMC Cancer* 9:70, 2009.
31. Segel GB, Lichtman MA: Familial (inherited) leukemia, lymphoma, and myeloma: An overview. *Blood Cells Mol Dis* 32:246–261, 2004.
32. Hehn ST, Grogan TM, Miller TP: Utility of fine-needle aspiration as a diagnostic technique in lymphoma. *J Clin Oncol* 22:3046–3052, 2004.
33. Zelenetz AD, Gordon LI, Wierda WG, et al: Non-Hodgkin's lymphomas, version 4.2014. *J Natl Compr Canc Netw* 12:1282–1303, 2014.
34. Abrams J, Conley B, Mooney M, et al: National Cancer Institute's Precision Medicine Initiatives for the new National Clinical Trials Network. *Am Soc Clin Oncol Educ Book* 71–76, 2014.
35. Hartge P, Colt JS, Severson RK, et al: Residential herbicide use and risk of non-Hodgkin lymphoma. *Cancer Epidemiol Biomarkers Prev* 14:934–937, 2005.
36. Lee WJ, Alavanja MC, Hoppin JA, et al: Mortality among pesticide applicators exposed to chlorpyrifos in the Agricultural Health Study. *Environ Health Perspect* 115:528–534, 2007.
37. De Roos AJ, Blair A, Rusiecki JA, et al: Cancer incidence among glyphosate-exposed pesticide applicators in the Agricultural Health Study. *Environ Health Perspect* 113: 49–54, 2005.
38. Lan Q, Morton LM, Armstrong B, et al: Genetic variation in caspase genes and risk of non-Hodgkin lymphoma: A pooled analysis of 3 population-based case-control studies. *Blood* 114:264–267, 2009.
39. Morton LM, Purdue MP, Zheng T, et al: Risk of non-Hodgkin lymphoma associated with germline variation in genes that regulate the cell cycle, apoptosis, and lymphocyte development. *Cancer Epidemiol Biomarkers Prev* 18:1259–1270, 2009.
40. Wang SS, Purdue MP, Cerhan JR, et al: Common gene variants in the tumor necrosis factor (TNF) and TNF receptor superfamilies and NF-kB transcription factors and non-Hodgkin lymphoma risk. *PLoS One* 4:e5360, 2009.
41. Purdue MP, Lan Q, Wang SS, et al: A pooled investigation of Toll-like receptor gene variants and risk of non-Hodgkin lymphoma. *Carcinogenesis* 30:275–281, 2009.
42. Zhang Y, Sanjose SD, Bracci PM, et al: Personal use of hair dye and the risk of certain subtypes of non-Hodgkin lymphoma. *Am J Epidemiol* 167:1321–1331, 2008.
43. Becker S, Dossus L, Kaaks R: Obesity related hyperinsulinaemia and hyperglycaemia and cancer development. *Arch Physiol Biochem* 115:86–96, 2009.
44. Renehan AG, Tyson M, Egger M, et al: Body-mass index and incidence of cancer: A systematic review and meta-analysis of prospective observational studies. *Lancet* 371: 569–578, 2008.
45. Chiu BC, Soni L, Gapstur SM, et al: Obesity and risk of non-Hodgkin lymphoma (United States). *Cancer Causes Control* 18:677–685, 2007.
46. Maskarinec G, Erber E, Gill J, et al: Overweight and obesity at different times in life as risk factors for non-Hodgkin's lymphoma: The multiethnic cohort. *Cancer Epidemiol Biomarkers Prev* 17:196–203, 2008.
47. Willett EV, Morton LM, Hartge P, et al: Non-Hodgkin lymphoma and obesity: A pooled analysis from the InterLymph Consortium. *Int J Cancer* 122:2062–2070, 2008.
48. Anderson RE, Nishiyama H, Ii Y, et al: Pathogenesis of radiation-related leukaemia and lymphoma. Speculations based primarily on experience of Hiroshima and Nagasaki. *Lancet* 1:1060–1062, 1972.
49. Beebe GW, Kato H, Land CE: Studies of the mortality of A-bomb survivors: 6. Mortality and radiation dose, 1950–1974. *Radiat Res* 75:138–201, 1978.
50. Richardson DB, Sugiyama H, Wing S, et al: Positive associations between ionizing radiation and lymphoma mortality among men. *Am J Epidemiol* 169:969–976, 2009.
51. Shimizu Y, Kato H, Schull WJ: Risk of cancer among atomic bomb survivors. *J Radiat Res* 32 Suppl 2:54–63, 1991.
52. Kesminiene A, Evrard AS, Ivanov VK, et al: Risk of hematological malignancies among Chernobyl liquidators. *Radiat Res* 170:721–735, 2008.
53. Court-Brown WM, Doll R: Leukaemia and aplastic anaemia in patients irradiated for ankylosing spondylitis. *Spec Rep Ser Med Res Counc (G B)* 1–135, 1957.
54. Ron E: Ionizing radiation and cancer risk: Evidence from epidemiology. *Radiat Res* 150:S30–S41, 1998.
55. Boffetta P, van der Hel O, Kricker A, et al: Exposure to ultraviolet radiation and risk of malignant lymphoma and multiple myeloma—A multicentre European case-control study. *Int J Epidemiol* 37:1080–1094, 2008.
56. Colt JS, Rothman N, Severson RK, et al: Organochlorine exposure, immune gene variation, and risk of non-Hodgkin lymphoma. *Blood* 113:1899–1905, 2009.
57. Murata K, Yamada Y: The state of the art in the pathogenesis of ATL and new potential targets associated with HTLV-1 and ATL. *Int Rev Immunol* 26:249–268, 2007.
58. Poiesz BJ, Ruscetti FW, Gazdar AF, et al: Detection and isolation of type C retrovirus particles from fresh and cultured lymphocytes of a patient with cutaneous T-cell lymphoma. *Proc Natl Acad Sci U S A* 77:7415–7419, 1980.
59. Jacobson S, Raine CS, Mingioli ES, et al: Isolation of an HTLV-1-like retrovirus from patients with tropical spastic paraparesis. *Nature* 331:540–543, 1988.
60. Snoda S: Relationship of HTLV-I-related adult T-cell leukemia and HTLV-I-associated myelopathy to distinct HLA haplotypes. *Jikken Igaku* 5:769, 1987.
61. Wong-Staal F, Gallo RC: The family of human T-lymphotropic leukemia viruses: HTLV-I as the cause of adult T cell leukemia and HTLV-III as the cause of acquired immunodeficiency syndrome. *Blood* 65:253–263, 1985.
62. Blattner WA, Kalyanaraman VS, Robert-Guroff M, et al: The human type-C retrovirus, HTLV, in blacks from the Caribbean region, and relationship to adult T-cell leukemia/lymphoma. *Int J Cancer* 30:257–264, 1982.
63. Robert-Guroff M, Kalyanaraman VS, Blattner WA, et al: Evidence for human T cell lymphoma-leukemia virus infection of family members of human T cell lymphoma-leukemia virus positive T cell leukemia-lymphoma patients. *J Exp Med* 157:248–258, 1983.
64. Sarin PS, Aoki T, Shibata A, et al: High incidence of human type-C retrovirus (HTLV) in family members of a HTLV-positive Japanese T-cell leukemia patient. *Proc Natl Acad Sci U S A* 80:2370–2374, 1983.
65. Carbone A, Cesarman E, Spina M, et al: HIV-associated lymphomas and gamma-herpesviruses. *Blood* 113:1213–1224, 2009.
66. Epstein MA, Achong BG, Barr YM: Virus particles in cultured lymphoblasts from Burkitt's lymphoma. *Lancet* 1:702–703, 1964.
67. Nemerow GR, Wolfert R, McNaughton ME, et al: Identification and characterization of the Epstein-Barr virus receptor on human B lymphocytes and its relationship to the C3d complement receptor (CR2). *J Virol* 55:347–351, 1985.
68. Henle W, Diehl V, Kohn G, et al: Herpes-type virus and chromosome marker in normal leukocytes after growth with irradiated Burkitt cells. *Science* 157:1064–1065, 1967.
69. Andersson M, Klein G, Zeigler JL, et al: Association of Epstein-Barr viral genomes with American Burkitt lymphoma. *Nature* 260:357–359, 1976.
70. Potter M, Mushinski JF: Oncogenes in B-cell neoplasia. *Cancer Invest* 2:285–300, 1984.
71. Morrow RH Jr: Epidemiological evidence for the role of falciparum malaria in the pathogenesis of Burkitt's lymphoma. *IARC Sci Publ* 177–186, 1985.
72. Klein G: Lymphoma development in mice and humans: Diversity of initiation is followed by convergent cytogenetic evolution. *Proc Natl Acad Sci U S A* 76:2442–2446, 1979.
73. Klein G: Specific chromosomal translocations and the genesis of B-cell-derived tumors in mice and men. *Cell* 32:311–315, 1983.
74. Aozasa K, Takakuwa T, Hongyo T, et al: Nasal NK/T-cell lymphoma: Epidemiology and pathogenesis. *Int J Hematol* 87:110–117, 2008.
75. Suzuki R, Takeuchi K, Ohshima K, et al: Extranodal NK/T-cell lymphoma: Diagnosis and treatment cues. *Hematol Oncol* 26:66–72, 2008.
76. Dotti G, Fiocchi R, Motta T, et al: Primary effusion lymphoma after heart transplantation: A new entity associated with human herpesvirus-8. *Leukemia* 13:664–670, 1999.
77. Gessain A: [Human herpesvirus 8 (HHV-8): Clinical and epidemiological aspects and clonality of associated tumors] [in French]. *Bull Acad Natl Med* 192:1189–204; discussion 204–6, 2008.
78. Laurent C, Meggetto F, Brousset P: Human herpesvirus 8 infections in patients with immunodeficiencies. *Hum Pathol* 39:983–993, 2008.
79. Sullivan RJ, Pantanowitz L, Casper C, et al: HIV/AIDS: Epidemiology, pathophysiology, and treatment of Kaposi sarcoma-associated herpesvirus disease: Kaposi sarcoma, primary effusion lymphoma, and multicentric Castleman disease. *Clin Infect Dis* 47:1209–1215, 2008.
80. Hartridge-Lambert SK, Stein EM, Markowitz AJ, et al: Hepatitis C and non-Hodgkin lymphoma: The clinical perspective. *Hepatology* 55:634–641, 2012.
81. Okan V, Yilmaz M, Bayram A, et al: Prevalence of hepatitis B and C viruses in patients with lymphoproliferative disorders. *Int J Hematol* 88:403–408, 2008.
82. Chen MH, Hsiao LT, Chiou TJ, et al: High prevalence of occult hepatitis B virus infection in patients with B cell non-Hodgkin's lymphoma. *Ann Hematol* 87:475–480, 2008.
83. de Sanjose S, Benavente Y, Vajdic CM, et al: Hepatitis C and non-Hodgkin lymphoma among 4784 cases and 6269 controls from the International Lymphoma Epidemiology Consortium. *Clin Gastroenterol Hepatol* 6:451–458, 2008.
84. Schollkopf C, Smedby KE, Hjalgrim H, et al: Hepatitis C infection and risk of malignant lymphoma. *Int J Cancer* 122:1885–1890, 2008.
85. Inokuchi M, Ito T, Uchikoshi M, et al: Infection of B cells with hepatitis C virus for the development of lymphoproliferative disorders in patients with chronic hepatitis C. *J Med Virol* 81:619–627, 2009.
86. Isaacson PG: Update on MALT lymphomas. *Best Pract Res Clin Haematol* 18:57–68, 2005.
87. Isaacson PG, Spencer J: Gastric lymphoma and *Helicobacter pylori*. *Important Adv Oncol* 111–121, 1996.
88. Mbulaiteye SM, Hisada M, El-Omar EM: *Helicobacter pylori* associated global gastric cancer burden. *Front Biosci (Landmark Ed)* 14:1490–1504, 2009.
89. Stathis A, Chini C, Bertoni F, et al: Long-term outcome following *Helicobacter pylori* eradication in a retrospective study of 105 patients with localized gastric marginal zone B-cell lymphoma of MALT type. *Ann Oncol* 20:1086–1093, 2009.
90. Stefanovic A, Lossos IS: Extranodal marginal zone lymphoma of the ocular adnexa. *Blood* 114:501–510, 2009.
91. Sjo LD, Heegaard S, Prause JU, et al: Extranodal marginal zone lymphoma in the ocular region: Clinical, immunophenotypical, and cytogenetical characteristics. *Invest Ophthalmol Vis Sci* 50:516–522, 2009.
92. Ferreri AJ, Dolcetti R, Dognini GP, et al: *Chlamydophila psittaci* is viable and infectious in the conjunctiva and peripheral blood of patients with ocular adnexal lymphoma: Results of a single-center prospective case-control study. *Int J Cancer* 123:1089–1093, 2008.
93. Yoo C, Ryu MH, Huh J, et al: *Chlamydia psittaci* infection and clinicopathologic analysis of ocular adnexal lymphomas in Korea. *Am J Hematol* 82:821–823, 2007.
94. Chan CC, Shen D, Mochizuki M, et al: Detection of *Helicobacter pylori* and *Chlamydia pneumoniae* genes in primary orbital lymphoma. *Trans Am Ophthalmol Soc* 104:62–70, 2006.
95. Ponzoni M, Ferreri AJ, Guidoboni M, et al: Chlamydia infection and lymphomas: Association beyond ocular adnexal lymphomas highlighted by multiple detection methods. *Clin Cancer Res* 14:5794–5800, 2008.
96. Vargas RL, Fallone E, Felgar RE, et al: Is there an association between ocular adnexal lymphoma and infection with *Chlamydia psittaci*? The University of Rochester experience. *Leuk Res* 30:547–551, 2006.
97. Yakushijin Y, Kodama T, Takaoka I, et al: Absence of chlamydial infection in Japanese patients with ocular adnexal lymphoma of mucosa-associated lymphoid tissue. *Int J Hematol* 85:223–230, 2007.
98. Zhang GS, Winter JN, Variakojis D, et al: Lack of an association between *Chlamydia psittaci* and ocular adnexal lymphoma. *Leuk Lymphoma* 48:577–583, 2007.
99. Chanudet E, Zhou Y, Bacon CM, et al: *Chlamydia psittaci* is variably associated with ocular adnexal MALT lymphoma in different geographical regions. *J Pathol* 209:

344–351, 2006.
100. Verma V, Shen D, Sieving PC, et al: The role of infectious agents in the etiology of ocular adnexal neoplasia. *Surv Ophthalmol* 53:312–331, 2008.
101. Du MQ: MALT lymphoma: Recent advances in aetiology and molecular genetics. *J Clin Exp Hematop* 47:31–42, 2007.
102. Cunningham-Rundles C, Bodian C: Common variable immunodeficiency: Clinical and immunological features of 248 patients. *Clin Immunol* 92:34–48, 1999.
103. Dembowska-Baginska B, Perek D, Brozyna A, et al: Non-Hodgkin lymphoma (NHL) in children with Nijmegen Breakage syndrome (NBS). *Pediatr Blood Cancer* 52:186–190, 2009.
104. Fokin AA, Robicsek F: Poland's syndrome revisited. *Ann Thorac Surg* 74:2218–2225, 2002.
105. Grobe H: [Dubowitz syndrome and acute lymphatic leukemia] [in German]. *Monatsschr Kinderheilkd* 131:467–468, 1983.
106. Holzelova E, Vonarbourg C, Stolzenberg MC, et al: Autoimmune lymphoproliferative syndrome with somatic Fas mutations. *N Engl J Med* 351:1409–1418, 2004.
107. Kaneko H, Inoue R, Fukao T, et al: Two Japanese siblings with Bloom syndrome gene mutation and B-cell lymphoma. *Leuk Lymphoma* 27:539–542, 1997.
108. Kaneko H, Kondo N: Clinical features of Bloom syndrome and function of the causative gene, BLM helicase. *Expert Rev Mol Diagn* 4:393–401, 2004.
109. Kruger L, Demuth I, Neitzel H, et al: Cancer incidence in Nijmegen breakage syndrome is modulated by the amount of a variant NBS protein. *Carcinogenesis* 28:107–111, 2007.
110. MacGinnitie AJ, Geha R: X-linked lymphoproliferative disease: Genetic lesions and clinical consequences. *Curr Allergy Asthma Rep* 2:361–367, 2002.
111. Malkin D, Li FP, Strong LC, et al: Germ line p53 mutations in a familial syndrome of breast cancer, sarcomas, and other neoplasms. *Science* 250:1233–1238, 1990.
112. Meyn MS: Ataxia-telangiectasia, cancer and the pathobiology of the ATM gene. *Clin Genet* 55:289–304, 1999.
113. Mustillo P, Bajwa RP, Termuhlen AM, et al: Tumor immune surveillance defect of X-linked severe combined immunodeficiency is not Epstein-Barr virus specific. *Pediatr Blood Cancer* 51:706–709, 2008.
114. Parikh PM, Karandikar SM, Koppikar S, et al: Poland's syndrome with acute lymphoblastic leukemia in an adult. *Med Pediatr Oncol* 16:290–292, 1988.
115. Perlman S, Becker-Catania S, Gatti RA: Ataxia-telangiectasia: Diagnosis and treatment. *Semin Pediatr Neurol* 10:173–182, 2003.
116. Rangel-Santos A, Wakim VL, Jacob CM, et al: Molecular characterization of patients with X-linked Hyper-IgM syndrome: Description of two novel CD40L mutations. *Scand J Immunol* 69:169–173, 2009.
117. Rengan R, Ochs HD: Molecular biology of the Wiskott-Aldrich syndrome. *Rev Immunogenet* 2:243–255, 2000.
118. Sackey K, Odone V, George SL, et al: Poland's syndrome associated with childhood non-Hodgkin's lymphoma. *Am J Dis Child* 138:600–601, 1984.
119. Shcherbina A, Candotti F, Rosen FS, et al: High incidence of lymphomas in a subgroup of Wiskott-Aldrich syndrome patients. *Br J Haematol* 121:529–530, 2003.
120. Srivastava S, Zou ZQ, Pirollo K, et al: Germ-line transmission of a mutated p53 gene in a cancer-prone family with Li-Fraumeni syndrome. *Nature* 348:747–749, 1990.
121. Cohen BJ, Moskowitz C, Straus D, et al: Cyclophosphamide/fludarabine (CF) is active in the treatment of mantle cell lymphoma. *Leuk Lymphoma* 42:1015–1022, 2001.
122. Vergin C, Cetingul N, Kavakli K, et al: A patient with WT syndrome and Castleman disease. *Acta Paediatr Jpn* 37:108–112, 1995.
123. Winkelstein JA, Marino MC, Ochs H, et al: The X-linked hyper-IgM syndrome: Clinical and immunologic features of 79 patients. *Medicine (Baltimore)* 82:373–384, 2003.
124. Dunleavy K, Wilson WH: How I treat HIV-associated lymphoma. *Blood* 119: 3245–3255, 2012.
125. Capello D, Rossi D, Gaidano G: Post-transplant lymphoproliferative disorders: Molecular basis of disease histogenesis and pathogenesis. *Hematol Oncol* 23:61–67, 2005.
126. Dolcetti R: B lymphocytes and Epstein-Barr virus: The lesson of post-transplant lymphoproliferative disorders. *Autoimmun Rev* 7:96–101, 2007.
127. Taylor AL, Marcus R, Bradley JA: Post-transplant lymphoproliferative disorders (PTLD) after solid organ transplantation. *Crit Rev Oncol Hematol* 56:155–167, 2005.
128. Jamali FR, Otrock ZK, Soweid AM, et al: An overview of the pathogenesis and natural history of post-transplant T-cell lymphoma (corrected and republished article originally printed in Leukemia & Lymphoma, June 2007; 48(6): 1237–1241). *Leuk Lymphoma* 48:1780–1784, 2007.
129. Lok C, Viseux V, Denoeux JP, et al: Post-transplant cutaneous T-cell lymphomas. *Crit Rev Oncol Hematol* 56:137–145, 2005.
130. Ekstrom Smedby K, Vajdic CM, Falster M, et al: Autoimmune disorders and risk of non-Hodgkin lymphoma subtypes: A pooled analysis within the InterLymph Consortium. *Blood* 111:4029–4038, 2008.
131. Troch M, Woehrer S, Streubel B, et al: Chronic autoimmune thyroiditis (Hashimoto's thyroiditis) in patients with MALT lymphoma. *Ann Oncol* 19:1336–1339, 2008.
132. Ji J, Shu X, Li X, et al: Cancer risk in hospitalized sarcoidosis patients: A follow-up study in Sweden. *Ann Oncol* 20:1121–1126, 2009.
133. Brassesco MS: Leukemia/lymphoma-associated gene fusions in normal individuals. *Genet Mol Res* 7:782–790, 2008.
134. Ong ST, Le Beau MM: Chromosomal abnormalities and molecular genetics of non-Hodgkin's lymphoma. *Semin Oncol* 25:447–460, 1998.
135. Korsmeyer SJ: Bcl-2 initiates a new category of oncogenes: Regulators of cell death. *Blood* 80:879–886, 1992.
136. Hockenbery DM, Zutter M, Hickey W, et al: BCL2 protein is topographically restricted in tissues characterized by apoptotic cell death. *Proc Natl Acad Sci U S A* 88:6961–6965, 1991.
137. Neri A, Barriga F, Knowles DM, et al: Different regions of the immunoglobulin heavy-chain locus are involved in chromosomal translocations in distinct pathogenetic forms of Burkitt lymphoma. *Proc Natl Acad Sci U S A* 85:2748–2752, 1988.
138. Ballerini P, Gaidano G, Gong JZ, et al: Multiple genetic lesions in acquired immunodeficiency syndrome-related non-Hodgkin's lymphoma. *Blood* 81:166–176, 1993.
139. Hamilton-Dutoit SJ, Pallesen G, Franzmann MB, et al: AIDS-related lymphoma. Histopathology, immunophenotype, and association with Epstein-Barr virus as demonstrated by in situ nucleic acid hybridization. *Am J Pathol* 138:149–163, 1991.
140. Filippa DA, Ladanyi M, Wollner N, et al: CD30 (Ki-1)-positive malignant lymphomas: Clinical, immunophenotypic, histologic, and genetic characteristics and differences with Hodgkin's disease. *Blood* 87:2905–2917, 1996.
141. Morris SW, Kirstein MN, Valentine MB, et al: Fusion of a kinase gene, ALK, to a nucleolar protein gene, NPM, in non-Hodgkin's lymphoma. *Science* 263:1281–1284, 1994.
142. Downing JR, Shurtleff SA, Zielenska M, et al: Molecular detection of the (2;5) translocation of non-Hodgkin's lymphoma by reverse transcriptase-polymerase chain reaction. *Blood* 85:3416–3422, 1995.
143. Lopategui JR, Sun LH, Chan JK, et al: Low frequency association of the t(2;5) (p23;q35) chromosomal translocation with CD30+ lymphomas from American and Asian patients. A reverse transcriptase-polymerase chain reaction study. *Am J Pathol* 146:323–328, 1995.
144. DeCoteau JF, Butmarc JR, Kinney MC, et al: The t(2;5) chromosomal translocation is not a common feature of primary cutaneous CD30+ lymphoproliferative disorders: Comparison with anaplastic large-cell lymphoma of nodal origin. *Blood* 87:3437–3441, 1996.
145. Campbell LJ: Cytogenetics of lymphomas. *Pathology* 37:493–507, 2005.
146. Press OW, Unger JM, Rimsza LM, et al: A comparative analysis of prognostic factor models for follicular lymphoma based on a phase III trial of CHOP-rituximab versus CHOP + 131iodine-tositumomab. *Clin Cancer Res* 19:6624–6632, 2013.
147. Campbell JJ, Clark RA, Watanabe R, et al: Sézary syndrome and mycosis fungoides arise from distinct T-cell subsets: A biologic rationale for their distinct clinical behaviors. *Blood* 116:767–771, 2010.
148. Merlin E, Chabrier S, Verkarre V, et al: Primary leptomeningeal ALK+ lymphoma in a 13-year-old child. *J Pediatr Hematol Oncol* 30:963–967, 2008.
149. Nayak L, Batchelor TT: Recent advances in treatment of primary central nervous system lymphoma. *Curr Treat Options Oncol* 14:539–552, 2013.
150. Korfel A, Schlegel U: Diagnosis and treatment of primary CNS lymphoma. *Nat Rev Neurol* 9:317–327, 2013.
151. Ferreri AJ: How I treat primary CNS lymphoma. *Blood* 118:510–522, 2011.
152. Epelbaum R, Haim N, Ben-Shahar M, et al: Non-Hodgkin's lymphoma presenting with spinal epidural involvement. *Cancer* 58:2120–2124, 1986.
153. Paul T, Challa S, Tandon A, et al: Primary central nervous system lymphomas: Indian experience, and review of literature. *Indian J Cancer* 45:112–118, 2008.
154. Kozakova D, Machalekova K, Brtko P, et al: Primary B-cell pituitary lymphoma of the Burkitt type: Case report of the rare clinic entity with typical clinical presentation. *Cas Lek Cesk* 147:569–573, 2008.
155. Layden BT, Dubner S, Toft DJ, et al: Primary CNS lymphoma with bilateral symmetric hypothalamic lesions presenting with panhypopituitarism and diabetes insipidus. *Pituitary* 14:194–197, 2011.
156. Moshkin O, Muller P, Scheithauer BW, et al: Primary pituitary lymphoma: A histological, immunohistochemical, and ultrastructural study with literature review. *Endocr Pathol* 20:46–49, 2009.
157. Woolf DK, Ahmed M, Plowman PN: Primary lymphoma of the ocular adnexa (orbital lymphoma) and primary intraocular lymphoma. *Clin Oncol (R Coll Radiol)* 24: 339–344, 2012.
158. Riemens A, Bromberg J, Touitou V, et al: Treatment strategies in primary vitreoretinal lymphoma: A 17-center European collaborative study. *JAMA Ophthalmol* 133:191–197, 2014.
159. Munch-Petersen HD, Rasmussen PK, Coupland SE, et al: Ocular adnexal diffuse large B-cell lymphoma: A multicenter international study. *JAMA Ophthalmol* 133:165–173, 2015.
160. Sjo LD: Ophthalmic lymphoma: Epidemiology and pathogenesis. *Acta Ophthalmol* 87 Thesis 1:1–20, 2009.
161. Sjo LD, Ralfkiaer E, Prause JU, et al: Increasing incidence of ophthalmic lymphoma in Denmark from 1980 to 2005. *Invest Ophthalmol Vis Sci* 49:3283–3288, 2008.
162. Corradini P, Marchetti M, Barosi G, et al: SIE-SIES-GITMO Guidelines for the management of adult peripheral T- and NK-cell lymphomas, excluding mature T-cell leukaemias. *Ann Oncol* 25:2339–2350, 2014.
163. Au WY, Weisenburger DD, Intragumtornchai T, et al: Clinical differences between nasal and extranasal natural killer/T-cell lymphoma: A study of 136 cases from the International Peripheral T-Cell Lymphoma Project. *Blood* 113:3931–3937, 2009.
164. Schmitz N, Trumper L, Ziepert M, et al: Treatment and prognosis of mature T-cell and NK-cell lymphoma: An analysis of patients with T-cell lymphoma treated in studies of the German High-Grade Non-Hodgkin Lymphoma Study Group. *Blood* 116: 3418–3425, 2010.
165. Kim GE, Koom WS, Yang WI, et al: Clinical relevance of three subtypes of primary sinonasal lymphoma characterized by immunophenotypic analysis. *Head Neck* 26: 584–593, 2004.
166. Oprea C, Cainap C, Azoulay R, et al: Primary diffuse large B-cell non-Hodgkin lymphoma of the paranasal sinuses: A report of 14 cases. *Br J Haematol* 131:468–471, 2005.
167. Mathews Griner LA, Guha R, Shinn P, et al: High-throughput combinatorial screening identifies drugs that cooperate with ibrutinib to kill activated B-cell-like diffuse large B-cell lymphoma cells. *Proc Natl Acad Sci U S A* 111:2349–2354, 2014.
168. Shohat I, Berkowicz M, Dori S, et al: Primary non-Hodgkin's lymphoma of the sinonasal tract. *Oral Surg Oral Med Oral Pathol Oral Radiol Endod* 97:328–331, 2004.
169. Yamaguchi M, Suzuki R, Kwong YL, et al: Phase I study of dexamethasone, methotrexate, ifosfamide, L-asparaginase, and etoposide (SMILE) chemotherapy for advanced-stage, relapsed or refractory extranodal natural killer (NK)/T-cell lymphoma and leukemia. *Cancer Sci* 99:1016–1020, 2008.
170. Lee GW, Go SI, Kim SH, et al: Clinical outcome and prognosis of patients with primary sinonasal tract diffuse large B-cell lymphoma treated with rituximab-cyclophosphamide, doxorubicin, vincristine and prednisone chemotherapy: A study

by the Consortium for Improving Survival of Lymphoma. *Leuk Lymphoma* 1–7, 2014. [Epub ahead of print]

171. Willemze R, Dreyling M: Primary cutaneous lymphoma: ESMO clinical recommendations for diagnosis, treatment and follow-up. *Ann Oncol* 20 Suppl 4:115–118, 2009.

172. Levy A, Randall MB, Henson T: Primary cutaneous B-cell lymphoma, leg type restricted to the subcutaneous fat arising in a patient with dermatomyositis. *Am J Dermatopathol* 30:578–581, 2008.

173. Zhao J, Han B, Shen T, et al: Primary cutaneous diffuse large B-cell lymphoma (leg type) after renal allograft: Case report and review of the literature. *Int J Hematol* 89:113–117, 2009.

174. Hu YH, Hsiao LT, Yang CF, et al: Prognostic factors of Chinese patients with primary pulmonary non-Hodgkin's lymphoma: The single-institute experience in Taiwan. *Ann Hematol* 88:839–846, 2009.

175. Kennedy JL, Nathwani BN, Burke JS, et al: Pulmonary lymphomas and other pulmonary lymphoid lesions. A clinicopathologic and immunologic study of 64 patients. *Cancer* 56:539–552, 1985.

176. Tabatabai A, Hashemi M, Ahmadinejad M, et al: Primary chest wall lymphoma with no history of tuberculous pyothorax: Diagnosis and treatment. *J Thorac Cardiovasc Surg* 136:1472–1475, 2008.

177. Antoniades L, Eftychiou C, Petrou PM, et al: Primary cardiac lymphoma: Case report and brief review of the literature. *Echocardiography* 26:214–219, 2009.

178. Ikeda H, Nakamura S, Nishimaki H, et al: Primary lymphoma of the heart: Case report and literature review. *Pathol Int* 54:187–195, 2004.

179. Legault S, Couture C, Bourgault C, et al: Primary cardiac Burkitt-like lymphoma of the right atrium. *Can J Cardiol* 25:163–165, 2009.

180. Nakamura S, Matsumoto T: Gastrointestinal lymphoma: Recent advances in diagnosis and treatment. *Digestion* 87:182–188, 2013.

181. Psyrri A, Papageorgiou S, Economopoulos T: Primary extranodal lymphomas of stomach: Clinical presentation, diagnostic pitfalls and management. *Ann Oncol* 19:1992–1999, 2008.

182. Lee J, Kim WS, Kim K, et al: Intestinal lymphoma: Exploration of the prognostic factors and the optimal treatment. *Leuk Lymphoma* 45:339–344, 2004.

183. Zhu Q, Xu B, Xu K, et al: Primary non-Hodgkin's lymphoma in the esophagus. *J Dig Dis* 9:241–244, 2008.

184. Gonzalez QH, Heslin MJ, Davila-Cervantes A, et al: Primary colonic lymphoma. *Am Surg* 74:214–216, 2008.

185. Asagi A, Miyake Y, Ando M, et al: [Case of primary malignant lymphoma of the liver treated by R-CHOP therapy] [in Japanese]. *Nihon Shokakibyo Gakkai Zasshi* 106:389–396, 2009.

186. Chan WK, Tse EW, Fan YS, et al: Positron emission tomography/computed tomography in the diagnosis of multifocal primary hepatic lymphoma. *J Clin Oncol* 26:5479–5480, 2008.

187. Doi H, Horiike N, Hiraoka A, et al: Primary hepatic marginal zone B cell lymphoma of mucosa-associated lymphoid tissue type: Case report and review of the literature. *Int J Hematol* 88:418–423, 2008.

188. Kaneko F, Yokomori H, Sato A, et al: A case of primary hepatic non-Hodgkin's lymphoma with chronic hepatitis C. *Med Mol Morphol* 41:171–174, 2008.

189. Liakakos T, Misiakos EP, Tsapralis D, et al: A role for surgery in primary pancreatic B-cell lymphoma: A case report. *J Med Case Rep* 2:167, 2008.

190. Pagel JM, Lin Y, Hedin N, et al: Comparison of a tetravalent single-chain antibody-streptavidin fusion protein and an antibody-streptavidin chemical conjugate for pretargeted anti-CD20 radioimmunotherapy of B-cell lymphomas. *Blood* 108:328–336, 2006.

191. Sata N, Kurogochi A, Endo K, et al: Follicular lymphoma of the pancreas: A case report and proposed new strategies for diagnosis and surgery of benign or low-grade malignant lesions of the head of the pancreas. *JOP* 8:44–49, 2007.

192. Jelic TM, Barreta TM, Yu M, et al: Primary, extranodal, follicular non-Hodgkin lymphoma of the gallbladder: Case report and a review of the literature. *Leuk Lymphoma* 45:381–387, 2004.

193. Mitropoulos FA, Angelopoulou MK, Siakantaris MP, et al: Primary non-Hodgkin's lymphoma of the gall bladder. *Leuk Lymphoma* 40:123–131, 2000.

194. Ferluga D, Luzar B, Gadzijev EM: Follicular lymphoma of the gallbladder and extrahepatic bile ducts. *Virchows Arch* 442:136–140, 2003.

195. Cheah CY, Wirth A, Seymour JF: Primary testicular lymphoma. *Blood* 123:486–493, 2014.

196. Vitolo U, Chiappella A, Ferreri AJ, et al: First-line treatment for primary testicular diffuse large B-cell lymphoma with rituximab-CHOP, CNS prophylaxis, and contralateral testis irradiation: Final results of an international phase II trial. *J Clin Oncol* 29:2766–2772, 2011.

197. Fonseca R, Habermann TM, Colgan JP, et al: Testicular lymphoma is associated with a high incidence of extranodal recurrence. *Cancer* 88:154–161, 2000.

198. Vural F, Cagirgan S, Saydam G, et al: Primary testicular lymphoma. *J Natl Med Assoc* 99:1277–1282, 2007.

199. Zucca E, Conconi A, Mughal TI, et al: Patterns of outcome and prognostic factors in primary large-cell lymphoma of the testis in a survey by the International Extranodal Lymphoma Study Group. *J Clin Oncol* 21:20–27, 2003.

200. Yadav BS, George P, Sharma SC, et al: Primary non-Hodgkin lymphoma of the ovary. *Semin Oncol* 41:e19–e30, 2014.

201. Crawshaw J, Sohaib SA, Wotherspoon A, et al: Primary non-Hodgkin's lymphoma of the ovaries: Imaging findings. *Br J Radiol* 80:e155–e158, 2007.

202. Elharroudi T, Ismaili N, Errihani H, et al: Primary lymphoma of the ovary. *J Cancer Res Ther* 4:195–196, 2008.

203. Munoz Martin AJ, Perez Fernandez R, Vinuela Beneitez MC, et al: Primary ovarian Burkitt lymphoma. *Clin Transl Oncol* 10:673–675, 2008.

204. Pectasides D, Iacovidou I, Psyrri A, et al: Primary ovarian lymphoma: Report of two cases and review of the literature. *J Chemother* 20:513–517, 2008.

205. Ray S, Mallick MG, Pal PB, et al: Extranodal non-Hodgkin's lymphoma presenting as an ovarian mass. *Indian J Pathol Microbiol* 51:528–530, 2008.

206. Hamadani M, Kharfan-Dabaja M, Kamble R, et al: Marginal zone B-cell lymphoma of the uterus: A case report and review of the literature. *J Okla State Med Assoc* 99:154–156, 2006.

207. Latteri MA, Cipolla C, Gebbia V, et al: Primary extranodal non-Hodgkin lymphomas of the uterus and the breast: Report of three cases. *Eur J Surg Oncol* 21:432–434, 1995.

208. Merz H, Lange K, Koch BU, et al: Primary extranodal CD8 positive epitheliotropic T-cell lymphoma arising in a leiomyoma of the uterus. *BJOG* 110:527–529, 2003.

209. Gabriele A, Gaudiano L: Primary malignant lymphoma of the cervix. A case report. *J Reprod Med* 48:899–901, 2003.

210. Hanprasertpong J, Hanprasertpong T, Thammavichit T, et al: Primary non-Hodgkin's lymphoma of the uterine cervix. *Asian Pac J Cancer Prev* 9:363–366, 2008.

211. Sungurtekin U, Lacin S, Ayhan S: Primary genital non-Hodgkin lymphoma. *Aust N Z J Obstet Gynaecol* 38:346–349, 1998.

212. Brancato T, Alvaro R, Paulis G, et al: Primary lymphoma of the kidney: Case report and review of literature. *Clin Genitourin Cancer* 10:60–62, 2012.

213. Diskin CJ, Stokes TJ, Dansby LM, et al: Acute renal failure due to a primary renal B-cell lymphoma. *Am J Kidney Dis* 50:885–889, 2007.

214. James TC, Shaikh H, Escuadro L, et al: Bilateral primary renal lymphoma. *Br J Haematol* 143:1, 2008.

215. Kunthur A, Wiernik PH, Dutcher JP: Renal parenchymal tumors and lymphoma in the same patient: Case series and review of the literature. *Am J Hematol* 81:271–280, 2006.

216. Kuo CC, Li WY, Huang CC, et al: Primary renal lymphoma. *Br J Haematol* 144:628, 2009.

217. Mai KT, Burns BB, Isotalo P, et al: Primary extranodal perirenal malignant lymphoma. *Can J Urol* 5:599–602, 1998.

218. Kubota Y, Kawai A, Tsuchiya T, et al: Bilateral primary malignant lymphoma of the ureter. *Int J Clin Oncol* 12:482–484, 2007.

219. Horasanli K, Kadihasanoglu M, Aksakal OT, et al: A case of primary lymphoma of the bladder managed with multimodal therapy. *Nat Clin Pract Urol* 5:167–170, 2008.

220. Hughes M, Morrison A, Jackson R: Primary bladder lymphoma: Management and outcome of 12 patients with a review of the literature. *Leuk Lymphoma* 46:873–877, 2005.

221. Terzic T, Radojevic S, Cemerikic-Martinovic V, et al: Primary non-Hodgkin lymphoma of urinary bladder with nine years later renal involvement and absence of systemic lymphoma: A case report. *Med Oncol* 25:248–250, 2008.

222. Bostwick DG, Iczkowski KA, Amin MB, et al: Malignant lymphoma involving the prostate: Report of 62 cases. *Cancer* 83:732–738, 1998.

223. Jhavar S, Agarwal JP, Naresh KN, et al: Primary extranodal mucosa associated lymphoid tissue (MALT) lymphoma of the prostate. *Leuk Lymphoma* 41:445–449, 2001.

224. Kashimura M, Noro M, Akikusa B, et al: Primary splenic diffuse large B-cell lymphoma manifesting in red pulp. *Virchows Arch* 453:501–509, 2008.

225. Kehoe J, Straus DJ: Primary lymphoma of the spleen. Clinical features and outcome after splenectomy. *Cancer* 62:1433–1438, 1988.

226. Held G, Zeynalova S, Murawski N, et al: Impact of rituximab and radiotherapy on outcome of patients with aggressive B-cell lymphoma and skeletal involvement. *J Clin Oncol* 31:4115–4122, 2013.

227. Agrawal A, Sinha A: Lymphoma of frontotemporal region with massive bone destruction and intracranial and intraorbital extension. *J Cancer Res Ther* 4:203–205, 2008.

228. Bakhshi S, Singh P, Thulkar S: Bone involvement in pediatric non-Hodgkin's lymphomas. *Hematology* 13:348–351, 2008.

229. Catlett JP, Williams SA, O'Connor SC, et al: Primary lymphoma of bone: An institutional experience. *Leuk Lymphoma* 49:2125–2132, 2008.

230. Hosein PJ, Maragulia JC, Salzberg MP, et al: A multicentre study of primary breast diffuse large B-cell lymphoma in the rituximab era. *Br J Haematol* 165:358–363, 2014.

231. Giardini R, Piccolo C, Rilke F: Primary non-Hodgkin's lymphomas of the female breast. *Cancer* 69:725–735, 1992.

232. Validire P, Capovilla M, Asselain B, et al: Primary breast non-Hodgkin's lymphoma: A large single center study of initial characteristics, natural history, and prognostic factors. *Am J Hematol* 84:133–139, 2009.

233. Gu B, Ding Q, Xia G, et al: Primary bilateral adrenal non-Hodgkin's lymphoma associated with normal adrenal function. *Urology* 73:752–753, 2009.

234. Hernandez Marin B, Diaz Munoz de la Espada VM, Alvarez Alvarez R, et al: Adrenal failure caused by primary adrenal non-Hodgkin lymphoma: A case report and review of the literature] [in Spanish]. *An Med Interna* 25:131–133, 2008.

235. Nishiuchi T, Imachi H, Fujiwara M, et al: A case of non-Hodgkin's lymphoma primary arising in both adrenal glands associated with adrenal failure. *Endocrine* 35:34–37, 2009.

236. Zhou J, Ye D, Wu M, et al: Bilateral adrenal tumor: Causes and clinical features in eighteen cases. *Int Urol Nephrol* 41:547–551, 2009.

237. Derringer GA, Thompson LD, Frommelt RA, et al: Malignant lymphoma of the thyroid gland: A clinicopathologic study of 108 cases. *Am J Surg Pathol* 24:623–639, 2000.

238. Hwang YC, Kim TY, Kim WB, et al: Clinical characteristics of primary thyroid lymphoma in Koreans. *Endocr J* 56:399–405, 2009.

239. Skacel M, Ross CW, Hsi ED: A reassessment of primary thyroid lymphoma: High-grade MALT-type lymphoma as a distinct subtype of diffuse large B-cell lymphoma. *Histopathology* 37:10–18, 2000.

240. Chua I, Quinti I, Grimbacher B: Lymphoma in common variable immunodeficiency: Interplay between immune dysregulation, infection and genetics. *Curr Opin Hematol* 15:368–374, 2008.

241. Straus SE, Jaffe ES, Puck JM, et al: The development of lymphomas in families with autoimmune lymphoproliferative syndrome with germline Fas mutations and defective lymphocyte apoptosis. *Blood* 98:194–200, 2001.

242. Bell DW, Varley JM, Szydlo TE, et al: Heterozygous germ line hCHK2 mutations in Li-Fraumeni syndrome. *Science* 286:2528–2531, 1999.

243. Varley J: TP53, hChk2, and the Li-Fraumeni syndrome. *Methods Mol Biol* 222:117–129, 2003.

第 96 章
淋巴瘤病理学

Randy D. Gascoyne and Brian F. Skinnider

摘要

恶性淋巴瘤的分类在过去的五十年里曾经是一个容易引发争议的问题,在其演进过程中经历了很多的变化。近来,世界卫生组织(WHO)淋巴肿瘤的分类已在全世界范围被病理学家和肿瘤学家广为接受。这一分类提供了一份结合形态、表型、遗传学以及临床特征而定义的不同疾病的列表,并试图能让每种疾病对应于起源的细胞。由于淋巴瘤的分类需要如此多样信息的整合,其诊断相较其他恶性实体肿瘤更为复杂。一些辅助研究的应用对于淋巴瘤的诊断很有帮助,而这些研究需要我们对那些疑似淋巴瘤的活检标本材料进行特殊处理。WHO 分类确认了 B 细胞肿瘤、T 细胞和自然杀伤(NK)细胞肿瘤以及霍奇金淋巴瘤这三大类淋巴系恶性肿瘤,在 B 细胞和 T-/NK 细胞肿瘤中,又分出前体肿瘤和周围或成熟性肿瘤这两大类。与之前的淋巴瘤分类不同的是,WHO 分类并未根据临床结局或组织学级别对不同的淋巴瘤进行分组,因为现已认知每种疾病都有其独特的临床特征和治疗反应,其临床侵袭性也随组织学级别或基因表达类型的不同而有所不同。WHO 分类还认识到有几种所描述的疾病具有异质性,它们可能包括两种或者更多的独特疾病,但基于当前资料这些疾病尚不能一一识别,而有待于将来可以获得的更多新数据进一步整合予以明确。通过互补 DNA 微阵列技术

对基因表达谱的研究就是这种为淋巴瘤分类提供新依据的来源之一,这些工作可以为诸如弥漫性大 B 细胞淋巴瘤和慢性淋巴细胞白血病等一些疾病的分类提供更多新的认知。蛋白组学方法也会对淋巴瘤的分子分类学有所助益。

淋巴瘤分类的历史回顾

在 20 世纪的大部分时间,恶性淋巴瘤的分类一直都是个充满争议的议题,直到最近二十年来才逐渐达成一致意见。关于淋巴瘤分类历史的详尽论述不在本章范围之内,可参见别处文献[1]。

从 1832 年 Thomas Hodgkin 首次描述后来广为人知的霍奇金淋巴瘤[2]~20 世纪的上半叶,有数种具备独特形态和临床特点的淋巴瘤相继被描述并使用了不同的名称,包括淋巴瘤、淋巴肉瘤、网状细胞肉瘤以及巨滤泡淋巴瘤[1]。然而,这些名称的使用多数并不统一而易导致明显的误解,特别是病理医师和临床医师之间的误会。20 世纪 30 年代起,人们进行了数次关于淋巴瘤分类并能提供统一诊断方面的尝试,这些分类以 Rappaport 分类的出现标志到达顶峰,后者最初在 1956 年发表,主要依据生长方式、细胞类型和分化阶段来区分淋巴瘤[3,4]。尤为重要的是,该分类表明了它的临床相关性,例如:阐明具有结节状生长方式的淋巴瘤相较弥漫性淋巴瘤具有更好的预后。

到了 20 世纪 60、70 年代,有关免疫系统研究的激增对于我们对淋巴细胞生物学的理解产生了深刻的影响,从而也促进了我们对于恶性淋巴瘤的了解。正常淋巴细胞于是能通过细胞系特异性表面抗原的表达以及最终能通过 B、T 细胞受体遗传学分析而被分成不同的细胞系(B、T 和自然杀伤[NK]细胞)[5,6]。几种增加了免疫学新数据、关于淋巴瘤分类的新方案也应运而生,其中最重要的有 Kiel 分类[7](主要用于欧洲)和 Lukes 和 Collins 分类[8](主要用于北美洲)等。到 70 年代为止,至少有五种分类方法在世界不同地区广为使用。与此同时,临床研究开始显示部分罹患侵袭性淋巴瘤等患者能通过联合化疗获得治愈[9]。肿瘤学家们需要解读由不同研究机构开展的临床试验的结果,但是,互相之间不易互译的、不同分类系统同时使用的状态给这项工作带来了困难。

这一问题后来由美国国立癌症研究所着手解决,大组研究者被召集来商讨哪种分类能够最好地预测淋巴瘤的临床结局,却发现没有哪一种分类方案能比其他的方案更好地预测临床结局。因此,病理学家们被建议继续使用六种受研分类方案中的任何一种,并创建一种"工作程式"以便肿瘤学家们对来自不同研究机构、使用不同分类系统的临床数据进行转译[10]。在此程式中,单独根据形态特点把淋巴瘤分成 10 个类别,为帮助临床医师应对大量的淋巴瘤亚型,又把淋巴瘤进一步分成临床预后不同的三组(临床分级)。尽管工作程式本无意成为一种独立的分类方案,事实上却被当作一种分类系统而被许多研究机构(特别在北美洲)使用。

但是,不断增多的免疫表型和遗传学数据使得一些独特的淋巴瘤亚型得以定义。工作程式把不同的淋巴瘤归并于几个

大类中,难免会掩盖这些新近描述的疾病病种的独特特征。工作程式类别的设立仅仅是基于形态特点,而不能对那些有助于识别淋巴瘤新类型的免疫学和遗传学新数据加以整合。

到了 20 世纪 80、90 年代,基于免疫学和分子遗传学新发现,又有几种新的淋巴瘤病种为人们所认知。尽管人们也曾尝试把这些新病种整合到既有的分类系统中去[11],不同机构间协调统一的难题却始终存在。人们对于摆脱长期以来分类问题困扰的期待最终导致了由国际淋巴瘤研究组所提出的、新的淋巴瘤分类方法的诞生。这一分类方法利用包括形态、免疫表型、遗传学以及临床特点等在内的、所有可获得的信息来定义一系列独特病种的列表,血液病理学家们也能对这些独特的病种作出较为一致的诊断。该提议发表于 1994 年,被称作修订欧美淋巴瘤分类(REAL 分类)而广为人知[12]。尤为重要的是,

这一分类能识别具有不同临床特点的疾病病种,并且血液病理学专家能对这些疾病作出可重复性的诊断[13]。

● 世界卫生组织分类

在 20 世纪 90 年代末,在 REAL 分类基础上又建立起世界卫生组织(WHO)关于淋巴组织增生性疾病的新分类。WHO 分类初次发表于 2001 年(修订于 2008 年),代表了由 50 多位经验丰富的血液病理学家组成的国际专家组所达成的一致意见,这其中也包含了由治疗经验丰富的临床血液学家和肿瘤学家组成的临床顾问委员会为之作出的贡献[14]。WHO 分类(表 96-1)确立了几大主要类别,包括前体淋巴系肿瘤、成熟 B 细胞肿瘤、成熟 T 及 NK 细胞肿瘤以及霍奇金淋巴瘤。

表 96-1　WHO 淋巴组织肿瘤分类

前体淋巴组织肿瘤
- B 淋巴母细胞性白血病/淋巴瘤,非特指性
- B 淋巴母细胞性白血病/淋巴瘤,伴频发性遗传学异常
- B 淋巴母细胞性白血病/淋巴瘤,伴 t(9;22)(q34;q11.2);BCR-ABL1
- B 淋巴母细胞性白血病/淋巴瘤,伴(v;11q23);MLL 重排
- B 淋巴母细胞性白血病/淋巴瘤,伴 t(12;21)(p13;q22);TEL-AML1
- B 淋巴母细胞性白血病/淋巴瘤,伴超二倍体
- B 淋巴母细胞性白血病/淋巴瘤,伴低二倍体
- B 淋巴母细胞性白血病/淋巴瘤,伴 t(5;14)(q31;q32);IL3~1GH
- B 淋巴母细胞性白血病/淋巴瘤,伴 t(1;19)(q23;p13.3);E2A-PBX1
- T 淋巴母细胞性白血病/淋巴瘤

成熟 B 细胞肿瘤
- 慢性淋巴细胞性白血病/小淋巴细胞性淋巴瘤
- B 细胞幼淋巴细胞性白血病
- 脾 B 细胞边缘区淋巴瘤
- 毛细胞白血病
- 脾 B 细胞淋巴瘤/白血病,不能分类
- 淋巴浆细胞性淋巴瘤
- 重链病
- 浆细胞肿瘤
- 黏膜相关淋巴组织结外边缘区淋巴瘤(MALT 淋巴瘤)
- 淋巴结边缘区淋巴瘤
- 滤泡性淋巴瘤
- 原发性皮肤滤泡中心淋巴瘤
- 套细胞淋巴瘤
- 弥漫性大 B 细胞淋巴瘤(DLBCL),非特指性
- 富于 T 细胞/组织细胞的大 B 细胞淋巴瘤
- 原发性中枢神经系统(CNS)DLBCL
- 原发性皮肤 DLBCL,腿型
- 老年人 EBV 阳性的 DLBCL
- 慢性炎症相关的 DLBCL
- 淋巴瘤样肉芽肿病
- 原发性纵隔(胸腺)大 B 细胞淋巴瘤

- 血管内大 B 细胞淋巴瘤
- ALK 阳性的大 B 细胞淋巴瘤
- 浆母细胞性淋巴瘤
- 起自 HHV8 相关多中心性 Castleman 病的大 B 细胞淋巴瘤
- 原发性渗出性淋巴瘤
- 伯基特淋巴瘤
- B 细胞淋巴瘤,不能分类,具有 DLBCL 和伯基特淋巴瘤中间特征
- B 细胞淋巴瘤,不能分类,具有 DLBCL 和经典型霍奇金淋巴瘤中间特征

成熟 T 和 NK 细胞肿瘤
- T 细胞幼淋巴细胞性白血病
- T 细胞大颗粒淋巴细胞性白血病
- 慢性 NK 细胞淋巴组织增生性疾病
- 侵袭性 NK 细胞白血病
- 儿童 EBV 阳性 T 细胞淋巴组织增生性疾病
- 成人 T 细胞白血病/淋巴瘤
- 结外 NK/T 细胞淋巴瘤,鼻型
- 肠病相关性 T 细胞淋巴瘤
- 肝脾 T 细胞淋巴瘤
- 皮下脂膜炎样 T 细胞淋巴瘤
- 蕈样肉芽肿
- 赛塞里综合征
- 原发性皮肤 CD30 阳性 T 细胞淋巴组织增生性疾病
- 原发性皮肤外周 T 细胞淋巴瘤,罕见类型
- 外周 T 细胞淋巴瘤,非特指性
- 血管免疫母细胞性 T 细胞淋巴瘤
- 间变性大细胞淋巴瘤,ALK 阳性
- 间变性大细胞淋巴瘤,ALK 阴性

霍奇金淋巴瘤
- 结节性淋巴细胞为主型霍奇金淋巴瘤
- 经典型霍奇金淋巴瘤
- 结节硬化经典型霍奇金淋巴瘤
- 混合细胞经典型霍奇金淋巴瘤
- 富于淋巴细胞的经典型霍奇金淋巴瘤
- 淋巴细胞消减性经典型霍奇金淋巴瘤

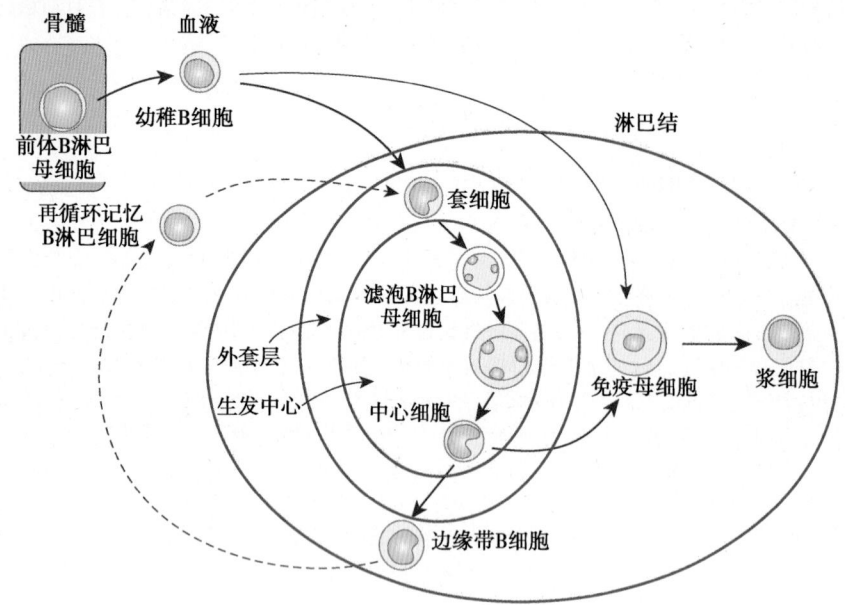

图96-1　B 细胞发育阶段。骨髓里的前体 B 淋巴母细胞分化成为成熟 B 细胞,后者进入血液循环并殖入淋巴滤泡的套区。受到抗原刺激后,细胞能直接分化为免疫母细胞(早期初级免疫反应)或者进入生发中心反应(较晚期初级或次级免疫反应)。在生发中心内,细胞经历母细胞转化,进展形成大的中心母细胞,继以小的中心细胞。这些细胞或经过免疫母细胞阶段分化为能分泌抗体的浆细胞,或分化为记忆 B 细胞而再次循环或定居于淋巴滤泡的边缘区

淋巴瘤独特病种的识别,是建立在对其形态、免疫表型、遗传学以及临床特点的综合考虑的基础之上。2008 年版的 WHO 分类还包括了数种暂定病种以及一些具有两种不同疾病中间特征、不能分类的肿瘤类别,从而使得分类保持一定的灵活性,以利新信息(例如:在这些病种中进一步认知不同的疾病)不断添加。与工作程式不同的是,淋巴瘤不再根据临床结局分类。WHO 分类认识到由诸多病理和临床特点定义的每一种淋巴瘤,其临床侵袭性均有一定变化范围,那种仅仅基于临床结局而把不同病种归在一起的做法可能会阻碍靶向治疗方法的发展。因此,WHO 分类代表了一种有别于工作程式的彻底变化,它强调的是病理学分类而非基于生存特征之上的分类。

全基因组表达研究对于深入阐明淋巴瘤的独特亚型及其临床相关性很有帮助。利用互补 DNA 微阵列技术,上千种基因在信使 RNA 水平的表达能被同时研究并和其他肿瘤样本作比较[15]。这类研究业已:①从过去认为是形态学均质的疾病中界定出不止一种的独特病种;②识别不同的基因表达方式,每种表达方式对应于一种可能有形态学异质性的疾病;③识别能为新的治疗方法提供靶点的、新的表面分子和信号途径。基因表达谱分析这一全新技术的作用会在以下分别介绍各种淋巴瘤时详述。

WHO 分类试图通过假设每种肿瘤的起源细胞而把各种淋巴瘤和正常淋巴细胞生物学相关联起来。这种关联性,特别适合于 B 细胞淋巴瘤(其中可见对应于正常 B 细胞发育的几个不同阶段)(图 96-1),但对于 T 或 NK 细胞肿瘤却不尽如人意。简言之,B 细胞的发育始于骨髓内的前体 B 淋巴母细胞,后者分化成为幼稚 B 细胞而进入血液循环。淋巴结是 B 细胞遭遇抗原的主要部位,幼稚 B 细胞在此植入初级滤泡以及次级滤泡的套区(图 96-2 到 96-4)。在初级免疫反应较晚阶段以及次级免疫反应中,这些细胞在抗原刺激下,经历母细胞转化并进入生发中心反应。在生发中心内,细胞调低 BCL2 的表达(图 96-5)并首先转化为中等大小的细胞(滤泡 B 母细胞),然后转化为大的中心母细胞,最后再转化为小的中心细胞(图 96-6 和 96-7)[16]。在生发中心存活下来的细胞又调高 BCL2 的表达,经由免疫母细胞阶段分化为短寿浆细胞,或者分化为记忆细胞定居于滤泡边缘区或再次进入循环。某些 B 细胞淋巴瘤能和这样的发育阶段相关联(图 96-8),会在以下分别介绍各种淋巴瘤时提及。

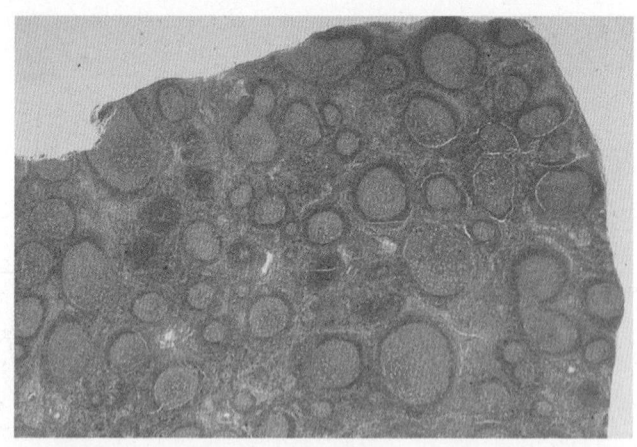

图96-2　有滤泡增生的反应性淋巴结,以数量众多、有完整套区的次级淋巴滤泡为特征

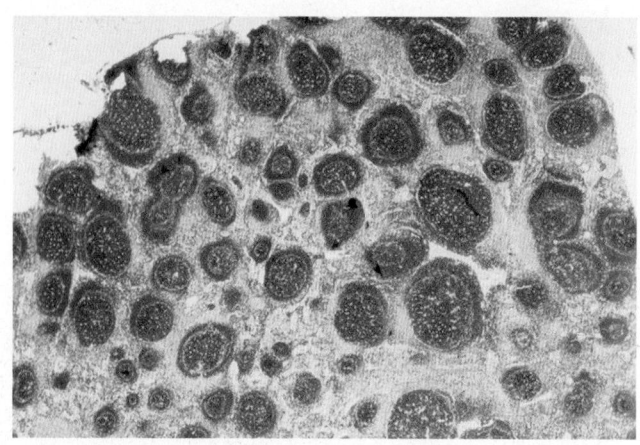

图96-3　以 CD20(B 细胞标志物)抗体染色的同一反应性淋巴结(如图96-2),显示 B 细胞主要位于滤泡

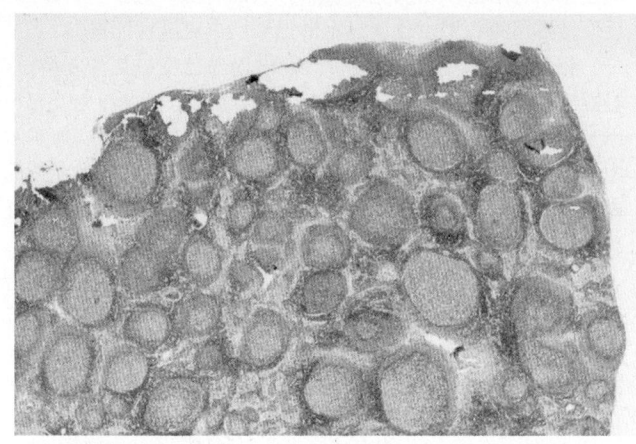

图 96-4　以 CD3（T 细胞标志物）抗体染色的同一反应性淋巴结（如图 96-2），显示 T 细胞主要位于滤泡间区

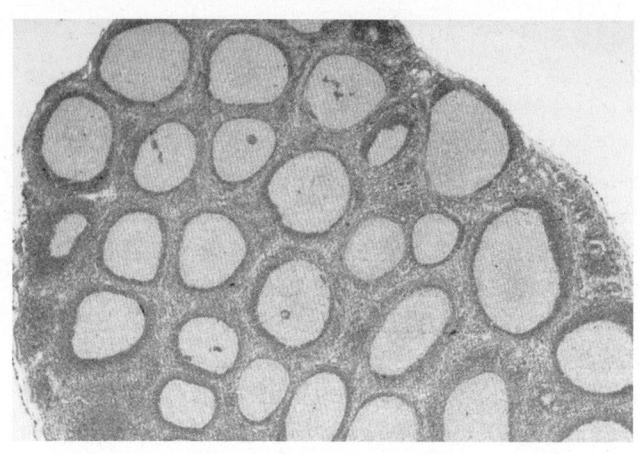

图 96-5　抗凋亡蛋白 Bcl-2 抗体染色的同一反应性淋巴结（如图 96-2）。注意生发中心的阴性着色，该处大部分细胞会在成熟过程中死亡

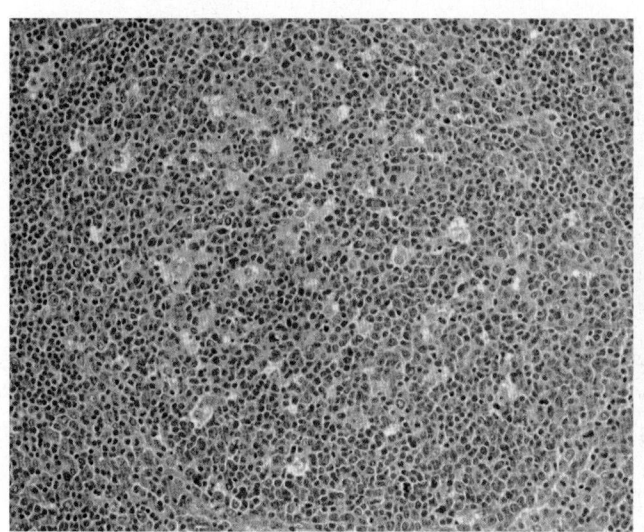

图 96-6　正常淋巴结的反应性生发中心

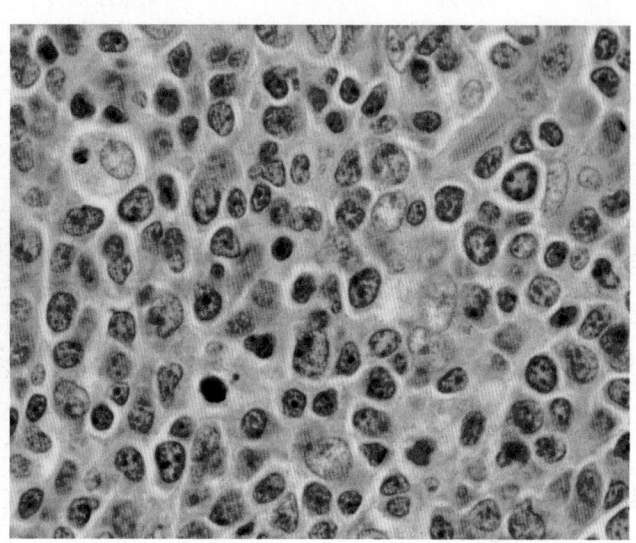

图 96-7　正常淋巴结生发中心内的细胞构成，变化范围包括从小淋巴细胞到较大的、有核仁的细胞

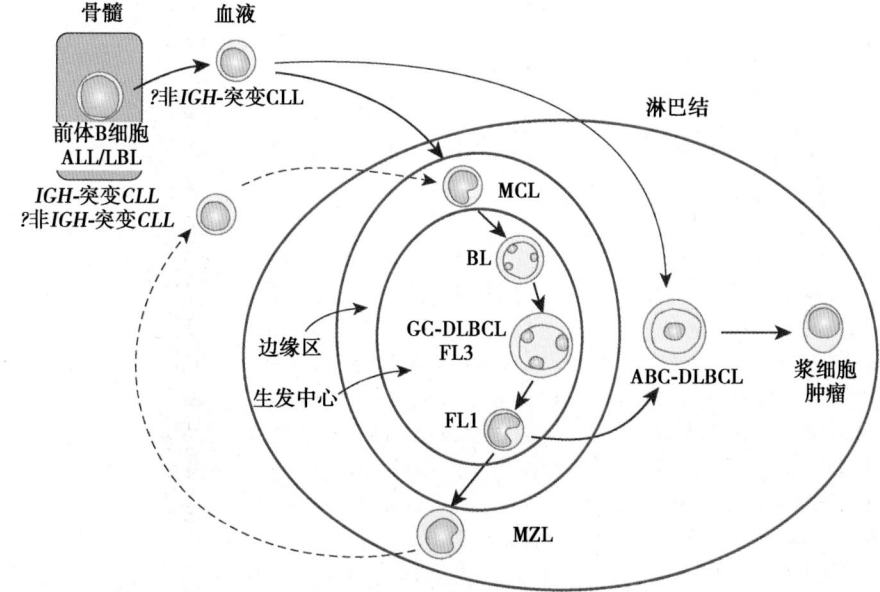

图 96-8　与不同发育阶段相关联的 B 细胞肿瘤。ABC-DLBCL，活化 B 细胞型弥漫性大 B 细胞淋巴瘤；ALL/LBL，急性淋巴母细胞性白血病/淋巴母细胞性淋巴瘤；BL，伯基特淋巴瘤；CLL，慢性淋巴细胞性白血病；FL1，滤泡性淋巴瘤，1 级；FL3，滤泡性淋巴瘤，3 级；GC-DLBCL，生发中心型弥漫性大 B 细胞淋巴瘤；MCL，套细胞淋巴瘤；MZL，边缘区淋巴瘤

淋巴瘤诊断的一些实践性问题

区分良性和恶性淋巴样浸润经常会有些困难，这是因为在许多淋巴瘤中，恶性淋巴细胞和它们的良性对应细胞极为相似。鉴于此，淋巴瘤的诊断通常要依靠综合表明异常的结构方式、异常的免疫表型以及淋巴细胞单克隆性的证据。因此，几种辅助性特殊研究对于淋巴瘤的诊断和分类很有帮助，这些工作需要对活检标本材料进行特殊处理(表96-2)。每当临床考虑到淋巴瘤的诊断，外科医师就应对受累淋巴结中的最大者作开放活检。淋巴结应尽可能完整摘除，这是因为淋巴结结构评估对于淋巴瘤诊断和分类极为重要。摘除的淋巴结应在新鲜状态下立即送到病理实验室，再由病理医师将组织分别用于固定和常规检查以及作特殊检查之用。

表96-2 用于淋巴瘤诊断的常规和辅助研究		
方法	应用	所需组织类型
常规组织学	在特定情况下，通过常规切片检查就都能得出淋巴瘤的诊断。其余病例的诊断需要通过辅助研究	福尔马林固定
免疫组织化学	免疫表型分析用于淋巴瘤分类；能揭示B细胞的克隆性(轻链限制性)；某些病例有独特的抗原表达	福尔马林固定
自动流式细胞分析	通过表面免疫球蛋白(Ig)轻链限制性分析揭示B细胞的克隆性；免疫表型分析用于淋巴瘤分类	新鲜组织(单细胞悬液)
聚合酶链反应分析	通过免疫球蛋白和T细胞受体分析显示B和T细胞的克隆性；显示淋巴瘤特异性染色体易位(例如 BCL2 基因重排)	冷冻组织；可在石蜡组织上检测，但部分病例可能得不到可扩增的DNA
细胞遗传学	显示克隆性；显示淋巴瘤特异性染色体易位	无菌新鲜组织
荧光原位杂交	显示淋巴瘤特异性染色体易位	新鲜组织；可在石蜡组织上检测，但有时结果不满意

用组织样本制作的单细胞悬液进行自动流式细胞分析，可通过表面轻链限制性表达而对阐明B细胞单克隆性极有帮助。这一方法还可用于明确表面标志物的表达类型，从而有助于区分淋巴瘤(特别是小B细胞淋巴瘤)的亚型[17]。当前，还有适用于福尔马林固定组织、种类繁多的抗体可供使用，从而保障绝大部分的淋巴瘤能得到正确诊断并区分亚型。

检测B或T细胞单克隆性或淋巴瘤特异性染色体易位的分子遗传学技术包括聚合酶链反应(PCR)、Southern印迹、荧光原位杂交(FISH)以及细胞遗传学分析[18]。尽管PCR和FISH检测可使用福尔马林固定的组织。解读分子遗传学检测结果时，

应注意结合形态学以及免疫表型方面的特点，因为一些良性的反应性淋巴组织增生也会显示淋巴细胞单克隆性证据[19]。

相较诊断其他恶性肿瘤，诊断淋巴瘤已变得更为复杂，这是因为在许多情形下，淋巴瘤的诊断需将形态特点和免疫表型以及遗传学数据结合考虑。鉴于诊断相对复杂、普通病理实践中淋巴瘤又相对并不多见，我们建议由具备淋巴瘤病理专长的血液病理学家对病例进行复诊。专家复诊对于患者的临床处理有着重要作用[20]。

尽管对受累淋巴结作开放活检是最有用的诊断手段，在有限情形下，空芯针活检或细针吸取也能发挥一定作用。空芯针活检对于腹腔深部病变的诊断较有帮助，这样病人就可以避免剖腹手术。但是，通过空芯针活检并非总能得到明确的诊断，从而必须进行开放活检。细针吸取对于淋巴瘤的初次诊断并无帮助[21]，但对于检测以前确诊为淋巴瘤的复发或者排除非淋巴造血系病变所导致的淋巴结病可能会有帮助。流式细胞分析结合细胞学检查虽也能为淋巴瘤诊断提供一些额外信息，但在治疗开始前，通常还是需要作组织活检。

前体B和T细胞淋巴瘤/白血病

淋巴母细胞性白血病/淋巴瘤代表了B或T细胞系淋巴母细胞的恶性肿瘤。这类疾病可以发生在骨髓(白血病)，也可以累犯组织为主(淋巴瘤)，但通常都被认为是单一的疾病病种。大部分急性淋巴母细胞性白血病病例是B细胞系肿瘤，而大部分淋巴母细胞性淋巴瘤病例是T细胞系肿瘤，纵隔是常见受累部位之一(参见第93章)。无论部位或细胞系有何不同，这类肿瘤形态特点却较为一致：由小到中等大的细胞构成，核染色质细致分散，核仁不明显，细胞质较少(图96-9)。评估肿瘤的细胞系以及与分化差的急性髓系白血病作鉴别需要免疫表型分析乃至需要对B和T细胞受体作分子遗传学分析。淋巴母细胞性肿瘤表达末端脱氧核苷酸转移酶(在淋巴母细胞发育阶段有特异性表达)，借此可和其他淋巴瘤鉴别。

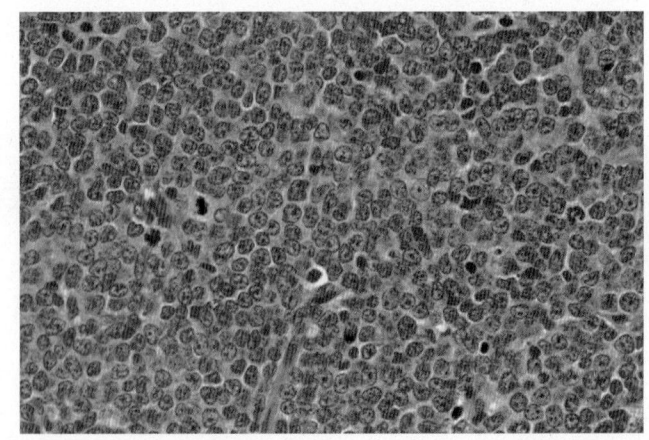

图96-9 T细胞型淋巴母细胞性淋巴瘤，以中等大小的细胞弥漫性增生为特点，染色质细致分散，核分裂活性较高

2008年WHO分类包括了一些以频发性遗传学异常为特征的B淋巴母细胞性白血病/淋巴瘤[14]。这当中有许多和不同的临床或病理特点相关，具有预后意义，或者被认为是生物学

意义上的不同病种。

● 成熟 B 细胞非霍奇金淋巴瘤

慢性淋巴细胞白血病/小淋巴细胞性淋巴瘤

慢性淋巴细胞白血病是一种以血液、骨髓累犯为特征的成熟 B 淋巴细胞肿瘤,并通常与淋巴结受累相关(参见第 92 章)。小淋巴细胞性淋巴瘤则是这种疾病的非白血病性形式。被慢性淋巴细胞白血病累犯的淋巴结显示弥漫性成熟小淋巴细胞浸润,并混有幼淋巴细胞和副免疫母细胞,从而形成特征性的、被称作增殖或生长中心的模糊结节(图 96-10 和 96-11)。肿瘤性 B 细胞也有着特征性免疫表型,显示 CD5 和 CD23 的表达、CD20 弱表达以及单克隆性免疫球蛋白轻链表达。已有研究把慢性淋巴细胞白血病划分为具有不同临床行为的两种不同亚型(参见第 92 章)。预后较好的类型表达有突变的免疫球蛋白重链可变区基因(IGH 基因),另一亚型则表达未突变的 IGH 基因。IGH 基因的突变状态在基因表达的差异上也有所反应[22,23]。编码 70kDa 的 zeta 相关蛋白(ZAP-70)的基因就是这样的基因之一,该基因一般在表达未突变 IGH 基因的白血病细胞

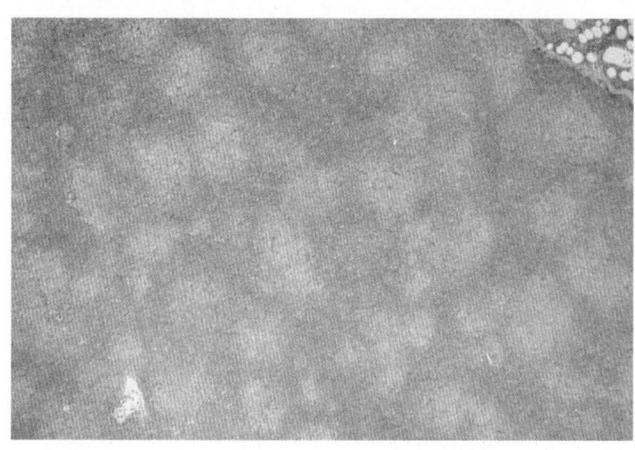

图 96-10　小淋巴细胞性淋巴瘤,因增殖中心而形成的模糊的结节状外观

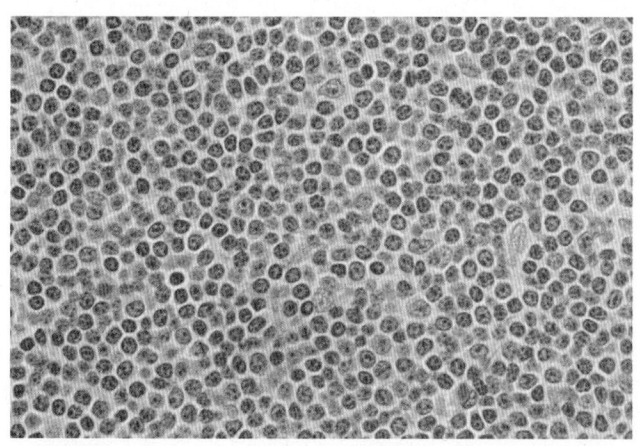

图 96-11　小淋巴细胞性淋巴瘤,小淋巴细胞有成熟的染色质分布方式。注意在小淋巴细胞性淋巴瘤中,个别淋巴细胞形态上和良性淋巴细胞难以区分

中有表达,因此能被用来区分两种亚型[24]。某些细胞遗传学异常,也对应于肿瘤的临床侵袭性[25]。

一些慢性淋巴细胞白血病/小淋巴细胞性淋巴瘤的病例会显示浆细胞性特征,但与淋巴浆细胞性淋巴瘤并不相同,后者以显著的浆细胞样淋巴细胞和浆细胞成分为特点(图 96-12)。这些病例通常不表达 CD5,较少累犯血液,并且经常和单克隆免疫球蛋白 M 血清蛋白相关,后者会导致血黏滞性过高或冷球蛋白症(Waldenström 巨球蛋白血症)。MYD88 基因的体细胞突变是 Waldenström 巨球蛋白血症的常见频发且高度特异的特征[26]。

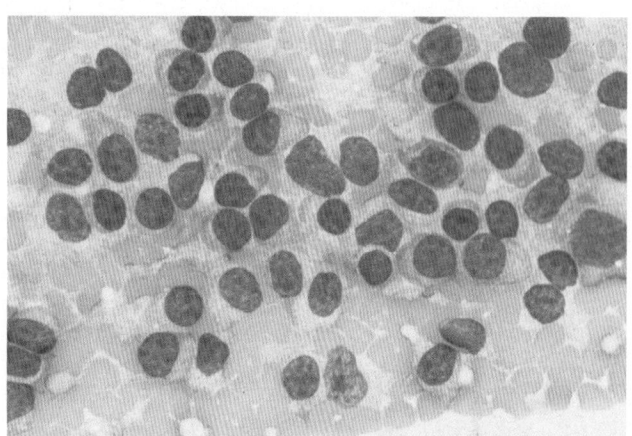

图 96-12　淋巴浆细胞性淋巴瘤的印片检查显示小淋巴细胞和具有浆细胞样特点的细胞(偏位的细胞核和蓝色的细胞质)

套细胞淋巴瘤

套细胞淋巴瘤最常累犯淋巴结,但也可累犯结外部位(包括胃肠道,即所谓“淋巴瘤性息肉病”的临床变型)(图 96-13)。该肿瘤通常由较一致的、核形不规则的小淋巴细胞增生构成,没有大的转化细胞(图 96-14)[27,28]。套细胞淋巴瘤最常呈现弥漫性生长方式,但也可以显示结节状或者更为少见的套区生长方式(图 96-15)。肿瘤假定起源细胞为内层套区的 B 细胞。淋巴瘤细胞像慢性淋巴细胞白血病一样表达 CD5,但是套细胞淋巴瘤不表达 CD23 而表达 cyclin D1(图 96-16),借此可与慢性

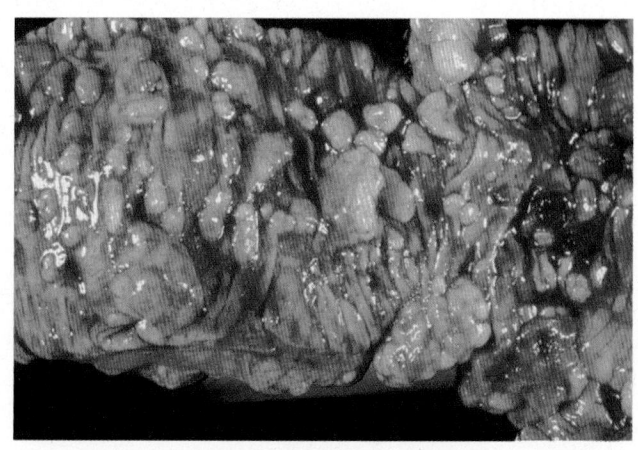

图 96-13　套细胞淋巴瘤累犯大肠(多发性淋巴瘤性息肉病)

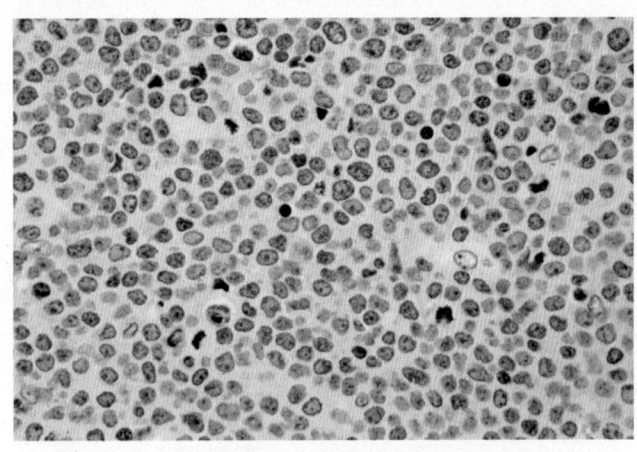

图96-14   显示弥漫生长方式的套细胞淋巴瘤,以小的、不规则形淋巴细胞的单形性浸润为特点,有很多核分裂象

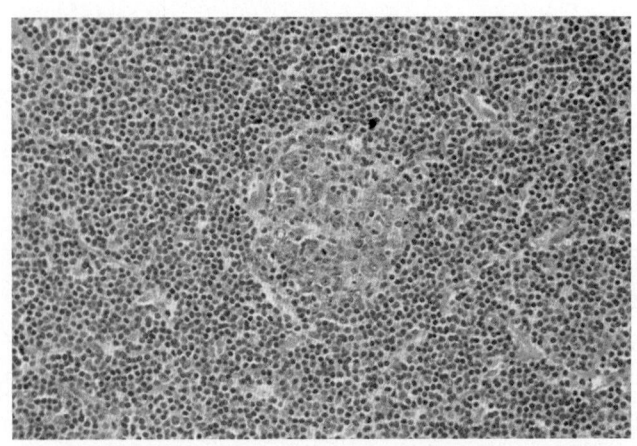

图96-15   显示套区生长方式的套细胞淋巴瘤,以单形性小淋巴细胞围绕良性生发中心为特点

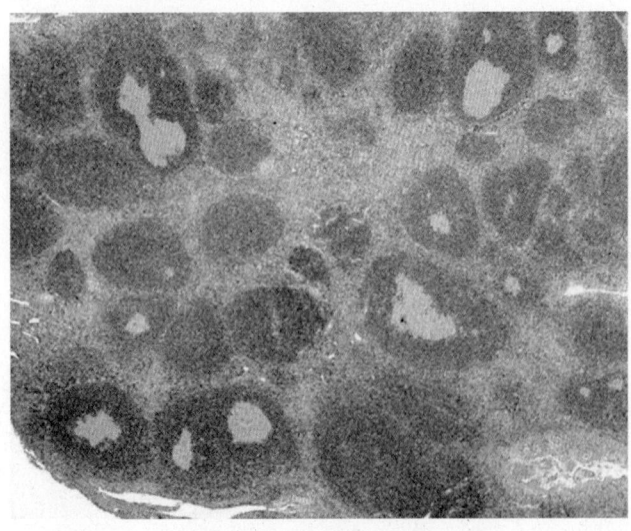

图96-16   有套区生长方式的套细胞淋巴瘤,cyclin D1抗体染色

淋巴细胞性白血病鉴别。Cyclin D1 的表达系套细胞淋巴瘤特征性的 t(11;14)(q13;q32)染色体易位所致。基因表达资料表明确实有一小部分套细胞淋巴瘤 cyclin D1 阴性[29]。这些 cyclin D1 阴性的病例中,部分有涉及 cyclin D2 基因的染色体易位存在[30]。SOX11 的表达是套细胞淋巴瘤高度特异的免疫组化指标,能够识别哪些 cyclin D1 阴性的病例[31]。总体而言,套细胞淋巴瘤患者中位生存期近 3 年,但决定肿瘤细胞增殖能力的基因表达谱数据能有助于识别一部分中位生存期不同(大于 5 年)的患者(参见第 100 章)[29]。

CyclinD1 阳性的 B 细胞可偶尔出现于反应性淋巴滤泡的套区,被称为原位套细胞淋巴瘤。通常疾病呈现惰性特征,无需治疗[32]。

滤泡性淋巴瘤

滤泡性淋巴瘤是对应于正常生发中心细胞的肿瘤性增生[33],肿瘤保留生发中心标志物(BCL6,CD10)的表达,并显示由 CD21 阳性的滤泡树突细胞结节状聚集所形成的滤泡结构(图 96-17)。滤泡性淋巴瘤由比例不等的中心细胞(小裂细胞)和中心母细胞(大无裂细胞)混合构成。肿瘤可根据存在的中心母细胞的数量分为三个级别(1~3 级),最常见的是 1 级(每个高倍显微镜视野 0~5 个中心母细胞),过去称作滤泡小裂细胞淋巴瘤(图 96-18)。1 级和 2 级的肿瘤都是惰性的,两者之间的区分并非必要。3 级的滤泡性淋巴瘤(每个高倍显微镜视野>15 个中心母细胞)可以进一步分为 3A 级(中心母细胞和中心细胞相混合)(图 96-19)和 3B 级(实片状增生的中心母细胞)。有数据显示 3A 和 3B 级病例之间有某些分子遗传学的差异,但仍需进一步研究,因为尚未表明有显著临床影响[34,35]。滤泡性淋巴瘤可有伴随的弥漫性成分,找到大细胞的弥漫性区域(弥漫性大 B 细胞淋巴瘤)提示向侵袭性更高的疾病转化。将近 90% 的滤泡性淋巴瘤显示有涉及 BCL2 基因重排的 t(14;18)(q32;q21),导致抗凋亡的 BCL2 蛋白不需要诱导的表达。虽然 BCL2 蛋白的表达无助于区分滤泡性淋巴瘤和其他淋巴瘤,却对区分滤泡性淋巴瘤和反应性滤泡有帮助,因为后者 BCL2 阴性(图 96-20)。

原位滤泡性淋巴瘤是一种其他都符合反应性淋巴结改变、但有 BCL2 阳性滤泡存在的病变。和滤泡性淋巴瘤部分累犯正确区分后,原位滤泡性淋巴瘤进展为明显滤泡性淋巴瘤的比率

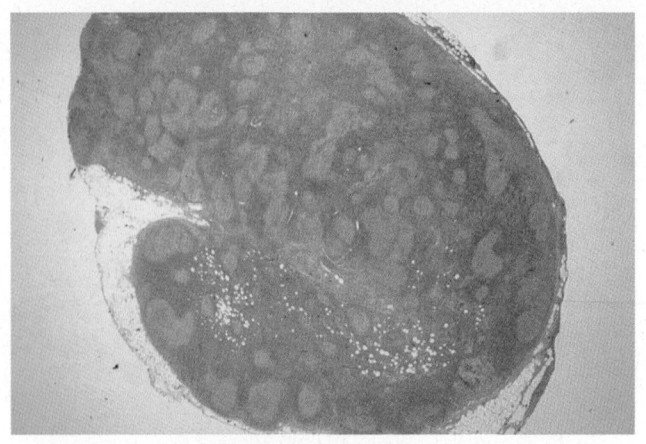

图96-17   2 级滤泡性淋巴瘤(低倍放大),以遍布整个淋巴结、拥挤分布的滤泡为特点

极低。

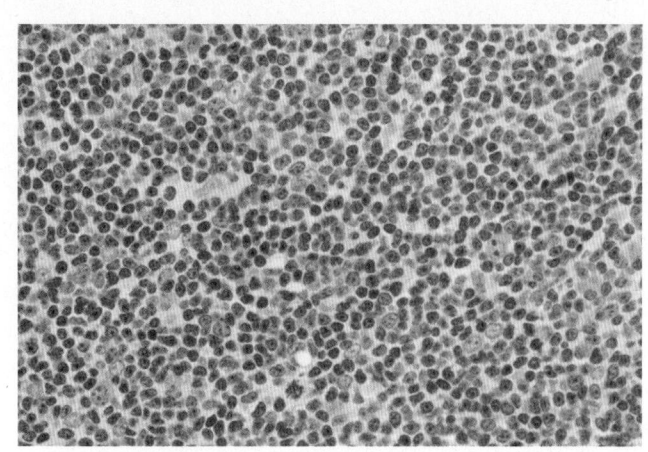

图 96-18　1 级滤泡性淋巴瘤的肿瘤性滤泡中心几乎全由小的中心细胞构成

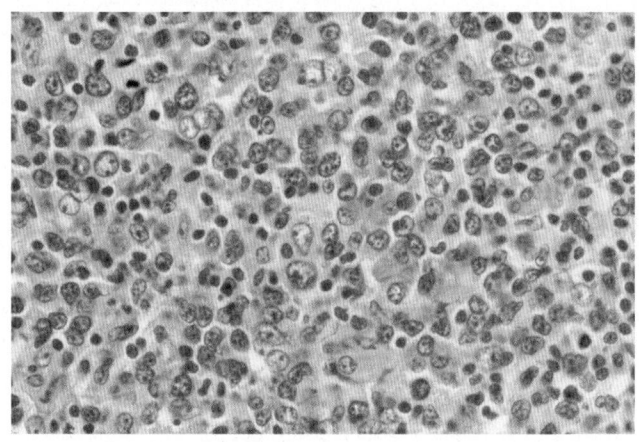

图 96-19　3A 级滤泡性淋巴瘤每个高倍视野>15 个中心母细胞

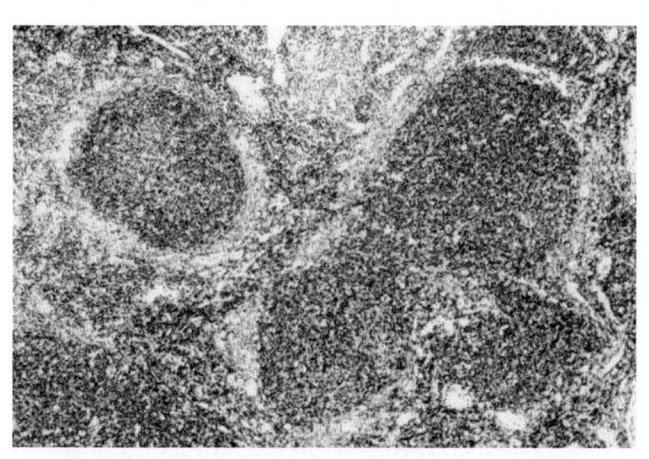

图 96-20　滤泡性淋巴瘤 BCL2 阳性的免疫染色（和图 98-7 对比）

边缘区 B 细胞淋巴瘤

边缘区淋巴瘤以小淋巴细胞增生为特征，瘤细胞通常具有丰富的、淡染的细胞质（被称作单核样 B 细胞）和浆细胞性分化特点。这类淋巴瘤的假定起源细胞是不同解剖部位的边缘区生发中心后 B 细胞。边缘区淋巴瘤可根据发病部位的不同而分为三种不同的类型：①黏膜相关淋巴组织（MALT）结外边缘区淋巴瘤；②脾边缘区淋巴瘤[37]；③淋巴结边缘区淋巴瘤（图 96-21）[38]。每个病种都有其独特的细胞遗传学异常，从而支持这样的分类方法。MALT 型结外淋巴瘤最为常见，发生在遭受长期慢性炎症（包括慢性感染）刺激的黏膜部位（图 96-22），胃的慢性幽门螺旋杆菌感染就是这样一个原型的例子[39]。在疾病发展早期，这类淋巴瘤有许多对用抗菌素根除幽门螺旋杆菌的治疗有效，而稍晚出现的一些变化，包括染色体易位以及核因子 κB（NF-κB）信号传导相关基因的激活等[40]，则会导致肿瘤非抗原依赖性生长（参见第 101 章）。

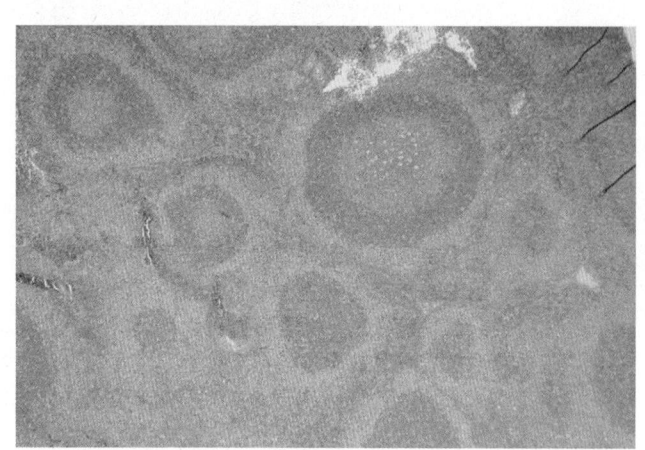

图 96-21　边缘区 B 细胞淋巴瘤累犯淋巴结，良性的生发中心和套区被扩大了的、淡染的边缘区所包绕

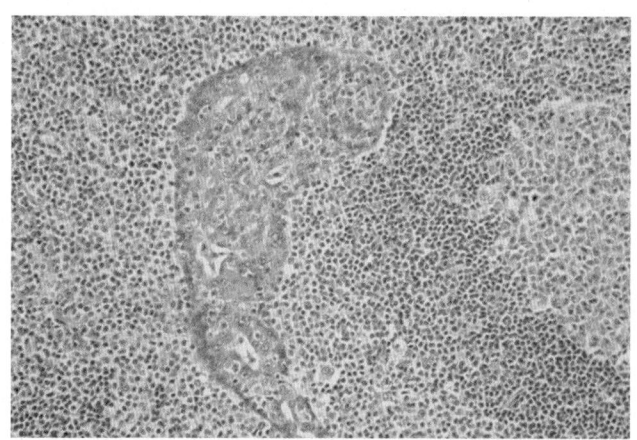

图 96-22　MALT 淋巴瘤累犯唾腺，显示细胞质淡染的小淋巴细胞弥漫性浸润，并浸润增大了的唾腺导管（淋巴上皮性病变）

弥漫性大 B 细胞淋巴瘤

弥漫性大 B 细胞淋巴瘤(DLBCL)以大 B 细胞的弥漫性浸润为特征,这些大细胞可以类似于中心母细胞或免疫母细胞(图 96-23 和 96-24)。2008 年 WHO 分类确定了数种类型的大 B 细胞淋巴瘤,最为常见的类型是 DLBCL,非特指性,这一类型占所有非霍奇金淋巴瘤的 25% ~30% 。

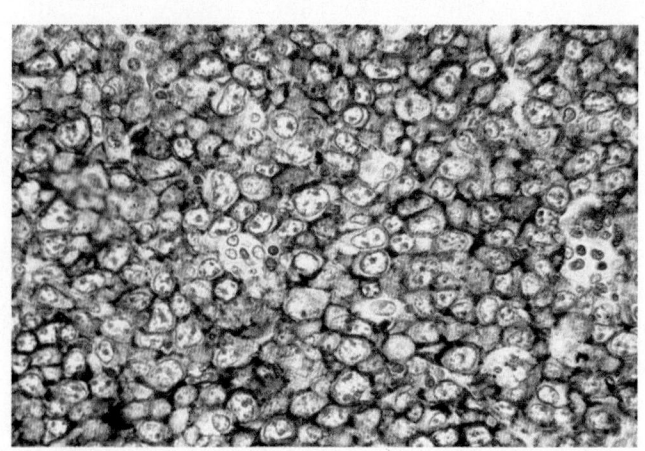

图 96-24　弥漫性大 B 细胞淋巴瘤 CD20(B 细胞标志物)抗体染色

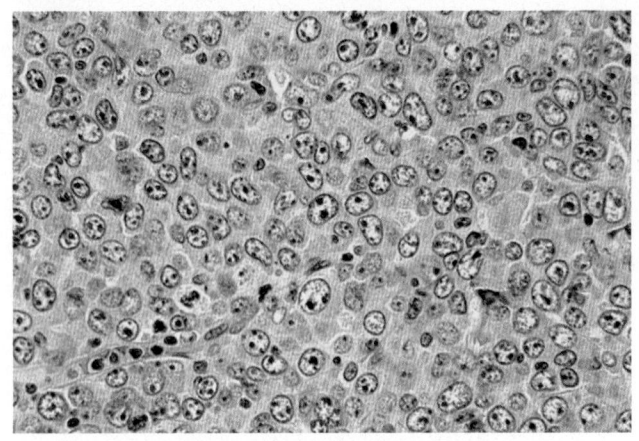

图 96-23　弥漫性大 B 细胞淋巴瘤

基因表达资料显示 DLBCL 是一类有异质性的疾病,根据起源细胞的不同,由至少三种具有不同基因表达谱特征的病种组成:①具有和生发中心 B 细胞(GCBs)相似基因表达谱的病例;②表达典型活化 B 细胞(ABCs)基因的病例;③具有不同基因表达方式、被称作"不能分类"(即:既非 GCB 也非 ABC 类型)的病例(图 96-25)[41]。重要的是,几种类型临床上有显著差别,与其他两种类型相比,GCB 型的病例具有明显更好的预后,即便临床预后指标考虑在内也是如此(参见第 98 章)。进一步研究证实了在当前治疗时代(包括抗 CD20 抗体治疗)下这种差异的存在,并且发现微环境中的非肿瘤性细胞也对患者生存有着重要的影响[42]。针对这些 DLBCL 亚型、有选择性活性的新的治疗方法正在发展中[43]。曾有人提出 DLBCL 临床不同组群

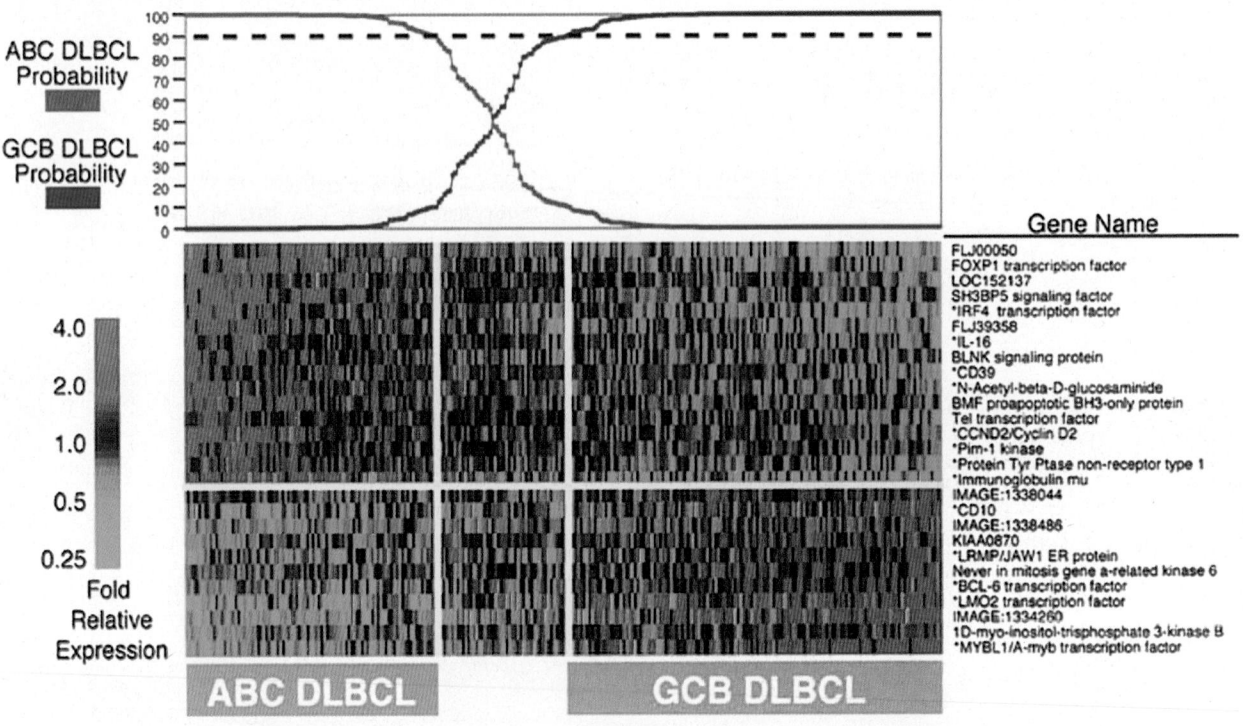

图 96-25　弥漫性大 B 细胞淋巴瘤的基因表达谱分析,显示所采用的亚组区别基因可把病例分为生发中心 B 细胞样(GCB)和活化 B 细胞样(ABC)。每一垂直列代表一位个体患者,每一水平行代表一个独特的基因。红色表示基因相对过表达而绿色表示相对低表达。如用 90% 亚组分配的可能,会剩近 15% 病例不能分类(垂直黄色条带之间的病例,既非 GCB 也非 ABC)。这种方法能让人在一次实验中分析一位患者上千数量的基因,从而形成淋巴瘤新的分子生物学分类的基础。(复制自 *Wright G*,*Tan B*,*Rosenwald A*,*et al. A gene expression-based method to diagnose clinically distinct subgroups of diffuse large B cell lymphoma*. Proc Natl Acad Sci US A100;9991,2003,经美国国立科学学会许可)

的划分,可以通过常规免疫组织化学方法对有限数量的基因的表达情况予以检测而决定[44]。但是,这一分类方法的应用,却因免疫组化染色以及结果解读的可重复性问题而受到限制[45]。利用福尔马林固定、石蜡包埋材料针对少量基因的基因表达模式研究可为 DLBCL 分类提供一种快捷而准确的方法[46]。

　　MYC 基因重排存在于 5% ~ 10% 的 DLBCL 病例中,且和较差预后相关[47]。这些病例约有半数还同时有涉及 *BCL2* 基因的重排,后者被称作"双重打击"淋巴瘤。这些双重打击淋巴瘤的预后极差[48]。MYC 蛋白表达见于约 30% 的 DLBCL 病例,蛋白表达并不依赖于基因重排。DLBCL 同时表达 MYC 和 BCL2 蛋白和较差预后相关[49]。

　　纵隔大 B 细胞淋巴瘤是 DLBCL 的一种独特亚型,在 WHO 分类中已被单独列出[50]。纵隔大 B 细胞淋巴瘤患者通常比寻常 DLBCL 患者更年轻。组织学显示具有丰富细胞质的大细胞增生,并伴有弥漫性纤维化(图 96-26)。基因表达研究已表明该肿瘤表达谱不同于寻常的弥漫性大 B 细胞淋巴瘤,却与经典型霍奇金淋巴瘤有着某些共同特征(图 96-27)[51,52]。事实上,2008 年 WHO 分类已认识到部分纵隔淋巴瘤病例可以具备 DL-BCL 和经典型霍奇金淋巴瘤的中间特征[14]。

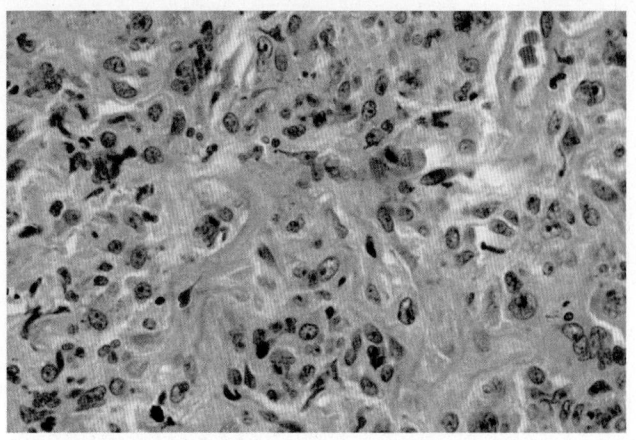

图 96-26　伴有硬化的原发性纵隔大 B 细胞淋巴瘤

伯基特淋巴瘤

　　伯基特淋巴瘤是一种高侵袭性淋巴瘤,组织学上以中等大细胞弥漫浸润并伴高核分裂比例为特征。该淋巴瘤通常有显著的自发性细胞死亡(凋亡),从而导致"星空"现象,后者系大

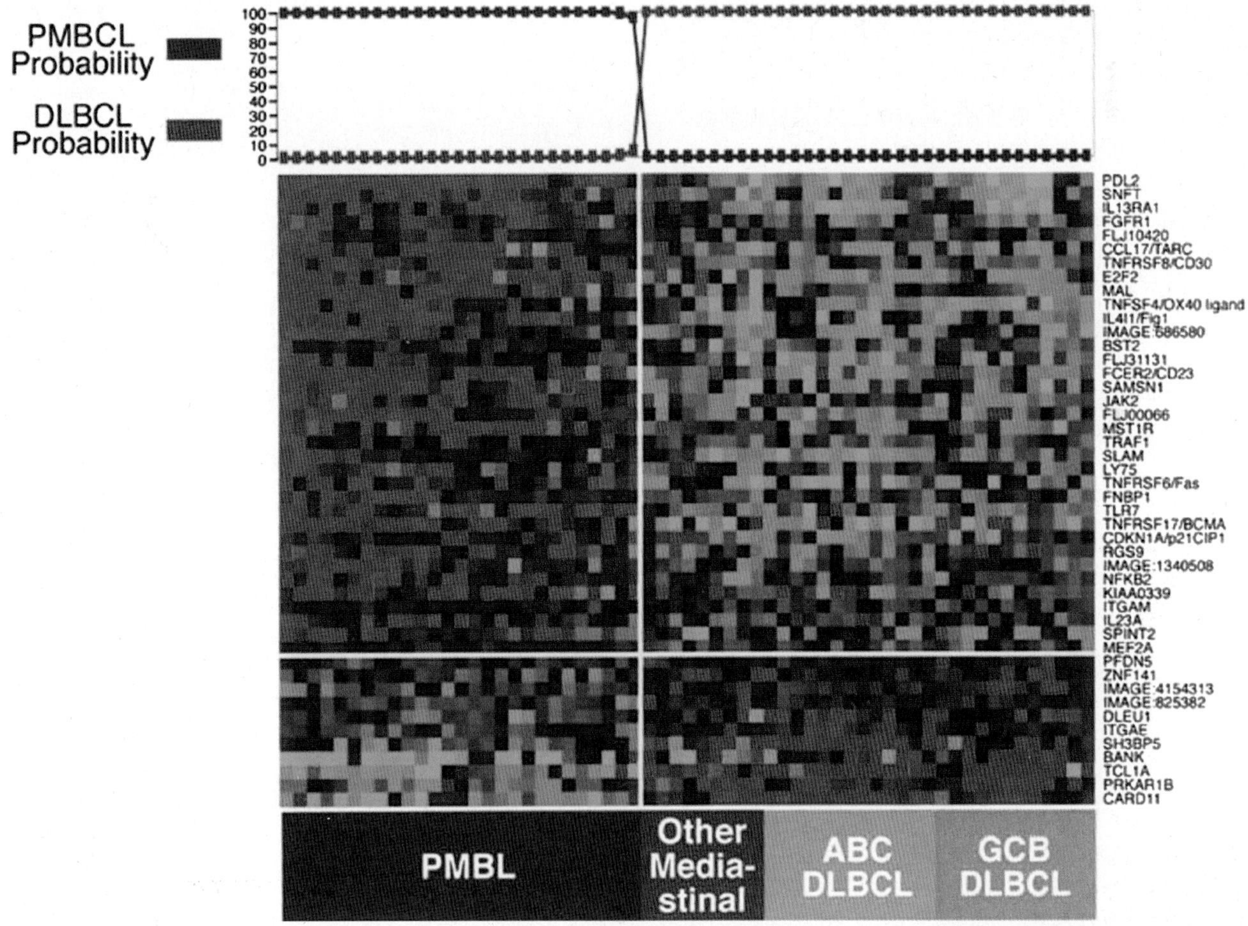

图 96-27　原发性纵隔大 B 细胞淋巴瘤(PMBCL)的基因表达谱分析,和淋巴结弥漫性大 B 细胞淋巴瘤(DLBCL)的表达谱对比。本图显示 PMBCL(红色)有数量众多的基因过表达,这些基因有很多和经典型霍奇金淋巴瘤相同,提示这两种疾病之间有生物学重叠。以"其他纵隔"列出的病例是指那些累犯纵隔、但不符合典型 PMBCL 的病例。这点被基因表达资料证实,显示相较 PMBCL,这些病例和 DLBCL 更密切相关(复制自 *Rosenwald A,Wright G,Leroy K,Yu X,et al:Molecular Diagnosis of Primary Medias-tinal B Cell Lymphoma Identifies a Clinically Favorable Subgroup of Diffuse Large B Cell Lymphoma Related to Hodgkn Lymphoma*. J Exp Med 198:851,2003,经洛克菲勒大学出版社许可)

量的、吞噬了凋亡碎片的巨噬细胞所致（被称作着色小体巨噬细胞）（图 96-28 和 96-29）。肿瘤假定起源细胞是生发中心早期滤泡 B 母细胞。几乎所有的伯基特淋巴瘤病例都有涉及 8 号染色体上 *MYC* 基因的染色体易位。*MYC* 基因最常易位到 14 号染色体的 *IGH* 基因旁而导致 t（8；14）（q24；q32），但也可累及染色体 2p12（κ）及 22q11（λ）上的轻链基因。伯基特淋巴瘤的诊断，可由单纯形态学检查提示，但应有免疫表型资料（CD20、CD10 及 BCL6 阳性；BCL2 阴性或局灶弱阳性；[67] Ki 染色显示的增殖指数近 100%）支持，每当可能，还需经 *MYC* 基因易位的分子遗传学检测加以证实。

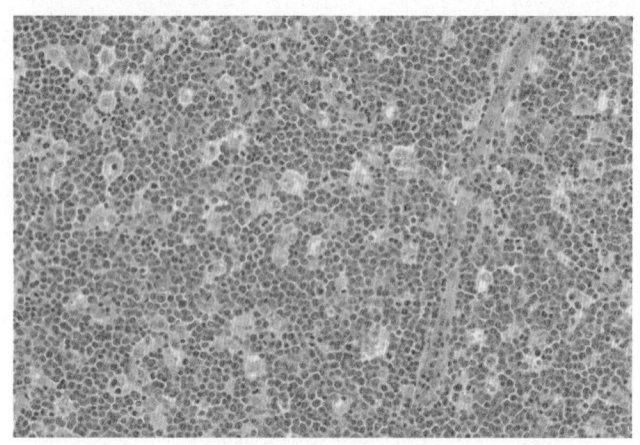

图 96-28 有"星空"现象的伯基特淋巴瘤，系巨噬细胞吞噬了死亡肿瘤细胞的凋亡碎片所致

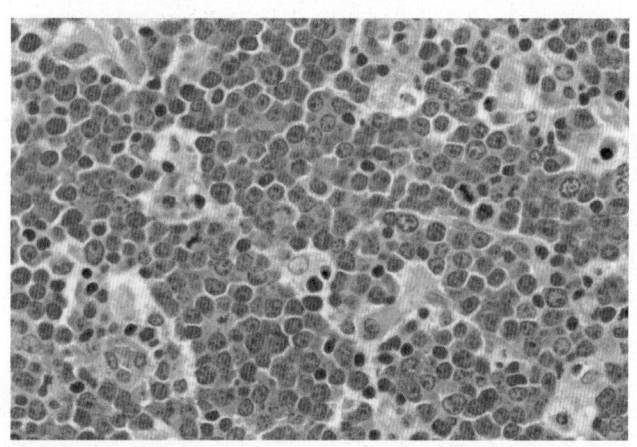

图 96-29 伯基特淋巴瘤，以中等大小细胞的弥漫性浸润为特点，细胞有有小核仁，核分裂活性较高

基因表达研究显示伯基特淋巴瘤具有较一致的基因表达印记，但基于基因表达谱分析所作的诊断和基于标准诊断性检测所作的诊断并不总是相关联[53,54]。为体现这一点，2008 年 WHO 分类认可"具有弥漫性大 B 细胞淋巴瘤和伯基特淋巴瘤中间特征、不能分类的 B 细胞淋巴瘤"这一暂定病种[14]。此类病例很多是"双重打击"淋巴瘤，携有 MYC 基因重排以及另一种染色体重排，通常涉及 *BCL2* 基因[48]。

● 成熟 T 细胞和 NK 细胞非霍奇金淋巴瘤

T 细胞和 NK 细胞具有某些共同的免疫表型和功能上的特

征；因此，在 WHO 分类中，这些肿瘤被放在一起（参见第 106 章）。该类淋巴瘤在西方国家占非霍奇金淋巴瘤的 10%～15%，在亚洲有更高的发病率。成熟 T 细胞淋巴瘤由一组异质性肿瘤构成，最常见的亚型是外周 T 细胞淋巴瘤（PTCL），非特指性。

PTCLs 通常呈弥漫性生长而破坏正常淋巴结结构，或者较少见的，显示滤泡间区的扩张。该类肿瘤显示多样的细胞学变异范围，大部分病例系大到中等大小细胞混合构成，少数病例以小细胞为主（图 96-30 和图 96-31）。细胞类型无预后相关性。肿瘤可有由嗜酸性粒细胞、浆细胞和巨噬细胞组成的反应性背景存在，这样的病例可能会让人想到霍奇金淋巴瘤的诊断。与 B 细胞淋巴瘤不同的是，免疫表型分析并不能证明 T 细胞淋巴瘤的克隆性，但异常 T 细胞表型的证据能支持 T 细胞淋巴瘤的诊断。用分子生物学技术检测 T 细胞受体基因的克隆性重排对明确诊断较有帮助。基因表达谱分析有助于阐明 PTCL，非特指性内部生物学和预后不同的亚组[55]。血管免疫母细胞性 T 细胞淋巴瘤是一类成熟 T 细胞淋巴瘤，通常表现全身症状和多克隆性高丙种球蛋白血症，并起源于一群独特的辅助者 T 细胞，即滤泡辅助者 T 细胞[56]。

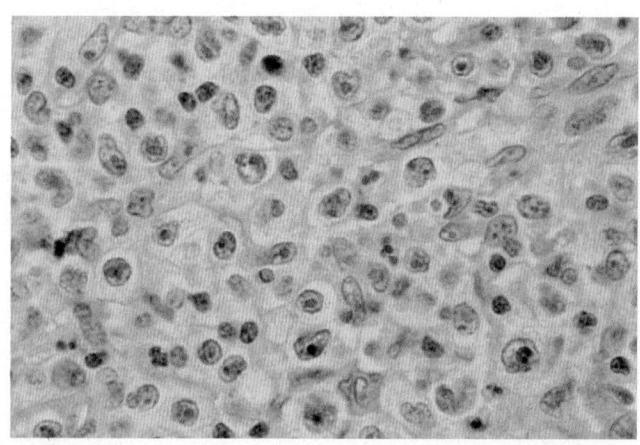

图 96-30 外周 T 细胞淋巴瘤，非特殊性，主要由大细胞构成

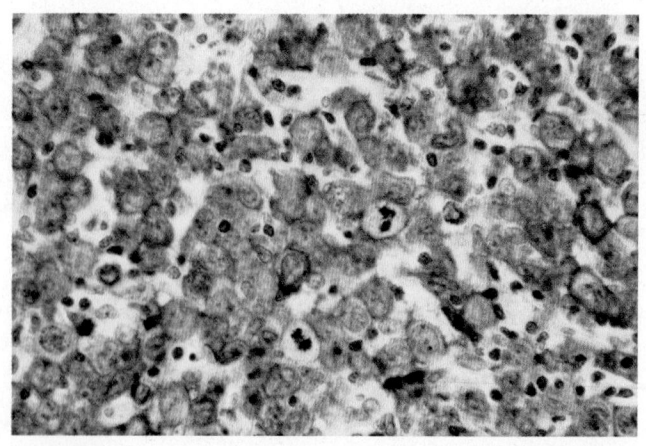

图 96-31 外周 T 细胞淋巴瘤 CD3（T 细胞标志物）抗体染色

间变性大细胞淋巴瘤（ALCL）代表了一类独特的 T 细胞淋巴瘤亚型，儿童尤为常见。ALCL 可有显著的形态变异性，但通

常由多形性大细胞构成,尤以有"印记"细胞(有马蹄铁或肾形细胞核及核周嗜伊红色区域)的存在为特点(图96-32)[57]。淋巴结部分受累可局限在淋巴窦内,晚期则会破坏淋巴结结构。ALCL以CD30均匀一致的强表达为特点(图96-33)。大多数病例表达一个或更多的T细胞抗原并有克隆性T细胞受体基因重排[57]。根据间变性淋巴瘤激酶(ALK)(图96-34)的表达,ALCL被分为两种疾病。ALK阳性的ALCL最常见于30岁以下的患者,且与ALK阴性的ALCL相比,具有较好的预后[58,59]。ALK的表达系染色体易位(涉及染色体2p23上的ALK基因)所导致,最常见的易位就是t(2;5)(p23;q35),它累及5号染色体上的核磷酸蛋白基因[60]。ALK阴性的ALCL为一个暂定病种,有别于ALK阳性的ALCL和PTCL,非特指性[61]。最近,ALK阴性的ALCL亦发现有遗传学异常,涉及DUSP22和TP63基因[62,63]。

其他类型的成熟T/NK细胞淋巴瘤不常见,包括肠病相关性T细胞淋巴瘤(一种通常发生于小肠并有肠病背景的侵袭性T细胞淋巴瘤)和结外NK/T细胞淋巴瘤,鼻型(一种通常累犯鼻腔、侵袭性、EB病毒[EBV]相关的肿瘤)。对这些特定淋巴瘤亚型的详细介绍不在本章范畴之内,可参见WHO分类[14]。

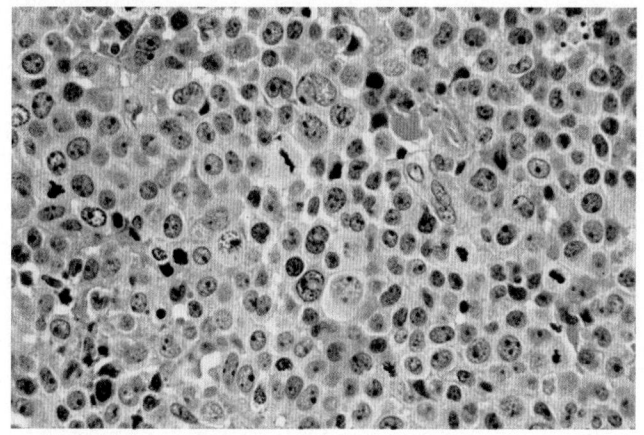

图96-32　间变性大细胞淋巴瘤,T细胞型,由具有花环形细胞核和核周嗜伊红色聚积区的大细胞构成

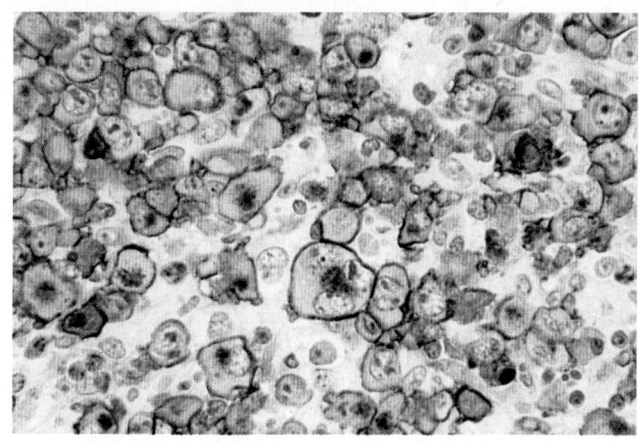

图96-33　间变性大细胞淋巴瘤CD30抗体染色

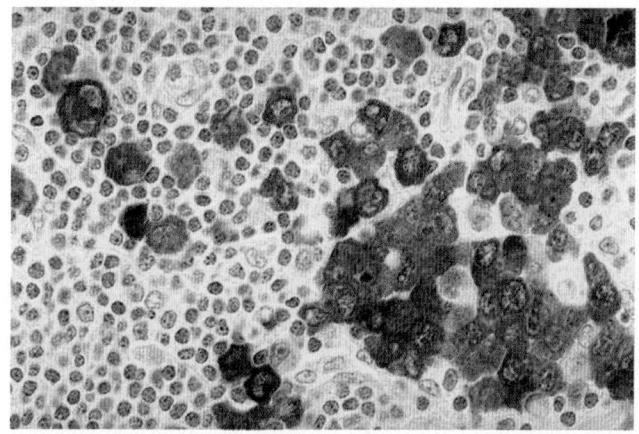

图96-34　间变性大细胞淋巴瘤ALK(间变性淋巴瘤激酶)抗体染色

● 霍奇金淋巴瘤

霍奇金淋巴瘤由两种临床、病理特点不同的疾病组成:经典型霍奇金淋巴瘤(包括四种亚型)和结节性淋巴细胞为主型霍奇金淋巴瘤(参见第97章)。

经典型霍奇金淋巴瘤

经典型霍奇金淋巴瘤的肿瘤细胞是RS细胞,100多年前被首次描述[64,65]。它是一种有两个或更多个细胞核或核分叶、并且每个核都有一个大的、嗜伊红色核仁的大细胞(图96-35)。单有RS细胞存在尚不足以诊断霍奇金淋巴瘤,这是因为具有相似形态的细胞还能在很多非霍奇金淋巴瘤以及良性反应性状态下见到[66]。要诊断霍奇金淋巴瘤,必须在恰当的背景(由数量不等的多形性、反应性炎症细胞和辅助细胞浸润组成)中找到诊断性RS细胞[67]。

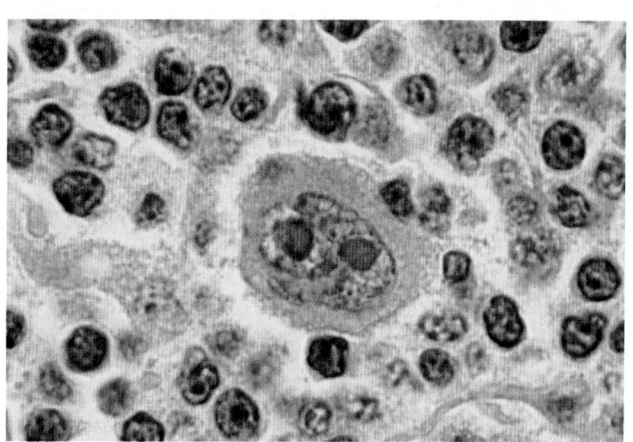

图96-35　霍奇金淋巴瘤的诊断性RS细胞

IG重链基因的克隆性重排表明,在绝大多数经典型霍奇金淋巴瘤病例中,RS细胞来源于B细胞[68]。但是,RS细胞已丢失大部分B细胞系抗原(包括免疫球蛋白的表达)。在几乎所有的经典型霍奇金淋巴瘤病例中,RS细胞表达CD30,在大多数病例中,瘤细胞表达CD15(图96-36和96-37)[67]。RS细胞通常CD45(白细胞共同抗原)阴性、20%~40%的病例中B细胞标志物CD20阳性(通常是少数细胞阳性且染色强度不一)。20%~40%的经典型霍奇金淋巴瘤病例和EBV相关,该病毒被认为参与了这些病例的发病机制[69]。RS细胞还表达许多细

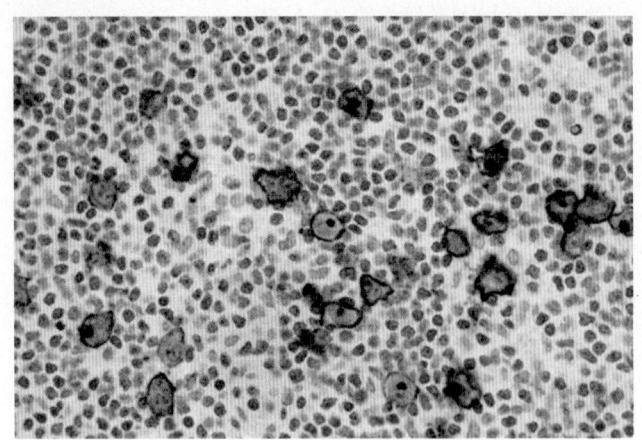

图96-36   经典型霍奇金淋巴瘤 CD30 抗体染色

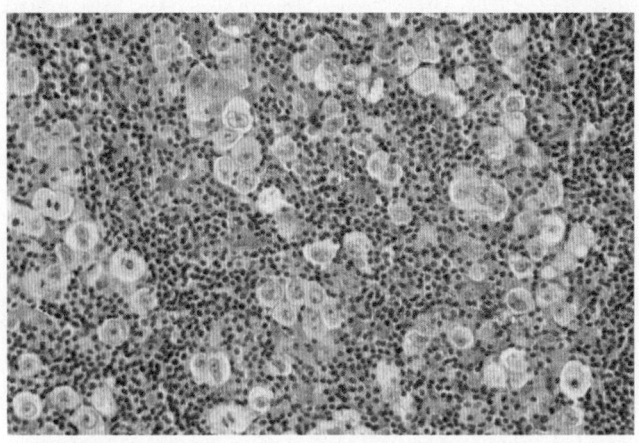

图96-38   经典型霍奇金淋巴瘤,结节硬化型,有特征性的腔隙性细胞

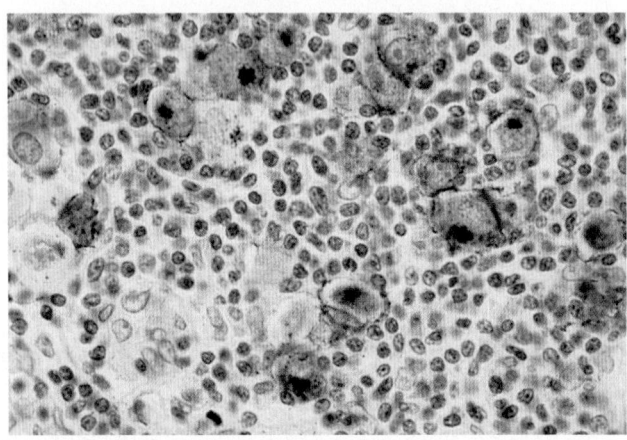

图96-37   经典型霍奇金淋巴瘤的 RS 细胞可用 CD15 抗体清晰标记

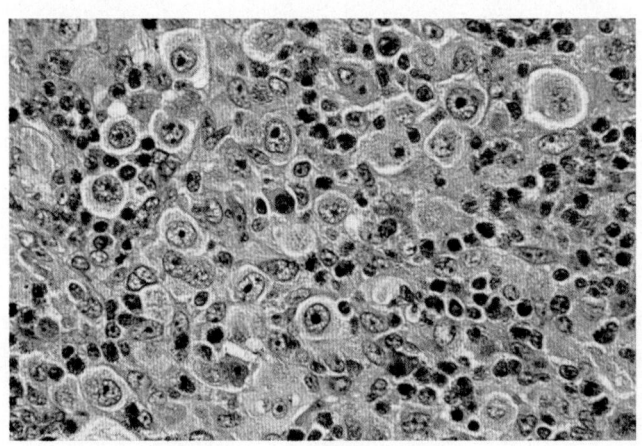

图96-39   混合细胞霍奇金淋巴瘤

胞因子和几种肿瘤坏死因子受体家族成员(例如 CD40、CD30)[70]。细胞因子可能对吸引反应性成分浸润以及促进 RS 细胞增殖、存活发挥了一定作用。肿瘤坏死因子受体家族成员能被周围反应性细胞所表达的配体激活,从而导致肿瘤细胞的增殖和存活。

经典型霍奇金淋巴瘤最常见的亚型是结节硬化变型。这一变型以有宽阔的胶原带把肿瘤划分成结节状以及有"腔隙性"细胞存在为特征,后者系单核的 RS 细胞变型,通常示收缩假象,以致细胞好像处于腔隙之中(图96-38)。这些细胞分布于反应性浸润成分之中,后者通常包括较多的嗜酸性粒细胞和淋巴细胞。

第二常见的亚型是混合细胞变型,以 RS 细胞分布于混合性炎症背景中为特点,而没有结节硬化亚型那样的增宽的胶原带(图96-39)。相比结节硬化变型,混合细胞变型的病例更多和 EBV 相关。

经典型霍奇金淋巴瘤的富于淋巴细胞和淋巴细胞消减亚型最为少见,各约占所有病例的 5%。富于淋巴细胞变型在小淋巴细胞背景(没有或仅有很少嗜酸性粒细胞和中性粒细胞)中有少量 RS 细胞分布,通常呈结节状生长方式。这一亚型易与结节性淋巴细胞为主型霍奇金淋巴瘤混淆,因此需要通过免疫组化染色来检测 RS 细胞的免疫表型,从而作出鉴别[71,72]。富于淋巴细胞变型偶尔也可以呈现弥漫性生长方式。

过去,淋巴细胞消减变型曾被分为网状和弥漫硬化两个亚型。弥漫硬化变型以细胞稀少和显著的弥漫性、非双折光性硬化为特征,伴有极少的 RS 细胞以及少量反应性炎症成分。网状变型显示数量增多的非典型大细胞,通常有奇异形状的多核细胞,反应性成分较少。现已认识到这些病例中的绝大多数实际是 ALCL 或者 DLBCL 病例,所以很少再用网状变型的淋巴细胞消减亚型霍奇金淋巴瘤这样的诊断,这一诊断仅在有明确免疫表型资料支持时才能作出。

结节性淋巴细胞为主型霍奇金淋巴瘤

结节性淋巴细胞为主型霍奇金淋巴瘤具有一些不同于经典型霍奇金淋巴瘤的病理和临床特征[73]。恶性细胞是淋巴细胞为主(LP)细胞。这类细胞是具有单个细胞核(有多个分叶或折叠特点)的大细胞,经常被称作"爆米花"细胞,因为形态像爆过的玉米粒(图96-40)。核仁通常比经典 RS 细胞的核仁小。LP 细胞保留有 CD45 和 B 细胞系标志物(CD20、免疫球蛋白)的表达但 CD15 和 CD30 均阴性,从而不同于经典型霍奇金淋巴瘤中的 RS 细胞(图96-41)[74]。正如名称所指的那样,肿瘤细胞分布在以小淋巴细胞为主的背景中而形成完全的或部分性结节状结构。组织细胞也常见到,但中性粒细胞和嗜酸性粒细胞缺如或罕见。

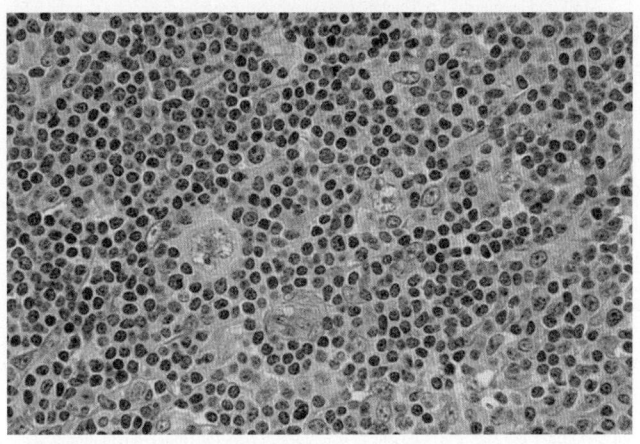

图 96-40　结节性淋巴细胞为主型霍奇金淋巴瘤，示良性小淋巴细胞背景中的特征性 LP 细胞（爆米花细胞）

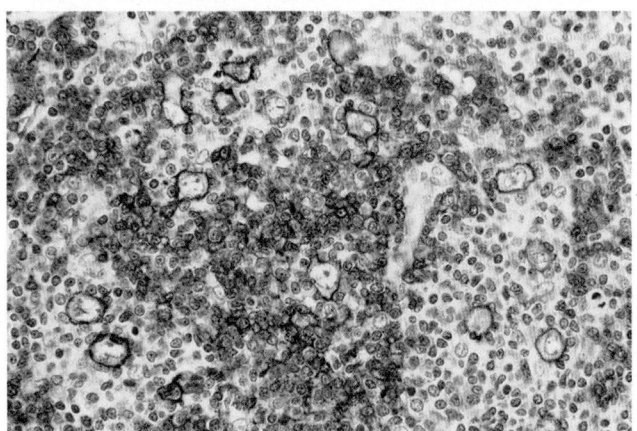

图 96-41　结节性淋巴细胞为主型霍奇金淋巴瘤 CD20 抗体染色。注意 LP 细胞（爆米花细胞）的阳性着色

翻译：朱雄增，李小秋　　互审：陈芳源　　校对：赵维莅

参考文献

1. Magrath IT: Historical perspective: The evolution of modern concepts of biology and management, in *The Non-Hodgkin's Lymphomas*, 2nd ed, edited by Magrath IT, p 47. Arnold, London, 1997.
2. Hodgkin T: On some morbid appearances of the absorbent glands and spleen. *Trans Med Soc Lond* 17:68, 1832.
3. Rappaport H, Winter W, Hicks E: Follicular lymphoma: A re-evaluation of its position in the scheme of malignant lymphoma, based on a survey of 253 cases. *Cancer* 9:792, 1956.
4. Rappaport H: *Tumors of the Hematopoietic System, Fasc 8*. Armed Forces Institute of Pathology, Washington, 1966.
5. Arnold A, Cossman J, Bakhshi A, et al: Immunoglobulin-gene rearrangements as unique clonal markers in human lymphoid neoplasms. *N Engl J Med* 309:1593, 1983.
6. Aisenberg AC, Krontiris TG, Mak TW, Wilkes BM: Rearrangement of the gene for the beta chain of the T-cell receptor in T-cell chronic lymphocytic leukemia and related disorders. *N Engl J Med* 313:529, 1985.
7. Gerard-Marchant R, Hamlin I, Lennert K, et al: Classification of non-Hodgkin's lymphoma. *Lancet* ii:406, 1974.
8. Lukes RJ, Collins RD: Immunologic characterization of human malignant lymphomas. *Cancer* 34(Suppl 4):1488, 1974.
9. Schein PS, Chabner BA, Canellos GP, et al: Potential for prolonged disease-free survival following combination chemotherapy of non-Hodgkin's lymphoma. *Blood* 43:181, 1974.
10. National Cancer Institute sponsored study of classifications of non-Hodgkin's lymphomas: Summary and description of a working formulation for clinical usage. The Non-Hodgkin's Lymphoma Pathologic Classification Project. *Cancer* 49:2112, 1982.
11. Stansfeld AG, Diebold J, Noel H, et al: Updated Kiel classification for lymphomas. *Lancet* 1:292, 1988.
12. Harris NL, Jaffe ES, Stein H, et al: A revised European-American classification of lymphoid neoplasms: A proposal from the International Lymphoma Study Group. *Blood* 84:1361, 1994.
13. A clinical evaluation of the International Lymphoma Study Group classification of non-Hodgkin's lymphoma. The Non-Hodgkin's Lymphoma Classification Project. *Blood* 89:3909, 1997.
14. Swerdlow SH, Campo E, Harris NL, et al: *WHO Classification of Tumours of Haematopoietic and Lymphoid Tissues*, 4th ed. IARC Press, Lyon, 2008.
15. Liang P, Pardee AB: Analyzing differential gene expression in cancer. *Nat Rev Cancer* 3:869, 2003.
16. MacLennan IC: Germinal centers. *Annu Rev Immunol* 12:117, 1994.
17. Jennings CD, Foon KA: Recent advances in flow cytometry: Application to the diagnosis of hematologic malignancy. *Blood* 90:2863, 1997.
18. Mauvieux L, Macintyre EA: Practical role of molecular diagnostics in non-Hodgkin's lymphomas. *Baillieres Clin Haematol* 9:653, 1996.
19. Collins RD: Is clonality equivalent to malignancy: Specifically, is immunoglobulin gene rearrangement diagnostic of malignant lymphoma? *Hum Pathol* 28:757, 1997.
20. Lester JF, Dojcinov SD, Attanoos RL, et al: The clinical impact of expert pathological review on lymphoma management: A regional experience. *Br J Haematol* 123:463, 2003.
21. Hajdu SI, Melamed MR: Limitations of aspiration cytology in the diagnosis of primary neoplasms. *Acta Cytol* 28:337, 1984.
22. Klein U, Tu Y, Stolovitzky GA, et al: Gene expression profiling of B cell chronic lymphocytic leukemia reveals a homogeneous phenotype related to memory B cells. *J Exp Med* 194:1625, 2001.
23. Rosenwald A, Alizadeh AA, Widhopf G, et al: Relation of gene expression phenotype to immunoglobulin mutation genotype in B cell chronic lymphocytic leukemia. *J Exp Med* 194:1639, 2001.
24. Wiestner A, Rosenwald A, Barry TS, et al: ZAP-70 expression identifies a chronic lymphocytic leukemia subtype with unmutated immunoglobulin genes, inferior clinical outcome, and distinct gene expression profile. *Blood* 101:4944, 2003.
25. Dohner H, Stilgenbauer S, Benner A, et al: Genomic aberrations and survival in chronic lymphocytic leukemia. *N Engl J Med* 343:1910, 2000.
26. Treon SP, Lian X, Yang G, et al: MYD88 L265P somatic mutation in Waldenström's macroglobulinemia. *N Engl J Med* 367:826, 2012.
27. Weisenburger DD, Armitage JO: Mantle cell lymphoma: An entity comes of age. *Blood* 87:4483, 1996.
28. Argatoff LH, Connors JM, Klasa RJ, et al: Mantle cell lymphoma: A clinicopathologic study of 80 cases. *Blood* 89:2067, 1997.
29. Rosenwald A, Wright G, Wiestner A, et al: The proliferation gene expression signature is a quantitative integrator of oncogenic events that predicts survival in mantle cell lymphoma. *Cancer Cell* 3:185, 2003.
30. Gesk S, Klapper W, Martin-Subero JI, et al: A chromosomal translocation in cyclin D1-negative/cyclin D2-positive mantle cell lymphoma fuses the CCND2 gene to the IGK locus. *Blood* 108:1109, 2006.
31. Mozos A, Royo C, Hartmann E, et al: SOX11 expression is highly specific for mantle cell lymphoma and identifies the cyclin D1-negative subtype. *Haematologica* 94:1555, 2009.
32. Carvajal-Cuenca A, Sua LF, Silva NM, et al: In situ mantle cell lymphoma: clinical implications of an incidental finding with indolent clinical behavior. *Haematologica* 97:270, 2012.
33. Jaffe ES, Shevach EM, Frank MM, et al: Nodular lymphoma: Evidence for origin from follicular B lymphocytes. *N Engl J Med* 290:813, 1974.
34. Bosga-Bouwer AG, van Imhoff GW, Boonstra R, et al: Follicular lymphoma grade 3B includes 3 cytogenetically defined subgroups with primary t(14;18) 3q27, or other translocations: t(14;18) and 3q27 are mutually exclusive. *Blood* 101:1149, 2003.
35. Ott G, Katzenberger T, Lohr A, et al: Cytomorphologic, immunohistochemical, and cytogenetic profiles of follicular lymphoma: 2 types of follicular lymphoma grade 3. *Blood* 99:3806, 2002.
36. Jegalian AG, Eberle FC, Pack SD, et al: Follicular lymphoma in situ: Clinical implications and comparisons with partial involvement by follicular lymphoma. *Blood* 118; 2976, 2011.
37. Thieblemont C, Felman P, Callet-Bauchu E, et al: Splenic marginal zone lymphoma: A distinct clinical and pathological entity. *Lancet Oncol* 4:95, 2003.
38. Nathwani BN, Drachenberg MR, Hernandez AM, et al: Nodal monocytoid B-cell lymphoma (nodal marginal-zone B-cell lymphoma). *Semin Hematol* 36:128, 1999.
39. Zucca E, Bertoni F, Roggero E, Cavalli F: The gastric marginal zone B cell lymphoma of MALT type. *Blood* 96:410, 2000.
40. Bertoni F, Cotter FE, Zucca E: Molecular genetics of extranodal marginal zone (MALT-type) B-cell lymphoma. *Leuk Lymphoma* 35:57, 1999.
41. Rosenwald A, Wright G, Chan WC, et al: The use of molecular profiling to predict survival after chemotherapy for diffuse large-B-cell lymphoma. *N Engl J Med* 346:1937, 2002.
42. Lenz G, Wright G, Dave SS, et al: Stromal gene signatures in large-B-cell lymphomas. *N Engl J Med* 359:2313, 2008.
43. Barton S, Hawkes EA, Wotherspoon A, Cunningham D: Are we ready to stratify treatment for diffuse large B-cell lymphoma using molecular hallmarks? *Oncologist* 17:1562, 2012.
44. Choi WWL, Weisenburger DD, Greiner TC, et al: A new immunostain algorithm classifies diffuse large B-cell lymphoma into molecular subtypes with high accuracy. *Clin Cancer Res* 15:5494, 2009.
45. De Jong D, Rosenwald A, Chhanabhai M, et al: Immunohistochemical prognostic markers in diffuse large B-cell lymphoma: Validation of tissue microarray as a prerequisite for broad clinical applications—A study from the Lunenburg Lymphoma Biomarker Consortium. *J Clin Oncol* 25:805, 2007.
46. Scott DW, Wright GW, Williams PM, et al: Determining cell-of-origin subtypes of diffuse large B-cell lymphoma using gene expression in formalin-fixed paraffin-embedded tissue. *Blood* 123:1214, 2014.
47. Savage KJ, Johnson NA, Ben-Neriah S, et al: MYC gene rearrangements are associated with a poor prognosis in diffuse large B cell lymphoma patients treated with R-CHOP

chemotherapy. *Blood* 114:3533, 2009.

48. Aukema SM, Siebert R, Schuuring E, et al: Double-hit B-cell lymphomas. *Blood* 117:2319, 2011.

49. Johnson NA, Slack GW, Savage KS, et al: Concurrent expression of MYC and BCL2 in diffuse large B-cell lymphoma treated with rituximab plus cyclophosphamide, doxorubicin, vincristine, and prednisone. *J Clin Oncol* 30: 3452, 2012.

50. van Besien K, Kelta M, Bahaguna P: Primary mediastinal B-cell lymphoma: A review of pathology and management. *J Clin Oncol* 19:1855, 2001.

51. Rosenwald A, Wright G, Leroy K, et al: Molecular diagnosis of primary mediastinal B cell lymphoma identifies a clinically favorable subgroup of diffuse large B cell lymphoma related to Hodgkin lymphoma. *J Exp Med* 198:851, 2003.

52. Savage KJ, Monti S, Kutok JL, et al: The molecular signature of mediastinal large B-cell lymphoma differs from that of other diffuse large B-cell lymphomas and shares features with classical Hodgkin lymphoma. *Blood* 102:3871, 2003.

53. Dave SS, Fu K, Wright GW, et al: Molecular diagnosis of Burkitt's lymphoma. *N Engl J Med* 354:2431, 2006.

54. Hummel M, Bentink S, Berger H, et al: A biologic definition of Burkitt's lymphoma from transcriptional and genomic profiling. *N Engl J Med* 354:2419, 2006.

55. Iqbal J, Wright G, Wang C, et al: Gene expression signatures delineate biological and prognostic subgroups in peripheral T-cell lymphoma. *Blood* 123:2915, 2014.

56. Gaulard P, de Leval L. Follicular helper T cells: implications in neoplastic hematopathology. *Semin Diagn Pathol* 28:202, 2011.

57. Stein H, Foss HD, Durkop H, et al: CD30(+) anaplastic large cell lymphoma: A review of its histopathologic, genetic, and clinical features. *Blood* 96:3681, 2000.

58. Gascoyne RD, Aoun P, Wu D, et al: Prognostic significance of anaplastic lymphoma kinase (ALK) protein expression in adults with anaplastic large cell lymphoma. *Blood* 93:3913, 1999.

59. Benharroch D, Meguerian-Bedoyan Z, Lamant L, et al: ALK-positive lymphoma: A single disease with a broad spectrum of morphology. *Blood* 91:2076, 1998.

60. Duyster J, Bai RY, Morris SW: Translocations involving anaplastic lymphoma kinase (ALK). *Oncogene* 20:5623, 2001.

61. Savage KJ, Harris NL, Vose JM, et al: ALK-negative anaplastic large cell lymphoma (ALCL) is clinically and immunophenotypically different from both ALK-positive ALCL and peripheral T cell lymphoma, not otherwise specified: Report from the International Peripheral T-cell Lymphoma Project. *Blood* 111:5496, 2008.

62. Feldman AL, Dogan A, Smith DI, et al: Discovery of recurrent t(6;7)(p25.3;q32.3) translocations in ALK-negative anaplastic large cell lymphomas by massively parallel genomic sequencing. *Blood* 117:915, 2011.

63. Vasmatzis G, Johnson SH, Knudson RA, et al: Genome-wide analysis reveals recurrent structural abnormalities of TP63 and other p53-related genes in peripheral T-cell lymphomas. *Blood* 120:2280, 2012.

64. Sternberg C: Uber eine Eigenartige unter dem Bilde der Pseudoleukamie verlaufende Tuberculose des lymphatischen Apparates. *Z Heilk* 19:21, 1898.

65. Reed DM: On the pathologic changes in Hodgkin's disease, with especial reference to its relation to tuberculosis. *Johns Hopkins Hosp Rep* 10:133, 1902.

66. Strum SB, Park JK, Rappaport H: Observation of cells resembling Sternberg-Reed cells in conditions other than Hodgkin's disease. *Cancer* 26:176, 1970.

67. Harris NL: Hodgkin's disease: Classification and differential diagnosis. *Mod Pathol* 12: 159, 1999.

68. Kuppers R, Rajewsky K: The origin of Hodgkin and Reed/Sternberg cells in Hodgkin's disease. *Annu Rev Immunol* 16:471, 1998.

69. Jarrett RF, MacKenzie J: Epstein-Barr virus and other candidate viruses in the pathogenesis of Hodgkin's disease. *Semin Hematol* 36:260, 1999.

70. Skinnider BF, Mak TW: The role of cytokines in classical Hodgkin lymphoma. *Blood* 99:4283, 2002.

71. von Wasielewski R, Werner M, Fischer R, et al: Lymphocyte-predominant Hodgkin's disease. An immunohistochemical analysis of 208 reviewed Hodgkin's disease cases from the German Hodgkin Study Group. *Am J Pathol* 150:793, 1997.

72. Anagnostopoulos I, Hansmann ML, Franssila K, et al: European Task Force on Lymphoma project on lymphocyte predominance Hodgkin disease: Histologic and immunohistologic analysis of submitted cases reveals 2 types of Hodgkin disease with a nodular growth pattern and abundant lymphocytes. *Blood* 96:1889, 2000.

73. Mason DY, Banks PM, Chan J, et al: Nodular lymphocyte predominance Hodgkin's disease. A distinct clinicopathological entity. *Am J Surg Pathol* 18:526, 1994.

74. Chan WC: Cellular origin of nodular lymphocyte-predominant Hodgkin's lymphoma: Immunophenotypic and molecular studies. *Semin Hematol* 36:242, 1999.

第 97 章
霍奇金淋巴瘤

Oliver W. Press *

摘要

经典霍奇金淋巴瘤起源于生发中心阶段成熟 B 细胞的恶性转化，其特征是多核的霍奇金和 Reed-Sternberg 细胞混合浸润于非肿瘤细胞中。霍奇金和 Reed-Sternberg 细胞存在单克隆免疫球蛋白基因重排，且大量的 B 细胞特异性表达程序出现缺失。在霍奇金淋巴瘤中，存在多个信号通路、转录因子调控异常，涉及 JAK-STAT 和 NF-κB 通路的相关基因存在缺陷。EB 病毒感染可导致 NF-κB 活化，也是霍奇金淋巴瘤致病的重要环境因素。炎症微环境可促使霍奇金和 Reed-Sternberg 细胞生长并使其逃脱免疫攻击。经典霍奇金淋巴瘤可分为四种亚型，约占霍奇金淋巴瘤的 95%，且其与结节性淋巴细胞为主型霍奇金淋巴瘤（约占 5%）存在很大形态学和免疫学特征上的差异。霍奇金淋巴瘤以一种可预测的、逐步演进的方式进行播散，可分为四期（Ⅰ~Ⅳ期）。所有阶段霍奇金淋巴瘤均有可能获得治愈，其长期生存可在 85% 以上。以多柔比星为基础的化疗方案在所有分期患者的治疗中发挥重要的作用，考虑到远期毒性，放射治疗在部分选择性病例中可使用。18-氟脱氧葡萄糖阳离子放射扫描（FDG-PET）是一种评估疾病程度与疗效的有效性诊断方法。针对复发患者，主要采用大剂量化疗、自体干细胞移植等有效方案，目前也有一些新兴的生物制剂，比如 brentuximab vedotin（抗 CD30 的抗体偶联药物）、nivolumab（抗 PD-1 药物）等。考虑到晚期治疗效果，尤其对于青少年和年轻成人，应进一步制定治疗方案及随访策略。目前面对的主要挑战包括如何在维持较高治愈率的前提下减少短期和长期并发症、找出难治患者的特征性生物学标记以及将生物治疗纳入当前的治疗体系。

● 定义及历史

经典型霍奇金淋巴瘤（cHL）是一种淋巴组织肿瘤，多数来源于生发中心 B 细胞，表现为霍奇金和 Reed-Sternberg 细胞混合浸润于非肿瘤细胞中，具有特征性的免疫表型。经典型霍奇金淋巴瘤根据镜下细胞形态和霍奇金细胞、Reed-Sternberg 细胞、淋巴细胞及纤维化的相对比例可分为四种亚型（结节硬化

简写和缩略词

ABVD，多柔比星、博来霉素、长春碱、达卡巴嗪（adriamycin（doxorubicin）, bleomycin, vinblastine, dacarbazine）；AP1（activator protein 1），激活蛋白 1；BCMA（B-cell maturation antigen），B 细胞成熟抗原；BEACOPP，博来霉素、依托泊苷、多柔比星、环磷酰胺、长春新碱、丙卡巴肼、泼尼松（bleomycin, etoposide, Adriamycin（doxorubicin）, cyclophosphamide, vincristine, procarbazine, prednisone）；BEAM，卡莫司汀、依托泊苷（足叶乙苷）、阿糖胞苷、美法仑 [bischloroethylnitrosourea（carmustine）, etoposide, Ara-C（cytarabine）, melphalan]；CBV，环磷酰胺、卡莫司汀、足叶乙苷（cyclophosphamide, bischloroethylnitrosourea（carmustine）, etoposide）；cHL，经典型霍奇金淋巴瘤（classical Hodgkin lymphoma）；COPP，环磷酰胺、长春新碱、丙卡巴肼、泼尼松（cyclophosphamide, vincristine, procarbazine, prednisone）；CT，计算机断层扫描（computed tomography）；DHAP，地塞米松、阿糖胞苷、顺铂（dexamethasone、cytarabine、cisplatin）；EBV，Epstein-Barr 病毒（Epstein-Barr virus）；EBVP，表柔比星、博来霉素、长春碱、泼尼松（epirubicin, bleomycin, vinblastine, prednisone）；EORTC，欧洲癌症研究和治疗组织（European Organization for the Research and Treatment of Cancer）；ERK（extracellular signal-regulated kinase），细胞外信号调节激酶；ESR（erythrocyte sedimentation rate），红细胞沉降率；FDG，18-氟脱氧葡萄糖（18-Fluorodeoxyglucose）；FIL（Fondazione Italiana Linfomi），意大利淋巴瘤基金会；GELA，（Groupe d'Etude des Lymphomes de l'Adulte），法国成人淋巴瘤研究组；GHSG，德国霍奇金研究组（German Hodgkin Study Group）；GVD，吉西他滨、长春瑞滨、脂质体阿霉素（gemcitabine, vinorelbine, liposomal doxorubicin）；HLA，人类白细胞抗原（human leukocyte antigen）；ICE，异环磷酰胺、卡铂、依托泊苷（ifosfamide、carboplatin、etoposide）；IL，白介素（interleukin）；JAK，一类非受体酪氨酸激酶（Januskinase）；LMP，潜在膜蛋白（latent membrane protein）；LySA，淋巴瘤研究协会（Lymphoma Study Association）；MOPP，氮芥、长春新碱、丙卡巴肼、泼尼松（mechlorethamine（nitrogen mustard）、Oncovin（vincristine）, procarbazine, prednisone）；MVPP，氮芥、长春碱、丙卡巴肼、泼尼松（nitrogen mustard, vinblastine, procarbazine, prednisone）；NF-κB，核因子-κB（nuclear factor-κB）；PET，正离子发射扫描（positron emission tomography）；PI3K，磷脂酰肌醇激酶（phosphoinositide 3′-kinase）；RANKL，核因子-κB 受体激活剂（receptor activator of nuclear factor κB）；R-CHOP，利妥昔单抗、环磷酰胺、多柔比星、长春新碱、泼尼松（rituximab, cyclophosphamide, hydroxydaunorubicin, vincristine（Oncovin）, prednisone）；STAT，信号传递和转录激活物（signal transducer and activator of transcription）；TACL，穿膜蛋白活化物（transmembrane activator, calcium modulator, and cyclophilin ligand interactor）。

---

* 在上一版中本章作者 Sandra J. Horning，撰写的部分内容在本版中予以保留。

型、混合细胞型、淋巴细胞富集型、淋巴细胞削减型,见表 97-1),约占霍奇金淋巴瘤的 95%。结节性淋巴细胞为主性霍奇金淋巴瘤(NLPHL)是霍奇金淋巴瘤的另外一大类,主要表现为变异型的霍奇金细胞和 Reed-Sternberg 细胞(分别命名为淋巴细胞和组织细胞)。与经典型霍奇金淋巴瘤不同,NLPHL 表达典型的 B 系标志。

表 97-1	霍奇金淋巴瘤的分类
组织学分型	**免疫表型**
结节性淋巴细胞为主型	CD20⁺CD30⁻CD15⁻Ig+
经典型	CD20⁻*CD30⁺CD15⁺Ig−
结节硬化型	
混合细胞型	
淋巴细胞富集型	
淋巴细胞削减型	

Ig,免疫球蛋白;* 偶尔阳性

● 历史回顾

1832 年,Thomas Hodgkin 在《论可吸收的腺体和脾脏的部分病理性外观》中描述了 7 例病例的临床病史和大致死后外观,此后疾病就以他的名字命名[1]。1856 年,Samuel Wilks 描述了 10 例"与脾脏疾病相关的特殊的淋巴结大",其中包括 4 例霍奇金起源的病例[2]。基于 Hodgkin 最初的报道,1865 年又发表了 15 例以他名字命名"霍奇金病"[2]。在霍奇金最早的文章发表 13 年以后,报道了第一例白血病的病例。此后,Dreschfield(1892)[3] 和 Kundrat(1893)[4] 报道了来源于淋巴系统的肿瘤细胞的病例,Kundrat 将这些病例命名为淋巴肉瘤。此后,对此类疾病"淋巴瘤-白血病复合体"的描述持续应用至今。

尽管一些英国、德国和法国的学者已经认识了特征性的多核巨细胞,Carl Sternberg(1898)[5] 和 Dorothy Reed(1902)[6] 被认为是最早定义和对 cHL 的病理学特征进行完整描述的学者。1926 年,Fox 对储存在伦敦 Guy 医院 Gordon 博物馆的 3 例最早的霍奇金淋巴瘤的大体标本的显微切片进行检测[7]。非常引人注目的是,保存完好的显微解剖让他证实其中 2 例病例的组织病理学诊断。Jackson 和 Parker 首次对霍奇金淋巴瘤进行组织病理学分类,同时与预后联系起来[8]。第二个进展是 Lukes、Butler 和 Hicks 推动的,他们在 1966 年提出一个与临床表现和疾病进展密切相关的分类方法,稍作修改后成为 Rye 分类[9]。Rye 分类根据组织病理特征将霍奇金淋巴瘤分为 4 个亚型:淋巴细胞为主型、结节硬化型、混合细胞型和淋巴细胞削减型。在世界卫生组织(WHO)的淋巴瘤分类中,结节性淋巴细胞为主型霍奇金淋巴瘤(NLPHL)与经典型霍奇金淋巴瘤(cHL)截然不同的两种类型[10]。cHL 中"淋巴细胞富集"亚型的概念是在 1999 年引入的。

Peters 在 1950 年提出了临床分期的概念,强调了评估疾病解剖学受累程度的重要性[11]。1952 年,Kinmouth 引进了下肢淋巴管造影术,该技术使腹腔和后腹膜淋巴结通过伦琴射线显影,较触诊或其他放射技术更为敏感[12]。Stanford 大学的研究者通过腹腔镜技术和脾脏切除术合并脾门、主动脉旁和肠系膜淋巴结活检,发现了以往被忽略的脾脏受累情况[13]。这些诊断技术大大改善了对疾病播散方式的认识,并结合了预后,1965 年的 New York 会议上在现代分期的概念上建立了 Rye 分期[14],并在 1971 年 Michigan 的 Ann Arbor 霍奇金疾病分期工作组中进一步被完善[15]。

Pusey(1902)[16] 和 Senn(1903)[17] 最早报道了淋巴结肿大在接触到 X 线(1896 年伦琴发现)后出现显著的缩小。由于疾病几乎不可避免在未治疗区域出现复发的情况,Gilbert 在 1939 年提出在受累和未受累区进行系统化治疗的概念[18]。Peters(1950)首次证实了放疗具有潜在的治愈作用[11]。Kaplan 在 1962 年报道了巨伏放疗(剂量>4000cGy)可在正常组织耐受的情况下对淋巴区域的肿瘤细胞有特异性的杀伤作用[19]。

cHL 的化疗源于战争时期生产芥气的副产物[20,21]。在最初应用氮芥后,抗代谢药物也被合成使用,同时从不同植物、真菌和微生物汇中提取的碱类和抗生素也被应用于临床。DeVita 等通过临床试验发现,联合药物的使用无交叉毒性,后最先采用了高效的联合化疗方案 MOPP[氮芥(nitrogen mustard)、长春新碱(vincristine[oncovin])、丙卡巴嗪(procarbazine)和泼尼松(prednisone)][22]。联合化疗使进展期 cHL 也有治愈可能。由 Bonadonna 等提出的 ABVD 方案[多柔比星(doxorubicin[Adriamycin])、博来霉素(bleomycin)、长春新碱(vinblastine)、达卡巴嗪(dacarbazine)]是霍奇金淋巴瘤治疗的另一个重大进展[23]。基于安全性和疗效比较,ABVD 逐渐取代了 MOPP。

● 流行病学

据估计,2014 年美国的霍奇金淋巴瘤发病率有 9190 例病例,与欧洲裔、非洲裔美国人发病率相同(2.9/100 000)[24]。疾病发病的中位年龄是 38 岁,呈现双相型,15～34 岁和>60 岁为疾病的发病高峰(图 97-1)[25]。第二个发病率峰值较第一个小,这一现象在欧洲裔美国人中比西班牙裔美国人更为突出[24]。除了亚洲裔美国人,霍奇金淋巴瘤发病率以每年 5.2% 的速度增长,1975～2011 年,在美国,霍奇金淋巴瘤发病率已经稳定(图 97-2)。结节硬化型常见于年轻成人,而混合细胞型则多见于儿童和老年患者。所有年龄组中男性较为多见(～1.4:1)。

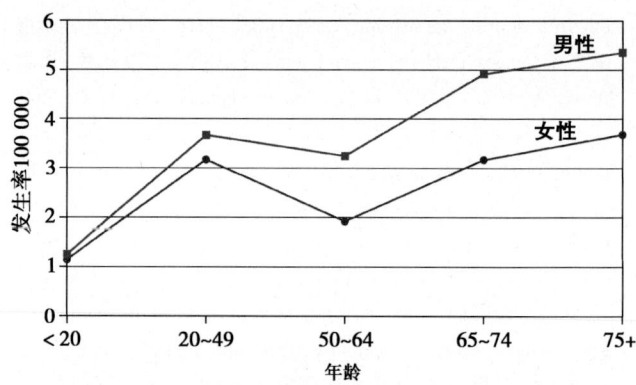

图 97-1　该图描述了 2000～2011 年美国男性和女性中霍奇金淋巴瘤发病情况的年龄函数(数据来源于监测、流行病学和预后计划的研究数据(1973～2011),国家癌症研究所,DCCPS,监测研究项目,监测系统分部,2013 年 11 月提交,2014 年 4 月发布;2014)

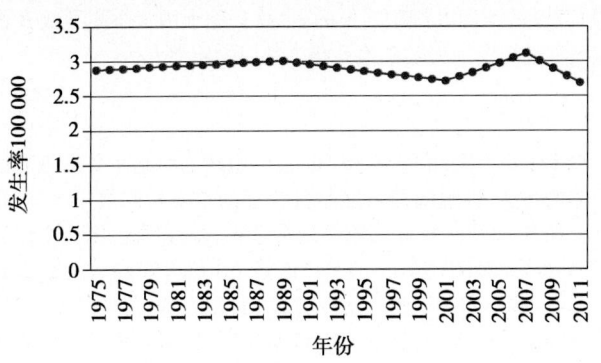

图 97-2　历年霍奇金淋巴瘤发病率(数据来源于监测、流行病学和预后计划的研究数据(1973～2011),国家癌症研究所,DCCPS,监测研究项目,监测系统分部,2013 年 11 月提交,2014 年 4 月发布;2014)

早期研究表明,年轻成人罹患霍奇金淋巴瘤的风险与较高社会经济地位呈正相关[26]。居住在出租屋、公用卧室、参加日托所、护理学校及早育的女性发病风险较低。美国加州的研究显示,年轻成人发病风险还与邻居的社会经济情况相关,但在老年患者没有发现这种相关性[25]。尽管也有报道职业暴露(如接触杀虫剂)、生活方式(如吸烟)也与发病存在相关性,但荟萃分析没有显示外源性化学物质或毒素与疾病存在一致的因果关系。自身免疫疾病的个人史或家族史(尤其是结节病),与霍奇金淋巴瘤发病风险增加相关[27]。有人提出,霍奇金淋巴瘤与多发性硬化症存在共有的病因学因素,但可能不是重要的因素。

三个主要年龄组的地域类型存在着差异:不发达国家儿童霍奇金淋巴瘤的发病率较高,而发达国家发病最多的是年轻成人,而且往往为预后较好的组织学亚型[28]。霍奇金细胞和 Reed-Sternberg 细胞中出现 EB 病毒在不发达国家更为常见,且主要是儿童和老年患者。就疾病的全球发病率而言,不论是在远东或是美国,亚裔人群明显较低,但也有报道说加拿大 Vancouver 的中国移民的发病率远高于香港的原住民[29,30]。这些资料表明,霍奇金淋巴瘤的发生可能是社会经济学、环境、免疫学、遗传学和感染因素等相互作用的结果。

可能的感染病因

长期以来,人口统计学特征一直支持一种"卫生假说",即一种或多种 cHL 亚型可能与某种感染病原体的延迟暴露有关。1966 年,MacMahon 提出年轻成人患者的第一个发病高峰本质上是感染,而第二个高峰可能与其他淋巴瘤相似[26]。如上所述,社会经济状况与第一个峰而不是第二个峰相关[25]。一些关于 cHL 呈丛集式发病的报道也提示可能存在着感染传播[31]。由于回顾性分析存在严重的不足,进一步严格的统计学分析显示,这些可能只是巧合。

在年轻成人中,既往存在血清学证实的传染性单核细胞增多症者发生 cHL 的风险增加了 3 倍。此外,在 cHL 患者中也被证实存在 EBV 滴度的升高(传染性单核细胞增多症的病因)[32,33]。大宗人口学研究显示,患者确诊前即可出现 EBV 衣壳抗原和早期抗原滴度的升高[34]。两项后续报道也证实,血清学明确的传染性单核细胞增多症且 EBV 阳性的年轻成人患者罹患 cHL 的风险增加[35,35]。中位潜伏时间约为 4.1 年。

在发达国家,30%～50% 的 cHL 患者可检出存在 EBV 基因,且 EBV 相关的病例多见于为混合细胞型、西班牙裔及老年患者(年龄>60 岁)[37-39]。一些研究显示,EBV 感染与儿童 cHL 的发生存在很大相关性(可达 85%～100%),其中涉及地理、宗教和种族因素[37-39]。人类免疫缺陷病毒(HIV)感染者 cHL 发病率较普通人群高 10～20 倍,且 HIV 感染后的霍奇金细胞和 Reed-Sternberg 细胞中存在典型的 EBV[40]。在抗逆转录病毒治疗的时代,HIV 感染患者的免疫抑制状态可明显改善,但与非霍奇金淋巴瘤相比,HIV 感染人群 cHL 的发病率仍在增加[41,42]。

遗传学方面

遗传易感性和家族聚集性在 cHL 发病中起到非常重要的作用。同卵而不是异卵双胞胎发病风险增加为这一论点提供了强有力的证据[43]。文献描述了易患 cHL 家族(伴或不伴其他形式的肿瘤),据估计有 4.5% 的患者是家族性的[44-46]。瑞典癌症登记处的年龄特异性家族发病率标准比中,霍奇金淋巴瘤(4.8)明显高于其他肿瘤类型[47]。文献报道,年龄超过 40 岁的男性同胞个体罹患家族性疾病的相对危险度较大、罹患慢性淋巴细胞白血病和非霍奇金淋巴瘤的风险相同[46]。瑞典登记处的资料还提示,相同性别同胞(8～12 倍)较不同性别同胞(1.3～1.4 倍)发病率高,这与之前的资料是一致的,这可能是由于环境因素或位于性染色体上的假常染色体易感基因导致[48-50]。

位于或靠近主要组织相容性复合物的免疫调节基因可能通过调控机体对病毒感染的易感性从而影响机体对 cHL 的易感性。该解说在终身细胞免疫功能低下的 cHL 患者和他们的健康家属中得到了证实[51]。一些研究组描述到特定的人类白细胞抗原(HLA)易感或抵抗区域(可能与上述现象存在相关性),但这些资料相对较弱,有时结论也不一致[52]。

病因及发病机制

Reed-Sternberg 细胞的起源

cHL 的组织学诊断基于在适当的细胞背景下发现 Reed-Sternberg 细胞。典型的 Reed-Sternberg 细胞为双叶核,可见有明显的嗜酸性核仁,被增厚的核膜分隔开(图 97-3,第 96 章图 96-35)。单核变异的霍奇金细胞也有类似的核特征,可能是 Reed-Sternberg 细胞在一个面被切开,从而只显示出核的一叶。Reed-Sternberg 细胞不是 cHL 特有的病理学形态,有时可见于反应性或其他肿瘤性条件下。由于肿瘤细胞零星的分布在反应性的非克隆性的淋巴细胞、嗜酸性粒细胞、组织细胞、浆细胞、中性粒细胞之间,使得对 Reed-Sternberg 细胞的研究变得较为复杂。因肿瘤细胞只占细胞成分的 1%～2%,难以进行肿瘤细胞的特征归纳,以至对 cHL 病因学及发病机制的争议持续了超过 150 年之久。通过显微切割对单细胞进行的分子学分析,发现 cHL 和 NLPHL 大部分为来源于生发中心 B 细胞的克隆性疾病[53]。在生发中心阴性选择中存活、明确的遗传学改变、关键信号通路的持续激活以及 EBV 在部分亚型中的作用,共同构成了霍奇金/Reed-Sternberg 细胞恶性转化的假说。应用基因组技术可明确发生恶性转化及细胞增殖的潜在分子异常。

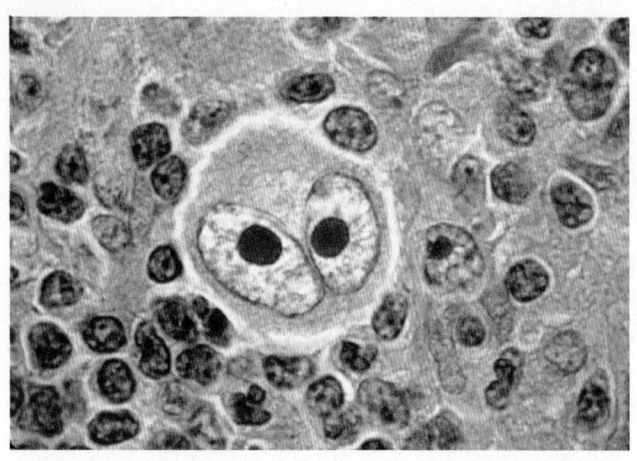

图 97-3　高倍镜下一例霍奇金淋巴瘤患者的淋巴结切片。典型的 Reed-Sternberg 细胞位于视野正中,与背景的淋巴细胞相比,它具有经典的巨型体积、双核及明显的嗜酸性核仁

抗原受体重排

与其他造血系统细胞不同,Reed-Sternberg 细胞及其单核变异体不存在系列特异性的抗原表达。通过对组织切片进行显微切割分离单细胞,并对其免疫球蛋白可变区基因重排进行分析可明确这些细胞的来源[53,54]。几乎所有的霍奇金和 Reed-Sternberg 细胞免疫球蛋白 VH 基因均出现重排和体细胞突变,提示经典的霍奇金和 Reed-Sternberg 细胞起源于生发中心或后生发中心[55~57]。从部分细胞存在不良突变推断,霍奇金和 Reed-Sternberg 细胞可能源于发生不良突变的凋亡前的生发中心 B 细胞,这些细胞可逃避阴性选择。少数 cHL 病例也发现存在 T 细胞受体克隆性重排[58]。与此相反,NLPHL 的单细胞分析显示持续突变的克隆性免疫球蛋白基因重排,且与生发中心的淋巴细胞和组织细胞存在克隆性差异[59~61]。

霍奇金和 Reed-Sternberg 细胞的重构

霍奇金和 Reed-Sternberg 细胞的 B 细胞表型出现缺失,只保留其与 T 细胞相互作用和抗原提呈的 B 细胞特性[62]。此外,霍奇金和 Reed-Sternberg 细胞表达其他系的标志,包括 T 细胞、树突状细胞、细胞毒细胞和粒细胞。转录因子(OCT2、BOB1、PU.1)表达丢失及表观基因沉默导致大量 B 细胞基因出现表达缺失[63~65]。主要的 B 细胞谱系定向分化发育因子 PAX5 正常表达,但其靶基因出现表达下调[66,67]。靶基因的表达下调也反映出 B 细胞基因是由多种转录因子协同调控的。

诸多因素导致了髓细胞、T 细胞、树突状细胞及霍奇金和 Reed-Sternberg 细胞相关其他基因的异质性表达。早期 B 细胞因子 1 水平较低,使 T 细胞和髓细胞相关基因的表达难以被抑制,同时降低了 B 细胞特异基因的转录水平[68]。在霍奇金和 Reed-Sternberg 细胞中发现有促使 T 细胞分化、抑制 B 细胞发育方面起重要作用的 Notch1 基因[69]。Notch1 基因可影响 GATA2 的表达,后者是造血干细胞增殖和生存的必要转录因子[70]。在霍奇金和 Reed-Sternberg 细胞发现有造血干细胞调节因子 polycomb G 蛋白的表达,并被认为可促进各系造血细胞标志的表达[71]。信号转导因子和激活的转录因子(STAT)5A 和 5B 被认为参与霍奇金和 Reed-Sternberg 细胞的重构,因为他们可上调 CD30 并下调 B 细胞受体的表达[72]。综上因素协同导致 B 细胞表型的广泛缺失及其他系相关基因的异常表达。

基因改变和信号通路

由于霍奇金和 Reed-Sternberg 细胞缺乏功能性 B 细胞表面受体的表达,逃脱凋亡可能是其生存的重要机制之一[53,73]。霍奇金和 Reed-Sternberg 细胞中最常见的基因异常包括两个信号通路:Janus 激酶(JAK)-STAT 和 NF-κB 信号通路。霍奇金和 Reed-Sternberg 细胞通常存在 JAK2 的过表达、JAK-STAT 负性调节因子的失活、细胞因子信号 1 抑制剂,从而导致细胞因子信号增强[74,75]。约半数 cHL 病例存在 NF-κB 信号通路的遗传学异常,包括 NF-κB 转录因子 REL 的获得与扩增[76]。约 20% 的患者出现编码 NF-κB 抑制剂(IκBα)的体细胞突变[77,78]。约 40% 的病例可发现编码 A20(NF-κB 负性调控因子)的基因发生失活或缺失,且几乎所有这些病例均为 EBV 阴性[79]。

自分泌和旁分泌事件也参与 JAK-STAT 和 NF-κB 信号通路的系统性激活。STAT 因子通过霍奇金和 Reed-Sternberg 细胞自分泌方式表达 IL-13 和 IL-21 及受体而被激活,这一效应在 NF-κB 激活时可增强[80~82]。这些细胞表达的受体酪氨酸激酶也参与 STAT 的激活。肿瘤坏死因子家族,包括 CD30、CD40、TACI、BCMA 和 RANK 等,通过与 cHL 微环境相互作用或自分泌的方式参与 NF-κB 信号通路[83,84]。

霍奇金和 Reed-Sternberg 细胞存在多受体酪氨酸激酶的异常表达,包括血小板衍化生长因子-α 等。此外,霍奇金和 Reed-Sternberg 细胞也发生 PI3K-AKT 和细胞外信号调节激酶(ERK)通路的调节异常和全面活化。在霍奇金和 Reed-Sternberg 细胞中,激活蛋白 1(AP1)转录因子在诱导靶基因,如 galectin 和 CD30 等,也发挥了重要作用。

EBV 可从几个方面参与约 40% 的经典 cHL 的致病。病毒蛋白尤其是潜伏膜蛋白 1(LMP1)、潜伏膜蛋白 2(LMP2)似乎可以通过影响信号通路来促进感染 EBV 的霍奇金和 Reed-Sternberg 细胞的存活。LMP1 通过模拟 CD40 受体的作用诱导 NF-κB 信号通路,并激活 JAK-STAT、PI3K、AP1 信号。LMP2 的功能是 B 细胞受体替代物。EBV 在 cHL 的发病机制中的作用也在以下的研究中得到支持:①多受体酪氨酸激酶与 EBV 的表达存在负相关;②EBV 具有挽救受损生发中心 B 细胞的功能;③在 EBV 阳性的霍奇金和 Reed-Sternberg 细胞中,存在阻止 B 细胞受体表达的突变;④下调 NF-κB 调控因子 A20 的突变与 EBV 阳性的霍奇金和 Reed-Sternberg 细胞存在负相关。

总而言之,通过涉及 JAK-STAT、NF-κB 信号通路的相关基因突变、自分泌或旁分泌机制相互作用,可促进 cHL 细胞的生长和生存。在 EBV 阳性患者中,病毒基因可存在 EBV 阴性患者中发现的致病性的基因突变。

微环境的作用

霍奇金和 Reed-Sternberg 细胞的生存依赖于它们的微环境,这些微环境约占肿瘤细胞成分的 95% ~ 99%。霍奇金和 Reed-Sternberg 细胞通过分泌趋化因子招募 T 细胞、B 细胞、中性粒细胞、浆细胞、嗜酸性粒细胞和肥大细胞(图 97-4)。比如,CCL5、CCL17、和 CCL22 可吸引 T 辅助细胞 2 和 T 调节细胞。还有一些趋化因子可以招募嗜酸性粒细胞和肥大细胞,IL-8 招募中性粒细胞。这些趋化因子可直接作用于霍奇金和

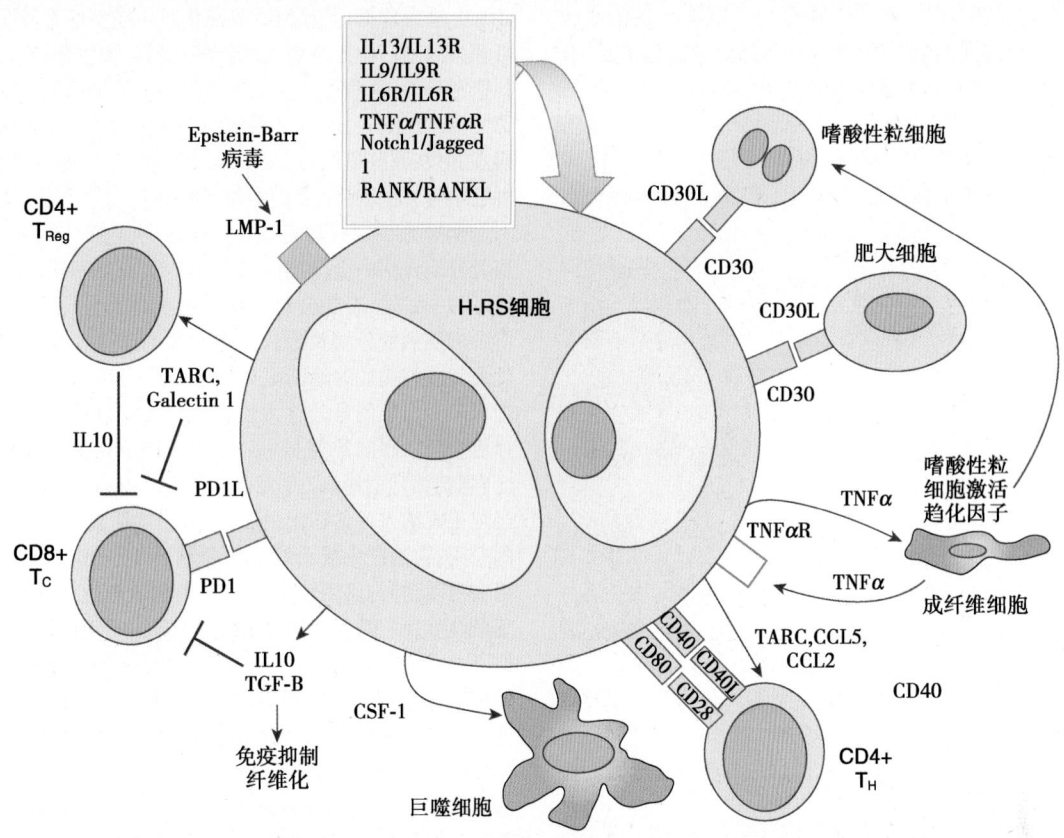

图 97-4　Reed-Sternberg 细胞及其微环境。在如图所示的高度复杂的相互作用中, Reed-Sternberg 细胞产生趋化因子招募多种细胞, 对其微环境产出级联化影响。Reed-Sternberg 细胞表达的配体可在自分泌和旁分泌相互作用中发挥重要作用, 也可产生大量肿瘤抑制因子(如凝集素 1 等), 后者直接参与促肿瘤的体液性辅助性 T 细胞 2 环境的产生(详见"微环境的作用"章节)

Reed-Sternberg 细胞。T 细胞代表了最大的, 可能也是最重要的细胞群体。CD4⁺ T 细胞可触发 CD40 信号, 同时 CD4⁺ 调节细胞对浸润的细胞毒 T 细胞有强烈的免疫抑制作用。其他的相关作用包括: 通过中性粒细胞产生的配体激活 TACI 和 BCMA; 通过肥大细胞、嗜酸性粒细胞的 CD30 配体的表达激活 CD30。结缔组织细胞也存在复杂的相互作用网络, 比如通过霍奇金和 Reed-Sternberg 细胞表达的因子刺激成纤维细胞, 随后这些成纤维细胞可分泌 eotaxin 和 CCL5, 这些因子可吸引嗜酸性粒细胞和 T 调节细胞至 cHL 微环境。

　　CD4⁺ T 细胞至 T 调节细胞的分化过程及 cHL 微环境的免疫抑制特征受到了广泛关注。这些转变的一个标志就是从对抗肿瘤的细胞毒 T 辅助细胞 1 反应的关注转变到对促进肿瘤的体液 T 辅助细胞 2 的反应。霍奇金和 Reed-Sternberg 细胞产生大量的免疫抑制因子, 如 IL-10、转化生长因子-β、galectin1 和前列腺素 E2 等。霍奇金和 Reed-Sternberg 细胞还可表达程序化死亡蛋白 1(PD1)配体结合并抑制 T 细胞细胞毒作用。

● 临床特征

临床表现

病史和体格检查

　　约 30% 的 cHL 患者可出现全身症状。发热超过 38℃、盗汗、体重减轻超过诊断前 6 个月的基线状态, 称为"B"症状。发热通常为低热且不规律。少数情况下, 可出现发热 1~2 周与正常体温交替出现, 每个阶段持续时间相似的周期性发热, 称之为 Pel-Ebstein 热型, 对本病有诊断意义[85,86]。有时可出现全身骚扰伴有明显划痕, 这个症状没有预后意义。饮酒后出现淋巴结疼痛几乎是 cHL 特有的症状, 但只有不到 10% 的患者出现该症状[87]。关于这些症状的病因目前只能推测, 但大多数不能解释。具有广泛胸腔内病灶的患者可能出现咳嗽、胸痛、呼吸困难, 少数可出现咯血。少数情况下, 患者可出现骨痛, 包括腰背痛伴随脊髓压迫的症状和体征。

　　无症状的浅表、横膈上淋巴结(60%~70% 为颈部和锁骨上, 15%~20% 为腋窝)进行性肿大是 cHL 最常见的症状。只有 15%~20% 的患者发病时存在横膈下病灶[88]。肿大的淋巴结通常质地较硬, "橡皮样"质感。通过视诊可观察到弥漫的、蓬松肿大的淋巴结, 在锁骨上、锁骨下或前胸壁的病灶更为明显。少数情况下, 上腔静脉压迫可导致面部肿胀和颈部及上胸部静脉曲张。听诊可能发现胸膜腔积液, 有时也可发现心包积液。腹部触诊可能发现腹部肿块或肝脾肿大。但这种体格检查对于检出这些异常通常不太敏感。

副肿瘤症状

　　cHL 诊断时可伴随一些副肿瘤症状, 包括胆管消失综合征和特发性胆管炎合并临床黄疸、肾病综合征合并全身水肿、自身免疫性血液病(如免疫性血小板减少或溶血性贫血)以及神经系统症状和体征等[89~91]。在 cHL 中侵犯中枢神经系统或脑膜较为少见，但也能观察到副肿瘤症状，包括亚急性脑退化、脊髓病、进行性多灶性脑病、边缘性脑炎等[91,92]。

影像学特征

在 2/3 患者中可变现胸腔内病灶。纵隔淋巴结肿大在

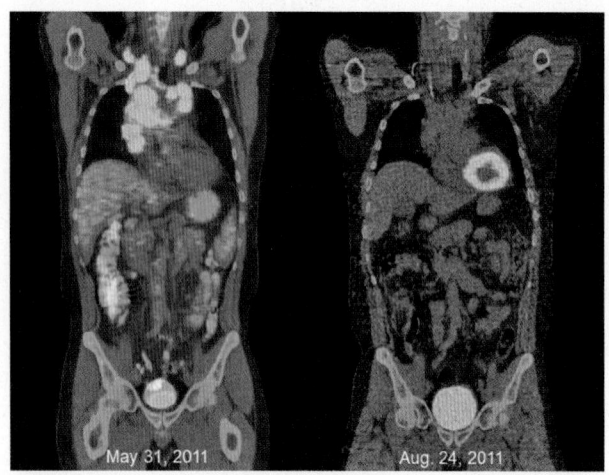

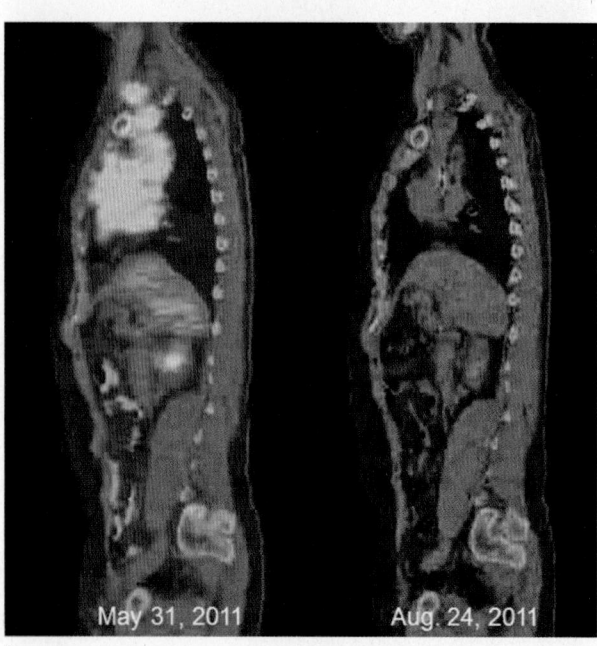

图 97-5　经典型霍奇金淋巴瘤的 18-氟脱氧葡萄糖正电子发射断层扫描/计算机断层扫描（FDG-PET/CT）图像。A. ⅡB 期经典型霍奇金淋巴瘤经多柔比星、博来霉素、长春碱、达卡巴嗪（ABVD）方案化疗+受累野放疗治疗前（2011 年 5 月 31 日）后（2011 年 8 月 24 日）的全身 FDG-PET/CT 冠状位图像。诊断时，FDG 高摄取的高代谢区在双侧颈部、锁骨上、纵隔和肺门淋巴结明显可见。生理性 FDG 摄取可见于结肠和膀胱。治疗结束后，在原来疾病的任何部位都没有异常的高代谢活性，尽管在心脏血池中可以看到生理的 FDG 摄取。B. 同一患者治疗前（2011 年 5 月 31 日）后（2011 年 8 月 24 日）的矢状位图像，显示所有受累淋巴结部位的高代谢消失。此患者自结束治疗以来一直处于完全缓解状态

cHL 中较为常见，尤其为结节硬化性年轻女性患者[93]。胸部 CT 可观察到肺门淋巴结肿大、肺实质受累、胸腔积液、心包积液和胸壁肿块等，这些体征多见于广泛性的纵隔疾病。腹部和盆腔 CT 也常规用于 cHL 的诊断评估。虽然技术进步极大提高了分辨率，但在脾脏组织侵犯区（包括腹腔、门静脉、脾门和肠系膜淋巴结等）的检测水平仍不如腹腔镜。

全身 18F-脱氧葡萄糖正离子放射成像（FDG-PET）是 cHL 患者分期评估的金标准（图 97-5）[94,95]。FDG-PET 与 CT 评估有很好的一致性，可能会显示疾病的其他部位，虽然结果可能并不影响疾病的分期及最初治疗方案的选择。但是 FDG-PET 对骨骼和肝脏病灶的诊断更为敏感，同时也可观察到中性粒细胞增多患者出现信号的弥漫性增强。活动性残留病灶是评估治疗后缓解状态的重要指标，而 FDG-PET 在鉴别活动性残留病灶（葡萄糖代谢增高）和无活动性残留病灶方面优于 CT，且已经被正式纳入评估指南中[94,95]。由于化疗或造血集落刺激因子的应用，在治疗中或治疗后骨髓可出现 FDG-PET 假阳性的结果。在随访时，假阳性也可出现于胸腺增生、肉芽肿类疾病或感染性疾病。除了评估残留病灶，FDG-PET 也用于早期反应评估以进行危险分层，或在临床试验中作为改变治疗方案的观察指标[96~102]。FDG-PET 预测的准确性依赖于影像学技术的专业性及临床相关性分析。在大部分情况下，尤其是 FDG-PET 较易显示阳性的解剖学部位而先前未受累或 CT 显示无异常的，通常需要组织活检进一步证实。目前将 FDG-PET 和 CT 联合作为分期和治疗后评估的标准，明显增加了信号增强部位的解剖学定义[94~96]。

临床和病理分型

结节性淋巴细胞为主型

霍奇金淋巴瘤发病时年龄、疾病的解剖学受累程度与组织学亚型存在很强的关联性。约 5% ~ 10% 的患者是 NLPHL，这是一类不同于 cHL 的特殊亚型[103,104]。生发中心 B 细胞的进行性转化可发生于 NLPHL 之前或之后。镜下以良性 B 淋巴细胞为主，伴或不伴有组织细胞。特征性的多叶 CD20+ 的淋巴细胞和组织细胞相对较丰富（参见第 96 章图 96-40）。患者多处于 Ⅰ 期（70%），病灶多为外周淋巴结尤其是腋窝淋巴结，男性为主，男女比例约 3 ~ 4 : 1[103,104]。NLPHL 常与弥漫大 B 细胞淋巴瘤有关，或作为复合肿瘤存在，或在晚期演变成弥漫大 B 细胞淋巴瘤[105,106]。T 细胞为主的 B 细胞淋巴瘤的大细胞变异型很难与 NLPHL 鉴别，两者可同时发生，也可先后发生（参见第 98 章）[107]。

结节硬化型

cHL 的霍奇金和 Reed-Sternberg 细胞通常表达 CD30、CD15，但 B 细胞特征性的表面标志如 CD20 或 CD79B 常缺失。结节硬化型占 cHL 的 40% ~ 70%，有其独特的临床和组织学特征，通常累及下颈部、锁骨上和纵隔淋巴结，好发于青春期和年轻成人患者，尤其是女性。约 70% 的患者表现为早期。其中一个组织学特点是出现陷窝细胞样 Reed-Sternberg 细胞，这种变异体是由于霍奇金和 Reed-Sternberg 细胞在福尔马林固定时胞质出现收缩所致（参见第 96 章，图 96-38）。另一个特点是增

厚的外囊和纤维束分隔病变组织呈结节状。

混合细胞型

混合细胞型约占 cHL 的 30% ~ 50%,多见于儿童和老年患者,通常与进展期疾病、全身症状和免疫缺陷有关。可见淋巴细胞、嗜酸性粒细胞、浆细胞和组织细胞等,在多种细胞成分中出现霍奇金和 Reed-Sternberg 细胞(参见第96章,图96-39)。据报道,该亚型预后较差[108]。

淋巴细胞削减型

淋巴细胞削减型有两个形态学亚型:网状和弥漫纤维化。网状变异型含丰富的多型肿瘤细胞,弥漫纤维化变异型有明显的成纤维细胞增生和少量正常的淋巴细胞。霍奇金和 Reed-Sternberg 细胞比较少见。淋巴细胞削减型多见于老年人,常伴有全身症状、广泛播散的病灶,有时可见不明原因的发热、黄疸、肝脾肿大或全血细胞减少。与其他类型相比,外周和纵隔增生比较少见。HIV 感染的 cHL 多变现为淋巴细胞削减型。

淋巴细胞富集型

淋巴细胞富集型 cHL 是世界卫生组织(WHO)在 1999 年(表97-1)继 NLPHL 的病理学类型被认知后引入概念[109]。这两种亚型在形态学上存在微小的差异,但主要不同点是在淋巴细胞富集型 cHL 中霍奇金和 Reed-Sternberg 细胞表现典型的 $CD30^+CD20^-$ 的免疫学表现。两者的临床表现非常相似,但淋巴细胞富集型 cHL 更倾向于较老的患者[109]。NLPHL 患者容易复发,但复发后预后较好。

疾病的解剖学分布

约70%的 cHL 患者病灶位于颈部淋巴结,12%位于腋窝,另有9%位于腹股沟淋巴结,一小部分患者仅表现出横膈下病灶[110]。在一项 Stanford 大学的研究中,通过对285例连续的、随机的、未治疗的患者进行剖腹手术(对腹腔和骨盆内淋巴结进行活检、脾脏切除活检、肝脏细针穿刺或切片活检)、骨髓活检等,发现这285例患者中272例出现腹腔淋巴结和脾脏受累。在已报道的17项研究中,对初治患者剖腹手术发现37%可出现脾脏受累[110]。脾脏受累频率与组织学亚型相关:混合细胞型和淋巴细胞削减型受累率为60%,而结节性淋巴细胞为主型和结节硬化型受累率为34%。伴随脾脏受累偶或出现肝脏或骨髓病灶。

对于 cHL 的播散模式,目前有两个理论解释:Kaplan 和 Rosenberg[111]的"连续性"理论和 Smithers 的"易感性"理论[112]。支持第一种理论的证据有,大多数 cHL 以一种可预测的、非随机的模式通过淋巴管向连续的淋巴结构区域播散。目前的争议主要是脾脏的播散,因为脾脏没有输入淋巴管。当4个或4个以上的淋巴结区受累时,血液传播似乎成为可能。混合细胞型和淋巴细胞削减型更易发现播散性病灶,这与报道的血管侵犯是一致的[113]。但血管侵犯存在争议,因它更易发生于脾脏而非淋巴结,而且提示预后不良[114]。

分期

霍奇金淋巴瘤通过严格的体格检查、实验室检查、影像学结果确定疾病的播散程度(参见第95章)。这个过程被多个国际工作组定义为"分期"。当前的 2014Lugano 分期系统[94]是在 Ann Arbor 分类[15]的基础上把疾病分为了4期(表97-2)。该分类根据出现或不出现全身"B"症状(发热超过>38℃、体重下降超过10%、盗汗)进一步细化。结外病灶,即淋巴结疾病的结外扩散,应整合入标准放射范围内,这与播散性的Ⅳ期病变不同。对初治病人来说,当放疗作为Ⅳ期以外所有患者的主要治疗方案时,与预后相关的分期系统也随之发生了改变。报道显示,探查性的腹腔镜及脾切术可使约1/3的Ⅰ期和Ⅱ期进展为Ⅲ期和Ⅳ期,该方法已经不再应用于临床了。胸腹部盆腔 CT 和 FDG-PET 可敏感地识别疾病累及病灶,对临床上所有患者进行系统性化疗可降低假阴性病灶所带来的危险。约12%的初发患者可出现骨髓受累,且多见于老年、进展期、预后差的组织学亚型或伴随全身症状或免疫缺陷的患者。由于在年轻、无症状的Ⅰ期和Ⅱ期患者几乎不出现骨髓浸润,因此对此类患者可不进行骨髓活检。

表 97-2 霍奇金淋巴瘤分期

分期

Ⅰ. 单一淋巴结区域(Ⅰ)或单一淋巴外器官或部位(ⅠE)受累

Ⅱ. 横膈同侧两个或更多的淋巴结区域(Ⅱ)或局部的、连续的淋巴外器官或部位(ⅡE)

Ⅲ. 横膈两侧淋巴结区域受累(Ⅲ),可能包括脾脏(ⅢS)或局部的、连续的淋巴外器官或部位(ⅢE)或两者(ⅢES)

Ⅳ. 一个或多个淋巴外器官或组织的多个或播散性的病灶,有或无淋巴结受累

全身症状分组

A. 无症状

B. 盗汗;发热>38℃;近6个月体重减轻超过10%

C. 累及单个、连续的或邻近部位

注:直径>10cm 的为巨块或纵隔肿块比>0.33

纵隔肿块比指纵隔肿块最大径相对纵隔最大径的比例,通过 CT 进行检测。

实验室特征

cHL 没有诊断性的实验室指标。全血细胞计数可能提示粒细胞缺乏、嗜酸性粒细胞增多、淋巴细胞减少、血小板增多或贫血等。贫血通常是慢性疾病的结果,极少是继发于 Coombs 试验阳性的溶血。血小板减少可能是由于存在骨髓浸润、脾亢或某种免疫机制。cHL 可出现免疫性中性粒细胞减少。进展期和淋巴细胞削减型更易出现全血细胞减少。红细胞沉降率(ESR)升高常见于进展期疾病,通常与全身症状有关[115,116]。且在早期患者中,ESR 升高的程度可能与预后有关[117]。尽管没有特异性,但对 ESR 进行随访可能有助于预测复发。35%患者在诊断时出现乳酸脱氢酶(LDH)升高[118,119]。cHL 可能会出现碱性磷酸酶升高,早期没有特异性,进展期病人可能与肝脏、骨、骨髓受累有关。偶或出现高钙血症,可能是霍奇金淋巴瘤细胞 1,25-二羟维生素 D 合成增加的结果[120]。也有报道其他异常,如由于胰岛素受体自身抗体导致的低血糖[121,122]、由于抗利尿激素分泌异常导致的低钠血症等[123]。

贫血、中性粒细胞增多、淋巴细胞减少、低蛋白血症为国际公认的进展期淋巴瘤 7 项不良预后指标的其中四项[124]。与非霍奇金淋巴瘤相同,血清 β2 微球蛋白水平与霍奇金淋巴瘤的肿瘤负荷及预后相关[125]。生长因子(如可溶性 CD30、IL-6、IL-10、IL-2 受体等)被认为与全身症状和进展期疾病有关[126~129]。霍奇金淋巴瘤的胸水性质可为渗出性、漏出性或乳糜性。细胞学检查很少能发现霍奇金和 Reed-Sternberg 细胞,考虑为中央淋巴管堵塞导致。肝门淋巴结肿大和胆道堵塞或肝内胆石症导致的肝功能异常,在霍奇金淋巴瘤的罕见临床表现中比较突出[130]。肾病综合征,即水肿、氮质血症、低蛋白血症、高脂血症也偶见与霍奇金淋巴瘤[131]。

● 鉴别诊断

临床上淋巴结肿大可能与感染、炎症、自身免疫或肿瘤有关。不明原因的、持续反复出现的淋巴结肿大应进行活检,并请有经验的血液科医师会诊。根据临床表现及组织学特征很难区分 cHL 与原发性纵隔型 B 细胞淋巴瘤[132]。研究表明,这两种疾病的病因在遗传学方面存在相关性[132~135]。混合细胞型霍奇金淋巴瘤出现变异的细胞和基质成分,需与外周 T 细胞淋巴瘤相鉴别;T 细胞为主的 B 细胞淋巴瘤与 NLPHL 也较难鉴别[136]。霍奇金和 Reed-Sternberg 细胞的免疫标志,如 CD30、CD20 和 CD15 等对鉴别诊断有重要价值(参见第 96 章,图 96-36、96~41)。引起霍奇金淋巴瘤的其他因素包括病毒感染,尤其是传染性单核细胞增多症。任何组织学类型的淋巴结削减,包括 HIV 感染后的淋巴结削减阶段,都需与淋巴细胞削减型的弥漫纤维化亚型相鉴别。结外病灶的组织学诊断需依赖于受累的器官,并除外 cHL 的诊断。由于肝脏、骨髓的受累病灶太小,通常不用来穿刺活检寻找典型的霍奇金和 Reed-Sternberg 细胞。

● 治疗

历史回顾

通过对疾病播散的系统性研究及采用大剂量、扩大野的高伏放疗技术,霍奇金淋巴瘤成为第一个可以治愈的肿瘤[137]。单用放疗时,受累野的放疗剂量为 3500~4400cGy,未受累区采用 3000~3500cGy 的预防性放疗。斗篷式、主动脉旁区及骨盆是最常见的放疗区域。随着人们对晚期并发症的认识,放射野开始缩小,只对有明确病灶的大包块进行放疗,放疗剂量也减低,同时联合系统性化疗。此外,采用化疗缩小病灶,可减少颈部、女性乳腺、心脏、肺区域的放射,从而降低晚期并发症。放疗技术的进步可使剂量分布的更为精确且不损伤正常组织。第一个现代的联合化疗方案 MOPP 是 Devita 等提出的[22]。MOPP 化疗方案的使用,此后十年来 cHL 的死亡率下降超过 60%[138]。Bonadonna 等研发了一个更好的、更安全的、毒性更小的可替代 MOPP 的化疗方案-ABVD,而且对于 MOPP 治疗失败的患者依然有效[139,140]。单一使用 ABVD 或联合化疗随后成为霍奇金淋巴瘤的一线治疗方案[141,142]。在其他进展期 cHL 的替代方案中,只有 Deihl 等提出的 BEACOPP 在 III 期研究中显示了较高的治愈率[143,144]。表 97-3 列出了治疗霍奇金淋巴瘤的联合化疗的药物、剂量和具体方案。

表 97-3 霍奇金淋巴瘤的联合化疗

方案	剂量(mg/m²)	给药途径	时间安排(天)	周期长度(天)
ABVD				28
多柔比星	25	IV	1,15	
博来霉素	10	IV	1,15	
长春新碱	6	IV	1,15	
达卡巴嗪	375	IV	1,15	
COPP				28
环磷酰胺	650	IV	1,8	
长春新碱	1.4*	IV	1,8	
丙卡巴嗪	100	PO	1~14	
泼尼松	40	PO	1~14	
COPP/ABVD				28
COPP、ABVD 交替				
BEACOPP(标准)				21
博来霉素	10	IV	8	
依托泊苷	100	IV	1~3	
多柔比星	25	IV	1	
环磷酰胺	650	IV	1	
长春新碱	1.4*	IV	8	
丙卡巴嗪	100	PO	1~7	

表 97-3　霍奇金淋巴瘤的联合化疗（续）

方案	剂量（mg/m²）	给药途径	时间安排（天）	周期长度（天）
泼尼松	40	PO	1 ~ 14	
BEACOPP（递增）				21
博来霉素	10	IV	8	
依托泊苷	200	IV	1 ~ 3	
多柔比星	35	IV	1	
环磷酰胺	1250	IV	1	
长春新碱	1.4*	IV	8	
丙卡巴嗪	100	PO	1 ~ 7	
泼尼松	40	PO	1 ~ 14	
G-CSF	（+）	SQ	8+	
BEACOPP（14 天）				14
标准 BEACOPP 每 14 天给药 1 次联合生长因子支持				
STANFORD V				12 周
氮芥	6	IV	第 1 天,周 1、5、9	
多柔比星	25	IV	第 1 天,周 1、3、5、7、9、11	
长春花碱	6	IV	第 1 天,周 1、3、5、7、9、11	
长春新碱	1.4*	IV	第 1 天,周 2、4、6、8、10、12	
博来霉素	5	IV	第 1 天,周 2、4、6、8、10、12	
依托泊苷	60×2	IV	第 1、2 天,周 3、7、11	
泼尼松	40	PO	第 1 天,周 1 ~ 10,逐渐减量	
减量、延迟的加用 G-CSF				

G-CSF,粒细胞集落刺激因子;SQ,皮下;* 最多 2mg

预后较好的早期疾病

在北美,预后较好的早期疾病定义为无症状的 I 期或 II 期横膈膜上疾病,没有明显的包块。欧洲采用更严格的定义,包括 Ann Arbor 病灶数量、ESR、年龄、结外病灶等（表 97-4）[143]。约 35% 的 I 期或 II 期患者属于预后较好的早期疾病类型。多年来,腹腔镜分期后进行扩大野（次全淋巴结）放射是预后较好的早期淋巴瘤的主要治疗方案。近 15 ~ 20 年来,由于其他因素（尤其是二次肿瘤）导致总体死亡率已远远超过霍奇金淋巴瘤本身的死亡率,使得这一标准不得不进行改变[145]。Stanford 大学的研究发现,受累野放疗联合化疗可获得与扩大野放疗相当或更好的效果[146]。随后,其他研究组的随机化试验也证实在预后较好的早期霍奇金淋巴瘤中采用受累野放疗联合蒽环类为基础的全身化疗方案明显优于扩大野放疗[147,148]。

接下来的临床试验设计的目的是探索治疗早期霍奇金淋巴瘤的最佳的化疗疗程数和最优的放疗剂量。米兰肿瘤研究所报道认为,对早期 cHL 患者采用 4 个疗程 ABVD 联合放疗,可使超过 95% 的病灶得到控制,而且扩大野放疗并没有优于受累野放疗[149]。同样的,德国霍奇金研究组（GHSG）也认为更大剂量的放疗联合化疗并没有显示出优势[150]。GHSG 对预后较好的早期 cHL（2 个或更少病灶,且不超过 10cm、正常 ESR、无结外病变）患者进行四组对照试验,分别比较 2 个或 4 个疗程 ABVD 联合 20Gy 或 30Gy 放疗的治疗效果。研究发现,四组患者 5 年无病生存达到 91% ~ 93%,于是建议 2 个疗程 ABVD 联

表 97-4　霍奇金淋巴瘤的预后因素

早期		晚期
EORTC	GHSG	国际合作组
预后不良因素		预后不良因素
MMR≥0.35	MMR≥0.35	年龄≥45 岁
有症状时 ESR> 30	有症状时 ESR> 30	IV期
无症状时 ESR> 50	无症状时 ESR> 50	男性
>3 个 Ann Arbor 部位受累	>2 个 Ann Arbor 部位受累	WBC≥15×10⁹/L
年龄≥50 岁	结外病灶	淋巴细胞计数 ≤0.6× 10⁹/L
	巨脾	白蛋白<4g/dl
出现任何因素考虑为预后不良		血红蛋白<10.5g/dl
2/3 的早期患者具有一个或更多的不良因素		对国际预后积分进行累加 75% 的患者积分为 1 ~ 3 分

EORTC,欧洲癌症研究和治疗组织;ESR,红细胞沉降率;GHSG,德国霍奇金研究组;MMR,纵隔肿块比,指纵隔肿块相对纵隔的最大横径的比例,通过 CT 进行检测

合 20Gy 受累野放疗作为预后较好的早期 cHL 的一线治疗方案。随后，GHSG 又进行一项临床试验比较 ABVD、AV、ABV 或 AVD 联合 30Gy 受累野放疗的治疗效果。AV、ABV 由于严重的并发症提前终止，但随后的研究中 AVD 方案也显示出比四药联用（ABVD）更差的疗效[151]。

通过与替代方案反复比较，适量的化疗联合低剂量的放疗以其较高的治愈率优势被作为霍奇金淋巴瘤治疗的一线方案。然而，仍有研究组对采用单一化疗治疗霍奇金淋巴瘤存在兴趣，因为略去放疗可以大大减少二次肿瘤及晚期心肺并发症的发生[145]。这个治疗策略对于<30 岁的女性患者尤为有益，因为如果采用纵隔放疗，这群人将产生非常高的罹患乳腺癌的风险[145,152]。Canello 等对 71 例早期预后好的 cHL 患者采用单一 6 个疗程 ABVD 的方案，发现 5 年无病生存率为 92%[153]。一项单中心的研究比较了单用 ABVD 或 ABVD 联合放疗，发现两两组之间无进展生存期没有统计学差异，但这些研究的样本量较小，有待进一步扩大样本量求证[154]。一项北美的 III 期临床试验将 405 例初治的 I A 期或 II A 期（无明显肿块）患者分为单一 4 个或 6 个疗程 ABVD 或次全淋巴结放疗联合或不联合 ABVD 治疗组。在次全淋巴结放疗组中，根据危险分层体系，预后较好组予以单一放疗，预后较差组予以放疗联合 2 个疗程 ABVD，随访中位时间 11.3 年。研究发现，单纯化疗组的总生存期（OS）为 94%，次全淋巴结放疗组的总生存期（OS）为 87%，差异有统计学意义（$p=0.04$）。两组间的无进展生存期也存在明显差异（87% vs. 92%，$p=0.05$）。虽然扩大野大剂量的放疗已不再采用且现代的放疗技术已有很大的改进，但研究者推测，单用 ABVD 化疗的优势可能就是患者继发于二次肿瘤或其他因素的死亡率较低[155]。一项欧洲的研究比较了表柔比星、博来霉素、长春新碱、泼尼松（epirubicin，bleomycin，vinblastine，prednisone，EBVD）方案联合 20Gy 或 30Gy 受累野放疗的疗效[156]。由于 EBVD 组疗效较差，该临床试验已经关闭。基于随机临床试验的 Cochrane 荟萃分析显示，在早期霍奇金淋巴瘤患者中，在化疗的基础上联合放疗可明显控制肿瘤及改善 OS[157]。

目前的研究重点是能否利用 FDG-PET 进行中期评估以期识别出不需要进行放疗（PET 阴性）的患者。欧洲癌症研究与治疗组织（EORTC）、淋巴瘤研究协会（LySA）和 FIL 的一项随机临床试验，将 1137 例初治的膈下病灶的 I 期或 II 期 cHL 患者随机分为标准治疗组、临床试验组、PET 治疗反应评估组。这些患者根据危险因素（年龄≥50 岁、4 个以上淋巴结受累、纵隔病灶[纵隔与心脏比≥0.35]、不伴有 B 症状者 ESR≥50mm 或伴有 B 症状者 ESR≥30mm）分为预后较好组与预后较差组[101]。预后较好的患者随机分组：一组接受标准治疗，即 3 个疗程 ABVD 联合受累野放疗（30Gy，至多 36Gy）；而另一组为"实验性治疗"，即 2 个疗程 ABVD 后进行中期评估，PET 阴性的患者再予以 2 个疗程 ABVD（共 4 个疗程）单纯化疗，而 PET 阳性者改为 2 个疗程"递增型"BEACOPP 方案加受累淋巴结区放疗。评估委员会在随访 1.1 年以后终止了该试验，因为实验组患者 1 年无进展生存只有 94%，而标准治疗组无进展生存为 100%，差异有统计学意义（$p=0.017$），并要求所有实验组患者均需接受受累淋巴结区放疗[101]。有趣的是，在英国"RAPID"试验研究组同样的设计理念却得出了相反的结论[102]。这项研究中，早期 cHL 患者 3 个疗程 ABVD 后进行 PET 评估，PET 阴性的患者随机予以受累野放疗（30Gy）或观察，PET 阳性患者继续第 4 个疗程 ABVD 联合受累野放疗。对 PET 阴性随机分组的病例进行意向-治疗分析显示，联合治疗组的 3 年无进展生存

与仅接受 3 疗程 ABVD 组无明显差异（94.5% vs. 90.8%，$p=0.23$）。而根据实际治疗的数据显示，联合治疗组的 3 年无进展生存明显高于单独 ABVD 化疗组（97% vs. 90.7%，$p=0.03$），但两组间总生存期（OS）无明显差别（97.1% vs. 99.5%，$p=0.07$）。因此开展此项临床试验的研究人员得出结论，单独 ABVD 化疗的相对较差的无进展生存率在那些需避免放疗相关晚期并发症的病例中是可以接受的。由于这两项 III 期临床试验的结果不同，关于 FDG-PET 评估的作用还是存在争议的。但是国际综合癌症网络（NCCN）将中期 PET 评估列入指南，提示对于早期 cHL 患者 2 个疗程 ABVD 后 PET 阴性患者也许可以仅接受化疗而不用进行放疗[158]。

预后不良的早期霍奇金淋巴瘤

预后不良的患者（肿块≥10cm 或直径≥1/3 胸廓、ESR≥50mm、≥3 个部位受累、B 症状、结外病变等）通常需要更高强度的治疗（表 97-4）[158]。EORTC 和 GELA 报道的 H9U 随机临床试验，该试验将预后不良的早期患者随机予以 4 个或 6 个疗程 ABVD 或 6 个疗程 BEACOPP 联合受累野放疗（30Gy）[156]。三组患者治疗效果无明显差异。于是将 4 个疗程 ABVD 联合受累野放疗作为这类患者的一线治疗方案。随后 GHSG 的一项临床试验将 1395 例预后不良的早期霍奇金淋巴瘤患者随机分为 4 个疗程 ABVD 或 4 个疗程 BEACOPP 联合 20Gy 或 30Gy 受累野放疗组。结果显示，4 个疗程 ABVD 联合 30Gy 受累野放疗组的治疗效果最好，5 年无进展生存和总生存期达到 85% 和 95%，而且毒性程度可较好耐受[159]。ABVD 化疗联合 20Gy 放疗方案疗效差于 30Gy 放疗组。随后 GHSG 的 HD14 临床试验对比分析发现 2 个疗程"递增型"BEACOPP 加 2 个疗程 ABVD 联合放疗比 4 个疗程 ABVD 联合放疗更具无进展生存优势（3 年无进展生存率 96% vs. 90%），而在总生存期方面无明显优势[160]。EORTC/LySA/FIL 研究组 H10 试验将预后良好与预后不良的早期霍奇金淋巴瘤患者随机分为标准组和实验组（基于 PET 疗效的调整治疗组）[101]。在进行中期评估的 519 例预后不良患者中，251 例患者予以标准的 4 个疗程 ABVD 联合受累野放疗（30Gy），268 例患者接受基于 PET 疗效的调整治疗。实验组 2 个疗程 ABVD 后进行 PET 评估，PET 阴性患者接受共计 6 个疗程 ABVD 化疗，而 PET 阳性患者改为 2 个疗程的"递增型"BEACOPP 方案联合放疗。独立数据安全监测委员会在中位随访 1.1 年后终止了该项实验，因为在实验组（基于 PET 疗效的调整治疗组）268 例患者 16 例出现复发，而在标准组 251 例患者仅 9 例出现复发（风险比为 2.4；95% 可信区间为 1.4～4.4）[101]。

进展期疾病

研究证实，ABVD 疗效优于 MOPP，且毒性更低，ABVD 成为进展期霍奇金淋巴瘤的标准方案[141,142,161~164]。且继发性骨髓增生异常综合征、白血病和不育的发生率在 ABVD 方案也较低。GHSG 根据数理模型推断一定程度的化疗剂量增加可显著提高治愈率，在此基础上研发了 BEACOPP 方案（表 97-3）。在最初的 HD9 研究中，BEACOPP 采用"标准型"和"递增型"两种模式，后者需要与粒细胞集落刺激因子协同使用，与 COPP（环磷酰胺、长春新碱、甲苄肼、泼尼松）-ABVD 方案相比较[143]。起始肿瘤≥5cm 或有影像学残留病灶的患者在化疗结束后接受 36Gy 放疗。研究显示，"递增型"BEACOPP 方案的 5 年、10 年无进展生存期和总生存期与 COPP-ABVD 相比有显著优

势[143,144]。在报道的进展期霍奇金淋巴瘤"递增型"BEACOPP方案的Ⅲ期临床试验中治愈率最高可超过80%。而且不论国际预后指数如何,都能观察到"递增型"BEACOPP方案的优势[124]。考虑到可能存在急性毒性(可能需要更多的住院和输血等)和晚期并发症(包括男女不孕不育、继发性白血病发病率增加等),虽然有较好的疗效,但BEACOPP作为进展期霍奇金淋巴瘤新的标准方案并没有被广泛接受[165~168]。而且在HD9研究中,有2/3的患者需要接受放疗。随后意大利的两项随机临床试验以无进展生存作为研究终点,再次证实了BEACOPP优于ABVD[169,170]。在第一项临床试验中,BEACOPP(4个疗程"递增型"加2个疗程"标准型")与ABVD比较,肿块较大或存在残留病灶的病人均接受放疗。研究显示BEACOPP组无进展生存

显著优于ABVD组,但总生存期无明显差异[169]。在第二项临床试验中,病人随机接受ABVD或4个疗程"标准型"和4个疗程"递增型"BEACOPP方案,治疗失败的患者予以大剂量化疗和自体造血干细胞移植[170]。这项研究结果与第一项研究结果类似(表97-5)。在EORTC进行的一项临床试验(20012试验)将高危病人(国际预后评分3~7分)[124]的患者随机分为BEACOPP组(4个疗程"递增型"加4个疗程"标准型")或ABVD组[171]。研究显示BEACOPP组无进展生存显著优于ABVD组,但总生存期无明显差异[171]。在每个上述引用的四项临床试验中,复发的风险比约为0.5。进展期霍奇金淋巴瘤的标准治疗方案仍然存在争议,因为BEACOPP方案缺乏生存获益的证据,该方案只能是约15%的患者获益,却100%的患者暴露于更多的毒性下。

表97-5 霍奇金淋巴瘤的部分随机化临床治疗试验

研究(病例数)	方案	无失败生存(%)	总生存(%)	随访(年)
早期,预后良好和预后不良				
Malan(140)[149]	4ABVD+IFRT	94	94	12
	4ABVD+STLI	93	96	
		$p = NS$	$p = NS$	
NCIC-ECOG(405)	STLI	92	87	12
	4~6ABVD	87	94	
		$p = 0.006$	$p = NS$	
早期,预后良好				
EPRTC/GELA H9F(783)[156]	6EBVP+20-IFRT	84	98	4
	6EBVP+36-IFRT	87	98	
	6EBVP	70	98	
		$P \leq 0.001$	$p = NS$	
GHSG HD10(1370)[278]	2ABVD+30-IFRT	86	94	8
	2ABVD+20-IFRT	86	95	
	4ABVD+30-IFRT	87	94	
	4ABVD+20-IFRT	90	95	
		$p = NS$	$p = NS$	
早期,预后不良				
EPRTC/GELA H9U(808)[156]	6ABVD+30-IFRT	91	95	4
	4ABVD+30-IFRT	87	94	
	4BEACOPP+30-IFRT	90	93	
		$p = NS$	$p = NS$	
GHSG HD11(1422)[159]	4ABVD+30-IFRT	85	94	
	4ABVD+20-IFRT	81*	94	
	4BEACOPP+30-IFRT	87	95	
	4BEACOPP+20-IFRT	87	95	
晚期				
GHSG HD9(1201)[143]	8COPP/ABVD+RT	64	75	10
	8BEACOPP+RT	70	80	
	8BEACOPP$_{escalate d}$+RT	82	86	
		$p<0.0001$	$p<0.0005$	
US Intergroup(854)[181]	6~8ABVD	74	88	5
	Stanford V	71	88	
		$p = NS$	$p = NS$	
Italian Intergroup(331)[170]	6~8ABVD	73	84	7
	BEACOPP(4escalated+ 4standard cycles)	85	89	
		$p = 0.0004$	$p = 0.39$	

ABVD,多柔比星、博来霉素、长春碱、达卡巴嗪;BEACOPP,博来霉素、足叶乙苷、多柔比星、环磷酰胺、长春新碱、丙卡巴肼、泼尼松;COPP,环磷酰胺、长春新碱、丙卡巴肼、泼尼松;EBVP,表柔比星、博来霉素、长春碱、泼尼松;ECOG,东部肿瘤协作组;EORTC,欧洲癌症研究和治疗组织;GELA,成人淋巴瘤研究组;GHSG,德国霍奇金研究组;IFRT,受累野放疗;NCIC,加拿大国立癌症研究所;RT,放射治疗;STLI,次全淋巴结照射

*$p = 0.03$

研究者通过联合应用 4 个疗程"递增型"和 4 个疗程"标准型"、避免放疗等方面来降低"递增型"BEACOPP 方案治疗相关性疾病的发病率。一项 GHSG HD12 的临床试验,4 个疗程"递增型"和 4 个疗程"标准型"与 8 个疗程"递增型"疗效相当,5 年治疗有效率分别为 85%、86%。在这项研究中,治疗结束后 CT 扫描阳性而未接受巩固放疗的患者无病生存率较差(5 年无病生存率接受放疗患者 90% vs. 未接受放疗患者 87%,*p* = 0.08)[172]。随后 HD15 对 2182 初诊的进展期 cHL 随机分为 8 个疗程"递增型"BEACOPP、6 个疗程"递增型"BEACOPP 或 8 个疗程 BEACOPP-14 方案。化疗结束后 FDG-PET 评估显示超过 2.5cm 残留病灶患者予以巩固性放疗(30Gy)。三组间无失败生存率无明显差异,而由于治疗相关性疾病及二次肿瘤发生率在 8 个疗程"递增型"BEACOPP 组较高,6 个疗程"递增型"BEACOPP 组显示较好的 5 年总生存率(91.3% vs. 95.3%)[173]。

目前大量关于能否将中期 PET 扫描作为更高强度"递增型"BEACOPP 方案的指导指南以使更多病人获益的研究在进行中[95,97,100,174,175]。同样的,治疗中期和后期 PET 扫描也在被用来指导患者是否需要接受放疗[95,174~177]。虽然人们对这种方法指导后续治疗抱有很大的热情,值得注意的是四个疗程"递增型"BEACOPP 方案后 PET 阳性的患者仍可以被预先计划的方案治愈,而这种情况在 ABVD 方案中是相反的[177]。

Stanford 研究组关于进展期霍奇金淋巴瘤的另一项研究,即观察缩短治疗时间、降低"Stanford V 方案"治疗剂量后疾病的治疗效果[178]。这种方法在合作性的 II 期试验中有明显效果,但在 3 项随机对照试验中并没有显示良好的无进展生存率(与 ABVD 方案相比)[179~181]。色瑞替尼(一种抗 CD30 的单克隆抗体与抗肿瘤细胞毒性药物-单甲基化 auristatin E 的结合物)以其在复发难治 cHL 患者中的高效作用[182,183],被研究者纳入一线治疗方案。I 期临床试验显示色瑞替尼联合 ABVD 可出现明显的肺脏毒性,可能是因为协同作用使博来霉素的肺脏的毒副作用增加[184]。略去博来霉素,即色瑞替尼联合 AVD 方案可使 96% 的患者获得完全缓解[184]。一项国际协作的 III 期临床试验也在比较标准 ABVD 与色瑞替尼联合 AVD 治疗进展期 cHL 的疗效,但试验结果尚未发表。

对进展期 cHL 患者是否使用放疗作为联合化疗的巩固治疗方案目前还存在争议。在成人和儿童中,一些单中心的研究取得了鼓舞人心的结果,但在随机化试验中并未被证实,部分研究也被批力度不够。而且这些研究时间跨度较大,化疗方案已经发生了变化。对 MOPP-ABV 化疗后完全缓解患者进行放疗(30Gy)的一项 III 期临床试验中[185],无失败生存率没有显著的差异。值得注意的是,对部分 CR 的患者予以 40Gy 的放疗,疗效与完全 CR 的患者无明显差异。GHSG HD12 研究组的一项多中心临床试验将 BEACOPP 化疗后病人随机分为观察组、巩固放疗组,研究显示化疗后 CT 扫描有残留病灶的患者不接受放疗的话其 5 年无失败生存率有轻度的降低(90.4% vs. 87%),而两组间 CR 率无明显差异。不过在该项研究中没有将 FDG-PET 作为常规评估标准[172]。意大利也有两项研究比较了 ABVD 和 BEACOPP(有残留病灶或明显肿块患者联合放疗)[169,186]。而 HD15 试验只对四个疗程化疗后 PET 阳性患者予以放疗,其 1 年无进展生存率仅为 12%,而在未接受放疗的 PET 阴性患者中 1 年无进展生存率达 96%[173]。总之,对于进展期霍奇金淋巴瘤患者来说,不推荐足疗程化疗后常规予以放

疗。但这种高强度的治疗方案在早期反应不明显或短疗程化疗患者中似乎效果还是比较显著的[177,178]。

结节性淋巴细胞为主型霍奇金淋巴瘤(NL-PHL)

80% 的 NLPHL 患者表现为无症状的早期疾病。I A 期患者通常累及颈部、腋窝、腹股沟等外周淋巴结[103,104,109]。据欧洲淋巴瘤专责小组报道 I 期和 II 期患者 CR 率为 96%,8 年疾病特异性生存率分别为 99%、94%[109]。由于 NLPHL 隐秘性存在的可能性很小且多年来局限于局部病灶,通常将局部放疗作为早期疾病的首要选择[104]。GHSG 研究表明局部放疗疗效与高强度联合放疗相当[187]。对于 20% 的 III 期或 IV 期患者,大部分机构推荐 ABVD 为基础的化疗方案,也有人认为以烷基类药物为基础的化疗方案如 R-CHOP(利妥昔单抗、环磷酰胺、阿霉素、长春新碱、泼尼松)疗效更好且毒性更小[188]。由于 NLPHL 患者表达高水平的 CD20 表面抗原,利妥昔单抗被应用于这类患者。最初一些研究将利妥昔单抗单药用于复发难治患者中,经过 33 ~ 60 个月的中位随访时间,94% ~ 100% 的患者可出现治疗反应,且长时间使用利妥昔单抗可出现更长的缓解期[189,190]。基于以上研究,一些机构已将低毒性的利妥昔单抗列为一线治疗方案[188],在 I 期和 II 期患者中联合放疗,在 III 期和 IV 期患者联合 ABVD 化疗,尽管目前关于该药物在 NLPHL 中的研究数据还是很少。

复发性疾病

过去认为,足疗程化疗后复发的 cHL 患者,再次使用二线治疗方案的治愈率较低。初次缓解期的长短可作为随后治疗反应及无复发生存率的预测因子。通过系统性和 III 期临床试验结果表明,大剂量化疗和自体造血干细胞移植有效改善复发病人的预后,对年龄<65 岁第一次复发的患者可作首选[191,192]。移植的治愈率可达 40% ~ 60%,且移植相关死亡率不到 5%[193,194]。大剂量化疗包括 BEAM[卡莫司汀(carmustine)、依托泊苷(etoposide)、阿糖胞苷(cytarabine)、美法仑(melphalan)]、CBV[环磷酰胺(cyclophosphamide)、卡莫司汀(carmustine)、依托泊苷(etoposide)]和全身放疗联合环磷酰胺、依托泊苷。对移植前的明显肿块通常予以巩固性放疗。目前没有哪种单一的移植处理方案显示出良好的疗效,但采用大剂量序贯化疗联合二次自体移植的随机临床试验也在研究中[195,196]。很多病例在干细胞动员和移植前,予以二线方案如 ICE[异环磷酰胺(ifosfamide)、卡铂(carboplatin)、依托泊苷(etoposide)]、GVD[吉西他滨(gemcitabine)、长春瑞滨(vinorelbine)、脂质体阿霉素(liposomal doxorubicin)]、DHAP[地塞米松(dexamethasone)、阿糖胞苷(cytarabine)、顺铂(cisplatin)]和 brentuximab vedotin 等获得微小病灶状态[197~199]。自体干细胞移植后出现治疗失败仍是一个挑战,而且存活时间长短直接取决于移植后复发出现的时间。一小部分移植后出现 GVH 抗肿瘤反应患者虽然可获得疾病的长期控制,但由于移植相关死亡率较高,自体干细胞移植在多部位复发的霍奇金淋巴瘤患者中的应用受到了限制。非清髓性的移植前处理虽然可以减低移植相关死亡率但较易复发仍是挑战,且无病生存率仅为 20% ~ 30%[199~201]。

如上所述,抗 CD20 抗体-利妥昔单抗对复发 NLPHL 患者

也有很高的反应率,可作为再治疗或扩大治疗方案使用[189,202]。抗 CD30 的单克隆抗体也可应用于 cHL 患者但治疗作用有限[203]。但抗 CD30 抗体联合药物-色瑞替尼(brentuximab vedotin)在一项 II 期临床试验中,102 例难治复发性 cHL 患者中 96 例出现肿瘤明显缩小,且 75% 的患者出现客观缓解,34% 的患者出现完全缓解[183]。该药作为异基因造血干细胞移植前的桥接治疗[204]或在异基因造血干细胞移植后出现复发的患者也显示较好的疗效[205]。单独使用的主要副作用是外周神经病变,也可出现轻至中度的全血细胞减少。纳武单抗和帕姆单抗(PD-1 阻断性抗体)近来在难治复发的 cHL 患者中显示了较好的疗效,在经过多线方案治疗患者的临床试验中客观缓解率达到 87%[205a]。

🔴 病程及预后

霍奇金淋巴瘤治疗的目标是治愈最大数量的病人同时并发症出现的最少。随着治疗的不断改进,很多 65 岁以下的患者获得了治愈。2006 ~ 2010 年新发患者中,44 岁以下超过 90% 的患者可达到 10 年预期生存,54 岁以下 80% 的患者可达到 10 年预期生存,64 岁以下超过 70% 的患者可达到 10 年预期生存[206]。这些显著成就是在一线方案中不断优化放疗与化疗的联合应用及对复发难治的患者二线方案的不断改进的过程中发生的。但是,霍奇金淋巴瘤治愈后的晚期并发症仍是,此外仍是一小部分患者出现难治。

临床预后因素

对于仅接受放疗的早期霍奇金淋巴瘤患者,已建立多种复杂的预后评分体系(表97-4)。纵隔明显病灶和全身症状是公认的复发独立预后因素,对老年患者甚至是生存较差的预测因素。欧洲和加拿大学者将性别、年龄、ESR、Ann Arbor 病灶数量、分期和组织学类型纳入分层体系,将霍奇金淋巴瘤分为预后较好、预后非常好和预后不良。EORTC 将 4 个或以上淋巴结病灶、无症状患者 ESR 超过 50mm/h、有症状患者 ESR 超过 40mm/h 以及组织学类型作为中危患者的预后指标,而 GHSG 则认为出现以下任何一条:明显纵隔肿块、结外病灶、无症状患者 ESR 超过 50mm/h、有症状患者 ESR 超过 30mm/h、3 个或以上淋巴结受累即被定义为中危疾病(表97-4)。必须认识到文献中对早期霍奇金淋巴瘤描述是采用不同的变量标准,而这些变量标准都可用作后期临床试验分组参考指标。进展期霍奇金淋巴瘤的预后评分系统采用七个因素(表97-4)[124,207]。每个因素可使无进展生存率下降约 7%。只有 7% 的患者在预后最差组(5 ~ 7 个因素),这些患者的 5 年无进展生存率为 42%。预后因素的统一有助于临床试验设计的一致,有助于探索出对高危组患者有效的替代方案。基于国际预后评分的分层系统,"递增型"BEACOPP 方向显示出明显的优势,但仍有 30% 高危患者(4 ~ 7 个因素)出现治疗失败[144]。此外,在意大利的一项高危组霍奇金淋巴瘤患者的研究中,BEACOPP 在无进展生存率与 ABVD 方案相比有明显优势[169]。不考虑肿瘤负荷时,年龄是公认的预后不良标志,但近年来由于治疗方案的不断改进,对于 55 岁以下患者来讲,年龄已不再认为是预后不良的标志了[208,209]。虽然治疗效果不好可能是减低剂量化疗的结果[209],但事实证明,即使化疗剂量得到有效保证,老年患者的预后仍然

很差。年龄>65 岁的患者无法耐受 BEACOPP 的毒副作用,并且与 ABVD 相比并没有显示明显的优势[210]。

治疗结束后 FDG-PET 评估的阴性预测值可达到 81% ~ 100%。化疗结束后(PET)阳性预测值受疾病程度和放疗与否的影响变异很大[176,211,212]。人们对 1 ~ 3 个疗程化疗后进行 FDG-PET 评估价值充满兴趣,因为有的研究显示阴性提示治疗成功而阳性可能提示治疗失败[95,96,98,99]。通过早期 PET 评估以改变治疗方案的 III 期临床试验正在大量进行中,旨在获得最高的治愈率和最小的毒性作用[100]。移植前的 PET 结果也可作为主要的预后因素[213]。

复发 cHL 患者自体干细胞移植的不良预后因素包括:①第一次完全缓解持续时间少于 1 年;②移植前进行挽救化疗没有达到二次 CR;③出现 B 症状或结外病灶;④移植后 PET 仍为阳性[213 ~ 215]。

原发进展性霍奇金淋巴瘤预后最差。幸运的是,新的治疗方法致力于减少这类患者的比例。

临床预后因子代表霍奇金淋巴瘤潜在的细胞学、分子生物学特征。细胞因子的血清学水平,如可溶性 CD30(可能是肿瘤负荷标志物)及 IL-10(一种与微环境相关的免疫抑制指标)等,是独立于临床特征的预后不良因素[216]。霍奇金和 Reed-Sternberg 细胞分泌的趋化因子 CCL17 出现升高作为治疗有效的一个标志正在被研究中[217,218]。许多研究者认为 BCL-2 表达水平也有预后有关,但目前还存在争议[219 ~ 222]。一些研究认为(并不是所有研究),霍奇金和 Reed-Sternberg 细胞表面抗原 CD20 表达可能提示预后不良[223,224]。HLA II 类分子表达缺失(可能导致霍奇金和 Reed-Sternberg 细胞的免疫逃逸)被认为是霍奇金淋巴瘤的独立预后因素[225]。EBV 的预后意义与年龄相关,在老年患者中可能提示预后不良[226,227]。此外,HLA-A2 的单核苷酸多态性与 EBV 阳性霍奇金淋巴瘤风险有关[52]。大量关于霍奇金淋巴瘤炎症微环境的研究也在进行中。一些研究认为调节性 T 细胞增多提示预后较好,而细胞毒 T 细胞标志减少提示预后较差[228 ~ 230]。同样的,在 cHL 中出现大量的巨噬细胞浸润(免疫组化 CD68 阳性)与预后不良有关,可能是由于(巨噬细胞)分泌大量的免疫抑制性细胞因子[231]。最后,在 cHL 患者中,通过对肿瘤病灶进行福尔马林固定组织活检发现 23 个基因表达信号具有重要的预后价值[232]。总之,霍奇金和 Reed-Sternberg 细胞与炎症环境存在重要的相互作用。

治疗并发症

霍奇金淋巴瘤的治疗常伴有严重的早期和晚期并发症。虽然化疗和放疗的早期并发症比较麻烦,但通常较易控制。晚期并发症如不育、二次肿瘤、心肺并发症等更为严重,可缩短已治愈患者的存活时间[145,152,233,234]。继发于二次肿瘤和心脏并发症的死亡率随着时间推移而增高,成为 cHL 的主要死亡原因。随着治疗方案的不断改进,放疗相关并发症已经减少,但长时间、不确定性的小剂量放疗,使得个体风险预测较为困难。认识到这些问题有助于完善一线治疗选择及生存患者的最佳随访方案。

MOPP 化疗治疗成功的霍其金淋巴瘤患者中最先发现的二次肿瘤是急性白血病和骨髓增殖性疾病[235]。MOPP 后二次肿瘤的风险常与烷基类药物剂量程正比,且与 5 号、7 号染色体的重现性异常相关[235 ~ 237]。超过 100 个研究报道显示应用 7 ~ 10 年烷

基类药物为基础的化疗,(二次肿瘤)相对风险比保守估计约为5%。年龄大于 35 岁的患者继发性白血病的发生率更高。继发性白血病的预后较差,预计生存时间少于 1 年[238]。ABVD 化疗后也会出现继发性急性白血病,但风险明显降低。一项大样本的国际研究显示,1984 年后(二次肿瘤)绝对风险出现明显降低,可能是一线治疗方案不断改进的结果[238]。但是,大剂量依托泊苷和阿霉素(如 BEACOPP 方案)治疗霍奇金淋巴瘤也有发生急性白血病的风险[143,165,168]。这类白血病发病较早,且通常与 11 号染色体平衡转位有关。接受二线方案及自体干细胞移植的患者发生骨髓增生异常综合征和继发白血病的风险也特别高。

霍奇金淋巴瘤治疗后非霍奇金淋巴瘤发生的相对风险增加[239,240]。在治疗的早期或后期,可出现弥漫性、侵袭性 B 细胞淋巴瘤。这与一线方案的选择无关。在 GHSG 一项 5406 例患者中继发性淋巴瘤的发生率为 0.9%,如果发生在一线治疗三个月内通常预后较差[241]。尽管这项研究中此类患者预后通常较差,但这些资料都在常规应用利妥昔单抗前。尚不清楚非霍奇金淋巴瘤是否与治疗相关免疫缺陷、倾向 B 细胞恶性肿瘤有关,也不清楚两者是否是相同的细胞起源。具有相同 B 细胞受体基因的边缘区淋巴瘤也已经被发现[242]。在 NLPHL 中,弥漫大 B 细胞淋巴瘤及其变异型最为常见,可能是由于它们在遗传学上存在相关性[243]。

人们也认识到,霍其金淋巴瘤治疗后实体瘤的发生率也在随着时间逐步增加,已占继发性肿瘤的 75% ~ 80%[145,152,239]。这可能与放射接触有关,因为肿瘤通常发生在放射野或其边缘区域。最常见的实体瘤部位是乳腺、肺和胃肠道。出现继发性肿瘤的潜伏时间长短也是一个重要的考虑因素,因为它们通常在至少 10 年后发生,且在治疗后长达 30 年内风险持续在增加。年龄小于 30 岁的女性患者接受放疗后,尤其是儿童和青少年时(接受放疗),乳腺癌发生率增高[152,244~246]。病例对照研究已经研究了放疗剂量与乳腺癌发病风险得相关性,发现放疗剂量超过 4Gy 时乳腺癌发病风险增加 3.2 倍,放疗剂量超过 40Gy 时发病风险增加 8 倍[247,248]。现在的标准方案即取消常规腋窝照射,可使发病风险下降 2.7 倍。通过进一步降低当前的小剂量化疗或淋巴结放疗,预计发病风险会进一步降低。协同因素对于评估发生乳腺癌的风险也很重要,因为年龄小于 30 岁和仍有正常月经的女性患者乳腺癌的发病率最高[249,250]。

年龄大于 45 岁的患者最容易发生的二次肿瘤是肺癌。吸烟具有加倍效应,烷化剂的暴露也会增加风险。有胸部照射史、吸烟史、烷化剂治疗的患者,肺癌的发生率较无上述接触史的患者高 49 倍[248]。大人口统计调查中发现,烷化剂化疗独立增加肺癌的风险,并呈现剂量-反应相关性[247,248,251]。

霍奇金淋巴瘤存活者预计发生心脏毒性得相对风险范围为 2.2 ~ 7 倍。纵隔放疗可使心脏毒性的发生率增加[233,234,252,253]。在成人和儿童中,死于冠心病、急性心梗的风险也增加[245,253,254]。其他类型的心脏疾病如瓣膜病、传导功能障碍、心肌病等通常没有明显症状[255,256]。联合化疗不会明显增加放疗相关心脏疾病的发生率。由于风险(发生心脏毒性)通常与放疗剂量及放疗范围有关,潜伏期 5 ~ 10 年或更久,所以风险增加通常在 5 ~ 10 年内出现。小剂量、小照射野放疗的心脏疾病发生风险仍需进一步评估[252]。已知的风险因素,包括高血压、高脂血症、吸烟等,可明显增加治疗后出现心脏疾病的风险,但这也为这些患者提供机会以进行早期干预[257]。一项英国

的研究显示,单用 ABVD 化疗可使心脏疾病风险增加 7.8 倍,当联合纵隔放疗时风险可增加至 12.1 倍[258]。这些结果给我们敲响了警钟,但仍需要更多的数据来证实,同时这些资料也不符合现在的治疗方案已减少了辐射暴露累积量。

颈部放疗后出现非冠状血管并发症,它与放疗剂量超过36Gy 有关,协同因素包括高血压、糖尿病和高脂血症[259,260]。在一项回顾性研究发现,卒中和短暂性缺血的标准发生比分别是 2.2、3.1[259]。但有一点值得注意,现在治疗霍奇金淋巴瘤采用低剂量、减小放射野的新放疗技术,使过去技术经常发生的剂量不均一性和热斑现象明显减少。

6 个疗程 MOPP 化疗后约 90% 的男性患者出现不育,可能与烷基剂的使用有关[261],2 ~ 3 个疗程 MOPP 后约 50% 的患者出现精子缺乏[262]。女性患者出现烷基剂相关性不育与年龄及烷基化药物累积剂量有关。ABVD 可使 50% ~ 95% 患者出现暂时性闭经或精子缺乏,一般都可完全恢复[263,264]。一项病例对照研究发现,在接受 ABVD 治疗的女性患者中生育能力无明显下降[267]。与此相反,BEACOPP 化疗后男性患者均出现精液异常,超过 50% 的女性患者出现闭经[166,167,268]。一些研究者也报道了霍奇金淋巴瘤治疗后女性妊娠的案例。先天性缺陷或妊娠并发症也没有增加[264]。

甲状腺功能异常常见于颈部放疗后,在 Stanfod 大学一项研究中,随访时间 26 年,观察到 47% 患者出现该异常[269]。因此,对于此群患者随访过程应密切监测甲状腺功能。少数情况下,颈部放疗后会出现甲状腺功能亢进,如 Graves 病、甲状腺肿瘤等[269]。Lhermitte 征,一种由低头引起的短暂性的"电击样休克"的现象,是斗篷野放疗常见的并发症[270]。放射性肺炎的发生依赖于肺部放疗的部位和放疗剂量。症状包括咳嗽、呼吸困难和发热等。虽然斗篷野放疗后前瞻性评估肺功能显示肺容量下降,但一般 12 ~ 24 个月可恢复,有症状的放射性肺炎也比较少见[271,272]。

全剂量放疗可能干扰儿童的正常生长发育。目前的治疗方案多采用小剂量放疗或者不放疗。接受霍奇金淋巴瘤治疗后脾切的患者偶尔可出现致命性的脓毒症,尤其是儿童患者[273,274]。治疗开始前 10 ~ 14 天,推荐对此类患者注射抗有荚膜微生物性疫苗。但必须认识到,无论注射疫苗还是预防性使用抗生素,都不能给患者提供足够的保护。霍奇金淋巴瘤生存患者常出现疲倦,这可能与肺功能及最大摄氧量有关[255,275]。

目前霍奇金淋巴瘤治愈率已经大大提高,减少晚期并发症和提高生存治疗显得更为重要。患者宣教对于推广健康生活方式并减少风险因素至关重要。此外,在高危患者中应特别注意二次肿瘤和心脏疾病的早发现早干预。然而,诊断性检查的选择和作用,及检查的最佳时间和频率,需要进一步的研究[276]。大多数文献报道的晚期并发症与老的化疗和治疗方案有关,从近来的治疗模式及数据来看,较少的暴露可明显减少二次肿瘤的风险[249,277]。现代疗法可能进一步降低晚期并发症的风险。继续对长期生存患者进行随访很重要。遗传学和环境因素的致病作用仍需进一步的研究。

翻译:沈杨　互审:陈芳源　校对:赵维莅

参考文献

1. Hodgkin T: On some morbid appearances of the absorbent glands and spleen. *Med Chir Trans* 17:68–114, 1832.
2. Wilks S: Cases of lardaceous disease and some allied affections, with remarks. *Guys Hosp Rep* 17:103–132, 1856.
3. Dreschfeld J: Clinical lecture on acute Hodgkin's disease. *Br Med J* 1:893–896, 1892.

4. Kundrat H: Uber Lympho-Sarkomatosis. *Wien Klin Wochenschr* 6:211–234, 1893.
5. Sternberg C: Über eine eigenartige unter dem Bilde der Pseudoleukämie verlaufende Tuberculose des lymphatischen Apparates. *Ztschr Heilk* 19:21–90, 1898.
6. Reed D: On the pathological changes in Hodgkin's disease, with special reference to its relation to tuberculosis. *Johns Hopkins' Hosp Rep* 10:133–196, 1902.
7. Fox H: Remarks on microscopical preparations made from some of the original tissue described by Thomas Hodgkin, 1832. *Ann Med Hist* 8:370–374, 1926.
8. Jackson H, Parker F: *Hodgkin's Disease and Allied Disorders*. Oxford University Press, New York, 1947.
9. Lukes RJ, Craver LF, Hall TC, et al: Report of the nomenclature committee. *Cancer Res* 26:1311, 1966.
10. Swerdlow SH, Campo E, Harris NL, et al: *WHO Classification of Tumours of Haematopoietic and Lymphoid Tissues*, 4th ed. International Agency for Research on Cancer, Lyon, 2008.
11. Peters M: A study in survivals in Hodgkin's disease treated radiologically. *AJR Am J Roentgenol* 63:299–311, 1950.
12. Kinmonth JB: Lymphangiography in man; a method of outlining lymphatic trunks at operation. *Clin Sci (Lond)* 11:13–20, 1952.
13. Glatstein E, Guernsey JM, Rosenberg SA, et al: The value of laparotomy and splenectomy in the staging of Hodgkin's disease. *Cancer* 24:709–718, 1969.
14. Rosenberg SA: Report of the committee on the staging of Hodgkin's disease. *Cancer Res* 26:1225–1231, 1966.
15. Carbone PP, Kaplan HS, Musshoff K, et al: Report of the Committee on Hodgkin's Disease Staging Classification. *Cancer Res* 31:1860–1861, 1971.
16. Pusey W: Cases of sarcoma and of Hodgkin's disease treated by exposures to X-rays: A preliminary report. *JAMA* 38:166–196, 1902.
17. Senn N: Therapeutical value of Roentgen ray in treatment of pseudoleukemia. *NY Med J* 77:665–668, 1903.
18. Gilbert R: Radiotherapy in Hodgkin's disease (malignant granulomatosis): Anatomic and clinical foundations, governing principles, results. *AJR Am J Roentgenol* 41:198–241, 1939.
19. Kaplan HS: The radical radiotherapy of regionally localized Hodgkin's disease. *Radiology* 78:553–561, 1962.
20. Goodman LS, Wintrobe MM, et al: Nitrogen mustard therapy; use of methyl-bis (beta-chloroethyl) amine hydrochloride and tris (beta-chloroethyl) amine hydrochloride for Hodgkin's disease, lymphosarcoma, leukemia and certain allied and miscellaneous disorders. *JAMA* 132:126–132, 1946.
21. Jacobson LO, Spurr CL, et al: Nitrogen mustard therapy; studies on the effect of methyl-bis (beta-chloroethyl) amine hydrochloride on neoplastic diseases and allied disorders of the hemopoietic system. *JAMA* 132:263–271, 1946.
22. Devita VT Jr, Serpick AA, Carbone PP: Combination chemotherapy in the treatment of advanced Hodgkin's disease. *Ann Intern Med* 73:881–895, 1970.
23. Bonadonna G, Zucali R, Monfardini S, et al: Combination chemotherapy of Hodgkin's disease with Adriamycin, bleomycin, vinblastine, and imidazole carboxamide versus MOPP. *Cancer* 36:252–259, 1975.
24. Surveillance, Epidemiology, and End Results (SEER) Program (www.seer.cancer.gov) Research Data (1973–2011), National Cancer Institute, DCCPS, Surveillance Research Program, Surveillance Systems Branch, released April 2014, based on the November 2013 submission; 2014.
25. Clarke CA, Glaser SL, Keegan TH, et al: Neighborhood socioeconomic status and Hodgkin's lymphoma incidence in California. *Cancer Epidemiol Biomarkers Prev* 14: 1441–1447, 2005.
26. MacMahon B: Epidemiology of Hodgkin's disease. *Cancer Res* 26:1189–1201, 1966.
27. Landgren O, Engels EA, Pfeiffer RM, et al: Autoimmunity and susceptibility to Hodgkin lymphoma: A population-based case-control study in Scandinavia. *J Natl Cancer Inst* 98:1321–1330, 2006.
28. Grufferman S, Delzell E: Epidemiology of Hodgkin's disease. *Epidemiol Rev* 6:76–106, 1984.
29. Au WY, Gascoyne RD, Gallagher RE, et al: Hodgkin's lymphoma in Chinese migrants to British Columbia: A 25-year survey. *Ann Oncol* 15:626–630, 2004.
30. Katanoda K, Yako-Suketomo H: Comparison of time trends in Hodgkin and non -Hodgkin lymphoma incidence (1973–97) in East Asia, Europe and USA, from cancer incidence in five continents Vol. IV–VIII. *Jpn J Clin Oncol* 38:391–393, 2008.
31. Vianna NJ, Greenwald P, Davies JN: Extended epidemic of Hodgkin's disease in high-school students. *Lancet* 1:1209–1211, 1971.
32. Kvale G, Hoiby EA, Pedersen E: Hodgkin's disease in patients with previous infectious mononucleosis. *Int J Cancer* 23:593–597, 1979.
33. Rosdahl N, Larsen SO, Clemmesen J: Hodgkin's disease in patients with previous infectious mononucleosis: 30 years' experience. *Br Med J* 2:253–256, 1974.
34. Mueller N, Evans A, Harris NL, et al: Hodgkin's disease and Epstein-Barr virus. Altered antibody pattern before diagnosis. *N Engl J Med* 320:689–695, 1989.
35. Alexander FE, Lawrence DJ, Freeland J, et al: An epidemiologic study of index and family infectious mononucleosis and adult Hodgkin's disease (HD): Evidence for a specific association with EBV+ve HD in young adults. *Int J Cancer* 107:298–302, 2003.
36. Hjalgrim H, Askling J, Rostgaard K, et al: Characteristics of Hodgkin's lymphoma after infectious mononucleosis. *N Engl J Med* 349:1324–1332, 2003.
37. Ambinder RF, Browning PJ, Lorenzana I, et al: Epstein-Barr virus and childhood Hodgkin's disease in Honduras and the United States. *Blood* 81:462–467, 1993.
38. Armstrong AA, Alexander FE, Cartwright R, et al: Epstein-Barr virus and Hodgkin's disease: Further evidence for the three disease hypothesis. *Leukemia* 12:1272–1276, 1998.
39. Glaser SL, Lin RJ, Stewart SL, et al: Epstein-Barr virus-associated Hodgkin's disease: Epidemiologic characteristics in international data. *Int J Cancer* 70:375–382, 1997.
40. Herndier BG, Sanchez HC, Chang KL, et al: High prevalence of Epstein-Barr virus in the Reed-Sternberg cells of HIV-associated Hodgkin's disease. *Am J Pathol* 142:1073–1079, 1993.
41. Biggar RJ, Jaffe ES, Goedert JJ, et al: Hodgkin lymphoma and immunodeficiency in persons with HIV/AIDS. *Blood* 108:3786–3791, 2006.
42. Powles T, Robinson D, Stebbing J, et al: Highly active antiretroviral therapy and the incidence of non-AIDS-defining cancers in people with HIV infection. *J Clin Oncol* 27:884–890, 2009.
43. Mack TM, Cozen W, Shibata DK, et al: Concordance for Hodgkin's disease in identical twins suggesting genetic susceptibility to the young-adult form of the disease. *N Engl J Med* 332:413–418, 1995.
44. Chang ET, Smedby KE, Hjalgrim H, et al: Family history of hematopoietic malignancy and risk of lymphoma. *J Natl Cancer Inst* 97:1466–1474, 2005.
45. Ferraris AM, Racchi O, Rapezzi D, et al: Familial Hodgkin's disease: A disease of young adulthood? *Ann Hematol* 74:131–134, 1997.
46. Goldin LR, Pfeiffer RM, Gridley G, et al: Familial aggregation of Hodgkin lymphoma and related tumors. *Cancer* 100:1902–1908, 2004.
47. Hemminki K, Li X, Czene K: Familial risk of cancer: Data for clinical counseling and cancer genetics. *Int J Cancer* 108:109–114, 2004.
48. Altieri A, Hemminki K: The familial risk of Hodgkin's lymphoma ranks among the highest in the Swedish Family-Cancer Database. *Leukemia* 20:2062–2063, 2006.
49. Grufferman S, Cole P, Smith PG, et al: Hodgkin's disease in siblings. *N Engl J Med* 296:248–250, 1977.
50. Horwitz MS, Mealiffe ME: Further evidence for a pseudoautosomal gene for Hodgkin's lymphoma: Reply to "The familial risk of Hodgkin's lymphoma ranks among the highest in the Swedish Family-Cancer Database" by Altieri A and Hemminki K. *Leukemia* 21:351, 2007.
51. Cimino G, Lo Coco F, Cartoni C, et al: Immune-deficiency in Hodgkin's disease (HD): A study of patients and healthy relatives in families with multiple cases. *Eur J Cancer Clin Oncol* 24:1595–1601, 1988.
52. Niens M, Jarrett RF, Hepkema B, et al: HLA-A*02 is associated with a reduced risk and HLA-A*01 with an increased risk of developing EBV+ Hodgkin lymphoma. *Blood* 110:3310–3315, 2007.
53. Kuppers R, Rajewsky K, Zhao M, et al: Hodgkin disease: Hodgkin and Reed-Sternberg cells picked from histological sections show clonal immunoglobulin gene rearrangements and appear to be derived from B cells at various stages of development. *Proc Natl Acad Sci U S A* 91:10962–10966, 1994.
54. Kuppers R, Roers A, Kanzler H: Molecular single cell studies of normal and transformed lymphocytes. *Cancer Surv* 30:45–58, 1997.
55. Bargou RC, Emmerich F, Krappmann D, et al: Constitutive nuclear factor-kappaB-RelA activation is required for proliferation and survival of Hodgkin's disease tumor cells. *J Clin Invest* 100:2961–2969, 1997.
56. Jox A, Zander T, Kuppers R, et al: Somatic mutations within the untranslated regions of rearranged Ig genes in a case of classical Hodgkin's disease as a potential cause for the absence of Ig in the lymphoma cells. *Blood* 93:3964–3972, 1999.
57. Kanzler H, Kuppers R, Hansmann ML, et al: Hodgkin and Reed-Sternberg cells in Hodgkin's disease represent the outgrowth of a dominant tumor clone derived from (crippled) germinal center B cells. *J Exp Med* 184:1495–1505, 1996.
58. Muschen M, Rajewsky K, Brauninger A, et al: Rare occurrence of classical Hodgkin's disease as a T cell lymphoma. *J Exp Med* 191:387–394, 2000.
59. Braeuninger A, Kuppers R, Strickler JG, et al: Hodgkin and Reed-Sternberg cells in lymphocyte predominant Hodgkin disease represent clonal populations of germinal center-derived tumor B cells. *Proc Natl Acad Sci U S A* 94:9337–9342, 1997.
60. Marafioti T, Hummel M, Anagnostopoulos I, et al: Origin of nodular lymphocyte-predominant Hodgkin's disease from a clonal expansion of highly mutated germinal-center B cells. *N Engl J Med* 337:453–458, 1997.
61. Ohno T, Stribley JA, Wu G, et al: Clonality in nodular lymphocyte-predominant Hodgkin's disease. *N Engl J Med* 337:459–465, 1997.
62. Schwering I, Brauninger A, Klein U, et al: Loss of the B-lineage-specific gene expression program in Hodgkin and Reed-Sternberg cells of Hodgkin lymphoma. *Blood* 101:1505–1512, 2003.
63. Re D, Muschen M, Ahmadi T, et al: Oct-2 and Bob-1 deficiency in Hodgkin and Reed Sternberg cells. *Cancer Res* 61:2080–2084, 2001.
64. Stein H, Marafioti T, Foss HD, et al: Down-regulation of BOB.1/OBF.1 and Oct2 in classical Hodgkin disease but not in lymphocyte predominant Hodgkin disease correlates with immunoglobulin transcription. *Blood* 97:496–501, 2001.
65. Ushmorov A, Leithauser F, Sakk O, et al: Epigenetic processes play a major role in B-cell-specific gene silencing in classical Hodgkin lymphoma. *Blood* 107:2493–2500, 2006.
66. Cobaleda C, Schebesta A, Delogu A, et al: Pax5: The guardian of B cell identity and function. *Nat Immunol* 8:463–470, 2007.
67. Foss HD, Reusch R, Demel G, et al: Frequent expression of the B-cell-specific activator protein in Reed-Sternberg cells of classical Hodgkin's disease provides further evidence for its B-cell origin. *Blood* 94:3108–3113, 1999.
68. Mathas S, Janz M, Hummel F, et al: Intrinsic inhibition of transcription factor E2A by HLH proteins ABF-1 and Id2 mediates reprogramming of neoplastic B cells in Hodgkin lymphoma. *Nat Immunol* 7:207–215, 2006.
69. Jundt F, Acikgoz O, Kwon SH, et al: Aberrant expression of Notch1 interferes with the B-lymphoid phenotype of neoplastic B cells in classical Hodgkin lymphoma. *Leukemia* 22:1587–1594, 2008.
70. Kumano K, Chiba S, Shimizu K, et al: Notch1 inhibits differentiation of hematopoietic cells by sustaining GATA-2 expression. *Blood* 98:3283–3289, 2001.
71. Dukers DF, van Galen JC, Giroth C, et al: Unique polycomb gene expression pattern in Hodgkin's lymphoma and Hodgkin's lymphoma-derived cell lines. *Am J Pathol* 164:873–881, 2004.
72. Scheeren FA, Diehl SA, Smit LA, et al: IL-21 is expressed in Hodgkin lymphoma and activates STAT5: Evidence that activated STAT5 is required for Hodgkin lymphomagenesis. *Blood* 111:4706–4715, 2008.
73. Marafioti T, Hummel M, Foss HD, et al: Hodgkin and Reed-Sternberg cells represent an expansion of a single clone originating from a germinal center B-cell with functional immunoglobulin gene rearrangements but defective immunoglobulin transcription. *Blood* 95:1443–1450, 2000.
74. Joos S, Kupper M, Ohl S, et al: Genomic imbalances including amplification of the tyrosine kinase gene JAK2 in CD30+ Hodgkin cells. *Cancer Res* 60:549–552,

2000.

75. Weniger MA, Melzner I, Menz CK, et al: Mutations of the tumor suppressor gene SOCS-1 in classical Hodgkin lymphoma are frequent and associated with nuclear phospho-STAT5 accumulation. *Oncogene* 25:2679–2684, 2006.

76. Barth TF, Martin-Subero JI, Joos S, et al: Gains of 2p involving the REL locus correlate with nuclear c-Rel protein accumulation in neoplastic cells of classical Hodgkin lymphoma. *Blood* 101:3681–3686, 2003.

77. Cabannes E, Khan G, Aillet F, et al: Mutations in the IkBa gene in Hodgkin's disease suggest a tumour suppressor role for IkappaBalpha. *Oncogene* 18:3063–3070, 1999.

78. Emmerich F, Theurich S, Hummel M, et al: Inactivating I kappa B epsilon mutations in Hodgkin/Reed-Sternberg cells. *J Pathol* 201:413–420, 2003.

79. Schmitz R, Hansmann ML, Bohle V, et al: TNFAIP3 (A20) is a tumor suppressor gene in Hodgkin lymphoma and primary mediastinal B cell lymphoma. *J Exp Med* 206:981–989, 2009.

80. Baus D, Pfitzner E: Specific function of STAT3, SOCS1, and SOCS3 in the regulation of proliferation and survival of classical Hodgkin lymphoma cells. *Int J Cancer* 118:1404–1413, 2006.

81. Kapp U, Yeh WC, Patterson B, et al: Interleukin 13 is secreted by and stimulates the growth of Hodgkin and Reed-Sternberg cells. *J Exp Med* 189:1939–1946, 1999.

82. Lamprecht B, Kreher S, Anagnostopoulos I, et al: Aberrant expression of the Th2 cytokine IL-21 in Hodgkin lymphoma cells regulates STAT3 signaling and attracts Treg cells via regulation of MIP-3alpha. *Blood* 112:3339–3347, 2008.

83. Chiu A, Xu W, He B, et al: Hodgkin lymphoma cells express TACI and BCMA receptors and generate survival and proliferation signals in response to BAFF and APRIL. *Blood* 109:729–739, 2007.

84. Fiumara P, Snell V, Li Y, et al: Functional expression of receptor activator of nuclear factor kappaB in Hodgkin disease cell lines. *Blood* 98:2784–2790, 2001.

85. Ebstein WV: Das chronische Ruckfallsfieber, eine neu infectionskrankheit. *Berl Klin Wochenschr* 24:565, 1887.

86. Pel PK: Zur symptomatolgie der sogennanten pseudoleukamie. II. Pseudokeukamie oder chronisches Ruckfallsfieber? *Berl Klin Wochenschr* 24:844, 1887.

87. Atkinson K, Austin DE, McElwain TJ, et al: Alcohol pain in Hodgkin's disease. *Cancer* 37:895–899, 1976.

88. Rueffer U, Sieber M, Josting A, et al: Prognostic factors for subdiaphragmatic involvement in clinical stage I-II supradiaphragmatic Hodgkin's disease: A retrospective analysis of the GHSG. *Ann Oncol* 10:1343–1348, 1999.

89. Audard V, Larousserie F, Grimbert P, et al: Minimal change nephrotic syndrome and classical Hodgkin's lymphoma: Report of 21 cases and review of the literature. *Kidney Int* 69:2251–2260, 2006.

90. Barta SK, Yahalom J, Shia J, et al: Idiopathic cholestasis as a paraneoplastic phenomenon in Hodgkin's lymphoma. *Clin Lymphoma Myeloma* 7:77–82, 2006.

91. Cavalli F: Rare syndromes in Hodgkin's disease. *Ann Oncol* 9 Suppl 5:S109–S113, 1998.

92. Gerstner ER, Abrey LE, Schiff D, et al: CNS Hodgkin lymphoma. *Blood* 112:1658–1661, 2008.

93. Filly R, Bland N, Castellino RA: Radiographic distribution of intrathoracic disease in previously untreated patients with Hodgkin's disease and non-Hodgkin's lymphoma. *Radiology* 120:277–281, 1976.

94. Cheson BD, Fisher RI, Barrington SF, et al: Recommendations for initial evaluation, staging, and response assessment of Hodgkin and non-Hodgkin lymphoma: The Lugano classification. *J Clin Oncol* 32:3059–3068, 2014.

95. Barrington SF, Mikhaeel NG, Kostakoglu L, et al: Role of imaging in the staging and response assessment of lymphoma: Consensus of the International Conference on Malignant Lymphomas Imaging Working Group. *J Clin Oncol* 32:3048–3058, 2014.

96. Kostakoglu L, Cheson BD: Current role of FDG PET/CT in lymphoma. *Eur J Nucl Med Mol Imaging* 41:1004–1027, 2014.

97. Dann EJ, Bar-Shalom R, Tamir A, et al: Risk-adapted BEACOPP regimen can reduce the cumulative dose of chemotherapy for standard and high-risk Hodgkin lymphoma with no impairment of outcome. *Blood* 109:905–909, 2007.

98. Gallamini A, Hutchings M, Rigacci L, et al: Early interim 2-[18F]fluoro-2-deoxy-D-glucose positron emission tomography is prognostically superior to international prognostic score in advanced-stage Hodgkin's lymphoma: A report from a joint Italian-Danish study. *J Clin Oncol* 25:3746–3752, 2007.

99. Hutchings M, Loft A, Hansen M, et al: FDG-PET after two cycles of chemotherapy predicts treatment failure and progression-free survival in Hodgkin lymphoma. *Blood* 107:52–59, 2006.

100. Press OW, LeBlanc M, Rimsza LM, et al: A phase II trial of response-adapted therapy of stages III-IV Hodgkin lymphoma using early interim FDG-PET imaging: US Intergroup S0816. *Hematol Oncol* 31 (Suppl1):137, 2013.

101. Raemaekers JM, Andre MP, Federico M, et al: Omitting radiotherapy in early positron emission tomography-negative stage I/II Hodgkin lymphoma is associated with an increased risk of early relapse: Clinical results of the preplanned interim analysis of the randomized EORTC/LYSA/FIL H10 trial. *J Clin Oncol* 32:1188–1194, 2014.

102. Radford J, Barrington S, Counsell N, et al: Involved field radiotherapy versus no further treatment in patients with clinical stages IA and IIA Hodgkin lymphoma and a "negative" PET scan after 3 cycles ABVD: Results of the UK NCRI RAPID trial. *Blood* 120 (ASH Annual Meeting Abstracts): 547, 2012.

103. Nogova L, Reineke T, Brillant C, et al: Lymphocyte-predominant and classical Hodgkin's lymphoma: A comprehensive analysis from the German Hodgkin Study Group. *J Clin Oncol* 26:434–439, 2008.

104. Advani RH, Hoppe RT: How I treat nodular lymphocyte predominant Hodgkin lymphoma. *Blood* 122:4182–4188, 2013.

105. Miettinen M, Franssila KO, Saxen E: Hodgkin's disease, lymphocytic predominance nodular. Increased risk for subsequent non-Hodgkin's lymphomas. *Cancer* 51:2293–2300, 1983.

106. Sundeen JT, Cossman J, Jaffe ES: Lymphocyte predominant Hodgkin's disease nodular subtype with coexistent "large cell lymphoma." Histological progression or composite malignancy? *Am J Surg Pathol* 12:599–606, 1988.

107. Rudiger T, Gascoyne RD, Jaffe ES, et al: Workshop on the relationship between nodular lymphocyte predominant Hodgkin's lymphoma and T cell/histiocyte-rich B cell lymphoma. *Ann Oncol* 13 Suppl 1:44–51, 2002.

108. Allemani C, Sant M, De Angelis R, et al: Hodgkin disease survival in Europe and the U.S.: Prognostic significance of morphologic groups. *Cancer* 107:352–360, 2006.

109. Diehl V, Sextro M, Franklin J, et al: Clinical presentation, course, and prognostic factors in lymphocyte-predominant Hodgkin's disease and lymphocyte-rich classical Hodgkin's disease: Report from the European Task Force on Lymphoma Project on Lymphocyte-Predominant Hodgkin's Disease. *J Clin Oncol* 17:776–783, 1999.

110. Kaplan HS. *Hodgkin's Disease*, ed 2. Harvard University Press, Cambridge, MA, 1980.

111. Rosenberg SA, Kaplan HS: Evidence for an orderly progression in the spread of Hodgkin's disease. *Cancer Res* 26:1225–1231, 1966.

112. Smithers DW: Spread of Hodgkin's disease. *Lancet* 1:1262–1267, 1970.

113. Rappaport H, Berard CW, Butler JJ, et al: Report of the Committee on Histopathological Criteria Contributing to Staging of Hodgkin's Disease. *Cancer Res* 31:1864–1865, 1971.

114. Kirschner RH, Abt AB, O'Connell MJ, et al: Vascular invasion and hematogenous dissemination of Hodgkin's disease. *Cancer* 34:1159–1162, 1974.

115. Haybittle JL, Hayhoe FG, Easterling MJ, et al: Review of British National Lymphoma Investigation studies of Hodgkin's disease and development of prognostic index. *Lancet* 1:967–972, 1985.

116. Le Bourgeois JP, Tubiana M: The erythrocyte sedimentation rate as a monitor for relapse in patients with previously treated Hodgkin's disease. *Int J Radiat Oncol Biol Phys* 2:241–247, 1977.

117. Tubiana M, Henry-Amar M, van der Werf-Messing B, et al: A multivariate analysis of prognostic factors in early stage Hodgkin's disease. *Int J Radiat Oncol Biol Phys* 11:23–30, 1985.

118. Friedenberg WR, Gatlin PF, Mazza JJ, et al: Prognostic value of serum lactic dehydrogenase level in Hodgkin's disease. *J Lab Clin Med* 103:489–490, 1984.

119. Schilling RF, McKnight B, Crowley JJ: Prognostic value of serum lactic dehydrogenase level in Hodgkin's disease. *J Lab Clin Med* 99:382–387, 1982.

120. Mercier RJ, Thompson JM, Harman GS, et al: Recurrent hypercalcemia and elevated 1,25-dihydroxyvitamin D levels in Hodgkin's disease. *Am J Med* 84:165–168, 1988.

121. Braund WJ, Naylor BA, Williamson DH, et al: Autoimmunity to insulin receptor and hypoglycaemia in patient with Hodgkin's disease. *Lancet* 1:237–240, 1987.

122. Walters EG, Tavare JM, Denton RM, et al: Hypoglycaemia due to an insulin-receptor antibody in Hodgkin's disease. *Lancet* 1:241–243, 1987.

123. Eliakim R, Vertman E, Shinhar E: Syndrome of inappropriate secretion of antidiuretic hormone in Hodgkin's disease. *Am J Med Sci* 291:126–127, 1986.

124. Hasenclever D, Diehl V: A prognostic score for advanced Hodgkin's disease. International Prognostic Factors Project on Advanced Hodgkin's Disease. *N Engl J Med* 339:1506–1514, 1998.

125. Dimopoulos MA, Cabanillas F, Lee JJ, et al: Prognostic role of serum beta 2-microglobulin in Hodgkin's disease. *J Clin Oncol* 11:1108–1111, 1993.

126. Kurzrock R, Redman J, Cabanillas F, et al: Serum interleukin 6 levels are elevated in lymphoma patients and correlate with survival in advanced Hodgkin's disease and with B symptoms. *Cancer Res* 53:2118–2122, 1993.

127. Nadali G, Vinante F, Ambrosetti A, et al: Serum levels of soluble CD30 are elevated in the majority of untreated patients with Hodgkin's disease and correlate with clinical features and prognosis. *J Clin Oncol* 12:793–797, 1994.

128. Pizzolo G, Chilosi M, Vinante F, et al: Soluble interleukin-2 receptors in the serum of patients with Hodgkin's disease. *Br J Cancer* 55:427–428, 1987.

129. Sarris AH, Kliche KO, Pethambaram P, et al: Interleukin-10 levels are often elevated in serum of adults with Hodgkin's disease and are associated with inferior failure-free survival. *Ann Oncol* 10:433–440, 1999.

130. Lieberman DA: Intrahepatic cholestasis due to Hodgkin's disease. An elusive diagnosis. *J Clin Gastroenterol* 8:304–307, 1986.

131. Routledge RC, Hann IM, Jones PH: Hodgkin's disease complicated by the nephrotic syndrome. *Cancer* 38:1735–1740, 1976.

132. Savage KJ, Monti S, Kutok JL, et al: The molecular signature of mediastinal large B-cell lymphoma differs from that of other diffuse large B-cell lymphomas and shares features with classical Hodgkin lymphoma. *Blood* 102:3871–3879, 2003.

133. Rosenwald A, Wright G, Leroy K, et al: Molecular diagnosis of primary mediastinal B cell lymphoma identifies a clinically favorable subgroup of diffuse large B cell lymphoma related to Hodgkin lymphoma. *J Exp Med* 198:851–862, 2003.

134. Kondratiev S, Duraisamy S, Unitt CL, et al: Aberrant expression of the dendritic cell marker TNFAIP2 by the malignant cells of Hodgkin lymphoma and primary mediastinal large B-cell lymphoma distinguishes these tumor types from morphologically and phenotypically similar lymphomas. *Am J Surg Pathol* 35:1531–1539, 2011.

135. Green MR, Monti S, Rodig SJ, et al: Integrative analysis reveals selective 9p24.1 amplification, increased PD-1 ligand expression, and further induction via JAK2 in nodular sclerosing Hodgkin lymphoma and primary mediastinal large B-cell lymphoma. *Blood* 116:3268–3277, 2010.

136. Brassesco MS: Leukemia/lymphoma-associated gene fusions in normal individuals. *Genet Mol Res* 7:782–790, 2008.

137. Kaplan HS, Rosenberg SA: The treatment of Hodgkin's disease. *Med Clin North Am* 50:1591–1610, 1966.

138. Feuer EJ, Kessler LG, Baker SG, et al: The impact of breakthrough clinical trials on survival in population based tumor registries. *J Clin Epidemiol* 44:141–153, 1991.

139. Santoro A, Bonadonna G: Prolonged disease-free survival in MOPP-resistant Hodgkin's disease after treatment with Adriamycin, bleomycin, vinblastine and dacarbazine (ABVD). *Cancer Chemother Pharmacol* 2:101–105, 1979.

140. Santoro A, Bonfante V, Bonadonna G: Salvage chemotherapy with ABVD in MOPP-resistant Hodgkin's disease. *Ann Intern Med* 96:139–143, 1982.

141. Duggan DB, Petroni GR, Johnson JL, et al: Randomized comparison of ABVD and MOPP/ABV hybrid for the treatment of advanced Hodgkin's disease: Report of an intergroup trial. *J Clin Oncol* 21:607–614, 2003.

142. Canellos GP, Niedzwiecki D, Johnson JL: Long-term follow-up of survival in Hodgkin's lymphoma. *N Engl J Med* 361:2390–2391, 2009.

143. Diehl V, Franklin J, Pfreundschuh M, et al: Standard and increased-dose BEACOPP chemotherapy compared with COPP-ABVD for advanced Hodgkin's disease. *N Engl J Med* 348:2386–2395, 2003.

144. Engert A, Diehl V, Franklin J, et al: Escalated-dose BEACOPP in the treatment of patients with advanced-stage Hodgkin's lymphoma: 10 years of follow-up of the GHSG HD9 study. *J Clin Oncol* 27:4548–4554, 2009.

145. Armitage JO: Early-stage Hodgkin's lymphoma. *N Engl J Med* 363:653–662, 2010.

146. Horning SJ, Hoppe RT, Hancock SL, et al: Vinblastine, bleomycin, and methotrexate: An effective adjuvant in favorable Hodgkin's disease. *J Clin Oncol* 6:1822–1831, 1988.

147. Ferme C, Eghbali H, Meerwaldt JH, et al: Chemotherapy plus involved-field radiation in early-stage Hodgkin's disease. *N Engl J Med* 357:1916–1927, 2007.

148. Press OW, LeBlanc M, Lichter AS, et al: Phase III randomized intergroup trial of subtotal lymphoid irradiation versus doxorubicin, vinblastine, and subtotal lymphoid irradiation for stage IA to IIA Hodgkin's disease. *J Clin Oncol* 19:4238–4244, 2001.

149. Bonadonna G, Bonfante V, Viviani S, et al: ABVD plus subtotal nodal versus involved-field radiotherapy in early-stage Hodgkin's disease: Long-term results. *J Clin Oncol* 22:2835–2841, 2004.

150. Engert A, Schiller P, Josting A, et al: Involved-field radiotherapy is equally effective and less toxic compared with extended-field radiotherapy after four cycles of chemotherapy in patients with early-stage unfavorable Hodgkin's lymphoma: Results of the HD8 trial of the German Hodgkin's Lymphoma Study Group. *J Clin Oncol* 21:3601–3608, 2003.

151. Behringer K, Borchmann P, Diehl V, et al: Impact of bleomycin and dacarbazine within the ABVD regimen in the treatment of early stage favorable Hodgkin lymphoma: Final results of the GHSG HD13 trial (abstract T033). *Haematologica* 98(Suppl 2):11, 2013.

152. Moskowitz CS, Chou JF, Wolden SL, et al: Breast cancer after chest radiation therapy for childhood cancer. *J Clin Oncol* 32:2217–2223, 2014.

153. Canellos GP, Abramson JS, Fisher DC, et al: Treatment of favorable, limited-stage Hodgkin's lymphoma with chemotherapy without consolidation by radiation therapy. *J Clin Oncol* 28:1611–1615, 2010.

154. Straus DJ, Portlock CS, Qin J, et al: Results of a prospective randomized clinical trial of doxorubicin, bleomycin, vinblastine, and dacarbazine (ABVD) followed by radiation therapy (RT) versus ABVD alone for stages I, II, and IIIA nonbulky Hodgkin disease. *Blood* 104:3483–3489, 2004.

155. Meyer RM, Gospodarowicz MK, Connors JM, et al: ABVD alone versus radiation-based therapy in limited-stage Hodgkin's lymphoma. *N Engl J Med* 366:399–408, 2012.

156. Noordijk EM, Thomas J, Ferme C: First results of the EORTC-GELA H9 randomized trials: The H9-F trial and H9u trial in patients with favorable or unfavorable early stage Hodgkin's lymphoma. *Proc Am Soc Clin Oncol* 23:6505a, 2005.

157. Herbst C, Rehan FA, Skoetz N, et al: Chemotherapy alone versus chemotherapy plus radiotherapy for early stage Hodgkin lymphoma. *Cochrane Database Syst Rev* 2:CD007110, 2011.

158. Hoppe RT, Advani RH, Ai WZ, et al: NCCN Clinical Practice Guidelines in Oncology (NCCN Guidelines) Hodgkin lymphoma V.2.2014: National Comprehensive Cancer Network, 2014. Available at NCCN.org. http://www.nccn.org/professionals/physician_gls/pdf/hodgkins.pdf. Last Accessed on August 25, 2015.

159. Eich HT, Diehl V, Gorgen H, et al: Intensified chemotherapy and dose-reduced involved-field radiotherapy in patients with early unfavorable Hodgkin's lymphoma: Final analysis of the German Hodgkin Study Group HD11 trial. *J Clin Oncol* 28:4199–4206, 2010.

160. Borchmann P, Engert A, Pluetschow A: Dose-intensified combined modality treatment with 2 cycles of BEACOPP escalated followed by 2 cycles of ABVD and involved field radiotherapy (IF-RT) is superior to 4 cycles of ABVD and IFRT in patients with early unfavourable Hodgkin lymphoma (HL): An analysis of the German Hodgkin Study Group (GHSG) HD14 trial. *ASH Annu Meet Abstr* 112:367, 2008.

161. Canellos GP, Anderson JR, Propert KJ, et al: Chemotherapy of advanced Hodgkin's disease with MOPP, ABVD, or MOPP alternating with ABVD. *N Engl J Med* 327:1478–1484, 1992.

162. Canellos GP, Niedzwiecki D: Long-term follow-up of Hodgkin's disease trial. *N Engl J Med* 346:1417–1418, 2002.

163. Connors JM, Klimo P, Adams G, et al: Treatment of advanced Hodgkin's disease with chemotherapy—comparison of MOPP/ABV hybrid regimen with alternating courses of MOPP and ABVD: A report from the National Cancer Institute of Canada clinical trials group. *J Clin Oncol* 15:1638–1645, 1997.

164. Viviani S, Bonadonna G, Santoro A, et al: Alternating versus hybrid MOPP and ABVD combinations in advanced Hodgkin's disease: Ten-year results. *J Clin Oncol* 14:1421–1430, 1996.

165. Eichenauer DA, Thielen I, Haverkamp H, et al: Therapy-related acute myeloid leukemia and myelodysplastic syndromes in patients with Hodgkin lymphoma: A report from the German Hodgkin Study Group. *Blood* 123:1658–1664, 2014.

166. Behringer K, Mueller H, Goergen H, et al: Gonadal function and fertility in survivors after Hodgkin lymphoma treatment within the German Hodgkin Study Group HD13 to HD15 trials. *J Clin Oncol* 31:231–239, 2013.

167. Sieniawski M, Reineke T, Nogova L, et al: Fertility in male patients with advanced Hodgkin lymphoma treated with BEACOPP: A report of the German Hodgkin Study Group (GHSG). *Blood* 111:71–76, 2008.

168. Wongso D, Fuchs M, Plutschow A, et al: Treatment-related mortality in patients with advanced-stage Hodgkin lymphoma: An analysis of the German Hodgkin Study Group. *J Clin Oncol* 31:2819–2824, 2013.

169. Federico M, Luminari S, Iannitto E, et al: ABVD compared with BEACOPP compared with CEC for the initial treatment of patients with advanced Hodgkin's lymphoma: Results from the HD2000 Gruppo Italiano per lo Studio dei Linfomi Trial. *J Clin Oncol* 27:805–811, 2009.

170. Viviani S, Zinzani PL, Rambaldi A, et al: ABVD versus BEACOPP for Hodgkin's lymphoma when high-dose salvage is planned. *N Engl J Med* 365:203–212, 2011.

171. Carde P, Karrasch M, Fortpied C, et al: BEACOPP (escalated × 4 + baseline × 4 cycles) vs ABVD (×8 cycles) in stage III-IV, high risk Hodgkin lymphoma (IPS >3). Intergroup Study 20012 (Abstract 8002). *J Clin Oncol* 30:510s, 2012.

172. Borchmann P, Haverkamp H, Diehl V, et al: Eight cycles of escalated-dose BEACOPP compared with four cycles of escalated-dose BEACOPP followed by four cycles of baseline-dose BEACOPP with or without radiotherapy in patients with advanced-stage Hodgkin's lymphoma: Final analysis of the HD12 trial of the German Hodgkin Study Group. *J Clin Oncol* 29:4234–4242, 2011.

173. Engert A, Haverkamp H, Kobe C, et al: Reduced-intensity chemotherapy and PET-guided radiotherapy in patients with advanced stage Hodgkin's lymphoma (HD15 trial): A randomised, open-label, phase 3 non-inferiority trial. *Lancet* 379:1791–1799, 2012.

174. Gallamini A, Kostakoglu L: Interim FDG-PET in Hodgkin lymphoma: A compass for a safe navigation in clinical trials? *Blood* 120:4913–4920, 2012.

175. Kostakoglu L, Gallamini A: Interim 18F-FDG PET in Hodgkin lymphoma: Would PET-adapted clinical trials lead to a paradigm shift? *J Nucl Med* 54:1082–1093, 2013.

176. Kobe C, Dietlein M, Franklin J, et al: Positron emission tomography has a high negative predictive value for progression or early relapse for patients with residual disease after first-line chemotherapy in advanced-stage Hodgkin lymphoma. *Blood* 112:3989–3994, 2008.

177. Markova J, Kobe C, Skopalova M, et al: FDG-PET for assessment of early treatment response after four cycles of chemotherapy in patients with advanced-stage Hodgkin's lymphoma has a high negative predictive value. *Ann Oncol* 20:1270–1274, 2009.

178. Horning SJ, Hoppe RT, Breslin S, et al: Stanford V and radiotherapy for locally extensive and advanced Hodgkin's disease: Mature results of a prospective clinical trial. *J Clin Oncol* 20:630–637, 2002.

179. Chisesi T, Federico M, Levis A, et al: ABVD versus Stanford V versus MEC in unfavourable Hodgkin's lymphoma: Results of a randomised trial. *Ann Oncol* 13 Suppl 1:102–106, 2002.

180. Hoskin PJ, Lowry L, Horwich A, et al: Randomized comparison of the Stanford V regimen and ABVD in the treatment of advanced Hodgkin's Lymphoma: United Kingdom National Cancer Research Institute Lymphoma Group Study ISRCTN 64141244. *J Clin Oncol* 27:5390–5396, 2009.

181. Gordon LI, Hong F, Fisher RI, et al: Randomized phase III trial of ABVD versus Stanford V with or without radiation therapy in locally extensive and advanced-stage Hodgkin lymphoma: An intergroup study coordinated by the Eastern Cooperative Oncology Group (E2496). *J Clin Oncol* 31:684–691, 2013.

182. Younes A, Bartlett NL, Leonard JP, et al: Brentuximab vedotin (SGN-35) for relapsed CD30-positive lymphomas. *N Engl J Med* 363:1812–1821, 2010.

183. Younes A, Gopal AK, Smith SE, et al: Results of a pivotal phase II study of brentuximab vedotin for patients with relapsed or refractory Hodgkin's lymphoma. *J Clin Oncol* 30:2183–2189, 2012.

184. Younes A, Connors JM, Park SI, et al: Brentuximab vedotin combined with ABVD or AVD for patients with newly diagnosed Hodgkin's lymphoma: A phase 1, open-label, dose-escalation study. *Lancet Oncol* 14:1348–1356, 2013.

185. Aleman BM, Raemaekers JM, Tirelli U, et al: Involved-field radiotherapy for advanced Hodgkin's lymphoma. *N Engl J Med* 348:2396–2406, 2003.

186. Gianni AM, Rambaldi A, Zinzani P: Comparable 3-year outcome following ABVD or BEACOPP first-line chemotherapy, plus pre-planned high-dose salvage, in advanced Hodgkin lymphoma (HL): A randomized trial of the Michelangelo, GITIL and IIL cooperative groups. *J Clin Oncol* 26: Abstract 8506, 2008.

187. Nogova L, Reineke T, Eich HT, et al: Extended field radiotherapy, combined modality treatment or involved field radiotherapy for patients with stage IA lymphocyte-predominant Hodgkin's lymphoma: A retrospective analysis from the German Hodgkin Study Group (GHSG). *Ann Oncol* 16:1683–1687, 2005.

188. Fanale M: Lymphocyte-predominant Hodgkin lymphoma: What is the optimal treatment? *Hematology Am Soc Hematol Educ Program* 2013:406–413, 2013.

189. Schulz H, Rehwald U, Morschhauser F, et al: Rituximab in relapsed lymphocyte-predominant Hodgkin lymphoma: Long-term results of a phase 2 trial by the German Hodgkin Lymphoma Study Group (GHSG). *Blood* 111:109–111, 2008.

190. Advani RH, Horning SJ, Hoppe RT, et al: Mature results of a phase II study of rituximab therapy for nodular lymphocyte-predominant Hodgkin lymphoma. *J Clin Oncol* 32:912–918, 2014.

191. Linch DC, Winfield D, Goldstone AH, et al: Dose intensification with autologous bone-marrow transplantation in relapsed and resistant Hodgkin's disease: Results of a BNLI randomised trial. *Lancet* 341:1051–1054, 1993.

192. Schmitz N, Pfistner B, Sextro M, et al: Aggressive conventional chemotherapy compared with high-dose chemotherapy with autologous haemopoietic stem-cell transplantation for relapsed chemosensitive Hodgkin's disease: A randomised trial. *Lancet* 359:2065–2071, 2002.

193. Nademanee A, O'Donnell MR, Snyder DS, et al: High-dose chemotherapy with or without total body irradiation followed by autologous bone marrow and/or peripheral blood stem cell transplantation for patients with relapsed and refractory Hodgkin's disease: Results in 85 patients with analysis of prognostic factors. *Blood* 85:1381–1390, 1995.

194. Stiff PJ, Unger JM, Forman SJ, et al: The value of augmented preparative regimens combined with an autologous bone marrow transplant for the management of relapsed or refractory Hodgkin disease: A Southwest Oncology Group phase II trial. *Biol Blood Marrow Transplant* 9:529–539, 2003.

195. Fung HC, Stiff P, Schriber J, et al: Tandem autologous stem cell transplantation for patients with primary refractory or poor risk recurrent Hodgkin lymphoma. *Biol Blood Marrow Transplant* 13:594–600, 2007.

196. Smith EP, Li H, Friedberg J, et al: SWOG S0410/BMT CTN 0703: A phase II trial of tandem autologous stem cell transplantation for patients with primary progressive or recurrent Hodgkin lymphoma. *Blood* 124 (ASH Annual Meeting Abstracts): 676, 2014.

197. Moskowitz CH, Bertino JR, Glassman JR, et al: Ifosfamide, carboplatin, and etoposide: A highly effective cytoreduction and peripheral-blood progenitor-cell mobilization regimen for transplant-eligible patients with non-Hodgkin's lymphoma. *J Clin Oncol* 17:3776–3785, 1999.

198. Bartlett NL, Niedzwiecki D, Johnson JL, et al: Gemcitabine, vinorelbine, and pegylated liposomal doxorubicin (GVD), a salvage regimen in relapsed Hodgkin's lymphoma:

CALGB 59804. *Ann Oncol* 18:1071–1079, 2007.
199. Kuruvilla J, Keating A, Crump M: How I treat relapsed and refractory Hodgkin lymphoma. *Blood* 117:4208–4217, 2011.
200. Burroughs LM, O'Donnell PV, Sandmaier BM, et al: Comparison of outcomes of HLA-matched related, unrelated, or HLA-haploidentical related hematopoietic cell transplantation following nonmyeloablative conditioning for relapsed or refractory Hodgkin lymphoma. *Biol Blood Marrow Transplant* 14:1279–1287, 2008.
201. Sureda A, Robinson S, Canals C, et al: Reduced-intensity conditioning compared with conventional allogeneic stem-cell transplantation in relapsed or refractory Hodgkin's lymphoma: An analysis from the Lymphoma Working Party of the European Group for Blood and Marrow Transplantation. *J Clin Oncol* 26:455–462, 2008.
202. Horning S, Bartlett NL, Breslin S: Results of a prospective phase II trial of limited and extended rituximab treatment in nodular lymphocyte predominant Hodgkin's disease (NLPHD). *ASH Annu Meet Abstr* 110:644, 2007.
203. Forero-Torres A, Leonard JP, Younes A, et al: A Phase II study of SGN-30 (anti-CD30 mAb) in Hodgkin lymphoma or systemic anaplastic large cell lymphoma. *Br J Haematol* 146:171–179, 2009.
204. Illidge T, Bouabdallah R, Chen R, et al: Allogeneic transplant following brentuximab vedotin in patients with relapsed or refractory Hodgkin lymphoma and systemic anaplastic large cell lymphoma. *Leuk Lymphoma* 56:703–710, 2015.
205. Gopal AK, Ramchandren R, O'Connor OA, et al: Safety and efficacy of brentuximab vedotin for Hodgkin lymphoma recurring after allogeneic stem cell transplantation. *Blood* 120:560–568, 2012.
205a. Ansell SM, Lesokhin AM, Borrello I, et al: PD-1 blockade with nivolumab in relapsed or refractory Hodgkin's lymphoma. *N Engl J Med* 372:311-319, 2015.
206. Brenner H, Gondos A, Pulte D: Survival expectations of patients diagnosed with Hodgkin's lymphoma in 2006–2010. *Oncologist* 14:806–813, 2009.
207. Moccia AA, Donaldson J, Chhanabhai M, et al: International Prognostic Score in advanced-stage Hodgkin's lymphoma: Altered utility in the modern era. *J Clin Oncol* 30:3383–3388, 2012.
208. Brenner H, Gondos A, Pulte D: Ongoing improvement in long-term survival of patients with Hodgkin disease at all ages and recent catch-up of older patients. *Blood* 111: 2977–2983, 2008.
209. Evens AM, Sweetenham JW, Horning SJ: Hodgkin lymphoma in older patients: An uncommon disease in need of study. *Oncology (Williston Park)* 22:1369–1379, 2008.
210. Ballova V, Ruffer JU, Haverkamp H, et al: A prospectively randomized trial carried out by the German Hodgkin Study Group (GHSG) for elderly patients with advanced Hodgkin's disease comparing BEACOPP baseline and COPP-ABVD (study HD9elderly). *Ann Oncol* 16:124–131, 2005.
211. Advani R, Maeda L, Lavori P, et al: Impact of positive positron emission tomography on prediction of freedom from progression after Stanford V chemotherapy in Hodgkin's disease. *J Clin Oncol* 25:3902–3907, 2007.
212. Sher DJ, Mauch PM, Van Den Abbeele A, et al: Prognostic significance of mid- and post-ABVD PET imaging in Hodgkin's lymphoma: The importance of involved-field radiotherapy. *Ann Oncol* 20:1848–1853, 2009.
213. Moskowitz CH, Matasar MJ, Zelenetz AD, et al: Normalization of pre-ASCT, FDG-PET imaging with second-line, non-cross-resistant, chemotherapy programs improves event-free survival in patients with Hodgkin lymphoma. *Blood* 119:1665–1670, 2012.
214. Moskowitz CH, Nimer SD, Zelenetz AD, et al: A 2-step comprehensive high-dose chemoradiotherapy second-line program for relapsed and refractory Hodgkin disease: Analysis by intent to treat and development of a prognostic model. *Blood* 97:616–623, 2001.
215. Moskowitz C: Risk-adapted therapy for relapsed and refractory lymphoma using ICE chemotherapy. *Cancer Chemother Pharmacol* 49 Suppl 1:S9–S12, 2002.
216. Casasnovas RO, Mounier N, Brice P, et al: Plasma cytokine and soluble receptor signature predicts outcome of patients with classical Hodgkin's lymphoma: A study from the Groupe d'Etude des Lymphomes de l'Adulte. *J Clin Oncol* 25:1732–1740, 2007.
217. Niens M, Visser L, Nolte IM, et al: Serum chemokine levels in Hodgkin lymphoma patients: Highly increased levels of CCL17 and CCL22. *Br J Haematol* 140:527–536, 2008.
218. Weihrauch MR, Manzke O, Beyer M, et al: Elevated serum levels of CC thymus and activation-related chemokine (TARC) in primary Hodgkin's disease: Potential for a prognostic factor. *Cancer Res* 65:5516–5519, 2005.
219. Brink AA, Oudejans JJ, van den Brule AJ, et al: Low p53 and high bcl-2 expression in Reed-Sternberg cells predicts poor clinical outcome for Hodgkin's disease: Involvement of apoptosis resistance? *Mod Pathol* 11:376–383, 1998.
220. Montalban C, Garcia JF, Abraira V, et al: Influence of biologic markers on the outcome of Hodgkin's lymphoma: A study by the Spanish Hodgkin's Lymphoma Study Group. *J Clin Oncol* 22:1664–1673, 2004.
221. Rassidakis GZ, Medeiros LJ, Vassilakopoulos TP, et al: BCL-2 expression in Hodgkin and Reed-Sternberg cells of classical Hodgkin disease predicts a poorer prognosis in patients treated with ABVD or equivalent regimens. *Blood* 100:3935–3941, 2002.
222. Vassallo J, Metze K, Traina F, et al: The prognostic relevance of apoptosis-related proteins in classical Hodgkin's lymphomas. *Leuk Lymphoma* 44:483–488, 2003.
223. Portlock CS, Donnelly GB, Qin J, et al: Adverse prognostic significance of CD20 positive Reed-Sternberg cells in classical Hodgkin's disease. *Br J Haematol* 125:701–708, 2004.
224. Tzankov A, Krugmann J, Fend F, et al: Prognostic significance of CD20 expression in classical Hodgkin lymphoma: A clinicopathological study of 119 cases. *Clin Cancer Res* 9:1381–1386, 2003.
225. Diepstra A, van Imhoff GW, Karim-Kos HE, et al: HLA class II expression by Hodgkin Reed-Sternberg cells is an independent prognostic factor in classical Hodgkin's lymphoma. *J Clin Oncol* 25:3101–3108, 2007.
226. Diepstra A, van Imhoff GW, Schaapveld M, et al: Latent Epstein-Barr virus infection of tumor cells in classical Hodgkin's lymphoma predicts adverse outcome in older adult patients. *J Clin Oncol* 27:3815–3821, 2009.
227. Keegan TH, Glaser SL, Clarke CA, et al: Epstein-Barr virus as a marker of survival after Hodgkin's lymphoma: A population-based study. *J Clin Oncol* 23:7604–7613, 2005.
228. Alvaro T, Lejeune M, Salvado MT, et al: Outcome in Hodgkin's lymphoma can be predicted from the presence of accompanying cytotoxic and regulatory T cells. *Clin Cancer Res* 11:1467–1473, 2005.
229. Alvaro-Naranjo T, Lejeune M, Salvado-Usach MT, et al: Tumor-infiltrating cells as a prognostic factor in Hodgkin's lymphoma: A quantitative tissue microarray study in a large retrospective cohort of 267 patients. *Leuk Lymphoma* 46:1581–1591, 2005.
230. Kelley TW, Pohlman B, Elson P, et al: The ratio of FOXP3+ regulatory T cells to granzyme B+ cytotoxic T/NK cells predicts prognosis in classical Hodgkin lymphoma and is independent of bcl-2 and MAL expression. *Am J Clin Pathol* 128:958–965, 2007.
231. Steidl C, Lee T, Shah SP, et al: Tumor-associated macrophages and survival in classic Hodgkin's lymphoma. *N Engl J Med* 362:875–885, 2010.
232. Scott DW, Chan FC, Hong F, et al: Gene expression-based model using formalin-fixed paraffin-embedded biopsies predicts overall survival in advanced-stage classical Hodgkin lymphoma. *J Clin Oncol* 31:692–700, 2013.
233. Hoppe RT: Hodgkin's disease: Complications of therapy and excess mortality. *Ann Oncol* 8 Suppl 1:115–118, 1997.
234. Ng AK, Bernardo MP, Weller E, et al: Long-term survival and competing causes of death in patients with early-stage Hodgkin's disease treated at age 50 or younger. *J Clin Oncol* 20:2101–2108, 2002.
235. Arseneau JC, Sponzo RW, Levin DL, et al: Nonlymphomatous malignant tumors complicating Hodgkin's disease. Possible association with intensive therapy. *N Engl J Med* 287:1119–1122, 1972.
236. Kaldor JM, Day NE, Clarke EA, et al: Leukemia following Hodgkin's disease. *N Engl J Med* 322:7–13, 1990.
237. Koontz MZ, Horning SJ, Balise R, et al: Risk of therapy-related secondary leukemia in Hodgkin lymphoma: The Stanford University experience over three generations of clinical trials. *J Clin Oncol* 31:592–598, 2013.
238. Schonfeld SJ, Gilbert ES, Dores GM, et al: Acute myeloid leukemia following Hodgkin lymphoma: A population-based study of 35,511 patients. *J Natl Cancer Inst* 98:215–218, 2006.
239. Tucker MA, Coleman CN, Cox RS, et al: Risk of second cancers after treatment for Hodgkin's disease. *N Engl J Med* 318:76–81, 1988.
240. van Leeuwen FE, Somers R, Taal BG, et al: Increased risk of lung cancer, non-Hodgkin's lymphoma, and leukemia following Hodgkin's disease. *J Clin Oncol* 7:1046–1058, 1989.
241. Rueffer U, Josting A, Franklin J, et al: Non-Hodgkin's lymphoma after primary Hodgkin's disease in the German Hodgkin's Lymphoma Study Group: Incidence, treatment, and prognosis. *J Clin Oncol* 19:2026–2032, 2001.
242. Schmitz R, Renne C, Rosenquist R, et al: Insights into the multistep transformation process of lymphomas: IgH-associated translocations and tumor suppressor gene mutations in clonally related composite Hodgkin's and non-Hodgkin's lymphomas. *Leukemia* 19:1452–1458, 2005.
243. Huang JZ, Weisenburger DD, Vose JM, et al: Diffuse large B-cell lymphoma arising in nodular lymphocyte predominant Hodgkin lymphoma: A report of 21 cases from the Nebraska Lymphoma Study Group. *Leuk Lymphoma* 45:1551–1557, 2004.
244. Bhatia S, Robison LL, Oberlin O, et al: Breast cancer and other second neoplasms after childhood Hodgkin's disease. *N Engl J Med* 334:745–751, 1996.
245. Hancock SL, Donaldson SS, Hoppe RT: Cardiac disease following treatment of Hodgkin's disease in children and adolescents. *J Clin Oncol* 11:1208–1215, 1993.
246. Shapiro CL, Mauch PM: Radiation-associated breast cancer after Hodgkin's disease: Risks and screening in perspective. *J Clin Oncol* 10:1662–1665, 1992.
247. Swerdlow AJ, Barber JA, Hudson GV, et al: Risk of second malignancy after Hodgkin's disease in a collaborative British cohort: The relation to age at treatment. *J Clin Oncol* 18:498–509, 2000.
248. Travis LB, Gospodarowicz M, Curtis RE, et al: Lung cancer following chemotherapy and radiotherapy for Hodgkin's disease. *J Natl Cancer Inst* 94:182–192, 2002.
249. De Bruin ML, Sparidans J, van't Veer MB, et al: Breast cancer risk in female survivors of Hodgkin's lymphoma: Lower risk after smaller radiation volumes. *J Clin Oncol* 27:4239–4246, 2009.
250. van Leeuwen FE, Klokman WJ, Stovall M, et al: Roles of radiation dose, chemotherapy, and hormonal factors in breast cancer following Hodgkin's disease. *J Natl Cancer Inst* 95:971–980, 2003.
251. Swerdlow AJ, Schoemaker MJ, Allerton R, et al: Lung cancer after Hodgkin's disease: A nested case-control study of the relation to treatment. *J Clin Oncol* 19:1610–1618, 2001.
252. Eriksson F, Gagliardi G, Liedberg A, et al: Long-term cardiac mortality following radiation therapy for Hodgkin's disease: Analysis with the relative seriality model. *Radiother Oncol* 55:153–162, 2000.
253. Hancock SL, Hoppe RT, Horning SJ, et al: Intercurrent death after Hodgkin disease therapy in radiotherapy and adjuvant MOPP trials. *Ann Intern Med* 109:183–189, 1988.
254. Boivin JF, Hutchison GB, Lubin JH, et al: Coronary artery disease mortality in patients treated for Hodgkin's disease. *Cancer* 69:1241–1247, 1992.
255. Adams MJ, Lipsitz SR, Colan SD, et al: Cardiovascular status in long-term survivors of Hodgkin's disease treated with chest radiotherapy. *J Clin Oncol* 22:3139–3148, 2004.
256. Heidenreich PA, Hancock SL, Lee BK, et al: Asymptomatic cardiac disease following mediastinal irradiation. *J Am Coll Cardiol* 42:743–749, 2003.
257. Aleman BM, van den Belt-Dusebout AW, De Bruin ML, et al: Late cardiotoxicity after treatment for Hodgkin lymphoma. *Blood* 109:1878–1886, 2007.
258. Swerdlow AJ, Higgins CD, Smith P, et al: Myocardial infarction mortality risk after treatment for Hodgkin disease: A collaborative British cohort study. *J Natl Cancer Inst* 99:206–214, 2007.
259. De Bruin ML, Dorresteijn LD, van't Veer MB, et al: Increased risk of stroke and transient ischemic attack in 5-year survivors of Hodgkin lymphoma. *J Natl Cancer Inst* 101:928–937, 2009.
260. Hull MC, Morris CG, Pepine CJ, et al: Valvular dysfunction and carotid, subclavian, and coronary artery disease in survivors of Hodgkin lymphoma treated with radiation therapy. *JAMA* 290:2831–2837, 2003.
261. Chapman RM, Sutcliffe SB, Rees LH, et al: Cyclical combination chemotherapy and gonadal function. Retrospective study in males. *Lancet* 1:285–289, 1979.
262. da Cunha MF, Meistrich ML, Fuller LM, et al: Recovery of spermatogenesis after treatment for Hodgkin's disease: Limiting dose of MOPP chemotherapy. *J Clin Oncol* 2:571–577, 1984.
263. Chapman RM, Sutcliffe SB, Malpas JS: Cytotoxic-induced ovarian failure in women

with Hodgkin's disease. I. Hormone function. *JAMA* 242:1877–1881, 1979.

264. Horning SJ, Hoppe RT, Kaplan HS, et al: Female reproductive potential after treatment for Hodgkin's disease. *N Engl J Med* 304:1377–1382, 1981.

265. Anselmo AP, Cartoni C, Bellantuono P, et al: Risk of infertility in patients with Hodgkin's disease treated with ABVD vs MOPP vs ABVD/MOPP. *Haematologica* 75:155–158, 1990.

266. Viviani S, Santoro A, Ragni G, et al: Gonadal toxicity after combination chemotherapy for Hodgkin's disease. Comparative results of MOPP vs ABVD. *Eur J Cancer Clin Oncol* 21:601–605, 1985.

267. Hodgson DC, Pintilie M, Gitterman L, et al: Fertility among female Hodgkin lymphoma survivors attempting pregnancy following ABVD chemotherapy. *Hematol Oncol* 25:11–15, 2007.

268. Behringer K, Breuer K, Reineke T, et al: Secondary amenorrhea after Hodgkin's lymphoma is influenced by age at treatment, stage of disease, chemotherapy regimen, and the use of oral contraceptives during therapy: A report from the German Hodgkin's Lymphoma Study Group. *J Clin Oncol* 23:7555–7564, 2005.

269. Hancock SL, Cox RS, McDougall IR: Thyroid diseases after treatment of Hodgkin's disease. *N Engl J Med* 325:599–605, 1991.

270. Carmel RJ, Kaplan HS: Mantle irradiation in Hodgkin's disease. An analysis of technique, tumor eradication, and complications. *Cancer* 37:2813–2825, 1976.

271. Horning SJ, Adhikari A, Rizk N, et al: Effect of treatment for Hodgkin's disease on pulmonary function: Results of a prospective study. *J Clin Oncol* 12:297–305, 1994.

272. Smith LM, Mendenhall NP, Cicale MJ, et al: Results of a prospective study evaluating the effects of mantle irradiation on pulmonary function. *Int J Radiat Oncol Biol Phys* 16:79–84, 1989.

273. Donaldson SS, Kaplan HS: Complications of treatment of Hodgkin's disease in children. *Cancer Treat Rep* 66:977–989, 1982.

274. Rosner F, Zarrabi MH: Late infections following splenectomy in Hodgkin's disease. *Cancer Invest* 1:57–65, 1983.

275. Knobel H, Havard Loge J, Lund MB, et al: Late medical complications and fatigue in Hodgkin's disease survivors. *J Clin Oncol* 19:3226–3233, 2001.

276. Carver JR, Shapiro CL, Ng A, et al: American Society of Clinical Oncology clinical evidence review on the ongoing care of adult cancer survivors: Cardiac and pulmonary late effects. *J Clin Oncol* 25:3991–4008, 2007.

277. Hodgson DC, Koh ES, Tran TH, et al: Individualized estimates of second cancer risks after contemporary radiation therapy for Hodgkin lymphoma. *Cancer* 110:2576–2586, 2007.

278. Engert A, Plutschow A, Eich HT, et al: Reduced treatment intensity in patients with early-stage Hodgkin's lymphoma. *N Engl J Med* 363:640–652, 2010.

第 98 章
弥漫大 B 细胞淋巴瘤和相关疾病

Stephen D. Smith and Oliver W. Press *

多柔比星(DA-R-EPOCH)是否优于标准 R-CHOP,一项大型的Ⅲ期研究已完成,但结果尚未报道。大剂量化疗联合自体造血干细胞移植可治愈一线化疗复发的 DLBCL 患者。

摘要

弥漫大 B 细胞淋巴瘤(diffuse large B-cell lymphomas, DLBCLs)是最常见的包含大细胞或转化 B 细胞的侵袭性异质性肿瘤,在美国占淋巴瘤的 25% ~30%。发病率随年龄而升高;中位发病年龄在 60 岁左右。典型表现为迅速增大的淋巴结或结外肿块以及全身症状。约 50% ~60% 的患者在诊断时即处于进展期。DLBCL 对联合化疗敏感,可治愈。疾病局限的患者,治疗推荐 6 个疗程的利妥昔单抗、环磷酰胺、多柔比星(阿霉素)、长春新碱和泼尼松(R-CHOP)或 3 个疗程 R-CHOP 联合受累野的放射治疗;进展期 DLBCL,治疗推荐 6 个疗程 R-CHOP。关于剂量调整的利妥昔单抗、依托泊苷、泼尼松、长春新碱、环磷酰胺和

定义及历史

弥漫大 B 细胞淋巴瘤(diffuse large B-cell lymphomas, DLBCLs)涵盖一组大细胞、转化 B 细胞为表型的异质性、侵袭性淋巴瘤,导致正常淋巴结结构的弥散性破坏。DLBCL 在之前淋巴瘤分型系统中的命名各式各样,常具误导性,包括"网状细胞肉瘤"、"弥漫组织细胞淋巴瘤",以上在最近一篇淋巴瘤组织学的综述中有详细介绍[1]。根据形态学、生物学和临床表现,可分为多个亚型。表 98-1 为世界卫生组织(WHO)分类[2]。DLBCL 可为原发,也可由惰性淋巴瘤转化而来,包括小淋巴细胞淋巴瘤或滤泡性淋巴瘤。

简写和缩略词

ABC,激活的 B 细胞样(activated B-cell-like);ACVBP,多柔比星(阿霉素)、环磷酰胺、长春地辛、博来霉素、泼尼松(doxorubicin(Adriamycin), cyclophosphamide, vindesine, bleomycin, prednisone);Allo-HST,异基因造血干细胞移植(allogeneic hematopoietic stem cell transplantation);ASCT,自体造血干细胞移植(autologous stem cell transplantation);BEAM,大剂量卡莫司汀、依托泊苷、阿糖胞苷和美法仑(high-dose carmustine, etoposide, cytarabine, and melphalan);CHOP,环磷酰胺、多柔比星、长春新碱、泼尼松(cyclophosphamide, doxorubicin, vincristine, Prednisone);CR,完全缓解(complete remission);CytaBOM,阿糖胞苷、博来霉素、长春新碱、氨甲蝶呤(需四氢叶酸解救)(cytarabine, bleomycin, vincristine, methotrexate(with leucovorin rescue));DFS,无病生存(disease-free survival);DLBCL,弥漫大 B 细胞淋巴瘤(diffuse large B-cell lymphoma);EBV,Epstein-Barr 病毒(Epstein-Barr virus);EFS,无事件生存(event-free survival);EPOCH,依托泊苷、泼尼松、长春新碱、环磷酰胺、多柔比星(etoposide, prednisone, vincristine, cyclophosphamide, doxorubicin);ESHAP,依托泊苷、甲泼尼龙、阿糖胞苷、顺铂(etoposide, methylprednisolone, cytarabine, cisplatin);FDG,18-氟脱氧葡萄糖(18-fluorodeoxyglucose);GCB,生发中心 B 细胞样(germinal center B-cell-like);GELA,法国成人淋巴瘤研究组(Group d'Etude des Lymphomes de l'Adulte);GVHD,移植物抗宿主病(graft-versus-host disease);ICE,异环磷酰胺、卡铂、依托泊苷(ifosfamide, carboplatin, Etoposide);IFRT,受累野放疗(involved-field radiation therapy);Ig,免疫球蛋白(immunoglobulin);IL,白介素(interleukin);LDH,乳酸脱氢酶(lactate dehydrogenase);MACOP-B,大剂量氨甲蝶呤、多柔比星、环磷酰胺、长春新碱、泼尼松、博来霉素(high-dose methotrexate, doxorubicin, cyclophosphamide, vincristine, prednisone, bleomycin);m-BACOD,中剂量氨甲蝶呤、博来霉素、多柔比星、环磷酰胺、长春新碱、地塞米松(moderate-dose methotrexate, bleomycin, doxorubicin, cyclophosphamide, vincristine, dexamethasone);MOPP,氮芥、长春新碱、丙卡巴肼、泼尼松(mechlorethamine, vincristine, procarbazine, Prednisone);OS,总生存(overall survival);PFS,无进展生存(progression-free survival);ProMACE,泼尼松、氨甲蝶呤、多柔比星、环磷酰胺、依托泊苷(prednisone, methotrexate, doxorubicin, cyclophosphamide, etoposide);PTLD,移植后淋巴组织增生性疾病(posttransplantation lymphoproliferative disorder);R-CHOP,利妥昔单抗加 CHOP(rituximab plus CHOP);R-EPOCH,利妥昔单抗加 EPOCH(rituximab plus EPOCH);R-ICE,利妥昔单抗加 ICE(rituximab plus ICE);VACOP-B,长春新碱、多柔比星、环磷酰胺、依托泊苷、泼尼松和博来霉素(vincristine, doxorubicin, cyclophosphamide, etoposide, prednisone, and bleomycin);WHO,世界卫生组织(World Health Organization)。

* 在上一版中本章作者 Michael Boyiadzis 和 Kenneth A. Foon 撰写的部分内容在本版中予以保留。

表 98-1　弥漫大 B 细胞淋巴瘤分型:变异型和亚型 2

Ⅰ. 弥漫大 B 细胞淋巴瘤,NOS
  A. 普通形态分类
    1. 中心母细胞型
    2. 免疫母细胞型
    3. 间变型
  B. 罕见形态分类
  C. 分子亚型
    1. 生发中心 B 细胞样
    2. 激活 B 细胞样
  D. 免疫组化亚型 1
    1. CD5 阳性 DLBCL
    2. 生发中心 B 细胞样
    3. 非生发中心 B 细胞样
Ⅱ. 弥漫大 B 细胞淋巴瘤亚型
  A. T 细胞/富含组织细胞的大 B 细胞淋巴瘤
  B. 慢性炎症相关 DLBCL*
  C. 老年人 EBV 阳性 DLBCL*
Ⅲ. 相关成熟 B 细胞淋巴瘤
  A. 原发纵隔(胸腺)大 B 细胞淋巴瘤[15]
  B. 血管内大 B 细胞淋巴瘤
  C. 原发皮肤 DLBCL,腿型*
  D. 淋巴瘤样肉芽肿病
  E. ALK 阳性 DLBCL
  F. 浆母细胞淋巴瘤(参见第 81 章)
  G. 由 HHV8 相关多中心 Castleman 病产生的大 B 细胞淋巴瘤(参见第 81 章)*
  H. 原发性渗出性淋巴瘤(参见第 81 章)
Ⅳ. 交界性
  A. B 细胞淋巴瘤未分型,介于弥漫大 B 细胞淋巴瘤和 Burkitt 淋巴瘤之间*
  B. B 细胞淋巴瘤未分型,介于弥漫大 B 细胞淋巴瘤和经典霍奇金淋巴瘤之间

ALK:间变性淋巴瘤激酶;DLBCL:弥漫大 B 细胞淋巴瘤;EBV:Epstein-Barr 病毒;HHV:人类疱疹病毒,NOS:非特指型
*:特殊亚型

流行病学

DLBCL 是美国和欧洲最常见的 B 细胞淋巴系肿瘤,约占成熟 B 细胞淋巴瘤的 28%[3,4]。发病率因种族而异:美国的欧洲后裔较非洲后裔的 DLBCL 发病率高。与其他多数类型淋巴瘤相似,男性发病居多。最常见于中老年人群。初诊时中位年龄约为 65 岁。由于淋巴瘤发病率自 20 世纪 40 年代到 20 世纪 90 年代中期明显升高,流行病学研究日益受到重视。除草剂(如苯氧羧酸)、杀虫剂(如有机氯)、有机溶剂(如甲苯、苯)、黑色染发剂、体重指数、吸烟、饮酒和炎症反应都曾被研究过,但

迄今为止,没有任何一种吸入物、接触物或食物被明确证实与 DLBCL 的发生率升高密切相关[5]。

病因及发病机制

DLBCL 是一组高度分子异质性的疾病,细胞遗传学、基因表达谱和全基因组测序能够检测到多种复杂的染色体易位和遗传学异常。该疾病来源于淋巴结生发中心的已发生免疫球蛋白(immunoglobulin,Ig)基因体细胞突变的 B 细胞[6]。BCL6 基因重排见于约 40% 的具有正常免疫功能的患者和约 20% 的 HIV 相关病例[7~9]。累及 3q27 的染色体易位可产生 5' 翻译区截短型的 BCL6,通常发生于第一号外显子或第一号内含子,导致启动子区的全部移除或缺失,而编码区不受影响[10]。在少数病例中,断裂点并非位于 BCL6 基因的近端。如发生 3q27 和 14q32(IgH)、2p11(Igκ)和 22q11(Igλ)的交互易位,异源性的启动子作用于其编码区,导致 BCL6 基因过表达,即启动子替代(promoter substitution)[10,11]。BCL6 蛋白介导多个转录因子和 DNA 的特异性结合,表达于生发中心 B 细胞而不是浆细胞时还能影响生发中心相关功能。因此,BCL6 下调对于 B 细胞终末分化为记忆 B 细胞和浆细胞具有相当重要的作用[12]。

约 30% 的 DLBCL 具有 t(14;18)易位,累及 Ig 重链基因和 BCL2。DLBCL 伴 BCL2 基因重排可发生于两种情况:1)滤泡型淋巴瘤转化或 2)生发中心型 DLBCL。P53 突变常见于前者[13]。

Ig 基因可变区的突变一般会影响生发中心 B 细胞产生抗体的类型。异常体细胞突变发生于 50% 以上的 DLBCL 患者,上述突变作用于多个位点,包括原癌基因 PIM1、MYC、RhoH/TTF(ARHH)和 PAX5[11]。c-MYC 基因重排发生于 10% 的 DLBCL 患者。

基因表达谱检测发现 DLBCL 三种分子亚型:①生发中心 B 细胞样(germinal center B-cell-like,GCB);②激活 B 细胞样(activated B-cell-like,ABC);③原发纵隔 B 细胞淋巴瘤(primary mediastinal B-cell lymphoma,PMBCL)[14~17]。GCB 型 DLBCL 来源于正常生发中心 B 细胞,ABC 型 DLBCL 来源于浆样分化停滞的后生发中心 B 细胞,PMBCL 来源于胸腺 B 细胞。高通量、基因组拷贝数检测联合基因表达谱分析显示这些 DLBCL 亚型具有各自不同的发病机制[18],进一步的基因组学研究(基因组/外显子/RNAseq 测序技术)显示 GCB 型 DLBCL 常伴组蛋白修饰和染色质重塑相关基因的重现突变,ABC 型常伴 B 细胞信号通路和核因子(nuclear factor,NF)-κB 家族相关的突变(详见表 98-2)[19~23]。此外,GCB 型 DLBCL 中,具有致癌作用的 miR-17~92 微小 RNA(microRNA)位点扩增和抑癌基因 PTEN 缺失多见,但在 ABC 型 DLBCL 中很少见。

表 98-2　弥漫大 B 细胞淋巴瘤根据细胞起源不同亚型以独特的突变为特征

GCB DLBCL			ABC DLBCL		
突变	频率	效应	突变	频率	效应
BCL2 易位	25%	抗凋亡	PRDM1	50%	分化阻滞
EZH2 突变	22%	组蛋白修饰	A20loss	20%	NF-κB 激活
MEF2B 突变	22%	染色质重塑	CD79B 突变	21%	NF-κB/BCR 信号传递

表98-2　弥漫大 B 细胞淋巴瘤根据细胞起源不同亚型以独特的突变为特征(续)

GCB DLBCL			ABC DLBCL		
突变	频率	效应	突变	频率	效应
MYC 易位	5%	增殖	CARD 11 突变	11%	NF-κB 激活
TNFRSF14 突变	13%	免疫逃逸	MYD88 突变	29%	NF-κB/JAK-STAT 信号传递
GNA 12&13 突变	29%	GTPases;B 细胞归巢			

ABC,活化 B 细胞样;BCR,断裂点簇集区;DLBCL,弥漫大 B 细胞淋巴瘤;GCB,生发中心 B 细胞样;GTPase,鸟苷三磷酸酶;JAK,Janus 激酶;NF-κB,核因子-κB;STAT,信号传导子及转录激活子

● 临床特征

症状和体征

　　DLBCL 患者的典型症状包括进行性的淋巴组织肿大,最常见的有颈部淋巴结肿大或腹部肿块。B 症状(夜间盗汗、发热、体重减轻)见于约 30% 的患者。结外病变见于约 40% 的患者,最常见的部位为胃肠道或骨髓[24,25],其他部位包括睾丸、骨、甲状腺、唾液腺、皮肤、肝脏、乳腺、鼻腔、鼻旁窦和中枢神经系统(central nervous system,CNS)。DLBCL 发病可有局部血管压迫症状(如上腔静脉综合征)或气道压迫症状(气管支气管压迫),需要急诊治疗。

　　其他少见的症状和体征会发生于某些亚型的 DLBCL,如血管内大 B 细胞淋巴瘤的不明原因发热、原发渗出性淋巴瘤的胸腔积液,后者可能见于人类疱疹病毒 8 感染的免疫抑制患者。约 60% 的 DLBCL 疾病呈弥散性(Ⅲ期或Ⅳ期),骨髓累及见于约 15% 的患者。淋巴结病理提示 DLBCL 而骨髓中为惰性淋巴瘤也有发生,这种情况并不影响预后,但疾病较易复发。CNS 累及多见于伴多发结外病变的患者,特别是睾丸、鼻旁窦或骨髓[26],常伴血清乳酸脱氢酶(lactic dehydrogenase,LDH)水平升高。具有 CNS 累及高危因素的患者需常规进行脑脊液流式细胞分析克隆 B 细胞检查,这是检测 CNS 疾病的最敏感的方法。韦氏环累及的患者胃肠道淋巴瘤的发生率高。

● 实验室特征

外周血和骨髓

　　10%~20% 的 DLBCL 患者伴有骨髓累及,外周血片形态学检测可发现大约 3%~8% 的患者血液受累。但用更灵敏的检测方法,如流式细胞分析,这一比例可能更高。骨髓累及可引起贫血,更严重者发生白细胞减少和血小板减少。毋庸置疑,这些症状在细胞毒药物治疗后可能进一步加重。

细胞免疫表型

　　淋巴瘤细胞表面可表达单克隆 Igκ 或 λ 轻链,最常见的表面抗原是 IgM,细胞不表达 Ig 的情况并不多见[27]。淋巴瘤细胞通常表达全 B 细胞抗原,CD19、CD20、CD22、PAX5 和 CD79a,也表达 CD45,有时表达 CD10 或 CD5[27,28]。CD5⁺淋巴瘤侵袭性较

高,预后较差[29]。CD10⁺DLBCL 如包含较多的大细胞时,难以和 Burkitt 淋巴瘤或滤泡型淋巴瘤 3 级区分[30]。当流式细胞分型显示成熟 CD10⁺ B 细胞表型时,更需要通过形态学和基因检测对上述类型淋巴瘤进行鉴别。黏附分子如白细胞功能相关抗原-1(LFA-1;CD16/CD18)和 CD44 表达于 50%~75% 的 DLBCL 患者。CD44 表达于高度侵袭性的 DLBCL 类型,患者病变弥散,预后差[31]。

病理学

　　淋巴结结构被弥漫浸润的大淋巴细胞所替代,细胞形态多样,根据细胞大小、细胞核的数量、细胞质的嗜碱性、细胞核多形性情况,呈中央母细胞样、免疫母细胞样和间变细胞样。其他罕见的形态学变异,如黏液样变或纤维化。虽然 DLBCL 的弥漫分布在病理学上可以和滤泡型淋巴瘤的灶性生长区分,这种区分在细针穿刺活检、体液、血液或骨髓中获得的标本上通常是不可能的。同时,20% 的 DLBCL 和 85% 的滤泡型淋巴瘤可检测到 t(14;18)(q32;q21)易位,提示两者可能有重叠(参见第 99 章)。DLBCL 细胞的 Ig 可变区基因多已发生重排和体细胞突变。表型转换可能发生[32]。

● 鉴别诊断

　　需与 DLBCL 鉴别的包括非恶性的免疫母细胞浸润(传染性单核细胞增多症)、非淋系肿瘤(肉瘤)和其他淋巴瘤亚型,包括霍奇金淋巴瘤(参见第 97 章),淋巴母细胞淋巴瘤和 Burkitt 淋巴瘤(参见第 102 章)。因此,在诊断时获得充足的组织标本非常关键。如可行的情况下,与小的空心针穿刺活检相比,更倾向于手术切除活检。细针穿刺无法获取充足的组织用于 DLBCL 的诊断,临床上不推荐。肿瘤性克隆的存在在大部分病例中可通过分子和/或免疫表型进一步确诊。

● 治疗

治疗原则

　　通过蒽环类药物联合化疗,DLBCL 是可治愈的。患者是否接受全程治疗决定了患者的疗效,因此,要尽量避免减少化疗剂量或延迟化疗时间。治疗前,要考虑到几项因素,如患者的临床分期、症状和国际预后指数(international prognostic index,IPI)。同时,需按原则随访疗效[33]。其他需要注意的有患者的

年龄和并发症,两者对于治疗方案的选择非常关键。将来可根据不同的肿瘤生物学特性进行个体化精细治疗,然而,详细分期、重要变异病理类型识别,以及 IPI 分期仍是患者评估的必要因素。

局限期弥漫大 B 细胞淋巴瘤(I 期和 II 期)

约30%的患者发病时病变局限,既往标准的治疗方法是放射治疗(后简称放疗)[34],然而, I 期患者放疗后的 5 年无病生存仅为50%, II 期患者约为20%。化疗联合放疗改善了患者的预后,减少病变的播散[35~40]。多项随机临床研究显示化疗,特别是环磷酰胺、阿霉素、长春新碱和泼尼松(CHOP)方案的治

疗作用(表98-3)。

美国西南肿瘤协作组(Southwest Oncology Group)随机治疗401 例 I 期或无大肿块的 II 期患者,使用 8 个疗程 CHOP 化疗或 3 个疗程 CHOP 加用受累野放疗(involved-field radiotherapy, IFRT)[41]。化疗联合放疗患者 5 年的总生存率(overall survival, OS)和无进展生存率(progression-free survival, PFS)显著优于单用化疗组(82% vs. 72%, $p=0.02$;77% vs. 64%, $p=0.03$)。单用化疗的患者心脏毒性较多。按年龄调整的 IPI 分组,高危患者总生存较差。长期随访结果显示,无失败生存(failure-free survival, FFS)曲线和 OS 曲线分别在7年和9年时交叉。CHOP 联合 IFRT 的早期优势随着淋巴瘤在5~10年中的复发而消失[42]。

表98-3 局限期侵袭性淋巴瘤的治疗

人口学资料	患者数	治疗方案	5 年总生存(p 值)(%)	文献
I 、II 期,无巨大包块	401	8 周期 CHOP 对照	72	41,42
		3 周期 CHOP+IFRT	82 ($p=0.05$)	
存在巨大包块的 I 、I E、II 和 II E 期	399	8 周期 CHOP 对照	73 *	43
		8 周期 CHOP+IFRT	87 ($p=0.24$)	
年龄>60 岁,IPI=0 分	576	4 周期 CHOP 对照	72	44
		4 周期 CHOP+IFRT	68 ($p=0.5$)	
年龄<61 岁,局限性 I 、II 期,IPI=0 分	647	ACVBP 对照	90	45
		3 周期 CHOP+IFRT	87($p<0.001$)	
I 、II 期,IPI>0 分	60	R-CHOP+IFRT	92	46

CHOP,环磷酰胺、多柔比星、长春新碱、泼尼松;IFRT,受累野放疗;IPI,国际预后指数;OS,总生存;R-CHOP,利妥昔单抗、环磷酰胺、多柔比星、长春新碱、泼尼松

* 172 例完全缓解的患者随机分为观察组和受累野放疗组的总生存率

美国东部肿瘤协作组(Eastern Cooperative Oncology Group, ECOG)的临床研究包括 399 例患者,伴大肿块的 I 期(纵隔或后腹膜肿块,或肿块>10cm)、I E 期、II 期或 II E 期病变,CHOP方案完全缓解(CR)的患者随机接受 30Gy 的受累野照射或观察[43]。部分缓解(PR)的患者接受 40Gy 的受累野及邻近非受累野照射。172 例 CR 的患者中,接受低剂量受累野放疗者 6 年无病生存(disease-free survival, DFS)为 73%,仅接受 CHOP 化疗者为 56%,OS 无统计学差异($p=0.05$)。PR 患者 6 年 FFS为 63%,放疗虽然能使部分患者获得 CR,但不影响预后。对于8 个疗程 CHOP 后获得 CR 的患者,低剂量受累野放疗可延长DFS,控制局部病变,但不能改善生存。

法国成人淋巴瘤研究组(Group d'Etude des Lymphomes de l'Adulte, GELA)的研究包括 576 例年龄超过 60 岁的老年患者, I 期和 II 期病变,IPI 评分为 0,随机接受 4 个疗程 CHOP 联合或不联合受累野放疗(40Gy)[44]。单用 CHOP 方案化疗的患者 5 年无事件生存率(event-free survival, EFS)为 61%,而联合受累野放疗的患者为 64%,OS 分别为 72% 和 68%。另一项GELA 研究显示,647 例年龄小于 61 岁的低危侵袭性淋巴瘤患

者随机接受 3 个疗程 CHOP 联合 30~40Gy 受累野放疗或大剂量多柔比星、环磷酰胺、长春地辛、博来霉素和泼尼松(doxorubicin, cyclophosphamide, vindesine, bleomycin and prednisone, ACVBP)方案联合氨甲蝶呤(methotrexate)、异环磷酰胺(ifosfamide)、依托泊苷(etoposide)和阿糖胞苷(cytarabine)巩固化疗[45],两者的 EFS 分别为 74% 和 82%, $p=0.001$,OS 分别为 87% 和 90%, $p<0.001$,即单用大剂量化疗的患者明显优于化疗联合放疗的患者。由于没有长春地辛,ACVBP 方案无法在美国使用。

上述研究都是在利妥昔单抗(rituximab)一线治疗 DLBCL前进行的。之后的一项 II 期研究中,60 例年龄超过 60 岁,至少具有一个 IPI 不利危险因素的患者(除外 II 期大肿块)接受利妥昔单抗和 CHOP 方案(R-CHOP),之后接受 40~46Gy 受累野放疗[46]。2 年和 4 年 PFS 分别为 95% 和 88%,2 年和 4 年 OS 分别为 95% 和 92%。未接受利妥昔单抗治疗的历史对照患者 4年的 PFS 和 OS 分别为 78% 和 88%。另外,回顾性研究提示放疗在接受 R-CHOP 方案的非选择性 DLBCL(包括局限性病变)患者[47]和年龄 61~80 岁伴大肿块(≥7.5cm)患者中的作用[48]。

虽然目前可获得的数据还不充分,但是 3 个疗程 R-CHOP 方案联合 40~46Gy 的受累野照射或 6 个疗程 R-CHOP 方案不联合照射是现今标准的治疗选择。

进展期弥漫大 B 细胞淋巴瘤

联合化疗[氮芥(mechlorethamine)、长春新碱(vincristine)、丙卡巴肼(procarbazine)、泼尼松(prednisone),MOPP]治疗霍奇金淋巴瘤取得成功,这一策略也被用于 DLBCL 的治疗,包括环磷酰胺、长春新碱、丙卡巴肼和泼尼松(C-MOPP;同义词:COPP)方案[49]和环磷酰胺(cyclophosphamide 750mg/m² IV)、多柔比星(doxorubicin 50mg/m² IV)、长春新碱(vincristine 1.4mg/m²,最大剂量 2mg)和泼尼松(prednisone 100mg,口服,1~5天),每 21 天重复 1 次的 CHOP 方案。1972~1975 年间报道 DLBCL 患者经治疗后达到 CR 和长期无进展生存,使 21 周期,6~8 个疗程的 CHOP 方案成为美国 DLBCL 治疗使用最普遍的方案(表 98-4)。

表 98-4　中危和高危淋巴瘤的联合化疗

方案	剂量	给药途径	给药天数	两次化疗间隔(天)	周期
R-CHOP-21					
利妥昔单抗	375mg/m²	IV	1	21	6~8
环磷酰胺	750mg/m²	IV	1		
多柔比星	50mg/m²	IV	1		
长春新碱	1.4mg/m²	IV	1		
泼尼松	100mg/d	PO	1~5		
CHOP-14					
环磷酰胺	750mg/m²	IV	1	14	6~8
多柔比星	50mg/m²	IV	1		
长春新碱	1.4mg/m²	IV	1		
泼尼松	100mg/d	PO	1~5		
剂量调整的 R-EPOCH*					
利妥昔单抗	375mg/m²	IV	1	21	6~8
依托泊苷	50mg/m²/d	CIV	1~4(96 小时)		
多柔比星	10mg/(m²·d)	CIV	1~4(96 小时)		
长春新碱	0.4mg/d	CIV	1~4(96 小时)		
环磷酰胺	750mg/(m²·d)	IV	5		
泼尼松	60mg/(m²·d)	PO	1~5		
ESHAP(复发淋巴瘤)					
依托泊苷	40mg/m²	IV	1~4	21	
甲泼尼松	500mg/m²	IV	1~5		
阿糖胞苷	2mg/m²	IV	5		
顺铂	25mg/m²	CIV	1~4		
DHAP(复发淋巴瘤)					
地塞米松	40mg/m²	PO or IV	1~4	21	
顺铂	100mg/m²	CIV	1		
阿糖胞苷	2gm/m²	IVq12h×2 次	2		
R±ICE(复发淋巴瘤)					
利妥昔单抗	375mg/m²	IV	1	14	
异环磷酰胺	5000mg/m²	IV	1(第 2 天)		
卡铂	AUC=5(最大 800mg)	IV	1(第 2 天)		
依托泊苷	100mg/m²	IV	1~3		
乙二醇化非格司亭	6mg	SQ	1(第 2 天)		

AUC,曲线下面积;CIV,连续静脉输注;SQ,皮下。

* 当前一疗程中患者的中性粒细胞绝对计数最低值≥0.5×10⁹/L 时,依托泊苷、多柔比星和环磷酰胺的剂量增加 20%。

我们建议读者在使用前核实这些治疗方案的药物、剂量和给药途径。

为进一步提高 CHOP 方案的疗效,又有多个联合化疗方案应用于临床。单中心、单臂研究结果显示多数方案能进一步提高反应率,CR 率和 DFS 率分别达到 80% 和 60%[50~51]。m-BACOD 方案[中剂量氨甲蝶呤(methotrexate)、博来霉素(bleomycin)、多柔比星(doxorubicin)、环磷酰胺(cyclophosphamide)、长春新碱(vincristine)、地塞米松(dexamethasone)]、ProMACE[泼尼松(prednisone)、氨甲蝶呤(methotrexate)、多柔比星(doxorubicin)、环磷酰胺(cyclophosphamide)、依托泊苷(etoposide)]/CytaBOM[(阿糖胞苷(cytarabine)、博来霉素(bleomycin)、长春新碱(vincristine)、氨甲蝶呤(methotrexate)]、MACOP-B[大剂量氨甲蝶呤(methotrexate)、多柔比星(doxorubicin)、环磷酰胺(cyclophosphamide)、长春新碱(vincristine)、泼尼松(prednisone)、博来霉素(bleomycin)]]的 II 期临床试验的反应率均优于 CHOP 方案[52]。然而,疗效的提高只见于单中心的研究,而没能在多中心研究或延长随访时间后得到证实。一项前瞻性研究比较 m-BACOD 和 CHOP 方案,未发现两者在 CR 率、DFS 率和 OS 方面存在差异[53]。由于各研究的结果不一,一项四臂、III 期、随机研究进一步比较了 CHOP、m-BACOD、MACOP-B 和 ProMACE/CytaBOM 方案[54]。这项具有标志性的临床试验入选了 897 例中高危淋巴瘤患者,85% 的患者为弥漫或滤泡大细胞淋巴瘤。结果显示,各组之间疗效相当,DFS 率为 35%~40%;接受 CHOP 方案者 4 年生存率为 36%,接受 m-BACOD 方案者为 34%,接受 ProMACE/CytaBOM 方案者为 45%,接受 MACOP-B 方案者为 39%(p=0.14)。CHOP 方案最安全,只有 1% 的治疗相关死亡,而 MACOP-B 方案达 6%。在这项随机的 III 期试验中,与简单、安全的 CHOP 方案相比,大剂量方案并未提高缓解率、DFS 或 OS。既往单中心的 II 期临床试验显示完全反应率提高的原因多因为入选了过多的 IPI 低危患者。

2002 年,GELA 开展了一项重要的随机临床试验,结果显示在老年 DLBCL 患者中利妥昔单抗联合 CHOP 方案能够显著增加疗效,且附加的副反应也很小[55,56]。在这项研究中,399 例 60~80 岁的初治 DLBCL 患者随机接受 8 个疗程 CHOP,每 21 天一个疗程(CHOP-21)或 CHOP-21 联合利妥昔单抗。与单用 CHOP-21 方案相比,利妥昔单抗联合 CHOP-21 方案使患者的 CR 率从 63% 增至 76%,EFS 从 38% 增至 57%,OS 从 57% 增至 70%。两组的毒副反应无显著差异,除了联合用药组轻微心脏事件发生率较高,可能与利妥昔单抗输注反应有关。ECOG 的另一项研究证实了上述结果,632 例老年患者接受 6~8 个疗程 CHOP-21 方案或联合应用 5 个疗程的利妥昔单抗[57]。中位随访 3.5 年后,R-CHOP 组的 2 年无失败生存率为 53%,而 CHOP 组仅为 46%。二次随机显示 R-CHOP 组患者并不从利妥昔单抗维持治疗中获益。RICOVER-60 研究中,1222 例老年患者随机接受 6 或 8 个疗程 CHOP 方案,每 14 天一次疗程(CHOP-14,白细胞生长因子支持)或 6 或 8 个疗程 R-CHOP-14 方案[58]。与 6 个疗程 CHOP-14 方案相比,6 个疗程 R-CHOP-14 方案显著改善 EFS、PFS 和 OS。然而,8 个疗程 R-CHOP-14 方案并不比 6 个疗程 R-CHOP-14 方案更好。

MInT 试验(国际单克隆抗体治疗临床试验,The Monoclonal Antibody Therapeutic International Trial)进一步证实了年轻 DLBCL 患者中利妥昔单抗联合 CHOP 样方案的优势[59]。824 例年龄调整 IPI 为 0 或 1 分,分期为 II-IV 期或 I 期合并大包块,即预后好的患者,随机接受 6 个疗程的 CHOP 样方案或联合利妥昔单抗。伴大包块(>5cm)患者接受受累区域的放疗。中位随访 34 个月后,联合利妥昔单抗较单用化疗将 EFS 从 59% 提至 79%,OS 从 84% 提至 93%,均有统计学差异(p<0.05)。上述结果提示 6 个疗程 CHOP 样方案联合利妥昔单抗是年轻预后好的 DLBCL 患者最佳的治疗方案。亚组分析显示 IPI 评分 0 分和不伴大包块的患者预后最好,3 年 EFS 为 89%,年龄调整 IPI 为 1 分和伴大包块的患者较差,3 年 EFS 为 74%。

研究者试图通过将 R-CHOP 方案的间歇缩短至 14 天,以增加"剂量强度",提高疗效(R-CHOP-14)。然而,3 个随机临床试验均发现,与 R-CHOP-21 方案相比,R-CHOP-14 方案不能改善 EFS、PFS 或 OS。剂量密集方案会带来更高的血液学毒性[60,61]。另一方面,GELA 在 379 例年龄小于 60 岁、年龄调整 IPI 为 1 分的年轻患者中提出大剂量联合化疗 R-ACVBP 方案(利妥昔单抗、阿霉素、环磷酰胺、长春地辛、博来霉素和泼尼松)作为诱导方案,氨甲蝶呤、足叶乙苷和阿糖胞苷作为巩固方案与 R-CHOP-21 相比能够提高 EFS(81% vs 67%)和 OS(92% vs 84%)[62]。然而,R-ACBVP 方案的血液学毒性和严重毒副反应较 R-CHOP 方案升高(42% vs 15%)。

作为提高化疗效果的一项新策略,美国国立癌症研究所的研究者们提出一种连续输注的化疗方案 EPOCH 方案[依托泊苷(etoposide)、泼尼松(prednisone)、长春新碱(vincristine)、环磷酰胺(cyclophosphamide)、多柔比星(doxorubicin)],其中依托泊苷、长春新碱和阿霉素是持续输注 96 小时,环磷酰胺是一次输注。EPOCH 方案的设计是基于体外实验的结果,即淋巴瘤细胞长时间暴露于低剂量依托泊苷、长春新碱和阿霉素相对于短时间暴露于高剂量不易产生上述药物的耐药性[63]。131 例复发/难治患者中,总反应率 74% 及可接受的毒性[64]。药代动力学发现存在患者间差异,提出需根据患者进行个体化剂量调整[65]。从而引出根据造血干细胞低点进行剂量调整的治疗方案[66]。50 例初治 DLBCL 患者接受了剂量调整的 EPOCH 方案,CR 率达 92%,PFS 和 OS 分别为 70% 和 73%。另一项研究中,72 例初治 DLBCL 应用剂量调整 EPOCH 联合利妥昔单抗治疗,5 年 PFS 和 OS 分别为 79% 和 80%[67]。最近,一项初治 DLBCL 患者 EPOCH 联合利妥昔单抗(R-EPOCH)对比 R-CHOP 方案已经完成,但结果还未见报道(CALGB 50303)[68]。

总而言之,随机临床试验显示 21 天 R-CHOP 方案与 CHOP 方案相比具有优良的疗效和可接受的毒性,因此仍是现代 DLBCL 的标准治疗方案。无论是增大剂量还是改变剂量密度,均不能进一步提升标准 R-CHOP 方案的疗效。作为一种新的持续输注的方法,剂量调整 R-EPOCH 方案的疗效有待研究。随着对 DLBCL 生物学异质性的不断阐明,将患者进行分子分型或预后分组,开展个体化治疗将成为可能。

大剂量化疗联合自体干细胞移植作为初治治疗

大剂量化疗联合自体造血干细胞移植(autologous stem cell transplantation,ASCT)可作为复发、化疗敏感的侵袭性淋巴瘤的标准治疗方案。然而,ASCT 治疗初治患者的疗效报道各异[69~76]。一项 III 期临床试验分析评估了 397 例高-中危和高危接受 CHOP 或 R-CHOP 方案侵袭性淋巴瘤患者,并将 253 例化疗有效的患者随机接受 ASCT 或单纯化疗[75]。ASCT 组 PFS 显著增高(2 年 PFS 69% vs 55%,p=0.005),而 OS 无显著差异(74% vs 71%,p=0.3)。亚组分析显示 IPI 高危 DLBCL 患者接受 ASCT 后 PFS 和 OS 的获益更大。

META 分析评估了大剂量化疗联合 ASCT 作为初始治疗的作用[77]。15 个随机对照临床研究涵盖了 3079 例患者，ASCT 组总体治疗相关死亡率为 6%，与常规化疗相比并没有显著差异。包含 2018 例患者的 13 项试验显示 ASCT 组 CR 率显著升高。然而，ASCT 组 OS 与常规化疗相比并不具有优势。在 12 个研究中，IPI 亚组分型并没有发现 ASCT 与单纯化疗有显著的差异。ASCT 与传统化疗在 EFS 上也没有显著差异。

因此，总体而言，一线 DLBCL 患者并不推荐进行大剂量化疗联合 ASCT。一些学者认为在一线治疗后达到至少部分缓解的高危 DLBCL 患者可能会从 ACST 巩固中获益，但是现有数据并不足够支持这一方法，这阻碍了其广泛应用。因为减少移植前的化疗疗程会减低疗效，因此即使计划行 ASCT，也应接受足疗程的标准化疗。

复发和难治弥漫大 B 细胞淋巴瘤

化疗

虽然近年来化疗方案有很大的改进，仍有一部分的进展型 DLBCL 患者对治疗耐药或在初始化疗后复发。复发多发生在诊断的最初 2 年，在 2 年后长期复发的患者较少见[78]。这些二线方案的总体有效率约 50% ~ 70%，但没有哪个方案更占优。此外，也有报道使用单一药物，如依托泊苷[79]、阿糖胞苷[80]、米托蒽醌[81]、来那度胺[82]和紫杉醇[83]，有效率在 20% ~ 40%。然而，单药治疗的反应持续时间一般不长。

一项前瞻性 II 期研究应用 EPOCH 治疗 131 例复发或难治淋巴瘤患者[64]。125 例可评估的患者中，29 例（23%）获得 CR，60 例（48%）获得 PR。42 例耐药的患者中，57% 有效；28 例复发的患者中，89% 有效，其中 54% 获得 CR。中位随访 76 个月，OS 和 EFS 分别为 17.5 和 7 个月。33 例对化疗敏感的患者未接受 ASCT，EFS 在 36 个月时为 19%。

利妥昔单抗联合异环磷酰胺-卡铂-依托泊苷（ICE）化疗，即 R-ICE 方案能够提高复发或原发耐药 DLBCL 患者的 CR 率[84]。CR 率为 53%，而使用 ICE 方案治疗的 147 例历史对照患者为 27%（p = 0.01）。R-ICE 方案联合 ASCT 的 PFS 也较 95 例使用 ICE 方案联合 ASCT 的历史对照患者稍高（54% vs 43%，p = 0.25）。

一项 122 例复发和难治 DLBCL 患者的前瞻性研究评估了依托泊苷、甲强龙、阿糖胞苷和顺铂（ESHAP）方案的疗效[85]。45 例（37%）患者获得 CR，33 例（27%）患者获得 PR，总有效率为 64%。CR 的中位持续时间为 20 个月，3 年仍为 CR 的患者占 28%。中位 OS 为 14 个月；3 年的生存率为 31%。然而只有 10% 的患者 40 个月后仍保持疾病缓解和存活。

2010 年发表了二线化疗的随机临床试验，比较三周期 R-ICE 或 R-DHAP（利妥昔单抗、地塞米松、大剂量阿糖胞苷和顺铂）后 ASCT 的差异[86]。研究表明 396 例接受 R-ICE 或 R-DHAP 的患者在疗效（缓解率 64% vs 63%）及生存上无差异（3 年 OS 47% vs 51%）。由于缺乏高级别的证据支持某一种挽救化疗方案的绝对优势，复发/难治 DLBCL 的治疗需要考虑并发症及患者因素等进行个体化选择。

自体干细胞移植

一项 109 例患者的随机临床试验研究了 ASCT 在 DHAP 方案复发 DLBCL 患者中的作用，患者随机分组，接受 4 个疗程化疗加放疗（54 例）或放疗联合大剂量化疗和 ASCT（55 例）[87]。移植组 5 年的 EFS 是 46%，而化/放疗组仅为 12%（p = 0.001），OS 率分别为 53% 和 32%（p = 0.038）。复发或原发难治 DLBCL，如在 ASCT 前获得 CR，一般预后较只获得 PR 的患者好。疾病对化疗的敏感性是决定 ASCT 疗效的最关键的因素[86,87]。如对最初治疗就耐药的患者进行 ASCT 后的 DFS 也只 20%。

异体造血干细胞移植

异体造血干细胞移植（allogeneic hematopoietic stem cell transplantation, Allo-HSCT）也应用于 DLBCL 患者。欧洲骨髓移植组（European Bone Marrow Transplant Group）进行了一项 101 例接受 allo-HSCT 和 101 例接受 ASCT 的病例对照研究[88]。两组的 PFS 相似（allo-HSCT 组为 49%，ASCT 组为 46%）。总体复发和进展率 allo-HSCT 组为 23%，而 ASCT 组为 38%，但两者无统计学显著差异。9 例进行 ASCT 的患者死于移植早期的治疗相关毒性，而在 allo-HSCT 组为 17 例。为降低 allo-HSCT 相关的并发症，可使用非清髓的化疗方案，在减少毒性的同时，使移植物有效植入，防止移植物排斥，并获得移植物抗肿瘤反应。一项前瞻性研究中，31 例 DLBCL 患者和 1 例 Burkitt 淋巴瘤患者接受 allo-HSCT，预处理方案是 2Gy 全身照射，加或不加氟达拉滨[89]。24 例患者曾接受 ASCT。中位生存为 45 个月，3 年 OS 和 PFS 分别为 45% 和 3%。3 年累积的复发率和非复发死亡率分别是 41% 和 25%。II ~ IV 度急性移植物抗宿主病（graft-versus-host disease, GVHD）、III ~ IV 度 GVHD 和慢性 GVHD 的发生率分别为 53%、19% 和 47%。另一项研究中，48 例复发或难治 DLBCL 患者（30 例初治和 18 例转化型滤泡性淋巴瘤）接受含阿仑单抗的预处理方案进行移植[90]。4 年的 PFS 和 OS 分别为 48% 和 47%。70% 的患者发生 II ~ IV 度急性 GVHD，13% 的患者发生慢性 GVHD。4 年非复发死亡率为 32%，复发率为 33%。虽然上述结果令人鼓舞，除临床试验外，allo-HSCT 不推荐在 ASCT 前进行。

放射免疫治疗

在 DLBCL 中，并不推荐单用放射免疫治疗（radioimmuno-therapy），但可作为预处理方案的一部分。一项 II 期临床研究评估了钇-90 标记的替伊莫单抗（[90]Y-ibritumomab tiuxetan）联合大剂量 BEAM 方案［卡莫司汀（carmustine）、阿糖胞苷（cytarabine）、依托泊苷（etoposide）和美法仑（melphalan）］和 ASCT 治疗淋巴瘤患者的安全性和有效性，这些患者因年龄或既往接受过放射治疗不能接受全身照射[91]。结果显示，上述方案可行，毒性和耐受性与 BEAM 方案相似。同时，碘-131 标记的托西莫单抗（[131]I-tositumomab, 0.75Gy）联合 BEAM 和 ASCT 治疗化疗耐药的复发或难治淋巴瘤患者，短期和长期毒性与之前单用 BEAM 治疗的患者相似，总生存率和无事件生存率分别为 55% 和 39%[92]。

复发患者的治疗总结

复发患者需接受多药物联合化疗，如 R-ICE 或 R-DHAP 方案。如果患者对化疗敏感且没有化疗反指征,应接受 ASCT。如果是老年患者或伴其他疾病,治疗的目的在于尽量延缓疾病进展。放射治疗可用于缓解局部压迫症状。患者可以单药治疗,但患者的反应率和反应的持续时间较短。

病程及预后

国际预后指数

1993 年有关学者提出了国际预后指数(international prognostic index,IPI),用于经包含多柔比星的化疗方案治疗的侵袭性淋巴瘤患者的预后评估[93,94]。模型中包含的临床指标包括:①肿瘤分期;②血清 LDH 水平;③结外病变部位的数目;④一般情况;⑤患者的年龄(表 98-5 和图 98-1)。如果患者的年龄小于 61 岁,则使用年龄调整的 IPI,包含除年龄和结外病变以外的其他指标。年龄≤60 岁 IPI 评分在 0 分、1 分、2 分、3 分患者的 5 年生存率分别为 83%、69%、46%、32%(表 98-6)[93]。为更

好地评估现代 DLBCL 患者的预后,最近有学者在 IPI 基础上总结了国立癌症网络 IPI(National Comprehensive Cancer Network-IPI,NCCN-IPI)[95]。NCCN-IPI 沿用了 IPI 的五个危险因素,但应用不同的计分方法,优化了含利妥昔单抗的化学免疫方案治疗后患者各预后组的区分。

表 98-5　非霍奇金淋巴瘤国际预后指数[93]

危险因素
年龄>60 岁
血清乳酸脱氢酶大于正常值 2 倍
一般状况≥2 分
Ⅲ期或Ⅳ期病变
结外病变累及>1 处

每个危险因素 1 分,<61 岁的病人总分在 0～3 分之间。年龄校正指数包括除了年龄和结外病变数目以外的所有以上变量。≥61 岁的病人总分在 0～5 分之间,包括所有以上变量。

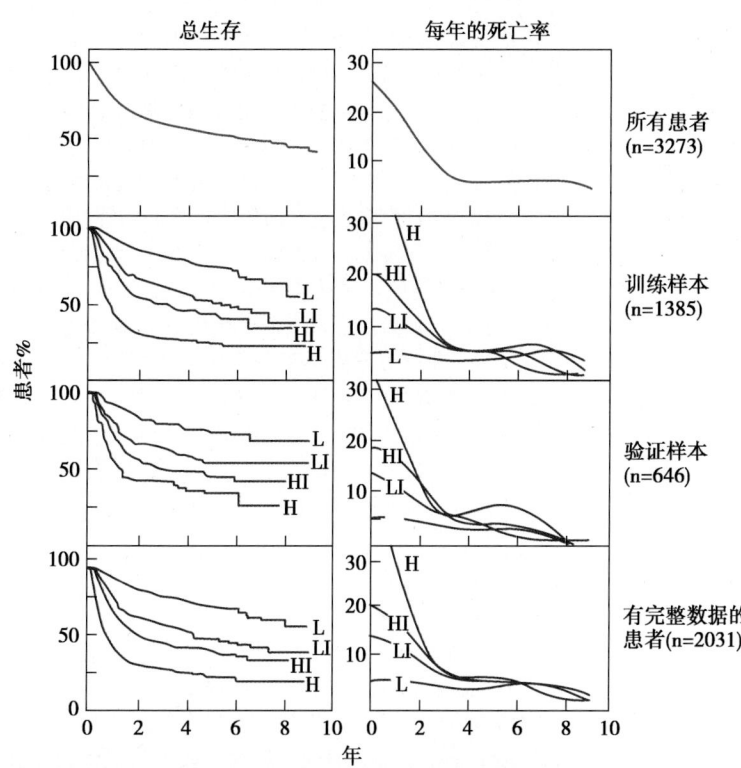

图 98-1　(左图)四个风险组的 Kaplan-Meier 生存曲线。94(右图)研究期间的死亡率。根据国际预后指数,3273 例患者中只有 2031 例有足够的相关信息根据国际预后指数进行分类。H,高危;HI,中高危;L,低危;LI,中低危

表 98-6　国际预后指数各危险组别的预后[93]

国际预后指数	危险因素数目	完全缓解率(%)	无复发生存率(%)		生存率(%)	
国际预后指数,所有患者						
			2 年	5 年	2 年	5 年
低危	0 或 1	87	79	70	84	73
中低危	2	67	66	50	66	51
中高危	3	55	59	49	54	43
高危	4or 5	44	58	40	34	26
年龄校正的国际预后指数,<61 岁						
			2 年	5 年	2 年	5 年
低危	0	92	88	86	90	83
中低危	1	78	74	66	79	69
中高危	2	57	62	53	59	46
高危	3	46	61	58	37	32

基因表达谱和弥漫大 B 细胞淋巴瘤亚型

基因表达谱分析亦被用于 DLBCL 患者的疗效和预后评估（图 98-2）[14~17,96,97]。基因谱分析识别了 6 个基因，通过相应基因的实时定量聚合酶链反应（polymerase chain reaction，PCR）检测能够将 DLBCL 患者分为 3 个不同的预后组[98]。这 6 个基因有的表达在生发中心 B 细胞上（LMO$_2$、BCL6），有的表达在活化 B 细胞上（BCL2、CCND2、SCYA3），有的表达在淋巴上（FN1）。这项研究显示，LMO$_2$、BCL6 和 FN1 表达者生存期长，而 BCL2、CCND2 和 SCYA3 表达者生存期短。蛋白免疫组织化学（immunohistochemistry，IHC）亦可用于 DLBCL 的分组，但与基因表达分组有一定差异[96]。即使有许多不同的 IHC 的分组方法，在依靠 IHC 进行治疗决策及预后分析前仍需要进一步细化。

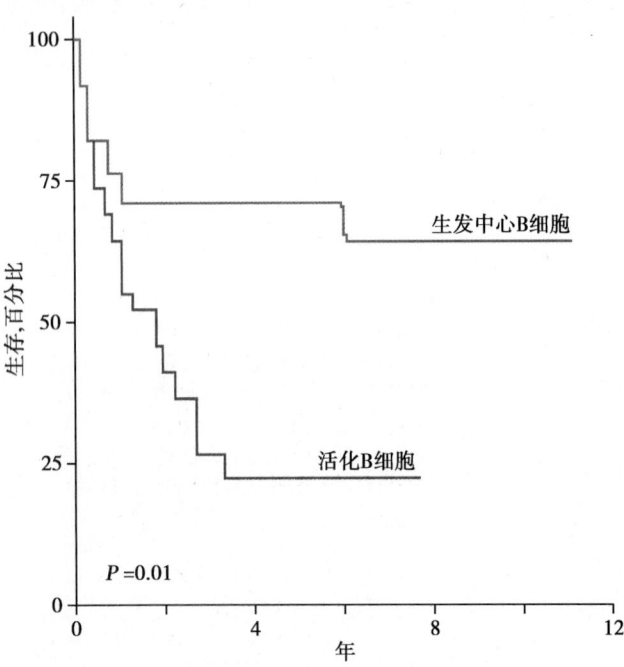

图 98-2　一组弥漫性大 B 细胞淋巴瘤患者的总体生存情况，其细胞来源是通过基因表达谱来确定的。14 恶性细胞来自生发中心 B 细胞的弥漫性大 B 细胞淋巴瘤患者的生存情况明显好于起源于活化 B 细胞的患者

血清乳酸脱氢酶和 β2 微球蛋白

β2 微球蛋白和血清 LDH 水平高于正常的患者预后差，生存率仅为 26%，而两者中一个阴性的患者为 81%[93,99]。

MYC 基因重排或蛋白高表达

约 10% 的 DLBCL 患者具有 MYC 基因重排。荧光原位杂交（fluorescence in situ hybridization，FISH）检测伴 MYC 重排的患者 R-CHOP 方案治疗的 5 年生存率仅 33%，而不伴重排的患者为 72%[100]。其中一部分患者同时检测到 BCL2 或 BCL6 的重排。这些"双打击"淋巴瘤通常被 2008 年 WHO 形态学分类划为"B 细胞淋巴瘤，不能分类，特征介于 DLBCL 和 Burkitt 淋巴瘤之间，不能分类型"，患者预后非常差[2]。IHC 检测 MYC 蛋白高表达的患者预后也较差，尤其是同时伴 BCL2 蛋白高表达[101,102]。

正电子发射体层显像检查

18F-脱氧葡萄糖正电子发射体层显像检查（Fluorine-18-fluorodeoxyglucose-positron emission tomography，FDG-PET）已应用于 DLBCL 患者诊断前的疾病分期和治疗后的疗效评估。在侵袭性淋巴瘤淋巴结和结外病变检测方面，FDG-PET 优于常规 CT，可用于疾病分期、预后和治疗选择[103]。同时，治疗结束后的 FDG-PET 尤其重要。PET 阴性的患者强烈提示疾病得到控制，是现代疗效评估 CR 所必需的[33,104]。其他关于 PET 在 DLBCL 中的应用研究正在进行中。

● 特殊弥漫大 B 细胞淋巴瘤亚型和相关成熟 B 细胞肿瘤的表现和治疗

原发睾丸淋巴瘤

原发睾丸淋巴瘤占所有淋巴瘤的 1%～2%，估计的发生率为每年 0.26/100 000 男性[105]。虽然淋巴瘤只占所有睾丸肿瘤的 1%～7%，但它是 50 岁以上男性最常见的睾丸肿瘤。组织学方面，80%～90% 的原发睾丸淋巴瘤为 DLBCL，诊断时的平均年龄为 68（21～98）岁[106,107]。大部分患者起病时为 Ⅰ～Ⅱ 期病变，单侧累及睾丸，且左右两侧的发病率均等，而 6% 的病例为双侧累及。原发睾丸淋巴瘤常有累及多个淋巴结外器官的倾向，包括对侧睾丸、中枢神经系统、皮肤、韦氏环、肺、胸膜和软组织。单用放射治疗只能局部控制疾病，即使是 Ⅰ 期病变也无法治愈。化疗方案中不使用蒽环类，疗效要比包含蒽环类差。因此，睾丸切除术后联合 R-CHOP 方案是大部分淋巴瘤专科医生推荐的治疗方案。睾丸 DLBCL 患者的中位生存为 4.4 年。对侧睾丸应进行放射治疗[105,108,109]。由于患者中枢神经系统复发的发生率较高，鞘注预防或大剂量氨甲蝶呤方案也强烈推荐。

妊娠期淋巴瘤

淋巴瘤位列妊娠期肿瘤的第 4 位，发生率约为 1/6000[110]。妊娠伴发淋巴瘤的治疗经验有限，治疗推荐都为小样本的回顾性研究或病例报道。妊娠期间无论是放疗或化疗，都可能致畸。胎儿暴露于抗肿瘤药物后会造成生长迟缓、神经系统和（或）智力发育异常、性腺和生殖系统功能受损，体细胞突变和其他肿瘤[111]。因治疗对胎儿的影响最严重是在妊娠的前 3 个月，因此在此期间发病应考虑实行人工流产。在妊娠的中和后 3 个月接受 CHOP 方案相对较安全，对胎儿的不良影响相对较小[112,113]。接受治疗的患者的预后和未怀孕患者相似[114]。

妊娠期间使用利妥昔单抗的报道较少，大部分是用于治疗良性疾病，如自身免疫病。膈上 Ⅰ 期病变的患者可考虑暂时采用局部放疗，待妊娠进入中间 3 个月，化疗对胎儿的影响可明显减少[115]。妊娠的中和后 3 个月的患者应接受足量的化疗。

原发纵隔大 B 细胞淋巴瘤

定义

原发纵隔大 B 细胞淋巴瘤发生于纵隔淋巴结构，来源于胸腺前体B细胞。

流行病学

约占淋巴瘤的3%,最常见于中青年,女性约占2/3。

临床表现

典型的临床表现为前纵隔肿块,局部可浸润邻近组织,包括肺和心包,约40%的患者发生上呼吸道梗阻和上腔静脉综合征[116]。常累及区域淋巴结,特别是颈部。远处淋巴结累及较少见。复发多为结外,包括肝脏、胃肠道、肾脏、卵巢和中枢神经系统。骨髓累及非常少见。

实验室特征

原发纵隔B细胞淋巴瘤和霍奇金淋巴瘤具有相似的基因表达谱,两者可能在生物学上有一定的关联[16,117]。有时形状各异的多核细胞会和霍奇金淋巴瘤的Reed-Sternberg细胞混淆。纤维条索可分隔肿瘤细胞,称为原发纵隔B细胞淋巴瘤伴硬化,免疫组化有助于两者的鉴别诊断,原发纵隔淋巴瘤缺少经典的霍奇金淋巴瘤CD30和CD15的表达,而表达B细胞相关抗体CD19、CD20、CD22和CD79a[118]。其他标志物可用于区别肉瘤、黑色素瘤、胸腺瘤和生殖细胞肿瘤,如包括黑色素细胞标志物HMB-45、角蛋白和胎盘白细胞碱性磷酸酶。

治疗

一项回顾性研究比较了426例具有肿瘤纤维化反应(硬化)的初治患者,曾接受第一代CHOP样方案、第三代方案{MACOP-B、VACOP-B[依托泊苷(etoposide)、多柔比星(doxorubicin)、环磷酰胺(cyclophosphamide)、长春新碱(vincristine)、泼尼松(prednisone)和博来霉素(bleomycin)]、ProMACE和CytaBOM方案},或大剂量化疗联合ASCT[119]。接受化疗的患者中,第一代、第三代和大剂量化疗组的完全缓解率分别为49%、51%和53%。所有患者在获得CR或PR后均接受了纵隔放疗。最终的CR率为CHOP样组为61%,MACOP及其他方案组为79%,大剂量化疗/ASCT组为75%。预期10年PFS率分别为35%、67%和78%,预期10年OS率分别为44%、71%和77%。

在另一项138例原发纵隔B细胞淋巴瘤的回顾性研究中,CHOP和MACOP-B/VACOP-B方案的完全缓解率分别为51%和80%。无事件生存分别为40%和76%。无论化疗的种类,纵隔受累野放疗均可改善预后[120]。在一项非随机、Ⅱ期临床研究中,剂量调整EPOCH方案联合利妥昔单抗,不联合放疗巩固,OS和EFS分别达到97%和93%[121]。基于这项包含5年随访数据的研究,许多地方相信剂量调整R-EPOCH方案,不联合放疗,应成为治疗原发纵隔大B细胞淋巴瘤的一线标准方法。

淋巴瘤样肉芽肿病

定义

淋巴瘤样肉芽肿病是一类少见的淋巴细胞增殖性疾病,典型表现为伴血管病变或血管破坏,以及Epstein-Barr病毒(EBV)驱动的B细胞增殖和反应性T细胞浸润[2]。

流行病学

约2/3的病例发生于男性,虽然有儿童发病,但发病的中位年龄为50~59岁。

临床特征

最常见的累及部位是肺(90%),其次是皮肤(25%~50%)、肾脏(30%~40%)、肝脏(29%)和中枢神经系统(26%)。脾脏和淋巴结较少累及[122]。几乎所有患者在诊断时均有症状,如咳嗽、呼吸困难、胸痛、发热、体重减轻和关节痛。腹痛和腹泻见于胃肠道受累的患者,有时还可发生各种神经症状,如复视、共济失调和性格改变。皮肤累及表现各异,包括溃疡、红斑、斑丘疹,皮下结节最常见。

实验室特征

影像学检查　肺部病变通常为双侧,结节性,多见空洞。结节也可见于脑和肾脏及其他部位。

组织病理学　淋巴瘤样肉芽肿病的分级与EBV编码的RNA探针进行原位杂交检测到的EBV阳性细胞与背景中的反应性淋巴细胞的比例有关[2]。1级病变包含多形性淋巴样浸润,但不伴细胞不典型增生,大个的转化淋巴样细胞少见或缺如。EBV阳性细胞不常见。2级病变在多形细胞背景下包含较多见的大个的淋巴样细胞或免疫母细胞。原位杂交可检测到较大量的EBV阳性细胞,5~20个/高倍视野。3级病变仍然为炎症性背景,但常包含大个不典型B细胞,CD20阳性。原位杂交可检测到大量EBV阳性细胞,>50个/高倍视野。

治疗和预后

淋巴瘤样肉芽肿病的临床预后各异,中位生存为2年[123]。预后不良因素包括神经累及、高病理学分级。这种疾病并不多见,因此,治疗方案也不明确。在一项前瞻性研究中,Ⅰ和Ⅱ级患者接受干扰素-α治疗,Ⅲ级患者接受剂量调整的R-EPOCH方案[124]。27例Ⅰ或Ⅱ级接受干扰素-α治疗的患者,56%获得持续CR,中位时间为52个月。Ⅲ级接受R-EPOCH方案的患者40%获得CR,中位随访时间为46个月,OS和PFS率分别为69%和82%。

血管内大B细胞淋巴瘤

定义

血管内大B细胞淋巴瘤是一类罕见的淋巴结外大B细胞淋巴瘤,典型表现为淋巴瘤细胞特异性的生长于血管腔内,包括大动脉和静脉[2]。

流行病学

肿瘤通常发生于60~70岁成人,男女发病率相等。

临床特征

临床表现复杂多变,多与受累的脏器有关。两个最主要的临床表现包括:①在欧洲国家,为脑和皮肤累及;②在亚洲国家,经典类型为多脏器衰竭、肝脾肿大、全血减少和嗜血综合征[125~129]。B症状(发热、盗汗和体重减轻)在两者中都较普遍。

一种孤立的皮下变异型几乎只见于西方国家,多见于女性,预后较好[125]。这种变异型皮肤病变从单个到多发的结节和肿瘤,痛性、紫色斑块、红疹结节或溃疡。上述病变常见于手臂和大腿、腹部和乳房,也可能发生于其他部位。

实验室特征

血管内大 B 细胞淋巴瘤为非特异性,大部分患者伴 LDH 水平和 β2 微球蛋白升高。血沉增快,肝脏、肾脏和甲状腺功能异常也很常见[130]。肿瘤细胞表达 B 细胞相关抗体,并常表达 CD5。

治疗

主要为蒽环类为主的化疗。回顾性研究显示利妥昔单抗联合化疗可改善临床预后[131,132]。一项研究分析了 106 例患者,加用利妥昔单抗(R-化疗,n=49)或不用利妥昔单抗(化疗,n=57)[132]。R-化疗组的 CR 率为 82%,显著高于化疗组(51%,p=0.001)。2 年的 PFS 和 OS 在 R-化疗组分别为 56% 和 66%,显著高于化疗组(27% 和 46%,P 分别为 0.001 和 0.01)。对于伴 CNS 累及的患者,需进行大剂量化疗,加用可进入 CNS 的药物,如氨甲蝶呤和阿糖胞苷。一种方法可以是 R-CHOP 加大剂量氨甲蝶呤。由于高频率的中枢神经系统复发,许多地方认为中枢预防是必需的。

移植后淋巴细胞增殖性疾病

定义

移植后淋巴细胞增殖性疾病(posttransplantion lymphoproliferative disorders,PTLD)是因实体器官和骨髓移植后发生的淋巴样或浆细胞增生。虽然 PTLD 是移植后较少见的并发症,但致死率和死亡率较高[133]。

流行病学

PTLD 的发病率约为实体器官移植受者的 1% ~2%,是正常免疫状态人群淋巴增殖性疾病发生率的 30~50 倍[134]。PTLD 与器官移植的类型有关,最常见的是心、肺和肠道移植[135],最常发生的时间为移植后的第 1 年。PTLD 在外周血或骨髓移植后的发生率比实体器官移植低,报道为 0.5% ~1.0%。

发病机制

PTLD 发生最主要的危险因素包括移植前血清 EBV 阳性、移植类型、免疫抑制剂的强度[136~138]。多数患者移植后淋巴瘤是由于长期免疫抑制状态下 EBV 感染引起的 B 细胞增殖。大部分病例的细胞中可检测到病毒基因组[139]。然而,在约 20% ~30% 的患者中,累及组织无法检测到病毒[140]。异体移植并发 PTLD 多累及淋巴结、胃肠道、肺、肝。大部分实体器官移植受者发生的 PTLD 为受者来源。相反,造血干细胞移植患者发生的 PTLD 多为供者来源。累及移植器官的发生率为 30%,可导致器官功能损伤和衰竭[141]。

治疗

PTLD 治疗方法不一,如减少免疫移植药物的剂量、抗病毒治疗、干扰素、静脉免疫球蛋白、EBV 特异的细胞毒 T 细胞输注、化疗、放疗和利妥昔单抗治疗。如可能,免疫抑制剂减量为首选,很多多克隆 PTLD 病例可完全缓解[142]。晚期 PTLD 和侵袭性更高的单克隆 PTLD 患者反应较差[143]。利妥昔单抗治疗 CD20 阳性 PTLD 有效。一项多中心前瞻性研究中,43 例对免疫抑制剂减量无效的初治 B 细胞 PTLD 中,接受利妥昔单抗(375mg/m²)治疗,每周 1 次,共 4 周[144]。总反应率为 44%,80 天和 1 年的 OS 分别为 86% 和 67%。预测 80 天反应率的指标是血清 LDH 正常。一项回顾性研究评估了成人实体器官移植后 PTLD 患者利妥昔单抗治疗复发后挽救化疗的疗效和安全性[145]。

CHOP 方案的总反应率为 70%,提示 PTLD 在初始利妥昔单抗治疗进展后多为化疗敏感。另一项前瞻性临床研究评估了免疫抑制剂减量、干扰素-α 和 ProMACE-CytaBOM 方案联合粒-单细胞集落刺激因子序贯治疗的效果[146]。16 例患者首先减少免疫抑制剂的用量,CR 率为 0,PR 率为 1/16(6%)。在此期间,6 例患者(38%)发生移植器官排异,8 例疾病进展。13 例患者之后接受干扰素治疗,CR 率为 2/13(15%),PR 率为 2/13(15%)。7 例患者最后接受 ProMACE-CytaBOM 方案化疗,CR 率为 5/7(67%)。5 例 CR 的患者中,4 例的无病生存超过 2 年。所有患者的中位生存为 19 个月(5 天至 60+个月),2 年 OS 为 50%,4 年为 44%,8 年为 24%。

因此,上述序贯治疗是目前 PTLD 的推荐治疗方法。因此,治疗首选免疫抑制剂减量,如无效为 4 周每周 1 次的利妥昔单抗,如再无效则推荐 6 个疗程 R-CHOP 方案。

T 细胞富组织细胞大 B 细胞淋巴瘤

定义

T 细胞富组织细胞大 B 细胞淋巴瘤的典型表现为正常淋巴结结构被破坏,代之以淋巴组织样细胞弥漫或结节性浸润[2,147]。非典型的大 B 细胞较少,主要为 T 细胞和组织细胞,后者常为非上皮样。

流行病学

T 细胞富组织细胞大 B 细胞淋巴瘤在 DLBCL 所占比例小于 5%,中位年龄在四十多岁,相对于 DLBCL 六十多岁的平均发病年龄较轻[148~151]。男性较常见,也与 DLBCL,非特指型不同,后者男女比例相似。

临床特征

与经典 DLBCL 相比,疾病进展快,伴 B 症状,LDH 水平增高,淋巴瘤浸润脾和多个结外器官(肝和骨髓)较常见[148~150,152]。

治疗和预后

CHOP 样方案治疗的预后与典型的 DLBCL 相似[149,151~154]。完全反应率约 60%,3 年和 5 年的 OS 率分别为 50% ~64% 和 45% ~58%。两项病例列对照分析比较了 T 细胞富组织细胞大 B 细胞淋巴瘤和 DLBCL,未发现两者的总生存有明显差别[149,150]。因此,该病的治疗与经典的 DLBCL 相同,即 6 个疗程 R-CHOP。

原发皮下弥漫大 B 细胞淋巴瘤,腿型

定义

该型淋巴瘤原发于皮下,见大 B 细胞浸润,发生于腿部的

皮肤[2]。

流行病学

原发皮下 DLBCL,腿型约占所有原发皮下 B 细胞淋巴瘤的 4%[2,155]。中位年龄为 60~70 岁。

临床特征

大部分患者肿瘤发生于腿部皮肤,但约 10% 的病例见于其他部位[156~158]。肿瘤多发,有时为溃疡。患者预后较差,易复发和发生皮肤外播散。

实验室特征

肿瘤 B 细胞通常表达 CD20、BCL2 和 FOX-P1。FISH 检测显示淋巴瘤细胞多伴有累及 MYC、BCL6 或 IGH 基因的染色体易位。BCL2 基因的扩增可解释患者无 t(14;18),却高表达 BCL2。基因表达谱分析显示该型淋巴瘤细胞多表现为活化 B 细胞样 DLBCL。

治疗

包含蒽环类药物的化疗联合利妥昔单抗是首选的治疗方法。利妥昔单抗能改善患者的反应率和总生存[156~158]。然而,如果患者诊断时的年龄偏大,化疗耐受性差,只能接受局部放疗或小剂量化疗。

ALK 阳性的大 B 细胞淋巴瘤

定义

间变淋巴瘤激酶(anaplastic lymphoma kinase,ALK)阳性的大 B 细胞淋巴瘤是一种较为罕见的免疫母 B 细胞肿瘤,细胞核和/或胞质 ALK 蛋白阳性。

流行病学

发病年龄为四十多岁,男性多见。大部分患者疾病进展快。

临床特征

患者疾病常为播散性,最多累及颈部和纵隔淋巴结,淋巴结外累及包括肝、脾、骨和胃肠道[159,160]。

实验室特征

淋巴瘤细胞多为免疫母细胞,核大居中,也可见浆母细胞表现,ALK 蛋白阳性,胞质颗粒状分布,也有病例在胞核表达。上述细胞为 CD3、CD20、CD30、CD79a 阴性。MUC1 黏蛋白是一种高分子量跨膜糖蛋白,又称上皮细胞抗原,CD138 多为强表达。单克隆(轻链)IgA 或 IgG 在肿瘤细胞胞质表达。多数病例伴 t(2;17)(p23;q23)和网格蛋白(clathrin)-ALK 融合蛋白。

治疗和预后

病程呈侵袭性,中位生存时间为 24 个月。由于肿瘤细胞

CD20 通常为阴性,利妥昔单抗疗效不明。包含蒽环类药物的化疗剂量不够,需进行更强的化疗[159,160]。

人免疫缺陷相关弥漫大 B 细胞淋巴瘤

原发渗出淋巴瘤、浆母细胞淋巴瘤和大 B 细胞淋巴瘤、与人类疱疹病毒 8 相关的多中心 Castleman 病,常与 HIV 感染获得性免疫缺陷相关,参见第 81 章。

翻译:赵维莅　互审:陈芳源　校对:赵维莅

参考文献

1. Lichtman MA: Historical landmarks in the understanding of the lymphomas, in *Neoplastic Diseases of the Blood*, ed 5, edited by Wiernik PH, Goldman JM, Dutcher J, Kyle RA, p 789. Springer, New York, 2013.
2. Swerdlow SH, World Health Organization, International Agency for Research on Cancer, et al: *WHO Classification of Tumours of Haematopoietic and Lymphoid Tissues*. World Health Organization International Agency for Research on Cancer, Lyon, France 2008.
3. Fisher SG, Fisher RI: The epidemiology of non-Hodgkin's lymphoma. *Oncogene* 23:38, 2004.
4. Morton LM, Wang SS, Devesa SS, et al: Lymphoma incidence patterns by WHO subtype in the United States, 1992–2001. *Blood* 107:1, 2006.
5. Alexander DD, Mink PJ, Adami HO, et al: The non-Hodgkin lymphomas: A review of the epidemiologic literature. *Int J Cancer* 120:1, 2007.
6. Ye BH, Lista F, Lo Coco F, et al: Alterations of a zinc finger-encoding gene, BCL-6, in diffuse large-cell lymphoma. *Science* 262:5134, 1993.
7. Dalla-Favera R, Migliazza A, Chang CC, et al: Molecular pathogenesis of B cell malignancy: The role of BCL-6. *Curr Top Microbiol Immunol* 246:257, 1999.
8. Gaidano G, Lo Coco F, Ye BH, et al: Rearrangements of the BCL-6 gene in acquired immunodeficiency syndrome-associated non-Hodgkin's lymphoma: Association with diffuse large-cell subtype. *Blood* 84:2, 1994.
9. Lo Coco F, Ye BH, Lista F, et al: Rearrangements of the BCL6 gene in diffuse large cell non-Hodgkin's lymphoma. *Blood* 83:7, 1994.
10. Ye BH, Chaganti S, Chang CC, et al: Chromosomal translocations cause deregulated BCL6 expression by promoter substitution in B cell lymphoma. *EMBO J* 14:24, 1995.
11. Kaneita Y, Yoshida S, Ishiguro N, et al: Detection of reciprocal fusion 5′-BCL6/partner-3′ transcripts in lymphomas exhibiting reciprocal BCL6 translocations. *Br J Haematol* 113:3, 2001.
12. Chang CC, Ye BH, Chaganti RS, et al: BCL-6, a POZ/zinc-finger protein, is a sequence-specific transcriptional repressor. *Proc Natl Acad Sci U S A* 93:14, 1996.
13. Lo Coco F, Gaidano G, Louie DC, et al: p53 mutations are associated with histologic transformation of follicular lymphoma. *Blood* 82:8, 1993.
14. Alizadeh AA, Eisen MB, Davis RE, et al: Distinct types of diffuse large B-cell lymphoma identified by gene expression profiling. *Nature* 403:6769, 2000.
15. Rosenwald A, Wright G, Chan WC, et al: The use of molecular profiling to predict survival after chemotherapy for diffuse large-B-cell lymphoma. *N Engl J Med* 346:25, 2002.
16. Rosenwald A, Wright G, Leroy K, et al: Molecular diagnosis of primary mediastinal B cell lymphoma identifies a clinically favorable subgroup of diffuse large B cell lymphoma related to Hodgkin lymphoma. *J Exp Med* 198:6, 2003.
17. Wright G, Tan B, Rosenwald A, et al: A gene expression-based method to diagnose clinically distinct subgroups of diffuse large B cell lymphoma. *Proc Natl Acad Sci U S A* 100:17, 2003.
18. Lenz G, Wright GW, Emre NC, et al: Molecular subtypes of diffuse large B-cell lymphoma arise by distinct genetic pathways. *Proc Natl Acad Sci U S A* 105:36, 2008.
19. Morin RD, Johnson NA, Severson TM, et al: Somatic mutations altering EZH2 (Tyr641) in follicular and diffuse large B-cell lymphomas of germinal-center origin. *Nat Genet* 42:2, 2010.
20. Morin RD, Mendez-Lago M, Mungall AJ, et al: Frequent mutation of histone-modifying genes in non-Hodgkin lymphoma. *Nature* 476:7360, 2011.
21. Morin RD, Mungall K, Pleasance E, et al: Mutational and structural analysis of diffuse large B-cell lymphoma using whole-genome sequencing. *Blood* 122:7, 2013.
22. Davis RE, Ngo VN, Lenz G, et al: Chronic active B-cell-receptor signalling in diffuse large B-cell lymphoma. *Nature* 463:7277, 2010.
23. Ngo VN, Young RM, Schmitz R, et al: Oncogenically active MYD88 mutations in human lymphoma. *Nature* 470:7332, 2011.
24. Aviles A, Neri N, Huerta-Guzman J: Large bowel lymphoma: An analysis of prognostic factors and therapy in 53 patients. *J Surg Oncol* 80:2, 2002.
25. Paryani S, Hoppe RT, Burke JS, et al: Extralymphatic involvement in diffuse non-Hodgkin's lymphoma. *J Clin Oncol* 1:11, 1983.
26. van Besien K, Ha CS, Murphy S, et al: Risk factors, treatment, and outcome of central nervous system recurrence in adults with intermediate-grade and immunoblastic lymphoma. *Blood* 91:4, 1998.
27. Doggett RS, Wood GS, Horning S, et al: The immunologic characterization of 95 nodal and extranodal diffuse large cell lymphomas in 89 patients. *Am J Pathol* 115:2, 1984.
28. Stein H, Lennert K, Feller AC, Mason DY: Immunohistological analysis of human lymphoma: Correlation of histological and immunological categories. *Adv Cancer Res* 42:67, 1984.
29. Yamaguchi M, Seto M, Okamoto M, et al: *De novo* CD5+ diffuse large B-cell lymphoma: A clinicopathologic study of 109 patients. *Blood* 99:3, 2002.
30. Craig FE, Foon KA: Flow cytometric immunophenotyping for hematologic neoplasms. *Blood* 111:8, 2008.

31. Stauder R, Eisterer W, Thaler J, Gunthert U: CD44 variant isoforms in non-Hodgkin's lymphoma: A new independent prognostic factor. *Blood* 85:10, 1995.

32. Ottensmeier CH, Stevenson FK: Isotype switch variants reveal clonally related subpopulations in diffuse large B-cell lymphoma. *Blood* 96:7, 2000.

33. Cheson B, Pfistner B, Gascoyne R: Revised response criteria for malignant lymphoma. *J Clin Oncol* 25:5, 2007.

34. Chen MG, Prosnitz LR, Gonzalez-Serva A, Fischer DB: Results of radiotherapy in control of stage I and II non-Hodgkin's lymphoma. *Cancer* 43:4, 1979.

35. Jones SE, Miller TP, Connors JM: Long-term follow-up and analysis for prognostic factors for patients with limited-stage diffuse large-cell lymphoma treated with initial chemotherapy with or without adjuvant radiotherapy. *J Clin Oncol* 7:9, 1989.

36. Longo DL, Glatstein E, Duffey PL, et al: Treatment of localized aggressive lymphomas with combination chemotherapy followed by involved-field radiation therapy. *J Clin Oncol* 7:9, 1989.

37. Monfardini S, Banfi A, Bonadonna G, et al: Improved five year survival after combined radiotherapy-chemotherapy for stage I-II non-Hodgkin's lymphoma. *Int J Radiat Oncol Biol Phys* 6:2, 1980.

38. Nissen NI, Ersboll J, Hansen HS, et al: A randomized study of radiotherapy versus radiotherapy plus chemotherapy in stage I-II non-Hodgkin's lymphomas. *Cancer* 52:1, 1983.

39. Tondini C, Zanini M, Lombardi F, et al: Combined modality treatment with primary CHOP chemotherapy followed by locoregional irradiation in stage I or II histologically aggressive non-Hodgkin's lymphomas. *J Clin Oncol* 11:4, 1993.

40. Vokes EE, Ultmann JE, Golomb HM, et al: Long-term survival of patients with localized diffuse histiocytic lymphoma. *J Clin Oncol* 3:10, 1985.

41. Miller TP, Dahlberg S, Cassady JR, et al: Chemotherapy alone compared with chemotherapy plus radiotherapy for localized intermediate- and high-grade non-Hodgkin's lymphoma. *N Engl J Med* 339:1, 1998.

42. Miller TP, Leblanc M, Spier C, et al: CHOP alone compared to CHOP plus radiotherapy for early stage aggressive non-Hodgkin's lymphomas: Update of the Southwest Oncology Group (SWOG) randomized trial. *Blood* 98:11, 2001.

43. Horning SJ, Weller E, Kim K, et al: Chemotherapy with or without radiotherapy in limited-stage diffuse aggressive non-Hodgkin's lymphoma: Eastern Cooperative Oncology Group study 1484. *J Clin Oncol* 22:15, 2004.

44. Bonnet C, Fillet G, Mounier N, et al: CHOP alone compared with CHOP plus radiotherapy for localized aggressive lymphoma in elderly patients: A study by the Groupe d'Etude des Lymphomes de l'Adulte. *J Clin Oncol* 25:7, 2007.

45. Reyes F, Lepage E, Ganem G, et al: ACVBP versus CHOP plus radiotherapy for localized aggressive lymphoma. *N Engl J Med* 352:12, 2005.

46. Persky DO, Unger JM, Spier CM, et al: Phase II study of rituximab plus three cycles of CHOP and involved-field radiotherapy for patients with limited-stage aggressive B-cell lymphoma: Southwest Oncology Group study 0014. *J Clin Oncol* 26:14, 2008.

47. Phan J, Mazloom A, Medeiros J, et al: Benefit of consolidative radiation therapy in patients with diffuse large B-cell lymphoma treated with R-CHOP chemotherapy. *J Clin Oncol* 28:27, 2010.

48. Held G, Murawski N, Ziepert M, et al: Role of radiotherapy to bulky disease in elderly patients with aggressive B-cell lymphoma. *J Clin Oncol* 31:15, 2014.

49. DeVita VT Jr, Canellos GP, Chabner B, et al: Advanced diffuse histiocytic lymphoma, a potentially curable disease. *Lancet* 1:7901, 1975.

50. Gaynor ER, Ultmann JE, Golomb HM, Sweet DL: Treatment of diffuse histiocytic lymphoma (DHL) with COMLA (cyclophosphamide, Oncovin, methotrexate, leucovorin, cytosine arabinoside): A 10-year experience in a single institution. *J Clin Oncol* 3:12, 1985.

51. Schein PS, DeVita VT Jr, Hubbard S, et al: Bleomycin, Adriamycin, cyclophosphamide, vincristine, and prednisone (BACOP) combination chemotherapy in the treatment of advanced diffuse histiocytic lymphoma. *Ann Intern Med* 85:4, 1976.

52. Fisher RI, DeVita VT Jr, Hubbard SM, et al: Diffuse aggressive lymphomas: Increased survival after alternating flexible sequences of proMACE and MOPP chemotherapy. *Ann Intern Med* 98:3, 1983.

53. Gordon LI, Harrington D, Andersen J, et al: Comparison of a second-generation combination chemotherapeutic regimen (m-BACOD) with a standard regimen (CHOP) for advanced diffuse non-Hodgkin's lymphoma. *N Engl J Med* 327:19, 1992.

54. Fisher RI, Gaynor ER, Dahlberg S, et al: Comparison of a standard regimen (CHOP) with three intensive chemotherapy regimens for advanced non-Hodgkin's lymphoma. *N Engl J Med* 328:14, 1993.

55. Coiffier B, Lepage E, Briere J, et al: CHOP chemotherapy plus rituximab compared with CHOP alone in elderly patients with diffuse large-B-cell lymphoma. *N Engl J Med* 346:4, 2002.

56. Feugier P, Van Hoof A, Sebban C, et al: Long-term results of the R-CHOP study in the treatment of elderly patients with diffuse large B-cell lymphoma: A study by the Groupe d'Etude des Lymphomes de l'Adulte. *J Clin Oncol* 23:18, 2005.

57. Habermann TM, Weller EA, Morrison VA, et al: Rituximab-CHOP versus CHOP alone or with maintenance rituximab in older patients with diffuse large B-cell lymphoma. *J Clin Oncol* 24:19, 2006.

58. Pfreundschuh M, Schubert J, Ziepert M, et al: Six versus eight cycles of bi-weekly CHOP-14 with or without rituximab in elderly patients with aggressive CD20+ B-cell lymphomas: A randomised controlled trial (RICOVER-60). *Lancet Oncol* 9:2, 2008.

59. Pfreundschuh M, Trumper L, Osterborg A, et al: CHOP-like chemotherapy plus rituximab versus CHOP-like chemotherapy alone in young patients with good-prognosis diffuse large-B-cell lymphoma: A randomised controlled trial by the MabThera International Trial (MInT) Group. *Lancet Oncol* 7:5, 2006.

60. Cunningham D, Hawkes E, Jack A, et al: Rituximab plus cyclophosphamide, doxorubicin, vincristine, and prednisolone in patients with newly diagnosed diffuse large B-cell non-Hodgkin lymphoma: A phase 3 comparison of dose intensification with 14-day versus 21-day cycles. *Lancet* 381:9880, 2013.

61. Delarue R, Tilly H, Mounier N, et al: Dose-dense rituximab-CHOP compared with standard rituximab-CHOP in elderly patients with diffuse large B-cell lymphoma (the LNH03-6B study): a randomised phase 3 trial. *Lancet Oncol* 14:6, 2013.

62. Recher C, Coiffier B, Haioun C, et al: Intensified chemotherapy with ACVBP plus rituximab versus standard CHOP plus rituximab for the treatment of diffuse large B-cell lymphoma (LNH03-2B): An open-label randomised phase 3 trial. *Lancet* 378:9806, 2011.

63. Lai GM, Chen YN, Mickley LA, et al: P-glycoprotein expression and schedule dependence of Adriamycin cytotoxicity in human colon carcinoma cell lines. *Int J Cancer* 49:5, 1991.

64. Gutierrez M, Chabner BA, Pearson D, et al: Role of a doxorubicin-containing regimen in relapsed and resistant lymphomas: An 8-year follow-up study of EPOCH. *J Clin Oncol* 18:21, 2000.

65. Wilson WH, Bates SE, Fojo A, et al: Controlled trial of dexverapamil, a modulator of multidrug resistance, in lymphomas refractory to EPOCH chemotherapy. *J Clin Oncol* 13:8, 1995.

66. Wilson WH, Grossbard ML, Pittaluga S, et al: Dose-adjusted EPOCH chemotherapy for untreated large B-cell lymphomas: A pharmacodynamic approach with high efficacy. *Blood* 99:8, 2002.

67. Wilson WH, Dunleavy K, Pittaluga S, et al: Phase II study of dose-adjusted EPOCH and rituximab in untreated diffuse large B-cell lymphoma with analysis of germinal center and post-germinal center biomarkers. *J Clin Oncol* 26:16, 2008.

68. U.S. National Library of Medicine. ClinicalTrials.gov [online] 2014. Available from: http://clinicaltrials.gov/show/NCT00118209.

69. Haioun C, Lepage E, Gisselbrecht C, et al: Benefit of autologous bone marrow transplantation over sequential chemotherapy in poor-risk aggressive non-Hodgkin's lymphoma: Updated results of the prospective study LNH87–2. Groupe d'Etude des Lymphomes de l'Adulte. *J Clin Oncol* 15:3, 1997.

70. Kluin-Nelemans HC, Zagonel V, Anastasopoulou A, et al: Standard chemotherapy with or without high-dose chemotherapy for aggressive non-Hodgkin's lymphoma: Randomized phase III EORTC study. *J Natl Cancer Inst* 93:1, 2001.

71. Santini G, Salvagno L, Leoni P, et al: VACOP-B versus VACOP-B plus autologous bone marrow transplantation for advanced diffuse non-Hodgkin's lymphoma: Results of a prospective randomized trial by the non-Hodgkin's Lymphoma Cooperative Study Group. *J Clin Oncol* 16:8, 1998.

72. Verdonck LF, van Putten WL, Hagenbeek A, et al: Comparison of CHOP chemotherapy with autologous bone marrow transplantation for slowly responding patients with aggressive non-Hodgkin's lymphoma. *N Engl J Med* 332:16, 1995.

73. Gisselbrecht C, Lepage E, Molina T, et al: Shortened first-line high-dose chemotherapy for patients with poor-prognosis aggressive lymphoma. *J Clin Oncol* 20:10, 2002.

74. Haioun C, Lepage E, Gisselbrecht C, et al: Survival benefit of high-dose therapy in poor-risk aggressive non-Hodgkin's lymphoma: Final analysis of the prospective LNH87–2 protocol—A Groupe d'Etude des lymphomes de l'Adulte study. *J Clin Oncol* 18:16, 2000.

75. Kaiser U, Uebelacker I, Abel U, et al: Randomized study to evaluate the use of high-dose therapy as part of primary treatment for "aggressive" lymphoma. *J Clin Oncol* 20:22, 2002.

76. Stiff P, Unger J, Cook J, et al: Autologous transplantation as consolidation for aggressive non-Hodgkin's lymphoma. *N Engl J Med* 369:18, 2013.

77. Greb A, Bohlius J, Schiefer D, et al: High-dose chemotherapy with autologous stem cell transplantation in the first line treatment of aggressive non-Hodgkin lymphoma (NHL) in adults. *Cochrane Database Syst Rev* 1:CD004024, 2008.

78. Maurer M, Ghesquieres H, Jais J: Event-free survival at 24 months is a robust end point for disease-related outcome in diffuse large B-cell lymphoma treated with immunochemotherapy. *J Clin Oncol* 32:10, 2014.

79. Schmoll H: Review of etoposide single-agent activity. *Cancer Treat Rev* 9 Suppl:21, 1982.

80. Shipp MA, Takvorian RC, Canellos GP: High-dose cytosine arabinoside. Active agent in treatment of non-Hodgkin's lymphoma. *Am J Med* 77:5, 1984.

81. Bajetta E, Buzzoni R, Valagussa P, Bonadonna G: Mitoxantrone: An active agent in refractory non-Hodgkin's lymphomas. *Am J Clin Oncol* 11:2, 1988.

82. Wiernik PH, Lossos IS, Tuscano JM, et al: Lenalidomide monotherapy in relapsed or refractory aggressive non-Hodgkin's lymphoma. *J Clin Oncol* 26:30, 2008.

83. Rizzieri DA, Sand GJ, McGaughey D, et al: Low-dose weekly paclitaxel for recurrent or refractory aggressive non-Hodgkin lymphoma. *Cancer* 100:11, 2004.

84. Kewalramani T, Zelenetz AD, Nimer SD, et al: Rituximab and ICE as second-line therapy before autologous stem cell transplantation for relapsed or primary refractory diffuse large B-cell lymphoma. *Blood* 103:10, 2004.

85. Velasquez WS, McLaughlin P, Tucker S, et al: ESHAP—An effective chemotherapy regimen in refractory and relapsing lymphoma: A 4-year follow-up study. *J Clin Oncol* 12:6, 1994.

86. Gisselbrecht C, Glass B, Mounier N, et al: Salvage regimens with autologous transplantation for relapsed large B-cell lymphoma in the rituximab era. *J Clin Oncol* 28:27, 2010.

87. Philip T, Guglielmi C, Hagenbeek A, et al: Autologous bone marrow transplantation as compared with salvage chemotherapy in relapses of chemotherapy-sensitive non-Hodgkin's lymphoma. *N Engl J Med* 333:23, 1995.

88. Chopra R, Goldstone AH, Pearce R, et al: Autologous versus allogeneic bone marrow transplantation for non-Hodgkin's lymphoma: A case-controlled analysis of the European Bone Marrow Transplant Group Registry data. *J Clin Oncol* 10:11, 1992.

89. Rezvani AR, Norasetthada L, Gooley T, et al: Non-myeloablative allogeneic haematopoietic cell transplantation for relapsed diffuse large B-cell lymphoma: A multicentre experience. *Br J Haematol* 143:3, 2008.

90. Thomson KJ, Morris EC, Bloor A, et al: Favorable long-term survival after reduced-intensity allogeneic transplantation for multiple-relapse aggressive non-Hodgkin's lymphoma. *J Clin Oncol* 27:3, 2009.

91. Krishnan A, Nademanee A, Fung HC, et al: Phase II trial of a transplantation regimen of yttrium-90 ibritumomab tiuxetan and high-dose chemotherapy in patients with non-Hodgkin's lymphoma. *J Clin Oncol* 26:1, 2008.

92. Vose JM, Bierman PJ, Enke C, et al: Phase I trial of iodine-131 tositumomab with high-dose chemotherapy and autologous stem-cell transplantation for relapsed non-Hodgkin's lymphoma. *J Clin Oncol* 23:3, 2005.

93. A predictive model for aggressive non-Hodgkin's lymphoma. The International Non-Hodgkin's Lymphoma Prognostic Factors Project. *N Engl J Med* 329:14, 1993.
94. A clinical evaluation of the International Lymphoma Study Group classification of non-Hodgkin's lymphoma. The Non-Hodgkin's Lymphoma Classification Project. *Blood* 89:11, 1997.
95. Zhou Z, Sehn L, Rademaker A, et al: An enhanced international prognostic index (NCCN-IPI) for patients with diffuse large B-cell lymphoma treated in the rituximab era. *Blood* 123:6, 2014.
96. Hans CP, Weisenburger DD, Greiner TC, et al: Confirmation of the molecular classification of diffuse large B-cell lymphoma by immunohistochemistry using a tissue microarray. *Blood* 103:1, 2004.
97. Shipp MA, Ross KN, Tamayo P, et al: Diffuse large B-cell lymphoma outcome prediction by gene-expression profiling and supervised machine learning. *Nat Med* 8:1, 2002.
98. Lossos IS, Czerwinski DK, Alizadeh AA, et al: Prediction of survival in diffuse large-B-cell lymphoma based on the expression of six genes. *N Engl J Med* 350:18, 2004.
99. Swan F Jr, Velasquez WS, Tucker S, et al: A new serologic staging system for large-cell lymphomas based on initial beta 2-microglobulin and lactate dehydrogenase levels. *J Clin Oncol* 7:10, 1989.
100. Savage K, Johnson N, Ben-Neriah S, et al: MYC gene rearrangements are associated with a poor prognosis in diffuse large B-cell lymphoma patients treated with R-CHOP chemotherapy. *Blood* 114:17, 2009.
101. Kluk M, Chapuy B, Sinha P, et al: Immunohistochemical detection of MYC-driven diffuse large B-cell lymphomas. *PloS One* 7:4, 2012.
102. Johnson N, Slack G, Savage K, et al: Concurrent expression of MYC and BCL2 in diffuse large B-cell lymphoma treated with rituximab plus cyclophosphamide, doxorubicin, vincristine, and prednisone. *J Clin Oncol* 30:28, 2013.
103. Buchmann I, Reinhardt M, Elsner K, et al: 2-(fluorine-18)fluoro-2-deoxy-D-glucose positron emission tomography in the detection and staging of malignant lymphoma. A bicenter trial. *Cancer* 91:5, 2001.
104. Spaepen K, Stroobants S, Dupont P, et al: Prognostic value of positron emission tomography (PET) with fluorine-18 fluorodeoxyglucose ([18F]FDG) after first-line chemotherapy in non-Hodgkin's lymphoma: Is [18F]FDG-PET a valid alternative to conventional diagnostic methods? *J Clin Oncol* 19:2, 2001.
105. Zucca E, Conconi A, Mughal TI, et al: Patterns of outcome and prognostic factors in primary large-cell lymphoma of the testis in a survey by the International Extranodal Lymphoma Study Group. *J Clin Oncol* 21:1, 2003.
106. Gundrum JD, Mathiason MA, Derek BM, et al: Primary testicular diffuse large B-cell lymphoma: A population-based study on the incidence, natural history, and survival comparison with primary nodal counterpart before and after the introduction of rituximab. *J Clin Oncol* 27:5227, 2009.
107. Pingali S, Go RS, Gundrum JD, et al: Adult testicular lymphoma in the United States (1985–2004): Analysis of 3,669 cases from the National Cancer Data Base (NCDB). *J Clin Oncol* 26(15S):19503, 2008.
108. Fonseca R, Habermann TM, Colgan JP, et al: Testicular lymphoma is associated with a high incidence of extranodal recurrence. *Cancer* 88:1, 2000.
109. Visco C, Medeiros LJ, Mesina OM, et al: Non-Hodgkin's lymphoma affecting the testis: Is it curable with doxorubicin-based therapy? *Clin Lymphoma* 2:1, 2001.
110. Pentheroudakis G, Pavlidis N: Cancer and pregnancy: Poena magna, not anymore. *Eur J Cancer* 42:2, 2006.
111. Pereg D, Koren G, Lishner M: Cancer in pregnancy: Gaps, challenges and solutions. *Cancer Treat Rev* 34:4, 2008.
112. Pereg D, Koren G, Lishner M: The treatment of Hodgkin's and non-Hodgkin's lymphoma in pregnancy. *Haematologica* 92:9, 2007.
113. Aviles A, Diaz-Maqueo JC, Torras V, et al: Non-Hodgkin's lymphomas and pregnancy: Presentation of 16 cases. *Gynecol Oncol* 37:3, 1990.
114. Evens AM, Advani R, Press OW, et al: Lymphoma occurring during pregnancy: Antenatal therapy, complications, and maternal survival in a multicenter analysis. *J Clin Oncol* 31:32, 2013.
115. Resnik R: Cancer during pregnancy. *N Engl J Med* 341:2, 1999.
116. van Besien K, Kelta M, Bahaguna P: Primary mediastinal B-cell lymphoma: A review of pathology and management. *J Clin Oncol* 19:6, 2001.
117. Savage KJ, Monti S, Kutok JL, et al: The molecular signature of mediastinal large B-cell lymphoma differs from that of other diffuse large B-cell lymphomas and shares features with classical Hodgkin lymphoma. *Blood* 102:12, 2003.
118. Perrone T, Frizzera G, Rosai J: Mediastinal diffuse large-cell lymphoma with sclerosis. A clinicopathologic study of 60 cases. *Am J Surg Pathol* 10:3, 1986.
119. Zinzani PL, Martelli M, Bertini M, et al: Induction chemotherapy strategies for primary mediastinal large B-cell lymphoma with sclerosis: A retrospective multinational study on 426 previously untreated patients. *Haematologica* 87:12, 2002.
120. Todeschini G, Secchi S, Morra E, et al: Primary mediastinal large B-cell lymphoma (PMLBCL): Long-term results from a retrospective multicentre Italian experience in 138 patients treated with CHOP or MACOP-B/VACOP-B: *Br J Cancer* 90:2, 2004.
121. Dunleavy K, Pittaluga S, Maeda L, et al: Dose-adjusted EPOCH-rituximab therapy in primary mediastinal B-cell lymphoma. *N Engl J Med* 368:15, 2013.
122. Katzenstein AL, Carrington CB, Liebow AA: Lymphomatoid granulomatosis: A clinicopathologic study of 152 cases. *Cancer* 43:1, 1979.
123. Gitelson E, Al-Saleem T, Smith MR: Review: Lymphomatoid granulomatosis: Challenges in diagnosis and treatment. *Clin Adv Hematol Oncol* 7:1, 2009.
124. Dunleavy K, Janik J, Cohen J, et al: 16. Clinical-pathological correlations: 079 Study of the treatment and biology of lymphomatoid granulomatosis (LYG); a rare EBV lymphoproliferative disorder. *Ann Oncol* 16:v59, 2005.
125. Ferreri AJ, Campo E, Seymour JF, et al: Intravascular lymphoma: Clinical presentation, natural history, management and prognostic factors in a series of 38 cases, with special emphasis on the "cutaneous variant." *Br J Haematol* 127:2, 2004.
126. Ferreri AJ, Dognini GP, Campo E, et al: Variations in clinical presentation, frequency of hemophagocytosis and clinical behavior of intravascular lymphoma diagnosed in different geographical regions. *Haematologica* 92:4, 2007.
127. Murase T, Nakamura S: An Asian variant of intravascular lymphomatosis: An updated review of malignant histiocytosis-like B-cell lymphoma. *Leuk Lymphoma* 33:5, 1999.
128. Murase T, Nakamura S, Kawauchi K, et al: An Asian variant of intravascular large B-cell lymphoma: Clinical, pathological and cytogenetic approaches to diffuse large B-cell lymphoma associated with haemophagocytic syndrome. *Br J Haematol* 111:3, 2000.
129. Shimazaki C, Inaba T, Nakagawa M: B-cell lymphoma-associated hemophagocytic syndrome. *Leuk Lymphoma* 38:1, 2000.
130. Ponzoni M, Ferreri AJ, Campo E, et al: Definition, diagnosis, and management of intravascular large B-cell lymphoma: Proposals and perspectives from an international consensus meeting. *J Clin Oncol* 25:21, 2007.
131. Ferreri AJ, Dognini GP, Govi S, et al: Can rituximab change the usually dismal prognosis of patients with intravascular large B-cell lymphoma? *J Clin Oncol* 26:31, 2008.
132. Shimada K, Matsue K, Yamamoto K, et al: Retrospective analysis of intravascular large B-cell lymphoma treated with rituximab-containing chemotherapy as reported by the IVL study group in Japan. *J Clin Oncol* 26:19, 2008.
133. Oton AB, Wang H, Leleu X, et al: Clinical and pathological prognostic markers for survival in adult patients with post-transplant lymphoproliferative disorders in solid transplant. *Leuk Lymphoma* 49:9, 2008.
134. Adami J, Gabel H, Lindelof B, et al: Cancer risk following organ transplantation: A nationwide cohort study in Sweden. *Br J Cancer* 89:7, 2003.
135. Tsao L, Hsi ED: The clinicopathologic spectrum of posttransplantation lymphoproliferative disorders. *Arch Pathol Lab Med* 131:8, 2007.
136. Cockfield SM, Preiksaitis JK, Jewell LD, Parfrey NA: Post-transplant lymphoproliferative disorder in renal allograft recipients. Clinical experience and risk factor analysis in a single center. *Transplantation* 56:1, 1993.
137. Swinnen LJ, Costanzo-Nordin MR, Fisher SG, et al: Increased incidence of lymphoproliferative disorder after immunosuppression with the monoclonal antibody OKT3 in cardiac-transplant recipients. *N Engl J Med* 323:25, 1990.
138. Walker RC, Paya CV, Marshall WF, et al: Pretransplantation seronegative Epstein-Barr virus status is the primary risk factor for posttransplantation lymphoproliferative disorder in adult heart, lung, and other solid organ transplantations. *J Heart Lung Transplant* 14:2, 1995.
139. Hanto DW: Classification of Epstein-Barr virus-associated posttransplant lymphoproliferative diseases: Implications for understanding their pathogenesis and developing rational treatment strategies. *Annu Rev Med* 46:381, 1995.
140. Leblond V, Davi F, Charlotte F, et al: Posttransplant lymphoproliferative disorders not associated with Epstein-Barr virus: A distinct entity? *J Clin Oncol* 16:6, 1998.
141. Kew CE 2nd, Lopez-Ben R, Smith JK, et al: Posttransplant lymphoproliferative disorder localized near the allograft in renal transplantation. *Transplantation* 69:5, 2000.
142. Rees L, Thomas A, Amlot PL: Disappearance of an Epstein-Barr virus-positive post-transplant plasmacytoma with reduction of immunosuppression. *Lancet* 352:9130, 1998.
143. Tsai DE, Hardy CL, Tomaszewski JE, et al: Reduction in immunosuppression as initial therapy for posttransplant lymphoproliferative disorder: Analysis of prognostic variables and long-term follow-up of 42 adult patients. *Transplantation* 71:8, 2001.
144. Choquet S, Leblond V, Herbrecht R, et al: Efficacy and safety of rituximab in B-cell post-transplantation lymphoproliferative disorders: Results of a prospective multicenter phase 2 study. *Blood* 107:8, 2006.
145. Trappe R, Riess H, Babel N, et al: Salvage chemotherapy for refractory and relapsed posttransplant lymphoproliferative disorders (PTLD) after treatment with single-agent rituximab. *Transplantation* 83:7, 2007.
146. Swinnen LJ, LeBlanc M, Grogan TM, et al: Prospective study of sequential reduction in immunosuppression, interferon alpha-2B, and chemotherapy for posttransplantation lymphoproliferative disorder. *Transplantation* 86:2, 2008.
147. Achten R, Verhoef G, Vanuytsel L, De Wolf-Peeters C: T-cell/histiocyte-rich large B-cell lymphoma: A distinct clinicopathologic entity. *J Clin Oncol* 20:5, 2002.
148. Abramson JS: T-cell/histiocyte-rich B-cell lymphoma: Biology, diagnosis, and management. *Oncologist* 11:4, 2006.
149. Aki H, Tuzuner N, Ongoren S, et al: T-cell-rich B-cell lymphoma: A clinicopathologic study of 21 cases and comparison with 43 cases of diffuse large B-cell lymphoma. *Leuk Res* 28:3, 2004.
150. Bouabdallah R, Mounier N, Guettier C, et al: T-cell/histiocyte-rich large B-cell lymphomas and classical diffuse large B-cell lymphomas have similar outcome after chemotherapy: A matched-control analysis. *J Clin Oncol* 21:7, 2003.
151. Boudova L, Torlakovic E, Delabie J, et al: Nodular lymphocyte-predominant Hodgkin lymphoma with nodules resembling T-cell/histiocyte-rich B-cell lymphoma: Differential diagnosis between nodular lymphocyte-predominant Hodgkin lymphoma and T-cell/histiocyte-rich B-cell lymphoma. *Blood* 102:10, 2003.
152. Greer JP, Macon WR, Lamar RE, et al: T-cell-rich B-cell lymphomas: Diagnosis and response to therapy of 44 patients. *J Clin Oncol* 13:7, 1995.
153. McBride JA, Rodriguez J, Luthra R, et al: T-cell-rich B large-cell lymphoma simulating lymphocyte-rich Hodgkin's disease. *Am J Surg Pathol* 20:2, 1996.
154. Rodriguez J, Pugh WC, Cabanillas F: T-cell-rich B-cell lymphoma. *Blood* 82:5, 1993.
155. Willemze R, Jaffe ES, Burg G, et al: WHO-EORTC classification for cutaneous lymphomas. *Blood* 105:10, 2005.
156. Grange F, Beylot-Barry M, Courville P, et al: Primary cutaneous diffuse large B-cell lymphoma, leg type: Clinicopathologic features and prognostic analysis in 60 cases. *Arch Dermatol* 143:9, 2007.
157. Grange F, Maubec E, Bagot M, et al: Treatment of cutaneous B-cell lymphoma, leg type, with age-adapted combinations of chemotherapies and rituximab. *Arch Dermatol* 145:3, 2009.
158. Kodama K, Massone C, Chott A, et al: Primary cutaneous large B-cell lymphomas: Clinicopathologic features, classification, and prognostic factors in a large series of patients. *Blood* 106:7, 2005.
159. Beltran B, Castillo J, Salas R, et al: ALK-positive diffuse large B-cell lymphoma: Report of four cases and review of the literature. *J Hematol Oncol* 2:11, 2009.
160. Reichard KK, McKenna RW, Kroft SH: ALK-positive diffuse large B-cell lymphoma: Report of four cases and review of the literature. *Mod Pathol* 20:3, 2007.

第 99 章
滤泡性淋巴瘤

Oliver W. Press

摘要

滤泡性淋巴瘤(FL)是一种惰性的、生发中心 B 细胞来源的淋巴系统恶性肿瘤,在美国的发病率约为 14 000 人/年。典型表现为弥漫性、无痛性淋巴结肿大和骨髓浸润,也可伴肝脾肿大和外周血淋巴瘤细胞。85% 患者具有特征性的 t(14;18)染色体易位,导致 BCL2 蛋白异常表达和 B 细胞凋亡受抑。肿瘤细胞表达单克隆表面免疫球蛋白、CD10、CD19、CD20、CD22、CD45 和 CD79a,而 CD5、CD23 阴性。患者常无症状,不治疗也可长期生存。另一方面,大部分患者最终发生进行性淋巴结肿大,因症状加重而需治疗。多数治疗方案都能有效诱导疾病缓解,包括利妥昔单抗或苯丁酸氮芥单药或多药联合治疗方案,如苯达莫司汀和利妥昔单抗(BR)、利妥昔单抗、环磷酰胺、长春新碱和泼尼松(R-CVP)、利妥昔单抗、环磷酰胺、多柔比星、长春新碱和泼尼松(R-CHOP)。上述治疗方案均无法治愈,大部分患者仍会复发。在很多复发的滤泡性淋巴瘤的患者中,自体和异体造血干细胞移植(HCT)可以延长缓解期,但复发患者是否进行造血干细胞移植仍有争议。30% ~ 40%的患者会向侵袭性淋巴瘤转化,导致患者在转化后数年内死亡。

简写和缩略词

ADCC,抗体介导的细胞毒性作用(antibody dependent cellular cytotoxicity);BR,苯达莫司汀、利妥昔单抗(bendamustine, rituximab);CDC,补体介导的细胞毒性作用(complement-dependent cytotoxicity);CHOP,环磷酰胺、多柔比星、长春新碱、泼尼松(cyclophosphamide, doxorubicin, vincristine, Prednisone);CR,完全反应(complete-response);CVP,环磷酰胺、长春新碱、泼尼松(cyclophosphamide, vincristine, prednisone);FCM,氟达拉滨、环磷酰胺、米托蒽醌(fludarabine, cyclophosphamide, mitoxantrone);FDG,2-氟脱氧葡萄糖(fluoro-2-deoxyglucose);FL,滤泡性淋巴瘤(follicular lymphoma);FND,氟达拉滨、米托蒽醌、地塞米松(fludarabine, mitoxantrone(novantrone), dexamethasone);GELF,滤泡性淋巴瘤研究组(Groupe d' Etudes des Lymphomes Folliculaires);Gy,戈瑞(gray);HLA,组织相容性位点抗原(histocompatibility locus antigen);IFN,干扰素(interferon);IPI,国际预后指数(international prognostic Index);KLH,钥匙孔血蓝蛋白(keyhole limpet hemocyanin);LDH,乳酸脱氢酶(lactate dehydrogenase);NHL,非霍奇金淋巴瘤(non-Hodgkin lymphoma);ORR,总有效率(overall response rate);OS,总生存(overall survival);PCR,聚合酶链反应(polymerase chain reaction);PET,正电子放射断层摄影术(positron emission tomography);PFS,无进展生存(progression-free survival);PR,部分缓解(partial remission);ProMACE/MOPP,泼尼松、氨甲蝶呤、多柔比星、环磷酰胺、依托泊苷、氮芥、长春新碱、丙卡巴肼、泼尼松(prednisone, methotrexate, doxorubicin, cyclophosphamide, etoposide, mechlorethamine, vincristine, procarbazine, prednisone);R-CHOP,利妥昔单抗联合 CHOP(rituximab plus CHOP);R-CVP,利妥昔单抗联合 CVP(rituximab plus CVP);RIT,放射免疫治疗(radioimmunotherapy);WHO,世界卫生组织(World Health Organization)。

定义及历史

滤泡性淋巴瘤(follicular lymphoma, FL)是一类惰性病程的淋巴肿瘤,来源于生发中心 B 细胞,呈结节性或滤泡样分布,包括小有裂滤泡中心细胞(中心细胞)和大无裂滤泡中心细胞(中心母细胞)。在 Rappaport 分型中称为"结节性淋巴瘤",在工作分类中称为"滤泡中心细胞淋巴瘤"[1]。现在的世界卫生组织(World Health Organization, WHO)分型将之命名为"滤泡性淋巴瘤,1、2、3 级",根据高倍镜视野下中心母细胞的数量区分病例(参见"淋巴结形态和淋巴细胞免疫表型")[2]。

流行病学

在美国,FL 约占成人非霍奇金淋巴瘤(non-Hodgkin lymphomas, NHLs)的 20% ~25% ,每年约有 14 000 例新发病例[3,4]。FL 最常见于北美和西欧,而东欧、亚洲、非洲、非洲裔的美国人中较少见[2]。诊断时的中位年龄为 59 岁,男女比例为 1∶1.7。该病在 20 岁以下的青年中罕见,儿科病例似乎代表一种独立的疾病,通常为局部病变,不伴 t(14;18)易位和 BCL2 表达,预后好[5,6]。

临床表现

症状和体征

FL 患者常表现为无痛性弥漫性淋巴结肿大,较少见的有腹部不适,包括疼痛、早饱、腹围增加,后者可能由于巨大的腹部包块或肝脾肿大引起。大约有 10% 的患者伴 B 症状(发热、盗汗或体重减轻 10%)。该病通常诊断时已为弥漫性、累及多个淋巴结、肝脏和脾脏。40% ~70% 患者发生骨髓累及。FL 较常见的原发病灶还包括皮肤、胃肠道、眼附属器,以及乳房,但中枢神经系统累及罕见,除非组织学转变为弥漫大 B 细胞淋巴瘤[2]。

● 实验室特征

淋巴结形态和淋巴细胞免疫表型

FL 呈现结节性为主的分布,然而,肿瘤性滤泡被扭曲,随着病情的发展,恶性滤泡失去正常结构(参见第 96 章图 96-18),通常造成组织学上呈弥漫性病变,WHO 分类按光镜下中心母细胞的数量将 FL 分为三级:高倍镜下 1 级淋巴瘤有 0 ~ 5 个中心母细胞,2 级淋巴瘤有 6 ~ 15 个中心母细胞,3 级淋巴瘤有超过 15 个中心母细胞(图 99-1)[2]。3 级淋巴瘤进一步分为:3A,可见小中心细胞;3B,无小中心细胞[2]。某些但并非所有的研究显示,1 级和 2 级淋巴瘤比 3 级淋巴瘤病程更为惰性,治疗应更保守[7]。其他研究则发现 1、2、3A 的病程相类似[8]。几乎所有的学者认为 3B 期 FL 侵袭性高,应像弥漫大 B 细胞淋巴瘤一样,接受包含蒽环类药物的治疗方案[如利妥昔单抗(rituximab)、环磷酰胺(cyclophosphamide)、多柔比星(doxorubicin,阿霉素)、长春新碱(vincristine)、泼尼松(prednisone),[R-CHOP][2]。FL 细胞表达单克隆免疫球蛋白、BCL2、BCL6 和 CD10,同时表达 B 细胞表面抗原 CD19、CD20、CD22 和 CD79a,但不表达 CD5、CD23、CD11c 或 CD43。

细胞遗传学

FL 经典的细胞遗传学表现为 t(14;18)(q32;q21)染色体易位,即 18 号染色体 q21 的 BCL2 基因与 14 号染色体 q32 的免疫球蛋白(Ig)重链基因发生融合(图 99-2)。Ig 基因增强子促进 BCL2 基因转录,导致相关蛋白表达,B 细胞凋亡受抑制。定量实时聚合酶链反应(polymerase chain reaction,PCR)可用来检测外周血和骨髓 t(14;18)阳性细胞,有助于对治疗预后的评估。t(14;18)易位见于约 85% 的美国患者中,但在亚洲患者中的发生率较低。淋巴细胞中检测到 t(14;18)易位并非为 FL 诊断所必需。如使用非常敏感的巢式或逆转录 PCR,25% ~ 75% 的正常人的外周血、反应性增生的淋巴结和扁桃体也能检测到少量 t(14;18)易位阳性的 B 细胞[2]。90% 的 FL 患者的细胞伴发其他的细胞遗传学异常。多个细胞遗传学异常提示高组织学分级,易转化为侵袭性淋巴瘤。最近的一个大型的、高分辨率、全基因组拷贝数分析表明,常见的复发性染色体异常包括 2、5、6p、7、8、12、17q、18、21 和 X 重复,以及 6q 和 17p 的缺失[10]。常见的频发小片段异常,包括 1p36.33-p36.31、6q23.3-q24.1 和 10q23.1-q25.1 片段的缺失,以及 2p16.1-p15、8q24.13-q24.3 和 12q12-q13.13 片段的重复。在发生组织学类别转换的 FL 中,常见的拷贝数目的改变包括 3q27.3-q28 片段和染色体 11 的扩增,以及 9p21.3 和 15q 片段的缺失[10]。受这些拷贝数异常影响的重要的候选基因包括染色体 1p36 上的 TN-

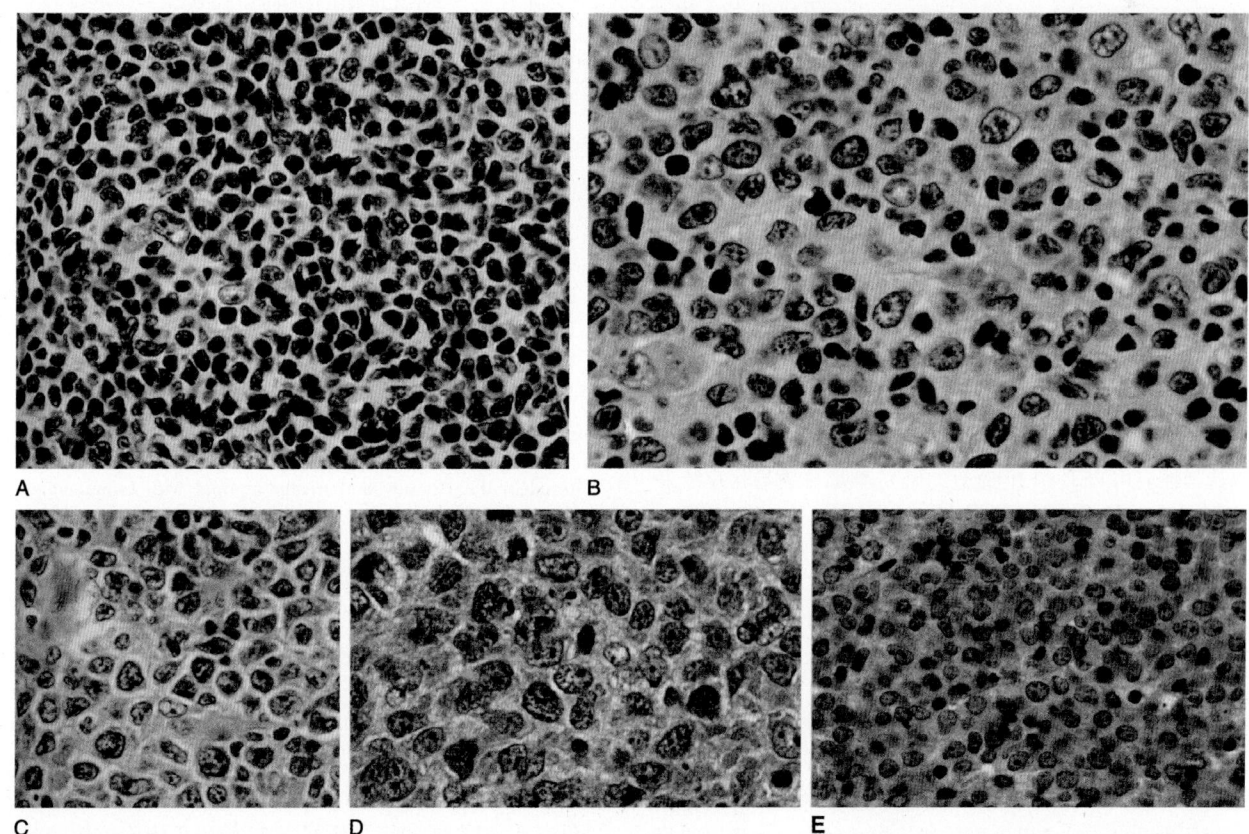

图 99-1　滤泡性淋巴瘤分级是根据中心细胞(centrocytes)和中心母细胞(centroblasts)相对比例。A. 1 级(0 ~ 5 个中心母细胞/高倍镜视野下);B. 2 级(6 ~ 15 个中心母细胞/高倍镜视野下);C. 3A 级(>15 个中心母细胞/高倍镜视野下);D 和 E. 3B 级. 请参阅文本以进一步定义等级 1、2、3A 和 3B(经 Harris NL 允许引自 Swerdlow SH, Jaffe ES, et al: Follicular Lymphoma, in WHO Classification of Tumours of Haematopoietic and Lymphoid Tissues, edited by Swerdlow SH, Campo E, Harris NL, et al: p 220 ~ 226. International Agency for Research on Cancer, Lyon, 2008.)

FRSF14、*PRDM16*、*TP73* 和 *ARIDIA*；1p 上的 *BCL10*；2p16 上的 *REL* 和 *BCL11A*；3q27 上的 *BCL6*；组织相容性抗原（HLA）-B，HLA-C,6p21 上的 *CCND3* 和 *PRDM1*；6q23 上的 *TNFAIP3* 或 *PERP*；7p22 上的 *CARD11*；8q24 上的 *MYC*；9p21 上的 *CDKN2A* 或 *CDKN2B*；12q13.3 上的 *STAT6*，和 12q15 上的 *MDM2*[10]。

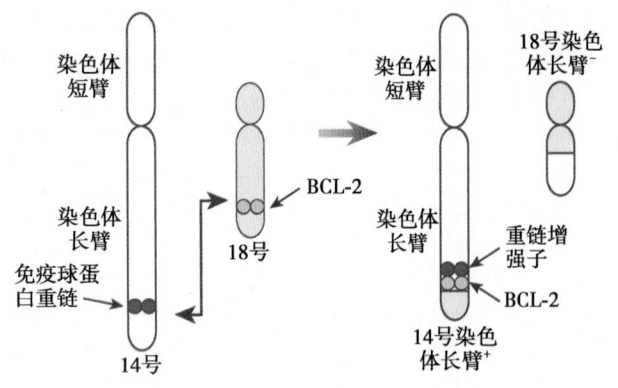

图99-2　t（14；18）（q32；q21）的易位将位于 18 号染色体 q21 带上 BCL-2 基因置于 14 号染色体 32 带上的免疫球蛋白重链基因下游

疾病分期

　　FL 的评估包括病史、体征（注意韦氏环淋巴结和肝脾大小）、实验室检查（包括全血细胞计数、外周血涂片和白细胞分类、乳酸脱氢酶 LDH、β2-微球蛋白、生化全套、血清尿酸）淋巴结活检、骨髓穿刺和活检、外周血、骨髓和淋巴结细胞的流式细胞仪分析，以及胸、腹部、盆腔电脑断层扫描（computed tomography，CT）[7]。淋巴结活检是诊断 FL 的关键。如果患者的病变不在外周，细针穿刺活检也是诊断的方法，但单凭外周学或骨髓，或细针穿刺组织的流式细胞分析结果是不够的[11]。如考虑应用利妥昔单抗治疗，需做乙肝病毒血清学检测，利妥昔单抗治疗后肝炎病毒再激活可能是危及生命的。在某些情况下，需加作颈部 CT、心脏射血分数、血清蛋白电泳、免疫球蛋白定量、丙肝检测。考虑化疗的患者应接受避孕、生育、卵子/精子保留等相关咨询。2-氟脱氧葡萄糖正电子发射断层扫描（PET）/CT 在 FL 中的应用迅速发展。虽然之前认为在 FL 中，可以选择性应用 PET/CT，但最近的研究表明，在诱导化疗结束时，PET 检查结果阴性是无进展生存（PFS）和总体生存（OS）的最有力的预测因子之一。

● 预后因素

临床和实验室指标

　　国际预后指数（international prognostic index，IPI）包括 5 个独立指标（年龄、分期、LDH 水平、体能状况和淋巴结外病变数目），用于判断侵袭性淋巴瘤蒽环类药物联合化疗治疗后的疗效[13]。回顾性研究显示，IPI 也能有效地提示 FL 患者的总生存（overall survival，OS）和无进展生存（progression-free survival，PFS），但 IPI 并不推荐用于惰性淋巴瘤患者，原因是只有 10%～15% 的 FL 患者进入 IPI 的高危组。为弥补上述缺陷，法国研究组对 1985～1992 年诊断的 4167 例 FL 患者进行回顾性

研究[14]，发现 5 个不良预后因素，包括年龄（>60 岁 vs. ≤60 岁）、Ann Arbor 分期（Ⅲ～Ⅳ vs. Ⅰ～Ⅱ）、血红蛋白水平（<120g/L vs. ≥120g/L）、累及淋巴结的数目（>4vs. ≤4）和血清 LDH 水平（升高 vs. 正常）。患者可分为三组：低危（0～1 个不利因素，36%）、中危[2 个不利因素，37%，风险比（HR）= 2.3]和高危（≥3 个不利因素，27%，HR = 4.3）。无论在该研究，还是在之后应用利妥昔单抗联合化疗的患者组中，滤泡性淋巴瘤国际预后指数（follicular lymphoma international prognostic index，FLIPI）较 IPI 更能有效评估 FL 患者预后（图 99-3）。后来提出了一种修正版的 FLIPI 指数（FLIPI2），以解决原来模型中存在的缺陷[16]。FLIPI2 模型也是基于五个不利风险因素的评估：β2-微球蛋白水平升高，受侵犯的最大淋巴结的最长直径（>6 厘米），骨髓浸润，血红蛋白水平低于 12g/dl 和年龄大于 60 岁。虽然有几项研究已经证明了 FLIPI2 模型与原来的 FLIPI 模型相比具有优越性，但是它在北美并没有被广泛采用。完全基于血清基线水平的 LDH 和 β2-微球蛋白浓度的更简洁的预后模型被证明优于原 FLIPI 模型，且与 FLIPI2 模型相比，对 FL 患者预后的评估具有同等效力[17,18]。

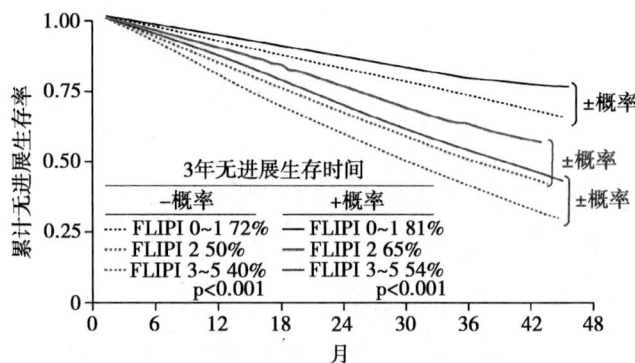

图99-3　827 例滤泡性淋巴瘤患者无进展生存（PFS）依据滤泡性淋巴瘤国际预后指数（FLIPI）分为三组：低危组（0～1 分,40% 的病人,黑线）、中危组（2 分,33% 的病人,蓝线）、高危组（3～5 分,27% 的病人,红线）。827 例患者中,267 例采用不含利妥昔单抗的化疗方案（虚线）,560 例采用含有利妥昔单抗的治疗方案（实线）。（数据来源于 Federico M, Bellei M, Pro B: Revalidation of FLIPI in patients with follicular lymphoma registered in the F2study and treated upfront with immunochemotherapy. Proc Am Soc Clin Oncol 25:443s,2007.）

滤泡性淋巴瘤的基因组学

　　新的分子学检测方法使我们我们对 FL 的发病机制理解更为清晰,并为未来合理设计靶向治疗提供新思路。早期对未治疗的 FL 患者的活检标本进行的基因表达谱分析发现了两种基因表达谱,独立于临床预后指标,可将患者分为四组,中位生存期分别为 13.6 年、11.1 年、10.8 年和 3.9 年[19]。一种表达谱（"免疫反应 1"）的患者预后好,包括编码 T 细胞抗原的基因,如 CD7、CD8B1、*ITK*、*LEF1* 和 *STAT4*,以及吞噬细胞表达的基因,如 *ACTN1* 和 *TNFSF13B*。另一种表达谱（"免疫反应 2"）的患者预后差,包括吞噬细胞、树突状细胞或两者都表达的基因,如 *TLR5*、*FCGR1A*、*SEPT10*、*LGMN* 和 *C3AR1*。流式和细胞分选证实上述表达谱分型反映了非恶性肿瘤浸润的免疫细胞

（CD19 阴性细胞），而非 FL 细胞（CD19 阳性细胞）本身对疾病进展的作用。生存期长短与肿瘤中非恶性的免疫细胞在诊断时的表达谱密切相关，提示机体免疫状态对肿瘤的影响。

"二代测序"研究采用全基因组或全外显子测序和定向突变分析，表明在几乎所有的 FL 患者中，都存在表观遗传调节因子的体细胞突变，包括 MLL2（也称为 KMT2D），这是一种在 89% 的 FL 都会发生突变的组蛋白甲基转移酶；CREBBP 和 EP300，两种高度相关的组蛋白和非组蛋白乙酰转移酶，它们在不同的信号通路中转录共激活因子，在 FL 患者中，突变率分别为 30% 和 11%；EZH2 是 PRC2 的催化亚单位，催化组蛋白 H327 位上的赖氨酸三甲基化，这是一种抑制性染色质标记，有 27% 的 FL 发生突变；MEF2B，是一种钙调节基因，与 CREBBP 和 EP300 共同参与乙酰化组蛋白，在 15% FL 中发生突变[20~24]。其他的基因突变包括免疫调节（β_2-微球蛋白、CD58 和 TNFRSF14），JAK-STAT 信号通路（SOCS1 和 STAT6），以及 BCR-NF-κB 信号通路（BCL10、CARD11 和 CD79B）[22]。CREBBP 和 EP300 的突变通常是杂合的，这表明在肿瘤抑制中单因素作用的不足。从同时损伤乙酰化作用介导的 BCL6 癌蛋白的抑制和激活 p53 肿瘤抑制因子可更明显地证实单因素作用的不足[21]。一个被广泛认可的基因进化模型，认为 t(14,18) 易位是一个"始创者突变"，加上更多的"驱动突变"（如 CREBBP），无关的"乘客"突变，和加速突变（TNFRSF14）促进了肿瘤的形成[22,23]。对于 MLL2/KMT2D 突变是"驱动"突变还是"加速"突变存在分歧[22,23]。EBF1 和 NF-κB 信号通路的调节因子（例如 MYD88，TNFAIP3）突变经常出现在 FL 组织学转化为弥漫性大 B 细胞淋巴瘤的进程中[22]。

● 治疗

局限 I 或 II 期滤泡性淋巴瘤

放射治疗

I 或 II 期的 FL 患者只占患者的 10% ~ 30%[2,4]。I 期或局限 II 期患者的标准治疗主要是累及区放疗（35 ~ 40Gray [Gy]）[7]。其他辅助治疗并不能改善患者生存，虽然部分研究认为联合放化疗可提高患者 PFS。一项回顾性分析报道了 177 例 I 期或 II 期和 1 或 2 级 FL 经单一放疗治疗后中位生存时间为 14 年[27]。约 50% 的患者的无复发生存（relapse-free survival，RFS）在 5~10 年后。

观察

一小部分早期 FL 患者即使未进行治疗，生存期也较长。43 例患者中，56% 的患者在 10 年无需治疗，86% 的患者在诊断后 10 年依然存活。鉴于以上研究，许多学者认为"密切随访"是 I 或 II 期 FL 患者除放疗以外可行的处理方法。

这种观察性等待的方法可能特别适用于某些特定类型的 FL，例如在小肠中出现的 FL，是一种非常惰性的过程，很少出现进展，几乎不会转移（63 个患者中的 2 个），而且不会转化为高级别淋巴瘤。

化学免疫疗法

National Lymphocare 研究组进行了一项大规模前瞻性研

究，评估 471 例 I 期 FL 患者的对不同治疗方案的效果，给予患者的方案包括利妥昔单抗 + 化疗（28%），单独放疗（27%），观察（17%），系统性治疗 + 放疗（13%），利妥昔单抗单药治疗（12%）和其他治疗（3%）[28]。根据这项研究登记的患者组显示，在大多数情况下，单独放疗的诊疗指南并没有遵循临床医生的要求。中位随访时间为 57 个月，随访结果显示虽然 PFS 在利妥昔单抗 + 化疗组（84%）和全身治疗 + 放疗组（96%）与单独放疗组（68%）相比具有显著性差异，但各治疗方案组均取得良好疗效[28]。由于该项研究是基于观察性质的研究，没有进行随机化分组以及 OS 在各治疗组间无差异性等原因，减弱了研究结果的影响力，但研究结果依然挑战了将单独放疗作为早期惰性淋巴瘤患者标准治疗的传统模式。

进展期滤泡性淋巴瘤

观察

大部分 FL 患者，特别是 1 级或 2 级的患者，即使不进行治疗，通常也具有惰性、无症状的病程。因为尚无证据证实 FL 患者会由于早期治疗而改善生存，或常规治疗（除异体干细胞移植外）能治愈疾病，"边看边等"是弥漫 II 期、III 期或 IV 期患者首选的治疗策略。一项研究中，观察组患者的 5 年和 10 年生存分别为 82% 和 73%，从观察到治疗的中位时间为 3 年[19]。23% 未治疗患者疾病具自限性。309 例患者随机分为观察组或苯丁酸氮芥组，两者生存无明显差异[30]。其他临床试验，患者随机分为观察或泼尼松（prednisone）、氨甲蝶呤（methotrexate）、多柔比星（doxorubicin）、环磷酰胺（cyclophosphamide）、依托泊苷（etoposide）、氮芥（mechlorethamine）、长春新碱（vincristine）、丙卡苄肼（procarbazine）泼尼松（prednisone）（ProMACE/MOPP）化疗联合全身放疗[31]，两组的 OS 率相似，无病生存率（disease-free survival，DFS）化疗组较高。Groupe d'Etudes des Lymphomes Folliculaires（GELF）标准有助于识别哪些患者会从"治疗"中受益，哪些适合"观察"。需治疗的患者包括伴 7cm 以上的病变、伴 3cm 以上的三处病变、B 症状、脾脏大于 16cm、胸腔积液、局部压迫症状、外周血见淋巴瘤细胞或全血减少 5[32]。

单药化疗

FL 患者对单药化疗有效（表 99-1），后者包括核苷类似物苯丁酸氮芥或苯达莫司汀，有效率 70% ~ 90%，可持续数年[30,33]。

单克隆抗体治疗

利妥昔单抗是人鼠嵌合单克隆抗体，与 CD20 抗原结合，后者几乎表达于所有正常和恶性的 B 细胞，但不在其他组织中表达。结合 B 细胞后，利妥昔单抗通过抗体依赖细胞毒作用（antibody-dependent cellular cytotoxicity，ADCC）、补体依赖细胞毒作用（complement-dependent cytotoxicity，CDC）、凋亡、促进树突状细胞与淋巴瘤相关抗原交联等机制杀伤细胞。使利妥昔单抗得以被美国 FDA 批准用于惰性淋巴瘤治疗的是一项纳入 166 例难治性或复发性淋巴瘤的临床试验。患者进行每周 1 次、为期 4 周的利妥昔单抗治疗（375mg/m²）。患者的有效率为 48%，其中 CR 率为 6%，疾病进展的中位时间约为 1 年[34]。初治 FL 患者利妥昔单抗的有效率约为 70% ~ 75%，CR 率为

表 99-1　滤泡性淋巴瘤治疗方案

方案	剂量	给药途径	给药天数	重复时间（天）
单药				
苯丁酸氮芥	$0.08 \sim 0.12 mg/kg$	口服	每天	
	或 $0.4 \sim 1.0 mg/kg$	口服	1	28
环磷酰胺	$50 \sim 100 mg/m^2$	口服	每天	
	或 $300 mg/m^2$	口服	$1 \sim 5$	28
氟达拉滨	$25 mg/(m^2 \cdot d)$	静脉用	$1 \sim 5$	28
克拉屈滨	$0.1 mg/(kg \cdot d)$	静脉用（连续）	$1 \sim 7$	28
	或 $0.14 mg/(kg \cdot d)$	静脉用（2 小时）	$1 \sim 5$	28
苯达莫司汀	$70 \sim 120 mg/(m^2 \cdot d)$	静脉用	1,2	21 或 28
利妥昔单抗	$375 mg/(m^2 \cdot d)$	静脉用	1,8,15,22	
联合用药				
标准 CVP				
环磷酰胺	$400 mg/m^2$	口服	$1 \sim 5$	21
长春新碱	$1.4 mg/m^2$（最多 2mg）	静脉用	1	21
泼尼松	$100 mg/m^2$	口服	$1 \sim 5$	21
R-CVP				
利妥昔单抗	$375 mg/m^2$	静脉用	1	21
环磷酰胺	$750 \sim 1000 mg/m^2$	静脉用	1	21
长春新碱	$1.4 mg/m^2$（最多 2mg）	静脉用	1	21
泼尼松	100mg	口服	$1 \sim 5$	21
R-CHOP				
利妥昔单抗	$375 mg/m^2$	静脉用	1	21
环磷酰胺	$750 mg/m^2$	静脉用	1	21
多柔比星	$50 mg/m^2$	静脉用	1	
长春新碱	$1.4 mg/m^2$	静脉用	1	
泼尼松	100mg	口服	$1 \sim 5$	
FND				
氟达拉滨	$25 mg/m^2$	静脉用	$1 \sim 3$	28
米托蒽醌	$10 mg/m^2$	静脉用	1	
地塞米松	20mg	静脉用或口服	$1 \sim 5$	

$18\% \sim 27\%$[35,36]。第一次对利妥昔单抗有效的患者复发后再使用利妥昔单抗，仍有 40% 患者有效[37]。利妥昔单抗延长治疗或称为"维持治疗"的方法也越来越普遍。方法有多种，包括一个剂量 $375 mg/m^2$，每 2 个月一次，共 2 年（通常作为前线治疗的一部分）；一个剂量 $375 mg/m^2$，每 3 个月一次，共 2 年（用于复发患者）；四个剂量 $375 mg/m^2$，每 6 个月一次，共 2 年；或一个剂量 $375 mg/m^2$，每 2 个月一次，共 4 次[38~42]。目前没有对这些不同的利妥昔单抗维持治疗方案的研究。其他新的人源化的或人类来源的抗 CD20 单克隆抗体（ofatumumab, veltuzumab, obinutuzumab）也体现出很好的 ADCC、CDC、或促进细胞死亡的作用。正在进行临床试验，以确定它们是否优于利妥昔单抗。阿托珠单抗（obinutuzumab）最近被批准用于治疗慢性淋巴细胞性白血病（但不是 FL）。"生物制品"的 CD20 抗体也将很快成为利妥昔单抗的替代品。

利妥昔单抗联合化疗

利妥昔单抗使 FL 的治疗有革命性的突破。多个随机对照临床研究显示利妥昔单抗联合化疗较单用化疗能够显著提高总有效率、CR 率、无事件生存（event-free survival, EFS）、PFS 和 OS（表 99-2）。一项研究中，321 例初治 FL 患者诱导化疗包括利妥昔单抗联合 8 个疗程利妥昔单抗、环磷酰胺、长春新碱加泼尼松方案（R-CVP）和 8 个疗程 CVP 比较（图 99-4）[38~42,48]。总有效率（81% vs. 57%）、CR 率（41% vs. 10%）、疾病进展时间（34 个月 vs. 15 个月）、治疗失败时间（27 个月 vs. 7 个月）和 4 年 OS（83% vs. 77%）都有显著差异[48]。同样，作为 428 例进展期 FL 患者的一线治疗，R-CHOP 与 CHOP 比较，总有效率较高（96% vs. 90%）、治疗失败时间短（$p < 0.001$）、反应时间（$p = 0.001$）和 OS 长（$p = 0.016$）[46]。相同的结果见于利妥昔单抗联

表99-2 单独化疗与利妥昔单抗联合化疗作为滤泡淋巴瘤一线治疗的随机性研究

研究	治疗方案；病例数	中位随访时间(月)	总有效率(%)	完全缓解率(%)	中位TTP,TTF或EFS*(月)	总生存(%)
Marcus[45]	CVP,159	53	57	10	15	77
	R-CVP,162		81	41	34	83
					$p<0.0001$	$p=0.0290$
Hiddemann[46]	CHOP,205	18	90	17	29	74
	R-CHOP,223		96	20	NR	87
					$p<0.001$	$p=0.016$
Herold[47]	MCP,96	47	75	25	26	74
	R-MCP,105		92	50	NR	87
					$p<0.0001$	$p=0.0096$
Bachy[43]	CHVP-IFN,183	100	73	63	34	69
	R-CHVP-IFN,175		84	79	66	78 at 8years
					$p=0.0004$	$p=0.076$
Hochster[44]	CVP,158	36	82	22	16	92
	CVP+利妥昔单抗维持,153		86	37	59	3年时为86
					$p=4.4×10^{-10}$	单侧$p=0.05$

备注:CR,完全缓解;CHOP,环磷酰胺,多柔比星,长春新碱,泼尼松;CHVP,环磷酰胺,多柔比星,替尼泊苷,泼尼松;CVP,环磷酰胺,长春新碱,泼尼松;EFS,无事件生存;IFN,干扰素;MCP,米托蒽醌,苯丁酸氮芥,泼尼松;ORR,总有效率;OS,总生存;R,利妥昔单抗;TTF,治疗失败时间;TTP,治疗进展时间。

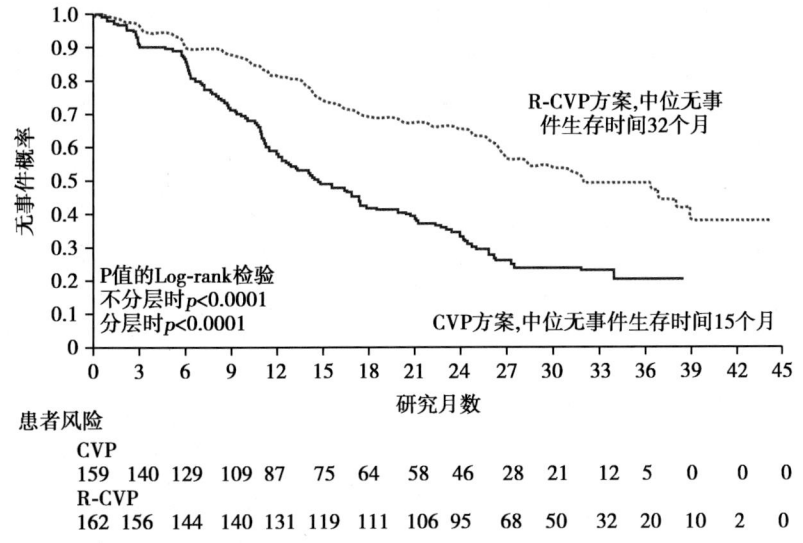

图99-4 在321例给予CVP(环磷酰胺,长春新碱,泼尼松)或R-CVP(利妥昔单抗,环磷酰胺,长春新碱,泼尼松)联合化疗的321例1级或2级滤泡性淋巴瘤患者中,中位随访30个月后,疾病进展、复发或死亡。实线代表CVP方案;虚线代表R-CVP方案(经允许引自Marcus R,Imrie K,Belch A,et al:CVP chemotherapy plus rituximab compared with CVP as first-line treatment for advanced folliculararal lymphoma. Blood 105(4):1417~1423,2005.)

合其他药物作为FL初治患者的一线治疗和复发患者的治疗[41,47,49,50]。选择与利妥昔单抗相联合的"最佳"化疗方案仍然存在着激烈的争论[51]。最近两项大型国际Ⅲ期随机研究比较了三个最常使用的治疗FL的一线方法的效果和毒性,分别是R-CVP,R-CHOP和以利妥昔单抗和氟达拉滨为基础的方案。两项研究结果都表明R-CHOP组和利妥昔单抗和氟达拉滨为基础的方案组的PFS与R-CVP组相比,明显延长,但OS无差异性。这两项研究还得出结论,含有氟达拉滨和利妥昔单抗的方案组血液毒性和继发性恶性肿瘤的风险高于R-CVP或者R-CHOP组,提示含氟达拉滨化疗方案的不足。同时,该研究认为R-CHOP是FL的首选方案,但也有肿瘤学家持反对意见。他

们认为由于R-CHOP方案的副作用,像1%~2%的心肌病风险,以及OS并无差异性,对于惰性淋巴瘤患者,不应常规采用R-CHOP方案。然而,也有专家认为,对于高级别的FL使用包含蒽环类药物的治疗方案是可以治愈的,让这些风险对于3级FL患者看起来是合理的。包含蒽环类药物的治疗方案是NCCN诊疗指南中明确在弥漫性大B细胞淋巴瘤的使用的方案。7最近有两项比较了苯达莫司汀加利妥昔单抗(BR)方案和R-CHOP方案的随机试验,结果显示,BR方案与R-CHOP方案疗效相似,同时毒性更低。这进一步扩大了关于惰性淋巴瘤患者是否常规采用R-CHOP方案的争议[52,53]。虽然这些研究存在方法学缺陷,但它们影响深远,使BR方案成为最普遍的FL一线

治疗方案。目前在美国和欧洲,大约65%~70%的患者采用BR作为一线治疗方案。

利妥昔单抗维持治疗

如前所述,虽然大多数FL通过免疫化疗,能够诱导长期缓解,但大多数患者最终会复发。一些延长缓解期和延迟淋巴瘤复发的方案随之而出。最受欢迎的方法是延长利妥昔单抗的使用,也称为利妥昔单抗"维持"治疗。主要的随机试验是一项纳入1217FL患者的研究,比较利妥昔单抗维持治疗组(375mg/m^2,每2个月1次,共2年)和没有维持治疗组。1217例病人的前期诱导缓解方案有R-CVP,R-CHOP和利妥昔单抗,氟达拉滨,环磷酰胺,米托蒽醌(R-FCM)[42]。本项研究结果证明无论采用何种诱导化疗方案,利妥昔单抗维持治疗组PFS(74.9%)比非维持治疗组PFS(57.6%)具有显著优势(p<0.0001),但两组间OS无显著差异。在采用利妥昔单药作为一线治疗的患者或采用CHOP和R-CHOP诱导治疗的复发患者中,给予2年利妥昔单抗维持治疗,也可以看到类似结果[54]。

放射免疫治疗

放射标记单克隆抗体针对淋巴瘤相关细胞表面抗原,包括免疫球蛋白、CD20、CD22和HLA-DR,可能成为FL患者有效和安全的治疗药物[55,56]。两个CD20抗原的放射免疫复合物,碘-131标记的托西莫单抗(^{131}iodine-tositumomab, Bexxar)和钇-90标记的替伊莫单抗(^{90}yttrium-ibritumomab tiuxetan, Zevalin)已经在惰性淋巴瘤中展开广泛试验[57~59]。放射免疫治疗(RIT)是淋巴瘤另一重要的治疗手段,因为:①许多B细胞抗体在淋巴瘤细胞上高表达;②淋巴瘤细胞对放疗敏感;③放射衰竭后的β射线可杀伤周围抗原阴性的肿瘤细胞(或深部的肿瘤细胞)。多个临床试验证实复发或难治惰性淋巴瘤碘-131标记的托西莫单抗或钇-90标记的替伊莫单抗治疗的总有效率为50%~80%,CR率为15%~40%[57,59,60]。一项随机研究比较了复发FL患者钇-90标记的替伊莫单抗或利妥昔单抗的疗效,总有效率(86% vs. 55%)和CR率(30% vs. 15%)都有显著差异[59]。同样,另一项复发惰性淋巴瘤的随机研究中,碘-131标记的托西莫单抗较无标记的托西莫单抗,总有效率(55% vs. 19%)和CR率(33% vs. 8%)有显著提高[61]。

6个Ⅱ期研究在初治FL患者中应用一线RIT,单药或联合化疗方案如CVP、CHOP和氟达拉滨。所有研究都得到非常好的疗效,总有效率为90%~100%,CR率50%~96%,中位PFS在多个研究中都超过5年(图101-5)[62~64]。一项Ⅱ期随机研究评估了钇-90标记的替伊莫单抗在一线化疗缓解后的FL患者中作为巩固治疗的疗效[65]。414例PR或CR的患者(化疗方案包括苯丁酸氮芥、CVP、CHOP、氟达拉滨或利妥昔单抗组合)随机分为RIT巩固组或观察组。RIT可显著提高患者的中位PFS(36.5个月 vs. 13.3个月,p<0.0001),无论患者是PR(29.3个月 vs. 6.2个月,p<0.0001)或CR(53.9个月 vs. 29.5个月,p=0.015)。另外,放射免疫巩固可使77%的PR患者达到CR。然而,最近的一项研究比较了六个周期的R-CHOP与6个周期的CHOP(没有利妥昔单抗)后加单剂量碘-131标记的托西莫单抗(CHOP-RIT),结果证明两组具有相似的结果[17]。

主要的毒性反应为骨髓抑制,多发生在治疗的4~7周,需要2~4周的恢复期。20%的患者需要生长因子治疗和输血。

1%^{90}Y标记的替伊莫单抗治疗的患者和10%^{131}I标记的托西莫单抗治疗的患者血清中会形成人抗鼠抗体(human antimouse antibody,HAMA)。长期并发症包括骨髓增生异常综合征和急性白血病。约10%^{131}I标记的托西莫单抗治疗的患者还可能发生甲状腺功能减低。

干扰素-α$_2$

10项大规模的Ⅲ期研究评估了干扰素-α$_2$(IFN-α$_2$)在诱导期和维持治疗的疗效。荟萃分析1922例初治FL患者,得出结论,IFN-α$_2$联合诱导化疗并不能显著提高有效率,但对生存有影响[66]。各个临床试验的结果差别很大,因而需进一步分析IFN-α$_2$在何种情况下延长OS。结果提示IFN-α$_2$在以下条件下有利于OS:①联合相对剂量较大的初始化疗(p=0.00005);②剂量≥500万单位或更大(p=0.000002);③每月累积剂量≥3600万单位(p<0.000008);④在诱导化疗时给药,而不是作为维持治疗(p=0.004)[66]。关于缓解期,也有人认为IFN-α$_2$使用获益者,不论化疗强度、干扰素的剂量,或是否为维持治疗和联合化疗。尽管有上述结果,由于它的毒性(乏力、疲劳、流感样症状、血细胞减少),及利妥昔单抗的疗效类似毒性更低,在美国很少采用干扰素治疗FL。

独特型疫苗

独特型免疫球蛋白表达于B细胞淋巴瘤细胞表面,是一个真正的肿瘤特异性抗原和理想的免疫治疗策略。多项Ⅱ期研究报告独特型疫苗有效,运用杂交瘤细胞或重组DNA方法生产独特型疫苗,耦合的钥匙孔血蓝蛋白(keyhole limpet hemocyanin,KLH)和沙格司亭(sargramostim,粒细胞-巨噬细胞集落刺激因子)联合使用,以提高免疫原性。特异免疫反应产生于约50%在CR时接种疫苗的FL患者。有免疫反应表现的患者较无免疫反应表现者持续缓解时间和OS较长。三个Ⅲ期随机临床试验使用独特型疫苗在诱导治疗后作为维持治疗。两个试验报道PFS在独特型疫苗KLH组和控制组之间无差异性[67,68]。第三项研究报告了对于特定接种的患者的无病生存的改善,尽管这项研究方法仍存在不足。

造血干细胞移植

大剂量放化疗和造血干细胞在FL患者中的治疗作用仍存在很大争议。自体干细胞移植的支持者认为可改善惰性NHL的预后。St. Bartholomew医院和Dana-Farber癌症研究所的一项合作研究入组了121例成人FL患者,48%的患者进行了中位时间13.5年的随访[70]。结果显示,两次缓解进行移植患者的生存比更晚期进行移植的患者长。自体干细胞移植的价值也在复发FL患者中体现。89例复发患者随机分为移植组和继续使用常规挽救化疗组(图99-5),移植组患者的PFS显著延长,OS也有延长,但不如PFS明显[71]。如果作为高危患者的初始治疗,随机研究证实PFS明显延长,但不影响OS[72,73]。自体干细胞移植的不利因素包括治疗相关死亡(3%~5%)和继发骨髓增生异常和急性髓细胞白血病(7%~19%),特别是预处理方案中包含全身照射的患者。

异体移植可将复发FL患者的PFS提高到约40%~50%,但是与移植相关的死亡率限制了这种方法的广泛应用,范围从20%~40%不等。因此,谨慎地选择患者和患者知情同意显得

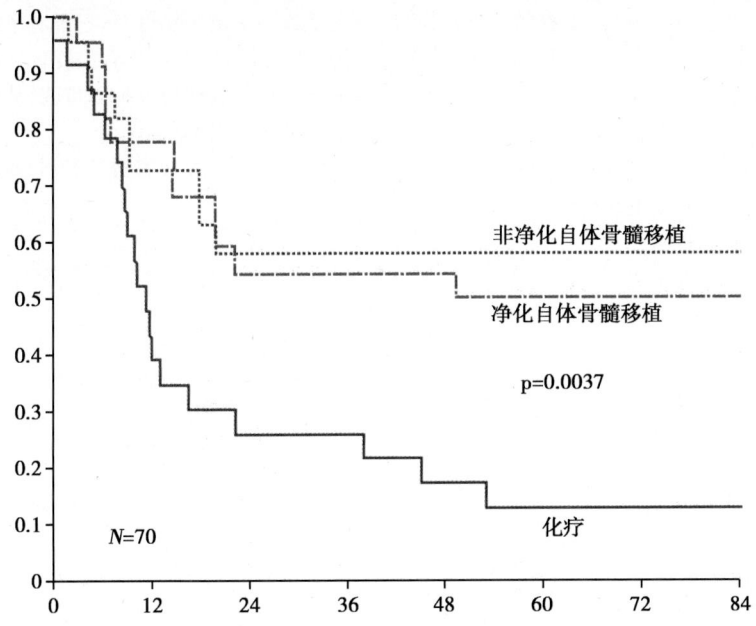

图 99-5　被随机分为常规化疗（实线），或大剂量放化疗后行非净化自体骨髓移植（短破折号虚线）或净化自体骨髓移植（长破折号虚线）的 70 例复发性滤泡性淋巴瘤患者的无进展生存期。ABMT, 自体骨髓移植（经允许引自 Schouten HC, Qian W, Kvaloy S, et al : High-dose therapy improves progression-free survival and survival in relapsed follicular non-Hodgkin's lymphoma : results from the randomized European CUP trial. J Clin Oncol 21（21）: 3918 ~ 3927, 2003.）

很重要。如将异体和自体干细胞移植进行比较,长期生存率具有可比性[74,75]。异体干细胞移植患者死于移植物抗宿主反应、感染和静脉阻塞综合征的发生率显著增高。非清髓和剂量减低异体移植的预处理方案一方面增加移植物抗淋巴瘤作用,另一方面减少移植相关死亡率。初步结果令人鼓舞,3 ~ 11 年的 OS 为 52% ~ 85%, PFS 为 43% ~ 83%,非复发死亡率为 8% ~ 43%[76,77]。

转化型滤泡性淋巴瘤

约 30% ~ 40% 的 FL 患者可转化为组织学侵袭性更高的淋巴瘤类型,通常是弥漫性大 B 细胞淋巴瘤,转化率每年约 3%（图 99-6A）。临床上,病理转化的典型特点为淋巴结或结外病变突然迅速增长。蒽环类为基础的化疗（如 R-CHOP）是转化患者最适当的治疗。然而,尽管进行积极治疗,大多数患者预后仍较差。虽然 50% ~ 65% 的转化为弥漫性大 B 细胞淋巴瘤的患者 R-CHOP 化疗有效,但不到 10% 的由 FL 转化为弥漫大 B 细胞淋巴瘤的患者将被治愈（图 99-6B）。大多数报告患者中位生存率为 6 ~ 20 个月[29,78~80],尽管最近的一项研究报告了 50 个月的中位存活率,尤其在初诊为 FL 18 个月后发生转化的患者,患者的生存率特别好。由于过去单用 R-CHOP 方案的疗效不佳,许多学者建议在 R-CHOP 诱导缓解后进行大剂量化疗和自体或异体干细胞移植。最近一个多中心队列研究通过对 172 例转化 FL 患者的研究,得出结论:接受自体干细胞移植的患者比单独使用含利妥昔单抗化疗的患者疗效要好。然而,同

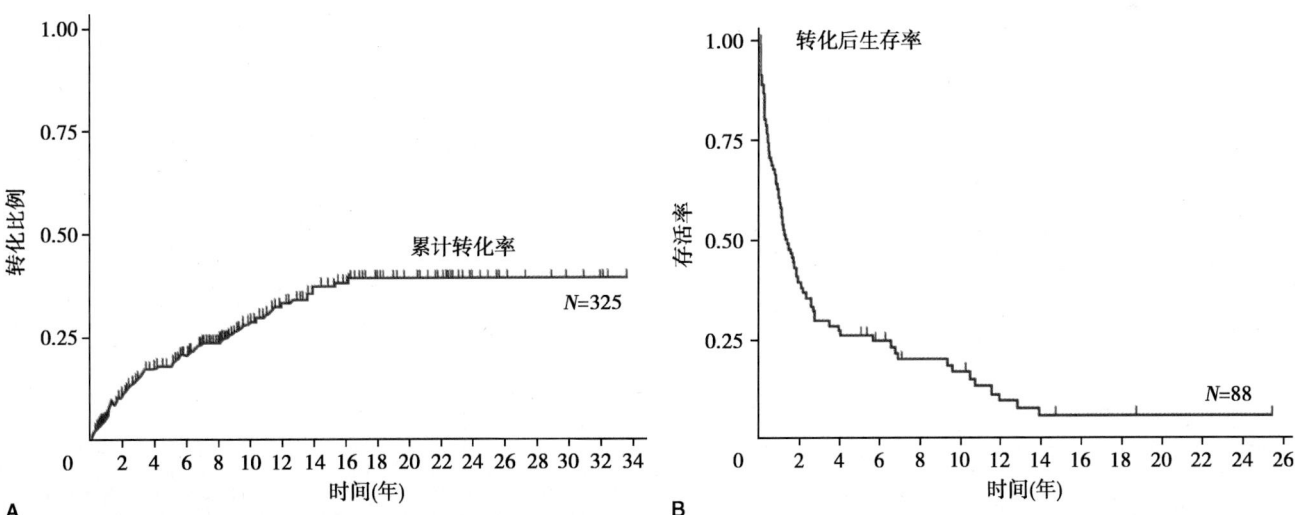

图 99-6　A. 滤泡性淋巴瘤（FL）转化为与疾病快速发展相适应的组织学模式。这条线描述了 325 例患者在初诊为 FL 后转化为组织学侵袭性更高的淋巴瘤类型（如弥漫性大 B 细胞淋巴瘤）的累积发生率。B. 滤泡性淋巴瘤患者转化为预后更差组织学类型后的存活率。这张图显示了 88 名患者转化为侵袭性淋巴瘤后的存活率。（经允许引自 Montoto S, Davies AJ, Matthews J, et al. : Risk and clinical implications of transformation of follicular lymphoma to diffuse large B-cell lymphoma. J Clin Oncol 25（17）: 2426 ~ 2433, 2007.）

种异体移植在移植相关的死亡率较高的情况下，并没有改善治疗效果[82]。

治疗滤泡性淋巴瘤的实用路径

目前专家还没有在初治或复发 FL 患者最佳治疗方案上达成共识[51]。FL 患者应考虑为进入临床试验，以确定最佳方案，评估现有的有潜力的新药物和现有的抗体的疗效。不能入组或不愿入组的患者应得到个性化的治疗。局限的Ⅰ或Ⅱ期患者应给予局部放疗、观察或免疫化疗。老年、无症状、Ⅲ或Ⅳ期的患者可先观察，特别是低肿瘤负荷和伴发其他疾病的患者。有症状的患者，伴血细胞减少、严重脾肿大、积液、淋巴结大肿块，应采用利妥昔单抗联合化疗。其他可接受的方案包括 BR、R-CVP、R-CHOP 方案，后者是青年、侵袭性高、淋巴结大肿块、B 症状患者或 3 级 FL 最合适的方案。初治患者免疫化疗诱导后继续采用利妥昔单抗维持或放射免疫治疗巩固。似乎利妥昔单抗维持 2 年或单剂量 RIT 联合钇-90 标记的替伊莫单抗治疗可以延长最初的缓解期和 PFS，但两者都不能改善 OS。复发 FL 患者的治疗取决于患者的初始治疗和相应缓解期的长短。如果第一次缓解持续多年，可再次使用初始治疗方案（除了含蒽环类药物的方案）。如果初始缓解是短暂的，需采用二线治疗方案，包括 BR、R-CVP、R-CHOP、R-FND（rituximab, fludarabine, mitoxantrone[novantrone], and dexamethasone）和 RIT 方案。在不久的将来，将会有更多的有吸引力的选择，包括依布替尼[83,84]、idelalisib[85,86]、ABT-199[87,88]、抗体-药物共轭[89]，和嵌合抗原受体修饰 T 淋巴细胞的过继免疫疗法[90,91]。患者具有良好的体能状态，且反应持续时间很短，应接受自体或异体干细胞移植。患者发生病理转化，应接受 R-CHOP 方案，并考虑进行干细胞移植。

● 病程及预后

FL 被认为是惰性但却无法治愈的疾病，中位生存约 10 年，治疗方法对生存影响很小。但这种观点已不再正确。在过去 20 年中 FL 患者的生存已逐步增加（图 99-7）[92~94]。大部分的改善归功于利妥昔单抗的推出，更好地挽救治疗（苯达莫司

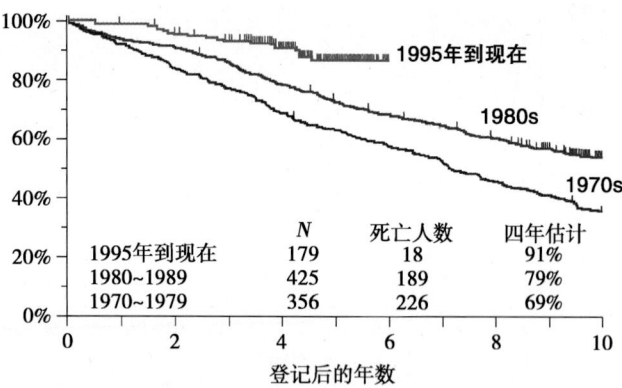

图 99-7　西南肿瘤协作组（Southwest Oncology Group）治疗的滤泡性淋巴瘤患者生存率提高。（经允许引自 Fisher RI，LeBlanc M，Press OW，et al：New treatment options have changed the survival of patients with follicular lymphoma. J Clin Oncol 23（33）：8447～8452，2005.）

汀，放射免疫治疗），支持治疗措施的改进和更广泛的实施干细胞移植。虽然我们明显看到在过去的十年里 OS 已经有了很大的进步，但对于任何分级的 FL 是否能用标准的免疫化学治疗治愈仍存在争议。仍需要进一步的临床研究加以澄清，从而进一步制定初治和复发 FL 患者的诊疗共识。

翻译：赵维莅　互审：陈芳源　校对：赵维莅

参考文献

1. Siegel R, Ma J, Zou Z, et al: Cancer statistics, 2014. CA Cancer J Clin 64:9–29, 2014.
2. Harris NL, Swerdlow SH, Jaffe ES, et al: Follicular lymphoma, in WHO Classification of Tumours of Haematopoietic and Lymphoid Tissues, 4th edition, edited by SH Swerdlow, E Campo, NL Harris, ES Jaffe, SA Pileri, H Stein, J Thiele, JW Vardiman, pp 220–226. International Agency for Research on Cancer, Lyon, 2008.
3. Friedberg JW, Taylor MD, Cerhan JR, et al: Follicular lymphoma in the United States: First report of the national LymphoCare study. J Clin Oncol 27:1202–1208, 2009.
4. Groves FD, Linet MS, Travis LB, et al: Cancer surveillance series: Non-Hodgkin's lymphoma incidence by histologic subtype in the United States from 1978 through 1995. J Natl Cancer Inst 92:1240–1251, 2000.
5. Louissaint A Jr, Ackerman AM, Dias-Santagata D, et al: Pediatric-type nodal follicular lymphoma: An indolent clonal proliferation in children and adults with high proliferation index and no BCL2 rearrangement. Blood 120:2395–2404, 2012.
6. Liu Q, Salaverria I, Pittaluga S, et al: Follicular lymphomas in children and young adults: A comparison of the pediatric variant with usual follicular lymphoma. Am J Surg Pathol 37:333–343, 2013.
7. Zelenetz AD, Gordon LI, Wierda WG, et al: Non-Hodgkin's lymphomas, version 4.2014. J Natl Compr Canc Netw 12:1282–1303, 2014.
8. Miller TP, LeBlanc M, Grogan TM, et al: Follicular lymphomas: Do histologic subtypes predict outcome? Hematol Oncol Clin North Am 11:893–900, 1997.
9. Reed JC: Bcl-2-family proteins and hematologic malignancies: History and future prospects. Blood 111:3322–3330, 2008.
10. Bouska A, McKeithan TW, Deffenbacher KE, et al: Genome-wide copy-number analyses reveal genomic abnormalities involved in transformation of follicular lymphoma. Blood 123:1681–1690, 2014.
11. Hehn ST, Grogan TM, Miller TP: Utility of fine-needle aspiration as a diagnostic technique in lymphoma. J Clin Oncol 22:3046–3052, 2004.
12. Trotman J, Fournier M, Lamy T, et al: Positron emission tomography-computed tomography (PET-CT) after induction therapy is highly predictive of patient outcome in follicular lymphoma: Analysis of PET-CT in a subset of PRIMA trial participants. J Clin Oncol 29:3194–3200, 2011.
13. Shipp MA: A predictive model for aggressive non-Hodgkin's lymphoma. The International Non-Hodgkin's Lymphoma Prognostic Factors Project. N Engl J Med 329:987–994, 1993.
14. Solal-Celigny P, Roy P, Colombat P, et al: Follicular lymphoma international prognostic index. Blood 104:1258–1265, 2004.
15. Federico M, Bellei M, Pro B: Revalidation of FLIPI in patients with follicular lymphoma registered in the F2 study and treated upfront with immunochemotherapy. Proc Am Soc Clin Oncol 25:443s, 2007.
16. Federico M, Bellei M, Marcheselli L, et al: Follicular lymphoma international prognostic index 2: A new prognostic index for follicular lymphoma developed by the international follicular lymphoma prognostic factor project. J Clin Oncol 27:4555–4562, 2009.
17. Press OW, Unger JM, Rimsza LM, et al: Phase III randomized intergroup trial of CHOP plus rituximab compared with CHOP chemotherapy plus (131)iodine-tositumomab for previously untreated follicular non-Hodgkin's lymphoma: SWOG S0016. J Clin Oncol 31:314–320, 2013.
18. Press OW, Unger JM, Rimsza LM, et al: A comparative analysis of prognostic factor models for follicular lymphoma based on a phase III trial of CHOP-rituximab versus CHOP + 131iodine-tositumomab. Clin Cancer Res 19:6624–6632, 2013.
19. Dave SS, Wright G, Tan B, et al: Prediction of survival in follicular lymphoma based on molecular features of tumor-infiltrating immune cells. N Engl J Med 351:2159–2169, 2004.
20. Morin RD, Mendez-Lago M, Mungall AJ, et al: Frequent mutation of histone-modifying genes in non-Hodgkin lymphoma. Nature 476:298–303, 2011.
21. Pasqualucci L, Dominguez-Sola D, Chiarenza A, et al: Inactivating mutations of acetyltransferase genes in B-cell lymphoma. Nature 471:189–195, 2011.
22. Okosun J, Bodor C, Wang J, et al: Integrated genomic analysis identifies recurrent mutations and evolution patterns driving the initiation and progression of follicular lymphoma. Nat Genet 46:176–181, 2014.
23. Green MR, Gentles AJ, Nair RV, et al: Hierarchy in somatic mutations arising during genomic evolution and progression of follicular lymphoma. Blood 121:1604–1611, 2013.
24. Bodor C, Grossmann V, Popov N, et al: EZH2 mutations are frequent and represent an early event in follicular lymphoma. Blood 122:3165–3168, 2013.
25. Advani R, Rosenberg SA, Horning SJ: Stage I and II follicular non-Hodgkin's lymphoma: Long-term follow-up of no initial therapy. J Clin Oncol 22:1454–1459, 2004.
26. Schmatz AI, Streubel B, Kretschmer-Chott E, et al: Primary follicular lymphoma of the duodenum is a distinct mucosal/submucosal variant of follicular lymphoma: A retrospective study of 63 cases. J Clin Oncol 29:1445–1451, 2011.
27. Mac Manus MP, Hoppe RT: Is radiotherapy curative for stage I and II low-grade follicular lymphoma? Results of a long-term follow-up study of patients treated at Stanford University. J Clin Oncol 14:1282–1290, 1996.
28. Friedberg JW, Byrtek M, Link BK, et al: Effectiveness of first-line management strategies for stage I follicular lymphoma: Analysis of the National LymphoCare Study. J Clin

Oncol 30:3368–3375, 2012.
29. Horning SJ, Rosenberg SA: The natural history of initially untreated low-grade non-Hodgkin's lymphomas. *N Engl J Med* 311:1471–1475, 1984.
30. Ardeshna KM, Smith P, Norton A, et al: Long-term effect of a watch and wait policy versus immediate systemic treatment for asymptomatic advanced-stage non-Hodgkin lymphoma: A randomised controlled trial. *Lancet* 362:516–522, 2003.
31. Young RC, Longo DL, Glatstein E, et al: The treatment of indolent lymphomas: Watchful waiting v aggressive combined modality treatment. *Semin Hematol* 25:11–16, 1988.
32. Brice P, Bastion Y, Lepage E, et al: Comparison in low-tumor-burden follicular lymphomas between an initial no-treatment policy, prednimustine, or interferon alfa: A randomized study from the Groupe d'Etude des Lymphomes Folliculaires. Groupe d'Etude des Lymphomes de l'Adulte. *J Clin Oncol* 15:1110–1117, 1997.
33. Friedberg JW, Cohen P, Chen L, et al: Bendamustine in patients with rituximab-refractory indolent and transformed non-Hodgkin's lymphoma: Results from a phase II multicenter, single-agent study. *J Clin Oncol* 26:204–210, 2008.
34. McLaughlin P, Grillo-Lopez AJ, Link BK, et al: Rituximab chimeric anti-CD20 monoclonal antibody therapy for relapsed indolent lymphoma: Half of patients respond to a four-dose treatment program. *J Clin Oncol* 16:2825–2833, 1998.
35. Colombat P, Salles G, Brousse N, et al: Rituximab (anti-CD20 monoclonal antibody) as single first-line therapy for patients with follicular lymphoma with a low tumor burden: Clinical and molecular evaluation. *Blood* 97:101–106, 2001.
36. Hainsworth JD: Rituximab as first-line systemic therapy for patients with low-grade lymphoma. *Semin Oncol* 27:25–29, 2000.
37. Davis TA, Grillo-Lopez AJ, White CA, et al: Rituximab anti-CD20 monoclonal antibody therapy in non-Hodgkin's lymphoma: Safety and efficacy of re-treatment. *J Clin Oncol* 18:3135–3143, 2000.
38. Ghielmini M, Schmitz SF, Cogliatti S, et al: Effect of single-agent rituximab given at the standard schedule or as prolonged treatment in patients with mantle cell lymphoma: A study of the Swiss Group for Clinical Cancer Research (SAKK). *J Clin Oncol* 23:705–711, 2005.
39. Hainsworth JD: Rituximab as first-line and maintenance therapy for patients with indolent non-Hodgkin's lymphoma: Interim follow-up of a multicenter phase II trial. *Semin Oncol* 29:25–29, 2002.
40. Hainsworth JD: First-line and maintenance treatment with rituximab for patients with indolent non-Hodgkin's lymphoma. *Semin Oncol* 30:9–15, 2003.
41. van Oers MH, Klasa R, Marcus RE, et al: Rituximab maintenance improves clinical outcome of relapsed/resistant follicular non-Hodgkin lymphoma in patients both with and without rituximab during induction: Results of a prospective randomized phase 3 intergroup trial. *Blood* 108:3295–3301, 2006.
42. Salles G, Seymour JF, Offner F, et al: Rituximab maintenance for 2 years in patients with high tumour burden follicular lymphoma responding to rituximab plus chemotherapy (PRIMA): A phase 3, randomised controlled trial. *Lancet* 377:42–51, 2011.
43. Bachy E, Houot R, Morschhauser F, et al: Long-term follow up of the FL2000 study comparing CHVP-interferon to CHVP-interferon plus rituximab in follicular lymphoma. *Haematologica* 98:1107–1114, 2013.
44. Hochster H, Weller E, Gascoyne RD, et al: Maintenance rituximab after cyclophosphamide, vincristine, and prednisone prolongs progression-free survival in advanced indolent lymphoma: Results of the randomized phase III ECOG1496 Study. *J Clin Oncol* 27:1607–1614, 2009.
45. Marcus R, Imrie K, Solal-Celigny P, et al: Phase III study of R-CVP compared with cyclophosphamide, vincristine, and prednisone alone in patients with previously untreated advanced follicular lymphoma. *J Clin Oncol* 26:4579–4586, 2008.
46. Hiddemann W, Kneba M, Dreyling M, et al: Frontline therapy with rituximab added to the combination of cyclophosphamide, doxorubicin, vincristine, and prednisone (CHOP) significantly improves the outcome for patients with advanced-stage follicular lymphoma compared with therapy with CHOP alone: Results of a prospective randomized study of the German Low-Grade Lymphoma Study Group. *Blood* 106:3725–3732, 2005.
47. Herold M, Haas A, Srock S, et al: Rituximab added to first-line mitoxantrone, chlorambucil, and prednisolone chemotherapy followed by interferon maintenance prolongs survival in patients with advanced follicular lymphoma: An East German Study Group Hematology and Oncology Study. *J Clin Oncol* 25:1986–1992, 2007.
48. Marcus R, Imrie K, Belch A, et al: CVP chemotherapy plus rituximab compared with CVP as first-line treatment for advanced follicular lymphoma. *Blood* 105:1417–1423, 2005.
49. Forstpointner R, Dreyling M, Repp R, et al: The addition of rituximab to a combination of fludarabine, cyclophosphamide, mitoxantrone (FCM) significantly increases the response rate and prolongs survival as compared with FCM alone in patients with relapsed and refractory follicular and mantle cell lymphomas: Results of a prospective randomized study of the German Low-Grade Lymphoma Study Group. *Blood* 104:3064–3071, 2004.
50. Salles G, Mounier N, de Guibert S, et al: Rituximab combined with chemotherapy and interferon in follicular lymphoma patients: Results of the GELA-GOELAMS FL2000 study. *Blood* 112:4824–4831, 2008.
51. Press OW, Palanca-Wessels MC: Selection of first-line therapy for advanced follicular lymphoma. *J Clin Oncol* 31:1496–1498, 2013.
52. Rummel MJ, Niederle N, Maschmeyer G, et al: Bendamustine plus rituximab versus CHOP plus rituximab as first-line treatment for patients with indolent and mantle-cell lymphomas: An open-label, multicentre, randomised, phase 3 non-inferiority trial. *Lancet* 381:1203–1210, 2013.
53. Flinn IW, Van der Jagt RH, Kahl BS, et al: An open-label, randomized study of bendamustine and rituximab (BR) compared with rituximab, cyclophosphamide, vincristine, and prednisone (R-CVP) or rituximab, cyclophosphamide, doxorubicin, vincristine, and prednisone (R-CHOP) in first-line treatment of patients with advanced indolent non-Hodgkin's lymphoma (NHL) or mantle cell lymphoma (MCL): The Bright Study. *Blood* 123(19):2944–2952, 2014.
54. van Oers MH, Van Glabbeke M, Giurgea L, et al: Rituximab maintenance treatment of relapsed/resistant follicular non-Hodgkin's lymphoma: Long-term outcome of the EORTC 20981 phase III randomized intergroup study. *J Clin Oncol* 28:2853–2858, 2010.
55. Goldenberg DM, Sharkey RM: Advances in cancer therapy with radiolabeled monoclonal antibodies. *Q J Nucl Med Mol Imaging* 50:248–264, 2006.
56. Press OW: Evidence mounts for the efficacy of radioimmunotherapy for B-cell lymphomas. *J Clin Oncol* 26:5147–5150, 2008.
57. Kaminski MS, Estes J, Zasadny KR, et al: Radioimmunotherapy with iodine (131) I tositumomab for relapsed or refractory B-cell non-Hodgkin lymphoma: Updated results and long-term follow-up of the University of Michigan experience. *Blood* 96:1259–1266, 2000.
58. Witzig TE, Flinn IW, Gordon LI, et al: Treatment with ibritumomab tiuxetan radioimmunotherapy in patients with rituximab-refractory follicular non-Hodgkin's lymphoma. *J Clin Oncol* 20:3262–3269, 2002.
59. Witzig TE, Gordon LI, Cabanillas F, et al: Randomized controlled trial of yttrium-90-labeled ibritumomab tiuxetan radioimmunotherapy versus rituximab immunotherapy for patients with relapsed or refractory low-grade, follicular, or transformed B-cell non-Hodgkin's lymphoma. *J Clin Oncol* 20:2453–2463, 2002.
60. Witzig TE: The use of ibritumomab tiuxetan radioimmunotherapy for patients with relapsed B-cell non-Hodgkin's lymphoma. *Semin Oncol* 27:74–78, 2000.
61. Davis TA, Kaminski MS, Leonard JP, et al: The radioisotope contributes significantly to the activity of radioimmunotherapy. *Clin Cancer Res* 10:7792–7798, 2004.
62. Kaminski MS, Tuck M, Estes J, et al: 131I-tositumomab therapy as initial treatment for follicular lymphoma. *N Engl J Med* 352:441–449, 2005.
63. Leonard JP, Coleman M, Kostakoglu L, et al: Abbreviated chemotherapy with fludarabine followed by tositumomab and iodine I 131 tositumomab for untreated follicular lymphoma. *J Clin Oncol* 23:5696–5704, 2005.
64. Press OW, Unger JM, Braziel RM, et al: Phase II trial of CHOP chemotherapy followed by tositumomab/iodine I-131 tositumomab for previously untreated follicular non-Hodgkin's lymphoma: Five-year follow-up of Southwest Oncology Group Protocol S9911. *J Clin Oncol* 24:4143–4149, 2006.
65. Morschhauser F, Radford J, Van Hoof A, et al: 90Yttrium-ibritumomab tiuxetan consolidation of first remission in advanced-stage follicular non-Hodgkin lymphoma: Updated results after a median follow-up of 7.3 years from the international, randomized, phase III first-line indolent trial. *J Clin Oncol* 31:1977–1983, 2013.
66. Rohatiner AZ, Gregory WM, Peterson B, et al: Meta-analysis to evaluate the role of interferon in follicular lymphoma. *J Clin Oncol* 23:2215–2223, 2005.
67. Freedman A, Neelapu SS, Nichols C, et al: Placebo-controlled phase III trial of patient-specific immunotherapy with mitumprotimut-T and granulocyte-macrophage colony-stimulating factor after rituximab in patients with follicular lymphoma. *J Clin Oncol* 27:3036–3043, 2009.
68. Brody J, Kohrt H, Marabelle A, et al: Active and passive immunotherapy for lymphoma: Proving principles and improving results. *J Clin Oncol* 29:1864–1875, 2011.
69. Schuster SJ, Neelapu SS, Gause BL, et al: Vaccination with patient-specific tumor-derived antigen in first remission improves disease-free survival in follicular lymphoma. *J Clin Oncol* 29:2787–2794, 2011.
70. Rohatiner AZ, Nadler L, Davies AJ, et al: Myeloablative therapy with autologous bone marrow transplantation for follicular lymphoma at the time of second or subsequent remission: Long-term follow-up. *J Clin Oncol* 25:2554–2559, 2007.
71. Schouten HC, Qian W, Kvaloy S, et al: High-dose therapy improves progression-free survival and survival in relapsed follicular non-Hodgkin's lymphoma: Results from the randomized European CUP trial. *J Clin Oncol* 21:3918–3927, 2003.
72. Deconinck E, Foussard C, Milpied N, et al: High-dose therapy followed by autologous purged stem-cell transplantation and doxorubicin-based chemotherapy in patients with advanced follicular lymphoma: A randomized multicenter study by GOELAMS. *Blood* 105:3817–3823, 2005.
73. Lenz G, Dreyling M, Schiegnitz E, et al: Myeloablative radiochemotherapy followed by autologous stem cell transplantation in first remission prolongs progression-free survival in follicular lymphoma: Results of a prospective, randomized trial of the German Low-Grade Lymphoma Study Group. *Blood* 104:2667–2674, 2004.
74. Bierman PJ, Sweetenham JW, Loberiza FR, Jr., et al: Syngeneic hematopoietic stem-cell transplantation for non-Hodgkin's lymphoma: A comparison with allogeneic and autologous transplantation—The Lymphoma Working Committee of the International Bone Marrow Transplant Registry and the European Group for Blood and Marrow Transplantation. *J Clin Oncol* 21:3744–3753, 2003.
75. van Besien K, Loberiza FR, Jr., Bajorunaite R, et al: Comparison of autologous and allogeneic hematopoietic stem cell transplantation for follicular lymphoma. *Blood* 102:3521–3529, 2003.
76. Rezvani AR, Storer B, Maris M, et al: Nonmyeloablative allogeneic hematopoietic cell transplantation in relapsed, refractory, and transformed indolent non-Hodgkin's lymphoma. *J Clin Oncol* 26:211–217, 2008.
77. Khouri IF, Saliba RM, Erwin WD, et al: Nonmyeloablative allogeneic transplantation with or without 90yttrium ibritumomab tiuxetan is potentially curative for relapsed follicular lymphoma: 12-year results. *Blood* 119:6373–6378, 2012.
78. Al-Tourah AJ, Gill KK, Chhanabhai M, et al: Population-based analysis of incidence and outcome of transformed non-Hodgkin's lymphoma. *J Clin Oncol* 26:5165–5169, 2008.
79. Montoto S, Davies AJ, Matthews J, et al: Risk and clinical implications of transformation of follicular lymphoma to diffuse large B-cell lymphoma. *J Clin Oncol* 25:2426–2433, 2007.
80. Oviatt DL, Cousar JB, Collins RD, et al: Malignant lymphomas of follicular center cell origin in humans. V. Incidence, clinical features, and prognostic implications of transformation of small cleaved cell nodular lymphoma. *Cancer* 53:1109–1114, 1984.
81. Link BK, Maurer MJ, Nowakowski GS, et al: Rates and outcomes of follicular lymphoma transformation in the immunochemotherapy era: A report from the University of Iowa/Mayo Clinic Specialized Program of Research Excellence Molecular Epidemiology Resource. *J Clin Oncol* 31:3272–3278, 2013.

82. Villa D, Crump M, Panzarella T, et al: Autologous and allogeneic stem-cell transplantation for transformed follicular lymphoma: A report of the Canadian blood and marrow transplant group. *J Clin Oncol* 31:1164–1171, 2013.

83. Advani RH, Buggy JJ, Sharman JP, et al: Bruton tyrosine kinase inhibitor ibrutinib (PCI-32765) has significant activity in patients with relapsed/refractory B-cell malignancies. *J Clin Oncol* 31:88–94, 2013.

84. Wang ML, Rule S, Martin P, et al: Targeting BTK with ibrutinib in relapsed or refractory mantle-cell lymphoma. *N Engl J Med* 369:507–516, 2013.

85. Flinn IW, Kahl BS, Leonard JP, et al: Idelalisib, a selective inhibitor of phosphatidylinositol 3-kinase-delta, as therapy for previously treated indolent non-Hodgkin lymphoma. *Blood* 123:3406–3413, 2014.

86. Gopal AK, Kahl BS, de Vos S, et al: PI3Kdelta inhibition by idelalisib in patients with relapsed indolent lymphoma. *N Engl J Med* 370:1008–1018, 2014.

87. Davids MS, Letai A: ABT-199: Taking dead aim at BCL-2. *Cancer Cell* 23:139–141, 2013.

88. Souers AJ, Leverson JD, Boghaert ER, et al: ABT-199, a potent and selective BCL-2 inhibitor, achieves antitumor activity while sparing platelets. *Nat Med* 19:202–208, 2013.

89. Palanca-Wessels MC, Press OW: Advances in the treatment of hematologic malignancies using immunoconjugates. *Blood* 123:2293–2301, 2014.

90. Kochenderfer JN, Rosenberg SA: Treating B-cell cancer with T cells expressing anti-CD19 chimeric antigen receptors. *Nat Rev Clin Oncol* 10:267–276, 2013.

91. Budde LE, Berger C, Lin Y, et al: Combining a CD20 chimeric antigen receptor and an inducible caspase 9 suicide switch to improve the efficacy and safety of T cell adoptive immunotherapy for lymphoma. *PLoS One* 8:e82742, 2013.

92. Fisher RI, LeBlanc M, Press OW, et al: New treatment options have changed the survival of patients with follicular lymphoma. *J Clin Oncol* 23:8447–8452, 2005.

93. Liu Q, Fayad L, Cabanillas F, et al: Improvement of overall and failure-free survival in stage IV follicular lymphoma: 25 years of treatment experience at The University of Texas M.D. Anderson Cancer Center. *J Clin Oncol* 24:1582–1589, 2006.

94. Swenson WT, Wooldridge JE, Lynch CF, et al: Improved survival of follicular lymphoma patients in the United States. *J Clin Oncol* 23:5019–5026, 2005.

第 100 章
套细胞淋巴瘤

Martin Dreyling

摘要

套细胞淋巴瘤(mantle cell lymphoma, MCL)是非霍奇金淋巴瘤的一种独特亚型,具有特征性的染色体易位t(11;14),导致细胞周期蛋白D1(cyclin D1)过表达。临床表现以病变广泛播散为特征,60 岁以上的男性患者更常见。尽管初始缓解率很高,但传统化疗后常出现早期复发,中位生存期仅 3 ~ 5 年。然而,10% ~ 15%的患者呈现为惰性、慢性的病程。含有阿糖胞苷和利妥昔单抗的剂量强化治疗方案和自体干细胞移植可以实现长期缓解,如果患者身体条件足以耐受这种大剂量治疗。对于大多数老年患者,利妥昔单抗维持治疗可延长生存期。靶向治疗手段,包括蛋白酶体抑制剂,免疫调节药物和 B 细胞受体通路抑制剂已证实在复发患者中非常有效,且应用于多种治疗模式。

简写和缩略词

ASCT,自体造血干细胞移植(autologous stem cell transplantation);ATM,毛细血管扩张-共济失调症突变(ataxiatelangiectasia mutant);BR,苯达莫司汀、利妥昔单抗(bendamustine and rituximab);BTK, Bruton 酪氨酸激酶(Bruton tyrosine kinase);CHOP,环磷酰胺、多柔比星、长春新碱、泼尼松(cyclophosphamide, doxorubicin, vincristine and prednisone);CLL,慢性淋巴细胞白血病(chronic lymphocytic leukemia);DHAP,地塞米松、大剂量阿糖胞苷、顺铂(dexamethasone, high-dose cytarabine and cisplatinum);E2F,延长因子 2(elongation factor 2);LDH,乳酸脱氢酶(lactate dehydrogenase);MCL,套细胞淋巴瘤(mantle cell lymphoma);MIPI,套细胞淋巴瘤国际预后指数(Mantle Cell International Prognostic Index);mTOR,哺乳动物西罗莫司靶蛋白(mammalian target of rapamycin);MTX,氨甲蝶呤,methotrexate;NF-κB,核因子-κB(nuclear factor-κB);PI3K,磷脂酰肌醇 3 激酶(phosphoinositol 3kinase);PFS,无进展生存(progression-free survival);R-CHOP,利妥昔单抗、环磷酰胺、多柔比星、长春新碱、泼尼松(rituximab, cyclophosphamide, doxorubicin, vincristine, and prednisone);R-CVP,利妥昔单抗、环磷酰胺、长春新碱、泼尼松(rituximab, cyclophosphamide, vincristine and prednisone);R-hyperCVAD,利妥昔单抗、分次的环磷酰胺、多柔比星、长春新碱、地塞米松(rituximab, hyperfractionated cyclophosphamide, vincristine, doxorubicin, and dexamethasone);sIg,分泌型免疫球蛋白(secretory immunoglobulin);TBI,全身放疗(total-body irradiation)。

定义和组织学

套细胞淋巴瘤(MCL)最初命名为中心细胞淋巴瘤、或归入中间淋巴B细胞淋巴瘤一类。1992 年,因肿瘤细胞形态和免疫表型均与生发中心套区的淋巴细胞相似,故采用套细胞淋巴瘤一称谓[1]。1994 年,套细胞淋巴瘤正式在国际淋巴瘤研究组的更新欧美分类中出现,是世界卫生组织恶性淋巴B细胞疾病分类中淋巴瘤的一个特殊类型[2,3]。

基于细胞学,经典型的特征为小到中等体积的细胞,细胞核分裂、不规则,染色质致密,核仁不明显。类似于慢性淋巴细胞性白血病(chronic lymphocytic leukemia, CLL)的小细胞变异型,可能与较为惰性的病程相关[4]。相反,包括母细胞样和多形性表型的母细胞变异型则显示出更侵袭的临床过程[3]。

组织学上,MCL 最常表现为淋巴结的弥漫性浸润,较不常见的是结节型,罕见套区模式,后者可能代表该疾病的早期阶段[5]。细胞的免疫表型类似于正常生发滤泡的套区中的淋巴细胞,特征是共表达 B 细胞抗原(CD19⁺、CD20⁺、CD22⁺、CD43⁺、CD79⁺,分泌型免疫球蛋白[sIg]M+,sIgD+)和 T 细胞相关的标记 CD5⁺。基于其主要是前生发中心起源,MCL 的抗凋亡蛋白 BCL-2 呈高表达,但 CD10 和 BCL-6 等生发中心标记是阴性的[3]。

由于 MCL 的形态异质性,通过免疫组化(cylinD1 过表达)或荧光原位杂交(染色体易位 t[11;14][q13;q32])检测 MCL 遗传学标记对于确诊至关重要。转录因子 SOX11 在 90% 以上的 MCL 中呈特征性表达,因此在 cyclinD1 阴性的罕见病例中,SOX11 染色有助于明确诊断[6]。

流行病学

MCL 约占所有非霍奇金淋巴瘤的 6%,但有报道显示发生率更低[7,8]。1992 ~ 2004 年,年龄调整年发病率从 0.3/100 000 上升到 0.7/100 000。男性发病率高于女性的 2 倍,发病率随年龄增长。发病的中位年龄约为 65 岁。目前还没有发现和 MCL 发病有关的因素。

病因及发病机制

t(11;14)染色体易位导致一种正常情况下在淋巴细胞中不表达的细胞周期蛋白 cyclinD1 呈高表达。cyclingD1 阴性的罕见病例中常有 cyclinD2 或 cyclinD3 过表达[6]。

细胞遗传学异常 t(11;14)是 MCL 的首次打击,促使细胞周期 G1-S 期转化的失调控[9]。然而,MCL 的发生还需要附加的基因异常。因此,没有临床疾病依据的 1% ~ 2% 的正常人外周血细胞也包含低拷贝数的 t(11;14)易位[10]。细胞遗传学研究发现常见的二次基因异常与细胞周期调节与 DNA 修复有关,这就解释了为什么 MCL 是恶性淋巴系肿瘤基因组最不稳定的一类肿瘤。这些基因异常包括染色体 1p13-p31、2q13、6q23 ~ 27、8p21、9p21、10p14 ~ 15、11q22 ~ 23、13q11 ~ 13、13q14 ~ 34、17p13 和 22q12 缺失;染色体 3q25、4p12 ~ 13、7p21 ~ 22、8q21、9q22、10p11 ~ 12、12q13 和 18q11q23 扩增;以及某些染色体区段高频的拷贝数扩增[11]。

图 100-1 显示了特定 MCL 亚型的遗传学异常与发病的关系。细胞周期异常是 MCL 的标志。高表达 cyclin D1-CDK4 复合物,能够诱导视网膜母细胞瘤基因(retinoblastoma, RB1)磷酸化,释放转录因子延长因子 2(elongation factor 2,E2F),促进淋巴瘤细胞转化

为 S 期。另外,毛细血管扩张-共济失调症变异基因(ataxia-telangi-ectasia mutant, ATM)突变促使淋巴瘤细胞基因组不稳定,对 DNA 损伤失去反应。磷脂酰肌醇 3 激酶(phosphoinositol 3kinase, PI3K)

和哺乳动物西罗莫司靶蛋白(mammalian target of rapamycin, mTOR)是这一信号通路重要的下游靶点。最后,特定的基因改变,即 p53 或 p16/CDKN2 与母细胞变异型和临床预后差相关[12,13]。

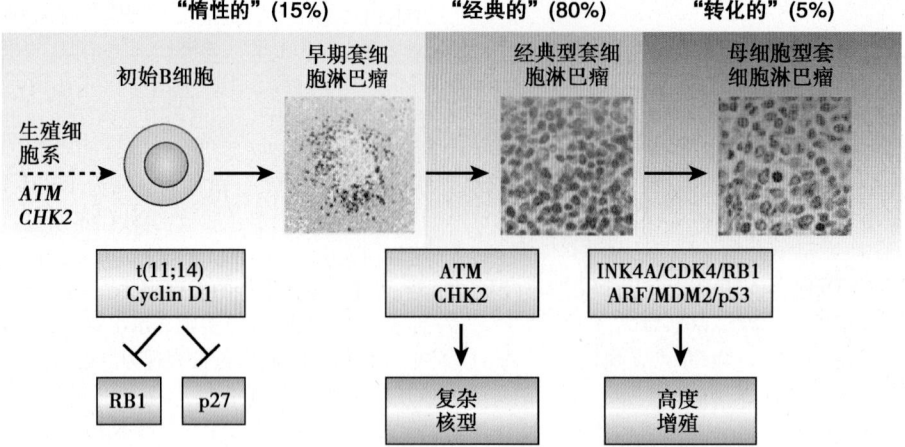

图 100-1　套细胞淋巴瘤(MCL)的分子发病机制模型。t(11;14)易位导致细胞周期蛋白 D1 的构成性失调。DNA 损伤反应途径的获得性失活可能促进另外的基因改变及经典 MCL 的发展。进一步的基因突变可能靶向细胞周期和衰老调控途径的基因,从而导致增殖性和侵袭性更强的变异型。(经允许改编自:Jares P, Colomer D, Campo E:Genetic and molecular pathogenesis of mantle cell lymphoma:Perspectives for new targeted therapeutics. Nat Rev Cancer 7(10):750~762,2007.)

根据特征性 cyclin D1 过表达,分子谱分析鉴定了一种细胞增殖基因特征,可以识别出中位生存期超过 5 年的患者亚群[14]。并设计出了一个五基因模型,以福尔马林固定、石蜡包埋的组织为基础预测 MCL 生存情况[15]。在临床情况下,仅有通过免疫组织化学检测的细胞周期相关蛋白[67]Ki 表达已经被前瞻性试验证实为可靠的预后标记,可识别需更积极治疗方法的高危患者([67]Ki>30%)[5,16]。该标志物与包括套细胞淋巴瘤国际预后指数(MIPI)评分在内的临床特征无关(见下文"临床特征和危险因素"[20,21])。

● 临床表现和危险因素

MCL 多见于老年男性患者,典型症状包括多处淋巴结肿大(如颈、腋下、腹股沟)。患者可无症状,但有些伴有发热、盗汗或体重减轻(表 100-1)[5,17]。40% 患者有脾肿大。绝大多数患者有骨髓累及,50% 患者表现外周血累及,有时为明显的白血病表现。

25% 患者有症状性的胃肠道累及,典型表现为如肠道多发息肉[18]。胃肠道症状包括腹痛和腹泻、小肠梗阻症状或便血。肠道息肉多见于回盲区,且需要病理及免疫组化确诊为 MCL 累及,多达 90% 的病例中可检测到无症状的胃肠道受累;因此,推荐使用内镜检查和活检的组织学分析,尤其是在局限期的少数病例中。

中枢神经系统疾病的发生频率在初次诊断时较低,随着复发时增加,且与乳酸脱氢酶(lactate dehydrogenase, LDH)升高,细胞学类型为母细胞型和细胞增殖([67]Ki)相关[19]。对于 CNS 预防是否需要尚未达成共识。

预后参数包括血清 β2-微球蛋白和 LDH 水平,母细胞变异型,年龄,Ann Arbor 分期,结外表现和全身症状等[5]。大多数预后因素是通过回顾性研究确定的,且仅仅基于包含多柔比星的方案。由此,建立了预后模型 MIPI,运用四个独立的预后因素:年龄,体能状态,LDH 和白细胞计数(图 100-2)[20]。该评分已经在许多研究中被证实,包括在一项前瞻性研究中,证实了评分系统在各种化疗为基础的治疗方案中的可靠性[21]。

表 100-1　初发患者特征(304 例)

特点	病例数
年龄(岁)	
<60	123
>60	178
性别	
男	230
女	71
分期	
Ⅰ~Ⅱ	23
Ⅲ~Ⅳ	267
一般情况(世界卫生组织)	
0~1	233
≥2	43
乳酸脱氢酶	
升高	56
正常	140
国际预后指数	
0~1	15
≥2	75
骨髓受累	
是	207
否	81
B 症状	
是	107
否	155
结外受累	
是	161
否	16

数据来源:Tiemann M, Schrader C, Klapper W, et al;European MCL Network;Histopathology, cell proliferation indices and clinical outcome in 304patients with mantle cell lymphoma(MCL):A clinicopathological study from the European MCL Network. Br JHaematol 131(1):29~38,2005.

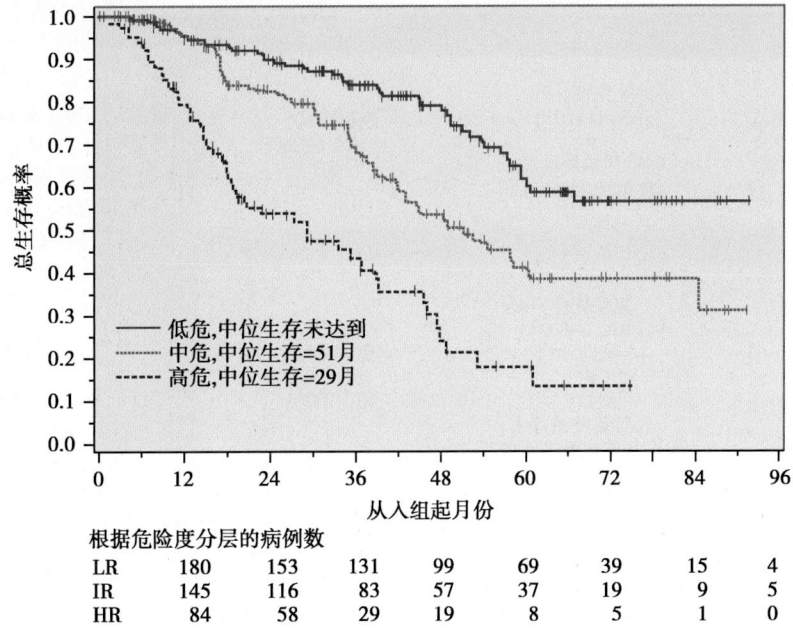

图 100-2　根据套细胞淋巴瘤国际预后指数（MIPI）分层的总生存。LR，低危；IP，中危；HR，高危。（经允许再版自：Hoster E，Dreyling M，Klapper W，et al：German Low Grade Lymphoma Study Group（GLSG）；European Mantle Cell Lymphoma Network：A new prognostic index（MIPI）for patients with advanced-stage mantle cell lymphoma. Blood 111（2）：558～565，2008.）

基于频繁的骨髓受累，应用患者特异性引物检测最小残留疾病可以检测 $10^5 \sim 10^6$ 个背景细胞中的一个恶性细胞。许多报道已经证实了分子残留疾病与临床复发之间的相关性[22,23]。这一结论已被用于临床试验，来评价在出现临床复发证据之前应用利妥昔单抗抢先治疗的价值。

● 鉴别诊断

MCL 的临床表现可能与 CLL 或其他惰性结内淋巴瘤相似。CLL 的免疫表型与之相似，共表达 IgM 和 IgD 以及 B 细胞抗原 CD19 和 CD20，并异常表达 T 细胞抗原 CD5。与 MCL 相反，CLL 一般的高表达 CD23。与滤泡型淋巴瘤相似，MCL 表达 CD20 和 BCL2，但不表达 CD10 和 BCL6。然而，因为这些表达模式不同，cyclin D1 过表达或 t（11;14）的分析对于确认或排除 MCL 的诊断仍然至关重要。

● 治疗

一般来说，MCL 仍然被认为是不可治愈的，大多数患者符合侵袭性的临床病程。然而，10%～15% 的患者可能表现出更为惰性的进程，可能几年都不需要治疗。这些病例通常特征地表现为非结节性的白血病表现，仅有骨髓受累和脾肿大。4Sox-11 阴性也可能鉴别出部分这种更为惰性的病例，尽管其作用是有争议的，因为额外的 p53 突变可能导致侵袭性临床进程（图 100-1）。[25] 因此，确诊有些惰性病例是很困难的，在肿瘤负荷低的情况下，短时间的观察并

等待，可能是适当的[26]。

局限期

低肿瘤负荷的局限期患者很少见。一个小样本回顾性分析显示，接受受累野放疗（30～36Gray）的患者有长期缓解[27]。相反，在随机临床试验中，所有患者均在一年内复发[28]。因此，缩短化疗诱导联合巩固放疗似乎是最合适的。

进展期

传统化疗

因为疾病的典型侵袭性临床表现，既往通常将含有蒽环类药物的化疗应用于 MCL，尽管一项小规模的随机临床试验并未证实有较大的临床获益[29]。环磷酰胺、多柔比星、长春新碱、泼尼松（CHOP）治疗的完全缓解率只有 30%～40%，通常缓解时间短，仅为 10～12 个月[30,31]。

联合免疫化疗

利妥昔单抗单药治疗的反应率低，在 25% 左右，只能用于不能耐受细胞毒性治疗的患者（图 100-3）[32]。另一方面，一项系统性荟萃分析表明，利妥昔单抗联合化疗能显著提高完全缓解率，总缓解率和总生存率，使免疫化疗成为一线和复发的进展期 MCL 患者的标准治疗（表 100-2）[33~43]。在明显白血病期和淋巴细胞计数大于 50×10^9/L 的患者中，由于肿瘤溶解综合征或细胞因子释放综合征的风险，首剂利妥昔单抗的应用需谨慎。

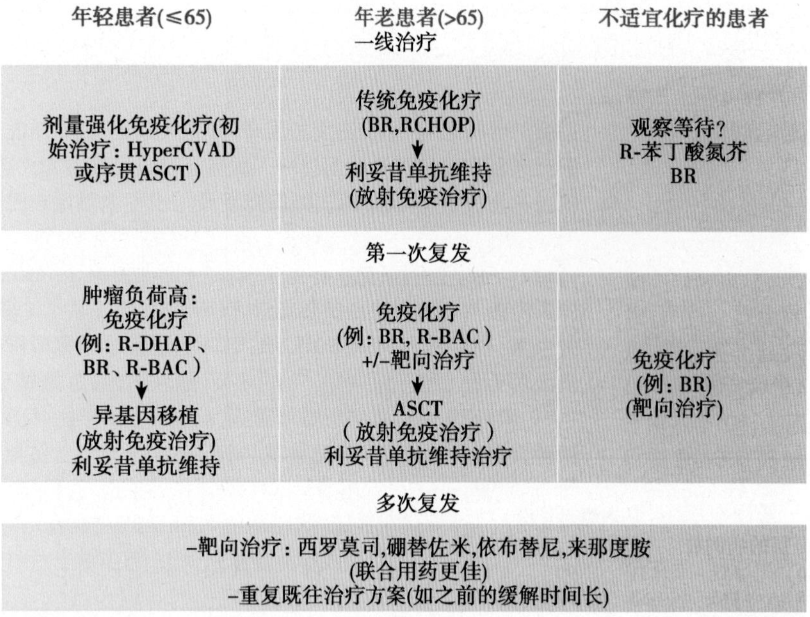

图100-3　研究以外的临床推荐。ASCT,自体造血干细胞移植;BR,苯达莫司汀、利妥昔单抗;hyperCVAD,分次的环磷酰胺、长春新碱、多柔比星、地塞米松;R-BAC,利妥昔单抗、苯达莫司汀、阿糖胞苷;R-CHOP,利妥昔单抗、环磷酰胺、多柔比星、长春新碱、泼尼松;R-DHAP,利妥昔单抗、地塞米松、大剂量阿糖胞苷、顺铂;(经允许改编自:Dreyling M, European Mantle Cell Lymphoma Network; Mantle cell lymphoma: Biology, clinical presentation, and therapeutic approaches. Am Soc Clin Oncol Educ Book 191~198,2014.)

表100-2　套细胞淋巴瘤的传统免疫化疗

作者(年份)	分期	病例数	治疗方案	ORR(CR)	中位PFS(月)	2年OS(%)
Howard(2002)[33]	II	40	R-CHOP	96(48)	17	95(3年)
Lenz(2005)[34]	III	112	CHOP	75(7)	14(TTF)	77
			R-CHOP	94(34)	21(TTF)	77
Herold(2008)[35]	III	90	MCP	63(15)	18	52(4年)
			R-MCP	71(32)	20	55(4年)
Gressin(2010)[37]	II	113	R-VAD-C	73(48)	18(无ASCT)	62(3年)
					58(ASCT)	
Sachenes(2011)[38]	II	20	R-苯丁酸氮芥	95(90)	89%(3years)	95(3年)
Kenkra(2011)[36]	II	22	R-hyperCVAD	77(64)	38	62(4年)
			R维持治疗			
Kluin-Nelemans (2012)[39]	III	485	R-CHOP	86(34)	28(TTF)	62(4年)
			R-FC	78(40)	26(TTF)	47(4年)
		274	I维持治疗	不详	29%(4年持续缓解)	67(4年)
			R维持治疗		58%(4年持续缓解)	79(4年)
Smith(2012)[40]	II	50	R-CHOP	64(46)	31(TTF)	73(5年)
			⁹⁰Y-Ibritumumab			
Rummel(2013)[41]	III	94	R-CHOP	91(30)	21	无差异
			BR	93(40)	35	
Visco(2013)[42]	II	20	R-BAC	100(95)	95%(2年)	93
Ruan(2011)[93]	II	35	R-CHOP+硼替佐米	91(72)	44%(2年)	86
Houot(2012)[99]	II	29	R-多柔比星/地塞米松/苯丁酸氮芥+硼替佐米	79(59)	26	69
Chang(2014)[59a]	II	75	R-hyperCVAD+硼替佐米	95(68)	67%(3年)	91(3年)
			R维持治疗			
Robak(2015)[98]	III	487	R-CHOP	89(53)	14	54(4年)
			R-CHP+硼替佐米	92(42)	25	64(4年)
Inwards(2014)[101]	I	17	R-克拉屈滨+西罗莫司	94(53)	19	65

ASCT,自体造血干细胞移植;BR,苯达莫司汀、利妥昔单抗;CR,完全缓解;MCP,米托蒽醌、苯丁酸氮芥、泼尼松龙;ORR,总缓解率;OS,总生存;PFS,无进展生存;R-BAC,利妥昔单抗、苯达莫司汀、阿糖胞苷;R-CHOP,利妥昔单抗、环磷酰胺、多柔比星、长春新碱、泼尼松;R-CHP,利妥昔单抗、环磷酰胺、多柔比星、泼尼松;R-FC,利妥昔单抗、氟达拉滨、环磷酰胺;R-hyperCVAD,利妥昔单抗、分次的环磷酰胺、长春新碱、多柔比星、地塞米松;R-MCP,利妥昔单抗、米托蒽醌,苯丁酸氮芥、泼尼松;TTF,至治疗失败时间;⁹⁰Y,钇-90。

上面一组包括六项使用免疫化疗的研究;下面一组包括五项联合利妥昔单抗与其他药物的研究。

在随机试验中,利妥昔单抗联合 CHOP 与单用 CHOP 化疗相比,显著提高了缓解率(94% 比 75%)和至治疗失败时间[34]。相反,利妥昔单抗与环磷酰胺,长春新碱和泼尼松的方案(R-CVP)缓解率和无进展生存期(PFS)明显较差,并不推荐用于 MCL 患者[44]。同样,氟达拉滨联合的方案导致血细胞减少时间长,导致总生存率较欧洲大规模前瞻性试验中使用利妥昔单抗,环磷酰胺,多柔比星,长春新碱和泼尼松(R-CHOP)方案的患者显著降低(4 年生存率,46% 比 62%)[39]。相比之下,在两项随机试验中,苯达莫司汀联合化疗得到的缓解率(93% 比 91%)和 PFS 与 RCHOP 方案相近,但毒副反应更小,特别是脱发和周围神经病变,使苯达莫司汀和利妥昔单抗方案(BR)成为目前最常用的治疗方案,特别是在老年患者中[41,44]。最后,联合苯达莫司汀与阿糖胞苷的强化方法得到非常高的缓解率(100%),但伴随严重的血小板减少,表明这一方案只能在年轻,适合的患者中应用[42]。

总之,BR 和 R-CHOP 代表了占 MCL 大多数的老年患者的现行标准方法(图 100-3)。基于临床表现,BR 可能在具有 CLL 样表现的患者中更适合,而 CHOP 似乎适用于伴有 LDH 升高的更具侵袭性的病例。特别是在母细胞变异型中,基于其在年轻患者中更好的疗效,可以考虑包含阿糖胞苷的方案[45]。然而,这种个性化的治疗方法从未被前瞻性研究的方式所验证。

维持/巩固治疗

曾经在滤泡性淋巴瘤中提出的常规应用利妥昔单抗维持治疗的概念,也已在 MCL 中进行了研究[39]。常规的 R-CHOP 方案诱导治疗后,持续的单抗维持可以显著延长 PFS(4 年 PFS 58% 比 29%)和总生存(4 年 OS 79% 比 67%),因此现在普遍建议利妥昔单抗维持治疗。

另外,在缩短的 R-CHOP 诱导后进行放射免疫治疗巩固也已经进行了测试。同样,似乎也延长了生存,中位至治疗失败时间为 31 个月,但结果似乎不如持续的利妥昔单抗维持,可能因为仅应用了放射免疫治疗单一的治疗方案[40]。

强化疗+/-干细胞移植

在几项研究中,初始强化治疗或高剂量巩固治疗随后自体干细胞移植(ASCT)都达到了很高的生存率(表 100-3)[45~56]。一项随机试验证明 ASCT 与单用 CHOP 样诱导治疗相比能延长 PFS(3.3 比 1.4 年)[46]。随后的荟萃分析显示,无论是否应用利妥昔单抗,ASCT 都能够显著延长总生存[57]。应用含有利妥昔单抗诱导方案进行"体内清除",更进一步改善长期生存。很多研究探究了含有阿糖胞苷的诱导方案的潜在益处(表 100-3)。其中最重要的是一项随机试验,表明与单用 RCHOP 方案相比,ASCT 前应用 R-CHOP/DHAP(地塞米松,大剂量阿糖胞苷和顺铂),中位 PFS 几乎翻了一倍(7.6 比 3.8 年)[45]。相比之下,一项 II 期试验表明大剂量氨甲蝶呤(MTX)明显加重了器官毒性,而相当低的剂量也可以实现相近的长期缓解[47]。

表 100-3 套细胞淋巴瘤的剂量强化免疫化疗

作者(年份)	分期	病例数	治疗方案	ORR(CR)	中位 PFS(年)	OS(%)
Dreyling(2005)[46]	III	122	R-CHOP+ASCT	98(81)	3.3	83(3 年)
			R-CHOP+IFN	99(37)	1.4	77(3 年)
De Guibert(2006)[51]	II	17	R-DHAP+ASCT	100(94)	76%(3 年)	75%(3 年)
		7	R-DHAP	86(86)	不详	不详
Damon(2009)[47]	II	77	R-CHOP/MTX/Ara-C/依托泊苷+ASCT	88(69)	56%(5 年)	64(5 年)
van't Veer(2009)[48]	II	87	R-CHOP/Ara-C+ASCT	70(64)	36%(4 年)	56(4 年)
Magni(2009)[52]	II	28	序贯 R-chemo+ASCT	100(100)	57%(低危) 34%(高危)	76(低危) 68(高危)
Geisler(2012)[49]	II	160	R-maxiCHOP/Ara-C+ASCT	96(54)	7.4	58(10 年)
Hermine(2012)[45]	III	455	R-CHOP+ASCT	97(61)	3.8	67(5 年)
			R-CHOP/DHAP+ASCT	98(63)	7.3	74(5 年)
Delarue(2013)[50]	II	60	R-CHOP/DHAP+ASCT	100(96)	6.9	75(5 年)
Le Gouill(2014)[53]	III	299	R-DHAP+ASCT	不详	83%(2 年)	93%(2 年)
			R-DHAP+ASCT+R 维持治疗	不详	93%(2 年)	95%(2 年)
Romaguera(2010)[54]	II	97	R-hyperCVAD	97(87)	4.5	64(10 年)
Merli(2012)[55]	II	60	R-hyperCVAD	83(72)	61%(5 年)	73(5 年)
Bernstein(2013)[56]	II	2013	R-hyperCVAD	86(55)	4.8	63(5 年)

Ara-C,阿糖胞苷;ASCT,自体造血干细胞移植;CR,完全缓解;DHAP,地塞米松、大剂量阿糖胞苷、顺铂;IFN,干扰素;MTX,氨甲蝶呤;ORR,总缓解率;OS,总生存;PFS,无进展生存;R,利妥昔单抗;R-CHOP,利妥昔单抗、环磷酰胺、多柔比星、长春新碱、泼尼松;R-DHAP,利妥昔单抗、地塞米松、大剂量阿糖胞苷、顺铂;R-hyperCVAD,利妥昔单抗、分次的环磷酰胺、长春新碱、多柔比星、地塞米松;R-maxiCHOP,环磷酰胺、羟基柔红霉素、长春新碱、泼尼松

上面一组包括 9 项使用剂量强化序贯自体干细胞移植(ASCT)的研究;下面一组包括三个使用初始剂量强化治疗的研究

一个研究与研究之间的比较表明,对于诱导后只有部分缓解的患者,含有全身放疗(total-body irradiation, TBI)的大剂量巩固可提高疗效,而在常规剂量的放射免疫治疗中未观察到这种获益[58,59]。中期分析表明随后的利妥昔单抗维持治疗有益,但需要进一步随访以确认此方法的优越性[53]。

此外,可以应用初始剂量强化治疗。利妥昔单抗加分次的环磷酰胺、多柔比星、长春新碱、地塞米松方案(rituximab, hyperfractionated cyclophosphamide, vincristine, doxorubicin, and dexamethasone, R-hyperCVAD)在各种试验中达到很高的完全缓解率和长期缓解[54~56]。然而,该方案受限于包括第二肿瘤在内的显著的治疗相关毒性,因此只能在年轻、适合的患者中考虑。

复发和难治性疾病

挽救化疗

MCL对常规剂量化疗的原发耐药在复发性疾病中尤其明显,一些在一线治疗中非常有效的传统免疫化疗方案在复发患者中仅获得短期缓解(表100-4)[42,60~64]。因此,如果一线治疗中未使用ASCT,则应考虑ASCT进行巩固治疗。但是很遗憾,这种方法在复发/难治性MCL中的长期疗效也不容乐观。

表100-4　复发套细胞淋巴瘤的传统免疫化疗						
作者(年份)	分期	病例数	治疗方案	ORR(CR)	中位PFS(月)	中位OS(月)
Forstpointner(2004)[60]	Ⅲ	24	FCM	46(0)	4	11
		24	R-FCM	58(29)	8	65%(2年)
Rummel(2005)[61]	Ⅱ	16	BR	75(50)	18	不详
Robinson(2008)[62]	Ⅱ	12	BR	92(42)	19	不详
Weide(2007)[63]	Ⅱ	18	BMR	78(33)	21	60%(2年)
Gironella(2012)[64]	Ⅱ	28	R-GemOx	79(75)	18	30
Visco(2013)[42]	Ⅱ	20	R-BAC	80(70)	87%(2年)	93%(2年)
Weigert(2009)[90]	回顾性	8	R-Ara-C+硼替佐米	50(25)	5	16
Ruan(2010)[95]	Ⅱ	22	R-PEP-C+硼替佐米	73(32)	10	45%(2年)
Kouroukis(2011)[89]	Ⅱ	25	吉西他滨+硼替佐米	60(11)	11	不详
Friedberg(2011)[91]	Ⅱ	7	BR+硼替佐米	71(NA)	不详	不详
Gerecitano(2011)[92]	Ⅱ	10	R-CP+硼替佐米	60(50)	不详	不详
Furtado(2015)[88]	Ⅱ	46	CHOP	48(22)	8	12
			CHOP+硼替佐米	83(35)	17	36
Ruan(2010)[95]	Ⅱ	22	R-PEP-C+沙利度胺	73(32)	10	45%(2年)
Zaja[94]	Ⅱ	42	BR+来那度胺	79(55)	68%(1年)	82%(1年)
Hess(2015)[96]	Ⅰ	11	BR+西罗莫司	91(45)	22	92%(19月)

BR,苯达莫司汀、利妥昔单抗;BMR,苯达莫司汀、米托蒽醌、利妥昔单抗;CHOP,环磷酰胺、多柔比星、长春新碱、泼尼松;CR,完全缓解;FCM,氟达拉滨、环磷酰胺、米托蒽醌;ORR,总缓解率;OS,总生存;PFS,无进展生存;R-Ara-C,利妥昔单抗、阿糖胞苷;R-BAC,利妥昔单抗、苯达莫司汀、阿糖胞苷;R-CP,利妥昔单抗、环磷酰胺、泼尼松;R-FCM,利妥昔单抗、氟达拉滨、环磷酰胺、米托蒽醌;R-GemOx,利妥昔单抗、吉西他滨、奥沙利铂;R-PEP-C,利妥昔单抗、泼尼松、依托泊苷、甲基苄肼、环磷酰胺
上面一组包括六项使用免疫化疗的研究;中间一组包括六个联合硼替佐米的方案;下面一组包括三项联合利妥昔单抗与其他治疗的研究

挽救治疗有所缓解的年轻患者,根据观察到的移植物抗淋巴瘤活性,建议考虑异体移植这一有治愈可能的选择。对于60岁以上的患者,降低强度的预处理可能也是适用的,但受限于延迟的毒性作用,包括慢性移植物抗宿主疾病和20%~25%的治疗相关死亡率[65~68]。

对于老年患者,如果以前没有应用过利妥昔单抗,可以考虑用单抗作为维持治疗。除此之外,一些患者用放射免疫疗法进行巩固治疗也已获得长期缓解,尽管作为单一疗法,其疗效有限,中位至进展时间仅有5个月[69,70]。

靶向治疗

对复发性疾病单用化疗只有短暂的效果,因而学者们开展了许多靶向治疗的研究,尤其是在复发性MCL中,靶向药物既可作为单一药物也可联合化疗应用(表100-4和表100-5)[71~97]。

蛋白酶体抑制剂　硼替佐米是第一代蛋白酶体抑制剂,部分通过改变核因子-κB(NF-κB)来发挥作用。在复发性疾病中,该单一药物的缓解率为30%~40%,中位PFS约为6个月,因此成为联邦药物管理局第一批批准用于复发MCL的靶向药物[71~73]。随后的试验评估了硼替佐米与不同化疗方案的联合,以进一步提高缓解率并避免副作用累积(表100-4)[88~93]。基于令人鼓舞的数据,一项一线治疗的临床试验也已经完成。用硼替佐米代替长春新碱(R-CHOP方案内)可使PFS几乎翻倍[98]。在这种联合方案中,应该仅在每个周期的第1天和第4天应用硼替佐米,以避免毒性累积所致的血小板减少症。

表 100-5　复发套细胞淋巴瘤的治疗

作者 (年份)	分期	病例数	治疗方案	ORR(CR)	中位 PFS(月)	中位 OS(月)
Goy (2009)[71]	Ⅱ	141	硼替佐米	33(8)	7	24 月
Baiocchi (2011)[72]	Ⅱ	13	R-硼替佐米	29(29)	2	NA
Lamm (2011)[73]	Ⅱ	16	R-硼替佐米/地塞米松	81(44)	12	39
Kaufmann (2004)[74]	Ⅱ	16	R-沙利度胺	81(31)	20	75%(3 年)
Zinzani (2013)[75]	Ⅱ	57	来那度胺	35(12)	4	19
Goy (2013)[76]	Ⅱ	134	来那度胺	28 88	4	19
Trneny (2014)[78]	Ⅱ	170	来那度胺	40(5)	9	28
		84	单用化疗	11(0)	5	21
Wang (2012)[77]	Ⅱ	44	R-来那度胺	57(36)	11	24
Witzig (2005)[79]	Ⅱ	34	西罗莫司 250mg	38(3)	7(TTP)	12
Ansell (2008)[80]	Ⅱ	27	西罗莫司 25mg	41(4)	6(TTP)	14
Hess (2009)[81]	Ⅲ	162	西罗莫司 175/75mg	22(2)	5	13
			西罗莫司 175/25mg	6(0)	3	10
			化疗	2(2)	2	10
Ansell (2011)[82]	Ⅱ	69	R-西罗莫司	59(19)	10	30
Renner (2012)[83]	Ⅱ	35	依维莫司	20(6)	6	NA
Wang (2013)[84]	Ⅱ	111	依布替尼	68(21)	14	NA
Wang (2014)[85]	Ⅱ		R-依布替尼	100(低[67]Ki)	90%(1 年)	90%(1 年)
				50(高[67]Ki)	13.6	13.6
Kahl (2014)[86]	Ⅰ	16	idelalisib	62(NA)	3(RD)	NA
Davids (2013)[87]	Ⅰ	8 套细胞淋巴瘤	Abt-199 (venetoclax)	100	NA	NA

CR, 完全缓解; NA, 不详; ORR, 总缓解率; OS, 总生存; PFS 无进展生存; R, 利妥昔单抗; TTP, 至进展时间

免疫调节药物　鉴于其为口服制剂及良好的耐受性,来那度胺是一个有吸引力的选择,特别是在持续治疗的情况下。在多发性骨髓瘤中观察到长期疗效后,不同研究也证实其在复发性 MCL 中的获益,缓解率可达 35%～50%[75-78]。在一项Ⅱ随机期试验中,该方法优于单用化疗(缓解率为 40% 比 11%)[78]。还有其他研究对来那度胺联合化疗进行探究[94]。

哺乳动物西罗莫司抑制剂　根据Ⅲ期随机临床试验的结果,西罗莫司已被欧盟注册,该试验证明其在极度难治性患者中较单用化疗具有优势(缓解率为 22% 比 2%)[81]。在一项Ⅰ期试验中,将西罗莫司与化疗联合在所有可评估患者中均有效[96]。

B 细胞受体途径　靶向 B 细胞受体的小分子在复发 MCL 中获得了显著的缓解率。Bruton 酪氨酸激酶(BTK)抑制剂依布替尼,在复发性疾病中表现出 68% 的缓解率[84]。其与利妥昔单抗联合可使所有低[67]Ki 的患者达到缓解,而在高度增殖性疾病中,该方案仅在半数患者中有效[85]。该化合物耐受性良好,主要的副作用只有轻微的免疫抑制,出血和心房颤动。然而,也观察到了早期复发且具有高度侵袭性病程的患者。依布替尼与化疗联合也正作为一线用药进行尝试。

idelalisib 在 MCL 中达到了近似 62% 的高缓解率,尽管许多缓解都是短暂的[86]。

● 病程及预后

通过新的治疗方案,如联合利妥昔单抗,化疗优化(基于耐

受性的苯达莫司汀和基于疗效阿糖胞苷,自体移植,图 100-3),MCL 患者的预后在过去几年中有显著改善。中位总生存期从 1980 年代的 2.7 年提高到 1990 年代的 5.8 年[100]。

改进的诊断工具可以检测出疾病特征性的 cyclin D1 过表达,证实 MCL 代表着一个疾病谱(图 100-1)。因此,少数患者可以观察等待,而其他患者则呈现高度增殖性疾病,对常规剂量的化疗不敏感。尽管随着一线治疗方法的改进,缓解持续时间有显著改善,但在大多数情况下,初次缓解之后仍会有连续复发。在复发性疾病中证实有效的靶向治疗的应用代表了目前在 MCL 治疗方面的挑战(图 100-3)。可能除了依布替尼之外,需要联合治疗来达到高缓解率并延长缓解持续时间。此外,针对更多个体化治疗策略,迫切需要针对不同靶向治疗的预测标记,以使患者达到最佳治疗效果。

翻译:施晴　　互审:陈芳源　　校对:赵维莅

参考文献

1. Banks PM, Chan J, Cleary ML, et al: Mantle cell lymphoma. A proposal for unification of morphologic, immunologic, and molecular data. *Am J Surg Pathol* 16:637, 1992.
2. Harris NL, Jaffe ES, Stein H, et al: A revised European-American classification of lymphoid neoplasms: A proposal from the International Lymphoma Study Group. *Blood* 84:1361, 1994.
3. Swerdlow SH, Campo E, Harris NL, et al: *WHO Classification of Tumours of Haematopoietic and Lymphoid Tissues*, ed 4. International Agency for Research on Cancer, Lyon, France, 2008.
4. Fernàndez V, Salamero O, Espinet B, et al: Genomic and gene expression profiling defines indolent forms of mantle cell lymphoma. *Cancer Res* 70:1408, 2010.
5. Tiemann M, Schrader C, Klapper W, et al: European MCL Network: Histopathology, cell proliferation indices and clinical outcome in 304 patients with mantle cell lymphoma (MCL): A clinicopathological study from the European MCL Network. *Br J Haematol* 131:29, 2005.

6. Fu K, Weisenburger DD, Greiner TC, et al: Cyclin D1-negative mantle cell lymphoma: A clinicopathologic study based on gene expression profiling. *Blood* 106:4315, 2005.

7. A clinical evaluation of the International Lymphoma Study Group classification of non-Hodgkin's lymphoma. The Non-Hodgkin's Lymphoma Classification Project. *Blood* 89:3909, 1997.

8. Zhou Y, Wang H, Fang W, et al: Incidence trends of mantle cell lymphoma in the United States between 1992 and 2004. *Cancer* 113:791, 2008.

9. Jares P, Colomer D, Campo E: Genetic and molecular pathogenesis of mantle cell lymphoma: Perspectives for new targeted therapeutics. *Nat Rev Cancer* 7:750, 2007.

10. Hirt C, Schuler F, Dolken L, et al: G. Low prevalence of circulating t(11;14) (q13;q32)-positive cells in the peripheral blood of healthy individuals as detected by real-time quantitative PCR. *Blood* 104:904, 2004.

11. Cuneo A, Bigoni R, Rigolin GM, et al: Cytogenetic profile of lymphoma of follicle mantle lineage: Correlation with clinicobiologic features. *Blood* 93:1372, 1999.

12. Greiner TC, Moynihan MJ, Chan WC, et al: p53 mutations in mantle cell lymphoma are associated with variant cytology and predict a poor prognosis. *Blood* 87:4302, 1996.

13. Dreyling MH, Bullinger L, Ott G, et al: Alterations of the cyclin D1/p16-pRB pathway in mantle cell lymphoma. *Cancer Res* 57:4608, 1997.

14. Rosenwald A, Wright G, Wiestner A, et al: The proliferation gene expression signature is a quantitative integrator of oncogenic events that predicts survival in mantle cell lymphoma. *Cancer Cell* 3:185, 2003.

15. Hartmann E, Fernàndez V, Moreno V, et al: Five-gene model to predict survival in mantle-cell lymphoma using frozen or formalin-fixed, paraffin-embedded tissue. *J Clin Oncol* 26:4966, 2008.

16. Determann O, Hoster E, Ott G, et al: European Mantle Cell Lymphoma Network and the German Low Grade Lymphoma Study Group: Ki-67 predicts outcome in advanced-stage mantle cell lymphoma patients treated with anti-CD20 immunochemotherapy: Results from randomized trials of the European MCL Network and the German Low Grade Lymphoma Study Group. *Blood* 111:2385, 2008.

17. Dreyling M; European Mantle Cell Lymphoma Network: Mantle cell lymphoma: Biology, clinical presentation, and therapeutic approaches. *Am Soc Clin Oncol Educ Book* 191, 2014.

18. Romaguera JE, Medeiros LJ, Hagemeister FB, et al: Frequency of gastrointestinal involvement and its clinical significance in mantle cell lymphoma. *Cancer* 97:586, 2003. Erratum in: *Cancer* 97:3131, 2003.

19. Cheah CY, George A, Giné E, et al: European Mantle Cell Lymphoma Network: Central nervous system involvement in mantle cell lymphoma: Clinical features, prognostic factors and outcomes from the European Mantle Cell Lymphoma Network. *Ann Oncol* 24:2119, 2013.

20. Hoster E, Dreyling M, Klapper W, et al: German Low Grade Lymphoma Study Group (GLSG); European Mantle Cell Lymphoma Network: A new prognostic index (MIPI) for patients with advanced-stage mantle cell lymphoma. *Blood* 111:558, 2008.

21. Hoster E, Klapper W, Hermine O, et al: Confirmation of the mantle-cell lymphoma International Prognostic Index in randomized trials of the European Mantle-Cell Lymphoma Network. *J Clin Oncol* 32:1338, 2014.

22. Pott C, Schrader C, Gesk S, et al: Quantitative assessment of molecular remission after high-dose therapy with autologous stem cell transplantation predicts long-term remission in mantle cell lymphoma. *Blood* 107:2271, 2006.

23. Pott C, Hoster E, Delfau-Larue MH, et al: Molecular remission is an independent predictor of clinical outcome in patients with mantle cell lymphoma after combined immunochemotherapy: A European MCL intergroup study. *Blood* 115:3215, 2010.

24. Nygren L, Baumgartner Wennerholm S, Klimkowska M, et al: Prognostic role of SOX11 in a population-based cohort of mantle cell lymphoma. *Blood* 119:4215, 2012.

25. Martin P, Chadburn A, Christos P, et al: Outcome of deferred initial therapy in mantle-cell lymphoma. *J Clin Oncol* 27:1209, 2009.

26. Leitch HA, Gascoyne RD, Chhanabhai M, et al: Limited-stage mantle-cell lymphoma. *Ann Oncol* 10:1555, 2003.

27. Engelhard M, Unterhalt M, Hansmann M, et al: Follicular lymphoma, immunocytoma, and mantle cell lymphoma: Randomized evaluation of curative radiotherapy in limited stage nodal disease. *Ann Oncol* 19(Suppl 4):418, 2008.

28. Meusers P, Engelhard M, Bartels H, et al: Multicentre randomized therapeutic trial for advanced centrocytic lymphoma: Anthracycline does not improve the prognosis. *Hematol Oncol* 7:365, 1989.

29. Fisher RI, Dahlberg S, Nathwani BN, et al: A clinical analysis of two indolent lymphoma entities: Mantle cell lymphoma and marginal zone lymphoma (including mucosa-associated lymphoid tissue and monocytoid B-cell categories): A Southwest Oncology Group study. *Blood* 85:1075, 1995.

30. Hiddemann W, Unterhalt M, Herrmann R, et al: Mantle-cell lymphomas have more widespread disease and a slower response to chemotherapy compared with follicle-center lymphomas: Results of a prospective comparative analysis of the German Low-Grade Lymphoma Study Group. *J Clin Oncol* 16:1922, 1998.

31. Ghielmini M, Schmitz SF, Cogliatti S, et al: Effect of single-agent rituximab given at the standard schedule or as prolonged treatment in patients with mantle cell lymphoma: A study of the Swiss Group for Clinical Cancer Research (SAKK). *J Clin Oncol* 23:705, 2005.

32. Howard OM, Gribben JG, Neuberg DS, et al: Rituximab and CHOP induction therapy for newly diagnosed mantle-cell lymphoma: Molecular complete responses are not predictive of progression-free survival. *J Clin Oncol* 20:1288, 2002.

33. Lenz G, Dreyling M, Hoster E, et al: Immunochemotherapy with rituximab and cyclophosphamide, doxorubicin, vincristine, and prednisone significantly improves response and time to treatment failure, but not long-term outcome in patients with previously untreated mantle cell lymphoma: Results of a prospective randomized trial of the German Low Grade Lymphoma Study Group (GLSG) *J Clin Oncol* 23:1984, 2005.

34. Herold M, Haas A, Doerken B, et al: Immunochemotherapy (R-MCP) in advanced mantle cell lymphoma is not superior to chemotherapy (MCP) alone—50 months update of the OSHO phase III study (OSHO#39). *Ann Oncol* 19:abstr 12, 2008.

35. Kenkre VP1, Long WL, Eickhoff JC, et al: Maintenance rituximab following induc-

tion chemo-immunotherapy for mantle cell lymphoma: Long-term follow-up of a pilot study from the Wisconsin Oncology Network. *Leuk Lymphoma* 52:1675, 2011.

36. Gressin R, Caulet-Maugendre S, Deconinck E, et al: Evaluation of the (R)VAD+C regimen for the treatment of newly diagnosed mantle cell lymphoma. Combined results of two prospective phase II trials from the French GOELAMS group. *Haematologica* 95:1350, 2010.

37. Sachanas S, Pangalis GA, Vassilakopoulos TP, et al: Combination of rituximab with chlorambucil as first line treatment in patients with mantle cell lymphoma: A highly effective regimen. *Leuk Lymphoma* 52:387, 2011.

38. Kluin-Nelemans HC, Hoster E, Hermine O, et al: Treatment of older patients with mantle-cell lymphoma. *N Engl J Med* 367:520, 2012.

39. Smith MR, Li H, Gordon L, et al: Phase II study of rituximab plus cyclophosphamide, doxorubicin, vincristine, and prednisone immunochemotherapy followed by yttrium-90-ibritumomab tiuxetan in untreated mantle-cell lymphoma: Eastern Cooperative Oncology Group Study E1499. *J Clin Oncol* 30:3119, 2012.

40. Rummel MJ, Niederle N, Maschmeyer G, et al: Bendamustine plus rituximab versus CHOP plus rituximab as first-line treatment for patients with indolent and mantle-cell lymphomas: An open-label, multicentre, randomised, phase 3 non-inferiority trial. *Lancet* 381:1203, 2013.

41. Visco C, Finotto S, Zambello R, et al: Combination of rituximab, bendamustine, and cytarabine for patients with mantle-cell non-Hodgkin lymphoma ineligible for intensive regimens or autologous transplantation. *J Clin Oncol* 31:1442, 2013.

42. Schulz H, Bohlius JF, Trelle S, et al: Immunochemotherapy with rituximab and overall survival in patients with indolent or mantle cell lymphoma: A systematic review and meta-analysis. *J Natl Cancer Inst* 99:706, 2004.

43. Flinn IW, van der Jagt R, Kahl BS, et al: Randomized trial of bendamustine-rituximab or R-CHOP/R-CVP in first-line treatment of indolent NHL or MCL: The BRIGHT study. *Blood* 123:2944, 2014.

44. Hermine O, Hoster E, Walewski J, et al: Alternating courses of 3x CHOP and 3x DHAP plus rituximab followed by a high dose ARA-C containing myeloablative regimen and autologous stem cell transplantation (ASCT) increases overall survival when compared to 6 courses of CHOP plus rituximab followed by myeloablative radiochemotherapy and ASCT in mantle cell lymphoma: Final analysis of the MCL Younger Trial of the European Mantle Cell Lymphoma Network (MCL net). (ASH Annual Meeting Abstracts) *Blood* 120:151, 2012.

45. Dreyling M, Lenz G, Hoster E, et al: Early consolidation by myeloablative radiochemotherapy followed by autologous stem cell transplantation in first remission significantly prolongs progression-free survival in mantle cell lymphoma: Results of a prospective randomized trial of the European MCL Network. *Blood* 105:2677, 2005.

46. Damon LE, Johnson JL, Niedzwiecki D, et al: Immunochemotherapy and autologous stem-cell transplantation for untreated patients with mantle-cell lymphoma: CALGB 59909. *J Clin Oncol* 27:6101, 2009.

47. van 't Veer MB, de Jong D, MacKenzie M, et al: High-dose Ara-C and beam with autograft rescue in R-CHOP responsive mantle cell lymphoma patients. *Br J Haematol* 144:524, 2009.

48. Geisler CH, Kolstad A, Laurell A, et al: Nordic Lymphoma Group: Nordic MCL2 trial update: Six-year follow-up after intensive immunochemotherapy for untreated mantle cell lymphoma followed by BEAM or BEAC + autologous stem-cell support: Still very long survival but late relapses do occur. *Br J Haematol* 158:355, 2012.

49. Delarue R, Haioun C, Ribrag V, et al: CHOP and DHAP plus rituximab followed by autologous stem cell transplantation in mantle cell lymphoma: A phase 2 study from the Groupe d'Etude des Lymphomes de l'Adulte. *Blood* 121:48, 2013.

50. de Guibert S, Jaccard A, Bernard M, et al: Rituximab and DHAP followed by intensive therapy with autologous stem-cell transplantation as first-line therapy for mantle cell lymphoma. *Haematologica* 91:425, 2006.

51. Magni M, Di Nicola M, Carlo-Stella C, et al: High-dose sequential chemotherapy and in vivo rituximab-purged stem cell autografting in mantle cell lymphoma: A 10-year update of the R-HDS regimen. *Bone Marrow Transplant* 43:509, 2009.

52. Le Gouill S, Thieblemont C, Oberic L, et al: Rituximab maintenance versus wait and watch after four courses of R-DHAP followed by autologous stem cell transplantation in previously untreated young patients with mantle cell lymphoma: First interim analysis of the phase III prospective Lyma Trial, a Lysa Study. (ASH Annual Meeting Abstracts) *Blood* 124:146, 2014.

53. Romaguera JE, Fayad LE, McLaughlin P, et al: Phase I trial of bortezomib in combination with rituximab-HyperCVAD alternating with rituximab, methotrexate and cytarabine for untreated aggressive mantle cell lymphoma. *Br J Haematol* 151:47, 2013, 2010.

54. Merli F, Luminari S, Ilariucci F, et al: Rituximab plus HyperCVAD alternating with high dose cytarabine and methotrexate for the initial treatment of patients with mantle cell lymphoma, a multicentre trial from Gruppo Italiano Studio Linfomi. *Br J Haematol* 156:346, 2012.

55. Bernstein SH, Epner E, Unger JM, et al: A phase II multicenter trial of hyperCVAD MTX/Ara-C and rituximab in patients with previously untreated mantle cell lymphoma; SWOG 0213. *Ann Oncol* 24:1587, 2013.

56. Hoster E, Metzner B, Forstpointner R, et al: Autologous stem cell transplantation and addition of rituximab independently prolong response duration in advanced stage mantle cell lymphoma. (ASH Annual Meeting Abstracts) *Blood* 114:880, 2009.

57. Hoster E, Geisler GH, Doorduijn JK, et al: Role of high-dose cytarabine and total body irradiation conditioning before autologous stem cell transplantation in mantle cell lymphoma—A comparison of Nordic MCL2, HOVON 45, and European MCL Younger Trials. (ASH Annual Meeting Abstracts) *Blood* 122:3367, 2013.

58. Kolstad A, Laurell A, Jerkeman M, et al: Nordic MCL3 study: 90Y-ibritumomab-tiuxetan added to BEAM/C in non-CR patients before transplant in mantle cell lymphoma. *Blood* 123(19):2953, 2014.

58A. Chang JE, Li H, Smith MR, et al: Phase 2 study of VcR-CVAD with maintenance rituximab for untreated mantle cell lymphoma: An Eastern Cooperative Oncology Group study (E1405). *Blood* 123(11):1665–1673, 2014.

59. Forstpointner R, Dreyling M, Repp R, et al: German Low-Grade Lymphoma Study Group: The addition of rituximab to a combination of fludarabine, cyclophosphamide,

mitoxantrone (FCM) significantly increases the response rate and prolongs survival as compared with FCM alone in patients with relapsed and refractory follicular and mantle cell lymphomas: Results of a prospective randomized study of the German Low-Grade Lymphoma Study Group. *Blood* 104:3064, 2004.

60. Rummel MJ, Al-Batran SE, Kim SZ, et al: Bendamustine plus rituximab is effective and has a favorable toxicity profile in the treatment of mantle cell and low-grade non-Hodgkin's lymphoma. *J Clin Oncol* 23:3383, 2005.

61. Robinson KS, Williams ME, van der Jagt RH, et al: Phase II multicenter study of bendamustine plus rituximab in patients with relapsed indolent B-cell and mantle cell non-Hodgkin's lymphoma. *J Clin Oncol* 26:4473, 2008.

62. Weide R, Hess G, Köppler H, et al: High anti-lymphoma activity of bendamustine/mitoxantrone/rituximab in rituximab pretreated relapsed or refractory indolent lymphomas and mantle cell lymphomas. A multicenter phase II study of the German Low Grade Lymphoma Study Group (GLSG). *Leuk Lymphoma* 48:1299, 2007.

63. Gironella M, Lopez A, Merchan B, et al: Rituximab plus gemcitabine and oxaliplatin as salvage therapy in patients with relapsed/refractory mantle-cell lymphoma. (ASH Annual Meeting Abstracts) *Blood* 120:1627, 2012.

64. Tam CS, Bassett R, Ledesma C, et al: Mature results of the M. D. Anderson Cancer Center risk-adapted transplantation strategy in mantle cell lymphoma. *Blood* 113:4144, 2009.

65. Le Gouill S, Kröger N, Dhedin N, et al: Reduced-intensity conditioning allogeneic stem cell transplantation for relapsed/refractory mantle cell lymphoma: A multicenter experience. *Ann Oncol* 23:2695, 2012.

66. Hamadani M, Saber W, Ahn KW, et al: Allogeneic hematopoietic cell transplantation for chemotherapy-unresponsive mantle cell lymphoma: A cohort analysis from the center for international blood and marrow transplant research. *Biol Blood Marrow Transplant* 19:625, 2013.

67. Zoellner A, Fritsch S, Prevalsek D, et al: Sequential therapy combining clofarabine and HLA-haploidentical hematopoietic stem cell transplantation in the treatment of refractory and advanced lymphoma: Feasibility, toxicity and early outcome. (ASH Annual Meeting Abstracts) *Blood* 122:4544, 2013.

68. Wang M, Oki Y, Pro B, et al: Phase II study of yttrium-90-ibritumomab tiuxetan in patients with relapsed or refractory mantle cell lymphoma. *J Clin Oncol* 27:5213, 2009.

69. Ferrero S, Pastore A, Forstpointner R, et al: Radioimmunotherapy in relapsed/refractory mantle cell lymphoma patients: Final results of a European MCL Network phase II trial. (ASH Annual Meeting Abstracts) *Blood* 122:4384, 2013.

70. Goy A, Bernstein SH, Kahl BS, et al: Bortezomib in patients with relapsed or refractory mantle cell lymphoma: Updated time-to-event analyses of the multicenter phase 2 PINNACLE study. *Ann Oncol* 20:520, 2009.

71. Baiocchi RA, Alinari L, Lustberg ME, et al: Phase 2 trial of rituximab and bortezomib in patients with relapsed or refractory mantle cell and follicular lymphoma. *Cancer* 117:2442, 2011.

72. Lamm W, Kaufmann H, Raderer M, et al: Bortezomib combined with rituximab and dexamethasone is an active regimen for patients with relapsed and chemotherapy-refractory mantle cell lymphoma. *Haematologica* 96:1008, 2011.

73. Kaufmann H, Raderer M, Wöhrer S, et al: Antitumor activity of rituximab plus thalidomide in patients with relapsed/refractory mantle cell lymphoma. *Blood* 104:2269, 2004.

74. Zinzani PL, Vose JM, Czuczman MS, et al: Long-term follow-up of lenalidomide in relapsed/refractory mantle cell lymphoma: subset analysis of the NHL-003 study. *Ann Oncol* 24:2892, 2013.

75. Goy A, Sinha R, Williams ME, et al: Single-agent lenalidomide in patients with mantle-cell lymphoma who relapsed or progressed after or were refractory to bortezomib: Phase II MCL-001 (EMERGE) study. *J Clin Oncol* 31:3688, 2013.

76. Wang M, Fayad L, Wagner-Bartak N, Zhang L, et al: Lenalidomide in combination with rituximab for patients with relapsed or refractory mantle-cell lymphoma: A phase 1/2 clinical trial. *Lancet Oncol* 13:716, 2012.

77. Trneny M, Lamy T, Walewski J, et al: Phase II randomized, multicenter study of lenalidomide vs best investigator's choice in relapsed/refractory mantle cell lymphoma: Results of the MCL-002 (SPRINT) Study. (ASH Annual Meeting Abstracts) *Blood* 124:626.

78. Witzig TE, Geyer SM, Ghobrial I, et al: Phase II trial of single-agent temsirolimus (CCI-779) for relapsed mantle cell lymphoma. *J Clin Oncol* 23:5347, 2005.

79. Ansell SM, Inwards DJ, Rowland KM Jr, et al: Low-dose, single-agent temsirolimus for relapsed mantle cell lymphoma: A phase 2 trial in the North Central Cancer Treatment Group. *Cancer* 113:508, 2008.

80. Hess G, Herbrecht R, Romaguera J, et al: Phase III study to evaluate temsirolimus compared with investigator's choice therapy for the treatment of relapsed or refractory mantle cell lymphoma. *J Clin Oncol* 27(23):3822–3829, 2009.

81. Ansell SM, Tang H, Kurtin PJ, et al: Temsirolimus and rituximab in patients with relapsed or refractory mantle cell lymphoma: A phase 2 study. *Lancet Oncol* 12:361, 2011.

82. Renner C, Zinzani PL, Gressin R, et al: A multicenter phase II trial (SAKK 36/06) of single-agent everolimus (RAD001) in patients with relapsed or refractory mantle cell lymphoma. *Haematologica* 97:1085, 2012.

83. Wang ML, Rule S, Martin P, et al: Targeting BTK with ibrutinib in relapsed or refractory mantle-cell lymphoma. *N Engl J Med* 369:507, 2013.

84. Wang ML, Hagemeister F, Westin JR, et al: Ibrutinib and rituximab are an efficacious and safe combination in relapsed mantle cell lymphoma: Preliminary results from a phase II. (ASH Annual Meeting Abstracts) *Blood* 124:627, 2014.

85. Kahl BS, Spurgeon SE, Furman RR, et al: A phase 1 study of the PI3Kδ inhibitor idelalisib in patients with relapsed/refractory mantle cell lymphoma (MCL). *Blood* 123:3398, 2014.

86. Davids MS, Seymour JF, Gerecitano JF, et al: The single-agent Bcl-2 inhibitor ABT-199 (GDC-0199) in patients with relapsed/refractory (R/R) non-Hodgkin lymphoma (NHL): Responses observed in all mantle cell lymphoma (MCL) patients. (ASH Annual Meeting Abstracts) *Blood* 122:1789, 2013.

87. Furtado M, Johnson R, Kruger A, et al: Addition of bortezomib to standard dose chop chemotherapy improves response and survival in relapsed mantle cell lymphoma. *Br J Haematol* 168:55, 2015.

88. Kouroukis CT, Fernandez LA, Crump M, et al: A phase II study of bortezomib and gemcitabine in relapsed mantle cell lymphoma from the National Cancer Institute of Canada Clinical Trials Group (IND 172). *Leuk Lymphoma* 52:394, 2011.

89. Weigert O, Weidmann E, Mueck R, et al A novel regimen combining high dose cytarabine and bortezomib has activity in multiply relapsed and refractory mantle cell lymphoma-long-term results of a multicenter observation study. *Leuk Lymphoma* 50:716, 2009.

90. Friedberg JW, Vose JM, Kelly JL, et al: The combination of bendamustine, bortezomib, and rituximab for patients with relapsed/refractory indolent and mantle cell non-Hodgkin lymphoma. *Blood* 117:2807, 2011.

91. Gerecitano J, Portlock C, Hamlin P, et al: Phase I trial of weekly and twice-weekly bortezomib with rituximab, cyclophosphamide, and prednisone in relapsed or refractory non-Hodgkin lymphoma. *Clin Cancer Res* 17:2493, 2011.

92. Ruan J, Martin P, Furman RR, et al: Bortezomib plus CHOP-rituximab for previously untreated diffuse large B-cell lymphoma and mantle cell lymphoma. *J Clin Oncol* 29:690, 2011.

93. Zaja F, Ferrero S, Stelitano C et al:. Rituximab, Lenalidomide, Bendamustine second line therapy in mantle cell lymphoma: a phase II study of the fondazione Italiana linfomi (FIL). *Hematol Oncol* 33(suppl 1):14, 2015.

94. Ruan J, Martin P, Coleman M, et al: Durable responses with the metronomic rituximab and thalidomide plus prednisone, etoposide, procarbazine, and cyclophosphamide regimen in elderly patients with recurrent mantle cell lymphoma. *Cancer* 116:2655, 2010.

95. Hess G, Keller U, Scholz CW, et al: Safety and efficacy of temsirolimus in combination with bendamustine and rituximab in relapsed mantle cell and follicular lymphoma. *Leukemia* 2015 Mar 13 [Epub ahead of print].

96. Lin TS, Blum KA, Fischer DB, et al: Flavopiridol, fludarabine, and rituximab in mantle cell lymphoma and indolent B-cell lymphoproliferative disorders. *J Clin Oncol* 28:418, 2010.

97. Robak T, Huang H, Jin J, et al: Bortezomib-based therapy for newly diagnosed mantle-cell lymphoma. *N Engl J Med* 372:944, 2015.

98. Houot R, Le Gouill S, Ojeda Uribe M, et al: Combination of rituximab, bortezomib, doxorubicin, dexamethasone and chlorambucil (RiPAD+C) as first-line therapy for elderly mantle cell lymphoma patients: results of a phase II trial from the GOELAMS. *Ann Oncol* 23:1555, 2012.

99. Herrmann A, Hoster E, Zwingers T, et al: Improvement of overall survival in advanced stage mantle cell lymphoma. *J Clin Oncol* 27:511, 2009.

100. Inwards DJ, Fishkin PA, LaPlant BR, et al: Phase I trial of rituximab, cladribine, and temsirolimus (RCT) for initial therapy of mantle cell lymphoma. *Ann Oncol* 25:2020, 2014.

第 101 章
边缘区 B 细胞淋巴瘤

Pier Luigi Zinzani and Alessandro Broccoli

摘要

边缘区的惰性 B 细胞淋巴瘤包括三种亚型:结外边缘区淋巴瘤(或黏膜相关淋巴组织淋巴瘤)(EMZL)、脾边缘区淋巴瘤(SMZL)、结内边缘区淋巴瘤(NMZL)。分别具有不同的临床表现和分子学特征,但彼此之间也存在一些表型和遗传学特征的重合。其中,EMZL 是最为常见的一种亚型,可发生于任何结外部位,通常与外源性感染(如胃内的幽门螺杆菌)或自身免疫性疾病(如 Sjögren 综合征或 Hashimoto 甲状腺炎等)引起的慢性抗原刺激有关。SMZL 约占所有边缘区淋巴瘤的 20%,主要表现为脾大,伴有骨髓和脾门淋巴结浸润。NMZ 较为少见,约占所有边缘区淋巴瘤的 10%,病灶通常局限在淋巴结而无脾脏或结外浸润。

● 介绍与分类

边缘区淋巴瘤(MZLs)是一种具有异质性的惰性淋巴增殖性疾病,起源于二级淋巴滤泡套区外侧的边缘区记忆性 B 淋巴

简写和缩略词

AKT1,蛋白酶 Bα(protein kinase);BCL6,B 细胞淋巴瘤/白血病-6 基因(B-cell lymphoma/leukemia-6gene);BCL10,B-细胞淋巴瘤/白血病-10 基因(B-cell lymphoma/leukemia-10gene);BCR,B 细胞受体(B-cell receptor);CD,分化集簇(cluster of differentiation);EMZL,结外边缘区淋巴瘤(extranodal marginal zone lymphoma);HCV,丙型肝炎病毒(hepatitis CVirus);Ig,免疫球蛋白(immunoglobulin);IGHV,免疫球蛋白重链可变区(immunoglobulin heavy-chain variable region);IPSID,免疫增生性小肠病(immunoproliferative small intestinal disease);LDH,乳酸脱氢酶(lactate dehydrogenase);LPL,淋巴浆细胞淋巴瘤(lymphoplasmacytic lymphoma);MALT,黏膜相关淋巴组织(mucosa-associated lymphoid tissue);MZL,边缘区淋巴瘤(marginal zone lymphoma);NF-κB,核因子-kappa B(nuclear factor-kappa B);NMZL,结内边缘区淋巴瘤(nodal marginal zone lymphoma);PAX5,配对盒基因 5(paired box gene 5);PIM1,原癌基因蛋白质 c-pim(protooncogene proteins pim);ROS,活性氧(reactive oxygen species);SMZL,脾边缘区淋巴瘤(splenic marginal zone lymphoma);WHO,世界卫生组织(World Health Organization)。

细胞,经常累及脾脏和黏膜相关淋巴部位(MALT),累及淋巴结比较少见。2008WHO 血液淋巴系统肿瘤分类中,根据发病部位、临床表现、病程及分子学特征将 MZL 分为结外 MZL-MALT 型(也叫结外边缘区淋巴瘤,EMZL)、脾边缘区淋巴瘤(SMZL)和结内边缘区淋巴瘤(NMZL)[1]。此外,2008WHO 还增加了两种分型:脾弥漫性红髓淋巴瘤和多毛性白血病,属于脾区淋巴瘤的两个亚型,特征与 MZL 有重叠。

在成人中,MZLs 占所有非霍奇金淋巴瘤的 5%~17%,其中 MALT 淋巴瘤是最常见的类型,也是 NHL 中位于第三位的肿瘤,占所有 B 细胞肿瘤的 7%~8%。好发于中年患者,中位年龄为 60 岁,男女均可发病,女性略多于男性,通常与外源性感染或自身免疫性疾病引起的慢性抗原刺激有关。胃 MALT 是最常见的一种亚型,具有地理分布差异,好发于幽门螺杆菌(HP)感染高发区。SMZL、NMZL 分别占 MZLs 的 20%、10%,占所有 NHL 的不到 2%。SMZL 中位发病年龄是 65 岁,NMZL 为 50~60 岁之间[2,3]。

下面将列举各种淋巴瘤亚型的流行病学、病因学、发病机制、临床表现和治疗方案。

● 结外边缘区淋巴瘤

定义

EMZL 或 MALT 淋巴瘤是一种结外淋巴瘤,起源于解剖上有清楚界限的 MALT 如内脏、鼻咽、肺脏(MALT 是指与外界环境接触的高渗透性黏膜,是一种获得性的特异性免疫屏障)及正常情况下缺乏淋巴组织而富含 B 细胞以对抗慢性感染或自身免疫过程的部位,如唾液腺、眼附件(泪道、结膜、泪腺)、皮肤、甲状腺、生殖道(膀胱、前列腺、肾脏、子宫)和乳房。

流行病学

MALT 淋巴瘤约占原发性胃淋巴瘤的 50%,常见于中年患者,女性为主。胃 MALT 淋巴瘤在意大利的东北部比较常见,该区域为幽门螺旋杆菌感染高发区。相比之下,小肠 MALT 淋巴瘤(也叫免疫增殖性小肠疾病,IPSID)多发于中东、印度及南非的开普敦地区。

病因学和发病机制

慢性感染或自身免疫过程引起持续性抗原刺激,导致多克隆性 B 细胞增殖和炎症反应吸引中性粒细胞分泌活性氧(ROS)。ROS 是一种基因毒性物质,可能导致一系列基因异常。此外,慢性淋巴增殖性刺激引起 B 淋巴细胞长时间增殖可增加 DNA 损伤的风险(双链断裂和转位),这是因为高频突变和类别转换重组会导致 B 细胞基因组不稳定。基因异常通常涉及 NF-κB 激活相关基因,NF-κB 是免疫系统中调控 B 细胞生长增殖的一种重要转录因子。这一信号通路的组成性激活导致 B 细胞增殖失控,最终导致受累组织发生肿瘤样转化。

淋巴细胞(或获得性 MALT)通过长时间抗原刺激浸润结外正常情况下缺乏 MALT 的组织。靠近上皮组织的 MALT 可接受来自上皮本身的刺激(如自身免疫性疾病),或抗原通过上

皮细胞或传入淋巴管进入淋巴组织(如外源性感染)。

研究认为以下微生物与 MALT 淋巴瘤发生有关:幽门螺旋杆菌(H. pylori)、海尔曼螺旋杆菌(Helicobacter heilmannii)、丙型肝炎病毒(HCV)、空肠弯曲杆菌(Campylobacter jejuni)、伯氏疏螺旋体(Borrelia burgdorferi)和鹦鹉热衣原体(Chlamydia psittaci)。这些病原体被证实分别与胃 MALT 淋巴瘤、IPSID、皮下 MALT 淋巴瘤及眼眶 MALT 淋巴瘤发生有关[4~7]。在超过 90% 的胃 MALT 中被证实, H. pylori 感染可引发 B 细胞的活化[8],与胃 MALT 发病有关。H. pylori 通过组织学、PCR、或尿素呼气试验来检测,可以进行分离培养。单用针对 H. pylori 的抗生素可使淋巴瘤病灶显著减小,进一步证实 H. pylori 是重要的致病因素。这也证实了 Koch 的四个推论,建立了微生物感染是主要的病因学因素的理论。但是,只有一小部分病人有明显 H. pylori 感染,说明胃 EMZL 还存在其他不明的致病因素,可能与宿主状态、环境、感染的 H. pylori 菌株毒性等。

研究发现,C. psittaci 不仅可出现浸润的眼眶 MALT 的单核细胞和巨噬细胞,也可在病人的血液和眼结膜中发现,证明抗生素药物治疗如多西环素可能会消除微生物感染并使疾病缓解[9]。

自身免疫性疾病的自身反应性 B 细胞浸润 Hashimoto 甲状腺炎的甲状腺、Sjögren 综合征的唾液腺,有组织地进展为 MALT(类似淋巴细胞增殖最终完全进展为淋巴瘤)。Sjögren 综合征患者发生淋巴瘤的风险增加 44 倍,Hashimoto 甲状腺炎患者发生淋巴瘤的风险增加 70 倍[10,11]。

遗传学改变

高达 40% 的 MALT 淋巴瘤患者携带重现性遗传学改变,包括染色体转位和非平衡异常,这取决于物种的特异性。MALT 淋巴瘤患者最常见的结构性染色体异常为 t(11;18)(q21;q21),占 15% ~ 40%,尤其多见于胃和肺脏 MALT 淋巴瘤[12]。其他染色体转位包括 t(14;18)(q32;q21)、t(1;14)(p22;q32)和 t(3;14)(p13;q32),这些均涉及 14 号染色体的免疫球蛋白重链可变区(IGHV),是一类特殊的突变异常(表 101-1)[13]。这些染色体异常改变会导致基因组不稳定或染色体失去平衡。

表 101-1　黏膜相关性淋巴瘤常见遗传学改变

	染色体异常	受累基因	频率	部位
转位	t(11;18)(q21;q21)	BIRC3-MALT1	15% ~ 40%	胃、肺
	t(14;18)(q32;q21)	IGHV-MALT1	20%	肺、皮肤、眼附件、唾液腺
	t(1;14)(q22;q32)	IGHV-BCL10	<5%	胃、肺
	t(3;14)(q13;q32)	IGHV-FOXP1	<5%	不清楚
获得	+3;+3q		20% ~ 40%	无特殊
	+18;+18q		20% ~ 40%	无特殊
丢失	-6q23	TNFAIP3	15% ~ 30%	无特殊

BCL10,B 细胞 CLL/淋巴瘤 10 基因;BIRC3,杆状病毒 IAP 重复序列包含蛋白 3 基因;FOXP1,叉头蛋白 1 基因;IGHV,免疫球蛋白重链可变区基因;MALT1,黏膜相关性淋巴组织转位基因 1;TNFAIP3,肿瘤坏死因子 α 诱导蛋白 3 基因

基于目前对 MALT 淋巴瘤遗传学改变的认识,提出了一种从前肿瘤到肿瘤的多阶段演化模型。遗传学异常的累积与抗原刺激的依赖性缺失(以及随后耐药的出现)和组织转化有关。

临床表现

EMZL 通常为 Ann Arbor IE 期,即累及结外单个器官和(或)扩散到临近的淋巴结。骨髓和外周淋巴结浸润不常见,只有少于 25% 的患者可发生。胃是最常见的浸润器官,约占 1/3。其他典型的部位包括唾液腺、眼眶及眼附件、甲状腺、肺、皮肤、乳腺、肝脏和其他胃肠道(除了胃)。胃 MALT 淋巴瘤患者中 25% 可发现播散性病灶,而将近一半非胃肠道结外病灶患者表现为播散性淋巴瘤[14]。胃 MALT 淋巴瘤通常为多病灶,这也解释了胃部肿瘤切除术后的高复发率。约 10% 的病例可同时检测出胃肠道和肠道外病灶。

全身性淋巴瘤相关症状比较少见,临床表现通常取决于原发部位。

胃 MALT 淋巴瘤表现为非特异性消化不良、上腹疼痛和呕吐。慢性出血可能会进展为严重的缺铁性贫血。胃的每个部位都可累及,但最常见于胃窦,镜下表现为:胃内的结节、增大的皱褶、增厚的胃壁、不规则的浅表侵蚀或溃疡。

眼附件 MALT 淋巴瘤通常起源于眼眶(占 40%),表现为肿块,可引起眼球突出、眼眶周围水肿、眼球运动异常及视力障碍。有 35% ~ 40% 起源于结膜,双侧累及约占 15%。更罕见的是有些淋巴瘤起源于泪腺(10%)或眼睑。

皮下 MALT 淋巴瘤通常表现为丘疹、斑块或结节,主要见于躯干和上肢,但非临近部位的多发性损伤不常见。这种损伤常可自发恢复,但经常出现皮下复发。

免疫增生性小肠病是小肠 MALT 淋巴瘤的一种特殊类型,通常表现为严重的持续性吸收不良。淋巴瘤通常局限在空肠和区域淋巴结,晚期疾病时可以播散到腹部,转化为高级别淋巴瘤。

形态学

肿瘤性淋巴细胞浸润活性 B 细胞卵泡周围边缘区,外接完整滤泡膜。胞质淡染,细胞小到中等,核仁不规则,染色质散分,核仁不明显,类似于生发中心的中心细胞或单核细胞。散在的中心母细胞样大细胞(但不是最主要的)及成熟浆细胞多达 1/3。MALT 淋巴瘤,尤其是胃肠道 MALT(图 101-1)中淋巴

上皮病变的特点是通过浸润淋巴瘤细胞引起腺上皮侵蚀或坏死,但不是特征性表现。生发中心也可能被 MZL 细胞代替,形成一个模糊的结节状或滤泡状结构;淋巴瘤细胞也可能发生母细胞或浆细胞样分化。免疫组化显示为:CD20+、CD79a+、CD21+、CD35+,不表达 CD5、CD23、CD10,通常表达的免疫球蛋白是 IgM 型(免疫球蛋白轻链限制性表达),很少表达 IgA、IgG 型。

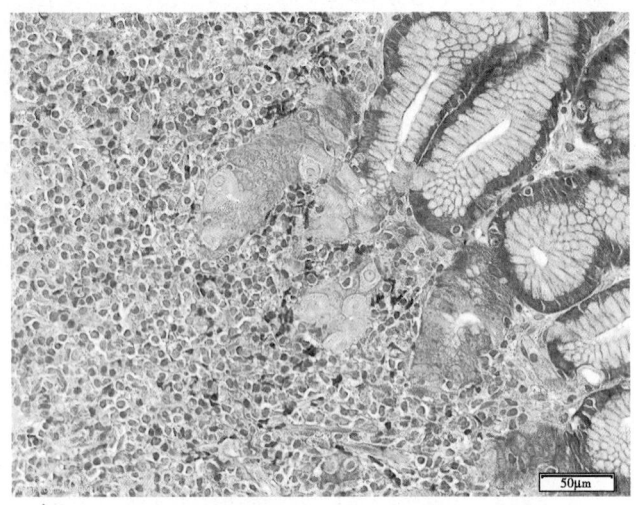

图 101-1 胃黏膜相关淋巴组织淋巴瘤(吉姆萨染色,放大倍数×200,经 Claudio Agostinell 博士许可后使用)

鉴别诊断

反应性(如获得性)和肿瘤性 MALT 有时比较难鉴别,尤其是早期 MALT 淋巴瘤。通过检测轻链限制性(免疫组化或流式)判断克隆性具有重要的诊断价值。其他惰性 B 细胞淋巴瘤伴有结外病灶,如套细胞淋巴瘤、小淋巴细胞淋巴瘤和滤泡性淋巴瘤,也比较难与 MALT 淋巴瘤相鉴别。免疫组化指标,包括 CD5、CD23、CD10 and cyclinD1 的表达情况,结合细胞遗传学和分子学特征,是进行鉴别诊断的重要手段。

分期

完整的病史,详细的体格检查,实验室检查包括肝肾功能、LDH、血清蛋白固定电泳及 HIV、HCV、HBV 血清学检查是分期必需的指标[15]。HCV 阳性患者还应检测冷球蛋白。CT(颈胸腹盆)及骨髓穿刺活检都是必需的。其他推荐的检查包括 H. pylori 的检测,可通过胃活检或尿素呼气试验,治疗后仍高于基线水平应重复进行治疗。胃 MALT 淋巴瘤推荐内镜超声评估区域淋巴结和胃壁浸润情况。FISH 检测 t(11;18)也可选,但通常用来指导治疗。对小肠、眼附属器或皮肤部位肿瘤活检,可通过 PCR、免疫组化、或 FISH 分别检测是否存在 C. jejuni、C. psittaci 或 B. burgdorferi。

治疗

不论临床分期或组织分级,H. pylori 阳性 MALT 淋巴瘤均应予以幽门螺杆菌(HP)根除治疗。根除治疗至少 6 周后、质子泵抑制剂停药至少 2 周后评估 HP 根除治疗的效果。

基于患者所在国家的感染流行病学基础,抗生素治疗应考虑当地预期的抗生素耐药模式。最常用的方法是三药联合:质子泵抑制剂联合阿莫西林或甲硝唑及克拉霉素,10 ~ 14 天[16]。

手术治疗目前存在争议,因为胃 MALT 淋巴瘤通常是多病灶,需要广泛区域(全切或次全切)胃切除术,会严重影响患者生活质量。然而,对于胃大出血、胃壁广泛浸润(在化疗中穿孔的风险增加)或幽门狭窄,一般考虑胃切除术[17]。

对 HP 根除治疗无效或不存在 HP 感染证据的胃 MALT 淋巴瘤和非胃 MALT 淋巴瘤可考虑其他治疗方法,但对于最佳替代方案目前还未达到共识。对于局部病灶可选择受累野放疗(25 ~ 35Gy)[18,19]。单一化疗或免疫治疗(利妥昔单抗),或两者联合对于所有阶段的疾病均有效(表 101-2)[20~26]。值得注意的是,存在 t(11;18)染色体转位的患者通常对单一烷基剂治疗耐药。氟达拉滨有重要的抗肿瘤作用[27],特别是与利妥昔单抗联合使用时[28],苯丁酸氮芥联合利妥昔单抗时也有明显的抗肿瘤作用[29]。放疗性免疫治疗如 90Y-替伊莫单抗对 MALT 淋巴瘤患者也有效[30]。

表 101-2 胃黏膜相关淋巴组织淋巴瘤不同化疗/免疫治疗临床资料

试验	病例	早期患者	方案	疗效
Hammel[20]	24	71%	环磷酰胺或苯丁酸氮芥	75% CR
Aviles[21]	83	100%	CHOP×3+CVP×4	100% CR
Jager[22]	19	100%	克拉屈滨	100% CR
Martinelli[23]	27	86%	利妥昔单抗	46% CR;31% PR
Raderer[24]	7	57%	R-CHOP/R-CNOP	100% CR
Conconi[25]	13	100%	硼替佐米	46% CR;15% PR
Salar[26]	21	64%	苯达莫司汀+利妥昔单抗	94% CR;6% PR

CHOP,环磷酰胺、阿霉素、长春新碱、泼尼松;CNOP,环磷酰胺、米托蒽醌、长春新碱、泼尼松;CR,完全缓解;CVP,环磷酰胺、长春新碱、泼尼松;PR,部分缓解;R,利妥昔单抗

病程及预后

MALT 淋巴瘤通常预后较好,5 年总生存率超过 85%。研究显示,胃肠道 MALT 淋巴瘤的中位进展时间优于非胃肠道淋巴瘤,但两组之间总生存率无明显差异。约 30% ~ 50% HP 阳性胃 MALT 淋巴瘤患者 HP 根除治疗后持续存在或发生疾病进展。即使完全应答的患者,15% 3 年内会出现复发,提示在这部分病人中很大一部分应联合其他治疗。约 10% 的患者晚期会

进展为弥漫大 B 细胞淋巴瘤,这是一种组织学转化,而与疾病播散无关。

脾边缘区淋巴瘤

定义和流行病学

SMZL 是一种起源于后生发中心淋巴细胞的成熟 B 细胞肿瘤,通常累及脾脏白髓滤泡、脾门淋巴结、骨髓和外周血,典型的肿瘤淋巴细胞称为"绒毛淋巴细胞"。约占所有淋巴瘤的 1% ~2%,中位发病年龄为 65 岁(30 ~90 岁之间),男女均可发病,男性为主。

病因及发病机制

SMZL 确切的发病机制尚不清楚:起源于边缘区 B 细胞,由于存在 IGHV 基因高频突变[31,32],被认为来源于后生发中心,但尚有 1/3 的患者不存在突变。相反,SMZL 中一些原癌基因如 BCL-6、PAX5 及 PIM1 等突变频率较低,提示存在一种不涉及生发中心转运的分化通路[33]。

存在慢性 HCV 感染的 SMZL 患者,病毒表面糖蛋白 E2 与 B 细胞表面受体 CD81 相互作用使 B 淋巴细胞受到持续抗原刺激,导致 B 细胞增殖增加。抗病毒治疗可诱导 SMZL 缓解,进一步证实了在 HCV 相关性 SMZL 发病机制中感染因素的重要作用[34]。慢性 HCV 感染相关性 SMZL 的发生也与混合冷球蛋白血症及冷球蛋白血管炎的发展有关。

遗传学改变和分子发病机制

80% SMZL 患者存在细胞遗传学异常,最常见的是完全或部分 3q 三体(30% ~80%)和+12q(15% ~20%)。但 SMZL 最具特征性的核型异常是 7q32 染色体缺失或转位,约 40% 的患者携带该异常。其他异常涉及 8 号、9q34、12q23 ~24、17p 和 18q 染色体,虽然不是特征性的,但对 SMZL 的诊断有一定提示作用[35]。

SMZL 存在特征性的分子信号转录模型,表现为 AKT1、BCR 和 NF-κB 信号通路相关基因的过表达。约 60% 的 SMZL 患者存在边缘区 B 细胞发育相关信号通路的基因突变,最常见的是 NOTCH2 基因突变,约占 20%[36]。由于这些突变在 SMZL 中限制性表达,可作为这种淋巴瘤亚型潜在的诊断标记(甚至治疗靶点)。

临床表现

SMZL 主要表现为孤立的、无症状的脾大和全血细胞减少。大多数患者因贫血和或血小板减少就诊,通常是脾亢导致的,而与疾病浸润导致骨髓造血功能障碍无关。外周血中常发现有淋巴细胞,有时也可见嗜碱性绒毛细胞。体格检查可发现脾大,研究发现增大的脾脏(或有时明显增大)可引起消化不良和腹部不适。巨脾(通常与小脾门淋巴结有关)是晚期淋巴瘤的典型特征。

SMZL 有时会出现自体免疫现象,这是肿瘤细胞克隆性产生自身抗体的结果。10% ~15% 的患者可出现自身免疫性溶血或自身免疫性血小板减少。高达 40% 的患者可检测血清单克隆副蛋白。

形态学

SMZL 中,小淋巴样细胞构成的小结节包围并替代脾脏白髓生发中心,红髓也经常累及。这些恶性细胞类似于边缘区 MALT 淋巴瘤,有的较大,类似于中心母或免疫母细胞。在生发中心常可出现浆细胞分化。肿瘤性淋巴细胞免疫组化表型通常表现为 CD20+、CD23−、CD38−、CD5−、CD10−、cyclin D1−、IgD+。骨髓间的小梁状淋巴结节与脾脏内肿瘤结节的形态类似,偶尔有反应性生发中心被肿瘤细胞包围。肿瘤性淋巴细胞有典型的绒毛状结构(在一少部分细胞中可出现特征性的微小细胞质投影),在血液中经常被认出[37]。

鉴别诊断

结合临床表现、形态学、免疫组化、遗传学资料等可对 SMZL 与其他以脾大为主要表现的惰性淋巴瘤相鉴别。滤泡性淋巴瘤和套细胞淋巴瘤都可表现为脾脏的微小结节,但套细胞淋巴瘤表达 CD5、cyclin,滤泡性淋巴瘤表达 CD10,而 SMZL 则不然,可根据这一特征对三种疾病相鉴别。由于 28% 的 SMZL 可出现浆细胞分化,与淋巴浆细胞性淋巴瘤的鉴别相当困难。淋巴浆细胞性淋巴瘤(LPL)患者 IgM 副蛋白峰值较高(>10g/L),而 SMZL 患者 IgM 副蛋白的峰值较低(通常<10g/L),可利用这一特征对两者鉴别。

治疗

仅巨脾引起疼痛、早饱腹感或全血细胞减少(Hb<100g/L、PLT<80 000/μl 或中性粒细胞<1000/μl)的 SMZL 患者需要治疗。无症状的患者可以常年采取"观望",因为治疗并不会影响生存时间[15]。

当出现临床症状时,一线治疗推荐切脾,可以快速纠正贫血、血小板减少和中性粒细胞减少的症状(如果存在的话),消除了疾病的主要顾虑,但这种治疗方法并不会改变骨髓浸润情况或血液淋巴细胞数量。脾切后部分缓解一般可稳定维持数年,患者保持无症状,距离下一次治疗的中位时间为 8 年[38]。

对于年龄较大存在手术禁忌证、脾切后出现复发或进展、晚期出现播散病灶或高级别转化的患者,需要进行全身治疗。利妥昔单抗,单药或联合化疗,对这类患者通常有较好疗效[41,42],有些机构会优先选择利妥昔单抗而不是脾切。化疗方案一般为烷基类药物(苯丁酸氮芥或环磷酰胺)、氟达拉滨或苯达莫司汀[39,40]。

病程及预后

SMZL 患者的中位总生存时间为 5 ~10 年,但晚期或进展期患者(约占 25% ~30%)中位生存时间少于 4 年。10% ~20% 的病例可发生转化为弥漫大 B 细胞淋巴瘤。

一个预后模型最近在超过 300 个患者的基础上得到证实[43],该预后模型基于 3 个变量:血红蛋白浓度(<120g/L),LDH(诊断时升高)和白蛋白水平(<35g/L)。这个模型虽然没有不能指导治疗,但将患者分为三个风险组,包括低危组(无危险因素)、中危组(1 个危险因素)、高危组(至少 2 个危险因素),其 5 年原因特异性生存率分别为 88%、73%、50%。

结内边缘区淋巴瘤

定义和流行病学

NMZL 起源于后生发中心成熟 B 细胞,WHO 认为其是一种特殊的临床病理亚型,但其形态学、免疫组化特征与 EMZL 和 SMZL 在某种程度上有许多相似之处。结内 MZL 是一种少见的疾病,约占所有淋巴瘤的不到 2%,中位发病年龄为 50 ~ 60 岁。与其他类型 MZL 不同,结内 MZL 自身免疫现象不明显。

遗传学改变和分子机制

NMZL 无特异性细胞遗传学和分子改变,部分学者在 NMZL 发现包括+3、+7、+12、+18,以及伴随 1q21 或 1q34 断点的 1 号染色体的结构性重排[44]。并认为 3 号染色体部分区域扩增可能是 NMZL 的一个常见标志,见于在 20% ~ 25% 的患者中,在 EMZL 患者中也可见。超过 3/4 患者携带 IGHV 基因突变,主要表现为 IGHV3、4 片段区突变。虽然这些突变在 HCV 阳性和 HCV 阴性患者都可发生,但等位基因 IGHV 1 ~ 69 多见于 HCV 相关性疾病,提示分化抗原的刺激驱动了 B 前体细胞的选择,且 HCV 本身可能也存在致病作用[45]。

临床表现

大多数 NMZL 患者表现为弥散性外周和腹部结节浸润。不到一半患者出现骨髓浸润,血液浸润比较少见。脾大不伴有结外病灶可支持 SMZL 的诊断。通常情况下,10% ~ 40% 的患者淋巴瘤相关症状表现状态良好。仅 10% 的患者血清中可检测出单克隆成分。

形态学

淋巴结内出现边缘区样肿瘤细胞的浸润,残留滤泡有时会保存完好、在 MALT 样 NMZL 中会出现扩增,在脾样 NMZL 中会发生减少,在浆细胞分化抗原阳性的患者中残留卵泡被克隆性淋巴瘤细胞占据,常可见类似于滤泡性淋巴瘤的结节样或滤泡样增长(图 101-2)。

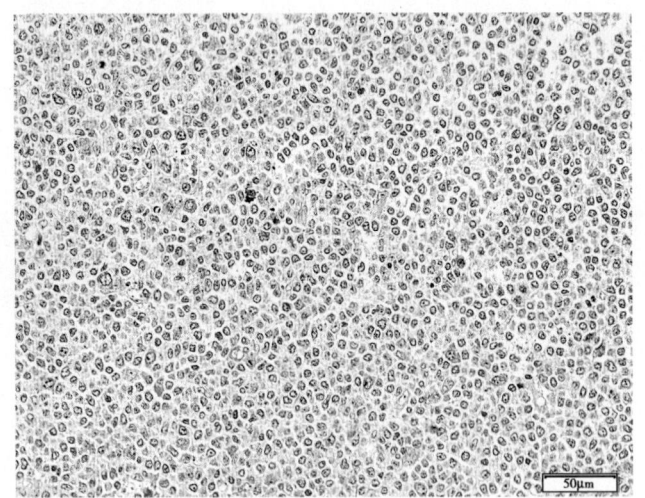

图 101-2　结内边缘区淋巴瘤(吉姆萨染色,放大倍数× 200,经 Claudio Agostinell 博士许可后使用)

鉴别诊断

儿童 NMZL 是一种与 NMZL 不同的临床疾病,好发于青少年男性。淋巴结内的非典型细胞表现出明显多形性,且呈滤泡

间分布,边缘区明显扩大[1]。患者多为 I 期,通常采取保守治疗(手术切除和观察),复发率也比较低。

NMZL、LPL 和边缘区分化的滤泡性淋巴瘤之间的病理鉴别比较困难。免疫组化有一定的鉴别诊断价值,因为滤泡性淋巴瘤可表达 BCL6、CD10,LPL 血清中存在大量 IgM 副蛋白,而 NMZL 中无上述表现。

治疗

目前单一针对 NMZL 的治疗方案尚无统一定论,多按照滤泡性淋巴瘤和其他惰性 NHL 的治疗方案。对于早期患者,通常采取手术、放疗,而对于有症状的晚期患者,最佳方案为免疫化疗[15,46]。合并 HCV 感染且不急于淋巴瘤治疗的患者应予干扰素和利巴韦林进行抗病毒治疗[47]。标准免疫化疗后出现进展或者缓解期较短的患者考虑大剂量化疗和自体造血干细胞移植[46]。

病程及预后

NMZL 患者 5 年平均生存率约 60% ~ 70%,而 5 年预计无病生存率约 30%,表明随着时间的推移,即使很少伴有结外病灶,疾病的复发率还是很高。

翻译:沈杨　互审:陈芳源　校对:赵维莅

参考文献

1. Swerdlow SH, Campo E, Harris NL, et al. (eds): *World Health Organization Classification of Tumours of Haematopoietic and Lymphoid Tissues*. IARC Press, Lyon, 2008.
2. Berger F, Felman P, Thieblemont C, et al: Non-MALT marginal zone B-cell lymphoma: A description of clinical presentation and outcome in 124 patients. *Blood* 95: 1950–1956, 2000.
3. Arcaini L, Lucioni M, Boveri E, Paulli M: Nodal marginal zone lymphoma: Current knowledge and future directions of an heterogeneous disease. *Eur J Haematol* 83: 165–174, 2009.
4. Ferreri AJ, Dolcetti R, Magnino S, et al: Chlamydial infection: The link with ocular adnexal lymphomas. *Nat Rev Clin Oncol* 6:658–669, 2009.
5. Lecuit M, Abachin E, Martin A, et al: Immunoproliferative small intestinal disease associated with *Campylobacter jejuni*. *N Engl J Med* 350:239–248, 2004.
6. Zucca E, Roggero E, Maggi-Solcà N, et al: Prevalence of *Helicobacter pylori* and hepatitis C virus infection among non-Hodgkin's lymphoma patients in southern Switzerland. *Haematologica* 85:147–153, 2000.
7. Roggero E, Zucca E, Mainetti C, et al: Eradication of *Borrelia burgdorferi* infection in primary marginal zone B-cell lymphoma of the skin. *Hum Pathol* 31:263–268, 2000.
8. O'Rourke JL: Gene expression profiling in Helicobacter-induced MALT lymphoma with reference to antigen drive and protective immunization. *J Gastroenterol Hepatol* 23(Suppl):S151–S156, 2008.
9. Ponzoni M, Ferreri AJ, Guidoboni M, et al: Chlamydia infection and lymphomas: Association beyond ocular adnexal lymphomas highlighted by multiple detection methods. *Clin Cancer Res* 14:5794–5800, 2008.
10. Derringer GA, Thompson LD, Frommelt RA, et al: Malignant lymphoma of the thyroid gland: A clinicopathologic study of 108 cases. *Am J Surg Pathol* 24:623–639, 2000.
11. Manganelli P, Fietta P, Quaini F: Hematologic manifestations of primary Sjögren's syndrome. *Clin Exp Rheumatol* 24:438–448, 2006.
12. Dierlamm J, Baens M, Wlodarska I, et al: The apoptosis inhibitor gene API2 and a novel 18q gene, MLT, are recurrently rearranged in the t(11;18)(q21;q21) associated with mucosa-associated lymphoid tissue lymphoma. *Blood* 93:3601–3609, 1999.
13. Kwee I, Rancoita PM, Rinaldi A, et al: Genomic profiles of MALT lymphomas: Variability across anatomical sites. *Haematologica* 96:1064–1066, 2011.
14. Troch M, Kiesewetter B, Raderer M: Recent developments in nongastric mucosa-associated lymphoid tissue lymphoma. *Curr Hematol Malig Rep* 6:216–221, 2011.
15. Dreyling M, Thieblemont C, Gallamini A, et al: ESMO consensus conferences: Guidelines on malignant lymphoma. Part 2: Marginal zone lymphoma, mantle cell lymphoma, peripheral T-cell lymphoma. *Ann Oncol* 24:857–877, 2013.
16. Chey WD, Wong BC: American College of Gastroenterology guideline on the management of *Helicobacter pylori* infection. *Am J Gastroenterol* 102:1808–1825, 2007.
17. Zinzani PL, Tani M, Barbieri E, et al: Utility of surgical resection with or without radiation therapy in patients with low-grade mucosa-associated lymphoid tissue lymphoma. *Haematologica* 88:830–831, 2003.
18. Yahalom J: MALT lymphomas: A radiation oncology view-point. *Ann Hematol* 80(Suppl 3):B100–B105, 2001.
19. Koch P, Probst A, Berdel WE, et al: Treatment results in localized primary gastric lymphoma: Data of patients registered within the German multicenter study (GIT NHL 02/96). *J Clin Oncol* 23:7050–7059, 2005.

20. Hammel P, Haioun C, Chaumette MT, et al: Efficacy of single-agent chemotherapy in low-grade B-cell mucosa-associated lymphoid tissue lymphoma with prominent gastric expression. *J Clin Oncol* 13:2524–2529, 1995.

21. Avilés A, Nambo MJ, Neri N, et al: Mucosa-associated lymphoid tissue (MALT) lymphoma of the stomach: Results of a controlled clinical trial. *Med Oncol* 22:57–62, 2005.

22. Jäger U, Neumeister P, Quehenberger F, et al: Prolonged clinical remission in patients with extranodal marginal zone B-cell lymphoma of the mucosa-associated lymphoid tissue type treated with cladribine: 6 year follow-up of a phase II trial. *Ann Oncol* 17:1722–1723, 2006.

23. Martinelli G, Laszlo D, Ferreri A, et al: Clinical activity of rituximab in gastric marginal zone non-Hodgkin's lymphoma resistant to or not eligible for anti-*Helicobacter pylori* therapy. *J Clin Oncol* 23:1979–1983, 2005.

24. Raderer M, Chott A, Drach J, et al: Chemotherapy for management of localised high grade gastric B-cell lymphoma: How much is necessary? *Ann Oncol* 13:1094–1098, 2002.

25. Conconi A, Martinelli G, Lopez-Guillermo A, et al: Clinical activity of bortezomib in relapsed/refractory MALT lymphomas: Results of a phase II study of the International Extranodal Lymphoma Study Group (IELSG). *Ann Oncol* 22:689–695, 2011.

26. Salar A, Domingo E, Canales M, et al: Bendamustine and rituximab as first line treatment for patients with MALT lymphoma. An interim report of a phase 2 trial in Spain (GELTAMO MALT-2008–01). *Ann Oncol* 22(Suppl 4):IV184, 2011.

27. Zinzani PL, Stefoni V, Musuraca G, et al: Fludarabine-containing chemotherapy as frontline treatment of nongastrointestinal mucosa-associated lymphoid tissue lymphoma. *Cancer* 100:2190–2194, 2004.

28. Zinzani PL, Pellegrini C, Broccoli A, et al: Fludarabine-mitoxantrone-rituximab regimen in untreated indolent non-follicular non-Hodgkin's lymphoma: Experience on 143 patients. *Hematol Oncol* 2014, in press. DOI: 10.1002/hon.2151. [Epub ahead of print]

29. Zucca E, Conconi A, Laszlo D, et al: Addition of rituximab to chlorambucil produces superior event-free survival in the treatment of patients with extranodal marginal-zone B-cell lymphoma: 5-year analysis of the IELSG-19 randomized study. *J Clin Oncol* 31:565–572, 2013.

30. Vanazzi A, Grana C, Crosta C, et al: Efficacy of ⁹⁰Yttrium-ibritumomab tiuxetan in relapsed/refractory extranodal marginal-zone lymphoma. *Hematol Oncol* 32:10–15, 2014.

31. Boveri E, Arcaini L, Merli M, et al: Bone marrow histology in marginal zone B-cell lymphomas: Correlation with clinical parameters and flow cytometry in 120 patients. *Ann Oncol* 20:129–136, 2009.

32. Zibellini S, Capello D, Forconi F, et al: Stereotyped patterns of B-cell receptor in splenic marginal zone lymphoma. *Haematologica* 95:1792–1796, 2010.

33. Traverse-Glehen A, Verney A, Baseggio L, et al: Analysis of BCL-6, CD95, PIM1, RHO/

34. Hermine O, Lefrère F, Bronowicki JP, et al: Regression of splenic lymphoma with villous lymphocytes after treatment of hepatitis C virus infection. *N Engl J Med* 347:89–94, 2002.

35. Salido M, Baro C, Oscier D, et al: Cytogenetic aberrations and their prognostic value in a series of 330 splenic marginal zone B-cell lymphomas: A multicenter study of the Splenic B-Cell Lymphoma Group. *Blood* 116:1479–1488, 2010.

36. Rossi D, Trifonov V, Fangazio M, et al: The coding genome of splenic marginal zone lymphoma: Activation of NOTCH2 and other pathways regulating marginal zone development. *J Exp Med* 209:1537–1551, 2012.

37. Melo JV, Hegde U, Parreira A, et al: Splenic B cell lymphoma with circulating villous lymphocytes: Differential diagnosis of B cell leukaemias with large spleens. *J Clin Pathol* 40:642–651, 1987.

38. Thieblemont C, Felman P, Berger F, et al: Treatment of splenic marginal zone B-cell lymphoma: An analysis of 81 patients. *Clin Lymphoma* 3:41–47, 2002.

39. Tsimberidou AM, Catovsky D, Schlette E, et al: Outcomes in patients with splenic marginal zone lymphoma and marginal zone lymphoma treated with rituximab with or without chemotherapy or chemotherapy alone. *Cancer* 107:125–135, 2006.

40. Bennett M, Sharma K, Yegena S, et al: Rituximab monotherapy for splenic marginal zone lymphoma. *Haematologica* 90:856–858, 2005.

41. Lefrère F, Hermine O, Belanger C, et al: Fludarabine: An effective treatment in patients with splenic lymphoma with villous lymphocytes. *Leukemia* 14:573–575, 2000.

42. Cheson BD, Friedberg JW, Kahl BS, et al: Bendamustine produces durable responses with an acceptable safety profile in patients with rituximab refractory indolent non-Hodgkin lymphoma. *Clin Lymphoma Myeloma Leuk* 10:452–457, 2010.

43. Arcaini L, Lazzarino M, Colombo N, et al: Splenic marginal zone lymphoma: A prognostic model for clinical use. *Blood* 107:4643–4649, 2006.

44. Brynes RK, Almaguer PD, Leathery KE, et al: Numerical cytogenetic abnormalities of chromosomes 3, 7, and 12 in marginal zone B-cell lymphomas. *Mod Pathol* 9:995–1000, 1996.

45. Marasca R, Vaccai P, Luppi M, et al: Immunoglobulin gene mutations and frequent use of VH1-69 and VH4-34 segments in hepatitis C virus-positive and hepatitis C virus-negative nodal marginal zone B-cell lymphoma. *Am J Pathol* 159:253–261, 2001.

46. Thieblemont C, Coiffier B: Management of marginal zone lymphomas. *Curr Treat Options Oncol* 7:213–222, 2006.

47. Vallisa D, Bernuzzi P, Arcaini L, et al: Role of anti-hepatitis C virus (HCV) treatment in HCV-related, low-grade, B-cell, non-Hodgkin's lymphoma: A multicenter Italian experience. *J Clin Oncol* 23:468–473, 2005.

第 102 章
伯基特淋巴瘤
（Burkitt 淋巴瘤）

Andrew G. Evans and Jonathan W. Friedberg

摘要

伯基特淋巴瘤是高侵袭性 B 细胞淋巴瘤之一，在病因学上与 EB 病毒相关，具有特异 MYC 癌基因易位，也是最早被证明化疗可治愈的肿瘤之一。它分为地方性、散发性和免疫缺陷相关性三种临床类型，成人不常见，美国每年约有新发病例 1200 例。在过去的十年里，随着免疫组化、细胞遗传学和分子诊断技术的进步，伯基特淋巴瘤的诊断定义有了更为明确的界定。转录组学，全外显子测序等新技术从分子表达水平和突变谱系角度加深了我们对此疾病的理解对过去那些介于伯基特淋巴瘤和弥漫大 B 细胞淋巴瘤之间无法明确诊断的病例，现在可以根据 WHO 标准给予明确诊断。基于现代治疗策略，大部分年轻伯基特淋巴瘤患者可治愈，部分的高龄患者也可通过减低剂量化疗而获益。如何对高龄、复发、难治患者选择最佳治疗方案以及如何从治疗中总结最佳的流行病学管理方案是接下来需要面对的挑战。

● 定义及历史

伯基特淋巴瘤（BL）有地方性（非洲）、散发性和免疫缺陷相关性三种类型[1]。地方性伯基特淋巴瘤（eBL）是撒哈拉以南非洲和世界上疟疾流行的其他地区最常见的儿童肿瘤，典型表现为颌骨和颜面骨受累并和幼年 EBV 感染相关。尽管早在 1910 年就有该病的相关报道，Denis Burkitt 在 1958 年首次描述该恶性疾病是乌干达儿童的常见肿瘤[5]。起初 Burkitt 认为该病为下颌部位的肉瘤，后来病理学家 George O'Connor 在 1960 年提出该病实际为淋巴瘤[4]。1964 年，Michael Anthony Epstein 博士、Yvonne Barr 博士和 Bert Achong 博士通过电子显微镜研究 BL 样本，发现 EBV 病毒颗粒存在于该类肿瘤细胞中[5]，因此开启了肿瘤病毒学领域研究。经过多年的研究发现，BL 与 EBV、疟疾流行相关[6,7]。此后，在地方性伯基特淋巴瘤非流行地区（美国，中东及其他地区），发现有一些年龄相对较大的患者患有与地方性伯基特淋巴瘤相同组织病理学表现的肿瘤，这些患者中偶有 EBV 感染者；他们典型的临床表现在腹部而非头面部[8]。1985 年，第三种伯基特淋巴瘤在免疫功能不全的患者中发现，尤其在 HIV 阳性的患者中[9]。Karl Lennert 在 1977 年根据 Kiel 分型系统提出将伯基特淋巴瘤归类为"小无裂细胞淋巴瘤"，但是这个分类目前已不再使用。20 世纪 70 年代中期，在 BL 中，发现有重现性 8 号染色体以及 14 号染色体易位[10,11]，从而发现了 MYC 基因作为一种重要的人类癌基因，是参与免疫球蛋白（Ig）重链和轻链易位的伙伴基因[12,13]。在过去几十年中，伯基特淋巴瘤的诊断和治疗已经有了喜人的进展。目前在儿童和青年患者人群中，只要医疗机构能够提供密集的联合化疗方案，无论是否使用 B 细胞单克隆抗体治疗（即利妥昔单抗），都能获得很高的治愈率。2006 年基于基因表达谱分析（GEP），伯基特淋巴瘤的"分子指纹"得到鉴定[14]；和 2012 的第一个疾病相关全基因组测序数据发表[15]。尽管这些科学以及技术上的进步让对我们这个历史上重要的疾病有了更深刻的理解，但是如何转化为靶向治疗伯基特淋巴瘤的方式（即针对失调通路或突变的基因产物特异性抑制剂）尚未实现。

流行病学

地方性伯基特淋巴瘤见于赤道非洲,巴西、巴布亚新几内亚和其他疟疾流行地区,高发年龄 4 ~ 7 岁,男女比例为 2 : 1。在非洲约占 14 岁以下儿童肿瘤总数的 20%,占全部年龄段非霍奇金淋巴瘤的绝大部分[16]。地方性伯基特淋巴瘤 EBV 的感染率几乎为 100%（EBV 首先是在伯基特淋巴瘤细胞中发现的）,EBV 病毒滴度越高,患地方性伯基特淋巴瘤的风险越大[7]。此外,疟疾[17]和某些环境因素[16]也与地方性伯基特淋巴瘤的发病也有一定关系。散发性伯基特淋巴瘤见于地方性伯基特淋巴瘤流行地区以外,占非霍奇金淋巴瘤的 1% ~ 2%,男性多见,中位发病年龄 30 岁。在美国,伯基特淋巴瘤发病年龄呈双峰分布,10 岁和 75 岁是两个高峰年龄段（年龄中位数大概为 30 岁）,而不向其他的非霍奇金淋巴瘤,发病率从童年组到成年组逐渐增高[18]。随着艾滋病的流行,免疫缺陷相关伯基特淋巴瘤的发生率也有所增加。但是随着抗逆转录病毒治疗的发展,在美国和其他一些艾滋病能够得到有效治疗的国家,免疫缺陷相关伯基特淋巴瘤的发病率出现了下降。

病因及发病机制

分子遗传学特征

Myc 过表达和基因表达分析

三种类型的伯基特淋巴瘤有一个共同的特点:即通过免疫球蛋白区的易位导致 MYC 基因激活,产生过多的 MYC 蛋白,这种蛋白激活众多促细胞生长相关基因的转录。这种易位发生于 B 发育成熟过程中免疫球蛋白基因正常类别转换及体细胞高度突变所致 DNA 双链断裂时,反过来这一过程也依赖于活化诱导的胞嘧啶核苷脱氨酶作用[19]。胞嘧啶核苷脱氨酶所介导的生长调控基因（如 MYC 基因）点突变可能也扮演了非常重要的角色[20]。多个独立基因表达研究的结果强调了 MYC 活化在 BL 发病机制中的主导作用。GEP 分析能将 BL 和弥漫大 B 细胞淋巴瘤（DLBCL）区分开来,而且同时表明这些病例具备高表达 MYC 靶基因,生发中心 B 细胞分子标记,低表达 NF-κB 信号通路靶基因等特点[21]。在另一项研究当中,一个核心小组用 8 例儿童 BL（符合 WHO 诊断标准）样本生成 BL 分子指纹,与之表达模式相匹配的病例归类为"分子型 BL"[22]。本组病例的附加特征还包括较低频率的细胞遗传学复杂性（几乎缺失 BCL6 易位和/或 IGH-BCL2）并且只出现 MYC 与 Ig 伙伴基因易位,而缺少 MYC 与非 Ig 伙伴基因易位。这些特征进一步将 BL 与 DLBCL 及其他高级别非霍奇金淋巴瘤区分开来。

二代测序和 ID3/TCF3 突变

在全基因组,外显子组,以及转录组水平进行的二代测序和 ID3/TCF3 突变测序提供了更为全面的 BL 突变谱系并且发现了以前从未发现的重现性分子病理标记。除了 MYC 基因突变,在 BL 中新发现了多达 70 种额外的突变基因[23]。在多项独立研究中,ID3,TCF3 和 CCND3 基因突变是其中最常见的[23~25]。ID3 作为抑癌基因,其在 BL 中的表现通常为双等位基因失活突变和/或缺失。相反的,TCF3 基因则对 BL 细胞的活性至关重要,单等位基因突变导致的高度保守区域氨基酸残疾的替换说明在 BL 中 TCF3 的突变多位功能获得性突变。总体来讲,BL 的突变谱

系与 DLBCL 完全不同。ID3 基因的突变很少在其他的 B 细胞淋巴瘤中发现,即使这些患者同时具有了 Ig-MYC 易位[24]。ID3 和/或 TCF3 基因突变在三种 BL 亚类中都比较常见,CCND3 突变在地方性 BL 中比较少见,但是在其他两个亚类中比较常见[25]。

免疫系统改变和感染

HIV 感染和地方性疾病

虽然具体区分并证明免疫系统成分在 BL 发病中的作用仍有一定的难度,但 HIV 感染和地方性疾病导致的免疫系统异常可能在至少两种 BL 流行病学亚型中起重要作用（地方性 BL 和免疫缺陷性 BL）。免疫缺陷相关的 BL 主要发生在 HIV 阳性患者中,其发生与 CD4+ T 细胞状态没有直接关系,而 BL 却很少发生在其他免疫抑制过程。BL 不同于 HIV 免疫缺陷导致的 EBV 相关淋巴组织增生性疾病（PTLDs）,也不同于接受实体器官移植后处于严重免疫抑制状态下的 EBV 相关淋巴组织增生性疾病[26]。反而,免疫缺陷相关 BL 的临床病理过程和免疫健全的散发型 BL 有相似之处。在 eBL 中,潜在的免疫改变可能是多因素的,可能是由于慢性营养不良,也可能源于慢性免疫激活的各种刺激包括疟疾,EB 病毒,可能还有其他的环境因素[27,28]。

Epstein Barr 病毒和疟疾

Epstein Barr 病毒和疟疾的流行病学与此病的密切关联,也使得一些研究者描述 eBL 为"微生物"疾病[29]。众多的生物学机制及假说也被提出解释 eBL 和每个感染原在病因学上的联系。例如 EBV 的感染可能在 MYC 易位之前就已发挥作用,EB 病毒核心抗原（EBNA）-2 可以诱导增殖和抑制凋亡,EBNA3A-和 EBNA3C-使凋亡前体蛋白 BIM 逐渐沉默,促进 MYC 诱导的肿瘤形成[30]。另外,EBNA-1（唯一持续在 BL 表达的 EB 病毒潜伏相关蛋白）的表达,非编码病毒 RNA（包括 Epstein-Barr virus-encoded RNA [EBER] and microRNAs）的表达可能是 BL 细胞凋亡抵抗原因,或者是其表观遗传学重组的结果。疟疾对地方性伯基特淋巴瘤的直接作用还不是很清楚,但是疟原虫会刺激 B 淋巴细胞的多克隆增殖[32,33]。从而调控了 EBV 感染 B 细胞的转录过程。疟疾感染也会调节病毒特异 T 细胞对于 EBV 的反应[35],同时扩增 EBV 感染的 B 细胞,这可能诱导胞嘧啶核苷脱氨酶功能的活化异常,从而增加获得 MYC 易位的机会,同时扰乱宿主的抗病毒免疫反应。疟疾感染可能作为一种重要的促进者,串联起这些独立的病理机制,使特定人群发展成 eBL[36]。总而言之,这些发现提示慢性抗原刺激作用于处于过度刺激状态但整体功能仍完好的免疫系统,最终导致了 BL 的发生。

临床特征

地方性（非洲）伯基特淋巴瘤通常表现为颌骨及面部骨骼肿瘤,可累及结外,尤其是骨髓和脑膜,几乎所有的病例 EBV 检测阳性。非地方性的和美洲伯基特淋巴瘤有接近 65% 的病例表现为腹部包块,且常伴有腹水。肾脏、性腺、乳腺、骨髓和中枢神经系统等结外部位均可受累。骨髓和中枢神经系统受累在非地方性伯基特淋巴瘤更常见。在骨髓受累的患者中,25% 以上的患者是急性伯基特细胞白血病。此外,与地方性伯基特淋巴瘤相比,非地方性伯基特淋巴瘤 EBV 的阳性率只有 15%。

免疫缺陷相关性伯基特淋巴瘤常累及淋巴结,30% 的病例与 EBV 相关。由于伯基特淋巴瘤大多数是结外淋巴瘤,其分

期标准是为儿童伯基特淋巴瘤修订的 Murphy 系统(表 102-1)，而不是 Ann Arbor 系统。

Perkins AS, Frieberg JW: Burkitt lymphoma in adults. Hematology Am Soc Hematol Educ Program 341 ~ 348,2008

表 102-1 的标题为 **表 102-1　伯基特淋巴瘤 Murphy 分期系统**

伯基特淋巴瘤 Murphy 分期系统
Ⅰ期:单一淋巴结或结外病变(纵隔与腹腔除外)
Ⅱ期:单一结外病变并区域淋巴结受累
横膈同侧两个结外病变
原发性胃肠道肿瘤,伴或不伴肠系膜淋巴结受累
横膈同侧两个或两个以上淋巴结区受累
ⅡR期:腹部病变完全切除
Ⅲ期:横膈两侧两个单一结外肿瘤
所有原发于胸腔肿瘤
所有脊柱旁或硬膜外肿瘤
所有广泛的原发性腹部肿块
横膈上下两个或更多的淋巴结区受累
ⅢA期:局部但不可切除的腹部肿物
ⅢB期:广泛腹腔多器官肿块
Ⅳ期:早期的中枢神经系统或骨髓受累(<25%)

实验室特征

血液和骨髓

肿瘤负荷大的患者,血液和骨髓中可出现伯基特细胞,伴有正常血细胞减少。BL 骨髓细胞涂片的病理特点为中等大小的细胞细胞,核圆,多个核仁,胞质嗜碱性(因含有丰富的多聚核糖体),以及脂质细胞囊泡的存在,有些囊泡覆盖在细胞核上(图 102-1)。少数男性患者,主要表现为骨髓和血液受累,即伯基特白血病(根据 French-American-British [FAB] 分型之前将此疾病分类为急性淋巴细胞白血病 L3)。

血清乳酸脱氢酶常因体内细胞更新快而增高,特别是在那些肿瘤负荷重的患者中更常见。

组织病理学和细胞学

伯基特淋巴瘤的特征为细胞形态均一、中等大小、核圆有多个核仁,胞质呈嗜碱性[37],其细胞增殖速度快(应用[67]Ki 染色法发现大于 95% 的肿瘤细胞呈 Ki-67 阳性),常见有丝分裂象。伯基特淋巴瘤细胞常呈弥散性生长,由中等大小 B 细胞(在血

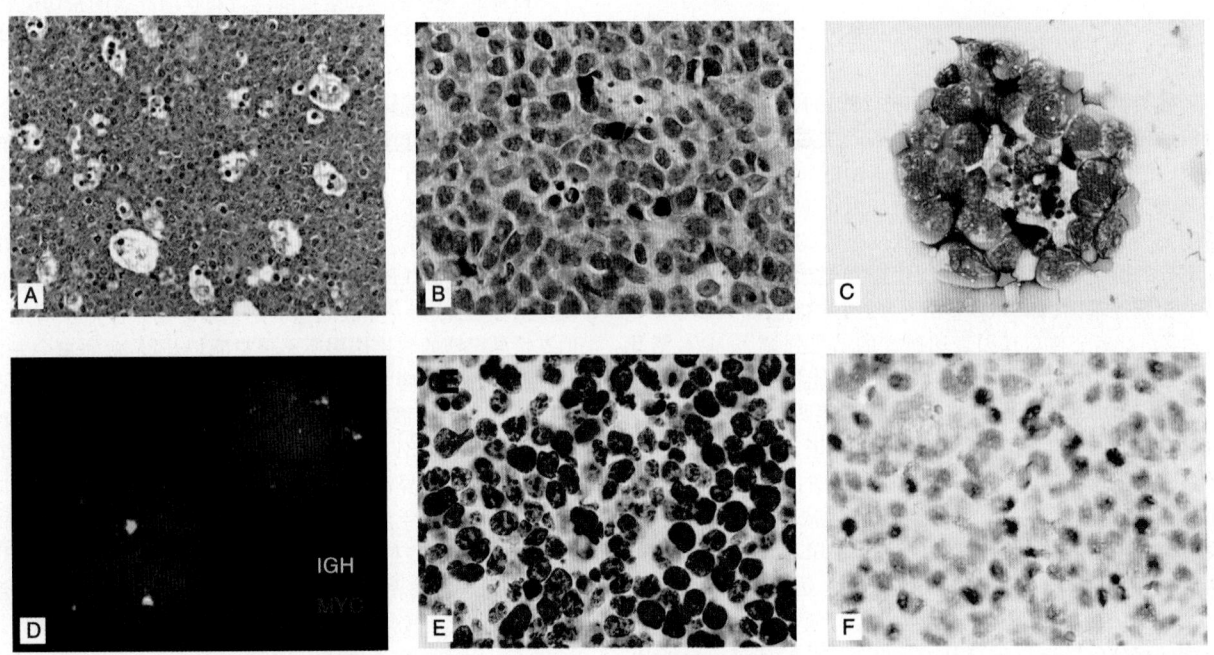

图 102-1　A.淋巴结活检。因高增殖,高凋亡的细胞增殖动力学特点,形态均一的伯基特淋巴瘤细胞背景上,散在分布着吞噬细胞碎片的巨噬细胞,这些"易染体巨噬细胞"(该词 100 年前用以描述反应性淋巴结滤泡的生发中心吞噬小淋巴细胞遗传物质后的巨噬细胞)与均一形态的伯基特淋巴瘤细胞一起在骨髓和淋巴结中形成了典型的"星空"现象。B.肿瘤活检。高倍镜下显示肿瘤组织学细节:伯基特淋巴瘤细胞群体形态均一,核圆,染色质细,多核,并有散在的巨噬细胞。C.细胞学涂片检查。伯基特淋巴瘤的特征为细胞形态均一、中等大小、核圆并有多个核仁,胞质呈嗜碱性。注意中心的易染体巨噬细胞。该病患者外周血片,骨髓涂片具有相同的形态学特点。D.荧光原位杂交图显示存在 IGH-MYC 易位(左下角细胞)。该细胞存在 t(8:14)染色体易位,故本来绿色标记的 IGH 探针,和红色标记的 MYC 探针发生了融合,显示为黄色;右上细胞无易位变化,显示两个绿色信号,两个红色信号。E.KI-67 免疫化学染色显示伯基特淋巴瘤细胞大部分均在增殖周期中(几乎所有的细胞都呈红棕色),Ki-67 单克隆抗体识别细胞增殖相关胞核蛋白,是细胞增殖的分子标志。F.MYC 免疫化学染色表明几乎所有的细胞胞核都出现 MYC 表达上调。(A,经 Lichtman 的血液学图谱许可转载,www. accessmedicine. com。D,罗切斯特大学 A. Iqbal 博士许可使用。)

涂片或者骨髓涂片上直径为 12μm) 组成，细胞核质比例偏高，和弥漫大细胞淋巴瘤细胞的主要区别是其细胞核为圆形或卵圆形，无裂，无折叠。核仁常有多个，大小中等或偏小，核染色质较粗糙呈细碎颗粒状。该肿瘤细胞极高的增殖率，同时亦有很高的自发凋亡率，因此在形态单一的淋巴细胞背景上，散在分布的反应性巨噬细胞吞噬细胞碎片于骨髓和淋巴结中就形成了典型的"星空"现象 (图 102-1)。

免疫表型

伯基特淋巴瘤细胞是成熟的 B 细胞，表达 CD19、CD20、CD22、CD79a 和单一型膜表面 IgM；不表达 CD5 和 CD23。其与 B 细胞滤泡生发中心的细胞相似，BCL-6、CD10、Tcl1 和 CD38 阳性，而 Mum-1、CD44、CD138、TdT (terminal deoxynucleotidyl transferase) 和 Bcl-2 阴性，有别于激活的 B 细胞。尽管如此，生发中心的细胞标志对鉴别伯基特淋巴瘤细胞没有特异性，因为很多弥漫大 B 细胞淋巴瘤也有这种生发中心细胞标记。

EBV 研究

98% 的地方性伯基特淋巴瘤与 EBV 相关，在 20% 的散发性病例和 30%~40% 的 HIV 相关的病例中也能检测到 EBV[38]。现在可以用原位杂交的方法来检测 EBV 编码 RNA (EBER)。尽管 EBV 在淋巴瘤形成前期可能起到了刺激 B 细胞的作用，在淋巴瘤形成后它的作用不明，也不清楚 EBV 阳性是否有临床意义。EBV 阳性的地方性伯基特淋巴瘤 CD21 (EBV 受体) 表达阳性，而大部分 EBV 阴性的非地方性病例中，CD21 表达阴性。与早期的原发性渗出性淋巴瘤和弥漫大 B 细胞淋巴瘤不同，EBV 阳性、HIV 相关的伯基特淋巴瘤不表达 LMP1 和 EB-NA2。

细胞遗传学

所有的伯基特淋巴瘤患者都存在累及 MYC 原癌基因 (8q24) 的 8 号染色体长臂易位，易位的对象有三个：14 号染色体上编码免疫球蛋白重链的区域；2 号染色体上编码 κ 轻链的基因座位；22 号染色体上编码 λ 轻链的基因座位。涉及 MYC 的染色体易位可以用双色分开探针进行荧光原位杂交 (FISH) 检测：使用两种不同颜色的荧光标记两条 DNA 探针，分别与被检测基因上游和下游杂交，在没有易位情况下，在细胞分裂间期两条探针分别杂交后，会呈现出混合颜色的荧光，如果出现易位，则两种荧光是分开的。伯基特淋巴瘤的一个重要特点是其核型相对简单，大部分病例只存在 MYC 易位。相对有限并简单的染色体变化在能检测到亚微观染色体改变的基因芯片研究中也得到证实[39,40]。在芯片中发现的重现性变化中，缺乏 Ig-MYC 易位的 mBL 病例出现了 MYC 基因扩增。总的来说，不复杂的细胞遗传学使得 BL 区别于 DLBCL，这是在二者鉴别诊断的主要考虑因素之一，下文将做进一步的论述。

● 鉴别诊断

弥漫大 B 细胞淋巴瘤

BL 病理鉴别诊断首要考虑 DLBCL[41]。自 2008 年 WHO 指南的发布[1]，BL 的诊断标准已经更为细化精准。虽然 BL 大多数情况下，即使在成人，符合所有的诊断标准：具备典型的增殖水平，形态和免疫表型，合并出现 Ig-MYC 易位，仍旧明显存在与 DLBCL 重叠的情况，在少数情况下，一些病例不能简单的划为它们中的任何一种疾病。这种现象的产生是因为缺少伯基特淋巴瘤的主要形态学表现特点，但又与伯基特淋巴瘤有相似之处：如细胞核形态多样、易染体巨噬细胞减少或反常的免疫表型。病理学家经常"非典型"BL 或者"伯基特样淋巴瘤"来描述这些特殊的案例，但是现今这些命名也逐渐被淘汰。非典型的病例目前认为最好将它们归类为中间型或者不能分类的 B 细胞淋巴瘤 (见下文"不能分类的 B 细胞淋巴瘤")。所以现在伯基特淋巴瘤特指一类病理形态更为均一的侵袭性 B 细胞非霍奇金淋巴瘤之一。

不能分类的 B 细胞淋巴瘤

WHO 提出一个混合型分类，名称为"B 细胞淋巴瘤，不能分类型 (BCL-U)，兼具弥漫大 B 细胞淋巴瘤与伯基特淋巴瘤的特点"，以此来将那些不符合伯基特淋巴瘤诊断标准但具备了相似临床病理特点的病例归类[42]。虽然一些专家提议这个分类实际上是一个独立的临床病理实体，但是这个命名主要描述由于不典型的形态以及免疫表型而不能归类为伯基特或者弥漫大 B 细胞淋巴瘤的案例。经典 DLBCL 带有 MYC 基因易位，或者 BL 不带有 MYC 基因易位的病例并不能简单的归类为 BCL-U。

双打击淋巴瘤

"打击淋巴瘤"(DHL) 是另一个近来比较常用的诊断名词[43]。虽然并不是一个正式的诊断亚类，DHL 特指某些侵袭性成熟 B 细胞淋巴瘤 (不包括伯基特病) 具有 MYC 基因易位，同时具有至少另一个原癌基因易位 (通常是 BCL-2，BCL-6)。区分出这个亚类的必要性体现在 DHL 患者的预后在所有的 NHL 患者中是最差的，而且这类患者通常能从大剂量化疗中获益。并且 DLBCL 患者高表达 MYC 或者 BCL-2 (例如免疫组化证明"双打击样"蛋白表达) 也提示较差的预后[44]。从组织形态上来看，DHL 经常呈现 DLBCL 或者 BCL-U 表型，与 BL 不同的是，BCL-2 的活性是鉴别两者的要点。但是临床的侵袭性以及 MYC 基因失调是两者共同的特征。

B 淋巴母细胞淋巴瘤

虽然 B 淋巴母细胞淋巴瘤 (B-LBL，B 细胞急性淋巴瘤细胞白血病) 是一种幼稚 B 细胞肿瘤，但是其与 BL 相似的临床病理特征使得 BL 与 B-LBL 的鉴别诊断显得很有必要。这些特征包括有：解剖学定位 (骨髓、软组织、淋巴结)，高增殖指数，相似的形态学特点 (中等大小圆形细胞，疏松的核染色体，高细胞核-胞浆比，"星空"现象)，免疫表型 (CD10 阳性/CD20 不同程度的阳性)，并倾向于在年轻人群中发病。与 BL 的鉴别点主要为：TdT 的表达，成熟 B 细胞标志的缺失 (如表面抗原，以及 BCL-6 表达)，以及独特的幼稚细胞的形态特点。

● 治疗

一般治疗

伯基特淋巴瘤虽是一种高度侵袭性肿瘤，多药联合化疗仍可取得很好的长期缓解率和生存率，儿童患者可高达85%。成人采用相同的化疗方案后，可显著提高治疗缓解率[45~47]。分层治疗允许局限性病灶的患者使用较小强度的治疗仍可取得较好的疗效。虽然大多数患者在诊断时肿瘤负荷较高，80%的病灶广泛的患者，通过短时间内采用多种无交叉耐药性的联合药物治疗，可以达到长期生存。这些药物包括大剂量环磷酰胺、氨甲蝶呤、长春新碱、泼尼松、大剂量氨甲蝶呤、大剂量阿糖胞苷、依托泊苷及异环磷酰胺。伯基特淋巴瘤患者几乎都会采用鞘内注射治疗或全身治疗的方式对中枢神经系统预防治疗。放疗对伯基特淋巴瘤无效，对病变局限的患者进行放疗也不能获得更多的益处[48,49]。

肿瘤溶解综合征

肿瘤溶解综合征是生长速度快的肿瘤所产生的一种严重代谢并发症，伯基特淋巴瘤正是这类综合征的典型例子。综合征的发生是因为肿瘤细胞对化疗高度敏感，肿瘤细胞快速破坏所致，可致高尿酸血症、高钾血症、高磷酸血症、继发性低钙血症、代谢性酸中毒和肾衰竭。在类似伯基特淋巴瘤的肿瘤中，肿瘤负荷重的患者，肿瘤细胞具有很高的死亡率（和增殖率），

肿瘤溶解综合征可能在治疗之前就已发生，称之为自发性肿瘤溶解[50]，一种高度病态的现象，预后极差且死亡率高。这种现象发生于肿瘤负荷很高的患者，常有累及腹部的病变，在伯基特淋巴瘤中很常见。最主要的表现是高尿酸血症和氮质血症。在伯基特淋巴瘤中，最重要的治疗是及早识别隐性或显性的自发性肿瘤溶解，并阻止其发展。乳酸脱氢酶作为替代标记物被用来评估肿瘤溶解的风险，如果其血清浓度超过正常上限的两倍，就要慎重考虑发生肿瘤溶解的风险了。如果出现这样的情况，最常用的预防性措施就是密切监护下的水化治疗，每天至少3L盐水，并使用别嘌呤醇或拉布立酶降低血清尿酸浓度，患者随后会出现高尿酸尿。拉布立酶作用比别嘌呤醇快得多，当风险很高或者自发性肿瘤溶解证据出现时，应当考虑使用[51,52]。连续的静脉血液超滤也是很有效的方法，它允许使用足剂量的化疗，并能防止肿瘤溶解和肾衰竭。

针对性治疗方案

伯基特淋巴瘤的特定治疗方案从儿科治疗经验借鉴并修改而来。表102-2列举了具有代表性的临床试验结果，其中包括成人患者。尚无研究对这些方案进行直接比较；因为诊断和分期标准不同，患者的种族不同，对这些单臂研究进行比较是非常困难的。总的来说，短期化疗（6个月）和长期化疗（18个月）的效果相同。其他的研究显示：4个周期的化疗与15个周期的化疗相比，治疗效果有显著提高。伯基特淋巴瘤增殖率高，因此随后的化疗应该从血象恢复时就开始。在两次化疗之间间隔固定时间，可能导致耐药性的肿瘤细胞生长。

表 102-2　已发表的关于伯基特淋巴瘤治疗效果的大型研究

引文	治疗方案	数量	2 年内效果
Hoelzer[71]	短疗程/高剂量	35	51%（预计存活率）
Magrath[45]	CODOX-M/IVAC	54	89%（实际存活率）
Mead[57]	CODOX-M/IVAC	58	64%（无进展存活率）
Rizzieri[65]	短疗程/高剂量	105	队列1：54%（预计存活率） 队列2：50%（预计存活率）
Thomas[64]	Hyper-CVAD+利妥昔单抗	31	89%（预计存活率）
Dunleavy[61]	剂量调整的 R-EPOCH	29	95%（无事件存活率）
Evens[60]	R-CODOX-M/IVAC	25	80%（无进展存活率）

CODOX-M/IVAC，环磷酰胺、阿霉素、长春新碱、氨甲蝶呤、异环磷酰胺、依托泊苷、大剂量阿糖胞苷，鞘内注射阿糖胞苷和氨甲蝶呤；Hyper-CVAD，长春新碱、阿霉素、分次环磷酰胺、地塞米松；NHL，非霍奇金淋巴瘤；R-CODOX-M/IVAC，利妥昔单抗联合 CODOX-M/IVAC；R-EPOCH，依托泊苷、长春新碱和阿霉素，与注射利妥昔单抗，环磷酰胺和类固醇

在美国，CODOX-M/IVAC（环磷酰胺、多柔比星、长春新碱、氨甲蝶呤、异环磷酰胺、依托泊苷和大剂量阿糖胞苷，及鞘内注射阿糖胞苷和氨甲蝶呤）是成人伯基特淋巴瘤最常使用的方案。该方案最初由美国国家癌症研究所发表，并显示出了极高的缓解率[45]。后续研究中，两个小规模的二期临床试验使用了这种方案，它对原方案做了微小调整，并成功纳入了大量大龄患者，治愈率约为64%[55,56]。尽管这一数据比初始公布的结果要低得多[49]，但比以前按标准剂量治疗得到的历史数据要好得

多。另外一些研究也提示应使用改进的治疗方案治疗侵袭性淋巴瘤和 Ki-67 显示高增殖率的患者[57]。伯基特淋巴瘤按如下的标准严格定义：具有生发中心表型、BCL-2 阴性、MYC 基因重排阳性、缺乏 t(14;18) 易位或 3q27 染色体异常。按以上标准诊断为伯基特淋巴瘤的患者中，年龄较大患者的总生存率为67%。治疗相关死亡率为8%。除年龄大于 65 岁的患者预后较差外，各年龄段的结果相近，可能反映了此方案的实际临床效果。另外一些研究小组加入利妥昔单抗以进一步改进此治

疗方案,与此前的结果相比较获得了不错的疗效[58~60]。根据这些结果和其他类型淋巴瘤的治疗经验,利妥昔单抗应常规列入 BL 治疗方案中。

美国国立癌症研究所发表的治疗指南使用低强度化疗方案包括静脉滴注依托泊苷、长春新碱,阿霉素,环磷酰胺,激素,利妥昔单抗(剂量调整的 R-EPOCH 方案)。十九例中位年龄为 25 岁并具备预后良好特征的患者(仅 37% 例 LDH 升高,只有一例有中枢神经系统侵犯)用此方案获得了 95% 的疾病缓解率[61]。鞘内注射氨甲蝶呤给予所有患者预防中枢神经系统侵犯。

其他的 BL 治疗方案包括分次予以环磷酰胺、长春新碱、阿霉素、地塞米松(hyperCVAD)并与大剂量氨甲蝶呤和阿糖胞苷给药交替[62]。该方案与利妥昔单抗联合治疗 BL,来自 M. D. 安德森癌症中心单诊疗中心的数据显示,89% 的总生存期,只有一例患者死亡[63,64]。癌症和白血病 B 组已经开发了一个密集的短期方案包括环磷酰胺、异环磷酰胺、氨甲蝶呤、长春新碱、阿糖胞苷、依托泊苷和糖皮质激素。在一项纳入了中位年龄为 43 岁的高危患者中应用此方案联合利妥昔单抗,取得了 3 年 74% 无事件生存率[65]。

自体干细胞移植并没有使 BL 患者有更多的获益,但是自体移植仍纳入整体治疗方案中并取得了一些疗效[66]。

以前,感染 HIV 的伯基特淋巴瘤患者,考虑到免疫缺陷相关疾病的发生,一直主张使用低强度的化疗。但现在,随着高效抗逆转录病毒疗法(HAART)的广泛应用,HIV 阳性的患者应采用与无免疫抑制的患者相同的方案。HIV 阳性的伯基特淋巴瘤患者,使用高强度的治疗方案,治疗失败的比例明显低于使用低强度方案的患者。另外,患者对化疗的耐受性良好,特别是在同时使用 HAART 时[67]。

● 病程及预后

目前,国际上正努力寻找成人伯基特淋巴瘤理想的治疗方案,以期获得到更好的治疗结果[68]。12 个大型治疗组的负责人(10 个前瞻性研究小组,2 个回顾性研究小组)提供了他们临床试验中入组年龄大于 40 岁患者治疗结果,在已发表文献中,年龄大于 40 岁的患者人数不多,12 个临床试验中,有 10 个临床试验治疗方案效果较差。尽管如此,大部分成人患者还是通过这些方案获得了痊愈。

从美国国家癌症研究所的监测数据、流行病学和最终试验结果来看,在美国有高达 30% 的伯基特淋巴瘤患者年龄≥60 岁。在这部分患者中许多人不能耐受高剂量化疗,也不适合进行自体干细胞移植,因此他们的治疗受到了限制。有相对少数的 60 岁以上患者,虽然在剂量调整的 R-EPOCH 方案临床试验中,老年患者数量有限,但是该方案在治疗 DLBCL 老年患者时显示出了相当好的安全性和有效性。

一些确证临床试验仍正在多个临床中心开展。对复发或难治性患者,如初始治疗不恰当,自体干细胞移植术作为强化治疗是最佳的备选方案。伯基特淋巴瘤经过恰当治疗后复发,则有高度耐药的倾向,通常此类患者预后相当差,因自体移植效果并不理想,可以采用化疗和异基因干细胞移植进行治疗[69]。

翻译:周剑峰　互审:陈芳源　校对:赵维莅

参考文献

1. Leoncini L, Raphael M, Stein H, et al: Burkitt lymphoma, in *WHO Classification of Tumours of the Haematopoietic and Lymphoid Tissues*, 4th ed, edited by SK Swerdlow, E Campo, NL Harris, ES Jaffe, SA Pileri, H Stein, J Thiele, and JW Vardiman, p 262–64. International Agency for Research on Cancer, Lyon, 2008.
2. Burkitt D: A sarcoma involving the jaws in African children. *Br J Surg* 46:218–223, 1958.
3. Magrath I: Denis Burkitt and the African lymphoma. *Ecancermedicalscience* 3:159, 2009.
4. O'Conor GT, Davies JN: Malignant tumors in African children. With special reference to malignant lymphoma. *J Pediatr* 56:526–535, 1960.
5. Epstein MA, Achong BG, Barr YM: Virus particles in cultured lymphoblasts from Burkitt's lymphoma. *Lancet* 1:702–703, 1964.
6. Wright DH: Burkitt's lymphoma: A review of the pathology, immunology, and possible etiologic factors. *Pathol Annu* 6:337–363, 1971.
7. de-Thé G, Geser A, Day NE, et al: Epidemiological evidence for causal relationship between Epstein-Barr virus and Burkitt's lymphoma from Ugandan prospective study. *Nature* 274:756–761, 1978.
8. Magrath I: The pathogenesis of Burkitt's lymphoma. *Adv Cancer Res* 55:133–270, 1990.
9. Kalter SP, Riggs SA, Cabanillas F, et al: Aggressive non-Hodgkin's lymphomas in immunocompromised homosexual males. *Blood* 66:655–659, 1985.
10. Manolov G, Manolova Y: Marker band in one chromosome 14 from Burkitt lymphomas. *Nature* 237:33–34, 1972.
11. Zech L, Haglund U, Nilsson K, Klein G: Characteristic chromosomal abnormalities in biopsies and lymphoid-cell lines from patients with Burkitt and non-Burkitt lymphomas. *Int J Cancer* 17:47–56, 1976.
12. Dalla-Favera R, Bregni M, Erikson J, et al: Human c-myc onc gene is located on the region of chromosome 8 that is translocated in Burkitt lymphoma cells. *Proc Natl Acad Sci U S A* 79:7824–7827, 1982.
13. Taub R, Kirsch I, Morton C, et al: Translocation of the c-myc gene into the immunoglobulin heavy chain locus in human Burkitt lymphoma and murine plasmacytoma cells. *Proc Natl Acad Sci U S A* 79:7837–7841, 1982.
14. Harris NL, Horning SJ: Burkitt's lymphoma—The message from microarrays. *N Engl J Med* 354:2495–2498, 2006.
15. Campo E: New pathogenic mechanisms in Burkitt lymphoma. *Nat Genet* 44:1288–1289, 2012.
16. Orem J, Mbidde EK, Lambert B, et al: Burkitt's lymphoma in Africa, a review of the epidemiology and etiology. *Afr Health Sci* 7:166–175, 2007.
17. Geser A, Brubaker G, Draper CC: Effect of a malaria suppression program on the incidence of African Burkitt's lymphoma. *Am J Epidemiol* 129:740–752, 1989.
18. Mbulaiteye SM, Anderson WF, Bhatia K, et al: Trimodal age-specific incidence patterns for Burkitt lymphoma in the United States, 1973–2005. *Int J Cancer* 126:1732–1739, 2010.
19. Dorsett Y, Robbiani DF, Jankovic M, et al: A role for AID in chromosome translocations between c-myc and the IgH variable region. *J Exp Med* 204:2225–2232, 2007.
20. Bhatia K, Huppi K, Spangler G, et al: Point mutations in the c-Myc transactivation domain are common in Burkitt's lymphoma and mouse plasmacytomas. *Nat Genet* 5:56–61, 1993.
21. Dave SS, Fu K, Wright GW, et al: Lymphoma/Leukemia Molecular Profiling Project: Molecular diagnosis of Burkitt's lymphoma. *N Engl J Med* 354:2431–2442, 2006.
22. Hummel M, Bentink S, Berger H, et al; Molecular Mechanisms in Malignant Lymphomas Network Project of the Deutsche Krebshilfe: A biologic definition of Burkitt's lymphoma from transcriptional and genomic profiling. *N Engl J Med* 354:2419–2430, 2006.
23. Love C, Sun Z, Jima D, et al: The genetic landscape of mutations in Burkitt lymphoma. *Nat Genet* 44:1321–1325, 2012.
24. Richter J, Schlesner M, Hoffmann S, et al: ICGC MMML-Seq Project: Recurrent mutation of the ID3 gene in Burkitt lymphoma identified by integrated genome, exome and transcriptome sequencing. *Nat Genet* 44:1316–1320, 2012.
25. Schmitz R, Young RM, Ceribelli M, et al: Burkitt lymphoma pathogenesis and therapeutic targets from structural and functional genomics. *Nature* 490:116–120, 2012.
26. Biggar RJ, Chaturvedi AK, Goedert JJ, Engels EA: HIV/AIDS Cancer Match Study: AIDS-related cancer and severity of immunosuppression in persons with AIDS. *J Natl Cancer Inst* 99:962–972, 2007.
27. Aka P, Vila MC, Jariwala A, et al: Endemic Burkitt lymphoma is associated with strength and diversity of Plasmodium falciparum malaria stage-specific antigen antibody response. *Blood* 122:629–635, 2013.
28. Mannucci S, Luzzi A, Carugi A, et al: EBV reactivation and chromosomal polysomies: Euphorbia tirucalli as a possible cofactor in endemic Burkitt lymphoma. *Adv Hematol* 2012:149780, 2012.
29. Rochford R, Cannon MJ, Moormann AM: Endemic Burkitt's lymphoma: A polymicrobial disease? *Nat Rev Microbiol* 3:182–187, 2005.
30. Thorley-Lawson DA, Allday MJ: The curious case of the tumour virus: 50 years of Burkitt's lymphoma. *Nat Rev Microbiol* 6:913–924, 2008.
31. Molyneux EM, Rochford R, Griffin B, et al: Burkitt's lymphoma. *Lancet* 379:1234–1244, 2012.
32. Donati D, Zhang LP, Chêne A, et al: Identification of a polyclonal B-cell activator in Plasmodium falciparum. *Infect Immun* 72:5412–5418, 2004.
33. Chêne A, Donati D, Guerreiro-Cacais AO, et al: A molecular link between malaria and Epstein-Barr virus reactivation. *PLoS Pathog* 3:e80, 2007.
34. Zauner L, Melroe GT, Sigrist JA, et al: TLR9 triggering in Burkitt's lymphoma cell lines suppresses the EBV BZLF1 transcription via histone modification. *Oncogene* 29:4588–4598, 2010.
35. Chattopadhyay PK, Chelimo K, Embury PB, et al: Holoendemic malaria exposure is associated with altered Epstein-Barr virus-specific CD8(+) T-cell differentiation. *J Virol* 87:1779–1788, 2013.

36. Torgbor C, Awuah P, Deitsch K, et al: A multifactorial role for *P. falciparum* malaria in endemic Burkitt's lymphoma pathogenesis. *PLoS Pathog* 10:e1004170, 2014.

37. Yano T, van Krieken JH, Magrath IT, et al: Histogenetic correlations between subcategories of small noncleaved cell lymphomas. *Blood* 79:1282–1290, 1992.

38. Brady G, MacArthur GJ, Farrell PJ: Epstein-Barr virus and Burkitt lymphoma. *J Clin Pathol* 60:1397–1402, 2007.

39. Lundin C, Hjorth L, Behrendtz M, et al: Submicroscopic genomic imbalances in Burkitt lymphomas/leukemias: Association with age and further evidence that 8q24/MYC translocations are not sufficient for leukemogenesis. *Genes Chromosomes Cancer* 52:370–377, 2013.

40. Scholtysik R, Kreuz M, Klapper W, et al: Detection of genomic aberrations in molecularly defined Burkitt's lymphoma by array-based, high resolution, single nucleotide polymorphism analysis. *Haematologica* 95:2047–2055, 2010.

41. Bellan C, Stefano L, Giulia de F, et al: Burkitt lymphoma versus diffuse large B-cell lymphoma: A practical approach. *Hematol Oncol* 28:53–56, 2010.

42. Jaffe ES, Pittaluga S: Aggressive B-cell lymphomas: A review of new and old entities in the WHO classification. *Hematology Am Soc Hematol Educ Program* 2011:506–514, 2011.

43. Lindsley RC, LaCasce AS: Biology of double-hit B-cell lymphomas. *Curr Opin Hematol* 19:299–304, 2012.

44. Green TM, Young KH, Visco C, et al: Immunohistochemical double-hit score is a strong predictor of outcome in patients with diffuse large B-cell lymphoma treated with rituximab plus cyclophosphamide, doxorubicin, vincristine, and prednisone. *J Clin Oncol* 30:3460–3467, 2012.

45. Magrath I, Adde M, Shad A, et al: Adults and children with small non-cleaved-cell lymphoma have a similar excellent outcome when treated with the same chemotherapy regimen. *J Clin Oncol* 14:925–934, 1996.

46. Rizzieri DA, Johnson JL, Niedzwiecki D, et al: Intensive chemotherapy with and without cranial radiation for Burkitt leukemia and lymphoma: Final results of Cancer and Leukemia Group B Study 9251. *Cancer* 100:1438–1448, 2004.

47. Soussain C, Patte C, Ostronoff M, et al: Small noncleaved cell lymphoma and leukemia in adults. A retrospective study of 65 adults treated with the LMB pediatric protocols. *Blood* 85:664–674, 1995.

48. Link MP, Donaldson SS, Berard CW, et al: Results of treatment of childhood localized non-Hodgkin's lymphoma with combination chemotherapy with or without radiotherapy. *N Engl J Med* 322:1169–1174, 1990.

49. Magrath IT, Haddy TB, Adde MA: Treatment of patients with high grade non-Hodgkin's lymphomas and central nervous system involvement: Is radiation an essential component of therapy? *Leuk Lymphoma* 21:99–105, 1996.

50. Hsu HH, Chan YL, Huang CC: Acute spontaneous tumor lysis presenting with hyperuricemic acute renal failure: Clinical features and therapeutic approach. *J Nephrol* 17:50–56, 2004.

51. Goldman SC, Holcenberg JS, Finklestein JZ, et al: A randomized comparison between rasburicase and allopurinol in children with lymphoma or leukemia at high risk for tumor lysis. *Blood* 97:2998–3003, 2001.

52. Hummel M, Reiter S, Adam K, et al: Effective treatment and prophylaxis of hyperuricemia and impaired renal function in tumor lysis syndrome with low doses of rasburicase. *Eur J Haematol* 80:331–336, 2008.

53. Choi KA, Lee JE, Kim YG, et al: Efficacy of continuous venovenous hemofiltration with chemotherapy in patients with Burkitt lymphoma and leukemia at high risk of tumor lysis syndrome. *Ann Hematol* 88:639–645, 2009.

54. Saccente SL, Kohaut EC, Berkow RL: Prevention of tumor lysis syndrome using continuous veno-venous hemofiltration. *Pediatr Nephrol* 9:569–573, 1995.

55. Lacasce A, Howard O, Lib S, et al: Modified magrath regimens for adults with Burkitt and Burkitt-like lymphomas: Preserved efficacy with decreased toxicity. *Leuk Lymphoma* 45:761–767, 2004.

56. Mead GM, Sydes MR, Walewski J, et al: An international evaluation of CODOX-M and CODOX-M alternating with IVAC in adult Burkitt's lymphoma: Results of United Kingdom Lymphoma Group LY06 study. *Ann Oncol* 13:1264–1274, 2002.

57. Mead GM, Barrans SL, Qian W, et al: A prospective clinicopathologic study of dose-modified CODOX-M/IVAC in patients with sporadic Burkitt lymphoma defined using cytogenetic and immunophenotypic criteria (MRC/NCRI LY10 trial). *Blood* 112:2248–2260, 2008.

58. Barnes JA, Lacasce AS, Feng Y, et al: Evaluation of the addition of rituximab to CODOX-M/IVAC for Burkitt's lymphoma: A retrospective analysis. *Ann Oncol* 22:1859–1864, 2011.

59. Corazzelli G, Frigeri F, Russo F, et al: RD-CODOX-M/IVAC with rituximab and intrathecal liposomal cytarabine in adult Burkitt lymphoma and "unclassifiable" highly aggressive B-cell lymphoma. *Br J Haematol* 156:234–244, 2012.

60. Evens AM, Carson KR, Kolesar J, et al: A multicenter phase II study incorporating high-dose rituximab and liposomal doxorubicin into the CODOX-M/IVAC regimen for untreated Burkitt's lymphoma. *Ann Oncol* 24:3076–3081, 2013.

61. Dunleavy K, Pittaluga S, Shovlin M, et al: Low-intensity therapy in adults with Burkitt's lymphoma. *N Engl J Med* 369:1915–1925, 2013.

62. Thomas DA, Cortes J, O'Brien S, et al: Hyper-CVAD program in Burkitt's-type adult acute lymphoblastic leukemia. *J Clin Oncol* 17:2461–2470, 1999.

63. Fayad L, Thomas D, Romaguera J: Update of the M. D. Anderson Cancer Center experience with hyper-CVAD and rituximab for the treatment of mantle cell and Burkitt-type lymphomas. *Clin Lymphoma Myeloma* 8 (Suppl 2):S57–S62, 2007.

64. Thomas DA, Faderl S, O'Brien S, et al: Chemoimmunotherapy with hyper-CVAD plus rituximab for the treatment of adult Burkitt and Burkitt-type lymphoma or acute lymphoblastic leukemia. *Cancer* 106:1569–1580, 2006.

65. Rizzieri DA, Johnson JL, Byrd JC, et al: Alliance for Clinical Trials In Oncology (ACTION): Improved efficacy using rituximab and brief duration, high intensity chemotherapy with filgrastim support for Burkitt or aggressive lymphomas: Cancer and Leukemia Group B study 10 002. *Br J Haematol* 165:102–111, 2014.

66. Song KW, Barnett MJ, Gascoyne RD, et al: Haematopoietic stem cell transplantation as primary therapy of sporadic adult Burkitt lymphoma. *Br J Haematol* 133:634–637, 2006.

67. Hoffmann C, Wolf E, Wyen C, et al: AIDS-associated Burkitt or Burkitt-like lymphoma: Short intensive polychemotherapy is feasible and effective. *Leuk Lymphoma* 47:1872–1880, 2006.

68. Kelly JL, Toothaker SR, Ciminello L, et al: Outcomes of patients with Burkitt lymphoma older than age 40 treated with intensive chemotherapeutic regimens. *Clin Lymphoma Myeloma* 9:307–310, 2009.

69. Grigg AP, Seymour JF: Graft versus Burkitt's lymphoma effect after allogeneic marrow transplantation. *Leuk Lymphoma* 43:889–892, 2002.

70. Perkins AS, Friedberg JW: Burkitt lymphoma in adults. *Hematology Am Soc Hematol Educ Program* 341–348, 2008.

71. Hoelzer D, Ludwig WD, Thiel E, et al: Improved outcome in adult B-cell acute lymphoblastic leukemia. *Blood* 87:495–508, 1996.

第 103 章

皮肤 T 细胞淋巴瘤（蕈样霉菌病和 Sézary 综合征）

Larisa J. Geskin

摘要

皮肤 T 细胞淋巴瘤（CTCL）是一组异质性的恶性淋巴瘤，它们有恶性 T 淋巴瘤的共同特点，表达皮肤淋巴细胞

简写和缩略词

ALCL，间变大细胞淋巴瘤（anaplastic large cell lymphoma）；ALK-1，间变性淋巴瘤激酶-1（anaplastic lymphoma kinase-1）；ATRA，全反式维 A 酸（all-trans retinoic acid）；BCNU，双氯乙基亚硝基脲或卡莫司汀（bis-chloroethylnitrosourea or carmustine）；CT，计算机断层扫描（computed tomography）；CLA，皮肤淋巴细胞抗原（cutaneous lymphocyte antigen）；CTCL，皮肤 T 细胞淋巴瘤（cutaneous T-cell lymphoma）；DD，IL-2 受体的融合蛋白（denileukin diftitox）；ECP，体外光分离置换法（extracorporeal photopheresis）；EORTC，欧洲癌症治疗研究组织（European Organization for Research and Treatment of Cancer）；HDACi，组蛋白去乙酰化酶抑制剂（histone deacetylase inhibitor）；HTLV-1，人类 T 淋巴细胞病毒 1（human T-lymphotropic virus type 1）；Ig，免疫球蛋白（immunoglobulin）；IL，白介素（interleukin）；LEBT，局部电子束照射（localized electron beam therapy）；LyP，淋巴瘤样丘疹病（lymphomatoid papulosis）；MF，蕈样霉菌病（mycosis fungoides）；MMAE，一甲基澳瑞他汀 E（monomethyl auristatinE）；NBUVB，窄波 UVB（narrow band UVB）；NCCN，美国国立综合癌症网络（National Comprehensive Cancer Network）；NK，自然杀伤（natural killer）；PCALCL，原发皮肤间变大细胞淋巴瘤（primary cutaneous anaplastic large cell lymphoma）；PCR，多聚合酶链式反应（polymerase chain reaction）；PET，正电子发射计算机断层扫描（positron emission tomography）；PUVA，长波紫外线照射+内服补骨脂（psoralen ultraviolet A）；RXR，维 A 酸 X 受体（retinoid X receptor）；SDT，皮肤治疗（skin-directed therapy）；SS，Sézary 综合征（Sézary syndrome）；TCR，T 细胞受体（T-cell receptor）；Th2，辅助性 T 细胞 2（T-helper type 2）；TNMB，肿瘤，结节，转移，血液（tumor, node, metastasis, blood）；TSEBT，全皮肤电子束治疗（total-skin electron beam therapy）；UV，紫外光（ultraviolet light）；WHO，世界卫生组织（World Health Organization）。

抗原并浸润皮肤。蕈样霉菌病（MF）是最常见的皮肤 T 细胞淋巴瘤亚型，大约占所有病例的 50%。Sézary 综合征是蕈样霉菌病的白血病性亚型，约占蕈样霉菌病的 5%[1]。蕈样霉菌病和 Sézary 综合征是成熟记忆 T 淋巴细胞最常见的恶性增殖性疾病，具有辅助性 T 细胞表型[2] CD4[+] CD45RO[+]，即便在疾病最早期，也可致患者免疫功能受损。进展期常伴有严重的免疫功能受抑。诊断依靠皮肤活检，分期需结合放射影像学资料、淋巴结的病理学评估、内脏器官、血液和骨髓等受累情况，根据疾病表现作出恰当判断。

从治疗和判断预后考虑，蕈样霉菌病分为早期和进展期。疾病早期，肿瘤处于惰性生长过程，预后较好。疾病进展期，预后则很差。CTCL 的治疗选择有很多。虽然没有明确的治疗方案被证实能显著提高生存期，但最新的研究显示生存期长于历史记录[3,4]。联合化疗较免疫调节、生物治疗效果差，故其并非一个很好的选择[5]。总体来看，病程迁延，肿瘤生长缓慢，患者免疫功能受损，缺乏明确的治疗方案。而多药联合的强烈化疗会加重免疫功能抑制，应保留到疾病终末期时使用或者作为干细胞移植的过渡阶段以达到完全治愈的目标[6~8]。美国 FDA 批准了一些用于 MF 治疗的单药，安全、有效治疗疾病，可能更早于多药联合用于治疗[9~11]。在临床试验中一些单药和新药、老药的联合用药正在 MF 和 SS 患者中进行尝试。因为没有一种单药治疗被认为是 MF 和 SS 的标准治疗，临床试验仍可作为大部分患者的可行选择之一。治疗目标是在不损害患者免疫系统功能或降低生活质量的前提下，争取达到长期缓解。

● 定义及历史

1806 年，Baron Jean-Louis Alibert 描述了一个患者，该患者最初表现为皮肤斑点，随后进展为斑块和蘑菇样肿瘤，他首次将此病命名为蕈样霉菌病（MF）[12]。1938 年，Sézary 和 Bouvrain 描述了一种表现为皮肤瘙痒、全身性剥脱性红皮病、血中出现高度扭曲的异常淋巴样细胞的综合征[13]，现在称为"Sézary 综合征（SS）"，是 MF 的一个亚型。

在 1970 年之前，皮肤淋巴瘤被认为是全身性淋巴瘤在皮肤的表现。1975 年，Lutzner 和他的同事[14]认识到尽管这些皮肤淋巴瘤的细胞形态和表型都与全身 T 细胞淋巴瘤非常相似，却是一种新的亚型，建议使用"皮肤 T 细胞淋巴瘤"（CTCL）来命名。这一定义对于区分皮肤淋巴瘤和全身性的淋巴瘤很有帮助；可是"皮肤 T 细胞淋巴瘤"这一名称比较宽泛，有时与"MF"相混淆，出现应用不当的情况。世界卫生组织（WHO）和欧洲癌症治疗研究组织（EORTC）分类方法解决了不同分类系统存在差异的问题（表 103-1），该分类在 2005 年[15]形成并得到了认可，目前为 CTCL 分期和分类标准[16]。

表103-1　世界卫生组织（WHO）和欧洲癌症治疗研究组织（EORTC）的原发性皮肤 T 细胞/NK 细胞淋巴瘤分类

Ⅰ．蕈样霉菌病

　　A．蕈样霉菌病变异型和亚型

　　　　1．亲毛囊型蕈样霉菌病

　　　　2．变形性骨炎样网状细胞增生症

　　　　3．肉芽肿性皮肤松弛病

Ⅱ．Sézary 综合征

Ⅲ．成人 T 细胞白血病/淋巴瘤

Ⅳ．原发性皮肤 CD30⁺ T 细胞淋巴增殖性疾病

　　A．原发性皮肤间变大细胞淋巴瘤

　　B．淋巴瘤样丘疹病

Ⅴ．皮下脂膜炎样 T 细胞淋巴瘤

Ⅵ．结外 NK/T 细胞淋巴瘤，鼻型

Ⅶ．原发性皮肤外周 T 细胞淋巴瘤，非特殊型

　　A．原发性皮肤侵袭性 CD8⁺亲表皮性 T 细胞淋巴瘤

　　B．皮肤 γδT 细胞淋巴瘤

　　C．原发皮肤 CD4⁺小/中等大小多形性 T 细胞淋巴瘤

Ⅷ．前体血液肿瘤

　　A．CD4⁺/CD56⁺原始 NK 细胞淋巴瘤（母细胞性 NK 细胞淋巴瘤）

流行病学

　　MF 的男女比例为 2∶1，中位诊断年龄为 55 岁。在美国，非洲裔比欧洲裔 MF 的发病率高，预后也差。MF 在亚洲和西班牙的发病率最低。有关皮肤 T 细胞淋巴瘤的发病中存在遗传因素的证据尚不确凿。从 1970s 早期到 1998 年，CTCL 的发病率每 10 年约增加 6%，但发病率总体趋于稳定，目前发病率约 1/100 000[17]。发病率与年龄高度相关，70 岁以后的发病率可高达 3.6/100 000。每年人约有 3000 例新发病例，约为所有淋巴瘤的 3%。疾病的分期不同，死亡率差别很大。Ⅰ期的死亡率和年龄匹配对照组的差别不大。而Ⅳ期患者 5 年存活率为 27%，15 年存活率为 10%。SS 患者的中位生存时间为 1.5 年，在美国，MF 的死亡率已经有所降低，可能与患者能得到更早期的诊断有关[1,18]。

病因及发病机制

　　MF 和 SS 的病因未明，尽管流行病学特征提示传染起源，包括好发于老年人和免疫抑制患者发病率高于预期[19]。然而，目前的研究未能揭示任何特定感染源与 CTCL 之间有相关性，包括新的感染源[20]。在发现 MF 是成熟 CD4⁺T 记忆细胞疾病之后，"抗原持续刺激"被认为是 MF 发病的初始事件，但刺激抗原一直未能明确[21,22]。MF 被认为是一种免疫功能紊乱的疾病。肿瘤的进展与抗原特异性 T 细胞反应降低和细胞介导的细胞毒作用受损有关。另一方面，生存率的提高与完整的细胞免疫有关。MF 的进展也与进行性的 Th2 型细胞偏移和 Th2 型细胞因子增多有关。这些改变导致了进展期 MF 的许多免疫功能异常，如嗜酸性粒细胞增多症，血清免疫球蛋白 IgA、IgE 增多，自然杀伤细胞功能受损，细胞免疫功能受损等[23,24]。晚期的 MF 和 SS 多伴有免疫活性降低[25]，往往会导致危及生命的感染和继发性恶性肿瘤的高发。因此后者的增加不能单纯归因于之前致癌药物的应用[26]。50% 的 MF 患者死于感染。

　　环境因素在欧洲被认为在病因学上与皮肤 T 细胞淋巴瘤有关[27]，但是在美国还没有得到流行病学研究的证实。

临床特征

　　MF 的临床表现多种多样。皮肤症状的出现是因为受到 CLA 阳性的恶性淋巴细胞浸润所致，其症状的轻重取决于皮肤受累的程度。患者开始可能表现为对治疗不敏感的"慢性皮炎"，常被误诊为棘细胞层水肿性皮炎（俗称"湿疹"）、"银屑病样皮炎"或其他慢性非特异有瘙痒症状的皮肤病。组织学上经常也缺乏特异性，很难作出诊断。尤其在疾病的早期和表现为红皮病的时候，因为这时不正常的非典型浸润可能很小并且皮肤可能被正常的炎性浸润所掩盖，或者因为其成熟 CD4⁺细胞表型，被误认为是正常的炎性浸润。

　　MF 皮肤受累可分为不同的阶段，从斑片（图 103-1A）到斑块（图 103-1B）再到肿瘤（图 103-1C），任何类型的病灶都可能出现进展，也可能出现新的病变。为了更好地进行描述，将它分为红斑期（只有红斑病变）、斑块期（同时有红斑和斑块）和肿瘤期（不只有肿瘤，同时有红斑和斑块）。红斑是一种伴不同程度的红斑和细碎皮屑的平坦性病变，可能会萎缩或形成皮肤异色病（图 103-1D）。斑块是边界清楚的红色、褐色或紫色皮损，高出皮面至少 1mm，伴有多少不一的皮屑。肿瘤则至少高出皮面 10mm，与斑块相似或呈圆顶形而无皮屑。

　　受损的分布范围取决于疾病的临床分期。疾病早期，损伤比较容易发生在皮肤皱褶部和非阳光暴露部位（呈"洗浴躯干"分布）。疾病晚期，损害可以发生在面部，导致眼睑外翻，也可发生在手掌、足底等区域（皮肤角化病；图 103-1E）。肿瘤可以是全身性的，常有溃疡形成。疾病进展快慢不一，但通常在数年内发生[29]。病变常伴随轻重不一的瘙痒，导致患者失眠、体重减轻、抑郁甚至产生自杀冲动。瘙痒是影响这类患者生活质量最严重的问题之一[30]。

　　红皮病约占 MF 的 5%。其表现轻重不等，常有脱屑、皮肤角化、手和脚的痛性龟裂、指/趾甲营养不良、指/趾甲脱落导致患者不能行走和进行日常活动等。严重感染的皮肤作为细菌和其他病原体繁殖的温床，可致发热、畏寒和败血症。晚期可出现极度的外周性水肿，最后导致患者心血管系统功能受损。

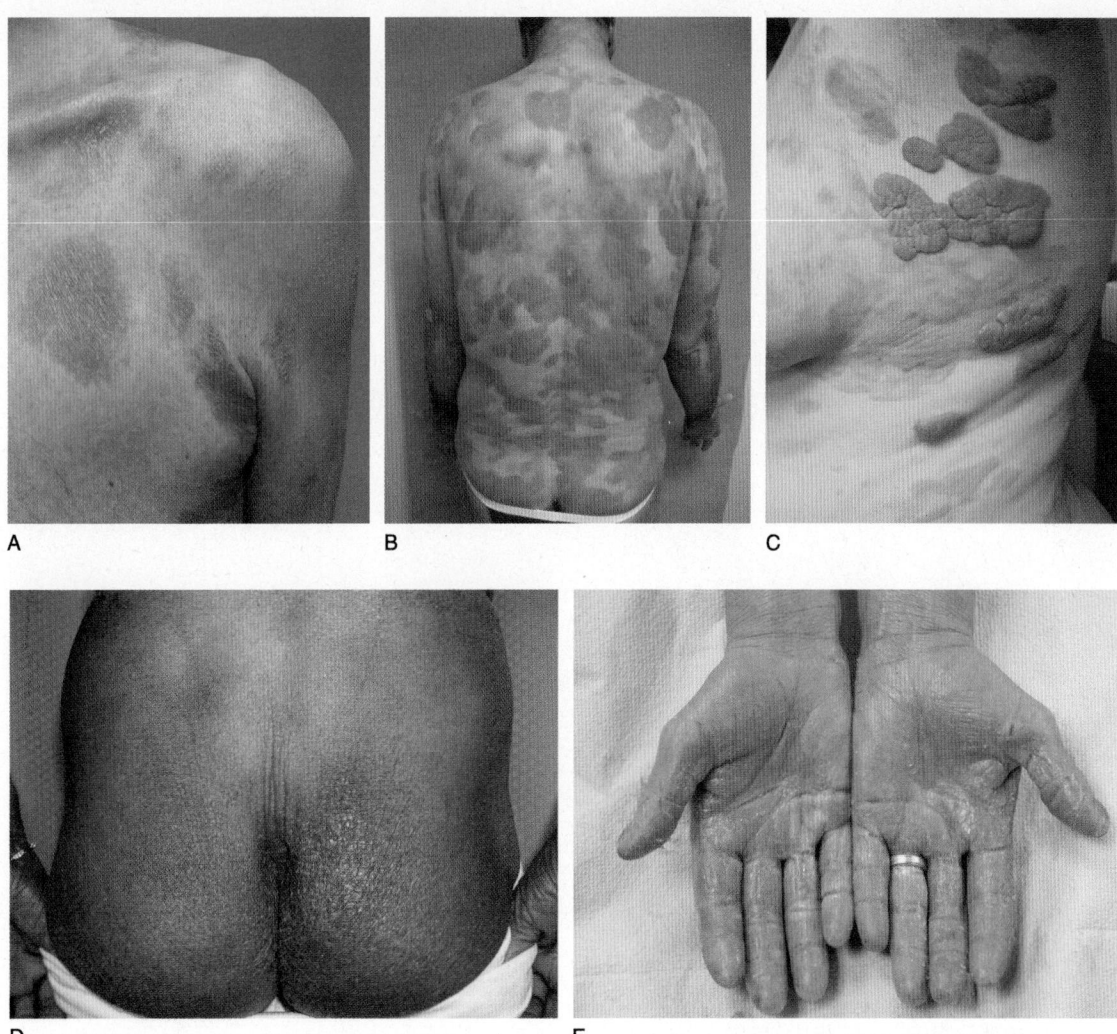

图 103-1　蕈样霉菌病。A. 红斑皮肤萎缩伴有细小碎屑。B. 广泛的斑片和较厚的斑块。C. 背部原先有斑片或斑块的位置出现肿块。D. 皮肤异色病。E. 皮肤角化病

临床表现分期的不同,患者可能表现为淋巴结和/或血液受累和/或内脏转移。MF 的最早期(如IA 和 B 期),可能伴随着一个波动的过程,而且症状不明显,甚至可能没有任何不良预后指征。通常来说,随着疾病进展,症状会逐渐出现,但并非一定出现。从无临床症状到严重的疼痛、器官功能衰竭或者终末期的多器官功能衰竭,症状常可反映受累的部位及严重程度。

● 实验室特征

MF 或 SS 没有明确的标记物。CTCL 诊断常常需要结合临床表现和病理结果来确定。

早期病变常表现为混有炎性细胞的多形性浸润,与几种良性皮肤病的表现相似。典型的 MF 表现为表浅的束带样淋巴细胞浸润(图 103-2A)。淋巴细胞大小不等,核扭曲呈脑回状为其特征。MF 恶性浸润有嗜表皮性的特点(在无棘细胞层水肿的表皮中可见淋巴细胞),可见表皮中成簇的淋巴细胞围绕在朗格汉斯细胞周围形成 Pautrier 小脓肿(图 103-2B)。非典型淋巴细胞排列在真皮表皮结合处,周围有晕样间隔(图 103-2C),这是疾病早期的重要表现[32]。表面的真皮胶原可有增厚,

即所谓的"陈旧胶原"。随着疾病的进展,多形性浸润减少,表现为大量的不典型细胞蔓延至真皮层,嗜表皮性消失[33]。有的 MF 可转变为大 T 细胞淋巴瘤(CD30⁺或 CD30⁻),预后不良。

免疫表型在诊断中非常重要。肿瘤细胞常表达 CD3⁺CD4⁺CD45RO⁺CD8⁻,一种与成熟辅助-诱导 T 细胞有关的表型。成熟标记物的丢失是恶性 T 淋巴细胞的重要标志,如 CD4⁺ T 细胞表面 CD7、CD26 的表达丢失[35,36]。另外这些细胞可能表达 T 细胞激活的标记,如 HLA-DR 或 CD25(IL-2 受体)。在约 90% 晚期 MF 病人中可发现 T 细胞受体(TCR)Vβ 基因克隆重排,而在早期病人中只有 50%[37]。在极少数病例中,MF 典型的临床表现常可与异常 CD4 表型有关,也可能具有 CD4⁻dyCD8⁺的细胞表型[38,39](图 103-3A-C)。最近的分子机制研究显示一些新标记物,可能被证明是疾病的有效标记物,包括胸腺细胞选择相关高迁移率组盒因子(TOX),plastin(PLS3)和杀伤细胞免疫球蛋白样受体(KIR3DL2)[40~43]。细胞遗传学异常不常见,但在晚期患者可见 10q 的杂合性缺乏和不稳定的微卫星结构[44]。分别位于 9 号或 10 号染色体短臂上的 PTEN 和 CDKN2A 是抑癌基因,其纯合性缺失可能与 MF 相关。在疾病的进展中,它们可能失活[45,46]。

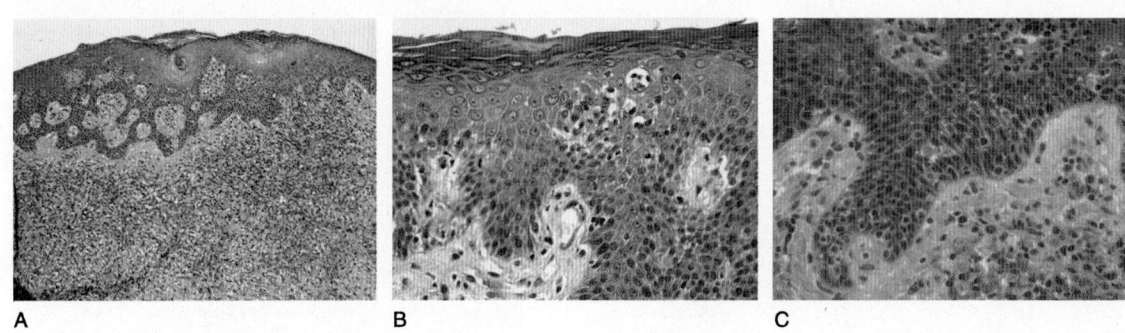

图 103-2　蕈样霉菌病皮肤活检(苏木素-伊红染色)。A. 皮肤苔藓样淋巴细胞浸润(束带样)。B. 非典型淋巴细胞嗜表皮浸润,无棘细胞层水肿,真皮表皮结合处有 Pautrier 小脓肿,非典型淋巴细胞周围有晕样间隔。C. 表皮中的非典型淋巴细胞

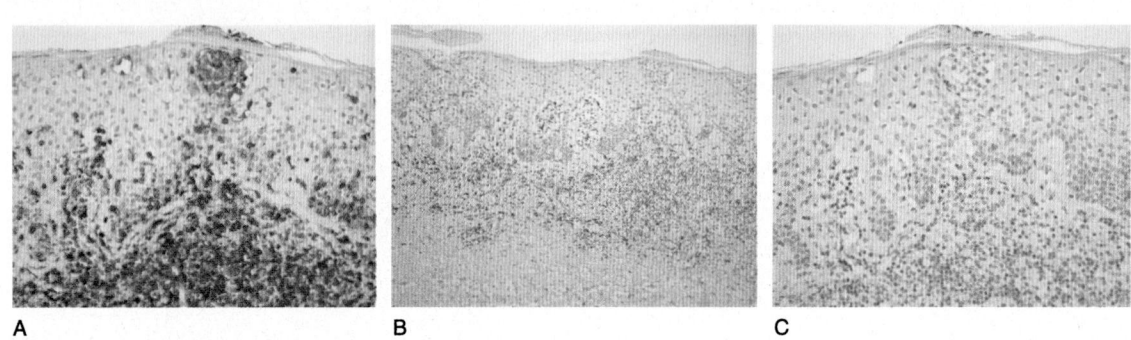

图 103-3　蕈样霉菌病免疫组织化学染色。A. CD4⁺细胞的苔藓样浸润,表皮中存在 Pautrier 小脓肿。B. 很少有 CD8⁺细胞。C. 成熟标志 CD7 分子阳性

分期

目前,被广泛接受的 MF 分期标准是 TNMB 分期系统,该系统以肿瘤、淋巴结、转移及血液受累情况为依据,在 1975 年首次被 MF 合作研究小组所采用[47,48]。根据此领域的研究进展,又对其进行了修订[16]。MF 和 SS 的精确分期,对于预后的判断和治疗方案的选择都至关重要。皮肤性损害以 T 分期系统为标准(表 103-2)。皮损的类型和面积大小与患者的生存率有关,是判断预后的重要指标,在每次评估疾病状态时需测量。预后的好坏取决于肿瘤负荷的轻重。存在肿块(T3)要比红皮病(T4)预后更差[18]。

皮肤外病变程度常与皮肤受累程度相关。在疾病早期,淋巴结和血液受累不会太重。淋巴结受累出现在大于 1/2 疾病进展的患者中,并随着皮肤病变的进展而加重。根据 TNMB 分期中的 N 目录对 MF 淋巴结受累进行分期[16](表 103-2),淋巴结受累情况可以用 CT 和 PET 扫描来评估[50,51]。通常建议切除淋巴结活检来评估疾病程度和淋巴结结构,也可选择性地使用其他技术如细针穿刺活检[52]。

受累淋巴结病理组织学检查可以发现形态均一的 MF 细胞浸润,正常淋巴结的组织结构部分或完全消失。然而在大部分病例中,正常的淋巴结组织并没有消失,皮肤病变同时伴有数量不定的异型淋巴细胞出现于淋巴结 T 细胞皮质旁区。甚至淋巴结会单独出现皮肤病变,有重要的预后判断意义(表 103-2,表 103-3)[53,54]。异常的淋巴结应该行活检,无论它处于哪一 T 分期。

表 103-2　蕈样霉菌病的 TNMB 分型

T:皮肤
　T1:局限性斑块,丘疹或湿疹斑片<体表面积的 10%
　T2:多发性斑块,丘疹或红斑≥体表面积 10%
　T3:出现一个或多个肿块(直径≥1cm)
　T4:广泛性红皮病,至少占全身体表面积的 80%
N:淋巴结
　N0:临床上浅表淋巴结无异常
　N1:临床上浅表淋巴结有异常,病理检查未见 MF 病变
　N2:临床上浅表淋巴结不能扪及,病理检查有 MF 病变
　N3:临床上浅表淋巴结有异常,病理检查有 MF 病变
　NX:临床上浅表淋巴结有异常,病理检查不能确诊
M:内脏器官
　M0:没有内脏器官受累
　M1:内脏器官受累;需要组织学确诊并明确具体器官
B:血液
　B0:无异形细胞(<5%);a 为流式细胞学检测阴性,未发现克隆性 T 淋巴细胞或 b 为流式细胞学检测阳性,发现克隆性 T 淋巴细胞
　B1:有异形细胞(≥5%);a 为流式细胞学检测阴性,未发现克隆性 T 淋巴细胞或 b 为流式细胞学检测阳性,发现克隆性 T 淋巴细胞
　B2:白血病(≥1000 细胞/μl,CD4/CD8≥10,有血液中存在 T 细胞克隆的证据)

注:T 代表肿块大小及有无累及邻近组织。N 代表受累的区域淋巴结。M 代表远处转移。B 代表外周血是否有肿瘤细胞。

表 103-3　蕈样霉菌病和 Sézary 综合征的改良分期

	T	N	M	B
ⅠA	1	0	0	0,1
ⅠB	2	0	0	0,1
ⅡA	1,2	1,2	0	0,1
ⅡB	3	0~2	0	0,1
Ⅲ	4	0~2	0	0,1
ⅢA	4	0~2	0	0
ⅢB	4	0~2	0	1
ⅣA1	1~4	0~2	0	2
ⅣA2	1~4	3	0	0~2
ⅣB	1~4	0~3	1	0~2

T1~T4、N0~N3 及 M0~M1 定义见表 105-2。

肿瘤转移是判断预后的最重要因素(表 103-2,表 103-3)。当患者肝脏、脾脏、胸膜和肺脏等内脏器官受累时,中位生存期不超过 1 年[55]。血液受累也是判断患者疾病进展和生存的重要指标(图 103-4,图 103-5)[56]。随着疾病的进展,循环中 Sézary 细胞数量也会增加,这在泛发性红皮病的患者中尤其突出。然而即使在疾病的初期,高敏感的 PCR 技术较易检测出血液中存在的克隆性 T 细胞,表明早期系统性病变很常见[57]。血液受累的分期见 TNMB 分类中的 B 类(表 103-2)。出于分期的需要,B2 级被认为等同于淋巴结受累[58,59]。B2 期定义为:①Sézary 细胞≥1000 个/mm³;②循环中 T 细胞增多,CD4/CD8 比值≥10,或(和)流式细胞术检测发现泛 T 细胞标记的异常丢失或表达;③通过 Southern 印迹或 PCR 技术发现血液中 T 细胞克隆增加;④染色体异常的 T 细胞克隆,可以用细胞遗传学或 T 细胞受体(TCR)基因重排等敏感技术检测癌细胞[60-64]。血液受累者淋巴结和内脏受累的可能性增大。尽管外周血中存在肿瘤细胞,骨髓活检发现肿瘤浸润并不常见;尸检时,约 30%~40% 的病例可见肿瘤浸润。内脏浸润的癌细胞与皮肤浸润的癌细胞形态是相似的[65]。

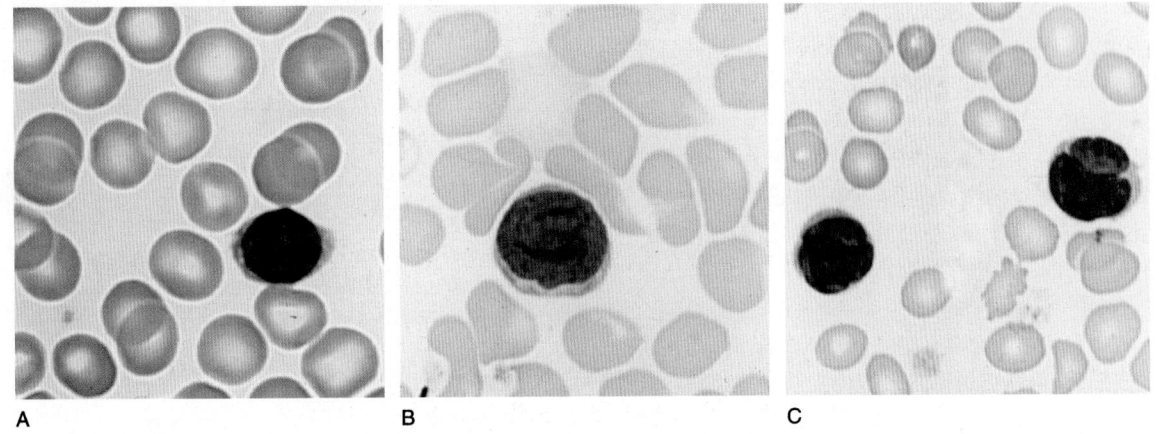

图 103-4　外周血淋巴细胞。A. 正常小淋巴细胞。B. Sézary 细胞细胞核在光镜下呈漩涡状,若不注意淋巴细胞数目,容易与慢性淋巴细胞白血病中的小淋巴细胞相混淆。C. 一病变累及骨髓及外周血的蕈样霉菌病患者外周血淋巴细胞,可见核裂

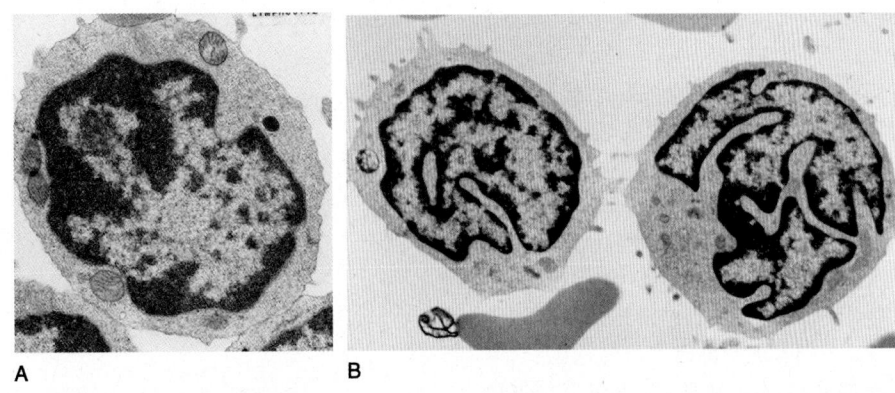

图 103-5　淋巴细胞的电镜照片。A. 正常淋巴细胞。B. 两个来源于同一患者的淋巴细胞,该患者外周血中有 Sézary 细胞,图中最后一个细胞具备明显的 Sézary 细胞特征-细胞核呈脑回状

在 MF 的红皮病亚型中,有三种 T4 亚类(表 103-4)。一般而言,SS 具有三联表现:剥脱性红皮病、全身淋巴结肿大和白血病,是 MF 中预后最差的。

表 103-4　红皮病型 T 细胞淋巴瘤分类

红皮病性亚型	之前存在 MF	血液
Sézary 综合征	罕见	白血病:B2
红皮病型蕈样肉芽肿	经常	正常或极少异常:B0 ~ B1
红皮病型 T 细胞淋巴瘤,非特殊型	不存在	正常或极少异常:B0 ~ B1

● 鉴别诊断

MF 的诊断需要考虑临床表现、皮肤及淋巴结活检(如果有适应证)和外周血是否受累等因素。许多良性的皮肤病与 MF 和 SS 很类似,甚至可能出现 TCR 基因重排[66~69]。这些良性病变包括银屑病和牛皮癣(如毛发红糠疹、脂溢性皮炎、接触性皮炎和湿疹等)、擦烂红斑、皮癣和药物疹等。

鉴别诊断时还要考虑到 MF 之外的皮肤和全身性淋巴瘤。冒烟型成人 T 细胞白血病/淋巴瘤的临床特征与 MF 有很多相似之处,但常常可以通过 HTLV-1 抗体和其他 MF 中不常见的标记物来鉴别。尽管如此,这种鉴别仍然是很困难的[70,71]。

佩吉特样网状细胞增多症(Woringer-Kolopp 病)是一种非常罕见的皮肤病,由孤立的或局限性的皮肤斑块组成。几乎只在年轻男性中发病,是一良性病变,预后良好[72~74]。其主要累及外皮,在增生的表皮中可见不典型的淋巴细胞[75]。尽管此病通常呈惰性生长并且非常局限,但有些患者病变呈现为播散方式,即 Ketron-Goodman 变异型[76]。组织学表现与变形性骨炎样网状细胞增多症相似,表皮有明显的肿瘤细胞浸润,预后差[76]。这种变异型是一种激活的 T 淋巴细胞疾病,偶尔表达辅助 T 细胞 CD4 抗原[77,78],像 MF 一样,赘生细胞也有 TCR 基因重排。

其他和 CTCL 相似的疾病,如黏蛋白性脱发、接触性皮炎、扁平苔藓、牛皮癣、儿童特应性皮炎、天疱疮、斑块性牛皮癣、脓疱型银屑病和癣菌等都应该鉴别,诊断有赖于合适的检查(如氢氧化钾皮肤制剂)和皮肤活检。CD30+(Ki-1)和 CD30- 的淋巴瘤与 MF 类似,表现为红斑样或紫蓝色的溃烂小瘤。关键的问题是把早期皮肤 CD30+ 的淋巴增生性疾病与 CD30+ 的大细胞转化型 MF 和 CD30+ 淋巴结淋巴瘤所致的继发性皮肤受累区分开来。CD30+ 皮肤淋巴瘤呈惰性生长,有很好的预后及自发缓解的倾向,而转化型 MF 和淋巴结淋巴瘤则预后差。在极少数的情况下,这些淋巴瘤进展为全身累及,与 CD30+ 淋巴结淋巴瘤预后类似[79,80]。淋巴瘤样丘疹病(LyP)是与 CD30+ 淋巴组织增生病相似的良性病,发生在皮肤,LyP 病程进展缓慢,预后极好,它常表现为成批出现的红斑丘疹或小瘤,伴有瘙痒或疼痛,可形成溃疡和亦能自行痊愈[81]。LyP 中约有 10% 的病例与其他肿瘤,特别是 MF 和其他淋巴瘤有关。因此,对于 LyP 患者应进行密切观察和随访,治疗可选用低剂量氨甲蝶呤口服。

● 治疗

多种治疗方式可诱导大多数的 MF 患者缓解。MF 的治疗分为皮肤定向疗法(SDT)和系统治疗(表 103-5)。SDT 在疾病早期是主要的治疗手段,同时在系统性疾病的全身治疗中也作为一种辅助手段。治疗方法的选择相当困难,且在很大程度上取决于疾病表现的分期。在美国国家综合癌症网站(www.nccn.org)上可获得修订后的诊治指南。MF/SS 的治疗流程见图 103-6。鉴于该病病程长且缺乏有效的治疗手段,治疗目标应该是用毒性最小的药物诱导长期的缓解。在近期前瞻性临床实验中,一些高效的单药方案在 MF 和 SS 的治疗中显示了其安全有效的特性,因此在美国和其他一些国家即将获得美国 FDA 批准。一些新型药物也正在进行临床试验以评估其在 MF 治疗中的有效性。此外,有一些针对进展期 MF 或 SS 的颇具前景的多药联合方案正在进行系统性多药临床试验,用于指导治疗的选择。

表 103-5　蕈样霉菌病和 Sézary 综合征的治疗选择

针对皮肤治疗	系统治疗
外用糖皮质激素	免疫调节
局部应用氮芥	干扰素-α
卡莫司汀	体外光分离置换法
维 A 酸(贝沙罗汀,异维 A 酸)	抗体/融合蛋白
局部应用他克莫司(普特彼)	地尼白介素
咪喹莫特(艾达乐)	阿仑单抗
光疗法	维 A 酸
UVB 和 PUVA	口服贝沙罗汀
光动力学疗法	阿维 A 酸
电子束疗法	异维 A 酸
局部	组蛋白脱乙酰基酶抑制剂
整个皮肤	伏立诺他
	罗米地辛
	化疗(单独或联合)

口服泼尼松、氨甲蝶呤、多柔比星、环磷酰胺、苯丁酸氮芥、喷司他丁、克拉屈滨、氟达拉滨、普拉曲沙及其他

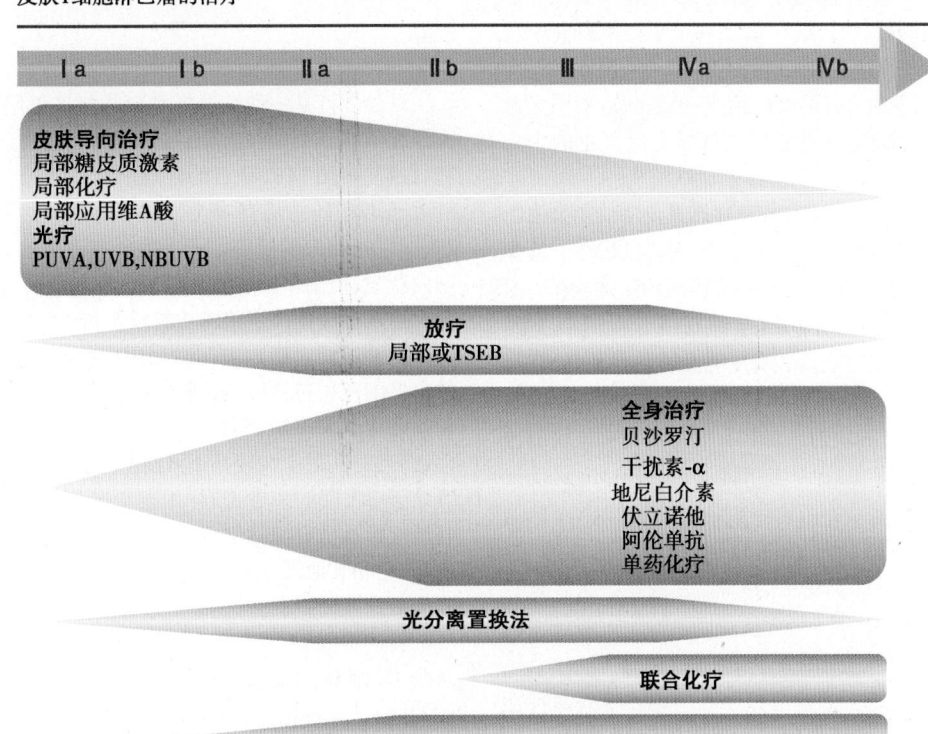

图 103-6　皮肤 T 细胞淋巴瘤的治疗流程

皮肤定向疗法

外用糖皮质激素

此类药治疗在 MF 早期具有良好疗效,但只能用于短期治疗,否则会导致胶原合成受抑(皮肤萎缩),形成皮肤细纹,出现皮肤脆性增加和继发感染。使用何种外用制剂取决于病变累及的范围和部位。强效外用制剂不应用于面部、颈部和易摩擦部位。外用类固醇很少单独使用,可作为减轻瘙痒症状的有效辅助治疗。

外用他克莫司(普特彼) 已证实外用他克莫司对特应性皮炎有效。用于 MF 患者面部和易摩擦部位其效果与中-低效糖皮质激素相同。和甾类药物相比较,其主要的优势在于它不会抑制造成胶原生成,因此就不会导致皮肤萎缩[82]。然而,由于神经贮钙蛋白抑制剂用于 CTCL 存在争议[83],所以他克莫司应在小范围或短疗程的使用。

外用氮芥(盐酸氯乙酸盐) 外用氮芥是主要用于疾病早期(Ⅰ A 期和 Ⅰ B 期)的局部烷化剂,在疾病进展期可作为全身联合用药的一部分。在 2013 年美国 FDA 批准 0.02% 盐酸氮芥凝胶以前,仅能获得已批准的一些如溶液、乳液、软膏等形式的制剂(浓度为 0.01% ~ 0.04%)。其主要优点是毒性相对较低,缺点是每天大面积应用时不方便,且高达半数的患者存在过敏反应[85],对皮肤有潜在的致癌性[86],且并不能完全治愈疾病。有效者通常连续应用 1 年,然后减为隔天一用持续 1 ~ 2 年,用药 3 年后或皮肤病变完全消失时可停止治疗。氮芥不应该和紫外线 A(UVA)或紫外线 B(UVB)共同用于治疗,因为在

皮肤有累积致癌效应,能显著增加皮肤癌和黑色素瘤的风险。

外用卡莫司汀(双氯乙基亚硝基脲[BCNU]) 卡莫司汀(BCNU)可用于 MF 的治疗,但因存在严重的刺激性和皮肤吸收后的全身毒性,故在 MF 中的应用并不广泛。其在软膏中浓度为 20 ~ 40mg/dl,晚上使用,早上洗去。每两周监测血常规一次明确是否有骨髓受抑。卡莫司汀还可致不可逆的皮肤变薄,毛细血管扩张和色素沉着过度[87]。

外用维 A 酸 1% 贝沙罗汀(targretin)凝胶,是美国 FDA 批准的用于对至少一种局部治疗耐药的 MF 患者使用的外用维 A 酸。贝沙罗汀是一种与维生素甲有关的小亲脂性分子。易于穿过脂质膜,与核受体结合(维 A 酸 X 受体[RXRs]),通过特异性细胞内受体导致基因表达的改变而促进恶性细胞的成熟与凋亡[88]。据报道其完全有效率为 20% ,总有效率为 60%[89,90]。其用法是每天两次涂一薄层于斑点和斑块的表面。主要的毒性是局部的刺激作用。口服贝沙罗汀会导致严重的出生缺陷。考虑到从皮肤表面潜在吸收的可能,贝沙罗汀不能用于怀孕妇女。

光疗法 光疗法是一种对 MF 有效的成熟治疗方法,利用 UVA 和 UVB 进行照射。由于缺乏前瞻性临床试验,美国 FDA 未批准用于治疗 MF 和 SS,但被认为是早期阶段最有效的方法之一(主要针对斑片和薄层斑块)。光疗法可使病变彻底消失。该治疗的可能作用机制是表皮朗格汉斯细胞的消耗[91]。

UVB 治疗的有效峰在 295 ~ 313nm 间。传统宽频 UVB 灯发射波长在 280 ~ 330nm 之间,而窄频 UVB(NBUVB)仅发射 311 ~ 312nm 波长,消除了 300nm 以下的有害紫外线,这种射线可能导致红斑或者严重灼伤、并增加皮肤癌的风险[92-94]。类似

地,308nm 激发光能被成功地应用于那些难以到达并耐受其他治疗的部位[95]。NBUVB 可能是补骨脂素联合 UVA 化疗(PUVA)的一种可行的替代疗法,二者在一个小样本研究中获得了相似的疗效[96]。每周应进行三次治疗。平均需要 6~12 周起效。起效后需要至少两个月的维持治疗,但是随后不同光源的维持剂量还未很好地确立,主要还是依据主治医生的个人经验。

UVA 光谱为 320nm 到 400nm,故其穿透真皮层的能力强于 UVB。UVA 光疗法可与补骨脂素联合应用,称为 PUVA。补骨脂素是一种光毒性呋喃香豆素,经 UVA 照射后可以被激活,激活后可以共价键和不可逆的方式结合到 DNA 上。因此 UVA 激活的补骨脂素主要作用于表皮和真皮乳头层。有报道 PUVA 治疗可以使 60% 的患者达到完全缓解,长期缓解时间达 10 年以上;泛发性红皮病和有肿块的患者其有效率要比斑块的患者低[97-99]。补骨脂素通常在 UVA 治疗前 2 小时按 0.6mg/kg 口服,最初每周 3 次,以后每 2~4 周一次长期维持。PUVA 的副作用包括轻度恶心、瘙痒,及皮肤干燥、萎缩等晒伤样改变。PUVA 与其他治疗方式之间无交叉耐药性,其缺点是患者要频繁的求医(从一周 3 次到一月 1 次)且费用昂贵。长期应用的副作用就是皮肤癌和黑色素瘤的发生概率增加[100]。

光动力学疗法 光动力学疗法是一种利用卟啉的两种性质的光化学疗法:可以选择性聚积于肿瘤部位(如 5-氨基酮戊酸),并可以红光照射后在肿瘤中产生有细胞毒性的氧化物。5-氨基酮戊酸是一种天然的卟啉前体,照射前在肿瘤中转化为高度光敏活性的内生原卟啉 IX。红光照射很安全,并且能渗透到组织的深层,能用于较厚的肿瘤治疗。光动力学疗法在肿瘤数目不多、皮损面积不大的患者中尤其有效。治疗最主要的问题是在照射时产生的疼痛局限了它在面积较大肿瘤中的应用[101,102]。该方法可超适应证用于治疗 MF。

电子束疗法 电子束治疗是一种对 MF 很有效的治疗手段,可以用于特殊部位和皮损的局部治疗(LEBT),也可以用作整个皮肤表面的放射(全皮肤电子束治疗[TSEBT])。它能从表皮向某特定深度提供均匀照射剂量,之后迅速衰减,不累及更深层的正常组织。它通常仅能穿透上层真皮,全身反应较小,完全缓解率可达 80%[3,103,104]。20% 患者能获得 3 年无复发生存。复发率取决于疾病的分期,红皮病和多肿瘤的复发患者存活时间常常很短(可能只有 2~3 周)。在过去,治疗方案是每周 4Gy,8~9 周完成总剂量 36Gy。然而,低剂量电子束治疗同样有效,并且不会引起脱发、皮肤萎缩、皮肤附件的破坏、皮炎和增加皮肤恶性肿瘤的风险等常见的不良反应[105-108]。电子束治疗的优势是高频率持久而完整的治疗,而无全身毒性。当采用分次照射的治疗方式(每剂量 1Gy)时,高达三个疗程的电子束治疗是安全的。

咪喹莫特(艾达乐) 咪喹莫特是一种外用免疫调节剂,对尖锐湿疣、光化性角化病、基底细胞癌、角化棘皮病和其他皮肤肿瘤都非常有效。作用方式尚不清楚,可能与诱导肿瘤坏死因子-α 和干扰素类表达、激活 Th1 型免疫应答、清除癌细胞或病毒感染细胞有关。有几个研究小组报道咪喹莫特在斑片早期的 MF 的患者中有效[109,110]。其用法是每周 3 次,连续使用 3 个月。美国 FDA 尚未批准咪喹莫特用于 MF 和 SS 的治疗。

全身性治疗

口服维 A 酸

贝沙罗汀是一种经过美国 FDA 批准可用于 MF 的 RXR 选择性维 A 酸。对于没有禁忌证的患者,它是全身治疗的一线药物。目前美国 FDA 认可的常规剂量是每天 300mg/m² ,贝沙罗汀单药治疗的总有效率在 45%~57% 之间,完全反应率为 2%[111,112]。加大剂量治疗可以使反应率更高,而且在更短的时间内获效,但副作用也随之增多。所有服用贝沙罗汀的患者都会迅速发生中枢性甲状腺功能减退和高脂血症(大部分为显著的高甘油三酯血症),需同时服用甲状腺素片和降脂药。其他的少见副作用包括可能是假性脑瘤所致的头痛、白细胞减少症和瘙痒症。大多数副作用是实验室结果,并且具有剂量依赖性,患者对其耐受性较好。贝沙罗汀被推荐用于难治性的和持续处于 I A 期的患者,同样用于更晚期的患者(NCCN 指南)。其治疗标准已有综述[113]。贝沙罗汀用于长期维持治疗是安全的,但它和其他维 A 酸被列为妊娠期药物的 X 类,禁用于妊娠或准备妊娠的妇女。

其他维 A 酸也可用于 MF 和 SS 的治疗,包括异维 A 酸、阿西曲丁、阿维 A 酸(在美国没有面市)和全反式维 A 酸(ATRA)。这些化合物在 MF/SS 中的作用仅在部分病例研究和小的开放性的初期试验中被证明有效,目前还没有前瞻性研究正式对这些药物进行评估[114]。

组蛋白脱乙酰基酶抑制剂 伏立诺他(vorinostat)是一种口服组蛋白脱乙酰酶抑制剂(HDACi),2008 年经美国 FDA 批准用于治疗复发、难治或持续皮肤表现的 MF 和 SS,剂量为每天 400mg[115]。伏立诺他的开放性 IIb 期临床试验显示其总有效率为 30%。在这个临床试验中,没有观察到完全缓解病例。患者中,晚期疾病的中位复发时间为 56 天。所有患者的中位进展时间是 4.9 个月。对于 IIB 期或者疗效较好的患者,其中位进展时间则为 9.8 个月。总的来说,32% 的患者瘙痒症状消失。最常见的药物相关性副作用是腹泻(49%)、疲乏(46%)、恶心(43%)和食欲减退(26%);大部分都是 2 度或以下,那些 3 度或者更高的副作用包括疲乏(5%)、肺栓塞(5%)、血小板减少(5%)和恶心(4%)。

罗米地辛(Romidepsin)是一种静脉滴注的选择性 HDACi。II 期临床试验显示,罗米地辛总体有效率为 34%、完全缓解率为 6%,故被美国 FDA 批准用于 CTCL 的治疗[116]。它的中位起效时间为 13.7 月。毒副反应包括恶心、呕吐、乏力、一过性血小板减少症和粒细胞减少症。罗米地辛单药对 CTCL 病人具有明显的持续效用[116]。HDACi 具有辐射和光照敏感性,可能是优秀的组合药物,对其他治疗具有增效作用。一些临床试验在检测其潜在的组合,包括电子束[106]。

干扰素-α 干扰素-α 可以作为单药使用,也可以与其他系统疗法联合使用。当用单药给药时,初始剂量为 (3~5)× 10⁶U/d 或每周 3 次,皮下或病灶内给药,有效率为 50%~70%[106]。其毒性作用包括流感样症状和疲乏无力等。它通常与其他免疫治疗(如体外光分离置换法[ECP]和光疗)联合使用,但这种做法是基于小样本病例报道和前瞻性研究。尚不清楚联合治疗是否真正提高临床效果[10,118,119]。

体外光分离置换法 可以采用体外技术行 PUVA 治

疗[120,121]。通过白细胞分离术将白细胞汇集,将其暴露于光敏剂,然后用 UVA 照射,再将细胞回输给患者。此法既对肿瘤细胞有直接的细胞毒性作用,又可以激活淋巴细胞对肿瘤细胞产生免疫作用。光分离复置法一般 2 ~ 4 周一次,直到病灶被清除。其副作用很小,可能与治疗过程中的体液转移有关[100]。最近一项回顾性分析显示使用 ECP 的患者可生存受益[122],早期MF 患者治疗有效[123]。

单克隆抗体　阿仑单抗(Campath-1H) 是一种针对 CD52抗原的人源化 IgG1 单克隆抗体。在一样本量不大的队列研究中,其有效率为 50%[124,125]。低剂量的阿仑单抗对年纪较大的SS 患者安全有效[126]。阿仑单抗能有效地清除患者的血液中的白血病细胞。SS 患者仅需要极低剂量阿仑单抗维持长期有效的治疗[127]。在临床实验中大量的单克隆抗体作为单药或者联合用药,包括抗 PD-1 抗体和抗 CCR4 抗体。

单克隆偶联物　单克隆嵌合抗体色瑞替尼(SGN-35) 是一个药物偶联的 CD30 抗体,它通过一个可被蛋白酶剪切的价键将一种潜在的抗微管药物一甲基澳瑞他汀 E(MMAE) 连接到CD30 抗体上。在结合了 CD30 后,色瑞替尼被迅速内吞,并运送到溶酶体中;在溶酶体中,MMAE 被释放并结合到微管中,从而导致细胞周期阻滞和凋亡。最近色瑞替尼被美国 FDA 批准用于 CD30⁺ 皮肤 T 细胞淋巴瘤。在原发性复发/难治 CD30⁺ 淋巴增殖疾病中,色瑞替尼在安全用药范围内显示持久抗肿瘤效应[128]。其总体反应率为 73%,MF 为 54%,而其他类型肿瘤的反应率为 100%(LyP 和 PCALCL)。在 MF 中,反应率与 CD30的基础表达水平无关。色瑞替尼最显著的不良反应是周围神经病变。神经症状具有累积性和剂量相关性。目前有多项在正在进行的试验,对单用色瑞替尼或联用其他药物在复发/难治性病人及一些新诊断疾病病人上的效果进行评估。

重组融合蛋白　地尼白介素(DD) 是一种 IL-2 白喉霉素融合蛋白。2008 年 8 月,一项随机、双盲、安慰剂对照的 III 期临床试验取得了美国 FDA 的批准[129]。统计显示:剂量 9μg/kg 时,客观有效率为 37%;剂量为 18μg/kg 时,客观有效率为 46%,两组比较有统计学差异(p = 0.002)。那些用量为每天 18μg/kg的患者其无进展生存时间为 971+天,持续有效期为 220 天。开始治疗到治疗有效时间为 92 天,开始治疗到治疗失败时间为169 天。尤其要说明的是,45% 的患者最佳治疗反应出现在用药第 4 周期以后,这说明为取得最佳的治疗效果,适当的临床试验是必要的。所有的完全缓解都是在用药的第 4 周期及以后才达到的[129]。

副作用很多,如毛细血管渗漏综合征。其他副作用有:感染、肝炎、体液滞留、皮疹、气喘以及诸如发冷、发烧、无力、肌肉酸痛、头疼、恶心、呕吐等流感症状。心律失常,血栓等紧急状况偶有发生。通常不良反应在前两周期内最为严重,但随着治疗的进行而逐步减小。DD 不再生产,而相同成分新剂型的药物正在临床试验中。

化学疗法　美国 FDA 已经批准了几种药物用于 MF 和 SS的不同亚型。

普拉曲沙是一种对还原叶酸载体 I 具有高亲和力的新型抗叶酸制剂,最近被美国 FDA 批准用于转移性 MF(tMF) 的治疗。推荐剂量是每周 15mg/m²,4 周用 3 次,有效率达 45%[130]。最常见的 3 级不良事件(AE) 是黏膜炎(17%),唯一的 4 级 AE是白细胞减少(3%)。MF 患者不能耐受普拉曲沙"淋巴瘤"的治疗剂量(每周 30mg/m²,7 周用 6 次),因为不能耐受包括严重的黏膜炎在内的毒性。有假说认为,黏膜炎的高发生率是因为皮肤和黏膜表面的恶性细胞扩散至可见范围以外的病变部位,导致了皮肤局部肿瘤坏死,并对周围组织造成了附带的损害。普拉曲沙输注后 24 小时使用 10 ~ 15mg 亚叶酸,可完全抵消这些副作用,而且不会使普拉曲沙 30mg/m² 的疗效降低[131]。

过去治疗 MF 和 SS 的烷化剂包括局部氮芥、全身性环磷酰胺和苯丁酸氮芥。据报道 60% 有反应,其中 15% 完全缓解[132,133]。每天 2.5 ~ 10mg 的氨甲蝶呤[134],每周 2 次 7.5 ~ 15mg 的博来霉素肌内注射,每月 1 次 60mg/m² 的多柔比星静脉注射,也有相同的效果[135,136]。晚期 MF 使用脂质体多柔比星,总有效率为 88%[137]。抗嘌呤类,包括氟达拉滨和喷司他丁,有高达 50% 的有效率[138-140]。吉西他滨也有相同的有效率[141]。无论单药还是多药联合,都不能治愈 MF。单药和联合化疗都使向大细胞淋巴瘤转化的概率增大,使预后更差[142,143]。因为联合化疗的有效率相对较高,所以单一用药很少使用。但是,联合化疗具有更强的免疫抑制作用,使严重感染的危险性增加,导致大多数患者死亡[144]。综合疗法的客观反应率高达 80% 以上,完全有效率约 25%[99,145]。缓解持续时间不定,中位时间约为 1 年。无长期的存活期报道。

联合用药治疗　有报道,几种联合用药疗法提高了 MF 患者的治疗有效率,包括低剂量干扰素-α 联合体外光分离置换法和贝沙罗汀口服;泼尼松联合氟达拉滨;PUVA 联合贝沙罗汀口服[3,146]。

总的说来,MF 是一种惰性 T 细胞肿瘤,早期预后很好,应采用保守治疗,如针对皮肤的治疗(氮芥、局部外用糖皮质激素、局部外用贝沙罗汀) 结合光疗,低剂量的干扰素,低剂量的氨甲蝶呤,或是其他单药化疗。使用积极的化疗方式,患者生存率与使用保守治疗的没有明显差异,但是积极的治疗方式可能会导致更大的药物毒性。目前此病仍不可治愈,治疗目的是阻止疾病发展,尽可能地保证患者的生活质量。

● 预后

预后很大程度上取决于疾病的分期。50% 的 MF 患者其死亡是由感染造成的。败血症和细菌性肺炎很常见,它们常常是由于皮肤损伤,感染葡萄球菌和假单胞菌所致[54]。晚期患者,疱疹病毒的感染率为 10%。在病程晚期,病情进行性发展,导致广泛的内脏受累是第二大常见死亡原因。

● 原发皮肤间变大细胞淋巴瘤

临床发现

CD30 阳性的皮肤淋巴增生性疾病位于 MF 之后,是第二常见的 CTCLs,约占 CTCLs 总数的 25%[81]。PCALCT 代表CD30⁺ 皮肤淋巴增生性疾病亚型,包括 LyP 及与 PCALCT 对应的恶性肿瘤。至少在皮肤出现症状后 6 周内没有皮肤以外的病变表现,才能确定为原发性皮肤间变大细胞淋巴瘤[13]。继发的淋巴结受累与预后关系不大[14]。在一些病例中,很难区分LyP 和 PCALCT,因为它们的临床表现和组织形态不一致。这些疾病被认为是交界性疾病,它们的分类应该将其临床行为和表现考虑进去(图 103-7A)。

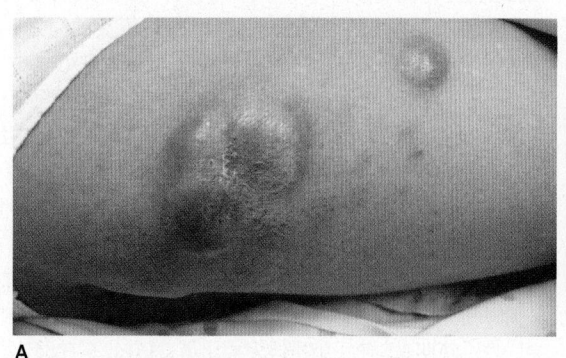 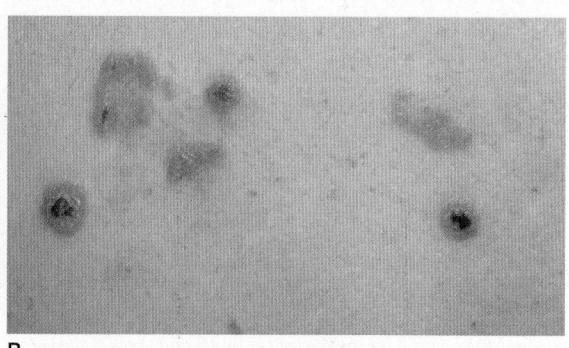

图103-7　CD30[+]淋巴增生性疾病。A.原发性未分化型大细胞淋巴瘤。大腿前部大的皮肤肿瘤。B.淋巴瘤样丘疹病。无数小的红斑丘疹和小结节。有些中央有坏死。有些病灶显示自发性消退

其他 CD30[+] 的皮肤淋巴增生性疾病包括大细胞转化型MF,全身性间变大细胞淋巴瘤(ALCL),皮肤 NK/T 细胞淋巴瘤和霍奇金淋巴瘤。区分这些诊断是很重要的,因为其治疗和预后差别都很大(见下文"治疗")。描述性词语"间变"能够从这种淋巴瘤的名字中省略,因为这些淋巴瘤可能呈间变性、免疫母细胞性或多形性的细胞形态。如忽略其病理学特征,这些CD30[+]大细胞淋巴瘤有相似的临床过程、治疗和预后[1,147~149]。

CD30[+] 的 PCALCT 可以发生于任何年龄段,高发年龄为 60岁,男性稍多[79,150]。PCALCT 可以出现在身体的任何部位。皮损呈褐色到紫蓝色小瘤或肿块,单个最常见,也可为多发性全身累及,它们可以自然地消退。组织病理学显示,最少有75%的大细胞表达 CD30。大部分病例是 CD4[+],缺少泛 T 细胞标记CD2、CD3 和 CD5。在罕见的病例中,这些细胞为 CD8[+]CD30[+]。和系统性间变大细胞淋巴瘤对比,原发皮肤间变大细胞淋巴瘤CD15 和上皮性膜抗原均为阴性[151]。另外,原发皮肤间变大细胞淋巴瘤常不表达间变淋巴瘤激酶(ALK)-1 或(2;5)染色体的易位[152,153]。ALK-1 仅在受累的皮肤表达而未累及全身的病例预后不差。

● 淋巴瘤样丘疹病

LyP 是与原发皮肤间变大细胞淋巴瘤相对应的良性肿瘤。它的特征是分批出现的红斑,圆顶形的丘疹或小瘤,能自发成为溃疡。常在几个月内消退,极少留下后遗症如瘢痕、萎缩等(图103-7B)。LyP 可分为 A、B 和 C 三种主要的组织学类型。浸润常为楔形,并有溃疡形成。A 型中大的非典型细胞与 RS细胞中的免疫母细胞相似。这些细胞被中性粒细胞及嗜酸性粒细胞环绕。B 型细胞与 MF 相似,有苔藓样淋巴细胞性浸润,细胞为脑回状核,有向表皮性。C 型的细胞与间变大细胞淋巴瘤相似,浸润中有 CD30[+] 的大细胞形成的膜。LyP 与其上述对应疾患之间的组织学区分很难,所以临床特征必须要考虑进去[154]。在极少数的 LyP 可演变为侵袭性的原发皮肤大细胞淋巴瘤。另外,在 LyP 中,可以观察到淋巴的或是非淋巴的恶性肿瘤发生率较高[155]。

治疗

LyP 对低剂量的氨甲蝶呤尤其敏感,每周口服 10～15mg,在一个月内,可以取得显著的临床效果。其他的治疗选择包括口服 PUVA 治疗,维 A 酸类,局部和全身使用糖皮质激素和局部皮损部位和全身使用干扰素-α 等[81,147,154]。原发皮肤大细胞淋巴瘤的治疗取决于皮肤受累的程度。在有单发病变的患者,放疗常是首次治疗时的最佳选择。多处病变也可考虑 PUVA和干扰素-α 的联合治疗。联合化疗应作为耐药病例的保留方案[81,147,156]。

翻译:付婉彬　互审:黄河　校对:侯健

参考文献

1. Criscione VD, Weinstock MA: Incidence of cutaneous T-cell lymphoma in the United States, 1973–2002. *Arch Dermatol* 143:854–859, 2007.
2. Lorincz AL: Cutaneous T-cell lymphoma (mycosis fungoides). *Lancet* 347:871–876, 1996.
3. Duvic M, Apisarnthanarax N, Cohen DS, et al: Analysis of long-term outcomes of combined modality therapy for cutaneous T-cell lymphoma. *J Am Acad Dermatol* 49:35–49, 2003.
4. Ai WZ, Keegan TH, Press DJ, et al: Outcomes after diagnosis of mycosis fungoides and Sézary syndrome before 30 years of age: A population-based study. *JAMA Dermatol* 150:709–715, 2014.
5. Hughes CF, Khot A, McCormack C, et al: Lack of durable disease control with chemotherapy for mycosis fungoides and Sézary syndrome: A comparative study of systemic therapy. *Blood* 125:71–81, 2014.
6. Duarte RF, Canals C, Onida F, et al: Allogeneic hematopoietic cell transplantation for patients with mycosis fungoides and Sézary syndrome: A retrospective analysis of the Lymphoma Working Party of the European Group for Blood and Marrow Transplantation. *J Clin Oncol* 28:4492–4499, 2010.
7. Duvic M, Donato M, Dabaja B, et al: Total skin electron beam and non-myeloablative allogeneic hematopoietic stem-cell transplantation in advanced mycosis fungoides and Sézary syndrome. *J Clin Oncol* 28:2365–2372, 2010.
8. Shiratori S, Fujimoto K, Nishimura M, et al: Allogeneic hematopoietic stem cell transplantation following reduced-intensity conditioning for mycosis fungoides and Sézary syndrome. *Hematol Oncol* 2014. [Epub ahead of print]
9. Wilcox RA: Cutaneous T-cell lymphoma: 2014 update on diagnosis, risk-stratification, and management. *Am J Hematol* 89:837–851, 2014.
10. Humme D, Nast A, Erdmann R, et al: Systematic review of combination therapies for mycosis fungoides. *Cancer Treat Rev* 40:927–933, 2014.
11. Guenova E, Hoetzenecker W, Rozati S, et al: Novel therapies for cutaneous T-cell lymphoma: What does the future hold? *Expert Opin Investig Drugs* 23:457–467, 2014.
12. Alibert J: *Description des maladies de la peau observeés à l'Hôpital Saint-Louis et exposition des meilleures méthodes suivies pour leur traitement*. Barrois l'aîné et fils, 1806.
13. Sezary A, Bouvrain Y: Erythrodermie avec présence de cellules monstrueses dans le derme et dans lang circulant. *Bull Soc Fr Dermatol Syphiligr* 45, 1938.
14. Lutzner M, Edelson R, Schein P, et al: Cutaneous T-cell lymphomas: The Sézary syndrome, mycosis fungoides, and related disorders. *Ann Intern Med* 83:534–552, 1975.
15. Willemze R, Jaffe ES, Burg G, et al: WHO-EORTC classification for cutaneous lymphomas. *Blood* 105:3768–3785, 2005.
16. Olsen E, Vonderheid E, Pimpinelli N, et al: Revisions to the staging and classification of mycosis fungoides and Sézary syndrome: A proposal of the International Society for Cutaneous Lymphomas (ISCL) and the cutaneous lymphoma task force of the European Organization of Research and Treatment of Cancer (EORTC). *Blood* 110:1713–1722, 2007.
17. Korgavkar K, Xiong M, Weinstock M: Changing incidence trends of cutaneous T-cell lymphoma. *JAMA Dermatol* 149:1295–1299, 2013.
18. Kim YH, Liu HL, Mraz-Gernhard S, et al: Long-term outcome of 525 patients with mycosis fungoides and Sézary syndrome: Clinical prognostic factors and risk for disease progression. *Arch Dermatol* 139:857–866, 2003.
19. Mirvish JJ, Pomerantz RG, Falo LD Jr, et al: Role of infectious agents in cutaneous T-cell

lymphoma: Facts and controversies. *Clin Dermatol* 31:423–431, 2013.

20. Dulmage BO, Feng H, Mirvish E, et al: Black cat in a dark room: Absence of a directly oncogenic virus does not eliminate the role of an infectious agent in CTCL pathogenesis. *Br J Dermatol* 172(5):1449–1451, 2015.

21. Burg G, Dummer R, Haeffner A, et al: From inflammation to neoplasia: Mycosis fungoides evolves from reactive inflammatory conditions (lymphoid infiltrates) transforming into neoplastic plaques and tumors. *Arch Dermatol* 137:949–952, 2001.

22. Tan RS, Butterworth CM, McLaughlin H, et al: Mycosis fungoides—A disease of antigen persistence. *Br J Dermatol* 91:607–616, 1974.

23. Kim EJ, Hess S, Richardson SK, et al: Immunopathogenesis and therapy of cutaneous T cell lymphoma. *J Clin Invest* 115:798–812, 2005.

24. Wong HK, Mishra A, Hake T, et al: Evolving insights in the pathogenesis and therapy of cutaneous T-cell lymphoma (mycosis fungoides and Sézary syndrome). *Br J Haematol* 155:150–166, 2011.

25. Yawalkar N, Ferenczi K, Jones DA, et al: Profound loss of T-cell receptor repertoire complexity in cutaneous T-cell lymphoma. *Blood* 102:4059–4066, 2003.

26. Smoller BR: Risk of secondary cutaneous malignancies in patients with long-standing mycosis fungoides. *J Am Acad Dermatol* 31:295, 1994.

27. Morales-Suarez-Varela MM, Olsen J, Johansen P, et al: Occupational risk factors for mycosis fungoides: A European multicenter case-control study. *J Occup Environ Med* 46:205–211, 2004.

28. Moreau JF, Buchanich JM, Geskin JZ, et al: Non-random geographic distribution of patients with cutaneous T-cell lymphoma in the Greater Pittsburgh Area. *Dermatol Online J* 20, 2014.

29. Talpur R, Singh L, Daulat S, et al: Long-term outcomes of 1,263 patients with mycosis fungoides and Sézary syndrome from 1982 to 2009. *Clin Cancer Res* 18:5051–5060, 2012.

30. Vij A, Duvic M: Prevalence and severity of pruritus in cutaneous T cell lymphoma. *Int J Dermatol* 51:930–934, 2012.

31. Nguyen V, Huggins RH, Lertsburapa T, et al: Cutaneous T-cell lymphoma and *Staphylococcus aureus* colonization. *J Am Acad Dermatol* 59:949–952, 2008.

32. Pimpinelli N, Olsen EA, Santucci M, et al: Defining early mycosis fungoides. *J Am Acad Dermatol* 53:1053–1063, 2005.

33. Naraghi ZS, Seirafi H, Valikhani M, et al: Assessment of histologic criteria in the diagnosis of mycosis fungoides. *Int J Dermatol* 42:45–52, 2003.

34. Benner MF, Jansen PM, Vermeer MH, et al: Prognostic factors in transformed mycosis fungoides: A retrospective analysis of 100 cases. *Blood* 119:1643–1649, 2012.

35. Jones D, Dang NH, Duvic M, et al: Absence of CD26 expression is a useful marker for diagnosis of T-cell lymphoma in peripheral blood. *Am J Clin Pathol* 115:885–892, 2001.

36. Bernengo MG, Novelli M, Quaglino P, et al: The relevance of the CD4+ CD26− subset in the identification of circulating Sézary cells. *Br J Dermatol* 144:125–135, 2001.

37. Delfau-Larue MH, Petrella T, Lahet C, et al: Value of clonality studies of cutaneous T lymphocytes in the diagnosis and follow-up of patients with mycosis fungoides. *J Pathol* 184:185–190, 1998.

38. Lu D, Patel KA, Duvic M, et al: Clinical and pathological spectrum of CD8-positive cutaneous T-cell lymphomas. *J Cutan Pathol* 29:465–472, 2002.

39. Santucci M, Pimpinelli N, Massi D, et al: Cytotoxic/natural killer cell cutaneous lymphomas. Report of EORTC Cutaneous Lymphoma Task Force Workshop. *Cancer* 97:610–627, 2003.

40. Morimura S, Sugaya M, Suga H, et al: TOX expression in different subtypes of cutaneous lymphoma. *Arch Dermatol Res* 306:843–849, 2014.

41. Dulmage BO, Geskin LJ: Lessons learned from gene expression profiling of cutaneous T-cell lymphoma. *Br J Dermatol* 169:1188–1197, 2013.

42. Zhang Y, Wang Y, Yu R, et al: Molecular markers of early-stage mycosis fungoides. *J Invest Dermatol* 132:1698–1706, 2012.

43. Moins-Teisserenc H, Daubord M, Clave E, et al: CD158k is a reliable marker for diagnosis of Sézary syndrome and reveals an unprecedented heterogeneity of circulating malignant cells. *J Invest Dermatol* 135:247–257, 2014.

44. Scarisbrick JJ, Woolford AJ, Russell-Jones R, et al: Loss of heterozygosity on 10q and microsatellite instability in advanced stages of primary cutaneous T-cell lymphoma and possible association with homozygous deletion of PTEN. *Blood* 95:2937–2942, 2000.

45. Navas IC, Algara P, Mateo M, et al: P16(INK4a) is selectively silenced in the tumoral progression of mycosis fungoides. *Lab Invest* 82:123–132, 2002.

46. Navas IC, Ortiz-Romero PL, Villuendas R, et al: P16(INK4a) gene alterations are frequent in lesions of mycosis fungoides. *Am J Pathol* 156:1565–1572, 2000.

47. Bunn PA Jr, Lamberg SI: Report of the Committee on Staging and Classification of Cutaneous T-Cell Lymphomas. *Cancer Treat Rep* 63:725–728, 1979.

48. Lamberg SI, Bunn PA Jr: Cutaneous T-cell lymphomas. Summary of the Mycosis Fungoides Cooperative Group-National Cancer Institute Workshop. *Arch Dermatol* 115:1103–1105, 1979.

49. Stevens SR, Ke MS, Parry EJ, et al: Quantifying skin disease burden in mycosis fungoides-type cutaneous T-cell lymphomas: The severity-weighted assessment tool (SWAT). *Arch Dermatol* 138:42–48, 2002.

50. Kumar R, Xiu Y, Zhuang HM, et al: 18F-fluorodeoxyglucose-positron emission tomography in evaluation of primary cutaneous lymphoma. *Br J Dermatol* 155:357–363, 2006.

51. Rosen ST, Gore R, Brennan J, et al: Evaluation of computed tomography and radionuclide scanning in the staging of cutaneous T-cell lymphoma. *Arch Dermatol* 122:884–886, 1986.

52. Vigliar E, Cozzolino I, Picardi M, et al: Lymph node fine needle cytology in the staging and follow-up of cutaneous lymphomas. *BMC Cancer* 14:8, 2014.

53. Bunn PA Jr, Huberman MS, Whang-Peng J, et al: Prospective staging evaluation of patients with cutaneous T-cell lymphomas. Demonstration of a high frequency of extracutaneous dissemination. *Ann Intern Med* 93:223–230, 1980.

54. Epstein EH Jr, Levin DL, Croft JD Jr, et al: Mycosis fungoides. Survival, prognostic features, response to therapy, and autopsy findings. *Medicine (Baltimore)* 51:61–72, 1972.

55. Zackheim HS, Amin S, Kashani-Sabet M, et al: Prognosis in cutaneous T-cell lymphoma by skin stage: Long-term survival in 489 patients. *J Am Acad Dermatol* 40:418–425, 1999.

56. Scarisbrick JJ, Whittaker S, Evans AV, et al: Prognostic significance of tumor burden in the blood of patients with erythrodermic primary cutaneous T-cell lymphoma. *Blood* 97:624–630, 2001.

57. Muche JM, Lukowsky A, Asadullah K, et al: Demonstration of frequent occurrence of clonal T cells in the peripheral blood of patients with primary cutaneous T-cell lymphoma. *Blood* 90:1636–1642, 1997.

58. Vonderheid EC, Pena J, Nowell P: Sézary cell counts in erythrodermic cutaneous T-cell lymphoma: Implications for prognosis and staging. *Leuk Lymphoma* 47:1841–1856, 2006.

59. Vonderheid EC, Bernengo MG, Burg G, et al: Update on erythrodermic cutaneous T-cell lymphoma: Report of the International Society for Cutaneous Lymphomas. *J Am Acad Dermatol* 46:95–106, 2002.

60. Bergman R: How useful are T-cell receptor gene rearrangement studies as an adjunct to the histopathologic diagnosis of mycosis fungoides? *Am J Dermatopathol* 21:498–502, 1999.

61. Cherny S, Mraz S, Su L, et al: Heteroduplex analysis of T-cell receptor gamma gene rearrangement as an adjuvant diagnostic tool in skin biopsies for erythroderma. *J Cutan Pathol* 28:351–355, 2001.

62. Delfau-Larue MH, Dalac S, Lepage E, et al: Prognostic significance of a polymerase chain reaction-detectable dominant T-lymphocyte clone in cutaneous lesions of patients with mycosis fungoides. *Blood* 92:3376–3380, 1998.

63. Poszepczynska-Guigne E, Bagot M, Wechsler J, et al: Minimal residual disease in mycosis fungoides follow-up can be assessed by polymerase chain reaction. *Br J Dermatol* 148:265–271, 2003.

64. Wood GS, Tung RM, Haeffner AC, et al: Detection of clonal T-cell receptor gamma gene rearrangements in early mycosis fungoides/Sézary syndrome by polymerase chain reaction and denaturing gradient gel electrophoresis (PCR/DGGE). *J Invest Dermatol* 103:34–41, 1994.

65. Long JC, Mihm MC: Mycosis fungoides with extracutaneous dissemination: A distinct clinicopathologic entity. *Cancer* 34:1745–1755, 1974.

66. Smith DI, Vnencak-Jones CL, Boyd AS: T-lymphocyte clonality in benign lichenoid keratoses. *J Cutan Pathol* 29:623–624, 2002.

67. Nihal M, Mikkola D, Horvath N, et al: Cutaneous lymphoid hyperplasia: A lymphoproliferative continuum with lymphomatous potential. *Hum Pathol* 34:617–622, 2003.

68. Holm N, Flaig MJ, Yazdi AS, et al: The value of molecular analysis by PCR in the diagnosis of cutaneous lymphocytic infiltrates. *J Cutan Pathol* 29:447–452, 2002.

69. Shieh S, Mikkola DL, Wood GS: Differentiation and clonality of lesional lymphocytes in pityriasis lichenoides chronica. *Arch Dermatol* 137:305–308, 2001.

70. Zucker-Franklin D: The role of human T cell lymphotropic virus type I tax in the development of cutaneous T cell lymphoma. *Ann N Y Acad Sci* 941:86–96, 2001.

71. Kikuchi A, Ohata Y, Matsumoto H, et al: Anti-HTLV-1 antibody positive cutaneous T-cell lymphoma. *Cancer* 79:269–274, 1997.

72. Palmer RA, Keefe M, Slater D, et al: Case 4: Pagetoid reticulosis (Woringer-Kolopp type) or unilesional mycosis fungoides (MF). *Clin Exp Dermatol* 27:345–346, 2002.

73. Wood GS, Weiss LM, Hu CH, et al: T-cell antigen deficiencies and clonal rearrangements of T-cell receptor genes in pagetoid reticulosis (Woringer-Kolopp disease). *N Engl J Med* 318:164–167, 1988.

74. Cohen EL: Woringer-Kolopp disease (pagetoid reticulosis). *Clin Exp Dermatol* 3:447–450, 1978.

75. Scarabello A, Fantini F, Giannetti A, et al: Localized pagetoid reticulosis (Woringer-Kolopp disease). *Br J Dermatol* 147:806, 2002.

76. Nakada T, Sueki H, Iijima M: Disseminated pagetoid reticulosis (Ketron-Goodman disease): Six-year follow-up. *J Am Acad Dermatol* 47:S183–S186, 2002.

77. Fierro MT, Novelli M, Savoia P, et al: CD45RA+ immunophenotype in mycosis fungoides: Clinical, histological and immunophenotypical features in 22 patients. *J Cutan Pathol* 28:356–362, 2001.

78. Haghighi B, Smoller BR, LeBoit PE, et al: Pagetoid reticulosis (Woringer-Kolopp disease): An immunophenotypic, molecular, and clinicopathologic study. *Mod Pathol* 13:502–510, 2000.

79. Bekkenk MW, Geelen FA, van Voorst Vader PC, et al: Primary and secondary cutaneous CD30(+) lymphoproliferative disorders: A report from the Dutch Cutaneous Lymphoma Group on the long-term follow-up data of 219 patients and guidelines for diagnosis and treatment. *Blood* 95:3653–3661, 2000.

80. Bekkenk MW, Vermeer MH, Jansen PM, et al: Peripheral T-cell lymphomas unspecified presenting in the skin: Analysis of prognostic factors in a group of 82 patients. *Blood* 102:2213–2219, 2003.

81. Willemze R, Meijer CJ: Primary cutaneous CD30-positive lymphoproliferative disorders. *Hematol Oncol Clin North Am* 17:1319–1332, vii–viii, 2003.

82. Reitamo S, Rissanen J, Remitz A, et al: Tacrolimus ointment does not affect collagen synthesis: Results of a single-center randomized trial. *J Invest Dermatol* 111:396–398, 1998.

83. Pomerantz RG, Campbell LS, Jukic DM, et al: Posttransplant cutaneous T-cell lymphoma: Case reports and review of the association of calcineurin inhibitor use with posttransplant lymphoproliferative disease risk. *Arch Dermatol* 146:513–516, 2010.

84. Lessin SR, Duvic M, Guitart J, et al: Topical chemotherapy in cutaneous T-cell lymphoma: Positive results of a randomized, controlled, multicenter trial testing the efficacy and safety of a novel mechlorethamine, 0.02%, gel in mycosis fungoides. *JAMA Dermatol* 149:25–32, 2013.

85. Vonderheid EC, Van Scott EJ, Johnson WC, et al: Topical chemotherapy and immunotherapy of mycosis fungoides: Intermediate-term results. *Arch Dermatol* 113:454–462, 1977.

86. Du Vivier A, Vonderheid EC, Van Scott EJ, et al: Mycosis fungoides, nitrogen mustard and skin cancer. *Br J Dermatol* 99:61–63, 1978.

87. Zackheim HS, Epstein EH Jr, Grekin DA: Treatment of mycosis fungoides with topical

BCNU. *Cancer Treat Rep* 63:623, 1979.

88. Pileri A, Delfino C, Grandi V, et al: Role of bexarotene in the treatment of cutaneous T-cell lymphoma: The clinical and immunological sides. *Immunotherapy* 5:427–433, 2013.

89. Kempf W, Kettelhack N, Duvic M, et al: Topical and systemic retinoid therapy for cutaneous T-cell lymphoma. *Hematol Oncol Clin North Am* 17:1405–1419, 2003.

90. Martin AG: Bexarotene gel: A new skin-directed treatment option for cutaneous T-cell lymphomas. *J Drugs Dermatol* 2:155–167, 2003.

91. Morison WL: *In vivo* effects of psoralens plus longwave ultraviolet radiation on immunity. *Natl Cancer Inst Monogr* 66:243–246, 1984.

92. Baron ED, Stevens SR: Phototherapy for cutaneous T-cell lymphoma. *Dermatol Ther* 16:303–310, 2003.

93. Ramsay DL, Lish KM, Yalowitz CB, et al: Ultraviolet-B phototherapy for early-stage cutaneous T-cell lymphoma. *Arch Dermatol* 128:931–933, 1992.

94. Samson Yashar S, Gielczyk R, Scherschun L, et al: Narrow-band ultraviolet B treatment for vitiligo, pruritus, and inflammatory dermatoses. *Photodermatol Photoimmunol Photomed* 19:164–168, 2003.

95. Deaver D, Cauthen A, Cohen G, et al: Excimer laser in the treatment of mycosis fungoides. *J Am Acad Dermatol* 70:1058–1060, 2014.

96. Drucker AM, Baibergenova A, Rosen CF, et al: Narrowband UVB as an effective substitute for psoralen plus UVA: Lessons from a psoralen shortage. *Photodermatol Photoimmunol Photomed* 28:267–268, 2012.

97. Gilchrest BA: Methoxsalen photochemotherapy for mycosis fungoides. *Cancer Treat Rep* 63:663–667, 1979.

98. Herrmann JJ, Roenigk HH Jr, Hurria A, et al: Treatment of mycosis fungoides with photochemotherapy (PUVA): Long-term follow-up. *J Am Acad Dermatol* 33:234–242, 1995.

99. Roenigk HH Jr, Kuzel TM, Skoutelis AP, et al: Photochemotherapy alone or combined with interferon alpha-2a in the treatment of cutaneous T-cell lymphoma. *J Invest Dermatol* 95:198S–205S, 1990.

100. Geskin L: ECP versus PUVA for the treatment of cutaneous T-cell lymphoma. *Skin Therapy Lett* 12:1–4, 2007.

101. Orenstein A, Haik J, Tamir J, et al: Photodynamic therapy of cutaneous lymphoma using 5-aminolevulinic acid topical application. *Dermatol Surg* 26:765–769; discussion 769–770, 2000.

102. Edstrom DW, Porwit A, Ros AM: Photodynamic therapy with topical 5-aminolevulinic acid for mycosis fungoides: Clinical and histological response. *Acta Derm Venereol* 81:184–188, 2001.

103. Jones GW, Kacinski BM, Wilson LD, et al: Total skin electron radiation in the management of mycosis fungoides: Consensus of the European Organization for Research and Treatment of Cancer (EORTC) Cutaneous Lymphoma Project Group. *J Am Acad Dermatol* 47:364–370, 2002.

104. Hoppe R: Total skin electron beam therapy in the management of mycosis fungoides, in *The Role of High Energy Electrons in the Treatment of Cancer*, edited by Vaeth M, p 80. S Karger, Basel, Switzerland, 1991.

105. Kazmierska J: Clinical results of the total skin electron irradiation of the mycosis fungoides in adults. Conventional fractionation and low dose schemes. *Rep Pract Oncol Radiother* 19:99–103, 2014.

106. Akilov OE, Grant C, Frye R, et al: Low-dose electron beam radiation and romidepsin therapy for symptomatic cutaneous T-cell lymphoma lesions. *Br J Dermatol* 167:194–197, 2012.

107. Harrison C, Young J, Navi D, et al: Revisiting low-dose total skin electron beam therapy in mycosis fungoides. *Int J Radiat Oncol Biol Phys* 81:e651–7, 2011.

108. Kamstrup MR, Specht L, Skovgaard GL, et al: A prospective, open-label study of low-dose total skin electron beam therapy in mycosis fungoides. *Int J Radiat Oncol Biol Phys* 71:1204–1207, 2008.

109. Do JH, McLaughlin SS, Gaspari AA: Topical imiquimod therapy for cutaneous T-cell lymphoma. *Skinmed* 2:316–318, 2003.

110. Dummer R, Urosevic M, Kempf W, et al: Imiquimod induces complete clearance of a PUVA-resistant plaque in mycosis fungoides. *Dermatology* 207:116–118, 2003.

111. Duvic M, Hymes K, Heald P, et al: Bexarotene is effective and safe for treatment of refractory advanced-stage cutaneous T-cell lymphoma: Multinational phase II-III trial results. *J Clin Oncol* 19:2456–2471, 2001.

112. Duvic M, Martin AG, Kim Y, et al: Phase 2 and 3 clinical trial of oral bexarotene (Targretin capsules) for the treatment of refractory or persistent early-stage cutaneous T-cell lymphoma. *Arch Dermatol* 137:581–593, 2001.

113. Assaf C, Bagot M, Dummer R, et al: Minimizing adverse side-effects of oral bexarotene in cutaneous T-cell lymphoma: An expert opinion. *Br J Dermatol* 155:261–266, 2006.

114. Zhang C, Duvic M: Treatment of cutaneous T-cell lymphoma with retinoids. *Dermatol Ther* 19:264–271, 2006.

115. Olsen EA, Kim YH, Kuzel TM, et al: Phase IIb multicenter trial of vorinostat in patients with persistent, progressive, or treatment refractory cutaneous T-cell lymphoma. *J Clin Oncol* 25:3109–3115, 2007.

116. Piekarz RL, Frye R, Turner M, et al: Phase II multi-institutional trial of the histone deacetylase inhibitor romidepsin as monotherapy for patients with cutaneous T-cell lymphoma. *J Clin Oncol* 27:5410–5417, 2009.

117. Olsen EA: Interferon in the treatment of cutaneous T-cell lymphoma. *Dermatol Ther* 16:311–321, 2003.

118. Wozniak MB, Tracey L, Ortiz-Romero PL, et al: Psoralen plus ultraviolet A +/- interferon-alpha treatment resistance in mycosis fungoides: The role of tumour microenvironment, nuclear transcription factor-kappaB and T-cell receptor pathways. *Br J Dermatol* 160:92–102, 2009.

119. Rupoli S, Goteri G, Pulini S, et al: Long-term experience with low-dose interferon-alpha and PUVA in the management of early mycosis fungoides. *Eur J Haematol* 75:136–145, 2005.

120. Edelson R, Berger C, Gasparro F, et al: Treatment of cutaneous T-cell lymphoma by extracorporeal photochemotherapy. Preliminary results. *N Engl J Med* 316:297–303, 1987.

121. Knobler R, Girardi M: Extracorporeal photochemoimmunotherapy in cutaneous T cell lymphomas. *Ann N Y Acad Sci* 941:123–138, 2001.

122. Knobler R, Duvic M, Querfeld C, et al: Long-term follow-up and survival of cutaneous T-cell lymphoma patients treated with extracorporeal photopheresis. *Photodermatol Photoimmunol Photomed* 28:250–257, 2012.

123. Talpur R, Demierre MF, Geskin L, et al: Multicenter photopheresis intervention trial in early-stage mycosis fungoides. *Clin Lymphoma Myeloma Leuk* 11:219–227, 2011.

124. Kennedy GA, Seymour JF, Wolf M, et al: Treatment of patients with advanced mycosis fungoides and Sézary syndrome with alemtuzumab. *Eur J Haematol* 71:250–256, 2003.

125. Lundin J, Hagberg H, Repp R, et al: Phase 2 study of alemtuzumab (anti-CD52 monoclonal antibody) in patients with advanced mycosis fungoides/Sézary syndrome. *Blood* 101:4267–4272, 2003.

126. Alinari L, Geskin L, Grady T, et al: Subcutaneous alemtuzumab for Sézary syndrome in the very elderly. *Leuk Res* 32:1299–1303, 2008.

127. Bernengo MG, Quaglino P, Comessatti A, et al: Low-dose intermittent alemtuzumab in the treatment of Sézary syndrome: Clinical and immunologic findings in 14 patients. *Haematologica* 92:784–794, 2007.

128. Mehra T, Ikenberg K, Moos RM, et al: Brentuximab as a treatment for CD30+ mycosis fungoides and Sézary syndrome. *JAMA Dermatol* 151:73–77, 2014.

129. Negro-Vilar A, Dziewanowska Z, Groves ES, et al: Efficacy and safety of denileukin diftitox (Dd) in a phase III, double-blind, placebo-controlled study of CD25+ patients with cutaneous T-cell lymphoma (CTCL). *J Clin Oncol* 25:8026, 2007.

130. Horwitz SM, Kim YH, Foss F, et al: Identification of an active, well-tolerated dose of pralatrexate in patients with relapsed or refractory cutaneous T-cell lymphoma. *Blood* 119:4115–4122, 2012.

131. Koch E, Story SK, Geskin LJ: Preemptive leucovorin administration minimizes pralatrexate toxicity without sacrificing efficacy. *Leuk Lymphoma* 54:2448–2451, 2013.

132. Van Scott EJ, Grekin DA, Kalmanson JD, et al: Frequent low doses of intravenous mechlorethamine for late-stage mycosis fungoides lymphoma. *Cancer* 36:1613–1618, 1975.

133. Van Scott EJ, Auerbach R, Clendenning WE: Treatment of mycosis fungoides with cyclophosphamide. *Arch Dermatol* 85:499–501, 1962.

134. Zackheim HS, Kashani-Sabet M, Hwang ST: Low-dose methotrexate to treat erythrodermic cutaneous T-cell lymphoma: Results in twenty-nine patients. *J Am Acad Dermatol* 34:626–631, 1996.

135. Spigel SC, Coltman CA, Jr: Therapy of mycosis fungoides with bleomycin. *Cancer* 32:767–770, 1973.

136. Levi JA, Diggs CH, Wiernik PH: Adriamycin therapy in advanced mycosis fungoides. *Cancer* 39:1967–1970, 1977.

137. Wollina U, Dummer R, Brockmeyer NH, et al: Multicenter study of pegylated liposomal doxorubicin in patients with cutaneous T-cell lymphoma. *Cancer* 98:993–1001, 2003.

138. Foss FM: Activity of pentostatin (Nipent) in cutaneous T-cell lymphoma: Single-agent and combination studies. *Semin Oncol* 27:58–63, 2000.

139. Kurzrock R: Therapy of T cell lymphomas with pentostatin. *Ann N Y Acad Sci* 941:200–205, 2001.

140. Quaglino P, Fierro MT, Rossotto GL, et al: Treatment of advanced mycosis fungoides/Sezary syndrome with fludarabine and potential adjunctive benefit to subsequent extracorporeal photochemotherapy. *Br J Dermatol* 150:327–336, 2004.

141. Zinzani PL, Baliva G, Magagnoli M, et al: Gemcitabine treatment in pretreated cutaneous T-cell lymphoma: Experience in 44 patients. *J Clin Oncol* 18:2603–2606, 2000.

142. Vonderheid EC: Treatment of cutaneous T cell lymphoma: 2001. *Recent Results Cancer Res* 160:309–320, 2002.

143. Abd-el-Baki J, Demierre MF, Li N, et al: Transformation in mycosis fungoides: The role of methotrexate. *J Cutan Med Surg* 6:109–116, 2002.

144. Kaye FJ, Bunn PA Jr, Steinberg SM, et al: A randomized trial comparing combination electron-beam radiation and chemotherapy with topical therapy in the initial treatment of mycosis fungoides. *N Engl J Med* 321:1784–1790, 1989.

145. Rosen ST, Foss FM: Chemotherapy for mycosis fungoides and the Sezary syndrome. *Hematol Oncol Clin North Am* 9:1109–1116, 1995.

146. Vonderheid EC: Treatment planning in cutaneous T-cell lymphoma. *Dermatol Ther* 16:276–282, 2003.

147. Kadin ME, Carpenter C: Systemic and primary cutaneous anaplastic large cell lymphomas. *Semin Hematol* 40:244–256, 2003.

148. Willemze R, Beljaards RC: Spectrum of primary cutaneous CD30 (Ki-1)-positive lymphoproliferative disorders. A proposal for classification and guidelines for management and treatment. *J Am Acad Dermatol* 28:973–980, 1993.

149. Bergman R, Marcus-Farber BS, Manov L, et al: Clinicopathologic reassessment of non-mycosis fungoides primary cutaneous lymphomas during 17 years. *Int J Dermatol* 41:735–743, 2002.

150. Tomaszewski MM, Moad JC, Lupton GP: Primary cutaneous Ki-1(CD30) positive anaplastic large cell lymphoma in childhood. *J Am Acad Dermatol* 40:857–861, 1999.

151. Gorczyca W, Tsang P, Liu Z, et al: CD30-positive T-cell lymphomas co-expressing CD15: An immunohistochemical analysis. *Int J Oncol* 22:319–324, 2003.

152. Jaffe ES: Anaplastic large cell lymphoma: The shifting sands of diagnostic hematopathology. *Mod Pathol* 14:219–228, 2001.

153. DeCoteau JF, Butmarc JR, Kinney MC, et al: The t(2;5) chromosomal translocation is not a common feature of primary cutaneous CD30+ lymphoproliferative disorders: Comparison with anaplastic large-cell lymphoma of nodal origin. *Blood* 87:3437–3441, 1996.

154. El Shabrawi-Caelen L, Kerl H, Cerroni L: Lymphomatoid papulosis: Reappraisal of clinicopathologic presentation and classification into subtypes A, B, and C. *Arch Dermatol* 140:441–447, 2004.

155. Wang HH, Myers T, Lach LJ, et al: Increased risk of lymphoid and nonlymphoid malignancies in patients with lymphomatoid papulosis. *Cancer* 86:1240–1245, 1999.

156. Liu HL, Hoppe RT, Kohler S, et al: CD30+ cutaneous lymphoproliferative disorders: The Stanford experience in lymphomatoid papulosis and primary cutaneous anaplastic large cell lymphoma. *J Am Acad Dermatol* 49:1049–1058, 2003.

第 104 章
成熟 T 细胞和 NK 细胞淋巴瘤

Neha Mehta, Alison Moskowitz, and Steven Horwitz

摘要

成熟 T 细胞和 NK 细胞淋巴瘤在非霍奇金淋巴瘤中占 10%~15%，在最近的分类中分为 23 种临床病理类型。它们包括皮肤 T 细胞淋巴瘤（在第 103 章有所讨论），以及本章所探讨的全身性 T 细胞淋巴瘤。全身性 T 细胞淋巴瘤发病进程极为复杂，通常具有侵袭性，与 B 细胞淋巴瘤相比对传统化疗往往更不敏感。全世界最常见的全身性 T 细胞与 NK 细胞淋巴瘤包括外周 T 细胞淋巴瘤（PTCL），未分类的 PTCL（PTCL-NOS）和血管免疫母 T 细胞淋巴瘤（AITL），它们分别占全身性 T 细胞淋巴瘤的 26% 和 NK 细胞淋巴瘤的 19%。某些类型例如成人 T 细胞白血病/淋巴瘤（ATL）和结外 NK/T 细胞淋巴瘤（ENKTL）的发病率在地域上有很大的差异。由于全身性 T 细胞和 NK 细胞失调较为罕见，目前仍缺乏大型随机试验指导治疗工作。治疗策略主要还是根据目前能获得的最佳数据，包括前瞻性 Ⅱ 期研究和回顾性分析。大多数类型，如 PTCL-NOS、AITL、间变性大细胞淋巴瘤 ALCL，其最常用的药物有环磷酰胺、多柔比星、长春新碱、泼尼松（CHOP 为基础的化疗方案），不过长期结果常常不令人满意。因此，目前进行的一些临床试验主要目的在于 CHOP 基础上增加新药或用替代性药物来提高用药效果。尽管病人在第一轮化疗缓解后常常被建议进行自体干细胞移植以延长缓解时间这一观点仍存在争议。最近，针对 T 细胞和 NK 细胞淋巴瘤的靶向药物，如针对 ALCL 的本妥昔单抗、针对 ALK 阳性 ALCL 的克唑替尼，目前被允许用于不同类型淋巴瘤的个体化治疗研究。此外，对于相当一部分类型的 T 细胞和 NK 细胞淋巴瘤类型，如 ENKTL 和 ALT，CHOP 为基础的化疗没有效果，因此治疗策略是疾病特异性的。对于这些疾病的生物学和潜在药物靶点仍有很多需要研究，而正在进行的一些基于基因表达谱和基因组的研究对回答这些问题可能有所帮助。另外，正在进行的一些评估疾病特异性治疗方法以及一些新药和靶向药物的研究很有希望改善病人的预后。

简写和缩略词

AILD，血管免疫母细胞性淋巴结病（angioimmunoblastic lymphadenopathy with dysproteinemia）；ALCL，间变性大细胞淋巴瘤（anaplastic large cell lymphoma）；ALK，间变大淋巴瘤激酶（anaplastic lymphoma kinase）；ASCT，自体干细胞移植（autologous stem cell transplantation）；ATL，成人 T 细胞白血病/淋巴瘤（adult T-cell leukemia/lymphoma）；BCCA，英属哥伦比亚癌症机构（British Columbia Cancer Agency）；CHOEP，环磷酰胺，多柔比星，长春新碱，依托泊苷，泼尼松［cyclophosphamide, doxorubicin, vincristine, etoposide, prednisone］；CHOP，环磷酰胺，柔红霉素（阿霉素），长春新碱，泼尼松［cyclophosphamide, hydroxydaunorubicin（doxorubicin），vincristine（Oncovin），prednisone］；CR，完全缓解（complete remission）；CT，计算机断层扫描（computed tomography）；DHAP，地塞米松，阿糖胞苷，顺铂（dexamethasone, cytarabine, cisplatinum）；DSHNHL，德国高危非霍奇金淋巴瘤研究组（German High-Grade Non-Hodgkin Lymphoma Study Group）；EBV，EB 病毒（Epstein-Barr virus）；EFS，无事件生存期（event-free survival）；ENKTL，结外 NK/T 细胞淋巴瘤（extranodal NK/T-cell lymphoma）；FFS，无失败生存率（failure-free survival）；HTLV，人 T 细胞白血病淋巴瘤病毒（human T-lymphotropic virus）；hyper-CVAD，环磷酰胺，长春新碱，多柔吡星，氨甲蝶呤，阿糖胞苷（cyclophosphamide, vincristine, doxorubicin, methotrexate, cytarabine）；ICE，异环磷酰胺，卡铂，依托泊苷（ifosfamide, carboplatin, etoposide）；IVAC，异环磷酰胺，依托泊苷，阿糖胞苷（ifosfamide, carboplatin, etoposide）；IPI，国际预后指数（International Prognostic Index）；IPTCLP，国际外周 T 细胞淋巴瘤项目（International Peripheral T-Cell Lymphoma Project）；LDH，乳酸脱氢酶（lactate dehydrogenase）；MACOP-B，大剂量氨甲蝶呤，多柔比星，环磷酰胺，长春新碱，泼尼松，博来霉素（high-dose methotrexate, doxorubicin, cyclophosphamide, vincristine, prednisone, Bleomycin）；NK，自然杀伤细胞（natural killer）；ORR，总体反应率（overall response rate）；OS，总体生存期（overall survival）；PCR，聚合酶链式反应（polymerase chain reaction）；PET，正电子发射计算机断层扫描（positron emission tomography）；PFS，无进展生存率（progression-free survival）；PIT，T 细胞淋巴瘤预后指标（prognostic Index for T-cell lymphoma）；PR，部分反应（partial response）；PTCL，外周 T 细胞淋巴瘤（peripheral T-cell lymphoma）；PTCL-NOS，未分类外周 T 细胞淋巴瘤（peripheral T-cell lymphoma, not otherwise specified）；SMILE，地塞米松，氨甲蝶呤，异环磷酰胺，L-天门冬酰胺酶，依托泊苷（dexamethasone, methotrexate, ifosfamide, l-asparaginase, and etoposide）；TCR，T 细胞受体（T-cell receptor）。

● 成熟 T 细胞淋巴瘤概论

外周 T 细胞淋巴瘤(PTCLs)约占非霍奇金淋巴瘤的10% ~ 15%,由 23 种异质性疾病组成(表104-1)[1]。最常见的类型,如外周 T 细胞淋巴瘤、非分类 PTCL(PTCL-NOS)、血管免疫母 T 细胞淋巴瘤(AITL)、ALK 阳性间变大细胞淋巴瘤(ALCL)、ALK 阴性 ALCL,几乎占了全部病例的 60%。这个概论主要是关于 PTCL 的一些最主要亚型,在随后的讨论中我们会对其他亚型作更详细的探讨。

表 104-1	2008 年 WHO 对成熟 T 细胞和 NK 细胞肿瘤的分类(排除原发皮肤淋巴瘤)
外周细胞淋巴瘤,未分类	
血管免疫母 T 细胞淋巴瘤	
间变大细胞淋巴瘤,ALK 阳性	
间变大细胞淋巴瘤,ALK 阴性	
肠相关 T 细胞淋巴瘤	
成人 T 细胞白血病/淋巴瘤	
种痘样水疱病类淋巴瘤	
T 细胞幼淋巴细胞性白血病	
T 细胞大颗粒淋巴细胞白血病	
肝脾 T 细胞淋巴瘤	
结外 NK/T 细胞淋巴瘤,鼻型	
侵袭性 NK 细胞白血病	
系统性 EBV 阳性 T 细胞儿童淋巴增殖性疾病(慢性活性 EBV 感染相关)	
慢性淋巴增殖性 NK 细胞疾病*	

ALK,间变性淋巴瘤激酶;EBV,爱波斯坦-巴尔病毒;NK,自然杀伤;NOS,未分类。
*暂时分类。

由于这些亚型比较罕见,因此缺乏随机对照试验来指导 PTCL 治疗方案。我们对 PTCL 病人预后最综合性的了解主要基于以下三个大型回顾性研究:国际外周 T 细胞淋巴瘤项目(IPTCLP),英属哥伦比亚肿瘤机构(BCCA)系列临床研究,以及瑞典分别报道的 1314 例、199 例和 755 例系列临床研究[2~4]。"外周 T 细胞淋巴瘤治疗前瞻性综合肿瘤学评估"(COPLETE)研究是美国目前正在进行的一项临床病例收集,截至目前已收集并报道了 253 例病例数据 5。这些记录强调了不同亚型发病率的地域差异(表 104-2)[5]。

外周 T 细胞淋巴瘤的诊断

PTCL 的诊断基于组织学特征、免疫表型、分子学研究以及临床表现。B 细胞淋巴瘤的特征常是一些特殊的免疫表型标志物,而 T 细胞淋巴瘤的特征常是在不同亚型存在差异的、甚至在疾病进展中出现的抗原异常[6,7]。在 IPTCLP 项目中,ALK 阴性 ALCL、PTCL-NOS 和 AITL 诊断一致率(四个病理学专家中有三个达成一致诊断)仅达 74% ~ 81%。通过应用临床有效信息,使得 1314 例病人中的 154 例的诊断得到显著的改进[3]。诊断 T 细胞非霍奇金淋巴瘤时,排除一些反应性增生是很重要的,尤其是当临床图片与病理特征不一致时、当诊断活检部位很小时、或者当克隆性 TCR 重排是诊断的主要或唯一因素时,因为反应性非恶性增生通常跟 PTCL 很类似[8~10]。

初次检查

除了常规的体格检查,初次评估应当包括全身性成像(胸部、腹部、骨盆增强 CT 或 PET-CT),骨髓穿刺/活检,以及实验室评估(包括全血计数、乳酸脱氢酶 LDH 或综合性代谢功能检查)。HTLV-1 病毒的血清学检查对于流行区 PTCL 病人的诊断尤为重要,因为成人 T 细胞白血病/淋巴瘤(ATL)占 PTCL 近 9%,与不同预后相关,并且通常需要进行非传统的治疗[3]。

表 104-2	淋巴瘤亚型在不同地域的发生率						
亚型登记组	PTCL-NOS	AITL	ALCL、ALK+	ALCL、ALK–	NK/T	ATL	EATL
北美 IPTCL	34%	16%	16%	8%	5%	2%	6%
BCCA	59%	5%	6%	9%	9%	NA*	5%
COMPLETE	34%	15%	11%	8%	6%	2%	3%
欧洲 IPTCL	34%	29%	6%	9%	4%	1%	9%
Swedish	34%	14%	9%	15%	4%	NA*	9%
亚洲 IPTCL	22%	18%	3%	3%	22%	25%	2%

AITL,血管母 T 细胞淋巴瘤;ALCL ALK–,间变大细胞淋巴瘤间变性淋巴瘤激酶阴性;ALCL ALK+,间变大细胞淋巴瘤间变性淋巴瘤激酶阳性;ATLL,成年 T 细胞白血病/淋巴瘤;BCCA,英属哥伦比亚肿瘤机构;COMPLETE,外周 T 细胞淋巴瘤治疗综合性肿瘤测量;EATL,肠相关 T 细胞淋巴瘤;IPI,国际预后指标;IPTCL,国际外周 T 细胞淋巴瘤项目;NA,未知;NK/T,自然杀伤/T 细胞淋巴瘤;NOS,未分类;PTCL,外周 T 细胞淋巴瘤。
* ATLL病人在 BCCA 和瑞典研究组中均被排除。

评估外周 T 细胞淋巴瘤的预后

国际预后指数(IPI)被建立用于评估侵袭性淋巴瘤,在 PTCL 病人的危险分层上已显成效,不过 IPI 在 AITL 的应用上还不是很明确(表 104-3)[11]。"T 细胞淋巴瘤预后指数"(PIT)是改良版的预后指数,特异性针对那些包括年龄、身体状态、LDH 水平和骨髓浸润的 PTCL 病人[7,12]。其他的一些预后指数如 IPTCLP 评分,也被建议用于 PTCL 评估。这些指标有一定的价值,不过它们在临床应用上还是无法替代 IPI[13]。需要着重指出的是,根据这些指标评估为低危的病人,他们的预后往往并不理想。例如,在 IPTCLP 中,IPI 危险因子为 0 或 1 的 PTCL-NOS 和 AITL 病人,5 年无失败生存率仅分别为 33% 和 34%。因此,对于 PTCL 病人的临床治疗选择并不主要依据 IPI 的单一指标。但是在 ALK 阳性 ALCL 病人中(这些病人对化疗较为敏感),IPI 危险因子为 0/1、2、3 和 4/5 的病人无进展生存率分别为 80%、60%、40% 和 25%[14]。因此,高危组 ALK 阳性 ALCL 病人与具有不良 PTCL 组织学特征的病人可选择相似的治疗方案。

表 104-3 外周 T 细胞淋巴瘤亚型常见的特征和结果

PTCL 亚型	例数	中位年龄	%IPI 0~1	2~3	4~5	5 年 OS	5 年 PFS	据 IPI 分类的 5 年 OS 0~1	4~5
PTCL-NOS									
IPTCL	229	60	28	57	15	32%	20%	50%	11%
BCCA	117	64	30	47	22	35%	29%	64%	22%
Swedish	256	69	17†	59†	24†	28%	21%	NA	NA
AITL									
IPTCL	213	65	14	59	28	32%	18%	56%	25%
BCCA	10	66	030	70	36%	13%	NA	NA	
Swedish	104	70	4†	69†	27†	31%	20%	NA	NR
ALCL ALK–									
IPTCL	72	58	41	44	15	49%	36%	74%	13%
BCCA	18	55	44	22	33	34%	28%‡‡	66%‡	25%
Swedish	115	67	34	42	24	38%	31%	NA	NA
ALCL ALK+									
IPTCL	76	34	49	37	14	70%	60%	90%	33%
BCCA	12	32	67	25	8	58%	28%‡	66%‡	25%‡
Swedish	68	41	55†	39†	6†	79%	63%	NA	NA
EATL									
IPTCL	62	61	25	63	13	20%	4%	29%	15%
BCCA	9	61	0	30	70	22%	22%	NA	NA
Swedish	68	68	42	44	14	20%	18%	NA	NA
NK/T									
IPTCL	35	44	26	57	17	9%	6%	17%	20%
结外鼻型	92	52	51	47	2	42%	29%	57%	0
鼻型	17	47	47	24	29	24%	15%	28%	20%
BCCA	33	62	33	63	4	21%	14%	NA	NA
Swedish									

AITL，血管母 T 细胞淋巴瘤；ALCL ALK–，间变大细胞淋巴瘤间变性淋巴瘤激酶阴性；ALCL ALK+，间变大细胞淋巴瘤间变性淋巴瘤激酶阳性；BCCA，英属哥伦比亚肿瘤机构；EATL，肠相关 T 细胞淋巴瘤；IPI，国际预后指标；IPTCL，国际外周 T 细胞淋巴瘤项目；NA，不可知；NK/T，自然杀伤/T 细胞淋巴瘤；NOS，未分类；OS，总体生存率；PRS，无进展生存率；PTCL，外周 T 细胞淋巴瘤

* 数据来源于国际 T 细胞淋巴瘤项目，85% 病人接受了以蒽环类药物为基础的化疗，并且先前未接受移植治疗。† 病人根据 IPI 分数进行的分类是基于哪些分数能被全部计算的病人数目。‡ BCCA ALCL 包括 ALK 阳性和阴性

初次治疗方案

基于对侵袭性 B 细胞淋巴瘤研究，CHOP（环磷酰胺、多柔比星、长春新碱、波尼松）方案化疗被认为是 PTCL 常用的一线化疗的基础。在 IPTCLP 中，超过 85% 的病人接受了基于 CHOP 的化疗，与 5 年 FFS 为 60% 的 ALK 阳性 ALCL 相比，PTCL-NOS、AITL 和 ALK 阴性 ALCL 的 5 年 FFS 分别仅为 20%、18% 和 36%（表 104-3）。BCCA 系列研究的结果类似，PTCL-NOS、AITL 和 ALCL 的 5 年无进展生存率分别为 29%、13% 和 28%[2]。在瑞典档案研究中，84% 的病人应用了 CHOP

类的化疗，他们中 PTCL-NOS、AITL 和 ALK 阴性 ALCL 的 5 年无进展生存率分别为 21%、20% 和 31%，而 ALK 阳性 ALCL 为 63%[4]。

一些 PTCL 的前瞻性临床试验可以让我们获得病人对 CHOP 预期反应率的信息。在一项评估初发 PTCL 自体干细胞移植后 CHOP 诱导化疗的二期临床研究中，病人对 CHOP 的总体反应率（ORR）为 79%，完全反应率（CR）为 39%[15]。在类似的一项 CHOP 对比 VIP-rABVD（依托泊苷+异环磷酰胺+顺铂+阿霉素或博来霉素或长春花碱或达卡巴嗪）的小型 III 期临床研究中，ORR 为 70%，CR 为 35%，与上述的研究无明显差异[16]。

虽然大多数病人接受了 CHOP 方案化疗，但是目前对 PTCL 并无标准的一线治疗方法，因为还没有足够针对某种治疗方法的随机数据作为支撑。许多研究者在 CHOP 基础上加入某些药物以提高 CHOP 的治疗效果。一些二期临床研究在 CHOP 基础上增加了 CD52 单抗（阿伦单抗）将完全缓解率从 65% 提高至 71%。然而，阿伦单抗的增加也引起了明显的毒性，包括雅各伯病毒性脑炎、侵袭性曲霉病、卡氏肺囊虫肺炎、败血症、EBV 病毒相关淋巴瘤和巨细胞病毒激活[17~19]。类似地，在一项地尼白介素联合 CHOP 的 Ⅱ 期临床试验中，ORR 和 CR 分别为 65% 和 55%；然而在第一轮化疗后出现 3 例病人死亡，另外有 4 名病人由于毒副反应退出试验[20]。

德国高危非霍奇金淋巴瘤研究组（DSHNHL）对 CHOP 联用依托泊苷方案进行了评估。他们对应用了 CHOP 或 CHOEP（环磷酰胺、多柔比星、长春新碱、依托泊苷、泼尼松）等不同前瞻性 Ⅱ 期或 Ⅲ 期方案的 PTCL 病人进行了分析[21]。年轻且 LDH 正常的病人（60 岁以下）使用 CHOEP 方案效果优于使用 CHOP 方案，CHOEP 方案的 3 年无事件生存率（EFS）为 75.4%，CHOP 方案为 51%，但总体生存率（OS）无明显差异。CHOEP 方案受益最大的是 ALK 阳性 ALCL 亚型，但对其他亚型也显示 CHOEP 方案能提高 EFS（$p=0.057$）。然而，增加依托泊苷使高龄病人出现过度的毒性。Nordic 组在一项评估 PTCL 干细胞移植前用药的前瞻性研究中，对小于 60 岁的受试者采用了 CHOEP 诱导方案[22]。在这项 Ⅱ 期研究中，病人每两周接受一次 CHOEP 化疗，缓解者随后进行 ASCT。CHOEP 的 ORR 为 82%，CR 为 51%。尽管在比较不同研究结果时需要谨慎，该项研究结果看起来还是优于 Reimer 等人报道的 CHOP 后进行 ASCT 治疗的结果，其 CR 仅为 39%[15]。

没有随机试验来评估 PTCL 第一次缓解后进行 ASCT 这种有争议的方法，不过一些前瞻性研究还是认为这一策略有益。之前提到的 Nordic 研究入组了 160 个 PTCL 病人，包括 39% PTCL-NOS，19% ALK 阴性 ALCL，以及 19% AITL，排除了 ALK 阳性的 ALCL[22]。病人行六个疗程 CHOEP 方案（大于 60 的病人不用依托泊苷），完全缓解（CR）或部分反应（PR）的病人随后接受大剂量的卡氯芥、依托泊苷、阿糖胞苷和美法仑（或环磷酰胺）以及 ASCT 治疗。根据意向治疗（ITT）分析，71% 病人进行了 ASCT，5 年 OS 和 PFS 分别为 51% 和 44%。Reimer 等人组织了第二大前瞻性研究，用以评估 CHOP 方案后第一次缓解后进行 ASCT 的效果，入组了 83 例病人[15]。根据 ITT 分析，3 年 OS 为 48%。对于进行移植的病人（超过 66%），结果相当有益，3 年 OS 达到 71%。在斯隆凯特琳肿瘤中心进行的一项回顾性分析中，他们对第一次缓解后有意向进行移植治疗的病人进行了评估，发现中期使用 PET 检查成像是预测结果的最有力工具。在四化疗周期后进行 PET 检查结果为阴性的病人占 53%，在这些病人中有 59% 在 5 年后无进展，其中包括了 53% IPI 等于或大于 3 的病人[23]。

复发或难治病人的治疗方法

目前尚无随机数据或护理标准来指导复发或难治性 PTCL 病人的治疗[24]。从 1976 年到 2010 年的大量 PTCL-NOS、AITL 和 ALCL 病人，那些没接受造血干细胞移植的复发或难治性病人中位总体生存期仅为 5.5 个月[26]。但是，随着一些新药的出现，如罗米地辛、贝利司他和普拉曲沙，使这些病人的生存期得

到改善[28,29]。还有色瑞替尼被 NCCN 列入治疗 CD30 阳性 T 细胞淋巴瘤的纲要中（表 104-4）[30~33]。

表 104-4 复发/难治性外周 T 细胞淋巴瘤对美国 FDA 批准药物的总体反应率

亚型	普拉曲沙*	罗米地辛†	贝利司他‡	色瑞替尼§¶
PTCL-NOS	31%	29%	23%	33%
ALTL	8%	30%	46%	50%
ALCL	29%	24%	15%	86%

AITL，血管母 T 细胞淋巴瘤；ALCL，间变大细胞淋巴瘤；PTCL，外周 T 细胞淋巴瘤；PTCL-NOS：未分类的外周 T 细胞淋巴瘤
* 数据根据 OA O'Connor, B Pro, L Printer-Brown 等人推算[26]。† 数据根据 B Coiffier, B Pro, HM Prince 等人推算[27]。‡ 数据根据 S Horwitz, W Jurczak, A Van Hoof 等人[29] 和 S Horwitz, W Jurczak, A Van Hoof 等人推算[28]。§ 数据根据 B Pro, R Advani, P Brice 等人[32] 和 SM Horwitz, RH Advani, NL Bartlett 等人推算[32]。¶ 色瑞替尼摘自国家综合性肿瘤网络（NCCN）对于复发/难治性 CD30 阳性 PTCL 的治疗纲要

对于那些适合做移植的病人或者复发/难治的病人应当考虑异体移植。一旦供体确定，应考虑高强度挽救性的化疗选择，包括 ICE（异环磷酰胺、卡铂、依托泊苷）或者 DHAP（地塞米松、阿糖胞苷、顺铂），因为这样的化疗方案比较可能诱导缓解，这将优化移植后的结果[30]。可是，这些方案一般只能用 3~4 周期，随后应迅速地进行移植巩固。清髓和低强度异体干细胞移植显示 3 年 PFS 达 60%[37~39]。ASCT 在复发/难治性 PTCL 中的作用存在争议。有一些研究认为除了 ALCL 病人，ASCT 在 PTCL 疾病的长期控制中的作用颇微[34,35]。不过，其他一些研究，包括国际血液与骨髓移植研究中心的收集数据，报道了复发后进行 ASCT 结果更为有益[36]。

对那些不适合进行移植的病人，治疗的目标在于减缓发病进程，治疗应尽量保证生存期和生存质量。治疗选择包括罗米地辛、贝利司他、普拉曲沙、吉西他滨、苯达莫司汀和阿伦单抗[26~29,40~42]。另外，色瑞替尼在复发性 CD30 表达且之前未用过此药的 ALCL 病人中，应考虑作为第一选择[21~33]。

由于 PTCL 的异质性，越来越多人将兴趣聚焦于如何根据组织学和其他因素进行个体化治疗。例如，色瑞替尼是一种 CD30⁻药物偶联抗体，可在复发/难治性 ALCL 及 CD30 阳性的 AITL 和 PTCL-NOS 病人中诱导反应[32,33]。类似地，克唑替尼，一种 ALK 抑制剂，在小部分 ALK 阳性的 ALCL 病人中显示出显著的活性，目前正在做进一步的研究[43~45]。组蛋白去乙酰化酶（HDAC）抑制剂，例如贝利司他和罗米地辛，在 ALCL 病人中显示出更优的活性和反应持续时间（表 104-4）[27,29]。

基因表达谱鉴定出了一些分子分类标记物，从而改进了 ALK 阴性 ALCL、AITL 和 PTCL-NOS 的分类和预后[46~49]。此外，一些染色体异位和频发基因突变的鉴定，也有利于更好地对 PTCL 进行分类，并且提供一些潜在的治疗靶点。下一代测序在 ALK 阴性 ALCL 中鉴定了一种新的染色体异位 t(6;7)[50]，这种突变可能是 ALK 阴性 ALCL 中具有较好预后的一种独特类型[51]。这一突变导致了 DUSP22 基因（可能是一个抑癌基因）的低表达。而在 PTCL-NOS 病人中，新发现了 t(5;9) 染色体异位，该异位产生了 ITK-SYK 融合基因[52]。SYP 的表达水平随后在 141 例 PTCL 中利用免疫组化进行评估，结果显示 94% 存在高表达，尽管染色体异位仅在 39% 病例中被发现[53]。这些发现

提示 SYK 抑制剂在这些病例中可能有潜在的成药性[54]。累及 TET2 基因的突变在 AITL 及表达 T 滤泡辅助性（TFH）细胞标志的 PTCL-NOS 中很常见；它们在其他 PTCL-NOS 病例中（占 24%）并不常见，而且在 ALCL 中未见突变[55]。TET2 通过 DNA 甲基化参与了转录表观调控，而该基因的失活性突变首先是在髓系恶性肿瘤中被发现的。这些突变提示了 AITL 和具有 AITL 特征的 PTCL-NOS（TFH 类似的 PTCL-NOS）之间可能存在的生物学联系，提示低甲基化药物可能发挥作用。

● 外周 T 细胞淋巴瘤，未另做陈述

定义

那些未归入目前已知组织病理学分类即我们这里所说的 PTCL，包括非特指型（PTCL-NOS；参见第 96 章）。

流行病学

PTCL-NOS 是一种最常见的成熟 T 细胞肿瘤，在西方国家中约占全部 T 细胞淋巴瘤的 25% ~ 30%[56-58]。在美国，每 100 000 成年人中就有约 0.4 个病人[62]。在亚洲，PTCL-NOS 约占成熟 T 细胞肿瘤的 20% ~ 25%（表 104-2）[3,57]。确诊的中位年龄为 60 岁，好发于男性（2:1）[3,7]。

临床特征

总体而言，PTCL-NOS 是具有侵袭性、快速发展的疾病。弥漫性淋巴结病、全身症状、结外累及、升高的 LDH 水平及进展期疾病非常常见[56,57]。肝肿大和脾肿大分别占病人的 17% 和 24%。Ⅰ、Ⅱ、Ⅲ、Ⅳ期疾病分别占 14%、17%、26%、43%。骨髓浸润约占 20%[2,4]。PTCL 可能伴随瘙痒症、外周嗜酸性粒细胞增多症、高钙血症及噬血细胞综合征[60,61]。

实验室特征

组织病理学

大部分病例起源于淋巴结，在炎性背景下包含了小和大的非典型淋巴样细胞的混合。（参见第 96 章）[62]。典型的免疫表型是表达 CD4 或 CD8 的成熟 T 细胞，大多数是 CD4+，尽管 CD4/CD8 双阳性和双阴性的病例也有见报道[6,63]。一般是利用抗原异常来鉴定恶性肿瘤细胞，每个病人表现可能都不一样，甚至在同一个病人的不同发病阶段都可能不一样[6,7]。一个或者更多的全 T 细胞抗原缺失很常见[64]，并且伴随着 TCR 重排。

治疗和预后

正如之前所讨论的，PTCL-NOS 病人通常以 CHOP 为基础的药物进行治疗，不过并没有一线治疗的统一标准。在 PTCL 中单独用 CHOP 方案的前瞻性数据很少，但根据应用 CHOP 作为联合治疗中一部分的临床试验，CHOP 方案的 ORR 高达 79%，CR 率高达 39%[15]。可是，单用 CHOP 后长期缓解的很少，在一些大型回顾性研究中 PFS 率在 20% ~ 30%[2-4]。那些通过在 CHOP 方案中加入新药如阿伦单抗、硼替佐米或地尼白介素-毒素连接物等以试图提高一线治疗效果的努力，并没有

取得明显的成效[20,12,19]。根据 DSHNHL 的 7 项前瞻性研究的回顾性分析，对于症状较轻的年轻病人，CHOP 基础上增加依托泊苷比单用 CHOP 更有效[21]。此外，在一项 CHOEP 后进行 ASCT 的前瞻性研究中，CHOEP 的 ORR 达 82%，CR 达 51%[22]。一些新药被批准用于复发性病人中，如罗米地辛和色瑞替尼，目前与 CHOP 方案联用，并且在一项正在进行的与标准 CHOP 方案治疗进行比较的Ⅲ期临床试验中。

其他提高 PTCL-NOS 一线治疗的策略是在初次缓解中通过 ASCT 进行巩固，如前面"初次治疗方案"中所讨论的。尽管在初次缓解后进行 ASCT 缺乏随机试验，三项前瞻性Ⅱ期试验支持这一方法[15,22,23]。这些研究显示，PTCL-NOS 病人的 5 年 OS 最高可达 47%，PFS 最高可达 38%[22]。

异基因移植为部分复发 PTCL-NOS 提供了长期的疾病控制。尽管移植相关的死亡率很显著，回顾性研究显示在一些试验中 2 年 OS 可达 61%。因此，异基因移植常常考虑用于那些一线治疗失败的病人上[23,39,66]。

一些有前景的新药，包括贝利司他、苯达莫斯汀、吉西他滨和阿伦单抗，已经逐渐用于复发性 PTCL-NOS 病人的治疗上[28,40-42]。普拉曲沙、罗米地辛和贝利他已被广泛批准用于 PTCL，在一些大型Ⅱ期研究中显示 ORR 约 20% ~ 30%（表 104-4）[27,71,72]。

总体上，利用 CHOP 为基础的治疗，PTCL-NOS 病人的 5 年 FFS 为 20%，5 年 OS 为 32%[60]。IPI 和 PIT 可用于 PTCL-NOS 病人的危险分层及评估预后。对于 PIT 分数为 0、1、2、3 或更高的病人，5 年 FFS 分别为 34%、22%、13% 和 8%。对于 IPI 分数为 1 或小于 1、2、3、4 或更高的病人，5 年 FFS 分别为 36%、18%、15%、9%[7]。然而 PIT 分数不作为治疗决策的一项指标（表 104-3）[13,12]。

● 血管免疫母 T 细胞淋巴瘤

定义

AITL 是 1974 年首先被描述成血管免疫母细胞性淋巴结病伴异常蛋白血症。现在我们知道了，这些类型是同一类。

流行病学

AITL 约占所有淋巴瘤的 1%，约占所有 T 细胞淋巴瘤的 20%[57]。国际相关数据显示，欧洲 AITL 在 T 细胞淋巴瘤中所占比例高于北美或亚洲[3]。男女比约为 1:1，诊断的中位年龄约 65 ~ 70 岁[3,4,7]。

临床特征

常见症状包括 B 症状（发热、盗汗、体重减轻）、全身淋巴结肿大、皮疹、高丙球蛋白血症、嗜酸性粒细胞增多和自身免疫溶血性贫血（直接 Coombs 阳性）。一些病人在明确诊断前有几年内可有症状的反复波动。AITL 病人可发展为弥漫大 B 细胞淋巴瘤，这种淋巴瘤由 EBV 阳性 B 细胞演化而来，而这种 B 细胞常呈淋巴瘤浸润。弥漫大 B 细胞淋巴瘤可能与 AITL 同时出现或者可能为组织学复发，所以出现复发时强烈推荐再次活检以指导后续治疗[69,70]。

实验室特征

组织病理学

组织学上,AITL 淋巴结正常结构被破坏,并可见多形性细胞浸润和小血管增生。还有小淋巴细胞、浆细胞、免疫母细胞、组织细胞和嗜酸性粒细胞等夹杂在淋巴结中。因此,正常淋巴结的结构被破坏,伴生发中心消失、大量结内新生血管形成及滤泡树突细胞网(CD21)的扩张。散在分布的 EB 病毒阳性 B 细胞总是存在,反映伴有免疫缺陷状态。肿瘤细胞是 CD4$^+$αβT 细胞,伴 TCRβ 和 γ 链基因重排[70~72],90% 的情况下 AITL 表达特异性标志 CD10[73]。

在 AITL 中常出现 X、1、3 和 5 号染色体的异常。复杂核型是其预后不良的因素[77]。基于基因组分析,根据细胞过表达特异性标志物 CXCL13 和 PD1,推测 AITL 的细胞来源是滤泡性辅助细胞[74,75]。PTCL-NOS 的亚型有相似的基因表达谱,提示可能有相似的生物学行为[76]。

治疗和预后

就如"初次治疗方案"中所讨论的,大部分 AITL 病人采用 CHOP 为基础的治疗方案。CR 率和 PTCL-NOS 相似(约 50% ~60%)。非随机化的数据支持获得 CR 的病人行 ASCT 作为一线治疗[22]。极少有病人使用糖皮质激素单药治疗,虽然激素可以诱导缓解,但不能维持[78]。有报道低剂量氨甲蝶呤和环孢素对 AITL 病人有效[79~81]。有报道色瑞替尼治疗 CD30 阳性复发/难治性 AITL 反应率可高达 50%[32]。

IPI 和 PIT 都只是用于对病人进行危险分层,并不能用于决定治疗(表 104-3)[12,13,82]。有一组研究显示在 AITL 中免疫球蛋白 A 水平、年龄大于 60 岁、大于 1 个结外器官累及、贫血和血小板减少都有预后相关。

● 间变大细胞淋巴瘤

定义

ALCL 是 CD30 阳性外周 T 细胞肿瘤,暂时分为 ALK 阳性(60% ~70%)和阴性(30% ~40%)[1,83,84]。除了全身型,还有原发皮肤型(参见第 103 章),常呈惰性发展,还有最近被发现的称为乳房植入物相关 ALCL[85,86]。

流行病学

ALCL 占总 T 细胞淋巴瘤的 6% ~24%[2~4]。然而 ALCL 的流行程度因地理区域而异(表 104-2)。在北美、欧洲和亚洲,ALK 阳性 ALCL 分别占 PTCL 的 16% 、6% 和 3%[3]。ALK 阳性 ALCL 病人的中位年龄为 30 ~ 40 岁。儿童 ALCL 中 90% 为 ALK 阳性[83,87]。在美国和亚洲,ALK 阳性表型更常见(比率分别为 2:1、3:2),然而在欧洲 ALK 阴性表型更常见(3:2)[3]。这两种类型均男性发病略多。在北美、欧洲和亚洲,ALK 阴性 ALCL 分别占 PTCL 的 8% 、9% 和 3%[3]。其中位发病年龄为 55 ~60 岁[3,14,67]。

临床特征

ALCL 临床病程呈侵袭性,常表现为全身性症状,疾病进展

和结外病变。ALK 阳性 ALCL 病人更年轻,体能状况更好,LDH 水平也较低。ALK 阳性 ALCL 病人中约 8% ~12% 有骨髓浸润的形态学证据[2~4]。用抗 CD30 抗体和抗 ALK 抗体检测,会发现双倍病例存在骨髓浸润[88]。

相比 ALK 阳性病人,ALK 阴性 ALCL 病人更高龄,LDH 水平更高、体能状态更差。结外病变在 ALK 阴性人群中更常见[14],包括骨髓、肝脏、肺和皮肤,但很少累及中枢神经系统。骨髓浸润在 ALK 阴性 ALCL 病人中发生率为 12% ~22%[2~4]。

已有报告一种新的 ALK 阴性 ALCL 临床亚型,与生理盐水和硅胶乳房植入物相关。虽然该亚型的自然过程和治疗需要更多的阐述,其临床病程侵袭性似乎较弱,局部病变病人只需通过外科手术除移植入物和胶囊就能得到充分的治疗[85,89~91]。这是迄今为止最大规模(60 例病人),大部分局限于胸部(83%),而 10% 和 7% 分别处于 Ⅱ 期和 Ⅳ 期。病人最常出现的是乳房内的积液而很少有明显的乳房肿块[85]。

实验室特征

ALCL 细胞倾向于致密生长,并且常常在那些侵袭性淋巴结窦被发现[92]。根据肿瘤的和混合活性细胞的大小将其分为三种类型:"一般类型"在所有病例中占大多数,它以大的多形性肿瘤细胞为特征;"小细胞型"占所有病例的 5% ~10% ,小型或中性肿瘤细胞混合 CD30 和 ALK 阳性的大间变性细胞;"淋巴组织细胞类型",在所有病例中占 5% ~10% ,很接近小细胞类型,包含小细胞并混合大渐变细胞以及一大群组织细胞(参见第 96 章)[94]。

非随机的 t(2;5)(p23;q35)染色体易位形成 NPM 和 ALK 融合基因[95]。NMP-ALK 编码 80kDa 的融合蛋白 NMP-ALK(p80),这种蛋白作为一种癌基因在 ALK 阳性的 ALCL 中起作用。值得注意的是,ALK 阳性 ALCL 中其他易位导致 ALK 表达也有发现,但是很罕见[50,96~102]。因此,ALK 阳性是这类疾病的高度特异性标志[83,84,96]。在 ALCL 中,T 系及"裸型"免疫表型均可见到。T 细胞表达广谱 T 系抗原 CD2、CD2、CD4、CD5 和 CD7。而"裸型"可同时缺乏 T 系及 B 系抗原。但常常表达细胞毒分子,如粒酶 B 和穿孔素,并且有 TCR 基因重排,提示为 T 细胞来源[102,103]。

基因和蛋白聚类分析高度提示 ALK 阳性和阴性的 ALCL 是两种不同的疾病类型。在 ALK 阳性 ALCL 中,CEBPB、PTPN12、SERPINA1 和 BCL6 存在过度表达。而 CCR7、CNTFR、IL-21 和 IL-22 在 ALK 阴性 ALCL 中有过度表达[104]。经比较基因组杂交和 FISH 分析 TP53 和 ATM 位点,17p 和 17q24-qter 的增加及 4q13-q21 和 11q14 的缺失在 ALK 阳性肿瘤中更为常见,而 1q 和 6p21 的增加则更易出现在 ALK 阴性的肿瘤中[112]。这些不同点通过这两种疾病的治疗中不同反应体现[87]。有趣的是,表达 DUSP22 的 ALK 阴性 ALCL 病人预后与 ALK 阳性 ALCL 相似,有 TP63 表达的病人预后不良[51]。

治疗和预后

在 T 细胞淋巴瘤中,ALK 阳性 ALCL 对化疗最敏感。其生存率及缓解率与弥漫大 B 细胞淋巴瘤相似。因为 ALCL 在儿童中发生率较高,包含蒽环类化疗药物的强化方案在儿童中已有研究[106,107]。约有 90% ALK 阳性 ALCL 病人用蒽环类为基础的化疗获得缓解,儿童病人 5 年后不复发率可达 65% ~

75%[76,108]。在成人中，CHOP 为基础的治疗是最常见的方法，而强化治疗，比如大剂量氨甲蝶呤、多柔比星、环磷酰胺、长春新碱、泼尼松和博来霉素的 MACOP-B 方案和多柔比星、环磷酰胺、长春新碱、博来霉素和泼尼松的方案并没有比 CHOP 为基础的方案更优[67,109]。

IPI 评分对 ALK 阳性 ALCL 病人的危险分层尤其有意义，有些机构建议高危病人应该和其他 PTCL 一样治疗（表 104-3）[2,3,110]。DSHNHL 通过回顾性分析 7 项 II 期和 III 期临床试验，认为对于 ALK 阳性年龄小于等于 60 岁、且 LDH 正常的 ALCL 病人，CHOP 联合依托泊苷较单用 CHOP 而言，EFS 有提高，但是 OS 无改变 21。GELA 组织（欧洲成人淋巴瘤研究组）认为 ALK 表达的预后意义仅限于 40 岁以上的人 67。对于复发病人，相比其他 T 细胞淋巴瘤，高强度的挽救治疗（包括 ASCT）能获得更高缓解率。

色瑞替尼，联合了 CD30 抗体与一甲基澳瑞他汀 E（MMAE），在一项单药治疗的 II 期试验中显示，超过 80% 的复发/难治性 ALCL 有反应[32]。美国 FDA 在 2011 年批准色瑞替尼用于治疗复发性 ALCL[111]。色瑞替尼联合化疗正被研究用于 ALCL 的一线治疗。克唑替尼（ALK 酪氨酸激酶抑制剂）之前被美国 FDA 批准用于 ALK 阳性非小细胞肺癌的治疗，在一些 ALK 阳性的 ALCL 显示出极好的反应，目前在复发/耐药性 ALCL 中进行一些试验[44,45,112]。

ALK 阴性 ALCL 表现出一些不良预后特点，包括 III 期和 IV 期疾病、B 症状、高 IPI 分数、高 LDH 血清水平和表达 TP63[51,114,115]。该疾病常具有侵袭性临床过程，而且较 ALK 阳性 ALCL 对化疗反应不敏感。目前治疗一般是以 CHOP 样为基础的化疗，和其他形式的 PTCL 一样，前面"初次治疗方案"部分已有讨论。根据一些大型回顾性研究，类似于 PTCL-NOS，在初次缓解后用 ASCT 进行巩固一般考虑用于 ALK 阴性 ALCL，以延长缓解周期[22,15]。IPTCL 报道了 ALK 阴性 ALCL 病人的 5 年 FFS 和 OS 率分别为 36% 和 49%（表 104-3）[3]。CD56 表达水平显示出可以作为 ALK 阴性 ALCL 较好的独立预后指标，因为它可表达 DUSP22[51,113]。

● 肠病型 T 细胞淋巴瘤

定义

肠病性 T 细胞淋巴瘤（EATL）是一种成熟 T 细胞淋巴瘤，在胃肠道出现。根据组织病理学的不同，国际卫生组织将 EATL 分为两个亚型，I 型和 II 型[116]。

流行病学

EATL 约占所有 PTCL 的 2% ~ 10%，发病率因地理分布而异[2-4]。病人确诊的中位年龄为 55 ~ 65 岁，男性略多于女性[116,117]。I 型 EATL 占所有病例的 60% ~ 80%[116]，大部分病人有乳糜泻病史，与人类白细胞抗原（HLA）-DQ2 单倍体类型密切相关。在欧洲 EATL 病人中，80% 为 I 型 EATL[116,118]。难治性乳糜泻的病人在不含谷蛋白的饮食中没有改善，其患 EATL 的风险高很多。特别是复发难治性乳糜泻病人伴有异常上皮内淋巴细胞克隆性表达，丢失 CD3、CD4 和 TCR，而表达胞内标记物 CD3，具有发展为 EATL 的高风险[117]。相反，II 型 EATL 占

所有病例的 20% ~ 40%，与乳糜泻和 HLA-DQ2 单体型关系不大[116,119]。

临床特征

大部分 EATL 病人以急腹症起病，常需要紧急或急诊外科手术，最后明确诊断[120]。虽然胃肠道其他部位也可受累，但 EATL 通常表现为空回肠溃疡性病变或穿孔。由于此病伴有营养吸收障碍，其最常见的体征和症状包括体重减轻、恶心和呕吐；并伴随腹痛和肠梗阻[121]。过程可为暴发性，其死亡原因可为治疗中继发肠穿孔所致。EATL 的肠外表现很罕见，几乎没有关于累及皮肤、神经或肺累及的数据。全身性症状应该被视为疾病临床进展的征兆，虽然可能只在小于 30% 的 EATL 病人中发生[124,129]。

实验室特征

组织病理学

EATL 的两个亚型可通过特异性免疫表型进行区分：I 型 EATL 不表达 CD56，II 型 EATL 表达 CD56[119]。I 型 EATL 的组织学类型主要表现为中等大小的肿瘤细胞，有圆形或有角的泡状核，突出的核仁，和淡染胞浆。通常都大量的嗜酸性粒细胞、组织细胞和小淋巴细胞的浸润[123]。典型的 I 型 EATL 有以下免疫表型：CD3、CD7、CD103 阳性，大部分 CD30 阳性，CD4、CD5、CD8、CD56 阴性。这些细胞也表现出细胞毒性表型，穿孔素、颗粒酶 B 和 TIA-1 阳性[124,125]。II 型 EATL 是以一种小到中型单一形态淋巴细胞浸润为特征，CD3、CD8、CD56 和 TCR-β 阳性，CD3、CD4 常为阴性[119]。

治疗和预后

CHOP 化疗方案广泛用于大部分 I 型和 II 型 EATL 病人中，5 年复发 FFS 是 4% ~ 22%，5 年总生存约率 20%[2-4,116]。CHOP 加依托泊苷并不能增加额外的获益[133]。即使病人最初对 CHOP 方案敏感，通常平均间隔 6 个月后会复发，复发后的平均存活时间约 6 个月到 1 年[12,116,121,126]。在符合移植条件的病人中，大剂量的化疗后的 ASCT 可能能够改善预后[15,127,128]。苏格兰和纽卡斯尔研究小组证明 CHOP 与 IVE（异环磷酰胺、表柔比星、依托泊苷）交替的高强度治疗和中剂量氨甲蝶呤后行 ASCT 巩固治疗，完成 ASCT 的病人有 50%，其中 5 年总生存率是 60%，PFS 是 52%[120]。然而很多病人未能完成整个化疗。并且存在大量的并发症，包括胃肠出血、小肠穿孔和肠绞痛。有 12 例病人需要肠内或全肠道营养。

不良预后因素包括乳糜泻史、初诊时巨大肿瘤肿块（≥5cm）、升高的 LDH 和行动不便状态[116]。PIT 评分预测 EATL 的 OS 和 FFS 优于 IPI[161]。

● 成人 T 细胞白血病/淋巴瘤

定义

ATL 是一种不常见的淋巴细胞增殖性肿瘤，表达 T 细胞成熟抗体 CD4⁺CD25⁺，在 1977 年首次被描述为可由感染逆病毒、HTLV-1 引起[130,131]。典型的细胞有白血病"花瓣样细胞"的表

型[132]。没有组织病理学证明肿瘤病变为 ATL 的病人,至少需要外周血有 5% 的异常 T 淋巴细胞[133]。

流行病学

在美国 ATL 的发病率约 0.05/100 000[134]。疾病流行与 HTLV-1 病毒的地理分布相似,在日本南部、加勒比、中南美洲,热带非洲,罗马尼亚和伊朗北部发病率最高(表 104-2)[135~139]。

在约 1000~2000 万 HTLV-1 携带者中,一生中发生 ATL 的风险可达 2.5%~4%,平均潜伏期可超过 50 年[134,137,139,140]。HTLV-1 通过母乳喂养、血制品和无保护的性接触传播。绝大多数 ATL 病例发生在早期感染 HTLV-1 的病人中[141]。此外,长期感染可能增加突变概率,最终导致恶性转化。成人 T 细胞白血病/淋巴瘤病人的中位年龄为 62 岁,无性别差异[142,143]。

临床特征

已有描述 ATL 的一些亚型:急性型、淋巴瘤型、慢性和冒烟型;这些有不同的基因组改变和不同的临床病程[133,143,144]。

ATL 的急性型占所有病例的 60%,其特点是病人呈白血病表现。另外 20% 的病人呈淋巴瘤型,其特征为淋巴结肿大,并且在外周血中白血病细胞小于 1%。这些亚型表现为进展性临床病程,中位生存期小于 1 年。绝大部分病人表现为肝脾肿大(50%)、淋巴结肿大、LDH 升高、高钙血症(50%)以及内脏和皮肤的病变。约有 35% 的病人由骨髓浸润[143]。大部分病人有淋巴结肿大,特别是在后腹膜及肝门区,尽管淋巴结相对比较小,纵隔肿块罕见。结外病变包括肺、肝、皮肤、胃肠道和中枢神经系统,包括脊髓病和痉挛性瘫痪。

与急性和淋巴瘤型相反,冒烟型的成人 T 细胞白血病/淋巴瘤常以皮肤病变或肺部浸润为主要表现,无内脏或骨髓累及,外周血异常 T 细胞比率低(<5% 的淋巴细胞)。慢性型 ATL 的病人表现为白细胞增多和淋巴结、脏器肿大,无 LDH 升高或内脏受累。虽然冒烟型和慢性 ATL 最初是以惰性起病,但其预后仍较差,生存期为 4.1 年,其中 49% 经中位数 18.8 个月后进展为急性 ATL[145]。

成人 T 细胞白血病/淋巴瘤病人常见的是机会感染,即使是惰性型[146],包括卡氏肺囊虫病,类圆线虫和隐球菌性脑膜炎,以及细菌和其他真菌感染

实验室特征

组织病理学

肿瘤细胞呈多形性,细胞核染色质浓,高度分叶("三叶草"或"花瓣样细胞")

核仁不明显并且表现出成熟 T 辅助细胞的免疫表型[132]。没有组织病理学证明肿瘤病变为 ATL 的病人,至少需要外周血有 5% 的异常 T 淋巴细胞[133]。在约 20% 的病人中,核分叶不明显,导致这些细胞难以与 Sézary 细胞相区分。这些细胞表达 T 细胞表面标记物 CD2、CD4、CD5、CD45RO、CD29 和 TCR-αβ,很少表达 CD7、CD8 和 CD26,CD3 表达较弱。淋巴细胞活化标记物 HLA-DP、HLA-DQ、HLA-DR 和 IL-2Rα(CD25)常表达,而末端脱氧核苷酸转移酶一般都是缺失的[147]。罕见的免疫表型亚型也有报道(CD4[-],CD8[+],双阳性或双阴性亚型)[148~150]。

虽然没有 ATL 的特异性染色体异常诊断,在进展性亚型中 ATL 细胞核型常很复杂[131]。一般表现为 TCR 基因的克隆重排[151~153]。

实验室分析

进展性 ATL 病人常表现为 LDH 的升高和高钙血症。

治疗和预后

总的来说,ATL 的预后仍较差,进展型病人中位生存期小于 1 年。对 126 例病人进行了多因素分析,其中 13% 为急性型,87% 为淋巴瘤型,通过 IPTCLP 分析显示 IPI 是影响总生存期的唯一独立因素[142]。虽然冒烟型和慢性型 ATL 最初呈惰性病程,5 年生存期分别为 40% 和 50%,其中 49% 的病人经过中位时间 18.8 个月后,从较为惰性的 ATL 进展为急性 ATL[145]。

尽管疗效有限,细胞毒药物化疗仍是此种疾病的主流治疗方法。日本合作组织了一项称为 LSG15 的多药治疗方案,由 7 周期的 VCAP(长春新碱、环磷酰胺、多柔比星、泼尼松)、AMP(多柔比星、ranimustine、泼尼松)和 VECP(长春地辛、依托泊苷、卡铂、泼尼松)组成。在一项入组 96 个病人的 II 期临床研究中,对 LSG15 进行了评估。这 96 个病人包含了 58 个治疗初始急性型病人、28 个淋巴瘤型病人及 10 个不利慢性型病人。总有效率为 81%,包括 35% 的 CR 及 45% 的 PR[154]。鉴于这些结果,另外开展的一项对比 LSG15 与两周期一次 CHOP 的 III 期临床试验中,在类似的病人群体中显示出 LSG15 具有较高的 CR 率(40% 对 25%)和 3 年 OS(24% 对 13%),支持高剂量单臂化疗;然而 LSG15 单臂的中位生存期只有 13 个月[155]。这些结果突显了 CHOP 在该疾病中的不足,但从 LSG15 中所看到的结果也有明显的改善空间。

抗病毒治疗仍有争议。最近的一篇包含 254 例 ATL 病人的 Meta 分析说明把抗病毒作为一线治疗病人是获益的,包括使用干扰素的急性型、慢性型和冒烟型 ATL 病人,而淋巴瘤型病人未能获益。慢性和冒烟型 ATL 病人一线抗病毒治疗与化疗或干扰素联合治疗,有报道其 5 年生存率达 100%。白血病 ATL 病人前期予抗病毒和化疗,已报道的 5 年生存率为 28%,而单用一线化疗的病人 5 年生存率只有 10%。也有报道一线化疗后予抗病毒作为维持治疗能提高 OS。然而这些发现无前瞻性研究验证[156]。

另外,在日本 mogamulizumab(抗 CCR4 单克隆抗体)已经被批准为用于复发和难治性成人 T 细胞白血病淋巴瘤的治疗。在一项多中心 II 期临床实验中,28 名复发/难治性 ATL 接受 mogamulizumab 治疗,其 ORR 为 50%,中位 OS 是 13.7 个月[157]。一项改良 LSG15 随机对照 II 期临床实验表明,联合使用 mogamulizumab 单抗组耐受性好、完全缓解率为 52%,单独用 LSG 组完全缓解率只有 33%[158]。

在日本一项大型全国回顾性研究,纳入 386 例接受了异基因造血干细胞移植治疗的 ATL 病人,显示整体 3 年 OS 为 33%。在接受了相关供者移植的病人中,供体血清 HTLV-1 阳性对疾病相关的死亡率有不利影响[159]。对于具有移植条件的病人,异基因移植是一个有吸引力的选择,但是在 ATL 中 ASCT 被证明是无效的[160,161]。

● 肝脾 T 细胞淋巴瘤

定义

肝脾 T 细胞淋巴瘤（HSTCL）是一种罕见的淋巴瘤，浸润脾脏、肝脏和骨髓。在大部分病例中，由成熟 γ/δ T 细胞组成，也有 α/β HSTCL 被报道[1]。

流行病学

HSTCL 是一种罕见淋巴瘤，约占所有 T 细胞淋巴瘤的 3%[162]。该病好发于年轻男性，中位发病年龄为 35 岁[7,163]。实体器官移植后使用 TNF-α 或硫唑嘌呤造成的免疫抑制（如用于 Crohn 病和其他自身免疫疾病）是该病的一个危险因素[164,165]。

临床特征

病人通常表现为单独的肝脾肿大，无淋巴结肿大，常伴有血细胞减少、B 症状和血清 LDH 的升高[57,163]。

实验室特征

组织病理学

肿瘤细胞在脾脏、肝脏和骨髓的血窦中。恶性肿瘤细胞主要表达 CD3、CD56、TCR-δ，不表达 CD4，也不常表达 CD8[166]。常有 TCR-γ 基因重排，在大多数病例中淋巴瘤细胞 7q 染色体异位［17（q10）］伴随三倍体 8，在 α/β HSTCL 也有此现象[167~169]。

治疗和预后

HSTCL 具有侵袭性，中位生存期是 16 个月[170]。HSTCL 的最佳治疗尚不清楚。小规模病人系列研究及之前的报道显示 CHOP 的疗效有限且生存率差，同时也提示应用其他非交叉耐药方案的结果更好，如 ICE、hyper-CVAD（环磷酰胺、长春新碱、多柔吡星、氨甲蝶呤、阿糖胞苷）及 IVAC（异环磷酰胺、依托泊苷、阿糖胞苷）[162,163,170~172]。

也有关于喷司他丁治疗成功的报道[180]。为了获得长期缓解，需要同种异体干细胞移植或 ASCT 作为巩固治疗[171]。

● 结外鼻型 NK/T 细胞淋巴瘤

定义

结外鼻型 NK/T 细胞淋巴瘤（ENKTL），鼻型是 T 细胞淋巴瘤的罕见亚型，以前称为致死性中线肉芽肿，恶性肉芽肿或血管中心性淋巴瘤。

流行病学

ENKTL 约占 T 细胞淋巴瘤的 2%~9%[2~4,174~175]。该疾病常好发于中年男性，中位发病年龄为 50 岁，同样好发于儿童[134,135]。ENKTL 发生于世界各地，具有地理倾向性，亚洲的中国、日本、韩国和东南亚[177]，南美洲的墨西哥[178]、秘鲁[179]、阿根廷和巴西，ENKTL 在这些国家分别占淋巴瘤发病率的 5%~15%。在欧洲和北美偶有该病的个案报道（表104-2）[181]。

临床特征

ENKTLs 几乎都发生在结外[177]。最初累及部位通常是鼻子和鼻咽部，偶有鼻窦，扁桃体，Waldeyer 环和口咽部。当鼻型淋巴瘤破坏鼻腔的鼻窦时，可发生特征性硬腭穿孔虽然病变通常是局限性的[182]，但是 ENKTL 可以播散至皮肤，唾液腺，睾丸和胃肠道。有趣的是，淋巴瘤偶尔主要出现在上述部位而没有明显的鼻腔原发性。这些"非鼻型"ENKTLs 被认为更具有侵袭性[183]。现代成像技术，如 PET/CT，可显示大多数非鼻型淋巴瘤与隐匿鼻原发相关，提示其为弥漫性鼻淋巴瘤[184,185]。随着治疗措施的提高，原发部位的表现不再是独立预后因素[186]。该类型淋巴瘤包含很少见的 NK 细胞白血病，其特征为广泛的全身传播和骨髓、血液累及。

实验室结果

组织病理学

组织病理学显示血管浸润形态小或中等大小的非典型淋巴样细胞和组织缺血坏死。可能有骨髓嗜血。NK 细胞和 T 细胞起源相同，恶性细胞表达 CD2、CD7，不表达 CD3。也表达 CD16、CD56、胞浆内 CD3ε、CD57，常有 TCR 基因的克隆性重排[1,175,182]。

常发现肿瘤细胞被 EBV 感染，EBV 编码 RNA（EBVR）原位杂交是诊断所需的可靠检测方法[177]。几乎都表达 CD56[1]。

实验室评估

已发现在血浆中检测的 EBV DNA 聚合酶链反应（PCR）与肿瘤负荷相关，并且连续 EBV PCR 监测可用于评估治疗反应和疾病复发[187,188]。

治疗和预后

局部 NK/T 细胞淋巴瘤联合化疗和放疗效果好。单独放疗的研究显示 75% 的病人有效，然而全身复发率可高达25%~40%[189,190]。以前，以 CHOP 为基础的化疗联合放疗的 CR 率 59%，3 年无病生存期为 25%[191~193]。L-天冬酰胺酶在 NK/T 细胞淋巴瘤中具有单药效应，目前已被纳入该病的大部分方案中[194]。L-天冬酰胺酶联合吉西他滨、奥沙利铂和放疗，ORR 可达 96%，在 I 期临床实验中原位和全身复发率为 10%~15%[195]。长春新碱、泼尼松和 L-天冬酰胺酶的化疗联合放疗的 ORR 达 89%。SMILE（地塞米松、氨甲蝶呤、异环磷酰胺和依托泊苷）联合放疗的有效率为 82%，CR 为 78%[186]。有研究显示 L-天冬酰胺酶联合氨甲蝶呤、地塞米松的化疗 ORR 为 78%[197]。原位 ENKTL 的病人，标准为用放疗巩固基于门冬酰胺酶的化疗。

在晚期或复发/难治性病人中，联合化疗仍然是标准治疗方案[182]。在播散性的疾病中 SMILE 的 ORR 为 25% ~ 80%[186,196]。NK 细胞白血病以广泛全身播散和骨髓、血液累及为特征,预后很差,可能数周内死亡。

通过 PCR 检测发现血浆中检测的 EBV-DNA 与肿瘤负荷相关,并且连续通过 PCR 监测 EBV 可用于评估治疗反应和疾病复发[187,188]。基于 L-天冬酰胺酶的化疗方案疗效有提高,而 ASCT 的效果仍不明确。

虽然在 ENKTL 中使用的 IPI 进行风险分层是有意义的,Lee 及同事发展的一项 NK/T 细胞淋巴瘤特异性预后指数同样能预测预后(表 104-3)[2,3,186]。其中包括 B 症状、升高的 LDH、分期、局部淋巴结数。无危险因素、1 项危险因素、2 项危险因素及 3 项或更多危险因素的病人的 5 年 OS 分别为 81%、64%、34% 和 4%[198]。

脂膜炎样 T 细胞淋巴瘤

定义

脂膜炎样 T 细胞淋巴瘤(SPTL)是指原发于皮肤的外周 T 细胞淋巴瘤,常表现为痛性皮下结节[199~202]。病变由非典型淋巴样细胞组成,反应性组织细胞与混合脂肪组织通常与凝血坏死有关。组织学上,细胞表达 α/β 表型。这种疾病的 γ/δ 表型现在分类为皮肤 γ/δT 细胞淋巴瘤[1,202]。

流行病学

根据全球回顾性分析,SPTL 是一种罕见疾病,占所有 T 细胞淋巴瘤的 0.09%[7,203]。虽然也有儿童发病的报道,但 SPTL 主要发生于 35 ~ 40 岁成年人[204]。SPTL 好发于女性,男女比为 0.5[204]。

临床特征

典型的皮肤损害由四肢开始,能在数年内自发缓解但最终仍会进展[205]。这种损害易形成溃疡,病人常常有全身性症状。

实验室特征

病变由非典型淋巴样细胞组成,反应性组织细胞与混合脂肪组织通常与凝血坏死有关。在大多数情况下,肿瘤由成熟的 CD8+αβ 细胞毒性 T 细胞组成,表达 TIA-1,粒酶和穿孔素[202,204,205]。

治疗和预后

联合化疗有一定疗效,但缓解期较短[204~207]。糖皮质激素、干扰素-α、齐多夫定及环孢素对其均有一定的疗效[206,208,209]。但对此病的治疗仍存在着争议。尽管标准化疗方案可能有效,但完全缓解的病人并不多。有一例接受异基因骨髓移植的个案报道,由于此病较为罕见,很难评估疗效[210,211]。地尼白介素-2 在 2 名病人中应用有效,而且贝沙罗汀能使一名处于疾病进展期的病人重获临床缓解[212]。单药贝沙罗汀同样具有很好的临床疗效,ORR 达 82%[213]。

翻译:付婉彬　互审:黄河　校对:侯健

参考文献

1. Swerdlow SH, Harris NL, Jaffe ES, Pileri SA, Stein H, Thiele J, Vardiman JW, eds: *WHO Classification of Tumours of Haematopoietic and Lymphoid Tissues*, 4th ed. International Agency for Research on Cancer (IARC), Lyon, France, 2008.
2. Savage KJ, Chhanabhai M, Gascoyne RD, et al: Characterization of peripheral T-cell lymphomas in a single North American institution by the WHO classification. *Ann Oncol* 15:1467–1475, 2004.
3. Vose J, Armitage J, Weisenburger D, et al: International peripheral T-cell and natural killer/T-cell lymphoma study: Pathology findings and clinical outcomes. *J Clin Oncol* 26:4124–4130, 2008.
4. Ellin F, Landstrom J, Jerkeman M, et al: Real world data on prognostic factors and treatment in peripheral T-cell lymphomas: A study from the Swedish Lymphoma Registry. *Blood* 124:1570–1577, 2014.
5. Foss FM, Carson KR, Pinter-Brown L, et al: Comprehensive Oncology Measures for Peripheral T-Cell Lymphoma Treatment (COMPLETE): First detailed report of primary treatment. *Blood* 120, 2012.
6. Went P, Agostinelli C, Gallamini A, et al: Marker expression in peripheral T-cell lymphoma: A proposed clinical-pathologic prognostic score. *J Clin Oncol* 24:2472–2479, 2006.
7. Weisenburger DD, Savage KJ, Harris NL, et al: Peripheral T-cell lymphoma, not otherwise specified: A report of 340 cases from the International Peripheral T-cell Lymphoma Project. *Blood* 117:3402–3408, 2011.
8. Mansoor A, Pittaluga S, Beck PL, et al: NK-cell enteropathy: A benign NK-cell lymphoproliferative disease mimicking intestinal lymphoma: Clinicopathological features and follow-up in a unique case series. *Blood* 117:1447–1452, 2011.
9. Weiss LM, Wood GS, Trela M, et al: Clonal T-cell populations in lymphomatoid papulosis. Evidence of a lymphoproliferative origin for a clinically benign disease. *N Engl J Med* 315:475–479, 1986.
10. Perry AM, Warnke RA, Hu Q, et al: Indolent T-cell lymphoproliferative disease of the gastrointestinal tract. *Blood* 122:3599–3606, 2013.
11. Federico M, Rudiger T, Bellei M, et al: Clinicopathologic characteristics of angioimmunoblastic T-cell lymphoma: Analysis of the international peripheral T-cell lymphoma project. *J Clin Oncol* 31:240–246, 2013.
12. Gallamini A, Stelitano C, Calvi R, et al: Peripheral T-cell lymphoma unspecified (PTCL-U): A new prognostic model from a retrospective multicentric clinical study. *Blood* 103:2474–2479, 2004.
13. Gutierrez-Garcia G, Garcia-Herrera A, Cardesa T, et al: Comparison of four prognostic scores in peripheral T-cell lymphoma. *Ann Oncol* 22:397–404, 2011.
14. Savage KJ, Harris NL, Vose JM, et al: ALK– anaplastic large-cell lymphoma is clinically and immunophenotypically different from both ALK+ ALCL and peripheral T-cell lymphoma, not otherwise specified: Report from the International Peripheral T-Cell Lymphoma Project. *Blood* 111:5496–5504, 2008.
15. Reimer P, Rudiger T, Geissinger E, et al: Autologous stem-cell transplantation as first-line therapy in peripheral T-cell lymphomas: Results of a prospective multicenter study. *J Clin Oncol* 27:106–113, 2009.
16. Simon A, Peoch M, Casassus P, et al: Upfront VIP-reinforced-ABVD (VIP-rABVD) is not superior to CHOP/21 in newly diagnosed peripheral T cell lymphoma. Results of the randomized phase III trial GOELAMS-LTP95. *Br J Haematol* 151:159–166, 2010.
17. Kluin-Nelemans HC, van Marwijk Kooy M, Lugtenburg PJ, et al: Intensified alemtuzumab-CHOP therapy for peripheral T-cell lymphoma. *Ann Oncol* 22:1595–1600, 2011.
18. Kim JG, Sohn SK, Chae YS, et al: Alemtuzumab plus CHOP as front-line chemotherapy for patients with peripheral T-cell lymphomas: A phase II study. *Cancer Chemother Pharmacol* 60:129–134, 2007.
19. Gallamini A, Zaja F, Patti C, et al: Alemtuzumab (Campath-1H) and CHOP chemotherapy as first-line treatment of peripheral T-cell lymphoma: Results of a GITIL (Gruppo Italiano Terapie Innovative nei Linfomi) prospective multicenter trial. *Blood* 110:2316–2323, 2007.
20. Foss FM, Sjak-Shie N, Goy A, et al: A multicenter phase II trial to determine the safety and efficacy of combination therapy with denileukin diftitox and cyclophosphamide, doxorubicin, vincristine and prednisone in untreated peripheral T-cell lymphoma: The CONCEPT study. *Leuk Lymphoma* 54:1373–1379, 2013.
21. Schmitz N, Trumper L, Ziepert M, et al: Treatment and prognosis of mature T-cell and NK-cell lymphoma: An analysis of patients with T-cell lymphoma treated in studies of the German High-Grade Non-Hodgkin Lymphoma Study Group. *Blood* 116:3418–3425, 2010.
22. d'Amore F, Relander T, Lauritzsen GF, et al: Up-front autologous stem-cell transplantation in peripheral T-cell lymphoma: NLG-T-01. *J Clin Oncol* 30:3093–3099, 2012.
23. Mehta N, Maragulia JC, Moskowitz A, et al: A retrospective analysis of peripheral T-cell lymphoma treated with the intention to transplant in the first remission. *Clin Lymphoma Myeloma Leuk* 13:664–670, 2013.
24. Lunning MA, Moskowitz AJ, Horwitz S: Strategies for relapsed peripheral T-cell lymphoma: The tail that wags the curve. *J Clin Oncol* 31:1922–1927, 2013.
25. Mak V, Hamm J, Chhanabhai M, et al: Survival of patients with peripheral T-cell lymphoma after first relapse or progression: Spectrum of disease and rare long-term survivors. *J Clin Oncol* 31:1970–1976, 2013.
26. O'Connor OA, Pro B, Pinter-Brown L, et al: Pralatrexate in patients with relapsed or refractory peripheral T-cell lymphoma: Results from the pivotal PROPEL study. *J Clin Oncol* 29:1182–1189, 2011.
27. Coiffier B, Pro B, Prince HM, et al: Results from a pivotal, open-label, phase II study of romidepsin in relapsed or refractory peripheral T-cell lymphoma after prior systemic therapy. *J Clin Oncol* 30:631–636, 2012.
28. O'Connor OA, Masszi T, Savage KJ, et al: Belinostat, a novel pan-histone deacetylase inhibitor (HDACi), in relapsed or refractory peripheral T-cell lymphoma (R/R PTCL): Results from the BELIEF trial [abstract]. *J Clin Oncol* 31:8507, 2013.

29. Horwitz S, Jurczak W, Van Hoof A, et al: Belinostat in relapsed or refractory peripheral T-cell lymphoma subtype angioimmunoblastic T-cell lymphoma: Results from the pivotal BELIEF trial. *Hematol Oncol* 31(Suppl 1):147, 2013.
30. Zelenetz A GL, Wierda WG, et al. NCCN Clinical Practice Guidelines in Oncology: Non-Hodgkin's Lymphomas. http://www.nccn.org/professionals/physician_gls/pdf/nhl.pdf: National Comprehensive Cancer Network; 2014:451.
31. Horwitz SM, Advani RH, Bartlett NL, et al: Objective responses in relapsed T-cell lymphomas with single-agent brentuximab vedotin. *Blood* 123:3095–3100, 2014.
32. Pro B, Advani R, Brice P, et al: Brentuximab vedotin (SGN-35) in patients with relapsed or refractory systemic anaplastic large-cell lymphoma: Results of a phase II study. *J Clin Oncol* 30:2190–2196, 2012.
33. Oki SH, Bartlett NL, Jacobsen E, et al: Safety and efficacy of brentuximab vedotin for treatment of relapsed or refractory mature T/NK-cell lymphomas. *Hematol Oncol* 31(Suppl 1):147, 2013.
34. Smith SD, Bolwell BJ, Rybicki LA, et al: Autologous hematopoietic stem cell transplantation in peripheral T-cell lymphoma using a uniform high-dose regimen. *Bone Marrow Transplant* 40:239–243, 2007.
35. Horwitz SM, Kewalramani T, Hamlin P, et al: Second-line therapy with ICE followed by high dose therapy and autologous stem cell transplantation for relapsed/refractory peripheral T-cell lymphomas: Minimal benefit when analyzed by intent to treat. *Blood (ASH Annual Meeting Abstracts) 2005; 106: Abstract 2679.*
36. Smith SM, Burns LJ, van Besien K, et al: Hematopoietic cell transplantation for systemic mature T-cell non-Hodgkin lymphoma. *J Clin Oncol* 31:3100–3109, 2013.
37. Le Gouill S, Milpied N, Buzyn A, et al: Graft-versus-lymphoma effect for aggressive T-cell lymphomas in adults: A study by the Societe Francaise de Greffe de Moelle et de Therapie Cellulaire. *J Clin Oncol* 26:2264–2271, 2008.
38. Jacobsen ED, Kim HT, Ho VT, et al: A large single-center experience with allogeneic stem-cell transplantation for peripheral T-cell non-Hodgkin lymphoma and advanced mycosis fungoides/Sézary syndrome. *Ann Oncol* 22:1608–1613, 2011.
39. Goldberg JD, Chou JF, Horwitz S, et al: Long-term survival in patients with peripheral T-cell non-Hodgkin lymphomas after allogeneic hematopoietic stem cell transplant. *Leuk Lymphoma* 53:1124–1129, 2012.
40. Zinzani PL, Venturini F, Stefoni V, et al: Gemcitabine as single agent in pretreated T-cell lymphoma patients: Evaluation of the long-term outcome. *Ann Oncol* 21:860–863, 2010.
41. Damaj G, Gressin R, Bouabdallah K, et al: Results from a prospective, open-label, phase II trial of bendamustine in refractory or relapsed T-cell lymphomas: The BENTLY trial. *J Clin Oncol* 31:104–110, 2013.
42. Enblad G, Hagberg H, Erlanson M, et al: A pilot study of alemtuzumab (anti-CD52 monoclonal antibody) therapy for patients with relapsed or chemotherapy-refractory peripheral T-cell lymphomas. *Blood* 103:2920–2924, 2004.
43. Farina F, Stasia A, Ceccon M, et al: High response rates to crizotinib in advanced, chemoresistant ALK+ lymphoma patients. *Blood* 122:368, 2013.
44. Gambacorti Passerini C, Farina F, Stasia A, et al: Crizotinib in advanced, chemoresistant anaplastic lymphoma kinase-positive lymphoma patients. *J Natl Cancer Inst* 106:djt378, 2014.
45. Mosse YP, Lim MS, Voss SD, et al: Safety and activity of crizotinib for paediatric patients with refractory solid tumours or anaplastic large-cell lymphoma: A Children's Oncology Group phase 1 consortium study. *Lancet Oncol* 14:472–480, 2013.
46. Odejide O, Weigert O, Lane AA, et al: A targeted mutational landscape of angioimmunoblastic T-cell lymphoma. *Blood* 123:1293–1296, 2014.
47. Iqbal J, Weisenburger DD, Greiner TC, et al: Molecular signatures to improve diagnosis in peripheral T-cell lymphoma and prognostication in angioimmunoblastic T-cell lymphoma. *Blood* 115:1026–1036, 2010.
48. Piccaluga PP, Fuligni F, De Leo A, et al: Molecular profiling improves classification and prognostication of nodal peripheral T-cell lymphomas: Results of a phase III diagnostic accuracy study. *J Clin Oncol* 31:3019–3025, 2013.
49. Criscione VD, Weinstock MA: Incidence of cutaneous T-cell lymphoma in the United States, 1973–2002. *Arch Dermatol* 143:854–859, 2007.
50. Feldman AL, Dogan A, Smith DI, et al: Discovery of recurrent t(6;7)(p25.3;q32.3) translocations in ALK-negative anaplastic large cell lymphomas by massively parallel genomic sequencing. *Blood* 117:915–919, 2011.
51. Parrilla Castellar ER, Jaffe ES, Said JW, et al: ALK-negative anaplastic large cell lymphoma is a genetically heterogeneous disease with widely disparate clinical outcomes. *Blood* 124:1473–1480, 2014.
52. Streubel B, Vinatzer U, Willheim M, et al: Novel t(5;9)(q33;q22) fuses ITK to SYK in unspecified peripheral T-cell lymphoma. *Leukemia* 20:313–318, 2006.
53. Feldman AL, Sun DX, Law ME, et al: Overexpression of Syk tyrosine kinase in peripheral T-cell lymphomas. *Leukemia* 22:1139–1143, 2008.
54. Attygalle AD, Feldman AL, Dogan A: ITK/SYK translocation in angioimmunoblastic T-cell lymphoma. *Am J Surg Pathol* 37:1456–1457, 2013.
55. Lemonnier F, Couronne L, Parrens M, et al: Recurrent TET2 mutations in peripheral T-cell lymphomas correlate with TFH-like features and adverse clinical parameters. *Blood* 120:1466–1469, 2012.
56. Rudiger T, Weisenburger DD, Anderson JR, et al: Peripheral T-cell lymphoma (excluding anaplastic large-cell lymphoma): Results from the Non-Hodgkin's Lymphoma Classification Project. *Ann Oncol* 13:140–149, 2002.
57. Vose JM: Peripheral T-cell non-Hodgkin's lymphoma. *Hematol Oncol Clin North Am* 22:997–1005, x, 2008.
58. Armitage JO, Weisenburger DD: New approach to classifying non-Hodgkin's lymphomas: Clinical features of the major histologic subtypes. Non-Hodgkin's Lymphoma Classification Project. *J Clin Oncol* 16:2780–2795, 1998.
59. Abouyabis AN, Shenoy PJ, Lechowicz MJ, et al: Incidence and outcomes of the peripheral T-cell lymphoma subtypes in the United States. *Leuk Lymphoma* 49:2099–2107, 2008.
60. Greer JP, York JC, Cousar JB, et al: Peripheral T-cell lymphoma: A clinicopathologic study of 42 cases. *J Clin Oncol* 2:788–798, 1984.
61. Alomari A, Hui P, Xu M: Composite peripheral T-cell lymphoma not otherwise specified, and B-cell small lymphocytic lymphoma presenting with hemophagocytic lymphohistiocytosis. *Int J Surg Pathol* 21:303–308, 2013.
62. Kim H, Jacobs C, Warnke RA, et al: Malignant lymphoma with a high content of epithelioid histiocytes: A distinct clinicopathologic entity and a form of so-called "Lennert's lymphoma." *Cancer* 41:620–635, 1978.
63. Gaulard P, Bourquelot P, Kanavaros P, et al: Expression of the alpha/beta and gamma/delta T-cell receptors in 57 cases of peripheral T-cell lymphomas. Identification of a subset of gamma/delta T-cell lymphomas. *Am J Pathol* 137:617–628, 1990.
64. Knowles DM: Immunophenotypic and antigen receptor gene rearrangement analysis in T cell neoplasia. *Am J Pathol* 134:761–785, 1989.
65. Kim SJ, Yoon DH, Kang HJ, et al: Bortezomib in combination with CHOP as first-line treatment for patients with stage III/IV peripheral T-cell lymphomas: A multicentre, single-arm, phase 2 trial. *Eur J Cancer* 48:3223–3231, 2012.
66. Kahl C, Leithauser M, Wolff D, et al: Treatment of peripheral T-cell lymphomas (PTCL) with high-dose chemotherapy and autologous or allogeneic hematopoietic transplantation. *Ann Hematol* 81:646–650, 2002.
67. Sibon D, Fournier M, Briere J, et al: Long-term outcome of adults with systemic anaplastic large-cell lymphoma treated within the Groupe d'Etude des Lymphomes de l'Adulte trials. *J Clin Oncol* 30:3939–3946, 2012.
68. Frizzera G, Moran EM, Rappaport H: Angio-immunoblastic lymphadenopathy with dysproteinaemia. *Lancet* 1:1070–1073, 1974.
69. Smith JL, Hodges E, Quin CT, et al: Frequent T and B cell oligoclones in histologically and immunophenotypically characterized angioimmunoblastic lymphadenopathy. *Am J Pathol* 156:661–669, 2000.
70. Willenbrock K, Roers A, Seidl C, et al: Analysis of T-cell subpopulations in T-cell non-Hodgkin's lymphoma of angioimmunoblastic lymphadenopathy with dysproteinemia type by single target gene amplification of T cell receptor-beta gene rearrangements. *Am J Pathol* 158:1851–1857, 2001.
71. Weiss LM, Strickler JG, Dorfman RF, et al: Clonal T-cell populations in angioimmunoblastic lymphadenopathy and angioimmunoblastic lymphadenopathy-like lymphoma. *Am J Pathol* 122:392–397, 1986.
72. Feller AC, Griesser H, Schilling CV, et al: Clonal gene rearrangement patterns correlate with immunophenotype and clinical parameters in patients with angioimmunoblastic lymphadenopathy. *Am J Pathol* 133:549–556, 1988.
73. Attygalle A, Al-Jehani R, Diss TC, et al: Neoplastic T cells in angioimmunoblastic T-cell lymphoma express CD10. *Blood* 99:627–633, 2002.
74. Yu H, Shahsafaei A, Dorfman DM: Germinal-center T-helper-cell markers PD-1 and CXCL13 are both expressed by neoplastic cells in angioimmunoblastic T-cell lymphoma. *Am J Clin Pathol* 131:33–41, 2009.
75. Dorfman DM, Brown JA, Shahsafaei A, et al: Programmed death-1 (PD-1) is a marker of germinal center-associated T cells and angioimmunoblastic T-cell lymphoma. *Am J Surg Pathol* 30:802–810, 2006.
76. de Leval L, Rickman DS, Thielen C, et al: The gene expression profile of nodal peripheral T-cell lymphoma demonstrates a molecular link between angioimmunoblastic T-cell lymphoma (AITL) and follicular helper T (TFH) cells. *Blood* 109:4952–4963, 2007.
77. Schlegelberger B, Zwingers T, Hohenadel K, et al: Significance of cytogenetic findings for the clinical outcome in patients with T-cell lymphoma of angioimmunoblastic lymphadenopathy type. *J Clin Oncol* 14:593–599, 1996.
78. Siegert W, Agthe A, Griesser H, et al: Treatment of angioimmunoblastic lymphadenopathy (AILD)-type T-cell lymphoma using prednisone with or without the COPBLAM/IMVP-16 regimen. A multicenter study. Kiel Lymphoma Study Group. *Ann Intern Med* 117:364–370, 1992.
79. Takemori N, Kodaira J, Toyoshima N, et al: Successful treatment of immunoblastic lymphadenopathy-like T-cell lymphoma with cyclosporin A. *Leuk Lymphoma* 35:389–395, 1999.
80. Gerlando Q, Barbera V, Ammatuna E, et al: Successful treatment of angioimmunoblastic lymphadenopathy with dysproteinemia-type T-cell lymphoma by combined methotrexate and prednisone. *Haematologica* 85:880–881, 2000.
81. Quintini G, Iannitto E, Barbera V, et al: Response to low-dose oral methotrexate and prednisone in two patients with angio-immunoblastic lymphadenopathy-type T-cell lymphoma. *Hematol J* 2:393–395, 2001.
82. Tokunaga T, Shimada K, Yamamoto K, et al: Retrospective analysis of prognostic factors for angioimmunoblastic T-cell lymphoma: A multicenter cooperative study in Japan. *Blood* 119:2837–2843, 2012.
83. Falini B, Bigerna B, Fizzotti M, et al: ALK expression defines a distinct group of T/null lymphomas ("ALK lymphomas") with a wide morphological spectrum. *Am J Pathol* 153:875–886, 1998.
84. Pulford K, Lamant L, Morris SW, et al: Detection of anaplastic lymphoma kinase (ALK) and nucleolar protein nucleophosmin (NPM)-ALK proteins in normal and neoplastic cells with the monoclonal antibody ALK1. *Blood* 89:1394–1404, 1997.
85. Miranda RN, Aladily TN, Prince HM, et al: Breast implant-associated anaplastic large-cell lymphoma: Long-term follow-up of 60 patients. *J Clin Oncol* 32:114–120, 2014.
86. Xu J, Wei S: Breast implant-associated anaplastic large cell lymphoma: Review of a distinct clinicopathologic entity. *Arch Pathol Lab Med* 138:842–846, 2014.
87. Gascoyne RD, Aoun P, Wu D, et al: Prognostic significance of anaplastic lymphoma kinase (ALK) protein expression in adults with anaplastic large cell lymphoma. *Blood* 93:3913–3921, 1999.
88. Fraga M, Brousset P, Schlaifer D, et al: Bone marrow involvement in anaplastic large cell lymphoma. Immunohistochemical detection of minimal disease and its prognostic significance. *Am J Clin Pathol* 103:82–89, 1995.
89. Lazzeri D, Agostini T, Bocci G, et al: ALK-1-negative anaplastic large cell lymphoma associated with breast implants: A new clinical entity. *Clin Breast Cancer* 11:283–296, 2011.
90. Lechner MG, Megiel C, Church CH, et al: Survival signals and targets for therapy in breast implant-associated ALK—Anaplastic large cell lymphoma. *Clin Cancer Res* 18:4549–4559, 2012.
91. Said SM, Reynolds C, Jimenez RE, et al: Amyloidosis of the breast: Predominantly AL type and over half have concurrent breast hematologic disorders. *Mod Pathol* 26:232–238,

2013.

92. Morris SW, Kirstein MN, Valentine MB, et al: Fusion of a kinase gene, ALK, to a nucleolar protein gene, NPM, in non-Hodgkin's lymphoma. *Science* 263:1281–1284, 1994.

93. Kadin ME: Anaplastic large cell lymphoma and its morphological variants. *Cancer Surv* 30:77–86, 1997.

94. Falini B: Anaplastic large cell lymphoma: Pathological, molecular and clinical features. *Br J Haematol* 114:741–760, 2001.

95. Rimokh R, Magaud JP, Berger F, et al: A translocation involving a specific breakpoint (q35) on chromosome 5 is characteristic of anaplastic large cell lymphoma ("Ki-1 lymphoma"). *Br J Haematol* 71:31–36, 1989.

96. Shin S, Kim J, Yoon SO, et al: ALK-positive anaplastic large cell lymphoma with TPM3-ALK translocation. *Leuk Res* 36:e143–e145, 2012.

97. Ma Z, Cools J, Marynen P, et al: Inv(2)(p23q35) in anaplastic large-cell lymphoma induces constitutive anaplastic lymphoma kinase (ALK) tyrosine kinase activation by fusion to ATIC, an enzyme involved in purine nucleotide biosynthesis. *Blood* 95:2144–2149, 2000.

98. Hernandez L, Pinyol M, Hernandez S, et al: TRK-fused gene (TFG) is a new partner of ALK in anaplastic large cell lymphoma producing two structurally different TFG-ALK translocations. *Blood* 94:3265–3268, 1999.

99. Lamant L, Dastugue N, Pulford K, et al: A new fusion gene TPM3-ALK in anaplastic large cell lymphoma created by a (1;2)(q25;p23) translocation. *Blood* 93:3088–3095, 1999.

100. Cools J, Wlodarska I, Somers R, et al: Identification of novel fusion partners of ALK, the anaplastic lymphoma kinase, in anaplastic large-cell lymphoma and inflammatory myofibroblastic tumor. *Genes Chromosomes Cancer* 34:354–362, 2002.

101. Touriol C, Greenland C, Lamant L, et al: Further demonstration of the diversity of chromosomal changes involving 2p23 in ALK-positive lymphoma: 2 cases expressing ALK kinase fused to CLTCL (clathrin chain polypeptide-like). *Blood* 95:3204–3207, 2000.

102. Krenacs L, Wellmann A, Sorbara L, et al: Cytotoxic cell antigen expression in anaplastic large cell lymphomas of T- and null-cell type and Hodgkin's disease: Evidence for distinct cellular origin. *Blood* 89:980–989, 1997.

103. Foss HD, Anagnostopoulos I, Araujo I, et al: Anaplastic large-cell lymphomas of T-cell and null-cell phenotype express cytotoxic molecules. *Blood* 88:4005–4011, 1996.

104. Lamant L, de Reynies A, Duplantier MM, et al: Gene-expression profiling of systemic anaplastic large-cell lymphoma reveals differences based on ALK status and two distinct morphologic ALK+ subtypes. *Blood* 109:2156–2164, 2007.

105. Salaverria I, Bea S, Lopez-Guillermo A, et al: Genomic profiling reveals different genetic aberrations in systemic ALK-positive and ALK-negative anaplastic large cell lymphomas. *Br J Haematol* 140:516–526, 2008.

106. Massimino M, Gasparini M, Giardini R: Ki-1 (CD30) anaplastic large-cell lymphoma in children. *Ann Oncol* 6:915–920, 1995.

107. Brugieres L, Deley MC, Pacquement H, et al: CD30(+) anaplastic large-cell lymphoma in children: Analysis of 82 patients enrolled in two consecutive studies of the French Society of Pediatric Oncology. *Blood* 92:3591–3598, 1998.

108. Laver JH, Kraveka JM, Hutchison RE, et al: Advanced-stage large-cell lymphoma in children and adolescents: Results of a randomized trial incorporating intermediate-dose methotrexate and high-dose cytarabine in the maintenance phase of the APO regimen: A Pediatric Oncology Group phase III trial. *J Clin Oncol* 23:541–547, 2005.

109. Zinzani PL, Martelli M, Magagnoli M, et al: Anaplastic large cell lymphoma Hodgkin's-like: A randomized trial of ABVD versus MACOP-B with and without radiation therapy. *Blood* 92:790–794, 1998.

110. Moskowitz AJ, Lunning MA, Horwitz SM: How I treat the peripheral T-cell lymphomas. *Blood* 123:2636–2644, 2014.

111. Foyil KV, Bartlett NL: Brentuximab vedotin and crizotinib in anaplastic large-cell lymphoma. *Cancer J* 18:450–456, 2012.

112. Gambacorti-Passerini C, Messa C, Pogliani EM: Crizotinib in anaplastic large-cell lymphoma. *N Engl J Med* 364:775–776, 2011.

113. Suzuki R, Kagami Y, Takeuchi K, et al: Prognostic significance of CD56 expression for ALK-positive and ALK-negative anaplastic large-cell lymphoma of T/null cell phenotype. *Blood* 96:2993–3000, 2000.

114. Ferreri AJ, Govi S, Pileri SA, et al: Anaplastic large cell lymphoma, ALK-negative. *Crit Rev Oncol Hematol* 85:206–215, 2013.

115. Rassidakis GZ, Sarris AH, Herling M, et al: Differential expression of BCL-2 family proteins in ALK-positive and ALK-negative anaplastic large cell lymphoma of T/null-cell lineage. *Am J Pathol* 159:527–535, 2001.

116. Delabie J, Holte H, Vose JM, et al: Enteropathy-associated T-cell lymphoma: Clinical and histological findings from the international peripheral T-cell lymphoma project. *Blood* 118:148–155, 2011.

117. Di Sabatino A, Biagi F, Gobbi PG, et al: How I treat enteropathy-associated T-cell lymphoma. *Blood* 119:2458–2468, 2012.

118. Catassi C, Bearzi I, Holmes GK: Association of celiac disease and intestinal lymphomas and other cancers. *Gastroenterology* 128:S79–S86, 2005.

119. Deleeuw RJ, Zettl A, Klinker E, et al: Whole-genome analysis and HLA genotyping of enteropathy-type T-cell lymphoma reveals 2 distinct lymphoma subtypes. *Gastroenterology* 132:1902–1911, 2007.

120. Sieniawski M, Angamuthu N, Boyd K, et al: Evaluation of enteropathy-associated T-cell lymphoma comparing standard therapies with a novel regimen including autologous stem cell transplantation. *Blood* 115:3664–3670, 2010.

121. Gale J, Simmonds PD, Mead GM, et al: Enteropathy-type intestinal T-cell lymphoma: Clinical features and treatment of 31 patients in a single center. *J Clin Oncol* 18:795–803, 2000.

122. Rohatiner A, d'Amore F, Coiffier B, et al: Report on a workshop convened to discuss the pathological and staging classifications of gastrointestinal tract lymphoma. *Ann Oncol* 5:397–400, 1994.

123. Domizio P, Owen RA, Shepherd NA, et al: Primary lymphoma of the small intestine. A clinicopathological study of 119 cases. *Am J Surg Pathol* 17:429–442, 1993.

124. Bagdi E, Diss TC, Munson P, et al: Mucosal intra-epithelial lymphocytes in enteropathy-associated T-cell lymphoma, ulcerative jejunitis, and refractory celiac disease constitute a neoplastic population. *Blood* 94:260–264, 1999.

125. de Bruin PC, Connolly CE, Oudejans JJ, et al: Enteropathy-associated T-cell lymphomas have a cytotoxic T-cell phenotype. *Histopathology* 31:313–317, 1997.

126. Wohrer S, Chott A, Drach J, et al: Chemotherapy with cyclophosphamide, doxorubicin, etoposide, vincristine and prednisone (CHOEP) is not effective in patients with enteropathy-type intestinal T-cell lymphoma. *Ann Oncol* 15:1680–1683, 2004.

127. Bishton MJ, Haynes AP: Combination chemotherapy followed by autologous stem cell transplant for enteropathy-associated T cell lymphoma. *Br J Haematol* 136:111–113, 2007.

128. Jantunen E, Juvonen E, Wiklund T, et al: High-dose therapy supported by autologous stem cell transplantation in patients with enteropathy-associated T-cell lymphoma. *Leuk Lymphoma* 44:2163–2164, 2003.

129. Daum S, Ullrich R, Heise W, et al: Intestinal non-Hodgkin's lymphoma: A multicenter prospective clinical study from the German Study Group on Intestinal non-Hodgkin's Lymphoma. *J Clin Oncol* 21:2740–2746, 2003.

130. Uchiyama T, Yodoi J, Sagawa K, et al: Adult T-cell leukemia: Clinical and hematologic features of 16 cases. *Blood* 50:481–492, 1977.

131. Bunn PA Jr, Schechter GP, Jaffe E, et al: Clinical course of retrovirus-associated adult T-cell lymphoma in the United States. *N Engl J Med* 309:257–264, 1983.

132. Waldmann TA, Greene WC, Sarin PS, et al: Functional and phenotypic comparison of human T cell leukemia/lymphoma virus positive adult T cell leukemia with human T cell leukemia/lymphoma virus negative Sézary leukemia, and their distinction using anti-Tac. Monoclonal antibody identifying the human receptor for T cell growth factor. *J Clin Invest* 73:1711–1718, 1984.

133. Shimoyama M: Diagnostic criteria and classification of clinical subtypes of adult T-cell leukaemia-lymphoma. A report from the Lymphoma Study Group (1984–87). *Br J Haematol* 79:428–437, 1991.

134. Yamamoto JF, Goodman MT: Patterns of leukemia incidence in the United States by subtype and demographic characteristics, 1997–2002. *Cancer Causes Control* 19:379–390, 2008.

135. Abbaszadegan MR, Gholamin M, Tabatabaee A, et al: Prevalence of human T-lymphotropic virus type 1 among blood donors from Mashhad, Iran. *J Clin Microbiol* 41:2593–2595, 2003.

136. Paun L, Ispas O, Del Mistro A, et al: HTLV-I in Romania. *Eur J Haematol* 52:117–118, 1994.

137. Gessain A, Cassar O: Epidemiological aspects and world distribution of HTLV-1 infection. *Front Microbiol* 3:388, 2012.

138. Mahieux R, Gessain A: Adult T-cell leukemia/lymphoma and HTLV-1. *Curr Hematol Malig Rep* 2:257–264, 2007.

139. Kaplan J, Khabbaz R: The epidemiology of human T-lymphotropic virus types I and II. *Rev Med Virol* 3:137–148, 1993.

140. Franchini G, Nicot C, Johnson JM: Seizing of T cells by human T-cell leukemia/lymphoma virus type 1. *Adv Cancer Res* 89:69–132, 2003.

141. Cleghorn FR, Manns A, Falk R, et al: Effect of human T-lymphotropic virus type I infection on non-Hodgkin's lymphoma incidence. *J Natl Cancer Inst* 87:1009–1014, 1995.

142. Suzumiya J, Ohshima K, Tamura K, et al: The International Prognostic Index predicts outcome in aggressive adult T-cell leukemia/lymphoma: Analysis of 126 patients from the International Peripheral T-Cell Lymphoma Project. *Ann Oncol* 20:715–721, 2009.

143. Bazarbachi A, Suarez F, Fields P, et al: How I treat adult T-cell leukemia/lymphoma. *Blood* 118:1736–1745, 2011.

144. Oshiro A, Tagawa H, Ohshima K, et al: Identification of subtype-specific genomic alterations in aggressive adult T-cell leukemia/lymphoma. *Blood* 107:4500–4507, 2006.

145. Takasaki Y, Iwanaga M, Imaizumi Y, et al: Long-term study of indolent adult T-cell leukemia-lymphoma. *Blood* 115:4337–4343, 2010.

146. Moriyama K, Muranishi H, Nishimura J, et al: Immunodeficiency in preclinical smoldering adult T-cell leukemia. *Jpn J Clin Oncol* 18:363–369, 1988.

147. Takatsuki F YK, Hattori T.. Adult T-cell leukemia/lymphoma. In:, (ed. *Retrovirus Biology and Human Disease*, edited by Robert C Gallo and Flossie Wong-Staal, pp 147–159. Marcel Dekker, New York, 1990:.

148. Amagasaki T, Tomonaga Y, Yamada Y, et al: Adult T-cell leukemia with an unusual phenotype, Leu-2a positive and Leu-3a negative. *Blut* 50:209–211, 1985.

149. Takemoto S, Matsuoka M, Yamaguchi K, et al: A novel diagnostic method of adult T-cell leukemia: Monoclonal integration of human T-cell lymphotropic virus type I provirus DNA detected by inverse polymerase chain reaction. *Blood* 84:3080–3085, 1994.

150. Lorand-Metze I, Pombo-de-Oliveira MS: Adult T-cell leukemia (ATL) with an unusual immunophenotype and a high cellular proliferation rate. *Leuk Lymphoma* 22:523–526, 1996.

151. Flug F, Pelicci PG, Bonetti F, et al: T-cell receptor gene rearrangements as markers of lineage and clonality in T-cell neoplasms. *Proc Natl Acad Sci U S A* 82:3460–3464, 1985.

152. Bertness V, Kirsch I, Hollis G, et al: T-cell receptor gene rearrangements as clinical markers of human T-cell lymphomas. *N Engl J Med* 313:534–538, 1985.

153. Waldmann TA, Davis MM, Bongiovanni KF, et al: Rearrangements of genes for the antigen receptor on T cells as markers of lineage and clonality in human lymphoid neoplasms. *N Engl J Med* 313:776–783, 1985.

154. Yamada Y, Tomonaga M, Fukuda H, et al: A new G-CSF-supported combination chemotherapy, LSG15, for adult T-cell leukaemia-lymphoma: Japan Clinical Oncology Group Study 9303. *Br J Haematol* 113:375–382, 2001.

155. Tsukasaki K, Utsunomiya A, Fukuda H, et al: VCAP-AMP-VECP compared with biweekly CHOP for adult T-cell leukemia-lymphoma: Japan Clinical Oncology Group Study JCOG9801. *J Clin Oncol* 25:5458–5464, 2007.

156. Bazarbachi A, Plumelle Y, Carlos Ramos J, et al: Meta-analysis on the use of zidovudine and interferon-alfa in adult T-cell leukemia/lymphoma showing improved survival in the leukemic subtypes. *J Clin Oncol* 28:4177–4183, 2010.

157. Ishida T, Joh T, Uike N, et al: Defucosylated anti-CCR4 monoclonal antibody (KW-0761) for relapsed adult T-cell leukemia-lymphoma: A multicenter phase II study. *J Clin Oncol* 30:837–842, 2012.

158. Jo T, Ishida T, Takemoto S, et al: Randomized phase II study of mogamulizumab (KW-

0761) plus VCAP-AMP-VECP (mLSG15) versus mLSG15 alone for newly diagnosed aggressive adult T-cell leukemia-lymphoma (ATL). *J Clin Oncol* 31, 2013.

159. Hishizawa M, Kanda J, Utsunomiya A, et al: Transplantation of allogeneic hematopoietic stem cells for adult T-cell leukemia: A nationwide retrospective study. *Blood* 116:1369–1376, 2010.

160. Phillips AA, Willim RD, Savage DG, et al: A multi-institutional experience of autologous stem cell transplantation in North American patients with human T-cell lymphotropic virus type-1 adult T-cell leukemia/lymphoma suggests ineffective salvage of relapsed patients. *Leuk Lymphoma* 50:1039–1042, 2009.

161. Tsukasaki K, Maeda T, Arimura K, et al: Poor outcome of autologous stem cell transplantation for adult T cell leukemia/lymphoma: A case report and review of the literature. *Bone Marrow Transplant* 23:87–89, 1999.

162. Falchook GS, Vega F, Dang NH, et al: Hepatosplenic gamma-delta T-cell lymphoma: Clinicopathological features and treatment. *Ann Oncol* 20:1080–1085, 2009.

163. Weidmann E: Hepatosplenic T cell lymphoma. A review on 45 cases since the first report describing the disease as a distinct clinicopathologic entity in 1990. *Leukemia* 14:991–997, 2000.

164. Clarke CA, Morton LM, Lynch C, et al: Risk of lymphoma subtypes after solid organ transplantation in the United States. *Br J Cancer* 109:280–288, 2013.

165. Mason M, Siegel CA: Do inflammatory bowel disease therapies cause cancer? *Inflamm Bowel Dis* 19:1306–1321, 2013.

166. Farcet JP, Gaulard P, Marolleau JP, et al: Hepatosplenic T-cell lymphoma: Sinusal/sinusoidal localization of malignant cells expressing the T-cell receptor gamma delta. *Blood* 75:2213–2219, 1990.

167. Jonveaux P, Daniel MT, Martel V, et al: Isochromosome 7q and trisomy 8 are consistent primary, non-random chromosomal abnormalities associated with hepatosplenic T gamma/delta lymphoma. *Leukemia* 10:1453–1455, 1996.

168. Wang CC, Tien HF, Lin MT, et al: Consistent presence of isochromosome 7q in hepatosplenic T gamma/delta lymphoma: A new cytogenetic-clinicopathologic entity. *Genes Chromosomes Cancer* 12:161–164, 1995.

169. Kanavaros P, Farcet JP, Gaulard P, et al: Recombinative events of the T cell antigen receptor delta gene in peripheral T cell lymphomas. *J Clin Invest* 87:666–672, 1991.

170. Belhadj K, Reyes F, Farcet JP, et al: Hepatosplenic gammadelta T-cell lymphoma is a rare clinicopathologic entity with poor outcome: Report on a series of 21 patients. *Blood* 102:4261–4269, 2003.

171. Voss MH, Lunning MA, Maragulia JC, et al: Intensive induction chemotherapy followed by early high-dose therapy and hematopoietic stem cell transplantation results in improved outcome for patients with hepatosplenic T-cell lymphoma: A single institution experience. *Clin Lymphoma Myeloma Leuk* 13:8–14, 2013.

172. Tey SK, Marlton PV, Hawley CM, et al: Post-transplant hepatosplenic T-cell lymphoma successfully treated with HyperCVAD regimen. *Am J Hematol* 83:330–333, 2008.

173. Corazzelli G, Capobianco G, Russo F, et al: Pentostatin (2'-deoxycoformycin) for the treatment of hepatosplenic gammadelta T-cell lymphomas. *Haematologica* 90:ECR14, 2005.

174. Cheung MM, Chan JK, Wong KF: Natural killer cell neoplasms: A distinctive group of highly aggressive lymphomas/leukemias. *Semin Hematol* 40:221–232, 2003.

175. Chan JK: Natural killer cell neoplasms. *Anat Pathol* 3:77–145, 1998.

176. Liang X, Graham DK: Natural killer cell neoplasms. *Cancer* 112:1425–1436, 2008.

177. Kwong YL: Natural killer-cell malignancies: Diagnosis and treatment. *Leukemia* 19:2186–2194, 2005.

178. Aviles A, Diaz NR, Neri N, et al: Angiocentric nasal T/natural killer cell lymphoma: A single centre study of prognostic factors in 108 patients. *Clin Lab Haematol* 22:215–220, 2000.

179. Barrionuevo C, Zaharia M, Martinez MT, et al: Extranodal NK/T-cell lymphoma, nasal type: Study of clinicopathologic and prognosis factors in a series of 78 cases from Peru. *Appl Immunohistochem Mol Morphol* 15:38–44, 2007.

180. Laurini JA, Perry AM, Boilesen E, et al: Classification of non-Hodgkin lymphoma in Central and South America: A review of 1028 cases. *Blood* 120:4795–4801, 2012.

181. Li S, Feng X, Li T, et al: Extranodal NK/T-cell lymphoma, nasal type: A report of 73 cases at MD Anderson Cancer Center. *Am J Surg Pathol* 37:14–23, 2013.

182. Tse E, Kwong YL: How I treat NK/T-cell lymphomas. *Blood* 121:4997–5005, 2013.

183. Au WY, Weisenburger DD, Intragumtornchai T, et al: Clinical differences between nasal and extranasal natural killer/T-cell lymphoma: A study of 136 cases from the International Peripheral T-Cell Lymphoma Project. *Blood* 113:3931–3937, 2009.

184. Chan WK, Au WY, Wong CY, et al: Metabolic activity measured by F-18 FDG PET in natural killer-cell lymphoma compared to aggressive B- and T-cell lymphomas. *Clin Nucl Med* 35:571–575, 2010.

185. Khong PL, Pang CB, Liang R, et al: Fluorine-18 fluorodeoxyglucose positron emission tomography in mature T-cell and natural killer cell malignancies. *Ann Hematol* 87:613–621, 2008.

186. Kwong YL, Kim WS, Lim ST, et al: SMILE for natural killer/T-cell lymphoma: Analysis of safety and efficacy from the Asia Lymphoma Study Group. *Blood* 120:2973–2980, 2012.

187. Kwong YL, Anderson BO, Advani R, et al: Management of T-cell and natural-killer-cell neoplasms in Asia: Consensus statement from the Asian Oncology Summit 2009. *Lancet Oncol* 10:1093–1101, 2009.

188. Au WY, Pang A, Choy C, et al: Quantification of circulating Epstein-Barr virus (EBV) DNA in the diagnosis and monitoring of natural killer cell and EBV-positive lymphomas in immunocompetent patients. *Blood* 104:243–249, 2004.

189. Kim SJ, Kim WS: Treatment of localized extranodal NK/T cell lymphoma, nasal type. *Int J Hematol* 92:690–696, 2010.

190. Wang ZY, Li YX, Wang WH, et al: Primary radiotherapy showed favorable outcome in treating extranodal nasal-type NK/T-cell lymphoma in children and adolescents. *Blood* 114:4771–4776, 2009.

191. Cheung MM, Chan JK, Lau WH, et al: Primary non-Hodgkin's lymphoma of the nose and nasopharynx: Clinical features, tumor immunophenotype, and treatment outcome in 113 patients. *J Clin Oncol* 16:70–77, 1998.

192. Kim SJ, Kim K, Kim BS, et al: Phase II trial of concurrent radiation and weekly cisplatin followed by VIPD chemotherapy in newly diagnosed, stage IE to IIE, nasal, extranodal NK/T-cell lymphoma: Consortium for Improving Survival of Lymphoma study. *J Clin Oncol* 27:6027–6032, 2009.

193. Kim WS, Song SY, Ahn YC, et al: CHOP followed by involved field radiation: Is it optimal for localized nasal natural killer/T-cell lymphoma? *Ann Oncol* 12:349–352, 2001.

194. Yong W, Zheng W, Zhang Y, et al: L-Asparaginase-based regimen in the treatment of refractory midline nasal/nasal-type T/NK-cell lymphoma. *Int J Hematol* 78:163–167, 2003.

195. Wang L, Wang ZH, Chen XQ, et al: First-line combination of gemcitabine, oxaliplatin, and L-asparaginase (GELOX) followed by involved-field radiation therapy for patients with stage IE/IIE extranodal natural killer/T-cell lymphoma. *Cancer* 119:348–355, 2013.

196. Yamaguchi M, Kwong YL, Kim WS, et al: Phase II study of SMILE chemotherapy for newly diagnosed stage IV, relapsed, or refractory extranodal natural killer (NK)/T-cell lymphoma, nasal type: The NK-Cell Tumor Study Group study. *J Clin Oncol* 29:4410–4416, 2011.

197. Jaccard A, Gachard N, Marin B, et al: Efficacy of L-asparaginase with methotrexate and dexamethasone (AspaMetDex regimen) in patients with refractory or relapsing extranodal NK/T-cell lymphoma, a phase 2 study. *Blood* 117:1834–1839, 2011.

198. Lee J, Suh C, Park YH, et al: Extranodal natural killer T-cell lymphoma, nasal-type: A prognostic model from a retrospective multicenter study. *J Clin Oncol* 24:612–618, 2006.

199. Gonzalez CL, Medeiros LJ, Braziel RM, et al: T-cell lymphoma involving subcutaneous tissue. A clinicopathologic entity commonly associated with hemophagocytic syndrome. *Am J Surg Pathol* 15:17–27, 1991.

200. Takeshita M, Okamura S, Oshiro Y, et al: Clinicopathologic differences between 22 cases of CD56-negative and CD56-positive subcutaneous panniculitis-like lymphoma in Japan. *Hum Pathol* 35:231–239, 2004.

201. Paulli M, Berti E: Cutaneous T-cell lymphomas (including rare subtypes). Current concepts. II. *Haematologica* 89:1372–1388, 2004.

202. Willemze R, Hodak E, Zinzani PL, et al: Primary cutaneous lymphomas: ESMO Clinical Practice Guidelines for diagnosis, treatment and follow-up. *Ann Oncol* 24 Suppl 6:vi149–vi154, 2013.

203. Gallardo F, Pujol RM: Subcutaneous panniculitic-like T-cell lymphoma and other primary cutaneous lymphomas with prominent subcutaneous tissue involvement. *Dermatol Clin* 26:529–540, viii, 2008.

204. Willemze R, Jansen PM, Cerroni L, et al: Subcutaneous panniculitis-like T-cell lymphoma: Definition, classification, and prognostic factors: An EORTC Cutaneous Lymphoma Group Study of 83 cases. *Blood* 111:838–845, 2008.

205. Go RS, Wester SM: Immunophenotypic and molecular features, clinical outcomes, treatments, and prognostic factors associated with subcutaneous panniculitis-like T-cell lymphoma: A systematic analysis of 156 patients reported in the literature. *Cancer* 101:1404–1413, 2004.

206. Wang CY, Su WP, Kurtin PJ: Subcutaneous panniculitic T-cell lymphoma. *Int J Dermatol* 35:1–8, 1996.

207. Matsue K, Itoh M, Tsukuda K, et al: Successful treatment of cytophagic histiocytic panniculitis with modified CHOP-E. Cyclophosphamide, Adriamycin, vincristine, prednisone, and etoposide. *Am J Clin Oncol* 17:470–474, 1994.

208. Papenfuss JS, Aoun P, Bierman PJ, et al: Subcutaneous panniculitis-like T-cell lymphoma: Presentation of 2 cases and observations. *Clin Lymphoma* 3:175–180, 2002.

209. Springsfeld G, Guillaume JC, Boeckler P, et al: [Two cases of subcutaneous panniculitis-like T-cell lymphoma (CD4- CD8+ CD56-)] [in French]. *Ann Dermatol Venereol* 136:264–268, 2009.

210. Perez-Persona E, Mateos-Mazon JJ, Lopez-Villar O, et al: Complete remission of subcutaneous panniculitic T-cell lymphoma after allogeneic transplantation. *Bone Marrow Transplant* 38:821–822, 2006.

211. Ichii M, Hatanaka K, Imakita M, et al: Successful treatment of refractory subcutaneous panniculitis-like T-cell lymphoma with allogeneic peripheral blood stem cell transplantation from HLA-mismatched sibling donor. *Leuk Lymphoma* 47:2250–2252, 2006.

212. Hathaway T, Subtil A, Kuo P, et al: Efficacy of denileukin diftitox in subcutaneous panniculitis-like T-cell lymphoma. *Clin Lymphoma Myeloma* 7:541–545, 2007.

213. Mehta N, Wayne AS, Kim YH, et al: Bexarotene is active against subcutaneous panniculitis-like T-cell lymphoma in adult and pediatric populations. *Clin Lymphoma Myeloma Leuk* 12:20–25, 2012.

第 105 章
浆细胞肿瘤:概论

Guido Tricot, Siegfried Janz, Kalyan Nadiminti, Erik Wendlandt, and Fenghuang Zhan

摘要

浆细胞瘤是起源于成熟 B 细胞及其前体细胞的肿瘤。这类肿瘤包括原发性单克隆丙种球蛋白病(同义词:意义未明的单克隆丙种球蛋白血症;参见第 106 章),冒烟型骨髓瘤(参见第 107 章),多发性骨髓瘤(参见第 107 章),孤立性和髓外浆细胞瘤(参见第 107 章),轻链型淀粉样变性(参见第 108 章)以及华氏巨球蛋白血症(参见第 109 章)。恶性浆细胞瘤的原型是多发性骨髓瘤,具有复杂的遗传学改变,最好进行常规染色体核型分析,荧光原位杂交分析和基因表达谱分析。它的遗传改变,相较于血液系统恶性肿瘤,与实体瘤更为相似。骨髓瘤细胞与骨髓微环境的相互作用影响着骨髓瘤细胞的存活、增殖、耐药,影响着骨髓瘤特征性表现之一骨质疏松或溶骨性病变的进展。与大多数恶性肿瘤一样,肿瘤干细胞(如骨髓瘤干细胞)已被人们发现,认为可能是其耐药所在,而且往往发生在治疗过程中,对骨髓瘤治疗的常规药物不敏感。骨髓瘤的最佳预后标记按重要性依次为:①特异性细胞遗传学异常;②利用相应成像技术评估疾病,如磁共振成像和/或正电子发射计算机断层成像;③血清游离轻链水平和 κ 与 λ 比值;④国际分期系统的使用。在过去的十年中,多种药物联合移植可显著改善获得完全缓解的骨髓瘤患者的预后。因此,选择最佳技术来评估微小残留病也变得尤为重要。

简写和缩略词

AL,轻链型淀粉样变性(light-chain amyloidosis);BAFF, B 细胞活化因子(B-cell activating factor);BCR, B 细胞受体(B-cell recepter);BMSC,骨髓间充质干细胞(bone mesenchymal stem cell);BTK,络氨酸激酶(Bruton tyrosine kinase);CDR,重链互补决定区(complementary determining regions of the heavy chain);CR,完全缓解(complete remission);CSC,肿瘤干细胞(cancer stem cell);D,免疫球蛋白片段多样性(diversity immunoglobulin gene segment);FISH,荧光原位杂交(fluorescence *in situ* hybridization);FLC,游离轻链(free light chain);GFR,肾小球滤过率(glomerular filtration rate);ICAM-1,细胞黏附分子-1(intercellular adhesion molecule 1);Ig,免疫球蛋白(immunoglobulin);IGH,免疫球蛋白重链(immunoglobulin heavy chain);IGF-1,胰岛素样生长因子-1(insulin-like growth factor1);IL,白介素(interleukin);IRAK,白介素-1 受体相关激酶(interleukin-1 receptor-associated kinase);JAK2/STAT3,JAK2 激酶/信号转导和转录激活子(Janus kinase 2/signal transducers and activators of transcription);J_H,连接区免疫球蛋白基因(joining region immunoglobulin gene segment);M,单克隆(monoclonal);MBD,骨髓瘤骨病(myeloma bone disease);MPC,多参数流式细胞术(multiparameter flow cytometry);MRD,微小残留病灶(minimal residual disease);MRI,磁共振成像技术(magnetic resonance imaging);mSMART,梅奥骨髓瘤危险分层治疗(Mayo stratification of myeloma and risk-adapted therapy);MYD,骨髓分化早期反应基因(myeloid differentiation primary response gene);nCR,接近完全缓解(near complete remission);NEK2,丝氨酸/苏氨酸激酶(a serine/threonine kinase);NF-κB,核转录因子-κB(nuclear factor κB);OB,成骨细胞(osteoblast);OC,破骨细胞(osteoclast);OL,溶骨病变(osteolytic lesion);OPG,骨保护素(osteoprotegerin);PCN,浆细胞瘤(plasma cell neoplasm);PDGF,血小板衍化生长因子(platelet-derived growth factor);PET/CT,^{18}F-氟脱氧葡萄糖正电子发射断层扫描机电脑断层扫描(^{18}F-fluorodeoxyglucose positron emission tomography-computed tomography);pP-7,磷酸化蛋白(a hyperphosphorylated protein);RAG,重组激活基因(recombinase-activating genes);RANK,核转录因子-κB 受体激活子(receptor activator of NF-κB);RARα,为甲酸受体 α(retinoic receptor α);*RB*,视网膜母细胞瘤基因(retinoblastoma gene);sCR,严格意义的完全缓解(stringent complete remission);sIFE,血清免疫固定的电泳(serum immunofixation electrophoresis);SMM,冒烟型骨髓瘤(smoldering myeloma);SP,侧群细胞(side population);SPEP,血清蛋白电泳(serum protein electrophoresis);TGF-β,转化生长因子(transforming growth factor β);TLR,toll 样受体(toll-like receptor);TME,肿瘤微环境(tumor microenvironment);TNF-α,肿瘤坏死因子-α(tumor necrosis factor α);TRAF3,toll 样受体配体分子(the adaptor molecule for toll receptor);uIFE,尿免疫固定电泳(urine immunofixation electrophoresis);UPEP,尿蛋白电泳(urine protein electrophoresis);VCAM-1,血管细胞黏附分子-1(vascular cell adhesion molecule 1);VEGF,血管内皮生长因子(vascular endothelial growth factor);V_H,可变区免疫球蛋白基因(the variable immunoglobulin gene segment)。

● 定义及历史

　　浆细胞肿瘤（plasma cell neoplasms，PCNs）是一种 B 细胞单克隆增殖性疾病，轻者包括不伴功能异常的疾病稳定状态（单克隆丙种球蛋白血症，即意义未明的丙种球蛋白血症）重者包括增殖缓慢的浆细胞病（冒烟型骨髓瘤 smoldering myeloma ［SMM]），甚至最终发展成终末器官损害（骨髓瘤）。PCNs 常伴有 M 蛋白的合成和释放，骨髓瘤具有弥漫性骨质疏松和溶骨性病变的特征。骨髓瘤约占所有恶性疾病的 1%，血液系统恶性肿瘤的 10%。

　　大约三分之二出现 M 蛋白的患者为：①单克隆丙种球蛋白血症（参见第 106 章），然而大约 15% 的患者为；②骨髓瘤（参见第 107 章）。其他具有 M 蛋白产生的疾病包括：③广泛错误折叠的 Ig 片段沉积于脏器所致的轻链淀粉样变（light-chain amyloidosis，AL）（10%；参见第 108 章）；④SMM（3%；参见第 107 章）；⑤华氏巨蛋白血症（3%；参见第 109 章）；⑥淋巴细胞增殖性疾病（2%；参见第 90 章）；⑦孤立性或髓外浆细胞瘤（1%；参见第 107 章）；⑧各种其他疾病（2%）[3]。

● 正常 B 细胞发育

　　B-细胞的发育在 74 和 75 章已经详细阐述。总之，B 淋巴细胞最初来源于骨髓和淋巴组织中。在骨髓里，B 祖细胞进行了免疫球蛋白重链（immunoglobulin heavy chain，IGH）的重排，然后分化为 B 细胞前体细胞，这类细胞以胞质中出现 μ 链为特征。随后的轻链重排使细胞表面表达表面 IgM，为未成熟 B 淋巴细胞的发育阶段。这些细胞离开骨髓进入血液表达表面 IgD，将它们定义为处女 B 细胞，此类细胞以细胞周期阻滞于 G0 期为特征。处女 B 细胞进入淋巴组织，在那里它们暴露于抗原提呈细胞，在与相应抗原接触时被激活，分化为短暂的、低亲和力的浆细胞和记忆 B 细胞。这些记忆 B 细胞从淋巴结外滤泡区进入初级滤泡，如果遇到抗原刺激，由滤泡树突状细胞完成二次应答。在这个阶段，初级滤泡转变为含有生发中心的次级滤泡。通过抗原激活，记忆 B 细胞分化为中心母细胞，导致 Ig 亚型转换以及在免疫球蛋白基因可变区发生体细胞突变，产生高亲和力的抗体。中心母细胞发展为中心细胞阶段，再次表达表面 Ig，带有高亲和力抗体的中心细胞分化为记忆 B 细胞或浆母细胞，进而转移到骨髓，最终分化为浆细胞，骨髓浆细胞产生大量的血浆免疫球蛋白，寿命约为 3 周。

　　三个不同的基因片段，可变区（V_H），多样性（D），和连接区（J_H）基因编码重链可变区，而可变区（Vκ 或 Vλ）和连接区（Jκ 或 Jλ）的另外两个片段编码轻链可变区。位于 14 号染色体长臂（14q32）的 IGH 基因包含大约 100 ~ 150 个 V_H 基因，30 个 D 基因和 6 个 J_H 基因。由于一些 V_H 基因几乎相同，大概有 60 ~ 70 个 V_H 基因可用于重排，这些基因属于七个家族（V_H1 ~ 7），成员序列同源性达 80% 以上。在已知的 75 个 Vκ 序列中只有 36 个具有潜在的功能性，36 个已知的 V 序列只有 24 个是功能性的。V 基因片段的重排依靠重组激活基因（recombinase-activating genes，RAG）RAG-1 和 RAG2。且 V 基因的重组是在 IGH 的母系或父系的 14 号染色体的淋巴祖细胞上开始的。如果最初的 V_H-D-J_H 重排产生的序列不能被翻译，那 IGH 基因重排就在其他等位基因上进行。当 Vκ 基因重排至 Jκ 基因，B 细胞表面就开始出现 μ 重链的重组。若两个等位基因上的 κ 轻链重组不成功，默认情况下 λ 轻链将随即重排。Ig 重链和轻链都包含三个高度互补决定区，这是免疫球蛋白与抗原直接接触的地方。在反复试验的过程中，免疫球蛋白通过一系列的体细胞突变增强它们对抗原的亲和力。互补决定区（complementarity determining regions，CDR）的 IGH（CDR）3 是免疫球蛋白分子变化最大的部分，因为它不仅包含了就像 CDR1 和 CDR2 的体细胞突变，还包含了 V_H 基因片段 3' 末端、D 基因和 J_H 基因片段的 5' 末端。因此，它是一种理想的标记物，用于检测正常细胞中存在的少量恶性骨髓瘤克隆。

● 病因及发病机制

浆细胞瘤的病因学

单克隆丙种球蛋白血症

　　尽管单克隆丙种球蛋白血症和骨髓瘤有着一系列相同的危险因素和细胞遗传学异常，但前者属于肿瘤前期，可能通过克隆演变发展成为 PCNs 或者 B 细胞淋巴瘤[1]。有两项研究表明几乎所有骨髓瘤的前期都会经历单克隆丙种球蛋白血症阶段[2,3]。

　　回顾性队列研究发现近 80% 的多发性骨髓瘤是由 IGH 的单克隆丙种球蛋白血症发展而来。其余的 20% 是血清游离轻链（free light chain，FLC）的单克隆丙种球蛋白血症。FLC 的单克隆丙种球蛋白血症的患病率在普通人群中占 0.8%。在少数患者中它以每年 0.3% 的速度进展为多发性骨髓瘤[3]，与传统的单克隆丙种球蛋白血症 1% 的进展率相比要低得多。

　　慢性抗原刺激和化学暴露因素被怀疑与单克隆丙种球蛋白病和其他的 PCNs 的发生有关。一些研究已经发现其正相关[4,5]，但既往结果并不一致，鉴于我们目前对骨髓瘤遗传先例的理解，我们必须考虑药物对相关突变的影响。

　　从梅奥诊所的一项以普通人群为基础的研究中发现，单克隆丙种球蛋白血症和骨髓瘤家族史是一级亲属中发病的一个危险因素。患有多发性骨髓瘤和单克隆丙种球蛋白血症的一级亲属的单克隆丙种球蛋白血症的发生相对风险增倍。在一项大型的瑞典人的研究中观察到患有单克隆丙种球蛋白血症患者的一级亲属，发展为单克隆丙种球蛋白血症和多发性骨髓瘤的危险将增加 3 倍，发展为华氏巨球蛋白血症的风险将增加 4 倍，发生慢性 B 淋巴细胞白血病的风险增加 2 倍[6]。这些观察结果支持种系易感基因和可能的免疫相关现象在因果关系中的作用。因为在普通人群中发展成为多发性骨髓瘤的终生风险极低（0.2%），所以筛选患有多发性骨髓瘤和单克隆丙种球蛋白血症的一级亲属显得十分徒劳。

　　磷酸化的 paratarg-7，属于一种人类副蛋白的自抗原靶点，与家族性和非家族性的单克隆丙种球蛋白及多发性骨髓瘤相关[7]。paratarg-7 是 15% 的 IgA 和 IgG 型的单克隆丙种球蛋白血症、11% 的 IgM 的单克隆丙种球蛋白血症和华氏巨球蛋白血症患者的靶标。所有伴有 paratarg-7 特异性副蛋白的患者将会携带一种磷酸化蛋白（hyperphosphorylated protein，pP-7），这种磷酸化是显性遗传。磷酸化会导致磷酸酶 A2 的失活[8]。超磷酸化 paratarg-7 携带者在非洲裔美国人中最常见,同时被认为在所有种族中是单克隆丙种球蛋白血症的单一危险因素[9],并且 IgM 型单克隆丙种球蛋白或者华氏巨球蛋白血症的风险将增加 6 倍[10]。

50% 的单克隆丙种球蛋白血症患者的浆细胞涉及 14 号染色体长臂(14q32)的 IGH 易位,与之易位的五个伙伴染色体分别为:11q13(cycling D1 基因),4q16,3(FGFR-2 和 MMSET 基因),6q21(CCND3 基因),16q23(c-maf 基因)和 20q11(maf-B 基因)[11~14]。

遗憾的是,没有骨髓瘤相关的分子或染色体异常标记可用于预测单克隆丙种球蛋白血症和骨髓瘤的演变。两个临床危险分层模型提出了能预测单克隆丙种球蛋白血症和 SMM 进展为骨髓瘤的高危特征[15,16]。一个模型是以免疫球蛋白类型、M 蛋白的数量和血清 FLC 比值来评估进展的风险,另一个模型是基于流式细胞仪技术对异常浆细胞数量,骨髓浆细胞比例,DNA 非整倍体和免疫麻痹(非受累免疫球蛋白的减低)的检测。

冒烟型骨髓瘤

SMM 将在第 107 章讨论。除了骨髓中浆细胞负荷和 M 蛋白定量(>3g/L),尿轻链蛋白和 IgA M-重链被认定为能独立预测进展为活动性骨髓瘤的危险因素[17~20]。据报道,低危组进展为骨髓瘤的中位时间为 3~8 年,高危组为 1~2 年[17~22]。有些研究显示磁共振成像(MRI)可发现在骨骼检查中未检测到的骨骼异常,MRI[23]检测到骨髓局部病灶的患者进展为骨髓瘤的时间更短,应该提前干预治疗。

目前已有一些评估骨髓瘤进展的风险模型。如出现血清 M 蛋白大于 3g/dl,FLC 比值在 0.125~8 范围以外,或者骨髓中浆细胞比例大于 10% 代表为高危型 SMM。有这三项危险因素的患者在 5 年内累计进展为骨髓瘤的风险为 76%[15,24],而有两项危险因素和单一危险因素的患者的风险分别降至 51% 和 25%[24,25]。另外一个临床危险分层模型采用流式细胞术检测骨髓浆细胞,使用的危险因素为:①诊断时异常浆细胞大于 95%;②DNA 非整倍体;③免疫麻痹,一个,两个或三个危险因素的存在提示在 5 年内进展为多发性骨髓瘤的风险分别为 4%,46% 和 72%。此外,其他研究者发现除了浆细胞内在的分子和细胞遗传学异常,血管调控平衡及免疫因素在 SMM 向骨髓瘤的转化中也起着关键的作用[26]。

多发性骨髓瘤

多发性骨髓瘤的发展是一个复杂的多步骤的过程,涉及染色体不稳定,Ig 易位,细胞周期异常(cycling Ds)以及其他多种突变(参见第 107 章)[27]。在诊断时,没有分子或者染色体异常可鉴别单克隆丙种球蛋白血症、SMM 和多发性骨髓瘤。但是,某些特定的突变在多发性骨髓瘤中发生频率更高,如 p53 缺失,尤其在难治性和髓外病变中多见[12,28],还有 N-RAS 和 K-RAS 突变,1 号染色体短臂缺失以及 1q21 扩增,MYC 基因易位(8q24)[29~33]。全基因组测序研究表明内在克隆异质性存在于单克隆丙种球蛋白血症进展为 SMM 再进展为骨髓瘤的所有发展阶段[39],而且随着进展遗传复杂性逐渐增加。

内生因素效应　根据体重指数(BMI)评估,体重超重和肥胖病人罹患单克隆丙种球蛋白血症和多发性骨髓瘤的相对风险增加。除了优秀运动员,BMI 在 25~29.9kg/m² 和 30kg/m² 或更高者定义为超重和肥胖[35~41]。脂肪组织是一个动态的内分泌器官,分泌脂肪细胞因子、激素,这些在能量平衡和炎症反应中发挥重要作用。脂肪因子,如瘦素、脂联素被认为与癌症的发生密切关联[40]。脂联素水平与肥胖呈负相关。血清脂联素浓度在由单克隆丙种球蛋白血症发展为多少骨髓瘤患者中较低。在 KaLwRij 系的 C57 黑鼠中,脂联素基因表达显著低于亲代系,可允许 5T 骨髓瘤细胞的生长,而 C57B16 亲代小鼠却不可以。同时脂联素缺陷的小鼠被发现骨髓瘤负荷增加,然而通过药物提高循环脂联素水平可诱导骨髓瘤细胞的凋亡及预防骨损害。脂肪组织是白介素-6(IL-6)的主要来源,它是骨髓瘤细胞的一个主要的生长和抗凋亡细胞因子。肥胖者已被证明比普通人的端粒更短。因为端粒可保护染色体免于损伤,包括不良的易位,这一作用可能与肥胖者患 PCN 相关。

外生因素效应　阿司匹林不仅能降低癌症发病率,而且能显著降低癌症死亡率,尤其在结直肠癌、食道癌、胃癌、前列腺癌和肺癌中,阿司匹林可抑制骨髓瘤的多个通路,包括核转录-κB(NF-κB),AKT 激活和 BCL-2 蛋白家族。既往阿司匹林主要用于多发骨髓瘤患者接受免疫调节剂治疗时的预防血栓形成。在一项前瞻性关于定期服用阿司匹林是否可减低骨髓瘤风险的研究中发现,每周口服 5 片或者更多片总量大于 325mg 的服药者与未服用者相比,骨髓瘤发病率降低 39%,且这种相关性在男性中更明显[43]。阿司匹林通过调节 BCL-2 和 BAX,抑制血管内皮生长因子(vascular endothelial growth factor, VEGR)可抑制骨髓瘤细胞的增殖并诱导其凋亡[44]。此外,小鼠体外实验表明,阿司匹林给药可使得肿瘤生长缓慢和提高生存。一系列病例对照和队列证明研究已证实,吸烟与骨髓瘤发病无关,目前也尚无有效的证据证明饮酒与骨髓瘤的发展有关[45]。

职业　许多研究评估了某种职业和/或毒素暴露的潜在影响以及随后发生骨髓瘤的风险。美国和欧洲对农业工人和农民进行了研究,大多数研究发现农业工人的骨髓瘤发病率有所升高,而其他研究并没有发现这种相关性[46]。针对有机溶剂(如甲苯、苯)、杀虫剂、油漆和其他微量含苯的产品,调查其与骨髓瘤的发病率的相关性,结果并不一致[47]。

辐射　对日本原子弹爆炸后幸存者的研究未能证实暴露于大剂量辐射与骨髓瘤发病率增加的因果关联[48]。而英国的另一项研究报道暴露于电离辐射、核电站和、或钍的工人罹患骨髓瘤的风险也未增加[45]。中国的一项大型关于接触 X 射线技师的研究也未报告有骨髓瘤或者浆细胞疾病的病例[49]。因此,辐射暴露与骨髓瘤发病风险无关。

慢性抗原刺激在骨髓瘤病因中没有发挥作用。感染、过敏性疾病和免疫因素与骨髓瘤的发展也并无关联。一般来说,自身免疫性疾病的患者没有发生骨髓瘤的危险。有一些研究报告认为 HIV[50,51]和丙肝[52]患者患骨髓瘤的风险增加,但是尚需更多有效数据来证实。

华氏巨球蛋白血症

病因　一项关于 65 例患者和 213 例的对照的小型研究显示,既往有自身免疫性疾病与华氏巨球蛋白血症的发生无显著相关性[53]。相比之下,许多其他的研究已经发现了此类关联。一项以大型人口为基础的,包括了 146 394 例丙肝患者和

572 293 例对照的研究显示华氏巨球蛋白的风险增加 3 倍并伴随着罹患淋巴瘤的风险增加 20% ~30%[54]。美国一项 361 名患有华氏巨球蛋白血症退伍军人的研究发现,随访 27 年后,在自身免疫病性疾病、肝炎、HIV 感染和立克次体感染的患者中发病的风险将增加两至三倍[55]。两项瑞典普通人群的调查显示自身免疫性疾病和感染的个人史与华氏巨球蛋白血症的风险增加相关[56]。

瑞典的一项病例对照研究和另一项大型人口数据研究已经发现了华氏巨球蛋白血症的家族聚集性,从而提出了易患此病的易感基因这一概念[53,57~61]。在巨球蛋白血症的研究中,有 19% 的患者至少有一个确定的直系亲属患有巨球蛋白血症或者 B 细胞疾病[60]。通过全基因组连锁分析患有巨球蛋白血症和 IgM 单克隆丙种球蛋白血症的高危家族,发现染色体 1q,3q,4q,6q 与之关系最强[58,60,62~64]。基因组测序研究发现巨球蛋白血症患者的骨髓细胞进行周期性的体细胞突变,受累基因为 3 号染色体上的 MYD88L265 基因,其主要编码信号转导和先天免疫,大约在 91% 的患者可检测到[60]。

在一项最新的研究中,利用克隆表达,发现了几种常见的命名为 Paratarg-7 的自身抗原[10]。相较于正常人,超磷酸化 Paratarg-7 携带者将会有 6.5 倍的高风险发展为 IgM 单克隆丙种球蛋白血症或者华氏巨球蛋白血症。抗原所致辅助性 T 细胞的持续活化将反过来特异性激活 B 细胞从而对 Paratarg-7 具有高亲和力。

● 浆细胞瘤的遗传异常

多发性骨髓瘤

浆细胞分化开始于淋巴结和脾脏,于此细胞的基因表达和表面分子发生了变化,随后迁移到骨髓和黏膜层[65]。浆细胞的发育改变了细胞受体的情况,比如重要的 B 细胞受体缺失,浆细胞功能和抗体产生所需的受体增加。细胞受体的改变包括主要组织相容性复合体(MHC)Ⅱ类分子、CD19、CD21 和 CD22 下调[66]。也许,在多发性骨髓瘤里,最重要的改变是 B 细胞受体(BCR),CXCR5 和 CCR7 的减少。相反,浆细胞上调了 CXCR4、CD138、CD38 的表达(图 105-1)[66~68]。浆细胞转录因子 PAX5,CIITA 和 EBF 显著性降低[66~70]。此外,浆细胞表达的在 B 细胞低表达或者不表达的分子,尤其 Blimp-1、IRF4 和 XBP1 的表达显著性增加,其中 XBP1 是唯一一个浆细胞发育所需的转录因子[71]。浆细胞发育相关的更多信息参照(参见第 74 章)。

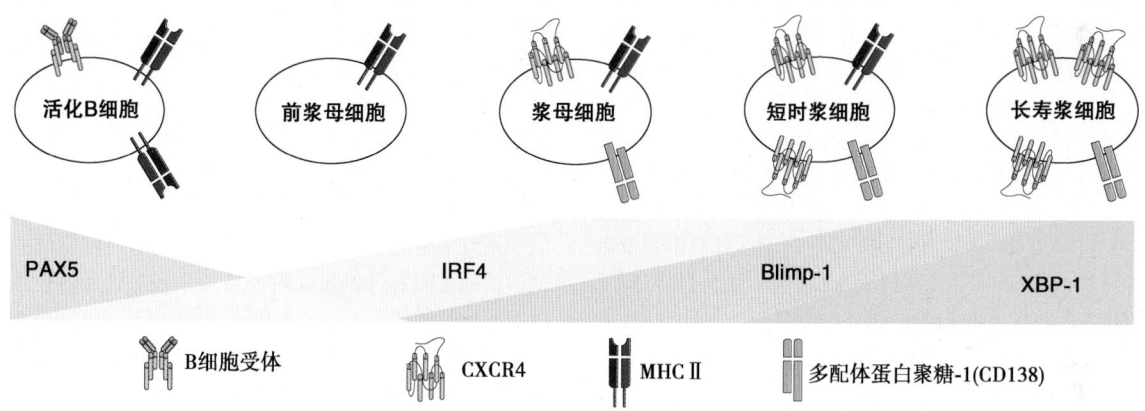

图 105-1　浆细胞分化概述。浆细胞从 B 细胞开始分化,是一个多步骤过程,经历了浆母细胞和短暂的浆细胞中间体。在整个过程中,基因表达和细胞表面标记发生了深刻的变化,它可通过根据细胞表面标记物的表达和转录因子的基因表达来识别每个阶段,这些转录因子对浆细胞分化非常重要。此处描述了浆细胞分化每一阶段转录因子和细胞表面标记所发生的必要变化

多发性骨髓瘤发生的早期遗传事件

骨髓瘤发生的早期遗传事件包括序列遗传改变的累积,然而,完整的机制仍未明确[72]。蛋白激酶为细胞生长提供选择生长优势,因此充当驱动突变或者诱导早期肿瘤发生的角色[73]。Cycling D 基因的失调使细胞处于额外的增殖刺激,通常是由于 cycling D 基因易位至 Ig 位点所致[74]。诱导激活的脱氧酶参与诱导免疫球蛋白基因和免疫球蛋白易位的体细胞突变而导致遗传的不稳定性[75]。基因改变尽管重要,但它不是 PCN 发展的唯一一驱动力。而且,尽管种族和系谱影响着单克隆丙种球蛋白血症的发病[76],但它不影响单克隆丙种球蛋白血症向骨髓瘤转化的发生。此外,多发性骨髓瘤患者的亲属比普通人群有着更高的单克隆丙种球蛋白的发病率[77,78]。这些结构表明,不仅体细胞突变对 PCNs 的发展起着重要作用,遗传背景也与浆细胞疾病的发展可能相关。

多发性骨髓瘤进展的晚期遗传事件

人们大多把研究重点放在诊断和提示预后的危险因素及早期遗传事件上。然而,目前我们更多关注到疾病进展中的遗传学变化。一项重大发现是关于 NF-κB 的活化,大约 50% 的骨髓瘤表现为经典途径的 NF-κB 活化[79,80]。NF-κB 的功能,部分是通过调节骨髓瘤细胞的生长和存活,部分是过表达正调控因子,如 NIK,NFKB1,NFKB2 和 CD40,还有一部分是通过负调控因子的失活,如 CLYD,TRAF2,TRAF3 和泛素化,这些都导致了 NF-κB 的持续活化[80]。

RAS 突变在单克隆丙种球蛋白血症向骨髓瘤进展中也起着重要的作用。RAS 的致癌激活是通过三个不同密码子中的一个突变引起的。单克隆丙种球蛋白血症中显示 RAS 突变的比例不足 5%,而新诊断的骨髓瘤的 RAS 突变率接近 40%,提示 RAS 可能与单克隆丙种球蛋白转化为多发性骨髓瘤

相关[81~83]。

P53 作为一个调节细胞周期和肿瘤抑制基因,在肿瘤中通常表现为失活[84,95]。在新诊断的 PCNs 中,P53 基因在 5% 的患者中有突变,而随着疾病的进展,P53 基因的突变频率会增加,一般初诊的骨髓瘤中罕见,浆细胞白血病患者的 P53 基因突变率为 30%[86,87]。此外,P53 基因突变与不良预后相关[88]。与 P53 类似,视网膜母细胞瘤(RB)基因也调控细胞周期,RB 功能是通过辅助 P18[INK4] 抑制 cycling D 实现的。然而,过表达 cycling D 或者 RB 表达减少可能导致细胞周期进程和肿瘤生长。减少 RB 通路的两个调剂因子 P18[INK4a] 和 P18[INK4c] 的表达能抑制 RB 的调节作用以及导致细胞周期的释放。这两组蛋白表达的减少被认为是晚期疾病进展事件[76]。

多发性骨髓瘤的基因表达变化

骨髓瘤与其他的血液系统肿瘤相比具有遗传异质性,更接近实体瘤。由于其高度的肿瘤异质性,已证实骨髓瘤基因表达谱对我们了解和治疗骨髓瘤十分有用[89]。根据基因表达谱的风险特征设计的四种分层模型对骨髓瘤进行分类,在这四种模型中,其中一种已被证明是最可靠的,因为它与新的治疗方案仍保持着良好的预后相关性。该模型将 70 种不同的基因表达进行比较,设计出一个评分系统,根据分值高低进行高(13% 的患者)低风险分组[90]。1 号染色体基因的在模型里的异常表达并不均一,它伴有明显的 1q 相关基因的上调以及高比例的 1p 相关基因的下调。这 70 个基因模型为高危骨髓瘤的检测提供了可靠的方法,然而,它并没与考虑到与骨髓瘤相关的所有基因。MYC 作为一个重要的基因在此模型中未被提及,作为一个转录因子,其通过一致性序列结合非编码区基因,影响许多基因的表达。它可调节 15% 的基因表达,在多发性骨髓瘤和单克隆丙种球蛋白血症中 MYC 基因的表达取决于疾病的状态[91]。在高风险的单克隆性丙种球蛋白血症和骨髓瘤的早期阶段,主要是由于转录调控的减少导致 MYC 表达增加,然而在疾病晚期,编码 MYC 的 8q 易位到免疫球蛋白位点,影响了邻近的调控原件导致表达的失调[32]。

耐药

难治性骨髓瘤有多种因素参与,基因表达失调是其耐药的主要原因。丝氨酸/苏氨酸激酶 NEK2 通过激活药物外排泵诱导骨髓瘤耐药[92]。过表达 NEK2 引起 AKT 通路和随后的 NF-κB 通路的激活,从而导致 ABC 药物外排转运上调。过表达抗凋亡分子 Mcl-1 可通过抑制细胞凋亡诱导耐药[93]。更具体些,就是 Mcl-1 过度表达抑制 BCL-2 家族成员的表达,从而阻断凋亡。

下一代测序

下一代测序和深度测序依赖于快速测序大量小 DNA 片段,组合并输出成完整的相关数据集。这项技术为我们理解肿瘤现有的发病机制提供了新的视角,并确定了迄今为止肿瘤逃避监测的一些新基因和新机制。有一项研究利用下一代测序首次报道了,从骨髓瘤患者中筛选出 38 个完整的肿瘤基因组与正常的 DNA 相配对[94]。新发现的基因包括蛋白甲基化、蛋白翻译和凝血相关的基因。同时也发现了 Toll 样受体(TLR)4,连接分子 TRAF3,CYLD 激酶,RIPK4 和 BTRC 的突变,另外还

观察到 NF-κB 的一些变化,包括识别出 11 个与 NF-κB 通路有关的突变基因。此外,可利用测序技术检测骨髓瘤患者的微小残留病(MRD),对下一代测序的预后价值进行评估[95]。

细胞遗传技术

荧光原位杂交(FISH)技术已成为骨髓瘤检测和分类的金标准。然而,若无大规模的探针的应用,FISH 则无法提供染色体异常的相关信息,比较基因组杂交(CGH)阵列通过提供全基因组染色体变化,克服了 FISH 的不足,但这样做降低了 10 ~ 20 百万碱基的分辨率。针对 CGH 阵列的低分辨率的问题,采用小的核苷酸多态性(SNP)技术。SNP 阵列可以检测拷贝数的变化和提高 GCH 阵列的分辨率到子碱基水平。一个早期的报告通过比较其结果与使用相同样本的 FISH 分析所得出的结果来验证 SNP 阵列的使用。此外,单亲二倍体(UPD)在骨髓瘤样本中普遍存在,它的发生可能与多种机制相关,包括有丝分裂重组和有丝分裂不分离[96]。另一项技术进步是高分辨全基因组芯片(Affymetrix Cyto Scan)。利用微阵列,在人类基因组中将最新的 SNP 库生成一个 260 万探针库,允许分辨率达 50kb。这项技术尚未在骨髓瘤的研究中发表,但分辨率可与 FISH 相匹配,并且它可提供与拷贝数改变、镶嵌式染色体及杂合性丢失相关的健康信息。利用这些技术,许多与单克隆丙种球蛋白血症向骨髓瘤转化相关的重要细胞遗传学改变可被明确检测。

评估细胞遗传信息的相关技术

荧光原位杂交

在浆细胞瘤中,FISH 已经成为最常用和可靠的一项可检测初诊患者的染色体和危险评估的手段。G-显带技术需要有活性的分裂期细胞来鉴定染色体变化,但这在浆细胞中并不常见,然而 FISH 在一定程度上可以克服这一局限,利用非分裂期的浆细胞检测其结构异常[97]。面板 FISH 探针是用来检测常见的细胞遗传学改变的,包括 t(4;14),t(11;14),t(14;20),t(6;14),del(13q14)和 del(17p13)以及超二倍体(5,7,9,11,15 和 17)。用 FISH 检测,可发现 90% 以上多发性骨髓瘤有细胞遗传学异常。像这类面板提供了一些必要的信息,并与基因表达谱配对,为临床医生提供了诊断和治疗的基本依据。

中期细胞遗传学

大约 30% 初诊的骨髓瘤患者有染色体中期的细胞遗传学异常,而且在复发的患者中比例上升至 50%。细胞遗传学改变一般把患者分成两类:伴有超二倍体的患者和非超二倍体患者,包含亚二倍体和亚四倍体。超二倍体主要以奇数染色体的三体多见,像 3、5、7、9、15、19、21 号染色体,与良好的预后相关[98]。非超二倍的特点主要是 IGH 位点和伙伴染色体的易位,可致生成 t(4;14),t(6;14),t(11;14),和 t(14;20)[97]。但是,许多的易位会引起细胞周期调节因子和癌基因 cycling D,MMSET 和 c-MAF 的激活。此外,1q 染色体扩增、13 号染色体缺失和 17p 缺失是骨髓瘤中常见的细胞遗传学异常[86]。关于 17p 的缺失,发现一部分患者在疾病进展时表现为异常比例的增加[85,96]。为了适应细胞遗传学标记的变异性,研究人员已经更新了诊断标准,以帮助管理具有预后价值的各种细胞遗传学

异常的患者,并将在下面讨论。

细胞遗传学异常作为浆细胞肿瘤的预后标志物

梅奥多发性骨髓瘤危险分层调整治疗(mSMRT)已经成为多发性骨髓瘤标准的预后风险评估模型[99,100]。既往危险评估一般分为两类:标准型或高危型。这个 mSMART 指南增加了一个中危组来更好的评估治疗方案。标危组指有 t(6;14)或者 t(11;14)以及超二倍体的患者,中危组包括有 t(4;14)和 13 号染色体缺失的患者,高危组则包括 t(14;16),t(14;20)或 17p13 缺失的患者。被中期细胞遗传学(不是 FISH)检测到的 13 号染色体缺失也被认为是高风险组。mSMART 分型无法考虑到骨髓瘤样本中所有的细胞遗传学异常。有相当多的研究一直在筛选骨髓瘤患者的预后标记,包括 mRNA 和细胞表面受体比如 CD20[+101]。在骨髓瘤中 1 号染色体改变是很重要的标志,1号染色体短臂(1p)缺失与患者的不良预后相关[102]。1q21 扩增在 PCN 中也是不良预后因素,且当疾病进展,1q21 扩增比例相应升高[30]。此外,研究已确定 1q 基因,NEK2 和 CKS1B 是疾病侵袭和预后不佳的标志[92,103]。目前,1 号染色体改变是唯一没有加入常见预后模型的染色体标记。

免疫球蛋白轻链型淀粉样变性的遗传学异常

与单克隆丙种球蛋白血症类似,轻链型淀粉样变性(AL)的浆细胞负荷较小。因为浆细胞的增殖十分缓慢,染色体异常需要 FISH 评估,而非常规中期细胞遗传学检查。大约 70% 的轻链淀粉样变性患者有 FISH 检测的异常,最常见的是 IGH 易位(48%),包括 t(11;14)和 t(14;16)。AL 其他的染色体异常还包括 13/13q-和超二倍体[104]。AL 中 t(11;14)易位(39%)比单克隆丙种球蛋白血症中更常见[105]。尽管 t(4;14)易位也被报道,但除外这些,17p13 缺失在这种类型的淀粉样变性中不常见。FISH 分析检测技术在这一疾病中非常重要,因为与骨髓瘤不同,t(11;14)与 AL 的不良预后相关。但在另一个大型研究中,t(11;14)并没有得出相同结论,但 1q21 扩增与不良预后相关却十分明确[106]。

华氏巨球蛋白血症的遗传学异常

髓样分化基因 MYD88 的改变可在 90% 的华氏巨球蛋白血症的患者中检测出[107]。MYD88 是一个衔接蛋白,在 TLR 和 IL-1 受体(IL-1R)信号通路中非常重要。MYD88 以同源二聚体形式被招募到激活受体复合物位点,联合白介素-1 受体相关激酶(IRAK4)组成的复合物激活 IRAK1。它通过 IκBα 磷酸化激活 NF-κB。MYD88 过表达导致络氨酸激酶(BTK)磷酸化,提高细胞的生存,联合使用 IRAK 和 BTK 抑制剂会协同杀伤 MYD88 表达的巨球蛋白细胞。在临床试验中用 BTK 抑制剂治疗复发难治的患者可获得较高的反应率[108]。

● 骨髓微环境

骨髓微环境,在第 5 章中详细讨论过,骨髓瘤患者中其为肿瘤细胞提供了一个高度支持其生长、发育和发展的肿瘤微环境。在大部分情况下,这些细胞在骨髓中的克隆扩增与血管形成的增加相关,更重要的是和多发性骨髓瘤骨病(MBD)相关。

骨髓中良性的基质细胞分泌细胞因子和趋化因子,通过结合骨髓瘤细胞表面的特异性受体,促进骨髓瘤细胞的生长和生存。肿瘤促进剂包括 IL-6、胰岛素样生长因子(IGF-1)、血管内皮生长因子,B 细胞活化因子(BAFF),成纤维细胞生长因子(FGF)、基质细胞源性因子 1α(SDF-1α, CXC 趋化因子 12,又名 CXCL12)、肿瘤坏死因子(TNF-α)。多发性骨髓瘤和骨髓基质细胞通过细胞和细胞的黏附,由细胞因子和趋化因子激活,直接的物理相互作用可进一步提高细胞的信号转导,从而促进骨髓瘤细胞迁移到远处的骨髓和/或髓外(肿瘤传播)。骨髓瘤与骨髓间充质干细胞黏附也参与了肿瘤细胞的耐药性、骨髓瘤的复发和难治[109]。

骨髓瘤细胞归巢和黏附

骨髓瘤细胞归巢和黏附到骨髓微环境包括 CXCL12/CXCR4 通道和多个同质或者异质性黏附因子 CD44(一种阴离子,硫酸化糖胺聚糖称为透明质酸),迟发性抗原 4 [VLA-4 由整合素 α₄(CD49d)和 β₁(CD29)组成] 及其受体,血管细胞黏附分子 1(VCAM-1,CD106),白细胞功能相关抗原 1(ICAM-1,CD54),还有更重要的分子蛋白多糖 1(CD138)。蛋白多糖 1 是一种跨膜硫酸乙酰肝素蛋白多糖,骨髓瘤细胞表面通常高表达。蛋白酶介导骨髓瘤细胞黏附,促进黏附依赖性耐药,并通过基质金属蛋白酶的表达和其他机制促进吸收。

多发性骨髓瘤细胞与间质细胞黏附激活多种细胞信号转导通路介导的骨髓瘤细胞在骨髓微环境相互作用下的增殖和生存。两者的相互作用也促进了骨髓瘤细胞对细胞毒药物的耐药性。这些途径包括 NF-κB, PI3K(磷脂酰肌醇 3 激酶/蛋白激酶 B/AKT 癌基因),Ras/Raf/MEK/ERK(大鼠肉瘤蛋白家族的小 GTP 酶、Raf 基因丝氨酸和苏氨酸蛋白激酶/蛋白激酶/细胞外信号调节激酶)和 JAK2/STAT3(Janus 激酶 2/信号转导与转录激活因子 3)。这些途径导致控制细胞周期蛋白表达的上调(例如:cyling D 和 Myc)和那些保护骨髓瘤细胞免受细胞程序性凋亡(如 Bcl-2,Bcl-xL 和 MCL1)。

骨髓瘤和间充质细胞的相互作用在骨髓瘤的所有亚型中都不相同。相反,在某种程度上,骨髓瘤的遗传构成决定了肿瘤和良性基质细胞在骨髓微环境中的相互作用。例如,骨髓瘤细胞庇护 MAF(v-MAF 致癌基因同源染色体)激活染色体易位,t(14;16),过表达黏附因子和整合素 β7。这一结果提高了肿瘤细胞黏附到骨髓间充质干细胞(BMSCs)的能力,与骨髓瘤细胞不含有 t(14;16)相关[110]。控制骨髓瘤和正常骨髓细胞相互作用的信号通路也可促进肿瘤微环境中的血管生成。新血管的形成,很大程度上由以下因素驱动,包括 CXCL12/CXCR4 信号通路、VEGF 产物、B-FGFs、基质金属(MMPs)、IGF-1、白介素(如 IL-8、IL-1)血管生成素 1、转化生长因子(TGF-β)、PDGF 和肝细胞生长因子(HGF),这些都是骨髓瘤进展的关键,也是骨髓瘤药物发展的重要靶向目标。

● 骨髓瘤骨病

多发性骨髓瘤通过增加骨的吸收和抑制骨的形成导致患者的溶骨性病变。参与这个过程的主要细胞因子是 IL-6、NF-κB 配体活化受体和骨保护素(OPG)、BAFF、趋化因子(C-Cmotif)配体 3(CCL3)/巨噬细胞炎性蛋白(MIP)-1α 和 VEGF。主要的细胞黏附和整合素信号通路,包括 VLA-4/VCAM 和

LFA-1/ICAM-1 参与这个过程[112,113]。Wnt/β-catenin 信号通路拮抗剂抑制成骨细胞的分化，在骨髓瘤自然病程中发挥重要的作用，包括 DKK1[114]、可溶性 Frizzled 受体样蛋白（SFRPs）和硬化蛋白。抑制成骨细胞分化可驱动骨病发生，也会导致骨髓瘤细胞的扩张[111]。因为体内试验证实，β-catenin 依赖的成骨细胞活性的上调可导致骨髓瘤细胞生长明显受抑[116]，这可能是依赖某个尚不明确的涉及小分子富含亮氨酸的蛋白多糖的机制[117]。

RANK/RANKL/OPG 通路

NF-κB 受体激活系统（RANK）/RANKL/OPG 可以说是最重要的平衡骨重建调节系统之一。RANK 作为肿瘤坏死因子受体家族的膜锚定信号受体，表达于破骨细胞（OC）前体。与其配体 RANKL 结合，在成骨细胞（OBs）和 BMSCs 上表达，诱导破骨细胞生成和活化。OPG，为可溶性肿瘤坏死因子受体家族的成员，也可由 OBs 和 BMSCs 产生。由于 OPG 是 RANKL 的可溶性诱饵受体，它能阻止 RANK 依赖的 OC 成熟和激活。因此，很容易理解，RANKL 和 OPG 的比值对骨吸收和骨沉积的平衡有重要影响。事实上，与正常人相比，多发性骨髓瘤患者的血浆中 RANKL 水平升高、OPG 水平降低[117]，这与肿瘤微环境中的破骨祖细胞生存一致。另外，血浆中低 OPG 水平与多发性骨髓瘤患者的骨病的进展有关[118]。在 MRB 模型小鼠中，用 OPG 和 OPG 类似化合物可阻止骨破坏和骨髓瘤生长[119,120]。同样，在沙利度胺[121]治疗或自体干细胞移植治疗[122]的骨髓瘤患者中，RANKL/OPG 比值正常，骨吸收受到抑制。总的来说，这些研究结果表明 RANK/RANKL/OPG 轴是 MRB 治疗的重要靶标。

B 细胞活化因子

BAFF 是骨髓瘤细胞促进 TNF 超家族的蛋白，可在 OCs 和 BMSCs 细胞表面表达。BAFF 在骨髓瘤患者的血清中显著升高。在利用小鼠模型的临床前研究中发现，通过一个 BAFF 中和抗体可使肿瘤负荷和溶骨性骨病减少，提高生存率。

DDK1 是 Wnt 信号通路的抑制剂，在骨髓瘤骨病中起重要作用[114]。DKK1 抑制 OB 分化和促进 OC 成熟[123]。凡是对骨髓瘤药物有反应的患者表现出血清中 DDK1 的水平降低。

激活素 A 是一个 TGF-β 蛋白超家族成员，可激活信号通路导致 SMADs 磷酸化（果蝇的同源化信号转导分子［MAD］和小杆线虫属的同源化蛋白［SMA］），其次是一个复杂的 SMAD 依赖的基因表达程序的执行。激活素 A 为破骨细胞的激活剂，在骨髓瘤中表达水平升高[124]。IL-3，另一个 OCs 活化因子，在骨髓瘤微环境中可通过巨噬细胞诱导激活素 A 的分泌，提供了一种在多发性骨髓瘤患者中激活素 A 上调的机制[112]。在溶骨性病变的多发性骨髓瘤患者的血浆中激活素 A 的水平是增加的[125]。RAP-011 是一种可溶的小鼠激活素 A 受体，在实验室小鼠中，可以抑制骨髓瘤样肿瘤和阻止溶骨性病变[124,126]。Sotatercept（ACE-011），人源版小鼠 RAP-011 是一种可溶的激活素 A 受体，正在骨髓瘤患者中进行临床试验。

酪氨酸激酶

金属蛋白，BTK 是蛋白激酶 SCR 相关的 Tec 家族的一个成员。BTK 是 OC 分化的一个调节子，表达于 OCs（而非 OBs），同时与骨吸收密切相关。BTK 在骨髓瘤细胞上表达[127,128]。遗传证据显示 BTK 可能在实验室小鼠的肿瘤细胞发展中起到至关重要的作用[129]。

● 骨髓瘤干细胞

初诊的骨髓瘤患者的治疗已实现重大的进展，约 80% 的患者可实现完全缓解（CR）和接近完全缓解（nCR），大于 50% 的患者可生存 10 年[130]。然而，多数患者最终会复发。长期保持缓解（>10 年）的骨髓瘤患者的基因表达谱仍有异常[131]。这一发现表明，有一群骨髓瘤细胞具有低增殖能力，且持久存在，对我们高强度的治疗敏感性有限，因此提出了骨髓瘤干细胞这个概念。骨髓瘤干细胞的表型并无统一结论，但侧群细胞（SP）是骨髓瘤细胞的一小部分，具有干细胞的特征。这类细胞，无论是从骨髓瘤细胞或者是原代骨髓瘤细胞中分离，都具有更大克隆形成潜能和耐药性[132,133]。来自不同的研究组试图鉴定骨髓瘤干细胞的表型。伴有 CD138−/CD19+/CD27+ 表型的类似记忆 B 细胞被认为是一类耐药亚群细胞，称为多发性骨髓瘤干细胞。这群 CD138− 的细胞群来源于骨髓瘤细胞株，ALDH 水平显著升高，是干细胞的一个标记。相比于 CD138+ 细胞，CD138− 细胞并没有受到骨髓瘤中常用药物的影响，如来那度胺、硼替佐米、环磷酰胺[134]。在早期的研究中，CD34+/CD45 低表达的克隆性骨髓瘤细胞可引起异种移植小鼠模型的溶骨性病变，而这些 CD34+ 祖细胞包括约三分之一的 DNA 非整倍体细胞[135,136]。成熟的 CD138+ 骨髓瘤细胞去分化为骨髓瘤干细胞，表达 CD34+/CD138+/B7−/H1+ 表型[137]，说明骨髓瘤细胞具有可塑性，如果需要的话可不断补充干细胞池，因此我们不应该认为骨髓瘤干细胞是静态的，而应该是一个动态概念。将 CD38+/CD45− 的浆细胞植入带有人胚胎骨片的严重联合免疫缺陷（SCID）-hu 小鼠模型，可成功增殖[138,139]。这可能是由于这些更成熟的骨髓瘤细胞去分化所致。同样也证明，来自不同骨髓瘤细胞系的 SP 细胞能比成熟的浆细胞更多的菌落形成能力。然而，这群 SP 细胞与 CD138 表达无关[132,133]。人们利用肿瘤干细胞可外泵 Hoechst 染料的功能特性，而不是膜标记，因为后者更易随环境条件变化，将骨髓瘤干细胞（MMSCs）从原代细胞株中分离。这一功能标记使我们增加了骨髓瘤的特异性标记物，表面 κ 或者 λ 轻链这些特定的 M 蛋白。由于二次自体移植后早期复发的患者中骨髓瘤细胞耐药较丰富，我们比较在基线和复发时 51 例患者的基因表达谱。复发时差异最大的基因是视黄酸受体 α（RARα）。这种受体有两个剪接变体：α1 和 α2。RARα1 存在于所有骨髓瘤细胞，RARα2 仅在新诊断的三分之一的患者中表达。后者在双次移植中有显著生存劣势[140]。在随后的研究中，我们能够证明 RARα2 表达增加可赋予骨髓瘤干细胞特性，如增加抗药性，增加细胞克隆潜能，并激活在肿瘤干细胞中常见的信号通路，如 Wnt 和 Hedgenhog 信号通路，继而增加 SP 和 ALDH 水平，以及胚胎干细胞的基因表达增加，如 Nanog、Oct4 和 Sox2。在原发骨髓瘤样本的 SP+ 和表面轻链限制性细胞中也发现了同样的特征。我们还发现表达 RARα2 的 CD138+ 的骨髓瘤细胞具有更高的 Oct4、Sox2、Nanog、TCF1、CCND1 和 ABCC3 的表达。这表明 RARα2 阳性的骨髓瘤细胞表现出干细胞的特征，因此预后差[141]。

浆细胞瘤的诊断

血清的检测

因为浆细胞瘤是一种 B 细胞恶性肿瘤,它来源于骨髓中的浆细胞产生的抗体,而且在绝大多数患者中持续分泌 M 蛋白,并可在多数患者的血清或尿液中可检测到。单克隆蛋白或者是完整的免疫球蛋白,或者是免疫球蛋白的一部分,多发性骨髓瘤中最常见的类型是 IgG 和 IgA,华氏巨球蛋白血症中最常见的是 IgM。最常用的确定血清 M 蛋白的筛选试验是血清蛋白电泳(SPEP)。而 M 蛋白的量通常被认为是肿瘤负荷的标志,骨髓瘤细胞每天比正常浆细胞多产生的 10～100 倍的免疫球蛋白都是无效免疫球蛋白。此外,骨髓瘤细胞越不成熟和增殖越快,每天分泌的细胞免疫球蛋白就越少。在骨髓瘤中,存在着重链和轻链的不平衡,轻链分泌显著性增多。一般来说,骨髓瘤侵袭性越大,轻链分泌量越多。过量的轻链不能与重链结合,就通过肾小球自由排泄。在肾小球滤过率为 40% 时,血清中的 FLC 单体、特征性的 κ2～4 小时可被清除,而 FLC 二聚体,典型的 λ 链在肾小球滤过率为 20% 时,3～6 小时方可被清除。完全肾功能衰竭的患者可能要 2～3 天才能清除。这与血浆半衰期为 21 天的 IgG 相反。

尽管很早以前我们就可以测量尿液中总的轻链量(游离的加上与重链结合的),但直到 21 世纪,我们才有能力检测血清游离轻链的量。该测试不仅具有高亲和力,可测量低浓度的 FLC,而且具有高度特异性,仅能检测未结合的轻链。血清 FLC 比完整免疫球蛋白上结合的轻链低几个数量级,检测是基于一种抗体,它仅与 FLC 的表位结合,如果轻链分子合到重链上,则该抗体表位被隐藏。因为血清 FLCs 半衰期较完整的免疫球蛋白短的多,用 FLC 去评估治疗的有效性可比用 M 蛋白评估更早[142]。轻链含量最高的患者预后也最差。血清 FLC 的比值是单克隆丙种球蛋白血症和 SMM 进展为骨髓瘤的独立预后因素[143]。血清 FLC 加入分期系统也改善了 AL 患者的危险分层[144],在华氏巨球蛋白血症中,血清 FLC 的水平与肿瘤负荷有关[145],同时它也是骨髓瘤复发的一个早期预测因子。综上所述,血清 κ 和 λ 浓度会随着肾功能的恶化增加,但是比值可能略有变化,并且随着肾功能衰竭的进展,其比值逐渐增大。与 B 细胞活化增加相关的疾病经常有高浓度的多克隆免疫球蛋白和多克隆 FLC,但是其比值仍保持在正常范围内。

除了 SPEP 和血清游离轻链,用免疫固定电泳(sIFE)鉴定蛋白性质和测定免疫球蛋白量很重要。许多 IgA 和一些 IgG 的骨髓瘤,它们的 M 峰在 β 球蛋白区,此处的 M 蛋白水平是不可靠的,因为有其他蛋白的共迁移。如果 SPEP 鉴定出 M 蛋白,但是 sIFE 未能鉴别出重链,应该进行 IgD 和 IgE 的定量分析,大多数 IgD 的骨髓瘤与 λ 轻链相关。

尿液的检测

骨髓瘤标准的检查项目应该包括 24 小时尿液的收集,尿蛋白电泳(UPEP),尿 M 蛋白和尿免疫固定电泳(uIFE)。相较于血清 FLCs,尿里的 FLCs 的作用是不太清楚的,一般不采用。在血清 FLC 检测时代,一些专家认为尿液分析是可以取消的。在梅奥诊所的 428 名患者的一项研究中,只有 2 例患者因省略

尿液分析而未检测出尿中的单克隆蛋白(0.5%)。而且这两例患者均不需要提前干预治疗[146]。当 PCN 患者出现大量蛋白尿,无论尿检 M 蛋白是否阳性,均需考虑 AL 发生的可能,无论是原发的 AL 还是骨髓瘤继发的 AL。

骨髓检查

骨髓瘤骨髓穿刺和活检在 PCN 中是必不可少的检查,但最好不要仅仅依靠骨髓检查。骨髓瘤细胞有形成小簇和大团簇的倾向,在骨髓中的分布并不均匀。骨髓中存在明显的骨髓瘤时,骨髓也可能呈假阴性结果。在有正常细胞结构的正常骨髓中,可能有多达 2% 的浆细胞。此外,浆细胞比例可在反应性骨髓和骨髓发育不良或者再生障碍性贫血的骨髓中更高。在正常的骨髓中,血管周围会有一些浆细胞聚集。然而,若在远离血管处出现大的成簇的浆细胞团,需警惕 PCN 的可能性,尤其是多发性骨髓瘤。除了形态学检查,活检的切片应进行 CD138 单抗染色,这是浆细胞的特异性免疫标记。如果基于形态学和 CD138 染色不能明确 PCN 的诊断,应该用原位杂交和细胞质的 κ 和 λ 评估浆细胞的克隆性(轻链限制)。

通常采用流式细胞仪、中期细胞遗传学和 FISH 分析骨髓瘤样本。流式细胞术主要用于鉴别骨髓瘤细胞表面异常标记物,可用于 MRD 的评估。准确设门策略是免疫表型分析可重复性和敏感性的重要组成部分。最好的设门方法是结合使用 CD38、CD138、CD45 和光散射特性。以前用 CD38 和 CD45 的浇注方法减少其他细胞的污染风险,但不包括 CD45$^+$ 细胞,因为它包含了大多数浆细胞。目前建议至少用四色的流式仪进行检测,在初步利用 CD138、CD38、CD45 和光散射准确给浆细胞设门后,至少用两种抗原(CD38、CD138)进行检测。当用于 MRD 检测时,至少需要 100 个肿瘤浆细胞。且 CD56 和 CD19 应该用于评估。在正常浆细胞上 CD56 阴性,但骨髓瘤细胞上是阳性的,而 CD19 正好相反。他们还建议进行 CD117 和 CD20 染色,二者在正常浆细胞上是不表达的,在骨髓瘤细胞上可异常表达。在正常细胞表面 CD28 和 CD200 阴性或者弱表达,但是骨髓瘤细胞可呈阳性;而 CD27 和 CD81 在正常浆细胞上强烈表达,但骨髓瘤细胞上是弱表达和阴性。需牢记,没有一个单一的标记可以系统的区分肿瘤细胞和正常的浆细胞。此外,流式细胞仪检测的浆细胞比例通常比形态学发现的低[147]。在评估细胞遗传学信息的技术部分,中期细胞遗传学和 FISH 分析的重要性如上所述。中期细胞遗传学是区分基质依赖(早期)和基质独立(晚期)骨髓瘤的最佳标记。大多数骨髓瘤患者的中期细胞遗传学正常,其来源于剩下正常的造血细胞而非来源于骨髓瘤细胞。如果骨髓瘤细胞依赖于基质,那么它们在离开支持的微环境不久就会死亡,而基质独立的骨髓瘤细胞在没有微环境支持的情况仍可生长和分裂[148]。

影像学研究

70% 的骨髓瘤患者在诊断时存在骨疾病。骨骼 X 线检查移植被认为是多发性骨髓瘤骨病评估的金标准。然而,骨骼检查的敏感性和特异性很低。至少 50%～75% 的骨小梁消失才能看到溶骨性病变。假阴性率在 30%～70% 之间不等,这导致骨髓瘤患者的诊断和分期被明显低估。骨骼的检查不能直接给我们提供肿瘤细胞的图像,仅仅是肿瘤细胞存在与否的证据。骨髓瘤的骨损害很少能愈合,大多数情况下完全无愈合,

最多在溶骨病灶周围出现硬化的边缘。因此骨骼检查不是评价治疗反应或者骨髓瘤早期复发的好方法。[18]F-氟脱氧葡萄糖正电子发射断层扫描机电脑断层扫描（PET-CT）和 MRI 目前已成为更好的评估手段。当两者联合使用，具有很好特异性，并且几乎 100% 的阳性预测率。这对于临床医师用以评估高强度且昂贵的治疗后的疗效非常宝贵[149]。

磁共振成像

在 CT 和 MRI 之间，后者的检查更具有特异性。一个完整的 MRI 检查应该包括一系列的序列，以确定病灶和弥漫性骨髓受累，包括自旋回波（T1 和 T2 加权）、梯度回波（T2）和短 T1 反转恢复序列。MRI 检查应包括成人造血活跃的中轴骨（颅骨、脊柱、胸骨、肩胛骨和上肱骨、盆骨及上股骨）。在阿肯色医科大学的一项研究表明，使用这些参数，包括 611 名做过二次移植的多发性骨髓瘤患者，相较于骨骼检查 56% 的检出率，MRI 检测局灶性骨髓率病变占 70%。而 52% 的骨骼检查阴性的患者，在 MRI 中检测可见局灶性病灶。治疗后 MRI 病灶的分辨率发生十分缓慢，但是最终在 60% 的患者中可见，并赋予更高的整体生存率[150]。因此，MRI 应常规用于有治疗意向的患者的分期、预后和反应评估。

[18]F-氟脱氧葡萄糖正电子发射断层扫描机电脑断层扫描

PET-CT 的主要优点是，它可以扫描评估骨髓瘤髓外的病灶，基于目前两项大的研究发现目前可能在 6% 的患者中存在髓外病灶，预后不良。在 239 例接受统一治疗的研究中，超过三处的 FDG 的局部病变预示着预后不良，长期无病生存率降低。相比之下，第一次移植前 FDG 完全受抑呈现出更好的预后[151]。这些数据在意大利的一项 192 例患者的研究中得到证实[152]。PET-CT-CR 比临床 CR 出现的更早，但 MRI-CR 发生的更少和更晚。

其他重要的检查

β2-微球蛋白

血清 β2-微球蛋白（β2-m）是骨髓瘤的一种重要的预后指标。β2-m 是一个小蛋白，与人类白细胞抗原Ⅰ类相关，几乎在肾脏完全异化。其最主要的和功能是和主要组织相容性复合物三级结构的（MCH）类 α 链的互动和稳定。血清中 β2-m 的主要来源是膜转换。它反映了肿瘤负荷和肾功能；然而，它可预测生存，无论肾功能及 Durie-Salmon 分期[153]。β2-m 的确切生物学意义仍不清楚，但可能与耐药途径相互作用。高浓度 β2-m 延缓单核细胞来源的树突状细胞的生成[154]。血清 β2-m 和白蛋白是国际分期系统的基础，具有重要的预后意义[99]。

遗传学定义的高危型骨髓瘤，是独立于国际预后分期系统的，后者只在基因表达谱低危组的患者与正常中期细胞遗传学患者中有重要的预后价值[155]。

血清乳酸脱氢酶水平

高血清乳酸脱氢酶（LDH）在没有其他任何原因的情况下，如肝脏疾病、溶血性贫血，被认为是骨髓瘤里预后不良的因子[156]。尽管在疾病的早期阶段，很少观察到 LDH 的显著升高，

但在接受长春新碱、阿霉素、地塞米松治疗后疾病进展的患者中，有 20% 的患者可发现 LDH 的升高。高 LDH 与高钙血症、高 β2-m 水平、髓外表现、浆细胞形态和较短的生存期相关，尽管对高强度的化疗有显著的（通常十分短暂）治疗反应。同样预后差的情况可见于初始 LDH 正常，而治疗后 LDH 增加的患者，可能是由于肿瘤溶解综合征导致，这是骨髓瘤快速增值的一个标记[156]。浆细胞标记指数和浆母细胞形态密切相关已被证明[157]。诊断时血清高 LDH，在初诊接受过至少一个疗程大剂量化疗和自体造血干细胞移植（ASCT）的患者中，已成为一个重要的预后因素，无论其有无染色体缺失[158]。

微小残留病灶

微小残留病灶（MRD）的评估方法包括等位基因特异性寡核苷酸 PCR 检测（ASO-PCR），多参数流式细胞仪（MPF），荧光定量 PCR（F-PCR）和高通量测序。

等位基因特异性寡核苷酸聚合酶链反应

ASO-PCR 可检测出 10 万个正常细胞中的一个克隆细胞。它仍然是一个昂贵和劳动密集型的检测，因为需要为每个患者产生一个特定的探针，而且在约 30% 的患者中不能实现的[159]。在一个 40 例接受自体移植和地塞米松（VTD）硼替佐米、沙利度胺巩固后获得 CR 和 VGPR 患者的小型研究中，有 8 例患者达到分子生物学缓解：2 例有 1 份样本，6 例有至少 2 份持续的阴性样本。随访 26 个月，获得分子学缓解的患者未出现临床复发，虽然有一个分子学复发，而 8 个临床复发的患者都未获得分子缓解。重要的是，VTD 巩固治疗进一步降低了移植后的肿瘤负荷[161]。早期的观点认为只有异基因移植才能获得分子学缓解，这项研究显示自体移植后行 VTD 方案巩固同样可以获得分子学缓解。

多参数流式仪

所参数流式仪（MPC）具有易用、周转时间短等优点。它需要复杂的分析，但却是自动化的。该技术可检测 1 万个正常细胞中的一个克隆细胞。在 MRC 骨髓瘤 9 试验中，397 例接受了自体移植的患者和 245 例非移植的患者进行了 MRD 评估。应用了六色面板，预处理样本需要 10 万个事件，而后处理样本每分钟需要分析 5 万个事件。在移植组，移植后 100 天 MRD 阴性患者中，有 62% 可观察到良好的预后［无进生存（PFS）：$p < 0.001$；总生存（OS）：$p = 0.018$］。这种预后优势与细胞遗传学结果无关，但在细胞遗传学不良患者中更明显（$p < 0.001$ vs. $p = 0.014$）。在免疫固定电泳（IFE）-阴性的 CR 和 MPF 检测 MRD 阴性之间无定论。大约有 15% 的 CR 患者通过 MPF 发现仍存在可测量病灶，而 25% 的 MRD 阴性的患者 IFE 检测却没达到 CR。通过观察沙利度胺维持治疗对移植后影响发现，最好的结果出现在那些达到 MRD 阴性并用沙利度胺维持治疗的患者身上，而没有达到 MRD 阴性也没有接受沙利度胺维持治疗的患者预后最差。在 MRD 阳性组 100 天后，有 28% 的接受沙利度胺维持的患者 MRD 转阴，而不接受沙利度胺维持者只有 3% 的比例 MRD 转阴（$p = 0.025$）。最后，在非移植组，诱导治疗结束时 MRD 评估无预测价值，只有 15% 的患者 MRD 转阴[161]。值得注意的是，在美国对 MPF 的评估 MRD，就事件获得而言和使用抗体数量方面存在很大的异质性[162]。如果治疗的效果是基

于 MPF 来评估,那么这项技术的标准化和合适到位的指控十分关键。

荧光聚合酶链反应

F-PCR 可检测 1000 个正常细胞中的一个克隆细胞,因此不如 ASO-PCR 和 MPF 敏感。然而,PCR 快速、经济、易操作。高分子量 DNA 可从 500μl 的骨髓中分离得到。有三种不同的多重 PCR 被采用:IGH D-J,IGK V-J 和 KDE 重排。诊断时克隆群体即被确定。患者在诊断时明显缺乏克隆峰值,即被认为是 F-PCR 阴性。对 130 例初治的骨髓瘤患者进行 MRD 评估。试验中 91.5% 的患者是可用的。MPC 是与 F-PCR 并行使用的。诱导治疗后,64 例患者获得分子学缓解,66 例患者未发送分子反应。中位 PFS 位 61 个月和 36 个月($p = 0.001$)。MPC- 和 MPC+ 患者相应的 PFS 分别为 67 个月和 42 个月($p = 0.005$)[163]。

高通量测序的微小残留评估

高通量测序的 MRD 评估依赖于用一致的引物扩增和测序免疫球蛋白基因片段。它采用 IGH-VDJ$_H$, IGH-DJ$_H$, 和 IGK 基因检测分析。该方法可检测到 100 万个正常细胞中的一个克隆细胞,它比 ASO-PCR 还要敏感一个 log。这项检测方式在纳入 133 例骨髓瘤的 GEM 临床试验中和 MPC 及 ASO-PCR 进行了对比。测试在 91% 的患者中是可行的。深度测序与 MPC 及 ASO-PCR 之间的一致性分别为 83% 和 85%。深度测序获得 MRD 阴性的患者有更长的生存(80 个月 vs 31 个月;$p < 0.0001$)。在 CR 患者中,MRD 阴性有着明显更长的进展时间(131 个月 vs 35 个月;$p = 0.0009$)[95]。

毫无疑问,MRD 的评估在未来几年将会得到更多的关注,并指导临床医师的治疗决策和个性化护理。然而,它不应该被认为持续强化治疗后而不是标准强化治疗最终获得 MRD- 的状态与标准化疗就获得的 MRD- 有同样的预后意义。确定肿瘤缩小的分级对预后影响有重要意义。灵敏性高的技术手段未必比灵敏性低的技术提供更好的诊疗信息。

翻译:赵茜　互审:黄河　校对:侯健

参考文献

1. Lindqvist EK, Goldin LR, Landgren O, et al: Personal and family history of immune-related conditions increase the risk of plasma cell disorders: A population based study. *Blood* 118:6284, 2011.
2. Landgren O, Kyle RA, Pfeiffer RM, et al: Monoclonal gammopathy of undetermined significance consistently precedes multiple myeloma: A prospective study. *Blood* 113:5412, 2009.
3. Weiss BM, Abadie J, Verma P, et al: A monoclonal gammopathy precedes multiple myeloma in most patients. *Blood* 113:5418, 2009.
4. Landgren O, Kyle RA, Hoppin JA, et al: Pesticide exposure and risk of monoclonal gammopathy of undetermined significance in the agricultural health study. *Blood* 113:6386, 2009.
5. Brown LM, Gridley G, Check D, Landgren O: Risk of multiple myeloma and monoclonal gammopathy of undetermined significance among white and black male United States veterans with prior autoimmune, infectious, inflammatory and allergic disorders. *Blood* 111:3388, 2008.
6. Landgren O, Kristinsson SY, Goldin LR, et al: Risk of plasma cell and lymphoproliferative disorders about 14621 first-degree relatives of 4458 patients with monoclonal gammopathy of undetermined significance in Sweden. *Blood* 114:791, 2009.
7. Vachon CM, Kyle RA, Therneau TM, et al: Increased risk of monoclonal gammopathy in first-degree relatives of patients with multiple myeloma or monoclonal gammopathy of undetermined significance. *Blood* 114:785, 2009.
8. Grass S, Pruess KD, Ahlgrimm M, et al: Association of dominantly inherited hyperphosphorylated paraprotein target with sporadic and familial multiple myeloma and monoclonal gammopathy of undetermined significance: A case control study. *Lancet Oncol* 10:950, 2009.
9. Preuss KD, Pfreundschuh M, Fadle N, et al: Hyperphosphorylation of autoantigenic targets of paraproteins is due to inactivations of PP2A. *Blood* 118:3340, 2011.
10. Zwick C, Held G, Augh M, et al: Over one-third of African American MGUS and mul-

11. Fonseca R, Bailey RJ, Ahman, et al: Genomic abnormalities in monoclonal gammopathy of undetermined significance. *Blood* 100:1417, 2002.
12. Fonseca R, Barlogie B, Bataille R, et al: Genetics and cytogenetics of multiple myeloma: A workshop report. *Cancer Res* 64:1546, 2004.
13. Kuehl WM, Bergsagel PL: Multiple myeloma: Evolving genetic events and host interactions. *Nat Rev Cancer* 2:175, 2002.
14. Kuehl WM, Bergsagel PL: Chromosome translocations in multiple myeloma. *Oncogene* 20:5611, 2001.
15. Rajkumar SV, Kyle RA, Therneau TM, et al: Serum free light chain ratio is an independent risk factor for progression in monoclonal gammopathy of undetermined significance. *Blood* 106:812, 2005.
16. Perez-Persona E, Vidriales MB, Mateo G, et al: New criteria to identify risk of progression in monoclonal gammopathy of uncertain significance and smoldering multiple myeloma based on multiparameter flow cytometry analysis of bone marrow plasma cells. *Blood* 110:2586, 2007.
17. Cesana C, Klersy C, Barbarano L, et al: Prognostic factors for malignant transformation in monoclonal gammopathy of undetermined significance and smoldering multiply myeloma. *J Clin Oncol* 20:1625, 2002.
18. Facon T, Menard FJ, Chaux JL, et al: Prognostic factors in low tumor mass asymptomatic multiple myeloma: A report on 91 patients. *Am J Hematol* 48:71, 1995.
19. Wisloff F, Andersen P, Andersson TR, et al: Incidence and follow up of asymptomatic multiple myeloma. *Eur J Haematol* 47:338, 1991.
20. Weber DM, Dimopoulos MA, Moulopoulos LA, et al: Prognostic features of asymptomatic multiple myeloma. *Br J Haematol* 97:810, 1997.
21. Alexanian R, Barlogie B, Dixon D: Prognosis of asymptomatic multiple myeloma. *Arch Intern Med* 148:1963, 1988.
22. Dimopoulos MA, Moulopoulos A, Smith T, et al: Risk of disease progression in asymptomatic multiple myeloma. *Am J Med* 94:57, 1993.
23. Dimopoulos MA, Terpos E, Comenzo RL, et al: International myeloma working group consensus statement and guidelines regarding the current role of imaging techniques in the diagnosis and monitoring of multiple myeloma. *Leukemia* 23:1545, 2009.
24. Kyle RA, Remstein ED, Therneau TM, et al: Clinical course and prognosis of smoldering (asymptomatic) multiple myeloma. *N Engl J Med* 356:2582, 2007.
25. Dispenzieri A, Kyle RA, Katzmann JA, et al: Immunoglobulin free light chain ratio is an independent risk factor for progression of smoldering (asymptomatic) multiple myeloma. *Blood* 111:785, 2008.
26. Landgren O: Monoclonal gammopathy of undetermined significance of smoldering multiple myeloma: New insights into pathophysiology and epidemiology. *Hematology Am Soc Hematol Educ Program* 2010:295, 2010.
27. Hallek M, Bergsagel PL, Anderson KC: Multiple myeloma: Increasing evidence for a multistep transformation process. *Blood* 91:3, 1998.
28. Cheng WJ, Glebov O, Bergsagel PL, Kuehl WM: Genetic events in the pathogenesis of multiple myeloma. *Best Pract Res Clin Haematol* 20:571, 2007.
29. Chiecchio L, Dagrada GP, Protheroe RK, et al: Loss of 1p and rearrangement of MYC are associated with progression of smoldering myeloma to myeloma: Sequential analysis of a single case. *Haematologica* 94:1024, 2009.
30. Hanamura I, Stewart JP, Huang Y, et al: Frequent gain of chromosome band 1q21 in plasma cell dyscrasias detected by fluorescence *in situ* hybridization: Incidence increases from MGUS to relapse myeloma and is related to prognosis and disease progression following tandem stem-cell transplantation. *Blood* 108:1724, 2006.
31. Rosinol L, Carrio A, Blade J, et al: Comparative genomic hybridization identifies two variant of smoldering multiple myeloma. *Br J Haematol* 130:729, 2005.
32. Anguiano A, Tuchman SA, Acharya C, et al: Gene expression profiles of tumor biology provide a novel approach to prognosis and may guide the selection of therapeutic targets in multiple myeloma. *J Clin Oncol* 27:4197, 2009.
33. Avet-Loiseau H, Gerson F, Magrangeas F, et al: Rearrangements of the c-MYC oncogene are present in 15% of primary human multiple myeloma tumors. *Blood* 98:3082, 2001.
34. Walker BA, Wardell CP, Melchor L, et al: Intraclonal heterogeneity is a critical early event in the development of myeloma and precedes the development of clinical symptoms. *Leukemia* 28:384, 2014.
35. Landgren O, Rajkumar SV, Pfeiffer RM, Kyle RA, Katzmann JA, Dispenzieri A, et al: Obesity is associated with an increased risk of monoclonal gammopathy of undetermined significance (MGUS) among African-American and Caucasian women. *Blood* 116:1056, 2010.
36. Carson KR, Bates ML, Tomasson MH: The skinny on obesity and plasma cell myeloma: A review of the literature. *Bone Marrow Transplant* 49:1009, 2014.
37. Teras LR, Kitahara CM, Birmann BM, et al: Body size and multiple myeloma mortality: A pooled analysis of 20 prospective studies. *Br J Haematol* 166:667, 2014.
38. Murphy F, Kroll ME, Pirie K, et al: Body size in relation to incidence of subtypes of haematological malignancy in the prospective Million Women Study. *Br J Cancer* 108:2390, 2013.
39. Hofmann JN, Moore SC, Lim U, et al: Body mass index and physical activity at different ages and risk of multiple myeloma in the NIH-AARP diet and health study. *Am J Epidemiol* 177:776, 2013.
40. Wallin A, Larsson SC: Body mass index and risk of multiple myeloma: A meta-analysis of prospective studies. *Eur J Cancer* 47:1606, 2011.
41. Calle EE, Rodriguez C, Walker-Thurmond K, Thun MJ: Overweight, obesity, and mortality from cancer in a prospectively studied cohort of U.S. adults. *N Engl J Med* 348:1625, 2003.
42. Dhodapkar MV: Adipokines in MM: Time to trim the fat. *Blood* 118:5716, 2011.
43. Birmann BM, Giovannucci EL, Rosner BA, Colditz GA: Regular aspirin use and risk of multiple myeloma: A prospective analysis in the health professionals follow up study and nurses' health study. *Cancer Prev Res (Phila)* 7:33, 2014.
44. Ding J, Yuan L, Huang RB, Chen G: Aspirin inhibits proliferation and induces apopto-

sis of multiple myeloma cells through regulation of Bcl-2 and Bax and suppression of VEGF. *Eur J Haematol* 93:329, 2014.

45. Alexander DD, Mink PJ, Adami HO, et al: Multiple myeloma: A review of epidemiologic literature. *Int J Cancer* 120:40, 2007.

46. Mohamed-Ali V, Goodrick S, Rawesh A, et al: Subcutaneous adipose tissue releases IL-6 but not tumor necrosis factor-alpha, *in vivo. J Clin Endocrinol Metab* 82:4196, 1997.

47. Morgan GJ, Davies FE, Linet M: Myeloma aetiology and epidemiology. *Biomed Pharmacother* 56:223, 2002.

48. Hsu WL, Preston DL, Soda M, et al: The incidence of leukemia, lymphoma and multiple myeloma among atomic bomb survivors: 1950–2001. *Radiat Res* 179:361, 2013.

49. Wang JX, Boice JD, Li BX, et al: Cancer among medical diagnostic x-ray workers in China. *J Natl Cancer Inst* 80:344, 1988.

50. Goedert JJ, Cote TR, Virgo P, et al: Spectrum of AIDS-associated malignant disorders. *Lancet* 351:1833, 1988.

51. Grulich AE, Wan X, Law MG, et al: Risk of cancer in people with AIDS. *AIDS* 13:839, 1999.

52. Duberg A, Nordstrom M, Torner A, et al: Non-Hodgkin's lymphoma and other nonhepatic malignancies in Swedish patient with hepatitis C virus infection. *Hepatology* 41:652, 2005.

53. Linet MS, Humphrrey RL, Mehl ES, et al: A case control and family study of WM. *Leukemia* 7:1363, 1993.

54. Giordano TP, Henderson L, Landgren O, et al: Risk of non-Hodgkin lymphoma and lymphoproliferative precursor diseases in US veterans with hepatitis C virus. *JAMA* 297:2010, 2007.

55. Koshiol J, Gridley G, Engels EA, et al: Chronic immune stimulation and subsequent Waldenström macroglobulinemia. *Arch Intern Med* 168:1903, 2008.

56. Kristinsson SY, Koshiol J, Goldin LR, et al: Immune related and inflammatory conditions and risk of lymphoplasmacytic lymphoma or Waldenström macroglobulinemia. *J Natl Cancer Inst* 102:557, 2010.

57. Fine JM, Lambin P, Massari M, Leroux P: Malignant evolution of asymptomatic monoclonal IgM after seven and fifteen years in two siblings of a patient with Waldenström's macroglobulinemia. *Acta Med Scand* 211:237, 1982.

58. McMaster ML, Goldin LR, Bai Y, et al: Genome wide linkage screen for Waldenstrom macroglobulinemia susceptibility loci in high risk families. *Am J Hum Genet* 79:695, 2006.

59. Ogmundsdottir HM, Johannesson GM, Sceinsdottir S, et al: Familial macroglobulinemia: Hyperactive B-cells but normal natural killer function. *Scand J Immunol* 40:195, 1994.

60. Treon SP, Hunter ZR, Aggarwal A, et al: Characterization of familial Waldenstrom's macroglobulinemia. *Ann Oncol* 17:488, 2006.

61. Kristinsson SY, Goldin LR, McMaster ML, et al: Risk of lymphoproliferative disorders among first-degree relatives of lymphoplasmacytic lymphoma/Waldenstrom macroglobulinemia patients: A population-based study in Sweden. *Blood* 112:3052, 2008.

62. McMaster ML: Familial Waldenstrom's macroglobulinemia. *Semin Oncol* 30:146, 2003.

63. Treon SP, Tripsas C, Hanzis C, et al: Familial disease predisposition impacts treatment outcome in patients with Waldenström macroglobulinemia. *Clin Lymphoma Myeloma Leuk* 12:433, 2012.

64. Royer RH, Koshoil J, Vasquez LG, et al: Differential characteristics of Waldenström macroglobulinemia according to patterns of familial aggregation. *Blood* 115:4464, 2010.

65. Zhan F, Tian E, Bumm K, et al: Gene expression profiling of human plasma cell differentiation and classification of multiple myeloma based on similarities to distinct stages of late-stage B-cell development. *Blood* 101:1128, 2003.

66. Silacci P, Mottet A, Steimle V, et al: Developmental extinction of major histocompatibility complex class II gene expression in plasmocytes is mediated by silencing of the transactivator gene CIITA. *J Exp Med* 180:1329, 1994.

67. Calame KL: Plasma cells: Finding new light at the end of B cell development. *Nat Immunol* 2:1103, 2001.

68. Hargreaves DC, Hyman PL, Lu TT, et al: A coordinated change in chemokine responsiveness guides plasma cell movements. *J Exp Med* 194:45, 2001.

69. Barberis A, Widenhorn K, Vitelli L, Busslinger M: A novel B-cell lineage-specific transcription factor present at early but not late stages of differentiation. *Genes Dev* 4:849, 1990.

70. Nutt SL, Eberhard D, Horcher M, et al: Pax5 determines the identity of B cells from the beginning to the end of B-lymphopoiesis. *Int Rev Immunol* 20:65, 2001.

71. Reimold AM, Iwakoshi NN, Manis J, et al: Plasma cell differentiation requires the transcription factor XBP-1. *Nature* 412:300, 2001.

72. Bergsagel PL, Kuehl WM: Molecular pathogenesis and a consequent classification of multiple myeloma. *J Clin Oncol* 23:6333, 2005.

73. Greenman C, Stephens P, Smith R, et al: Patterns of somatic mutation in human cancer genomes. *Nature* 446:153, 2007.

74. Bergsagel PL, Kuehl WM, Zhan F, Sawyer J, et al: Cyclin D dysregulation: An early and unifying pathogenic event in multiple myeloma. *Blood* 106:296, 2005.

75. Kotani A, Kakazu N, Tsuruyama T, et al: Activation-induced cytidine deaminase (AID) promotes B cell lymphomagenesis in Emu-cMyc transgenic mice. *Proc Natl Acad Sci U S A* 104:1616, 2007.

76. Landgren O, Kyle RA, Pfeiffer RM, et al: Monoclonal gammopathy of undetermined significance (MGUS) consistently precedes multiple myeloma: A prospective study. *Blood* 113:5412, 2009.

77. Kalff MW, Hijmans W: Immunoglobulin analysis in families of macroglobulinemia patients. *Clin Exp Immunol* 5:361, 1969.

78. Landgren O, Kristinsson SY, Goldin LR, et al: Risk of plasma cell and lymphoproliferative disorders among 14621 first-degree relatives of 4458 patients with monoclonal gammopathy of undetermined significance in Sweden. *Blood* 114:791, 2009.

79. Annunziata CM, Davis RE, Demchenko Y, et al: Frequent engagement of the classical and alternative NF-kappaB pathways by diverse genetic abnormalities in multiple myeloma. *Cancer Cell* 12:115, 2007.

80. Keats JJ, Fonseca R, Chesi M, et al: Promiscuous mutations activate the noncanonical NF-kappaB pathway in multiple myeloma. *Cancer Cell* 12:131, 2007.

81. Bezieau S, Devilder MC, Avet-Loiseau H, et al: High incidence of N and K-Ras activating mutations in multiple myeloma and primary plasma cell leukemia at diagnosis. *Hum Mutat* 18:212, 2001.

82. Liu P, Leong T, Quam L, et al: Activating mutations of N- and K-ras in multiple myeloma show different clinical associations: Analysis of the Eastern Cooperative Oncology Group Phase III Trial. *Blood* 88:2699, 1996.

83. Rasmussen T, Kuehl M, Lodahl M, et al: Possible roles for activating RAS mutations in the MGUS to MM transition and in the intramedullary to extramedullary transition in some plasma cell tumors. *Blood* 105:317, 2005.

84. Levine AJ: P53, the cellular gatekeeper for growth and division. *Cell* 88:323, 1997.

85. Matlashewski G, Lamb P, Pim D, et al: Isolation and characterization of a human p53 cDNA clone: Expression of the human p53 gene. *EMBO J* 3:3257, 1984.

86. Chng WJ, Price-Troska T, Gonzalez-Paz N, et al: Clinical significance of TP53 mutation in myeloma. *Leukemia* 21:582, 2007.

87. Neri A, Baldini L, Trecca D, et al: P53 gene mutations in multiple myeloma are associated with advanced forms of malignancy. *Blood* 81:128, 1993.

88. Fonseca R, Harrington D, Oken MM, et al: Biological and prognostic significance of interphase fluorescence in situ hybridization detection of chromosome 13 abnormalities (delta13) in multiple myeloma: An eastern cooperative oncology group study. *Cancer Res* 62:715, 2002.

89. Klein B, Seckinger A, Moehler T, Hose D: Molecular pathogenesis of multiple myeloma: Chromosomal aberrations, changes in gene expression, cytokine networks, and the bone marrow microenvironment. *Recent Results Cancer Res* 183:39, 2011.

90. Shaughnessy JD Jr, Zhan F, Burington BE, et al: A validated gene expression model of high-risk multiple myeloma is defined by deregulated expression of genes mapping to chromosome 1. *Blood* 109:2276, 2007.

91. Gearhart J, Pashos EE, Prasad MK: Pluripotency redux—Advances in stem-cell research. *N Engl J Med* 157:1469, 2007.

92. Zhou W, Yang Y, Xia J, et al: NEK2 induces drug resistance mainly through activation of efflux drug pumps and is associated with poor prognosis in myeloma and other cancers. *Cancer Cell* 23:48, 2013.

93. Pei XY, Dai Y, Felthousen J, et al: Circumvention of Mcl-1-dependent drug resistance by simultaneous Chk1 and MEK1/2 inhibition in human multiple myeloma cells. *PLoS One* 9:e89064, 2014.

94. Chapman MA, Lawrence MS, Keats JJ, et al: Initial genome sequencing and analysis of multiple myeloma. *Nature* 471:467, 2011.

95. Martinez-Lopez J, Lahuerta JJ, Pepin F, et al: Prognostic value of deep sequencing method for minimal residual disease detection in multiple myeloma. *Blood* 123:3073, 2014.

96. Walker BA, Leone PE, Jenner MW, et al: Integration of global SNP-based mapping and expression arrays reveals key regions, mechanisms, and genes important in the pathogenesis of multiple myeloma. *Blood* 108:1733, 2006.

97. Avet-Loiseau H, Attal M, Moreau P, et al: Genetic abnormalities and survival in multiple myeloma: The experience of the Intergroupe Francophone du Myelome. *Blood* 109:3489, 2007.

98. Van Wier S, Braggio E, Baker A, et al: Hypodiploid multiple myeloma is characterized by more aggressive molecular markers than non-hyperdiploid multiple myeloma. *Haematologica* 98:1586, 2013.

99. Greipp PR, San Miguel J, Durie BG, et al: International staging system for multiple myeloma. *J Clin Oncol* 23:3412, 2005.

100. Mikhael JR, Dingli D, Roy V, et al: Management of newly diagnosed symptomatic multiple myeloma: Updated Mayo Stratification of Myeloma and Risk-Adapted Therapy (mSMART) consensus guidelines 2013. *Mayo Clin Proc* 88:360, 13.

101. Liu J, Gu Z, Yang Y, et al: A subset of CD20 MM patients without the t(11;14) are associated with poor prognosis and a link to aberrant expression of Wnt signaling. *Hematol Oncol* 32:215, 2014.

102. Ouyang J, Gou X, Ma Y, et al: Prognostic value of 1p deletion for multiple myeloma: A meta-analysis. *Int J Lab Hematol* 36:555, 2014.

103. Zhan F, Colla S, Wu X, et al: CKS1B, overexpressed in aggressive disease, regulates multiple myeloma growth and survival through SKP2- and p27Kip1-dependent and -independent mechanisms. *Blood* 109:4995, 2007.

104. Bryce AH, Ketterling RP, Gertz MA, et al: Translocation t(11;14) and survival of patients with light chain (AL) amyloidosis. *Haematologica* 94:380, 2009.

105. Fonseca R, Ahmann GJ, Jalal SM, et al: Chromosomal abnormalities in systemic amyloidosis. *Br J Haematol* 103:704, 2002.

106. Bochtler T, Hegenbart U, Kunz C, et al: Gain of chromosome 1q21 is an independent adverse prognostic factor in light chain amyloidosis patients treated with melphalan/dexamethasone. *Amyloid* 21:9, 2014.

107. Poulain S, Roumier C, Decambron A, et al: MYD88 L265P mutation in Waldenstrom macroglobulinemia. *Blood* 121:4504, 2013.

108. Treon SP, Hunter ZR: A new era for Waldenstrom macroglobulinemia: MYD88 L265P. *Blood* 121:4434, 2013.

109. Anderson KC, Carrasco RD: Pathogenesis of myeloma. *Annu Rev Pathol* 6:249, 2011.

110. Hurt EM, Wiestner A, Rosenwald A, et al: Overexpression of c-maf is a frequent oncogenic event in multiple myeloma that promotes proliferation and pathological interactions with bone marrow stroma. *Cancer Cell* 5:191, 2004.

111. Hideshima T, Mitsiades C, Tonon G, et al: Understanding multiple myeloma pathogenesis in the bone marrow to identify new therapeutic targets. *Nat Rev Cancer* 7:585, 2007.

112. Galson DL, Silbermann R, Roodman GD: Mechanisms of multiple myeloma bone disease. *Bonekey Rep* 1:135, 2012.

113. Damiano JS, Cress AE, Hazlehurst LA, et al: Cell adhesion mediated drug resistance (CAM-DR): Role of integrins and resistance to apoptosis in human myeloma cell lines. *Blood* 93:1658, 1999.

114. Tian E, Zhan F, Walker R, et al: The role of the Wnt-signaling antagonist DKK1 in the development of osteolytic lesions in multiple myeloma. *N Engl J Med* 349:2483, 2003.

115. Yaccoby S, Wezeman MJ, Zangari M, et al: Inhibitory effects of osteoblasts and

increased bone formation on myeloma in novel culture systems and a myelomatous mouse model. *Haematologica* 91:192, 2006.

116. Webb SL, Edwards CM: Novel therapeutic targets in myeloma bone disease. *Br J Pharmacol* 171:3765, 2014.

117. Li X, Pennisi A, Yaccoby S: Role of decorin in the antimyeloma effects of osteoblasts. *Blood* 112:159, 2008.

118. Seidel C, Hjertner O, Abildgaard N, et al: Serum osteoprotegrin levels are reduced in patients with multiple myeloma with lytic bone disease. *Blood* 98:2269, 2001.

119. Croucher PI, Shipman CM, Lippitt J, et al: Osteoprotegerin inhibits the development of osteolytic bone disease in multiple myeloma. *Blood* 98:3534, 2001.

120. Pearse RN, Sordillo EM, Yaccoby S, et al: Multiple myeloma disrupts the TRANCE/osteoprotegerin cytokine axis to trigger bone destruction and promote tumor progression. *Proc Natl Acad Sci U S A* 98:11581, 2001.

121. Terpos E, Mihou D, Szydlo R, et al: The combination of intermediate doses of thalidomide with dexamethasone is an effective treatment for patients with refractory/relapsed multiple myeloma and normalizes abnormal bone remodeling, through the reduction of sRANKL/osteoprotegerin ratio. *Leukemia* 19:1969, 2005.

122. Terpos E, Politou M, Szydlo R, et al: Autologous stem cell transplantation normalizes abnormal bone remodeling and sRANKL/osteoprotegerin ratio in patients with multiple myeloma. *Leukemia* 18:1420, 2004.

123. Gunn WG, Conley A, Deininger L, et al: A crosstalk between myeloma cells and marrow stromal cells stimulates production of DKK1 and interleukin-6: A potential role in the development of lytic bone disease and tumor progression in multiple myeloma. *Stem Cells* 24:986, 2006.

124. Vallet S, Mukherjee S, Vaghela N, et al: Activin A promotes multiple myeloma-induced osteolysis and is a promising target for myeloma bone disease. *Proc Natl Acad Sci U S A* 107:5124, 2010.

125. Terpos E, Kastritis E, Christoulas D, et al: Circulating activin-A is elevated in patients with advanced multiple myeloma and correlates with extensive bone involvement and inferior survival; no alterations post-lenalidomide and dexamethasone therapy. *Ann Oncol* 23:2681, 2012.

126. Chantry AD, Heath D, Mulivor AW, et al: Inhibiting activin-A signaling stimulates bone formation and prevents cancer-induced bone destruction *in vivo*. *J Bone Miner Res* 25:2633, 2010.

127. Tai YT, Chang BY, Kong SY, et al: Bruton tyrosine kinase inhibition is a novel therapeutic strategy targeting tumor in the bone marrow microenvironment in multiple myeloma. *Blood* 120:1877, 2012.

128. Rushworth SA, Bowles KM, Barrera LN, et al: BTK inhibitor ibrutinib is cytotoxic to myeloma and potently enhances bortezomib and lenalidomide activities through NF-kappaB. *Cell Signal* 25:106, 2013.

129. Potter M, Wax JS, Hansen CT, Kenny JJ: BALB/c.CBA/N mice carrying the defective Btk(xid) gene are resistant to pristane-induced plasmacytomagenesis. *Int Immunol* 11:1059, 1999.

130. Barlougie B, Attal M, Crowley J, et al: Long term follow up of autotransplantation trials for multiple myeloma: Update of protocols conducted by the intergroupe francophone du myeloma, southwest oncology group, and university of Arkansas for medical sciences. *J Clin Oncol* 28:1209, 2010.

131. Zhan F, Hardin J, Kordsmeier B, et al: Global gene expression profiling of multiple myeloma, monoclonal gammopathy of undetermined significance, and normal bone marrow plasma cells. *Blood* 99:1745, 2002.

132. Jakubikova J, Adamia S, Kost-Alimova M, et al: Lenalidomide targets clonogenic side population in multiple myeloma: Pathophysiologic and clinical implications. *Blood* 117:4409, 2011.

133. Nara M, Teshima K, Watanabe A, et al: Bortezomib reduces the tumorigenicity of multiple myeloma via down regulation of up regulated targets in clonogenic side population cells. *PLoS One* 8:e56954, 2013.

134. Matsui W, Wang Q, Barber JP, et al: Clonogenic multiple myeloma progenitors, stem cell properties, and drug resistance. *Cancer Res* 68:190, 2008.

135. Matsui W, Hugg CA, Wang Q, et al: Characterization of clonogenic multiple myeloma cells. *Blood* 103:2332, 2004.

136. Pilarski LM, Belch AR: Clonotypic myeloma cells able to xenograft myeloma to non-obese diabetic sever combined immunodeficient mice copurify with CD34 (+) hematopoietic progenitors. *Clin Cancer Res* 8:3198, 2002.

137. Kuranda K, Berthon C, Dupont C, et al: A subpopulation of malignant CD34+CD138+B7-H1+ plasma cells is present in multiple myeloma patients. *Exp Hematol* 28:124, 2010.

138. Yaccoby S, Barlogie B, Epstein J: Primary myeloma cells growing in SCID-hu mice: A model for studying the biology and treatment of myeloma and its manifestations. *Blood* 92:2908, 1998.

139. Yaccoby S, Epstein J: The proliferative potential of myeloma plasma cells manifest in the SCID-hu host. *Blood* 94:3576, 1999.

140. Wang S, Tricot G, Shi L, et al: RARalpha2 expression is associated with disease progression and plays a crucial role in efficacy of ATRA treatment in myeloma. *Blood* 114:600, 2009.

141. Yang Y, Shi J, Tolomelli G, et al: RARα2 expression confers myeloma stem cell features. *Blood* 122:1437, 2013.

142. Van Rhee F, Bolejack V, Hollmig K, et al: High serum-free light chain levels and their rapid reduction in response to therapy define an aggressive multiple myeloma subtype with poor prognosis. *Blood* 110:827, 2007.

143. Rajkumar SV, Kyle RA, Therneau TM, et al: Serum free light chain ratio is an independent risk factor for progression in monoclonal gammopathy of undetermined significance. *Blood* 106:812, 2005.

144. Kumar S, Dispenzieri A, Lac MQ, et al: Revised prognostic staging system for light chain amyloidosis incorporating cardiac biomarkers and serum free light chain measurements. *J Clin Oncol* 30:989, 2012.

145. Leleu Z, Moreau AS, Weller E, et al: Serum immunoglobulin free light chain correlates with tumor burden markers in Waldenstrom macroglobulinemia. *Leuk Lymphoma* 49:1104, 2008.

146. Katzmann JA, Dispenzieri A, Kyle RA, et al: Elimination of the need for urine studies in the screening algorithm for monoclonal gammopathies by using serum immunofixation and free light chain assays. *Mayo Clin Proc* 81:1575, 2006.

147. Rawstron AC, Orfao A, Beksac M, et al: Report of the European myeloma network on multiparametric flow cytometry in multiple myeloma and related disorders. *Haematologica* 93:431, 2008.

148. Zhan F, Sawyer J, Tricot G: The role of cytogenetics in myeloma. *Leukemia* 20:1484, 2006.

149. Shortt CP, Gleeson TG, Breen KA, et al: Whole-body MRI versus PET in assessment of multiple myeloma disease activity. *AJR Am J Roentgenol* 192:980, 2009.

150. Walker R, Barlogie B, Haessler J, et al: Magnetic resonance imaging in multiple myeloma: Diagnostic and clinical implications. *J Clin Oncol* 25:1121, 2007.

151. Bartel TB, Haessler J, Brown TLY, et al: F18-fluorodeoxyglucose positron emission tomography in the context of other imaging techniques and prognostic factors in multiple myeloma. *Blood* 114:2068, 2009.

152. Zamagni E, Patriarca F, Nanni C, et al: Prognostic relevance of 18-FDG PET/CT in newly diagnosed multiple myeloma patients treated with upfront autologous transplantation. *Blood* 118:5989, 2011.

153. Durie GM, Stock-Novak D, Salmon S, et al: Prognostic value of treatment serum B2 microglobulin in mycelia: A Southwest Oncology group study. *Blood* 4:823, 1990.

154. Xie J, Wang Y, Freeman ME, et al: β₂-microglobulin as a negative regulator of the immune system: High concentrations of the protein inhibit in vitro generation of functional dendritic cells. *Blood* 101:4005, 2003.

155. Waheed S, Shaughnessy JD, van Rhee F, et al: International staging system and metaphase cytogenetic abnormalities in the era of gene expression profiling data in multiple myeloma treated with total therapy 2 and 3 protocols. *Cancer* 117:1001, 2011.

156. Barlogie B, Smallwood L, Smith T, et al: High serum levels of lactic dehydrogenase identify a high-grade lymphoma-like myeloma. *Ann Intern Med* 110:521, 1989.

157. Fassas AB, Muwalla F, Berryman T, et al: Myeloma of the central nervous system: Association with high risk chromosomal abnormalities, plasmablastic morphology and extramedullary manifestations. *Br J Haematol* 117:103, 2002.

158. Fassas AB, van Rhee F, Tricot G: Predicting long term survival in multiple myeloma patients follow autotransplants. *Leuk Lymphoma* 44:211, 2003.

159. Tricot G: What is the significance of molecule remission in multiple myeloma? *Clin Adv Hematol Oncol* 5:91, 2007.

160. Ladetto M, Pagliano G, Ferrero S, et al: 3683 Major shrinking of residual tumor cell burden and achievement of molecule remission in myeloma patients undergoing post-transplant consolidation with bortezomib, thalidomide and dexamethasone: A qualitative and quantitative PCR study. *ASH*. 2008.

161. Rawstron AC, Child JA, de Tute RM, et al: Minimal residual disease assessed by multiparameter flow cytometry in multiple myeloma: Impact on outcome in the medical research council myeloma IX study. *J Clin Oncol* 31:2504, 2013.

162. Flanders A, Stetler-Stevenson, Landgren O: Minimal residual disease testing in multiple myeloma by flow cytometry: Major heterogeneity. *Blood* 122:1088, 2013.

163. Martinez-Lopez J, Fernandez-Redondo E, Garcia-Sanz, R, et al: Clinical applicability and prognostic significance of molecular response assess by fluorescent-PCR of immunoglobulin genes in multiple myeloma. Results from a GEM/PETHEMA study. *Br J Haematol* 163:581, 2013.

第 106 章
原发性单克隆丙种球蛋白病

Marshall A. Lichtman

摘要

原发性单克隆丙种球蛋白病（EMG）具有两大特征：①血清中出现单克隆免疫球蛋白或单克隆免疫球蛋白轻链；②无明显的恶性 B 细胞、浆细胞病（如淋巴瘤、骨髓瘤或淀粉样变）的证据。原发性单克隆丙种球蛋白病的患病率与人口的分布特征相关。在欧洲裔美国人中，50～60 岁及 80～90 岁人群的患病率约 2% 和 7%，约为非洲裔美国人的 2～3 倍。据报道，此病与多种疾病尤其是非淋巴系肿瘤相关。但在大多数病例中，这种相关性也可能是一种巧合，即两种好发于老年人的疾病同时存在于同一患者身上。原发性单克隆丙种球蛋白病可伴有明显的症状，当免疫球蛋白与血浆蛋白、血细胞、肾脏、眼组织或神经组织相互作用时，会导致受累组织和器官的功能障碍，发生获得性出血性疾病、肾功能不全或神经功能异常。症状严重的患者可采用血浆置换、免疫治疗或化疗，以清除或抑制免疫球蛋白的产生。首次检测到单克隆免疫球蛋白也可能是骨髓瘤或淋巴瘤的征兆，因此诊断原发性单克隆丙种球蛋白病需要进行定期评估。稳定、无症状的原发性单克隆丙种球蛋白病进展为淋巴瘤或骨髓瘤年发生率为 0.5%～1%，合适间隔的长期随访是明智的。即使没有出现症状性丙种球蛋白病或者进展性单克隆丙种球蛋白病，定期随访也是必要的。

定义及历史

原发性单克隆丙种球蛋白病有两种重要的特征。其一，血浆免疫球蛋白或尿免疫球蛋白轻链具有单克隆 B 细胞或浆细胞产物的分子特征：电泳泳动的均一性和单一轻链型；其二，无恶性 B 细胞-浆细胞病如淋巴瘤、骨髓瘤、巨球蛋白血症或淀粉样变的证据。

在命名单克隆丙种球蛋白病之前，人们已经发现本周蛋白尿比多发性骨髓瘤的出现提前多年[1]，单克隆蛋白血症也可见于无多发性骨髓瘤表现的患者[2]。1950～1960 年间，随着血

简写和缩略词
CD，分化簇（cluster of differentiation）；HLA，人白细胞抗原（human leukocyte antigen）；Ig，免疫球蛋白（immunoglobulin）；IL，白介素（interleukin）。

浆蛋白区带电泳在临床的广泛应用，人们发现血、尿单克隆免疫球蛋白阳性的患者，可不伴随相关疾病，或伴有与 B 细胞单克隆增殖无关的非淋巴系统疾病，如非淋巴系肿瘤和炎性疾病[3~10]。如患者存在与淋巴肿瘤性疾病无关的血单克隆免疫球蛋白或单克隆游离轻链，即为原发性单克隆丙种球蛋白病，其同义词包括单克隆丙种球蛋白病和良性丙种球蛋白病[6]。近几十年的研究结果表明，大约 25% 的原发性单克隆丙种球蛋白病患者最终进展为骨髓瘤、巨球蛋白血症、淀粉样变性或 B 细胞淋巴瘤，因此，目前更青睐于用意义未明的单克隆丙种球蛋白病（MGUS）取代良性丙种球蛋白病[10~12]。因不知哪些患者在何时会进展，"意义未明"受到质疑。现在已经提出了"肾脏单克隆丙种球蛋白病"的概念，在这种情况下，单克隆丙种球蛋白病具有重要意义。然而，单克隆蛋白质可以引起其他器官（例如神经、眼、骨骼），血浆蛋白质和血细胞以及肾脏损伤或功能不全（参见下文"单克隆蛋白相关功能损伤"部分），我们不得不（不必要地）扩散这样的名称。事实上，原发性单克隆丙种球蛋白病的命名最为恰当，因为它既不强调此为良性过程，也不提示进展为淋巴瘤或骨髓瘤的危险是未知的。没必要将"意义未明"强加给存在克隆演变和进展风险的良性肿瘤，如结肠多发性腺瘤、其他腺瘤、子宫平滑肌瘤、单克隆 B 淋巴细胞增多症、克隆性铁粒幼细胞性贫血等。在生物学上，原发性单克隆丙种球蛋白病是具有通过获得附加体细胞突变演变为侵袭性肿瘤潜能的良性肿瘤。与其他存在克隆演变转化为恶性病变风险的良性肿瘤相比，目前原发性单克隆丙种球蛋白病在意义和病理生理学方面研究较为深入[12]。类似其他疾病，医生应了解其病理生理和相应的作用。

表 106-1 列出了原发性单克隆丙种球蛋白病的免疫学类别。

表 106-1 在原发性单克隆丙种球蛋白病中 B 细胞克隆合成的单克隆免疫球蛋白类型
血清 IgG，IgA，IgM[6~12]，IgE[63]，IgD[64~66]
血清 IgG+IgA，IgG+IgM，IgG+IgA+IgM[67~70]
血清单克隆 κ 或 λ 轻链[*71,97]

* 尿单克隆免疫球蛋白轻链分泌（本周蛋白尿）可与血清单克隆轻链伴随出现

流行病学

原发性单克隆丙种球蛋白病可发生于任何年龄，但青春期前少见。发病率随年龄增长而升高[14,15]。在 25 岁以上人群中[4]，区带电泳血清副蛋白的检出率约 1%，70 岁[4,9]及 80 岁[3]以上者则分别为 3% 和 10%。等电聚焦或免疫印记等高敏感性筛检法的检出率更高[16,17]。其发病率具有地域差异，如美国（明尼苏达州）[15]、冰岛[18]、荷兰[19]、日本[20,21]和中国[22]的发病率较低；非洲人[23]和非洲裔美国人[15,24~27]的发病率在各个年龄组别均显著高于欧洲裔美国人；男性高于女性；曾有过家族性发病的报道[28~31]。某些职业如农民、建筑工人，可能增加原发性单克隆丙种球蛋白病的发病风险，但尚有待证实[32]。研究显示：

1945 年原子弹爆炸时,受到高剂量辐射的年龄不到 20 岁的长崎居民,单克隆丙种球蛋白病的发病率明显高于当时接受低剂量或未受辐射或年龄超过 20 岁的居民[21]。

超重或肥胖与单克隆丙种球蛋白病的发病率存在正相关性[33],超重或肥胖与骨髓瘤的发病率或死亡率也存在类似的正相关[34~36]。

病因及发病机制

与其他的良性肿瘤(如结肠多发性腺瘤)类似,原发性单克隆丙种球蛋白病的瘤负荷可维持恒定,但在某一时间点也可发生恶性转化。

原发性单克隆丙种球蛋白病起源于单克隆 B 细胞-浆细胞的前体细胞的增殖,当增殖至 $(1 \sim 5) \times 10^{10}$ 个细胞时,就形成稳态的克隆群体。在此细胞密度下,尚无法与骨髓正常的淋巴细胞和浆细胞区分。IgG 或 IgA 型单克隆球蛋白血症起源于已发生体细胞突变的后生发中心前浆细胞,且尚未进行免疫球蛋白同种型转换,也可能有累及 14 号染色体上的 Ig 重链区的染色体易位。IgM 型单克隆丙种球蛋白血症起源于已发生突变的后生发中心淋巴细胞,但没有免疫球蛋白同种型转换的证据[37]。由此推论这些起源决定了克隆性 B 淋巴细胞疾病演化的表型就不足为奇。例如,IgG 或 IgA 型单克隆球蛋白血症多进展为骨髓瘤或浆细胞瘤(浆细胞表型),IgM 型单克隆球蛋白血症则易于进展为淋巴瘤和原发性巨球蛋白血症(淋巴细胞表型)。

采用标准方法可检测出克隆性细胞分泌的单克隆免疫球蛋白。原发性单克隆丙种球蛋白病患者不会发生溶骨性损伤、高钙血症和肾损伤,克隆性增殖的细胞既不抑制正常造血细胞的增殖和成熟,也不影响多克隆 B 细胞向浆细胞的分化。因多克隆免疫球蛋白合成正常,患者发生感染的风险并不增加。稳定(良性)克隆中的细胞群体不会进一步聚集,也不会合成大量的破骨细胞活化因子。

尽管原发性单克隆丙种球蛋白病的肿瘤性 B 细胞的生物学行为与骨髓瘤有显著差异,两者的浆细胞可能具有类似的细胞遗传学异常[37~47]。G 显带技术通常不能检出单克隆免疫球蛋白血症患者的细胞遗传学异常,这可能与细胞周期(中期)中细胞较少有关。但通过对间期细胞进行原位荧光免疫杂交,已检测出克隆的染色体数目异常(如三倍体或单体)和染色体易位(见下文"细胞遗传学分析")。细胞遗传学异常对克隆的演变和进展并不具有预测价值。最初认为尽管约 25% ~ 30% 骨髓瘤是由原发性单克隆丙种球蛋白病进展而来,期间可能经历了克隆性演变[43,46],但最新研究显示所有进展为骨髓瘤的患者前期都可能存在单克隆丙种球蛋白病[48,49]。但克隆性细胞遗传学异常与这种演变并无关联[37,38,45]。对正常人和原发性单克隆丙种球蛋白病患者骨髓浆细胞进行的基因表达谱研究,已鉴定出几百个异常表达的基因[50,51]。最有价值的结果是,在正常人、单克隆免疫球蛋白血症患者和骨髓瘤患者的浆细胞中,52 种基因有 41 种呈梯度式过度表达[51]。另外,基因表达谱与原发性单克隆丙种球蛋白病或多或少相似的骨髓瘤患者也可以分入其中。约有 30% 骨髓瘤的基因表达谱与单克隆丙种球蛋白病

患者类似。

非裔美国人携带单克隆丙种球蛋白病和骨髓瘤的常染色体显性遗传危险因子的频率高得多。蛋白磷酸酶 2A 持续活化产生超磷酸化 paratarg-7(pP-7),导致丝氨酸 17 处的 p-7 不能去磷酸化。pP-7 载体状态与单克隆丙种球蛋白病和骨髓瘤的风险增加相关。在非裔美国人中,载体状态是欧洲血统的两倍以上;在美国亚裔人中,载体状态比欧洲血统少得多,与这些群体单克隆丙种球蛋白病发病率变化一致[52]。

染色体 2p23.3(rs6746082),3p22.1(rs1052501),3q26.2(rs10936599),6p21.33(rs2285803),7p15.3(rs4487645),17p11.2(rs4273077)和 22q13.1(rs877529)的常见单核苷酸多态性与骨髓瘤风险增加相关。类似地,这些多态性独立地增加单克隆丙种球蛋白病的风险。多形态相关性是独立的;随着携带的风险等位基因数量的增加,患病风险增加,支持对单克隆丙种球蛋白病和骨髓瘤等疾病易感的多基因疾病模型[53]。

MYD88L265 是一种体细胞突变,约 50% 具有 IgM 型单克隆丙种球蛋白病以及超过 90% 的华氏巨球蛋白血症患者中存在该突变。目前认为 MYD88L265 阳性代表单克隆丙种球蛋白病进展为华氏巨球蛋白血症的早期致癌事件[54,55]。

采用 C57BL 小鼠为模型进行的研究结果表明,原发性单克隆丙种球蛋白病的发病率随小鼠年龄的增长而升高[56]。通过植入骨髓或脾细胞,可在经全身照射或未照射的小鼠体内,成功复制出丙种球蛋白病[57]。但必须连续 4 次移植才能获得在小鼠体内的植入,与合适的对照组动物相比,两组的生存期并无显著差异。若将小鼠 B 细胞淋巴瘤或骨髓瘤细胞植入正常小鼠,植入频率高于来自原发性单克隆丙种球蛋白病的 B 细胞。原始受者还可将植入的 B 细胞移植给新受者。随着疾病的进展,受体动物的生存期也会缩短。上述结果表明,这些 B 细胞克隆本身的恶性程度不同[43]。在 C57BL 小鼠中,单克隆丙种球蛋白病的发病率随小鼠年龄的增长而升高,但极少进展为骨髓瘤[58]。对转基因小鼠和它们同胞进行的研究,复制了 B 细胞克隆性疾病及丙种球蛋白病的发病率随年龄增加而增高的模型[59]。

少数情况下,单克隆免疫球蛋白血症是由 B 细胞产生过多的天然抗体引起,在伴有冷凝集素的患者体内,常年可存在单克隆 IgM[60]。少量单克隆 IgM 抗体可作为类风湿因子,与 IgG 分子形成冷球蛋白。

临床特征

血细胞和骨髓

血细胞计数和骨髓检查均正常,无明显贫血,骨髓中浆细胞低于 10%。虽然浆细胞增多是骨髓瘤最常见的形态学特征,但频繁发现双核浆细胞和浆细胞核仁的增大,对骨髓瘤的诊断更具有特异性[61]。使用免疫组化方法,高倍视野下对骨髓微血管数目进行定量分析,原发性单克隆丙种球蛋白病患者的平均微血管密度可为正常人的 3 倍以上,但通常远低于骨髓瘤患者[62]。

细胞遗传学分析

进行 DNA 检测时,约半数的病例为超二倍体,10% 为亚二

倍体[42]。间期 FISH 可发现 50% 以上患者的浆细胞存在大量的染色体异常。业已证实的三体或单体所涉及的染色体包括 3、6、7、9、11、13、17 和 18 号[38~41,44,45],约 1/4 患者发生 13q14 缺失;60% 表现为免疫球蛋白重链基因位点 14q32 的异常[38~41]。这些染色体异常似乎与疾病进展无关联。

单克隆蛋白

典型患者仅在血浆中偶然发现单克隆 IgG 或轻链,通常无单克隆蛋白相关性疾病引起的症状或体征(如贫血、骨髓浆细胞增多、淋巴结肿大、浆细胞瘤、骨损伤或淀粉样物质沉积)[6~10,60,63~71]。尽管血清免疫球蛋白或尿单克隆轻链是诊断标准,在诊断时,具有很高特异性和敏感性的血清游离轻链已经取代了尿轻链[72]。

IgG 型单克隆丙种球蛋白病约占 70%,IgM 型和 IgA 型分别约占 20% 和 10%,少数患者可出现双克隆或三克隆丙种球蛋白病(表 106-1)[6~10,12,60,63~71]。

大多数原发性单克隆丙种球蛋白病患者的单克隆蛋白 < 30g/L,但偶有例外。诊断标准如下:①单克隆蛋白 < 30g/L;②骨髓浆细胞比例通常小于 10%;③无进展性浆细胞肿瘤的特征(如高钙血症、溶骨病变、不明原因的贫血及肾病);④长期、定时随访病情无进展。

目前的共识倾向于采用血清蛋白凝胶电泳、血清游离轻链水平(和 κλ 比)和血清蛋白免疫固定电泳来检测单克隆丙种球蛋白而不用尿液免疫球蛋白检测方法[73~75]。在血清单克隆轻链阴性时,偶尔也会在尿液中检出单克隆轻链,因此一些病理学家仍不愿放弃尿液检测[76]。但迄今为止,对这些血清游离轻链假阴性病例的随访结果尚未显示出任何临床意义。如果单克隆蛋白迁移在 γ-球蛋白区域,血清蛋白电泳检测上限约 0.03g/dl。在 α- 或 β-球蛋白区域迁移的小分子单克隆蛋白在电泳图上更难被识别。用免疫固定电泳确定在凝胶电泳中出现的单克隆蛋白。由于蛋白质浓度太低,或是嵌在正常多克隆 α 或 β-球蛋白峰内,在血清蛋白电泳中通常呈现不明显的单克隆蛋白,若使用免疫固定电泳可检测出明显条带。免疫固定电泳鉴定出的单克隆蛋白可能是短暂的(约 15% ~ 20%),如果是 IgA 或 IgM 型则很可能进展为某一疾病[77]。在未来,质谱技术可能是一种灵敏度更高、特异性更强的单克隆蛋白鉴定方法[78]。

骨髓检查和骨骼 X 线检查诊断率很低。在血清单克隆 IgG 抗体低于 1.5g/dl,特别是年龄较大且没有明显的终末器官异常的患者,可以省略骨髓检查和骨骼 X 线检查。可于原发性单克隆丙种球蛋白病初步诊断后 6 个月及以后适当的时间;间隔内复查[79,80]。

单克隆蛋白引起的功能损伤

同血浆蛋白或血细胞相互作用

某些患者的单克隆蛋白具有针对自身血浆蛋白或细胞白的特异性抗体属性,从而导致有症状的自身免疫效应,如免疫性溶血性贫血[81]、获得性血管性假血友病[82~84]、免疫性中性粒细胞减少[85,86]和其他功能性损害[87~92](表 106-2)。

表 106-2　与 EMG 相关的功能异常
血浆蛋白和血细胞紊乱
抗红细胞抗体[81]、获得性血管性血友病[82~84]、免疫性中性粒细胞减少[85,86]、冷球蛋白血症[10]、冷纤维蛋白原血症[10]、获得性 C1 酯酶抑制剂缺陷(血管性水肿)[10]、获得性抗凝血酶[87]、胰岛素抗体[88,89]、抗乙酰胆碱受体抗体[90]、抗磷脂抗体[91]、异常纤维蛋白原血症[92]
肾病[93~100]
眼病[102~106]
神经疾病[107~111]
深静脉血栓[136,137]

肾脏损伤

偶尔有患者出现单克隆丙种球蛋白病相关的严重肾脏疾病[93~100]。肾脏疾病可以表现为管型肾病,类似范可尼综合征(糖尿、低尿酸血症、蛋白尿,无症状的肾功能不全)[93,96];或单克隆免疫球蛋白或轻链和肾实质相互作用引起的肾小球沉积症导致肾功能不全[94,95,97,100]。"危险的小 B 细胞克隆"这一名称已应用于可以导致严重疾病、无淋巴增殖和肿瘤进展的单克隆丙种球蛋白病。主要治疗方法的是通过化疗抑制小 B 细胞克隆,从而抑制单克隆蛋白分泌。环磷酰胺,沙利度胺,硼替佐米或苯达莫司汀等因肾毒性低于同类药物如苯丙氨酸氮芥或来那度胺而更受青睐。糖皮质激素和利妥昔单抗同样有作用[100,101]。应该考虑到,单克隆蛋白也可能由孤立性浆细胞瘤分泌,这种情况适合局部放射治疗。因此,当出现严重的肾损害,应仔细评估,包括行正电子发射断层扫描检查,以排除孤立性病变。在特殊情况下,可考虑行自体造血干细胞移植[101]。

眼损伤

结晶免疫球蛋白(Ig)[102,103]和单克隆铜结合免疫球蛋白导致铜沉积在眼角膜[104,105],导致视力丧失。值得注意的是,尽管在后一种情况下血清铜含量很高,但没有其他器官损伤。目前认为伴视力下降的虹膜炎,玻璃体炎和黄斑病变也与单克隆丙种球蛋白病有关[106]。

神经病变

发生率

神经病变与原发性单克隆丙种球蛋白病的关系密切[107~114]。约 10% 特发性神经病变患者伴有单克隆免疫球蛋白,经年龄校正后,这一比例是健康对照人群的 8 倍[107~111]。单克隆丙种球蛋白病患者的神经病变发病率随免疫球蛋白类别不同而异,范围在 3% ~ 5%。IgM 型患者神经病变的发生率显著高于 IgG 型或 IgA 型[107,108]。

神经损伤机制

单克隆抗体尤其 IgM,可与周围神经髓鞘相关的糖蛋白、糖脂类或硫脂反应[112~117]。在发生神经病变和 IgG 型单克隆丙种球蛋白病中,40% 的患者存在多种抗神经抗体,但这一比例与没有神经病变的患者相似[118]。在一些伴有神经病变的患者中，单克隆蛋白和神经抗原并不发生反应，提示可能存在其他引起神经损伤的机制[107,109,116]。单克隆蛋白在神经外膜的沉积可能是引起神经损伤的另一种机制[119]。有研究表明，在16名伴神经病变的IgM型单克隆丙种球蛋白病中，4名患者存在针对神经丝蛋白的多克隆抗体[116]。尚有部分患者在出现神经病变之后甚至几年，方可检出单克隆蛋白[118]。

症状和体征

伴神经病变的IgM型原发性单克隆丙种球蛋白病患者可出现手脚感觉迟钝，震动觉和位置觉丧失，末梢肌肉萎缩，共济失调和意向性震颤[114,115,117]。作用于神经抗原的单克隆抗体多为IgM型。患者血清中常具有髓鞘相关糖蛋白的抗体[107,108]。IgG型或IgA型患者常表现为慢性炎症性脱髓鞘性多发性神经病变，少数也可发生感觉轴索神经病变或混合神经病变[108,118,120～122]。神经病变程度可表现为：①轻度，轻微运动和（或）感觉异常，伴有或不伴有轻度功能障碍；②中度失能但不影响活动；③重度失能，影响行走、穿衣、进食，病程中可出现复发、减轻或进展[118]。IgA型原发性单克隆丙种球蛋白病与家族型自主神经异常有关[123]。髓鞘相关糖蛋白抗体可能与神经病变的临床表现有关[108,109,114～117]。

诊断

脱髓鞘病变可表现为神经传导速度降低，轴突缺失则表现为感觉阈值下降[109,113,114,120～124]。肌电图显示肌肉去神经化[109,113]。对腓神经或皮肤活检进行免疫荧光检测，可见到免疫球蛋白与神经相结合[109,114]。神经活检显示髓鞘纤维减少、丧失或轴突退化。曾有个案报道在神经外膜发现结晶物[125]。

治疗

至少有7种治疗方法用于减轻神经病变：①静脉用免疫球蛋白注射；②单用糖皮质激素；③葡萄球菌蛋白A血液吸附；④血浆置换或血浆清除法；⑤免疫抑制，如环磷酰胺、苯丁酸氮芥、氟达拉滨单独或联合糖皮质激素；⑥利妥昔单抗（抗CD20单抗）；⑦大剂量化疗联合自体造血干细胞移植[107～109,117,118,124,126～135]。部分病例在血浆清除后接受细胞毒性疗法，可长期维持疗效。小规模临床试验显示，血浆置换具有一定的益处。其他治疗方法尚有待进一步研究[107]。各种疗法的有效率不高，疗效维持时间各异[109,118,126～131]，但某些患者也可获得明显的长期疗效。考虑到治疗的安全性，建议首先使用静脉输注免疫球蛋白，尤其是IgM型相关性神经病变[107]。鉴于总体的有效率不高和潜在的毒副反应，对症状、体征轻微者无需治疗[107]。

伴发疾病

与临床B细胞或浆细胞明显增殖无关的单克隆丙种球蛋白病被发现与多种病症相关（表106-3）[136～201]。尽管这类疾病状况被归类到单克隆丙种球蛋白病伴发疾病的类别中，但这两种病理过程是否内在相关、相关性程度是否高于对照组，目前尚不明了。在进行病例对照研究时，需匹配对照组与实验组患者的年龄和种族，因为这2个变量与单克隆丙种球蛋白病发病率的关系密切。非B细胞恶性疾病，包括实体肿瘤[3,5,6,18,178～181]、骨髓增生性疾病[182～189]以及霍奇金和T细胞淋巴瘤[190～193]，这些疾病与单克隆免疫球蛋白血症的关联性可能源于以下多种因素：①单克隆免疫球蛋白患者发生癌症的风险更高；②单克隆免疫球蛋白为癌症相关性抗原的抗体；③单克隆免疫球蛋白为癌细胞产物；④巧合。两项流行病学研究发现，癌症患者和对照组的单克隆免疫球蛋白血症的发生率相同，这一发现支持上述第四种可能性[9,18]。并且，若单克隆免疫球蛋白与癌症有关，就难以解释在肿瘤切除后，为何单克隆免疫球蛋白仍长期存在。对于急性髓细胞白血病和骨髓增生异常与单克隆丙种球蛋白病相关的一个有说服力的案例是由一组科学家制作的[183～184]但大型纵向研究并没有发现这一关联[12]。一些观察者推测，克隆性髓系疾病的单克隆蛋白反映B细胞系的参与。

表106-3 与单克隆丙种球蛋白病伴随的疾病
中轴骨骨折[138,139]
结缔组织病和自身免疫病：克罗恩病、冷球蛋白血症、桥本甲状腺炎、红斑狼疮、重症肌无力、恶性贫血、风湿性多肌痛、银屑病关节炎、类风湿关节炎、硬皮病、干燥综合征[140～149]
角膜及其他眼部疾病：假K-F环[243]，角膜丙种球蛋白病[102～106,244]
皮肤疾病：Schnitzler综合征、荨麻疹、针状过度角化病、坏疽性脓皮症、牛皮癣、硬化性黏液水肿[150～156]
弥散性先天性骨肥厚[157]
内分泌疾病：甲状旁腺功能亢进[158,159]
戈谢病Ⅰ型[160～162]
肝病：肝硬化[148]、肝炎[163,164]
遗传性球形红细胞增多症[165]
感染性疾病：细菌性心内膜炎、棒状杆菌、巨细胞病毒、EB病毒、人类免疫缺陷病毒、结核分枝杆菌、暴发性紫癜[19,148,166～169,212,215]
代谢性疾病：高血脂[170]
慢性中性粒细胞减少[85,86,171]
垂体大腺瘤[172,174,175]
妊娠[174]
系统性毛细管渗漏综合征[177]
癌：结肠、肺、前列腺和其他[3,5,6,178～181]
骨髓增殖性疾病：急性和慢性髓性白血病[182～184]、慢性中性粒细胞性白血病、真性红细胞增多症[185～189]
T细胞淋巴瘤、霍奇金淋巴瘤[190～193]
化疗、放疗或骨髓、肾脏、肝脏移植后[194～198,213～215]
混杂疾病[200～202]
短暂性、单克隆或寡克隆丙种球蛋白病[204～206]
人为的高铁血症[207]
人为的C反应蛋白升高[208]
维生素B_{12}缺乏[140,209]

化疗、放疗、器官或骨髓移植[194~199]以及其他原因导致机体的多种功能紊乱[5,7,10,24~26,147,148,200~202],也会导致单克隆免疫球蛋白短暂发生或长期存在(表106-3)。鉴于单克隆球蛋白血症及相关疾病的高发病率,尤其在50岁以上的人群中的发病率更高,也提示其中的部分关联可能源于巧合。尽管在手术纠正甲状旁腺功能亢进后,血浆单克隆蛋白随之消失[158],统计学研究显示,对大多数患者而言,这种现象仍然是一种巧合[159]。在Ⅰ型戈谢病中,多克隆丙种球蛋白病(约40%)、单克隆丙种球蛋白病(约20%)甚至骨髓瘤的发病率远高于预期[160~162],IL-10、肺部活化调节趋化因子水平显著增高。但与B细胞功能相关的促炎因子、生长因子和趋化因子水平并不明确。高频出现的B细胞克隆和IgH基因重排也被描述[162]。重组葡糖脑苷脂酶治疗可能会减少丙种球蛋白病的发生并延缓进展[161]。

在炎症、自身免疫性疾病和感染性疾病中,此种关联被认为与受限的B细胞群的异常增殖有关。骨髓移植后,血液寡克隆B细胞群的出现常反映了B细胞的重建过程。

● 实验室特征

血浆和尿液单克隆免疫球蛋白

单克隆蛋白常为IgG,但IgM、IgA、IgD、IgE、轻链型,同时存在IgA和IgG或IgM和IgA的双克隆型丙种球蛋白病,以及三克隆型丙种球蛋白病均有报道,IgD和IgE型较为罕见(表106-1)[12,63~66,178,203]。根据定义,只有在血浆中出现单克隆蛋白或免疫球蛋白轻链且不具备B细胞或浆细胞恶性疾病的特征才能诊断。

IgG型患者的单克隆免疫球蛋白通常<30g/L。IgA或IgM型常<25g/L[10,12,203]。但也存在极端例外,有些患者单克隆丙种球蛋白可达60g/L。部分单克隆丙种球蛋白病患者仅出现尿单克隆轻链分泌(本周蛋白尿)[1,10],尿轻链有时超过1.0g/d,并可影响肾功能[93,96,97]。

大多数骨髓瘤或巨球蛋白血症患者的正常免疫球蛋白水平显著受抑。例如,IgG型骨髓瘤患者的多克隆IgM、IgA、IgG水平降低。单克隆丙种球蛋白病患者的多克隆免疫球蛋白水平通常正常,即使降低也不如骨髓瘤明显[10,12,203,210]。

目前认为正常多克隆免疫球蛋白浓度受抑为B细胞恶性肿瘤进展可能性的预测指标之一。

寡克隆免疫球蛋白

采用高分辨率的琼脂糖凝胶电泳,在急性期相蛋白反应或多克隆高球血症患者中,也可检测到寡克隆或单克隆免疫球蛋[206]。许多神经系统疾病患者的脑脊液和血清中常出现寡克隆免疫球蛋白带,如多发性硬化患者,可用等电位聚焦进行分析[211]。AIDS患者可伴有B细胞活化和B细胞调节异常。在AIDS、淋巴结病综合征或HIV抗体阳性的患者中,标准区带电泳也可检测到寡克隆或单克隆免疫球蛋白带[167,168],且多为IgG。大约一半的接受抗病毒治疗的艾滋病患者在治疗后5年单克隆蛋白消失[212]。寡克隆或单克隆血清免疫球蛋白也会存在于EB病毒感染和接受肝脏[213]、心脏[214]、骨髓移植后的患者中[215]。

淋巴细胞和浆细胞表型

原发性单克隆丙种球蛋白病患者的骨髓浆细胞比例低于10%,浆细胞标记指数<1%。单克隆丙种球蛋白病的骨髓浆细胞不表达CD56,但骨髓瘤细胞常高表达此蛋白[216]。患者的外周血T细胞水平正常,但骨髓瘤和巨球蛋白血症患者的CD4⁺ T细胞较低,CD8⁺细胞较高[217~220]。单克隆丙种球蛋白病患者外周B细胞水平正常,而骨髓瘤患者常降低。外周血出现克隆限制性、独特型阳性的B细胞是骨髓瘤特征,而非单克隆丙种球蛋白病的表现[221]。

β2-微球蛋白是人HLA分子的轻链部分,在正常血清仅低水平表达。骨髓瘤患者β2-微球蛋白水平升高,且与肿瘤负荷正相关。在原发性单克隆丙种球蛋白病患者中,β2-微球蛋白水平不高[222,223]。

若不依靠患者临床症状,稳定型原发性单克隆丙种球蛋白病(也称隐匿型骨髓瘤)与低瘤负荷的初发或惰性骨髓瘤(也称冒烟型骨髓瘤)不易鉴别。已有40种以上标记用于鉴别稳定性(良性)和侵袭性(恶性)克隆(表106-4)。但对于特定的个体,尚无高敏感或高特异的单一指标。对患者进行定期监测是判断其是否进展为骨髓瘤、淋巴瘤或相关疾病的最好方法。检测项目包括血清单克隆蛋白、血清多克隆蛋白、血清游离轻链、血浆β2-微球蛋白和血红蛋白水平。若单克隆蛋白水平出现显著升高或血红蛋白明显降低,应再次检查骨髓。实用、敏感的骨密度的检测方法也可用于病情评估。

表106-4　用于鉴别EMG和骨髓瘤或淋巴瘤的指标

淋巴细胞和免疫球蛋白

Igκ 轻链表达[245]

尿中免疫球蛋白轻链表达[245]

多克隆免疫球蛋白的血浆浓度[245]

β2-微球蛋白或C反应蛋白浓度[246]

血中免疫球蛋白分泌细胞[247]

血中T淋巴细胞[248,249]

血或骨髓中CD4,CD8淋巴细胞比[217,250,251]

克隆限制性B淋巴细胞[221,252~254]

淋巴细胞免疫电泳[218]

自然杀伤细胞比率[255]

浆细胞

发生率[6,7,9,10,15,203]

形态学[219,256~258]

MB2抗体活性[259]

增殖指数[219,220,250,256,260]

不同步复制[261]

DNA成分或间期FISH[38,39,43,219,256]

基因表达图谱[51,237]

单克隆CD19⁻/CD38⁺/CD56⁺与多克隆CD19⁺/CD38⁺/CD56⁻细胞比率[262]

血或骨髓浓度[10,219~221,253]

J链[263]

酸性磷酸酶[264]

表 106-4　用于鉴别 EMG 和骨髓瘤或淋巴瘤的指标（续）

表达多重耐药性[265]

CD19 表达[266]

表达 CD56/中性细胞黏附分子[216]

骨髓中 CD19⁺/CD56⁻浆细胞比重[267]

5' 核苷酸酶[268]

骨的完整性

MRI[269,270]

双能 X 线吸光测定法[271]

组织形态测定术[272]

尿吡啶胶原复合物[273]

混杂指标

骨髓微血管密度[62]

中性细胞黏附分子[274]

血清 IL-1β[275]

血清 IL-6、IL-10、可溶性 CD16、可溶性 IL-6 受体、IL-1β[276~281]

血清转化生长因子 β[282]

尿脱氧吡啶诺林分泌比率[282]

血红蛋白浓度[8,148,178]

单核细胞钙黏附蛋白 E 基因甲基化[283]

● 病程、预后和治疗

对原发性单克隆丙种球蛋白病的长期随访结果表明，约 25% 的患者随访 25 ~ 30 年后始终不进展为淋系肿瘤，少数患者的单克隆蛋白水平也会升高，甚至出现 50% 的增长[10,224~226]。但此类患者并不会进展为骨髓瘤、巨球蛋白血症、淀粉样变性或淋巴瘤；有约 50% 的患者随访 25 ~ 30 年后死于无关的其他疾病；另外 25% 的患者在几十年的病程中，逐渐进展为浆细胞瘤、骨髓瘤、淀粉样变性、巨球蛋白血症、淋巴瘤或慢性淋巴细胞性白血病。进展为淋巴瘤或骨髓瘤患者的比例逐年缓慢递增，未见平台期的出现。某些患者在随访 25 年之后，仍可转化为侵袭性克隆性 B 细胞疾病。研究表明，原发性单克隆丙种球蛋白病进展为恶性 B 细胞克隆性疾病的风险约为每年 0.5% ~ 1%[12,224~226]。IgM 型多进展为淋巴瘤、巨球蛋白血症、淀粉样变性或慢性淋巴细胞白血病[227]。一项大型临床研究的结果提示，IgM 型患者以每年约 1.5% 的比例进展为侵袭性克隆性淋巴系疾病[228]。另 2 项大型研究的结果表明，IgM 型和 IgG 型患者发生进展的比例类似[229,230]。IgG 型或 IgA 型单克隆丙种球蛋白病多进展为骨髓瘤、浆细胞瘤或淀粉样变性[231,232]。尚有研究认为，IgA 型单克隆丙种球蛋白病患者发生进展的比例稍高[18,233]。

高骨髓浆细胞比例、诊断时伴高单克隆免疫球蛋白、低多克隆免疫球蛋白、高红细胞沉降率、异常血清轻链比例、低 CD19⁺浆细胞比例和全身 MRI 测出存在至少一处局限性骨质破坏的患者，更容易进展为侵袭性 B 淋巴细胞克隆性疾病[12,229~236]。但这些预测指标都缺乏特异性和敏感性。研究还表明，无论是浆细胞基因表达谱还是细胞遗传学结果，预测疾病进展的特异性都不高[41,237]。尽管多克隆正常浆细胞（B 淋巴细胞）和单克隆群体（稳定或侵袭性）具有本质的区别，但稳定性与侵袭性患者间的差异既细微又复杂，目前尚缺乏特异性的鉴别指标。极少数患者可因某种疾病（如感染）[202,204,205]导致单克隆蛋白水平的短暂升高或自发消失（克隆耗竭）[3]。

明确原发性单克隆免疫球蛋白血症的诊断通常需一定的随访时间，定期复查以证实稳定的临床进程。此症与冒烟型骨髓瘤的鉴别最为困难（参见第 107 章）。冒烟型骨髓瘤的诊断标准如下：骨髓浆细胞比例在 10% ~ 20%，单克隆蛋白高于 30g/L，或同时满足上两条，且无贫血、高钙血症、明显的骨或肾损害的临床表现[238]。对疑难病例的仔细随访，将有助于原发性单克隆免疫球蛋白血症与冒烟型骨髓瘤的鉴别。除非进行临床验证，冒烟型骨髓瘤在疾病进展前无需治疗[239]。确诊为原发性单克隆免疫球蛋白血症的患者也不建议治疗。但如单克隆蛋白导致正常浆细胞功能受抑、影响组织结构包括肾脏疾病或伴有致残性神经病变时，则需要进行治疗。

更好的理解和识别导致单克隆丙种球蛋白病进展为侵袭性和潜在致命 B 细胞肿瘤的体细胞突变，可使得疾病在更早期得到治疗，并出现更多的治愈或持续缓解[240~242]。

翻译：李锋　互审：黄河　校对：侯健

参考文献

1. Prentiss RG Jr: Multiple myeloma with diffuse skeletal involvement: Case report. *Mil Surg* 80:294, 1937.
2. Waldenstrom JG: Incipient myelomatosis or essential hyperglobulinemia with fibrinogenopenia: A new syndrome? *Acta Med Scand* 117:216, 1944.
3. Hallen J: Frequency of "abnormal serum globulins" (M-components) in the aged. *Acta Med Scand* 173:737, 1963.
4. Axelsson U, Bachmann R, Hallen J: Frequency of pathological proteins (M-components) in 6995 sera from an adult population. *Acta Med Scand* 179:235, 1966.
5. Migliore PJ, Alexanian R: Monoclonal gammopathy in human neoplasia. *Cancer* 21:1127, 1968.
6. Ritzmann SE, Loukes D, Sakai H, et al: Idiopathic (asymptomatic) monoclonal gammopathies. *Arch Intern Med* 135:95, 1975.
7. Amies A, Ko HS, Pruzanski W: M-components: A review of 1242 cases. *Can Med Assoc J* 114:889, 1976.
8. Lindstrom FD, Dahlstrom V: Multiple myeloma or benign monoclonal gammopathy? A study of differential diagnostic criteria in 44 cases. *Clin Immunol Immunopathol* 10:168, 1978.
9. Salerin JP, Vicariot M, Deroff P, et al: Monoclonal gammopathies in the adult population of Finistère, France. *J Clin Pathol* 35:63, 1982.
10. Kyle RA: Monoclonal gammopathy of undetermined significance and solitary myeloma. *Hematol Oncol Clin North Am* 11:71, 1997.
11. Owen RG, Parapia LA, Higginson J, et al: Clinicopathological correlates of IgM paraproteinemias. *Clin Lymphoma* 1:39, 2000.
12. Turesson I, Kovalchik SA, Pfeiffer RM, et al: Monoclonal gammopathy of undetermined significance and risk of lymphoid and myeloid malignancies: 728 cases followed up to 30 years in Sweden. *Blood* 123:338, 2014.
13. Lichtman MA. Monoclonal gammopathy: Do we know its significance? *Blood Cells Mol Dis* 45:267, 2010.
14. Ligthart GL, Radl J, Corberand JX, et al: Monoclonal gammopathies in human aging: Increased occurrence with age and correlation with health status. *Mech Ageing Dev* 52:235, 1990.
15. Kyle RA, Rajkumar SV: Epidemiology of the plasma-cell disorders. *Best Pract Res Clin Haematol* 20:637, 2007.
16. Sinclair D, Sheehan T, Parrott DMV, Stott DI: The incidence of monoclonal gammopathy in a population over 45 years old determined by isoelectric focusing. *Br J Haematol* 67:745, 1986.
17. Radl J, Wels J, Hoogeven CM: Immunoblotting with (sub)class specific antibodies reveals a high frequency of monoclonal antibodies in persons thought to be immunodeficient. *Clin Chem* 34:1839, 1988.
18. Ögmundsdóttir HM, Haraldsdóttir V, M Jóhannesson G, et al: Monoclonal gammopathy in Iceland: A population-based registry and follow-up. *Br J Haematol* 118:166, 2002.
19. Ong F, Hermans J, Noordik EM, et al: A population-based registry on paraproteinaemia in the Netherlands. *Br J Haematol* 99:914, 1997.
20. Iwanaga M, Tagawa M, Tsukasaki K, et al: Prevalence of monoclonal gammopathy of undetermined significance: Study of 52,802 persons in Nagasaki City, Japan. *Mayo Clin Proc* 82:1474, 2007.
21. Iwanaga M, Tomonaga M. Prevalence of monoclonal gammopathy of undetermined

significance in Asia: A viewpoint from Nagasaki atomic bomb survivors. *Clin Lymphoma Myeloma Leuk* 14:18, 2014.
22. Wu SP, Minter A, Costello R, et al: MGUS prevalence in an ethnically Chinese population in Hong Kong. *Blood* 121:2363, 2013.
23. Landgren O, Katzmann JA, Hsing AW, et al: Prevalence of monoclonal gammopathy of undetermined significance among men in Ghana. *Mayo Clin Proc* 82:1468, 2007.
24. Schecter GP, Shoff N, Chan C, et al: The frequency of monoclonal gammopathy in black and white veterans in a hospital population, in *Epidemiology and Biology of Multiple Myeloma*, edited by Obrams GI, Potter M, p 93. Springer-Verlag, New York, 1991.
25. Singh J, Dudley AW, Kulig KA: Increased incidence of monoclonal gammopathy of undetermined significance in blacks and its age-related differences with whites on the basis of a study of 397 men and one woman in a hospital setting. *J Lab Clin Med* 116:785, 1990.
26. Landgren O, Gridley G, Turesson I, et al: Risk of monoclonal gammopathy of undetermined significance (MGUS) and subsequent multiple myeloma among African American and white veterans in the United States. *Blood* 107:904, 2006.
27. Landgren O, Graubard BI, Katzmann JA, et al: Racial disparities in the prevalence of monoclonal gammopathies: A population-based study of 12 482 persons from the National Health and Nutritional Examination Survey. *Leukemia* 28:1537, 2014.
28. Bizzaro N, Pasini P: Familial occurrence of multiple myeloma and monoclonal gammopathy of undetermined significance in siblings. *Haematologica* 75:58, 1990.
29. Lynch HT, Sanger WG, Pirruccello S, et al: Familial multiple myeloma: A family study and review of the literature. *J Natl Cancer Inst* 94:1479, 2001.
30. Ögmundsdóttir HM, Haraldsdóttirm V, Jóhannesson GM, et al: Familiality of benign and malignant paraproteinemias. A population-based cancer-registry study of multiple myeloma families. *Haematologica* 90:66, 2005.
31. Ögmundsdóttir HM, Valgeirsdóttir S, Schiffhauer HR, et al: Familial predisposition to monoclonal gammopathies: Deviations in B-cell biology. *Clin Lymphoma Myeloma Leuk* 13:191, 2013.
32. Pasqualetti P, Collacciani A, Casole R: Risk of monoclonal gammopathy of undetermined significance. *Am J Hematol* 52:217, 1996.
33. Landgren O, Rajkumar SV, Pfeiffer RM, et al: Obesity is associated with an increased risk of monoclonal gammopathy of undetermined significance among black and white women. *Blood* 116:1056, 2010.
34. Lichtman MA: Obesity and the risk for a hematological malignancy: Leukemia, lymphoma, or myeloma. *Oncologist* 15:1083, 2006.
35. Wallin A, Larsson SC: Body mass index and risk of multiple myeloma: A meta-analysis of prospective studies. *Eur J Cancer* 47:1606, 2011.
36. Hofmann JN, Moore SC, Lim U, et al: Body mass index and physical activity at different ages and risk of multiple myeloma in the NIH-AARP diet and health study. *Am J Epidemiol* 177:776, 2013.
37. Fonesca R, Bailey RJ, Ahmann GJ, et al: Genomic abnormalities in monoclonal gammopathy of undetermined significance. *Blood* 100:1417, 2002.
38. Zandecki M, Lai JL, Genevieve F, et al: Several cytogenetic subclones may be identified within plasma cells from patients with monoclonal gammopathy of undetermined significance both at diagnosis and during the indolent course of the disease. *Blood* 90:3682, 1997.
39. Avet-Loiseau H, Facon T, Daviet A, et al: 14q32 translocations and monosomy 13 observed in monoclonal gammopathy of undetermined significance delineate a multistep process for the oncogenesis of multiple myeloma. *Cancer Res* 59:4546, 1999.
40. Königsberg R, Ackermann J, Kaufmann H, et al: Deletions of chromosome 13q in monoclonal gammopathy of undetermined significance. *Leukemia* 14:1975, 2000.
41. Schilling G, Dierlamm J, Hossfeld DK: Prognostic impact of cytogenetic aberrations in patients with multiple myeloma or monoclonal gammopathy of unknown significance. *Hematol Oncol* 23:102, 2005.
42. Brousseau M, Leleu X, Gerard J, et al: Hyperdiploidy is a common finding in monoclonal gammopathy of undetermined significance and monosomy 13 is restricted to these hyperdiploid patients. *Clin Cancer Res* 13:6026, 2007.
43. Avet-Loiseau H, Li J-Y, Morineau N: Monosomy 13 is associated with the transition of monoclonal gammopathy of undetermined significance to multiple myeloma. *Blood* 94:2583, 1999.
44. Bernasconi P, Cavigliano PM, Boni M, et al: Long-term follow up with conventional cytogenetics and band 13q14 interphase/metaphase *in situ* hybridization monitoring in monoclonal gammopathies of undetermined significance. *Br J Haematol* 118:545, 2002.
45. Rasillo A, Tabernero MD, Sanchez ML, et al: Fluorescence *in situ* hybridization analysis of aneuploidization patterns in monoclonal gammopathy of undetermined significance versus multiple myeloma and plasma cell leukemia. *Cancer* 97:601, 2003.
46. Zojer N, Ludwig H, Fiegl M, et al: Patterns of somatic mutations in VH genes reveal pathways of clonal transformations from MGUS to multiple myeloma. *Blood* 101:4137, 2003.
47. Lloveras E, Sole F, Florensa L, et al: Contribution of cytogenetics and *in situ* hybridization to the study of monoclonal gammopathy of undetermined significance. *Cancer Genet Cytogenet* 132:25, 2002.
48. Landgren O, Kyle RA, Pfeiffer RM, et al: Monoclonal gammopathy of undetermined significance (MGUS) consistently precedes multiple myeloma: A prospective study. *Blood* 113:5412, 2009.
49. Weiss BM, Abadie J, Verma P, et al: A monoclonal gammopathy precedes multiple myeloma in most patients. *Blood* 113:5418, 2009.
50. Davies FE, Dring AM, Li C, et al: Insights into the multistep transformation of MGUS to myeloma using microarray expression analysis. *Blood* 102:4504, 2003.
51. Zhan F, Hardin J, Kordesmeier B, et al: Global gene expression profiling of multiple myeloma, monoclonal gammopathy of undetermined significance, and normal bone marrow plasma cells. *Blood* 99:1745, 2002.
52. Zwick C, Held G, Auth M, et al: Over one-third of African-American MGUS and multiple myeloma patients are carriers of hyperphosphorylated paratarg-7, an autosomal dominantly inherited risk factor for MGUS/MM. *Int J Cancer* 135:934, 2014.
53. Weinhold N, Johnson DC, Rawstron AC, et al: Inherited genetic susceptibility to monoclonal gammopathy of unknown significance. *Blood* 123:2513, 2014.
54. Xu L, Hunter ZR, Yang G, et al: MYD88 L265P in Waldenström macroglobulinemia, immunoglobulin M monoclonal gammopathy, and other B-cell lymphoproliferative disorders using conventional and quantitative allele-specific polymerase chain reaction. *Blood* 121:2051, 2013.
55. Xu L, Hunter ZR, Yang G, et al: Detection of MYD88 L265P in peripheral blood of patients with Waldenström's macroglobulinemia and IgM monoclonal gammopathy of undetermined significance. *Leukemia* 28:1698, 2014.
56. Radl J, Hollander CF: Homogeneous immunoglobulins in sera of mice during aging. *J Immunol* 112:2271, 1974.
57. Radl J, De Glopper E, Schuit HR, Zurcher C: Idiopathic paraproteinemia: II. Transplantation of the paraprotein-producing clone from old to young 57B1/KaLwRij mice. *J Immunol* 122:609, 1979.
58. Radl J: Age-related monoclonal gammopathies: Clinical lessons from the aging C57BL mouse. *Immunol Today* 11:234, 1990.
59. van Arkel C, Hopstaken CM, Zurcher C, et al: Monoclonal gammopathies in aging mu, kappa-transgenic mice: Involvement of the B-1 cell lineage. *Eur J Immunol* 27:2436, 1997.
60. George G, Gilburd B, Schoenfeld Y: The emerging concept of pathogenic natural antibodies. *Hum Antibodies* 8:70, 1997.
61. Milla F, Oriol A, Aguilar J, et al: Usefulness and reproducibility of cytomorphic evaluations to differentiate myeloma from monoclonal gammopathies of unknown significance. *Am J Clin Pathol* 115:127, 2001.
62. Rajkumar SV, Mesa RA, Fonesca R, et al: Bone marrow angiogenesis in 400 patients with monoclonal gammopathy of undetermined significance, multiple myeloma, and primary amyloidosis. *Clin Cancer Res* 8:2210, 2002.
63. Ludwig H, Vormittag W: "Benign" monoclonal IgE gammopathy. *Br Med J* 281:539, 1980.
64. O'Connor ML, Rice DT, Buss DH, Muss HB: Immunoglobulin D benign monoclonal gammopathy. *Cancer* 68:611, 1991.
65. Kinoshita K, Nagai H, Murate T, et al: IgD monoclonal gammopathy of undetermined significance. *Int J Hematol* 65:169, 1997.
66. Galeazzi M, Frezzotti A, Paladini C, et al: A case of monoclonal gammopathy of undetermined significance (MGUS): Type IgD-lambda. *Clin Chem Lab Med* 51:e123, 2013.
67. Imhof JW, Balliux RE, Mul NA, Poen H: Monoclonal and diclonal gamma-pathies. *Acta Med Scand* 179(Suppl 455):102, 1966.
68. Jensen K, Jensen B, Olesen H: Three M-components in serum from an apparently healthy person. *Scand J Haematol* 4:485, 1967.
69. Kyle RA, Robinson RA, Katzmann JA: The clinical aspects of biclonal gammopathies: Review of 57 cases. *Am J Med* 71:999, 1981.
70. Riddell S, Traczyk Z, Paraskevas F, Israels LG: The double gammopathies: Clinical and immunological studies. *Medicine (Baltimore)* 65:135, 1986.
71. Kyle RA, Greipp PR: "Idiopathic" Bence Jones proteinuria. *N Engl J Med* 306:564, 1982.
72. Jenner E: Serum free light chains in clinical laboratory diagnostics. *Clin Chim Acta* 427:15, 2014.
73. Hill PG, Forsyth JM, Rai B, Mayne S: Serum free light chains: An alternative to the urine Bence Jones proteins screening test for monoclonal gammopathies. *Clin Chem* 52:1743, 2006.
74. Katzmann JA, Dispenzieri A, Kyle RA, et al: Elimination of the need for urine studies in the screening algorithm for monoclonal gammopathies by using serum immunofixation and free light chain assays. *Mayo Clin Proc* 81:1575, 2006.
75. Jagannath S: Value of serum free light chain testing for the diagnosis and monitoring of monoclonal gammopathies in hematology. *Clin Lymphoma Myeloma* 7:518, 2007.
76. Beetham R, Wassell J, Wallage MJ, et al: Can serum free light chains replace urine electrophoresis in the detection of monoclonal gammopathies? *Ann Clin Biochem* 44:516, 2007.
77. Murray DL, Seningen JL, Dispenzieri A, et al: Laboratory persistence and clinical progression of small monoclonal abnormalities. *Am J Clin Pathol* 138:609, 2012.
78. Barnidge DR, Dasari S, Botz CM, et al: Using mass spectrometry to monitor monoclonal immunoglobulins in patients with a monoclonal gammopathy. *J Proteome Res* 13:1419, 2014.
79. Mangiacavalli S, Cocito F, Pochintesta L, et al: Monoclonal gammopathy of undetermined significance: A new proposal of workup. *Eur J Haematol* 91:356, 2013.
80. Rajan AM, Rajkumar SV. Diagnostic evaluation of monoclonal gammopathy of undetermined significance. *Eur J Haematol* 91:561, 2013.
81. Kay NE, Gordon LI, Douglas SD: Autoimmune hemolytic anemia in association with monoclonal IgM(kappa) with anti-i activity. *Am J Med* 64:845, 1978.
82. Lamboley V, Zabraniecki L, Sie P, et al: Myeloma and monoclonal gammopathy of uncertain significance associated with acquired von Willebrand's syndrome. Seven new cases with a literature review. *Joint Bone Spine* 69:62, 2002.
83. Agarwal N, Klix MM, Burns CP: Successful management with intravenous immunoglobulins of acquired von Willebrand disease associated with monoclonal gammopathy of undetermined significance. *Ann Intern Med* 6:141:83, 2004.
84. Yujiri T, Nakamura Y, Oota I, et al: Acquired von Willebrand syndrome associated with monoclonal gammopathy of undetermined significance. *Ann Hematol* 93:1427, 2014.
85. Nocente R, Cammarota G, Gentiloni Silveri N, et al: A case of Sweet's syndrome associated with monoclonal immunoglobulin of IgG-lambda type and p-ANCA positivity. *Panminerva Med* 44:149, 2002.
86. Carrington PA, Walsh SE, Houghton JB: Benign paraproteinemia and immune neutropenia. *Clin Lab Haematol* 2:407, 1989.
87. Gabriel DA, Carr ME, Cook L, Roberts HR: Spontaneous antithrombin in a patient with benign paraprotein. *Am J Hematol* 25:85, 1987.
88. Sluiter WJ, Marrink J, Houwen B: Monoclonal gammopathy with an insulin binding IgG(K) M-component, associated with severe hypoglycaemia. *Br J Haematol* 62:679, 1986.

89. Wasada T, Egueli Y, Takayama S, et al: Insulin autoimmune syndrome associated with benign monoclonal gammopathy. *Diabetes Care* 12:147, 1989.
90. Ahlberg RE, Lefvert AK: Monoclonal gammopathy and antibody activity against the acetylcholine receptor. *Am J Hematol* 29:49, 1988.
91. Disdier P, Swiader L, Aillaud M-F, et al: Ig M monoclonal gammopathy, lymphoid proliferations and lupus anticoagulant. *Am J Med* 102:319, 1997.
92. Dear A, Brennan SO, Sheat MJ, et al: Acquired dysfibrinogenemia caused by monoclonal production of immunoglobulin lambda light chain. *Haematologica* 92:e111, 2007.
93. Maldonado JE, Velosa JA, Kyle RA, et al: Fanconi syndrome in adults: A manifestation of a latent form of myeloma. *Am J Med* 58:354, 1975.
94. Gavarotti P, Fortina F, Costa D, et al: Benign monoclonal gammopathy presenting with severe renal failure. *Scand J Haematol* 36:115, 1986.
95. Maes B, Vanwalleghem J, Kuypers D, et al: IgA antiglomerular basement membrane disease associated with bronchial carcinoma and monoclonal gammopathy. *Am J Kidney Dis* 33:E3, 1999.
96. Hashimoto T, Arakawa K, Ohta Y, et al: Acquired Fanconi syndrome with osteomalacia secondary to monoclonal gammopathy of undetermined significance. *Intern Med* 46:241, 2007.
97. Pozzi C, D'Amico M, Fogazzi GB, et al: Light chain deposition disease with renal involvement: Clinical characteristics and prognostic factors. *Am J Kidney Dis* 42:1154, 2003.
98. Merlini G, Stone MJ: Dangerous small B-cell clones. *Blood* 108:2520, 2006.
99. Leung N, Bridoux F, Hutchison CA, et al: Monoclonal gammopathy of renal significance: When MGUS is no longer undetermined or insignificant. *Blood* 120:4292, 2012.
100. Sethi S, Rajkumar SV: Monoclonal gammopathy-associated proliferative glomerulonephritis. *Mayo Clin Proc* 88:1284, 2013.
101. Fermand JP, Bridoux F, Kyle RA, et al: How I treat monoclonal gammopathy of renal significance (MGRS). *Blood* 122:3583, 2013.
102. Paladini I, Pieretti G, Giuntoli M, et al: Crystalline corneal deposits in monoclonal gammopathy: In-vivo confocal microscopy. *Semin Ophthalmol* 28:37, 2013.
103. Secundo W, Seifert P: Monoclonal corneal gammopathy: Topographic considerations. *Ger J Ophthalmol* 5:262, 1996.
104. Shah S, Espana EM, Margo CE: Ocular manifestations of monoclonal copper-binding immunoglobulin. *Surv Ophthalmol* 59:11, 2014.
105. Probst LE, Hoffman E, Cherian MG, et al: Ocular copper deposition associated with benign monoclonal gammopathy and hypercupremia. *Cornea* 15:94, 1996.
106. Saffra N, Rakhamimov A, Solomon WB, Scheers-Masters J: Monoclonal gammopathy of undetermined significance maculopathy. *Can J Ophthalmol* 48:e168, 2013.
107. Drappatz J, Batchelor T: Neurologic complications of plasma cell disorders. *Clin Lymphoma* 5:163, 2004.
108. Lozeron P, Adams D: Monoclonal gammopathy and neuropathy. *Curr Opin Neurol* 20:536, 2007.
109. Ropper AH, Gorsin KC: Neuropathies associated with paraproteinemia. *N Engl J Med* 338:1601, 1998.
110. Kissel JT, Mendell JR: Neuropathies associated with monoclonal gammopathies. *Neuromuscul Disord* 6:3, 1996.
111. Vallatt JM, Jauberteau MO, Bordessoule D, et al: Link between peripheral neuropathy and monoclonal dysglobulinemia: A study of 66 cases. *J Neurol Sci* 137:124, 1996.
112. Lee KW, Inghirami G, Spatz L, et al: The B-cells that express anti-MAG antibodies in neuropathy and non-malignant IgM monoclonal gammopathy belong to the CD5 subpopulation. *J Neuroimmunol* 31:83, 1991.
113. Cocito D, Durelli L, Isoardo G: Different clinical, electrophysiological and immunological features of CDIP associated with paraproteinemia. *Acta Neurol Scand* 108:274, 2003.
114. Chassande B, Léger J-M, Younes-Chennoufi AB, et al: Peripheral neuropathy associated with IgM monoclonal gammopathy: Correlation between M-protein antibody activity and clinical/electrophysiological features in 40 cases. *Muscle Nerve* 21:55, 1998.
115. Pestronk A, Li F, Bieser BS, et al: Anti-MAG antibodies. *Neurology* 44:1131, 1994.
116. Stubbs EB Jr, Lawlor MW, Richards MP, et al: Anti-neurofilament antibodies in neuropathy with monoclonal gammopathy of undetermined significance produce experimental motor nerve conduction block. *Acta Neuropathol* 105:109, 2003.
117. Ellie E, Vital A, Steck A, et al: Neuropathy associated with "benign" anti-myelin-associated glycoprotein IgM gammopathy: Clinical, immunological, neurophysiological pathological findings and response to treatment in 33 cases. *J Neurol* 243:34, 1996.
118. Di Troia A, Carpo M, Meucci N, et al: Clinical features and anti-neural reactivity in neuropathy associated with IgG monoclonal gammopathy of undetermined significance. *J Neurol Sci* 164:64, 1999.
119. Vallat JM, Magy L, Richard L, Piaser M, et al: Intranervous immunoglobulin deposits: An underestimated mechanism of neuropathy. *Muscle Nerve* 38:904, 2008.
120. Gorsin KC, Ropper AH: Axonal neuropathy associated with monoclonal gammopathy of undetermined significance. *J Neurol Neurosurg Psychiatry* 63:163, 1997.
121. Wilson JR, Stittsworth JD Jr, Fisher MA: Electrodiagnostic patterns in MGUS neuropathy. *Electromyogr Clin Neurophysiol* 41:409, 2001.
122. Nicholas G, Maisonobe T, Le Forestier N, et al: Proposed revised electrophysiological criteria for chronic inflammatory demyelinating polyradiculopathy. *Muscle Nerve* 25:26, 2002.
123. Jonsson V, Schroder HD, Trojaborg W, et al: Autoimmune reactions in patients with M-component and peripheral neuropathy. *J Intern Med* 232:185, 1992.
124. Gorsin KC, Allan G, Ropper AH: Chronic inflammatory demyelinating polyneuropathy: Clinical features and response to treatment in 67 consecutive patients with and without a monoclonal gammopathy. *Neurology* 48:321, 1997.
125. Vital A, Nedelec-Ciceri C, Vital C: Presence of crystalline inclusions in the peripheral nerve of a patient with IgA lambda monoclonal gammopathy of undetermined significance. *Neuropathology* 28:526, 2008.
126. Latov N: Pathogenesis and therapy of neuropathies associated with monoclonal gammopathies. *Ann Neurol* 37(Suppl 1):532, 1995.
127. Sghirlanzoni A, Solari A, Ciano C: Chronic inflammatory demyelinating polyradiculopathy: Long-term course and treatment of 60 patients. *Neurol Sci* 21:31, 2000.
128. Kiprov DD, Miller RG: Paraproteinemia associated with demyelinating polyneuropathy or myositis: Treatment with plasmapheresis and immunosuppressive drugs. *Artif Organs* 9:47, 1985.
129. Gorson KC: Clinical features, evaluation, and treatment of patients with polyneuropathy associated with monoclonal gammopathy of undetermined significance (MGUS). *J Clin Apher* 14:149, 1999.
130. Blume G, Pestronk A, Goodnough LT: Anti-MAG antibody-associated polyneuropathies: Improvement following immunotherapy with monthly plasma exchange and IV cyclophosphamide. *Neurology* 45:1577, 1995.
131. Oksenhendler E, Chevret S, Léger JM, et al: Plasma exchange and chlorambucil in polyneuropathy associated with monoclonal IgM gammopathy. *J Neurol Neurosurg Psychiatry* 59:243, 1995.
132. Lee YC, Came N, Schwarer A, Day B: Autologous peripheral blood stem cell transplantation for peripheral neuropathy secondary to monoclonal gammopathy of unknown significance. *Bone Marrow Transplant* 30:53, 2002.
133. Niermeijer JM, Eurelings M, Lokhorst H, et al: Neurologic and hematologic response to fludarabine treatment in IgM MGUS polyneuropathy. *Neurology* 67:2076, 2006.
134. Finsterer J: Treatment of immune-mediated, dysimmune neuropathies. *Acta Neurol Scand* 112:115, 2005.
135. Renaud S, Fuhr P, Gregor M, et al: High-dose rituximab and anti-MAG-associated polyneuropathy. *Neurology* 66:742, 2006.
136. Kristinsson SY, Fears TR, Gridley G, et al: Deep vein thrombosis following monoclonal gammopathy of undetermined significance (MGUS) and multiple myeloma. *Blood* 112:3582, 2008.
137. Auwerda JJ, Sonneveld P, de Maat MP, Leebeek FW: Prothrombotic coagulation abnormalities in patients with paraprotein-producing B-cell disorders. *Clin Lymphoma Myeloma* 7:462, 2007.
138. Melton LJ 3rd, Rajkumar SV, Khosla S, et al: Fracture risk in monoclonal gammopathy of undetermined significance. *J Bone Miner Res* 19:25, 2004.
139. Farr JN, Zhang W, Kumar SK, et al: Altered cortical microarchitecture in patients with monoclonal gammopathy of undetermined significance. *Blood* 123:647, 2014.
140. Burner E, Swahlen A, Cruchaud A: Nonmalignant monoclonal immunoglobulinemia, pernicious anemia, and gastric carcinoma: A model of immunologic dysfunction. *Am J Med* 60:1019, 1976.
141. Rowland LP, Osserman EF, Scharfman WB, et al: Myasthenia gravis with a myeloma-type gamma-G (IgG) immunoglobulin abnormality. *Am J Med* 46:599, 1969.
142. Ilfeld D, Barzilay J, Vana D, et al: IgG monoclonal gammopathy in four patients with polymyalgia rheumatica [letter]. *Ann Rheum Dis* 44:501, 1985.
143. Nanji AA: Monoclonal gammopathy associated with Crohn's disease during treatment with total parenteral nutrition. *JPEN J Parenter Enteral Nutr* 9:621, 1985.
144. Wallach D, Carado Y, Foldes C, Cottennot F: Dermatomyositis and monoclonal gammopathy. *Ann Dermatol Venereol* 112:783, 1985.
145. McFadden N, Ree K, Syland E, Larse TE: Scleredema adultorum associated with a monoclonal gammopathy and generalized hyperpigmentation. *Arch Dermatol* 123:629, 1987.
146. Oikarinen A, Ala-Kokko L, Palatsi R, et al: Scleroderma and paraproteinemia. *Arch Dermatol* 123:226, 1987.
147. Johnsson V, Svendsen B, Vostrup S, et al: Multiple autoimmune manifestations in monoclonal gammopathy of undetermined significance and chronic lymphocytic leukemia. *Leukemia* 10:327, 1996.
148. Kyle RA: Monoclonal gammopathy of unknown significance (MGUS). *Baillieres Clin Haematol* 8:761, 1995.
149. Kagaya M, Takahashi H: A case of type I cryoglobulinemia associated with a monoclonal gammopathy of undetermined significance (MGUS). *J Dermatol* 32:128, 2005.
150. de Koning HD, Bodar EJ, van der Meer JW, et al: Schnitzler syndrome: Beyond the case reports: Review and follow-up of 94 patients with an emphasis on prognosis and treatment. *Semin Arthritis Rheum* 37:137, 2007.
151. Ryan JG, de Koning HD, Beck LA, et al: IL-1 blockade in Schnitzler syndrome: *Ex vivo* findings correlate with clinical remission. *J Allergy Clin Immunol* 121:260, 2008.
152. Wayte JA, Rogers S, Powell FC: Pyoderma gangrenosum, erythema elevatum diutinum and Ig A monoclonal gammopathy. *Australas J Dermatol* 36:21, 1995.
153. Doutre MS, Beylot C, Bioulac P, Bezian JH: Monoclonal IgM and chronic urticaria: Two cases. *Ann Allergy* 58:413, 1987.
154. Samochocki Z, Szudzinski A: Gangrenous pyoderma in monoclonal IgA gammopathy and functional disorders of T lymphocytes. *Przegl Dermatol* 73:409, 1986.
155. Abraham Z, Feuerman EJ: IgA benign monoclonal gammopathy with recurrent self-healing skin tumors. *J Am Acad Dermatol* 21:1303, 1989.
156. Paul C, Fermaud J-P, Flageul B, et al: Hyperkeratotic spicules and monoclonal gammopathy. *J Am Acad Dermatol* 33:346, 1995.
157. Scutellari PN, Antinolfi G: Association between monoclonal gammopathy of undetermined significance (MGUS) and diffuse idiopathic skeletal hyperostosis (DISH). *Radiol Med (Torino)* 108:172, 2004.
158. Schnur MJ, Appel GB, Bilezikian JP: Primary hyperparathyroidism and benign monoclonal gammopathy. *Arch Intern Med* 137:1201, 1977.
159. Rao DS, Antonelli R, Kane KR, et al: Primary hyperparathyroidism and monoclonal gammopathy. *Henry Ford Hosp Med J* 39:41, 1991.
160. Schoenfeld Y, Berliner S, Pinkhas J, Beutler E: The association of Gaucher's disease and dysproteinemias. *Acta Haematol* 64:241, 1980.
161. de Fost M, Out TA, de Wilde FA, et al: Immunoglobulin and free light chain abnormalities in Gaucher disease type I: Data from an adult cohort of 63 patients and review of the literature. *Ann Hematol* 87:439, 2008.
162. Rodic P, Pavlovic S, Kostic T et al: Gammopathy and B lymphocyte clonality in patients with Gaucher type I disease. *Blood Cells Mol Dis* 50:222, 2013.
163. Andreone P, Zignego AL, Cursaro C, et al: Prevalence of monoclonal gammopathies in patients with hepatitis C virus infection. *Ann Intern Med* 129:294, 1998.
164. Hamazaaki K, Baba M, Hasegawa H, et al: Chronic hepatitis associated with monoclonal gammopathy of undetermined significance. *Gastroenterol Hepatol* 18:459,

2003.
165. Schafer AL, Miller JB, Lester EP, et al: Monoclonal gammopathy in hereditary spherocytosis: A possible pathogenetic relation. *Ann Intern Med* 88:45, 1978.
166. Danon F, Bussel A, Perol Y: Immunoglobulines monoclonales infections a cytomegalovirus et hémopathies malignes. *Ann Immunol (Paris)* 128A:83, 1977.
167. Papadopoulos NM, Lane HC, Costello R, et al: Oligoclonal immunoglobulins in patients with the acquired immunodeficiency syndrome. *Clin Immunol Immunopathol* 35:43, 1985.
168. Heriot K, Hallquist AE, Tomar RH: Paraproteinemia in patients with acquired immunodeficiency syndrome (AIDS) or lymphadenopathy syndrome (LAS). *Clin Chem* 31:1224, 1985.
169. Kouns DM, Marty AM, Sharpe RW: Oligoclonal bands in serum protein electrophoretograms of individuals with human immunodeficiency virus antibodies. *JAMA* 256:2343, 1986.
170. Johnston JD, Lumb PJ, Wierzbicki AS: Hyperlipidaemia in association with benign paraproteinemia. *Ann Clin Biochem* 34:697, 1997.
171. Papadaki HA, Eliopoulos DG, Ponticoglou C, Eliopoulos GD: Increased frequency of monoclonal gammopathy of undetermined significance in patients with nonimmune chronic idiopathic neutropenia syndrome. *Int J Hematol* 73:339, 2001.
172. Dizdar O, Erman M, Cankurtaran M, et al: Lower bone mineral density in geriatric patients with monoclonal gammopathy of undetermined significance. *Ann Hematol* 87:57, 2008.
173. Tucci A, Bonadonna S, Cattaneo C, et al: Transformation of MGUS to overt multiple myeloma: The possible role of pituitary microadenoma secreting high levels of insulinlike growth factor 1 (IGF-1). *Leuk Lymphoma* 44:543, 2003.
174. Chryssikkopoulos A, Dalamaga AL, Hassiakos D: Monoclonal gammopathy of unknown significance in pregnancy. *Clin Exp Obstet Gynecol* 24:31, 1997.
175. Buonocore E, Solmon A, Kerley HE: Pseudomyeloma. *Radiology* 95:41, 1970.
176. Maldonado JE, Riggs L, Bayrd ED: Pseudomyeloma. *Arch Intern Med* 135:267, 1975.
177. Xie Z, Ghosh CC, Patel R, et al: Vascular endothelial hyperpermeability induces the clinical symptoms of Clarkson disease (the systemic capillary leak syndrome). *Blood* 119:4321, 2012.
178. Kyle RA: Monoclonal gammopathy of unknown significance. *Curr Top Microbiol Immunol* 210:375, 1996.
179. Solomon A: Homogeneous (monoclonal) immunoglobulins in cancer. *Am J Med* 63:169, 1977.
180. Colls BM, Lorier MA: Immunocytoma, cancer, and other associations of monoclonal gammopathy: A review of 224 cases. *N Z Med J* 82:221, 1975.
181. Abdul M, Hassein NM: Gammopathy associated with advanced prostate cancer. *Urol Res* 23:185, 1995.
182. Landgren O, Mailankody S: Update on second primary malignancies in multiple myeloma: A focused review. *Leukemia* 28:1423, 2014.
183. Wu SP, Costello R, Hofmann JN, et al: MGUS prevalence in a cohort of AML patients. *Blood* 122:294, 2013.
184. Mailankody S, Pfeiffer RM, Kristinsson SY, et al: Risk of acute myeloid leukemia and myelodysplastic syndromes after multiple myeloma and its precursor disease (MGUS). *Blood* 118:4086, 2011.
185. Shoenfeld Y, Berliner S, Ayalone A, et al: Monoclonal gammopathy in patients with chronic and acute myeloid leukemia. *Cancer* 54:280, 1984.
186. Berner Y, Berrebi A: Myeloproliferative disorders and nonmyelomatous paraprotein. *Isr J Med Sci* 22:109, 1986.
187. Tosato F, Fossaluzza V, Rossi P, et al: Monoclonal gammopathy of undetermined significance in a case of primary thrombocythemia. *Haematologica* 71:417, 1986.
188. Economopoulos T, Economidou J, Papageorgiou E, et al: Monoclonal gammopathy in chronic myeloproliferative disorders. *Blut* 58:7, 1989.
189. Ito T, Kojima H, Otani K, et al: Chronic neutrophilic leukemia associated with monoclonal gammopathy of unknown significance. *Acta Haematol* 95:140, 1996.
190. Offit K, Macris NT, Hellman G, Rotterdam, HZ: Consecutive lymphoma with monoclonal gammopathy in a married couple. *Cancer* 57:277, 1986.
191. Venencie PY, Winkelmann RK, Puissant A, Kyle RA: Monoclonal gammopathy in Sézary syndrome: Report of three cases and review of the literature. *Arch Dermatol* 120:605, 1984.
192. Kamihira S, Taguchi H, Kinoshita K, Ichimaru M: Monoclonal gammopathy in adult T-cell leukemia/lymphoma: A report of three cases. *Jpn J Clin Oncol* 14:699, 1984.
193. Chisesi I, Capnist G, Barbui T: Two serum IgG M-components of differing light chain types in a case of Hodgkin's disease. *Acta Haematol* 55:250, 1976.
194. Hammarstrom L, Smith CIE: Frequent occurrence of monoclonal gammopathies with an imbalanced light-chain ratio following bone marrow transplantation. *Transplantation* 43:447, 1987.
195. Mitus AJ, Stein R, Rappeport JM, et al: Monoclonal and oligoclonal gammopathy after bone marrow transplantation. *Blood* 74:2764, 1989.
196. Passweg J, Thiel G, Bock HA: Monoclonal gammopathy after intense induction immunosuppression in renal transplant patients. *Nephrol Dial Transplant* 11:2461, 1996.
197. Badley AD, Portela DF, Patel R, et al: Development of monoclonal gammopathy precedes the development of Epstein-Barr virus-induced posttransplant lymphoproliferative disorder. *Liver Transpl Surg* 2:375, 1996.
198. Touchard G, Pasdeloup T, Parpeix J, et al: High prevalence and usual persistence of serum monoclonal immunoglobulins evidenced by sensitive methods in renal transplant recipients. *Nephrol Dial Transplant* 12:1199, 1997.
199. Ho JL, Polde PA, McEniry D, et al: Acquired immunodeficiency syndrome with progressive multifocal leukoencephalopathy and monoclonal B-cell proliferation. *Ann Intern Med* 100:693, 1984.
200. Nagler A, Ben-Arieh Y, Brenner B, et al: Eosinophilic fibrohistiocytic lesion of bone marrow associated with monoclonal gammopathy and osteolytic lesions. *Am J Hematol* 23:277, 1986.
201. Hineman VL, Phyliky RL, Banks PM: Angiofollicular lymph node hyperplasia and peripheral neuropathy: Association with monoclonal gammopathy. *Mayo Clin Proc* 57:379, 1982.
202. Radl J, VandenBerg A: Transitory appearance of homogeneous immunoglobulins—paraproteins—in children with severe combined immunodeficiency before and after transplantation, in *Protides of Biological Fluids*, vol 20, edited by Peeters H, p 203. Pergamon, Oxford, 1973.
203. Malacrida V, De-Francesco D, Banfi G, et al: Laboratory investigation of monoclonal gammopathy during 10 years of screening in a general hospital. *J Clin Pathol* 40:793, 1987.
204. DelCarpio J, Espinoza LR, Lauater S, Osterland CK: Transient monoclonal proteins in drug hypersensitivity reactions. *Am J Med* 66:1051, 1979.
205. Keshgegian AA: Prevalence of small monoclonal proteins in the serum of hospitalized patients. *Am J Clin Pathol* 77:436, 1982.
206. VanCamp B, Reynaerts PH, Naets JP, Radl J: Transient IgA_1-λ para-proteinemia during treatment of acute myeloblastic leukemia. *Blood* 55:21, 1980.
207. Bakker AJ, Kothman-Tijkotte MJ: Artifactually high concentration of iron determined in serum from a patient with a monoclonal immunoglobulin. *Clin Chem* 36:1517, 1990.
208. Yu A, Pira U: False increase in serum C-reactive protein caused by monoclonal IgM-lambda: A case report. *Clin Chem Lab Med* 39:983, 2001.
209. Baz R, Alemany C, Green R, Hussein MA: Prevalence of vitamin B_{12} deficiency in patients with plasma cell dyscrasias: A retrospective review. *Cancer* 101:790, 2004.
210. Moller-Petersen J, Schmidt EB: Diagnostic value of the concentration of M-component in initial classification of monoclonal gammopathy. *Scand J Haematol* 26:295, 1986.
211. Link H, Kostulas V: Utility of isoelectric focusing of cerebrospinal fluid and serum of agarose evaluated for neurological patients. *Clin Chem* 29:810, 1983.
212. Ouedraogo DE, Makinson A, Vendrell JP, et al: Pivotal role of HIV and EBV replication in the long-term persistence of monoclonal gammopathy in patients on antiretroviral therapy. *Blood* 122:3030, 2013.
213. Pham H, Lemoine A, Sol O et al: Monoclonal and oligoclonal gammopathies in liver transplant recipients. *Transplantation* 58:253, 1994.
214. Myara I, Quenum G, Storogenko M, et al: Monoclonal and oligoclonal gammopathies in heart-transplant recipients. *Clin Chem* 37:1334, 1991.
215. Chiusolo P, Metafuni E, Cattani P, et al: Prospective evaluation of Epstein-Barr virus reactivation after stem cell transplantation: Association with monoclonal gammopathy. *J Clin Immunol* 30:894, 2010.
216. Ely SA, Knowles DM: Expression of CD56/neural adhesion molecule correlates with the presence of lytic bone lesions in multiple myeloma and distinguishes myeloma from monoclonal gammopathy of undetermined significance and lymphomas with plasmacytoid differentiation. *Am J Pathol* 160:1293, 2002.
217. San Miguel JF, Caballero MD, Gonzalez M: T-cell subpopulations in patients with monoclonal gammopathies: Essential monoclonal gammopathy, multiple myeloma and Waldenstrom macroglobulinemia. *Am J Hematol* 20:267, 1985.
218. Lindstrom FD, Hardy WR, Eberle BJ, Williams RC Jr: Multiple myeloma and benign monoclonal gammopathy: Differentiation by immunofluorescence of lymphocytes. *Ann Intern Med* 78:837, 1973.
219. Greipp PR, Kyle RA: Clinical, morphological and cell kinetic differences among multiple myeloma, monoclonal gammopathy of undetermined significance and smoldering myeloma. *Blood* 62:166, 1983.
220. Boccadoro M, Gavarotti P, Fossati G: Low plasma cell 3(H)-thymidine incorporation in MGUS, smoldering myeloma and remission phase myeloma: Reliable identification of patients not requiring therapy. *Br J Haematol* 58:689, 1984.
221. Billadeau D, Greipp P, Ahmann G, et al: Detection of B-cells clonally related to the tumor population in multiple myeloma and MGUS. *Curr Top Microbiol Immunol* 194:9, 1995.
222. Morrell A, Riesen W: Serum β_2-macroglobulin, serum creatinine and bone marrow plasma cells in benign and malignant monoclonal gammopathy. *Acta Haematol* 64:87, 1980.
223. Fine JM, Lambin P, Desjobert H: Serum neopterin and β_2-microglobulin concentrations in monoclonal gammopathies. *Acta Med Scand* 224:179, 1988.
224. Pasqualetti P, Festucci V, Collacciani A, Casale R: The natural history of monoclonal gammopathy of undetermined significance. *Acta Haematol* 97:174, 1997.
225. Gregersen H, Ibsen JS, Mellemkjaer L, et al: Mortality and causes of death in patients with monoclonal gammopathy of undetermined significance. *Br J Haematol* 112:353, 2001.
226. Kyle RA: A long-term study of the prognosis in monoclonal gammopathy of undetermined significance. *N Engl J Med* 346:564, 2002.
227. Morra E, Cesana C, Klersy C, et al: Clinical characteristics and factors predicting evolution of asymptomatic IgM monoclonal gammopathies and IgM-related disorders. *Leukemia* 18:1512, 2004.
228. Kyle RA, Therneau TM, Rajkumar SV, et al: Long-term follow-up of IgM monoclonal gammopathy of undetermined significance. *Blood* 102:3759, 2003.
229. Gregersen H, Mellemkjaer L, Ibsen JS, et al: The impact of M-component type and immunoglobulin concentration on risk of malignant transformation in patients with monoclonal gammopathy of undetermined significance. *Haematologica* 86:1172, 2001.
230. Montoto S, Rozman K, Rosinol L, et al: Malignant transformation in IgM monoclonal gammopathy of undetermined significance. *Semin Oncol* 30:178, 2003.
231. Van De Donk N, De Weerdt O, Eureling M, et al: Malignant transformation of monoclonal gammopathy of undetermined significance: Cumulative incidence and prognostic factors. *Leuk Lymphoma* 42:609, 2001.
232. Cesana C, Klersy C, Barbarano L, et al: Prognostic factors for malignant transformation in monoclonal gammopathy of undetermined significance and smoldering multiple myeloma. *J Clin Oncol* 15:1625, 2002.
233. Sackmann F, Pavlovsky MA, Corrado C, et al: Prognostic factors in monoclonal gammopathy of undetermined significance. *Haematologica* 93:153, 2008.
234. Rosiñol L, Cibeira MT, Montoto S, et al: Monoclonal gammopathy of undetermined significance: Predictors of malignant transformation and recognition of an evolving type characterized by a progressive increase in M protein size. *Mayo Clin Proc* 82:428, 2007.

235. Olteanu H, Wang HY, Chen W, et al: Immunophenotypic studies of monoclonal gammopathy of undetermined significance. *BMC Clin Pathol* 8:13, 2008.

236. Hillengass J, Weber MA, Kilk K, et al: Prognostic significance of whole-body MRI in patients with monoclonal gammopathy of undetermined significance. *Leukemia* 28:174, 2014.

237. Zhan F, Barlogie B, Arzoumanian V, et al: Gene-expression signature of benign monoclonal gammopathy evident in multiple myeloma is linked to good prognosis. *Blood* 109:1692, 2007.

238. Kyle RA, Rajkumar SV: Monoclonal gammopathy of undetermined significance and smoldering multiple myeloma. *Hematol Oncol Clin North Am* 21:1093, 2007.

239. Barlogie B, van Rhee F, Shaughnessy JD Jr, et al: Seven year median time to progression with thalidomide for smoldering myeloma: Partial response identifies subset requiring earlier salvage therapy for symptomatic disease. *Blood* 112:3122, 2008.

240. Cherry BM, Costello R, Zingone A, et al: Immunoparesis and monoclonal gammopathy of undetermined significance are disassociated in advanced age. *Am J Hematol* 88:89, 2013.

241. Bacher U, Haferlach T, Kern W, et al: Correlation of cytomorphology, immunophenotyping, and interphase fluorescence in situ hybridization in 381 patients with monoclonal gammopathy of undetermined significance and 301 patients with plasma cell myeloma. *Cancer Genet Cytogenet* 203:169, 2010.

242. Agarwal A, Ghobrial IM: Monoclonal gammopathy of undetermined significance and smoldering multiple myeloma: A review of the current understanding of epidemiology, biology, risk stratification, and management of myeloma precursor disease. *Clin Cancer Res* 19:985, 2013.

243. Probst LE, Hoffman E, Cherian MG, et al: Ocular copper deposition associated with benign monoclonal gammopathy and hypercupremia. *Cornea* 15:94, 1996.

244. Secundo W, Seifert P: Monoclonal corneal gammopathy: Topographic considerations. *Ger J Ophthalmol* 5:262, 1996.

245. Baldini L, Guffanti A, Cesana BM, et al: Role of different hematologic variables in defining the risk of malignant transformation in monoclonal gammopathy. *Blood* 87:92, 1996.

246. Bataille R: New insights in the clinical biology of multiple myeloma. *Semin Hematol* 34:23, 1997.

247. Witzig TE, Gonchoroff NJ, Katzmann JA, et al: Peripheral blood B cell labeling indices are a measure of disease activity in patients with monoclonal gammopathies. *J Clin Oncol* 6:1041, 1988.

248. Yi Q, Eriksson I, He W, et al: Idiotype-specific T lymphocytes in monoclonal gammopathies: Evidence for the presence of CD4+ and CD8+ subsets. *Br J Haematol* 96:338, 1997.

249. Yi Q, Osterborg A, Bergenbrant S, et al: Idiotype-reactive T-cell subsets and tumor load in monoclonal gammopathies. *Blood* 86:3043, 1995.

250. Halapi E, Werner A, Wahlstrom J, et al: T cell repertoire in patients with multiple myeloma and monoclonal gammopathy of undetermined significance: Clonal CD8+ T cell expansions are found preferentially in patients with a low tumor burden. *Eur J Immunol* 27:2245, 1997.

251. Corso A, Castelli G, Pagnucco G, et al: Bone marrow T-cell subsets in patients with monoclonal gammopathies: Correlation with clinical stage and disease. *Haematologica* 82:43, 1997.

252. Miguel-Garcia A, Matutes E, Tarin F, et al: Circulating Ki-67 positive lymphocytes in multiple myeloma and benign monoclonal gammopathy. *J Clin Pathol* 48:835, 1995.

253. Billadeau D, Van Ness B, Kimlinger T, et al: Clonal circulation cells are common in plasma cell proliferative disorders: A comparison of monoclonal gammopathy, smoldering myeloma, and active myeloma. *Blood* 88:289, 1996.

254. Isaksson E, Bjockholm M, Holm G, et al: Blood clonal B-cell excess in patients with monoclonal gammopathy of undetermined significance (MGUS): Association with malignant transformation. *Br J Haematol* 92:71, 1996.

255. Sawanoborj M, Suzuki K, Nakagawa Y, et al: Natural killer cell frequency and serum cytokine levels in monoclonal gammopathies: Correlation of bone marrow granular lymphocytes to prognosis. *Acta Haematol* 98:150, 1997.

256. Leo E, Kropff M, Lindemann A, et al: DNA aneuploidy, increased proliferation and nuclear area of plasma cells in monoclonal gammopathy of undetermined significance and multiple myeloma. *Anal Quant Cytol Histol* 17:113, 1995.

257. Pérez-Persona E, Vidriales MB, Mateo G, et al: New criteria to identify risk of progression in monoclonal gammopathy of uncertain significance and smoldering multiple myeloma based on multiparameter flow cytometry analysis of bone marrow plasma cells. *Blood* 110:2586, 2007.

258. Turesson I: Nucleolar size in benign and malignant plasma cell proliferation. *Acta Med Scand* 197:7, 1975.

259. Dehou MF, Schots R, Lacor P, Arras N, et al: Diagnostic and prognostic value of the MB2 monoclonal antibody in paraffin-embedded bone marrow sections of patients with multiple myeloma and monoclonal gammopathy of undetermined significance. *J Clin Pathol* 94:287, 1990.

260. French M, Fench P, Remy F, et al: Plasma cell proliferation in monoclonal gammopathy: Relations with other biologic variables—Diagnostic and prognostic significance. *Am J Med* 98:60, 1995.

261. Amiel A, Kirgner I, Gaber E, et al: Replication pattern in cancer: Asynchronous replication in multiple myeloma and in monoclonal gammopathy. *Cancer Genet Cytogenet* 108:32, 1999.

262. Almeida J, Orfao A, Mateo G, et al: Immunophenotype and DNA content characteristics of plasma cells in multiple myeloma and monoclonal gammopathy of undetermined significance. *Pathol Biol* 47:119, 1999.

263. Yasuda N, Kanoh T, Uchino H: J chain synthesis in human myeloma cells: Light and electron microscopic studies. *Clin Exp Immunol* 40:573, 1980.

264. Cassuto JP, Hammore JC, Pastorelli E, et al: Plasma cell acid phosphatase, a discriminative test for benign and malignant monoclonal gammopathies. *Biomedicine* 27:97, 1977.

265. Sonneveld P, Durie BGM, Lokhorst HM, et al: Analysis of multidrug-resistance (MDR-1) glycoprotein and CD56 expression to separate monoclonal gammopathy from multiple myeloma. *Br J Haematol* 83:63, 1993.

266. Zandecki N, Facon T, Bernard F, et al: CD19 and immunophenotype of bone marrow plasma cells in monoclonal gammopathy of undetermined significance. *J Clin Pathol* 48:548, 1995.

267. Sezer O, Heider U, Zavrski I, Possinger K: Differentiation of monoclonal gammopathy of undetermined significance and multiple myeloma using flow cytometric characteristics of plasma cells. *Haematologica* 86:837, 2001.

268. Majumdar G, Heard SE, Singh AK: Use of cytoplasmic 5′nucleotidase for differentiating malignant from benign monoclonal gammopathies. *J Clin Pathol* 43:891, 1990.

269. Van de Berg BC, Michaux L, Lecouvet FE, et al: Nonmyelomatous monoclonal gammopathy: Correlation of bone marrow MR images with laboratory findings and spontaneous clinical outcome. *Radiology* 202:249, 1997.

270. Bellaiche L, Laredo J-D, Lioté F, et al: Magnetic resonance appearance of monoclonal gammopathies of unknown significance and multiple myeloma. *Spine (Phila Pa 1976)* 22:2551, 1997.

271. Laroche M, Attal M, Pouilles JM, et al: Dual-energy x-ray absorption in patients with multiple myeloma and benign gammopathies. *Clin Exp Rheumatol* 14:108, 1996.

272. Bataille R, Chappard D, Basle M: Quantifiable excess of bone resorption in monoclonal gammopathy is an early symptom of malignancy: A prospective study of 87 bone biopsies. *Blood* 87:4762, 1996.

273. Pecherstorfer M, Seibel MJ, Woitge HW, et al: Bone resorption in multiple myeloma and in monoclonal gammopathy of undetermined significance: Quantification by urinary pyridinium cross-links of collagen. *Blood* 90:3743, 1997.

274. Ong F, Kaiser U, Seelen PJ, et al: Serum neural cell adhesion molecule differentiates multiple myeloma from paraproteinemias due to other causes. *Blood* 87:712, 1996.

275. Lacy MQ, Donovan KA, Heimbach JK, et al: Comparison of interleukin-1 beta expression by in situ hybridization in monoclonal gammopathy of undetermined significance and multiple myeloma. *Blood* 93:300, 1999.

276. Greco C, Ameglio F, Alvino S, et al: Selection of patients with monoclonal gammopathy of undetermined significance is mandatory for a reliable use of interleukin-6 and other nonspecific multiple myeloma serum markers. *Acta Haematol* 92:1, 1994.

277. Mathiot C, Mary JY, Tartour E, et al: Soluble CD16 (sCD16), a marker of malignancy in individuals with monoclonal gammopathy of undetermined significance (MGUS). *Br J Haematol* 95:660, 1996.

278. Gaillard JP, Bataille R, Brailly H, et al: Increased and highly stable levels of functional soluble interleukin-6 receptor levels in sera of patients with monoclonal gammopathy. *Eur J Immunol* 23:820, 1993.

279. DuVillard L, Guiguet M, Casasnovas R-O, et al: Diagnostic value of serum IL-6 level in monoclonal gammopathies. *Br J Haematol* 89:243, 1995.

280. Cozzolino F, Torcia M, Aldinucci D, et al: Production of interleukin-1 by bone marrow myeloma cells. *Blood* 74:380, 1989.

281. Donovan KA, Lacy MQ, Kline MP, et al: Contrast in cytokine expression between patients with monoclonal gammopathy of undetermined significance or multiple myeloma. *Leukemia* 12:593, 1998.

282. Diamond T, Levy S, Smith A, et al: Non-invasive markers of bone turnover and plasma cytokines differ in osteoporotic patients with multiple myeloma and monoclonal gammopathies of undetermined significance. *Intern Med* 31:272, 2001.

283. Seidl S, Ackerman J, Kaufmann H, et al: DNA methylation analysis identifies the E-cadherin gene as a potential marker of disease progression in patients with monoclonal gammopathy. *Cancer* 100:2598, 2004.

第 107 章
骨髓瘤

Elizabeth O'Donnell, Francesca Cottini, Noopur Raje, and Kenneth Anderson

摘要

骨髓瘤源于恶性浆细胞克隆性增殖,分泌完整和(或)部分单克隆免疫球蛋白。绝大部分是从最初的单克隆丙种球蛋白病(原发性单克隆丙种球蛋白病),以每年1%的速度,通过克隆演变(额外的突变)发展成B细胞恶性肿瘤,最后进展为骨髓瘤。骨髓瘤细胞聚集在骨髓微环境中,并与细胞外基质接触,与骨髓辅助细胞(如成骨细胞、破骨细胞和基质细胞)相互作用,激活细胞生长和生存信号,并导致治疗抵抗。骨髓瘤细胞表现出复杂的基因组表型,染色体易位和小数目的基因变异都影响患者预后。骨髓瘤患者的临床表现与多种因素有关,如骨髓浸润(贫血)、骨破坏(骨痛,病理性骨折),免疫球蛋白的过度产生和沉积(肾衰竭和肾淀粉样变性相关症状)和免疫抑制(感染)。由于生物学的多样性导致骨髓瘤的临床表现具有异质性,表现为惰性到伴有髓外浸润的高度侵袭性不等。多发性骨髓瘤的诊断检查应包括血清蛋白电泳和免疫固定电泳、血清游离轻链测、24小时尿蛋白定量,一般检查包括血细胞计数、肾功能和骨髓穿刺或活检后的荧光原位杂交和细胞遗传学。骨的X线检查用来发现骨质疏松、骨质破坏或骨折。核磁共振成像(MRI)比X线检查更敏感,能发现早期骨和骨髓外病变,并能从正常骨髓中区分出骨髓瘤,有助于量化疾病程度。正电子发射计算机断层显像(PET-CT)能检测髓内或髓外骨髓瘤病灶的代谢活性和溶骨性病变。骨髓瘤最常用的分期系统是国际分期系统,基于血清β2-微球蛋白(β2-MG)和白蛋白两个参数,可将骨髓瘤分为三个时期,且该三个不同时期与患者预后相关。血清β2-微球蛋白、C反应蛋白、循环浆细胞数及其标记指数都与患者预后有关。其他预后因素包括染色体异常(染色体17P缺失、1p缺失、1q扩增)、基因表达谱改变以及MRI和PET-CT异常。自从引入免疫调节药物(IMiDs)如沙利度胺、来那度胺和蛋白酶体抑制剂如硼替佐米后,患者的5年生存率增加至45%,部分患者获得10年以上的长期生存。对于高危患者,以马法兰为基础的自体造血干细胞移植联合新药物获得较好的结果;对于不适合移植的患者,传统方案如马法兰联合泼尼松,新药如硼替佐米和来那度胺同样有效并且可以耐受。对于自体造血干细胞移植后患者单独使用来那度胺或联合硼替佐米作为巩固和维持治疗,将进一步延长完全缓解时间。最后,一些新的药物可用于复发/难治性病例,包括新的蛋白酶抑制剂(卡非佐米、埃沙佐米与marizomib)、免疫调节药物(泊马度胺)、组蛋白去乙酰化酶抑制剂(伏立诺他、帕比司他和ricolinostat)和单克隆抗体(daratumumab和依托珠单抗)。

简写和缩略词

auto-HSCT:自体造血干细胞移植(autologous hematopoietic stem cell transplantation);BMSCs:骨髓间充质干细胞(bone marrow stromal cells);β₂M:β₂-微球蛋白(β₂-microglobulin);CALGB:癌症和白血病B组(Cancer and Leukemia Group B);CR:完全缓解(complete response);CRD:卡非佐米、来那度胺和地塞米松(carfilzomib, lenalidomide, and dexamethasone);CT:计算机断层扫描(computed tomography);CyBorD:环磷酰胺、硼替佐米和地塞米松(cyclophosphamide, bortezomib, and dexamethasone);del:缺失(deletion);DLI:供体淋巴细胞输注(donor lymphocyte infusion);EBMT:欧洲骨髓瘤移植组(European Bone Marrow Transplant Group);ECM:细胞外基质(extracellular matrix);ECOG:东部肿瘤协作组(Eastern Cooperative Oncology Group);EFS:无事件生存期(event-free survival);EMP:髓外浆细胞瘤(extramedullary plasmacytoma);FISH:免疫荧光原位杂交(fluorescence in situ hybridization);GVHD:移植物抗宿主病(graft-versus-host disease);GVM:移植物抗骨髓瘤效应(graft-versus-myeloma effect);IGF-1:胰岛素样生长因子(insulin-like growth factor);ISS:国际分期系统(International Staging System);LCDD:轻链沉积病(light-chain deposition disease);MG:原发性单克隆丙种球蛋白病(essential monoclonal gammopathy);MGUS:意义未明的单克隆丙种球蛋白病(monoclonal gammopathy of undetermined significance);MIP:巨噬细胞炎性蛋白(macrophage inflammatory protein);MP:马法兰和泼尼松(melphalan-prednisone);MRD:微小残留病灶(minimal residual disease);MRI:核磁共振成像(magnetic resonance imaging);MTD:最大耐受剂量(maximum tolerated dose);ONJ:颌骨坏死(osteonecrosis of the jaw);ORR:总体有效率(overall response rate);OS:总体生存期(overall survival);PET:正电子发射计算机体层显像(positron emission tomography);RVD:来那度胺、硼替佐米和地塞米松(lenalidomide, bortezomib, and dexamethasone);SCID:严重联合免疫缺陷(severe combined immunodeficiency);sCR:严格的完全缓解(stringent complete response);SMM:冒烟型骨髓瘤(smoldering multiple myeloma);SOP:孤立性骨浆细胞瘤(solitary osseous plasmacytoma);TGF-β:转化生长因子-β(transforming growth factor-β);TTP:至疾病进展时间(thrombotic thrombocytopenic purpura);VGPR:非常好的部分缓解(very good partial response);VTE:静脉血栓栓塞症(venous thromboembolism)。

定义及历史

多发性骨髓瘤的是以恶性浆细胞在骨髓克隆性增殖为特征的疾病,导致贫血和相关的血细胞减少、低丙种球蛋白血症、溶骨性骨病、高钙血症和肾功能不全[1]。临床症状由肿块压迫,或是骨髓瘤细胞或骨髓基质细胞或骨细胞释放细胞因子造成的影响,以及骨髓瘤蛋白沉积在靶器官引起[淀粉样蛋白轻链[AL]淀粉样变性和轻链沉积病(LCDD)]。多发性骨髓瘤是浆细胞肿瘤的一种类型。浆细胞肿瘤包括以下几种疾病:单克隆丙种球蛋白血症(MG,也被称为意义未明的单克隆丙种球蛋白病[MGUS]),冒烟型骨髓瘤(参见第 106 章);孤立性浆细胞瘤,发生于骨的孤立溶骨性病变或软组织病变;巨球蛋白血症(参见第 109 章);AL 淀粉样变性以及淀粉样变和轻链沉积病(LCDD)(参见第 108 章),以及如骨硬化性骨髓瘤(POEMS 综合征[多发性神经病变、脏器肿大、内分泌失调、M 蛋白血症和皮肤改变])、Castleman 病、重链病(α-重链病、μ-重链病和 γ-重链病)(参见第 110 章)等非常罕见的疾病。多发性骨髓瘤来源于具有浆细胞形态特征的细胞,并能分泌可以通过血清和/或尿免疫固定电泳检测出的免疫球蛋白分子(参见第 75 章)。根据定义,浆细胞肿瘤源于单克隆浆细胞的扩增,并分泌单克隆蛋白,但某些疾病,如 Castleman 病也可产生寡克隆和多克隆蛋白。

流行病学

发病率和患病率

骨髓瘤是血液系统第二常见的肿瘤,占所有肿瘤的 1.4%,占血液系统肿瘤的 10%,2011 年患病人数达 83 367 人[2]。美国癌症协会估计,2014 年美国新诊断的 24 050 例骨髓瘤中大约有 11 090 例死亡。大多数患者发病年龄在 65~74 岁,中位年龄为 69 岁,只有 4% 的患者在 45 岁以前发病。男性发病率比女性高(比例为 1.6:1),非洲血统的患病率是欧洲血统的 2 倍。相反,日本人和西班牙人(拉丁裔)后裔的患病率都很低[3-5]。通过对健康人和独立军事队列的 70 000 多份血清样本的长期随访研究发现骨髓瘤总是先以原发性单克隆丙种球蛋白血症(MG)出现[6,7]。意义未明的单克隆丙种蛋白病(MGUS)在普通人群中的发病率为 3.2%~4.0%[8],每年约有 1% 的患者进展为骨髓瘤(参见第 106 章)[9]。

遗传易感性

骨髓瘤进展的病因和机制尚不清楚[1]。许多流行病学报告显示浆细胞病患者的一级亲属患有骨髓瘤或 MG 的风险增加(高达四倍)[10]。此外,骨髓瘤与前列腺癌、黑色素瘤、非霍奇金淋巴瘤和慢性淋巴细胞白血病的患病风险增加有关[11]。我们观察了来自不同地区的 100 多个患有骨髓瘤的家庭[12-14],发现在一个家庭中,P16 基因(CDKN2A 基因)突变同时伴其他基因的杂合性缺失是一种罕见的低外显率的遗传风险[13]。全基因组相关研究已经确定了六个与骨髓瘤相关的单核苷酸多态性

(SNP)的染色体,分别是 2p23.3、3p22.1、3q26.2、6p21.33、7p15.3、17p11.2 和 22q13.1。DNMT3A、ULK4、TERC、PSORS1C1、CDCA7L/DNAH1、TNFRSF13B 和 CBX7 这些已被鉴定出的基因从未被证实为骨髓瘤的驱动基因[15,16]。这些单核苷酸多态性也是 MG 发生的独立危险因素,且随着携带的等位基因数量的增加其风险也增加[17]。此外,有报道证实在欧洲及非洲裔美国人中的 MG 及骨髓瘤中,磷酸化的 paratarg-7(pP-7)载体是一种常染色体显性遗传风险因子[18,19]。

生活方式与职业因素

一些流行病学研究,包括瑞典和芬兰的队列研究和荟萃分析[20,21],显示超重与骨髓瘤发病风险的关系[22,23]。具体而言,肥胖个体具有更高水平的细胞因子,如白细胞介素(IL)-6 和胰岛素样生长因子(IGF-1),这些细胞因子是由脂肪细胞产生的,是促进骨髓瘤细胞生长的有效因子[24]。饮食、饮酒或吸烟都与骨髓瘤没有直接的关系[25]。某些研究发现暴露于杀虫剂、有机溶剂(苯、石油衍生物、苯乙烯)的职业或慢性辐射与骨髓瘤的发病有关[25,26],但也有研究否认这一观点。此外,十九世纪 50 年代用做血管造影剂的二氧化钍(thorotrast),使浆细胞瘤的发病率增加四倍[27]。对于暴露在大剂量辐射中的人,如原子弹幸存者,在 15~20 年后 MG 或骨髓瘤的发病率增加[28],并加速 MG 向骨髓瘤转化[29]。一些研究发现,长期接触新鲜木材、木屑或锯木厂的工人们骨髓瘤的发病风险也明显增加[30,31]。一项对美国男性退伍军人的回顾性研究[37,38]表明:骨髓瘤发病的风险和自身免疫性疾病(尤其是类风湿性关节炎[32,33]、恶性贫血等[34])或感染(HIV 和丙型肝炎[35,36])之间存在关联,提示骨髓瘤的发病机制可能包括免疫介导的恶性转化。有研究在骨髓瘤患者的骨髓树突状细胞中发现类疱疹病毒[8],进而认为该病毒 DNA 序列与卡波肉瘤和 Castleman 病发病有关[39],尽管其他的研究表明这只是一个偶然现象[40,41]。

病因及发病机制

细胞起源

骨髓瘤细胞起源于骨髓生发中心后的浆母细胞或浆细胞(图 107-1)。骨髓瘤细胞的免疫球蛋白重链(IGH)可变区基因已发生体细胞突变或正在进行体细胞突变提示抗原接触选择发生在生发中心[42,43]。由于骨髓瘤细胞的低增殖指数及克隆效率,关于骨髓瘤干细胞是一个具有自我更新能力的前体这个观点已经提出了很长一段时间。然而,这仍然是一个具有争议的问题[44]。骨髓瘤是一个多步骤发展的过程,总是先以 MG 出现[6,7]。MG 与骨髓瘤细胞具有很多相似点,包括类似的超二倍体及三种 IGH 基因重排[t(6;14)、t(11;14) 和 t(14;16)]的发生率。然而,13 号染色体缺失、RAS 基因突变和非免疫球蛋白位点相关的 MYC 基因易位在骨髓瘤中更为常见[43]。事实上,多发性骨髓瘤的发展需要一个永生化事件,如原发性 IGH 易位、原癌基因激活或抑癌基因失活,在生发中心发生类别重组或体细胞高频突变时出现,导致永生化的浆母细胞/浆细胞的不可控扩增[42]。在多发性骨髓瘤的早期阶段(髓内阶段),骨髓瘤细

胞的生长依赖于骨髓基质细胞，晚期可以独立于骨髓内环境进展为浆细胞白血病。然而，采用常规细胞形态学技术[45~51]或多参数流式细胞术[52]，发现15%~70%的新诊断骨髓瘤患者的血液中有循环克隆性骨髓瘤细胞（或循环肿瘤细胞CTCs），说明血行传播是该病播散的一个途径[53]。此外，MG中CTCs的存在是进展为骨髓瘤的危险因素之一[54,55]，也是新诊断或复发/难治性骨髓瘤患者的预后不良因素[56,57]。循环骨髓瘤细胞和髓内骨髓瘤细胞的表型相似，但更多的是处于休眠期，具有较好的体外克隆增殖能力，并且其整合素黏附分子（包括CD138）表达水平较低，可以较少依赖骨髓龛[58]。

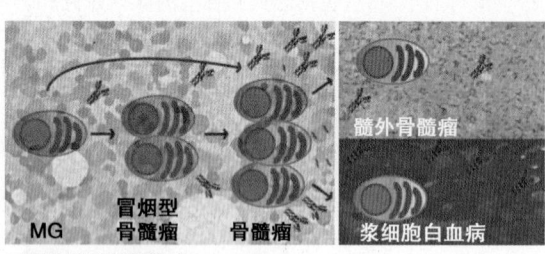

图107-1 骨髓瘤的发展阶段，从原发性单克隆丙种球蛋白病（MG）至浆细胞白血病。骨髓瘤，以每年1%的速度，从良性的原发性单克隆丙种球蛋白病（或意义不明的单克隆丙种球蛋白病）发展而来的。当一些病人处于冒烟型骨髓瘤阶段时，骨髓中有更多的单克隆浆细胞，但没有临床症状。在早期的髓内阶段，骨髓瘤细胞完全依赖骨髓微环境、白细胞介素（IL）-6和其他细胞因子存活。在进展过程中，骨髓瘤细胞获得不依靠骨髓微环境生长的能力且能定位到其他组织（髓外病变）或在血液中循环（继发性浆细胞白血病）。与MG或冒烟型骨髓瘤不同的是，活动性骨髓瘤以血管生成和骨溶解性病变为特征，且在晚期，骨髓瘤细胞具有易转移、高侵袭性、高增殖等特点

基因组的改变

染色体异常和常见的易位

骨髓瘤是一种伴有复杂基因表达谱的异质性疾病，以染色体数量和结构异常为特征，包括核型异常、染色体易位和基因拷贝数变化（图107-2和表107-1）。

通常多发性骨髓瘤患者被分为两个亚组：具有46条至76条染色体的超二倍体（占骨髓瘤的34%~60%）和非超二倍体患者，其中包括具有44条至45条染色体的亚二倍体患者、伴获得或损失44/45或46/47条染色体的假二倍体和近四倍体核型[59~61]。伴超二倍体、IgG、κ型伴骨受累、获取偶数数目染色体包括染色体15、9、5、19、3、11、7和21三体（以发生率

降低排序）的患者，预后良好，然而受同时存在的其他异常如获得chr11、chr1q或丢失chr13的影响[62,63]。荧光原位杂交（FISH）分析用于检测骨髓瘤五种主要的IgH基因易位[64]，非超二倍体患者较超二倍体患者检出更频繁（85%与低于30%）[65]。在终末分化B细胞的类型转换、正常DNA重组过程中，错误造成原发易位。相反，涉及染色体8p24和11q13的IGH易位（称为继发易位）因体细胞高频变异变异过程中出现错误产生[42]。易位后与免疫球蛋白增强子毗邻，导致特定癌基因组成性表达增加。

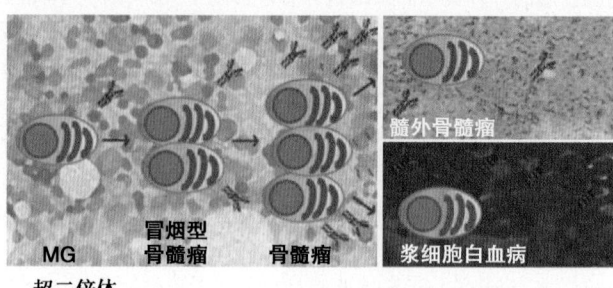

图107-2 基因异常，包括在单克隆丙种球蛋白病（MG）、骨髓瘤和浆细胞白血病中核型异常、染色体易位和拷贝数差异。骨髓瘤细胞以多种基因异常为特征，在不同患者中各异。超二倍体和免疫球蛋白重链基因（IgH）易位[t(11;14),t(4;14)和MAF易位]已经在MG阶段出现。MG是一良性疾病，每年约1%患者进展成活动性骨髓瘤。这些异常不被认为是骨髓瘤的启动事件。相反，一些研究小组提出其他异常，如MYC易位和MYC mRNA水平升高或RAS基因突变作为转化事件，因为它们在MG和冒烟型MM中罕见，但在骨髓瘤常见。染色体的获得和丢失，包括染色体13q缺失或13单体、染色体1p丢失和染色体1q21扩增，在活动性骨髓瘤中更易见，尽管它们在骨髓瘤进展中的作用还没有被完全阐明。染色体17p缺失或TP53基因突变在诊断时罕见，但出现在晚期/复发MM中，与治疗反应降低和不良预后有关。获得脱离骨髓微环境支持的独立能力是进展或晚期骨髓瘤的特征，可能会导致浆细胞在不同器官（髓外病变）或血（浆细胞白血病）中聚集。PTEN蛋白丢失、p14启动子甲基化和RB1蛋白失活在浆细胞白血病中被频繁地报道，显示其在髓外生长发展中起作用

表 107-1　在原发性单克隆丙种球蛋白病、骨髓瘤和浆细胞白血病* 中常见的基因异常

遗传学异常	原发性单克隆丙种球蛋白病	骨髓瘤	浆细胞白血病
超二倍体	50%	60%	20%
t(11;14)	5% ~ 10%	20%	25% ~ 60%
t(4;14)	2% ~ 3%	15%	15% ~ 25%
MAF 易位		5%	15% ~ 35%
染色体 13q 缺失/13 单体	20%	50% ~ 60%	60% ~ 80%
1p 缺失	4%	7% ~ 40%	
1q21 扩增		40%	70%
细胞周期蛋白 D 失调	60%	80%	
RAS 突变	<5%	30% ~ 50%	30%
FAM46C，DIS3		10% ~ 21%	
核因子-κB 活化突变和拷贝数异常		15% ~ 20%	
IGH MYC 重排	1% ~ 2%	15%	30% ~ 50%
UTX 缺失和突变		30%	
TP53 灭活（突变+del(17p)）	5%	10% ~ 20%	20% ~ 80%
P18 和/或 Rb 失活		<5%	25% ~ 30%
p14 启动子甲基化		<5%	25% ~ 30%
PTEN 丢失	0	<2%	8% ~ 33%

CNV，拷贝数异常；IGH，免疫球蛋白重链基因；MG，原发单克隆丙种球蛋白病；NF-κB，核因子-κB；Rb，视网膜母细胞瘤抑制蛋白。
* 骨髓瘤发病是多步骤过程，从惰性 MG 阶段至显性骨髓瘤至浆细胞白血病。超二倍体和 IGH 易位[t(11;14)、t(4;14) 和 MAF 易位]在 MG 和骨髓瘤中出现频率相似。相反，MYC 继发重排、染色体 13p 缺失、1 号染色体异常和 RAS 突变在活动期骨髓瘤中更常见，推测其为骨髓瘤发病的启动事件。浆细胞白血病出现不同异常，包括 p14 启动子甲基化和 PTEN 缺失。有报道在浆细胞恶变中常见基因异常的频率。空白部分为未知数据。

t(11;14)(q13;q32)是最常出现的易位，占 20%[66~68]。引起细胞周期蛋白 D1（G1 至 S 期通过周期依赖激酶 4 或 6 转化的重要启动子）表达上调[69,70]。极少数情况下，细胞周期蛋白（cyclin）D2 和 D3 可分别通过 t(12;14)(<1%) 或 t(6;14)(2%) 重排[71]。即使没有易位，细胞周期蛋白 D1、D2 和 D3 经常上调，产生具有不同预后的特定患者亚群[72]。具体来说，CD-1 亚群（高 cyclin D1）对治疗的反应较好，早期复发率增加，但也有一个非常好的长期生存，而 CD-2 亚群（高 cyclin D3）显示淋巴浆细胞样形态。t(4;14)易位，预后不良，出现在 15% 的患者中，MMSET/WHSC1（核 SET 结构域蛋白）与 FGFR3（成纤维细胞生长因子受体，一种致癌酪氨酸激酶受体）融合，常伴有 13 号染色体异常[73~76]。MMSET 是 H3K4、H3K27、H3K36 和 H4K20 特异性组蛋白甲基转移酶，导致染色质状态的整体变化，有利于骨髓瘤细胞和肿瘤生长、黏附和致病[75]，而 FGFR3 通过 RAS-MAPK（丝裂原活化蛋白激酶）和 STAT（信号转导和转录激活因子）途径促进骨髓瘤细胞增殖[77]。此外，也有报道在一小部分患者中，存在 FGFR3 突变激活与 RAS 突变相互排斥[78,79]。MAF 易位，包括 t(14;16)易位过表达 c-MAF，t(14;20)下调 MAFB，t(8;16)涉及 MAFA 相当少见（分别占患者的 5%、2% 和低于 1%）但与预后不良相关[80]。c-MAF、MAFA 和 MAFB 都

是参与增殖的转录因子，对 IL-6 和 BMSC-MM（多发性骨髓瘤）的黏附有反应[81]，通过与整合素 α7/钙黏附蛋白 E 相互作用而促进细胞黏附介导耐药（CAM-DR）[82]。这三种主要的 IGH 重排[t(6;14)、t(11;14) 和 t(14;16)]的发生率与 MG 相似，显示需要额外的转化事件参与活化骨髓瘤[83~85]。

骨髓瘤中拷贝数的改变

阵列比较基因组杂交（aCGH）分析证实骨髓瘤细胞中有大量的拷贝数变化（CNAs）。13 号染色体缺失、染色体 17p13 缺失和染色体 1q21 扩增在多发性骨髓瘤患者中均与预后不良相关[86,87]。13 号染色体缺失出现在 50% ~ 60% 新诊断的多发性骨髓瘤患者中，在非超二倍体组（>70%）较超二倍体组更频繁，经常与 t(4;14) 或 t(14;16)易位共同出现[88]。其他基因，如 Rb1 和 miRNA-15a/16 ~ 1 簇下调，可能在多发性骨髓瘤的发病机制中起一定的作用。尽管独立的 13 号染色体缺失一直以来被认为与不良预后相关，但由于这类患者对硼替佐米为主的方案反应较好及与 del13、t(4;14)(p16;q32) 和亚二倍体核型密切关联，故该染色体的不良预后目前存在争议[89]。

涉及 TP53 基因的染色体 17p 的缺失在新诊断的骨髓瘤中较罕见（5% ~ 10%），在复发和难治性病例中较常见（20% ~

40%），预后不良，导致行或未行自体造血干细胞移植患者早期复发。TP53 突变也常出现在第二位等位基因[90~91]。尽管伴有不良预后，含硼替佐米的治疗方案可以提高中位无进展生存期（PFS）。HOVON-65/GMMG-HD4 试验显示[92]，伴 TP53 突变的患者使用含硼替佐米的治疗方案较不含硼替佐米的方案中位 PFS 延长 3 年 [17% 对 69%（$p=0.028$）]。FISH 检出大约 40% 的新诊断和 70% 的复发骨髓瘤患者中存在 1q21 扩增，与总生存期（OS）负相关，与 1q21 基因拷贝数存在累积效应[93]。这种病变可能的靶基因是 CKS1B（一种调节细胞周期蛋白依赖性蛋白激酶的蛋白质），PSMD4（一种调节对硼替佐米治疗反应的蛋白酶体亚单位），MCL1 或 BCL9[93~95]。有趣的是，有报道 1q21 跳跃易位（JT1q12）可以有一个受体染色体 TP53 基因定位，使得同时出现 1q21 扩增和 17p 缺失[96]。此外，1p 缺失存在于 7%~40% 的患者，这类患者尽管行自体造血干细胞移植，仍与缩短的 PFS 和 OS 相关[97~99]。TP73，LAPTM5，CDKN2C（一种与 CDK4 或 CDK6 相互作用调节 G1/S 期的 CDK 抑制剂），MTF2，TMED5 和 FAM46C 都是可能发生缺失的潜在基因。FAM46C 缺失或 FAM46C 突变（在 15% 的患者中出现）与生存期缩短有关（中位 OS 为 25.7 个月和 51.3 个月，$p=0.004$）[97,100]。FAM46C 的生物学功能不确定，尽管一些数据表明它与 mRNA 的稳定有关。其他基因突变包括 MYC 重排涉及不平衡易位和插入、小复制、扩增和染色体 8p24 倒位[101~104]；11q22 位点纯合性缺失导致 YAP1、BIRC3 和 BIRC2 基因区域的缺失[105~107]。干扰 FGFR3、WWOX 和 CYLD 基因的染色体 4、14 和 16 异常；6 号染色体缺失或扩增；和 Xp11.2 基因的纯合性缺失[62,63]，包括在 10% 骨髓瘤患者中存在的 UTX（一种组蛋白 H3 赖氨酸 27（H3K27）去甲基化酶）突变[100]，都很常见。这些多纤维蛋白溶酶抑制剂的目的是在血管内纤维蛋白开始出现前，防止纤维蛋白原的过早激活和随后的纤维蛋白原降解。

体细胞突变和内部克隆的多样性　骨髓瘤经历一个逐步演变的过程，从单克隆病种球蛋白病（MG）到冒烟型骨髓瘤，最后转变为显性骨髓瘤，突变不断累积，赋予生长优势（驱动突变）或功能不相关（乘客突变）。到目前为止，已经使用全基因组测序或全外显子测序的方法检测了超过 300 例骨髓瘤患者的 DNA 样本[100,108~113]。具体而言，在多发性骨髓瘤中有 11 个常见基因的突变达到了标准的有意义阈值[112]。其中 5 种（KRAS、NRAS、FAM46C、DIS3 和 TP53）基因突变出现相对频繁[100,108]。约 30%~50% 的新诊断患者在密码子 12 或 13 有 RAS 突变[82,114~117]，往往与 t（11;14）相关，但与通过 FGFR3 上调组成性激活 MAPK 通路的 t（4;14）相互独立[115,118,119]。由于 RAS 基因突变在 MG 罕见，因此其被认为是进展的可能启动因素[120]。相反，TP53 突变是骨髓瘤的晚期事件[91,121,122]，是一种独立的预后不良因素[123]，与三分之一的伴有 17 号染色体半合子缺失患者相关[90,124]。FAM46C 和 DIS3 突变（可能参与 RNA 加工的基因），存在于 10%~21% 的患者中，在余下的等位基因中常伴有杂合性缺失。其他的重要基因包括 BRAF（4% 的患者）、TRAF3、CYLD、RB1、PRDM1 和 ACTG1。TRAF3 和 CYLD 基因突变，与 BIRC2/BIRC3 基因的纯合性缺失、NIK 的过度表达和其他基因突变（CARD11 和 MYD88）一起促进 NF-κB 通路的组成性激活[100,105,107,112]。

参与蛋白质代谢、未折叠蛋白反应或淋巴/浆细胞发育的基因如 PRDM1 参与浆细胞分化，XBP1、IRF4、LRRK2、SP140 和 LTB 在骨髓瘤中形成基因突变群。其他重现性基因突变包括 ROBO1（一种参与 β-连环蛋白和 MET 信号的跨膜受体）；EGR1 转录因子；FAT3（一种属于钙黏蛋白家族的跨膜蛋白）；和组蛋白修饰基因（MLL、MLL2、MLL3、WHSC1/MMSET、WHSC1L1 和 UTX 等等）[100,108,112]。浆细胞白血病患者经历不同的异常，包括 p14ARF 基因启动子甲基化、PTEN 缺失、RB1 突变和高 TP53 基因突变和缺失[125]。最后，一个新的有趣的概念是骨髓瘤的瘤内异质性，骨髓瘤在不同的演化机制下出现不同的亚克隆并成为优势克隆，包括直线、分支、并行或趋同演化[108,126]。克隆多样性确实是达尔文选择的一个基本过程，有利于癌症的进展和适应治疗。二代测序分析表明，大多数患者在诊断时存在一种亚克隆结构，具有一个主要的克隆和其他几个可以在不同阶段重新出现的或治疗后出现的克隆[108,110,111]。骨髓瘤细胞的基因表达谱有助于将患者分为不同的亚组[127,128] 并可预测患者对特定药物治疗的反应，尽管特定基因改变在危险分层中的作用仍存在争议[129]。

骨髓微环境在骨髓瘤中的作用

骨髓微环境是由细胞外基质（ECM）蛋白如纤连蛋白、胶原蛋白、层粘连蛋白、骨桥蛋白和细胞包括造血干细胞、骨髓间充质干细胞和内皮细胞以及破骨细胞和成骨细胞等组成（图 107-3）（参见第 5 章）[130~133]。骨髓瘤细胞与 ECM 蛋白和辅助细胞发生物理接触，有助于生长、存活和耐药。其他分子如 CD44、晚期抗原 4（黏附分子 VLA4）、神经黏附分子（NCAM）、细胞黏附分子（ICAM）-1 和蛋白 1（CD138）介导骨髓瘤细胞黏附至骨髓和 ECM 上，激活信号通路如核因子 κb（NF-κb），获取传统化疗的 CAM-DR[134,135]。尤其 CD138（蛋白 1）是一种跨膜硫酸肝素蛋白多糖，在成熟的浆细胞阶段表达，可以结合I型胶原诱导表达的金属蛋白酶，促进骨吸收和进展[136]。此外，CD138 阳性细胞散布在 ECM 中，受生长促进和血管生长因子的限制[137,138]。可溶性 CD138 水平增加与肿瘤负荷和不良预后相关[139]。SDF-1/CXCR4 轴调节骨髓瘤细胞特异性归巢至骨髓，还参与骨髓动员或骨髓运出，可能是多发性骨髓瘤的多灶性定位和骨髓瘤细胞进入血液循环的原因[140,141]。而且，其他细胞因子受体如 CXCR3、CCR1、CCR2 和 CCR5 可表达于骨髓瘤细胞，赋予其不同的髓内和髓外迁移能力[142]。辅助细胞（骨髓间充质干细胞、内皮细胞、破骨细胞和成骨细胞）分泌因子包括 IL-6、胰岛素样生长因子 1（IGF-1）、血管内皮生长因子（VEGF）、肿瘤坏死因子-α（TNF-α）、成纤维生长因子（FGF）、基质细胞衍生因子 1α（SDF-1α）与 B 细胞活化因子（BAFF）等，均能够促进生长因子如 NF-κb 表达[141,143~155]。IL-6 和其他生存信号因子也引起磷酸肌醇激酶 3（PI3K）/AKT，STAT3 和 MAPK 信号通路激活（图 107-3）[133,156,157]。骨髓干细胞、骨髓瘤细胞和破骨细胞也分泌生长因子和细胞因子，如 VEGF、碱性成纤维细胞生长因子（bFGF）和白细胞介素-8（IL-8），以促进骨髓血管生成从而增加骨髓瘤细胞的氧和营养输送。此外，内皮细胞产生的生长因子（IL-6 和 IGF-1），促进浆细胞生长[150,151,158,159]，并表达异常调节基因，有利于 ECM 和骨重塑、细胞黏附、迁徙和抗凋亡[160]。骨髓血管生成的程度用微血管密度(MVD)评估,在活动性骨髓瘤中较 MGUS 高,与骨髓瘤增殖、浸润相关,与患者预后呈负相关[161,162]。淋巴和髓细胞也是骨髓微环境的一部分,可以调节骨髓瘤生存。髓系细胞,如巨噬细胞、肥大细胞和中性粒细胞控制抗炎反应和调节

抗原呈递[163]。例如,一组特定的髓细胞,称为髓源性抑制细胞(MDSC)[164],在 MM 患者骨髓中表达较健康人高,随疾病进展而增加,通过阻断 T 细胞(CD8⁺T 和自然杀伤[NK]T)的抗肿瘤免疫反应而促进肿瘤的发展、生长和免疫逃逸[165]。

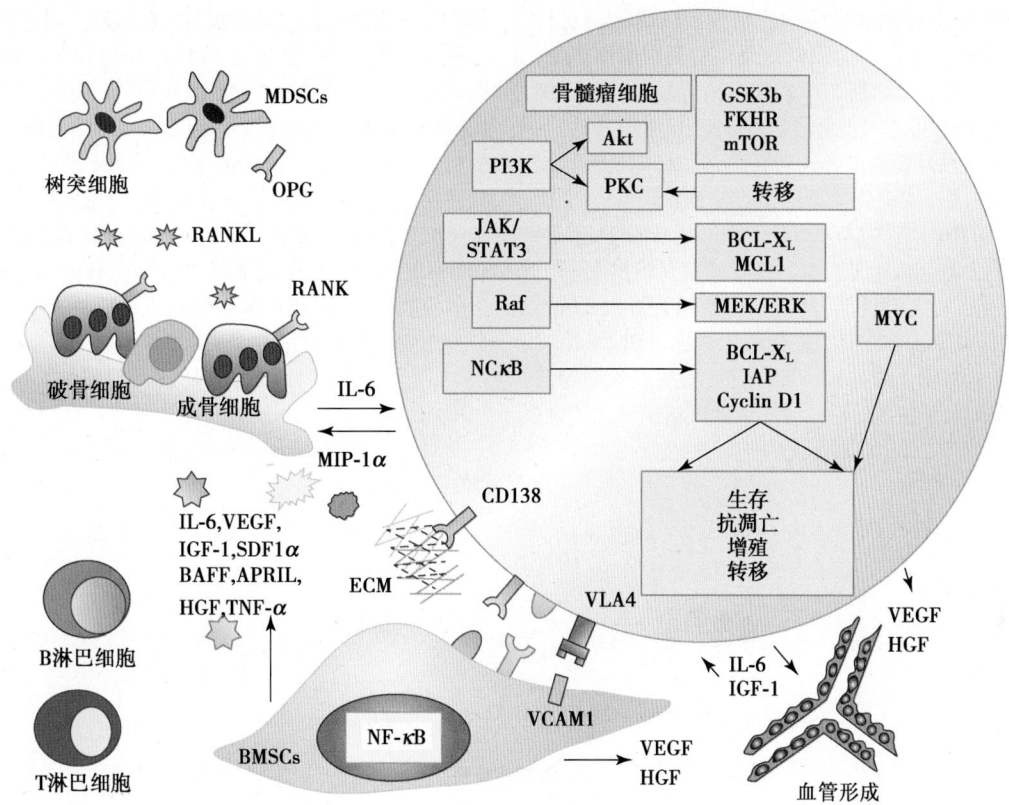

图107-3 骨髓瘤细胞与细胞外基质及骨髓辅助细胞的相互作用。骨髓瘤细胞在早期阶段需要骨髓基质细胞的支持。骨髓瘤细胞与骨髓基质细胞黏附后通过释放细胞因子(IL-6、VEGF、IGuF-1、SDF1α、BAFF、APRIL、HGF、TNF-α)有利于骨髓瘤细胞的存活、生长和迁移。除其他外,细胞外信号调节激酶(ERK)、Janus 激酶 2(JAK2)-信号转导与转录因子 3(STAT3)、磷脂酰肌醇 3 激酶(PI3K)-Akt、核因子 κB(NF-κb)和 MYC 在骨髓瘤中组成性活化,促进重要靶点的转录或激活,包括细胞因子(IL-6、IGF-1、VEGF)、抗凋亡蛋白(BCL-XL、IAP、MCL1)、细胞周期调节因子(cyclin D1)和迁移、侵袭和自噬所涉及的蛋白质。NF-κB 在骨髓瘤和骨髓基质细胞激活上调黏附分子(VCAM1、VLA4),并促进相互结合。促血管生成因子,包括 VEGF 和 HGF 是从骨髓瘤细胞、骨髓基质细胞和骨髓内皮细胞释放,促进新生血管形成,增加氧气和营养物质向肿瘤细胞的输送。来自先天性免疫和适应性免疫反应的细胞,包括 B 淋巴细胞、T 淋巴细胞、树突状细胞和髓源性抑制细胞也由骨髓瘤细胞调节,产生免疫抑制微环境、促进肿瘤生存和减少抗原呈递的能力。NF-κB 配体受体活化因子(RANKL)和 MIP-1α 由骨髓基质细胞和骨髓瘤细胞产生,并通过 RANK 受体触发破骨细胞活化。骨保护素(OPG),一种 RANKL 的诱饵受体,由成骨细胞和骨髓基质细胞分泌,阻断 RANKL-RANK 配体相互作用和抑制破骨细胞的分化,在骨髓瘤患者减少。APRIL,增殖诱导配体;BAFF,B 细胞活化因子;HGF,人类生长因子;IGF-1,胰岛素样生长因子;IL,白细胞介素;MIP,巨噬细胞炎性蛋白;SDF1α,基质细胞衍生因子 1α;TNF,肿瘤坏死因子;VCAM,血管细胞黏附分子;VEGF,血管内皮生长因子;VLA,极迟抗原

骨代谢

出现溶骨性病变、骨痛、病理性骨折的风险增加和广泛性骨质丢失(或骨质疏松)是骨髓瘤的特征[166]。的确,随着瘤负荷的增加,出现成骨细胞和破骨细胞活动的失衡,表现为成骨细胞的骨形成受抑和破骨细胞的活化(图 107-4)[167~169]。NF-κB

受体激动剂配体(RANKL)结合 RANK 受体刺激破骨细胞的分化、形成和生存[170];骨髓瘤细胞产生 RANKL,并通过直接接触作用、信号诱导[171~173]或分泌 IL-7 上调 BMSCs 和成骨细胞的 RANKL 表达。此外,他们促进骨保护素(OPG)的抑制[174~176],OPG 是一种诱饵受体通过可溶性因子、整合素 α4β1-血管细胞黏附分子(VCAM)-1 相互作用[179]、生成 Dickkopf-1(DKK1)[180]或

灭活蛋白介导的内化到骨髓瘤细胞[181]等阻止 RANK-RANKL 相互作用[177,178]。有趣的是,骨髓瘤患者血清中 OPG 水平下降,且与患者溶骨性病变发展相关;高 RANKL/OPG 比值与预后差相关[183]。目前构建重组 OPG、可溶性 RANK、OPG 模拟物[175,178,184,185]和抗 RANKL 抗体 denosumab[186~189]用以调节 RANKL/OPG 轴和减少骨髓瘤破骨细胞活性。巨噬细胞炎性蛋白(MIP)-1α 或趋化因子 C-C 配体,也是由骨髓瘤细胞产生,促进前体细胞发育为破骨细胞[190~192];MIP-1α 信号通过破骨细胞表面 CCR1 和 CCR5 可进一步上调基质细胞 RANKL 表达[190]。MIP-1α 水平在多发性骨髓瘤患者升高[193,194],而 MIP-1α 沉默或阻断 CCR1 从而在体外或动物模型减少骨疾病。IL-6[195]、甲状旁腺素相关肽(PTHrP)[196,197]、Annexin Ⅱ[198]和 EphrinB2/EphB4 轴[199]也促进骨重吸收。成骨细胞抑制是骨髓瘤骨病的另一个主要因素:Wnt 信号拮抗剂,包括 DKK1、卷曲相关蛋白-2(frp-2)[200]和硬化蛋白(SOST)[201,202]影响成骨细胞成熟。DKK1 由骨髓瘤细胞表达可上调成骨细胞 RANKL 水平,增加破骨细胞的活性[203~205]。DKK1 水平在多发性骨髓瘤患者血清中增加[206],抗

DKK1 抗体已在动物得以验证[207~210],目前用于临床试验。最后,转化生长因子-β(TGF-β)超家族成员转化素 A、IL-3 和 IL-7(通过 RUNX2/CBFA1 阻断)的水平增高可抑制骨形成,促进骨的再吸收[211~213]。此外,骨龛本身也支持骨髓瘤细胞的生存和通过产生不同分子防止 TNF-α 介导的细胞凋亡[167]。事实上,双膦酸盐不仅能阻止破骨细胞的生长和调节成骨细胞,而且对肿瘤负荷有作用[214]。有报道 OPG 模拟物和 RANKL 构建肽在体内异种移植模型中出现类似的效果[215]。因此,双膦酸盐类药物尤其唑来膦酸,目前应用于临床以减少骨疾病[216,217],且在荟萃分析中与安慰剂相比 OS 增加[218]。骨吸收和形成的标记物与溶骨性疾病的程度相关[219]。具体来说,尿吡啶啉(PYD)和脱氧吡啶啉交联(DPD)相互作用和血清抗酒石酸酸性磷酸酶 5b(TRACP-5b)水平,通过激活破骨细胞和胶原蛋白降解产物生的吸收标记,包括 N-末端交联 Ⅰ 型胶原末端肽(NTX),在骨髓瘤患者较健康对照组升高,可以预测骨髓瘤骨病的早期进展。相反,骨形成标志物如骨碱性磷酸酶(BALP)和骨钙素(OC)减少[219]。

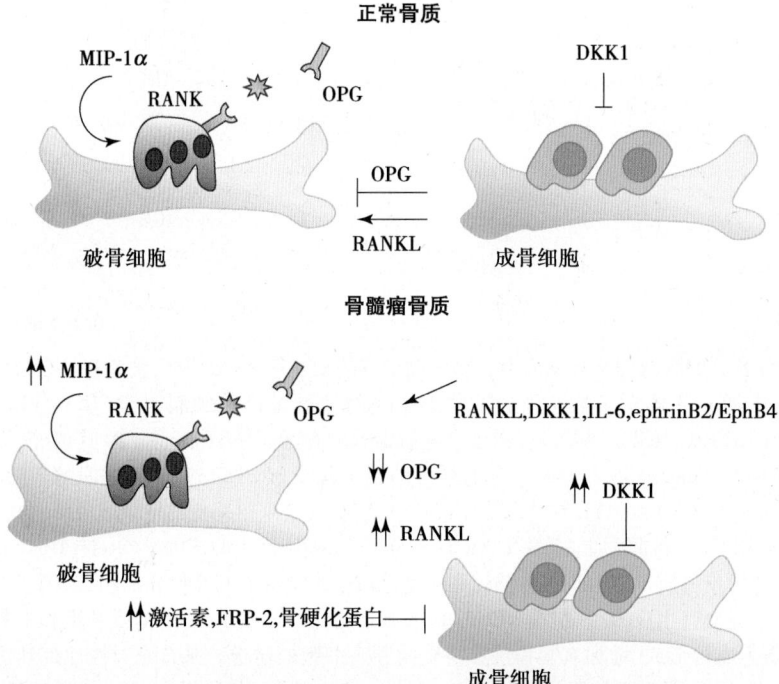

图 107-4　在正常状态和骨髓瘤细胞骨重塑的机制。影响破骨细胞和成骨细胞活化的主要因素,骨形成和骨重吸收之间的平衡等已在前文说明。核因子-κB(RANK)受体活化剂/核因子-κB 配体(RANKL)受体激活剂和巨噬细胞炎性蛋白(MIP)-1α 刺激破骨细胞生成和破骨细胞的活性,而骨保护素(OPG)作为 RANKL 的诱饵受体,减少它的作用。DKK1(DKK1)是成骨细胞活性抑制剂。在骨中因骨髓瘤细胞的存在,成骨细胞和破骨细胞之间的正常平衡完全倒置。具体而言,骨髓瘤细胞分泌因子促进破骨细胞活化,上调 RANKL 和 MIP-1α,并抑制成骨细胞。在骨髓瘤患者,DKK1、激活素、FRP-2(卷曲相关蛋白-2)和硬化蛋白水平明显增加。红色标记出被用作骨髓瘤骨病治疗靶点的细胞因子或受体。IL,白细胞介素

骨髓瘤的临床前模型

　　新的治疗方法需要在临床前体外/体内模型中进行验证,能够模仿人骨髓微环境的作用。在体外环境中,骨髓瘤细胞在液体或半固体培养基与不同的细胞因子(IL-6、IGF-1、TNF-α)或与患者自身骨髓基质细胞共培养。然而,这些系统并不能真

正模仿骨髓微环境[220~222]，因此必要建立体内模型。两种主要类型的骨髓瘤动物模型已经用于人类骨髓瘤生物学和治疗反应研究：免疫缺陷、人源化的异基因小鼠模型或同基因肿瘤模型（图107-5）[223]。异基因模型需要用多发性骨髓瘤细胞皮下注射接种于严重联合免疫缺陷（SCID）或免疫功能缺陷的非肥胖型糖尿病（NOD）/SCID 小鼠。这些模型缺乏复杂的骨髓-骨髓瘤相互作用，但仍然可以用来探索骨髓瘤归巢和新药。相反，SCID-hu 或 SCID-rab 小鼠模型创建一个外观相似的微环境，能够维持骨髓瘤细胞生长[224]。具体而言，原代骨髓瘤细胞或骨髓瘤细胞系在人胎骨（SCID-hu 模型）或兔骨（SCID-rab 模型）中生长，后来植入 SCID 小鼠体内。如果骨髓瘤细胞来自患者髓外病变，则其在骨内生长，或播散到植入骨的骨外。此外，这些小鼠出现循环单克隆免疫球蛋白、溶骨性病变、骨髓瘤灶附近的骨形成受抑和新生血管[224,225]。研究建立了一种三维骨支架代替人胎骨或兔骨的新异基因模型[226,227]。具体来说，这些支架内部覆盖鼠/人骨髓间质细胞或人间充质干细胞并植入 SCID 或 RAG2−/−γC−/−小鼠，用于研究体内自体骨髓微环境。然后骨髓瘤细胞被直接装入支架内或注射小鼠心内模拟骨髓瘤归巢。这些模型更适合于研究微环境和药物试验，为评估不同阶段或类型的疾病提供了机会。同基因肿瘤模型包括移植小鼠模型如晚期、侵袭性疾病的代表 5t33[228,229]，以及转基因小鼠模型如来自 C57BL/6 小鼠品系的 Vk*MYC 小鼠[230]，其随着年龄增加且在生发中心 B 细胞诱导胞嘧啶核苷脱氨酶-依赖 myc 活化后自发单克隆丙种球蛋白病的概率升高。该模型具有较高的渗透率，克隆性恶性浆细胞产生同种类型转换的免疫球蛋白，类似人类骨髓瘤的组织形态和免疫表型，延缓肾功能衰竭、骨病变与贫血的发病。Vk*MYC 小鼠模型已用于药物验证，与在骨髓瘤患者中观察到的药物活性有很强的一致性[230]。

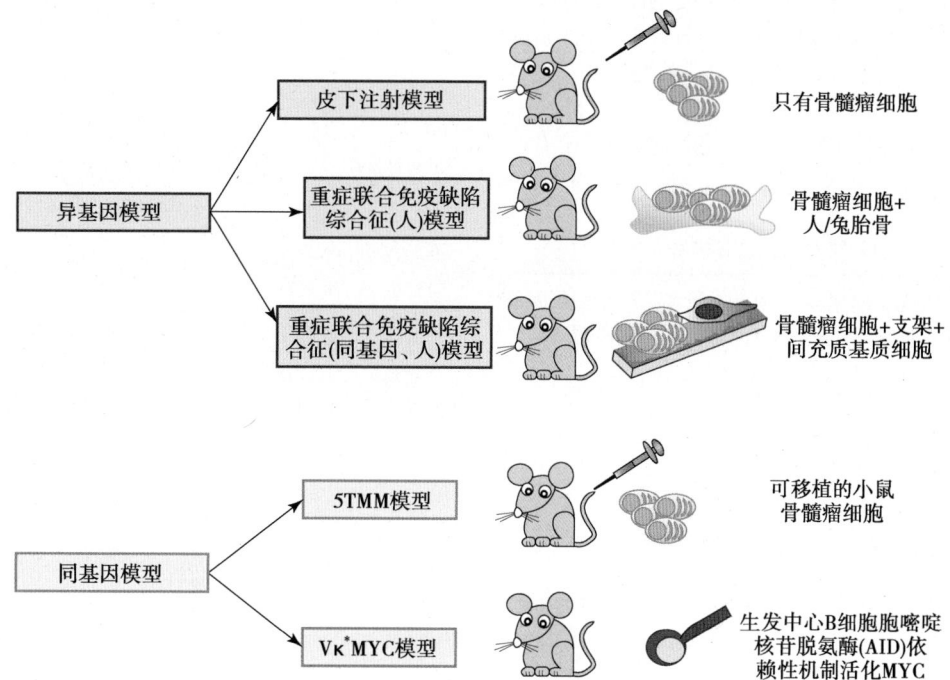

图 107-5　骨髓瘤的临床前模型。异基因和同基因模型已经开发用于研究骨髓瘤生物学与新疗法验证。在异基因模型，人骨髓瘤细胞通过皮下注射进入人/兔胎骨或事先前涂有间充质基质细胞的合成支架内。在后两种类型的模型中，模拟能够维持骨髓瘤细胞生长的类似微环境。建立了两类同基因模式：第一种为小鼠骨髓瘤细胞移植入另外小鼠（5TMM），而第二种（Vk*MYC 鼠）为在生发中心 B 细胞通过诱导胞嘧啶核苷脱氨酶（AID）依赖性机制活化 MYC 的基因工程小鼠。SCID，重症联合免疫缺陷综合征

● 临床和实验室特征

表107-1 总结了骨髓瘤的相关体征和症状。国际骨髓瘤工作组发布了骨髓瘤及相关疾病分类的简化标准[231,232]。活动性骨髓瘤的诊断需要有器官或组织损害（终末器官损伤）的证据，临床表现为贫血、高钙血症、溶骨性病变、肾功能不全、高黏滞血症、淀粉样变或反复感染（通常简称为"CRAB"症状；即高钙血症、肾功能衰竭、贫血和骨质破坏）（表 107-2 和表 107-3；图 107-6）。骨髓瘤如果出现上述症状必须马上进行治疗。

血液学异常

超过三分之二的骨髓瘤患者存在贫血，该症状与骨髓瘤细胞浸润骨髓有关，且贫血程度和骨髓浸润程度有关。由于生成可以诱导红细胞凋亡的细胞因子［如 IL-1、TNF-β、Fas 配体、MIP-1α 和肿瘤坏死因子相关凋亡诱导配体（TRAIL）］[233]、血液黏度增高或合并肾功能不全[234~236]，骨髓瘤患者对促红细胞生成素反应不足。骨髓瘤患者血清和尿液中高铁调素水平与血红蛋白值呈负相关[237,238]。铁调素在肝脏中的转运是通过 IL-6 和骨形态发生蛋白（BMP）-2 介导的 STAT3 信号途径完成的[239]，

表 107-2　骨髓瘤诊断标准
1. 骨髓单克隆浆细胞≥10% 和(或)组织活检证实有髓外浆细胞瘤
2. 任何一个或多个骨髓瘤相关表现 　● 由浆细胞增殖性疾病引起的终末器官损伤,特别是: 　　● 高钙血症:血清钙超出正常值上限 0.25mmol/L(>1mg/dl)或>2.75mmol/L(>11mg/dl) 　　● 肾功能不全:内生肌酐清除率<40ml/min 或血清肌酐>177μmol/L(>2mg/dl) 　　● 贫血:血红蛋白低于正常值下限超过 20g/L 或血红蛋白值<100g/L 　　● 溶骨性破坏:通过影像学检查(X 线、CT 或 PET-CT)显示 1 处或多处溶骨性病变 　● 出现以下一种或多种恶性肿瘤生物指标异常: 　　● 骨髓单克隆骨髓浆细胞比例≥60% 　　● 受累/非受累血清游离轻链比值≥100 　　● MRI 证实有大于 1 处的局灶性骨破坏

经 Rajkumar SV、Dimopoulos MA、Palumbo A 等允许后修改:国际骨髓瘤工作组更新的多发性骨髓瘤诊断标准。柳叶刀杂志 2014,11;15(12):e538-e54.

表 107-3　活动性(有症状)骨髓瘤[247]

症状和实验室特征	比例(%)
骨痛(脊柱、胸部、不常见的四肢长骨)	58
虚弱与疲劳	32
贫血	73
肌酐升高	48
高钙血症	28
标准电泳中血清单克隆免疫球蛋白峰	82
体重减轻	24(有一半患者体重下降≥9kg)
血清或尿免疫固定电泳出现单克隆 Ig 峰	97
IgG 型	52
IgA 型	21
轻链型	16
IgD 型	2
双克隆型	2
IgM 型	0.5
不分泌型	6.5
尿轻链型	75
骨髓浆细胞>10%	90

资料来自 Kyle RA, Gertz MA, Witzig TE, et al:Review of 1027patients with newly diagnosed multiple myeloma. Mayo Clin Proc78;21-33,2003.

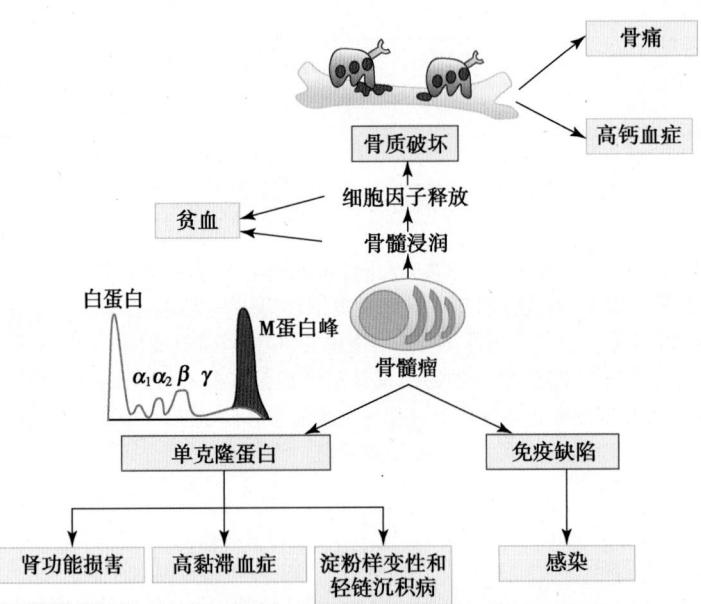

图 107-6　多发性骨髓瘤临床表现总结。骨质破坏、免疫缺陷和单克隆免疫球蛋白是导致骨髓瘤相关临床表现的主要因素。贫血、高钙血症、骨痛、肾功能衰竭和感染风险增加是骨髓瘤患者的典型症状。骨髓瘤的少见表现包括高黏滞血症、轻链型淀粉样变性或轻链沉积病(LCDD)

进而阻止巨噬细胞铁的释放,同时抑制肠道中铁的吸收[240,241]。与其他淋巴增殖性疾病不同,即使有广泛的骨髓浸润,血小板减少症状在骨髓瘤诊断时也不常见,可能与 IL-6 的促血小板生成作用有关[242]。部分患者血小板减少可能继发于治疗或自身免疫机制(如可引起贫血或凝血因子Ⅷ缺乏症[46,243~245])。具体来说,硼替佐米引起的周期性血小板减少,与细胞毒性药物的动力学不同,在每个疗程的前 10 天出现,但恢复时间短,无累积或持续性效应,且无骨髓巨核细胞毒性损伤,由于硼替佐米引起血小板出芽的功能改变[246]。长期使用烷化剂类药物可能会继发骨髓增生异常综合征。骨髓瘤患者不常出现明显的出血症状[247];然而,IgA 型骨髓瘤患者易发生出血,IgA 型患者有高浓度的免疫球蛋白、高血黏度,且出血时间延长,但血小板计数、凝血酶原时间(PT)、活化部分凝血活酶时间(APTT)和凝血酶时间皆正常[248,249]。获得性血管性血友病因子(VWF)缺乏是因为血浆中存在中和 VWF 的抗体[250],这类抗体与 VWF 糖蛋白 1b 结合区域结合,或干扰 VWF 与胶原蛋白[251,252]、非特异性血小板球蛋白或纤维蛋白原结合,进而影响血小板的聚集。由于单克隆免疫球蛋白干扰纤维蛋白多聚体的形成[254],患者可出现凝血酶时间延长,但无出血症状[253]。有报道在少数病例中异常蛋白可识别凝血酶和凝血因子Ⅷ[253,255]。出血也可能是由于疾病进展、肾功能不全、感染、治疗相关毒性、侵袭性过程和微循环缺氧/血栓形成。出血在系统性淀粉样变(15% ~41% 的患者在诊断时)比较常见[256~258],大部分是由于游离免疫球蛋白轻链形成不溶性纤维沉积在小血管,更少见的原因是获得性凝血因子 X 缺乏,与因子 X 吸附在肝脏和脾脏的轻链型淀粉样纤维有关[259,260]。淀粉样物质浸润脾脏可引起脾功能减退症和血小板增多症[260]。原发性单克隆丙种球蛋白增多症(MG)和骨髓瘤患者易发生静脉血栓栓塞事件[261,262]。骨髓瘤患者高凝状态的原因包括促炎因子 IL-6 的作用,骨髓瘤细胞、骨髓间充质干细胞和内皮细胞[263]之间异常相互作用,副蛋白促进纤维蛋白聚合和抗纤溶作用,少数情况下是因为存在蛋白 C 和蛋白 S 中和抗体[264,265]或狼疮抗凝物[266],亦或是获得性蛋白 C 抵抗[267]。免疫调节药物,如沙利度胺和来那度胺,具有抗血管生成作用,同时发生静脉血栓栓塞(VTE)的风险也增高,特别是当与高剂量的地塞米松、多柔比星或红细胞生成素联合使用时,大概有 5% ~18% 的接受治疗的患者发生静脉血栓栓塞[268~274]。华法林和低分子肝素在原发性和继发性 VTE 预防中起着重要作用[275],但阿司匹林通常用于使用免疫调节药物和类固醇激素治疗的患者,因为这些患者的血小板和 VWF 抗原之间的凝集性增加[276~279]。

免疫球蛋白异常

大多数骨髓瘤患者产生和分泌的单克隆免疫球蛋白(M 蛋白或 M 峰),可通过血清蛋白电泳和/或 24 小时尿蛋白电泳检测。M 蛋白作为一个单一的窄峰,在密计的测量区域内,仅在 γ 或不常见的 β 区域内迁移。骨髓瘤细胞可以分泌免疫蛋白的重链和轻链,或仅有轻链,或者两者都不分泌(不分泌性骨髓瘤)。在不分泌型骨髓瘤中,可以检测到细胞浆内的免疫球蛋白。免疫固定电泳可以检测到独特性和特异性免疫球蛋白亚型[47]。单克隆 IgG(通常>3.5g/dl)大约在 60% 的骨髓瘤患者中出现,单克隆 IgA(通常>2g/dl)大约在 20% 的患者中出现,单独的单克隆免疫球蛋白轻链大约在 20% 的患者中出现,而 IgD、IgM 和双克隆骨髓瘤罕见(约占 5%)。低浓度的 M 蛋白峰特别提示 IgD 型骨髓瘤。轻链型骨髓瘤患者常伴肾功能衰竭或肌酐升高,应检测尿蛋白电泳和尿免疫固定电泳。轻链型的蛋白尿经常发生在 IgD 型骨髓瘤(表 107-3)。通常认为 IgA 型特别是 IgD 型骨髓瘤预后不良[280,281]。其预后意义已经在 TT1、TT2 及 TT3 试验入组的患者中被证实;IgD 对预后的影响具有临界意义,可能与它发病率低有关,但 IgD 与反映肿瘤负荷大的高 β2-微球蛋白(β2-MG)和高乳酸脱氢酶(LDH)水平密切相关[282]。正常的、多克隆血清免疫球蛋白的受抑,导致低球蛋白血症并增加了 70% ~90% 患者感染的风险。除了 IgD 型骨髓瘤外,κ 型是 λ 型的 2 倍。游离轻链检测(FREELITE 试验)是一种新型单克隆游离轻链的检验方法,能检测出游离轻链 κ、λ 的比值(图 107-7)[283]。如果比值小于 0.26(λ 限制型 Ig)或大于 1.65(κ 限制型 Ig)则是异常的[284]。因为游离轻链的半衰期只有 2 ~4 个小时,而完整的免疫球蛋白的半衰期是 12 ~17 天,故游离轻链测定可以用来评估早期治疗反应,并应在系统性淀粉样变性和寡分泌型骨髓瘤患者中定期进行[285]。在严格意义的完全缓解(sCR)标准中要求 FLC 比率正常[8]。FLC 比率被认为是预测原发性单克隆免疫球蛋白血症或冒烟型骨髓瘤进展为活动性骨髓瘤的危险因素[286,287],与肿瘤负荷相关,因此也具有预后价值[285]。事实上,在新诊断的骨髓瘤患者,尽管获得完全缓解,但基线高 FLC 水平仍提示较短的生存期[288,289]。

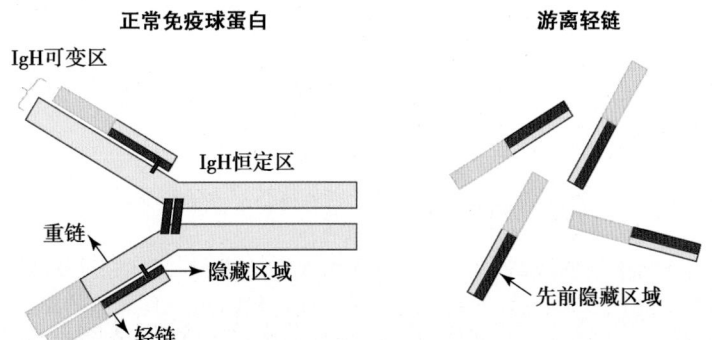

图 107-7 游离轻链分析描述。正常免疫球蛋白由两条重链和两条轻链组成,形成一个固定区和一个可变区,能够识别特异性抗原。游离轻链测定用来量化骨髓瘤患者游离轻链的数量,并特异性识别一个"隐藏"的抗原区域(红色),其通常不能从完整的免疫球蛋白上检测出

在治疗后,血清游离轻链的快速下降也与较差的总生存期和无事件生存期有关,表明存在对联合化疗特别敏感的高度增殖的骨髓瘤细胞[290]。

骨髓检查

骨髓穿刺或活检发现浆细胞增多是诊断骨髓瘤的关键标准。骨髓瘤细胞可以是均匀分布(弥漫性浸润),但更常见散在的局灶性分布(局灶浸润)[291]。浆细胞的比例可以从10%~完全替代骨髓细胞。有时,活检标本可能包含正常比例的浆细胞,这是由于灶性骨髓受累。如果患者出现症状,或经病理证实为骨内或骨外浆细胞瘤,即使克隆性浆细胞比例不足10%也可诊断为骨髓瘤。通过光镜观察,骨髓瘤细胞的形态学表现与正常的浆细胞难以区分,具以下特征:丰富的嗜碱性胞质和圆形、偏心定位的细胞核,无核仁的"钟形"或"辐轮状"染色质,或以大细胞的特殊浆细胞,开放的染色质,核穿孔(提示转录活性增高),多见的双核或多核细胞,出现浓缩或结晶的细胞质免疫球蛋白球形成的包涵小体,包括罗素小体(樱桃红色的屈光圆形小体)、苍白小体、葡萄状的聚集(莫特细胞或Morula细胞),晶棒,糖原丰富的IgA(火焰细胞)或其他内含物。这些异常细胞是骨髓瘤细胞的典型特征[292,293],预后差的骨髓瘤有较高的有丝分裂数目(图107-8~图107-10)[294]。依据定义,骨髓瘤细胞是克隆性的,产生κ或λ轻链,其存在于细胞质中而不在细胞膜表面。κ:λ比值大于4:1(正常2:1 295)或小于1:2定义为κ或λ单克隆的数值指标,

以此来与反应性浆细胞增多症鉴别[296]。双参数流式细胞术使用碘化丙啶和抗κ、λ轻链抗体染色反映核DNA含量也可以用来量化骨髓受累程度(图107-11)[297]。骨髓瘤细胞[298]通常是CD138[+]、CD45[-]、CD38[+]和CD19[-],在70%的患者[299~301]中CD56[+]。一些病例CD20[+302]或CD117[+](KIT)[303],但利妥昔单抗或甲磺酸伊马替尼治疗很少有效。如果怀疑淀粉样物质沉积,可以在骨髓活检标本上行刚果红染色,显示淀粉样蛋白的弥漫性累及或局在部血管周围龛定位。在临床试验期间特定的实验室通过CD131和CD34内皮标志物抗原染色评估微血管密度[304]。骨髓瘤患者长期治疗后很少继发骨髓增生异常改变,表现为骨髓增生活跃但全血细胞减少并伴特征性FISH异常(参见第87章)[305,306]。在骨髓瘤诊断后,应定期行中期细胞遗传学研究和间期FISH分析,以明确是否有异常核型和预后不良染色体出现,如染色体17缺失、染色体1q获得、染色体1p缺失、13号染色体缺失和t(4;14)或t(14;16)易位(图107-12和图107-13)[63,307~310]。只有在最初被归为基因标危并排除更具侵袭性克隆的患者复发时才应该重复行基因检测[311]。用5-溴-2'脱氧尿嘧啶抗体(能被骨髓浆细胞DNA主动摄入)免疫荧光染色法测定浆细胞标记指数,反映细胞周期的S期浆细胞比例。循环的骨髓瘤细胞占总恶性细胞的一小部分,平均为0.5%[312~317],很少有患者标记指数超过5%[318,319]。在诊断时标记指数超过0.5%的患者具有较短的无事件生存率(EFS)和总生存率(OS),已被提议作为骨髓瘤的一项预后指标[318]。

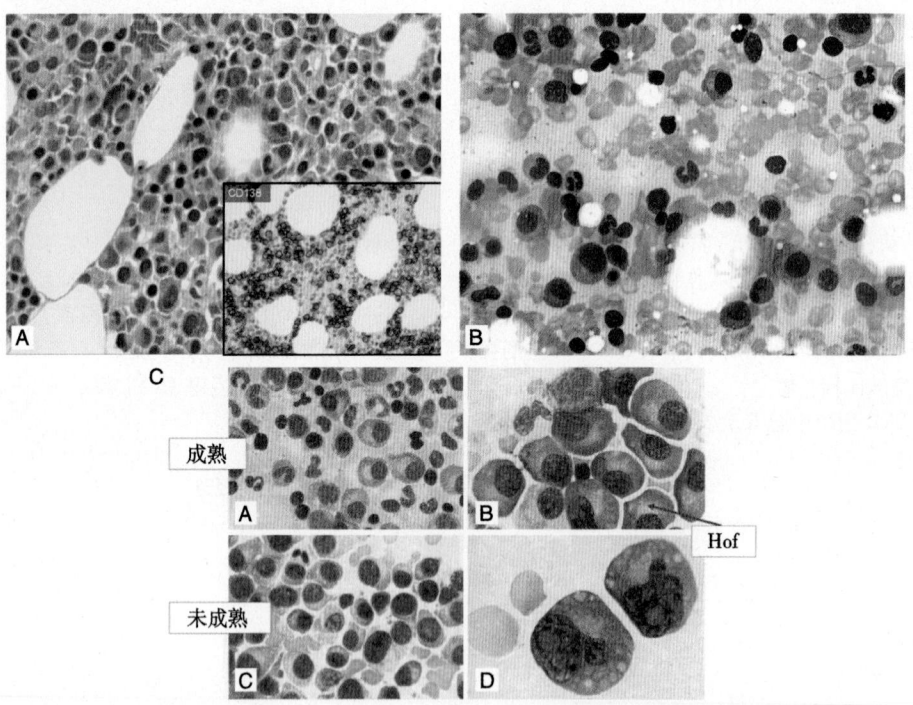

图107-8　骨髓瘤的骨髓检查。A.骨髓象。肿瘤性浆细胞浸润(骨髓瘤细胞)。这些细胞外表与正常细胞相似,核具有以下特征:浆细胞胞浆面积比、块状细胞核的染色质结构、细胞质嗜碱性强、一个显著的"hof"或突出区域(高尔基区)。CD138免疫组化染色在小框中显示。B.骨髓象。恶性浆(骨髓瘤)细胞浸润。C(A).骨髓切片。成熟恶性浆细胞。C(B).骨髓涂片。恶性浆细胞有发达的核周高尔基氏体(Hof)。C(C)和C(D).细胞核、大小和形态均异常的未成熟浆细胞

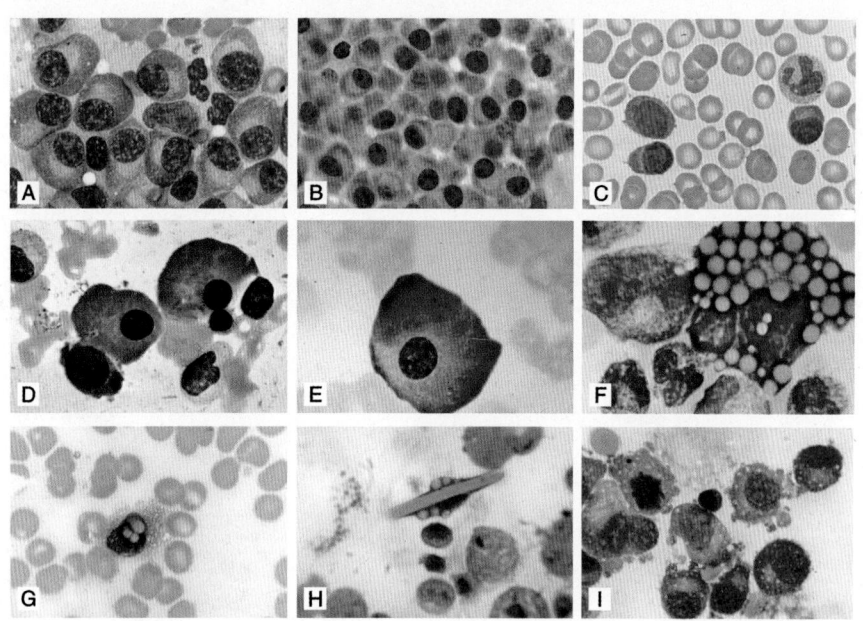

图 107-9　骨髓瘤的细胞形态学表现。A. 骨髓象提示恶性浆细胞（骨髓瘤细胞）充满整个骨髓,细胞呈典型的卵圆形,偏心核,核周区清晰,深蓝色的细胞质。B. 骨髓切片提示整个骨髓充满骨髓瘤细胞。C. 浆细胞白血病患者的外周血涂片。外周血涂片上有三个骨髓瘤细胞。D 和 E 骨髓象。似火焰一般的巨大骨髓瘤细胞。红色的外周胞质着色,反映高浓度的碳水化合物,IgA 型骨髓瘤的特征。周围的细胞质中含有大量被免疫球蛋白包绕的内质网池。火焰形的浆细胞可能偶尔会出现在 IgG 型骨髓瘤与反应性浆细胞增多。F. Morula 或 Mott 细胞。骨髓瘤细胞充满含免疫球蛋白的小体。这些小球单独称为罗素小体,可以发现浆细胞含有一个、几个或多个这样的小体。G. 含有免疫球蛋白的浆细胞,胞质小体位于细胞核上,但细胞质可能沿着小体分布。H. 免疫球蛋白晶体,两侧有多个免疫球蛋白,明显变形的细胞容纳免疫球蛋白晶体。I. 骨髓象,胞浆脱落的骨髓瘤细胞。（转载许可:来自 Lichtman's Atlas of Hematology, www. accesmedicine. com）

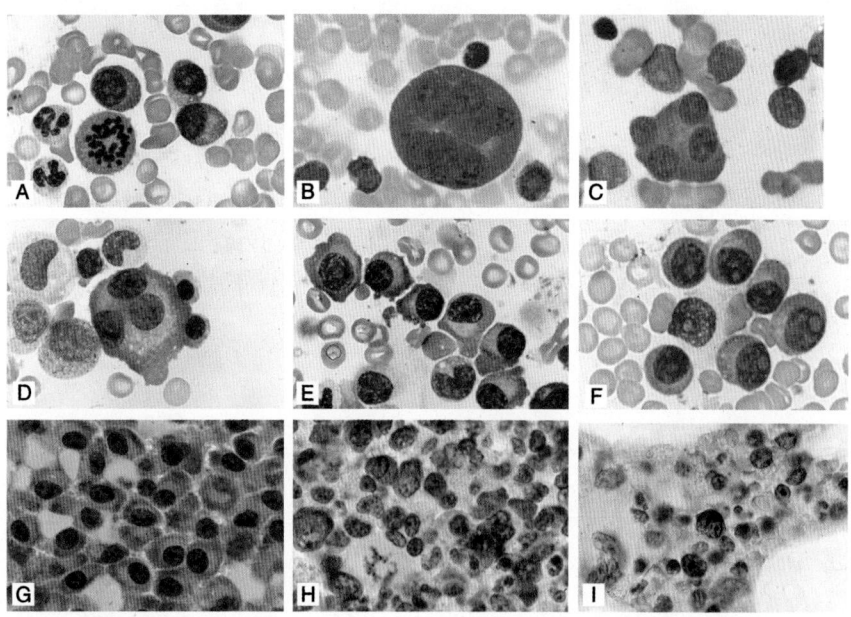

图 107-10　骨髓瘤:其他形态学表现。A 骨髓象。三种典型的恶性浆（骨髓瘤）细胞和一种有丝分裂。B. 骨髓象。巨大的多核骨髓瘤细胞。C. 骨髓象。四个核的骨髓瘤细胞。D. 骨髓象,三个核的骨髓瘤细胞。E. 骨髓象。分化良好的骨髓瘤细胞浸润（浆细胞表型）。偏心核,核周透明区,深蓝（嗜碱性的）细胞质。F. 未成熟骨髓瘤细胞的浸润,细胞呈卵圆形,体积大,核仁大,嗜碱性的胞质较少,较少离散的核透明区（浆母细胞）。G to I 骨髓活检切片显示明显浸润的骨髓瘤细胞。G. 苏木精-伊红（HE 染色）。H. κ 轻链免疫组化染色显示阳性细胞呈明显深锈色细胞质。I. λ 轻链免疫组化染色呈阴性反应,罕见阳性细胞。κ : λ 比例大约为 20 : 1。（转载许可——出自 Lichtman's Atlas of Hematology, www. accesmedicine. com）

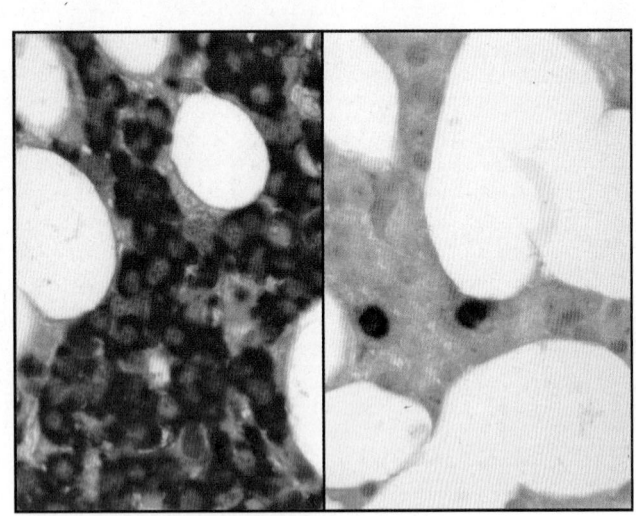

图 107-11   κ、λ 染色

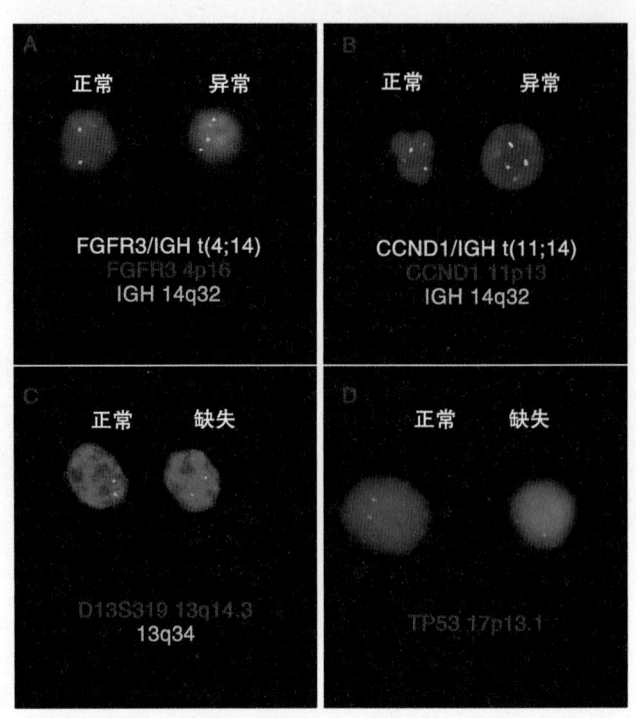

图 107-12   骨髓瘤常见的荧光原位杂交（FISH）异常

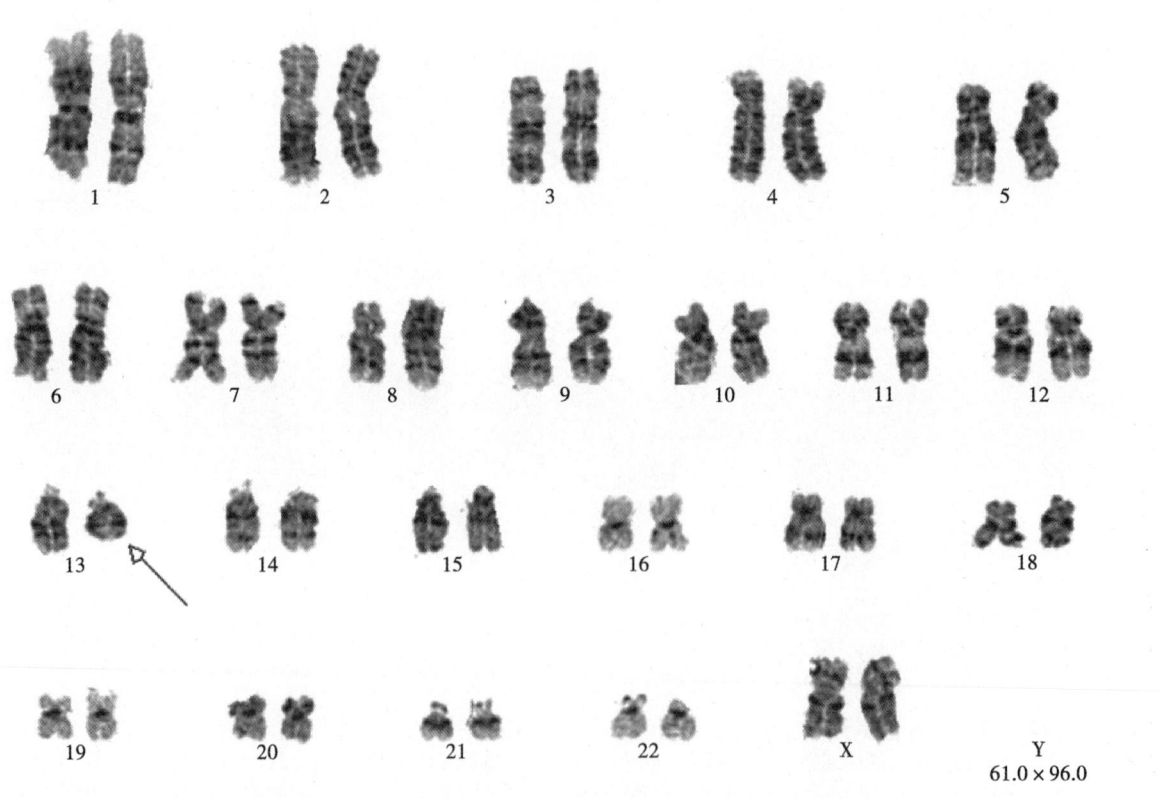

图 107-13   骨髓瘤的异常核型。13 号染色体 q14、q31 缺失

肾脏疾病

30%～50%的骨髓瘤患者在诊断时肌酐水平升高(1.5～2mg/dl),而明显的肾衰需要血液透析的患者占10%[247]。肾功能不全与两个主要原因有关:骨髓瘤管型肾病(也称为轻链型肾病或骨髓瘤肾病)和高钙血症[320]。在骨髓瘤管型肾病中,轻链超出小管吸收的能力,导致在肾远曲小管(DCT)形成管型。这些小管阻塞物来源于沉淀的轻链与塔姆-霍斯福尔黏蛋白(Tamm-Horsfall mucoprotein)(尿调节素)的结合,可以阻碍 DCT 和部分升髓袢,引发巨细胞反应,导致间质炎症和纤维化(间质性肾炎)[321]。阻塞物形成速度与尿游离轻链浓度密切相关,其可通过尿总蛋白量估算。以 24 小时尿或血清轻链值为基础,可估计尿总蛋白量。相反,尿试纸检测蛋白可能为阴性,所以通过此技术免疫球蛋白轻链往往无法检测出。λ 型通常比 κ 型轻链的肾毒性更强,极小的 λ 轻链分泌即可出现肾功能损害。高钙血症(血钙>11mg/dl)是肾病的第二大原因,存在于15%的初诊患者。高钙血症可造成容量减少、尿钠排泄和肾血管收缩,氮质血症的风险增加;此外,它可以导致肾小管内钙盐沉积,增加滤过轻链的毒性或引起可逆性肾性多尿症[322]。轻链肾小球病变是由免疫球蛋白以淀粉或非淀粉样物质的形式沉积而引起。在 AL 淀粉样变性,轻链免疫球蛋白蛋白尿和肾小球损伤有关,导致明显的肾病综合征(参见第 108 章)[323]。轻链在系膜细胞内转化为不溶性纤维或颗粒沉积,即主要位于肾小球的刚果红染色阳性的淀粉样蛋白积聚。血管和肾小管内很少有淀粉样物质沉积,但可以引起血管管腔狭窄或肾小管功能障碍如 1 型(远端)肾小管酸中毒或肾性尿崩症[324]。AL 型淀粉样变伴肾功能障碍常见于 λ 轻链型患者,尤其是那些 λVI 轻链型的患者[325]。κ 链或重链片段可形成刚果红染色阴性的、以线性累及基底膜的非纤维沉积物,称为 LCDD,或更普遍的单克隆免疫球蛋白沉积病(MIDD)。LCDD 临床表现为肾病综合征,继而肾功能衰竭或获得性范可尼综合征(常与 κ 轻链沉积有关)。在这些沉积疾病中,由于白蛋白从肾小球漏出,尿拭子检测蛋白阳性[256,324]。肾脏扩大可由 AL 淀粉样变性(参见第 108 章)或少见的肾浆细胞瘤引起[326]。肾静脉血栓形成、高黏血症、脱水、使用肾毒性药物(抗生素、非甾体类抗炎药物、造影剂尤其是当快速输注时)[327]、高尿酸血症或 I 型冷球蛋白血症均可引起或加重骨髓瘤患者的肾脏损害。尤其双膦酸盐类药物,应根据肌酐值在调整剂量下缓慢注入。除非出现肾病综合征,通常不必行肾活检。然而,如果怀疑系统性淀粉样变或少见的轻链沉淀病,则应首先进行皮下脂肪抽吸或直肠黏膜活检,检测是否存在淀粉样沉积物[320]。肾活检标本应经冷冻以供免疫组化,包括电子显微镜和刚果红染色。及时启动抗骨髓瘤治疗是骨髓瘤肾损害治疗的关键。通过积极水化、应用降钙素和缓慢注射双膦酸盐,纠正高钙血症。细胞毒化疗应尽早进行。通过血浆置换快速去除轻链存在争议;采用能够清除游离轻链的新型透析过滤器进行高通量血液透析,显示较好结果并可以改善患者预后[328~330]。

一般来说,约50%的骨髓瘤患者的肾损害可逆转。相反,淀粉及 LCDD 相关的肾损害趋于稳定或进展。伴急性肾功能衰竭的患者早期死亡率很高,在最初的几个月内死亡率高达30%。肾功能改善很少出现在诊断 6 个月以后。肾功能不全是一个不良的预后因素,导致不合理治疗的使用、住院时间长并增加感染的风险。因此,恢复正常肾功能的患者与那些没有恢复正常肾功能的患者相比,有更好的预后[331~333]。

疼痛

目前约60%的患者诊断时存在背部或胸部骨痛,因椎体或肋骨骨折部位骨质疏松或溶骨性病变[247]。活动后和夜间疼痛通常加剧。长骨的病理骨折也会随之发生。脊柱后凸或患者身高缩短是另一种常见的特征。局部浆细胞瘤也可以引起局部疼痛,即扩增的肿块压迫脊髓或神经根。当在神经鞘中定位时,淀粉样物质沉积可以引起疼痛的质量效应,类似在淀粉相关腕管综合征中的疼痛[334]。

感染

骨髓瘤患者的感染风险增加,是导致发病率和死亡率的主要原因。几个方面增加感染的风险,包括在先天性和适应性免疫系统[355]的功能紊乱,外在因素如治疗类型及时间(例如细胞毒性药物、糖皮质激素、来那度胺、自体/异体造血干细胞移植)以及物理因素如年龄、并存疾病、病理骨折继发肺换气不足、血管内留置导管及黏膜完整性受损。在骨髓瘤患者存在广泛的免疫功能障碍包括 B 淋巴细胞、T 淋巴细胞、NK 细胞和树突状细胞[335~337]。具体而言,骨髓瘤细胞或骨髓间充质干细胞可以产生一系列的免疫分子,如 TGF-β、IL-10 和 IL-6。TGF-β 和 IL-10 抑制 IL-2 自分泌途径,阻断 T 细胞的抗肿瘤反应[338~340]和刺激 T 调节细胞增殖[341]。此外,这些细胞因子维持了树突细胞的不成熟表型,即高度特异的抗原呈递细胞(参见第 21 章),减少了其共刺激分子(HLA-DR、CD40 和 CD80 抗原)的表达,从而降低了其抗原刺激能力[342]。IL-6 也抑制从 CD34+祖细胞产生树突状细胞[342]。在骨髓瘤,正常 CD19+B 淋巴细胞在早期和晚期阶段受到抑制,导致低丙种球蛋白血症,与病期呈负相关[343]。骨髓瘤患者 B 细胞功能障碍可能与 TGF-β 作用、辅助性 T 细胞刺激信号缺失和基因表达改变有关。骨髓瘤患者因低丙种球蛋白血症而易于感染带荚膜的病原体如肺炎链球菌和流感病毒。T 细胞亚群也异常,CD4:CD8 比例倒置[344]和辅助性 T 细胞 2 型(Th2)细胞增加[345]。此外,全球 T 细胞受体(TCR)的多样性减少了,伴随出现 CD4+ 和 CD8+ T 细胞寡克隆扩增和 TCR 信号的耐受[344,346,347];在骨髓瘤中,χδT 细胞和 NK 细胞也存在异常。B 细胞或 T 细胞数量减少可能对生存产生不利影响[348]。β2M 是由骨髓瘤细胞分泌,属于主要组织相容性(MHC)1 类分子的恒定链。β2M 水平与肿瘤负荷相关,对患者国际分期系统(ISS)[232]分期非常重要(见下文)。β2M 分泌 IL-6、IL-8、IL-10 和并激活 STAT3。然而,它也有免疫抑制作用,通过减少树突细胞表面 CD83、HLA-ABC、共刺激分子和黏附分子表达及通过使树突状细胞 Raf/MEK/ERK 通路和 NF-κB 失活,进而损害刺激性树突状异种特异性 T 细胞反应[349]。接种疫苗、预防性使用抗生素或抗病毒药和静脉注射免疫球蛋白是预防骨髓瘤患者感染的措施。建议诊断后每年接种流感疫苗和单一的肺炎球菌疫苗,因为骨髓瘤患者仍然可以进行次级免疫反应。抗病毒药物(例如阿昔洛韦 400mg,每天两次或阿昔洛韦 500mg,每天一次)在硼替佐米联合地塞米松治疗方案中预防疱疹病毒感染是必需的。抗生素预防存在争议。一项研究中,患者在治疗前 2 个月按 1:1:1 比例被随机分配至接受每天喹诺酮类、复方新诺明或安慰剂治疗,未显示降低严重感染发生率(比 3 级更严重和/或需住院),也没有降低任何感染的发生率或改善有效率或 OS[350]。然而,使用环丙沙星或复方新诺明等抗生素预防感染,对特定的患者如具反复感染史、接受高强度方案化疗或持续低 CD4+ 计数,仍可能有利于预防卡氏肺孢子虫肺炎或其他感染。在抗生素预防的患者出现反复、严重感染时,可考虑静脉注射免疫球蛋白(IVIg)。

神经病变

骨髓瘤病灶局部生长压迫脊髓或周围神经引起多发神经病变。除在神经或营养神经的血管周围存在淀粉样物质沉积外,多发神经病是不常见的症状[256]。除 POEMS 综合征或骨硬化性骨髓瘤外,多发神经病变几乎总是伴脏器肿大、内分泌失调、单克隆丙种球蛋白和皮肤改变[351,352]。POEMS 综合征的发病机制在很大程度上是未知的,但促炎细胞因子如长期过量分泌的 VEGF 发挥了重要作用。

高黏血症

高黏滞血症在不到 10% 的骨髓瘤患者中出现,在 10% ~ 30% 的华氏巨球蛋白血症患者中出现(参见第 109 章),因为单克隆 IgMs 比其他免疫球蛋白表现出更高的内在黏度[353~355]。皮肤或黏膜出血与视力模糊、头痛、眩晕、头晕、眼球震颤、耳聋和共济失调在高黏滞综合征中很常见。影响脑、肺和肾的血液循环障碍很少继发于高血黏度(参见第 109 章,"高黏滞综合征")[356]。相对血清黏度而非血清免疫球蛋白水平与临床症状的出现和程度相关。基于免疫球蛋白类别和亚类的特殊理化特性(参见第 75 章),由于 IgA 易于形成二聚体或多聚体,超过 25% 的 IgA 型骨髓瘤患者可伴有高黏滞血症[357]。IgG₃亚类骨髓瘤患者,其免疫球蛋白具有更高的聚集倾向,也可表现为高黏滞综合征[358]。

浆细胞白血病和髓外病变

当外周血骨髓细胞超过 2000 个/μl 或所占白细胞比例超过 20%,方可诊断浆细胞白血病(PCL)。PCL 在初发时很少见,在骨髓瘤终末期常见。在这种情况下,肿瘤细胞不依赖微环境并在骨髓中积聚,并且也在血液中循环(髓外病变)[359~362]。然而,大多数的骨髓瘤患者可以检测到低水平的循环浆细胞。根据定义,髓外浆细胞病(EMD)是克隆性浆细胞在骨髓外浸润的表现。具体地说,只有浸润在远离骨或骨邻近软组织的病灶才认为是 EMD,因此不包括与骨髓邻近的软组织包块[363]。事实上,在真正的 EMD 中浆细胞具有不成熟、浆母细胞的形态和高增殖指数。在不同的临床试验中,使用核磁共振成像(MRI)或正电子发射断层扫描(PET-CT)检查,发现 6% ~ 7.5% 的患者在诊断时存在 EMD[364,365]。髓外肿块可以定位在多个器官,包括肝脏、淋巴结、脾、肾脏、乳房、胸膜、脑膜和皮肤组织,并不可避免地与高血清 LDH[366]水平和不良的治疗反应相关[367~369]。骨髓瘤浸润脑膜伴有异常脑脊液较罕见,但可以在疾病晚期出现[370,371]。EMD 细胞通常为 CD56 阴性或低表达,且通常伴 t(4;14) 和 del(17p)[372,373],并存在 TP53 突变、TP53 核定位[110,374]或局部黏附激酶(FAK1)高表达[375]。此外,据推测,大剂量马法兰和最新的挽救治疗可人为地增加 EMD 的发生率,源于延长的治疗持续时间、休眠细胞的出现和药物难以渗透的保护区如中枢神经系统[376]。

脊髓压迫

髓外浆细胞瘤或椎体骨折可导致脊髓压迫,并伴有严重的背部疼痛,以及下肢的虚弱或感觉异常,或膀胱/肠失禁。脊髓压迫是临床急症,用 MRI 来评估病情,并立即用局部放射治疗、椎板减压和全身化疗等避免永久性瘫痪。具体来说,使用剂量低于 30Gy 局部放疗可以潜在治愈孤立性浆细胞瘤;在伴全身性疾病的患者,DT-PACE 方案包含大剂量地塞米松冲击,每天 1 次沙利度胺和连续 4 天输注顺铂、阿霉素、环磷酰胺和依托泊

苷,可以提供有效的治疗,在症状缓解和缺乏肿瘤的情况下,应序贯局部放疗。如果在没有浆细胞瘤的情况下出现明显的单个椎体塌陷,椎板切除减压术是治疗选择。

🔵 骨髓瘤患者的初始评价

最简单的评估项目包括全血细胞计数和白细胞分类,外周血涂片检查红细胞缗钱状排列和循环中的骨髓瘤细胞,以及检测是否有高钙血症、肾功能衰竭、血清 β2-微球蛋白、C 反应蛋白以及乳酸脱氢酶水平升高等(表 107-4)。骨髓瘤蛋白研究包括:用血清蛋白电泳模式联合免疫球蛋白比浊定量的血清蛋白电泳、血清游离轻链和收集 24h 尿液量化 24h 尿蛋白总量和测定特殊尿蛋白的量,如使用尿电泳测定尿轻链或本周氏蛋白。

表 107-4　多发性骨髓瘤的评价
全血细胞计数和分类;血涂片检测
生化筛查,包括钙离子、肌酐、乳酸脱氢酶、BNP、proBNP
β2-微球蛋白,C 反应蛋白
血清蛋白电泳,免疫固定电泳,免疫球蛋白定量,血清游离轻链
收集 24h 尿进行蛋白电泳、免疫固定电泳、免疫球蛋白定量(包括轻链)
骨髓穿刺和活检后进行中期细胞遗传学、FISH、免疫表型分析;基因芯片和浆细胞标记指数(根据具体情况)
骨扫描和 MRI,PET-CT(根据具体情况)
超声心动图检查,评估心脏舒张功能和测定室间隔厚度;EKG(如果怀疑淀粉样变性)

BNP,脑钠肽;CT,计算机断层扫描;EKG,心电图;FISH,原位荧光杂交;MRI,磁共振成像;PET 正电子发射断层扫描;proBNP B 型脑钠肽前体

可使用血清和尿液免疫固定电泳技术确定免疫球蛋白重链和轻链亚型。血清游离轻链检测尤其适用于单克隆丙种球蛋白血症患者的监测,非分泌型骨髓瘤的诊断和监测以及仅伴有轻链蛋白尿的患者。骨髓穿刺和活检应包括遗传学研究(如 FISH 和细胞遗传学)和流式细胞术。基因突变分析和表达研究等新的检测手段已经应用于临床,但尚未纳入诊断标准。影像学检查通常包括骨转移的检查,包括压缩性骨折、骨质疏松和长骨、骨盆即将发生的骨折。MRI 和 PET-CT 比放射线骨检查更敏感,能更早发现骨病、骨病程度和髓外病变。MRI 和 PET-CT 结果都具有重要预后意义[209,364]。这些检查目前在冒烟型骨髓瘤患者中的应用较多。超声心动图和心电图进行心脏评估有助于发现心脏淀粉样变和/或轻链沉积病(LCDD),在一些特定情况下,心脏 MRI 有助于明确心肌浸润。测量脑钠肽和 N 末端 B 型脑钠肽前体是检测由淀粉样变性或轻链沉积病(LCDD)引起的心功能不全的有效筛查方法。

分期

许多试验已确定对骨髓瘤具有预后意义的临床和实验室参数[231,377,378]。在众多的分期系统中,Salmon-Durie 分期系统多年来被广泛应用,但已经被一种新分期系统所取代,新分期系统可以更好的反映骨髓瘤的生物学特性[379]。Salmon-Durie 分期系统反映骨髓瘤肿瘤负荷,肿瘤负荷与骨病程度、血红蛋白、血钙水平及血和尿单克隆免疫球蛋白水平相关(表 107-5)。但是骨检查评估骨病的方法依赖操作者经验,具有一定主观性。

表107-5 骨髓瘤肿瘤负荷评估(Salmon-Durie 分期)

Ⅰ. 高肿瘤负荷(Ⅲ期)($>1.2×10^{12}$骨髓瘤细胞$/m^2$)*

    至少满足以下一项异常:

    A. 血红蛋白<85g/L,血细胞比容<25%

    B. 血清钙>12mg/dl

    C. 血或尿骨髓瘤蛋白水平高:

      1. IgG>70g/dl

      2. IgA>5g/dl

      3. 尿轻链>12g/24h

    D. 骨检查发现>3处溶骨性病变(不认可骨扫描结果)

Ⅱ. 低肿瘤负荷(Ⅰ期)($<0.6×10^{12}$骨髓瘤细胞$/m^2$)*

    必须满足以下所有项目:

    A. 血红蛋白>10.5g/dl 或血细胞比容>32%

    B. 血清钙正常

    C. 血或尿骨髓瘤蛋白水平低:

      1. IgG<5g/dl

      2. IgA<3g/dl

      3. 尿轻链<4g/24h

    D. 无骨质损害或骨质疏松

Ⅲ. 中等肿瘤负荷(Ⅱ期)$[(0.6~1.2)×10^{12}$骨髓瘤细胞$/m^2]$*

    不满足Ⅰ期和Ⅲ期的患者归于此类

    A. 无肾衰竭[肌酐≤177umol/L(≤2mg/dl)]

    B. 肾衰竭[肌酐>177umol/L(>2mg/dl)]

*肿瘤性浆细胞估计值

(转载许可:出自 Durie BG, Salmon SE: A clinical staging system for multiple myeloma. Correlation of measured myeloma cell mass with presenting clinical features, response to treatment, and survival. Cancer 1975Sep;36(3):842~854.)

ISS 分期基于2种易获得的参数——血清β2-微球蛋白和白蛋白,分为3期(表107-6)。

表107-6 国际分期系统(ISS)

Ⅰ期	β2M<3.5 白蛋白≥3.5g/dl
Ⅱ期	β2M<3.5 白蛋白<3.5g/dl 或 β2M 3.5~5.5
Ⅲ期	β2M>5.5

β2M,β2-微球蛋白(mg/L)[231]。

资料来自 Greipp PR, San Miguel J, Durie BG, et al: International staging system for multiple myeloma. J Clin Oncol 2005May 20;23(15):3412-3420.

Ⅰ期定义为:β2-微球蛋白<3.5mg/l 且白蛋白≥3.5g/dl;Ⅲ期定义为:β2-微球蛋白≥5.5mg/dl[231]。Ⅰ期和Ⅲ期以外全归为Ⅱ期。β2-微球蛋白和肿瘤负荷以及肾脏损害相关。而低白蛋白则反映了骨髓瘤细胞微环境产生的 IL-6 对肝脏的影响[380-382]。11 000 名接受标准方案或马法兰为基础的大剂量化疗后行自体造血干细胞移植的患者根据 ISS 分期系统进行分组,组间预后差异明显(表107-7)。尽管 ISS 分期系统可预测预后,但该系统仍存在一些缺点,包括未考虑患者的细胞遗传学和骨病。

影像学研究

影像学研究是骨髓瘤诊断和治疗的重要部分。初诊骨髓瘤初始分期的标准包括完善全身骨骼系统检查,包括胸部后前位、颈椎、胸椎、腰椎、肱骨、股骨、颅骨的正侧位及骨盆正位。大约80%骨髓瘤患者通过骨骼检查发现有骨骼受累的影像学

表107-7 新诊断适合行移植的患者新药诱导方案的疗效

研究	方案	患者数	Cr/nCR(%)	有效率(%)	生存情况
Rajkumar 等[414]	RD	223	18	79	
	Rd	222	14	68	1 年 OS 96% Rd 对比 87% RD
Harousseau 等[638]	VAD	121	6.4	62.8	
	Bd	121	14.8	78.5	32 个月 PFS 36 个月 Bd 对比 30 个月 VAD
Reeder 等[639]	CyBorD	33	39	88	N/A
Richardson 等[418]	RVD	66	39	100	18 个月 OS 97%
Jakubowiak 等[421]	CRD	53	62	98	24 个月 PFS 92%

Bd,硼替佐米+低剂量的地塞米松;CRD,卡非佐米+来那度胺+地塞米松;Cr/nCR,完全缓解率/接近完全缓解率;CyBorD,环磷酰胺+硼替佐米+地塞米松;N/A 未达到;OS,总生存期;PFS,无进展生存期;RD,来那度胺+大剂量的地塞米松;Rd,来那度胺+低剂量的地塞米松;RVD,来那度胺+硼替佐米+地塞米松;VAD,长春新碱+阿霉素+地塞米松。

证据。尽管骨检查被广泛应用,这种检查方法具有一定局限性。骨质至少丢失50%~70%时[383],X线片上才会出现溶骨性病灶,此时已是骨质破坏的进展期。常规 X 线检查敏感性有限,因此,10%~20%患者的早期溶骨性破坏可能漏诊[384]。此外,骨骼检查的可重复性较差,依赖审阅者经验[385]。X 线平片的另一个局限性是不能评估疗效,因为目前缺乏溶骨破坏可治愈的依据[386]。尽管骨骼检查仍为骨髓瘤初始评估的金标准,它

的局限性需要通过其他影像学检查手段来弥补(图107-14)[387]。

MRI 被广泛应用于初诊和复发骨髓瘤患者以及疑似有脊髓压迫事件的病情评估。全身 MRI 可提供骨骼检查的补充信息,并且推荐用于有症状而 X 线平片未见异常的患者。许多研究表明与全身骨骼检查[388,389]、全身多层螺旋 CT(MDCT)[390]相比,MRI 敏感性更高。MRI 可以对骨髓腔可视化和直接评估骨髓腔内骨髓瘤细胞的浸润程度[391]。在怀疑脊髓受压的情况

下,MRI是可选择的影像学检查方法,它能够评估脊髓受压迫的程度和范围,肿块的大小,以及压缩硬膜外间隙的程度(图107-15)[392]。当患者不适于或禁用MRI检查时,可以使用急诊CT评估潜在的脊髓受压情况。

　　PET,尤其联合CT,可用于识别活动性骨髓瘤。许多研究证实PET-CT将标准摄入值(standard uptake value, SUV)2.5作为界值,能够检测直径至少1cm的病灶从而能证明骨髓瘤的存在[393]。但无法检测直径小于1cm的病灶[394]。一项在初诊患者中比较PET-CT、MRI和全身X线的前瞻性研究表明,46%患者PET-CT较平片更有优势,其中19%的患者X线检查阴性。然而,对MRI证实存在骨髓累及,显示异常信号的30%患者,行脊柱和骨盆PET-CT扫描没有显示异常。另一方面,在35%患者中,MRI未能发现骨髓瘤浸润病灶,但PET-CT检查可发现。PET-CT联合MRI的检出率最高,可达92%[395]。多因素分析提示,在症状性骨髓瘤患者中,诱导治疗和大剂量治疗前后PET-CT持续阳性是不良预后因素(图107-16)[396]。CT、PET-CT和MRI均可以诊断和评估软组织肿块。

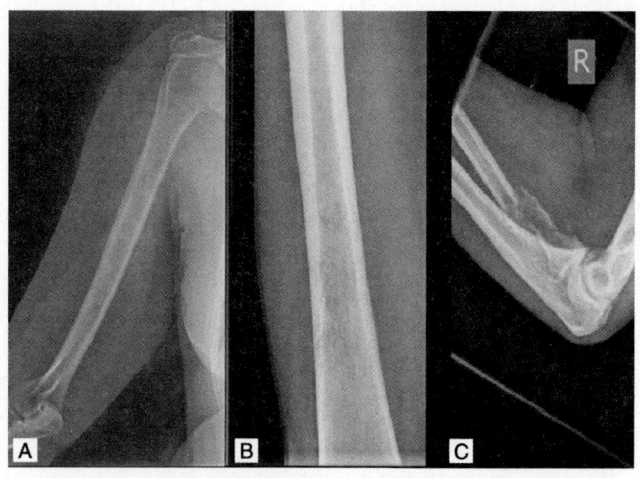

图107-14　溶骨性病变的X线平片。X线平片和骨骼检查均可发现溶骨性病变。A.右侧肱骨 B.右侧股骨 C.右侧桡骨

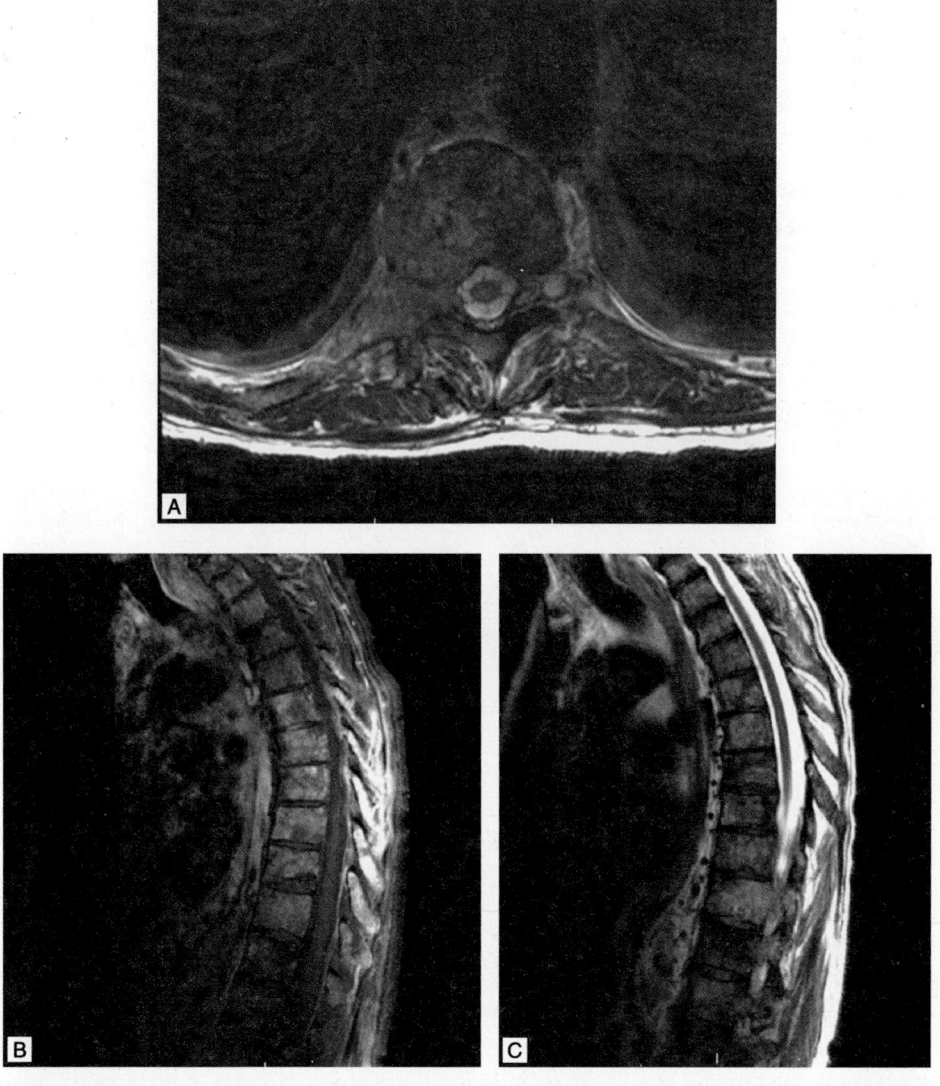

图107-15　A.胸椎T2加权轴位成像。骨髓瘤病变累及胸11椎体并延伸到左后部位。B.T1加权序列。胸椎矢状位显示弥散性骨髓受累。C.T2加权序列。胸椎矢状面,胸10椎体,右侧椎旁间隙以及腹侧硬膜外间隙和右侧硬膜外间隙有软组织向骨外延伸。软组织的横向延伸部分超越了右侧T10~11神经孔

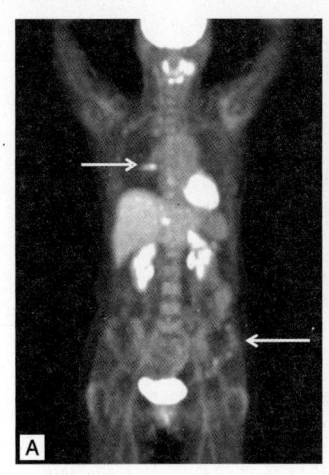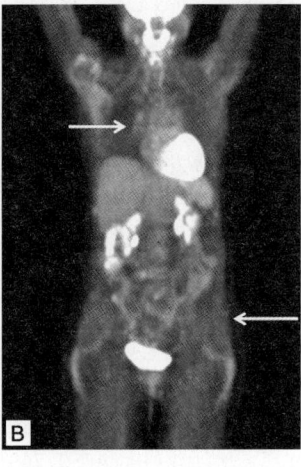

图107-16　正电子发射计算机断层成像（PET-CT）显示在新诊断骨髓瘤诱导治疗前（A）和后（B），显示氟代脱氧葡萄糖摄取情况

鉴别诊断

如果初步的实验室检测结果提示血清、尿中存在单克隆免疫球蛋白，需要与以下疾病鉴别：①原发性单克隆免疫球蛋白症（MG）；②孤立性浆细胞瘤（骨或髓外软组织）；③惰性骨髓瘤；④免疫球蛋白沉积病，如原发性淀粉样变或轻链沉积病（LCDD）；⑤症状性或进展性骨髓瘤[397]。表107-5罗列了相关疾病的鉴别要点。表107-1至表107-4显示症状性/活动性骨髓瘤的特征。国际骨髓瘤工作组制定了新的标准化诊断标准，已被临床广泛采纳[398]。

治疗

新诊断骨髓瘤患者的管理

骨髓瘤治疗正处于动态变化时期。自1996年以来，多发性骨髓瘤的治疗出现巨大进步，从1996年的一项随机对照使用大剂量马法兰和自体干细胞移植的研究发表后[399]，免疫调节药物如沙利度胺[400]、来那度胺[401]和泊马度胺[402]，蛋白酶体抑制剂如硼替佐米[403]和卡非佐米[404,405]相继问世。有了这些新的治疗方法，流行病学监测和最终结果数据库（SEER）的5年相对存活率从1990～1992年间的28.8%增加到2002～2004年间的34.7%，再至2003～2007年间的40.3%[406,407]。以前，大多数观察到的生存获益出现在相对年轻的患者，但一项分析结果显示年龄超过70岁的患者同样获益[406,407]。表107-7列出了目前用于新诊断适合移植的骨髓瘤患者诱导化疗使用的新药和组合。

大剂量治疗

对每一个新诊断的骨髓瘤患者都应该评估是否适合进行自体造血干细胞移植。虽然一些中心使用年龄限制（通常65岁或以下）决定病人是否适合做移植，但最合理的考虑应该是患者体能状态、器官功能和并发症，而不是年龄。高剂量的烷化剂（马法兰）序贯同基因、异基因、自体骨髓或造血祖细胞（PBPCS）移植的理论基于这样一个事实：骨髓瘤是致命性疾病及骨髓瘤细胞表现出对化疗的剂量反应曲线，在接受高剂量的治疗后将有高比例的患者达到完全缓解。

大剂量放化疗后的自体骨髓或干祖细胞移植取得了高完全缓解（CR）率（40%），但这些反应持续的中位时间仅2～3年。法国骨髓瘤研究小组（The Intergroupe Francais du Myelome IFM 90）对200例骨髓瘤患者的研究首次证明了自体造血干细胞移植的疗效优于常规化疗[399]。许多随机临床试验和病例对照研究的结果不同。例如，医学研究理事会（MRC）的随机对照研究证实了移植组12个月的生存获益[408]。相反，美国国际小组的随机试验未能证实移植的生存获益[409]。尽管采用了侵袭性的方法如移植，但很少有病人被治愈。为提高大剂量化疗的效果，法国研究小组比较了单次与双次移植，结果表明：双次序贯移植可能会使首次移植后未达到完全缓解的骨髓瘤患者获益[410]。这个问题也被正在进行的Ⅲ期、多中心研究"单次自体移植序贯或不序贯巩固治疗 VS 双次串联自体移植序贯来那度胺维持"（BMT CTN 0702）验证。

新药

从上世纪80年代初，曾作为MM标准诱导化疗方案的长春新碱（vincristine）、阿霉素（doxorubicin/adriamycin）联合地塞米松（dexamethasone）（VAD）已被新问世的新药取代[271]。含免疫调节剂和蛋白酶体抑制剂的高效方案取代了VAD方案。两项使用沙利度胺联合地塞米松作为骨髓瘤初始治疗的研究在三分之二的患者中快速起效，并成功采集了移植所需的干细胞[411,412]。作为患者自体干细胞采集、移植前的初始治疗，沙利度胺/地塞米松方案已分别与VAD和单独地塞米松方案相比较。在一项病例对照分析中，Cavo和他的同事发现：沙利度胺/地塞米松方案取得更高的总体反应率[413]而东部肿瘤协作组（Eastern Cooperative Oncology Group［ECOG］）的一项随机Ⅲ期试验显示沙利度胺/地塞米松治疗组患者达到的有效率明显高于地塞米松治疗组，两者具有统计学差异[271]。这项研究为美国FDA批准该方案治疗骨髓瘤提供了理论依据。此外，来那度胺联合地塞米松方案早期的研究显示91%的反应率，包括6%的完全缓解率和32%的接近完全/非常好的部分缓解率。

在这些可喜的结果基础上，以ECOG牵头在美国开展的一项Ⅲ试验研究了来那度胺和地塞米松在新诊断骨髓瘤中的作用。该研究设计允许所有患者只进行前四个周期的研究以便进行反应评估，之后患者可以退出研究进行干细胞移植。这个试验公布的安全数据显示来那度胺与低剂量地塞米松联合方案优于来那度胺与大剂量地塞米松联合方案，前者比后者3级或以上的非血液学不良事件低（48% VS 65%），包括血栓栓塞（12% VS 26%），感染（9% VS 16%）[414]。含低剂量地塞米松方案可导致3级或以上的中性粒细胞减少（20% VS 12%）。重要的是，含低剂量地塞米松方案较含大剂量地塞米松方案更能带来患者的生存获益，如两者1年总体（OS）分别为96%和87%[414,415]。当患者接受来那度胺方案治疗时需使用阿司匹林、香豆素或皮下注射肝素预防血栓[269,270]。

一项研究验证了单药硼替佐米（bortezomib）[416]和硼替佐米联合地塞米松作为初始治疗方案[417]；在这两项研究中，都表现为高有效率和缓解率。在 Ⅰ/Ⅱ 期临床试验中，对来那度胺、硼替佐米和地塞米松（RVD）组合方案的安全性和有效性进行了验证[418]。RVD 作为一线方案的优势在 IFM 2008 和 EVOLUTION 两项试验中得到证实[419,420]。在 IFM 试验中，诱导化疗后总体反应率（ORR）为 97%（sCR 占 13%，CR 占 16%，非常好的部分缓解[VGPR]以上疗效占 54%）。EVOLUTION 试验是一项随机、多中心研究，比较了 RVD 与环磷酰胺（cyclophos-phamide），硼替佐米和地塞米松（CyBorD）方案。RVD 组经过初始治疗并使用 4 个循环 6 周一疗程的硼替佐米维持后，ORR 率为 85%（CR 率为 24%，VGPR 以上疗效占 51%）。

卡非佐米是以高度选择性和不可逆的方式结合蛋白酶体的第二代蛋白酶体抑制剂。虽然该药最初只批准用于治疗复发或难治性多发性骨髓瘤，卡非佐米目前被研究用做一线方案[404]。在剂量递增研究中，卡非佐米、来那度胺联合地塞米松（CRD）方案已在卡非佐米试验剂量 20、27 和 36mg/m² 第 1、2、8、9、15、16 天给药、8 个循环，后续疗程第 1、2、15 和 16 天给药的方式上被评估。在 1~4 疗程，给予的来那度胺剂量为 25mg，第 1~21 天给药，地塞米松 40mg，每周 1 次；5~8 疗程，地塞米松剂量为 20mg、每周 1 次，28 天为 1 个疗程周期[421]。八个周期后，患者每隔一周接受一次治疗，疗程为八个周期。经过 24 个周期，推荐使用来那度胺维持。接受中位治疗 12 个周期后，62% 患者至少达到接近 CR 和 42% 患者达到 sCR。24 个月无进展生存期（PFS）估计为 92%。该方案的毒性是可接受的，其少见的周围神经病变值得引起注意。

以新药联合地塞米松为主的两药、尤其三药组合方案可以达到与移植一致的完全缓解率[413,422]。例如，现有方案包括来那度胺和地塞米松、硼替佐米和地塞米松等两药组合方案，以及 RVD、CyBorD 和 CRD 三药组合方案。

包含烷化剂的组合方案应该避免对正常造血干细胞的损害，导致用于自体移植的干细胞采集失败[423]。来那度胺也可能阻碍干细胞采集，尽管使用生长因子和化疗动员干细胞可以克服来那度胺的骨髓抑制作用[424~427]。治疗疗程数，尤其含来那度胺的方案在采集干细胞前最多使用 4 个疗程，因额外的疗程可能会影响干细胞集[424,428]。

新药物联合治疗达到的完全缓解率，与自体造血干细胞移植获得的疗效相当。由此设计出正在进行的研究，比较新药序贯自体造血干细胞移植与疾病复发后予新药序贯延迟的造血干细胞移植。新药似乎能够克服某些遗传学不良预后因素如 del(13)，t(4;14) 和 del 17p。然而，因含新药的临床试验随访太短，决定是否提高完全缓解率会转化为持久的缓解与 EFS 和 OS 还为时过早，不能过早地放弃自体造血干细胞移植。作为最终结果的替代标记，完全缓解率可能被证明是不够的。NCT01208662 试验是一项Ⅲ期、多中心、随机临床试验，比较对年龄超过 65 岁的患者使用 RVD 与高剂量干细胞移植，旨在回答新药时代自体干细胞移植的作用。自体干细胞移植很可能会增加新药的益处。

不适合移植患者的治疗

传统的自体造血干细胞移植的年龄限制为 65 岁，如果老年患者有良好的器官功能也应考虑移植。生理性的而不是实际年龄更适合确定移植的资格（参见第 14 章）。

老年多发性骨髓瘤患者，马法兰和泼尼松（MP）口服方案是超过五十年的标准治疗。这种方案能使 50%~60% 的患者产生有效反应。MP 的缺点促使研究人员使用多种化疗药物联合。几种不同的药物组合进行了测试，超过 10 000 名患者的两大综述表明：MP 与联合化疗方案有相当的疗效和生存[429,430]。因此，MP 仍是老年骨髓瘤患者一种非常合适的治疗策略。然而，许多新方法有望改进 MP。帕伦博和他的同事们已经对初发年龄超过 65 岁的老年骨髓瘤患者使用沙利度胺联合 MP 方案[431]。增加沙利度胺产生 76% 的完全或部分缓解率，而 MP 方案仅 47%。2 年 EFS 翻倍，由 27% 增至 54%。基于这些数据，马法兰、泼尼松和沙利度胺（MPT）成为不适合移植患者的标准方案。然而所有的研究都显示，在 MPT 组，不良事件增加包括感染、神经病变、血栓栓塞，提示必须进行血栓预防和抗菌药物预防[432]。马法兰、泼尼松和来那度胺（MPR）是老年患者的另一有效方案。GIMEMA-意大利多发性骨髓瘤网络协作组评估了 54 例使用 MPR 方案的患者。最大耐受剂量（maximum tolerated dose, MTD）马法兰 0.18mg/kg，泼尼松 2mg/kg 和来那度胺 10mg。在这项研究中，81% 患者达到了至少 PR，47.6% 达到 VGPR 和 23.8% 达到 CR，1 年 OS 为 100%[433]。随后的研究评估对新诊断不适合移植的 MM 患者分别使用 MPR 诱导序贯那度胺维持（MPR-R）、MPR 或者 MP 诱导无维持治疗两者的疗效和安全性。中位随访 30 个月，MPR-R、MPR 和 MP 方案的中位 PFS 分别为 31 个月和 14 个月和 13 个月。在 65~75 岁、而非 75 岁以上的患者中观察到这种获益。含来那度胺方案的有效率较高：MPR-R 为 77%、MPR 为 68%，而 MP 仅 5%[434]。

其他新药如硼替佐米联合 MP 的随机试验也证明了其益处。例如，VISTA 试验比较了对不适合行自体造血干细胞移植的患者使用硼替佐米、马法兰和泼尼松方案（VMP）与 MP 两方案[435]。总体生存率在 VMP 组较 MP 组明显改善，3 年 OS 分别为 68.5% 和 54%[436]。

FIRST 试验是一项随机、Ⅲ期试验，比较来那度胺持续给药联合小剂量地塞米松（Rd）与来那度胺联合小剂量地塞米松共 18 疗程（Rd18）和 12 疗程 MPT[437]。持续 Rd 组、Rd18 组和 MPT 组的中位 PFS 分别为 25.5 个月、20.7 个月和 21.2 个月。Rd 组 4 年的 OS 为 59.4%，而 Rd18 组和 MPT 组分别为 55.7% 和 51.4%。在持续 Rd 组，总体有效率（ORR）为 75.1%（包括 CR 率 15.1%，VGPR 率 28.4%），而 Rd18 组 ORR 率 73.4%（CR 率 14.2%，VGPR 率 28.5%）和 MPT 组 ORR 率 32.3%（CR 率 9.3%，VGPR 率 18.8%）。Rd 组的安全性易于控制，同时 Rd 组和 MPT 组的血液和非血液学副作用如预期。值得一提的是，Rd 组继发恶性肿瘤的风险低于 MPT 组。对于新诊断不适合移植的患者，FIRST 试验确立了持续给药的 Rd 方案作为新的治疗标准。针对这部分患者，目前也有正在进行的临床试验采用剂量减少和减少疗程等方式评价三种药物组合，包括硼替佐米、来那度胺和地塞米松。表 107-8 为新诊断的不适合移植的患者提供了新药诱导方案的临床试验结果。

表 107-8 新诊断不适合移植的患者新药诱导化疗方案

研究	方案	病例数	中位随访时间（月）	中位 OS（月）	中位 PFS（月）
IFM99-06[538]	MP	196	51.5	33.2	17.8
	MPT	125		51.6	27.5
	MEL100	126		38.3	19.4
IFM01/01[640]	MPT	113	47.5	44	24.1
	MP	116		29.1	18.5
MM-015[434]	MPR-R	152	30	45.2	31
	MPR	153		NR	14
	MP	154		NR	13
VISTA[641]	VMP	344	60	56.4	N/A
	MP	338		43.1	N/A
FIRST[437]	Rd	536	37	59.4	25.5
	Rd18	541		55.7	20.7
	MPT	547		51.4	21.2

MEL 100，马法兰 100mg/m^2；MP，马法兰和泼尼松；MPR，马法兰、泼尼松和来那度胺；MPR-R，马法兰、泼尼松和来那度胺诱导序贯来那度胺维持；MPT，马法兰、泼尼松和沙利度胺；NR，未达到；OS，总生存期；PFS，无进展生存期；Rd，来那度胺和低剂量地塞米松持续用药；Rd18，来那度胺和低剂量地塞米松 18 个疗程；VMP，硼替佐米、马法兰和泼尼松。

维持治疗

维持方案被用于延长自体造血干细胞移植后完全缓解的时间。维持治疗增加新型抗骨髓瘤药物的耐受性和疗效，因此具有吸引力和适用性。以前曾试图使用旧的传统化疗药物如马法兰或干扰素作为维持化疗，并未能使患者受益[438]。

一项对六项随机对照试验、2786 名患者进行的荟萃分析，比较沙利度胺维持和其他诱导化疗后的治疗方案，结果显示沙利度胺维持的患者有更好的 OS（危险比为 0.83，$p=0.07$）。同时接受沙利度胺和糖皮质激素组的差异最为显著（HR 0.70，$p=0.02$）。沙利度胺改善 PFS（HR 0.65，$p<0.01$），但血栓的风险增加（风险差异 0.024，$p<0.05$）和外周神经病变的风险增加（风险差异 0.072，$p<0.01$）[439]。

随机试验探讨了使用来那度胺作为维持治疗，其中两项为自体造血干细胞移植后患者[440,441]、另一项为使用马法兰为主方案化疗 9 月后不适合行大剂量治疗的患者[434]。在所有三项试验中，来那度胺维持后 PFS 增加接近一倍，如在癌症和白血病小组 B（Cancer and Leukemia Group B，CALGB）100104 研究中 PFS 从 27 个月增加至 46 个月[441]。此外，CALGB 研究显示来那度胺组 OS 获益：与来那度胺组 15% 患者死亡相比，安慰剂组为 23%（$p<0.03$）和 3 年 OS 在来那度胺组为 88%，安慰剂组为 80%。

使用来那度胺维持治疗的一个需关注的问题是继发恶性肿瘤的危险性。维持组继发恶性肿瘤的风险大约是安慰剂组的两倍（7%~7.7% VS 2.6%~3%）。观察到的继发肿瘤也包括血液系统恶性肿瘤，如急性髓细胞性白血病和实体瘤。来那度胺联合马法兰方案继发血液系统恶性肿瘤的风险似乎最大（HR 4.86，$p<0.0001$）[442]。这种继发性恶性肿瘤的风险增加和维持治疗的风险-获益比应在患者开始维持治疗时加以考虑和讨论。

硼替佐米也被研究作为维持治疗。在 HOVON-65/GMMG-HD4 研究中，硼替佐米每 2 周给药，增加了 nCR 率，CR 率由 31% 增加至 49%[443]。表 107-9 概括了维持治疗试验。

表 107-9 维持治疗

研究	方案	病例数	结果
IFM 2005-02[440]	第一次或第二次 ASCT 后的维持治疗作用：来那度胺对安慰剂	614	PFS 41 个月 vs. 23 个月
CALGB 100104[441]	ASCT 后的维持治疗作用：来那度胺对安慰剂	460	TTP 46 个月 vs. 27 个月
HOVON-65/GMMG-HD4[443]	ASCT 后 VAD 与 PAD 对比，然后沙利度胺或硼替佐米维护治疗	827	PFS 28 个月 vs. 35 个月

ASCT，自体造血干细胞移植；CR，完全缓解；PAD，硼替佐米、阿霉素和地塞米松；PFS，无进展生存期；TTP，至疾病进展时间；VAD，长春新碱、阿霉素和地塞米松。

巩固治疗

自体移植后使用短期巩固治疗可提高 CR 率和无复发生存率（RFS）。使用硼替佐米、沙利度胺联合地塞米松方案作为移植后巩固治疗，可以使 VGPR 由 22% 增加至 100%，延长分子缓解时间［聚合酶链反应（polymerase chain reaction，PCR）阴性][444]。有报道自体造血干细胞移植后使用硼替佐米和来那度胺单药维持可以增加 CR 率(10% ~ 30%)[445,446]。IFM 2008 试验(在 2009 年 12 月完成入组)初步研究移植后使用 2 疗程 RVD 方案巩固的有效性和安全性。这些试验的结果将有助于更好地确定巩固治疗在改善移植后临床结局方面的作用。

持续治疗

前期的数据显示,在适合和不适合移植的患者,持续治疗可提高疾病控制[447,448]。一些临床试验已证实对不适合移植的患者优先使用沙利度胺、来那度胺和硼替佐米维持治疗。

到目前为止,来那度胺试验的结果也许是最有说服力的。IFM 2005 ~ 02 和 CALGB 100104 研究均显示 PFS 增加一倍[440,441],尽管只有 CALGB 试验得出 OS 获益。来那度胺适合用于多发性骨髓瘤持续用药维持的要求,因为它是口服给药且一般耐受性良好。FIRST 试验比较连续的 Rd 与 18 个疗程 Rd 和 MPT,表明来那度胺连续治疗优于其他治疗。Rd 组至疾病进展的时间(TTP)为 32.5 个月、Rd18 组为 21.9 个月和 MPT 组为 23.9 个月[437]。然而,在考虑使用这种药物维持治疗前的决策过程中确实需要讨论和平衡继发性恶性肿瘤的风险。

至于在复发/难治性多发性骨髓瘤患者的治疗方面的研究,一般持续到疾病进展[449]。然而,毒性累积是持续治疗的最大挑战。最终,治疗的时间必须与患者出现的不良事件保持平衡。

迄今为止,治疗骨髓瘤的合适持续时间还没有确定。数据表明,只要病人能获益和耐受治疗、没有过多的毒性,患者应接受持续抗骨髓瘤治疗。

复发或难治患者的治疗

多种治疗方法可用于复发患者的治疗。如果复发出现在最初治疗停止后 6 个月以上,患者可以接受相同的初始治疗方案。表 107-10 总结了复发或难治性 MM 新治疗方案的试验。

表 107-10 复发或难治性 MM 新治疗方案

试验	期/阶段	药物	病例数	总反应率(%)	总生存期(月)	结果(月)
Richardson 等[454]	Ⅲ	硼替佐米	669	43	29.8	TTP 6.2 vs. 3.5
		地塞米松		18	23.7	
Orlowski 等[479]	Ⅲ	Bort/PLD	646	44	76%*	TTP 9.3 vs. 6.5
		硼替佐米		41	65%*	
Weber 等[462]	Ⅲ	来那度胺	353	61	29.6	TTP 11.1 vs. 4.7
		地塞米松		20	20.2	
Dimopoulos 等[401]	Ⅲ	来那度胺	351	60	NR	TTP 11.3 vs. 4.7
		地塞米松		24	20.6	
Richardson 等[642]	Ⅱ	RVD	64	64	26	中位 TTP 9.5
Siegel 等[404]	Ⅱ	卡非佐米	266	24	15.6	中位 PFS 3.7
San Miguel 等[643]	Ⅲ	Pom/Lo Dex	302	31	12.7	中位 PFS 4.0 vs. 1.9
		Pom/Hi Dex		10	8.1	
Dimopoulos 等[466]	Ⅲ	Vor/Bort	637	56	NR	中位 PFS 7.6 vs. 6.8
		硼替佐米		41	28.1	
Richardson 等[467]	Ⅲ	Pan/Bort/Dex	768	61	NR	Duration of response 12 vs. 8.1
		Bort/Dex		55		
Lokhorst 等[470]	Ⅰ/Ⅱ	daratumumab	32	42†	NR	中位 PFS NR
Lonial 等[473]	Ⅱ	Elo/Len/Dex	73	92‡	NR	中位 PFS NR‡
Lentzsch 等[476]	Ⅱ	Benda/Len/Dex	29	52	NR	中位 PFS 6.1

Benda,苯达莫司汀;Bort,硼替佐米;Dex,地塞米松;Elo,依托珠单抗;Hi,大剂量;Lo,低剂量;NR,未报道/未达到;Pan,帕比司他;PLD,聚乙二醇脂质体阿霉素;Pom,泊马度胺;RVD,来那度胺、硼替佐米和地塞米松;Vor,伏立诺他。

* 在 15 个月。

† 那些接受剂量 ≥4mg/kg 的患者

‡ 那些 20.8 个月中接受 10mg/kg 剂量的患者

蛋白酶体抑制剂

SUMMIT 和 CREST 两项 Ⅱ 期临床研究证明硼替佐米在复发或难治性 MM 患者中的活性[403,450]。目前入组 202 例患者的 SUMMIT 研究显示疾病至进展的中位时间为 7 个月、反应持续时间为 13 个月[451]。CREST 研究类似的分析显示,在使用 1mg/m² 和 1.3mg/m² 硼替佐米治疗的患者 5 年的生存期分别为 32% 和 45%[452]。随机 Ⅲ 期 APEX 研究比较硼替佐米和地塞米松单药,发现中位 OS 在硼替佐米组和地塞米松组分别为 30 个月和 24 个月[453,454]。在硼替佐米单药治疗基础上增加地塞米松,患者有效率由 18% 提高至 34%[455]。

基于一项 Ⅱ 期临床试验采用单药卡非佐米每周两次给药的结果显示在中位接受过 5 疗程化疗的复发难治患者中 ORR 为 23.7%，新一代的蛋白酶体抑制剂卡非佐米被美国 FDA 批准作为单药治疗曾经接受过至少两个疗程治疗的复发难治患者。中位反应持续时间为 7.8 个月，中位 OS 为 15.6 个月。该药耐受性良好。最常见的不良反应是恶心、疲劳、贫血和血小板减少，报告有 12.4% 治疗相关性周围神经病变和心脏病变[404]。

埃沙佐米和 oprozomib 等口服蛋白酶抑制剂目前在临床试验中，将有可能获得批准。已经在 Ⅰ 期复发难治患者中证明了埃沙佐米的有效性和安全性。在 60 例曾接受中位 6 疗程包括硼替佐米方案（83%）化疗的患者中，有 41 例患者可评价疗效。疗效包括 1 例 VGPR、5 例 PR、1 例微小反应（minimal response，MR）和 15 例病情稳定（stable disease，SD）。仅有 10% 的患者出现药物相关的周围神经病变（PN），但无 3 级或以上 PN[456]。一项 Ⅰ/Ⅱ 期试验评估对新诊断 MM 患者每周使用 1 次埃沙佐米联合标准剂量来那度胺和地塞米松方案。58 例可评估疗效患者的初步结果表明，ORR 为 93%，VGPR 以上疗效为 67%，包括 24% 的 CR 率[457]。基于这些结果，两大国际 Ⅲ 期临床试验正在评估埃沙佐米联合来那度胺和地塞米松方案，其中 TOURMALINE MM1 针对复发、难治性 MM 患者和 TOURMALINE MM2 针对新诊断的患者。Oprozomib，另一种口服蛋白酶抑制剂，也用于治疗骨髓瘤的研究。这些药物可以显著影响骨髓瘤的治疗，允许完全口服治疗方案，因此，患者可以不用住院、门诊随访。这可能对患者特别老年患者产生可衡量的生活质量获益，并可能提供一个方便的含蛋白酶体抑制剂的维持治疗策略。

免疫调节药物

沙利度胺、来那度胺和泊马度胺等三种免疫调节剂被美国 FDA 批准用于治疗复发难治 MM 患者。长期随访第一项沙利度胺临床试验显示初始治疗 10 年后，原 169 例患者中的 17 例仍存活，其中 10 例持续缓解[458]。沙利度胺和地塞米松联合方案在一些研究中优于地塞米松单用[459~461]。先前使用过沙利度胺的患者应该用其他的新药物治疗。此外，遗传学异常预示沙利度胺长期疗效不佳[268,458]。

来那度胺是比其前一代沙利度胺更有效，无明显嗜睡、周围神经病变和严重的便秘等副作用。在两项大型随机 Ⅲ 期临床试验，来那度胺联合大剂量地塞米松方案与地塞米松联合安慰剂相比，明显提高反应率和延长疾病进展时间[401,462]。来那度胺联合地塞米松方案在未用过及先前用过硼替佐米、沙利度胺耐药及自体造血干细胞移植后的患者均有作用。扩大使用来那度胺的研究分析，共纳入 1438 例患者，表明来那度胺和地塞米松联合应用具有可接受的安全性，小于 10% 的患者出现肺炎或深静脉血栓[463]。

泊马度胺也表现出强大的抗骨髓瘤作用。一些研究评估泊马度胺联合小剂量地塞米松对复发 MM 患者的作用，最终将其剂量订在 4mg 口服第 1~21 天、28 天 1 疗程，直至疾病进展。Ⅱ 期、随机、开放研究比较泊马度胺联合小剂量地塞米松与泊马度胺单药治疗复发或难治性 MM 患者。联合治疗组的中位 PFS 为 4.2 个月，单药治疗为 2.7 个月（HR 0.68，p = 0.003）。

联合治疗组与单药治疗组的 ORR 分别为 33% 和 18%。中位 OS 分别为 16.5 个月和 13.6 个月。对来那度胺和硼替佐米耐药不会影响泊马度胺联合地塞米松方案疗效[464]。欧洲一项 Ⅲ 期研究比较泊马度胺联合小剂量地塞米松与大剂量地塞米松单药，中期分析 PFS 在联合组和单药组分别为 3.6 个月和 1.8 个月（HR 0.45；p < 0.001）。最常见的副作用有骨髓抑制和感染[465]。

组蛋白去乙酰化酶抑制剂

组蛋白去乙酰化酶抑制剂（HDAC）已被证实与硼替佐米联合用于治疗复发或难治性骨髓瘤有效。Vantage 088 是一项 Ⅲ 期随机试验，其表明帕比司他联合硼替佐米方案有效且耐受性良好。当这一联合方案与硼替佐米单药比较，联合组 ORR 为 56.2%，硼替佐米单药组为 40.6%（p < 0.0001）；同样，两组 PFS 分别为 7.63 个月和 6.83 个月（p = 0.01）[466]。一项 Ⅱ 期研究在复发/难治性 MM 患者比较帕比司他联合硼替佐米、地塞米松与硼替佐米、地塞米松。两组 PFS 分别为 12 个月和 8.1 个月（p < 0.0001）。两组 ORR 分别为 61% 和 55%，反应持续时间分别为 13.1 个月和 10.9 个月。OS 数据统计还未有结果。常见的副作用包括骨髓抑制和腹泻[467]。ACY-1215 是特异性 HDAC6 抑制剂，耐受性良好，目前正在用于与来那度胺、硼替佐米和地塞米松联合治疗研究。ACY-1215 与来那度胺和地塞米松联合治疗总有效率为 69%，尽管 16 例患者中的 13 例患者曾经接受来那度胺治疗、其中 6 例中的 3 例对来那度胺难治[468]。在 ACY-1215、硼替佐米联合地塞米松组，ORR 为 60%[469]。

单克隆抗体

几种单克隆抗体表现出抗骨髓瘤活性，包括 CD38、CS1 和 BAFF 单抗。CD38 单克隆抗体 daratumumab，基于一项 Ⅰ/Ⅱ 期试验显示其单药对复发难治 MM 具有活性，被美国 FDA 授予快速跟踪指示和突破疗法。在 4mg/kg 或剂量更大的组（n = 12），出现 5 个 PR 和 3 个 MR。随访 3.8 个月，没有达到中位 PFS[470]。daratumumab 正在被研究与来那度胺和地塞米松联合治疗复发或难治 MM 患者。SAR650984 为另一个抗 CD38 单抗，用其单药治疗复发或难治 MM 患者，在剂量递增试验中使用最大耐受剂量出现 30.8% 的 ORR 率[471]。

埃罗妥珠单抗（elotuzumab）是一种针对人类 CS1（也被称为 CD2 亚型-1、SLAMF7、CRACC 和 CD319）的人源单克隆 IgG1 抗体。CS1 是细胞表面的糖蛋白抗原，在骨髓瘤细胞和正常浆细胞膜上高表达。埃罗妥珠单抗也被美国 FDA 授予突破疗法。在 Ⅰ 期研究中，没有明显的有效，尽管按欧洲骨髓移植组（European Bone Marrow Transplant Group，EBMT）的标准有 26.5% 的病情稳定[472]。埃罗妥珠单抗与来那度胺和地塞米松的联合方案获得 82% 的有效率（28 例患者中的 23 例有效）。中位随访 16.4 个月，在疾病进展之前一直接受治疗的 20mg/kg 组患者没有达到中位疾病进展时间。在被选定为 Ⅲ 期试验剂量的 10g/kg 组中位随访 20.8 个月，ORR 率为 92% 和中位 PFS 为 33 个月[473]。埃罗妥珠单抗、硼替佐米和地塞米松三药联合的 Ⅰ 期试验结果也令人称赞。Ⅰ 期的试验结果显示在可评价的 27 例复发或难治患者中出现 48% 的 PR 及以上疗效[474]。

Tabalumab，一种完全的人类单克隆抗体，对膜结合和可溶性 BAFF 均有中和活性,目前已与硼替佐米、地塞米松联合使用。在Ⅰ/Ⅱ期研究中,ORR 为 45.8%[475]。这个组合方案的Ⅱ期试验已经完成但结果尚未报道。

其他治疗方法

苯达莫司汀单药或与来那度胺和地塞米松联用是治疗复发或难治 MM 的另一个可选择方案。在Ⅰ/Ⅱ期试验已经评估苯达莫司汀联合来那度胺和地塞米松方案。中位 PFS 为 6.1 个月,PR 率为 52%,VGPR 率为 24%[476]。苯达莫司汀的最大耐受剂量(MTD)75mg/m² 与之前研究使用的 100mg/m² 相比。考虑到血液学毒副作用,支持选用低剂量,特别是之前经历过沉重化疗的患者[477]。

目前也进行了其他治疗方案的研究,包括硼替佐米、脂质体阿霉素含或不含沙利度胺,硼替佐米联合沙利度胺、地塞米松,苯达莫司汀、泼尼松和沙利度胺,来那度胺、脂质体阿霉素和地塞米松等[478~482]。目前正在开发许多靶向新通路的新药物。例如,filanesib,一种纺锤体驱动蛋白抑制剂,已经证明在与来那度胺和硼替佐米联用具有活性[483,484]。目前正在研究其他类型新型药物包括布罗莫结构域(bromodomain)抑制剂、CDK 抑制剂和泛素通路抑制剂。从这些早期研究中获得的数据将更好地了解这些新药将如何纳入骨髓瘤的连续治疗中[485~487]。

另一个感兴趣的领域和治疗的方向是阻断肿瘤细胞和免疫细胞之间的相互作用。PD-1 和 PD-L1 是最感兴趣的两个目标。PD-1 是一种表达于 T 细胞表面并能与表达于肿瘤细胞表面的 PD-L1 相互作用的分子。正在进行的临床试验探索在骨髓瘤中使用 PD-1 阻断剂联合树突状细胞/骨髓瘤融合疫苗[488]。

复发或难治患者的治疗选择取决于许多因素,包括上次治疗后的时间、先前接触新药、单独或联合用药以及药物引起的并发症,例如神经病变、肾功能不全和病人生理储备的丧失。在过去的十年中,复发或难治骨髓瘤患者的治疗方案数量急剧增加。这是肿瘤中一个非常活跃的领域,随着越来越多的新疗法进入试验并获得批准,这一领域将继续发展。

异基因造血干细胞移植

异基因造血干细胞移植治疗 MM 被视为一个有吸引力的选择,因为它具备治愈 MM 的潜力,可提供未被骨髓瘤干细胞污染的供体移植物,并可能诱导移植物抗骨髓瘤(graft-versus-myeloma, GVM)作用,可以消除任何存活的骨髓瘤细胞[489,490]。此外,已观察到可预测长期生存的分子缓解[491,492]。然而,清髓性异基因移植早期的研究结果并不乐观,尽管在优化患者的选择和改进支持治疗后其死亡率仍高(范围从 30% ~ 50%)[493~500]。

来自 Seattle 和 EBMT 的研究报道造血干细胞移植(HSCT)后一些患者仍保持很长时间的无进展生存[494,501,502]。EBMT 报道称异基因移植后达到 CR 的 72 例(44%)患者 4 年精确 OS 为 32%,7 年为 28%[496,497,503]。然而,总体 PFS 在 6 年内为 34%,移植后 4 年内仍很少有持续 CR 患者。骨髓移植疗效和生存的良好预后因素包括女性、IgA 型、低血清 β2-M,诊断时Ⅰ期,之前接受 1 疗程的治疗以及移植前处于 CR 状态。EBMT 报告主要关注点是早期的 40% 移植相关死亡率(在男性为 50%),随后因更好的筛选患者、早期移植及移植前化疗次数减

少等措施应用,移植相关死亡率减至 20% ~ 30%[495,503]。4.5 年患者生存和无进展生存的精算概率分别为 0.50±0.21 和 0.43±0.17。不良预后因素包括:诊断后超过 1 年移植、血清 β2M 移植时高于 2.5mg/dl、女性患者男性供者的移植、既往接受超过 8 个疗程的化疗、移植时 DS(Salmon-Durie)分期Ⅲ期(表 107-5)。毒副作用很大,35 例(44%)患者在移植 100 天内死于移植相关的因素[494,501]。

减低强度预处理方案的引入降低了移植相关死亡率和放宽了年龄限制[504~509]。一些研究中,自体移植在非清髓移植之前进行,证明了非清髓移植方法的可行性,从而减少肿瘤细胞和增强抗骨髓瘤免疫[510,511]。布鲁诺和他的同事们发表了一项比较初始自体造血干细胞序贯微异体移植与双次自体移植的前瞻性试验[512,513]。中位 OS 在异基因移植组为 80 个月和双次自体移植组为 54 个月。CR 率在异基因移植组为 55% 和双次自体移植组为 26%。相反,一项治疗高危 MM 的随机试验显示自体造血干细胞移植后序贯减低剂量异基因移植(IFM 99 ~ 03)疗效并不优于串联自体移植(IFM 99 ~ 04)[514]。BMT CTN 0102 试验也评估了自体干细胞移植后序贯二次自体移植与非清髓异基因移植。对标危和高危患者,自体干细胞移植后序贯非清髓异基因移植并不比串联自体移植疗效更好[515,516]。Bjork-stand 与同事开展前瞻性研究比较单独或串联自体干细胞移植 VS 减低强度异基因移植,入组依据是是否存在人类白细胞抗原(human leukocyte antigen, HLA)相合的同胞供体。357 例接受自体干细胞移植(单或双)或自体-异基因移植(有 HLA 相合同胞供者)的患者长期随访结果表明,在 60 个月自体-异基因串联移植组患者的 PFS 优于(35% VS 18% ;p = 0.001)自体干细胞移植组。非复发死亡率在自体-异基因移植组与自体干细胞移植组分别为 12% 和 3%(p<0.001),局限和广泛移植物抗宿主病(GVHD)的发生率分别为 31% 和 23%[517]。

异基因干细胞移植作为挽救性治疗,虽然可行,但曾接受过重度化疗的患者不太可能有显著的获益。EBMT 报道了接受减低预处理强度异基因移植的 229 例患者结果。移植 1 年的相关死亡率为 22%,3 年 OS 和 PFS 分别为 41% 和 21%,25% 患者出现广泛慢性 GVHD[518]。最好的结果出现在缓解期和疾病早期行移植的患者中。不良的 OS 与化疗耐药、疾病诊断后 1 年以上移植和女性供者供男性患者等因素有关。

异基因干细胞移植后无效或复发患者,可以考虑行供体淋巴细胞输注(donor lymphocyte infusion, DLI)。异基因移植较自体移植后分子缓解更见常,DLI 可以治疗异基因移植后复发患者,表示其存在具有临床意义的 GVM 效应[490,492,519~523]。为了减少毒性和利用 GVM 效应,在去除 CD6 骨髓移植 6 个月后输注 CD4⁺供体淋巴细胞以提高 GVM 作用从而改善结局[524]。虽然在异基因骨髓移植后预防性 DLI 产生显著的 GVM 效应,尽管去 T 细胞行骨髓移植,但只有 58% 的患者能够接受 DLI。

异基因移植只应在临床试验的背景下进行的,其目的是减少慢性 GVHD,将 GVM 从 GVHD 中分离,并通过降低毒性和最大限度发挥抗骨髓瘤免疫效应来扩大 GVM 作用,从而提高疗效、改善患者结局[525]。

辅助治疗

骨病

骨损害是多发性骨髓瘤的典型特征之一,主要表现为溶骨

性损害和弥漫性骨质疏松。双膦酸盐(如帕米膦酸二钠和唑来膦酸)能够抑制破骨细胞活性、减轻骨痛及骨相关并发症[219,526,527]。高钙血症与骨髓瘤的骨吸收过度相关,双膦酸盐在高钙血症治疗中具有关键作用。唑来膦酸较帕米膦酸治疗高钙血症更有效,在双膦酸盐中优选唑来膦酸[528]。

国际骨髓瘤工作组(The International Myeloma Working Group, IMWG)和美国国家综合癌症网络(National Comprehensive Cancer Network, NCCN)主张有骨病的骨髓瘤患者接受帕米膦酸二钠或唑来膦酸治疗,每月 1 次。目前认为帕米膦酸二钠和唑来膦酸在减轻骨相关并发症方面等效[529,530]。指南推荐帕米膦酸二钠 90mg 静脉滴注,每 3～4 周 1 次,每次滴注维持 4 小时以上;唑来膦酸 4mg 静脉滴注,每 3～4 周一次,每次滴注维持 15 分钟。

除了辅助治疗骨病之外,双膦酸盐可能具有直接抗肿瘤作用。MRC IX 试验比较了唑来膦酸和口服氯膦酸,发现唑来膦酸能够降低 16% 的死亡率,并将中位 OS 从 44.5 个月延长至 50 个月[531]。初诊时无骨病的骨髓瘤患者接受唑来膦酸治疗也可获益[532]。

双膦酸盐,特别是唑来膦酸应用中需要注意下颌骨坏死(osteonecrosis of the jaw, ONJ)的风险[533]。MRC IX 试验中,ONJ 的发生率为 4%[531]。可以通过注意口腔卫生及尽量避免侵入性手术降低 ONJ 的发生风险[534]。

denosumab 是 RANK 配体的单克隆抗体,还可抑制破骨细胞;在二期临床实验中显示对骨髓瘤治疗具有积极作用[188]。尽管 denosumab 在实体瘤和骨转移患者中疗效优于唑来膦酸,但在 III 期试验中,denosumab 在骨髓瘤患者的亚组分析中疗效较差[187]。但是由于临床试验数据有限,上述结论很难得到更好诠释。一项研究骨髓瘤患者的大型 III 期临床试验(NCT01345019)正在进行。

椎体成形术(注射甲基丙烯酸甲酯或骨水泥)和椎体后凸成形术(使用可膨胀的球囊,接着滴注骨水泥)可用于治疗压缩性骨折,也可用于骨髓瘤治疗[535,536]。

姑息性放射治疗

放疗对缓解骨髓瘤患者骨痛也起着关键作用。约 38% 患者在疾病过程中会接受放射治疗[537]。放射治疗的主要适应证是缓解骨痛。其他适应证包括即将发生的骨折、脊髓受压或缓解肿块压迫症状(即颅神经麻痹、器官或关节功能障碍)。可以使用 20～35Gy 的剂量,但是在设计方案时特别是脊柱,考虑撤退是至关重要的。20Gy 的剂量分 5 次或 10 次照射,通常可以缓解症状。

新诊断骨髓瘤治疗的紧急并发症

静脉血栓

骨髓瘤患者发生深静脉血栓和肺栓塞的风险增高。当伴有已知的危险因素(深静脉血栓病史、卧床制动、脱水等)时[432],尤其如此。遗传易感性包括高同型半胱氨酸,抗凝血酶 III、蛋白 C 和蛋白 S 缺陷,以及凝血因子 V Leiden 和(或)凝血酶原 G20210A 基因突变。对于反复出现静脉血栓(venous thromboembolism, VTE)的患者,应怀疑是否存在遗传学异常。在骨髓瘤诊断后的 3～4 个月,VTE 的发病率最高。在单用地塞米松或 MP 治疗患者中,VTE 的发病率为 3%～4%,但当地塞米松、

马法兰与新药联合时,VTE 发病率明显升高[271,538,539]。骨髓瘤患者体内存在大量促凝物质,包括内皮损伤、副蛋白影响纤维蛋白结构、血友病因子多聚体水平升高、VIII因子水平升高、蛋白 S 降低和获得性活化蛋白 C 抵抗[540,541]。单核苷酸多态性分析发现,有 18 种多态性与沙利度胺引起的 VTE 相关。这些多态性涉及药物运输和代谢过程中的重要通路,以及 DNA 修复和细胞因子途径[542]。对于那些缺乏特定遗传易感性的骨髓瘤患者,发生 VTE 的确切原因不甚明了了,但与治疗方案密切相关。

单用沙利度胺治疗的新诊断或复发患者中,VTE 的发病率约为 2%～4%,这与单用地塞米松或 MP 方案的发病率相似,提示单用沙利度胺并未增加 VTE 的风险。然而当沙利度胺联合地塞米松、马法兰、多柔比星或环磷酰胺中的一种或多种药物时,VTE 的发病风险显著增高[274,432]。在未进行抗凝预防的患者中,MPT 方案导致的 VTE 发生率为 12%～20%。在新诊断的患者中,沙利度胺和地塞米松引起的 VTE 发生率为 14%～26%[271,411,431,538]。研究显示多数 VTE 发生在治疗的前 60 天内,与大量细胞破坏一致。在 TT2 研究中,22% 患者发生 VTE,其中 95% 发生在治疗开始的 12 个月内[543]。口服化疗方案主要引起深静脉血栓或肺栓塞。而静脉化疗时,近 50% 患者的导管相关性血栓发生率增加[542]。

至少在复发患者中,单用来那度胺并不增加 VTE 的发生率,但当来那度胺联合地塞米松,发生 VTE 的风险显著增高[482]。来那度胺相关 VTE 的危险因素有三种:较高剂量的地塞米松、使用促红细胞生成素以及同时给予其他药物。来那度胺和环磷酰胺联合方案的 VTE 发生率为 14%[544]。至少在复发或难治性患者中,硼替佐米并不增加 VTE 的发生风险[272]。

VTE 的预防基于对已知危险因素的评估:①骨髓瘤相关的(高黏血症、新诊断患者);②治疗相关的[大剂量地塞米松(每月 ≥480mg)、多柔比星、多药联合化疗];③个体因素(年龄、VTE 病史、遗传性血栓形成倾向、肥胖、卧床制动、中心静脉导管、感染、手术、促红细胞生成素治疗);④伴发疾病相关因素(急性感染、糖尿病、心脏或肾脏功能不全)。治疗相关因素在 VTE 风险方程中权重最高。建议使用以下方法进行预防:①对伴有 1 项或不伴危险因素的患者,给予乙酰水杨酸(阿司匹林)325mg/L 的标准剂量或 81mg/d 的减低剂量治疗;②对伴有治疗相关危险因素或其他 2 项以上危险因素的患者,给予低分子肝素(low-molecular-weight heparin, LMWH),每天 1 次,或全剂量华法林。建议预防性治疗时间为 6～12 个月[432]。

对 VTE 的治疗,应从标准治疗剂量的 LMWH 开始。随访期可口服抗凝药物。如患者不适合口服抗凝药物,应继续给予 LMWH 直到抗肿瘤治疗结束。最佳的抗凝维持时间尚未明确,有文献报道,在停止抗凝治疗的患者中,10% 出现 VTE 复发[545]。这一结果表明,对于某些患者应长期接受预防性治疗。有研究表明接受抗凝治疗患者获得生存期受益,提示抗凝剂可能额外作用于骨髓瘤病程[543]。

周围神经病变

硼替佐米[546,547]和沙利度胺[548,549]相关的周围神经病变需与其他病因鉴别,如副肿瘤性神经病变、使用神经毒性化疗药物(长春新碱或顺铂)、糖尿病及 AL 淀粉样变性。AL 淀粉样变性患者的外周神经对神经毒性药物极为敏感。当伴神经毒性的药物治疗持续时,周围神经病变的临床表现包括:双侧脚趾

和（或）手指的刺痛、麻木，感觉缺失和（或）从肢体末端逐渐向近端发展的疼痛。典型表现呈手套-袜套样分布。神经系统检查时可发现感觉丧失、深肌腱反射以及肢端肌力降低，下肢尤为明显。若出现明显的肌无力或非对称性体征，则要请神经科会诊，进行肌电图和神经传导检查。

硼替佐米抑制 NF-κB 的活性，可阻断神经生长因子介导的神经元存活信号的转录。硼替佐米引起神经病变的其他可能机制，包括线粒体为主的凋亡通路活化导致的线粒体和内质网损伤[546,550,551]。选择性更强的第二代蛋白酶体抑制剂，如卡非佐米的神经毒性较低[552]。接受硼替佐米治疗的初治患者中，约 20% 发生 3 或 4 级的神经毒性，复发患者约为 30%[417,553,554]。出现硼替佐米相关的 2 级神经病变时，应将硼替佐米剂量减半；发生 3 或 4 级神经病变者，则应该停止用药。有报道神经症状可在 3 个月内缓解或消失，某些患者可能需 2 年才可能获得最大程度的缓解[403,553,555,556]。皮下使用硼替佐米与静脉用药有效率相似，但皮下用药的安全性明显提高。使用头对头研究比较，发现硼替佐米皮下给药组中任何程度 PN 的发生率为 38%，而静脉给药组为 53%（$p = 0.044$）。皮下给药组与静脉给药组 2 级及以上的 PN 发生率分别为 24% 和 41%（$p = 0.012$），3 级及以上的 PN 发生率分别为 6% 和 16%（$p = 0.026$）[557]。基于上述研究结果，皮下给药方式目前为硼替佐米的推荐给药途径。

在接受沙利度胺治疗的患者中，75% 患者会发生神经病变。沙利度胺相关神经病变的发生与沙利度胺的日用剂量、剂量强度、累积剂量大于等于 400mg 以及治疗时间有关[548,549,558~563]。降低沙利度胺剂量、停止沙利度胺治疗或改用来那度胺常可改善神经症状。沙利度胺可引起轴突长度依赖性神经病变[564]，因此神经症状的恢复或改善往往需经历很长时间。治疗沙利度胺和硼替佐米相关性神经病变药物包括：加巴喷丁、普瑞巴林或三环类抗抑郁药。

颌骨坏死

颌骨坏死（osteonecrosis of the jaw，ONJ）是一种严重的"骨病"，与双磷酸盐治疗有关。经典表现为下颌骨和上颌骨的感染伴有骨坏死。ONJ 以颌面部骨质暴露并在 8 周内无法愈合为特征。ONJ 常表现为受损部位的疼痛和（或）麻木、软组织肿胀、流涎和牙松动，也可能无症状。ONJ 确切的病因尚不清楚，可能由多因素造成。随着双磷酸盐使用时间的延长，ONJ 的发病风险也增加。对于使用双磷酸盐 4 年的患者，ONJ 的发生率为 5% ~ 15%[565~567]。ONJ 的另一种易感因素为有创牙科手术，如拔牙[568,569]。约 50% 的患者在出现 ONJ 之前都有接受过口腔治疗[569]。尽管发生 ONJ 的遗传易感性尚未阐明，全基因组单核苷酸多态性分析显示，在双磷酸盐的治疗过程中，细胞色素 P450 ~ 2C 多肽的多态性与双磷酸盐治疗发生 ONJ 的风险增加有关[570,571]。为了预防 ONJ 的发生，在接受双磷酸盐静脉给药之前，患者应进行口腔评估。在治疗过程中，保持口腔高度清洁，避免口腔手术[534]。接受双磷酸盐治疗的患者，口腔手术之前给予预防性抗生素治疗，可降低 ONJ 的发病率[572]。ONJ 的治疗多采用保守疗法（如停用双磷酸盐、限制性清创术、抗生素治疗和局部口腔清洗）[573]。对于难治的病例，可手术切除坏死骨。对于 97 名 ONJ 患者的随访结果表明，有 75% 患者达到 ONJ 愈合。对于自发性 ONJ 患者，创面不能愈合或 ONJ 复发的风险

更高[568]。

● 病程及预后

监测疾病疗效和复发的标志物

由欧洲骨髓瘤移植登记中心制定的疗效评估标准，又称 EBMT 标准，曾广泛应用，现已被国际骨髓瘤工作组（IMWG）的新标准所取代（表 107-11）[8,574]。IMWG 疗效标准包括血清游离轻链的检测，因此对曾被认为是低分泌或非分泌型骨髓瘤的患者，也可以进行疗效评估。通过对 CR 更为严格的定义，列出了严格的完全缓解（stringent complete remission，sCR），即通过免疫组化或免疫荧光方法，在骨髓中不能检测出单克隆浆细胞，并且游离轻链比例正常。之前使用的接近完全缓解（nCR）（仅血清免疫固定电泳为阳性），在新分类中被归入非常好的部分缓解（VGPR），摒弃微小缓解（MR）的分类。

表 107-11	国际骨髓瘤工作组（IMWG）疗效标准
疗效分类[*]	**疗效标准**
CR	血和尿免疫固定电泳阴性，无软组织浆细胞瘤及骨髓中浆细胞<5%[†]
sCR	在 CR 的基础上，FLC 比率正常以及免疫组化或免疫荧光[‡]证实骨髓[†]无单克隆浆细胞
VGPR	常规蛋白电泳不能检出 M 蛋白但血/尿免疫固定电泳阳性；或血清 M 蛋白降低 ≥ 90% 和尿 M 蛋白 < 100mg/24h
PR	血清 M 蛋白降低 50% ~ 89% 和 24 小时尿 M 蛋白减少 > 90%（或 < 200mg/24h） 如血尿 M 蛋白不可测定，血清 FLC 中受累与未受累的游离轻链差值下降 > 50% 如血尿 M 蛋白及血清 FLC 均不可测定，则需骨髓中浆细胞比例下降 > 50%（基线骨髓浆细胞比例需 > 30%） 上述任何一项须同时满足软组织浆细胞瘤缩小 > 50%
SD	不符合 CR、VGPR、PR 及疾病进展标准

CR，完全缓解；FLC，游离轻链；M-protein，单克隆蛋白；PR，部分缓解；sCR，严格意义完全缓解；VGPR，非常好的部分缓解。

[*] 所有疗效类型需要在新治疗开始前进行连续两次评估；如果已进行放射学检查，则对 CR、PR 和 SD 还要求没有已知的进展性或新的骨病灶证据。放射学检查不是必需的。

[†] 不需要重复骨髓活检证实。

[‡] 根据 κ/λ 大于 4:1 或小于 1:2 来判断克隆性浆细胞的存在。免疫组化和/或免疫荧光需检测至少 100 个浆细胞来判断轻链比例。

注：SD 不建议用作疗效指标，描述病情稳定最好用至疾病进展时间（TTP）。

生存终点包括无进展生存（PFS）、无事件生存（EFS）和无病生存（DFS）。PFS 指从治疗开始到骨髓瘤进展或死亡的时间，包括所有患者。可以用来替代 OS。对于 EFS，需要对事件进行准确定义（如明显的药物毒性、死亡等）。现在使用至疾病进展时间（TTP）而非"疾病稳定"来描述治疗的有效性。TTP 从治疗开始时进行计算，重要的是，它包含了所有参加临床试

验的患者。疗效持续时间从出现疗效开始计算，只计算治疗有效的患者。建议进行长期随访以充分评价新药治疗的疗效。新疗效标准的不足包括疗效由单克隆免疫球蛋白和骨髓评估决定。MRI 和 PET-CT 等可证实骨骼事件动态改变的现代影像学技术不包括在疗效标准中。

初始治疗后达到 VGPR 以上疗效的骨髓瘤患者，可以通过高通量测序、定量聚合酶链反应（PCR）和多参数流式细胞术检测微小残留病灶（minimal residual disease，MRD），MRD 具有重要预后意义。Martinez-Lopez 等研究了 133 例初始治疗后达 VGPR 以上疗效的骨髓瘤患者，将骨髓进行高通量测序，结果显示获得 CR 的患者中，MRD 阴性者 TTP 为 131 个月，而 MRD 阳性者 TTP 为 35 个月。根据 MRD 水平对患者进行分层，MRD 大于或等于 10^{-3} 者，中位 TTP 为 27 个月，MRD 介于 10^{-5} 与 10^{-3} 之间者，中位 TTP 为 48 个月，MRD 小于 10^{-5} 者，中位 TTP 为 80 个月（$p = 0.003 \sim 0.0001$）[575]。尽管目前 MRD 尚未被纳入预后标准，MRD 检测对于疗效评价具有重要意义。

疾病特征可随病程进展而改变。多次复发会出现克隆演化，导致之前分泌的完整免疫球蛋白减少，并转化为仅分泌轻链（本周逃逸），或完全失去分泌免疫球蛋白的能力。出现这种情况常常与髓外扩散有关，患者的 LDH 水平会升高，PET-CT 检查时能发现髓外病灶。偶尔，患者会出现无法解释的贫血或全血细胞减少，并伴有骨髓瘤蛋白的消失，此时必须进行骨髓检查，以明确有无复发。

目前很多诱导方案可快速减少肿瘤细胞，单克隆免疫球蛋白在治疗后的数月内即可减少 50% 以上。因此，在诱导期至少每月对骨髓瘤蛋白进行一次评估。2 ~ 4 个疗程的诱导治疗后，大剂量马法兰联合自体造血干细胞移植前，应重新进行评估，包括骨髓细胞遗传学检测、对原有病灶的 MRI 和（或）PET-CT 检查，以了解髓内或髓外病灶是否减少。第一年至少每月进行一次疾病监测，之后至少每隔一个月进行一次疾病监测。骨髓活检包括细胞遗传学检查，应在疾病进展或改变治疗方案前进行。影像学检查应该每年一次或在有新症状出现时进行。

预后

骨髓瘤预后取决于三个因素：①宿主；②肿瘤生物学和疾病负荷；③实施的治疗类型。宿主的参数如并发症、高龄、虚弱和体能状态差，对总体预后产生负面影响，并增加治疗相关疾病的发病率和死亡率。随着新药的出现，联合使用或包含大剂量马法兰预处理的自体造血干细胞移植方案，可以克服一些不良预后因素（参见上文"新诊断多发性骨髓瘤的管理"）。

随着细胞遗传学、基因表达谱和影像学（MRI 和 PET-CT）的进展都大大增加了我们对肿瘤生物学和负荷的理解。而且，这些预后指标比标准预后因素更有效。

许多个体参数作为预后指标已被验证有价值。据报道，伴浆母细胞形态的患者具有较高的标记指数、血清 IL-6 受体水平、RAS 突变增加、侵袭性更强和生存期缩短[292]。血清 β2M 代表细胞膜上 MHC 复合物的轻链。生长速度快、细胞更替率高的肿瘤分泌的 β2M 蛋白较高。在具正常肾功能的骨髓瘤患者中，血清 β2M 升高预示着疾病进展[301]。标记指数（labeling index，LI）是衡量骨髓瘤细胞 DNA 合成的一个指标，可以预测生存期，通常在诊断时较低（<1%），复发后增高，在 MG 和惰性骨髓瘤低[576]。

血清 IL-6 水平似乎与疾病阶段和生存相关[577,578]。IL-6 刺激肝细胞产生急性期蛋白如 C-反应蛋白（C-reactive protein，CRP）；因此，C 反应蛋白可能反映了 IL-6 水平与骨髓浆细胞增殖状态。的确，MG 患者的 CRP 水平显著低于 MM 患者，生存也与血清 CRP 水平相关[579]。高水平的血清可溶性 IL-6 受体（sIL-6R）、肝细胞生长因子[580] 和 syndecan-1[581] 以及低血清透明质酸水平[582]，都是独立的预后不良因素。

MM 患者在进行常规剂量和大剂量治疗后，血液中的循环浆细胞比例和标记指数是其生存的独立预后因素[294,583]。循环内皮细胞也与疾病进程和对沙利度胺反应有关[584]。最后，循环蛋白酶体水平是生存的独立预后因素[585]。

这些因素中有许多是相互关联的，因此独立意义有限。经多变量分析，通过评价肿瘤细胞在 S 期的标记指数或者数量，许多个团队发现预测结果最好的组合指标是可同时反映肿瘤负荷和肾功能的血清 β2M 及浆细胞的增殖活性。年龄和体能状态也提高预后评估[586,587]。

细胞遗传学研究结果与不良预后相关，包括亚二倍体和 17p13 缺失，抑癌基因 *TP53* 的定位点[308,309,372,588]。染色体 1q 臂的获得和 1p 臂的缺失发生串联重复和 1 号染色体的跳跃易位，预示着更具侵袭性和更晚期的骨髓瘤[59,589~591]。同时具备亚二倍体和高 β2M 也用于确定预后较差的患者群[588,592]。与此相反，在伴细胞遗传学异常和包含 3、5、7、9、11、15、19 和 21 等染色体非随机获取的患者中，几乎有一半有超二倍染色体，与化疗敏感和更好的 OS 相关。t（11；14）易位也伴有一个更好的结果[101]。50% 以上的骨髓瘤患者存在 13 号染色体缺失，预后不良，但这些缺失也与 MG 相关[83,89,307]，目前它们在骨髓瘤转化中的作用尚未明确。13 号染色体缺失并不能作为硼替佐米治疗的预后指标，强调了特殊治疗的预后因素的重要性[593]。

间期 FISH 不依赖于细胞周期，异常细胞的检测增至 80% ~ 90%[594]。间期 FISH 也可以发现遗传学沉默的易位，如 t（4；14）、t（14；16）和 t（14；20），也可以在存储材料中进行此检查。上述数据表明，中期的细胞遗传学异常和 FISH 分析可确定自体造血干细胞移植或标准治疗效果不佳的患者。尽管应用这些更复杂的细胞遗传学技术，个体预后仍然是高度不同。全治疗 2（TT2）试验资料显示，标准预后变量和中期细胞遗传学对结果变异的解释能力有限，危险比不超过 2.0[64,595,596]。

新诊断患者的基因表达谱允许在整个人类基因组数据范围内对结果进行解释。基因表达谱不仅具有定义疾病发病机制的能力，而且能够确定新的预后因子和潜在的治疗靶点[597,598]。使用 532 例新诊断患者的肿瘤细胞，Shaughnessy 和他的同事们定义了具备鉴定高危患者能力的一种 70 个基因的模型和一种 17 个基因亚群[599]。IFM 的研究，从 250 名新诊断的患者中产生基因表达谱。15 个最稳定的基因被用来构建一个生存模型。15 个基因模型证实了用高剂量治疗新诊断骨髓瘤患者的生存预测能力提高。具体来说，这项工作表明，高危较低危患者有 6.8 倍死亡风险比（95% 可信区间，3.92 ~ 11.73；$p < 0.001$）。IFM 15 基因和阿肯色医科大学（UAMS）17 基因模型，当应用到各自的数据集，显示是强大的预测工具，可以提高识别 ISS 分期高危患者的能力。HOVON 组开发的 92 个基因标志用来预测不同的预后[600]。因为未进行前瞻性研究，这些基因标志尚未普及。此外，Arkansas、IFM、Millennium 和 HOVON 定义的标志研究结果显示，这些基因标志在骨髓瘤未被广泛

使用[129]。

这些基因表达谱研究也确定出了对传统和新的骨髓瘤治疗敏感与耐药的机制[601,602]。例如，患者肿瘤样本的基因表达谱显示，与没有效果的患者相比，对硼替佐米有效患者的基因表达上调。HSP27 表达上调与原发或继发的硼替佐米耐药有关（参见第 109 章）。临床前研究表明，p38^{MAPK} 抑制剂，使 Hsp27 表达下调、恢复耐药的骨髓瘤细胞株和患者对硼替佐米的敏感性[603]，为这两种药物的联合试验提供依据。

基因表达谱数据对未来临床试验的解释有重要作用。从基因微阵列数据得到的有效预后模型目前用于改善预后，最终将被用来为患者选择个体化治疗。

骨髓瘤在基因水平上是一种非常复杂的疾病。将 203 例多发性骨髓瘤患者正常组织与肿瘤组织配对并行测序，KRAS、BRAF、NRAS、FAM46C、TP53 和 DIS3 基因突变最常见[112]。肿瘤具有明显的异质性。突变往往发生在亚克隆群体和存在相同路径的多个突变被证实存在于同一患者。对 15 例骨髓瘤患者的连续样本行全基因组测序结果、拷贝数分析和细胞遗传学检测，证实随着时间推移，出现复杂的克隆演化[108]。此外，克隆和亚克隆异质性在同一缺乏优势克隆的患者并不一定转化为 mRNA。这些和其他研究证明了骨髓瘤基因组复杂性，强调快速鉴定可能药物至癌突变的必要性，从而定制治疗骨髓瘤患者的措施。基因组分析技术可以促进这一认识，对进一步开发有效的靶向治疗可能有价值。未来的治疗策略可能包括靶向治疗与现有的蛋白酶抑制剂和免疫调节药联合。此外，识别突变可能提供重要的预后信息。例如，SP140 突变与复发风险增加相关，提示该基因可能在骨髓瘤具预后意义。

● 特殊的疾病表现

IGM 型多发性骨髓瘤

一种罕见且诊断难点是 IgM 型骨髓瘤，不同于 Waldenströ 巨球蛋白血症（病理诊断，免疫细胞）[604,605]。经检查，骨髓瘤骨髓中以浆细胞为主而不是淋巴浆细胞浸润，而肥大细胞增多症是免疫细胞瘤的标志。DNA 非整倍体和溶骨病变的存在支持骨髓瘤的诊断。IgM 型多发性骨髓瘤对嘌呤类似物耐药，而华氏巨球蛋白血症则有效[606,607]。

孤立性浆细胞瘤

浆细胞瘤是起源于骨［孤立性骨浆细胞瘤（solitary osseous plasmacytoma, SOP）］或软组织［髓外浆细胞瘤（extramedullary plasmacytoma, EMP）］的单克隆浆细胞聚积形成。他们占浆细胞病的不到 10%。在诊断 SOP 或 EMP 前必须排除全身性疾病，如骨髓浆细胞增多症、贫血、肾功能不全或多发溶骨病变或软组织病变。MRI 可以显示与骨髓瘤一致的额外骨髓异常[608]。诊断 SOP 或 EMP 的中位年龄约 50 岁，比骨髓瘤年轻近 10 岁[609~611]。虽然 SOP 和 EMP 患者都可以进展为骨髓瘤，SOP 患者中绝大部分进展，而在 EMP 患者中只有 50% 最终进展为骨髓瘤。SOP 和 EMP 患者的中位生存期分别为 86.4 个月和 100.8 个月，无明显差异；两组 PFS 有显著性差异，SOP 组为 16% 而 EMP 组为 71%。在初始治疗浆细胞瘤后血清和/或尿稳定的单克隆免疫球蛋白持续存在，因其不影响生存或无病生

存，不需要额外治疗[609]。相反，在 SOP 或 EMP 患者出现单克隆免疫球蛋白水平升高应启动针对复发性浆细胞瘤或骨髓瘤的检查。有人建议，如同骨髓瘤患者，血清 β2-M 对 SOP 患者有预后意义。例如，19 例伴血清 β2M 升高患者中的 17 例已经转化为骨髓瘤，生存期较血清 β2M 水平正常的患者缩短（31 个月）[612]。

局部治疗，主要是放射治疗，需要解剖支撑的手术治疗是 SOP 和 EMP 标准的治疗方法[609~611]。孤立软组织浆细胞瘤患者通常可以通过适当的局部放疗治愈（剂量至少 4.5Gy）。相比之下，这种局部治疗方法在大多数孤立性骨浆细胞瘤患者失败[613]。此类患者骨髓瘤的发展在一开始可能是多灶性的全身性疾病，迄今未被标准影像技术检出但用 MRI[614] 和 PET-CT[615] 则容易被检出。

作为 SOP 或 EMP 的初始治疗，化疗无论是单独使用还是联合放疗和手术，未证实有益。此外，用于预防疾病复发和/或进展为骨髓瘤的辅助化疗的益处也不明确。累及部位放疗后蛋白的消失预示长期无病生存和治愈的可能[613]。

轻链型淀粉样变性

当出现充血性心衰、肾病综合征、消化不良、凝血功能障碍、皮疹（口腔黏膜疹，"浣熊的眼睛"）或神经病变等临床表现，应该仔细进行原发性淀粉样变性相关的检查（参见第 108 章）。轻链沉积病（LCDD）也可能有类似的临床表现。AL 型淀粉样变性和轻链沉积病之间的主要区别是沉积蛋白结构的差异；AL 淀粉样变性是纤维，而 LCDD 则为颗粒。LCDD 通常与 κ 轻链亚型相关，而 AL 淀粉样变性则与骨髓瘤的 λ 轻链亚型相关。

原发性轻链型淀粉样变性和免疫球蛋白沉积病，由于发病过程中出现正常组织浸润，在功能上以 MG 临床表现为特征，但也可伴有显性骨髓瘤。临床怀疑后进一步检查取决于有关联的器官。心脏淀粉样变性可能与以下相关：心电图显示低电压、心律失常、室间隔厚度增加超过 12mm、舒张功能不全或在超声心动图出现斑点和心机损害指标升高，如 B 型钠尿肽、N 端 B 型脑钠肽前体蛋白和肌钙蛋白 T[616,617]。累及胃肠道可表现为血白蛋白和前白蛋白降低。肾脏受累可以表现为非特异性蛋白尿、24 小时尿蛋白增高和低单克隆免疫球蛋白。腕管综合征和周围神经病变可能是淀粉样变性的表现，神经传导研究有助于诊断。体位性低血压也应警惕系统性淀粉样变性，由于淀粉样物质沉积在自主神经系统的神经滋养血管和肾上腺，从而产生肾上腺功能减退。偶尔，原发性淀粉样变性表现为包含淀粉样物质的肿瘤或混合浆细胞瘤。通常情况下，MRI 信号可区分浆细胞瘤，在 T1 加权图像上显示低信号，在短时间反转回复序列（short tau inversion recovery, STIR）加权图像呈高信号，而淀粉样变性病变则呈低信号。

应采用适当的活检技术明确是否存在继发性淀粉样变性及程度，同样的，LCDD 在这些患者中也可明确。AL 淀粉样变性往往可以通过皮下脂肪细针穿刺或直肠黏膜活检诊断（参见第 108 章）[618]，尽管优先取易取、临床受累的组织活检。骨髓活检也可检测到 AL 淀粉样物质[252]。刚果红染色显示偏振光下的血管周围淀粉样物质与典型的苹果绿色双折射[619]。硫磺素 T 也是一种有用的染色，AL 淀粉样变性产生强烈的黄绿色荧光。LCDD 需要疏松组织的免疫荧光分析；因受质疑，应避免使用福

尔马林固定。

尽管肿瘤负荷很低，AL 淀粉样变性和免疫球蛋白沉积病患者承受骨髓瘤分泌产物的影响，即使在相对较轻的程度，也会造成肾脏、心脏、胃肠道、肝、脾和周围及自主神经的损害。目前所有治疗靶点均为单克隆浆细胞群，其进展与治疗骨髓瘤的进展相平行。而标准的马法兰联合泼尼松方案只对轻微有效，高剂量地塞米松冲击联合干扰素方案，在多发性骨髓瘤产生更快速的效果和较深的缓解，AL 淀粉样变性也显示出令人鼓舞的效果[620]。同样的，地塞米松联合马法兰方案也取得较好的效果[621]。波士顿大学的研究小组率先使用大剂量马法兰和自体造血干细胞移植（图 107-16）[622]，在精心挑选的患者中是有效的治疗方案。在 312 例患者的研究中，大剂量马法兰（100～200mg/m²）联合自体造血干细胞移植方案的中位生存期为 4.6 年，治疗相关的死亡率为 13%[623]。器官功能也有明显改善。异基因移植在 AL 淀粉样变性中的作用尚不清楚。

使用新药如免疫调节类药物（IMiDs）和蛋白酶抑制剂与其他药物如马法兰、地塞米松、环磷酰胺联合化疗，在 AL 淀粉样变性患者显示出可喜的效果。在一项来那度胺联合地塞米松的 II 期试验中，29% 患者取得了 CR，38% 患者获得了 PR，ORR 为 67%。来那度胺因在标准剂量 25mg/d 的耐受性差，剂量减少为 15mg/d[624]。一项 II 期临床试验评价了泊马度胺和地塞米松联合用药的安全性和有效性。33 例患者中，有效率为 48%。反应时间为 1.9 个月，中位 OS 和 PFS 分别为 28 个月和 14 个月。最常见的副作用是疲乏和中性粒细胞减少[625]。

治疗 AL 淀粉样变性，硼替佐米也显示了有效性和可耐受性。在一项 II 期临床试验中，40 例自体干细胞移植后未达到 CR 患者中的 21 例接受硼替佐米联合地塞米松化疗。12 例可评估疗效的患者，在自体干细胞移植后一年的 ORR 为 92%，其中 67% 获得 CR，50% 患者器官功能得到改善[626]。据报道联合使用环磷酰胺（CyBorD）可提高反应率。Venner 和同事评价了未曾接受治疗的 43 例患者联合用药情况。总的血液学反应率为 81.4%，其中 CRs 占 39.5%；30% 的患者被报出现周围神经病变。硼替佐米每周 2 次、静脉给药的方式可能是这一方案周围神经病变发生率高的原因[627]。

心脏淀粉样变是最具挑战性的临床状态及目前制定多疗程减量的马法兰（70～100mg/m²）联合干细胞支持以避免液体超负荷或细胞因子引起的心律失常及心脏衰竭[628]。目前存在普遍的误解，大剂量地塞米松单独或联合沙利度胺冲击，即使在较低的剂量，均较适当剂量的马法兰序贯干细胞支持方案安全和耐受性更好。由于造血干细胞-妥协的特性，马法兰甚至在 50～70mg/m²，仍然最好在自体干细胞支持下给药。

冒烟型骨髓瘤

冒烟型骨髓瘤患者历来仅随访、不治疗[629~631]。此时，治疗冒烟型骨髓瘤也毫无作用。应每隔 3～6 个月间隔密切随访患者，并应提供临床试验。

在一项小样本、随机、前瞻性研究中，125 例高危冒烟型骨髓瘤患者使用来那度胺和地塞米松联合化疗或观察[632]，中位随访 40 个月，干预组至疾病进展时间（TTP）未达到，而观察组为 21 个月（p<0.001），3 年 OS 分别为 94% 和 30%（p=0.03）。尽管有这些有利的发现，但本研究所采用的高危标准并不是实践中常用的标准。在这项研究中的高风险被定义为至少有 10%

骨髓浆细胞浸润，M 蛋白大于等于 3g/dl，或尿本周氏蛋白水平超过 1g/24 小时。根据这些标准，一些伴有活动性骨髓瘤的患者被归类为高危的冒烟型骨髓瘤，这可能导致了两组试验结果之间的差异。IMWG 建议骨髓浆细胞比例超过 60%[633]、κ:λ 游离轻链比例大于 100[634]、MRI 或 PET-CT 显示存在 2 处骨质破坏的冒烟型骨髓瘤患者可能从治疗中获益[635~637]。在改变高危患者的治疗模式之前，需要进一步研究高危骨髓瘤的治疗。

翻译：李锋　互审：黄河　校对：侯健

参考文献

1. Palumbo A, Anderson K: Multiple myeloma. *N Engl J Med* 364:1046–1060, 2011.
2. Borrow P, Lewicki H, Hahn BH, et al: Virus-specific CD8+ cytotoxic T-lymphocyte activity associated with control of viremia in primary human immunodeficiency virus type 1 infection. *J Virol* 68:6103–6110, 1994.
3. Cohen HJ, Crawford J, Rao MK, et al: Racial differences in the prevalence of monoclonal gammopathy in a community-based sample of the elderly. *Am J Med* 104:439–444, 1998.
4. Iwanaga M, Tagawa M, Tsukasaki K, et al: Prevalence of monoclonal gammopathy of undetermined significance: Study of 52,802 persons in Nagasaki City, Japan. *Mayo Clin Proc* 82:1474–1479, 2007.
5. Landgren O, Gridley G, Turesson I, et al: Risk of monoclonal gammopathy of undetermined significance (MGUS) and subsequent multiple myeloma among African American and white veterans in the United States. *Blood* 107:904–906, 2006.
6. Landgren O, Kyle RA, Pfeiffer RM, et al: Monoclonal gammopathy of undetermined significance (MGUS) consistently precedes multiple myeloma: A prospective study. *Blood* 113:5412–5417, 2009.
7. Weiss BM, Abadie J, Verma P, et al: A monoclonal gammopathy precedes multiple myeloma in most patients. *Blood* 113:5418–5422, 2009.
8. Durie BG, Harousseau JL, Miguel JS, et al: International uniform response criteria for multiple myeloma. *Leukemia* 20:1467–1473, 2006.
9. Kyle RA, Therneau TM, Rajkumar SV, et al: A long-term study of prognosis in monoclonal gammopathy of undetermined significance. *N Engl J Med* 346:564–569, 2002.
10. Vachon CM, Kyle RA, Therneau TM, et al: Increased risk of monoclonal gammopathy in first-degree relatives of patients with multiple myeloma or monoclonal gammopathy of undetermined significance. *Blood* 114:785–790, 2009.
11. Bourguet CC, Grufferman S, Delzell E, et al: Multiple myeloma and family history of cancer. A case-control study. *Cancer* 56:2133–2139, 1985.
12. Grosbois B, Jego P, Attal M, et al: Familial multiple myeloma: Report of fifteen families. *Br J Haematol* 105:768–770, 1999.
13. Lynch HT, Ferrara K, Barlogie B, et al: Familial myeloma. *N Engl J Med* 359:152–157, 2008.
14. Lynch HT, Sanger WG, Pirruccello S, et al: Familial multiple myeloma: A family study and review of the literature. *J Natl Cancer Inst* 93:1479–1483, 2001.
15. Chubb D, Weinhold N, Broderick P, et al: Common variation at 3q26.2, 6p21.33, 17p11.2 and 22q13.1 influences multiple myeloma risk. *Nat Genet* 45:1221–1225, 2013.
16. Morgan GJ, Johnson DC, Weinhold N, et al: Inherited genetic susceptibility to multiple myeloma. *Leukemia* 28:518–524, 2014.
17. Weinhold N, Johnson DC, Rawstron AC, et al: Inherited genetic susceptibility to monoclonal gammopathy of unknown significance. *Blood* 123:2513–2517; quiz 2593, 2014.
18. Grass S, Preuss KD, Ahlgrimm M, et al: Association of a dominantly inherited hyperphosphorylated paraprotein target with sporadic and familial multiple myeloma and monoclonal gammopathy of undetermined significance: A case-control study. *Lancet Oncol* 10:950–956, 2009.
19. Zwick C, Held G, Auth M, et al: Over one-third of African-American MGUS and multiple myeloma patients are carriers of hyperphosphorylated paratarg-7, an autosomal dominantly inherited risk factor for MGUS/MM. *Int J Cancer* 135:934–938, 2014.
20. Soderberg KC, Kaprio J, Verkasalo PK, et al: Overweight, obesity and risk of haematological malignancies: A cohort study of Swedish and Finnish twins. *Eur J Cancer* 45:1232–1238, 2009.
21. Wallin A, Larsson SC: Body mass index and risk of multiple myeloma: A meta-analysis of prospective studies. *Eur J Cancer* 47:1606–1615, 2011.
22. Calle EE, Rodriguez C, Walker-Thurmond K, et al: Overweight, obesity, and mortality from cancer in a prospectively studied cohort of U.S. adults. *N Engl J Med* 348:1625–1638, 2003.
23. Friedman GD, Herrinton LJ: Obesity and multiple myeloma. *Cancer Causes Control* 5:479–483, 1994.
24. Carson KR, Bates ML, Tomasson MH: The skinny on obesity and plasma cell myeloma: A review of the literature. *Bone Marrow Transplant* 49:1009–1015, 2014.
25. Alexander DD, Mink PJ, Adami HO, et al: Multiple myeloma: A review of the epidemiologic literature. *Int J Cancer* 120 Suppl 12:40–61, 2007.
26. Riedel DA, Pottern LM: The epidemiology of multiple myeloma. *Hematol Oncol Clin North Am* 6:225–247, 1992.
27. van Kaick G, Dalheimer A, Hornik S, et al: The German thorotrast study: Recent results and assessment of risks. *Radiat Res* 152:S64–S71, 1999.
28. Ichimaru M, Ishimaru T, Mikami M, et al: Multiple myeloma among atomic bomb survivors in Hiroshima and Nagasaki, 1950–1976: Relationship to radiation dose absorbed by marrow. *J Natl Cancer Inst* 69:323–328, 1982.
29. Neriishi K, Nakashima E, Suzuki G: Monoclonal gammopathy of undetermined significance in atomic bomb survivors: Incidence and transformation to multiple myeloma. *Br J Haematol* 121:405–410, 2003.

30. Eriksson M, Karlsson M: Occupational and other environmental factors and multiple myeloma: A population based case-control study. *Br J Ind Med* 49:95–103, 1992.

31. Kristensen P, Andersen A, Irgens LM, et al: Incidence and risk factors of cancer among men and women in Norwegian agriculture. *Scand J Work Environ Health* 22:14–26, 1996.

32. Isomaki HA, Hakulinen T, Joutsenlahti U: Excess risk of lymphomas, leukemia and myeloma in patients with rheumatoid arthritis. *J Chronic Dis* 31:691–696, 1978.

33. Raposo A, Peixoto D, Bogas M: Monoclonal gammopathy and rheumatic diseases. *Acta Reumatol Port* 39:12–18, 2014.

34. McShane CM, Murray LJ, Landgren O, et al: Prior autoimmune disease and risk of monoclonal gammopathy of undetermined significance and multiple myeloma: A systematic review. *Cancer Epidemiol Biomarkers Prev* 23:332–342, 2014.

35. Duberg AS, Nordstrom M, Torner A, et al: Non-Hodgkin's lymphoma and other non-hepatic malignancies in Swedish patients with hepatitis C virus infection. *Hepatology* 41:652–659, 2005.

36. Goedert JJ, Cote TR, Virgo P, et al: Spectrum of AIDS-associated malignant disorders. *Lancet* 351:1833–1839, 1998.

37. Brown LM, Gridley G, Check D, et al: Risk of multiple myeloma and monoclonal gammopathy of undetermined significance among white and black male United States veterans with prior autoimmune, infectious, inflammatory, and allergic disorders. *Blood* 111:3388–3394, 2008.

38. Gramenzi A, Buttino I, D'Avanzo B, et al: Medical history and the risk of multiple myeloma. *Br J Cancer* 63:769–772, 1991.

39. Soulier J, Grollet L, Oksenhendler E, et al: Kaposi's sarcoma-associated herpesvirus-like DNA sequences in multicentric Castleman's disease. *Blood* 86:1276–1280, 1995.

40. Chauhan D, Bharti A, Raje N, et al: Detection of Kaposi's sarcoma herpesvirus DNA sequences in multiple myeloma bone marrow stromal cells. *Blood* 93:1482–1486, 1999.

41. Rettig MB, Ma HJ, Vescio RA, et al: Kaposi's sarcoma-associated herpesvirus infection of bone marrow dendritic cells from multiple myeloma patients. *Science* 276:1851–1854, 1997.

42. Kuehl WM, Bergsagel PL: Multiple myeloma: Evolving genetic events and host interactions. *Nat Rev Cancer* 2:175–187, 2002.

43. Kuehl WM, Bergsagel PL: Molecular pathogenesis of multiple myeloma and its premalignant precursor. *J Clin Invest* 122:3456–3463, 2012.

44. Hajek R, Okubote SA, Svachova H: Myeloma stem cell concepts, heterogeneity and plasticity of multiple myeloma. *Br J Haematol* 163:551–564, 2013.

45. Bast EJ, van Camp B, Reynaert P, et al: Idiotypic peripheral blood lymphocytes in monoclonal gammopathy. *Clin Exp Immunol* 47:677–682, 1982.

46. Berenson J, Wong R, Kim K, et al: Evidence for peripheral blood B lymphocyte but not T lymphocyte involvement in multiple myeloma. *Blood* 70:1550–1553, 1987.

47. Mellstedt H, Holm G, Pettersson D, et al: Idiotype-bearing lymphoid cells in plasma cell neoplasia. *Clin Haematol* 11:65–86, 1982.

48. Pilarski LM, Jensen GS: Monoclonal circulating B cells in multiple myeloma. A continuously differentiating, possibly invasive, population as defined by expression of CD45 isoforms and adhesion molecules. *Hematol Oncol Clin North Am* 6:297–322, 1992.

49. Pilarski LM, Mant MJ, Ruether BA: Pre-B cells in peripheral blood of multiple myeloma patients. *Blood* 66:416–422, 1985.

50. Ruiz-Arguelles GJ, Katzmann JA, Greipp PR, et al: Multiple myeloma: Circulating lymphocytes that express plasma cell antigens. *Blood* 64:352–356, 1984.

51. Chen BJ, Epstein J: Circulating clonal lymphocytes in myeloma constitute a minor subpopulation of B cells. *Blood* 87:1972–1976, 1996.

52. Paiva B, Perez-Andres M, Vidriales MB, et al: Competition between clonal plasma cells and normal cells for potentially overlapping bone marrow niches is associated with a progressively altered cellular distribution in MGUS vs myeloma. *Leukemia* 25:697–706, 2011.

53. Ghobrial IM: Myeloma as a model for the process of metastasis: Implications for therapy. *Blood* 120:20–30, 2012.

54. Kumar S, Rajkumar SV, Kyle RA, et al: Prognostic value of circulating plasma cells in monoclonal gammopathy of undetermined significance. *J Clin Oncol* 23:5668–5674, 2005.

55. Bianchi G, Kyle RA, Larson DR, et al: High levels of peripheral blood circulating plasma cells as a specific risk factor for progression of smoldering multiple myeloma. *Leukemia* 27:680–685, 2013.

56. Nowakowski GS, Witzig TE, Dingli D, et al: Circulating plasma cells detected by flow cytometry as a predictor of survival in 302 patients with newly diagnosed multiple myeloma. *Blood* 106:2276–2279, 2005.

57. Peceliunas V, Janiulioniene A, Matuzeviciene R, et al: Circulating plasma cells predict the outcome of relapsed or refractory multiple myeloma. *Leuk Lymphoma* 53:641–647, 2012.

58. Paiva B, Paino T, Sayagues JM, et al: Detailed characterization of multiple myeloma circulating tumor cells shows unique phenotypic, cytogenetic, functional, and circadian distribution profile. *Blood* 122:3591–3598, 2013.

59. Cremer FW, Bila J, Buck I, et al: Delineation of distinct subgroups of multiple myeloma and a model for clonal evolution based on interphase cytogenetics. *Genes Chromosomes Cancer* 44:194–203, 2005.

60. Smadja NV, Fruchart C, Isnard F, et al: Chromosomal analysis in multiple myeloma: Cytogenetic evidence of two different diseases. *Leukemia* 12:960–969, 1998.

61. Zandecki M, Lai JL, Facon T: Multiple myeloma: Almost all patients are cytogenetically abnormal. *Br J Haematol* 94:217–227, 1996.

62. Carrasco DR, Tonon G, Huang Y, et al: High-resolution genomic profiles define distinct clinico-pathogenetic subgroups of multiple myeloma patients. *Cancer Cell* 9:313–325, 2006.

63. Walker BA, Leone PE, Chiecchio L, et al: A compendium of myeloma-associated chromosomal copy number abnormalities and their prognostic value. *Blood* 116:e56–e65, 2010.

64. Tabernero D, San Miguel JF, Garcia-Sanz M, et al: Incidence of chromosome numerical changes in multiple myeloma: Fluorescence in situ hybridization analysis using 15 chromosome-specific probes. *Am J Pathol* 149:153–161, 1996.

65. Fonseca R, Debes-Marun CS, Picken EB, et al: The recurrent IgH translocations are highly associated with nonhyperdiploid variant multiple myeloma. *Blood* 102:2562–2567, 2003.

66. Meeus P, Stul MS, Mecucci C, et al: Molecular breakpoints of t(11;14)(q13;q32) in multiple myeloma. *Cancer Genet Cytogenet* 83:25–27, 1995.

67. Raynaud SD, Bekri S, Leroux D, et al: Expanded range of 11q13 breakpoints with differing patterns of cyclin D1 expression in B-cell malignancies. *Genes Chromosomes Cancer* 8:80–87, 1993.

68. Ronchetti D, Finelli P, Richelda R, et al: Molecular analysis of 11q13 breakpoints in multiple myeloma. *Blood* 93:1330–1337, 1999.

69. Hoyer JD, Hanson CA, Fonseca R, et al: The (11;14)(q13;q32) translocation in multiple myeloma. A morphologic and immunohistochemical study. *Am J Clin Pathol* 113:831–837, 2000.

70. Soverini S, Cavo M, Cellini C, et al: Cyclin D1 overexpression is a favorable prognostic variable for newly diagnosed multiple myeloma patients treated with high-dose chemotherapy and single or double autologous transplantation. *Blood* 102:1588–1594, 2003.

71. Shaughnessy J Jr, Gabrea A, Qi Y, et al: Cyclin D3 at 6p21 is dysregulated by recurrent chromosomal translocations to immunoglobulin loci in multiple myeloma. *Blood* 98:217–223, 2001.

72. Bergsagel PL, Kuehl WM, Zhan F, et al: Cyclin D dysregulation: An early and unifying pathogenic event in multiple myeloma. *Blood* 106:296–303, 2005.

73. Gertz MA, Lacy MQ, Dispenzieri A, et al: Clinical implications of t(11;14)(q13;q32), t(4;14)(p16.3;q32), and −17p13 in myeloma patients treated with high-dose therapy. *Blood* 106:2837–2840, 2005.

74. Keats JJ, Reiman T, Maxwell CA, et al: In multiple myeloma, t(4;14)(p16;q32) is an adverse prognostic factor irrespective of FGFR3 expression. *Blood* 101:1520–1529, 2003.

75. Martinez-Garcia E, Popovic R, Min DJ, et al: The MMSET histone methyl transferase switches global histone methylation and alters gene expression in t(4;14) multiple myeloma cells. *Blood* 117:211–220, 2011.

76. Richelda R, Ronchetti D, Baldini L, et al: A novel chromosomal translocation t(4; 14) (p16.3; q32) in multiple myeloma involves the fibroblast growth-factor receptor 3 gene. *Blood* 90:4062–4070, 1997.

77. Chesi M, Brents LA, Ely SA, et al: Activated fibroblast growth factor receptor 3 is an oncogene that contributes to tumor progression in multiple myeloma. *Blood* 97:729–736, 2001.

78. Intini D, Baldini L, Fabris S, et al: Analysis of FGFR3 gene mutations in multiple myeloma patients with t(4;14). *Br J Haematol* 114:362–364, 2001.

79. Ronchetti D, Greco A, Compasso S, et al: Deregulated FGFR3 mutants in multiple myeloma cell lines with t(4;14): Comparative analysis of Y373C, K650E and the novel G384D mutations. *Oncogene* 20:3553–3562, 2001.

80. Chesi M, Bergsagel PL, Shonukan OO, et al: Frequent dysregulation of the c-maf proto-oncogene at 16q23 by translocation to an Ig locus in multiple myeloma. *Blood* 91:4457–4463, 1998.

81. Hurt EM, Wiestner A, Rosenwald A, et al: Overexpression of c-maf is a frequent oncogenic event in multiple myeloma that promotes proliferation and pathological interactions with bone marrow stroma. *Cancer Cell* 5:191–199, 2004.

82. Neri P, Ren L, Azab AK, et al: Integrin beta7-mediated regulation of multiple myeloma cell adhesion, migration, and invasion. *Blood* 117:6202–6213, 2011.

83. Avet-Loiseau H, Facon T, Daviet A, et al: 14q32 translocations and monosomy 13 observed in monoclonal gammopathy of undetermined significance delineate a multistep process for the oncogenesis of multiple myeloma. Intergroupe Francophone du Myelome. *Cancer Res* 59:4546–4550, 1999.

84. Drach J, Schuster J, Nowotny H, et al: Multiple myeloma: High incidence of chromosomal aneuploidy as detected by interphase fluorescence in situ hybridization. *Cancer Res* 55:3854–3859, 1995.

85. Zandecki M, Obein V, Bernardi F, et al: Monoclonal gammopathy of undetermined significance: Chromosome changes are a common finding within bone marrow plasma cells. *Br J Haematol* 90:693–696, 1995.

86. Avet-Loiseau H, Li C, Magrangeas F, et al: Prognostic significance of copy-number alterations in multiple myeloma. *J Clin Oncol* 27:4585–4590, 2009.

87. Sawyer JR: The prognostic significance of cytogenetics and molecular profiling in multiple myeloma. *Cancer Genet* 204:3–12, 2011.

88. Avet-Louseau H, Daviet A, Sauner S, et al: Chromosome 13 abnormalities in multiple myeloma are mostly monosomy 13. *Br J Haematol* 111:1116–1117, 2000.

89. Fonseca R, Harrington D, Oken MM, et al: Biological and prognostic significance of interphase fluorescence in situ hybridization detection of chromosome 13 abnormalities (delta13) in multiple myeloma: An Eastern Cooperative Oncology Group study. *Cancer Res* 62:715–720, 2002.

90. Lode L, Eveillard M, Trichet V, et al: Mutations in TP53 are exclusively associated with del(17p) in multiple myeloma. *Haematologica* 95:1973–1976, 2010.

91. Neri A, Baldini L, Trecca D, et al: P53 gene mutations in multiple myeloma are associated with advanced forms of malignancy. *Blood* 81:128–135, 1993.

92. Neben K, Lokhorst HM, Jauch A, et al: Administration of bortezomib before and after autologous stem cell transplantation improves outcome in multiple myeloma patients with deletion 17p. *Blood* 119:940–948, 2012.

93. Shaughnessy J: Amplification and overexpression of CKS1B at chromosome band 1q21 is associated with reduced levels of p27Kip1 and an aggressive clinical course in multiple myeloma. *Hematology* 10 Suppl 1:117–126, 2005.

94. Hanamura I, Stewart JP, Huang Y, et al: Frequent gain of chromosome band 1q21 in plasma-cell dyscrasias detected by fluorescence in situ hybridization: Incidence increases from MGUS to relapsed myeloma and is related to prognosis and disease progression following tandem stem-cell transplantation. *Blood* 108:1724–1732, 2006.

95. Wu KL, Beverloo B, Lokhorst HM, et al: Abnormalities of chromosome 1p/q are highly associated with chromosome 13/13q deletions and are an adverse prognostic factor for the outcome of high-dose chemotherapy in patients with multiple myeloma. *Br J Haematol* 136:615–623, 2007.

96. Sawyer JR, Tian E, Heuck CJ, et al: Jumping translocations of 1q12 in multiple myeloma: A novel mechanism for deletion of 17p in cytogenetically defined high-risk disease. *Blood* 123:2504–2512, 2014.

97. Boyd KD, Ross FM, Walker BA, et al: Mapping of chromosome 1p deletions in myeloma identifies FAM46C at 1p12 and CDKN2C at 1p32.3 as being genes in regions associated with adverse survival. *Clin Cancer Res* 17:7776–7784, 2011.

98. Leone PE, Walker BA, Jenner MW, et al: Deletions of CDKN2C in multiple myeloma: Biological and clinical implications. *Clin Cancer Res* 14:6033–6041, 2008.

99. Qazilbash MH, Saliba RM, Ahmed B, et al: Deletion of the short arm of chromosome 1 (del 1p) is a strong predictor of poor outcome in myeloma patients undergoing an autotransplant. *Biol Blood Marrow Transplant* 13:1066–1072, 2007.

100. Chapman MA, Lawrence MS, Keats JJ, et al: Initial genome sequencing and analysis of multiple myeloma. *Nature* 471:467–472, 2011.

101. Avet-Loiseau H, Gerson F, Magrangeas F, et al: Rearrangements of the c-myc oncogene are present in 15% of primary human multiple myeloma tumors. *Blood* 98:3082–3086, 2001.

102. Dib A, Gabrea A, Glebov OK, et al: Characterization of MYC translocations in multiple myeloma cell lines. *J Natl Cancer Inst Monogr* 39:25–31, 2008.

103. Gabrea A, Martelli ML, Qi Y, et al: Secondary genomic rearrangements involving immunoglobulin or MYC loci show similar prevalences in hyperdiploid and nonhyperdiploid myeloma tumors. *Genes Chromosomes Cancer* 47:573–590, 2008.

104. Shou Y, Martelli ML, Gabrea A, et al: Diverse karyotypic abnormalities of the c-myc locus associated with c-myc dysregulation and tumor progression in multiple myeloma. *Proc Natl Acad Sci U S A* 97:228–233, 2000.

105. Annunziata CM, Davis RE, Demchenko Y, et al: Frequent engagement of the classical and alternative NF-kappaB pathways by diverse genetic abnormalities in multiple myeloma. *Cancer Cell* 12:115–130, 2007.

106. Cottini F, Hideshima T, Xu C, et al: Rescue of Hippo coactivator YAP1 triggers DNA damage-induced apoptosis in hematological cancers. *Nat Med* 20:599–606, 2014.

107. Keats JJ, Fonseca R, Chesi M, et al: Promiscuous mutations activate the noncanonical NF-kappaB pathway in multiple myeloma. *Cancer Cell* 12:131–144, 2007.

108. Bolli N, Avet-Loiseau H, Wedge DC, et al: Heterogeneity of genomic evolution and mutational profiles in multiple myeloma. *Nat Commun* 5:2997, 2014.

109. Egan JB, Kortuem KM, Kurdoglu A, et al: Extramedullary myeloma whole genome sequencing reveals novel mutations in Cereblon, proteasome subunit G2 and the glucocorticoid receptor in multidrug resistant disease. *Br J Haematol* 161:748–751, 2013.

110. Egan JB, Shi CX, Tembe W, et al: Whole-genome sequencing of multiple myeloma from diagnosis to plasma cell leukemia reveals genomic initiating events, evolution, and clonal tides. *Blood* 120:1060–1066, 2012.

111. Keats JJ, Chesi M, Egan JB, et al: Clonal competition with alternating dominance in multiple myeloma. *Blood* 120:1067–1076, 2012.

112. Lohr JG, Stojanov P, Carter SL, et al: Widespread genetic heterogeneity in multiple myeloma: Implications for targeted therapy. *Cancer Cell* 25:91–101, 2014.

113. Schmidt J, Braggio E, Kortuem KM, et al: Genome-wide studies in multiple myeloma identify XPO1/CRM1 as a critical target validated using the selective nuclear export inhibitor KPT-276. *Leukemia* 27:2357–2365, 2013.

114. Corradini P, Ladetto M, Voena C, et al: Mutational activation of N- and K-ras oncogenes in plasma cell dyscrasias. *Blood* 81:2708–2713, 1993.

115. Liu P, Leong T, Quam L, et al: Activating mutations of N- and K-ras in multiple myeloma show different clinical associations: Analysis of the Eastern Cooperative Oncology Group Phase III Trial. *Blood* 88:2699–2706, 1996.

116. Matozaki S, Nakagawa T, Nakao Y, et al: RAS gene mutations in multiple myeloma and related monoclonal gammopathies. *Kobe J Med Sci* 37:35–45, 1991.

117. Paquette RL, Berenson J, Lichtenstein A, et al: Oncogenes in multiple myeloma: Point mutation of N-ras. *Oncogene* 5:1659–1663, 1990.

118. Bezieau S, Devilder MC, Avet-Loiseau H, et al: High incidence of N and K-Ras activating mutations in multiple myeloma and primary plasma cell leukemia at diagnosis. *Hum Mutat* 18:212–224, 2001.

119. Chng WJ, Gonzalez-Paz N, Price-Troska T, et al: Clinical and biological significance of RAS mutations in multiple myeloma. *Leukemia* 22:2280–2284, 2008.

120. Rasmussen T, Kuehl M, Lodahl M, et al: Possible roles for activating RAS mutations in the MGUS to MM transition and in the intramedullary to extramedullary transition in some plasma cell tumors. *Blood* 105:317–323, 2005.

121. Preudhomme C, Facon T, Zandecki M, et al: Rare occurrence of P53 gene mutations in multiple myeloma. *Br J Haematol* 81:440–443, 1992.

122. Ackermann J, Meidlinger P, Zojer N, et al: Absence of p53 deletions in bone marrow plasma cells of patients with monoclonal gammopathy of undetermined significance. *Br J Haematol* 103:1161–1163, 1998.

123. Drach J, Ackermann J, Fritz E, et al: Presence of a p53 gene deletion in patients with multiple myeloma predicts for short survival after conventional-dose chemotherapy. *Blood* 92:802–809, 1998.

124. Chng WJ, Price-Troska T, Gonzalez-Paz N, et al: Clinical significance of TP53 mutation in myeloma. *Leukemia* 21:582–584, 2007.

125. Tiedemann RE, Gonzalez-Paz N, Kyle RA, et al: Genetic aberrations and survival in plasma cell leukemia. *Leukemia* 22:1044–1052, 2008.

126. Melchor L, Brioli A, Wardell CP, et al: Single-cell genetic analysis reveals the composition of initiating clones and phylogenetic patterns of branching and parallel evolution in myeloma. *Leukemia* 28:1705–1715, 2014.

127. Zhan F, Barlogie B, Mulligan G, et al: High-risk myeloma: A gene expression based risk-stratification model for newly diagnosed multiple myeloma treated with high-dose therapy is predictive of outcome in relapsed disease treated with single-agent bortezomib or high-dose dexamethasone. *Blood* 111:968–969, 2008.

128. Mulligan G, Mitsiades C, Bryant B, et al: Gene expression profiling and correlation with outcome in clinical trials of the proteasome inhibitor bortezomib. *Blood* 109:3177–3188, 2007.

129. Amin SB, Yip WK, Minvielle S, et al: Gene expression profile alone is inadequate in predicting complete response in multiple myeloma. *Leukemia* 28:2229–2234, 2014.

130. Caligaris-Cappio F, Bergui L, Gregoretti MG, et al: Role of bone marrow stromal cells in the growth of human multiple myeloma. *Blood* 77:2688–2693, 1991.

131. Grigorieva I, Thomas X, Epstein J: The bone marrow stromal environment is a major factor in myeloma cell resistance to dexamethasone. *Exp Hematol* 26:597–603, 1998.

132. Hallek M, Bergsagel PL, Anderson KC: Multiple myeloma: Increasing evidence for a multistep transformation process. *Blood* 91:3–21, 1998.

133. Hideshima T, Mitsiades C, Tonon G, et al: Understanding multiple myeloma pathogenesis in the bone marrow to identify new therapeutic targets. *Nat Rev Cancer* 7:585–598, 2007.

134. Damiano JS, Cress AE, Hazlehurst LA, et al: Cell adhesion mediated drug resistance (CAM-DR): Role of integrins and resistance to apoptosis in human myeloma cell lines. *Blood* 93:1658–1667, 1999.

135. Damiano JS, Dalton WS: Integrin-mediated drug resistance in multiple myeloma. *Leuk Lymphoma* 38:71–81, 2000.

136. Ridley RC, Xiao H, Hata H, et al: Expression of syndecan regulates human myeloma plasma cell adhesion to type I collagen. *Blood* 81:767–774, 1993.

137. Borset M, Hjertner O, Yaccoby S, et al: Syndecan-1 is targeted to the uropods of polarized myeloma cells where it promotes adhesion and sequesters heparin-binding proteins. *Blood* 96:2528–2536, 2000.

138. Dhodapkar MV, Abe E, Theus A, et al: Syndecan-1 is a multifunctional regulator of myeloma pathobiology: Control of tumor cell survival, growth, and bone cell differentiation. *Blood* 91:2679–2688, 1998.

139. Dhodapkar MV, Kelly T, Theus A, et al: Elevated levels of shed syndecan-1 correlate with tumour mass and decreased matrix metalloproteinase-9 activity in the serum of patients with multiple myeloma. *Br J Haematol* 99:368–371, 1997.

140. Alsayed Y, Ngo H, Runnels J, et al: Mechanisms of regulation of CXCR4/SDF-1 (CXCL12)-dependent migration and homing in multiple myeloma. *Blood* 109:2708–2717, 2007.

141. Hideshima T, Chauhan D, Hayashi T, et al: The biological sequelae of stromal cell-derived factor-1alpha in multiple myeloma. *Mol Cancer Ther* 1:539–544, 2002.

142. Trentin L, Miorin M, Facco M, et al: Multiple myeloma plasma cells show different chemokine receptor profiles at sites of disease activity. *Br J Haematol* 138:594–602, 2007.

143. Hata H, Xiao H, Petrucci MT, et al: Interleukin-6 gene expression in multiple myeloma: A characteristic of immature tumor cells. *Blood* 81:3357–3364, 1993.

144. Kawano M, Hirano T, Matsuda T, et al: Autocrine generation and requirement of BSF-2/IL-6 for human multiple myelomas. *Nature* 332:83–85, 1988.

145. Klein B, Zhang XG, Jourdan M, et al: Paracrine rather than autocrine regulation of myeloma-cell growth and differentiation by interleukin-6. *Blood* 73:517–526, 1989.

146. Thomas X, Xiao HQ, Chang R, et al: Circulating B lymphocytes in multiple myeloma patients contain an autocrine IL-6 driven pre-myeloma cell population. *Curr Top Microbiol Immunol* 182:201–207, 1992.

147. Freund GG, Kulas DT, Mooney RA: Insulin and IGF-1 increase mitogenesis and glucose metabolism in the multiple myeloma cell line, RPMI 8226. *J Immunol* 151:1811–1820, 1993.

148. Vanderkerken K, Asosingh K, Braet F, et al: Insulin-like growth factor-1 acts as a chemoattractant factor for 5T2 multiple myeloma cells. *Blood* 93:235–241, 1999.

149. Mitsiades CS, Mitsiades NS, McMullan CJ, et al: Inhibition of the insulin-like growth factor receptor-1 tyrosine kinase activity as a therapeutic strategy for multiple myeloma, other hematologic malignancies, and solid tumors. *Cancer Cell* 5:221–230, 2004.

150. Podar K, Tai YT, Davies FE, et al: Vascular endothelial growth factor triggers signaling cascades mediating multiple myeloma cell growth and migration. *Blood* 98:428–435, 2001.

151. Podar K, Tai YT, Lin BK, et al: Vascular endothelial growth factor-induced migration of multiple myeloma cells is associated with beta 1 integrin- and phosphatidylinositol 3-kinase-dependent PKC alpha activation. *J Biol Chem* 277:7875–7881, 2002.

152. Hideshima T, Chauhan D, Schlossman R, et al: The role of tumor necrosis factor alpha in the pathophysiology of human multiple myeloma: Therapeutic applications. *Oncogene* 20:4519–4527, 2001.

153. Otsuki T, Yamada O, Yata K, et al: Expression of fibroblast growth factor and FGF-receptor family genes in human myeloma cells, including lines possessing t(4;14) (q16.3;q32. 3) and FGFR3 translocation. *Int J Oncol* 15:1205–1212, 1999.

154. Moreaux J, Legouffe E, Jourdan E, et al: BAFF and APRIL protect myeloma cells from apoptosis induced by interleukin 6 deprivation and dexamethasone. *Blood* 103:3148–3157, 2004.

155. Chauhan D, Uchiyama H, Akbarali Y, et al: Multiple myeloma cell adhesion-induced interleukin-6 expression in bone marrow stromal cells involves activation of NF-kappa B. *Blood* 87:1104–1112, 1996.

156. Hideshima T, Nakamura N, Chauhan D, et al: Biologic sequelae of interleukin-6 induced PI3-K/Akt signaling in multiple myeloma. *Oncogene* 20:5991–6000, 2001.

157. Pene F, Claessens YE, Muller O, et al: Role of the phosphatidylinositol 3-kinase/Akt and mTOR/P70S6-kinase pathways in the proliferation and apoptosis in multiple myeloma. *Oncogene* 21:6587–6597, 2002.

158. Gupta D, Treon SP, Shima Y, et al: Adherence of multiple myeloma cells to bone marrow stromal cells upregulates vascular endothelial growth factor secretion: Therapeutic applications. *Leukemia* 15:1950–1961, 2001.

159. Vacca A, Ribatti D, Presta M, et al: Bone marrow neovascularization, plasma cell angiogenic potential, and matrix metalloproteinase-2 secretion parallel progression of human multiple myeloma. *Blood* 93:3064–3073, 1999.

160. Ria R, Todoerti K, Berardi S, et al: Gene expression profiling of bone marrow endothelial cells in patients with multiple myeloma. *Clin Cancer Res* 15:5369–5378, 2009.

161. Rajkumar SV, Mesa RA, Fonseca R, et al: Bone marrow angiogenesis in 400 patients with monoclonal gammopathy of undetermined significance, multiple myeloma, and primary amyloidosis. *Clin Cancer Res* 8:2210–2216, 2002.

162. Kumar S, Gertz MA, Dispenzieri A, et al: Prognostic value of bone marrow angiogenesis in patients with multiple myeloma undergoing high-dose therapy. *Bone Marrow Transplant* 34:235–239, 2004.

163. Biswas SK, Mantovani A: Macrophage plasticity and interaction with lymphocyte subsets: Cancer as a paradigm. *Nat Immunol* 11:889–896, 2010.

164. Gabrilovich DI, Nagaraj S: Myeloid-derived suppressor cells as regulators of the immune system. *Nat Rev Immunol* 9:162–174, 2009.

165. Gorgun GT, Whitehill G, Anderson JL, et al: Tumor-promoting immune-suppressive myeloid-derived suppressor cells in the multiple myeloma microenvironment in humans. *Blood* 121:2975–2987, 2013.

166. Melton LJ 3rd, Kyle RA, Achenbach SJ, et al: Fracture risk with multiple myeloma: A population-based study. *J Bone Miner Res* 20:487–493, 2005.

167. Bataille R, Chappard D, Marcelli C, et al: Recruitment of new osteoblasts and osteoclasts is the earliest critical event in the pathogenesis of human multiple myeloma. *J Clin Invest* 88:62–66, 1991.

168. Taube T, Beneton MN, McCloskey EV, et al: Abnormal bone remodelling in patients with myelomatosis and normal biochemical indices of bone resorption. *Eur J Haematol* 49:192–198, 1992.

169. Raje N, Roodman GD: Advances in the biology and treatment of bone disease in multiple myeloma. *Clin Cancer Res* 17:1278–1286, 2011.

170. Li J, Sarosi I, Yan XQ, et al: RANK is the intrinsic hematopoietic cell surface receptor that controls osteoclastogenesis and regulation of bone mass and calcium metabolism. *Proc Natl Acad Sci U S A* 97:1566–1571, 2000.

171. Farrugia AN, Atkins GJ, To LB, et al: Receptor activator of nuclear factor-kappaB ligand expression by human myeloma cells mediates osteoclast formation *in vitro* and correlates with bone destruction *in vivo*. *Cancer Res* 63:5438–5445, 2003.

172. Lai FP, Cole-Sinclair M, Cheng WJ, et al: Myeloma cells can directly contribute to the pool of RANKL in bone bypassing the classic stromal and osteoblast pathway of osteoclast stimulation. *Br J Haematol* 126:192–201, 2004.

173. Sezer O, Heider U, Jakob C, et al: Human bone marrow myeloma cells express RANKL. *J Clin Oncol* 20:353–354, 2002.

174. Giuliani N, Bataille R, Mancini C, et al: Myeloma cells induce imbalance in the osteoprotegerin/osteoprotegerin ligand system in the human bone marrow environment. *Blood* 98:3527–3533, 2001.

175. Pearse RN, Sordillo EM, Yaccoby S, et al: Multiple myeloma disrupts the TRANCE/osteoprotegerin cytokine axis to trigger bone destruction and promote tumor progression. *Proc Natl Acad Sci U S A* 98:11581–11586, 2001.

176. Shipman CM, Croucher PI: Osteoprotegerin is a soluble decoy receptor for tumor necrosis factor-related apoptosis-inducing ligand/Apo2 ligand and can function as a paracrine survival factor for human myeloma cells. *Cancer Res* 63:912–916, 2003.

177. Simonet WS, Lacey DL, Dunstan CR, et al: Osteoprotegerin: A novel secreted protein involved in the regulation of bone density. *Cell* 89:309–319, 1997.

178. Croucher PI, Shipman CM, Lippitt J, et al: Osteoprotegerin inhibits the development of osteolytic bone disease in multiple myeloma. *Blood* 98:3534–3540, 2001.

179. Mori Y, Shimizu N, Dallas M, et al: Anti-alpha4 integrin antibody suppresses the development of multiple myeloma and associated osteoclastic osteolysis. *Blood* 104:2149–2154, 2004.

180. Qiang YW, Chen Y, Stephens O, et al: Myeloma-derived Dickkopf-1 disrupts Wnt-regulated osteoprotegerin and RANKL production by osteoblasts: A potential mechanism underlying osteolytic bone lesions in multiple myeloma. *Blood* 112:196–207, 2008.

181. Standal T, Seidel C, Hjertner O, et al: Osteoprotegerin is bound, internalized, and degraded by multiple myeloma cells. *Blood* 100:3002–3007, 2002.

182. Seidel C, Hjertner O, Abildgaard N, et al: Serum osteoprotegerin levels are reduced in patients with multiple myeloma with lytic bone disease. *Blood* 98:2269–2271, 2001.

183. Terpos E, Szydlo R, Apperley JF, et al: Soluble receptor activator of nuclear factor kappaB ligand-osteoprotegerin ratio predicts survival in multiple myeloma: Proposal for a novel prognostic index. *Blood* 102:1064–1069, 2003.

184. Heath DJ, Vanderkerken K, Cheng X, et al: An osteoprotegerin-like peptidomimetic inhibits osteoclastic bone resorption and osteolytic bone disease in myeloma. *Cancer Res* 67:202–208, 2007.

185. Body JJ, Greipp P, Coleman RE, et al: A phase I study of AMGN-0007, a recombinant osteoprotegerin construct, in patients with multiple myeloma or breast carcinoma related bone metastases. *Cancer* 97:887–892, 2003.

186. Ferguson C, Body R: Towards evidence-based emergency medicine: Best BETs from the Manchester Royal Infirmary. Use of aspirin in acute stroke. *Emerg Med J* 23:804–805, 2006.

187. Henry DH, Costa L, Goldwasser F, et al: Randomized, double-blind study of denosumab versus zoledronic acid in the treatment of bone metastases in patients with advanced cancer (excluding breast and prostate cancer) or multiple myeloma. *J Clin Oncol* 29:1125–1132, 2011.

188. Vij R, Horvath N, Spencer A, et al: An open-label, phase 2 trial of denosumab in the treatment of relapsed or plateau-phase multiple myeloma. *Am J Hematol* 84:650–656, 2009.

189. Yee AJ, Raje NS: Denosumab, a RANK ligand inhibitor, for the management of bone loss in cancer patients. *Clin Interv Aging* 7:331–338, 2012.

190. Abe M, Hiura K, Wilde J, et al: Role for macrophage inflammatory protein (MIP)-1alpha and MIP-1beta in the development of osteolytic lesions in multiple myeloma. *Blood* 100:2195–2202, 2002.

191. Choi SJ, Cruz JC, Craig F, et al: Macrophage inflammatory protein 1-alpha is a potential osteoclast stimulatory factor in multiple myeloma. *Blood* 96:671–675, 2000.

192. Han JH, Choi SJ, Kurihara N, et al: Macrophage inflammatory protein-1alpha is an osteoclastogenic factor in myeloma that is independent of receptor activator of nuclear factor kappaB ligand. *Blood* 97:3349–3353, 2001.

193. Hashimoto T, Abe M, Oshima T, et al: Ability of myeloma cells to secrete macrophage inflammatory protein (MIP)-1alpha and MIP-1beta correlates with lytic bone lesions in patients with multiple myeloma. *Br J Haematol* 125:38–41, 2004.

194. Terpos E, Politou M, Szydlo R, et al: Serum levels of macrophage inflammatory protein-1 alpha (MIP-1alpha) correlate with the extent of bone disease and survival in patients with multiple myeloma. *Br J Haematol* 123:106–109, 2003.

195. Adebanjo OA, Moonga BS, Yamate T, et al: Mode of action of interleukin-6 on mature osteoclasts. Novel interactions with extracellular Ca2+ sensing in the regulation of osteoclastic bone resorption. *J Cell Biol* 142:1347–1356, 1998.

196. Cafforio P, Savonarola A, Stucci S, et al: PTHrP produced by myeloma plasma cells regulates their survival and pro-osteoclast activity for bone disease progression. *J Bone Miner Res* 29:55–66, 2014.

197. Otsuki T, Yamada O, Kurebayashi J, et al: Expression and in vitro modification of parathyroid hormone-related protein (PTHrP) and PTH/PTHrP-receptor in human myeloma cells. *Leuk Lymphoma* 41:397–409, 2001.

198. D'Souza S, Kurihara N, Shiozawa Y, et al: Annexin II interactions with the annexin II receptor enhance multiple myeloma cell adhesion and growth in the bone marrow microenvironment. *Blood* 119:1888–1896, 2012.

199. Pennisi A, Ling W, Li X, et al: The ephrinB2/EphB4 axis is dysregulated in osteoprogenitors from myeloma patients and its activation affects myeloma bone disease and tumor growth. *Blood* 114:1803–1812, 2009.

200. Oshima T, Abe M, Asano J, et al: Myeloma cells suppress bone formation by secreting a soluble Wnt inhibitor, sFRP-2. *Blood* 106:3160–3165, 2005.

201. Brunetti G, Oranger A, Mori G, et al: Sclerostin is overexpressed by plasma cells from multiple myeloma patients. *Ann N Y Acad Sci* 1237:19–23, 2011.

202. Colucci S, Brunetti G, Oranger A, et al: Myeloma cells suppress osteoblasts through sclerostin secretion. *Blood Cancer J* 1:e27, 2011.

203. Giuliani N, Morandi F, Tagliaferri S, et al: Production of Wnt inhibitors by myeloma cells: Potential effects on canonical Wnt pathway in the bone microenvironment. *Cancer Res* 67:7665–7674, 2007.

204. Giuliani N, Rizzoli V: Myeloma cells and bone marrow osteoblast interactions: Role in the development of osteolytic lesions in multiple myeloma. *Leuk Lymphoma* 48:2323–2329, 2007.

205. Tian E, Zhan F, Walker R, et al: The role of the Wnt-signaling antagonist DKK1 in the development of osteolytic lesions in multiple myeloma. *N Engl J Med* 349:2483–2494, 2003.

206. Politou MC, Heath DJ, Rahemtulla A, et al: Serum concentrations of Dickkopf-1 protein are increased in patients with multiple myeloma and reduced after autologous stem cell transplantation. *Int J Cancer* 119:1728–1731, 2006.

207. Fulciniti M, Tassone P, Hideshima T, et al: Anti-DKK1 mAb (BHQ880) as a potential therapeutic agent for multiple myeloma. *Blood* 114:371–379, 2009.

208. Heath DJ, Chantry AD, Buckle CH, et al: Inhibiting Dickkopf-1 (Dkk1) removes suppression of bone formation and prevents the development of osteolytic bone disease in multiple myeloma. *J Bone Miner Res* 24:425–436, 2009.

209. Yaccoby S, Ling W, Zhan F, et al: Antibody-based inhibition of DKK1 suppresses tumor-induced bone resorption and multiple myeloma growth *in vivo*. *Blood* 109:2106–2111, 2007.

210. Pozzi S, Fulciniti M, Yan H, et al: *In vivo* and *in vitro* effects of a novel anti-Dkk1 neutralizing antibody in multiple myeloma. *Bone* 53:487–496, 2013.

211. Ehrlich LA, Chung HY, Ghobrial I, et al: IL-3 is a potential inhibitor of osteoblast differentiation in multiple myeloma. *Blood* 106:1407–1414, 2005.

212. Giuliani N, Colla S, Morandi F, et al: Myeloma cells block RUNX2/CBFA1 activity in human bone marrow osteoblast progenitors and inhibit osteoblast formation and differentiation. *Blood* 106:2472–2483, 2005.

213. Vallet S, Mukherjee S, Vaghela N, et al: Activin A promotes multiple myeloma-induced osteolysis and is a promising target for myeloma bone disease. *Proc Natl Acad Sci U S A* 107:5124–5129, 2010.

214. Pozzi S, Vallet S, Mukherjee S, et al: High-dose zoledronic acid impacts bone remodeling with effects on osteoblastic lineage and bone mechanical properties. *Clin Cancer Res* 15:5829–5839, 2009.

215. Vanderkerken K, De Leenheer E, Shipman C, et al: Recombinant osteoprotegerin decreases tumor burden and increases survival in a murine model of multiple myeloma. *Cancer Res* 63:287–289, 2003.

216. Mahindra A, Pozzi S, Raje N: Clinical trials of bisphosphonates in multiple myeloma. *Clin Adv Hematol Oncol* 10:582–587, 2012.

217. Terpos E, Berenson J, Raje N, et al: Management of bone disease in multiple myeloma. *Expert Rev Hematol* 7:113–125, 2014.

218. Mhaskar R, Redzepovic J, Wheatley K, et al: Bisphosphonates in multiple myeloma: A network meta-analysis. *Cochrane Database Syst Rev* 5:CD003188, 2012.

219. Terpos E, Dimopoulos MA, Sezer O, et al: The use of biochemical markers of bone remodeling in multiple myeloma: A report of the International Myeloma Working Group. *Leukemia* 24:1700–1712, 2010.

220. Ferrarini M, Steimberg N, Ponzoni M, et al: *Ex-vivo* dynamic 3-D culture of human tissues in the RCCS bioreactor allows the study of multiple myeloma biology and response to therapy. *PLoS One* 8:e71613, 2013.

221. Kirshner J, Thulien KJ, Martin LD, et al: A unique three-dimensional model for evaluating the impact of therapy on multiple myeloma. *Blood* 112:2935–2945, 2008.

222. Zdzisinska B, Rolinski J, Piersiak T, et al: A comparison of cytokine production in 2-dimensional and 3-dimensional cultures of bone marrow stromal cells of multiple myeloma patients in response to RPMI8226 myeloma cells. *Folia Histochem Cytobiol* 47:69–74, 2009.

223. Mitsiades CS, Anderson KC, Carrasco DR: Mouse models of human myeloma. *Hematol Oncol Clin North Am* 21:1051–1069, viii, 2007.

224. Yaccoby S, Barlogie B, Epstein J: Primary myeloma cells growing in SCID-hu mice: A model for studying the biology and treatment of myeloma and its manifestations. *Blood* 92:2908–2913, 1998.

225. Pennisi A, Li X, Ling W, et al: The proteasome inhibitor, bortezomib suppresses primary myeloma and stimulates bone formation in myelomatous and nonmyelomatous bones *in vivo*. *Am J Hematol* 84:6–14, 2009.

226. Calimeri T, Battista E, Conforti F, et al: A unique three-dimensional SCID-polymeric scaffold (SCID-synth-hu) model for *in vivo* expansion of human primary multiple myeloma cells. *Leukemia* 25:707–711, 2011.

227. Groen RW, Noort WA, Raymakers RA, et al: Reconstructing the human hematopoietic niche in immunodeficient mice: Opportunities for studying primary multiple mye-

loma. *Blood* 120:e9–e16, 2012.

228. Manning LS, Berger JD, O'Donoghue HL, et al: A model of multiple myeloma: Culture of 5T33 murine myeloma cells and evaluation of tumorigenicity in the C57BL/KaLwRij mouse. *Br J Cancer* 66:1088–1093, 1992.

229. Vanderkerken K, Asosingh K, Croucher P, et al: Multiple myeloma biology: Lessons from the 5TMM models. *Immunol Rev* 194:196–206, 2003.

230. Chesi M, Robbiani DF, Sebag M, et al: AID-dependent activation of a MYC transgene induces multiple myeloma in a conditional mouse model of post-germinal center malignancies. *Cancer Cell* 13:167–180, 2008.

231. Greipp PR, San Miguel J, Durie BG, et al: International staging system for multiple myeloma. *J Clin Oncol* 23:3412–3420, 2005.

232. Kyle RA, Rajkumar SV: Criteria for diagnosis, staging, risk stratification and response assessment of multiple myeloma. *Leukemia* 23:3–9, 2009.

233. Silvestris F, Cafforio P, Tucci M, et al: Negative regulation of erythroblast maturation by Fas-L(+)/TRAIL(+) highly malignant plasma cells: A major pathogenetic mechanism of anemia in multiple myeloma. *Blood* 99:1305–1313, 2002.

234. Faquin WC, Schneider TJ, Goldberg MA: Effect of inflammatory cytokines on hypoxia-induced erythropoietin production. *Blood* 79:1987–1994, 1992.

235. Ludwig H, Pecherstorfer M, Leitgeb C, et al: Recombinant human erythropoietin for the treatment of chronic anemia in multiple myeloma and squamous cell carcinoma. *Stem Cells* 11:348–355, 1993.

236. Singh A, Eckardt KU, Zimmermann A, et al: Increased plasma viscosity as a reason for inappropriate erythropoietin formation. *J Clin Invest* 91:251–256, 1993.

237. Ganz T, Olbina G, Girelli D, et al: Immunoassay for human serum hepcidin. *Blood* 112:4292–4297, 2008.

238. Sharma S, Nemeth E, Chen YH, et al: Involvement of hepcidin in the anemia of multiple myeloma. *Clin Cancer Res* 14:3262–3267, 2008.

239. Maes K, Nemeth E, Roodman GD, et al: In anemia of multiple myeloma, hepcidin is induced by increased bone morphogenetic protein 2. *Blood* 116:3635–3644, 2010.

240. Verga Falzacappa MV, Vujic Spasic M, Kessler R, et al: STAT3 mediates hepatic hepcidin expression and its inflammatory stimulation. *Blood* 109:353–358, 2007.

241. Wrighting DM, Andrews NC: Interleukin-6 induces hepcidin expression through STAT3. *Blood* 108:3204–3209, 2006.

242. Kerr R, Stirling D, Ludlam CA: Interleukin 6 and haemostasis. *Br J Haematol* 115:3–12, 2001.

243. Glueck HI, Hong R: A circulating anticoagulant in gamma-1A-multiple myeloma: Its modification by penicillin. *J Clin Invest* 44:1866–1881, 1965.

244. Kelsey PR, Leyland MJ: Acquired inhibitor to human factor VIII associated with paraproteinaemia and subsequent development of chronic lymphatic leukaemia. *Br Med J* 285:174–175, 1982.

245. Wenz B, Friedman G: Acquired factor VIII inhibitor in a patient with malignant lymphoma. *Am J Med Sci* 268:295–299, 1974.

246. Lonial S, Waller EK, Richardson PG, et al: Risk factors and kinetics of thrombocytopenia associated with bortezomib for relapsed, refractory multiple myeloma. *Blood* 106:3777–3784, 2005.

247. Kyle RA, Gertz MA, Witzig TE, et al: Review of 1027 patients with newly diagnosed multiple myeloma. *Mayo Clin Proc* 78:21–33, 2003.

248. Lackner H: Hemostatic abnormalities associated with dysproteinemias. *Semin Hematol* 10:125–133, 1973.

249. Perkins HA, MacKenzie MR, Fudenberg HH: Hemostatic defects in dysproteinemias. *Blood* 35:695–707, 1970.

250. Federici AB, Mannucci PM: Diagnosis and management of acquired von Willebrand syndrome. *Clin Adv Hematol Oncol* 1:169–175, 2003.

251. Shinagawa A, Kojima H, Berndt MC, et al: Characterization of a myeloma patient with a life-threatening hemorrhagic diathesis: Presence of a lambda dimer protein inhibiting shear-induced platelet aggregation by binding to the A1 domain of von Willebrand factor. *Thromb Haemost* 93:889–896, 2005.

252. van Genderen PJ, Vink T, Michiels JJ, et al: Acquired von Willebrand disease caused by an autoantibody selectively inhibiting the binding of von Willebrand factor to collagen. *Blood* 84:3378–3384, 1994.

253. Glaspy JA: Hemostatic abnormalities in multiple myeloma and related disorders. *Hematol Oncol Clin North Am* 6:1301–1314, 1992.

254. Coleman M, Vigliano EM, Weksler ME, et al: Inhibition of fibrin monomer polymerization by lambda myeloma globulins. *Blood* 39:210–223, 1972.

255. Nijziel MR, van Oerle R, Christella M, et al: Acquired resistance to activated protein C in breast cancer patients. *Br J Haematol* 120:117–122, 2003.

256. Kyle RA, Gertz MA: Primary systemic amyloidosis: Clinical and laboratory features in 474 cases. *Semin Hematol* 32:45–59, 1995.

257. Mumford AD, O'Donnell J, Gillmore JD, et al: Bleeding symptoms and coagulation abnormalities in 337 patients with AL-amyloidosis. *Br J Haematol* 110:454–460, 2000.

258. Yood RA, Skinner M, Rubinow A, et al: Bleeding manifestations in 100 patients with amyloidosis. *JAMA* 249:1322–1324, 1983.

259. Choufani EB, Sanchorawala V, Ernst T, et al: Acquired factor X deficiency in patients with amyloid light-chain amyloidosis: Incidence, bleeding manifestations, and response to high-dose chemotherapy. *Blood* 97:1885–1887, 2001.

260. Furie B, Greene E, Furie BC: Syndrome of acquired factor X deficiency and systemic amyloidosis in vivo studies of the metabolic fate of factor X. *N Engl J Med* 297:81–85, 1977.

261. Baron JA, Gridley G, Weiderpass E, et al: Venous thromboembolism and cancer. *Lancet* 351:1077–1080, 1998.

262. Srkalovic G, Cameron MG, Rybicki L, et al: Monoclonal gammopathy of undetermined significance and multiple myeloma are associated with an increased incidence of venothromboembolic disease. *Cancer* 101:558–566, 2004.

263. Zangari M, Elice F, Fink L, et al: Hemostatic dysfunction in paraproteinemias and amyloidosis. *Semin Thromb Hemost* 33:339–349, 2007.

264. Deitcher SR, Erban JK, Limentani SA: Acquired free protein S deficiency associated with multiple myeloma: A case report. *Am J Hematol* 51:319–323, 1996.

265. Gruber A, Blasko G, Sas G: Functional deficiency of protein C and skin necrosis in multiple myeloma. *Thromb Res* 42:579–581, 1986.

266. Yasin Z, Quick D, Thiagarajan P, et al: Light-chain paraproteins with lupus anticoagulant activity. *Am J Hematol* 62:99–102, 1999.

267. Zangari M, Saghafifar F, Anaissie E, et al: Activated protein C resistance in the absence of factor V Leiden mutation is a common finding in multiple myeloma and is associated with an increased risk of thrombotic complications. *Blood Coagul Fibrinolysis* 13:187–192, 2002.

268. Barlogie B, Desikan R, Eddlemon P, et al: Extended survival in advanced and refractory multiple myeloma after single-agent thalidomide: Identification of prognostic factors in a phase 2 study of 169 patients. *Blood* 98:492–494, 2001.

269. Knight R, DeLap RJ, Zeldis JB: Lenalidomide and venous thrombosis in multiple myeloma. *N Engl J Med* 354:2079–2080, 2006.

270. Rajkumar SV, Blood E: Lenalidomide and venous thrombosis in multiple myeloma. *N Engl J Med* 354:2079–2080, 2006.

271. Rajkumar SV, Blood E, Vesole D, et al: Phase III clinical trial of thalidomide plus dexamethasone compared with dexamethasone alone in newly diagnosed multiple myeloma: A clinical trial coordinated by the Eastern Cooperative Oncology Group. *J Clin Oncol* 24:431–436, 2006.

272. Richardson PG, Blood E, Mitsiades CS, et al: A randomized phase 2 study of lenalidomide therapy for patients with relapsed or relapsed and refractory multiple myeloma. *Blood* 108:3458–3464, 2006.

273. Zangari M, Anaissie E, Barlogie B, et al: Increased risk of deep-vein thrombosis in patients with multiple myeloma receiving thalidomide and chemotherapy. *Blood* 98:1614–1615, 2001.

274. Zangari M, Siegel E, Barlogie B, et al: Thrombogenic activity of doxorubicin in myeloma patients receiving thalidomide: Implications for therapy. *Blood* 100:1168–1171, 2002.

275. Minnema MC, Breitkreutz I, Auwerda JJ, et al: Prevention of venous thromboembolism with low molecular-weight heparin in patients with multiple myeloma treated with thalidomide and chemotherapy. *Leukemia* 18:2044–2046, 2004.

276. Baz R, Li L, Kottke-Marchant K, et al: The role of aspirin in the prevention of thrombotic complications of thalidomide and anthracycline-based chemotherapy for multiple myeloma. *Mayo Clin Proc* 80:1568–1574, 2005.

277. Hirsh J: Risk of thrombosis with lenalidomide and its prevention with aspirin. *Chest* 131:275–277, 2007.

278. Larocca A, Cavallo F, Bringhen S, et al: Aspirin or enoxaparin thromboprophylaxis for patients with newly diagnosed multiple myeloma treated with lenalidomide. *Blood* 119:933–939; quiz 1093, 2012.

279. Palumbo A, Cavo M, Bringhen S, et al: Aspirin, warfarin, or enoxaparin thromboprophylaxis in patients with multiple myeloma treated with thalidomide: A phase III, open-label, randomized trial. *J Clin Oncol* 29:986–993, 2011.

280. Blade J, Lust JA, Kyle RA: Immunoglobulin D multiple myeloma: Presenting features, response to therapy, and survival in a series of 53 cases. *J Clin Oncol* 12:2398–2404, 1994.

281. Krejci M, Buchler T, Hajek R, et al: Prognostic factors for survival after autologous transplantation: A single centre experience in 133 multiple myeloma patients. *Bone Marrow Transplant* 35:159–164, 2005.

282. Nair B, Waheed S, Szymonifka J, et al: Immunoglobulin isotypes in multiple myeloma: Laboratory correlates and prognostic implications in total therapy protocols. *Br J Haematol* 145:134–137, 2009.

283. Drayson M, Tang LX, Drew R, et al: Serum free light-chain measurements for identifying and monitoring patients with nonsecretory multiple myeloma. *Blood* 97:2900–2902, 2001.

284. Katzmann JA, Clark RJ, Abraham RS, et al: Serum reference intervals and diagnostic ranges for free kappa and free lambda immunoglobulin light chains: Relative sensitivity for detection of monoclonal light chains. *Clin Chem* 48:1437–1444, 2002.

285. Dispenzieri A, Kyle R, Merlini G, et al: International Myeloma Working Group guidelines for serum-free light chain analysis in multiple myeloma and related disorders. *Leukemia* 23:215–224, 2009.

286. Dispenzieri A, Kyle RA, Katzmann JA, et al: Immunoglobulin free light chain ratio is an independent risk factor for progression of smoldering (asymptomatic) multiple myeloma. *Blood* 111:785–789, 2008.

287. Rajkumar SV, Kyle RA, Therneau TM, et al: Serum free light chain ratio is an independent risk factor for progression in monoclonal gammopathy of undetermined significance. *Blood* 106:812–817, 2005.

288. Kyrtsonis MC, Vassilakopoulos TP, Kafasi N, et al: Prognostic value of serum free light chain ratio at diagnosis in multiple myeloma. *Br J Haematol* 137:240–243, 2007.

289. Snozek CL, Katzmann JA, Kyle RA, et al: Prognostic value of the serum free light chain ratio in newly diagnosed myeloma: Proposed incorporation into the international staging system. *Leukemia* 22:1933–1937, 2008.

290. van Rhee F, Bolejack V, Hollmig K, et al: High serum-free light chain levels and their rapid reduction in response to therapy define an aggressive multiple myeloma subtype with poor prognosis. *Blood* 110:827–832, 2007.

291. Bartl R, Frisch B, Fateh-Moghadam A, et al: Histologic classification and staging of multiple myeloma. A retrospective and prospective study of 674 cases. *Am J Clin Pathol* 87:342–355, 1987.

292. Greipp PR, Leong T, Bennett JM, et al: Plasmablastic morphology—An independent prognostic factor with clinical and laboratory correlates: Eastern Cooperative Oncology Group (ECOG) myeloma trial E9486 report by the ECOG Myeloma Laboratory Group. *Blood* 91:2501–2507, 1998.

293. Greipp PR, Raymond NM, Kyle RA, et al: Multiple myeloma: Significance of plasmablastic subtype in morphological classification. *Blood* 65:305–310, 1985.

294. Rajkumar SV, Fonseca R, Lacy MQ, et al: Plasmablastic morphology is an independent predictor of poor survival after autologous stem-cell transplantation for multiple myeloma. *J Clin Oncol* 17:1551–1557, 1999.

295. Hsu SM, Cossman J, Jaffe ES: Lymphocyte subsets in normal human lymphoid tissues. *Am J Clin Pathol* 80:21–30, 1983.

296. San Miguel JF, Gutierrez NC, Mateo G, et al: Conventional diagnostics in multiple myeloma. *Eur J Cancer* 42:1510–1519, 2006.

297. Barlogie B, Alexanian R, Dixon D, et al: Prognostic implications of tumor cell DNA and RNA content in multiple myeloma. *Blood* 66:338–341, 1985.
298. Bataille R, Robillard N, Pellat-Deceunynck C, et al: A cellular model for myeloma cell growth and maturation based on an intraclonal CD45 hierarchy. *Immunol Rev* 194:105–111, 2003.
299. Harada H, Kawano MM, Huang N, et al: Phenotypic difference of normal plasma cells from mature myeloma cells. *Blood* 81:2658–2663, 1993.
300. Rawstron AC, Orfao A, Beksac M, et al: Report of the European Myeloma Network on multiparametric flow cytometry in multiple myeloma and related disorders. *Haematologica* 93:431–438, 2008.
301. Van Camp B, Durie BG, Spier C, et al: Plasma cells in multiple myeloma express a natural killer cell-associated antigen: CD56 (NKH-1; Leu-19). *Blood* 76:377–382, 1990.
302. Robillard N, Avet-Loiseau H, Garand R, et al: CD20 is associated with a small mature plasma cell morphology and t(11;14) in multiple myeloma. *Blood* 102:1070–1071, 2003.
303. Ocqueteau M, Orfao A, Garcia-Sanz R, et al: Expression of the CD117 antigen (c-Kit) on normal and myelomatous plasma cells. *Br J Haematol* 95:489–493, 1996.
304. Kumar S, Fonseca R, Dispenzieri A, et al: Bone marrow angiogenesis in multiple myeloma: Effect of therapy. *Br J Haematol* 119:665–671, 2002.
305. Barlogie B, Tricot G, Haessler J, et al: Cytogenetically defined myelodysplasia after melphalan-based autotransplantation for multiple myeloma linked to poor hematopoietic stem-cell mobilization: The Arkansas experience in more than 3,000 patients treated since 1989. *Blood* 111:94–100, 2008.
306. Govindarajan R, Jagannath S, Flick JT, et al: Preceding standard therapy is the likely cause of MDS after autotransplants for multiple myeloma. *Br J Haematol* 95:349–353, 1996.
307. Konigsberg R, Zojer N, Ackermann J, et al: Predictive role of interphase cytogenetics for survival of patients with multiple myeloma. *J Clin Oncol* 18:804–812, 2000.
308. Seong C, Delasalle K, Hayes K, et al: Prognostic value of cytogenetics in multiple myeloma. *Br J Haematol* 101:189–194, 1998.
309. Tricot G, Sawyer JR, Jagannath S, et al: Unique role of cytogenetics in the prognosis of patients with myeloma receiving high-dose therapy and autotransplants. *J Clin Oncol* 15:2659–2666, 1997.
310. Zojer N, Konigsberg R, Ackermann J, et al: Deletion of 13q14 remains an independent adverse prognostic variable in multiple myeloma despite its frequent detection by interphase fluorescence *in situ* hybridization. *Blood* 95:1925–1930, 2000.
311. Ross FM, Avet-Loiseau H, Ameye G, et al: Report from the European Myeloma Network on interphase FISH in multiple myeloma and related disorders. *Haematologica* 97:1272–1277, 2012.
312. Boccadoro M, Massaia M, Dianzani U, et al: Multiple myeloma: Biological and clinical significance of bone marrow plasma cell labelling index. *Haematologica* 72:171–175, 1987.
313. Drewinko B, Alexanian R, Boyer H, et al: The growth fraction of human myeloma cells. *Blood* 57:333–338, 1981.
314. Durie BG, Salmon SE, Moon TE: Pretreatment tumor mass, cell kinetics, and prognosis in multiple myeloma. *Blood* 55:364–372, 1980.
315. Greipp PR, Witzig TE, Gonchoroff NJ, et al: Immunofluorescence labeling indices in myeloma and related monoclonal gammopathies. *Mayo Clin Proc* 62:969–977, 1987.
316. Latreille J, Barlogie B, Dosik G, et al: Cellular DNA content as a marker of human multiple myeloma. *Blood* 55:403–408, 1980.
317. Latreille J, Barlogie B, Johnston D, et al: Ploidy and proliferative characteristics in monoclonal gammopathies. *Blood* 59:43–51, 1982.
318. Greipp PR, Lust JA, O'Fallon WM, et al: Plasma cell labeling index and beta 2-microglobulin predict survival independent of thymidine kinase and C-reactive protein in multiple myeloma. *Blood* 81:3382–3387, 1993.
319. Witzig TE, Gonchoroff NJ, Katzmann JA, et al: Peripheral blood B cell labeling indices are a measure of disease activity in patients with monoclonal gammopathies. *J Clin Oncol* 6:1041–1046, 1988.
320. Dimopoulos MA, Kastritis E, Rosinol L, et al: Pathogenesis and treatment of renal failure in multiple myeloma. *Leukemia* 22:1485–1493, 2008.
321. Solomon A, Weiss DT, Kattine AA: Nephrotoxic potential of Bence Jones proteins. *N Engl J Med* 324:1845–1851, 1991.
322. Alexanian R, Barlogie B, Dixon D: Renal failure in multiple myeloma. Pathogenesis and prognostic implications. *Arch Intern Med* 150:1693–1695, 1990.
323. Kyle RA, Greipp PR: Amyloidosis (AL). Clinical and laboratory features in 229 cases. *Mayo Clin Proc* 58:665–683, 1983.
324. Buxbaum J: Mechanisms of disease: Monoclonal immunoglobulin deposition. Amyloidosis, light chain deposition disease, and light and heavy chain deposition disease. *Hematol Oncol Clin North Am* 6:323–346, 1992.
325. Solomon A, Frangione B, Franklin EC: Bence Jones proteins and light chains of immunoglobulins. Preferential association of the V lambda VI subgroup of human light chains with amyloidosis AL (lambda). *J Clin Invest* 70:453–460, 1982.
326. Zhang SQ, Dong P, Zhang ZL, et al: Renal plasmacytoma: Report of a rare case and review of the literature. *Oncol Lett* 5:1839–1843, 2013.
327. Reeves WB, Foley RJ, Weinman EJ: Nephrotoxicity from nonsteroidal anti-inflammatory drugs. *South Med J* 78:318–322, 1985.
328. Grima DT, Airia P, Attard C, et al: Modelled cost-effectiveness of high cut-off haemodialysis compared to standard haemodialysis in the management of myeloma kidney. *Curr Med Res Opin* 27:383–391, 2011.
329. Hutchison C, Sanders PW: Evolving strategies in the diagnosis, treatment, and monitoring of myeloma kidney. *Adv Chronic Kidney Dis* 19:279–281, 2012.
330. Hutchison CA, Cockwell P, Reid S, et al: Efficient removal of immunoglobulin free light chains by hemodialysis for multiple myeloma: *In vitro* and *in vivo* studies. *J Am Soc Nephrol* 18:886–895, 2007.
331. Blade J, Fernandez-Llama P, Bosch F, et al: Renal failure in multiple myeloma: Presenting features and predictors of outcome in 94 patients from a single institution. *Arch Intern Med* 158:1889–1893, 1998.
332. Kastritis E, Anagnostopoulos A, Roussou M, et al: Reversibility of renal failure in newly diagnosed multiple myeloma patients treated with high dose dexamethasone-containing regimens and the impact of novel agents. *Haematologica* 92:546–549, 2007.
333. Knudsen LM, Hjorth M, Hippe E: Renal failure in multiple myeloma: Reversibility and impact on the prognosis. Nordic Myeloma Study Group. *Eur J Haematol* 65:175–181, 2000.
334. Bjerrum OW, Rygaard-Olsen C, Dahlerup B, et al: The carpal tunnel syndrome and amyloidosis. A clinical and histological study. *Clin Neurol Neurosurg* 86:29–32, 1984.
335. Pratt G, Goodyear O, Moss P: Immunodeficiency and immunotherapy in multiple myeloma. *Br J Haematol* 138:563–579, 2007.
336. Jacobson DR, Zolla-Pazner S: Immunosuppression and infection in multiple myeloma. *Semin Oncol* 13:282–290, 1986.
337. Ullrich S, Zolla-Pazner S: Immunoregulatory circuits in myeloma. *Clin Haematol* 11:87–111, 1982.
338. Campbell JD, Cook G, Robertson SE, et al: Suppression of IL-2-induced T cell proliferation and phosphorylation of STAT3 and STAT5 by tumor-derived TGF beta is reversed by IL-15. *J Immunol* 167:553–561, 2001.
339. Cook G, Campbell JD: Immune regulation in multiple myeloma: The host-tumour conflict. *Blood Rev* 13:151–162, 1999.
340. Cook G, Campbell JD, Carr CE, et al: Transforming growth factor beta from multiple myeloma cells inhibits proliferation and IL-2 responsiveness in T lymphocytes. *J Leukoc Biol* 66:981–988, 1999.
341. Gorelik L, Flavell RA: Transforming growth factor-beta in T-cell biology. *Nat Rev Immunol* 2:46–53, 2002.
342. Ratta M, Fagnoni F, Curti A, et al: Dendritic cells are functionally defective in multiple myeloma: The role of interleukin-6. *Blood* 100:230–237, 2002.
343. Rawstron AC, Davies FE, Owen RG, et al: B-lymphocyte suppression in multiple myeloma is a reversible phenomenon specific to normal B-cell progenitors and plasma cell precursors. *Br J Haematol* 100:176–183, 1998.
344. Mills KH, Cawley JC: Abnormal monoclonal antibody-defined helper/suppressor T-cell subpopulations in multiple myeloma: Relationship to treatment and clinical stage. *Br J Haematol* 53:271–275, 1983.
345. Ogawara H, Handa H, Yamazaki T, et al: High Th1/Th2 ratio in patients with multiple myeloma. *Leuk Res* 29:135–140, 2005.
346. Mariani S, Coscia M, Even J, et al: Severe and long-lasting disruption of T-cell receptor diversity in human myeloma after high-dose chemotherapy and autologous peripheral blood progenitor cell infusion. *Br J Haematol* 113:1051–1059, 2001.
347. Mozaffari F, Hansson L, Kiaii S, et al: Signalling molecules and cytokine production in T cells of multiple myeloma-increased abnormalities with advancing stage. *Br J Haematol* 124:315–324, 2004.
348. Kay NE, Leong TL, Bone N, et al: Blood levels of immune cells predict survival in myeloma patients: Results of an Eastern Cooperative Oncology Group phase 3 trial for newly diagnosed multiple myeloma patients. *Blood* 98:23–28, 2001.
349. Xie J, Wang Y, Freeman ME 3rd, et al: Beta 2-microglobulin as a negative regulator of the immune system: High concentrations of the protein inhibit *in vitro* generation of functional dendritic cells. *Blood* 101:4005–4012, 2003.
350. Vesole DH, Oken MM, Heckler C, et al: Oral antibiotic prophylaxis of early infection in multiple myeloma: A URCC/ECOG randomized phase III study. *Leukemia* 26: 2517–2520, 2012.
351. Miralles GD, O'Fallon JR, Talley NJ: Plasma-cell dyscrasia with polyneuropathy. The spectrum of POEMS syndrome. *N Engl J Med* 327:1919–1923, 1992.
352. Waldenstrom JG, Adner A, Gydell K, et al: Osteosclerotic "plasmocytoma" with polyneuropathy, hypertrichosis and diabetes. *Acta Med Scand* 203:297–303, 1978.
353. Preston FE, Cooke KB, Foster ME, et al: Myelomatosis and the hyperviscosity syndrome. *Br J Haematol* 38:517–530, 1978.
354. Pruzanski W, Watt JG: Serum viscosity and hyperviscosity syndrome in IgG multiple myeloma. Report on 10 patients and a review of the literature. *Ann Intern Med* 77: 853–860, 1972.
355. Somer T: Rheological basis of the hyperviscosity syndrome of plasma cell dyscrasias: A review. *Bibl Anat* 13:105–106, 1975.
356. Stone MJ, Bogen SA: Evidence-based focused review of management of hyperviscosity syndrome. *Blood* 119:2205–2208, 2012.
357. Chandy KG, Stockley RA, Leonard RC, et al: Relationship between serum viscosity and intravascular IgA polymer concentration in IgA myeloma. *Clin Exp Immunol* 46: 653–661, 1981.
358. Capra JD, Kunkel HG: Aggregation of gamma-G3 proteins: Relevance to the hyperviscosity syndrome. *J Clin Invest* 49:610–621, 1970.
359. Bichel J, Effersoe P, Gormsen H, et al: Leukemic myelomatosis (plasma cell leukemia); a review with report of four cases. *Acta Radiol* 37:196–207, 1952.
360. Garcia-Sanz R, Orfao A, Gonzalez M, et al: Primary plasma cell leukemia: Clinical, immunophenotypic, DNA ploidy, and cytogenetic characteristics. *Blood* 93:1032–1037, 1999.
361. Noel P, Kyle RA: Plasma cell leukemia: An evaluation of response to therapy. *Am J Med* 83:1062–1068, 1987.
362. van de Donk NW, Lokhorst HM, Anderson KC, et al: How I treat plasma cell leukemia. *Blood* 120:2376–2389, 2012.
363. Weinstock M, Ghobrial IM: Extramedullary multiple myeloma. *Leuk Lymphoma* 54:1135–1141, 2013.
364. Bartel TB, Haessler J, Brown TL, et al: F18-fluorodeoxyglucose positron emission tomography in the context of other imaging techniques and prognostic factors in multiple myeloma. *Blood* 114:2068–2076, 2009.
365. Short KD, Rajkumar SV, Larson D, et al: Incidence of extramedullary disease in patients with multiple myeloma in the era of novel therapy, and the activity of pomalidomide on extramedullary myeloma. *Leukemia* 25:906–908, 2011.
366. Barlogie B, Smallwood L, Smith T, et al: High serum levels of lactic dehydrogenase identify a high-grade lymphoma-like myeloma. *Ann Intern Med* 110:521–525, 1989.
367. Usmani SZ, Heuck C, Mitchell A, et al: Extramedullary disease portends poor prognosis in multiple myeloma and is over-represented in high-risk disease even in the era of novel agents. *Haematologica* 97:1761–1767, 2012.

368. Varettoni M, Corso A, Pica G, et al: Incidence, presenting features and outcome of extramedullary disease in multiple myeloma: A longitudinal study on 1003 consecutive patients. *Ann Oncol* 21:325–330, 2010.
369. Cherng NC, Asal NR, Kuebler JP, et al: Prognostic factors in multiple myeloma. *Cancer* 67:3150–3156, 1991.
370. Chamberlain MC, Glantz M: Myelomatous meningitis. *Cancer* 112:1562–1567, 2008.
371. Chang H, Sloan S, Li D, et al: Multiple myeloma involving central nervous system: High frequency of chromosome 17p13.1 (p53) deletions. *Br J Haematol* 127:280–284, 2004.
372. Fassas AB, Spencer T, Sawyer J, et al: Both hypodiploidy and deletion of chromosome 13 independently confer poor prognosis in multiple myeloma. *Br J Haematol* 118:1041–1047, 2002.
373. Rasche L, Bernard C, Topp MS, et al: Features of extramedullary myeloma relapse: High proliferation, minimal marrow involvement, adverse cytogenetics: A retrospective single-center study of 24 cases. *Ann Hematol* 91:1031–1037, 2012.
374. Sheth N, Yeung J, Chang H: P53 nuclear accumulation is associated with extramedullary progression of multiple myeloma. *Leuk Res* 33:1357–1360, 2009.
375. Wang SY, Hao HL, Deng K, et al: Expression levels of phosphatase and tensin homolog deleted on chromosome 10 (PTEN) and focal adhesion kinase in patients with multiple myeloma and their relationship to clinical stage and extramedullary infiltration. *Leuk Lymphoma* 53:1162–1168, 2012.
376. Raanani P, Shpilberg O, Ben-Bassat I: Extramedullary disease and targeted therapies for hematological malignancies—Is the association real? *Ann Oncol* 18:7–12, 2007.
377. Bataille R, Durie BG, Grenier J, et al: Prognostic factors and staging in multiple myeloma: A reappraisal. *J Clin Oncol* 4:80–87, 1986.
378. Gassmann W, Pralle H, Haferlach T, et al: Staging systems for multiple myeloma: A comparison. *Br J Haematol* 59:703–711, 1985.
379. Durie BG, Salmon SE: A clinical staging system for multiple myeloma. Correlation of measured myeloma cell mass with presenting clinical features, response to treatment, and survival. *Cancer* 36:842–854, 1975.
380. Bataille R, Grenier J, Sany J: Beta-2-microglobulin in myeloma: Optimal use for staging, prognosis, and treatment—a prospective study of 160 patients. *Blood* 63:468–476, 1984.
381. Garewal H, Durie BG, Kyle RA, et al: Serum beta 2-microglobulin in the initial staging and subsequent monitoring of monoclonal plasma cell disorders. *J Clin Oncol* 2:51–57, 1984.
382. Child JA, Norfolk DR, Cooper EH: Serum beta 2-microglobulin in myelomatosis. *Br J Haematol* 63:406–407, 1986.
383. Resnick D KM: Plasma cell dyscrasias, in *Bone and Joint Imaging*. Elsevier: Canada, 2004.
384. Collins CD: Multiple myeloma. *Cancer Imaging* 4:S47–S53, 2004.
385. Singh J, Fairbairn KJ, Williams C, et al: Expert radiological review of skeletal surveys identifies additional abnormalities in 23% of cases: Further evidence for the value of myeloma multi-disciplinary teams in the accurate staging and treatment of myeloma patients. *Br J Haematol* 137:172–173, 2007.
386. Wahlin A, Holm J, Osterman G, et al: Evaluation of serial bone X-ray examination in multiple myeloma. *Acta Med Scand* 212:385–387, 1982.
387. Collins CD: Problems monitoring response in multiple myeloma. *Cancer Imaging* 5:S119–S126, 2005.
388. Ludwig H, Fruhwald F, Tscholakoff D, et al: Magnetic resonance imaging of the spine in multiple myeloma. *Lancet* 2:364–366, 1987.
389. Ghanem N, Lohrmann C, Engelhardt M, et al: Whole-body MRI in the detection of bone marrow infiltration in patients with plasma cell neoplasms in comparison to the radiological skeletal survey. *Eur Radiol* 16:1005–1014, 2006.
390. Baur-Melnyk A, Buhmann S, Becker C, et al: Whole-body MRI versus whole-body MDCT for staging of multiple myeloma. *AJR Am J Roentgenol* 190:1097–1104, 2008.
391. Baur-Melnyk A, Buhmann S, Durr HR, et al: Role of MRI for the diagnosis and prognosis of multiple myeloma. *Eur J Radiol* 55:56–63, 2005.
392. Joffe J, Williams MP, Cherryman GR, et al: Magnetic resonance imaging in myeloma. *Lancet* 1:1162–1163, 1988.
393. Nosas-Garcia S, Moehler T, Wasser K, et al: Dynamic contrast-enhanced MRI for assessing the disease activity of multiple myeloma: A comparative study with histology and clinical markers. *J Magn Reson Imaging* 22:154–162, 2005.
394. Bredella MA, Steinbach L, Caputo G, et al: Value of FDG PET in the assessment of patients with multiple myeloma. *AJR Am J Roentgenol* 184:1199–1204, 2005.
395. Zamagni E, Nanni C, Patriarca F, et al: A prospective comparison of 18F-fluorodeoxyglucose positron emission tomography-computed tomography, magnetic resonance imaging and whole-body planar radiographs in the assessment of bone disease in newly diagnosed multiple myeloma. *Haematologica* 92:50–55, 2007.
396. Zamagni E, Patriarca F, Nanni C, et al: Prognostic relevance of 18-F FDG PET/CT in newly diagnosed multiple myeloma patients treated with up-front autologous transplantation. *Blood* 118:5989–5995, 2011.
397. International Myeloma Working G: Criteria for the classification of monoclonal gammopathies, multiple myeloma and related disorders: A report of the International Myeloma Working Group.. *Br J Haematol* 121:749, 2003.
398. Avet-Loiseau H, Durie BG, Cavo M, et al: Combining fluorescent *in situ* hybridization data with ISS staging improves risk assessment in myeloma: An International Myeloma Working Group collaborative project. *Leukemia* 27:711–717, 2013.
399. Attal M, Harousseau JL, Stoppa AM, et al: A prospective, randomized trial of autologous Bone Marrow Transplant and chemotherapy in multiple myeloma. Intergroupe Francais du Myelome. *N Engl J Med* 335:91–97, 1996.
400. Singhal S, Mehta J, Desikan R, et al: Antitumor activity of thalidomide in refractory multiple myeloma. *N Engl J Med* 341:1565–1571, 1999.
401. Dimopoulos M, Spencer A, Attal M, et al: Lenalidomide plus dexamethasone for relapsed or refractory multiple myeloma. *N Engl J Med* 357:2123–2132, 2007.
402. Richardson PG, Siegel D, Baz R, et al: Phase 1 study of pomalidomide MTD, safety, and efficacy in patients with refractory multiple myeloma who have received lenalidomide and bortezomib. *Blood* 121:1961–1967, 2013.
403. Richardson PG, Barlogie B, Berenson J, et al: A phase 2 study of bortezomib in relapsed, refractory myeloma. *N Engl J Med* 348:2609–2617, 2003.
404. Siegel DS, Martin T, Wang M, et al: A phase 2 study of single-agent carfilzomib (PX-171-003-A1) in patients with relapsed and refractory multiple myeloma. *Blood* 120:2817–2825, 2012.
405. Vij R, Siegel DS, Jagannath S, et al: An open-label, single-arm, phase 2 study of single-agent carfilzomib in patients with relapsed and/or refractory multiple myeloma who have been previously treated with bortezomib. *Br J Haematol* 158:739–748, 2012.
406. Brenner H, Gondos A, Pulte D: Recent major improvement in long-term survival of younger patients with multiple myeloma. *Blood* 111:2521–2526, 2008.
407. Pulte D, Gondos A, Brenner H: Improvement in survival of older adults with multiple myeloma: Results of an updated period analysis of SEER data. *Oncologist* 16:1600–1603, 2011.
408. Child JA, Morgan GJ, Davies FE, et al: High-dose chemotherapy with hematopoietic stem-cell rescue for multiple myeloma. *N Engl J Med* 348:1875–1883, 2003.
409. Barlogie B, Kyle RA, Anderson KC, et al: Standard chemotherapy compared with high-dose chemoradiotherapy for multiple myeloma: Final results of phase III US Intergroup Trial S9321. *J Clin Oncol* 24:929–936, 2006.
410. Attal M, Harousseau JL, Facon T, et al: Single versus double autologous stem-cell transplantation for multiple myeloma. *N Engl J Med* 349:2495–2502, 2003.
411. Rajkumar SV, Hayman S, Gertz MA, et al: Combination therapy with thalidomide plus dexamethasone for newly diagnosed myeloma. *J Clin Oncol* 20:4319–4323, 2002.
412. Weber D, Rankin K, Gavino M, et al: Thalidomide alone or with dexamethasone for previously untreated multiple myeloma. *J Clin Oncol* 21:16–19, 2003.
413. Cavo M, Zamagni E, Tosi P, et al: Superiority of thalidomide and dexamethasone over vincristine-doxorubicindexamethasone (VAD) as primary therapy in preparation for autologous transplantation for multiple myeloma. *Blood* 106:35–39, 2005.
414. Rajkumar SV, Jacobus S, Callander NS, et al: Lenalidomide plus high-dose dexamethasone versus lenalidomide plus low-dose dexamethasone as initial therapy for newly diagnosed multiple myeloma: An open-label randomised controlled trial. *Lancet Oncol* 11:29–37, 2010.
415. Lacy MQ, Gertz MA, Dispenzieri A, et al: Long-term results of response to therapy, time to progression, and survival with lenalidomide plus dexamethasone in newly diagnosed myeloma. *Mayo Clin Proc* 82:1179–1184, 2007.
416. Richardson PG, Schlossman R, Mitsiades C, et al: Emerging trends in the clinical use of bortezomib in multiple myeloma. *Clin Lymphoma Myeloma*. 6:84–88, 2005.
417. Jagannath S, Barlogie B, Berenson JR, et al: Bortezomib in recurrent and/or refractory multiple myeloma. Initial clinical experience in patients with impaired renal function. *Cancer* 103:1195–1200, 2005.
418. Richardson PG, Weller E, Lonial S, et al: Lenalidomide, bortezomib, and dexamethasone combination therapy in patients with newly diagnosed multiple myeloma. *Blood* 116:679–686, 2010.
419. Kumar S, Flinn I, Richardson PG, et al: Randomized, multicenter, phase 2 study (EVOLUTION) of combinations of bortezomib, dexamethasone, cyclophosphamide, and lenalidomide in previously untreated multiple myeloma. *Blood* 119:4375–4382, 2012.
420. Roussel M, Facon T, Moreau P, et al: Firstline treatment and maintenance in newly diagnosed multiple myeloma patients. *Recent Results Cancer Res* 183:189–206, 2011.
421. Jakubowiak AJ, Dytfeld D, Griffith KA, et al: A phase 1/2 study of carfilzomib in combination with lenalidomide and low-dose dexamethasone as a frontline treatment for multiple myeloma. *Blood* 120:1801–1809, 2012.
422. Lokhorst HM, Schmidt-Wolf I, Sonneveld P, et al: Thalidomide in induction treatment increases the very good partial response rate before and after high-dose therapy in previously untreated multiple myeloma. *Haematologica* 93:124–127, 2008.
423. de la Rubia J, Blade J, Lahuerta JJ, et al: Effect of chemotherapy with alkylating agents on the yield of CD34+ cells in patients with multiple myeloma. Results of the Spanish Myeloma Group (GEM) Study. *Haematologica* 91:621–627, 2006.
424. Kumar S, Dispenzieri A, Lacy MQ, et al: Impact of lenalidomide therapy on stem cell mobilization and engraftment post-peripheral blood stem cell transplantation in patients with newly diagnosed myeloma. *Leukemia* 21:2035–2042, 2007.
425. Mark T, Stern J, Furst JR, et al: Stem cell mobilization with cyclophosphamide overcomes the suppressive effect of lenalidomide therapy on stem cell collection in multiple myeloma. *Biol Blood Marrow Transplant* 14:795–798, 2008.
426. Mazumder A, Kaufman J, Niesvizky R, et al: Effect of lenalidomide therapy on mobilization of peripheral blood stem cells in previously untreated multiple myeloma patients. *Leukemia* 22:1280–1281; author reply 1281–1282, 2008.
427. Popat U, Saliba R, Thandi R, et al: Impairment of filgrastim-induced stem cell mobilization after prior lenalidomide in patients with multiple myeloma. *Biol Blood Marrow Transplant* 15:718–723, 2009.
428. Paripati H, Stewart AK, Cabou S, et al: Compromised stem cell mobilization following induction therapy with lenalidomide in myeloma. *Leukemia* 22:1282–1284, 2008.
429. Combination chemotherapy versus melphalan plus prednisone as treatment for multiple myeloma: An overview of 6,633 patients from 27 randomized trials. Myeloma Trialists' Collaborative Group. *J Clin Oncol* 16:3832–3842, 1998.
430. Gregory WM, Richards MA, Malpas JS: Combination chemotherapy versus melphalan and prednisolone in the treatment of multiple myeloma: An overview of published trials. *J Clin Oncol* 10:334–342, 1992.
431. Palumbo A, Bringhen S, Caravita T, et al: Oral melphalan and prednisone chemotherapy plus thalidomide compared with melphalan and prednisone alone in elderly patients with multiple myeloma: Randomised controlled trial. *Lancet* 367:825–831, 2006.
432. Palumbo A, Rajkumar SV, Dimopoulos MA, et al: Prevention of thalidomide- and lenalidomide-associated thrombosis in myeloma. *Leukemia* 22:414–423, 2008.
433. Palumbo A, Falco P, Corradini P, et al: Melphalan, prednisone, and lenalidomide treatment for newly diagnosed myeloma: A report from the GIMEMA—Italian Multiple Myeloma Network. *J Clin Oncol* 25:4459–4465, 2007.
434. Palumbo A, Hajek R, Delforge M, et al: Continuous lenalidomide treatment for newly diagnosed multiple myeloma. *N Engl J Med* 366:1759–1769, 2012.
435. San Miguel JF, Schlag R, Khuageva NK, et al: Bortezomib plus melphalan and prednisone for initial treatment of multiple myeloma. *N Engl J Med* 359:906–917, 2008.
436. Mateos MV, Richardson PG, Schlag R, et al: Bortezomib plus melphalan and predni-

sone compared with melphalan and prednisone in previously untreated multiple myeloma: Updated follow-up and impact of subsequent therapy in the phase III VISTA trial. *J Clin Oncol* 28:2259–2266, 2010.
437. Facon TD, Dispenzieri M, Catalano A, et al: Initial phase 3 results of the FIRST (Frontline Investigation of Lenalidomide + Dexamethasone versus Standard Thalidomide) Trial (MM-020/IFM 0701) in newly diagnosed multiple myeloma (NDMM) patients ineligible for stem cell transplantation. ASH 2013 Annual Meeting Abstract 2, 2013.
438. Ludwig H, Durie BG, McCarthy P, et al: IMWG consensus on maintenance therapy in multiple myeloma. *Blood* 119:3003–3015, 2012.
439. Kagoya Y, Nannya Y, Kurokawa M: Thalidomide maintenance therapy for patients with multiple myeloma: Meta-analysis. *Leuk Res* 36:1016–1021, 2012.
440. Attal M, Lauwers-Cances V, Marit G, et al: Lenalidomide maintenance after stem-cell transplantation for multiple myeloma. *N Engl J Med* 366:1782–1791, 2012.
441. McCarthy PL, Owzar K, Hofmeister CC, et al: Lenalidomide after stem-cell transplantation for multiple myeloma. *N Engl J Med* 366:1770–1781, 2012.
442. Palumbo A, Bringhen S, Kumar SK, et al: Second primary malignancies with lenalidomide therapy for newly diagnosed myeloma: A meta-analysis of individual patient data. *Lancet Oncol* 15:333–342, 2014.
443. Sonneveld P, Schmidt-Wolf IG, van der Holt B, et al: Bortezomib induction and maintenance treatment in patients with newly diagnosed multiple myeloma: Results of the randomized phase III HOVON-65/GMMG-HD4 trial. *J Clin Oncol* 30:2946–2955, 2012.
444. Ladetto M, PaglianoG, Avonto I, et al: Consolidation with bortezomib, thalidomide and dexamethasone induces molecular remissions in autografted multiple myeloma patients. *Blood* 110:163a, 2007.
445. Mellqvist UH, Gimsing P, Hjertner O, et al: Bortezomib consolidation after autologous stem cell transplantation in multiple myeloma: A Nordic Myeloma Study Group randomized phase 3 trial. *Blood* 121:4647–4654, 2013.
446. Attal M, Lauwers-Cances V, Marit G, et al: Lenalidomide maintenance after stem-cell transplantation for multiple myeloma. *N Engl J Med* 366:1782–1791, 2012.
447. Attal M, Roussel M: Maintenance therapy for myeloma: How much, how long, and at what cost? *Am Soc Clin Oncol Educ Book* 32:515–522, 2012.
448. Palumbo A, Attal M, Roussel M: Shifts in the therapeutic paradigm for patients newly diagnosed with multiple myeloma: Maintenance therapy and overall survival. *Clin Cancer Res* 17:1253–1263, 2011.
449. Ludwig H, Sonneveld P: Disease control in patients with relapsed and/or refractory multiple myeloma: What is the optimal duration of therapy? *Leuk Res* 36 Suppl 1:S27–S34, 2012.
450. Jagannath S, Barlogie B, Berenson J, et al: A phase 2 study of two doses of bortezomib in relapsed or refractory myeloma. *Br J Haematol* 127:165–172, 2004.
451. Richardson PG, Barlogie B, Berenson J, et al: Extended follow-up of a phase II trial in relapsed, refractory multiple myeloma: Final time-to-event results from the SUMMIT trial. *Cancer* 106:1316–1319, 2006.
452. Jagannath S, Barlogie B, Berenson JR, et al: Updated survival analyses after prolonged follow-up of the phase 2, multicenter CREST study of bortezomib in relapsed or refractory multiple myeloma. *Br J Haematol* 143:537–540, 2008.
453. Richardson PG, Sonneveld P, Schuster MW, et al: Bortezomib or high-dose dexamethasone for relapsed multiple myeloma. *N Engl J Med* 352:2487–2498, 2005.
454. Richardson PG, Sonneveld P, Schuster M, et al: Extended follow-up of a phase 3 trial in relapsed multiple myeloma: Final time-to-event results of the APEX trial. *Blood* 110:3557–3560, 2007.
455. Mikhael JR, Belch AR, Prince HM, et al: High response rate to bortezomib with or without dexamethasone in patients with relapsed or refractory multiple myeloma: Results of a global phase 3b expanded access program. *Br J Haematol* 144:169–175, 2009.
456. Kumar SK, Bensinger WI , Zimmerman TM, et al: Weekly MLN9708, an investigational oral proteasome inhibitor (PI), in relapsed/refractory multiple myeloma (MM): Results from a phase I study after full enrollment. *J Clin Oncol* 31, 2013.
457. Richardson PG, Hofmeister CC, Rosenbaum CA, et al: Twice-weekly oral MLN9708 (Ixazomib Citrate), an investigational proteasome inhibitor, in combination with lenalidomide (len) and dexamethasone (Dex) in patients (Pts) with newly diagnosed multiple myeloma (MM): Final phase 1 results and phase 2 data. *Blood* Abstract 535, 2013.
458. van Rhee F, Dhodapkar M, Shaughnessy JD Jr, et al: First thalidomide clinical trial in multiple myeloma: A decade. *Blood* 112:1035–1038, 2008.
459. Palumbo A, Giaccone L, Bertola A, et al: Low-dose thalidomide plus dexamethasone is an effective salvage therapy for advanced myeloma. *Haematologica* 86:399–403, 2001.
460. Dimopoulos MA, Zervas K, Kouvatseas G, et al: Thalidomide and dexamethasone combination for refractory multiple myeloma. *Ann Oncol* 12:991–995, 2001.
461. Anagnostopoulos A, Weber D, Rankin K, et al: Thalidomide and dexamethasone for resistant multiple myeloma. *Br J Haematol* 121:768–771, 2003.
462. Weber DM, Chen C, Niesvizky R, et al: Lenalidomide plus dexamethasone for relapsed multiple myeloma in North America. *N Engl J Med* 357:2133–2142, 2007.
463. Chen C, Reece DE, Siegel D, et al: Expanded safety experience with lenalidomide plus dexamethasone in relapsed or refractory multiple myeloma. *Br J Haematol* 146: 164–170, 2009.
464. Richardson PG, Siegel DS, Vij R, et al: Pomalidomide alone or in combination with low-dose dexamethasone in relapsed and refractory multiple myeloma; a randomized phase 2 study. *Blood* 123:1826–1832, 2014.
465. Dimopoulos ML, Moreau M, P et al: Pomalidomide in combination with low-dose dexamethasone; demonstrates significant progression free survival and overall survival advantage, in relapsed/refractory MM: A phase 3, multicenter, randomized, open-label study. *Blood* 120, 2012.
466. Dimopoulos M, Siegel DS, Lonial S, et al: Vorinostat or placebo in combination with bortezomib in patients with multiple myeloma (VANTAGE 088): A multicentre, randomised, double-blind study. *Lancet Oncol* 14:1129–1140, 2013.
467. Richardson PG, Yoon V, S et al: Panorama 1: A randomized double-blind, phase 3 study of panobinostat or placebo plus bortezomib and dexamethasone in relapsed or refractory multiple myeloma. *J Clin Oncol* 32:suppl: Abstract 8510, 2014.
468. Yee AV, P, Bensinger, W et al: ACY-1215, a selective histone deacetylase (HDAC) 6 inhibitor, in combination with lenalidomide and dexamethasone, is well tolerated with dose-limiting toxicity in patients with multiple myeloma (MM) at doses demonstrating biologic activity: Interim results of a phase Ib trial. *Blood* 2013.
469. Raje NV, Hari D, p et al: ACY-1215, a selective histone deacetylase (HDAC) 6 inhibitor: Interim results of combination therapy with multiple myeloma. *Blood* 2013.
470. Lokhorst HP, Gimsing T, P et al: Phase I/II dose-escalation study of daratumumab in patients with relapsed or refractory multiple myeloma. *J Clin Oncol* 31:suppl: Abstract 8512, 2013.
471. Martin TG, Strickland SA, Glenn M, et al: SAR650984, a CD38 monoclonal antibody in patients with selected CD38+ hematological malignancies—Data from a dose-escalation phase I study. *Blood* 2013.
472. Zonder JA, Mohrbacher AF, Singhal S, et al: A phase 1, multicenter, open-label, dose escalation study of elotuzumab in patients with advanced multiple myeloma. *Blood* 120:552–559, 2012.
473. Lonial S, Vij R, Harousseau JL, et al: Elotuzumab in combination with lenalidomide and low-dose dexamethasone in relapsed or refractory multiple myeloma. *J Clin Oncol* 30:1953–1959, 2012.
474. Jakubowiak AJ, Benson DM, Bensinger W, et al: Phase I trial of anti-CS1 monoclonal antibody elotuzumab in combination with bortezomib in the treatment of relapsed/refractory multiple myeloma. *J Clin Oncol* 30:1960–1965, 2012.
475. Raje NF, Faber E, Richardson P, et al: Phase 1 study of tabalumab, a human anti-BAFF antibody and bortezomib in patients with previously-treated multiple myeloma. *Blood* 2012.
476. Lentzsch S, O'Sullivan A, Kennedy RC, et al: Combination of bendamustine, lenalidomide, and dexamethasone (BLD) in patients with relapsed or refractory multiple myeloma is feasible and highly effective: Results of phase 1/2 open-label, dose escalation study. *Blood* 119:4608–4613, 2012.
477. Knop S, Straka C, Haen M, et al: The efficacy and toxicity of bendamustine in recurrent multiple myeloma after high-dose chemotherapy. *Haematologica* 90:1287–1288, 2005.
478. Chanan-Khan AA, Niesvizky R, Hohl RJ, et al: Phase III randomised study of dexamethasone with or without oblimersen sodium for patients with advanced multiple myeloma. *Leuk Lymphoma* 50:559–565, 2009.
479. Orlowski RZ, Nagler A, Sonneveld P, et al: Randomized phase III study of pegylated liposomal doxorubicin plus bortezomib compared with bortezomib alone in relapsed or refractory multiple myeloma: Combination therapy improves time to progression. *J Clin Oncol* 25:3892–3901, 2007.
480. Pineda-Roman M, Zangari M, van Rhee F, et al: VTD combination therapy with bortezomib-thalidomide-dexamethasone is highly effective in advanced and refractory multiple myeloma. *Leukemia* 22:1419–1427, 2008.
481. Ponisch W, Rozanski M, Goldschmidt H, et al: Combined bendamustine, prednisolone and thalidomide for refractory or relapsed multiple myeloma after autologous stem-cell transplantation or conventional chemotherapy: Results of a phase I clinical trial. *Br J Haematol* 143:191–200, 2008.
482. Palumbo A, Dimopoulos M, San Miguel J, et al: Lenalidomide in combination with dexamethasone for the treatment of relapsed or refractory multiple myeloma. *Blood Rev* 23:87–93, 2009.
483. Lonial SS, Shah J, Zonder JA, et al: Prolonged survival and improved response rates with ARRY-520 (Filanesib) in relapsed/refractory multiple myeloma (RRMM) patients with low α-1 acid glycoprotein (AAG) levels: Results from a phase 2 study. *Blood* Abstract 653, 2013.
484. Chari AH, Htut M, Zonder JA, et al: A phase 1 study of ARRY-520 (Filanesib) with bortezomib (BTZ) and dexamethasone (DEX) in relapsed or refractory multiple myeloma (RRMM). *Blood* 2013.
485. Santo L, Vallet S, Hideshima T, et al: AT7519, a novel small molecule multi-cyclin-dependent kinase inhibitor, induces apoptosis in multiple myeloma via GSK-3beta activation and RNA polymerase II inhibition. *Oncogene* 29:2325–2336, 2010.
486. Chaidos A, Caputo V, Gouvedenou K, et al: Potent antimyeloma activity of the novel bromodomain inhibitors I-BET151 and I-BET762. *Blood* 123:697–705, 2014.
487. Chauhan D, Tian Z, Nicholson B, et al: A small molecule inhibitor of ubiquitin-specific protease-7 induces apoptosis in multiple myeloma cells and overcomes bortezomib resistance. *Cancer Cell* 22:345–358, 2012.
488. Rosenblatt JA, Avivi I, Vasir D, et al: Blockade of PD-1 in combination with dendritic cell/myeloma fusion cell vaccination following autologous stem cell transplantation. *Blood* 2012.
489. Lokhorst HM, Schattenberg A, Cornelissen JJ, et al: Donor leukocyte infusions are effective in relapsed multiple myeloma after allogeneic bone marrow transplant. *Blood* 90:4206–4211, 1997.
490. Tricot G, Vesole DH, Jagannath S, et al: Graft-versus-myeloma effect: Proof of principle. *Blood* 87:1196–1198, 1996.
491. Bird JM, Russell NH, Samson D: Minimal residual disease after bone marrow transplant for multiple myeloma: Evidence for cure in long-term survivors. *Bone Marrow Transplant* 12:651–654, 1993.
492. Corradini P, Voena C, Tarella C, et al: Molecular and clinical remissions in multiple myeloma: Role of autologous and allogeneic transplantation of hematopoietic cells. *J Clin Oncol* 17:208–215, 1999.
493. Alyea E, Weller E, Schlossman R, et al: Outcome after autologous and allogeneic stem cell transplantation for patients with multiple myeloma: Impact of graft-versus-myeloma effect. *Bone Marrow Transplant* 32:1145–1151, 2003.
494. Bensinger WI, Buckner CD, Anasetti C, et al: Allogeneic marrow transplantation for multiple myeloma: An analysis of risk factors on outcome. *Blood* 88:2787–2793, 1996.
495. Bjorkstrand BB, Ljungman P, Svensson H, et al: Allogeneic bone marrow transplant versus autologous stem cell transplantation in multiple myeloma: A retrospective case-matched study from the European Group for Blood and Marrow Transplantation. *Blood* 88:4711–4718, 1996.

496. Gahrton G, Tura S, Ljungman P, et al: Allogeneic bone marrow transplant in multiple myeloma. European Group for Bone Marrow Transplant. *N Engl J Med* 325:1267–1273, 1991.
497. Gahrton G, Tura S, Ljungman P, et al: Prognostic factors in allogeneic bone marrow transplant for multiple myeloma. *J Clin Oncol* 13:1312–1322, 1995.
498. Hunter HM, Peggs K, Powles R, et al: Analysis of outcome following allogeneic haemopoietic stem cell transplantation for myeloma using myeloablative conditioning—evidence for a superior outcome using melphalan combined with total body irradiation. *Br J Haematol* 128:496–502, 2005.
499. Reece DE, Shepherd JD, Klingemann HG, et al: Treatment of myeloma using intensive therapy and allogeneic bone marrow transplant. *Bone Marrow Transplant* 15:117–123, 1995.
500. Varterasian M, Janakiraman N, Karanes C, et al: Transplantation in patients with multiple myeloma: A multicenter comparative analysis of peripheral blood stem cell and allogeneic transplant. *Am J Clin Oncol* 20:462–466, 1997.
501. Bensinger WI, Demirer T, Buckner CD, et al: Syngeneic marrow transplantation in patients with multiple myeloma. *Bone Marrow Transplant* 18:527–531, 1996.
502. Gahrton G, Svensson H, Bjorkstrand B, et al: Syngeneic transplantation in multiple myeloma-a case-matched comparison with autologous and allogeneic transplantation. European Group for Blood and Marrow Transplantation. *Bone Marrow Transplant* 24:741–745, 1999.
503. Gahrton G, Svensson H, Cavo M, et al: Progress in allogenic bone marrow and peripheral blood stem cell transplantation for multiple myeloma: A comparison between transplants performed 1983–93 and 1994–8 at European Group for Blood and Marrow Transplantation centres. *Br J Haematol* 113:209–216, 2001.
504. Giralt S, Estey E, Albitar M, et al: Engraftment of allogeneic hematopoietic progenitor cells with purine analog-containing chemotherapy: Harnessing graft-versus-leukemia without myeloablative therapy. *Blood* 89:4531–4536, 1997.
505. Slavin S, Nagler A, Naparstek E, et al: Nonmyeloablative stem cell transplantation and cell therapy as an alternative to conventional bone marrow transplant with lethal cytoreduction for the treatment of malignant and nonmalignant hematologic diseases. *Blood* 91:756–763, 1998.
506. Garban F, Attal M, Rossi JF, et al: Immunotherapy by non-myeloablative allogeneic stem cell transplantation in multiple myeloma: Results of a pilot study as salvage therapy after autologous transplantation. *Leukemia* 15:642–646, 2001.
507. McSweeney PA, Niederwieser D, Shizuru JA, et al: Hematopoietic cell transplantation in older patients with hematologic malignancies: Replacing high-dose cytotoxic therapy with graft-versus-tumor effects. *Blood* 97:3390–3400, 2001.
508. Michallet M, Bilger K, Garban F, et al: Allogeneic hematopoietic stem-cell transplantation after nonmyeloablative preparative regimens: Impact of pretransplantation and posttransplantation factors on outcome. *J Clin Oncol* 19:3340–3349, 2001.
509. Mohty M, Fegueux N, Exbrayat C, et al: Reduced intensity conditioning: Enhanced graft-versus-tumor effect following dose-reduced conditioning and allogeneic transplantation for refractory lymphoid malignancies after high-dose therapy. *Bone Marrow Transplant* 28:335–339, 2001.
510. Bensinger WI, Maloney D, Storb R: Allogeneic hematopoietic cell transplantation for multiple myeloma. *Semin Hematol* 38:243–249, 2001.
511. Kroger N, Schwerdtfeger R, Kiehl M, et al: Autologous stem cell transplantation followed by a dose-reduced allograft induces high complete remission rate in multiple myeloma. *Blood* 100:755–760, 2002.
512. Bruno B, Rotta M, Patriarca F, et al: A comparison of allografting with autografting for newly diagnosed myeloma. *N Engl J Med* 356:1110–1120, 2007.
513. Bruno B, Rotta M, Patriarca F, et al: Nonmyeloablative allografting for newly diagnosed multiple myeloma: The experience of the Gruppo Italiano Trapianti di Midollo. *Blood* 113:3375–3382, 2009.
514. Garban F, Attal M, Michallet M, et al: Prospective comparison of autologous stem cell transplantation followed by dose-reduced allograft (IFM99–03 trial) with tandem autologous stem cell transplantation (IFM99–04 trial) in high-risk de novo multiple myeloma. *Blood* 107:3474–3480, 2006.
515. Krishnan A, Pasquini MC, Logan B, et al: Tandem autologous stem cell transplants (auto-auto) with or without maintenance therapy versus single autologous transplant followed by HLA-matched sibling non-myeloablative allogeneic stem cell transplant (auto-allo) for patients (pts) with high risk (HR) multiple myeloma (MM): Results from the Blood and Marrow Transplant Clinical Trials Network (BMT-CTN) 0102 Trial. *Blood* (ASH Annual Meeting Abstracts) 116:Abstract 526, 2010.
516. Krishnan A, Pasquini MC, Logan B, et al: Autologous haemopoietic stem-cell transplantation followed by allogeneic or autologous haemopoietic stem-cell transplantation in patients with multiple myeloma (BMT CTN 0102): A phase 3 biological assignment trial. *Lancet Oncol* 12:1195–1203, 2011.
517. Bjorkstrand B, Iacobelli S, Hegenbart U, et al: Tandem autologous/reduced-intensity conditioning allogeneic stem-cell transplantation versus autologous transplantation in myeloma: Long-term follow-up. *J Clin Oncol* 29:3016–3022, 2011.
518. Crawley C, Lalancette M, Szydlo R, et al: Outcomes for reduced-intensity allogeneic transplantation for multiple myeloma: An analysis of prognostic factors from the Chronic Leukaemia Working Party of the EBMT. *Blood* 105:4532–4539, 2005.
519. Cavo M, Terragna C, Martinelli G, et al: Molecular monitoring of minimal residual disease in patients in long-term complete remission after allogeneic stem cell transplantation for multiple myeloma. *Blood* 96:355–357, 2000.
520. Martinelli G, Terragna C, Zamagni E, et al: Molecular remission after allogeneic or autologous transplantation of hematopoietic stem cells for multiple myeloma. *J Clin Oncol* 18:2273–2281, 2000.
521. Willems P, Verhagen O, Segeren C, et al: Consensus strategy to quantitate malignant cells in myeloma patients is validated in a multicenter study. Belgium-Dutch Hematology-Oncology Group. *Blood* 96:63–70, 2000.
522. Alyea EP, Soiffer RJ, Canning C, et al: Toxicity and efficacy of defined doses of CD4(+) donor lymphocytes for treatment of relapse after allogeneic bone marrow transplant. *Blood* 91:3671–3680, 1998.
523. Verdonck LF, Lokhorst HM, Dekker AW, et al: Graft-versus-myeloma effect in two cases. *Lancet* 347:800–801, 1996.
524. Alyea E, Weller E, Schlossman R, et al: T-cell–depleted allogeneic bone marrow transplant followed by donor lymphocyte infusion in patients with multiple myeloma: Induction of graft-versus-myeloma effect. *Blood* 98:934–939, 2001.
525. van Rhee F: Con: Allogeneic transplantation in multiple myeloma. *Clin Adv Hematol Oncol* 4:391–394, 2006.
526. Berenson J: Pamidronate in the treatment of osteolytic bone lesions in multiple myeloma patients—The American experience. *Br J Clin Pract Suppl* 87:5–7; discussion 13–14, 1996.
527. Rosen LS, Gordon D, Kaminski M, et al: Zoledronic acid versus pamidronate in the treatment of skeletal metastases in patients with breast cancer or osteolytic lesions of multiple myeloma: A phase III, double-blind, comparative trial. *Cancer J* 7:377–387, 2001.
528. Major P, Lortholary A, Hon J, et al: Zoledronic acid is superior to pamidronate in the treatment of hypercalcemia of malignancy: A pooled analysis of two randomized, controlled clinical trials. *J Clin Oncol* 19:558–567, 2001.
529. Terpos E, Morgan G, Dimopoulos MA, et al: International Myeloma Working Group recommendations for the treatment of multiple myeloma-related bone disease. *J Clin Oncol* 31:2347–2357, 2013.
530. National Comprehensive Cancer Network: *NCCN Clinical Practice Guidelines in Oncology Multiple Myeloma*. Version 2.2010, 2014. http://www.nccn.org/professionals/physician_gls/pdf/myeloma.pdf. Last accesse August 2015.
531. Morgan GJ, Davies FE, Gregory WM, et al: First-line treatment with zoledronic acid as compared with clodronic acid in multiple myeloma (MRC Myeloma IX): A randomised controlled trial. *Lancet* 376:1989–1999, 2010.
532. Morgan GJ, Child JA, Gregory WM, et al: Effects of zoledronic acid versus clodronic acid on skeletal morbidity in patients with newly diagnosed multiple myeloma (MRC Myeloma IX): Secondary outcomes from a randomised controlled trial. *Lancet Oncol* 12:743–752, 2011.
533. Woo SB, Hellstein JW, Kalmar JR: Narrative [corrected] review: Bisphosphonates and osteonecrosis of the jaws. *Ann Intern Med* 144:753–761, 2006.
534. Dimopoulos MA, Kastritis E, Bamia C, et al: Reduction of osteonecrosis of the jaw (ONJ) after implementation of preventive measures in patients with multiple myeloma treated with zoledronic acid. *Ann Oncol* 20:117–120, 2009.
535. Dudeney S, Lieberman IH, Reinhardt MK, et al: Kyphoplasty in the treatment of osteolytic vertebral compression fractures as a result of multiple myeloma. *J Clin Oncol* 20:2382–2387, 2002.
536. Fourney DR, Schomer DF, Nader R, et al: Percutaneous vertebroplasty and kyphoplasty for painful vertebral body fractures in cancer patients. *J Neurosurg* 98:21–30, 2003.
537. Featherstone C, Delaney G, Jacob S, et al: Estimating the optimal utilization rates of radiotherapy for hematologic malignancies from a review of the evidence: Part II-leukemia and myeloma. *Cancer* 103:393–401, 2005.
538. Facon T, Mary JY, Hulin C, et al: Melphalan and prednisone plus thalidomide versus melphalan and prednisone alone or reduced-intensity autologous stem cell transplantation in elderly patients with multiple myeloma (IFM 99–06): A randomised trial. *Lancet* 370:1209–1218, 2007.
539. Palumbo A, Ambrosini MT, Benevolo G, et al: Bortezomib, melphalan, prednisone, and thalidomide for relapsed multiple myeloma. *Blood* 109:2767–2772, 2007.
540. Zangari M, Saghafifar F, Mehta P, et al: The blood coagulation mechanism in multiple myeloma. *Semin Thromb Hemost* 29:275–282, 2003.
541. Auwerda JJ, Sonneveld P, de Maat MP, et al: Prothrombotic coagulation abnormalities in patients with newly diagnosed multiple myeloma. *Haematologica* 92:279–280, 2007.
542. Johnson DC, Corthals S, Ramos C, et al: Genetic associations with thalidomide mediated venous thrombotic events in myeloma identified using targeted genotyping. *Blood* 112:4924–4934, 2008.
543. Zangari M, Barlogie B, Cavallo F, et al: Effect on survival of treatment-associated venous thromboembolism in newly diagnosed multiple myeloma patients. *Blood Coagul Fibrinolysis* 18:595–598, 2007.
544. Morgan GJ, Schey SA, Wu P, et al: Lenalidomide (Revlimid), in combination with cyclophosphamide and dexamethasone (RCD), is an effective and tolerated regimen for myeloma patients. *Br J Haematol* 137:268–269, 2007.
545. Baglin T, Luddington R, Brown K, et al: Incidence of recurrent venous thromboembolism in relation to clinical and thrombophilic risk factors: Prospective cohort study. *Lancet* 362:523–526, 2003.
546. Argyriou AA, Iconomou G, Kalofonos HP: Bortezomib-induced peripheral neuropathy in multiple myeloma: A comprehensive review of the literature. *Blood* 112:1593–1599, 2008.
547. Richardson PG, Sonneveld P, Schuster MW, et al: Reversibility of symptomatic peripheral neuropathy with bortezomib in the phase III APEX trial in relapsed multiple myeloma: Impact of a dose-modification guideline. *Br J Haematol* 144:895–903, 2009.
548. Mileshkin L, Stark R, Day B, et al: Development of neuropathy in patients with myeloma treated with thalidomide: Patterns of occurrence and the role of electrophysiologic monitoring. *J Clin Oncol* 24:4507–4514, 2006.
549. Plasmati R, Pastorelli F, Cavo M, et al: Neuropathy in multiple myeloma treated with thalidomide: A prospective study. *Neurology* 69:573–581, 2007.
550. Pei XY, Dai Y, Grant S: Synergistic induction of oxidative injury and apoptosis in human multiple myeloma cells by the proteasome inhibitor bortezomib and histone deacetylase inhibitors. *Clin Cancer Res* 10:3839–3852, 2004.
551. Landowski TH, Megli CJ, Nullmeyer KD, et al: Mitochondrial-mediated disregulation of Ca2+ is a critical determinant of Velcade (PS-341/bortezomib) cytotoxicity in myeloma cell lines. *Cancer Res* 65:3828–3836, 2005.
552. Dikic I, Crosetto N, Calatroni S, et al: Targeting ubiquitin in cancers. *Eur J Cancer* 42:3095–3102, 2006.
553. Badros A, Goloubeva O, Dalal JS, et al: Neurotoxicity of bortezomib therapy in multiple myeloma: A single-center experience and review of the literature. *Cancer* 110:1042–1049, 2007.

554. Caravita TP, Spagnoli M, A, et al: Neuropathy in multiple myeloma patients treated with bortezomib: A multicenter experience. *Blood* Abstract 4823, 2007.

555. Richardson PG, Briemberg H, Jagannath S, et al: Frequency, characteristics, and reversibility of peripheral neuropathy during treatment of advanced multiple myeloma with bortezomib. *J Clin Oncol* 24:3113–3120, 2006.

556. Chen CI, Kouroukis CT, White D, et al: Bortezomib is active in patients with untreated or relapsed Waldenström's macroglobulinemia: A phase II study of the National Cancer Institute of Canada Clinical Trials Group. *J Clin Oncol* 25:1570–1575, 2007.

557. Moreau P, Pylypenko H, Grosicki S, et al: Subcutaneous versus intravenous administration of bortezomib in patients with relapsed multiple myeloma: A randomised, phase 3, non-inferiority study. *Lancet Oncol* 12:431–440, 2011.

558. Richardson P, Schlossman R, Jagannath S, et al: Thalidomide for patients with relapsed multiple myeloma after high-dose chemotherapy and stem cell transplantation: Results of an open-label multicenter phase 2 study of efficacy, toxicity, and biological activity. *Mayo Clin Proc* 79:875–882, 2004.

559. Ghobrial IM, Rajkumar SV: Management of thalidomide toxicity. *J Support Oncol* 1:194–205, 2003.

560. Bastuji-Garin S, Ochonisky S, Bouche P, et al: Incidence and risk factors for thalidomide neuropathy: A prospective study of 135 dermatologic patients. *J Invest Dermatol* 119:1020–1026, 2002.

561. Briani C, Zara G, Rondinone R, et al: Thalidomide neurotoxicity: Prospective study in patients with lupus erythematosus. *Neurology* 62:2288–2290, 2004.

562. Offidani M, Corvatta L, Marconi M, et al: Common and rare side-effects of low-dose thalidomide in multiple myeloma: Focus on the dose-minimizing peripheral neuropathy. *Eur J Haematol* 72:403–409, 2004.

563. Tosi P, Zamagni E, Cellini C, et al: Neurological toxicity of long-term (>1 yr) thalidomide therapy in patients with multiple myeloma. *Eur J Haematol* 74:212–216, 2005.

564. Apfel SC, Zochodne DW: Thalidomide neuropathy: Too much or too long? *Neurology* 62:2158–2159, 2004.

565. Dimopoulos MA, Kastritis E, Anagnostopoulos A, et al: Osteonecrosis of the jaw in patients with multiple myeloma treated with bisphosphonates: Evidence of increased risk after treatment with zoledronic acid. *Haematologica* 91:968–971, 2006.

566. Zervas K, Verrou E, Teleioudis Z, et al: Incidence, risk factors and management of osteonecrosis of the jaw in patients with multiple myeloma: A single-centre experience in 303 patients. *Br J Haematol* 134:620–623, 2006.

567. Badros A, Weikel D, Salama A, et al: Osteonecrosis of the jaw in multiple myeloma patients: Clinical features and risk factors. *J Clin Oncol* 24:945–952, 2006.

568. Badros A, Terpos E, Katodritou E, et al: Natural history of osteonecrosis of the jaw in patients with multiple myeloma. *J Clin Oncol* 26:5904–5909, 2008.

569. Clarke BM, Boyette J, Vural E, et al: Bisphosphonates and jaw osteonecrosis: The UAMS experience. *Otolaryngol Head Neck Surg* 136:396–400, 2007.

570. Sarasquete ME, Garcia-Sanz R, Marin L, et al: Bisphosphonate-related osteonecrosis of the jaw is associated with polymorphisms of the cytochrome P450 CYP2C8 in multiple myeloma: A genome-wide single nucleotide polymorphism analysis. *Blood* 112:2709–2712, 2008.

571. Terpos E, Dimopoulos MA: Genetic predisposition for the development of ONJ. *Blood* 112:2596–2597, 2008.

572. Montefusco V, Gay F, Spina F, et al: Antibiotic prophylaxis before dental procedures may reduce the incidence of osteonecrosis of the jaw in patients with multiple myeloma treated with bisphosphonates. *Leuk Lymphoma* 49:2156–2162, 2008.

573. Khan AA, Sandor GK, Dore E, et al: Canadian consensus practice guidelines for bisphosphonate associated osteonecrosis of the jaw. *J Rheumatol* 35:1391–1397, 2008.

574. Blade J, Samson D, Reece D, et al: Criteria for evaluating disease response and progression in patients with multiple myeloma treated by high-dose therapy and haemopoietic stem cell transplantation. Myeloma Subcommittee of the EBMT. European Group for Blood and Marrow Transplant. *Br J Haematol* 102:1115–1123, 1998.

575. Martinez-Lopez J, Lahuerta JJ, Pepin F, et al: Prognostic value of deep sequencing method for minimal residual disease detection in multiple myeloma. *Blood* 123:3073–3079, 2014.

576. Greipp PR: Prognosis in myeloma. *Mayo Clin Proc* 69:895–902, 1994.

577. Bataille R, Jourdan M, Zhang XG, et al: Serum levels of interleukin 6, a potent myeloma cell growth factor, as a reflect of disease severity in plasma cell dyscrasias. *J Clin Invest* 84:2008–2011, 1989.

578. Ludwig H, Nachbaur DM, Fritz E, et al: Interleukin-6 is a prognostic factor in multiple myeloma. *Blood* 77:2794–2795, 1991.

579. Bataille R, Boccadoro M, Klein B, et al: C-reactive protein and beta-2 microglobulin produce a simple and powerful myeloma staging system. *Blood* 80:733–737, 1992.

580. Seidel C, Borset M, Turesson I, et al: Elevated serum concentrations of hepatocyte growth factor in patients with multiple myeloma. The Nordic Myeloma Study Group. *Blood* 91:806–812, 1998.

581. Seidel C, Sundan A, Hjorth M, et al: Serum syndecan-1: A new independent prognostic marker in multiple myeloma. *Blood* 95:388–392, 2000.

582. Dahl IM, Turesson I, Holmberg E, et al: Serum hyaluronan in patients with multiple myeloma: Correlation with survival and Ig concentration. *Blood* 93:4144–4148, 1999.

583. Witzig TE, Gertz MA, Lust JA, et al: Peripheral blood monoclonal plasma cells as a predictor of survival in patients with multiple myeloma. *Blood* 88:1780–1787, 1996.

584. Zhang H, Vakil V, Braunstein M, et al: Circulating endothelial progenitor cells in multiple myeloma: Implications and significance. *Blood* 105:3286–3294, 2005.

585. Jakob C, Egerer K, Liebisch P, et al: Circulating proteasome levels are an independent prognostic factor for survival in multiple myeloma. *Blood* 109:2100–2105, 2007.

586. Blade J, Kyle RA, Greipp PR: Presenting features and prognosis in 72 patients with multiple myeloma who were younger than 40 years. *Br J Haematol* 93:345–351, 1996.

587. San Miguel JF, Garcia-Sanz R, Gonzalez M, et al: A new staging system for multiple myeloma based on the number of S-phase plasma cells. *Blood* 85:448–455, 1995.

588. Smadja NV, Bastard C, Brigaudeau C, et al: Hypodiploidy is a major prognostic factor in multiple myeloma. *Blood* 98:2229–2238, 2001.

589. Le Baccon P, Leroux D, Dascalescu C, et al: Novel evidence of a role for chromosome 1 pericentric heterochromatin in the pathogenesis of B-cell lymphoma and multiple myeloma. *Genes Chromosomes Cancer* 32:250–264, 2001.

590. Sawyer JR, Tricot G, Mattox S, et al: Jumping translocations of chromosome 1q in multiple myeloma: Evidence for a mechanism involving decondensation of pericentromeric heterochromatin. *Blood* 91:1732–1741, 1998.

591. Sawyer JR, Tricot G, Lukacs JL, et al: Genomic instability in multiple myeloma: Evidence for jumping segmental duplications of chromosome arm 1q. *Genes Chromosomes Cancer* 42:95–106, 2005.

592. Facon T, Avet-Loiseau H, Guillerm G, et al: Chromosome 13 abnormalities identified by FISH analysis and serum beta2-microglobulin produce a powerful myeloma staging system for patients receiving high-dose therapy. *Blood* 97:1566–1571, 2001.

593. Berenson JR, Jagannath S, Barlogie B, et al: Safety of prolonged therapy with bortezomib in relapsed or refractory multiple myeloma. *Cancer* 104:2141–2148, 2005.

594. Fonseca R, Barlogie B, Bataille R, et al: Genetics and cytogenetics of multiple myeloma: A workshop report. *Cancer Res* 64:1546–1558, 2004.

595. Haessler J, Shaughnessy JD, Jr., Zhan F, et al: Benefit of complete response in multiple myeloma limited to high-risk subgroup identified by gene expression profiling. *Clin Cancer Res* 13:7073–7079, 2007.

596. Shaughnessy J, Tian E, Sawyer J, et al: High incidence of chromosome 13 deletion in multiple myeloma detected by multiprobe interphase FISH. *Blood* 96:1505–1511, 2000.

597. Plowright EE, Li Z, Bergsagel PL, et al: Ectopic expression of fibroblast growth factor receptor 3 promotes myeloma cell proliferation and prevents apoptosis. *Blood* 95:992–998, 2000.

598. Zhan F, Hardin J, Kordsmeier B, et al: Global gene expression profiling of multiple myeloma, monoclonal gammopathy of undetermined significance, and normal bone marrow plasma cells. *Blood* 99:1745–1757, 2002.

599. Shaughnessy JD Jr, Zhan F, Burington BE, et al: A validated gene expression model of high-risk multiple myeloma is defined by deregulated expression of genes mapping to chromosome 1. *Blood* 109:2276–2284, 2007.

600. Kuiper R, Broyl A, de Knegt Y, et al: A gene expression signature for high-risk multiple myeloma. *Leukemia* 26:2406–2413, 2012.

601. Chauhan D, Auclair D, Robinson EK, et al: Identification of genes regulated by dexamethasone in multiple myeloma cells using oligonucleotide arrays. *Oncogene* 21:1346–1358, 2002.

602. Mitsiades N, Mitsiades CS, Poulaki V, et al: Molecular sequelae of proteasome inhibition in human multiple myeloma cells. *Proc Natl Acad Sci U S A* 99:14374–14379, 2002.

603. Hideshima T, Podar K, Chauhan D, et al: P38 MAPK inhibition enhances PS-341 (bortezomib)-induced cytotoxicity against multiple myeloma cells. *Oncogene* 23:8766–8776, 2004.

604. Kyle RA, Garton JP: The spectrum of IgM monoclonal gammopathy in 430 cases. *Mayo Clin Proc* 62:719–731, 1987.

605. Avet-Loiseau H, Garand R, Lode L, et al: Translocation t(11;14)(q13;q32) is the hallmark of IgM, IgE, and nonsecretory multiple myeloma variants. *Blood* 101:1570–1571, 2003.

606. Dimopoulos MA, Panayiotidis P, Moulopoulos LA, et al: Waldenström's macroglobulinemia: Clinical features, complications, and management. *J Clin Oncol* 18:214–226, 2000.

607. Dhodapkar MV, Jacobson JL, Gertz MA, et al: Prognostic factors and response to fludarabine therapy in patients with Waldenström macroglobulinemia: Results of United States intergroup trial (Southwest Oncology Group S9003). *Blood* 98:41–48, 2001.

608. Moulopoulos LA, Dimopoulos MA, Weber D, et al: Magnetic resonance imaging in the staging of solitary plasmacytoma of bone. *J Clin Oncol* 11:1311–1315, 1993.

609. Frassica DA, Frassica FJ, Schray MF, et al: Solitary plasmacytoma of bone: Mayo Clinic experience. *Int J Radiat Oncol Biol Phys* 16:43–48, 1989.

610. Knowling MA, Harwood AR, Bergsagel DE: Comparison of extramedullary plasmacytomas with solitary and multiple plasma cell tumors of bone. *J Clin Oncol* 1:255–262, 1983.

611. Wiltshaw E: The natural history of extramedullary plasmacytoma and its relation to solitary myeloma of bone and myelomatosis. *Medicine (Baltimore)* 55:217–238, 1976.

612. Aviles A, Huerta J, Zepeda G, et al: Serum beta 2 microglobulin in solitary plasmocytomata. *Blood* 76:1663, 1990.

613. Dimopoulos MA, Moulopoulos LA, Maniatis A, et al: Solitary plasmacytoma of bone and asymptomatic multiple myeloma. *Blood* 96:2037–2044, 2000.

614. Moulopoulos LA, Maris TG, Papanikolaou N, et al: Detection of malignant bone marrow involvement with dynamic contrast-enhanced magnetic resonance imaging. *Ann Oncol* 14:152–158, 2003.

615. Durie BG, Waxman AD, D'Agnolo A, et al: Whole-body (18)F-FDG PET identifies high-risk myeloma. *J Nucl Med* 43:1457–1463, 2002.

616. Hind CR, Gibson DG, Lavender JP, et al: Non-invasive demonstration of cardiac involvement in acquired forms of systemic amyloidosis. *Lancet* 1:1417, 1984.

617. Palladini G, Campana C, Klersy C, et al: Serum N-terminal pro-brain natriuretic peptide is a sensitive marker of myocardial dysfunction in AL amyloidosis. *Circulation* 107:2440–2445, 2003.

618. Libbey CA, Skinner M, Cohen AS: Use of abdominal fat tissue aspirate in the diagnosis of systemic amyloidosis. *Arch Intern Med* 143:1549–1552, 1983.

619. Cooper JT, Bacon CP: A histochemical construct of the amyloid fibril in *Amyloidosis* edited by EARS, p 31. John Wright and Sons, Bristol, UK, 1983.

620. Dhodapkar MV, Jagannath S, Vesole D, et al: Treatment of AL-amyloidosis with dexamethasone plus alpha interferon. *Leuk Lymphoma* 27:351–356, 1997.

621. Palladini G, Perfetti V, Obici L, et al: Association of melphalan and high-dose dexamethasone is effective and well tolerated in patients with AL (primary) amyloidosis who are ineligible for stem cell transplantation. *Blood* 103:2936–2938, 2004.

622. Dispenzieri A, Kyle RA, Lacy MQ, et al: Superior survival in primary systemic amyloidosis patients undergoing peripheral blood stem cell transplantation: A case-control study. *Blood* 103:3960–3963, 2004.

623. Skinner M, Sanchorawala V, Seldin DC, et al: High-dose melphalan and autologous stem-cell transplantation in patients with AL amyloidosis: An 8-year study. *Ann Intern Med* 140:85–93, 2004.

624. Sanchorawala V, Wright DG, Rosenzweig M, et al: Lenalidomide and dexamethasone in

the treatment of AL amyloidosis: Results of a phase 2 trial. *Blood* 109:492–496, 2007.

625. Dispenzieri A, Buadi F, Laumann K, et al: Activity of pomalidomide in patients with immunoglobulin light-chain amyloidosis. *Blood* 119:5397–5404, 2012.

626. Landau HH, Hassoun H, Cohen AD, et al: Adjuvant bortezomib and dexamethasone following high-risk melphalan and stem cell transplant in systemic AL amyloidosis [abstract]. *J Clin Oncol* 27:Abstract 8540, 2009.

627. Venner CP, Lane T, Foard D, et al: Cyclophosphamide, bortezomib, and dexamethasone therapy in AL amyloidosis is associated with high clonal response rates and prolonged progression-free survival. *Blood* 119:4387–4390, 2012.

628. Comenzo RL, Gertz MA: Autologous stem cell transplantation for primary systemic amyloidosis. *Blood* 99:4276–4282, 2002.

629. Alexanian R: Localized and indolent myeloma. *Blood* 56:521–525, 1980.

630. Kyle RA, Greipp PR: Smoldering multiple myeloma. *N Engl J Med* 302:1347–1349, 1980.

631. Dimopoulos MA, Moulopoulos A, Smith T, et al: Risk of disease progression in asymptomatic multiple myeloma. *Am J Med* 94:57–61, 1993.

632. Mateos MV, Hernandez MT, Giraldo P, et al: Lenalidomide plus dexamethasone for high-risk smoldering multiple myeloma. *N Engl J Med* 369:438–447, 2013.

633. Rajkumar SV, Larson D, Kyle RA: Diagnosis of smoldering multiple myeloma. *N Engl J Med* 365:474–475, 2011.

634. Larsen JT, Kumar SK, Dispenzieri A, et al: Serum free light chain ratio as a biomarker for high-risk smoldering multiple myeloma. *Leukemia* 27:941–946, 2013.

635. Hillengass J, Fechtner K, Weber MA, et al: Prognostic significance of focal lesions in whole-body magnetic resonance imaging in patients with asymptomatic multiple myeloma. *J Clin Oncol* 28:1606–1610, 2010.

636. Hillengass J, Landgren O: Challenges and opportunities of novel imaging techniques in monoclonal plasma cell disorders: Imaging "early myeloma." *Leuk Lymphoma* 54: 1355–1363, 2013.

637. Landgren O: Monoclonal gammopathy of undetermined significance and smoldering multiple myeloma: Biological insights and early treatment strategies. *Hematology Am Soc Hematol Educ Program* 2013:478–487, 2013.

638. Harousseau JL, Attal M, Avet-Loiseau H, et al: Bortezomib plus dexamethasone is superior to vincristine plus doxorubicin plus dexamethasone as induction treatment prior to autologous stem-cell transplantation in newly diagnosed multiple myeloma: Results of the IFM 2005–01 phase III trial. *J Clin Oncol* 28:4621–4629, 2010.

639. Reeder CB, Reece DE, Kukreti V, et al: Cyclophosphamide, bortezomib and dexamethasone induction for newly diagnosed multiple myeloma: High response rates in a phase II clinical trial. *Leukemia* 23:1337–1341, 2009.

640. Hulin C, Facon T, Rodon P, et al: Efficacy of melphalan and prednisone plus thalidomide in patients older than 75 years with newly diagnosed multiple myeloma: IFM 01/01 trial. *J Clin Oncol* 27:3664–3670, 2009.

641. San Miguel JF, Schlag R, Khuageva NK, et al: Persistent overall survival benefit and no increased risk of second malignancies with bortezomib-melphalan-prednisone versus melphalan-prednisone in patients with previously untreated multiple myeloma. *J Clin Oncol* 31:448–455, 2013.

642. Richardson PG, Xie W, Jagannath S, et al: Phase II trial of lenalidomide, bortezomib, and dexamethasone in patients (pts) with relapsed and relapsed/refractory multiple myeloma (MM): Updated efficacy and safety data after >2 years of follow-up. *Blood* (ASH Annual Meeting Abstracts) 116:Abstract 3049, 2010.

643. San Miguel J, Weisel K, Moreau P, et al: Pomalidomide plus low-dose dexamethasone versus high-dose dexamethasone alone for patients with relapsed and refractory multiple myeloma (MM-003): A randomised, open-label, phase 3 trial. *Lancet Oncol* 14:1055–1066, 2013.

第 108 章
免疫球蛋白轻链型淀粉样变性

Morie A. Gertz, Taimur Sher, Angela Dispenzieri, and Francis K. Buadi

摘要

在患者出现肾病性蛋白尿、射血分数正常的心肌病或心衰、影像检查阴性的肝肿大、周围神经性病变（尤其是存在单克隆蛋白）以及所有不典型多发性骨髓瘤时，都应考虑是否存在淀粉样变性。

对于出现上述相关症状的患者应行血清和尿液免疫固定电泳检测且对免疫球蛋白游离轻链 κ 和 λ 定量。如果所有这些检查都是正常的，那么患者不太可能有免疫球蛋白轻链型（AL）淀粉样变性。

如果上述任何一项检测阳性，就应该进行淀粉样性的进一步检查，首选诊断方法是皮下脂肪的抽吸检测，其次是骨髓活组织检查。通过这两项检查，83% 的患者在刚果红染色后在偏振光镜下呈现绿色的双折线阳性结果。

所有活检证实的淀粉样变应由激光捕获显微解剖质谱仪分析，以明确区分淀粉样蛋白亚型。然而，这种技术并不能区分系统性和局部淀粉样变。

目前有三种指标评判 AL 型淀粉样变性的预后：①n-末端的前脑钠肽；②血清肌钙蛋白；③是否含免疫球蛋白游离轻链。上述三项指标相结合，将 AL 型淀粉样变性病程分为四期。

AL 淀粉样变性的治疗包括标准系统化疗或高剂量化疗与自体干细胞移植。符合要求的病人首选移植。然而大多数患者不适合移植，多采用传统的系统化疗，目前含环磷酰胺、硼替佐米和地塞米松的方案受到许多研究者的青睐。

简写和缩略词

CRAB，高钙血症、肾功能不全、贫血或骨病（calcemia, renal insufciency, anemia, or bone disease）；CyBorD，环磷酰胺、硼替佐米和地塞米松（cyclophosphamide, bortezomib, and dexamethasone）；MRI，磁共振成像（magnetic resonance imaging）；NT-ProBNP，氨基末端钠尿肽前体（N-terminal probrain natriuretic peptide）；TTR，甲状腺素运载蛋白（transthyretin）。

定义及历史

淀粉样变是一种异质性疾病，其特点是组织浸润和淀粉样错误折叠的蛋白前体。近 100 年来，淀粉样蛋白有其特殊的染色特性。Divry 和 Florkin 率先使用刚果红来检测阿尔茨海默病患者大脑中的淀粉样蛋白[1]。淀粉样蛋白沉积通常是细胞外的，在光学显微镜下，经标准苏木素伊红（HE）染色呈现无结晶和粉红色。在偏振光下，所有的淀粉样蛋白沉积结合了刚果红染料，呈绿色双折射[2]，是诊断淀粉样变性的标准。在电子显微镜下，淀粉样蛋白由刚性的、线性的、无分支的 9.5nm 直径的纤维组成[3]。以往淀粉样蛋白根据家族史（遗传史）而分为特发性（原发性）和慢性炎症性（继发性）。现在淀粉样变的分类是基于蛋白质亚单位组成的沉积物，而"原发性淀粉样蛋白"的说法已被"免疫球蛋白轻链型（AL）淀粉样变性"所取代，同时也说明了这属于系统性恶性浆细胞疾病。其亚型分类很重要，因为 AA 淀粉样变性（继发）可由持续炎症导致，也可能出现在遗传性疾病，如家族性地中海热。遗传性淀粉样变通常由甲状腺素运载蛋白突变体（TTR）组成，但也可能是载脂蛋白、纤维蛋白原和凝溶胶蛋白突变的结果[4]。老年系统淀粉样变性，主要是一种心脏疾病，目前正逐渐被认识到，好发于 60 岁以上患者，由野生型 TTR 淀粉样蛋白沉积导致[5]。表 108-1 列出了各种淀粉样变性的命名。相比之下，血液学和肿瘤学医师更乐意看到免疫球蛋白轻链（AL）淀粉样变。这是唯一对化疗有反应的亚型，是本章的重点。另外，除非特别说明，下文中提到的淀粉样变即 AL 淀粉样变性。

表 108-1　淀粉样变性命名

淀粉样蛋白类型	蛋白亚型	脏器累及
AL(κ/λ) 或 AH	免疫球蛋白轻链或重链	心/肾/肝/神经
	局部/系统	
AA	继发性血清淀粉样蛋白 A	肾/胃肠/甲状腺
ATTR（年龄相关）	老年系统性甲状腺素运载蛋白	心/腕管
ATTR（突变型）	家族性甲状腺素转运蛋白	心/神经
A Lect-2	白细胞趋化因子无突变	肾
A Ins	胰岛素注射局部	皮肤
A Fib	纤维蛋白原 A-2 突变	肾
Aβ2M	β2-微球蛋白慢性透析	软组织/脊柱关节

流行病学

淀粉样变性是罕见的，平均年龄为 67 岁，其发病率为每年 8 百万人 11，是华氏巨球蛋白血症的两倍，每六个患有骨髓瘤的病人会有一个 AL 淀粉样变患者。因此如果肿瘤医师在临床上碰到的情况并非如此，那么这种疾病很有可能漏诊了。

病因及发病机制

在大多数病人中，免疫球蛋白轻链淀粉样原纤维是由免疫球蛋白轻链的碎片沉积而成的。正常的免疫球蛋白轻链的分子量大约25kDa，但淀粉样沉积物中的免疫球蛋白轻链通常范围从8kDa 15kDa。片段大小非常重要，因为它通常与缺失的免疫球蛋白轻链C区相关，使采用免疫组织化学技术在石蜡包埋组织中识别原纤维类型不佳[6]。还有一小部分患者属于免疫球蛋白重链片段淀粉样蛋白沉积的免疫球蛋白 G、A、或 M 重链亚型。而淀粉样变患者约占62%淀粉样，免疫球蛋白重链淀粉样变是不到1%的患者[7]。

很显然对于 AL 淀粉样变患者"淀粉样蛋白"有其特异性。与单克隆丙种球蛋白病和骨髓瘤 κ∶λ 比例2∶1不同，淀粉样变性，κ∶λ 比例是1∶3，提示倾向于 λ 轻链形成淀粉样蛋白。此外，该小组发现 λVI 只存在于 AL 淀粉样变患者[8]。将骨髓瘤患者尿液中提取的轻链注射到小鼠并未出现淀粉样蛋白沉积。而将淀粉样变性患者尿液中提取的轻链注射到小鼠则会出现淀粉样变[8]。导致 α 螺旋蛋白错误折叠成淀粉样 β-折叠结构的具体原因仍不明确。淀粉样变患者分为骨髓瘤和非骨髓瘤，骨髓浆细胞的比例可用于评判患者预后[9]。因此，骨髓中浆细胞的百分比可能决定替代治疗方案（参见下面的"治疗"）。骨髓瘤的标准症状 CRAB（高钙血症、肾功能不全、贫血、骨病）在 AL 淀粉样变中不常见。骨髓浆细胞比例高但没有 CRAB 症状的患者提通常预后不良，这种类型被列为骨髓瘤相关淀粉样性，且疾病不会进展为骨髓瘤[10]。淀粉样变性患者尤其是同时存在骨髓瘤时，骨髓中的浆细胞呈不增殖和高频率核型异常，例如−17p、t(4,14)、−13。在淀粉样变性中 t(11,14)通常提示不良预后。流式细胞术检测循环浆细胞的检出率不高[12]。

临床特征

遗憾的是，淀粉样变的症状不明确且非特异性。少数病人可出现阳性体征。对于这种罕见的疾病，临床医生必须有一个操作方法来避免不当的资源利用。只有 1% 的 AL 淀粉样变性患者小于 40 岁。因此，年轻的患者不太可能有 AL 淀粉样变性，但这个年龄经常出现继发性系统性淀粉样变。与骨髓瘤不同，AL 淀粉样变性的患者大多数是男性（66%），而男性与女性的比例为 52∶48[15]。

淀粉样变性患者最常见的症状是疲劳、体重减轻和下肢水肿。可惜这些症状概念比较模糊，无法明确用于疾病的筛查，因而淀粉样变性筛查率很低。在这种疾病中，引起疲劳的机制通常源于心脏淀粉样变，这需要进一步检查以明确。使人印象深刻的是体重下降，甚至可能超过 20kg，这种时候通常会先排查隐匿性恶性肿瘤。但是，即使进行了盲目的活检，如果没有对病理学家提出一种特殊的淀粉样染色的要求，诊断也可能被忽视。下肢水肿可归因于肾病性蛋白尿、低白蛋白血症及血清进入细胞外间隙。限制性心肌病引起的高充盈压力也可导致水肿，而且由于需要进行更精细的检测，也很容易被忽视。这些病人通常都是用利尿剂治疗，直到心脏功能障碍变得更加明显。

约每 6 个淀粉样变性患者可有 1 个出现阳性体征，有利于疾病诊断，但只在 15% 的病人中出现（图 108-1）。有时紫癜只有在病人闭上眼睛才能看到，而且还需排除凝血或血小板功能障碍引起的假阳性。紫癜不仅在眼睑上，而且在乳头线以上的

面部、颈部和前胸上也可见。舌头约增大八分之一（图 108-2），舌下侧牙压痕是特征。当病人仰卧时，由于舌变大，患者会突然出现睡眠呼吸暂停综合征[16]。然而，在很多病例中，他们首先都被怀疑是舌癌，忽略了淀粉样变。大多数舌头增大的患者也会有明显的下颌淋巴结肿大，通常是由舌骨扩大后的淋巴结移位引起的，即便颌下腺的淀粉样浸润也能导致下颌区域明显的肿块。肝肿大在大约 20% 的患者中可见，可能是由于肝脏的直接弯曲，导致肝脏明显肿大[17]。在一些患者中，右心室静脉充盈压力增高，慢性被动充血也可以导致肝肿大。患者很少有肩关节的弯曲。较少的病人会出现颞动脉扩张，并发展典型的颌跛行，以及四肢、臀部和小腿跛行[18]。交流时许多病人会因轻微的唾液腺的屈曲而使口腔干燥。在一些中心，小唾液腺的活检是诊断淀粉样变的首选技术[19]。

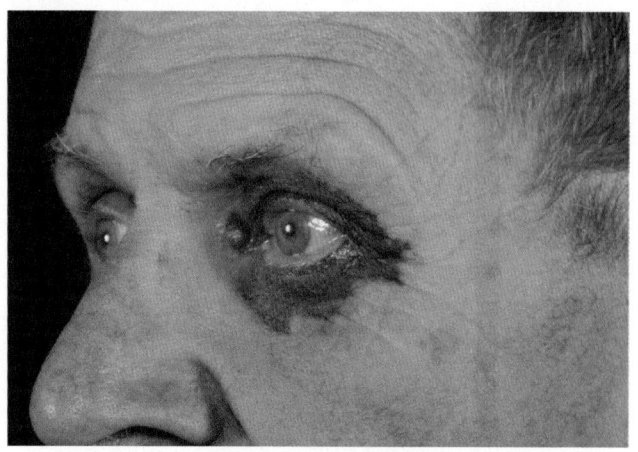

图 108-1　淀粉样紫癜

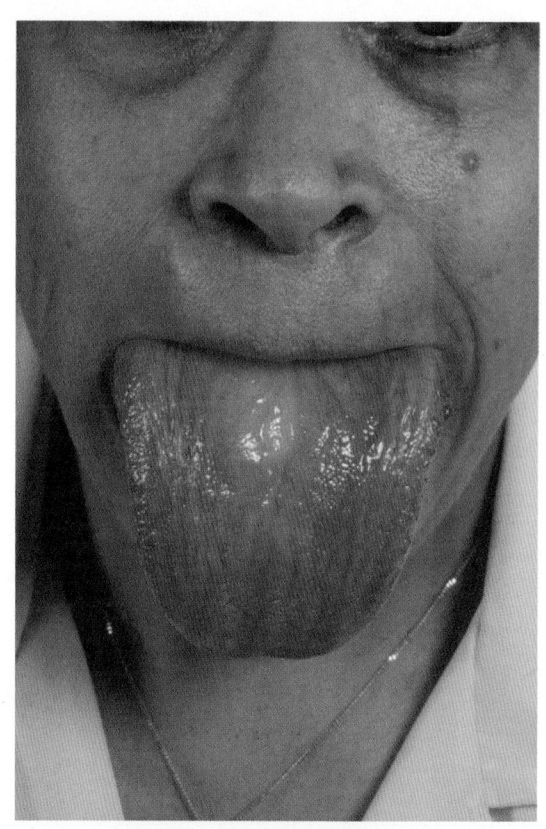

图 108-2　淀粉样变性导致的巨舌

淀粉样变综合征

由于淀粉样变性的症状是非特异性的,而阳性体征虽具有特异性但敏感性不高,因此亟需一种检测对淀粉样变性进行筛查。我们建议在患者出现以下任何临床症状时需进一步行 AL 淀粉样变性筛查:

- 肾病性蛋白尿与血清肌酐升高
- 射血分数正常的心肌病或心衰。但射血分数正常不排除 AL 淀粉样变
- 肝肿大或碱性磷酸酶升高,影像检查阴性
- 混合轴突脱髓鞘外周感觉、运动或自主神经病变,特别是单克隆丙种球蛋白病
- 骨髓瘤的病人,症状不典型,病情特别严重,原因不明的疲劳

表 108-2 给出了梅奥诊所患者的淀粉样症状的发生率。便于肿瘤学和内科学医生对疾病进一步评估。

表 108-2 梅奥诊所统计的淀粉样变症状	
	百分率
肾	67
心	47
周围神经	12
肝	12
自主神经	4
腕管	12
舌	9

实验室特征

对怀疑淀粉样变的患者最好的初始评估筛查是免疫固定和血清及尿液免疫球蛋白游离轻链(含 κ 和 λ)。系统免疫球蛋白 AL 淀粉样变是一类浆细胞疾病,99% 的患者在这三种检查中都有一个可检测到的异常,这反映了骨髓中血浆细胞的克隆性增殖。如果检测到免疫球蛋白,需进一步明确淀粉样变("鉴别诊断")。如果病人既没有恶性浆细胞疾病也没有免疫球蛋白轻链,可能是以下情况:①病人没有淀粉样变;②患者无系统淀粉样变性;③淀粉样变性不是免疫球蛋白轻链,而是其他亚型。

血清游离轻链检测极其重要。它不仅帮助诊断免疫球蛋白 AL 淀粉样变,还影响病人的分期。同时还参与治疗效果评价。用血清蛋白电泳筛查是不明智的,因为原发轻链蛋白血症的发病率很高,而这种检测方法只能在不到一半的病人中看到 M 峰。

在重度蛋白尿患者的血清中或尿液中发现单克隆蛋白可排除肾活组织检查的需要。血清或尿液中含游离轻链只存在于三种疾病中:①骨髓瘤肾病;②淀粉样变;③Randal 型免疫球蛋白沉积病(κ)。

针对存在那五类症状患者进行免疫球蛋白游离轻链筛查是最好的非侵入性方法。如果淀粉样蛋白是存在的,但轻链是正常的,那么要考虑将患者转诊至更专业的中心对淀粉样蛋白进行进一步的分型。

鉴别诊断

在临床上,当医生评判患者符合症状,并检测到免疫球蛋白异常,在治疗开始前,需要进行活检。虽然淀粉样蛋白沉积与各种影像学图像表现不同,尤其是抗血清淀粉样蛋白 P 成分,但其在应用中仍有待探索,影像学检查并不能替代淀粉样变性的组织学检查[20~22]。在肾脏、心脏、肝脏或周围神经淀粉样变的患者中,直接通过肾脏、心脏、肝脏或神经活检来确定诊断,但这在大多数患者中是不必要的。皮下脂肪吸入术是一种与局部麻醉有关的床边手术,不需要切口(图 108-3)。波士顿医疗中心已在网站发布相关技术的视频(https://www.youtube.com/watch?v=tctYTmxd9gQ)。一般来说,除非病理科常规处理脂肪组织,否则脂肪抽吸会被专业中心审查。脂肪并不进行石蜡包埋,因此它通常采用过度固定后进行刚果红染色[23]。四分之三淀粉样变性患者的脂肪染色呈阳性。

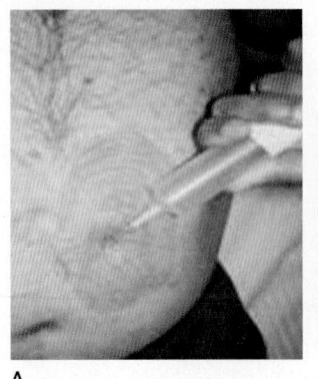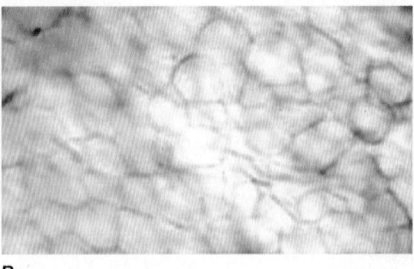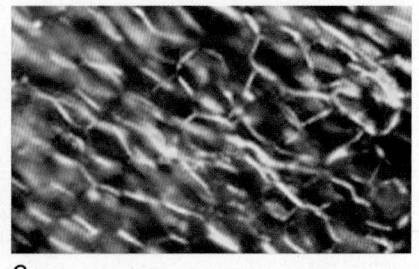

图 108-3 皮下脂肪抽吸技术和脂肪染色图例。A. 抽吸技术过程;B. 脂肪刚果红染色,可见脂肪细胞间隙;C. 在偏振光下观察显示绿色双折射

另一个容易被淀粉样蛋白沉积的组织是骨髓。由于 AL 淀粉样变是一类恶性浆细胞疾病,骨髓检查可计量浆细胞数。一半的 AL 淀粉样变患者的骨髓造血血管刚果红染色阳性。结合两种技术(骨髓和脂肪抽吸物),可使85%的患者明确诊断。小涎腺活检,内镜下胃活检,直肠活检,皮肤活检也可用于确诊。如果高度怀疑淀粉样变性而这些活检是阴性的,那么需要对累及器官进行活检。

一旦确定刚果红染色阳性,就必须进一步明确蛋白亚型。以往,免疫组织化学已经被用来检测淀粉样蛋白的类型,但免疫组化只能检测含抗血清的蛋白亚型,具有局限性[24,25]。其次,在淀粉样蛋白纤维(特别是在淀粉样蛋白)形成过程中,活性抗原表位可能已经缺失,而且在通常情况下,肾脏组织的背景染色比较高。再者,因为淀粉样蛋白会被折叠,即使表位是存在的,它们也可能隐藏在沉积物中,可能无法与抗血清相互作用。免疫组织化学不仅不可靠,而且可能具有误导性。因此,建议对淀粉样蛋白沉积进行激光捕获,并行常规的质谱分析[26~28]。在大多数情况下,这种方法可以识别蛋白亚型。即使是在刚果红染色假阳性的患者中,这项技术也是有用的,因为它不会识别淀粉样肽。该项技术可使2/3的淀粉样变患者获益。四分之一的淀粉样蛋白沉积患者是由甲状腺素运载蛋白淀粉样变(ATTR)(遗传))或野生型淀粉样蛋白(老年系统性)组成。低于4%的是淀粉样蛋白 A(AA);约4%代表 ALect2 淀粉样变性,它在肾脏中沉积,引起蛋白尿;不到1%的患者可见局部淀粉样蛋白。一种特别重要的局部淀粉样蛋白发生在糖尿病患者皮下注射胰岛素的部位。结晶型胰岛素可形成淀粉样蛋白,可引起变色的坚硬沉淀物,活检刚果红染色阳性,但通过质谱分析,可与胰岛素相结合。其他形式的系统性淀粉样变包括纤维蛋白原 A-α 淀粉样变、载脂蛋白 A1 和凝胶溶蛋白淀粉样变禁行系统性化疗。

除此之外,对于那些患有 TTR 淀粉样变的患者来说更有优势,在大多数情况下,质谱仪不仅能识别蛋白亚型,而且还能区分野生型与突变型。尽管如此,我们仍然建议对在质谱上看到突变 TTR 的患者,继续进行血液样本的 DNA 测序来证实在质谱分析的结果,这是一个很容易实现的检测。我们对临床上有少数高度怀疑淀粉样变性但只放抽吸物刚果红染色阴性的患者进行了质谱分析,发现了淀粉样肽,包括载脂蛋白-e 和淀粉样蛋白 P 成分。当病理医师对组织切片中的淀粉样蛋白进行诊断时,需要询问临床医生淀粉样变性的类型。虽然没有广泛应用,但质谱分析是鉴定淀粉样蛋白亚型最敏感和最专业的技术。

器官累及的诊断与临床特征

肾脏

45%的免疫球蛋白 AL 淀粉样变患者出现肾脏受累,大多数 TTR 淀粉样变性患者直到疾病晚期才出现。肾脏受累在系统性 AA 淀粉样变性以及 ALect2 淀粉样变性和 A-fbα 淀粉样变性中很普遍。所有肾活检淀粉样蛋白的检出率为2.5%。在年龄高于50岁的非糖尿病患者中,肾活检淀粉样蛋白沉积物检出率为10%[29]。肾病综合征的典型四种特征:①肾病性蛋白尿;②低白蛋白血症;③高脂血症;④水肿。近三分之一的肾淀粉样变患者有至少1年的胆固醇和甘油三酯显著升高的病史,通常用他汀类药物和饮食改变进行调理,没有考虑到胆固醇和甘油三酯的显著升高(>100mg/dl)可能是由重度蛋白尿引起的。在大多数患者中,肾小球滤过率(GFR)保持不变,直到蛋白尿持续存在多年。只有少部分患者,通常伴有间质但不是肾小球淀粉样蛋白,在没有严重蛋白尿的情况下还出现肾功能不全[30]。

下肢水肿主要是利尿剂治疗。然而,过度使用利尿剂,特别是心脏淀粉样变性患者,可加重已经减少的血管内容量。利尿剂还可以降低肾血流量,增加直立性低血压,降低"有心脏不适症状"患者心功能。淀粉样变性蛋白尿持续存在对肾小管系统会造成损害。三分之一的肾淀粉样变患者最终需要透析或肾移植[31]。血清肌酐水平是需要透析的患者的最佳预测指标。显然,预防透析的最佳方法是有效治疗潜在的恶性浆细胞疾病。接受血液透析的患者和接受腹膜透析患者的结局之间没有差异。

极少数情况下,患者血清白蛋白浓度低于1g/dl。这些患者往往因为全身水肿而不良于行。在难以治愈的水肿和厌食症使得治疗几乎不可能的情况下,可进行肾大部切除以阻止尿蛋白渗漏,使血清胶体渗透压正常化,并且消除水肿。已经报道了多种术式,包括肾切除术,肾动脉结扎术和双侧输尿管夹。有一部分患者,早期开始透析,即使 GFR 正常,也会出现无尿并恢复正常的血清白蛋白水平[32]。

淀粉样蛋白量与肾功能障碍程度之间无明显相关性。尿沉渣检测是非特异性的,可见脂肪和脂肪管型,但通常不含红细胞管型。肾淀粉样变性患者死亡的最常见原因是来自浸润性淀粉样心肌病的进行性心脏功能障碍。

心脏

与由收缩功能丧失引起的大多数心脏疾病不同,由淀粉样蛋白浸润导致的限制性心肌病导致松弛不良(所谓的僵硬心脏综合征)和舒张期间充盈不佳,从而使心室舒张末容量低,从而导致每搏输出量减少和心输出量降低。这是一个典型的心脏收缩功能正常性心衰的例子。实际上,绝大多数淀粉样变性患者直到疾病晚期的超声心动图显示射血分数正常[5]。在诊断时,40%-50%的患者发现有心脏淀粉样变性,并且死亡率为90%。由于症状缺乏特异性,是诊断最具挑战性的症状。有淀粉样蛋白存在时,疲劳和运动性呼吸困难与心脏疾病无关,因为:①缺乏心脏扩大、胸膜扩张和肺血管再分布的影像学改变;②超声心动图将显示射血分数正常;③冠状动脉造影正常[33]。上述三联症可诊断非心脏性呼吸困难。即使当淀粉样蛋白侵入心肌壁并导致其增厚时,它也被误认为是高血压性心脏病(肥大)而不是淀粉样蛋白浸润(图 108-4)。包括假性梗死和低电压在内的心电图异常相当常见,但常常被忽视,而假性梗死易误诊为缺血性心脏病。

心脏淀粉样变性患者的支持治疗与缺血性或心脏瓣膜病的支持治疗显著不同。没有证据表明使用血管紧张素转换酶抑制剂或血管紧张素Ⅱ受体阻断剂可以减轻患者的不适，并且使用这些药物治疗往往会增加患者的呼吸困难和使运动耐受性降低。当予β受体阻滞剂用于控制心率/律时，疲劳和运动性呼吸困难也可能加剧。

除了标准的超声心动图之外，准确诊断心脏淀粉样蛋白需要做多普勒血流量研究来证明血液流入心室的血流速度快速下降，并且最佳地进行了心室应变研究，证实了心室缩短率的下降。不明原因疲劳和/或呼吸困难的患者应该进行血清和尿液的免疫固定和游离轻链检测以筛查轻链淀粉样蛋白。然而，即使轻链检测为阴性，由于野生型TTR在心脏中沉积，年龄相关性淀粉样变性仍可能存在[34]。这种类型通常发生在60岁以上的男性患者，其中一半也会有腕管综合征[35,36]。野生型TTR淀粉样变性不能通过血清和尿液轻链检出，皮下脂肪抽吸的敏感性低于AL淀粉样变性。这些患者需要通过超声心动图，磁共振成像（MRI）或心内膜心肌活检来确诊（图108-5）。

心脏淀粉样变性的早期诊断是必要的，因为这是造成这种疾病早期死亡的主要原因。根据我们的经验，40%的新诊断的AL淀粉样变性病患者在第一年内会死于此病，这个百分比在二十五年后还没有改变。

超声心动图仍然是淀粉样蛋白成像和诊断最有用的方法。然而，连续监测患者对治疗的反应或进展并不是特别有用。该技术依然存在个体差异，并且对于连续测量，隔膜厚度的计算可能会有很大的不同。相反，高于15mm的中隔厚度对于高血压性心肌病是罕见的，并且仅限于淀粉样变性或肥厚型心肌病。有趣的是，老年系统性和家族性淀粉样心肌病的心脏浸润程度明显高于AL淀粉样变性。AL淀粉样变性患者若中隔厚

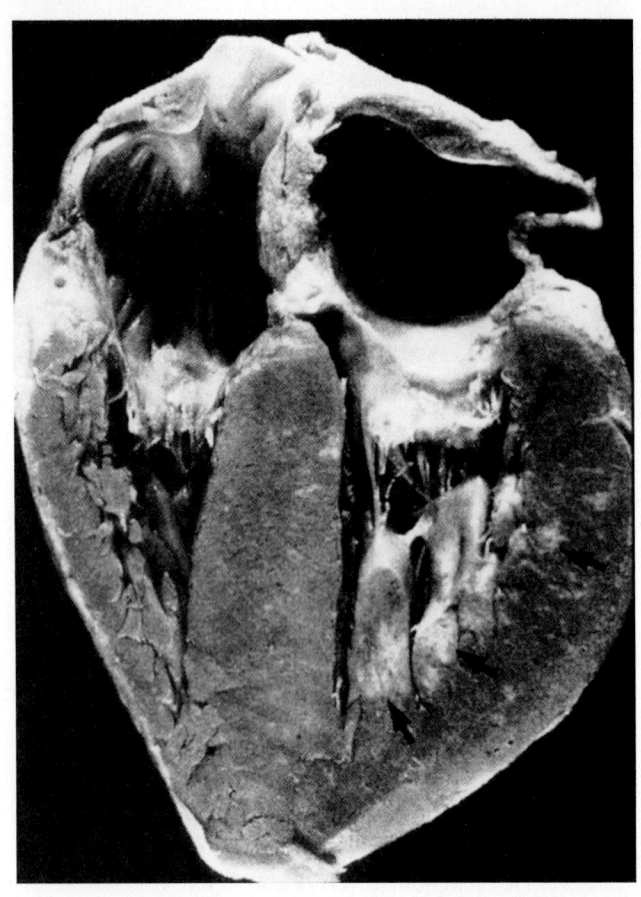

图108-4　淀粉样心脏病。可见浸润性心壁增厚。白色斑块部位显示有脂肪样变

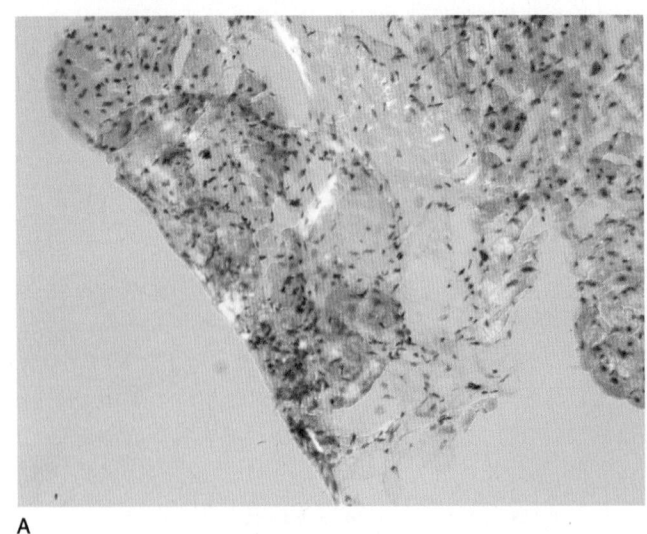

A

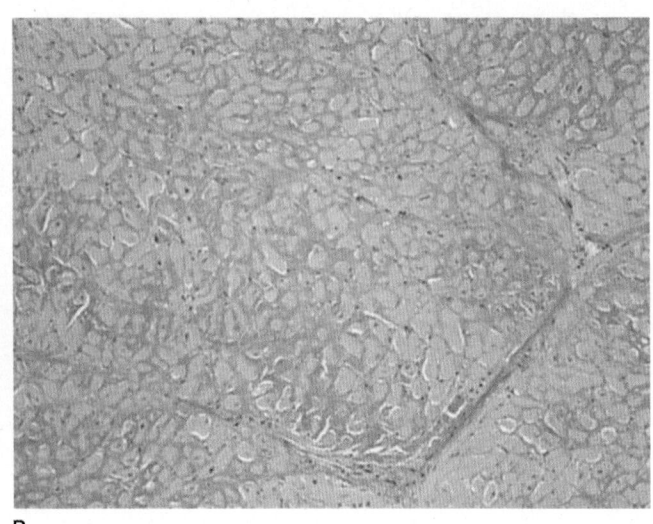

B

图108-5　A.心内膜心肌活检经刚果红染色在偏光显微下显示相关区域出现双折射。B.同一标本经苏木精-伊红染色在光学显微下显示淀粉样蛋白为细胞外嗜酸性无定形物质

度大于18mm通常会出现严重心衰。TTR淀粉样变性患者（包括突变型和野生型）在25mm范围的中隔厚度，通常症状不明显。旧的超声心动图现今很少使用。其他超声心动图图像包括右心室增厚和左心室室大小减少[37]。心脏受累的后果包括瓣

膜增厚和瓣膜返流。瓣膜的修复不会对病人的有氧运动能力产生有意义的改善。限制性心肌病中所见血流受限可与限制性心包疾病相混淆，偶尔，病人也会行心包切除术[38]。心内膜心肌活检对心脏淀粉样变性的诊断非常敏感，并且如果取五个标

本,诊断是明确的。心脏淀粉样变性患者心房功能差,心房停滞发生率高。心房和心房附件血栓被公认为是心脏栓塞的潜在来源[39]。少有患者可在冠状动脉微循环中发生淀粉样蛋白沉积,导致真正的缺血症状和心绞痛,但心外膜冠状动脉解剖正常[40]。

突然死亡仍然是淀粉样变患者的一个严峻问题[41]。植入式除颤器的放置可能不会降低猝死的风险[42]。机械分离是一种常见现象,而且尚不能使内膜产生适当的震颤和建立血流动力学稳定性[43]。

利尿剂仍然是心脏淀粉样变性的主要治疗手段;但在这些心室顺应性下降的患者中,需要高于正常的压力来充盈心室使血流灌注。积极的利尿剂治疗将减少前负荷,但这可能会导致收缩压下降,肾血流量减少和晕厥[44]。

家族性淀粉样心肌病是罕见的,但是一种称为 TTR-Val122Ile 的特殊 TTR 突变体需要引起重视。在一项对脐带血样本的前瞻性研究中,美国非洲裔父母的新生儿中有 3% 发现了这种突变。而欧洲裔美国人的患病率为 0.44%,西班牙裔美国人的患病率为 0。这种突变在临床上的外显程度尚未确定,然而鉴于这种基因异常的高发病率,对非洲裔美国人心脏淀粉样变性的诊断需要对这种突变 DNA 进行早期分析[45,46]。

心脏生物标志物在淀粉样蛋白的预后以及功能评估中发挥重要作用[47]。β-钠尿肽和肌钙蛋白水平均可预测淀粉样变性患者的预后,并且是该疾病分期系统的重要组成部分[48]。分期含以下任意一点:大于 180mg/L 的含和不含游离轻链;心肌肌钙蛋白 T 水平大于 0.025ng/ml;N-末端-原脑利钠肽(NT-proBNP)水平大于 1800pg/ml。上述指标将病情分为四期,中位生存期从 6 个月(第 4 期)到 60 个月(第 1 期)。实际上随着时间推移和干预性治疗的发展,NT-proBNP 的序列测量也被用来评估疗效和进展,已经取代了连续超声心动图检查[49~51]。所有出现淀粉样变性的患者,无论是否怀疑心脏疾病,都应该进行心脏生物标志物检测。表108-3 列出了当发现患有淀粉样变性的患者时建议采取的诊断措施。

增强心脏 MRI 越来越多地用于评估心脏淀粉样变性。心脏 MRI(图 108-6)可准确测量心肌厚度,注射钆后,可表现出延迟的心内膜下增强,有助于诊断心脏淀粉样变[52,53]。相位对比 MRI 提供关于血流动力学,舒张期甩尾参数和二尖瓣峰值流速的信息。通过提供功能评估,这种技术可以帮助建立早期诊断,并有可能评估对治疗的反应。MRI 不能用于有起搏器或除颤器的情况和肾功能不全(禁忌钆注射)。放射性核素扫描正在探索淀粉样变性。锝焦磷酸是 ATTR 淀粉样变性(野生型和突变型)存在的敏感标志,而在 AL 淀粉样变性中未见到摄取[55]。最近一项小型研究评估了 11C 标记的匹兹堡化合物-B(11C-PiB)基正电子(PET)显像诊断所有轻链淀粉样变性和 ATTR 患者的心脏淀粉样蛋白沉积,并且在对照组为阴性[56]。因此,未来的核成像不仅可以帮助确定淀粉样变性的心脏受累程度,还有助于区分不同类型。

肝脏

高达四分之一的 AL 淀粉样变患者可见到淀粉样蛋白的肝脏浸润[17]。这些患者将出现肝肿大,血清碱性磷酸酶升高,转氨

酶和胆红素正常或接近正常。一半的肝淀粉样变性患者患有肾淀粉样变性,这主要是临床综合征。当患者出现肝肿大并且影像学显示没有肿瘤,出现蛋白尿,单克隆蛋白或血涂片中 Howell-Jolly 小体时,表明肝功能不全,高度提示淀粉样变性。大多数患者的症状符合慢性肝病,早饱,厌食和不明原因的体重减轻。在上胸部发现蜘蛛毛细血管扩张症是很常见的。门静脉高压症和腹水并不常见[57]。肝脏和脾脏破裂的罕见病例已有报道[58]。通常可以通过脂肪抽吸物和骨髓活检明确诊断,但肝活检是安全的,并与其他肝脏疾病不同,出血的并发症发生较少。

表 108-3 推荐的已知淀粉样变性患者的检测

如果质谱鉴定出轻链淀粉样蛋白:

考虑局部淀粉样变(膀胱,喉,皮肤,支气管)

如果系统性淀粉样变(内脏受累)进行以下检测:

- 碱性磷酸酶
- 天冬氨酸转氨酶
- β2-微球蛋白
- 胆红素
- 钙
- 肌酐
- 葡萄糖
- 全血细胞计数
- 免疫球蛋白游离轻链
- 免疫固定电泳
- 血清和 24 小时尿
- 免疫球蛋白定量
- n-末端前脑钠肽
- 肌钙蛋白 T
- 因子 X 水平
- 胸部 X 线片
- 心电图
- 超声心动图
- 多普勒和应变成像
- 肌酐清除率。

如果质谱鉴定甲状腺素运载蛋白(TTR)淀粉样变性,推荐以下检测:

- 超声心动图
- 多普勒和应变成像
- 家族淀粉样变性基因检测(血清 TTR 质谱,如果异常,TTR 基因测序)

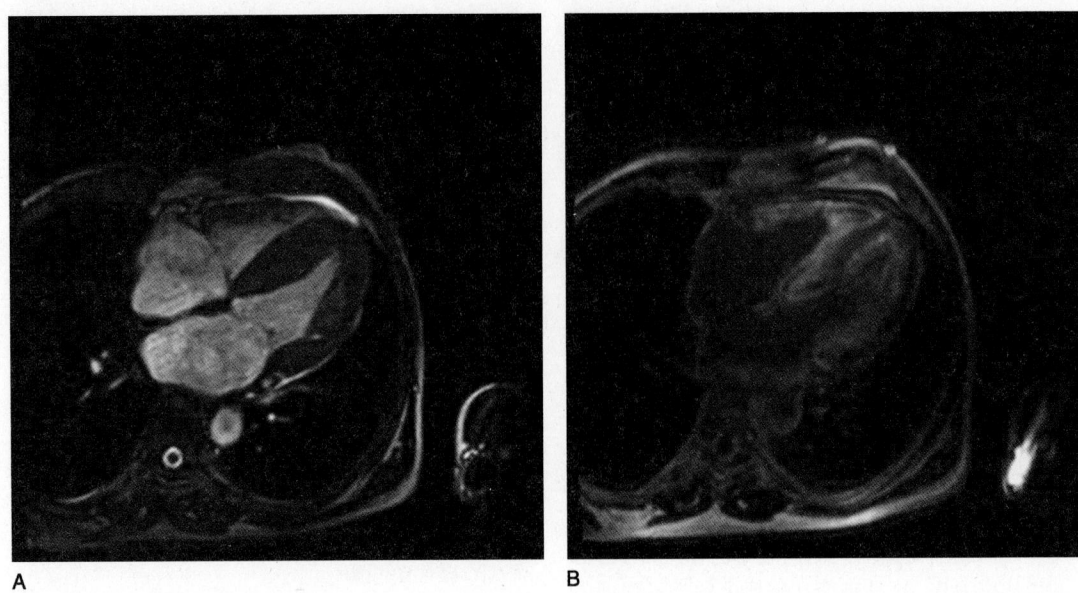

图 108-6　A.磁共振成像显示增厚的室间隔淀粉样蛋白浸润。B.心内膜下组织增强后 Gd 延迟是淀粉样心肌病的特征

神经系统

淀粉样蛋白沉积在神经滋养血管中而引起混合的轴突和脱髓鞘周围神经病。神经病变是对称的,倾向于从脚趾开始上升,最终涉及上肢。它引起感觉异常,疼痛感觉迟钝,并最终导致运动损失。约半数患者伴有腕管综合征,其中约四分之一具有相关的自主神经功能症状:包括直立性低血压;胃肠道自主运动功能障碍,含由假性梗阻引起的呕吐和交替便秘腹泻;顽固性膀胱异常,包括溢流性尿失禁和不完全的排空[59,60]。淀粉样蛋白神经病变进展缓慢,在诊断确定之前,通常已有 2～3 年。肌电图在早期诊断中并不特别有用,因为淀粉样蛋白优先影响四肢小无髓鞘纤维,这在用标准的电生理诊断研究中评价不高。患有不明原因的周围神经病变的非糖尿病患者应进行血清和尿液免疫固定游离轻链检测。阳性发现需要考虑淀粉样变性的差异性。尽管对于患有免疫球蛋白(Ig)M 单克隆蛋白的患者来说,在不存在淀粉样变性的情况下 IgM 可直接导致神经病变。腓肠神经活检通常可以检测到淀粉样蛋白沉积物,但有文献报道腓肠神经活检并不能证实为淀粉样变性[61]。淀粉样蛋白沉积物的质谱分析尤为重要,因为非 AL 患者中神经病变的发生率很高。

● 治疗

淀粉样变的治疗随着新型药剂的引入和自体干细胞移植的改良而有所提高。多年来,美法仑和泼尼松方案是治疗标准,但有效率从未超过 25%,对生存率的影响不大。美法仑和泼尼松方案现在已经被美法仑和地塞米松所取代,治疗相关的死亡率非常低,可以用于心脏和肾衰竭患者以及体弱患者。美法仑和地塞米松治疗患者的 5 年生存率为 50%,但高度依赖于入组人群。已报道的中位反应短至 10.5 和 17.5 个月,取决于晚期心脏淀粉样蛋白入选患者比例。美法仑和地塞米松再次治疗也可以成功。由于患者的个体差异,难以解释 2 期临床试验的结果。基于上述分期对患者进行分层对报告结果非常重要。美法仑和地塞米松方案适用于治疗不符合干细胞移植条件的患者[66]。

自体干细胞移植

大多数专家认为,自体干细胞移植是没有严重终末器官功能障碍的淀粉样变性患者的治疗选择,即使这种方法在前瞻性随机试验或荟萃分析中尚未被证实优于常规化疗。但是,必须认识到,不超过 20% 的淀粉样变患者有条件进行干细胞移植。目前,梅奥诊所的治疗相关死亡率为 2.5%(120 人中有 3 人),10 年总体生存率为 43%。在干细胞移植后,通常观察到器官功能和生活质量的明显改善,并且与获得非常好的部分反应或更好的结果密切相关。为了减少与治疗相关的死亡率,当前患者的移植选择包括年龄小于 70 岁以下,血清肌酐低于 1.8mg/dl,血清肌钙蛋白 T 低于 0.06,NT-proBNP 低于 5000pg/ml。Mayo 诊所移植时的年龄中位数为 57 岁。移植患者骨髓中浆细胞的中位数百分比为 7%,中位尿蛋白低于 4g/d。70% 接受自体干细胞移植的患者主要有肾脏受累,12% 有周围神经病变,14% 有肝脏受累。晚期心脏受累的患者一般排除在移植之外,尽管通过生物标志物和超声心动图评估,一半的移植患者仍有轻度至中度心脏受累。

通常使用白细胞生长因子单独动员血液干细胞而不进行细胞毒化学疗法,以避免动员过程中的血流动力学恶化。需要收集足够的干细胞进行移植。标准的预处理方案是美法仑 200mg/m²,具体剂量可根据多器官受累情况、年龄和身体状态调低。在自体干细胞移植之前一般不进行诱导化疗,尽管这种方法常用于骨髓浆细胞增多症患者,因为数据表明在淀粉样变性患者中结果较差。2013 年,有 40% 的患者在梅奥诊所接受移植手术而无需住院,60%的住院患者中位住院时间为 6 天。白细胞生长因子在移植后不常用,因为它们会增加液体潴留。75%的患者达到部分缓解甚至更好效果。40%的患者达到完全血液学缓解。在 Mayo 诊所移植的患者中有 50%发生器官反应。完全缓解者的中位生存期尚未达到,而部分缓解或更好的患者的中位生存期为 107 个月。自体干细胞移植后的预后指标包括心脏生物标志物,NT-proBNP 和肌钙蛋白[70]。

免疫调节药物

已有报道美法仑,地塞米松和来那度胺联合用于治疗 AL 淀粉样变性。来那度胺的最大耐受剂量为 15mg。美法仑使用低于骨髓瘤患者的推荐剂量($0.18mg/(kg \cdot d)$,每 28 天 4 天),总有效率为 42%,总有效率为 58%,2 年总生存率 81%。给予来那度胺时需要预防深静脉血栓形成。环磷酰胺,沙利度胺和地塞米松的组合是安全和有效的。在低风险的全口服治疗中,75 例患者(PS 为 0~1)治疗,其中 74%的血液学反应,其中 21%完成。3 年总体预计生存率为 82%,2 级毒性为 52%。来那度胺和地塞米松已经与用于多发性骨髓瘤相同的方案用于淀粉样变性病。重要的是要记住,来那度胺可以增加 NT-proBNP 的水平,可能加重心力衰竭[71]。此外,来那度胺用于治疗多发性骨髓瘤的推荐剂量对 AL 患者耐受性不好,每天不能超过 15mg。来那度胺用药的前三周期停药率很高,常见原因是骨髓抑制,皮疹和疲劳。在美法仑和硼替佐米治疗失败的患者二线用来那度胺和地塞米松治疗的研究中,2 名患者在首次反应评估之前死亡,50%患有 3 级或更高的毒性。血液学缓解率为 41%。中位总生存期为 14 个月。环磷酰胺,来那度胺和地塞米松已用于治疗淀粉样变性,来那度胺每天 15mg,环磷酰胺每天 100mg。在 55%的患者中观察到部分缓解或更高的反应,8%达到完全缓解,40%有器官改善,2 年总生存率为 41%。在三个不同的研究中,环磷酰胺,来那度胺和地塞米松的血液学反应率在 40%到 77%之间。完全缓解不超过 10%。来那度胺毒性很大,包括疲劳和流体潴留。

泊马度胺已与地塞米松一起用于复发性淀粉样变性。在 33 名可评估患者中,有效率为 48%,中位反应时间为 2 个月。15%有器官改善。无进展生存期为 14 个月,总生存期为 28 个月[72]。

硼替佐米对治疗淀粉样变性有效[73]。与未经治疗的患者联合使用地塞米松后,完全缓解率达到了 47%,而每周两次硼替佐米治疗组的患者反应率更高。心脏反应率是 29%。这是由 NT-proBNP 的减少来衡量的,血液学反应与心脏反应相关。硼替佐米不仅与环磷酰胺和地塞米松联用,也与美法仑和地塞米松联用[74]。梅奥诊所报道了一项以 CyBorD(环磷酰胺,硼替佐米和地塞米松)为方案的回顾性研究,17 例患者的反应率为 94%(71%完全缓解,24%部分缓解),中位反应时间为 2 个月[75]。在许多发表的研究中,严重心脏受累的患者被排除在外。因此,难以确定硼替佐米在这一难治性亚组中的疗效[76]。在 38 例晚期心脏病患者中,使用减量剂量的两周硼替佐米和地塞米松治疗的 38 例患者中有 18 例死亡,21 名患者在三个周期中位数达到了血液学反应。在接受硼替佐米-地塞米松治疗并随后

加入环磷酰胺的 35 名患者中,86%获得了快速反应。另一项关于环磷酰胺-硼替佐米-地塞米松的临床试验表明 68%患者出现血液学反应,1 年总生存率为 65%。由于硼替佐米已被报道可增加骨髓瘤患者心力衰竭的严重程度,显然需要对患者病情进展进行监测。口服蛋白酶体抑制剂 MLN9708 伊克昔佐米目前正在研究中。

硼替佐米和地塞米松已被用作干细胞移植后的巩固治疗[77]。四十名患者移植前给予了低风险剂量的美法仑。未达到完全缓解的患者接受了硼替佐米-地塞米松巩固治疗。治疗后 12 个月和 24 个月的生存率分别为 88%和 82%。在最初的 40 例患者中,23 例得到巩固,其中 20 例(86%)得到加强。24 个月时,器官反应发生率为 70%。在干细胞移植后使用硼替佐米-地塞米松巩固可以提高没有达到完全缓解的患者的反应。

● 病程及预后

尽管新的药物不断研发涌现,淀粉样变性患者总生存仍未有明显改善,主要源于诊断较迟,尤其是心脏淀粉样蛋白的诊断。尽管近期生存率有所提高,但 40%的患者在诊断后的第一年内就已经死于这种疾病,并且这种早期死亡率在 30 年内并没有改变。患者可能有血液学反应,但仍然死于终末器官衰竭,因为诊断之前已经发生的组织损伤不可逆转[64,65]。淀粉样变性的预后由两个主要因素决定:首先是心脏受累的程度,其次是浆细胞负荷。前者可通过超声心动图和心脏生物标志物来评估。骨髓中浆细胞的百分比对预后有重要影响[9,62]。衡量血浆细胞负荷的最好的替代方法和最可重复的方法是观察血清中是否含轻链(dFLC)。通过 NT-proBNP,肌钙蛋白和血清游离轻链的检测可建立一个四阶段预后模型:肌钙蛋白 T 水平为 0.025ng/ml 或更高,NT-proBNP 大于 1800pg/ml,游离轻链大于 180mg/L。如果这三个指标都阴性为 1 期,有一个阳性为 2 期,两个阳性为 3 期,三种都阳性为 4 期,中位生存时间分别是 94、40、14 和 6 个月。这些血清检测是评估淀粉样变性预后的标准。评估淀粉样变性反应是一个双重过程。首先,在系统性治疗后,通过检测浆细胞负荷和前体淀粉样蛋白轻链的减少量来评估血液学应答。有四类反应:①完全缓解为血清和尿液免疫固定电泳阴性且免疫球蛋白轻链比例正常;②非常好的部分缓解为血清游离轻链小于 40mg/L;③部分缓解为 dFLC 从基线减少 50%;④没有反应包括所有其他患者。在评估反应率时轻链检测优于总免疫球蛋白检测,如果治疗有效,水平迅速下降[63]。尽管血液学反应是第一个目标,治疗的目的是保留器官功能。因此器官反应的评估也很有意义。目前的数据表明器官反应率与血液学反应率直接相关,而血液学反应越好,就越有可能出现器官反应。肾脏反应被定义为 24 小时尿蛋白减少 50%。血清肌酐的下降不得少于 0.5g/d。尿蛋白增加 50%~1g/d 或肌酐清除率降低 25%表示疾病进展。心脏反应主要由 NT-proBNP 的变化评估。基线 NT-proBNP 大于 650ng/L 的患者 NT-proBNP 降低 30%,最低为 300ng/L,则认为有反应。然而,由于利尿剂的使用和肺部感染的发生,可以导致 NT-proBNP 波动多达 30%。因此,在解释结果时需要谨慎。纽约心脏协会

（New York Heart Association）心功能从四级到二级或三级到一级的改进也被认为是有反应。以往超声心动图已被用来评估反应,但优于观察者间存在差异已不能作为评估标准。心脏病情进展指 NT-proBNP 增加 30%,最小增加 300ng/dl。最后,肝脏反应被定义为异常碱性磷酸酶值减少 50%,进展定义为碱性磷酸酶增加 50%,高于最低记录值。目前对于 AL 淀粉样变性,还没有关于软组织,胃肠道,舌头,肺或周围神经的反应共识标准。

翻译:颜文青　互审:黄河　校对:侯健

参考文献

1. Bobon J: [Professor Paul Divry 1889–1967] [in French]. *Acta Neurol Psychiatr Belg* 67(2):143–148, 1967.
2. Steensma DP: "Congo" red: Out of Africa? *Arch Pathol Lab Med* 125(2):250–252, 2001.
3. Cohen AS, Calkins E: Electron microscopic observations on a fibrous component in amyloid of diverse origins. *Nature* 183(4669):1202–1203, 1959.
4. Murakami T, Uchino M, Ando M: Genetic abnormalities and pathogenesis of familial amyloidotic polyneuropathy. *Pathol Int* 45(1):1–9, 1995.
5. Esplin BL, Gertz MA: Current trends in diagnosis and management of cardiac amyloidosis. *Curr Probl Cardiol* 38(2):53–96, 2013.
6. Fernandez-Flores A: A review of amyloid staining: Methods and artifacts. *Biotech Histochem* 86(5):293–301, 2011.
7. Picken MM: Non-light-chain immunoglobulin amyloidosis: Time to expand or refine the spectrum to include light+heavy chain amyloidosis? *Kidney Int* 83(3):353–356, 2013.
8. del Pozo Yauner L, Ortiz E, Sanchez R, et al: Influence of the germline sequence on the thermodynamic stability and fibrillogenicity of human lambda 6 light chains. *Proteins* 72(2):684–692, 2008.
9. Kourelis TV, Kumar SK, Gertz MA, et al: Coexistent multiple myeloma or increased bone marrow plasma cells define equally high-risk populations in patients with immunoglobulin light chain amyloidosis. *J Clin Oncol* 31(34):4319–4324, 2013.
10. Madan S, Dispenzieri A, Lacy MQ, et al: Clinical features and treatment response of light chain (AL) amyloidosis diagnosed in patients with previous diagnosis of multiple myeloma. *Mayo Clin Proc* 85(3):232–238, 2010.
11. Kyle RA, Linos A, Beard CM, et al: Incidence and natural history of primary systemic amyloidosis in Olmsted County, Minnesota, 1950 through 1989. *Blood* 79(7):1817–1822, 1992.
12. Pardanani A, Witzig TE, Schroeder G, et al: Circulating peripheral blood plasma cells as a prognostic indicator in patients with primary systemic amyloidosis. *Blood* 101(3):827–830, 2003.
13. Fonseca R, Ahmann GJ, Jalal SM, et al: Chromosomal abnormalities in systemic amyloidosis. *Br J Haematol* 103(3):704–710, 1998.
14. Bryce AH, Ketterling RP, Gertz MA, et al: Translocation t(11;14) and survival of patients with light chain (AL) amyloidosis. *Haematologica* 94(3):380–386, 2009.
15. Kyle RA, Gertz MA: Primary systemic amyloidosis: Clinical and laboratory features in 474 cases. *Semin Hematol* 32(1):45–59, 1995.
16. Lesser BA, Leeper KV Jr, Conway W. Obstructive sleep apnea in amyloidosis treated with nasal continuous positive airway pressure. *Arch Intern Med* 148(10):2285–2287, 1988.
17. Park MA, Mueller PS, Kyle RA, et al: Primary (AL) hepatic amyloidosis: Clinical features and natural history in 98 patients. *Medicine (Baltimore)* 82(5):291–298, 2003.
18. Neri A, Rubino P, Macaluso C, Gandolfi SA: Light-chain amyloidosis mimicking giant cell arteritis in a bilateral anterior ischemic optic neuropathy case. *BMC Ophthalmol* 13:82, 2013.
19. Foli A, Palladini G, Caporali R, et al: The role of minor salivary gland biopsy in the diagnosis of systemic amyloidosis: Results of a prospective study in 62 patients. *Amyloid* 18 (Suppl 1):80–82, 2011.
20. Aljaroudi WA, Desai MY, Tang WH, et al: Role of imaging in the diagnosis and management of patients with cardiac amyloidosis: State of the art review and focus on emerging nuclear techniques. *J Nucl Cardiol* 21(2):271–283, 2014.
21. Glaudemans AW, Slart RH, Noordzij W, et al: Utility of 18F-FDG PET(/CT) in patients with systemic and localized amyloidosis. *Eur J Nucl Med Mol Imaging* 40(7):1095–1101, 2013.
22. Hazenberg BP, van Rijswijk MH, Lub-de Hooge MN, et al: Diagnostic performance and prognostic value of extravascular retention of 123I-labeled serum amyloid P component in systemic amyloidosis. *J Nucl Med* 48(6):865–872, 2007.
23. Shidham VB, Hunt B, Jardeh SS, et al: Performing and processing FNA of anterior fat pad for amyloid. *J Vis Exp* (44), 2010.
24. Linke RP: On typing amyloidosis using immunohistochemistry. Detailed illustrations, review and a note on mass spectrometry. *Prog Histochem Cytochem* 47(2):61–132, 2012.
25. Schonland SO, Hegenbart U, Bochtler T, et al: Immunohistochemistry in the classification of systemic forms of amyloidosis: A systematic investigation of 117 patients. *Blood* 119(2):488–493, 2012.
26. Sethi S, Vrana JA, Theis JD, et al: Laser microdissection and mass spectrometry-based proteomics aids the diagnosis and typing of renal amyloidosis. *Kidney Int* 82(2):226–234, 2012.
27. Brambilla F, Lavatelli F, Di Silvestre D, et al: Reliable typing of systemic amyloidoses through proteomic analysis of subcutaneous adipose tissue. *Blood* 119(8):1844–1847, 2012.
28. Vrana JA, Gamez JD, Madden BJ, et al: Classification of amyloidosis by laser microdissection and mass spectrometry-based proteomic analysis in clinical biopsy specimens. *Blood* 114(24):4957–4959, 2009.
29. von Hutten H, Mihatsch M, Lobeck H, et al: Prevalence and origin of amyloid in kidney biopsies. *Am J Surg Pathol* 33(8):1198–1205, 2009.
30. Said SM, Sethi S, Valeri AM, et al: Renal amyloidosis: Origin and clinicopathologic correlations of 474 recent cases. *Clin J Am Soc Nephrol* 8(9):1515–1523, 2013.
31. Gertz MA, Leung N, Lacy MQ, et al: Clinical outcome of immunoglobulin light chain amyloidosis affecting the kidney. *Nephrol Dial Transplant* 24(10):3132–3137, 2009.
32. Duda SH, Raible RT, Risler T, et al: [Therapeutic bilateral renal artery embolization in the nephrotic syndrome] [in German]. *Dtsch Med Wochenschr* 119(3):58–62, 1994.
33. Sher T, Gertz MA: Recent advances in the diagnosis and management of cardiac amyloidosis. *Future Cardiol* 10(1):131–146, 2014.
34. Guan J, Mishra S, Falk RH, Liao R: Current perspectives on cardiac amyloidosis. *Am J Physiol Heart Circ Physiol* 302(3):H544–H552, 2012.
35. Suresh R, Grogan M, Maleszewski JJ, et al: Advanced cardiac amyloidosis associated with normal interventricular septal thickness: An uncommon presentation of infiltrative cardiomyopathy. *J Am Soc Echocardiogr* 27(4):440–447, 2014.
36. Falk RH: Senile systemic amyloidosis: Are regional differences real or do they reflect different diagnostic suspicion and use of techniques? *Amyloid* 19 Suppl 1:68–70, 2012.
37. Leone O, Longhi S, Quarta CC, et al: New pathological insights into cardiac amyloidosis: Implications for non-invasive diagnosis. *Amyloid* 19(2):99–105, 2012.
38. Singh V, Fishman JE, Alfonso CE: Primary systemic amyloidosis presenting as constrictive pericarditis. *Cardiology* 118(4):251–255, 2011.
39. Dubrey S, Pollak A, Skinner M, Falk RH: Atrial thrombi occurring during sinus rhythm in cardiac amyloidosis: Evidence for atrial electromechanical dissociation. *Br Heart J* 74(5):541–544, 1995.
40. Morin J, Schreiber WE, Lee C: Sudden death due to undiagnosed primary amyloidosis. *J Forensic Sci* 58(Suppl 1):S250–S252, 2013.
41. Dubrey SW, Rosser G, Dahdal MT, Gillmore JD: Diagnostic dilemma and sudden death outcome: A case of amyloid cardiomyopathy. *Clin Med* 12(6):596–597, 2012.
42. Dhoble A, Khasnis A, Olomu A, Thakur R: Cardiac amyloidosis treated with an implantable cardioverter defibrillator and subcutaneous array lead system: Report of a case and literature review. *Clin Cardiol* 32(8):E63–E65, 2009.
43. Lin G, Dispenzieri A, Kyle R, et al: Implantable cardioverter defibrillators in patients with cardiac amyloidosis. *J Cardiovasc Electrophysiol* 24(7):793–798, 2013.
44. Mohty D, Damy T, Cosnay P, et al: Cardiac amyloidosis: Updates in diagnosis and management. *Arch Cardiovasc Dis* 106(10):528–540, 2013.
45. Yamashita T, Hamidi Asl K, Yazaki M, Benson MD: A prospective evaluation of the transthyretin Ile122 allele frequency in an African-American population. *Amyloid* 12(2):127–130, 2005.
46. Afolabi I, Hamidi Asl K, Nakamura M, et al: Transthyretin isoleucine-122 mutation in African and American blacks. *Amyloid* 7(2):121–125, 2000.
47. Dispenzieri A, Gertz MA, Kumar SK, et al: High sensitivity cardiac troponin T in patients with immunoglobulin light chain amyloidosis. *Heart* 100(5):383–388, 2014.
48. Kumar S, Dispenzieri A, Lacy MQ, et al: Revised prognostic staging system for light chain amyloidosis incorporating cardiac biomarkers and serum free light chain measurements. *J Clin Oncol* 30(9):989–995, 2012.
49. Girnius S, Seldin DC, Cibeira MT, Sanchorawala V: New hematologic response criteria predict survival in patients with immunoglobulin light chain amyloidosis treated with high-dose melphalan and autologous stem-cell transplantation. *J Clin Oncol* 31(21):2749–2750, 2013.
50. Leung N, Glavey SV, Kumar S, et al: A detailed evaluation of the current renal response criteria in AL amyloidosis: Is it time for a revision? *Haematologica* 98(6):988–992, 2013.
51. Palladini G, Dispenzieri A, Gertz MA, et al: New criteria for response to treatment in immunoglobulin light chain amyloidosis based on free light chain measurement and cardiac biomarkers: Impact on survival outcomes. *J Clin Oncol* 30(36):4541–4549, 2012.
52. White JA, Kim HW, Shah D, et al: CMR imaging with rapid visual T1 assessment predicts mortality in patients suspected of cardiac amyloidosis. *JACC Cardiovasc Imaging* 7(2):143–156, 2014.
53. Mesquita D, Nobre C, Thomas B, et al: Cardiac amyloidosis: Diagnosis using delayed enhancement cardiac magnetic resonance imaging sequences. *Rev Port Cardiol* 32(11):941–945, 2013.
54. Gerbaud E, Lederlin M, Laurent F: Value of phase-sensitive inversion recovery sequence to perform and analyse late gadolinium enhancement in cardiac amyloidosis. *Arch Cardiovasc Dis* 102(12):859–860, 2009.
55. Glaudemans AW, van Rheenen RW, van den Berg MP, et al: Bone scintigraphy with technetium-hydroxymethylene diphosphonate allows early diagnosis of cardiac involvement in patients with transthyretin-derived systemic amyloidosis. *Amyloid* 21(1):35–44, 2014.
56. Antoni G, Lubberink M, Estrada S, et al: *In vivo* visualization of amyloid deposits in the heart with 11C-PIB and PET. *J Nucl Med* 54(2):213–220, 2013.
57. Norero B, Perez-Ayuso RM, Duarte I, et al: Portal hypertension and acute liver failure as uncommon manifestations of primary amyloidosis. *Ann Hepatol* 13(1):142–149, 2013.
58. Mousa AY, Abu-Halimah S, Alhalbouni S, et al: Amyloidosis and spontaneous hepatic bleeding, transcatheter therapy for hepatic parenchymal bleeding with massive intraperitoneal hemorrhage: A case report and review of the literature. *Vascular* 22(5):356–360, 2014.
59. Shin SC, Robinson-Papp J. Amyloid neuropathies. *Mt Sinai J Med* 79(6):733–748, 2012.
60. Adams D, Lozeron P, Lacroix C: Amyloid neuropathies. *Curr Opin Neurol* 25(5):564–572, 2012.
61. Rajani B, Rajani V, Prayson RA: Peripheral nerve amyloidosis in sural nerve biopsies: A clinicopathologic analysis of 13 cases. *Arch Pathol Lab Med* 124(1):114–118, 2000.
62. Dinner S, Witteles W, Witteles R, et al: The prognostic value of diagnosing concurrent multiple myeloma in immunoglobulin light chain amyloidosis. *Br J Haematol* 161(3):367–372, 2013.
63. Kumar SK, Dispenzieri A, Lacy MQ, et al: Changes in serum-free light chain rather

than intact monoclonal immunoglobulin levels predicts outcome following therapy in primary amyloidosis. *Am J Hematol* 86(3):251–255, 2011.

64. Gatt ME, Palladini G: Light chain amyloidosis 2012: A new era. *Br J Haematol* 160(5):582–598, 2013.

65. Chari A, Barley K, Jagannath S, Osman K: Safety and efficacy of triplet regimens in newly diagnosed light chain amyloidosis. *Clin Lymphoma Myeloma Leuk* 13(1):55–61, 2013.

66. Palladini G, Milani P, Foli A, et al: Oral melphalan and dexamethasone grants extended survival with minimal toxicity in AL amyloidosis: Long-term results of a risk-adapted approach. *Haematologica* 99(4):743–750, 2014.

67. Dispenzieri A, Seenithamby K, Lacy MQ, et al: Patients with immunoglobulin light chain amyloidosis undergoing autologous stem cell transplantation have superior outcomes compared with patients with multiple myeloma: A retrospective review from a tertiary referral center. *Bone Marrow Transplant* 48(10):1302–1307, 2013.

68. Gertz MA, Dispenzieri A: Immunoglobulin light-chain amyloidosis: Growing recognition, new approaches to therapy, active clinical trials. *Oncology (Williston Park)* 26(2):152–161, 2012.

69. Schonland SO, Dreger P, de Witte T, Hegenbart U: Current status of hematopoietic cell transplantation in the treatment of systemic amyloid light-chain amyloidosis. *Bone Marrow Transplant* 47(7):895–905, 2012.

70. Gertz MA, Lacy MQ, Dispenzieri A, et al: Autologous stem cell transplant for immuno-globulin light chain amyloidosis: A status report. *Leuk Lymphoma* 51(12):2181–2187, 2010.

71. Dispenzieri A, Dingli D, Kumar SK, et al: Discordance between serum cardiac biomarker and immunoglobulin-free light-chain response in patients with immunoglobulin light-chain amyloidosis treated with immune modulatory drugs. *Am J Hematol* 85(10):757–759, 2010.

72. Dispenzieri A, Buadi F, Laumann K, et al: Activity of pomalidomide in patients with immunoglobulin light-chain amyloidosis. *Blood* 119(23):5397–5404, 2012.

73. Dubrey SW, Reece DE, Sanchorawala V, et al: Bortezomib in a phase 1 trial for patients with relapsed AL amyloidosis: Cardiac responses and overall effects. *QJM* 104(11):957–970, 2011.

74. Sher T, Hayman SR, Gertz MA: Treatment of primary systemic amyloidosis (AL): Role of intensive and standard therapy. *Clin Adv Hematol Oncol* 10(10):644–651, 2012.

75. Mikhael JR, Schuster SR, Jimenez-Zepeda VH, et al: Cyclophosphamide-bortezomib-dexamethasone (CyBorD) produces rapid and complete hematologic response in patients with AL amyloidosis. *Blood* 119(19):4391–4394, 2012.

76. Yamasaki S, Muta T, Higo T, et al: Ventricular fibrillation after bortezomib therapy in a patient with systemic amyloidosis. *Hematol Rep* 5(3):e12, 2013.

77. Landau H, Hassoun H, Rosenzweig MA, et al: Bortezomib and dexamethasone consolidation following risk-adapted melphalan and stem cell transplantation for patients with newly diagnosed light-chain amyloidosis. *Leukemia* 27(4):823–828, 2013.

第 109 章
巨球蛋白血症

Steven P. Treon, Jorge J. Castillo, Zachary R. Hunter and Giampaolo Merlini

摘要

华氏巨球蛋白血症（WM）是一种惰性 B 细胞肿瘤，表现为大量淋巴浆样细胞聚集，并分泌克隆性 IgM。MYD88L^{265P} 和 CXCR4WHIM（疣、低丙种球蛋白血症、感染、先天性骨髓粒细胞缺乏症）样的体细胞突变分别在 90% 以上和 30%～35% 的 WM 患者中出现，它们影响着疾病的表现、治疗的结果和/或总体生存。家族性发病倾向在 WM 中是常见的。无症状患者应观察。临床上如出现疾病相关的 Hb<100g/L、血小板<100×10^9/L、淋巴结肿大、器官巨大症、系统性高黏滞血症、继发性神经病变、淀粉样变、冷球蛋白血症、冷凝集素疾病，或者疾病转化，应该考虑治疗。有高黏滞血症的患者应采用血浆置换，对血清高 IgM 患者，血浆置换可作为利妥昔单抗治疗之前的预防性治疗，防止症状性 IgM 复燃。治疗方案的选择应考虑具体的治疗目标，如疾病的快速控制、治疗相关神经病变的风险、免疫抑制和继发第二肿瘤，以及规划将来的自体造血干细胞移植。一线的治疗包括利妥昔单抗单药或联合烷化剂（苯达莫司汀、环磷酰胺）、蛋白酶体抑制剂（硼替佐米、卡非佐米）或核苷类似物（氟达拉滨、克拉屈滨）。对复发或治疗耐药的患者，可以考虑替代一线方案的治疗或自体造血干细胞移植。另外 WM 新的靶向治疗药物包括依维莫司和依鲁替尼。

简写和缩略词

CD16，FCγⅢa 受体（FCγⅢa receptor）；CD40L，CD40 配体（CD40ligand）；CDR，补体决定区（complement determination region）；CHOP，环磷酰胺、多柔比星、长春新碱、泼尼松（cyclophosphamide, doxorubicin, vincristine, prednisone）；GM$_1$，神经节苷脂 M$_1$（ganglioside M$_1$）；HCV，丙型肝炎病毒（hepatitis Cvirus）；Ig，免疫球蛋白（immunoglobulin）；IL，白介素（interleukin）；κ，kappa 轻链（kappa light chain）；λ，lamda 轻链（lambda light chain）；LPL，淋巴浆细胞样淋巴瘤（lymphoplasmacytic lymphoma）；MAG，髓磷脂相关糖蛋白（myelin-associated glycoprotein）；R-CHOP，环磷酰胺、多柔比星、长春新碱、泼尼松、利妥昔单抗（cyclophosphamide, doxorubicin, vincristine, prednisone, rituximab）；R-CP，环磷酰胺、泼尼松、利妥昔单抗（cyclophosphamide, prednisone, rituximab）；R-CVP，环磷酰胺、长春新碱、泼尼松、利妥昔单抗（cyclophosphamide, vincristine, prednisone, rituximab）；sCD27，可溶性 CD27（soluble CD27）；WHO，世界卫生组织（World Health Organization）；WM，华氏巨球蛋白血症（Waldenström macroglobulinemia）。

定义及历史

华氏巨球蛋白血症（Waldenström macroglobulinemia, WM）是淋巴肿瘤的一种，骨髓中淋巴细胞、淋巴浆样细胞和浆细胞大量聚集，并分泌单克隆 IgM[1]。根据欧美淋巴瘤修订方案（REAL）和 WHO 的分类[2,3]，WM 与淋巴浆细胞样淋巴瘤（LPL）相对应，多数 LPL 病例即 WM。不到 5% 的华氏巨球蛋白血症为 IgA 型、IgG 型或者不分泌的 LPL。

在 1944 年，一位名为 Jan Waldenström 的瑞典内科学家，在 Acta Medica Scandinavica 上报道了三例病例，他预想该病与骨髓瘤相关，但却不伴有骨的浸润，且在小淋巴细胞浸润背景下只有少量的浆细胞。这些患者的血浆蛋白浓度增高、血黏度升高，出血明显并伴有视网膜出血。他几乎描述了该病的每一个异常特征，并与同事合作，运用超离心和电泳技术，发现了大量分子量高达 100 万的异常蛋白，这些蛋白并非小分子蛋白的聚合物。鉴于他对此病做了如此透彻的阐释，所以用他的名字命名该病，以示敬意。

流行病学

在美国，年龄校正的发病率（WM）男性为 3.4/100 万人，女性为 1.7/100 万人，发病率随年龄呈几何级增长[4,5]。欧洲裔美国人的发病率更高，非洲裔美国人约占所有患者的 5%。

遗传因素参与 WM 的发病，约 20% 的患者是德系犹太种族背景[6]。常有报道家族性聚集现象，如 WM 本身或与其他 B 细胞增生性疾病的多代聚集[7~10]。在三级转诊中心就诊的 257 例 WM 患者中，约 20% 患者的一级亲属罹患 WM 或者其他 B 细胞疾病[9]。家族聚集性 WM 伴发其他免疫紊乱的患者也有报道，这些免疫紊乱包括低丙种球蛋白血症（尤其是多克隆 IgM）和自身抗体阳性（尤其是针对甲状腺的抗体），而在不发生 WM 的亲属中[9,10]，可出现高反应性 B 细胞疾病的表现。在家族性患者及其亲属中可观察到 BCL-2 基因的过表达导致 B 细胞存活延长[10]。

环境因素在 WM 发病中所起的作用尚不确定。其他曾被考虑过的因素包括：感染产生的慢性抗原刺、某些药物和接触化学物质，但是尚未得到科学意义上的认可。在对连续的 100 个 WM 患者的研究中，采用血清学和分子诊断技术检测丙型肝炎病毒，未见丙型肝炎病毒感染与 WM 发病的关联[11~13]。

发病机制

华氏巨球蛋白血症的克隆性质

观察 WM 患者骨髓中克隆性的 B 细胞可见一系列伴有大量表面球蛋白局灶性沉积的小淋巴细胞向淋巴浆细胞和向表达胞浆 IgM 的成熟浆细胞分化的形态（图 109-1）[14]。循环克隆性 B 细胞常常可在 WM 患者中检测到，但淋巴胞增多不常见[15,16]。WM 细胞表达单克隆的 IgM，有一些克隆细胞也表达表面 IgD[17]。淋巴浆细胞的免疫表型特征包括表达泛-B 细胞的标记 CD19、CD20（包括 FMC7）、CD22 和 CD79[17,18]。CD5、CD10 和 CD23 可在 10% ~20% 的患者中表达，它们的存在并不能排除 WM 的诊断[19]。多参数流式细胞仪分析发现 CD25、CD27 也是

WM 的克隆特征，同时发现 CD22^{dim}/CD25$^+$/CD27$^+$/IgM$^+$ 细胞群可能出现在伴有克隆性 B 细胞的 IgM 型 MGUS 并最终进展为 WM 的患者中[20]。

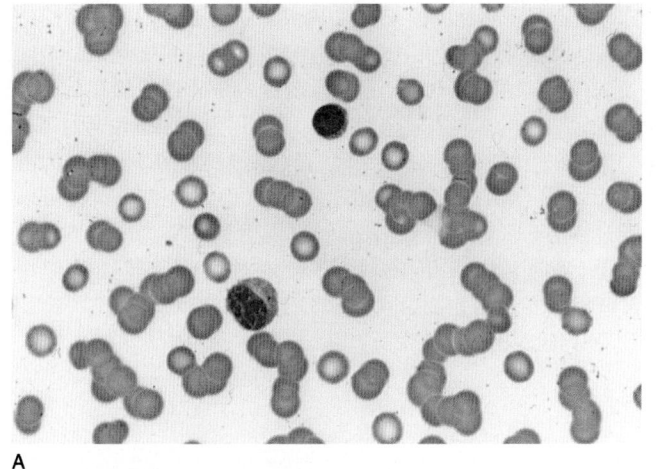

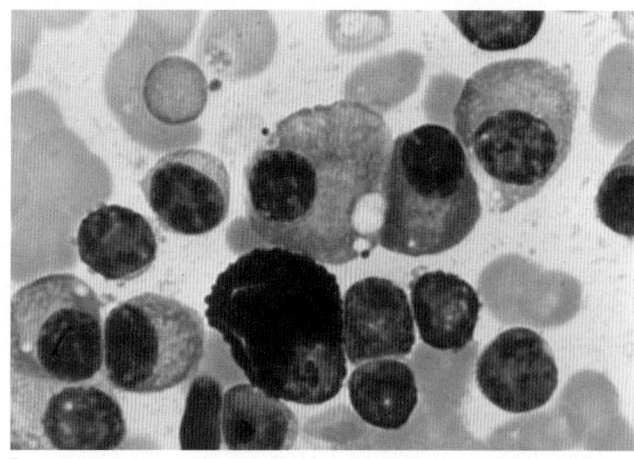

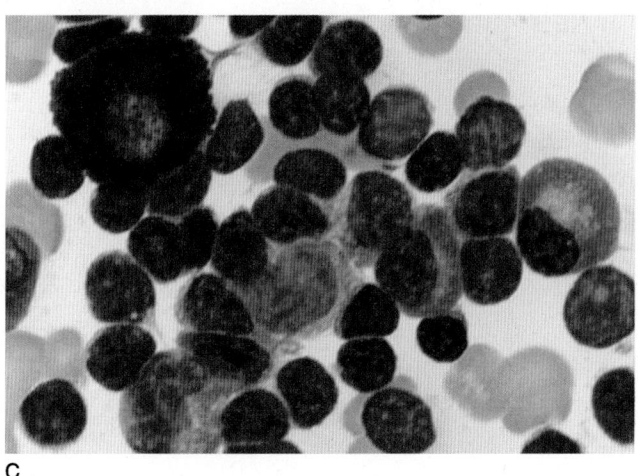

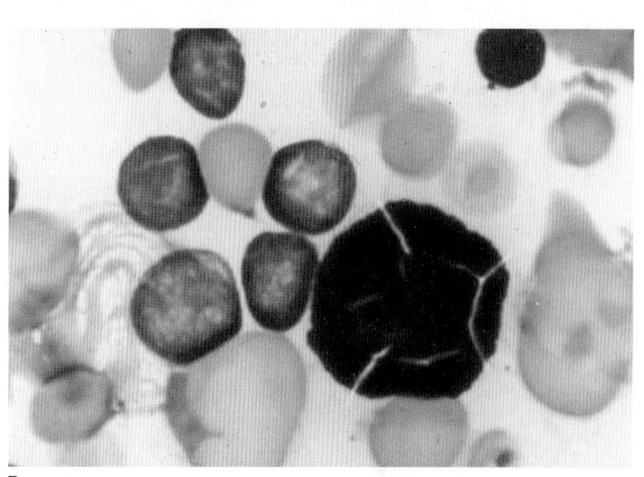

图 109-1　华氏巨球蛋白血症 A. 血涂片显示由于免疫球蛋白 M 导致的红细胞聚集，呈缗钱状排列。B. 骨髓片显示特征性的淋巴细胞、淋巴浆细胞和浆细胞的浸润。在图片中下方可见明显的肥大细胞，肥大细胞虽然不是本病特有的，但在骨髓中普遍存在。C. 骨髓片中可见淋巴细胞浸润，偶见浆细胞和肥大细胞。D. 骨髓片显示淋巴细胞浸润伴"破裂"的肥大细胞，在此病中有时可见。与（C）和（D）相比，（B）中的浆细胞比例较高。本病以淋巴细胞和淋巴浆细胞为主。（转载于 Lichtman's Atlas 血液学, *www. accessmedicine. com*）

免疫球蛋白基因的体细胞突变与沉默突变相比，表现为在互补决定区非同义突变的频率增加，随着体细胞高频突变，认为大多数 WM 患者的 B 细胞克隆起源于生发中心后[21,22]。研究证明了对 VH3/JH4 基因家族的高度优先取用以及未发生克隆内变异，也没有任何证据显示发生同种型转换的转录[23,24]。这些数据支持大多数 WM 患者起源是 IgM+ 和/或 IgM$^+$ IgD$^+$ 的记忆 B 细胞。

与多发性骨髓瘤相比，WM 中无重现性易位，这有助于 WM 和 IgM 型骨髓瘤的鉴别，IgM 型骨髓瘤通常呈现 t（11；14）易位[25,26]。尽管 WM 里无 IgH 基因易位，但在 WM 细胞里经常会出现染色体异常。在 40% ~60% 的 WM 患者中会存在染色体 6q21 ~ 23 缺失，而且在 41% 的 6q- 的患者中有 6p 的扩增[27-30]。在 174 例未治疗的 WM 患者中，有 6q 的缺失，伴随 18 号三体，13q 缺失，17p 缺失，4 号三体和 11q 缺失[30]。在此研究中 6q 缺失和 4 号三体与不良的预后标记相关。6q 的缺失是

WM 病例中最具代表性的细胞遗传学异常，人们对其最小缺失区和可能的靶基因很感兴趣。在这区域有两个假定的候选基因，分别是 TNFAIP3 和 PRDM，前者是 NF-κB 信号负调控因子，后者是 B 细胞分化主要调节因子[29,31]。NF-κB 磷酸化和转录入核是 WM 细胞生存的关键，因此，人们十分关注 NF-κB 负调控因子的去除[32]。蛋白酶体抑制剂治疗 WM 有效的原因可能是下调了 NF-κB 的负调控因子，如阻断了 κB 抑制剂（IκB）的降解[33,34]。

MYD88 基因的突变

在 WM 患者中通过全基因组测序（WGS）首次发现了一种高度重复的体细胞突变（MYD88^{L265P}），同时在多个研究中经 Sanger 测序和/或等位基因特异性聚合酶链反应（PCR）得到验证[34-40]。当采用更敏感的等位基因特异性 PCR 技术，并应用到 CD19 分选和非分选的骨髓细胞中，发现 MYD88^{L265P} 在 90% ~

95% 的 WM 病例中都有表达[36~40]。相比之下,包括 IgM 型骨髓瘤的骨髓瘤样本中并没有发现 MYD88[L265P],但在一个小部分(6%~10%)边缘区淋巴瘤患者中有表达 MYD88[L265P],而且与 WM 有惊人的相关特性[36~38,41]。通过 PCR 检测,50%~80% 的 IgM 型 MGUS 患者,也表达 MYD88[L265P],提示这种突变的表达与恶性进展的风险增加相关[36~38,42]。MYD88[L265P] 存在于 IgM 型 MGUS 患者中,提示这种突变在早期致癌驱动因素中的作用,以及其他突变和或拷贝数改变导致异常基因表达的改变也可能会促进疾病的进一步发展[29]。

MYD88[L265P] 对 WM 细胞的生长和存活的影响已经在几项研究中得到了验证(图 109-2)。敲除 MYD88 可以降低 MYD88[L265P] 表达的 WM 细胞生存,然而敲入 MYD88[L265P] 的生存比野生型 MYD88 有所提高[43]。我们发现 MYD88 突变有重要意义,因为它在 toll 样受体(TLR)和白细胞介素-1 受体(IL-1R)

信号通路中扮演了一个衔接分子的角色[44]。除了 TLR3,所有的 TLRs 都使用 MYD88 来促进信号的传递。在 TLR 或 IL-1R 被刺激后,MYD88 被招募到激活受体复合物,一个同型二聚体上,随之与 IRAK4 结合并激活 IRAK1 和 IRAK2[45~47]。然后,肿瘤坏死因子受体相关因子 6 被 IRAK1 激活,通过 IκBα 磷酸化使 NF-κB 激活[48]。使用 MYD88 途径的抑制剂可减少 IRAK1 以及 IκBα 磷酸化,降低 MYD88[L265P] 表达的 WM 细胞的存活。这些观察结果与 WM 有着特别的相关性,因为 NF-κB 信号对 WM 的生长和生存来说十分重要[49]。酪氨酸激酶(BTK)也被认为由 MYD88[L265P] 激活[43]。激活的 BTK 与 MYD88 的免疫共沉淀可以通过使用 BTK 激酶抑制剂逆转,过表达 MYD88[L265P],而不是野生型(WT)MYD88,可激活 BTK。通过慢病毒转染或使用 MYD88 双聚化抑制剂敲除 MYD88 也可以逆转 MYD88[L265P] 突变的 WM 细胞中 BTK 的激活。

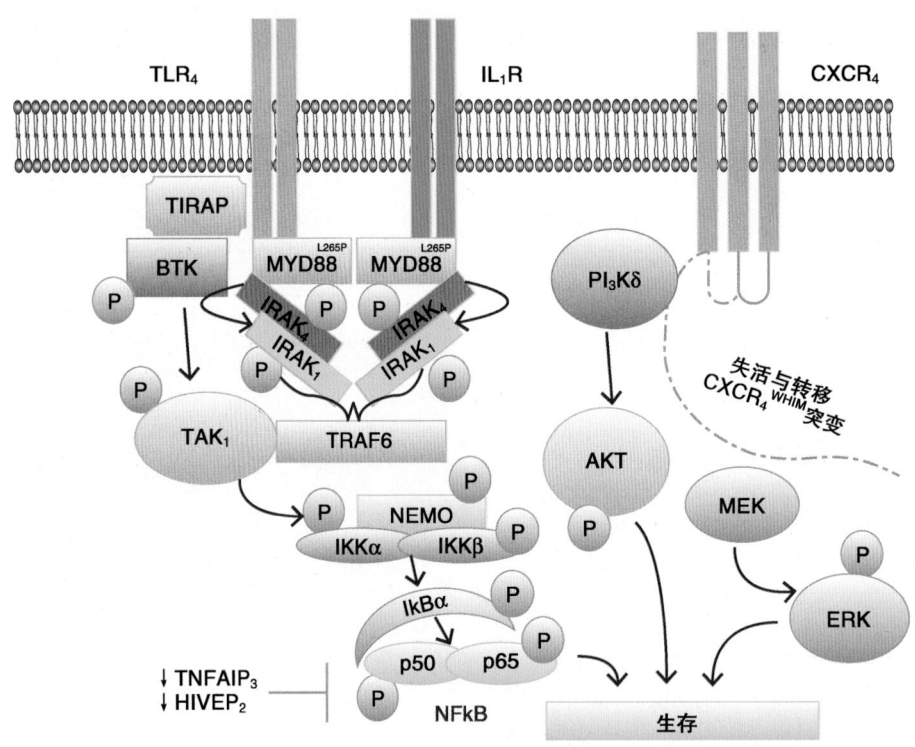

图 109-2　MYD88[L265P] 和 CXCR4 突变在 WM 患者中普遍存在,触发转录因子包括 NF-κB,AKT 和细胞外信号调节激酶(ERK),它可支持淋巴浆细胞的生长和存活

CXCR4[WHIM]突变

在 MYD88[L265P] 之后,通过 WGS 发现的第二种最常见的体细胞突变是在 CXCR4 受体的 C 端。这种突变可在 30%~35% 的 WM 患者中出现,并影响丝氨酸磷酸化位点,这个丝氨酸磷酸化位点可通过唯一的已知配体,基质细胞衍生因子(SDF)-1a(CXCL12)对 CXCR4 信号进行调控[29,50~52]。发生在 WM 患者的 CXCR4 的 C 端的体细胞突变位点,与 WHIM 综合征(疣,低丙种球蛋白血症,感染和骨髓粒细胞缺乏症)的生殖系统观察到的相似,WHIM 综合征是一种慢性非中性粒细胞减少的先天性免疫缺陷性疾病[53]。WHIM 综合征患者表现为 CXCR4 受体内化受损,随之 SDF-1a 刺激,导致 CXCR4 持续性激活和骨髓粒细胞缺乏症[54]。

在 WM 患者中,有两类发生在 C 端的 CXCR4 突变。这些

突变包括无义突变(CXCR4[WHIM/NS]),它截断了远端 15~20 个氨基酸的区域,和移码突变(CXCR4[WHIM/FS]),它会影响到 C 端区域的差不多 40 个氨基酸[29,50]。无义突变和移码突变几乎均等发生在 WM 患者的 CXCR4 体细胞突变中,在 WM 患者中已经发现超过 30 多种不同类型的 CXCR4[WHIM] 基因突变[29,50]。临床前研究设计 WM 细胞表达无义和 CXCR4[WHIM] 移码突变的受体,发现增强和持续的 AKT 和细胞外信号调节激酶(ERK)信号,随之是和 CXCR4[WT] 相关的 SDF-1α(图 109-2),也增加了细胞迁移、黏附、生长和存活以及 WM 细胞耐药[51,55,56]。

其他体细胞事件

在 WM 患者中发现许多拷贝数的改变会影响生长和生存通路。频繁丢失 HIVEP2(80%)和 TNFAIP3(50%)基因可负调

控 NF-κB 的表达（图 109-2），此外通过 WGS 发现还有 LYN（70%）和调节 B 细胞受体（BCR）信号的 IBTK（40%）[29]。同时 WGS 也揭示了 WM 患者中染色质重塑的常见缺陷，在 ARID1A 中发生的体细胞突变占 17%，ARID1B 缺失占 70%。ARID1A 和 ARID1B 都是 SWI/SNF 家族的成员，被认为是通过 p53 和 CDKN1A 的调节来发挥它们的作用。在 WM 基因组测序中发现有 7% 的 TP53 突变，而 PRDM2 与 TOP1 参与 TP53 相关信号，分别在 80% 和 60% 的 WM 患者中被删除[29]。综合起来，导致 DNA 损伤反应的体细胞事件在 WM 中也很常见。

华氏巨球蛋白血症基因组对临床表现的影响

MYD88 和 CXCR4 突变是 WM 患者临床表现的重要决定因素。有 MYD88[L265P] 和 CXCR4[WHIM/NS] 突变的患者可有明显骨髓受累、高血清 IgM 水平和需要治疗的包括高黏滞血症在内的症状性疾病[50]。伴 MYD88[L265P] CXCR4[WHIM/FS] 突变或者 MYD88[L265P] CXCR4[WT] 的患者有中等的骨髓浸润和 IgM 水平；那些 MYD88[WT] CXCR4[WT] 的患者骨髓中肿瘤负荷最低。较少的一部分患者伴有 MYD88[L265P] CXCR4[WHIM/FS] 突变或者 CXCR4[WHIM/NS] 突变的，与 MYD88[L265P] CXCR4[WT] 突变者相比，可有淋巴结肿大，这进一步证实了在疾病取向的差异取决于 CXCR4 的状态。尽管 CXCR4[WHIM/NS] 基因型表现出更具侵袭性的特征，但是死亡风险并不受 CXCR4 突变状态的影响。MYD88[WT] 基因型患者与 MYD88[L265P] 基因型患者相比，死亡风险高达 10 倍以上[50]。

骨髓微环境

华氏巨球蛋白血症的患者的骨髓中可发现肥大细胞增多，它们通常与肿瘤细胞混杂聚集（图 109-1）[14,18,57]。一项研究发现，WM 细胞与自体肥大细胞或肥大细胞系共培养，可以通过 CD40 配体（CD40L）可致剂量依赖的 WM 细胞增殖和肿瘤细胞集落的形成[57]。WM 细胞释放可溶性 CD27（sCD27），这可能是由基质金属蛋白酶 8（MMP8）裂解膜结合 CD27 所激发的[58]。sCD27 水平在 WM 患者血清中是升高的，而在用 WM 细胞重建的小鼠模型上和 WM 患者中也同样反映疾病的负荷[60]。sCD27 引起 CD40L 和来自 WM 患者肥大细胞的增殖诱导配体（APRIL）表达上调，而肥大细胞系是通过其受体 CD70 实现的。用 CD70 阻断抗体作用于小鼠模型，显示出其可抑制肿瘤细胞的生长，这表明 WM 细胞需要一个支持它们生长和生存的微环境[59]。WM 细胞中也可观察到 CXCR4 和极晚期抗原（VLA-4）水平升高。在阻断试验中，CXCR4 支持 WM 细胞的迁移，而 VLA-4 促成 WM 细胞和骨髓间质细胞的黏附[60]。

● 临床特征

表 109-1 显示某大型研究机构的新诊断 WM 患者的临床和实验室结果[16]。与大多数惰性淋巴瘤不同，脾肿大和淋巴结病并不常见（≤15%）。紫癜常见，与冷球蛋白血症有关，极少见情况下，也见于伴轻链淀粉样变性患者（参见第 108 章）。出血和神经病变与多种因素有关（参见"IgM 相关的神经病变"），主要的因素有两个：瘤细胞对组织的浸润，更重要的是单克隆 IgM 的生化免疫特性。如表 109-2 所示，单克隆 IgM 通过不同的机制引起临床表现：涉及 IgM 的生化特性、IgM 与其他蛋白的非特异性结合、IgM 的抗体活性以及 IgM 在组织中的沉积[61~63]。

表 109-1　356 名初发 WM 患者的临床和实验室结果

	中位数	范围	正常参考值范围
年龄（岁）	58	32~91	NA
性别（男/女）	215/141		NA
骨髓浸润（面积）	30	5~95	NA
淋巴肿大（患者）	15		NA
脾肿大（患者）	10		NA
IgM（mg/dl）	2620	270~12 400	40~230
IgG（mg/dl）	674	80~2770	700~1600
IgA（mg/dl）	58	6~438	70~400
血黏度（CP）	2.0	1.1~7.2	1.4~1.9
血细胞比容（%）	35	17~45	35~44
血小板计数（×10⁹/L）	275	42~675	155~410
白细胞计数（×10⁹/L）	6.4	1.7~22	3.8~9.2
β2-M（mg/dl）	2.5	0.9~13.7	0~2.7
LDH（U/ml）	313	61~1701	313~618

β2-M，β2-微球蛋白（β2-microglobulin）；CP，厘泊（centipoise）；LDH，乳酸脱氢酶（lacticdehydrogenase）；NA，不适用（notapplicable）。

患者的数据来自于 Dana Farber 癌症研究所，波士顿，MA.

表 109-2　华氏巨球蛋白血症的单克隆 IGM 蛋白的生化和免疫学特性

单克隆 IgM 蛋白特性	诊断	临床表现
五聚体结构	高黏度血症	头疼，视物模糊，鼻出血，肾出血，肢体痉挛，精神损伤，颅内出血
冷却时沉淀	冷球蛋白血症（Ⅰ型）	雷诺现象，手足发绀，溃疡，紫癜和荨麻疹
针对外周神经鞘髓鞘相关糖蛋白、神经苷脂 M、硫苷脂基团的自身抗体活性	周围神经病	感觉运动障碍，神经源性疼痛，共济失调，双侧足下垂
IgG 自身抗体活性	冷球蛋白血症（Ⅱ型）	紫癜，关节痛，肾衰，感觉运动障碍
红细胞抗原的抗体激活	冷凝集素	溶血性贫血，雷诺现象，手足发绀，网状青斑
非结晶聚集性组织沉积	器官功能障碍	皮肤：大疱性皮肤病，丘疹，施尼茨勒综合征 肠道：腹泻，消化障碍，出血 肾脏：蛋白尿，肾衰（轻链成分）
淀粉样纤维状组织沉积（多数为轻链成分）	器官功能障碍	劳累，体重减轻，水肿，肝大，巨舌，器官功能障碍包括（心、肝、肾、外周感觉和自主神经）

Ig，免疫球蛋白（immunoglobulin）

IgM 相关的临床表现

高黏滞综合征

　　WM 患者血浆 IgM 水平的增高使血黏度增高,并产生其他的并发症[64]。高黏血症导致微循环血流阻力显著增加和转运功能受损的机制十分复杂[64~67],主要的因素有:①高浓度单克隆 IgM 会发生聚积,并通过碳水化合物成分结合水。②与血细胞的相互作用。单克隆 IgM 会引起红细胞的聚集(缗钱样排列;图 109-1),当红细胞可塑性下降时会发生相互黏附。冷球蛋白是血黏度增高的因素之一,同时也可诱导红细胞的聚集。当血清 IgM 在 30g/L 以下时,其含量与血黏度成正比,随着 IgM 含量的进一步增高,血黏度急剧上升。血浆黏滞度增加也可能导致促红细胞生成素产生减少,这是引起贫血的主要原因[67]。肾脏合成促红细胞生成素的量与血黏度成反比。WM 患者的临床表现与循环障碍有关,眼底镜检查时可见视网膜静脉扩张弯曲,并伴有出血和视乳头水肿(图 109-3)[68]。一般情况下,当单克隆 IgM 浓度超过 50g/L 或者血黏度>4.0CP 时,才会出现上述表现,但也存在个体差异,有时 10CP 的血黏度也不会引起高黏血症[64]。高黏血症最常见的症状是口鼻黏膜出血以及视网膜出血导致的视觉障碍,少见的症状如眩晕引起的木僵和昏迷。另外,血黏度、血容量的增加和贫血可加剧心力衰竭,尤其是老年患者。不恰当的输血也会增加血黏度加重心衰。

冷球蛋白血症

　　在高达 20% 的患者中,单克隆 IgM 有冷球蛋白的特征,多数患者为 I 型并且无症状[16,64,70]。冷沉淀的发生主要取决于单克隆 IgM 的浓度,因此,在这种情况时,血浆分离术和血浆置换术通常有效。症状的产生与小血管里的血流受损有关,包括雷诺现象、手足发绀、暴露于寒冷部位的器官坏死(如鼻尖、耳朵、手指和脚趾)(图 109-4)、踝部溃疡、紫癜和冷荨麻疹,肾受累的临床表现并不常见。混合型冷球蛋白(II 型)由 IgM-IgG 复合物组成,可能与丙型肝炎感染有关[70]。

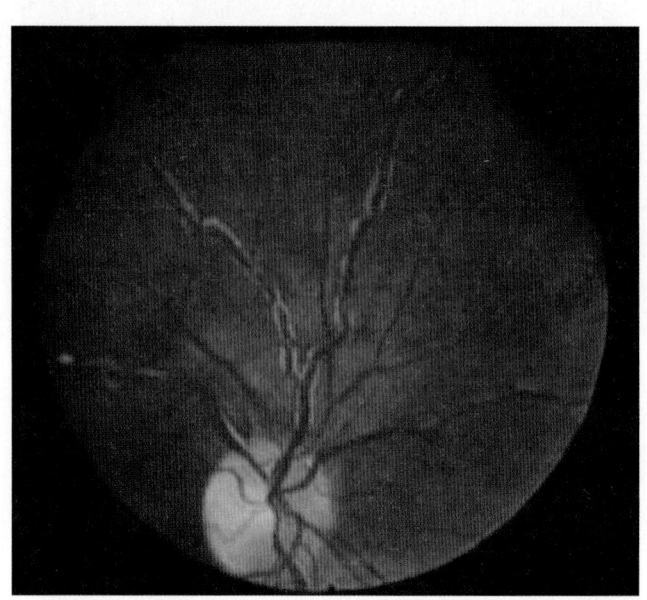

图 109-3　一位 WM 患者眼底检查的结果显示有高黏滞血症相关变化,包括视网膜血管扩张、出血和"静脉曲张"。血管边缘的白色物质可能是冷球蛋白

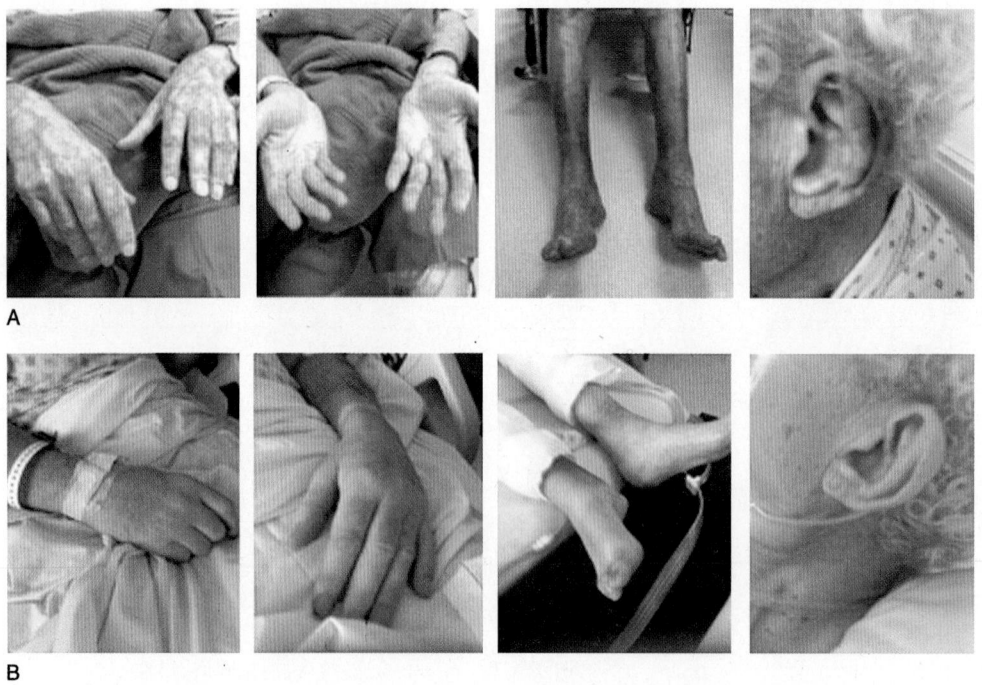

图 109-4　一位华氏巨球蛋白血症的患者出现严重手足发绀的冷球蛋白血症表现(A)和气温变暖及血浆置换后的表现(B)

自身抗体的活性

单克隆抗体 IgM 通过特异性识别自身抗原具有致病效应，识别的自身抗原包括神经组分、免疫球蛋白决定簇和红细胞抗原。

IgM 相关的神经病变

IgM 相关外周神经病变在 WM 中很常见，估计发病率是 5%~40%[71~73]。仅有 8% 的特发性神经病变与单克隆球蛋白血症有关，其中 IgM 型（60%）占多数，其次是 IgG（30%）和 IgA（10%）（参见第 106 章）[74,75]。神经损伤是由多种机制介导的：①针对神经的 IgM 抗体活性导致的多发性脱髓鞘性神经疾病；②多发性轴索性神经病变与无抗体活性的 IgM 沉积于神经内膜颗粒纤维有关；③IgM 型冷球蛋白沉淀于神经内膜小管内，较为少见；④淀粉样物沉积于神经组织或瘤细胞浸润[73,76]。半数的 IgM 神经病变表现为独特的临床综合征，这种综合征与抗神经糖蛋白成分 MAG（髓鞘相关糖蛋白，分子量 100kDa）的抗体有关。抗 MAG 抗体多为单克隆 IgM-κ，也可和与 MGA 有共同抗原决定簇的糖蛋白糖脂起反应[77~79]。典型的抗 MAG 相关性神经病变呈远端对称性，同时影响运动、感觉功能，症状长期稳定，进展缓慢[72,80]。多数患者表现为感觉异常（疼痛不适、感觉迟钝或者撕裂样疼痛），因缺乏本体感觉可引起共济失调。晚期患者可出现下肢肌肉明显萎缩。单克隆 IgM 也可作用于神经节苷脂的唾液酸表位（如 GD1b、GD3、GD2、GQ1b 和 GT1b），引起感觉神经脱髓鞘病变[81,82]。抗 GD1b 和抗 GQ1b 抗体与感觉共济失调性神经病相关。伴有这些神经节苷脂抗体（IgM）的患者，具有慢性共济失调性神经病变的典型临床特征，还可出现眼肌麻痹和（或）红细胞冷凝集活性。红细胞血型糖蛋白也含有唾液酸成分，因此可以解释抗 Pr2 的特异性红细胞冷凝集素活性[83,84]。单克隆抗体 IgM 通过末端三糖成分（如 GM2、GalNac-GD1A）与神经节苷脂结合，导致慢性脱髓鞘性神经病变和严重的感觉性共济失调，且对糖皮质激素治疗无效[85]。抗神经节苷脂的 IgM 也可能对空肠弯曲杆菌的脂多糖产生交叉反应，而此细菌的感染会诱发突发性 Miller-fisher 综合征（一种变异的 Guillain-Barré 综合征）[86]。因此，在这种情况下，分子模拟可能有用。在 IgM 型单克隆球蛋白血症和神经病变的患者中，抗脑硫脂的单克隆抗体 IgM（与感觉-感觉运动神经病变有关）的检出率为 5%[87]。在具有抗 GM1 和硫葡糖醛酸拟红细胞糖苷脂活性的单克隆 IgM 的 WM 患者中，有发生运动神经元病的报道[88]。WM 患者中少见有伴发 POEMS 综合征者（多发性神经病变、器官肿大、内分泌病、M 蛋白和皮肤改变）[89]。

冷凝集素性溶血性贫血

单克隆抗体 IgM 也可能有冷凝集活性，能在 37℃ 以下识别特异性红细胞抗原，造成慢性溶血性贫血。这种情况见于不到 10% 的 WM 患者 65，多数患者的冷凝集素滴度大于 1:1000[90]。单克隆成分通常为 IGM-κ，主要作用于红细胞 I/i 抗原，可激活补体，暴露于寒冷环境会加剧溶血[91,92]。患者的 Hb 多高于 70g/L。通常表现为血管外溶血，由肝脏单核巨噬细胞的 C3b 介导。由补体破坏红细胞膜而引起的血管内溶血少见。红细胞在皮肤微循环中的凝集也可导致雷诺综合征、肢端发绀症和网状青斑。患者体内可能会出现同时具有冷凝集（特异性抗 Pr 活性）和冷球蛋白属性的巨球蛋白，与红细胞上的血型糖蛋白和 Ig 含碳水化合物的唾液酸结合。其他一些有抗体活性并能结合自体抗原（即磷脂、组织和血浆蛋白等）的巨球蛋白和外源性配体也已有报道。

IgM 组织沉积

单克隆蛋白能以无定型聚合的形式沉积在多种组织之中。无定型单克隆 IgM 在皮肤基底膜的线性沉积和大疱性皮肤病有关[93]。无定形的 IgM 在真皮的沉积能引发肢体末端伸肌表面的 IgM 丘疹，即皮肤巨球蛋白血症[94]。如单克隆 IgM 沉积在肠道固有层或者黏膜下层，可引起腹泻、吸收障碍和胃肠出血[95,96]。WM 的肾侵犯不如骨髓瘤常见，也相对较轻，这可能是因为 WM 的尿轻链低于骨髓瘤患者，也可能与不伴有高钙血症有关。但是 WM 患者可发生管型肾变[97]。另外，高分子 IgM 更容易被困在肾小球，超滤时有助于蛋白的沉积，聚集在内皮下的 IgM 会导致肾小球毛细血管堵塞[98]。临床上出现轻度或者可逆转的蛋白尿，多数患者也可无症状。在 WM 患者中，单克隆轻链沉积即纤维淀粉样沉积（AL 淀粉样变）并不常见[99]。这些患者的临床表现和预后，与伴有心脏（44%）、肾脏（32%）、肝脏（14%）、肺（10%）、外周或自主神经（38%）和软组织（18%）侵犯的其他 AL 淀粉样变患者十分相似。IgM 型累及心肺的比率高于其他同种型患者。WM 患者伴有淀粉样变的患者少见[100,101]。有报道显示，肾小球纤维化患者可同时发生刚果红染色阴性的纤维和淀粉样物质在肾小球的沉积[102]。

肿瘤浸润相关的临床表现

肿瘤的组织浸润并不常见，但是却可累及多种组织器官如肝脾、淋巴结、肺、胃肠道、肾脏、皮肤、眼睛和中枢神经系统。

肺

肺的浸润形式可表现为包块性、结节性和弥漫性，但胸腔积液少见。肺和胸膜的累及比率大约 4%[103~105]。咳嗽最常见，其他的症状如呼吸困难和胸痛。胸部放射学检查可发现肺实质的浸润、融合性包块和积液。

胃肠道

可表现为吸收不良、腹泻或出血，发生肠梗阻的患者提示有胃、十二指肠或小肠的浸润[106~109]。

肾脏系统

与骨髓瘤相比，WM 患者的淋巴样浆细胞浸润肾间质、肾和肾周围少见[110,111]。

皮肤

皮肤容易出现大量淋巴样浆细胞的浸润，浸润同样可发生于肝脾、淋巴结。皮肤浸润时可形成皮肤斑块，但结节很少见[112]。慢性荨麻疹和 IgM 丙种球蛋白血症是 Schnitzler 综合征的两大特征性表现，但少有 WM 患者以 Schnitzler 综合征为表现 88，少数患者可发展为 WM，因此对这些患者需要密切随访。

关节

WM 恶性细胞侵犯关节和关节周围结构的报道少见[114]。

眼睛

肿瘤细胞能浸润眶周组织、泪腺和眶后淋巴组织,并导致视神经瘫痪[115,116]。

中枢神经系统

单克隆淋巴样浆细胞直接浸润中枢神经系统或形成肿块时,即少见的 Bing-Neel 综合征,临床表现为是思维混乱、记忆力丧失、定向力和运动功能障碍(参见第 117 章)。

● 实验室结果

血液学异常

贫血是 WM 患者最常见的症状,由以下多种因素引起:红细胞寿命缩短、红细胞生成障碍、血浆容量增多、铁调素产物导致铁再利用障碍和胃肠道失血[16,118,119]。血涂片显示正细胞正色素性红细胞,缗钱样排列明显(图 109-1)。红细胞聚集导致红细胞容积假性升高明显,同时使血红蛋白无法精确检测,假性升高,单克隆蛋白与自动分析仪稀释液之间的相互作用,是造成假阳性的可能原因[120]。患者白细胞和血小板计数通常正常,偶尔也会出现严重的血小板减少。进行流式细胞仪检查时,膜表面 IgM 和 B 细胞晚期分化标记多为阴性。几乎所有患

者都会出现血沉加快,且往往是诊断巨球蛋白症的早期线索。凝血象多表现为凝血酶原时间延长。对于伴发肾病综合征、心肌病变、肝大和外周神经病的患者,应警惕 AL 淀粉样变性。诊断需进行组织检活,淀粉样沉淀经刚果红染色后,在偏振光显微镜下可显示绿色双折射。

骨髓检查发现

骨髓活检显示淋巴样浆细胞浸润,是诊断 WM 的核心检查。淋巴样浆细胞是一种类似浆细胞和成熟浆细胞的小淋巴细胞(图 109-1)[1,14]。骨髓浸润可呈弥漫性、间质性和结节性,通常为骨小梁内浸润。仅表现为骨小梁旁浸润少见,如出现应考虑滤泡性淋巴瘤的可能[1]。用流式细胞仪或者免疫组化可以确定肿瘤性细胞的免疫表型。WM 的特征性免疫型为 sIgM+ CD19+CD20+ CD22+ CD79+[14,120,121]。不到 20% 的病例可表达 CD5、CD10 或者 CD23[19]。对于这些病例,应主要排除慢性淋巴细胞性白血病和套细胞淋巴瘤。淋巴样细胞有时可出现核内糖原染色(PAS)阳性的 IgM 沉积物包涵体(Dutcher-Fahey bodies),位于核周围,有时见于核内空泡[122]。与淋巴细胞聚集相关的肥大细胞数量增多常见,有助于 WM 与其他 B 细胞淋巴瘤的鉴别(图 109-5)[14]。骨髓样本 MYD88[L265P] 检测已经纳入了许多临床实验室,这可能有助于 WM 和其他 IgM 分泌疾病的鉴别诊断[35~39]。外周血 B 细胞还可通过等位基因特异性 PCR 检测其 MYD88[L265P] 的状态,尤其在未治疗的 WM 患者中。

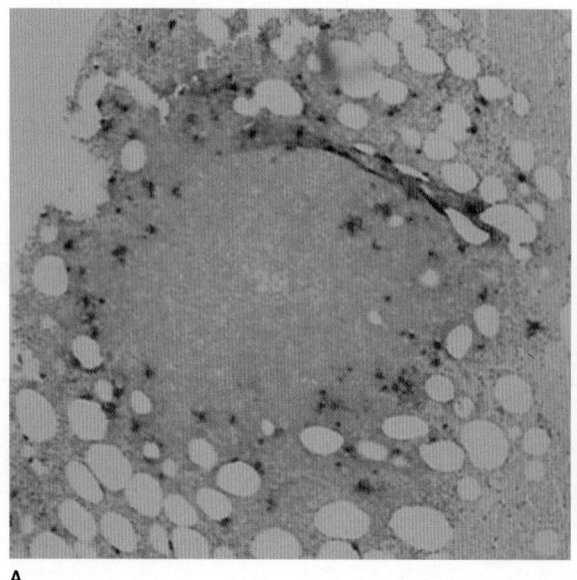
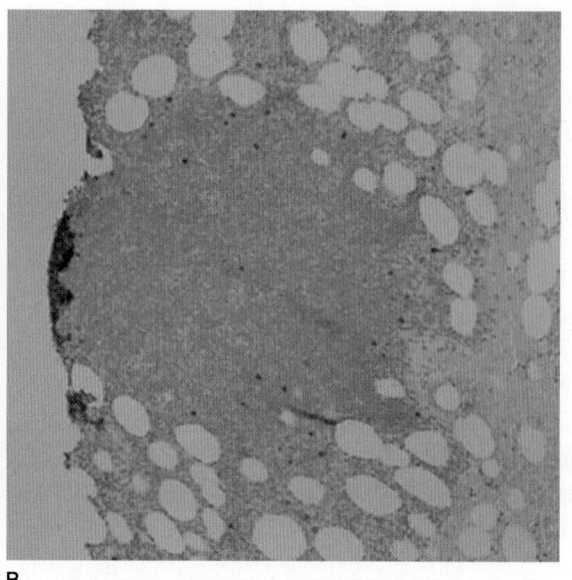

A   B

图 109-5   骨髓聚集部分。A. WM 患者淋巴浆细胞结节周围的类胰蛋白酶染色肥大细胞。B. 肥大细胞在同一切面上表现出很强的 CD40 配体的信号,他已被证明(至少一部分)可支持淋巴浆细胞性淋巴瘤细胞的生长与存活

免疫异常

建议用血尿免疫固定电泳来鉴定单克隆 IgM。75%~80% 的患者单克隆 IgM 的轻链为 κ 型。有时会出现一种以上的 M 成分。血清单克隆蛋白高低不一,但多数在 15~45g/L 之间。因比浊法不可靠,应采用光密度法定量 IgM 水平。WM 诊断后应该筛查冷凝集素和冷球蛋白,因它们会影响 IgM 的定量。如果冷凝集素和冷球蛋白阳性,待测血清应保持在 37℃,

以保证单克隆 IgM 检测的准确性。本周蛋白易见,但只有 3% 的患者的 24 小时定量大于 1g。在 WM 患者的 IgM 水平升高,IgA、IgG 水平则大多降低,且在有效治疗后也不恢复[123]。

血清黏滞度

大分子 IgM(分子量大约 100 万 Da)多停留在血管内,导致血液黏滞度增高[64]。尽管临床实验室检查缺乏标准化,血清黏度水平不稳定,但如患者伴有高黏血症的症状和体征,还是应

进行血黏度检测[16]。因此血清 IgM 水平可能更可靠。患者通常在血清黏度大于 4cp 时出现症状,此时血清中 IgM 水平应超过 6000mg/dl[124,125]。当有些患者可能存在冷球蛋白时,即使血清黏度和 IgM 低水平也可能出现症状。流鼻血、头痛、视觉障碍是高黏滞血症常见的临床表现[16]。眼底镜检查对高黏滞血症的临床评估非常有用。在视网膜上可出现周围型和中央周围型点状或带状出血,使用间接眼底镜和巩膜压迫更易于观察[68]。在重度高黏血症的患者中,会见到黄斑区点状、带状或火焰状出血,眼底静脉发生显著的曲张伴局灶性缩窄,形成腊肠样外观以及视乳头水肿。高黏滞血症介导的血黏滞效应是 IgM 红细胞介导的,血清黏滞度的测量比血液黏滞度更简单,而且不依赖于剪切速率,而更容易与临床表现相关。

成像

脊柱 MRI 结合腹部、骨盆 CT 检查,有助于评估疾病状态[126]。在 90% 以上的患者中,进行脊柱 MRI 检查时可发现骨髓浸润。大约 40% 的 WM 患者的腹部及骨盆 CT 显示有肿大的淋巴结[126]。

淋巴结活检

淋巴结活检可以显示淋巴结结构完整,或淋巴结结构被淋巴样浆细胞和多型性的肿瘤细胞浸润。

聚合酶链反应

用 PCR 检测单克隆 Ig 可变区的基因重排,可用于监测异体或自体干细胞移植后的微小残留病灶。

● 治疗

初始治疗的选择

第二届 WM 国际工作组的下属委员会为 WM 患者的治疗提供建议。委员会认为是否进行初始治疗不应只看 IgM 的高低,因为 IgM 水平可能与 WM 的临床表现不相关[127]。对于伴有以下表现的患者,如反复感染、夜间盗汗、由贫血导致疲劳或者体重减轻,委员会赞成进行初始治疗。进行性的淋巴结肿大或者脾肿大也是初始治疗的适应证。另外,由于骨髓浸润造成的贫血(血红蛋白<100g/L)或血小板减少(≤100×10⁹/L)、高黏血症、有症状的周围感觉运动神经炎、系统性淀粉样变、肾功能不全或者有症状的冷球蛋白血症,这些都是治疗的指征[16,127]。

初始治疗

WM 国际工作组基于有效证据的基础上,提出了初治和难治性患者的已治疗方案。最近的大多数共识来自于第七届 WM 国际工作组[128]。需要考虑的个体化因素包括全血细胞减少、疾病控制的速度、年龄和是否自体移植的候选者。对于适合进行自体干细胞移植的患者,如年龄低于 70 岁,应避免运用烷化剂和核苷酸类似物。WM 患者在使用核苷类似物时应谨慎,因为可能增加向骨髓增生异常综合征和急性髓细胞性白血病转化的危险。

口服烷化剂

已有多项研究评估了单独口服烷化剂或联合肾上腺皮质

激素,对 WM 的疗效。苯丁酸氮芥可持续和间歇服用。在持续使用时,苯丁酸氮芥的剂量为每天 0.1mg/kg 治疗,而间歇治疗的剂量为每天 0.3mg/kg 共用 7 天,六周一个疗程。前瞻性随机研究的结果显示,间歇治疗组的中位起效时间更长(46 个月 vs. 26 个月),但缓解率无明显差异[129]。在这项研究中,使用间歇服用方案,尽管中位反应持续时间很好但是在中位总生存率上午差异。间歇治疗组的骨髓增生异常综合征和急性髓细胞性白血病的发病率更高(3 例/22 例 vs. 0 例/24 例),因此支持苯丁酸氮芥的持续应用。肾上腺皮质激素和烷化剂联合也可用于 WM 患者。苯丁酸氮芥(8mg/m²)联合泼尼松(40mg/m²)口服 10 天,每六周一疗程,主要反应率(MR)为 72%(IgM 减少>50%)[130]。与苯丁酸氮芥相比,烷化剂、美法仑、环磷酰胺和肾上腺皮质激素联合方案的缓解率和缓解持续时间稍好[131,132],但这一结果尚需进一步观察。单用苯丁酸氮芥组中,与短生存期相关的因素包括:>60 岁、男性、血红蛋白<100g/L、白细胞<4×10⁹/L 以及血小板计数<150×10⁹/L;而器官肿大、高黏滞度肾衰、单克隆 IgM 水平、外周血淋巴细胞增多以及骨髓淋巴细胞比例与生存期无关[133]。对需要快速获得疾病控制以及自体干细胞移植候选者,烷化剂治疗并不合适。一项大规模的随机研究将接受苯丁酸氮芥和氟达拉滨的 WM 患者对比发现,前者的缓解率和进展时间都更低,并且第 2 肿瘤的发病率更高,然而,使用氟达拉滨的患者粒细胞减少更明显[134]。

核苷酸类似物

单用克拉屈滨每天持续静脉滴注 2 小时,或者皮下注射,共 5~7 天,初治患者的主要反应率(MR)为 40%~90%,对复治患者则为 30%~54%[135~141]。有效患者的中位致缓解时间为 1.2~5 个月。氟达拉滨静滴 5 天,对初治和复治患者的总缓解率分别是 38%~100%、30%~40%,这一疗效与克拉屈滨相似[142~147]。氟达拉滨的中位致缓解时间也和克拉屈滨类似(3~6 个月)。总而言之,核苷酸类似物对初治患者的缓解率和缓解持续时间都更好,尽管在少数研究中未区分初治和复治患者,但这些患者的总缓解率并无差异。

长期使用核苷酸类似物都会发生骨髓抑制。在治疗后 1 年,CD4⁺、CD8⁺淋巴细胞会持续明显下降[135~137]。核苷类似物治疗相关死亡率达到 5%,主要与骨髓抑制和免疫抑制造成机会感染有关。

预示核苷酸类似物疗效较好的预测因素包括:年纪较轻(<70 岁)、血红蛋白>95g/L、血小板计数>75×10⁹、停药导致的复发患者,以及一线治疗和核苷酸类似物治疗间具有较长的时间间隔者[135,140,146]。对于之前接受核苷酸类似物治疗的复发患者和对克拉屈滨或氟达拉滨耐药的患者,当换用另一种核苷酸类似物时的疗效资料有限[148,149]。对氟达拉滨初治有效但疗效不持久的患者,在疾病进展时,对克拉屈滨的有效率为 75%(3/4),但对氟达拉滨耐药的患者,克拉屈滨的有效率则为 10%(1/10)[148]。据报道,在克拉屈滨治疗无效或疾病进展的患者中,仍有 33%(2/6)的患者对氟达拉滨有效,其余 4 例患者也处于疾病稳定状态[149]。

在接受核苷酸类似物治疗后的 6 例患者,以及在未接受此治疗的 15 例患者中,分别有 2 例和 14 例患者成功采集到造血干细胞[150]。据观察,接受核苷酸类似物治疗的 WM 患者与接受其他治疗者相比,疾病向侵袭性淋巴瘤转化的危险增加 7 倍,向骨髓增生异常综合征和急性髓细胞性白血病转化的危险增加 3 倍[151]。对接受核苷酸类似物治疗的 WM 患者进行的 META 分析结果显示(包括之前用过烷化剂者),发生疾病转化的风险大约 8%,其中 5% 为骨髓增生异常综合征和急性髓细胞性白血病[152]。以下这些因素:性别、年龄、WM 或恶性 B 细胞病家族史、反映肿瘤负荷和预后的典型标记、核苷酸类似物的类型(克拉屈滨 vs. 氟达拉滨)、从诊断到应用核苷酸类似物的时间、核苷酸类似物作为初始治疗或者挽救治疗或者和口服烷化剂(苯丁酸氮芥),都无法预测使用核苷酸类似物患者的疾病转化,或者向骨髓增生异常综合征和急性髓细胞性白血病转化[152]。

CD20 抗体治疗

利妥昔单抗是针对 CD20 的单克隆嵌合抗体,WM 的淋巴样浆细胞广泛表达 CD20 抗原[153]。一些回顾性和前瞻性的研究显示,无论既往是否接受过治疗的患者,使用标准剂量利妥昔单抗(每周注射 375mg/m²,共 4 周),缓解率约为 30%[154,155]。即便仅获得微小缓解的患者也能从利妥昔单抗治疗中获益,表现为血红蛋白和血小板计数升高,淋巴结和脾肿大缩小[154]。这些研究的中位致治疗失败时间为 8 ~ 27+ 个月。延长利妥昔单抗治疗时间,在给予标准剂量 3 个月后,重复 4 周的治疗,大约 45% 的患者获得 MR,预计的致疾病进展时间为 16 ~ 29 个月[156,157]。

许多 WM 患者在开始应用利妥昔单抗时,可能会出现一过性的血清 IgM 上升和复燃[156,158,159]。这种升高并不预示着治疗失败,12 周后,患者的血清 IgM 水平就会回到基线。某些患者中,尽管骨髓的肿瘤细胞减少,但 IgM 增高的持续时间会延长[158]。对于基线水平的 IgM>500g/L,或者血黏度>3.5CP 的患者,可能会出现高黏滞度相关事件,因此在利妥昔单抗治疗前,应该考虑行血浆分离术。单用利妥昔单抗治疗时,可能会使高 IgM 水平患者的缓解率降低,并可能导致血清 IgM 和血液黏滞度会突然上升,因此,对有高黏滞度风险的患者,不适合采用利妥昔单抗的单一治疗[128,156,157]。

利妥昔单抗治疗的起效时间缓慢,平均超过 3 个月。有研究表明,利妥昔单抗的最佳疗效获得时间为 18 个月[157]。IgM 基线水平<600g/L 的患者更容易缓解,与肿瘤细胞是否浸润骨髓无关[156,157]。对 52 例单用利妥昔单抗患者的研究提示,低血清白蛋白(<35g/L)或血清单克隆蛋白>40g/L 患者的客观有效率明显更低[160]。同时伴有这两项预后不良因素患者的至疾病进展时间(TTP)更短(3.6 个月)。对于血清白蛋白正常和单克隆蛋白相对较低的患者,利妥昔单抗治疗可额外获益,TTP 超过 40 个月。

效应细胞上激活的 Fc 受体(FcγRⅢa 受体,CD16),可介导抗体依赖的细胞介导的细胞毒作用,FcγRⅢa 受体第 158 位点可编码缬氨酸或者苯丙氨酸,有研究观察了利妥昔单抗的疗效与此位点多态性的关系[161]。结果表明,此位点携带缬氨酸(纯合子或杂合子)的 WM 患者的主要反应率(血清 IgM 下降 50%)是苯丙氨酸纯合子患者的 4 倍。

蛋白酶体抑制剂

已有前瞻性的研究对硼替佐米和卡非佐米在 WM 的疗效进行了评估,尽管后者仅限于联合治疗(下文讨论)。在一项回顾性研究中,10 例复发难治的患者曾接受过硼替佐米 1.3mg/m²,第 1,4,8,11 天,周期为 21 天,共四个疗程的静脉注射化疗。大多数 WM 患者都接触过很多活性药物的治疗,其中 8 例接受了至少 3 种或更多的方案。6 例获得部分缓解,中位缓解时间为 1 个月。有反应患者的中位进展时间预计超过 11 个月。周围神经病变发生 3 例,1 例发生严重肠梗阻[162]。在一项 27 例复发难治 WM 患者的前瞻性研究中,患者接受 8 个疗程的硼替佐米治疗,按每次 1.3mg/m²,第 1、4、8、11 天给药。血清 IgM 中位水平从 4.7g/dl 降至 2.1g/dl[33],总缓解率是 83%,10 例患者的 IgM 水平有轻微下降(<25%)和 13 例明显的下降(<50%),中位至缓解时间为 1.4 个月,中位 TTP 为 7.9 个月(范围是 3 ~ 21.4+)。最常见的 Ⅲ/Ⅳ 级毒性是感觉神经病(22.2%)、白细胞减少(18.5%)、中性粒细胞减少(14.8%)、头晕(11.1%)、血小板减少(7.4%)。几乎所有的患者在终止治疗后,感觉神经病会恢复或者改善。另一项研究中,20 名患者有 44% 的初治、56% 的复发患者,接受硼替佐米标准方案治疗,直到出现疾病进展或者完全缓解,疾病稳定后巩固两个疗程[163]。该研究的总体缓解率为 78%,44% 为 MR。有 20 例患者在 2 ~ 4 个疗程后出现感觉神经病,其中 14 例在 2 ~ 13 个月后恢复和改善。

联合治疗

利妥昔单抗不导致骨髓抑制,因此可与化疗联合进行。利妥昔单抗+克拉屈滨+环磷酰胺联合方案对 17 例未治 WM 患者的部分缓解率为 94%,包括 18% 的完全缓解[164]。中位随访 21 个月,未见患者复发。联合利妥昔单抗和克拉屈滨在 43 例患者中(75% 为初治患者),获得了 93.5% 的总缓解率,其中 83% 为 MR(肿瘤负荷减少 50%)[165]。中位 TTP 为 51.2 个月,未治和获得很好的部分缓解(VGPR,即疾病减少了 90%)患者的 TTP 更长。血液学毒性常见:3 级的中性粒细胞减少、血小板减少分别有 27 例和 4 例,有两例死于肺炎。6 例患者发生二次肿瘤,如转化为侵袭性淋巴瘤、骨髓增生异常综合征和急性髓细胞性白血病。另外,5 例接受利妥昔单抗加氟达拉滨和环磷酰胺治疗的复治患者 4 例有效[166]。另一项研究中,利妥昔单抗联合喷他斯汀和环磷酰胺,对 13 例初治和复发 WM 或淋巴浆细胞淋巴瘤患者的有效率达 77%[167]。利妥昔单抗联合地塞米松和环磷酰胺对 72 例初治 WM 患者的 MR 为 74%,两年无进展生存(PFS)为 67%[168],患者对治疗的耐受性很好,有 1 例患者死于间质性肺炎。

在两项随机临床研究中,比较了 CHOP(环磷酰胺、多柔比星、长春新碱、泼尼松)与 R-CHOP(利妥昔单抗+CHOP)对 69 例患者的疗效(大多数为 WM),R-CHOP 的总缓解率更高(94% vs. 67%),和 TTP 更长(63 个月 vs. 22 个月)[169]。R-CHOP 在 13 例 WM 患者中,10 例为复发或难治患者,10 例患者获得 MR,包括 3 例完全缓解和 7 例部分缓解,2 例为微小缓解[170]。在一项回顾研究中,有症状的 WM 患者分别接受 R-CHOP、R-CVP(利妥昔单抗,环磷酰胺,长春新碱和泼尼松)或 R-CP(环磷酰胺,泼尼松和利妥昔单抗),三组患者的基线资料具有可比性,总缓解率相似:R-CHOP(96%)、R-CVP(88%)、R-CP(95%),尽管 R-CVP 和 R-CHOP 组的完全缓解倾向于更高[171]。R-CVP 和 R-CHOP 组的中性粒细胞减少性发热和治疗相关性神经病变发生率更高。本研究结果表明,R-CP 与其他基于环磷酰胺的更强方案相比,对 WM 患者的疗效相似,治疗相关并发症更少。烷化剂苯达莫司汀联合利妥昔单抗在未治和以前进行或治疗的 WM 患者中进行了扩展评价。德国 STiL 工作组的随机研究探索了苯达莫司汀联合利妥昔单抗(BR)与 R-CHOP 治疗初治的惰性淋巴瘤包括 WM 的疗效[172]。在这项研究中,尽管接受 BR 方案治疗的 WM 患者的无进展生存明显延长(69 个月 vs 29 个月),但这两组患者表现出相似的总体反应率(96% vs 94%)。而且接受 BR 方案患者的耐受性更好。在复发难治的情况下,苯达莫司汀联合 CD20 单抗的总体反应率为 83%[173]。在这项研究中,中位的进展时间为 13 个月,长期的骨髓抑制在先前接受过核苷酸类似物的患者中更常见。

对 37 例初治 WM 患者使用两个周期的环磷酰胺和皮下注射克拉屈滨,有 84% 的患者获得部分缓解。中位缓解持续时间为 36 个月[164]。氟达拉滨联合环磷酰胺静滴,对难治复发 WM 患者的有效率为 55%[174]。49 例接受氟达拉滨联合环磷酰胺的有效率为 78%,中位致治疗失败时间为 27 个月[175],49 例患者中有 35 例之前接受过治疗。血液系统毒性很常见,3 例死于治疗相关性毒性。此研究的一个重要发现为:有 2 例患者发展为急性白血病,1 例患者组织学转化为弥漫性大 B 细胞淋巴瘤,2 例为实体肿瘤(前列腺和黑色素瘤)。6 人中有 4 人干细胞动员失败。

WM 患者以硼替佐米、地塞米松联合利妥昔单抗(BDR)作为初始治疗方案,可获得 96% 的总体反应率和 83% 的主要反应[176]。3 级神经毒性的发生率为 30%,但大多数患者在停止治疗后是可逆的。同时还观察到带状疱疹的发病率增加,这提示应预防性使用抗病毒治疗。硼替佐米(每周一次高剂量)联合美罗华治疗 WM 患者的替代方案总反应率为 80% ~ 90%[177,178]。欧洲骨髓瘤网(EMN)最近研究表明,硼替佐米在第一个疗程中每周两次静脉给药,然后过渡到每周给药,可使接受 BDR 治疗的患者的 3 级神经毒性降至 10% 以下[179]。目前还没有关于在 WM 中皮下注射硼替佐米安全性和有效性的研究。

卡非佐米的治疗相关性外周神经炎的发生风险较低,已有研究评估它联合利妥昔单抗和地塞米松(CaRD)治疗 WM 的有效性[34]。卡非佐米推荐 $20mg/m^2$ 静脉注射(第 1 疗程),然后 $36mg/m^2$(第 2 疗程到第 6 疗程),加地塞米松(20mg)第 1、2、8、9 天,共 21 天一个疗程,其中利妥昔单抗 $375mg/m^2$ 在第 2 天、第 9 天使用,21 天一个疗程。维持治疗是静脉诱导治疗后给予 8 个疗程的卡非佐米($36mg/m^2$)和地塞米松(20mg)第 1、2 天,利妥昔单抗 $375mg/m^2$ 第 2 天,每 8 周 1 次,最高可达 8 疗程。该方案的总体有效率为 87.1%(1 例完全缓解,10 例非常好的部分缓解,10 例部分缓解和 6 例微小缓解),并且不会被 MYD88[1265P] 或者 CXCR4[WHIM] 突变状态影响。中位随访时间 15.4 个月,20 例无进展。2 级及其以上的毒性包括无症状性高脂血症(41.9%),可逆性中性粒细胞减少症(12.9%)和心肌病 1 例(3.2%)多重危险因素。治疗相关神经病变 2 级,1 例(3.2%)。血清 IgA 和 IgG 降低是常见的,有些患者需要静脉注射丙种球蛋白治疗复发性鼻窦和支气管感染。

新型治疗

依鲁替尼最近被美国 FDA 批准用于治疗有症状的 WM 患者。依鲁替尼靶向 BTK,它可被 MYD88[1265P] 激活[43]。一项多中心的研究探索了依鲁替尼在既往接受够过治疗的 WM 患者(中位数:2 种方案的治疗,40% 为难治性)中的作用,总体反应率为 91%[180]。这项研究中,患者接受 420mg/d 的依鲁替尼口服,治疗后中位的血清 IgM 水平从 3610mg/d 下降至 915mg/dl,血红蛋白从 10.5 上升到 13.5g/dl,骨髓浸润从 60% 下降至 25%。60% 的伴有髓外病变的患者可见肿块的减小和消退,9 例患者中有 5 例的 IgM 相关的周围神经病变症状有所改善。24 个月的无进展生存率和总生存率为 70% 和 95%。虽然主要的反应率在 MYD88[WT] 和 CXCR4[WHIM] 突变的患者中较低,但是并不推荐利用基因型去选择哪些患者应该行依鲁替尼治疗直到有效。2 级及 2 级以上治疗相关毒性包括中性粒细胞减少(25%),和血小板减少(14%),且在重度预处理患者中更常见;既往有心律失常史的心房纤颤(5%);与深海鱼油相关的出血(3%)。依鲁替尼治疗后血清 IgA 和 IgG 水平不变,治疗相关的感染罕见。

依维莫司是一种口服的哺乳动物西罗莫司靶蛋白抑制剂(mTOR),这是一条在 WM 中活跃的通路。一项多中心的研究表明在 60 例既往接受过治疗的 WM 患者中,依维莫司的总体有效率(ORR)为 73%,50% 的患者达到主要缓解[181]。中位进展时间为 21 个月。观察到 3 级及 3 级以上相关毒性的发生率为 67%,血细胞减少为最常见的毒性副反应。肺毒性发生在 5% 的患者中,52% 的患者由于毒性反应减低剂量。一项临床试验研究了依维莫司在 33 例未治的 WM 患者的疗效[182]。在这项研究中,ORR 为 72%,包括 60% 的部分缓解或更好的缓解。然而,疗效和 IgM 水平之间并不一致,骨髓疾病的缓解较常见,反应评估比较复杂。在少数患者中,停用依维莫司导致血清 IgM 水平的迅速增加和高黏滞血症。2 级或者 2 级以上的血液学毒性包括贫血(40%),血小板减少(12%)和中性粒细胞减少(18%);非血液学毒性包括口腔溃疡(27%),可以用地塞米松漱口后缓解,和导致治疗终止的肺炎(15%)。

维持治疗

一项大型回顾性研究检查了利妥昔单抗初治而后期进行观察或者利妥昔单抗维持患者的治疗反应结果[183]。分类反应在诱导治疗后美罗华进行维持的 42% 的患者中得到改善,观察组 10% 的得到改善。此外,无进展生存期(56.3 个月 vs 28.6 个月)和总生存期(>120 个月 vs 116 个月)在美罗华维持治疗组更长。即使既往接受过治疗或者使用利妥昔单抗单独诱导或联合治疗者,无进展生存也得到改善。最好的血清 IgM 反应在那些接受利妥昔单抗维持治疗的患者较低,而红细胞比容较高。同时接受利妥昔单抗治疗的患者,感染事件是增加的,主要是 1 级或者 2 级的鼻窦炎和支气管炎,伴较低的血清 IgA 和 IgG 水平。德国 STiL 工作组也发起了一项前瞻性的研究利妥昔单抗在维持治疗中的作用的试验[184]。在这项研究中,患者接受 6 个周期的苯达莫司汀和利妥昔单抗的治疗,有治疗反应者被随机分为观察组和利妥昔单抗维持组,每 2 个月 1 次,维持 2 年。这项研究已注册完成,期待利妥昔单抗维持治疗的治疗反应。

大剂量化疗和干细胞移植

欧洲骨髓移植登记报告了 WM 患者最大的自体与异基因造血干细胞移植(SCT)的经验[185,186]。在接受自体移植的 158 例 WM 患者中,主要包括复发和难治性患者,5 年的无进展生存率和总体生存率分别为 39.7% 和 68.5%[185]。1 年的非复发死亡率为 3.8%。疾病耐药和自体移植前用的方案线数是无进展生存和总体生存中最重要的因素。欧洲骨髓移植组报道了86 例 WM 患者行异基因移植的远期疗效[186]。这些患者接受清髓的或者减低强度预处理的移植。本组患者的中位年龄为 49 岁,47 例患者曾接受过 3 线或更多的治疗方案,8 例患者之前的自体移植失败。59 例(68.8%)患者在异基因移植前化疗敏感,3 年的非复发死亡率在接受清髓的移植中为 33%,在减低强度的移植中为 23%。总体有效率为 75.6%。清髓的患者 3 年复发率为 11%,减低强度的患者 3 年复发率为 25%。5 年的无进展生存率和总体生存率在接受清髓移植的 WM 患者中分别为 56% 和 62%,而减低强度的移植者分别为 49% 和 64%。慢性移植物抗宿主病与无进展生存期的改善有关,并在此研究中提出了临床相关移植物抗 WM 效应的存在。

● 华氏巨球蛋白血症的疗效标准

表 109-3 基于近期统一建议,总结了 WM 的缓解类型和疾病进展的标准[187]。术语"总体反应"用于描述所有反应,包括微

表 109-3 华氏巨球蛋白血症的疗效标准共识		
完全缓解	CR	血清单克隆 IgM 蛋白在免疫固定电泳时阴性
		血清 IgM 水平正常
		如果基线时有淋巴结肿大/脾肿大,髓外病灶完全消退
		骨髓活检形态正常
非常好的部分缓解	VGPR	可检测到单克隆的 IgM 蛋白
		与基线相比,血清 IgM 下降 90% 以上或血清 IgM 水平正常
		如果基线时有淋巴结肿大/脾肿大,髓外病灶完全消退
		无活动性疾病新的症状或体征
部分缓解	PR	可检测到单克隆的 IgM 蛋白
		与基线相比,血清单克隆 IgM 下降≥50%,但<90%
		如果基线时有淋巴结肿大/脾肿大,髓外病灶有所缩小
		无活动性疾病新的症状和体征
轻微缓解	MR	可检测到单克隆的 IgM 蛋白
		与基线相比,血清单克隆 IgM 下降≥25%,但<50%
		无活动性疾病新的症状和体征
稳定性疾病	SD	可检测到单克隆的 IgM 蛋白
		与基线相比,血清单克隆 IgM 下降<25% 和增加<25%
		如果基线时有淋巴结肿大/脾肿大,髓外病灶无进展
		无活动性疾病新的症状和体征
进展性疾病	PD	血清单克隆 IgM 升高≥25%(需要确认)或出现有临床显著意义的疾病进展或者体征

小反应。主要反应只包括部分缓解、非常好的部分缓解和完全缓解。非常好的部分缓解和完全缓解与无进展生存的改善相关[155,165,176,179,188]。WM 的反应评估主要依靠血清 IgM 和 IgM 异常蛋白水平,完全缓解需要单克隆的 IgM 蛋白消失,以及骨髓和髓外的病灶都消退。WM 把 IgM 作为疾病的替代标志的重要原因是,它在一些药物处理下能独立于肿瘤细胞的杀伤而波动。比如利妥昔单抗可引起血清 IgM 水平复燃,而依维莫司、硼替佐米和依鲁替尼可独立于肿瘤细胞杀伤,抑制患者的 IgM 水平,这一发现被称为 IgM 不一致[158,159,162,181,183,189]。再者,伴有选择性 B 细胞减少的药物如利妥昔单抗和阿仑单抗,使残留的产生 IgM 的浆细胞分散并持续存在,因此潜在地偏离了相关的疗效评估[190]。所以,如患者血清 IgM 水平与疾病的临床进展不相符合时,为了评估患者潜在的肿瘤负荷,应该考虑骨髓活检。对 WM 患者,可溶性 CD27 可能作为疾病的替代标志,即使患者出现利妥昔单抗相关的 IgM 复燃和在血浆分离治疗后,仍然是一个可信的疾病指标[59,191]。利用等位基因特异性 PCR 定量评估 WM 患者 MYD88[1265P] 负荷的研究也正在进行中[36,38]。

● 病程及预后

WM 是一种典型的惰性疾病。尽管尚有争议,6q 缺失具有预后价值[20,21]。年龄是重要的预后因素(>65 岁)[192~194],但受其他并发症的影响。贫血反映了骨髓的侵犯和血清 IgM 单克隆蛋白的水平(IgM 影响血管内体液潴留),当血红蛋白水平<9 ~ 12g/dl 时是不良预后因素,在一些研究中与低生存率有关[192~194]。其他的血细胞减少也可能具有预后价值[193]。血细胞减少的精确水平与预后的关系尚不确定。有些研究将血小板计数<(100 ~ 150)×10[9]/L,粒细胞计数<1.5×10[9]/L 作为独立的预后因素[193,194]。在特定的患者中,血细胞减少的绝对值也已被视为预后因素。在某些研究中,多元分析表明血清白蛋白水平与 WM 患者的生存相关[193,195]。高血清 β2-微球蛋白(>3.0 ~ 3.5g/dl)也显示与 WM 的预后相关[193~196]。基于上述分析提出的预后评分系统见表 109-4,包括 WM 国际预后评分系统(WM IPSS)其中包含了 5 个变量:年龄(>65 岁),血红蛋白≤11.5g/dl,血小板≤100×10[9]/L,β2-微球蛋白>3.0mg/L,血清单克隆蛋白>7g/dl[197]。对 537 例的 WM 患者的 WM IPSS 模型进行了评价,没有或有一项不良临床特征或高龄的患者为低危组(27%),有两项不良特征或仅为高龄者为中危组(38%),有两个以上不良特征为高危组(35%)。这些患者的 5 年生存率分别为 87%,68%,36%。重要的是,WM IPSS 保留了按年龄、用烷化剂和核苷酸类似物化疗确定亚组的预后意义。最近一份来自监测、流行病学和最终结果(SEER)数据库的最新数据显示了 7744 例 WM 患者的相对生存率随着时间的推移得到改善。2001 ~ 2010 年间诊断的患者与 1980 ~ 2000 年的患者相比,有较高的 5 年(78% vs 67%)和 10 年(66% vs 49%)相对存活率[198]。一项 345 例 WM 患者的希腊研究未能发现近年来任何总生存或者特定原因的生存改善,虽然研究很不足以至于发现任何预期的受益[199]。瑞典的一项研究对 1980 ~ 2005 年确诊的 1555 例 WM 患者进行分析,发现 2001 年至 2005 年诊断的患者的 5 年相对存活率较 1980 年至 1985 年的患者的 57% 提高到 78%[200]。

表 109-4　华氏巨球蛋白血症的预后评分系统

研究	不利预后因素	分组	生存
Gobbi 等[185]	血红蛋白<90g/L 年龄>70 岁 体重减轻 冷球蛋白	0 ~ 1 个预后因子	中位:48 个月
		2 ~ 4 个预后因子	中位:80 个月
Morel 等[186]	年龄≥65 岁 白蛋白<40g/L 血红蛋白<120g/L 血小板<150×10⁹/L 白细胞<4×10⁹/L	0 ~ 1 个预后因子	5 年生存率:87% ;
		2 个预后因子	5 年生存率:62%
		3 ~ 4 个预后因子	5 年生存率:25%
Dhodaokar 等[187]	血红蛋白<120g/L β2-微球蛋白 ≥3g/dl IgM <40g/L	β2M<3mg/dl+HB≥120g/L	5 年生存率:87%
		β2M<3mg/dl+HB<120g/L	5 年生存率:63%
		β2M≥3mg/dl+IgM≥40g/L	5 年生存率:53%
		β2M≥3mg/dl+IgM<40g/L	5 年生存率:21%
Dimopoulos 等骨髓瘤国际 分期系统应用于 WM[188]	白蛋白≤35g/L β2-微球蛋白≥3.5mg/L	白蛋白≥35g/L+β2M<3.5mg/dl	中位:未达到
		白蛋白 ≤35g/L+β2M<3.5mg/dl 或者 β2M 3.5 ~ 5.5mg/dl	中位:116 个月
		β2M>3.5mg/dl	中位:54 个月
Morel 等骨髓瘤国际进展 评分系统应用于 WM[190]	年龄>65 岁 血红蛋白<115g/L 血小板<100×10⁹/L β2-微球蛋白>3mg/L IgM>70g/L	0 ~ 1 个预后因子(不包括年龄)	5 年生存率:87%
		2 个预后因子(年龄>65 岁)	5 年生存率:68%
		3 ~ 5 个预后因子	5 年生存率:36%

β₂M,β₂-微球蛋白(β₂-microbloulin);Hgb,血红蛋白(hemoglobulin);NR,未报道(notreported);WBC,白细胞计数(whitebloodcellcount)。

翻译:赵茜　互审:黄河　校对:侯健

参考文献

1. Owen RG, Treon SP, Al-Katib A, et al: Clinicopathological definition of Waldenström's macroglobulinemia: Consensus Panel Recommendations from the Second International Workshop on Waldenström's macroglobulinemia. *Semin Oncol* 30:110, 2003.
2. Harris NL, Jaffe ES, Stein H, et al: A revised European-American classification of lymphoid neoplasms: A proposal from the International Lymphoma Study Group. *Blood* 84:1361, 1994.
3. Harris NL, Jaffe ES, Diebold J, et al: The World Health Organization classification of neoplastic diseases of the hematopoietic and lymphoid tissues. Report of the Clinical Advisory Committee meeting, Airlie House, Virginia, November, 1997. *Ann Oncol* 10:1419, 1999.
4. Groves FD, Travis LB, Devesa SS, et al: Waldenström's macroglobulinemia: Incidence patterns in the United States, 1988–1994. *Cancer* 82:1078, 1998.
5. Herrinton LJ, Weiss NS: Incidence of Waldenström's macroglobulinemia. *Blood* 82:3148, 1993.
6. Hanzis C, Ojha RP, Hunter Z, et al: Associated malignancies in patients with Waldenström's macroglobulinemia and their kin. *Clin Lymphoma Myeloma Leuk* 11:88, 2011.
7. Bjornsson OG, Arnason A, Gudmunosson S, et al: Macroglobulinaemia in an Icelandic family. *Acta Med Scand* 203:283, 1978.
8. Renier G, Ifrah N, Chevailler A, et al: Four brothers with Waldenström's macroglobulinemia. *Cancer* 64:1554, 1989.
9. Treon SP, Hunter ZR, Aggarwal A, et al: Characterization of familial Waldenström's macroglobulinemia. *Ann Oncol* 17:488, 2006.
10. Ogmundsdottir HM, Sveinsdottir S, Sigfusson A, et al: Enhanced B cell survival in familial Waldenström macroglobulinaemia is associated with increased expression of Bcl-2. *Clin Exp Immunol* 117:252, 1999.
11. Santini GF, Crovatto M, Modolo ML, et al: Waldenström macroglobulinemia: A role of HCV infection? *Blood* 82:2932, 1993.
12. Silvestri F, Barillari G, Fanin R, et al: Risk of hepatitis C virus infection, Waldenström's macroglobulinemia, and monoclonal gammopathies. *Blood* 88:1125, 1996.
13. Leleu X, O'Connor K, Ho A, et al: Hepatitis C viral infection is not associated with Waldenström's macroglobulinemia. *Am J Hematol* 82:83, 2007.
14. Swerdlow SH, Campo E, Harris NL, et al., eds: *WHO Classification of Tumours of Haematopoietic and Lymphoid Tissues*, 4th ed. IARC, Lyon, 2008.
15. Smith BR, Robert NJ, Ault KA. In Waldenström's macroglobulinemia the quantity of detectable circulating monoclonal B lymphocytes correlates with clinical course. *Blood* 61:911, 1983.
16. Treon SP. How I treat Waldenström's macroglobulinemia. *Blood* 114:2375, 2009.
17. Preud'homme JL, Seligmann M. Immunoglobulins on the surface of lymphoid cells in Waldenström's macroglobulinemia. *J Clin Invest* 51:701, 1972.
18. San Miguel JF, Vidriales MB, Ocio E, et al: Immunophenotypic analysis of Waldenström's macroglobulinemia. *Semin Oncol* 30:187, 2003.
19. Hunter ZR, Branagan AR, Manning R, et al: CD5, CD10, and CD23 expression in Waldenström's macroglobulinemia. *Clin Lymphoma* 5:246, 2005.
20. Paiva B, Montes MC, García-Sanz R, et al: Multiparameter flow cytometry for the identification of the Waldenström's clone in IgM MGUS and Waldenström's Macroglobulinemia: New criteria for differential diagnosis and risk stratification. *Leukemia* 28:166, 2013.
21. Wagner SD, Martinelli V, Luzzatto L: Similar patterns of V kappa gene usage but different degrees of somatic mutation in hairy cell leukemia, prolymphocytic leukemia, Waldenström's macroglobulinemia, and myeloma. *Blood* 83:3647, 1994.
22. Aoki H, Takishita M, Kosaka M, Saito S. Frequent somatic mutations in D and/or JH segments of Ig gene in Waldenström's macroglobulinemia and chronic lymphocytic leukemia (CLL) with Richter's syndrome but not in common CLL. *Blood* 85:1913, 1995.
23. Shiokawa S, Suehiro Y, Uike N, Muta K, Nishimura J: Sequence and expression analyses of mu and delta transcripts in patients with Waldenström's macroglobulinemia. *Am J Hematol* 68:139, 2001.
24. Sahota SS, Forconi F, Ottensmeier CH, et al: Typical Waldenstrom macroglobulinemia is derived from a B-cell arrested after cessation of somatic mutation but prior to isotype switch events. *Blood* 100:1505, 2002.
25. Ackroyd S, O'Connor SJM, Owen RG: Rarity of IgH translocations in Waldenström macroglobulinemia. *Cancer Genet Cytogenet* 163:77, 2005.
26. Avet-Loiseau H, Garand R, Lode L, et al: 14q32 translocations discriminate IgM multiple myeloma from Waldenström's macroglobulinemia. *Semin Oncol* 30:153, 2003.
27. Braggio E, Keats JJ, Leleu X, et al: High-resolution genomic analysis in Waldenström's macroglobulinemia identifies disease-specific and common abnormalities with marginal zone lymphomas. *Clin Lymphoma Myeloma* 9:39, 2009.
28. Schop RF, Kuehl WM, Van Wier SA, et al: Waldenstrom macroglobulinemia neoplastic cells lack immunoglobulin heavy chain locus translocations but have frequent 6q deletions. *Blood* 100:2996, 2002.

29. Hunter ZR, Xu L, Yang G, et al: The genomic landscape of Waldenström's macroglobulinemia is characterized by highly recurring MYD88 and WHIM-like CXCR4 mutations, and small somatic deletions associated with B-cell lymphomagenesis. *Blood* 123:1637, 2014.

30. Nguyen-Khac F, Lambert J, Chapiro E, et al: Chromosomal aberrations and their prognostic value in a series of 174 untreated patients with Waldenström's macroglobulinemia. *Haematologica* 98:649, 2013.

31. Braggio E, Keats JJ, Leleu X, et al: Identification of copy number abnormalities and inactivating mutations in two negative regulators of nuclear factor-kappaB signaling pathways in Waldenström's macroglobulinemia. *Cancer Res* 69:3579, 2009.

32. Leleu X, Eeckhoute J, Jia X, et al: Targeting NF-kappaB in Waldenström macroglobulinemia. *Blood* 111:5068, 2008.

33. Treon SP, Hunter ZR, Matous J, et al: Multicenter clinical trial of bortezomib in relapsed/refractory Waldenström's macroglobulinemia: results of WMCTG Trial 03-248. *Clin Cancer Res* 13:3320, 2007.

34. Treon SP, Tripsas CK, Meid K, et al: Carfilzomib, rituximab and dexamethasone (CaRD) is active and offers a neuropathy-sparing approach for proteasome-inhibitor based therapy in Waldenström's macroglobulinemia. *Blood* 124:503, 2014.

35. Treon SP, Xu L, Yang G, et al: MYD88 L265P somatic mutation in Waldenström's macroglobulinemia. *N Engl J Med* 367:826, 2012.

36. Xu L, Hunter Z, Yang G, et al: MYD88 L265P in Waldenström macroglobulinemia, immunoglobulin M monoclonal gammopathy, and other B-cell lymphoproliferative disorders using conventional and quantitative allele-specific polymerase chain reaction. *Blood* 121:2051, 2013.

37. Varettoni M, Arcaini L, Zibellini S, et al: Prevalence and clinical significance of the MYD88 L265P somatic mutation in Waldenström macroglobulinemia, and related lymphoid neoplasms. *Blood* 121: 2522, 2013.

38. Jiménez C, Sebastián E, Del Carmen Chillón M, et al: MYD88 L265P is a marker highly characteristic of, but not restricted to, Waldenström's macroglobulinemia. *Leukemia* 27:1722, 2013.

39. Poulain S, Roumier C, Decambron A, et al: MYD88 L265P mutation in Waldenström's macroglobulinemia. *Blood* 121: 4504, 2013.

40. Ansell SM, Hodge LS, Secreto FJ, et al: Activation of TAK1 by MYD88 L265P drives malignant B-cell growth in Non-Hodgkin lymphoma. *Blood Cancer J* 4:e183, 2014.

41. Ngo VN, Young RM, Schmitz R, et al: Oncogenically active MYD88 mutations in human lymphoma. *Nature* 470:115, 2011.

42. Landgren O, Staudt L: MYD88 L265P somatic mutation in IgM MGUS. *N Engl J Med* 367:2255, 2012.

43. Yang G, Zhou Y, Liu X, et al: A mutation in MYD88 (L265P) supports the survival of lymphoplasmacytic cells by activation of Bruton tyrosine kinase in Waldenström macroglobulinemia. *Blood* 122:1222, 2013.

44. Watters T, Kenny EF, O'Neill LAJ: Structure, function and regulation of the Toll/IL-1 receptor adaptor proteins. *Immunol Cell Biol* 85: 411, 2007.

45. Cohen L, Henzel WJ, Baeuerie PA. IKAP is a scaffold protein of the IkappaB kinase complex. *Nature* 395:292, 1998.

46. Loiarro M, Gallo G, Fanto N, et al: Identification of critical residues of the MYD88 death domain involved in the recruitment of downstream kinases. *J Biol Chem* 284: 28093, 2009.

47. Lin SC, Lo YC, Wu H: Helical assembly in the MYD88-IRAK4-IRAK2 complex in TLR/IL-1R signaling. *Nature* 465:885, 2010.

48. Kawagoe T, Sato S, Matsushita K, et al: Sequential control of Toll-like receptor dependent responses by IRAK1 and IRAK2. *Nat Immunol* 9:684, 2008.

49. Leleu X, Eeckhoute J, Jia X, et al: Targeting NF-kappaB in Waldenström macroglobulinemia. *Blood* 111: 5068, 2008.

50. Treon SP, Cao Y, Xu L, et al: Somatic mutations in MYD88 and CXCR4 are determinants of clinical presentation and overall survival in Waldenström macroglobulinemia. *Blood* 123:2791, 2014.

51. Roccaro A, Sacco A, Jiminez C, et al: C1013G/CXCR4 acts as a driver mutation of tumor progression and modulator of drug resistance in lymphoplasmacytic lymphoma. *Blood* 123:4120, 2014.

52. Poulain S, Roumier C, Doye E, et al: Genomic landscape of CXCR4 mutations in Waldenström's macroglobulinemia. *Blood* (ASH Annual Meeting Abstracts) 122(21) Abstract 1610, 2014.

53. Busillo JM, Amando S, Sengupta R, et al: Site-specific phosphorylation of CXCR4 is dynamically regulated by multiple kinases and results in differential modulation of CXCR4 signaling. *J Biol Chem* 285:7805, 2010.

54. Dotta L, Tassone L, Badolato R. Clinical and genetic features of warts, hypogammaglobulinemia, infections and myelokathexis (WHIM) syndrome. *Curr Mol Med* 11:317, 2011.

55. Cao Y, Hunter ZR, Liu X, et al: The WHIM-like CXCR4(S338X) somatic mutation activates AKT and ERK, and promotes resistance to ibrutinib and other agents used in the treatment of Waldenström's macroglobulinemia. *Leukemia* 29:169, 2015.

56. Cao Y, Hunter ZR, Liu X, et al: CXCR4 WHIM-like frameshift and nonsense mutations promote ibrutinib resistance but do not supplant MYD88 L265P directed signaling in Waldenström macroglobulinaemia cells. *Br J Haematol* 168:701, 2015.

57. Tournilhac O, Santos DD, Xu L, et al: Mast cells in Waldenström's macroglobulinemia support lymphoplasmacytic cell growth through CD154/CD40 signaling. *Ann Oncol* 17:1275, 2006.

58. Zhou Y, Liu X, Xu L, et al: Matrix metalloproteinase-8 is overexpressed in Waldenström's macroglobulinemia cells, and specific inhibition of this metalloproteinase blocks release of soluble CD27. *Clin Lymphoma Myeloma Leuk* 11:172, 2011.

59. Ho AW, Hatjiharissi E, Ciccarelli BT, et al: CD27-CD70 interactions in the pathogenesis of Waldenström macroglobulinemia. *Blood* 112:4683, 2008.

60. Ngo HT, Leleu X, Lee J, et al: SDF-1/CXCR4 and VLA-4 interaction regulates homing in Waldenström macroglobulinemia. *Blood* 112:150, 2008.

61. Merlini G, Farhangi M, Osserman EF: Monoclonal immunoglobulins with antibody activity in myeloma, macroglobulinemia and related plasma cell dyscrasias. *Semin Oncol* 13:350, 1986.

62. Farhangi M, Merlini G: The clinical implications of monoclonal immunoglobulins. *Semin Oncol* 13:366, 1986.

63. Marmont AM, Merlini G: Monoclonal autoimmunity in hematology. *Haematologica* 76:449, 1991.

64. Mackenzie MR, Babcock J: Studies of the hyperviscosity syndrome. II: Macroglobulinemia. *J Lab Clin Med* 85:227, 1975.

65. Gertz MA, Kyle RA: Hyperviscosity syndrome. *J Intensive Care Med* 10:128, 1995.

66. Kwaan HC, Bongu A: The hyperviscosity syndromes. *Semin Thromb Hemost* 25:199, 1999.

67. Singh A, Eckardt KU, Zimmermann A, et al: Increased plasma viscosity as a reason for inappropriate erythropoietin formation. *J Clin Invest* 91:251, 1993.

68. Menke MN, Feke GT, McMeel JW, et al: Hyperviscosity-related retinopathy in Waldenström's macroglobulinemia. *Arch Ophthalmol* 124:1601, 2006.

69. Merlini G, Baldini L, Broglia C, et al: Prognostic factors in symptomatic Waldenström's macroglobulinemia. *Semin Oncol* 30:211, 2003.

70. Stone MJ: Waldenström's macroglobulinemia: hyperviscosity syndrome and cryoglobulinemia. *Clin Lymphoma Myeloma* 9:97, 2009.

71. Dellagi K, Dupouey P, Brouet JC, et al: Waldenström's macroglobulinemia and peripheral neuropathy: A clinical and immunologic study of 25 patients. *Blood* 62:280, 1983.

72. Nobile-Orazio E, Marmiroli P, Baldini L, et al: Peripheral neuropathy in macroglobulinemia: Incidence and antigen-specificity of M proteins. *Neurology* 37:1506, 1987.

73. Treon SP, Hanzis C, Ioakimidis L, et al: Clinical characteristics and treatment outcome of disease-related peripheral neuropathy in Waldenström's macroglobulinemia (WM). *J Clin Oncol* 28:15s (Abstract 8114), 2010.

74. Nemni R, Gerosa E, Piccolo G, Merlini G: Neuropathies associated with monoclonal gammopathies. *Haematologica* 79:557, 1994.

75. Ropper AH, Gorson KC: Neuropathies associated with paraproteinemia. *N Engl J Med* 338:1601, 1998.

76. Vital A: Paraproteinemic neuropathies. *Brain Pathol* 11:399, 2001.

77. Latov N, Braun PE, Gross RB, et al: Plasma cell dyscrasia and peripheral neuropathy: Identification of the myelin antigens that react with human paraproteins. *Proc Natl Acad Sci U S A* 78:7139, 1981.

78. Chassande B, Leger JM, Younes-Chennoufi AB, et al: Peripheral neuropathy associated with IgM monoclonal gammopathy: Correlations between M-protein antibody activity and clinical/electrophysiological features in 40 cases. *Muscle Nerve* 21:55, 1998.

79. Weiss MD, Dalakas MC, Lauter CJ, et al: Variability in the binding of anti-MAG and anti-SGPG antibodies to target antigens in demyelinating neuropathy and IgM paraproteinemia. *J Neuroimmunol* 95:174, 1999.

80. Latov N, Hays AP, Sherman WH: Peripheral neuropathy and anti-MAG antibodies. *Crit Rev Neurobiol* 3:301, 1988.

81. Dalakas MC, Quarles RH: Autoimmune ataxic neuropathies (sensory ganglionopathies): Are glycolipids the responsible autoantigens? *Ann Neurol* 39:419, 1996.

82. Eurelings M, Ang CW, Notermans NC, et al: Antiganglioside antibodies in polyneuropathy associated with monoclonal gammopathy. *Neurology* 57:1909, 2001.

83. Ilyas AA, Quarles RH, Dalakas MC, et al: Monoclonal IgM in a patient with paraproteinemic polyneuropathy binds to gangliosides containing disialosyl groups. *Ann Neurol* 18:655, 1985.

84. Willison HJ, O'Leary CP, Veitch J, et al: The clinical and laboratory features of chronic sensory ataxic neuropathy with anti-disialosyl IgM antibodies. *Brain* 124:1968, 2001.

85. Lopate G, Choksi R, Pestronk A: Severe sensory ataxia and demyelinating polyneuropathy with IgM anti-GM₂ and GalNAc-GD1A antibodies. *Muscle Nerve* 25:828, 2002.

86. Jacobs BC, O'Hanlon GM, Breedland EG, et al: Human IgM paraproteins demonstrate shared reactivity between *Campylobacter jejuni* lipopolysaccharides and human peripheral nerve disialylated gangliosides. *J Neuroimmunol* 80:23, 1997.

87. Nobile-Orazio E, Manfredini E, Carpo M, et al: Frequency and clinical correlates of antineural IgM antibodies in neuropathy associated with IgM monoclonal gammopathy. *Ann Neurol* 36:416, 1994.

88. Gordon PH, Rowland LP, Younger DS, et al: Lymphoproliferative disorders and motor neuron disease: An update. *Neurology* 48:1671, 1997.

89. Pavord SR, Murphy PT, Mitchell VE: POEMS syndrome and Waldenström's macroglobulinaemia. *J Clin Pathol* 49:181, 1996.

90. Crisp D, Pruzanski W: B-cell neoplasms with homogeneous cold-reacting antibodies (cold agglutinins). *Am J Med* 72:915, 1982.

91. Pruzanski W, Shumak KH: Biologic activity of cold-reacting autoantibodies (first of two parts). *N Engl J Med* 297:538, 1977.

92. Pruzanski W, Shumak KH: Biologic activity of cold-reacting autoantibodies (second of two parts). *N Engl J Med* 297:583, 1977.

93. Whittaker SJ, Bhogal BS, Black MM: Acquired immunobullous disease: A cutaneous manifestation of IgM macroglobulinaemia. *Br J Dermatol* 135:283, 1996.

94. Daoud MS, Lust JA, Kyle RA, Pittelkow MR: Monoclonal gammopathies and associated skin disorders. *J Am Acad Dermatol* 40:507, 1999.

95. Gad A, Willen R, Carlen B, et al: Duodenal involvement in Waldenström's macroglobulinemia. *J Clin Gastroenterol* 20:174, 1995.

96. Case records of the Massachusetts General Hospital. Weekly clinicopathological exercises. Case 3–1990. A 66-year-old woman with Waldenström's macroglobulinemia, diarrhea, anemia, and persistent gastrointestinal bleeding. *N Engl J Med* 322:183, 1990.

97. Isaac J, Herrera GA: Cast nephropathy in a case of Waldenström's macroglobulinemia. *Nephron* 91:512, 2002.

98. Morel-Maroger L, Basch A, Danon F, et al: Pathology of the kidney in Waldenström's macroglobulinemia. Study of sixteen cases. *N Engl J Med* 283:123, 1970.

99. Gertz MA, Kyle RA, Noel P: Primary systemic amyloidosis: A rare complication of immunoglobulin M monoclonal gammopathies and Waldenström's macroglobulinemia. *J Clin Oncol* 11:914, 1993.

100. Moyner K, Sletten K, Husby G, Natvig JB: An unusually large (83 amino acid residues) amyloid fibril protein AA from a patient with Waldenström's macroglobulinaemia and amyloidosis. *Scand J Immunol* 11:549, 1980.

101. Gardyn J, Schwartz A, Gal R, et al: Waldenström's macroglobulinemia associated with

AA amyloidosis. *Int J Hematol* 74:76, 2001.
102. Dussol B, Kaplanski G, Daniel L, et al: Simultaneous occurrence of fibrillary glomerulopathy and AL amyloid. *Nephrol Dial Transplant* 13:2630, 1998.
103. Rausch PG, Herion JC: Pulmonary manifestations of Waldenström macroglobulinemia. *Am J Hematol* 9:201, 1980.
104. Fadil A, Taylor DE: The lung and Waldenström's macroglobulinemia. *South Med J* 91:681, 1998.
105. Kyrtsonis MC, Angelopoulou MK, Kontopidou FN, et al: Primary lung involvement in Waldenström's macroglobulinaemia: Report of two cases and review of the literature. *Acta Haematol* 105:92, 2001.
106. Kaila VL, el Newihi HM, Dreiling BJ, et al: Waldenström's macroglobulinemia of the stomach presenting with upper gastrointestinal hemorrhage. *Gastrointest Endosc* 44:73, 1996.
107. Yasui O, Tukamoto F, Sasaki N, et al: Malignant lymphoma of the transverse colon associated with macroglobulinemia. *Am J Gastroenterol* 92:2299, 1997.
108. Rosenthal JA, Curran WJ Jr, Schuster SJ: Waldenström's macroglobulinemia resulting from localized gastric lymphoplasmacytoid lymphoma. *Am J Hematol* 58:244, 1998.
109. Recine MA, Perez MT, Cabello-Inchausti B, et al: Extranodal lymphoplasmacytoid lymphoma (immunocytoma) presenting as small intestinal obstruction. *Arch Pathol Lab Med* 125:677, 2001.
110. Veltman GA, van Veen S, Kluin-Nelemans JC, et al: Renal disease in Waldenström's macroglobulinaemia. *Nephrol Dial Transplant* 12:1256, 1997.
111. Moore DF Jr, Moulopoulos LA, Dimopoulos MA: Waldenström macroglobulinemia presenting as a renal or perirenal mass: Clinical and radiographic features. *Leuk Lymphoma* 17:331, 1995.
112. Mascaro JM, Montserrat E, Estrach T, et al: Specific cutaneous manifestations of Waldenström's macroglobulinaemia. A report of two cases. *Br J Dermatol* 106:17, 1982.
113. Schnitzler L, Schubert B, Boasson M, et al: Urticaire chronique, lésions osseuses, macroglobulinémie IgM: Maladie de Waldenström? *Bull Soc Fr Dermatol Syphiligr* 81: 363, 1974.
114. Roux S, Fermand JP, Brechignac S, et al: Tumoral joint involvement in multiple myeloma and Waldenström's macroglobulinemia—Report of 4 cases. *J Rheumatol* 23:2175, 1996.
115. Orellana J, Friedman AH: Ocular manifestations of multiple myeloma, Waldenström's macroglobulinemia and benign monoclonal gammopathy. *Surv Ophthalmol* 26:157, 1981.
116. Ettl AR, Birbamer GG, Philipp W: Orbital involvement in Waldenström's macroglobulinemia: Ultrasound, computed tomography and magnetic resonance findings. *Ophthalmologica* 205:40, 1992.
117. Civit T, Coulbois S, Baylac F, et al: [Waldenström's macroglobulinemia and cerebral lymphoplasmacytic proliferation: Bing and Neel syndrome. Apropos of a new case.] [in French] *Neurochirurgie* 43:245, 1997.
118. Ciccarelli BT, Patterson CJ, Hunter ZR, et al: Hepcidin is produced by lymphoplasmacytic cells and is associated with anemia in Waldenström's macroglobulinemia. *Clin Lymphoma Myeloma Leuk* 11:160, 2011.
119. Treon SP, Tripsas C, Ciccarelli BT, et al: Patients with Waldenström macroglobulinemia commonly present with iron deficiency and those with severely depressed transferrin saturation levels show response to parenteral iron administration. *Clin Lymphoma Myeloma Leuk* 13:241, 2013.
120. Owen RG, Barrans SL, Richards SJ, et al: Waldenström macroglobulinemia. Development of diagnostic criteria and identification of prognostic factors. *Am J Clin Pathol* 116:420, 2001.
121. Feiner HD, Rizk CC, Finfer MD, et al: IgM monoclonal gammopathy/Waldenström's macroglobulinemia: A morphological and immunophenotypic study of the bone marrow. *Mod Pathol* 3:348, 1990.
122. Dutcher TF, Fahey JL: The histopathology of macroglobulinemia of Waldenström. *J Natl Cancer Inst* 22:887, 1959.
123. Hunter ZR, Manning RJ, Hanzis C, et al: IgA and IgG hypogammaglobulinemia in Waldenström's macroglobulinemia. *Haematologica* 95:470, 2010.
124. Stone MJ, Bogen SA: Evidence-based focused review of management of hyperviscosity syndrome. *Blood* 119:2205, 2012.
125. Menke MN, Treon SP: Hyperviscosity syndrome, in *Clinical Malignant Hematology*, edited by M Sekeres, M Kalaycio, B Bolwell, p 937. McGraw Hill, New York, 2007.
126. Moulopoulos LA, Dimopoulos MA, Varma DG, et al: Waldenström macroglobulinemia: MR imaging of the spine and CT of the abdomen and pelvis. *Radiology* 188:669, 1993.
127. Kyle RA, Treon SP, Alexanian R, et al: Prognostic markers and criteria to initiate therapy in Waldenström's macroglobulinemia: Consensus Panel Recommendations from the Second International Workshop on Waldenström's macroglobulinemia. *Semin Oncol* 30:116, 2003.
128. Dimopoulos MA, Kastritis E, Owen RG et al: Treatment recommendations for patients with Waldenström macroglobulinemia (WM) and related disorders: IWWM-7 consensus. *Blood* 124:1404, 2014.
129. Kyle RA, Greipp PR, Gertz MA, et al: Waldenström's macroglobulinaemia: A prospective study comparing daily with intermittent oral chlorambucil. *Br J Haematol* 108:737, 2000.
130. Dimopoulos MA, Alexanian R: Waldenström's macroglobulinemia. *Blood* 83:1452, 1994.
131. Petrucci MT, Avvisati G, Tribalto M, et al: Waldenström's macroglobulinaemia: Results of a combined oral treatment in 34 newly diagnosed patients. *J Intern Med* 226:443, 1989.
132. Case DC Jr, Ervin TJ, Boyd MA, Redfield DL: Waldenström's macroglobulinemia: Long-term results with the M-2 protocol. *Cancer Invest* 9:1, 1991.
133. Facon T, Brouillard M, Duhamel A, et al: Prognostic factors in Waldenström's macroglobulinemia: A report of 167 cases. *J Clin Oncol* 11:1553, 1993.
134. Leblond V, Johnson S, Chevret S, et al: Results of a randomized trial of chlorambucil versus fludarabine for patients with Waldenström macroglobulinemia, marginal zone lymphoma, or lymphoplasmacytic lymphoma. *J Clin Oncol* 31:301, 2013.
135. Dimopoulos MA, Kantarjian H, Weber D, et al: Primary therapy of Waldenström's macroglobulinemia with 2-chlorodeoxyadenosine. *J Clin Oncol* 12:2694, 1994.
136. Delannoy A, Ferrant A, Martiat P, et al: 2-Chlorodeoxyadenosine therapy in Waldenström's macroglobulinaemia. *Nouv Rev Fr Hematol* 36:317, 1994.
137. Fridrik MA, Jager G, Baldinger C, et al: First-line treatment of Waldenström's disease with cladribine. Arbeitsgemeinschaft Medikamentose Tumortherapie. *Ann Hematol* 74:7, 1997.
138. Liu ES, Burian C, Miller WE, Saven A: Bolus administration of cladribine in the treatment of Waldenström macroglobulinaemia. *Br J Haematol* 103:690, 1998.
139. Hellmann A, Lewandowski K, Zaucha JM, et al: Effect of a 2-hour infusion of 2-chlorodeoxyadenosine in the treatment of refractory or previously untreated Waldenström's macroglobulinemia. *Eur J Haematol* 63:35, 1999.
140. Betticher DC, Hsu Schmitz SF, Ratschiller D, et al: Cladribine (2-CDA) given as subcutaneous bolus injections is active in pretreated Waldenström's macroglobulinaemia. Swiss Group for Clinical Cancer Research (SAKK). *Br J Haematol* 99:358, 1997.
141. Dimopoulos MA, Weber D, Delasalle KB, et al: Treatment of Waldenström's macroglobulinemia resistant to standard therapy with 2-chlorodeoxyadenosine: Identification of prognostic factors. *Ann Oncol* 6:49, 1995.
142. Dimopoulos MA, O'Brien S, Kantarjian H, et al: Fludarabine therapy in Waldenström's macroglobulinemia. *Am J Med* 95:49, 1993.
143. Foran JM, Rohatiner AZ, Coiffier B, et al: Multicenter phase II study of fludarabine phosphate for patients with newly diagnosed lymphoplasmacytoid lymphoma, Waldenström's macroglobulinemia, and mantle-cell lymphoma. *J Clin Oncol* 17:546, 1999.
144. Thalhammer-Scherrer R, Geissler K, Schwarzinger I, et al: Fludarabine therapy in Waldenström's macroglobulinemia. *Ann Hematol* 79:556, 2000.
145. Dhodapkar MV, Jacobson JL, Gertz MA, et al: Prognostic factors and response to fludarabine therapy in patients with Waldenström macroglobulinemia: Results of United States intergroup trial (Southwest Oncology Group S9003). *Blood* 98:41, 2001.
146. Zinzani PL, Gherlinzoni F, Bendandi M, et al: Fludarabine treatment in resistant Waldenström's macroglobulinemia. *Eur J Haematol* 54:120, 1995.
147. Leblond V, Ben Othman T, Deconinck E, et al: Activity of fludarabine in previously treated Waldenström's macroglobulinemia: A report of 71 cases. Groupe Cooperatif Macroglobulinemie. *J Clin Oncol* 16:2060, 1998.
148. Dimopoulos MA, Weber DM, Kantarjian H, et al: 2-Chlorodeoxyadenosine therapy of patients with Waldenström macroglobulinemia previously treated with fludarabine. *Ann Oncol* 5:288, 1994.
149. Lewandowski K, Halaburda K, Hellmann A: Fludarabine therapy in Waldenström's macroglobulinemia patients treated previously with 2-chlorodeoxyadenosine. *Leuk Lymphoma* 43:361, 2002.
150. Popat U, Saliba R, Thandi R, et al: Impairment of filgrastim-induced stem cell mobilization after prior lenalidomide in patients with multiple myeloma. *Biol Blood Marrow Transplant* 15:718, 2009.
151. Leleu XP, Manning R, Soumerai JD, et al: Increased incidence of transformation and myelodysplasia/acute leukemia in patients with Waldenström macroglobulinemia treated with nucleoside analogs. *J Clin Oncol* 27:250, 2009.
152. Leleu X, Tamburini J, Roccaro A, et al: Balancing risk versus benefit in the treatment of Waldenström's macroglobulinemia patients with nucleoside analogue based therapy. *Clin Lymphoma Myeloma* 9:71, 2009.
153. Treon SP, Kelliher A, Keele B, et al: Expression of serotherapy target antigens in Waldenström's macroglobulinemia: Therapeutic applications and considerations. *Semin Oncol* 30:248, 2003.
154. Treon SP, Agus DB, Link B, et al: CD20-Directed antibody-mediated immunotherapy induces responses and facilitates hematologic recovery in patients with Waldenström's macroglobulinemia. *J Immunother* 24:272, 2001.
155. Gertz MA, Rue M, Blood E, et al: Multicenter phase 2 trial of rituximab for Waldenström macroglobulinemia (WM): An Eastern Cooperative Oncology Group Study (E3A98). *Leuk Lymphoma* 45:2047, 2004.
156. Dimopoulos MA, Zervas C, Zomas A, et al: Treatment of Waldenström's macroglobulinemia with rituximab. *J Clin Oncol* 20:2327, 2002.
157. Treon SP, Emmanouilides C, Kimby E, et al: Extended rituximab therapy in Waldenström's Macroglobulinemia. *Ann Oncol* 16:132, 2005.
158. Treon SP, Branagan AR, Hunter Z, et al: Paradoxical increases in serum IgM and viscosity levels following rituximab in Waldenström's macroglobulinemia. *Ann Oncol* 15:1481, 2004.
159. Ghobrial IM, Fonseca R, Greipp PR, et al: Initial immunoglobulin M "flare" after rituximab therapy in patients with Waldenström macroglobulinemia: An Eastern Cooperative Oncology Group Study. *Cancer* 101:2593, 2004.
160. Dimopoulos MA, Anagnostopoulos A, Zervas C, et al: Predictive factors for response to rituximab in Waldenström's macroglobulinemia. *Clin Lymphoma* 5:270, 2005.
161. Treon SP, Hansen M, Branagan AR, et al: Polymorphisms in FcγRIIIA (CD16) receptor expression are associated with clinical responses to rituximab in Waldenström's macroglobulinemia. *J Clin Oncol* 23:474, 2005.
162. Dimopoulos MA, Anagnostopulos A, Kyrtsonis MC, et al: Treatment of relapsed or refractory Waldenström's macroglobulinemia with bortezomib. *Haematologica* 90:1655, 2005.
163. Chen CI, Kouroukis CT, White D, et al: Bortezomib is active in patients with untreated or relapsed Waldenström's macroglobulinemia: A phase II study of the National Cancer Institute of Canada Clinical Trials Group. *J Clin Oncol* 25:1570, 2007.
164. Weber DM, Dimopoulos MA, Delasalle K, et al: 2-chlorodeoxyadenosine alone and in combination for previously untreated Waldenström's macroglobulinemia. *Semin Oncol* 30:243, 2003.
165. Treon SP, Branagan AR, Ioakimidis L, et al: Long-term outcomes to fludarabine and rituximab in Waldenström's macroglobulinemia. *Blood* 113:3673, 2009.
166. Tam CS, Wolf MM, Westerman D, et al: Fludarabine combination therapy is highly effective in first-line and salvage treatment of patients with Waldenström's macroglobulinemia. *Clin Lymphoma Myeloma* 6:136, 2005.
167. Hensel M, Villalobos M, Kornacker M, et al: Pentostatin/cyclophosphamide with or

without rituximab: An effective regimen for patients with Waldenström's macroglobulinemia/lymphoplasmacytic lymphoma. *Clin Lymphoma Myeloma* 6:131, 2005.

168. Dimopoulos MA, Anagnostopoulos A, Kyrtsonis MC, et al: Primary treatment of Waldenström's macroglobulinemia with dexamethasone, rituximab and cyclophosphamide. *J Clin Oncol* 25:3344, 2007.

169. Buske C, Hoster E, Dreyling MH, et al: The addition of rituximab to front-line therapy with CHOP (R-CHOP) results in a higher response rate and longer time to treatment failure in patients with lymphoplasmacytic lymphoma: Results of a randomized trial of the German Low-Grade Lymphoma Study Group (GLSG). *Leukemia* 23:153, 2009.

170. Treon SP, Hunter Z, Branagan A: CHOP plus rituximab therapy in Waldenström's macroglobulinemia. *Clin Lymphoma Myeloma* 5:273, 2005.

171. Ioakimidis L, Patterson CJ, Hunter ZR, et al: Comparative outcomes following CP-R, CVP-R and CHOP-R in Waldenström's macroglobulinemia. *Clin Lymphoma Myeloma* 9:62, 2009.

172. Rummel M, Niederle N, Maschmeyer G, et al: Bendamustine plus rituximab versus CHOP plus rituximab as first-line treatment for patients with indolent and mantle-cell lymphomas: an open-label, multicentre, randomised, phase 3 non-inferiority trial. *Lancet* 381:1203, 2013.

173. Treon SP, Hanzis C, Tripsas C, et al: Bendamustine therapy in patients with relapsed or refractory Waldenström's macroglobulinemia. *Clin Lymphoma Myeloma Leuk* 211:133, 2011.

174. Dimopoulos MA, Hamilos G, Efstathiou E, et al: Treatment of Waldenström's macroglobulinemia with the combination of fludarabine and cyclophosphamide. *Leuk Lymphoma* 44:993, 2003.

175. Tamburini J, Levy V, Chateilex C, et al: Fludarabine plus cyclophosphamide in Waldenström's macroglobulinemia: Results in 49 patients. *Leukemia* 19:1831, 2005.

176. Treon SP, Ioakimidis L, Soumerai JD, et al: Primary therapy of Waldenström's macroglobulinemia with bortezomib, dexamethasone and rituximab. *J Clin Oncol* 27:3830, 2009.

177. Ghobrial IM, Matous J, Padmanabhan S, et al: Phase II trial of combination of bortezomib and rituximab in relapsed and/or refractory Waldenström's macroglobulinemia. *Blood* 112:832, 2008.

178. Agathocleous A, Rohatiner A, Rule S, et al: Weekly versus twice weekly bortezomib given in conjunction with rituximab in patients with recurrent follicular lymphoma, mantle cell lymphoma, and Waldenström macroglobulinemia. *Br J Haematol* 151:346, 2010.

179. Dimopoulos MA, García-Sanz R, Gavriatopoulou M, et al: Primary therapy of Waldenström macroglobulinemia (WM) with weekly bortezomib, low-dose dexamethasone, and rituximab (BDR): Long-term results of a phase 2 study of the European Myeloma Network (EMN). *Blood* 122:3276, 2013.

180. Treon SP, Tripsas CK, Meid K, et al: Ibrutinib in previously treated Waldenstrom's Macroglobulinemia. *N Engl J Med* 372(15):1430, 2015.

181. Ghobrial IM, Witzig TE, Gertz M, et al: Long-term results of the phase II trial of the oral mTOR inhibitor everolimus (RAD001) in relapsed or refractory Waldenström macroglobulinemia. *Am J Hematol*; 89:237, 2014.

182. Treon SP, Tripsas CK, Meid K, et al: Prospective, multicenter study of the mTOR inhibitor everolimus (RAD001) as primary therapy in Waldenström's macroglobulinemia. *Blood* 2013; 122:1822.

183. Treon SP, Hanzis, C, Manning, RJ, et al: Maintenance rituximab is associated with improved clinical outcome in rituximab naïve patients with Waldenström's macroglobulinemia who respond to a rituximab containing regimen. *Br J Haematol* 2011; 154:357–62.

184. Rummel MJ, Lerchenmüller C, Greil R, et al: Bendamustine-rituximab induction followed by observation or rituximab maintenance for newly diagnosed patients with Waldenström's macroglobulinemia: results from a prospective, randomized, multicenter study (StiL NHL 7–2008). *Blood* 2012; 120: 2739.

185. Kyriakou C, Canals C, Sibon D, et al: High-dose therapy and autologous stem-cell transplantation in Waldenström macroglobulinemia: The Lymphoma Working Party of the European Group for Blood and Marrow Transplantation. *J Clin Oncol* 28:2227, 2010.

186. Kyriakou C, Canals C, Cornelissen JJ, et al: Allogeneic stem-cell transplantation in patients with Waldenström macroglobulinemia: report from the Lymphoma Working Party of the European Group for Blood and Marrow Transplantation. *J Clin Oncol* 28:4926, 2010.

187. Owen RG, Kyle RA, Stone MJ, et al: Response Assessment in Waldenström macroglobulinemia. *Br J Haematol* 160:171, 2013.

188. Treon SP, Yang G, Hanzis C, et al: Attainment of complete/very good partial response following rituximab based therapy is an important determinant to progression-free survival and is impacted by polymorphisms in FCGR3A in Waldenström macroglobulinaemia. *Br J Haematol* 154:223, 2011.

189. Strauss SJ, Maharaj L, Hoare S, et al: Bortezomib therapy in patients with relapsed or refractory lymphoma: Potential correlation of *in vitro* sensitivity and tumor necrosis factor alpha response with clinical activity. *J Clin Oncol* 24:2105, 2006.

190. Varghese AM, Rawstron AC, Ashcroft J, et al: Assessment of bone marrow response in Waldenström's macroglobulinemia. *Clin Lymphoma Myeloma* 9:53, 2009.

191. Ciccarelli BT, Yang G, Hatjiharissi E, et al: Soluble CD27 is a faithful marker of disease burden and is unaffected by the rituximab induced IgM flare, as well as plasmapheresis in patients with Waldenström's macroglobulinemia. *Clin Lymphoma Myeloma* 9:56, 2009.

192. Gobbi PG, Bettini R, Montecucco C, et al: Study of prognosis in Waldenström's macroglobulinemia: A proposal for a simple binary classification with clinical and investigational utility. *Blood* 83:2939, 1994.

193. Morel P, Monconduit M, Jacomy D, et al: Prognostic factors in Waldenström macroglobulinemia: A report on 232 patients with the description of a new scoring system and its validation on 253 other patients. *Blood* 96:852, 2000.

194. Dhodapkar MV, Jacobson JL, Gertz MA, et al: Prognostic factors and response to fludarabine therapy in patients with Waldenström macroglobulinemia: Results of United States intergroup trial (Southwest Oncology Group S9003). *Blood* 98:41, 2001.

195. Dimopoulos M, Gika D, Zervas K, et al: The international staging system for multiple myeloma is applicable in symptomatic Waldenström's macroglobulinemia. *Leuk Lymphoma* 45:1809, 2004.

196. Anagnostopoulos A, Zervas K, Kyrtsonis M, et al: Prognostic value of serum beta 2-microglobulin in patients with Waldenström's macroglobulinemia requiring therapy. *Clin Lymphoma Myeloma* 7:205, 2006.

197. Morel P, Duhamel A, Gobbi P, et al: International prognostic scoring system for Waldenström macroglobulinemia. *Blood* 113:4163, 2009.

198. Castillo JJ, Olszewski A, Cronin AM, et al: Survival trends in Waldenström macroglobulinemia: An analysis of the Surveillance, Epidemiology and End Results database. *Blood* 123:3999, 2014.

199. Kastritis S, Kyrtsonis MC, Hatjiharissi E, et al: No significant improvement in the outcome of patients with Waldenström macroglobulinemia treated over the last 25 years. *Am J Hematol* 86:479, 2011.

200. Kristinsson SY, Eloranta S, Dickman PW, et al: Patterns of survival in lymphoplasmacytic lymphoma/Waldenström macroglobulinemia: a population based study of 1,555 patients diagnosed in Sweden from 1980 to 2005. *Am J Hematol* 88:60, 2013.

第 110 章
重链病

Dietlind L. Wahner-Roedler and Robert A. Kyle

摘要

重链病（HCDs）是 B 细胞淋巴浆细胞增生性疾病，其中肿瘤细胞能产生未结合轻链的截短的重链的单克隆免疫球蛋白。HCD 中蛋白质的异常和正常轻链的缺失是由几种特别的基因改变造成的，包括体细胞突变、缺失和插入。HCD 包括的 3 个主要 Ig 类型如下：α-HCD 最常见且临床表现最为一致；γ-和 μ-HCDs 呈现出各类临床表现和组织病理学特征。确诊依靠血、尿、α-HCD 患者分泌的液体的免疫固定检测，或对于非分泌型疾病增生的淋巴样浆细胞进行免疫组织学的分析。α-HCD 的治疗包括使用抗生素。如果抗生素治疗无效或进展性非霍奇金淋巴瘤诊断确定，则可采用化疗。γ-和 μ-HCDs 的治疗取决于根本的临床病理学特征而不是异常蛋白的存在。表 110-1 概述了 HCDs 的特征。

表 110-1　重链病特征概述

特征	重链病分型		
	α	γ	μ
描述时间	1968	1964	1969
发病率	稀少	非常稀少	非常稀少
诊断时年龄	年轻人（<30 岁）	老年人（60~70 岁）	老年人（50~60 岁）
人口统计数据	地中海地区	全世界	全世界
结构异常的单克隆蛋白	IgA	IgG	IgM
MGUS 阶段	没有	罕有	罕有
尿单克隆轻链	没有	没有	有
尿异常重链	少量	常有	罕见
受累部位	小肠,肠系膜淋巴结	淋巴结,骨髓,脾脏	淋巴结,骨髓,肝脏,脾脏
病理学	结节外边缘区淋巴瘤（MALT 或 IPSID）	淋巴浆细胞样淋巴瘤	小淋巴细胞瘤,CLL
并发症	感染,吸收不良	自身免疫疾病	无
治疗	抗生素类,化疗	化疗	化疗

CLL,慢性淋巴细胞性白血病；Ig,免疫球蛋白；IPSID,免疫增生性小肠病；MALT,黏膜相关淋巴样组织；MGUS,意义未定的单克隆免疫球蛋白。
征求 Witzig TE, Wahner-Roedler DL 同意后，根据重链病 . Curr Treat Options Oncol 3(3)：247~254,2002 改编。

简写和缩略词
CH1(2,3,4),恒定区 1(2,3,4)[constant region 1(2,3,4)]；D,多样性(diversity)；HC,重链(heavy chain)；HCD,重链病(heavy-chain disease)；Ig,免疫球蛋白(immunoglobulin)；IPSID,免疫增生性小肠病(immunoproliferative small intestinal disEase)；J,连接(joining)；V,可变性(variable)。

γ-重链病定义和来历

γ-重链病（HCD）并非特异的病理过程，它是突变的 B 细胞克隆的生化表达。"该病"被认为是一个经血清学检测确定的实体，有各种不同的临床和组织病理学特点。其命名也是由于它被确认为缺乏轻链的单克隆 γ 链而来[1]。

γ-HCD 的首例于 1964 年被 Franklin 和其同事发现[2]，他在一名患有全身性淋巴结病的非洲裔美国人身上发现位于 γ 和

β 球蛋白之间的一条同源性条带。经对比,血和尿中的蛋白一样,由此提示低分子量的血清 γ 球蛋白的存在,后来被证实其为 γ 重链的片段。至今,文献中报道了大约 130 例 γ-HCD 患者[3~5]。

● 流行病学

γ-HCD 在世界各地均有报道。尽管最初 γ-HCD 被认为男女发病率相当[4],但在新近的一项包括 23 名患者的报道中,女性占主导[5]。诊断时中位年龄为 68 岁(范围:42~87 岁)。

● 病因及发病机制

γ-HCD 的病因学未明。

● 临床特征

最初时 γ-HCD 被认为是淋巴瘤样疾病。然而现已明确,γ-HCD 有各种不同的临床和组织病理学的特征,且可分为三大类,描述如下。

弥散性淋巴增殖性疾病

大部分刚诊断的患者就已经出现弥散性淋巴增殖性疾病,多项研究显示这一比例为 57%~66%[4~6]。在两个不同研究中[4,5],诊断时发现 56% 和 62% 的患者有淋巴结肿大,38% 和 52% 的有脾肿大,8% 和 37% 的有肝肿大。

局限增殖性疾病

大约 25% 的患者其淋巴增殖性疾病是局灶性的。局灶性疾病可以是髓外的或仅侵及骨髓[4,5]。皮肤受累是最常见的髓外受累表现[4,5]。髓外的甲状腺或腮腺的浆细胞瘤或表现为口咽肿块[5]以及肥厚性硬脊膜炎[7]。

不明显增生性疾病

9%~17% 的患者增殖性淋巴浆细胞性疾病不明显。这些患者中的大部分被认为有潜在的自身免疫性疾病。自身免疫性疾病包括风湿性关节炎、自身免疫性血细胞减少、系统性红斑狼疮、Sjögren 综合征、重症肌无力、甲状腺炎和脉管炎,同时伴或不伴隐匿性淋巴增生[5]。

● 实验室特征

分子生物学和遗传学

大部分的 γ-HCD 蛋白质是截短的缺失轻链的 HCs 的二聚体。单体的分子量变化范围是 27 000~49 000。截短的 γ 链长度不同,但通常是正常 γ 链长度的 1/2~3/4。通过对 23 名 γ-HCD 患者的缺损的单克隆 γ-HC 的结构分析显示有一些特有的特征(图 110-1),这些蛋白通常始于正常的可变区。在大部分的病例中,这个序列很短且被中断,可变区其余部分大量丢失,尽管其中有 4 个 HCs(图 110-1)包含了大多数或全部的可变性(V),多样性(D)和连接(J)序列。所有的 γ-HCD 蛋白的整个恒定区 1(CH1)也是缺失的,由于正常序列的开端在铰链区或偶尔在 CH2 区域。CH1 的作用是结合轻链。因相关轻链的缺失,CH1 区域与热休克蛋白 78(HC 结合蛋白)结合,于是 HC 被蛋白酶解而不是分泌出来。

有两例 γ-HCD 的(OMM 和 RTV)的基因组序列已经明确(图 110-2)。因 CH1 区域/转换区出现的大量缺失,导致的这两例 γ-HCD 对应的 HCD 蛋白缺失 CH1。因为正常位于 CH1 的剪接位点缺失,引导区或连接区(J 区)剪切后直接与下一个位于铰链区或 CH2 区域起始部位的剪切位点连接。

血清和尿液蛋白检测结果

本病在血清蛋白电泳上呈现不同的结果。在 60%~86% 的患者中可检测到一个单克隆峰值[4,5]。当出现时最常在 β1 或 β2 区。一项包括 19 名患者研究中,诊断时单克隆峰的中位值为 15.9g/L(范围:4~39.1g/L)[5]。血清或浓缩的尿液标本行免疫固定电泳可确诊。已有诊断 HCD 的改良免疫选择技术的报道[8]。通过毛细管区带电泳加上免疫去除法,在 1 例 γ-HCD 的血清中检测到低浓度的游离 HCs[9]。通过血清重链/轻链测定在 15 名 γ-HCD 患者中鉴定出截短的免疫球蛋白(Ig)HC,这些患者中有 20% 显示也有少量单克隆游离轻链[10]。尿液中 HCD 蛋白的数量往往很少(<1g/24h),但有可能达到 20g/24h。出现本周蛋白尿的情况很少见,仅偶见报道[5]。

对 HC 片段亚类的鉴定标准还没有建立。在 HC 片段亚类的研究中,用了各种方法,从早期采用的 Ouchterlony 到间接免疫荧光染色,免疫印迹,氨基酸序列,免疫选择,酶联免疫法测定[11]。免疫球蛋白(Ig)G 的亚类分布显示 IgG2 的比例低于预期。最常见的亚类是 IgG1,出现于 65% 的病例。27% 的患者经鉴定为 IgG3,5% 为 IgG4,3% 为 IgG2[4]。报道中显示有血清单克隆成分的患者中有 1%~8% 存在双克隆丙种球蛋白,其中最常见的应该是 γ-HCD 与另外一种单克隆蛋白的共存。在一组包含 23 例 γ-HCD 患者中,7% 有 IgM-λ 完整单克隆 Ig[5]。γ-HCD 与单克隆 IgA 被认为没有关联,尽管在一些双克隆丙种球蛋白病研究中认为 IgG-IgA 组合最为常见。文献中曾报道一例罕见的患者,其血清中包含两种不同亚类(IgG1 和 IgG2)缺失的 γ 链[12]。

血液学异常

贫血很常见,通常是中度正细胞正色素性贫血。Coombs 阳性的自身免疫性溶血性贫血在一些病例中有所记载且可能与血小板减少症相关(Evans 综合征)。白细胞计数总数和分类通常是正常的。可能出现淋巴细胞增多,且偶有患者表现为慢性淋巴细胞白血病。在一些病例中发现循环中的浆细胞样淋巴细胞或浆细胞稀少。有两名患者患浆细胞性白血病[13,14]。

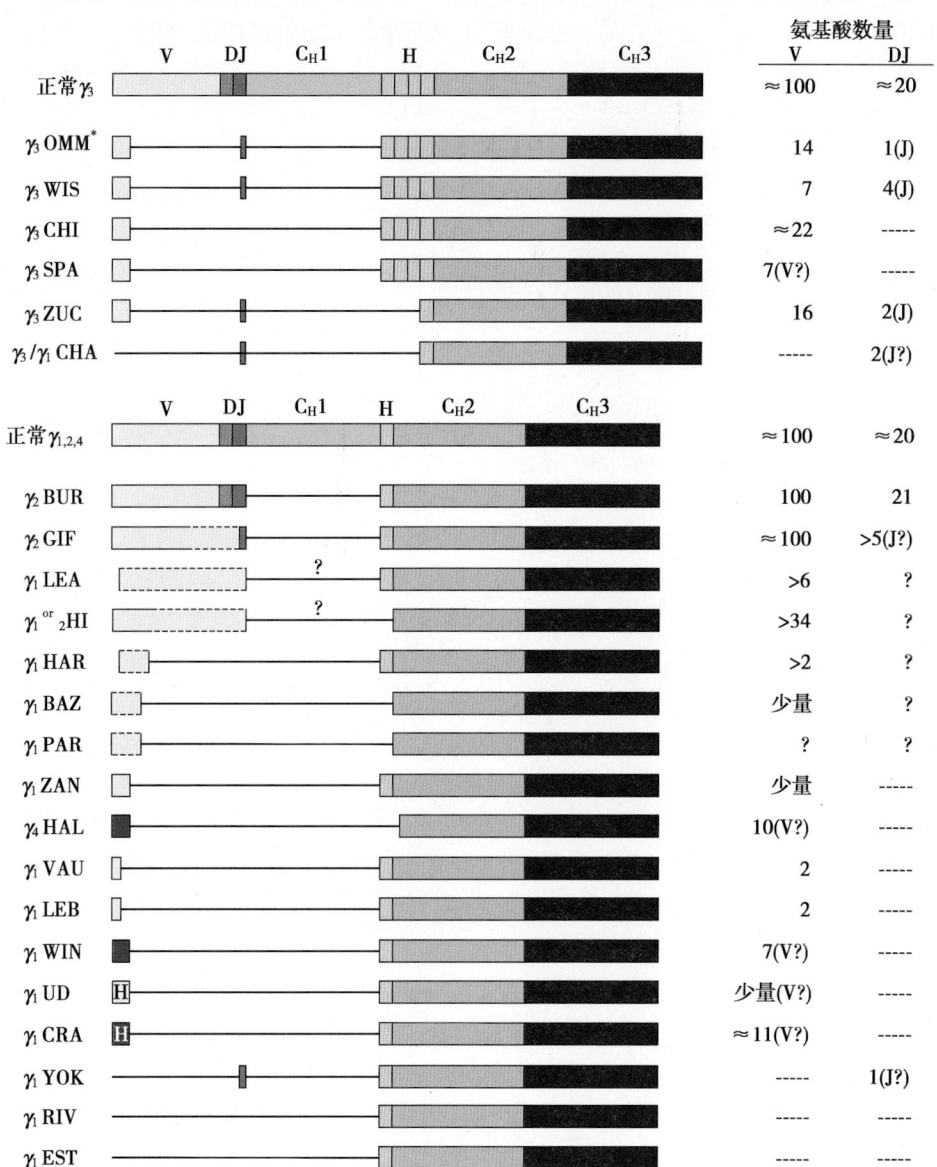

图 110-1　各种缺失的 γ-重链病（HCD）蛋白的结构。* 显示的结构是由 HCD 细胞合成的主要合成产物。合成后血清蛋白被修饰并且在铰链之前不含有任何氨基酸。🄷,表示异源氨基酸序列;🄷,表示异常和异质之氨基酸序列;■,表示不寻常的氨基酸序列;框,编码区域;线,删除;虚线,可能结构的序列数据丢失;?,基于分子量和部分蛋白质结构分析可能缺失的结构域;;V,可变区域;D,多样性部分;J,加入地区;H,铰链区;CH1,CH2,CH3,重链恒定区。OMM[66],WIS[67],CHI[68],SPA[69],ZUC[70],CHA[71],BUR[72],GIF[73],LEA[74],HI[75],HAR[74],BAZ[76],PAR[77],ZAN[78],HAL[79],VAU[80],LEB[80],WIN[81],UD[82],CRA[83],YOK[84],RIV[85],EST[86]

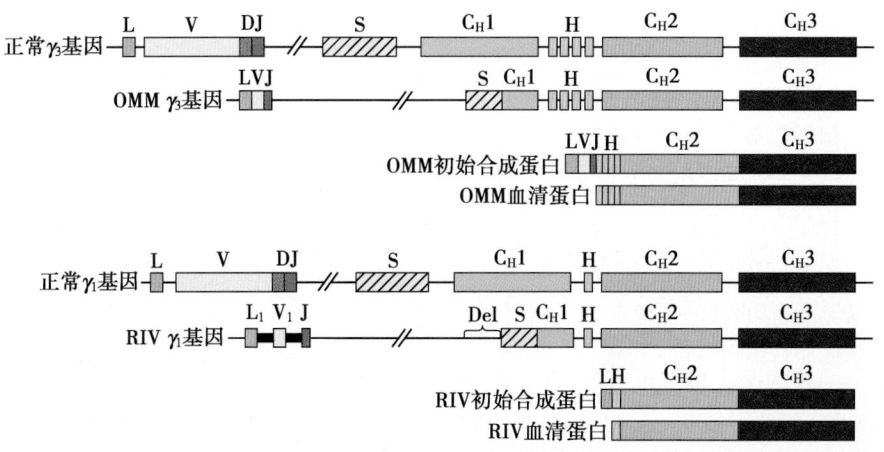

图 110-2　编码 γ-重链疾病蛋白的两种基因的结构与正常 γ3 和 γ1 基因相比较的结构。框表示编码区域;▨,开关区域;■,插入非编码序列;线,介入（非编码）序列;L,领导地区;V,可变区域;D,多样性部分;J,加入地区;S,开关区;H,铰链区;CH1,CH2,CH3,重链恒定区;I,插入序列;删除,删除序列。OMM[66],RIV[85]

骨髓吸出物和活检标本常显现出浆细胞、淋巴细胞、浆细胞样淋巴细胞的增多,与华氏巨球蛋白血症的骨髓像类似。典型的骨髓瘤或慢性淋巴细胞白血病的骨髓像少见。已有报道发现 T 细胞大颗粒淋巴细胞性白血病与 γ-HCD 有不寻常的一致性[15]。少数患者的骨髓变化符合骨髓增殖性疾病[5]。

其他特征

骨损害在 γ-HCD 少见。细胞遗传学方面研究很少。也没有发现独特的异常或淋巴瘤的特征。

病理学

不同于 α-HCD,γ-HCD 没有统一的形态学特征,是一类潜在的淋巴增生性疾病[16]。组织病理学最常见骨髓和淋巴结的多形性恶性淋巴浆细胞增生。这些淋巴细胞样浆细胞表达 pan-B 细胞标记物,细胞质中缺失轻链的 γ-HC,且 CD5 和 CD10 阴性[17]。

在淋巴瘤中也没有统一的形态学特征,对一组包含 47 个患者进行淋巴结检查,最后 18 个(38%)因此确诊,表现为淋巴浆细胞增生的占 36%,淋巴结增生和浆细胞瘤各占 11%;其中有一例霍奇金淋巴瘤和一例疑似霍奇金淋巴瘤[6]。在涎腺或甲状腺可发现浆细胞性浸润[4,5,18]。

● 鉴别诊断

所有表现为淋巴浆细胞增生病的患者都应怀疑 γ-HCD。

● 治疗

因为 γ-HCD 是一类异质性很高的疾病,因此治疗取决于临床发现。存在意义未明的单克隆 γ-HC 但无症状的患者,没有治疗指征。任何相关的自身免疫系统疾病都应经过标准治疗。有症状的低度恶性的淋巴浆细胞瘤患者,苯丁酸氮芥的试验性治疗可能有效。如果主要是浆细胞增生可用美法仑和泼尼松。对于进展期的淋巴浆细胞增殖性疾病或高度恶性的非霍奇金淋巴瘤,试验性治疗包括环磷酰胺联合长春新碱和泼尼松加或不加多柔比星是合理的。一个患者在 6 个疗程的氟达拉滨后达到完全反应[19]。已有报告低剂量依托泊苷能成功地治疗 γ-HCD[20]。一项研究中对 7 个病例进行 CD20 表达的分析,其中 6 个能检测到,包括一个不稳定的 CD20 表达[5,21~23]。对两个病例行利妥昔单抗单药疗法,两者都有临床反应[5,21]。在另一个病例予利妥昔单抗联合化疗,对淋巴样浆细胞型 γ-HCD 有抗肿瘤效应[22,24]。对局部髓外浆细胞瘤予放射治疗[4]或外科切除术(或两者都用),能达到临床的和血清学的完全缓解。

● 病程及预后

γ-HCD 的临床病程因人而异,从无症状的、良性的或暂时性的,到数周内肿瘤急速进展致死。具有意义未明的丙种球蛋白病特征的患者在随访的 2～7 年内临床情况良好……#。有报告称 γ-HCD 蛋白自然消失[4]。包括 23 名患者的一项研究表明中位生存期为 7.4 年(范围:1 个月～21 年)[5]。

血清 γ-HCD 蛋白定量与恶性疾病的严重性呈正相关。血和尿中单克隆成分的消失与化疗[19]、放疗[4]或对局限性病灶行外科切除的导致的疗效相关。尽管如此,在某些情况下 γ-HCD 蛋白不随相关疾病进程而改变,疾病复发时并没有出现病理性蛋白的再现[4]。

● α 重链病的定义和由来

α-HCD 是累及 IgA 分泌免疫系统的淋巴细胞增生性疾病,尤其多见于胃肠道。其命名来源于存在缺失轻链的单克隆 α 链。

首例 α-HCD 于 1986 年被 Seligman 及其同事报道[26],一位阿拉伯妇女因淋巴浆细胞浸润小肠而导致严重吸收不良。此后,有 400 多例报道。

● 流行病学

所报道的病例大多数来自北亚、以色列和中东周边国家。较低的社会经济地位是 α-HCD 患者一个共同的特征。1990 年发表的一项关于突尼斯单克隆免疫球蛋白病分布的研究显示,198 例中有 17% 是由 α-HCD 导致的[27]。后来的一项研究是针对 1992～2000 年间就诊于突尼斯的斯法克斯大学附属医院的 270 例患者,结果显示只有 2.2% 是由 α-HCD 导致的[28],这一发现在一定程度上说明 α-HCD 与社会经济状况有关。同样,在伊朗[29]和希腊[30],从 1986 年改善卫生设施以来,免疫增生性小肠疾病的发病率持续下降。α-HCD 好发于青年人,男性发病率略高于女性。

● 病因学和发病机制

α-HCD 的发病机理未明,可以认为是一种复杂相互作用的模型,即起源于同样增殖克隆的感染-免疫-癌症相互间关系与遗传环境因素的相互作用,增殖来源于相同的模型。尽管导致合成异常 IgA 的克隆形成的机制仍然是推测的,但淋巴浆细胞对肠黏膜的浸润可能为消化道免疫系统对消化腔抗原刺激的反应。α-HCD 对广谱抗生素的反应支持感染和发病机制的因果关系。利用分子技术,对 7 名 α-HCD 患者进行检测,其中 5 名患者空肠弯曲杆菌阳性[31]。然而,在其他临床研究中没有发现特殊微生物。这个假定原因可能只在 α-HCD 刚发病时存在,但诊断时已经消失。

● 临床特征

α-HCD 患者绝大多数有消化系统症状。表现以腹泻、体重减轻和腹痛为主的吸收不良。还可出现腹水、手足抽搐、水肿和杵状指。而肝脾肿大和外周淋巴结肿大偶见。发热不常见。在儿童和青少年中,月经不调、秃顶、生长迟缓等表现与吸收不良持续的时间和其严重程度相关。α-HCD 可能局限于呼吸道,但是极其罕见,毕竟本病为一种以全身淋巴结病为特征的淋巴瘤样疾病。据报道一名因浆细胞瘤而导致甲状腺肿的患者[32]和一名多发性神经病、器官巨大症、内分泌病、单克隆蛋白及皮肤病变(POEMS)[33]的患者

均患有 α-HCD。

● 实验室特征

分子生物学和遗传学

大多数 α-HCD 蛋白由多聚体组成。基本单体分子量在 29 000～34 000 之间。不同患者之间基本多肽亚基的长度不同,大多数情况下,相当于正常的 α 链的 1/2～3/4。图 110-3 罗列了几种 α-HCD 蛋白序列。所有研究过的 α-HCD 病例中, α-HCD 蛋白均属于 α1 亚类。有缺陷的 α 链的共同特点是不完整的 V 区,缺少 CH1 区和轻链。大多数 α-HCD 蛋白有短的、与 Ig 无关的序列来源不明的氨基酸终点。在图 110-4 中为三个 α-HCD 蛋白的编码基因全序列。这三个 α-HCD 蛋白基因在两个主要缺失的位置和范围上非常类似,即包含 V/J 中的序列和 CH1 转换区。

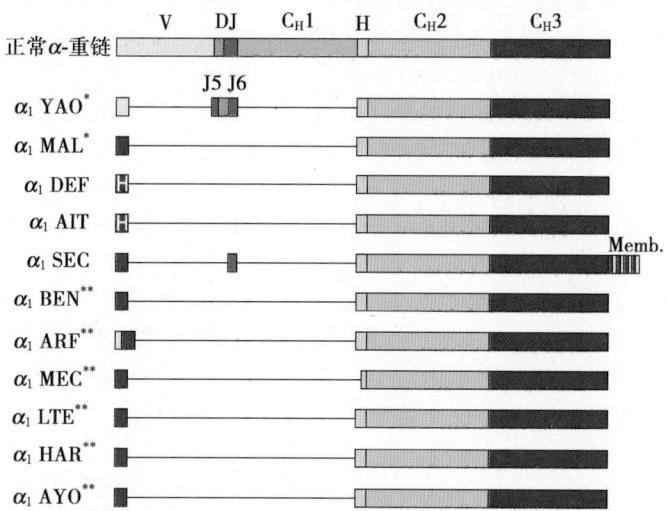

图 110-3　各种 α-重链病(HCD)蛋白的结构。* 显示的结构是由 HCD 细胞合成的主要合成产物。合成后血清蛋白被修饰并且在铰链之前不含有任何氨基酸。** 显示的结构是通过互补 DNA 测序确定的推导氨基酸序列。▥,表示异常和异质的氨基酸序列;■,不寻常的氨基酸序列;框,编码区域;线,删除;V,可变区域;D,多样性部分;J,加入地区;H,铰链区;CH1,CH2,CH3,重链恒定区;膜,膜外显子。YAO[87],MAL[88],DEF[89],AIT[90],SEC[91],BEN[92],ARF[92],MEC[92],LTE[92],HAR[92],AYO[92]

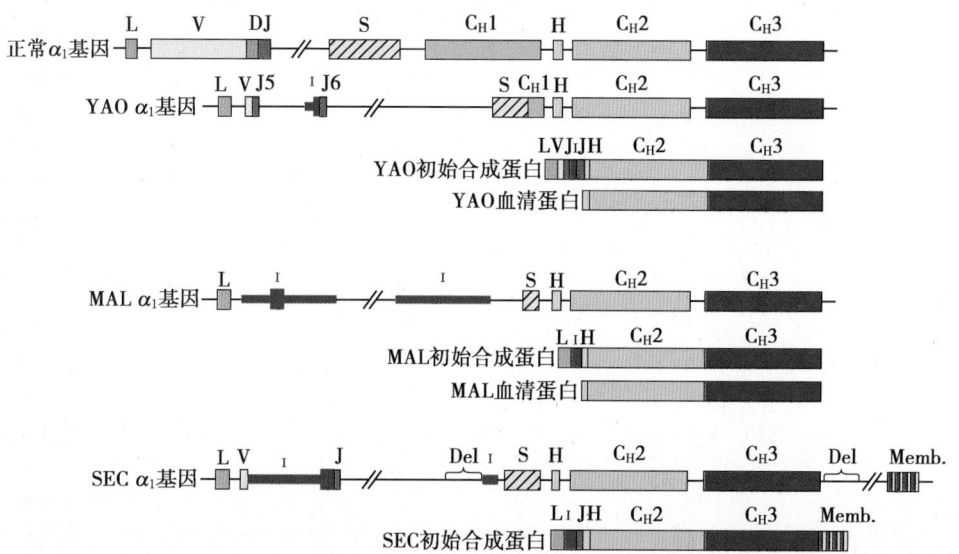

图 110-4　编码不同 α1-重链病蛋白的三种基因的结构与正常 α1 基因相比较。框表示编码区域;▨,开关区域;■,插入编码序列;▬,插入非编码序列;线,介入(非编码)序列;L,领导地区;V,可变区域;D,多样性部分;J,加入地区;S,开关区;H,铰链区;CH1,CH2,CH3,重链恒定区;I,插入序列;Del,删除序列;膜,膜外显子。YAO[87],MAL[88],SEC[91]

血清,尿液和肠液蛋白检测结果

与其他单克隆免疫球蛋白病相比,α-HCD 在血清蛋白电泳中并无单克隆免疫球蛋白病特征性的尖峰。约半数病例,在 α2 球蛋白或 β 球蛋白区域发现一个异常的宽带,这可能与 α 链的多聚化有关。另一半病例,血清蛋白电泳没有显示异常蛋白的证据。鉴定 α-HCD 蛋白依赖于免疫选择或免疫固定。当血清浓度低时,病理性蛋白可能不能被免疫电泳法检测到。在大多数患者中,α-HCD 蛋白能够在血清中被发现。在病程中,成熟浆细胞逐渐减少并且被未成熟的免疫母细胞所替换,随后 α-HCD 蛋白血清浓度逐步减少。在疾病的早期阶段也可能 α-HCD 蛋白分泌量较低。

多数病例中在空肠分泌物中也可发现 α-HCD 蛋白[34]。少数病例中,在血清和尿液中未被检测出 α-HCD 蛋白,但在肠内或胃液中已发现 α-HCD 蛋白。α-HCD 蛋白在尿液中的浓度低。从未证明有本周蛋白尿。

α-HCD 蛋白是由增生细胞合成的,这一点已经通过免疫组织化学或免疫细胞化学方法及体外生物合成研究所证实[35]。这些技术有助于识别非分泌型 α-HCD。

血液学和代谢异常

通常为轻到中度贫血。低钾血症、低钙血症、低镁血症和低白蛋白血症常见。肠内碱性磷酸酶同工酶的量有可能增加。测试结果通常提示存在吸收不良。

影像学

小肠的异常影像学结果显示肥厚的和假息肉样黏膜折叠,有时候伴有狭窄和充盈缺损。疾病的程度需要用 CT 来进行评估。

内镜检查

α-HCD 的肠内损害几乎总是波及十二指肠和空肠,因此内镜下活检是一种有效的用于检查疑似 α-HCD 的检查手段。一些内镜下的表现已被确定,浸润最具特异性,其次是结节状表现。其他病变(溃疡形成,镶嵌样图像和单纯黏膜皱襞肥厚)无特异性。

组织病理学

α-HCD 患者的消化系统,增殖改变会累及整个或至少近端一半的小肠和邻近的肠系膜淋巴结。有可能累及属于 IgA 分泌系统的胃和结直肠黏膜。

根据 Galian 及其同事的研究,该疾病的进展分三个组织病理学阶段[36]。在 A 阶段,成熟的浆细胞或淋巴浆细胞浸润黏膜的固有层。绒毛状的萎缩可有可无。B 阶段的特征是存在非典型的浆细胞或淋巴浆细胞以及或多或少的非典型免疫母细胞样细胞,且至少侵及黏膜下层。存在全部或部分绒毛萎缩。C 阶段对应免疫母细胞型淋巴瘤。与前述的小肠改变相类似,肠系膜淋巴结同样存在三个阶段(A,B,C)组织学变化。很少累及肝脏、脾脏和周围淋巴结。组织学损害从 A 阶段到 B 阶段

或从 B 阶段到 C 阶段可进展至任一特定部位。然而,不同器官或同一器官的不同部位存在的不同阶段的变化可能同时被发现。因此,对于所有经口检测活检未发现 C 阶段损害的 α-HCD 患者,α-HCD 的准确病理阶段分期需要经剖腹术行多部位采样。这些建议是基于观察到当肠黏膜仅显现为可单一使用抗生素治疗的良性细胞浸润时,肠系膜淋巴结却可能为恶性淋巴瘤[37]。基于与 Galian 分期系统互补的疾病解剖扩散的分期系统也已发表[38];然而大多数人采用 Galian 疾病分期系统用于确定预后和治疗方案。

在过去,地中海淋巴瘤和 α-HCD 是否为不同的疾病曾是个疑问。在 1976 年,才达成共识:α-HCD 和地中海淋巴瘤为同一范畴的疾病,并且"免疫增生性小肠疾病"这个术语开始被使用。这一术语指的具有 α-HCD 的病理特征(无论合成的是哪种免疫球蛋白)小肠病变[34,39]。α-HCD 病理损害常常包含由中心细胞样细胞组成的淋巴上皮样病变。这说明 α-HCD 可能被看做起源于黏膜相关淋巴结组织的淋巴瘤亚型[40]。少数 α-HCD 病例病变位于呼吸道,其中病理变化还未能很好地阐明。在一例淋巴结或称之为淋巴瘤样的病例中,淋巴结活检显示为弥漫的浆细胞样淋巴瘤。

细胞遗传学

在 α-HCD 患者的淋巴细胞中发现有细胞遗传学的异常。克隆性增殖可能与该病中常见的染色体 14q32 易位有关,但这种易位有别于大多数其他非霍奇金淋巴瘤中常见的易位形式。一项报道中 4 名患者 3 名可见异常核型[41]。其中两名患者分别由于 t(9;14)(p11;q32) 和 t(2;14)(p12;q32) 出现 14q32 基因重排,其中对一名患者的涉及 14q32 免疫球蛋白位点的易位的 der(14) 的断裂点基因进行克隆和测序,提示易位源于 2 条染色体 9 和 14 局部的配对[42]。另一个病例存在着包括 t(5;9) 的复杂重排。在伴随免疫母细胞性淋巴瘤的第 4 例的小肠肿瘤中未发现异常。

● 鉴别诊断

虽然淋巴瘤在 α-HCD 的好发年龄段并不常见,但是消化道的 α-HCD 还是需与之相鉴别。也需要考虑其他吸收不良的病例,尤其是乳糜泻。还需排除有肠道症状的 γ-HCD、具有免疫增生性小肠疾病样临床病理特征的各种免疫缺陷和艾滋病。

● 治疗

局限于肠和肠系膜淋巴结的 A 阶段损害患者应该以口服抗生素开始进行治疗。在缺乏寄生虫感染证据的情况下,四环素、甲硝唑或氨苄西林是合适的选择。对在 B 或 C 阶段损害或 A 阶段损害的患者进行 6 个月抗生素治疗无效后应该改为化疗。治疗方案与治疗非霍奇金淋巴瘤的疗法一致。对照性临床试验很少。在一项前瞻性随机研究中,以多柔比星为基础的治疗方法(环磷酰胺、盐酸多柔比星、长春新碱和泼尼松)获得了比不含多柔比星的方案(环磷酰

胺、长春新碱、苯卡巴肼和泼尼松）或全腹照射更高的有效率[43]。一项回顾性研究也得出了类似的结果[44]。也有报道指出环磷酰胺、多柔比星、替尼泊苷和泼尼松组合获得好的效果，有时交替使用博来霉素、长春碱和多柔比星[45]，亦可交替使用表柔比星、长春新碱、泼尼松龙、异环磷酰胺、氨甲蝶呤、依托泊苷（VP-16）和地塞米松[46]。局限的和大块的透壁淋巴瘤以及髓外浆细胞瘤可以考虑应用外科切除。自体的造血干细胞移植已经被推荐用于晚期的和难治性的患者[34]，但据我们所知，还没有文献报道证明这种方法的有效性。以前的试验没有将利妥昔单抗——抗 CD20 的单克隆抗体的免疫治疗加入到 IPSID 治疗中。中心细胞样细胞是 CD20 阳性，但浆细胞不是。鉴于大细胞性免疫增生性小肠疾病淋巴瘤显著的浆样分化并且有浆细胞特征，可以尝试将多发性骨髓瘤的新药（沙利度胺，来那度胺，硼替佐米，泊马度胺或卡氟佐米）用于免疫增生性小肠疾病，至少可以应用于难治性病例。

● 病程及预后

α-HCD 的病程是各种各样的，但如果未予治疗的话，一般是逐步进展的。随访应包括周期性的检测血清和尿液中的 α-HCD 蛋白，若肠液是阴性的，则应行腹部平片、超声波检查和食管胃十二指肠内镜检查。必要时行腹腔再次探查[34]。复发可能发生在治疗后的任何阶段。因缺乏大规模的长期随访资料，α-HCD 患者的长期预后仍然不明确。一项小型的前瞻性的对突尼斯人的研究[45]，包括 8 个 A 阶段患者和 15 个 B 和 C 阶段患者，2 年生存率是 90%。一系列来自土耳其[47]的关于对 23 名免疫增生性小肠疾病（包括 5 例有 α 链分泌）患者进行 5 年治疗结果的报道中，四环素可以在 71% 的 A 阶段疾病患者获得完全反应。5 年总体生存率是 70%。然而，其中三名免疫母细胞性淋巴瘤患者的中位存活期仅 7 个月。

对 13 名有免疫增生性小肠疾病伴随 α-HCD 的患者进行研究[48]，其中 6 名患者（2 名伴有高度淋巴瘤，4 名伴有低度淋巴瘤），接受了化疗或放疗或放化疗。一名患者在 76 个月时死亡，另 5 名存活的患者平均寿命为 92 个月。有 5 名低度淋巴瘤患者接受了保守治疗（抗生素，部分患者应用泼尼松）。该 5 名患者平均寿命为 40 个月。5 名患者中有 3 名分别在 5 个月、6 个月和 27 个月时获得缓解。5 名患者中的 2 名病情持续了 20 个月和 25 个月。两名患者没有接受治疗并死于高等级淋巴瘤。

另一个研究[49]描述了 6 名 α-HCD 伴淋巴瘤患者。所有患者对化疗反应微弱；中位生存期仅为 10.5 个月。

一个后续的研究[50]描述了 12 名伴有分泌和非分泌免疫增生性小肠疾病患者。6 名患者表现为 A 阶段。4 名患者对抗生素或糖皮质激素治疗有反应。有 2 名患者，由 A 阶段发展成 C 阶段。有 3 名患者表现为 B 阶段。其中 2 名患者对化疗完全有效，但第三名患者拒绝治疗并在 16 个月后死去。3 名 C 阶段疾病的患者接受了强力联合化疗，在平均 2.2 年的中位随访后仍然处于完全缓解。

初步结果指出经流式细胞检测的 S 期细胞比例[51]和某些免疫标记物，例如 syndecan、bcl6 和 p53[52]，是免疫增生性小肠疾病患者的有意义的预后指标。预后不良的比预后良好的患者有较多的 S 期细胞、较低的 syndecan-1 表达和较高的 bcl6 表达。

● μ 重链病的定义和由来

μ-HCD 是一种 B 淋巴细胞增生性疾病，因被识别存在不完整的单克隆 μ 链而命名。首例 μ-HCD 是由 Forte 和其同事在 1969 年报道的[53]，患者当时有慢性淋巴细胞性白血病。自此，大约有 34 个其他的病例已被报道[54~57]。

● 流行病学

μ-HCD 非常罕见。一项报道指出，在 27 名患者中，大部分（76%）是白种人和男性（55%）。诊断时的中位龄是 57.5 岁（年龄范围：15 ~ 80 岁）[54]。

● 病因及发病机制

μ-HCD 的病因未明。

● 临床表现

μ-HCD 患者的最常见症状是增殖性恶性肿瘤。一项研究中，27 名患者中有 22 名被发现在患 μ-HCD 期间同时伴有慢性淋巴细胞性白血病、霍奇金淋巴瘤、原发性巨球蛋白血症或者多发性骨髓瘤这些淋巴浆细胞增殖性疾病[54]。μ-HCD 蛋白被发现可以存在于患有系统性红斑狼疮、肝硬化、肝脾肿大伴腹水、肺部感染、脾肿大伴全血细胞减少[54]和脊髓发育不良的患者血液中[55]。已有三个关于 μ-HCD 伴淀粉样变性的病例被报道[58]。

脾肿大和肝大常见，在 22 名患者中就有 21 名有脾肿大，21 名患者中有 15 名肝大[54]。而周围淋巴结病比较少见，25 名患者仅 10 名有周围淋巴结病[54]。

● 实验室特征

分子生物学和遗传学

在 8 名患者中，μ-HCD 的分子量范围是 26 500 ~ 158 000。分子量较高的被认为是因 μ-链片段聚合而导致的。有 6 名患者的 μ-HCD 片段被详细地做了化学分析。图 110-5 描述了这 6 种 μ-HCD 蛋白质与正常的 μ-HC 之间的结构对比。在所有病例中 VH 区域是缺失的。序列以 CH1 开头的有 3 名患者，以 CH2 开头的有两名患者，以 CH3 开头的有三名患者。目前只有一个 μ-HCD 蛋白基因的序列（图 110-6）。

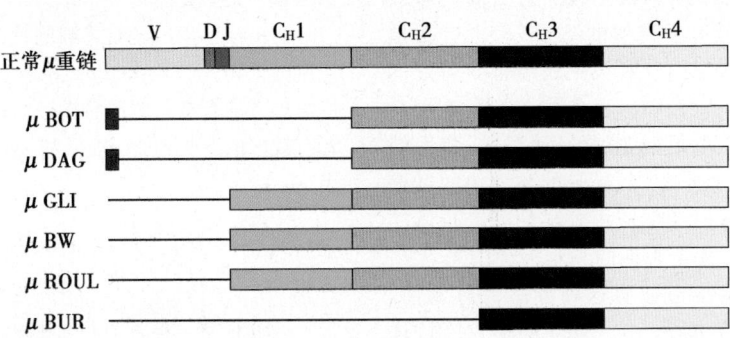

图 110-5 各种缺失的 μ-重链疾病蛋白的结构。■,表示不寻常的氨基酸序列;框,编码区域;线,删除;V,可变区域;D,多样性部分;J,加入地区;CH1,CH2,CH3,CH4,重链恒定区。BOT[93],DAG[94],GLI[95],BW[96],ROUL[97],BUR[98]

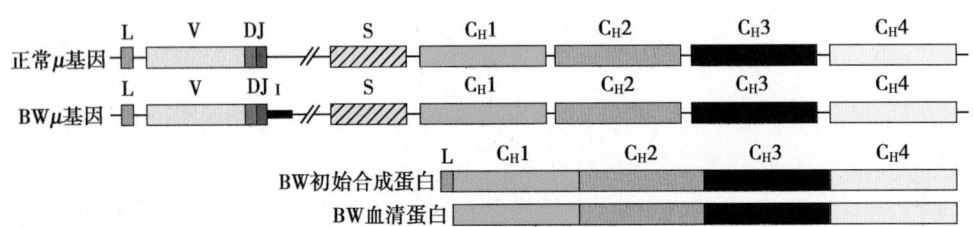

图 110-6 编码 μ-重链疾病蛋白的基因的结构。框表示编码区域;▨,开关区域;■,插入非编码序列;L,领导地区;V,可变区域;D,多样性部分;J,加入地区;S,开关区;CH1,CH2,CH3,CH4,重链恒定区;I,插入序列。BW[96]

血清和尿液蛋白的检测

对 μ-HCD 的患者进行血清蛋白电泳时,发现少于一半(19 名患者只有 8 名)的患者血清中出现单克隆峰[54]。μ-HCD 的诊断要依赖异常的重链来确定。可以采用血清与尿液的免疫固定法。当上述检测得到模棱两可的结果时,二维的凝胶电泳是一种额外的有效手段。毛细血管免疫分型电泳与高分辨率的二维电泳相结合的应用已成功地发现一名 μ-HCD 患者[59],然而另外 1 次毛细血管区带电泳法却未能发现该 μ-HCD 蛋白[60]。33 例 μ-HCD 的患者中有三例发现了双克隆丙种球蛋白病。22 名 μ-HCD 患者中有 10 名患有低丙种球蛋白症[54]。有一例的高丙种球蛋白血症为多克隆的[55]。与 γ-和 α-重链病中血清和尿液常检测不到单克隆轻链不同的是,有超过一半以上的患者(22 名中有 14 名)可检测到本周蛋白尿[54]。仅仅在两名患者的尿液中发现了 μ-HCD 蛋白[54]。已有 3 例未分泌 μ-HCD 的报道[61-63],μ-HCs 可被免疫荧光检测到,1 例位于增殖的淋巴细胞表面,另外 2 例在骨髓浆细胞表面。

血液学异常

贫血是普遍的,但淋巴细胞增多症和血小板减少症是少见的。一名患者直接抗球蛋白试验表现阳性[55]。骨髓检查通常显示淋巴细胞、浆细胞或者浆细胞样淋巴细胞的增生。在 20 名患者中有 18 名有浆细胞增多症;其中又有 13 名被发现有含空泡的浆细胞[54]。这种在淋巴浆细胞增殖性疾病患者的骨髓中出现含有空泡的浆细胞常常提示有 μ-HCD 的可能。

其他表现

在 15 名患者中发现有 3 名有溶骨性骨损害[54],另外有 3 名发现有骨质疏松症。没有相关的细胞遗传学的报道。

病理学

在一篇包括 27 例 μ-HCD 的综述中,有 22 名患者(81%)伴有淋巴浆细胞增殖性疾病,包括慢性淋巴细胞性白血病、淋巴瘤、原发性巨球蛋白血症或者骨髓瘤[54]。

● 鉴别诊断

需要与 μ-HCD 鉴别的疾病包括所有淋巴浆细胞增殖性疾病。没有考虑到 μ-HCD 的话,这种疾病很难被诊断。在患有淋巴浆细胞增殖性疾病的患者体内发现本周蛋白尿和在骨髓中发现含有液泡的浆细胞,则需要进一步排除 μ-HCD。

● 治疗

没有针对 μ-HCD 的特异性治疗。在表面上正常的人的血清中找到 μ-HCD 蛋白,应该认为是意义未明的单克隆丙种球蛋白病,并且该患者必须密切随访,观察其是否进展至有症状的淋巴浆细胞增殖性疾病。一旦如此,则需要给予化疗。许多化学药物已经被用于本病的治疗。最初,环磷酰胺、长春新碱、泼尼松加或不加多柔比星是一种合理的选择。在对两名 μ-HCD 患者的治疗中氟达拉滨被认为有效。其中一名患者有

"明显的血液学反应"[64],而另一名患者也有部分反应[56]。在 1 例 μ-HCD 的患者,长春新碱、环磷酰胺、泼尼松与多柔比星联合化疗加上利妥昔单抗体可以获得肿瘤完全缓解[65]。

● 病程与预后

　　μ-HCD 的病程是各种各样的。因为这是个罕见的疾病,所以没有大规模的单中心的系统性治疗的报道。从诊断开始到死亡的中位生存时间是 24 个月(时间范围: <1 个月 ~ 11 年)[54]。因为有几例在能够识别 μ-HCD 蛋白之前已经有 μ-HCD 表现,所以大多数患者的病程要比被报道的时间长。有 1 例患者,没有给予特别治疗,2 年后血液学指标转为正常且 μ-HC 消失。

翻译:颜文青　互审:黄河　校对:侯健

参考文献

1. Corcos D, Osborn MJ, Matheson LS: B-cell receptors and heavy chain diseases: Guilty by association? *Blood* 117:6991, 2011.
2. Franklin EC, Lowenstein J, Bigelow B, Meltzer M: Heavy chain disease: A new disorder of serum gamma-globulins: Report of the first case. *Am J Med* 37:332, 1964.
3. Fermand JP, Brouet JC: Heavy-chain diseases. *Hematol Oncol Clin North Am* 13:1281, 1999.
4. Fermand JP, Brouet JC, Danon F, Seligmann M: Gamma heavy chain "disease": Heterogeneity of the clinicopathologic features: Report of 16 cases and review of the literature. *Medicine (Baltimore)* 68:321, 1989.
5. Wahner-Roedler DL, Witzig TE, Loehrer LL, Kyle RA: Gamma-heavy chain disease: Review of 23 cases. *Medicine (Baltimore)* 82:236, 2003.
6. Wester SM, Banks PM, Li CY: The histopathology of gamma heavy-chain disease. *Am J Clin Pathol* 78:427, 1982.
7. Yunokawa K, Hagiyama K, Mochizuki Y, et al: Hypertrophic spinal pachymeningitis associated with heavy-chain disease: Case report. *J Neurosurg Spine* 7:459, 2007.
8. Sun T, Peng S, Narurkar L: Modified immunoselection technique for definitive diagnosis of heavy-chain disease. *Clin Chem* 40:664, 1994.
9. Luraschi P, Infusino I, Zorzoli I, et al: Heavy chain disease can be detected by capillary zone electrophoresis. *Clin Chem* 51:247, 2005.
10. Kaleta E, Kyle R, Clark R, Katzmann J: Analysis of patients with γ-heavy chain disease by the heavy/light chain and free light chain assays. *Clin Chem Lab Med* 52:665, 2014.
11. Lee MT, Parwani A, Humphrey R, et al: Gamma heavy chain disease in a patient with diabetes and chronic renal insufficiency: Diagnostic assessment of the heavy chain fragment. *J Clin Lab Anal* 22:146, 2008.
12. Lebreton JP, Fontaine M, Rousseaux J, et al: Deleted IgG1 and IgG2 H chains in a patient with an IgG subclass imbalance. *Clin Exp Immunol* 47:206, 1982.
13. Keller H, Spengler GA, Skvaril F, et al: [Heavy chain disease: A case of IgG-heavy-chain-fragment and IgM-type K-paraproteinemia with plasma cell leukemia] [in German]. *Schweiz Med Wochenschr* 100:1012, 1970.
14. Woods R, Blumenschein GR, Terry WD: A new type of human gamma heavy chain disease protein: Immunochemical and physical characteristics. *Immunochemistry* 7:373, 1970.
15. Zhang L, Sotomayor EM, Papenhausen PR, et al: Unusual concurrence of T-cell large granular lymphocytic leukemia with Franklin disease (gamma heavy chain disease) manifested with massive splenomegaly. *Leuk Lymphoma* 54:205, 2013.
16. Bieliauskas S, Tubbs RR, Bacon CM, et al: Gamma heavy chain disease: Defining the spectrum of associated lymphoproliferative disorders through analysis of 13 cases. *Am J Surg Pathol* 36:534, 2012.
17. Grogan TM, Muller-Hermelink HK, Van Camp B, et al: Plasma cell neoplasms, in *World Health Organization Classification of Tumours: Pathology and Genetics of Tumours of Haematopoietic and Lymphoid Tissues*, edited by Jaffe ES, Harris NL, Stein H, Vardiman JW, p 154. IARC Press, Lyon, France, 2001.
18. Tan JN, Kroll MH, O'Hara CJ, et al: Gamma heavy chain disease in a patient with underlying lymphoplasmacytic lymphoma of the thyroid: Report of a case and comparison with other reported cases with thyroid involvement. *Clin Chim Acta* 413:1696, 2012.
19. Agrawal S, Abboudi Z, Matutes E, Catovsky D: First report of fludarabine in gamma-heavy chain disease. *Br J Haematol* 88:653, 1994.
20. Ishikawa K, Hirai M, Tsutsumi H, et al: [Successful treatment of heavy-chain disease with etoposide] [in Japanese]. *Nippon Ronen Igakkai Zasshi* 34:221, 1997.
21. Munshi NC, Digumarthy S, Rahemtullah A: Case records of the Massachusetts General Hospital: Case 13–2008: A 46-year-old man with rheumatoid arthritis and lymphadenopathy. *N Engl J Med* 358:1838, 2008.
22. Takano H, Nagata K, Mikoshiba M, et al: Combination of rituximab and chemotherapy showing anti-tumor effect in gamma heavy chain disease expressing CD20. *Am J Hematol* 83:938, 2008.
23. Jacobson E, Sharp G, Rimmer J, MacPherson B: A 59-year-old woman with immunotactoid glomerulopathy, heavy-chain disease, and non-Hodgkin lymphoma. *Arch Pathol Lab Med* 128:689, 2004.
24. Inoue D, Matsushita A, Kiuchi M, et al: Successful treatment of -heavy-chain disease with rituximab and fludarabine. *Acta Haematol* 128:139, 2012.
25. Galanti LM, Doyen C, Vander Maelen C, et al: Biological diagnosis of a gamma-1-heavy chain disease in an asymptomatic patient. *Eur J Haematol* 54:202, 1995.
26. Seligmann M, Danon F, Hurez D, et al: Alpha-chain disease: A new immunoglobulin abnormality. *Science* 162:1396, 1968.
27. Makni S, Zouari R, Barbouch MR, et al: [Monoclonal gammopathies in Tunisia] [in French]. *Rev Fr Transfus Hemobiol* 33:31, 1990.
28. Mseddi-Hdiji S, Haddouk S, Ben Ayed M, et al: [Monoclonal gammopathies in Tunisia: Epidemiological, immunochemical and etiological analysis of 288 cases] [in French]. *Pathol Biol (Paris)* 53:19, 2005.
29. Lankarani KB, Masoompour SM, Masoompour MB, et al: Changing epidemiology of IPSID in southern Iran. *Gut* 54:311, 2005.
30. Economidou I, Manousos ON, Triantafillidis JK, et al: Immunoproliferative small intestinal disease in Greece: Presentation of 13 cases including two from Albania. *Eur J Gastroenterol Hepatol* 18:1029, 2006.
31. Lecuit M, Abachin E, Martin A, et al: Immunoproliferative small intestinal disease associated with *Campylobacter jejuni*. *N Engl J Med* 350:239, 2004.
32. Tracy RP, Kyle RA, Leitch JM: Alpha heavy-chain disease presenting as goiter. *Am J Clin Pathol* 82:336, 1984.
33. Kim SK, Park IK, Park BH, et al: A case report: Isolated α heavy chain monoclonal gammopathy in a patient with polyneuropathy, organomegaly, endocrinopathy, monoclonal gammopathy and skin change syndrome. *Int J Clin Pract Suppl* 147:26, 2005.
34. Rambaud JC, Halphen M, Galian A, Tsapis A: Immunoproliferative small intestinal disease (IPSID): Relationships with alpha-chain disease and "Mediterranean" lymphomas. *Springer Semin Immunopathol* 12:239, 1990.
35. Tashiro T, Sato H, Takahashi T, et al: Non-secretory alpha chain disease involving stomach, small intestine and colon. *Intern Med* 34:255, 1995.
36. Galian A, Lecestre MJ, Scotto J, et al: Pathological study of alpha-chain disease, with special emphasis on evolution. *Cancer* 39:2081, 1977.
37. Al-Saleem T, Al-Mondhiry H: Immunoproliferative small intestinal disease (IPSID): A model for mature B-cell neoplasms. *Blood* 105:2274, 2005.
38. Salem PA, Estephan FF: Immunoproliferative small intestinal disease: Current concepts. *Cancer J* 11:374, 2005.
39. Martin IG, Aldoori MI: Immunoproliferative small intestinal disease: Mediterranean lymphoma and alpha heavy chain disease. *Br J Surg* 81:20, 1994.
40. Isaacson PG: Gastrointestinal lymphoma. *Hum Pathol* 25:1020, 1994.
41. Berger R, Bernheim A, Tsapis A, et al: Cytogenetic studies in four cases of alpha chain disease. *Cancer Genet Cytogenet* 22:219, 1986.
42. Pellet P, Tsapis A, Brouet JC: Alpha heavy chain disease of patient MAL: Structure of the non-functional rearranged alpha gene translocated on chromosome 9. *Eur J Immunol* 20:2731, 1990.
43. Khojasteh A, Saalabian MJ, Haghshenass M: Randomized comparison of abdominal irradiation (AI) vs CHOP vs C-MOPP for the treatment of immunoproliferative small intestinal disease (IPSID) associated lymphoma (AL) [abstract]. *Proc Annu Meeting Am Soc Clin Oncol.* 2:207, 1983.
44. Salimi M, Spinelli JJ: Chemotherapy of Mediterranean abdominal lymphoma: Retrospective comparison of chemotherapy protocols in Iranian patients. *Am J Clin Oncol* 19:18, 1996.
45. Ben-Ayed F, Halphen M, Najjar T, et al: Treatment of alpha chain disease: Results of a prospective study in 21 Tunisian patients by the Tunisian-French Intestinal Lymphoma Study Group. *Cancer* 63:1251, 1989.
46. Hubmann R, Kaiser W, Radaszkiewicz T, et al: Malabsorption associated with a high-grade-malignant non-Hodgkin's lymphoma, alpha-heavy-chain disease and immunoproliferative small intestinal disease. *Z Gastroenterol* 33:209, 1995.
47. Akbulut H, Soykan I, Yakaryilmaz F, et al: Five-year results of the treatment of 23 patients with immunoproliferative small intestinal disease: A Turkish experience. *Cancer* 80:8, 1997.
48. Price SK: Immunoproliferative small intestinal disease: A study of 13 cases with alpha heavy-chain disease. *Histopathology* 17:7, 1990.
49. Shih LY, Liaw SJ, Dunn P, Kuo TT: Primary small-intestinal lymphomas in Taiwan: Immunoproliferative small-intestinal disease and nonimmunoproliferative small-intestinal disease. *J Clin Oncol* 12:1375, 1994.
50. Malik IA, Shamsi Z, Shafquat A, et al: Clinicopathological features and management of immunoproliferative small intestinal disease and primary small intestinal lymphoma in Pakistan. *Med Pediatr Oncol* 25:400, 1995.
51. Demirer T, Uzunalimoglu O, Anderson T, et al: Flow cytometric measurement of proliferation-associated nuclear antigen P105 and DNA content in immuno-proliferative small intestinal disease (IPSID). *J Surg Oncol* 58:25, 1995.
52. Vaiphei K, Kumari N, Sinha SK, et al: Roles of syndecan-1, bcl6 and p53 in diagnosis and prognostication of immunoproliferative small intestinal disease. *World J Gastroenterol* 12:3602, 2006.
53. Forte FA, Prelli F, Yount W, et al: Heavy chain disease of the μ type: Report of the first case. *Blood* 1970 Aug;36(2):137–44.
54. Wahner-Roedler DL, Kyle RA: Mu-heavy chain disease: Presentation as a benign monoclonal gammopathy. *Am J Hematol* 40:56, 1992.
55. Witzens M, Egerer G, Stahl D, et al: A case of mu heavy-chain disease associated with hyperglobulinemia, anemia, and a positive Coombs test. *Ann Hematol* 77:231, 1998.
56. Yanai M, Maeda A, Watanabe N, et al: Successful treatment of mu-heavy chain disease with fludarabine monophosphate: A case report. *Int J Hematol* 79:174, 2004.
57. Cogne M, Aucouturier P, Brizard A, et al: Complete variable region deletion in a mu heavy chain disease protein (ROUL): Correlation with light chain secretion. *Leuk Res* 17:527, 1993.
58. Kinoshita K, Yamagata T, Nozaki Y, et al: Mu-heavy chain disease associated with systemic amyloidosis. *Hematology* 9:135, 2004.

59. Maisnar V, Tichy M, Stulik J, et al: Capillary immunotyping electrophoresis and high resolution two-dimensional electrophoresis for the detection of mu-heavy chain disease. *Clin Chim Acta* 389:171, 2008.

60. Marien G, Verhoef G, Bossuyt X: Detection of heavy chain disease by capillary zone electrophoresis. *Clin Chem* 51:1302, 2005.

61. Gordon J, Hamblin TJ, Smith JL, et al. A human B-cell lymphoma synthesizing and expressing surface mu-chain in the absence of detectable light chain. *Blood* 58:552, 1981.

62. Guglielmo P, Granata P, Di Raimondo F, et al: "Mu" heavy chain type "non-excretory" myeloma. *Scand J Haematol* 29:36, 1982.

63. Leglise MC, Briere J, Abgrall JF, Hurez D: [Non-secretory myeloma of heavy mu-chain type] [in French]. *Nouv Rev Fr Hematol* 25:103, 1983.

64. Preud'homme JL, Bauwens M, Dumont G, et al: Cast nephropathy in mu heavy chain disease. *Clin Nephrol* 48:118, 1997.

65. Maeda A, Mori M, Torii S, et al: Multiple extranodal tumors in mu-heavy chain disease. *Int J Hematol* 84:286, 2006.

66. Alexander A, Anicito I, Buxbaum J: Gamma heavy chain disease in man: Genomic sequence reveals two noncontiguous deletions in a single gene. *J Clin Invest* 82:1244, 1988.

67. Frangione B, Rosenwasser E, Prelli F, Franklin EC: Primary structure of human gamma 3 immunoglobulin deletion mutant: Gamma 3 heavy-chain disease protein Wis. *Biochemistry* 19:4304, 1980.

68. Frangione B: A new immunoglobulin variant: Gamma3 heavy chain disease protein CHI. *Proc Natl Acad Sci U S A* 73:1552, 1976.

69. Frangione B, Franklin EC: Correlation between fragmented immunoglobulin genes and heavy chain deletion mutants. *Nature* 281:600, 1979.

70. Wolfenstein-Todel C, Frangione B, Prelli F, Franklin EC: The amino acid sequence of "heavy chain disease" protein ZUC: Structure of the Fc fragment of immunoglobulin G3. *Biochem Biophys Res Commun* 71:907, 1976.

71. Arnaud P, Wang AC, Gianazza E, et al: Gamma heavy chain disease protein CHA: Immunological and structural studies. *Mol Immunol* 18:379, 1981.

72. Prelli F, Frangione B: Franklin's disease: Ig gamma 2 H chain mutant BUR. *J Immunol* 148:949, 1992.

73. Cooper SM, Franklin EC, Frangione B: Molecular defect in a gamma-2 heavy chain. *Science* 176:187, 1972.

74. Frangione B, Franklin EC, Smithies O: Unusual genes at the aminoterminus of human immunoglobulin variants. *Nature* 273:400, 1978.

75. Terry WD, Ohms J: Implications of heavy chain disease protein sequences for multiple gene theories of immunoglobulin synthesis. *Proc Natl Acad Sci U S A* 66:558, 1970.

76. Smith LL, Barton BP, Garver FA, et al: Physicochemical and immunochemical properties of gamma l heavy chain disease protein BAZ. *Immunochemistry* 15:323, 1978.

77. Rabin BS, Moon J: Clinical findings in a case of newly defined gamma heavy chain disease protein. *Clin Exp Immunol* 14:563, 1973.

78. Franklin EC, Prelli F, Frangione B: Human heavy chain disease protein WIS: Implications for the organization of immunoglobulin genes. *Proc Natl Acad Sci U S A* 76:452, 1979.

79. Frangione B, Lee L, Haber E, Bloch KJ: Protein Hal: Partial deletion of a "γ" immunoglobulin gene(s) and apparent reinitiation at an internal AUG codon. *Proc Natl Acad Sci U S A* 70:1073, 1973.

80. Franklin EC, Kyle R, Seligmann M, Frangione B: Correlation of protein structure and immunoglobulin gene organization in the light of two new deleted heavy chain disease proteins. *Mol Immunol* 16:919, 1979.

81. Hauke G, Schiltz E, Bross KJ, et al: Unusual sequence of immunoglobulin L-chain rearrangements in a gamma heavy chain disease patient. *Scand J Immunol* 36:463, 1992.

82. Sala P, Tonutti E, Pizzolitto S, et al: Immunochemical and structural characterization of an IgG1 heavy chain disease. *Ric Clin Lab* 19:59, 1989.

83. Franklin EC, Frangione B: The molecular defect in a protein (CRA) found in gamma-1 heavy chain disease, and its genetic implications. *Proc Natl Acad Sci U S A* 68:187, 1971.

84. Nabeshima Y, Ikenaka T: N- and C-terminal amino acid sequences of a gamma-heavy chain disease protein YOK. *Immunochemistry* 13:245, 1976.

85. Guglielmi P, Bakhshi A, Cogne M, et al: Multiple genomic defects result in an alternative RNA splice creating a human gamma H chain disease protein. *J Immunol* 141:1762, 1988.

86. Biewenga J, Frangione B, Franklin EC, van Loghem E: A gamma l heavy-chain disease protein (EST) lacking the entire VH and CH1 domains. *Scand J Immunol* 11:601, 1980.

87. Bentaboulet M, Mihaesco E, Gendron MC, et al: Genomic alterations in a case of alpha heavy chain disease leading to the generation of composite exons from the JH region. *Eur J Immunol* 19:2093, 1989.

88. Tsapis A, Bentaboulet M, Pellet P, et al: The productive gene for alpha-H chain disease protein MAL is highly modified by insertion-deletion processes. *J Immunol* 143:3821, 1989.

89. Wolfenstein-Todel C, Mihaesco E, Frangione B: "Alpha chain disease" protein def: Internal deletion of a human immunoglobulin A1 heavy chain. *Proc Natl Acad Sci U S A* 71:974, 1974.

90. Wolfenstein-Todel C, Mihaesco E, Frangione B: Variant of a human immunoglobulin: "alpha chain disease" protein AIT. *Biochem Biophys Res Commun* 65:47, 1975.

91. Cogne M, Preud'homme JL: Gene deletions force nonsecretory alpha-chain disease plasma cells to produce membrane-form alpha-chain only. *J Immunol* 145:2455, 1990.

92. Fakhfakh F, Dellagi K, Ayadi H, et al: Alpha heavy chain disease alpha mRNA contain nucleotide sequences of unknown origins. *Eur J Immunol* 22:3037, 1992.

93. Barnikol-Watanabe S, Mihaesco E, Mihaesco C, et al: The primary structure of mu-chain-disease protein BOT: Peculiar amino-acid sequence of the N-terminal 42 positions. *Hoppe Seylers Z Physiol Chem* 365:105, 1984.

94. Mihaesco C, Ferrara P, Guillemot JC, et al: A new extra sequence at the amino terminal of a mu heavy chain disease protein (DAG). *Mol Immunol* 27:771, 1990.

95. Franklin EC, Frangione B, Prelli F: The defect in mu heavy chain disease protein GLI. *J Immunol* 116:1194, 1976.

96. Bakhshi A, Guglielmi P, Siebenlist U, et al: A DNA insertion/deletion necessitates an aberrant RNA splice accounting for a mu heavy chain disease protein. *Proc Natl Acad Sci U S A* 83:2689, 1986.

97. Cogne M, Aucouturier P, Brizard A, et al: Complete variable region deletion in a mu heavy chain disease protein (ROUL): Correlation with light chain secretion. *Leuk Res* 17:527, 1993.

98. Lebreton JP, Ropartz C, Rousseaus J, et al: Immunochemical and biochemical study of a human Fcmu-like fragment (mu-chain disease). *Eur J Immunol* 5:179, 1975.

第十二篇　凝血障碍与血栓

第 111 章　巨核细胞生成和血小板
生成 …………………… 1647

第 112 章　血小板形态、生物化学
和功能 ………………… 1661

第 113 章　凝血因子和止血途径
的分子生物学和生物
化学 …………………… 1741

第 114 章　凝血反应的调控 …… 1773

第 115 章　血管在止血中的
功能 …………………… 1791

第 116 章　出血性疾病的分类、临
床表现及评估 ……… 1808

第 117 章　血小板减少症 ……… 1814

第 118 章　肝素诱导的血小板
减少症（HIT） ……… 1843

第 119 章　反应性血小板增
多症 …………………… 1853

第 120 章　遗传性血小板质量性
疾病 …………………… 1856

第 121 章　获得性血小板质量性
疾病 …………………… 1887

第 122 章　血管性紫癜 ……… 1908

第 123 章　血友病 A 和血友

病 B ………………… 1922

第 124 章　遗传性凝血因子 Ⅱ、Ⅴ、
Ⅴ＋Ⅷ、Ⅶ、Ⅹ、Ⅺ和Ⅷ
缺乏症 ……………… 1940

第 125 章　遗传性纤维蛋白原
异常 ………………… 1957

第 126 章　von Willebrand 病
（VWD） ……………… 1968

第 127 章　抗体介导的凝血因子
缺乏 ………………… 1986

第 128 章　肝病和肝移植相关的
止血功能紊乱 ……… 1992

第 129 章　弥散性血管内凝血 … 1998

第 130 章　遗传性易栓症 ……… 2016

第 131 章　抗磷脂综合征 ……… 2025

第 132 章　血栓性微血管病 …… 2042

第 133 章　静脉血栓形成 ……… 2055

第 134 章　动脉粥样硬化血栓
形成：疾病发生、发
展及治疗 …………… 2067

第 135 章　纤维蛋白溶解与血栓
溶解 ………………… 2088

第 111 章
巨核细胞生成和血小板生成

Kenneth Kaushansky

摘要

成年人每天约产生 1×10^{11} 个血小板并可在需求增加时增高 10~20 倍，且在外源性促血小板生成素模拟药物的刺激下还可再增高 5~10 倍。血小板的产生依赖于造血干细胞和祖细胞向巨核系定向细胞的增殖和分化、成熟成为大的多倍体巨核细胞以及最终裂解为血小板。对巨核细胞生成和血小板生成形成外部影响的是支持性骨髓基质，其组成包括内皮细胞和其他细胞、基质糖胺聚糖以及包含促血小板生成素、干细胞因子和基质细胞衍生因子-1 在内的激素和细胞因子蛋白家族。上述过程中所必需的细胞因子的作用已被确定；对巨核细胞发育具关键作用的转录因子已被鉴定；而与血小板生成中的两个最不寻常的方面即核内有丝分裂和前血小板形成有关的分子机制也已进行了研究；同时产生了一些特异性改变血小板生成的制剂。本章集中阐述巨核细胞发育、其前体和产物，以及控制这些细胞的存活、增殖和分化的造血生长因子和转录活性分子。

血小板生成的动力学

血小板数正常的人其血小板的循环寿命约为 10 天。不过在中度或重度血小板减少症患者可各缩短为 7 天或 5 天，因为在维持血管完整性的日常功能中从血小板总群体中消耗了更高比例的血小板[1]。基于 2×10^{11} 个血小板/L 的"正常"水平、5L 的血容量和 10 天的半寿期，每天应产生出 1×10^{11} 个血小板。

简写和缩略词
CAMT，先天性无巨核细胞性血小板减少症（congenital amegakaryocytic thrombocytopenia）；FGF，成纤维细胞生长因子（fibroblast growth factor）；GP，糖蛋白（glycoprotein）；HPS，Hermansky-Pudlak 综合征（Hermansky-Pudlak syndrome）；IFN，干扰素（interferon）；IL，白介素（interleukin）；ITP，免疫性血小板减少性紫癜（immune thrombocytopenic purpura）；MAPK，丝裂原活化的蛋白激酶（mitogen-activated protein kinase）；P4P，聚磷酸-4-磷酸酶（polyphosphate-4-phosphatase）；PI3K，磷脂酰肌醇 3 激酶（phosphoinositol 3'-kinase）；SDF，基质细胞衍生因子（stromal cell-derived factor）；TGF，转化生长因子（transforming growth factor）。

如按一个巨核细胞约产生 1000 个血小板计，每天在骨髓中大约要生成 1×10^8 个巨核细胞。

一些独立的证据指出，从巨核祖细胞到释放血小板至循环中所需的经过时间从 4~7 天不等。例如单采血小板后，血小板计数会先下降，到 4 天时明显恢复和 7 天时完全恢复[2]。在多数生理和病理状态下，血小板数反相关于血浆的血小板生成素水平。例如，肝功能衰竭时由于脾肿大和血小板生成素缺乏而导致中度血小板减少。在原位肝移植的第一周内血小板计数明显增高，其动力学与注射血小板生成素类似[3,4]。这意味着在人类经血小板生成素刺激后的巨核细胞扩增需时 3~4 天，外加血小板释放所需的约 12 小时[5]，由此导致一个对血小板减少的相对活跃的反应。

血小板生成的细胞生理学

由巨核细胞膜延伸而裂解所形成的血小板称为前血小板，在此过程中消耗了几乎全部胞质补充的膜、细胞器、颗粒和可溶性大分子。尽管由于此过程起初只能在体外观察因而形成了争议，但是前血小板的形成和裂解已通过原位显微镜研究在活体动物中确证[6]。据估计，每个巨核细胞估计可产生约 1000~3000 个血小板[7]，直到残留的核质被骨髓巨噬细胞吞噬和消除。这一过程已被广泛回顾[8]。巨核细胞发育的连续过程可被任意地划分为四个阶段，区分这些阶段的主要标准是胞质的质量及其外形大小和分叶状况，还有核的染色质样式（表 111-1）。

表 111-1 巨核细胞的成熟阶段

名称	大小（μm）	形态学
巨核母细胞（I 期）	>10	分叶核、嗜碱性细胞质
嗜碱性巨核细胞（II 期）	>20	马蹄铁状核、嗜碱性细胞质、嗜天青颗粒围绕中心体
颗粒性巨核细胞（III 期）	>25~50	大的多分叶核、嗜酸性细胞质、多量嗜天青颗粒
成熟巨核细胞（IV 期）	>25~50	固缩核、10~12 个嗜天青颗粒组成的集群

巨核母细胞

I 期巨核细胞亦称巨核母细胞在定向产生血小板的所有细胞中约占 20%。其在人类骨髓中的外周直径（即细胞的体内实际尺寸，而非骨髓平涂片上的细胞表观尺寸）为 8~24μm。巨核母细胞包含一个相对大的而最少凹陷的核，具有松散组织的染色质和多个核仁，较少的嗜碱性胞质含有小高尔基复合物、少量线粒体和 α 颗粒及丰富的游离核糖体（图 111-1）。

表面黏附分子的表达

虽然已有实验清楚显示，整合素 α_{IIb} 基因早在红-巨核系祖细胞阶段[9]并可能在共同的髓系祖细胞已经表达，但是细胞表面蛋白还是被认为只在巨核细胞发育的早期阶段出现并具主要功能。整合素 $\alpha_{IIb}\beta_3$ 是一个含有两个亚基的整合性跨膜蛋白，但其中仅 α 亚基是巨核系特异性的。由于缺失整合素 $\alpha_{IIb}\beta_3$ 的缺陷型血小板在止血时无法运用纤维蛋白原和其他黏附性配

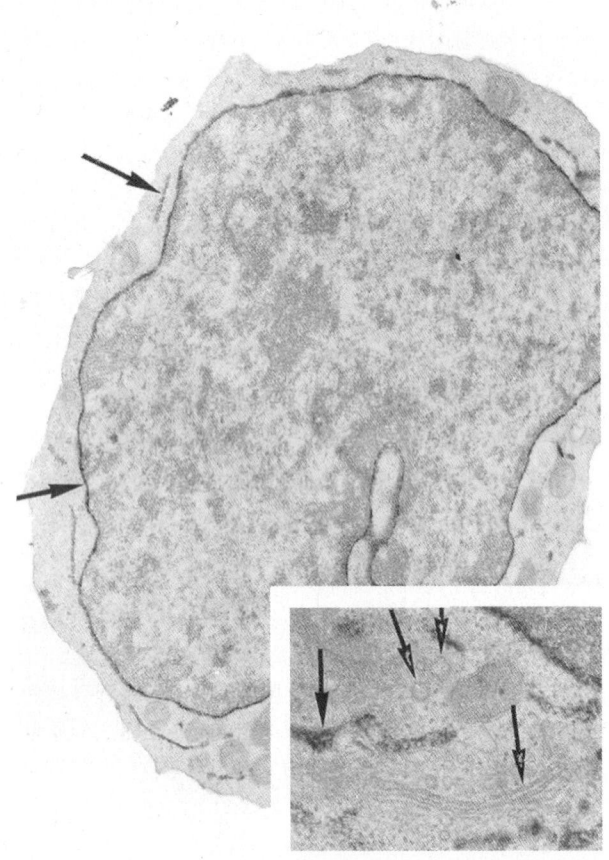

图 111-1　以血小板过氧化物酶染色的正常人类巨核母细胞的电镜图。小细胞(<9μm)在核外周区及内质网(箭头)展示致密的血小板过氧化物酶染色(放大倍数×12 150)。(插入图)高尔基区的放大图。高尔基体的球囊和囊泡中没有血小板过氧化物酶(空心箭头),而内质网含有血小板过氧化物酶活性(实心箭头)(放大倍数×25 000)。(承 *J. Breton-Gorius* 博士惠许)

体,从而导致 Glanzmann 血小板无力症(参见第 120 章)。巨核细胞和血小板在胞质膜中含有的整合素 $\alpha_{IIb}\beta_3$ 差不多两倍于其细胞表面的含量,因而颗粒区作为一个可动员池,在血小板活化时可以向外释放。颗粒中的整合素含量在巨核细胞发育的早期和中期是增高的。此外,发育中的巨核细胞并不合成但在其 α 颗粒中却含有纤维蛋白原,而 Glanzmann 血小板无力症患者的血小板则不含有。因此,很明显,在血小板形成之前整合素 $\alpha_{IIb}\beta_3$ 就至少在结合和摄入纤维蛋白原的层面上开始发挥其功能了。

糖蛋白(GP) I b-IX 复合物的表达仅稍晚于整合素 $\alpha_{IIb}\beta_3$ 的出现[10]。即使据报道内皮细胞也表达 GP I b[11],其表达水平极低,GP I b 仍是含量第二丰富的巨核细胞特异性蛋白。虽然糖蛋白 V 也以 1:2:2 比例与 GP I b 和 GPIX 表达于复合物中[12],但是 GPV 的基因去除对血小板黏附仅有极小影响[13]。并且与 GP I b 和 GPIX 不同,并没有 GPV 的突变与 Bernard-Soulier 病相关联(参见第 120 章)[14]。因此作为 von Willebrand 因子受体的 GP I b-V-IX 复合物看来并不需要 GPV,而其更可能作为凝血酶的靶点在血小板活化中起作用[15]。

分界膜

巨核母细胞的另一特征是其分界膜的初期发育,从浆膜凹陷直至最终发育成为一个穿越细胞质的、高度分支的互联系统。基于运用电子致密示踪剂的研究得知,分界膜系统处于与细胞外空间的开放交流中[16]。生化分析指出在巨核细胞发育的各个阶段,这些膜的构成与浆膜非常相似。在巨核母细胞向 III/IV 期巨核细胞发育的 72 小时过程中,分界膜系统显著增长。分界膜系统为前血小板突起的发育提供了物质必需,这种结构在 IV 期巨核细胞形成并在裂解时形成成熟血小板[17]。

核内有丝分裂

巨核细胞发育最具特征性的性质之一是核内有丝分裂。作为有丝分裂的一种特殊形式,核内有丝分裂时 DNA 被重复复制但并不发生核或胞质分裂,以致产生的细胞呈高多倍体化。在完成扩增巨核前体细胞数量所需的多次标准细胞分裂后,核内有丝分裂始于巨核母细胞期(图 111-2)并在巨核细胞发育的 II 期末尾结束[18]。在核内有丝分裂期,每一轮的 DNA 合成可产生正好翻倍数目的所有染色体,导致细胞含有的 DNA 量可 8～128 倍于一个单个的、高分叶核的正常整套染色体。尽管在多年中知之甚少,但是在细胞培养中产生大量正常巨核细胞的能力使得我们可以开始阐明这一难以捉摸的过程。核内有丝分裂并不单单是有丝分裂的缺失而更可能包含流产的有丝分裂的重复周期[19]。核内有丝分裂的细胞周期动力学也是不同寻常,以短的 G_1 期、相对正常的 DNA 合成期、短的 G_2 期和

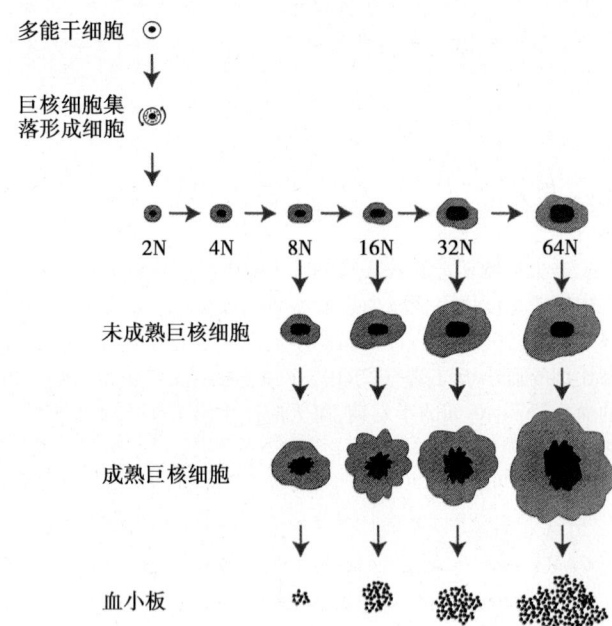

图 111-2　巨核细胞的来源和发育。多能干细胞产生可发生有丝分裂的定向于巨核细胞分化的祖细胞(巨核细胞集落形成单位[CFU-MK]),CFU-MK 最终停止有丝分裂而进入核内有丝分裂。核内有丝分裂时胞浆和细胞核都不分裂而 DNA 复制仍继续进行,导致形成不成熟的多倍体祖细胞,继而增大并成熟为形态学可鉴别的成熟巨核细胞并最终裂解为血小板。本图内容并不一定意味核内有丝分裂和血小板形成为续贯发生,而它们可以同时发生。Meg-CFC:巨核细胞集落形成细胞

非常短的核内有丝分裂期为其特征[20]。处于核内有丝分裂期巨核细胞表现为染色体浓缩、核膜破裂以及复制染色体组装时多个有丝分裂纺锤体形成(在晚期)。然而染色体分离起始后,单个的染色体无法完成向细胞对极的正常移动、纺锤体解离、核膜沿全染色体组再形成、细胞再次进入 G_1 期。

基因表达的调控

作为一些研究的重点关注,整合素 α_{IIb}、GPⅠb、GPⅥ、GPⅨ和血小板因子 4 基因的启动子在巨核母细胞的发育阶段是具有活性的。这些基因的 5′端侧翼区都含有 GATA-1 以及 Ets 转录因子家族成员(例如 Fli-1)的共有序列,剔除这些序列至少会在成熟造血细胞中降低或消除报告基因的表达[21~24]。MafB 也能在巨核母细胞分化中增强 GATA-1 和 Ets 的活性[25],这一过程是由血小板生成素刺激的主要下游事件之一即 ERK1/2 的活化所诱导的[26]。

运用减数克隆的方法在正常和 GATA-1 敲低的巨核细胞中首次鉴别到,在巨核细胞中 GATA-1 的另一靶标为聚磷酸盐-4-磷酸酶(P4P)[27]。有别于在 GATA-1 缺陷的红系祖细胞中观察到的大量死亡现象[28],GATA-1 敲低小鼠的巨核细胞的无法解释的特性之一是,在 GATA-1 敲低骨髓中异常发育的巨核母细胞十分丰富,其体外增殖能力远远高于对照细胞[29]。P4P 催化 $PI_{3,4}P$ 和 $PI_{3,4,5}P$ 的 D-4 位磷酸的水解。这些膜磷脂是磷脂酰肌醇 3′-激酶(PI3K)对膜磷脂作用后的产物,在对巨核细胞生长因子的增殖和存活反应中起重要作用。当被重新引入敲低小鼠时,P4P 可减少敲低细胞旺盛生长特性[27]。这些发现与敲除了水解 $PI_{3,4,5}P$ 的 D-3 和 D-5 位磷酸的酶 PTEN 或 SHIP 的小鼠的细胞产生的表型相同。

另一个对巨核母细胞的分化至关重要的转录因子是 RUNX1(又称为 CBFA2 和 AML1),该基因与常见于家族性血小板病/急性髓性白血病倾向的血小板减少症(参见第 119 章)有关[30]。在此疾病中,RUNX1 的单倍缺陷与血小板减少症相关联。由于将小鼠去除此基因会导致明显的巨核系成熟障碍[31],因此几乎可以肯定上述人类疾病源于此基因的改变。在正常的巨核母细胞分化中,RUNX1 水平升高;而反观其水平在红系分化中却下降。作为对 ERK1/2 磷酸化作用的响应,RUNX1 与 CBFX 形成复合物并与 GATA-1 一起在巨核母细胞样细胞中诱导整合素 α_{IIb} 和整合素 α_2 的表达[32],这提供了巨核细胞发育的分子水平解释的一个开端。

细胞因子依赖

影响巨核母细胞的存活和增殖的细胞因子、激素和趋化因子包括血小板生成素、白细胞介素(IL)-3、干细胞因子(又称肥大细胞生长因子、钢铁因子和 c-kit 配体)和基质细胞衍生因子(SDF)-1。血小板生成素最为关键(见下文"激素和细胞因子"中的更为全面的讨论),因为将小鼠的 TPO 基因去除会导致循环中的血小板水平低至约为正常的 10%。编码血小板生成素受体基因 cMPL 的纯合或复合杂合突变导致先天性无巨核细胞性血小板减少症,由于巨核祖细胞和巨核母细胞的近乎缺失,此类患者的血小板水平仅约为正常的 10%(参见第 117 章)。对干细胞因子在巨核母细胞发育中的重要性的认识来自体外和体内的实验发现。干细胞因子或其受体 c-kit 表达的遗传学减弱引起循环中血小板水平下降 50%[33]。一些细胞因子

协同血小板生成素在半固体或悬浮培养中提高巨核细胞产生[34]。IL-3 在体内对正常或加速的巨核细胞生成作出贡献的证据较弱,IL-3 基因去除并不能影响血小板数量,甚至在联合血小板生成素受体缺陷时亦如此[35]。但是 IL-3 能在血小板生成素缺失时体外诱导骨髓祖细胞生长为含有未成熟巨核细胞的集落[36]。趋化因子 SDF-1 似乎在巨核细胞增殖中起作用。在体外,SDF-1 协同血小板生成素支持巨核祖细胞的存活和增殖[37],联合应用成纤维细胞生长因子(FGF)-4 和 SDF-1 可以恢复 TPO 和 c-mpl 缺陷小鼠的巨核细胞生成[38]。

信号转导

巨核母细胞的存活和增殖依赖至少两条血小板生成素诱导的信号通路:PI3K 和丝裂原激活蛋白激酶(MAPK;参见第 17 章)。PI3K 的化学抑制剂可以消除由血小板生成素造成的有利于巨核祖细胞存活和增殖的作用[39],尽管这条通路的构成性活化并不足以导致类似血小板生成素介导的生长。而 MAPK 是另一条重要的由血小板生成素激活的信号通路,运用纯化的骨髓巨核祖细胞和模式细胞株,一些研究组表明对 MAPK 的抑制阻断巨核母细胞的成熟[26,40~42]是由于其活化 Ets 转录因子的作用。

Ⅱ期巨核细胞

Ⅱ期巨核细胞含有一个分叶核以及更丰富但较弱嗜碱性的细胞质,而在超微结构水平,这些细胞质含有更丰富的 α 颗粒和细胞器。在此发育阶段,分界膜系统开始扩展。Ⅱ期巨核细胞约占骨髓巨核细胞数的 25%,其直径可大至 30μm;期间核内有丝分裂最为显著,产生倍体值为 8~64N 的细胞。

核内有丝分裂

鉴于普遍认为巨核母细胞在其成熟的早期能通过细胞分裂而扩增,因此当这些细胞开始经历核内有丝分裂,在中晚后期时细胞偏离正常细胞周期。如同正常有丝分裂的细胞,核内有丝分裂的巨核细胞将染色质浓缩成染色体、形成纺锤体、溶解核膜、在中期板上组装染色体、然后染色体在细胞分裂后期的较早阶段发生分离。然而此时分离的染色体并不移向细胞的相对极以形成分裂沟,而是染色体快速地去浓缩、核膜沿整套染色体再形成,核内有丝分裂细胞如此再次进入 G1 然后 S 期。不少试图在生物化学水平理解这一过程的尝试是用白血病细胞株完成的。在 cyclin B、cdc2、细胞周期激酶抑制物以及光激酶中发生的变化被认为与核内有丝分裂有关[43,44]。可惜的是,虽然这些假说可能可以解释在不同的白血病细胞株中发生的核内有丝分裂,但其仍未能在应用正常核内有丝分裂的巨核细胞的研究中加以证实[19,45]。核内有丝分裂在细胞分裂后期的较晚阶段脱离正常的有丝分裂细胞周期,这时分裂沟内陷中止并且细胞无法分裂[46]。研究还指出,小 G 蛋白 RhoA 的异常定位及其激酶 RACK 的功能降低也可能是导致这一现象的原因[46]。在巨核系中基因去除 RhoA 肯定了 RhoA 自身功能的减弱在核内有丝分裂中的决定性作用;无 RhoA 的巨核细胞表现为增高的多倍性,虽然释放的血小板具有异常的膜流变学特征而导致其被从循环中快速清除[47]。适当的 RhoA 定位由 RhoA 三磷酸鸟苷(GTP)交换因子(GEF)ECT2 对其的激活所控制;ECT2 在巨核细胞从有丝分裂切换到核内有丝分裂时被下调,

这为核内有丝分裂的始动提供了机制上的解释[48]。

细胞质发育

在巨核细胞发育的早期,细胞质获得了丰富的微丝和微管的网络。接近Ⅲ期和Ⅳ期,在细胞外周积累起来的蛋白质建立起了一个缺乏细胞器的外周区。以生物化学角度而言,巨核细胞的细胞骨架由下列蛋白构成:肌动蛋白(actin)、α-辅肌动蛋白(α-actinin)、细丝蛋白(filamin)、在一些巨大血小板减少综合征[49](参见第117章)中发生突变的非肌肉肌球蛋白(myosin)(包括MYH9基因产物)、β1-微管蛋白(β1-tubulin)、踝蛋白(talin)和一些其他肌动蛋白结合蛋白。同血小板一样,巨核细胞可以通过变形、在胞质周围输送细胞器和分泌颗粒来对外界刺激作出反应,这些功能依赖于细胞的微丝和微管系统。另外,在血小板形成的晚期,微管发挥了关键的作用[50]。

基因表达的调控

如前所示,GATA-1对原始的多能祖细胞定向到红系-巨核系分化途径至关重要。不过,此转录因子对稍后发生的巨核细胞生成中的胞质发育同样是关键性的。有关GATA蛋白影响巨核细胞发育的第一个具有说服力的证据来自在白血病细胞株中过表达GATA-1的研究,其显示这种转录因子可导致部分的巨核细胞分化[51]。GATA-1表达的降低也能通过减少分界膜和血小板特异性颗粒而损害小鼠巨核细胞发育[29]。另外还有一些转录因子在Ⅱ期巨核细胞发育期间表达如RUNX-1、Tal1和Fli1,但是这些转录因子似乎更主要是在巨核细胞成熟和血小板形成中发挥作用,这将在下文的"Ⅲ/Ⅳ期巨核细胞"中讨论。

血小板颗粒的形成

虽然要到分化晚期才会变得更显著(图111-3),但是血小板特异性的α颗粒在Ⅱ期巨核细胞就已开始以200~500nm的圆形或卵圆形细胞器的形式在邻近高尔基体的区域形成。在α颗粒中可以区分出三个不同的区域:①一个位于中央的、电子致密的类核区,含有纤维蛋白原、血小板第4因子、β-血小板球蛋白(thromboglobulin)、转化生长因子-β1、玻连蛋白(vitronectin)和组织纤溶酶原激活物样纤溶酶原激活物;②一个外围区,含有微管和von Willebrand因子(其布局与在内皮细胞中见到的Weibel-Palade体很相似);③颗粒膜,含有许多对细胞滚动(P-选择素)、牢固黏附(糖蛋白Ⅰb-Ⅴ-Ⅸ)和聚集(整合素αIIbβ3)十分关键的血小板受体。存在于α颗粒中的蛋白质来自巨核细胞的从头合成(例如糖蛋白Ⅰb-Ⅴ-Ⅸ、糖蛋白Ⅳ、整合素αIIbβ3、von Willebrand因子、P-选择素、β-血小板球蛋白、血小板衍生的生长因子)、通过非特异性胞饮而来的周围环境中的蛋白质(白蛋白和免疫球蛋白G)、或是通过细胞表面膜受体介导的由周围环境中摄入(纤维蛋白原、纤维连接蛋白、凝血因子Ⅴ)。对血小板颗粒形成的认识来自于对Hermansky-Pudlak综合征的分子机制的了解,这种疾病的特征为眼皮肤白化病和血小板质异常的出血,以及一种在不同颗粒相关复合物中形成的至少含有八种蛋白质的复合物,例如影响δ颗粒形成的溶酶体相关细胞器复合物[52]。这些复合物被认为参与许多亚细胞颗粒的运输,例如溶酶体、黑色素体和血小板δ颗粒。

Ⅲ/Ⅳ期巨核细胞

持续的胞质成熟是Ⅲ/Ⅳ期巨核细胞发育的特征(图111-4)。细胞极其大(直径40~60μm)并呈低核质比;当细胞由Ⅲ期向Ⅳ期进展时,胞质嗜碱性消失;在成熟晚期时,分界膜系统逐步取代内质网和高尔基体。核通常位于偏心位置,虽然有时在活检切片中可见数个不同的核,但是在所有巨核细胞发育阶段仍是呈高度分叶的单个核。在骨髓片中可偶见中性粒细胞或其他骨髓细胞穿越成熟巨核细胞的胞质,这个过程被称为伸入运动,其并无病理意义(图111-4C)。

前血小板形成

仔细的显微研究已将骨髓巨核细胞定位于窦状内皮细胞的近腔表面。在特殊制备的标本中,可见巨核细胞在内皮细胞间和窦内腔伸展成狭长的突起,此结构被称为前血小板突起(图111-5)[53]。这种突起在体内和体外都能被复制[6],其由β-微管蛋白细胞骨架和转运通路组成,把细胞器和血小板组分从巨核细胞输送至终端突出即新生的血小板[17]。

膜的构成

血小板膜多数的特征出现在巨核细胞发育的Ⅲ和Ⅳ期。巨核细胞膜脂类的构成随发育渐进性地变化,相比较于不成熟细胞,其磷脂和胆固醇的含量大约增高4倍。巨核细胞含有与血小板大致相同数量的中性脂肪和磷脂,但含有相对较多的磷脂酰肌醇和较少的磷脂酰丝氨酸和花生四烯酸。

基因表达的调控

在巨核细胞成熟的最后阶段起主要作用的一个转录因子是核因子-E2(NF-E2)。NF-E2是一个起初曾被描述为红系特异性的属于基本的亮氨酸拉链转录因子家族的异二聚体蛋白,此二聚体由一个广泛表达的p18亚单位和一个仅表达于红系细胞和巨核细胞的45kDa蛋白(p45)组成[54]。NF-E2结合串联的AP-1样序列,如见于β-球蛋白基因座位控制区域的第二脱氧核糖核酸酶(DNAse)超敏区并且是β-球蛋白表达所需的基序[55]。但是,基因去除p45对红细胞生成并无明显影响;然而p45缺陷小鼠呈现明显的巨核细胞发育改变和严重血小板减少症[56],可导致出生后不久即广泛出血而死亡。对这些动物的检查揭示骨髓巨核细胞仍可适度扩增但由于胞质成熟缺陷包括血小板颗粒和分界膜的显著减少而不能产生血小板。因此,GATA-1或NF-E2的缺失导致细胞成熟后期的障碍。由于p45NF-E2由GATA-1/FOG诱导[57],GATA缺陷小鼠的胞质发育缺失可能只是一种间接效应。有综述回顾了转录因子在巨核细胞生成后期的作用[58]。

几乎所有对巨核细胞生成的研究都注重于骨髓,然而巨核细胞裂解的最后阶段也被认为可以发生在肺,其理论基于在肺静脉血中血小板水平要超过肺动脉血[59]。这一过程是否代表完整巨核细胞在肺中的游走和裂解或仅仅是也可释放入血的巨核细胞胞质大片段的体积缩小仍不清楚。一些数据支持如下观点即肺部的巨核细胞对血小板成熟有贡献[60],但是在给予大剂量血小板生成素以致血小板数高至$4×10^6/\mu m^3$的小鼠中,无论是完整巨核细胞或是裸核均不能在其肺中发现[61]。另有研究发现犬肺中含有的巨核细胞为$2.5/cm^2$[62],据此推断人类肺中约含6000个巨核细胞,仅够提供日常血小板产量的一小部分(<百分之0.1)。

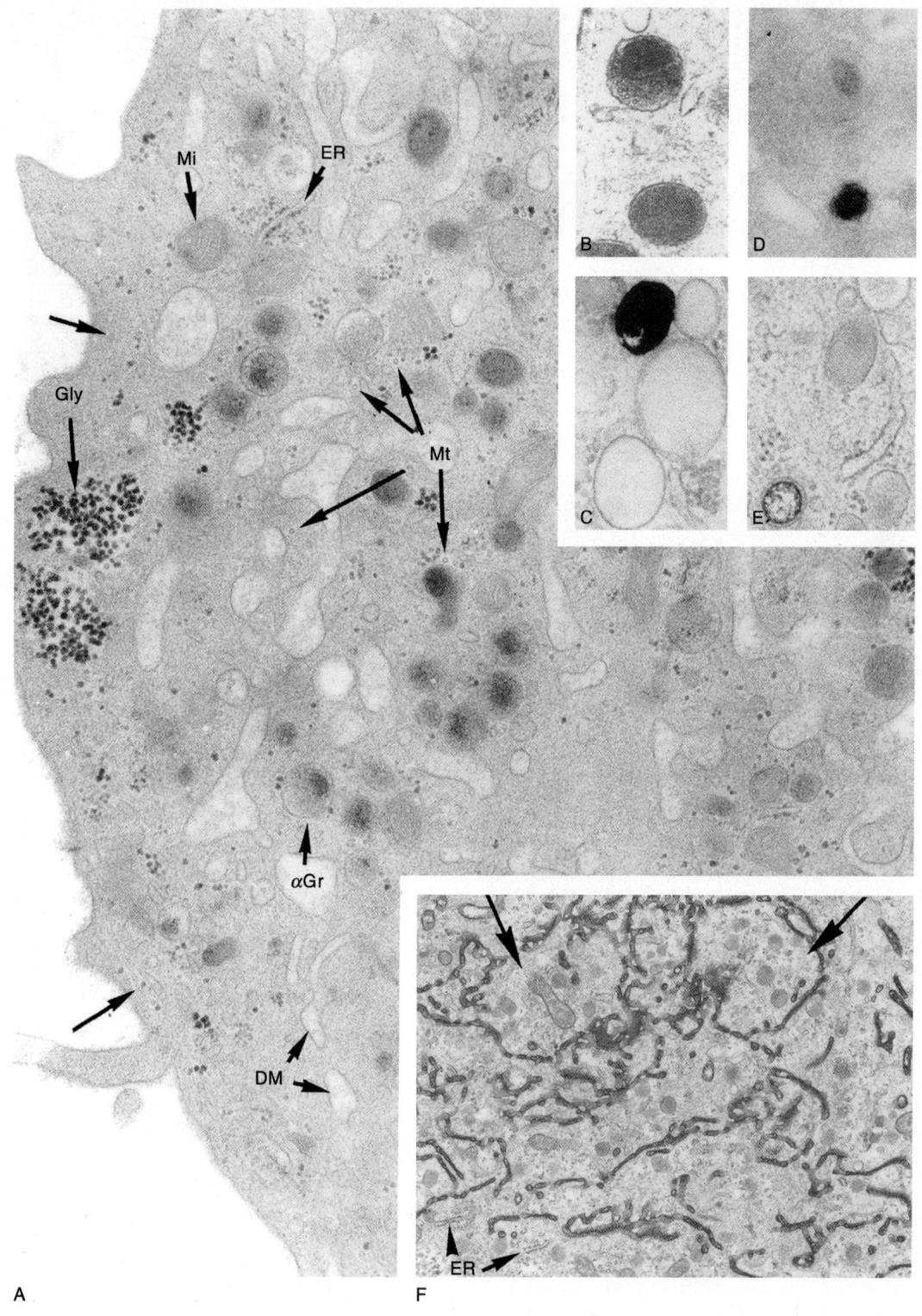

A

F

图 111-3　A. 成熟巨核细胞胞浆的超微结构。大多数的颗粒是 α 颗粒(αGr)呈致密类核样,分界膜(DM)略扩张,横截面的微管(Mt)呈分散状。在外周,纵向微管在细胞膜下延伸(箭头),还可见糖原(Gly)、内质网的小扁平囊(ER)和游离核糖体的致密聚集(放大倍数×30 320)。B. α 颗粒的形态学。致密类核位于顶部,在对极的清晰区可见四个横向管状结构与颗粒膜相邻(放大倍数×37 200)。C. 根据在固定剂中加入钙后形成的黑色沉积可将致密体与 α 颗粒区分开来(放大倍数×37 200)。D. 应用 β-糖基磷酸盐为底物及铈为捕获剂的细胞化学法检测酸性磷酸盐。致密的铈-磷酸盐沉淀可见于溶酶体颗粒中,而 α 颗粒则无反应(放大倍数×37 320)。E. 用碱性二氨基联苯胺法显示微过氧化物酶体。注意反应颗粒要小于 α 颗粒。F. 致密的示踪剂填充成熟中的巨核细胞的分界膜系统内腔的分布(箭头)。与对细胞外空间开放的分界膜系统不同,内质网(ER)未被标记(放大倍数×9 700)。(承 J. Breton-Gorius 博士惠许)

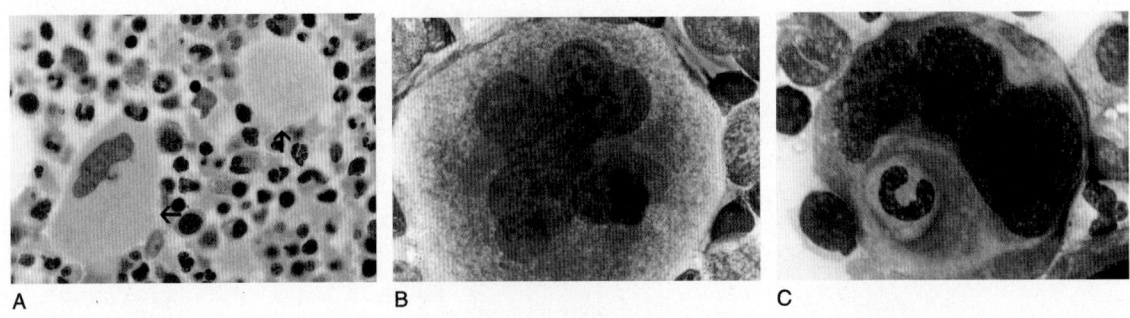

图 111-4　巨核细胞的形态学。A.正常人骨髓活检。明显可见两个巨核细胞,一个在细胞核平面(水平箭头)而另一个则在细胞核上或下的胞浆平面切开(垂直箭头)。B.正常人骨髓抽取。成熟(Ⅲ期)巨核细胞具有一个多叶核和丰富胞浆。C.正常人骨髓抽取。成熟巨核细胞胞浆中插入一个中性粒细胞。许多超微结构研究证实这种现象代表骨髓细胞进入巨核细胞胞浆的管道系统是通过其对细胞外界的开放口进行的(伸入运动)。(经特许引用自 *Lichtman* 著《血液学图谱》,*www.accessmedicine.com*)

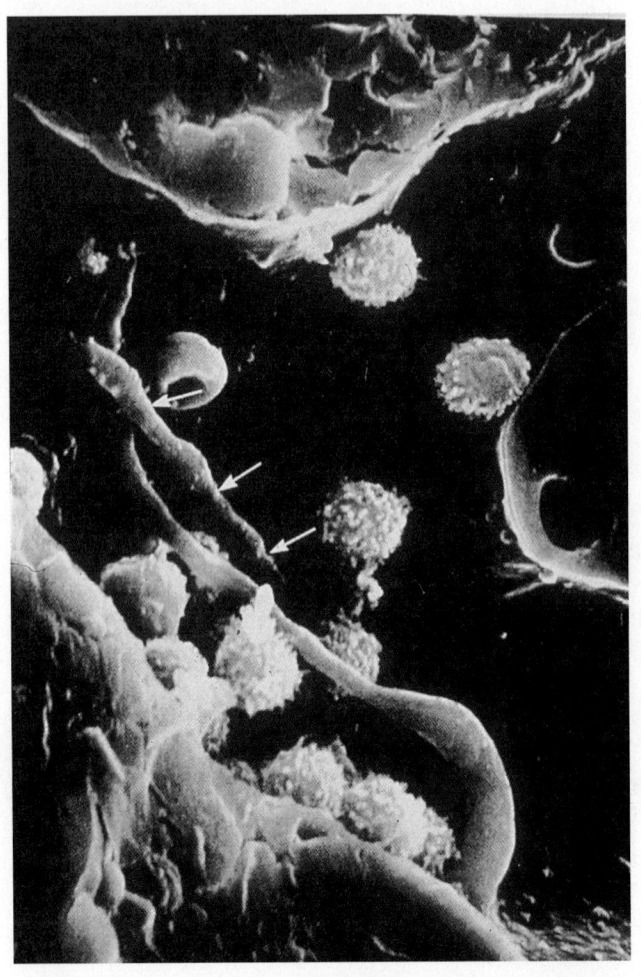

图 111-5　骨髓窦中的巨核细胞前血小板突起。扫描电镜显示从腔内观察在两个汇合的骨髓窦中有两个前血小板突起突出于内衬的内皮细胞,其中一个突起带有间断性的缩窄(箭头),可表明潜在的血小板形成位置。其他细胞包括淋巴细胞和红细胞(放大倍数×3000)。(经特许引用自 *Becker RP, De Bruyn P: The transmural passage of blood cells into myeloid sinusoids and the entry of platelets into sinusoidal circulation; a scanning electron microscope investigation, Am J Anat 1976 Feb;145(2):183-205.*)

血小板的形成

大量研究已表明血小板生成素是巨核细胞成熟的基本调控因子[36,63],然而尽管其在生成血小板赖以产生的完全成熟的巨核细胞时很重要,但在血小板形成的最后阶段去除此细胞因子并无不利影响[64]。虽然在无血清条件下可实现前血小板形成[65],但是多数研究者报道,血浆和(或)含有整合素配体(如纤维连接蛋白或玻连蛋白)的培养基质可明显刺激此过程[64,66]。以上发现提示,正常的血小板形成可能需要外部的信号。有报道认为凝血酶-抗凝血酶复合物在有或无高密度脂蛋白颗粒的存在下介导血浆对前血小板形成的促进作用[67];然而另有数据却提示,凝血酶原及其由巨核细胞诱导的向凝血酶的转化抑制上述过程[68]。虽然此过程所需的细胞因子尚属未知,但现已明确蛋白激酶 C-α 的激活对其发生是必需的[66]。

巨核细胞的细胞骨架成分包括肌动蛋白和微管蛋白的集聚重组参与了血小板的形成,这是一个高度活跃和能动的过程,其间突起的末端分支并生出血小板[5]。所形成的每个血小板的大小十分有意义,但遗憾的是我们对血小板形成的这一方面所知甚少,只是微管蛋白的作用被认为是血小板从前血小板突起分离的适当位点的测量装置。很明显血小板形成的机制以某些方式受到转录因子 GATA-1、糖蛋白Ⅰb-Ⅸ复合物、Wiskott-Aldrich 综合征蛋白和血小板肌球蛋白的影响,因为上述基因的任一缺陷都将导致不寻常的大或小血小板(参见第 117 章)[69,70]。最后,局部的胞质膜水解作为一种凋亡的亚致死形式,可能在启动血小板形成的终末阶段时起作用[71]。

● 对巨核细胞产生的外来调节

激素和细胞因子

最初应用替换造血活性法鉴定出一些细胞因子影响巨核细胞发育,IL-3、粒细胞-巨噬细胞集落刺激因子以及干细胞因子支持巨核细胞祖细胞在含血浆培养中的增殖[72-74]。数个研究组在 1994 年报道了血小板生成素的纯化和(或)克隆[75],现已明确,这种细胞因子是巨核细胞生成的基本调节因子但并不能解释血小板生成的完整过程。

白介素-3

IL-3 是一种几乎仅由 T 淋巴细胞产生的 25～30kDa 的蛋白质[76]，成熟的人类蛋白含有 133 个氨基酸，而 N-连接的碳水化合物是其分子量大于预计的原因。粒细胞-巨噬细胞集落刺激因子是一种也由 T 淋巴细胞产生的 18～30kDa 的蛋白质，不过内皮细胞、单核细胞和成纤维细胞也能产生。类似 IL-3，粒细胞-巨噬细胞集落刺激因子也被 N-连接和 O-连接的碳水化合物高度修饰[77]。虽然上述两种蛋白质没有序列同源性，但是其三维结构却高度相关[78]，并且这两种细胞因子的受体还共享一个相同的亚单位[79]。然而，IL-3 和粒细胞-巨噬细胞集落刺激因子在稳态血小板生成中的生理关联性尚未确定。在小鼠和人类中使用这些细胞因子只对血小板生成起极小的作用，此外两者的基因去除对巨核细胞生成并无影响，即便联合去除其他巨核细胞生成细胞因子时还是如此[80,81]。

IL-6 和相关细胞因子

由不同的实验室用不同的方法（肝细胞生长、骨髓瘤细胞生长、免疫球蛋白分泌、抗病毒活性）克隆的 IL-6 加速巨核细胞成熟。IL-6 是一种由 T 淋巴细胞、成纤维细胞、巨噬细胞和基质细胞在对炎性刺激应答时产生的 26kDa 多肽[82]。成熟的蛋白含有 184 个氨基酸，含有两个二硫键并且被 N-连接和 O-连接的碳水化合物修饰。虽然 IL-6 单独并不影响体外的巨核细胞生成，但是它却能提高由 IL-3 或干细胞因子而获得的巨核细胞集落数[83]并且本质上具有分化作用[84,85]。在小鼠、非人类灵长类或患者中使用 IL-6 会导致一定程度的血小板增多[86~88]，提示其有利于体内巨核细胞生成，选择性的副肿瘤性血小板增多症病例的肿瘤细胞能产生 IL-6 也支持这一结论[89]。但是，去除此细胞因子的基因并不能显著影响基础的血小板产生[90]，而有证据提示 IL-6 提高刺激血小板生成素的产生而间接影响血小板产生[91]。

IL-6 通过一个异二聚化受体发挥作用，该受体由一个称为 GP130 的信号转导亚单位和一个被称为 IL-6Rα 的亲和力转换亚单位组成。GP130 也在包括 IL-11 和白血病抑制因子在内的其他一些细胞因子中作为信号转导亚单位而起作用，因此这些细胞因子通过和 IL-6 类似的方式也能刺激巨核细胞生成的发现并不令人惊奇，IL-11 和白血病抑制因子以协同 IL-3 和干细胞因子作用的方式增高巨核细胞形成。IL-11 是一种起初由一个长臂猿骨髓基质细胞株克隆而来的 23kDa 的多肽，其活性可支持一种 IL-6 反应性骨髓瘤细胞株的增殖[92,93]。白血病抑制因子显示广泛的活性[94]，包括：①诱导急性期肝反应；②在神经元中诱导肾上腺素能到胆碱能的转换；③抑制脂肪细胞的脂蛋白脂肪酶；④维持胚胎细胞的多向潜能性。

与 IL-6 一样，IL-11 和白血病抑制因子增高巨核细胞的体外成熟[95,96]，并增强 IL-3 和干细胞因子对原始造血细胞的作用。与在体外研究中的发现相一致，在啮齿类、非人类灵长类或人类中使用重组 IL-11 或白血病抑制因子可产生一定程度的血小板增多[97~100]。尽管在体内和体外研究中获得如上发现，但是基因去除白血病抑制因子或 IL-11 受体对血小板生成并无作用[101]，即便是在联合去除血小板生成素受体时依然如此[102]。

干细胞因子

与造血细胞因子家族不同，干细胞因子与巨噬细胞集落刺激因子和 flt-3 配体等利用蛋白质酪氨酸激酶受体的其他造血蛋白质更紧密地相关[103]。然而干细胞因子在与其他细胞因子联合应用时能刺激巨核细胞集落生长[104]。此外，基因去除其受体 c-kit 会减少巨核细胞的产生[105]，并且在免疫抑制治疗后会发生反跳性血小板增多症[106,107]。

干细胞因子起初是用一些不同的生物学方法鉴定的（除此名称外，还曾被命名为 c-kit 配体、肥大细胞生长因子和钢铁因子）[108]，随后的研究指出此细胞因子主要作用于原始的造血、黑色素和生殖等细胞系。干细胞因子是一个由两个经非共价键连接的相同多肽组成的二聚体蛋白，可溶形式的单体含有 165 个残基[109]，其来源于对该分子的膜结合剪接形式的蛋白水解切割[110]。膜结合形式比可溶性细胞因子更具活性，因为带有受体的细胞响应膜结合干细胞因子的胞内信号转导是延长的[111]。此外，一种自然发生的突变等位基因（Sl^d）使得只产生可溶性而没有膜结合形式的干细胞因子，最终导致一个几乎和删除整个基因相同的表型[112]，再次指出了骨髓基质细胞上存在膜结合型干细胞因子的重要性。

Flt-3 配体

最初 flt-3 配体是被作为一个蛋白质酪氨酸激酶家族受体新成员的配体而被鉴定的[103]，而这个生长因子也能影响巨核细胞形成。和与其最密切相关的干细胞因子一样，flt-3 配体也有可溶性和膜结合性两种形式，也是非共价键连接的二聚体并且也主要影响原始的造血细胞[113]。虽然有研究显示，flt-3 配体本身并不支持巨核细胞集落形成。但是另有研究提示，其可协同其他巨核细胞刺激剂增高培养中的巨核细胞祖细胞增殖[114,115]。在小鼠中使用 flt-3 配体可扩增能在体外产生巨核细胞的骨髓和脾脏的祖细胞数量[116]，但是对 flt-3 配体或其受体的基因去除均不能造成一个血小板表型。

血小板生成素

血小板生成素一词被首次创造于 1958 年，用于描述血小板产生的主要调控因子[117]。发现血小板生成素的主要原动力来自 1986 年对可诱导造血细胞大量扩增的骨髓增生性白血病病毒（MPLV）的鉴定[118]，相应的病毒性癌基因鉴定于 1990 年[119]，其细胞性同源体 c-Mpl 于 1992 年克隆[120]。基于这种造血细胞因子受体基序存在两套拷贝[121]以及 c-Mpl 和 IL-4 受体的融合体能在因子依赖性细胞中转导信号[122]，很明显 c-Mpl 编码一种生长因子受体，但其配体当时仍属未知。利用三种不同的策略，四个互不相关的研究组得以克隆了此相应激素的互补 DNA 并于 1994 年报道了他们的结果[75]。血小板生成素基因编码一个 36kDa 的多肽[123]，并被预测在经历广泛的翻译后修饰后形成一个约为 50～70kDa 的蛋白质。

血小板生成素在预测多肽的氨基端半侧与红细胞生成的主要调控因子红细胞生成素有明显的同源性，这两种蛋白质比造血细胞因子家族中的任意两种其他细胞因子都更紧密地关联，它们共享 20% 的相同氨基酸、另外 25% 的保守性置换以及四个半胱氨酸中的三个的位置相同。与家族中的任何其他细胞因子都不同的是，血小板生成素包含一个与任何已知蛋白质都无同源性的共 181 个残基的羧基端延伸。两种功能被归于此区域：延长该激素的循环半寿期[3]，以及帮助其从正常合成该激素的细胞分泌[124]。

血小板生成素的生物活性已在对小鼠、大鼠、狗、非人类灵长类和人类的体外和体内研究中得以证明。将骨髓细胞单独与血小板生成素以及联合其他细胞因子培养都能刺激巨核细胞存活和增殖[34]。在体内，血小板生成素以对数-线性的方式刺激血小板生成至十倍高于基线的水平[3,61,125]而并不影响血中红细胞或白细胞数。除此以外，由于其对造血干细胞的作用（参见第 16 章），骨髓和脾脏中的红系和髓系祖细胞以及混合髓系祖细胞的数量也会增加[126,127]，这种效应在骨髓抑制性治疗后应用该激素时特别引人注目[126,128,129]，可能是因血小板生成素与在此特定条件下循环中高水平的其他造血细胞因子的协同作用所致。

基于基因研究现已明确，血小板生成素是血小板生成的主要调控因子。去除 c-Mpl 或 Tpo 基因的小鼠出现严重的血小板减少，其原因是巨核细胞祖细胞和成熟巨核细胞数量的严重下降以及残存巨核细胞的倍体减少[130]。在人类也可见同样的结果，先天性无巨核细胞性血小板减少症（CAMT）患者表现为多种血小板生成素受体 c-Mpl 的纯合型或复合杂合型无义突变或严重错义突变（参见第 117 章）[131,132]。血小板生成素对造血干细胞的作用突出体现在患 CAMT 的儿童中，几乎所有 CAMT 患儿在出生后五年内都会因干细胞的耗竭而发生再生障碍性贫血。

血小板生成素基因有一种与众不同的 5′侧翼结构。有别于大多数以 mRNA 上的第一个 ATG 密码子启动编码多肽翻译的基因，血小板生成素的翻译由位于其全长转录本第 3 外显子的第 8 个 ATG 密码子启动[133]。但是，由于血小板生成素 mRNA 的第 8 个 ATG 插入在短的第 7 个 ATG 的开放阅读框内，因此在核糖体启动机制的作用下，其翻译特别低效[134]。由此，任何特定数量的 mRNA 只能产生极少量的血小板生成素蛋白。虽然这种分子布局并无已知的病理学后果，但还是构成了一种不同寻常的疾病形式即翻译效率疾病的发病基础。4 例常染色体显性遗传的家族性血小板增多症与围绕启动密码子区域的突变有关联。其中两个家族在 3 号内含子的剪接供体序列的不同核苷酸上发生单突变，导致对血小板生成素最初转录本的不同剪接，以致去除了第 7 个和第 8 个 ATG 密码子，并通过融合第 5 开放阅读框和血小板生成素编码序列创造了一个新的氨基端。这种新的血小板生成素 mRNA 能被有效率地翻译，导致超过生理水平的激素产生和血小板生成的非克隆性扩张[135,136]。在另一种突变的血小板生成素等位基因，第 7 开放阅读框内的一个单核苷酸删除使得其与血小板生成素编码序列发生融合，以致由第 7 个 ATG 密码子启动的翻译增高[137]。第 4 种突变发生在第 7 开放阅读框内，导致该短肽的非成熟终止并阻止其影响由寻常的第 8 启动密码子启动的翻译[138]，同样增高血小板生成素产生[139]。值得注意的是，一般认为反应性血小板增多症不会导致高凝状态（参见第 120 章），而这些家系中的一些患者发生了血栓形成，这就提出了一个生理问题即为什么增高水平的血小板生成素对血小板的慢性刺激可以导致高凝状态。

对血小板生成素产生的生理性调控备受关注。实验性诱导产生的免疫介导血小板减少症会导致相对快速的血小板水平的恢复，并随之发生短时间的反跳性血小板增多[140]。在这些实验中以及在多数自然发生的血小板减少症中，血浆激素浓度反向于血小板计数而变化，在严重血小板减少症起病后 24 小时内达最高水平[141]。两个互不排斥的模型在解释这些发现中

获得进展。在第一种模型中，血小板生成素的产生是构成性的，然而其消耗以至于可以影响巨核细胞生成的血中残余量则取决于可以接触血浆的血小板和巨核细胞上所表达的 c-Mpl 受体量[142]，这样血小板增多状态造成的血小板生成素消耗增加（通过增加血小板的 c-Mpl 受体量）会减少巨核细胞生成。相反，血小板减少降低了血中血小板生成素的破坏，导致此激素的血中水平升高，以此来控制巨核细胞生成和血小板恢复。这个模型是基于调控巨噬细胞集落刺激因子的机制之一[143]。在实验动物和血小板减少症或血小板增多症患者的肝脏和肾脏中血小板生成素特异性 mRNA 的不变水平支持该模型[144,145]。此外，血小板生成素剔除小鼠呈现出基因剂量效应[146]，杂合子小鼠的血细胞水平介于野生型和纯合子缺陷型动物之间，提示存留的血小板生成素等位基因的活性调控不能补偿由失去一个等位基因造成的中度（正常的百分之 60）血小板减少。

第二种模型提示血小板生成素的表达是一个调控的事件，非常低的血小板水平能够诱导产生血小板生成素特异性 mR-NA。有研究显示至少在骨髓中，血小板生成素的 mRNA 水平可响应中度或重度血小板减少而发生调变[145,147]。决定这种形式的血小板生成素调控的信号正在探索中，但是至少部分是由转录增高来介导的[148]。骨髓基质细胞产生血小板生成素是由 CD40 配体、血小板衍生的生长因子、FGF、TGF-β、血小板因子-4 和血小板敏感蛋白调节的[149,150]。

人类血小板生成素基因的 5′侧翼区中没有 TATA 盒或 CAAT 基序，因而通过一个 50 核苷酸的区域中的多个位点来指导转录启动[151]。在一种肝细胞株中进行的报告基因分析发现，血小板生成素基因的高水平表达由一个 Ets2 转录因子结合基序决定。其 5′侧翼区还包含 SP-1、AP-2、核因子-κB 的结合位点[152]，尽管这些转录因子对血小板生成素基因在稳定态或炎症条件下表达的贡献尚未研究。

CXCL12（基质细胞衍生因子-1）

趋化因子是一个快速增长中的、在血细胞生理学中起多种作用的分子类别的成员[153]。根据半胱氨酸残基靠近蛋白氨基端的距离，鉴定出四类 8 ~ 12kDa 的多肽，最初被定义为诱导白细胞趋化的物质。此外还发现了一个同样快速增长的趋化因子受体家族，根据其对应的不同亚家族的趋化因子而分类。所有的趋化因子受体都是通过异三聚化的 G 蛋白传递信号的七跨膜受体家族的成员。

多数工作均围绕 CC 和 CXC 趋化因子亚家族进行，对处于所有发育水平的造血祖细胞而言，单独应用这些分子可对细胞增殖产生一定的抑制效果；而如果联合使用则有强大的抑制作用[154]。在许多层面上，CXC 趋化因子 CXCL12（曾被命名为SDF-1）及其受体 CXCR4 相对于由大部分趋化因子和趋化因子受体家族共享的许多性质来说是个明显的例外。例如，虽然其他所有已知的 CXC 趋化因子基因均位于人类 14 号染色体长臂，而 CXCL12 却位于 10 号染色体长臂[155]。除此而外，多数趋化因子受体能被多个配体激活，如趋化因子 CCL3（巨噬细胞炎性蛋白［MIP］-1α）能结合并激活 CCR1 和 CCR5，而 IL-8 可结合 CXCR1 和 CXCR2[156]。相比之下，基因去除 CXCR4 和 SDF-1所造成的表型则几乎是相同的[157,158]，CXCR4 看来是 CXCL12 的唯一受体而 CXCL12 则是 CXCR4 的唯一配体。

骨髓基质是 CXCL12 的基本来源而大多数已知表达 CX-

CR4 的细胞类型均为造血系来源。CXCL12 或 CXCR4 缺陷的新生小鼠的主要表型之一就是骨髓发育不全，并认为是继发于围产期的造血干细胞归巢失败（参见第 16 章）[159]。另外，巨核细胞对 SDF-1 浓度梯度产生应答而表达 CXCR4[160] 并迁移[161]。有研究组已展示 CXCL12 可增高血小板生成素诱导的悬浮培养中的巨核细胞生长[37,160]，晚近研究还表明，CXCL12 协同其他刺激剂对巨核细胞生长的作用可延伸到细胞表面黏附[38]。

转化生长因子-β

除很多巨核细胞生成的正性因子以外，还有一些物质可下调其发育。现已鉴定了五个 TGF-β 的同型体，所有都是由 112 个残基的多肽借二硫键形成的同二聚体[162]。TGF-β$_1$ 是在造血组织中发现的 TGF 的主要类型，血小板 α 颗粒是这种细胞因子的一个特别丰富的来源。一般而言，转化生长因子是造血的抑制剂[163,164]，特别对巨核细胞发育是如此[165,166]。TGF-β 对生长的抑制作用中了解最佳的是其对于细胞周期进程作用。当结合到五种受体之一后，阻止细胞周期进程的两条通路被激活。pRb 被低磷酸化[167]，可以拮抗 G$_1$ 期的细胞周期蛋白依赖性激酶的作用；包括 p27 和 p15^{INK} 在内的细胞周期抑制因子被上调，影响细胞周期进程[168,169]。相对于其对细胞增殖的负性作用，TGF-β 增高巨核细胞分化。

干扰素-α

第二类负性影响血小板生成细胞因子是干扰素（IFNs），是一类最初因其在哺乳类细胞中诱导抗病毒状态而被定义的蛋白质[170]。用生化分离可发现三类 IFNs：IFN-α，由 17 个不同但是高度同源的分子组成的家族；IFN-β，一种与不同的 IFN-α 同型体较远关联的单个分子；IFN-γ，一种和其他成员共享功能但结构不同的独特分子。IFNs 对造血有强烈的抑制作用[171]。

IFN-α/β 亚家族的基因集簇在 9 号染色体短臂，编码 165~172 个残基的多肽，其中 35% 在 IFN-α 家族分子间是相同的。α/β 型的 IFNs 是应病毒或其他感染性因素以及炎性细胞因子的刺激由在成纤维细胞和白细胞中的转录上调而产生的。一旦结合到 IFN 受体，一个由激酶和胞内中介因子组成的瀑布便被触发。这个过程由 JAKs（Janus 家族激酶）、STAT（转录的转导子和激活子）因子以及 p38MAPK（参见第 17 章）始动，导致基因转录的改变。

IFN-α 抑制巨核细胞生成，其临床应用在相当数量接受慢性病毒性肝炎治疗的患者中引发中度或严重血小板减少症[172,173]。IFN-α 的抑制作用的机制是多因素的。一些研究提示 IFN-α 的一种对生长因子诱导的增殖通路的直接抑制作用，如 IFN-α 增高双链 RNA 激活的蛋白激酶活性而抑制翻译启动因子-2，意味着生长因子反应所必需的生长因子诱导的蛋白合成减少[174]。IFN-β 诱导细胞周期抑制因子 p27^{Kip1} 的表达，使细胞停留在 G$_0$/G$_1$ 期[175]。另有研究显示，IFN-α 诱导一个基于 SOCS（细胞因子信号转导抑制物）-1 的反馈机制，可以交叉反应并抑制血小板生成素的信号转导[176]。如此，除巨核细胞生成的众多正性中介因子以外，有些细胞因子阻断巨核细胞发育的过程并导致血小板减少症。

巨核细胞微环境

第 5 章详细论述了骨髓微环境在造血中的作用，本章仅讨论对巨核细胞生长特别重要的方面。骨髓中的细胞浓度估计为 10^9/ml，因此细胞-细胞和细胞-基质的相互作用将会发生[177]。对于血小板生成特别重要的一种相互作用发生在骨髓窦内皮细胞和成熟的巨核细胞之间。运用原位显微镜录像的研究指出，前血小板突起从血窦向血管内腔伸展，在此地，流动血液的剪切力可使单个血小板释放[6]。骨髓基质细胞以许多其他方式影响造血，大概最主要的是通过产生一些能正性或负性影响巨核细胞生长的细胞因子[145,178~180]。基质细胞是许多细胞外基质蛋白和糖黏蛋白的来源，这些分子或者直接影响造血细胞或者间接地通过在实现功能过程中结合生长因子及将其呈递来影响造血细胞[181,182]。基质细胞也带有作为决定细胞命运关键介导因子的细胞表面受体即 Notch 蛋白的配体[183]，Notch 与其配体 Delta 和 Jagged 作为造血祖细胞增殖调控因子起重要作用[184]，而且还在影响在红细胞生成和巨核细胞生成之间做细胞系命运选择中发挥潜在的作用[185]。由存在于造血细胞上的整合素及基质细胞上的反受体介导的细胞-细胞相互作用对巨核细胞生成十分重要[186]，其作用的产生可以通过使造血细胞靠近产生可溶性或细胞结合性细胞因子的基质细胞或更直接地触发或增强细胞内信号转导、促进进入细胞周期以及防止程序性细胞死亡。

● 用天然细胞因子对血小板生成的治疗性操作

血小板减少症是一种多源性的主要临床问题（参见第 117 章）。基本的骨髓疾病、某些感染以及具有高骨髓转移倾向的实体肿瘤均直接影响血小板产生，几乎所有的白血病、进展期淋巴瘤和骨髓瘤最终都因此机制导致血小板减少。在肝功能衰竭患者中，脾亢和血小板生成素缺乏在血小板清除及生成减少中起作用。由感染、肿瘤或严重受伤启动的消耗性凝血障碍是严重血小板减少的发病原因。在其他患者中，自身免疫性血小板减少可在疾病过程中发生或就是其基本疾病。但是，发生明显血小板减少的最常见原因是医源性的：在恶性疾病患者中使用治疗性或姑息性化疗或放疗。世界范围内年均约三十万以上接受化疗的患者会发生有临床意义的血小板减少症。多数化疗制剂的骨髓抑制效应在停止治疗后 1~3 周内恢复，然而有些药物包括丝裂霉素 C（mitomycin C）或亚硝基脲类（nitrosoureas）能产生时间延长的骨髓抑制。另外，由于其剂量限制性毒性，IFN-α 在慢性丙型肝炎中的广泛使用使得大量患者发生血小板减少症。肿瘤或治疗相关的血小板减少症经常延迟非常需要的附加治疗，可能需要进行复杂的血小板输注（参见第 141 章），并显著提高发病率而且偶致死亡。鉴于对巨核细胞生成和血小板生成的体液性基础的不断增加的认识，出于治疗效果的考虑，已做了不少尝试以期控制这些过程。

白介素-11

IL-11 在 IL-3 存在时促进巨核祖细胞生长[187,188]，主要是促进巨核细胞成熟而不是增殖[189,190]。已在小鼠、大鼠和亚人灵长类中评估了 IL-11 的前临床功效，可见其对正常或细胞减灭治疗后的动物具有中等活性[98,191,192]。

IL-11 的首个临床试验于 1993 和 1994 年以摘要形式报道[193,194]，随机化的临床试验在数年后报道[195~197]，多数研究指出

IL-11 改善药物诱导的血小板减少症。例如,在经历多疗程蒽环类抗生素(anthracycline)为基础的化疗的进展期乳腺癌患者中使用 IL-11 可显著减少血小板输注的需要至 27%。但是,在接受自体干细胞移植的患者中使用该药并未增高血小板恢复或其他造血指数。虽然急性期反应的化学证据在这些研究中治疗的许多患者受到注意,该药基本还是可以接受的,即便作为其主要副作用的体液潴留通常需要共用利尿剂。IL-11(奥普瑞白介素即 oprelvekin,或 Neumega)已于 1998 年被美国食品药品管理局批准用于已确证既往药物诱导性血小板减少症病史的化疗患者(参见第 119 章)。

干扰素-α

上文"激素和细胞因子"曾有提及,IFN 通过多种机制抑制造血和血小板生成。因此,IFN-α 被用于许多类型的骨髓增生性疾病以减少血小板数。首个报道的临床试验在混合这些类型的患者中进行,并发现平均血小板计数从 $1050×10^9/L$ 显著下降至 $340×10^9/L$[198]。IFN 的长期治疗也被证明是有效和安全的[199]。在上述及另外的研究中,IFN(200 万至 500 万单位,每周 3 次)明确有效地将多数骨髓增生性疾病患者的血小板数降至正常。更为积极的方案(每天 200 万~600 万单位)导致完全的血液学缓解,但是没有相关的克隆性疾病受到影响的证据[200]。而相应报道的精力下降、减重、肌痛和抑郁致使约三分之一使用中低剂量各种类型 IFN-α 的患者停药也就显得不足为奇了[201]。值得关注的是,可能与其对免疫系统的作用相关,相当数量的应用 IFN 治疗血小板增多症的患者会对所使用的药物产生抗体,以致降低了药效[202]。

血小板生成素

以临床角度看,血小板生成素最重要的活性应该是其对巨核细胞生成的作用,得以改善因自然发生或医源性骨髓衰竭造成的血小板减少症。就此而言,对此细胞因子进行的临床前试验报道了许多颇有前途的结果[126,128,129,203]。总体上,在啮齿类、狗和非人类灵长类中,几乎任何骨髓抑制或免疫介导的血小板破坏模型都对注射血小板生成素反应良好。除对血小板恢复的良好效果以外,这些研究中的很多还报道了增高的全系造血祖细胞的恢复、红细胞或白细胞或两者一起的加速恢复。相对这些总体而言良性的结果,一个唯一的例外出现在干细胞移植的动物模型中。有报道指出,在这些模型中仅可见极小甚至可忽略不计的血细胞恢复的加速,除非给干细胞供体使用该激素[204,205]。

在接受细胞毒治疗的癌症患者中进行了一些临床试验并显示了不同的结果,即该激素在许多患者中有效[206~208],但并不是指所有的临床情况[209,210]。一般而言,该激素对接受足以产生具有临床重要性的血小板减少的中度积极化疗方案的患者是有效的。但是,这种激素对在急性髓细胞性白血病或干细胞移植时使用的大剂量长程细胞毒疗法时无效,除非像在动物实验中一样给干细胞供体用药[211]。据报道血小板生成素也能升高免疫介导血小板减少症患者的血小板水平[212]。而给药时间也能显著影响总需剂量及其功效[213],例如,在骨髓抑制治疗前及治疗后即刻各用一剂药物与任何其他多次用药疗法一样有效。这种疗法可以显著减轻血小板触底计数以及减少补充血小板生成素的化疗周期中对血小板输注的需要。然而,适用修饰型的重组血小板生成素可导致针对该药的抗体产生,通过交叉反应及中和该天然激素造成血小板减少症[214]。虽然这种作用在应用非修饰的重组血小板生成素时未报道,但是在血小板减少症患者中应用血小板生成素的尝试还是因此集中到了可以结合并激活血小板生成素受体的小肽或有机模拟物上(综述于参考文献 218)[215~217]。在临床试验中测试了两种血小板生成素模拟制剂(参见第 117 章),已检测了两种主要指征即特发性免疫性血小板减少症(ITP)和在慢性丙型肝炎治疗中发生的 IFN 诱导的血小板减少症。这些临床试验的结果非常有希望,例如在一个对一种在免疫球蛋白框架中带有 4 个拷贝的 c-Mpl 受体刺激肽的肽体进行的随机对照的 III 期临床试验中,84% 经重度预治疗的 ITP 患者对治疗有反应,其程度因患者事前有无接受过脾切而轻微上下波动[219]。同样,给 ITP 患者使用一种小分子量的口服血小板生成素有机模拟物使 81% 的患者的血小板计数超过 $50×10^9/L$[220]。这些研究已使得美国 FDA 批准此两种血小板生成素激动剂用于 ITP 患者,同样的分子被用于有一定肝功能不全的接受 IFN/利巴韦林(ribavirin)治疗丙型肝炎的患者[75],这些患者中的 75% 完成了 3 个月的疗程而未减 IFN 剂量;对比之下,被给予安慰剂的患者中为 6%[221]。

血小板生成素模拟物合用其他制剂也曾被在慢性 ITP 的治疗中加以检测。例如,重组人血小板生成素与利妥昔单抗(rituximab)合用可达成比单用利妥昔单抗更强的反应和更长的反应持续时间[222]。

有一些研究提示血小板生成素模拟物会导致骨髓纤维化,特别是在长期使用后。例如,在一系列接受几种不同的血小板生成素模拟物治疗的病人中,超过 60 人发生一定程度的、随时间进展的骨髓纤维化[223]。这类治疗的副作用在这些病人中的实际发生率和预后因素还需细致的研究加以评估。

翻译:奚闻达   互审:王学锋   校对:奚晓东

参考文献

1. Hanson SR, Slichter SJ: Platelet kinetics in patients with bone marrow hypoplasia: Evidence for a fixed platelet requirement. *Blood* 66:1105, 1985.
2. Dettke M, Hlousek M, Kurz M, et al: Increase in endogenous thrombopoietin in healthy donors after automated plateletpheresis. *Transfusion* 38:449, 1998.
3. Harker LA, Marzec UM, Hunt P, et al: Dose-response effects of pegylated human megakaryocyte growth and development factor on platelet production and function in nonhuman primates. *Blood* 88:511, 1996.
4. O'Malley CJ, Rasko JE, Basser RL, et al: Administration of pegylated recombinant human megakaryocyte growth and development factor to humans stimulates the production of functional platelets that show no evidence of *in vivo* activation. *Blood* 88:3288, 1996.
5. Machlus KR, Italiano JE Jr: The incredible journey: From megakaryocyte development to platelet formation. *J Cell Biol* 201:785, 2013.
6. Junt T, Schulze H, Chen Z, et al: Dynamic visualization of thrombopoiesis within bone marrow. *Science* 317:1767, 2007.
7. Harker LA, Finch CA: Thrombokinetics in man. *J Clin Invest* 48:963, 1969.
8. Machlus KR, Italiano JE Jr: The incredible journey: From megakaryocyte development to platelet formation. *J Cell Biol* 201:785, 2013.
9. Tronik-Le Roux D, Roullot V, Schweitzer A, et al: Suppression of erythro-megakaryocytopoiesis and the induction of reversible thrombocytopenia in mice transgenic for the thymidine kinase gene targeted by the platelet glycoprotein alpha IIb promoter. *J Exp Med* 181:2141, 1995.
10. Debili N, Robin C, Schiavon V, et al: Different expression of CD41 on human lymphoid and myeloid progenitors from adults and neonates. *Blood* 97:2023, 2001.
11. Wu G, Essex DW, Meloni FJ, et al: Human endothelial cells in culture and *in vivo* express on their surface all four components of the glycoprotein Ib/IX/V complex. *Blood* 90:2660, 1997.
12. Hickey MJ, Hagen FS, Yagi M, Roth GJ: Human platelet glycoprotein V: Characterization of the polypeptide and the related Ib-V-IX receptor system of adhesive, leucine-rich glycoproteins. *Proc Natl Acad Sci U S A* 90:8327, 1993.
13. Kahn ML, Diacovo TG, Bainton DF, et al: Glycoprotein V-deficient platelets have undiminished thrombin responsiveness and do not exhibit a Bernard-Soulier phenotype. *Blood* 94:4112, 1999.
14. Lopez JA, Andrews RK, Afshar-Kharghan V, Berndt MC: Bernard-Soulier syndrome.

Blood 91:4397, 1998.

15. Ramakrishnan V, DeGuzman F, Bao M, et al: A thrombin receptor function for platelet glycoprotein Ib-IX unmasked by cleavage of glycoprotein V. *Proc Natl Acad Sci U S A* 98:1823, 2001.

16. Breton-Gorius J, Reyes F: Ultrastructure of human bone marrow cell maturation. *Int Rev Cytol* 46:251, 1976.

17. Italiano JE Jr, Shivdasani RA: Megakaryocytes and beyond: The birth of platelets. *J Thromb Haemost* 1:1174, 2003.

18. Ebbe S, Stohlman F Jr: Megakaryocytopoiesis in the rat. *Blood* 26:20, 1965.

19. Vitrat N, Cohen-Solal K, Pique C, et al: Endomitosis of human megakaryocytes are due to abortive mitosis. *Blood* 91:3711, 1998.

20. Odell TT Jr, Reiter RS: Generation cycle of rat megakaryocytes. *Exp Cell Res* 53:321, 1968.

21. Tijssen MR, Ghevaert C. Transcription factors in late megakaryopoiesis and related platelet disorders. *J Thromb Haemost* 11:593, 2013.

22. Bastian LS, Kwiatkowski BA, Breininger J, et al: Regulation of the megakaryocytic glycoprotein IX promoter by the oncogenic Ets transcription factor Fli-1. *Blood* 93:2637, 1999.

23. Ramachandran B, Surrey S, Schwartz E: Megakaryocyte-specific positive regulatory sequence 5′ to the human PF4 gene. *Exp Hematol* 23:49, 1995.

24. Furihata K, Kunicki TJ: Characterization of human glycoprotein VI gene 5′ regulatory and promoter regions. *Arterioscler Thromb Vasc Biol* 22:1733, 2002.

25. Sevinsky JR, Whalen AM, Ahn NG: Extracellular signal-regulated kinase induces the megakaryocyte GPIIb/CD41 gene through MafB/Kreisler. *Mol Cell Biol* 24:4534, 2004.

26. Rojnuckarin P, Drachman JG, Kaushansky K: Thrombopoietin-induced activation of the mitogen-activated protein kinase (MAPK) pathway in normal megakaryocytes: Role in endomitosis. *Blood* 94:1273, 1999.

27. Vyas P, Norris FA, Joseph R, et al: Inositol polyphosphate 4-phosphatase type I regulates cell growth downstream of transcription factor GATA-1. *Proc Natl Acad Sci U S A* 97:13696, 2000.

28. Pevny L, Simon MC, Robertson E, et al: Erythroid differentiation in chimaeric mice blocked by a targeted mutation in the gene for transcription factor GATA-1. *Nature* 349:257, 1991.

29. Shivdasani RA, Fujiwara Y, McDevitt MA, Orkin SH: A lineage-selective knockout establishes the critical role of transcription factor GATA-1 in megakaryocyte growth and platelet development. *EMBO J* 16:3965, 1997.

30. Song WJ, Sullivan MG, Legare RD, et al: Haploinsufficiency of CBFA2 causes familial thrombocytopenia with propensity to develop acute myelogenous leukaemia. *Nat Genet* 23:166, 1999.

31. Ichikawa M, Asai T, Saito T, et al: AML-1 is required for megakaryocytic maturation and lymphocytic differentiation, but not for maintenance of hematopoietic stem cells in adult hematopoiesis. *Nat Med* 10:299, 2004.

32. Elagib KE, Racke FK, Mogass M, et al: RUNX1 and GATA-1 coexpression and cooperation in megakaryocytic differentiation. *Blood* 101:4333, 2003.

33. Ebbe S, Phalen E, Stohlman F Jr: Abnormalities of megakaryocytes in W-WV mice. *Blood* 42:857, 1973.

34. Broudy VC, Lin NL, Kaushansky K: Thrombopoietin (c-mpl ligand) acts synergistically with erythropoietin, stem cell factor, and interleukin-11 to enhance murine megakaryocyte colony growth and increases megakaryocyte ploidy *in vitro*. *Blood* 85:1719, 1995.

35. Gainsford T, Roberts AW, Kimura S, et al: Cytokine production and function in cmpl–deficient mice: No physiologic role for interleukin-3 in residual megakaryocyte and platelet production. *Blood* 91:2745, 1998.

36. Kaushansky K, Broudy VC, Lin N, et al: Thrombopoietin, the Mp1 ligand, is essential for full megakaryocyte development. *Proc Natl Acad Sci U S A* 92:3234, 1995.

37. Hodohara K, Fujii N, Yamamoto N, Kaushansky K: Stromal cell-derived factor-1 (SDF-1) acts together with thrombopoietin to enhance the development of megakaryocytic progenitor cells (CFU-MK). *Blood* 95:769, 2000.

38. Avecilla ST, Hattori K, Heissig B, et al: Chemokine-mediated interaction of hematopoietic progenitors with the bone marrow vascular niche is required for thrombopoiesis. *Nat Med* 10:64, 2004.

39. Geddis AE, Fox NE, Kaushansky K: Phosphatidylinositol 3-kinase is necessary but not sufficient for thrombopoietin-induced proliferation in engineered Mp1-bearing cell lines as well as in primary megakaryocytic progenitors. *J Biol Chem* 276:34473, 2001.

40. Miyazaki R, Ogata H, Kobayashi Y: Requirement of thrombopoietin-induced activation of ERK for megakaryocyte differentiation and of p38 for erythroid differentiation. *Ann Hematol* 80:284, 2001.

41. Pettiford SM, Herbst R: The protein tyrosine phosphatase HePTP regulates nuclear translocation of ERK2 and can modulate megakaryocytic differentiation of K562 cells. *Leukemia* 17:366, 2003.

42. Dorsey JF, Cunnick JM, Mane SM, Wu J: Regulation of the Erk2-Elk1 signaling pathway and megakaryocytic differentiation of Bcr-Abl(+) K562 leukemic cells by Gab2. *Blood* 99:1388, 2002.

43. Zhang Y, Nagata Y, Yu G, et al: Aberrant quantity and localization of Aurora-B/AIM-1 and survivin during megakaryocyte polyploidization and the consequences of Aurora-B/AIM-1-deregulated expression. *Blood* 103:3717, 2004.

44. Carow CE, Fox NE, Kaushansky K: Kinetics of endomitosis in primary murine megakaryocytes. *J Cell Physiol* 188:291, 2001.

45. Geddis AE, Kaushansky K: Megakaryocytes express functional aurora kinase B in endomitosis. *Blood* 104:1017, 2004.

46. Geddis AE, Fox NE, Tkachenko E, Kaushansky K: Endomitotic megakaryocytes that form a bipolar spindle exhibit cleavage furrow ingression followed by furrow regression. *Cell Cycle* 6:455, 2007.

47. Suzuki A, Shin JW, Wang Y, et al: RhoA is essential for maintaining normal megakaryocyte ploidy and platelet generation. *PLoS One* 8:e69315, 2013.

48. Gao Y, Smith E, Ker E, et al: Role of RhoA-specific guanine exchange factors in regulation of endomitosis in megakaryocytes. *Dev Cell* 22:573, 2012.

49. Seri M, Cusano R, Gangarossa S, et al: Mutations in MYH9 result in the May-Hegglin anomaly, and Fechtner and Sebastian syndromes. The May-Hegglin/Fechtner Syndrome Consortium. *Nat Genet* 26:103, 2000.

50. Hartwig J, Italiano J Jr: The birth of the platelet. *J Thromb Haemost* 1:1580, 2003.

51. Visvader JE, Elefanty AG, Strasser A, Adams JM: GATA-1 but not SCL induces megakaryocytic differentiation in an early myeloid line. *EMBO J* 11:4557, 1992.

52. Huizing M, Parkes JM, Helip-Wooley A, White JG, Gahl WA: Platelet alpha granules in BLOC-2 and BLOC-3 subtypes of Hermansky-Pudlak syndrome. *Platelets* 18:150, 2007.

53. Tavassoli M, Aoki M: Localization of megakaryocytes in the bone marrow. *Blood Cells* 15:3, 1989.

54. Andrews NC, Erdjument-Bromage H, Davidson MB, et al: Erythroid transcription factor NF-E2 is a haematopoietic-specific basic-leucine zipper protein. *Nature* 362:722, 1993.

55. Bean TL, Ney PA: Multiple regions of p45 NF-E2 are required for beta-globin gene expression in erythroid cells. *Nucleic Acids Res* 25:2509, 1997.

56. Shivdasani RA, Rosenblatt MF, Zucker-Franklin D, et al: Transcription factor NF-E2 is required for platelet formation independent of the actions of thrombopoietin/MGDF in megakaryocyte development. *Cell* 81:695, 1995.

57. Querfurth E, Schuster M, Kulessa H, et al: Antagonism between C/EBPbeta and FOG in eosinophil lineage commitment of multipotent hematopoietic progenitors. *Genes Dev* 14:2515, 2000.

58. Tijssen MR, Ghevaert C. Transcription factors in late megakaryopoiesis and related platelet disorders. *J Thromb Haemost* 11:593, 2013.

59. Howell WH DD: The production of blood platelets in the lungs. *J Exp Med* 65:177, 1939.

60. Slater DN, Trowbridge EA, Martin JF: The megakaryocyte in thrombocytopenia: A microscopic study which supports the theory that platelets are produced in the pulmonary circulation. *Thromb Res* 31:163, 1983.

61. Kaushansky K, Lok S, Holly RD, et al: Promotion of megakaryocyte progenitor expansion and differentiation by the c-Mpl ligand thrombopoietin. *Nature* 369:568, 1994.

62. Kaufman RM, Airo R, Pollack S, et al: Origin of pulmonary megakaryocytes. *Blood* 25:767, 1965.

63. Harker LA, Marzec UM, Kelly AB: Effects of Mpl ligands on platelet production and function in nonhuman primates. *Stem Cells* 16(Suppl 2):107, 1998.

64. Choi ES, Nichol JL, Hokom MM, et al: Platelets generated *in vitro* from proplatelet-displaying human megakaryocytes are functional. *Blood* 85:402, 1995.

65. Norol F, Vitrat N, Cramer E, et al: Effects of cytokines on platelet production from blood and marrow CD34+ cells. *Blood* 91:830, 1998.

66. Rojnuckarin P, Kaushansky K: Actin reorganization and proplatelet formation in murine megakaryocytes: The role of protein kinase C alpha. *Blood* 97:154, 2001.

67. Ishida Y, Yano K, Ito T, et al: Purification of proplatelet formation (PPF) stimulating factor: Thrombin/antithrombin III complex stimulates PPF of megakaryocytes in vitro and platelet production *in vivo*. *Thromb Haemost* 85:349, 2001.

68. Hunt P, Hokom MM, Wiemann B, et al: Megakaryocyte proplatelet-like process formation *in vitro* is inhibited by serum prothrombin, a process which is blocked by matrix-bound glycosaminoglycans. *Exp Hematol* 21:372, 1993.

69. Geddis AE, Kaushansky K: Inherited thrombocytopenias: Toward a molecular understanding of disorders of platelet production. *Curr Opin Pediatr* 16:15, 2004.

70. Eckly A, Strassel C, Freund M, et al: Abnormal megakaryocyte morphology and proplatelet formation in mice with megakaryocyte-restricted MYH9 inactivation. *Blood* 113(14):3182, 2009.

71. De Botton S, Sabri S, Daugas E, et al: Platelet formation is the consequence of caspase activation within megakaryocytes. *Blood* 100:1310, 2002.

72. Quesenberry PJ, Ihle JN, McGrath E: The effect of interleukin 3 and GM-CSA-2 on megakaryocyte and myeloid clonal colony formation. *Blood* 65:214, 1985.

73. Kaushansky K, O'Hara PJ, Berkner K, et al: Genomic cloning, characterization, and multilineage growth-promoting activity of human granulocyte-macrophage colony-stimulating factor. *Proc Natl Acad Sci U S A* 83:3101, 1986.

74. Briddell RA, Bruno E, Cooper RJ, et al: Effect of c-kit ligand on *in vitro* human megakaryocytopoiesis. *Blood* 78:2854, 1991.

75. Kaushansky K: Thrombopoietin: The primary regulator of platelet production. *Blood* 86:419, 1995.

76. Yang YC, Ciarletta AB, Temple PA, et al: Human IL-3 (multi-CSF): Identification by expression cloning of a novel hematopoietic growth factor related to murine IL-3. *Cell* 47:3, 1986.

77. Wong GG, Witek JS, Temple PA, et al: Human GM-CSF: Molecular cloning of the complementary DNA and purification of the natural and recombinant proteins. *Science* 228:810, 1985.

78. Feng Y, Klein BK, Vu L, et al: 1H 13C, and 15N NMR resonance assignments, secondary structure, and backbone topology of a variant of human interleukin-3. *Biochemistry* 34:6540, 1995.

79. Lopez AF, Eglinton JM, Gillis D, et al: Reciprocal inhibition of binding between interleukin 3 and granulocyte-macrophage colony-stimulating factor to human eosinophils. *Proc Natl Acad Sci U S A* 86:7022, 1989.

80. Scott CL, Robb L, Mansfield R, et al: Granulocyte-macrophage colony-stimulating factor is not responsible for residual thrombopoiesis in Mpl null mice. *Exp Hematol* 28:1001, 2000.

81. Chen Q, Solar G, Eaton DL, de Sauvage FJ: IL-3 does not contribute to platelet production in c-Mpl–deficient mice. *Stem Cells* 16(Suppl 2):31, 1998.

82. Kishimoto T: The biology of interleukin-6. *Blood* 74:1, 1989.

83. Quesenberry PJ, McGrath HE, Williams ME, et al: Multifactor stimulation of megakaryocytopoiesis: Effects of interleukin 6. *Exp Hematol* 19:35, 1991.

84. Williams N, De Giorgio T, Banu N, et al: Recombinant interleukin 6 stimulates immature murine megakaryocytes. *Exp Hematol* 18:69, 1990.

85. Mei RL, Burstein SA: Megakaryocytic maturation in murine long-term bone marrow

culture: Role of interleukin-6. *Blood* 78:1438, 1991.
86. Ishibashi T, Kimura H, Shikama Y, et al: Interleukin-6 is a potent thrombopoietic factor *in vivo* in mice. *Blood* 74:1241, 1989.
87. Asano S, Okano A, Ozawa K, et al: *In vivo* effects of recombinant human interleukin-6 in primates: Stimulated production of platelets. *Blood* 75:1602, 1990.
88. van Gameren MM, Willemse PH, Mulder NH, et al: Effects of recombinant human interleukin-6 in cancer patients: A phase I–II study. *Blood* 84:1434, 1994.
89. Blay JY, Favrot M, Rossi JF, Wijdenes J: Role of interleukin-6 in paraneoplastic thrombocytosis. *Blood* 82:2261, 1993.
90. Bernad A, Kopf M, Kulbacki R, et al: Interleukin-6 is required *in vivo* for the regulation of stem cells and committed progenitors of the hematopoietic system. *Immunity* 1:725, 1994.
91. Kaser A, Brandacher G, Steurer W, et al: Interleukin-6 stimulates thrombopoiesis through thrombopoietin: Role in inflammatory thrombocytosis. *Blood* 98:2720, 2001.
92. Du X, Williams DA: Interleukin-11: Review of molecular, cell biology, and clinical use. *Blood* 89:3897, 1997.
93. Gough NM: Molecular genetics of leukemia inhibitory factor (LIF) and its receptor. *Growth Factors* 7:175, 1992.
94. Hilton DJ: LIF: Lots of interesting functions. *Trends Biochem Sci* 17:72, 1992.
95. Debili N, Masse JM, Katz A, et al: Effects of the recombinant hematopoietic growth factors interleukin-3, interleukin-6, stem cell factor, and leukemia inhibitory factor on the megakaryocytic differentiation of CD34+ cells. *Blood* 82:84, 1993.
96. Teramura M, Kobayashi S, Hoshino S, et al: Interleukin-11 enhances human megakaryocytopoiesis *in vitro*. *Blood* 79:327, 1992.
97. Metcalf D, Nicola NA, Gearing DP: Effects of injected leukemia inhibitory factor on hematopoietic and other tissues in mice. *Blood* 76:50, 1990.
98. Neben TY, Loebelenz J, Hayes L, et al: Recombinant human interleukin-11 stimulates megakaryocytopoiesis and increases peripheral platelets in normal and splenectomized mice. *Blood* 81:901, 1993.
99. Farese AM, Myers LA, MacVittie TJ: Therapeutic efficacy of recombinant human leukemia inhibitory factor in a primate model of radiation-induced marrow aplasia. *Blood* 84:3675, 1994.
100. Gordon MS, McCaskill-Stevens WJ, Battiato LA, et al: A phase I trial of recombinant human interleukin-11 (Neumega rhIL-11 growth factor) in women with breast cancer receiving chemotherapy. *Blood* 87:3615, 1996.
101. Nandurkar HH, Robb L, Tarlinton D, et al: Adult mice with targeted mutation of the interleukin-11 receptor (IL11Ra) display normal hematopoiesis. *Blood* 90:2148, 1997.
102. Gainsford T, Nandurkar H, Metcalf D, et al: The residual megakaryocyte and platelet production in c-Mpl–deficient mice is not dependent on the actions of interleukin-6, interleukin-11, or leukemia inhibitory factor. *Blood* 95:528, 2000.
103. Lyman SD, James L, Vanden Bos T, et al: Molecular cloning of a ligand for the flt3/flk-2 tyrosine kinase receptor: A proliferative factor for primitive hematopoietic cells. *Cell* 75:1157, 1993.
104. Avraham H, Vannier E, Cowley S, et al: Effects of the stem cell factor, c-kit ligand, on human megakaryocytic cells. *Blood* 79:365, 1992.
105. Ebbe S, Phalen E, Stohlman F Jr: Abnormalities of megakaryocytes in S1-S1d mice. *Blood* 42:865, 1973.
106. Arnold J, Ellis S, Radley JM, Williams N: Compensatory mechanisms in platelet production: The response of Sl/Sld mice to 5-fluorouracil. *Exp Hematol* 19:24, 1991.
107. Hunt P, Zsebo KM, Hokom MM, et al: Evidence that stem cell factor is involved in the rebound thrombocytosis that follows 5-fluorouracil treatment. *Blood* 80:904, 1992.
108. Broudy VC: Stem cell factor and hematopoiesis. *Blood* 90:1345, 1997.
109. Langley KE, Bennett LG, Wypych J, et al: Soluble stem cell factor in human serum. *Blood* 81:656, 1993.
110. Cheng HJ, Flanagan JG: Transmembrane kit ligand cleavage does not require a signal in the cytoplasmic domain and occurs at a site dependent on spacing from the membrane. *Mol Biol Cell* 5:943, 1994.
111. Miyazawa K, Williams DA, Gotoh A, et al: Membrane-bound Steel factor induces more persistent tyrosine kinase activation and longer life span of c-kit gene-encoded protein than its soluble form. *Blood* 85:641, 1995.
112. Flanagan JG, Chan DC, Leder P: Transmembrane form of the kit ligand growth factor is determined by alternative splicing and is missing in the Sld mutant. *Cell* 64:1025, 1991.
113. Lyman SD, Jacobsen SE: C-kit ligand and Flt3 ligand: Stem/progenitor cell factors with overlapping yet distinct activities. *Blood* 91:1101, 1998.
114. Ramsfjell V, Borge OJ, Veiby OP, et al: Thrombopoietin, but not erythropoietin, directly stimulates multilineage growth of primitive murine bone marrow progenitor cells in synergy with early acting cytokines: Distinct interactions with the ligands for c-kit and FLT3. *Blood* 88:4481, 1996.
115. Piacibello W, Garetto L, Sanavio F, et al: The effects of human FLT3 ligand on *in vitro* human megakaryocytopoiesis. *Exp Hematol* 24:340, 1996.
116. Brasel K, McKenna HJ, Morrissey PJ, et al: Hematologic effects of flt3 ligand *in vivo* in mice. *Blood* 88:2004, 1996.
117. Kelemen E CI, Tanos B: Demonstration and some properties of human thrombopoietin in thrombocythemic sera. *Acta Haematol* 20:350, 1958.
118. Wendling F, Varlet P, Charon M, Tambourin P: MPLV: A retrovirus complex inducing an acute myeloproliferative leukemic disorder in adult mice. *Virology* 149:242, 1986.
119. Souyri M, Vigon I, Penciolelli JF, et al: A putative truncated cytokine receptor gene transduced by the myeloproliferative leukemia virus immortalizes hematopoietic progenitors. *Cell* 63:1137, 1990.
120. Vigon I, Mornon JP, Cocault L, et al: Molecular cloning and characterization of MPL, the human homolog of the v-Mpl oncogene: Identification of a member of the hematopoietic growth factor receptor super-family. *Proc Natl Acad Sci U S A* 89:5640, 1992.
121. Cosman D: The hematopoietin receptor superfamily. *Cytokine* 5:95, 1993.
122. Skoda RC, Seldin DC, Chiang MK, et al: Murine c-Mpl: A member of the hematopoietic growth factor receptor superfamily that transduces a proliferative signal. *EMBO J* 12:2645, 1993.
123. Lok S, Kaushansky K, Holly RD, et al: Cloning and expression of murine thrombopoietin cDNA and stimulation of platelet production *in vivo*. *Nature* 369:565, 1994.
124. Linden HM, Kaushansky K: The glycan domain of thrombopoietin enhances its secretion. *Biochemistry* 39:3044, 2000.
125. Basser RL, Rasko JE, Clarke K, et al: Thrombopoietic effects of pegylated recombinant human megakaryocyte growth and development factor (PEG-rHuMGDF) in patients with advanced cancer. *Lancet* 348:1279, 1996.
126. Kaushansky K, Broudy VC, Grossmann A, et al: Thrombopoietin expands erythroid progenitors, increases red cell production, and enhances erythroid recovery after myelosuppressive therapy. *J Clin Invest* 96:1683, 1995.
127. Farese AM, Hunt P, Boone T, MacVittie TJ: Recombinant human megakaryocyte growth and development factor stimulates thrombocytopoiesis in normal nonhuman primates. *Blood* 86:54, 1995.
128. Akahori H, Shibuya K, Obuchi M, et al: Effect of recombinant human thrombopoietin in nonhuman primates with chemotherapy-induced thrombocytopenia. *Br J Haematol* 94:722, 1996.
129. Neelis KJ, Hartong SC, Egeland T, et al: The efficacy of single-dose administration of thrombopoietin with coadministration of either granulocyte/macrophage or granulocyte colony-stimulating factor in myelosuppressed rhesus monkeys. *Blood* 90:2565, 1997.
130. Gurney AL, Carver-Moore K, de Sauvage FJ, Moore MW: Thrombocytopenia in c-Mpl–deficient mice. *Science* 265:1445, 1994.
131. van den Oudenrijn S, Bruin M, Folman CC, et al: Mutations in the thrombopoietin receptor, Mpl, in children with congenital amegakaryocytic thrombocytopenia. *Br J Haematol* 110:441, 2000.
132. Ballmaier M, Germeshausen M, Schulze H, et al: C-mpl mutations are the cause of congenital amegakaryocytic thrombocytopenia. *Blood* 97:139, 2001.
133. Sohma Y, Akahori H, Seki N, et al: Molecular cloning and chromosomal localization of the human thrombopoietin gene. *FEBS Lett* 353:57, 1994.
134. Morris D: *Cis*-Acting mRNA structures in gene-specific translational control, in *Post-Transcriptional Gene Regulation*, edited by Harford JB, Morris DR, p 165. Wiley-Liss, New York, 1997.
135. Wiestner A, Schlemper RJ, Van der Maas AP, Skoda RC: An activating splice donor mutation in the thrombopoietin gene causes hereditary thrombocythaemia. *Nat Genet* 18:49, 1998.
136. Jorgensen MJ, Raskind WH, Wolff JF, et al: Familial thrombocytosis associated with overproduction of thrombopoietin due to a novel splice donor site mutation. *Blood* 92:205a, 1998.
137. Kondo T, Okabe M, Sanada M, et al: Familial essential thrombocythemia associated with one-base deletion in the 5′-untranslated region of the thrombopoietin gene. *Blood* 92:1091, 1998.
138. Ghilardi N, Wiestner A, Kikuchi M, et al: Hereditary thrombocythaemia in a Japanese family is caused by a novel point mutation in the thrombopoietin gene. *Br J Haematol* 107:310, 1999.
139. Cazzola M, Skoda RC: Translational pathophysiology: A novel molecular mechanism of human disease. *Blood* 95:3280, 2000.
140. Odell TT Jr, McDonald TP, Detwiler TC: Stimulation of platelet production by serum of platelet-depleted rats. *Proc Soc Exp Biol Med* 108:428, 1961.
141. Nichol JL, Hokom MM, Hornkohl A, et al: Megakaryocyte growth and development factor. Analyses of in vitro effects on human megakaryopoiesis and endogenous serum levels during chemotherapy-induced thrombocytopenia. *J Clin Invest* 95:2973, 1995.
142. Kuter DJ, Rosenberg RD: The reciprocal relationship of thrombopoietin (c-Mpl ligand) to changes in the platelet mass during busulfan-induced thrombocytopenia in the rabbit. *Blood* 85:2720, 1995.
143. Bartocci A, Mastrogiannis DS, Migliorati G, et al: Macrophages specifically regulate the concentration of their own growth factor in the circulation. *Proc Natl Acad Sci U S A* 84:6179, 1987.
144. Emmons RV, Reid DM, Cohen RL, et al: Human thrombopoietin levels are high when thrombocytopenia is due to megakaryocyte deficiency and low when due to increased platelet destruction. *Blood* 87:4068, 1996.
145. McCarty JM, Sprugel KH, Fox NE, et al: Murine thrombopoietin mRNA levels are modulated by platelet count. *Blood* 86:3668, 1995.
146. de Sauvage FJ, Carver-Moore K, Luoh SM, et al: Physiological regulation of early and late stages of megakaryocytopoiesis by thrombopoietin. *J Exp Med* 183:651, 1996.
147. Sungaran R, Markovic B, Chong BH: Localization and regulation of thrombopoietin mRNA expression in human kidney, liver, bone marrow, and spleen using in situ hybridization. *Blood* 89:101, 1997.
148. McIntosh B, Kaushansky K: Marrow stromal production of thrombopoietin is regulated by transcriptional mechanisms in response to platelet products. *Exp Hematol* 36:799, 2008.
149. Solanilla A, Dechanet J, El Andaloussi A, et al: CD40-ligand stimulates myelopoiesis by regulating flt3-ligand and thrombopoietin production in bone marrow stromal cells. *Blood* 95:3758, 2000.
150. Sungaran R, Chisholm OT, Markovic B, et al: The role of platelet alpha-granular proteins in the regulation of thrombopoietin messenger RNA expression in human bone marrow stromal cells. *Blood* 95:3094, 2000.
151. Kamura T, Handa H, Hamasaki N, Kitajima S: Characterization of the human thrombopoietin gene promoter. A possible role of an Ets transcription factor, E4TF1/GABP. *J Biol Chem* 272:11361, 1997.
152. Chang MS, McNinch J, Basu R, et al: Cloning and characterization of the human megakaryocyte growth and development factor (MGDF) gene. *J Biol Chem* 270:511, 1995.
153. Rollins BJ: Chemokines. *Blood* 90:909, 1997.
154. Broxmeyer HE, Mantel CR, Aronica SM: Biology and mechanisms of action of synergistically stimulated myeloid progenitor cell proliferation and suppression by chemokines. *Stem Cells* 15(Suppl 1):69, discussion 15(Suppl 1):78, 1997.
155. Shirozu M, Nakano T, Inazawa J, et al: Structure and chromosomal localization of the

human stromal cell-derived factor 1 (SDF1) gene. *Genomics* 28:495, 1995.
156. Luster AD: Chemokines—Chemotactic cytokines that mediate inflammation. *N Engl J Med* 338:436, 1998.
157. Nagasawa T, Hirota S, Tachibana K, et al: Defects of B-cell lymphopoiesis and bone-marrow myelopoiesis in mice lacking the CXC chemokine PBSF/SDF-1. *Nature* 382:635, 1996.
158. Ma Q, Jones D, Borghesani PR, et al: Impaired B-lymphopoiesis, myelopoiesis, and derailed cerebellar neuron migration in CXCR4- and SDF-1-deficient mice. *Proc Natl Acad Sci U S A* 95:9448, 1998.
159. Aiuti A, Webb IJ, Bleul C, et al: The chemokine SDF-1 is a chemoattractant for human CD34+ hematopoietic progenitor cells and provides a new mechanism to explain the mobilization of CD34+ progenitors to peripheral blood. *J Exp Med* 185:111, 1997.
160. Wang JF, Liu ZY, Groopman JE: The alpha-chemokine receptor CXCR4 is expressed on the megakaryocytic lineage from progenitor to platelets and modulates migration and adhesion. *Blood* 92:756, 1998.
161. Hamada T, Mohle R, Hesselgesser J, et al: Transendothelial migration of megakaryocytes in response to stromal cell-derived factor 1 (SDF-1) enhances platelet formation. *J Exp Med* 188:539, 1998.
162. Daopin S, Piez KA, Ogawa Y, Davies DR: Crystal structure of transforming growth factor-beta 2: An unusual fold for the superfamily. *Science* 257:369, 1992.
163. Keller JR, Mantel C, Sing GK, et al: Transforming growth factor beta 1 selectively regulates early murine hematopoietic progenitors and inhibits the growth of IL-3-dependent myeloid leukemia cell lines. *J Exp Med* 168:737, 1988.
164. Dybedal I, Jacobsen SE: Transforming growth factor beta (TGF-beta), a potent inhibitor of erythropoiesis: Neutralizing TGF-beta antibodies show erythropoietin as a potent stimulator of murine burst-forming unit erythroid colony formation in the absence of a burst-promoting activity. *Blood* 86:949, 1995.
165. Ishibashi T, Miller SL, Burstein SA: Type beta transforming growth factor is a potent inhibitor of murine megakaryocytopoiesis *in vitro*. *Blood* 69:1737, 1987.
166. Kuter DJ, Gminski DM, Rosenberg RD: Transforming growth factor beta inhibits megakaryocyte growth and endomitosis. *Blood* 79:619, 1992.
167. Laiho M, DeCaprio JA, Ludlow JW, et al: Growth inhibition by TGF-beta linked to suppression of retinoblastoma protein phosphorylation. *Cell* 62:175, 1990.
168. Polyak K, Kato JY, Solomon MJ, et al: P27Kip1, a cyclin-Cdk inhibitor, links transforming growth factor-beta and contact inhibition to cell cycle arrest. *Genes Dev* 8:9, 1994.
169. Teofili L, Martini M, Di Mario A, et al: Expression of p15(ink4b) gene during megakaryocytic differentiation of normal and myelodysplastic hematopoietic progenitors. *Blood* 98:495, 2001.
170. Theofilopoulos AN, Baccala R, Beutler B, Kono DH: Type I interferons (alpha/beta) in immunity and autoimmunity. *Annu Rev Immunol* 23:307, 2005.
171. Broxmeyer HE, Cooper S, Rubin BY, Taylor MW: The synergistic influence of human interferon-gamma and interferon-alpha on suppression of hematopoietic progenitor cells is additive with the enhanced sensitivity of these cells to inhibition by interferons at low oxygen tension *in vitro*. *J Immunol* 135:2502, 1985.
172. Fattovich G, Giustina G, Favarato S, Ruol A: A survey of adverse events in 11,241 patients with chronic viral hepatitis treated with alfa interferon. *J Hepatol* 24:38, 1996.
173. Dusheiko G: Side effects of alpha interferon in chronic hepatitis C. *Hepatology* 26(Suppl 1):112S, 1997.
174. Jaster R, Tschirch E, Bittorf T, Brock J: Interferon-alpha inhibits proliferation of Ba/F3 cells by interfering with interleukin-3 action. *Cell Signal* 11:769, 1999.
175. Kuniyasu H, Yasui W, Kitahara K, et al: Growth inhibitory effect of interferon-beta is associated with the induction of cyclin-dependent kinase inhibitor p27Kip1 in a human gastric carcinoma cell line. *Cell Growth Differ* 8:47, 1997.
176. Wang Q, Miyakawa Y, Fox N, Kaushansky K: Interferon-alpha directly represses megakaryopoiesis by inhibiting thrombopoietin-induced signaling through induction of SOCS-1. *Blood* 96:2093, 2000.
177. Long MW: Blood cell cytoadhesion molecules. *Exp Hematol* 20:288, 1992.
178. Toksoz D, Zsebo KM, Smith KA, et al: Support of human hematopoiesis in long-term bone marrow cultures by murine stromal cells selectively expressing the membrane-bound and secreted forms of the human homolog of the steel gene product, stem cell factor. *Proc Natl Acad Sci U S A* 89:7350, 1992.
179. Yang L, Yang YC: Regulation of interleukin (IL)-11 gene expression in IL-1 induced primate bone marrow stromal cells. *J Biol Chem* 269:32732, 1994.
180. Linenberger ML, Jacobson FW, Bennett LG, et al: Stem cell factor production by human marrow stromal fibroblasts. *Exp Hematol* 23:1104, 1995.
181. Gordon MY, Riley GP, Watt SM, Greaves MF: Compartmentalization of a haematopoietic growth factor (GM-CSF) by glycosaminoglycans in the bone marrow microenvironment. *Nature* 326:403, 1987.
182. Roberts R, Gallagher J, Spooncer E, et al: Heparan sulphate bound growth factors: A mechanism for stromal cell mediated haemopoiesis. *Nature* 332:376, 1988.
183. Artavanis-Tsakonas S, Matsuno K, Fortini ME: Notch signaling. *Science* 268:225, 1995.
184. Karanu FN, Murdoch B, Miyabayashi T, et al: Human homologues of Delta-1 and Delta-4 function as mitogenic regulators of primitive human hematopoietic cells. *Blood* 97:1960, 2001.
185. Lam LT, Ronchini C, Norton J, et al: Suppression of erythroid but not megakaryocytic differentiation of human K562 erythroleukemic cells by notch-1. *J Biol Chem* 275:19676, 2000.
186. Fox NE, Kaushansky K: Engagement of integrin a4b1 enhances thrombopoietin-induced megakaryopoiesis. *Exp Hematol* 33:94, 2005.
187. Bruno E, Briddell RA, Cooper RJ, Hoffman R: Effects of recombinant interleukin 11 on human megakaryocyte progenitor cells. *Exp Hematol* 19:378, 1991.
188. Neben S, Turner K: The biology of interleukin 11. *Stem Cells* 11(Suppl 2):156, 1993.
189. Burstein SA, Mei RL, Henthorn J, et al: Leukemia inhibitory factor and interleukin-11 promote maturation of murine and human megakaryocytes *in vitro*. *J Cell Physiol* 153:305, 1992.
190. Yonemura Y, Kawakita M, Masuda T, et al: Synergistic effects of interleukin 3 and interleukin 11 on murine megakaryopoiesis in serum-free culture. *Exp Hematol* 20:1011, 1992.
191. Yonemura Y, Kawakita M, Masuda T, et al: Effect of recombinant human interleukin-11 on rat megakaryopoiesis and thrombopoiesis *in vivo*: Comparative study with interleukin-6. *Br J Haematol* 84:16, 1993.
192. Schlerman FJ, Bree AG, Kaviani MD, et al: Thrombopoietic activity of recombinant human interleukin 11 (rHuIL-11) in normal and myelosuppressed nonhuman primates. *Stem Cells* 14:517, 1996.
193. Gordon MS SG, Battiato L, et al: The *in vivo* effects of subcutaneously (SC) administered recombinant human interleukin-11 (Neumega rhIL-11 growth factor; rhIL-11) in women with breast cancer (BC). *Blood* 82(Suppl 1):498a, 1993.
194. Champlin RE MR, Kaye JA, et al: Recombinant human interleukin eleven (rhIL-11) following autologous BMT for breast cancer. *Blood* 84(suppl 1):395a, 1994.
195. Tepler I, Elias L, Smith JW 2nd, et al: A randomized placebo-controlled trial of recombinant human interleukin-11 in cancer patients with severe thrombocytopenia due to chemotherapy. *Blood* 87:3607, 1996.
196. Isaacs C, Robert NJ, Bailey FA, et al: Randomized placebo-controlled study of recombinant human interleukin-11 to prevent chemotherapy-induced thrombocytopenia in patients with breast cancer receiving dose-intensive cyclophosphamide and doxorubicin. *J Clin Oncol* 15:3368, 1997.
197. Vredenburgh JJ, Hussein A, Fisher D, et al: A randomized trial of recombinant human interleukin-11 following autologous bone marrow transplantation with peripheral blood progenitor cell support in patients with breast cancer. *Biol Blood Marrow Transplant* 4:134, 1998.
198. Tichelli A, Gratwohl A, Berger C, et al: Treatment of thrombocytosis in myeloproliferative disorders with interferon alpha-2a. *Blut* 58:15, 1989.
199. Gisslinger H, Ludwig H, Linkesch W, et al: Long-term interferon therapy for thrombocytosis in myeloproliferative diseases. *Lancet* 1:634, 1989.
200. Sacchi S, Gugliotta L, Papineschi F, et al: Alfa-interferon in the treatment of essential thrombocythemia: Clinical results and evaluation of its biological effects on the hematopoietic neoplastic clone. Italian Cooperative Group on ET. *Leukemia* 12:289, 1998.
201. Taylor PC, Dolan G, Ng JP, et al: Efficacy of recombinant interferon-alpha (rIFN-alpha) in polycythaemia vera: A study of 17 patients and an analysis of published data. *Br J Haematol* 92:55, 1996.
202. Tornebohm-Roche E, Merup M, Lockner D, Paul C: Alpha-2a interferon therapy and antibody formation in patients with essential thrombocythemia and polycythemia vera with thrombocytosis. *Am J Hematol* 48:163, 1995.
203. Hokom MM, Lacey D, Kinstler OB, et al: Pegylated megakaryocyte growth and development factor abrogates the lethal thrombocytopenia associated with carboplatin and irradiation in mice. *Blood* 86:4486, 1995.
204. Fibbe WE, Heemskerk DP, Laterveer L, et al: Accelerated reconstitution of platelets and erythrocytes after syngeneic transplantation of bone marrow cells derived from thrombopoietin pretreated donor mice. *Blood* 86:3308, 1995.
205. Molineux G, Hartley C, McElroy P, et al: Megakaryocyte growth and development factor accelerates platelet recovery in peripheral blood progenitor cell transplant recipients. *Blood* 88:366, 1996.
206. Fanucchi M, Glaspy J, Crawford J, et al: Effects of polyethylene glycol conjugated recombinant human megakaryocyte growth and development factor on platelet counts after chemotherapy for lung cancer. *N Engl J Med* 336:404, 1997.
207. Vadhan-Raj S, Murray LJ, Bueso-Ramos C, et al: Stimulation of megakaryocyte and platelet production by a single dose of recombinant human thrombopoietin in patients with cancer. *Ann Intern Med* 126:673, 1997.
208. Basser RL, Underhill C, Davis I, et al: Enhancement of platelet recovery after myelosuppressive chemotherapy by recombinant human megakaryocyte growth and development factor in patients with advanced cancer. *J Clin Oncol* 18:2852, 2000.
209. Archimbaud E, Ottmann OG, Yin JA, et al: A randomized, double-blind, placebo-controlled study with pegylated recombinant human megakaryocyte growth and development factor (PEG-rHuMGDF) as an adjunct to chemotherapy for adults with *de novo* acute myeloid leukemia. *Blood* 94:3694, 1999.
210. Bolwell B, Vredenburgh J, Overmoyer B, et al: Phase 1 study of pegylated recombinant human megakaryocyte growth and development factor (PEG-rHuMGDF) in breast cancer patients after autologous peripheral blood progenitor cell (PBPC) transplantation. *Bone Marrow Transplant* 26:141, 2000.
211. Somlo G, Sniecinski I, Ter Veer A, et al: Recombinant human thrombopoietin in combination with granulocyte colony-stimulating factor enhances mobilization of peripheral blood progenitor cells, increases peripheral blood platelet concentration, and accelerates hematopoietic recovery following high-dose chemotherapy. *Blood* 93:2798, 1999.
212. Nomura S, Dan K, Hotta T, et al: Effects of pegylated recombinant human megakaryocyte growth and development factor in patients with idiopathic thrombocytopenic purpura. *Blood* 100:728, 2002.
213. Vadhan-Raj S, Patel S, Bueso-Ramos C, et al: Importance of predosing of recombinant human thrombopoietin to reduce chemotherapy-induced early thrombocytopenia. *J Clin Oncol* 21:3158, 2003.
214. Li J, Yang C, Xia Y, et al: Thrombocytopenia caused by the development of antibodies to thrombopoietin. *Blood* 98:3241, 2001.
215. Kimura T, Kaburaki H, Tsujino T, et al: A non-peptide compound which can mimic the effect of thrombopoietin via c-Mpl. *FEBS Lett* 428:250, 1998.
216. de Serres M, Yeager RL, Dillberger JE, et al: Pharmacokinetics and hematological effects of the PEGylated thrombopoietin peptide mimetic GW395058 in rats and monkeys after intravenous or subcutaneous administration. *Stem Cells* 17:316, 1999.
217. Broudy VC, Lin NL: AMG531 stimulates megakaryopoiesis *in vitro* by binding to Mpl. *Cytokine* 25:52, 2004.
218. Kaushansky K: Hematopoietic growth factor mimetics. *Ann N Y Acad Sci* 938:131, 2001.
219. Kuter DJ, Bussel JB, Lyons RM, et al: Efficacy of romiplostim in patients with chronic

immune thrombocytopenic purpura: A double-blind randomised controlled trial. *Lancet* 371:395, 2008.

220. Bussel JB, Cheng G, Saleh MN, et al: Eltrombopag for the treatment of chronic idiopathic thrombocytopenic purpura. *N Engl J Med* 357:2237, 2007.

221. McHutchison JG, Dusheiko G, Shiffman ML, et al: Eltrombopag for thrombocytopenia in patients with cirrhosis associated with hepatitis C. *N Engl J Med* 357:2227, 2007.

222. Qin P, Dong X, Li J, et al: Recombinant human thrombopoietin and rituximab vs. rituximab monotherapy in corticosteroid resistant primary immune thrombocytopenia: A multicenter randomized controlled study. *American Society of Hematology annual meeting*, abstract 329, 2013.

223. Ghanima W, Geyer JT, Lee CS, et al: Bone marrow fibrosis in 66 immune thrombocytopenia patients treated with thrombopoietin receptor agonists: A single center long-term follow-up. *Haematologica* 99:937, 2014.

第 112 章

血小板形态、生物化学和功能

Susan S. Smyth, Sidney Whiteheart, Joseph E. Italiano Jr. ,Paul Bray and Barry S. Coller

摘要

在成年人体内大约有一万亿个循环血小板,这些无核的细胞碎片黏附到受损的血管壁上,发生聚集,促进凝血酶的产生,进而形成血小板栓子,并通过凝血酶将纤维蛋白原转换成纤维蛋白来加强血栓,发挥止血作用。血小板执行上述功能依赖于血小板膜表面的黏附性糖蛋白受体。这些受体包括 GP Ⅰ b/Ⅸ/Ⅴ 复合体和整合素 αⅡbβ3(GPⅡb/Ⅲa)受体。GP Ⅰ b/Ⅸ/Ⅴ 复合体通过与 VWF 因子(von Willebrand factor)的结合,特异性地在高剪切力的作用下促进血小板的黏附;整合素 αⅡbβ3(GPⅡb/Ⅲa)是血小板特异性受体,通过结合纤维蛋白原或者 VWF 介导血小板的聚集。其他的黏附性糖蛋白受体还包括胶原受体(如 α2β1、GPⅥ),纤连蛋白受体[(α5β1(GP Ⅰ c*/Ⅱa)],层粘连蛋白受体[α6β1(GP Ⅰ c/Ⅱa)]以及肾小球足突细胞膜黏蛋白的受体 CLEC-2 等,这些受体都能促进血小板黏附,但是它们的确切作用机制并不清楚。活化的血小板表面既表达 P-选择素,介导血小板与白细胞的相互作用,也表达 CD40 配体,激活许多促炎细胞,并释放趋化因子和

简写和缩略词

AA,花生四烯酸(arachidonic acid);ADAM,去整合素和金属蛋白酶(a disintegrin and metalloprotease);ADMIDAS,相邻的金属离子依赖性黏结位点(adjacent to metal ion-dependent adhesion site);Ang Ⅱ,血管收缩素Ⅱ(angiotensin Ⅱ);APP,淀粉样前体蛋白(amyloid precursor protein);AP3,活化蛋白 3(activator protein 3);BTK,Bruton 酪氨酸激酶(Bruton tyrosine kinase);CIB,钙离子整合素结合蛋白(calcium and integrin binding protein);CLEC,C-型凝集素样受体(C-type lectin-like receptor);COX,环氧化酶(cyclooxygenase);DAG,二酰甘油(diacylglycerol);DTS,致密管道系统(dense tubular system);EDTA,乙二胺四乙酸(ethylenediaminetetraacetic acid);EGF,表皮生长因子(epidermal growth factor);EMMPRIN,基质金属蛋白酶诱导剂(matrix metalloproteinase inducer);ERK,胞外信号调节激酶(extracellular signal-regulated kinase);FAK,黏着斑激酶(focal adhesion kinase);FOG,GATA 之友(friend of GATA);FERM,四点一,埃兹蛋白,根蛋白和膜突蛋白(four point one,ezrin,radixin,and moesin);Gas,生长抑制特异性基因(growth arrest-specific gene);GP,糖蛋白(glycoprotein);GPCR,G 蛋白偶联受体(G-protein-coupled receptor);GPI,磷脂酰肌醇(glycosyl phosphatidylinosito);GSK,糖原合成激酶(glycogen synthase kinase);HDL,高密度脂蛋白(high-density lipoprotein);HPETE,5-羟赫特酸(hydroxyeicosatetraenoic acid);hTRPC,人标准瞬态受体电位(human canonical transient receptor potential);ICAM,细胞内黏附分子(intercellular adhesion molecule);IL,白介素(interleukin);IP3,肌醇-1,4,5-三磷酸(inositol-1,4,5-trisphosphate);ITAM,免疫受体酪氨酸活化基序(immunoreceptor tyrosine-based activation motif);ITIM,免疫受体酪氨酸抑制基序(immunoreceptor tyrosine-based inhibitory motif);ITSM,免疫受体酪氨酸为底物的开关基序(immunoreceptor tyrosine-based switch motif);JAM,紧密连接分子(junctional adhesion molecule);LAMP,溶酶体结合膜蛋白(lysosome-associated membrane protein);LDL,低密度脂蛋白(low-density lipoprotein);LIBS,配体诱导结合位点(ligand-induced binding site);LIMBS,配体偶联金属结合位点(ligand-associated metal binding site);LOX,脂肪氧化酶(lipoxygenase);LPA,溶血磷脂酸(lysophosphatidic acid);LPC,溶血磷脂酰胆碱(lysophosphatidyl choline);LPS,脂多糖(lipopolysaccharide);LT,白细胞三烯(leukotriene);LX,脂氧素(lipoxin);MAPK,丝裂原活化蛋白激酶(mitogen-activated protein kinase);MIDAS,金属离子依赖性黏附位点(metal ion-dependent adhesion site);miRNA,小核糖核酸(microRNA);MLC,肌球蛋白轻链(myosin light chain);MMP,基质金属蛋白酶(matrix metalloproteinase);MRP,髓系相关蛋白(myeloid-related protein);MVB,多管小体(multivesicular body);NAP,中性粒细胞激活肽段(neutrophil-activating peptide);NET,中性粒细胞胞外捕捉网(neutrophil extracellular trap);NMR,核磁共振(nuclear magnetic resonance);NO,一氧化氮(nitric oxide);PAF,血小板激活因子(platelet-activating factor);PAR,蛋白酶激活受体(protease-activated receptor);PDGF,血小板衍生生长因子(platelet-derived growth factor);PDI,蛋白二硫键异构酶(protein disulfide isomerase);PDZ,突触后密度蛋白(postsynaptic density protein)(PSD95);Dlg1,果蝇盘大肿瘤抑制因子(drosophila disk large tumor suppressor);zo-1,闭锁小带蛋白(1zonula occludens-1protein);PECAM,血小板-内皮细胞黏附分子(platelet-endothelial cell adhesion molecule);PG,前列腺素(prostaglandin);PH 结构域(pleckstrin homology);PI,磷酸肌醇(phosphoinositol);PIPK,磷酸肌醇磷酸激酶;PIP₂,磷酸肌醇 4,5-二膦酸(phosphoinositol 4,5-bisphosphate);PKC,蛋白激酶 C(protein kinase C);PL,磷酸脂酶(phospholipase);PNH,阵发性睡眠性血红蛋白尿症(paroxysmal nocturnal hemoglobinuria);PPAR,过氧化物酶体增殖激活子受体(peroxisome proliferator-activated receptors);PSGL,P-选择素糖蛋白配体(P-selectin glycoprotein ligand);PTB,磷酸酪氨酸结合(phosphotyrosine binding);RIAM,Rap1GTP-作用接头分子(Rap1GTP-interacting adapter molecule);SERT,5-羟色胺转移子(serotonin transporter);SNP,单核苷酸多样性(single nucleotide polymorphism);S1P,鞘胺醇-1-磷酸(sphingosine-1-phosphate);SR,清道夫受体(scavenger receptor);STIM,基质相互作用分子(stromal interaction molecule);SyMBS,协同金属结合位点(synergy metal binding site);TFPI,组织因子通路抑制剂(tissue factor pathway inhibitor);TGF,转化生长因子(transforming growth factor);TLR,toll 样受体(toll-like receptor);TLT,TREM 样转录产物-1(TREM-like transcript-1);TNF,肿瘤坏死因子(tumor necrosis factor);TP,凝血噁烷前列腺素受体(thromboxane prostanoid receptor);TRAIL,TNF-相关凋亡诱导配体(TNF-related apoptosis-inducing ligand);TREM,髓系细胞触发性受体(triggering receptors expressed on myeloid cells);TSP,凝血酶致敏蛋白(thrombospondin);TX,凝血噁烷(thromboxane);VASP,血管扩张刺激蛋白(vasodilator-stimulated protein);VEGF,血管内皮生长因子(vascular endothelial growth factor);VWF,血管性血友病因子(von Willebrand factor);WASP,Wiskott-Aldrich 综合征蛋白(Wiskott-Aldrich syndrome protein)。

可溶性 CD40 配体,启动炎症反应。血小板通过其表面暴露带负电荷的磷脂,生成血小板微颗粒,释放和活化血小板因子 V,以及可能通过暴露活化的促凝血因子受体等方式产生促凝血活性。血小板活化后的形态改变则是一系列复杂的血小板细胞膜骨架及细胞骨架重排的结果。血小板活化时,释放 α 颗粒、致密体,以及可用来恢复血管完整性的溶酶体内容物。血小板的激活过程涉及许多激动剂,如腺苷二磷酸(ADP)、肾上腺素、凝血酶、胶原、血栓烷 A2、血管升压素、5-羟色胺、血小板激活因子、溶血磷脂酸、鞘胺醇-1-磷酸和凝血酶敏感蛋白的激活和一系列信号通路的活化,包括磷酸肌醇代谢、花生四烯酸的释放及转换成血栓烷 A2 和大量靶蛋白的磷酸化。血小板活化使胞内钙离子浓度增加,而钙离子浓度的增加进一步促进血小板活化。血小板活化导致 αⅡbβ3 受体构象的改变,从而与高亲和力的配体结合并介导血小板聚集。

血小板是一系列重要分子的贮存库,这些分子在血小板活化后被释放出来,可以影响血小板功能、炎症、先天免疫、细胞增殖、血管紧张度、纤维蛋白溶解和伤口愈合。血小板还可以在活化时合成其他血管活性物质和促血小板活化物质。通过协同的生化作用,血小板还可受到其他的血细胞和内皮细胞的影响和调控。

血小板量与质的异常可导致易患出血性疾病(参见第 119~122 章)。在病理状态下,失控的血小板血栓形成能够导致机体出现血管栓塞和缺血性组织坏死,例如心肌梗死和卒中(参见第 135 章)。血小板还可促进肿瘤的生长和转移。

● 血小板黏附、聚集和血小板血栓形成概述

止血系统处在精细的控制机制之下,可以避免出现止血反应不充分而导致出血,或者轻微的刺激就导致不必要的血栓形成的情况。进化压力可能倾向于提供一种更有效的止血系统,拥有此更有效止血系统的个体更加有可能在达到性成熟之前或分娩时避免死于出血。但这套有效的止血系统可能不太适合于现代人类,现代人类的特点是寿命长和伴随的血管疾病不断地累积,例如损坏的动脉粥样斑块容易导致血小板纤维蛋白血栓的沉积,是大多数心肌梗死和许多卒中的原因。

血小板主要的功能是封闭血管系统的开口。因此由正常情况下被内皮隔离的血管壁下成分的暴露来起始血小板沉积和活化的信号是恰当的(图 112-1)[1]。其他一些可能控制血小板反应的参数是:①损伤的深度,较深的损伤暴露更多的血小板活性物质和组织因子(参见第 115 章);②血管床,黏膜皮肤组织的血管床止血尤其依赖于血小板,而肌肉和关节部位的血管床则更多地依赖于凝血机制;③个体年龄,因为随着年龄的增长,血管壁成分也可能改变;④血细胞比容,因为红细胞数量的增加可通过以下方式增强血小板与血管壁的相互作用,即通过强制血小板流向血流外围(因为红细胞不成比例地占据中轴区域),通过红细胞翻转-落下运动(flip-flop motions)而放射状地传递定向能量给血小板,以及可能通过在血管损伤位点释放血小板激活剂 ADP[2~4];⑤血流速度和血管大小,它将决定在给

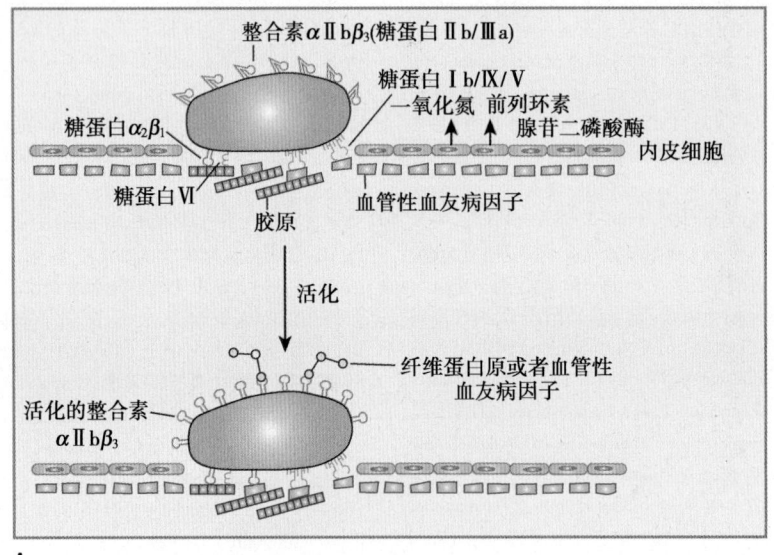

图 112-1　血小板黏附,活化,聚集和血小板-白细胞相互作用。A. 内皮细胞限制血小板的堆积,在内皮下区域它们将血小板和黏附蛋白分开,产生两种抑制血小板功能的抑制剂(一氧化氮[NO]和环前列腺素[PGI₂]),并含有能降解血小板释放的腺苷二磷酸的酶(CD39)。血小板的黏附源于内皮细胞的缺失(或者是动脉粥样硬化损伤,斑块破裂或腐蚀的情况),这暴露了内皮下黏附性的糖蛋白如胶原和血管性血友病因子(VWF)。另外,VWF 和血浆中的其他黏附糖蛋白也可沉积在受损处,部分是通过与胶原蛋白结合的。血小板黏附于内皮下是通过其受体与黏附性糖蛋白相结合所致。GPⅠb 与 VWF 的结合发挥重要的作用,同时整合素 α₂β₁(GPⅠa/Ⅱa)和 GPⅥ与胶原或者其他血小板受体(表 112-4)的结合可能也起到一定的作用。当血小板黏附之后,它们进行一系列的激活过程,这些过程引起整合素 αⅡbβ3 受体的构象改变,包括头部的延伸和腿部的分离(图 112-5),这些构象的改变能让整合素与高亲和力选择多化合价的黏附蛋白结合,这些黏附蛋白主要是纤连蛋白原和 VWF,包括在内皮下区域 VWF 和胶原的结合

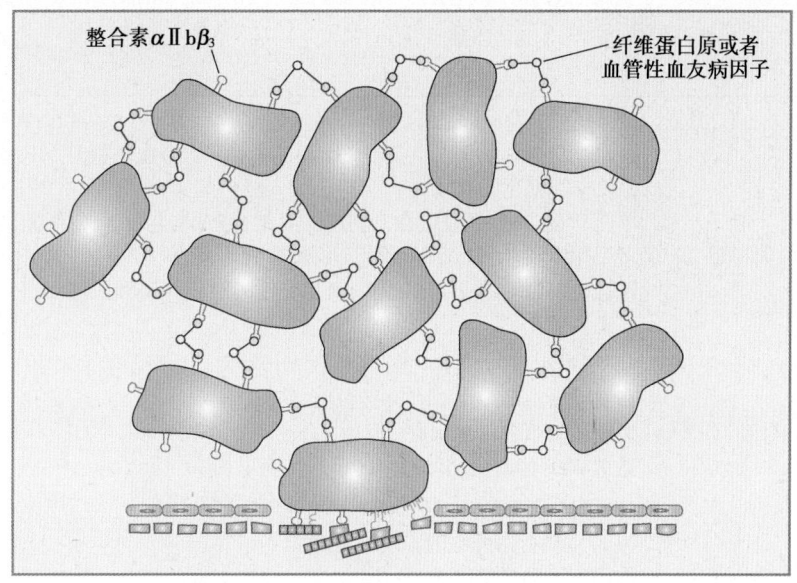

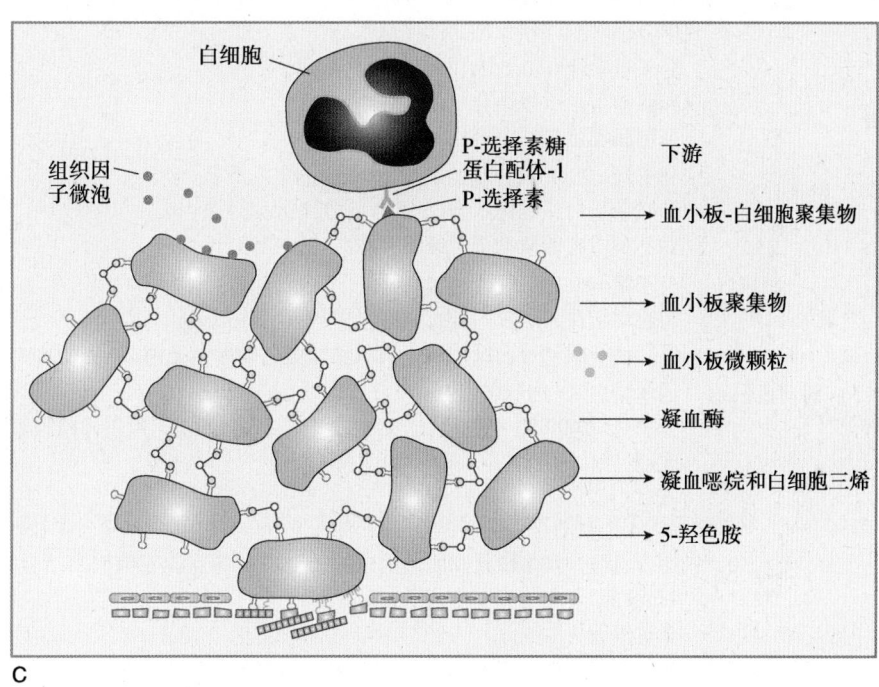

图 112-1（续）　B. 当在两个不同的血小板上多共价黏附糖蛋白自发性的和整合素 αⅡbβ3 受体结合的时候即发生受体的交联，血小板开始发生聚集。受体成簇也可能在血小板聚集的稳定性上发挥作用（没有给出）。C. 在血小板黏附和聚集之后，它们能通过与血浆中循环富含组织因子的微泡结合促进血凝块的形成，同时暴露它们带负电的磷脂表面（没有给出），释放血小板因子 V（没有给出），以及促凝集微颗粒。活化的血小板在其表面也表达 P-选择素，这可以通过血小板 P-选择素和白细胞表面的 P-选择素糖蛋白配体-1（PSGL-1）的相互作用募集白细胞。其余的血小板和白细胞之间的作用详见图 112-9。血栓的形成是一个动态循环的过程，血小板不断黏附，聚集，破裂然后因其下游栓塞。血小板-白细胞的聚集物，血小板聚集物，血小板微颗粒，凝血酶，凝血噁烷-2（TXA2），凝血噁烷和白细胞三烯（LTs），5-羟色胺可能循环到下游并影响微血管系统。最终，血管要么完全被堵死，或者丧失其形成血栓的能力，也就是说，血管发生钝化

定的时间间隔内通过单个点的血小板数量、血小板与血管壁或其他血小板相互作用的时间、血小板活化物质稀释的比率、从血管壁或另一个血小板中拉出一个血小板的力度（剪切率）[2,4~6]。血小板释放的血栓烷 A2 和 5-羟色胺对伴随血管损伤产生的血管痉挛反应起重要作用，这两种物质可减少出血并通过对血流的限制而促进血小板和纤维蛋白沉积。

血小板黏附的源于与内皮下层接触或者活化的内皮层释放的黏附蛋白接触。血小板表达许多参与黏附作用的受体（表112-1）。活体成像显微镜和体外模拟的流动小室的研究表明：在层流受狭窄病变扰动时，盘状的血小板出现微小或者没有活化的现象，但是稳定的血栓形成需要可溶的激活因子的产生和/或释放。血小板膜表面的网状结构能保证血栓结构重组和稳定性，它在维持活化的血小板与基质蛋白和其他血小板的相互作用中起到重要的作用。

表 112-1　血小板骨架蛋白*

蛋白	特性
肌动蛋白[1811]	分子量 = 42 000 占血小板蛋白的 20% ~30%(0.55M;2×10^6 每个血小板) β 和 γ 类型比为 5:1 单肌动蛋白(G-肌动蛋白)和钙-ATP 结合(或者与腺苷二磷酸[ADP]结合) 多聚化需要能量(ATP→ADP)形成 F-肌动蛋白 F-肌动蛋白纤维:两条极化的相互交错的螺旋状链和肌球蛋白(尖端)部相互作用 稳态多聚化:肌动蛋白单体从前端掉落而尾端又加上一个("脚踏车现象")
抑制蛋白[1812]	分子量 = 15 200 和肌动蛋白形成 1~1 的可逆复合物 抑制肌动蛋白的多聚化 通过 ATP 帮助肌动蛋白单体重新带上电荷
凝溶胶蛋白[1813]	分子量 = 81 000(5μM;2×10^4 每个血小板) 与 F-肌动蛋白纤维的末端结合 作用于肌动蛋白纤维 促进成核化 产生带胶短纤维→sol 转化
胸腺素 β_4[267,268]	分子量 = 5000(0.55M;2×10^6 每个血小板) 和肌动蛋白单体结合 抑制肌动蛋白的多聚化
原肌球蛋白[1814]	分子量 = 28 000;杆状的二聚体为 35nm 长 和肌动蛋白纤维沟结合(6 肌动蛋白:1 原肌球蛋白) 并不是所有的肌动蛋白纤维和原肌球蛋白结合
钙调素结合蛋白[1815]	分子量 = 80 000;非对称 与肌动蛋白,原肌球蛋白,肌球蛋白,钙调蛋白结合 可能参与肌动蛋白纤维成束和肌动球蛋白的腺苷三磷酸酶(ATPase)
细丝蛋白 A(X)和 B(3)(肌动蛋白结合蛋白)[133,154,216,249,1816,1817]	细丝蛋白 A:细丝蛋白 B = 10:1 分子量 = 260 000 亚单位;尾对尾二聚体;24 个免疫球蛋白样结构域由 162nm 的长束组成;磷酸化的 占血小板蛋白的 2%~3% 每 14 个肌动蛋白分子结合一个细丝蛋白与 GPⅠbα 和整合素 β 亚单位的胞浆结构域结合,促进 GPⅠb/Ⅸ 和肌动蛋白的结合和小鸟苷酸三磷酸酶结合如 ralA,ras,rho,Cdc-42,激酶,磷酸酶和交换因子 Trio 和 Toll 交联肌动蛋白纤维形成胶 去磷酸化失去活性
细丝蛋白结合 LIM-1 蛋白[141,1818]	分子量 = 50 000;和 kindling-2 以及血管舒张诱导蛋白(VASP)结合 可移动 β3 胞浆结构域的细丝蛋白,促进和裸踝蛋白的结合
裸踝蛋白[142,245,1818~1820]	分子量 = 235 000 占血小板蛋白的 3% 和 β3 整合素胞浆段的尾端结合激活 αⅡbβ3;也能和黏着斑蛋白和 α-辅肌动蛋白结合;被钙蛋白切割并激活
α-辅肌动蛋白[1812]	分子量 = 100 000 和 102 000;二聚体 以 1~10 的量和肌动蛋白结合;结合 Ca^{2+} 和 F-肌动蛋白形成胶;和肌动蛋白结合蛋白作用;促进肌动蛋白多聚化
黏着斑蛋白[269,1821,1822]	分子量 = 130 000 结合 talin;在黏附部位促进肌动蛋白和膜蛋白的结合
肌球蛋白 Ⅱ[1823,1824]	分子量 = 480 000($2\times200\ 000$;$2\times20\ 000$;$2\times16\ 000$) 占血小板蛋白 2%~5%;325×111nm 纤维 肌球蛋白轻链(分子量 = 20 000);磷酸化;ATP 酶活性蛋白

表 112-1　血小板骨架蛋白*（续）

蛋白	特性
肌球蛋白轻链激酶[1825]	分子量 = 105 000 磷酸化肌球蛋白轻链和激活肌动球蛋白 ATP 酶引起收缩
钙调蛋白[1826]	分子量 = 17 000 结合钙离子并激活肌球蛋白轻链激酶
Z 帽蛋白[154,216]	分子量 = 36 000 和 32 000（$5\mu M$；2×10^4 每个血小板） 异二聚体 与肌动蛋白纤维的尾端结合
丝切蛋白[154,216]	分子量 = 20 000 加速肌动蛋白纤维的去多聚化
丝束蛋白（L-网丝）	分子量 = 68 000 束状肌动蛋白纤维 在微绒毛中有发现
血管扩张刺激蛋白[154,216]	分子量 = 50 000 四聚物 与抑制蛋白，黏着斑蛋白，斑联蛋白结合
三磷酸鸟苷酶[154,229,249]	Cdc42 蛋白的伪足部位 Rho-应力纤维 Rac-片足和卷曲 Rap1b-αIIbβ3 控制
酪氨酸激酶	pp60[src] pp125[Fak]-αIIbβ3 信号通路 pp72[syk]-GPVI信号通路
接头蛋白	14～3～3ζ 位与 GPIbα 结合 血小板活化时普列克底物蛋白磷酸化
磷脂酰肌醇激酶	磷脂酰肌醇 3-激酶 脂酰肌醇 4-磷酸,5 激酶
血影蛋白	α,β 异二聚体头对头连接的四聚体 与肌动蛋白纤维结合
α,γ 内收	蛋白在肌动蛋白纤维的尾端加上帽子结构与血影蛋白结合 其磷酸化伴随血小板的活化被该蛋白酶切割

* 见参考文献 216、249、261、266 和 1827。

剪切力会影响血小板和受损表面的黏附[3,4,7~12]。剪切力,具有反映血流离血管壁的距离的远近差异,整个血管的血流速率均有显著差异,在小动脉处血流的速率最高,在大动脉和静脉处血流最慢;在动脉粥样硬化动脉处严重狭窄部位的端部血流速度非常快[6,11,12]。超高速的剪切力能引起血小板聚集,该过程通过 VWF 与糖蛋白(GP)Ib/IX结合引起胞内信号传导造成整合素 αIIbβ3 的活化[13~16]。与静脉血栓相比,血小板更多的参与动脉血栓,这个可能与在不同的血管床剪切力各异有关[5]。

血小板也可直接与暴露的胶原蛋白相互作用,包括I、III、VI三种类型。它们的作用可通过 GPVI和整合素 α2β1(GPIa/IIa),或者其他一种或者多种受体来实现(例如通过 CD36[GPIV],p65)[17~29]。在相对较低的剪切力下血小板和胶原的相互作用最明显。在血管床黏附性糖蛋白和血流剪切条件下,很可能,各种血小板受体的组合(包括 GPIbα,整合素 α2β1(GPIa/IIa),GPVI和 αIIbβ3)共同作用以改变 GPIbα 和 VWF 相互作用引起的血小板附着和缓慢移位,成为稳定的血小板黏附物[1,3,4,8,10,16,25,28]。

血小板栓子要形成,血小板必须经过活化和黏附。血小板和内皮下的结构黏附,尤其是在高剪切力的作用下 VWF,就能引起血小板的活化,产生 TXA2,释放 ADP 和 5-羟色胺并且活化血小板的内皮腔面的整合素 αIIbβ3 受体,使得受体能保持与配体结合的高亲和力的构象[10]。这些正反馈的机制能保证适度的止血应答。血小板根据不同的黏附表面会表现出不同的铺展行为,并且会成为至少与整合素 αIIbβ3 连接的锚定和凝簇位点,形成"细胞外-细胞内"的信号传导以及骨架重排,酪氨酸磷酸化;这些反应也能引起因子释放[30~36]。同时,血小板的激活剂,例如 ADP,在血管损伤的部位释放和合成,造成局部效应。红细胞和血小板的协同反应能促进血小板的活化[37]。

黏附的血小板上活化的管腔面整合素 αIIbβ3 受体和 VWF,纤维蛋白原以及其他黏附性糖蛋白相结合,并等待与另一血小板相作用,这一血小板也可能经过与释放的 ADP 和 TXA2 接触而活化其整合素 αIIbβ3 受体。有时候血小板配体复合物通过和血管腔表面活化的整合素 αIIbβ3 受体直接结合,使得血小板在血液中流动的时候也能活化并和 VWF 或纤维蛋白原结合。黏附性配体和血小板受体的结合并不断重复补充到血小板的形成层,最终形成血栓。活体成像显微镜观察到通过内皮细胞受损的小鼠肠系膜和提睾肌表明:至少在这些血管床上,血小板栓子的形成是一个血小板堆积逐渐形成栓的动态过程[38]。血栓不断长大的过程相对于所有的血小板堆积在一起并且表面相互接触而言相对缓慢[39~41]。

整合素αⅡbβ3受体在决定血小板聚集的程度时占据了最重要的环节，部分原因是它分布在血小板表面的密度很大（每个血小板约有 50 000 个该受体，每个受体之间的距离小于20nm)[30,42~45]。这可以快速启动血小板的聚集。另一方面，该受体在静息态的血小板上和它的配体的结合并不是高亲和力状态，而是需要被分布在血管损伤部位的激动剂，例如 ADP,5-羟色胺，凝血酶，胶原和 TXA2 激活[34,44,46]。因此，血小板能在含有丰富的整合素αⅡbβ3 配体纤维蛋白原和 VWF 的血浆中循环而不形成血小板栓子。在组织活体内，激活整合素αⅡbβ3受体的激动剂更倾向于相互协同。事实上，激动剂的混合物在血小板栓子的形成过程中是有所变化的，比如，胶原可能在活化的初期最重要，凝血酶在后期，而其他的激动剂贯穿于整个过程。血小板多种激动剂的作用可能具有补充和协同效应，这主要取决于不同的活化机制[47,48]。

有许多稳固血小板聚集的机制。这些机制包括避开纤维蛋白原（可能是防止纤维蛋白的形成）[41]，瘦素[49~51]，CD40 配体[52]，生长抑制特异基因 6 产物（Gas6）及其受体（Axl,Sky 和 Mer)[53~57]，Eph 激酶和肝配蛋白[58]，因子Ⅻ[59]，Ⅰ型纤溶酶原激活剂抑制物和玻连蛋白[50]，或者纤维蛋白原某些区域选择性的抑制[60]。

活化的血小板通过一种或者多种的不同机制促进凝血酶的产生，这些机制包括募集来自血液的组织因子，合成或者激活组织因子，促凝微泡形成，暴露活化的因子 V 和带负电的磷脂或者是激活整个接触系统。凝血酶可以进一步激活血小板，导致血小板更广的脱颗粒效应；凝血酶也能进一步激活凝血作用启动纤连蛋白链的沉积，该过程可加固血小板栓子并为更多的 VWF 提供了沉积位点[61]。凝血酶通过启动血小板介导的血块回缩稳固栓子（见下文"血小板形态改变，铺展，收缩和血块回缩"部分）。凝血酶最终影响表面膜受体，下调 GPⅠb/Ⅸ，上调整合素αⅡbβ3，可能促进血小板黏附向血小板聚集的转换[62~65]。

血小板来源的血管活性和促有丝分裂物质以及趋化因子可以促进炎症反应，还包括活化的血小板与内皮细胞表面物质 P-选择素，P-选择素和其他血小板受体在受损的部位能募集到白细胞处[66~68]。血小板-纤连蛋白栓子在凝血和启动炎症反应之后最终会被栓塞和纤溶作用以及巨噬细胞清除碎片的方式溶解掉。

一些抑制性的因子可以保持血小板的激活以及防止血小板过度沉积的平衡。血流的稀释效应可能最为重要；血管表面的变化产生局部的静息区域，该区域血小板和促聚集因子能浓缩并具有促凝血效应[2,5]。内皮细胞能合成两种有效的血小板活化的抑制剂：前列环素和一氧化氮（参见第 115 章）[69~72]。前列环素在血管受损或者炎症处产生可能为抑制血小板的聚集提供了一个机制。一氧化氮由内皮细胞合成，它是血小板黏附和聚集的有效抑制剂。内皮细胞和淋巴细胞都表达 CD39,CD39 是一个二磷酸水解酶（ecto-ADPase）能降解 ATP 和 ADP 为腺苷一磷酸（AMP）并且抑制已释放的 ADP 的功能[73,74]。内皮细胞和淋巴细胞也表达 CD73，它能将 AMP 转化为血小板的抑制剂腺苷。

● 血小板的形态学和生物化学

镜下特点

用强钙离子螯合剂 EDTA 抗凝血的血涂片，经瑞氏染色后，血小板呈现为含紫红色颗粒的蓝灰色椭圆形或圆形的细胞碎片。血小板的平均直径存在个体差异，正常范围从 1.5~3.0μm 不等，相当于红细胞直径的 1/4~1/3。单一个体中，血小板的大小也存在着相当大的可变性，在一份正常的血样中，偶尔可见血小板的直径超过红细胞直径的一半。总体而言，血小板的大小遵循对数正态分布，平均体积大约是 7Fl[75]。当用未抗凝血制备血片时，血小板发生不同程度的活化和伸展，常可见到血小板聚集。这种涂片中的血小板常可以见到从胞体伸出的 3 或 4 条细长的指状突起（丝状伪足），而且胞体中常见颗粒缺失。

电镜观察可见血小板外表面有一层厚度约 14~20nm 的形态模糊的包被结构（糖被），这层结构由膜糖蛋白（GPs）、糖脂、黏多糖以及吸附的血浆蛋白构成（图 112-2)[76]。由于血小板因其表面的净负电荷，而可在电场中移动；附着在蛋白和脂类的唾液酸残基使血小板和绝大多数其他细胞表面带净负电荷[77]。这个由表面负电荷所创造的静电排斥作用可以阻止静息血小板与其他的血小板或者表面有负电荷的内皮细胞附着。

血小板表面有许多凹陷，是贯穿血小板的开放管道系统的开口，该精密的管道系统是由遍布整个血小板表面的质膜凹陷所组成（图 112-2 和下文"膜系统"）。血小板颗粒内容物可通过与质膜或者开放管道系统的任意区域融合而释放。与此类似，在颗粒与质膜或者开放管道系统融合后，包含在颗粒膜中的糖蛋白也参入质膜中。

膜系统

质膜

质膜是由磷脂双分子层构成的一个三层的单位结构，在磷脂双分子层上嵌有胆固醇、糖脂和糖蛋白[76,78]。通过冷冻蚀刻技术制备的血小板可观察到其细胞膜外小叶比内小叶嵌有更多的跨膜颗粒。这与在红细胞中的发现正好相反；这些颗粒可能是介导血小板相互作用的表面受体。质膜含有钠、钙 ATP 酶，这些离子泵可以控制血小板胞内的离子环境。大约 60% 的血小板磷脂都位于质膜上。这些磷脂不对称地存在于质膜上，大量的带负电荷的磷脂几乎只存在于血小板的内小叶，然而其他的磷脂则均匀地分布于内小叶和外小叶之间[79]。带负电荷的磷脂，尤其是磷脂酰丝氨酸，能加速凝血过程中的数个步骤，所以在静息血小板中，它们只存在于胞膜的内小叶，与外部的凝血因子分开，这是防止不恰当凝血的调控机制[80,81]。在由选择性激活剂引起的血小板活化过程中，氨磷脂也可以暴露于血小板表面或者微颗粒表面（见下文"血小板促凝活性"）[80~83]。

静息血小板上不对称磷脂的分布可以通过一个 ATP 依赖的氨磷脂移位酶来维持，此酶的作用是将磷脂酰丝氨酸和磷脂酰乙醇胺从外小叶转到内小叶[80,84]。带负电荷的磷脂与细胞骨架或者其他细胞质成分相互作用也可以促进这种不对称性[80,81,85,86]。

脂筏是富含胆固醇和鞘磷脂的动态膜微区，对于信号转导、胞内转运十分重要。在血小板中，脂筏上的胆固醇/磷脂摩尔浓度比是细胞膜上两者浓度比的两倍，整个脂筏的脂质中鞘磷脂占多数[87]。血小板脂筏包含标志性蛋白,1 型和 2 型筏蛋白（flotillin）、stomatin 和神经节苷脂 GM1；但是缺乏陷窝蛋白（caveolin）。其他的蛋白质，例如 CD36、CD63、CD9、αⅡbβ3、葡萄糖转运蛋白 GLUT-3 存在于静息血小板的脂筏上[87]。而血小板活化后，GPⅥ、Fcγ 链、FcγRⅢa、GPⅠb/Ⅸ/V[88,89]，与酪氨酸激酶[90]、磷脂酸、磷脂酰肌醇激酶产物一样，会聚集到脂筏

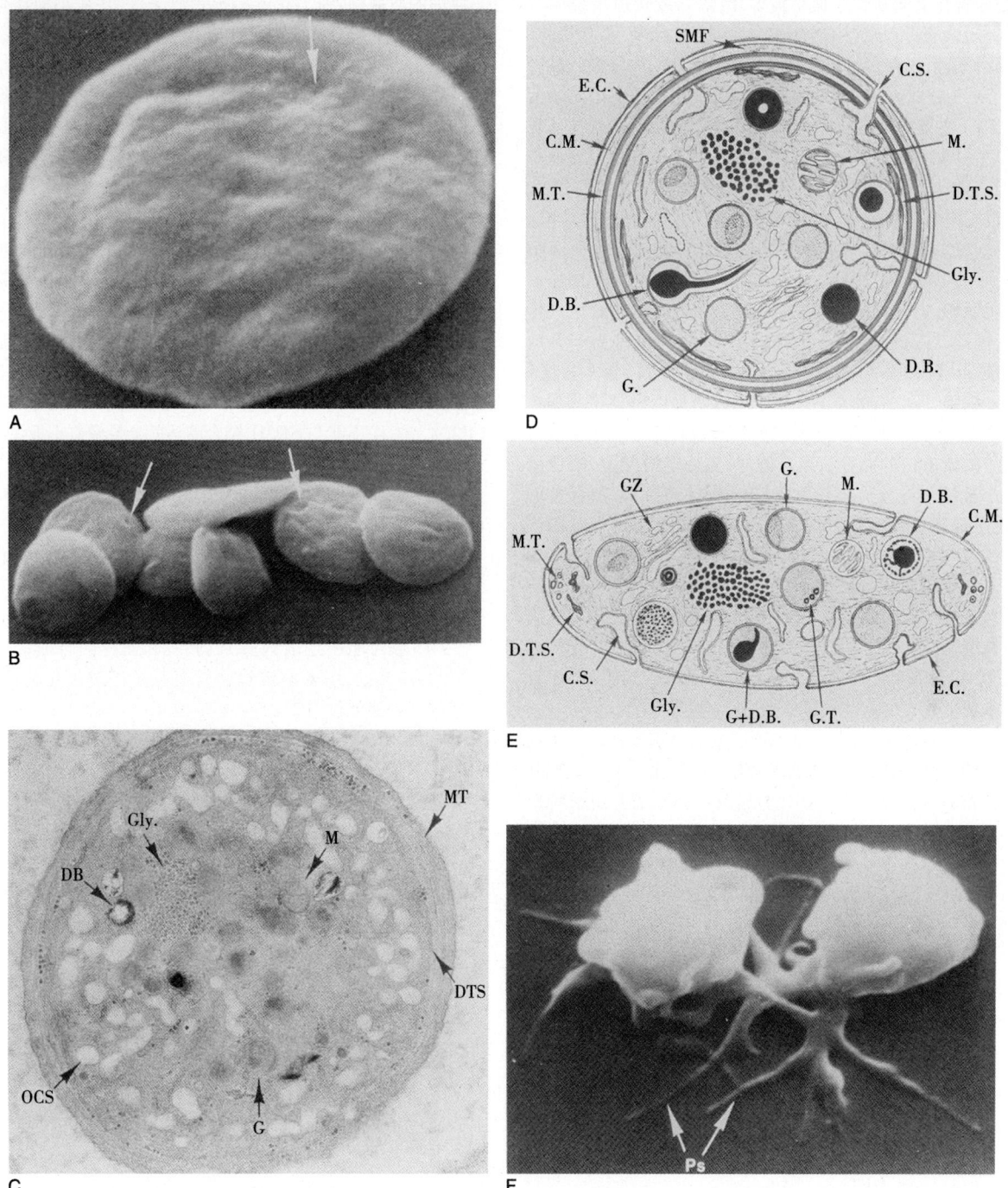

图112-2　A 和 B 盘状血小板,扫描电镜下用戊二醛以及临界点干燥(ritical point dried)处理的凸透镜状的完整血小板。在原本光滑的血小板表面出现的凹痕是开放管道系统与外界联通的开口(箭头所示)。(放大倍数:A,×132 000;B,×35 000)C,D 和 E 显示纵切面(C 和 D)或者横截面(E)处切断的盘状血小板的超微结构。组成包括了质膜包被(E.C.),三层单位膜结构(CM)和包含了特殊细丝蛋白的膜骨架(SMF)。质膜的凹陷构成了与膜表面相连的开放管道系统的管壁。(C.S 和 OCS)血小板周的微管线圈(M.T.)是连续的,紧靠在质膜纵切面。在横截面上看微管线圈呈现为小的开口圆柱体。糖原颗粒(Gly)是血小板胞质中主要的点状结构,残留的高尔基体(GZ)也在其中可见。细胞器包括了线粒体(M.),致密体(D.B)以及颗粒物质(G.)。有一些区域可见有电子密度(nucleoids)。致密小管系统(D.T.S),血小板中与肌浆网相似的储存钙的结构。(放大倍数:C,×30 000)F. 血小板形态改变,电镜扫描下用腺苷二磷酸处理的血小板。血小板失去盘状形态,变成多刺的球状并且伴随着长的突起。这些突起也被称为丝状伪足或者伪足。(放大倍数:×17 000)、(受到 Bloom AL 等许可的改编,et al:止血和血栓形成,Edinburgh:Churchill Livingstone;1994.)

中[87,91]。凝血因子XI 也可结合于面向细胞外侧的脂筏并被活化[92]。血小板上的钙离子通道 hTRPc1 也和脂筏相关,在血小板活化时,钙通道促进细胞内钙池所调控的钙离子进入细胞[93]。低温对血小板功能的损伤作用,至少部分是由于温度依赖性脂

筏的融合[94]。

开放的管道系统　开放管道系统与表面连接的开放管道系统是一系列精细的管道结构,开始于质膜的凹陷并贯穿血小板内部[76,95,96]。示踪法研究显示开放管道系统与血小板外周是

连续的,尽管在电镜下观察血小板切片,该开放管道系统的成分似乎呈闭合的囊泡或空泡[76,95~97]。

　　开放管道系统有多种功能。它为血小板外的成分进入其内部提供了一种方式。同时也为颗粒内容物的释放提供了一条潜在途径,即不需要颗粒与质膜本身融合[97,98]。后一项功能尤其重要,因为在多数情况下,血小板活化后血小板颗粒是移动到血小板中心而不是外周[76,95,99]。然而,经由开放管道系统发生的分泌,与直接跟质膜融合发生的分泌的相对频率仍然存在争论[76,95,100]。

　　开放管道系统也代表膜丰富的内部储存。与静息血小板相比,血小板黏附后的丝足形成和血小板铺展需要大量增加表面的胞膜面积,但在这些过程发生的短时间内不可能合成大量新的膜,因此,在这种情况下增加的胞膜极有可能来自于开放管道系统。α颗粒膜、致密颗粒膜,以及溶酶体膜(较小程度)也能增加胞膜,但它们的贡献仅限于刺激物足以诱导这些颗粒与胞膜融合的情况(释放反应)。最后,开放管道系统的膜也可能作为质膜糖蛋白的储存位点。例如,在特定情况下,凝血酶刺激血小板活化导致血小板表面 GP I b/Ⅸ连续的、选择性的丢失,电子显微镜得到的数据显示刺激后的 GP I b/Ⅸ被隔绝于开放管道系统中[63,64,101]。纤溶酶也可以产生类似的现象[101,102]。血小板活化导致表面 αbβ3 的增多,尽管这些 αbβ3 受体大多来自 α 颗粒膜,但是至少有一些是来自于致密颗粒膜和开放管道系统的[101,103]。同样的,糖蛋白Ⅵ、P2Y1 ADP 受体和血栓烷 A2 受体和可能其他受体也存在于开放管道系统,而且一旦血小板活化它们就能被募集到血小板表面[104,105]。

　　致密管道系统/肌质网　致密管道系统(DTS)是由残留内质网组成的一种闭合管道网络结构,组织细胞化学鉴定发现其有过氧化物酶活性[76,106~108]。DTS 的通道不如开放管道系统广泛,而且趋向于簇集在接近开放管道系统的区域[76]。DTS 类似于肌肉的肌质网,因为它能捕捉钙离子,并在血小板活化时分离和释放钙离子,从而引起形状改变、颗粒集中和分泌[109,110]。钙网织蛋白为一种在致密管道系统/肌浆网发现的钙结合蛋白,可能帮助储存钙离子[111,112]。钙离子从致密管道系统/肌浆网的释放涉及信使分子三磷酸肌醇(IP3)和致密管道系统/肌浆网膜的 IP3 Ⅱ型受体的结合(图 112-3)[113,114]。环磷腺苷(cAMP)能抑制致密管道系统/肌浆网中 Ca²⁺ 的释放,通过增强钙泵机制[115]或者通过抑制 IP3 诱导的 Ca²⁺ 释放[116]。NO 在高浓度时抑制致密管道系统/肌浆网对 Ca²⁺ 的摄入,而低浓度时通过肌内质网 Ca²⁺ ATP 酶 SERCA26 和 SERCA3 的作用来刺激 Ca²⁺ 的摄入[117,118]。胞内钙池的钙离子消耗能激活钙池操纵的钙进入(SOCE)途径使 Ca²⁺ 进入血小板[119]。致密管道系统/肌浆网中 Ca²⁺ 的消耗是通过间质作用分子 1(STIM1)实现的,它是致密管道系统/肌浆网中的一种含有 Ca²⁺ 结合基序(EF 手)的跨膜蛋白[120~122]。Ca²⁺ 不能与 STIM1 结合的话就会导致血小板膜上的钙释放激活的钙离子通道(CRAC)Orai 1 的易位和活化[123,124],从而允许 Ca²⁺ 进入血小板。虽然 STIM1 和 Orai 1 缺失的小鼠表现出血小板功能异常[120~122],但人类的这些蛋白突变主要表现出免疫功能障碍,没有明显的止血或血栓形成的异常[125~127]。人标准瞬态受体电位 1(hTRPC1)也被发现能调节血小板 SOCE,但是这种蛋白缺失的小鼠并没有血小板 Ca²⁺ 内流缺陷[128~130]。

　　DTS 膜可能还是前列腺素(PG)和血栓烷合成的主要位点[109,131];事实上,用来鉴定致密管道系统的过氧化物酶是 PG 合成的一个酶元件[131,132]。

骨架成分

　　静息血小板的圆盘形状是通过完美的且高度特化的细胞骨架所维持的。这个骨架系统可以维持血小板在循环高剪切

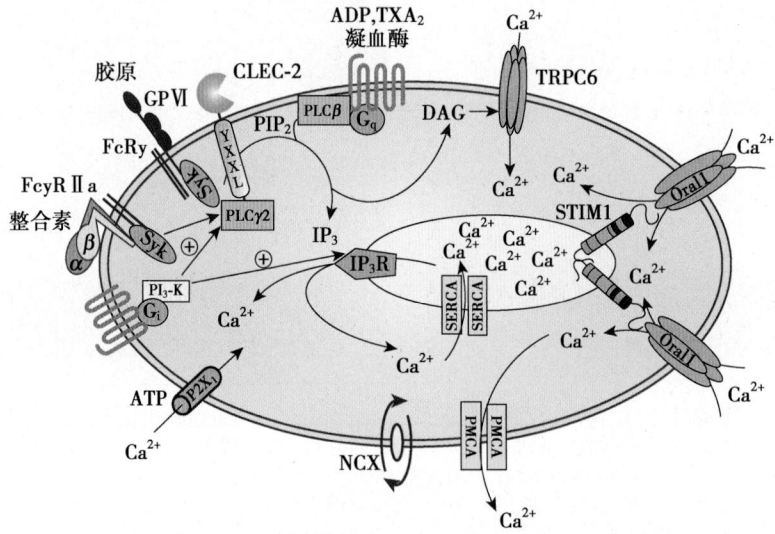

图 112-3　血小板钙稳态。在受体激活时,不同的磷脂酶(PL)C 亚型水解磷脂酰亚磷酸-4,5 ~ 2 磷酸盐(PIP2)为肌醇-1,4,5-三磷酸酯(IP3)和二酰甘油(DAG)。IP3 介导从致密管道系统(DTS)/肌浆网释放储存的钙离子。管道系统表面跨膜间质作用分子 1(STIM1)通过其 EF 手图像结构域(钙结合区域)与钙离子结合的减少来感知钙离子的变化,之后管道系统表面的钙离子激活的钙释放通道开放,这个步骤称为介导的钙池操纵的钙内流,甘油二酯介导钙离子从标准瞬时受体电通道 6(TRPC6)进入肌浆网。此外,直接受体操纵钙通道(ROC)、P2X,和钠钙交换泵(NCX)也对血小板中的钙离子浓度升高产生影响。相反的,补充 DTS/肌浆网钙储存则依靠依赖钙离子的腺苷三磷酸酶(ATPases)和肌浆网 Ca²⁺-ATP 酶(SERCAs)。钙离子通过质膜上的 ATP 依赖性钙离子泵(PMCAs)离开血小板。二磷酸腺苷(ADP),C 型凝集素样受体 2(CLEC-2),Fc 受体 γ 链(FcRγ);Fcγ 受体 Ⅱa(FcγRⅡa);糖蛋白Ⅵ(GPⅥ);IP3 受体(IP3R);磷脂酰肌醇 3 激酶;脾酪氨酸激酶(Syk)由于在文献中关于 TRPC1 的定位和作用的争议,图中没有这个蛋白质描述。(受 Varga-Szabo D,Braun A,Nieswandt B 许可刊登:血小板中的钙信号. J Thromb Haemost 7(7):1057 ~ 1066,2009.)

应力下的形状和完整性。功能上,血小板细胞骨架是一些在特定离子条件下不溶于非离子型去垢剂 Triton X-100 的蛋白质。三种主要的细胞骨架成分是血影蛋白膜骨架、边缘微管线圈、肌动蛋白细胞骨架。

膜骨架 静息血小板的胞膜和开放管道系统是通过一个高度结构化的细胞骨架系统(图112-2,图112-4)所支持的。这个细胞膜下的二维网状结构与红细胞的相应部分非常相似,因此,两者都涉及长的血影蛋白链的自组装,通过与肌动蛋白纤维的结合产生三角形的孔状结构。血小板含有大约 2000 个血影蛋白分子[133~136],由之形成网状结构包裹在质膜和开放的管道系统表面。红细胞膜骨架中血影蛋白主要和短的肌动蛋白纤维结合,然而,在血小板中,血影蛋白与近浆膜处的肌动蛋白纤维的末端结合形成一个网状结构。结果,格状血影蛋白通过与肌动蛋白纤维连接而形成一个连续的网状结构。进一步讲,红细胞中大量存在的原肌球调节蛋白,并没有在血小板中显著表达,因此,不可能起到对肌动蛋白纤维尖端的加帽作用,但是,这些末端在静息血小板中呈自由状态存在。最终,血小板大量表达内收蛋白,起到了绝大多数肌动蛋白纤维尖端的加帽作用,构成了静息血小板的细胞骨架[137]。这个过程有助于蛋白复合体定位于基于血影蛋白的膜骨架,因为血影蛋白对内收蛋白-肌动蛋白复合体的亲和力大于单独的内收蛋白或者肌动蛋白[138~140]。

血小板血影蛋白-肌动蛋白纤维网通过和细丝蛋白 A(肌动蛋白结合蛋白)相互作用而被强化。细丝蛋白 A 是一个非共价二聚体,由两个分子量为 280 000 的相同分子聚合而成,可以将 GP I b/IX/V 复合体固定在肌动蛋白纤维一侧(参见下面的

"肌动蛋白纤维")。通过和跨膜糖蛋白 GP I bα 和膜下的肌动蛋白相互作用,细丝蛋白 A 将这些组分连接到血影蛋白网,可能有助于膜骨架参与维持血小板的盘状形状。另外,GP I bα 和膜骨架的连接限制了血影蛋白网的扩张,帮助受体在血小板呈线性排列,加强受体间的协作(图112-4)[133]。细丝蛋白也结合在整合素受体的 β3 亚基胞质区上,使这个受体保持低亲和力状态[141~143]。膜骨架上还存在其他蛋白,包括踝蛋白、纽蛋白、肌营养不良相关蛋白、涉及信号转导的分子,还有蛋白酶 C 的几个同工酶[133]。

踝蛋白被磷酸化或者被钙蛋白酶切割后能结合到 β3 的胞膜内段结构域上,调控 αIIbβ3 的活化(参见 αIIbβ3;图112-4)[144~148]。细丝蛋白结合 LIM-1 蛋白-1(Migfilin)是一个 373 个氨基酸的蛋白质,分子量是 50 000,能够取代细丝蛋白和 β3 的胞内段结构域结合,从而促进踝蛋白的结合和 αIIbβ3 活化。而且,αIIbβ3 通过 β3 连接到膜骨架,可导致肌动蛋白-肌球蛋白收缩,以产生足够的力量,诱导 αIIbβ3 构象改变,导致其与配体高亲和力的结合[149]。血小板还表达波形蛋白(Mr 58 000),作为中间丝的重要组成成分,波形蛋白也参与组成细胞骨架。当血小板激活时,玻连蛋白-纤溶酶原激活物抑制剂-1(PAI-1)复合物可以巧妙地结合到波形蛋白表面以抑制纤溶[150]。血小板活化时,αIIbβ3 和 α2β1 结合到细胞骨架上。因此,细胞骨架可以影响受体是否可在细胞膜平面自由移动;细胞骨架也可将受体从血小板表面移动到内部,反过来也可通过开放管道系统将受体从细胞内移动到胞膜表面[101,133]。膜骨架对于血小板黏附后的铺展可能也起了重要作用。

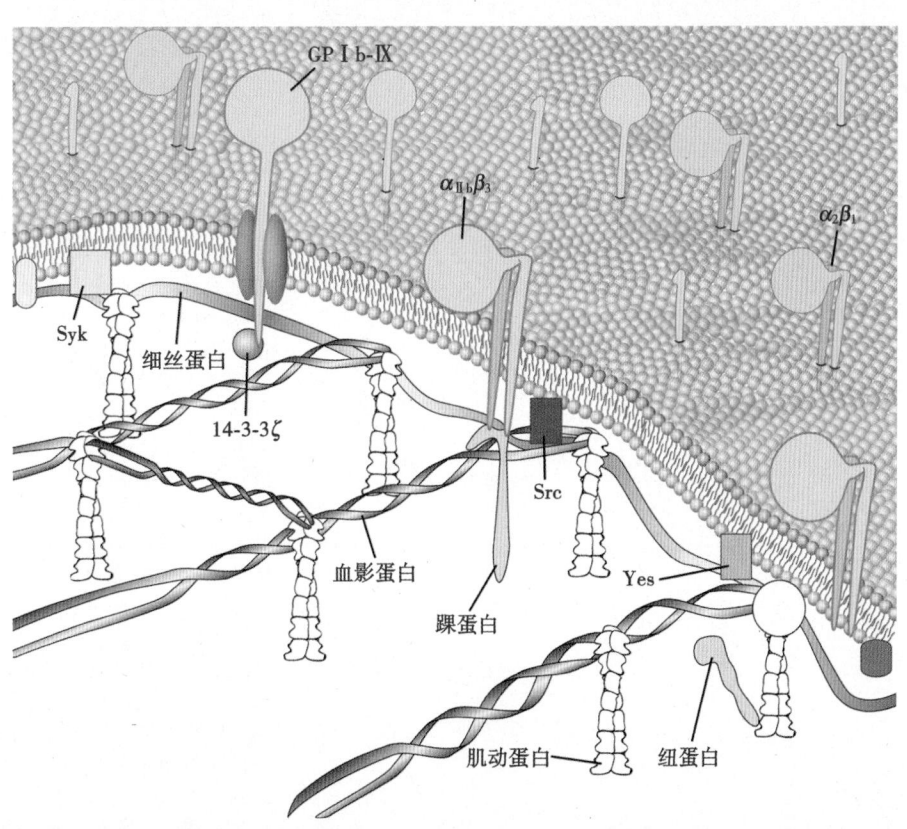

图112-4 图表显示已经证实的和假设的选择性跨血小板膜糖蛋白和底层膜骨架之间的连接。尽管目前已经有证据表明直接连接存在于 IIb 3 和踝蛋白,Src 酪氨酸激酶之间以及存在于 GP I b 和 14~3~3,细丝蛋白之间。其余的连接仅存假设之中,这些假设是基于对溶解血小板膜骨架部分的蛋白质复原而形成的。(受到 Colman RW 的许可刊登:止血和血栓形成:基本原理和临床实践,第 4 版。费城,宾夕法尼亚州:威廉姆斯和威金斯;2001 年)

微管　静息血小板中最明显的特点之一是边缘的盘绕微管线圈（图112-2）。微管系统位于细胞膜的下方，在巨核细胞形成血小板及维持血小板的盘状结构中起重要作用[76,151~153]。微管是最大的细胞骨架纤维（25nm），是由13个αβ微管二聚体初纤维（每一个为110 000kDa）组成的一个具有极性的空心聚合物，且和一些高分子量的蛋白质结合（微管结合蛋白）[153~155]。运动蛋白和驱动蛋白家族中的马达蛋白也和微管相连[156~158]。在细胞中，αβ微管亚基处于一个动态平衡中，这种微管的可逆性组装和去组装经常可以观察到。微管蛋白聚合的临界浓度是5μM，血小板的微管浓度远高于此（70μM），因此60%的血小板微管是以聚合物的形式存在[154,160]。在血小板横截面的锥形端上大约可观察到8~12个由微管组成的单独的中空结构（图112-2）。在鼠的静息血小板中直接观察微管的形成，结果表明血小板的环状线圈至少由8个活跃的聚合微管组成[159]。微管的动态变化使血小板形状在其生命周期和活化时发生必要的形状改变。微管蛋白在静息状态的血小板中是乙酰化的，当血小板活化时，由去乙酰化酶脱乙酰化酶（HDAC）6催化去乙酰化，伴随着微管线圈边缘带的分解[161,162]。

血小板包含四种不同的微管蛋白亚型（β1、β2、β4、β5），其中β1占主导地位，而且β1特异存在于血小板和巨核细胞。小鼠中β1微管蛋白敲除缺失导致血小板减少症，血小板和微管形态异常[153]。β1微管缺失的血小板是球形，可能是微管线圈过少（约2~3个，正常约为8个）的边缘带异常的结果[163]。人类β1微管蛋白（Q43P）异质性遗传改变和巨型血小板减少症相关[164]，但两者的因果关系尚未确定[165]。具有Q43P突变的纯合子的个体血小板计数低，其血小板的超微结构也有异常，微管蛋白量也下降，但是其血小板的长度，宽度和面积都是正常的[166]。β1微管蛋白分子上特化部位的一个异质性突变（R207H）也和巨型血小板减少症有关同如F260S[167]以及R318W突变[165]（参见第120章）[168]。

肌动蛋白纤维　肌动蛋白是血小板中含量最丰富的蛋白质，平均每个血小板中表达200万个肌动蛋白分子90.5mM[169]。和微管一样，肌动蛋白处于一个单体-聚合物的形成平衡中。在静息血小板中，40%的肌动蛋白亚基相互聚合，形成2000~5000条线性肌动蛋白纤维（图112-5）。血小板胞质中的其余肌动蛋白与β4胸腺素以1:1的形式储存。在血小板活化过程

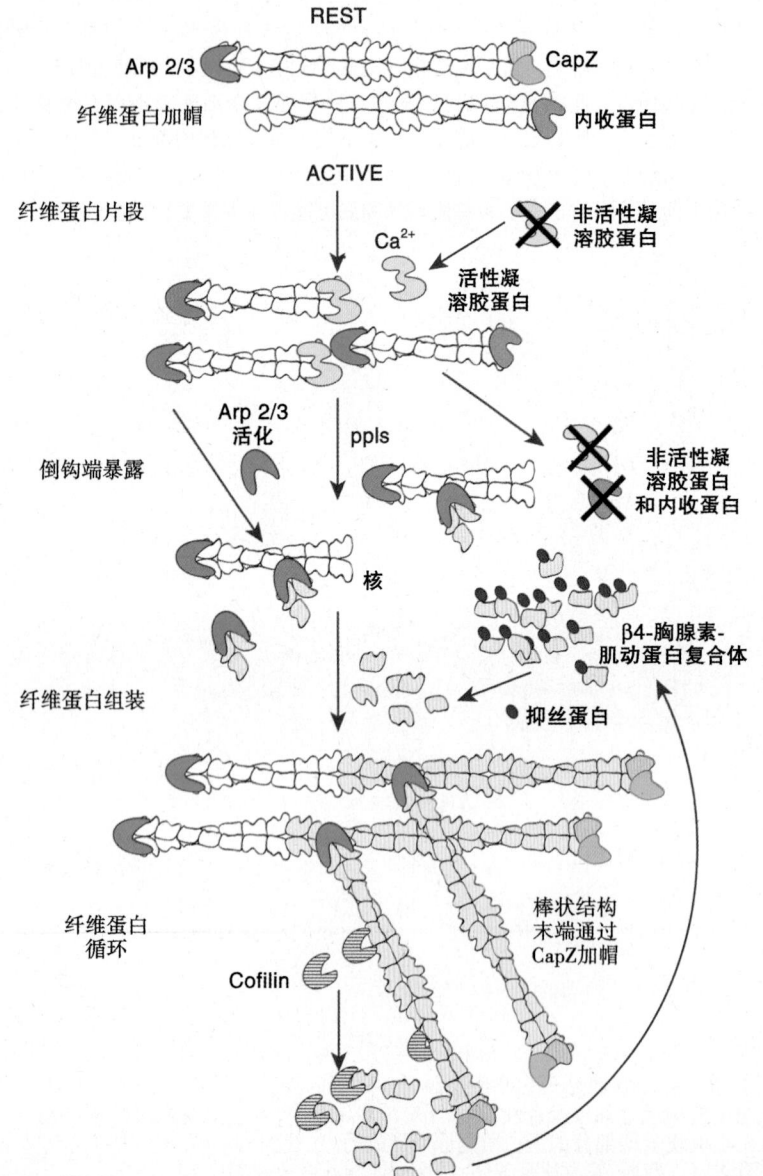

图112-5　血小板中肌动蛋白的调控过程（静息状态）。百分之四十的肌动蛋白都是细丝状的，剩下的肌动蛋白是可溶性的（百分之六十）这些剩余部分以1;1的比例与β4-胸腺素形成复合物。细丝由于Z帽蛋白在倒刺状尾端加帽而稳定存在（活化形式），当钙离子浓度升高到微摩尔水平，凝胶溶素开始活化，细丝形态就会发生改变，凝胶溶素和肌动蛋白细丝相连，相互交叉，并且造成细丝溶解。细丝溶解以后，凝胶溶素和细丝的倒刺末端保持连接。肌动蛋白的装配开始有以下两个步骤:1. 帽蛋白从细丝片段倒刺末端解离细丝溶解，多磷酸肌醇（ppls）催化的循环步骤开始。2. 肌动蛋白相关蛋白（ARP2/3）复合物在血小板中重新成核并活化细丝。肌动蛋白单体储存在有β4-胸腺素的复合物中，是肌动蛋白聚合反应的原料，从β4-胸腺素转移肌动蛋白至肌动蛋白丝的倒刺末端的反应是由抑制蛋白促进的。一旦聚集完成，Z帽蛋白重新加帽到细丝的倒刺末端。（受到Michelson A的许可:血小板. 第二版. Boston, MA:学术出版社/Elsevier;2007. ）

中,这种储存的肌动蛋白可以转化成纤维丝,驱动细胞铺展[170]。肌动蛋白丝在细胞内部纵横交错,通过大量表达的肌动蛋白交联蛋白(比如细丝蛋白和 α 辅肌动蛋白)在不同点相互连接,形成一个刚性的细胞质网状结构[171~173]。细丝蛋白以同种二聚体的形式存在于溶液中,二聚体亚单位主要是由 24 个重复单位组成,每个单位是由约 100 个氨基酸组成,并折叠成免疫球蛋白 G 样 β 桶状结构[174,175]。有三个细丝蛋白基因,分别位于 X 染色体、3 号染色体和 7 号染色体上[176,177]。血小板表达细丝蛋白 A(X 染色体)和细丝蛋白 B(3 号染色体),其中细丝蛋白 A 约占细丝蛋白总量的 90%。

细丝蛋白属原生型支架蛋白,能够吸引结合蛋白,包括小的鸟苷三磷酸酶(GTPase)、RalA、Rac、Rho 和 Cdc-4265[178],把这些蛋白固定在邻近的胞膜上[179]。静息血小板中近 90% 的细丝蛋白都通过它的第二个棒状结构域(17~20 个重复)[180,181]的结合位点和 GP I b-Ⅸ-Ⅴ 复合体中的 GP I bα 亚基的胞质尾部相连。这种连接有三种结果。第一,将细丝蛋白的自我连接结构域及相关的结合蛋白固定在胞膜上,同时将肌动蛋白结合位点置于细胞质中。第二,由于大部分细丝蛋白片段结合在肌动蛋白上,它使 GP I b-Ⅸ-Ⅴ 复合体在血小板的质膜表面排列成一排,位于肌动蛋白丝上面。第三,细丝蛋白将肌动蛋白丝和 GP I b-Ⅸ-Ⅴ 复合体连接,并穿过血影蛋白网的孔洞,限制了血影蛋白分子在格架中的运动,并使血影蛋白分子格架保持在压缩状态。细丝蛋白和 GP I bα 的连接对于巨核细胞形成并释放盘状血小板是必需的,因为血小板缺失这种连接,血小板数量减少,并且形态巨大和脆弱。缺乏 GP I b 的血小板体积巨大(Bernard-Soulier 综合征,参见第 120 章),或许是细胞骨架构建异常所致。

● 血小板能量代谢

在电镜下可见血小板含有大量的糖原(图 112-2)。糖原可分解成 1-磷酸葡萄糖,血小板也能从周围介质中摄入葡萄糖。血小板糖酵解速度显著超过红细胞和骨骼肌[182]。氧化代谢可为静息血小板提供能量,但是据估计只有不到 1% 的由糖酵解产生的丙酮酸真正的进入了三羧酸循环,而其余的以乳酸或丙酮酸形式离开血小板[183]。血小板线粒体能进行脂肪酸的 β 氧化,但它对能量代谢产生的影响目前还不清楚[184~187]。血小板能主动地进行醋酸盐代谢,这个能力已被用来改善血小板贮存条件[185,188]。氨基酸也能作为能量来源进入三羧酸循环,但这个过程对血小板能量代谢的作用还不确定。

像所有细胞一样,血小板消耗的 ATP 部分被用来维持离子和渗透压的平衡[189,190]。另外,肌动蛋白连续的聚合和解聚涉及 ATP 和 ADP 间的转换,这可能占静息血小板 ATP 消耗的 40%[191]。在静息血小板膜内连续发生着微管蛋白的聚合和解聚,这涉及三磷酸腺苷(GTP)和二磷酸腺苷(GDP)之间的不断转换,从而消耗能量[159]。磷脂酰肌醇持续的磷酸化和去磷酸化在信号转导中扮演重要作用,据估计这些反应占 ATP 总产量的 7%[192]。蛋白质磷酸化也是持续发生的过程,但它在静息细胞中消耗的 ATP 含量还不清楚。血小板刺激会引起糖酵解活性和氧化 ATP 形成显著增加,这也许是因为血小板活化或者细胞质 PH 增加导致 ATP 产生突然减少[187]。增加的 ATP 至少部分被用于磷脂酰肌醇磷酸化和蛋白质磷酸化中。

血小板刺激伴随着糖酵解活性和氧化 ATP 形成显著增加,可能是通过血小板活化时 ATP 突然下降的一种反馈机制,或由于细胞质 pH 值升高所致[193]。增加的 ATP 至少部分被用于磷酸肌醇磷酸化和蛋白质磷酸化。

细胞器

过氧化物酶　在血小板中,过氧化物酶体包括一些主要代谢功能,如脂肪酸 β-氧化,合成缩醛磷脂(磷脂)和血小板活化因子(PAF)[194]。他们包含酰基辅酶 A:二羟基丙酮磷酸酰基转移酶,它是催化合成含醚磷脂的第一步。在脑血管 Zellweger 综合征中,这种酶活性缺乏,因此可以利用血小板活性诊断疾病[195,196]。

线粒体　血小板大概包含四至七个相对较小的线粒体,它们通常位于细胞膜附近;参与氧化能量代谢[197~199]。线粒体 Bcl-2 家族调控蛋白包括 Bcl-x1 和 Bak 蛋白,它们直接影响血小板的寿命并且这些蛋白质变化可引起血小板减少症(参见第 111、117 章)。无论是在微粒中还是自由循环中血小板活化时大约释放 200 个线粒体,它们可能促进炎症和非溶血输血反应发生[199]。在衰老的病理生理学和几种神经性病变疾病如阿尔茨海默病,精神分裂症和帕金森病中,存在线粒体酶异常情况,如还原形式的烟酰胺腺嘌呤二核苷酸(NADH)酶 Q 还原酶(复合物 I)异常。因此血小板线粒体酶水平的检测可用于这些研究[201~206]。另外在糖尿病研究中发现高血糖诱导线粒体超氧化物产生可能促进血小板聚集[207]。线粒体膜内叶潜在的损耗与血小板促凝血活性和血小板外膜组成成分表面表达有关(参见下面的"血小板凝血活性")[208~211]。

● 血小板形态的变化、铺展、收缩及凝块收缩

概要

细胞骨架决定血小板的结构和对刺激物做出反应的能力,这种反应是通过形状的改变和应力的产生来完成的;就此而言,血小板细胞骨架可以被认为是类似于动物的骨骼和肌肉。表 112-1 列出的是参与血小板收缩系统的主要成分。这些元件参与血小板活化后的形状改变、分泌和血块收缩。

当血小板暴露于各种刺激剂时,几秒钟内它的形状就能发生剧烈变化。血小板形状改变发生在一系列固定顺序的事件之后,在这些事件中静息的血小板的细胞骨架发生了解聚和重组。血小板活化后的第一个显著的变化是微管圈的解聚,并从圆盘状转变成球状。新的肌动蛋白丝聚合产生了丝状伪足和片状伪足,由细胞膜向外延伸。同时,细胞内的细胞器和颗粒以及解聚了的微管圈被压缩到血小板中心。一旦形状变化完成,肌动蛋白细胞骨架作为一个收缩平台,在血小板-血小板之间以及血小板-相邻纤维蛋白丝之间产生收缩张力。

血小板形状变化

许多不同的激动剂都能使血小板形状发生变化。这包括血小板正常的圆盘形状(直径大约 1.5~2.5μm,宽约 0.5~0.9μm)的消失,转变为一个棘状球体,并伴有长数微米且顶端端点处直径只有 0.1μm 的细丝状伪足从血小板伸出(图 112-2)[95,212]。现在普遍认为,在血小板聚集仪中添加一定的刺激剂

后血小板聚集的初始阶段中的光透射下降是血小板发生形状改变的一种体现[213]，但是这种解释受到另一种意见的挑战，即光透射下降的现象是由微聚集引起的而非血小板形状改变[214]。虽然血小板形状改变的原因还不明确，但有一种可能性就是形状改变在不需要减少表面电荷密度的情况下，减少了两个带负电荷的血小板之间，或者是血小板和一个带负电荷的表面/细胞之间的静电排斥。因此，在形状改变之后，血小板丝状伪足的顶端能够更加轻易地接近和接触一个表面或一个细胞，因为此时大部分排斥性的表面电荷都与这个顶端有了一定的距离[215]。

血小板被激活后所观察到的第一个现象就是血小板的形状从圆盘状变成球状。刺激剂结合特异性受体激活磷脂酶（PL）Cβ，后者能水解与膜结合的磷脂酰肌醇-4,5-二磷酸产生1～4,5-三磷酸肌醇（IP3）和甘油二酯。IP3随后与致密管道系统（DTS/SR）上的受体结合，使细胞内钙浓度上升5～10μM。虽然钙离子可以影响许多肌动蛋白结合蛋白的活性，但被激活的主要蛋白质之一就是溶胶蛋白，它在血小板中的浓度大约在5μM。静息血小板中的肌动蛋白丝相对稳定，因为他们的正极端（这个末端可以通过添加额外的肌动蛋白单体而增长）被CapZ蛋白和α,γ-内收蛋白所覆盖（图112-5）。钙激活的凝溶胶蛋白可以切断已经存在的肌动蛋白丝并给新形成的正极端加上帽子。这使肌动蛋白丝的数量增加了大约10倍，同时凝溶胶蛋白取代原来的CapZ蛋白和α,γ-内收蛋白作为肌动蛋白丝加帽蛋白[216]。由于肌动蛋白丝的切断，由肌动蛋白、细丝蛋白A（一种肌动蛋白结合蛋白）、GPⅠb/Ⅸ和血影蛋白组成的膜骨架释放了对血影蛋白网络的限制。通过开放管道系统的膜融合入质膜，以及后来的胞内颗粒内容物释放后伴随的颗粒膜融合入质膜，使得膜骨架膨胀（但不产生伪足）（图112-5）。

推动片状伪足和丝状伪足形成的力量来自于新肌动蛋白的聚合，这使得丝状肌动蛋白的量加倍。丝状肌动蛋白的聚合暴发是由于受体激活后正极端的成核位点的产生。这些成核位点是通过Arp2/3复合物的激活或暴露预先存在的肌动蛋白纤维的正极端原位合成的[217]。因为正极端对肌动蛋白的亲和力比肌动蛋白分隔蛋白更高，所以他们有能力启动肌动蛋白丝的聚合。

血小板含有两种蛋白质，其主要功能是连接和分隔肌动蛋白单体。第一种是肌动蛋白抑制蛋白，浓度为50μM。肌动蛋白抑制蛋白能使肌动蛋白单体与肌动蛋白丝的负极端隔开，但不隔开正极端。肌动蛋白抑制蛋白也可以作为肌动蛋白丝聚合中的主要转移因子。第二种参与肌动蛋白单体的分隔和刺激肌动蛋白聚合的蛋白是胸腺素-β4，它的量更多，在血小板中的浓度为55μM，与肌动蛋白等摩尔量。胸腺素-β4与肌动蛋白分子的亲和力大于肌动蛋白丝的负极端，从而能有效地竞争来自负极端上的分子。而胸腺素-β4对肌动蛋白单体的亲和力比肌动蛋白丝的正极端对肌动蛋白亲和力低，这就使得当自由正极端存在时，纤维丝发生装配。胸腺素-β4保证了一个巨大的未聚合的肌动蛋白储存库，60%的血小板总肌动蛋白与胸腺素-β4相连。胸腺素-β4与肌动蛋白单体的亲和力受到结合在肌动蛋白上的核苷酸的调节[218]。

外加刺激剂后，血小板肌动蛋白的装配反应开始于自由的正极端的形成（图112-5）。正极端的产生是通过纤维丝末端的去帽和基于Arp2/3复合物的纤维丝的重新组装。血小板含有高浓度正极端加帽蛋白，后者可以调节这些末端的易接近性的，从而调节肌动蛋白的动态反应。血小板含有凝溶胶蛋白和

capZ各5μM，以及3μM的内收蛋白[221]。肌动蛋白丝的去帽似乎是通过加帽蛋白的失活来完成的，加帽蛋白可被血小板活化过程中产生的磷酸醇类所抑制，包括磷脂酰肌醇-3,4-二磷酸（PI3,4P2）、PI4,5P2和PI3,4,5P3[216]。去帽后的肌动蛋白丝作为一个核心，储备于胸腺素-β4储存库中的肌动蛋白单体不断地装配到纤维丝的正极端。肌动蛋白抑制蛋白通过促进肌动蛋白从肌动蛋白-胸腺素-β4复合物中释放出来并转移到肌动蛋白丝的正极端加快了肌动蛋白的聚合。除了暴露的新纤维丝末端作为成核位点的一个来源外，新的成核位点是通过Arp2/3复合物而活化产生的。Arp2/3复合物模拟肌动蛋白丝的负极端，同时刺激肌动蛋白丝正极端的组装。Arp2/3复合物是由7个多肽组成，其中两个含有肌动蛋白相关序列，Arp2和Arp3[222,223]。血小板含有高浓度的Arp2/3复合物（2～10μM）。大约有30%的Arp2/3复合物结合在静息血小板的细胞骨架上。一旦血小板被激活，Arp2/3复合物重新分布，细胞骨架中的量增加3倍并集中于片状伪足区域内的肌动蛋白丝组装中。Arp2/3复合物的活性受几个信号通路的调控，包括Wiskott-Aldrich综合征蛋白（Wiskott-Aldrich syndrome protein，WASP）家族的成员。WASP基因的突变导致了Wiskott-Aldrich综合征，这是一种X染色体连锁隐性遗传病，以血小板减少和T细胞免疫缺陷为特征（参见第121章）。

发生这些变化的同时，周边的微管圈开始收缩和断裂，并最终被压缩到了细胞的中心。随着丝状伪足的形成，血小板颗粒和细胞器移动到细胞中心，四周被微管圈包裹着，导致了电子密度的增加。肌球蛋白Ⅱ经肌球蛋白轻链激酶磷酸化后被活化，通过它与肌动蛋白纤维之间的相互作用帮助产生内收力量。

血小板的铺展与表面诱导活化

在血小板黏附于表面后，经历不同程度的铺展和活化。血小板铺展与活化的形式主要取决于它处于怎样的蛋白表面，胶原蛋白能一致地引起最大活化[224,225]。除了表面的性质外，蛋白质的密度，特别是在与纤维蛋白原的反应中，可以显著影响黏附的血小板中的信号系统的活化[226]。血小板的活化可导致血小板颗粒内容物的释放和暴露活化的整合素αⅡbβ3受体于血管腔侧表面，使它们可以结合黏附性糖蛋白配体并募集其他血小板[227]。如果表面黏附的血小板密度充分的话，血小板也可以形成横向联合体，这个过程似乎依赖于整合素αⅡbβ3[228]。一般而言，血小板铺展导致的是扁平的片状伪足发展而不是刺突的丝状伪足（图112-2）[216,229]。血小板铺展的不同形态反映了肌动蛋白丝网络组装的差异。片状伪足的超微结构观察揭示它们充满了肌动蛋白丝，这些肌动蛋白丝交织成相互垂直的网络。这种组织结构由肌动蛋白纤维束交联细丝蛋白A而成。与此相反，丝状伪足由致密的束状长肌动蛋白丝组成。这些结构上的差异反映了黏附过程中启动的不同信号，磷酸肌醇类以及小GTP酶分子Rac和Cdc42似乎在此过程中特别重要[154]。在血小板中，Rac可因凝血酶受体聚集（ligation）而激活，并刺激肌动蛋白丝的去帽[230]。组装肌动蛋白束联系于细胞质膜的丝状伪足顶端所牵涉的蛋白质包括，小GTP酶Cdc42、交换蛋白WASP、钮蛋白、血管舒张剂刺激的磷酸化蛋白、斑联蛋白以及肌动蛋白抑制蛋白[111]。Pleckstrin是血小板活化过程中被磷酸化的一种血小板蛋白，它似乎通过结合磷酸肌醇类并通过一个交换因子影响Rac参与了这个过程[231,232]。Pleckstrin敲除的小鼠中，由蛋白

激酶 C 介导的血小板颗粒分泌、整合素 αⅡbβ3 的活化和血小板聚集存在缺陷。但是凝血酶可以通过磷酸肌醇-3 激酶相关信号途径克服这一缺陷[255]。黏附后的信号来源于与黏附过程相关受体的胞质面上的蛋白复合物组装，包括黏着斑激酶。黏着斑激酶能被整合素与配体结合所激活，并与一些细胞骨架蛋白共定位。巨核细胞和血小板中缺失黏着斑激酶会导致血小板铺展缺陷[254]。这些复合物随后引起局部的细胞骨架重排，同时引起可作用于整个血小板的信号分子的生成，随后产生一系列效应，包括新蛋白的翻译[235~238]。信号的性质和范围决定了已黏附的血小板是否能募集额外的血小板或白细胞。特别是铺展后的血小板向微颗粒形成的促凝形式的转变与中性粒细胞的募集相关[259]。此外，铺展的血小板能够在它的表面聚集纤连蛋白，这可能对稳定血小板-血小板的相互作用非常重要[240]。

血小板膜糖蛋白受到与血小板形态改变和铺展相关的细胞骨架重排的影响。在一定条件下，悬液中血小板的活化导致糖蛋白Ⅰb/Ⅸ受体从血小板表面移动到开放管道系统中[241,242]。而在黏附的血小板中，糖蛋白Ⅰb 的内化要缓慢得多[111]。整合素 αⅡbβ3 激活的初始作用是此受体在血小板表面质膜上近似成倍的增加，因为 α 颗粒中也有可能是致密体和开放的管道系统中预先合成的受体转移到细胞膜上。整合素 αⅡbβ3 由内向外信号的激活与细胞骨架变化相关，特别是踝蛋白与整合素 β3 胞质区域的结合紧密相关[243~246]。酪氨酸激酶，包括黏着斑激酶[33,247]，和 Src[247]，连同一个 85kDa 的酪氨酸磷酸化蛋白 cortactin 和小 GTP 结合蛋白例如 Rho、RAC、Cdc42 一起，可能在这个过程中发挥一定的作用[216,229,248,249]。当整合素 αⅡbβ3 附着于细胞骨架如肌动蛋白和肌球蛋白时，由细胞骨架对整合素 αⅡbβ3 作用所产生的应力就可能提供构象发生变化所需的能量，导致高亲和力构象的生成[250]。整合素 αⅡbβ3 活化之后，更多的 αⅡbβ3 与细胞骨架相结合，这可能是与踝蛋白和其他细胞骨架蛋白的相互作用，以及配体诱导的整合素聚集的结果，最终导致在受体胞质区域的蛋白复合物（包含细胞骨架蛋白）的形成[237,245,251]。当配体包被的珠子被添加到黏附的血小板中，并结合到整合素 αⅡbβ3 受体时，珠子转运到了血小板的中心，这表明当有配体结合到整合素 αⅡbβ3 上时，细胞骨架可以使整合素 αⅡbβ3 发生迁移[252,253]。

血小板含有钙蛋白酶，这是一种钙依赖性的含巯基的中性蛋白酶，由两个能够优先切割细胞骨架蛋白尤其是细丝蛋白和踝蛋白的亚基组成[229,254]。但是也有报告称其能切割整合素的胞质区域和一些信号传导相关分子，包括激酶类和磷酸酶类［参见下面的“钙依赖的蛋白酶（钙蛋白酶）”一节］。μ-钙蛋白酶只需微摩尔级的钙，而 m-钙蛋白酶需要毫摩尔级的钙才能被激活。有研究提示钙蛋白酶参与了血小板活化后细胞骨架的重组，特异性通过对整合素 β3 胞质尾和踝蛋白的切割来调节配体与 αⅡbβ3 的结合[245,255~257]。钙蛋白酶切割 β3 的胞质尾可能促使整合素的功能从促进血小板铺展转变为介导血块回缩功能[258]。钙蛋白酶也参与了血小板的铺展、微颗粒的形成和血小板促凝活性的产生[229,256,259]。缺乏 μ-钙蛋白酶的小鼠的血小板聚集和血块回缩能力下降，但出血时间正常[260]。

血小板收缩和凝块回缩

涉及肌动蛋白和肌球蛋白的血小板收缩机制被认为能促进颗粒的分泌，但细节仍不清楚[261,262]。事实上，肌球蛋白重链基因

Myh9 几乎完全破坏的小鼠的血小板颗粒分泌有缺陷，但缺陷只针对低浓度的选择性刺激剂的反应[265]。静息血小板的细胞骨架包括上文所述的紧临细胞质膜下的膜骨架，以及由 2000~5000 线性肌动蛋白聚合物组成的花边状细胞质肌动蛋白丝网络，其中还包含了 α-肌动蛋白、细丝蛋白（肌动蛋白结合蛋白）A 和 B、原肌球蛋白、钮蛋白和钙介质素[176,177,248,249,264~268]。收缩反应也被认为是由细胞内钙的增加所引发的，胞内钙的增加导致钙-钙调蛋白复合体形成，随后激活肌球蛋白轻链激酶。磷酸酶和环腺苷酸（cAMP）激酶的可以调节这个反应。在血小板形态改变启动后，肌动蛋白集中地组装成为密集的丝状物，并且可能与磷酸化的肌球蛋白丝连接[269,270]。细胞器在收缩环中的集中与颗粒分泌相关[95]。但是血小板释放其颗粒内容物是通过颗粒膜与血小板中心的开放管道系统融合还是直接与细胞质膜融合还存在争论[95,100]。

当血液在体外开始凝结时，纤维蛋白网四处延伸，使几乎所有的血清变成凝胶样的状态。如果存在血小板的话，几分钟至几小时内，血块就会收缩，挤出绝大部分的血清[271]。这个过程被认为是模拟了体内血栓巩固和可能的伤口愈合增强的现象。血栓收缩也涉及减少孔隙度和溶质运输，以便浓缩血栓中的凝血酶[272]，以及降低溶栓效率，这可能部分地解释了血小板富集血栓对纤溶药物的耐药性[273]。血块收缩需要血小板的参与是不争的事实，就像整合素 αⅡbβ3 的收缩机制涉及肌动蛋白和肌球蛋白一样[274,275]。事实上，当几乎完全的选择性破坏鼠巨核细胞的肌球蛋白 Myh9 基因时，产生的表型为巨血小板减少症、血块收缩缺失、对低浓度的激动剂诱导的分泌减少、出血时间延长以及血栓形成受阻[263]。但这种小鼠不会自发出血[263]。肌球蛋白的激活涉及肌球蛋白轻链的磷酸化，这个过程受到钙调节的肌球蛋白轻链激酶的活性和 Rho 激酶调节的肌球蛋白磷酸酶的活性控制。钙蛋白酶切割整合素 β3 的胞质尾，可能促进了 RhoA 的活性，并作为一个分子开关使血小板由铺展转换成血块收缩[258]。其他信号分子也似乎有助于凝块回缩，如 Eph 激酶 EphB2[276]，蛋白磷酸酶 2B[277]，和 PI3K。[278] 虽然有这些数据存在，但还没有一个能够描述血块收缩过程细节的动物模型为大家所接受[279]。假定的机制包括血小板丝状伪足沿着纤维蛋白条移动假说，丝状伪足牵引纤维蛋白条假说，膜骨架蛋白驱动纤维蛋白内化假说[274,275,279~282]。

血小板整合素 αⅡbβ3 为血块收缩所需要，主要通过对 Glanzmann 血小板机能不全症（参见第 121 章）患者的血小板的研究，以及通过对正常人的血小板进行整合素 αⅡbβ3 受体阻断[280,283~288]或阻断与 αⅡbβ3 受体相互作用的纤维蛋白原 γ 链 C 末端序列证实[289]。同时也需要二硫键交换[290]和整合素 β3 亚基上的酪氨酸残基作用，这有助于在血小板激活后被磷酸化和外界信号传导[291]。血块收缩与整合素 αⅡbβ3 依赖性的蛋白质酪氨酸磷酸化的降低呈时间相关，可能是激活了一个或多个磷酸酶[292]，并且同时需要整合素 αⅡbβ3 介导的分裂原激活的蛋白激酶（MAPK）的激活[295]以及诸如 Bcl-3 蛋白的翻译，后者为配体与 αⅡbβ3 的结合所促进[294]。但是 αⅡbβ3 的抑制实验结果显示，抑制血块收缩能力的不同并不与阻断纤维蛋白原结合血小板的能力相关[280,287]，患有 Glanzmann 血小板无力症的患者在血块收缩缺陷的程度上也是不同的。一些 αⅡbβ3 突变体，例如 β3 的 L262P 突变，干扰了其与纤维蛋白原的相互作用，但不妨碍其与纤维蛋白的相互作用和血块收缩[295]。值得特别注意的是，缺乏介导血小板整合素 αⅡbβ3 结合的 γ 链 C 末端序

列(氨基酸 400~411)以及纤维蛋白原中两个 Arg-Gly-Asp(RGD)区域的纤维蛋白原,仍然能够支持血块收缩[567,568,296,297]。众所周知,当纤维蛋白原转化为纤维蛋白时,新的位点暴露于分子表面。因此,这一矛盾的一个可能的解释是,纤维蛋白原的 γ 链中其他的 αⅡbβ3 结合序列(例如 316~322、370~383 或其他区域)或可以介导血块收缩[298,299]。在整合素 αⅡbβ-螺旋区域,发现 γ370~381 序列的一个潜在结合位点,该序列表达的纤维蛋白比纤维蛋白原更多,并且来自这些区域的蛋白肽会抑制凝块收缩[300]。凝血因子Ⅷ也在凝块收缩中起重要作用;据研究表明它可介导血小板膜上纤维蛋白原/纤维蛋白与整合素 αⅡbβ3 复合物与富含鞘磷脂的脂质筏之间的转运以及该复合物与细胞骨架和收缩因子之间的交联[301,302]。GPⅠb/Ⅸ也可能通过 GPⅠbα 与凝血酶和/或与纤维蛋白结合的 VWF 的结合而导致凝块收缩。因此,当整合素 αⅡbβ3 为凝块缩回所需时,其过程不是纤维蛋白原与整合素 αⅡbβ3 的简单结合。

● 血小板分泌机制和分泌

血小板具有分泌颗粒和释放机制,以放大它对刺激和周围环境影响的反应。血小板颗粒结构包括 α-颗粒和致密颗粒,溶酶体和过氧化物酶体。

分泌性细胞器

溶酶体

溶酶体来自于内含体的膜系统,通过一个复杂的膜和蛋白质的分选和转运机制生成[305]。血小板溶酶体含有典型的溶酶体酸性水解酶(例如 β 葡萄糖醛酸酶,组织蛋白酶,芳基硫酸酯酶,β 氨基己糖苷酶,β 半乳糖苷酶,乙酰肝素酶,β 甘油磷酸酶,胰肽酶和胶原酶)[197]。活化时,血小板分泌这些酶,然而,溶酶体组分的释放和 α 颗粒和致密小体释放相比是缓慢的和不完全的[306~308]。因此,与其他颗粒释放相比,溶酶体酶的释放需要更强的激动剂诱导。他们在血小板质膜上的出现可作为血小板高度活化的标志[309,310]。从血小板溶酶体释放的弹性蛋白酶和胶原蛋白酶参与血栓形成部位的血管损伤[311]。乙酰肝素酶可以切割来自内皮细胞表面的肝素样分子,由此产生的可溶性肝素样分子可以抑制平滑肌细胞的生长[312]。

致密体

血小板大约含有 3~8 个高电子密度的颗粒,直径为 20~30nm(图 112-2)[76,262]。非染色玻片电镜观察所见致密颗粒的内源性电子密度是由于大量钙离子存在所致[76,197];由于这些致密体是高度易渗性的,其在透射电镜观察也是致密的[262]。致密颗粒包含高浓度的 5-羟色胺,它是通过一个膜载体从胞质中转运并且固定在致密体中。5-羟色胺的捕获是由于致密颗粒的低 pH 值环境所致,致密颗粒膜上的氢质子 ATP 泵维持了致密体内较低的 pH 值(约 6.1)[262]。在致密体中 ATP 和 ADP 的浓度也很高[197]。在致密颗粒中 ADP 含量高于 ATP 的含量(ATP:ADp=2:3),这和细胞质中的情况相反(ATP:ADp=8:1)由于胞质中的核苷酸库和致密颗粒的联系甚少,胞质中的核苷酸库被认为是腺嘌呤核苷酸的代谢库,而致密体被认为是储存库[197]。在致密体中腺嘌呤核苷酸以如此高的浓度储存似乎是

通过 ATP 和 ADP 的嘌呤环垂直叠加积累实现的,并通过钙离子和磷酸基团间的相互作用而得到加固[313,314]。5-羟色胺的羟环平面也可以进入到这些堆叠中,提供了捕获机制的分子基础。然而,5-羟色胺与腺嘌呤核苷酸的捕获机制是不同的,因为致密颗粒中的 5-羟色胺和外部 5-羟色胺容易交换[197]。源于血小板的 5-羟色胺的运输和递送在血管痉挛、血小板凝血活性和肝脏再生等各种生命现象中起重要作用[315]。

致密颗粒膜上表达的糖蛋白也在血小板细胞膜、α 颗粒膜和溶酶体膜上表达,包括 CD36、LAMP-2、CD63、P-选择素、αⅡbβ3 和 GPⅠb/Ⅸ。八个不同基因的异常和一种常染色体疾病 Hermansky-Pudlak 综合征有关(HPS)(参见第 121 章),其特征为缺少致密体,所以推测这些基因与致密颗粒的形成有关。和溶酶体一样,致密体也被认为由内含体通过产生囊泡(MVBs)而形成。Hermansky-Pudlak 综合征相关的八个基因被认为参与了影响膜结构的分选或运输,该作用是由 8 个基因参与的蛋白质复合体而实现[316,317]。这些复合体包括 3 个溶酶体相关细胞器生物发生复合体(BLOCs)和激活蛋白 3(AP3)复合体的生物合成[305]。以此类推,LYST 基因产物被认为和致密体膜相连,在 Chédiak-Higashi 综合征(没有正常的致密颗粒)中,该基因产物有异常(参见第 121 章)[318]。LYST 基因产物可能与激活蛋白 3(AP3)相关[305]。

Hermansky-Pudlak 综合征病人的体外血小板功能异常表明释放的致密颗粒成分通过正反馈机制促进血小板活化。致密颗粒释放的血小板强激活剂 ADP,和弱激活剂 5-羟色胺(见下文"血小板分泌")可以解释血小板聚集的正反馈途径效应。ATP 是一种 ADP 的部分拮抗剂,但是在胞质中,ATP 迅速代谢为 ADP(T1/2=1.5 分钟),ADP 迅速代谢为 AMP(T1/2=4 分钟),然后代谢为血小板抑制剂腺苷[197,519],因此很难预测 ATP 释放后的综合作用。在体内,这一现象比较复杂,内皮细胞和淋巴细胞上表达的 ATPDase(CD39;ecto-ADPase)将 ATP 和 ADP 转化为 AMP,可限制 ADP 存在的数量[74]。从血小板释放的 ATP 也可以作为血小板外侧蛋白激酶的一个高能磷酸源,它可以使包括 CD36(GPⅣ)在内的一些蛋白质磷酸化[320~322]。

α 颗粒

血小板的一个重要功能是储存和释放装备在 α 颗粒中的多种生物活性物质。α 颗粒是血小板里含量最多的一种颗粒,大约每个血小板有 50~80 个[323,324]。它们的横切面直径大约为 200nm,其内部存在电子密度差异,通常含有偏心分布的电子密度加重区域,被称为类核,其中富集了 β-凝血球蛋白、血小板因子 4(PF4)和蛋白聚糖(图 112-2)[325]。较低电子密度区包含一些管状构件,其中富集血管性血友病因子 VWF、多聚蛋白和因子 V[76]。通过蛋白质组学分析鉴定,人血小板活化时释放的蛋白质有 300 多种,大多数都贮存在 α 颗粒中[326~328]。α 颗粒里的蛋白质包括黏附蛋白、凝血因子、蛋白酶抑制剂、趋化因子和新生血管调节蛋白。α 颗粒中一些最重要的蛋白质下文也会详细介绍。血小板包含不同亚群的 α 颗粒,并且在血小板活化过程中释放不同的 α 颗粒内含物。举例来说,一些 α 颗粒含有促血管生成的蛋白质,如血管内皮生长因子(VEGF),反之,其他一些含有抗血管生成的因子,如内皮抑素(图 112-6)[329]。当人血小板暴露于特异性刺激剂蛋白水解酶活化受体(PAR)-1 或 PAR-4 时,这两种 α 颗粒亚类就会被分别诱导经历不同的脱颗粒过程。纤维蛋白原和 VWF 集中在不同的 α 颗粒中[330],反映

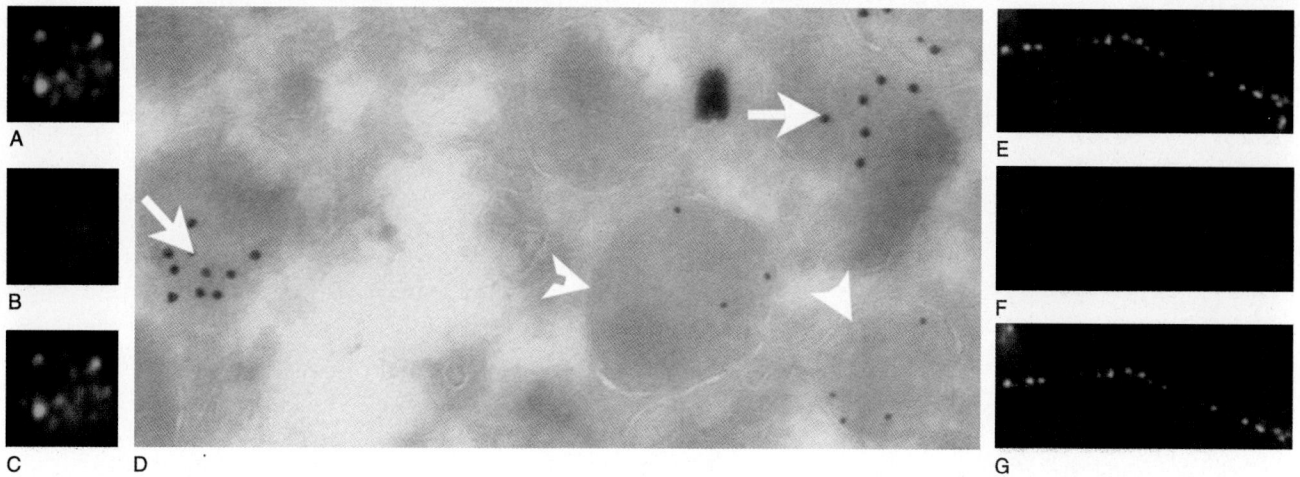

图 112-6　血小板含有单独且不同的 α-颗粒群体。A,B 和 C.静息血小板中单独且各异的 α 颗粒分别含有促血管生成和抗血管生成调节物。静息血小板的双重免疫荧光显微镜检查:(A)抗血管内皮生长因子(VEGF)抗体和(B)内皮抑制素抗体和(C)二者重叠图 D。使用超薄冷冻切片的免疫显微镜观察人静息血小板中蛋白质。使用抗 VEGF 抗体和抗内皮抑制素抗体对血小板切片进行双重免疫金标记。在 α 颗粒的一个群体分布上明显的大的金色颗粒(箭头所指 15nm)代表抗 VEGF 染色,并且在不同的 α 颗粒群上大量存在小金颗粒(5nm)(箭头)代表内皮抑制素染色。E,F 和 G.在巨核细胞血小板中独立的,不同的 α 颗粒群中抗原血管生成调节蛋白也存在特异性。巨核细胞通过重构细胞质组分促进血小板延伸,以此作为血小板产生的装配线产生新的血小板。新生的血小板中独特的颗粒可以被看见,抗血小板的双重免疫荧光显微镜实验:抗 VEGF 抗体(E)和内皮抑制素抗体(F)和共染图(G)(转载自 Italiano,JE,Jr. 等人,血管生成由新机制调节:血小板 α 颗粒差异释放引起促血管和抗血管生成蛋白特异性表达,Blood 1;111(3):1227～1233,2008.)

活化的血小板导致含纤维蛋白原颗粒的选择性释放。

　　α 颗粒中的蛋白主要是通过生物合成(主要在巨核细胞水平)和内吞作用(在巨核细胞和循环的血小板水平)获得。几乎所有的血浆蛋白都能被 α 颗粒非特异性地少量摄入,因此这些蛋白的血浆水平决定了它们的血小板水平[331,332]。例如,α 颗粒免疫球蛋白库包含大部分的血小板免疫球蛋白;因此,与血小板表面免疫球蛋白相比,血浆免疫球蛋白水平对血小板免疫球蛋白总量改变的影响更大[331,332]。

　　调控 α 颗粒装配的细胞生物学途径目前还没有完全了解。但几项研究提出 MVBs 在 α 颗粒生物发生中起着关键的中间作用[316,333]。这些膜性囊泡包含为数众多的小囊泡,它们是由巨核细胞高尔基复合体里以出芽方式生成的小囊泡发育而来的,而且还能与细胞内吞小泡相互作用。它们在未成熟巨核细胞里的数量很丰富,而随着细胞逐渐成熟其数量也逐渐减少,这就意味着它们是 α 颗粒和(或)致密小体的前体。MVBs 可能作为一个分选中心使蛋白质分别进入不同的 α 颗粒。

　　血小板特异性蛋白(PF4 和 β-凝血球蛋白家族)在 α 颗粒中的浓度比在血浆中的浓度大约高 20 000 倍(当表示为血小板因子 4 和 β-凝血球蛋白家族分别占血小板总蛋白或血浆总蛋白的比例时)[334,335]。这些分子量 7000～11 000 的蛋白质都与肝素结合,但结合的亲和力却各有不同。它们相互之间及与"相互分泌的细胞因子"家族其他成员之间有氨基酸序列同源性,如白介素(IL)-8[中性粒细胞活化肽 1(NAP1)],其在炎症、细胞生长和恶性转化过程中呈活化状态[336～338]。

　　PF4 是一种不包含谷氨酸-亮氨酸-精氨酸(ELR)保守序列的 CXC 趋化因子(CXCL4)[339,340]。它与肝素呈高亲和力结合,并能中和肝素的抗凝血效应[335,341～343]。PF4 四聚体与蛋白多糖形成复合物[344,345]。PF4 的特定赖氨酸残基(氨基酸 61、62、65 和 66)已被证明能与肝素结合,X 射线结晶学指出这些赖氨酸

存在于 PF4 四聚体的表面,能与这一核心周围的带阴性电荷的肝素分子相互作用[346～348]。

　　PF4 从血小板中释放后,也能与内皮细胞表面的肝素样分子结合[346]。肝素给药后能动员这些与内皮结合的 PF4 进入循环[346]。PF4-肝素复合物和内皮细胞上的 PF4-肝素样分子复合物被认为是肝素引起的血小板减少症与血栓形成的靶抗原[349,350]。PF4 也能与肝细胞结合,并被摄入和分解[351]。PF4 是中性粒细胞和成纤维细胞的弱趋化剂[340,352]。它能抑制血管新生,可能是通过抑制内皮细胞增殖实现的[353]。PF4 还有许多其他的功能,包括从嗜碱性粒细胞中释放组胺[354]、抑制肿瘤的生长[353]和巨核细胞的成熟[355～357]、逆转免疫抑制[352,358]、增强成纤维细胞与底层分子的附着[359]、增强血小板聚集[360]、抑制接触活化[361],以及加强多形核白细胞对激活肽 f-蛋氨酸-亮氨酸-苯丙氨酸的反应和单核细胞对脂多糖的反应[362,363]。

　　β-凝血球蛋白家族蛋白是 CXC 趋化因子,含有谷氨酸-亮氨酸-精氨酸(ELR)保守序列[340]。它们包括血小板碱性蛋白、低亲和力 PF4[结缔组织活化肽Ⅲ(CTAP-Ⅲ)]、β-凝血球蛋白和 β-球蛋白-F(NAP2、CXCL7)[334,364～366]。所有这些蛋白质都有一样的羧基端,但是氨基端的长度却不一样,推测它们这可能是由于其母分子血小板碱性蛋白分子被水解造成的。这些蛋白质能与肝素结合,但亲和力比 PF4 差,因此中和肝素的能力也较小。而且,与 PF4 不同,它们不是被肝脏而是被肾从循环中清除[367]。CTAP-Ⅲ是一种弱的成纤维细胞有丝分裂原,而 β-凝血球蛋白则是成纤维细胞的化学趋化物[340]。β-凝血球蛋白-F NAP2(CXCL7)能与 CXCR2 结合、对粒细胞有趋化作用、激活粒细胞发生内吞作用[339,340,366]。血小板 α 颗粒还包含其他趋化因子,可以不同程度地激活白细胞和血小板[339]。

　　α 颗粒中的黏附糖蛋白和在血浆和细胞外基质中的其他糖蛋白的生化特性在表 112-2 和其他章节(如第 113 和 125

表 112-2　黏附性糖蛋白

蛋白质	亚基,kDa	特有的结构特征和修饰	同源结构域和结合区域	成熟蛋白质组成	成熟蛋白分子量	已知的相互作用
胶原	95~180	Gly-Pro-X 重复序列 羟赖氨酸 羟脯氨酸	RGD 右手的三股螺旋	原胶原=3 条链		变异的凝血酶敏感蛋白
Ⅰ型	α1（Ⅰ） α2（Ⅰ）		DGEA[†] VWFC	α1（Ⅰ）$_2$α$_2$（Ⅰ） （主要成分） α1（Ⅰ）$_3$		纤连蛋白 VWF
Ⅲ型	α1（Ⅲ）		VWFC	α1（Ⅲ）$_3$		
Ⅵ型	α1（Ⅵ） α2（Ⅵ） α3（Ⅵ）		3VWFA 3VWFA 12VWFA	α1（Ⅵ） α2（Ⅵ） α3（Ⅵ）		
血管性血友病因子	220（2050 个氨基酸）	大的前肽段（741 个氨基酸）；A、B、C、D、E 重复	αⅡb3-RGD 1789~1791 结构域 GPⅠb-230~310	二聚体=原体 2~40 个原体通过二硫键组成多聚体	88 万~2000 万	胶原 肝素 因子Ⅷ 纤维蛋白
纤维蛋白原	Aα=63（625 个氨基酸） Bβ=56（461 个氨基酸） γ=47（427 个氨基酸）	由 γ 链交替拼接而成 Aα 的磷酸化	Aα 中的 2 个 RGD（95~97 和 572~574） αVβ3-RGD 572~574 αⅡb3-C 端 γ 链十二聚体（400~411）	由 2 个 Aα, 2 个 Bβ, 2 个 γ 通过二硫键结合而成	34 万	凝血酶敏感蛋白 胶原？ 葡萄球菌 因子ⅩⅢ 凝血酶
玻连蛋白	1 条链 = 75（458 个氨基酸） 2 条链 = 65＋10 由二硫键连接	甲硫氨酸→苏氨酸	RGD 生长调节素 B 2 个血红素结合蛋白	和亚基相同	75 000 和 65 000＋10 000	玻璃 塑料 肝素 丝氨酸蛋白酶： 丝氨酸蛋白酶抑制剂复合体 PAI-1 uPAR 因子ⅩⅢ
纤连蛋白	220（355 个氨基酸）	Ⅰ型、Ⅱ型、Ⅲ型重复交替连接形式	RGD（1493~1495）	通过二硫键形成异二聚体	44 万	纤维蛋白 肝素 胶原 DNA 葡萄球菌
凝血酶敏感蛋白	180（1150 个氨基酸）		RGD（有功能?） VTCG[†]α1（Ⅰ） 胶原 表皮生长因子 疟疾抗原	通过二硫键形成三聚体	45 万	钙 纤溶酶原 胶原 纤维蛋白原 富含组氨酸的糖蛋白 纤连蛋白 层粘连蛋白 肝素
骨桥蛋白	32（298 个氨基酸）	磷酸化 硫酸化	RGD			羟基磷灰石 斑块成分
层粘连蛋白	A＝400 B1＝215（1765 个氨基酸） B2＝205（1576 个氨基酸）		YIGSR[†] RGD（有功能的?） EGF	A、B1、B2 之间通过二硫键连接	85 万	Ⅳ型胶原 巢蛋白 骨连接素 硫酸肝素 C1q 纤溶酶原 纤溶酶
多聚素	155kD 或 167kDa	较大的前肽段（1228 个氨基酸）	在 N 端区域的 RGD EGF		45 万~500 万	因子Ⅴ

EGF, 表皮生长因子；PAI-1, 纤溶酶原激活剂 1；RGD, 精氨酸-甘氨酸-天冬氨酸序列；uPAR, 尿嘧啶型纤维蛋白原激活剂受体。

已知的血小板受体	电镜结构	血浆浓度	血小板浓度[*]	血小板/血浆比率	合成部位
α2β1（GPⅠa/ⅡaCD49b/CD29；VLA-2）GPⅥ GPⅣ（CD36）？	原胶原=棒状卷曲，15×3000；其他形式有不同程度的纤维组成				成纤维细胞
GPⅠb（CD42b,c） αⅡbβ3（GPⅡb/Ⅲa；CD41/CD61）	椭圆形，结节状卷曲，长度500nm，但是有一些1100nm	10μg/ml	34μg/ml	3.4	内皮细胞 巨核细胞
αⅡbβ3（GPⅡb/Ⅲa；CD41/CD61） αVβ3（CD51/CD61）	三个结节状结构，不对称的；直径47.5nm	3000μg/ml	7300μg/ml	2.4	肝细胞
αⅡbβ3（GPⅡb/Ⅲa；CD41/CD61） αVβ3（CD51/CD61）		350μg/ml	800μg/ml	2.3	肝细胞？
α5β1（GPⅠc[*]/Ⅱa（CD49e/CD29；VLA-5） αⅡbβ3（GPⅡb/Ⅲa；CD41/CD61）	反向平行延伸的二聚体结构	300μg/ml	315μg/ml	1.1	肝细胞 成纤维细胞 内皮细胞？ 巨核细胞 单核细胞等
GPⅣ（CD36） αⅡbβ3（GPⅡb/Ⅲa；CD41/CD61）？ 整合素相关蛋白（CD47）	3 个不对称的哑铃状体，在附近的较小的球状区域结合	0.16μg/ml	4900μg/ml	30 625	巨核细胞 多种培养细胞
αVβ3					骨细胞 其他细胞？
α6β1（GPⅠc/Ⅱa；CD49/CD29；VLA-6）	十字状结构				成纤维细胞 许多其他类型的细胞
未知	未知				巨核细胞 内皮细胞

[*] 假设富集的血小板密度为 10^{11} 个/ml。
[†] DGEA、VTCG 和 YIGSR 是一些与功能有关的其他氨基酸序列。

章纤维蛋白原和第126章 VWF中都有详细介绍。它们在α颗粒中的相对浓度差别很大。它们在血小板α颗粒中的定位使它们在血管损伤部位从血小板释放出来的局部浓度达到高水平。

多聚蛋白是由二硫键连接的同源多聚体组成的一个家族，分子量从45万到数百万[368]。分子量为45万的多聚体被认为是由单个分子量为167 000[369]或15 500[368]亚单位组成的三聚体，是在巨核细胞和内皮细胞中合成的，储存在α颗粒的低电子密度区和内皮细胞的致密核心颗粒区[370]。在血小板中它与VWF共存，但在内皮细胞中不是。虽然多聚蛋白的多聚结构类似VWF，但是据推导，其亚基的氨基酸序列跟VWF是不同源的[368]。多聚蛋白前体的亚基含有1228个氨基酸。它在合成过程中经历了糖基化和水解。它由数个结构域组成，包括一个氨基端区域，其中包括一个RGD序列、连续线圈序列、表皮生长因子(EGF)结构域和一个与补体蛋白C1q中类似的羧基端球状头部。多聚蛋白能结合因子V和因子Va，而且血小板的所有有生物活性的因子V都与多聚蛋白结合[325]。凝血酶激活血小板时，因子V与多聚蛋白分离，而高分子量的多聚蛋白多聚体结合血小板。多聚蛋白在血浆中的浓度很低，但仍可能作为一种黏附细胞外基质蛋白。

通过血小板比血浆纤维蛋白原的比值来判断，纤维蛋白原集中在α颗粒中。巨核细胞并不合成纤维蛋白原，血小板中的纤维蛋白原是通过涉及αⅡbβ3受体的过程从血浆中摄入的[371]。由于γ链序列改变的纤维蛋白原分子不存储在α颗粒，即使是在异聚体形式(例如包含一个正常的纤维蛋白原分子和一个不正常的γ链变异的纤维蛋白原分子)时也是如此。这种摄入可能需要单个纤维蛋白原通过γ链羧基端序列同时结合两个不同的αⅡbβ3受体(参见"血小板膜糖蛋白"一节和第121章)[371,372]。

储存在血小板α颗粒表面的VWF对止血过程更加重要，因为在某些病理状态下，与血浆VWF浓度相比，α颗粒中的VWF与出血症状相关性更高(参见第126章)。VWF在巨核细胞和内皮细胞中合成。血小板VWF的多聚结构被认为更倾向于反映内皮细胞的VWF，而不是血浆VWF，因为血小板含有高分子量的VWF多聚体。

纤连蛋白存在于α颗粒中，但这种黏附蛋白在正常情况下对血小板功能没有明显作用。矛盾的是，小鼠模型实验发现，纤连蛋白一方面支持血小板血栓形成，另一方面抑制血小板聚集和血栓形成[41,373]；前者的作用可能是由不溶性纤维连接蛋白纤维丝介导的，而后者可能是可溶性纤维连接蛋白介导的[374]。

玻连蛋白，它的名字来自于它与玻璃结合的特性，其还能够与PAI-1、尿激酶受体(uPAR)、胶原蛋白和肝素结合；在凝血系统和补体系统，它还与丝氨酸蛋白酶和丝氨酸蛋白酶抑制蛋白形成三元复合物。它在血小板内的表达水平显示它是浓集的[375]，但巨核细胞似乎并不合成玻连蛋白。PAI-1与玻连蛋白结合能稳定PAI-1的活性构象，但推测在血小板α颗粒中大约只有5% PAI-1是有活性的，这些PAI-1与玻连蛋白形成复合物[150]。根据诱发血栓形成的方法各异，玻连蛋白缺失的小鼠研究表明，玻连蛋白有抑制血栓形成或促血栓的表型[376~378]。

凝血酶敏感蛋白-1是血液中一种独特的黏附蛋白，它几乎只存在于血小板内部[379~381]，大约占血小板释放蛋白质的20%，它可由巨核细胞、培养的内皮细胞和其他培养的细胞合成[382,383]。虽然整合素αⅡbβ3、糖蛋白Ⅰb/Ⅸ、αVβ3、蛋白聚糖、整合素相关蛋白(CD47或IAP)和CD36(糖蛋白Ⅳ)都被认为是凝血酶敏感蛋白的受体[384~390]，但是CD47似乎是凝血酶敏感蛋白启动血小板活化的最重要的受体(见下文"血小板激活和聚集中的信号通路")[386,387,391]。CD36(GPⅣ)的磷酸化状态可能会影响其与凝血酶敏感蛋白的结合能力[385]。凝血酶敏感蛋白含有一个RGD序列，可介导其与血小板的结合，但其他序列也可能参与其与血小板的结合[381,392]。凝血酶敏感蛋白构象随周围环境的钙离子浓度而变化。凝血酶敏感蛋白可以与许多其他黏附蛋白反应，包括纤维连接蛋白和纤维蛋白原[210,393,394]，而且它还是细胞外基质的成分[395]。凝血酶敏感蛋白能稳定已形成的血小板聚集体[396]；它也可作为血管新生的负调节子，调节纤维蛋白溶解，并有利于由血小板释放的转化生长因子(TGF)-β1的激活(见下文)[397,398]。

全血中的凝血因子V大约有20%来源于血小板，而且几乎都存在于α颗粒中[399~401]。人血小板中的凝血因子V是从血浆摄取的，而不是由巨核细胞合成的，这与在小鼠中的情况截然相反。当因子V储存在α颗粒时，其与多聚蛋白联合[402,403]。血小板来源的因子V似乎经过独特的翻译后修饰和蛋白水解激活，这能导致蛋白C对因子V的水解失活[404~406]。有关缺乏血浆和血小板因子V或含有其抑制剂的患者的研究证据表明血小板来源的因子V在止血过程中起着重要的作用[399,407,408]。血小板活化时会形成微颗粒，这些微颗粒富含因子V，能有力地促进凝血[409]。

蛋白S(参见第114章)、纤溶酶原激活物抑制剂(参见第135章)和α2-纤溶酶抑制物(参见第135章)也存在于α颗粒中，而且能从血小板中释放。同样地，在α颗粒中也发现了组织因子途径抑制物(TFPI，第114章)、α1-蛋白酶抑制物和C-1抑制物(参见第114章)。

Gas6是一个75kDa的含有γ-羧基酸的维生素K依赖性蛋白，在结构上与蛋白S类似[410,411]。Gas6最初作为一种生长抑制特定基因，从静态的成纤维细胞中分离出来，但后来发现能增强数种激动剂引起的血小板聚集和分泌[412]。Gas6缺失的小鼠血小板聚集有异常，但可防止实验性血栓形成[412]。Gas6存在在α颗粒中，随血小板活化而分泌。血小板也表达Mer，即Gas6的一种酪氨酸激酶受体。Mer缺失的小鼠表现出血小板聚集异常和血栓形成的抑制，但还没达到Gas6缺陷的程度[413,414]。Mer同家族的其他Gas6受体被发现对血小板血栓稳定性起作用[413~417]。

血小板衍生生长因子(PDGF)是一个以二硫键相连的分子量约为30 000的二聚体分子，对平滑肌细胞有促有丝分裂作用[418]。血小板α颗粒包含一个由同型二聚体PDGF-BB(30%)和异型二聚体PDGF-AB(70%)组成的混合物；不同的聚体形式似乎有不同的功能活性[419]。PDGF对正常细胞增殖起作用，以及在动脉粥样硬化的发展、肿瘤生长、创伤修复和纤维增殖反应中也起作用[420~422]。自从在血小板中被发现并被命名为PDGF后，其他组织也被发现能产生同样的因子；因此，尽管名字是PDGF，但它并不完全来自血小板。PDGF与猴肉瘤病毒转化蛋白p28sis在结构上有相关性[423,424]，其受体是酪氨酸家族[425]。重组人PDGF-BB(贝卡普勒明)作为辅助治疗的手段，可改善糖尿病患者的足部溃疡愈合[426]。

血小板含有高浓度的重要血管生成刺激剂VEGF，并能在体外刺激和出血损伤止血过程中释放VEGF[427~429]。巨核细胞表达三种VEGF异构体(121、165和189位氨基酸)的mRNA[450]，血小板免疫印迹可发现分子量为34 000和44 000的VEGF蛋白条带[451]。血小板和巨核细胞也表达VEGF受体，称为 KDR[432]。血小板也表达另一个在结构上与 VEGF 相关的内皮细胞生长因子，VEGF-C[433]。已有报道称，在恶性肿瘤患者中血小板的 VEGF 水平有所提高，因此，血小板的 VEGF 水平升高可作为一种癌症的生物标记[434,435]。据推测，血小板 VEGF 也在肿瘤生长[436]和镰状红细胞病增殖性视网膜病中起作用[437,438]。

血小板中也可检测到 EGF，但是凝血酶或胶原蛋白刺激引起其释放的动力学与其他颗粒蛋白不同[439]。

所有周围组织中，淀粉样前体蛋白（APP）在血小板中含量最高，它包含自积累的 40 ~ 43 个氨基酸多肽——Aβ 的序列，Aβ 与老年痴呆发病机制有很强的关联[440,441]。血小板中 APP 以含 Kunitz 蛋白酶抑制剂结构域（APP770 和 APP751）的异构体为主。尽管合成之初作为膜蛋白，但是血小板 APP 能被 α-、β-、γ-分泌酶剪切成小片段，这些小片段也可由神经元产生，同时，APP 还产生可溶性的 APPα、APPβ、Aβ 肽段，以及相应的剩余 C 末端膜相关片段[440,442,443]。血小板中存在的钙蛋白酶也能剪切血小板 APP[444]。大约有 90% 的血小板 APP 是可溶性的，储存在 α 颗粒中，但当凝血酶刺激时，全长 APP 在血小板表面表达增加了 3 倍[445]。血浆 sAPPS 和 Aβ 主要来源于血小板[443,446]。血小板释放的 APPs 是因子 XIa[447]和 IXa[448,449]的强效抑制剂，而且能抑制由 ADP 和肾上腺素引起的血小板聚集。相反，Aβ 能增强 ADP 引起的血小板聚集和支持血小板黏附。老年痴呆脑内的 Aβ 可能来自血浆 Aβ，但目前没有确凿证据[441]。已报道老年痴呆患者的血小板 APP 代谢有所改变[450~455]。

因子 XIII 存在于血小板胞质中，但与血浆的因子 XIII 不同，只有"a"亚基（参见第 113 章）[456~459]。血小板因子 XIII 大约占有全血因子 XIII 的 50%[456,457]，而且可能为血浆因子 XIII 库提供因子 XIII[460]。血小板活化后，因子 XIII 重新分配到血小板周围，交联丝蛋白和黏着斑蛋白后与细胞骨架联合[461]。凝血酶刺激后它还能使胸腺素 β4 与纤维蛋白交联[462]，而且，因子 XIII 还与钙蛋白酶协同，降低胶原蛋白刺激血栓形成中整合素 αIIbβ3 的黏附功能[463]。胶原蛋白和凝血酶刺激血小板后，转谷氨酰胺酶介导的 5-羟色胺与 α 颗粒之间的共轭导致产生一个血小板亚群，这个亚群被纤维蛋白原、凝血酶敏感蛋白、V 因子、VWF 和纤维连接蛋白包被，包被的形成可能直接通过配体-受体之间的反应，或者通过 5-羟色胺结合物和血小板表面纤维蛋白原或凝血酶敏感蛋白之间的相互作用（"包被的"血小板）[464,465]。

血小板 α 颗粒含有高浓度的 TGF-β1，一种分子量为 25 000 的同型二聚体蛋白质，它能促进某些特定细胞的生长，也能抑制其他一些细胞的生长[466~469]。例如，TGF-β 能增加骨髓基质细胞血小板生成素的产生。反过来，血小板生成素能诱导巨核细胞生成增多和巨核细胞 TGF-β 受体的表达。TGF-β 和这些受体的相互作用能抑制巨核细胞成熟[470]。TGF-β1 也能诱导细胞外基质蛋白，PAI-1 和金属蛋白酶的合成。它也涉及创伤愈合、恶性肿瘤和组织纤维化[471]。另外，TGF-β1 还被报道能通过非转录效应增加血小板聚集[472]。TGF-β1 能抑制内皮细胞的迁移，但是它是单核细胞和成纤维细胞的一种化学趋化因子。TGF-β 存在三种亚型（TGF-β1、TGF-β2 和 TGF-β3），但血小板中只有 TGF-β1。TGF-β1 从血小板释放后能刺激平滑肌细胞表达和释放 VEGF，从而可能支持血管损伤后的重新内皮化[473]。

血小板释放的 TGF-β1 是非活化状态的（潜在的），因为它与其前体蛋白（潜伏期相关蛋白 LAP）的剩余部分形成复合物[474]。LAP 依序与另一种蛋白——潜在的 TGF-β-结合蛋白-1（LTBP-1）共价结合，把这个复合物定位在细胞外基质[475]。

TGF-β1 的激活是一个复杂的过程，被认为牵扯到 LAP 的构象变化，导致其掩盖 TGF-β1 活性部位能力的改变[475]。TGF-β1 的活化涉及几种不同的机制，包括酸化；由纤溶酶（一种 furin 类蛋白酶）或其他酶介导的水解；与整合素 αVβ6 相互作用；由 LTBP-1 与细胞外基质结合产生的牵引力和整合素 αVβ6 或整合素 αVβ8 与 LAP 的相互作用；与凝血酶敏感蛋白-1 或来自凝血酶敏感蛋白-1 的小肽相互作用；或者接触搅拌或剪切[475~479]。LAP 与整合素受体的相互作用中，其 RGD 序列可能起主要作用，因为该序列突变的小鼠与 TGF-β1 敲除小鼠具有相似的表型。凝血酶敏感蛋白-1 激活 TGF-β1 引起较多关注，因为 TGF-β1 和凝血酶敏感蛋白-1 都存在于 α 颗粒中。鼠实验数据显示凝血酶敏感蛋白对 TGF-β1 的包装或活化作用不大[481~483]。经凝血酶刺激后，从血小板释放的 TGF-β1 只有一小部分能够被活化，但这一数额足以激活 PAI-1 的合成[479,481,482,484]。基于动物模型，从血小板释放的 TGF-β1 已经涉及促进肿瘤转移和心脏纤维化，以响应主动脉或主动脉瓣狭窄的收缩[485~487]，活化的 TGF-β 可以与三种不同的细胞表面蛋白质结合，一个蛋白多糖（β-聚糖）和两个丝氨酸/苏氨酸激酶[471,485~488]。

血小板也能释放一些蛋白质，影响巨噬细胞摄入氧化的低密度脂蛋白，提供血小板活化和动脉粥样硬化之间的另一个可能的关联[489]。

外泌体

除 α 颗粒内容物外，活化的血小板还释放来源于胞膜的微颗粒（见下文"血小板促凝活性"）和源自内膜多泡体的外泌体[490]。外泌体（40 ~ 100nm）小于微颗粒（100 ~ 1000nm），富集 CD63 和四次跨膜蛋白（tetraspanin）（见下文"血小板膜糖蛋白"），而膜蛋白如 GPIb/IX 和血小板内皮细胞黏附分子（PE-CAM）-1 相对较少。与微颗粒不同，外泌体并没有高凝活性，因为外泌体不能在表面表达带负电荷磷脂或结合凝血酶原和因子 X。它们可能含有 [NAD(P)H] 氧化酶活性，这有可能产生活性氧，促进脓毒血症的血管内皮细胞凋亡[491]。

血小板分泌

血小板颗粒分泌过程是一个蛋白质-蛋白质相互作用的复杂过程，在这个过程中颗粒能连接并锚定在细胞膜的内侧，随后两个相对的脂双层发生融合介导内容物释放[492]。连接和锚定被认为部分是通过 Rab 家族的小 GTP 结合蛋白介导的。据报道，血小板包含有至少 11 种 Rabs，尽管其中只有少数已显示与功能有关。Rab27a 和 b 对颗粒的生物起源和分泌都很重要[493]，而 Rab4 似乎在颗粒分泌中扮演一定的作用[494]。α 颗粒相联系的 Rab6 在凝血酶刺激后以蛋白激酶 C（PKC）依赖性的方式被磷酸化，并且这种磷酸化似乎增加了它的 GTP 结合量[495]。

血小板颗粒与细胞膜的融合类似于神经元的胞吐。详细研究表明：一个被称为可溶性 N-乙基马来酰亚胺敏感因子（NSF）受体（SNAREs）的膜整合素是一个重要的核心组分[496]。现在普遍认为囊泡/颗粒和靶膜之间的融合受到来自带有"货物"的颗粒或囊泡的可溶性 N-乙基马来酰亚胺敏感因子受体蛋白（v-SNARE）结合到另一侧的靶膜上的蛋白复合物（t-SNARE）的调控。结果，跨脂双层复合物的形成能够保证最低限度的膜融合[497]。在人类的血小板中，v-SNAREs 包括囊泡相关膜蛋白（VAMP）-2/突触泡蛋白、VAMP-3/细胞短杆蛋白聚糖、VAMP-7/TI-VAMP 和 VAMP-8/endobrevin，且后者最为丰富[498~502]。t-SNAREs 有两类：突触体相关蛋白（SNAP）-23/25/29 型和突触融合蛋白型。人类血小板含有突触融合蛋白 2、4、7 和 11[498~502]，也含有可溶性 SNAP-23、25 和 29[503,504]。利用体外实验和转基因小鼠对其功能进行研究证实，VAMP-8 是主要的 v-SNARE，为血小板三类颗粒分泌所必需[501,502]。VAMP-2 或 VAMP-3 还可以在较高的水平的刺激中起作用。至于 t-SNAREs、SNAP-23 和突触融合蛋白 2 是每个分泌活动所必需的。突触融合蛋白 4 似乎也发挥了作用，但只体现在 α 颗粒和溶酶体的释放中[505~508]。

虽然 SNARE 蛋白足以调节膜融合，但是他们效率很低，因此需要其他辅助蛋白来控制它们的反应地点和时间。大多数辅助蛋白可能对第二信使如甘油二酯（DAG）和 Ca^{2+}敏感，而其他则可能是作为激酶如蛋白激酶 C 的底物。Munc18 家庭（a、b 和 c）能够控制突触融合蛋白，并证明在血小板分泌过程中至关重要[509~511]。研究表明，Munc18a 和 c 在血小板活化后可被蛋白激酶 C 磷酸化，由此影响了 Munc18 和突触融合蛋白间的亲和力[510,511]。至少 Munc13 家庭的两个成员存在于血小板中（Munc13-1 和 Munc13-4；Schraw TD、Ren Q 和 Whiteheart SW，未发表的数据）[512]。Munc13-4 似乎在致密颗粒的释放中有非常重要的作用，可能是通过其与 Rab27 相互作用发挥功能[513,514]。Munc13s 含有 Ca^{2+}和 DAG 结合位点，因此可能受到血小板活化过程中产生的第二信使的调节。

Munc13-4 因其与家族性的嗜血细胞性淋巴组织细胞增多症（FHL）和 Griscelli 综合征相关而受到特别的关注。Munc13-4 在 3 型 FHL 中发生了突变[515]，并与 2 型 Griscelli 综合征中发生突变的蛋白质 Rab27a 相互作用[516]。这两种疾病的共同特征是 T 细胞无法适当地组织毒素分泌和靶细胞杀伤所需的细胞毒性突触[515]。对于家族性的嗜血细胞性淋巴组织细胞增多症的患者，现在还不清楚他们的出血时间是否有缺陷，因为他们在生命周期的早期就普遍接受了骨髓移植手术。

血小板胞吐

血小板颗粒-质膜融合机制类似于神经元和其他类型分泌细胞中的胞吐作用，其中已有详细的研究表明一种称为 SNARE 的核心组合整合蛋白在其中扮演重要作用[517,518]。普遍认为囊泡/颗粒-靶膜融合，以及随后颗粒内容物的释放需要将来自内容物颗粒或 v-SNARE 中的 SNARE 与 t-SNARE 中异源蛋白复合物结合。所得到的反式双层复合物能够保证最低限度的膜融合[519]。在人类血小板中，检测到的 v-SNARE 包括 VAMP-2/突触体，VAMP-3/小细胞小泡蛋白，VAMP-4，VAMP-5，VAMP-7/TI-VAMP 和 VAMP-8/endobrevin，其中 VAMP-8 含量最为丰富[01,502,520~523]。t-SNAREs 有两类：突触体相关蛋白（SNAP）-23/25/29 型和突触融合蛋白。人类血小板含有突触融合蛋白 2、4、6、7、8、11、12、16、17 和 18[501,502,520~524]，也含有可溶性 SNAP-23、25 和 29[503,504]。但是 SNAP-23 是最丰富的[521,525,526]。使用体外功能研究分析和遗传改变的小鼠模型，确认三类血小板颗粒分泌所需的 v-SNARE 主要成分是 VAMP-8；然而，缺乏 VAMP-8 的血小板释放其内容物的速率减小，这表明其他 VAMP 也发挥一定的作用[502]。VAMP 不同的用途可能调节血小板释放的内容物。对于 t-SNARE，FHL4 患者，缺少突触融合蛋白 11 后，在三种血小板颗粒类型中都表现出明显的血小板分泌障碍[527]。此外小鼠血小板的研究表明，syntaxin 8[524] 起次要作用，但是缺乏 syntaxin 2 和/或 syntaxin 4 对其没有影

响[527]。syntaxins 与 SNAP-23/25 类型的 t-SNAREs 形成异二聚体复合物。根据其丰富的表达和体外实验测定结果判断，在血小板中 SNAP-23 是关键的家族成员[505,506,528]。通过 IκB 激酶（IKK）引起的 SNAP-23 磷酸化对 SNARE 复合物装配，膜融合和分泌具有重要作用。血小板 IKK 特异性缺失或其药理学抑制 IKK 会引起出血反应[529]。

虽然 SNARE 蛋白足以调节膜融合，但是其效率很低，因此需要其他辅助蛋白来控制它们的反应地点和时间。大多数辅助蛋白对第二信使（如 Ca^{2+}）敏感。Sec1/Munc18（SM）蛋白是调控 t-SNARE 与其他 SNARE 相互作用的突触融合蛋白的分子伴侣蛋白[510,530~533]。虽然存在多种亚型，但目前只有 Munc18b 对于血小板胞吐作用是重要的[530,532,534]。FHL5 患者中缺乏伴侣蛋白 syntaxin 11。其他 SM 蛋白（例如 Vps33a/b）对于颗粒物生成很重要[535,536]。另外一种突触融合蛋白的调节因子，tomosyn1/syntaxin 结合蛋白 5（STXBP5）与 syntaxin/SNAP-23 异源二聚体结合并影响 v-SNAREs 的摄取[537]。全基因组关联研究（GWAS）表明 STXBP5 的改变与静脉血栓形成引起的血浆 VWF 增加有关[537~539]。令人惊奇的是，缺乏 STXBP5 的小鼠由于其血小板分泌障碍而具有严重的动脉出血特征[537,539]。

Munc13 家族成员含有钙，磷脂酰丝氨酸，DAG 和钙调蛋白的结合位点[540]。在血小板中可检测到两个主要的 Munc13 家族成员 Munc13-2 和 Munc13-4，但只有 Munc13-4 在功能上发挥作用[521,541]。Munc13s 通常被认为是定位于膜融合颗粒的对接因子。FHL3 患者和 Unc13dJinx 小鼠品系都缺少 Munc13-4，颗粒释放受阻和出血性障碍表现显著[541,542]。Munc13-4 与称为 Rab27 的小 GTP 结合蛋白结合，这对血小板胞吐也是重要的，并且在 Griscelli 综合征中 Munc13-4 有缺陷[543]。据报道，另一种称为突触蛋白样蛋白 4/granuphilin 的 Rab27 结合蛋白对血小板胞吐也有重要作用[544]。

血小板分泌中重要的编码蛋白基因 Munc13-4/FHL3，突触融合蛋 11/FHL4，和 Munc18b/FHL5 的缺陷导致三种类型的 FHL。Rab27a 在相关疾病 Griscelli 综合征中有缺陷。两种疾病共同的一个特征是 T 细胞无法适当的组织毒素分泌和靶细胞杀伤所需的细胞毒性突触。这表明这些 T 细胞和血小板具有相同的分泌机制因子。对于 FHL 患者，尚不清楚出血或血小板功能缺陷是否可作为诊断标准，但已作为 FHL 病症症状被报道[545]。

● 血小板基因组学，血小板转录组和血小板蛋白组学

血小板基因组学

人类基因组由近 32 亿个碱基对组成，包含约 350 万单核苷酸多态性（SNP）。SNP 发生频率为 1% 或更高，但对更多基因组的继续测序表明至少还有 4300 万个罕见或"个体化"SNP。血小板基因组相关序列变异、等位基因频率、不同种族人群频率差异及其功能后果的信息可在 dbSNP（www. ncbi. nlm. nih. gov/projects/SNP）数据库查询。新一代测序等新技术和新的分析方法推动了基因组学的快速发展。包括遗传流行病学，生物化学，细胞生物学，生理学和动物研究在内的流行病学和实验研究方法已被用于评估血小板基因变异体和基因表达的显著性和功能性。

基因突变相关疾病

候选基因

因为血小板在急性缺血综合征中起着核心作用,所以抗血小板治疗是治疗的基石。虽然数据不如血栓形成一致,但血小板也可能导致动脉粥样硬化长期过程的病理生理改变[546]。最早的血小板遗传学关联研究认为:动脉粥样硬化血栓性疾病结局与导致血小板膜黏附受体氨基酸改变的候选基因变异相关。已有大量研究报道了整合素 β3(ITGB3),整合素 α2(ITGA2)和 GP Ⅰ bα(GP1BA)和 GP Ⅵ(GP6)中的 SNP 与心肌梗死或脑卒中的关联[547]。在这些较小规模的研究中,血小板 SNP 与急性血栓形成的关联较其与稳定性脉粥样硬化的关联更易观察到。然而,这些候选研究的结果仍存在不一致性,甚至相互矛盾。

全基因组相关性研究(GWAS)

目前已经针对冠状动脉疾病(CAD)开展了许多无偏倚 GWAS 研究,但仍缺乏以记录的动脉血栓形成作为临床表型的类似研究。多项研究表明,Chr9p21.3 位点与心肌梗死(MI)和 CAD 均有关。一项包含所有 CAD GWAS 研究的荟萃分析通过对 63 746 名慢性 CAD 患者和 130 681 名对照者的比较,确定了 46 个符合全基因组意义的基因座[548]。这些发现的基因座仅解释了不到 11% 的 CAD 遗传性,虽然已知其中大部分参与调节脂质代谢和炎症。这些基因座大多不在已熟知的血小板基因中。而且,仅有很少已在血小板中进行了功能测试。血小板候选基因与 CAD 的弱相关性可能由多种原因所致,包括很多可能原因的解释与没有经过充分研究的血小板候选基因的非关联性,包括在异质临床表型中易被忽视的较小的血小板基因效应量[549]。

全外显子组测序

全外显子测序非常适合鉴定蛋白质编码基因中的变体,曾被成功用于发现 NBEAL2 作为灰血小板综合征中的致病基因[550,551]。

药理学

CYP2C19*2 等位基因(681G>A;rs4244285)导致 CYP2C19 酶的功能丧失,使氯吡格雷转化为活性代谢物能力降低而减少其抗血小板能力[552]。该等位基因可能解释了 12% 的血小板对氯吡格雷的反应变异性[553]。一些大型荟萃分析显示:CYP2C19*2 等位基因功能丢失与支架内血栓形成、心血管缺血事件或经皮冠状动脉介入治疗患者的死亡相关[554,555]。

与血小板特征相关的基因变异

多种组织中的诸多细胞通路促成了动脉粥样硬化血栓事件的致病过程(图 112-7)。这种复杂性增加了遗传流行病学研究中检测复杂表型关联的"噪音"。使用中间表型作为结果的遗传关联研究可通过降低潜在相关基因的数目,从而增加任何单一因子或基因解释的变异分数,最终增强检测基因关联的能力。尽管血小板反应性存在较大的个体间差异,但光透射聚集测定法已被证明是可重复和稳定的,其重现性在多年的研究中持续存在[556,557]。

候选功能性血小板基因

整合素 β3(ITGB3 的 rs5918)的 Leu33Pro 变体导致了人类血小板同种异体抗原 1a/b(P1A1/P1A2)[558]。变异后的整联蛋白 α Ⅱ bβ3 与纤维蛋白原和凝血酶原结合能力增加[559]。与表达整合素 Leu33 变体的细胞比较,表达 Pro33 的细胞在静态[560,561]和剪切条件[562]下具黏附、铺展、肌动蛋白细胞骨架重组和迁移能力均上升。Pro33 的这种促血栓形成表型是由增强的血小板整联蛋白 α Ⅱ bβ3 外向内信号介导的[563,564]。值得注意的是,如同人血小板的标准光透射聚集测定所示,该变体并不影响"内向外"信号传导。整合蛋白 β3 的 Pro33 变体的促血栓形成的表型也在 Pro33 变体纯合小鼠中得到验证。这种基因型小鼠的出血减少、体内血栓形成增加、整合素 α Ⅱ bβ3 信号"外向内"传导增强,而"内向外"信号无异常[566,567]。

针对编码 GP Ⅰ bβ 基因的遗传变异体功能的实验室研究证据并不一致。两种血小板胶原蛋白受体 GPⅥ和整联蛋白 α2 亚单位(整联蛋白 α2β1)的变异体的受体表达和体外灌注中胶原黏附均有改变[567~569]。亦有关于编码 FcγR Ⅱ A(FCGR2A)、P2Y12(P2RY12)、GPⅣ(CD36)和 PAR-1(F2R)基因中的功能性变体的报道。

通过检测 97 种造血细胞基因中 SNP 之间的关联,人们发现了 17 种与血小板对交联胶原蛋白相关肽(CRP)和 ADP 反应相关的

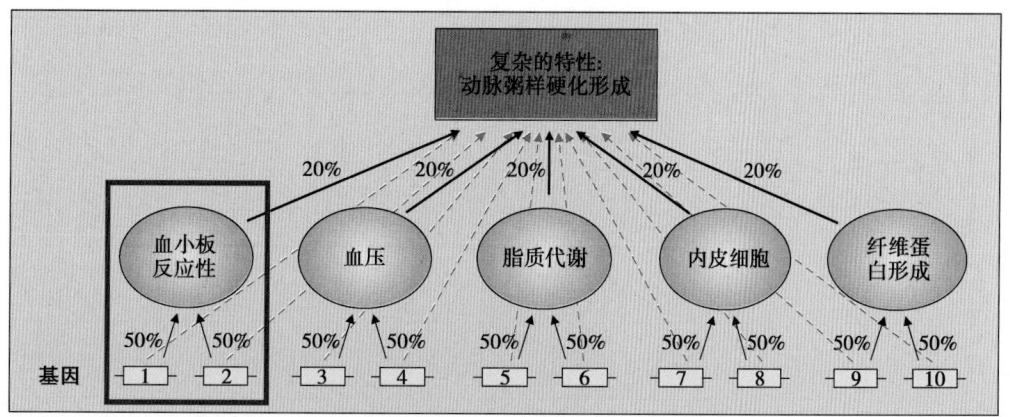

图 112-7　关联研究中的中间表型。动脉血栓形成是一种复杂的表型,受许多中间体调节,血小板反应性就是其中一个。由于大量基因都参与调节,所以任何一个基因对动脉血栓形成事件(如心肌梗死)的影响都很小。这个高度简化的图表假设五种因素参与,每种各占 20%(粗箭头),每个因素又由两个不同的基因平等地调节。因此,每个基因对中间调节子各贡献 50%(细箭头),但对临床终点只有 10%(微弱的虚线箭头)。因此,对于任何给定的样本量,中间表型都比复杂性状具有更多的能力来检测遗传关联性

新型关联,包括编码细胞表面受体(CD36、GP6、ITGA2、PEAR1 和 P2Y12)的基因,激酶(JAK2、MAP2K2、MAP2K4 和 MAPK14)以及其他信号分子(GNAZ、VAV3、ITPR1 和 FCERG1)[570]。一项大型队列研究和另两项重复性研究发现,Chr9p21.3 位点的变异与低(0.5μg/ml)浓度、而非高浓度胶原刺激血小板聚集反应有关[571]。

全基因组关联研究

首个针对血小板反应性的 GWAS 研究检测了 250 万个 SNP 与 ADP,胶原和肾上腺素刺激的血小板聚集反应的关联[565]。研究主要队列为一般健康人群,来源于 Framingham 心脏研究(FHS)(n=2753)和 GeneSTAR 队列(n=1238)的欧洲裔人群人群。其中 7 个位点(PEAR1、MRVI1、SHH、ADRA2A、PIK3CG、JM-JD1C 和 GP6)的 SNP 达到全基因组统计学显著性,并且在非洲裔队列研究中(n=840)得到验证。另一项血小板功能 GWAS 研究通过体外血小板功能分析仪 PFA-100[572],鉴定了 SVIL 中的 SNP(编码 supervillin)与闭合时间的关联。人类血小板基因表达研究和 Svil−/−小鼠的数据证实了高剪切力而非低剪切力下 supervillin 对血小板黏附和血栓形成的抑制作用。由 HaemGen 财团完成的包括 66 867 的一项荟萃分析分别发现了 43 与血小板数量有关和 25 个和平均血小板体积(MPV)有关的位点[573]。这些位点占血小板数量表型变异的 4.8%,MPV 变异的 9.9%,包括众所周知的血小板调节蛋白(ITGA2B,GP1BA 和 F2R)。这些研究人员在斑马鱼和和果蝇中进行了基因沉默,发现其中 11 个是血细胞形成的新型调节因子。

● 血小板基因表达

转录组学

人类基因组包括约 21 000 个蛋白质编码基因(基因组版本 GRCh38)。迄今已确定的蛋白质编码转录本是这一数量的 10 倍以上,主要由不同的外显子剪接构成。同时,更多的转录本正不断被发现。健康人的每个血小板含有大约 2.20 飞克的总 RNA,较有核血细胞少约 1000 倍。血小板可将前 mRNA 剪接为成熟的 mRNA 并翻译成蛋白质[574,575]。明确转录组学特征使人们能定在特定组织中定量评估感兴趣的基因表达水平,同时鉴定差异剪接的转录本。全基因转录组研究已能够解读遗传性血小板疾病的分子基础,并更好地了解基因表达与巨核细胞和血小板分化之间的关联;此外,血小板 RNA 谱也可能作为生物标志物[576]。

现在转录组学技术的进步大大提升了人们对血小板转录组的理解。早期研究中,基因表达和微阵列的连续分析显示,人血小板中约有 6000 种 mRNA[577,578]后来的血小板 RNA 测序(RNA-seq)发现,血小板转录组具有令人惊讶的高度复杂性,而且人与小鼠之间血小板转录组存在很大差异[579]。RNA-seq 的精细敏感性估计血小板中约有 9000 个蛋白质编码基因(图 112-8)[580,581],而在人血小板中通常仅有约 7800 个[582]。血小板中大约一半的转录物编码线粒体基因[581]。血小板线粒体 mRNA 与受试者年龄呈负相关[582],尽管线粒体功能可能调节血小板凋亡[583]并支持储存过程中最佳的血小板功能[584],但目前尚无关于血小板线粒体疾病的报道。图 112-8 中的 S 形曲线显示了人血小板转录组的几个特征:①不同受试者中表达的蛋白质编码基因的评估在高表达基因中具有更好的一致性(图 112 中的左侧-8)。②表达低的基因(图 112-9 中的右侧)的总转录本预测中存在较大的个体差异。此外,不了解细胞中转录本生物相关拷贝数的具体值,而任意选择"阈值"可能会干扰在血小板中报告表达的基因的数量。虽然原代巨核细胞的转录组也还没有确定,但来自培养的 CD34+造血干细胞的巨核细胞的 RNA 分析已经鉴定了正常受试者与原发性血小板增多症(ET)的患者之间差异表达的转录本[585,586]。

与疾病相关的血小板信使 RNA

急性 ST 段抬高心梗和稳定型冠心病患者的血小板 mRNA 谱分析表明,S100A9(髓样相关蛋白-14[MRP-14])在患者中表达较高。该发现在女性健康研究和 IT-TIMI 22 临床试验中得到验证[587,588]。血小板 mRNA 表达谱可以区分健康受试者和原发性

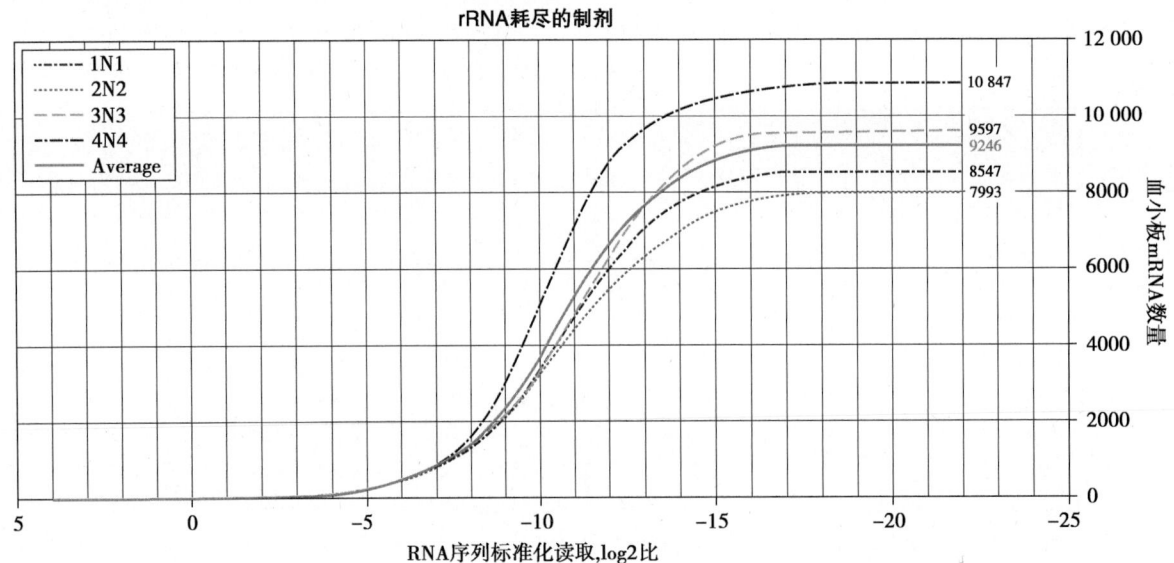

图 112-8　血小板表达 mRNA 的评估。从四个正常供体中提取血小板总 RNA,去除核糖体 RNA(rRNA)并进行 RNA-seq。将血小板表达的 mRNA 的数目(y 轴)标准化为 β-肌动蛋白的 log2 比率对 RNA-seq 读数作图。(转载自 Bray,P. F.,等人:The complex transcriptional landscape of the unucleate human platelet. BMC Genomics 16;14~1,2013)

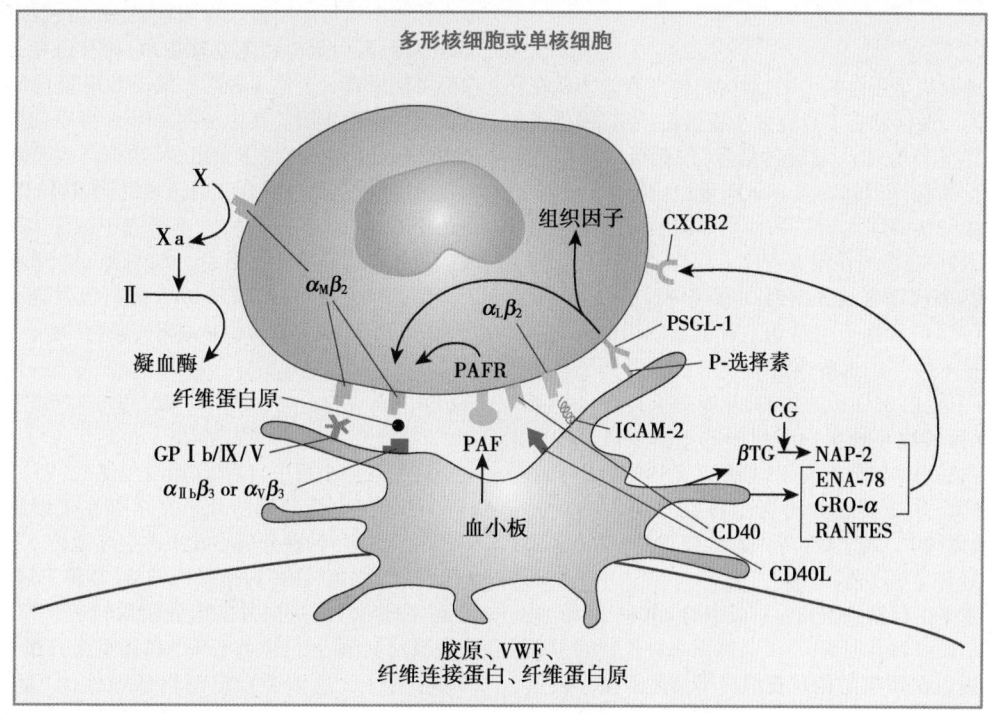

图 112-9　血小板-白细胞相互作用。血小板和白细胞之间可能发生许多相互作用,包括中性粒细胞和单核细胞。血小板 P-选择素与白细胞 P-选择素糖蛋白配体-1(PSGL-1)之间的相互作用可能是最重要的初始相互作用(并且可以导致单核细胞的组织因子合成),而纤维蛋白原同时结合在白细胞上激活 αMβ2,血小板上的 αⅡbβ3 或 αVβ3 在某些情况下可能起作用。血小板可以释放血小板活化因子(PAF),其可以与白细胞上的 PAF 受体(PAFR)相互作用,导致 αMβ2 激活和纤维蛋白原和因子 X 的结合。白细胞 αMβ2 也可以与血小板连接黏附分子-3(JAM-3)或 GPⅠb 相互作用。血小板可以释放趋化因子(例如 ENA-78,GRO-α 和 RANTES[受激活调节,正常 T 细胞表达和分泌]),血小板释放的 β-血小板球蛋白(βTG)可以通过白细胞组织蛋白酶 G(CG)转化为有效的趋化性 CXC 趋化因子 NAP-2。一些趋化因子又通过结合趋化因子受体 CXCR2 激活白细胞。血小板还含有有效的免疫刺激分子 CD40 配体(CD40L),并且都在血小板表面上表达,并在血小板活化时将其释放到循环中。血小板反应蛋白和 CD36 分子在血小板和一些白细胞上的相互作用和在血小板上存在的 CD40 没有显示。VWF,von Willebrand 因子

血小板增多症(ET)患者[589],而 HIST1H1A,SRP72,C20orf103 和 CRYM 的水平在 87% 的患者中可以预测 JAK2V617F 阴性 ET[590]。mRNA 表达谱检测发现遗传性血小板缺陷的患者的血小版 MYL9 转录本含量下降[591]。血小板 RNA-seq 也用于发现 NBEAL2 这一引起灰色血小板综合征的基因[592]。

与血小板特征相关的血小板信使 RNA

一项无偏移的全基因组血小板 RNA 表达研究确定了 PEAR1 的表达与血小板活化之间的关联[593]。相似的方法鉴定出 290 个在高反应性与低反应性血小板之间差异表达的转录本[594]。VAMP-8 是一种参与血小板颗粒释放的关键性 v-SNARE 分子,其 mRNA 和的蛋白水平在高反应性血小板中显著升高。另一项研究鉴定了 63 个在 ADP 和/或 CRP 活化后的血小板差异表达的基因[595],其中两个基因 COMMD7 和 LRRFIP1 与早发型心肌梗死相关。血小板 RNA 和表达-1(PRAX1)研究测定了血小板功能相关的基因,并用全基因组血小板 RNA 表分析对 70 个黑人和 84 个白人受试者进行检测[596],发现黑人的 PAR4 介导的血小板聚集和钙动员比白人受试者更显著。编码磷脂酰胆碱转移蛋白(PC-TP)的新型血小板基因表现出与种族和 PAR-4 反应性的强关联性,而 PC-TP 特异性抑制剂能阻断 PAR-4 但不影响 PAR-1 介导的血小板聚集。这一发现强调了血小板功能的个体间变异的遗传基础,以及在治疗患有抗血小板治疗的患者时可能需要考虑种族和遗传因素。

血小板非编码 RNA

研究最多的非编码 RNA-microRNA(miRNA)能调节超过 60% 的蛋白质编码基因的表达[597,598]。人血小板表达约 200 种注释的 miRNA,其中一些随血小板反应性不同具有差异表达,并可以预测血小板活性[599]。有部分 miRNA 存在年龄,性别和种族差异表达[582,596]。间接证据表明巨核细胞与血小板 miRNA 水平之间存在强相关性[600]。miR-155 维持巨核细胞祖细胞的未分化状态[601],而 miR-150 和 miR-125b-2 则驱动巨核细胞分化[602,603]。5q-综合征中 miR-145 的表达丧失导致巨核细胞 Fli-1 转录因子的增加,从而增强巨核细胞的产生[604]。

血小板 miRNA 谱比 mRNA 谱更稳定,可用作生物标志物[576]。miR-26b 和 miR-28 的水平与骨髓增生性肿瘤[605,606]相关,而 miR-10a,miR-148a 和 miR-490~5p 可用于区分 ET 与继发性血小板增多症[607]。某些特定的血小板 miRNA 与心肌梗死相关[608,609],而抗血小板治疗能改变血小板 miRNA 水平[610,611]。同一受试者血小板 miRNAs,mRNAs 和血小板生理之间的关系使人们能预测 miRNA 功能、发现新的血小板基因[599]。用这种方法已鉴定了与血小板反应性相关的 PRKAR2B,并在缺乏 Prkar2b 的小鼠血小板中证实了其功能[599]。使用相似的方法也发现,白人的血小板 miR-376c 水平高于黑人,其实际水平与 PCTP mRNA,PC-TP 蛋白和血小板 PAR-4 反应性相关[596]。此外,miR-376c 直接靶向作用于 PCTP 3′UTR 并抑制其表达[596]。

蛋白组学

疾病病理生理取决于蛋白的水平、结构和翻译后修饰。在健康和疾病以及不同激活状态下研究血小板蛋白质组，提供了基因组学或转录组学研究无法发现的信息，包括蛋白质同种型，定位，化学计量和翻译后修饰等。早期蛋白质组学研究多使用二维凝胶电泳(2D-GE)[612]。然而，使用非凝胶方法和蛋白水解肽分析的技术进步，已经在很大程度上取代了2D-GE。同时也发展出了包括表面增强激光解吸/电离(SELDI)，同位素编码的亲和标签(iCAT)和用于相对和绝对定量(iTRAQ)的同位素标签的多种技术[613,614]。这些改进的技术已经提供了每个血小板约2000万个蛋白质分子的估测，并能提供具有可检测数量的接近5000种的血小板蛋白质组中的不同蛋白质的估测[615]。信号通路和基因本体分析显示，最高度表达的血小板蛋白质定位于细胞质，并在膜或分泌物中占据相当大的百分比[616]，这些蛋白和预料中一样，多介导细胞骨架重排，膜转运和细胞内的类别信号转导等功能[615]。

血小板蛋白水平由巨核细胞和血小板中的mRNA翻译、血浆蛋白摄取和蛋白质降解共同调节[574,617]，然而每种机制对健康和疾病中的血小板蛋白质组的相对贡献尚不清楚。血小板蛋白质组的动态性与疾病、衰老、性别和其他环境因素[616]及巨核细胞和血小板之间的蛋白质的差异有关[618]。感染因素，例如登革热病毒，可刺激血小板mRNA翻译成蛋白质[619]。血小板蛋白的翻译后修饰，如磷酸化，对血小板活化具有关键作用。来自健康个体的血小板在功能上表现出明显的个体间变异[556]，而无偏倚的全基因组方法已经鉴定出了调节相应功能的蛋白质的变化[594]。目前，已经在血小板中发现了蛋白质泛素化和降解的组分，但其功能有待进一步研究。

血小板蛋白组的分类

迄今为止大多数血小板蛋白质组学分析只研究了少量健康供者的血小板。静息全血小板的分析提供了全蛋白谱信息[612,620]。血小板裂解产物的分离提纯已被用于评价α颗粒[621]致密颗粒[622]，和膜蛋白质组[623,624]。血小板蛋白质的翻译后修饰已发现如下几种：磷酸化[625,626]、棕榈酰化[627]和糖基化[628]。目前已在血小板活化后释放物(分泌物)[629,630]和微粒中鉴定了数百种蛋白质。

血小板蛋白组相关研究

血小板蛋白质组学分析被已被用于鉴定NBEAL2这一介导灰色血小板综合征的基因[551]，揭示了魁北克血小板综合征的分子基础[633]。在骨髓增生异常综合征中，也观察到参与整合素αⅡbβ3信号传导的血小板蛋白的差异表达[634]。同样，人们用蛋白组学方法也发现了血小板隔膜蛋白(septin)和肌动蛋白随着储存时间的增加而增加[635~637]。一项小型研究表明血小板蛋白翻译后修饰可能与急性冠状动脉综合征有关[638]。

血小板蛋白组和转录组间的关系

转录组学方法检测到的在血小板中表达的基因数量是蛋白质组学方法发现的两倍。这一差别可能主要是因为前者具有较高的灵敏度。迄今为止，已经有研究报道了10项血小板RNA-seq研究与目前最完整的定量蛋白质组学结果之间的相关性[639]。大多数(87.8%)的蛋白质具有可检测的相应mRNA，两者相对丰度具有显著统计学相关性。缺乏相应的mRNA的

血小板蛋白质可能由血浆中吸收，而非巨核细胞中合成，包括纤维蛋白原，白蛋白和免疫球蛋白，现有研究表明所有这些蛋白都可能来自于上述途径[640]。缺乏相应蛋白质的mRNA可能来自巨核细胞残留。其中一些mRNA可以在生理需求下随后被血小板翻译。结合"多重组学"数据与表型可以提供重要的信息，这一概念已在联合应用转录组学和组织学分析阿司匹林耐药相关的六个血小板转录本研究中被证实[641]。这些基因的表达与死亡或心肌梗死相关。此外，血小板表型和全基因组基因分型、血小板mRNA和miRNA分析也发现了与血小板激活相关的新型蛋白质编码和非编码转录物[596]。

● 血小板促凝活性

在静息血小板中，包含磷脂酰丝氨酸(PS)和磷脂酰乙醇胺(PE)的带负电荷的磷脂几乎完全存在于细胞膜的内部小叶中，并且磷酰胆碱在外部小叶中占主导地位。这种不对称性由ATP依赖的"翻转酶"转运蛋白维持，其将PS限制在内膜表面以及"翻转酶"促进向外定向的脂质转运[84,85,642,643]。当血小板被强激动剂激活时，带负电荷的磷脂重新分布到血小板质膜的外部小叶上。这涉及推定的钙依赖性的"翻转酶(scramblase)"，它能双向传输脂质，并且当被激活时，可使膜不对称塌陷并导致外部小叶上的PS暴露。包含的八个跨膜结构域的蛋白TMEM16F是Ca^{2+}活化的非选择性离子通道，其对于活化血小板上的Ca^{2+}依赖性磷脂扰乱和PS暴露是至关重要的[644]。

强激动剂引起的血小板活化也导致微粒的形成，其特别富含表面暴露的带负电荷的磷脂。微粒也富含因子Va，因此积极支持凝血酶的产生[82,645,646]。通过钙离子载体A23187、补体C5b-9、胶原蛋白、凝血酶激活血小板，加组织因子到重新钙化的富血小板血浆中，或高剪切应力等途径[645,647~652]均在体外诱导微颗粒形成。细胞内钙离子的上升、钙蛋白酶的激活、细胞骨架的重组、蛋白质的磷酸化和磷脂易位都与微颗粒的形成有关。

通过对伴有凝血和纤溶系统活化的患者，以及糖尿病、镰状细胞贫血症、人类免疫缺陷病毒感染、不稳定心绞痛、伴血栓形成的肝素诱导的血小板减少症和呼吸窘迫综合征患者的研究，人们发现血小板微颗粒的循环水平有所增加，这些证明了血小板微颗粒的生物学意义[451,592]。微颗粒可以通过其表面上的受体结合到纤维蛋白血栓上，这些受体包括αⅡbβ3、糖蛋白Ⅰb/Ⅸ、P-选择素，可能还有P-选择素糖蛋白配体-1[654]。

微颗粒结合因子Ⅷ、因子Ⅴa和因子Ⅹa，使它们在微颗粒表面形成因子Ⅹa(factorxase)和凝血酶原复合物[645]。它们还可以结合蛋白S来促进因子Ⅴa和因子Ⅷa的灭活，有助于抗凝[655,656]。此外，微颗粒可以通过供应花生四烯酸激活血小板。

通过对有血小板微颗粒形成缺陷相关并有显著出血症状的斯科特综合征(参见第121章)患者的观察，得到了血小板微颗粒对血小板促凝活性的重要性的证据[657~659]。来自于被研究最密集的患者的血小板的加速因子Ⅹ和凝血酶原活化能力存在障碍。此外，这个患者的血小板既有因子Ⅴ结合异常又有带负电荷的磷脂异常暴露。

活化的血小板能通过mRNA前体剪接成成熟的mRNA并翻译合成组织因子[660,661]。此外，血小板血栓还可以通过结合白细胞衍生的含组织因子的微颗粒或者通过结合一种经变异性剪切产生的可溶性组织因子来募集血液中的组织因子[466,472,662~665]。白细胞衍生的微颗粒表面的P-选择素糖蛋白

配体-1 和活化的血小板表面的 P-选择素之间的相互作用似乎在微颗粒与血小板血栓的结合中发挥了重要的作用[664]。血小板与白细胞或白细胞衍生的微颗粒之间的相互作用，据报道提高了(解密)组织因子活性，可能是通过提供带负电荷的磷脂 369 和(或)氧化还原酶 PDI 来达到的[667]。

血小板致密颗粒含有多聚磷酸盐，是一个由肌醇六磷酸 6 激酶合成的无机磷酸盐的线性聚合物。它在血小板活化后被释放，并促进了血块的收缩。聚磷酸盐会影响凝血过程中的许多步骤。多聚磷酸盐加速了因子 V 和因子 XII 的活化[668]并改变了纤维蛋白凝块的结构。在多聚磷酸盐的存在下，纤维蛋白凝块形成更厚的纤维，并且阻碍纤溶[669]。与长链结构的细菌多磷酸盐相比，血小板聚磷酸酯具有较短的链长度，并且在增加因子 V 和 TFPI 活性方面更有效。

无可辩驳的证据表明血小板能够加速凝血酶的形成[658,659,670~672]。血小板通过因子 IXa 和 VIIIa 加速因子 X 的激活，并通过因子 Xa 和 Va 激活凝血酶原[659,670]。活化血小板中高表达因子 Va 和因子 Xa 的血小板(包被血小板)百分比支持了只有一个血小板亚群在活化后发展为促凝表型的概念[464,465,670,673]。因子 IXa/因子 VIIIa/血小板复合物的形成提高因子 X 活化的催化效率(kcat/Km)达 2.4×10^6 倍[670]。凝血酶原能结合到活化的血小板上的大约 20 000 个位点上，使得其解离常数(K_d)与它的血浆浓度(约 $0.15\mu M$)相当[674]。整合素 $\alpha b\beta 3$ 通过一个依赖 RGD 序列的机制结合到凝血酶原上，可能有助于凝血酶原定位到未活化和活化的血小板的表面[675]。

活化的凝血因子结合到血小板表面似乎保护了他们免受来自血小板和血浆的抑制剂导致的失活[399]。魁北克血小板综合征患者的血小板 α 颗粒中因子 V 发生了蛋白酶解，因而导致了出血，这揭示了血小板因子 V 在正常的止血中的潜在重要性(参见第 121 章)，研究其他血小板因子 V 异常的患者也得到相似的结果[659]。

血小板和凝血系统间还有其他的联系，包括：①纤维蛋白原定位于 α 颗粒或血小板表面，能与局部产生的凝血酶相互作用[371,399]；②细胞内存在的 VWF，与结合到血小板上(通过 GP Ib/IX 和 αbβ3)的细胞外 VWF，可增强因子 VIII 通过 VWF 的共定位(参见第 126 章)；③因子 XI 可被血小板表面的凝血酶活化[676,677]，因子 XI 的二聚体的结构使得它可以同时与血小板以及因子 IX 相互作用[678]；④一个 FXI 样蛋白与血小板膜相连，这种蛋白可能是缺失外显子 5 的变异性剪切的 FXI；该因子表达水平与出血症状的相关性似乎比血浆因子 XI 更好[399,679]；⑤胞质中存在因子 XIII(参见 115 章)；⑥存在凝血抑制剂(α1-蛋白酶抑制剂，C-1 抑制剂，组织因子途径抑制剂，凝血酶抑制剂蛋白酶 nexin I，以及因子 IXa 和因子 XIa 抑制剂 nexin II 或 β-淀粉样前体蛋白)[399,448]；⑦ADP 刺激的血小板能增强因子 XII 的活性[399]。

● 血小板和溶栓

血小板与纤溶系统的相互作用很复杂，表 112-3 列出了部分已有的报道[680~684]。血小板的促纤溶效应[398,685~692]和抗纤溶[693~701]效应都已有叙述，因而很难推测其净效应。由于已知在动物模型中富血小板血栓能抵抗溶栓作用，所以血小板的抗纤溶效应在体内占主导地位[702]。

纤溶物质对血小板的效应也很复杂，有相当多的证据显示纤溶物质能在给药后很快激活血小板[703~709]，或是通过纤溶酶的直接效应[710~713](可能是作用于 PAR-4)[714]，或是通过反常的

凝血酶生成的间接效应[683,715~718]。对后一种凝血酶效应的解释很复杂，因为组织型纤溶酶原活化因子有从纤维蛋白素原释放纤维蛋白肽的能力(一种评价凝血酶活性生物标记)[719]。

表 112-3　血小板和溶栓[355]
血小板的促纤溶效应
血小板内或表面的组织型纤溶酶原激活物(t-PA)和单链尿激酶型 t-PA。
未活化的血小板结合纤溶酶原，并且结合可被凝血酶增强。
凝血酶敏感蛋白，是一种纤溶酶原结合蛋白，表达于活化后的血小板表面。
t-PA 对纤溶酶原的活化可被血小板增强。
血块溶解在某些模型系统中能被血小板所促进。
血小板的抗纤溶效应
血小板微颗粒中存在的纤溶酶原活化抑制物-1 和 α2-抗纤溶酶。
血小板含有蛋白酶微管连接蛋白-1(nexin-1)，它是一种可以抑制纤溶酶原激活剂和纤溶酶的丝氨酸蛋白酶抑制剂。
血小板含有因子 XIII，它能与纤维蛋白交联从而抵抗纤溶，并能使 α2-抗纤溶酶与纤维蛋白交联而加强其抗纤溶效应。
血小板含有组织因子途径抑制物-2，能抑制组织纤溶酶原激活剂。
血小板 αIIbβ3 能结合血浆因子 XIIIa，令 FXIIIa 固着于血栓形成的位置。
血小板能促进血块回缩反应，减弱了纤溶效应。
溶栓物质的活化血小板效应
链激酶和 t-PA 能于体内及体外活化血小板。
大剂量的纤溶酶能引起血小板聚集。
溶栓物质能产生强烈的血小板激动剂凝血酶或将它从血栓中释放。
溶栓物质可钝化伴有急性血栓形成的前列环素升高。
溶栓物质的抑制血小板效应
小剂量的纤溶酶能抑制血小板的活化和聚集。
血小板能被 t-PA 通过选择性溶解血小板结合的纤维蛋白原而解聚。
纤溶酶能致血小板糖蛋白 I b 的重分布和(或)切割。
通过血浆纤维蛋白原消耗抑制血小板聚集，严重的话产生纤维蛋白(原)降解产物。
血浆 VWF 蛋白溶解。
出血时间延长

改编自 Fozzard HA 等人的许可：心脏和心血管系统。纽约：Raven Press；1991. p1855

溶栓物质刺激血小板激活，可延长被栓塞血管再灌注所需的时间，并可能与复灌注后的再栓塞有关[680,720]。在动物模型及人体中，强的抗血小板制剂实际上可以加速再灌注，消除再栓塞，缩小心肌梗死的面积[721~723]。在人体研究中，αIIbβ3 拮抗剂和纤维蛋白溶解剂联合使用增强冠状动脉溶栓的益处被更多的出血增加所抵消[724]。当急性 ST 段升高的心肌梗死患者用经皮冠状介入法治疗时，αIIbβ3 拮抗剂和减少剂量的纤溶剂联合使用能够引起较快的再灌注，但是临床效果不稳定且出血增加[725,726]。在卒中的实验模型中，出乎意料，早期应用 αIIbβ3 拮抗剂可减少溶栓治疗引起的出血。这可能是因为 αIIbβ3 拮抗剂抑制了微循环中血小板聚集和减少了能够破坏脉管系统和降低血管完整性的因子的释放[727~729]。然而，在人体试验中，单独使用强效的 αIIbβ3 拮抗剂不能提高临床效果[730,731]。

在溶栓药物长期使用时，可能通过多种机制产生对血小板功能的抑制[102,707,708,732~744]。这可解释一些在上述治疗过程中观察到的出血现象。这种抑制的一种可能机制是由于溶栓药

物使血小板对再次刺激发生了耐受。

● 血小板在炎症与感染中的作用

白细胞可与活化的血小板结合,在模型系统中还可穿过血小板单分子层迁移[745](图112-9)。动物模型和人体组织的研究证实血管受损后的数小时内,白细胞被血小板血栓网住并且(或者)在黏附或聚集的血小板顶端暂时形成单细胞层[746,747]。这类相互作用在已有显示白细胞沉积在黏附或聚集的血小板上的血管受损或炎症区域可能有着重要作用。血小板募集白细胞的作用和一些系统的炎症过程相关联,这些过程包括血管受损后的内膜增生[748]、局部缺血再灌注损伤、同种异体免疫介导的移植排异反应[749]、肥胖[750]和急性肺损伤[751]。通过诸如RANTES(CCL5,调节活化,正常 T 细胞表达和分泌)的化学趋化因子的沉积[752,753],或者通过直接与粒细胞的相互作用[754],血小板能够增强粒细胞向炎症或动脉粥样硬化的内皮组织的募集,进而促进动脉粥样硬化的发生发展。

血小板-白细胞间的相互作用的许多机制已被阐明,但其起始作用主要是由表达于活化血小板表面的 P-选择素(CD62P)和中性粒细胞、单核细胞表面的 P-选择素糖蛋白配体-1(PSGL-1)间的相互作用介导的[755~761]。P-选择素-PSGL-1相互作用的特点是快速升降,这能够促进白细胞向黏附的血小板的栓合和滚动。除了 PSGL-1,白细胞 CD24 还可以结合 P-选择素。这些 P-选择素介导的瞬间的相互作用能够被随后发生的主要由活化的白细胞 β2 整合素所介导接触所稳固。血小板表面固定的和释放的化学趋化因子能够通过 G 蛋白偶联受体活化白细胞 β2 整合素来促进白细胞的黏附和固定。血小板能够合成和释放 PAF 来活化白细胞的 αMβ2。由活化的血小板释放的 CCL5 和 CXC 趋化因子(ENA78,GRO-α)也能活化白细胞。通过白细胞组织蛋白酶 G 作用于由血小板分泌的 β-凝血球蛋白,能产生趋化因子中性粒细胞活化肽-2(NAP-2)[762,763]。白细胞上活化的 αMβ2 既能够与血小板 GP I bα 相互作用[764];也能够与血小板上结合的纤维蛋白原相互作用(通过其 γ 链上的氨基酸 190~202[765]和 377~395)。CD36(GPⅣ)受体表达在单核细胞和血小板上,凝血酶敏感蛋白能作为连接 CD36(GPⅣ)受体的桥梁[766]。血小板表面也有 ICAM-2,是白细胞整合素受体 αLβ2 的配体;虽然这个配体-受体相互作用看起来在血小板-白细胞黏附作用中起的作用不大,但其在白细胞栓合中却可能有着重要作用[763]。血小板交联黏附分子(JAM)3 也被认为是白细胞 αMβ2[767]对应的受体。基于免疫受体酪氨酸的激活基序(ITAM)-相关受体 GPⅥ 和 C 型凝集素样受体-2(CLEC-2)还通过其各自的反接受体基质金属蛋白酶诱导物(EMMPRIN)对中性粒细胞和巨噬细胞以及泛酸蛋白在炎性巨噬细胞上的促炎作用促进血小板-白细胞相互作用。

类花生酸类物质的跨细胞代谢作用能导致独特产物的生成(图112-10)且白细胞能够改变血小板的活性[768]。白细胞和血小板之间互补的紧密关系使得后者参与炎症反应,包括释放白细胞趋化因子;释放能够影响成纤维细胞和平滑肌细胞的PDGF;释放能够刺激也能够抑制细胞生长的 TGF-β1;和释放能激活中性粒细胞并有抗血管生成活性的 PF-4。血小板合成的细胞因子 IL-1β 是炎症反应的重要介质[769]。血小板也含有能够结合 IgG 和免疫复合物的 Fcγ ⅡA 受体,进而引起补体的激活。血小板活化后表面表达 CD40 配体,这种分子能与 CD40

结合,CD40 是位于白细胞和内皮细胞上的肿瘤坏死因子家族的一员,这种结合引起它们的活化和许多致炎分子的合成[770~772][见前文"CD40 配体(CD40L;CD154)与 CD40"]。血小板 CD40 配体也能够促进内皮细胞的凝血活性[773]。最后,血小板-白细胞相互作用能促进活性氧族的产生,但是血小板也能够产生停止活性氧族生产的信号[774]。

血小板-白细胞相互作用在起始依赖于 P-选择素途径的凝血和纤维蛋白生成中起着重要作用。事实上,血小板-白细胞聚集体比单一的血小板或白细胞更能促进凝血酶的生成[775,776]。血小板和白细胞的共同孵育能够产生组织因子活性,这在一定程度上是通过 P-选择素-PSGL-1 的作用。组织因子活性的诱导既包括新生蛋白的合成也涉及潜在组织因子的暴露("解码"),组织因子的"解码"可能通过 P-选择素介导产生含有组织因子的白细胞微颗粒来发生。体内血小板血栓形成的实时图像表明在白细胞和血栓连接以前组织因子就在正在生长的血栓内积累了。血栓内组织因子的积累和纤维蛋白的形成既依赖于血小板 P-选择素也依赖于 PSGL-1。根据这些观察资料,结合血液循环中组织因子抗原的发现[777],可以得出这样一个模型,血小板 P-选择素可以招募含有组织因子的白细胞微颗粒到富含血小板的血栓中[778]。中性粒细胞衍生的微颗粒能够表达活性整合素 αMβ2,能够通过结合 GP I bα 与血小板相互作用。反过来,这个过程能够起始血小板 P-选择素的表达,P-选择素能够增强血小板与含有 PSGL-1 的中性粒细胞微颗粒间的相互作用[779]。在小鼠体内,可溶性 P-选择素水平的升高能够促进高凝状态并伴随着白细胞衍生的微颗粒水平的升高[780],且一种 P-选择素免疫球蛋白嵌合体分子能够在体外升高白细胞衍生的微颗粒水平和使血友病 A 小鼠出血时间正常化[781]。

几组临床观察数据支持血小板-白细胞相互作用在血管疾病中的潜在作用,这些临床观察包括不稳定性心绞痛患者[782]和冠状动脉血管成形术后[783]循环的血小板-白细胞聚集体的出现;冠状动脉血管成形术后的血小板-白细胞聚集体的出现似乎与血管缺血并发症的较差预后相关[783]。循环的血小板-白细胞聚集体可能是系统性血小板活化的最灵敏指标,其能够反映出血小板表面 P-选择素的表达[784]。包括多种不同的串联重复的 PSGL-1 的多态现象显示出较长的 PSGL-1 分子能够形成血小板-白细胞聚集体;在一些研究中,较长的 PSGL-1 分子和一些形式的血栓性血管疾病风险的增高是相关联的[785~790]。S100 钙调蛋白家族成员 MRP-14(也称为 S100A9),在中性粒细胞中含量丰富,可被活化的血小板释放,至少部分通过 CD36 促进血小板血栓形成[791]。

血小板能够能够通过几种途径对天然免疫和适应性免疫起作用。细菌内毒素和 toll 样受体结合能够活化血小板(见前文"toll-样受体"[1,2,4,6,9]),增强血小板-中性粒细胞相互作用,和通过刺激由 DNA、组蛋白和酶组成的中性粒细胞胞外陷阱(NETs)的生成,促进细菌的捕获[792~794]。这些 NETs 的生成赋予机体对包括革兰氏阳性细菌(金黄色酿脓葡萄球菌、肺炎链球菌和 A 组链球菌属)和革兰氏阴性细菌(沙门菌、弗氏志贺菌和大肠杆菌]在内的各种病原微生物的抗性。许多革兰氏阳性菌可以激活和聚集血小板,血小板免疫受体 RcγRⅡA,整合素 αⅡbβ3,Src 和 Syk 以及 PF4,ADP 和 TXA2 都在该过程中起作用[795]。当血小板被激活时,根据的细菌组成不同释放线粒体,进入微粒中或进入游离血浆,线粒体与与中性粒细胞和血小板酶 PLA2 ⅡA 结合后,水解线粒体和细菌胞膜,释放各种促炎分子,包括线粒体 DNA,花生四烯酸和溶血磷脂,它们本身就

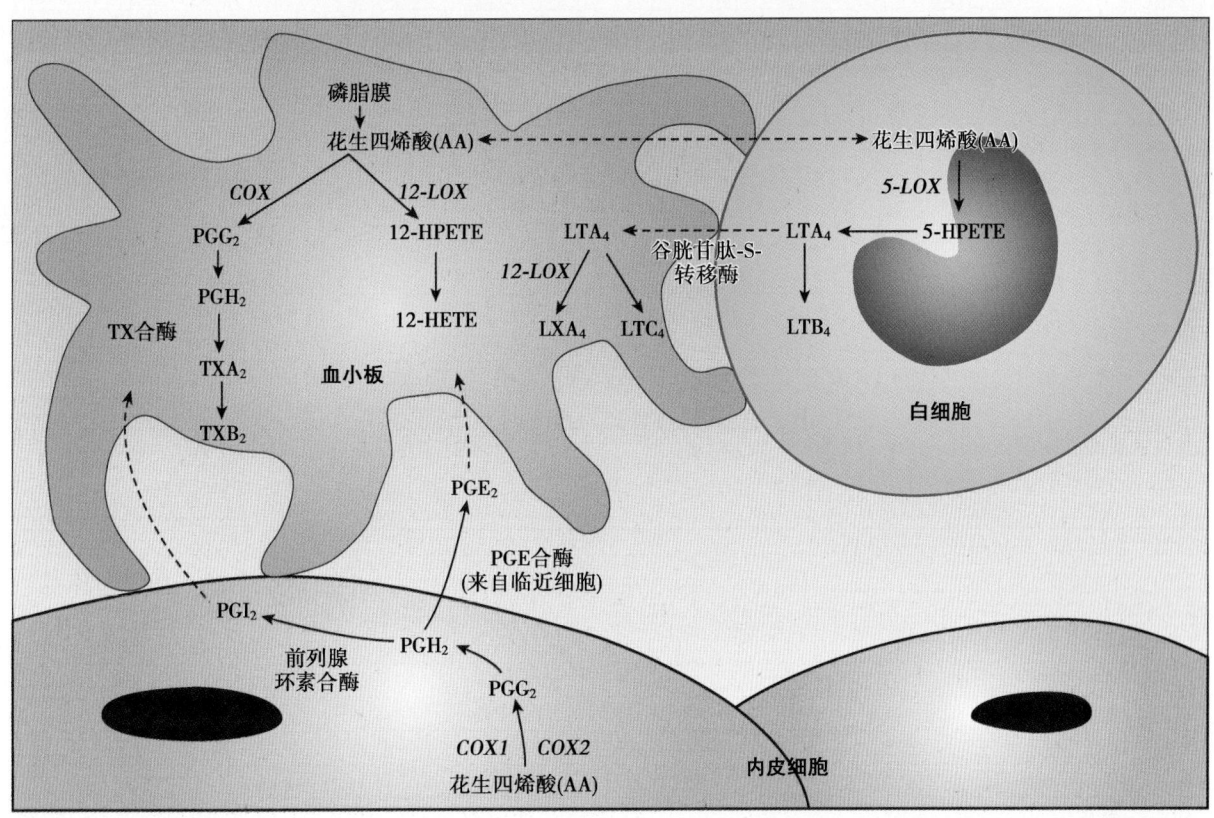

图112-10 跨细胞类花生酸代谢的部分途经。在血小板白细胞(WBC)相互作用的位点,活化的血小板和白细胞可以产生游离花生四烯酸(AA),并在细胞之间进行交换。在血小板中,阿司匹林靶的环氧合酶1(COX-1)产生主要的AA代谢前列腺素(PG)G2,PGH2的前体又被血栓素(TX)合成酶转化为TXA2。TXA2和PGH2通过结合血栓前列腺素(TP)受体来促进血小板活化和炎症。TXA2快速转换为TXB2。血小板还表达了将AA转化为相对不稳定的中间体12-氢过氧基-5,8,10,14-二十碳四烯酸(12-HPETE)的血小板型12-脂肪氧合酶(LOX),随后将其转化为12-羟基二十碳四烯酸(12-HETE)。来自大多数哺乳动物物种的血小板不具有5-LOX,因此不能从AA产生白三烯A4(LTA4)。然而,由白细胞产生的LTA4可以转移到相互作用的血小板,其中它可以被谷胱甘肽-S-转移酶代谢为LTC4或通过血小板12-LOX代谢到抗炎介质脂氧素(LXA4)。在内皮细胞中,AA也可以从膜磷脂中释放出来,但与血小板不同,它依次被COX-1或COX-2和前列环素合酶代谢为PGI2,PGI2通过对血小板抑制性前列腺素(IP)的作用而抑制血小板活化受体。内皮细胞也可以作为由PGE合成酶代谢为PGE2的PGH2的来源。在高浓度时,PGE2可抑制血小板活化,而在较低浓度(<10～6M)时,它通过EP3受体激活血小板(经肯塔基大学马特危机,教学和学术支持中心许可使用)

能够引发NET形成[796]。

血小板减少症经常出现在血液细菌感染(败血病)中,且血小板减少症的严重性反映出感染的严重性和预后。血小板因子Ⅴ通过促进凝血酶生成和纤维蛋白沉积网罗清除细菌,促使机体产生对A组链球菌感染的抗性[797]。血小板也能够影响淋巴细胞的功能[798]。它们也能够增强溶细胞毒性T细胞增殖和B细胞抗体的产生。血小板也能够抑制辅助T细胞反应,并且能够通过TGF-β1的释放增加调节性T细胞。最后,血小板能够与疟疾感染的红细胞结合并抑制寄生虫的生长和破坏红细胞内疟原虫[799]。

血小板、血管完整性和发育

维持血管系统的完整性,特别是炎症部位,血小板是必不可少的,尽管机制尚未完全清楚。血小板存储可以组成性或以刺激依赖性方式释放的许多屏障稳定细胞因子和生长因子,包括对屏障功能必不可少的鞘氨醇-1-磷酸(S1P),ADP,血清素,VEGF和凝血酶敏感蛋白。虽然血小板G蛋白偶联的信号传导是血管损伤后的止血和血栓形成所必需的,但是在炎症期间似乎不需要这些途径止血。并且功能性血小板ITAM基序受体CLEC-2和GPⅥ为炎症期间维持血管完整性所必须,可能因

为能在炎症环境中触发独特的反应[800]。

在发育期间淋巴管和血管之间的分配需要正常的血小板功能。血小板至少部分通过淋巴管内皮细胞上的血小板CLEC-2和平足蛋白(podoplanin)的相互作用来调节淋巴管生成。此外,还需要由Syk,SLP-76和PLC-γ2介导的下游ITAM信号。沿淋巴管内皮的血小板活化可能导致血管生成因子的分泌。重要的是,血小板黏附可导致促进淋巴结转移的血管内出血,因为缺乏CLEC-2,平足蛋白,Syk或SLP-76的小鼠胚胎显示血液充满的淋巴管。维持血液淋巴分离的血小板的需求超出胚胎发育成年期。重要的是,淋巴结止血的要求不同于动脉和静脉止血,可能是因为低流量,低剪切环境和完整的淋巴管内皮。

血小板膜糖蛋白

血小板膜糖蛋白类介导绝大多数血小板和其外在环境的相互作用。受体可以接受血小板外的信号并将信号传递到血小板内。此外,糖蛋白受体还可以接受血小板内的信号并影响其外在的结构域。血小板糖蛋白受体分属几种不同的受体家族(整合素类、富亮氨酸糖蛋白、免疫球蛋白细胞黏附分子、选择素类、四次跨膜受体以及七次跨膜受体,表112-4)。

表 112-4　重要的血小板表面蛋白

基因家族	常用名	血小板链命名	整合素命名	很晚期抗原命名†	分化抗原簇命名†	分子量 非还原		分子量 还原	
整合素	纤维蛋白原受体		αⅡbβ₃		αⅡbβ₃-CD41a αⅡb-CD41b β₃-CD61	αⅡb β₃	145 000 90 000	αⅡbα αⅡbβ	125 000 23 000 114 000
	胶原受体	GPⅠa/Ⅱa	α₂β₁	VLA-2	α₂-CD49b β₁-CD29	α₂ β₁	150 000 138 000		148 000
	纤维粘连蛋白受体	CPⅠc*/Ⅱa	α₅β₁	VLA-5	α₅-CD49e β₁-CD29	α₅ β₁	140 000 138 000		148 000
	层粘连蛋白受体	GPⅠc/Ⅱa	α₆β₁	VLA-6	α₆-CD49f β₁-CD29	α₆ β₁	140 000 138 000		148 000
	玻璃黏附蛋白受体	αᵥ/GPⅢa	αᵥβ₃		αᵥ-CD51 β₃-CD61	αᵥ β₃	150 000 90 000	αᵥ αᵥ	125 000 25 000 114 000
富含亮氨酸重复糖蛋白	血管性血友病因子受体	GPⅠb/Ⅰx			Ⅰb/Ⅰx-CD42 Ⅰb/α-CD42b Ⅰb/β-CD42c Ⅰx-CD42a	GPⅠb GPⅨ	170 000 17 000	GPⅠbα GPⅠbβ	145 000 22 000 17 000
		GPV				GPV	82 000		82 000
免疫球蛋白家族细胞黏附分子	PECAM-Ⅰ				CD31		130 000		
	FcγRⅡ				CD32		40 000		
	HLA-Class 1								
	ICAM-2				CD102				59 000
	GPⅥ						62 000		65 000
	IAP				CD47		50 000		
选择素	P-Selectin（GMP 140；PADGEM）				CD62P		140 000		
四分子交联体	p24				CD9 CD63		24 000		
	PETA-3				CD151		27 000		
	Lamp 3（granulophysin）				CD63		53 000		
杂类	GPⅣ				CD36		88 000		
	CLEC-2				CD94				
	TLR（1~6）								
	Lamp 1				CD107a		110 000		
	Lamp 2				CD107b		120 000		
	67kDa 层粘连蛋白受体						67 000		
	ADP P2X1 receptor						70 000		
	Leukosialin, sialophorin				CD43		90 000		
七跨膜结构域（G蛋白偶联）	PAR-1						70 000		
	PAR-4								
	血栓烷 A2 受体								55 000
	α2-肾上腺素能受体								64 000
	加压素受体						125 000		
	ADP P2Y1 受体								
	ADP P2Y12 受体								
	5-羟色胺 5-HT2A								53 000

Fib，纤维蛋白原；Fn，纤连蛋白；GP，糖蛋白；HLA，人白细胞抗原；IAP，整合素相关蛋白；ICAM，细胞间黏附分子；lamp，溶酶体相关膜蛋白；PAR，蛋白酶活化受体；PECAM，血小板-内皮细胞黏附分子；PSGL-1，P-选择素糖蛋白配体-1；TSP，凝血酶敏感蛋白；TX，血栓素；Vn，vironectin；vwf，von Willebrand 因子

氨基酸	碳水化合物	脂质	磷酸化	染色体	配体	血小板异性	功能	分子在血小板表面(S)或内部(I)
α Ⅱ b1039	+	−	−	17	Fib，VWF，Fn，Vn，? TSP	+	黏附、聚集，蛋白质转运	(S)80 000
β₃762	+	−	+	17		+		(I)40 000
α₂1152				5	胶原	−	黏附	(S)1000
β₁778				10				
α₅1008				12	Fn	−	黏附	(S)1000
β₁778				10				
α₆1067				2	层粘连蛋白	−	黏附	(S)1000
β₃778				10				
αᵥ1048				2	Vn，Fib，VWF，Fn，? TSP，Osp	−	? 黏附，? 蛋白质转运	(S)100
GP Ⅲ a 762	+	−		17				
GP Ⅰ bα610(8)*	+	−	−	1	VWF，Thrombin	+?	黏附(高剪切力)，?	(S)25 000
GP Ⅰ bβ181(1)*	+	+	+	22		+?	凝血酶活化	(S)25 000
GPⅨ 160(1)*	+	+		3		+?		(S)25 000
GPV 544(15)*	+	+	+	3		+?		(S)12 500
PECAM-1 738	+	?	+	17	肝素	−	? 黏附	(S)8000
FcγR Ⅱ 324	+		+	1	免疫复合物	−	免疫复合物结合	(s)~1000
HLA	+			6	–		组织相容性	(S)
ICAM-2 274				17	LFA-1	−	血小板-白细胞黏附	(S)2600
GPⅥ 316	+		−	?	胶原	+	活化	(S)~2000
IAP 287	+			3	TSP	−	活化	
P-Selectin 830	+	+	+	1	Sialyl-lex PSGL-1		血小板-白细胞黏附	(I)20 000
CD9 228	+				?	−	活化	(S)40 000
CD151 253	+	−	−	11	?	−	活化	(I)~2000
Lamp 3 238	+							(I)10 000
GPⅣ 471	+		+	7	胶原，TSP	−	活化	(S)20 000
CLEC-2 229	+		+	12	Podoplanin	−	黏附/活化	
TLR					病原体相关分子模式	−	活化	
Lamp 1 389	+			13	?	−	?	(I)1200
Lamp 2 381	+			X	?			
67kDa? 295				X	层粘连蛋白	−	黏附	
P2X1 399			+	17	ATP，ADP	−	活化	(S)13~130
CD43 400	+		+	16	ICAM-1	−	黏附	
PAR-1 425				5	凝血酶	−	活化	(S)~1800
PAR-4 385	+		+	19	凝血酶	−	活化	
TXA2 343				19	PGH2/血栓素 A2	−	活化	~200
α2-Adrenergin 450				10	肾上腺素	−	活化	~250
Vasopressin 418				? x	加压素	−	活化	~75
P2Y1 373	+			3	ADP	−	活化	
P2Y12 342				3	ADP	+	活化	
5-HT2A	+		+	13	5-羟色胺	−	活化	

* 亮氨酸重复序列数。

† CD，分化抗原簇(参见第15章)；VLA，很晚期抗原。

整合素家族中的 αⅡbβ3 是血小板（及其前体，巨核细胞）中特有的一类分子。富亮氨酸糖蛋白 GPⅠb/Ⅸ 和 GPⅤ 高度但非特异性地表达于血小板（在细胞因子激活的内皮细胞也有表达）[801,802]。其余所有受体在其他细胞类型中均有表达。

整合素类

整合素受体是一类异二聚体复合物，包含三个或四个二价阳离子结合区域的亚单位，由富含二硫键的 αβ 亚单位组成。两种亚单位都是跨膜类糖蛋白，由不同的基因编码。目前已知存在 18 种 α 亚单位和 8 种 β 亚单位[43,803,804]。主要的整合素受体家族由于其 β 亚单位的不同：β1、β2、β3，而分成 3 类。整合素广泛分布于不同的细胞类型，不同的整合素具有独特的配体结合特性。整合素受体可以介导细胞间或蛋白与细胞间的相互作用；参与细胞内的蛋白质运输；此外，它们还可以参与由外向内或由内向外的信号转导。

整合素 αⅡbβ3（GPⅡbⅢa；纤维蛋白原受体；CD41/CD61）

整合素 αⅡbβ3 属于 β3 整合素受体家族的一员，是一类主要的血小板受体，在一个静息的血小板表面存在着 80 000～100 000 个受体分子（图 112-11）[805~812]。还有 20 000～40 000 个受体分子储存在血小板中的 α 颗粒膜上，在致密颗粒及开放

管道系统的内膜中也存在受体分子；当血小板被激活或在释放反应中，这些存储的受体分子可以转移到血小板的质膜上[813~815]。血小板表面的 αⅡbβ3 分子之间的平均距离小于 20nm，是所有类型细胞中表达最稠密的黏附及聚集受体之一。

静息血小板上的 αⅡbβ3 同溶液中的纤维蛋白原亲和力很低，但当血小板被 ADP、肾上腺素、凝血酶或其他的激动剂激活时，αⅡbβ3 同纤维蛋白原亲和力相对增强[808,816]。血小板激活引起的 αⅡbβ3 受体自身的变化是 αⅡbβ3 与纤维蛋白原亲和力改变的主要原因[634,635]，但 αⅡbβ3 周围微环境的改变也可能参与其中。α 颗粒中的 αⅡbβ3 受体似乎可以在 α 颗粒与质膜间循环[817]。这种循环有助于解释 αⅡbβ3 从质膜吸收纤维蛋白原，并将其转运到 α 颗粒中聚集存储[375,818]。

其他整合素受体的数据共同证明了在配体纤连蛋白中存在着由 RGD 组成的细胞识别序列[819,820]，这个序列对配体同 αVβ3 及 αⅡbβ3 的结合同样重要。纤维蛋白原在其两个 Aα 链（氨基酸 572~574）的 C 末端包含着一个 RGD 序列，在氨基酸 95~97 的位置也存在一个 RGD 序列[821]。除此之外，其两个 γ 链的 C 末端 12 个氨基酸的区域包含着一个 Lys-Gln-Ala-Gly-Asp-Val 的序列，这个序列可能在纤维蛋白原同血小板的结合发挥着至关重要的作用[822,826]。VWF 分子的 C 末端也包含一个 RGD 序列，这个序列介导 VWF 同 αⅡbβ3 的结合[809,810,812]。含有 RGD 或 γ 链的小合成肽可以抑制纤维蛋白原同血小板的结

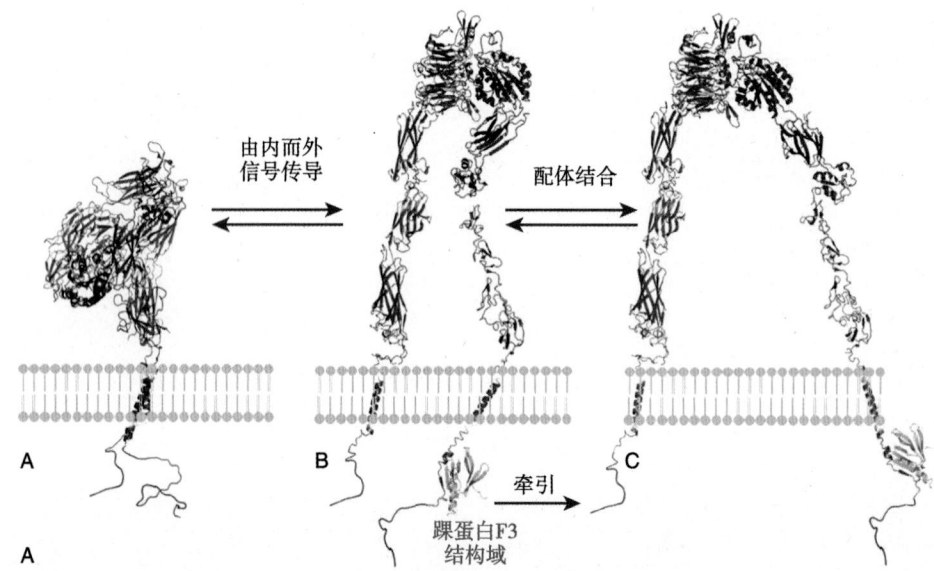

图 112-11　αⅡbβ3 整合素结构和活化。αⅡbβ3 整合素内向外激活和外部信号传导的模型。α 亚基呈蓝色，β 亚基为红色。弯曲的非活性受体如（A）所示。在静息条件下，整合素 β3 细胞质结构域似乎与丝氨酸蛋白酶相互作用。细胞刺激诱导 migfilin 从整合素 β3 细胞质结构域置换丝氨酸以及踝蛋白（talin）的构象变化，改变 talin 头和杆域之间的相互作用并暴露 talin 头域。头部中的 FERM F3 结构域与整合素 β3 细胞质结构域结合，其与整合素 β3 细胞质和跨膜结构域从它们的复合物中解离亚基间细胞质和跨膜结构域。kindlin-3 与整合素 β3 细胞质结构域的结合可能促进 talin 结合，似乎是转化为高亲和力状态所必需的。然后与 talin 的结合导致胞外域亚基尾部的分离，并且可能降低整合素头与尾部的相互作用。虽然小配体可以结合受体而没有头端延伸，但是大的糖蛋白配体可能需要延伸以便于进入配体结合位点。延长部分（B）可能在腿部分离后自发发生，或者可能是由于与细胞骨架和肌动蛋白-肌球蛋白收缩力的关联作用于整合素 β3 细胞质结构域的牵引力。与整合素结合的配体与来自 βA（Ⅰ）结构域（C）的整合素 β3 杂交结构域的摆动相关，其导致通过 ADMIDAS 中的改变（邻近金属离子依赖性黏附位点）和 MIDAS（金属离子依赖性黏附位点）整合素 β3 区域和较大的腿分离。这种构象变化可以发起外部信号。然后连接的整合素可以聚集（未示出）。面板（A）中的结构基于胞外域（PDB 3FCS）[250] 的晶体结构和跨膜和胞质结构域的核磁共振（NMR）结构（PDB 2K9J）[849]（B）中的结构基于在相同的胞外域晶体结构上，但在亚基属（PDB 3FCS）延伸[250]，分离的跨膜和胞质结构域的 NMR 结构[849]，和 β3 细胞质结构域和 talin F3 结构域之间的复合物的结构（PDB 2H7E）[896]（C）中的结构基于配体受体（PDB 2VDN）头部的晶体结构[827]，扩展的胞外域结构（PDB3FCS）[250]，以及与非结构化胞质尾部连接的单体跨膜结构

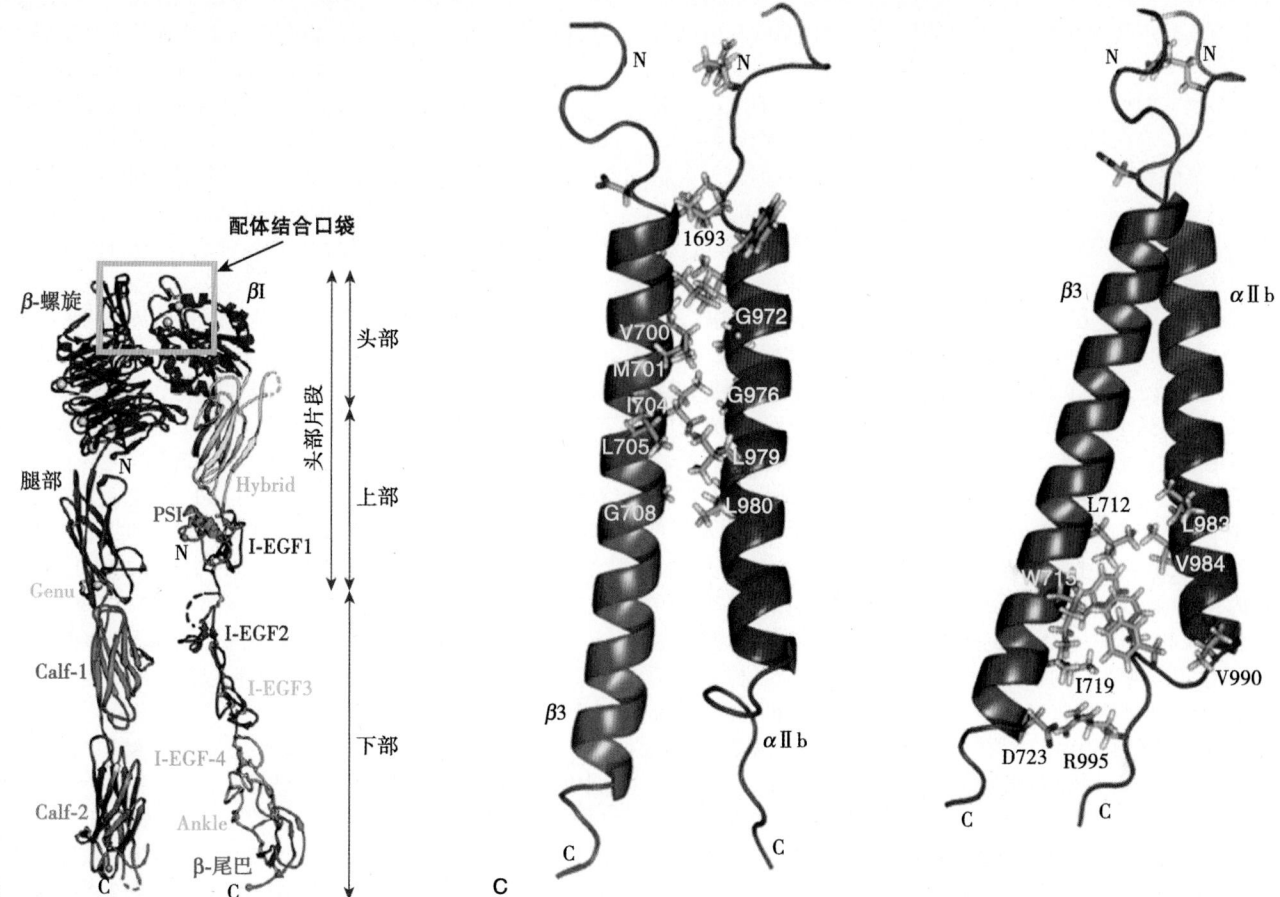

图112-11(续) B. 整合素 αⅡbβ3 结构域结构。在扩展整合素的模型中鉴定了单个结构域和配体结合口袋。I-EGF,整合素表皮生长因子;PSI,丛状蛋白,信号素,整合素。C. 整合素跨膜复合物。αⅡb(红色)和 β3(蓝色)跨膜复合物的 NMR 结构的选择视图。左图描绘了涉及外膜扣的触点,右图描绘了涉及内膜扣的接触。注意,整合素 αⅡb 螺旋区在 V990 结束后,接下来的 5 个残基(GFFKR)重新进入膜;两个芳香族 F 残基与 β3 疏水接触,αⅡbR995 与整合素 β3D723 形成盐桥。(A,经 Lau TL 许可,金 C,金斯伯格 MH 等人:"整合素 αⅡbβ3 跨膜复合物的结构解释整合蛋白跨膜信号",EMBO J28(9):1351～1361,2009。B,经许可复制来自 Zhu,J,et al:Structure of acomplete integrin ectodomain in aphysiology rest state and activa and activatedivation by applied forces. Mol Cell 32(6):849～861,2008。C,经 Lau TL 许可复制,Kim C,Ginsberg MH,et al:The structure of the integrin alpha Ⅱbβ3transmembrane complexes involving integrin transmembrane signaling. EMBO J28(9):1351～1361,2009)

合,这些发现已被开发用于生产抑制血小板性血栓形成的治疗药物(替罗非班和依替巴肽)(参见第 134 章)[827]。同样的,抑制配体同 αⅡbβ3 结合的单克隆抗体已被开发,其中一个小鼠和人的嵌合 Fab 片段已被开发成药物(阿昔单抗),是一种有效的抗血小板药物。

纤维蛋白原同 αⅡbβ3 的结合是一个多级分步骤的过程[808,828～833]。①起始阶段很可能依赖于 γ 链的 C 末端区域,并且还依赖于二价阳离子[823～826];②后续的相互作用加强了纤维蛋白原的结合和内化[834],即使将二价离子去掉这种作用也是不可逆的[835];③纤维蛋白原的结合诱导受体发生变化(配体诱导的结合位点),并可以被抗体识别[442,826];④纤维蛋白原同 αⅡbβ3 的结合引起纤维蛋白原(受体诱导的结合位点)发生改变,同样可以被抗体识别,同时还可能暴露 Aα 链 95～98 位的 Arg-Gly-Asp-Phe(RGDF)序列[836,837];⑤纤维蛋白原的结合引起受体聚簇[251,838]。

电子显微镜显示,αⅡbβ3 受体似乎具有一个 8×12nm 的球形头部和 18nm 长的尾部,尾部代表着两个亚基的 C 末端,包含它们的疏水跨膜区域[839,840]。有关 αⅡbβ3 和相关的受体 αVβ3

的晶体学、电子显微镜,电子和中子散射,和生化数据显示:未激活的受体展示弯曲的构象,激活的受体不但头部伸展,同时 β3 亚单位的尾部还向外摆动[149,827,841～853]。从负电子显微镜图像从脂质双层纳米盘中的整合素 αⅡbβ3 的三维重建支持非活性受体的紧密构象,但不同于胞外域的晶体结构,腿不是平行和直线[848]。

αⅡbβ3 具有所有整合素受体的基本结构特征(表 112-4)[30,848]。α 亚单位 αⅡb,是具有 4 个特征性二价阳离子结合位点的跨膜蛋白(图 112-11)。成熟的 αⅡb 包含一个跨膜结构域,全长为 1008 个氨基酸[43,854];加工过程中,αⅡb 被切割成由二硫键连接的一个重链和一个轻链形式。β 亚单位 β3,包含 762 个氨基酸并富含半胱氨酸残基,在其跨膜区域的附近具有一个特征性的半胱氨酸残基富集区域[43,855]。αⅡb 在其胞质尾含有一个 20 个氨基酸的序列,β3 在其胞质尾含有一个 47 个酸的序列。编码 αⅡb 和 β3 的基因非常接近,均在 17 号染色体的 q21.32 上,但它们的调节结构域不同[856,857]。αⅡb 和 β3 均在巨核细胞合成,在粗面内质网形成一个钙依赖的非共价复合物[858]。钙连蛋白很可能是 αⅡb 的伴侣分子[859],但 β3 折叠或者

αⅡbβ3 复合物形成的伴侣分子暂时还不清楚。αⅡbβ3 复合物接着在高尔基体接受进一步的加工,高尔基体是碳水结构成熟和前体 GPⅡb 分子被弗林蛋白酶或类似的酶切割成其重链和轻链形式的场所[860,861]。大约 15% 的 αⅡb 和 β3 的组成是碳水化合物[862]。成熟的 αⅡbβ3 复合物被转运到质膜、α 颗粒的膜及致密颗粒中。如果 αⅡb 和 β3 没有形成复合物,很可能存在两种原因:一是两种亚单位的结构异常,二是其中的一个亚单位合成失败。在此情况下,已合成的亚单位迅速被降解,并不表达在膜表面(参见第 121 章)。αⅡb 似乎从内质网逆转运回细胞质中,泛素化和巨核细胞蛋白体切割作用参与其中[859]。

αⅡb 和 β3 均由一系列结构域所组成(图 112-11)。αⅡb 的 N 端区域包括一个 7 叶 β 螺旋结构域,每叶由 4 个 β 折叠链联系成环。这个螺旋和 β3 的 BA 结构域相互作用,形成在电镜下可见的球形头部。7 叶 β 螺旋结构的第 4~7 叶上的发卡环结构从与 β3 的结合界面向外伸展,并与螺旋结构区上带有的 4 个钙离子相互作用。此外,αⅡb 还有一个特有的"帽子"亚结构域,由 7 叶 β 螺旋结构的第 1~3 叶上的 4 个环状结构组成,这个亚结构域与配体结合的特异性有关。αⅡb 其余的细胞外结构包括一个大腿、一个膝盖和两个小腿结构域[250],同 αⅤ 亚单位的相关结构很相似[841,844]。αⅡb 的胞质结构域可以同 β3 的胞质结构域相互作用,并且这种作用对 αⅡbβ3 受体的激活发挥着重要的作用[863~866]。αⅡb 的胞质结构域在靠近膜的部位存在着一个 GFFKR 序列,这个序列被认为控制着 αⅡbβ3 受体的由内向外信号的激活。因为这个区域的突变或敲除将导致受体变成更利于同纤维蛋白原结合的构象[867~871]。许多研究采用基因突变或磁共振波谱法识别了不同的跨膜和胞质结构域,它们分别对异型或同型二聚体的形成有不同作用[864,872~875]。将这个区域的构象破坏也导致受体形成持续的高亲和力[876,877],这同样支持了 αⅡbβ3 由内向外的激活需要跨膜区结构同胞质结构域分离的结论,但也有可能胞质区和跨膜区结构域细微的改变也可能发挥作用[848]。

β3 亚单位的结构域并不是线性排列的,因为 β3 的第一个区域[PSI(丛状蛋白、信号素(semaphorins)和整合素)]插入了一个杂交结构域,这个结构域自身又插入了一个 βA 结构域,βA 结构域同 VWF 的 A 结构域以及整合素的 I 结构域具有同源性,这些结构域均可以同配体结合(图 112-11)[827,878]。PSI 区域的两次插入可以解释为什么 C13 到 C435 具有一个长的二硫键的扩展。也可以解释为什么 β3 亚单位不是通过分子的 N 末端,而是通过 βA 结构域(通过 261 位的 Arg 以及其他的残基同 αⅡb"笼子"中的疏水残基结合)同 αⅡb 的螺旋接触。PSI 结构域包含了第 33 位亮氨酸,它决定了 PlA1(HPA-1a)的特异性,相对的第 33 位脯氨酸的多态性决定了 PlA2(HPA-1b)的特异性(参见第 137 章)。β3 的腿部由 4 个富含二硫键的整合素上皮生长因子功能区所组成。晶体结构中,这个区域可以与未激活时"下弯"的 αⅡb 的茎部区域以及球形头部相互作用,这些相互作用在非活性受体的三维重建中不太突出但不能与激活状态的上述部位相互作用[250,827,848]。整合素上皮生长因子功能区内的位点突变,包括半胱氨酸残基突变,可以激活受体,同时也可以引起受体同单克隆抗体的结合[879~882]。β3 中正确的二硫键配对的重要性被后续数据所证实:特定的还原剂可以引起 αⅡbβ3 的激活、纤维蛋白原的结合以及血小板的激活,而且在血小板表面及血小板分泌物中发现了可以催化蛋白的硫醇基

团与二硫化物交换的酶(PDI)[883,885~887]。此外,β3 自身区域也具有和 PDI 相同的共有序列(CGXC),也被认为是参与了催化反应[889]。有实验证实 αⅡbβ3 可以在二硫键没有改变的情况下达到低水平的激活,但是最大程度的激活除了需要硫醇的来源,例如质膜的谷胱甘肽或膜的 NAD(P)H 氧化还原酶类的系统外,仍然需要 PDI 或类似的活力[883]。抑制 PDI 和介导硫二硫化物交换的其他酶(ERp57,ERp5)可降低血小板血栓形成[890,891]。尽管如此,目前仍然不清楚在体内生理或病理条件下,是否二硫键的改变可以引起激活。

αⅡb 和 β3 的跨膜结构均是基于磁共振及结构模型的研究提出的假设[871,873,874,892~896]。αⅡb 的跨膜螺旋比 β3 的跨膜螺旋短,所以它们横跨细胞膜时形成大约 25° 角。αⅡb 和 β3 的细胞外结构域在靠近膜的位点附近的联系使得跨膜螺旋直接紧靠在最接近膜外结构域的膜区域(外膜环)。在靠近胞质的跨膜区尾部,螺旋结构被紧接在序列(GFFKR)后面的 αⅡb 的残基组成的内膜环紧密结合在一起。此时,F992 残基再浸润入膜,F993 残基填补空白,并与 β3 的 W715 残基及 I719 残基相互作用,同时,αⅡb 的 R995 残基同 β3 的 723 残基(或许还有 726 残基)之间形成盐桥[897,898]。需要注意是,这些区域在许多其他的整合素受体中均是保守的,所以内在的机制可能同许多其他受体相同。

由内向外的信号传递伴随着踝蛋白的 F3 结构域同 β3 的胞质结构域结合,并使内膜环结构断裂(图 114-3 和图 114-14)[34,244,245,863,865,866,869,870,872,876,892,899,900]。当 β3 的胞质结构域中的丝蛋白被 migfilin 取代时,将促进这一过程,因为丝蛋白会阻止踝蛋白的结合[901]。踝蛋白的结合可以导致跨膜螺旋的分离以及 β3 的胞质结构域重组为更为伸展的螺旋。之后,或者由于自发的原因或者由细胞骨架通过踝蛋白对 β3 的牵引,αⅡbβ3 的细胞外结构域链分离,头部伸展,β3 向外摆动。由外到内的信号可能起始于 αⅡb 和 β3 近膜区的细胞外结构域之间的相互作用消失,这一过程可能由配体结合产生的更为剧烈的 β3 的向外摆动所导致,使外膜环断裂以及产生后续的跨膜螺旋的解离。这一过程很可能促进胞质结构域与细胞骨架成分或信号分子之间产生相互作用。

β3 的尾部也包含着两个 NXXY 基序,但血小板激活时,这些基序中的 Y747 和 Y759 将被磷酸化,这将为信号分子提供锚定位点[235]。小鼠及重组体系中的研究证实这些位点在凝块收缩及血小板聚集块的稳定性方面发挥一定作用[291,902]。

一系列的蛋白被证明可以直接或者通过与其他蛋白的相互作用同 αⅡb 和(或)β3 的胞质结构域结合,其他蛋白主要包括信号分子(src,shc,FAK,paxillin 和 ILK,这些均可以与 β3 结合)、细胞骨架蛋白 kindlin3[kindlin,骨架蛋白,α 肌动蛋白和肌球蛋白可以同 β3 结合,丝蛋白和踝蛋白可以与 αⅡb 和(或)β3 结合]以及其他的一些蛋白[β3-endonexin 和 CD98 同 β3 结合,钙离子整合素结合蛋白(CIB)以及肌钙网蛋白可以与 αⅡb 结合](图 112-12)[244,866,903~919]。这些相互作用对于介导由内向外或由外向内的信号传递发挥着重要的作用[235]。JAM-A 是通过整合素 αⅡbβ3 的外激活的负调节因子,其通过调节 Src[920] 的活化而起作用。类似地,PECAM-1 通过顺序磷酸化机制作为整合素 αⅡbβ3 活化的抑制剂。β3 胞质结构域的肌动蛋白与肌球蛋白之间的相互运动可以为 αⅡbβ3 由弯曲构象转变为伸展构象提供能量[250]。

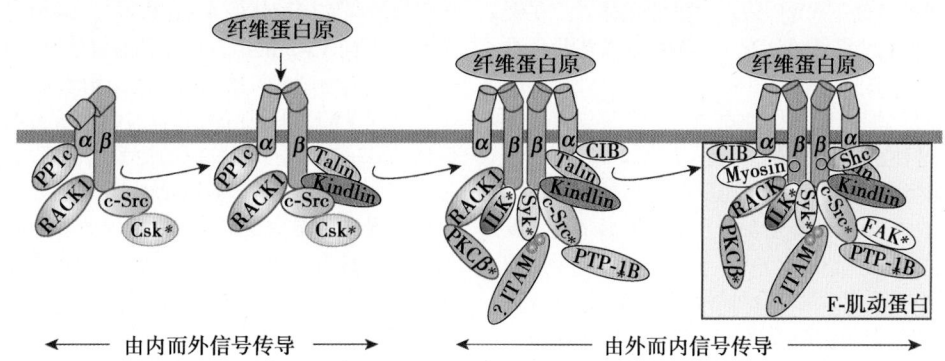

图 112-12 蛋白质与 αⅡbβ3 的胞质结构域的相互作用调节内外信号。图中显示了部分但不是全部的报告过与 αⅡbβ3 细胞质结构域相关联的蛋白质,许多是动态结合。一些与静息血小板结合,而另一些则在内向外或外部信号传导中被募集到整合素或从整合素解离,导致 F-肌动蛋白的组装。此外,具有酶功能的几种蛋白质在纤维蛋白原与 αⅡbβ3 结合后被活化(星号)。未显示的是可能通过更间接的相互作用招募的许多附加的适配器分子,酶和底物。CIB,钙和整合素结合1;Csk,c-Src 酪氨酸激酶;ILK,整合素连锁激酶;ITAM,一种尚待鉴定的具有一种或多种免疫受体酪氨酸激活基序的蛋白质;PKCβ,蛋白激酶 Cβ;PP1c,蛋白磷酸酶 1c;RACK1,活化 C 激酶 1 受体;Syk,脾脏酪氨酸激酶。(转载自 Coller, BS 和 SJ Shattil, GPⅡb/Ⅲa(integrin alpha Ⅱbβ3) odyssey 的技术驱动的传染病,由扭曲,转弯甚至弯曲的受体的血液 112(8):3011~3025,2008.)

整合素 αⅡb 螺旋桨与 β3βA(Ⅰ样)结构域之间的连接是配合物与整合素 αⅡbβ3 结合的位点(图 112-11)。整合素 β3 的这个区域包含三个二价阳离子结合位点:MIDAS(金属离子依赖性黏附位点),ADMIDAS(与 MIDAS 相邻)和 SyMBS(协同金属结合位点)[250]。根据 αVβ3 的晶体结构分析,以前把伸展构象称为配体联系的金属结合部位(LIMBS)[844,845]。

αVβ3 的晶体结构证实:RGD 多肽与 αVβ3 之间的结合主要通过多肽中的精氨酸残基和 αV 中的两个天门冬氨酸残基(D150 和 D218),以及多肽中的精氨酸残基和 MIDAS 阳离子[845]。αⅡbβ3 的结合情形与 αVβ3 类似,但存在一些不同,表现为 αⅡb 中仅有一个天门冬氨酸残基(D224)可以同精氨酸残基(或纤维蛋白原中 γ 链的赖氨酸残基)相互作用,αⅡb 中的 D224 与 MIDAS 阳离子的距离更远,而且 αⅡb 的帽端亚结构域可以提供 Phe160 与 Tyr190 形成一个疏水的外部[149,827]。这样,αⅡbβ3 的结合部位可以更好地结合比较长的纤维蛋白原 γ 链的 C 末端多肽,从而使得多肽的精氨酸残基和 C 末端的缬氨酸羧基可以分别与 MIDAS 及 ADMIDAS 的阳离子相互作用[826]。这同时可以解释为什么 αⅡbβ3 可以同具有较长赖氨酸残基(KGD 多肽)的多肽结合[923]。αⅡbβ3 受体与药物依替巴肽及替罗非班的作用也有晶体结构显示。依替巴肽及替罗非班可以阻断配体同 αⅡbβ3 的结合,已成为有效地抗血栓药物,而且相对于 αVβ3,这些药物对 αⅡbβ3 的特异性更强[657]。这些药物特异性的部分基础就是它们可以特异性的同 αⅡb 的外部相互作用,以及它们正负电荷之间的更长距离[827]。αⅡbβ3 的第三种拮抗药物阿昔单抗是一种嵌合了鼠源抗 Fab 段的单克隆抗体[659]。它的表位位于 β3 的某个靠近 MIDAS 的区域,提示它可以在空间上干涉配体的结合,或干扰结合位点,也可能两种机制都存在。

血小板激活时 αⅡbβ3 的两种主要变化包括:β3 头部的伸展以及杂交结构域和 PSI 结构域的向外摆动(图 112-11)[250,827,853]。头部的伸展可以使配体更加接近受体的结合位点,也可以在血小板聚集时使受体更突出于血小板表面[924],从而促进纤维蛋白原在血小板之间建立桥梁。β3 杂交结构域和 PSI 结构域的摆动似乎可以增强配体的结合,但精确的机制目前还不清楚[826,847,850]。摆动的同时伴随着 ADMIDAS 金属离子以及 α1-β1 环绕着 MIDAS 的运动。α1-β1 环绕着 MIDAS 的运动可以使 α1-β1 环的两个核心氮同配体的羧基氧相互作用,从而增强同 MIDAS 金属离子的结合[149,826]。通过突变造成的杂交结构域及 PSI 结构域的摆动可以导致持续性的配体同 αⅡbβ3 的结合[925]。

纤维蛋白原同血小板 αⅡbβ3 的结合可以使血小板被激活,很可能是纤维蛋白原将两个不同血小板之间的 αⅡbβ3 分子交联导致的[840]。纤维蛋白原的二聚体和相对刚性的结构,以及结合部位在 γ 链末端的定位都与这样的一个模型一致,即一个纤维蛋白原分子上的两个结合部位可能相距大于 45nm。当纤维蛋白原结合后的短时间内,可以通过螯合二价阳离子将它从血小板上解离下来,但一小时后,结合就变得不可逆[835]。仅纤维蛋白原的结合并不会导致血小板的聚集,血小板的聚集还需要其他的必要机制(可能是由配体和(或)细胞骨架介导的受体聚簇),但具体机制目前还不清楚[95,835,926,927]。配体与 αⅡbβ3 结合后,通过 αⅡbβ3 介导的由外到内信号通路将导致一系列的磷酸化事件发生,血小板骨架改变,血小板铺展,甚至引起蛋白的翻译[236,237,928]。

除了纤维蛋白原,其他的一些蛋白也可以与激活的血小板表面的 αⅡbβ3 结合,比如 VWF、纤连蛋白、玻连蛋白、凝血酶敏感蛋白以及凝血酶原[390,675,929];这些蛋白在与血小板起始作用的区域均含有一个 RGD 序列。但是导致这些配体与 αⅡbβ3 的结合所需的二价阳离子的偏好以及有效激活试剂上有微小的差异。这些其他类的配体与 αⅡbβ3 的结合均可以被包含 RGD 序列的多肽所抑制,暗示了蛋白的 RGD 序列与 αⅡbβ3 中的 RGD 结合位点间存在着普遍的作用[930,931]。

体外用聚集仪检测发现血小板的聚集主要依靠纤维蛋白原同 αⅡbβ3 的结合。目前还不清楚在体内纤维蛋白原是否是血小板聚集的最重要配体,因为在流动条件下的模型系统中的研究发现：在高剪切力条件下 VWF 是最主要的配体[932]。在聚集仪中，在纤维蛋白原浓度很低的情况下，VWF 可以替代纤维蛋白原的作用[933]。在双缺失纤维蛋白原和 VWF 的小鼠体内，当血管受损时仍然可以形成血小板性血栓[934~936]。起初，纤连蛋白被认为支持了这种血栓（双缺失纤维蛋白原和 VWF）的形成，但同时缺失纤维蛋白原、VWF 及纤连蛋白的小鼠却可以增加血小板聚集及血栓形成，提示纤连蛋白在某些情形下可能发挥着抑制血栓形成的角色[373]。

尽管静息的血小板不能大量结合可溶性的纤维蛋白原（或者其他的黏附糖蛋白），但是它们可以黏附在固定的纤维蛋白原表面[825,937]。这种不依赖激活的黏附可能是由于纤维蛋白原在固定在某一表面时会发生结构的改变所导致[836,938]。也可能是由于少量 αⅡbβ3 受体短暂处于合适的构象从而与纤维蛋白原结合，而纤维蛋白原的固定可能导致局部的纤维蛋白原密度升高，从而促进黏附的动力学。最后，也有可能低亲和力的纤维蛋白原与 αⅡbβ3 的结合也能起始 αⅡbβ3 与细胞骨架的相互作用，随之的肌动蛋白-肌球蛋白引起的收缩可能提供能量使构象改变导致高亲和力的结合[250]。

纤维蛋白原和（或）纤维蛋白都被确认表达在损伤的血管表面；因此很可能在这种情况下 αⅡbβ3 介导血小板之间的结合[939]。相反，静息血小板表面的 αⅡbβ3 似乎并不能介导血小板与 VWF 或纤连蛋白的结合[940]；当血小板被激活时，αⅡbβ3 可以与这些糖蛋白结合[930]。流动条件下的血小板聚集模型中，剪切力最大的血栓尖端部位，αⅡbβ3 与 GPⅠb/Ⅸ、VWF 及纤维蛋白原协同作用[28,941,942]。αⅡbβ3 还可以参与黏附后血小板的铺展[227,228,943]，此外，血块收缩以及从血浆中吸收纤维蛋白原贮存到血小板的 α 颗粒都必须依赖 αⅡbβ3[818,944]。

还不完全确定的 αⅡbβ3 功能包括：与纤溶酶原的结合[688]，穿血小板膜的钙离子转运[945~947]导致寄生虫的细胞毒的 IgE 同血小板的结合[948]，以及与导致莱姆病的 Borrelia 螺旋体菌属的螺旋菌、汉坦病毒属[950]以及其他的病原体的相互作用。αⅡbβ3 还可以介导活化的 XIII 因子（XIIIa）与血小板的结合，但这主要是 FXIII 与纤维蛋白原相互作用的结果[456]。FXIIIa 与钙蛋白酶还参与抑制血小板与胶原黏附后的血小板之间的相互作用[951]。

整合素 α2β1（GPⅠa/Ⅱa，胶原受体，VLA-2，CD49b/CD29）

整合素 α2β1（GPⅠa/Ⅱa）遍布于不同细胞类型，可以介导同胶原的结合[19,20,952~957]。α2 亚单位（GPⅠa）包含一个 220 个氨基酸的区域，这个区域插入到 β 螺旋的 N 端区域（Ⅰ结构域）。这与其他能与胶原结合的蛋白的类似区域同源，这些蛋白包括 VWF 及软骨基质蛋白等[958]。这个区域含有 MIDAS 结构域，α2 Ⅰ结构域与包含 Ⅰ型胶原序列 GFOGER（O 代表羟脯氨酸）的胶原相关多肽形成的复合物的晶体数据显示，多肽中的谷氨酸可以与 MIDAS 中的 Mg2+配对[959~961]整合素 α2β1Ⅰ结构域可以呈现多种构象，从无活性（闭合），通过中间或低亲和力转变为活性高亲和力[952,962]。

α2β1 与 GPⅥ似乎均参与了血小板与胶原间的相互作用（参见胶原：GPⅥ与 α2β1）[963~965]。α2β1 与 GPⅥ水平下降的患者具有出血缺陷，但是这些受体下降的精确的作用还不清楚（参见第 121 章）。同 αⅡbβ3 一样，尽管在没有外在激活剂的条件下 α2β1 可以与胶原相互黏附，但由内至外的激活信号似乎可以增强它同配体的亲和力[966,967]。GPⅥ与胶原的相互作用及 GPⅠb 同 VWF 的结合后介导的信号均可能通过肌动蛋白聚合作用有力地刺激 α2β1 的激活。因此，可能的情况是：GPⅠb 介导了同 VWF 和胶原的黏附后，GPⅥ介导激活 α2β1，从而使激活的 α2β1 促进了同胶原的更紧密的黏附，稳定了胶原表面形成的血栓块，发挥了促凝活性[971,972]。此外，α2β1 的亲和力可能还受二硫键变更的调节：抑制血小板蛋白质二硫化异构酶及巯基封闭药物都可以抑制 α2β1 介导的血小板同Ⅰ型胶原及相关多肽 GFOGER 的结合[883,973]。胶原的状态也会影响是由 α2β1 还是由 GPⅥ来介导同胶原的相互作用，因为 GPⅥ似乎介导同纤维状胶原的结合，α2β1 趋向于同蛋白酶处理过的胶原结合[28,974]。

镁和锰可以促进配体同 α2β1 的结合，钙会抑制配体同 α2β1 的结合，在正常人的血液中，钙离子较镁的含量更高，因此并不能提供合适的阳离子浓度来发挥受体的功能[975]。然而在肝素化的血液中，整合素 α2β1 却可以介导血小板和胶原的黏附，而该整合素的抑制剂则能阻断血栓形成[976~978]。有提示Ⅰ型胶原的区域是潜在的 α2β1 的结合位点[979]；Ⅰ型胶原的 α1 链的 502~516 多肽序列包含着一个甘氨酸-谷氨酸-精氨酸（Gly-Glu-Arg，GER）序列，可能特别重要[980]，但其他的区域可能也很重要[981]。在Ⅲ型胶原中，α1 的 522~528 氨基酸片段也包含着 α2β1 的结合区域[982]。

α2 基因具有 3 个不同的等位基因，主要表现在 807 位核苷酸（T 或 C）及 1648 位核苷酸（G 或 A）的不同[983]。807 位的碱基替换不会影响氨基酸的序列，但是 1648 位的替换可以使谷氨酸（Glu）变为赖氨酸（Lys），导致 Brb 和 Bra 的同种异型抗原形成（HPA-5a 和 HPA-5b，参见第 137 章）。等位基因 1（T-G）存在于 39% 的个体中，等位基因 2（C-G）个体为 53%，等位基因 3（C-A）个体为 7%[984,985]。具有等位基因 1 的个体同具有等位基因 2 的个体相比，具有较高的血小板 α2β1 密度，具有等位基因 3 的个体具有最低的血小板 α2β1 密度。α2β1 的密度与流动条件下在胶原表面沉积的血小板密切相关。基因多态性与心血管疾病的致死率和致残率（包括发展为心肌梗死[986,987]、卒中[988]的风险）已被广泛研究，尽管有研究提示它们可能与心血管疾病风险有联系[983,989,992]，但还没有形成确切的结论。

整合素 α2β1 同膜骨架蛋白间也可能有联系[993]。α2β1 的配体特异性似乎取决于细胞类型，因为在内皮细胞中可以作为层粘连蛋白的受体也可以作为胶原的受体[994,995]。配体与 α2β1 的结合还可起始血小板的蛋白合成[498]。α2β1 还可以参与巨细胞的发育及血小板的形成。尤其重要的是：同胶原作用后导致的巨核细胞表面激活的 α2β1 受体缺失参与了血小板生成中从骨髓到外周循环的转变阶段[967]。并且小鼠中巨核细胞和血小板整合素 α2β1 的条件性靶向与 MPV 降低有关[996]。

整合素 α5β1（GPⅠc*/Ⅱa，纤连蛋白受体，VLA-5，CD49e/CD29）

β1 家族的 α5β1 是一种广泛表达在不同细胞系的受体，可以介导同纤连蛋白的黏附[804,819,820]。α5β1 同细胞外基质的相互作用尤其重要，来自其他细胞而不是血小板的数据显示，α5β1 在发育生物学及肿瘤转移过程中发挥着重要作用。纤连蛋白中的 RGD 序列对于细胞黏附起着关键性的作用，纤连蛋白中的其他区域可能也有所贡献。包含 RGD 序列的多肽可以抑制

α5β1 介导的细胞黏附。同其他的整合素受体类似,α5β1 介导的黏附需要二价阳离子的存在。整合素 α5β1 可以介导静息血小板与纤连蛋白的黏附[997,998],但是它的亲和力可能受激活的调节[999]。α5β1 在血小板中的生物学作用目前还不清楚。尽管它可能参与止血和(或)血栓形成,也可能 α5β1 的作用仅仅限制于巨核细胞同骨髓基质的结合与前血小板形成[1000],α5β1 并不是血小板上唯一的纤连蛋白受体,因为在适当的刺激下,α II bβ3 也可以与纤连蛋白结合[804,1001]。

整合素 α6β1(GP Ic/IIa;层粘连蛋白受体;VLA-6;CD49f/CD29)

基底膜或细胞外基质表达层粘连蛋白,α6β1 整合素受体可以介导血小板和层粘连蛋白的黏附[804,1002~1004]。因为 VWF 可以结合一些层粘连蛋白,GP Ib 也可以促进血小板黏附到层粘连蛋白[1002]。在镁离子和锰离子存在情况下,这种黏附更明显;而钙离子不能促进黏附。在静息血小板中这种受体就具有活性,但是它在血小板中的生理学作用目前还不清楚。整合素 α6β1 缺乏的小鼠在病理学上不出血,但可以防止血栓形成[1002]。α6β1 似乎可以通过 PI3 激酶通路诱导血小板形态学的改变[7767]。另一种 67 000Mr 的层粘连蛋白受体在血小板表面已经被识别,在其他类型细胞中同样存在[1006]。

整合素 αVβ3(玻连蛋白受体;CD51/CD61)

αVβ3 同 α II bβ3(GP II b/III a)具有相同的 β3 亚单位(图112-11)[804,855,1007~1009]。αV 同 α II b 亚单位具有 36% 的相同序列[1010]。然而整合素 αV 在血小板表面的表达密度同 α II bβ3 有很大不同,每个血小板分子表面仅仅有大约 50~100 个 αVβ3 受体[1011]。αVβ3 外部结构域本身的晶体结构,以及 αVβ3 结合了包含多种配体共同的 RGD 细胞识别序列的多肽的晶体结构已在高分辨率下得到了解析[844,845]。这种 RGD 多肽可以抑制配体与 αVβ3 的结合。主要的发现主要包括:①受体形成弯曲的构象,在这种构象下,球形头部由 αV 的 β 螺旋的 N 端结构域与 β3 的 βA 结构域组成,球形头部由 αV 与 β3 亚单位的腿部很接近。②包含 RGD 序列的多肽可以与头部结合,通过精氨酸残基(R)与 αV 接触,通过天门冬氨酸残基(D)与 β3 的 MIDAS 区域接触。目前发现弯曲的构象是未激活的构象,当被激活时,头部将伸展,将相互作用,同时还伴随着以 β3 的 βA 及杂交区域之间为支点的腿部分离[827,843,1007,1009]。αVβ3 可以介导同玻连蛋白的黏附,但只在有镁离子和锰离子存在的情况下,钙离子不支持这种黏附[1011]。αVβ3 还可以介导与纤维蛋白原、VWF、凝血酶原及凝血酶敏感蛋白的相互作用[389,1012~1015]。血小板受刺激时可以激活 αVβ3,激活方式与 α II bβ3 及 α2β1 类似。激活的 αVβ3 可以独特地黏附骨桥蛋白,骨桥蛋白在动脉粥样硬化斑块中具有很高浓度[1016]。αVβ3 在血小板生理学中的作用目前还没确定,但是它很可能促进血小板的促凝活性[1017]。

αVβ3 在内皮细胞[822,1013]、破骨细胞[1018]、平滑肌细胞以及其他的细胞类型中同样存在,它还参与骨质吸收[1019~1021]、内皮细胞与基质的相互作用[822,1013]、淋巴细胞凋亡[1022]、新生血管形成[1023]、肿瘤血管新生[1023~1025]以及血管损伤后的内膜增生[1026~1028]、镰状细胞病[1029~1031]、局灶性节段性肾小球硬化症[1032,1033] 和硬皮病[1034]。

整合素 αVβ3 在 Glanzmann 血栓形成患者血小板上的存在

或不存在可以帮助定位整合素 α II b(如果整合素 αVβ3 以正常或增加的量存在)或整合素 β3(如果整合素 αVβ3 减少或不存在)的异常(第 121 页)。

富含亮氨酸重复单位的糖蛋白受体

GP Ib/GP IX/V(CD42)

GP Ib 由一分子 GP Ibα(CD42b)与两分子 GP Ibβ(CD42c)亚单位通过二硫键连接构成[801,1035~1043]。在血小板表面,GP Ib 极可能与 GPIX 按 1:1、与 GP V 按 2:1 的复合物形式存在(图 112-13)。GP Ibα 由 160 个氨基酸构成,其基因位于 17 号染色体的短臂;GP Ibβ 由 122 个氨基酸构成,其基因位于 22 号染色体的长臂。GPIX 由 160 个氨基酸构成,其基因位于 3 号染色体的长臂[1044~1046],已功能为保证 GP Ib 的有效表达[1047],但是否有其他功能尚不清楚。GP Ib/GPIX 已证实表达在巨噬细胞或血小板表面;但对其是否持续性表达或受细胞因子刺激后表达于内皮细胞还存在争议[802]。GP Ib/GPIX 的启动子缺乏 TATA 框或 CAAT 框,但是具有与 GATA 和 ETS 家族转录因子的结合位点,这些转录因子(如 GATA-1)与辅因子 FOG 一起可能调控 GP Ib/GPIX 的限制性表达[1048~1056]。

GP Ibα 的遗传多态性体现在一个 13 个氨基酸序列的 1~4 次重复,从而造成 GP Ibα 分子量的变化[1057]。该序列 2 次重复的突变体最为常见,但是重复单位的出现次数在不同的人种之间存在差异。GP Ibα 分子量的多态性与血小板同种抗原(HPV)密切相关。HPV-2 位于 GP Ibα 胞外段,在其抗原表位 145 位氨基酸由苏氨酸转变为蛋氨酸时(T→M 即 Ko^a→Sib),可诱发 GP Ibα 的遗传多态性。即该氨基酸为 T 时,GP Ibα 的重复序列多出现 1~2 次,为 M 时重复序列多出现 3~4 次[984]。据相关报道,导致多个重复序列出现的等位基因与血管性疾病间存在联系[983,991,1058,1059]。另外两种 GP Ibα 的多态性包括:①起始密码子(RS 体系)上游第 5 位(-5 位)的胞嘧啶和胸腺嘧啶(C 和 T)的转换;②编码第 358 位精氨酸 Arg 密码子的第三个碱基的核苷酸二态性[1038,1060,1061]。只有 8%~17% 的个体的-5 位为 C,这样与 ATG 起始密码子的周围序列(Kozak 序列)类似,可能更有利于翻译。事实上,这种多态性与血小板表面 GP Ib 的高表达密切相关,而且很可能是缺血性血管疾病的危险因素[1062~1070]。在奎宁和奎尼丁诱导的自身免疫血小板减少症中,GP Ib 是目前公认的目标抗原(参见第 117 章)。

GP Ibα 具有大量的以唾液酸残基结尾的 O-糖基化碳链[1071],唾液酸残基对于血小板膜的负电荷贡献巨大[215]。电镜分析显示 GP Ib 具有一个大约 60nm 长的能弯曲的直链结构和两个直径分别为 9nm、16nm 的球形区域[1072]。因此,GP Ib 可能比 α II bβ3 从血小板表面伸展得更远,这种伸展可能对剪切力诱导的构象改变比较敏感[801],这也能解释它在血小板黏附中发挥的作用。那么,不难推断由于多态性造成的多重复序列将使 GP Ib 分子伸展更长,具有更高的心血管疾病患病风险。在体内,GP Ib 的细胞外结构域受去整合素和金属蛋白酶 ADAM17(肿瘤坏死因子-α 转换酶,TACE)切割[1075,1076],形成糖萼蛋白的可溶片段;这个过程同时也受 GP Ibβ 和钙蛋白酶、活性氧、还有一种未证明的蛋白相互作用调控[1077~1079]。血浆中的糖萼蛋白的含量与血小板生成相关,因此其血浆水平可用于分辨血小板减少症是由于血小板破坏增加引发还是血小板生

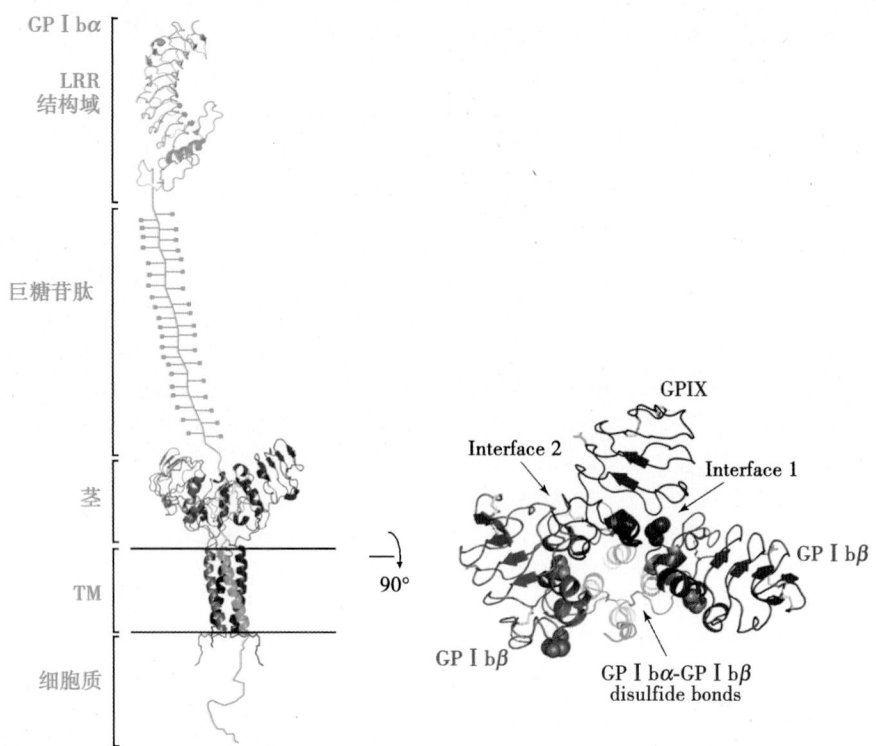

图 112-13　GP Ⅰ b/Ⅸ复合体的结构图。用不同的颜色代表 GP Ⅰ bα（绿色），GP Ⅰ bβ（蓝色）和 GPⅨ（紫色）。左图：GP Ⅰ b/Ⅸ复合体的带状模拟图：GP Ⅰ bα 的各个区域标记在左侧。右图：GP Ⅰ b/Ⅸ复合体近膜区的俯视图：包含 GP Ⅰ bα 的茎区（stalk region），GP Ⅰ bβ 和 GPⅨ的胞外结构域和跨膜螺旋束（TM）的一部分。红色线条代表 GP Ⅰ bα 和 GP Ⅰ bβ 之间的二硫键。蓝色球体代表 GP Ⅰ bβ 中的 Tyr106 侧链，其中一条位于 GP Ⅰ bβ 和 GPⅨ交界界面 1（interface 1）。橙色球体代表 GP Ⅰ bβ 中的 Pro74 残基，其中一个接近于 GP Ⅰ bβ 和 GPⅨ交界界面 2（interface 2）。（经 Li 和 Emsley 许可转载：The organizing principle of the platelet glycoprotein Ⅰ b-Ⅸ- V complex，J Thromb Haemost 2013 Apr；11（4）：605～614.）

成减少造成[1080~1085]。

GP Ⅰ bβ 与 GPⅨ在胞内段具有能棕榈酰化的自由巯醇基，可一定程度的增强受体与细胞膜的锚定[1086,1087]。GP Ⅰ bαC 末端的倒数第二位的丝氨酸残基会发生磷酸化，为信号复合蛋白 14～3～3ζ 提供结合位点[1088]。类似地，当蛋白激酶 A 通过 cAMP 激活 GP Ⅰ bβ，GP Ⅰ bβ 胞内段 166 位丝氨酸也可以磷酸化，为 14～3～3ζ 提供另一个结合位点（图 112-13）[1089~1091]。GP Ⅰ bα 的胞内段与细丝蛋白 A（Filamin A，肌动蛋白结合蛋白）结合在一起，从而将 GP Ⅰ b 与血小板的细胞骨架连接[993,1092,1093]。GP Ⅰ bα 和细丝蛋白的协同表达是两种蛋白质有效表达所必需的，表达平衡的打破将导致血小板大小异常[1094,1095]。细胞骨架的改变会影响 GP Ⅰ b 的功能活性[1096~1098]。GP Ⅰ bα 可通过 14～3～3ζ 与 PI3 激酶结合，参与 GP Ⅰ b 介导的胞内信号转导，导致 α Ⅱ bβ3 的激活；Lyn，Vav，Rac1，Alet，和 Lim kinase-1 都被相继报道参与该信号途径[9,1099~1101]。GP Ⅰ b 邻近于 FcγR Ⅱ A 及 Fc 受体的 γ 链。这两种受体均通过 src 家族激酶磷酸化其胞内段受体酪氨酸的激活基序（ITAM）并募集酪氨酸激酶 syk，从而起始信号传递[1102~1105]。通过 VWF 对 GP Ⅰ b 的激活，可能导致 GP Ⅰ b-V-Ⅸ复合物在富含糖脂的微区或脂筏中聚集，这可用于聚类信号分子，增加配体的亲和力[1106]。

GP Ⅰ bα 在其胞外区的 N 端具有 8 个富含亮氨酸的重复序列（LRR 序列），而该序列在 GP Ⅰ bβ 与 GP Ⅸ仅有一

个[1039,1042,1045]。LRR 序列是一个含有 24 个氨基酸的高度重复序列，7 个亮氨酸被均匀隔开；在其两侧还有规则的二硫键[801]。在其他的蛋白中也具有类似的亮氨酸重复序列。

GP Ⅰ bαN 端 1～305 氨基酸残基的晶体结构，以及与 VWF 的 A1 区域天然构型和突变构型形成复合物后的晶体结构，为这两种蛋白之间的相互作用提供了重要信息（图 112-14）[1107,1108]。GP Ⅰ bα N 端区域由多个 β 发夹侧翼序列（指状）弯曲构成：包括一个 C4-C17 二硫环（H1-D18），8 个 LRR 序列（K19-W204），一个 β 转换区（V227-S241），C 端的硫酸化阴离子区域（D269-D287），Y276、Y278 及 Y279 位都在翻译后发生硫酸化[1108~1110]。VWF 的 A1 区由交替 β 折叠和的 α 螺旋构成一个由两性 α 螺旋围绕的多个 β 折叠集中区，GP Ⅰ bα 通过两个区域与 A1 形成紧密连接：一是 N 端的 β 发夹协同 LRR1 与 VWF 的 A1 区的 α1β2，β3α2 和 α3β4 相互作用，另一个连接区 LRR5～8 协同 β 转换区与 VWF 的 A1 区域的 α3 螺旋、α3β4 及 β3 作用。vwF 的 A1 区与的结构域与 GP Ⅰ bα 结合前后的构型不同，未结合时，α1β2 环将突出，从而阻止与 GP Ⅰ bα 的相互作用[1108]。这个研究以及其他不同大小 VWF 片段和 GP Ⅰ bα 相互作用的相关研究，表明这两个蛋白可能与 GP Ⅰ bα 受体的结合激活有关。GP Ⅰ bα 在 β 发夹区域的 239 位存在自然发生的 M-V 突变，从而导致血小板类型（假性）VWF 病（参见第 126 章）。此突变型受体的晶体结构已经获得，这个结构中，β 发夹

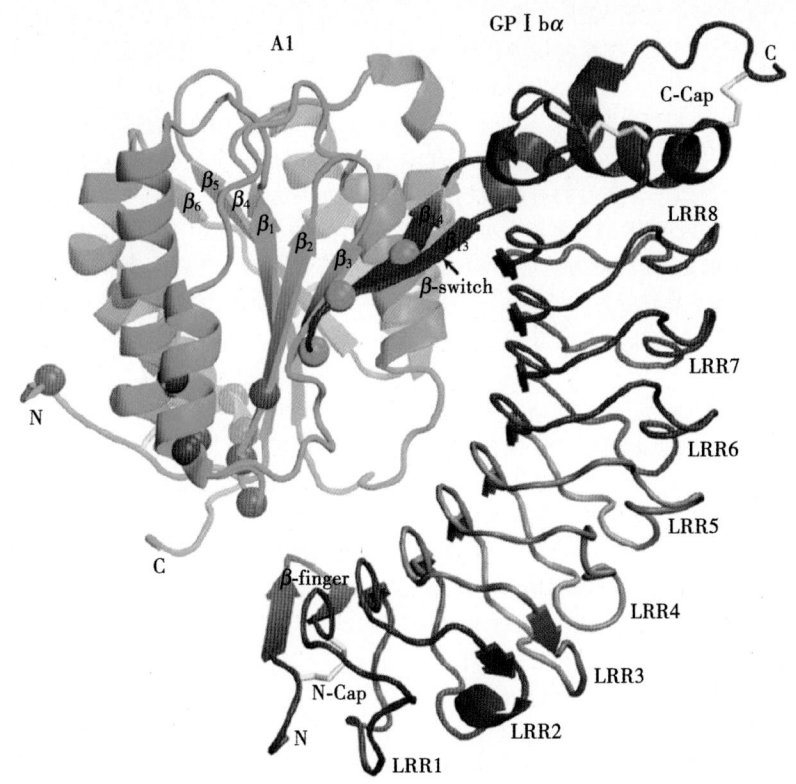

图 112-14 VWF 的 A1 结构域(青色)的结构特征,与 GP I bα(品红色)的结合和突变特征。黄色代表二硫化物。A1-GP I bα 复合物在 A1 的 β3 和 GP I bα 的 β14 链之间的界面处形成超级 β 片段。绿色球代表血小板型血友病(VWD)突变,该突变将稳定 A1 的 β3 和 GP I bα 的 β14 之间的结合(β-switch)。红色代表 VWD 2B 型突变,该突变位点远离 GP I bα,靠近 A2 末端。推断 VWD 2B 型突变有利于稳定 vwF 的另一个高亲和力构象。在高剪切力作用下与 vwF 结合的 LRR3 ~ 5 在 GP I bα 结构中显示为灰色。(经 Li 和 Emsley 许可修改:The organizing principle of the platelet glycoprotein I b-IX-V complex,J Thromb Haemost 2013Apr;11(4):605~614.)

为更稳定的构象,使得 GP I bα 结合亲和力提高 6 倍,主要是因为有更高的结合速率。在 vwF 的 A1 区晶体结构中并没有发现 LRR3 ~ 5 的结合位点,但它们在抗生素瑞斯托霉素(ristocetin)诱导的血小板凝集和高切应力作用下的血小板黏附中具有重要作用,功能增加型突变的 A1 结构发生变化后一定程度上可能与 LRR3 ~ 5 结合[1107,1111,1112]。可以推断的是,高切应力可以改变 A1 构型,暴露可以与 LRR3 ~ 5 结合的位点[1113]。其他的自发突变或诱导的点突变(G233V、V234G、D235V、K237V)大多通过影响 β 发夹区域,引起和假性 VWF 病相似的 VWF 结合增强。许多引起 VWF 与 GP I bα 结合减少的 Bernard-Soulier 综合征的突变定位在 LRR5 ~ 7 的凹面(L129P、A156V 和 L179del)以及 LRR2 的侧面(C65R 和 L57P)[1110]。

GP I bβ 的胞外段的晶体结构也已被解析,证实了 4 个保守的二硫键(C1-C7,C5-C14,C68-C93 和 C70-C116),以及和与 GP I bα 交联的未配对的 C122[1114]。前两个二硫键位于 N 端,后两个二硫键位于 C 端 LRR 序列的侧翼[1040]。GP I bβ 和 GP - V-IX 胞外段构建的嵌合蛋白,可以预测两者之间的结合区域。可采用一分子 GP I bα,两分子 GP I bβ 和一分子 GPIX,通过构建 GP I b/GP - V-IX 四聚体研究 GPIX 与 GP I bβ 之间的结合[1037,1040,1043]。

除开在瑞斯托霉素或美洲矛头蝮蛇毒蛋白(botrocetin)存在的情况下,一般来说血浆中的 VWF 在静止时并不与 GP I b 结合。瑞斯托霉素诱导的 VWF 与 GP I b 的结合机制还不清楚,但是已知瑞斯托霉素对 VWF 及血小板表面电荷可造成影响,此外瑞斯托霉素的二聚体,VWF 的多聚体,A1 区高亲和力构象的稳定都可能参与其中[801,1113,1115~1118]。botrocetin 与 VWF 结合后,将暴露 VWF 与 GP I bα 结合的结构域[1119]。对多肽的研究显示:GP I bα 的阴离子性的硫酸化酪氨酸区域在与 botrocetin 处理后的 VWF 的结合中发挥着重要的作用[801]。

整合素 αⅡbβ3 需要血小板完全活化才能与 VWF 结合,与此不同,GP I b 介导的与 VWF 的结合不需要血小板的激活,甚至不需要完整的血小板代谢。在瑞斯托霉素或 botrocetin 存在时,固定过的血小板也可在 VWF 的作用下聚集[1116]。这一现象是检测血浆中 VWF 活性方法的理论基础。

即使不使用瑞斯托霉素或 botrocetin,血小板也可以在固定的 VWF 表面黏附[1116,1120~1122]。在这种情况下,研究推测 VWF 发生了构象的改变从而可以与血小板发生直接的相互作用。这种推测也可能不完全正确,因为在高浓度 VWF 包被的表面,VWF 与 GP I b 的相互作用时具有高的结合率和解离率,从而使血小板发生滚动,但在溶液状态中 VWF 与 GP I b 相互作用微乎其微[809]。类似地,瑞斯托霉素或 botrocetin 不存在时,纤维蛋白和 VWF 结合后,也可以与 GP I b 相互作用[61,1123]。VWF 的 C1,C2 结构域上可能有纤维蛋白的结合位点[304]。

GP I b 介导的血小板黏附于固定的 VWF 的重要因素之一是剪切力的大小[1042,1113,1120~1122,1124,1125]。血小板如果缺失 GP I b 或 GP I b 被单克隆抗体封闭时[1122,1124],会造成其在内皮下基质表面黏附力的下降。然而，如果血液中缺乏 VWF，在高剪切力时才会造成血小板的黏附力下降[10,11,1122]。在高剪切力作用下引起的血小板聚集，主要是依赖于 VWF 与 GP I b 结合后，诱导血小板活化以及 α II bβ3 依赖的血小板聚集[13,15,1126]。目前尚不清楚，体内在血管的狭窄部位的高剪切力区，是否有足够高的剪切力和足够长的作用时间产生类似体外实验的血小板的激活。高剪切力的作用对象是 GP I b 或 VWF 或二者皆有也尚不清晰[15,801,809,1042]，但已经得到证实的是，高剪切力诱导 VWF 的 A1 结构域构象的变化，从而使 VWF 具有更为伸展[1113,1127]。GP I b 与 VWF 结合形成一捕获键，逐渐增加的作用力先延长再缩短键的作用时间[1113,1128]。

GP I b 也可以作为凝血酶的结合位点[801,1129,1130]。根据生化数据推测：其氨基酸位点 216～240 位以及 269～287 位是凝血酶的结合位点，第二个位点与一种凝血酶结合蛋白-水蛭素结构类似[801,1131]，其中 3 个酪氨酸残基的硫酸化对于凝血酶的结合至关重要[1132]。

据报道，凝血酶与 GP I b 负电荷尾部之间的相互作用有两种差异微小的晶体结构，但在这两种不同的情形下都显示，两分子的凝血酶各通过凝血酶上的两个不同功能区（Exosite I 与 Exosite II）与每分子 GP I b 结合，使得游离的凝血酶和黏附到纤维蛋白的凝血酶均能使 GP I b/IX/V 复合物形成聚簇[1132]。

即使是在凝血酶受体 PAR-1 和 PAR-4 去敏感化的时候，凝血酶与血小板 GP I b 的结合仍然可促进其诱导的血小板活化，而如果 GP I b 缺失或者异常（如 Bernard-Soulier 综合征），血小板将会大大降低对凝血酶刺激的响应。目前推测 GP I b 具有凝血酶的高亲和力结合位点[1129,1133]，然而并不是所有的 GP I b 具有这种高亲和力，因为在血小板表面表达约 25 000 个 GP I b 分子但仅有约 50 个高亲和力凝血酶结合位点[1129,1130]。一种解释认为：在激活的血小板中，仅有极少部分存在于脂筏中的 GP I b 可以发挥作用[1134]。凝血酶与 GP I b 的结合也可以促进其对一种或多种其他凝血酶受体的作用，并且该假说有实验支持[1135,1136]。

据报道，GP I b 还可以通过不依赖阳离子的方式与 P-选择素相互作用[764,1035,1093]。虽然 GP I b 与 P-选择素的配体 PSGL-1 具有一系列的共同特征，如二者均为唾黏蛋白，具有类似的阴离子/硫酸化的酪氨酸序列，但 GP I b 与 P-选择素的相互作用似乎与肝素与 P-选择素的相互作用更相近[1035,1093]。在诱导肠系膜炎症的动物模型中，血小板能在激活肠系膜小静脉内皮表面滚动[1137]，这种现象很可能是血小板的 GP I b 与内皮的 P-选择素相互作用的结果[1093]。在血小板表面也表达 P-选择素配体 PSGL-1，因此也可能通过血小板 PSGL-1 参与上述的作用。

GP I bα 与高分子量激肽原和凝血因子 XII 结合后会干扰凝血酶诱导的血小板激活[1139,1140]。而血小板被凝血酶激活后，凝血因子 XI 也可与 GP I b 结合[1141]。白细胞表达的整合素受体 αMβ2 被激活后也可以通过自身的 I 结构域与 GP I bα 结合[1142]，这种相互作用在白细胞穿过血管损伤部位白血栓（富含血小板的血栓）的过程中发挥着重要作用。在炎症和内毒素血症小鼠模型中，GP I b 的作用具有两面性，既有抗炎也有促炎的作用[1143,1144]。还有报告在小鼠模型中，GP I b 参与肿瘤细胞的转移[1145]。

GP I b/IX/V 复合物中的第三类糖蛋白 GP V，具有 544 个氨基酸，分子量为 82 000，包括 15 个 LRR 序列。GP V 与 GP I b 的结合似乎是通过两者跨膜区形成非共价复合物[1146]，但是由于血小板表面的 GP V 数量大约只有 GP I b 和 GP IX 的 50%[1147]，因此目前公认 GP I b/IX/V 复合物是由两分子 GP I b、两分子 GP IX 和一分子 GP V 构成[801,1035,1038]。GP V 在 Bernard-Soulier 症的患者中缺失（参见第 121 章），但 GP V 对于 GP I b/IX 复合物的表面表达并不是必需的[1148]。凝血酶可切割 GP V 产生一个分子量为 69 000 的可溶性片段，但切割并不依赖于凝血酶诱导的血小板激活[1149]。与野生型小鼠相比，GP V 缺失的小鼠血小板对凝血酶和 ADP 的刺激更敏感，暗示 GP V 可能会抑制血小板的激活[1150]。GP V 缺失的血小板可与固定的 VWF 黏附，在 botrocetin 存在时也可与 VWF 结合，说明 GP V 对于 VWF 与 GP I b/IX/V 复合物的相互作用并不重要[1150]。有人提出，GP V 被凝血酶切割后，促使凝血酶与 GP I bα 更容易结合，从而促进血小板的激活。支持这一模型的证据是，GP V 缺失的情形下，凝血酶激活血小板不需要蛋白水解作用，提示直接由 GP I bα 介导的凝血酶的非蛋白水解作用在此过程中发挥作用[1151]。

免疫球蛋白家族的细胞表面黏附受体及相关膜蛋白

血小板内皮细胞黏附分子-1（Platelet-Endothelial Cell Adhesion Molecule-1，PECAM-1；CD31）

PECAM-1 的分子量为 130 000，是隶属于免疫球蛋白基因家族的跨膜蛋白，含有六个免疫球蛋白样 C2 结构域[1152～1155]。血小板表面大约有 8000 个 PECAM-1 分子[1156]。除了血小板和内皮细胞，PECAM-1 也表达在单核细胞、粒细胞及一些淋巴细胞亚群。PECAM 通过免疫球蛋白样重复序列中的亲和结合结构域促进亲和作用。PECAM 的胞质尾区长度为 118 个氨基酸，含有一个棕榈酰化位点（C595），一个免疫受体酪氨酸的抑制基序（ITIM）Y663，一个免疫受体酪氨酸基转换基序（ITSM）Y686，一个含有 Y686 和 S702 的脂质相互作用 α 螺旋，这些位点均可诱导磷酸化[1152,1157]。ITIM 磷酸化后，通过其 SH2 结构域募集和激活磷酸酶 SHP-2，SHP-1，SHIP 和 PP2A[1152,1158]。PECAM-1 通过同型相互作用实现细胞间连接和信号转导[1159]。PECAM-1 可由复合物和激动剂特异激活，通过磷酸酶抵消激酶的作用而表现为抑制活性。PECAM-1 激活可降低由 ADP 和凝血酶引发的血小板反应，血小板 PECAM-1 的表达与血小板敏感性负相关[1160]。PECAM-1 还负调节由含有 ITAM 的 GP VI/FcRγ-链复合物介导的胶原诱导的血小板活化，GP I b/IX/V 信号传导和层粘连蛋白诱导的活化[1159]。与野生型小鼠的血小板相比，PECAM-1 敲除小鼠的血小板对于胶原蛋白亚临床剂量具有高反应性，在 VWF 上以及在体环境下均能形成更大的白血栓。

早期研究表明，用抗体交联血小板表面 PECAM-1 可促进血小板黏附和聚集，这提示在某种环境下，PECAM-1 可能是一个协同型受体激动剂，与血小板 α II bβ3 协同作用[1162]。此外，PECAM-1 敲除小鼠的血小板能正常激活整合素 α II bβ3 的"由内至外"信号，但其"由外至内"信号部分缺陷[1162]。PECAM-1 交联可能会导致 GP I b 内化，从而减少血小板粘连[1163]。

在血管内皮细胞，PECAM-1 定位于血管内皮细胞之间相互连接的区域，它很可能参与调控白细胞的迁移[1155,1164]。它在同型和异型的黏附作用中都有一定作用，且后者可能是由白细胞表面的 CD177(也可能是黏多糖,整合素 αVβ3,或者 CD38)与 PECAM-1 第五或第六免疫球蛋白结构域相互作用而共同调控[1155,1165]。PECAM-1 接触触发信号和白细胞整合素受体激活,特别是层粘连蛋白受体整合素 α6β1 的激活,共同促进白细胞迁移。内皮 PECAM-1 在维持血管完整性中占据重要地位。在动物模型研究中,内皮细胞和白细胞的 PECAM-1 的抗炎和促炎作用均有报道[1155]。

髓样细胞触发受体样转录因子-1

髓样细胞触发受体样转录因子-1(triggering receptors expressed on myeloid cells-like transcript-1 , TLT-1)的胞外部分和髓细胞表达的触发受体(TREM)家族同源,均包含一个免疫球蛋白结构域 V 区。但 TLT-1 的胞质区要长得多且被棕榈酸化,带有一个典型 ITIM 结构域能够被磷酸化后与 Src 同源结构域酪氨酸磷酸 SHP-1 结合[627,1166]。磷酸酶可以将信号分子去磷酸化,从而抑制血小板活化。PECAM-1 也具有类似的结合 SHP-1 能力。TLT 似乎只在血小板和巨核细胞中表达。它主要在静息态血小板 α 颗粒膜上表达,血小板被激活时则转移到血小板质膜。

GP Ⅵ

GPⅥ是由 316 个氨基酸构成,分子量为 62 000 的跨膜糖蛋白[18,804,1167,1168]。它属于免疫球蛋白超家族,且是胶原蛋白的主要血小板表面受体。血小板和单核细胞之间的相互作用可能通过 GPⅥ与其配体 EMMPIN 实现[1169]。血小板表面的 GPⅥ与 FcRγ 链结合形成复合体。因为后者是一二聚体,所以一个 FcRγ 链可结合两个 GP V 分子并与之形成一个高亲和性复合体[1168]。GPⅥ胞外区包含两个免疫球蛋白结构域 C2 区,穿膜区包含对 GPⅥ结合 FcRγ 链起关键作用的精氨酸残基。51 个氨基酸的胞质域包含一个富含脯氨酸序列,能结合 Src 家族酪氨酸激酶的 SH3(Src 同源 3)结构域。GPⅥ信号通过包含一个 ITAM 的 FcRγ 链传导信号。GPⅥ胞质尾部含有一个未成对的硫醇位点,该位点可在与配体结合后氧化,使 GPⅥ形成二聚体[1170],这是胶原与 GPⅥ结合及信号传导所必需的[1171,1172]。在静息态血小板表面,约 29% 的 GPⅥ以二聚体的形式存在,当受 CRP 或凝血酶刺激后,二聚体的比例还会增加[1171]。当 GPⅥ结合胶原蛋白时,FcRγ 链 ITAM 结构域被 Src 激酶 Fyn 和(或) Lyn 磷酸化,导致大的信号转导复合体蛋白的形成(对于作为胶原蛋白受体 GPⅥ的作用,参见下文"血小板激活和聚集中的信号通路")[1041,1042]。体外实验中,胶原表面稳定的血小板血栓的形成需要 GPⅥ的参与。但 GPⅥ缺失的小鼠出血表型相对轻微,而且不是所有的实验模型都使小鼠免于血栓的形成。GPⅥ和 FCRγ 链在三氯化铁介导的小鼠动脉血栓形成中似乎发挥重要作用,但在激光诱导的血栓形成中则无作用,这也许是因为前者造成的损伤能诱发胶原蛋白在受损血管的暴露。遗传性和后天获得性人血小板 GPⅥ缺陷已有报告(参见第 121 章),且与 GPⅥ缺陷相关的出血症状不一[1172~1176]。GPⅥ两个可变剪切体和一些遗传多态性已陆续被确定,但其与血小板功能和血栓性疾病的相关性尚未明确。

Fc 受体 γ 链(FcRγ)

FcRγ[1179]分子量为 20 000,以同型二聚体的形式存在。它与 GPⅥ[1180]和 GPⅠb/Ⅸ[1102]直接相连且功能上密切相关。在小鼠血小板表面,FcRγ 缺失导致 GPⅥ表达的缺失。FcRγ 以及 FcγRⅢA,是目前仅知道的两种带有 ITAMs 的血小板蛋白[1104]。ITAM 结构域的磷酸化可以募集带有 SH2 结构域的蛋白,这个过程对由胶原蛋白介导的 GPⅥ/FcRγ 通路信号转导必不可少[1041,1104,1181]。FcRγ 也可能促进 VWF 结合 GPⅠb/Ⅸ介导的细胞内信号转导[1035,1102,1105]。

Fcγ 受体 ⅡA(FcγRⅢA;CD32)

FcγRⅢA 分子量为 40 000,是一种广泛分布于造血细胞的低亲和力免疫球蛋白受体[804]。三种不同的 mRNA 转录产物(A、B 和 C)产生分子量相近的 FcγRⅢA 分子[1182]在不同的细胞表达。FcγRⅢA 含有 ITAM 结构域,因此它可能对结合蛋白信号的传导,如 GPⅠb 和部分整合素,以及免疫复合物直接刺激的信号传导有重要作用。交联 FcγRⅢA 能引发酪氨酸磷酸化、磷酸肌醇代谢、PLCγ2 激活、钙信号传导和细胞骨架重排[960,961]。在脂伐中,FcγRⅢA 和 GPⅠb-Ⅸ-Ⅴ复合体非常接近[212],因此 VWF 结合 GPⅠb 的信号传导可能至少部分是通过 FcγRⅢA 介导[885,971]。FcγRⅢA 也可能在介导整合素 αⅡbβ3 的"由外向内"信号传导过程中起作用,包括血小板铺展,血块回缩,血栓形成[1183,1184]。FcγRⅢA 介导的血小板活化依赖于血小板 12 脂氧合酶(LOX)。

某些疾病中,血小板 FcγRⅢA 可以与产生的免疫复合物结合,从而增加血小板对其他刺激剂的敏感性[1186~1188]。在抗体存在的情况下,抗体除开与自身抗原结合外,还可与 FcγRⅢA 抗体结合(见下文"CD9"),在血小板之间形成桥梁,促进血小板血小板之间的连接,即抗体一端与一个血小板上的抗原结合而另一端与另一血小板上的 FcγRⅢA 结合[1189]。抗体也可能与同一血小板上的抗原和 FcγRⅢA 结合。这些相互作用可以通过 FcγRⅢA 的结合来活化血小板,紧接 FcγRⅢA 受体交联,这可能会导致酪氨酸磷酸化、磷酸肌醇代谢、PLCγ2 激活、钙信号和细胞骨架重排[1190,1191]。这种相互作用在肝素诱导的血小板减少症中发挥重要作用(参见第 117 章)。当血小板活化时,FcγRⅢA 被水解,肝素诱导的血小板减少症中,FcγRⅢA 水解是判定标准之一[1192,1193]。FcγRⅢA 和 C1q 受体之间的协同作用也有报道[1194]。很多病毒和细菌可以与血小板作用并激活血小板,并且这个过程不同程度的受 FcγRⅢA 调控[795,1195,1196]。据报道,FcγRⅢA 也参与肿瘤细胞激活血小板的过程[1197]。

FcγRⅢA 在血小板上的表达具有个体间差异(600~1500 分子/血小板),且这种表达的变异与 FcγRⅢA 介导的功能相关[1188]。这种受体密度变化可以解释免疫介导的疾病例如肝素诱导的血小板减少并伴有血栓症的患者之间的个体差异[1198]。FcγRⅢA 内的 H131R 多态性能影响其与 IgG 不同亚类的结合[1199,1200]。由于 R131 位点与活化依赖性的抗体-血小板结合有关,H131R 多态性可能有重要的临床意义[1201]。H131R 多态性与肝素诱发的血小板减少症和免疫性血小板减少症之间的多种相关性已经被发现,但是不同研究间的数据并不一致[1202~1207]。

细胞黏附分子-2(ICAM-2;CD102)

ICAM-2 属于免疫球蛋白受体家族,是位于淋巴细胞和粒细胞上的整合素 αLβ2(LFA-1)的血管内皮细胞配体[1208]。每个血小板大约有 2600 分子的 ICAM-2,分布于其表面和开放的微管系统[1208]。血小板 ICAM-2 可能有助于血小板-白细胞相互作用（见下文"血小板-白细胞的相互作用"）。

FcεR Ⅰ

血小板表达高亲和力 IgE 受体 FcεR Ⅰ，且其可能参与了包括疟疾在内的寄生虫疾病和过敏现象的防御过程[799,1209~1211]。

交界黏附分子-A（JAM-A；F11）

JAM-A 的发现源于其受体的单克隆抗体可通过交联 FcγR ⅢA 而活化血小板[1212~1216]。进一步研究发现，在血小板活化过程中，JAM-A 被磷酸化，JAM-A 敲除小鼠表现为促进血栓形成的表型[1217]。JAM-A 可能通过募集 Csk，磷酸化 Src 的 Y529，从而抑制整合素 αⅡbβ3 的"outside-in"信号通路[1217,1218]。JAM-A 能与白细胞上的 αLβ1 受体作用，在内皮细胞中它参与紧密连接的形成和白细胞的募集与迁移[920]。

交界黏附分子-C（JAM-C）

JAM-C 是含有 279 个氨基酸的跨膜蛋白，分子量为 43 000。其胞外结构域含有两个 C2 型免疫球蛋白结构域，其胞质结构域有三个潜在的酪氨酸磷酸化位点[767,920]。JAM-C 和 JAM-A 有 32% 的同源序列，在血小板上表达，但在粒细胞、单核细胞、淋巴细胞和红细胞上没有表达。基于单克隆抗体结合实验的研究发现血小板上大约有 1600 分子的 JAM-C。血小板的 JAM-C 作为一个白细胞的 αMβ2 和 αXβ2 的对应受体并在某些情况下促进血小板-白细胞相互作用[767]。JAM-C 在血小板中的生理作用尚不清楚确切，目前仅发现它与结合 CD34$^+$ 干细胞有关。

凝集素受体

P-选择素（GMP140；PADGEM；CD62P）

P-选择素是一种分子量为 140 000 的糖蛋白，表达于静息血小板 α 颗粒膜上，当血小板活化时则转移到血小板胞质膜上[759,1220~1222]。通过抗体检测法在活化的血小板表面检测到大约有 13 000 分子的 P-选择素。因此，P-选择素在循环血小板上的表达可以被用来作为体内血小板活化的一个研究指标[1223,1224]。P-选择素也表达在内皮细胞"Weibel-Palade 体"膜上；与血小板类似，当内皮细胞活化时，P-选择素就转移到质膜中[759,1222]。

P-选择素具有模块化结构，其中的氨基端有钙依赖性凝集素结构域，能结合碳水化合物。邻近凝集素结构域的是一个表皮生长因子结构域，随后是与补体调节蛋白（苏希结构域，"sushi"域）同源的九个重复序列、一个跨膜区和一段胞质区[759,1220]。胞质结构域包含丝氨酸、苏氨酸、酪氨酸、组氨酸等能够被磷酸化的氨基酸残基。此外，半胱氨酸残基能被棕榈酸或硬脂酸酰化。变异性剪切可以产生被切除苏希结构域的 P-选择素。选择素家族也包含表达在活化的内皮细胞表面的 E-选择素（ELAM-1；CD62E）和只表达在髓系和淋巴样细胞的 L-选择素（LAM-1；CD62L）[1225]。

可溶性 P-选择素存在于人类和小鼠血浆中。变异性剪接可产生一个缺乏跨膜结构域的可溶性人 P-选择素[1226]。在小鼠中，至少一部分可溶性 P-选择素来自细胞表面 P-选择素受不明

蛋白酶水解剪切的产物[1227]。

P-选择素识别配体需要特异的糖类和蛋白质结构。岩藻糖和唾液酸是重要的糖类组分，它们与唾液酸-3-岩藻糖-N-乙酰半乳糖胺［SLe^x/CD15S］都是配体结构的首选[756,1228~1230]。髓系细胞和肿瘤细胞表面的硫苷脂类也可作为 P-选择蛋白的配体[1231,1232]。PSGL-1 是 P-选择素的重要的配体，分子量为 220 000，表达在中性粒细胞、单核细胞、淋巴细胞，并且在血小板上少量表达[1138,1233~1235]。PSGL-1 与 P-选择素的最佳结合既需要阴离子区的酪氨酸残基硫酸化，也需要分支的岩藻糖基化的 O-联糖类。

P-选择素可介导中性白细胞和单核细胞黏附到血小板和内皮细胞。因此，中性粒细胞和单核细胞可以被募集到有血小板沉积和活化的血管损伤部位（见下文"血小板-白细胞的相互作用"）。在体内血栓形成过程中，血小板 P-选择素也能够募集含有 PSGL-1 和组织因子的单核细胞源性促凝微颗粒[1236]。血小板 P-选择素与单核细胞 PSGL-1 的结合能够触发组织因子的合成[1237]，向小鼠体内注入 P-选择素嵌合分子能引起促凝血微颗粒的生成[781]。同时，P-选择素与 PSGL-1 结合可活化血小板。人体中的可溶性 P-选择素可通过增加血浆中表达组织因子的微颗粒促进血液的高凝状态。实际上，可溶性 P-选择蛋白水平最高的健康女性未来患心血管疾病的风险明显升高[1239]。

在完整的血管中，中性粒细胞上的 PSGL-1 与内皮细胞上的 P-选择素的高速结合与解离能够引起白细胞在内皮细胞表面的滚动，这是白细胞迁移的起始步骤（参见第 66 章）[1240]。内皮细胞活化后 P-选择素的快速上调使快速反应成为可能。有报道血小板也可以在活化的内皮细胞表面滚动，此过程似乎是内皮 P-选择素与血小板 GPⅠbα[1093,1137] 或 PSGL-1[1138,1241]，相互作用的结果。由于它们从内皮 Weibel-Palade 小体共同释放，P-选择蛋白可以把超大 VWF 约束在活化的内皮细胞表面进而促进血小板 GPⅠbα 介导的血小板滚动[1242]。

在动物模型中，通过基因靶向或药物靶向 P-选择素或其配体 PSGL-1 的实验显示这些受体能够调节溶栓治疗、镰状细胞诱发的血管闭塞、再狭窄、深静脉血栓形成、脑缺血和梗死、动脉粥样硬化、肿瘤转移，以及血栓性肾小球肾炎等过程[1243~1246]。

C 型凝集素样受体-2（CLEC-2）

podoplanin 是一种唾液酸糖蛋白，表达于各种肿瘤细胞、淋巴内皮细胞、肾足细胞、肺上皮细胞，淋巴结基质细胞和脉络丛上皮细胞，能够引起血小板聚集[1247~1250]。podoplanin 在血小板上的受体 CLEC-2 是一种 C 型凝集素样受体，选择性的表达于巨核细胞和血小板上，每个血小板约 2000 分子。CLEC-2 能够与 podoplanin 和血小板活化性蛇毒蛋白 rhodocytin 结合[1251~1253]。CLEC-2 胞质尾区含有一个带有单一 YITL 序列的非典型 ITAM（hemITAM）；当血小板活化时，这个非典型 ITAM 的酪氨酸能够被 src 激酶磷酸化。因为 CLEC-2 是以二聚体存在，它能提供两个 hemITAM，从而引起 Syk 的活化进而活化 PLCγ2[1254]。这个信号传导系统与 GPⅥ 和 FcRγ 链类似，CLEC-2 的活化能蛋白水解切割 GPⅥ 和 FcRγ[1255]。在实验性肿瘤模型中，对平足蛋白/CLEC-2 系统的抑制能够减少肿瘤细胞的转移[1256]。血小板 CELC-2 与淋巴内皮细胞分泌的平足蛋白结合，活化血小板形成小的聚集体，在发育中，保证淋巴管从血管正常分离而不会出血[1257~1259]。CELC-2 对于淋巴结的发育和维持也有重要作

用[1260]。HIV-1 也能够和 CLEC-2 结合。

四次穿膜蛋白

四次穿膜蛋白(tetraspanin)是一个有四次跨膜结构域的蛋白家族,它们含有对形成二硫键起决定性作用的保守的半胱氨酸残基。这一类蛋白质的胞外的和胞内的环上含有能够介导和其他蛋白质相互作用的基序[1261]。虽然 tetraspanin 的特异性作用目前还不清楚,但是这类蛋白质能够和几种膜蛋白结合,并且已有报道阐述它们通过重组质膜,或通过胆固醇相关的胞内信号,能够调节整合素功能的相关[1262]。CD9、CD63 和 CD151 均有近膜的半胱氨酸残基可被棕榈酰化,此修饰可促进蛋白复合物的形成,并将其定位于脂质微域[1263]。小鼠的实验证明,CD151 和 TSSC6 均参与整合素 αⅡbβ3 的"由外至内"信号[1264]。已知 tetraspanin 的寡聚体能够促进较大的膜蛋白复合物形成,这些膜蛋白复合物可以作为几种血小板信号分子反应的平台[1265]。CD9 是血小板中最丰富的一种 tetraspanin(约 40 000 分子/血小板),而后则是 CD151、Tspan9 和 CD63[1266]。TSSC6 的表达水平目前未知。

CD9(5H9;BA2;P24;GIG2;MIC3;MRP-1;BTCC-1;DRAP-27;TSPAN-29)

CD9 是一种含有 228 个氨基酸的 tetraspanin,表达在血小板内皮细胞、平滑肌细胞、培养的成纤维细胞、一些淋巴母细胞、嗜酸性粒细胞、嗜碱性粒细胞及其他细胞上[1267~1269]。它和 αⅡbβ3 共定位于静息血小板 α 颗粒内表面和活化血小板的伪足突起[1270]。CD9 的特异性单克隆抗体结合于血小板上能够引起血小板的聚集,这种作用的发挥需要通过结合血小板 FcγRⅢA 的机制来触发磷脂酰肌醇代谢[1271~1273]。通过这类抗体结合所诱导的血小板活化能够引起 CD9 和 αⅡbβ3 的结合,且需要外部钙离子参与[1274]。CD9 可能参与调控血小板的克里释放[1275]。CD9 敲除小鼠表现为增强的血小板聚集、纤维蛋白原的结合和血栓形成,说明 CD9 负调控 αⅡbβ3 信号[1276]。

CD63(Granulophysin;LAMP-3)

CD63 的分子量为 53 000,主要表达在血小板的溶酶体和致密颗粒膜上[310,1263,1277]。CD63 也表达在内皮细胞的 Weibel-Palade 小体、其他细胞的溶酶体膜和黑素小体膜上。当血小板被激活时,它出现在膜表面,这使之成为血小板活化的重要指标[310,1224]。在血小板通过 CD63 棕榈酰化活化时,CD63 与 αⅡbβ3、CD63 共定位[1263]。CD63 的明显减少或缺乏致密颗粒的人患有 Hermansky-Pudlak 综合征[1277],患者的临床表现为眼皮肤白化病和血小板致密颗粒的缺陷(参见第 121 章)。CD63 的氨基酸序列已经从 cDNA 链推导出来[1278]。

CD151(GP27;MER2;RAPH;SFA1;PETA-3;TSPAN24)

CD151 是一种分子量为 27 000 的糖蛋白,表达在血小板、内皮细胞和许多其他细胞上[1279~1281]。CD151 的抗体,正如 CD9 的抗体,能够通过结合 CD151 和 FcγRⅢA 起始血小板的聚集[1280]。CD151 的在血小板中的生理作用仍有待确立,但它可能参与 FcγRⅢA 一起作为信号转导复合体[1280]。CD151 似乎与 αⅡbβ3 有功能性的联系,在小鼠中,CD151 的缺失能够削弱血

小板的聚集和凝血块收缩[1283]。

TSSC6(PHMX;PHEMX;FLJ17158;FLJ97586;MGC22455;TSPAN32)

TSSC6 是一种含有 340 个氨基酸构成的 tetraspanin,表达在骨髓、脾脏、胸腺和部分造血细胞上[898]。在血小板内也表达 TSSC6,并且有报道显示它能够与 αⅡbβ3 相互作用。小鼠 TSSC6 缺失能够引起出血时间的轻微延长且能显著地增加再出血[997]。血小板 TSSC6 的缺失能够削弱血小板的聚集和凝血块收缩。

磷脂酰肌醇-锚定蛋白(CD55;CD59;CD109;prion protein)

至少有五种不同的蛋白质通过糖基磷脂酰肌醇(GPI)链定位于膜上。其中包括参与调节补体的蛋白(CD55,衰变加速因子;CD59,膜活性溶解抑制物)[1284];CD109,分子量为 170 000,表达于血小板、内皮细胞、造血细胞和成纤维细胞,带有 ABO 寡糖和异体抗原(HPA-15,Gov,参与新生儿异免疫血小板减少症)[1285,1286]和另外一种分子量为 500 000 的不明蛋白质。患有阵发性睡眠性血红蛋白尿(PNH)的患者就有糖基磷脂酰肌醇锚定点(GPI anchor)的异常并因此引起各种 GPI 连接蛋白的缺乏。PNH 的诊断可以通过评估这些蛋白质在血小板的表达来确定[897,1287,1288]。已有报告指出 PNH 患者的血小板功能异常[1287],提示这几种蛋白质中可能有至少一种参与血小板功能,但目前还不能确定哪种特异的血小板功能可以归于这类蛋白质的作用。特别有趣的是存在一种正常的朊蛋白,是一种分子量 27 000~30 000 的 GPI 锚定连接蛋白,血小板激活时能够被上调而且从血小板表面脱落[1289~1292]。事实上,正常血液的朊蛋白大多在血小板中。

酪氨酸激酶受体

Eph 激酶和 Ephrin 配体

Eph 激酶受体组成了细胞表面相关酪氨酸激酶的最大家族,在哺乳动物中发现有 14 个成员。Eph 激酶有一个保守的结构,这个结构包含一个胞外 N 端 ephrin 结合结构域、两个 Ⅱ 型纤维连接蛋白重复序列、胞内激酶结构域、无效 α 基序(SAM)和 PDZ 结合结构域(由后突触密度蛋白(PSD95),果蝇肿瘤抑制因子(Dlg1)和闭锁小带蛋白(Zo-1)这三种蛋白显示的蛋白-蛋白结合域命名)。总共有八种 ephrins 经鉴定都是作为 Eph 激酶的细胞表面配体。在一般情况下,Eph A 激酶识别含有一个 GPI 膜锚定序列(ephrin A 家族)的 ephrins,而 Eph B 激酶和带有一个跨膜结构域(ephrin B 家族)的配体结合。Eph 受体和 ephrins 似乎在细胞相互接触部位存在着信号的双向传导。血小板含有两种 Eph 激酶,EphA4 和 EphB1,和他们的配体 ephrinB1 和 ephrinB2[276,1293]。ephrinA3 的 mRNA 在血小板内也能够检测到,但是 ephrinA3 蛋白在血小板内存在的证据仍然不足。在血小板内强迫性聚簇 Eph 激酶或 ephrins 都能够和其他血小板刺激物协同促进血小板的细胞骨架重组、黏附、颗粒释放以及 Rap1b 的活化[1293,1294]。在血小板相互接触以后,Eph 激酶与 ephrin 的相互作用能够稳定血小板聚集和血栓形成[276,1295]。

血小板生成素受体（c-mpl；cd110）

血小板生成素受体（c-mpl）的分子量为 80 000 ~ 85 000，在血小板表面低水平表达（约 25 ~ 224 分子/血小板），但其与血小板生成素却有高亲和力（Kd 约 0.50nM）[1296-1299]。血小板生成素的稳态血浆水平部分是由血小板和巨核细胞维持的，这种作用的实现是通过血小板和巨核细胞通过其上的血小板生成素受体结合血小板生成素，然后内化和降解这种生长因子。虽然血小板生成素的主要功能是支持造血干细胞的存活和增殖，以及刺激巨核细胞的生长和成熟（参见第 111 章），但它也能够增敏激动剂对血小板的活化作用[1300-1305]。血小板生成素受体的变异与遗传性血小板减少症（参见第 117 章）和髓性增殖性疾病（参见第 83 ~ 85 章）相关[1306,1307]。它也能通过影响其他系的祖细胞对造血产生影响。

清道夫受体

CD36（GP Ⅳ）

CD36（GP Ⅳ）是一种分子量为 88 000 的糖蛋白，在血小板上高水平表达但变动性很大（约 20 000 分子/血小板）[1308-1313]。CD36（GP Ⅳ）互补 DNA 的核苷酸序列编码的是一个含有 471 个氨基酸残基，分子量为 53 000，且含有 10 个潜在的 N-连接糖基化位点的蛋白造成预测和实测的分子量差异[1314]。它的不寻常之处在于有两个推断的跨膜结构域和两个短的胞质尾巴。其胞质区能与胞内 Src 家族酪氨酸激酶结合并且能够被其磷酸化[1315]。CD36（GP Ⅳ）的抗体据报道能够引起新生儿同种免疫性血小板减少症（参见第 117 章）[1316]。生化数据表明，它可能形成二聚体和多聚态[1317]。人骨髓增殖性疾病中 CD36（GP Ⅳ）在血小板表面表达增加[1318]。CD36（GP Ⅳ）也在吞噬细胞（中性粒细胞例外）、脂肪和肌肉细胞、心肌细胞和微血管内皮细胞等多种细胞上表达。该蛋白细胞外区域的磷酸化状态可控制其配体结合特性[1319]，这或许能够为在不同条件下得到的不同结果提供解释[1308,1319,1320]。

CD36（GP Ⅳ）在心脏、脂肪和肌肉的长链脂肪酸运输中起着重要作用，且可能促进动脉粥样硬化与胰岛素敏感性[1321,1322]。血管内皮细胞和血小板产生的一氧化氮（NO）能影响低密度脂蛋白（LDL），产生氧化的低密度脂蛋白（ox-LDL），ox-LDL 能结合到 CD36（GP Ⅳ），可能在清道夫受体-A 的协同作用下，通过部分由 Src 激酶和 MAPK 介导的信号转导途径提高血小板对激动剂的反应性[1323-1325]。血小板 CD36 表达的变异也许可以解释 ox-LDL 水平升高所致的不同血小板高反应性[1326]。CD36 也能够促进微粒与血小板的结合，进而能够增强模型系统中血小板介导的血栓形成[1327]。因此，据报道 CD36 能够促进动脉粥样硬化形成、糖尿病、代谢综合征血管发生和炎症等过程[1328-1331]。CD36 还与 S100 钙调蛋白家族成员骨髓相关蛋白（MRP）-14（也称为 S100A9）相互作用，被激活的中性粒细胞和血小板均能释放出 S100A9。据推测 CD36 是凝血酶敏感蛋白[1332]和胶原[1333,1334]的受体，但它们之间相互作用的生理意义还不清楚，因为患有遗传性 CD36 缺乏（Nak^a 阴性）的个体并没有出血症状[1335]（参见第 121 章）。有报道 CD36 可能在由血小板反应蛋白介导的血小板与镰刀状红细胞的相互作用中[1336]，以及在凋亡、天然免疫中起作用，而且在恶性疟原虫感染的红细胞与内皮细胞和单核细胞的结合中也起了作用[1310,1314]。

清道夫受体-B1（CLA-1）

清道夫受体-B1（CLA-1）表达在血小板、内皮细胞和肝细胞上，并与 CD36 相关[1313]。它能够从高密度脂蛋白胆固醇（HDL）上转运胆固醇酯，且能够促进游离胆固醇在细胞和脂蛋白之间的双向流动。氧化型 HDL 能够通过与 SR-BI 的结合来抑制血小板的聚集，而非氧化型的 HDL 不具有此种作用[1337]。SR-BI 有许多其他的脂质配体，但是它们在生理状态下的相互作用目前还不清楚。SR-BI 的部分突变与 HDL 血浆水平的升高相关[1338]。据报道，SR-BI 的一个错义突变的杂合子与血小板非酯化胆固醇的增加有关，而导致血小板功能的增强和减弱[1338]。小鼠研究表明，在非造血组织中干扰 SR 可以通过改变血浆脂质来影响血小板功能，同时血小板 SR 的改变可以防止胆固醇升高引起的血小板高敏感性[1326]。

其他

CD40 配体（CD40L；CD154）与 CD40

CD40 配体（CD40L；CD154）是一种分子量为 33 000 的属于肿瘤坏死因子家族（TNF）的三聚体跨膜蛋白。当血小板处于静息状态时，它定位于血小板的 α 颗粒，当血小板活化时转移到血小板膜上。在血小板活化的数分钟至数小时内，18 000Da 的 CD40L 片段从血小板表面释放并结合于 α Ⅱ bβ3，此过程可能部分是由基质金属蛋白酶（MMP-2）介导[1339]。CD40L 的这种可溶形式以三聚体的形式参与循环。血浆中可溶性 CD40L 是由活化的血小板释放的，因此其可以作为体内血小板活化的指标。可溶性 CD40L 水平的升高能够在急性冠状动脉综合征中观察到；在冠状动脉旁路手术和外周血管疾病的经皮冠脉介入中同样也能够观察到[1340,1341,1342]。可溶性 CD40L 可激活中性粒细胞整合素 αMβ2，增强中性粒细胞黏附和氧化破裂[1343]。而且，可溶性 CD40L 水平的升高和急性冠状动脉综合征的心血管疾病再发生相关[1340,1344]，也和经皮冠脉介入后的再狭窄相关[1345]。CD40L，和它的相应受体 CD40，在动物模型中轻度影响动脉粥样硬化的进展[1346,1347]。

CD40L 的胞外部分能够与分子量为 48 000 的跨膜蛋白受体 CD40 结合。在静息和活化的血小板上，大约有 600 ~ 1000 分子的 CD40 表达[1348]，虽然有 CD40L 通过与 CD40 结合起始血小板活化的相关报道[1349]，但血小板中 CD40-CD40L 相互作用的生理功能仍不清楚。CD40L 也含有一段能够与 α Ⅱ bβ3 结合的 KGD 序列（小鼠中的 RGD 序列）。在小鼠中，CD40L$^-$ α Ⅱ bβ3 相互作用能够稳定血栓的形成[1348]，这种作用可能是通过活化受体介导的信号传导起作用的[1350]。另外，α Ⅱ bβ3 拮抗剂能够阻断可溶性 CD40L 从活化血小板中的释放。与血小板关联的 CD40L 和可溶 CD40L 均能够刺激白细胞释放促炎症细胞因子；CD40L 可能也能够抑制血管受损后的内皮细胞迁移[1351]。CD40L 对血管再内皮化过程的抑制作用或许可以在一定程度上解释可溶性 CD40L 水平的升高和临床冠脉再狭窄率升高之间的关联性[1345]。最后，血小板 CD40L 可能也可以作为抗原提呈细胞的协同刺激信号，调节适应性免疫过程[1352,1353]。

Fas 配体、LIGHT 和 TRAIL

Fas 配体（FasL）、LIGHT、TNF-相关性凋亡诱导配体

(TRAIL)和 CD40L,都是属于 TNF 家族的细胞因子[1354]。和激活依赖性的血小板 CD40L 的表达和释放类似,血小板也能在其表面表达和释放 FasL、LIGHT 和 TRAIL 这些受体的可溶形式[1354~1356]。Fas 受体(Apo-1,CD95)能广泛地表达在正常和恶性细胞上。Fas 与 FasL 的啮合起始信号能够引起细胞凋亡,且这个过程对胚胎发育、细胞稳态和免疫调节都起着重要作用[1354]。在血小板表面表达的 FasL 具有生物活性且能够起始细胞凋亡。可溶性 FasL 可以抑制由细胞表面 FasL 诱导的细胞凋亡的作用[1354]。类似的,源于血小板的 LIGHT 具有生物活性且能够起始单核细胞和内皮细胞的炎症反应[1356]。

溶酶体相关膜蛋白(LAMP-1/CD107a,LAMP-2/CD107b)

LAMP-1 和 LAMP-2 是溶酶体相关膜蛋白,与 50% 溶酶体膜蛋白有着 30% 的同源性[1357]。它们的分子量分别为 110 000 和 120 000,并完整地包含在溶酶体膜中,但血小板发生释放反应时,它们就会融入细胞膜中[1358]。两种蛋白质中各有两个由二硫键连接形成的含有 36~38 个氨基酸的胞外环。这些环被一个富有脯氨酸和丝氨酸并与 IgA 的铰链区共享同源性的区域间隔开。每个糖蛋白中都有多个 N-连接糖基化位点,它们的构成中含有超过 60% 的糖类,糖基残基中的聚半乳糖多糖具有唾液酸化的 Lewis^x 结构,被认为可与选择素相互作用。LAMP-1 和 LAMP-2 在自噬和吞噬过程中的溶酶体融合中发挥作用[1357]。

C1q 受体

C1q 是一种分子量为 460 000 的糖蛋白,由六个球形结构域连接于一段胶原样的短三重螺旋构成[1359~1361]。血小板有几种 C1q 受体,其中有一种受体针对胶原样的区域(cC1qR,未降解的分子量为 60 000~67 000,降解后分子量为 72 000~75 000),另一种针对球状域(gC1qR,分子量 28 000~33 000)[1362,1363]。第三种是分子量为 126 000 的受体,能促进吞噬作用[1364]。循环中 C1q 和 C1r 及 C1s 构成一种钙依赖性复合物,但当与免疫复合物相互作用后可导致复合物解离,释放出游离的 C1q,同时它的胶原样结构域被暴露。cC1q 受体与钙网蛋白有同源序列,能在低胶原浓度下调节血小板与胶原的相互作用。它还能使免疫复合物定位,且当 cC1q 被聚集的 C1q 引起交联时,它能启动血小板的活化、聚集、分泌和血小板凝血活性的表达[1365,1366]。因而,C1q 单体与血小板结合可抑制胶原诱导的血小板聚集反应,但对血小板与胶原的黏附作用影响甚微[1367]。C1q 的多聚体能促进血小板黏附,还能通过 αⅡbβ3 的活性促进血小板聚集[1368]。C1q 还能增强由聚集的 IgG 诱导的血小板聚集[1194]。gC1qR 受体能自我聚集形成炸面圈样的三级复合物机构[1369]。除了结合 C1q,在内皮细胞上,gC1qR 受体还能结合金黄色葡萄球菌蛋白 A,成为高分子量激肽原的受体[1363]。因此,它可能参与了接触活化。

GMP-33(血小板反应蛋白 N 端片段)

是一种分子量为 33 000 的膜蛋白,主要存在 α 颗粒膜中,当血小板发生释放反应时,它可融入细胞膜中。大约有 4000 个抗 GMP-33 的抗体分子可与未活化的血小板结合,有 1900 个抗体分子可与活化血小板结合[1370]。后来的研究证明这种抗原是血小板反应蛋白 N 端的膜连接片段[1371]。

白唾液酸蛋白,载唾液酸蛋白(CD43)

CD43 是一种分子量为 9000 的糖蛋白,可能作为 ICAM-1 的一种配体[1372]。它表达于骨髓细胞和一些淋巴细胞上,白唾液酸蛋白的异常在 Wiskott-Aldrich 综合征中有叙述(参见第 121 章)。

Toll-样受体 1、2、4、6

Toll-样受体(TLR)由于它们具有感应原虫、真菌病毒和细菌等的产物包括内毒素(脂多糖,LPS)的能力而参与了先天免疫,进而活化细胞内信号转导途径而起始炎症反应[1373]。TLRs 1、2、4、6 和 9 已在血小板上被发现[1373,1374]。血小板 TLR-1 和 TLR-2 的激活以与 GPⅥ类似的机制通过 TLR-4 和 NF-κB 信号通路能引起血小板的活化[1375]。LPS 信号转导的所有复合体组分,包括相对高水平的 TLR-4[1376] 和 CD14,以及 MD2 和 MyD88,都能够在血小板上发现[1377]。结合于血小板的 LPS 能够通过 TLR-4 复合体信号转导刺激分泌和增强激动剂引起的激活[1377]。LPS 和血小板 TLR-4 结合能引起 CD40L 的释放[1378] 和调节血小板细胞因子的释放[1379,1380]。在实验动物模型中,TLR-4 可以介导 LPS 诱导的血小板减少症[1376,1381]。TLR-4 缺失小鼠在血管损伤后形成闭塞型血栓的时间延长,但内皮 TLR-4 而非血小板 TLR-4 在支持血小板血栓形成中显得更为重要[1382]。由包括毒性大肠埃希杆菌在内的革兰氏阴性细菌产生的 LPS,能与血小板 TLR-4 相互作用而引起溶血性尿毒性综合征[1378]。结合血小板 TLR-4 的配体也能够促进血小板-中性粒细胞的相互作用、中性粒细胞激活和中性粒细胞外陷阱(NETs)的形成,能够从循环系统中捕获和分离细菌[792,1383]。TLR-9 的激活可导致 Src-依赖的血小板活化[1374]。

过氧化物酶体增生物激活受体(PPAR)

PPAR 属于配体活化的转录因子的细胞核激素受体家族[1384]。PPARγ 是 PPAR 家族三个成员之一且广泛表达在白色脂肪组织、巨噬细胞、B 和 T 淋巴细胞、平滑肌细胞、成纤维细胞和内皮细胞上。它参与了代谢、胰岛素应答、脂肪细胞分化、免疫功能和炎症等诸多过程。噻唑烷二酮类胰岛素增敏剂就是通过作用于 PPAR 而被用来治疗 2 型糖尿病。PPARβ/δ 和 PPARγ 都能表达在血小板上。PPARγ 激动剂能减少凝血酶诱导的血小板聚集和 ATP、血栓烷和 CD40L 的释放[1384]。因此,PPARγ 能够下调血小板活性。活化的血小板能够释放与类维生素 A X 受体结合的 PPARγ[1385]。选择性噻唑烷二酮类的治疗能导致血小板活化标记的降低,包括血小板聚集和 P-选择素的表达。PPARβ 配体可以和一氧化氮协同作用抑制血小板功能[1386,1387]。钙通道阻滞剂硝苯吡啶的抗血小板作用可通过 PPAR 受体介导[348]。

基质金属蛋白酶(MMP)

血小板包含有 MMPs,也含有 MMP 的活化剂和抑制剂[1388,1389]。MMP-1 能够被胶原活化,随后在距离 N 端凝血酶裂解位点两个氨基酸的位点上裂解 PAR-1[1390]。这个裂解和凝血酶的裂解一样,能够通过产生与受体链接的配体来活化 PAR-1。因此,MMP-1 能够增进由 GPⅥ和 α2β1 介导的胶原诱导的血小板活化。有提示 MMP-2 通过切割 talin 和 α2bβ3 的活化促进血小板的聚集[1389]。MMP-2 在静息的血小板内以非活化形式存在,而当血小板活化时则被剪切成其活化形式,可能是被MTI-MMP 剪切的[1391]。活化后它能够通过结合 αⅡbβ3 运动到血小板表面且在表面切割 CD40L[1339]。在急性冠脉综合征患者的冠状循环中检测到 MMP-2 的释放[1392]。ADAM-7(TACE)在 GPⅠb 的切割和糖钙蛋白的释放中很重要[1076]。MMP-9 在脓毒症模型血浆中增加,也可切割血小板 CD40L[1393]。血小板内其他相关的蛋白有 MMP-1、3、9 和 14,ADAM-10 和 17 和 ITMP1、2 和 3。血小板内也含有可以剪切 VWF 的 ADAMTS-13,进而控制止血和血栓形成(参见第 126 章)。

● 血小板激活和聚集中的信号通路

概要

通常情况下血小板处于静止状态,但是当在血管损伤或者出现动脉粥样硬化的情况下,血小板很容易被暴露的激活剂激

活。激活剂在产生这些现象中有着内在的不同,随着剂量的不同以及各激活剂之间的协同效应,反应变得更为复杂。激活剂的种类繁多,包括很多可溶性小分子和大分子物、酶类和固定的黏附性糖蛋白。根据能否刺激起完全的血小板活化(包括释放反应,不依赖于血小板聚集本身的影响),这些激活剂可以分为强型和弱型。低剂量的强激活剂作用和弱激活剂类似。大部分的激活剂在血管损伤部位释放、合成或者形成的,这也无疑是为把反应局限化服务的。

激活剂通常和两种类型的受体结合:七次跨膜 G-蛋白偶联受体以及可以导致目的蛋白磷酸化的受体(图 112-15)。在这两种情况下,一系列的信号转导最终导致了血小板激活。血小板对各种激活剂的生理反应,最终均导致 αⅡbβ3 受体形成高配体亲和力的状态使血小板聚集。同时,配体与血小板结合以及血小板聚集本身的信号进一步放大使得血小板聚集物稳定和血凝块收缩的信号。在这一部分将介绍在血小板激活早期阶段中导致形态改变、颗粒释放、血小板聚集涉及的主要的激活剂、受体、信号通路,以及聚集后的信号转导事件。

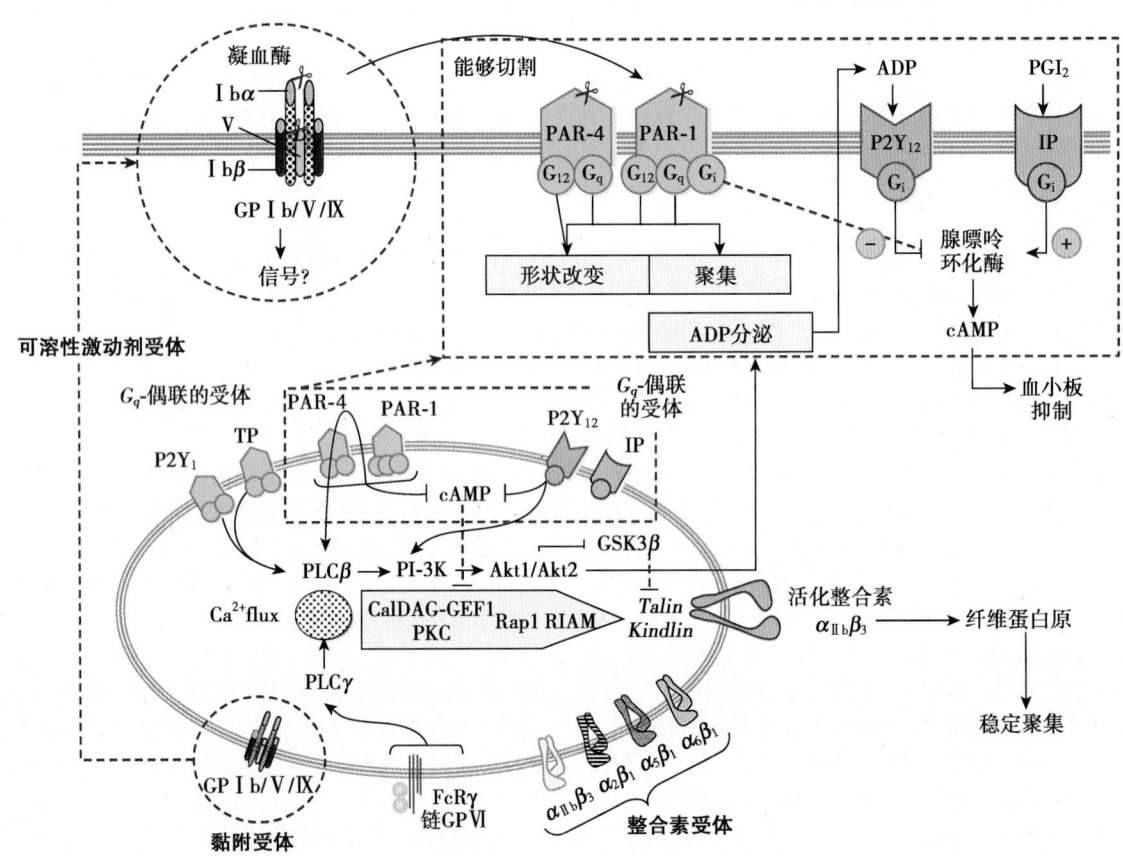

图 112-15　G 蛋白偶联受体在血小板活化中的作用。在基础条件下,由内皮细胞产生的前列环素通过结合其血小板受体 IP 并增加磷酸腺苷(cAMP)来抑制血小板活化。当内皮暴露时,胶原与 GPⅥ相互作用,可以通过 FcRγ 链启动信号传导。此外,GPⅠb/Ⅴ/Ⅸ 复合物可以介导血小板与新暴露或原有的血管性血友病因子的黏附。这反过来可以直接通过未知的途径导致血小板活化。GPⅠb/Ⅴ/Ⅸ 还可以通过促进蛋白酶激活受体(PAR)-1 的切割来促进凝血酶诱导的血小板活化。没有显示的是另一个通过胶原诱导释放基质金属蛋白酶(MMP)-1 的 PAR-1 切割和活化途径。与 PAR-4 一样,切割的 PAR-1 通过来自 Gq、G12 和 Gi 蛋白家族的分子开关启动细胞内信号通路。这导致二磷酸腺苷(ADP)分泌并激活 P2Y12 和 P2Y1。许多信号也可以启动血栓素(TX)A2 的合成,使血小板释放(TX)A2 并通过结合其自身的受体 TP 激活相同或其他的血小板。最终,激活磷脂酶 C(PLC)β 和 γ,释放钙离子(Ca²⁺),从而启动一系列步骤,最后终止于 talin 和 kindlin 与 β3 的胞质结构域结合,并激活糖蛋白(GP)αⅡbβ3 受体,使其与配体处于高度结合状态。CalDAG-GEF1:钙和二酰基甘油调节的鸟嘌呤核苷酸交换因子 1;PKC:蛋白激酶 C;RIAM:Rap1-鸟苷三磷酸(GTP)-相互作用的接头分子。(转载许可 Smyth SS,Woulfe DS,Weitz JI 等:G 蛋白偶联受体作为抗血小板治疗的信号靶标。Arterioscler Thromb Vasc Biol 29(4):449～457,2009.)

激活剂诱导的血小板活化

许多血小板激活剂通过结合七次跨膜 G-蛋白偶联受体触发血小板激活(图112-15),当这种受体被激活后 Gα 亚基上的 GDP 被 GTP 置换,释放出 β/γ 复合物形式。游离的 Gα 亚基,以及在某些情况下的 β/γ 复合物,能够激活一些相对普遍的下游通路,从而激活正反馈回路。这些通路的激活通常互相交叉,一个比较常见的通路包括一种或几种磷脂酶 C(PLC)的激活,导致磷脂酰肌醇水解。共有三种磷脂酶 C(PLC)(β、γ、δ),每一种又有许多同工酶。在血小板中研究最深的 PLCs 是 PLCβ 和 PLCγ2。PLCβ 通常是在七个跨膜 G-蛋白偶联受体下游激活的,而 PLCγ2 可以被酪氨酸磷酸化激活,是另一类刺激剂受体的下游信号。任意一种类型的 PLC 都作用于磷脂,水解磷脂的甘油骨架和磷脂基团之间部分。PLCβ 对磷酸肌醇比较有特异性,而 PLCγ 也能水解其他类型的磷脂。任何一类 PLC 对一种特定磷酸肌醇磷脂酰 4,5-二磷酸(PIP2)的水解,都对血小板的功能有决定作用,因为它有两个重要的产物 IP3 和 DAG。IP3 能够导致密管道系统/肌浆网上的特定受体结合,导致 Ca^{2+} 的释放。细胞内 Ca^{2+} 的增加对细胞骨架再生中涉及的一系列信号酶和蛋白的激活很重要。Ca^{2+} 的增加同样的对颗粒融合和释放很重要。DAG 能够跟 PKC 结合并参与其激活。对很多激活剂来讲,要想使得 αⅡbβ3 转变为一个高亲和力的纤维蛋白原受体,并带动随后的血小板激活,必须同时激活一到多种 PKC 的同工酶[918,1396,1397]。PKC 激活的一个后果就是使 ADP 从致密颗粒释放出来。释放的 ADP 可以和其自身的七个跨膜 G-蛋白偶联受体作用,使得许多激活剂的作用得以发挥。然而 PKC 导致 αⅡbβ3 激活的具体机制还不是很清楚。

很多受体的激活可以导致磷脂酶 A2(PLA2)的激活,导致花生四烯酸从膜脂库中释放,花生四烯酸能够快速地转化为前列腺素类产物,PGH2 和 TXA2,这些产物本身就是血小板聚集的强激活剂。

ADP:P2Y1、P2Y12 和 P2X,ADP 和 ATP 的嘌呤受体

血小板表达 ADP 和 ATP 的受体。这两种核苷酸在血小板致密颗粒中都有表达,并且当血小板被足够浓度的大部分激活剂激活时释放。这些核苷酸的另一个来源是红细胞,受损的或者受到较大剪切力的红细胞可以释放 ADP 和 ATP,使它们在局部的浓度提高。ADP 是一种特别重要的生理性激活剂,不只是因为其独立地激活血小板聚集,而是因为分泌的 ADP 能够有助于其他激活剂对血小板的全面激活。已经令人信服地在实验中证实,分泌的 ADP 能够迅速地被降解或者抑制。并且次最大量的 ADP 能够和其他激活剂产生协同作用,ADP 和肾上腺素的协同作用是研究得最好的。ADP 刺激本身诱导或者促进血小板的一系列反应:形态改变,颗粒释放,TXA2 产生,αⅡbβ3 的激活和血小板聚集[1398,1399]。最近的药理学、克隆和序列研究提示 ADP 主要通过至少两种受体发挥对血小板的作用。受体 P2Y1 和 P2Y12 是 G-蛋白偶联的使 ADP 发挥作用的主要受体[1400]。

血小板 P2Y12 受体是噻吩吡啶类药物(包括噻氯吡啶、氯吡格雷和普拉格雷)的作用靶点,这类药物可用于急性冠脉综合征和外周血管疾病,并可用于预防经皮冠脉干预术后的血栓预防,现在 P2Y12 受体已经被克隆出来,并且有详细的序列信息[1401]。P2Y12 受体可以和 Gαi[1186~1188] 偶联,抑制腺苷酸环化酶的活性,腺苷酸环化酶是一类能产生 cAMP 的酶,cAMP 可以激活 A 型蛋白激酶,A 型蛋白激酶能抑制一系列的血小板活化。VASP 被 P2Y12 介导的蛋白激酶 A 激活所磷酸化,所以在联合应用 ADP 和刺激 cAMP 形成的试剂时,VASP 磷酸化的程度可以作为受体阻断效率的指标(见下文"一氧化氮"部分)。单独 cAMP 的降低好像不能充分激活血小板[1405,1406],并且 ADP 激活血小板需要 P2Y1 和 P2Y12 受体信号通路的协同作用(或者也包括 P2X1ATP 受体)。P2Y12 的调节是复杂的,涉及同源脱敏,内化和重循环[1407]。对 P2Y12 敲除小鼠的研究表明 P2Y12 对血栓中很多步骤,包括血小板黏附和激活、血栓形成以及血栓稳定性都有作用[1408]。P2Y12 敲除小鼠的血小板对 ADP 只有很微弱的反应,对其他激活剂如胶原和凝血酶的反应也相当减弱。一种人群中分布较少的 P2Y12 单倍型(H2)与增强的 ADP-诱导血小板激活相关,并显示出对氯吡格雷抵抗[1410,1411]。

血小板 P2Y1 受体,是血小板上另一种 G-蛋白偶联 ADP 受体,也已经被克隆出来,序列也已清晰,并且高分辨率晶体结构也显示存在两种不同的结合位点[1412]。来自 P2Y1 抑制剂和 P2Y1 敲除小鼠的数据显示这个受体的激活是血小板激活的必要但不充分条件。因此 P2Y1 敲除小鼠的血小板不能够在 ADP 刺激下变形或聚集,然而,此情况下 ADP 刺激确实能够通过 P2Y12 导致 cAMP 下降[1413,1414]。P2Y1 偶联于包含 Gαq 异三聚体 G 蛋白,Gαq 缺失的小鼠血小板不能因 ADP 的刺激而聚集,以及 Gαq 异常的患者具有出血和血小板功能异常(参见第 121 章)[1415]。血小板功能,Gαq 的重要性由此可见。PLCβ 的激活和随后的磷脂酰肌醇水解与血小板变形和激活都有关。

P2X1,是血小板上第三种嘌呤核苷酸受体,是 P2X 家族的成员,P2X 家族是配体门控性离子通道而非 G-蛋白偶联受体[1416]。人们预测这个受体跨膜两次,并且大部分位于细胞外[1417]。虽然 P2X1 被认为同时是 ATP 和 ADP 的受体,但大部分现在的证据显示它是一个被 ADP 拮抗的 ATP 受体[1418,1419]。因为 ATP 能够拮抗 P2Y12 受体,P2X1 被 ATP 激活后对血小板活化的总体作用还不清晰。然而,血小板受激活剂如胶原[1420]刺激后能够释放 ATP,ATP 可以和 P2X1 结合,造成快速的 Ca^{2+} 内流[1421],但靠兴奋这个受体导致的 Ca^{2+} 内流却不足够血小板变形和聚集[1405]。P2X1 却确实可以和 P2Y 血小板 ADP 受体产生协同作用[1421],这种协同作用,可能是 ATP 激活该受体后特定下游信号通路活化的结果,包括 Ca^{2+} 内流和 MAPK 活化[1420]。转基因小鼠的实验数据可以支持这个受体的重要生物作用:P2X1 敲除小鼠体内血栓形成受限[1422],但高表达 P2X1 的小鼠更容易形成血栓[1423]。有人描述了巨核细胞样细胞系中变异的 P2X1[P(2X1del)],即缺少 17 位氨基酸[1424],但其功能作用还不确定[1418,1419]。

有好几种抗血小板药物抑制 ADP-诱导的血小板活化。噻氯吡啶、氯吡格雷和普拉格雷的代谢产物抑制 P2Y12 受体[1425](参见第 134 章),而可溶性 CD39 分解 ADP 和 ATP[1426]。

肾上腺素:α2A 肾上腺素能受体

当将肾上腺素加入富血小板血浆的时候,可以独特地不需要产生形态改变,就产生第一相聚集,经过一个平台期,然后产生第二波聚集。有很多数据显示肾上腺素能和其他激活剂如

ADP 或者 TXA2 产生协同作用，但关于肾上腺素是否能在缺少 ADP，或者 TXA2 释放的情况下，充分地导致血小板聚集还存在争议[1427~1429]。即使是阿司匹林处理的血小板，肾上腺素也能产生细胞内钙离子的增加[1427]，很可能是通过打开一个细胞外通道或者导致钙离子从膜来源中释放[1428,1429]；肾上腺素似乎不能动员细胞内钙或者产生可检测到的 IP3。对分离纯化的肾上腺素能受体和其核苷酸序列进行分析显示，其受体是一个七次跨膜 G-蛋白偶联受体，α2A 肾上腺素受体，分子量 64 000[1430,1431]，它能和 Gαi 家族成员，主要是 Gαz 偶联抑制腺苷酸环化酶活性，进而抑制 cAMP 的产生[1432]，但肾上腺素导致的 cAMP 的减少很可能不足够启动血小板聚集，可能需要其他的效应物来进行血小板活化[1433~1436]。一个具有慢性出血异常的患者的血小板具有较少量的 Gαi，显示肾上腺素诱导的血小板聚集受限，提示 Gαi 可能也对肾上腺素介导的反应有影响[1437]。α2A 的多态性被认为和增强的血小板反应性和信号有关[1438,1439]。

肾上腺素诱导的血小板激活，其生理和病理意义尚不清楚，但交感神经刺激可能会增强血小板活化[1440]。值得一提的是，动物实验中，把肾上腺素注入循环能增强血小板血栓形成并且能克服阿司匹林的抑制作用[1441,1442]。因此，交感神经兴奋的增强可能可以解释急性冠脉综合征时对抗血小板药物的抵抗[1443]。

血栓烷素 A2 和其他花生四烯酸代谢物：促凝类前列腺素受体

花生四烯酸（AA）代谢为 TXA2 是刺激剂诱导血小板活化和聚集的一条基本途径。很多激活剂能够刺激质膜上的磷酸卵磷脂（PC）和脑磷脂（PE）释放花生四烯酸[1444]。大部分 AA 是由于 PLA2 活化释放出来的，但是有些也是由 PLA2 产生的 PLC 和 DAG 激酶的协调作用释放的，或者由于 DAG 脂酶产生的 PLC 的作用。PLA2 是一种细胞质酶，在血小板内有许多亚型[1445]。PLA2 作用于三酰甘油如 PC 和 PE 的 C2 位，产生游离的 AA 和溶血磷脂，溶血磷脂也是一种血小板激活剂。有些 PLA2 异构酶能够被激活剂诱导血小板活化后细胞内钙离子浓度的升高所激活；而其他 PLA2 异构酶活化却不依赖钙离子。对小鼠[1446]和一个同时具有复发性小肠溃疡和血小板功能异常的患者[1447]的研究表明，胞质 PLA2α 是导致 AA 释放主要的磷脂酶，AA 的释放对血小板内类花生酸的生物合成是必需的。配体与整合素 αIIbβ3 结合，可通过一种或多种中间蛋白活化胞质 PLA 2α[1448]。

花生四烯酸随后被环氧化酶代谢，产生前列腺素和血栓烷；被脂氧化酶代谢产生白细胞三烯和羟基花生四烯酸类。血小板内主要的环氧化酶 COX-1 可以将 AA 转化为 PGG2，继而转化为 PGH2[1449,1450]血栓烷合成酶接着将 PGH2 转化为 TXA2，TXA2 迅速自发转化为无活性的 TXB2[1451]。TXA2 和其前体 PGH2，能够激活血小板血栓烷受体，进而导致血小板聚集[1451~1453]。COX-2 是一种可诱导的环氧化酶，在很多可介导炎症反应的细胞中以及巨核细胞中都存在，但在正常血小板中只有痕量表达[1454,1455]。环氧化酶抑制剂如阿司匹林能够通过抑制 COX-1 和下调 TXA2 抑制血小板功能[1451]。有假设有些对阿司匹林具有抗性的患者可能高表达 COX-2，COX-2 不像 COX-1 能被阿司匹林完全抑制[1452]。选择性的 COX-2 抑制剂增加血栓危险，可能是因为其抑制内皮细胞前列环素的产生，而不能代偿性地抑制 COX-1 所产生的血栓烷[1456]。

血栓烷 A2（TXA2）是一种强效的血小板激活剂，它能够通过与 G-蛋白偶联受体-血栓烷前列腺素受体（TP）的特定成员结合发挥作用。在人血小板中有两种形式的 TP（Tpα 和 TPβ），他们是通过 TP 基因的外显子 3 的不同剪切产生的，TPβ，而不是 Tpα，在激活剂刺激血小板时产生内化[1457]。虽然 Tpα 和 TPβ mRNA 都可以在血小板裂解液中检测到，但 Tpα 似乎是主要的形式[1458]。TXA2 受体主要分布在血小板质膜上，在 SDS-PAGE 中是从分子量 55 000~57 000 的宽带[1459,1460]，分子量不同是由于糖基化程度不同造成的[1458]。药理研究表明两种不同的 TXA2 受体亚型，具有和激活剂配体的不同亲和力。低亲和力位点可能介导血小板聚集和颗粒释放，而高亲和力位点可能和血小板形态改变有关[1461]。TP 敲除的小鼠的研究表明此基因位点和大部分 TXA2 生物活性有关[1462]。敲除小鼠的出血时间延长，证实此途径在正常凝血中的重要性。TP 敲除的小鼠血小板对胶原而非 ADP 刺激导致的聚集延迟，表明血栓烷 A2 的产生对胶原刺激血小板的重要性。TXA2 途径激活 Gαq[1415,1463]，Gα12 和 Gα13[1464,1465]，Gα11[1466]，以及 Gαi2[1467,1468]。Gαq 的激活是聚集和分泌必需的，而 Gα12/13 途径主要和形态改变和聚集有关[1469~1471]。目前还不清楚 TP 是直接和 Gαi 偶联[1472]，还是通过释放 ADP 间接激活此通路[1467,1470]。PGH2/TXA2 诱导的血小板聚集的一个重要部分其实是通过分泌的 ADP，因清除 ADP 能部分（30%）[1473]或者完全[1472]抑制稳定的 PGH2/TXA2 类似物所诱导的血小板聚集。

通过脂氧化酶和其他酶类的顺序作用，花生四烯酸还可以转化为白三烯类和脂氧素。大部分动物的血小板缺少脂氧化酶 5-LOX，但是具有脂氧化酶 12-LOX。被胞质 PLA2A 释放的花生四烯酸能被 12-LOX 氧化，产生羟基过氧化二十碳四烯酸（12-HPETE）。12-HPETE 在血小板中的产生要比血栓烷的产生慢而持久[1474]。12-LOX 敲除小鼠的血小板对 ADP 的刺激更敏感，提示其在 ADP 诱导的血小板活化中的抑制作用[1475]。血小板中 12-LOX 的活性可以通过 GPVI 胶原受体调节[1476]。因为缺乏 5-LOX，血小板不能产生 LTB4，也不拥有 LTB4 受体[1477]，但它们通过包括白细胞的跨细胞代谢产生白三烯和脂氧素。白细胞花生四烯酸的代谢，有些是来自血小板的，通过 5-LOX 产生 LTA4，然后释放并在血小板内被谷胱甘肽-S-转移酶转变为 LTC4[1478]。血小板 LTC4 的产生，需要由 P-选择素介导黏附到白细胞[1479]。白细胞来源的 LTA4 也可以被血小板 12-LOX 转换成抗炎代谢物 LXA4[1480]。

凝血酶

凝血酶是由存在于血液循环中的无活性形式-凝血酶原转化而来的。当与激活血小板和其他细胞表面的凝血酶原酶（Fxa，FVa，Ca2+）接触时，凝血酶原可被切割转化为凝血酶[1481]（参见第 113 章），凝血酶是最强的血小板激活剂之一。凝血酶激活血小板需要其蛋白水解活性[1482]。PAR-1 是存在于血小板和其他细胞上的一种七次跨膜 G-蛋白偶联受体[514,1483,1484]，凝血酶可以通过切割该受体 N 末端细胞外 41 个氨基酸的片段，激活 PAR-1（图 112-16），去除这段肽段后，能够形成一个新的氨基末端，可以作为配体与 PAR-1 的另一区域结合，激活受体，启动信号传导，可以和新的氨基端配体结合的小肽也能够激活 PAR-1。PAR-1 切割下来的 41 个氨基酸的产物也能诱导血小板激活，但机制尚不清楚[1485]。当血小板被胶原激活时，PAR-1

也能被 MMP-1 切割为活性形式,但切割位点比凝血酶的切割位点要靠氨基端两个氨基酸[1390]。PAR-1 的结晶结构与沃拉帕沙(vorapaxar)结合,它是最近批准用于心血管疾病二级预防的小分子拮抗剂,并且已经被认为是通过 SFLLRN 配体激活 PAR-1 的[1487]。

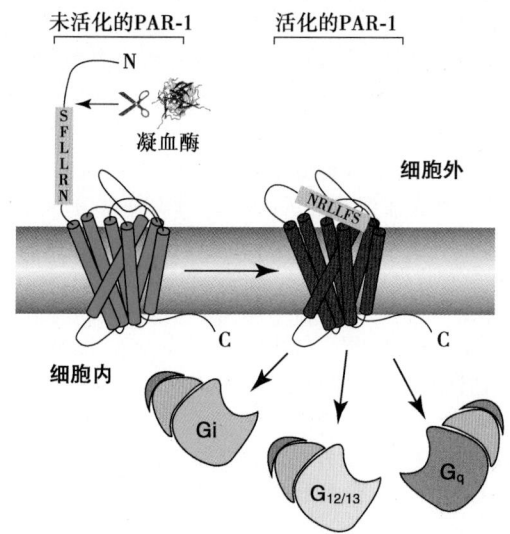

图 112-16　凝血酶激活蛋白酶激活受体(PAR)-1。凝血酶切割 PAR-1 N 末端并暴露出新的 N 末端肽 SFLL-RN,其可以结合并激活 PAR-1 的跨膜核心。PAR-1 可以激活几种 G 蛋白,包括 Gi、G12/13 和 Gq(转载经许可,Zhang C,Srinivasan Y,Arlow DH,et al 等人:High-resolution crystal structure of human proteaseactivated receptor 1. Nature 492(7429):387～392,2012.)

PAR-1 的克隆实验和在小鼠中基因敲除的实验使人们发现了 PAR 家族的其他成员[1483,1488,1489]:PAR-1 和 PAR-4 是人血小板上主要的凝血酶信号受体;PAR-3 和 PAR-4 在小鼠血小板中介导凝血酶的激活作用;PAR-2 是胰岛素和其他蛋白酶的受体。人们发现了 PAR 家族成员内源性的小肽序列激活剂,分别为 PAR-1(SFLLR)、PAR2(SLIGK)和 PAR4(GYPGQV)。在人血小板,对凝血酶的完全反应需要 PAR-1 和 PAR-4[1489,1490]。PAR 家族的各个成员在活化和脱敏作用中有着不同的动力学特点,PAR-1 介导大部分的凝血酶信号转导,而 PAR-4 只对高剂量的凝血酶反应[1490~1493],PAR-3 和 PAR-4 都可以作为小鼠血小板上的凝血酶受体[1488],PAR-4 是主要的信号转导分子[1494]而 PAR-3 作为凝血酶切割激活 PAR-4 时的辅助因子[1495],PAR-3 或者 PAR-4 的缺失都能导致出血异常和在小鼠实验中防止血栓形成[1494,1496]。

当血小板与低于激活浓度的凝血酶接触时,对随后加入的激活浓度的凝血酶变得相对不敏感,这个过程称为同源脱敏,包括了迅速的受体内化和凝血酶受体信号系统的变化[1497]。将凝血酶受体运输至溶酶体取决于胞质尾区的 PAR-1 序列识别,并且需要磷酸化。和 PAR-1 相比,激活依赖的 PAR-4 受体内化的程度较低,并且 PAR-4 信号的终止发生更慢[1493],导致两个受体产生的信号类型不同。

根据凝血酶的剂量,PAR-1 激活可以是促炎的或抗炎的。在非造血细胞中,PAR-1 活化有助于动物模型中流感 A 和柯萨奇病毒 B3 对病毒感染的先天免疫反应[1499],但在其他模型中,

PAR-1 活化增加了针对严重感染反应的流感 A 致病性,并且 PAR-1 功能障碍是提供保护作用的[1500]。因此,血小板 PAR-1 和组织特异性 PAR-1 在病毒感染中的相对作用是复杂的[1501]。

凝血酶可以和 GPⅠbα 结合,缺少 GPⅠb/Ⅸ复合物的患者(Bernard-Soulier syndrome)凝血酶诱导的血小板聚集活性降低(参见第 121 章)。GPⅠbα 上的一个含有有三个硫酸化酪氨酸和大量阴离子性氨基酸的区域和高亲和力的凝血酶抑制剂水蛭素同源,是凝血酶结合位点[1132,1502]。GPⅠbα 的细胞外氨基端凝血酶结合区域的晶体结构显示,两个凝血酶分子可以和一个 GPⅠbα 分子结合[1503,1504]。这种二价反应可能使得凝血酶作为连接相同或者不同血小板之间 GPⅠbα 受体的桥梁[1132,1502]。凝血酶与 GPⅠb 的结合也可通过 PAR-1 增强活化。凝血酶可以通过与 GPⅠb 的相互作用激活血小板,即使 PAR-1 和 PAR-4 都已经脱敏,并且可能存在一个仍然无法识别的机制,即凝血酶激活血小板是不依赖于 PAR-1,PAR-4 和 GPⅠb 的[1505]。

速激肽:P 物质和 Endokinins A 和 B

速激肽神经递质 P 物质可在微摩尔浓度下刺激血小板聚集和释放反应,并增强较低浓度的其他激活剂引起的聚集[1506]。血小板表达两个 P 物质的七个跨膜 G-蛋白偶联受体(NK1 和 NK2),已经证明 NK1 介导对 P 物质的反应[1507]。另外,相关的速激肽 Endokinins A 和 B(GKASQFFGLM-NH2)的 C 末端的酰胺化肽段可以启动血小板聚集。在血小板中也已发现了 P 物质,当血小板激活时可以释放 P 物质。

趋化因子(chemokine):趋化因子受体 CCR1、CCR3、CCR4、CXCR1 和 CXCR4

根据单克隆抗体结合和(或)mRNA 表达实验,血小板和(或)巨核细胞表达七次跨膜 G-蛋白偶联的趋化因子受体 CCR1、CCR3、CCR4、CXCR1 和 CXCR4[762,1508]。这些受体可能巨核细胞形成和血小板产生中发挥一定作用。另外,很多趋化因子,特别是血小板因子 4(CXCL4),CXCL12,CCL13 和 CCL22,被发现能不同程度增强其他激活剂诱导的聚集作用,或者完全启动血小板黏附、活化和聚集。因为需要高于血浆浓度的趋化因子来显示这些作用,这些受体对血小板生理具体发挥什么作用还不清楚,但很可能在炎症局部发挥作用,因为炎症局部区域趋化因子的浓度较高。

脂质介质(血小板活化因子,溶血磷脂酸和鞘氨醇 1 磷酸盐)

血小板活化因子(1-O-十六烷基-2-乙酰-甘油-3-磷酸胆碱和 1-O-十八烷基-2-乙酰-sn-甘油-3-磷脂酰胆碱的混合物[1509])是一种血小板、白细胞和其他细胞产生的磷脂醚。PAF 是一种强效的血小板激活剂和炎症诱导剂。细胞对 PAF 的反应是由其七次跨膜 G-蛋白偶联受体介导的[1510,1511]。PAF 能诱导依赖 G-蛋白的腺苷酸环化酶抑制和 PLC 活化[1512],PLC 能够导致磷酸肌醇代谢,导致 PKC 的激活和细胞内 Ca^{2+} 增加[1511]。PAF 还能间接激活 PLA2,导致花生四烯酸从血小板膜的释放[1513]。所有这些效应促进了血小板对 PAF 的反应,PAF 被 PAF 乙酰水解酶代谢,PAF 乙酰水解酶可能在炎症和动脉粥样硬化中发挥重要作用[1514]。

LDLs 可以活化血小板,氧化 LDLs 激活血小板的能力更

强。氧化 LDLs 中的一个活性成分是氧化磷酸磷脂酰胆碱(ox-PC36)，在饮食导致的高血脂症患者中升高。oxPC36 的信号转导通过 CD36[1325]介导 MAPKs p38 和 c-Jun N 末端激酶(JNK)[1323]的磷酸化。无高脂血症时，氧化 LDL 活化血小板可能还需要清道夫受体 A[1324]。随着高脂血症而带来的 oxPC36 水平升高，可能解释了动脉粥样硬化小鼠的高凝血倾向(体内实验的断尾凝血时间缩短，三氯化铁和光化学刺激更容易产生血栓，体外实验中的血小板聚集能力增加)[1325,1515]。

活化血小板可能通过溶血磷脂酶(lysoPLD)催化的溶血磷脂酰胆碱(LPC)水解在血液中产生溶血磷脂酸(LPA)[1517]。Autotaxin 最开始被认识为肿瘤细胞来源的迁移因子，显示介导了血清中大部分的 lysoPLD 活性，并且介导了从 LPC 产生 LPA[1518]，而且从血小板释放的 autotaxin 可以通过产生 LPA 促进肿瘤细胞转移[1519]。LDL 的轻微氧化产生 LPA，动脉粥样硬化病变破裂后暴露的促血栓性的脂质核中的氧化 LDL 的 LPA 成分可能是重要的血小板激活剂[1520]。

在人血小板中，LPA 可引发形态改变[1521]、血小板-单核细胞聚集体形成[1522]和纤连蛋白-基质聚集[1523]；还可以加强 ADP 诱导的血小板聚集。LPA 信号通路和 Rho 活化[1521]、src 激酶活性和钙内流偶联[1524]，基本不活化依赖 Gαq 的通路[1524]。在全血中血小板对 LPA 的部分反应可以被 P2Y1 和 P2Y12 受体拮抗剂减弱，提示释放的 ADP 可能在介导 LPA 反应中起着重要作用[1524]。血小板上的 LPA 受体现在还没发现。

和 LPA 相比，鞘氨醇 1 磷酸盐(Sphingosine 1-phosphate，S1P)是较弱的血小板激活剂，需要较高的浓度(>10μM)才能激活血小板聚集[1526]，很可能是污染物或者 SIP 的代谢产物发挥的作用[1527]。S1P 可引发血小板形态改变[1528]，活化蛋白激酶，刺激纤维蛋白-基质聚集[1523]。不过矛盾的是，有报道称 S1P 能抑制凝血酶和肾上腺素诱导的血小板聚集[1529]。

5-羟色胺

在循环系统中，血小板是主要的 5-羟色胺[5-hydroxytryptophan(5HT)]储存部位，因为血小板能够吸收 5-羟色胺并将其储存在致密颗粒中。在血小板激活过程中，致密颗粒释放 5-羟色胺可能放大血小板聚集和颗粒释放效应。5-羟色胺受体是七次跨膜 G-蛋白偶联受体，有七个亚家族分别从 5HT1 ~ 5HT7[1530]，介导 5-羟色胺对血小板作用的 5HT2A 受体亚型和存在于脑额叶皮层的 5HT2A 受体是一样的[1531~1534]。5HT2 受体阻断剂 ketanserin 可阻断 5-羟色胺对血小板和神经元的激活作用[1535]。人们发现了在受体中自然存在的两种氨基酸置换[1536]。在 5-羟色胺刺激时，H452Y 杂合子患者的血小板钙离子的反应比 H452 纯合子的患者要迟钝[1536]。5HT2A 基因(在外显子 1 中 T102C 和在启动子区中-1438A/G)的沉默多态性已经被认为与非致命性的急性心肌梗死和 5HT2A 受体介导的血小板小聚集体形成增强有关[1537]。许多研究都对血小板 5-羟色胺转运蛋白活性和 5HT2A 受体与一些神经紊乱疾病进行了关联[1538~1542]。其中有研究关注血小板和脑中 5HT2A 受体的关系[1543]。高反应性的 5HT2A 受体可能与抑郁和增加心血管疾病危险有关[1544]。

在体外血小板中加入微摩尔量的 5-羟色胺，会导致细胞内钙增加、磷脂酶 C 活化、蛋白磷酸化和微弱的聚集[1545,1546]。在全血中，5-羟色胺本身并不能导致血小板聚集，但它能增强 ADP 和凝血酶诱导的聚集[1547]。血小板中释放的 5-羟色胺可导致内

皮损伤[1548]的血管收缩，进一步增加血栓形成。抑制 5-羟色胺的活性对血栓和血管损伤的动物模型有保护作用，但这种作用是来自对血小板聚集的作用，还是对血管收缩的作用，还不清楚[1549]。5-羟色胺敲除的小鼠出血时间延长，提示 5-羟色胺在止血中有一定生理作用[1550]。

有报道描述了 5-羟色胺能将促凝血蛋白和活化的血小板连接起来。5-羟色胺可以通过转谷氨酰胺酶依赖的反应结合到包括纤维蛋白素原、VWF、凝血酶敏感蛋白、纤连蛋白和 α2-抗纤溶酶等的多种底物上，这些 5-羟色胺化的蛋白可能是通过与纤维蛋白原或者血小板凝血酶敏感蛋白，和一种称为"包被"血小板的活化血小板亚群结合[1550,1551]。组织转谷氨酰胺酶也可以催化 5-羟色胺加到小 G-蛋白 Rab4 和 RhoA 的反应，使它们持续活化，从而促进 α 颗粒释放[1552]。

5-羟色胺载体蛋白 SERT，能吸收和释放 5-羟色胺，帮助血小板储存 5-羟色胺。小鼠血小板 ADP 和凝血酶诱导的正常聚集需要 SERT 的表达[1553]。另外，配体与 αⅡbβ3 的结合能增强 SERT 的活性。有个案报道显示 5-羟色胺重摄取抑制剂(SSRI)的应用和出血异常的关系[1554]。关于这些抗抑郁药物是否保护心肌梗死或减少急性血栓并发症方面的报道有冲突，在小鼠中，血小板释放 5-羟色胺是肝部分切除术后肝脏再生所必需的[1555]。

加压素：V1-型受体

加压素诱导血小板形态改变、聚集和致密颗粒的释放[1556]。这些都是通过诱导血小板内钙增加和磷脂酶 C 活化产生的[1557]。加压素与血小板结合的结合位点在药理学上称为 V1 型受体[1558]，与放射标记的加压素结合的 Kd 值为 1 ~ 10nM[1559]。和激活腺苷酸环化酶的 V2 型受体不同，V1 型受体激活磷脂酶 C[1560]，可能是通过与 Gαq11 偶联[1561]。每个血小板上有不到 100 个加压素结合位点[1562]，并且关于生理浓度的加压素能否足够地直接激活血小板[1563,1564]还有争议，它可能增强其他激活剂诱导的激活。加压素 V1a 受体拮抗剂抑制加压素诱导的血小板聚集[1565,1566]。

血管紧张素Ⅱ：AT1-型受体

血小板表达血管紧张素Ⅱ(AngⅡ)AT-1 型受体[1567]。富血小板血浆中给予 AngⅡ可导致形态改变但不能导致血小板聚集[1568,1569]。正常志愿者静注 AngⅡ后可导致血小板活化，通过血浆 β-球蛋白水平和血小板表面 P-选择素和纤维蛋白原结合位点的表达来评价[1570]。特定的 AT1 受体拮抗剂，如氯沙坦和伊贝沙坦能竞争性地抑制血小板上的 TXA2 受体[1569,1571,1572]。AT1 受体拮抗剂刺激分离的血小板释放一氧化氮[1573]。用氯沙坦治疗的患高血压的大鼠，血小板功能减弱[1574]，但人服用 AT1 受体拮抗剂后的数据却不一致[1575~1578]。

凝血酶敏感蛋白：整合素相关的蛋白(CD47)

凝血酶敏感蛋白(TSP)是一个大的二硫键连接的三聚体(亚基分子量 160 000)，存在于血小板 α 颗粒和内皮膜下细胞外基质中。凝血酶刺激后血小板能迅速释出 TSP。除了作为一种黏附蛋白，TSP 也能作为激活剂激活 αⅡbβ3 介导的血小板聚集[386,1579]。血小板上有很多可能的 TSP 受体，包括 CD36、αⅡbβ3、αVβ3 和整合素相关蛋白(被叫做 CD47)。在这些受

体中,整合素相关蛋白 CD47 可能是主要的 TSP 信号受体。CD47 最初是和整合素 αⅡbβ3[386]、αVβ3[1580]、α2β1[1581] 一起被纯化下来而被发现的。CD47 的序列显示其有一个免疫球蛋白样细胞外区域、五个跨膜区域和一个短的胞内区[391,1579,1580]。CD47 可能产生不依赖整合素的信号,并通过下游作用影响整合素功能。CD47 物理性和功能性地与大 G-蛋白 Gαi 结合[1582],这是值得注意的,因为所有已知的大 G-蛋白只与七次跨膜而不是五次跨膜区域受体结合。进一步的下游信号可能包括酪氨酸激酶激活,包括 Syk、Lyn、Fak 和 PLCγ2[1583]。CD47 敲除小鼠的研究显示它可能可以阻断一氧化氮对血小板的抑制作用[1584],这可能有助于在较低剪切力的情况下刺激血小板与活化内皮细胞黏附[1585]。

其他的 TSP 结合位点对 TSP 激活血小板的整体作用还不清楚。CD36(GPⅣ)可以和几种酪氨酸激酶包括 Fyn、Lyn 和 Yes 一起被纯化[1315]。但是,TSP 是否与 CD36 结合激活这些激酶以及激酶的激活是否继而促进观察到的血小板反应有关还不清楚。

TSP-1 可以作为 VWF 的切割酶,在 α 颗粒中可以减小 VWF 多聚体大小[1585,1586]。但相应的 TSP 也可以与 ADAMTS-13 竞争性地与血浆 VWF 的 A3 区域结合,降低 VWF 切割的速度,有利于大的多聚体的形成[1587]。TSP 也有一个很小但很重要的作用,就是促进血小板释放的 TGF-β1 转变为活性形式[478]。

胶原:GPⅥ和整合素 α2β1

在血管损伤的情况下,内皮膜下的胶原与血流接触,增强血小板黏附和活化,因此导致正常止血。胶原也是动脉粥样硬化斑块中最重要的血栓形成物质之一,在斑块破裂的时候,人们认为胶原可以诱导血小板聚集和血栓形成,导致局部缺血损伤(图 112-17)[1588]。在内皮膜下中胶原的类型包括 Ⅰ、Ⅲ、Ⅳ、Ⅴ、Ⅵ、Ⅷ、ⅩⅢ[1589],最多的是 Ⅰ 和 Ⅲ 型(超过 95%)。在模拟正常生理血流的情况下,血小板和 Ⅰ、Ⅲ 和 Ⅳ 型紧密黏附,和 Ⅵ、Ⅷ 型结合很弱,和 Ⅴ 不结合。但是,在静息情况下,血小板和 Ⅰ 型和Ⅷ型胶原结合[1335]。胶原通常情况下是不溶于酸的纤维,但在蛋白水解后可形成螺旋状的微纤维。胶原表面性质的不同影响其被血小板的识别的能力[1590]。

胶原诱导的血小板活化很可能包括很多受体,最重要的有 GPⅥ 和整合素 α2β1,能间接通过对 MMP-1 的活化而激活

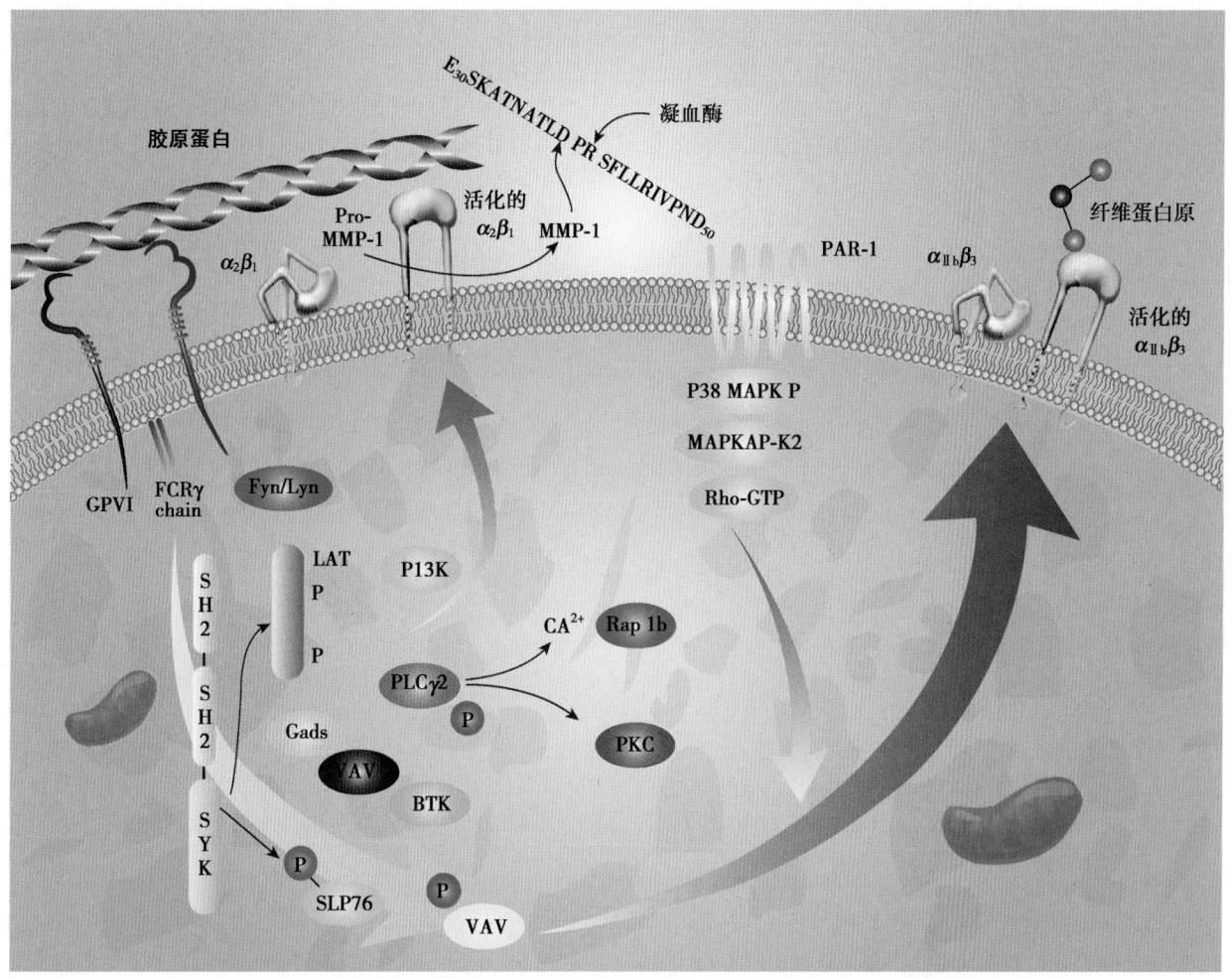

图 112-17 胶原激活血小板。血小板胶原受体 GPⅥ 生理性和功能性地与免疫受体酪氨酸的活化基序(ITAM)的 FcRγ-链偶联结合。胶原结合 GPⅥ 后,GPⅥ 由于胞质内硫醇基团的氧化(未显示)而二聚化,然后通过 Src 家族激酶 Fyn 将 FcRγ 链内的酪氨酸基序磷酸化(P)。这启动了一系列事件,包括招募酪氨酸激酶 Syk,Syk 可以被 Fyn 和 Lyn 磷酸化,同时的接头蛋白 LAP 和 SLP76 也被磷酸化。信号级联放大接着激活 Bruton 酪氨酸激酶(BTK),磷脂酶 C(PLC)-2,蛋白激酶 C(PKC)和磷酸肌醇 3'-激酶(PI3K)。最终整合素 α2β1 和 αⅡbβ3 被转化为高活性状态。α2β1 的活化能促进黏附到胶原蛋白并加强细胞内信号通路

PAR-1[1390]。GPⅥ是属于免疫球蛋白超家族的分子量 62 000 的糖蛋白[1591~1594]，其作用与 FcRγ 链一致，后者启动细胞内信号[804,1167,1168,1595~1598]。血小板上其他的胶原受体包括 CD36[1309] 和一个分子量 65 000 的蛋白叫做 GP65[1599]。α2β1 的 α2 亚基的Ⅰ（插入）区域和其他蛋白的胶原结合区域同源，能够介导受体与胶原的结合。整合素 α2β1 是识别螺旋状微纤维，而不能识别不溶于酸形式的胶原，这种形式的胶原单体形成带状样式[1590]。所有胶原受体的可能内在联系现在还是未知的，但 GPⅥ 似乎与血小板与不溶性胶原的结合有关，GPⅥ和 α2β1 协同作用识别胶原螺旋状微纤维，可能通过集合细胞内蛋白成复合物[964,1600,1601]。

GPⅥ单聚体和二聚体与 FcRγ 链二聚体形成稳定复合物，FcRγ 链在 GPⅥ 缺失的血小板中不存在[1168,1171,1180]。GPⅥ 的晶体结构是一个二聚体形式，胶原结合区域平行定向，其间距为 5.5nm，刚好与胶原三螺旋的定向契合[1596]。分子对接试验提示胶原与分子表面上的一个小沟结合。胶原或者能使 GPⅥ 交联的抗体都能使 FcRγ 链的酪氨酸磷酸化[1180]。对此过程起作用的激酶可能包括 Fyn 和（或）Lyn[1041,1104,1602]。FcRγ 链上 ITAM 的酪氨酸磷酸化增加其对包含 SH2 区域的蛋白的亲和力，导致这些蛋白被募集到 FcRγ 链[1041,1104]。非受体型酪氨酸激酶 Syk 包含两个邻近的 SH2 区域和一个酪氨酸激酶区域。正常小鼠的血小板中，Syk 与 FcRγ 链物理性地相连，在胶原刺激时被磷酸化并活化[1180]。缺失 FcRγ 链的小鼠血小板中，胶原不能诱导 Syk 磷酸化和活化[1597]。类似的，缺失 GPⅥ 的血小板或者阻断了 α2β1 的血小板中，胶原诱导的 Syk 磷酸化也被抑制，证明 GPⅥ、α2β1 和 Syk 都在血小板对胶原的反应中起作用。α2β1 的 β 亚基也有类似 ITAM 模序的酪氨酸，所以 Syk 也可能和这个胶原受体结合。除 Syk[1603] 外，Src 也在对胶原的反应中酪氨酸磷酸化。虽然在血小板中 Src 是大量存在的激酶，它在血小板信号中的作用还不清楚，因为 Src 缺失的小鼠并无任何明显的出血异常[1605]。而 Syk，在胶原活化血小板中发挥了很重要的作用，因为缺失 Syk 的小鼠血小板在胶原刺激下不聚集或分泌[1597]。胶原刺激血小板后也能导致酪氨酸磷酸化和 PLCγ2 的活化[1606]，PLCγ2 的活化导致磷脂酰肌醇水解，导致 αⅡbβ3 活化。PLCγ2 的活化发生 Syk 的下游，这可以由选择性的 Syk 抑制剂[1607] 预处理或者 Syk 敲除小鼠[1597] 的血小板不能被胶原活化证明。Syk 是否直接活化 PLCγ2 还不清楚，但是 Bruton 酪氨酸激酶（BTK）可能在 Syk 和 PLCγ2 之间，因为缺失 BTK 的患者不仅表现 B 细胞缺失的性联无丙种球蛋白血症，也表现出血小板对胶原的低反应和 PLCγ2 磷酸化降低[1608]。通过 GPⅥ 的信号也能活化另一个主要胶原受体 α2β1[1609,1610]，这可能是通过踝蛋白和 β1 胞内区结合[245]，消除 α2 胞内区的抑制作用[245]，和（或）细胞外二硫酸交换[973]。

GPⅥ信号的中间过程包括小 G-蛋白 Rap-1 的活化，Rap-1 参与血小板和巨核细胞的整合素活化[1611]。GPⅥ 诱导的 Rap-1 全面活化显示了包括依赖 ADP 释放（对 P2Y12ADP 受体的作用）和 ADP 受体非依赖的途径 1388。GPⅥ信号也能导致至少一种负性血小板功能调节剂的激活，c-CBL，是通过 Src 酪氨酸激酶磷酸化激活的。缺失 c-CBL 的血小板对 GPⅥ 引起的血小板聚集反应有增强作用[1613]。虽然 GPⅥ 介导的信号传导通过 FcRγ 发挥作用，GPⅥ的胞质区也含有一个高度碱性的区域，能够和钙调素结合，也含有一个富含脯氨酸蛋白区域可以和 Src

结合，这些区域也显示对 GPⅥ介导的信号转导起作用[1614]。GPⅥ信号也能导致活性氧的产生[1615]。

α2β1 整合素也能不依赖 GPⅥ对胶原产生信号转导，诱导磷酸化，活化很多与 GPⅥ信号通路中一样的成分，如 Src、Syk、SLP-76 和 PLCγ2。其他组分包括质膜钙-ATP 酶和 FAK[1616]。但是分别进行的研究都表明 α2β1 要参与信号转导必须以活性构象存在[967,1617]。因此，似乎是胶原通过 GPⅥ诱导 α2β1 活化，使得两种受体都参与对胶原的完全反应[1617]。

MMP-1 的非活性形式（MMP-1 前体）和 α2β1[1390] 及 αⅡβ3[1618] 结合。在胶原活化时，MMP-1 活化然后切割 PAR-1 的 N 末端，产生一个新的 N 末端，这个新的 N 末端再插入受体，通过 p38MAPK、Rho-GTP 启动下游信号通路。值得注意的是，MMP-1 切割 PAR-1 比凝血酶的切割位点更靠近 N 末端两个氨基酸。PAR-1、α2β1 和 GPⅥ 的联合活化可能导致胶原表面的高促血栓活性。

每个人血小板上的 GPⅥ和 α2β1 表达量不同，但它们的表达水平之间有没有关系还不清楚[983,1619~1621]。这些受体的表达量和血小板被凝血酶刺激的能力有关。GPⅥ在开放管道系统的膜上和 α 颗粒中存在，但这些储库在静息血小板膜表面检测不到，在激活的血小板中，这些储库膜与血小板膜融合，使血小板表面 GPⅥ增加大概 60%[1622]。

CD36（GPⅣ）也能与胶原结合，CD36 的抗体能部分抑制血小板对胶原的黏附[1623,1624]。缺失 CD36 的患者的血小板在一个实验中对胶原的反应正常[1625]，但在另一实验中，在流动情况下，对胶原的黏附有轻微的缺陷[1626]。

胶原刺激的血小板有几种不同的反应。一般来说尽管 cAMP 的升高抑制血小板聚集，但胶原激活的血小板对 cAMP 的抑制相对耐受[1627]。这可能是由于胶原刺激的 PLCγ 亚型对 cAMP 介导的抑制不敏感，而其他激活剂如凝血酶激活 PLCβ，则可以被 cAMP 抑制。另外，磷酸酶抑制可以下调胶原诱导的，而不是凝血酶或者 ADP 诱导的血小板聚集[1628]，提示一种或多种磷酸酶在胶原诱导的血小板聚集中起关键作用。

GPⅠb/Ⅸ/Ⅴ

GPⅠb/Ⅸ/Ⅴ复合物增强血小板与 VWF 的初始反应，特别是在高剪切力的情况下，导致血小板栓合。GPⅠb/Ⅸ/Ⅴ也能启动活化 αⅡbβ3 受体的信号通路，导致血小板的牢固黏附和聚集[1035]。研究表明 αⅡbβ3 的抗体能部分抑制瑞斯托霉素诱导的血小板聚集，这是 GPⅠb/Ⅸ/Ⅴ复合物可以作为信号通路受体的最初证据[284]。接着，可以观测到瑞斯托霉素诱导的血小板与 VWF 的结合，导致 PIP2 代谢，PKC 活化，钙离子内流增加。类似的，剪切力通过 VWF 与 GPⅠb/Ⅸ/Ⅴ复合物的结合启动信号[1629]。在同时表达 GPⅠb/Ⅸ 和 αⅡbβ3 的中国仓鼠卵巢细胞（CHO），VWF 与 GPⅠb/Ⅸ 的结合可以导致 αⅡbβ3 的活化[1630,1631]。在血小板中，GPⅠb/Ⅸ/Ⅴ复合物与带 ITAM 模序的信号蛋白结合，如 FcγRⅢA 受体[1632] 和 FcRγ 链[1105]；然而，仅仅 GPⅠb/Ⅸ/Ⅴ 的参与足以活化 αⅡbβ3[1633]。GPⅠb/Ⅸ/Ⅴ复合物参与引发的信号途径还未完全被理解，但是可能包括 Src[1523,1633,1634] 和 PI3K 的活化，连接蛋白 SLP-76 和 ADAP（SLAP-130）的募集[1633]，最后导致 PLCγ2[1635]、PKC 和 αⅡbβ3 的活化。通过 GPⅠb/Ⅸ/Ⅴ复合物信号传导通路也导致花生四烯酸的释放和 TXA2 的产生。也有人报道依赖 cGMP 和 MAPK 通路的

GP I b/IX介导的 α II bβ3 活化[1636]。GP I b/IX/ V 复合物可以和包括丝蛋白(肌动蛋白结合蛋白)[1092]、钙调素[1637]和14~3~3ζ[1090,1638,1639]的细胞内蛋白结合。通过 14~3~3ζ 活化 c-RAF 可以将 GP I b/IX/ V 信号通路和 MAPK 信号通路联系起来;另外,14~3~3ζ 蛋白以二聚体形式存在,使它能连接 GP I b 分子并使其二聚体化[1639]。在 CHO 细胞中,GP I b/IX 的聚簇增强了通过 α II bβ3 的黏附[1640]。

GP I b/IX/ V 复合物显示至少与一种 cAMP 依赖的抑制信号的传达有关,cAMP 水平的提高可活化蛋白激酶 A,诱导 GP I bβ 166 位丝氨酸磷酸化[1091]。cAMP 水平的提高,通常也能抑制激活剂诱导的肌动蛋白聚合。但是 Bernard-Soulier 综合征患者的血小板,因缺少 GP I b/IX/ V,在胶原刺激后,即使 cAMP 水平升高,肌动蛋白聚合也正常进行,提示 cAMP 诱导的抑制作用可能需要 GP I bβ 磷酸化[1641]。

GP V 是一个分子量 82 000 的膜结合蛋白,它是富亮氨酸重复序列家族的一员,可以和 GP I b/IX 结合,是凝血酶的底物[1642]。GP V 缺失的血小板对凝血酶的刺激反应增强[1150],糖蛋白 V 缺失的小鼠在遭受血管损伤的时候血栓块形成加速[1643]。无蛋白水解酶活性的凝血酶选择性地活化缺失 GP V 的血小板,在 GP V 缺陷的小鼠形成血栓,而在正常小鼠中不形成[1151]。总体来讲,这些研究表明 GP V 可以作为凝血酶-GP I b/IX通路的负性调节剂,在其缺失情况下,凝血酶可以作为 GP I b/IX 的配体。

其他中间信号分子

钙离子

细胞内钙离子的增加对血小板生理有多种作用[1435,1644]。静息血小板的钙离子浓度(100~500nM)和血浆内相比(约2mM)很低。血小板与大部分刺激剂接触后,都伴随着快速、短暂的细胞内 Ca^{2+} 增加到微摩尔水平随后稍慢恢复到正常水平。胞质 Ca^{2+} 浓度在任何时候都是 Ca^{2+} 通过胞质膜被动内流和主动 Ca^{2+} 流出的速度平衡和 Ca^{2+} 通过致密管道系统/肌浆网主动地释放和(或)吸收(参见"致密管道系统/肌质网")的结果,致密管道系统/肌浆网是血小板中 Ca^{2+} 的储库,类似于肌肉中的肌质网。主动 Ca^{2+} 内流和外流是通过几种泵介导的(图112-3),胞质内 Ca^{2+} 浓度翻转迅速,因它是细胞质膜上的 $Na+/Ca^{2+}$ 转运体转运的;致密管道系统/肌浆网中的 Ca^{2+} 库浓度变化稍慢,它是通过 $Ca^{2+}/Mg2+ATP$ 酶[(肌/内质网 $Ca^{2+}ATP$ 酶3(SERCA3)]调节的,SERCA3 也在质膜上存在[1645]。在激活剂刺激时,大部分 Ca^{2+} 内流是通过质膜上受体门控钙离子通道(在参考文献 1646 中有综述)进入血小板细胞质内的。例如胶原,可以导致 $Na+$ 内流入血小板,翻转 $Na+/Ca^{2+}$ 转运体,增加 Ca^{2+} 内流,促进血小板聚集[1647]。在刺激剂激活时血小板能迅速从细胞内致密管道系统/肌浆网中释放 Ca^{2+},这主要是磷酸肌醇循环中产生 IP3 的结果[1646,1648]。细胞内 Ca^{2+} 储库 Ca^{2+} 的释放导致 STIM1 从致密管道系统/肌浆网中易位,接着活化质膜 Ca^{2+} 通道 Orai1,导致储存的钙内流[119]。二酰基甘油(DAG)也能激活 TRPC6 介导的非储存操作机制途径导致钙离子内流[93,119,1646]。TRPC1 的作用还不确定[93,119,1646]。α II bβ3 也参与钙内流[1649]。

细胞内钙离子浓度升高可诱导一系列下游事件,包括活化钙离子敏感的 PLA2[1650]和PKC[1651];活化依赖钙调素的酶如肌球蛋白轻链激酶,可磷酸化肌球蛋白轻链[1652],并促进细胞骨架重排导致血小板形态改变;活化凝溶胶蛋白(辅助肌动蛋白切割和重排)并促进血小板分泌和聚集。另外 Ca^{2+} 离子很可能直接控制分泌机制,通过介导膜融合过程导致脱颗粒和释放反应。Ca^{2+} 还可活化钙离子依赖的蛋白酶或钙蛋白酶,从而在聚集后过程中起重要作用。钙离子结合蛋白 CIB(钙和整合素结合蛋白)[1653]可以与膜上邻近 α II b 的位置结合[1654],辅助血小板铺展[31]。

磷酸肌醇-3-激酶

PI3Ks 是一个脂类激酶家族,可以磷酸化磷酸肌醇的肌醇环上的 D-3 羟基[1655,1656]。Ⅰ 型 PI3Ks 是包括连接区和催化亚基 P 复合物,催化亚基可分别利用磷脂酰肌(Ptdlns)、Ptdlns(4)和 Ptdlns(4,5)P2 作为底物产生 Ptdlns(3)P、Ptdlns(3,4)P2 和 Ptdlns(3,4,5)P3。Ⅰa 型(PI3Kα、PI3Kβ 和 PI3Kδ)和 Ⅰb 型(PI3Kγ)有着不同的亚基和调节特点。Ⅰa 型 PI3K 的催化亚基分子量在 110 000~120 000 之间,连接亚基,p85(PI3K p85α),有两个 SH2 区域、一个断裂点聚簇区同源区域、一个富脯氨酸区域和一个 SH3 区域。这一型的 PI3K 除了脂类激酶活性外,具备内源性的丝氨酸-苏氨酸蛋白激酶活性,而且至少部分是通过 p85 亚基结合到酪氨酸被磷酸化的蛋白进行调节的。虽然血小板有 PI3Kα、PI3Kδ,人们认为 Ⅰa 成员中对血小板功能有作用的最主要的是 PI3Kβ。Ⅰb 型(PI3Kγ)已经从血小板和中性粒细胞中分离出来,包含调节性 p101 亚基和 p110γ 亚基;后者可被 G 蛋白异二聚体 β/γ 亚基活化。PI3K 的两种形式都与血小板活化后的细胞骨架连接。

在血小板中,包括凝血酶、TXA2、LPA、ADP 和胶原等一系列的刺激剂都能刺激产生 3-磷酸化磷酸肌醇,3-磷酸化磷酸肌醇可能介导 α II bβ3 活化前的早期信号,也可能参与了稳定纤维蛋白结合和血小板聚集的后期信号[1655~1657]。凝血酶刺激 Ptdlns(3,4,5)P3 和 Ptdlns(3,4)P2 的快速聚集[1658]和随后 Ptdlns(3,4)P2 的产生,后者需要纤维蛋白原与 α II bβ3 结合和钙蛋白酶的活性[1659]。胶原可增强 PI3K 通过 SH2 区域与酪氨酸磷酸化形式的 FcRγ 链和调节蛋白 LAT(linker for activation of Tcells)的结合,以此调节 PI3K[1660]。敲除 PI3K p85α 的小鼠血小板对 ADP、凝血酶、U46619 和佛波醇酯类聚集正常,但对胶原和胶原相关肽(CRP)反应受损,PI3K 效应蛋白 BTK、Tec、Akt 和 PLCγ2 的酪氨酸磷酸化下降[1661]。FcγR ⅢA 诱导的血小板聚集需要 PI3K 活性,PI3K 是 PLCγ2 的上游通路[1662]。敲除 PI3Kβ 的小鼠可导致胚胎期死亡,但表达无激酶活性的 PI3Kβ 的转基因小鼠已经产生。这些小鼠对 G-蛋白偶联受体、胶原和整合素介导的信号通路都有缺陷[1663]。PI3Kγ 缺失的小鼠血小板对凝血酶和胶原聚集正常,但对 ADP 的反应受损,且保护了小鼠免于 ADP 诱导的血栓栓塞[1664]。表达无激酶活性的 PI3Kγ 的小鼠血小板对 G-蛋白偶联受体介导的 Rap1 活化和血小板聚集受损,但通过 GPVI 活化的途径正常[1663]。一个可解释上述发现的模式是,PI3Kβ 是 G-蛋白偶联受体、胶原以及整合素结合配体所诱导的通路的共同中间信号,而 PI3Kγ 主要作用于 G-蛋白偶联受体启动的通路。PI3K 的生物学功能是通过其磷脂产物发挥的,这些磷脂产物可以和蛋白的特定序列结合。在 pleckstrin 和其他血小板蛋白中存在 pleckstrin 同源(PH)序列,PH 序列参与信号转导,可以识别 PI(3,4)P2 或者 PI(3,4,5)

P3。PI(3,4,5)P3 和 PLCγ 的 PH 序列的氨基酸末端结合可以增强其活性[1666]。PI(3,4,5)P3 和 BTK[1667] 的 PH 序列结合能够将 BTK 靶向质膜后进一步磷酸化和活化[1668]。PI(3,4)P2 或者 PI(3,4,5)P3 识别丝氨酸/苏氨酸激酶 Akt(或蛋白激酶 B)的 PH 序列可改变 Akt 的构型,使其能够在丝氨酸和苏氨酸位置上被 Akt 激酶(PDK1)磷酸化并活化[1669,1670]。Akt 活化是二相性的,可在血小板聚集前或者之后活化[1659]。在人血小板中有两种 Akt:Akt1 和 Akt2[1671],Akt 在血小板中很多底物,其中很重要的一个是糖原合成酶激酶-3β,它可以被 Akt 介导的磷酸化灭活。GSK-3β 在小鼠中抑制血小板功能和血栓形成[1672]。Akt 活化还能刺激一氧化氮产生和随之的蛋白激酶 G(PKG)依赖的脱颗粒[1673]。最后,Akt 还可活化 cAMP 依赖的磷酸二酯酶(PDE3A),这可在凝血酶刺激后降低血小板 cAMP 水平[1674]。Akt 介导的这些作用都能促进血小板活化。缺失 Akt2 小鼠血小板在低剂量的 U46619 和凝血酶刺激时表现出聚集、分泌和纤维蛋白原结合能力的降低,但对胶原的信号影响很小[1675]。Akt2 敲除的小鼠出血时间正常,但在实验性血栓模型中受到保护,Akt1 敲除的小鼠也一样[1675,1676]。有趣的是,PI3Kβ 或者 PI3Kγ 激酶失活的血小板中,ADP 导致的 Akt 活化消失,但聚集功能只受轻微影响[1663],这就对 Akt 在这些过程中所起的作用提出疑问。

小 G-蛋白

概述　小 GTP 酶中的 Ras 超家族是细胞内信号转导者,作为开关辅助对细胞外刺激的反应。血小板上存在 Ras 亚家族(Ras、Ral 和 Rap),Rho 亚家族(Rho、Rac 和 Cdc42),Rab 亚家族(Rab1、3、4、6、8、11、27、31、32)[1677~1680] 和 Arf 亚家族(Arf1 或 3 和 6)[1681] 的许多成员。

Rho 家族 GTP 酶是细胞骨架重塑的调控蛋白:Cdc42 调节丝状伪足形成,Rac 调节片状伪足和膜边缘波动,Rho 调节黏着和张力丝形成[1682,1683]。血小板上有 Cdc42[1684]、Rac1[1685] 和 RhoA[1679]。静息血小板上这些 GTP 酶的 GTP 结合形式水平很低[1686~1688],但活化后很快都转化为 GTP 结合形式[1689,1690]。因此 Rho 家族 GTP 酶受到由受体介导的信号活化。在受到胶原、凝血酶或 ADP 刺激时,Cdc42 和 Rac1 在激活的早期(约 10 秒)被活化,在 30 秒后达到高峰[1687,1688,1689,1690]。这种时间效应与这些 GTP 酶在丝状伪足和片状伪足形成的早期作用是一致的。RhoA 的全面活化需要依赖于整合素的二次信号转导[1686],但 Cdc42 或 Rac1[1687,1690] 则不需要,提示 RhoA 在血小板活化的早期(黏附/聚集)和后期(血块凝缩)中都发挥作用。下面是每个亚家族的详细描述。

Ras　血小板包含至少一种 Ras(H-Ras)[1692]。虽然它在有核细胞中的作用被大量研究,包括在增殖、分化和细胞生存中的作用[1693,1694],它在血小板信号转导中确切作用还不清楚。血小板中确实有 Ras 的大部分下游效应器:Raf-1、MEK(MAPK/ERK kinase)和 ERK(胞外信号调节激酶)[1695]。已知 Ras 和 ERK 在血小板激活后可被活化[1696]。

Rho　C3 胞外酶处理灭活 RhoA 后,可抑制激动剂诱导的血小板形态改变[1697~1699]、黏附/聚集[1686,1698,1700,1701] 和黏着斑形成[1701]。胞外酶处理的血小板也表现出张力纤维形成降低,这个过程由 Rho 激酶依赖的肌球蛋白轻链(MLC)磷酸化介导[1686,1697,1700]。

Rac　在有核细胞中,Rac1 通过活化三个下游效应蛋白重塑肌动蛋白;这三个效应器分别为:磷脂酰肌醇 4-磷酸 5-激酶 type I α、p21-Cdc42/Rac-活化激酶和 SCAR/WAVE(suppressor of cyclic AMP receptor/WASP-family verprolin-homologous protein)[1702]。Rac1 在片状伪足形成和聚集中的作用已经在 Rac1 缺失的小鼠血小板得到验证。缺失 Rac1 不影响血小板生成或者丝状伪足形成[1703~1705],但确实影响在凝血酶和胶原刺激时的片状伪足形成[1704]。Rac1 缺失的血小板在低剂量凝血酶或胶原刺激时,或在流动情况下遭受剪切力时,聚集降低[1704,1705]。

Cdc42　Cdc42 对血小板功能较不清楚,Wiskott-Aldrich 综合征是由 WASP 缺陷造成的,WASP 是 Cdc42 的下游效应器,但是患者的血小板形态改变,包括丝足形成和 Arp2/3 活化都正常(参见第 121 章)[1706]。有研究表明,Cdc42 可能在 GPⅥ 介导的整合素 α2β1 活化和随后的血小板黏附于胶原表面起作用[969]。

Rap　在有核细胞中,Rap GTP 酶参与细胞黏附、细胞-细胞连接形成和细胞极性形成[1707]。在血小板中,刺激导致 Rap1a、Rap1b 和 Rap2 活化[1708,1709]。Rap1b 缺失的小鼠血小板聚集功能有缺陷,在 ADP 或 PAR-4 肽刺激时 αⅡbβ3 活化降低[1710]。随着 CalDAG-GEF1 作为一种血小板 Rap1 交换因子的重要功能被发现,Rap1 在整合素信号转导中的功能成为了研究的重点[1711]。CalDAG-GEF1 缺失的血小板 Rap1b 和整合素 αⅡbβ3 活化都降低[1712]。CalDAG-GEF1 缺失的血小板 αⅡbβ3 活化可以被 PKC 抑制剂完全抑制,提示 CalDAG-GEF1 和 PKC 可独立活化 αⅡbβ3[1713]。用重组了 αⅡbβ3、踝蛋白和 Rap1GTP 连接蛋白分子(Rap1 GTP-interacting adapter molecule,RIAM)的 CHO 细胞进行的研究表明,αⅡbβ3 的活化需要依赖 RIAM-Rap1-GTP 的将踝蛋白募集到 β3 整合素[1714]。Rap2 的功能还不确定,CalDAG-GEF1 不与其反应[1715]。

Ral　在有核细胞中,Ral GTP 酶(RalA 和 RalB)可募集叫做"胞吐囊"(exocyst)的多亚基复合物来靶向分泌小泡到特定的膜区域,从而在胞吐作用中起作用[1716]。血小板 RalA 和 RalB 都结合在致密颗粒上[1717],血小板活化时,以钙离子依赖的形式迅速被活化[1718]。Sec5 是胞吐囊复合物中的 RalA 下游效应蛋白,重组的 Sec5 的 Ral 反应区域肽段可抑制 5-羟色胺从致密颗粒中释放,揭示 Ral-胞吐囊在血小板颗粒释放中的作用[1719]。

Rab　Rab GTP 酶是 GTP 酶的最大家族,在人类基因组中已发现了 63 个成员[1720]。高度分散于各个细胞器膜,通过协调小泡转运(包括小泡形成和聚合到目的细胞器)来发挥作用[1720]。Rab 被认为在颗粒的生物合成和分泌中发挥作用。

Arf　有核细胞中,Arf 家族 GTP 酶在分泌和细胞骨架形成中发挥作用。血小板中包括 Arf1 或 3 和 Arf6,Arf6 的功能研究显示,不同于其他 GTP 酶,它在静息血小板中是 GTP-结合状态,活化后转化为 GDP-结合状态[1681]。抑制这种转变的抑制剂可干扰聚集、分泌和血块凝缩。进一步的分析显示血小板 Rho 家族蛋白活化需要 Arf6-GTP 到 Arf6-GDP 的转变。

钙依赖的蛋白酶(钙蛋白酶)

在配体结合后整合素聚集成簇,血小板聚集,称为钙蛋白酶的中性半胱氨酸蛋白酶因细胞内钙离子增加而活化[229]。在血小板中最重要和研究最多的钙蛋白酶是 μ-钙蛋白酶(钙蛋白酶-1)和 m-钙蛋白酶(钙蛋白酶-2),钙蛋白酶-1 可被微摩尔浓度的钙离子活化，代表了 80% 的血小板半胱氨酸蛋白酶活性；钙蛋白酶-2 需要毫摩尔水平的钙离子活化[1721]。每种钙蛋白酶都是由一个共同的 30 000 分子量的调节亚基和一个独特的 80 000 分子量的催化亚基配对组成的。活化的钙蛋白酶-1 可切割很多的蛋白[229]，包括细胞骨架蛋白 [如 filamin（肌动蛋白结合蛋白）]、酪氨酸激酶（如 BTK，Src，Syk 和 FAK）、酪氨酸磷酸酶如 [protein tyrosine phosphatase1B（PTP1B），也称为 PTPN1]、SHP-1 和 PTPMEG），其他重要的血小板蛋白如 β3、SNAP-23、Vav、phospholipaseCβ（PLCβ），以及特定亚型的 PKC[1721]。钙蛋白酶在体外切割踝蛋白使踝蛋白活化 αⅡbβ3[148]，但在完整血小板中，钙蛋白酶通过踝蛋白活化 αⅡbβ3 的作用还不确定。钙蛋白酶似乎还处于小 G-蛋白 Rac 和 RhoA 活化的上游，影响它们的激活。钙蛋白酶在血小板分泌中的全部作用还不确定，虽然 t-SNARE、SNAP-23 能被钙蛋白酶介导的切割灭活[1722]。因此，钙蛋白酶通过它们对结构和信号分子的作用，影响血小板功能的很多方面。缺失钙蛋白酶-1 的小鼠血小板聚集异常，血块凝缩减少，许多种血小板蛋白（包括 β3 和 αⅡbβ3）的酪氨酸磷酸化降低。这些血小板异常可以通过抑制酪氨酸磷酸酶或者敲除 PTP1B 逆转，提示通过对激酶和磷酸酶的作用是钙蛋白酶-1 在血小板功能中主要作用方式[1723]。

由内到外活化整合素 αⅡbβ3 和通过激活整合素 αⅡbβ3 的由外到内的信号途径

αⅡbβ3 的活性状态被定义为高亲和力构象的形成，即通过相对较高的亲和力能够结合到像纤维蛋白原和 VWF 一样的大的可溶性黏附蛋白上。αⅡbβ3 活性状态的精确调控，使 αⅡbβ3 的活化只出现在血管损伤处，是维持正常的止血作用所必需的。晶体和电镜研究表明 αⅡbβ3 和相关的整合素 αVβ3 的胞外区域在整合素未活化时呈现一个弯曲的形态，而整合素活化时成为一个伸展的构象[149,843,844]。αⅡbβ3 的活性状态是通过整合素的胞质结构域与特定的胞内结合蛋白相协调而控制的。因此，在基础情况下，αⅡb 和 β3 胞质结构域的连接维持了受体的静息状态。干扰胞质结构域的连接导致了长距离的构象改变，将整合素的胞外部分转化成活化状态[1724]。αⅡb 和 β3 跨膜区域的相互作用和胞质结构近膜区域的相互作用涉及上、下膜扣，以及每个亚基上的酸性和碱性氨基酸残基之间的盐桥（参见上面的 αⅡbβ3 部分）[871,894,1725,1726]。打破这些连接的突变导致 αⅡbβ3 活化[871,894,1726]。细胞骨架的限制似乎进一步维持 αⅡbβ3 的非活性构象，低剂量的肌动蛋白解聚剂可激活整合素[243]。在刺激剂激活血小板时，细胞骨架连接蛋白踝蛋白和 kindlin 与 β3 结合在 αⅡbβ3 转化成活化构象中起关键作用，这和其他的几个整合素一样[245]。一个模型表明细丝蛋白结合到 β 亚基的胞质区尾巴上，通过阻止踝蛋白的结合而维持受体处于一个非活性状态。细胞骨架受体蛋白 migfilin 能够将细丝蛋白从 β3 亚基上取代，促进踝蛋白的连接[901]。踝蛋白本身也存在一种构象，这种构象适应于结合到 β3 上的多结合位点上。当 PIP2 结合到踝蛋白时，踝蛋白对于 β 整合素的亲和力增加[1727]。PIP2 可以由磷脂酰肌醇通过一个磷脂酰肌醇磷酸盐激酶 1γ（PIPKI）产生，这个酶可以结合在踝蛋白上[1728,1729]。踝蛋白是由一个分子量为 47 000 的头部结构与和分子量为 190 000 的棒状结构域组成的。头部结构中还有一个"FERM"结构域，它是以 4.1 蛋白、埃兹蛋白、根蛋白、膜突蛋

白命名的，这个结构域可以促进和大多数蛋白质的胞质结构域的特异性结合。FERM 结构域的 F3 部分，与磷酸化酪氨酸结合结构域（PTB）相似[1730]，能够依次结合到整合素 β3 的膜近端和远端部位，除了可以建立和磷脂头部的静电作用，还可以打破 β3 与膜和 αⅡb 的连接[244,871,894,896,1730~1734]。当 PIPKI 结合于踝蛋白时，这个结合位点是不可以被利用的，因此推测当踝蛋白和 β3 结合时，任何的预结合的 PIPKI 将会从踝蛋白上被替代下来[1735]。踝蛋白结合后，跨膜结构域和胞质结构域的重组打断了 αⅡb 和 β3 的结合，并且这个作用被传递到胞外结构域[871,894,1724]。整合素 β3 的胞质结构域也可以结合到可将其连接到细胞骨架的蛋白上，如 α-辅肌动蛋白、ICAP1、细丝蛋白、Src 以及 skelemin。已经提出 β3 亚基通过细胞骨架和肌动蛋白-肌球蛋白收缩装置的结合可以提供能量用于形成 αⅡbβ3 的伸展构象，这个构象中 β3 的混合结构域从 βA（I-like）区域向外摆动[250]。踝蛋白的棒状结构域已经证实可以和 β3 连接[1736]，而且，踝蛋白的一个未知结构域也已经证实可以和 αⅡb 结合[1737]。虽然这些相互作用可能有助于稳定整合素或随后聚簇整合素，但其确切的作用尚不清楚。

黏着斑蛋白（他们含有 PTB 结构域）中的 kindlin 家族成员是整合素激活蛋白[1738~1740]，可能的作用是促进踝蛋白和整合素的连接。kindlin-2 结合整合素 β3 的 C 末端一个含有保守序列（752）T 和 NITY（759）的功能结构部位，并且在一个重组表达系统中，和踝蛋白协作促进整合素 αⅡbβ3 的激活[1738]。kindlin-2 分布广泛，而 kindlin-3 只在包括血小板的造血细胞中表达。在小鼠中 kindlin-3 的缺失导致了严重的出血，并且血小板上的 αⅡbβ3 的激活存在缺陷[1741]。在白细胞黏附缺陷症-Ⅲ 的患者中，已报道了 kindlin-3 的突变，这种病的主要特点是白细胞和血小板整合素的活化和功能异常（参见第 121 章）[1742~1745]。事实上，这种病的血小板聚集缺陷与 Glanzmann 综合征相似，而出血症状比 Glanzmann 综合征更严重。突变分析还发现在 kindlin 和整合素 β1 结合中起作用的 NXXY 功能结构域（Tyr795）和这个结构域之前的苏氨酸区域[1746]。最后，基于模式系统现已提出，在邻近的 αⅡbβ3 受体之间，αⅡb 跨膜结构域和胞质结构域可以形成同二聚体，β3 的跨膜结构域和胞质结构域可以形成同三聚体，导致受体活化状态的稳定和 αⅡbβ3 受体的聚簇[251,1747]。但是目前尚不清楚在生物体条件下是否有利于这些连接形成[871,894]。

血小板聚集是通过两个阶段进展，一个起始的可逆聚集阶段，这个阶段在较低浓度的激活剂刺激的时候经常可以观察到，随后是一个更强的不可逆的聚集阶段。这个不可逆聚集阶段与血小板生成血栓素 A2 和释放 ADP 相关。在聚集起始阶段，纤维蛋白原结合 αⅡbβ3 和血小板-血小板的接触可以起始特异性的信号转导活动，产生正反馈循环，促进不可逆性聚集，维持分泌活动，并起始血块收缩等后续事件[291]。

纤维蛋白原或者 VWF 结合到 αⅡbβ3 的胞外区域可远程地传递构象变化到整合素胞质结构域，这也许是通过 β3βA 和疏水结构域之间的一个关键作用[827]，此作用诱导信号从血小板外部进入内部（外到内信号）[876,879]。这些构象的改变和整合素聚簇一起[838]可能形成了整合素 αⅡbβ3 的外到内信号转导的基础，这些构象的改变可能通过改变胞质结构域之间的连接，启动募集有酶活性的蛋白到胞质尾部，形成能够产生信号分子的复合物。

和 β3 胞质尾部结构持续相连的一个重要的信号分子是酪氨酸激酶 Src[1748~1750]。在静息血小板中，Src 通过他的 SH3 结构域结合到整合素的 C 末端，而不依赖于它的催化活性[1748]。在未激活的血小板中，Src 以其最低的活性状态存在，它的活性在某种程度上是通过酪氨酸激酶调节剂 CsK 所抑制的，CsK 能将 Src529 位点的酪氨酸磷酸化[1750]。血小板黏附到固定的纤维蛋白原上增加了和整合素 αⅡbβ3 连接的 Src 的活性，这是部分通过 CsK 和 Src 解离并使 Src 的 529 位点去磷酸化的结果 1519。完全的 Src 活化依赖于 αⅡbβ3 的聚合以及 Src418 位点的酪氨酸转磷酸化。Src 的活化为后续的几个信号事件所必需，如酪氨酸激酶 Syk 的激活。Syk 和 Src 一起，是血小板在纤维蛋白原上铺展所必需的[1748]。Syk 通过它的 N 末端结合在未磷酸化的 β3 上[1751,1752]。这些事件有的已经在活的血小板中被实时观察到[1753]。Src 活化的负调控蛋白包括 PECAM-1，它可以通过它的 ITIMs 序列募集磷酸酶 SHP-1 和 SHP-2[1754~1757]；还包括癌胚抗原相关的细胞黏附分子 1（CEACAM-1），它也有 ITIMs 序列[1758]；或许还有 G6b-B[1759~1761]，1529 和 TLT-1[1166]。

当多个激动剂中的任何一个刺激血小板产生聚集时，整合素 β3 的胞质结构域酪氨酸被磷酸化[902,910]。β3 的胞质结构域上存在着两个潜在酪氨酸磷酸化位点，这两个位点在血小板活化时都被使用。已经证实几个膜分子特异地结合于 β3 的酪氨酸磷酸化的胞质结构域。一个合成的 β3 的胞质结构域多肽，在两个酪氨酸磷酸化位点上含有磷酸基团，可与收缩性的蛋白肌球蛋白结合[902]，这个结合可以促进细胞骨架张力从血小板内部到外部的传递，最终起始血块回缩。重组的、不能被磷酸化的突变 β3 在细胞系表达时，无法支持广泛的血块收缩[902]。其他可结合在双位点磷酸化的 β3 的胞质结构域的蛋白包括衔接蛋白 SHC[906]，在血小板聚集过程中，它也经历酪氨酸磷酸化。因此，SHC 可以将双位点磷酸化的 β3 连接到 Ras/Raf/MAPK 通路[906,1762]。含有不能被磷酸化的突变 β3 小鼠表现出轻度出血异常，尾部切除后偶尔可见重复出血。而且当被剪接力激活时，这些小鼠的血小板形成异常的松散血栓[1763]。其他的 β3 胞质域结合蛋白也已经被报道，这些蛋白包括踝蛋白和 skelemin，skelemin 是调节肌球蛋白的蛋白家族成员[914]。

有些发生于 αⅡbβ3 下游的信号事件只需要整合素的聚簇，而其他则同时要求聚簇、配体结合和（或）血小板聚集。例如，Syk 可以不依赖细胞骨架的组装被 αⅡbβ3 聚簇本身所活化，而 FAK 激活则同时需要整合素聚簇、配体结合以及细胞骨架的组装[1764]。在细胞系中进行的研究表明，αⅡbβ3 下游的 SyK 活化可导致 Rac 鸟嘌呤核苷酸交换因子-Vav1 的活化以及片状伪足形成。SyK 和 Vav1 协作活化 JNK、ERK2 和 Akt[1764]。在血小板中，这些通路可能都与血小板聚集后事件相关。

除了已被很好描述的 αⅡbβ3 配体纤维蛋白原和 VWF 外，其他蛋白质也能通过结合到 αⅡbβ3 上引起信号转导。这些蛋白其中之一是 CD40L，一个肿瘤坏死因子家族成员，在多种细胞中表达，包括活化的血小板。血小板也是一种可溶性 CD40L 的主要来源[1765]。除了结合到传统受体-CD40 分子，CD40L 还结合到血小板上的 αⅡbβ3 引起信号转导[1350]，在小鼠中，CD40L-αⅡbβ3 引起的信号对正常的动脉血栓形成是必需的[1348]。CD40L 也可以通过结合到血小板上的 CD40 分子起始血小板聚集[1349]。

血小板抑制通路

前列腺素

抑制血小板活化的前列腺素包括前列腺素 E2（PGE2）和前列腺素（PGI2，也称为前列环素），PGE2 在高浓度下，PGI2 在低浓度下起抑制血小板活化作用[1766,1767]。在脉管系统中，内皮产生 PGE2 和 PGI2，这对于维持脉管系统的通畅起重要作用[1768]。前列腺素通过结合它自身特异的 GPCR 启始其抑制作用[1769,1770]。前列腺素结合到其受体，把 G 蛋白 α 亚基转换成 GTP 结合的活性形式，然后激活腺苷环化酶并催化 cAMP 形成。细胞中 cAMP 的存在水平也取决于磷酸二酯酶对其的降解。生化研究和转基因小鼠研究证明了血小板中磷酸二酯酶 3A 亚型起主要功能[1771~1773]。因此，抑制磷酸二酯酶的试剂，包括茶碱、咖啡因、西洛他唑，能提高 cAMP 在血小板和其他细胞中的水平[1774]。cAMP 然后激活蛋白激酶 A（PKA），它可以将特异的靶蛋白磷酸化。蛋白激酶 A 通过几个通路抑制血小板活化。一个机制涉及磷酸化血管扩张刺激磷蛋白（VASP）（在下文"一氧化氮"）。另一个机制项涉及 PKA 对 Gα13 的磷酸化和抑制作用，Gα13 可以与血栓烷 A2 受体配对，因此这一机制可以削弱血栓烷 A2 激活通路[1775]。蛋白激酶 A 还可将 GPⅠbβ 的 166 位的丝氨酸磷酸化，因而对 GPⅠb 结合 VWF 的能力起负调控[1776]。此外，蛋白激酶 A 可以激活和抑制三磷酸肌醇受体，这可能抑制由激动剂诱导的胞内钙离子动员[1777]。蛋白激酶 A 也可以通过抑制 PLC 和 PLA2 两者的活性影响花生四烯酸的代谢[1778]。此外，蛋白激酶 A 可以磷酸化 Raf 激酶的三个位点，继而通过抑制 Raf 与它的活化蛋白 RasGTP 的结合而抑制 Raf 激酶功能[1779,1780]。最后，小 G 蛋白-Rap1b，可以促进整合素 αⅡbβ3 的活化[1611]，能被蛋白激酶 A 磷酸化[1781]，但这个磷酸化作用并不抑制血小板的功能[1782]，相反可能可以促进 Rap1b 的活化[1783]。

高浓度的 PGE2 与低浓度的 PGE2 作用相反，与高浓度的 PGE2 的抑制作用相比，低浓度的 PGE2 通过与 EP3 受体作用，降低血小板内的 cAMP 水平[1784,1785]，从而加强激动剂诱导的血小板聚合。缺少 EP3 受体的小鼠对花生四烯酸诱导血栓形成起保护作用[1786]；因此存在于动脉粥样硬化病变的 PGE2 有可能促进动脉粥样硬化。

一氧化氮

在内皮细胞中、血小板和其他细胞中，L-精氨酸通过一氧化氮合酶形成一氧化氮。剪切应力以及血小板激动剂（如凝血酶、ADP）[1787]能加强一氧化氮的形成，一氧化氮很容易扩散到血小板中[1788,1789]。与 PGE2 和和 PGI2 相似，一氧化氮预处理的血小板抑制血小板活化，并且可以在聚集起始后不久，扭转血小板聚集。然而，一氧化氮并不是通过升高 cAMP 浓度，而是通过升高 cGMP 浓度而发挥作用[1790]。在血小板活化过程中，血小板中的一氧化氮合成酶活性增加，表明一氧化氮产生是一个正常的限制血小板聚集的负反馈机制。一氧化氮和 PGI2 协同作用，共同抑制血小板活化[1791]。

细胞内 cGMP 水平提高可激活 cGMP 依赖的 PKG，它的下游目标蛋白包括 ERK 和血栓烷 A2 受体[1792]。在小鼠中，PKG 缺失导致在缺血性损伤后血小板沿着受损血管的聚集加剧，表明蛋白激酶 G 对血小板沉积起着重要的作用[1793]。VASP 是一个富含脯氨酸的受肌动蛋白调节的 Ena/VASP 蛋白家族成员，在 cAMP 或者 cGMP 升高时被磷酸化[1794]，蛋白激酶 A 和蛋白激酶 G 都可以在体外将 VASP 磷酸化[1795]。VASP 缺失的小鼠研究确定了 VASP 的功能是抑制血小板：取自 VASP 敲除小鼠的血小板在刺激后 P-选择素表达增多，αⅡbβ3 活化加强[1796]，而且在血管损伤和动脉粥样硬化部位，缺失 VASP 的小鼠血小板黏附加强[1797]。VASP 缺失的血小板黏附的增强不能被一氧化氮纠正，表明在 cGMP 介导的通路中，VASP 可能是一个关键的血小板功能负调控者。

细胞内 cGMP 水平升高也可以通过抑制磷酸二酯酶活性，从而增加 cAMP 的水平[1798]。cGMP 和 cAMP 依赖途径之间的相互作用可能协同促进一氧化氮对血小板功能的抑制作用。

CD39（ATP 二磷酸水解酶；外源磷酸腺苷酶）

血管内皮通过产生前列腺环素和一氧化氮外，还通过表达 CD39/NTPDase1，一种质膜相连的胞外核苷酸酶（ATP 二磷酸水解酶；ATP 酶；外源 ADP 酶，EC 3.6.1.5），来调节血小板功能。该核苷酸酶能将胞外的 ATP 转换成 ADP，以及将 ADP 转换成 AMP[1799~1801]。CD39 抑制由受损组织、红细胞、活化血小板释放的 ADP 的活化血小板作用。而且，由 CD39 产生的 AMP 被一个外源的 5′-核苷酸酶（CD73，EC 3.1.3.5）降解成腺苷，而腺苷结合到血小板上的 A2a 的腺苷受体上后促进 cAMP 产生，由此抑制由 ADP 诱导的血小板活化[1802]。腺苷脱氨基酶（EC 3.5.4.4）继续将腺苷降解为肌苷。CD39 是一个分子量为 95 000 的细胞表面糖蛋白，在内皮细胞，活化的自然杀伤细胞、B 细胞、单核细胞以及 T 细胞表达。也许少量存在于血小板和红细胞上。它存在于慢性淋巴细胞白血病中的淋巴细胞中，这也许可部分解释这个疾病对血栓的保护[1803]。CD39 存在于细胞膜上的一个脂筏样的小窝中，并且胆固醇的浓度可以调控此酶活性。它包含 2 个普遍的跨膜结构域，两者被一个胞外结构域分隔，此胞外结构域含有 6 个糖基化位点以及一个有 ATP 酶活性的腺苷三磷酸双磷酸酶样结构域。一个与 CD39 相关的分子，NTPDase2，表达在内皮细胞的基底面，一些血管的动脉外膜和微血管周细胞，对于 ATP 有相对高的选择性，因此，它能通过降解 ATP，增加 ADP 的生成，从而增强血小板聚集[1799]。NTPDases 的生理学作用较复杂，因为他们能产生不同的促血栓或抗血栓产物。据推测，富含单核细胞 CD39/NTPDase1 的微颗粒在血栓中的募集可以限制血小板血栓的大小。CD39/NTPDase1 也被认为在缺血再灌注及同种异体移植排斥中起作用。小鼠模型表明，通过用基因治疗增加 CD39/NTPDase，可以调节移植排斥及血栓形成。一个可溶性的重组 CD39 已在体外被证明抑制血小板聚集和黏附，有可能被发展成为潜在的体内抗栓药物[1804]。

翻译：任丽洁、尤涛　　互审：胡豫　　校对：朱力

参考文献

1. Ruggeri ZM: Platelets in atherothrombosis. *Nat Med* 8(11):1227–1234, 2002.
2. Goldsmith HL, Turitto VT: Rheological aspects of thrombosis and haemostasis: Basic principles and applications. ICTH-Report—Subcommittee on Rheology of the International Committee on Thrombosis and Haemostasis. *Thromb Haemost* 55(3):415–435, 1986.
3. de Groot PG, JJ Sixma: Perfusion chambers, in *Platelets*, edited by AD Michelson:, pp 575–586. Academic Press, San Diego, 2007.
4. Savage, Ruggeri ZM: Platelet thrombus formation in flowing blood, in *Platelets*, edited

5. Coller B: Platelets in cardiovascular thrombosis and thrombolysis, in *The Heart and Cardiovascular System*, edited by HA Fozzard, AM Katz, HE Morgan, E Haber: pp 219–273. Raven Press, New York, 1991.
6. Jackson SP, Nesbitt WS, Westein E: Dynamics of platelet thrombus formation. *J Thromb Haemost* 7 Suppl 1:17–20, 2009.
7. Roth GJ: Developing relationships: Arterial platelet adhesion, glycoprotein Ib, and leucine-rich glycoproteins. *Blood* 77(1):5–19, 1991.
8. Ruggeri ZM: Structure and function of von Willebrand factor. *Thromb Haemost* 82(2):576–584, 1999.
9. Andrews RK, et al: The glycoprotein Ib-IX-V complex in platelet adhesion and signaling. *Thromb Haemost* 82(2):357–364, 1999.
10. Ruggeri ZM: Von Willebrand factor, platelets and endothelial cell interactions. *J Thromb Haemost* 1(7):1335–1342, 2003.
11. Savage B, Ruggeri ZM: Platelet thrombus formation in flowing blood, in *Platelets*, edited by AD Michelson: p 215. Academic Press, San Diego, 2002.
12. Mailhac A, et al: Effect of an eccentric severe stenosis on fibrin(ogen) deposition on severely damaged vessel wall in arterial thrombosis. Relative contribution of fibrin(ogen) and platelets. *Circulation* 90(2):988–996, 1994.
13. Moake JL, et al: Involvement of large plasma von Willebrand factor (VWF) multimers and unusually large VWF forms derived from endothelial cells in shear stress-induced platelet aggregation. *J Clin Invest* 78(6):1456–1461, 1986.
14. Ikeda Y, et al: The role of von Willebrand factor and fibrinogen in platelet aggregation under varying shear stress. *J Clin Invest* 87(4):1234–1240, 1991.
15. Ruggeri ZM: Mechanisms of shear-induced platelet adhesion and aggregation. *Thromb Haemost* 70(1):119–123, 1993.
16. Andrews RK, Lopez JA, Berndt MC: The GPIb-IX-V complex, *Platelets*, edited by AD M, pp 145–164. Academic Press, San Diego, 2007.
17. Chiang TM, Rinaldy A, Kang AH: Cloning, characterization, and functional studies of a nonintegrin platelet receptor for type I collagen. *J Clin Invest* 100(3):514–521, 1997.
18. Clemetson JM, et al: The platelet collagen receptor glycoprotein VI is a member of the immunoglobulin superfamily closely related to FcalphaR and the natural killer receptors. *J Biol Chem* 274(41):29019–29024, 1999.
19. Clemetson KJ: Platelet collagen receptors: A new target for inhibition? *Haemostasis* 29(1):16–26, 1999.
20. Coller BS, et al: Collagen-platelet interactions: Evidence for a direct interaction of collagen with platelet GPIa/IIa and an indirect interaction with platelet GPIIb/IIIa mediated by adhesive proteins. *Blood* 74(1):182–192, 1989.
21. Gruner S, et al: Multiple integrin-ligand interactions synergize in shear-resistant platelet adhesion at sites of arterial injury in vivo. *Blood* 102(12):4021–4027, 2003.
22. Kato K, et al: The contribution of glycoprotein VI to stable platelet adhesion and thrombus formation illustrated by targeted gene deletion. *Blood* 102(4):1701–1707, 2003.
23. Kuijpers MJ, et al: Complementary roles of glycoprotein VI and alpha2beta1 integrin in collagen-induced thrombus formation in flowing whole blood ex vivo. *FASEB J* 17(6):685–687, 2003.
24. Matsuno K, et al: Inhibition of platelet adhesion to collagen by monoclonal anti-CD36 antibodies. *Br J Haematol* 92(4):960–967, 1996.
25. Nakamura T, et al: Activation of the GP IIb-IIIa complex induced by platelet adhesion to collagen is mediated by both alpha2beta1 integrin and GP VI. *J Biol Chem* 274(17):11897–11903, 1999.
26. Nieswandt B, Watson SP: Platelet-collagen interaction: Is GPVI the central receptor? *Blood* 102(2):449–461, 2003.
27. Saelman EU, et al: Platelet adhesion to collagen types I through VIII under conditions of stasis and flow is mediated by GPIa/IIa (alpha 2 beta 1-integrin). *Blood* 83(5):1244–1250, 1994.
28. Savage B, Almus-Jacobs F, Ruggeri ZM: Specific synergy of multiple substrate-receptor interactions in platelet thrombus formation under flow. *Cell* 94(5):657–666, 1998.
29. Watson SP: Collagen receptor signaling in platelets and megakaryocytes. *Thromb Haemost* 82(2):365–376, 1999.
30. Coller BS, Shattil SJ: The GPIIb/IIIa (integrin alphaIIbbeta3) odyssey: A technology-driven saga of a receptor with twists, turns, and even a bend. *Blood* 112(8):3011–3025, 2008.
31. Naik UP, Naik MU: Association of CIB with GPIIb/IIIa during outside-in signaling is required for platelet spreading on fibrinogen. *Blood* 102(4):1355–1362, 2003.
32. Patel D, et al: Dynamics of GPIIb/IIIa-mediated platelet-platelet interactions in platelet adhesion/thrombus formation on collagen in vitro as revealed by videomicroscopy. *Blood* 101(3):929–936, 2003.
33. Shattil SJ: Regulation of platelet anchorage and signaling by integrin alpha IIb beta 3. *Thromb Haemost* 70(1):224–228, 1993.
34. Shattil SJ: Signaling through platelet integrin alpha IIb beta 3: Inside-out, outside-in, and sideways. *Thromb Haemost* 82(2):318–325, 1999.
35. Shattil SJ, Newman PJ: Integrins: Dynamic scaffolds for adhesion and signaling in platelets. *Blood* 104(6):1606–1615, 2004.
36. Weiss HJ, Turitto VT, Baumgartner HR: Further evidence that glycoprotein IIb-IIIa mediates platelet spreading on subendothelium. *Thromb Haemost* 65(2):202–205, 1991.
37. Santos MT, et al: Enhancement of platelet reactivity and modulation of eicosanoid production by intact erythrocytes. A new approach to platelet activation and recruitment. *J Clin Invest* 87(2):571–580, 1991.
38. Dubois C, Atkinson B, Furie B, Furie B: Real-time imaging of platelets during thrombus formation, in *Platelets*, edited by AD M, pp 611–626. Academic Press, San Diego, 2007.
39. Celi A, et al: Thrombus formation: Direct real-time observation and digital analysis of thrombus assembly in a living mouse by confocal and widefield intravital microscopy. *J Thromb Haemost* 1(1):60–68, 2003.
40. Denis C, et al: A mouse model of severe von Willebrand disease: Defects in hemostasis and thrombosis. *Proc Natl Acad Sci U S A* 95(16):9524–9529, 1998.
41. Ni H, et al: Persistence of platelet thrombus formation in arterioles of mice lacking both von Willebrand factor and fibrinogen. *J Clin Invest* 106(3):385–392, 2000.

42. Peerschke EI: The platelet fibrinogen receptor. *Semin Hematol* 22(4):241–259, 1985.
43. Phillips DR, et al: The platelet membrane glycoprotein IIb-IIIa complex. *Blood* 71(4): 831–843, 1988.
44. Plow EF, Ginsberg MH: Cellular adhesion: GPIIb-IIIa as a prototypic adhesion receptor. *Prog Hemost Thromb* 9:117–156, 1989.
45. Plow EF, Pesho MM, Ma YQ: Integrin αIIβ3, in *Platelets* edited by AD Michelson. San Diego, Academic Press: 165–178, 2007.
46. Peerschke EI: Ca+2 mobilization and fibrinogen binding of platelets refractory to adenosine diphosphate stimulation. *J Lab Clin Med* 106(2):111–122, 1985.
47. Steen VM, Holmsen H: Synergism between thrombin and epinephrine in human platelets: Different dose-response relationships for aggregation and dense granule secretion. *Thromb Haemost* 54(3):680–683, 1985.
48. Ware JA, Smith M, Salzman EW: Synergism of platelet-aggregating agents. Role of elevation of cytoplasmic calcium. *J Clin Invest* 80(1):267–271, 1987.
49. Giandomenico G, et al: The leptin receptor system of human platelets. *J Thromb Haemost* 3(5):1042–1049, 2005.
50. Konstantinides S, et al: Leptin-dependent platelet aggregation and arterial thrombosis suggests a mechanism for atherothrombotic disease in obesity. *J Clin Invest* 108(10):1533–1540, 2001.
51. Konstantinides S, et al: Inhibition of endogenous leptin protects mice from arterial and venous thrombosis. *Arterioscler Thromb Vasc Biol* 24(11):2196–2201, 2004.
52. Andre P, et al: CD40L stabilizes arterial thrombi by a beta3 integrin—Dependent mechanism. *Nat Med* 8(3):247–252, 2002.
53. Angelillo-Scherrer A, et al: Role of Gas6 receptors in platelet signaling during thrombus stabilization and implications for antithrombotic therapy. *J Clin Invest* 115(2):237–246, 2005.
54. Balogh I, et al: Analysis of Gas6 in human platelets and plasma. *Arterioscler Thromb Vasc Biol* 25(6):1280–1286, 2005.
55. Gould WR, et al: Gas6 receptors Axl, Sky and Mer enhance platelet activation and regulate thrombotic responses. *J Thromb Haemost* 3(4):733–741, 2005.
56. Maree AO, et al: Growth arrest specific gene (GAS) 6 modulates platelet thrombus formation and vascular wall homeostasis and represents an attractive drug target. *Curr Pharm Des* 13(26):2656–2661, 2007.
57. Saller F, et al: Role of the growth arrest-specific gene 6 (gas6) product in thrombus stabilization. *Blood Cells Mol Dis* 36(3):373–378, 2006.
58. Prevost N, et al: Eph kinases and ephrins support thrombus growth and stability by regulating integrin outside-in signaling in platelets. *Proc Natl Acad Sci U S A* 102(28):9820–9825, 2005.
59. Renne T, et al: Defective thrombus formation in mice lacking coagulation factor XII. *J Exp Med* 202(2):271–281, 2005.
60. Jirouskova M, et al: Antibody blockade or mutation of the fibrinogen gamma-chain C-terminus is more effective in inhibiting murine arterial thrombus formation than complete absence of fibrinogen. *Blood* 103(6):1995–2002, 2004.
61. Loscalzo J, Inbal A, Handin RI: Von Willebrand protein facilitates platelet incorporation in polymerizing fibrin. *J Clin Invest* 78(4):1112–1119, 1986.
62. Deckmyn H, et al: Inhibitors of the interactions between collagen and its receptors on platelets. *Handb Exp Pharmacol* 2012(210):311–337.
63. George JN, et al: Platelet surface glycoproteins. Studies on resting and activated platelets and platelet membrane microparticles in normal subjects, and observations in patients during adult respiratory distress syndrome and cardiac surgery. *J Clin Invest* 78(2):340–348, 1986.
64. Michelson AD: Thrombin-induced down-regulation of the platelet membrane glycoprotein Ib-IX complex. *Semin Thromb Hemost* 18(1):18–27, 1992.
65. Michelson AD, Barnard MR: Thrombin-induced changes in platelet membrane glycoproteins Ib, IX, and IIb-IIIa complex. *Blood* 70(5):1673–1678, 1987.
66. McEver RP: Properties of GMP-140, an inducible granule membrane protein of platelets and endothelium. *Blood Cells* 16(1):73–80; discussion 80–83, 1990.
67. McEver RP, et al: GMP-140, a platelet alpha-granule membrane protein, is also synthesized by vascular endothelial cells and is localized in Weibel-Palade bodies. *J Clin Invest* 84(1):92–99, 1989.
68. McEver R: P-selectin/PSGL-1 and other interactions between platelets, leukocytes, and endothelium, in *Platelets*, edited by AD M, p 231. Academic Press, San Diego, 2007.
69. Loscalzo J: Nitric oxide insufficiency, platelet activation, and arterial thrombosis. *Circ Res* 88(8):756–762, 2001.
70. Luscher TF: Platelet-vessel wall interaction: Role of nitric oxide, prostaglandins and endothelins. *Baillieres Clin Haematol* 6(3):609–627, 1993.
71. Mitchell JA, et al: Role of nitric oxide and prostacyclin as vasoactive hormones released by the endothelium. *Exp Physiol* 93(1):141–147, 2008.
72. Rex S, Freedman JE: Inhibition of platelet function by the endothelium, in *Platelets*, edited by AD Michelson, pp 251–280. Academic Press, San Diego, 2007.
73. Marcus AJ, et al: The endothelial cell ecto-ADPase responsible for inhibition of platelet function is CD39. *J Clin Invest* 99(6):1351–1360, 1997.
74. Marcus AJ, et al: Inhibition of platelet function by an aspirin-insensitive endothelial cell ADPase. Thromboregulation by endothelial cells. *J Clin Invest* 88(5):1690–1696, 1991.
75. Holme S, et al: Light scatter and total protein signal distribution of platelets by flow cytometry as parameters of size. *J Lab Clin Med* 112(2):223–231, 1988.
76. White J: Anatomy and structural organization of the platelet, in *Hemostasis and Thrombosis: Basic Principles and Clinical Practice*, edited by RW Colman, VJ Marder, EW Salzman, p 397. JB Lippincott, Philadelphia, 1993.
77. Coller BS: Biochemical and electrostatic considerations in primary platelet aggregation. *Ann N Y Acad Sci* 416:693–708, 1983.
78. van Joost T, et al: Purpuric contact dermatitis to benzoyl peroxide. *J Am Acad Dermatol* 22(2 Pt 2):359–361, 1990.
79. Schick P: Megakaryocyte and platelet lipids, in *Hemostasis and Thrombosis: Basic Principles and Clinical Practice*, edited by RW Colman, VJ Marder, EW Salzman, p 574. JB Lippincott, Philadelphia, 1993.
80. Heemskerk JW, Bevers EM, Lindhout T: Platelet activation and blood coagulation. *Thromb Haemost* 88(2):186–193, 2002.
81. Solum NO: Procoagulant expression in platelets and defects leading to clinical disorders. *Arterioscler Thromb Vasc Biol* 19(12):2841–2846, 1999.
82. Sims PJ, et al: Complement proteins C5b-9 cause release of membrane vesicles from the platelet surface that are enriched in the membrane receptor for coagulation factor Va and express prothrombinase activity. *J Biol Chem* 263(34):18205–18212, 1988.
83. Sims PJ, et al: Assembly of the platelet prothrombinase complex is linked to vesiculation of the platelet plasma membrane. Studies in Scott syndrome: An isolated defect in platelet procoagulant activity. *J Biol Chem* 264(29):17049–17057, 1989.
84. Bevers EM, et al: Exposure of endogenous phosphatidylserine at the outer surface of stimulated platelets is reversed by restoration of aminophospholipid translocase activity. *Biochemistry* 28(6):2382–2387, 1989.
85. Comfurius P, Bevers EM, Zwaal RF: The involvement of cytoskeleton in the regulation of transbilayer movement of phospholipids in human blood platelets. *Biochim Biophys Acta* 815(1):143–148, 1985.
86. Tuszynski GP, et al: The platelet cytoskeleton contains elements of the prothrombinase complex. *J Biol Chem* 259(11):6947–6951, 1984.
87. Bodin S, Tronchere H, Payrastre B: Lipid rafts are critical membrane domains in blood platelet activation processes. *Biochim Biophys Acta* 1610(2):247–257, 2003.
88. Locke D, et al: Lipid rafts orchestrate signaling by the platelet receptor glycoprotein VI. *J Biol Chem* 277(21):18801–18809, 2002.
89. Shrimpton CN, et al: Localization of the adhesion receptor glycoprotein Ib-IX-V complex to lipid rafts is required for platelet adhesion and activation. *J Exp Med* 196(8):1057–1066, 2002.
90. Heijnen HF, et al: Concentration of rafts in platelet filopodia correlates with recruitment of c-Src and CD63 to these domains. *J Thromb Haemost* 1(6):1161–1173, 2003.
91. Bodin S, et al: Production of phosphatidylinositol 3,4,5-trisphosphate and phosphatidic acid in platelet rafts: Evidence for a critical role of cholesterol-enriched domains in human platelet activation. *Biochemistry* 40(50):15290–15299, 2001.
92. Baglia FA, et al: The glycoprotein Ib-IX-V complex mediates localization of factor XI to lipid rafts on the platelet membrane. *J Biol Chem* 278(24):21744–21750, 2003.
93. Brownlow SL, et al: A role for hTRPC1 and lipid raft domains in store-mediated calcium entry in human platelets. *Cell Calcium* 35(2):107–113, 2004.
94. Lopez JA, I. del Conde, Shrimpton CN: Receptors, rafts, and microvesicles in thrombosis and inflammation. *J Thromb Haemost* 3(8):1737–1744, 2005.
95. White JG: Anatomy and structural organization of the platelet, in *Hemostasis and Thrombosis: Basic Principles and Clinical Practice*, edited by RW Colman, VJ Marder, EW Salzman, pp 397–413. JB Lippincott, Philadelphia, 1993.
96. Behnke O: The morphology of blood platelet membrane systems. *Ser Haematol* 3(4):3–16, 1970.
97. White JG: Electron microscopic studies of platelet secretion. *Prog Hemost Thromb* 2:49, 1974.
98. Suzuki H, Yamazaki H, Tanoue K: Immunocytochemical studies on co-localization of alpha-granule membrane alphaIIbbeta3 integrin and intragranular fibrinogen of human platelets and their cell-surface expression during the thrombin-induced release reaction. *J Electron Microsc (Tokyo)* 52(2):183–195, 1970.
99. Stenberg PE, Shuman MA, Levine SP, Bainton DF: Redistribution of α granules and their contents in thrombin-stimulated platelets. *J Cell Biol* 98:748–760, 1984.
100. Ginsberg MH, Taylor L, Painter RG: The mechanism of thrombin-induced platelet factor 4 secretion. *Blood* 55:661, 1980.
101. Nurden P, Heilmann E, Paponneau A, Nurden A: Two-way trafficking of membrane glycoproteins on thrombin-activated human platelets. *Semin Hematol* 1994;31(3): 240–250, 1980.
102. Michelson AD, Barnard MR: Plasmin-induced redistribution of platelet glycoprotein Ib. *Blood* 76(10):2005–2010, 1990.
103. Suzuki H, Nakamura S, Itoh Y, et al: Immunocytochemical evidence for the translocation of α-granule membrane glycoprotein IIb/IIIa (integrin αIIbβ3) of human platelets to the surface membrane during the release reaction. *Histochemistry* 97:381–388, 1992.
104. Suzuki H, Murasaki K, Kodama K, Takayama H: et al: Intracellular localization of glycoprotein VI in human platelets and its surface expression upon activation. *Br J Haematol* 121(6):904–912, 2003.
105. Nurden P, Poujol C, Winckler J, et al: Immunolocalization of P2Y1 and TPalpha receptors in platelets showed a major pool associated with the membranes of alpha-granules and the open canalicular system. *Blood* 101(4):1400–1408, 2003.
106. Breton-Gorius, J, Guichard J: Ultrastructural localization of peroxidase activity in human platelets and megakaryocytes. *Am J Pathol* 66:277, 1986.
107. Cramer EM: Platelets and megakaryocytes: Anatomy and structural organization, in *Hemostasis and Thrombosis: Basic Principles in Clinical Practice*, edited by RW Colman, J Hirsh, V J Marder, AW Clowes and J N George, et al, pp 411–428. Lippincott, Williams & Wilkins: Philadelphia, 2001.
108. White JG: Interaction of membrane systems in blood platelets. *Am J Pathol* 66(2): 295–312, 1972.
109. Menashi S, Davis C, Crawford N: Calcium uptake associated with an intracellular membrane fraction prepared from human blood platelets by high-voltage, free-flow electrophoresis. *FEBS Lett* 140:298, 1982.
110. Robblee LS, Shepro D, Belamarich FA: Calcium uptake and associated adenosine triphosphate activity of isolated platelet membranes. *J Gen Physiol* 61:462, 1973.
111. Hartwig JH: Platelet morphology, in *Thrombosis and Hemorrhage*, edited by J Loscalzo, AI Schafer, pp 207–228. Williams & Wilkins, Baltimore, 1999.
112. Michalak M, Mariani P, Opas M: Calreticulin, a multifunctional Ca2+ binding chaperone of the endoplasmic reticulum. *Biochem Cell Biol* 76(5):779–785, 1998.
113. Brownlow SL, Sage SO: Rapid agonist-evoked coupling of type II Ins(1,4,5)P3 receptor with human transient receptor potential (hTRPC1) channels in human platelets. *Biochem J* 375(Pt 3):697–704, 2003.
114. van Gorp RM, et al: Irregular spiking in free calcium concentration in single, human platelets. Regulation by modulation of the inositol trisphosphate receptors. *Eur J Biochem* 269(5):1543–1552, 2002.
115. Käser-Glanzmann R, Jakábová M, George JN, Lüscher EF: Further characterization

of calcium accumulating vesicles from human blood platelets. *Biochim Biophys Acta* 542:357, 1978.
116. Tertyshnikova S, Fein A: Inhibition of inositol 1,4,5-trisphosphate-induced Ca2+ release by cAMP- dependent protein kinase in a living cell. *Proc Natl Acad Sci U S A* 1998;95(4):1613–1617, 1978.
117. Pernollet MG, Lantoine F, Devynck MA: Nitric oxide inhibits ATP-dependent Ca^{2+} uptake into platelet membrane vesicles. *Biochem Biophys Res Commun* 222(3): 780–785, 1996.
118. Teijeiro RG, et al: Calcium efflux from platelet vesicles of the dense tubular system. Analysis of the possible contribution of the Ca^{2+} pump. *Mol Cell Biochem* 199(1–2):7–14, 1999.
119. Bergmeier W, Stefanini L: Novel molecules in calcium signaling in platelets. *J Thromb Haemost* 7(Suppl 1):187–190, 2009.
120. Dziadek MA, Johnstone LS: Biochemical properties and cellular localisation of STIM proteins. *Cell Calcium* 42(2):123–132, 2007.
121. Grosse J, et al: An EF hand mutation in Stim1 causes premature platelet activation and bleeding in mice. *J Clin Invest* 117(11):3540–3550, 2007.
122. Varga-Szabo D, et al: The calcium sensor STIM1 is an essential mediator of arterial thrombosis and ischemic brain infarction. *J Exp Med* 205(7):1583–1591, 2008.
123. Bergmeier W, et al: R93W mutation in Orai1 causes impaired calcium influx in platelets. *Blood* 113(3):675–678, 2009.
124. Braun A, et al: Orai1 (CRACM1) is the platelet SOC channel and essential for pathological thrombus formation. *Blood* 113(9):2056–2063, 2009.
125. Feske S, et al: A mutation in Orai1 causes immune deficiency by abrogating CRAC channel function. *Nature* 441(7090):179–185, 2006.
126. Feske S, et al: Severe combined immunodeficiency due to defective binding of the nuclear factor of activated T cells in T lymphocytes of two male siblings. *Eur J Immunol* 26(9):2119–2126, 1996.
127. Picard C, et al: STIM1 mutation associated with a syndrome of immunodeficiency and autoimmunity. *N Engl J Med* 360(19):1971–1980, 2009.
128. Redondo PC, et al: Intracellular Ca2+ store depletion induces the formation of macromolecular complexes involving hTRPC1, hTRPC6, the type II IP3 receptor and SERCA3 in human platelets. *Biochim Biophys Acta* 1783(6):1163–1176, 2008.
129. Sage SO, Brownlow SL, Rosado JA: TRP channels and calcium entry in human platelets. *Blood* 100(12):4245–4246, 2002.
130. Varga-Szabo D, et al: Store-operated Ca(2+) entry in platelets occurs independently of transient receptor potential (TRP) C1. *Pflugers Arch* 457(2):377–387, 2008.
131. Gerrard JM, White JG, Rao GH, Townsend D: Localization of platelet prostaglandin production in the platelet dense tubular system. *Am J Pathol* 83(2):283–298, 1976.
132. Picot D, Loll PJ, Garavito RM: The X-ray crystal structure of the membrane protein prostaglandin H2 synthase-1. *Nature* 1994;367(6460):243–249, 1976.
133. Fox JE: The platelet cytoskeleton. *Thromb Haemost* 70(6):884–893, 1993.
134. Fox JE, et al: Identification of a membrane skeleton in platelets. *J Cell Biol* 106(5): 1525–1538, 1988.
135. Fox JE, et al: Spectrin is associated with membrane-bound actin filaments in platelets and is hydrolyzed by the Ca2+-dependent protease during platelet activation. *Blood* 69(2):537–545, 1987.
136. Hartwig JH, DeSisto M: The cytoskeleton of the resting human blood platelet: Structure of the membrane skeleton and its attachment to actin filaments. *J Cell Biol* 112(3):407–425, 1991.
137. Barkalow KL, et al: Alpha-adducin dissociates from F-actin and spectrin during platelet activation. *J Cell Biol* 161(3):557–570, 2003.
138. Kaiser HW, O'Keefe E, Bennett V: Adducin: Ca++-dependent association with sites of cell-cell contact. *J Cell Biol* 109(2):557–569, 1989.
139. Kuhlman PA, et al: A new function for adducin. Calcium/calmodulin-regulated capping of the barbed ends of actin filaments. *J Biol Chem* 271(14):7986–7991, 1996.
140. Matsuoka Y, Li X, Bennett V: Adducin: Structure, function and regulation. *Cell Mol Life Sci* 57(6):884–895, 2000.
141. Calderwood DA, et al: Increased filamin binding to beta-integrin cytoplasmic domains inhibits cell migration. *Nat Cell Biol* 3(12):1060–1068, 2001.
142. Ithychanda SS, et al: Migfilin, a molecular switch in regulation of integrin activation. *J Biol Chem* 284(7):4713–4722, 2009.
143. Kiema T, et al: The molecular basis of filamin binding to integrins and competition with talin. *Mol Cell* 21(3):337–347, 2006.
144. Tadokoro S, et al: Talin binding to integrin beta tails: A final common step in integrin activation. *Science* 302(5642):103–106, 2003.
145. Tremuth L, et al: A fluorescence cell biology approach to map the second integrin-binding site of talin to a 130-amino acid sequence within the rod domain. *J Biol Chem* 279(21):22258–22266, 2004.
146. Ulmer TS, et al: NMR analysis of structure and dynamics of the cytosolic tails of integrin alpha IIb beta 3 in aqueous solution. *Biochemistry* 40(25):7498–7508, 2001.
147. Vinogradova O, et al: A structural mechanism of integrin alpha(IIb)beta(3) "inside-out" activation as regulated by its cytoplasmic face. *Cell* 110(5):587–597, 2002.
148. Yan B, et al: Calpain cleavage promotes talin binding to the beta 3 integrin cytoplasmic domain. *J Biol Chem* 276(30):28164–28170, 2001.
149. Zhu J, et al: Structure of a complete integrin ectodomain in a physiologic resting state and activation and deactivation by applied forces. *Mol Cell* 32(6):849–861, 2008.
150. Podor TJ, et al: Vimentin exposed on activated platelets and platelet microparticles localizes vitronectin and plasminogen activator inhibitor complexes on their surface. *J Biol Chem* 277(9):7529–7539, 2002.
151. Cramer EM, et al: Ultrastructure of platelet formation by human megakaryocytes cultured with the Mpl ligand. *Blood* 89(7):2336–2346, 1997.
152. Italiano JE Jr, et al: Blood platelets are assembled principally at the ends of proplatelet processes produced by differentiated megakaryocytes. *J Cell Biol* 147(6):1299–1312, 1999.
153. Italiano JE, JH Hartwig: Megakaryocyte development and platelet formation, in *Platelets*, edited by A Michelson, p 23. Academic Press, San Diego, 2007.
154. Hartwig J: Platelet structure, in *Platelets*, edited by A Michelson, p 75. Academic Press, San Diego, 2007.
155. Crawford N, Scrutton MC: Biochemistry of the blood platelet, in *Haemostasis and Thrombosis*, edited by AL Bloom, DP Thomas, EGD Tuddenham, p 89. Churchill Livingstone, London, England, 1994.
156. Miki H, Okada Y, Hirokawa N: Analysis of the kinesin superfamily: Insights into structure and function. *Trends Cell Biol* 15(9):467–476, 2005.
157. Pfister KK, et al: Genetic analysis of the cytoplasmic dynein subunit families. *PLoS Genet* 2(1):e1.
158. Sheetz MP: Microtubule motor complexes moving membranous organelles. *Cell Struct Funct* 1996;21(5):369–373, 2006.
159. Patel-Hett S, et al: Visualization of microtubule growth in living platelets reveals a dynamic marginal band with multiple microtubules. *Blood* 111(9):4605–4616, 2008.
160. Kenney DM, Linck RW: The cytoskeleton of unstimulated blood platelets: Structure and composition of the isolated marginal microtubular band. *J Cell Sci* 78:1–22, 1985.
161. Aslan JE, et al: Histone deacetylase 6-mediated deacetylation of alpha-tubulin coordinates cytoskeletal and signaling events during platelet activation. *Am J Physiol Cell Physiol* 305(12):C1230–9, 2013.
162. Sadoul K, et al: HDAC6 controls the kinetics of platelet activation. *Blood* 120(20): 4215–4218, 2012.
163. Italiano JE Jr, et al: Mechanisms and implications of platelet discoid shape. *Blood* 101(12):4789–4796, 2003.
164. Freson K, et al: The TUBB1 Q43P functional polymorphism reduces the risk of cardiovascular disease in men by modulating platelet function and structure. *Blood* 106(7):2356–2362, 2005.
165. Kunishima S, et al: Mutation of the beta1-tubulin gene associated with congenital macrothrombocytopenia affecting microtubule assembly. *Blood* 113(2):458–461, 2009.
166. Navarro-Nunez L, et al: Rare homozygous status of P43 beta1-tubulin polymorphism causes alterations in platelet ultrastructure. *Thromb Haemost* 105(5):855–863, 2011.
167. Kunishima S, et al: TUBB1 mutation disrupting microtubule assembly impairs proplatelet formation and results in congenital macrothrombocytopenia. *Eur J Haematol* 92(4):276–282, 2014.
168. Kunishima S, et al: Mutation of the beta1-tubulin gene associated with congenital macrothrombocytopenia affecting microtubule assembly. *Blood* 113(2):458–461, 2009.
169. Nachmias VT, Yoshida K: The cytoskeleton of the blood platelet: A dynamic structure. *Adv Cell Biol* 2: 181–211, 1988.
170. Safer D, Nachmias VT: Beta thymosins as actin binding peptides. *Bioessays* 16(8):590, 1994.
171. Rosenberg S, Stracher A: Effect of actin-binding protein on the sedimentation properties of actin. *J Cell Biol* 1982;94(1):51–55, 1988.
172. Rosenberg S, Stracher A, Burridge K: Isolation and characterization of a calcium-sensitive alpha-actinin-like protein from human platelet cytoskeletons. *J Biol Chem* 256(24):12986–12991, 1981.
173. Rosenberg S, Stracher A, Lucas RC: Isolation and characterization of actin and actin-binding protein from human platelets. *J Cell Biol* 91(1):201–211, 1981.
174. Fucini P, et al: The repeating segments of the F-actin cross-linking gelation factor (ABP-120) have an immunoglobulin-like fold. *Nat Struct Biol* 4(3):223–230, 1997.
175. Gorlin JB, et al: Human endothelial actin-binding protein (ABP-280, nonmuscle filamin): A molecular leaf spring. *J Cell Biol* 111(3):1089–1105, 1990.
176. Gorlin JB, et al: Actin-binding protein (ABP-280) filamin gene (FLN) maps telomeric to the color vision locus (R/GCP) and centromeric to G6PD in Xq28. *Genomics* 17(2):496–498, 1993.
177. Takafuta T, et al: Human beta-filamin is a new protein that interacts with the cytoplasmic tail of glycoprotein Ibalpha. *J Biol Chem* 273(28):17531–17538, 1998.
178. Ohta Y, et al: The small GTPase RalA targets filamin to induce filopodia. *Proc Natl Acad Sci U S A* 96(5):2122–2128, 1999.
179. Stossel TP, et al: Filamins as integrators of cell mechanics and signalling. *Nat Rev Mol Cell Biol* 2(2):138–145, 2001.
180. Kovacsovics TJ, Hartwig JH: Thrombin-induced GPIb-IX centralization on the platelet surface requires actin assembly and myosin II activation. *Blood* 87(2):618–629, 1996.
181. Meyer SC, et al: Identification of the region in actin-binding protein that binds to the cytoplasmic domain of glycoprotein IBalpha. *J Biol Chem* 272(5):2914–2919, 1997.
182. Karpatkin S, Langer RM: Biochemical energetics of simulated platelet plug formation. Effect of thrombin, adenosine diphosphate, and epinephrine on intra- and extracellular adenine nucleotide kinetics. *J Clin Invest* 47(9):2158–2168, 1968.
183. Akkerman JW, et al: A novel technique for rapid determination of energy consumption in platelets. Demonstration of different energy consumption associated with three secretory responses. *Biochem J* 210(1):145–155, 1983.
184. Akkerman JW, Holmsen H: Interrelationships among platelet responses: Studies on the burst in proton liberation, lactate production, and oxygen uptake during platelet aggregation and Ca2+ secretion. *Blood* 57(5):956–966, 1981.
185. Guppy M, et al: Fuel choices by human platelets in human plasma. *Eur J Biochem* 244(1):161–167, 1997.
186. Holmsen H, Farstad M: Energy metabolism, in *Platelet Responses and Metabolism*, edited by H Holmsen, p 245. CRC Press, Boca Raton, FL, 1987.
187. Akkerman JWN, Verhgoeven AJM: Energy metabolism and function, in *Platelet Responses and Metabolism*, edited by H Holmsen, p 69. CRC Press, Boca Raton, FL, 1987.
188. Shimizu T, Murphy S: Roles of acetate and phosphate in the successful storage of platelet concentrates prepared with an acetate-containing additive solution. *Transfusion* 33(4):304–310, 1993.
189. Dean WL: Structure, function and subcellular localization of a human platelet Ca2+-ATPase. *Cell Calcium* 10(5):289–297, 1989.
190. Simons ER, Greenberg-Sperssky SM: Transmembrane monovalent cation gradients,

in *Platelet Responses and Metabolism*, edited by H Holmsen, p 31. CRC Press, Boca Raton, FL, 1987.
191. Daniel JL, et al: Nucleotide exchange between cytosolic ATP and F-actin-bound ADP may be a major energy-utilizing process in unstimulated platelets. *Eur J Biochem* 156(3):677–684, 1986.
192. Verhoeven AJ, et al: Turnover of the phosphomonoester groups of polyphosphoinositol lipids in unstimulated human platelets. *Eur J Biochem* 166(1):3–9, 1987.
193. Akkerman JW, Holmsen H, Driver HA: Platelet aggregation and Ca2+ secretion are independent of simultaneous ATP production. FEBS Lett 100(2):286–290, 1979.
194. van den Bosch H, de Vet EC, Zomer AW: The role of peroxisomes in ether lipid synthesis. Back to the roots of PAF. *Adv Exp Med Biol* 416:33–40, 1996.
195. van den Bosch H, et al: Ether lipid synthesis and its deficiency in peroxisomal disorders. *Biochimie* 75(3–4):183–189, 1993.
196. Wanders RJ, et al: Deficiency of acyl-CoA:dihydroxyacetone phosphate acyltransferase in thrombocytes of Zellweger patients: A simple postnatal diagnostic test. *Clin Chim Acta* 151(3):217–221, 1985.
197. Holmsen H: Platelet secretion and energy metabolism, in *Hemostasis and Thrombosis: Basic Principles and Clinical Practice*, edited by RW Colman, VJ Marder, EW Salzman, p 524. JB Lippincott, Philadelphia, 1993.
198. Shuster RC, Rubenstein AJ, Wallace DC: Mitochondrial DNA in anucleate human blood cells. *Biochem Biophys Res Commun* 155(3):1360–1365, 1988.
199. Boudreau LH, et al: Platelets release mitochondria serving as substrate for bactericidal group IIA-secreted phospholipase A2 to promote inflammation. *Blood* 124(14): 2173–2183, 2014.
200. Mason KD, et al: Programmed anuclear cell death delimits platelet life span. *Cell* 128(6):1173–1186, 2007.
201. Cardoso SM, et al: Cytochrome c oxidase is decreased in Alzheimer's disease platelets. *Neurobiol Aging* 25(1):105–110, 2004.
202. Dror N, et al: State-dependent alterations in mitochondrial complex I activity in platelets: A potential peripheral marker for schizophrenia. *Mol Psychiatry* 7(9):995–1001, 2002.
203. Lenaz G, et al: Mitochondrial complex I defects in aging. *Mol Cell Biochem* 174(1–2): 329–333, 1997.
204. Lenaz G, et al: Mitochondrial bioenergetics in aging. *Biochim Biophys Acta* 1459(2–3): 397–404, 2000.
205. Mancuso M, et al: Decreased platelet cytochrome c oxidase activity is accompanied by increased blood lactate concentration during exercise in patients with Alzheimer disease. *Exp Neurol* 182(2):421–426, 2003.
206. Schapira AH: Mitochondrial dysfunction in neurodegenerative disorders. *Biochim Biophys Acta* 1366(1–2):225–233, 1998.
207. Yamagishi SI, et al: Hyperglycemia potentiates collagen-induced platelet activation through mitochondrial superoxide overproduction. *Diabetes* 50(6):1491–1494, 2001.
208. Dale GL, Friese P: Bax activators potentiate coated-platelet formation. *J Thromb Haemost* 4(12):2664–2669, 2006.
209. Jobe SM, et al: Critical role for the mitochondrial permeability transition pore and cyclophilin D in platelet activation and thrombosis. *Blood* 111(3):1257–1265, 2008.
210. Leung R, et al: Persistence of procoagulant surface expression on activated human platelets: Involvement of apoptosis and aminophospholipid translocase activity. *J Thromb Haemost* 5(3):560–570, 2007.
211. Remenyi G, et al: Role of mitochondrial permeability transition pore in coated-platelet formation. *Arterioscler Thromb Vasc Biol* 25(2):467–471, 2005.
212. Nachmias VT: Platelet and megakaryocyte shape change: Triggered alterations in the cytoskeleton. *Semin Hematol* 20(4):261–281, 1983.
213. Maurer-Spurej E, Devine DV: Platelet aggregation is not initiated by platelet shape change. *Lab Invest* 2001;81(11):1517–1525, 1983.
214. Born GV, et al: Quantification of the morphological reaction of platelets to aggregating agents and of its reversal by aggregation inhibitors. *J Physiol* 280:193–212, 1978.
215. Coller BS: Biochemical and electrostatic considerations in primary platelet aggregation. *Ann N Y Acad Sci* 416:693.
216. Hartwig JH, et al: The elegant platelet: Signals controlling actin assembly. *Thromb Haemost* 82:392–398, 1984, 1999.
217. Falet H, et al: Importance of free actin filament barbed ends for Arp2/3 complex function in platelets and fibroblasts. *Proc Natl Acad Sci U S A* 99(26):16782–16787, 2002.
218. Carlier MF, et al: Tbeta 4 is not a simple G-actin sequestering protein and interacts with F-actin at high concentration. *J Biol Chem* 271(16):9231–9239, 1996.
219. Lind SE, Yin HL, Stossel TP: Human platelets contain gelsolin. A regulator of actin filament length. *J Clin Invest* 69(6):1384–1387, 1982.
220. Barkalow K, Hartwig JH: The role of actin filament barbed-end exposure in cytoskeletal dynamics and cell motility. *Biochem Soc Trans* 23(3):451–456, 1995.
221. Barkalow K, et al: A-Adducin dissociates from F-actin filaments and spectrin during platelet activation. *J Cell Biol* 161:557–570, 2003.
222. Machesky LM, Gould KL: The Arp2/3 complex: A multifunctional actin organizer. *Curr Opin Cell Biol* 11(1):117–121, 1999.
223. Mullins RD, Heuser JA, Pollard TD: The interaction of Arp2/3 complex with actin: Nucleation, high affinity pointed end capping, and formation of branching networks of filaments. *Proc Natl Acad Sci U S A* 95(11):6181–6186, 1998.
224. Heemskerk JW, et al: Collagen but not fibrinogen surfaces induce bleb formation, exposure of phosphatidylserine, and procoagulant activity of adherent platelets: Evidence for regulation by protein tyrosine kinase-dependent Ca2+ responses. *Blood* 90(7):2615–2625, 1997.
225. Watson SP: Collagen receptor signaling in platelets and megakaryocytes. *Thromb Haemost* 82(2):365–376, 1999.
226. Jirouskova M, Jaiswal JK, Coller BS: Ligand density dramatically affects integrin alpha IIb beta 3-mediated platelet signaling and spreading. *Blood* 109(5260):5269, 2007.
227. Coller BS, et al: Studies of activated GPIIb/IIIa receptors on the luminal surface of adherent platelets. Paradoxical loss of luminal receptors when platelets adhere to high density fibrinogen. *J Clin Invest* 92:2796–2806, 1999, 1993.
228. Patel D, et al: The dynamics of GPIIb/IIIa-mediated platelet-platelet interactions in platelet adhesion/thrombus formation on collagen in vitro as revealed by videomicroscopy. *Blood* 101:929–936, 2003.
229. Fox JE: On the role of calpain and Rho proteins in regulating integrin-induced signaling. *Thromb Haemost* 82(2):385–391, 1999.
230. Hartwig JH, et al: Thrombin receptor ligation and activated Rac uncap actin filament barbed ends through phosphoinositide synthesis in permeabilized human platelets. *Cell* 1995;82(4):643–653, 1999.
231. Lemmon MA, Ferguson KM, Abrams CS: Pleckstrin homology domains and the cytoskeleton. *FEBS Lett* 513(1):71–76, 2002.
232. Ma AD, Abrams CS: Pleckstrin homology domains and phospholipid-induced cytoskeletal reorganization. *Thromb Haemost* 82(2):399–406, 1999.
233. Lian L, Wang Y, Flick M, et al: Loss of pleckstrin defines a novel pathway for PKC-mediated exocytosis. *Blood* 113(15):3577–3584, 2009.
234. Hitchcock IS, et al: Roles of focal adhesion kinase (FAK) in megakaryopoiesis and platelet function: Studies using a megakaryocyte lineage specific FAK knockout. *Blood* 111(2):596–604, 2008.
235. Coller BS, Shattil SJ: The GPIIb/IIIa (integrin alphaIIbbeta3) odyssey: A technology-driven saga of a receptor with twists, turns, and even a bend. *Blood* 112(8):3011–3025, 2008.
236. Pabla R, et al: Integrin-dependent control of translation: Engagement of integrin alphaIIbbeta3 regulates synthesis of proteins in activated human platelets. *J Cell Biol* 144(1):175–184, 1999.
237. Shattil SJ: Signaling through platelet integrin $\alpha IIb\beta 3$: Inside-out, outside-in and sideways. *Thromb Haemost* 82(2):318–325, 1999.
238. Shattil SJ, Newman PJ: Integrins: Dynamic scaffolds for adhesion and signaling in platelets. *Blood* 104(6):1606–1615, 2004.
239. Kulkarni S, et al: Conversion of platelets from a proaggregatory to a proinflammatory adhesive phenotype: Role of PAF in spatially regulating neutrophil adhesion and spreading. *Blood* 110(6):1879–1886, 2007.
240. Cho J, Mosher DF: Role of fibronectin assembly in platelet thrombus formation. *J Thromb Haemost* 4(7):1461–1469, 2006.
241. George JN, et al: Platelet surface glycoproteins. Studies on resting and activated platelets and platelet membrane microparticles in normal subjects, and observations in patients during adult respiratory distress syndrome and cardiac surgery. *J Clin Invest* 78:340–348, 1986.
242. Michelson AD: Thrombin-induced down-regulation of the platelet membrane glycoprotein Ib-IX complex. *Semin Thromb Hemost* 18:18–27, 1992.
243. Bennett JS, et al: The platelet cytoskeleton regulates the affinity of the integrin alpha(IIb)beta(3) for fibrinogen. *J Biol Chem* 274(36):25301–25307, 1999.
244. Patil S, et al: Identification of a talin-binding site in the integrin beta(3) subunit distinct from the NPLY regulatory motif of post-ligand binding functions. The talin n-terminal head domain interacts with the membrane-proximal region of the beta(3) cytoplasmic tail. *J Biol Chem* 274(40):28575–28583, 1999.
245. Tadokoro S, et al: Talin binding to integrin beta tails: A final common step in integrin activation. *Science* 302(5642):103–106, 2003.
246. Yan B, et al: Calpain cleavage promotes talin binding to the beta 3 integrin cytoplasmic domain. *J Biol Chem* 276(30):28164–28170, 2001.
247. Shattil SJ, Brugge JS: Protein tyrosine phosphorylation and the adhesive functions of platelets. *Curr Opin Cell Biol* 3:869–879, 1991.
248. Fox JE: The platelet cytoskeleton. *Thromb Haemost* 70(6):884–893, 1993.
249. Fox JE: Platelet cytoskeleton, in *Hemostasis and Thrombosis: Basic Principles and Clinical Practice*, edited by RW Colman, J Hirsh, VJ Marder, AW Clowes, JN George, pp 429–446. Lippincott, Williams & Wilkins, Philadelphia, 2001.
250. Zhu J, Luo BH, Xiao T, et al: Structure of a complete integrin ectodomain in a physiologic resting state and activation and deactivation by applied forces. *Mol Cell* 32(6):849–861, 2008.
251. Li R, et al: Activation of integrin alphaIIbbeta3 by modulation of transmembrane helix associations. *Science* 300(5620):795–798, 2003.
252. Olorundare OE, Simmons SR, Albrecht RM: Cytochalasin D and E: Effects on fibrinogen receptor movement and cytoskeletal reorganization in fully spread, surface-activated platelets: A correlative light and electron microscopic investigation. *Blood* 79(1):99–109, 1992.
253. White JG: Induction of patching and its reversal on surface-activated human platelets. *Br J Haematol* 76(1):108–115, 1990.
254. Fox JE, et al: Identification of two proteins (actin-binding protein and P235) that are hydrolyzed by endogenous Ca++-dependent protease during platelet aggregation. *J Biol Chem* 260:1060–1066, 1985.
255. Fox JE, Reynolds CC, Phillips DR: Calcium-dependent proteolysis occurs during platelet aggregation. *J Biol Chem* 258(16):9973–9981, 1983.
256. Fox JE, et al: Evidence that activation of platelet calpain is induced as a consequence of binding of adhesive ligand to the integrin, glycoprotein IIb-IIIa. *J Cell Biol* 120(6):1501–1507, 1993.
257. Xi X, et al: Critical roles for the COOH-terminal NITY and RGT sequences of the integrin beta3 cytoplasmic domain in inside-out and outside-in signaling. *J Cell Biol* 162(2):329–339, 2003.
258. Flevaris P, et al: A molecular switch that controls cell spreading and retraction. *J Cell Biol* 179(3):553–565, 2007.
259. Dachary-Prigent J, et al: Annexin V as a probe of aminophospholipid exposure and platelet membrane vesiculation: A flow cytometry study showing a role for free sulfhydryl groups. *Blood* 81:2554–2565, 1993.
260. Azam M, et al: Disruption of the mouse mu-calpain gene reveals an essential role in platelet function. *Mol Cell Biol* 21(6):2213–2220, 2001.
261. Furman MI, Gardner TM, Goldschmidt-Clermont PJ: Mechanisms of cytoskeletal reorganization during platelet activation. *Thromb Haemost* 70(1):229–232, 1993.
262. McNicol A, Israels SJ: Platelet dense granules: Structure, function and implications for haemostasis. *Thromb Res* 1999;95(1):1–18, 1993.
263. Leon C, et al: Megakaryocyte-restricted MYH9 inactivation dramatically affects hemostasis while preserving platelet aggregation and secretion. *Blood* 110(9):

3183–3191, 2007.
264. Escolar G, Krumwiede M, White JG: Organization of the actin cytoskeleton of resting and activated platelets in suspension. *Am J Pathol* 123:86–94, 1986.
265. Fox JE, et al: Actin filament content and organization in unstimulated platelets. *J Cell Biol* 98:1985.
266. Hartwig JH: Platelet structure, in *Platelets*, edited by AD Michelson, pp 75–97. Academic Press, San Diego, 2007, 1984.
267. Nachmias VT, Yoshida K: The cytoskeleton of the blood platelets: A dynamic structure. *Adv Cyclic Nucleotide Res* 2:181–211, 1999.
268. Weber A, et al: Interaction of thymosin-β-4 with muscle and platelet actin. Implications for actin sequestration in resting platelets. *Biochemistry* 31(27):6179–6185, 1992.
269. Gonnella PA, Nachmias VT: Platelet activation and microfilament bundling. *J Biol Chem* 89:146, 1981.
270. Nachmias VT: Cytoskeleton of human platelets at rest and after spreading. *J Cell Biol* 86:795, 1980.
271. Budtz-Olsen OE: *Clot Retraction*. Charles C Thomas, Springfield, 1951.
272. Stalker TJ, et al: A systems approach to hemostasis: 3. Thrombus consolidation regulates intrathrombus solute transport and local thrombin activity. *Blood* 124(11): 1824–1831, 2014.
273. Kunitada S, FitzGerald GA, Fitzgerald DJ: Inhibition of clot lysis and decreased binding of tissue-type plasminogen activator as a consequence of clot retraction. *Blood* 79(6):1420–1427, 1992.
274. Cohen I, Gerrard JM, White JG: Ultrastructure of clots during isometric contraction. *J Cell Biol* 91:775.
275. Pollard TD, et al: Contractile proteins in platelet activation and contraction. *Ann N Y Acad Sci* 283:218, 1977.
276. Vaiyapuri S, et al: EphB2 regulates contact-dependent and contact-independent signaling to control platelet function. *Blood* 2015;125(4):720–730, 1982.
277. Khatlani T, et al: The beta isoform of the catalytic subunit of protein phosphatase 2B restrains platelet function by suppressing outside-in alphaII b beta3 integrin signaling. *J Thromb Haemost* 12(12):2089–2101, 2014.
278. Yi W, Li Q, Shen J, et al: Modulation of platelet activation and thrombus formation using a pan-PI3K inhibitor S14161. *PLoS One* 9(8):e102394, 2014.
279. Cohen I: The mechanism of clot retraction, in *Platelet Membrane Glycoproteins*, edited by JN George, AT Nurden, DR Phillips, pp 299–323. Plenum Press, New York, 1985, 2014.
280. Carr ME Jr, et al: Glycoprotein IIb/IIIa blockade inhibits platelet-mediated force development and reduces gel elastic modulus. *Thromb Haemost* 73:499–505, 1995.
281. Leistikow EA: Platelet internalization in early thrombogenesis. *Semin Thromb Hemost* 22(3):289–294, 1996.
282. Morgenstern E, Daub M, Dierichs R: A new model for *in vitro* clot formation that considers the mode of the fibrin(ogen) contacts to platelets and the arrangement of the platelet cytoskeleton. *Ann N Y Acad Sci* 936:449–455, 2001.
283. Braaten JV, Jerome WG, Hantgan RR: Uncoupling fibrin from integrin receptors hastens fibrinolysis at the platelet-fibrin interface. *Blood* 83:982–993, 1994.
284. Coller BS, et al: A murine monoclonal antibody that completely blocks the binding of fibrinogen to platelets produces a thrombasthenic-like state in normal platelets and binds to glycoproteins IIb and/or IIIa. *J Clin Invest* 72:325–338, 1983.
285. Collet JP, et al: A structural and dynamic investigation of the facilitating effect of glycoprotein IIb/IIIa inhibitors in dissolving platelet-rich clots. *Circ Res* 90(4):428–434, 2002.
286. Huang TC, et al: Differential effects of c7E3 Fab on thrombus formation and rt-PA-mediated thrombolysis under flow conditions. *Thromb Res* 102(5):411–425, 2001.
287. Mousa SA, Khurana S, Forsythe MS: Comparative *in vitro* efficacy of different platelet glycoprotein IIb/IIIa antagonists on platelet-mediated clot strength induced by tissue factor with use of thromboelastography: Differentiation among glycoprotein IIb/IIIa antagonists. *Arterioscler Thromb Vasc Biol* 20(4):1162–1167, 2000.
288. Seiffert D, et al: Regulation of clot retraction by glycoprotein IIb/IIIa antagonists. Thromb Res 108(2–3):181–189, 2002.
289. Jirouskova M, et al: A hamster antibody to the mouse fibrinogen gamma chain inhibits platelet-fibrinogen interactions and FXIIIa-mediated fibrin cross-linking, and facilitates thrombolysis. *Thromb Haemost* 86(4):1047–1056, 2001.
290. Mor-Cohen R, et al: Disulfide bond exchanges in integrins alphaIIbbeta3 and alphavbeta3 are required for activation and post-ligation signaling during clot retraction. *Thromb Res* 133(5):826–836, 2014.
291. Law DA, et al: Integrin cytoplasmic tyrosine motif is required for outside-in alphaIIb-beta3 signalling and platelet function. *Nature* 401:808–811, 1999.
292. Osdoit S, Rosa JP: Fibrin clot retraction by human platelets correlates with alpha(IIb) beta(3) integrin-dependent protein tyrosine dephosphorylation. *J Biol Chem* 276(9):6703–6710, 2001.
293. Flevaris P, et al: Two distinct roles of mitogen-activated protein kinases in platelets and a novel Rac1-MAPK-dependent integrin outside-in retractile signaling pathway. *Blood* 113(4):893–901, 2009.
294. Weyrich AS, et al: MTOR-dependent synthesis of Bcl-3 controls the retraction of fibrin clots by activated human platelets. *Blood* 109(5):1975–1983, 2007.
295. Ward CM, Kestin AS, Newman PJ: A Leu262Pro mutation in the integrin beta(3) subunit results in an alpha(IIb)-beta(3) complex that binds fibrin but not fibrinogen. *Blood* 96(1):161–169, 2000.
296. Rooney MM, et al: The contribution of the three hypothesized integrin-binding sites in fibrinogen to platelet-mediated clot retraction. *Blood* 92(7):2374–2381, 1998.
297. Rooney MM, Parise LV, Lord ST: Dissecting clot retraction and platelet aggregation. Clot retraction does not require an intact fibrinogen gamma chain C terminus. *J Biol Chem* 271(15):8553–8555, 1996.
298. Podolnikova NP, et al: Identification of a novel binding site for platelet integrins alpha IIb beta 3 (GPIIbIIIa) and alpha 5 beta 1 in the gamma C-domain of fibrinogen. *J Biol Chem* 278(34):32251–32258, 2003.
299. Remijn JA, Ijsseldijk MJ, de Groot PG: Role of the fibrinogen gamma-chain sequence gamma316-322 in platelet-mediated clot retraction. *J Thromb Haemost* 1(10): 2245–2246, 2003.
300. Podolnikova NP, et al: The interaction of integrin alphaIIbbeta3 with fibrin occurs through multiple binding sites in the alphaIIb beta-propeller domain. *J Biol Chem* 289(4):2371–2383, 2014.
301. Kasahara K, et al: Clot retraction is mediated by factor XIII-dependent fibrin-alphaIIbbeta3-myosin axis in platelet sphingomyelin-rich membrane rafts. *Blood* 122(19):3340–3348, 2013.
302. Munday AD, Lopez JA: Factor XIII: Sticking it to platelets. *Blood* 122(19):3246–3247, 2013.
303. Dubois C, et al: Thrombin binding to GPIbalpha induces platelet aggregation and fibrin clot retraction supported by resting alphaIIbbeta3 interaction with polymerized fibrin. *Thromb Haemost* 89(5):853–865, 2003.
304. Keuren JF, et al: Von Willebrand factor C1C2 domain is involved in platelet adhesion to polymerized fibrin at high shear rate. *Blood* 103(5):1741–1746, 2004.
305. Huizing M, et al: Disorders of lysosome-related organelle biogenesis: Clinical and molecular genetics. *Annu Rev Genomics Hum Genet* 9:359–386, 2008.
306. Holmsen H, Kaplan KL, Dangelmaier CA: Differential energy requirements for platelet responses. A simultaneous study of aggregation, three secretory processes, arachidonate liberation, phosphatidylinositol breakdown and phosphatidate production. *Biochem J* 208(1):9–18, 1982.
307. Verhoeven AJ, Mommersteeg ME, Akkerman JW: Quantification of energy consumption in platelets during thrombin-induced aggregation and secretion. Tight coupling between platelet responses and the increment in energy consumption. *Biochem J* 221(3):777–787, 1984.
308. Ciferri S, et al: Platelets release their lysosomal content *in vivo* in humans upon activation. *Thromb Haemost* 83(1):157–164, 2000.
309. Abrams C, Shattil SJ: Immunological detection of activated platelets in clinical disorders. *Thromb Haemost* 65(5):467–473, 1991.
310. Nieuwenhuis HK, et al: Studies with a monoclonal antibody against activated platelets: Evidence that a secreted 53,000-molecular weight lysosome-like granule protein is exposed on the surface of activated platelets in the circulation. *Blood* 70(3):838–845, 1987.
311. Zhang ZG, et al: Dynamic platelet accumulation at the site of the occluded middle cerebral artery and in downstream microvessels is associated with loss of microvascular integrity after embolic middle cerebral artery occlusion. *Brain Res* 912(2):181–194, 2001.
312. Castellot JJ Jr, et al: Inhibition of vascular smooth muscle cell growth by endothelial cell-derived heparin. Possible role of a platelet endoglycosidase. *J Biol Chem* 257(19):11256–11260, 1982.
313. Ugurbil K, Fukami MH, Holmsen H: 31P NMR studies of nucleotide storage in the dense granules of pig platelets. *Biochemistry* 23(3):409–416, 1984.
314. Ugurbil K, Holmsen H, Shulman RG: Adenine nucleotide storage and secretion in platelets as studied by 31P nuclear magnetic resonance. *Proc Natl Acad Sci U S A* 76(5):2227–2231, 1979.
315. Lesurtel M, et al: Platelet-derived serotonin mediates liver regeneration. *Science* 312(5770):104–107, 2006.
316. Gunay-Aygun M, Huizing M, Gahl WA: Molecular defects that affect platelet dense granules. *Semin Thromb Hemost* 30(5):537–547, 2004.
317. Youssefian T, Cramer EM: Megakaryocyte dense granule components are sorted in multivesicular bodies. *Blood* 95(12):4004–4007, 2000.
318. Nagle DL, et al: Identification and mutation analysis of the complete gene for Chediak-Higashi syndrome. *Nat Genet* 14(3):307–311, 1996.
319. FitzGerald GA, Dipyridamole. *N Engl J Med* 316(20):1247–1257, 1987.
320. Hatmi M, et al: Evidence for cAMP-dependent platelet ectoprotein kinase activity that phosphorylates platelet glycoprotein IV (CD36). *J Biol Chem* 271(40):24776–24780, 1996.
321. Kalafatis M, et al: Phosphorylation of factor Va and factor VIIIa by activated platelets. *Blood* 81(3):704–719, 1993.
322. Naik UP, Kornecki E, Ehrlich YH: Phosphorylation and dephosphorylation of human platelet surface proteins by an ecto-protein kinase/phosphatase system. *Biochim Biophys Acta* 1092(2):256–264, 1991.
323. Harrison P, Cramer EM: Platelet alpha-granules. *Blood Rev* 7(1):52–62, 1993.
324. Reed G: Platelet secretion, in *Platelets*, edited by A Michelson A, p 309. Academic Press, San Diego, 2007.
325. Hayward CP, et al: Factor V is complexed with multimerin in resting platelet lysates and colocalizes with multimerin in platelet alpha-granules. *J Biol Chem* 270(33):19217–19224, 1995.
326. Coppinger JA, et al: Characterization of the proteins released from activated platelets leads to localization of novel platelet proteins in human atherosclerotic lesions. *Blood* 103(6):2096–2104, 2004.
327. Maynard DM, et al: Proteomic analysis of platelet alpha-granules using mass spectrometry. *J Thromb Haemost* 5(9):1945–1955, 2007.
328. McRedmond JP, et al: Integration of proteomics and genomics in platelets: A profile of platelet proteins and platelet-specific genes. *Mol Cell Proteomics* 3(2):133–144, 2004.
329. Italiano JE Jr, Richardson JL, Patel-Hett S, et al: Angiogenesis is regulated by a novel mechanism: Pro- and antiangiogenic proteins are organized into separate platelet alpha granules and differentially released. *Blood* 111(3):1227–1233, 2008.
330. Sehgal S, Storrie B: Evidence that differential packaging of the major platelet granule proteins von Willebrand factor and fibrinogen can support their differential release. *J Thromb Haemost* 5(10):2009–2016, 2007.
331. George JN: Platelet immunoglobulin G: Its significance for the evaluation of thrombocytopenia and for understanding the origin of alpha-granule proteins. *Blood* 76(5):859–870, 1990.
332. George JN, Platelet IgG: Measurement, interpretation, and clinical significance. *Prog Hemost Thromb* 10:97–126, 1991.
333. Heijnen HF, et al: Multivesicular bodies are an intermediate stage in the formation of platelet alpha-granules. *Blood* 91(7):2313–2325, 1998.
334. Niewiarowski S: Secreted platelet proteins, in *Haemostasis and Thrombosis*, edited by AL Bloom, DP Thomas, EGD Tuddenham, p 167. Churchill Livingstone, London,

England, 1994.
335. Niewiarowski S, Holt JC, Cook JJ: Biochemistry and physiology of secreted platelet proteins, in *Hemostasis and Thrombosis: Basic Principles and Clinical Practice*, edited by RW Colman, VJ Marder, EW Salzman, p 546. JB Lippincott, Philadelphia, 1993.
336. Brown KD, et al: A family of small inducible proteins secreted by leukocytes are members of a new superfamily that includes leukocyte and fibroblast-derived inflammatory agents, growth factors, and indicators of various activation processes. *J Immunol* 142(2):679–687, 1989.
337. Kawahara RS, Deuel TF: Platelet-derived growth factor-inducible gene JE is a member of a family of small inducible genes related to platelet factor 4. *J Biol Chem* 264(2): 679–682, 1989.
338. Oppenheim JJ, et al: Properties of the novel proinflammatory supergene "intercrine" cytokine family. *Annu Rev Immunol* 9:617–648, 1991.
339. Gear AR, Camerini D: Platelet chemokines and chemokine receptors: Linking hemostasis, inflammation, and host defense. *Microcirculation* 10(3–4):335–350, 2003.
340. Rollins BJ: Chemokines. *Blood* 90(3):909–928, 1997.
341. Handin RI, Cohen HJ: Purification and binding properties of human platelet factor four. *J Biol Chem* 251(14):4273–4282, 1976.
342. Loscalzo J, Melnick B, Handin RI: The interaction of platelet factor four and glycosaminoglycans. *Arch Biochem Biophys* 240(1):446–455, 1985.
343. Rucinski B, et al: Human platelet factor 4 and its C-terminal peptides: Heparin binding and clearance from the circulation. *Thromb Haemost* 63(3):493–498, 1990.
344. Barber AJ, Käser-Glanzmann R, Jakábová M, Lüscher EF: Chromatography of chondroitin sulfate proteoglycan carrier for heparin neutralizing activity (platelet factor 4) released from human blood platelets. *Biochim Biophys Acta* 286.
345. Huang SS, Huang JS, Deuel TF: Proteoglycan carrier of human platelet factor 4. Isolation and characterization. *J Biol Chem* 1982;257(19):11546–11550, 1972.
346. Busch C, et al: Binding of platelet factor 4 to cultured human umbilical vein endothelial cells. *Thromb Res* 19(1–2):129–137, 1980.
347. Clore GM, Gronenborn AM: Three-dimensional structures of alpha and beta chemokines. *FASEB J* 9(1):57–62, 1995.
348. Cowan SW, et al: Binding of heparin to human platelet factor 4. *Biochem J* 234(2): 485–488, 1986.
349. Visentin GP, et al: Antibodies from patients with heparin-induced thrombocytopenia/thrombosis are specific for platelet factor 4 complexed with heparin or bound to endothelial cells. *J Clin Invest* 93(1):81–88, 1994.
350. Warkentin TE, Heparin-induced thrombocytopenia. *Curr Hematol Rep* 1(1):63–72, 2002.
351. Rucinski B, et al: Uptake and processing of human platelet factor 4 by hepatocytes. *Proc Soc Exp Biol Med* 186(3):361–367, 1987.
352. Deuel TF, et al: Platelet factor 4 is chemotactic for neutrophils and monocytes. *Proc Natl Acad Sci U S A* 78(7):4584–4587, 1981.
353. Maione TE, et al: Inhibition of angiogenesis by recombinant human platelet factor-4 and related peptides. *Science* 247(4938):77–79, 1990.
354. Brindley LL, Sweet JM, Goetzl EJ: Stimulation of histamine release from human basophils by human platelet factor 4. *J Clin Invest* 72(4):1218–1223, 1983.
355. Gewirtz AM, et al: Inhibition of human megakaryocytopoiesis in vitro by platelet factor 4 (PF4) and a synthetic COOH-terminal PF4 peptide. *J Clin Invest* 83(5): 1477–1486, 1989.
356. Han ZC, et al: Platelet factor 4 inhibits human megakaryocytopoiesis *in vitro*. *Blood* 75(6):1234–1239, 1990.
357. Lambert MP, et al: Platelet factor 4 is a negative autocrine *in vivo* regulator of megakaryopoiesis: Clinical and therapeutic implications. *Blood* 110(4):1153–1160, 2007.
358. Katz IR, et al: Protease-induced immunoregulatory activity of platelet factor 4. *Proc Natl Acad Sci U S A* 83(10):3491–3495, 1986.
359. Beyth RJ, Culp LA: Complementary adhesive responses of human skin fibroblasts to the cell-binding domain of fibronectin and the heparan sulfate-binding protein, platelet factor-4. *Exp Cell Res* 155(2):537–548, 1984.
360. Capitanio AM, et al: Interaction of platelet factor 4 with human platelets. *Biochim Biophys Acta* 839(2):161–173, 1985.
361. Dumenco LL, et al: Inhibition of the activation of Hageman factor (factor XII) by platelet factor 4. *J Lab Clin Med* 112(3):394–400, 1988.
362. Aziz KA, Cawley JC, Zuzel M: Platelets prime PMN via released PF4: Mechanism of priming and synergy with GM-CSF. *Br J Haematol* 91(4):846–853, 1995.
363. Engstad CS, et al: A novel biological effect of platelet factor 4 (PF4): Enhancement of LPS-induced tissue factor activity in monocytes. *J Leukoc Biol* 58(5):575–581, 1995.
364. Castor CW, Miller JW, Walz DA: Structural and biological characteristics of connective tissue activating peptide (CTAP-III), a major human platelet-derived growth factor. *Proc Natl Acad Sci U S A* 80(3):765–769, 1983.
365. Holt JC, et al: Characterization of human platelet basic protein, a precursor form of low-affinity platelet factor 4 and beta-thromboglobulin. *Biochemistry* 25(8): 1988–1996, 1986.
366. Walz A, et al: Effects of the neutrophil-activating peptide NAP-2, platelet basic protein, connective tissue-activating peptide III and platelet factor 4 on human neutrophils. *J Exp Med* 170(5):1745–1750, 1989.
367. Bastl CP, et al: Role of kidney in the catabolic clearance of human platelet antiheparin proteins from rat circulation. *Blood* 57(2):233–238, 1981.
368. Hayward CP: Multimerin: A bench-to-bedside chronology of a unique platelet and endothelial cell protein—from discovery to function to abnormalities in disease. *Clin Invest Med* 20(3):176–187, 1997.
369. Polgar J, et al: Platelet glycoprotein Ia* is the processed form of multimerin—isolation and determination of N-terminal sequences of stored and released forms. *Thromb Haemost* 80(4):645–648, 1998.
370. Hayward CP, et al: Studies of multimerin in human endothelial cells. *Blood* 91(4):1304–1317, 1998.
371. Harrison P: Platelet alpha-granular fibrinogen. *Platelets* 3(1):1–10, 1992.
372. Harrison P, Wilbourn BR, Saundry RH, et al: Absence of the γ-Leu 427 (γ′) variant in the platelet alpha-granular fibrinogen pool supports the role of glycoprotein IIb/IIIa in mediating fibrinogen uptake into platelets/megakaryocytes. *Blood* 79(12):3394–3395, 1992.
373. Reheman A, et al: Plasma fibronectin depletion enhances platelet aggregation and thrombus formation in mice lacking fibrinogen and von Willebrand factor. *Blood* 2009;113(8):1809–1817, 1992.
374. Cho J, Mosher DF: Role of fibronectin assembly in platelet thrombus formation. *J Thromb Haemost* 4(7):1461–1469, 2006.
375. Coller BS, et al: Platelet fibrinogen and vitronectin in Glanzmann thrombasthenia: Evidence consistent with specific roles for glycoprotein IIb/IIIA and alpha v beta 3 integrins in platelet protein trafficking. *Blood* 78(10):2603–2610, 1991.
376. Eitzman DT, et al: Plasminogen activator inhibitor-1 and vitronectin promote vascular thrombosis in mice. *Blood* 95(2):577–580, 2000.
377. Fay WP, et al: Vitronectin inhibits the thrombotic response to arterial injury in mice. *Blood* 93(6):1825–1830, 1999.
378. Konstantinides S, et al: Plasminogen activator inhibitor-1 and its cofactor vitronectin stabilize arterial thrombi after vascular injury in mice. *Circulation* 103(4):576–583, 2001.
379. Adams JC, Lawler J, The thrombospondins. *Int J Biochem Cell Biol* 36(6):961–968, 2004.
380. Baenziger NL, Brodie GN, Majerus PW: A thrombin-sensitive protein of human platelet membranes. *Proc Natl Acad Sci U S A* 68(1):240–243, 1971.
381. Lawler J, Hynes RO: The structure of human thrombospondin, an adhesive glycoprotein with multiple calcium-binding sites and homologies with several different proteins. *J Cell Biol* 103(5):1635–1648, 1986.
382. Mosher DF, Doyle MJ, Jaffe EA: Synthesis and secretion of thrombospondin by cultured human endothelial cells. *J Cell Biol* 93(2):343–348, 1982.
383. Schwartz BS: Monocyte synthesis of thrombospondin. The role of platelets. *J Biol Chem* 264(13):7512–7517, 1989.
384. Aiken ML, et al: Effects of OKM5, a monoclonal antibody to glycoprotein IV, on platelet aggregation and thrombospondin surface expression. *Blood* 76(12):2501–2509, 1990.
385. Asch AS, et al: Analysis of CD36 binding domains: Ligand specificity controlled by dephosphorylation of an ectodomain. *Science* 262(5138):1436–1440, 1993.
386. Chung J, Gao AG, Frazier WA: Thrombospondin acts via integrin-associated protein to activate the platelet integrin alphaIIbbeta3. *J Biol Chem* 272(23):14740–14746, 1997.
387. Chung J, et al: Thrombospondin-1 acts via IAP/CD47 to synergize with collagen in alpha2beta1-mediated platelet activation. *Blood* 94(2):642–648, 1999.
388. Jurk K, et al: Thrombospondin-1 mediates platelet adhesion at high shear via glycoprotein Ib (GPIb): An alternative/backup mechanism to von Willebrand factor. *FASEB J* 17(11):1490–1492, 2003.
389. Lawler J, Hynes RO: An integrin receptor on normal and thrombasthenic platelets that binds thrombospondin. *Blood* 74(6):2022–2027, 1989.
390. Plow EF, et al: Related binding mechanisms for fibrinogen, fibronectin, von Willebrand factor, and thrombospondin on thrombin-stimulated human platelets. *Blood* 66(3):724–727, 1985.
391. Gao AG, et al: Integrin-associated protein is a receptor for the C-terminal domain of thrombospondin. *J Biol Chem* 271(1):21–24, 1996.
392. Lawler J, Hynes RO: The structure of human thrombospondin, an adhesive glycoprotein with multiple calcium binding sites and homologies with several different proteins. *J Cell Biol* 103:1635–1648, 1986.
393. Elzie CA, Murphy-Ullrich JE: The N-terminus of thrombospondin: The domain stands apart. *Int J Biochem Cell Biol* 36(6):1090–1101, 2004.
394. Tuszynski GP, et al: The interaction of human platelet thrombospondin with fibrinogen. Thrombospondin purification and specificity of interaction. *J Biol Chem* 260(22):12240–12245, 1985.
395. Dardik R, Lahav J: Functional changes in the conformation of thrombospondin-1 during complexation with fibronectin or heparin. *Exp Cell Res* 248(2):407–414, 1999.
396. Leung LL: Role of thrombospondin in platelet aggregation. *J Clin Invest* 74(5): 1764–1772, 1984.
397. Schultz-Cherry S, Murphy-Ullrich JE: Thrombospondin causes activation of latent transforming growth factor-beta secreted by endothelial cells by a novel mechanism. *J Cell Biol* 122(4):923–932, 1993.
398. Silverstein RL, et al: Complex formation of platelet thrombospondin with plasminogen. Modulation of activation by tissue activator. *J Clin Invest* 74(5):1625–1633, 1984.
399. Bouchard BA, et al: Interactions between platelets and the coagulation system, in *Platelets*, edited by AD Michelson, p 229. Academic Press, San Diego, 2002.
400. Chesney CM, Pifer D, Colman RW: Subcellular localization and secretion of factor V from human platelets. *Proc Natl Acad Sci U S A* 78:5180–5184, 1981.
401. Tracy PB, Eide LL, Bowie EJ, et al: Radioimmunoassay of factor V in human plasma and platelets. *Blood* 60(1):59–63, 1982.
402. Camire RM, et al: Secretable human platelet-derived factor V originates from the plasma pool. *Blood* 1998;92(9):3035–3041, 1982.
403. Yang TL, et al: Biosynthetic origin and functional significance of murine platelet factor V. *Blood* 102(8):2851–2855, 2003.
404. Gould WR, Silveira JR, Tracy PB: Unique in vivo modifications of coagulation factor V produce a physically and functionally distinct platelet-derived cofactor: Characterization of purified platelet-derived factor V/Va. *J Biol Chem* 279(4):2383–2393, 2004.
405. Kane WH, Mruk JS, Majerus PW: Activation of coagulation factor V by a platelet protease. *J Clin Invest* 70:1092–1100, 1982.
406. Tracy PB, Nesheim ME, Mann KG: Proteolytic alterations of factor Va bound to platelets. *J Biol Chem* 662:669, 1983.
407. Nesheim ME, et al: Isolation and study of an acquired inhibitor of human coagulation factor V. *J Clin Invest* 405:415, 1986.
408. Tracy PB, et al: Factor V (Quebec): A bleeding diathesis associated with a qualitative platelet factor V deficiency. *J Clin Invest* 74:1221–1228, 1983, 1984.
409. Bode AP, et al: Association of factor V activity with membranous vesicles released from

human platelets: Requirement for platelet stimulation. *Thromb Res* 39:49–61, 1985.
410. Manfioletti G, et al: The protein encoded by a growth arrest-specific gene (gas6) is a new member of the vitamin K-dependent proteins related to protein S, a negative coregulator in the blood coagulation cascade. *Mol Cell Biol* 13(8):4976–4985, 1993.
411. Melaragno MG, Fridell YW, Berk BC: The Gas6/Axl system: A novel regulator of vascular cell function. *Trends Cardiovasc Med* 9(8):250–253, 1999.
412. Angelillo-Scherrer A, et al: Deficiency or inhibition of Gas6 causes platelet dysfunction and protects mice against thrombosis. *Nat Med* 7(2):215–221, 2001.
413. Chen C, et al: Mer receptor tyrosine kinase signaling participates in platelet function. *Arterioscler Thromb Vasc Biol* 24(6):1118–1123, 2004.
414. Gould WR, et al: Gas6 receptors Axl, Sky and Mer enhance platelet activation and regulate thrombotic responses. *J Thromb Haemost* 3(4):733–741, 2005.
415. Angelillo-Scherrer A, et al: Role of Gas6 receptors in platelet signaling during thrombus stabilization and implications for antithrombotic therapy. *J Clin Invest* 115(2):237–246, 2005.
416. Maree AO, et al: Growth arrest specific gene (GAS) 6 modulates platelet thrombus formation and vascular wall homeostasis and represents an attractive drug target. *Curr Pharm Des* 13(26):2656–2661, 2007.
417. Saller F, et al: Role of the growth arrest-specific gene 6 (gas6) product in thrombus stabilization. *Blood Cells Mol Dis* 36(3):373–378, 2006.
418. Deuel TF, Huang SS, Huang JS: Platelet derived growth factor: Purification, characterization and role in normal and abnormal cell growth, in *Biochemistry of Platelets*, edited by DR Phillips, MA Shuman, pp 347–375. Academic, London, 1986.
419. Heldin CH, Westermark B: Platelet-derived growth factor: Three isoforms and two receptor types. *Trends Genet* 5(4):108–111, 1989.
420. Berk BC, Alexander RW: Vasoactive effects of growth factors. *Biochem Pharmacol* 38:219, 1989.
421. Madtes DK, Raines EW, Ross R: Modulation of local concentrations of platelet-derived growth factor. *Am Rev Respir Dis* 140:1118, 1989.
422. Ross R: Peptide regulatory factors. Platelet-derived growth factor. *Lancet* 1:1179, 1989.
423. Doolittle RF, et al: Simian sarcoma virus onc gene, v-sis, is derived from the gene (or genes) encoding a platelet-derived growth factor. *Science* 22:275, 1983.
424. Waterfield MD, et al: Platelet-derived growth factor is structurally related to the putative transforming protein p28-sis of simian sarcoma virus. *Nature* 304:35, 1983.
425. Williams LT: Signal transduction by the platelet-derived growth factor receptor. *Science* 89. 24:1564–1570, 1989.
426. Nagai MK, Embil JM: Becaplermin: Recombinant platelet derived growth factor, a new treatment for healing diabetic foot ulcers. *Expert Opin Biol Ther* 2(2):211–218, 2002.
427. Maloney JP, Silliman CC, Ambruso DR, et al: *In vitro* release of vascular endothelial growth factor during platelet aggregation. *Am J Physiol* 275(3 Pt 2):H1054–H1061, 1998.
428. Webb NJ, et al: Vascular endothelial growth factor (VEGF) is released from platelets during blood clotting: Implications for measurement of circulating VEGF levels in clinical disease. *Clin Sci (Lond)* 94(4):395–404, 1998.
429. Weltermann A, et al: Large amounts of vascular endothelial growth factor at the site of hemostatic plug formation in vivo. *Arterioscler Thromb Vasc Biol* 19(7):1757–1760, 1999.
430. Mohle R, et al: Constitutive production and thrombin-induced release of vascular endothelial growth factor by human megakaryocytes and platelets. *Proc Natl Acad Sci U S A* 94(2):663–668, 1997.
431. Amirkhosravi A, et al: Blockade of GPIIb/IIIa inhibits the release of vascular endothelial growth factor (VEGF) from tumor cell-activated platelets and experimental metastasis. *Platelets* 10:285–292, 1999.
432. Katoh O, et al: Expression of the vascular endothelial growth factor (VEGF) receptor gene, KDR, in hematopoietic cells and inhibitory effect of VEGF on apoptotic cell death caused by ionizing radiation. *Cancer Res* 55(23):5687–5692, 1995.
433. Wartiovaara U, et al: Peripheral blood platelets express VEGF-C and VEGF which are released during platelet activation. *Thromb Haemost* 80(1):171–175, 1998.
434. Italiano JE Jr, et al: Angiogenesis is regulated by a novel mechanism: Pro- and antiangiogenic proteins are organized into separate platelet alpha granules and differentially released. *Blood* 111(3):1227–1233, 2008.
435. Salven P, Orpana A, Joensuu H: Leukocytes and platelets of patients with cancer contain high levels of vascular endothelial growth factor. *Clin Cancer Res* 5(3):487–491, 1999.
436. Verheul HM, Pinedo HM: Tumor growth: A putative role for platelets? *Oncologist* 3(2):II, 1998.
437. Cao J, et al: Angiogenic factors in human proliferative sickle cell retinopathy. *Br J Ophthalmol* 83(7):838–846, 1999.
438. Solovey A, et al: Sickle cell anemia as a possible state of enhanced anti-apoptotic tone: Survival effect of vascular endothelial growth factor on circulating and unanchored endothelial cells. *Blood* 93(11):3824–3830, 1999.
439. Kiuru J, et al: Cytoskeleton-dependent release of human platelet epidermal growth factor. *Life Sci* 49(26):1997–2003, 1991.
440. Bush AI, Martins RN, Rumble B, et al: The amyloid precursor protein of Alzheimer's disease is released by human platelets. *J Biol Chem* 265(26):15977–15983, 1990.
441. Li Q, Beyreuther K, Masters CL: Alzheimer's disease, in *Platelets*, edited by AD Michelson, pp 779–789. Academic Press, San Diego, 2007.
442. Li Q, et al: Products of the Alzheimer's disease amyloid precursor protein generated by β-secretase are present in human platelets, and secreted upon degranulation. *Amer J Alzheimer's Dis*, 13:236–244, 1998.
443. Li QX, et al: Secretion of Alzheimer's disease Abeta amyloid peptide by activated human platelets. *Lab Invest* 78(4):461–469, 1998.
444. Li QX, et al: Proteolytic processing of Alzheimer's disease beta A4 amyloid precursor protein in human platelets. *J Biol Chem* 270(23):14140–14147, 1995.
445. Li QX, et al: Membrane-associated forms of the beta A4 amyloid protein precursor of Alzheimer's disease in human platelet and brain: Surface expression on the activated human platelet. *Blood* 84(1):133–142, 1994.
446. Van Nostrand WE, et al: Protease nexin-2/amyloid beta-protein precursor in blood is a platelet- specific protein. *Biochem Biophys Res Commun* 175(1):15–21, 1991.
447. Scandura JM, et al: Progress curve analysis of the kinetics with which blood coagulation factor XIa is inhibited by protease nexin-2. *Biochemistry* 36(2):412–420, 1997.
448. Schmaier AH, et al: Factor IXa inhibition by protease nexin-2/amyloid beta-protein precursor on phospholipid vesicles and cell membranes. *Biochemistry* 34(4): 1171–1178, 1995.
449. Schmaier AH, et al: Protease nexin-2/amyloid β protein precursor. A tight-binding inhibitor of coagulation factor IXa. *J Clin Invest* 92(5):2540–2545, 1993.
450. Baskin F, et al: Platelet APP isoform ratios correlate with declining cognition in AD. *Neurology* 54(10):1907–1909, 2000.
451. Borroni B, et al: Microvascular damage and platelet abnormalities in early Alzheimer's disease. *J Neurol Sci* 203–204:189–193, 2002.
452. Davies TA, et al: Non-age related differences in thrombin responses by platelets from male patients with advanced Alzheimer's disease. *Biochem Biophys Res Commun* 194(1):537–543, 1993.
453. Davies TA, et al: Moderate and advanced Alzheimer's patients exhibit platelet activation differences. *Neurobiol Aging* 18(2):155–162, 1997.
454. Di Luca M, et al: Differential level of platelet amyloid beta precursor protein isoforms: An early marker for Alzheimer disease. *Arch Neurol* 55(9):1195–1200, 1998.
455. Rosenberg RN, et al: Altered amyloid protein processing in platelets of patients with Alzheimer disease. *Arch Neurol* 54(2):139–144, 1997.
456. Devine DV, Bishop PD: Platelet-associated factor XIII in platelet activation, adhesion, and clot stabilization. *Semin Thromb Hemost* 22(5):409–413, 1996.
457. McDonagh J, et al: Factor XIII in human plasma and platelets. *J Clin Invest* 48(5): 940–946, 1969.
458. Adany R, Bardos H: Factor XIII subunit A as an intracellular transglutaminase. *Cell Mol Life Sci* 60(6):1049–1060, 2003.
459. Lorand L, Graham RM: Transglutaminases: Crosslinking enzymes with pleiotropic functions. *Nat Rev Mol Cell Biol* 4(2):140–156, 2003.
460. Inbal A, et al: Platelets but not monocytes contribute to the plasma levels of factor XIII subunit A in patients undergoing autologous peripheral blood stem cell transplantation. *Blood Coagul Fibrinolysis* 15(3):249–253, 2004.
461. Serrano K, Devine DV: Intracellular factor XIII crosslinks platelet cytoskeletal elements upon platelet activation. *Thromb Haemost* 88(2):315–320, 2002.
462. Huff T, et al: Thymosin beta4 is released from human blood platelets and attached by factor XIIIa (transglutaminase) to fibrin and collagen. *FASEB J* 16(7):691–696, 2002.
463. Kulkarni S, Jackson SP: Platelet factor XIII and calpain negatively regulate integrin alpha IIbbeta3 adhesive function and thrombus growth. *J Biol Chem* 279(29):30697–30706, 2004.
464. Szasz R, Dale GL: Thrombospondin and fibrinogen bind serotonin-derivatized proteins on COAT-platelets. *Blood* 100(8):2827–2831, 2002.
465. Szasz R, Dale GL: COAT platelets. *Curr Opin Hematol* 10(5):351–355, 2003.
466. Leask A: TGFbeta, cardiac fibroblasts, and the fibrotic response. *Cardiovasc Res* 74(2):207–212, 2007.
467. Massague J: TGFbeta in Cancer. *Cell* 134(2):215–230, 2008.
468. Rubtsov YP, Rudensky AY: TGFbeta signalling in control of T-cell-mediated self-reactivity. *Nat Rev Immunol* 7(6):443–453, 2007.
469. ten Dijke P, Arthur HM: Extracellular control of TGFbeta signalling in vascular development and disease. *Nat Rev Mol Cell Biol* 8(11):857–869, 2007.
470. Sakamaki S, et al: Transforming growth factor-beta1 (TGF-beta1) induces thrombopoietin from bone marrow stromal cells, which stimulates the expression of TGF- beta receptor on megakaryocytes and, in turn, renders them susceptible to suppression by TGF-beta itself with high specificity. *Blood* 94(6):1961–1970, 1999.
471. Shi Y, Massague J: Mechanisms of TGF-beta signaling from cell membrane to the nucleus. *Cell* 113(6):685–700, 2003.
472. Hoying JB, et al: Transforming growth factor beta1 enhances platelet aggregation through a non-transcriptional effect on the fibrinogen receptor. *J Biol Chem* 274(43):31008–31013, 1999.
473. Kronemann N, et al: Aggregating human platelets stimulate expression of vascular endothelial growth factor in cultured vascular smooth muscle cells through a synergistic effect of transforming growth factor-beta(1) and platelet-derived growth factor(AB). *Circulation* 100(8):855–860, 1999.
474. Koda Y, et al: Protein kinase C subtypes in tissues derived from neural crest. *Brain Res* 518(1-2):334–336, 1990.
475. Annes JP, Munger JS, Rifkin DB: Making sense of latent TGFbeta activation. *J Cell Sci* 116(Pt 2):217–224, 2003.
476. Lawler J, Hynes RO: The structure of human thrombospondin, an adhesive glycoprotein with multiple calcium-binding sites and homologies with several different proteins. *J Cell Biol* 103:1635.
477. Schultz-Cherry S, Murphy-Ullrich JE: Thrombospondin causes activation of latent transforming growth factor- beta secreted by endothelial cells by a novel mechanism. *J Cell Biol* 1993;122(4):923–932, 1986.
478. Ahamed J, Janczak CA, Wittkowski KM, Coller BS: *In vitro* and *in vivo* evidence that thrombospondin-1 (TSP-1) contributes to stirring- and shear-dependent activation of platelet-derived TGF-β1. *PLoS One* 4(8):e6608, 2009.
479. Blakytny R, Ludlow A, Martin GE, et al: Latent TGF-beta1 activation by platelets. *J Cell Physiol* 199(1):67–76, 2004.
480. Yang Z, et al: Absence of integrin-mediated TGFbeta1 activation *in vivo* recapitulates the phenotype of TGFbeta1-null mice. *J Cell Biol* 176(6):787–793, 2007.
481. Abdelouahed M, et al: Activation of platelet-transforming growth factor beta-1 in the absence of thrombospondin-1. *J Biol Chem* 275(24):17933–17936, 2000.
482. Ahamed J, et al: *In vitro* and *in vivo* evidence for shear-induced activation of latent transforming growth factor-beta1. *Blood* 112(9):3650–3660, 2008.
483. Crawford SE, et al: Thrombospondin-1 is a major activator of TGF-beta1 *in vivo*. *Cell* 93(7):1159–1170, 1998.
484. Slivka SR, Loskutoff DJ: Platelets stimulate endothelial cells to synthesize type 1 plasminogen activator inhibitor. Evaluation of the role of transforming growth factor beta.

Blood 77(5):1013–1019, 1991.
485. Labelle M, Begum S, Hynes RO: Direct signaling between platelets and cancer cells induces an epithelial-mesenchymal-like transition and promotes metastasis. *Cancer Cell* 20(5):576–590, 2011.
486. Meyer A, et al: Platelet TGF-beta1 contributions to plasma TGF-beta1, cardiac fibrosis, and systolic dysfunction in a mouse model of pressure overload. *Blood* 119(4):1064–1074, 2012.
487. Wang W, et al: Association between shear stress and platelet-derived transforming growth factor-beta1 release and activation in animal models of aortic valve stenosis. *Arterioscler Thromb Vasc Biol* 34(9):1924–1932, 2014.
488. Lin HY, et al: Expression cloning of the TGF-beta type II receptor, a functional transmembrane serine/threonine kinase. *Cell* 68(4):775–785, 1992.
489. Fuhrman B, Brook GJ, Aviram M: Proteins derived from platelet alpha granules modulate the uptake of oxidized low density lipoprotein by macrophages. *Biochim Biophys Acta* 1127(1):15–21, 1992.
490. Heijnen HF, et al: Activated platelets release two types of membrane vesicles: Microvesicles by surface shedding and exosomes derived from exocytosis of multivesicular bodies and alpha-granules. *Blood* 94(11):3791–3799, 1999.
491. Janiszewski M, et al: Platelet-derived exosomes of septic individuals possess proapoptotic NAD(P)H oxidase activity: A novel vascular redox pathway. *Crit Care Med* 32(3):818–825, 2004.
492. Ren Q, Ye S, Whiteheart SW: The platelet release reaction: Just when you thought platelet secretion was simple. *Curr Opin Hematol* 15(5):537–541, 2008.
493. Tolmachova T, et al: Rab27b regulates number and secretion of platelet dense granules. *Proc Natl Acad Sci U S A* 104(14):5872–5877, 2007.
494. Shirakawa R, et al: Small GTPase Rab4 regulates Ca2+-induced alpha-granule secretion in platelets. *J Biol Chem* 275(43):33844–33849, 2000.
495. Fitzgerald ML, Reed GL: Rab6 is phosphorylated in thrombin-activated platelets by a protein kinase C-dependent mechanism: Effects on GTP/GDP binding and cellular distribution. *Biochem J* 342(Pt 2):353–360, 1999.
496. Sudhof TC, Rothman JE: Membrane fusion: Grappling with SNARE and SM proteins. *Science* 323(5913):474–477, 2009.
497. Weber T, et al: SNAREpins: Minimal machinery for membrane fusion. *Cell* 92(6): 759–772, 1998.
498. Bernstein AM, Whiteheart SW: Identification of a cellubrevin/vesicle associated membrane protein 3 homologue in human platelets. *Blood* 93(2):571–579, 1999.
499. Graham GJ, Ren Q, Dilks JR, et al: Endobrevin/VAMP-8-dependent dense granule release mediates thrombus formation *in vivo*. *Blood* 114(5):1083–1090, 2009.
500. Lemons PP, et al: Regulated secretion in platelets: Identification of elements of the platelet exocytosis machinery. *Blood* 90(4):1490–1500, 1997.
501. Polgar J, Chung SH, Reed GL: Vesicle-associated membrane protein 3 (VAMP-3) and VAMP-8 are present in human platelets and are required for granule secretion. *Blood* 100(3):1081–1083, 2002.
502. Ren Q, et al: Endobrevin/VAMP-8 is the primary v-SNARE for the platelet release reaction. *Mol Biol Cell* 18(1):24–33, 2007.
503. Flaumenhaft R, et al: Proteins of the exocytotic core complex mediate platelet alpha-granule secretion. Roles of vesicle-associated membrane protein, SNAP-23, and syntaxin 4. *J Biol Chem* 274(4):2492–2501, 1999.
504. Polgar J, et al: Phosphorylation of SNAP-23 in activated human platelets. *J Biol Chem* 278(45):44369–44376, 2003.
505. Chen D, et al: Molecular mechanisms of platelet exocytosis: Role of SNAP-23 and syntaxin 2 in dense core granule release. *Blood* 95(3):921–929, 2000.
506. Chen D, et al: Molecular mechanisms of platelet exocytosis: Role of SNAP-23 and syntaxin 2 and 4 in lysosome release. *Blood* 96(5):1782–1788, 2000.
507. Flaumenhaft R, Furie B, Furie BC: Alpha-granule secretion from alpha-toxin permeabilized, MgATP-exposed platelets is induced independently by H+ and Ca2+. *J Cell Physiol* 179(1):1–10, 1999.
508. Lemons PP, Chen D, Whiteheart SW: Molecular mechanisms of platelet exocytosis: Requirements for alpha-granule release. *Biochem Biophys Res Commun* 267(3):875–880, 2000.
509. Houng A, Polgar J, Reed GL: Munc18-syntaxin complexes and exocytosis in human platelets. *J Biol Chem* 278(22):19627–19633, 2003.
510. Reed GL, Houng AK, Fitzgerald ML: Human platelets contain SNARE proteins and a Sec1p homologue that interacts with syntaxin 4 and is phosphorylated after thrombin activation: Implications for platelet secretion. *Blood* 93(8):2617–2626, 1999.
511. Schraw TD, et al: A role for Sec1/Munc18 proteins in platelet exocytosis. *Biochem J* 374(Pt 1):207–217, 2003.
512. Shirakawa R, et al: Munc13-4 is a GTP-Rab27-binding protein regulating dense core granule secretion in platelets. *J Biol Chem* 279(11):10730–10737, 2004.
513. Shirakawa R, et al: Purification and functional analysis of a Rab27 effector munc 13-4 using a semi-intact platelet dense-granule secretion assay. *Methods Enzymol* 403: 778–788, 2005.
514. Vu TK, Hung DT, Wheaton VI, Coughlin SR: Molecular cloning of a functional thrombin receptor reveals a novel proteolytic mechanism of receptor activation. *Cell* 64:1057–1068, 1991.
515. Feldmann J, et al: Munc13-4 is essential for cytolytic granules fusion and is mutated in a form of familial hemophagocytic lymphohistiocytosis (FHL3). *Cell* 115(4):461–473, 2003.
516. Neeft M, et al: Munc13-4 is an effector of rab27a and controls secretion of lysosomes in hematopoietic cells. *Mol Biol Cell* 16(2):731–741, 2005.
517. Jahn R, Fasshauer D: Molecular machines governing exocytosis of synaptic vesicles. *Nature* 490(7419):201–207, 2012.
518. Rizo J, Sudhof TC: The membrane fusion enigma: SNAREs, Sec1/Munc18 proteins, and their accomplices—Guilty as charged? *Annu Rev Cell Dev Biol* 28:279–308, 2012.
519. Weber T, et al: SNAREpins: Minimal machinery for membrane fusion. *Cell* 92(6): 759–772, 1998.
520. Bernstein AM, Whiteheart SW: Identification of a cellubrevin/vesicle associated membrane protein 3 homologue in human platelets. *Blood* 93(2):571–579, 1999.
521. Burkhart JM, et al: Systematic and quantitative comparison of digest efficiency and specificity reveals the impact of trypsin quality on MS-based proteomics. *J Proteomics* 75(4):1454–1462, 2012.
522. Graham GJ, et al: Endobrevin/VAMP-8-dependent dense granule release mediates thrombus formation in vivo. *Blood* 114(5):1083–1090, 2009.
523. Lemons PP, et al: Regulated secretion in platelets: Identification of elements of the platelet exocytosis machinery. *Blood* 90(4):1490–1500, 1997.
524. Golebiewska EM, et al: Syntaxin 8 regulates platelet dense granule secretion, aggregation, and thrombus stability. *J Biol Chem* 290(3):1536–1545, 2015.
525. Flaumenhaft R, et al: Proteins of the exocytotic core complex mediate platelet alpha-granule secretion. Roles of vesicle-associated membrane protein, SNAP-23, and syntaxin 4. *J Biol Chem* 274(4):2492–2501, 1999.
526. Polgar J, et al: Phosphorylation of SNAP-23 in activated human platelets. *J Biol Chem* 278(45):44369–44376, 2003.
527. Ye S, et al: Syntaxin-11, but not syntaxin-2 or syntaxin-4, is required for platelet secretion. *Blood* 120(12):2484–2492, 2012.
528. Lemons PP, Chen D, Whiteheart SW: Molecular mechanisms of platelet exocytosis: Requirements for alpha-granule release. *Biochem Biophys Res Commun* 267(3): 875–880, 2000.
529. Karim ZA, et al: IkappaB kinase phosphorylation of SNAP-23 controls platelet secretion. *Blood* 121(22):4567–4574, 2013.
530. Al Hawas R, et al: Munc18b/STXBP2 is required for platelet secretion. *Blood* 120(12):2493–2500, 2012.
531. Houng A, Polgar J, Reed GL: Munc18-syntaxin complexes and exocytosis in human platelets. *J Biol Chem* 278(22):19627–19633, 2003.
532. Schraw TD, et al: Platelets from Munc18c heterozygous mice exhibit normal stimulus-induced release. *Thromb Haemost* 92(4):829–837, 2004.
533. Schraw TD, et al: A role for Sec1/Munc18 proteins in platelet exocytosis. *Biochem J* 374(Pt 1):207–217, 2003.
534. Sandrock K, et al: Platelet secretion defect in patients with familial hemophagocytic lymphohistiocytosis type 5 (FHL-5). *Blood* 116(26):6148–6150, 2010.
535. Suzuki T, et al: The mouse organellar biogenesis mutant buff results from a mutation in Vps33a, a homologue of yeast vps33 and *Drosophila* carnation. *Proc Natl Acad Sci U S A* 100(3):1146–1150, 2003.
536. Urban D, et al: The VPS33B-binding protein VPS16B is required in megakaryocyte and platelet alpha-granule biogenesis. *Blood* 120(25):5032–5040, 2012.
537. Ye S, et al: Platelet secretion and hemostasis require syntaxin-binding protein STXBP5. *J Clin Invest* 124(10):4517–4528, 2014.
538. Lillicrap D, Syntaxin-binding protein 5 exocytosis regulation: Differential role in endothelial cells and platelets. *J Clin Invest* 124(10):4231–4233, 2014.
539. Zhu Q, et al: STXBP5 regulates endothelial exocytosis, plasma VWF levels, and platelet endothelial interactions. *Clin Invest* 124(10):4503–4516, 2014.
540. James DJ, Martin TF: CAPS and Munc13: CATCHRs that SNARE Vesicles. *Front Endocrinol (Lausanne)* 4:187, 2013.
541. Ren Q, et al: Munc13-4 is a limiting factor in the pathway required for platelet granule release and hemostasis. *Blood* 2010;116(6):869–877, 2013.
542. Nakamura L, et al: First characterization of platelet secretion defect in patients with familial hemophagocytic lymphohistiocytosis type 3 (FHL-3). *Blood* 125(2):412–414, 2015.
543. Barral DC, et al: Functional redundancy of Rab27 proteins and the pathogenesis of Griscelli syndrome. *J Clin Invest* 110(2):247–257, 2002.
544. Hampson A, O'Connor A, Smolenski A: Synaptotagmin-like protein 4 and Rab8 interact and increase dense granule release in platelets. *J Thromb Haemost* 11(1):161–168, 2013.
545. Janka GE: Familial and acquired hemophagocytic lymphohistiocytosis. *Annu Rev Med* 63:233–246, 2012.
546. Lindemann S, et al: Platelets, inflammation and atherosclerosis. *J Thromb Haemost* 5 (Suppl 1):203–211, 2007.
547. Bray PF: Platelet glycoprotein polymorphisms as risk factors for thrombosis. *Curr Opin Hematol* 7(5):284–289, 2000.
548. Deloukas P, et al: Large-scale association analysis identifies new risk loci for coronary artery disease. *Nat Genet* 45(1):25–33, 2013.
549. Bray PF, Jones CI, Soranzo N, Ouwehand WH: Platelet genomics, in *Platelets*, edited by A Michelson, Editor. Academic Press, San Diego, 2012.
550. Albers CA, et al: Exome sequencing identifies NBEAL2 as the causative gene for gray platelet syndrome. *Nat Genet* 43(8):735–737, 2011.
551. Gunay-Aygun M, et al: NBEAL2 is mutated in gray platelet syndrome and is required for biogenesis of platelet alpha-granules. *Nat Genet* 43(8):732–734, 2011.
552. Hulot JS, et al: Cytochrome P450 2C19 loss-of-function polymorphism is a major determinant of clopidogrel responsiveness in healthy subjects. *Blood* 108(7): 2244–2247, 2006.
553. Shuldiner AR, et al: Association of cytochrome P450 2C19 genotype with the antiplatelet effect and clinical efficacy of clopidogrel therapy. *JAMA* 302(8):849–857, 2009.
554. Mega JL, et al: Reduced-function CYP2C19 genotype and risk of adverse clinical outcomes among patients treated with clopidogrel predominantly for PCI: A meta-analysis. *JAMA* 304(16):1821–1830, 2010.
555. Holmes MV, et al: CYP2C19 genotype, clopidogrel metabolism, platelet function, and cardiovascular events: A systematic review and meta-analysis. *JAMA* 306(24):2704–2714, 2011.
556. Yee D, et al: Platelet hyperreactivity to submaximal epinephrine: Biologic and clinical correlates. 106(8):2723–2729, 2005.
557. Bray PF, et al: Heritability of platelet function in families with premature coronary artery disease. *J Thromb Haemost* 2007;5(8):1617–1623, 2005.
558. Newman PJ, Derbes RS, Aster RH: The human platelet alloantigens, PlA1 and PlA2, are associated with a leucine33/proline33 amino acid polymorphism in membrane glycoprotein IIIa, and are distinguishable by DNA typing. *J Clin Invest* 83(5):

1778–1781, 1989.
559. Vijayan KV, et al: Fibrinogen and prothrombin binding is enhanced to the Pro33 isoform of purified integrin alphaIIbbeta3. *J Thromb Haemost* 4(4):905–906, 2006.
560. Vijayan KV, et al: The Pl(A2) polymorphism of integrin beta(3) enhances outside-in signaling and adhesive functions. *J Clin Invest* 105(6):793–802, 2000.
561. Sajid M, et al: PlA polymorphism of integrin beta 3 differentially modulates cellular migration on extracellular matrix proteins. *Arterioscler Thromb Vasc Biol* 22(12):1984–1989, 2002.
562. Vijayan KV, et al: Shear stress augments the enhanced adhesive phenotype of cells expressing the Pro33 isoform of integrin beta3. *FEBS Lett* 540(1–3):41–46, 2003.
563. Vijayan KV, et al: Enhanced activation of mitogen-activated protein kinase and myosin light chain kinase by the Pro33 polymorphism of integrin beta 3. *J Biol Chem* 278(6):3860–3867, 2003.
564. Vijayan KV, et al: The Pro33 isoform of integrin beta3 enhances outside-in signaling in human platelets by regulating the activation of serine/threonine phosphatases. *J Biol Chem* 280(23):21756–21762, 2005.
565. Johnson AD, et al: Genome-wide meta-analyses identifies seven loci associated with platelet aggregation in response to agonists. *Nat Genet* 42(7):608–613, 2010.
566. Oliver KH, et al: Pro32Pro33 mutations in the integrin beta3 PSI domain result in alphaIIbbeta3 priming and enhanced adhesion: Reversal of the hypercoagulability phenotype by the Src inhibitor SKI-606. *Mol Pharmacol* 85(6):921–931, 2014.
567. Kritzik M, et al: Nucleotide polymorphisms in the alpha2 gene define multiple alleles that are associated with differences in platelet alpha2 beta1 density. *Blood* 92(7): 2382–2388, 1998.
568. Roest M, et al: Platelet adhesion to collagen in healthy volunteers is influenced by variation of both alpha(2)beta(1) density and von Willebrand factor. *Blood* 96(4): 1433–1437, 2000.
569. Joutsi-Korhonen L, et al: The low-frequency allele of the platelet collagen signaling receptor glycoprotein VI is associated with reduced functional responses and expression. *Blood* 101(11):4372–4379, 2003.
570. Jones CI, et al: A functional genomics approach reveals novel quantitative trait loci associated with platelet signaling pathways. *Blood* 114(7):1405–1416, 2009.
571. Musunuru K, et al: Association of single nucleotide polymorphisms on chromosome 9p21.3 with platelet reactivity: A potential mechanism for increased vascular disease. Circulation. *Circ Cardiovasc Genet* 3(5):445–453, 2010.
572. Edelstein LC, et al: Human genome-wide association and mouse knockout approaches identify platelet supervillin as an inhibitor of thrombus formation under shear stress. *Circulation* 125(22):2762–2771, 2012.
573. Gieger C, et al: New gene functions in megakaryopoiesis and platelet formation. *Nature* 480(7376):201–208, 2011.
574. Weyrich AS, et al: Protein synthesis by platelets: Historical and new perspectives. *J Thromb Haemost* 7(2):241–246, 2009.
575. Denis MM, et al: Escaping the nuclear confines: Signal-dependent pre-mRNA splicing in anucleate platelets. *Cell* 122(3):379–391, 2005.
576. Edelstein LC, et al: MicroRNAs in platelet production and activation. *J Thromb Haemost* 11 Suppl 1:340–350, 2013.
577. Gnatenko DV, et al: Transcript profiling of human platelets using microarray and serial analysis of gene expression. *Blood* 101(6):2285–2293, 2003.
578. Bugert P, et al: Messenger RNA profiling of human platelets by microarray hybridization. *Thromb Haemost* 90(4):738–748, 2003.
579. Schubert S, Weyrich AS, Rowley JW: A tour through the transcriptional landscape of platelets. *Blood* 124(4):493–502, 2014.
580. Rowley JW, et al: Genome-wide RNA-seq analysis of human and mouse platelet transcriptomes. *Blood* 118(14):e101–e111, 2011.
581. Bray PF, McKenzie SE, Edelstein LC, et al: The complex transcriptional landscape of the anucleate human platelet. *BMC Genomics* 14(1):1, 2013.
582. Simon LM, Edelstein LC, Nagalla S, et al: Human platelet microRNA-mRNA networks associated with age and gender revealed by integrated plateletomics. *Blood* 123(16):e37–e45, 2014.
583. Wang Z, et al: The role of mitochondria-derived reactive oxygen species in hyperthermia-induced platelet apoptosis. *PLoS One* 8(9):e75044, 2013.
584. Hayashi T, Tanaka S, Hori Y, et al: Role of mitochondria in the maintenance of platelet function during in vitro storage. *Transfus Med* 21(3):166–174, 2011.
585. Shim MH, et al: Gene expression profile of primary human CD34+CD38lo cells differentiating along the megakaryocyte lineage. *Exp Hematol* 32(7):638–648, 2004.
586. Tenedini E, et al: Gene expression profiling of normal and malignant CD34-derived megakaryocytic cells. *Blood* 104(10):3126–3135, 2004.
587. Healy AM, et al: Platelet expression profiling and clinical validation of myeloid-related protein-14 as a novel determinant of cardiovascular events. *Circulation* 113(19): 2278–2284, 2006.
588. Morrow DA, et al: Myeloid-related protein 8/14 and the risk of cardiovascular death or myocardial infarction after an acute coronary syndrome in the Pravastatin or Atorvastatin Evaluation and Infection Therapy: Thrombolysis in Myocardial Infarction (PROVE IT-TIMI 22) trial. *Am Heart J* 155(1):49–55, 2008.
589. Gnatenko DV, et al: Platelets express steroidogenic 17beta-hydroxysteroid dehydrogenases. Distinct profiles predict the essential thrombocythemic phenotype. *Thromb Haemost* 94(2):412–421, 2005.
590. Gnatenko DV, et al: Class prediction models of thrombocytosis using genetic biomarkers. *Blood* 115(1):7–14, 2010.
591. Sun L, et al: Decreased platelet expression of myosin regulatory light chain polypeptide (MYL9) and other genes with platelet dysfunction and CBFA2/RUNX1 mutation: Insights from platelet expression profiling. *J Thromb Haemost* 5(1):146–154, 2007.
592. Kahr WH, et al: Mutations in NBEAL2, encoding a BEACH protein, cause gray platelet syndrome. *Nat Genet* 43(8):738–740, 2011.
593. Nanda N, et al: Platelet endothelial aggregation receptor 1 (PEAR1), a novel epidermal growth factor repeat-containing transmembrane receptor, participates in platelet contact-induced activation. *J Biol Chem* 280(26):24680–24689, 2005.
594. Kondkar AA, et al: VAMP8/endobrevin is overexpressed in hyperreactive human platelets: Suggested role for platelet microRNA. *J Thromb Haemost* 8(2):369–378, 2010.
595. Goodall AH, et al: Transcription profiling in human platelets reveals LRRFIP1 as a novel protein regulating platelet function. *Blood* 116(22):4646–4656, 2010.
596. Edelstein LC, Simon LM, Montoya RT, et al: Racial differences in human platelet PAR4 reactivity reflect expression of PCTP and miR-376c. *Nat Med* 19(12):1609–1616, 2013.
597. Carninci P, et al: The transcriptional landscape of the mammalian genome. *Science* 309(5740):1559–1563, 2005.
598. Bartel DP: MicroRNAs: Target recognition and regulatory functions. *Cell* 136(2): 215–233, 2009.
599. Nagalla S, et al: Platelet microRNA-mRNA coexpression profiles correlate with platelet reactivity. *Blood* 117(19):5189–5197, 2011.
600. Edelstein LC, Bray PF: MicroRNAs in platelet production and activation. *Blood* 117(20):5289–5296, 2011.
601. Georgantas RW 3rd, et al: CD34+ hematopoietic stem-progenitor cell microRNA expression and function: A circuit diagram of differentiation control. *Proc Natl Acad Sci U S A* 104(8):2750–2755, 2007.
602. Lu J, et al: MicroRNA-mediated control of cell fate in megakaryocyte-erythrocyte progenitors. *Dev Cell* 14(6):843–853, 2008.
603. Klusmann JH, et al: MiR-125b-2 is a potential oncomiR on human chromosome 21 in megakaryoblastic leukemia. *Genes Dev* 24(5):478–490, 2010.
604. Kumar MS, et al: Coordinate loss of a microRNA and protein-coding gene cooperate in the pathogenesis of 5q- syndrome. *Blood* 118(17):4666–4673, 2011.
605. Bruchova H, Merkerova M, Prchal JT: Aberrant expression of microRNA in polycythemia vera. *Haematologica* 93(7):1009–1016, 2008.
606. Girardot M, et al: MiR-28 is a thrombopoietin receptor targeting microRNA detected in a fraction of myeloproliferative neoplasm patient platelets. *Blood* 116(3):437–445, 2010.
607. Xu X, et al: Systematic analysis of microRNA fingerprints in thrombocythemic platelets using integrated platforms. *Blood* 120(17):3575–3585, 2012.
608. Zampetaki A, et al: Prospective study on circulating MicroRNAs and risk of myocardial infarction. *J Am Coll Cardiol* 60(4):290–299, 2012.
609. Gidlof O, et al: Platelets activated during myocardial infarction release functional miRNA, which can be taken up by endothelial cells and regulate ICAM1 expression. *Blood* 121(19):3908–3917, S1–S26, 2013.
610. Willeit P, et al: Circulating MicroRNAs as novel biomarkers for platelet activation. *Circ Res* 2013.
611. de Boer HC, et al: Aspirin treatment hampers the use of plasma microRNA-126 as a biomarker for the progression of vascular disease. *Eur Heart J* 34(44):3451–3457, 2013.
612. Garcia A, et al: Extensive analysis of the human platelet proteome by two-dimensional gel electrophoresis and mass spectrometry. *Proteomics* 4(3):656–668, 2004.
613. Garcia A, Senis YA: *Platelet Proteomics: Principles, Analysis, and Applications.* John Wiley & Sons, Hoboken, NJ, 2011.
614. Thon JN, Devine DV: Translation of glycoprotein IIIa in stored blood platelets. *Transfusion* 47(12):2260–2270, 2007.
615. Burkhart JM, et al: The first comprehensive and quantitative analysis of human platelet protein composition allows the comparative analysis of structural and functional pathways. *Blood* 120(15):e73–e82, 2012.
616. Smith MC, Schwertz H, Zimmerman GA, Weyrich AS: The platelet proteome, in *Platelets*, edited by A Michelson: Academic Press, San Diego, 2012.
617. Booyse F, Rafelson ME Jr: *In vitro* incorporation of amino-acids into the contractile protein of human blood platelets. *Nature* 215(5098):283–284, 1967.
618. Cecchetti L, et al: Megakaryocytes differentially sort mRNAs for matrix metalloproteinases and their inhibitors into platelets: A mechanism for regulating synthetic events. *Blood* 118(7):1903–1911, 2011.
619. Hottz ED, Lopes JF, Freitas C, et al: Platelets mediate increased endothelium permeability in dengue through NLRP3-inflammasome activation. *Blood* 122(20): 3405–3414, 2013.
620. Martens L, et al: The human platelet proteome mapped by peptide-centric proteomics: A functional protein profile. *Proteomics* 5(12):3193–3204, 2005.
621. Zufferey A, et al: Characterization of the platelet granule proteome: Evidence of the presence of MHC1 in alpha-granules. *J Proteomics* 101:130–140, 2014.
622. Hernandez-Ruiz L, et al: Organellar proteomics of human platelet dense granules reveals that 14-3-3zeta is a granule protein related to atherosclerosis. *J Proteome Res* 6(11):4449–4457, 2007.
623. Senis YA, et al: A comprehensive proteomics and genomics analysis reveals novel transmembrane proteins in human platelets and mouse megakaryocytes including G6b-B, a novel immunoreceptor tyrosine-based inhibitory motif protein. *Mol Cell Proteomics* 6(3):548–564, 2007.
624. Lewandrowski U, et al: Platelet membrane proteomics: A novel repository for functional research. *Blood* 114(1):e10–e19, 2009.
625. Maguire PB, et al: Identification of the phosphotyrosine proteome from thrombin activated platelets. *Proteomics* 2(6):642–648, 2002.
626. Garcia A, et al: A global proteomics approach identifies novel phosphorylated signaling proteins in GPVI-activated platelets: Involvement of G6f, a novel platelet Grb2-binding membrane adapter. *Proteomics* 6(19):5332–5343, 2006.
627. Dowal L, et al: Proteomic analysis of palmitoylated platelet proteins. *Blood* 118(13):e62–e73, 2011.
628. Lewandrowski U, et al: Enhanced N-glycosylation site analysis of sialoglycopeptides by strong cation exchange prefractionation applied to platelet plasma membranes. *Mol Cell Proteomics* 6(11):1933–1941, 2007.
629. Coppinger JA, et al: Characterization of the proteins released from activated platelets leads to localization of novel platelet proteins in human atherosclerotic lesions. *Blood* 103(6):2096–2104, 2004.
630. Piersma SR, et al: Proteomics of the TRAP-induced platelet releasate. *J Proteomics* 72(1):91–109, 2009.

631. Garcia BA, et al: The platelet microparticle proteome. *J Proteome Res* 4(5):1516–1521, 2005.
632. Capriotti AL, et al: Proteomic characterization of human platelet-derived microparticles. *Anal Chim Acta* 776:57–63, 2013.
633. Maurer-Spurej E, et al: The value of proteomics for the diagnosis of a platelet-related bleeding disorder. *Platelets* 19(5):342–351, 2008.
634. Frobel J, et al: Platelet proteome analysis reveals integrin-dependent aggregation defects in patients with myelodysplastic syndromes. *Mol Cell Proteomics* 12(5): 1272–1280, 2013.
635. Snyder EL, et al: Protein changes occurring during storage of platelet concentrates. A two-dimensional gel electrophoretic analysis. *Transfusion* 27(4):335–341, 1987.
636. Thiele T, et al: Profiling of alterations in platelet proteins during storage of platelet concentrates. *Transfusion* 47(7):1221–1233, 2007.
637. Thon JN, et al: Comprehensive proteomic analysis of protein changes during platelet storage requires complementary proteomic approaches. *Transfusion* 48(3):425–435, 2008.
638. Parguina AF, Grigorian-Shamajian L, Agra RM, et al: Proteins involved in platelet signaling are differentially regulated in acute coronary syndrome: A proteomic study. *PLoS One* 5(10):e13404, 2010.
639. Londin ER, Hatzimichael E, Loher P, et al: The human platelet: Strong transcriptome correlations among individuals associate weakly with the platelet proteome. *Biol Direct* 9:3, 2014.
640. Handagama PJ, Shuman MA, Bainton DF: Incorporation of intravenously injected albumin, immunoglobulin G, and fibrinogen in guinea pig megakaryocyte granules. *J Clin Invest* 1989;84(1):73–82, 2010.
641. Voora D, et al: Aspirin exposure reveals novel genes associated with platelet function and cardiovascular events. *J Am Coll Cardiol* 62(14):1267–1276, 2013.
642. Bevers EM, et al: Lipid translocation across the plasma membrane of mammalian cells. *Biochim Biophys Acta* 1439(3):317–330, 1999.
643. Pomorski T, Menon AK: Lipid flippases and their biological functions. *Cell Mol Life Sci* 63(24):2908–2921, 2006.
644. Yang H, et al: TMEM16F Forms a Ca(2+)-activated cation channel required for lipid scrambling in platelets during blood coagulation. *Cell* 151(1):111–122, 2012.
645. Barry OP, FitzGerald GA: Mechanisms of cellular activation by platelet microparticles. *Thromb Haemost* 82:794–800, 1999.
646. Thiagarajan P, Tait JF: Collagen-induced exposure of anionic phospholipid in platelets and platelet-derived microparticles. *J Biol Chem* 266:24302–24307, 1991.
647. Bouchard BA, et al: Effector cell protease receptor-1, a platelet activation-dependent membrane protein, regulates prothrombinase-catalyzed thrombin generation. *J Biol Chem* 272(14):9244–9251, 1997.
648. Enjeti AK, Lincz LF, Seldon M: Microparticles in health and disease. *Semin Thromb Hemost* 34(7):683–691, 2008.
649. Hultin MB: Modulation of thrombin-mediated activation of factor VIII:C by calcium ions, phospholipid, and platelets. *Blood* 66(1):53–58, 1985.
650. Miyazaki Y, et al: High shear stress can initiate both platelet aggregation and shedding of procoagulant containing microparticles. *Blood* 88(9):3456–3464, 1996.
651. Nesheim ME, et al: On the existence of platelet receptors for factors V(a) and factor VIII (a). *Thromb Haemost* 70:80–85, 1993.
652. Piccin A, Murphy WG, Smith OP: Circulating microparticles: Pathophysiology and clinical implications. *Blood Rev* 21(3):157–171, 2007.
653. George JN, et al: Platelet surface glycoproteins. Studies on resting and activated platelets and platelet membrane microparticles in normal subjects, and observations in patients during adult respiratory distress syndrome and cardiac surgery. *J Clin Invest* 78(2):340–348, 1986.
654. Siljander P, Carpen O, Lassila R: Platelet-derived microparticles associate with fibrin during thrombosis. *Blood* 87(11):4651–4663, 1996.
655. Dahlback B, Wiedmer T, Sims PJ: Binding of anticoagulant vitamin K-dependent protein S to platelet-derived microparticles. *Biochemistry* 31(51):12769–12777, 1992.
656. Tans G, et al: Comparison of anticoagulant and procoagulant activities of stimulated platelets and platelet-derived microparticles. *Blood* 77(12):2641–2648, 1991.
657. Toti F, et al: Scott syndrome, characterized by impaired transmembrane migration of procoagulant phosphatidylserine and hemorrhagic complications, is an inherited disorder. *Blood* 87(4):1409–1415, 1996.
658. Weiss HJ, Scott syndrome-a disorder of platelet coagulant activity. *Semin Hematol* 31(4):312–319, 1994.
659. Weiss HJ, Lages B: Platelet prothrombinase activity and intracellular calcium responses in patients with storage pool deficiency, glycoprotein IIb-IIIa deficiency, or impaired platelet coagulant activity—a comparison with Scott syndrome. *Blood* 89(5):1599–1611, 1997.
660. Panes O, et al: Human platelets synthesize and express functional tissue factor. *Blood* 109(12):5242–5250, 2007.
661. Schwertz H, et al: Signal-dependent splicing of tissue factor pre-mRNA modulates the thrombogenicity of human platelets. *J Exp MedJ* Exp Med 203(11):2433–2440, 2006.
662. Freedman JE, et al: Deficient platelet-derived nitric oxide and enhanced hemostasis in mice lacking the NOSIII gene. *Circ Res* 84(12):1416–1421, 1999.
663. Iafrati MD, Vitseva O, Tanriverdi K, et al: Compensatory mechanisms influence hemostasis in setting of eNOS deficiency. *Am J Physiol Heart Circ Physiol* 288(4):H1627–H1632, 2005.
664. Marjanovic JA, et al: Stimulatory roles of nitric-oxide synthase 3 and guanylyl cyclase in platelet activation. *J Biol Chem* 280(45):37430–37438, 2005.
665. Ozuyaman B, et al: Endothelial nitric oxide synthase plays a minor role in inhibition of arterial thrombus formation. *Thromb Haemost* 93(6):1161–1167, 2005.
666. Osterud B: The role of platelets in decrypting monocyte tissue factor. *Semin Hematol* 38(4 Suppl 12):2–5, 2001.
667. Reinhardt C, et al: Protein disulfide isomerase acts as an injury response signal that enhances fibrin generation via tissue factor activation. *J Clin Invest* 118(3):1110–1122, 2008.
668. Smith SA, et al: Polyphosphate modulates blood coagulation and fibrinolysis. *Proc Natl Acad Sci U S A* 103(4):903–908, 2006.
669. Smith SA, Morrissey JH: Polyphosphate enhances fibrin clot structure. *Blood* 112(7):2810–2816, 2008.
670. Bouchard BA, et al: Interactions between platelets and the coagulation system, in *Platelets*, edited by AD Michelson, pp 377–402. Academic Press, San Diego, 2007.
671. Swords NA, Tracy PB, Mann KG: Intact platelet membranes, not platelet-released microvesicles, support the procoagulant activity of adherent platelets. *Arterioscler Thromb* 13(11):1613–1622, 1993.
672. Zwaal RFA, Comfurius P, Bevers EM: Platelet procoagulant activity and microvesicle formation. Its putative role of hemostasis and thrombosis. *Biochim Biophys Acta* 1180:1–8, 1992.
673. Alberio L, et al: Surface expression and functional characterization of alpha-granule factor V in human platelets: Effects of ionophore A23187, thrombin, collagen, and convulxin. *Blood* 95(5):1694–1702, 2000.
674. Scandura JM, Ahmad SS, Walsh PN: A binding site expressed on the surface of activated human platelets is shared by factor X and prothrombin. *Biochemistry* 35(27):8890–8902, 1996.
675. Byzova TV, Plow EF: Networking in the hemostatic system. Integrin alphaiibbeta3 binds prothrombin and influences its activation. *J Biol Chem* 272(43):27183–27188, 1997.
676. Baglia FA, Walsh PN: Thrombin-mediated feedback activation of factor XI on the activated platelet surface is preferred over contact activation by factor XIIa or factor XIa. *J Biol Chem* 275(27):20514–20519, 2000.
677. Oliver JA, et al: Thrombin activates factor XI on activated platelets in the absence of factor XII. *Arterioscler Thromb Vasc Biol.*, 19(1):170–177, 1999.
678. Gailani D, et al: Model for a factor IX activation complex on blood platelets: Dimeric conformation of factor XIa is essential. *Blood* 97(10):3117–3122, 2001.
679. Walsh PN: Platelets and factor XI bypass the contact system of blood coagulation. *Thromb Haemost* 82:234–242, 1999.
680. Coller BS: Platelets and thrombolytic therapy. *N Engl J Med* 322:33–42, 1990.
681. Coller BS: Augmentation of thrombolysis with antiplatelet drugs. Overview. *Coron Artery Dis* 6:911–914, 1995.
682. Kolev K, Machovich R: Molecular and cellular modulation of fibrinolysis. *Thromb Haemost* 89(4):610–621, 2003.
683. Korbut R, Gryglewski RJ: Platelets in fibrinolytic system. *J Physiol Pharmacol* 46(4):409–418, 1995.
684. Maron BA, Loscalzo J: The role of platelets in fibrinolysis, in *Platelets*, edited by AD Michelson, pp 415–430. Academic Press, San Diego, 2007.
685. Carroll RC, et al: Plasminogen, plasminogen activator and platelets in the regulation of clot lysis. *J Lab Clin Med* 100:986–996, 1982.
686. de Haan J, van Oeveren W: Platelets and soluble fibrin promote plasminogen activation causing downregulation of platelet glycoprotein Ib/IX complexes: Protection by aprotinin. *Thromb Res* 92(4):171–179, 1998.
687. Jeanneau C, Sultan Y: Tissue plasminogen activator in human megakaryocytes and platelets: Immunocytochemical localization, immunoblotting and zymographic analysis. *Thromb Haemost* 19:529–534, 1988.
688. Miles LA, et al: Plasminogen interacts with human platelets through two distinct mechanisms. *J Clin Invest* 77:2001–2009, 1986.
689. Miles LA, Plow EF: Binding and activation of plasminogen on the platelet surface. *J Biol Chem* 260:4303–4311, 1985.
690. Park S, et al: Demonstration of single chain urokinase-type plasminogen activator on human platelet membrane. *Blood* 73:1421–1425, 1989.
691. Stricker RB, et al: Activation of plasminogen by tissue plasminogen activator on normal and thrombasthenic platelets: Effects on surface proteins and platelet aggregation. *Blood* 68:275–280, 1986.
692. Thorsen S, Brakman P, Astrup T: Influence of platelets on fibrinolysis: A critical review, in *Hematologic Reviews*, edited by JL Ambrole, pp 123–179. Marcel Dekker, New York, 1972.
693. Binder BR, et al: Plasminogen activator inhibitor 1: Physiological and pathophysiological roles. *News Physiol Sci* 17:56–61, 2002.
694. Cox AD, Devine DV: Factor XIIIa binding to activated platelets is mediated through activation of glycoprotein IIb-IIIa. *Blood* 83:1006–1016, 1994.
695. Erickson LA, Ginsberg MH, Loskutoff DJ: Detection and partial characterization of an inhibitor of plasminogen activator in human platelets. *J Clin Invest* 74:1465–1472, 1984.
696. Fay WP, et al: Platelets inhibit fibrinolysis in vitro by both plasminogen activator inhibitor-1 dependent and independent mechanisms. *Blood* 83:351–356, 1994.
697. Francis CW, Marder VJ: Rapid formation of large molecular weight alpha-polymers in cross-linked fibrin induced by high factor XIII concentrations: Role of platelet factor XIII. *J Clin Invest* 80:1459–1465, 1987.
698. Kawasaki T, et al: Vascular release of plasminogen activator inhibitor-1 impairs fibrinolysis during acute arterial thrombosis in mice. *Blood* 96(1):153–160, 2000.
699. Kruithof EKO, Tran-Thang C, Bachmann F: Studies on the release of plasminogen activator inhibitor from human platelets. *Thromb Haemost* 55:201–205, 1986.
700. Plow EF, Collen D: The presence and release of α2-antiplasmin from human platelets. *Blood* 58:1069–1074, 1981.
701. Smariga PE, Maynard JR: Purification of a platelet protein which stimulates fibrinolytic inhibition and tissue factor in human fibroblasts. *J Biol Chem* 257:11960–11965, 1982.
702. Jang IK, et al: Differential sensitivity of erythrocyte-rich and platelet-rich arterial thrombi to lysis with recombinant tissue-type plasminogen activator. A possible explanation for resistance to coronary thrombolysis. *Circulation* 79:920–928, 1989.
703. Fitzgerald DJ, et al: Marked platelet activation *in vivo* after intravenous streptokinase in patients with acute myocardial infarction. *Circulation* 77:142–150, 1988.
704. Fitzgerald DJ, Wright F, FitzGerald GA: Increased thromboxane biosynthesis during coronary thrombolysis: Evidence that platelet activation and thromboxane A2 modu-

late the response to tissue-type plasminogen activator *in vivo*. *Circ Res* 65:83–94, 1989.
705. Kerins DM, et al: Platelet and vascular function during coronary thrombolysis with tissue-type plasminogen activator. *Circulation* 80:1718–1725, 1990.
706. Ohlstein EH, et al: Tissue-type plasminogen activator and streptokinase induce platelet hyperaggregability in the rabbit. *Thromb Res* 46:575–585, 1987.
707. Penny WF, Ware JA: Platelet activation and subsequent inhibition by plasmin and recombinant tissue-type plasminogen activator. *Blood* 79(1):91–98, 1992.
708. Rudd MA, et al: Temporal effects of thrombolytic agents on platelet function in vivo and their modulation by prostaglandins. *Circ Res* 67(5):1175–1181, 1990.
709. Shebuski RJ: Principles underlying the use of conjunctive agents with plasminogen activators. *Ann N Y Acad Sci* 667:382–394, 1992.
710. Ervin AL, Peerschke EI: Platelet activation by sustained exposure to low-dose plasmin. *Blood Coagul Fibrinolysis* 12(6):415–425, 2001.
711. Ishii-Watabe A, et al: On the mechanism of plasmin-induced platelet aggregation. Implications of the dual role of granule ADP. *Biochem PharmacolAm Rev Respir Dis* 59(11):1345–1355, 2000.
712. Niewiarowski S, Senyi AF, Gillies P: Plasmin-induced platelet aggregation and platelet release reaction. *J Clin Invest* 52:1647–1659, 1973.
713. Schafer AI, et al: Platelet protein phosphorylation, elevation of cytosolic calcium, and inositol phospholipid breakdown in platelet activation induced by plasmin. *J Clin Invest* 78:73–79, 1986.
714. Quinton TM, et al: Plasmin-mediated activation of platelets occurs by cleavage of protease-activated receptor 4. *J Biol Chem* 279(18):18434–18439, 2004.
715. Eisenberg PR, Sherman LA, Jaffe AS: Paradoxic elevation of fibrinopeptide A after streptokinase: Evidence for continued thrombosis despite intense fibrinolysis. *J Am Coll Cardiol* 10:527–529, 1987.
716. Leopold JA, Loscalzo J: Platelet activation by fibrinolytic agents: A potential mechanism for resistance to thrombolysis and reocclusion after successful thrombolysis. *Coron Artery Dis* 6(12):923–929, 1995.
717. Owen J, et al: Thrombolytic therapy with tissue plasminogen activator or streptokinase induces transient thrombin activity. *Blood* 72:616–620, 1988.
718. Szczeklik A: Thrombin generation in myocardial infarction and hypercholesterolemia: Effects of aspirin. *Thromb Haemost* 74(1):77–80, 1995.
719. Weitz JI, et al: Human tissue-type plasminogen activator releases fibrinopeptides A and B from fibrinogen. *J Clin Invest* 82:1700–1707, 1988.
720. Coller BS: Platelets in cardiovascular thrombosis and thrombolysis, in *The Heart and Cardiovascular System*, edited by HA Fozzard, Jennings RB, Katz AM, Morgan HE, Haber E, pp 219–273. Raven Press, New York, 1991.
721. Coller BS: Inhibitors of the platelet glycoprotein IIb/IIIa receptor as conjunctive therapy for coronary artery thrombolysis. *Coron Artery Dis* 3:1016–1029, 1992.
722. Eccleston D, Topol EJ: Inhibitors of platelet glycoprotein IIb/IIIa as augmenters of thrombolysis. *Coron Artery Dis* 6(12):947–955, 1995.
723. O'Donnell CJ, Jonas MA, Hennekens CH: Aspirin augmentation of the efficacy of thrombolysis. *Coron Artery Dis* 6(12):936–939, 1995.
724. Topol EJ: Reperfusion therapy for acute myocardial infarction with fibrinolytic therapy or combination reduced fibrinolytic therapy and platelet glycoprotein IIb/IIIa inhibition: The GUSTO V randomised trial. *Lancet* 357(9272):1905–1914, 2001.
725. Di Mario C, Dudek D, Piscione F, et al: Immediate angioplasty versus standard therapy with rescue angioplasty after thrombolysis in the Combined Abciximab REteplase Stent Study in Acute Myocardial Infarction (CARESS-in-AMI): An open, prospective, randomised, multicentre trial. *Lancet* 371(9612):559–568, 2008.
726. Ellis SG, et al: Facilitated PCI in patients with ST-elevation myocardial infarction. *N Engl J Med* 358(21):2205–2217, 2008.
727. Lapchak PA, et al: The nonpeptide glycoprotein IIb/IIIa platelet receptor antagonist SM-20302 reduces tissue plasminogen activator-induced intracerebral hemorrhage after thromboembolic stroke. *Stroke* 33(1):147–152, 2002.
728. Zhang L, et al: Adjuvant treatment with a glycoprotein IIb/IIIa receptor inhibitor increases the therapeutic window for low-dose tissue plasminogen activator administration in a rat model of embolic stroke. *Circulation* 107(22):2837–2843, 2003.
729. Zhang ZG, et al: Dynamic platelet accumulation at the site of the occluded middle cerebral artery and in downstream microvessels is associated with loss of microvascular integrity after embolic middle cerebral artery occlusion. *Brain Res* 912(2):181–194, 2001.
730. Adams HP Jr, et al: Emergency administration of abciximab for treatment of patients with acute ischemic stroke: Results of an international phase III trial: Abciximab in Emergency Treatment of Stroke Trial (AbESTT-II). *Stroke* 39(1):87–99, 2008.
731. Mandava P, Thiagarajan P, Kent TA: Glycoprotein IIb/IIIa antagonists in acute ischaemic stroke: Current status and future directions. *Drugs* 68(8):1019–1028, 2008.
732. Adelman B, et al: Plasmin effect on platelet glycoprotein Ib-von Willebrand factor interactions. *Blood* 64:32–40, 1985.
733. Adnot S, et al: Plasmin: A possible physiological modulator of human platelet adenylate cyclase system. *Clin Sci* 72:467–473, 1987.
734. Federici AB, et al: Proteolysis of von Willebrand factor in patients undergoing thrombolytic therapy. *Circulation* 78(Suppl.II):II-120-(Abs).
735. Gimple LW, et al: Correlation between template bleeding times and spontaneous bleeding during treatment of acute myocardial infarction with recombinant tissue-type plasminogen activator. *Circulation* 80:581–588, 1988, 1989.
736. Johnstone MT, et al: Bleeding time prolongation with streptokinase and its reduction with 1- desamino-8-D-arginine vasopressin. *Circulation* 82(6):2142–2151, 1990.
737. Kamat SG, Schafer AI: Antiplatelet effects of fibrinolytic agents: A potential contributor to the hemostatic defect after thrombolysis. *Coron Artery Dis* 6(12):930–935, 1995.
738. Kowalski E, Kopec M, Wegrzynowicz Z: Influence of fibrinogen degradation products (FDP) on platelet aggregation, adhesiveness and viscous metamorphosis. *Thromb Diath Haemorrh* 10:406–423, 1963.
739. Loscalzo J, Vaughan DE: Tissue plasminogen activator promotes platelet disaggregation in plasma. *J Clin Invest* 79:1749–1754, 1987.
740. Michelson AD, et al: Effect of in vivo infusion of recombinant tissue-type plasminogen activator on platelet glycoprotein Ib. *Thromb Res* 60(5):421–424, 1990.
741. Schafer AL, Adelman B: Plasmin inhibition of platelet function and of arachidonic acid metabolism. *J Clin Invest* 75:456–461, 1985.
742. Schafer AL, et al: Synergistic inhibition of platelet activation by plasmin and prostaglandin I2. *Blood* 69:1504–1507, 1987.
743. Shin Y, et al: Binding of von Willebrand factor cleaving protease ADAMTS13 to Lys-plasmin(ogen). *J Biochem* 152(3):251–258, 2012.
744. Tersteeg C, et al: Plasmin cleavage of von Willebrand factor as an emergency bypass for ADAMTS13 deficiency in thrombotic microangiopathy. *Circulation* 129(12):1320–1331, 2014.
745. Coller BS: Binding of abciximab to $\alpha_V\beta_3$ and activated $\alpha_M\beta_2$ receptors: With a review of platelet-leukocyte interactions. *Thromb Haemost* 82(2):326–336, 1999.
746. Farb A, et al: Pathology of acute and chronic coronary stenting in humans. *Circulation* 99(1):44–52, 1999.
747. Merhi Y, et al: Selectin blockade reduces neutrophil interaction with platelets at the site of deep arterial injury by angioplasty in pigs. *Arterioscler Thromb Vasc Biol* 19(2):372–377, 1999.
748. Smyth SS, et al: β3-integrin-deficient mice, but not P-selectin-deficient mice, develop intimal hyperplasia after vascular injury: Correlation with leukocyte recruitment to adherent platelets 1 hour after injury. *Circulation* 103:2501–2507, 2001.
749. Wehner J, et al: Antibody and complement in transplant vasculopathy. *Circ Res* 100(2):191–203, 2007.
750. Nishimura S, et al: *In vivo* imaging in mice reveals local cell dynamics and inflammation in obese adipose tissue. *J Clin Invest* 118(2):710–721, 2008.
751. Bozza FA, et al: Amicus or adversary: Platelets in lung biology, acute injury, and inflammation. *Am J Respir Cell Mol Biol* 40(2):123–134, 2009.
752. Schober A, et al: Deposition of platelet RANTES triggering monocyte recruitment requires P-selectin and is involved in neointima formation after arterial injury. *Circulation* 106(12):1523–1529, 2002.
753. von Hundelshausen P, et al: RANTES deposition by platelets triggers monocyte arrest on inflamed and atherosclerotic endothelium. *Circulation* 103(13):1772–1777, 2001.
754. Huo Y, et al: Circulating activated platelets exacerbate atherosclerosis in mice deficient in apolipoprotein E. *Nat Med* 9(1):61–67, 2003.
755. Diacovo TG, et al: Neutrophil rolling, arrest, and transmigration across activated, surface-adherent platelets via sequential action of P-selectin and the beta 2-integrin CD11b/CD18. *Blood* 88(1):146–157, 1996.
756. Hamburger SA, McEver RP: GMP-140 mediates adhesion of stimulated platelets to neutrophils. *Blood* 75(3):550–554, 1990.
757. Kirchhofer D, Riederer MA, Baumgartner HR: Specific accumulation of circulating monocytes and polymorphonuclear leukocytes on platelet thrombi in a vascular injury model. *Blood* 89(4):1270–1278, 1997.
758. Konstantopoulos K, et al: Venous levels of shear support neutrophil-platelet adhesion and neutrophil aggregation in blood via P-selectin and beta2-integrin. *Circulation* 98(9):873–882, 1998.
759. Larsen E, et al: PADGEM protein: A receptor that mediates the interaction of activated platelets with neutrophils and monocytes. *Cell* 59(2):305–312, 1989.
760. Sheikh S, Nash GB: Continuous activation and deactivation of integrin CD11b/CD18 during de novo expression enables rolling neutrophils to immobilize on platelets. *Blood* 87(12):5040–5050, 1996.
761. Yeo EL, Sheppard JA, Feuerstein IA: Role of P-selectin and leukocyte activation in polymorphonuclear cell adhesion to surface adherent activated platelets under physiologic shear conditions (an injury vessel wall model). *Blood* 83(9):2498–2507, 1994.
762. Gear AR, Camerini D: Platelet chemokines and chemokine receptors: Linking hemostasis, inflammation, and host defense. *Microcirculation* 10(3–4):335–350, 2003.
763. Weber C, Springer TA: Neutrophil accumulation on activated, surface-adherent platelets in flow is mediated by interaction of Mac-1 with fibrinogen bound to alphaIIb-beta3 and stimulated by platelet-activating factor. *J Clin Invest* 100(8):2085–2093, 1997.
764. Romo GM, et al: The glycoprotein Ib-IX-V complex is a platelet counterreceptor for P-selectin. *J Exp Med* 190(6):803–814, 1999.
765. Altieri DC, Plescia J, Plow EF: The structural motif glycine 190-valine 202 of the fibrinogen gamma chain interacts with CD11b/CD18 integrin (alpha M beta 2, Mac-1) and promotes leukocyte adhesion. *J Biol Chem* 268(3):1847–1853, 1993.
766. Silverstein RL, Asch AS, Nachman RL: Glycoprotein IV mediates thrombospondin-dependent platelet-monocyte and platelet-U937 cell adhesion. *J Clin Invest* 84:546–552, 1989.
767. Santoso S, et al: The junctional adhesion molecule 3 (JAM-3) on human platelets is a counterreceptor for the leukocyte integrin Mac-1. *J Exp Med* 196(5):679–691, 2002.
768. Marcus AJ, Safier LB: Thromboregulation: Multicellular modulation of platelet reactivity in hemostasis and thrombosis. *FASEB J* 7(6):516–522, 1993.
769. Lindemann S, et al: Activated platelets mediate inflammatory signaling by regulated interleukin 1beta synthesis. *J Cell Biol* 154(3):485–490, 2001.
770. Alderson MR, et al: CD40 expression by human monocytes: Regulation by cytokines and activation of monocytes by the ligand for CD40. *J Exp Med* 178(2):669–674, 1993.
771. Henn V, et al: CD40 ligand on activated platelets triggers an inflammatory reaction of endothelial cells. *Nature* 391(6667):591–594, 1998.
772. Yellin MJ, et al: Functional interactions of T cells with endothelial cells: The role of CD40L-CD40-mediated signals. *J Exp Med* 182(6):1857–1864, 1995.
773. Slupsky JR, et al: Activated platelets induce tissue factor expression on human umbilical vein endothelial cells by ligation of CD40. *Thromb Haemost* 80(6):1008–1014, 1998.
774. Del PD, et al: The plasma membrane redox system in human platelet functions and platelet-leukocyte interactions. *Thromb Haemost* 101(2):284–289, 2009.
775. Goel MS, Diamond SL: Neutrophil enhancement of fibrin deposition under flow through platelet-dependent and -independent mechanisms. *Arterioscler Thromb Vasc Biol* 21(12):2093–2098, 2001.

776. Goel MS, Diamond SL: Neutrophil cathepsin G promotes prothrombinase and fibrin formation under flow conditions by activating fibrinogen-adherent platelets. *J Biol Chem* 278(11):9458–9463, 2003.
777. Giesen PL, et al: Blood-borne tissue factor: Another view of thrombosis. *Proc Natl Acad Sci U S A* 96(5):2311–2315, 1999.
778. Furie B, Furie BC: Role of platelet P-selectin and microparticle PSGL-1 in thrombus formation. *Trends Mol Med* 10(4):171–178, 2004.
779. Pluskota E, et al: Expression, activation, and function of integrin alphaMbeta2 (Mac-1) on neutrophil-derived microparticles. *Blood* 112(6):2327–2335, 2008.
780. Andre P, et al: Pro-coagulant state resulting from high levels of soluble P-selectin in blood. *Proc Natl Acad Sci U S A* 97(25):13835–13840, 2000.
781. Hrachovinova I, et al: Interaction of P-selectin and PSGL-1 generates microparticles that correct hemostasis in a mouse model of hemophilia A. *Nat Med* 9(8):1020–1025, 2003.
782. Ott I, et al: Increased neutrophil-platelet adhesion in patients with unstable angina. *Circulation* 94(6):1239–1246, 1996.
783. Mickelson JK, et al: Leukocyte activation with platelet adhesion after coronary angioplasty: A mechanism for recurrent disease? *J Am Coll Cardiol* 28(2):345–353, 1996.
784. Michelson AD, et al: Circulating monocyte-platelet aggregates are a more sensitive marker of in vivo platelet activation than platelet surface P-selectin: Studies in baboons, human coronary intervention, and human acute myocardial infarction. *Circulation* 104(13):1533–1537, 2001.
785. Bugert P, et al: The variable number of tandem repeat polymorphism in the P-selectin glycoprotein ligand-1 gene is not associated with coronary heart disease. *J Mol Med (Berl)* 81(8):495–501, 2003.
786. Diz-Kucukkaya R, et al: P-selectin glycoprotein ligand-1 VNTR polymorphisms and risk of thrombosis in the antiphospholipid syndrome. *Ann Rheum Dis* 66(10): 1378–1380, 2007.
787. Lozano ML, et al: Polymorphisms of P-selectin glycoprotein ligand-1 are associated with neutrophil-platelet adhesion and with ischaemic cerebrovascular disease. *Br J Haematol* 115(4):969–976, 2001.
788. Ozben B, et al: The association of P-selectin glycoprotein ligand-1 VNTR polymorphisms with coronary stent restenosis. *J Thromb Thrombolysis* 23(3):181–187, 2007.
789. Roldan V, et al: Short alleles of P-selectin glycoprotein ligand-1 protect against premature myocardial infarction. *Am Heart J* 148(4):602–605, 2004.
790. Tauxe C, et al: P-selectin glycoprotein ligand-1 decameric repeats regulate selectin-dependent rolling under flow conditions. *J Biol Chem* 283(42):28536–28545, 2008.
791. Wang Y, et al: Platelet-derived S100 family member myeloid-related protein-14 regulates thrombosis. *J Clin Invest* 124(5):2160–2171, 2014.
792. Clark SR, et al: Platelet TLR4 activates neutrophil extracellular traps to ensnare bacteria in septic blood. *Nat Med* 13(4):463–469, 2007.
793. Geddings JE, Mackman N: New players in haemostasis and thrombosis. *Thromb Haemost* 111(4):570–574, 2014.
794. Martinod K, Wagner DD: Thrombosis: Tangled up in NETs. *Blood* 123(18): 2768–2776, 2014.
795. Arman M, et al: Amplification of bacteria-induced platelet activation is triggered by FcgammaRIIA, integrin alphaIIbbeta3, and platelet factor 4. *Blood* 123(20): 3166–3174, 2014.
796. Boudreau LH, et al: Platelets release mitochondria serving as substrate for bactericidal group IIA-secreted phospholipase A2 to promote inflammation. *Blood* 124(14): 2173–2183, 2014.
797. Sun H, et al: Reduced thrombin generation increases host susceptibility to group A streptococcal infection. *Blood* 113(6):1358–1364, 2009.
798. Li N, Platelet-lymphocyte cross-talk. *J Leukoc Biol* 83(5):1069–1078, 2008.
799. McMorran BJ, et al: Platelets kill intraerythrocytic malarial parasites and mediate survival to infection. *Science* 323(5915):797–800, 2009.
800. Boulaftali Y, et al: Platelet immunoreceptor tyrosine-based activation motif (ITAM) signaling and vascular integrity. *Circ Res* 114(7):1174–1184, 2014.
801. Lopez JA: The platelet glycoprotein Ib-IX complex. *Blood Coagul Fibrinolysis* 5(1): 97–119, 1994.
802. Wu G, et al: Human endothelial cells in culture and in vivo express on their surface all four components of the glycoprotein Ib/IX/V complex. *Blood* 90(7):2660–2669, 1997.
803. Hynes RO, Integrins: Bidirectional, allosteric signaling machines. *Cell* 110(6): 673–687, 2002.
804. Kasirer-Friede A, Kahn ML, Shattil SJ: Platelet integrins and immunoreceptors. *Immunol Rev* 218:247–264, 2007.
805. Bennett JS, Berger BW, Billings PC: The structure and function of platelet integrins. *J Thromb Haemost* 7 Suppl 1:200–205, 2009.
806. Bledzka K, Smyth SS, Plow EF: Integrin alphaIIbbeta3: From discovery to efficacious therapeutic target. *Circ Res* 112(8):1189–1200, 2013.
807. Phillips DR, et al: The platelet membrane glycoprotein IIb-IIIa complex. *Blood* 71:831–843, 1988.
808. Plow EF, Ginsberg MH: Cellular adhesion: GPIIb-IIIa as a prototypic adhesion receptor. *Prog Hemost Thromb* 9:117–156, 1989.
809. Ruggeri ZM: Structure and function of von Willebrand factor. *Thromb Haemost* 82:576–584, 1999.
810. Savage B, Ruggeri ZM: Platelet thrombus formation in flowing blood, in *Platelets*, edited by AD Michelson, p 215. Academic Press, San Diego, 2002.
811. Wagner CL, et al: Analysis of GPIIb/IIIa receptor number by quantification of 7E3 binding to human platelets. *Blood* 88:907–914, 1996.
812. Zhou YF, et al: Sequence and structure relationships within von Willebrand factor. *Blood* 120(2):449–458, 2012.
813. Cramer ER, et al: α Granule pool of glycoprotein IIb-IIIa in normal and pathologic platelets and megakaryocytes. *Blood* 75:1220–1227, 1990.
814. Woods VL Jr, Wolff LE, Keller DM: Resting platelets contain a substantial centrally located pool of glycoprotein IIb-IIIa complexes which may be accessible to some but not other extracellular proteins. *J Biol Chem* 261:15242–15251, 1986.
815. Youssefian T, et al: Platelet and megakaryocyte dense granules contain glycoproteins Ib and IIb-IIIa. *Blood* 89(11):4047–4057, 1997.
816. Peerschke EI: The platelet fibrinogen receptor. *Semin Hematol* 22(4):241–259, 1985.
817. Wencel-Drake JD: Plasma membrane GPIIb/IIIa. Evidence for a cycling receptor pool. *Am J Clin Pathol* 136:61–70, 1990.
818. Harrison P: Platelet α-granular fibrinogen. *Platelets* 3:1–10, 1992.
819. Hynes RO: Integrins: A family of cell surface receptors. *Cell* 48:549–554, 1987.
820. Ruoslahti E: Fibronectin and its receptors. *Annu Rev Biochem* 57:375–413, 1988.
821. Doolittle RF, et al: The amino acid sequence of the alpha-chain of human fibrinogen. *Nature* 280:464, 1979.
822. Cheresh DA, et al: Recognition of distinct adhesive sites on fibrinogen by related integrins on platelets and endothelial cells. *Cell* 58:945–953, 1988, 1989.
823. Farrell DH, Thiagarajan P: Binding of recombinant fibrinogen mutants to platelets. *J Biol Chem* 269(1):226–231, 1994.
824. Farrell DH, et al: Role of fibrinogen α and γ chain sites in platelet aggregation. *Proc Natl Acad Sci U S A* 89(22):10729–10732, 1992.
825. Savage B, Ruggeri ZM: Selective recognition of adhesive sites in surface-bound fibrinogen by glycoprotein IIb-IIIa on nonactivated platelets. *J Biol Chem* 266(17): 11227–11233, 1991.
826. Springer TA, Zhu J, Xiao T: Structural basis for distinctive recognition of fibrinogen gammaC peptide by the platelet integrin alphaIIbbeta3. *J Cell Biol* 182(4):791–800, 2008.
827. Xiao T, et al: Structural basis for allostery in integrins and binding to fibrinogen-mimetic therapeutics. *Nature* 432:59–67, 2004.
828. Goldsmith HL, et al: Time and force dependence of the rupture of glycoprotein IIb-IIIa-fibrinogen bonds between latex spheres. *Biophys J* 78(3):1195–1206, 2000.
829. Hsieh CF, et al: Stepped changes of monovalent ligand-binding force during ligand-induced clustering of integrin alphaIIB beta3. *J Biol Chem* 281(35):25466–25474, 2006.
830. Huber W, et al: Determination of kinetic constants for the interaction between the platelet glycoprotein IIb-IIIa and fibrinogen by means of surface plasmon resonance. *Eur J Biochem* 227(3):647–656, 1995.
831. Litvinov RI, et al: Multi-step fibrinogen binding to the integrin (alpha)IIb(beta)3 detected using force spectroscopy. *Biophys J* 89(4):2824–2834, 2005.
832. Muller B, et al: Two-step binding mechanism of fibrinogen to alpha IIb beta 3 integrin reconstituted into planar lipid bilayers. *J Biol Chem* 268(9):6800–6808, 1993.
833. Peerschke EI: Reversible and irreversible binding of fibrinogen to platelets. *Platelets* 8(5):311–317, 1997.
834. Wencel-Drake JD, et al: Internalization of bound fibrinogen modulates platelet aggregation. *Blood* 87(2):602–612, 1996.
835. Peerschke EIB: Events occurring after thrombin-induced fibrinogen binding to platelets. *Semin Thromb Hemost* 18:34–43, 1992.
836. Ugarova TP, et al: Conformational changes in fibrinogen elicited by its interaction with platelet membrane glycoprotein GPIIb-IIIa. *J Biol Chem* 268:21080–21087, 1993.
837. Zamarron C, Ginsberg MH, Plow EF: A receptor-induced binding site in fibrinogen elicited by its interaction with platelet membrane glycoprotein IIb-IIIa. *J Biol Chem* 266:17106–17111, 1991.
838. Hato T, Pampori N, Shattil SJ: Complementary roles for receptor clustering and conformational change in the adhesive and signaling functions of integrin alphaIIb beta3. *J Cell Biol* 141(7):1685–1695, 1998.
839. Carrell NA, et al: Structure of human platelet membrane glycoproteins IIb and IIIa as determined by electron microscopy. *J Biol Chem* 260:1743–1749, 1985.
840. Weisel JW, et al: Examination of the platelet membrane glycoprotein IIb-IIIa complex and its interaction with fibrinogen and other ligands by electron microscopy. *J Biol Chem* 267(23):16637–16643, 1992.
841. Arnaout M, Goodman S, Xiong J: Coming to grips with integrin binding to ligands. *Curr Opin Cell Biol* 14(5):641–651, 2002.
842. Arnaout MA: Integrin structure: New twists and turns in dynamic cell adhesion. *Immunol Rev* 2002;186(1):125–140, 2002.
843. Takagi J, et al: Global conformational rearrangements in integrin extracellular domains in outside-in and inside-out signaling. *Cell* 110:599–607, 2002.
844. Xiong JP, et al: Crystal structure of the extracellular segment of integrin alphaVbeta3. *Science* 294(5541):339–345, 2001.
845. Xiong JP, et al: Crystal structure of the extracellular segment of integrin alpha Vbeta3 in complex with an Arg-Gly-Asp ligand. *Science* 296(5565):151–155, 2002.
846. Blue R, et al: Effects of limiting extension at the alphaIIb genu on ligand binding to integrin alphaIIbbeta3. *J Biol Chem* 285(23):17604–17613, 2010.
847. Cheng M, Li J, Negri A, Coller BS: Swing-out of the beta3 hybrid domain is required for alphaIIbbeta3 priming and normal cytoskeletal reorganization, but not adhesion to immobilized fibrinogen. *PLoS One* 8(12):e81609, 2013.
848. Choi WS, et al: Three-dimensional reconstruction of intact human integrin alphaIIbbeta3: New implications for activation-dependent ligand binding. *Blood* 2013;122(26):4165–4171, 2013.
849. Eng ET, et al: Intact alphaIIbbeta3 integrin is extended after activation as measured by solution X-ray scattering and electron microscopy. *J Biol Chem* 286(40):35218–35226, 2011.
850. Kamata T, et al: Structural requirements for activation in alphaIIb beta3 integrin. *J Biol Chem* 285(49):38428–38437, 2010.
851. Nogales A, et al: Three-dimensional model of human platelet integrin alphaIIb beta3 in solution obtained by small angle neutron scattering. *J Biol Chem* 285(2):1023–1031, 2010.
852. Ye F, et al: Recreation of the terminal events in physiological integrin activation. *J Cell Biol* 188(1):157–173, 2010.
853. Zhu J, et al: Structure-guided design of a high affinity platelet integrin αIIbβ3 receptor antagonist that disrupts Mg2+ binding to the MIDAS. *Sci Transl Med* 4:1–12, 2012.
854. Poncz M, et al: Structure of the platelet membrane glycoprotein IIb. Homology to the alpha subunits of the vitronectin and fibronectin membrane receptors. *J Biol ChemJ Biol Chem* 262(18):8476–8482, 1987.

855. Fitzgerald LA, et al: Protein sequence of endothelial glycoprotein IIIa derived from a cDNA clone. Identity with platelet glycoprotein IIIa and similarity to "integrin." *J Biol Chem* 262(9):3936–3939, 1987.
856. Bray PF, et al: Physical linkage of the genes for platelet membrane glycoproteins IIb and IIIa. *Proc Natl Acad Sci U S A* 85(22):8683–8687, 1988.
857. Thornton MA, et al: The human platelet alphaIIb gene is not closely linked to its integrin partner beta3. *Blood* 94(6):2039–2047, 1999.
858. Steiner B, et al: Ca+2 dependent structural transitions of the platelet glycoprotein IIb-IIIa complex. Preparation of stable glycoprotein IIb and IIIa monomers. *J Biol Chem* 266:14986–14991, 1991.
859. Mitchell WB, et al: AlphaIIbbeta3 biogenesis is controlled by engagement of alphaIIb in the calnexin cycle via the N15-linked glycan. *Blood* 107(7):2713–2719, 2006.
860. Duperray A, et al: Biosynthesis and assembly of platelet GPIIb-IIIa in human megakaryocytes: Evidence that assembly between pro-GPIIb and GPIIIa is a prerequisite for expression of the complex on the cell surface. *Blood* 74:1603–1611, 1989.
861. O'Toole TE, et al: Efficient surface expression of platelet GPIIb-IIIa requires both subunits. *Blood* 74(1):14–18, 1989.
862. McEver RP, Baenziger JU, Majerus PW: Isolation and structural characterization of the polypeptide subunits of membrane glycoprotein IIb-IIIa from human platelets. *Blood* 59:80.
863. Haas TA, Plow EF: The cytoplasmic domain of alphaIIb beta3. A ternary complex of the integrin alpha and beta subunits and a divalent cation. *J Biol Chem* 1996;271(11):6017–6026, 1982.
864. Kim C, Lau TL, Ulmer TS, Ginsberg MH: Interactions of platelet integrin alphaIIb and beta3 transmembrane domains in mammalian cell membranes and their role in integrin activation. *Blood* 113(19):4747–4753, 2009.
865. Muir TW, et al: Design and chemical synthesis of a neoprotein structural model for the cytoplasmic domain of a multisubunit cell-surface receptor: Integrin alpha IIb beta 3 (platelet GPIIb-IIIa). *Biochemistry* 33(24):7701–7708, 1994.
866. Vallar L, et al: Divalent cations differentially regulate integrin alphaIIb cytoplasmic tail binding to beta3 and to calcium- and integrin-binding protein. *J Biol Chem* 274(24):17257–17266, 1999.
867. Hughes PE, et al: Breaking the integrin hinge. A defined structural constraint regulates integrin signaling. *J Biol Chem* 271(12):6571–6574, 1996.
868. Li A, et al: Integrin alphaII b tail distal of GFFKR participates in inside-out alphaII b beta3 activation. *J Thromb Haemost* 12(7):1145–1155, 2014.
869. O'Toole TE, et al: Integrin cytoplasmic domains mediate inside-out signal transduction. *J Cell Biol* 124(6):1047–1059, 1994.
870. O'Toole TE, et al: Modulation of the affinity of integrin αIIbβ3 (GPIIb-IIIa) by the cytoplasmic domain of alpha IIb. *Science* 254(5033):845–847, 1991.
871. Zhu J, et al: The structure of a receptor with two associating transmembrane domains on the cell surface: Integrin alphaIIbbeta3. *Mol Cell* 34(2):234–249, 2009.
872. Kim M, Carman CV, Springer TA: Bidirectional transmembrane signaling by cytoplasmic domain separation in integrins. *Science* 301(5640):1720–1725, 2003.
873. Li W, et al: A push-pull mechanism for regulating integrin function. *Proc Natl Acad Sci U S A* 102(5):1424–1429, 2005.
874. Luo BH, et al: Disrupting integrin transmembrane domain heterodimerization increases ligand binding affinity, not valency or clustering. *Proc Natl Acad Sci U S A* 102(10):3679–3684, 2005.
875. Partridge AW, et al: Transmembrane domain helix packing stabilizes integrin alphaIIbbeta3 in the low affinity state. *J Biol Chem* 280(8):7294–7300, 2005.
876. Leisner TM, et al: Bidirectional transmembrane modulation of integrin alphaIIbbeta3 conformations. *J Biol Chem* 274(18):12945–12949, 1999.
877. Vinogradova O, et al: A Structural mechanism of integrin alpha(IIb)beta(3) "inside-out" activation as regulated by its cytoplasmic face. *Cell* 110(5):587.
878. Xiong JP, Stehle T, Goodman SL, Arnaout MA: A novel adaptation of the integrin PSI domain revealed from its crystal structure. *J Biol Chem* 279(39):40252–40254, 2004.
879. Du X, et al: Long range propagation of conformational changes in integrin alpha IIb beta 3. *J Biol Chem* 268(31):23087–23092, 1993 [published erratum appears in *J Biol Chem* 269(15):11673, 1994].
880. Frelinger AL 3ed, Du XP, Plow EF, Ginsberg MH: Monoclonal antibodies to ligand-occupied conformers of integrin alpha IIb beta 3 (glycoprotein IIb-IIIa) alter receptor affinity, specificity, and function. *J Biol Chem* 266:17106–17111, 1991.
881. Kamata T, et al: Critical cysteine residues for regulation of integrin alphaIIbbeta3 are clustered in the epidermal growth factor domains of the beta3 subunit. *Biochem J* 378(Pt 3):1079–1082, 2004.
882. Kashiwagi H, et al: A mutation in the extracellular cysteine-rich repeat region of the beta3 subunit activates integrins alphaIIbbeta3 and alphaVbeta3. *Blood* 93(8):2559–2568, 1999.
883. Essex DW: The role of thiols and disulfides in platelet function. *Antioxid Redox Signal* 6(4):736–746, 2004.
884. Zucker MB, Masiello NC: Platelet aggregation caused by dithiothreitol. *Thromb Haemost* 51(1):119–124, 1984.
885. Chen K, Detwiler TC, Essex DW: Characterization of protein disulphide isomerase released from activated platelets. *Br J Haematol* 90(2):425–431, 1995.
886. Essex DW, Chen K, Swiatkowska M: Localization of protein disulfide isomerase to the external surface of the platelet plasma membrane. *Blood* 86(6):2168–2173, 1995.
887. Essex DW, Li M: Redox control of platelet aggregation. *Biochemistry* 42(1):129–136, 2003.
888. Mor-Cohen R, et al: Disulfide bond exchanges in integrins alphaIIbbeta3 and alphavbeta3 are required for activation and post-ligation signaling during clot retraction. *Thromb Res* 133(5):826–836, 2014.
889. O'Neill S, et al: The platelet integrin alpha IIbbeta 3 has an endogenous thiol isomerase activity. *J Biol Chem* 275(47):36984–36990, 2000.
890. Furie B, Flaumenhaft R: Thiol isomerases in thrombus formation. *Circ Res* 114(7):1162–1173, 2014.
891. Wang L, et al: Platelet-derived ERp57 mediates platelet incorporation into a growing thrombus by regulation of the alphaIIbbeta3 integrin. *Blood* 122(22):3642–3650, 2013.
892. Provasi D, Negri A, Coller BS, Filizola M: Talin-driven inside-out activation mechanism of platelet αIIbβ3 integrin probed by multimicrosecond, all-atom molecular dynamics simulations. *Proteins* 82(12):3231–3240, 2014.
893. Gottschalk KE: A coiled-coil structure of the alphaIIbbeta3 integrin transmembrane and cytoplasmic domains in its resting state. *Structure* 13(5):703–712, 2005.
894. Lau TL, Kim C, Ginsberg MH, Ulmer TS: The structure of the integrin alphaIIb-beta3 transmembrane complex explains integrin transmembrane signalling. *EMBO J* 28(9):1351–1361, 2009.
895. Luo BH, Springer TA, Takagi J: A specific interface between integrin transmembrane helices and affinity for ligand. *PLoS Biol* 2(6):776–786, 2004.
896. Wegener KL, et al: Structural basis of integrin activation by talin. *Cell* 128(1):171–182, 2007.
897. Hernandez-Campo PM, et al: Comparative analysis of different flow cytometry-based immunophenotypic methods for the analysis of CD59 and CD55 expression on major peripheral blood cell subsets. *Cytometry* 50(3):191–201, 2002.
898. Robb L, et al: Molecular characterisation of mouse and human TSSC6: Evidence that TSSC6 is a genuine member of the tetraspanin superfamily and is expressed specifically in haematopoietic organs. *Biochim Biophys Acta* 1522(1):31–41, 2001.
899. Hughes PE, et al: Breaking the integrin hinge. A defined structural constraint regulates integrin signaling. *J Biol Chem* 271(12):6571–6574, 1996.
900. Anthis NJ, Wegener KL, Ye F, et al: The structure of an integrin/talin complex reveals the basis of inside-out signal transduction. *EMBO J* 28(22):3623–3632, 2009.
901. Ithychanda SS, Das M, Ma YQ, et al: Migfilin, a molecular switch in regulation of integrin activation. *J Biol Chem* 284(7):4713–4722, 2009.
902. Jenkins AL, et al: Tyrosine phosphorylation of the beta3 cytoplasmic domain mediates integrin-cytoskeletal interactions. *J Biol Chem* 273(22):13878–13885, 1998.
903. Jones CI, et al: Integrin-linked kinase regulates the rate of platelet activation and is essential for the formation of stable thrombi. *J Thromb Haemost* 12(8):1342–1352, 2014.
904. Calderwood DA, Shattil SJ, Ginsberg MH: Integrins and actin filaments: Reciprocal regulation of cell adhesion and signaling. *J Biol Chem* 275(30):22607–22610, 2000.
905. Calderwood DA, et al: The talin head domain binds to integrin beta subunit cytoplasmic tails and regulates integrin activation. *J Biol Chem* 274:28071–28074, 1999.
906. Cowan KJ, Law DA, Phillips DR: Identification of shc as the primary protein binding to the tyrosine-phosphorylated beta 3 subunit of alpha IIbbeta 3 during outside-in integrin platelet signaling. *J Biol Chem* 275(46):36423–36429, 2000.
907. Eigenthaler M, et al: A conserved sequence motif in the integrin beta3 cytoplasmic domain is required for its specific interaction with beta3-endonexin. *J Biol Chem* 272(12):7693–7698, 1997.
908. Hannigan GE, et al: Regulation of cell adhesion and anchorage-dependent growth by a new beta 1-integrin-linked protein kinase. *Nature* 379(6560):91–96, 1996.
909. Loh E, Qi W, Vilaire G, Bennett JS: Effect of cytoplasmic domain mutations on the agonist-stimulated ligand binding activity of the platelet integrin alphaIIbbeta3. *J Biol Chem* 271(47):30233–30241, 1966.
910. Law DA, Nannizzi-Alaimo L, Phillips DR: Outside-in integrin signal transduction. Alpha IIb beta 3-(GP IIb IIIa) tyrosine phosphorylation induced by platelet aggregation. *J Biol Chem* 271(18):10811–10815, 1996.
911. Leung-Hagesteijn CY, et al: Cell attachment to extracellular matrix substrates is inhibited upon downregulation of expression of calreticulin, an intracellular integrin alpha-subunit-binding protein. *J Cell Sci* 107(Pt 3):589–600, 1994.
912. Naik UP, Patel PM, Parise LV: Identification of a novel calcium-binding protein that interacts with the integrin alphaIIb cytoplasmic domain. *J Biol Chem* 272(8):4651–4654, 1997.
913. Otey CA, Pavalko FM, Burridge K: An interaction between alpha-actinin and the beta 1 integrin subunit *in vitro*. *J Cell Biol* 111(2):721–729, 1990.
914. Reddy KB, et al: Identification of an interaction between the m-band protein skelemin and beta-integrin subunits. Colocalization of a skelemin-like protein with beta1- and beta3-integrins in non-muscle cells. *J Biol Chem* 273(52):35039–35047, 1998.
915. Rojiani MV, et al: *In vitro* interaction of a polypeptide homologous to human Ro/SS-A antigen (calreticulin) with a highly conserved amino acid sequence in the cytoplasmic domain of integrin alpha subunits. *Biochemistry* 30(41):9859–9866, 1991.
916. Schaller MD, et al: Focal adhesion kinase and paxillin bind to peptides mimicking beta integrin cytoplasmic domains. *J Cell Biol* 130(5):1181–1187, 1995.
917. Shattil SJ, et al: Beta 3-endonexin, a novel polypeptide that interacts specifically with the cytoplasmic tail of the integrin beta 3 subunit. *J Cell Biol* 131(3):807–816, 1995.
918. Shock DD, et al: Calcium-dependent properties of CIB binding to the integrin alphaIIb cytoplasmic domain and translocation to the platelet cytoskeleton. *Biochem J* 342(Pt 3):729–735, 1999.
919. Zent R, et al: Class- and splice variant-specific association of CD98 with integrin beta cytoplasmic domains. *J Biol Chem* 275(7):5059–5064, 2000.
920. Naik UP, Eckfeld K: Junctional adhesion molecule 1 (JAM-1). *J Biol Regul Homeost Agents* 17(4):341–347, 2003.
921. Ming Z, et al: Lyn and PECAM-1 function as interdependent inhibitors of platelet aggregation. *Blood* 117(14):3903–3906, 2011.
922. Tourdot BE, et al: Immunoreceptor tyrosine-based inhibitory motif (ITIM)-mediated inhibitory signaling is regulated by sequential phosphorylation mediated by distinct nonreceptor tyrosine kinases: A case study involving PECAM-1. *Biochemistry* 52(15):2597–2608, 2013.
923. Scarborough RM, et al: Design of potent and specific integrin antagonists. Peptide antagonists with high specificity for glycoprotein IIb-IIIa. *J Biol Chem* 268:1066–1073, 1993.
924. Beer JH, Springer KT, Coller BS: Immobilized Arg-Gly-Asp (RGD) peptides of varying lengths as structural probes of the platelet GPIIb/IIIa receptor. *Blood* 79:117–128, 1992.
925. Luo BH, Springer TA, Takagi J: Stabilizing the open conformation of the integrin headpiece with a glycan wedge increases affinity for ligand. *Proc Natl Acad Sci U S A*

100(5):2403–2408, 2003.
926. Heilmann E, et al: Thrombin-induced platelet aggregates have a dynamic structure: Time-dependent redistribution of GPIIb/IIIa complexes and secreted adhesive proteins. *Arterioscler Thromb* 11:704–718, 1991.
927. Isenberg WM, McEver RP, Phillips DR, et al: The platelet fibrinogen receptor: An immunogold-surface replica study of agonist-induced ligand binding and receptor clustering. *J Cell Biol* 104(6):1655–1663, 1987.
928. Prevost N, Shattil SJ: Outside-in signaling by integrin αIIbβ3, in *Platelets*, edited by AD Michelson, pp 347–350. Academic Press, San Diego, 2007.
929. Asch E, Podack E: Vitronectin binds to activated human platelets and plays a role in platelet aggregation. *J Clin Invest* 85(5):1372–1378, 1990.
930. Haverstick DM, et al: Inhibition of platelet adhesion to fibronectin, fibrinogen, and von Willebrand factor substrates by a synthetic tetrapeptide derived from the cell-binding domain of fibronectin. *Blood* 66:946–952, 1990, 1985.
931. Plow EF, D'Souza SE, Ginsberg MH: Ligand binding to GPIIb-IIIa: A status report. *Semin Thromb Hemost* 18(3):324–332, 1992.
932. Weiss HJ, et al: Fibrinogen-independent platelet adhesion and thrombus formation on subendothelium mediated by glycoprotein IIb-IIIa complex at high shear rate. *J Clin Invest* 83:288–297, 1989.
933. Schullek J, Jordan J, Montgomery RR: Interaction of von Willebrand factor with human platelets in the plasma milieu. *J Clin Invest* 73:421–428, 1984.
934. Ni H, et al: Persistence of platelet thrombus formation in arterioles of mice lacking both von Willebrand factor and fibrinogen. *J Clin Invest* 106(3):385–392, 2000.
935. Ni H, et al: Control of thrombus embolization and fibronectin internalization by integrin alpha IIb beta 3 engagement of the fibrinogen gamma chain. *Blood* 102(10): 3609–3614, 2003.
936. Ni H, et al: Plasma fibronectin promotes thrombus growth and stability in injured arterioles. *Proc Natl Acad Sci U S A* 100(5):2415–2419, 2003.
937. Coller BS: Interaction of normal, thrombasthenic, and Bernard-Soulier platelets with immobilized fibrinogen: Defective platelet-fibrinogen interaction in thrombasthenia. *Blood* 55:169–178, 1980.
938. Moskowitz KA, Kudryk B, Coller BS: Fibrinogen coating density affects the conformation of immobilized fibrinogen: Implications for platelet adhesion and spreading. *Thromb Haemost* 79(4):824–831, 1998.
939. Hatton MW, Moar SL, Richardson M: Deendothelialization *in vivo* initiates a thrombogenic reaction at the rabbit aorta surface. Correlation of uptake of fibrinogen and antithrombin III with thrombin generation by the exposed subendothelium. *Am J Pathol* 135(3):499–508, 1989.
940. Savage B, Ruggeri ZM: Selective recognition of adhesive sites in surface-bound fibrinogen by glycoprotein IIb-IIIa on nonactivated platelets. *J Biol Chem* 266:11227–11233, 1991.
941. Goto S, et al: Distinct mechanisms of platelet aggregation as a consequence of different shearing flow conditions. *J Clin Invest* 101(2):479–486, 1998.
942. Ruggeri ZM, Dent JA, Saldivar E: Contribution of distinct adhesive interactions to platelet aggregation in flowing blood. *Blood* 94(1):172–178, 1999.
943. Weiss HJ, Turitto VT, Baumgartner HR: Further evidence that glycoprotein IIb-IIIa mediates platelet spreading on subendothelium. *Thromb Haemost* 65(2):202–205, 1991.
944. Coller BS, et al: Platelet fibrinogen and vitronectin in Glanzmann thrombasthenia: Evidence consistent with specific roles for glycoprotein IIb/IIIA and αVβ3 integrins in platelet protein trafficking. *Blood* 78:2603–2610, 1991.
945. Peerschke EI, Grant RA, Zucker MB: Decreased association of 45-calcium with platelets unable to aggregate due to thrombasthenia or prolonged calcium deprivation. *Br J Haematol* 46:247–256, 1980.
946. Powling MJ, Hardisty RM: Glycoprotein IIb-IIIa complex and Ca++ influx into stimulated platelets. *Blood* 66(3):731–734, 1985.
947. Rybak ME, Renzulli LA: Effect of calcium channel blockers on platelet GPIIb-IIIa as a calcium channel in liposomes: Comparison with effects on the intact platelet. *Thromb Haemost* 67:131–136, 1985, 1991.
948. Ameisen JC, et al: A role for glycoprotein IIb-IIIa complexes in the binding of IgE to human platelets and platelet IgE-dependent cytolytic function. *Br J Haematol* 64: 21–32, 1986.
949. Coburn J, Barthold SW, Leong JM: Diverse Lyme disease spirochetes bind integrin alpha IIb beta 3 on human platelets. *Infect Immun* 62(12):5559–5567, 1994.
950. Gavrilovskaya IN, et al: Cellular entry of hantaviruses which cause hemorrhagic fever with renal syndrome is mediated by beta3 integrins. *J Virol* 73(5):3951–3959, 1999.
951. Kulkarni S, Jackson SP: Platelet factor XIII and calpain negatively regulate integrin alphaIIbbeta3 adhesive function and thrombus growth. *J Biol Chem* 279(29): 30697–30706, 2004.
952. Madamanchi A, Santoro SA, Zutter MM: Alpha2beta1 Integrin. *Adv Exp Med Biol* 819:41–60, 2014.
953. Barnes MJ, Knight CG, Farndale RW: The collagen-platelet interaction. *Curr Opin Hematol* 5(5):314–320, 1998.
954. Kunicki DJ, Nugent DJ, Staats SJ, et al: The human fibroblast II extracellular matrix receptor mediates platelet adhesion to collagen and is identical to the platelet glycoprotein Ia-IIa complex. *J Biol Chem* 263(10):4516–4519, 1988.
955. Pischel KD, et al: Use of the monoclonal antibody 12F1 to characterize the differentiation antigen VLA-2. *J Immunol* 138:226–233, 1988, 1987.
956. Saelman EU, et al: Platelet adhesion to collagen types I through VIII under conditions of stasis and flow is mediated by GPIa/IIa (α2β1-integrin). *Blood* 83(5):1244–1250, 1994.
957. Staatz WD, et al: The membrane glycoprotein Ia-IIa (VLA-2) complex mediates the Mg++-dependent adhesion of platelets to collagen. *J Cell Biol* 108:1917–1924, 1989.
958. Takada Y, Hemler ME: The primary structure of the VLA-2/collagen receptor α2 subunit (platelet GPIa): Homology to other integrins and the presence of a possible collagen-binding domain. *J Cell Biol* 109:397–407, 1987.
959. Clemetson KJ: Platelet receptors, in *Platelets*, edited by AD Michelson, pp 65–84. Academic Press, San Diego, 2002.
960. Emsley J, et al: Crystal structure of the I domain from integrin alpha2beta1. *J Biol Chem* 272(45):28512–28517, 1997.
961. Emsley J, et al: Structural basis of collagen recognition by integrin alpha2beta1. *Cell* 101(1):47–56, 2000.
962. Tulla M, et al: Effects of conformational activation of integrin alpha 1I and alpha 2I domains on selective recognition of laminin and collagen subtypes. *Exp Cell Res* 314(8):1734–1743, 2008.
963. Barnes MJ: The collagen platelet interaction, in *Collagen in Health and Disease*, edited by J Weiss J, MJV Jayson, pp. 179–197. Collagen in Health and Disease, Churchill Livingstone, Edinburgh, London, 1982.
964. Nieuwenhuis HK, et al: Human blood platelets showing no response to collagen fail to express surface glycoprotein Ia. *Nature* 318:470–472, 1985.
965. Sarratt KL, et al: GPVI and alpha2beta1 play independent critical roles during platelet adhesion and aggregate formation to collagen under flow. *Blood* 106(4):1268–1277, 2005.
966. Nissinen L, et al: Novel alpha2beta1 integrin inhibitors reveal that integrin binding to collagen under shear stress conditions does not require receptor preactivation. *J Biol Chem* 287(53):44694–44702, 2012.
967. Zou Z, Schmaier AA, Cheng L, et al: Negative regulation of activated alpha2 integrins during thrombopoiesis. *Blood* 113(25):6428–6439, 2009.
968. Cruz MA, et al: The platelet glycoprotein Ib-von Willebrand factor interaction activates the collagen receptor alpha2beta1 to bind collagen: Activation-dependent conformational change of the alpha2-I domain. *Blood* 105(5):1986–1991, 2005.
969. Pula G, Poole AW: Critical roles for the actin cytoskeleton and cdc42 in regulating platelet integrin alpha2beta1. *Platelets* 19(3):199–210, 2008.
970. Schoolmeester A, et al: Monoclonal antibody IAC-1 is specific for activated alpha-2beta1 and binds to amino acids 199 to 201 of the integrin alpha2 I-domain. *Blood* 104(2):390–396, 2004.
971. He L, et al: The contributions of the alpha 2 beta 1 integrin to vascular thrombosis *in vivo*. *Blood* 102(10):3652–3657, 2003.
972. Kuijpers MJ, et al: Complementary roles of glycoprotein VI and alpha2beta1 integrin in collagen-induced thrombus formation in flowing whole blood *ex vivo*. *FASEB J* 17(6):685–687, 2003.
973. Lahav J, et al: Enzymatically catalyzed disulfide exchange is required for platelet adhesion to collagen via integrin alpha2beta1. *Blood* 102(6):2085–2092, 2003.
974. Savage B, Ginsberg MH, Ruggeri ZM: Influence of fibrillar collagen structure on the mechanisms of platelet thrombus formation under flow. *Blood* 94(8):2704–2715, 1999.
975. Coller BS, et al: Collagen-platelet interactions: Evidence for a direct interaction of collagen with platelet GPIa/IIa and an indirect interaction with platelet GPIIb/IIa mediated by adhesive proteins. *Blood* 74:182–192, 1989.
976. Deckmyn H, De Meyer SF, Broos K, Vanhoorelbeke K: Inhibitors of the interactions between collagen and its receptors on platelets. *Handb Exp Pharmacol* (210):311–337, 2012.
977. Miller MW, et al: Small-molecule inhibitors of integrin alpha2beta1 that prevent pathological thrombus formation via an allosteric mechanism. *Proc Natl Acad Sci U S A* 106(3):719–724, 2009.
978. Nissinen L, et al: A small-molecule inhibitor of integrin alpha2 beta1 introduces a new strategy for antithrombotic therapy. *Thromb Haemost* 103(2):387–397, 2010.
979. Staatz WD, et al: The α2β1 integrin cell surface collagen receptor binds to the α1(I)-CB3 peptide of collagen. *J Biol Chem* 265:4778–4781, 1990.
980. Knight CG, et al: Identification in collagen type I of an integrin alpha2 beta1-binding site containing an essential GER sequence. *J Biol Chem* 273(50):33287–33294, 1998.
981. Santoro SA, et al: Distinct determinants on collagen support α2β1 integrin- mediated platelet adhesion and platelet activation. *Cell Regul* 2(11):905–913, 1991.
982. Verkleij MW, et al: Adhesive domains in the collagen III fragment alpha1(III)CB4 that support alpha2b. *Thromb Haemost* 82(3):1137–1144, 1999.
983. Yee DL, Bray PF: Clinical and functional consequences of platelet membrane glycoprotein polymorphisms. *Semin Thromb Hemost* 30(5):591–600, 2004.
984. Bray PF: Integrin polymorphisms as risk factors for thrombosis. *Thromb Haemost* 82:337–344, 1999.
985. Kritzik M, et al: Nucleotide polymorphisms in the alpha2 gene define multiple alleles that are associated with differences in platelet alpha2 beta1 density. *Blood* 92(7): 2382–2388, 1998.
986. Moshfegh K, et al: Association of two silent polymorphisms of platelet glycoprotein Ia/IIa receptor with risk of myocardial infarction: A case-control study. *Lancet* 353(9150):351–354, 1999.
987. Santoso S, et al: Association of the platelet glycoprotein Ia C807T gene polymorphism with nonfatal myocardial infarction in younger patients. *Blood* 93(8):2449–2453, 1999.
988. Carlsson LE, et al: The alpha2 gene coding sequence T807/A873 of the platelet collagen receptor integrin alpha2beta1 might be a genetic risk factor for the development of stroke in younger patients. *Blood* 93(11):3583–3586, 1999.
989. Matsubara Y, et al: Association between diabetic retinopathy and genetic variations in alpha2beta1 integrin, a platelet receptor for collagen. *Blood* 95(5):1560–1564, 2000.
990. Roest M, et al: Homozygosity for 807 T polymorphism in alpha(2) subunit of platelet alpha(2)beta(1) is associated with increased risk of cardiovascular mortality in high-risk women. *Circulation* 102(14):1645–1650, 2000.
991. Vijayan KV, Bray PF: Molecular mechanisms of prothrombotic risk due to genetic variations in platelet genes: Enhanced outside-in signaling through the Pro33 variant of integrin beta3. *Exp Biol Med (Maywood)* 231(5):505–513, 2006.
992. von Beckerath N, et al: Glycoprotein Ia gene C807T polymorphism and risk for major adverse cardiac events within the first 30 days after coronary artery stenting. *Blood* 95(11):3297–3301, 2000.
993. Fox JE: Linkage of a membrane skeleton to integral membrane glycoproteins in human platelets. Identification of one of the glycoproteins as glycoprotein Ib. *J Clin Invest* 76:1673–1683, 1985.
994. Elices MJ, Hemler ME: The human integrin VLA-2 is a collagen receptor on some cells and a collagen/laminin receptor on others. *Proc Natl Acad Sci U S A* 86(24):

9906–9910, 1989.
995. Kirchhoff D, Languino LR, Ruoslahti E, Pierschbacher MD: Alpha 2 beta 1 integrins from different cell types show different binding specificities. *J Biol Chem* 265(2): 615–618, 1990.
996. Habart D, Cheli Y, Nugent DJ,: Conditional knockout of integrin alpha2beta1 in murine megakaryocytes leads to reduced mean platelet volume. *PLoS One* 8(1):e55094, 2013.
997. Piotrowicz RS, et al: Glycoprotein Ic-IIa functions as an activation-independent fibronectin receptor on human platelets. *J Cell Biol* 106:1359–1364, 1988.
998. Wayner EA, Carter WG, Piotrowicz RS, Kunicki TJ: The function of multiple extracellular matrix receptors in mediating cell adhesion to extracellular matrix: Preparation of monoclonal antibodies to the fibronectin receptor that specifically inhibit cell adhesion of fibronectin and react with platelet glycoproteins Ic-IIa. *J Cell Biol* 107(5):1881–1891, 1988.
999. Garcia AJ, Huber F, Boettiger D: Force required to break alpha5beta1 integrin-fibronectin bonds in intact adherent cells is sensitive to integrin activation state. *J Biol Chem* 273(18):10988–10993, 1998.
1000. Matsunaga T, et al: Potentiated activation of VLA-4 and VLA-5 accelerates proplatelet-like formation. *Ann Hematol* 91(10):1633–1643, 2012.
1001. Plow EF, et al: Related binding mechanisms for fibrinogen, fibronectin, von Willebrand factor and thrombospondin on thrombin-stimulated human platelets. *Blood* 66:724–727, 1985.
1002. Schaff M, et al: Integrin alpha6beta1 is the main receptor for vascular laminins and plays a role in platelet adhesion, activation, and arterial thrombosis. *Circulation* 128(5):541–552, 2013.
1003. Hindriks G, et al: Platelet adhesion to laminin: Role of Ca2+ and Mg2+ ions, shear rate, and platelet membrane glycoproteins. *Blood* 79(4):928–935, 1992.
1004. Sonnenberg A, Modderman PW, Hogervorst F: Laminin receptor on platelets is the integrin VLA-6. *Nature* 336:487–489, 1988.
1005. Chang JC, et al: The integrin alpha6beta1 modulation of PI3K and Cdc42 activities induces dynamic filopodium formation in human platelets. *J Biomed Sci* 12(6): 881–898, 2005.
1006. Tandon NN, et al: Interaction of human platelets with laminin and identification of the 67 kDa laminin receptor on platelets. *Biochem J Biochem J* 274:535–542, 1991.
1007. Arnaout MA, Goodman SL, Xiong JP: Structure and mechanics of integrin-based cell adhesion. *Curr Opin Cell Biol* 19(5):495–507, 2007.
1008. Hynes RO: Integrins. Bidirectional, allosteric signaling machines. *Cell* 110(6): 673–687, 2002.
1009. Luo BH, Carman CV, Springer TA: Structural basis of integrin regulation and signaling. *Annu Rev Immunol* 25:619–647, 2002, 2007.
1010. Fitzgerald LA, et al: Comparison of cDNA-derived protein sequences of the human fibronectin and vitronectin receptor α subunits and platelet glycoprotein IIb. *Biochemistry* 26:8158–8165, 1987.
1011. Coller BS, et al: Platelet vitronectin receptor expression differentiates Iraqi-Jewish from Arab Patients with Glanzmann thrombasthenia in Israel. *Blood* 77:75–83, 1991.
1012. Byzova TV, Plow EF: Activation of alphaVbeta3 on vascular cells controls recognition of prothrombin. *J Cell Biol* 143(7):2081–2092, 1998.
1013. Charo IF, Bekeart LS, Phillips DR: Platelet glycoprotein IIb-IIIa-like proteins mediate endothelial cell attachment to adhesive proteins and the extracellular matrix. *J Biol Chem* 262:9935–9938, 1987.
1014. Kieffer N, et al: Adhesive properties of the β3 integrins. Comparison of GPIIb-IIIa and the vitronectin receptor individually expressed in human melanoma cells. *J Cell Biol* 113:451–461, 1991.
1015. Lam SC, et al: Isolation and characterization of a platelet membrane protein related to the vitronectin receptor. *J Biol Chem* 264:3742–3749, 1989.
1016. Bennett JS, et al: Agonist-activated alphavbeta3 on platelets and lymphocytes binds to the matrix protein osteopontin. *J Biol Chem*, 272(13):8137–8140, 1997.
1017. Reverter JC, et al: Inhibition of platelet-mediated, tissue factor-induced thrombin generation by the mouse/human chimeric 7E3 antibody. Potential implications for the effect of c7E3 Fab treatment on acute thrombosis and "clinical restenosis." *J Clin Invest* 98(3):863–874, 1996.
1018. Beckstead JH, Stenberg PE, McEver RP, et al: Immunohistochemical localization of membrane and alpha-granule proteins in human megakaryocytes: Application to plastic-embedded bone marrow biopsy specimens. *Blood* 67(2):285–293, 1986.
1019. Davies J, et al: The osteoclast functional antigen, implicated in the regulation of bone resorption is biochemically related to the vitronectin receptor. *J Cell Biol* 109:1817, 1989.
1020. Feng X, et al: A Glanzmann's mutation in beta 3 integrin specifically impairs osteoclast function. *J Clin Invest* 2001;107(9):1137–1144, 1986.
1021. McHugh KP, et al: Mice lacking beta3 integrins are osteosclerotic because of dysfunctional osteoclasts. *J Clin Invest* 105(4):433–440, 2000.
1022. Savill J, et al: Vitronectin receptor-mediated phagocytosis of cells undergoing apoptosis. *Nature* 343(6254):170–173, 1990.
1023. Brooks PC, Clark RA, Cheresh DA: Requirement of vascular integrin $\alpha V\beta 3$ for angiogenesis. *Science* 264(5158):569–571, 1994.
1024. Trikha M, et al: CNTO 95, a fully human monoclonal antibody that inhibits alphav integrins, has antitumor and antiangiogenic activity *in vivo*. *Int J Cancer* 110(3): 326–335, 2004.
1025. Varner JA, Cheresh DA: Integrins and cancer. *Curr Opin Cell Biol* 8:724–730, 1996.
1026. Choi ET, et al: Inhibition of neointimal hyperplasia by blocking $\alpha V\beta 3$ integrin with a small peptide antagonist GpenGRGDSPCA. *J Vasc Surg* 19:125–134, 1994.
1027. Sajid M, Stouffer GA: The role of alpha(v)beta3 integrins in vascular healing. *Thromb Haemost* 87(2):187–193, 2002.
1028. Stouffer GA, Smyth SS: Effects of thrombin on interactions between beta3-integrins and extracellular matrix in platelets and vascular cells. *Arterioscler Thromb Vasc Biol* 23(11):1971–1978, 2003.
1029. Kaul DK: Sickle red cell adhesion: Many issues and some answers. *Transfus Clin Biol* 15(1-2):51–55, 2008.
1030. Kaul DK, et al: Monoclonal antibodies to alphaVbeta3 (7E3 and LM609) inhibit sickle red blood cell-endothelium interactions induced by platelet-activating factor. *Blood* 95(2):368–374, 2000.
1031. Belcher JD, et al: Heme triggers TLR4 signaling leading to endothelial cell activation and vaso-occlusion in murine sickle cell disease. *Blood* 123(3):377–390, 2014.
1032. Amann K, et al: Beneficial effects of integrin alphavbeta3-blocking RGD peptides in early but not late phase of experimental glomerulonephritis. *Nephrol Dial Transplant* 27(5):1755–1768, 2012.
1033. Reiser J: Circulating permeability factor suPAR: From concept to discovery to clinic. *Trans Am Clin Climatol Assoc* 124:133–138, 2013.
1034. Gerber EE, et al: Integrin-modulating therapy prevents fibrosis and autoimmunity in mouse models of scleroderma. *Nature* 503(7474):126–130, 2013.
1035. Andrews RK, Lopez JA, Berndt MC: The GPIb-IX-V complex, in Platelets, edited by AD Michelson, pp 145–164. Academic Press, San Diego, 2007.
1036. Clemetson KJ, Clemetson JM: Platelet GPIb complex as a target for anti-thrombotic drug development. *Thromb Haemost* 99(3):473–479, 2008.
1037. Li R, Emsley J: The organizing principle of the platelet glycoprotein Ib-IX-V complex. *J Thromb Haemost* 11(4):605–614, 2013.
1038. Lopez JA, et al: Bernard-Soulier syndrome. *Blood* 91(12):4397–4418, 1998.
1039. Lopez JH, et al: The α and β chains of human platelet glycoprotein Ib are both transmembrane proteins containing a leucine-rich amino acid sequence. *Proc Natl Acad Sci U S A* 85:2135–2139, 1988.
1040. McEwan PA, et al: Quaternary organization of GPIb-IX complex and insights into Bernard-Soulier syndrome revealed by the structures of GPIbbeta and a GPIbbeta/GPIX chimera. *Blood* 118(19):5292–5301, 2011.
1041. Ozaki Y, et al: Platelet GPIb-IX-V-dependent signaling. *J Thromb Haemost* 3(8): 1745–1751, 2005.
1042. Roth GJ: Developing relationships: Arterial platelet adhesion, glycoprotein Ib, and leucine-rich glycoproteins. *Blood* 77:5–19, 1991.
1043. Zhou L, Yang W, Li R: Analysis of inter-subunit contacts reveals the structural malleability of extracellular domains in platelet glycoprotein Ib-IX complex. *J Thromb Haemost* 12(1):82–89, 2014.
1044. Du X, Beutler L, Ruan C, et al: Glycoprotein Ib and glycoprotein IX are fully complexed in the intact platelet membrane. *Blood* 69(5):1524–1527, 1987.
1045. Hickey MJ, Deaven LL, Roth GJ: Human platelet glycoprotein IX. Characterization of cDNA and localization of the gene to chromosome 3. *FEBS Lett* 274:189–192, 1987, 1991.
1046. Hickey MJ, Williams SA, Roth GJ: Human platelet GPIX: An adhesive prototype of leucine-rich glycoproteins with flank-center-flank structures. *Proc Natl Acad Sci U S A* 86:6773–6777, 1989.
1047. Lopez JA, et al: Efficient plasma membrane expression of a functional platelet glycoprotein Ib-IX complex requires the presence of its three subunits. *J Biol Chem* 267:12851–12859, 1992.
1048. Bastian LS, et al: Analysis of the megakaryocyte glycoprotein IX promoter identifies positive and negative regulatory domains and functional GATA and Ets sites. *J Biol Chem* 271(31):18554–18560, 1996.
1049. Block KL, Poncz M: Platelet glycoprotein IIb gene expression as a model of megakaryocyte-specific expression. *Stem Cells,* 13(2):135–145, 1995.
1050. Hashimoto Y, Ware J: Identification of essential GATA and Ets binding motifs within the promoter of the platelet glycoprotein Ib alpha gene. *J Biol Chem* 270(41): 24532–24539, 1995.
1051. Krause DS, Perkins AS: Gotta find GATA a friend. *Nat Med* 3(9):960–961, 1997.
1052. Lemarchandel V, et al: GATA and Ets cis-acting sequences mediate megakaryocyte-specific expression. *Mol Cell Biol* 13(1):668–676, 1993.
1053. Martin F, et al: The transcription factor GATA-1 regulates the promoter activity of the platelet glycoprotein IIb gene. *J Biol Chem* 268(29):21606–21612, 1993.
1054. Prandini MH, et al: Characterization of a specific erythromegakaryocytic enhancer within the glycoprotein IIb promoter. *J Biol Chem* 267(15):10370–10374, 1992.
1055. Tsang AP, et al: FOG, a multitype zinc finger protein, acts as a cofactor for transcription factor GATA-1 in erythroid and megakaryocytic differentiation. *Cell* 90(1): 109–119, 1997.
1056. Uzan G, et al: Tissue-specific expression of the platelet GPIIb gene. *J Biol Chem* 266(14):8932–8939, 1991.
1057. Lopez JA, Ludwig EW, McCarthy BJ: Polymorphism of human glycoprotein Ibα results from a variable number of repeats of a 13-amino acid sequence in the mucin-like macroglycopeptide region. Structure function implications. *J Biol Chem* 267:10055–10061, 1992.
1058. Carlsson LE, et al: Polymorphisms of the human platelet antigens HPA-1, HPA-2, HPA-3, and HPA-5 on the platelet receptors for fibrinogen (GPIIb/IIIa), von Willebrand factor (GPIb/IX), and collagen (GPIa/IIa) are not correlated with an increased risk for stroke. *Stroke* 28(7):1392–1395, 1997.
1059. Shanker J, et al: Platelet function and antiplatelet therapy in cardiovascular disease: Implications of genetic polymorphisms. *Curr Vasc Pharmacol* 9(4):479–489, 2011.
1060. Kaski S, Kekomaki R, Partanen J: Systematic screening for genetic polymorphism in human platelet glycoprotein Ibalpha. *Immunogenetics* 44(3):170–176, 1996.
1061. Suzuki K, et al: StyI polymorphism at nucleotide 1610 in the human platelet glycoprotein Ib alpha gene. *Jpn J Hum Genet* 41(4):419–421, 1996.
1062. Afshar-Kharghan V, et al: Kozak sequence polymorphism of the glycoprotein (GP) Ibalpha gene is a major determinant of the plasma membrane levels of the platelet GP Ib- IX-V complex. *Blood* 94(1):186–191, 1999.
1063. Baker RI, et al: Platelet glycoprotein Ibalpha Kozak polymorphism is associated with an increased risk of ischemic stroke. *Blood* 98(1):36–40, 2001.
1064. Carlsson LE, et al: Platelet receptor and clotting factor polymorphisms as genetic risk factors for thromboembolic complications in heparin-induced thrombocytopenia. *Pharmacogenetics* 13(5):253–258, 2003.
1065. Douglas H, et al: Platelet membrane glycoprotein Ibalpha gene -5T/C Kozak sequence polymorphism as an independent risk factor for the occurrence of coronary throm-

bosis. *Heart* 87(1):70–74, 2002.

1066. Jilma-Stohlawetz P, et al: Glycoprotein Ib polymorphisms influence platelet plug formation under high shear rates. *Br J Haematol* 120(4):652–655, 2003.

1067. Kenny D, et al: Platelet glycoprotein Ib alpha receptor polymorphisms and recurrent ischaemic events in acute coronary syndrome patients. *J Thromb Thrombolysis* 13(1):13–19, 2002.

1068. Meisel C, et al: Role of Kozak sequence polymorphism of platelet glycoprotein Ibalpha as a risk factor for coronary artery disease and catheter interventions. *J Am Coll Cardiol* 38(4):1023–1027, 2001.

1069. Ozelo MC, et al: Platelet glycoprotein Ibα polymorphisms modulate the risk for myocardial infarction. *Thromb Haemost* 92(2):384–386, 2004.

1070. Rosenberg N, et al: Effects of platelet membrane glycoprotein polymorphisms on the risk of myocardial infarction in young males. *Isr Med Assoc J* 4(6):411–414, 2002.

1071. Tsuji T, et al: The carbohydrate moiety of human platelet glycocalicin. *J Biol Chem* 258(10):6335–6339, 1983.

1072. Fox JEB, Aggerbeck LP, Berndt MC: Structure of the glycoprotein Ib-IX complex from platelet membranes. *J Biol Chem* 263:4882–4890, 1988.

1073. Solum NO, et al: Platelet glycocalicin: Its membrane association in solvent and aqueous media. *Biochim Biophys Acta* 597:235–246, 1990.

1074. Coller BS, et al: Evidence that glycocalicin circulates in normal plasma. *J Clin Invest* 73:794–799, 1984.

1075. Liang X, et al: Specific inhibition of ectodomain shedding of glycoprotein Ibalpha by targeting its juxtamembrane shedding cleavage site. *J Thromb Haemost* 11(12):2155–2162, 2013.

1076. Bergmeier W, et al: Tumor necrosis factor-alpha-converting enzyme (ADAM17) mediates GPIbalpha shedding from platelets *in vitro* and *in vivo*. *Circ Res* 95(7):677–683, 2004.

1077. Mo X, et al: Transmembrane and trans-subunit regulation of ectodomain shedding of platelet glycoprotein Ibalpha. *J Biol Chem* 285(42):32096–32104, 2010.

1078. Wang Z, et al: The role of calpain in the regulation of ADAM17-dependent GPIbalpha ectodomain shedding. *Arch Biochem Biophys* 495(2):136–143, 2010.

1079. Zhang P, et al: The role of intraplatelet reactive oxygen species in the regulation of platelet glycoprotein Ibalpha ectodomain shedding. *Thromb Res* 132(6):696–701, 2013.

1080. Beer JH, Buchi L, Steiner B, Glycocalicin: A new assay—the normal plasma levels and its potential usefulness in selected diseases. *Blood* 83:691–702, 1994.

1081. Himmelfarb J, et al: Elevated plasma glycocalicin levels and decreased ristocetin-induced platelet agglutination in hemodialysis patients. *Am J Kidney Dis* 32(1):132–138, 1998.

1082. Kunishima S, et al: Rapid detection of plasma glycocalicin by a latex agglutination test. A useful adjunct in the differential diagnosis of thrombocytopenia. *Am J Clin Pathol* 100(5):579–584, 1993.

1083. Kurata Y, et al: Diagnostic value of tests for reticulated platelets, plasma glycocalicin, and thrombopoietin levels for discriminating between hyperdestructive and hypoplastic thrombocytopenia. *Am J Clin Pathol* 115(5):656–664, 2001.

1084. Steffan A, et al: Glycocalicin in the diagnosis and management of immune thrombocytopenia. *Eur J Haematol* 61(2):77–83, 1998.

1085. Steinberg MH, Kelton JG, Coller BS: Plasma glycocalicin. An aid in the classification of thrombocytopenic disorders. *N Engl J Med* 317(17):1037–1042, 1987.

1086. Kalomiris EL, Coller BS: Thiol-specific probes indicate that the alpha chain of platelet glycoprotein Ib is a transmembrane protein with a reactive endofacial sulfhydryl group. *Biochemistry* 24:5430–5436, 1985.

1087. Muszbek L, Laposata M: Glycoprotein Ib and glycoprotein IX in human platelets are acylated with palmitic acid through thioester linkages. *J Biol Chem* 264(17):9716–9719, 1989.

1088. Du X, Fox JE, Pei S: Identification of a binding sequence for the 14-3-3 protein within the cytoplasmic domain of the adhesion receptor, platelet glycoprotein Ib alpha. *J Biol Chem* 271(13):7362–7367, 1996.

1089. Andrews RK, et al: Binding of purified 14-3-3 zeta signaling protein to discrete amino acid sequences within the cytoplasmic domain of the platelet membrane glycoprotein Ib-IX-V complex. *Biochemistry* 37(2):638–647, 1998.

1090. Calverley DC, Kavanagh TJ, Roth GJ: Human signaling protein 14-3-3zeta interacts with platelet glycoprotein Ib subunits Ibalpha and Ibbeta. *Blood* 91(4):1295–1303, 1998.

1091. Wardell MR, et al: Platelet glycoprotein Ib beta is phosphorylated on serine 166 by cyclic AMP-dependent protein kinase. *J Biol Chem* 264(26):15656–15661, 1989.

1092. Andrews RK, Fox JE: Identification of a region in the cytoplasmic domain of the platelet membrane glycoprotein Ib-IX complex that binds to purified actin-binding protein. *J Biol Chem* 267(26):18605–18611, 1992.

1093. Andrews RK, et al: The glycoprotein Ib-IX-V complex in platelet adhesion and signaling. *Thromb Haemost* 82:357–364, 1999.

1094. Falet H: New insights into the versatile roles of platelet FlnA. *Platelets* 24(1):1–5, 2013.

1095. Kanaji T, et al: GPIbalpha regulates platelet size by controlling the subcellular localization of filamin. *Blood* 119(12):2906–2913, 2012.

1096. Coller BS: Inhibition of von Willebrand factor-dependent platelet function by increased platelet cyclic AMP and its prevention by cytoskeleton-disrupting agents. *Blood* 57:846–855, 1981.

1097. Coller BS: Effects of tertiary amine local anesthetics on von Willebrand factor-dependent platelet function: Alteration of membrane reactivity and degradation of GPIb by a calcium-dependent protease(s). *Blood* 248:1355–1357, 1982.

1098. Dong JF, et al: The cytoplasmic domain of glycoprotein (GP) Ibalpha constrains the lateral diffusion of the GP Ib-IX complex and modulates von Willebrand factor binding. *Biochemistry* 36(41):12421–12427, 1997.

1099. Delaney MK, et al: The role of Rac1 in glycoprotein Ib-IX-mediated signal transduction and integrin activation. *Arterioscler Thromb Vasc Biol* 32(11):2761–2768, 2012.

1100. Estevez B, et al: LIM kinase-1 selectively promotes glycoprotein Ib-IX-mediated TXA2 synthesis, platelet activation, and thrombosis. *Blood* 121(22):4586–4594, 2013.

1101. Munday AD, Berndt MC, Mitchell CA: Phosphoinositide 3-kinase forms a complex with platelet membrane glycoprotein Ib-IX-V complex and 14-3-3zeta. *Blood*

96(2):577–584, 2000.

1102. Falati S, Edmead CE, Poole AW: Glycoprotein Ib-V-IX, a receptor for von Willebrand factor, couples physically and functionally to the Fc receptor γ-chain, Fyn, and Lyn to activate human platelets. *Blood* 94(5):1648–1656, 1999.

1103. Sullam PM, et al: Physical proximity and functional interplay of the glycoprotein Ib-IX-V complex and the Fc receptor FcgammaRIIA on the platelet plasma membrane. *J Biol Chem* 273(9):5331–5336, 1998.

1104. Watson SP, et al: The role of ITAM- and ITIM-coupled receptors in platelet activation by collagen. *Thromb Haemost* 86(1):276–288, 2001.

1105. Wu Y, et al: Role of Fc receptor gamma-chain in platelet glycoprotein Ib-mediated signaling. *Blood* 97(12):3836–3845, 2001.

1106. Ozaki Y, Suzuki-Inoue K, Inoue O: Platelet receptors activated via mulitmerization: Glycoprotein VI, GPIb-IX-V, and CLEC-2. *J Thromb Haemost* 11 Suppl 1:330–339, 2013.

1107. Blenner MA, Dong X, Springer TA: Structural basis of regulation of von Willebrand factor binding to glycoprotein Ib. *J Biol Chem* 289(9):5565–5579, 2014.

1108. Dumas JJ, et al: Crystal structure of the wild-type von Willebrand factor A1-glycoprotein Ibalpha complex reveals conformation differences with a complex bearing von Willebrand disease mutations. *J Biol Chem* 279(22):23327–23334, 2004.

1109. Huizinga EG, et al: Structures of glycoprotein Ibalpha and its complex with von Willebrand factor A1 domain. *Science* 297(5584):1176–1179, 2002.

1110. Uff S, et al: Crystal structure of the platelet glycoprotein Ib(alpha) N-terminal domain reveals an unmasking mechanism for receptor activation. *J Biol Chem* 277(38):35657–35663, 2002.

1111. Shen Y, et al: Leucine-rich repeats 2–4 (Leu60-Glu128) of platelet glycoprotein Ibalpha regulate shear-dependent cell adhesion to von Willebrand factor. *J Biol Chem* 281(36):26419–26423, 2006.

1112. Shen Y, et al: Requirement of leucine-rich repeats of glycoprotein (GP) Ibalpha for shear-dependent and static binding of von Willebrand factor to the platelet membrane GP Ib-IX-V complex. *Blood* 95(3):903–910, 2000.

1113. Springer TA, von Willebrand factor, Jedi knight of the bloodstream. *Blood* 124(9):1412–1425, 2014.

1114. Tang J, et al: Mutation in the leucine-rich repeat C-flanking region of platelet glycoprotein Ibbeta impairs assembly of von Willebrand factor receptor. *Thromb Haemost* 92(1):75–88, 2004.

1115. Berndt MC, et al: Identification of aspartic acid 514 through glutamic acid 542 as a glycoprotein Ib-IX complex receptor recognition sequence in von Willebrand factor. Mechanism of modulation of von Willebrand factor by ristocetin and botrocetin. *Biochemistry* 31(45):11144–11151, 1992.

1116. Coller BS: Platelet von Willebrand factor interactions, in *Platelet Glycoproteins*, edited by J George, D Phillips, A Nurden, pp 215–244. Plenum, New York, 1985.

1117. Papi M, et al: Ristocetin-induced self-aggregation of von Willebrand factor. *Eur Biophys J* 39(12):1597–1603, 2010.

1118. Scott JP, Montgomery RR, Retzinger GS: Dimeric ristocetin flocculates proteins, binds to platelets, mediates von Willebrand factor-dependent agglutination of platelets. *J Biol Chem* 266(13):8149–8155, 1991.

1119. Andrews RK, et al: Purification of botrocetin from *Bothrops jararaca* venom. Analysis of the botrocetin-mediated interaction between von Willebrand factor and the human platelet membrane glycoprotein Ib-IX complex. *Biochemistry* 28(21):8317–8326, 1989.

1120. Olson JD, et al: Adhesion of platelets to purified solid-phase von Willebrand factor: Effect of wall shear rate, ADP, thrombin, and ristocetin. *J Lab Clin Med* 114:6–18, 1989.

1121. Ruggeri ZM, Von Willebrand factor, platelets and endothelial cell interactions. *J Thromb Haemost* 1(7):1335–1342, 2003.

1122. Sixma JJ: Interaction of blood platelets with the vessel wall, in *Haemostasis and Thrombosis*, edited by AL Bloom, CD Forbes, DP Thomas, EGD Tuddenham, pp 259–285. Churchill Livingstone, London, England, 1994.

1123. Parker RI, Gralnick HR: Fibrin monomer induces binding of endogenous VWF to the glycocalicin portion of platelet glycoprotein Ib. *Blood* 70:1589–1594, 1987.

1124. Sakariassen KS, et al: Role of platelet membrane glycoproteins and von Willebrand factor in adhesion of platelets to subendothelium and collagen. *Ann N Y Acad Sci* 516:52–65, 1987.

1125. Sakariassen KS, et al: The role of platelet membrane glycoproteins Ib and IIb-IIIa in platelet adherence to human artery subendothelium. *Br J Haematol* 63:681–691, 1986.

1126. Ikeda Y, et al: Importance of fibrinogen and platelet membrane glycoprotein IIb/IIIa in shear-induced platelet aggregation. *Thromb Res* 51:157–163, 1988.

1127. Siedlecki CA, et al: Shear-dependent changes in the three-dimensional structure of human von Willebrand factor. *Blood* 88(8):2939–2950, 1996.

1128. Yago T, et al: Platelet glycoprotein Ibalpha forms catch bonds with human WT VWF but not with type 2B von Willebrand disease VWF. *J Clin Invest* 118(9):3195–3207, 2008.

1129. Jamieson GA: The activation of platelets by thrombin: A model for activation by high and moderate affinity receptor pathways. *Prog Clin Biol Res* 283:137–158, 1988.

1130. Ruggeri Z: The platelet glycoprotein Ib-IX complex. *Prog Hemost Thromb* 10:35–68, 1991.

1131. Katagiri Y, et al: Localization of von Willebrand factor and thrombin-interactive domains in human platelet glycoprotein Ib. *Thromb Haemost* 63:122–126, 1990.

1132. Zarpellon A, et al: Binding of alpha-thrombin to surface-anchored platelet glycoprotein Ib(alpha) sulfotyrosines through a two-site mechanism involving exosite I. *Proc Natl Acad Sci U S A* 108(21):8628–8633, 2011.

1133. Harmon JT, Jamieson GA: The glycocalicin portion of platelet glycoprotein Ib expresses both high and moderate affinity receptor sites of thrombin. A soluble radioreceptor assay for the injection of thrombin with platelets. *J Biol Chem* 261:13224–13229, 1986.

1134. Shrimpton CN, et al: Localization of the adhesion receptor glycoprotein Ib-IX-V complex to lipid rafts is required for platelet adhesion and activation. *J Exp Med Medicine (Baltimore)* 196(8):1057–1066, 2002.

1135. Adam F, et al: Thrombin-induced platelet PAR4 activation: Role of glycoprotein Ib

and ADP. *J Thromb Haemost* 1(4):798–804, 2003.
1136. De Candia E, et al: Binding of thrombin to glycoprotein Ib accelerates the hydrolysis of Par-1 on intact platelets. *J Biol Chem* 276(7):4692–4698, 2001.
1137. Frenette PS, et al: Platelet-endothelial interactions in inflamed mesenteric venules. *Blood* 91(4):1318–1325, 1998.
1138. Frenette PS, et al: P-Selectin glycoprotein ligand 1 (PSGL-1) is expressed on platelets and can mediate platelet-endothelial interactions *in vivo*. *J Exp Med* 191(8): 1413–1422, 2000.
1139. Bradford HN, et al: Human kininogens regulate thrombin binding to platelets through the glycoprotein Ib-IX-V complex. *Blood* 90(4):1508–1515, 1997.
1140. Bradford HN, Pixley RA, Colman RW: Human factor XII binding to the glycoprotein Ib-IX-V complex inhibits thrombin-induced platelet aggregation. *J Biol Chem* 275(30):22756–22763, 2000.
1141. Baglia FA, et al: Factor XI binding to the platelet glycoprotein Ib-IX-V complex promotes factor XI activation by thrombin. *J Biol Chem* 277(3):1662–1668, 2002.
1142. Simon DI, et al: Platelet glycoprotein Ibα is a counterreceptor for the leukocyte integrin Mac-1 (CD11b/CD18). *J Exp Med* 192(2):193–204, 2000.
1143. Corken A, et al: Platelet glycoprotein Ib-IX as a regulator of systemic inflammation. *Arterioscler Thromb Vasc Biol* 34(5):996–1001, 2014.
1144. Yin H, et al: Role for platelet glycoprotein Ib-IX and effects of its inhibition in endotoxemia-induced thrombosis, thrombocytopenia, and mortality. *Arterioscler Thromb Vasc Biol* 33(11):2529–2537, 2013.
1145. Jain S, et al: Platelet glycoprotein Ib alpha supports experimental lung metastasis. *Proc Natl Acad Sci U S A* 104(21):9024–9028, 2007.
1146. Mo X, et al: Transmembrane domains are critical to the interaction between platelet glycoprotein V and glycoprotein Ib-IX complex. *J Thromb Haemost* 10(9):1875–1886, 2012.
1147. Modderman PW, et al: Glycoproteins V and Ib-IX form a noncovalent complex in the platelet membrane. *J Biol Chem* 267:364–369, 1992.
1148. Dong JF, Gao S, Lopez JA: Synthesis, assembly, and intracellular transport of the platelet glycoprotein Ib-IX-V complex. *J Biol Chem* 273(47):31449–31454, 1998.
1149. McGowan EB, Ding A, Detwiler TC: Correlation of thrombin-induced glycoprotein V hydrolysis and platelet activation. *J Biol Chem* 258:11243.
1150. Ramakrishnan V, et al: Increased thrombin responsiveness in platelets from mice lacking glycoprotein V. *Proc Natl Acad Sci U S A* 1999;96(23):13336–13341, 1983.
1151. Ramakrishnan V, et al: A thrombin receptor function for platelet glycoprotein Ib-IX unmasked by cleavage of glycoprotein V. *Proc Natl Acad Sci U S A* 98(4):1823–1828, 2001.
1152. Jones CI, Moraes LA, Gibbins JM: Regulation of platelet biology by platelet endothelial cell adhesion molecule-1. *Platelets* 23(5):331–335, 2012.
1153. Newman PJ, et al: PECAM-1 (CD31) cloning and relation to adhesion molecules of the immunoglobulin gene superfamily. *Science* 247:1219–1222, 1990.
1154. Novinska MS, et al: PECAM-1, in *Platelets*, edited by AD Michelson, pp 221–230. Academic Press, San Diego, 2002.
1155. Privratsky JR, Newman DK, Newman PJ: PECAM-1: Conflicts of interest in inflammation. *Life Sci* 87(3–4):69–82, 2010.
1156. Metzelaar MJ, et al: Biochemical characterization of PECAM-1 (CD31 antigen) on human platelets. *Thromb Haemost* 66(6):700–707, 1991.
1157. Paddock C, et al: Residues within a lipid-associated segment of the PECAM-1 cytoplasmic domain are susceptible to inducible, sequential phosphorylation. *Blood* 117(22):6012–6023, 2011.
1158. Jackson DE, et al: The protein-tyrosine phosphatase SHP-2 binds platelet/endothelial cell adhesion molecule-1 (PECAM-1) and forms a distinct signaling complex during platelet aggregation. Evidence for a mechanistic link between PECAM-1- and integrin-mediated cellular signaling. *J Biol Chem* 272(11):6986–6993, 1997.
1159. Crockett J, Newman DK, Newman PJ: PECAM-1 functions as a negative regulator of laminin-induced platelet activation. *J Thromb Haemost* 8(7):1584–1593, 2010.
1160. Jones CI, et al: PECAM-1 expression and activity negatively regulate multiple platelet signaling pathways. *FEBS Lett* 583(22):3618–3624, 2009.
1161. Varon D, et al: Platelet/endothelial cell adhesion molecule-1 serves as a costimulatory agonist receptor that modulates integrin-dependent adhesion and aggregation of human platelets. *Blood* 91(2):500–507, 1998.
1162. Wee JL, Jackson DE: The Ig-ITIM superfamily member PECAM-1 regulates the "outside-in" signaling properties of integrin alpha(IIb)beta3 in platelets. *Blood* 106(12):3816–3823, 2005.
1163. Jones CI, et al: Platelet endothelial cell adhesion molecule-1 inhibits platelet response to thrombin and von Willebrand factor by regulating the internalization of glycoprotein Ib via AKT/glycogen synthase kinase-3/dynamin and integrin alphaIIbbeta3. *Arterioscler Thromb Vasc Biol* 34(9):1968–1976, 2014.
1164. Albelda SM, et al: Molecular and cellular properties of PECAM-1 (endoCAM/CD31): A novel vascular cell-cell adhesion molecule. *J Cell Biol* 114(5):1059–1068, 1991.
1165. DeLisser HM, et al: Platelet/endothelial cell adhesion molecule-1 (CD31)-mediated cellular aggregation involves cell surface glycosaminoglycans. *J Biol Chem* 268(21):16037–16046, 1993.
1166. Washington AV, et al: A TREM family member, TLT-1, is found exclusively in the alpha-granules of megakaryocytes and platelets. *Blood* 104(4):1042–1047, 2004.
1167. Kahn ML, Platelet-collagen responses: Molecular basis and therapeutic promise. *Semin Thromb Hemost* 30(4):419–425, 2004.
1168. Moroi M, Jung SM: Platelet glycoprotein VI: Its structure and function. *Thromb Res* 114(4):221–233, 2004.
1169. Schulz C, et al: EMMPRIN (CD147/basigin) mediates platelet-monocyte interactions in vivo and augments monocyte recruitment to the vascular wall. *J Thromb Haemost* 9(5):1007–1019, 2011.
1170. Arthur JF, et al: Platelet receptor redox regulation. *Platelets* 19(1):1–8, 2008.
1171. Jung SM, et al: Constitutive dimerization of glycoprotein VI (GPVI) in resting platelets is essential for binding to collagen and activation in flowing blood. *J Biol Chem* 287(35):30000–30013, 2012.
1172. Matus V, et al: An adenine insertion in exon 6 of human GP6 generates a truncated protein associated with a bleeding disorder in four Chilean families. *J Thromb Haemost* 11(9):1751–1759, 2013.
1173. Arthur JF, Dunkley S, Andrews RK: Platelet glycoprotein VI-related clinical defects. *Br J Haematol* 139(3):363–372, 2007.
1174. Dumont B, et al: Absence of collagen-induced platelet activation caused by compound heterozygous GPVI mutations. *Blood* 114(9):1900–1903, 2009.
1175. Hermans C, et al: A compound heterozygous mutation in glycoprotein VI in a patient with a bleeding disorder. *J Thromb Haemost* 7(8):1356–1363, 2009.
1176. Nurden P, et al: An acquired inhibitor to the GPVI platelet collagen receptor in a patient with lupus nephritis. *J Thromb Haemost* 7(9):1541–1549, 2009.
1177. Ezumi Y, Uchiyama T, Takayama H, Molecular cloning, genomic structure, chromosomal localization, and alternative splice forms of the platelet collagen receptor glycoprotein VI. *Biochem Biophys Res Commun* 277(1):27–36, 2000.
1178. Kotulicova D, et al: Variability of GP6 gene in patients with sticky platelet syndrome and deep venous thrombosis and/or pulmonary embolism. *Blood Coagul Fibrinolysis* 23(6):543–547, 2012.
1179. Gibbins J, et al: Tyrosine phosphorylation of the Fc receptor gamma-chain in collagen- stimulated platelets. *J Biol Chem* 271(30):18095–18099, 1996.
1180. Tsuji M, et al: A novel association of Fc receptor gamma-chain with glycoprotein VI and their co-expression as a collagen receptor in human platelets. *J Biol Chem* 272(38):23528–23531, 1997.
1181. Chacko GW, et al: Clustering of the platelet Fc gamma receptor induces noncovalent association with the tyrosine kinase p72syk. *J Biol Chem* 269(51):32435–32440, 1994.
1182. Qiu WQ, et al: Organization of the human and mouse low-affinity Fc gamma R genes: Duplication and recombination. *Science* 248(4956):732–735, 1990.
1183. Boylan B, et al: Identification of FcgammaRIIa as the ITAM-bearing receptor mediating alphaIIbbeta3 outside-in integrin signaling in human platelets. *Blood* 112(7):2780–2786, 2008.
1184. Zhi H, et al: Cooperative integrin/ITAM signaling in platelets enhances thrombus formation in vitro and in vivo. *Blood* 121(10):1858–1867, 2013.
1185. Yeung J, et al: Platelet 12-LOX is essential for FcgammaRIIa-mediated platelet activation. *Blood* 124(14):2271–2279, 2014.
1186. Berlacher MD, et al: FcgammaRIIa ligation induces platelet hypersensitivity to thrombotic stimuli. *Am J Pathol* 182(1):244–254, 2013.
1187. Rosenfeld SI, et al: Human platelet Fc receptor for immunoglobulin G. Identification as a 40,000-molecular-weight membrane protein shared by monocytes. *J Clin Invest* 76(6):2317–2322, 1985.
1188. Rosenfeld SI, et al: Human Fc gamma receptors: Stable inter-donor variation in quantitative expression on platelets correlates with functional responses. *J Immunol* 138(9):2869–2873, 1987.
1189. Anderson GP JG. van de Winkel, Anderson CL: Anti-GPIIb/IIIa (CD41) monoclonal antibody-induced platelet activation requires Fc receptor-dependent cell-cell interaction. *Br J Haematol* 79(1):75–83, 1991.
1190. Gratacap MP, et al: Phosphatidylinositol 3,4,5-trisphosphate-dependent stimulation of phospholipase C-gamma2 is an early key event in FcgammaRIIA-mediated activation of human platelets. *J Biol Chem* 273(38):24314–24321, 1998.
1191. Hildreth JE, Derr D, Azorsa DO: Characterization of a novel self-associating Mr 40,000 platelet glycoprotein. *Blood* 77(1):121–132, 1991.
1192. Nazi I, Arnold DM, Smith JW, et al: FcgammaRIIa proteolysis as a diagnostic biomarker for heparin-induced thrombocytopenia. *J Thromb Haemost* 11(6): 1146–1153, 2013.
1193. Nazi I, et al: The association between platelet activation and FcgammaRIIa proteolysis. *J Thromb Haemost* 9(4):885–887, 2011.
1194. Peerschke EI, Ghebrehiwet B: C1q augments platelet activation in response to aggregated Ig. *J Immunol* 159(11):5594–5598, 1997.
1195. Boilard E, et al: Influenza virus H1N1 activates platelets through FcgammaRIIA signaling and thrombin generation. *Blood* 123(18):2854–2863, 2014.
1196. Tilley DO, et al: Glycoprotein Ibalpha and FcgammaRIIa play key roles in platelet activation by the colonizing bacterium, *Streptococcus oralis*. *J Thromb Haemost* 11(5): 941–950, 2013.
1197. Mitrugno A, et al: A novel and essential role for FcgammaRIIa in cancer cell-induced platelet activation. *Blood* 123(2):249–260, 2014.
1198. Chong BH, et al: Increased expression of platelet IgG Fc receptors in immune heparin-induced thrombocytopenia. *Blood* 81(4):988–993, 1993.
1199. Parren PW, et al: On the interaction of IgG subclasses with the low affinity Fc gamma RIIa (CD32) on human monocytes, neutrophils, and platelets. Analysis of a functional polymorphism to human IgG2. *J Clin Invest* 90(4):1537–1546, 1992.
1200. Warmerdam PA, et al: Polymorphism of the human Fc gamma receptor II (CD32): Molecular basis and functional aspects. *Immunobiology* 185(2–4):175–182, 1992.
1201. Chen J, et al: Platelet FcgammaRIIA His131Arg polymorphism and platelet function: Antibodies to platelet-bound fibrinogen induce platelet activation. *J Thromb Haemost* 1(2):355–362, 2003.
1202. Carlsson LE, et al: Heparin-induced thrombocytopenia: New insights into the impact of the FcgammaRIIa-R-H131 polymorphism. *Blood* 92(5):1526–1531, 1998.
1203. Denomme GA, et al: Activation of platelets by sera containing IgG1 heparin-dependent antibodies: An explanation for the predominance of the Fc gammaRIIa "low responder" (his131) gene in patients with heparin-induced thrombocytopenia. *J Lab Clin Med* 130(3):278–284, 1997.
1204. Gruel Y, et al: The homozygous FcgammaRIIIa-158V genotype is a risk factor for heparin-induced thrombocytopenia in patients with antibodies to heparin-platelet factor 4 complexes. *Blood* 104(9):2791–2793, 2004.
1205. Kannan M, et al: An update on the prevalence and characterization of H-PF4 antibodies in Asian-Indian patients. *Semin Thromb Hemost* 35(3):337–343, 2009.
1206. Trikalinos TA, Karassa FB, Ioannidis JP: Meta-analysis of the association between low-affinity Fcgamma receptor gene polymorphisms and hematologic and autoimmune disease. *Blood* 98(5):1634–1635, 2001.
1207. Williams Y, et al: Correlation of platelet Fc gammaRIIA polymorphism in refractory

idiopathic (immune) thrombocytopenic purpura. *Br J Haematol* 101(4):779–782, 1998.

1208. Diacovo TG, et al: A functional integrin ligand on the surface of platelets: Intercellular adhesion molecule-2. *J Clin Invest* 94(3):1243–1251, 1994.

1209. Hasegawa S, et al: Functional expression of the high affinity receptor for IgE (FcepsilonRI) in human platelets and its' intracellular expression in human megakaryocytes. *Blood* 93(8):2543–2551, 1999.

1210. Joseph M, et al: Expression and functions of the high-affinity IgE receptor on human platelets and megakaryocyte precursors. *Eur J Immunol* 27(9):2212–2218, 1997.

1211. Kasperska-Zajac A, Rogala B: Platelet function in anaphylaxis. *J Investig Allergol Clin Immunol* 16(1):1–4, 2006.

1212. Gupta SK, Pillarisetti K, Ohlstein EH: Platelet agonist F11 receptor is a member of the immunoglobulin superfamily and identical with junctional adhesion molecule (JAM): Regulation of expression in human endothelial cells and macrophages. *IUBMB Life* 50(1):51–56, 2000.

1213. Kornecki E, et al: Activation of human platelets by a stimulatory monoclonal antibody. *J Biol Chem* 265(17):10042–10048, 1990.

1214. Naik UP, et al: Characterization and chromosomal localization of JAM-1, a platelet receptor for a stimulatory monoclonal antibody. *J Cell Sci* 114(Pt 3):539–547, 2001.

1215. Sobocka MB, et al: Cloning of the human platelet F11 receptor: A cell adhesion molecule member of the immunoglobulin superfamily involved in platelet aggregation. *Blood* 95(8):2600–2609, 2000.

1216. Sobocki T, et al: Genomic structure, organization and promoter analysis of the human F11R/F11 receptor/junctional adhesion molecule-1/JAM-A. *Gene* 366(1):128–144, 2006.

1217. Naik MU, et al: JAM-A protects from thrombosis by suppressing integrin alphaIIbbeta3-dependent outside-in signaling in platelets. *Blood* 119(14):3352–3360, 2012.

1218. Naik MU, Caplan JL, Naik UP: Junctional adhesion molecule-A suppresses platelet integrin alphaIIbbeta3 signaling by recruiting Csk to the integrin-c-Src complex. *Blood* 123(9):1393–1402, 2014.

1219. Stellos K, et al: Expression of junctional adhesion molecule-C on the surface of platelets supports adhesion, but not differentiation, of human CD34 cells in vitro. *Cell Physiol Biochem* 29(1–2):153–162, 2012.

1220. McEver RP: Properties of GMP-140, an inducible granule membrane protein of platelets and endothelium. *Blood Cells* 16:73–83, 1990.

1221. McEver RP, P-selectin/PSGL-1 and other interactions between platelets, leukocytes, and endothelium, in *Platelets*, edited by AD Michelson, p 231. Academic Press, San Diego, 2007.

1222. McEver RP, Beckstead JH, Moore KL, et al: GMP-140, a platelet -granule membrane protein, is also synthesized by vascular endothelial cells and is localized in Weibel-Palade bodies. *J Clin Invest* 84(1):92–99, 1989.

1223. Yong AS, et al: Intracoronary shear-related up-regulation of platelet P-selectin and platelet-monocyte aggregation despite the use of aspirin and clopidogrel. *Blood* 2011;117(1):11–20, 1989.

1224. Abrams C, Shattil SJ: Immunological detection of activated platelets in clinical disorders. *J Thromb Haemost* 65(5):467–473, 1991.

1225. Haskard DO: Adhesive proteins, in *Haemostasis and Thrombosis*, edited by AL Bloom, CD Forbes, DP Thomas, EGD Tuddenham, pp 233–257. Churchill Livingstone, England, 1994.

1226. Ishiwata N, et al: Alternatively spliced isoform of P-selectin is present *in vivo* as a soluble molecule. *J Biol Chem* 269(38):23708–23715, 1994.

1227. Hartwell DW, et al: Role of P-selectin cytoplasmic domain in granular targeting in vivo and in early inflammatory responses. *J Cell Biol* 143(4):1129–1141, 1998.

1228. Geng JG, et al: Rapid neutrophil adhesion to activated endothelium mediated by GMP-140. *Nature* 343:757–760, 1990.

1229. Handa K, et al: Selectin GMP-140 (CD62/PADGEM) binds to sialosyl-Le(a) and sialosyl-Le(x), and sulfated glycans modulate this binding. *Biochem Biophys Res Commun* 181:1223–1230, 1991.

1230. Polley MJ, et al: CD62 and endothelial cell-leukocyte adhesion molecule I (ELAM-1) recognize the same carbohydrate ligand, sialyl-Lewisx. *Proc Natl Acad Sci U S A* 88:6224–6228, 1991.

1231. Aruffo A, et al: CD62/P-selectin recognition of myeloid and tumor cell sulfatides. *Cell* 67:35–44, 1991.

1232. Stone JP, Wagner DD: P-selectin mediates adhesion of platelets to neuroblastoma and small cell lung cancer. *J Clin Invest* 92:804–813, 1993.

1233. McEver RP, Cummings RD: Perspectives series: Cell adhesion in vascular biology. Role of PSGL-1 binding to selectins in leukocyte recruitment. *J Clin Invest* 100(3):485–491, 1997.

1234. Sako D, et al: Expression cloning of a functional glycoprotein ligand for P-selectin. *Cell* 75(6):1179–1186, 1993.

1235. Yang J, Furie BC, Furie B: The biology of P-selectin glycoprotein ligand-1: Its role as a selectin counterreceptor in leukocyte-endothelial and leukocyte-platelet interaction. *Thromb Haemost* 81(1):1–7, 1999.

1236. Falati S, et al: Accumulation of tissue factor into developing thrombi in vivo is dependent upon microparticle P-selectin glycoprotein ligand 1 and platelet P-selectin. *J Exp Med* 197(11):1585–1598, 2003.

1237. Celi A, et al: P-selectin induces the expression of tissue factor on monocytes. *Proc Natl Acad Sci U S A* 91(19):8767–8771, 1994.

1238. Theoret JF, et al: P-selectin ligation induces platelet activation and enhances microaggregate and thrombus formation. *Thromb Res* 128(3):243–250, 2011.

1239. Ridker PM, Buring JE, Rifai N, Soluble P-selectin and the risk of future cardiovascular events. *Circulation* 103(4):491–495, 2001.

1240. Mayadas TN, et al: Leukocyte rolling and extravasation are severely compromised in P selectin-deficient mice. *Cell* 74(3):541–554, 1993.

1241. Frenette PS, et al: Platelets roll on stimulated endothelium *in vivo*: An interaction mediated by endothelial P-selectin. *Proc Natl Acad Sci U S A* 92(16):7450–7454, 1995.

1242. Padilla A, et al: P-selectin anchors newly released ultralarge von Willebrand factor

1243. Cambien B, Wagner DD: A new role in hemostasis for the adhesion receptor P-selectin. *Trends Mol Med* 10(4):179–186, 2004.

1244. Ludwig RJ, Schon MP, Boehncke WH: P-selectin: A common therapeutic target for cardiovascular disorders, inflammation and tumour metastasis. *Expert Opin Ther Targets* 11(8):1103–1117, 2007.

1245. Polanowska-Grabowska R, et al: P-selectin-mediated platelet-neutrophil aggregate formation activates neutrophils in mouse and human sickle cell disease. *Arterioscler Thromb Vasc Biol* 30(12):2392–2399, 2010.

1246. Polgar J, Matuskova J, Wagner DD: The P-selectin, tissue factor, coagulation triad. *J Thromb Haemost* 3(8):1590–1596, 2005.

1247. Navarro-Nunez L, et al: The physiological and pathophysiological roles of platelet CLEC-2. *Thromb Haemost* 109(6):991–998, 2013.

1248. Ozaki Y, Suzuki-Inoue K, Inoue O: Novel interactions in platelet biology: CLEC-2/ podoplanin and laminin/GPVI. *J Thromb Haemost* 7(Suppl 1):191–194, 2009.

1249. Schacht V, et al: T1alpha/podoplanin deficiency disrupts normal lymphatic vasculature formation and causes lymphedema. *EMBO J* 22(14):3546–3556, 2003.

1250. Tsuruo T, Fujita N: Platelet aggregation in the formation of tumor metastasis. *Proc Jpn Acad Ser B Phys Biol Sci* 84(6):189–198, 2008.

1251. Christou CM, et al: Renal cells activate the platelet receptor CLEC-2 through podoplanin. *Biochem J* 411(1):133–140, 2008.

1252. Gitz E, et al: CLEC-2 expression is maintained on activated platelets and on platelet microparticles. *Blood* 124(14):2262–2270, 2014.

1253. Suzuki-Inoue K, et al: Involvement of the snake toxin receptor CLEC-2, in podoplanin-mediated platelet activation, by cancer cells. *J Biol Chem* 282(36):25993–26001, 2007.

1254. Watson AA, et al: The platelet receptor CLEC-2 is active as a dimer. *Biochemistry* 48(46):10988–10996, 2009.

1255. Gitz E, et al: CLEC-2 expression is maintained on activated platelets and on platelet microparticles. *Blood* 124(14):2262–2270, 2014.

1256. Lowe KL, Navarro-Nunez L, Watson SP: Platelet CLEC-2 and podoplanin in cancer metastasis. *Thromb Res* 129 Suppl 1:S30–S37, 2012.

1257. Bertozzi CC, et al: Platelets regulate lymphatic vascular development through CLEC-2-SLP-76 signaling. *Blood* 116(4):661–670, 2010.

1258. Pollitt AY, et al: Syk and Src family kinases regulate C-type lectin receptor 2 (CLEC-2)-mediated clustering of podoplanin and platelet adhesion to lymphatic endothelial cells. *J Biol Chem* 289(52):35695–35710, 2014.

1259. Suzuki-Inoue K, et al: Essential *in vivo* roles of the C-type lectin receptor CLEC-2: Embryonic/neonatal lethality of CLEC-2-deficient mice by blood/lymphatic misconnections and impaired thrombus formation of CLEC-2-deficient platelets. *J Biol Chem* 285(32):24494–24507, 2010.

1260. Benezech C, et al: CLEC-2 is required for development and maintenance of lymph nodes. *Blood* 123(20):3200–3207, 2014.

1261. Hemler ME: Tetraspanin functions and associated microdomains. *Nat Rev Mol Cell Biol* 6(10):801–811, 2005.

1262. Israels SJ, McMillan-Ward EM: Platelet tetraspanin complexes and their association with lipid rafts. *Thromb Haemost* 98(5):1081–1087, 2007.

1263. Israels SJ, McMillan-Ward EM: Palmitoylation supports the association of tetraspanin CD63 with CD9 and integrin alphaIIbbeta3 in activated platelets. *Thromb Res* 125(2):152–158, 2010.

1264. Goschnick MW, Jackson DE: Tetraspanins-structural and signalling scaffolds that regulate platelet function. *Mini Rev Med Chem* 7(12):1248–1254, 2007.

1265. Goschnick MW, et al: Impaired "outside-in" integrin alphaIIbbeta3 signaling and thrombus stability in TSSC6-deficient mice. *Blood* 108(6):1911–1918, 2006.

1266. Protty MB, et al: Identification of Tspan9 as a novel platelet tetraspanin and the collagen receptor GPVI as a component of tetraspanin microdomains. *Biochem J* 417(1):391–400, 2009.

1267. Boucheix C, et al: Molecular cloning of the CD9 antigen. A new family of cell surface proteins. *J Biol Chem* 266(1):117–122, 1991.

1268. Hato T, et al: Exposure of platelet fibrinogen receptors by a monoclonal antibody to CD9 antigen. *Blood* 72(1):224–229, 1988.

1269. Lanza F, et al: CDNA cloning and expression of platelet p24/CD9. Evidence for a new family of multiple membrane-spanning proteins. *J Biol Chem* 266(16):10638–10645, 1991.

1270. Brisson C, et al: Co-localization of CD9 and GPIIb-IIIa (alpha IIb beta 3 integrin) on activated platelet pseudopods and alpha-granule membranes. *Histochem J*, 29(2):153–165, 1997.

1271. Hato T, et al: Induction of platelet Ca2+ influx and mobilization by a monoclonal antibody to CD9 antigen. *Blood* 75(5):1087–1091, 1990.

1272. Jennings LK, et al: The activation of human platelets mediated by anti-human platelet p24/CD9 monoclonal antibodies. *J Biol Chem* 265:3815–3822, 1990.

1273. Worthington RE, Carroll RC, Boucheix C: Platelet activation by CD9 monoclonal antibodies is mediated by the Fc gamma II receptor. *Br J Haematol* 74(2):216–222, 1990.

1274. Slupsky JR, et al: Evidence that monoclonal antibodies against CD9 antigen induce specific association between CD9 and the platelet glycoprotein IIb-IIIa complex. *J Biol Chem* 264(21):12289–12293, 1989.

1275. Dale GL, Remenyi G, Friese P: Tetraspanin CD9 is required for microparticle release from coated-platelets. *Platelets* 20(6):361–366, 2009.

1276. Mangin PH, et al: CD9 negatively regulates integrin alphaIIbbeta3 activation and could thus prevent excessive platelet recruitment at sites of vascular injury. *J Thromb Haemost* 7(5):900–902, 2009.

1277. Nishibori M, et al: The protein CD63 is in platelet dense granules, is deficient in a patient with Hermansky-Pudlak syndrome, and appears identical to granulophysin. *J Clin Invest* 91:1775–1782, 1993.

1278. Metzelaar MJ, et al: CD63 antigen. A novel lysosomal membrane glycoprotein, cloned by a screening procedure for intracellular antigens in eukaryotic cells. *J Biol Chem*

266(5):3239–3245, 1991.

1279. Fitter S, et al: Molecular cloning of cDNA encoding a novel platelet-endothelial cell tetra-span antigen, PETA-3. *Blood* 86(4):1348–1355, 1995.

1280. Roberts JJ, et al: Platelet activation induced by a murine monoclonal antibody directed against a novel tetra-span antigen. *Br J Haematol* 89(4):853–860, 1995.

1281. Sincock PM, Mayrhofer G, Ashman LK: Localization of the transmembrane 4 super-family (TM4SF) member PETA-3 (CD151) in normal human tissues: Comparison with CD9, CD63, and alpha5beta1 integrin. *J Histochem Cytochem* 45(4):515–525, 1997.

1282. Lau LM, et al: The tetraspanin superfamily member, CD151 regulates outside-in integrin alphaIIbbeta3 signalling and platelet function. *Blood* 104(8):2368–2375, 2004.

1283. Orlowski E, et al: A platelet tetraspanin superfamily member, CD151, is required for regulation of thrombus growth and stability in vivo. *J Thromb Haemost* 7(12):2074–2084, 2009.

1284. Polgar J, et al: Additional GPI-anchored glycoproteins on human platelets that are absent or deficient in paroxysmal nocturnal haemoglobinuria. *FEBS Lett* 327(1):49–53, 1993.

1285. Hwang SM, Kim MJ, Chang HE, et al: Human platelet antigen genotyping and expression of CD109 (human platelet antigen 15) mRNA in various human cell types. *Biomed Res Int* 2013:946403, 2013.

1286. Kelton JG, et al: ABH antigens on human platelets: Expression on the glycosyl phosphatidylinositol-anchored protein CD109. *J Lab Clin Med* 1998;132(2):142–148, 2013.

1287. Grunewald M, et al: The platelet function defect of paroxysmal nocturnal haemoglobinuria. *Platelets* 15(3):145–154, 2004.

1288. Jin JY, et al: Glycosylphosphatidyl-inositol (GPI)-linked protein deficiency on the platelets of patients with aplastic anaemia and paroxysmal nocturnal haemoglobinuria: Two distinct patterns correlating with expression on neutrophils. *Br J Haematol* 96(3):493–496, 1997.

1289. Barclay GR, et al: Distribution of cell-associated prion protein in normal adult blood determined by flow cytometry. *Br J Haematol* 107(4):804–814, 1999.

1290. Holada K, et al: Increased expression of phosphatidylinositol-specific phospholipase C resistant prion proteins on the surface of activated platelets. *Br J Haematol* 103(1):276–282, 1998.

1291. MacGregor I, et al: Application of a time-resolved fluoroimmunoassay for the analysis of normal prion protein in human blood and its components. *Vox SangVox Sang* 77(2):88–96, 1999.

1292. Starke R, Cramer E, Harrison P: Expression of cell-associated prion protein on normal human platelets. *Br J Haematol* 110(3):748–750, 2000.

1293. Prevost N, et al: Interactions between Eph kinases and ephrins provide a mechanism to support platelet aggregation once cell-to-cell contact has occurred. *Proc Natl Acad Sci U S A* 99(14):9219–9224, 2002.

1294. Prevost N, et al: Signaling by ephrinB1 and Eph kinases in platelets promotes Rap1 activation, platelet adhesion, and aggregation via effector pathways that do not require phosphorylation of ephrinB1. *Blood* 103(4):1348–1355, 2004.

1295. Prevost N, et al: Eph kinases and ephrins support thrombus growth and stability by regulating integrin outside-in signaling in platelets. *Proc Natl Acad Sci U S A* 102(27):9820–9825, 2005.

1296. dem Borne AE, et al: Thrombopoietin and its receptor: Structure, function and role in the regulation of platelet production. *Baillieres Clin Haematol* 11(2):409–426, 1998.

1297. Fielder PJ, et al: Human platelets as a model for the binding and degradation of thrombopoietin. *Blood* 89(8):2782–2788, 1997.

1298. Kaushansky K, Thrombopoietin: A tool for understanding thrombopoiesis. *J Thromb Haemost* 1(7):1587–1592, 2003.

1299. Kaushansky K: Historical review: Megakaryopoiesis and thrombopoiesis. *Blood* 111(3):981–986, 2008.

1300. Chen J, et al: Regulation of platelet activation *in vitro* by the c-Mpl ligand, thrombopoietin. *Blood* 86(11):4054–4062, 1995.

1301. Ezumi Y, Takayama H, Okuma M: Thrombopoietin, c-Mpl ligand, induces tyrosine phosphorylation of Tyk2, JAK2, and STAT3, and enhances agonists-induced aggregation in platelets *in vitro*. *FEBS Lett* 374(1):48–52, 1995.

1302. Kojima H, et al: Modulation of platelet activation *in vitro* by thrombopoietin. *Thromb Haemost* 74(6):1541–1545, 1995.

1303. Kubota Y, et al: Thrombopoietin modulates platelet activation *in vitro* through protein-tyrosine phosphorylation. *Stem Cells*, 14(4):439–444, 1996.

1304. Oda A, et al: Thrombopoietin primes human platelet aggregation induced by shear stress and by multiple agonists. *Blood* 87(11):4664–4670, 1996.

1305. Rodriguez-Linares B, Watson SP: Thrombopoietin potentiates activation of human platelets in association with JAK2 and TYK2 phosphorylation. *Biochem J* 316 (Pt 1):93–98, 1996.

1306. Fox NE, et al: Compound heterozygous c-Mpl mutations in a child with congenital amegakaryocytic thrombocytopenia: Functional characterization and a review of the literature. *Exp Hematol* 37(4):495–503, 2009.

1307. Kilpivaara O, Levine RL: JAK2 and MPL mutations in myeloproliferative neoplasms: Discovery and science. *Leukemia* 22(10):1813–1817, 2008.

1308. Aiken ML, et al: Effects of OKM5, a monoclonal antibody to glycoprotein IV, on platelet aggregation and thrombospondin surface expression. *Blood* 76(12):2501–2509, 1990.

1309. Daviet L, McGregor JL: Vascular biology of CD36: Roles of this new adhesion molecule family in different disease states. *Thromb Haemost* 78(1):65–69, 1997.

1310. Febbraio M, Silverstein RL: CD36: Implications in cardiovascular disease. *Int J Biochem Cell Biol* 39(11):2012–2030, 2007.

1311. Legrand C, Pidard D, Beiso P, et al: Interaction of a monoclonal antibody to glycoprotein IV (CD36) with human platelets and its effect on platelet function. *Platelets* 2(2):99–105, 1991.

1312. Tandon NN, et al: Isolation and characterization of platelet glycoprotein IV (CD36). *J Biol Chem* 1989;264(13):7570–7575, 1991.

1313. Valiyaveettil M, Podrez EA: Platelet hyperreactivity, scavenger receptors and atherothrombosis. *J Thromb Haemost* 7(Suppl 1):218–221, 2009.

1314. Oquendo P, Hundt E, Lawler J, Seed B: CD36 directly mediates cytoadherence of *Plasmodium falciparum* infected erythrocytes. *Cell* 58(1):95–101, 1989.

1315. Huang MM, et al: Membrane glycoprotein IV (CD36) is physically associated with the Fyn, Lyn, and Yes protein-tyrosine kinases in human platelets. *Proc Natl Acad Sci U S A* 88(17):7844–7848, 1991.

1316. Taketani T, et al: Neonatal isoimmune thrombocytopenia caused by type I CD36 deficiency having novel splicing isoforms of the CD36 gene. *Eur J Haematol* 81(1):70–74, 2008.

1317. Thorne RF, et al: CD36 forms covalently associated dimers and multimers in platelets and transfected COS-7 cells. *Biochem Biophys Res Commun* 240(3):812–818, 1997.

1318. Thibert V, et al: Increased platelet CD36 constitutes a common marker in myeloproliferative disorders. *Br J Haematol* 91(3):618–624, 1995.

1319. Asch AS, et al: Analysis of CD36 binding domains: Ligand specificity controlled by dephosphorylation of an ectodomain. *Science* 262(5138):1436–1440, 1993.

1320. Aiken JW, Ginsberg MH, Plow EF: Mechanisms for expression of thrombospondin on the platelet surface. *Semin Thromb Hemost* 13:307–316, 1987.

1321. Collot-Teixeira S, et al: CD36 and macrophages in atherosclerosis. *Cardiovasc Res* 75(3):468–477, 2007.

1322. Yamashita S, et al: Physiological and pathological roles of a multi-ligand receptor CD36 in atherogenesis; insights from CD36-deficient patients. *Mol Cell Biochem* 299(1–2):19–22, 2007.

1323. Chen K, et al: A specific CD36-dependent signaling pathway is required for platelet activation by oxidized low-density lipoprotein. *Circ Res* 102(12):1512–1519, 2008.

1324. Korporaal SJ, et al: Platelet activation by oxidized low density lipoprotein is mediated by CD36 and scavenger receptor-A. *Arterioscler Thromb Vasc Biol* 27(11):2476–2483, 2007.

1325. Podrez EA, et al: Platelet CD36 links hyperlipidemia, oxidant stress and a prothrombotic phenotype. *Nat Med* 13(9):1086–1095, 2007.

1326. Ma Y, Ashraf MZ, Podrez EA: Scavenger receptor BI modulates platelet reactivity and thrombosis in dyslipidemia. *Blood* 116(11):1932–1941, 2010.

1327. Ghosh A, et al: Platelet CD36 mediates interactions with endothelial cell-derived microparticles and contributes to thrombosis in mice. *J Clin Invest* 118(5):1934–1943, 2008.

1328. Hajjar DP, Gotto AM: Targeting CD36: Modulating inflammation and atherogenesis. *Curr Atheroscler Rep* 5(3):155–156, 2003.

1329. Hirano K, et al: Pathophysiology of human genetic CD36 deficiency. *Trends Cardiovasc Med* 13(4):136–141, 2003.

1330. Pravenec M, Kurtz TW: Genetics of Cd36 and the hypertension metabolic syndrome. *Semin Nephrol* 22(2):148–153, 2002.

1331. Su X, Abumrad NA: Cellular fatty acid uptake: A pathway under construction. *Trends Endocrinol Metab* 20(2):72–77, 2009.

1332. Asch AS, et al: Isolation of the thrombospondin membrane receptor. *J Clin Invest* 79:1054–1061, 1987.

1333. Diaz-Ricart M, et al: Antibodies to CD36 (GPIV) inhibit platelet adhesion to subendothelial surfaces under flow conditions. *Arterioscler Thromb Vasc Biol* 16(7):883–888, 1996.

1334. Tandon NN, Kralisz U, Jamieson GA: Identification of glycoprotein IV (CD36) as a primary receptor for platelet-collagen adhesion. *J Biol Chem* 264:7576–7583, 1989.

1335. Saelman EU, et al: Platelet adhesion to collagen and endothelial cell matrix under flow conditions is not dependent on platelet glycoprotein IV. *Blood* 83(11):3240–3244, 1994.

1336. Wun T, et al: Platelet-erythrocyte adhesion in sickle cell disease. *J Investig Med* 47(3):121–127, 1999.

1337. Valiyaveettil M, et al: Oxidized high-density lipoprotein inhibits platelet activation and aggregation via scavenger receptor BI. *Blood* 111(4):1962–1971, 2008.

1338. Chadwick AC, Sahoo D: Functional genomics of the human high-density lipoprotein receptor scavenger receptor BI: An old dog with new tricks. *Curr Opin Endocrinol Diabetes Obes* 20(2):124–131, 2013.

1339. Choi WS, Jeon OH, Kim DS: CD40 ligand shedding is regulated by interaction between matrix metalloproteinase-2 and platelet integrin alpha(IIb)beta(3). *J Thromb Haemost* 8(6):1364–1371, 2010.

1340. Heeschen C, et al: Soluble CD40 ligand in acute coronary syndromes. *N Engl J Med* 348(12):1104–1111, 2003.

1341. Andre P, et al: Platelet-derived CD40L: The switch-hitting player of cardiovascular disease. *Circulation* 106(8):896–899, 2002.

1342. Aukrust P, Damas JK, Solum NO: Soluble CD40 ligand and platelets: Self-perpetuating pathogenic loop in thrombosis and inflammation? *J Am Coll Cardiol* 43(12):2326–2328, 2004.

1343. Jin R, Yu S, Song Z, et al: Soluble CD40 ligand stimulates CD40-dependent activation of the $\beta 2$ integrin Mac-1 and protein kinase C zeta (PKCζ) in neutrophils: Implications for neutrophil-platelet interactions and neutrophil oxidative burst. *PLoS One* 8(6):e64631, 2013.

1344. Varo N, de Lemos JA, Libby P, et al: Soluble CD40L: Risk prediction after acute coronary syndromes. *Circulation* 108(9):1049–1052, 2003.

1345. Cipollone F, et al: Preprocedural level of soluble CD40L is predictive of enhanced inflammatory response and restenosis after coronary angioplasty. *Circulation* 108(22):2776–2782, 2003.

1346. Lievens D, et al: Platelet CD40L mediates thrombotic and inflammatory processes in atherosclerosis. *Blood* 116(20):4317–4327, 2010.

1347. Pamukcu B, et al: The CD40-CD40L system in cardiovascular disease. *Ann Med* 43(5):331–340, 2011.

1348. Andre P, et al: CD40L stabilizes arterial thrombi by a beta3 integrin-dependent mechanism. *Nat Med* 8(3):247–252, 2002.

1349. Inwald DP, et al: CD40 is constitutively expressed on platelets and provides a novel mechanism for platelet activation. *Circ Res* 92(9):1041–1048, 2003.

1350. Prasad KS, et al: Soluble CD40 ligand induces beta3 integrin tyrosine phosphoryla-

tion and triggers platelet activation by outside-in signaling. *Proc Natl Acad Sci U S A* 100(21):12367–12371, 2003.
1351. Urbich C, et al: CD40 ligand inhibits endothelial cell migration by increasing production of endothelial reactive oxygen species. *Circulation* 106(8):981–986, 2002.
1352. Czapiga M, Kirk AD, Lekstrom-Himes J: Platelets deliver costimulatory signals to antigen-presenting cells: A potential bridge between injury and immune activation. *Exp Hematol* 32(2):135–139, 2004.
1353. Elzey BD, et al: Platelet-mediated modulation of adaptive immunity. A communication link between innate and adaptive immune compartments. *Immunity* 19(1):9–19, 2003.
1354. Ahmad R, et al: Activated human platelets express Fas-L and induce apoptosis in Fas-positive tumor cells. *J Leukoc Biol* 69(1):123–128, 2001.
1355. Crist SA, et al: Expression of TNF-related apoptosis-inducing ligand (TRAIL) in megakaryocytes and platelets. *Exp Hematol* 32(11):1073–1081, 2004.
1356. Otterdal K, et al: Platelet-derived LIGHT induces inflammatory responses in endothelial cells and monocytes. *Blood* 108(3):928–935, 2006.
1357. Saftig P, Schroder B, Blanz J: Lysosomal membrane proteins: Life between acid and neutral conditions. *Biochem Soc Trans* 38(6):1420–1423, 2010.
1358. Silverstein RL, Febbraio M: Identification of lysosome-associated membrane protein-2 as an activation-dependent platelet surface glycoprotein. *Blood* 80(6): 1470–1475, 1992.
1359. Ghebrehiwet B, et al: GC1q-R/p33, a member of a new class of multifunctional and multicompartmental cellular proteins, is involved in inflammation and infection. *Immunol Rev* 180:65–77, 2001.
1360. Peerschke EI, Ghebrehiwet B: Platelet receptors for the complement component C1q: Implications for hemostasis and thrombosis. *Immunobiology* 199(2):239–249, 1998.
1361. Peerschke EIB, Ghebrehiwet B: Human blood platelets possess specific binding sites for C1q. *J Immunol* 138:1537–1541, 1987.
1362. Ghebrehiwet B, et al: Isolation, cDNA cloning, and overexpression of a 33-kD cell surface glycoprotein that binds to the globular "heads" of C1q. *J Exp Med* 179(6): 1809–1821, 1994.
1363. Herwald H, et al: Isolation and characterization of the kininogen-binding protein p33 from endothelial cells. Identity with the gC1q receptor. *J Biol Chem* 271(22): 13040–13047, 1996.
1364. Nepomuceno RR, Tenner AJ: C1qRP, the C1q receptor that enhances phagocytosis, is detected specifically in human cells of myeloid lineage, endothelial cells, and platelets. *J Immunol* 160(4):1929–1935, 1998.
1365. Peerschke EI, Reid KB, Ghebrehiwet B: Platelet activation by C1q results in the induction of alpha IIb/beta 3 integrins (GPIIb-IIIa) and the expression of P-selectin and procoagulant activity. *J Exp Med* 178(2):579–587, 1993.
1366. Skoglund C, et al: C1q induces a rapid up-regulation of P-selectin and modulates collagen- and collagen-related peptide-triggered activation in human platelets. *Immunobiology* 215(12):987–995, 2010.
1367. Peerschke EIB: Platelet membrane receptors for the complement component C1q. *Semin Hematol* 31:320–328, 1994.
1368. Peerschke EIB, et al: Platelet activation by C1q results in the induction of αIIbβ3 integrins (GPIIb-IIIa) and the expression of P-selectin and procoagulant activity. *J Exp Med* 178:579–587, 1993.
1369. Jiang J, et al: Crystal structure of human p32, a doughnut-shaped acidic mitochondrial matrix protein. *Proc Natl Acad Sci U S A* 96(7):3572–3577, 1999.
1370. Metzelaar MJ, et al: Identification of a 33-Kd protein associated with the alpha-granule membrane (GMP-33) that is expressed on the surface of activated platelets. *Blood* 79(2):372–379, 1992.
1371. Damas C, et al: The 33-kDa platelet alpha-granule membrane protein (GMP-33) is an N-terminal proteolytic fragment of thrombospondin. *Thromb Haemost* 86(3): 887–893, 2001.
1372. Rosenstein Y, et al: CD43, a molecule defective in Wiskott-Aldrich syndrome, binds ICAM-1. *Nature* 354(6350):233–235, 1991.
1373. Koupenova M, Mick E, Mikhalev E, et al: Sex differences in platelet toll-like receptors and their association with cardiovascular risk factors. *Arterioscler Thromb Vasc Biol* 35(4):1030–1037, 2015.
1374. Panigrahi S, et al: Engagement of platelet toll-like receptor 9 by novel endogenous ligands promotes platelet hyperreactivity and thrombosis. *Circ Res* 112(1):103–112, 2013.
1375. Rivadeneyra L, et al: Regulation of platelet responses triggered by Toll-like receptor 2 and 4 ligands is another non-genomic role of nuclear factor-kappaB. *Thromb Res* 133(2):235–243, 2014.
1376. Semple JW, et al: Platelet-bound lipopolysaccharide enhances Fc receptor-mediated phagocytosis of IgG-opsonized platelets. *Blood* 109(11):4803–4805, 2007.
1377. Zhang G, et al: Lipopolysaccharide stimulates platelet secretion and potentiates platelet aggregation via TLR4/MyD88 and the cGMP-dependent protein kinase pathway. *J Immunol* 182(12):7997–8004, 2009.
1378. Stahl AL, et al: Lipopolysaccharide from enterohemorrhagic Escherichia coli binds to platelets through TLR4 and CD62 and is detected on circulating platelets in patients with hemolytic uremic syndrome. *Blood* 108(1):167–176, 2006.
1379. Cognasse F, et al: Toll-like receptor 4 ligand can differentially modulate the release of cytokines by human platelets. *Br J Haematol* 141(1):84–91, 2008.
1380. Scott T, Owens MD: Thrombocytes respond to lipopolysaccharide through Toll-like receptor-4, and MAP kinase and NF-kappaB pathways leading to expression of interleukin-6 and cyclooxygenase-2 with production of prostaglandin E2. *Mol Immunol* 45(4):1001–1008, 2008.
1381. Stark RJ, Aghakasiri N, Rumbaut RE: Platelet-derived Toll-like receptor 4 (Tlr-4) is sufficient to promote microvascular thrombosis in endotoxemia. *PLoS One* 7(7):e41254, 2012.
1382. Ren MP, et al: Endothelial cells but not platelets are the major source of Toll-like receptor 4 in the arterial thrombosis and tissue factor expression in mice. *Am J Physiol Regul Integr Comp Physiol* 307(7):R901–R907, 2014.
1383. Gould TJ, Vu TT, Swystun LL, et al: Neutrophil extracellular traps promote thrombin generation through platelet-dependent and platelet-independent mechanisms. *Arterioscler Thromb Vasc Biol* 34(9):1977–1984, 2014.
1384. Akbiyik F, et al: Human bone marrow megakaryocytes and platelets express PPARgamma, and PPARgamma agonists blunt platelet release of CD40 ligand and thromboxanes. *Blood* 104(5):1361–1368, 2004.
1385. Ray DM, et al: Peroxisome proliferator-activated receptor gamma and retinoid X receptor transcription factors are released from activated human platelets and shed in microparticles. *Thromb Haemost* 99(1):86–95, 2008.
1386. Ali FY, et al: Role of nuclear receptor signaling in platelets: Antithrombotic effects of PPARbeta. *FASEB J* 20(2):326–328, 2006.
1387. Borchert M, et al: Review of the pleiotropic effects of peroxisome proliferator-activated receptor gamma agonists on platelet function. *Diabetes Technol Ther* 9(5): 410–420, 2007.
1388. Santos-Martinez MJ, et al: Matrix metalloproteinases in platelet function: Coming of age. *J Thromb Haemost* 6(3):514–516, 2008.
1389. Soslau G, et al: Intracellular matrix metalloproteinase-2 (MMP-2) regulates human platelet activation via hydrolysis of talin. *Thromb Haemost* 111(1):140–153, 2014.
1390. Trivedi V, et al: Platelet matrix metalloprotease-1 mediates thrombogenesis by activating PAR1 at a cryptic ligand site. *Cell* 137(2):332–343, 2009.
1391. Choi WS, et al: MMP-2 regulates human platelet activation by interacting with integrin alphaIIbbeta3. *J Thromb Haemost* 6(3):517–523, 2008.
1392. Gresele P, et al: Platelets release matrix metalloproteinase-2 in the coronary circulation of patients with acute coronary syndromes: Possible role in sustained platelet activation. *Eur Heart J* 32(3):316–325, 2011.
1393. Rahman M, et al: Platelet shedding of CD40L is regulated by matrix metalloproteinase-9 in abdominal sepsis. *J Thromb Haemost* 11(7):1385–1398, 2013.
1394. Stalker TJ, et al: Platelet signaling. *Handb Exp Pharmacol* (210):59–85, 2012.
1395. Pawelczyk T: Isozymes delta of phosphoinositide-specific phospholipase C. *Acta Biochim Pol* 46(1):91–98, 1999.
1396. Hirata T, et al: Two thromboxane A2 receptor isoforms in human platelets. Opposite coupling to adenylyl cyclase with different sensitivity to Arg60 to Leu mutation. *J Clin Invest* 97(4):949–956, 1996.
1397. Murphy CT, Westwick J: Selective inhibition of protein kinase C. Effect on platelet-activating- factor-induced platelet functional responses. *Biochem J* 283(Pt 1):159–164, 1992.
1398. Cattaneo M: The platelet P2 receptors, in *Platelets*, edited by AD Michelson, 201–220. Academic Press, San Diego, 2007.
1399. Kunapuli SP: Funcional characterization of platelet ADP. *Platelets* 9:343–351, 1998.
1400. Murugappa S, Kunapuli SP: The role of ADP receptors in platelet function. *Front Biosci* 11:1977–1986, 2006.
1401. Moheimani F, Jackson DE: P2Y12 receptor: Platelet thrombus formation and medical interventions. *Int J Hematol* 96(5):572–587, 2012.
1402. Conley PB, Delaney SM: Scientific and therapeutic insights into the role of the platelet P2Y12 receptor in thrombosis. *Curr Opin Hematol* 10(5):333–338, 2003.
1403. Dorsam RT, Kunapuli SP: Central role of the P2Y12 receptor in platelet activation. *J Clin Invest* 113(3):340–345, 2004.
1404. Hollopeter G, et al: Identification of the platelet ADP receptor targeted by antithrombotic drugs. *Nature* 409(6817):202–207, 2001.
1405. Jin J, Daniel JL, Kunapuli SP: Molecular basis for ADP-induced platelet activation. II. The P2Y1 receptor mediates ADP-induced intracellular calcium mobilization and shape change in platelets. *J Biol Chem* 273(4):2030–2034, 1998.
1406. Mills DC, et al: Clopidogrel inhibits the binding of ADP analogues to the receptor mediating inhibition of platelet adenylate cyclase. *Arterioscler Thromb* 12(4):430–436, 1992.
1407. Cunningham MR, Nisar SP, Mundell SJ: Molecular mechanisms of platelet P2Y(12) receptor regulation. *Biochem Soc Trans* 41(1):225–230, 2013.
1408. Andre P, et al: P2Y12 regulates platelet adhesion/activation, thrombus growth, and thrombus stability in injured arteries. *J Clin Invest* 112(3):398–406, 2003.
1409. Foster CJ, et al: Molecular identification and characterization of the platelet ADP receptor targeted by thienopyridine antithrombotic drugs. *J Clin Invest* 107(12): 1591–1598, 2001.
1410. Fontana P, et al: Adenosine diphosphate-induced platelet aggregation is associated with P2Y12 gene sequence variations in healthy subjects. *Circulation* 108(8):989–995, 2003.
1411. Staritz P, et al: Platelet reactivity and clopidogrel resistance are associated with the H2 haplotype of the P2Y(12)-ADP receptor gene. *Int J Cardiol* 133(3):341–345, 2009.
1412. Zhang D, Gao ZG, Zhang K: et al: Two disparate ligand-binding sites in the human P2Y1 receptor. *Nature* 520(7547):317–321, 2015.
1413. Fabre JE, et al: Decreased platelet aggregation, increased bleeding time and resistance to thromboembolism in P2Y1-deficient mice. *Nat Med* 5(10):1199–1202, 1999.
1414. Leon C, et al: Defective platelet aggregation and increased resistance to thrombosis in purinergic P2Y(1) receptor-null mice. *J Clin Invest* 104(12):1731–1737, 1999.
1415. Offermanns S, et al: Defective platelet activation in G alpha(q)-deficient mice. *Nature* 389(6647):183–186, 1997.
1416. MacKenzie AB, Mahaut-Smith MP, Sage SO: Activation of receptor-operated cation channels via P2X1 not P2T purinoceptors in human platelets. *J Biol Chem* 271(6):2879–2881, 1996.
1417. Valera S, et al: A new class of ligand-gated ion channel defined by P2x receptor for extracellular ATP. *Nature* 371(6497):516–519, 1994.
1418. Oury C, et al: Does the P(2X1del) variant lacking 17 amino acids in its extracellular domain represent a relevant functional ion channel in platelets? *Blood* 99(6): 2275–2277, 2002.
1419. Vial C, et al: Lack of evidence for functional ADP-activated human P2X1 receptors supports a role for ATP during hemostasis and thrombosis. *Blood* 102(10):3646–3651, 2003.
1420. Oury C, et al: P2X(1)-mediated activation of extracellular signal-regulated kinase 2 contributes to platelet secretion and aggregation induced by collagen. *Blood*

100(7):2499–2505, 2002.
1421. Vial C, et al: A study of P2X1 receptor function in murine megakaryocytes and human platelets reveals synergy with P2Y receptors. *Br J Pharmacol* 135(2):363–372, 2002.
1422. Hechler B, et al: A role of the fast ATP-gated P2X1 cation channel in thrombosis of small arteries in vivo. *J Exp Med* 198(4):661–667, 2003.
1423. Oury C, et al: Overexpression of the platelet P2X1 ion channel in transgenic mice generates a novel prothrombotic phenotype. *Blood* 101(10):3969–3976, 2003.
1424. Greco NJ, et al: Novel structurally altered P(2X1) receptor is preferentially activated by adenosine diphosphate in platelets and megakaryocytic cells. *Blood* 98(1):100–107, 2001.
1425. Raju NC, Eikelboom JW, Hirsh J, Platelet ADP-receptor antagonists for cardiovascular disease: Past, present and future. *Nat Clin Pract Cardiovasc Med* 5(12):766–780, 2008.
1426. Herbert JM, Savi P: P2Y12, a new platelet ADP receptor, target of clopidogrel. *Semin Vasc Med* 3(2):113–122, 2013.
1427. Banga HS, et al: Activation of phospholipases A and C in human platelets exposed to epinephrine: Role of glycoproteins IIb/IIIa and dual role of epinephrine. *Proc Natl Acad Sci U S A* 83(23):9197–9201, 1986.
1428. Lanza F, et al: Epinephrine potentiates human platelet activation but is not an aggregating agent. *Am J Physiol* 255(6 Pt 2):1276–1288, 1988.
1429. Shattil SJ, Budzynski A, Scrutton MC: Epinephrine induces platelet fibrinogen receptor expression, fibrinogen binding, and aggregation in whole blood in the absence of other excitatory agonists. *Blood* 73(1):150–158, 1989.
1430. Kobilka BK, et al: Cloning, sequencing, and expression of the gene coding for the human platelet alpha 2-adrenergic receptor. *Science* 238(4827):650–656, 1987.
1431. Regan JW, et al: Purification and characterization of the human platelet alpha 2-adrenergic receptor. *J Biol Chem* 261(8):3894–3900, 1986.
1432. Yang J, et al: Loss of signaling through the G protein, Gz, results in abnormal platelet activation and altered responses to psychoactive drugs. *Proc Natl Acad Sci U S A* 97(18):9984–9989, 2000.
1433. Haslam RJ, et al: Cyclic nucleotides in platelet function. *Thromb Haemost* 40(2): 232–240, 1978.
1434. Homcy CJ, Graham RM: Molecular characterization of adrenergic receptors. *Circ Res* 56(5):635–650, 1985.
1435. Salzman EW, Ware JA: Ionized calcium as an intracellular messenger in blood platelets. *Prog Hemost Thromb* 9:177–202, 1989.
1436. Yang J, et al: Signaling through Gi family members in platelets. Redundancy and specificity in the regulation of adenylyl cyclase and other effectors. *J Biol Chem* 277(48):46035–46042, 2002.
1437. Patel YM, et al: Evidence for a role for Galphai1 in mediating weak agonist-induced platelet aggregation in human platelets: Reduced Galphai1 expression and defective Gi signaling in the platelets of a patient with a chronic bleeding disorder. *Blood* 101(12):4828–4835, 2003.
1438. Freeman K, et al: Genetic polymorphism of the alpha 2-adrenergic receptor is associated with increased platelet aggregation, baroreceptor sensitivity, and salt excretion in normotensive humans. *Am J Hypertens* 8(9):863–869, 1995.
1439. Small KM, et al: An asn to lys polymorphism in the third intracellular loop of the human alpha 2A-adrenergic receptor imparts enhanced agonist-promoted Gi coupling. *J Biol Chem* 275(49):38518–38523, 2000.
1440. von KR, Dimsdale JE: Effects of sympathetic activation by adrenergic infusions on hemostasis *in vivo*. *Eur J Haematol* 65(6):357–369, 2000.
1441. Bertha BG, Folts JD: Inhibition of epinephrine-exacerbated coronary thrombus formation by prostacyclin in the dog. *J Lab Clin Med* 103:204–214, 1984.
1442. Folts JD, Rowe GG: Epinephrine potentiation of *in vivo* stimuli reverses aspirin inhibition of platelet thrombus formation in stenosed canine coronary arteries. *Thromb Res* 50:507–516, 1988.
1443. Sibbing D, et al: Platelet function in clopidogrel-treated patients with acute coronary syndrome. *Blood Coagul Fibrinolysis* 18(4):335–339, 2007.
1444. Marcus A: Platelet eicosanoid metabolism, in *Hemostasis and Thrombosis: Basic Principles and Clinical Practice*, edited by RW Colman, Hirsch J, Marder VJ, Salzman EW, pp 676–688. JB Lippincott, Philadelphia, 1987.
1445. Puri RN: Phospholipase A2: Its role in ADP- and thrombin-induced platelet activation mechanisms. *Int J Biochem Cell Biol* 30(10):1107–1122, 1998.
1446. Wong DA, et al: Discrete role for cytosolic phospholipase A(2)alpha in platelets: Studies using single and double mutant mice of cytosolic and group IIA secretory phospholipase A(2). *J Exp Med* 196(3):349–357, 2002.
1447. Adler DH, Cogan JD, Phillips JA 3rd, et al: Inherited human cPLA(2alpha)deficiency is associated with impaired eicosanoid biosynthesis, small intestinal ulceration, and platelet dysfunction. *J Clin Invest* 118(6):2121–2131, 2008.
1448. Prevost N, et al: Group IVA cytosolic phospholipase A2 (cPLA2alpha) and integrin alphaIIbbeta3 reinforce each other's functions during alphaIIbbeta3 signaling in platelets. *Blood* 113(2):447–457, 2009.
1449. Crofford LJ: COX-1 and COX-2 tissue expression: Implications and predictions. *J Rheumatol* 24(Suppl 49):15–19, 1997.
1450. Warner TD, Mitchell JA: Cyclooxygenases: New forms, new inhibitors, and lessons from the clinic. *FASEB J* 18(7):790–804, 2004.
1451. Dubois RN, et al: Cyclooxygenase in biology and disease. *FASEB J* 12(12):1063–1073, 1998.
1452. Smith JB, Willis AL: Aspirin selectively inhibits prostaglandin production in human platelets. *Nat New Biol* 231(25):235–237, 1971.
1453. Svensson J, Hamberg M, Samuelsson B: On the formation and effects of thromboxane A2 in human platelets. *Acta Physiol Scand* 98(3):285–294, 1976.
1454. Rocca B, et al: Cyclooxygenase-2 expression is induced during human megakaryopoiesis and characterizes newly formed platelets. *Proc Natl Acad Sci U S A* 99(11):7634–7639, 2002.
1455. Weber AA, Zimmermann KC, Meyer-Kirchrath J, Schrör K: Cyclooxygenase-2 in human platelets as a possible factor in aspirin resistance. *Lancet* 353(9156):900, 1999.
1456. Funk CD, FitzGerald GA: COX-2 inhibitors and cardiovascular risk. *J Cardiovasc Pharmacol* 50(5):470–479, 2007.
1457. Parent JL, et al: Internalization of the TXA2 receptor alpha and beta isoforms. Role of the differentially spliced COOH terminus in agonist-promoted receptor internalization. *J Biol Chem* 274(13):8941–8948, 1999.
1458. Habib A, FitzGerald GA, Maclouf J: Phosphorylation of the thromboxane receptor alpha, the predominant isoform expressed in human platelets. *J Biol Chem* 274(5):2645–2651, 1999.
1459. Kim SO, et al: Purification of the human blood platelet thromboxane A2/prostaglandin H2 receptor protein. *Biochem Pharmacol* 43(2):313–322, 1992.
1460. Ushikubi F, et al: Purification of the thromboxane A2/prostaglandin H2 receptor from human blood platelets. *J Biol Chem* 264(28):16496–16501, 1989.
1461. Takahara K, et al: The response to thromboxane A2 analogues in human platelets. Discrimination of two binding sites linked to distinct effector systems. *J Biol Chem* 265(12):6836–6844, 1990.
1462. Thomas DW, et al: Coagulation defects and altered hemodynamic responses in mice lacking receptors for thromboxane A2. *J Clin Invest* 102(11):1994–2001, 1998.
1463. Gabbeta J, et al: Platelet signal transduction defect with Ga subunit dysfunction and diminished Gaq in a patient with abnormal platelet responses. *Proc Natl Acad Sci U S A* 94(16):8750–8755, 1997.
1464. Allan CJ, et al: Characterization of the cloned HEL cell thromboxane A2 receptor: Evidence that the affinity state can be altered by G alpha 13 and G alpha q. *J Pharmacol Exp Ther* 277(2):1132–1139, 1996.
1465. Djellas Y, et al: Identification of Galpha13 as one of the G-proteins that couple to human platelet thromboxane A2 receptors. *J Biol Chem* 274(20):14325–14330, 1999.
1466. Nakahata N, et al: Gq/11 communicates with thromboxane A2 receptors in human astrocytoma cells, rabbit astrocytes and human platelets. *Res Commun Mol Pathol Pharmacol* 87(3):243–251, 1995.
1467. Paul BZ, Jin J, Kunapuli SP: Molecular mechanism of thromboxane A(2)-induced platelet aggregation. Essential role for p2t(ac) and alpha(2a) receptors. *J Biol Chem* 274(41):29108–29114, 1999.
1468. Ushikubi F, Nakamura K, Narumiya S: Functional reconstitution of platelet thromboxane A2 receptors with Gq and Gi2 in phospholipid vesicles. *Mol Pharmacol* 46(5):808–816, 1994.
1469. Dorsam RT, et al: Coordinated signaling through both G12/13 and G(i) pathways is sufficient to activate GPIIb/IIIa in human platelets. *J Biol Chem* 277(49):47588–47595, 2002.
1470. Klages B, et al: Activation of G12/G13 results in shape change and Rho/Rho-kinase-mediated myosin light chain phosphorylation in mouse platelets. *J Cell Biol* 144(4):745–754, 1999.
1471. Nieswandt B, et al: Costimulation of Gi- and G12/G13-mediated signaling pathways induces integrin alpha IIbbeta 3 activation in platelets. *J Biol Chem* 277(42): 39493–39498, 2002.
1472. Pulcinelli FM, et al: Protein kinase C activation is not a key step in ADP-mediated exposure of fibrinogen receptors on human platelets. *FEBS Lett* 364(1):87–90, 1995.
1473. Knezevic I, Dieter JP, Le Breton GC: Mechanism of inositol 1,4,5-trisphosphate-induced aggregation in saponin-permeabilized platelets. *J Pharmacol Exp Ther* 260(3):947–955, 1992.
1474. Nugteren DH: Arachidonate lipoxygenase in blood platelets. *Biochim Biophys Acta* 380(2):299–307, 1975.
1475. Johnson EN, Brass LF, Funk CD: Increased platelet sensitivity to ADP in mice lacking platelet-type 12-lipoxygenase. *Proc Natl Acad Sci U S A* 95(6):3100–3105, 1998.
1476. Coffey MJ, et al: Platelet 12-lipoxygenase activation via glycoprotein VI: Involvement of multiple signaling pathways in agonist control of H(P)ETE synthesis. *Circ Res* 94(12):1598–1605, 2004.
1477. Dasari VR, Jin J, Kunapuli SP: Distribution of leukotriene B4 receptors in human hematopoietic cells. *Immunopharmacology* 48(2):157–163, 2000.
1478. Maclouf JA, Murphy RC: Transcellular metabolism of neutrophil-derived leukotriene A4 by human platelets. A potential cellular source of leukotriene C4. *J Biol Chem* 263(1):174–181, 1988.
1479. Maugeri N, et al: Polymorphonuclear leukocyte-platelet interaction: Role of P-selectin in thromboxane B2 and leukotriene C4 cooperative synthesis. *Thromb Haemost* 72(3):450–456, 1994.
1480. Levy BD, et al: Agonist-induced lipoxin A4 generation: Detection by a novel lipoxin A4-ELISA. *Lipids* 28(12):1047–1053, 1993.
1481. Ofosu FA, Liu L, Freedman J: Control mechanisms in thrombin generation. *Semin Thromb Hemost* 22(4):303–308, 1996.
1482. Phillips DR: Thrombin interaction with human platelets. Potentiation of thrombin-induced aggregation and release by inactivated thrombin. *Thromb Diath Haemorrh* 32(1):207–215, 1974.
1483. Bahou W: Thrombin receptors, in *Platelets*, edited by AD Michelson, pp 179–200. Academic Press, San Diego, 2007.
1484. Hung DT, et al: Cloned platelet thrombin receptor is necessary for thrombin-induced platelet activation. *J Clin Invest* 89(4):1350–1353, 1992.
1485. Furman MI, et al: The cleaved peptide of the thrombin receptor is a strong platelet agonist. *Proc Natl Acad Sci U S A* 95(6):3082–3087, 1998.
1486. Cho JR, et al: Unmet needs in the management of acute myocardial infarction: Role of novel protease-activated receptor-1 antagonist vorapaxar. *Vasc Health Risk Manag* 10:177–188, 2014.
1487. Zhang C, et al: High-resolution crystal structure of human protease-activated receptor 1. *Nature* 492(7429):387–392, 2012.
1488. Ishihara H, et al: Antibodies to protease-activated receptor 3 inhibit activation of mouse platelets by thrombin. *Blood* 91(11):4152–4157, 1998.
1489. Kahn ML, et al: A dual thrombin receptor system for platelet activation. *Nature* 394(6694):690–694, 1998.
1490. Kahn ML, et al: Protease-activated receptors 1 and 4 mediate activation of human platelets by thrombin. *J Clin Invest* 103(6):879–887, 1999.
1491. Andrade-Gordon P, et al: Design, synthesis, and biological characterization of a peptide-mimetic antagonist for a tethered-ligand receptor. *Proc Natl Acad Sci U S A*

96(22):12257–12262, 1999.
1492. Covic L, Gresser AL, Kuliopulos A: Biphasic kinetics of activation and signaling for PAR1 and PAR4 thrombin receptors in platelets. *Biochemistry* 39(18):5458–5467, 2000.
1493. Shapiro MJ, et al: Protease-activated receptors 1 and 4 are shut off with distinct kinetics after activation by thrombin. *J Biol Chem* 275(33):25216–25221, 2000.
1494. Sambrano GR, et al: Role of thrombin signalling in platelets in haemostasis and thrombosis. *Nature* 413(6851):74–78, 2001.
1495. Nakanishi-Matsui M, et al: PAR3 is a cofactor for PAR4 activation by thrombin. *Nature* 404(6778):609–613, 2000.
1496. Weiss EJ, et al: Protection against thrombosis in mice lacking PAR3. *Blood* 100(9):3240–3244, 2002.
1497. Hoxie JA, et al: Internalization and recycling of activated thrombin receptors. *J Biol Chem* 268(18):13756–13763, 1993.
1498. Trejo J, Coughlin SR: The cytoplasmic tails of protease-activated receptor-1 and substance P receptor specify sorting to lysosomes versus recycling. *J Biol Chem* 274(4):2216–2224, 1999.
1499. Antoniak S, et al: PAR-1 contributes to the innate immune response during viral infection. *J Clin Invest* 123(3):1310–1322, 2013.
1500. Khoufache K, et al: PAR1 contributes to influenza A virus pathogenicity in mice. *J Clin Invest* 123(1):206–214, 2013.
1501. Berri F, et al: Switch from protective to adverse inflammation during influenza: Viral determinants and hemostasis are caught as culprits. *Cell Mol Life Sci* 71(5):885–898, 2014.
1502. Ruggeri ZM, et al: Unravelling the mechanism and significance of thrombin binding to platelet glycoprotein Ib. *Thromb Haemost* 104(5):894–902, 2010.
1503. Celikel R, et al: Modulation of alpha-thrombin function by distinct interactions with platelet glycoprotein Ibalpha. *Science* 301(5630):218–221, 2003.
1504. Dumas JJ, et al: Crystal structure of the GpIbalpha-thrombin complex essential for platelet aggregation. *Science* 301(5630):222–226, 2003.
1505. Lova P, et al: Thrombin induces platelet activation in the absence of functional protease activated receptors 1 and 4 and glycoprotein Ib-IX-V. *Cell Signal* 22(11):1681–1687, 2010.
1506. Gibbins JM: Tweaking the gain on platelet regulation: The tachykinin connection. *Atherosclerosis* 2008.
1507. Graham GJ, et al: Tachykinins regulate the function of platelets. *Blood* 104(4):1058–1065, 2004.
1508. Gleissner CA, von HP, Ley K: Platelet chemokines in vascular disease. *Arterioscler Thromb Vasc Biol* 28(11):1920–1927, 2008.
1509. McIntyre TM, Zimmerman GA, Prescott SM: Biologically active oxidized phospholipids. *J Biol Chem* 274(36):25189–25192, 1999.
1510. Honda Z, et al: Cloning by functional expression of platelet-activating factor receptor from guinea-pig lung. *Nature* 349(6307):342–346, 1991.
1511. Nakamura M, et al: Molecular cloning and expression of platelet-activating factor receptor from human leukocytes. *J Biol Chem* 266(30):20400–20405, 1991.
1512. Carlson SA, Chatterjee TK, Fisher RA: The third intracellular domain of the platelet-activating factor receptor is a critical determinant in receptor coupling to phosphoinositide phospholipase C-activating G proteins. Studies using intracellular domain minigenes and receptor chimeras. *J Biol Chem* 271(38):23146–23153, 1996.
1513. Chao W, et al: Protein tyrosine phosphorylation and regulation of the receptor for platelet-activating factor in rat Kupffer cells. Effect of sodium vanadate. *Biochem J* 288(Pt 3):777–784, 1992.
1514. Stafforini DM: Biology of platelet-activating factor acetylhydrolase (PAF-AH, lipoprotein associated phospholipase A2). *Cardiovasc Drugs Ther* 23(1):73–83, 2009.
1515. Eitzman DT, et al: Hyperlipidemia promotes thrombosis after injury to atherosclerotic vessels in apolipoprotein E-deficient mice. *Arterioscler Thromb Vasc Biol* 20(7):1831–1834, 2000.
1516. Sano T, et al: Multiple mechanisms linked to platelet activation result in lysophosphatidic acid and sphingosine 1-phosphate generation in blood. *J Biol Chem* 277(24):21197–21206, 2002.
1517. Smyth SS, et al: Roles of lysophosphatidic acid in cardiovascular physiology and disease. *Biochim Biophys Acta* 1781(9):563–570, 2008.
1518. Umezu-Goto M, et al: Autotaxin has lysophospholipase D activity leading to tumor cell growth and motility by lysophosphatidic acid production. *J Cell Biol* 158(2):227–233, 2002.
1519. Leblanc R, et al: Interaction of platelet-derived autotaxin with tumor integrin alphaVbeta3 controls metastasis of breast cancer cells to bone. *Blood* 124(20):3141–3150, 2014.
1520. Siess W, et al: Lysophosphatidic acid mediates the rapid activation of platelets and endothelial cells by mildly oxidized low density lipoprotein and accumulates in human atherosclerotic lesions. *Proc Natl Acad Sci U S A* 96(12):6931–6936, 1999.
1521. Retzer M, Essler M: Lysophosphatidic acid-induced platelet shape change proceeds via Rho/Rho kinase-mediated myosin light-chain and moesin phosphorylation. *Cell Signal* 12(9–10):645–648, 2000.
1522. Haseruck N, et al: The plaque lipid lysophosphatidic acid stimulates platelet activation and platelet-monocyte aggregate formation in whole blood: Involvement of P2Y1 and P2Y12 receptors. *Blood* 103(7):2585–2592, 2004.
1523. Olorundare OE, et al: Assembly of a fibronectin matrix by adherent platelets stimulated by lysophosphatidic acid and other agonists. *Blood* 98(1):117–124, 2001.
1524. Maschberger P, et al: Mildly oxidized low density lipoprotein rapidly stimulates via activation of the lysophosphatidic acid receptor Src family and Syk tyrosine kinases and Ca2+ influx in human platelets. *J Biol Chem* 275(25):19159–19166, 2000.
1525. Siess W: Athero- and thrombogenic actions of lysophosphatidic acid and sphingosine-1-phosphate. *Biochim Biophys Acta* 1582(1–3):204–215, 2002.
1526. Motohashi K, et al: Identification of lysophospholipid receptors in human platelets: The relation of two agonists, lysophosphatidic acid and sphingosine 1-phosphate. *FEBS Lett* 468(2–3):189–193, 2000.
1527. Siess W, Tigyi G: Thrombogenic and atherogenic activities of lysophosphatidic acid. *J Cell Biochem* 92(6):1086–1094, 2004.
1528. Yatomi Y, et al: Sphingosine-1-phosphate: A platelet-activating sphingolipid released from agonist-stimulated human platelets. *Blood* 86(1):193–202, 1995.
1529. Nugent D, Xu Y: Sphingosine-1-phosphate: Characterization of its inhibition of platelet aggregation. *Platelets* 11(4):226–232, 2000.
1530. Hoyer D, et al: International Union of Pharmacology classification of receptors for 5-hydroxytryptamine (Serotonin). *Pharmacol Rev* 46(2):157–203, 1994.
1531. Allen JA, Yadav PN, Roth BL: Insights into the regulation of 5-HT2A serotonin receptors by scaffolding proteins and kinases. *Neuropharmacology* 55(6):961–968, 2008.
1532. Cook EH Jr, et al: Primary structure of the human platelet serotonin 5-HT2A receptor: Identify with frontal cortex serotonin 5-HT2A receptor. *J Neurochem* 63(2):465–469, 1994.
1533. De Clerck F, et al: Evidence for functional 5-HT2 receptor sites on human blood platelets. *Biochem PharmacolAm Rev Respir Dis* 33(17):2807–2811, 1984.
1534. Roth BL, et al: 5-Hydroxytryptamine2-family receptors (5-hydroxytryptamine2A, 5- hydroxytryptamine2B, 5-hydroxytryptamine2C): Where structure meets function. *Pharmacol Ther* 79(3):231–257, 1998.
1535. Leysen JE, et al: Identification of nonserotonergic [3H]ketanserin binding sites associated with nerve terminals in rat brain and with platelets; relation with release of biogenic amine metabolites induced by ketans. *J Pharmacol Exp Ther* 244(1):310–321, 1988.
1536. Ozaki N, et al: A naturally occurring amino acid substitution of the human serotonin 5- HT2A receptor influences amplitude and timing of intracellular calcium mobilization. *J Neurochem* 68(5):2186–2193, 1997.
1537. Shimizu M, et al: Serotonin-2A receptor gene polymorphisms are associated with serotonin-induced platelet aggregation. *Thromb Res* 112(3):137–142, 2003.
1538. Arora RC, Meltzer HY: Serotonin2 receptor binding in blood platelets of schizophrenic patients. *Psychiatry Res* 47(2):111–119, 1993.
1539. Coccaro EF, et al: Impulsive aggression in personality disorder correlates with platelet 5- HT2A receptor binding. *Neuropsychopharmacology* 16(3):211–216, 1997.
1540. Pandey GN: Altered serotonin function in suicide. Evidence from platelet and neuroendocrine studies. *Ann N Y Acad Sci* 836:182–200, 1997.
1541. Tomiyoshi R, et al: Serotonin-induced platelet intracellular Ca2+ responses in untreated depressed patients and imipramine responders in remission. *Biol Psychiatry* 45(8):1042–1048, 1999.
1542. Wolfe BE, Metzger E, Jimerson DC: Research update on serotonin function in bulimia nervosa and anorexia nervosa. *Psychopharmacol Bull* 33(3):345–354, 1997.
1543. Cho R, et al: Relationship between central and peripheral serotonin 5-HT2A receptors: A positron emission tomography study in healthy individuals. *Neurosci Lett* 261(3):139–142, 1999.
1544. Schins A, et al: Increased coronary events in depressed cardiovascular patients: 5-HT2A receptor as missing link? *Psychosom Med* 65(5):729–737, 2003.
1545. de Chaffoy de Courcelles D, Leysen JE, De Clerck F, et al: Evidence that phospholipid turnover is the signal transducing system coupled to serotonin-S2 receptor sites. *J Biol Chem* 260(12):7603–7608, 1985.
1546. Erne P, Pletscher A: Rapid intracellular release of calcium in human platelets by stimulation of 5-HT2-receptors. *Br J Pharmacol* 84(2):545–549, 1985.
1547. Li N, et al: Effects of serotonin on platelet activation in whole blood. *Blood Coagul Fibrinolysis* 8(8):517–523, 1997.
1548. Houston DS, Shepherd JT, Vanhoutte PM: Aggregating human platelets cause direct contraction and endothelium- dependent relaxation of isolated canine coronary arteries. Role of serotonin, thromboxane A2, and adenine nucleotides. *J Clin Invest* 78(2):539–544, 1986.
1549. Golino P, et al: Mediation or reocclusion by thromboxane A2 and serotonin after thrombolysis with tissue-type plasminogen activator in a canine preparation of coronary thrombosis. *Circulation* 77:678–684, 1988.
1550. Alberio LJ, Clemetson KJ: All platelets are not equal: COAT platelets. *Curr Hematol Rep* 3(5):338–343, 2004.
1551. Dale GL, et al: Stimulated platelets use serotonin to enhance their retention of procoagulant proteins on the cell surface. *Nature* 415(6868):175–179, 2002.
1552. Walther DJ, et al: Serotonylation of small GTPases is a signal transduction pathway that triggers platelet alpha-granule release. *Cell* 115(7):851–862, 2003.
1553. Carneiro AM, et al: Interactions between integrin alphaIIbbeta3 and the serotonin transporter regulate serotonin transport and platelet aggregation in mice and humans. *J Clin Invest* 118(4):1544–1552, 2008.
1554. McCloskey DJ, et al: Selective serotonin reuptake inhibitors: Measurement of effect on platelet function. *Transl Res* 151(3):168–172, 2008.
1555. Lesurtel M, et al: Platelet-derived serotonin mediates liver regeneration. *Science* 312(5770):104–107, 2006.
1556. Haslam RJ, Rosson GM: Aggregation of human blood platelets by vasopressin. *Am J Physiol* 223(4):958–967, 1972.
1557. Pollock WK, MacIntyre DE: Desensitization and antagonism of vasopressin-induced phosphoinositide metabolism and elevation of cytosolic free calcium concentration in human platelets. *Biochem J* 234(1):67–73, 1986.
1558. Thomas ME, Osmani AH, Scrutton MC: Some properties of the human platelet vasopressin receptor. *Thromb Res* 32(6):557–566, 1983.
1559. Thibonnier M, Roberts JM: Characterization of human platelet vasopressin receptors. *J Clin Invest* 76(5):1857–1864, 1985.
1560. Siess W, et al: Activation of V1-receptors by vasopressin stimulates inositol phospholipid hydrolysis and arachidonate metabolism in human platelets. *Biochem J* 233(1):83–91, 1986.
1561. Thibonnier M, Goraya T, Berti-Mattera L: G protein coupling of human platelet V1 vascular vasopressin receptors. *Am J Physiol* 264(5 Pt 1):C1336–C1344, 1993.
1562. Berrettini WH, et al: Human platelet vasopressin receptors. *Life Sci* 1982;30(5):425–432, 1993.
1563. Siess W: Molecular mechanisms of platelet activation. *Physiol Rev* 69(1):58–178, 1989.
1564. Wun T, Paglieroni T, Lachant NA: Physiologic concentrations of arginine vasopressin activate human platelets *in vitro*. *Br J Haematol* 92(4):968–972, 1996.
1565. Gunnet JW, et al: Pharmacological characterization of RWJ-676070, a dual vaso-

pressin V(1A)/V(2) receptor antagonist. *Eur J Pharmacol* 590(1-3):333–342, 2008.
1566. Serradeil-Le Gal C, et al: Nonpeptide vasopressin receptor antagonists: Development of selective and orally active V1a, V2 and V1b receptor ligands. *Prog Brain Res* 139:197–210, 2002.
1567. Crabos M, Bertschin S, Bühler FR, et al: Identification of AT1 receptors on human platelets and decreased angiotensin II binding in hypertension. *J Hypertens Suppl* 11 Suppl 5:S230–S231, 1993.
1568. Jagroop IA, Mikhailidis DP: Angiotensin II can induce and potentiate shape change in human platelets: Effect of losartan. *J Hum Hypertens* 2000;14(9):581–585, 1993.
1569. Lopez-Farre A, et al: Angiotensin II AT(1) receptor antagonists and platelet activation. *Nephrol Dial Transplant* 16 Suppl 1:45–49, 2001.
1570. Larsson PT, Schwieler JH, Wallen NH: Platelet activation during angiotensin II infusion in healthy volunteers. *Blood Coagul Fibrinolysis* 11(1):61–69, 2000.
1571. Li P, et al: Novel angiotensin II AT(1) receptor antagonist irbesartan prevents thromboxane A(2)-induced vasoconstriction in canine coronary arteries and human platelet aggregation. *J Pharmacol Exp Ther* 292(1):238–246, 2000.
1572. Monton M, et al: Comparative effects of angiotensin II AT-1-type receptor antagonists in vitro on human platelet activation. *J Cardiovasc Pharmacol* 35(6):906–913, 2000.
1573. Kalinowski L, et al: Angiotensin II AT1 receptor antagonists inhibit platelet adhesion and aggregation by nitric oxide release. *Hypertension* 40(4):521–527, 2002.
1574. Jimenez AM, et al: Inhibition of platelet activation in stroke-prone spontaneously hypertensive rats: Comparison of losartan, candesartan, and valsartan. *J Cardiovasc Pharmacol* 37(4):406–412, 2001.
1575. Owens P, et al: Comparison of antihypertensive and metabolic effects of losartan and losartan in combination with hydrochlorothiazide—A randomized controlled trial. *J Hypertens* 18(3):339–345, 2000.
1576. Schieffer B, et al: Comparative effects of AT1-antagonism and angiotensin-converting enzyme inhibition on markers of inflammation and platelet aggregation in patients with coronary artery disease. *J Am Coll Cardiol* 44(2):362–368, 2004.
1577. Serebruany VL, et al: Valsartan inhibits platelet activity at different doses in mild to moderate hypertensives: Valsartan Inhibits Platelets (VIP) trial. *Am Heart J* 151(1):92–99, 2006.
1578. Yamada K, Hirayama T, Hasegawa Y: Antiplatelet effect of losartan and telmisartan in patients with ischemic stroke. *J Stroke Cerebrovasc Dis* 16(5):225–231, 2007.
1579. Dorahy DJ, et al: Stimulation of platelet activation and aggregation by a carboxyl-terminal peptide from thrombospondin binding to the integrin-associated protein receptor. *J Biol Chem* 272(2):1323–1330, 1997.
1580. Lindberg FP, et al: Molecular cloning of integrin-associated protein: An immunoglobulin family member with multiple membrane-spanning domains implicated in alpha v beta 3-dependent ligand binding. *J Cell Biol* 123(2):485–496, 1993.
1581. Wang XQ, Frazier WA: The thrombospondin receptor CD47 (IAP) modulates and associates with alpha2 beta1 integrin in vascular smooth muscle cells. *Mol Biol Cell* 9(4):865–874, 1998.
1582. Frazier WA, et al: The thrombospondin receptor integrin-associated protein (CD47) functionally couples to heterotrimeric Gi. *J Biol Chem* 274(13):8554–8560, 1999.
1583. Chung J, Gao AG, Frazier WA: Thrombospondin acts via integrin-associated protein to activate the platelet integrin alphaIIbbeta3. *J Biol Chem* 272(23):14740–14746, 1997.
1584. Isenberg JS, et al: Thrombospondin-1 stimulates platelet aggregation by blocking the antithrombotic activity of nitric oxide/cGMP signaling. *Blood* 111(2):613–623, 2008.
1585. Lagadec P, et al: Involvement of a CD47-dependent pathway in platelet adhesion on inflamed vascular endothelium under flow. *Blood* 101(12):4836–4843, 2003.
1586. Pimanda JE, et al: The von Willebrand factor-reducing activity of thrombospondin-1 is located in the calcium-binding/C-terminal sequence and requires a free thiol at position 974. *Blood* 100(8):2832–2838, 2002.
1587. Pimanda JE, et al: Role of thrombospondin-1 in control of von Willebrand factor multimer size in mice. *J Biol Chem* 279(20):21439–21448, 2004.
1588. van Zanten GH, et al: Increased platelet deposition on atherosclerotic coronary arteries. *J Clin Invest* 93(2):615–632, 1994.
1589. van der Rest, M, Garrone R: Collagen family of proteins. *FASEB J* 5(13):2814–2823, 1991.
1590. Ruggeri ZM, Mendolicchio GL: Adhesion mechanisms in platelet function. *Circ Res* 100(12):1673–1685, 2007.
1591. Clemetson JM, et al: The platelet collagen receptor glycoprotein VI is a member of the immunoglobulin superfamily closely related to FcalphaR and the natural killer receptors. *J Biol Chem* 274(41):29019–29024, 1999.
1592. Ichinohe T, et al: Collagen-stimulated activation of Syk but not c-Src is severely compromised in human platelets lacking membrane glycoprotein VI. *J Biol Chem* 272(1):63–68, 1997.
1593. Ishibashi T, et al: Functional significance of platelet membrane glycoprotein p62 (GP VI), a putative collagen receptor. *Int J Hematol* 62(2):107–115, 1995.
1594. Kehrel B, et al: Glycoprotein VI is a major collagen receptor for platelet activation: It recognizes the platelet-activating quaternary structure of collagen, whereas CD36, glycoprotein IIb/IIIa, and von Willebrand factor do not. *Blood* 91(2):491–499, 1998.
1595. Clemetson KJ, Clemetson JM: Platelet receptors, in *Platelets*, edited by AD Michelson, pp 117–143. Academic Press, San Diego, 2007.
1596. Horii K, Kahn ML, Herr AB: Structural basis for platelet collagen responses by the immune-type receptor glycoprotein VI. *Blood* 108(3):936–942, 2006.
1597. Poole A, et al: The Fc receptor gamma-chain and the tyrosine kinase Syk are essential for activation of mouse platelets by collagen. *EMBO J* 16(9):2333–2341, 1997.
1598. Smethurst PA, et al: Identification of the primary collagen-binding surface on human glycoprotein VI by site-directed mutagenesis and by a blocking phage antibody. *Blood* 103(3):903–911, 2004.
1599. Chiang TM, Collagen-platelet interaction: Platelet non-integrin receptors. *Histol Histopathol* 14(2):579–585, 1999.
1600. Keely PJ, Parise LV: The alpha2beta1 integrin is a necessary co-receptor for collagen-induced activation of Syk and the subsequent phosphorylation of phospholipase Cgamma2 in platelets. *J Biol Chem* 271(43):26668–26676, 1996.
1601. Sugiyama T, et al: A novel platelet aggregating factor found in a patient with defective collagen-induced platelet aggregation and autoimmune thrombocytopenia. *Blood* 69:1712–1720, 1987.
1602. Briddon SJ, Watson SP: Evidence for the involvement of p59fyn and p53/56lyn in collagen receptor signalling in human platelets. *Biochem J* 338(Pt 1):203–209, 1999.
1603. Fujii C, et al: Involvement of protein-tyrosine kinase p72syk in collagen-induced signal transduction in platelets. *Eur J Biochem* 226(1):243–248, 1994.
1604. Shattil SJ, Ginsberg MH, Brugge JS: Adhesive signaling in platelets. *Curr Opin Cell Biol* 6(5):695–704, 1994.
1605. Soriano P, et al: Targeted disruption of the c-src proto-oncogene leads to osteopetrosis in mice. *Cell* 64(4):693–702, 1991.
1606. Daniel JL, Dangelmaier C, Smith JB: Evidence for a role for tyrosine phosphorylation of phospholipase Cg2 in collagen-induced platelet cytosolic calcium mobilization. *Biochem J* 302:617–622, 1994.
1607. Keely PJ, Parise LV: The alpha2beta1 integrin is a necessary co-receptor for collagen-induced activation of Syk and the subsequent phosphorylation of phospholipase Cgamma2 in platelets. *J Biol Chem* 271(43):26668–26676, 1996.
1608. Quek LS, Bolen J, Watson SP: A role for Bruton's tyrosine kinase (Btk) in platelet activation by collagen. *Curr Biol* 8(20):1137–1140, 1998.
1609. Jung SM, Moroi M: Platelet collagen receptor integrin alpha2beta1 activation involves differential participation of ADP-receptor subtypes P2Y1 and P2Y12 but not intracellular calcium change. *Eur J Biochem* 268(12):3513–3522, 2001.
1610. Wang Z, Leisner TM, Parise LV: Platelet alpha2beta1 integrin activation: Contribution of ligand internalization and the alpha2-cytoplasmic domain. *Blood* 102(4):1307–1315, 2003.
1611. Bertoni A, et al: Relationships between Rap1b, affinity modulation of integrin alpha IIbbeta 3, and the actin cytoskeleton. *J Biol Chem* 277(28):25715–25721, 2002.
1612. Larson MK, et al: Identification of P2Y12-dependent and -independent mechanisms of glycoprotein VI-mediated Rap1 activation in platelets. *Blood* 101(4):1409–1415, 2003.
1613. Auger JM, et al: C-Cbl negatively regulates platelet activation by glycoprotein VI. *J Thromb Haemost* 1(11):2419–2426, 2003.
1614. Locke D, et al: Fc Rgamma-independent signaling by the platelet collagen receptor glycoprotein VI. *J Biol Chem* 278(17):15441–15448, 2003.
1615. Qiao J, et al: An acquired defect associated with abnormal signaling of the platelet collagen receptor glycoprotein VI. *Acta Haematol* 128(4):233–241, 2012.
1616. Inoue O, et al: Integrin alpha2beta1 mediates outside-in regulation of platelet spreading on collagen through activation of Src kinases and PLCgamma2. *J Cell Biol* 160(5):769–780, 2003.
1617. Chen H, Kahn ML: Reciprocal signaling by integrin and nonintegrin receptors during collagen activation of platelets. *Mol Cell Biol* 23(14):4764–4777, 2003.
1618. Galt SW, et al: Outside-in signals delivered by matrix metalloproteinase-1 regulate platelet function. *Circ Res* 90(10):1093–1099, 2002.
1619. Best D, et al: GPVI levels in platelets: Relationship to platelet function at high shear. *Blood* 102(8):2811–2818, 2003.
1620. Chen H, et al: The platelet receptor GPVI mediates both adhesion and signaling responses to collagen in a receptor density-dependent fashion. *J Biol Chem* 277(4):3011–3019, 2002.
1621. Furihata K, et al: Variation in human platelet glycoprotein VI content modulates glycoprotein VI-specific prothrombinase activity. *Arterioscler Thromb Vasc Biol* 21(11):1857–1863, 2001.
1622. Suzuki H, et al: Intracellular localization of glycoprotein VI in human platelets and its surface expression upon activation. *Br J Haematol* 121(6):904–912, 2003.
1623. Matsuno K, et al: Inhibition of platelet adhesion to collagen by monoclonal anti-CD36 antibodies. *Br J Haematol* 92(4):960–967, 1996.
1624. Nakamura T, et al: Platelet adhesion to type I collagen fibrils: Role of GPVI in divalent cation-dependent and -independent adhesion and thromboxane A2 generation. *J Biol Chem* 273:4338–4344, 1998.
1625. Daniel JL, et al: Collagen induces normal signal transduction in platelets deficient in CD36 (platelet glycoprotein IV). *Thromb Haemost* 71:353–356, 1994.
1626. az-Ricart M, et al: Platelets lacking functional CD36 (glycoprotein IV) show reduced adhesion to collagen in flowing whole blood. *Blood* 82(2):491–496, 1993.
1627. Smith JB, et al: Cytosolic calcium as a second messenger for collagen-induced platelet responses. *Biochem J* 288(Pt 3):925–929, 1992.
1628. Greenwalt DE, Tandon NN: Platelet shape change and Ca2+ mobilization induced by collagen, but not thrombin or ADP, are inhibited by phenylarsine oxide. *Br J Haematol* 88(4):830–838, 1994.
1629. Chow TW, et al: Shear stress-induced von Willebrand factor binding to platelet glycoprotein Ib initiates calcium influx associated with aggregation. *Blood* 80(1):113–120, 1992.
1630. Gu M, et al: Analysis of the roles of 14-3-3 in the platelet glycoprotein Ib-IX-mediated activation of integrin alpha(IIb)beta(3) using a reconstituted mammalian cell expression model. *J Cell Biol* 147(5):1085–1096, 1999.
1631. Zaffran Y, et al: Signaling across the platelet adhesion receptor glycoprotein Ib-IX induces alpha IIbbeta 3 activation both in platelets and a transfected Chinese hamster ovary cell system. *J Biol Chem* 275(22):16779–16787, 2000.
1632. Sullam PM, et al: Physical proximity and functional interplay of the glycoprotein Ib-IX-V complex and the Fc receptor FcgammaRIIA on the platelet plasma membrane. *J Biol Chem* 273(9):5331–5336, 1998.
1633. Kasirer-Friede A, et al: Signaling through GP Ib-IX-V activates alphaIIbbeta3 independently of other receptors. *Blood* 103(9):3403–3411, 2004.
1634. Marshall SJ, et al: GPIb-dependent platelet activation is dependent on Src kinases but not MAP kinase or cGMP-dependent kinase. *Blood* 103(7):2601–2609, 2004.
1635. Mangin P, et al: Signaling role for phospholipase C gamma 2 in platelet glycoprotein Ib alpha calcium flux and cytoskeletal reorganization. Involvement of a pathway distinct from FcR gamma chain and Fc gamma RIIA. *J Biol Chem* 278(35):32880–32891, 2003.

1636. Li Z, et al: A stimulatory role for cGMP-dependent protein kinase in platelet activation. *Cell* 112(1):77–86, 2003.

1637. Andrews RK, et al: Interaction of calmodulin with the cytoplasmic domain of the platelet membrane glycoprotein Ib-IX-V complex. *Blood* 98(3):681–687, 2001.

1638. Du X, et al: Association of a phospholipase A2 (14-3-3 protein) with the platelet glycoprotein Ib-IX complex. *J Biol Chem* 269(28):18287–18290, 1994.

1639. Ohtsuka Y, et al: Chronic oral antigen exposure induces lymphocyte migration in anaphylactic mouse intestine. *Pediatr Res* 44(5):791–797, 1998.

1640. Kasirer-Friede A, et al: Lateral clustering of platelet GP Ib-IX complexes leads to up-regulation of the adhesive function of integrin alpha IIbbeta 3. *J Biol Chem* 277(14):11949–11956, 2002.

1641. Fox JE, Berndt MC: Cyclic AMP-dependent phosphorylation of glycoprotein Ib inhibits collagen-induced polymerization of actin in platelets. *J Biol Chem* 264(16):9520–9526, 1989.

1642. Phillips DR, Agin PP: Thrombin-induced alterations in the surface structure of the human platelet plasma membrane. *Ser Haematol* 6(3):292–310, 1973.

1643. Ni H, et al: Increased thrombogenesis and embolus formation in mice lacking glycoprotein V. *Blood* 98(2):368–373, 2001.

1644. Rink TJ: Cytosolic calcium in platelet activation. *Experientia* 44(2):97–100, 1988.

1645. Kovacs T, et al: All three splice variants of the human sarco/endoplasmic reticulum Ca2+-ATPase 3 gene are translated to proteins: A study of their co-expression in platelets and lymphoid cells. *Biochem J* 358(Pt 3):559–568, 2001.

1646. Hassock SR, et al: Expression and role of TRPC proteins in human platelets: Evidence that TRPC6 forms the store-independent calcium entry channel. *Blood* 100(8):2801–2811, 2002.

1647. Roberts DE, McNicol A, Bose R: Mechanism of collagen activation in human platelets. *J Biol Chem* 279:19421–19430, 2004.

1648. Jones GD, Gear AR: Subsecond calcium dynamics in ADP- and thrombin-stimulated platelets: A continuous-flow approach using indo-1. *Blood* 71(6):1539–1543, 1988.

1649. Rybak ME, Renzulli LA: Effect of calcium channel blockers on platelet GPIIb-IIIa as a calcium channel in liposomes: Comparison with effects on the intact platelet. *Thromb Haemost* 67(1):131–136, 1992.

1650. Dessen A, et al: Crystal structure of human cytosolic phospholipase A2 reveals a novel topology and catalytic mechanism. *Cell* 97(3):349–360, 1999.

1651. Khan WA, et al: Selective regulation of protein kinase C isoenzymes by oleic acid in human platelets. *J Biol Chem* 268(7):5063–5068, 1993.

1652. Scholey JM, Taylor KA, and J. Kendrick-Jones, Regulation of non-muscle myosin assembly by calmodulin-dependent light chain kinase. *Nature* 287(5779):233–235, 1980.

1653. Naik MU, Naik UP: Calcium-and integrin-binding protein regulates focal adhesion kinase activity during platelet spreading on immobilized fibrinogen. *Blood* 102(10):3629–3636, 2003.

1654. Barry WT, et al: Molecular basis of CIB binding to the integrin alpha IIb cytoplasmic domain. *J Biol Chem* 277(32):28877–28883, 2002.

1655. Zhang J, et al: Phosphoinositide 3-kinase gamma and p85/phosphoinositide 3-kinase in platelets. Relative activation by thrombin receptor or beta-phorbol myristate acetate and roles in promoting the ligand-binding function of alphaIIbbeta3 integrin. *J Biol Chem* 271(11):6265–6272, 1996.

1656. Rittenhouse SE, Phosphoinositide 3-kinase activation and platelet function. *Blood* 88(12):4401–4414, 1996.

1657. Hartwig JH, et al: D3 phosphoinositides and outside-in integrin signaling by glycoprotein IIb-IIIa mediate platelet actin assembly and filopodial extension induced by phorbol 12-myristate 13-acetate. *J Biol Chem* 271(51):32986–32993, 1996.

1658. Kucera GL, Rittenhouse SE: Human platelets form 3-phosphorylated phosphoinositides in response to α-thrombin, U46619, or GTPgammaS. *J Biol Chem* 265:5345–5348, 1990.

1659. Banfic H, Downes CP, Rittenhouse SE: Biphasic activation of PKBalpha/Akt in platelets. Evidence for stimulation both by phosphatidylinositol 3,4-bisphosphate, produced via a novel pathway, and by phosphatidylinositol 3,4,5-trisphosphate. *J Biol Chem* 273(19):11630–11637, 1998.

1660. Gibbins JM, et al: The p85 subunit of phosphatidylinositol 3-kinase associates with the Fc receptor gamma-chain and linker for activator of T cells (LAT) in platelets stimulated by collagen and convulxin. *J Biol Chem* 273(51):34437–34443, 1998.

1661. Watanabe N, et al: Functional phenotype of phosphoinositide 3-kinase p85alpha-null platelets characterized by an impaired response to GP VI stimulation. *Blood* 102(2):541–548, 2003.

1662. Gratacap MP, et al: Phosphatidylinositol 3,4,5-trisphosphate-dependent stimulation of phospholipase C-gamma2 is an early key event in FcgammaRIIA-mediated activation of human platelets. *J Biol Chem* 273(38):24314–24321, 1998.

1663. Canobbio I, Stefanini L, Cipolla L, et al: Genetic evidence for a predominant role of PI3Kbeta catalytic activity in platelets. *Blood* 114(10):2193–2196, 2009.

1664. Hirsch E, et al: Resistance to thromboembolism in PI3Kgamma-deficient mice. *FASEB J* 15(11):2019–2021, 2001.

1665. Leevers SJ, Vanhaesebroeck B, Waterfield MD: Signalling through phosphoinositide 3-kinases: The lipids take centre stage. *Curr Opin Cell Biol* 11(2):219–225, 1999.

1666. Bae YS, et al: Activation of phospholipase C-gamma by phosphatidylinositol 3,4,5-trisphosphate. *J Biol Chem* 273(8):4465–4469, 1998.

1667. Salim K, et al: Distinct specificity in the recognition of phosphoinositides by the pleckstrin homology domains of dynamin and Bruton's tyrosine kinase. *EMBO J* 15(22):6241–6250, 1996.

1668. Li Z, et al: Phosphatidylinositol 3-kinase-gamma activates Bruton's tyrosine kinase in concert with Src family kinases. *Proc Natl Acad Sci U S A* 94(25):13820–13825, 1997.

1669. Alessi DR, et al: Characterization of a 3-phosphoinositide-dependent protein kinase which phosphorylates and activates protein kinase Balpha. *Curr Biol* 7(4):261–269, 1997.

1670. Stokoe D, et al: Dual role of phosphatidylinositol-3,4,5-trisphosphate in the activation of protein kinase B. *Science* 277(5325):567–570, 1997.

1671. Kroner C, Eybrechts K, Akkerman JW: Dual regulation of platelet protein kinase B. *J Biol Chem* 275(36):27790–27798, 2000.

1672. Li D, August S, Woulfe DS: GSK3beta is a negative regulator of platelet function and thrombosis. *Blood* 111(7):3522–3530, 2008.

1673. Stojanovic A, et al: A phosphoinositide 3-kinase-AKT-nitric oxide-cGMP signaling pathway in stimulating platelet secretion and aggregation. *J Biol Chem* 281(24):16333–16339, 2006.

1674. Zhang W, Colman RW: Thrombin regulates intracellular cyclic AMP concentration in human platelets through phosphorylation/activation of phosphodiesterase 3A. *Blood* 110(5):1475–1482, 2007.

1675. Woulfe D, et al: Defects in secretion, aggregation, and thrombus formation in platelets from mice lacking Akt2. *J Clin Invest* 113(3):441–450, 2004.

1676. Chen J, De S, Damron DS, et al: Impaired platelet response to thrombin and collagen in AKT-1 deficient mice. *Blood* 104(6):1703–1710, 2004.

1677. Bao X, et al: Molecular cloning, bacterial expression and properties of Rab31 and Rab32. *Eur J Biochem* 269(1):259–271, 2002.

1678. Karniguian A, Zahraoui A, Tavitian A: Identification of small GTP-binding rab proteins in human platelets: Thrombin-induced phosphorylation of rab3B, rab6, and rab8 proteins. *Proc Natl Acad Sci U S A* 90(16):7647–7651, 1993.

1679. Richards-Smith B, et al: Analyses of proteins involved in vesicular trafficking in platelets of mouse models of Hermansky Pudlak syndrome. *Mol Genet Metab* 68(1):14–23, 1999.

1680. Wilson SM, et al: A mutation in Rab27a causes the vesicle transport defects observed in ashen mice. *Proc Natl Acad Sci U S A* 97(14):7933–7938, 2000.

1681. Choi W, Karim ZA, Whiteheart SW: Arf6 plays an early role in platelet activation by collagen and convulxin. *Blood* 107(8):3145–3152, 2006.

1682. Bishop AL, Hall A: Rho GTPases and their effector proteins. *Biochem J* 348 Pt 2:241–255, 2000.

1683. Hall A: Rho GTPases and the actin cytoskeleton. *Science* 279(5350):509–514, 1998.

1684. Polakis PG, Snyderman R, Evans T: Characterization of G25K, a GTP-binding protein containing a novel putative nucleotide binding domain. *Biochem Biophys Res Commun* 160(1):25–32, 1989.

1685. Polakis PG, et al: Identification of the ral and rac1 gene products, low molecular mass GTP-binding proteins from human platelets. *J Biol Chem* 264(28):16383–16389, 1989.

1686. Schoenwaelder SM, et al: RhoA sustains integrin alpha IIbbeta 3 adhesion contacts under high shear. *J Biol Chem* 277(17):14738–14746, 2002.

1687. Soulet C, et al: Characterisation of Rac activation in thrombin- and collagen-stimulated human blood platelets. *FEBS Lett* 507(3):253–258, 2001.

1688. Vidal C, et al: Cdc42/Rac1-dependent activation of the p21-activated kinase (PAK) regulates human platelet lamellipodia spreading: Implication of the cortical-actin binding protein cortactin. *Blood* 100(13):4462–4469, 2002.

1689. Moers A, Wettschureck N, Offermanns S: G13-mediated signaling as a potential target for antiplatelet drugs. *Drug News Perspect* 17(8):493–498, 2004.

1690. Soulet C, et al: A differential role of the platelet ADP receptors P2Y1 and P2Y12 in Rac activation. *J Thromb Haemost* 3(10):2296–2306, 2005.

1691. Azim AC, et al: Activation of the small GTPases, rac and cdc42, after ligation of the platelet PAR-1 receptor. *Blood* 95(3):959–964, 2000.

1692. Shock DD, et al: Ras activation in platelets after stimulation of the thrombin receptor, thromboxane A2 receptor or protein kinase C. *Biochem J* 321 (Pt 2):525–530, 1997.

1693. Omerovic J, et al: Ras isoform abundance and signalling in human cancer cell lines. *Oncogene* 27(19):2754–2762, 2008.

1694. Omerovic J, Laude AJ, Prior IA: Ras proteins: Paradigms for compartmentalised and isoform-specific signalling. *Cell Mol Life Sci* 64(19–20):2575–2589, 2007.

1695. Tulasne D, Bori T, Watson SP: Regulation of RAS in human platelets. Evidence that activation of RAS is not sufficient to lead to ERK1–2 phosphorylation. *Eur J Biochem* 269(5):1511–1517, 2002.

1696. Shock DD, et al: Ras activation in platelets after stimulation of the thrombin receptor, thromboxane A2 receptor or protein kinase C. *Biochem J* 321(Pt 2):525–530, 1997.

1697. Bauer M, et al: Dichotomous regulation of myosin phosphorylation and shape change by Rho-kinase and calcium in intact human platelets. *Blood* 94(5):1665–1672, 1999.

1698. Morii N, et al: A rho gene product in human blood platelets. II. Effects of the ADP-ribosylation by botulinum C3 ADP-ribosyltransferase on platelet aggregation. *J Biol Chem* 267(29):20921–20926, 1992.

1699. Nemoto Y, et al: A rho gene product in human blood platelets. I. Identification of the platelet substrate for botulinum C3 ADP-ribosyltransferase as rhoA protein. *J Biol Chem* 267(29):20916–20920, 1992.

1700. Klages B, et al: Activation of G12/G13 results in shape change and Rho/Rho-kinase- mediated myosin light chain phosphorylation in mouse platelets. *J Cell Biol* 144(4):745–754, 1999.

1701. Leng L, et al: RhoA and the function of platelet integrin alphaIIbbeta3. *Blood* 91(11):4206–4215, 1998.

1702. Schwartz M: Rho signalling at a glance. *J Cell Sci* 117(Pt 23):5457–5458, 2004.

1703. Akbar H, et al: Genetic and pharmacologic evidence that Rac1 GTPase is involved in regulation of platelet secretion and aggregation. *J Thromb Haemost* 5(8):1747–1755, 2007.

1704. McCarty OJ, et al: Rac1 is essential for platelet lamellipodia formation and aggregate stability under flow. *J Biol Chem* 280(47):39474–39484, 2005.

1705. Pleines I, et al: Rac1 is essential for phospholipase C-gamma2 activation in platelets. *Pflugers Arch* 457(5):1173–1185, 2009.

1706. Falet H, et al: Normal Arp2/3 complex activation in platelets lacking WASp. *Blood* 100(6):2113–2122, 2002.

1707. Kooistra MR, Dube N, Bos JL: Rap1: A key regulator in cell-cell junction formation. *J Cell Sci* 120(Pt 1):17–22, 2007.

1708. Franke B, Akkerman JW, Bos JL: Rapid Ca2+-mediated activation of Rap1 in human platelets. *EMBO J* 16(2):252–259, 1997.

1709. Greco F, et al: Activation of the small GTPase Rap2B in agonist-stimulated human

platelets. *J Thromb Haemost* 2(12):2223–2230, 2004.
1710. Chrzanowska-Wodnicka M, et al: Rap1b is required for normal platelet function and hemostasis in mice. *J Clin Invest* 115(3):680–687, 2005.
1711. Eto K, et al: Megakaryocytes derived from embryonic stem cells implicate CalDAG-GEFI in integrin signaling. *Proc Natl Acad Sci U S A* 99(20):12819–12824, 2002.
1712. Crittenden JR, et al: CalDAG-GEFI integrates signaling for platelet aggregation and thrombus formation. *Nat Med* 10(9):982–986, 2004.
1713. Cifuni SM, Wagner DD, Bergmeier W: CalDAG-GEFI and protein kinase C represent alternative pathways leading to activation of integrin alphaIIbbeta3 in platelets. *Blood* 112(5):1696–1703, 2008.
1714. Watanabe N, et al: Mechanisms and consequences of agonist-induced talin recruitment to platelet integrin alphaIIbbeta3. *J Cell Biol* 181(7):1211–1222, 2008.
1715. Cullen PJ, Lockyer PJ: Integration of calcium and Ras signalling. *Nat Rev Mol Cell Biol* 3(5):339–348, 2002.
1716. Bodemann BO, White MA: Ral GTPases and cancer: Linchpin support of the tumorigenic platform. *Nat Rev Cancer* 8(2):133–140, 2008.
1717. Mark BL, Jilkina O, Bhullar RP: Association of Ral GTP-binding protein with human platelet dense granules. *Biochem Biophys Res Commun* 225(1):40–46, 1996.
1718. Wolthuis RM, et al: Activation of the small GTPase Ral in platelets. *Mol Cell Biol* 18(5):2486–2491, 1998.
1719. Kawato M, et al: Regulation of platelet dense granule secretion by the Ral GTPase-exocyst pathway. *J Biol Chem* 283(1):166–174, 2008.
1720. Zerial M, McBride H: Rab proteins as membrane organizers. *Nat Rev Mol Cell Biol* 2(2):107–117, 2001.
1721. Kuchay SM, Chishti AH: Calpain-mediated regulation of platelet signaling pathways. *Curr Opin Hematol* 14(3):249–254, 2007.
1722. Lai KC, Flaumenhaft R: SNARE protein degradation upon platelet activation: Calpain cleaves SNAP-23. *J Cell Physiol* 194(2):206–214, 2003.
1723. Kuchay SM, et al: Double knockouts reveal that protein tyrosine phosphatase 1B is a physiological target of calpain-1 in platelets. *Mol Cell Biol* 27(17):6038–6052, 2007.
1724. Vinogradova O, et al: Membrane-mediated structural transitions at the cytoplasmic face during integrin activation. *Proc Natl Acad Sci U S A* 101(12):4094–4099, 2004.
1725. Haas TA, Plow EF: The cytoplasmic domain of alphaIIb beta3. A ternary complex of the integrin alpha and beta subunits and a divalent cation. *J Biol Chem* 271(11): 6017–6026, 1996.
1726. Hughes PE, et al: Breaking the integrin hinge. A defined structural constraint regulates integrin signaling. *J Biol Chem* 271(12):6571–6574, 1996.
1727. Martel V, et al: Conformation, localization, and integrin binding of talin depend on its interaction with phosphoinositides. *J Biol Chem* 276(24):21217–21227, 2001.
1728. Di Paolo G, et al: Recruitment and regulation of phosphatidylinositol phosphate kinase type 1 gamma by the FERM domain of talin. *Nature* 420(6911):85–89, 2002.
1729. Ling K, et al: Type I gamma phosphatidylinositol phosphate kinase targets and regulates focal adhesions. *Nature* 420(6911):89–93, 2002.
1730. Calderwood DA, et al: The phosphotyrosine binding-like domain of talin activates integrins. *J Biol Chem* 277(24):21749–21758, 2002.
1731. Akkerman JW, Holmsen H: Interrelationships among platelet responses: Studies on the burst in protein liberation, lactate production and oxygen uptake during platelet aggregation and Ca2+ secretion. *Blood* 57(5):956–966, 1981.
1732. Garcia-Alvarez B, et al: Structural determinants of integrin recognition by talin. Mol. *Cell* 2003;11(1):49–58, 1981.
1733. van Joost T, et al: Purpuric contact dermatitis to benzoyl peroxide. *J Am Acad Dermatol* 22(2 Pt 2):359–361, 1990.
1734. Wegener KL, Campbell ID: Transmembrane and cytoplasmic domains in integrin activation and protein-protein interactions (review). *Mol Membr Biol* 25(5):376–387, 2008.
1735. Ling K, et al: Tyrosine phosphorylation of type Igamma phosphatidylinositol phosphate kinase by Src regulates an integrin-talin switch. *J Cell Biol* 163(6):1339–1349, 2003.
1736. Xing B, Jedsadayanmata A, Lam SC: Localization of an integrin binding site to the C terminus of talin. *J Biol Chem* 276(48):44373–44378, 2001.
1737. Knezevic I, Leisner TM, Lam SC: Direct binding of the platelet integrin alphaIIbbeta3 (GPIIb-IIIa) to talin. Evidence that interaction is mediated through the cytoplasmic domains of both alphaIIb and beta3. *J Biol Chem* 271(27):16416–16421, 1996.
1738. Ma YQ, et al: Kindlin-2 (Mig-2): A co-activator of beta3 integrins. *J Cell Biol* 181(3):439–446, 2008.
1739. Montanez E, et al: Kindlin-2 controls bidirectional signaling of integrins. *Genes Dev* 22(10):1325–1330, 2008.
1740. Moser M, et al: Kindlin-3 is essential for integrin activation and platelet aggregation. *Nat Med* 14(3):325–330, 2008.
1741. Moser M, et al: Kindlin-3 is essential for integrin activation and platelet aggregation. *Nat Med* 14(3):325–330, 2008.
1742. Kuijpers TW, van de Vijver E, Weterman MA, et al: LAD-1/variant syndrome is caused by mutations in FERMT3. *Blood* 113(19):4740–4746, 2009.
1743. Malinin NL, et al: A point mutation in KINDLIN3 ablates activation of three integrin subfamilies in humans. *Nat Med* 15(3):313–318, 2009.
1744. Mory A, Feigelson SW, Yarali N, et al: Kindlin-3: A new gene involved in the pathogenesis of LAD-III. *Blood* 112(6):2591, 2008.
1745. Svensson L, et al: Leukocyte adhesion deficiency-III is caused by mutations in KINDLIN3 affecting integrin activation. *Nat Med* 15(3):306–312, 2009.
1746. Harburger DS, Bouaouina M, Calderwood DA: Kindlin-1 and -2 directly bind the C-terminal region of beta integrin cytoplasmic tails and exert integrin-specific activation effects. *J Biol Chem* 284(17):11485–11497, 2009.
1747. Li R, et al: Oligomerization of the integrin alphaIIbbeta3: Roles of the transmembrane and cytoplasmic domains. *Proc Natl Acad Sci U S A* 98(22):12462–12467, 2001.
1748. Arias-Salgado EG, et al: Src kinase activation by direct interaction with the integrin beta cytoplasmic domain. *Proc Natl Acad Sci U S A* 100(23):13298–13302, 2003.
1749. Newman DK: The Y's that bind: Negative regulators of Src family kinase activity in platelets. *J Thromb Haemost* 7(Suppl 1):195–199, 2009.
1750. Obergfell A, Eto K, Mocsai A, et al: Coordinate interactions of Csk, Src, and Syk kinases with [alpha]IIb[beta]3 initiate integrin signaling to the cytoskeleton. *J Cell Biol* 157(2):265–275, 2002.
1751. Woodside DG, et al: Activation of Syk protein tyrosine kinase through interaction with integrin beta cytoplasmic domains. *Curr Biol* 11(22):1799–1804, 2001.
1752. Woodside DG, et al: The N-terminal SH2 domains of Syk and ZAP-70 mediate phosphotyrosine-independent binding to integrin beta cytoplasmic domains. *J Biol Chem* 277(42):39401–39408, 2002.
1753. De Virgilio M, Kiosses WB, Shattil SJ: Proximal, selective, and dynamic interactions between integrin alphaIIbbeta3 and protein tyrosine kinases in living cells. *J Cell Biol* 2004.
1754. Falati S, et al: Platelet PECAM-1 inhibits thrombus formation *in vivo*. *Blood* 107(2):535–541, 2006.
1755. Newman EA: New roles for astrocytes: Regulation of synaptic transmission. *Trends Neurosci* 26(10):536–542, 2003.
1756. Newman PJ, Newman DK: Signal transduction pathways mediated by PECAM-1: New roles for an old molecule in platelet and vascular cell biology. *Arterioscler Thromb Vasc Biol* 23(6):953–964, 2003.
1757. Patil S, Newman DK, Newman PJ: Platelet endothelial cell adhesion molecule-1 serves as an inhibitory receptor that modulates platelet responses to collagen. *Blood* 97(6):1727–173, 20012.
1758. Wong C, et al: CEACAM1 negatively regulates platelet-collagen interactions and thrombus growth in vitro and in vivo. *Blood* 2009;113(8):1818–1828, 2009.
1759. Mori J, et al: G6b-B inhibits constitutive and agonist-induced signaling by glycoprotein VI and CLEC-2. *J Biol Chem* 283(51):35419–35427, 2008.
1760. Newland SA, et al: The novel inhibitory receptor G6B is expressed on the surface of platelets and attenuates platelet function *in vitro*. *Blood* 109(11):4806–4809, 2007.
1761. Senis YA, et al: A comprehensive proteomics and genomics analysis reveals novel transmembrane proteins in human platelets and mouse megakaryocytes including G6b-B, a novel immunoreceptor tyrosine-based inhibitory motif protein. *Mol Cell Proteomics* 6(3):548–564, 2007.
1762. Kumar G, et al: The membrane immunoglobulin receptor utilizes a Shc/Grb2/hSOS complex for activation of the mitogen-activated protein kinase cascade in a B-cell line. *Biochem J* 307(Pt 1):215–223, 1995.
1763. Law DA, et al: Integrin cytoplasmic tyrosine motif is required for outside-in alphaIIb-beta3 signalling and platelet function. *Nature* 401(6755):808–811, 1999.
1764. Miranti CK, et al: Identification of a novel integrin signaling pathway involving the kinase Syk and the guanine nucleotide exchange factor Vav1. *Curr Biol* 8(24): 1289–1299, 1998.
1765. Prasad KS, et al: The platelet CD40L/GP IIb-IIIa axis in atherothrombotic disease. *Curr Opin Hematol* 10(5):356–361, 2003.
1766. Majerus PW: Arachidonate metabolism in vascular disorders. *J Clin Invest* 72(5): 1521–1525, 1983.
1767. Moncada S, Whittle BJ: Biological actions of prostacyclin and its pharmacological use in platelet studies. *Adv Exp Med Biol* 192:337–358, 1985.
1768. Marcus AJ: The role of lipids in platelet function: With particular reference to the arachidonic acid pathway. *J Lipid Res* 19:793–826, 1978.
1769. Katsuyama M, et al: Cloning and expression of a cDNA for the human prostacyclin receptor. *FEBS Lett* 344(1):74–78, 1994.
1770. Kunapuli SP, et al: Cloning and expression of a prostaglandin E receptor EP3 subtype from human erythroleukaemia cells. *Biochem J* 298 (Pt 2):263–267, 1994.
1771. Feijge MA, et al: Control of platelet activation by cyclic AMP turnover and cyclic nucleotide phosphodiesterase type-3. *Biochem Pharmacol* 67(8):1559–1567, 2004.
1772. Hung SH, et al: New insights from the structure-function analysis of the catalytic region of human platelet phosphodiesterase 3A: A role for the unique 44-amino acid insert. *J Biol Chem* 281(39):29236–29244, 2006.
1773. Sun B, et al: Role of phosphodiesterase type 3A and 3B in regulating platelet and cardiac function using subtype-selective knockout mice. *Cell Signal* 19(8):1765–1771, 2007.
1774. Chapman TM, Goa KL: Cilostazol: A review of its use in intermittent claudication. *Am J Cardiovasc Drugs* 3(2):117–138, 2003.
1775. Manganello JM, et al: Protein kinase A-mediated phosphorylation of the Galpha13 switch I region alters the Galphabetagamma13-G protein-coupled receptor complex and inhibits Rho activation. *J Biol Chem* 278(1):124–130, 2003.
1776. Bodnar RJ, et al: Regulation of glycoprotein Ib-IX-von Willebrand factor interaction by cAMP-dependent protein kinase-mediated phosphorylation at Ser 166 of glycoprotein Ib(beta). *J Biol Chem* 277(49):47080–47087, 2002.
1777. Cavallini L, et al: Prostacyclin and sodium nitroprusside inhibit the activity of the platelet inositol 1,4,5-trisphosphate receptor and promote its phosphorylation. *J Biol Chem* 271:5545–5551, 1996.
1778. Nishimura T, et al: Antiplatelet functions of a stable prostacyclin analog, SM-10906 are exerted by its inhibitory effect on inositol 1,4,5-trisphosphate production and cytosolic Ca2++ increase in rat platelets stimulated by thrombin. *Thromb Res* 79: 307–317, 1995.
1779. Cook SJ, McCormick F: Inhibition by cAMP of Ras-dependent activation of Raf. *Science* 262:1069–1072, 1993.
1780. Dumaz N, Marais R: Protein kinase A blocks Raf-1 activity by stimulating 14-3-3 binding and blocking Raf-1 interaction with Ras. *J Biol Chem* 278(32):29819–29823, 2003.
1781. Fischer TH, et al: The localization of the cAMP-dependent protein kinase phosphorylation site in the platelet rat protein, rap 1B. *FEBS Lett* 2832:173–176, 1991.
1782. Siess W, Grunberg B: Phosphorylation of rap1B by protein kinase A is not involved in platelet inhibition by cyclic AMP. *Cell Signal* 5(2):209–214, 1993.
1783. Lou L, et al: CAMP inhibition of Akt is mediated by activated and phosphorylated Rap1b. *J Biol Chem* 277(36):32799–32806, 2002.
1784. Fabre JE, et al: Activation of the murine EP3 receptor for PGE2 inhibits cAMP production and promotes platelet aggregation. *J Clin Invest* 107(5):603–610, 2001.

1785. Shio H, Ramwell P: Effect of prostaglandin E 2 and aspirin on the secondary aggregation of human platelets. *Nat New Biol* 236(63):45–46, 1972.

1786. Gross S, et al: Vascular wall-produced prostaglandin E2 exacerbates arterial thrombosis and atherothrombosis through platelet EP3 receptors. *J Exp Med* 204(2):311–320, 2007.

1787. Luscher TF, et al: Difference between endothelium-dependent relaxation in arterial and in venous coronary bypass grafts. *N Engl J Med* 319(8):462–467, 1988.

1788. Goretski J, Hollocher TC: Trapping of nitric oxide produced during denitrification by extracellular hemoglobin. *J Biol Chem* 263(5):2316–2323, 1988.

1789. Loscalzo J, Welch G: Nitric oxide and its role in the cardiovascular system. *Prog Cardiovasc Dis* 38(2):87–104, 1995.

1790. Mellion BT, et al: Evidence for the inhibitory role of guanosine 3′, 5′-monophosphate in ADP-induced human platelet aggregation in the presence of nitric oxide and related vasodilators. *Blood* 57(5):946–955, 1981.

1791. Radomski MW, Palmer RM, Moncada S: Modulation of platelet aggregation by an L-arginine-nitric oxide pathway. *Trends Pharmacol Sci* 12(3):87–88, 1991.

1792. Wang GR, et al: Mechanism of platelet inhibition by nitric oxide: In vivo phosphorylation of thromboxane receptor by cyclic GMP-dependent protein kinase. *Proc Natl Acad Sci U S A* 95(9):4888–4893, 1998.

1793. Massberg S, et al: Increased adhesion and aggregation of platelets lacking cyclic guanosine 3′,5′-monophosphate kinase I. *J Exp Med* 189(8):1255–1264, 1999.

1794. Aszodi A, et al: The vasodilator-stimulated phosphoprotein (VASP) is involved in cGMP- and cAMP-mediated inhibition of agonist-induced platelet aggregation, but is dispensable for smooth muscle function. *EMBO J* 18(1):37–48, 1999.

1795. Butt E, et al: CAMP- and cGMP-dependent protein kinase phosphorylation sites of the focal adhesion vasodilator-stimulated phosphoprotein (VASP) *in vitro* and in intact human platelets. *J Biol Chem* 269(20):14509–14517, 1994.

1796. Hauser W, et al: Megakaryocyte hyperplasia and enhanced agonist-induced platelet activation in vasodilator-stimulated phosphoprotein knockout mice. *Proc Natl Acad Sci U S A* 96(14):8120–8125, 1999.

1797. Massberg S, et al: Enhanced *in vivo* platelet adhesion in vasodilator-stimulated phosphoprotein (VASP)-deficient mice. *Blood* 103(1):136–142, 2004.

1798. Maurice DH, Haslam RJ: Molecular basis of the synergistic inhibition of platelet function by nitrovasodilators and activators of adenylate cyclase: Inhibition of cyclic AMP breakdown by cyclic GMP. *Mol Pharmacol* 37(5):671–681, 1990.

1799. Atkinson B, et al: Ecto-nucleotidases of the CD39/NTPDase family modulate platelet activation and thrombus formation: Potential as therapeutic targets. *Blood Cells Mol Dis* 36(2):217–222, 2006.

1800. Kaczmarek E, et al: Identification and characterization of CD39/vascular ATP diphosphohydrolase. *J Biol Chem* 271(51):33116–33122, 1996.

1801. Marcus AJ, et al: The endothelial cell ecto-ADPase responsible for inhibition of platelet function is CD39. *J Clin Invest* 99(6):1351–1360, 1997.

1802. Le F, et al: Characterization and chromosomal localization of the human A2a adenosine receptor gene: ADORA2A. *Biochem Biophys Res Commun* 223(2):461–467, 1996.

1803. Pulte D, Olson KE, Broekman MJ, et al: CD39 activity correlates with stage and inhibits platelet reactivity in chronic lymphocytic leukemia. *J Transl Med* 5:23, 2007.

1804. Gayle RB 3rd, Maliszewski CR, Gimpel SD, et al: Inhibition of platelet function by recombinant soluble ecto-ADPase/CD39. *J Clin Invest* 101(9):1851–1859, 1998.

1805. White JG: Platelet ultrastructure, in *Hemostasis and Thrombosis*, edited by AL Bloom, CD Forbes, P Duncan, EGD Tuddenham, pp 49–88. Churchill Livingstone, Edinburgh, 1994.

1806. Varga-Szabo D, Braun A, Nieswandt B: Calcium signaling in platelets. *J Thromb Haemost* 7(7):1057–1066, 2009.

1807. Bray PF: Platelet genomics beats the catch-22. *Blood* 114(7):1286–1287, 2009.

1808. Bray PF, McKenzie SE, Edelstein LC, et al: The complex transcriptional landscape of the anucleate human platelet. *BMC Genomics* 14:1, 2013.

1809. Smyth SS, Woulfe DS, Weitz JI, et al: G-protein-coupled receptors as signaling targets for antiplatelet therapy. *Arterioscler Thromb Vasc Biol* 29(4):449–457, 2009.

1810. Zhang C, Srinivasan Y, Arlow DH, et al: High-resolution crystal structure of human protease-activated receptor 1. *Nature* 492(7429):387–392, 2012.

1811. Pollard TD, Actin. *Curr Opin Cell Biol* 2:33–40, 1990.

1812. Vandekerckhove J: Actin-binding proteins. *Curr Opin Cell Biol* 2:41–50, 1990.

1813. Weeds AG, et al: Preparation and characterization of pig plasma and platelet gelsolins. *Eur J Biochem* 161:69–76, 1986.

1814. Smillie LB: Structure and function of tropomyosins from muscle and non-muscle. *Trends Biochem Sci* 4:151, 1979.

1815. Vandekerckhove J: Structural principles of actin-binding proteins. *Curr Opin Cell Biol* 1(1):15–22, 1989.

1816. Chen M, Stracher A: *In situ* phosphorylation of platelet actin-binding protein by cAMP-dependent protein kinase stabilizes it against proteolysis by calpain. *J Biol Chem* 264:14282–14289, 1989.

1817. Lind SE, Stossel TP: The microfilament network of the platelet. *Prog Hemost Thromb* 6:63–84, 1982.

1818. He P, Zhang H, Yun CC: IRBIT, inositol 1,4,5-triphosphate (IP3) receptor-binding protein released with IP3, binds Na+/H+ exchanger NHE3 and activates NHE3 activity in response to calcium. *J Biol Chem* 283(48):33544–33553, 2008.

1819. Beckerle MC, et al: Activation-dependent redistribution of the adhesion plaque protein, talin, in intact human platelets. *J Cell Biol* 109:3333–3346, 1989.

1820. O'Halloran T, Beckerle MC, Burridge K: Identification of talin as a major cytoplasmic protein implicated in platelet activation. *Nature* 317:449–451, 1985.

1821. Koteliansky VE, Gneushev GN, Glukhova MA, et al: Identification and isolation of vinculin from platelets. *FEBS Lett* 165(1):26–30, 1984.

1822. Langer B, Gonnella PA, Nachmias VT: Alpha-actinin and vinculin in normal and thrombasthenic platelets. *Blood* 63(3):606–614, 1984.

1823. Lucas RC, et al: The isolation and characterization of a cytoskeleton and a contractile apparatus from platelets., in *Protides of Biological Fluids*, edited by H Peeters, pp 465–470. Pergamon Press, New York, 1975.

1824. Wang LL, Bryan J: Isolation of calcium-dependent platelet proteins that interact with actin. *Cell* 25(3):637–649, 1981.

1825. Hathaway DR, Adelstein RS: Human platelet myosin light chain kinase requires the calcium binding protein calmodulin for activity. *Proc Natl Acad Sci U S A* 76:1653, 1979.

1826. Wolff DJ, Brostrom CO: Proterties and functions of the calcium-dependent regulator protein. *Adv Cyclic Nucleotide Res* 11:27, 1979.

1827. Daniel JL: Platelet contractile proteins, in *Hemostasis and Thrombosis: Basic Principles and Clinical Practice*, edited by RW Colman, J Hirsh, VJ Marder, EW Salzman, pp 557–573. JB Lippincott, Philadelphia, 1993.

第 113 章
凝血因子和止血途径的分子生物学和生物化学

Mettine H. A. Bos, Cornelis van't Veer, and Pieter H. Reitsma

摘要

凝血级联由复杂的反应网络系统组成,这些反应是将酶原转化为酶以及将非活性辅因子酶原转化为辅因子所必需的。这些反应大部分发生在膜表面,从而使凝血限制在损伤部位。反应开始时所产生的纤维蛋白是形成稳定的止血栓子所必需的。此外,这些反应提供反馈回路,限制及定位血栓的形成并调节血栓的溶解。本章重点介绍凝血各个凝血因子的关键生化特征,其合成的主要途径,以及影响其数量或功能的获得性或遗传性变异的临床重要性。我们把这些凝血因子分为以下几类:①维生素 K 依赖的凝血因子(凝血酶原、凝血因子Ⅶ、凝血因子Ⅸ、凝血因子Ⅹ、蛋白 C);②凝血酶原辅因子(凝血因子Ⅴ、凝血因子Ⅷ);③可溶性辅因子(蛋白 S、血管性血友病因子);

④凝血因子Ⅺ和接触系统(凝血因子Ⅻ、激肽释放酶原,和高分子量激肽原);⑤细胞相关的辅因子(组织因子、血栓调节蛋白、内皮蛋白 C 受体);⑥纤维蛋白网络(纤维蛋白(原)、凝血因子Ⅻ、凝血酶可活化的纤溶抑制物);及⑦凝血抑制物(抗凝血酶、组织因子途径抑制剂、蛋白 Z/蛋白 Z 依赖性蛋白酶抑制剂)。表 113-1 总结了本章中提到的凝血因子的主要特征。本章的最后部分概述了凝血级联反应,其中描述了止血途径,包括内皮细胞,血小板和免疫细胞的作用。

简写和缩略词

APC,活化蛋白 C(activated protein C);AT,抗凝血酶(antithrombin);C4BP,补体 4b 结合蛋白(complement 4b-binding protein);COX,环氧合酶(cyclooxygenase);EGF,表皮生长因子(epidermal growth factor);EPCR,内皮细胞蛋白 C 受体(endothelial cell protein C receptor);ER,内质网(endoplasmatic reticulum);ERGIC,内质网-高尔基体的间隔(ER-Golgi intermediate compartment);Gla,γ-羧基谷氨酸(γ-carboxy glutamic acid);GP,糖蛋白(glycoprotein);HK,高分子激肽原(high-molecular-weight kininogen);LMAN1,甘露糖结合的植物凝集素 1(mannose-binding lectin-1);PAI-1,1 型纤溶酶原激活物抑制剂(plasminogen activator inhibitor type 1);PAR,蛋白酶活化受体(protease-activated receptor);PK,激肽释放酶原(prekallikrein);poly-P,多聚磷酸盐(polyphosphate);RVV,罗素毒蛇毒液(Russell's viper venom);SHBG,性激素结合球蛋白(sex hormone-binding globulin);TAFI,凝血酶活化的纤溶抑制物(thrombin-activatable fibrinolysis inhibitor);TFPI,组织因子途径抑制物(tissue factor pathway inhibitor);UFH,普通肝素(unfractionated heparin);VWD,血管性血友病(von Willebrand disease);VWF,血管性血友病因子(von Willebrand factor);ZPI,蛋白 Z 依赖的蛋白酶抑制物(protein Z-dependent protease inhibitor)。

表 113-1　凝血因子的特征

因子	血浆浓度 (μg/ml)	血浆浓度 (nmol/L)	分子量 Mr (kDa)	血浆半衰期 (小时)
酶原				
+ Gla 结构域 凝血酶原(因子Ⅱ)	100	1400	72	60
因子Ⅶ	0.5	10	50	3~6
因子Ⅸ	5	90	55	18~24
因子Ⅹ	10	170	59	34~40
蛋白 C	4	65	62	6~8
−Gla 结构域 因子Ⅺ	5	30	160	60~80
因子Ⅻ	40	500	80	50~70
激肽释放酶原	40	490	85	35
因子ⅩⅢ-A 链 *†	–	–	83	–
因子ⅩⅢ-B 链 *	7	94	76.5	–
因子ⅩⅢ	30	94	320	240
凝血酶活化的纤溶抑制物	4~15	70~275	60	–
辅因子				
可溶性 因子Ⅴ†	5~10	20	330	12~36
因子Ⅷ	0.2	0.7	300	8~12
VWF	可变	10	500~20 000	8~12
蛋白 S‡	25	350	75	42
蛋白 Z§	2.5	40	62	60
HK	80	670	120	150
细胞性 组织因子	–		47	
血栓调节蛋白	–		78	
EPCR	–		49	
结构蛋白 纤维蛋白原	2500	7400	340	72~120
Aα 链			66.5	
Bβ 链			52	
γ 链			46.5	
抑制物 抗凝血酶	150	2500	58	60~72
TAFIα ¶	0.01	0.25	40	0.03
ZPI§	4	60	72	60

EPCR,内皮细胞蛋白 C 受体;HK,高分子量激肽原;TAFI,凝血酶可活化的纤溶抑制物;TFPI,全长组织因子途径抑制物;VWF,血管性血友病因子;ZPI,蛋白 Z 依赖的蛋白酶抑制物。

*所有的因子ⅩⅢ 的 A 链都与因子ⅩⅢ 的 B 链组成复合物;而只有一半的因子ⅩⅢ 的 B 链和因子ⅩⅢ 的 A 链组成复合物,其余在血浆中以游离形式存在。

†血小板上携带有很大一部分活化的因子ⅩⅢ 和因子 Ⅴ(循环中 20%的因子 Ⅴ)。

‡大约 60%的蛋白 S 与 C4b 补体结合蛋白形成复合物;其余在血液中循环的为游离蛋白 S。

§蛋白 Z 依赖的蛋白酶抑制物与蛋白 Z 形成复合物在血液中循环。

¶TFPI 以多种形式在血液中循环,浓度为 2.5nM;血液循环中仅 10%的 TFPI 为全长 TFPIα。

● 凝血因子的分子生物学与生物化学

维生素 K 依赖的酶原（凝血酶原、凝血因子Ⅶ、Ⅸ、Ⅹ和蛋白 C）

维生素 K 依赖性酶原以无活性状态在血液中循环,需要蛋白水解活化后成为有功能的丝氨酸蛋白酶。它们均具有相似的 C 末端丝氨酸蛋白酶结构域及 N-末端 γ-羧基谷氨酸(Gla)结构域,并由两个表皮生长因子(EGF)样结构域或三环结构域连接(图 113-1)。每个蛋白结构域均具有明确功能并有利于底物识别、与蛋白辅因子的相互作用或与带负电荷的脂质表面(例如活化的血小板或内皮细胞的表面)结合,从而限制凝血作用于损伤部位。后者通过 Gla 结构域介导,Gla 结构域是维生素 K 依赖性蛋白质特有的结构域。

蛋白及基因的高度同源性表明维生素 K 依赖性酶原是由于共同的先祖基因的不断复制的结果[1]。来源于同一代先祖基因的单个外显子编码的功能域通过外显子改组和串联重复的方式组合或复制形成新的功能基因[2]。该过程也可以解释三环结构域的存在,而不是凝血酶原中的 EGF 样结构域。

Gla 结构域是指位于成熟蛋白质 N-末端的 42 个残基区域,其包含 9～12 个谷氨酸残基,所述谷氨酸残基通过肝细胞的内质网中的特定 γ-谷氨酰羧化酶经翻译后 γ-羧化成 Gla 残基[3]。这种 γ-羧化酶发挥功能需要氧气,二氧化碳及还原型维生素 K,因此称为维生素 K 依赖性蛋白。对于每个被羧化的 Glu 残基,一分子还原型维生素 K 被转化成环氧化物形式(图 113-2)。维生素 K 环氧化物还原酶将维生素 K 的环氧化物形式转化为还原形式[4]。华法林和相关的含 4-羟基香豆素的分子可抑制维生素 K 环氧化物还原酶的活性,从而抑制维生素 K 的再循环和抑制 γ-羧化。这导致血液循环中出现低活性的低羧化形式的维生素 K 依赖性蛋白的异质群体。由于华法林阻断还原酶而不是羧化酶,因此华法林的抑制作用可通过使用维生素 K(暂时)逆转。位于信号肽 C 端的前肽序列促进了 γ-羧化酶的识别和相互作用。前肽在维生素 K 依赖性蛋白中是高度保守的,并且-18,-17,-16,-15 和-10 位的氨基酸对于 γ-羧化酶识别是关键的[5,6]。在 γ-羧化之后,在分泌成熟蛋白之前,可通过有限的蛋白水解去除前肽。

正确的 γ-羧化 Gla 结构域是维生素 K 依赖蛋白与磷脂酰

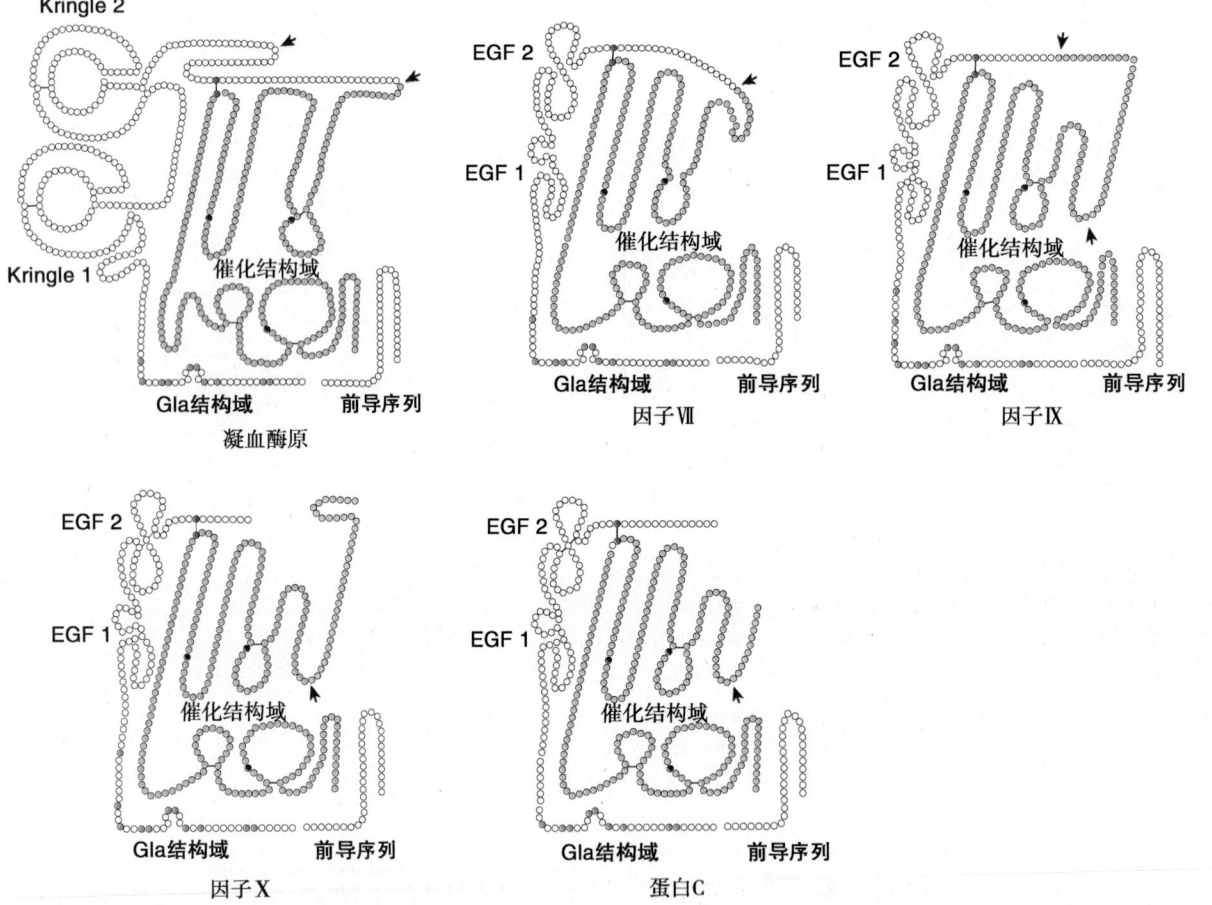

图 113-1　维生素 K 依赖性酶原的维生素 K 依赖性示意图。每一个圆圈代表一个氨基酸。前导序列包含信号肽以及指导谷氨酸(Gla)残基 γ-羧化的前肽。两者的分离表明前导序列从成熟蛋白被切除。因子Ⅶ,Ⅸ,Ⅹ和蛋白 C 具有表皮生长因子(EGF)样结构域。凝血酶原、因子Ⅶ和Ⅸ在循环中以单链形式存在。因子Ⅹ和蛋白 C 以二硫键连接的双链形式存在。均具有同源的丝氨酸蛋白酶("催化")结构域(以浅红色显示),其中活性位点 His,Asp 和 Ser 残基以深红色表示。红色箭头表示将酶原转化为活性酶的切割位点。在因子Ⅸ,因子Ⅹ和蛋白 C 中,释放的激活肽以黄色表示。蛋白水解活化后,所有分子都是双链二硫键连接的分子,形成二硫键(黑线)的半胱氨酸以绿色表示。除凝血酶原外,这些酶原的催化区在活化之后仍然和 GLA 结构域相连接

丝氨酸(一种带负电荷的磷脂)相互作用的关键。在正常条件下,磷脂酰丝氨酸不在细胞的外膜上暴露。然而,在活化的内皮细胞或血小板中,质膜外翻导致的磷脂酰丝氨酸外露能进一步促进凝血反应。Gla域以钙离子依赖的方式与阴离子细胞表面相互作用。钙离子通过 Gla 残基进行配位并诱导 Gla 区域的构象变化出现疏水表面环(图113-3)。当该疏水性表面环穿透磷脂双层的疏水部分时,Gla 结合的钙离子与磷脂酰丝氨酸的磷酸酯头部基团发生相互作用,促进了该蛋白与细胞膜的结合[7,8]。现已表明,暴露的磷脂酰乙醇胺的磷酸酯头基团也能够配位钙离子,从而有助于 Gla 结构域与带负电荷的膜表面的相互作用[9]。

维生素 K 依赖性蛋白的丝氨酸蛋白酶结构域是高度同源的,它们具有胰凝乳蛋白酶样折叠结构并具有胰蛋白酶样活性[10]。一旦被激活,它们在带正电的氨基酸(Lys 或 Arg)之后切割肽键。通过在丝氨酸蛋白酶结构域 N 端的一个或多个位点的蛋白水解进行激活(图113-1)。随后,新形成的 N-末端插入到丝氨酸蛋白酶结构域中以形成具有 Asp 残基的盐桥,其与丝氨酸蛋白酶结构域中的构象变化相关联。这些通过活性位点 His,Ser 和 Asp 位点的对齐使活性位点具有最佳构象,并形成底物结合的外部位点,使底物可以转化。与底物结合的外部位点对于每种维生素 K 依赖性蛋白酶是独特的,与其高度特异性的底物识别及凝血功能相关。

辅因子与蛋白酶和底物相互作用,将两者桥接在一起,维生素 K 依赖性蛋白酶与(阴离子)膜表面上的特定辅因子的相互作用(表113-2)进一步增强底物识别。这导致催化活性的显著增强(表113-3),由此使辅因子-蛋白酶复合物成为生理性酶。催化速率的增加也归因于蛋白酶中辅因子引起的构象变化[11]。然而,这种分子机制是否适用于所有的辅因子-蛋白酶复合物还有待明确。组织因子是因子Ⅶa 的辅因子,因子Ⅷa 是因子Ⅸa 的辅因子,因子 Va 是因子 Xa 的辅因子,而凝血酶因其促凝血活性而不需要辅因子。然而,当与辅因子血栓调节蛋

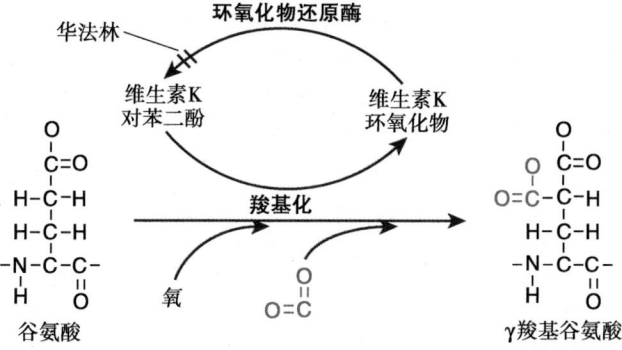

图113-2　维生素 K 依赖性 γ-羧基化。谷氨酰基在特异性羧化酶作用下转变为 γ-羧化谷氨酰基。这个过程需要氧,二氧化碳(图中用绿色表示)和对苯二酚形式存在的还原型维生素 K。二氧化碳变为 γ 碳在该残基上提供第二羧酸盐基团。这个过程中,还原型的维生素 K 转变为环氧化物型。还原型的维生素 K 在特异性的环氧化物还原酶作用下可以循环利用,这个过程可以被华法林及华法林类似物所抑制

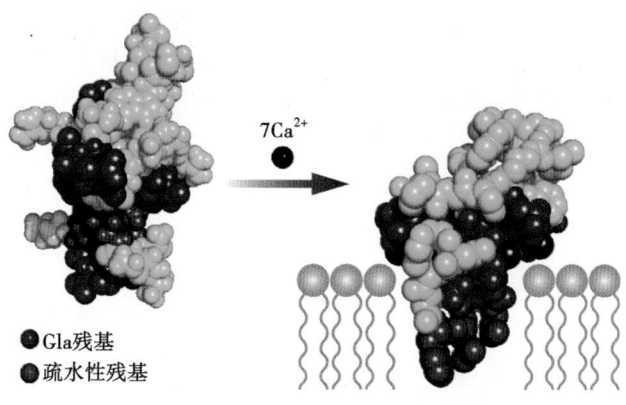

● Gla残基
● 疏水性残基

图113-3　谷氨酸(Gla)结构域与阴离子磷脂表面的钙依赖性结合。如图所示为非钙结合[蛋白质数据库(PDB)结构 2PF2]和钙结合(PDB 结构 1WHE)的凝血酶原的 Gla 结构域的分子模型。圆圈代表氨基酸,Gla(GLA)残基显示为红色。与膜插入相关的疏水性残基显示为蓝色。在没有钙离子存在的情况下,溶液中带有负电荷的 GLA 的疏水区包埋在内部。当钙离子(黑色)与 GLA 结合后提供了充分的能量改变 GLA 的结构使疏水区暴露。当该疏水性表面环穿透磷脂双分子层的疏水部分(示意性绘制)时,通过 Gla 结构域发生膜结合,Gla 结合的钙离子与带负电荷的磷酸头基团的相互作用促进了这个过程

表 113-2　蛋白酶-辅因子复合物

蛋白酶	辅因子	底物	细胞定位
活化因子Ⅶ	组织因子	因子Ⅸ 因子X	许多细胞*
活化因子Ⅸ	活化因子Ⅷ	因子X	血小板
活化 X 因子	活化因子 V	凝血酶原	血小板
凝血酶	血栓调节蛋白	蛋白 C	内皮细胞
活化蛋白 C	蛋白 S	活化因子 V 活化因子Ⅷ	内皮细胞

* 组织因子在许多细胞都有表达(例如基质细胞、上皮细胞和星状细胞),而且在炎症时其他细胞也有表达(如单核细胞和内皮细胞)

表 113-3　辅因子增强丝氨酸蛋白酶对的活性

辅因子-蛋白酶*	活性增加倍数†
TM-凝血酶	11 000
TF-Ⅶa	31 000
Ⅷa-Ⅸa	900 万
Va-Xa	390 000

TF,组织因子;TM,血栓调节蛋白。

* 大分子酶复合物在阴离子磷脂和钙存在时进行组装。

† 酶促活性的相对速率代表观察到的辅因子-蛋白酶复合物的反应速率(kcat/Km)相对于在不存在辅因子的情况下观察到的蛋白酶的反应速率(kcat/Km)(见 KG Mann, ME Nesheim, WR Church, et al: Surface-dependent reactions of the vitamin K-dependent enzyme complexes. Blood 76-1-16,1990;and RRawala-Sheikh, SS Ahmad, B Ashby, PN Walsh: Kinetics of coagulation factor X activation by platelet-bound factor Ⅸa. Biochemistry 29-2606-2611,1990).

白结合时,凝血酶的特性从促凝剂变为抗凝剂(裂解并激活蛋白C)。蛋白酶与辅因子的复合物也以它们的生理底物命名:因子Ⅷa因子Ⅸa复合物被称为"因子Ⅹ活化酶"或"内源性因子Ⅹ活化酶"复合物;组织因子Ⅶa因子复合物被称为"外源性因子Ⅹ活化酶"复合物;因子Ⅴa-因子Ⅹa复合物被称为"凝血酶原酶"复合物。

凝血酶原(因子Ⅱ)

凝血酶原或因子Ⅱ是由Pekelharing于1894年发现,1905年Paul Morawitz将其归为四种凝血因子之一,另外三种为纤维蛋白原(因子Ⅰ),促凝血酶原激酶(凝血激酶,因子Ⅲ,现在的组织因子)和钙离子(因子Ⅳ)[12,13]。酶原凝血酶原由79个氨基酸(Mr≈72 000)组成,主要在肝脏中合成,在血浆中的浓度为1.4μM,以单链形式循环,半衰期为60小时(表113-1)。

蛋白结构

凝血酶原由片段1(F1),片段2(F2)和丝氨酸蛋白酶结构域组成。F1由Gla结构域组成,其包含10个Gla残基和kringle 1结构域,F2包含kringle 2结构域(图113-1)。两个三环结构域取代了绝大多数依赖维生素K酶原中存在的EGF样结构域,是保守的二级蛋白质结构,折叠成由三个二硫键稳定的大环,并且被称为"三环"(kringle)。它们的主要功能是结合其他能激活凝血酶原的蛋白质,如辅因子Ⅴa和丝氨酸蛋白酶因子Ⅹa。

除了Glu残基的γ-羧化之外,凝血酶原在三环1(Asn78,Asn143)和丝氨酸蛋白酶结构域(Asn373)中通过N-糖基化进行翻译后修饰,这有助于凝血酶原前体在内质网加工过程中保持稳定[14,15]。

凝血酶原激活和凝血酶活性

凝血酶原被凝血酶原酶复合物(即因子Ⅴa,因子Ⅹa,钙和阴离子磷脂复合物)在Arg271和Arg320处蛋白水解活化(图113-1)。在Arg320位点的裂解使蛋白酶结构域的活性位点打开,而在Arg271位点的裂解则去除了激活片段F1.2(F1.2)。这两种裂解都是产生促凝血α-凝血酶(Ⅱα)所必需的(图113-4)。膜表面的组成指导凝血酶原中的裂解顺序,并形成凝血酶原2(在Arg271位点进行初始裂解)或具蛋白水解活性的中间型凝血酶meizothrombin(在Arg320位点进行初始裂解)[16,17]。与α-凝血酶相比,中间型凝血酶meizothrombin促凝活性受损,但由于其通过Gla结构域与膜的结合促进了血栓调节蛋白依赖性蛋白C的活化,所以抗凝活性优异[18]。蛇毒蛋白酶Ecarin只能通过Arg323位点的蛋白水解特异性产生meizothrombin。然而,这种凝血酶在Arg155位点可进行自催化并去除含有F1的Gla结构域,因此导致其不稳定。如此形成的meizo-des-F1可通过凝血酶原酶转化为凝血酶,但因其不能与膜结合而转化速度较慢。F1.2水平的评估反映了凝血酶原激活,并且通常作为凝血酶产生的标志物。

凝血酶(Ⅱα)由包含49个残基(A链,Mr≈6000)的轻链及含259个残基的催化性重链(B链;Mr≈31 000)通过共价键连接形成的双链丝氨酸蛋白酶(Mr≈37 000)。凝血酶的主要功能是通过去除纤维蛋白原的纤维蛋白肽A和B以形成纤维蛋白单体,然后自发地聚合诱导纤维蛋白凝块的形成。此外,凝血酶能够通过其带负电荷的深活性位点,以及通过与辅因子和/或底物特异性相互作用的阴离子结合位点Ⅰ和Ⅱ来介导高特异性地切割多种底物[19]。凝血酶的动态构象使其结合不同的配体,并通过配体使其构象稳定化(称为凝血酶结合),可调节及控制凝血酶活性[20,21]。

凝血酶通过蛋白水解活化辅因子Ⅴ和Ⅷ以及酶原因子Ⅺ来启动重要的促凝血途径,所述辅因子共同放大凝血酶和纤维蛋白形成,并且通过活化因子Ⅷ使纤维蛋白交联并形成稳定的聚合物。凝血酶的另一个促凝血功能是通过活化纤维蛋白溶解抑制剂(TAFI)来抑制纤维蛋白溶解,内皮细胞结合其辅因子血栓调节蛋白可增强该反应。凝血酶还具有抗凝血功能,并且在与辅因子血栓调节蛋白结合后,能够蛋白水解活化蛋白

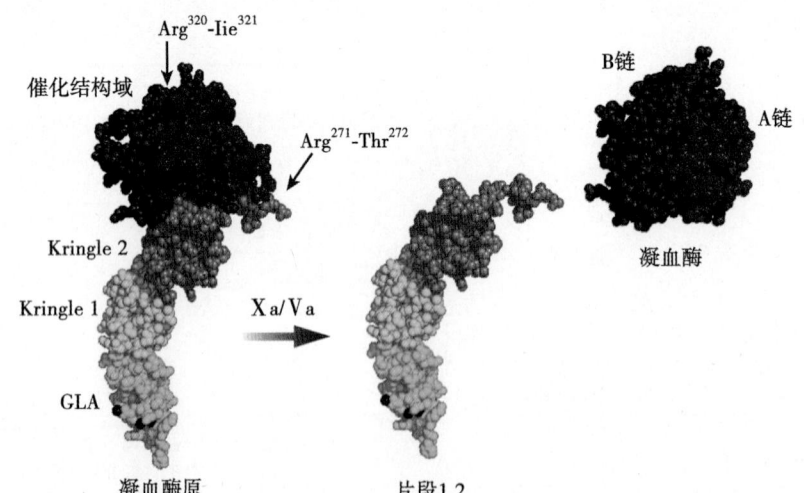

图113-4　凝血酶原转化为凝血酶。凝血酶原的分子模型显示了凝血酶原包含γ-羧基谷氨酸(Gla;GLA)结构域,kringle结构域和催化结构域(PDB结构2PF2,1HAG,1A0H,1HA1)。Gla结构域结合的钙离子用黑色表示。在因子Ⅴa-Ⅹa复合物的Arg271和Arg320上裂解使凝血酶(具有A链和具有催化活性的B链)从分子的其余部分(片段1.2)释放

C,使辅因子 Ⅴa 和 Ⅷa 失活。

凝血酶通过对具有 7 次跨膜结构域的 G-蛋白偶联蛋白酶活化受体(PAR)PAR1,PAR3 和 PAR4 的 N-末端胞外结构域进行蛋白水解激活,该类受体在血管系统的各细胞中广泛表达[22~25]。凝血酶是体内最强的血小板激活剂之一,并激活血小板表达的 PAR1 和 PAR4[25]。血小板糖蛋白(GP)Ⅰb(GPⅠb)可作为凝血酶裂解 PAR1 时的辅因子(参见第 112 章)。凝血酶介导的内皮细胞 PAR1 的活化触发血管性血友病因子(VWF)和 P-选择素的释放,此过程促进血小板和白细胞的滚动及黏附。此外,此过程刺激了内皮细胞产生血小板活化因子(一种有效的血小板和白细胞活化剂)、趋化因子、环氧合酶(COX)-2 及前列腺素[25]。凝血酶介导的 PAR 激活不仅对于凝血是关键的,而且还在血管损伤相关的炎症和增生反应(例如动脉粥样硬化和癌症)中起重要作用[26]。

凝血酶的生理抑制剂是丝氨酸蛋白酶抑制剂(serpins)抗凝血酶,肝素辅因子 Ⅱ,蛋白 C 抑制剂和蛋白酶连接蛋白 1,以抗凝血酶为血浆中的主要抑制剂。对于所有的四种丝氨酸蛋白酶抑制剂,糖胺聚糖如肝素(表 113-4)可通过与丝氨酸蛋白酶抑制剂和凝血酶相互结合(图 113-2)加速凝血酶的抑制速率,确保在发现肝素样糖胺聚糖的完整内皮细胞表面迅速抑制凝血酶。

表 113-4　抗凝血酶对凝血蛋白酶的抑制

二阶关联速率常数(M⁻¹s⁻¹)

蛋白酶	无肝素	+H5	+UFH
凝血酶	7.7×10^3	1.5×10^4	4.7×10^7
因子 Ⅹa	2.6×10^3	7.6×10^5	6.6×10^6
因子 Ⅸa	58	3.1×10^4	6.2×10^6
TF-因子 Ⅶa	33	4.9×10^3	1.5×10^4
因子 Ⅺa	3.6×10^2	1.1×10^3	1.8×10^5
因子 Ⅻa	39	1.9×10^3	6.6×10^4
APC	0.08	1.9	2.1

APC,活化蛋白 C;TF,组织因子。

结合速率常数表示在不存在肝素时或存在 H5(合成五糖磺达肝素)或 UFH(未分级肝素,包含长肝素分子)时加速抗凝血酶对凝血蛋白酶的抑制作用。在体内,内皮和其他细胞上的天然糖胺聚糖分子加速抗凝血酶的抑制速率。(见 ST Olson, R Swanson, E Raub-Segall, et al.[321])

临床上使用肝素和肝素衍生物作为抗凝剂,通过抗凝血酶抑制凝血酶。水蛭素来源于药用水蛭的唾液腺,其重组和合成衍生物是强效和高度特异性的抑制剂,直接作用于凝血酶的活性位点和外部位点 I[27]。目标特异性口服抗凝剂达比加群还能高度特异性地直接抑制凝血酶,并可逆地结合凝血酶的活性部位[27,28]。

基因结构与变异

凝血酶原由位于染色体 11p11.2 上的基因(F2)编码,该基因大小约为 20kb[29]。其编码序列分为 14 个外显子,大小范围从 25bp 到 315bp(图 113-5)。凝血酶原 mRNA 的参考序列为 2018 个碱基。没有常见的已知生物学特征的其他剪接体。

凝血酶原基因纯合突变或复合性杂合突变使得凝血酶功

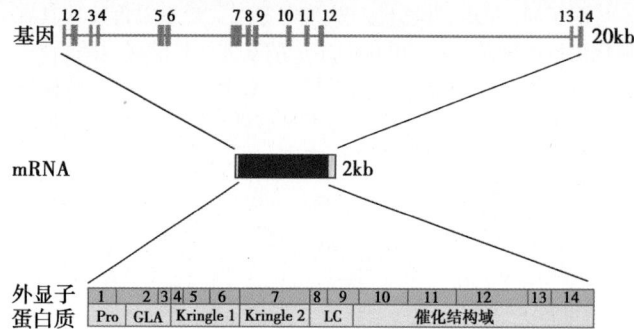

图 113-5　凝血酶原蛋白与基因结构的关系。图中显示了外显子、内含子、信使核糖核酸(mRNA)和蛋白结构。包括 5′端和 3′端非翻译区(以淡蓝色显示)在内的 mRNA 大小为 2kb。在蛋白水平,Pro 为前导序列;GLA 为 γ-羧基谷氨酸(Gla)结构域,图中显示了 Kringles 1 和 2,LC 指轻链(又名 A 链)及丝氨酸蛋白酶(催化)结构域

能缺失将最终导致出血倾向。这种情况相当罕见,新生儿中发病率可能为 1/200 万[30]。功能缺失型突变的杂合子携带者没有出血表型。在较少发生的纯合突变或复合杂合突变导致的凝血酶原缺陷病例中发现的相关突变的特点已作描述(参见 http://www.hgmd.org 上的人类基因突变数据库以获得详细信息)。导致凝血酶原缺陷的大多数突变为错义突变,但也有小缺失/插入突变的报道。

凝血酶原基因获得性功能突变可增加血栓形成风险。最为熟悉的凝血酶原基因变化是 G20210A 突变[31]。成熟 mRNA 的 poly(A)尾部之前的最后一个核苷酸的这种变异对 mRNA 的 3′末端加工有影响,可导致杂合子个体中的血浆凝血酶原水平增加约 10% ~ 20%[32]。凝血酶原水平的少量增加可导致静脉血栓形成风险增加 2 ~ 3 倍。G20210A 变异的纯合子相当罕见,纯合性的突变风险尚未确定。G20210A 变异在白种人中相对普遍,南北地区差异强烈,其变化在欧洲南部最为常见[33]。

因子 Ⅶ

因子 Ⅶ 于 1950 年左右发现,在肝脏中合成[34],由 406 个氨基酸(Mr≈50 000)组成,以单链酶原形式在血浆中循环,血浆浓度为 10nM,半衰期为 3 ~ 6 小时(表 113-1)。

蛋白结构

因子 Ⅶ 由具有 10 个 Gla 残基的 Gla 结构域,两个 EGF 样结构域,连接区和丝氨酸蛋白酶结构域组成(图 113-1)。EGF-1 中的钙离子协调由 Asn63 位点的部分羟基化及 Ser60 位点的 O-岩藻糖基化介导[35]。因子 Ⅶ 的进一步翻译后修饰包括 O-糖基化(EGF-1 中的 Ser52 位点)和 N-糖基化(连接区域中的 Asn154 位点,丝氨酸蛋白酶结构域中的 Asn322 位点)。

因子 Ⅶ激活和因子 Ⅶa 活性

当因子 Ⅶ 与其辅因子组织因子形成高亲和力复合物时,即刻被蛋白水解活化。包括凝血酶和因子 Ⅸa 和 Ⅻa 的许多凝血蛋白酶能够在 Arg152 位点处裂解因子 Ⅶ 以产生因子 Ⅶa(图 113-1),其中因子 Ⅹa 被认为是因子 Ⅶ 最有效的生理性激活剂[36]。因子 Ⅶ 也可以由微量(大约 0.1nM)内源性因子 Ⅶa 进行自身激活[37]。

因子Ⅶa 是由轻链(Mr≈20 000)通过二硫键共价连接具有催化活性的重链(Mr≈30 000)组成的双链丝氨酸蛋白酶,轻链包含 Gla 和 EGF 结构域。因子Ⅶa 通过其 Gla 和 EGF 结构域与组织因子相互结合,诱导因子Ⅶa 形成丝氨酸蛋白酶结构域的活性构象(图 113-6),导致因子Ⅶa 的活化[11]。

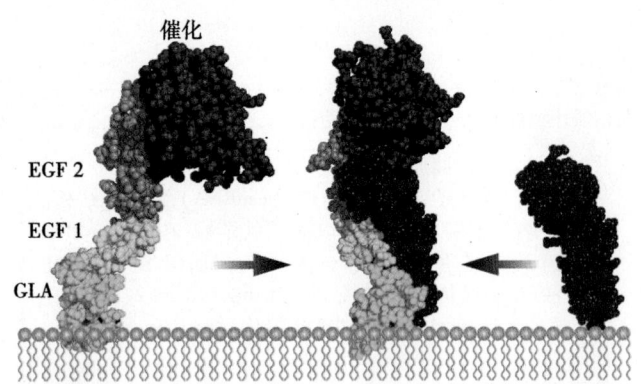

图 113-6　组织因子-因子Ⅶa 复合物。如图所示为因子Ⅶa 的分子模型(PDB 结构 1QHK,1WHF,1RFN,1DAN)以及组织因子-因子Ⅶa 复合物(PDB 结构 1DAN)和组织因子胞外结构域(PDB 结构 2HFT)的晶体结构。图中显示了因子Ⅶa 的 γ-羧基谷氨酸(Gla;GLA)结构域,表皮生长因子(EGF)样结构域 1 和 2 以及丝氨酸蛋白酶(催化)结构域。与组织因子的结合使因子Ⅶa 的整体结构发生改变

组织因子-因子Ⅶa 复合物激活凝血因子Ⅸ和 Ⅹ 被认为是外源性凝血途径的主要启动步骤。此外,组织因子-因子Ⅶa(-因子 Ⅹa)复合物不仅对凝血过程至关重要,而且对于创伤愈合,血管生成,组织重塑及通过蛋白水解激活 PAR2 相关的炎症反应至关重要[38~40]。组织因子-因子Ⅶa-Ⅹa 复合物受组织因子途径抑制剂(TFPI)的抑制。在肝素存在的情况下,组织因子-因子Ⅶa 也可被抗凝血酶抑制(表 113-4)。

基因结构与变异

编码因子Ⅶ(F7)的基因位于染色体 13q34 上,长约 15kb,包含 9 个外显子(图 113-7)。经典的编码因子Ⅶ的 mRNA 包含 3000 个碱基[41],现已发现编码多种可变剪切体,但这些转录产物的生物学特征尚未明确[42]。

遗传性因子Ⅶ缺陷症是一种罕见的常染色体隐性遗传疾病,发病率在新生儿中约为 1/500 000[30]。虽然在不同国家之间报道的发生率有所不同,因子Ⅶ缺陷仍是遗传性罕见出血性疾病中最常见的。纯合子和复合杂合子因子Ⅶ缺陷具有出血倾向,出血程度可能从轻度到重度不等。

人类基因突变(数据库 http://www.hgmd.org)登记了因子Ⅶ基因的 258 个突变。其中大部分是错义突变,但也有剪接突变和调控区域的突变。小缺失突变占数据库中突变总数的 10%。其他基因异常不常见。

因子Ⅶ基因含有许多常见的多态性,其中三个值得注意:催化结构域中的 Arg353Gln,启动子区域中的 10bp 插入和内含子 7 中 37bp 可变重复数目[43]。这些多态性的次要等位基因与因子Ⅶ水平降低相关,并可解释多达 30% 活化的因子Ⅶ水平的

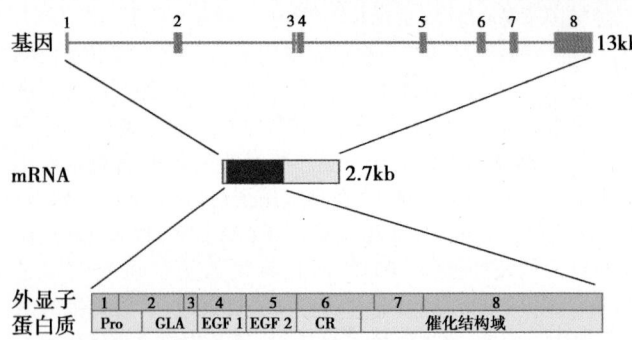

图 113-7　因子Ⅶ蛋白质与基因结构的关系。图中显示了外显子、内含子、信使核糖核酸(mRNA)和蛋白结构。mRNA 大小为 2.7kb,5′端有一小段未翻译序列,3′端未翻译区相对较大(未翻译区以淡蓝色显示)。蛋白质结构中,Pro 表示前导序列,GLA 表示 γ-羧基谷氨酸(Gla)结构域,表皮生长因子(EGF)-1 和-2 以及丝氨酸蛋白酶(催化)结构域也在图中进行了标示。CR 表示包含蛋白水解活化位点的连接区域

变化。此外,已报道这些多态性的次要等位基因可降低心肌梗死的风险。然而,这一发现并没有使该基因分型在该疾病的应用。因子Ⅶ水平,因子Ⅶ多态性和静脉血栓形成之间的关系尚未确定。

因子Ⅸ

因子Ⅸ最初在 1952 年被报道为“圣诞因子”,以最早确定的血友病 B 患者之一的名字命名[34,44]。因子Ⅸ在肝脏中合成,包含 415 个氨基酸(Mr≈55 000),在血浆中以单链酶原形式循环,其在血浆中浓度为 90nM,半衰期为 18~24 小时(表 113-1)。

蛋白结构

因子Ⅸ由 Gla 结构域,两个 EGF 样结构域,35 个残基的活化肽和丝氨酸蛋白酶结构域组成(图 113-1)。Gla 域含有 12 个 Gla 残基,其中第 11 和第 12 个 Gla(Glu36 和 Glu40)在其他维生素 K 依赖性蛋白质中不是进化保守的,并且不是正常因子Ⅸ发挥功能所必需的[45]。

因子Ⅸ需要进行几种翻译后修饰,这不仅对其结构和功能至关重要,而且还与因子Ⅸ的血浆清除和分布相关[35]。因子Ⅸ在 Tyr155 位点被硫酸化并在活化肽的 Ser158 位点被磷酸化。表皮生长因子 1 结构域中的 Asp64 位点的羟基化介导了其与钙离子的结合,虽然只有大约 40% 的血浆因子Ⅸ携带这种修饰,但在该位点上的点突变导致的该修饰的完全缺失,可显著降低因子Ⅸ活性从而导致血友病 B 发生[46,47]。在活化肽(Thr159,Thr169,thr172 和 Thr179 位点)中,除了几个 O-连接的聚糖修饰外,在 EGF1 结构域中还发现 O-连接的岩藻糖修饰(Ser61 位点)和葡萄糖修饰(Ser63 位点)。活化肽的进一步修饰包括调节因子Ⅸ循环水平的 157 位和 167 位 Asn 位点的 N-糖基化[48~50]。

因子Ⅸ通过 Gla 结构域中的 Lys5 位点与细胞外基质成分胶原蛋白Ⅳ以高亲和力结合[51,52]。虽然不能与胶原蛋白Ⅳ结合的变异型因子Ⅸ能更好的还原,但因子Ⅸ与胶原蛋白Ⅳ结合能使其形成血管外的储备,使凝血因子Ⅸ在止血相关区域能够延

长作用时间。

因子IX活化和因子IXa活性

在组织因子-因子VIIa复合物或因子Xia的作用下,因子IX的Arg145和Arg180两个位点发生限速性蛋白水解导致活化肽的释放并因子IXa的生成(图113-1)。Arg180位点处的切割产生因子IXaα,其仅具有对合成底物的催化活性,而Arg145位点切割后才形成具有完全活性的因子IXaβ[53,54]。

因子IXa是由145个氨基酸组成的轻链(Mr≈17 000)和235个氨基酸组成的具有催化活性的重链(Mr≈28 000)通过二硫键共价连接形成的双链丝氨酸蛋白酶(Mr≈45 000)。

因子IXa由于空间排斥和静电排斥而不利于底物进入活性位点,因此其催化效率较低[55]。其与阴离子膜上的辅因子VIIIa的可逆性结合并进一步与因子X结合可使其活性位点周围区域重排从而蛋白水解活化因子X。

因子IXa的主要血浆抑制剂是丝氨酸蛋白酶抑制剂抗凝血酶,肝素可通过诱导抗凝血酶的构象变化而增强其抗凝作用(表113-4),该构象的改变同时是其活化位点及外部位点与因子IXa相互作用所必需的[56]。

基因结构与变异

编码因子IX(F9)的基因位于染色体Xq27.1上,覆盖了近25kb长度[57],由8个外显子组成,成熟的mRNA分子转录产物长度为2802个碱基(图113-8)。

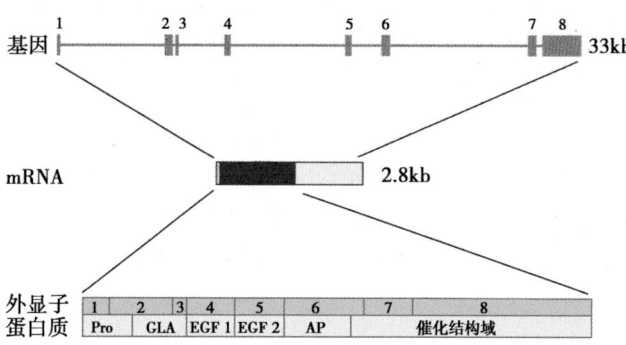

图113-8　因子IX蛋白质与基因结构的关系。图中显示了外显子、内含子、信使核糖核酸(mRNA)和蛋白结构。mRNA大小为2.8kb,5′端有一小段未翻译区,3′端未翻译区相对较大(未翻译区以淡蓝色显示)。在蛋白质中,Pro表示前导序列的前体,GLA表示γ-羧基谷氨酸(Gla)结构域,图中也标示了表皮生长因子(EGF)-1和-2以及丝氨酸蛋白酶(催化)结构域。AP为剪切成两条链后释放出的活化肽

因子IX的缺失或缺陷导致血友病B。第123章详细讨论了血友病B的发病率,临床特征和分子遗传学。反之,因子IX水平升高是静脉血栓形成的高危因素[58]。这与罕见的功能获得性突变(Arg335Leu突变;因子IX帕多瓦突变)相一致,该突变使因子IX蛋白功能增强并与家族早发性血栓形成倾向相关[59]。

因子X

因子X最初在20世纪50年代后期被报道为"Stuart-Prower因子",根据前两个确定的因子X缺陷患者进行命名[60~62]。因子X主要在肝脏中合成,以双链酶原形式在血浆中循环,由445个氨基酸组成,分子量约为59 000,其在血浆中浓度为170nM,半衰期为34~40小时(表113-1)。

蛋白结构

因子X是作为单链前体合成的,其在细胞内加工过程中裂解去除Arg140-Lys141-Arg142组成的三氨基酸肽。得到的双链酶原由轻链(Mr≈16 000)通过二硫键与重链(Mr≈42 000)连接组成,轻链包含具有11个Gla残基的Gla结构域和EGF结构域,重链由52个氨基酸残基激活肽和丝氨酸蛋白酶结构域组成(图113-1)。

Asp63的羟基化介导钙离子与EGF1结构域的结合并使Gla结构域具有方向性,这对于因子X发挥凝血活性是必需的[35]。活化肽的Asn181和Asn191的N-糖基化已表明与延长因子X的半衰期相关[63]。因子X的进一步翻译后修饰包括活化肽中Thr159和Thr171位点及丝氨酸蛋白酶结构域中Thr443位点的O-糖基化。有一些证据表明,人类因子X激活肽的糖基化也可能有助于内源性或外源性因子X激活复合物对底物的识别[64,65]。

因子X激活和因子Xa活性

因子X由因子VIIIa-因子IXa("内源性因子X活化酶")或组织因子-因子VIIa("外源性因子X活化酶")复合物在因子X重链的Arg194位点进行蛋白水解活化(图113-1)。这导致活化肽的释放和因子Xa(也称为因子Xaα)的生成。来自罗素毒蛇(RVV-X)的蛇毒蛋白酶能够以相似的方式活化产生因子Xa。

因子Xa由包含Gla和EGF结构域的轻链(Mr≈16 000)及具有催化活的性重链(Mr≈29 000)通过二硫键共价连接形成。因子Xa在钙离子存在时可于阴离子膜表面上与其辅因子Va可逆性结合形成凝血酶原酶,是凝血酶原的生理激活剂。因子Xa也参与因子V、VII和VIII的蛋白水解活化[66~68]。

与凝血酶类似,因子Xa在与凝血不直接相关的其他生物学和病理生理过程中也起一定作用。因子Xa通过激活PAR1和/或PAR2触发细胞内信号传导。因子Xa可自身裂解PAR2以及与组织因子VIIa形成复合物。因子Xa的这些直接细胞作用与伤口愈合、组织重塑、炎症反应、血管生成和动脉粥样硬化等相关[26,69]。

因子Xa重链在C末端附近的Arg429位点处的进一步自催化裂解并释放19个氨基酸残基肽,形成具有酶活性的因子Xaβ[70~72]。纤溶酶介导的在因子Xa相邻C末端Arg或Lys位点切割可产生因子Xaβ和因子Xaβ衍生物[73,74]。在因子Xaβ衍生物中凝血活性被去除的同时,它们能够与纤溶酶原相互作用并增强其组织纤溶酶原激活剂介导的纤溶酶转化,由此促进纤维蛋白溶解[75]。

因子Xa的主要血浆抑制剂是丝氨酸蛋白酶抑制剂抗凝血酶,其抑制作用可被肝素增强(表113-4),肝素可诱导抗凝血酶的构象变化,是与因子Xa相互作用的活化位点及外部位点所需的[76]。另一种有效的因子Xa抑制剂是TFPI,它可抑制组织因子-因子VIIa-因子Xa复合物以及游离的因子Xa,其中蛋白S作为辅因子起作用[77,78]。游离因子Xa也被膜上蛋白Z/蛋白Z依赖性蛋白酶抑制剂(ZPI)复合物抑制[79]。

临床上使用低分子量肝素和合成衍生物(例如磺达肝素)

作为抗凝剂,以特异性地增强抗凝血酶作用抑制因子Ⅹa。靶向特异性的口服抗凝剂利伐沙班,阿哌沙班,依托沙班和类似物通过与因子Ⅹa活性位点的高亲和性及可逆性相互作用,高特异性地直接对游离因子Ⅹa和凝血酶原酶复合物结合的因子Ⅹa进行抑制[80~83]。

基因结构与变异

编码因子Ⅹ(F10)的基因位于染色体13q34上,长27kb[84]。因子Ⅹ基因中含8个外显子,产生1560个碱基的成熟mRNA(图113-9)。目前无已知的具生物学功能的其他剪接体。

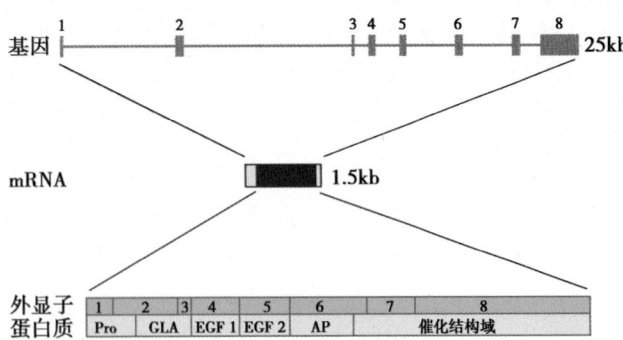

图113-9 因子Ⅹ中基因结构与蛋白质结构的关系。外显子,内含子,mRNA和蛋白质结构如所示。mRNA长为1.5kb,具有较大的5′非翻译区和较小的3′非翻译区。在蛋白质中,Pro表示前导序列的前体,GLA表示γ-羧基谷氨酸(Gla)结构域,表皮生长因子(EGF)-1和-2以及丝氨酸蛋白酶(催化)结构域如图所示。AP表示激活肽。在分泌之前,该结构域的裂解使因子Ⅹ成为由双链组成的成熟酶原。进一步裂解可以释放激活肽并使因子Ⅹa具有活性

因子Ⅹ基因中功能丧失性突变可导致罕见出血性疾病,该病为隐性遗传模式。大约每1 000 000名新生儿中就有一个发生因子Ⅹ缺陷症。大多数记录的因子Ⅹ缺陷症病例表现为严重的出血问题。事实上,因子Ⅹ缺陷症可能是罕见先天性出血性疾病中最为严重的一种[30]。目前在因子Ⅹ缺陷病例数据库中已登记有超过100个突变(http://www.hgmd.org)。大多数突变为错义和无义突变。

因子Ⅹ的功能获得性突变可能增加血栓形成的风险,但是这种类型突变尚未被报道。关于共同途径基因变异是否影响血浆中因子Ⅹ的水平目前还不确定[85]。

蛋白C

在抗凝血途径中发挥核心作用的蛋白C于1960年被发现,是维生素K依赖性血浆蛋白纯化中观察到的第三个蛋白质峰("C峰"),被命名为蛋白质C[86,87]。蛋白C在肝脏中合成,以双链酶原形式在血浆中循环,长为417个氨基酸(Mr≈62 000),其在血浆中浓度为65nM,半衰期为6~8小时(表113-1)。

蛋白结构

蛋白质C以单链前体形式合成,在细胞内加工过程中将氨基酸Lys146-Arg147切除。得到的双链酶原由轻链(Mr≈21 000)通过二硫键与重链(Mr≈41 000)连接组成,该轻链包含具有九个Gla残基的Gla结构域及EGF结构域,重链则由含12个残基的活化肽和丝氨酸蛋白酶结构域组成(图113-1)。

除了γ-羧化之外,蛋白C在配位钙结合的EGF-1结构域中的Asp71处被羟基化[35]。EGF-1中的Asn97和丝氨酸蛋白酶结构域中的Asn248,Asn313和Asn329的N-糖基化对于有效的蛋白质分泌,Lys146-Arg147的蛋白水解加工和蛋白水解活化至关重要[88~90]。一些总血浆蛋白C在Asn329(β-蛋白C)或Asn329和Asn248(γ-蛋白C)两者都没有糖基化,其对蛋白质功能的影响仍不清楚[91]。

蛋白C活化和活化蛋白C活性

与内皮细胞表面的血栓调节蛋白结合的α-凝血酶将蛋白C的Arg169位点水解并激活蛋白C(图113-1)。活化肽被释放并形成成熟的丝氨酸蛋白酶活化蛋白C(APC)。蛋白C通过与内皮细胞蛋白C受体(EPCR)相结合使其定位于内皮细胞表面并增强其活化[92]。几种蛇毒蛋白酶(RVV-X和Protac)也能够激活蛋白C。

APC由包含Gla和EGF结构域(Mr≈21 000)的轻链及含催化活性的重链(Mr≈32 000)通过二硫键连接形成。与其辅因子蛋白S结合后,APC以钙依赖性和膜依赖性方式蛋白水解使因子Ⅴa和Ⅷa灭活。据报道,完整的因子Ⅴ可作为蛋白S的辅因子使因子Ⅷa失活[93]。

蛋白C通过使这些辅助因子失活而使凝血酶生成下调似乎优先发生在内皮细胞表面,而不是血小板表面[94],在内皮细胞表面其可以抑制凝血和潜在的血栓形成。然而,活化血小板分泌的血小板因子4(PF4)可以加速蛋白C的活化。在与蛋白C的Gla结构域相互作用后,PF4修饰蛋白C的构象,从而增强其与血栓调节蛋白-凝血酶复合物的亲和力[95]。这使APC生成紧临血小板被活化的损伤部位,阻碍凝血进一步扩散。

APC在防止血管损伤和压力的细胞保护途径中也起主要作用[96]。这些活性包括抗细胞凋亡活性,抗炎活性,基因表达谱改变和稳定内皮屏障。绝大多数功能需要APC与EPCR结合及PAR1的裂解。

APC主要由肝素依赖性丝氨酸蛋白酶抑制剂蛋白C抑制剂和纤溶酶原激活物抑制剂-1抑制(PAI-1)。因为PAI-1是组织型纤溶酶原激活剂的主要抑制剂,其通过与APC形成复合物而受到抑制有助于增强纤维蛋白溶解。第114章讨论了减弱APC抗凝血活性的相关因素。

基因结构及变异

蛋白C基因(PROC)位于染色体2q14.3上,全长11kb[97]。PROC含九个外显子,成熟的mRNA长为1790个碱基(图113-10)。目前没有其他已知生物学的其他mRNA。

功能丧失性突变会导致蛋白C缺乏。纯合或复合杂合子突变可导致患者出生时发生危及生命的暴发性紫癜,若不予治疗将致命[98]。在仍然可检测到一些蛋白C活性的情况下,症状可能会较轻。

杂合蛋白C缺乏会增加静脉血栓形成的风险。对于大多数生理性抗凝因子的缺陷均是这种情况,使抗凝因子杂合缺陷区别于罕见的出血性疾病,因为出血性疾病相关的功能缺失性杂合突变携带者多数是无症状的。虽然各研究之间的静脉血栓形成风险评估大不相同,但是对于蛋白C杂合缺陷的静脉血

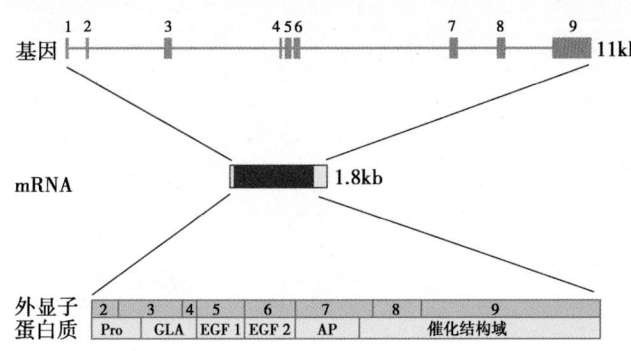

图 113-10 蛋白质 C 基因结构与蛋白质结构的关系。外显子,内含子,mRNA 和蛋白质结构如所示。mRNA 长为 1.8kb,由外显子 1 编码的小的 5′非翻译区和相对小的 3′非翻译区(浅蓝色)。在蛋白质中,Pro 表示前导序列的前体,GLA 表示 γ-羧基谷氨酸(Gla)结构域,表皮生长因子(EGF)-1 和-2 以及丝氨酸蛋白酶(催化)结构域如图所示。AP 表示激活肽。在分泌之前,在该结构域中的裂解将蛋白 C 加工成成熟的双链酶原。第二次裂解使激活肽释放并产生生活化的蛋白 C

栓形成风险增加约 10 倍[99]。某些家系研究显示出高风险,而病例对照研究可能明显的降低了评估水平[100]。

杂合蛋白 C 缺乏可以分为 I 型或 II 型。在 I 型蛋白 C 缺陷中,患者抗原水平约为正常对照的 50%,而在 II 型蛋白 C 缺陷中,患者抗原水平(接近)正常对照,但患者活性水平降低 50%。

蛋白 C 缺乏症的遗传基础与一般遗传性功能缺失所致疾病一致,具有异质性。与此相符的是,在人类基因突变数据库已登记有 300 多个突变(http://www.hgmd.org)。这些登记的突变中有三分之二是错义或无义突变。

已知蛋白 C 基因的一些常见多态性,特别是位于启动子区中的多态性,会对血浆蛋白 C 水平具有较小的影响。尽管如此,这些与较低蛋白 C 水平相关的多态性的等位基因也与血栓形成风险增加相关[101]。因此,对这些多态性的检测并未发现任何临床应用价值。

● 凝血辅因子 V 及 VIII

凝血因子 V 和凝血因子 VIII 在凝血过程中都起到辅助因子的作用,显著提高了其大分子酶复合物的催化效率,分别形成凝血酶和凝血因子 X a。除了它们的功能相似外,它们也具有相似的基因结构,氨基酸序列和蛋白质结构域,因子 V 和 VIII 被认为是从共同祖先通过基因重复过程而来,其共同先祖基因为包含 A1-A2-A3 结构域的铜结合蛋白即血浆铜蓝蛋白[102]。在获得 C 型结构域以及核心 B 结构域后,第二个基因重复最终使因子 V 和 VIII 的先祖基因进行了分离。

因子 V 和因子 VIII 在内质网(ER)和高尔基体中进行相似的细胞内加工。这些细胞器早期分泌过程中,因子 V 和因子 VIII 与其受体复合物进行相互作用,该受体复合物由甘露糖结合凝集素-1 基因产物 LMAN1(也称为 ER 高尔基中间隔室(ERGIC)-53)和多凝血缺陷蛋白 2(MCFD2)组成[103]。组成该受体复合物的两个亚基中的一个缺乏或缺陷可导致因子 V 和因子 VIII 的联合缺陷(参见第 124 章)。

因子 V

1943 年,挪威医生 Paul Owren 发现了迄今为止已知的第五个凝血因子,并将其命名为因子 V[104~106]。因子 V 在肝脏中合成,含 2196 个氨基酸(Mr ≈ 330 000),以大分子的单链辅因子形式在血浆中循环,其血浆浓度为 20nM,半衰期为 12~36 小时(表 113-1)。

血液中的总因子 V 中的大约 20%储存于血小板的 α-颗粒中。尽管最初认为巨核细胞合成了因子 V,但体内研究表明,血小板因子 V 来源于血浆,通过细胞内吞作用获得[107~109]。血小板因子 V 在细胞内被修饰,从而与血浆来源的因子 V 相比,其在功能上是独特的。它被部分激活,对 APC 灭活更有抵抗力,并有几种不同的翻译后修饰[110]。

血小板因子 V 与大的多聚体蛋白相关[111]。多聚蛋白具有庞大的重复结构,其中一些多聚体具有数百万道尔顿的分子量。尽管这种血小板因子 V 特异性多聚伴侣蛋白的功能与 VWF 的功能类似,血浆中因子 VIII 的多聚伴侣蛋白,多聚蛋白和 VWF 并无结构同源性。

在血小板活化之后,血小板因子 V 在损伤部位发挥作用,并且可以达到超过血浆因子 V 浓度 100 倍的局部浓度[112]。有趣的是,小鼠血小板中因子 V 的来源不同于人类,小鼠血小板因子 V 在巨核细胞中合成,并在血小板从骨髓释放之前储存在 α-颗粒中[113,114]。

蛋白结构

因子 V 结构包含 A1-A2-B-A3-C1-C2 结构域(图 113-11)。这三个 A 型结构域与其祖先的铜蓝蛋白以及因子 VIII 的 A 结构域具有高度同源性(约 50% 的序列相同)。两个 C 型结构域属于盘状蛋白结构域家族,通常参与细胞黏附,并且与因子 VIII 的 C 结构域具有约 55% 的序列同一性。C 结构域介导与阴离子磷脂表面的结合,从而将因子 V 定位于损伤部位并促进与因子 X a 和凝血酶原的相互作用[115~118]。相比之下,因子 V 的大的中央 B 结构域与因子 VIII 的 B 结构域或任何其他已知的蛋白结构域具有弱同源性。然而,该结构域包含碱性和酸性区域,其在整个进化过程中高度保守,并且负责负向调控因子 V 的功能并

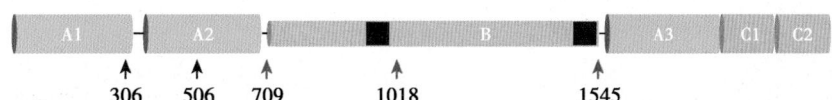

图 113-11 因子 V 的结构域示意图。如图所示,A1-A2-B-A3-C1-C2 结构域表示因子 V 的结构域组成。用绿色箭头表示凝血酶裂解位点(Arg709,Arg1018,Arg1545),用红色箭头表示激活蛋白 C(APC)裂解位点(Arg306,Arg506)。B 结构域中的蓝色和红色框分别代表基本和酸性区域,其在整个进化过程中高度保守,用于负向调节因子 V 的功能和抑制因子 V 的促凝活性

抑制其辅因子活性[119,120]。

因子 V 需要经过一系列的翻译后修饰,包括硫酸化,磷酸化及 N 链接糖基化[35,121]。A2 结构域及 B 结构域中的位点硫酸化修饰与凝血酶介导的因子 V 活化相关[122]。A2 结构域中的 Ser692 位点的磷酸化增强了 APC 依赖的辅因子 Va 的灭活[123]。N-糖基化修饰在整个蛋白中均有,然而,大多数糖基化与 B 结构域内的 Asn 残基相关,并在 LMAN1-MCDF2 受体复合物介导的因子 V 从 ER 到高尔基体的早期分泌途径中的运输中发挥作用[103]。因子 V 的 C2 结构域中的 Asn2181 处的部分糖基化导致对糖基化形式的带负电荷的膜具有较低的结合亲和力,由此降低因子 V 促凝血活性,特别是在低磷脂浓度下[124,125]。此外,因子 V 包含几个对于 A 和 C 结构域的三维结构很重要的二硫键[121]。

因子 V 激活和因子 Va 辅因子功能

因子 V 的 B 结构域中的 Arg709,Arg1018 和 Arg1545 位点的依次蛋白水解去除了抑制性的 B 结构域并形成异二聚体形式的辅因子 Va(图 113-11)[126]。因子 V 最大的辅因子活性与 Arg1545 位点的裂解相关,这与仅可水解因子 V 的 Arg1545 位点的 RVV-V 的蛇毒蛋白酶可使因子 V 完全激活的结果相一致。一般认为凝血酶是因子 V 的主要激活剂。然而,最近的研究结果表明,因子 V 的起始阶段主要由因子 Xa 激活[127]。因子 Xa 首先在 Arg1018 处裂解因子 V,然后在 Arg709 和 Arg1545 处进行蛋白水解[128]。

因子 Va 由含 A1-A2 结构域的重链(Mr ≈ 105 000)通过钙离子非共价结合形式与含 A3-C1-C2 结构域的轻链(Mr ≈ 74 000)组成。因子 Va 是凝血酶原酶复合物内的非酶促辅因子,其极大地加速了因子 Xa 将凝血酶原转化为凝血酶的能力[129]。APC 通过在主要位点 Arg306 和 Arg506 处的裂解来灭活因子 Va,A2 片段裂解后因子 Va 不能再与因子 Xa 相互作用[130]。因子 V 中常见的 Arg506Gln 突变导致因子 V 对 APC(因子 V Leiden)灭活抵抗,与静脉血栓栓塞的风险增加相关(参见第 133 章)[131]。

因子 V 及因子 V 间接异构体(截短因子 V)均可能通过酸性 B 结构域与全长 TFPI(TFPIα)相互作用,其中截短因子 V 缺少 B 结构域的主要部分(残基 756～1458)并且通常以低浓度循环[132,133]。因子 V 和 TFPIα 的相互作用被认为可以减弱因子 V 缺陷患者的出血表型,因为这些患者中的低 TFPIα 水平使残余的血小板因子 V 足以发挥凝血作用[132,134]。相反,由因子 V 基因中的 A2440G 突变引起的截短因子 V 表达增加可导致血浆 TFPIα 急剧增加并引发出血性疾病[133]。

基因结构及变异

因子 V(F5)的基因位于染色体 1q23 上。非常接近白细胞黏附分子选择素家族的基因。因子 V 基因长约 70kb 并由 25 个外显子组成(图 113-12)。其基因结构与因子Ⅷ基因结构非常相似,在 24 个外显子-内含子交界处有 21 处位置完全相同[135]。

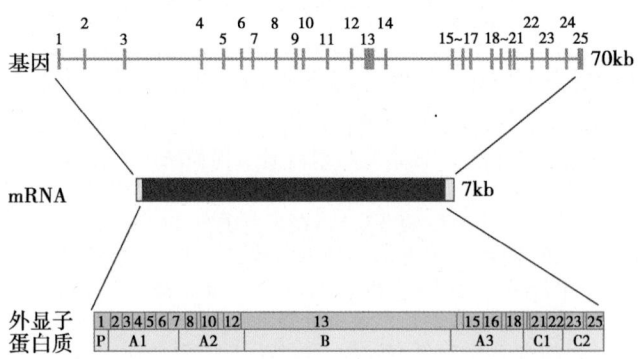

图 113-12　因子 V 基因结构与蛋白质结构的关系。外显子,内含子,mRNA 和蛋白质结构如图所示。mRNA 有 7kb,含一些 5′ 和 3′ 非翻译序列(浅蓝色)。在蛋白质中,P 表示前导序列的前体,A1-A2-B-A3-C1-C2 结构域如图所示

因子 V 基因中的功能缺失性的纯合突变或复合杂合性突变可导致出血性疾病(称为 parahemophilia 或 Owren parahemophilia)[136]。在撰写本文的时候,在人类基因突变数据库(www.hgmd.org)中已收集了 152 个因子 V 基因突变。

因子 V 基因功能获得性突变增加了血栓形成的风险。主要是导致静脉血栓形成,而非动脉血栓形成。在白种人中,因子 V 基因中最常见的功能获得性突变是因子 V Leiden 突变(Arg-506Gln),导致血浆异常的 APC 抵抗[137,138]。

因子Ⅷ

因子Ⅷ(抗血友病因子)于 1937 年首次被发现,但直到 1979 年,由 Tuddenham 及其同事进行纯化才对其进行了分子鉴定[139,140]。合成的因子Ⅷ含 2351 个氨基酸,为单链前辅因子形式,在胞内加工之后,由于 A3-B 连接处的蛋白水解和中央 B 结构域的不同处理(图 113-13),一系列金属离子连接的异源二聚体分泌。成熟的因子Ⅷ生物因子含有 2332 个氨基酸(Mr ≈ 300 000),与其载体蛋白 VWF 以高亲和力复合物形式循环,浓度约为 0.7nM,半衰期为 8～12 小时(表 113-1)。与 VWF 的复合物形成保护因子Ⅷ免受蛋白水解降解、与未成熟配体结合及在循环中被快速清除。

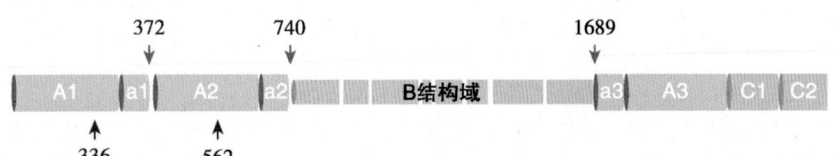

图 113-13　因子Ⅷ结构域组成。因子Ⅷ的 A1-a1-A2-a2-B-a3-A3-C1-C2 结构域组成示意图。a1,a2 和 a3 表示的酸性区域如图所示,绿色箭头表示凝血酶裂解位点(Arg372,Arg740,Arg1689),红色箭头表示激活蛋白 C(APC)裂解位点(Arg336,Arg562)。如图所示差异性蛋白水解可产生不同长度的 B 结构域

因子Ⅷ的主要来源是肝脏[141,142]，但也存在因子Ⅷ的肝外合成[143,144]。尽管因子Ⅷ在肝内和肝外合成的细胞起源存在矛盾的证据，但最近在小鼠中的研究支持来自许多组织和血管床的内皮细胞合成因子Ⅷ，其中肝窦内皮细胞是主要的合成部位[145~147]。这与在来自肝和肺的人内皮细胞中因子Ⅷ表达的观察结果一致[148,149]。

与因子Ⅴ相比，因子Ⅷ从细胞中分泌的效率较低，因为它与 ER-伴侣蛋白钙联蛋白和钙网蛋白相互作用，而因子Ⅴ仅与钙网蛋白相互作用[150]。两个伴侣蛋白优先与包含单葡糖基化的 N-连接的寡糖的糖蛋白相互作用，促使进入分泌途径的蛋白质的正确折叠并使错误折叠的蛋白质降解。因子Ⅷ，但不是因子Ⅴ，也与 ER-伴侣免疫球蛋白结合蛋白（BiP/GRP78）相互作用，这可增强因子Ⅷ的稳定性，但是也阻碍了它的分泌[151]。因子Ⅷ通过 LMAN1-MCDF2 受体复合物介导从内质网向高尔基体运输，这与因子Ⅴ相似[103]。

一些清除受体负责主动从循环中去除因子Ⅷ，其包括低密度脂蛋白（LDL）受体相关蛋白 1（LRP1），LDL 受体以及与因子Ⅷ上的碳水化合物结构特异性相互作用的受体[152~156]。

蛋白结构

除了 B 结构域，因子Ⅷ的结构与因子Ⅴ具有非常高的同源性（图 113-13）。与因子Ⅴ相比，因子Ⅷ B 结构域对于促凝血活性是不必要的。成熟的因子Ⅷ生物因子包含不同大小的重链（A1-A2-B；Mr≈200 000 ~ 90 000，取决于蛋白水解的程度）和轻链（A3-C1-C2；Mr≈80 000）。A1 和 A2 结构域的 C 端区域和 A3 结构域的 N 端部分含有称为 a1，a2 和 a3 区域的 30 ~ 40 个带负电氨基酸残基的短片段。a3 区域和 C1 区域促进与因子Ⅷ与 VWF 的相互作用[157,158]。C 结构域介导因子Ⅷ与阴离子磷脂表面结合，从而将因子Ⅷ定位于损伤部位并促进其与因子Ⅸa 和因子Ⅹ的相互作用[159~161]。

因子Ⅷ被高度糖基化，并发现大多数 N-的糖基化位点在 B 结构域中，其介导因子Ⅷ与伴侣蛋白钙连蛋白和钙网蛋白的相互作用，并且也部分介导了因子Ⅷ与 LMAN1-MCDF2 受体复合物的相互作用[103,150,162]。酪氨酸位点的硫酸化对于凝血酶的最佳活化，与因子Ⅸa 结合发挥最大活性及因子Ⅷa 与 VWF 的最大亲和力是必需的[35,163]。因子Ⅷ包含位于 A1（Thr351）和 B（Ser1657）结构域中的两个磷酸化位点。

因子Ⅷ促进因子活化和因子Ⅷa 辅因子功能

凝血酶和因子Ⅹa 是促凝素Ⅷ的主要激活剂，并通过在 Arg740，Arg372 和 Arg1689 处的顺序蛋白水解产生辅因子Ⅷa[126,164~166]。异源三聚体因子Ⅷa 由 A1（Mr≈50 000），A2（Mr≈43 000）和 A3-C1-C2 轻链（Mr≈73 000）亚基组成（图 113-13）。A1 和 A3-C1-C2 亚基通过钙离子非共价连接，而 A2 主要由静电相互作用与弱亲和力作用与 A1 和 A3-C1-C2 亚基相结合[167,168]。一旦被激活，因子Ⅷa 作为因子Ⅸa 的辅因子以磷脂依赖方式使因子Ⅹ活化为因子Ⅹa。因子Ⅷa 异源三聚体的 A2 结构域解离可使其自发性迅速失活[167,168]。APC，因子Ⅹa 或因子Ⅸa 的另外的蛋白水解也导致因子Ⅷa 辅因子活性的下调[169]。

基因结构及变异

因子Ⅷ编码基因（F8）位于染色体 Xq28。因子Ⅷ基因含有

26 个外显子（图 113-14），比因子Ⅴ多一个，因为因子Ⅴ的外显子 5 对应于因子Ⅷ基因的外显子 5 和 6[170]。另外，因子Ⅷ的基因远大于因子Ⅴ的基因，跨越约 190kb。这主要是因为因子Ⅷ基因中的六个内含子比相应的因子Ⅴ编码基因（F5）内含子大得多。由于因子Ⅷ的 mRNA 的 3′非翻译区为 1.8kb，因此因子Ⅷ的 mRNA 也比因子Ⅴ mRNA 大得多。

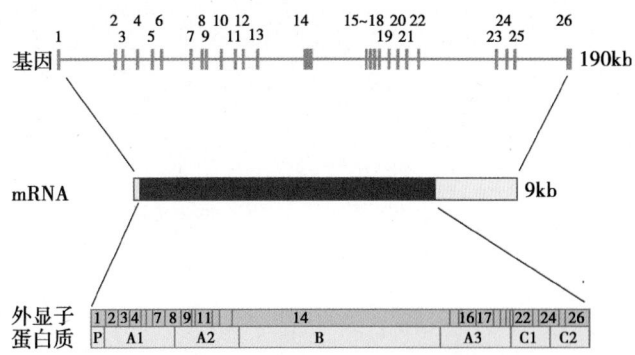

图 113-14 因子Ⅷ中基因结构与蛋白质结构的关系。外显子，内含子，mRNA 和蛋白质结构如图所示。mRNA 为 9kb，含 5′非翻译序列和大的 3′非翻译区（浅蓝色）。在蛋白质中，P 表示前导序列的前体，A1-A2-B-A3-C1-C2 结构域如图所示

因子Ⅷ的缺失或缺陷导致血友病 A。第 123 章详细讨论了血友病 A 的发病率，临床特征和分子遗传学。因子Ⅷ活性升高是静脉血栓形成的常见和强有力的危险因素。因子Ⅷ基因的某些遗传变异可能在决定因子Ⅷ水平方面起作用，但目前这种基因变异还未明确[171]。ABO 血型可影响因子Ⅷ水平，但这可能是通过影响 VWF 水平而间接影响因子Ⅷ水平的[172,173]。

● 可溶性蛋白 S 和血管性血友病因子

蛋白 S

蛋白 S 以 1977 年由厄尔·戴维（Earl Davie）团队发现其的城市（西雅图）进行命名，是维生素 K 依赖的含 635 个氨基酸（Mr 约 75 000）的单链糖蛋白，其血浆半衰期为 42 小时（表 113-1）。总蛋白 S 中部分以游离形式在血浆中循环，浓度为 150nM，而大部分蛋白 S（大约 60%，浓度为 200nM）以补体调节蛋白 C4b 结合蛋白（C4BP）结合的形式在血浆中循环。蛋白质 S 主要由肝细胞在肝脏合成，内皮细胞、巨核细胞、睾丸 Leydig 细胞和成骨细胞也可对其进行合成[174~178]。

蛋白结构

蛋白质 S 的蛋白质结构不同于其他维生素 K 依赖性蛋白质，因为它缺少丝氨酸蛋白酶结构域，因此不具有催化活性。蛋白 S 由包含 11 个 Gla 残基，凝血酶敏感区（TSR），4 个 EGF 结构域和由两个层粘连蛋白 G 型组成的 C 端性激素结合球蛋白（SHBG）样区域的 Gla 结构域组成（图 113-15）。SHBG 样结构域参与 C4BP 的 β 亚基的相互作用。

除了 Glu 位点的 γ-羧化之外，蛋白质 S 在 SHBG 样区域的第二层粘连蛋白 G 型结构域（Asn458，Asn468，Asn489）中通过 N-糖基化进行翻译后修饰。每个 EGF 结构域中的 Asp95 或

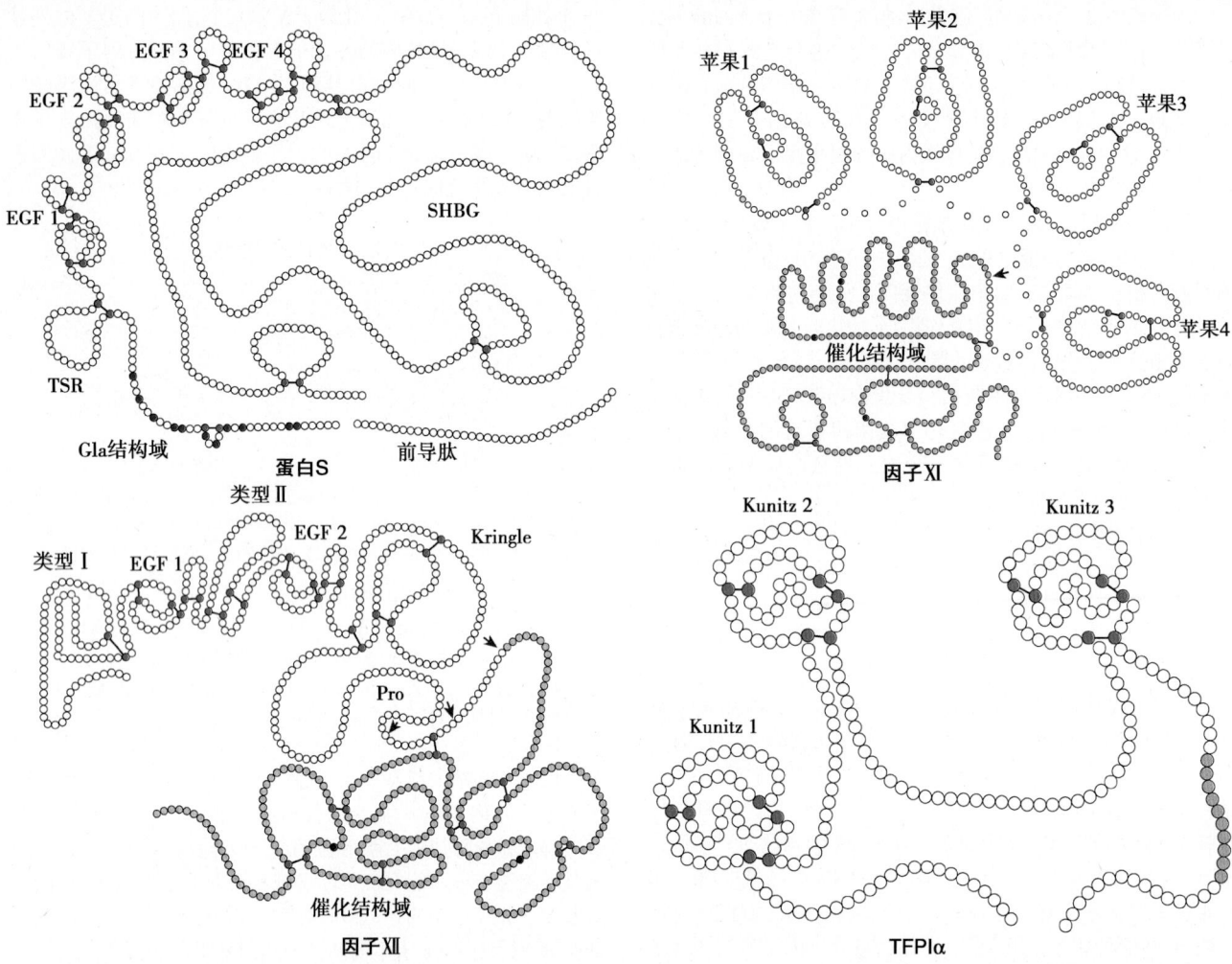

图 113-15   蛋白 S，因子 XI，因子 XII 和组织因子途径抑制剂（TFPI）。蛋白 S，因子 XI，因子 XII 和 TFPIα 的示意图如图所示。每个圆代表一个氨基酸。对于蛋白 S：包含信号肽以及前肽的前原始前导序列如图所示，以 Gla 残基表示 γ-羧基谷氨酸（Gla）结构域，蓝色表示 TSR 残基，TSR 表示凝血酶敏感性区域，四个表皮示生长因子（EGF）结构域如图所示，SHBG 代表性激素结合球蛋白样区域。对于因子 XI：显示了四个苹果结构域，并显示了丝氨酸蛋白酶（催化）结构域。苹果 4 结构域中的 Cys321 与其他因子 XI 亚基中 Cys321 形成二硫键，由此介导二聚化，以黄色标示。对于因子 XII：类型 I 和 II 代表纤连蛋白 I 型和 II 结构域，两个 EGF 样结构域及三环结构域如图所示，Pro 代表富含脯氨酸的区域，丝氨酸蛋白酶（催化）结构域如图所示。对于 TFPIα：三个 Kunitz 结构域如图所示，碱性残基的 C 末端序列用浅蓝色表示。因子 XI 和 XII 具有同源丝氨酸蛋白酶（"催化"）结构域（以浅红色显示），其中活性位点 His，Asp 和 Ser 残基以深红色表示。红色箭头表示将酶原形式的因子 XI 和因子 XII 裂解转化为活性酶。形成二硫键的半胱氨酸残基（黑线）用绿色表示

Asn 残基（Asn136，Asn178，Asn217）的 β-羟基化使其与钙结合并使四个 EGF 结构域彼此相对进行排列。

蛋白 S 辅因子功能

游离蛋白 S 作为 APC 的辅因子对因子 Va 和 VIIIa 进行蛋白水解灭活[179,180]。在带负电荷的膜表面上蛋白质 S 与 APC 的相互作用改变了 APC 与因子 Va 相关活性位点的位置[181]，与 APC 选择性蛋白 S-依赖性地增强对因子 Va 的 Arg306 位点裂解相关[182]。C4BP 结合的蛋白 S 也对 Arg306 位点的裂解产生相似的刺激作用，虽然程度较低，但它抑制 APC 介导的在 Arg506 位点对因子 Va 的裂解，抑制了因子 Va 的失活[183]。通过凝血酶和/或因子 Xa 切割 TSR 可使 APC-辅因子无活性[184]。蛋白 S 还可以作为 TFPIα 的辅因子在抑制因子 Xa 中起辅助作用，由蛋白 S 中的 SHBG 样区域介导发挥作用[77,185]。

目前认为蛋白 S 通过与蛋白酪氨酸激酶受体家族的 TAM（Tyro-3，Axl，Mer）受体的相互作用在凋亡细胞的吞噬、细胞存活、先天免疫的激活、血管完整性和血管生成以及局部侵袭和转移中发挥作用[186,187]。

基因结构与变异

编码蛋白 S（PROS1）的基因位于染色体 3（3q11.1）的长臂上，非常接近着丝粒。与蛋白 S 基因高度同源的蛋白 S 假基因（PROSP）位于着丝粒的另一侧。这个假基因是无活性的，因为它不被转录成 mRNA[188]。活性蛋白质 S 基因包含 15 个外显子，基因长度超过 100kb（图 113-16）。mRNA 序列由 3560 个碱基组成。目前已明确了几种其他转录本，但均无已知生物学功能。

PROS1 功能丧失突变导致蛋白 S 缺乏。目前已报道了一些可导致极低的蛋白 S 水平的纯合及复合杂合蛋白 S 缺陷的病例。这些非常罕见的病例的患者在出生时表现出危及生命

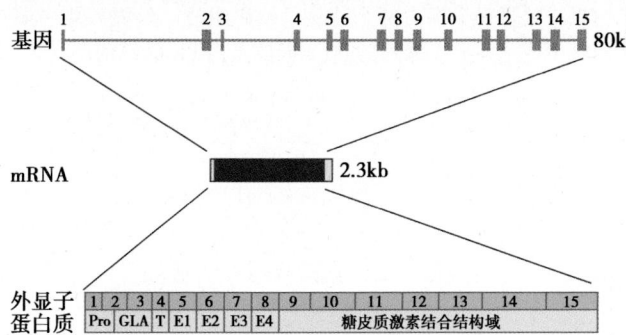

图 113-16   蛋白 S 基因结构与蛋白结构的关系。外显子,内含子,mRNA 和蛋白质结构如图所示。mRNA 为 2.3kb,具有小的 5′ 和 3′ 非翻译区(浅蓝色)。Pro 表示前导序列的前体,GLA 表示 γ-羧基谷氨酸(Gla)结构域,T 表示凝血酶敏感性区域,E 表示表皮生长因子(EGF)样结构域,而糖皮质激素结合结构域表示性激素结合球蛋白(SHBG)样结构域

的暴发性紫癜[189]。

蛋白质 S 的杂合缺陷更常见,可分为三类。Ⅰ 型缺陷的特点为抗原水平大约为正常对照的 50%。在 Ⅱ 型缺陷中,抗原水平是(接近)正常的,而活性水平则下降了 50%。Ⅲ 型缺陷主要是游离蛋白质 S 含量下降。按照这种分类,临床化学实验室可以提供蛋白 S 活性测定,游离抗原测定或总抗原测定(或其组合)。如果这些检测有异常,蛋白 S 水平的评价受许多并行因素影响,还需要充分排除才能做出最终诊断[190]。

蛋白 S 缺陷的遗传基础是高度异质性的,目前在人类基因突变数据库(www. hgmd. org)中登记了 200 多个突变。这些大多是错义突变。然而,蛋白 S 缺乏症通常以大量基因缺失为特征,有时甚至涉及相邻基因[191]。大量基因缺失为主的原因目前并未明确。

通常认为蛋白 S 缺乏使静脉血栓形成风险增加 10 倍[100]。该观点主要是基于血栓形成家系的研究提出的。然而,在以人群为基础的病例对照研究中,如果存在蛋白 S 缺陷,对风险增加的影响似乎并非很强[192]。家系研究和病例对照研究之间的这种差异的原因仍然是谜。此研究对于无家族史的静脉血栓形成病例中检测出蛋白 S 缺乏的结果也呈相反结论。

血管性血友病因子

第 126 章细讨论了 VWF 的结构,功能和分子生物学。VWF 是一种大的多聚体糖蛋白,其参与正常血小板黏附于血管壁组分以及作为因子Ⅷ的载体。它在巨核细胞和内皮细胞中合成,并储存于血小板和内皮细胞的特定细胞器中。这些特定细胞的细胞器受刺激后可使 VWF 多聚体释放遵循刺激,内皮细胞的未受刺激的基础分泌也可释放 VWF 多聚体[193]。VWF 多聚体以 10nM 的浓度进行循环,半衰期为 8 ~ 12 小时(表 113-1)。VWF 多聚体的清除主要由来自肝脏和脾脏的巨噬细胞介导[194]。

大分子量的 VWF 多聚体被血浆蛋白酶 ADAMTS-13 裂解,ADAMTS-13 为具有血小板反应蛋白基序 13 的解聚素和金属蛋白酶[195]。裂解可产生较小分子量的 VWF 多聚体在血浆中循环。ADAMTS-13 活性降低与各种血小板活性增加的微血管病变有关。

蛋白结构

VWF 的前体蛋白由 22 个残基的信号肽和包含 2791 个氨基酸的前 VWF 蛋白组成,其具有 14 个不同的结构域,其顺序为 D1-D2-D′-D3-A1-A2-A3-D4-B1-B2-B3-C1-C2-CK[196]。在转运至内质网前,前 VWF 的信号肽被切除,并且其通过半胱氨酸结构域(CK)中的半胱氨酸以尾-尾方式形成二聚体。在穿过高尔基体的过程中,通过在 D3 结构域中半胱氨酸残基之间形成二硫键,前 VWF 二聚体以头对头(head-to-head)方式进行多聚化。同时,D1 和 D2 结构域作为单个片段被切割以形成 VWF 前肽(741 个氨基酸),而剩余的包含 2050 个氨基酸残基和至多 22 个碳水化合物链的结构域形成成熟的 VWF。在反式高尔基体网络中,VWF 前肽促进成熟的 VWF 组装成高分子量多聚体(Mr≈500 000 ~ 20 000 000)。这些多聚体随后聚集成管状结构,其被包装如巨核细胞中的 α-颗粒和内皮细胞中的 Weibel-Palade 小体中。

VWF 的功能

在受到 Weibel-Palade 小体的胞吐作用和高剪切速率的作用下,多聚体 VWF 从球体结构解开到富集构象(通常称为 VWF 串),长达几微米,构成了血小板 GP Ⅰ b-Ⅴ-Ⅸ 复合物高亲和力的表面。较大的 VWF 多聚体比较小的多聚体活性更强,可以解释为前者含有支持血小板,内皮细胞和内皮下胶原蛋白之间相互作用的多个结构域。

VWF 通过其 A1 和 A3 结构域与基质胶原结合。A1 结构域也介导与血小板 GP Ⅰ b 的结合,这是为了快速捕获血小板[197]。VWF 定植在胶原或是血小板的表面以及在高剪切力的作用下实现进一步与血小板的融合。

VWF 和因子Ⅷ的结合是通过成熟的 VWF 蛋白亚基的 N-末端的 272 个残基完成的[198],从而保护因子Ⅷ避免被蛋白水解,和不成熟的配体结合,以及从循环中快速清除。

基因结构与变异

VWF 基因(VWF)位于染色体 12p13.3,长约 180kb,包含 52 个外显子[199]。VWF 的 mRNA 长 8.7kb。在现有的生物学中没有发现其他的转录本。包含外显子 23 ~ 34 的一段部分失活的假基因位于染色体 22p11 ~ 13 上[199]。VWF 基因是非常多态的,以至于有时难以区分致病突变和中性的基因变异。

VWF 的质或量的缺陷可以导致血管性血友病(VWD),一种轻至重度的出血性疾病。VWF 量的改变导致 1 型或 3 型 VWD,而功能缺陷导致 2 型 VWD。1 型 VWD 是最常见的类型,但 3 型 VWD 是最严重的。第 126 章将会详细讨论 VWD。

高浓度的 VWF 是静脉和动脉血栓的危险因素。全基因组关联研究发现了会影响 VWF 的水平的基因位点,包括 VWF 基因本身,ABO 血型,STXB5,和 SCARA5[200]。这些基因中的某些严重的多态性位点也与血栓形成风险有关[201]。

● 因子Ⅺ和接触系统

因子Ⅺ

因子Ⅺ,于 50 年代初发现[202,203],在肝脏中合成,分泌为一

条 607 个氨基酸（分子量约为 80kD）组成的单链酶原。在循环中，因子 XI 是浓度为 30nM 的同型二聚体（分子量约为 160kD），血浆半衰期为 60～80 小时（表 113-1）。因子 XI 所有的同型二聚体与高分子量激肽原（HK）在循环中以复合物的形式出现[204]。HK 被认为介导因子 XI 结合在负电荷表面，从而促进因子 XI 的活化[205]。也存在有争议的证据表明 HK 可能通过 GPⅠb 参与因子 XI 与活化血小板表面的相互作用[206]。

蛋白结构

因子 XI 的每个亚基包含四个 apple 结构域和一个丝氨酸蛋白酶结构域（图 113-15）。Apple 结构域由三个二硫键构成，形成丝氨酸蛋白酶域所在的盘状平台[207]。因子 XI 的两个亚基二聚化由相互作用的两个 apple 结构域介导的，涉及 Cys321 残基之间的二硫键，疏水作用和一个盐桥，其中只有疏水作用和盐桥是二聚化所必需的[206]。因子 XI 的结构与激肽释放酶原（PK），蛋白酶激肽释放酶高度相似，它们均是与 HK 以复合物形式循环于血液中[206]。

FXI 没有 Gla 结构域，因此不需要 γ-羧基来发挥其促凝活性。N-端的糖基化由位于 apple 第 1，2 和 4 结构域的三个位点（Asn82，Asn114，Asn335）以及丝氨酸蛋白酶结构域的两个位点（Asn432，Asn473）来完成。

因子 XI 活化与活性

FXI 亚单位活化为 FXIa 的激活过程通过丝氨酸蛋白酶结构域的 N-末端的 Arg369 裂解实现的，并产生双链的活化 FXIa。FXI 活化有多种催化剂，其中包括接触因子 XIIa，凝血酶或负电荷表面上的 FXIa 本身[208,209]。然而，它们活化 FXI 的机制各不相同，FXIIa 激活的必须是 FXI 的二聚体，而凝血酶和 FXIa 没有这一要求[210]。一个活化的 FXI 二聚体可以由一个（1/2 的 FXIa）或两个 FXIa 亚基组成[211]。

在 FXI 激活后，位于在 apple 第 3 结构域和丝氨酸蛋白酶结构域中的底物 FIX 的结合位点变得可用[212,213]。FXIa 通过钙依赖性但不需要磷脂的方式蛋白水解活化 FIX 变为 FIXa。FXIa 的二聚体以及单体两种形式都以相似的方式活化 FIX[211]。

越来越多的证据支持依赖 FXIIa 活化 FXI 的过程对于正常止血不是必需的，但是在病理性血栓形成中是却发挥了重要作用[214～216]。而另一方面，凝血酶介导的 FXI 的激活，在组织因子数量少的条件下则是相当重要的，并且可能会通过凝血酶活化 TAFI 来增强稳定性[217,218]。

据报道，FXI 可以通过 apple 第三结构域的一个位点与血小板 GPⅠb 相互作用，和血小板载脂蛋白 E 受体 2（ApoER2）相互作用[219,220]。已经有人提出，FXI 二聚体通过其中一个亚单位与血小板相互作用，通过另一个亚单位与 FIX 结合，从而将 FXI 定位到凝块形成的部位[221]。

FXIa 功能由丝氨酸蛋白酶连接素 1，抗凝血酶，C1-抑制剂，α1-蛋白酶抑制剂，Z 蛋白依赖性蛋白酶抑制剂以及 α2-抗纤溶酶所调节[216,222]。血小板还含有 FXIa 的抑制剂，Kunitz 型抑制剂蛋白酶连接素 2[223]。

基因结构与变异

人类 FXI 基因（F11）的长度为 23kb，位于染色体的 4q35。它由 15 个外显子和 14 个内含子组成（图 113-17）。四个 apple

结构域中的每一个都由两个外显子编码组成。丝氨酸蛋白酶结构域由 5 个外显子编码，类似于同源蛋白 PK 的结构。

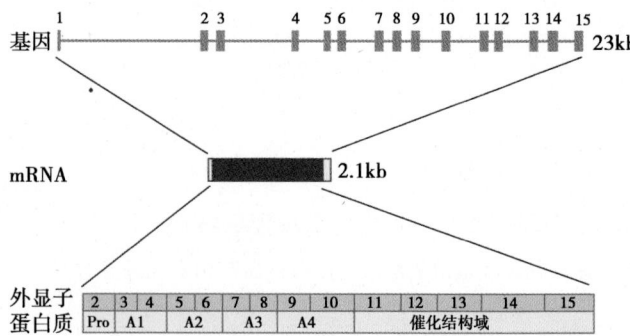

图 113-17　FXI 的基因结构和蛋白结构的关系。图中标注了外显子，内含子，mRNA 和蛋白结构。mRNA 从 5′到 3′非编码区（浅蓝色）长 2.1kb。在蛋白序列中，Pro 代表前导序列的前体，A1 到 A4 代表 1-4apple 结构域，丝氨酸蛋白酶（催化）结构域也已标明

尽管没有血友病 A 或 B 那么严重，人体 FXI 的缺陷亦可导致出血性疾病[224]。FXI 缺陷在以色列的德系犹太人中相对比较常见[225]。人类基因突变数据库中列出了 FXI 基因的 232 种突变（www.hgmd.org）。

FXI 的含量增高是静脉血栓形成的危险因素[226]。常见的单核苷酸多态性（SNPs）的遗传变异似乎与 FXI 的水平和血栓形成风险相关[227]。

● 接触系统：因子 XII，激肽释放酶原（PK）和高分子量激肽原（HK）

FXII，HK 和 PK 是凝血途径中接触系统的一部分，这是通过带负电的表面介导的 FXII 的接触激活而触发的。PK 在肝脏合成，以酶原形式在血液中循环，与 FXI 高度同源（表 113-1）。不同于被活化的 FXII 的有限蛋白水解作用的丝氨酸蛋白酶，所生成的激肽释放酶可以激活更多的 FXII。HK 也是肝脏合成的一种非酶促辅因子，与 FXI 或 PK 以复合物形式在血液中循环（表 113-1）。HK 被激肽释放酶在两个位点裂解，释放出有生物活性的九肽缓激肽（一种有力的血管扩张剂）。

接触系统是活化的部分凝血酶原时间（APTT）实验的基础，这一实验在临床上广泛应用。在这个临床实验室测试中，带负电的表面由诸如玻璃，高岭土，硅藻土或鞣花酸的试剂提供。FXIIa 激活 FXI，然后激活 FIX。尽管正常的 APTT 时间需要 HK 和 PK，但它们并不是生理性止血所必需的[228]。有些缺乏这些因子的人即使在严重创伤或手术后，也不会出现出血倾向。然而，FXII，HK 和 PK 确实参与了急性期反应中的菌血症或炎症反应，不涉及凝血系统，而是经典的补体系统[228]。

因子 XII

FXII 最初在 1955 年被报道为"Hageman 因子"，以第一个确定的 FXII 缺陷者的名字命名[229]。FXII 包含 596 个氨基酸（分子量约为 80kD），以单链酶原形式存在，在肝脏中合成并在血浆中以 500nM 的浓度，50～70 小时的半衰期（表 113-1）。

蛋白结构

FXII与纤溶酶原激活剂同源,由 N-末端 I 型纤维蛋白结构域,EGF-样结构域,II 型纤维蛋白结构域,第二个 EGF-样结构域,三环结构域,富含脯氨酸的结构域,以及一个 C-端的丝氨酸蛋白酶结构域组成(图 113-15)。富含脯氨酸的区域是 FXII所特有的,因为没有在其他丝氨酸蛋白酶中发现该结构。

FXII包含 EGF 1(Thr90)位点的 O-连接的岩藻糖,三环结构域(Asn230)和丝氨酸蛋白酶结构域(Asn414)位点的 N-连接的糖基化位点,和几个在三环结构域和脯氨酸富集结构域的 O-连接的糖基化位点[230,231]。

因子XII的活化及活性

FXII被激肽释放酶在 Arg353 上的限制蛋白水解作用,产生活化的双链 α-FXIIa,其中,重链(由 I 型和 II 型纤维蛋白结构域,两个 EGF-样结构域,三环结构域和富含脯氨酸的结构域组成,分子量约为 52kD)和轻链(丝氨酸蛋白酶结构域,分子量约为 28kD)通过 Cys340 和 Cys467 之间的二硫键连接(图 113-15)。一旦被激活,α-FXIIa 将 FXI 活化为 FXIa。此外,α-FXIIa激活 PK,从而实现对自身的反馈性激活[232]。

FXII还被认为可以通过与带负电荷的表面接触而获得 α-FXIIa 的活性,它可以诱发 FXII的构象改变[233]。这种构象变化导致 FXII有限的蛋白水解活性,称为自发激活[234,235]。此外,FXII这种表面诱导的活化被认为可以加强蛋白水解转化为 α-FXIIa[236]。有报道认为 I 型和 II 型纤维蛋白结构域,EGF-2,三环结构域和富含脯氨酸的结构域与带负电荷的表面相互作用有关[237~240]。这些天然存在的表面包括血小板聚磷酸盐(多-P),来源于血小板和红细胞的微粒、RNA 和胶原蛋白[241~244]。

α-FXIIa 在轻链(富含脯氨酸的区域)的 Arg334 和 Arg343位点被激肽释放酶进一步切割产生 β-FXIIa,它含有 9 个残基的重链片段,并由二硫键与轻链相连[230]。由于缺乏重链,β-FXIIa不能与阴离子表面相互作用。尽管 β-FXIIa 仍然能够激活 PK,但它不再活化 FXI[245]。

尽管 FXII在体外实验中有助于纤维蛋白形成,但它在体内的凝血作用一直被认为是非必需的,因为 FXII缺乏不会导致出血[229,246]。但是,最新的体内研究显示,FXII通过活化 FXI,可以导致表面诱导的病理性血栓形成[215,242,247,248]。

丝氨酸蛋白酶抑制剂 C1 抑制剂是 α-FXIIa 和 β-FXIIa 的主要血浆抑制物。另外,抗凝血酶(AT)和 PAI-1 也抑制 FXIIa 的活性。FXIIa 活性如果没有受到适当的控制,如 C1 抑制剂缺乏或组成型 FXIIa 活化可能导致遗传性血管性水肿紊乱[249]。

基因结构与变异

FXII的基因位于染色体 5q35.3 上,长约 12kb,包含 14 个外显子[250]。它的内含子和外显子结构类似于丝氨酸蛋白酶家族的纤溶酶原激活物。该基因部分与纤连蛋白和组织型纤溶酶原激活剂中发现的结构域同源。

FXII基因中功能丧失的突变,无论该个体是以纯合子还是复合杂合的形式出现,虽然他们的 APTT 会延长,但是不会导致有出血倾向的临床症状。

通过检测 FXII基因中几种常见的等位基因变异,以确定这些变异是否会影响血浆中 FXII的含量以及是否与血栓形成风险有关。最有力的证据来源于一个位于 FXII起始密码子上游四个核苷酸的 46C>T 的变异的相关研究。TT 纯合子的血浆 FXII含量低于 CC 纯合子,但与静脉血栓形成的风险或心肌梗死无关[251]。

● 细胞相关的辅因子——组织因子,血栓调节素和内皮细胞蛋白 C 受体

组织因子

组织因子,也被称为促凝血酶原激酶或 CD142,是细胞的受体和凝血因子 VII 及活化凝血因子 VII 的辅因子(图 113-6),1905 年首次被记载[12]。组织因子在血管外组织,特别是成纤维细胞和平滑肌中表达细胞上表达,在那里它作为一个止血"信封",通过受损的细胞激活凝血过程。通常,血液中不存在组织因子,但是为了应对损伤和诸如内毒素或细胞因子的刺激,内皮细胞和黏附的白细胞上可以表达组织因子。

蛋白结构

尽管许多凝血因子都具有某种程度的同源性,但组织因子的结构却是独有的。它是促凝血蛋白中唯一的一个完整的跨膜蛋白,与 II 型干扰素受体的结构同源。组织因子由 263 个氨基酸组成(分子量约为 47kD),包括 219 个氨基酸组成的胞外端、23 个氨基酸残基组成的疏水性跨膜区和一个短的由 21 个氨基酸残基组成的胞质内区[252]。细胞外结构域是由两个纤连蛋白 III 型结构域组成,每一个结构域都包括一个二硫键(Cys49-Cys57,Cys186-Cys209)。破坏第二个二硫键可以影响组织因子的凝血活性。

组织因子的活化和辅因子功能

组织因子-活化因子 VII 复合物被认为是生理状态下血液凝固的重要启动剂。血管破损后,血液与血管外组织因子接触,血液中的凝血因子 VII 与血管外的组织因子结合就会诱发血液凝固。然而事实是血管周围的组织因子在血管未受损时已与活化因子 VII 发生结合[253]。血管损伤促使细胞外活化的凝血因子 VII 与组织因子形成的复合物与血小板结合,同时诱发血小板表面大量凝血酶生成。组织因子与因子 VII 相互作用,导致其丝氨酸蛋白酶结构域的构象变化,从而生成活化的因子 VII(图 113-6),然后再蛋白水解激活因子 IX 和 X[11]。

组织因子表达活性并不是通过蛋白水解活化。然而,组织因子可以以失活或"加密"的状态存在,在适当的刺激之后发挥其促凝活性。尽管更确切的分子机制仍有待进一步研究,但已经提出了一些可以解释组织因子解密的模型。

最初,有人认为组织因子的加密-解密取决于磷脂环境,因为解密伴随着膜表带负电荷的磷脂酰丝氨酸的表达。组织因子与磷脂酰丝氨酸的相互作用限制了组织因子-活化因子 VII 复合物的定位,从而确保活化因子 VII 的活性位点与膜结合底物因子 X 和 IX 可以正确配对[254]。有人认为组织因子的加密发生在定位到已知的磷脂酰丝氨酸中较少的脂质筏上开始。在内皮细胞中,组织因子-活化因子 VII～因子 X 复合物的组装确实会导致组织因子易位至小窝穴中,这可以使组织因子失活[255]。另外,通过棕榈酸和硬脂酸当然酰化作用实现的组织因子在细胞

膜上锚定可以将组织因子靶向锚定特异性的脂质结构域[256]。

在第二个模型中，依赖组织因子的促凝血活性可以通过Cys186-Cys209键的氧化和还原来解释。这个二硫键由于其构象紧密而缺乏稳定性，二硫键破坏引起的构象变化可以改变组织因子对活化因子Ⅶ的亲和力[257,258]。此二硫键的断裂和连接被认为是通过蛋白质二硫键异构酶进行调节的[255]。

最后一个模型假设解密依赖于组织因子的二聚化。像Ⅱ型干扰素受体的其他成员一样，组织因子能以二聚体的方式由氧化还原的环境和磷脂酰丝氨酸的暴露进行二聚化。然而，组织因子的单体和二聚体形式似乎都具有促凝血活性[255]。

组织因子不仅是外源性凝血途径的主要启动因子，而且还可以激活内皮细胞和平滑肌细胞上的PAR2。组织因子-活化因子Ⅶ(活化因子因子Ⅹ)复合物激活PAR2不一定与凝血直接相关，但是目前可以推测它对于伤口愈合，血管生成，组织重塑和炎症具有重要的作用[38~40]。

基因结构与变异

人组织因子基因位于1号染色体1p21-p22。组织因子基因的DNA序列已经确定，它包括6个外显子和5个内含子，基因全长约12kb(图113-18)。

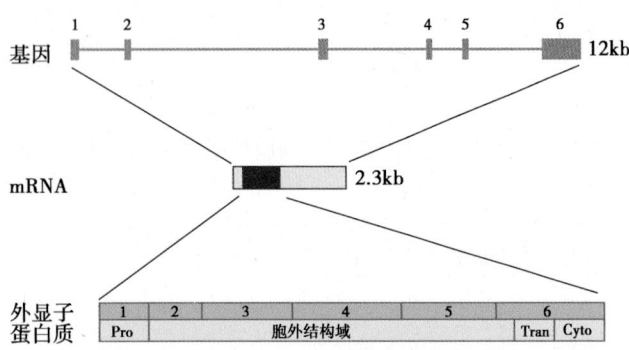

图113-18　组织因子的基因结构和蛋白结构的关系。外显子，内含子，mRNA及蛋白结构已标明。mRNA从5′端非翻译区到3′端大段的非翻译区(浅蓝色)，长2.3kb。Pro代表蛋白前导序列的前体，细胞外结构域已标明，Tran代表跨膜区域，Cyto代表胞浆结构域

编码全长组织因子的初级转录本含有6个外显子，但也存在其中外显子5被剪切的可变剪接形式(asTF)。因为3′端的移码突变，全长组织因子跨膜区和胞质尾部被疏水性C端结构域取代，这使得asTF具有可溶性。asTF在肺，胰腺，胎盘，心脏，内脏和单核细胞中表达[259~261]。虽然在人血浆中asTF的数量很多，相当于全部组织因子的10%~30%[262]，但asTF是否有助于凝血，仍然是一个有争议的问题。

理论上，组织因子基因的变异可能会导致血栓和出血风险。有研究认为组织因子基因多态性会导致血栓风险，但尚未得到充分证实[263]。

已有研究认为组织因子无功能突变和出血之间没有关系。有实验证实缺乏组织因子的小鼠在妊娠早期死亡，所以这一结论也许并不令人惊讶。

血栓调节蛋白

在80年代早期，Esmon和他的同事首次报道了血栓调节蛋白[264,265]。它主要是内皮的跨膜蛋白并用作凝血酶的内皮受体。除了内皮细胞，血栓调节蛋白还在许多其他类型的细胞中被检测到，包括巨核细胞，单核细胞和中性粒细胞[266]。

蛋白结构

成熟的单链血栓调节蛋白包含557个残基(分子量约为78kD)，由凝集素样结构域，疏水区域，6个EGF样结构域，富含丝氨酸和苏氨酸的区域，跨膜结构域和23-残基组成的细胞质尾部。高度带电的凝集素样结构域与C型凝集素具有同源性。翻译后修饰包括五个N-连接的糖基化位点，它们位于上述的凝集素样和EGF-4和-5结构域。O-连接的糖基化位点在富含丝氨酸和苏氨酸的区域(Ser474)，可以附着黏多糖和硫酸软骨素部分，从而形成凝血酶的低亲和力结合位点。

血栓调节蛋白辅因子功能

血栓调节蛋白通过它的EGF-5和-6结构域以钙依赖性方式与凝血酶相互作用[267]。这一反应将导致凝血酶的促凝表位点I被屏蔽，分别在血栓调节蛋白的EGF结构域4~6和EGF结构域3~6的帮助下，凝血酶可以特异性结合抗凝底物蛋白C和凝血酶活化纤维蛋白溶解抑制剂TAFI[268]。TM可以使凝血酶依赖激活蛋白C的功能提高超过1000多倍。

由于毛细血管床具有相对较大的内皮表面积，依赖血栓调节蛋白的蛋白C活化可以在微循环中有效地进行，这在内皮完整性防止血栓形成中发挥主要作用[269]。在较大的血管中，其中内皮表面积与体积比低，EPCR可以帮助蛋白C和血栓调节蛋白-凝血酶复合物发生相互作用[270]。

血栓调节蛋白也增强由凝血酶介导的单链尿激酶型纤溶酶原激活剂转变为无凝血酶的双链尿激酶型纤溶酶原激活剂，从而干扰纤溶酶的产生。此外，血栓调节蛋白是PAR信号通路的负向调节物，如血栓调节蛋白和凝血酶结合就不能激活PAR[271]。在此基础上，由于血栓调节蛋白是生产APC的辅因子，发挥着重要的作用，虽然是间接的作为抗炎蛋白的作用。血栓调节蛋白直接的抗炎作用归功于它的凝集素样结构域和疏水区域，和它的抗凝活性无关[272]。

蛋白C抑制剂是血栓调节蛋白-凝血酶复合物的有效抑制因子[273]。

中性粒细胞来源的金属蛋白酶对血栓调节蛋白的溶解作用导致可溶性血栓调节蛋白的产生[274]。血浆中可溶性血栓调节蛋白的正常水平是3~50纳克/毫升，但是当血管损伤伴随感染，败血症或炎症时，数量可能会增加[274]。

基因结构与变异

人血栓调节蛋白基因(THBD)位于染色体20p11.2，全长约3.5kb，只有一个外显子(图113-19)。无内含子基因在真核细胞中少见，包括视紫红质，血管生成素，线粒体基因，α-干扰素和β-肾上腺素受体。无内含子基因代表了最近加入的基因组，主要是通过保留功能的mRNA逆转座而产生的。血栓调节蛋白的遗传变异的相关研究结合了静脉血栓形成，出血和非典型溶血性尿毒综合征(aHUS)。

有早期报道静脉血栓形成患者存在血栓调节蛋白基因突变，但难以证明因果关系[275]。最近的研究工作在一些大型研究中通过血栓调节蛋白测序，支持血栓调节蛋白和静脉血栓形成

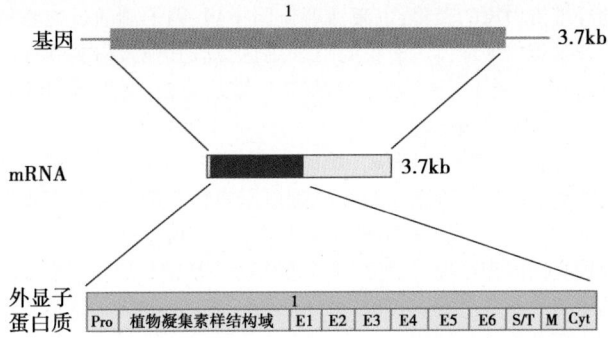

图 113-19 血栓调节蛋白的基因结构和蛋白结构的关系。人血栓调节蛋白基因没有内含子。它的外显子,mRNA 以及蛋白结构如图所示。mRNA 从 5′端短的非翻译区到 3′端长的非翻译区(浅蓝色),长 3.7kb。在蛋白结构中,Pro 代表蛋白前导序列的前体,植物凝集素样结构域已标明,E 代表表皮生长因子样(EGF)结构域,S/T 代表富含丝氨酸和苏氨酸的区域,M 代表跨膜区域,Cyt 代表胞浆结构域

相关[276]。然而,这些突变并不能解释很大一部分静脉血栓形成的遗传性,因为它们似乎相当罕见。

最近在一个有创伤后出血史的家系中发现了血栓调节蛋白一个新的突变,p. Cys537Stop[277]。杂合体中的内源性凝血酶潜能在低组织因子浓度的条件下显著降低。血浆中血栓调节蛋白的水平升高(433~845ng/ml,正常范围 2~8ng/ml),外源性蛋白 C 的加入可以进一步降低凝血酶的产生。推测是由于终止密码子提前,截短的血栓调节蛋白从内皮细胞中释放到血浆,这可以促使系统性蛋白 C 活化,从而可以解释其出血的现象。

在一个 aHUS 患者中还报道了血栓调节蛋白的错义突变,并且它还可能与血栓调节蛋白在补体系统中的作用有关[278]。血栓调节蛋白结合 C3b 和 H 因子,还通过加速因子 I 介导的 C3b 灭活而负向调节补体系统。此外,通过激活 TAFI,血栓调节蛋白还可以加速 C3a 和 C5a 的失活。血栓调节蛋白与 aHUS 有关的变异减少了灭活 C3b 和激活 TAFI 的能力,因此减弱了活化补体的保护作用,从而可以解释变异和 aHUS 的关系。

内皮细胞蛋白 C 受体

EPCR,是 Fukodome 和 Esmon 于 1995 年发现的一种单链跨膜受体[279],同时结合蛋白 C 和 APC。EPCR 增加蛋白 C[92]的活化速率,使 APC 的功能从抗凝到细胞保护[280]。EPCR 主要由内皮细胞表达,也可以在白细胞和其他类型细胞中表达。

蛋白结构

EPCR 与 CD1 和主要组织相容性 I 类蛋白同源,β 折叠和 2 个 α 螺旋区域形成蛋白 C 和 APC 的潜在结合口袋。成熟蛋白(分子量约为49kD)由 223 个氨基酸组成,含有四个 N-连接的糖基化位点(Asn30,Asn47,Asn119,Asn155)。EPCR 含有一个长达 25 个残基组成的 C 端跨膜区和一个短的 3 个残基组成的细胞质尾。

内皮细胞蛋白 C 受体的功能

EPCR 可增强活化膜结合蛋白 C 与血栓调节蛋白-凝血酶复合物[92],从而增强 APC 介导的抗凝途径。

与膜结合或可溶性 EPCR 结合的 APC 不具备抗凝血能力。相反,EPCR 结合的 APC 以替代方式在 Arg46 通过非经典的裂解激活 PAR1[281],从而增加由 β 抑制蛋白/PI3K(磷脂酰肌醇 3′激酶)/AKT/Rac1 的通路介导的内皮细胞的屏障功能。这与凝血酶在 Arg41 剪切 PAR1,激活 G 蛋白/ERK(细胞外调节激酶)1.2/RhoA 途径的破坏屏障作用相反[281]。

EPCR 对于母胎界面的成骨细胞巨细胞至关重要,它可以防止纤维蛋白形成。因此,EPCR 的完全缺陷可使胚胎致死。由于滋养层中的 EPCR 可以挽救 EPCR 缺陷型胚胎,这似乎表明 EPCR 在血液循环中不是至关重要的,至少在小鼠中是如此[282]。还发现 EPCR 的其他配体,如凝血因子 Ⅶa,恶性疟原虫红细胞膜蛋白和 V(γ)4V(δ)5T-细胞受体[283]。这些配体可能与 EPCR 参与活化因子 Ⅶ 在血友病患者中的治疗作用,以及在疟疾,巨细胞病毒感染和癌症中的作用。

基因结构与变异

EPCR 基因(PROCR)在染色体上的位置是 20q11.2,它包含四个外显子,长约 6kb。1 号外显子编码的 5′-端非编码区域和信号肽;2 和 3 号外显子编码几乎整个细胞外区域;4 号外显子编码跨膜结构域和细胞质尾部。一个 mRNA 编码中心体蛋白 CCD41 和 EPCR。缺失的信号序列是 CCD41 的中心体位置,而未加工的蛋白质作为 EPCR 掺入到细胞膜中。

EPCR 变异导致的蛋白 C 亲和力降低或增加细胞脱落被认为与不明原因的静脉血栓栓塞有关[284]。

● 纤维蛋白网络:纤维蛋白(原),因子 Ⅻ和凝血酶活化的纤溶抑制剂

纤维蛋白原

纤维蛋白原可转化成纤维蛋白,形成一种网状结构,将初始形成的血小板栓子变成稳固的止血血栓。纤维蛋白原在肝脏中合成,并以大约 7.4μM 的浓度在血液中循环。它的血浆半衰期是 3~5 天,消耗引起的代谢只占全部代谢的一小部分[285]。纤维蛋白原在血小板的 α-颗粒中也有找到。最初以为纤维蛋白原在巨核细胞内合成。然而,尽管一些 γ-转录本在骨髓中发现,但似乎大多数血小板中发现的纤维蛋白原是从血浆中内吞而来[286,287]。

蛋白结构

第 135 章详细描述了纤维蛋白原的生物化学和纤维蛋白生成和降解。纤维蛋白原是一种二聚体糖蛋白(分子量约为340kD),每个亚基包含三条由二硫键连接的多肽链,分别命名为 A α(66 500),B β(52 000)和 γ(46 500)。纤维蛋白原的三维结构模型已经通过其晶体结构建立(图 113-20)[288]。

由于纤维蛋白原在生物合成过程中和合成后都会发生大量不同位点的修饰,因此在血液循环中其是以非均一性复合物的形式存在。选择性剪切、特定氨基酸的硫酸化、磷酸化和羟基化,以及不同程度的糖基化和蛋白水解都可以形成纤维蛋白原的各种正常变异体。通过这些机制产生的不同的纤维蛋白原变异体种类估计超过 100 万个[289],其中一些变异体可能有非

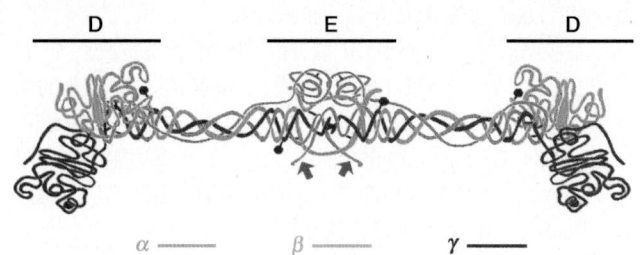

图113-20　纤维蛋白原的结构。纤维蛋白原是一个二聚体。每一个单体包含三条链：A α 浅蓝色，B β 粉色，γ 深蓝色。连接二个单体的二硫键位于 E 结构域的中央。D 结构域主要由 B β 和 γ 链的 C 端区域组成。三条链缠绕在一起构成了连接两个结构域的螺旋状区域。（Reproduced with permission from Côté HC, Lord ST, Pratt KP：Gamma-Chain dysfibrinogenemias：Molecular structure-function relationships of naturally occurring mutations in the gamma chain of human fibrinogen. Blood 92（7）：2195～2212,1998.）

常重要的功能序列，例如，一个伴有 γ 链选择性剪切位点的纤维蛋白原变异体，其水平与静脉血栓的风险相关[290]。

纤维蛋白原活化和纤维蛋白功能

凝血酶与纤维蛋白原的中央结构区结合，纤维蛋白原经蛋白水解后释放出 2 个纤维蛋白肽 A（Aα1～16）和 2 个肽 B（Bβ1～14）[291]。纤维蛋白肽的释放可使 E 结构域中的结合位点暴露，其他纤维蛋白单体的 D 结构域中有与之相互补的位点[292,293]。这些互补结合位置导致双链原纤维初步形成，双链原纤维为交叉重叠结构（图113-21）。原纤维的分支互联形成粗纤维蛋白的网状结构[294]。半交错重叠的纤维蛋白单体使其在电镜下呈现独特的交叉带结构[295]。

在纤维蛋白聚集过程中，其他血浆蛋白也结合到网状结构的表面。这些包括纤维蛋白降解系统中的蛋白和多种黏附蛋白如纤维连接蛋白、凝血酶敏感蛋白和 VWF。这些表面蛋白影响纤维蛋白的产生、交联和降解。纤维蛋白（原）也有特异的整合素结合位点，该位点是与血小板结合所必需。凝血酶既启

动纤维蛋白原的聚集，也激活凝血因子ⅩⅢ，因子ⅩⅢ通过交联稳固纤维蛋白多聚体。活化的因子ⅩⅢ也交联其他蛋白质到纤维蛋白网上，例如，纤溶酶原激活物-1、玻连蛋白、纤维蛋白连接蛋白和抗纤溶酶-α2。

纤维蛋白网一旦形成，就能被纤维蛋白溶解系统降解。纤溶酶通过裂解纤维蛋白和纤维蛋白原中特定的精氨酸和赖氨酸键，产生一系列的可溶性降解产物[296]。在这个过程中，2 个 D 片段之间的交联保持完整，从而形成两个 D 结构域和一个 E 结构域组成的片段，称为 D 二聚体。循环中 D 二聚体的浓度可以作为凝血活性的替代标记物。

另外，除在稳定血小板栓子中表现出明显的促凝作用外，纤维蛋白也是凝血酶产生的重要抑制剂。纤维蛋白在纤维蛋白凝块发展的过程中分离凝血酶，降低与纤维蛋白结合的凝血酶的催化功能，从而表现出"抗凝血酶Ⅰ"的功能[297]。

基因结构与变异

编码纤维蛋白原 3 条链的基因位于 4 号染色体的 q23-q32204（图113-22），全长 50kb。3 条链的编码基因序列已全部明确，其基因组序列具有高度同源性，提示由同一个祖先基因复制衍生而来。同源序列可扩展到基因的上游，故而推测 3 条链的共同调控元件位于这个区域，有助于对 3 条链的合成进行调节。

纤维蛋白原的生理重要性可以通过无纤维蛋白原血症和一些异常纤维蛋白原血症表现的出血倾向显现出来（参见第125 章）。还有一些异常纤维蛋白原血症与血栓栓塞性疾病有关。虽然无纤维蛋白原血症与出血倾向有关，但它通常并不像传统的血友病那样严重。

因子ⅩⅢ

糖蛋白 FⅩⅢ是转谷氨酰胺酶原，一旦活化可以交联和稳定纤维蛋白凝块[298]。血浆 FⅩⅢ是由两个 FⅩⅢA 亚基（731 个氨基酸；分子量约为 83 000）结合两个 FⅩⅢB 亚基（641 个氨基酸；分子量约为 76 500）组成的异四聚体，在血浆中以 A 2B 2 复合物（分子量约为 320 000）形式，浓度为 94nM，10 天的血浆半衰期

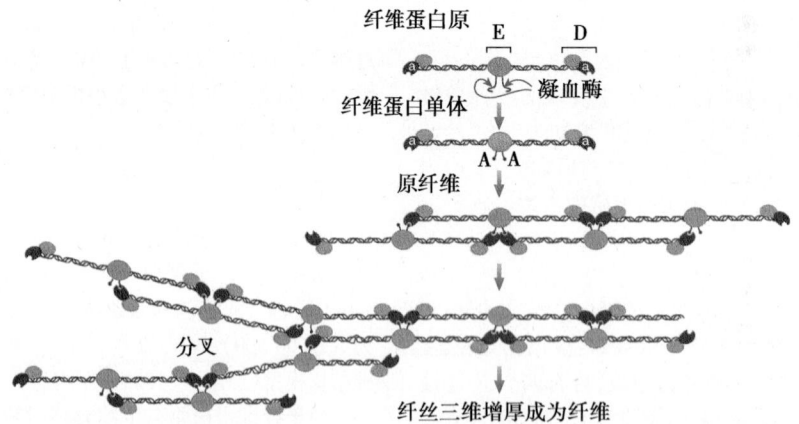

图113-21　纤维蛋白原的剪切和纤维蛋白的聚合。纤维蛋白原的结构如图所示。凝血酶剪切纤维蛋白肽 A 的位点如图。图上没有标出肽 B 的剪切位点。纤维蛋白肽 A 的释放暴露出 E 结构域的结合位点，可以和 D 结构域的互补位点结合。纤维蛋白单体通过交叉重叠聚合。多聚化可以形成分支结构。（Reproduced with permission from Côté HC, Lord ST, Pratt KP：Gamma-Chain dysfibrinogenemias：Molecular structure-function relationships of naturally occurring mutations in the gamma chain of human fibrinogen. Blood 92（7）：2195～2212,1998.）

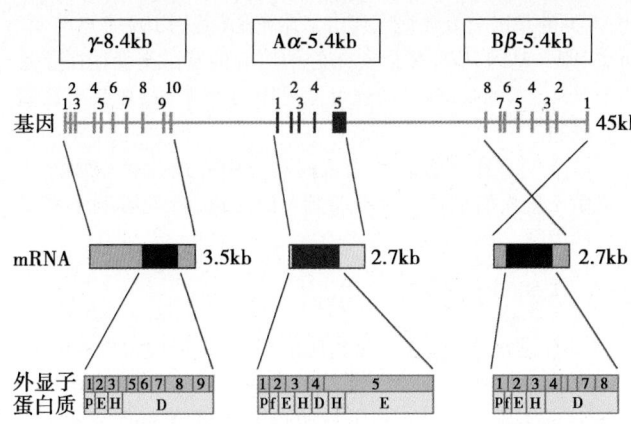

图 113-22　纤维蛋白原的基因结构和蛋白结构的关系。纤维蛋白原三条链的外显子，内含子，mRNA 以及蛋白结构如图所示。B β 链位于 A α 链和 γ 链相反的方向。mRNA 上浅色代表 5′端和 3′端的非翻译区。在蛋白结构中，P 代表蛋白前导序列的前体，f 代表纤维蛋白肽（A 在 A α 链，B 在 B β 链），E 代表 E 结构域，II 代表螺旋连接区，D 代表 D 结构域

循环（图 113-23；表 113-1）。FXIII 中借助其 FXIIIB 亚基与纤维蛋白原 γ′链的相互作用实现与纤维蛋白原的相互作用。

FXIII 的 A 和 B 亚基分别合成和表达，然后组装成异四聚体 FXIII-A2B2[299]。FIIIA 在单核细胞/巨噬细胞，巨核细胞和肝细胞中合成，而 FXIIIB 则只在肝脏和肾脏中合成。

蛋白结构

FXIIIA 亚基由一个激活肽，一个 β-夹心，一个催化转谷氨酰胺酶和两个 β 桶状结构域组成[298]。FXIIIB 充当 FXIII 的载体蛋白，使其具有长的血浆半衰期。FXIIIB 由 10 个寿司结构域串联而成，其中前两个寿司结构域对于结合至 FXIIIA 至关重要。

FXIII 的活化和 FXIIIa 的活性

FXIIIA 是被凝血酶在 Arg37 蛋白水解的活化酶原（图 113-23），导致活性肽的释放和 FXIIIB 亚基从 FXIII-A2B2 复合物中的解离，从而暴露出 FXIIIA 的活性位点 Cys314。FXIIIA 被凝血酶活化的辅因子是钙和纤维蛋白（原）。只包含 FXIIIA 的血小板（cFXIII-A2）二聚体在细胞内随着钙离子浓度的增加，而非蛋白酶解途径被激活，随后在刺激的血小板分泌前发生构象变化（图 113-23）[300]。

凝血酶激活 FXIII 不是在血液凝固的后期事件，因为它与纤维蛋白原裂解为纤维蛋白的速度相同[301]。FXIII 也可以被嗜中性弹性蛋白酶选择性激活或者失活[302]。

FXIIIa 由一个 FXIII-A2 二聚体组成，这个二聚体是通过凝血酶活化（FXIIIa*）或结构性活化（FXIIIa）而来。FXIIIa 的转谷氨酰胺酶活性是由一条蛋白链上的 γ-谷氨酰胺与另一条蛋白链上的 ε-氨基赖氨酸进行交联。FXIIIa 的蛋白交联特异性取决于 FXIIIa 特异性识别谷氨酰胺，而与赖氨酸的交联似乎是随机的，并且仅限于在附近的蛋白。

当凝血酶裂解纤维蛋白原分子的纤维蛋白肽 A 和 B 时，而针对其他纤维蛋白分子的结构域 D 和 E 的中心结合位点是不被覆盖的。这将启动初原纤维和纤维形成的横向聚集。FXIIIa 通过连接纤维蛋白聚合物的两个 γ 链和相邻 D 结构域而稳定原纤维。FXIIIa 二聚体的一个亚基上的 Arg158 与纤维蛋白的 α C 区残基的 A αGlu396 结合，便于 α Ç 链交联活化 FXIIIa 的下一个纤维蛋白分子[303]。

FXIIIa 对纤维蛋白的 γ-链或 α-链的交联对血块形成和结构具有独立和特异的作用。它还可以通过使纤维蛋白与抗纤溶酶-α2 交联保护纤维蛋白不被纤溶酶溶解[304]。

凝血的其他几个过程是需要 FXIII 的，如红血细胞掺入凝块[305]，补体 3（C3）交联纤维蛋白[306]，血小板介入的血块回缩[307]。FXIII 还可以以多种黏合剂和收缩蛋白的功能发挥作用，并与血

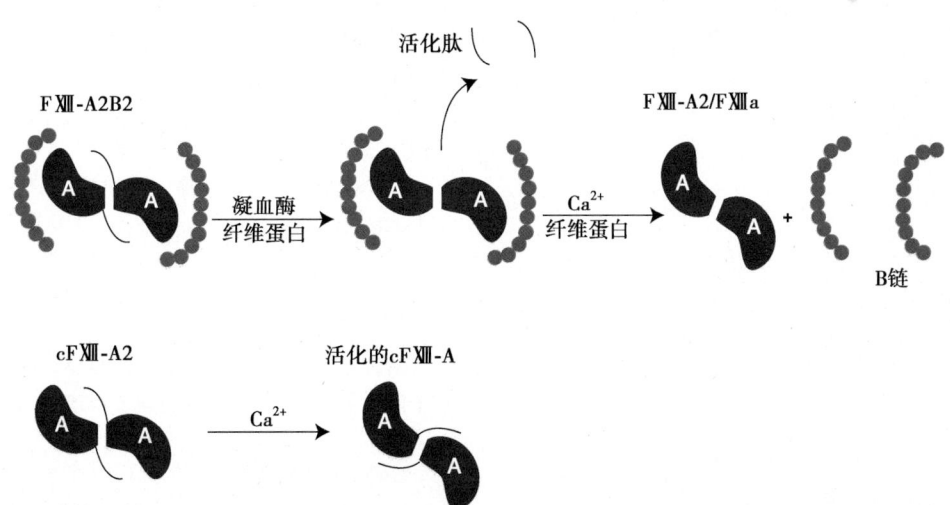

图 113-23　FXIII 的活化。FXIIIA 和 FXIIIB 亚基的结构如图所示。血浆中 FXIII（FXIII-A2B2）包括 2 个 FXIIIA 亚基（A，红色）和 2 个 FXIIIB 亚基（B，绿色）。凝血酶剪切 FXIIIA 的活化肽，释放出 FXIIIB 亚基（B 链），导致 FXIIIA 亚基的结构性变化，暴露它的活性位点。凝血酶剪切的 FXIIIA 被称为 FXIIIa。血小板和巨噬细胞上发现的细胞内的 FXIII（cFXIII-A2）只包含 FXIIIA（cFXIII-A2）的二聚体。在活化血小板释放之前，cFXIII-A2 二聚体在细胞内随着钙离子浓度的增加，而非蛋白酶解途径被激活，随后在刺激的血小板分泌前发生构象变化。钙离子激活的 cFXIIIA 形式被称为 FXIIIa

管紧张素 I 型受体交联[308]。FXIII与胎儿特异性传感器交联导致凋亡,这表明 FXIII可以在产前的细胞存活中发挥作用[309]。由于在单核细胞/巨噬细胞中表达,FXIII水平可以通过抑制单克隆抗体介导的 IL-6 受体信号通路而降低[310]。除了在止血方面的关键作用,FXIII具有重要的组织再生和抗感染功能[311]。FXIII可以防止出血/卒中,维持妊娠,辅助伤口愈合[298]。

基因结构与功能

FXIIIA 链基因(F13A1)定位于 6 号染色体 p25.1。312 包含 15 个外显子,大于16kb(图 113-24)。纤维蛋白结合结构域由外显子 2~12 编码,7 号外显子的 314 位半胱氨酸的巯基是活性位点。FXIIIB 链的基因定位于 1 号染色体 q31~q32.1。包含 12 个外显子,片段大小约 28kb(图 113-25)。313 每个 SCR 均是由一个单独的外显子编码。FXIIIB 链的表达调控尚不明确,在起始甲硫氨酸的上游共有 30 个可能的转录起始位点。

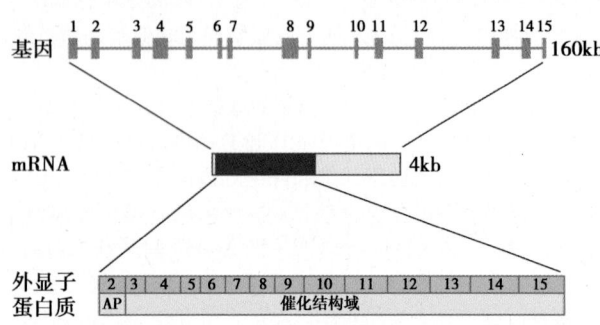

图 113-24 FXIIIA 链的基因结构和蛋白结构的关系。FXIIIA 链的外显子,mRNA 以及蛋白结构如图所示。mRNA 从 5′端编码 1 号外显子的非翻译区到 3′端长的非翻译区(浅蓝色),长 4kb。在蛋白结构中,AP 代表活性肽,催化区如图所示

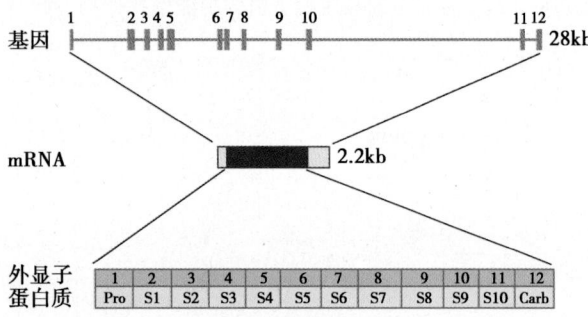

图 113-25 FXIIIB 链的基因结构和蛋白结构的关系。FXIIIB 链的外显子,mRNA 以及蛋白结构如图所示。mRNA 包括 5′端和 3′端短的非翻译区(浅蓝色),长 2.2kb。在蛋白结构中,Pro 代表前导肽,S1 到 S10 代表 1-10 的 Sushi 结构域,Carb 代表 C 末端结构

FXIIIA 或XIIIB 基因中纯合性或复合杂合性丧失功能的突变导致的严重的出血性疾病的概率很罕见(群体中的 200 万分之一)[314]。FXIII缺乏的新生儿通常存在脐带出血。其自然病程的特点是伴随一生的出血倾向和妇女发生自发性流产。抑制性抗体导致的获得性 FXIII缺乏症如果不及时治疗,可能会导致致命性出血[315]。

FXIII缺乏症的突变在 FXIIIA 基因比 FXIIIB 基因更常见。因

此,人类的基因突变数据库列出了在 FXIIIA 基因 107 个点突变,而在 FXIIIB 基因只有 19 个点突变。FXIIIB 的基因突变往往导致两个 FXIII亚基的含量降低,这可能是因为 FXIIIA 的血浆半衰期短造成的。

一个 Val34Leu 多态性导致的动脉粥样硬化性缺血性卒中是由于凝血酶加快了活化 FXIIIA 的速度,从而影响了血块的结构[316]。

凝血酶活化的纤溶抑制物

TAFI 是锌结合的金属蛋白酶的酶原,也被称为羧肽酶 B,R,和 U。TAFI 在肝脏中合成。TAFI 在血浆中的浓度是 70~275nM(表 113-1)。

蛋白结构

TAFI 是一个 401 个氨基酸组成的酶原(分子量约为 60 000),由一个 N 端活化肽(第 1~76 残基),一个连接区域(77~92 残基)和一个催化结构域(93~401 残基)组成。TAFI 蛋白的百分之二十组成碳水化合物侧链,和活化肽的四个位点(Asn22,Asn51,Asn63)以及连接区域(Asn86)相连。与羧基肽酶 A 的其他家族成员进行序列比对发现,TAFI 的活化位点(Glu271 和 Arg125)以及锌结合位点(His67、Glu70 和 His196)为保守位点。

凝血酶活化的纤溶抑制物的活化与活性

TAFI 的激活依靠纤溶酶或凝血酶的裂解,当凝血酶和凝血酶调节蛋白结合时,对 TAFI 的激活速度可被放大 1000 倍。这两个酶作用于 Arg-92,产生一个分子量为 37 000 的活化蛋白(TAFIa)并释放出一个大片段的活性肽。TAFIa 可催化去除纤维蛋白或纤维蛋白降解产物羧基端的精氨酸和赖氨酸残基,这些残基对纤溶酶原结合和活化十分重要。TAFIa 对这些残基位点的去除可使纤溶酶的催化形式减少,从而降低血凝块的溶解。

TAFIa 也可具有抗炎作用,因为它能够有效地切割过敏毒素如缓激肽和补体激活的肽 C3a 和 C5a 的。TAFIa 可能具有抗炎功能,因为其可以对过敏毒素如缓激肽和补体活化的肽 C3a 和 C5a 的 C 端精氨酸进行剪切。

对 TAFIa 抑制物尚未确定。相反,TAFI 活化的主要调控机制涉及它的热不稳定性,即在 37 度只有不到 15 分钟的半衰期。

基因结构与变异

TAFI 基因(CPB2)定位于 13q14.13。包含 11 个外显子与 10 个内含子,长约 48kb。目前尚未报道过编码 TAFI 基因的纯合或复合杂合的突变。

编码 TAFI 基因上一共发现了 19 个 SNPs,其中 6 是在编码区。这 6 个 SNPs 中,两个发生氨基酸替换:第 147 位的丙氨酸/苏氨酸置换和在 325 位置的苏氨酸/异亮氨酸置换[317]。似乎 TAFI 的血浆含量和 3′端启动子的多态性有很强的相关性,但其临床意义尚不清楚。

流行病学研究表明,升高的 TAFI 含量与静脉血栓形成的风险增加有关,尽管定量 TAFI 和 TAFIa 的方法尚有局限性[318]。

● 凝血抑制物:抗凝血酶,组织因子途径抑制物和蛋白 Z/Z 蛋白依赖的蛋白酶抑制剂

抗凝血酶

AT 以前被称为 AT Ⅲ,是 20 世纪 50 年代在血浆中发现的一类有活性的 AT。319AT 主要在肝脏合成,以 2.5uM 的浓度和 60～70 小时的半衰期在血浆中以 432 个氨基酸(分子量约为 58 000)的单链糖蛋白循环(表 113-1)。AT 属于丝氨酸蛋白酶抑制物大家族(serpins)的成员之一,系统命名为 SERPINC1。

蛋白结构

AT 包括一个 N 端的肝素结合结构域,一个富含碳水化合物的区域以及一个 C 端的丝氨酸蛋白酶结合区,该区有一个长的可变的表面暴露的反应性中央环。三个二硫键来稳定结构,其中的两个位于 N-末端区域,一个在丝氨酸蛋白酶结合区。翻译后修饰包括四个 Ñ-糖基化位点,其中三个在富含碳水化合物的结构域(Asn96,Asn135,Asn155),另一个在丝氨酸蛋白酶结合区(Asn192)。

抗凝血酶功能

AT 主要针对的蛋白酶是凝血酶,FⅩa 和 FⅨA。此外,AT 还抑制 FⅪa 的和 FⅫA,以及组织因子-FⅦa 复合物;然而,需要在肝素的存在下才能发挥作用。

和其他丝氨酸蛋白酶抑制剂类似,AT 充当靶蛋白酶的"自杀性"底物。靶蛋白酶切割 AT 反应性位点环上的一个氨基酸序列 Arg393,两者形成一个 1:1 的共价复合物,从而阻断靶蛋白酶的活性位点。该复合物通过反应性中央环的结构变化便于折叠入 AT 的 N-末端区域。通过这样做,所述共价连接的蛋白酶被拖动,致使其丝氨酸蛋白酶结构域变形,有效地将蛋白酶回到酶原样状态[320]。

肝素及相关分子,如内皮结合的甘氨酸,可通过两种不同机制加速 AT 的蛋白酶抑制的效率(图 113-4),特别是对 Fxa,FⅨA 和凝血酶的抑制。图中间部分显示:与肝素分子上特异性戊糖结合后,AT 分子发生构象变化,反应环更易接触靶蛋白酶。从而使 AT 的抗凝活性增强(图 113-26)。对 Fxa,FⅨA 的抑制增加了 500 多倍。肝素的戊糖序列存在于所有形式的肝素,包括低分子量肝素和磺达肝素,一种合成的戊糖[321]。另外,如右图显示,肝素分子可以同时结合 AT 和靶蛋白酶。这有助于使 2 个分子连接,促进反应进行,再次增强 AT 对蛋白酶的抑制率[322,323](图 113-26)。这种机制,也被称为模板机制,在 UFH 中需要更长肝素分子。AT 和肝素的桥接作用在一定程度上也有助于 AT 介导的对 FⅨa 和 FⅩA 的抑制,但大多数还是由变构的活化 AT 的作用。

蛋白酶-AT 复合物通过脂蛋白受体相关蛋白(LRP)-1 介导的内吞作用从在肝脏中被清除[324,325]。

基因结构与变异

AT 基因(SERPINC1)长 13.5kb,定位于染色体 1q25.1,由七个外显子组成。cDNA 包含 1395 个碱基,mRNA 长约 1.4kb。

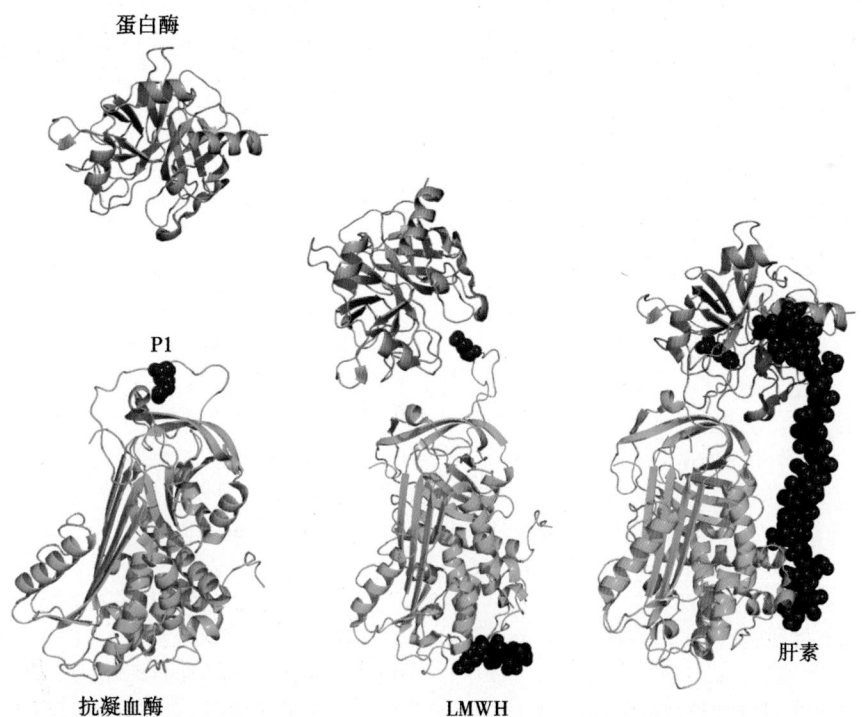

图 113-26 糖胺聚糖对抗凝血酶的抑制作用。左图:凝血酶的结构(PDB 结构 1TB6,青色)和抗凝血酶(PDB 结构 1T1F,绿色)的反应性中央环的 Arg393(P1,红色)。中间图所示:与肝素分子上特异性戊糖结合后[低分子量肝素(LMWH),蓝色]抗凝血酶分子发生构象变化,反应环更易接触靶蛋白酶。从而使 AT 的抗凝活性增强。右图:长链肝素(蓝色)同时和凝血酶与抗凝血酶(PDB 结构 1TB6)相互作用,使两者增强了形成复合物的效率(模板机制)

由于 AT 具有凝血抑制剂的重要作用,所以带有丧失功能的突变杂合子个体的血栓形成风险增加。人群中的发生率大约是 1 ~ 5000[326],在有血栓栓塞性疾病病史的患者中约占 5%[327]。AT 缺乏可分为 Ⅰ 型和 Ⅱ 型缺陷[328]。Ⅰ 型缺陷症的特征是血浆含量的减少;然而,纯合的 Ⅰ 型缺陷症生存期很短。Ⅱ 型缺陷症涵盖了所有的 AT 功能缺陷。

人类基因突变数据库(www.hgmd.org)列出了 274 个突变。导致 Ⅰ 型缺陷的突变包括大缺失,移码突变,终止密码子提前,剪切位点突变和错义突变。Ⅱ 型缺陷症的突变破坏了与肝素结合或影响该蛋白的整体结构。第 130 和 133 章更详细的说明了 AT 缺陷症的临床重要性。

组织因子途径抑制物

TFPI 是一种 Kunitz 型蛋白酶抑制剂,抑制 FXa 和组织因子-FⅦa 复合物的活性,由 Broze 和 Miletich 在 1987 年发现[329]。TFPI 以多种形式在血浆中循环,浓度为 2.5nM,其中大部分是 C 端截短或脂蛋白相关的。只有 10% 的 TFPI 是全长的 TFPI α 形式,由 276 个氨基酸组成(分子量约为 40 000;表 113-1)[330]。TFPI α 的半衰期仅 2 分钟,因为它容易滞留在血管壁内皮上。

蛋白结构

全长的 TFPI α 由三个串联的 Kunitz 型结构域和一个包含基本区域的 C 端组成(图 113-15)[331]。然而,TFPI 的蛋白质水解和选择性剪接的结果非常异质性。随之产生了 TFPI β,它没有第三个 Kunitz 结构域和 C 末端,而是包括通过 GPI 连接便于锚定到内皮细胞膜上的序列[332]。

TFPI 的主要由内皮细胞和血小板产生,内皮细胞表达两种 TFPIα 和 β,而血小板只表达血小板活化分泌的 TFPIα。虽然 TFPI β 是 GPI 连接到内皮细胞的重要部分,但它在血浆中也有发现。在体内实验中,大部分的全长 TFPIα 似乎是通过带正电 C 端结合到内皮的硫酸类肝素蛋白多糖。这是因为血浆总 TFPI 水平经肝素治疗后升高大约 3 倍,这可完全归因于 TFPI α 的增加。此外,TFPI α 与 FV 形成复合物在血浆中循环。

组织因子途径抑制物的功能

TFPI 的生理相关性,从其调节组织因子依赖的凝血能力到它直接抑制 Fxa。TFPI 通过两步机制抑制组织因子-FⅦa 复合物。TFPI 的第二个 Kunitz 结构域结合 Fxa 的活性位点,从而抑制 FXa 的蛋白水解的能力[331]。该步骤可以通过蛋白 S 与 TFPI 的第三个 Kunitz 结构域相互作用而加速[333,334]。以下步骤是组织因子-FⅦa-Fxa-TFPI 复合物抑制具有催化活性的组织因子-FⅦa 复合物。这个复合物的形成依赖于 Kunitz1 结构域与 FⅦa 活性位点的结合。总之,TFPI 作为组织因子起始的凝血酶的产生的调节物取决于蛋白 S 依赖的与 Fxa 的快速结合[333]。

C 端截短的 TFPI 能有效抑制组织因子-FⅦa 复合物的活性;然而,这似乎对凝血酶生成的控制过慢,至少在体外实验中如此。对比之下,GPI 锚定的 TFPI β 抑制组织因子-FⅦa 复合物是有效的,而且不需要蛋白 S[332]。GPI 锚定的 TFPI β 还充当 PARs 介导的组织因子-FⅦa 复合物信号通路的抑制物,而 TFPI α 似乎缺乏这一功能。

TFPI 可阻止前辅因子 FV 存在下,Fxa 形成的凝血酶原酶,FV 是由 Fxa 或血小板 FV 激活[335]。然而,FVa-Fxa-凝血酶原酶复合物不受 TFPI 抑制,作为凝血酶的补偿。

TFPI 的异质性和不同活性的多种形式,使 TFPI 用于临床目的的测量难度加大。然而,通过测量血浆中的游离的全长 TFPI 的含量,显示下降的 TFPIα 与静脉血栓形成有关[336]。蛋白 S-缺陷患者中也发现了 TFPIα 含量下降,这可能是由于缺乏蛋白 S 的 TFPI,加快了游离形式的 TFPIα 的清除[337]。在剪切变异 FV 表达增加的患者中发现 TFPI α 含量增加,这种 FV 成为短 FV。短 FV,缺乏主要的 B 结构域,和 TFPIα 的 C 端相互作用,很可能是借助 FV 的酸性 B 结构域来实现的[132,133]。短 FV 含量的增加导致血浆中 TFPIα 的急剧增加,从而导致出血性疾病[133]。

TFPI 活性可以通过 C 端的蛋白水解而下调,其基本的 C 末端区域或第三个 Kunitz 结构域被去除,从而破坏对 Fxa 和组织因子-FⅦa 的抑制作用。TFPI 的完全失活由中性粒细胞来源的弹性蛋白酶和组织蛋白酶 G 进行蛋白水解作用,也是在 Kunitz 结构 1 和 2 之间进行裂解。以这种方式,组织因子-FⅦa 的活性可以在炎症过程中被保护或激活[338]。

体内实验显示致敏的兔子 TFPI 免疫耗竭后会发生组织因子触发的弥散性血管内凝血[339]。此外,缺乏 TFPI 的第一个 Kunitz 结构域的老鼠是不能存活的[340]。

基因结构与变异

人 TFPI 基因(TFPI)位于染色体 2q31-q32.1,具有九个外显子,长约 70kb。TFPI 合成两种剪接形式,α 和 β[332]。TFPI β 的 7 个外显子之后是通过选择性剪接形成缺乏第三个 Kunitz 结构域,而具有独特 C-端的结构。2 号外显子似乎下调 TFPI β 剪接变异体的翻译,通过 TFPIβ 的 mRNA3 末端的序列进行特异性的相互作用。

目前还没有报道过编码 TFPI 基因的纯合性或复合杂合性无功能突变。发现了一些遗传多态性并且研究了它们与静脉血栓形成的关系。有一篇报道关于 7 号内含子 T33C 多态性与总 TFPI 抗原含量高度相关,并可防止静脉血栓形成[341],但在随后的研究中没有证实其与血栓的相关性[342]。

蛋白 Z/Z 蛋白依赖的蛋白酶抑制剂

ZPI 是一种丝氨酸蛋白酶抑制剂(分子量约为 72 000;系统命名法中的 SERPINA10),对凝血因子 Xa 和 Xia 起抑制作用。ZPI 在血浆中以 60nM 的浓度,60 小时的半衰期循环(表 113-1)[343]。在蛋白 Z 的存在下 ZPI 对 FXa 的抑制作用增强[79]。蛋白 Z 是一种维生素 K 依赖的血浆糖蛋白(分子量约为 62 000),血浆中循环的浓度是 40nM(表 113-1)。在正常血浆中,ZPI 的摩尔分子数多于蛋白 Z,因此所有循环中的蛋白 Z 都与 ZPI 结合成复合物[344]。

蛋白结构

ZPI 显示与其他的丝氨酸蛋白酶抑制剂如 AT 存在 25% ~ 30% 的同源性,在同源性的基础上,Tyr387 被认为在 ZPI 的反应性中心环的 P1 位置上,对灭活 Fxa 起重要作用[345]。与其他的丝氨酸蛋白酶抑制剂不同,ZPI 的 N-末端区含有一个酸性的区域。

Z 蛋白由 Gla 结构域,疏水区,和两个 EGF 样结构域构成。然而,蛋白 Z 的羧基末端含有这样一个区域,虽然它与其他含 GLA 蛋白的催化区域同源,但由于无胰蛋白酶样丝氨酸蛋白酶催化三联体中特有的组氨酸和丝氨酸蛋白酶残基,故无催化活性。

蛋白 Z/蛋白 Z-依赖的蛋白酶抑制剂功能

蛋白质 Z-ZPI 以钙依赖性方式，与蛋白 Z 的 Gla 结构域介导的阴离子磷脂膜形成复合物，这有利于形成三元的蛋白 Z-ZPI-Fxa 复合物。此外，也有人认为 Z 蛋白可诱导 ZPI 构象变化，导致 ZPI 的反应性中心环和 P1 位点与 Fxa 的活性位点配对[347]。而且，Z 蛋白还可以使 ZPI 对 Fxa 抑制作用增强 1000 倍。但是 ZPI 对 FXIa 的灭活却与蛋白 Z 无关[79]。和其他丝氨酸蛋白酶抑制剂类似，ZPI 充当"自杀性"底物。然而，Fxa 和 FXIa 最终在 P1 残基 Tyr387 位剪切 ZPI，这导致了 4.2kDa 的 C-末端肽释放出来[79]。

蛋白 Z 和 ZPI 的结合显著地延迟并减缓了包含凝血酶原，FV，磷脂和钙的凝血酶混合物生成的最终速率。然而，含有 FVa，蛋白 Z 和 ZPI 的类似混合物却不能抑制凝血酶的产生[79]。因此，蛋白 Z 和 ZPI 的主要作用是抑制先于凝血酶原酶复合物形成的凝血反应。

在小鼠中，蛋白 Z 和 ZPI 缺乏与血栓形成表型相关，两者的缺陷大大增加了 FV Leiden 突变的动物的致死率。这表明，蛋白 Z 和 ZPI 缺乏可能是人类的血栓性疾病的危险因素[348]。在一些小型的研究中显示蛋白 Z 的含量下降与血栓形成和缺血性卒中有一定的相关性。然而，这些研究要想证明与血管疾病有确切的关系还缺乏有力的证据[349]。还有一些其他研究表明蛋白 Z 和 ZPI 突变可能与血栓形成和妊娠并发症有一定的相关性[350]。

基因结构与变异

ZPI 基因（SERPINA10）在染色体位置是 14q32.13。该基因编码 6 个外显子，长约 10kb。蛋白 Z 基因（PROZ）位于 13 号染色体长臂（q34），与 FX 和 FVII 基因，长 14kb，包含 9 个外显子。内含子/外显子交界区域与其他含 GLA 的凝血蛋白相同。在前导序列中有另一个外显子，编码由 22 个氨基酸组成的独特的肽。蛋白 Z 基因转录成大小为 1.6kb 的 mRNA。

编码 ZPI 的基因已经报道了几个突变和多态性[351]，但这些基因突变和静脉血栓形成的风险之间的关系尚未确立[352]。

人类基因突变数据库列出了蛋白 Z 基因的九个无功能突变。这些突变和疾病的关系还不能确定，但不能排除与缺血性卒中和反复性流产的关系[353~355]。

止血途径

早期凝血方案

随着对血液生物化学的逐步了解，20 世纪 60 年代，认为有一系列的步骤可使一个凝血因子顺序激活另一个凝血因子，最终导致凝血酶的大量生成[356,357]。每个凝血因子以酶原的形式存在，并可转化为有活性的酶。

随后对早期瀑布模型进行修正，发现 FV 和 FVIII 分别是 Fxa 和 FIXa 的辅因子，其并不具有酶活性。此外，凝血过程被分为外源性途径和内源性途径，如图 113-27 所示。外源凝血途径包括 FVIIa 和组织因子，后者相对于循环血液来说被认为是外源的。组织因子途径可以在凝血实验中被脑组织提取物激活。FXII 依赖的内源性凝血途径可以被中国黏土（高岭土）激活，被认为是在血管内的。两种凝血途径均可活化 FX，Fxa 可与辅因子 Va 结合，使凝血酶原转化为凝血酶。虽然早期有关凝血的概念极具价值，但研究人员意识到内、外源途径不能完全独

立执行止血功能。FXII 在促发内源性凝血酶生成中的关键作用以及 FXII 缺陷症患者没有表现出血倾向，这和内源性途径中其他凝血因子，如 FVIII 和 FIX 缺陷症患者表现出严重的出血倾向是不一致的，这也让我们继续探索这些凝血因子之间的相互关系。

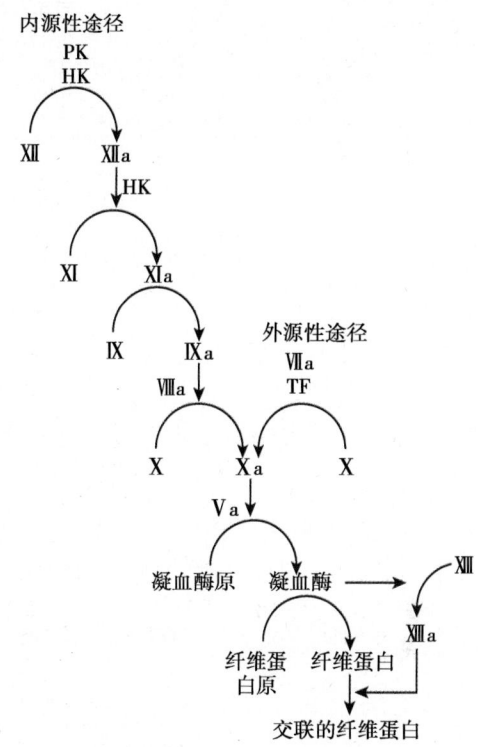

图 113-27　凝血的瀑布机制。这个模型显示了从凝血因子活化的一系列过程，从最开始到凝血酶的生成，再到纤维蛋白的产生。图中标明了内源性和外源性凝血途径。HK，高分子量激肽原；PK，前激肽释放酶原；TF，组织因子

凝血框架的修订

凝血模型修订的关键步骤是跨膜蛋白组织因子的纯化和鉴定[358~359]。其中一个主要的发现就是 VIIa/TF 复合物不仅可以激活 FX，也可激活 FIX[360]。这使人们相信尽管 FVIII 和 FIX 是内源性凝血途径的成分，但是由于 FVIII 和 FIX 的缺乏而引起的血友病 A 和血友病 B 实际上是由于 VIIa/TF 途径异常所致。随着 TFPI 可以快速抑制 TF/FVIIa 复合物的概念变得清晰，认为 FVIIIa-FIXa 的活性对于维持 Fxa 和凝血酶生成的止血功能也是非常重要的[361~364]。组织因子和 TFPI 同时缺乏的小鼠胚胎致死，导致组织因子介导凝血酶生成的重要性降低[340,365]。另外的发现就是凝血酶可直接激活 FXI[366]，因此提出了一旦凝血酶生成形成了一个放大的循环：凝血酶→FXIa→FIXa→Fxa→凝血酶。这可以解释为什么 FXI 缺陷症患者只有中等程度的出血倾向以及 FXII 缺陷症患者没有出血倾向。修正后的凝血模型参见图 113-28。结合其他重要发现，得出这样的结论：体内止血主要是源于损伤处 VIIa/TF 复合物的形成[367]。

体内凝血途径是由调控机制来调节的，其中之一就是将凝血反应局限于细胞表面。另外，早期及近年来的研究均强调凝血过程每一环节中血浆抑制物的作用。其中包括：①在蛋白 S 的帮助下 TFPI 可抑制 VIIa/TF/Xa 复合物和 Fxa 的活性[331,333]；

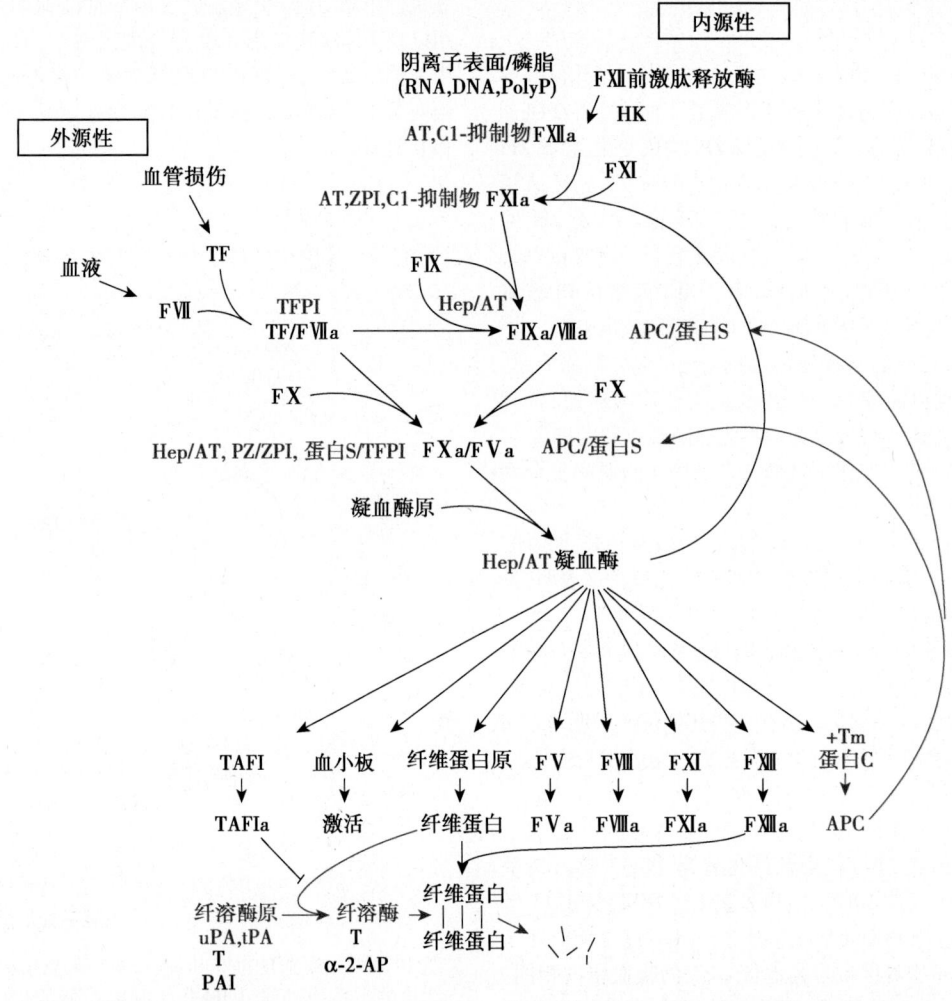

图 113-28 凝血机制的修订。凝血模型的经典瀑布机制经过多次修改后的概览。该图表示了外源性途径中组织因子-FⅦ复合物还可以激活 FⅨ，凝血酶激活 FⅪ 作为正反馈环。FⅨ 对 Fxa 生成的放大作用在低组织因子浓度的条件下对形成纤维蛋白是必需的，因为组织因子-FⅦ复合物介导的 FⅩ 活化可以被组织因子途径抑制物（TFPI）所抑制。外源性凝血途径组成成分标黑色，内源性途径中在止血中不是必需的成分标灰色。抗凝物质标红色。AP，抗纤溶酶；APC，活化的蛋白 C；AT，抗凝血酶；HEP，肝素；HK，高分子量激肽原；PAI，纤溶酶原激活物抑制剂；PZ，蛋白 Z；TAFI，凝血酶激活的纤溶抑制物；TF，组织因子；TM，血栓调节蛋白；tPA，组织纤溶酶原激活物；uPA，尿激酶型纤溶酶原激活物；ZPI，蛋白 Z 依赖的蛋白酶抑制剂

②血栓调节蛋白和 APC，灭活凝血酶和 FⅤa 和 FⅧa，后者需要蛋白 S 的辅助[368]；③AT，其抑制凝血酶和其他凝血蛋白酶[369]；④ZPI 抑制磷脂表面 Fxa，蛋白 Z 要与 Fxa 先形成复合物[79]。图 113-28 也标明了凝血机制的抑制。

大多数组织因子依赖性凝血酶生成途径和抑制机制是基于捕获个体化反应的速率常数得出数学模型[370]。完成和完善这种模型将有助于我们更好地理解在人工膜结构上的凝血反应的生物化学，鉴于流动状态的细胞膜上酶的变化仍然复杂，所以将它们掺入数学模型受阻[370]。

以细胞为基础的凝血模式

止血的目的是产生纤维蛋白栓以封闭血管壁的损伤及破口处。当 TF 负载细胞暴露于受损处的血液时，这一过程即被触发。TF 可通过其跨膜结构域锚定于细胞上，作为血浆 FⅦ 的受体。一旦结合 TF，酶原因子 FⅦ 可通过自身激活及 Fxa 的参与，快速转化为 FⅦa。TF 在血管周围及上皮细胞表达，该两处被认为是形成"止血封套"的所在地。即使未有损伤，TF 或许也已与 FⅦa 形成复合物[253]。

形成的 FⅦa/TF 复合物催化 2 个极为重要的反应：①FⅩ 活化为 Fxa；②FⅨ 活化为 FⅨa。形成于 TF 负载细胞上的 Fxa 和 FⅨa 各自在血凝过程中具有非常独特的功能[371]。当血管受损，血小板随血流到达受损处，并与血管外的成分结合形成初期止血血栓，同时其也被部分激活。血小板在接近 FⅦa/TF 复合物的局部汇集。

在 TF 负载细胞上形成的 Fxa 可与活化血小板释放的辅因子 FⅤa 相互作用，形成凝血酶原酶复合物，该复合物足以在 TF 负载细胞附近产生少量的凝血酶（图 113-29）。尽管这一数量的凝血酶并不足以凝结纤维蛋白原，但已足够启动凝血系统，随后引起凝血酶大量的生成。

基于组织因子活化血液和细胞模型的试验表明，FⅦa/TF

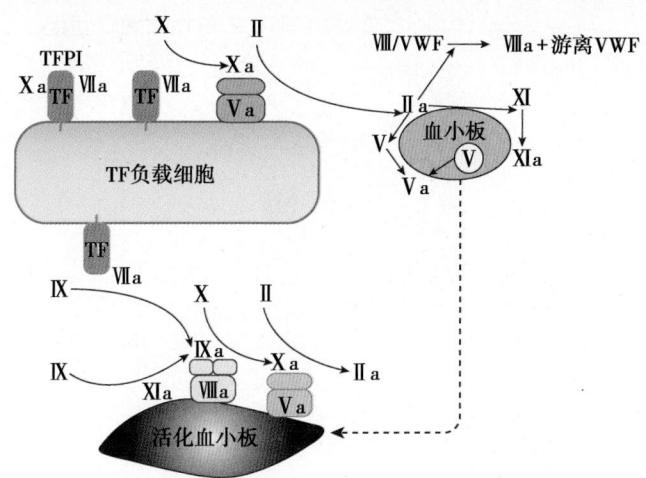

图 113-29　TF 负载细胞和血小板上 TF-FⅦa 介导的凝血酶生成的细胞模型。从 TF 负载细胞上 Fxa 生成以后,当组织因子途径抑制物(TFPI)作用于 Fxa 使 TF-FⅦa 失活,从而抑制了 Fxa 的生成。TF 负载细胞上少量的凝血酶生成对于启动随后血小板一系列的凝血步骤起到了关键的作用。这种凝血酶活化的血小板,血小板的 α-颗粒中释放 FV,活化 FV,活化 FⅧ,使其从血管性血友病因子(VWF)中释放,还激活 FXI。在 TF 负载细胞上产生的 FⅨa 被血浆中的抑制物缓慢抑制,随后到活化血小板表面和 FⅧa 结合。这个 FⅧa-Ⅸa 的复合物可以激活血小板表面的 FX。生成的 Fxa 复合物和 FⅤa 一起随后激活凝血酶原,导致剪切纤维蛋白原的凝血酶大量生成。额外的 FⅨa 由血小板表面的 FXIa 提供

复合物活化 Fxa 生成凝血酶,从而激活血小板[371~373]。少量的 FVa 是凝血酶原酶在 TF 负载细胞上结合所必需,其可来源于血小板的释放或被 FXa 及非凝血蛋白酶所活化[335,374,375]。

产生于 TF 负载细胞上的少量凝血酶能有如下作用:①活化血小板;②激活 FV;③活化 FⅧ并使 FⅧ从 VWF 上分离;④活化 FXI(图 113-29)[366,372,373]。Ⅶa/TF 激活的 Fxa 的活性严格限制在 TF 负载细胞上,扩散出细胞表面的 Fxa 可被 TFPI,AT 或蛋白 Z-ZPI 复合物快速抑制。另一方面,FⅨa,其主要活性位点位于距离 TF 负载细胞很近的活化血小板上。因为其并不被 TFPI 和 ZPI 所抑制,而且相对于 Fxa,其被 AT 抑制慢得多,故 FⅨa 可扩散至邻近细胞表面(表 113-4)。

活化血小板的作用

血小板可黏附和聚集在 TF 暴露处,从而将凝血反应局限于损伤部位。血小板的定位与活化受到 VWF、凝血酶、血小板受体及血管壁成分如胶原的介导[276](参见第 112 章)。一旦血小板活化,作为辅因子的 FⅤa 和 FⅧa 可快速定位于血小板膜表面(图 113-29)。辅因子结合部分是由血小板膜表面的磷脂酰丝氨酸暴露所介导,这一过程是通过"翻转"机制产生的,即位于膜双层内面的磷脂酰丝氨酸翻转到外侧[376]。内皮细胞,血小板和白细胞也可以产生促凝的微粒,用为维持凝血酶生成。虽然这些微粒的促凝特性已经在体外实验中进行了详细的研究,但其在体内对凝血的贡献仍然受到争议。

FⅨa 和 FXIa 通过特异性结合位点聚集在血小板附近使 Fxa 的生成效应放大[377,378],同时血小板释放的多-P 可以加强

FXI 介导的凝血酶活化(图 113-29)[379]。一旦形成,血小板表面的 Fxa 与 FVa 结合产生大量的凝血酶,足以凝固纤维蛋白原,从而形成止血栓子。凝血酶激活 FXⅢ,使纤维蛋白交联形成稳固且不可穿透的止血血栓。凝血酶亦激活 TAFI,从而使纤维蛋白凝块更加稳固。FXIa 介导的反馈回路需要 TAFI 的激活,产生足够的凝血酶[380]。

应当指出的是,不同的器官、肌肉、关节和身体的其他部位,它们的促凝和抗凝反应之间的平衡、纤溶和纤溶抑制的潜力、包括血管上的压力都有很大的不同。这可能是不同的凝血因子缺陷症有不同的表型的基础[381]。FXI 和 FXⅡ对于止血的作用不大,但却参与了血栓形成,可以作为抗凝治疗后减少出血综合征提高安全性的新靶点[382,383]。

免疫细胞的作用

目前已经很清楚的是,血栓在免疫防御中有主要生理作用。这种所谓的免疫性血栓可以起到识别,遏制和消灭病原体的辅助作用[384]。但是,如果不受控制,会发展成血栓[385]。图 113-30 简述了免疫学血栓的概况。

免疫宿主防御和血栓形成之间的紧密联系是由免疫细胞经过几个步骤在凝块形成中发挥积极的作用而体现的。首先,单核细胞表达由病原体激活的组织因子,通过外源性途径导致凝血酶产生[386]。第二,激活的内皮细胞会募集中性粒细胞,并在血小板-中性粒细胞相互作用的结果下形成中性粒细胞的胞外陷阱(NETs)[387],NETs 由中性粒细胞释放的解聚的染色质纤维和 DNA 构成[388]。NET 相关蛋白,如组蛋白和中性粒细胞弹性蛋白酶,分别激活血小板和灭活 TFPI,两个过程都促进凝块形成[338,389]。此外,NET DNA 还可以激活 FXⅡ,增强了由内源性途径介导的血栓形成[385]。NETs 也与 VWF 相互作用,这有利于血小板结合 NETs。

解聚的染色质有助于 NET 生成,依靠 PAD4 重新定位于瓜氨酸化的组蛋白的以中性粒细胞细胞核。这导致 DNA 解聚,随后暴露出中性粒细胞[388]。PAD4 介导的 NET 形成在血栓形成中的重要作用已在生理学的下腔静脉血栓模型的老鼠上证实[385,390]。因此,NETs 也被认为是血栓形成的一个组成部分[391]。DNA 参与病理血栓形成的概念为寻找抗凝替代疗法打开了大门。

内皮细胞的作用

一旦纤维蛋白/血小板凝块在损伤部位形成,凝血过程必然被终止以避免邻近血管正常区域发生血栓栓塞。若凝血机制未得以控制,即便是适度的促凝刺激也可导致整个血管分支产生凝块。

内皮细胞的主要作用是限制损伤部位的凝血反应,阻止血栓扩展至完整的内皮细胞(参见第 115 章)。内皮细胞有 2 个主要的抗凝-抗血栓活性,如图 113-31。首先,凝血酶生成激活 PC,PS,TM 以及 EPCR 系统。这是由 Hanson 和他的同事证实的,他们发现在体内输注凝血酶发挥了依赖蛋白 C 的抗凝作用[392]。这也显示不仅仅在血管损伤处,凝血酶都可以产生 APC,从而灭活辅因子 FⅤa 及 FⅧa。这可防止血管中过多凝血酶的生成。

其次,蛋白酶抑制物 AT 及 TFPI 可与内皮细胞表面的硫酸肝素结合,从而灭活完整内皮细胞附近的蛋白酶[393]。GPI 锚定

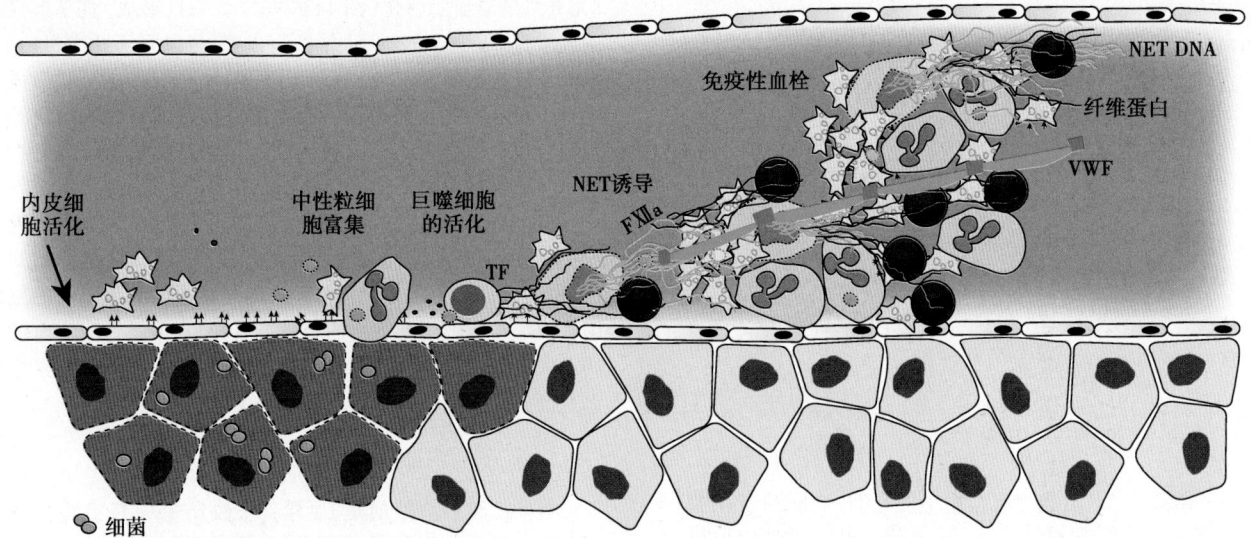

图 113-30　免疫细胞的作用:免疫性血栓。由焦虑或感染因素引起内皮细胞的活化从而导致中性粒细胞的黏附和巨噬细胞的活化。诱导组织因子(TF)表达引起最初的纤维蛋白生成,当血小板活化的中性粒细胞相互作用导致 DNA 的多聚化,并在血小板-中性粒细胞相互作用的结果下形成中性粒细胞的胞外陷阱(NET)。NET 可以捕获细菌形成固有免疫屏障,但同时也可以通过 DNA 依赖的 FXII 活化和组蛋白依赖的血小板活化而形成血栓。此外,血管性血友病因子(vWF)也可以与 DNA 相互作用,从而加强了血小板与 NET 的相互作用

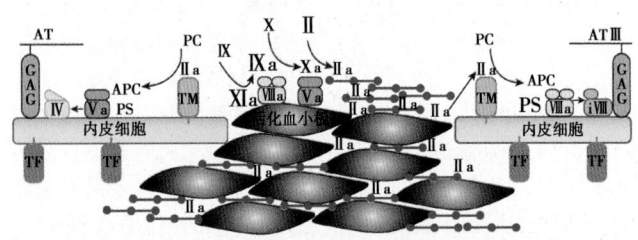

图 113-31　内皮细胞的作用。损伤部位的血小板上生成的活化凝血蛋白需要被限制在损伤部位。移动到内皮细胞表面的活化的凝血因子迅速被抗凝血酶(AT)所抑制,其与内皮细胞表面上的糖胺聚糖(GAG)相互作用。此外,凝血酶到达内皮细胞表面结合凝血调节蛋白(TM)。一旦结合,凝血酶就不能再切割纤维蛋白原。相反,凝血酶活化蛋白 C(APC),导致 APC-蛋白 S(PS)复合物在内皮细胞表面生成。内皮细胞表面上的 APC-PS 灭活促凝辅因子 Ⅴa(变为 Ⅳ)和 Ⅷa(变为 iⅧ)。PC,蛋白 C;TF,组织因子

的 TFPI-β 在控制血管内凝血酶生成的过程中也起到作用[332]。内皮细胞也可通过释放前列环素(PGI2)和一氧化氮(NO)抑制血小板的活化,通过膜外 ADP 酶(CD39)降解 ADP[394]。

血浆蛋白酶抑制物的作用

与基于细胞的凝血反应相似,循环中的蛋白酶抑制物的重要作用是通过直接抑制逃逸至液相的蛋白酶,从而将凝血反应局限于特异的细胞表面。血浆蛋白酶抑制物的主要成员不仅可将血栓局限于特定部位,而且其在凝血过程中也起到阈值效应的作用[363,395,396]。因此,在抑制物存在时,凝血反应只在促凝因子产生超过抑制物时发生。假若刺激不够强烈,则该凝血反应体系将回到基线,而不是继续进行凝血反应。在病理条件下,促发凝血的因素可能足够强,足以抑制凝血调节机制,从而引起弥散性血管内凝血或血栓形成(参见第 129、133 章)。

纤溶作用

止血血栓形成后,受到 FXIII 和 TAFI 的纤溶保护作用,必须有条件能使这些血栓最终在伤口修复后被清除。血栓溶解由纤溶系统完成,详见第 135 章的讨论。

基于凝血和抗凝的概念

只有在 TF 负载细胞上或在该细胞附近形成足够多的凝血酶激活血小板和辅因子时,凝血过程才会继续。然而,微血栓为何不会沿着完整的血管系统持续延伸,人们对此感到惊讶。每时每刻可能都存在低水平的凝血因子活化[397]。30 年前已发现在正常个体中,纤维蛋白肽被持续地以低水平的方式从纤维蛋白原切除[398]。同时也发现正常个体血液中,有低水平的 FVIIa 及 FIX 和 FX 的活化肽[399~401],这被称为基础凝血。每天日常活动造成血管的微小损伤以及由于凝血因子渗透至血管外,导致基础凝血的发生。基础凝血必须通过抗凝和纤溶系统的基础活性,使其与之达到平衡。正常人体内存在低水平的蛋白 C 活化肽和组织纤溶酶活化剂活性可证明这一点[402]。

翻译:陆晔玲、吴瑛婷　互审:朱力　校对:王学锋

参考文献

1. Davidson CJ, Hirt RP, Lal K, et al: Molecular evolution of the vertebrate blood coagulation network. *Thromb Haemost* 89:420–428, 2003.
2. Patthy L: Evolution of the proteases of blood coagulation and fibrinolysis by assembly from modules. *Cell* 41:657–663, 1985.
3. Wu SM, Cheung WF, Frazier D, Stafford DW: Cloning and expression of the cDNA for human gamma-glutamyl carboxylase. *Science* 254:1634–1636, 1991.
4. Li T, Chang C-Y, Jin D-Y, et al: Identification of the gene for vitamin K epoxide reductase. *Nature* 427:541–544, 2004.
5. Jorgensen MJ, Cantor AB, Furie BC, et al: Recognition site directing vitamin K-dependent gamma-carboxylation resides on the propeptide of factor IX. *Cell* 48:185–191, 1987.
6. Huber P, Schmitz T, Griffin J, et al: Identification of amino acids in the gamma-carboxylation recognition site on the propeptide of prothrombin. *J Biol Chem* 265:12467–12473, 1990.
7. Falls LA, Furie BC, Jacobs M, et al: The omega-loop region of the human prothrombin gamma-carboxyglutamic acid domain penetrates anionic phospholipid membranes. *J*

Biol Chem 276:23895–23902, 2001.
8. Huang M, Rigby AC, Morelli X, et al: Structural basis of membrane binding by Gla domains of vitamin K-dependent proteins. *Nat Struct Biol* 10:751–756, 2003.
9. Tavoosi N, Davis-Harrison RL, Pogorelov TV, et al: Molecular determinants of phospholipid synergy in blood clotting. *J Biol Chem* 286:23247–23253, 2011.
10. Bode W, Mayr I, Baumann U, et al: The refined 1.9 A crystal structure of human alpha-thrombin: Interaction with D-Phe-Pro-Arg chloromethylketone and significance of the Tyr-Pro-Pro-Trp insertion segment. *EMBO J* 8:3467–3475, 1989.
11. Persson E, Olsen OH: Allosteric activation of coagulation factor VIIa. *Front Biosci (Landmark Ed)* 16:3156–3163, 2011.
12. Morawitz P: Die Chemie der Blutgerinnung. *Ergeb Physiol* 4:307–422, 1905.
13. Quick AJ: *Hemorrhagic Diseases*, pp 451–490. Lea and Febiger, Philadelphia, 1957.
14. Degen SJ: The prothrombin gene and its liver-specific expression. *Semin Thromb Hemost* 18:230–242, 1992.
15. Wu W, Suttie JW: N-glycosylation contributes to the intracellular stability of prothrombin precursors in the endoplasmic reticulum. *Thromb Res* 96:91–98, 1999.
16. Bradford HN, Orcutt SJ, Krishnaswamy S: Membrane binding by prothrombin mediates its constrained presentation to prothrombinase for cleavage. *J Biol Chem* 288:27789–27800, 2013.
17. Krishnaswamy S: The transition of prothrombin to thrombin. *J Thromb Haemost* 11 (Suppl 1):265–276, 2013.
18. Bradford HN, Krishnaswamy S: Meizothrombin is an unexpectedly zymogen-like variant of thrombin. *J Biol Chem* 287:30414–30425, 2012.
19. Bode W, Turk D, Karshikov A: The refined 1.9-A X-ray crystal structure of D-Phe-Pro-Arg chloromethylketone-inhibited human alpha-thrombin: Structure analysis, overall structure, electrostatic properties, detailed active-site geometry, and structure-function relationships. *Protein Sci* 1:426–471, 1992.
20. Lechtenberg BC, Freund SM, Huntington JA: An ensemble view of thrombin allostery. *Biol Chem* 393:889–898, 2012.
21. Lechtenberg BC, Johnson DJ, Freund SM, Huntington JA: NMR resonance assignments of thrombin reveal the conformational and dynamic effects of ligation. *Proc Natl Acad Sci U S A* 107:14087–14092, 2010.
22. Vu TK, Hung DT, Wheaton VI, Coughlin SR: Molecular cloning of a functional thrombin receptor reveals a novel proteolytic mechanism of receptor activation. *Cell* 64:1057–1068, 1991.
23. Ishihara H, Connolly AJ, Zeng D, et al: Protease-activated receptor 3 is a second thrombin receptor in humans. *Nature* 386:502–506, 1997.
24. Xu WF, Andersen H, Whitmore TE, et al: Cloning and characterization of human protease-activated receptor 4. *Proc Natl Acad Sci U S A* 95:6642–6646, 1998.
25. Coughlin SR: Protease-activated receptors in hemostasis, thrombosis and vascular biology. *J Thromb Haemost* 2005:1800–1814.
26. Spronk HM, de Jong AM, Crijns HJ, et al: Pleiotropic effects of factor Xa and thrombin: What to expect from novel anticoagulants. *Cardiovasc Res* 101:344–351, 2014.
27. Coppens M, Eikelboom JW, Gustafsson D, et al: Translational success stories: Development of direct thrombin inhibitors. *Circ Res* 111:920–929, 2012.
28. Hauel NH, Nar H, Priepke H, et al: Structure-based design of novel potent nonpeptide thrombin inhibitors. *J Med Chem* 45:1757–1766, 2002.
29. Royle NJ, Irwin DM, Koschinsky ML, et al: Human genes encoding prothrombin and ceruloplasmin map to 11p11-q12 and 3q21-24, respectively. *Somat Cell Mol Genet* 13:285–292, 1987.
30. Peyvandi F, Bolton-Maggs PH, Batorova A, De Moerloose P: Rare bleeding disorders. *Haemophilia* 18 (Suppl 4):148–153, 2012.
31. Poort SR, Rosendaal FR, Reitsma PH, Bertina RM: A common genetic variation in the 3′-untranslated region of the prothrombin gene is associated with elevated plasma prothrombin levels and an increase in venous thrombosis. *Blood* 88:3698–3703, 1996.
32. Gehring NH, Frede U, Neu-Yilik G, et al: Increased efficiency of mRNA 3′ end formation: A new genetic mechanism contributing to hereditary thrombophilia. *Nat Genet* 28:389–392, 2001.
33. Rosendaal FR, Doggen CJ, Zivelin A, et al: Geographic distribution of the 20210 G to A prothrombin variant. *Thromb Haemost* 79:706–708, 1998.
34. Giangrande PLF: Six characters in search of an author: The history of the nomenclature of coagulation factors. *Br J Haematol* 121:703–712, 2003.
35. Hansson K, Stenflo J: Post-translational modifications in proteins involved in blood coagulation. *J Thromb Haemost* 3:2633–2648, 2005.
36. Butenas S, Mann KG: Kinetics of human factor VII activation. *Biochemistry* 35:1904–1910, 1996.
37. Neuenschwander PF, Fiore MM, Morrissey JH: Factor VII autoactivation proceeds via interaction of distinct protease-cofactor and zymogen-cofactor complexes. Implications of a two-dimensional enzyme kinetic mechanism. *J Biol Chem* 268:21489–21492, 1993.
38. Camerer E, Huang W, Coughlin SR: Tissue factor- and factor X-dependent activation of protease-activated receptor 2 by factor VIIa. *Proc Natl Acad Sci U S A* 97:5255–5260, 2000.
39. Hoffman M, Monroe DM: The multiple roles of tissue factor in wound healing. *Front Biosci (Schol Ed)* 4:713–721, 2012.
40. Riewald M, Ruf W: Mechanistic coupling of protease signaling and initiation of coagulation by tissue factor. *Proc Natl Acad Sci U S A* 98:7742–7747, 2001.
41. O'Hara PJ, Grant FJ: The human factor VII gene is polymorphic due to variation in repeat copy number in a minisatellite. *Gene* 66:147–158, 1988.
42. Berkner K, Busby S, Davie E, et al: Isolation and expression of cDNAs encoding human factor VII. *Cold Spring Harb Symp Quant Biol* 51(Pt 1):531–541, 1986.
43. Girelli D, Russo C, Ferraresi P, et al: Polymorphisms in the factor VII gene and the risk of myocardial infarction in patients with coronary artery disease. *N Engl J Med* 343:774–780, 2000.
44. Biggs R, Douglas AS, MacFarlane RG, et al: Christmas disease: A condition previously mistaken for haemophilia. *Br Med J* 2:1378–1382, 1952.
45. Gillis S, Furie BC, Furie B, et al: gamma-Carboxyglutamic acids 36 and 40 do not contribute to human factor IX function. *Protein Sci* 6:185–196, 1997.
46. Winship PR, Dragon AC: Identification of haemophilia B patients with mutations in the two calcium binding domains of factor IX: Importance of a beta-OH Asp 64—Asn change. *Br J Haematol* 77:102–109, 1991.
47. Rallapalli PM, Kemball-Cook G, Tuddenham EG, et al: An interactive mutation database for human coagulation factor IX provides novel insights into the phenotypes and genetics of hemophilia B. *J Thromb Haemost* 11:1329–1340, 2013.
48. Begbie ME, Mamdani A, Gataiance S, et al: An important role for the activation peptide domain in controlling factor IX levels in the blood of haemophilia B mice. *Thromb Haemost* 94:1138–1147, 2005.
49. Bolt G, Bjelke JR, Hermit MB, et al: Hyperglycosylation prolongs the circulation of coagulation factor IX. *J Thromb Haemost* 10:2397–2398, 2012.
50. Brooks AR, Sim D, Gritzan U, et al: Glycoengineered factor IX variants with improved pharmacokinetics and subcutaneous efficacy. *J Thromb Haemost* 11:1699–1706, 2013.
51. Cheung WF, Hamaguchi N, Smith KJ, Stafford DW: The binding of human factor IX to endothelial cells is mediated by residues 3–11. *J Biol Chem* 267:20529–20531, 1992.
52. Cheung WF, van den Born J, Kühn K, et al: Identification of the endothelial cell binding site for factor IX. *Proc Natl Acad Sci U S A* 93:11068–11073, 1996.
53. Lenting PJ, ter Maat H, Clijsters PP, et al: Cleavage at arginine 145 in human blood coagulation factor IX converts the zymogen into a factor VIII binding enzyme. *J Biol Chem* 270:14884–14890, 1995.
54. Lindquist PA, Fujikawa K, Davie EW: Activation of bovine factor IX (Christmas factor) by factor XIa (activated plasma thromboplastin antecedent) and a protease from Russell's viper venom. *J Biol Chem* 253:1902–1909, 1978.
55. Zögg T, Brandstetter H: Activation mechanisms of coagulation factor IX. *Biol Chem* 390:391–400, 2009.
56. Johnson DJD, Langdown J, Huntington JA: Molecular basis of factor IXa recognition by heparin-activated antithrombin revealed by a 1.7-A structure of the ternary complex. *Proc Natl Acad Sci U S A* 107:645–650, 2010.
57. Camerino G, Grzeschik KH, Jaye M, et al: Regional localization on the human X chromosome and polymorphism of the coagulation factor IX gene (hemophilia B locus). *Proc Natl Acad Sci U S A* 81:498–502, 1984.
58. van Hylckama Vlieg A, van der Linden IK, Bertina RM, Rosendaal FR: High levels of factor IX increase the risk of venous thrombosis. *Blood* 95:3678–3682, 2000.
59. Simioni P, Tormene D, Tognin G, et al: X-linked thrombophilia with a mutant factor IX (factor IX Padua). *N Engl J Med* 361:1671–1675, 2009.
60. Denson K: Electrophoretic studies of the Prower factor: A blood coagulation factor which differs from factor VII. *Br J Haematol* 4:313–325, 1957.
61. Telfer TP, Denson KW, Wright DR: A new coagulation defect. *Br J Haematol* 2:308–316, 1956.
62. Hougie C, Barrow EM, Graham JB: Stuart clotting defect. I. Segregation of an hereditary hemorrhagic state from the heterogeneous group heretofore called stable factor (SPCA, proconvertin, factor VII) deficiency. *J Clin Invest* 36:485–496, 1957.
63. Gueguen P, Cherel G, Badirou I, et al: Two residues in the activation peptide domain contribute to the half-life of factor X *in vivo*. *J Thromb Haemost* 8:1651–1653, 2010.
64. Rudolph AE, Mullane MP, Porche-Sorbet R, et al: The role of the factor X activation peptide: A deletion mutagenesis approach. *Thromb Haemost* 88:756–762, 2002.
65. Yang L, Manithody C, Rezaie AR: Functional role of O-linked and N-linked glycosylation sites present on the activation peptide of factor X. *J Thromb Haemost* 7:1696–1702, 2009.
66. Rao LV, Rapaport SI: Activation of factor VII bound to tissue factor: A key early step in the tissue factor pathway of blood coagulation. *Proc Natl Acad Sci U S A* 85:6687–6691, 1988.
67. Monkovic DD, Tracy PB: Activation of human factor V by factor Xa and thrombin. *Biochemistry* 29:1118–1128, 1990.
68. Neuenschwander PF, Jesty J: Thrombin-activated and factor Xa-activated human factor VIII: Differences in cofactor activity and decay rate. *Arch Biochem Biophys* 296:426–434, 1992.
69. Borensztajn K, Peppelenbosch MP, Spek CA: Factor Xa: At the crossroads between coagulation and signaling in physiology and disease. *Trends Mol Med* 14:429–440, 2008.
70. Jesty J, Spencer AK, Nemerson Y: The mechanism of activation of factor X. Kinetic control of alternative pathways leading to the formation of activated factor X. *J Biol Chem* 249:5614–5622, 1974.
71. Fujikawa K, Titani K, Davie EW: Activation of bovine factor X (Stuart factor): Conversion of factor Xaalpha to factor Xabeta. *Proc Natl Acad Sci U S A* 72:3359–3363, 1975.
72. Pryzdial EL, Kessler GE: Kinetics of blood coagulation factor Xaalpha autoproteolytic conversion to factor Xabeta. Effect on inhibition by antithrombin, prothrombinase assembly, and enzyme activity. *J Biol Chem* 271:16621–16626, 1996.
73. Pryzdial EL, Kessler GE: Autoproteolysis or plasmin-mediated cleavage of factor Xaalpha exposes a plasminogen binding site and inhibits coagulation. *J Biol Chem* 271:16614–16620, 1996.
74. Grundy JE, Lavigne N, Hirama T, et al: Binding of plasminogen and tissue plasminogen activator to plasmin-modulated factor X and factor Xa. *Biochemistry* 40:6293–6302, 2001.
75. Talbot K, Meixner SC, Pryzdial ELG: Enhanced fibrinolysis by proteolysed coagulation factor Xa. *Biochim Biophys Acta* 1804:723–730, 2010.
76. Johnson DJD, Li W, Adams TE, Huntington Ja. Antithrombin-S195A factor Xa-heparin structure reveals the allosteric mechanism of antithrombin activation. *EMBO J* 25:2029–2037, 2006.
77. Hackeng TM, Seré KM, Tans G, Rosing J: Protein S stimulates inhibition of the tissue factor pathway by tissue factor pathway inhibitor. *Proc Natl Acad Sci U S A* 103: 3106–3111, 2006.
78. Ndonwi M, Broze G: Protein S enhances the tissue factor pathway inhibitor inhibition of factor Xa but not its inhibition of factor VIIa-tissue factor. *J Thromb Haemost* 6:1044–1046, 2008.
79. Han X, Fiehler R, Broze GJ Jr: Characterization of the protein Z-dependent protease inhibitor. *Blood* 96:3049–3055, 2000.
80. Roehrig S, Straub A, Pohlmann J, et al: Discovery of the novel antithrombotic agent

5-chloro-N-({(5S)-2-oxo-3- [4-(3-oxomorpholin-4-yl)phenyl]-1,3-oxazolidin-5-yl}methyl) thiophene- 2-carboxamide (BAY 59-7939): An oral, direct factor Xa inhibitor. *J Med Chem* 48:5900–5908, 2005.
81. Pinto DJ, Orwat MJ, Koch S, et al: Discovery of 1-(4-methoxyphenyl)-7-oxo-6-(4-(2-oxopiperidin-1-yl)phenyl)-4,5,6,7-tetrahydro-1H-pyrazolo[3,4-c]pyridine-3-carboxamide (apixaban, BMS-562247), a highly potent, selective, efficacious, and orally bioavailable inhibitor of blood coagulation factor Xa. *J Med Chem* 50:5339–5356, 2007.
82. Furugohri T, Isobe K, Honda Y, et al: DU-176b, a potent and orally active factor Xa inhibitor: *In vitro* and *in vivo* pharmacological profiles. *J Thromb Haemost* 6:1542–1549, 2008.
83. Perzborn E, Roehrig S, Straub A, et al: The discovery and development of rivaroxaban, an oral, direct factor Xa inhibitor. *Nat Rev Drug Discov* 10:61–75, 2011.
84. Scambler PJ, Williamson R: The structural gene for human coagulation factor X is located on chromosome 13q34. *Cytogenet Cell Genet* 39:231–233, 1985.
85. de Visser MC, Poort SR, Vos HL, et al: Factor X levels, polymorphisms in the promoter region of factor X, and the risk of venous thrombosis. *Thromb Haemost* 85:1011–1017, 2001.
86. Mammen EF, Thomas WR, Seegers WH: Activation of purified prothrombin to autoprothrombin I or autoprothrombin II (platelet cofactor II or autoprothrombin II-A). *Thromb Diath Haemorrh* 5:218–249, 1960.
87. Stenflo J: A new vitamin K-dependent protein. *J Biol Chem* 251:355–363, 1976.
88. Foster DC, Yoshitake S, Davie EW: The nucleotide sequence of the gene for human protein C. *Proc Natl Acad Sci U S A* 82:4673–4677, 1985.
89. Grinnell BW, Walls JD, Gerlitz B: Glycosylation of human protein C affects its secretion, processing, functional activities, and activation by thrombin. *J Biol Chem* 266:9778–9785, 1991.
90. McClure DB, Walls JD, Grinnell BW: Post-translational processing events in the secretion pathway of human protein C, a complex vitamin K-dependent antithrombotic factor. *J Biol Chem* 267:19710–19717, 1992.
91. Preston R, Rawley O: Elucidating the role of carbohydrate determinants in regulating hemostasis: Insights and opportunities. *Blood* 121:3801–3810, 2013.
92. Stearns-Kurosawa DJ, Kurosawa S, Mollica JS, Ferrell GL, Esmon CT: The endothelial cell protein C receptor augments protein C activation by the thrombin-thrombomodulin complex. *Proc Natl Acad Sci U S A* 93:10212–10216, 1996.
93. Shen L, Dahlback B: Factor V and protein S as synergistic cofactors to activated protein C in degradation of factor VIIIa. *J Biol Chem* 269:18735–18738, 1994.
94. Oliver JA, Monroe DM, Church FC, et al: Activated protein C cleaves factor Va more efficiently on endothelium than on platelet surfaces. *Blood* 100:539–546, 2002.
95. Slungaard A, Fernandez JA, Griffin JH, et al: Platelet factor 4 enhances generation of activated protein C *in vitro* and *in vivo*. *Blood* 102:146–151, 2003.
96. Bouwens EA, Stavenuiter F, Mosnier LO: Mechanisms of anticoagulant and cytoprotective actions of the protein C pathway. *J Thromb Haemost* 11 Suppl 1:242–253, 2013.
97. Foster DC, Yoshitake S, Davie EW: The nucleotide sequence of the gene for human protein C. *Proc Natl Acad Sci U S A* 82:4673–4677, 1985.
98. Branson HE, Katz J, Marble R, Griffin JH: Inherited protein C deficiency and coumarin-responsive chronic relapsing purpura fulminans in a newborn infant. *Lancet* 2:1165–1168, 1983.
99. Reitsma PH: Protein C deficiency: From gene defects to disease. *Thromb Haemost* 78:344–350, 1997.
100. Lijfering WM, Christiansen SC, Rosendaal FR, Cannegieter SC: Contribution of high factor VIII, IX and XI to the risk of recurrent venous thrombosis in factor V Leiden carriers. *J Thromb Haemost* 7:1944–1946, 2009.
101. Spek CA, Koster T, Rosendaal FR, et al: Genotypic variation in the promoter region of the protein C gene is associated with plasma protein C levels and thrombotic risk. *Arterioscler Thromb Vasc Biol* 15:214–218, 1995.
102. Davidson CJ, Tuddenham EG, McVey JH: 450 Million years of hemostasis. *J Thromb Haemost* 1:1487–1494, 2003.
103. Zheng C, Zhang B: Combined deficiency of coagulation factors V and VIII: An update. *Semin Thromb Hemost* 39:613–620, 2013.
104. Owren PA: The coagulation of blood: Investigations on a new clotting factor. *Acta Med Scand* 128 (Suppl 194), 1947.
105. Owren PA: Parahaemophilia. Haemorrhagic diathesis due to absence of a previously unknown clotting factor. *Lancet* 1:446–448, 1947.
106. Stormorken H: The discovery of factor V: A tricky clotting factor. *J Thromb Haemost* 1:206–213, 2003.
107. Camire RM, Pollak ES, Kaushansky K, Tracy PB: Secretable human platelet-derived factor V originates from the plasma pool. *Blood* 92:3035–3041, 1998.
108. Thomassen MC, Castoldi E, Tans G, et al: Endogenous factor V synthesis in megakaryocytes contributes negligibly to the platelet factor V pool. *Haematologica* 88:1150–1156, 2003.
109. Bouchard BA, Williams JL, Meisler NT, et al: Endocytosis of plasma-derived factor V by megakaryocytes occurs via a clathrin-dependent, specific membrane binding event. *J Thromb Haemost* 3:541–551, 2005.
110. Gould WR, Silveira JR, Tracy PB: Unique *in vivo* modifications of coagulation factor V produce a physically and functionally distinct platelet-derived cofactor: Characterization of purified platelet-derived factor V/Va. *J Biol Chem* 279:2383–2393, 2004.
111. Hayward CP: Multimerin: A bench-to-bedside chronology of a unique platelet and endothelial cell protein—from discovery to function to abnormalities in disease. *Clin Invest Med* 20:176–187, 1997.
112. Nesheim ME, Nichols WL, Cole TL, et al: Isolation and study of an acquired inhibitor of human coagulation factor V. *J Clin Invest* 77:405–415, 1986.
113. Sun H, Yang TL, Yang A, et al: The murine platelet and plasma factor V pools are biosynthetically distinct and sufficient for minimal hemostasis. *Blood* 102:2856–2861, 2003.
114. Yang TL, Pipe SW, Yang A, Ginsburg D: Biosynthetic origin and functional significance of murine platelet factor V. *Blood* 102:2851–2855, 2003.
115. Ortel TL, Devore-Carter D, Quinn-Allen M, Kane WH: Deletion analysis of recombinant human factor V. Evidence for a phosphatidylserine binding site in the second C-type domain. *J Biol Chem* 267:4189–4198, 1992.
116. Adams TE, Hockin MF, Mann KG, Everse SJ: The crystal structure of activated protein C-inactivated bovine factor Va: Implications for cofactor function. *Proc Natl Acad Sci U S A* 101:8918–8923, 2004.
117. Peng W, Quinn-Allen Ma, Kane WH: Mutation of hydrophobic residues in the factor Va C1 and C2 domains blocks membrane-dependent prothrombin activation. *J Thromb Haemost* 3:351–354, 2005.
118. Stoilova-McPhie S, Parmenter CD, Segers K, et al: Defining the structure of membrane-bound human blood coagulation factor Va. *J Thromb Haemost* 6:76–82, 2008.
119. Bos MH, Camire RM: A bipartite autoinhibitory region within the B-domain suppresses function in factor V. *J Biol Chem* 287:26342–26351, 2012.
120. Bunce MW, Bos MH, Krishnaswamy S, Camire RM: Restoring the procofactor state of factor Va-like variants by complementation with B-domain peptides. *J Biol Chem* 288:30151–30160, 2013.
121. Mann KG, Kalafatis M: Factor V: A combination of Dr Jekyll and Mr Hyde. *Blood* 101:20–30, 2003.
122. Pittman DD, Tomkinson KN, Michnick D, et al: Posttranslational sulfation of factor V is required for efficient thrombin cleavage and activation and for full procoagulant activity. *Biochemistry* 33:6952–6959, 1994.
123. Kalafatis M: Identification and partial characterization of factor Va heavy chain kinase from human platelets. *J Biol Chem* 273:8459–8466, 1998.
124. Kim SW, Ortel TL, Quinn-Allen MA, et al: Partial glycosylation at asparagine-2181 of the second C-type domain of human factor V modulates assembly of the prothrombinase complex. *Biochemistry* 38:11448–11454, 1999.
125. Nicolaes GA, Villoutreix BO, Dahlbäck B: Partial glycosylation of Asn2181 in human factor V as a cause of molecular and functional heterogeneity. Modulation of glycosylation efficiency by mutagenesis of the consensus sequence for N-linked glycosylation. *Biochemistry* 38:13584–13591, 1999.
126. Camire RM, Bos MH: The molecular basis of factor V and VIII procofactor activation. *J Thromb Haemost* 7:1951–1961, 2009.
127. Schuijt TJ, Bakhtiari K, Daffre S, et al: Factor Xa activation of factor V is of paramount importance in initiating the coagulation system: Lessons from a tick salivary protein. *Circulation* 128:919–966, 2013.
128. Thorelli E, Kaufman RJ, Dahlback B: Cleavage requirements for activation of factor V by factor Xa. *Eur J Biochem* 247:12–20, 1997.
129. Mann KG, Nesheim ME, Church WR, et al: Surface-dependent reactions of the vitamin K-dependent enzyme complexes. *Blood* 76:1–16, 1990.
130. Mann KG, Hockin MF, Begin KJ, Kalafatis M: Activated protein C cleavage of factor Va leads to dissociation of the A2 domain. *J Biol Chem* 272:20678–20683, 1997.
131. Bertina RM, Koeleman BP, Koster T, et al: Mutation in blood coagulation factor V associated with resistance to activated protein C. *Nature* 369:64–67, 1994.
132. Duckers C, Simioni P, Spiezia L, et al: Low plasma levels of tissue factor pathway inhibitor in patients with congenital factor V deficiency. *Blood* 112:3615, 2008.
133. Vincent L, Tran S: Coagulation factor V A2440G causes east Texas bleeding disorder via TFPIα. *J Clin Invest* 123:3777–3787, 2013.
134. Duckers C, Simioni P, Spiezia L, et al: Residual platelet factor V ensures thrombin generation in patients with severe congenital factor V deficiency and mild bleeding symptoms. *Blood* 115:879–886, 2010.
135. Cripe LD, Moore KD, Kane WH: Structure of the gene for human coagulation factor V. *Biochemistry* 31:3777–3785, 1992.
136. Owren PA: Parahaemophilia; haemorrhagic diathesis due to absence of a previously unknown clotting factor. *Lancet* 1:446–448, 1947.
137. Dahlbäck B, Carlsson M, Svensson PJ: Familial thrombophilia due to a previously unrecognized mechanism characterized by poor anticoagulant response to activated protein C: Prediction of a cofactor to activated protein C. *Proc Natl Acad Sci U S A* 90:1004–1008, 1993.
138. Bertina RM, Koeleman BP, Koster T, et al: Mutation in blood coagulation factor V associated with resistance to activated protein C. *Nature* 369:64–67, 1994.
139. Patek AJ, Taylor FH: Hemophilia. II. Some properties of a substance obtained from normal human plasma effective in accelerating the coagulation of hemophilic blood. *J Clin Invest* 16:113–124, 1937.
140. Tuddenham EG, Trabold NC, Collins JA, Hoyer LW: The properties of factor VIII coagulant activity prepared by immunoadsorbent chromatography. *J Lab Clin Med* 93: 40–53, 1979.
141. Shaw E, Giddings JC, Peake IR, Bloom AL: Synthesis of procoagulant factor VIII, factor VIII related antigen and other coagulation factors by the isolated perfused rat liver. *Br J Haematol* 41:585–596, 1979.
142. Bontempo FA, Lewis JH, Gorenc TJ, et al: Liver transplantation in hemophilia A. *Blood* 69:1721–1724, 1987.
143. Lamont PA, Ragni MV: Lack of desmopressin (DDAVP) response in men with hemophilia A following liver transplantation. *J Thromb Haemost* 3:2259–2263, 2005.
144. Madeira C, Layman R, de Vera M, et al: Extrahepatic factor VIII production in transplant recipient of hemophilia donor liver. *Blood* 113:5364–5366, 2009.
145. Kumaran V, Benten D, Follenzi A, et al: Transplantation of endothelial cells corrects the phenotype in hemophilia A mice. *J Thromb Haemost* 3:2022–2031, 2005.
146. Everett L, Cleuren A: Murine coagulation factor VIII is synthesized in endothelial cells. *Blood* 123:3697–3706, 2014.
147. Fahs SA, Hille MT, Shi Q, et al: A conditional knockout mouse model reveals endothelial cells as the principal and possibly exclusive source of plasma factor VIII. *Blood* 123:3706–3714, 2014.
148. Jacquemin M, Neyrinck A, Hermanns M, et al: FVIII production by human lung microvascular endothelial cells. *Blood* 108:515–518, 2006.
149. Shahani T, Covens K, Lavend'homme R, et al: Human liver sinusoidal endothelial cells but not hepatocytes contain factor VIII. *J Thromb Haemost* 12:36–42, 2014.
150. Pipe SW, Morris JA, Shah J, Kaufman RJ: Differential interaction of coagulation factor VIII and factor V with protein chaperones calnexin and calreticulin. *J Biol Chem* 273:8537–8544, 1998.
151. Swaroop M, Moussalli M, Pipe SW, Kaufman RJ: Mutagenesis of a potential immunoglobulin-binding protein-binding site enhances secretion of coagulation factor VIII. *J*

Biol Chem 272:24121–24124, 1997.
152. Lenting PJ, Neels JG, van den Berg BM, et al: The light chain of factor VIII comprises a binding site for low density lipoprotein receptor-related protein. *J Biol Chem* 274:23734–23739, 1999.
153. Saenko EL, Yakhyaev AV, Mikhailenko I, et al: Role of the low density lipoprotein-related protein receptor in mediation of factor VIII catabolism. *J Biol Chem* 274:37685–37692, 1999.
154. Bovenschen N, Rijken DC, Havekes LM, et al: The B domain of coagulation factor VIII interacts with the asialoglycoprotein receptor. *J Thromb Haemost* 3:1257–1265, 2005.
155. Bovenschen N, Mertens K, Hu L, et al: LDL receptor cooperates with LDL receptor-related protein in regulating plasma levels of coagulation factor VIII *in vivo*. *Blood* 106:906–912, 2005.
156. Pegon JN, Kurdi M, Casari C, et al: Factor VIII and von Willebrand factor are ligands for the carbohydrate-receptor Siglec-5. *Haematologica* 97:1855–1863, 2012.
157. Leyte A, Verbeet MP, Brodniewicz-Proba T, et al: The interaction between human blood-coagulation factor VIII and von Willebrand factor. Characterization of a high-affinity binding site on factor VIII. *Biochem J* 257:679–683, 1989.
158. Saenko EL, Scandella D: The acidic region of the factor VIII light chain and the C2 domain together form the high affinity binding site for von Willebrand factor. *J Biol Chem* 272:18007–18014, 1997.
159. Gilbert GE, Kaufman RJ, Arena AA, et al: Four hydrophobic amino acids of the factor VIII C2 domain are constituents of both the membrane-binding and von Willebrand factor-binding motifs. *J Biol Chem* 277:6374–6381, 2002.
160. Meems H, Meijer A, Cullinan D, et al: Factor VIII C1 domain residues Lys 2092 and Phe 2093 contribute to membrane binding and cofactor activity. *Blood* 114:3938–3947, 2009.
161. Bloem E, van den Biggelaar M, Wroblewska A, et al: Factor VIII C1 domain spikes 2092–2093 and 2158–2159 comprise regions that modulate cofactor function and cellular uptake. *J Biol Chem* 288:29670–29679, 2013.
162. Cunningham MA, Pipe SW, Zhang B, et al: LMAN1 is a molecular chaperone for the secretion of coagulation factor VIII. *J Thromb Haemost* 1:2360–2367, 2003.
163. Michnick DA, Pittman DD, Wise RJ, Kaufman RJ: Identification of individual tyrosine sulfation sites within factor VIII required for optimal activity and efficient thrombin cleavage. *J Biol Chem* 269:20095–20102, 1994.
164. Vehar GA, Keyt B, Eaton D, et al: Structure of human factor VIII. *Nature* 312:337–342, 1983.
165. Eaton D, Rodriguez H, Vehar GA: Proteolytic processing of human factor VIII. Correlation of specific cleavages by thrombin, factor Xa, and activated protein C with activation and inactivation of factor VIII coagulant activity. *Biochemistry* 25:505–512, 1986.
166. Newell JL, Fay PJ: Proteolysis at Arg740 facilitates subsequent bond cleavages during thrombin-catalyzed activation of factor VIII. *J Biol Chem* 282:25367–25375, 2007.
167. Fay PJ, Haidaris PJ, Smudzin TM: Human factor VIIIa subunit structure. Reconstruction of factor VIIIa from the isolated A1/A3-C1-C2 dimer and A2 subunit. *J Biol Chem* 266:8957–8962, 1991.
168. Lollar P, Parker ET: Structural basis for the decreased procoagulant activity of human factor VIII compared to the porcine homolog. *J Biol Chem* 266:12481–12486, 1991.
169. Fay PJ: Activation of factor VIII and mechanisms of cofactor action. *Blood Rev* 18:1–15, 2004.
170. Gitschier J, Wood WI, Goralka TM, et al: Characterization of the human factor VIII gene. *Nature* 312:326–330, 1984.
171. Kamphuisen PW, Eikenboom JC, Rosendaal FR, et al: High factor VIII antigen levels increase the risk of venous thrombosis but are not associated with polymorphisms in the von Willebrand factor and factor VIII gene. *Br J Haematol* 115:156–158, 2001.
172. Preston AE, Barr A: The plasma concentration of factor VIII in the normal population. II. The effects of age, sex and blood group. *Br J Haematol* 10:238–245, 1964.
173. Morelli VM, De Visser MC, Vos HL, et al: ABO blood group genotypes and the risk of venous thrombosis: Effect of factor V Leiden. *J Thromb Haemost* 3:183–185, 2005.
174. Fair DS, Marlar RA: Biosynthesis and secretion of factor VII, protein C, protein S, and the protein C inhibitor from a human hepatoma cell line. *Blood* 67:64–70, 1986.
175. Fair DS, Marlar RA, Levin EG: Human endothelial cells synthesize protein S. *Blood* 67:1168–1171, 1986.
176. Ogura M, Tanabe N, Nishioka J, et al: Biosynthesis and secretion of functional protein S by a human megakaryoblastic cell line (MEG-01). *Blood* 70:301–306, 1987.
177. Dahlbäck B: Protein S and C4b-binding protein: Components involved in the regulation of the protein C anticoagulant system. *Thromb Haemost* 66:49–61, 1991.
178. Maillard C, Berruyer M, Serre CM, et al: Protein-S, a vitamin K-dependent protein, is a bone matrix component synthesized and secreted by osteoblasts. *Endocrinology* 130:1599–1604, 1992.
179. Walker FJ: Regulation of activated protein C by a new protein. A possible function for bovine protein S. *J Biol Chem* 255:5521–5524, 1980.
180. van de Poel RH, Meijers JC, Bouma BN: C4b-binding protein inhibits the factor V-dependent but not the factor V-independent cofactor activity of protein S in the activated protein C-mediated inactivation of factor VIIIa. *Thromb Haemost* 85:761–765, 2001.
181. Yegneswaran S, Wood GM, Esmon CT, Johnson AE: Protein S alters the active site location of activated protein C above the membrane surface. A fluorescence resonance energy transfer study of topography. *J Biol Chem* 272:25013–25021, 1997.
182. Rosing J, Hoekema L, Nicolaes GA, et al: Effects of protein S and factor Xa on peptide bond cleavages during inactivation of factor Va and factor VaR506Q by activated protein C. *J Biol Chem* 270:27852–27858, 1995.
183. Maurissen LF, Thomassen MC, Nicolaes GA, et al: Re-evaluation of the role of the protein S-C4b binding protein complex in activated protein C-catalyzed factor Va-inactivation. *Blood* 111:3034–3041, 2008.
184. Dahlback B: The tale of protein S and C4b-binding protein, a story of affection. *Thromb Haemost* 98:90–96, 2007.
185. Reglińska-Matveyev N, Andersson H, Rezende S, et al: TFPI cofactor function of protein S: Essential role of the protein S SHBG-like domain. *Blood* 123:3979–3988, 2014.
186. Suleiman L, Négrier C, Boukerche H: Protein S: A multifunctional anticoagulant vitamin K-dependent protein at the crossroads of coagulation, inflammation, angiogenesis, and cancer. *Crit Rev Oncol Hematol* 88:637–654, 2013.
187. van der Meer JH, van der Poll T, van 't Veer C: TAM receptors, Gas6, and protein S: Roles in inflammation and hemostasis. *Blood* 123:2460–2470, 2014.
188. Ploos van Amstel HK, Reitsma PH, van der Logt CP, Bertina RM: Intron-exon organization of the active human protein S gene PS alpha and its pseudogene PS beta: Duplication and silencing during primate evolution. *Biochemistry* 29:7853–7861, 1990.
189. Gómez E, Ledford MR, Pegelow CH, et al: Homozygous protein S deficiency due to a one base pair deletion that leads to a stop codon in exon III of the protein S gene. *Thromb Haemost* 71:723–726, 1994.
190. Marlar RA, Gausman JN: Protein S abnormalities: A diagnostic nightmare. *Am J Hematol* 86:418–421, 2011.
191. Pintao MC, Garcia AA, Borgel D, et al: Gross deletions/duplications in PROS1 are relatively common in point mutation-negative hereditary protein S deficiency. *Hum Genet* 126:449–456, 2009.
192. Pintao MC, Ribeiro DD, Bezemer ID, et al: Protein S levels and the risk of venous thrombosis: Results from the MEGA case-control study. *Blood* 122:3210–3219, 2013.
193. Giblin JP, Hewlett LJ, Hannah MJ: Basal secretion of von Willebrand factor from human endothelial cells. *Blood* 112:957–964, 2008.
194. van Schooten CJ, Shahbazi S, Groot E, et al: Macrophages contribute to the cellular uptake of von Willebrand factor and factor VIII *in vivo*. *Blood* 112:1704–1712, 2008.
195. Furlan M, Robles R, Lammle B: Partial purification and characterization of a protease from human plasma cleaving von Willebrand factor to fragments produced by *in vivo* proteolysis. *Blood* 87:4223–4234, 1996.
196. Bonthron DT, Handin RI, Kaufman RJ, et al: Structure of pre-pro-von Willebrand factor and its expression in heterologous cells. *Nature* 324:270–273, 1986.
197. Huizinga EG, Tsuji S, Romijn RA, et al: Structures of glycoprotein Ibalpha and its complex with von Willebrand factor A1 domain. *Science* 297:1176–1179, 2002.
198. Foster PA, Fulcher CA, Marti T, et al: A major factor VIII binding domain resides within the amino-terminal 272 amino acid residues of von Willebrand factor. *J Biol Chem* 262:8443–8446, 1987.
199. Mancuso DJ, Tuley EA, Westfield LA, et al: Human von Willebrand factor gene and pseudogene: Structural analysis and differentiation by polymerase chain reaction. *Biochemistry* 30:253–269, 1991.
200. Smith NL, Chen MH, Dehghan A, et al: Novel associations of multiple genetic loci with plasma levels of factor VII, factor VIII, and von Willebrand factor: The CHARGE (Cohorts for Heart and Aging Research in Genome Epidemiology) Consortium. *Circulation* 121:1382–1392, 2010.
201. Smith NL, Rice KM, Bovill EG, et al: Genetic variation associated with plasma von Willebrand factor levels and the risk of incident venous thrombosis. *Blood* 117:6007–6011, 2011.
202. Aggeler PM, White SG, Glendening MB, et al: Plasma thromboplastin component (PTC) deficiency; a new disease resembling hemophilia. *Proc Soc Exp Biol Med* 79:692–694, 1952.
203. Rosenthal RL, Dreskin OH, Rosenthal N: New hemophilia-like disease caused by deficiency of a third plasma thromboplastin factor. *Proc Soc Exp Biol Med* 82:171–174, 1953.
204. Thompson RE, Mandle R, Kaplan AP: Association of factor XI and high molecular weight kininogen in human plasma. *J Clin Invest* 60:1376–1380, 1977.
205. Kurachi K, Fujikawa K, Davie EW: Mechanism of activation of bovine factor XI by factor XII and factor XIIa. *Biochemistry* 19:1330–1338, 1980.
206. Emsley J, McEwan PA, Gailani D: Structure and function of factor XI. *Blood* 115:2569–2577, 2010.
207. Papagrigoriou E, McEwan PA, Walsh PN, Emsley J: Crystal structure of the factor XI zymogen reveals a pathway for transactivation. *Nat Struct Mol Biol* 13:557–558, 2006.
208. Bouma B, Griffin JH: Human blood coagulation factor XI. Purification, properties, and mechanism of activation by activated factor XII. *J Biol Chem* 252:6432, 1977.
209. Naito K, Fujikawa K: Activation of human blood coagulation factor XI independent of factor XII. Factor XI is activated by thrombin and factor XIa in the presence of negatively charged surfaces. *J Biol Chem* 266:7353–7358, 1991.
210. Geng Y, Verhamme I, Smith S: The dimeric structure of factor XI and zymogen activation. *Blood* 121:3962–3970, 2013.
211. Smith SB, Verhamme IM, Sun M-F, et al: Characterization of novel forms of coagulation factor XIa: Independence of factor XIa subunits in factor IX activation. *J Biol Chem* 283:6696–6705, 2008.
212. Sun Y, Gailani D: Identification of a factor IX binding site on the third apple domain of activated factor XI. *J Biol Chem* 271:29023–29028, 1996.
213. Sinha D, Marcinkiewicz M, Navaneetham D, Walsh PN: Macromolecular substrate-binding exosites on both the heavy and light chains of factor XIa mediate the formation of the Michaelis complex required for factor IX-activation. *Biochemistry* 46:9830–9839, 2007.
214. Kravtsov DV, Matafonov A, Tucker EI, et al: Factor XI contributes to thrombin generation in the absence of factor XII. *Blood* 114:452, 2009.
215. Cheng Q, Tucker E, Pine M, et al: A role for factor XIIa–mediated factor XI activation in thrombus formation in vivo. *Blood* 116:3981–3990, 2010.
216. He R, Chen D, He S: Factor XI: Hemostasis, thrombosis, and antithrombosis. *Thromb Res* 129:541–550, 2012.
217. von dem Borne PA, Cox LM, Bouma BN: Factor XI enhances fibrin generation and inhibits fibrinolysis in a coagulation model initiated by surface-coated tissue factor. *Blood Coagul Fibrinolysis* 17:251–257, 2006.
218. von dem Borne PA, Meijers JC, Bouma BN: Feedback activation of factor XI by thrombin in plasma results in additional formation of thrombin that protects fibrin clots from fibrinolysis. *Blood* 86:3035–3042, 1995.
219. Baglia FA, Gailani D, López JA, Walsh PN: Identification of a binding site for glycoprotein Ibalpha in the Apple 3 domain of factor XI. *J Biol Chem* 279:45470–45476, 2004.
220. White-Adams TC, Berny MA, Tucker EI, et al: Identification of coagulation factor XI as a ligand for platelet apolipoprotein E receptor 2 (ApoER2). *Arterioscler Thromb Vasc Biol* 29:1602–1607, 2009.

221. Gailani D, Ho D, Sun MF, et al: Model for a factor IX activation complex on blood platelets: Dimeric conformation of factor XIa is essential. *Blood* 97:3117–3122, 2001.

222. Knauer DJ, Majumdar D, Fong PC, Knauer MF: SERPIN regulation of factor XIa. The novel observation that protease nexin 1 in the presence of heparin is a more potent inhibitor of factor XIa than C1 inhibitor. *J Biol Chem* 275:37340–37346, 2000.

223. Cronlund AL, Walsh PN: A low molecular weight platelet inhibitor of factor XIa: Purification, characterization, and possible role in blood coagulation. *Biochemistry* 31:1685–1694, 1992.

224. Ragni MV, Sinha D, Seaman F, et al: Comparison of bleeding tendency, factor XI coagulant activity, and factor XI antigen in 25 factor XI-deficient kindreds. *Blood* 65:719–724, 1985.

225. Asakai R, Chung DW, Davie EW, Seligsohn U: Factor XI deficiency in Ashkenazi Jews in Israel. *N Engl J Med* 325:153–158, 1991.

226. Meijers JC, Tekelenburg WL, Bouma BN, et al: High levels of coagulation factor XI as a risk factor for venous thrombosis. *N Engl J Med* 342:696–701, 2000.

227. Bezemer ID, Bare LA, Doggen CJ, et al: Gene variants associated with deep vein thrombosis. *JAMA* 299:1306–1314, 2008.

228. Maas C, Oschatz C, Renne T: The plasma contact system 2.0. *Semin Thromb Hemost* 37:375–381, 2011.

229. Ratnoff O, Colopy J: A familial hemorrhagic trait associated with a deficiency of a clot-promoting fraction of plasma. *J Clin Invest* 34:602–613, 1955.

230. McMullen BA, Fujikawa K: Amino acid sequence of the heavy chain of human alpha-factor XIIa (activated Hageman factor). *J Biol Chem* 260:5328–5341, 1985.

231. Harris RJ, Ling VT, Spellman W: O-linked fucose is present in the first epidermal growth factor domain of factor XI1 but not protein C. *J Biol Chem* 15:5102–5107, 1992.

232. Cochrane CG, Revak SD, Wuepper KD: Activation of Hageman factor in solid and fluid phases. A critical role of kallikrein. *J Exp Med* 138:1564–1583, 1973.

233. Samuel M, Pixley RA, Villanueva MA, et al: Human factor XII (Hageman factor) autoactivation by dextran sulfate. Circular dichroism, fluorescence, and ultraviolet difference spectroscopic studies. *J Biol Chem* 267:19691–19697, 1992.

234. Engel R, Brain CM, Paget J, et al: Single-chain factor XII exhibits activity when complexed to polyphosphate. *J Thromb Haemost* 12:1513–1522, 2014.

235. Ratnoff OD, Saito H: Amidolytic properties of single-chain activated Hageman factor. *Proc Natl Acad Sci U S A* 76:1461–1463, 1979.

236. Griffin JH: Role of surface in surface-dependent activation of Hageman factor (blood coagulation factor XII). *Proc Natl Acad Sci U S A* 75:1998–2002, 1978.

237. Clarke BJ, Côté HC, Cool DE, et al: Mapping of a putative surface-binding site of human coagulation factor XII. *J Biol Chem* 264:11497–11502, 1989.

238. Citarella F, Ravon DM, Pascucci B, et al: Structure/function analysis of human factor XII using recombinant deletion mutants. Evidence for an additional region involved in the binding to negatively charged surfaces. *Eur J Biochem* 238:240–249, 1996.

239. Citarella F, te Velthuis H, Helmer-Citterich M, Hack CE: Identification of a putative binding site for negatively charged surfaces in the fibronectin type II domain of human factor XII—An immunochemical and homology modeling approach. *Thromb Haemost* 84:1057–1065, 2000.

240. Beringer DX, Kroon-Batenburg LMJ: The structure of the FnI-EGF-like tandem domain of coagulation factor XII solved using SIRAS. *Acta Crystallogr Sect F Struct Biol Cryst Commun* 69:94–102, 2013.

241. Kannemeier C, Shibamiya A, Nakazawa F, et al: Extracellular RNA constitutes a natural procoagulant cofactor in blood coagulation. *Proc Natl Acad Sci U S A* 104:6388–6393, 2007.

242. van der Meijden PE, Munnix IC, Auger JM, et al: Dual role of collagen in factor XII–dependent thrombus formation. *Blood* 114:881–891, 2014.

243. Muller F, Mutch NJ, Schenk WA, et al: Platelet polyphosphates are proinflammatory and procoagulant mediators in vivo. *Cell* 139:1143–1156, 2009.

244. van der Meijden PE, van Schilfgaarde M, van Oerle R, et al: Platelet- and erythrocyte-derived microparticles trigger thrombin generation via factor XIIa. *J Thromb Haemost* 10:1355–1362, 2012.

245. Revak SD, Cochrane CG, Bouma BN, Griffin JH: Surface and fluid phase activities of two forms of activated Hageman factor produced during contact activation of plasma. *J Exp Med* 147:719–729, 1978.

246. Lämmle B, Wuillemin WA, Huber I, et al: Thromboembolism and bleeding tendency in congenital factor XII deficiency—A study on 74 subjects from 14 Swiss families. *Thromb Haemost* 65:117–121, 1991.

247. Renne T, Pozgajova M, Gruner S, et al: Defective thrombus formation in mice lacking coagulation factor XII. *J Exp Med* 202:271–281, 2005.

248. Matafonov A, Leung PY, Gailani AE, et al: Factor XII inhibition reduces thrombus formation in a primate thrombosis model. *Blood* 123:1739–1747, 2014.

249. Cichon S, Martin L, Hennies HC, et al: Increased activity of coagulation factor XII (Hageman factor) causes hereditary angioedema type III. *Am J Hum Genet* 79:1098–1104, 2006.

250. Cool DE, MacGillivray RT: Characterization of the human blood coagulation factor XII gene. Intron/exon gene organization and analysis of the 5′-flanking region. *J Biol Chem* 262:13662–13673, 1987.

251. Johnson CY, Tuite A, Morange PE, et al: The factor XII -4C>T variant and risk of common thrombotic disorders: A HuGE review and meta-analysis of evidence from observational studies. *Am J Epidemiol* 173:136–144, 2011.

252. Morrissey JH, Gregory SA, Mackman N, Edgington TS: Tissue factor regulation and gene organization. *Oxf Surv Eukaryot Genes* 6:67–84, 1989.

253. Hoffman M, Colina CM, McDonald AG, et al: Tissue factor around dermal vessels has bound factor VII in the absence of injury. *J Thromb Haemost* 5:1403–1408, 2007.

254. Banner DW, D'Arcy A, Chene C, et al: The crystal structure of the complex of blood coagulation factor VIIa with soluble tissue factor. *Nature* 380:41–46, 1996.

255. Versteeg HH, Heemskerk JW, Levi M, Reitsma PH: New fundamentals in hemostasis. *Physiol Rev* 93:327–358, 2013.

256. Dorfleutner A, Ruf W: Regulation of tissue factor cytoplasmic domain phosphorylation by palmitoylation. *Blood* 102:3998–4005, 2003.

257. van den Hengel LG, Kocaturk B, Reitsma PH, et al: Complete abolishment of coagulant activity in monomeric disulfide-deficient tissue factor. *Blood* 118:3446–3448, 2011.

258. Rehemtulla A, Ruf W, Edgington TS: The integrity of the cysteine 186-cysteine 209 bond of the second disulfide loop of tissue factor is required for binding of factor VII. *J Biol Chem* 266:10294–10299, 1991.

259. Bogdanov VY, Balasubramanian V, Hathcock J, et al: Alternatively spliced human tissue factor: A circulating, soluble, thrombogenic protein. *Nat Med* 9:458–462, 2003.

260. Szotowski B, Antoniak S, Poller W, et al: Procoagulant soluble tissue factor is released from endothelial cells in response to inflammatory cytokines. *Circ Res* 96:1233–1239, 2005.

261. Szotowski B, Goldin-Lang P, Antoniak S, et al: Alterations in myocardial tissue factor expression and cellular localization in dilated cardiomyopathy. *J Am Coll Cardiol* 45:1081–1089, 2005.

262. Goldin-Lang P, Tran QV, Fichtner I, et al: Tissue factor expression pattern in human non-small cell lung cancer tissues indicate increased blood thrombogenicity and tumor metastasis. *Oncol Rep* 20:123–128, 2008.

263. Luyendyk JP, Tilley RE, Mackman N: Genetic susceptibility to thrombosis. *Curr Atheroscler Rep* 8:193–197, 2006.

264. Esmon NL, Owen WG, Esmon CT: Isolation of a membrane-bound cofactor for thrombin-catalyzed activation of protein C. *J Biol Chem* 257:859–864, 1982.

265. Esmon CT, Owen WG: The discovery of thrombomodulin. *J Thromb Haemost* 2:209–213, 2004.

266. Conway EM: Thrombomodulin and its role in inflammation. *Semin Immunopathol* 34:107–125, 2012.

267. Light DR, Glaser CB, Betts M, et al: The interaction of thrombomodulin with Ca2+. *Eur J Biochem* 262:522–533, 1999.

268. Adams TE, Huntington JA: Thrombin-cofactor interactions: Structural insights into regulatory mechanisms. *Arterioscler Thromb Vasc Biol* 26:1738–1745, 2006.

269. Cadroy Y, Diquelou A, Dupouy D, et al: The thrombomodulin/protein C/protein S anticoagulant pathway modulates the thrombogenic properties of the normal resting and stimulated endothelium. *Arterioscler Thromb Vasc Biol* 17:520–527, 1997.

270. Laszik Z, Mitro A, Taylor FB Jr, et al: Human protein C receptor is present primarily on endothelium of large blood vessels: Implications for the control of the protein C pathway. *Circulation* 96:3633–3640, 1997.

271. Lafay M, Laguna R, Le Bonniec BF, et al: Thrombomodulin modulates the mitogenic response to thrombin of human umbilical vein endothelial cells. *Thromb Haemost* 79:848–852, 1998.

272. Van de Wouwer M, Conway EM: Novel functions of thrombomodulin in inflammation. *Crit Care Med* 32(Suppl 5):S254–S261, 2004.

273. Rezaie AR, Cooper ST, Church FC, Esmon CT: Protein C inhibitor is a potent inhibitor of the thrombin-thrombomodulin complex. *J Biol Chem* 270:25336–25339, 1995.

274. Martin FA, Murphy RP, Cummins PM: Thrombomodulin and the vascular endothelium: Insights into functional, regulatory, and therapeutic aspects. *Am J Physiol Heart Circ Physiol* 304:H1585–H1597, 2013.

275. Ohlin AK, Norlund L, Marlar RA: Thrombomodulin gene variations and thromboembolic disease. *Thromb Haemost* 78:396–400, 1997.

276. Tang L, Wang HF, Lu X, et al: Common genetic risk factors for venous thrombosis in the Chinese population. *Am J Hum Genet* 92:177–187, 2013.

277. Langdown J, Luddington RJ, Huntington JA, Baglin TP: A hereditary bleeding disorder resulting from a premature stop codon in thrombomodulin (p.Cys537Stop). *Blood* 124:1951–1956, 2014.

278. Delvaeye M, Noris M, De Vriese A, et al: Thrombomodulin mutations in atypical hemolytic-uremic syndrome. *N Engl J Med* 361:345–357, 2009.

279. Fukudome K, Esmon CT: Molecular cloning and expression of murine and bovine endothelial cell protein C/activated protein C receptor (EPCR). The structural and functional conservation in human, bovine, and murine EPCR. *J Biol Chem* 270:5571–5577, 1995.

280. Mosnier LO, Zlokovic BV, Griffin JH: The cytoprotective protein C pathway. *Blood* 109:3161–3172, 2007.

281. Mosnier LO, Sinha RK, Burnier L, et al: Biased agonism of protease-activated receptor 1 by activated protein C caused by noncanonical cleavage at Arg46. *Blood* 120:5237–5246, 2012.

282. Li W, Zheng X, Gu JM, , et al: Extraembryonic expression of EPCR is essential for embryonic viability. *Blood* 106:2716–2722, 2005.

283. Mohan Rao LV, Esmon CT, Pendurthi UR: Endothelial cell protein C receptor: A multiliganded and multifunctional receptor. *Blood* 124:1553–1562, 2014.

284. Wu C, Dwivedi DJ, Pepler L, et al: Targeted gene sequencing identifies variants in the protein C and endothelial protein C receptor genes in patients with unprovoked venous thromboembolism. *Arterioscler Thromb Vasc Biol* 33:2674–2681, 2013.

285. Collen D, Tytgat GN, Claeys H, Piessens R: Metabolism and distribution of fibrinogen. I. Fibrinogen turnover in physiological conditions in humans. *Br J Haematol* 22:681–700, 1972.

286. Handagama PJ, Shuman MA, Bainton DF: *In vivo* defibrination results in markedly decreased amounts of fibrinogen in rat megakaryocytes and platelets. *Am J Pathol* 137:1393–1399, 1990.

287. Louache F, Debili N, Cramer E, et al: Fibrinogen is not synthesized by human megakaryocytes. *Blood* 77:311–316, 1991.

288. Côté HC, Lord ST, Pratt KP: gamma-Chain dysfibrinogenemias: Molecular structure-function relationships of naturally occurring mutations in the gamma chain of human fibrinogen. *Blood* 92:2195–2212, 1998.

289. Henschen AH: Human fibrinogen—Structural variants and functional sites. *Thromb Haemost* 70:42–47, 1993.

290. Uitte de Willige S, de Visser MC, Houwing-Duistermaat JJ, et al: Genetic variation in the fibrinogen gamma gene increases the risk for deep venous thrombosis by reducing plasma fibrinogen gamma′ levels. *Blood* 106:4176–4183, 2005.

291. Blomback B: Studies on fibrinogen: Its purification and conversion into fibrin. *Acta*

Physiol Scand Suppl 43:1–51, 1958.
292. Olexa SA, Budzynski AZ: Evidence for four different polymerization sites involved in human fibrin formation. *Proc Natl Acad Sci U S A* 77:1374–1378, 1980.
293. Kaczmarek E, McDonagh J: Thrombin binding to the A alpha-, B beta-, and gamma-chains of fibrinogen and to their remnants contained in fragment E. *J Biol Chem* 263:13896–13900, 1988.
294. Weisel JW, Phillips GN Jr, Cohen C: The structure of fibrinogen and fibrin: II. Architecture of the fibrin clot. *Ann N Y Acad Sci* 408:367–379, 1983.
295. Hantgan R, Fowler W, Erickson H, Hermans J: Fibrin assembly: A comparison of electron microscopic and light scattering results. *Thromb Haemost* 44:119–124, 1980.
296. Marder VJ, Budzynski AZ: The structure of the fibrinogen degradation products. *Prog Hemost Thromb* 2:141–174, 1974.
297. Mosesson MW: Update on antithrombin I (fibrin). *Thromb Haemost* 98:105–108, 2007.
298. Komaromi I, Bagoly Z, Muszbek L: Factor XIII: Novel structural and functional aspects. *J Thromb Haemost* 9:9–20, 2011.
299. Souri M, Koseki-Kuno S, Takeda N, et al: Administration of factor XIII B subunit increased plasma factor XIII A subunit levels in factor XIII B subunit knock-out mice. *Int J Hematol* 87:60–68, 2008.
300. Muszbek L, Haramura G, Polgar J: Transformation of cellular factor XIII into an active zymogen transglutaminase in thrombin-stimulated platelets. *Thromb Haemost* 73:702–705, 1995.
301. Brummel KE, Paradis SG, Butenas S, Mann KG: Thrombin functions during tissue factor-induced blood coagulation. *Blood* 100:148–152, 2002.
302. Bagoly Z, Fazakas F, Komaromi I, et al: Cleavage of factor XIII by human neutrophil elastase results in a novel active truncated form of factor XIII A subunit. *Thromb Haemost* 99:668–674, 2008.
303. Smith KA, Pease RJ, Avery CA, et al: The activation peptide cleft exposed by thrombin cleavage of FXIII-A(2) contains a recognition site for the fibrinogen alpha chain. *Blood* 121:2117–2126, 2013.
304. Fraser SR, Booth NA, Mutch NJ: The antifibrinolytic function of factor XIII is exclusively expressed through alpha(2)-antiplasmin cross-linking. *Blood* 117:6371–6374, 2011.
305. Aleman MM, Byrnes JR, Wang JG, et al: Factor XIII activity mediates red blood cell retention in venous thrombi. *J Clin Invest* 124:3590–3600, 2014.
306. Hoppe B: Fibrinogen and factor XIII at the intersection of coagulation, fibrinolysis and inflammation. *Thromb Haemost* 112:649–658, 2014.
307. Kasahara K, Souri M, Kaneda M, et al: Impaired clot retraction in factor XIII A subunit-deficient mice. *Blood* 115:1277–1279, 2010.
308. Richardson VR, Cordell P, Standeven KF, Carter AM: Substrates of factor XIII-a: Roles in thrombosis and wound healing. *Clin Sci (Lond)* 124:123–137, 2013.
309. Kikuchi H, Kuribayashi F, Imajoh-Ohmi S: Down-regulation of Fas-mediated apoptosis by plasma transglutaminase factor XIII that catalyzes fetal-specific cross-link of the Fas molecule. *Biochem Biophys Res Commun* 443:13–17, 2014.
310. Mokuda S, Murata Y, Sawada N, et al: Tocilizumab induced acquired factor XIII deficiency in patients with rheumatoid arthritis. *PLoS One* 8:e69944, 2013.
311. Soendergaard C, Kvist PH, Seidelin JB, Nielsen OH: Tissue-regenerating functions of coagulation factor XIII. *J Thromb Haemost* 11:806–816, 2013.
312. Weisberg LJ, Shiu DT, Greenberg CS, et al: Localization of the gene for coagulation factor XIII a-chain to chromosome 6 and identification of sites of synthesis. *J Clin Invest* 79:649–652, 1987.
313. Bottenus RE, Ichinose A, Davie EW: Nucleotide sequence of the gene for the b subunit of human factor XIII. *Biochemistry* 29:11195–11209, 1990.
314. Muszbek L, Bagoly Z, Cairo A, Peyvandi F: Novel aspects of factor XIII deficiency. *Curr Opin Hematol* 18:366–372, 2011.
315. Ichinose A: Factor XIII is a key molecule at the intersection of coagulation and fibrinolysis as well as inflammation and infection control. *Int J Hematol* 95:362–370, 2012.
316. Shemirani AH, Antalfi B, Pongracz E, et al: Factor XIII-A subunit Val34Leu polymorphism in fatal atherothrombotic ischemic stroke. *Blood Coagul Fibrinolysis* 25:364–368, 2014.
317. Foley JH, Kim PY, Mutch NJ, Gils A: Insights into thrombin activatable fibrinolysis inhibitor function and regulation. *J Thromb Haemost* 11 Suppl 1:306–315, 2013.
318. van Tilburg NH, Rosendaal FR, Bertina RM: Thrombin activatable fibrinolysis inhibitor and the risk for deep vein thrombosis. *Blood* 95:2855–2859, 2000.
319. Seegers WH, Johnson JF, Fell C: An antithrombin reaction to prothrombin activation. *Am J Physiol* 176:97–103, 1954.
320. Huntington JA: Serpin structure, function and dysfunction. *J Thromb Haemost* 9 Suppl 1:26–34, 2011.
321. Olson ST, Swanson R, Raub-Segall E, et al: Accelerating ability of synthetic oligosaccharides on antithrombin inhibition of proteinases of the clotting and fibrinolytic systems. Comparison with heparin and low-molecular-weight heparin. *Thromb Haemost* 92:929–939, 2004.
322. Olson ST, Bjork I: Predominant contribution of surface approximation to the mechanism of heparin acceleration of the antithrombin-thrombin reaction. Elucidation from salt concentration effects. *J Biol Chem* 266:6353–6364, 1991.
323. Li W, Johnson DJ, Esmon CT, Huntington JA: Structure of the antithrombin-thrombin-heparin ternary complex reveals the antithrombotic mechanism of heparin. *Nat Struct Mol Biol* 11:857–862, 2004.
324. Pizzo SV: Serpin receptor 1: A hepatic receptor that mediates the clearance of antithrombin III-proteinase complexes. *Am J Med* 87(3B):10S–14S, 1989.
325. Kounnas MZ, Church FC, Argraves WS, Strickland DK: Cellular internalization and degradation of antithrombin III-thrombin, heparin cofactor II-thrombin, and alpha 1-antitrypsin-trypsin complexes is mediated by the low density lipoprotein receptor-related protein. *J Biol Chem* 271:6523–6529, 1996.
326. Tait RC, Walker ID, Perry DJ, et al: Prevalence of antithrombin deficiency in the healthy population. *Br J Haematol* 87:106–112, 1994.
327. Harper PL, Luddington RJ, Daly M, et al: The incidence of dysfunctional antithrombin variants: Four cases in 210 patients with thromboembolic disease. *Br J Haematol* 77:360–364, 1991.
328. Lane DA, Bayston T, Olds RJ, et al: Antithrombin mutation database: 2nd (1997) update. For the Plasma Coagulation Inhibitors Subcommittee of the Scientific and Standardization Committee of the International Society on Thrombosis and Haemostasis. *Thromb Haemost* 77:197–211, 1997.
329. Broze GJ Jr, Miletich JP: Isolation of the tissue factor inhibitor produced by HepG2 hepatoma cells. *Proc Natl Acad Sci U S A* 84:1886–1890, 1987.
330. Novotny WF, Girard TJ, Miletich JP, Broze GJ Jr: Purification and characterization of the lipoprotein-associated coagulation inhibitor from human plasma. *J Biol Chem* 264:18832–18837, 1989.
331. Girard TJ, Warren LA, Novotny WF, et al: Functional significance of the Kunitz-type inhibitory domains of lipoprotein-associated coagulation inhibitor. *Nature* 338:518–520, 1989.
332. Wood JP, Ellery PE, Maroney SA, Mast AE: Biology of tissue factor pathway inhibitor. *Blood* 123:2934–2943, 2014.
333. Hackeng TM, Sere KM, Tans G, Rosing J: Protein S stimulates inhibition of the tissue factor pathway by tissue factor pathway inhibitor. *Proc Natl Acad Sci U S A* 103:3106–3111, 2006.
334. Ndonwi M, Tuley EA, Broze GJ Jr: The Kunitz-3 domain of TFPI-alpha is required for protein S-dependent enhancement of factor Xa inhibition. *Blood* 116:1344–1351, 2010.
335. Wood JP, Bunce MW, Maroney SA, et al: Tissue factor pathway inhibitor-alpha inhibits prothrombinase during the initiation of blood coagulation. *Proc Natl Acad Sci U S A* 110:17838–17843, 2013.
336. Dahm A, Van Hylckama Vlieg A, Bendz B, et al: Low levels of tissue factor pathway inhibitor (TFPI) increase the risk of venous thrombosis. *Blood* 101:4387–4392, 2003.
337. Castoldi E, Simioni P, Tormene D, et al: Hereditary and acquired protein S deficiencies are associated with low TFPI levels in plasma. *J Thromb Haemost* 8:294–300, 2010.
338. Massberg S, Grahl L, von Bruehl ML, et al: Reciprocal coupling of coagulation and innate immunity via neutrophil serine proteases. *Nat Med* 16:887–896, 2010.
339. Sandset PM, Warn-Cramer BJ, Rao LV, et al: Depletion of extrinsic pathway inhibitor (EPI) sensitizes rabbits to disseminated intravascular coagulation induced with tissue factor: Evidence supporting a physiologic role for EPI as a natural anticoagulant. *Proc Natl Acad Sci U S A* 88:708–712, 1991.
340. Huang ZF, Higuchi D, Lasky N, Broze GJ Jr: Tissue factor pathway inhibitor gene disruption produces intrauterine lethality in mice. *Blood* 90:944–951, 1997.
341. Ameziane N, Seguin C, Borgel D, et al: The -33T—>C polymorphism in intron 7 of the TFPI gene influences the risk of venous thromboembolism, independently of the factor V Leiden and prothrombin mutations. *Thromb Haemost* 88:195–199, 2002.
342. Opstad TB, Eilertsen AL, Hoibraaten E, et al: Tissue factor pathway inhibitor polymorphisms in women with and without a history of venous thrombosis and the effects of postmenopausal hormone therapy. *Blood Coagul Fibrinolysis* 21:516–521, 2010.
343. Han X, Fiehler R, Broze GJ Jr: Isolation of a protein Z-dependent plasma protease inhibitor. *Proc Natl Acad Sci U S A* 95:9250–9255, 1998.
344. Tabatabai A, Fiehler R, Broze GJ Jr: Protein Z circulates in plasma in a complex with protein Z-dependent protease inhibitor. *Thromb Haemost* 85:655–660, 2001.
345. Han X, Huang ZF, Fiehler R, Broze GJ Jr: The protein Z-dependent protease inhibitor is a serpin. *Biochemistry* 38:11073–11078, 1999.
346. Sejima H, Hayashi T, Deyashiki Y, et al: Primary structure of vitamin K-dependent human protein Z. *Biochem Biophys Res Commun* 171:661–668, 1990.
347. Huang X, Yan Y, Tu Y, et al: Structural basis for catalytic activation of protein Z-dependent protease inhibitor (ZPI) by protein Z. *Blood* 120:1726–1733, 2012.
348. Zhang J, Tu Y, Lu L, et al: Protein Z-dependent protease inhibitor deficiency produces a more severe murine phenotype than protein Z deficiency. *Blood* 111:4973–4978, 2008.
349. Al-Shanqeeti A, van Hylckama Vlieg A, Berntorp E, et al: Protein Z and protein Z-dependent protease inhibitor. Determinants of levels and risk of venous thrombosis. *Thromb Haemost* 93:411–413, 2005.
350. Almawi WY, Al-Shaikh FS, Melemedjian OK, Almawi AW: Protein Z, an anticoagulant protein with expanding role in reproductive biology. *Reproduction* 146:R73–R80, 2013.
351. Van de Water N, Tan T, Ashton F, et al: Mutations within the protein Z-dependent protease inhibitor gene are associated with venous thromboembolic disease: A new form of thrombophilia. *Br J Haematol* 127:190–194, 2004.
352. Young LK, Birch NP, Browett PJ, et al: Two missense mutations identified in venous thrombosis patients impair the inhibitory function of the protein Z dependent protease inhibitor. *Thromb Haemost* 107:854–863, 2012.
353. McQuillan AM, Eikelboom JW, Hankey GJ, et al: Protein Z in ischemic stroke and its etiologic subtypes. *Stroke* 34:2415–2419, 2003.
354. Dossenbach-Glaninger A, van Trotsenburg M, Helmer H, et al: Association of the protein Z intron F G79A gene polymorphism with recurrent pregnancy loss. *Fertil Steril* 90:1155–1160, 2008.
355. Grandone E, Colaizzo D, Cappucci F, et al: Protein Z levels and unexplained fetal losses. *Fertil Steril* 82:982–983, 2004.
356. Macfarlane RG: An enzyme cascade in the blood clotting mechanism, and its function as a biochemical amplifier. *Nature* 202:498–499, 1964.
357. Davie EW, Ratnoff OD: Waterfall sequence for intrinsic blood clotting. *Science* 145:1310–1312, 1964.
358. Pitlick FA, Nemerson Y: Purification and characterization of tissue factor apoprotein. *Methods Enzymol* 45:37–48, 1976.
359. Mackman N, Morrissey JH, Fowler B, Edgington TS: Complete sequence of the human tissue factor gene, a highly regulated cellular receptor that initiates the coagulation protease cascade. *Biochemistry* 28:1755–1762, 1989.
360. Osterud B, Rapaport SI: Activation of factor IX by the reaction product of tissue factor and factor VII: Additional pathway for initiating blood coagulation. *Proc Natl Acad Sci U S A* 74:5260–5264, 1977.
361. Repke D, Gemmell CH, Guha A, et al: Hemophilia as a defect of the tissue factor pathway of blood coagulation: Effect of factors VIII and IX on factor X activation in a con-

tinuous-flow reactor. *Proc Natl Acad Sci U S A* 87:7623–7627, 1990.

362. van 't Veer C, Hackeng TM, Delahaye C, et al: Activated factor X and thrombin formation triggered by tissue factor on endothelial cell matrix in a flow model: Effect of the tissue factor pathway inhibitor. *Blood* 84:1132–1142, 1994.

363. van 't Veer C, Mann KG: Regulation of tissue factor initiated thrombin generation by the stoichiometric inhibitors tissue factor pathway inhibitor, antithrombin-III, and heparin cofactor-II. *J Biol Chem* 272:4367–4377, 1997.

364. Hilden I, Lauritzen B, Sorensen BB, et al: Hemostatic effect of a monoclonal antibody mAb 2021 blocking the interaction between FXa and TFPI in a rabbit hemophilia model. *Blood* 119:5871–5878, 2012.

365. Carmeliet P, Mackman N, Moons L, et al: Role of tissue factor in embryonic blood vessel development. *Nature* 383:73–75, 1996.

366. Gailani D, Broze GJ Jr: Factor XI activation in a revised model of blood coagulation. *Science* 253:909–912, 1991.

367. Nemerson Y: The tissue factor pathway of blood coagulation. *Semin Hematol* 29:170–176, 1992.

368. Esmon CT: The protein C pathway. *Chest* 124(Suppl 3):26S–32S, 2003.

369. Holmer E, Kurachi K, Soderstrom G: The molecular-weight dependence of the rate-enhancing effect of heparin on the inhibition of thrombin, factor Xa, factor IXa, factor XIa, factor XIIa and kallikrein by antithrombin. *Biochem J* 193:395–400, 1981.

370. Brummel-Ziedins KE, Everse SJ, Mann KG, Orfeo T: Modeling thrombin generation: Plasma composition based approach. *J Thromb Thrombolysis* 37:32–44, 2014.

371. Monroe DM, Hoffman M, Roberts HR: Platelets and thrombin generation. *Arterioscler Thromb Vasc Biol* 22:1381–1389, 2002.

372. Cawthern KM, van 't Veer C, Lock JB, et al: Blood coagulation in hemophilia A and hemophilia C. *Blood* 91:4581–4592, 1998.

373. Monroe DM, Roberts HR, Hoffman M: Platelet procoagulant complex assembly in a tissue factor-initiated system. *Br J Haematol* 88:364–371, 1994.

374. Schuijt TJ, Bakhtiari K, Daffre S, et al: Factor Xa activation of factor V is of paramount importance in initiating the coagulation system: Lessons from a tick salivary protein. *Circulation* 128:254–266, 2013.

375. Allen DH, Tracy PB: Human coagulation factor V is activated to the functional cofactor by elastase and cathepsin G expressed at the monocyte surface. *J Biol Chem* 270:1408–1415, 1995.

376. Williamson P, Bevers EM, Smeets EF, et al: Continuous analysis of the mechanism of activated transbilayer lipid movement in platelets. *Biochemistry* 34:10448–10455, 1995.

377. Yang X, Walsh PN: An ordered sequential mechanism for factor IX and factor IXa binding to platelet receptors in the assembly of the Factor X-activating complex. *Biochem J* 390(Pt 1):157–167, 2005.

378. White-Adams TC, Berny MA, Tucker EI, et al: Identification of coagulation factor XI as a ligand for platelet apolipoprotein E receptor 2 (ApoER2). *Arterioscler Thromb Vasc Biol* 29:1602–1607, 2009.

379. Choi SH, Smith SA, Morrissey JH: Polyphosphate is a cofactor for the activation of factor XI by thrombin. *Blood* 118:6963–6970, 2011.

380. von dem Borne PA, Bajzar L, Meijers JC, et al: Thrombin-mediated activation of factor XI results in a thrombin-activatable fibrinolysis inhibitor-dependent inhibition of fibrinolysis. *J Clin Invest* 99:2323–2327, 1997.

381. Mackman N: Tissue-specific hemostasis in mice. *Arterioscler Thromb Vasc Biol* 25:2273–2281, 2005.

382. Kenne E, Renne T: Factor XII: A drug target for safe interference with thrombosis and inflammation. *Drug Discov Today* 19:1459–1464, 2014.

383. Buller HR, Bethune C, Bhanot S, et al: Factor XI antisense oligonucleotide for prevention of venous thrombosis. *N Engl J Med* 372:232–240, 2015.

384. Engelmann B, Massberg S: Thrombosis as an intravascular effector of innate immunity. *Nat Rev Immunol* 13:34–45, 2013.

385. von Bruhl ML, Stark K, Steinhart A, et al: Monocytes, neutrophils, and platelets cooperate to initiate and propagate venous thrombosis in mice *in vivo*. *J Exp Med* 209:819–835, 2012.

386. Broze GJ Jr: Binding of human factor VII and VIIa to monocytes. *J Clin Invest* 70:526–535, 1982.

387. Clark SR, Ma AC, Tavener SA, et al: Platelet TLR4 activates neutrophil extracellular traps to ensnare bacteria in septic blood. *Nat Med* 13:463–469, 2007.

388. Wang Y, Li M, Stadler S, et al: Histone hypercitrullination mediates chromatin decondensation and neutrophil extracellular trap formation. *J Cell Biol* 184:205–213, 2009.

389. Semeraro F, Ammollo CT, Morrissey JH, et al: Extracellular histones promote thrombin generation through platelet-dependent mechanisms: Involvement of platelet TLR2 and TLR4. *Blood* 118:1952–1961, 2011.

390. Martinod K, Demers M, Fuchs TA, et al: Neutrophil histone modification by peptidyl-larginine deiminase 4 is critical for deep vein thrombosis in mice. *Proc Natl Acad Sci U S A* 110:8674–8679, 2013.

391. Savchenko AS, Martinod K, Seidman MA, et al: Neutrophil extracellular traps form predominantly during the organizing stage of human venous thromboembolism development. *J Thromb Haemost* 12:860–870, 2014.

392. Hanson SR, Griffin JH, Harker LA, et al: Antithrombotic effects of thrombin-induced activation of endogenous protein C in primates. *J Clin Invest* 92:2003–2012, 1993.

393. de Agostini AI, Watkins SC, Slayter HS, et al: Localization of anticoagulantly active heparan sulfate proteoglycans in vascular endothelium: Antithrombin binding on cultured endothelial cells and perfused rat aorta. *J Cell Biol* 111:1293–1304, 1990.

394. Marcus AJ, Broekman MJ, Drosopoulos JH, et al: The endothelial cell ecto-ADPase responsible for inhibition of platelet function is CD39. *J Clin Invest* 99:1351–1360, 1997.

395. van 't Veer C, Golden NJ, Kalafatis M, Mann KG: Inhibitory mechanism of the protein C pathway on tissue factor-induced thrombin generation. Synergistic effect in combination with tissue factor pathway inhibitor. *J Biol Chem* 272:7983–7994, 1997.

396. Jesty J, Beltrami E: Positive feedbacks of coagulation: Their role in threshold regulation. *Arterioscler Thromb Vasc Biol* 25:2463–2469, 2005.

397. Brakman P, Albrechtsen OK, Astrup T: A comparative study of coagulation and fibrinolysis in blood from normal men and women. *Br J Haematol* 12:74–85, 1966.

398. Nossel HL, Yudelman I, Canfield RE, et al: Measurement of fibrinopeptide A in human blood. *J Clin Invest* 54:43–53, 1974.

399. Bauer KA, Kass BL, ten Cate H, et al: Detection of factor X activation in humans. *Blood* 74:2007–2015, 1989.

400. Bauer KA, Kass BL, ten Cate H, et al: Factor IX is activated in vivo by the tissue factor mechanism. *Blood* 76:731–736, 1990.

401. Morrissey JH: Tissue factor modulation of factor VIIa activity: Use in measuring trace levels of factor VIIa in plasma. *Thromb Haemost* 74:185–188, 1995.

402. Conard J, Bauer KA, Gruber A, et al: Normalization of markers of coagulation activation with a purified protein C concentrate in adults with homozygous protein C deficiency. *Blood* 82:1159–1164, 1993.

第 114 章
凝血反应的调控

Laurent O. Mosnier and John H. Griffin

摘要

凝血系统类似于一台空载的强力引擎,时刻维持活性状态,既生成极低水平的凝血酶,又处于凝血酶暴发性生成一触即发的临界点状态。凝血因子Ⅴ、Ⅷ、Ⅺ和Ⅶ正反馈激活机制赋予凝血过程独特的阈值性质,使得血液凝固呈现对相应刺激的非线性方式反应。显性凝血过程可视为一种对不同强度刺激表现为全或无反应现象的阈值系统;而一整套与之拮抗的反应体系决定了局部或全身性的凝血酶生成的最终上调或下调。细胞及体液抗凝机制与血浆凝血抑制物协同作用防止在缺乏高度促凝刺激背景下大量凝血酶生成。本章着重阐述抗凝机制及遗传性易栓症相关血浆蛋白缺陷。主要的易栓症相关蛋白包括蛋白C抗凝系统,该抗凝系统由多种辅因子和效应分子组成,如血栓调节蛋白、内皮细胞蛋白C受体、蛋白S、高密度脂蛋白和凝血因子Ⅴ。活化蛋白C发挥多重维持凝血稳态的保护性作用,包括蛋白水解灭活凝血因子Ⅴa和Ⅷa,直接干预蛋白酶活化受体-1和3、内皮细胞蛋白C受体、整合素CD11b/CD18和载脂蛋白E受体2参与的细胞信号转导途径。因子Ⅴ Leiden突变通过损害蛋白C系统的抗凝活性而导致遗传性活化蛋白C抵抗,其原因在于因子Ⅴ Leiden不能被活化蛋白C适当地裂解。血浆蛋白酶抑制物也是阻断凝血过程的关键因素。抗凝血酶在生理性硫酸肝素和药物性肝素刺激下,可抑制凝血酶和因子Ⅹa、Ⅸa、Ⅺa和Ⅻa。组织因子途径抑制物可中和外源性凝血途径因子Ⅶa和Ⅹa活性。其他血浆蛋白酶抑制物亦可中和多种凝血蛋白酶。

简写和缩略词

APC,活化蛋白C(activated protein C);apoER2,载脂蛋白E受体2(apolipoprotein Ereceptor 2);CD11b/CD18,Mac-1;EPCR,内皮细胞蛋白C受体(endothelial cell protein Creceptor);GLA,γ羧基谷氨酸(γ-carboxyglutamic acid);GPI,糖基磷脂酰肌醇(glycosylphosphatidylinositol);HDL,高密度脂蛋白(high-density lipoprotein);NMDA,N-甲基-D-天冬氨酸(N-methyl-D-aspartate);PAR-1,蛋白酶活化受体-1(protease activated receptor-1);serpin,丝氨酸蛋白酶抑制剂(serine protease inhibitor);SHBG,性激素结合球蛋白(sex-hormone-binding globulin);TFPI,组织因子途径抑制物(tissue factor pathway inhibitor);TNF,肿瘤坏死因子(tumor necrosis factor);ZPI,蛋白Z依赖性蛋白酶抑制物(protein Z-dependent protease inhibitor)。

凝血反应调控对于正常止血是必不可少的。作为应对血管损伤的机体防御体系繁复纠结网络的组成部分,凝血因子(参见第113章)与血管内皮细胞和血细胞,尤其血小板,协同作用以生成保护性纤维蛋白-血小板凝块即止血栓。当保护性止血栓扩展超越使机体受益的限度,或血栓不适当地发生在血管病变部位,或血栓栓子栓塞在血管床的其他部位,病理性血栓形成即已发生。对正常止血而言,促凝因素和抗凝因素必须与血浆成分及细胞表面发生相互作用,包括血管壁(参见第115章)和血小板(参见第112章)。此外纤溶系统的作用必须与凝血反应整合以确保血栓适时形成和消散(参见第135章)。本章凝血反应调控着重阐述下调凝血反应及抗凝蛋白的主要生理机制,以及基于对遗传性易栓症考量识别所获得的具有临床意义的易栓症相关缺陷的发病机制(参见第130章)。第113章详尽表述了凝血因子及生理性止血途径。

● 凝血途径和蛋白C途径

自凝血瀑布反应模式确立以来已历经数十年之久[1,2](参见第113章节,图113-27),虽几经重要的修正(参见第113章节,图113-28),但凝血反应过程中蛋白酶原序贯转化生成活化丝氨酸蛋白酶的基本框架仍然适用。在过去二十余年,促凝途径理论主要观念上的进展强调了影响凝血酶生成的正反馈和负反馈调节机制,详见于图114-1。

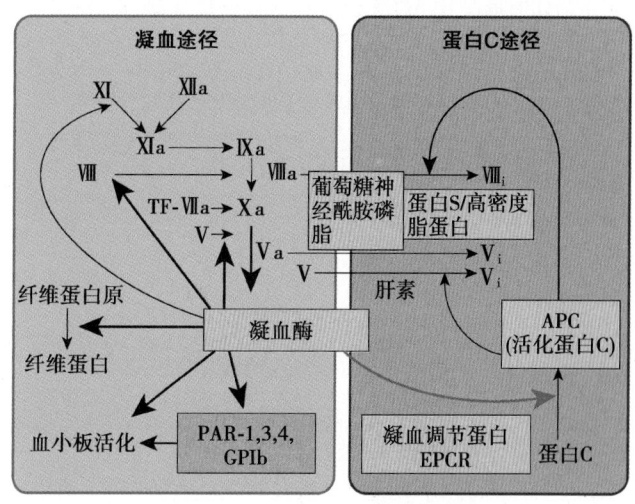

图114-1　凝血途径和蛋白C抗凝血途径。取决于辅因子和表面,凝血酶可以是促凝血剂(左)或抗凝血剂(右)。凝血酶使纤维蛋白原交联并激活血小板和因子Ⅴ、Ⅷ、Ⅺ和ⅩⅢ。内皮细胞蛋白C受体(EPCR)通过血栓调节蛋白结合的凝血酶促进酶原蛋白C转化为活性蛋白酶。APC与其非酶辅因子蛋白S通过高度选择性蛋白水解(例如在因子Ⅴa中的Arg506和Arg306)灭活因子Ⅴa和Ⅷa,产生失活的(i)因子Ⅴi和Ⅷi。这种抗凝血作用可以通过血小板,内皮细胞或其微粒上的磷脂表面增强。高密度脂蛋白(HDL)也可以提供蛋白S依赖的抗凝血剂APC辅助因子活性。类似地,中性糖鞘氨酸如葡萄糖神经酰胺(GLcCer)可增强APC抗凝血活性。GPⅠb,糖蛋白Ⅰb;PAR,蛋白酶活化受体。(该文章已授权:Griffin JH: Blood coagulation. The thrombin paradox. Nature 378(6555):337~338,1995.)

在正反馈调节反应,促凝性凝血酶活化血小板和因子Ⅴ、Ⅷ和Ⅺ(参见第113章)[3~5]。微量组织因子经外源性凝血途径生成少量凝血酶,继而凝血酶可激活因子Ⅺ、Ⅷ和Ⅴ并借此活化内源性凝血途径各个步骤从而放大凝血酶生成(图114-1)。

在负反馈调节反应,由内皮细胞表面生成的抗凝性活化蛋白C[6~8](图114-2)(APC)可下调凝血反应(图114-1,图114-3)。除此之外,APC还可通过涉及某类受体的反应而发挥细胞保护效应,参与这类反应的受体包括内皮细胞蛋白C受体(EPCR)和蛋白酶活化受体-1(PAR-1)(图114-4),PAR-3,整合素CD11b/CD18,载脂蛋白E受体-2(apoER2)也可能参与其中[7,8]。APC细胞保护效应包括抗炎和抗凋亡作用,以及基因表达谱改

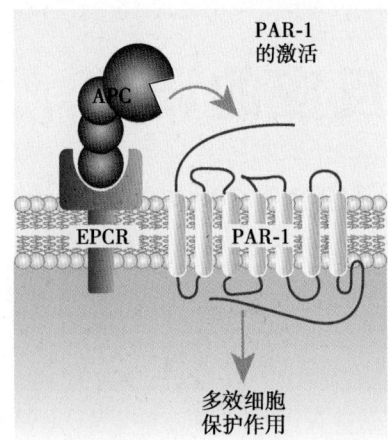

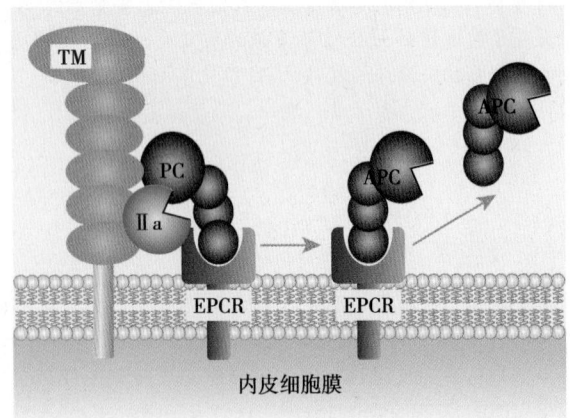

图114-2　蛋白C在内皮细胞表面的活化。在内皮表面上,蛋白C(PC)与内皮蛋白C受体(EPCR)结合后产生活化的蛋白C(APC),其中蛋白C被凝血酶(Ⅱa)-血栓调节蛋白(TM)复合物有限的蛋白水解所激活。凝血酶的这种作用从蛋白C释放出十二肽(第158~169位),产生多功能蛋白酶APC。(该文章已授权:Mosnier LO,Zlokovic BV,Griffin JH:The cytoprotective protein Cpathway. Blood 109(8):3161~3172,2007.)

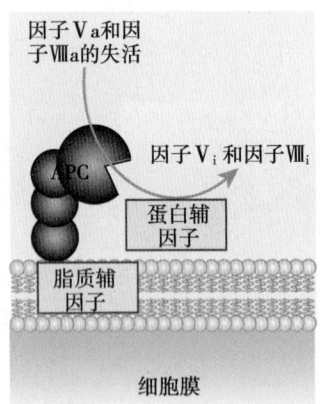

图114-3　活化的蛋白C(APC)在膜表面通过蛋白水解灭活因子Ⅴa和Ⅷa来发挥其抗凝血活性,其中膜表面含有源于细胞、脂蛋白或细胞微粒的磷脂。各种脂质和蛋白质辅因子(图114-1图例和文字)加速因子Ⅴa和Ⅷa的失活,产生不可逆失活的因子Ⅴi和Ⅷi。(该文章已授权 Mosnier LO,Zlokovic BV,Griffin JH:The cytoprotective protein Cpathway. Blood 109(8):3161~3172,2007.)

图114-4　活化蛋白C(APC)启动细胞信号传导和多重细胞保护作用的模型。通过内皮蛋白C受体(EPCR)与APC的作用激活G蛋白偶联受体、蛋白酶激活的受体-1(PAR-1),引发APC对细胞的直接作用。APC的γ-羧基谷氨酸(GLA)结构域结合EPCR以帮助APC的蛋白酶结构域有效切割PAR-1的胞外N末端尾,其导致G蛋白偶联受体激活和随后的抗炎、抗细胞凋亡作用,基因表达谱的改变以及内皮细胞连接的稳定。(该文章已授权:Mosnier LO,Zlokovic BV,Griffin JH:The cytoprotective protein Cpathway. Blood 109(8):3161~3172,2007.)

变和内皮细胞屏障的稳定(见下文的"活化蛋白C功能")。由于炎症、凋亡、血管屏障破坏明显有助于促进凝血酶生成,因此APC对细胞的直接保护效应可间接地下调凝血酶生成[7,8]。

活化蛋白C(APC)通过蛋白C细胞途径生成。凝血酶与血栓调节蛋白结合使得结合的凝血酶功能由促凝特性转变为抗凝特性,具抗凝活性的凝血酶可将酶原形式蛋白C转化为具抗凝活性的丝氨酸蛋白酶,即活化蛋白C(图114-1和图114-2)。EPCR与蛋白C结合可增强这种表面依赖性反应[6,9,10]。蛋白C的非酶辅因子——蛋白S,像其他潜在的脂质及蛋白辅因子一样,可辅助活化蛋白C通过高选择性蛋白水解作用灭活因子Ⅴa和Ⅷa,生成无活性形式(i,inactive)凝血因子,即因子Ⅴi和Ⅷi(图114-3;(参见第113章节图113-11、图113-13)。蛋白S也可直接抑制因子Ⅷa、Xa和Va[11~13]。因此APC和蛋白S可抑制内源性凝血途径多个环节。

在凝血途径的每一环节,每一种凝血蛋白酶均可被一种或多种血浆蛋白酶抑制物通过带负电糖胺聚糖(如硫酸类肝素或肝素)激发的反应抑制其活性(见下文"凝血蛋白酶通过蛋白酶抑制物的抑制")。鉴于凝血过程在正负反馈反应调控下呈现高度非线性反应特性,因而蛋白C抗凝系统与血浆蛋白酶抑制物相互协同对于凝血酶生成调节非常重要。

机体存在基本的生理性低水平的凝血因子持续性活化。正常人血浆中含循环性活化酶,因子Ⅶa[14]、APC[15]及多种凝血蛋白酶作用产生的多肽片段,即纤维蛋白肽片段[16,17]、凝血酶原片段1+2[18]、因子Ⅸ及X的活化肽[19,20]。多种凝血因子活化需要正反馈反应激活(如因子Ⅴ、Ⅷ、Ⅺ和Ⅶ),从而赋予凝血途径以特殊的阈值特性,使凝血反应呈现出对相应刺激表现为非线性反应方式。将凝血过程作为阈值系统进行的理论分析结果提示凝血系统对于不同程度刺激可表现为全或无反应,这种全

或无的反应方式取决于凝血激活与凝血反应抑制的净效应，在很大程度上取决于凝血酶生成的上调和下调[21,22]。凝血系统处于活化但又相对的"惰性"状态，游离于泛化性或暴发性凝血酶生成的"边缘"并维持平衡态。各种细胞和体液抗凝机制协同作用形成了凝血激活的阈值系统，多种凝血抑制物以互补作用方式从而防止了在缺乏高度促凝刺激背景下的大量凝血酶的生成。

血栓性疾病相关遗传性缺陷

特定因子对于凝血调控反应生理重要性的证据源于临床观察和动物模型研究。已确认的静脉血栓形成主要遗传性危险因素包括因子Ⅴ、蛋白C、蛋白S和抗凝血酶蛋白的结构缺陷（参见第130章）。除此之外，也存在与血栓疾病相关的基因调节性缺陷，如凝血酶原基因G20210A多态性及蛋白C基因调节元件缺陷，该缺陷可下调蛋白C表达。血栓调节蛋白缺陷也可能与动脉血栓形成风险增加相关。EPCR遗传性缺陷可能与血栓风险增加有关，但仍存在争议。

蛋白C途径构成

图114-5提供了蛋白C、蛋白S、血栓调节蛋白和EPCR的结构草图。这些蛋白分子含多个结构域，每一结构域可介导不同的分子功能。上述因子的分子量、正常血浆浓度、基因的染色体定位及基因结构见表114-1。因子Ⅴa和Ⅷa作为APC底物也参与蛋白C途径的抗凝反应。而且因子Ⅴ（非因子ⅤLei-den）可充当APC参与灭活因子Ⅷa辅因子（参见"活化蛋白C辅因子——因子Ⅴ"）[23]。

蛋白C

1976年Stenflo将牛血浆维生素K依赖蛋白命名为牛"蛋白C"[24]，该组分出现在经阴离子交换柱洗脱液中的第三峰（C峰）。蛋白C之前被称为抗凝因子自身凝血酶原Ⅱ-A[25]，是一种血浆丝氨酸蛋白酶原，可由凝血酶转化为活性形式的丝氨酸蛋白酶。

蛋白C在肝脏合成，其前体多肽由461个氨基酸残基组成，包括42个氨基酸残基组成的前多肽原（含羧化酶催化的谷氨酸羧化信号肽，谷氨酸残基羧化可形成9个γ羧基谷氨酸及促成熟蛋白分泌的信号肽）[26-28]。成熟形式的糖蛋白分子量为62 000Da，含419个氨基酸残基（参见第113章节图113-1；图114-5）和N-联糖基。绝大部分分泌性蛋白C分子由弗林样蛋白内切酶裂解并释放Lys156-Arg157肽段，生成双链酶原，其正常血循环浓度为65nM（4μg/ml）[29]。血浆蛋白C轻链及重链经二硫键连接，以维系丝氨酸蛋白酶球形结构（170～419位氨基酸残基构成）共价连接于N端3个串联结构域；即GLA结构域和表皮生长因子（EGF）样结构域EGF1和EGF2[26-30]。

蛋白C和APC的GLA结构域（1～42位氨基酸残基）对多功能的发挥起着重要作用，包括与含磷脂膜表面的结合（参见第113章节图113-3）、与血栓调节蛋白和EPCR的结合；因此羧化不全可影响APC的抗凝活性[31-33]。位于轻链的两个EGF结构域可能有助于APC与蛋白S和蛋白C与血栓调节蛋白之间的相互作用。

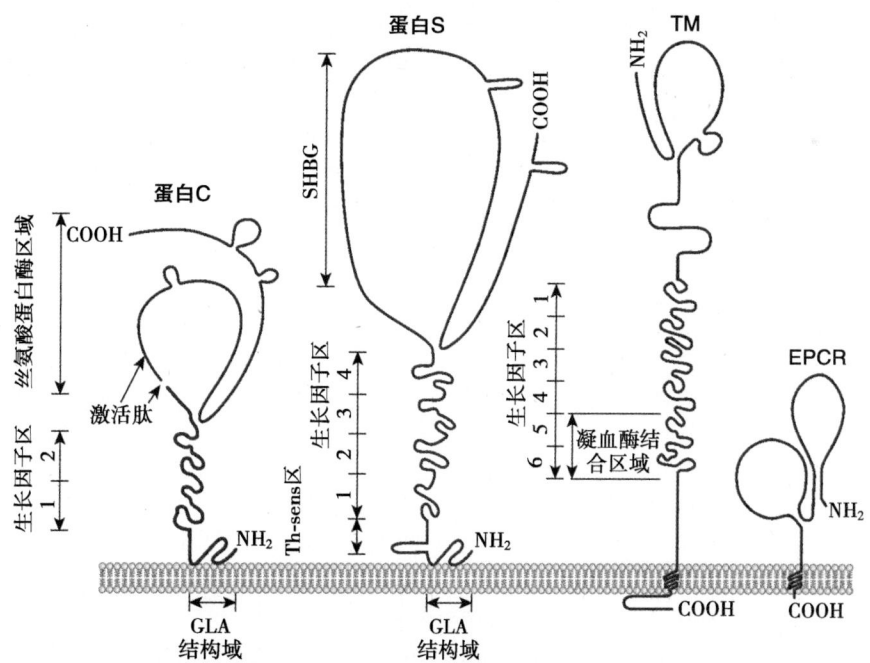

图114-5 膜结合蛋白C，蛋白S，血栓调节蛋白（TM）和内皮细胞蛋白C受体（EPCR）。每个蛋白质是在细胞膜表面上方延伸的多结构域蛋白质，不同的结构域介导每种蛋白质的不同功能。蛋白C和蛋白S可以通过它们的NH₂-末端γ-羧基谷氨酸（GLA）结构域可逆地结合到磷脂膜上，该结构域含有9或11个结合4～6个Ca²⁺离子的GLA残基。TM和EPCR是通过单个疏水跨膜序列嵌入细胞膜的整体膜蛋白。（该文章已授权：Esmon CT:The roles of protein C and thrombomodulin in the regulation of blood coagulation. J Biol Chem 264(9):4743～4746,1989. ）

表 114-1　凝血调节分子的特征

	分子量 (kDa)	血浆浓度 (μg/ml)	半衰期 (h)	染色体	基因 (kb)	外显子 (N)	功能
蛋白 C	62	4	6	2q13~14	11	9	抗凝蛋白酶
蛋白 S	75	26	42	3p11.1~11.2	80	15	APC 辅因子和凝血抑制因子
血栓调节蛋白	60~105	0.020	ND	20p11.2-cen	3.7	1	凝血酶/蛋白 C 受体
内皮蛋白 C 受体(EPCR)	46	0.098	ND	20q11.2	6	4	蛋白 C/APC 受体
蛋白酶活化受体-1(PAR-1)	68	NA	NA	5q13	27	2	G-蛋白-偶联受体
抗凝血酶	58	150	70	1q23~25	14	7	蛋白酶抑制物
组织因子途径抑制物(TFPI)	34	0.1	ND	2q31~32.1	85	9	蛋白酶抑制物
肝素辅因子 II	66	70	60	22q11	16	5	蛋白酶抑制物
蛋白 Z	70	1.7	60	13q34		9	血浆蛋白
蛋白 Z 依赖性蛋白酶抑制物(ZPI)	72	1.5		14q32.13		5	蛋白酶抑制物

NA,不适用;ND,未定。

蛋白 C 的丝氨酸蛋白酶结构域与其他胰蛋白酶样蛋白酶同源,而且三维分子模拟[34]及 X 线晶体成像结构分析[30]显示活化蛋白 C 和丝氨酸蛋白酶家族成员分子结构的相似性,该结构分析以糜蛋白酶作为该蛋白家族成员的分子结构原型[30]。APC 的胰蛋白酶样蛋白酶结构域通过与因子 Va 和 VIIIa 高度特异性的相互作用(通过在因子 Va 和 VIIIa 的 2 个含 Arg 肽键位点将其裂解)发挥抗凝活性(见下文"活化蛋白 C 底物——因子 Va 和 VIIIa"节)。此类空间构象特异性相互作用不仅包括 APC 的酶激活部位结构域,还包括许多称之为表位的 APC 残基,因该类氨基酸残基不位于 APC 酶活性中心位点附近。APC 表位对于识别大分子底物因子 Va 和 VIIIa 及细胞 APC 受体是必需的[35~44]。

蛋白 C 和活化蛋白 C 治疗

纯化的血浆蛋白 C 浓缩物(Ceprotin)是一种经美国 FDA 批准用于治疗蛋白 C 缺乏患者的蛋白 C 制剂[45]。重组 APC(Xigris)在 2001 年的 PROWESS III 期临床试验中可降低严重败血症成人患者由各种原因导致的 28 天死亡率[46],而且由美国 FDA 批准应用于治疗严重败血症。继临床前在狒狒进行的 APC 抗栓和败血症研究之后,活化蛋白 C 已成功应用于成人严重败血症的治疗[47,48]。然而,10 年后在 PROWESS-SHOCK 试验中,重组 APC 并未降低严重败血症成人患者的死亡率[49~51],Xigris 因此从市场中被撤回。动物创伤模型研究已初步阐明 APC 在许多临床前期损伤模型体内发挥有益效应的机制,在许多模型中 APC 的药理作用显然与 APC 的抗凝作用无关(见下文"活化蛋白 C 的直接细胞作用")[7,8]。

蛋白 C 基因

蛋白 C 基因包含 9 个外显子和 8 个内含子,位于染色体 2q14~21,全长 11kb(参见第 113 章节图 113-10 和表 114-1)[52]。蛋白 C 基因与因子 VII、IX、X 基因结构同源(参见第 113 章)。

蛋白 C 突变

与血栓形成相关的遗传性蛋白 C 缺乏可由多种突变引起(参见蛋白 C 突变数据库)[53,54]。基于蛋白 C 分子的三维结构,遗传性蛋白 C 缺陷的分子结构基础已被作出合理的解释[34,55,56]。 I 型蛋白 C 缺乏以蛋白 C 抗原和活性平行下降为特征,大多数引起 I 型蛋白 C 缺乏的突变累及参与形成双折叠球形结构域疏水核心的氨基酸残基,该折叠的球形结构域是丝氨酸蛋白酶特征性结构域。这类突变影响蛋白折叠和加工过程,这类不稳定分子不易被分泌和(或)半衰期极短。相反,大多数引起 II 型蛋白 C 缺乏(抗凝活性或酶活性下降但抗原水平正常)的突变与血循环中功能缺陷的蛋白 C 分子有关。该类突变累及其极性表面的氨基酸残基,并不影响多肽链折叠和热动力学稳定。这些极性氨基酸残基可能参与对抗凝活性表达有重要意义的"蛋白-蛋白"之间的相互作用。

源于一个共同突变的罕见突变在不同种族中表现不同。Arg147Trp 和 Lys 缺失引起的蛋白 C 的突变在中国人中是重要的静脉血栓危险因素,然而在欧美血统和日本人中不是这样[57~59]。

蛋白 C 基因敲除的纯合子小鼠表现出与人蛋白 C 重度缺乏相似的临床表型(参见第 130 章),并伴有围产期脑和肝脏的消耗性凝血病,出现宫内或出生后不久的死亡或广泛血栓形成[60]。

蛋白 S

血浆"蛋白 S",因纪念其被发现的所在地西雅图(Seattle)而得名,是一种维生素 K 依赖性糖蛋白[61],肝细胞、神经母细胞瘤细胞、肾细胞、睾丸、巨核细胞和内皮细胞均可合成蛋白 S,蛋白 S 也存在于血小板 α 颗粒中[62]。

蛋白 S 以一种含 676 个氨基酸残基的前体蛋白被合成。成熟的分泌型蛋白 S 是一种含 635 个氨基酸残基及 3 个 N 连糖基侧链的单链糖蛋白(图 114-5)[63,64]。成熟蛋白 S 氨基端区域的 11 个 GLA 结构域有助于 Ca²⁺ 介导的蛋白与膜磷脂结合。凝血酶敏感区域由 47～72 位氨基酸残基组成,与 GLA 结构域毗邻(图 114-5)。

蛋白 S 羧基端的第 270～635 位氨基酸残基构成性激素结合球蛋白样(SHBG)结构域,该结构域含 C4b-结合蛋白结合位点(参见"蛋白 S 的'活化蛋白 C-非依赖性'抗凝活性")[65],因子 V 和 Va 的结合位点[66,67]。蛋白 S 像同系物 gas6 一样,也可与受体酪氨酸激酶结合,如 Axl,从而启动细胞信号[68],因此,就蛋白 S 的多种活性表达而言,不同的蛋白 S 结构域对不同的蛋白质呈现出多种不同结合部位。

蛋白 S 基因

蛋白 S 基因由 15 个外显子及 14 个内含子组成,定位于染色体 3p11.1～11.2,全长 80kb(图 113-16 和表 114-1)[62,79~81]。蛋白 S 基因与其他维生素 K 依赖蛋白基因在 GLA 和 EGF 结构域的同源性低,而编码 240～635 位氨基酸残基的基因片段与 SHBG 家族基因存在显著同源性。人基因组存在一种蛋白 S 假基因,该基因位于 3 号染色体,邻近正常蛋白 S 基因,含有几个终止密码子,缺乏翻译功能。

蛋白 S 突变

与静脉血栓形成相关的遗传性蛋白 S 缺乏的分子基础涉及 100 多种基因突变(参见第 130 章)[71]。一种与日本人种静脉血栓形成风险密切相关的蛋白 S 多态性被称为蛋白 S Tokushima,该突变累及 K155E,导致 APC 辅因子活性丧失[57,72]。但 K155E 显然不存在于欧洲血统的美洲人种或中国人种。相比较而言,因子 V Leiden 突变和凝血酶原 G20210A 多态性是欧洲血统的美洲人种血栓形成的危险因素,而日本人种、中国人种、非洲血统的美洲人种则否[73]。另一蛋白 S 单核苷酸多态性 S460P 约见于 1% 的欧洲血统的美洲人种,也称之为蛋白 S Heerlen,该突变可引起 Asn458 位残基缺乏 N 连糖基侧链,并不影响蛋白 S 的功能活性[74]。

血栓调节蛋白

血栓调节蛋白最初作为结合蛋白 C 和凝血酶的内皮细胞表面受体,进而加速蛋白 C 活化而被发现[75~78]。这是因为与血栓调节蛋白结合的凝血酶失去了活化纤维蛋白原及激活血小板的功能,凝血酶与血栓调节蛋白结合可使促凝活性的凝血酶转化为抗凝活性的凝血酶[79,80]。血栓调节蛋白是一种多结构域跨膜蛋白,由 1 个 N 末端凝集素样结构域、6 个 EGF 结构域、1 个富含丝氨酸/苏氨酸结构域、1 个单一的跨膜序列及 1 个细胞内 C 端尾组成(图 114-5)[5~8,75~83]。EGF 结构域 4、5 和 6 对蛋白 C 活化至关重要,EGF 结构域 5 和 6 与凝血酶结合,而结构域 4 与蛋白 C 结合。成熟形式血栓调节蛋白含 557 个氨基酸残基和不同数量的 N-和 O-糖基修饰,由于糖基化的不同,其分子量大小不尽相同。葡糖氨基聚糖类,尤其是硫酸软骨素,当共价吸附于富含丝氨酸/苏氨酸结构域的血栓调节蛋白,显然有助于血栓调节蛋白功能的发挥,包括增强凝血酶介导的蛋白 C 活化或加速蛋白酶抑制物介导的凝血酶灭活。血栓调节蛋白对凝血酶底物特异性调节涉及凝血酶与血栓调节蛋白结合后出现的空间构象改变。

血浆中循环的可溶性血栓调节蛋白水平较低,原因可能是锚定于细胞表面的血栓调节蛋白水解有限。虽然循环性血栓调节蛋白血浆水平变化见于不同的临床状态,但其功能意义仍不清楚。

重组可溶性血栓调节蛋白对于弥散性血管内凝血有潜在的治疗价值,在日本已经被批准用于弥散性血管内凝血治疗[77,84]。

血栓调节蛋白基因

血栓调节蛋白基因缺乏内含子,该基因位于染色体 20p11.2,全长 3.7kb(参见第 113 章节图 113-19、图 114-5 和表 114-1)[77,82]。小鼠血栓调节蛋白基因敲除可致胚胎期死亡[85]。多种炎性因子可下调血栓调节蛋白基因表达,包括内毒素、白介素-1 和肿瘤坏死因子-α,而维 A 酸可上调血栓调节蛋白基因表达[5~8,86,87]。通常来说,血栓调节蛋白是炎症、凝血酶生成、内皮凝血相互制约和平衡的关键因素。

血栓调节蛋白突变

血栓调节蛋白突变在非典型溶血尿毒综合征患者已得到证明[78,88],该蛋白突变还可能与动脉血栓和心肌梗死风险有关,但缺乏支持该类突变与静脉血栓形成风险增加相关联的证据(参见第 130 章)[89~92]。非典型溶血尿毒综合征与补体过度活化密切相关,而血栓调节蛋白凝集素样结构域可抑制补体活化[77,93]。除促进凝血酶介导的蛋白 C 活化外,血栓调节蛋白也可促进羧肽酶活化。羧肽酶亦称为凝血酶可活化的纤溶抑制因子(TAFI),是缓激肽和活化补体成分 C3a、C5a 的强效抑制因子[94~96]。

内皮细胞蛋白 C 受体

EPCR 通过其 GLA 结构域以相似亲和力分别与蛋白 C 和 APC 结合,介导该酶原或其激活蛋白酶 APC 的多重活性[9,10,33,86,97~107]。成熟 EPCR 糖蛋白分子含 221 个氨基酸残基和 N 连糖基侧链,分子量为 46 000Da。EPCR 是一种整合膜蛋白,结构与 CD1/主要组织相容性复合物 I 类分子同源。EPCR 氨基端是细胞外结构域的一部分,胞外结构域与单一跨膜序列连接,单一跨膜序列再与胞质内 Arg-Arg-Cys-COOH 短尾序列连接(图 114-5)。胞质尾序列可被棕榈酸酯化,这种修饰有助于将 EPCR 定位于特定脂筏或细胞质膜微囊。通过 X 线晶体衍射分析或分子模拟推断确定的 EPCR 三维结构显示蛋白 C 和 APC 的 GLA 域与 EPCR 相结合[107,108]。内皮表面的 EPCR 可使凝血酶血栓调节蛋白复合物介导的蛋白 C 活化速率增加多于 5 倍(图 114-2)。EPCR 对于 APC 的细胞保护作用是必需的,EPCR 能提高 APC 介导的 PAR-1 的裂解从而诱导细胞信号通路(图 114-4)。APC 的细胞保护作用与 APC 的抗凝活性无关,而是基于细胞信号作用(见下文"活化蛋白 C 的直接细胞作用")[7,8,109~111]。

细胞表面功能性 EPCR 的出现由 2 种机制调控,即 EPCR 的生成和清除。炎性介质通过金属蛋白酶 TNF-α 转换酶(称为"TACE")诱导 EPCR 胞外域从内皮细胞表面脱落[112]。可溶性 EPCR 胞外域正常血浆浓度为 100ng/ml,然而,包含 Ser219Gly 多态性(rs867186)的 H3EPCR 单倍体携带者的 EPCR 血浆浓度是正常水平的 3 倍多[113]。在 DIC 或系统性红斑狼疮患者血浆中可溶性 EPCR 水平升高，尽管 EPCR 水平与循环血栓调节蛋白水平的病理相关变化无相关性[114]。可溶性 EPCR 和膜结合 EPCR 以相似的亲和力与蛋白 C 和 APC 的 GLA 域结合，因为 APC GLA 域与带负电荷的磷脂的结合对于其抗凝血活性是必需的，所以纯化的反应混合物中相对高水平的可溶性 EPCR 可抑制 APC 对因子 Va 的抗凝血活性，但不影响 APC 与蛋白酶抑制物的反应[10,86,99,115]。

EPCR 晶体结构显示出未曾预期到的单个磷脂分子可结合于膜表面 EPCR 分子的凹槽中[107]。分泌的磷脂酶 A2 组 V 可以改变 EPCR 中的脂质，并导致 EPCR 失去其结合蛋白 C 和 APC 的能力[116,117]。功能性 EPCR 在细胞表面的存在对血栓形成和炎症性血管疾病具有重要意义，因为体内 EPCR 失活增加了血栓和炎症疾病的易感性[10,86,97]。

通过小鼠 EPCR 基因敲除导致的胚胎期死亡模型确立了 EPCR 对小鼠的生理重要性[118]。

除了蛋白 C 和 APC，EPCR 与多种分子有重要的功能性相互作用。它可与因子 Ⅶ 和 Ⅶa 结合[10]。此外，EPCR 最近被发现在严重疟疾的发病机制中发挥潜在的重要作用[119~122]。

内皮细胞蛋白 C 受体基因

EPCR 基因由 4 个外显子和 3 个内含子组成，定位于染色体 20q11.2，全长 6kb（表 114-1）[123]。

蛋白酶活化受体-1

PAR-1，初始作为高亲和力人血小板的凝血酶受体被发现，是 G 蛋白偶联受体亚家族 4 成员中的原型之一，具有独特的激活机制，即由蛋白酶活化[124~130]。PAR 分子含 7 个跨膜螺旋结构域和细胞外 N 末端尾。胞外 N 末端尾可被活化蛋白酶裂解，由此生成的新的氨基末端可作为触发偶联 G 蛋白活化的黏附配体。人血小板需通过 PAR-1 和 PAR-4 作用才能被凝血酶活化；而有趣的是缺乏 PAR-1 的鼠血小板需要通过 PAR-3 和 PAR-4 以发挥凝血酶的正常激活效应[125,131]。多种血浆蛋白酶可激活 PAR-1[132~135]，活化的 PAR-1 对于 APC 发挥其细胞保护功能通常是必需的（见下文"活化蛋白 C 发挥细胞生理效应的细胞受体"）[7,8,110,111]。

蛋白酶活化受体-1 基因

PAR-1 基因仅含 2 个内含子，定位于染色体 5q13，全长 25kb（表 114-1）125。许多因素可上调或下调 PAR-1 基因的表达[124~130]。

● 蛋白 C 活化

当蛋白 C 的 Arg169-Leu170 之间的肽键被凝血酶裂解，蛋白 C 即被活化，由无活性的酶原形式转为有活性的蛋白酶，血栓调节蛋白和 EPCR 可加速蛋白 C 的活化（图 114-2 和"血栓调节蛋白"）[5,7,8,76,81,86]。当给动物输注凝血酶，可产生 APC 的抗凝作用[136,137]。有趣的是，当将凝血酶输注给患高脂血症合并存在动脉粥样硬化的猴[138]，结果显示：与血脂正常对照猴相比，高脂血症猴体内产生的 APC 极微，对 APC 基本无应答反应，提示高脂血症和血管疾病可影响蛋白 C 活化。

缺血可引起体内蛋白 C 活化，猪冠脉前降支短暂阻塞可引

起 APC 生成[139]。当进行常规动脉内膜切除术的患者发生脑缺血时，脑静脉血中 APC 水平升高[140]。在进行心肺旁路手术期间，蛋白 C 被显著激活，主要发生在主动脉钳夹松开后瞬间的缺血血管床[141]。链激酶治疗急性心肌梗死时循环 APC 水平增高[142]。

正常人循环 APC 浓度与血循环中蛋白 C 酶原浓度水平显著相关[143]。基于对蛋白 C 缺乏个体输注蛋白 C 的研究结果，循环中的活化蛋白 C 水平在很大程度上取决于蛋白 C 浓度[144]。在实验动物观察到的凝血酶输注反应中，EPCR 对于蛋白 C 的活化是必需的[145]。在细胞膜表面，EPCR 和血栓调节蛋白的空间位置应该非常接近（图 114-2），尽管这一点并未得到实验证实。

血栓调节蛋白和 EPCR 在血管的相对分布密度存在明显差异，前者大量分布于小血管，而在大血管分布较少；而后者主要分布在大血管，而小血管含量较低[85,86,146,147]。脑组织可表达低水平的血栓调节蛋白[148]，而且在颈动脉阻塞患者可出现脑特异性的蛋白 C 活化[140]。

蛋白 C 的水解性裂解和活化可受 meizothrombin、纤溶酶或因子 Xa 的影响[149~153]。在培养的内皮细胞表面，带负电的硫酸化多糖在存在含磷脂酰乙醇胺磷脂囊泡条件下，能够增强 Xa 介导的蛋白 C 活化速率，该活化速率接近于"凝血酶：血栓调节蛋白"复合物激活蛋白 C 的速率[152]。目前仍无证据显示 meizothrombin、纤溶酶或因子 Xa 诱导的蛋白 C 活化现象是否具有生理学意义或药理学关联。

血小板因子 4 也可激活蛋白 C。体内和体外的研究资料均提示血小板因子 4 在促进 APC 生成及影响蛋白 C 系统的活性发挥了生理学作用[154~157]。

● 活化蛋白 C 功能

见于新生儿暴发性紫癜的严重蛋白 C 缺乏的临床表型提示 APC 可发挥多种重要的生理功能，包括强力的抗凝和抗炎作用（参见第 130 章）。新近研究进展表明 APC 的抗炎作用仅仅是其与细胞受体相互作用并提供多种细胞保护功能的表现之一[7,8,110,111]。APC 具有的血管内抗凝活性和启动细胞信号的两种不同功能受不同的分子相互作用调节，这两种功能均具有临床意义。

活化蛋白 C 抗凝功能

活化蛋白 C（APC）的直接抗凝活性机制涉及凝血因子 V 和 Ⅷ，这两种同源的凝血辅因子以非活性形式存在于血循环中；通过有限的蛋白水解转化为活化辅因子（参见第 113 章和图 113-11、图 113-13）。正常人血浆 APC 浓度为 40pmol/L。健康非吸烟成人 APC 水平与血浆纤维蛋白肽 A（纤维蛋白原经凝血酶裂解的产物）浓度呈反变关系，提示 APC 是凝血酶基础活性的重要调节因子[15,158]。

因子 V 和 Ⅷ 均以前体凝血辅因子的方式合成，因子 Ⅷ 系一单链大分子蛋白质，前体分子量 330 000Da，含 3 个同源 A 结构域（A1、A2 和 A3）和 2 个同源 C 结构域（C1 和 C2），在 C 结构域，存在一种非常大的 DNA 插入片段，属非同源性结构域，被称为 B 结构域，该结构域与 A2 和 A3 结构域相连（参见第 113 章）。无活性的因子 V 和 Ⅷ 的前体形式的激活需要有限的蛋白

水解过程[23,159~164]。因子 V 通过凝血酶、因子 Xa 或其他蛋白酶的裂解激活位点包括 Arg709、Arg1018 和 Arg1545[23,164~168]。因子 V 的 B 结构域可阻断因子 Xa 与 Va 结合,而在 Arg1545 位点裂解因子 V 可释出 B 结构域,因此 Arg1545 位点的裂解是生成活化因子 Va 的关键步骤[164,169]。各种不同形式的因子 Va 均由两条多肽链组成(参见第 113 章图 113-11),一条含 A1-A2 结构域,另一条由 A3-C1-C2 结构域组成。尽管因子 Ⅷ 活化总体上与因子 V 活化过程相似,但仍有些许差异,因子 Ⅷ 的激活涉及一种多肽链异质三聚体的形成,分别含有 A1 结构域、A2 结构域及 A3-C1-C2 结构域(图 113-13)。与异质二聚体形式的因子 Va 相比,异质三聚体形式的因子 Ⅷa A2 结构域易发生自发性解离,因此因子 Ⅷ 具有内在不稳定性[170]。

活化蛋白 C 底物——因子 Va 和 Ⅷa

因子 Va 和 Ⅷa 通过 APC 的不可逆性蛋白水解作用而灭活。APC 对因子 Va 的蛋白水解位点分别位于 Arg506 及 Arg306,而对因子 Ⅷa 的蛋白水解位点为 Arg562 及 Arg336(参见第 113 章图 113-11 和图 113-13)[23,171~173]。目前最常见的静脉血栓形成危险因素鉴定包括因子 V 506 位精氨酸突变为谷氨酰胺,该突变(即 F V leiden)可引起蛋白 C 抵抗(参见第 130 章)。因子 Va 和因子 Ⅷa 的 APC 依赖性灭活的复杂性可由于存在多种分子形式的因子 Va 和因子 Ⅷa 而变得更加扑朔迷离。这是因为不同形式的因子 Va 和因子 Ⅷa 的生成既可源于不同的蛋白酶的有限水解,也取决于因子 Va 和 Ⅷa 对 APC 及 APC 辅因子反应敏感性的差异。

活化蛋白 C 抵抗

APC 抵抗定义为血浆样本对 APC 抗凝活性反应的异常下降(参见第 130 章),活化蛋白 C 抗凝途径中多种潜在的异常因素可导致活化蛋白 C 抵抗。这类异常因素包括 APC 辅因子缺陷、APC 底物缺陷或其他干扰蛋白 C 抗凝途径正常功能的分子(如抗 APC、抗 APC 辅因子或抗 APC 底物的自身抗体)。

因子 V Leiden 突变的发现源于一组病例报道。该报道对 4 个患家族性静脉血栓形成的瑞典家系进行血栓相关危险因素的筛查均未找到当时可确认的遗传缺陷,因此引发了一场寻求其发病遗传背景的广泛搜索[174]。不久即发现与该家族性血栓形成相关的基因突变,即因子 V 10 号外显子 1691 位核苷酸 G 为 A 所取代,导致被编码的因子 V 第 506 位精氨酸由谷氨酰胺取代[175~177]。这种因子 V 变异体和凝血酶原 G20210A 突变类似,起源于 18 000~29 000 年前的单一白种人群体[178,179],该突变又被称作"Gln506-因子 V"或者"因子 V Leiden"。这种突变是目前常见但不是唯一的 APC 抵抗的原因(参见第 130 章)。

"Gln506-因子 V"产生 APC 抵抗的分子机制是基于这样一个事实:即变异型因子 V 的灭活速率较正常的"Arg506-因子 Va"的灭活速率要慢 10 倍[23,177,180~182]。由于 APC 仍可在 Arg306 位点裂解因子 Va,进而导致其完全失活,因此变异型因子 Va 仅表现出部分 APC 抵抗。

血浆和重组因子 V 以两种不同的生化形式存在,即因子 V1 和因子 V2,区别在于因子 V1 在邻近磷脂结合的 C2 结构域的 Asn2181 位点存在 N 连糖基侧链,而因子 V2 则无[183,184]。由于 N 连糖基侧链可降低因子 V1 或 Va1 对磷脂的亲和力,因而降低了其特异的凝血活性及对 APC 的易感性。正常血浆含因子 V1 和 V2 的混合物,移除黏附于因子 V 分子的糖基可增加 APC 灭活因子 Va 的速率,但该现象的临床意义仍不清楚[185]。

对于未发现其他遗传性或获得性易栓因素异常的动脉或静脉血栓形成患者,APC 抵抗的筛查已有许多文献描述,因此至少为了研究,对疑似易栓症患者也应开展活化蛋白 C 抵抗的检测。对 APC 抵抗患者进一步确定活化蛋白 C 抵抗的原因是必要的[186~188]。APC 抵抗筛查面临的主要挑战在于界定用于定性 APC 抵抗的凝血分析的正常值范围。而多种血浆或非血浆成分存在于凝血分析的实验过程中并影响测定结果。例如基于活化部分凝血活酶时间原理的测定方法,对于存在血浆高密度脂蛋白或口服避孕药的患者[189~191],不如基于稀释的组织因子测定方法敏感。血浆变量如凝血酶原水平升高,通过抑制 APC 抗凝活性,可影响凝血实验对 APC 的反应[192,193]。以稀释的组织因子作为凝血启动剂的"内源性凝血酶潜能分析"可作为确定 APC 抵抗的辅助实验手段,也有助于扩充用于阐明与目前已知因素无关的"APC 抵抗"灰区的研究。

活化蛋白 C 抗凝辅因子

APC 的抗凝活性可被多种因子增强,这类因子可称为 APC 抗凝辅因子,这类因子包括 Ca^{2+} 离子、某些但非全部的磷脂、蛋白 S、因子 V、某些糖苷神经鞘脂类和 HDL。

活化蛋白 C 辅因子——磷脂

某些磷脂,如磷脂酰丝氨酸、磷脂酰乙醇胺和心磷脂可增强 APC 的抗凝活性。除此之外,磷脂酰乙醇胺和心磷脂刺激 APC 抗凝途径活性的作用较其刺激 APC 促凝途径的活性要强得多[194~197]。

活化蛋白 C 辅因子——蛋白 S

通过大量生化研究和突变研究现已阐明蛋白 S 结构和功能的关系[71,198]。作为活化蛋白 C 抗凝作用的辅因子,蛋白 S 可与 APC 形成 1:1 计量复合物,使得 APC 对因子 Va Arg306 位点(非 Arg506 位点)的裂解速率增加 10~20 倍[181,182]。蛋白 S 这种辅因子作用的分子机制部分归因于其可将 APC 活性部位拉近至膜磷脂表面,并在该表面形成 APC-蛋白 S 复合物[199,200]。蛋白 S 亦可促进 APC 的抗因子 Ⅷa 作用[201]。蛋白 S 增强 APC 的作用至少部分通过废除因子 Xa 保护因子 Va 免于 APC 裂解作用而得以体现[202]。蛋白 S 的 GLA 结构域、凝血酶敏感结构域和 EGF1、EGF2 结构域参与了与 APC 的结合并有助于 APC-蛋白 S 复合物抗凝活性的表达[198,203~206]。当凝血酶敏感结构域被凝血酶裂解,可影响蛋白 S 与磷脂的正常结合及大大削弱 APC 辅因子的抗凝活性[205,207]。

活化蛋白 C 辅因子——因子 V

由于因子 V 可与蛋白 S 协同增强 APC 抗因子 Ⅷa 和 Va 的抗凝作用,因子 V 显然同时具有抗凝和促凝特性[23,208~211]。因子 V Arg1545 位点对于因子 Va 的抗凝活性具有重要意义。如因子 V Arg1545 位点被裂解,可使因子 Va 的抗凝辅因子活性丧失。但当因子 V 在 Arg506 位点被 APC 裂解,其 APC 辅因子活性可增加 10 倍,提示突变型因子 V-Leiden 对血栓形成倾向具有双重影响,即突变型因子 Va 对 APC 灭活产生抵抗和突变型因子 V 对 APC 将其活化为辅因子作用产生抵抗[23,209~211]。

活化蛋白 C 辅因子——高密度脂蛋白

HDL 可通过多种机制发挥抗血栓形成作用[212]。HDL 在血浆及纯化反应混合物中均可增强 APC 的抗凝活性,HDL 这种 APC 辅因子活性既需要蛋白 S 参与,也至少部分地需要 APC 在 Arg306 位点裂解因子 V a[189,190]。HDL 在蛋白和脂质成分方面具有异质性,但与其辅因子活性相关的组分仍未得到鉴定,虽然是大分子 HDL 而非小分子 HDL 具有 APC 抗凝辅因子活性[190]。发生在男性的静脉血栓及复发性静脉血栓通常与异常脂蛋白血症和低 HDL 有关,从而支持有关大分子 HDL 缺乏是静脉血栓形成危险因素的假说[213,214]。

活化蛋白 C 辅因子——糖苷神经鞘脂

体外研究表明,促凝和抗凝反应均可由于存在带负电荷的磷脂表面而显著增强。某些特定脂蛋白如 HDL[189],和特定脂质如糖苷神经鞘脂和鞘氨醇[215~218],可选择性增强血浆中的抗凝反应。血浆葡糖神经酰胺缺乏是一种生物标记物,可能是静脉血栓形成的潜在危险因素[215]。鞘氨醇与其几种常见的同系物是血浆及细胞表面凝血酶生成的强力抑制剂,因该类物质可抑制因子 V a 和 X a 之间的相互作用[218]。欲确定血浆低丰度的糖苷神经鞘脂的抗凝和促凝特性及评估其对临床血栓事件的意义,尚需进一步研究。

活化蛋白 C 的直接细胞作用

如第 113 章所述,在缺乏综合性宿主防御系统的背景下,凝血调控反应并不发生。宿主防御体系涉及许多生物过程,这些生物过程既相互重叠又可自发地整合。机体固有的或获得性的免疫系统反应包括炎症过程、血液凝固反应、纤溶和血栓形成过程。这些反应过程在体内通过多种细胞和分子机制交织缠结[5,7,8,81,86,87,212,219,220]。除了抗凝作用外,APC 也可直接作用于细胞引起多种细胞保护效应。APC 的细胞保护效应包括抗凋亡性,抗炎活性,基因表达谱的有益改变和内皮屏障稳定作用。APC 的这些细胞保护活性通常需要 EPCR,涉及 APC 激活 PAR-1 的能力,并且还可能需要另外的受体,例如 PAR-3、鞘氨醇-1-磷酸受体 1、整联蛋白 CD11b/CD18,载脂蛋白 2,EGF 受体和/或 Tie2[7,8,86,110,221~227]。

药理的 APC 输注在多种动物损伤模型系统显示出有益作用,在动物实验,APC 用于败血症模型和神经保护作用的资料最为详尽[7,8,110,111,226,227]。利用蛋白质工程技术可将 APC 抗凝作用与细胞保护作用在分子水平割裂开来[7,8,37,40~44,228],而且可提供充分证据证明 APC 的细胞信号活性对于减低败血症休克实验鼠模型的致死率[42,229]和为缺血性卒中模型提供神经保护作用[226,227,230~232]是必需的。值得注意的是:重组 APC 变异体有极低的抗凝活性(<10%),但保留细胞信号功能,该制剂仍能够在多种损伤和疾病模型中发挥有益作用并不增加严重出血的风险,而野生型 APC 治疗往往并发严重出血风险[8,40~44]。

活化蛋白 C 的神经保护效应

在啮齿动物缺血性卒中模型和 N-甲基-D-天冬氨酸(NMDA)兴奋性神经毒损伤模型,APC 显示出令人信服的神经保护效应[8,223,226,227,231,233~242]。除了在体内和体外对脑血管内皮细胞抗缺血性损伤的直接细胞保护作用外,APC 在体内体外均可直接保护神经元免于 NMDA 诱导的兴奋性毒素损伤。不具抗凝活性的 APC 变异体与野生型 APC 具有同等程度的神经保护活性。某些细胞受体对于 APC 神经保护作用是必需的,提示 APC 的神经保护作用既要求直接作用于血管内皮细胞,也要求作用于神经元。值得注意的是,在鼠卒中模型半缺血区,APC 可引起新生血管形成和神经生成[223,240,243~245]。关于 APC 神经保护作用的广泛临床前研究为 3K3A-APC 突变体在急性缺血性卒中潜在的神经保护作用铺平了道路[246,247]。由于 3K3A-APC 的抗凝血活性(<10% 正常)极大降低,在健康志愿者中的高剂量推注剂量可以实现比在 PROWESS 或 PROWESS-SHOCK 败血症试验中高 100 倍的 APC 水平,而没有显著的抗凝血作用[46,49,246]。

活化蛋白 C 发挥细胞生理效应的细胞受体

外源性 APC 可改变培养内皮细胞的基因表达谱、稳定内皮屏障、降低鼠败血症模型的内毒素致死率,防止应激细胞的凋亡和提供神经保护等均需要 EPCR 和 PAR-1 的作用,强烈说明 EPCR-PAR-1 细胞信号通路是 APC 药理作用的关键(图 114-4)[7,8,40~43,221,225,229,233,234,236,237,244,248~251]。

尽管目前对于 APC 的多细胞保护效应的细胞内机制的详尽细节知之甚少,但对 APC 细胞信号的某些环节已经清楚,见图 114-6[8]。多种考虑有助于解释 PAR-1 如何介导凝血酶对内皮屏障的破坏导致血管渗漏,同时矛盾的是,相同的受体介导 APC 的内皮屏障保护防止血管渗漏[249,250]。首先,PAR-1 介导的 APC 信号发生在含有 EPCR 的小窝微区中,而 PAR-1 介导的凝血酶信号传导不限于小窝微区中(图 114-6)[252,253]。第二,不管是典型的 Arg41 凝血酶切割位点(即广泛被认为是必需的凝血酶切割位点)或是新的 Arg46APC 切割位点,PAR-1 细胞外 N 末端的不同切割导致非常不同信号,这些信号是由始于残基 42 或残基 47 的不同 N 末端肽序列启动[124,254,255]。第三,在 Arg41 凝血酶切割后,PAR-1 启动涉及 G 蛋白,细胞外信号调节激酶(ERK)1/2 和 RhoA 的信号,而在 Arg46 处 APC 切割后,PAR-1 启动涉及 β-arrestin-2,磷脂酰肌醇 3′-激酶(PI3K)/Akt 和 Rac1256 的信号。第四,模拟切割的 PAR-1N 末端的肽链是肽链激动剂,具有类似于差异性切割 PAR-1 的相应蛋白酶的药理作用。例如,以 Ser42 开始的"凝血酶受体激活肽(TRAP)"促进类似于凝血酶的 G 蛋白介导的信号传导。相比之下,以 Asn47(TR47)开始的肽促进 APC 样信号转导[254]。TRAP 而不是 TR47 促进内皮细胞上的 ERK1/2 磷酸化,而 TR47 而不是 TRAP 促进 Akt 磷酸化[254]。不同和相反的信号通路的诱导也被反映在不同和相反的功能效应中,正如凝血酶肽和 TRAP 引起内皮屏障破坏和促炎作用,而 APC 和 TR47 肽引起屏障保护和抗炎作用。因此,PAR-1 根据活化的切割位点和产生的束缚配体表现偏倚的信号,对细胞、组织和宿主产生完全相反的结果,这取决于哪种凝血系统蛋白酶切割 PAR-1,凝血酶或 APC。

其他已知的受体也可能对 APC 细胞保护信号发挥关键作用,包括 PAR-3 和鞘氨醇-1-磷酸受体-1[249,250,257,258]。ApoER2 可启动 Disabled-1 依赖的 PI3K-Art 细胞存活信号途径的激活,可能有助于解释 APC 细胞保护的其他机制[259]。

迄今为止,多数有关 APC 细胞信号活性的研究侧重于 APC 的药理水平,几个有关鼠损伤模型的研究结果证实内源性 APC 介导的细胞信号转导具有重要的生理意义[260~262],提示

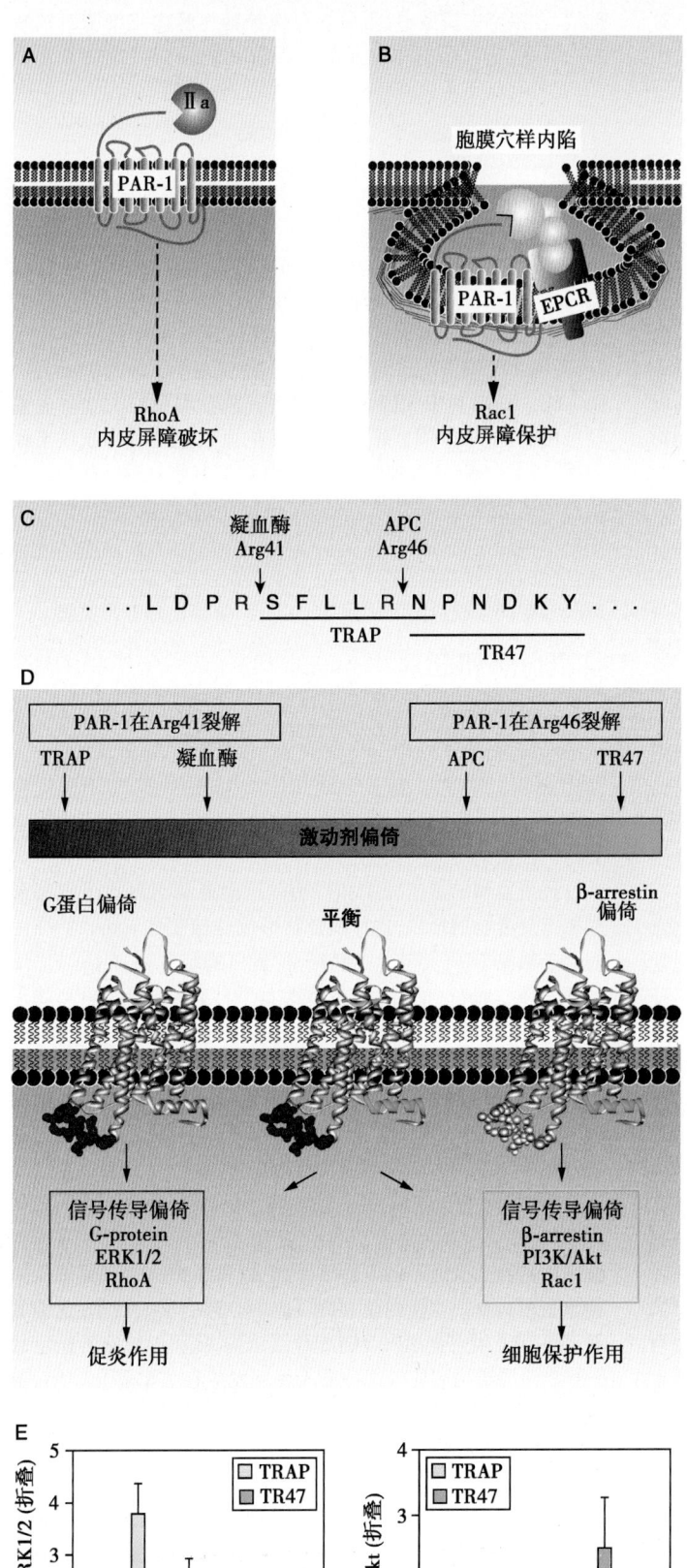

图 114-6 依赖于凝血酶或活化蛋白 C（APC）激活的偏倚蛋白酶活化受体（PAR）-1。通过凝血酶激活 PAR-1 导致内皮屏障破坏性信号传导,（A）但是通过 APC 激活 PAR-1 导致内皮屏障保护性信号传导,因为该处胞膜穴样内陷结构中包含内皮细胞蛋白 C 受体（EPCR）（B）[252,253]。由凝血酶和 APC 诱导的不同 PAR-1 信号传导是由 PAR-1 中针对凝血酶和 APC 的不同蛋白水解切割位点引起的[254]。凝血酶在 Arg41 裂解激活 PAR-1（C）。具有以第 42 号残基开始的 N 末端系留配体序列的合成激动剂肽被称为 TRAP（凝血酶受体激活肽）,并且对细胞引起凝血酶样作用。APC 在 Arg46 处切割来激活 PAR-1（C）。具有以第 47 号残基（TR47）开始的 N-末端系留配体序列的合成激动剂肽对细胞产生 APC 样效应。通过凝血酶或 TRAP 激活 PAR-1 诱导 PAR-1 构象,使得 PAR-1 的细胞内环优先与 G 蛋白（称为"G-蛋白偏倚"）相互作用,导致 G-蛋白依赖性信号传导,而 APC 或 TR47 对 PAR-1 的激活诱导其与 β-抑制蛋白-2（称为"β 抑制蛋白偏倚"）优先相互作用的 PAR-1 构象,导致 β-arrestin-2 依赖性信号传导（D）[254,256]。偏倚的 PAR-1 信号传导也可由胞外信号调节激酶 ERK1/2 或 Akt 发生磷酸化的这种差异看出,因为 TRAP 而不是 TR47 诱导胞外信号调节激酶 ERK1/2 的磷酸化,而 TR47 而不是 TRAP 诱导 Akt 的磷酸化（E）[254]。（该文章已授权:Griffin JH, Zlokovic BV, Mosnier LO: Activated protein C: Biased for translation. Blood 125 (19):2898~2907,2015.）

APC 内源性细胞保护功能缺陷可能存在病理生理学联系。对 APC 细胞受体及有关蛋白 C 细胞途径的细胞内机制的深入研究可能为临床诊断和治疗提供新的思路。

活化蛋白 C 抑制

血液中循环 APC 浓度稳定维持在已经界定的正常值范围,有助于抗血栓监视机制和稳定细胞信号[15,142,144]。循环 APC 水平取决于 APC 生成和 APC 抑制/清除这一对"拮抗机制"的平衡。APC 生成可受下述因素影响,包括:蛋白 C 酶原浓度、内源性凝血酶浓度以及 EPCR 和血栓调节蛋白利用度等。循环 APC 清除有两种形式,即 APC 被蛋白酶抑制物所抑制,及以 APC:抑制剂复合物形式被清除[263~269]。APC 主要的血浆抑制物包括 α1-抗胰蛋白酶、蛋白 C 抑制物和 α2-巨球蛋白。

活化蛋白 C-蛋白 S 的非依赖抗凝活性

由于遗传性蛋白 S 缺乏[280,281]与增加的静脉血栓形成风险密切相关(参见第 130 章),说明蛋白 S 是一种重要的抗凝因子[71,198]。除了作为 APC 的抗凝辅因子,蛋白 S 还可在无需 APC 参与条件下抑制凝血反应。蛋白 S 的 APC 非依赖性抗凝作用的可能机制包括:①蛋白 S 可与促凝因子 Xa 和 Va 直接结合,因此抑制了凝血活酶复合物的形成[11~13]。蛋白 S 的凝血酶敏感结构域和 EGF3 结构域可能是因子 Xa 的结合位点,这显然有助于蛋白 S 的非 APC 依赖性抗凝作用[206,272,273](图 114-5)。②蛋白 S 亦可与因子 VIIIa 结合,抑制因子 IXa-因子 VIIIa 复合物介导的因子 X 活化[274~276]。③蛋白 S 可与组织因子途径抑制物(TFPI)结合从而增强其抑制因子 Xa 的能力[277~279]。Zn²⁺离子可能在蛋白 S 依赖性抗凝活性中发挥关键作用[280]。但上述各种机制究竟何者更为重要以及各自的生理意义如何仍难以确定,但是在猩猩血栓形成的模型中,不依赖 APC 的蛋白 S 融合是有抗血栓作用的[281]。

C4b 结合蛋白可明显影响蛋白 S 活性,C4b 结合蛋白是一种血浆蛋白质,通过与 C4b 结合,该蛋白质可明显增强对补体"瀑布"的灭活和促进蛋白酶因子 I 的水解灭活。C4b 结合蛋白可以高亲和力与蛋白 S 形成可逆性结合[282~284],这种复合物形成可影响蛋白 S 的部分抗凝而不是全部凝血作用[71,198,271,285]。由于 C4b 结合蛋白对蛋白 S 活性及血浆浓度的影响,故对蛋白 S 临床分析的结果解释需同时评估游离蛋白 S 和结合蛋白 S 水平;正常人血浆中 C4b 结合蛋白-蛋白 S 复合物浓度为 240nM,而游离蛋白 S 血浆浓度为 120nM[283]。C4b 结合蛋白是一种异质多聚体,含 6~7 条 α 链并与单一 β 链以二硫键连接,β 链可与蛋白 S 结合[286,287]。β 链 30~45 位氨基酸残基以高亲和力与蛋白 S 羧基端的 SHBG 结构域结合[65,288,289]。在急性时相反应,C4b 结合蛋白 α 链(而非 β 链)水平升高,因此 C4b 结合蛋白急性时相反应改变并不影响游离蛋白 S 和结合蛋白 S 水平[290]。

蛋白 S 抗血栓作用另一潜在机制基于其非 APC 依赖性细胞相互作用,这有助于蛋白 S 的抗血栓效应。蛋白 S 也可促进凋亡细胞的清除[68,71,198,291~294]。这种抗凋亡作用可能有助于其抗血栓作用。蛋白 S 通过活化一种或多种跨膜酪氨酸激酶受体直接作用于细胞[68,198,292]。蛋白 S 还是一种强有效的神经保护剂,在鼠卒中模型中,蛋白 S 可保护脑血管内皮细胞对抗缺血性损伤,还可保护神经元免于 NMDA 诱导的兴奋性毒素损伤,其机制可能通过跨膜酪氨酸激酶受体介导[295~299]。

丝氨酸蛋白酶抑制物对凝血因子的抑制作用

抗凝血酶,最初命名为抗凝血酶 III,是临床上最熟悉的凝血因子蛋白酶抑制物。抗凝血酶能够中和所有凝血反应中的凝血蛋白酶类,肝素及相关的葡糖氨基聚糖可增强这种作用(参见第 113 章图 113-28)[300]。但抗凝血酶并不抑制抗凝蛋白酶 APC。TFPI 可中和因子 VIIa 和 Xa,两者均系外源性凝血途径蛋白酶[277,278,301~303]。除此之外,其他血浆蛋白酶抑制物诸如 α1-抗胰蛋白酶、肝素辅因子 II、蛋白 C 抑制物、α2-巨球蛋白或蛋白 Z 依赖性蛋白酶抑制物,可抑制不同的凝血蛋白酶,但上述蛋白酶抑制物抗凝反应的临床联系仍不明了,而抗凝血酶与易栓症的临床联系已基本得以确认(参见 130 章)。抗凝血酶对肝素靶向于凝血酶和因子 Xa 的肝素抗凝治疗非常关键。

抗凝血酶和肝素

抗凝血酶在肝脏合成,正常血浆浓度 150μg/ml,是一种典型的丝氨酸蛋白酶抑制物超家族(SERPIN)成员,故代号为 SERPINC1[300,304~306]。基于 X 线晶体结构研究[307~311],不同反应阶段的 serpin-蛋白酶复合物空间构象已被揭示,肝素影响凝血酶与抗凝血酶反应的机制也相当明晰。

抗凝血酶的蛋白酶中和作用是抗凝血酶与凝血蛋白酶形成稳定复合物的结果,这种复合物形成是抑制性 serpin 特征性的分子机制[304~307,309~312]。随着一种蛋白酶结合到 serpin 的"反应部位环",serpin 的单个肽键被裂解并伴有酰基酶中间产物形成。这种相对稳定的酶-serpin 复合物可脱酰基裂解,也可形成更稳定的酶-serpin 共价复合物。欲拆开酶-serpin 共价复合物,去酰基化可起到这一作用。去酰基化可释放出裂解产物,重建蛋白酶活性部位的丝氨酸残基。但 serpin 在其活性位点氨基酸残基裂解后即发生重要的构象改变,并使蛋白酶活性位点发生扭曲,将酶锁定于酶-serpin 复合物中,而复合物中 serpin 和酶实质上均已发生变构[304~307,309~312]。天然 serpin 蛋白分子主体结构特点为大分子的 5 链 β 片层,这种结构决定了其椭圆体构象蛋白特征。当蛋白酶裂解反应中心环的反应残基,延伸的环部可部分或完全插入 5 链 β 片层结构,从而形成非常稳定的 6 链 β 片层结构。如果这种插入反应发生在去酰基化之前,蛋白酶仍可通过其活性位点丝氨酸残基共价黏附于反应中心的 P1 残基,即形成稳定的蛋白酶-抑制物共价复合物,形成复合物的两种蛋白均发生构象变化[307,308]。

肝素通过两种不同机制加速抗凝血酶和凝血酶或抗凝血酶与其他凝血因子之间的反应速率,机制一是改变抗凝血酶的空间构型;机制二是凝血酶和抗凝血酶在空间位置上的"邻近效应"[300,307,308,311~315]。作为第一种机制,肝素分子内一种特有的戊糖序列与抗凝血酶结合,并引起一种明显的构型变化,使抗凝血酶由中等活性的天然构象转变为活性相对较高的构象。这种戊糖含一种特异葡糖胺硫化序列和艾杜糖醛酸残基[16,318~324],当其存在于大分子肝素、低分子肝素或人工合成的戊糖分子中时,它可改变抗凝血酶构象,明显加速抗凝血酶反应,尤其是灭活因子Ⅹa的反应。人工合成戊糖如磺达肝素,系天然戊糖序列同系物,常被称作间接因子Ⅹa抑制剂,具有重要临床应用价值。作为肝素作用的第二种机制亦称为邻近效应,未分级肝素或低分子肝素可同时与抗凝血酶及其靶蛋白酶结合,促进蛋白酶与抑制物之间频繁而呈几何级数的接触碰撞,从而极大地增加反应速率。硫酸类肝素在某种程度上亦以上述方式发挥作用。

抗凝血酶前体蛋白含有464个氨基酸残基,当裂解释放前信号肽后形成含432个氨基酸残基的成熟抗凝血酶分子[316]。抗凝血酶分子含4个N连糖基连接位点,其中Asn135位点糖基化具有可变性,可产生对肝素具有高亲和力的β亚型抗凝血酶[317,318]。肝素与抗凝血酶的结合通常由抗凝血酶N末端多个带正电荷的精氨酸和赖氨酸残基介导,包括Lys11、Arg13、Arg47、Lys114、Lys125和Arg129,而含容易裂开的Arg393-Ser394肽键的反应中心环靠近羧基末端[311]。

抗凝血酶基因

抗凝血酶基因含7个外显子及6个内含子,全长13.4kb,位于染色体1q23~25(表114-1)[319,320]。

抗凝血酶突变

遗传性抗凝血酶缺陷是静脉血栓形成的危险因素(参见第130章)。多于100种不同的抗凝血酶突变与血栓形成有关。一种全面的突变数据库已发表[321],并由以下链接网页获取 http://www1.imperial.ac.uk/departmentofmedicine/divisions/experimentalmedicine/haematology/coag/antithrombin/。

导致抗凝血酶缺乏的突变散布于整个基因,Ⅰ型分子缺陷以抗凝血酶抗原及活性水平平行下降为特征;Ⅱ型分子缺陷仅有循环性分子功能缺陷,即血浆抗凝血酶活性下降而抗原水平正常或接近正常。Ⅱ型缺陷可根据其功能缺陷是否累及反应中心(可在不加肝素情况下测定)或与肝素结合缺陷(仅在加

肝素状态下测定),抑或同时具有上述两种缺陷而进一步分类。反应中心缺陷亚类存在最高的静脉血栓形成风险,而"肝素结合部位缺陷"亚类与静脉血栓形成的联系相对较弱(参见第130章)。

组织因子途径抑制物

TFPI又称为脂蛋白相关凝血抑制物或外源性凝血途径抑制物。可预测的成熟TFPI蛋白序列由276个氨基酸残基组成,分子量为34 000Da。然而,TFPI是一种结构复杂蛋白质,在血管中至少有3种异构体[277,301~303,322~327]。有两种可变剪接形式的TFPI即TFPIα和TFPIβ(图114-7)[323,324]。TFPIα是全长成熟型蛋白质,它包含酸性N末端序列,3个同源但又有区别的Kunitz型蛋白酶抑制剂结构域(K1,K2,K3)和一个带正电荷的C末端碱性氨基酸序列(图114-7)。TFPIβ含有K1和K2,但不相关的序列取代了K3结构域和C末端。通过加入将TFPIβ定位于细胞膜的糖基磷脂酰肌醇(GPI)可以共价修饰TFPIβ(图114-7)。血浆中的一些TFPI以TFPI-载脂蛋白A-Ⅱ二硫键连接的异二聚体形式存在[327,328],但是apoA-Ⅱ附属物的功能意义尚不清楚。多种形式的TFPI是凝血途径的重要抑制物,可与蛋白C途径及抗凝血酶协同作用抑制凝血酶生成。

TFPI由内皮细胞,巨核细胞及平滑肌细胞合成[301~303]。血浆中的游离TFPI是TFPIα,但它是血管中TFPI量的一小部分。血浆中半数以上TFPIα与脂蛋白结合,尤其是HDL和低密度脂蛋白。TFPIα也是血小板中的主要形式,由活化血小板分泌。当输注肝素时,大量TFPIα从血管壁上被释出[329]。由于GPI锚点TFPIβ是膜结合的,特别是与内皮细胞结合。

TFPI与脂蛋白的相互作用降低了体外测定的抗凝活性,但TFPI与各种脂蛋白结合的生理意义仍然不确定。除了结合脂蛋白之外,TFPIα而不是TFPIβ与蛋白S、因子Ⅴa/因子Ⅴ的某些形式相结合[277~279,330~333]。TFPIα的不同区域即K3结构域、

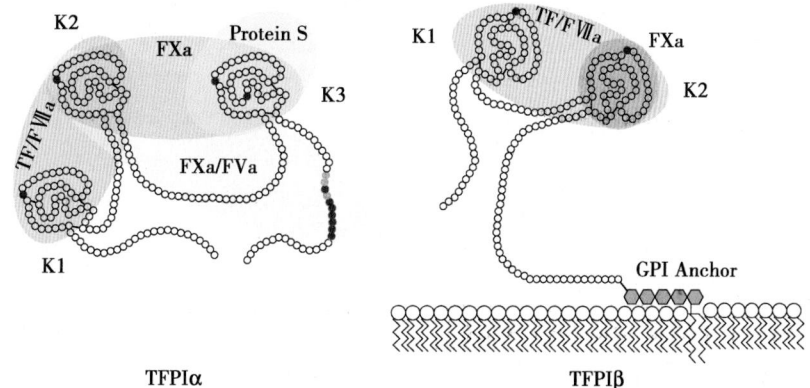

图114-7 组织因子途径抑制剂(TFPI)由于可变剪接而以多种形式存在,TFPIα和TFPIβ。成熟的全长TFPIα是一种多价蛋白酶抑制剂,含有三个Kunitz型蛋白酶抑制剂结构域(K1,K2和K3)和C-末端附近的高度带正电的碱性氨基酸簇(蓝色圆圈)。TFPIβ含有K1和K2但缺少K3和碱性氨基酸簇,但可以获得将其锚定在细胞膜上的糖基磷脂酰肌醇(GPI)部分。如颜色重叠所示,K1和K2分别抑制因子Ⅶa和Ⅹa。TFPIα和TFPIβ都可以与组织因子(TF),FⅦa和Fxa形成四元复合物。然而,TFPIα而不是TFPIβ可以分别通过K3或阳性氨基酸簇与蛋白S或某些形式的FⅤa/FⅤ相互作用。通过这种相互作用,蛋白S或FⅤa/FⅤ可以促进Fxa的抑制,而不涉及FⅦa或组织因子。TFPIα是血浆中的主要形式,而TFPIβ是内皮中的主要形式。(该文章已授权:Wood JP,Ellery PE,Maroney SA,Mast AE:Biology of tissue factor pathway inhibitor. Blood 123(19):2934~2943,2014.)

碱性氨基酸簇分别负责结合蛋白 S、因子 Ⅴa／Ⅴ（图 114-7）。蛋白质 S 和某些但不是所有形式的因子 Ⅴa（见下文）加速了 TFPIα 对因子 Ⅹa 的抑制。

TFPI 通过多种复杂机制中和因子 Ⅹa 和 Ⅶa[277,301~303]。在每种机制中，K1 结构域结合并抑制因子 Ⅶa，而 K2 结构域抑制因子 Ⅹa（图 114-7）。目前仍无任何一种蛋白酶被确定为 K3 蛋白酶抑制结构域的靶底物。观点一认为初始由 TFPI K2 结构域与因子 Ⅹa 活化中心反应并抑制其酶活性，继而该二元复合物与组织因子-Ⅶa 复合物中的因子 Ⅶa 反应并在膜表面形成四元蛋白复合物，同时复合物内因子 Ⅶa 和 Ⅹa 均被灭活。另一机制认为 TFPI 首先与组织因子-Ⅶa 复合物中的因子 Ⅶa 反应（此时组织因子-Ⅶa 已激活生成因子 Ⅹa），随后在因子 Ⅹa 从"组织因子-因子 Ⅶa-因子 Ⅹa"三元复合物中解离之前迅速与其发生反应。可能上述两种观点都是有根据的。但也存在争议，因为一些反应动力学研究显示 TFPI 与因子 Ⅶa 作用需要因子 Ⅹa 参与，这在动力学意义上有利于反应进行。只有在生成少量的因子 Ⅹa 前提下，TFPI 才会阻断组织因子启动的外源性凝血途径。由此 TFPI 才能提供负反馈调节由"组织因子-Ⅶa 复合物"介导的因子 Ⅹa 生成。TFPIα 其他特性包括在缺乏因子 Ⅶa 状态下抑制因子 Ⅹa，蛋白 S 和某些形式的因子 Ⅴa 可加速这一反应[277~279,330~333]。与抗凝血因子相比，抗凝血酶、蛋白 C 和蛋白 S 的遗传性缺陷与静脉血栓形成风险显著增加有关（参见第 130 章），人类 TFPI 缺乏所增加的血栓形成风险的清晰模式还没有明确建立。在小鼠中，TFPI 的敲除是胚胎致死的[334]。在一个表现严重出血倾向的家系中，高度升高的血浆 TFPI 水平与出血风险增加相关，表明 TFPI 在人种中有着抑制凝血的生理意义[322,332]。导致血浆 TFPI 水平升高的基因突变存在于因子 Ⅴ 而不是 TFPI 的基因。名为"因子 Ⅴ-short"的突变因子 Ⅴ 对 TFPIα 的亲和力高于野生型因子 Ⅴ，从而结合更多的 TFPIα 并延长其半衰期。因子 Ⅴ-short 也可能增加 TFPI 对因子 Ⅹa 的抑制，从而增加出血风险。和此前关于抑制 TFPI 减少临床前血友病模型出血的研究一样，这种遗传疾病也有助于持续努力开发 TFPI 抑制剂以减少一些血友病患者的出血，特别是那些具有抗因子 Ⅷ 抑制剂的血友病患者。

TFPI 基因

TFPI 基因序列通过其 cDNA 克隆而确立，基因含 9 个外显子，全长 85kb，位于染色体 2q31~32.1（表 114-1）[335,336]。

● 其他蛋白酶抑制物

肝素辅因子 Ⅱ

肝素辅因子 Ⅱ 是一种丝氨酸蛋白酶抑制物，在体内体外均可通过"邻近"效应机制抑制凝血酶，硫酸皮肤素可增强这一抑制反应[337~340]。几份资料报道肝素辅因子 Ⅱ 缺乏与静脉血栓形成存在关联，但缺乏有意义的临床联系依据[341]。奇怪的是，有报道在无症状个体出现了严重的肝素辅因子 Ⅱ 缺乏[342]。一些研究表明，肝素辅因子 Ⅱ 可能在动脉血管壁过程中发挥重要作用，但详细的机制仍有待阐明。

蛋白 Z-依赖性蛋白酶抑制物

蛋白 Z-依赖性蛋白酶抑制物（ZPI）是一种血浆丝氨酸蛋白酶抑制物（serpin），可抑制因子 Ⅹa、Ⅺa 和 Ⅸa，而非因子 Ⅻa 或凝血酶[343~350]。蛋白 Z 是一种维生素 K 依赖蛋白，含一个 GLA 结构域、两个 EGF 样结构域和一个蛋白酶样结构域[351]，它刺激 ZPI 从而抑制因子 Ⅹa。奇怪的是，由于蛋白 Z 蛋白酶样结构域 3 个三联氨基酸残基活性部位中的 2 个存在突变，因而该结构域无任何蛋白酶活性。蛋白 Z 刺激因子 Ⅹa 受抑的主要假说是基于一种结构模型，即由 ZPI、蛋白 Z 及因子 Ⅹa 三种蛋白质通过 2 个 GLA 结构域在磷脂膜表面聚合的模型（图 114-7）[351]。这一假定的三元复合物中，蛋白 Z 的蛋白酶样结构域和第二个 EGF 样结构域与 ZPI 结合成一直线队列，从而有助于 ZPI 反应中心环与因子 Ⅹa 反应。

血浆中 ZPI 摩尔浓度稍高于蛋白 Z，ZPI 可以非共价与蛋白 Z 结合，据推测（但未证实）几乎所有血浆蛋白 Z 均与 ZPI 结合[352~357]。如果 ZPI 是生理性凝血抑制因子，蛋白 Z 或 ZPI 缺陷均将与血栓形成存在联系。但蛋白 Z 基因敲除小鼠并未产生显性血栓表型，只有当蛋白 Z 缺乏同时合并因子 Ⅴ Leiden 突变的实验小鼠才显示高凝状态或易栓倾向[353]。这一实验鼠模型的观察结果也得到了一临床报道的印证：即在因子 Ⅴ leiden 杂合突变个体中当同时存在低于正常下限的蛋白 Z 水平，则与静脉血栓形成相关联[354]。有文献报道蛋白 Z 或 ZPI 缺陷与静脉血栓形成存在关联，但仍未得到一致确认[352,354~357]。蛋白 Z 或 ZPI 缺陷与外周动脉性疾病关联也已见于报道[358]。然而，目前仍缺乏血栓形成与蛋白 Z 或 ZPI 缺陷之间存在相关性的令人信服的证据。

其他次要蛋白酶抑制物

血浆凝血酶不仅可由抗凝血酶抑制，也可通过急性时相反应物、巨球蛋白-α2 而受到抑制。但巨球蛋白-α2 与出血或血栓形成缺陷并无关联。在纯化反应混合物中，蛋白 C 抑制物在存在血栓调节蛋白条件下可中和凝血酶[359]，但仍无研究证实上述反应具有生理学意义，或者与血栓形成存在关联。

翻译：郭涛　互审：朱力　校对：胡豫

参考文献

1. MacFarlane RG: An enzyme cascade in the blood clotting mechanism and its function as a biochemical amplifier. *Nature* 202:498–499, 1964.
2. Davie EW, Ratnoff OD: Waterfall sequence for intrinsic blood clotting. *Science* 145(3638):1310–1312, 1964.
3. Furie B, Furie BC: Mechanisms of thrombus formation. *N Engl J Med* 359(9):938–949, 2008.
4. Lammle B, Griffin JH: Formation of the fibrin clot: The balance of procoagulant and inhibitory factors. *Clin Haematol* 14(2):281–342, 1985.
5. van de Wouwer M, Collen D, Conway EM: Thrombomodulin-protein C-EPCR system: Integrated to regulate coagulation and inflammation. *Arterioscler Thromb Vasc Biol* 24(8):1374–1383, 2004.
6. Griffin JH: The thrombin paradox. *Nature* 378(6555):337–338, 1995.
7. Mosnier LO, Zlokovic BV, Griffin JH: The cytoprotective protein C pathway. *Blood* 109(8):3161–3172, 2007.
8. Griffin JH, Zlokovic BV, Mosnier LO: Activated protein C: Biased for translation. *Blood* 125(19):2898–2907, 2015.
9. Fukudome K, Esmon CT: Identification, cloning, and regulation of a novel endothelial cell protein C/activated protein C receptor. *J Biol Chem* 269(42):26486–26491, 1994.
10. Rao LV, Esmon CT, Pendurthi UR: Endothelial cell protein C receptor: A multiliganded and multifunctional receptor. *Blood* 124(10):1553–1562, 2014.
11. Heeb MJ, Mesters RM, Tans G, et al: Binding of protein S to factor Va associated with inhibition of prothrombinase that is independent of activated protein C. *J Biol Chem* 268(4):2872–2877, 1993.
12. Heeb MJ, Rosing J, Bakker HM, et al: Protein S binds to and inhibits factor Xa. *Proc Natl Acad Sci U S A* 91(7):2728–2732, 1994.
13. Hackeng TM, van 't Veer C, Meijers JC, Bouma BN: Human protein S inhibits prothrombinase complex activity on endothelial cells and platelets via direct interactions with factors Va and Xa. *J Biol Chem* 269(33):21051–21058, 1994.
14. Morrissey JH, Macik BG, Neuenschwander PF, Comp PC: Quantitation of activated factor VII levels in plasma using a tissue factor mutant selectively deficient in promot-

ing factor VII activation. *Blood* 81(3):734–744, 1993.
15. Gruber A, Griffin JH: Direct detection of activated protein C in blood from human subjects. *Blood* 79(9):2340–2348, 1992.
16. Nossel HL, Yudelman I, Canfield RE, et al: Measurement of fibrinopeptide A in human blood. *J Clin Invest* 54(1):43–53, 1974.
17. Nossel HL: Radioimmunoassay of fibrinopeptides in relation to intravascular coagulation and thrombosis. *N Engl J Med* 295(8):428–432, 1976.
18. Bauer KA, Rosenberg RD: The pathophysiology of the prethrombotic state in humans: Insight gained from studies using markers of hemostatic system activation. *Blood* 70(2):343–350, 1987.
19. Bauer KA, Kass BL, ten Cate H, et al: Detection of factor X activation in humans. *Blood* 74(6):2007–2015, 1989.
20. Bauer KA, Kass BL, ten Cate H, et al: Factor IX is activated *in vivo* by the tissue factor mechanism. *Blood* 76(4):731–736, 1990.
21. Jesty J, Beltrami E, Willems G: Mathematical analysis of a proteolytic positive-feedback loop: Dependence of lag time and enzyme yields on the initial conditions and kinetic parameters. *Biochemistry* 32(24):6266–6274, 1993.
22. Beltrami E, Jesty J: Mathematical analysis of activation thresholds in enzyme-catalyzed positive feedbacks: Application to the feedbacks of blood coagulation. *Proc Natl Acad Sci U S A* 92(19):8744–8748, 1995.
23. Nicolaes GAF, Dahlbäck B: Factor V and thrombotic disease: Description of a Janus-faced protein. *Arterioscler Thromb Vasc Biol* 22(4):530–538, 2002.
24. Stenflo J: A new vitamin K-dependent protein. Purification from bovine plasma and preliminary characterization. *J Biol Chem* 251(2):355–363, 1976.
25. Seegers WH, Novoa E, Henry RL, Hassouna HI: Relationship of "new" vitamin K-dependent protein C and "old" autoprothrombin II-a. *Thromb Res* 8(5):543–552, 1976.
26. Kisiel W: Human plasma protein C: Isolation, characterization, and mechanism of activation by alpha-thrombin. *J Clin Invest* 64(3):761–769, 1979.
27. Foster DC, Davie EW: Characterization of a cDNA coding for human protein C. *Proc Natl Acad Sci U S A* 81(15):4766–4770, 1984.
28. Beckmann RJ, Schmidt RJ, Santerre RF, et al: The structure and evolution of a 461 amino acid human protein C precursor and its messenger RNA, based upon the DNA sequence of cloned human liver cDNAs. *Nucleic Acids Res* 13(14):5233–5247, 1985.
29. Griffin JH, Evatt B, Zimmerman TS, et al: Deficiency of protein C in congenital thrombotic disease. *J Clin Invest* 68(5):1370–1373, 1981.
30. Mather T, Oganessyan V, Hof P, et al: The 2.8 Å crystal structure of Gla-domainless activated protein C. *EMBO J* 15(24):6822–6831, 1996.
31. Kurosawa S, Galvin JB, Esmon NL, Esmon CT: Proteolytic formation and properties of functional domains of thrombomodulin. *J Biol Chem* 262(5):2206–2212, 1987.
32. Jhingan A, Zhang L, Christiansen WT, Castellino FJ: The activities of recombinant gamma-carboxyglutamic-acid-deficient mutants of activated human protein C toward human coagulation factor Va and factor VIII in purified systems and in plasma. *Biochemistry* 33(7):1869–1875, 1994.
33. Regan LM, Mollica JS, Rezaie AR, Esmon CT: The interaction between the endothelial cell protein C receptor and protein C is dictated by the gamma-carboxyglutamic acid domain of protein C. *J Biol Chem* 272(42):26279–26284, 1997.
34. Greengard JS, Fisher CL, Villoutreix B, Griffin JH: Structural basis for type I and type II deficiencies of antithrombotic plasma protein C: Patterns revealed by three-dimensional molecular modelling of mutations of the protease domain. *Proteins* 18(4):367–380, 1994.
35. Gale AJ, Heeb MJ, Griffin JH: The autolysis loop of activated protein C interacts with factor Va and differentiates between the Arg506 and Arg306 cleavage sites. *Blood* 96(2):585–593, 2000.
36. Friedrich U, Nicolaes GAF, Villoutreix BO, Dahlbäck B: Secondary substrate-binding exosite in the serine protease domain of activated protein C important for cleavage at Arg-506 but not at Arg-306 in factor Va. *J Biol Chem* 276(25):23105–23108, 2001.
37. Rezaie AR: Exosite-dependent regulation of the protein C anticoagulant pathway. *Trends Cardiovasc Med* 13(1):8–15, 2003.
38. Gale AJ, Griffin JH: Characterization of a thrombomodulin binding site on protein C and its comparison to an activated protein C binding site for factor Va. *Proteins* 54(3):433–441, 2004.
39. Gale AJ, Tsavaler A, Griffin JH: Molecular characterization of an extended binding site for coagulation factor Va in the positive exosite of activated protein C. *J Biol Chem* 277(32):28836–28840, 2002.
40. Mosnier LO, Gale AJ, Yegneswaran S, Griffin JH: Activated protein C variants with normal cytoprotective but reduced anticoagulant activity. *Blood* 104(6):1740–1745, 2004.
41. Mosnier LO, Yang XV, Griffin JH: Activated protein C mutant with minimal anticoagulant activity, normal cytoprotective activity, and preservation of thrombin activable fibrinolysis inhibitor-dependent cytoprotective functions. *J Biol Chem* 282(45): 33022–33033, 2007.
42. Mosnier LO, Zampolli A, Kerschen EJ, et al: Hyper-antithrombotic, non-cytoprotective Glu149Ala-activated protein C mutant. *Blood* 113(23):5970–5978, 2009.
43. Bae JS, Yang L, Manithody C, Rezaie AR: Engineering a disulfide bond to stabilize the calcium-binding loop of activated protein C eliminates its anticoagulant but not its protective signaling properties. *J Biol Chem* 282(12):9251–9259, 2007.
44. Yang L, Bae JS, Manithody C, Rezaie AR: Identification of a specific exosite on activated protein C for interaction with protease activated receptor 1. *J Biol Chem* 282(35): 25493–25500, 2007.
45. Dreyfus M, Magny JF, Bridey F, et al: Treatment of homozygous protein C deficiency and neonatal purpura fulminans with a purified protein C concentrate. *N Engl J Med* 325(22):1565–1568, 1991.
46. Bernard GR, Vincent JL, Laterre PF, et al: Efficacy and safety of recombinant human activated protein C for severe sepsis. *N Engl J Med* 344(10):699–709, 2001.
47. Gruber A, Griffin JH, Harker LA, Hanson SR: Inhibition of platelet-dependent thrombus formation by human activated protein C in a primate model. *Blood* 73(3):639–642, 1989.
48. Taylor FB Jr, Chang AC, Esmon CT, et al: Protein C prevents the coagulopathic and lethal effects of Escherichia coli infusion in the baboon. *J Clin Invest* 79(3):918–925, 1987.
49. Ranieri VM, Thompson BT, Barie PS, et al: Drotrecogin Alfa (Activated) in Adults with Septic Shock. *N Engl J Med* 366(22):2055–2064, 2012.
50. Kalil AC, LaRosa SP: Effectiveness and safety of drotrecogin alfa (activated) for severe sepsis: A meta-analysis and metaregression. *Lancet Infect Dis* 12(9):678–686, 2012.
51. Christiaans SC, Wagener BM, Esmon CT, Pittet JF: Protein C and acute inflammation: A Clinical and biologic perspective. *Am J Physiol Lung Cell Mol Physiol* 305(7):L455–L466, 2013.
52. Foster DC, Yoshitake S, Davie EW: The nucleotide sequence of the gene for human protein C. *Proc Natl Acad Sci U S A* 82(14):4673–4677, 2013.
53. D'Ursi P, Marino F, Caprera A, et al: ProCMD: A database and 3D web resource for protein C mutants. *BMC Bioinformatics* 8(Suppl 1):S11, 2007.
54. Saunders RE, Perkins SJ: CoagMDB: A database analysis of missense mutations within four conserved domains in five vitamin K-dependent coagulation serine proteases using a text-mining tool. *Hum Mutat* 29(3):333–344, 2008.
55. Greengard JS, Griffin JH, Fisher CL: Possible structural implications of 20 mutations in the protein C protease domain. *Thromb Haemost* 72(6):869–873, 1994.
56. Rovida E, Merati G, D'Ursi P, et al: Identification and computationally-based structural interpretation of naturally occurring variants of human protein C. *Hum Mutat* 28(4):345–355, 2007.
57. Yin T, Miyata T: Dysfunction of protein C anticoagulant system, main genetic risk factor for venous thromboembolism in northeast Asians. *J Thromb Thrombolysis* 37(1): 56–65, 2014.
58. Tang L, Lu X, Yu JM, et al: PROC c.574_576del polymorphism: A common genetic risk factor for venous thrombosis in the Chinese population. *J Thromb Haemost* 10(10):2019–2026, 2012.
59. Ding Q, Yang L, Hassanian SM, Rezaie AR: Expression and functional characterisation of natural R147W and K150del variants of protein C in the Chinese population. *Thromb Haemost* 109(4):614–624, 2013.
60. Jalbert LR, Rosen ED, Moons L, et al: Inactivation of the gene for anticoagulant protein C causes lethal perinatal consumptive coagulopathy in mice. *J Clin Invest* 102(8): 1481–1488, 1998.
61. DiScipio RG, Davie EW: Characterization of protein S, a gamma-carboxyglutamic acid containing protein from bovine and human plasma. *Biochemistry* 18(5):899–904, 1979.
62. Schwarz HP, Heeb MJ, Wencel-Drake JD, Griffin JH: Identification and quantitation of protein S in human platelets. *Blood* 66(6):1452–1455, 1985.
63. Lundwall A, Dackowski W, Cohen E, et al: Isolation and sequence of the cDNA for human protein S, a regulator of blood coagulation. *Proc Natl Acad Sci U S A* 83(18): 6716–6720, 1986.
64. Hoskins J, Norman DK, Beckmann RJ, Long GL: Cloning and characterization of human liver cDNA encoding a protein S precursor. *Proc Natl Acad Sci U S A* 84(2): 349–353, 1987.
65. Fernández JA, Heeb MJ, Griffin JH: Identification of residues 413–433 of plasma protein S as essential for binding to C4b-binding protein. *J Biol Chem* 268(22): 16788–16794, 1993.
66. Heeb MJ, Kojima Y, Rosing J, et al: C-terminal residues 621–635 of protein S are essential for binding to factor Va. *J Biol Chem* 274(51):36187–36192, 1999.
67. Nyberg P, Dahlback B, Garcia de FP: The SHBG-like region of protein S is crucial for factor V-dependent APC-cofactor function. *FEBS Lett* 433(1–2):28–32, 1998.
68. van der Meer JH, van der Poll T, van 't Veer C: TAM receptors, Gas6 and protein S: Roles in inflammation and hemostasis. *Blood* 123(16):2460–2469, 2014.
69. Ploos van Amstel JK, van der Zanden AL, Bakker E, et al: Two genes homologous with human protein S cDNA are located on chromosome 3. *Thromb Haemost* 58(4):982–987, 1987.
70. Schmidel DK, Tatro AV, Phelps LG, et al: Organization of the human protein S genes. *Biochemistry* 29(34):7845–7852, 1990.
71. Garcia de Frutos P, Fuentes-Prior P, Hurtado B, Sala N: Molecular basis of protein S deficiency. *Thromb Haemost* 98(3):543–556, 2007.
72. Kimura R, Honda S, Kawasaki T, et al: Protein S-K196E mutation as a genetic risk factor for deep vein thrombosis in Japanese patients. *Blood* 107(4):1737–1738, 2006.
73. Pecheniuk NM, Elias DJ, Xu X, Griffin JH: Failure to validate association of gene polymorphisms in EPCR, PAR-1, FSAP and protein S Tokushima with venous thromboembolism among Californians of European ancestry. *Thromb Haemost* 99(2):453–455, 2008.
74. Bertina RM, Ploos van Amstel HK, van Wijngaarden A, et al: Heerlen polymorphism of protein S, an immunologic polymorphism due to dimorphism of residue 460. *Blood* 76(3):538–548, 1990.
75. Esmon CT, Owen WG: Identification of an endothelial cell cofactor for thrombin catalyzed activation of protein C. *Proc Natl Acad Sci U S A* 78(4):2249–2252, 1981.
76. Esmon CT, Owen WG: The discovery of thrombomodulin. *J Thromb Haemost* 2(2): 209–213, 2004.
77. Morser J: Thrombomodulin links coagulation to inflammation and immunity. *Curr Drug Targets* 13(3):421–431, 2012.
78. Conway EM: Thrombomodulin and its role in inflammation. *Semin Immunopathol* 34(1):107–125, 2012.
79. Esmon CT, Esmon NL, Harris KW: Complex formation between thrombin and thrombomodulin inhibits both thrombin-catalyzed fibrin formation and factor V activation. *J Biol Chem* 257(14):7944–7947, 1982.
80. Esmon NL, Carroll RC, Esmon CT: Thrombomodulin blocks the ability of thrombin to activate platelets. *J Biol Chem* 258(20):12238–12242, 1983.
81. Esmon CT: The roles of protein C and thrombomodulin in the regulation of blood coagulation. *J Biol Chem* 264(9):4743–4746, 1989.
82. Jackman RW, Beeler DL, Fritze L, et al: Human thrombomodulin gene is intron depleted: Nucleic acid sequences of the cDNA and gene predict protein structure and suggest sites of regulatory control. *Proc Natl Acad Sci U S A* 84(18):6425–6429, 1987.
83. Sadler JE, Lentz SR, Sheehan JP, et al: Structure-function relationships of the thrombin-thrombomodulin interaction. *Haemostasis* 23 Suppl 1:183–193, 1993.
84. Saito H, Maruyama I, Shimazaki S, et al: Efficacy and safety of recombinant human sol-

uble thrombomodulin (ART-123) in disseminated intravascular coagulation: Results of a phase III, randomized, double-blind clinical trial. *J Thromb Haemost* 5(1):31–41, 2007.
85. Healy AM, Rayburn HB, Rosenberg RD, Weiler H: Absence of the blood-clotting regulator thrombomodulin causes embryonic lethality in mice before development of a functional cardiovascular system. *Proc Natl Acad Sci U S A* 92(3):850–854, 1995.
86. Esmon CT: Inflammation and the activated protein C anticoagulant pathway. *Semin Thromb Hemost* 32(Suppl 1):49–60, 2006.
87. Schouten M, Wiersinga WJ, Levi M, van der Poll T: Inflammation, endothelium, and coagulation in sepsis. *J Leukoc Biol* 83(3):536–545, 2008.
88. Delvaeye M, Noris M, de Vriese A, et al: Thrombomodulin mutations in atypical hemolytic-uremic syndrome. *N Engl J Med* 361(4):345–357, 2009.
89. Norlund L, Holm J, Zoller B, Ohlin AK: A common thrombomodulin amino acid dimorphism is associated with myocardial infarction. *Thromb Haemost* 77(2):248–251, 1997.
90. Ireland H, Kunz G, Kyriakoulis K, et al: Thrombomodulin gene mutations associated with myocardial infarction. *Circulation* 96(1):15–18, 1997.
91. Doggen CJ, Kunz G, Rosendaal FR, et al: A mutation in the thrombomodulin gene, 127G to A coding for Ala25Thr, and the risk of myocardial infarction in men. *Thromb Haemost* 80(5):743–748, 1998.
92. Wu KK: Soluble thrombomodulin and coronary heart disease. *Curr Opin Lipidol* 14(4):373–375, 2003.
93. van de Wouwer M, Plaisance S, de Vriese A, et al: The lectin-like domain of thrombomodulin interferes with complement activation and protects against arthritis. *J Thromb Haemost* 4(8):1813–1824, 2006.
94. Mosnier LO, Bouma BN: Regulation of fibrinolysis by thrombin activatable fibrinolysis inhibitor, an unstable carboxypeptidase B that unites the pathways of coagulation and fibrinolysis. *Arterioscler Thromb Vasc Biol* 26(11):2445–2453, 2006.
95. Foley JH, Kim PY, Mutch NJ, Gils A: Insights into thrombin activatable fibrinolysis inhibitor function and regulation. *J Thromb Haemost* 11 Suppl 1:306–315, 2013.
96. Myles T, Nishimura T, Yun TH, et al: Thrombin activatable fibrinolysis inhibitor, a potential regulator of vascular inflammation. *J Biol Chem* 278(51):51059–51067, 2003.
97. Bouwens EA, Stavenuiter F, Mosnier LO: Mechanisms of anticoagulant and cytoprotective actions of the protein C pathway. *J Thromb Haemost* 11(Suppl 1):242–253, 2013.
98. Fukudome K, Esmon CT: Molecular cloning and expression of murine and bovine endothelial cell protein C/activated protein C receptor (EPCR). The structural and functional conservation in human, bovine, and murine EPCR. *J Biol Chem* 270(10): 5571–5577, 1995.
99. Regan LM, Stearns-Kurosawa DJ, Kurosawa S, et al: The endothelial cell protein C receptor. Inhibition of activated protein C anticoagulant function without modulation of reaction with proteinase inhibitors. *J Biol Chem* 271(29):17499–17503, 1996.
100. Fukudome K, Kurosawa S, Stearns-Kurosawa DJ, et al: The endothelial cell protein C receptor. Cell surface expression and direct ligand binding by the soluble receptor. *J Biol Chem* 271(29):17491–17498, 1996.
101. Stearns-Kurosawa DJ, Kurosawa S, Mollica JS, et al: The endothelial cell protein C receptor augments protein C activation by the thrombin-thrombomodulin complex. *Proc Natl Acad Sci U S A* 93(19):10212–10216, 1996.
102. Xu J, Esmon NL, Esmon CT: Reconstitution of the human endothelial cell protein C receptor with thrombomodulin in phosphatidylcholine vesicles enhances protein C activation. *J Biol Chem* 274(10):6704–6710, 1999.
103. Fukudome K, Ye X, Tsuneyoshi N, et al: Activation mechanism of anticoagulant protein C in large blood vessels involving the endothelial cell protein C receptor. *J Exp Med* 187(7):1029–1035, 1998.
104. Liang Z, Rosen ED, Castellino FJ: Nucleotide structure and characterization of the murine gene encoding the endothelial cell protein C receptor. *Thromb Haemost* 81(4):585–588, 1999.
105. Ye X, Fukudome K, Tsuneyoshi N, et al: The endothelial cell protein C receptor (EPCR) functions as a primary receptor for protein C activation on endothelial cells in arteries, veins, and capillaries. *Biochem Biophys Res Commun* 259(3):671–677, 1999.
106. Simmonds RE, Lane DA: Structural and functional implications of the intron/exon organization of the human endothelial cell protein C/activated protein C receptor (EPCR) gene: Comparison with the structure of CD1/major histocompatibility complex alpha1 and alpha2 domains. *Blood* 94(2):632–641, 1999.
107. Oganesyan V, Oganesyan N, Terzyan S, et al: The crystal structure of the endothelial protein C receptor and a bound phospholipid. *J Biol Chem* 277(28):24851–24854, 2002.
108. Villoutreix BO, Blom AM, Dahlbäck B: Structural prediction and analysis of endothelial cell protein C/activated protein C receptor. *Protein Eng* 12(10):833–840, 1999.
109. Rezaie AR: Protease-activated receptor signalling by coagulation proteases in endothelial cells. *Thromb Haemost* 112(5): 876–882, 2014.
110. McKelvey K, Jackson CJ, Xue M: Activated protein C: A regulator of human skin epidermal keratinocyte function. *World J Biol Chem* 5(2):169–179, 2014.
111. Danese S, Vetrano S, Zhang L, et al: The protein C pathway in tissue inflammation and injury: Pathogenic role and therapeutic implications. *Blood* 115(6):1121–1130, 2010.
112. Qu D, Wang Y, Esmon NL, Esmon CT: Regulated endothelial protein C receptor shedding is mediated by tumor necrosis factor-alpha converting enzyme/ADAM17. *J Thromb Haemost* 5(2):395–402, 2007.
113. Qu D, Wang Y, Song Y, et al: The Ser219—>Gly dimorphism of the endothelial protein C receptor contributes to the higher soluble protein levels observed in individuals with the A3 haplotype. *J Thromb Haemost* 4(1):229–235, 2006.
114. Kurosawa S, Stearns-Kurosawa DJ, Carson CW, et al: Plasma levels of endothelial cell protein C receptor are elevated in patients with sepsis and systemic lupus erythematosus: Lack of correlation with thrombomodulin suggests involvement of different pathological processes. *Blood* 91(2):725–727, 1998.
115. Kurosawa S, Stearns-Kurosawa DJ, Hidari N, Esmon CT: Identification of functional endothelial protein C receptor in human plasma. *J Clin Invest* 100(2):411–418, 1997.
116. Lopez-Sagaseta J, Puy C, Tamayo I, et al: SPLA2-V inhibits EPCR anticoagulant and antiapoptotic properties by accommodating lysophosphatidylcholine or PAF in the hydrophobic groove. *Blood* 119(12):2914–2921, 2012.
117. Tamayo I, Velasco SE, Puy C, et al: SPLA2-V impairs EPCR-dependent protein C activation and accelerates thrombosis *in vivo*. *J Thromb Haemost* 12(11):1921–1927, 2014.
118. Gu JM, Crawley JT, Ferrell G, et al: Disruption of the endothelial cell protein C receptor gene in mice causes placental thrombosis and early embryonic lethality. *J Biol Chem* 277(45):43335–43343, 2002.
119. Lau CK, Turner L, Jespersen JS, et al: Structural conservation despite huge sequence diversity allows EPCR binding by the pfemp1 family implicated in severe childhood malaria. *Cell Host Microbe* 17(1):118–129, 2015.
120. Turner L, Lavstsen T, Berger SS, et al: Severe malaria is associated with parasite binding to endothelial protein C receptor. *Nature* 498(7455):502–505, 2013.
121. Moxon CA, Wassmer SC, Milner DA Jr, et al: Loss of endothelial protein C receptors links coagulation and inflammation to parasite sequestration in cerebral malaria in African children. *Blood* 122(5):842–851, 2013.
122. Aird WC, Mosnier LO, Fairhurst RM: *Plasmodium falciparum* picks (on) EPCR. *Blood* 123(2):163–167, 2014.
123. Hayashi T, Nakamura H, Okada A, et al: Organization and chromosomal localization of the human endothelial protein C receptor gene. *Gene* 238(2):367–373, 1999.
124. Vu TK, Hung DT, Wheaton VI, Coughlin SR: Molecular cloning of a functional thrombin receptor reveals a novel proteolytic mechanism of receptor activation. *Cell* 64(6):1057–1068, 1991.
125. Kahn ML, Nakanishi-Matsui M, Shapiro MJ, et al: Protease-activated receptors 1 and 4 mediate activation of human platelets by thrombin. *J Clin Invest* 103(6):879–887, 1999.
126. Coughlin SR: Thrombin signaling and protease-activated receptors. *Nature* 407(6801): 258–264, 2000.
127. Macfarlane SR, Seatter MJ, Kanke T, et al: Proteinase-Activated Receptors. *Pharmacol Rev* 53(2):245–282, 2001.
128. Steinhoff M, Buddenkotte J, Shpacovitch V, et al: Proteinase-activated receptors: Transducers of proteinase-mediated signaling in inflammation and immune response. *Endocr Rev* 26(1):1–43, 2005.
129. Leger AJ, Covic L, Kuliopulos A: Protease-activated receptors in cardiovascular diseases. *Circulation* 114(10):1070–1077, 2006.
130. Traynelis SF, Trejo J: Protease-activated receptor signaling: New roles and regulatory mechanisms. *Curr Opin Hematol* 14(3):230–235, 2007.
131. Nakanishi-Matsui M, Zheng YW, Sulciner DJ, et al: PAR3 is a cofactor for PAR4 activation by thrombin. *Nature* 404(6778):609–613, 2000.
132. Sidhu TS, French SL, Hamilton JR: Differential signaling by protease-activated receptors: Implications for therapeutic targeting. *Int J Mol Sci* 15(4):6169–6183, 2014.
133. Hollenberg MD, Mihara K, Polley D, et al: Biased signalling and proteinase-activated receptors (PARs): Targeting inflammatory disease. *Br J Pharmacol* 171(5):1180–1194, 2014.
134. Bahou WF: Protease-activated receptors. *Curr Top Dev Biol* 54:343–369, 2003.
135. Austin KM, Covic L, Kuliopulos A: Matrix metalloproteases and PAR1 activation. *Blood* 121(3):431–439, 2013.
136. Comp PC, Jacocks RM, Ferrell GL, Esmon CT: Activation of protein C *in vivo*. *J Clin Invest* 70(1):127–134, 1982.
137. Hanson SR, Griffin JH, Harker LA, et al: Antithrombotic effects of thrombin-induced activation of endogenous protein C in primates. *J Clin Invest* 92(4):2003–2012, 1993.
138. Lentz SR, Fernandez JA, Griffin JH, et al: Impaired anticoagulant response to infusion of thrombin in atherosclerotic monkeys associated with acquired defects in the protein C system. *Arterioscler Thromb Vasc Biol* 19(7):1744–1750, 1999.
139. Snow TR, Deal MT, Dickey DT, Esmon CT: Protein C activation following coronary artery occlusion in the in situ porcine heart. *Circulation* 84(1):293–299, 1991.
140. Macko RF, Killewich LA, Fernández JA, et al: Brain-specific protein C activation during carotid artery occlusion in humans. *Stroke* 30(3):542–545, 1999.
141. Petaja J, Pesonen E, Fernandez JA, et al: Cardiopulmonary bypass and activation of antithrombotic plasma protein C. *J Thorac Cardiovasc Surg* 118(3):422–429, 1999.
142. Gruber A, Pal A, Kiss RG, et al: Generation of activated protein C during thrombolysis. *Lancet* 342(8882):1275–1276, 1993.
143. Macko RF, Ameriso SF, Gruber A, et al: Impairments of the protein C system and fibrinolysis in infection-associated stroke. *Stroke* 27(11):2005–2011, 1996.
144. Conard J, Bauer KA, Gruber A, et al: Normalization of markers of coagulation activation with a purified protein C concentrate in adults with homozygous protein C deficiency. *Blood* 82(4):1159–1164, 1993.
145. Taylor FB Jr, Peer GT, Lockhart MS, et al: Endothelial cell protein C receptor plays an important role in protein C activation *in vivo*. *Blood* 97(6):1685–1688, 2001.
146. Ishii H, Salem HH, Bell CE, et al: Thrombomodulin, an endothelial anticoagulant protein, is absent from the human brain. *Blood* 67(2):362–365, 1986.
147. Bajaj MS, Kuppuswamy MN, Manepalli AN, Bajaj SP: Transcriptional expression of tissue factor pathway inhibitor, thrombomodulin and von Willebrand factor in normal human tissues. *Thromb Haemost* 82:1047–1052, 1999.
148. Wong VL, Hofman FM, Ishii H, Fisher M: Regional distribution of thrombomodulin in human brain. *Brain Res* 556(1):1–5, 1991.
149. Hackeng TM, Tans G, Koppelman SJ, et al: Protein C activation on endothelial cells by prothrombin activation products generated in situ: Meizothrombin is a better protein C activator than alpha-thrombin. *Biochem J* 319(Pt 2):399–405, 1996.
150. Varadi K, Philapitsch A, Santa T, Schwarz HP: Activation and inactivation of human protein C by plasmin. *Thromb Haemost* 71(5):615–621, 1994.
151. Haley PE, Doyle MF, Mann KG: The activation of bovine protein C by factor Xa. *J Biol Chem* 264(27):16303–16310, 1989.
152. Rezaie AR: Rapid activation of protein C by factor Xa and thrombin in the presence of polyanionic compounds. *Blood* 91(12):4572–4580, 1998.
153. Shim K, Zhu H, Westfield LA, Sadler JE: A recombinant murine meizothrombin precursor, prothrombin R157A/R268A, inhibits thrombosis in a model of acute carotid artery injury. *Blood* 104(2):415–419, 2004.
154. Slungaard A, Fernández JA, Griffin JH, et al: Platelet factor 4 enhances generation of

activated protein C in vitro and in vivo. Blood 102(1):146–151, 2003.

155. Slungaard A, Key NS: Platelet factor 4 stimulates thrombomodulin protein C-activating cofactor activity. A structure-function analysis. J Biol Chem 269(41):25549–25556, 1994.

156. Kowalska MA, Zhao G, Zhai L, et al: Modulation of protein C activation by histones, platelet factor 4, and heparinoids: New insights into activated protein C formation. Arterioscler Thromb Vasc Biol 34(1):120–126, 2014.

157. Kowalska MA, Rauova L, Poncz M: Role of the platelet chemokine platelet factor 4 (PF4) in hemostasis and thrombosis. Thromb Res 125(4):292–296, 2010.

158. Fernandez JA, Petaja J, Gruber A, Griffin JH: Activated protein C correlates inversely with thrombin levels in resting healthy individuals. Am J Hematol 56(1):29–31, 1997.

159. Pellequer JL, Gale AJ, Griffin JH, Getzoff ED: Homology models of the C domains of blood coagulation factors V and VIII: A proposed membrane binding mode for FV and FVIII C2 domains. Blood Cells Mol Dis 24(4):448–461, 1998.

160. Autin L, Steen M, Dahlbäck B, Villoutreix BO: Proposed structural models of the prothrombinase (FXa-FVa) complex. Proteins 63(3):440–450, 2006.

161. Adams TE, Hockin MF, Mann KG, Everse SJ: The crystal structure of activated protein C-inactivated bovine factor Va: Implications for cofactor function. Proc Natl Acad Sci U S A 101(24):8918–8923, 2004.

162. Lechtenberg BC, Murray-Rust TA, Johnson DJ, et al: Crystal structure of the prothrombinase complex from the venom of Pseudonaja textilis. Blood 122(16):2777–2783, 2013.

163. Lee CJ, Wu S, Pedersen LG: A proposed ternary complex model of prothrombinase with prothrombin: Protein-protein docking and molecular dynamics simulations. J Thromb Haemost 9(10):2123–2126, 2011.

164. Camire RM, Kalafatis M, Tracy PB: Proteolysis of factor V by cathepsin G and elastase indicates that cleavage at Arg1545 optimizes cofactor function by facilitating factor Xa binding. Biochemistry 37(34):11896–11906, 1998.

165. Steen M, Dahlbäck B: Thrombin-mediated proteolysis of factor V resulting in gradual B-domain release and exposure of the factor Xa-binding site. J Biol Chem 277(41):38424–38430, 2002.

166. Toso R, Camire RM: Removal of B-domain sequences from factor V rather than specific proteolysis underlies the mechanism by which cofactor function is realized. J Biol Chem 279(20):21643–21650, 2004.

167. Thorelli E, Kaufman RJ, Dahlbäck B: Cleavage requirements for activation of factor V by factor Xa. Eur J Biochem 247(1):12–20, 1997.

168. Camire RM: A new look at blood coagulation factor V. Curr Opin Hematol 18(5):338–342, 2011.

169. Bos MH, Camire RM: A bipartite autoinhibitory region within the B-domain suppresses function in factor V. J Biol Chem 287(31):26342–26351, 2012.

170. Fay PJ: Regulation of factor VIIIa in the intrinsic factor Xase. Thromb Haemost 82(2):193–200, 1999.

171. Marlar RA, Kleiss AJ, Griffin JH: Mechanism of action of human activated protein C, a thrombin dependent anticoagulant enzyme. Blood 59:1067–1072, 1982.

172. Fulcher CA, Gardiner JE, Griffin JH, Zimmerman TS: Proteolytic inactivation of human factor VIII procoagulant protein by activated human protein C and its analogy with factor V. Blood 63(2):486–489, 1984.

173. Kalafatis M, Rand MD, Mann KG: The mechanism of inactivation of human factor V and human factor Va by activated protein C. J Biol Chem 269(50):31869–31880, 1994.

174. Dahlbäck B, Carlsson M, Svensson PJ: Familial thrombophilia due to a previously unrecognized mechanism characterized by poor anticoagulant response to activated protein C: Prediction of a cofactor to activated protein C. Proc Natl Acad Sci U S A 90(3):1004–1008, 1993.

175. Bertina RM, Koeleman BPC, Koster T, et al: Mutations in blood coagulation factor V associated with resistance to activated protein C. Nature 369(6475):64–67, 1994.

176. Greengard JS, Sun X, Xu X, et al: Activated protein C resistance caused by Arg506Gln mutation in factor Va. Lancet 343(8909):1361–1362, 1994.

177. Sun X, Evatt B, Griffin JH: Blood coagulation factor Va abnormality associated with resistance to activated protein C in venous thrombophilia. Blood 83(11):3120–3125, 1994.

178. Zivelin A, Griffin JH, Xu X, et al: A single genetic origin for a common Caucasian risk factor for venous thrombosis. Blood 89(2):397–402, 1997.

179. Zivelin A, Mor-Cohen R, Kovalsky V, et al: Prothrombin 20210G>A is an ancestral prothrombotic mutation that occurred in whites approximately 24,000 years ago. Blood 107(12):4666–4668, 2006.

180. Heeb MJ, Kojima Y, Greengard JS, Griffin JH: Activated protein C resistance: Molecular mechanisms based on studies using purified Gln506-factor V. Blood 85(12):3405–3411, 1995.

181. Rosing J, Hoekema L, Nicolaes GAF, et al: Effects of protein S and factor Xa on peptide bond cleavages during inactivation of factor Va and factor Va R506Q by activated protein C. J Biol Chem 270(46):27852–27858, 1995.

182. Gale AJ, Xu X, Pellequer JL, et al: Interdomain engineered disulfide bond permitting elucidation of mechanisms of inactivation of coagulation factor Va by activated protein C. Protein Sci 11(9):2091–2101, 2002.

183. Rosing J, Bakker HM, Thomassen MC, et al: Characterization of two forms of human factor Va with different cofactor activities. J Biol Chem 268(28):21130–21136, 1993.

184. Nicolaes GAF, Villoutreix BO, Dahlbäck B: Partial glycosylation of Asn2181 in human factor V as a cause of molecular and functional heterogeneity. Modulation of glycosylation efficiency by mutagenesis of the consensus sequence for N-linked glycosylation. Biochemistry 38(41):13584–13591, 1999.

185. Fernández JA, Hackeng TM, Kojima K, Griffin JH: The carbohydrate moiety of factor V modulates inactivation by activated protein C. Blood 89(12):4348–4354, 1997.

186. Fisher M, Fernández JA, Ameriso SF, et al: Activated protein C resistance in ischemic stroke not due to factor V arginine506—>glutamine mutation. Stroke 27(7):1163–1166, 1996.

187. de Visser MCH, Rosendaal FR, Bertina RM: A reduced sensitivity for activated protein C in the absence of factor V Leiden increases the risk of venous thrombosis. Blood 93(4):1271–1276, 1999.

188. Rodeghiero F, Tosetto A: Activated protein C resistance and factor V Leiden mutation are independent risk factors for venous thromboembolism. Ann Intern Med Intern Med 130(8):643–650, 1999.

189. Griffin JH, Kojima K, Banka CL, et al: High-density lipoprotein enhancement of anticoagulant activities of plasma protein S and activated protein C. J Clin Invest 103(2):219–227, 1999.

190. Fernandez JA, Deguchi H, Banka CL, et al: Re-evaluation of the anticoagulant properties of high-density lipoprotein. Arterioscler Thromb Vasc Biol 35(3):570–572, 2015.

191. Curvers J, Thomassen MC, Nicolaes GAF, et al: Acquired APC resistance and oral contraceptives: Differences between two functional tests. Br J Haematol 105(1):88–94, 1999.

192. Smirnov MD, Safa O, Esmon NL, Esmon CT: Inhibition of activated protein C anticoagulant activity by prothrombin. Blood 94(11):3839–3846, 1999.

193. Brugge JM, Tans G, Rosing J, Castoldi E: Protein S levels modulate the activated protein C resistance phenotype induced by elevated prothrombin levels. Thromb Haemost 95(2):236–242, 2006.

194. Bakker HM, Tans G, Janssen-Claessen T, et al: The effect of phospholipids, calcium ions and protein S on rate constants of human factor Va inactivation by activated human protein C. Eur J Biochem 208(1):171–178, 1992.

195. Smirnov MD, Esmon CT: Phosphatidylethanolamine incorporation into vesicles selectively enhances factor Va inactivation by activated protein C. J Biol Chem 269(2):816–819, 1994.

196. Smirnov MD, Triplett DT, Comp PC, et al: On the role of phosphatidylethanolamine in the inhibition of activated protein C activity by antiphospholipid antibodies. J Clin Invest 95(1):309–316, 1995.

197. Fernández JA, Kojima K, Petäjä J, et al: Cardiolipin enhances protein C pathway anticoagulant activity. Blood Cells Mol Dis 26(2):115–123, 2000.

198. Rezende SM, Simmonds RE, Lane DA: Coagulation, inflammation, and apoptosis: Different roles for protein S and the protein S-C4b binding protein complex. Blood 103(4):1192–1201, 2004.

199. Yegneswaran S, Smirnov MD, Safa O, et al: Relocating the active site of activated protein C eliminates the need for its protein S cofactor. A fluorescence resonance energy transfer study. J Biol Chem 274(9):5462–5468, 1999.

200. Yegneswaran S, Wood GM, Esmon CT, Johnson AE: Protein S alters the active site location of activated protein C above the membrane surface. A fluorescence resonance energy transfer study of topography. J Biol Chem 272(40):25013–25021, 1997.

201. Koedam JA, Meijers JCM, Sixma JJ, Bouma BN: Inactivation of human factor VIII by activated protein C. Cofactor activity of protein S and protective effect of von Willebrand factor. J Clin Invest 82(4):1236–1243, 1988.

202. Solymoss S, Tucker MM, Tracy PB: Kinetics of inactivation of membrane-bound factor Va by activated protein C. Protein S modulates factor Xa protection. J Biol Chem 263(29):14884–14890, 1988.

203. Dahlbäck B, Hildebrand B, Malm J: Characterization of functionally important domains in human vitamin K-dependent protein S using monoclonal antibodies. J Biol Chem 265(14):8127–8135, 1990.

204. Saller F, Villoutreix BO, Amelot A, et al: The gamma-carboxyglutamic acid domain of anticoagulant protein S is involved in activated protein C cofactor activity, independently of phospholipid binding. Blood 105(1):122–130, 2005.

205. Saller F, Kaabache T, Aiach M, et al: The protein S thrombin-sensitive region modulates phospholipid binding and the gamma-carboxyglutamic acid-rich (Gla) domain conformation in a non-specific manner. J Thromb Haemost 4(3):704–706, 2006.

206. Heeb MJ, Mesters RM, Fernandez JA, et al: Plasma protein S residues 37–50 mediate its binding to factor Va and inhibition of blood coagulation. Thromb Haemost 110(2):275–282, 2013.

207. Walker FJ: Regulation of vitamin K-dependent protein S. Inactivation by thrombin. J Biol Chem 259:10335–10339, 1984.

208. Varadi K, Rosing J, Tans G, et al: Factor V enhances the cofactor function of protein S in the APC-mediated inactivation of factor VIII: Influence of the factor V^{R506Q} mutation. Thromb Haemost 76(2):208–214, 1996.

209. Thorelli E, Kaufman RJ, Dahlbäck B: Cleavage of factor V at Arg 506 by activated protein C and the expression of anticoagulant activity of factor V. Blood 93(8):2552–2558, 1999.

210. Cramer TJ, Gale AJ: The anticoagulant function of coagulation factor V. Thromb Haemost 107(1):15–21, 2012.

211. Cramer TJ, Griffin JH, Gale AJ: Factor V Is an anticoagulant cofactor for activated protein C during inactivation of factor Va. Pathophysiol Haemost Thromb 37(1):17–23, 2010.

212. Mineo C, Deguchi H, Griffin JH, Shaul PW: Endothelial and antithrombotic actions of HDL. Circ Res 98(11):1352–1364, 2006.

213. Deguchi H, Pecheniuk NM, Elias DJ, et al: High-density lipoprotein deficiency and dyslipoproteinemia associated with venous thrombosis in men. Circulation 112(6):893–899, 2005.

214. Eichinger S, Pecheniuk NM, Hron G, et al: High-density lipoprotein and the risk of recurrent venous thromboembolism. Circulation 115(12):1609–1614, 2007.

215. Deguchi H, Fernández JA, Pabinger I, et al: Plasma glucosylceramide deficiency as potential risk factor for venous thrombosis and modulator of anticoagulant protein C pathway. Blood 97(7):1907–1914, 2001.

216. Deguchi H, Fernández JA, Griffin JH: Neutral glycosphingolipid-dependent inactivation of coagulation factor Va by activated protein C and protein S. J Biol Chem 277(11):8861–8865, 2002.

217. Yegneswaran S, Deguchi H, Griffin JH: Glucosylceramide, a neutral glycosphingolipid anticoagulant cofactor, enhances the interaction of human- and bovine-activated protein C with negatively charged phospholipid vesicles. J Biol Chem 278(17):14614–14621, 2003.

218. Deguchi H, Yegneswaran S, Griffin JH: Sphingolipids as bioactive regulators of thrombin generation. J Biol Chem 279(13):12036–12042, 2004.

219. Esmon CT: Interactions between the innate immune and blood coagulation systems. Trends Immunol 25(10):536–542, 2004.

220. Levi M, van der Poll T, Buller HR: Bidirectional relation between inflammation and coagulation. *Circulation* 109(22):2698–2704, 2004.

221. Riewald M, Ruf W: Protease-activated receptor-1 signaling by activated protein C in cytokine perturbed endothelial cells is distinct from thrombin signaling. *J Biol Chem* 280(20):19808–19814, 2005.

222. Kerschen EJ, Hernandez I, Zogg M, et al: Activated protein C targets CD8+ dendritic cells to reduce the mortality of endotoxemia in mice. *J Clin Invest* 120(9):3167–3178, 2010.

223. Guo H, Zhao Z, Yang Q, et al: An activated protein C analog stimulates neuronal production by human neural progenitor cells via a PAR1-PAR3-S1PR1-Akt pathway. *J Neurosci* 33(14):6181–6190, 2013.

224. Xue M, Chow SO, Dervish S, et al: Activated protein C enhances human keratinocyte barrier integrity via sequential activation of epidermal growth factor receptor and tie2. *J Biol Chem* 286(8):6742–6750, 2011.

225. Riewald M, Petrovan RJ, Donner A, et al: Activation of endothelial cell protease activated receptor 1 by the protein C pathway. *Science* 296(5574):1880–1882, 2002.

226. Mosnier LO, Zlokovic BV, Griffin JH: Cytoprotective-selective activated protein C therapy for ischaemic stroke. *Thromb Haemost* 112(5):883–892, 2014.

227. Zlokovic BV, Griffin JH: Cytoprotective protein C pathways and implications for stroke and neurological disorders. *Trends Neurosci* 34(4):198–209, 2011.

228. Wildhagen KC, Lutgens E, Loubele ST, et al: The structure-function relationship of activated protein C. Lessons from natural and engineered mutations. *Thromb Haemost* 106(6):1034–1045, 2011.

229. Kerschen EJ, Fernandez JA, Cooley BC, et al: Endotoxemia and sepsis mortality reduction by non-anticoagulant activated protein C. *J Exp Med* 204(10):2439–2448, 2007.

230. Wang Y, Sinha RK, Mosnier LO, et al: Neurotoxicity of the anticoagulant-selective E149A-activated protein C variant after focal ischemic stroke in mice. *Blood Cells Mol Dis* 51(2):104–108, 2013.

231. Guo H, Singh I, Wang Y, et al: Neuroprotective activities of activated protein C mutant with reduced anticoagulant activity. *Eur J Neurosci* 29(6):1119–1130, 2009.

232. Wang Y, Thiyagarajan M, Chow N, et al: Differential neuroprotection and risk for bleeding from activated protein C with varying degrees of anticoagulant activity. *Stroke* 40(5):1864–1869, 2008.

233. Cheng T, Liu D, Griffin JH, et al: Activated protein C blocks p53-mediated apoptosis in ischemic human brain endothelium and is neuroprotective. *Nat Med* 9(3):338–342, 2003.

234. Cheng T, Petraglia AL, Li Z, et al: Activated protein C inhibits tissue plasminogen activator-induced brain hemorrhage. *Nat Med* 12(11):1278–1285, 2006.

235. Griffin JH, Fernández JA, Liu D, et al: Activated protein C and ischemic stroke. *Crit Care Med* 32(5 Suppl):S247–S253, 2004.

236. Guo H, Liu D, Gelbard H, et al: Activated protein C prevents neuronal apoptosis via protease activated receptors 1 and 3. *Neuron* 41(4):563–572, 2004.

237. Liu D, Cheng T, Guo H, et al: Tissue plasminogen activator neurovascular toxicity is controlled by activated protein C. *Nat Med* 10(12):1379–1383, 2004.

238. Shibata M, Kumar SR, Amar A, et al: Anti-inflammatory, antithrombotic, and neuroprotective effects of activated protein C in a murine model of focal ischemic stroke. *Circulation* 103(13):1799–1805, 2001.

239. Wang Y, Zhang Z, Chow N, et al: An activated protein C analog with reduced anticoagulant activity extends the therapeutic window of tissue plasminogen activator for ischemic stroke in rodents. *Stroke* 43(9):2444–2449, 2012.

240. Wang Y, Zhao Z, Chow N, et al: Activated protein C analog promotes neurogenesis and improves neurological outcome after focal ischemic stroke in mice via protease activated receptor 1. *Brain Res* 1507:97–104, 2013.

241. Wang Y, Zhao Z, Chow N, et al: Activated protein C analog protects from ischemic stroke and extends the therapeutic window of tissue-type plasminogen activator in aged female mice and hypertensive rats. *Stroke* 44(12):3529–3536, 2013.

242. Zlokovic BV: Neurodegeneration and the neurovascular unit. *Nat Med* 16(12):1370–1371, 2010.

243. Petraglia AL, Marky AH, Walker C, et al: Activated protein C is neuroprotective and mediates new blood vessel formation and neurogenesis after controlled cortical impact. *Neurosurgery* 66(1):165–171, 2010.

244. Thiyagarajan M, Fernandez JA, Lane SM, et al: Activated protein C promotes neovascularization and neurogenesis in postischemic brain via protease-activated receptor 1. *J Neurosci* 28(48):12788–12797, 2008.

245. Walker CT, Marky AH, Petraglia AL, et al: Activated protein C analog with reduced anti-coagulant activity improves functional recovery and reduces bleeding risk following controlled cortical impact. *Brain Res* 1347:125–131, 2010.

246. Lyden P, Levy H, Weymer S, et al: Phase 1 safety, tolerability and pharmacokinetics of 3K3A-APC in healthy adult volunteers. *Curr Pharm Des* 19(42):7479–7485, 2013.

247. Williams PD, Zlokovic BV, Griffin JH, et al: Preclinical safety and pharmacokinetic profile of 3K3A-APC, a novel, modified activated protein C for ischemic stroke. *Curr Pharm Des* 18(27):4215–4222, 2012.

248. Mosnier LO, Griffin JH: Inhibition of staurosporine-induced apoptosis of endothelial cells by activated protein C requires protease activated receptor-1 and endothelial cell protein C receptor. *Biochem J* 373(Pt 1):65–70, 2003.

249. Feistritzer C, Riewald M: Endothelial barrier protection by activated protein C through PAR1-dependent sphingosine 1-phosphate receptor-1 crossactivation. *Blood* 105(8):3178–3184, 2005.

250. Finigan JH, Dudek SM, Singleton PA, et al: Activated protein C mediates novel lung endothelial barrier enhancement: Role of sphingosine 1-phosphate receptor transactivation. *J Biol Chem* 280(17):17286–17293, 2005.

251. Schuepbach RA, Feistritzer C, Fernandez JA, et al: Protection of vascular barrier integrity by activated protein C in murine models depends on protease-activated receptor-1. *Thromb Haemost* 101(4):724–733, 2009.

252. Bae JS, Yang L, Rezaie AR: Receptors of the protein C activation and activated protein C signaling pathways are colocalized in lipid rafts of endothelial cells. *Proc Natl Acad Sci U S A* 104(8):2867–2872, 2007.

253. Russo A, Soh UJ, Paing MM, et al: Caveolae are required for protease-selective signaling by protease-activated receptor-1. *Proc Natl Acad Sci U S A* 106(15):6393–6397, 2009.

254. Mosnier LO, Sinha RK, Burnier L, et al: Biased agonism of protease-activated receptor 1 by activated protein C caused by non-canonical cleavage at Arg46. *Blood* 120(26):5237–5246, 2012.

255. Scarborough RM, Naughton MA, Teng W, et al: Tethered ligand agonist peptides. Structural requirements for thrombin receptor activation reveal mechanism of proteolytic unmasking of agonist function. *J Biol Chem* 267(19):13146–13149, 1992.

256. Soh UJ, Trejo J: Activated protein C promotes protease-activated receptor-1 cytoprotective signaling through beta-arrestin and dishevelled-2 scaffolds. *Proc Natl Acad Sci U S A* 108(50):E1372–E1380, 2011.

257. Burnier L, Mosnier LO: Novel mechanisms for activated protein C cytoprotective activities involving non-canonical activation of protease-activated receptor 3. *Blood* 122(5):807–816, 2013.

258. Stavenuiter F, Mosnier LO: Non-canonical PAR3 activation by factor Xa identifies a novel pathway for Tie2 activation and stabilization of vascular integrity. *Blood* 124(23):3480–3489, 2014.

259. Yang XV, Banerjee Y, Fernandez JA, et al: Activated protein C ligation of ApoER2 (LRP8) causes Dab1-dependent signaling in U937 cells. *Proc Natl Acad Sci U S A* 106(1):274–279, 2009.

260. Xu J, Ji Y, Zhang X, et al: Endogenous activated protein C signaling is critical to protection of mice from lipopolysaccharide induced septic shock. *J Thromb Haemost* 7(5):851–856, 2009.

261. Alabanza LM, Esmon NL, Esmon CT, Bynoe MS: Inhibition of endogenous activated protein C attenuates experimental autoimmune encephalomyelitis by inducing myeloid-derived suppressor cells. *J Immunol* 191(7):3764–3777, 2013.

262. Kager LM, Joost WW, Roelofs JJ, et al: Endogenous protein C has a protective role during Gram-negative pneumosepsis (melioidosis). *J Thromb Haemost* 11(2):282–292, 2013.

263. Heeb MJ, Gruber A, Griffin JH: Identification of divalent metal ion-dependent inhibition of activated protein C by alpha 2-macroglobulin and alpha 2-antiplasmin in blood and comparisons to inhibition of factor Xa, thrombin, and plasmin. *J Biol Chem* 266(26):17606–17612, 1991.

264. Heeb MJ, Griffin JH: Physiologic inhibition of human activated protein C by alpha 1-antitrypsin. *J Biol Chem* 263(24):11613–11616, 1988.

265. Heeb MJ, Espana F, Griffin JH: Inhibition and complexation of activated protein C by two major inhibitors in plasma. *Blood* 73(2):446–454, 1989.

266. Espana F, Vicente V, Tabernero D, et al: Determination of plasma protein C inhibitor and of two activated protein C-inhibitor complexes in normals and in patients with intravascular coagulation and thrombotic disease. *Thromb Res* 59(3):593–608, 1990.

267. Espana F, Gilabert J, Aznar J, et al: Complexes of activated protein C with alpha 1-antitrypsin in normal pregnancy and in severe preeclampsia. *Am J Obstet Gynecol* 164 (5 Pt 1):1310–1316, 1991.

268. Scully MF, Toh CH, Hoogendoorn H, et al: Activation of protein C and its distribution between its inhibitors, protein C inhibitor, alpha 1-antitrypsin and alpha 2-macroglobulin, in patients with disseminated intravascular coagulation. *Thromb Haemost* 69(5):448–453, 1993.

269. Bhiladvala P, Strandberg K, Stenflo J, Holm J: Early identification of acute myocardial infarction by activated protein C–protein C inhibitor complex. *Thromb Res* 118(2):213–219, 2006.

270. Schwarz HP, Fischer M, Hopmeier P, et al: Plasma protein S deficiency in familial thrombotic disease. *Blood* 64(6):1297–1300, 1984.

271. Comp PC, Nixon RR, Cooper MR, Esmon CT: Familial protein S deficiency is associated with recurrent thrombosis. *J Clin Invest* 74(6):2082–2088, 1984.

272. Stenberg Y, Muranyi A, Steen C, et al: EGF-like module pair 3–4 in vitamin K-dependent protein S: Modulation of calcium affinity of module 4 by module 3, and interaction with factor X. *J Mol Biol* 293(3):653–665, 1999.

273. Yegneswaran S, Hackeng TM, Dawson PE, Griffin JH: The thrombin-sensitive region of protein S mediates phospholipid-dependent interaction with factor Xa. *J Biol Chem* 283(48):33046–33052, 2008.

274. van 't Veer C, Hackeng TM, Biesbroeck D, et al: Increased prothrombin activation in protein S-deficient plasma under flow conditions on endothelial cell matrix: An independent anticoagulant function of protein S in plasma. *Blood* 85(7):1815–1821, 1995.

275. Koppelman SJ, Hackeng TM, Sixma JJ, Bouma BN: Inhibition of the intrinsic factor X activating complex by protein S: Evidence for a specific binding of protein S to factor VIII. *Blood* 86:1062–1071, 1995.

276. Koppelman SJ, van 't Veer C, Sixma JJ, Bouma BN: Synergistic inhibition of the intrinsic factor X activation by protein S and C4b-binding protein. *Blood* 86(7):2653–2660, 1995.

277. Peraramelli S, Rosing J, Hackeng TM: TFPI-dependent activities of protein S. *Thromb Res* 129 Suppl 2:S23–S26, 2012.

278. Ndonwi M, Tuley EA, Broze GJ Jr: The Kunitz-3 domain of TFPI-alpha is required for protein S-dependent enhancement of factor Xa inhibition. *Blood* 116(8):1344–1351, 2010.

279. Hackeng TM, Sere KM, Tans G, Rosing J: Protein S stimulates inhibition of the tissue factor pathway by tissue factor pathway inhibitor. *Proc Natl Acad Sci U S A* 103(9):3106–3111, 2006.

280. Heeb MJ, Prashun D, Griffin JH, Bouma BN: Plasma protein S contains zinc essential for efficient activated protein C-independent anticoagulant activity and binding to factor Xa, but not for efficient binding to tissue factor pathway inhibitor. *FASEB J* 23(7):2244–2253, 2009.

281. Heeb MJ, Marzec U, Gruber A, Hanson SR: Antithrombotic activity of protein S infused without activated protein C in a baboon thrombosis model. *Thromb Haemost* 107(4):690–698, 2012.

282. Dahlback B: Purification of human C4b-binding protein and formation of its complex with vitamin K-dependent protein S. *Biochem J* 209(3):847–856, 1983.

283. Griffin JH, Gruber A, Fernández JA: Reevaluation of total, free, and bound protein S and C4b-binding protein levels in plasma anticoagulated with citrate or hirudin. *Blood* 79(12):3203–3211, 1992.

284. Schwarz HP, Muntean W, Watzke H, et al: Low total protein S antigen but high protein S activity due to decreased C4b-binding protein in neonates. *Blood* 71(3):562–565, 1988.

285. Maurissen LF, Thomassen MC, Nicolaes GA, et al: Re-evaluation of the role of the protein S-C4b binding protein complex in activated protein C-catalyzed factor Va-inactivation. *Blood* 111(6):3034–3041, 2008.

286. Hillarp A, Dahlbäck B: Novel subunit in C4b-binding protein required for protein S binding. *J Biol Chem* 263(25):12759–12764, 1988.

287. Hillarp A, Hessing M, Dahlback B: Protein S binding in relation to the subunit composition of human C4b-binding protein. *FEBS Lett* 259(1):53–56, 1989.

288. Fernandez JA, Griffin JH: A protein S binding site on C4b-binding protein involves beta chain residues 31–45. *J Biol Chem* 269(4):2535–2540, 1994.

289. Fernández JA, Griffin JH, Chang GT, et al: Involvement of amino acid residues 423–429 of human protein S in binding to C4b-binding protein. *Blood Cells Mol Dis* 24(2):101–112, 1998.

290. Garcia de Frutos P, Alim RI, Hardig Y, et al: Differential regulation of alpha and beta chains of C4b-binding protein during acute-phase response resulting in stable plasma levels of free anticoagulant protein S. *Blood* 84(3):815–822, 1994.

291. Anderson HA, Maylock CA, Williams JA, et al: Serum-derived protein S binds to phosphatidylserine and stimulates the phagocytosis of apoptotic cells. *Nat Immunol* 4(1):87–91, 2003.

292. Prasad D, Rothlin CV, Burrola P, et al: TAM receptor function in the retinal pigment epithelium. *Mol Cell Neurosci* 33(1):96–108, 2006.

293. Uehara H, Shacter E: Auto-oxidation and oligomerization of protein S on the apoptotic cell surface is required for Mer tyrosine kinase-mediated phagocytosis of apoptotic cells. *J Immunol* 180(4):2522–2530, 2008.

294. McColl A, Bournazos S, Franz S, et al: Glucocorticoids induce protein S-dependent phagocytosis of apoptotic neutrophils by human macrophages. *J Immunol* 183(3):2167–2175, 2009.

295. Liu D, Guo H, Griffin JH, et al: Protein S confers neuronal protection during ischemic/hypoxic injury in mice. *Circulation* 107(13):1791–1796, 2003.

296. Fernandez JA, Heeb MJ, Xu X, et al: Species-specific anticoagulant and mitogenic activities of murine protein S. *Haematologica* 94(12):1721–1731, 2009.

297. Zhu D, Wang Y, Singh I, et al: Protein S controls hypoxic/ischemic blood-brain barrier disruption through the TAM receptor Tyro3 and sphingosine 1-phosphate receptor. *Blood* 115(23):4963–4972, 2010.

298. Zhong Z, Wang Y, Guo H, et al: Protein S protects neurons from excitotoxic injury by activating the TAM receptor Tyro3-phosphatidylinositol 3-kinase-Akt pathway through its sex hormone-binding globulin-like region. *J Neurosci* 30(46):15521–15534, 2010.

299. Guo H, Barrett TM, Zhong Z, et al: Protein S blocks the extrinsic apoptotic cascade in tissue plasminogen activator/N-methyl D-aspartate-treated neurons via Tyro3-Akt-FKHRL1 signaling pathway. *Mol Neurodegener* 6(1):13, 2011.

300. Gray E, Hogwood J, Mulloy B: The anticoagulant and antithrombotic mechanisms of heparin. *Handb Exp Pharmacol* (207):43–61, 2012.

301. Broze GJ Jr, Girard TJ: Tissue factor pathway inhibitor: Structure-function. *Front Biosci (Landmark Ed)* 17:262–280, 2012.

302. Winckers K, ten Cate H, Hackeng TM: The role of tissue factor pathway inhibitor in atherosclerosis and arterial thrombosis. *Blood Rev* 27(3):119–132, 2013.

303. Wood JP, Ellery PE, Maroney SA, Mast AE: Biology of tissue factor pathway inhibitor. *Blood* 123(19):2934–2943, 2014.

304. Gettins PG: Serpin structure, mechanism, and function. *Chem Rev* 102(12):4751–4804, 2002.

305. Whisstock JC, Bottomley SP: Molecular gymnastics: Serpin structure, folding and misfolding. *Curr Opin Struct Biol* 16(6):761–768, 2006.

306. Rau JC, Beaulieu LM, Huntington JA, Church FC: Serpins in thrombosis, hemostasis and fibrinolysis. *J Thromb Haemost* 5 Suppl 1:102–115, 2007.

307. Huntington JA: Serpin structure, function and dysfunction. *J Thromb Haemost* 9 (Suppl 1):26–34, 2011.

308. Huntington JA: Thrombin inhibition by the serpins. *J Thromb Haemost* 11 (Suppl 1):254–264, 2013.

309. Schreuder HA, de Boer B, Dijkema R, et al: The intact and cleaved human antithrombin III complex as a model for serpin-proteinase interactions. *Nat Struct Biol* 1(1):48–54, 1994.

310. Skinner R, Abrahams JP, Whisstock JC, et al: The 2.6 A structure of antithrombin indicates a conformational change at the heparin binding site. *J Mol Biol* 266(3):601–609, 1997.

311. Li W, Johnson DJ, Esmon CT, Huntington JA: Structure of the antithrombin-thrombin-heparin ternary complex reveals the antithrombotic mechanism of heparin. *Nat Struct Mol Biol* 11(9):857–862, 2004.

312. Huber R, Carell RW: Implications of the three dimensional structure of α_1-antitrypsin for the structure and function of serpins. *Biochemistry* 28:8951–8966, 1989.

313. Choay J, Petitou M, Lormeau JC, et al: Structure-activity relationship in heparin: A synthetic pentasaccharide with high affinity for antithrombin III and eliciting high antifactor Xa activity. *Biochem Biophys Res Commun* 116(2):492–499, 1983.

314. Bourin MC, Lindahl U: Glycosaminoglycans and the regulation of blood coagulation. *Biochem J* 289(Pt 2):313–330, 1993.

315. Hirsh J, O'Donnell M, Eikelboom JW: Beyond unfractionated heparin and warfarin: Current and future advances. *Circulation* 116(5):552–560, 2007.

316. Olds RJ, Lane DA, Chowdhury V, et al: Complete nucleotide sequence of the antithrombin gene: Evidence for homologous recombination causing thrombophilia. *Biochemistry* 32(16):4216–4224, 1993.

317. Picard V, Ersdal-Badju E, Bock SC: Partial glycosylation of antithrombin III asparagine-135 is caused by the serine in the third position of its N-glycosylation consensus sequence and is responsible for production of the beta-antithrombin III isoform with enhanced heparin affinity. *Biochemistry* 34(26):8433–8440, 1995.

318. Turko IV, Fan B, Gettins PG: Carbohydrate isoforms of antithrombin variant N135Q with different heparin affinities. *FEBS Lett* 335(1):9–12, 1993.

319. Chandra T, Stackhouse R, Kidd VJ, Woo SL: Isolation and sequence characterization of a cDNA clone of human antithrombin III. *Proc Natl Acad Sci U S A* 80(7):1845–1848, 1983.

320. Prochownik EV, Markham AF, Orkin SH: Isolation of a cDNA clone for human antithrombin III. *J Biol Chem* 258(13):8389–8394, 1983.

321. Lane DA, Bayston T, Olds RJ, et al: Antithrombin mutation database: 2nd (1997) update. For the Plasma Coagulation Inhibitors Subcommittee of the Scientific and Standardization Committee of the International Society on Thrombosis and Haemostasis. *Thromb Haemost* 77(1):197–211, 1997.

322. Broze GJ Jr, Girard TJ: Factor V, tissue factor pathway inhibitor, and east Texas bleeding disorder. *J Clin Invest* 123(9):3710–3712, 2013.

323. Chang JY, Monroe DM, Oliver JA, Roberts HR: TFPIbeta, a second product from the mouse tissue factor pathway inhibitor (TFPI) gene. *Thromb Haemost* 81(1):45–49, 1999.

324. Zhang J, Piro O, Lu L, Broze GJ Jr: Glycosyl phosphatidylinositol anchorage of tissue factor pathway inhibitor. *Circulation* 108(5):623–627, 2003.

325. Piro O, Broze GJ Jr: Comparison of cell-surface TFPIalpha and beta. *J Thromb Haemost* 3(12):2677–2683, 2005.

326. Girard TJ, Warren LA, Novotny WF, et al: Functional significance of the Kunitz-type inhibitory domains of lipoprotein-associated coagulation inhibitor. *Nature* 338(6215):518–520, 1989.

327. Lesnik P, Vonica A, Guerin M, et al: Anticoagulant activity of tissue factor pathway inhibitor in human plasma is preferentially associated with dense subspecies of LDL and HDL and with Lp(a). *Arterioscler Thromb* 13(7):1066–1075, 1993.

328. Novotny WF, Girard TJ, Miletich JP, Broze GJ Jr: Purification and characterization of the lipoprotein-associated coagulation inhibitor from human plasma. *J Biol Chem* 264(31):18832–18837, 1989.

329. Sandset PM, Abildgaard U, Larsen ML: Heparin induces release of extrinsic coagulation pathway inhibitor (EPI). *Thromb Res* 50(6):803–813, 1988.

330. Ndonwi M, Girard TJ, Broze GJ Jr: The C-terminus of tissue factor pathway inhibitor alpha is required for its interaction with factors V and Va. *J Thromb Haemost* 10(9):1944–1946, 2012.

331. Castoldi E, Simioni P, Tormene D, et al: Hereditary and acquired protein S deficiencies are associated with low TFPI levels in plasma. *J Thromb Haemost* 8(2):294–300, 2010.

332. Vincent LM, Tran S, Livaja R, et al: Coagulation factor VA2440G causes east Texas bleeding disorder via TFPIalpha. *J Clin Invest* 123(9):3777–3787, 2013.

333. Duckers C, Simioni P, Spiezia L, et al: Low plasma levels of tissue factor pathway inhibitor in patients with congenital factor V deficiency. *Blood* 112(9):3615–3623, 2008.

334. Huang ZF, Broze G Jr: Consequences of tissue factor pathway inhibitor gene-disruption in mice. *Thromb Haemost* 78(1):699–704, 1997.

335. van der Logt CP, Reitsma PH, Bertina RM: Intron-exon organization of the human gene coding for the lipoprotein-associated coagulation inhibitor: The factor Xa dependent inhibitor of the extrinsic pathway of coagulation. *Biochemistry* 30(6):1571–1577, 1991.

336. Girard TJ, Eddy R, Wesselschmidt RL, et al: Structure of the human lipoprotein-associated coagulation inhibitor gene. Intro/exon gene organization and localization of the gene to chromosome 2. *J Biol Chem* 266(8):5036–5041, 1991.

337. Tollefsen DM, Majerus DW, Blank MK: Heparin cofactor II. Purification and properties of a heparin-dependent inhibitor of thrombin in human plasma. *J Biol Chem* 257(5):2162–2169, 1982.

338. Aihara K: Heparin cofactor II attenuates vascular remodeling in humans and mice. *Circ J* 74(8):1518–1523, 2010.

339. Tollefsen DM: Vascular dermatan sulfate and heparin cofactor II. *Prog Mol Biol Transl Sci* 93:351–372, 2010.

340. Rau JC, Mitchell JW, Fortenberry YM, Church FC: Heparin cofactor II: Discovery, properties, and role in controlling vascular homeostasis. *Semin Thromb Hemost* 37(4):339–348, 2011.

341. Bertina RM, van der Linden IK, Engesser L, et al: Hereditary heparin cofactor II deficiency and the risk of development of thrombosis. *Thromb Haemost* 57(2):196–200, 1987.

342. Corral J, Aznar J, Gonzalez-Conejero R, et al: Homozygous deficiency of heparin cofactor II: Relevance of P17 glutamate residue in serpins, relationship with conformational diseases, and role in thrombosis. *Circulation* 110(10):1303–1307, 2004.

343. Broze GJJ: Protein Z-dependent regulation of coagulation. *Thromb Haemost* 86(1):8–13, 2001.

344. Heeb MJ, Cabral KM, Ruan L: Down-regulation of factor IXa in the factor Xase complex by protein Z-dependent protease inhibitor. *J Biol Chem* 280(40):33819–33825, 2005.

345. Choi Q, Kim JE, Hyun J, et al: Contributions of procoagulants and anticoagulants to the international normalized ratio and thrombin generation assay in patients treated with warfarin: Potential role of protein Z as a powerful determinant of coagulation assays. *Thromb Res* 132(1):e70–e75, 2013.

346. Bolkun L, Galar M, Piszcz J, et al: Plasma concentration of protein Z and protein Z-dependent protease inhibitor in patients with haemophilia A. *Thromb Res* 131(3):e110–e113, 2013.

347. Huang X, Yan Y, Tu Y, et al: Structural basis for catalytic activation of protein Z-dependent protease inhibitor (ZPI) by protein Z. *Blood* 120(8):1726–1733, 2012.

348. Vasse M: The protein Z/protein Z-dependent protease inhibitor complex. Systemic or local control of coagulation? *Hamostaseologie* 31(3):155–158, 160–154, 2011.

349. Huang X, Rezaie AR, Broze GJ Jr, Olson ST: Heparin is a major activator of the anticoagulant serpin, protein Z-dependent protease inhibitor. *J Biol Chem* 286(11):8740–8751, 2011.

350. Sofi F, Cesari F, Abbate R, et al: A meta-analysis of potential risks of low levels of protein Z for diseases related to vascular thrombosis. *Thromb Haemost* 103(4):749–756, 2010.

351. Wei Z, Yan Y, Carrell RW, Zhou A: Crystal structure of protein Z-dependent inhibitor complex shows how protein Z functions as a cofactor in the membrane inhibition of factor X. *Blood* 114(17):3662–3667, 2009.

352. Corral J, Gonzalez-Conejero R, Hernandez-Espinosa D, Vicente V: Protein Z/Z-dependent protease inhibitor (PZ/ZPI) anticoagulant system and thrombosis. *Br J Haematol* 137(2):99–108, 2007.

353. Yin ZF, Huang ZF, Cui JS, et al: Prothrombotic phenotype of protein Z deficiency. *Proc Natl Acad Sci U S A* 97(12):6734–6738, 2000.

354. Kemkes-Matthes B, Nees M, Kuhnel G, et al: Protein Z influences the prothrombotic phenotype in Factor V Leiden patients. *Thromb Res* 106(4–5):183–185, 2002.

355. Van de Water N, Tan T, Ashton F, et al: Mutations within the protein Z-dependent protease inhibitor gene are associated with venous thromboembolic disease: A new form of thrombophilia. *Br J Haematol* 127(2):190–194, 2004.

356. Vasse M: Protein Z, a protein seeking a pathology. *Thromb Haemost* 100(4):548–556, 2008.

357. Dentali F, Gianni M, Lussana F, et al: Polymorphisms of the Z protein protease inhibitor and risk of venous thromboembolism: A meta-analysis. *Br J Haematol* 143(2):284–287, 2008.

358. Sofi F, Cesari F, Tu Y, et al: Protein Z-dependent protease inhibitor and protein Z in peripheral arterial disease patients. *J Thromb Haemost* 7(5):731–735, 2009.

359. Rezaie AR, Cooper ST, Church FC, Esmon CT: Protein C inhibitor is a potent inhibitor of the thrombin-thrombomodulin complex. *J Biol Chem* 270(43):25336–25339, 1995.

第 115 章
血管在止血中的功能

Katherine A. Hajjar, Aaron J. Marcus, and William Muller

摘要

血管,特别是内皮层在维持血管的流动性、阻止出血(止血)、防止血管阻塞现象(血栓形成)及调节炎症过程等方面起关键作用。内皮组织分布在体内的各个部位,与流动的血液和血细胞密切相关。然而,不同血管床的内皮细胞在形态学、基因表达谱及功能上存在差异。例如,在直行的动脉段,内皮细胞朝着血流方向并行排列,而在动脉和静脉的分支或弯曲部位则不是这样。相似地,毛细血管后微静脉的内皮细胞主要负责调节白细胞的黏附和迁移,而小动脉的内皮在调节血管张力中起重要作用。最近的蛋白组学研究发现内皮细胞有着独特的表达和合成血栓调节分子的能力,此类分子可按血管损伤后出现的时间顺序进行分类。早期血栓调节因子在凝血酶形成前出现,而晚期血栓调节因子在凝血酶形成后出现。本章节主要是综述血管壁调节止血的某些机制,并讨论其对血管健康和疾病的影响(表 115-1)。

简写和缩略词

APC,激活的蛋白 C(activated protein C);Apo,载脂蛋白(apolipoprotein);APS,抗磷脂综合征(antiphospholipid syndrome)C5a,补体因子 5a(complement factor 5a);CAM,细胞黏附分子(cellular adhesion molecule);COX,环氧化酶(cyclooxygenase);DAG,甘油二酯(diacylglycerol);DDAVP,乙酸去氨加压素(desmopressin acetate);EPCR,内皮细胞蛋白 C 受体(endothelial cell protein Creceptor);GMP,鸟苷酸(guanosine monophosphate);IL,白介素(interleukin);IP$_3$,三磷酸肌醇(inositol triphosphate);Lp(a),脂蛋白(a)[lipoprotein(a)];NF-κB,核因子-κB(nuclear factor-kappa B);NO,一氧化氮(nitric oxide);NOS,一氧化氮合成酶(nitric oxide synthase);PAF,血小板活化因子(PAF, platelet-activating factor);PDGF,血小板源性生长因子(platelet-derived growth factor);PECAM,血小板/内皮细胞黏附分子(platelet/endothelial cell adhesion molecule);PGI$_2$,前列环素(prostaglandin I$_2$);PGIS,前列环素合酶(prostacyclin synthase);PSGL,P-选择糖蛋白配体(P-selectin glycoprotein ligand);scu-PA,单链尿激酶型溶酶原激活物(single-chain urokinase-type plasminogen activator);TAFI,凝血酶激活的纤溶抑制物(thrombin-activatable fibrinolysis inhibitor);TF,组织因子(tissue factor);TM,血栓调节蛋白(thrombomodulin);TNF,肿瘤坏死因子(tumor necrosis factor);t-PA,组织型纤溶酶原激活物(tissue-type plasminogen activator);VWF,血管性血友病因子(von Willebrand factor)。

表 115-1　不同时期的内皮细胞血栓调节因子

早期血栓调节因子
　一氧化氮(NO)
　类花生酸(前列环素/前列腺素 D2)
　内皮细胞 CD39/ENTPD1
　内皮素
晚期血栓调节因子
　内皮素
　抗凝血酶
　内皮细胞/肝素蛋白聚糖
　组织因子途径抑制剂
　血栓调节蛋白-蛋白 C-蛋白 S 通路
　纤溶系统(纤溶酶原激活物物、抑制剂和受体)
　炎性调节因子
　细胞黏附分子
　选择素

● 血管止血功能:前言

内皮是介于流动的血液和血管壁之间的一种动态的界面,它能产生许多种调节血液流动性的因子(图 115-1)。内皮细胞易受血流独特的剪切应力、血液可溶性因子及来自循环中、血管壁及组织中的各类细胞发出的信号的影响,由此造就了内皮细胞区域特异性表现型[1~3]。除了调节血管通透性和刚性外,内皮细胞通过其抗血栓、促纤溶及抗炎作用来调节血流状态。以上所有的活动起到维持血管腔内血液循环畅通[4]。

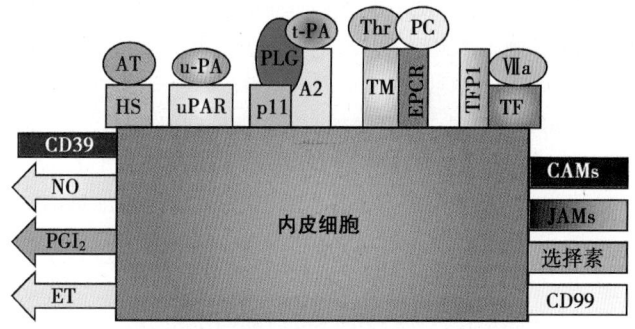

图 115-1　内皮细胞血栓调节分子简图。分泌到体液中发挥作用的分子由箭头标注。分布在细胞表面的相关分子由矩形框表示。内皮细胞合成的代谢物被指示出来。调节血小板的活性,募集和血管收缩性的血栓调分子展示在左边。调节凝血级联反应和/或纤溶系统的分子位于顶部。表达或活性受炎症介质调节的炎性分子位于右边。A2,膜联蛋白 2;AT,抗凝血酶;CAMs,细胞黏附分子;CD39,内皮细胞外侧 ADP 酶/CD39;EPCR,内皮细胞蛋白 C 受体;ET,内皮素;FⅦa,Ⅶa 因子;HS,硫酸乙酰肝素;JAMs,接合黏附分子;NO,一氧化氮;PC,蛋白 C;PGI2,前列环素;PLG,纤维蛋白溶酶原;TF,组织因子;TFPI,组织因子途径抑制物;TM,血栓调节蛋白;t-PA,组织型纤溶酶原激活物;u-PA,尿激酶纤溶酶原激活物;uPAR,尿激酶纤溶酶原激活物受体尿激酶纤溶酶原激活物。相关讨论见正文

内皮细胞的异质性

内皮细胞的异质性是由两个机制所介导的[5,6]，第一个机制：细胞外环境中的生物化学和生物力学信号引发的转录和（或）改变在血管树存在差异。第二个机制，内皮细胞的位点特异性是遗传程序化的，不依赖于细胞外环境。这种表型的变异性至少达到两个目的：①它使内皮细胞的代谢能适应周围组织的特殊需要。例如，血脑屏障间的紧密连接能够保护神经元免受血流波动的影响，而肝窦间隙内的不连续的有孔内皮细胞能使肝细胞的代谢系统容易利用营养丰富的肝门静脉血。②它能提供给内皮细胞在不同微环境中生存的特异机制。例如，肾脏内髓的内皮细胞必须要在相对低氧和高渗的局部环境中生存，而肺毛细血管床的内皮细胞能适应富氧的微环境。

环境的突然改变需要内皮细胞做出快速反应，翻译水平的调控显著快于转录水平，因此内皮细胞10%的基因表达是在翻译水平调控[7]。由于内皮细胞与血液和组织紧密相连，它易受广泛的激动信号和抑制信号的影响，并且需要它做出迅速的功能和表型反应。临床上，这些刺激与脓毒症、炎症、缺血再灌注损伤和由支架、气囊导管、移植措施引起的机械创伤相关。

内皮细胞血栓调节分子的产生

在血栓形成的早期阶段，血栓调节复合物控制着血小板和血管的反应性，这些复合物包括类花生酸、一氧化氮、内皮素、ecto-ATP/Dase-1/CD39（表115-2）[8]。内皮细胞类花生酸物质是来源于饮食中必需脂肪酸的碳氢化合物。最重要的类花生酸物质是前列环素（PGI2），它能够阻断血小板的反应性，诱导血管舒张，并刺激细胞因子的产生[9]。当血管扩张剂与内皮细胞的膜受体结合后，内皮细胞可产生和释放一种天然气体，一氧化氮（NO）。NO是一种短效的血管扩张剂和血小板反应抑制剂，通过激活鸟苷酸环化酶，使环磷鸟苷（GMP）水平升高，从而抑制了血小板的功能并诱导血管舒张[10,11]。内皮细胞 ecto-ATP/Dase-1/CD39 是一种膜偶联的腺苷三磷酸酶，可代谢掉血小板释放的 ADP，从而抑制血小板的进一步活化和募集[12,13]。

内皮细胞产生的晚期血栓调节因子能够抑制过度的凝血酶形成，或者是促进血管内血栓溶解（表115-1）。抗凝血酶是循环中的一种天然抗凝血剂，通过抑制凝血酶和活化的因子X起作用，而内皮细胞的肝素类蛋白聚糖作为抗凝血酶辅助因子起作用。组织因子途径抑制物（TFPI）抑制因子Ⅶ和组织因子之间形成复合物。血管壁的血栓调节蛋白/内皮细胞蛋白C受体（EPCR）/蛋白C系统通过灭活促凝辅因子和抗炎效应来调节止血过程[14]。纤溶系统与血管内皮细胞息息相关，内皮细胞不仅合成和分泌组织型纤溶酶原激活物（t-PA），而且通过表达受体来调节纤溶酶原前体转变成血纤溶酶的过程[15]。纤溶受抑是血栓性疾病发生的重要病因[16]。此外，内皮细胞黏附分子是一类特殊的糖蛋白，通过调节内皮细胞和循环中多类白细胞的多种相互作用，从而调节血管的通透性。这类糖蛋白包括两类分子家族的成员，细胞黏附分子[MAdCAM-1（黏膜定位细胞黏附分子-1）、ICAM-1（细胞间黏附分子-1）、VCAM-1（血管细胞黏附分子-1），以及 PECAM-1（血小板内皮黏附分子-1）]和选择素类（P和E选择素）[17]。综上，血细胞与血管壁细胞紧密接触并相互作用从而促进或抑制血栓形成的过程，可被定义为"血栓调节"[18]。

体内的生理防御机制能够促进内皮表面和血细胞的抗血栓作用，但这种作用会被异常增高的血液剪切力、血液湍流、损伤、炎症和严重动脉粥样硬化所破坏[19]。这些因素能够使内皮细胞转变为促血栓形成和抗纤溶的表型[20]。这种表型的转变伴有白细胞和内皮细胞黏附分子的上调，组织因子表达的增加，以及血管中单核细胞/巨噬细胞的聚集[21]。这些情况通常发生在冠状血管和脑血管的动脉粥样硬化斑块破裂的表面[22]。在止血/血栓级联反应早期，类花生酸物质 PGI2、一氧化氮（NO）以及 ecto-ATP/Dase-1/CD39 族的活性已达到峰值，因此他们有望成为新的干预一系列事件的治疗靶点（图115-2～图115-4描述了这一事件发生的过程，包括从血小板的激活、血液凝固、血栓形成到动脉粥样硬化的形成过程）[21,22]。综上，血小板和内皮细胞间的功能性与生理性的接触对维持血管的完整性和细胞的渗透性起着重要的作用[1,23]。

表 115-2　人内皮细胞相关的早期促血栓和抗血栓调节分子

组类	类型	作用点	阿司匹林敏感性	作用方式
类花生酸物质	PGI2，PGD2	液相自体有效物质	敏感	提高血小板 cAMP
硝基类扩血管剂	EDRF/NO	液相自体有效物质	不敏感	提高血小板 cAGP
核苷酸酶	CD39/ENTPD1	内皮细胞表面	不敏感	酶解分泌的 ADP
血栓素	TXA2	液相血管收缩剂	敏感	降低血小板 cAMP 和血小板激动剂
内皮素	ET-1，ET-2	液相血管收缩剂	不敏感	直接缩血管肽

ADP，腺苷二磷酸；cAMP，环磷酸腺苷；cGMP，环磷酸鸟苷；EDRF，内皮源性舒张因子；ET，内皮素；NO，一氧化氮；PGD2，前列腺素 D2；PGI2，前列环素；TXA2，血栓烷 A2。

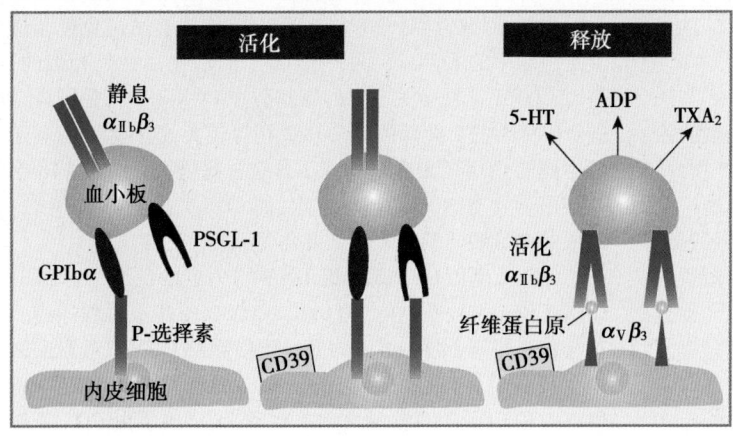

图 115-2　血管壁损伤之后,血小板黏附到损伤的内皮细胞表面。黏附的血小板和内皮细胞同时发生活化。内皮细胞表面表达 P-选择素。血小板表面受体糖基磷酰肌醇(GPI)bα 和 P-选择素糖蛋白配体(PSGL-1)能够与 P-选择素相互作用,从而调节血小板的滚动。血小板的紧密黏附受整合素 αⅡbβ3 调节,与这些细胞间活动同时发生的还有血小板激活和释放。内皮表面的酶 CD39 通过代谢 ADP 调节细胞周围 ADP 浓度。5-HT,5-五羟色胺;TXA2,血栓烷 A2。(经作者同意后改编自 Gawaz M,anger H,May AE:Platelets in inflammation and atherogenesis. J Clin Invest 11(12):3378 ~ 3384,2005.)

图 115-3　血小板活化后诱导内皮细胞的炎症反应。αⅡbβ3 介导的血小板黏附诱导 P-选择素(CD62P)外翻,血小板 CD40 配体(CD40L)和白介素(IL)-1β 的释放,刺激内皮细胞作出炎症反应从而使内皮细胞向促血栓和促动脉粥样硬化方向改变。IL-8 和 MCP-1(单核细胞趋化蛋白-1)是中性粒细胞和单核细胞的主要趋化因子。ICAM,细胞内黏附分子;MMP,基质金属蛋白酶;u-PA,尿激酶纤溶酶原激活物尿激酶纤溶酶原激活物;uPAR,尿尿激酶纤溶酶原激活物受体;VCAM,血管细胞黏附分子。(经作者同意后改编自 Gawaz M,Langer H,May AE:Platelets in inflammation and atherogenesis. J Clin Invest 11(12):3378 ~ 3384,2005.)

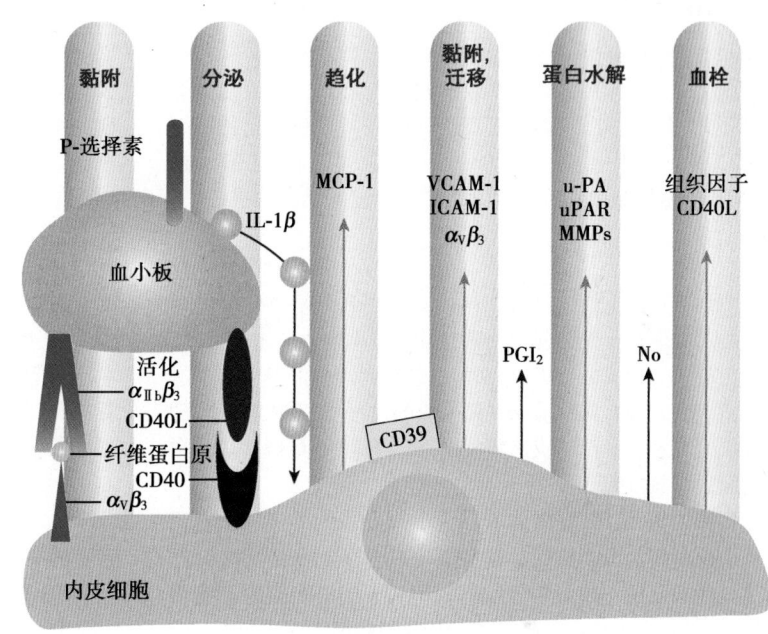

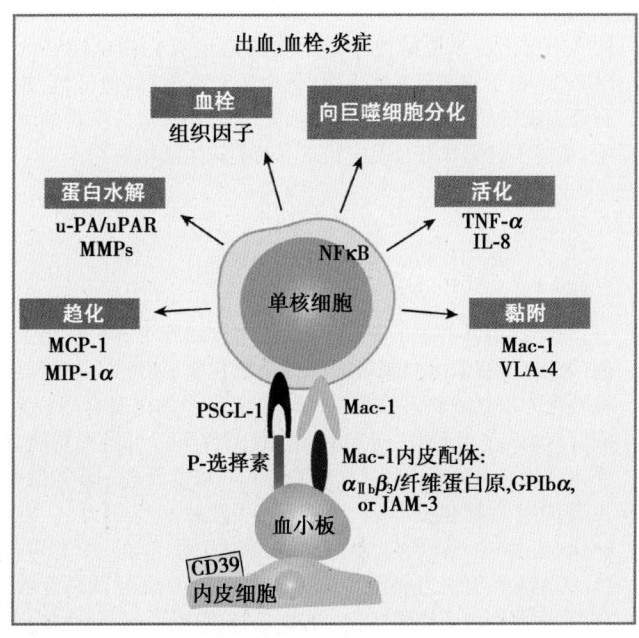

图 115-4　血小板活化后促进单核细胞的炎症反应。血小板主要通过 P-选择素与单核细胞的 P-选择素糖蛋白配体(PSGL)-1 反应,通过 αⅡbβ3 与单核细胞的 Mac-1(αMβ2)(和纤维蛋白原连接)或者糖基磷脂酰肌醇(GPI)bα。通过这种机制,血小板启动单核细胞分泌趋化因子、细胞因子和促凝组织因子。这些反应促使黏附受体和蛋白酶的上调和活化。与此同时,他们能够诱导单核细胞分化为巨噬细胞。因此,血小板-单核细胞相互作用提供了一个促血栓和促动脉粥样硬化的血管壁环境,最终促进斑块形成。IL,白介素;JAM,接合黏附因子;MCP,单核趋化蛋白;MIP,巨噬细胞抑制蛋白;MMP,基质金属蛋白酶;NF-κB,核转录因子 κB;u-PA,尿激酶纤溶酶原激活物;uPAR,尿激酶纤溶酶原激活物受体;TNF,肿瘤坏死因子;VLA,极迟抗原。(经作者同意后改编自 Gawaz M,Langer H,May AE:Platelets in inflammation and atherogenesis. J Clin Invest 11(12):3378 ~ 3384,2005.)

类类花生酸的生理和药理通路：细胞间相互作用和跨细胞代谢

花生四烯酸来源于膳食中的脂肪酸，是合成类花生酸的前体。来自不同细胞的花生四烯酸通路的中间体能相互作用，并产生具有生物活性的新分子。花生四烯酸经氧和酶的进一步作用后转化产生类花生酸(以往归类为前列腺素类)和羟酸类，例如白三烯。类花生酸属于自体活性物质，是一种作用短暂的内源性生理活性物质，它能够作用于细胞的瞬间环境从而促进或抑制细胞的功能[24]。这类分子的半衰期非常短，通常只有几秒时间，这种现象在临床中十分重要，但是在实验研究中非常难以控制。

1975 年，Hamberg 和他的同事们发现了一种来源于内皮细胞花生四烯酸的新的类花生酸，前列环素 PGI_2[25]。不久之后，Moncada 发现 PGI_2 作用与血栓烷相反，是一种促进血管舒张和抑制血小板聚集作用的自体有效物质[26,27]。PGI_2 的半衰期大约为 10~20 秒。此外，还确定了花生四烯酸氧化和转化的第一步由 COX-1 催化，而 COX-1 的活性可被阿司匹林(乙酰水杨酸)的乙酰基抑制，这也是阿司匹林抑制血小板功能的机制[28]。

内皮细胞前列环素的生物合成

前列环素是由内皮细胞产生的最主要和最重要的类花生酸物质。内皮细胞受到各种刺激，如激素、生物化学物质，或者表现为剪切力形式的物理力，都能引起前列环素的释放。通过动力学研究发现有两种前列环素生成的过程：①不依赖于新的 COX-1 的转录和翻译的快速释放过程；②依赖于 COX-2 表达增加的缓慢释放过程。

由凝血酶、组胺、缓激肽、离子载体等诱发的 PGI_2 的快速产生反应峰时间为 10 分钟[29]。这些激动剂能够激活磷脂酶 C，并产生三磷酸肌醇(IP_3)和二酰甘油(DAG)。IP_3 能够使细胞内钙离子增加，进而转移磷脂酶 A 到核膜外和细胞内质网中。磷脂酶 A 作用于位于浆膜上的 COX-1。前列环素合酶(PGIS)与 COX-1 共定位于内皮细胞。胞内活化磷脂酶 A2 能够催化膜磷脂释放花生四烯酸，游离花生四烯酸与环加氧酶-1 相互作用并转化为内过氧化物前列腺素 H2。前列环素合成酶使前列腺素 H2 转化为前列环素。环加氧酶-1 的半衰期接近 10 分钟，它能够自我失活。

由促炎因子和生长因子刺激引起的前列环素产生是一个缓慢和持久的过程，这些刺激因素有脂多糖(LPS)、白细胞介素(IL)、肿瘤坏死因子(TNF)和血小板源性的生长因子(PDGF)[29]。PGI2 产生于这些激动剂作用后 30~60 分钟，刚好与 COX-2 而非 COX-1 诱导前列环素的产生时间相平行。

前列环素 G/H 合成酶的两种亚型

目前一大进展是认识到有组成型和诱导型环氧化酶(分别是 COX-1 和 COX-2)[30]。3T3 成纤维细胞早期反应基因的克隆研究提示 COX-2 的 cDNA 与 COX-1 具有高度同源性[30~34]。促血栓、炎症和促丝裂源刺激均可诱导内皮细胞产生 COX-2，炎症刺激也可诱导中性粒细胞产生 COX-2[35,36]。

在某一生物品系中，产生的 COX-1 和 COX-2 的氨基酸序列中将近有 60% 的同源性，COX-1 含有 576 个氨基酸残基，而 COX-2 有 587 个，COX-2C 末端的 18 个氨基酸序列在 COX-1 中是缺失的，因此，针对 C 末端序列的抗体能够通过免疫印迹来鉴定组织中的 COX-2。两种 COX 酶的催化活性是相似的，所有对 COX-1 活性至关重要的氨基酸在 COX-2 中都是同样存在的。COX-1 的活性部位比 COX-2 稍微较大，这种差异有利于设计不同的 COX 抑制剂。COX-2 含有甘露糖，其 C 末端 18 个氨基酸序列含有 N 端糖基化位点，而 COX-1 需要 N 末端第 410 的天门冬氨酸的糖基化位点折叠而形成活化构象。

COX-1 基因位于基因组 DNA 的 9 号染色体，约 22kb；而 COX-2 位于 1 号染色体，约 8kb。COX-2 的转录过程通过多种信号传递机制，可由 cAMP/PKA、蛋白激酶 C、酪氨酸激酶以及由生长因子、内毒素、细胞因子激活的信号通路启动[33,37~39]。COX-1 和 COX-2 的发现具有重要意义，形成了由 COX 诱导的自体分泌物质的结构和功能的新概念[40]。

自体分泌物前列环素

前列环素是内皮细胞受到各种各样激动剂的激活后释放的。前列环素通过增强血管抗血栓能力和抑制血管炎症反应从而在维持血管完整性方面起到重要作用。为了适应频繁的促血栓形成和炎症反应的攻击，前列环素的产生受到动态的调控[29]。自体分泌素前列环素的半衰期为 3 分钟，其半衰期的长短取决于 6-keto-PGF1α 的水解作用。前列环素以旁分泌的方式通过增加 cAMP 的水平作用于 I 型血小板前列腺素受体(IP)[41]。IP 是一个 7 次跨膜的 G 蛋白和腺苷酸环化酶偶联受体。腺苷酸环化酶结合并激活 PKA，从而抑制血小板活化和募集[42]。内皮细胞受到物理或化学的干扰会导致 PGI_2 的产生增加。前列环素的激活能够增加血小板 cAMP 的浓度，从而阻止血小板变形，抑制血小板分泌和募集，使血管性血友病因子(VWF)及纤维蛋白原与血小板表面结合的能力受损。PGI_2 还能抑制血小板黏附到内皮下基质，尤其在高剪切率的情况下[43]。

PGI_2 的发现提示了血管内皮细胞能够起到保护血液流动性的作用[2,8]。这也意味着内皮细胞释放的 PGI_2 能够抵消过量的血栓烷的效应。此外，在 PGI_2 合成过程中，来源于花生四烯酸的中间产物能与其他细胞和组织相互作用。因此，体外培养的人内皮细胞来源的血小板衍生的内过氧化物也能够合成 PGI_2[44]。由于前列环素的毒性(低血压和腹泻)阈值低，它并没有令人满意的治疗窗。在一篇涉及类花生酸相关疾病的综述中，描述了健康状态及疾病状态下的类花生酸物质[45]。

一氧化氮：内皮舒张因子和血小板活化及募集的抑制因子

在 NADPH 和氧的存在下，血管内皮细胞中的一氧化氮合酶(NOS)能够催化 L-精氨酸合成一氧化氮(NO)[46]。L-精氨酸被转化为瓜氨酸和一氧化氮。内皮细胞一氧化氮合酶(eNOS 或者 NOS3 基因产物)同工型在生理条件下即可发挥功能，在受体激动剂作用后通过提高细胞内 Ca^{2+} 浓度而进一步被激活。主要的刺激物包括 ADP、凝血酶、缓激肽和剪切力[43]。由于 eNOS 基因启动子包含一个剪切力反应的共有顺序(GAGACC)，剪切力能诱导其转录激活。NO 能激活鸟苷酸环化酶，因此产生环磷酸鸟苷。在血液样本中可测到 NO 氧化形成的亚硝酸盐和硝酸盐。血液循环中的 NO 活性能被红细胞迅速灭活[11,47,48]。NO 能使肺血管系统血管扩张,对充血性心衰患者,吸入 NO 能够降低肺动脉高压并增加肺换气[10,11,47~54]。血管壁中活化的神经末梢释放的乙酰胆碱能够促使内皮细胞产生和释放 NO。NO 的作用同样可解释硝酸甘油的效应,硝酸甘油作为 NO 的供体已是治疗冠心病心绞痛的常规药物[54]。

在高半胱氨酸(含有硫醇的氨基酸)存在的情况下,内皮细胞产生 NO 的能力受到抑制。饮食诱导短尾猴产生高半胱氨酸血症(11μM)的实验显示,动物下肢血流量大大降低,对内皮细胞依赖性血管扩张剂的反应也受损[51]。同样,体外实验也发现,在高半胱氨酸存在的情况下内皮细胞产生 NO 的功能受到显著抑制,这可能是谷胱甘肽过氧化物酶受影响所致[52,53]。

一氧化氮合酶的结构和生化性质

NOS 有两种异构体:①基本型(eNOS),该型由内皮细胞合成,受钙离子和钙调蛋白调节;②诱导型(iNOS),该型受细胞因子的诱导和转录后调节[47]。虽然从牛主动脉内皮细胞分离出了组成型的膜结合 NOS(含有豆蔻酰化共有序列),组成型和诱导型的 NOS 主要存在于细胞质中[43]。eNOS 分子量为 144kD,并有 57% 的氨基酸序列与神经性 NOS 相同。辅助因子(6R-4 氢-L-生物蝶呤,H4B)参与诱导型和组成型 NOS 反应。现在认为 H4B 通过使结合蝶呤的 NOS 亚基保持最大活性从而使 NOS 保持稳定[10,11,47,54]。

一氧化氮阻断血小板的聚集和分泌

ADP、胶原、肾上腺素及凝血酶等激动剂引起的血小板活化和募集能被 NO 所阻断。体内经由内皮细胞形成 NO 同样能发生阻断现象[10]。重要的是无论在体内还是体外,NO 的抑制活动都不能被阿司匹林所影响。因此,内皮细胞的类花生酸并不能产生 NO。

NOS 除了存在基本异构体(eNOS,NOS3 的基因产物)外,当内皮细胞受到细胞因子等激动剂刺激后将会表达诱导型

NOS(iNOS,属于 NOS2 的基因产物)。通过这一机制,NO 能进一步抑制血小板反应性,并通过诱导血管平滑肌的舒张降低血管紧张度。该反应的生化机制是 NO 结合到鸟苷酸环化酶的血红素辅基上。通过检测表面 P-选择素的表达可以显示 NO 对血小板活性的抑制效应。NO 抑制血小板内钙离子的流动,导致血小板膜 αⅡb3 的构象改变,这对血小板结合纤维蛋白原及血小板聚集都是必需的。NO 还有许多别的效应,包括抑制白细胞对内皮细胞表面的黏附、抑制平滑肌细胞的迁移、减少平滑肌细胞的增殖。这些现象表明血管损伤后的主要反应之一是 NO 分泌到微环境中[43]。

● ECTO-ATP/DASE1-CD39 抑制血小板的激活和募集

除了 PGI₂ 和 NO 对血小板的抑制外,内皮细胞还可通过 ecto-ATP/Dase-1/CD39(一种含有腺苷二磷酸酶和腺苷三磷酸酶活性的胞外腺苷三磷酸双磷酸酶)的作用抑制血小板的功能。这个复合物的基因标志是 CD39——ENTPD1(三磷酸核苷二磷酸水解酶)基因的产物[55]。CD39 主要集中在内皮细胞和白细胞。CD39 分子表达在内皮细胞表面,大部分曝露于血管内腔中[12,13,56]。这个酶具有 N 端和 C 端的跨膜区域,其小部分锚定在细胞质[57]。除了 CD39 以外,CD73(5' 核酸磷酸酶)存在于血管细胞,并使 CD39 代谢产生的 AMP 转化为腺苷(图 115-5)。与其他所有已知的血小板抑制剂不同,CD39 和 CD73 合作能够使富有 ADP/ATP 的局部促凝环境转化为富有腺苷的抗凝环境[58]。这就可以解释当血小板在运动和接近内皮细胞时,即使类花生酸和 NO 的产生被阻断,血小板对所有的激动剂都失去了反应。有一点非常重要:CD39 和 CD73 并不对血小板本身发挥作用,它通过把血小板分泌的 ATP 和 ADP 逐渐代谢为 AMP,最后变为腺苷[13,59],从而阻断 ADP 诱导的血小板激活、释放和聚集(图 115-5)。

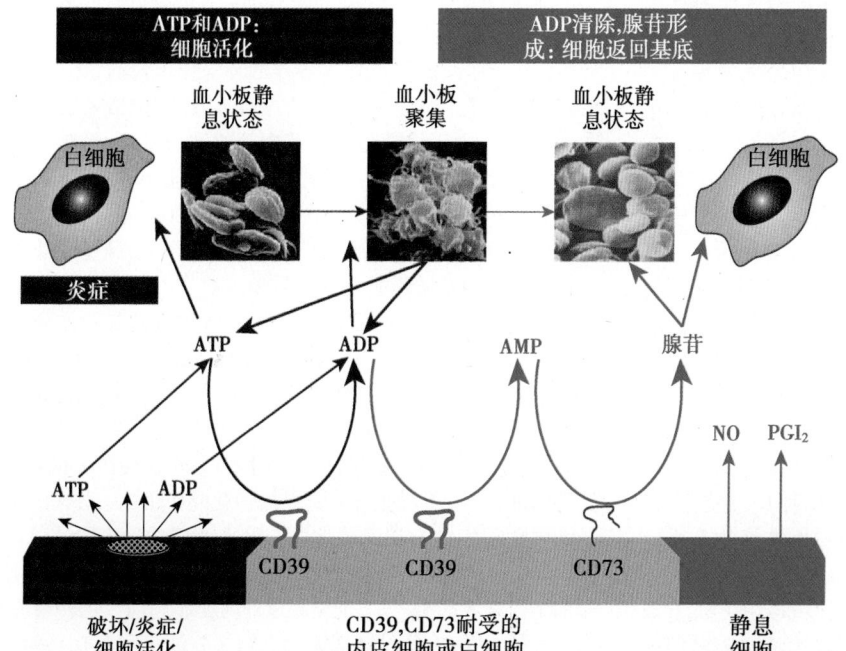

图 115-5　血小板释放的腺苷二磷酸(ADP)是止血的一种主要的控制体系:ADP→腺苷酸(AMP)→腺苷。血管损伤导致内皮细胞紊乱,使新合成的前列环素和一氧化氮释放,它们都能抑制血小板的活性。腺苷三磷酸双磷酸酶 CD39 是一种细胞相关的血栓调节子。CD39 是底物活化的,能与 CD73 共同作用引起腺嘌呤核苷的形成[309,310]。早期系统内 ADP 的代谢性消耗,可作为一种生理性保护,避免血小板过度积累从而导致血栓[21,22,309,310]。NO,一氧化氮;PGI₂,前列环素

大部分血小板激动剂能在 15～20 秒内激发致密颗粒内容物的分泌。治疗性给予可溶性的 CD39 能加强 ATP 和 ADP 的代谢,这就减少了后续的自我放大效应和募集反应及随后的血栓形成[9,27,60]。由于 CD39 和 CD73 通常协同作用,理论上它们会提高内源性的腺苷水平并提高局部微环境中血小板的激活阈值。在小鼠模型中,应用可溶性的 CD39,即便在诱导卒中后三小时给药,可改善卒中的程度,逆转过度的血小板反应且没有出血综合征[61]。在心肌缺血动物模型[62]、动脉粥样硬化的发展[63]、白细胞促炎症反应的调节[64],以及抑制肿瘤转移[65]和转化医学[66]中,可溶性的 CD39 均能显示出其治疗效果。可溶性 CD39 治疗能够抑制血栓的形成,并且不会引起现有抗血小板治疗出现的出血现象[67]。对于那些血栓形成机制不全,和对现有治疗方式具有抗性的患者,可溶性 CD39 具有很强的临床竞争优势[9]。CD39 是维持血液流动性的一种主要的自控系统[68]。

蛋白 C 通路

蛋白 C 通路[69]在预防血栓形成方面起着关键的作用,也是宿主炎症反应中不可分割的一个部分。当凝血酶与内皮细胞表面的凝血酶受体血栓调节蛋白(TM)结合时,该通路被激活。尽管凝血酶能够缓慢地激活蛋白 C,但是在生理性钙离子浓度下,此反应被显著抑制。一旦凝血酶与血栓调节蛋白结合,蛋白 C 激活的速度就会显著加强,并不受钙离子的影响。关于这个激活反应的详细生物化学过程已见于其他综述文献[70]。内皮细胞蛋白 C 受体(EPCR)主要存在于大血管中,它能与蛋白 C 结合,并通过凝血酶-血栓调节蛋白复合物进一步放大蛋白 C 的活性[70]。活化蛋白 C(APC)能够从 EPCR 蛋白分离,并与蛋白 S 在内皮细胞或其他膜表面相互作用来发挥其抗凝血作用。APC 的功能在多篇综述文献中均有报道[14,71~73]。

到目前为止,TM 最广为人知的功能是激活蛋白 C 激活。当凝血酶与 TM 结合时,它就丧失了使纤维蛋白原凝结成块及激活血小板、凝血因子 V 和Ⅷ的功能[74],也不再与蛋白酶激活的受体发生相互作用[75,76]。相反,凝血酶与 TM 的结合成为直接抗凝物。TM 还可以通过凝血酶激活的纤溶抑制物(TAFI)来提高凝血酶的活性[77]。TAFI 通过移除纤维蛋白羧端的赖氨酸残基而减少纤溶酶原和 t-PA 的结合位点,从而抑制凝血酶介导的纤溶。此外,TAFI 是一种酶类,其主要作用是去除补体 5a 的 C 末端精氨酸[78,79],从而导致补体 5a(C5a)的失活。补体 5a 是一种在补体激活过程中产生的强效过敏毒素,其他的血管活性物质很可能也是通过 TAFI 的酶解作用失活。TM 通过与凝血酶的结合加速了尿激酶原的水解失活[80,81](尿激酶原又称单链尿激酶型纤溶酶原活化剂,scu-PA),这一过程对纤维蛋白溶解和组织重塑都有影响[82]。除了 TM 的这些抗纤维蛋白溶解的效应,许多体内实验显示,给予可溶性的 TM 会导致抗血栓形成和(或)抗炎症反应的效应[83]。

TM 对正常胎儿发育至关重要,而这与其止血方面的作用无关。当小鼠 TM 基因通过同源重组法去除掉后,胚胎在第 8.5 天时就会死亡,而这个时候功能性的心血管系统尚未发育[84]。这就意味着 TM 通路除了具有抗凝和抗纤溶作用以外还有其他的功能。TM[85]和 EPCR[86]在胎盘的大滋养细胞中亦有高表达。如果 TM 的表达量在这些细胞中得以维持,TM 基因缺失的胚胎可以存活[87,88]。

EPCR 是一种有 220 个氨基酸的 1 型跨膜蛋白[89~92]。EPCR 有两个细胞外的结构域,它们与主要组织相容性复合物(MHC)1 分子,特别是 CD1d 家族,在 α 和 β 结构域具有同源性。由于在细胞外结构域存在 3 个半胱氨酸残基,EPCR 可能能够与其他蛋白交联。人 EPCR 的胞质功能区长仅有三个氨基酸——精氨酸-精氨酸-半胱氨酸。用棕榈酸盐可使半胱氨酸的末端乙酰化从而可能引起功能性的结果[93]。EPCR 与蛋白 C 和 APC 的结合具有相似的亲和力,其亲和常数大约 30nM[89],结合需要钙离子的存在,镁离子可增强结合。此外,正常人血浆中一种可溶性的 EPCR 能以同样的亲和力结合蛋白 C 和 APC[94]。

EPCR 能通过体内体外凝血酶-TM 复合物来增强蛋白 C 的活性,主要是通过降低蛋白 C 的 K_m 值(Michaelis-Menten 离解常数)[70,95,96]。正如凝血酶与 TM 的结合使凝血酶从促凝剂转变为抗凝剂,APC 与 EPCR 的结合使 APC 通过相似的转变机制从抗凝分子转变为抗炎分子[97,98]。遗憾的是,早期研究虽证实 APC 能抗感染性休克,但并没有实现临床转化[99]。通过同源重组敲除掉 EPCR 基因导致早期的小鼠胚胎在 9.5 天左右死亡[100],此时 EPCR 在胎盘的大滋养细胞高表达,而在胚胎自身却无表达[86]。与 TM 基因敲除的动物不同[101],EPCR 敲除的胎盘在母胎界面显示出明显的纤维素沉积。

血管的纤溶作用

纤溶酶是人体内主要的凝血块溶解蛋白酶,它形成于纤维蛋白溶酶原内单个肽键的断裂(参见第 135 章)。这个反应过程受血管壁细胞的严格调控,包括内皮细胞、平滑肌细胞、巨噬细胞;这些细胞表达纤溶酶原激活物,纤溶酶原激活物抑制剂和纤溶蛋白受体。

内皮细胞产生的纤溶蛋白

1958 年,Todd 证明了人体组织中的纤溶活性依赖于完整的内皮细胞[102,103]。现在我们知道,内皮细胞是体内 t-PA 的主要来源,t-PA 的表达仅限于特定解剖位置的小血管。这种表达模式可能反映了内皮细胞的异质性;在特定组织,内皮细胞的异质性决定了其能够对各种各样的环境作出反应[104,105]。例如狒狒,tPA 在直径为 7～30μm 的血管上表达,包括毛细血管前微动脉、毛细血管后微静脉以及血管的滋养血管,而在其大动脉和大静脉上不表达[106]。同样,在小鼠的肺,t-PA 表达于支气管血管而不是肺血管[107]。肺血管分支处的 t-PA 的表达增强可能是层状剪切力刺激的结果[108]。此外,位于小动脉壁的外周交感神经元可能是循环中 t-PA 的重要来源[109]。

尽管体外的研究报道内皮细胞 t-PA 的表达受一系列因子的调控,但在体内研究中仅少部分得到证实。凝血酶[110]、组胺[111,112]、氧自由基[113]、佛波十四烷乙酸酯[114]、去氨加压素(脱氨基 D-精氨酸加压素)[115],以及从丁酰基 cAMP 释放的丁酸[116],均能提高体外培养的内皮细胞的 t-PA mRNA 水平。凝血酶和组胺可能都通过受体介导的蛋白 C 通路的活化起作用[105]。层状切应力既能刺激 t-PA 的分泌又能刺激 mRNA 水平的稳定表达[118]。高渗压和重复的伸展同样能加强 t-PA 的表达[119,120]。此外,分化因子如维生素 A 酸类[121,122],能刺激体外内皮细胞 t-PA 的转录。

在体内,t-PA 的循环半衰期大约 5 分钟。注入 DDAVP、缓激肽、血小板活化因子(PAF)、内皮素或凝血酶,都和 t-PA 的急性释放有关系,突然增加的纤溶活性在几分钟内就可检测到[123]。暴露在高氧环境中,可使小鼠肺中小血管内皮细胞的t-PA mRNA水平上调4.5倍[107]。在恶性肿瘤患者体内输入TNF,可导致血浆t-PA的增加[123]。静脉闭塞引起的t-PA释放不足与深静脉血栓[124]和白色萎缩症及其他皮肤血管炎症[125]有关。

在体内,尿激酶纤溶酶原激活物(u-PA)不是静息内皮细胞的产物[126],而主要由肾小管上皮细胞产生[127]。然而,在卵巢滤泡、黄体、母体蜕膜内发生的创伤修复和生理性血管新生都能强烈刺激内皮细胞u-PA mRNA的表达[128]。培养基中传代的内皮细胞确实合成u-PA[129],其mRNA的表达在受到肿瘤坏死因

子的刺激后能提高5~30倍[130],白介素-1和LPS的刺激也会造成u-PA的表达小幅增加[131~133]。

u-PA与血管壁的相关性反映了它与u-PA受体(uPAR)的联系,uPAR有一系列非蛋白水解的功能,诸如定向的细胞迁移,细胞的黏附、分化和增殖(图115-6)[134]。在成年的小鼠中,正常情况下,无论是大血管还是小血管的内皮细胞,用原位杂交的方法通常检测不出uPAR mRNA[135],但通过内毒素的刺激,uPAR mRNA的表达可以在大动脉内膜多种器官(如心、肾、脑和肝等)的动脉、静脉和毛细血管中[135]以及肾小管上皮细胞中检测到[127]。

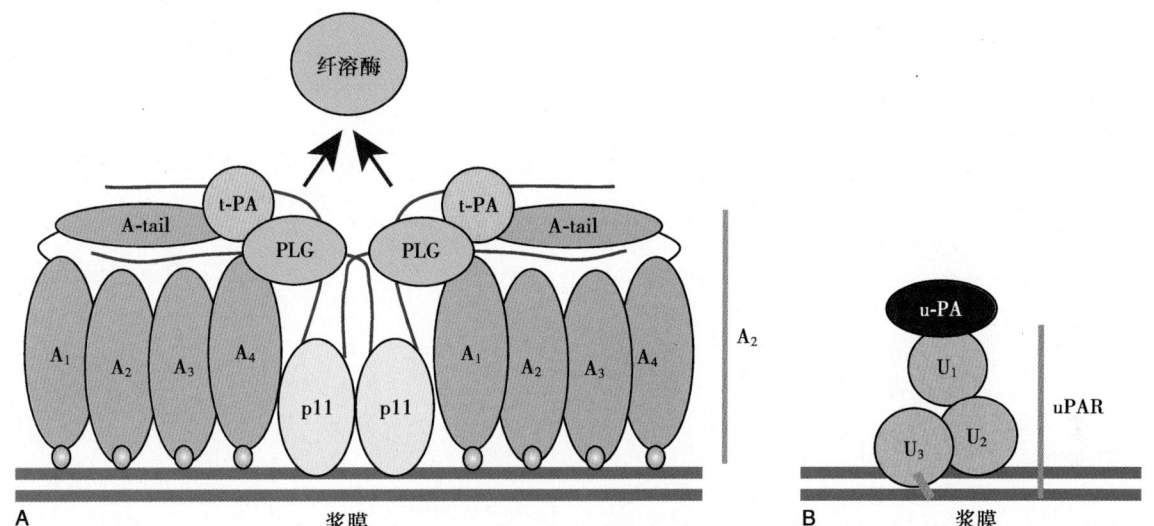

图115-6 内皮细胞主要纤溶受体简图。A.膜联蛋白A2/S100A10异四聚体复合体。膜联蛋白A2包括一个亲水的氨基端结构域(A-尾,大约3kDa),和一个面向膜的羧基端核心结构域(大约33kDa)[311,312]。尾部结构域包含组织型纤溶酶原激活物(t-PA)结合的残基。核心结构域由四个同源的膜联蛋白重复序列组成(A1,A2,A4和A4),每个重复序列都包含五次α螺旋结构,该结构与钙离子依赖的磷脂结合位点相关。重复序列2对于膜粘连蛋白A2与内皮细胞表面相互作用可能是最为重要的。纤维蛋白溶酶原(PLG)结合需要重复序列4的螺旋C中的赖氨酸残基[307]。B.尿激酶型纤溶酶原激活物受体(uPAR)是一个55~60kDa的糖基磷脂酰肌醇结合蛋白,包含三个二硫化物链接的结构域(U1,U2,U3)[314]。结构域1包含u-PA结合所需的序列,结构域2和3调节uPAR与基质蛋白(如玻连蛋白)的相互作用。结构域3包含糖基磷脂酰肌醇链接的膜锚定位点。(A,经作者同意后改编自Gerke V,Creutz CE,Moss SE:Annexins:linking Ca²⁺signalling to embrane dynamics. Nat Rev Mol Cell Biol 6(6):449~461.)

纤溶酶原激活物抑制剂(PAI-1)很可能充当内皮细胞附近纤溶酶产生的主要调节物。凝血酶、白介素-1(IL-1)、转化生长因子-β(TGF-β)、肿瘤坏死因子(TNF)、脂蛋白(a)(Lpa)以及LPS都能诱导PAI-1的mRNA在稳定状态上显著增加[110,131,132,136,137]。肝素结合生长因子1在培养的内皮细胞中下调PAI-1mRNA,但是对t-PA无影响[138]。因此,体外研究提示内皮细胞PAI-1的合成和分泌不受t-PA调控。

从流行病学来讲,循环中PAI-1水平的升高与患心肌梗死的风险有关[124]。尽管肝脏是血浆PAI-1的主要来源,卵巢的蜕膜新生血管分芽处的内皮细胞也能表达PAI-1[128]。此外,炎性细胞因子能够很强地诱导包括肝脏在内的很多组织产生PAI-1,在患恶性肿瘤的大鼠和人类体内,注射TNF能够导致血浆PAI-1浓度的显著增加[105,123]。

在成年鸡[139]、小鼠[139]、大鼠[141]和人[142],内皮细胞的t-PA受体、纤溶酶原受体及膜联蛋白A2/S100A10复合物受体似乎均组成性表达。(图115-6)。在体内和体外培养的内皮细胞中,缺氧可诱导膜联蛋白A2在转录水平上调[143],而在神经元样

PC12细胞系中,神经生长因子也可诱导膜联蛋白A2在转录水平上调[144]。此外,人单核细胞在体外向巨噬细胞分化时,膜联蛋白A2在蛋白和mRNA水平的表达呈数倍增加[145]。

有以下证据证实膜联蛋白A2系统在维持血管的通畅性中起作用:①急性早幼粒细胞白血病中白血病细胞过表达膜联蛋白A2,造成纤溶酶增加从而导致纤溶亢进性出血[146~149];②在实验动物模型中,全身性注射膜联蛋白A2能够减少继发于血管损伤的血管闭塞[150];③膜联蛋白A2缺陷的小鼠表现为微血管的纤维素沉积和血管损伤引起的动脉血栓清除缺陷[151]。④抗磷脂综合征及脑静脉血栓形成患者体内有高滴度的抗膜联蛋白A2抗体[152,153]。⑤在镰状细胞病患者中,ANXA2基因的多态性与脑血管闭塞及骨坏死有关[154~156]。S100A10既可以作为膜蛋白A2的伴侣蛋白,又提供纤溶酶原的直接结合位点,它的缺陷是否与这些临床事件有关还有待确定[157]。

纤溶酶的非纤溶性血管功能

尽管仍未在体内证实,在体外,纤溶酶通过裂解Ⅴa(分子

量为168kDa的蛋白质)的重链和轻链使其失活,这与蛋白质C使Va失活的方式完全不同[158,159]。纤溶酶还能使Ⅷa失活,该因子是与因子Va结合的促凝辅助因子[160]。此外,血小板表面受体αⅡbβ3(纤维蛋白原受体)和GPⅠb(VWF受体)均为纤溶酶的底物[161,162]。因此,止血栓附近的纤溶酶形成能够影响血小板对激动剂响应,减少黏附作用和弱化聚集反应。在体内,注射t-PA溶栓90分钟后,出现了出血时间的延长,暗示纤溶酶的产生造成血小板功能受损[163]。然而,还有证据证实在成功的溶栓治疗后,血小板仍能促进二次血栓的形成[164]。

血管损伤时的纤溶功能

大量转基因小鼠的血管疾病模型帮助阐释了动脉粥样硬化中纤溶系统的复杂作用(表115-3)[165,166]。纤溶酶原缺乏小鼠的常见表型包括发育不全、血管内外部的纤维素沉积、夭折[167,168]。此外,这些小鼠皮肤损伤后愈合不良[169],该反应似乎主要依赖于纤溶酶的纤溶作用,因为缺乏纤维蛋白原就可以正常修复损伤[170]。与ApoE单敲小鼠相比,纤溶酶原和ApoE双敲小鼠对动脉粥样硬化具有更强的易感性[171](图115-7A)。ApoE联合u-PA缺陷或ApoE联合t-PA缺陷的小鼠与ApoE缺陷的小鼠类似,易出现早期脂质条纹和晚期斑块,这表明只有完全不能生成纤溶酶原才能加速脉粥样硬化的形成[172]。ApoE和PAI-1双重缺陷的小鼠对主动脉根部早期斑块大小无影响,能减小颈动脉叉处早期斑块的大小[173,174],但因加速胞外基质沉积而增加晚期斑块的大小[175]。

一旦动脉粥样斑块形成后,纤溶酶通过介导白细胞的侵入影响斑块的进展[176](表115-3)。在腹膜腔内,纤溶酶原的存在与否明显影响炎性细胞的募集[177]。在移植相关的动脉硬化症中,纤溶酶原缺陷型小鼠的病变程度显著减小,至少在部分程度上反映出侵入巨噬细胞量的减少,主动脉中层的坏死、弹性板层的断裂以及外膜的重塑均有减轻[178]。因此,在动脉粥样硬化早期病变中,纤溶酶通过降解纤维蛋白和其他基质成分限制斑块的形成;而在后期的动脉粥样硬化发展中,纤溶酶通过促进细胞浸润从而促进动脉粥样硬化。

在小鼠动脉瘤形成模型中,发现不是t-PA的缺陷而是u-PA的缺陷与中层破坏的降低和下游纤溶酶依赖的基质金属蛋白酶活性的降低相关[172](图115-7B和表115-3)。同样,不是t-PA缺陷的而是u-PA缺陷的小鼠免于遭受心室壁瘤继发的心脏破裂。在同一个研究中,短暂应用PAI-1或者金属蛋白酶的抑制剂(TIMP-1),能够完全避免野生型小鼠出现主动脉破裂[179],进一步证明依赖于纤溶酶蛋白酶活性可促进动脉瘤的形成。

干预血管损伤诱发的急性动脉损伤,可引起血管重塑反应,从而导致血管再狭窄(图115-7C和表115-3)。这个过程反映了白细胞的侵袭、平滑肌细胞的增殖和迁移、细胞外基质的沉积和再内皮化。在对基因靶向小鼠的电和机械损伤研究中显示再狭窄的启动步骤,即新内膜的形成,需要完整的纤溶酶原和u-PA的表达,而不是t-PA的表达[180~182]。uPAR的缺失对新内膜的形成没有影响[183],然而PAI-1的缺失与增多的新生内膜性狭窄有关[184,185]。在那些诱导的非严重血栓形成的损伤模型中,普遍认为当纤维蛋白溶解被减弱时,血管的阻塞以及平滑肌细胞和白细胞的迁移将会减少[186]。

另一方面,在三氯化铁,孟加拉玫瑰红和铜套模型中,动脉损伤后的数分钟内可观察到血栓形成(图115-7C和表115-3)。

在这些系统中,PAI-1的缺乏能减轻或减缓损伤动脉中血栓性阻塞的形成[187,188],而u-PA的缺乏显著的促进血栓性闭塞[189]。同时,无论ApoE是否缺乏,PAI-1的缺乏能降低血管狭窄的发生率[190~193]。在大鼠颈动脉的球囊损伤中发现,转导PAI-1能够

表115-3   心血管疾病中的纤溶系统-转基因小鼠模型

基因型	结果	参考文献
动脉粥样硬化形成		
PLG⁻/⁻ ApoE⁻/⁻	加剧动脉粥样硬化形成	178
t-PA⁻/⁻ ApoE⁻/⁻	未改变	179
u-PA⁻/⁻ ApoE⁻/⁻	未改变	179
PAI-1⁻/⁻ ApoE⁻/⁻	早期斑块面积减小而晚期斑块面积增大	180~182
移植型动脉硬化		
PLG⁻/⁻	在移植模型中减少了白细胞侵袭;降低了病变程度	185
冠脉结扎		
u-PA⁻/⁻	避免心室破裂;但血运重建差,晚期可死于心衰	186
t-PA⁻/⁻	无保护作用	186
u-PAR⁻/⁻	无保护作用	186
主动脉瘤		
u-PA⁻/⁻ ApoE⁻/⁻	保护作用	179
t-PA⁻/⁻ ApoE⁻/⁻	无保护作用	179
早期氧化损害		
PAI-1⁻/⁻	减弱血栓性栓塞(孟加拉玫瑰红)	194
PAI-1⁻/⁻	减弱血栓栓塞(FeCl3)	195
u-PA⁻/⁻	促进血栓形成(FeCl3)	196
t-PA⁻/⁻	促进血栓形成(FeCl3)	196
A2⁻/⁻	促进血栓形成(FeCl3)	155
伴有严重血栓形成的狭窄		
PAI-1⁻/⁻	无内膜新生(套环)	199
PAI-1⁻/⁻	减少内膜新生(结扎)	317
PAI-1⁻/⁻	减少内膜新生(FeCl3)	317
PAI-1⁻/⁻ ApoE⁻/⁻	减少内膜新生(FeCl3)	198
无严重血栓形成的狭窄		
PLG⁻/⁻	减少内膜新生(电的)	187,188
t-PA⁻/⁻	无变化(电的或机械的)	187,189
u-PA⁻/⁻	减少内膜新生(电的或机械的)	187,189
u-PA⁻/⁻ t-PA⁻/⁻	减少内膜新生(电的或机械的)	187,189
u-PAR⁻/⁻	无变化(电的)	190
PAI-1⁻/⁻	增加内膜新生(结扎)	318
PAI-1⁻/⁻	增加内膜新生(电的或机械的)	191

A2,膜联蛋白A2;ApoE,载脂蛋白E;PAI-1,纤溶酶原激活抑制物1;PLG,纤溶酶原;t-PA,组织型纤溶酶激活物;u-PA,尿激酶纤溶酶原激活物;uPAR,u-PA受体。

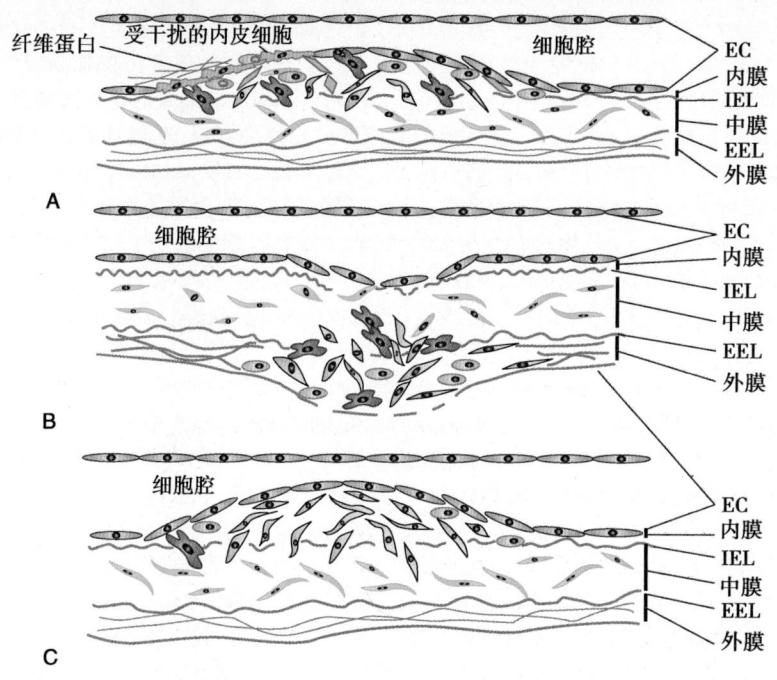

图 115-7　血管性疾病中纤溶系统工作模式图。A. 斑块形成。目前认为，动脉粥样硬化斑块是内皮细胞（EC）（橙色）在应对损伤或干扰所形成的。最初的损伤之后，受干扰的内皮细胞可能不能清除血管表面的纤维蛋白，也可能推动了白细胞（蓝色）的黏附和浸润。此外，中膜的平滑肌细胞（绿色）会迁入到内膜上正在形成的斑块中。内皮细胞可能利用细胞表面的受体激活病灶处的纤溶酶从而维持血管表面的抗血栓性。白细胞、巨噬细胞和平滑肌细胞可能利用纤溶酶从而迁移进入发展的斑块中（标记为红色的细胞）。B. 动脉瘤。通过纤溶酶依赖途径激活的基质金属蛋白酶可能会导致动脉壁的弹性层的碎裂和溶解，可能由平滑肌细胞介导。向外迁移到血管外膜表面的细胞导致进一步的基质降解和破裂的。C. 血管再狭窄。血管损伤后，平滑肌细胞增殖，并与白细胞一起侵入到内皮下空间，建立增厚的新内膜，从而影响血管通畅。在所有三种情况下，细胞迁移被认为需要纤溶酶活性，可能与细胞表面相关。EEL，外弹性膜；IEL，内弹性膜

增加血管狭窄的发生率，再次提示清除早期血栓对血管的通畅性和内膜的再生有长期效应[194]。在这些模型中发现，纤溶系统的主要作用可能是清除初期血栓，这种初期血栓作为一个临时支架能促进血管再狭窄的发生。

● 纤溶蛋白的装配和血管疾病

内皮细胞利用受体，主要是 uPAR 和膜联蛋白 A2/S100A10 系统，在其表面组装纤溶系统（参见第 135 章；图 115-6）。最近的证据表明，受体介导的纤溶装配受损可能危害血管。

脂蛋白（a）[LP（a）]

LP（a）是一种低密度脂蛋白样颗粒，它是动脉粥样硬化的独立风险因子[195~197]。LP（a）除了载脂蛋白 B-100（LDL 的组分之一）外，还包含一个二硫键连接的部分，即载脂蛋白（a）[apo（a）]。Apo（a）与纤溶酶原具有高度同源性，包括类似纤溶酶原 Kringle 4 结构域的多重串联序列，一个类似纤溶酶原 Kringle 5 的结构域，和一个拟蛋白酶结构域[198,199]。此外，纤溶酶原和载脂蛋白（a）在遗传学上都位于 6 号染色体，很可能来源于一个共同的祖先基因[200]。

Lp（a）水平仅在进食后短暂性发生变化[201,202]，血浆中的 Lp（a）水平似乎受孟德尔遗传定律的影响[203~205]。血浆中 Lp（a）的浓度似乎与编码 Lp（a）基因的结构域 Kringle 4 和 Kringle 5 的比率呈反相关，即 apo（a）的基因产物约大，血浆中 apo（a）的浓度越低[206,207]。此外，Lp（a）是术后及心肌梗死后患者[204]，以及肿瘤患者[205]的一种急性期反应物，在调节可溶性炎性介质的合成和装配中起作用。Apo（a）有一个与 Kringle 4 有高亲和力的赖氨酸结合位点，这与纤溶酶原 Kringle 1 非常相似[208]。最初克隆的 apo（a）的 Kringle 37 与纤溶酶原的 Kringle 4 具有相似度，后者拥有四个赖氨酸结合氨基酸中的三个[209]。在体内，Lp（a）与纤溶蛋白共定位于动脉粥样硬化组织中[210]。

当脂蛋白 a 在转基因老鼠中过表达时[211]，细胞相关的纤溶酶活性降低以致动物对 t-PA 的溶栓作用产生抵抗性[212]。有三种可能的机制来解释 Lp（a）的促血栓形成和致动脉粥样硬化的效应。首先，Lp（a）和 apo（a）具有相似的与纤溶酶原结合的亲和力，两者均抑制了赖氨酸-纤溶酶原与内皮细胞的结合（半数致死剂量 ID50 = 30 倍过量）[213]，及与膜联蛋白 A2 的结合[214~217]。其次，在体外暴露于 Lp（a）的内皮细胞 PAI-1 水平表达升高[137]。再次，在纤维蛋白原存在的情况下，Lp（a）可能作为 t-PA 的竞争性抑制剂[218]，或者作为增强 t-PA 诱导纤溶酶产生的纤维蛋白依赖途径中的非竞争性抑制剂[219]。给过表 apo（a）的小鼠高脂饮食，可以观测到含有脂类和抗脂蛋白 a 的交叉反应物质存在于动脉粥样硬化病变部位[220]。在 apo（a）赖氨酸结合片段突变的小鼠中，脂类和 apo（a）的沉积会减少[221]。因此，apo（a）很可能通过赖氨酸结合位点与纤维蛋白溶酶原竞争细胞表面的受体而促进动脉粥样硬化。

同型半胱氨酸

同型半胱氨酸是一种含硫醇的氨基酸，它在维生素 B6、B12、叶酸等营养缺乏以及在胱硫醚 B 合成酶、亚甲基四氢叶酸酯及甲硫氨酸合酶等遗传缺陷的情况下蓄积[222]。多项研究表明同型半胱氨酸是动脉粥样硬化[223]、静脉栓塞及死亡的独立风险因子[224]。先天性同型半胱氨酸代谢缺陷的患者（体内同型半胱氨酸的水平低），其心血管疾病的发生率显著降低，给已患心血管疾病的患者中补充 B 族维生素并没有好处的[225]。在体外，半胱氨酸处理的内皮细胞比未处理的细胞结合 t-PA 的量要少于 50%，激活纤溶酶原的程度也少于 50%[226]。质谱法研究显示，同型半胱氨酸通过与纯化的膜联蛋白 A2 末端的半胱氨酸 9 形成共价产物，从而直接使膜联蛋白 A2 的 t-PA 结合域失活[227]。饮食诱导的高同型半胱氨酸血症的小鼠体内，膜联蛋白 A2 功能异常，纤溶活性和血管生成能力的缺失表型这个表型模拟了膜联蛋白 A2 缺陷型小鼠，静脉输注膜联蛋白 A2 可以纠正其异常[228]。

抗磷脂综合征(APS)

APS 是一种自身免疫性疾病,其特征为血栓形成、习惯性流产、抗磷脂抗体的持续阳性[229,230]。阳性抗体包括狼疮抗凝物、抗心肌磷脂抗体,或直接抗 β2 糖蛋白 I 的抗体。与红斑狼疮患者及非免疫源性血栓形成或健康对照相比,抗磷脂综合征的大部分患者及 22% 的有严重血栓症的患者表达抗膜联蛋白 A2 抗体。膜联蛋白 A2 抗体可能抑制 t-PA 依赖的细胞表面纤溶酶的产生,并诱导促凝血分子的表达,如组织因子[152]。这些事件的发生可能需要整合素 β2-GP I 与细胞表面膜联蛋白 A2 交联[231,232],以及需要髓样分化蛋白 88(MyD88)和核因子 κB-依赖通路的信号[233]。另有证据显示膜联蛋白 A2 对体内抗磷脂抗体的致病效应是必需的[234]。对于不能明确确诊的 APS 患者而言,其体内高滴度的膜联蛋白 A2 抗体与脑静脉血栓形成[153]。

● 黏附分子的作用

促炎的环境同样能促进血栓形成。在炎症的过程中,内皮细胞表达能调节白细胞结合到内皮表面的分子。这些相互作用在止血和血栓形成中有直接和间接的作用。在一些情况下,白细胞和血小板与炎性内皮之间的相互作用可反过来促进血栓形成[235]。此外,炎症反应自身能够引起黏附分子和介质的表达,它们继而促进止血反应。从血小板、白细胞和内皮细胞衍生的膜微粒能够产生循环中的组织因子、促炎的脂类和其他分子,这些分子可能具有远程调节血栓形成和炎症过程的能力[236~240]。

● 炎症环境中分子的改变

瞬时改变

在炎症部位,局部组织内肥大细胞脱颗粒产生的组胺或凝血酶刺激内皮细胞表面表达 P-选择素。这个改变过程在数分钟内发生,它是由携带 P-选择素的 Weibel-Palade 小体快速融合到质膜所引起[241]。伴随着 P-选择素的表达,Weibel-Palade 小体的融合也引起了血管性血友病因子(VWF)释放到局部的微环境中。

P-选择素能够作为白细胞 P-选择素糖蛋白配体 1(PSGL-1)的受体,也可能是 L 选择素或其他配体的受体[242]。PSGL-1 是一种特殊的唾液黏蛋白,其包含唾液酸的、岩藻糖基化的 O-连接的寡糖以及一个罕见的硫酸化的酪氨酸残基[243]。PSGL-1 的二聚化作用对理想地识别 P-选择素必要的[244]。P-选择素与其配体之间的黏附作用直接介导白细胞在内皮细胞表面的滚动和黏附,这是白细胞迁移的第一步。PSGL-1 亦可与活化后黏附于内皮细胞表面的血小板的 P 选择素结合[45,245]。L 选择素是选择素家族的另一个成员,组成性地表达在大部分白细胞上。它与炎症反应引起的内皮细胞表达的唾液酸化和岩藻糖化的糖蛋白配体结合,同时也与组成性表达于高内皮小静脉上的 CD34 结合。

白细胞与炎症部位内皮细胞的黏附导致白细胞沿着血管内腔表面滚动,使得白细胞运动减缓,并使其与一系列的化学介质相互作用,从而引起白细胞进入迁移的下一个阶段——与内皮细胞的紧密黏附。这些介质包括表面结合炎症趋化因子[246]、炎症细胞因子刺激内皮细胞表达的新黏附分子[247]、PAF[248]、可溶性的趋化因子[249],以及与白细胞 CD31 交联的配体[250~252],这些配体可能通过"由内而向外"的信号刺激白细胞整合素分子的活性。这个过程包含有这些异质二聚体表面分子的构象改变和(或)双链簇群的聚集,使配体的内皮细胞表面受体增加[253]。经鉴定的配体是黏附分子第三家族即免疫球蛋白基因超家族的成员[254]。

表 115-4 列出了炎症反应时一些常见的白细胞/内皮细胞成对的黏附分子。有趣的是,黏膜定居因子 MAdCAM-1 是仅由肠系膜淋巴结和淋巴集结的高内皮微静脉的内皮细胞表达的分子,它有着黏蛋白和免疫球蛋白超家族分子的结构特征。它能与记忆 T 细胞亚型表达的 L 选择素和白细胞整合素 α4β7 结合。通过其黏蛋白(糖类)结构域,它可与 L 选择蛋白相互结合,通过其免疫球蛋白域可与白细胞整合素 α4β7 结合。尽管以前有报道 L 选择素也可能介导炎症下的白细胞滚动,但近来才被证实,仅在淋巴细胞归巢时,L 选择素才与其配体(MAdCAM-1 和 CD34)结合[255]。有趣的是,用体内实时成像系统观察发现 L 选择素可通过与 PSGL-1 结合来介导白细胞在已黏附的白细胞和血小板表面滚动,从而放大炎症过程[256,257]。

PAF(1-烷基-2-乙酰基-甘油-3-磷酸胆碱)是由炎症部位的白细胞、内皮细胞和肥大细胞急性产生并分泌的。PAF 是由质膜中的磷脂酰胆碱酶所产生的。尽管作为中性粒细胞的激动剂的作用已得到证实[248],但 PAF 在炎症部位则表现为血小板活化的弱激动剂。

黏附的白细胞通过交替重复的前方黏附和后背解黏附实现向附近内皮的细胞间连接处迁移的过程[254,258]。在连接处,白细胞和内皮细胞之间的相互作用的分子机制也同样调节中性粒细胞、单核细胞和自然杀伤细胞(NK)的跨内皮细胞迁移。跨内皮迁移和 JAM 家族的命名方法在文献中有综述[17,259,260]。白细胞上的血小板/内皮细胞黏附分子-1(PECAM/CD31)与集中在内皮细胞连接处的 CD31 进行同嗜性[261~263],但该相互作用相关信号转导还未被清楚地阐明。然而,伴随迁移过程,内皮细胞质的细胞内钙离子浓度会有短暂的升高,这对过程的推进是必要的[264]。阻断白细胞 PECAM 或内皮细胞 PECAM 的功能能使白细胞停留在细胞连接处,白细胞紧密结合在内皮细胞顶面[263,265,266],当内皮细胞内钙离子浓度的升高被细胞内螯合剂双丙烯酰胺乙烷-乙二醇双乙胺醚-N,N 四乙酸(tetraacetoxymethylester, MAPTAM)所阻断时,可以看到相似的现象[264]。

抗 PECAM 的试剂不能完全阻止白细胞渗出;因此,不依赖于 PECAM 的跨内皮细胞迁移的旁路必定存在。白细胞整合素 α4β1[极晚期抗原(VLA)-4]和 αLβ2/αMβ2[淋巴细胞相关功能抗原(LFA)-1/巨噬细胞(Mac)-1]及其内皮细胞反受体 VCAM-1 和 ICAM-1 都被报道参与白细胞迁移[254]。白细胞 LFA-1 和内皮细胞的 JAM-A 的相互作用,在白细胞的募集反应中发挥作用[267]。用抗体阻断 JAM-C 能阻止淋巴细胞向内皮细胞的迁移,这也提示了其在淋巴细胞迁移中的作用[268]。此外,在某些特定的条件下,还存在绕过细胞间连接的穿过内皮细胞的通路[269,270]。

CD99 是一种糖蛋白,表达在白细胞、血小板和红细胞表面并在内皮细胞边界处集中表达。CD99 通过干扰白细胞 CD99 和内皮细胞 CD99 捕获的单核细胞的同嗜性作用从而控制着白

表 115-4 炎症中常见的白细胞-内皮细胞黏附分子及其配受体

白细胞配/受体	CD 或整合素名称	表达的白细胞亚类	作用	对应的内皮细胞配/受体	CD 名称
L-选择素	CD62L	PMN, MO, T, B, NK	捕获, 滚动	MAdCAM-1 * GP105 ~ 120	待定 CD34
PSGL-1	CD162	PMN, MO, T, B, NK	捕获, 滚动	P-选择素	CD62P
Sialyl LewisX ESL-1†, CLA†	CD15s	PMN, MO, T, B, NK	捕获, 滚动	E-选择素	CD62E
LFA-1	CD11a/CD18 (αLβ2)	PMN, MO, T, B, NK	紧密黏附	ICAM-1 ICAM-2 ICAM-3	CD54 CD102 CD50
			黏附, 血细胞渗出	JAM-A	待定
Mac-1	CD11b/CD18	PMN, MO, NK	紧密黏附	ICAM-1	CD54
VLA-4	CD49d/CD29	MO, B, Eo‡>NK, T	紧密黏附§ 滚动	VCAM-1	CD106
PECAM-1	CD31	PMN, MO, NK, T 细胞亚型	血细胞渗出	PECAM-1	CD31
CD99	CD99	所有白细胞不同程度表达	血细胞渗出	CD99	CD99
JAM-C?	待定	T	血细胞渗出	JAM-C?	待定

B, B 淋巴细胞; CLA, 皮肤白细胞抗原; Eo, 嗜酸性粒细胞; ESL-1, E 选择素配体; GP, 糖蛋白; ICAM, 胞间黏附分子; JAM, 结合黏附分子; MAd-CAM-1, 黏膜定居细胞黏附分子; Mo, 单核细胞; NK, 自然杀伤细胞; PECAM, 血小板-内皮细胞黏附分子; PMN, 多形核中性粒细胞; PSGL, P 选择素糖蛋白受体; T, T 淋巴细胞; VCAM, 血管内皮细胞黏附分子; VLA, 极晚期抗原。PMN, 中性粒细胞; * MAdCAM-1(黏膜定居细胞黏附分子)与 CD34 在 T 淋巴细胞通过高内皮小静脉归巢到淋巴结的过程中起重要作用。可以通过高内皮微静脉蛋白结构包含 L-选择素配体(包括 CD15s), 在炎症部位未被确定。

† ESL-1, 是在小鼠体内确定的与成纤维细胞生长因子受体具有同源性的蛋白。CLA 是与 PSGL-1 有关的, 表达于皮肤归巢 T 细胞表面的分子, 它可以通过在皮肤小静脉表达的 E-选择素将 T 细胞导向皮肤。

‡ 极晚期抗原(VLV)-4 表达只限于嗜酸性粒细胞和嗜碱性粒细胞, 正常情况下不在成年人的中性粒细胞中表达。

§ VLV-4/VCAM 结合对白细胞在内皮细胞表面紧密黏附具有重要作用, 也有报道发现白细胞 VLV-4 可通过内皮细胞 VCAM 介导其在内皮细胞表面滚动。

细胞渗出的步骤, 此步骤远离 PECAM 所控制的步骤[271~273]。它们的前沿低于单层内皮细胞, 然而延伸的伪足却遗留在内皮细胞的顶端表面。

在许多急性炎症反应的起始阶段, 组胺的释放会引起血管渗透性的短暂增高。内皮间的连接很快被重建, 结合处与接下来抵达的白细胞紧密相连。体内外的研究显示, 在白细胞渗出过程中, 白细胞穿透血管壁时并未进一步破坏血管屏障[264,274]。例如, 皮动蛋白缺陷的小鼠, 在毛细血管后微静脉中有组成性的有孔血管连接, 对组织胺过反应, 但由于 ICAM-1 的低效率聚类[275], 阻止了内皮下的胶原蛋白和 VWF 沉积物暴露给循环的血小板, 导致白细胞的招募减少了。尽管还不知道 PECAM-1 能否介导血小板和内皮细胞的结合, 但 PECAM-1 被认为可维持血细胞渗出过程中内皮细胞和白细胞的紧密排列[263]。

急性改变

除了刺激内皮细胞作出瞬时反应外, 炎症区域内释放的细胞因子和炎性介质能激活周围的内皮细胞产生新的基因表达。在暴露于刺激环境的几小时内, 新合成的 mRNA 和蛋白质导致了内皮细胞的炎症表型。这些改变能诱导内皮细胞促凝血和促黏附特性的产生。

受到炎性细胞因子如肿瘤坏死因子或白介素-1 的刺激后, 血管内皮细胞能表达几种重要的细胞黏附分子。体外, 细胞因子刺激后 4 ~ 6 小时内能诱导 E 选择素的表达达到高峰, 体内, 干扰素-γ 的存在下, 其表达可维持超过数天[276,277]。E 选择素介导白细胞的慢速滚动; 这些细胞有唾液化的岩藻糖基化糖受体, 该受体类似唾液化的 Lewis X 抗原[278]。由凝血酶或组胺刺激的内皮细胞表面 P-选择素的表达是短暂的, 但在受到白介素-3、白介素-4, 或人内皮细胞抑癌蛋白 M 的刺激以及鼠的内皮细胞(而不是人的内皮细胞)受肿瘤坏死因子的刺激后, 表达时间得到延长[279~282]。

一般而言, 能诱导使 E-选择素产生的刺激, 同样可以诱导免疫球蛋白超家族成员 ICAM-1 和 VCAM-1 的表达。在体外证实一些特例存在。例如, 白介素-4 诱导微血管内皮细胞产生 VCAM-1, 而不是 E 选择蛋白或者 ICAM-1[283,284]。这些分子能够作为紧密黏附步骤中白细胞整合素的反受体。

慢性改变

干扰素-γ 刺激内皮细胞系数天后够导致其表面 MHC Ⅱ型分子[人白细胞抗原(HLA)-DR 和 DQ]的表达。在人类组织如皮肤和肠中 MHC Ⅱ型分子很容易被观察到, 即便在无明显炎症时也能观测到, 被认为是由于这些部位长期暴露于亚临床炎症和抗原刺激。当共刺激分子如 CD40、ICAM 或 LFA-3 被炎症刺激所诱导产生时, 内皮细胞变成(至少在体外)抗原递呈细胞, 能够刺激 CD4⁺记忆 T 细胞。尽管这个过程不能对正常宿主形成主要威胁, 但是, 当内皮细胞属于外来 MHC Ⅱ类的器官移植物时, 该机制可能刺激宿主产生移植排斥反应[285~287]。

与这些改变相比, 炎症介质并不能改变黏附分子 ICAM-2 的表达。作为体外[288]体内[289]对干扰素-γ 的反应, PECAM-1 显示了独一无二的表达形式,且它的分布形式也发生了改变,由内皮细胞连接处集中分布到弥漫分布于细胞表面。体外实验发现,当人脐静脉内皮细胞长时间暴露于高剂量的干扰素-γ和肿瘤坏死因子复合物时,能够导致总的PECAM-1表达量的降低[290]。在体内也存在这样一个细胞因子的环境,但迄今为止未见有体内的相似报道。

血栓形成环境中的黏附分子

止血系统的激活使白细胞暴露于一些能促进其黏附和募集的配体中。例如,在体外,凝血酶能诱导人脐静脉内皮细胞表达E选择素和分泌白介素-8[291]。这些改变在经典意义上都是由炎性细胞因子如白介素-1和TNF-α所诱导的。表115-5列出了一些在炎症和止/血栓形成方面有双重作用的炎性介质。

表 115-5　炎症介质在血栓形成与止血中的双重作用

介质	炎症中的作用	在血栓形成或止血中的作用
组胺,凝血酶	诱导血管内皮表达P-选择素	Weibel-Palade体脱颗粒;释放VWF
血小板活化因子	激活白细胞整合素	激活血小板
P-选择素糖蛋白配体1(PSGL-1)的表达	白细胞黏附到内皮胞P-选择素	血小板与白细胞通过P-选择素相互黏附
附着的血小板	白细胞在血小板P-选择素上滚动;紧密连接到血小板膜上	血栓形成
纤维蛋白原	白细胞通过CD11b/CD18黏附到纤维蛋白原上	血小板通过αⅡb/βⅢ与VWF和基质建立桥连结构
凝血酶	诱导内皮细胞E-选择素的表达和IL-8的分泌	纤维蛋白原形成和血小板聚集
白细胞整合素CD11b/CD18	白细胞黏附到内皮;吞噬CD11b/CD18	结合与激活因子X;通过GP1bα与血小板黏附;通过JAM-C与血小板黏附

GP 糖蛋白;IL,白细胞介素;JAM,结合黏附分子;VWF, von Willebrand因子。

白细胞-血小板和内皮细胞-血小板的相互作用

活化的血小板以P-选择素依赖的方式与循环淋巴细胞结合。这种相互作用促进白细胞在内皮细胞上的滚动[292],而且能在L选择素缺席的情况下使淋巴细胞归巢到外周淋巴结,这是由于附着在血小板上的P-选择素能与外周淋巴结的地址素相互作用[293]。在体外,通过白细胞上的PSGL-1与血小板膜上脱颗粒的P-选择素相互作用,中性粒白细胞能在固定的血小板上滚动[294]。此外,在P-选择素依赖的滚动之后,αMβ2(CD11b/CD18)依赖的中性白细胞与血小板的附着及紧密结合过程也已有阐述[294,295]。这个过程中内皮细胞的配体至今还不清楚。在活化的血小板表面发现了ICAM-2,但ICAM-2不是αMβ2的配体。实际上,阻止这种黏附过程的抗体既不是针对ICAM-2

的抗体也不是针对中性粒细胞受体αL(CD11)的抗体[295,296]。另一方面,据报道中性粒细胞αMβ2与纤维蛋白原结合,后者可能存在于结合αⅡbβ3的激活的血小板的表面。另两个血小板表面的分子,GPⅠbα和JAM-C,经证实是白细胞CD11b/CD18的配体。GPⅠbα是GPⅠb-Ⅸ-Ⅴ复合物的一部分[297,298],JAM-C最初被认为是上皮和内皮细胞紧密连接的一种成分。

血小板能与激活的内皮细胞相互作用。血小板表达PS-GL-1,利用这个因子血小板能与激活的内皮细胞表面的P-选择素相互作用[299]。激活的血小板同样能够凭借纤维蛋白原、纤维蛋白、VWF与内皮细胞结合,能够形成血小板αⅡbβ3和内皮细胞αVβ3和ICAM-1之间的分子桥梁。

VWF分子储存在Weibel-Palade小体中,在内皮细胞激活时得到释放。VWF在正常情况下被内皮细胞表面蛋白酶分解,主要是金属蛋白酶ADAMTS13(一种带有血栓黏合素重复序列13的金属蛋白酶)。来自老鼠实验数据显示ADAMTS13在缓解炎症的过程中起着自身平衡的作用[300]。ADAMTS13缺陷的小鼠,其血小板能与内皮细胞表面的VWF;静息状态下其白细胞在小静脉上的滚动更慢,而在炎症时渗出的白细胞更多[300]。

白细胞-内皮细胞基质的相互作用促进凝血

促炎刺激能够促进E选择素和VCAM-1新生表达,扩大ICAM-1的表达,这些有利于白细胞的募集,同样的刺激可以促进内皮细胞合成和表达TF[301]。在体外,单核细胞系与细胞因子激活内皮细胞的黏附能导致TF相关促凝血活性快速增高。这种效应能被直接拮抗内皮细胞E选择素的单克隆抗体部分阻断,也能被Lewis X交联单核细胞系所模拟[302]。α4或β1整合素链(单核细胞系中VLA-4的成分)交联单核细胞系也能引起类似的TF表达增多[303]。

人外周血单核细胞跨单层人内皮细胞系的实验研究表明,经历了长时间相互作用且跨过了单层细胞的单核细胞表达了功能性的TF[304]。此外,数天过后,接近一半的单核细胞分化为不成熟的树突细胞,产生更大量的TF,并能返穿完整的单层内皮细胞系,此过程可被可溶性的TF片段阻断。因此,在此过程中,推断TF同时具备黏附和促凝血的作用[304]。

白细胞与固定在血栓上的血小板表面P-选择素的结合能够促进纤维蛋白原到纤维蛋白的转变过程[305]。白细胞整合素CD11b/CD18被证实能够与纤维蛋白原结合[306]。该整合素有与凝血因子X结合的构象[307]。在激活的情况下,单核细胞能够激活未活化的因子X变为活化状态Ⅹa[308],这是一种不依赖于TF途径的激活因子X的通路。

翻译:唐朝君　互审:胡豫　校对:朱力

参考文献

1. Nachman RL, Rafii S: Platelets, petechiae, and preservation of the vascular wall. *N Engl J Med* 359:1261–1270, 2008.
2. Marcus AJ, Broekman MJ, Drosopoulos JH, et al: Heterologous cell-cell interactions: Thromboregulation, cerebroprotection and cardioprotection by CD39 (NTPDase-1). *J Thromb Haemost* 1:2497–2509, 2003.
3. Furie B, Furie BC: Mechanisms of thrombus formation. *N Engl J Med* 359:938–949, 2008.
4. Kanthi YM, Sutton NR, Pinsky DJ: CD39: Interface between vascular thrombosis and inflammation. *Curr Atheroscler Rep* 16:425, 2014.
5. Aird WC: Phenotypic heterogeneity of the endothelium: I. Structure, function, and mechanisms. *Circ Res* 100:158–173, 2007.
6. Aird WC: Phenotypic heterogeneity of the endothelium: II. Representative vascular beds. *Circ Res* 100:174–190, 2007.

7. Brant-Zawadzki PB, Schmid DI, Jiang H, et al: Translational control in endothelial cells. *J Vasc Surg* 45 Suppl A:A8–A14, 2007.
8. Marcus AJ, Safier LB, Hajjar KA, et al: Inhibition of platelet function by an aspirin-insensitive endothelial cell ADPase. Thromboregulation by endothelial cells. *J Clin Invest* 88:1690–1696, 1991.
9. Marcus AJ, Broekman MJ, Drosopoulos JH, et al: Role of CD39 (NTPDase-1) in thromboregulation, cerebroprotection, and cardioprotection. *Semin Thromb Hemost* 31:234–246, 2005.
10. Broekman MJ, Eiroa AM, Marcus AJ: Inhibition of human platelet reactivity by endothelium-derived relaxing factor from human umbilical vein endothelial cells in suspension. Blockade of aggregation and secretion by an aspirin-insensitive mechanism. *Blood* 78:1033–1040, 1991.
11. Moncada S, Higgs EA: Molecular mechanisms and therapeutic strategies related to nitric oxide. *FASEB J* 9:1319–1330, 1995.
12. Kaczmarek E, Koziak K, Sevigny J, et al: Identification and characterization of CD39 vascular ATP diphosphohydrolase. *J Biol Chem* 271:33116–33122, 1996.
13. Marcus AJ, Broekman MJ, Drosopoulos JHF, et al: The endothelial cell ecto-ADPase responsible for inhibition of platelet function is CD39. *J Clin Invest* 99:1351–1360, 1997.
14. Esmon CT: Inflammation and the activated protein C anticoagulant pathway. *Semin Thromb Hemost* 32 Suppl 1:49–60, 2006.
15. Flood EC, Hajjar KA: The annexin A2 system and vascular homeostasis. *Vascul Pharmacol* 54:59–67, 2011.
16. Lisman T, De Groot PG, Meijers JC, Rosendaal FR: Reduced plasma fibrinolytic potential is a risk factor for venous thrombosis. *Blood* 105:1102–1105, 2005.
17. Muller WA: Mechanisms of leukocyte transendothelial migration. *Annu Rev Pathol* 6:323–344, 2011.
18. Marcus AJ, Safier LB: Thromboregulation: Multicellular modulation of platelet reactivity in hemostasis and thrombosis. *FASEB J* 7:516–522, 1993.
19. Ross R: Atherosclerosis: An inflammatory disease. *N Engl J Med* 340:115–126, 1999.
20. Garlanda C, Dejana E: Heterogeneity of endothelial cells: Specific markers. *Arterioscler Thromb Vasc Biol* 17:1193–1202, 1999.
21. Gawaz M, Langer H, May AE: Platelets in inflammation and atherogenesis. *J Clin Invest* 115:3378–3384, 2005.
22. May AE, Langer H, Seizer P, et al: Platelet-leukocyte interactions in inflammation and atherothrombosis. *Semin Thromb Hemost* 33:123–127, 2007.
23. Brass LF, Zhu L, Stalker TJ: Novel therapeutic targets at the platelet vascular interface. *Arterioscler Thromb Vasc Biol* 28(3):s43–s50, 2008.
24. Marcus AJ: Transcellular metabolism of eicosanoids. *Prog Hemost Thromb* 8:127–142, 1986.
25. Hamberg M, Svensson J, Samuelsson B: Thromboxanes: A new group of biologically active compounds derived from prostaglandin endoperoxides. *Proc Natl Acad Sci U S A* 72:2994–2998, 1975.
26. Moncada S, Gryglewski R, Bunting S, Vane JR: An enzyme isolated from arteries transforms prostaglandin endoperoxides to an unstable substance that inhibits platelet aggregation. *Nature* 263:663–665, 1976.
27. Woulfe D, Yang J, Brass L: ADP and platelets: The end of the beginning. *J Clin Invest* 107:1503–1505, 2001.
28. Al-Mondhiry H, Marcus AJ, Spaet TH: On the mechanism of platelet function inhibition by acetylsalicylic acid. *Proc Soc Exp Biol Med* 133:632–636, 1970.
29. Wu KK, Aird WC: Endothelial eicosanoids, in *Endothelial Biomedicine*, pp 1004–1014. Cambridge University Press, Cambridge, 2009.
30. McAdam BF, Catella-Lawson F, Mardini IA, et al: Systemic biosynthesis of prostacyclin by cyclooxygenase (COX)-2: The human pharmacology of a selective inhibitor of COX-2. *Proc Natl Acad Sci U S A* 96:272–277, 1999.
31. Herschman HR: Prostaglandin synthase 2. *Biochim Biophys Acta* 1299:125–140, 1996.
32. Maclouf J, Folco G, Patrono C: Eicosanoids and iso-eicosanoids: Constitutive, inducible and transcellular biosynthesis in vascular disease. *Thromb Haemost* 79:691–705, 1998.
33. Smith WL, DeWitt DL: Prostaglandin endoperoxide H synthases-1 and -2. *Adv Immunol* 62:167–215, 1996.
34. Xie WL, Chipman JG, Robertson DL, et al: Expression of a mitogen-responsive gene encoding prostaglandin synthase is regulated by mRNA splicing. *Proc Natl Acad Sci U S A* 88:2692–2696, 1991.
35. Kurumbail RG, Stevens Am, Gierse JK, et al: Structural basis for selective inhibition of cyclooxygenase-2 by anti-inflammatory agents. *Nature* 384:644–648, 1996 [published erratum appears in *Nature* 385(6616):555, 1997].
36. Pouliot M, Gilbert C, Borgeat P, et al: Expression and activity of prostaglandin endoperoxide synthase-2 in agonist-activated human neutrophils. *FASEB J* 12:1109–1123, 1998.
37. DeWitt DL, Smith WL: Cloning of sheep and mouse prostaglandin endoperoxide synthases. *Methods Enzymol* 187:469–479, 1990.
38. Dubois RN, Abramson SB, Crofford L, et al: Cyclooxygenase in biology and disease. *FASEB J* 12:1063–1073, 1998.
39. Lipsky LPE, Abramson SB, Crofford L, et al: The classification of cyclooxygenase inhibitors. *J Rheumatol* 25:2298–2303, 1998.
40. Marnett LJ: The COXIB experience: A look in the rear-view mirror. *Annu Rev Pharmacol Toxicol* 49:265–290, 2008.
41. Moncada S, Vane JR: Pharmacology and endogenous roles of prostaglandin endoperoxides, thromboxane A2, and prostacyclin. *Pharmacol Rev* 30:293–331, 1978.
42. Narumiya S, FitzGerald GA: Genetic and pharmacologic analysis prostanoid receptor function. *J Clin Invest* 108:25–30, 2001.
43. Cines DB, Pollak ES, Buck CA, et al: Endothelial cells in physiology and in the pathophysiology of vascular disorders. *Blood* 91:3527–3561, 1998.
44. Marcus AJ, Weksler BB, Jaffe EA, Broekman MJ: Synthesis of prostacyclin from platelet-derived endoperoxides by cultured human endothelial cells. *J Clin Invest* 66:979–986, 1980.
45. Smyth SS, McEver RP, Weyrich AS, et al: Platelet functions beyond hemostasis. *J Thromb Haemost* 7:1759–1766, 2009.
46. Pepine CJ: Impact of nitric oxide on cardiovascular medicine: Untapped potential utility. *Am J Med* 122:S10–S15, 2009.
47. Marletta MA: Nitric oxide synthase structure and mechanism. *J Biol Chem* 268:12231–12234, 1993.
48. Moncada S, Palmer RMJ, Higgs EA. Nitric oxide: Physiology, pathophysiology, and pharmacology. *Pharmacol Rev* 43:109–142, 1991.
49. Furchgott RF, Zawadzki JV: The obligatory role of endothelial cells in the relaxation of arterial smooth muscle by acetylcholine. *Nature* 288:373–376, 1980.
50. Matsumoto A, Momomura S, Sugiura S, et al: Effect of inhaled nitric oxide on gas exchange in patients with congestive heart failure. *Ann Intern Med* 130:40–44, 1999.
51. Lentz SR, Sobey CG, Piegers DJ, et al: Vascular dysfunction in monkeys with diet-induced hyperhomocyst(e)inemia. *J Clin Invest* 98:24–29, 1996.
52. Stamler JS, Osborne JA, Jaraki O, et al: Adverse vascular effects of homocysteine are modulated by endothelium-derived relaxing factor and related oxides of nitrogen. *J Clin Invest* 91:308–318, 1993.
53. Upchurch GR Jr, Welch GN, Fabian AJ, et al: Homocyst(e)ine decrease bioavailable nitric oxide by a mechanism involving glutathione peroxidase. *J Biol Chem* 272: 17012–17017, 1997.
54. Voetsch B, Loscalzo J: Genetic determinants of arterial thrombosis. *Arterioscler Thromb Vasc Biol* 24:216–229, 2004.
55. Robson SC, Sevigny J, Zimmermann H: The E-NTPDase family of ectonucleotidases: Structure function relationships and pathophysiological significance. *Purinergic Signal* 2:409–430, 2006.
56. Gayle RB, Maliszewski CR, Gimpel SD, et al: Inhibition of platelet function by recombinant soluble ecto-ADPase/CD39. *J Clin Invest* 101:1851–1859, 1998.
57. Handa M, Guidotti G: Purification and cloning of a soluble ATP-diphosphohydrolase (apyrase) from potato tubers (Solanum tuberosum). *Biochem Biophys Res Commun* 218:916–923, 1996.
58. Hyman MC, Ptrovic-Djergovic D, Visovatti SH, et al: Self-regulation of inflammatory cell trafficking in mice by the leukocyte surface apyrase CD39. *J Clin Invest* 119:1136–1149, 2009.
59. Colgan S, Eltzschig H, Eckle T, Thompson L: Physiological roles for ecto-5′-nucleotidase (CD73). *Purinergic Signal* 2:351–360, 2006.
60. Atkinson BT, Jarvis GE, Watson SP: Activation of GPVI by collagen is regulated by alpha2beta1 and secondary mediators. *J Thromb Haemost* 1:1278–1287, 2003.
61. Pinsky DJ, Broekman MJ, Peschon JJ, et al: Elucidation of the thromboregulatory role of CD39/ectoapyrase in the ischemic brain. *J Clin Invest* 109:1031–1040, 2002.
62. Marcus AJ, Broekman MJ, Drosopoulos JHF, et al: Metabolic control of excessive extracellular nucleotide accumulation by CD39/ectonucleotidase-1: Implications for ischemic vascular diseases. *J Pharmacol Exp Ther* 305:9–16, 2003.
63. Koziak K, Bojakowska M, Robson SC, et al: Overexpression of CD39/nucleoside triphosphate diphosphohydrolase-1 decreases smooth muscle cell proliferation and prevents neointima formation after angioplasty. *J Thromb Haemost* 6:1191–1197, 2008.
64. Deaglio S, Dwyer KM, Gao W, et al: Adenosine generation catalyzed by CD39 and CD73 expressed on regulatory T cells mediates immune suppression. *J Exp Med* 204:1257–1265, 2007.
65. Uluckan O, Eagleton MC, Floyd DH, et al: APT102, a novel ADPase, cooperates with aspirin to disrupt bone metastasis in mice. *J Cell Biochem* 104:1311–1323, 2008.
66. Dwyer KM, Robson SC, Nandurkar HH, et al: Thromboregulatory manifestations in human CD39 transgenic mice and the implications for thrombotic disease and transplantation. *J Clin Invest* 113:1440–1446, 2004.
67. Serebruany VL, Malinin AI, Ferguson JJ, et al: Bleeding risks of combination vs. single antiplatelet therapy: A meta-analysis of 18 randomized trials comprising 129,314 patients. *Fundam Clin Pharmacol* 22:315–321, 2008.
68. Fung CY, Marcus AJ, Broekman MJ, Mahaut-Smith MP: P2X1 receptor inhibition and soluble CD39 administration as novel approaches to widen the cardiovascular therapeutic window. *Trends Cardiovasc Med* 19:1–5, 2009.
69. Esmon CT, Owen WG: Identification of an endothelial cell cofactor for thrombin-catalyzed activation of protein C. *Proc Natl Acad Sci U S A* 78:2249–2252, 1981.
70. Stearns-Kurosawa DJ, Kurosawa S, Mollica JS, et al: The endothelial cell protein C receptor augments protein C activation by the thrombin-thrombomodulin complex. *Proc Natl Acad Sci U S A* 93:10212–10216, 1996.
71. Esmon CT: Protein C pathway in sepsis. *Ann Med* 34:598–605, 2002.
72. Esmon CT: Inflammation and thrombosis. *J Thromb Haemost* 1:1343–1348, 2003.
73. Esmon CT: The protein C pathway. *Chest* 124(3 Suppl):26S–32S, 2003.
74. Esmon CT: The roles of protein C and thrombomodulin in the regulation of blood coagulation. *J Biol Chem* 264:4743–4746, 1989.
75. Grinnell BW, Berg DT: Surface thrombomodulin modulates thrombin receptor responses on vascular smooth muscle cells. *Am J Physiol* 270:H603–H609, 1996.
76. Lafay M, Laguna R, Le Bonniec BF, et al: Thrombomodulin modulates the mitogenic response to thrombin of human umbilical vein endothelial cells. *Thromb Haemost* 79:848–852, 1998.
77. Bajzar L, Manuel R, Nesheim M: Purification and characterization of TAFI, a thrombin activatable fibrinolysis inhibitor. *J Biol Chem* 270:14477–14484, 1995.
78. Campbell WD, Okada N, Okada H: Carboxypeptidase R is an inactivator of complement-derived inflammatory peptides and an inhibitor of fibrinolysis. *Immunol Rev* 180:162–167, 2001.
79. Ikeguchi H, Fujita Y, Kato T, et al: Effects of human soluble thrombomodulin on experimental glomerulonephritis. *Kidney Int* 61:490–501, 2002.
80. de Munk GA, Groeneveld E, Rijken DC: Acceleration of the thrombin inactivation of single chain urokinase-type plasminogen activator (pro-urokinase) by thrombomodulin. *J Clin Invest* 88:1680–1684, 1991.
81. Molinari A, Giogetti C, Lansen J, et al: Thrombomodulin is a cofactor for thrombin degradation of recombinant single-chain urokinase plasminogen activator *in vitro* and in a perfused rabbit heart model. *Thromb Haemost* 67:226–232, 1992.
82. Preissner KT, May AE, Wohn KD, et al: Molecular crosstalk between adhesion receptors and proteolytic cascades in vascular remodeling. *Thromb Haemost* 78:88–95, 1997.
83. Esmon CT, Scriver CR, Beaudet AL, et al: Anticoagulant protein C/thrombomodulin pathway, in *The Metabolic and Molecular Bases of Inherited Disease*, 8th ed, edited by Scriver CR, Beaudet AL, Valle D, Sly WS, Childs B, Kinzler KW, and Vogelstein B, pp 4327–4343. McGraw-Hill New York, 2001.

84. Healy AM, Hancock WW, Christie PD, et al: Intravascular coagulation activation in a murine model of thrombomodulin deficiency: Effects of lesion size, age, and hypoxia on fibrin deposition. *Blood* 263:15815–15822, 1988.
85. Weiler-Guettler H, Aird WC, Rayburn H, et al: Developmentally regulated gene expression of thrombomodulin in postimplantation mouse embryos. *Development* 122:2271–2281, 1996.
86. Crawley JT, Gu AM, Ferrell G, Esmon CT: Distribution of endothelial cell protein C/activated protein C receptor (EPCR) during mouse embryo development. *Thromb Haemost* 88:259–266, 2002.
87. Isermann B, Hendrickson SB, Hutley K, et al: Tissue-restricted expression of thrombomodulin in the placenta rescues thrombomodulin-deficient mice from early lethality and reveals a secondary developmental block. *Development* 128:827–838, 2001.
88. Isermann B, Hendrickson SB, Zogg M, et al: Endothelium-specific loss of muine thrombomodulin disrupts the protein C anticoagulant pathway and causes juvenile-onset thrombosis. *J Clin Invest* 108:537–546, 2001.
89. Fukodome K, Esmon CT: Identification, cloning, and regulation of a novel endothelial cell protein C/activated protein C receptor. *J Biol Chem* 269:26486–26491, 1994.
90. Esmon CT, Gu J, Xu J, et al: Regulation and functions of the protein C anticoagulant pathway. *Haematologica* 84:363–368, 1999.
91. Esmon CT, Xu J, Gu J, et al: Endothelial protein C receptor. *Thromb Haemost* 82:251–258, 1999.
92. Esmon CT: The endothelial cell protein C receptor. *Curr Opin Hematol* 13:382–385, 2006.
93. Xu J, Liaw PC, Esmon CT: A novel transmembrane domain of the endothelial cell protein C receptor (EPCR) dictates receptor localization of sphingolipid-cholesterol rich regions on plasma membrane while EPCR palmitoylation modulates intracellular trafficking patterns. *Thromb Haemost* 1999.
94. Kurosawa S, Stearns-Kurosawa DJ, Hidari N, Esmon CT: Identification of functional endothelial protein C receptor in human plasma. *J Clin Invest* 100:411–418, 1997.
95. Fukudome K, Ye X, Tsuneyoshi N, et al: Activation mechanism of anticoagulant protein C in large blood vessels involving the endothelial cell protein C receptor. *J Exp Med* 187:1029–1035, 1998.
96. Taylor FB Jr, Peer GT, Lockhart MS: Endothelial cell protein C receptor plays an important role in protein C activation *in vivo*. *Blood* 97:1685–1688, 2001.
97. Esmon CT, Taylor FB, Snow TR: Inflammation and coagulation: Linked processes potentially regulated through a common pathway mediated by protein C. *Thromb Haemost* 66:160–165, 1991.
98. Esmon CT, Schwarz HP: An update on clinical and basic aspects of the protein C anticoagulant pathway. *Trends Cardiovasc Med* 5:141–148, 1995.
99. Ranieri VM, Thompson BT, Barie PS, et al: Drotrecogin alfa (activated) in adults with septic shock. *N Engl J Med* 366:2055–2064, 2012.
100. Gu JM, Crawley JTB, Ferrell G, et al: Disruption of the endothelial cell protein C receptor gene in mice causes placental thrombosis and early embryonic lethality. *J Biol Chem* 277:43335–43343, 2002.
101. Weiler H, Isermann B: Thrombomodulin. *J Thromb Haemost* 1:1515–1524, 2003.
102. Todd AS: Fibrinolysis autographs. *Nature* 181:495–496, 1958.
103. Todd AS: Localization of fibrinolytic activity in tissues. *Br Med Bull* 20:210–212, 1964.
104. Augustin HG, Kozian DH, Johnson RC: Differentiation of endothelial cells: Analysis of the constitutive and activated endothelial cell phenotypes. *Bioessays* 16:901–906, 1994.
105. van Hinsbergh VW, Kooistra T, Emeis JJ, Koolwijk P: Regulation of plasminogen activator production by endothelial cells: Role in fibrinolysis and local proteolysis. *Int J Radiat Biol* 60:261–272, 1991.
106. Levin EG, del Zoppo GJ: Localization of tissue plasminogen activator in the endothelium of a limited number of vessels. *Am J Pathol* 144:855–861, 1994.
107. Levin EG, Santell L, Osborn KG: The expression of endothelial tissue plasminogen activator in vivo: A function defined by vessel size and anatomic location. *J Cell Sci* 110:139–148, 1997.
108. Levin EG, Osborn KG, Schleuning WD: Vessel-specific gene expression in the lung: Tissue plasmingen activator is limited to bronchial arteries and pulmonary vessels of discrete size. *Chest* 114:68S, 1998.
109. O'Rourke J, Jiang X, Hao Z, Cone RE, Hand AR: Distribution of sympathetic tissue plasminogen activator (tPA) to a distant microvasculature. *J Neurosci* 79:727–733, 2005.
110. Dichek D, Quertermous T: Thrombin regulation of mRNA levels of tissue plasminogen activator inhibitor-1 in cultured human umbilical vein endothelial cells. *Blood* 74: 222–228, 1989.
111. Hanss M, Collen D: Secretion of tissue-type plasminogen activator and plasminogen activator inhibitor by cultured human endothelial cells: Modulation by thrombin, endotoxin, and histamine. *J Lab Clin Med* 109:97–104, 1987.
112. Levin EG, Santell L: Stimulation and desensitization of tissue plasminogen activator release from human endothelial cells. *J Biol Chem* 263:9360–9365, 1988.
113. Shatos MA, Doherty JM, Orfeo T, et al: Modulation of the fibrinolytic response of cultured human vascular endothelium by extracellularly generated oxygen radicals. *J Biol Chem* 267:597–601, 1992.
114. Levin EG, Marotti KR, Santell L: Protein kinase C and the stimulation of tissue plasminogen activator release from human endothelial cells. *J Biol Chem* 264:16030–16036, 1989.
115. Cugno M, Uziel L, Fabrizi I, et al: Fibrinolytic response in normal subjects to venous oclusion and DDAVP infusion. *Thromb Res* 56:625–634, 1989.
116. Kooistra T, van den Berg J, Tons A, et al: Butyrate stimulates tissue type plasminogen activator synthesis in cultured human endothelial cells. *Biochem J* 247:605–612, 1987.
117. Diamond SL, Eskin SG, McIntire LV: Fluid flow stimulates tissue plasminogen activator secretion by cultured human endothelial cells. *Science* 243:1483–1485, 1989.
118. Diamond SL, Sharefkin JB, Dieffenbach C, et al: Tissue plasminogen activator messenger RNA levels increase in cultured human endothelial cells exposed to laminar shear stress. *J Cell Physiol* 143:364–371, 1990.
119. Levin EG, Santell L, Saljooque F: Hyperosmotic stress stimulates tissue plasminoeg activator expression by a PKC-dependent pathway. *Am J Physiol* 265:C387–C396, 1993.
120. Iba T, Shin T, Sonoda T, et al: Stimulation of endothelial secretion of tissue-type plasminogen activator by repetitive stretch. *J Surg Res* 50:457–460, 1991.
121. Thompson EA, Nelles L, Collen D: Effect of retinoic acid on the synthesis of tissue-type plasminogen activator and plasminogen activator inhibitor 1 in human endothelial cells. *Eur J Biochem* 201:627–632, 1991.
122. Bulens F, Ibanez-Tallon I, Van Acker P, et al: Retinoic acid induction of human tissue-type plasminogen activator gene expression via a direct repeat element (DR5) located at –7 kilobases. *J Biol Chem* 270:7167–7175, 1995.
123. van Hinsbergh VW, Bauer KA, Kooistra T, et al: Progress of fibrinolysis during tumor necrosis factor infusions in humans. Concomitant increase in tissue-type plasminogen activator, plasminogen activator inhibitor type-1, and fibrin(ogen) degradation products. *Blood* 76:2284–2289, 1990.
124. Hamsten A, Wiman B, De Faire U, Blomback M: Increased plasma levels of a rapid inhibitor of tissue plasminogen activator in young survivors of myocardial infarction. *N Engl J Med* 313:1557–1563, 1985.
125. Pizzo SV, Murray JC, Gonias SL: Atrophie blanche: A disorder associated with defective release of tissue plasminogen activator. *Arch Pathol Lab Med* 110:517–519, 1986.
126. Kristensen P, Larson LI, Nielsen LS, et al: Human endothelial cells contain one type of plasminogen activator. *FEBS Lett* 168:33–37, 1984.
127. Yamamoto K, Loskutoff DJ: Fibrin deposition in tissues from endotoxin-treated mice correlates with decreases in the expression of urokinase-type but not tissue-type plasminogen activator. *J Clin Invest* 97:2440–2451, 1996.
128. Bacharach E, Itin A, Keshet E: *In vivo* patterns of expression of urokinase and its inhibitor PAI-1 suggest a concerted role in regulating phsyiological angiogenesis. *Proc Natl Acad Sci U S A* 89:10686–10690, 1992.
129. Booyse FM, Scheinbuks J, Radek J, et al: Immunological identification and comparision of plasminogen activator forms in cultured normal human endothelial cells and smooth muscle cells. *Thromb Res* 24:495–504, 1981.
130. van Hinsbergh VW, van den Berg EA, Fiers W, Dooijewaard G: Tumor necrosis factor induces the production of urokinase-type plasminogen activator by human endothelial cells. *Blood* 75:1991–1998, 1990.
131. Sawdey M, Podor TJ, Loskutoff DJ: Regulation of type-1 plasminogen activator inhibitor gene expression in cultured bovine aortic endothelial cells. *J Biol Chem* 264:10396–10401, 1989.
132. van den Berg EA, Sprengers ED, Jaye M, et al: Regulation of plasminogen activator inhibitor-1 mRNA in human endothelial cells. *Thromb Haemost* 60:63–67, 1988.
133. Ellis V, Scully MF, Kakkar VV: Plasminogen activation by single-chain urokinase in functional isolation. *J Biol Chem* 262:14998–15003, 1987.
134. Blasi F, Carmeliet P: uPAR: A versatile signalling orchestrator. *Nat Rev Mol Cell Biol* 3:932–943, 2002.
135. Almus-Jacobs F, Varki N, Sawdey MS, Loskutoff DJ: Endotoxin stimulates expression of the murine urokinase receptor gene in vivo. *Am J Pathol* 147:688–698, 1995.
136. Medina R, Socher SH, Han JH, Friedman PA: Interleukin-1, endotoxin, or tumor necrosis factor/cachectin enhance the level of plasminogen activator inhibitor messenger RNA in bovine aortic endothelial cells. *Thromb Res* 54:41–52, 1989.
137. Etingin OR, Hajjar DP, Hajjar KA, et al: Lipoprotein(a) regulates plasminogen activator inhibitor-1 expression in endothelial cells. *J Biol Chem* 266:2459–2465, 1990.
138. Konkle B, Ginsburg D: The addition of endothelial cell growth factor and heparin to human endothelial cell cultures decrease plasminogen activator. *J Clin Invest* 82:579, 1988.
139. Greenberg ME, Brackenbury R, Edelman GM: Changes in the distribution of the 34-kdalton tyrosine kinase substrate during differentiation and maturation of chicken tissues. *J Cell Biol* 98:473–486, 1984.
140. Hamre KM, Chepenik KP, Goldowitz D: The annexins: Specific markers of midline structures and sensory neurons in the developing murine central nervous system. *J Comp Neurol* 352:421–435, 1995.
141. Gould KL, Cooper JA, Hunter T: The 46,000-dalton tyrosine kinase substrate is widespread, whereas the 36,000-dalton substrate is only expressed at high levels in certain rodent tissues. *J Cell Biol* 98:487–497, 1984.
142. Dreier R, Schmid KW, Gerke V, Riehemann K: Differential expression of annexins I, II, and IV in human tissues: An immunohistochemical study. *Histochem Cell Biol* 110:137–148, 1998.
143. Huang B, Deora AB, He K, et al: Hypoxia-inducible factor-1 drives annexin A2 system-mediated perivascular fibrin clearance in oxygen-induced retinopathy in mice. *Blood* 118(10):2918–2929, 2011.
144. Jacovina AT, Zhong F, Khazanova E, et al: Neuritogenesis and the nerve growth factor-induced differentiation of PC-12 cells requires annexin II-mediated plasmin generation. *J Biol Chem* 276:49350–49358, 2001.
145. Brownstein C, Deora AB, Jacovina AT, et al: Annexin II mediates plasminogen-dependent matrix invasion by human monocytes: Enhanced expression by macrophages. *Blood* 103:317–324, 2004.
146. Menell JS, Cesarman GM, Jacovina AT, et al: Annexin II and bleeding in acute promyelocytic leukemia. *N Engl J Med* 340:994–1004, 1999.
147. Tallman MS, Abutalib SA, Altman JK: The double hazard of thrombophilia and bleeding in acute promyelocytic leukemia. *Semin Thromb Hemost* 33:330–338, 2007.
148. Stein E, McMahon B, Kwaan H, et al: The coagulopathy of acute promyelocytic leukaemia revisited. *Best Pract Res Clin Haematol* 22:152–163, 2009.
149. Liu Y, Wang Z, Jiang M, et al: The expression of annexin II and its role in the fibrinolytic activity in acute promyelocytic leukemia. *Leuk Res* 35:879–884, 2011.
150. Ishii H, Yoshida M, Hiraoka M, et al: Recombinant annexin II modulates impaired fibrinolytic activity *in vitro* and in rat carotid artery. *Circ Res* 89:1240–1245, 2001.
151. Ling Q, Jacovina AT, Deora AB, et al: Annexin II is a key regulator of fibrin homeostasis and neoangiogenesis. *J Clin Invest* 113:38–48, 2004.
152. Cesarman-Maus G, Rios-Luna NP, Deora AB, et al: Autoantibodies against the fibrinolytic receptor, annexin 2, in antiphospholipid syndrome. *Blood* 107:4375–4382, 2006.
153. Cesarman-Maus G, Cantu-Brito C, Barinagarrementeria F, et al: Autoantibodies against the fibrinolytic receptor, annexin A2, in cerebral venous thrombosis. *Stroke* 42:501–503, 2011.
154. Sebastiani P, Ramoni MF, Nolan V, et al: Genetic dissection and prognostic modeling of overt stroke in sickle cell anemia. *Nat Genet* 37:435–440, 2005.

155. Flanagan JM, Frohlich DM, Howard TA, et al: Genetic predictors for stroke in children with sickle cell anemia. *Blood* 117:6681–6684, 2011.
156. Baldwin CT, Nolan VG, Wyszynski DF, et al: Association of klotho, bone morphogenetic protein 6, and annexin A2 polymorphisms with sickle cell disease. *Blood* 106: 372–375, 2005.
157. Surette AP, Madureira PA, Phipps KD, et al: Regulation of fibrinolysis by S100A10 *in vivo*. *Blood* 118:3172–3181, 2011.
158. Omar MN, Mann KG: Inactivation of factor Va by plasmin. *J Biol Chem* 262:9750–9755, 1987.
159. Esmon CT: The regulation of natural anticoagulant pathways. *Science* 235:1348–1352, 1987.
160. McKee PA, Anderson JC, Switzer ME: Molecular structural studies of human factor VIII. *Ann N Y Acad Sci* 240:8–33, 1975.
161. Stricker RB, Wong D, Shiu DT, et al: Activation of plasminogen by tissue plasminogen activator on normal and thrombasthenic platelets: Effects on surface proteins and platelet aggregation. *Blood* 68:275–280, 1986.
162. Adelman B, Michelson AD, Greenberg J, Handin RI: Proteolysis of platelet glycoprotein by plasmin is facilitated by plasmin lysine-binding regions. *Blood* 68:1280–1284, 1986.
163. Gimple LW, Gold HK, Leinbach RC, et al: Correlation between template bleeding times and spontaneous bleeding during treatment of acute myocardial infarction with recombinant issue type plasminogen activator. *Blood* 80:581–588, 1989.
164. Coller BS: Platelets and thrombolytic therapy. *N Engl J Med* 322:33–42, 1990.
165. Fay WP, Garg N, Sunkar M: Vascular function of the plasminogen activation system. *Arterioscler Thromb Vasc Biol* 27:1231–1237, 2007.
166. Libby P, Aikawa M, Jain MK: Vascular endothelium and atherosclerosis. *Handb Exp Pharmacol* 176 Part 2:285–306, 2006.
167. Ploplis VA, Carmeliet P, Vazirzadeh S, et al: Effects of disruption of the plasminogen gene on thrombosis, growth, and health in mice. *Circulation* 92:2585–2593, 1995.
168. Bugge TH, Flick MJ, Daugherty CC, Degen JL: Plasminogen deficiency causes severe thrombosis but is compatible with development and reproduction. *Genes Dev* 9:794–807, 1995.
169. Romer J, Bugge TH, Pyke C, et al: Impaired wound healing in mice with a disrupted plasminogen gene. *Nat Med* 2:287–292, 1996.
170. Bugge TH, Kombrinck KW, Flick MJ, et al: Loss of fibrinogen rescues mice from the pleiotropic effects of plasminogen deficiency. *Cell* 87:709–719, 1996.
171. Xiao Q, Danton MJS, Witte DP, et al: Plasminogen deficiency accelerates vessel wall disease in mice predisposed to atherosclerosis. *Proc Natl Acad Sci U S A* 94:10335–10340, 1997.
172. Carmeliet P, Moons L, Lijnen R, et al: Urokinase-generated plasmin activates matrix metalloproteinases during aneurysm formation. *Nat Genet* 17:439–444, 1997.
173. Eitzman DT, Westrick RJ, Xu Z, et al: Plasminogen activator inhibitor-1 deficiency protects against atherosclerosis progression in the mouse carotid artery. *Blood* 96: 4212–4215, 2000.
174. Sjoland H, Eitzman DT, Gordon D, et al: Atherosclerosis progression in LDL receptor-deficient and apolipoprotein E-deficient mice is independent of genetic alterations in plasminogen activator inhibitor-1. *Arterioscler Thromb Vasc Biol* 20:846–852, 1999.
175. Luttun A, Lupu F, Storkebaum E, et al: Lack of plasminogen activator inhibitor-1 promotes growth and abnormal remodeling of advanced atherosclerotic plaque in apolipoprotein E-deficient mice. *Arterioscler Thromb Vasc Biol* 22:499–505, 2002.
176. Plow EF, Ploplis VA, Busuttil S, et al: A role of plasminogen in atherosclerosis and restenosis models in mice. *Thromb Haemost* 82 Suppl:4–7, 1999.
177. Ploplis VA, French EL, Carmeliet P, et al: Plasminogen deficiency differentially affects recruitment of inflammatory cell populations in mice. *Blood* 91:2005–2009, 1998.
178. Moons L, Wi C, Ploplis V, et al: Reduced transplant arteriosclerosis in plasminogen-deficient mice. *J Clin Invest* 102:1788–1797, 1998.
179. Heymans S, Luttun A, Nuyens D, et al: Inhibition of plasminogen activators or matrix metalloproteinases prevents cardiac rupture but impairs therapeutic angiogenesis and causes cardiac failure. *Nat Med* 5:1135–1142, 1999.
180. Lijnen HR, Van Hoef B, Lupu F, et al: Function of the plasminogen/plasmin and matrix metalloproteinase systems after vascular injury in mice with targeted inactivation of fibrinolytic system genes. *Arterioscler Thromb Vasc Biol* 18:1035–1045, 1998.
181. Carmeliet P, Moons L, Ploplis VA, et al: Impaired arterial neointima formation in mice with disruption of the plasminogen gene. *J Clin Invest* 99:200–208, 1997.
182. Carmeliet P, Moons L, Herbert JM, et al: Urokinase but not tissue plasminogen activator mediates arterial neointima formation in mice. *Circ Res* 81:829–839, 1997.
183. Carmeliet P, Moons L, Dewerchin M, et al: Receptor-independent role of urokinase-type plasminogen activator in pericellular plasmin and matrix metalloproteinase proteolysis during vascular wound healing in mice. *J Cell Biol* 140:233–245, 1998.
184. Carmeliet P, Moons L, Lijnen R, et al: Inhibitory role of plasminogen activator inhibitor-1 in arterial wound healing amd neointima formation. *Circulation* 96:3180–3191, 1997.
185. de Waard V, Armitage RJ, Carmeliet P, et al: Plasminogen activator inhibitor-1 and vitronectin protect against stenosis in a murine carotid ligation model. *Arterioscler Thromb Vasc Biol* 22:1978–1983, 2002.
186. Konstantinides S, Schafer K, Loskutoff DJ: Do PAI-1 and vitronectin promote or inhbiit neointima formation? *Arterioscler Thromb Vasc Biol* 22:1943–1945, 2002.
187. Eitzman DT, Westrick RJ, Nabel EG, Ginsburg D: Plasminogen activator inhibitor-1 and vitronectin promote vascular thrombosis in mice. *Blood* 95:577–580, 2000.
188. Konstantinides S, Schafer K, Thinnes T, Loskutoff DJ: Plasminogen activator inhibitor-1 and its cofacor vitronectin stabilize arterial thrombi following vascular injury in mice. *Circulation* 103:576–583, 2001.
189. Schafer K, Konstantinides S, Riedel C, et al: Different mechanisms of increased luminal stenosis after arterial injury in mice deficient for urokinase- or tissue-type plasminogen activator. *Circulation* 106:1847–1852, 2002.
190. Schafer K, Muller K, Hecker A, et al: Enhanced thrombosis in atherosclerosis-prone mice is associated with increased arterial expression of plasmingen activator. *Arterioscler Thromb Vasc Biol* 23:2097–2103, 2003.
191. Zhu Y, Farrehi PM, Fay WP: Plasminogen activator inhibitor type 1 enhances neointima formation after oxidative vascular injury in atherosclerosis-prone mice. *Circulation* 103:3105–3110, 2001.
192. Ploplis VA, Cornelissen I, Sandoval-Cooper MJ, et al: Remodeling of the vessel wall after copper-induced injury is highly attenuated in mice with a total deficiency of plasminogen activator inhibitor-1. *Am J Pathol* 158:107–117, 2001.
193. Peng L, Bhatia N, Parker AC, et al: Endogenous vitronectin and plasminogen activator inhibitor-1 promote neointima formation in murine carotid arteries. *Arterioscler Thromb Vasc Biol* 22:934–939, 2002.
194. DeYoung MB, Tom C, Dichek DA: Plasminogen activator inhibitor type 1 increases neointima formation in balloon-injured rat carotid arteries. *Circulation* 104:1972–1981, 2001.
195. Scanu AM, Fless GM: Lipoprotein(a) heterogeneity and biologic relevance. *J Clin Invest* 85:1709–1715, 1990.
196. Utermann G: The mysteries of lipoprotein(a). *Science* 246:904–910, 1989.
197. Loscalzo J: Lipoprotein(a), a unique risk factor for atherothrombotic disease. *Arteriosclerosis* 10:672–679, 1990.
198. Hajjar KA, Nachman RL: The role of lipoprotein(a) in atherogenesis and thrombosis. *Annu Rev Med* 47:423–442, 1996.
199. McLean JW, Tomlinson JE, Kuang WJ, et al: CDNA sequence of human apolipoprotein(a) is homologous to plasminogen. *Nature* 330:132–137, 1987.
200. Weitkamp LR, Guttormsen SA, Schultz JS: Linkage between the loci for the Lp(a) lipoprotein (Lp) and plasminogen (PLG). *Hum Genet* 79:80–82, 1988.
201. Neven L, Khalil A, Pfaffinger D, et al: Rhesus monkey model of familial hypercholesterolemia: Relation between plasma Lp(a) levels, apo(a) isoforms and LDL-receptor function. *J Lipid Res* 31:633–643, 1990.
202. Pfaffinger D, Schuelke J, Kim C, et al: Relationship between apo(a) isoforms and Lp(a) density in subjects with different apo(a) phenotype: A study before and after a fatty meal. *J Lipid Res* 32:679–683, 1991.
203. Utermann G, Menzel HJ, Kraft HG, Duba HC, Kemmler HG, Seitz C: Lp(a) glycoprotein phenotypes. *J Clin Invest* 80:458–465, 1987.
204. Maeda S, Abe A, Seishima M, et al: Transient changes of serum lipoprotein(a) as an acute phase protein. *Atherosclerosis* 78:145–150, 1989.
205. Wright LC, Sullivan DR, Muller M, et al: Elevated apolipoprotein(a) levels in cancer patients. *Int J Cancer* 43:241–244, 1989.
206. Gavish D, Azrolan N, Breslow JL: Fish oil reduces plasma Lp(a) levels and affects post-prandial association of apo(a) with triglyceride rich lipoproteins. *J Clin Invest* 84:2021–2027, 1989.
207. Koschinsky ML, Beisiegel U, Henne-Bruns D, et al: Apolipoprotein(a) size heterogeneity is related to variable number of repeat sequences in its mRNA. *Biochemistry* 29:640–644, 1990.
208. Lerch PG, Rickli EE, Lergier W, Gillessen D: Localization of individual lysine-binding regions in human plasminogen and investiations on their complex-forming properties. *Eur J Biochem* 107:7–13, 1980.
209. Armstrong VW, Harrach B, Robenek H, et al: Heterogeneity of human lipoprotein Lp(a): Cytochemical and biochemical studies on the interaction of two Lp(a) species with the LDL receptor. *J Lipid Res* 31:429–441, 1990.
210. Wolf K, Rith M, Niendorf A, et al: Thrombosis: Cellular elements of the vasculature. *Circulation* 80:522, 1989.
211. Grainger DJ, Kemp PR, Liu AC, et al: Activation of transforming growth factor-beta is inhibited in transgenic apolipoprotein(a) mice. *Nature* 370:460–462, 1994.
212. Palabrica TM, Liu AC, Aronovitz MJ, et al: Antifibrinolytic activity of apolipoprotein(a) *in vivo*: Human apolipoprotein(a) transgenic mice are resistant to tissue plasminogen activator-mediated thrombolysis. *Nat Med* 1:256–259, 1995.
213. Petros AM, Ramesh V, Llinas M: NMR studies of aliphatic ligand binding to human plasminogen kringle 4. *Biochemistry* 28:1368–1376, 1989.
214. Hajjar KA: The endothelial cell tissue plasminogen activator receptor: Specific interaction with plasminogen. *J Biol Chem* 266:21962–21970, 1991.
215. Hajjar KA, Gavish D, Breslow J, Nachman RL: Lipoprotein(a) modulation of endothelial cell surface fibrinolysis and its potential role in atherosclerosis. *Nature* 339:303–305, 1989.
216. Gonzales-Gronow M, Edelberg JM, Pizzo SV: Further characterization of the cellular plasminogen binding site: Evidence that plasminogen 2 and lipoprotein a compete for the same site. *Biochemistry* 28:2374–2377, 1989.
217. Miles LA, Fless GM, Levin EG, et al: A potential basis for the thrombotic risks associated with lipoprotein(a). *Nature* 339:301–303, 1989.
218. Edelberg JM, Gonzalez-Gronow M, Pizzo SV: Lipoprotein(a) inhibition of plasminogen activation by tissue-type plasminogen activator. *Thromb Res* 57:155–162, 1990.
219. Loscalzo J, Weinfeld M, Fless G, Scanu AM: Lipoprotein(a), fibrin binding, and plasminogen activation. *Arteriosclerosis* 10:240–245, 1990.
220. Lawn RM, Wade DP, Hammer RE, et al: Atherogenesis in transgenic mice expressing human apolipoprotein(a). *Nature* 360:670–672, 1992.
221. Boonmark NW, Lou XJ, Schwartz K, et al: Modification of apolipoprotein(a) lysine binding site reduces atherosclerosis in transgenic mice. *J Clin Invest* 100:558–564, 1997.
222. Kraus JP: Molecular basis of phenotype expression in homocystinuria. *J Inherit Metab Dis* 17:383–390, 1994.
223. Boushey CJ, Beresford SAA, Omenn GS, Motulsky AG: A quantitative assessment of plasma homocysteine as a risk factor for vascular disease. *JAMA* 274:1049–1057, 1995.
224. Refsum H, Ueland PM, Nygard O, Vollset SE: Homocysteine and cardiovascular disease. *Annu Rev Med* 49:31–62, 1998.
225. Ueland PM, Loscalzo J: Homocysteine and cardiovascular risk: The perils of reductionism in a complex system. *Clin Chem* 58:1623–1625, 2012.
226. Hajjar KA: Homocysteine-induced modulation of tissue plasminogen activator binding to its endothelial cell membrane receptor. *J Clin Invest* 91:2873–2879, 1993.
227. Hajjar KA, Mauri L, Jacovina AT, et al: Tissue plasminogen activator binding to the annexin II tail domain: Direct modulation by homocysteine. *J Biol Chem* 273: 9987–9993, 1998.
228. Jacovina AT, Deora AB, Ling Q, et al: Homocysteine inhibits neoangiogenesis in mice through blockade of annexin A2-dependent fibrinolysis. *J Clin Invest* 119:3384–3394,

2009.

229. Miyakis S, Lockshin MD, Atsumi T, et al: International consensus statement on an update of the classification criteria for definite antiphospholipid syndrome (APS). *J Thromb Haemost* 4:295–306, 2006.

230. Cockrell E, Espinola RG, McCrae KR: Annexin A2: Biology and relevance to the antiphospholipid syndrome. *Lupus* 17:943–951, 2008.

231. Ma K, Simantov R, Zhang JC, et al: High affinity binding of beta 2-glycoprotein I to human enodhtelial cells is mediated by annexin II. *J Biol Chem* 275:15541–15548, 2000.

232. Zhang J, McCrae KR: Annexin A2 mediates endothelial cell activation by antiphospholipid/anti-beta2 glycoprotein I antibodies. *Blood* 105:1964–1969, 2005.

233. Raschi E, Testoni C, Bosisio D, et al: Role of the My88 transduction signaling pathway in endothelial activation by antiphospholipid antibodies. *Blood* 101:3295–3500, 2003.

234. Romay-Penabad Z, Montiel-Manzano MG, Pappalardo E, et al: Pathogenic effects of antiphospholipid antibodies are ameliorated in annexin A2 deficient mice. *Blood* i114:3074–3083, 2009.

235. von Bruhl ML, Stark K, Steinhart A, et al: Monocytes, neutrophils, and platelets cooperate to initiate and propagate venous thrombosis in mice *in vivo. J Exp Med* 209:819–835, 2012.

236. Polgar J, Matuskova J, Wagner DD: The P-selectin, tissue factor, coagulation triad. *J Thromb Haemost* 3:1590–1596, 2005.

237. Ardoin SP, Shanahan JC, Pisetsky DS: The role of microparticles in inflammation and thrombosis. *Scand J Immunol* 66:159–165, 2007.

238. George FD: Microparticles in vascular diseases. *Thromb Res* 122:S55–S59, 2008.

239. Lechner D, Weltermann A: Circulating tissue factor-exposing microparticles. *Thromb Res* 122:S47–S54, 2008.

240. Peerschke EI, Yin W, Ghebrehiwet B: Platelet mediated complement activation. *Adv Exp Med Biol* 632:81–91, 2008.

241. Muller WA: Leukocyte-endothelial cell interactions in leukocyte transmigration and the inflammatory response. *Trends Immunol* 24:326–333, 2003.

242. Angiari S, Donnarumma T, Rossi B, et al: TIM-1 glycoprotein binds the adhesion receptor P-selectin and mediates T cell trafficking during inflammation and autoimmunity. *Immunity* 40:542–553, 2014.

243. Wilkins PP, Moore KL, McEver RP, Cummings RD: Tyrosine sulfation of P-selectin glycoprotein ligand-1 is required for high affinity binding to P-selectin. *J Biol Chem* 270:22677–22680, 1995.

244. Snapp KR, Craig R, Herron M, et al: Dimerization of P-selectin glycoprotein ligand-1 (PSGL-1) required for optimal recognition of P-selectin. *J Cell Biol* 142:263–270, 1998.

245. Lalor P, Nash GB: Adhesion of flowing leucocytes to immobilized platelets. *Br J Haematol* 89.

246. Tanaka Y, Adams DH, Hubscher S, et al: T-cell adhesion induced by proteoglycan-immobilized cytokine MIP-1 beta. *Nature* 361:79–82, 1995, 1993.

247. Lo SK, Lee S, Ramos RA, et al: Endothelial-leukocyte adhesion molecule 1 stimulates the adhesive activity of leukocyte integrin CD3 (CD11B/CD18, Mac-1, alpha m beta 2) on human neutrophils. *J Exp Med* 173:1493–1500, 1991.

248. Lorant DE, Patel KD, McIntyre TM, et al: Coexpression of GMP-140 and PAF by endothelium stimulated by histamine or thrombin: A juxtacrine system for adhesion and activation of neutrophils. *J Cell Biol* 115:223–234, 1991.

249. Huber AR, Kunkel SL, Todd RF, Weiss SL: Regulation of transendothelial neutrophil migration by endogenous interleukin-8. *Science* 254:99–102, 1991.

250. Tanaka Y, Albelda SM, Horgan KJ, et al: CD31 expressed on distinctive T cell subsets is a preferential amplifier of beta 1 integrin-mediated adhesion. *J Exp Med* 176:245–253, 1992.

251. Piali L, Albelda SM, Baldwin HS, et al: Murine platelet endothelial cell adhesion molecule (PECAM-1/CD31) modulates beta2 integrins on lymphokine-activated killer cells. *Eur J Immunol* 23:2464–2471, 1993.

252. Berman ME, Muller WA: Ligation of platelet/endothelial cell adhesion molecule 1 (PECAM-1/CD31) on monocytes and neutrophils increases binding capacity of leukocyte CR3 (CD11b/CD18). *J Immunol* 154:299–307, 1995.

253. Hynes RO: Integrins: Versatility, modulation, and signalling in cell adhesion. *Cell* 69:11–25, 1992.

254. Carlos TM, Harlan JM: Leukocyte-endothelial cell adhesion molecules. *Blood* 84:2068–2101, 1994.

255. Miles A, Liaskou E, Eksteen B, et al: CCL25 and CCL28 promote alpha4 beta7-integrin-dependent adhesion of lymphocytes to MAdCAM-1 under shear flow. *Am J Physiol Gastrointest Liver Physiol* 294:G1257–G1267, 2008.

256. Bargatze RF, Kurk S, Butcher EC, Jutila MA: Neutrophils roll on adherent neutrophils bound to cytokine-induced endothelial cells via L-selectin on the rolling cells. *J Exp Med* 180:1785–1792, 1994.

257. Walcheck B, Moore KL, McEver RP, Kishimoto TK: Neutrophil-neutrophil interactions under hydrodynamic shear stress involve L-selectin and PSGL-1. *J Clin Invest* 98:1081–1087, 1996.

258. Muller WA: Migration of leukocytes across the vascular intima. Molecules and mechanisms. *Trends Cardiovasc Med* 5:15–20, 1995.

259. Sullivan DP, Muller WA: Neutrophil and monocyte recruitment by PECAM, CD99, and other molecules via the LBRC. *Semin Immunopathol* 36:193–209, 2014.

260. Ley K, Laudanna C, Cybulsky MI, Nourshargh S: Getting to the site of inflammation: The leukocyte adhesion cascade updated. *Nat Rev Immunol* 7:678–689, 2007.

261. Muller WA, Ratti CM, McDonnell SL, Cohn ZA: A human endothelial cell-restricted, externally disposed plasmalemmal protein enriched in intercellular junctions. *J Exp Med* 170:399–414, 1989.

262. Newman PJ, Berndt MC, Gorski J, et al: PECAM-1 (CD31) cloning and relation to adhesion molecules of the immunoglobulin gene superfamily. *Science* 247:1219–1222, 1990.

263. Muller WA, Weigl SA, Deng X, Phillips DM: PECAM-1 is required for transendothelial migration of leukocytes. *J Exp Med* 178:449–460, 1993.

264. Huang AJ, Manning JE, Bandak TM, et al: Endothelial cell cytosolic free calcium regulates neutrophil migration across monolayers of endothelial cells. *J Cell Biol* 120:1371–1380, 1993.

265. Liao F, Ali J, Greene T, Muller WA: Soluble domain 1 of platelet-endothelial cell adhesion molecule (PECAM) is sufficient to block transendothelial migration in vitro and in vivo. *J Exp Med* 185:1349–1357, 1997.

266. Liao F, Huynh HK, Eiroa A, et al: Migration of monocytes across endothelium and passage through extracellular matrix involve separate molecular domains of PECAM-1. *J Exp Med* 182:1337–1343, 1995.

267. Ostermann G, Weber KSC, Zernecke A, et al: JAM-1 is a ligand for the b2 integrin LFA-1 involved in transendothelial migration of leuocytes. *Nat Immunol* 3:151–158, 2002.

268. Johnson-Leger C, Aurrand-Lions M, Beltraminelli N, et al: Junctional adhesion molecule-2 (JAM-2) promotes lymphocyte transendothelial migration. *Blood* 100:2479–2486, 2002.

269. Feng D, Nagy JA, Pyne K, et al: Neutrophils emigrate from venules by a transendothelial cell pathway in response to fMLP. *J Exp Med* 187:903–915, 1999.

270. Carman CV, Springer TA: Trans-cellular migration: Cell-cell contacts get intimate. *Curr Opin Cell Biol* 20:533–540, 2008.

271. Bixel MG, Petri B, Khandoga AG, et al: A CD99-related antigen on endothelial cells mediates neutrophil, but not lymphocyte extravasation *in vivo. Blood* 109:5327–5336, 2009.

272. Dufour EM, Deroche A, Bae Y, Muller WA: CD99 is essential for leukocyte diapedesis in vivo. *Cell Commun Adhes* 15:351–363, 2008.

273. Schenkel AR, Mamdouh Z, Chen X, et al: CD99 plays a major role in the migration of monocytes through endothelial junctions. *Nat Immunol* 3:2479–2486, 2002.

274. Marchesi VT, Florey HW: Electron micrographic observations on the emigration of leukocytes. *Q J Exp Physiol Cogn Med Sci* 45:343–347, 1960.

275. Schnoor M, Lai FP, Zarbock A, et al: Cortactin deficiency is associated with reduced neutrophil recruitment but increased vascular permeability *in vivo. J Exp Med* 208:1721–1735, 2011.

276. Leeuwenberg JFM, von Asmuth EJ, Jeunhomme TM, Buurman WA: IFN-gamma regulates the expression of the adhesion molecule ELAM-1 and IL-6 production by human endothelial cells in vitro. *J Immunol* 145:2110–2114, 1990.

277. Strindall J, Lundblad A, Pahlsson P: Interferon-gamma enhancement of E-selectin expression on endothelial cells is inhbiited by monensin. *Scand J Immunol* 46:338–343, 1997.

278. Ley K, Arbones ML, Bosse R, et al: Sequential contribution of L- and P-selectin to leukocyte rolling *in vivo. J Exp Med* 181:669–675, 1995.

279. Khew-Goodall Y, Butcher E, Litwin MS, et al: Chronic expression of P-selectin on endothelial cells stimulated by the T-cell cytokine, interleukin-3. *Blood* 87:1432–1438, 1999.

280. Yao L, Pan J, Setiadi H, et al: Interleukin-4 or oncostatin M induces a prolonged increase in P-selectin mRNA and protein in human endthelial cells. *J Exp Med* 184:81–92, 1996.

281. Jung U, Ley K: Regulation of E-selectin, P-selectin, and intercellular adhesion molecule-1 expression in mouse cremaster vasculature. *Microcirculation* 4:311–319, 1997.

282. Pan J, Xia L, Yao L, McEver RP: Tumor necrosis factor-alpha- or lipopolysaccharide-induced expression of the murine P-selectin gene in endothelial cells involves novel kappaB sites and a variant activating transcription factor/cAMP response element. *J Biol Chem* 273:10067–10077, 1998.

283. Masinovsky B, Urdal D, Gallatin WM: IL-4 acts synergistically with IL-1 beta to promote lymphocyte adhesion to microvascular endothelium by induction of vascular cell adhesion molecule-1. *J Immunol* 145:2886–2895, 1990.

284. Blease K, Seybold J, Adcock IM, et al: Interleukin-4 and lipopolysaccharide synergize to induce vascular adhesion molecule-1 expression in human lung microvascular endothelial cells. *Am J Respir Cell Mol Biol* 18:620–630, 1998.

285. Pober JS, Collins T, Gimbrone M, et al: Inducible expression of class II major histocompatibility complex antigens and the immunogenicity of vascular endothelium. *Transplantation* 41:141–146, 1986.

286. Savage CO, Hughes CC, McIntyre BW, et al: Human CD4+ cells proliferate to HLA-DR+ allogeneic vascular endothelium. Identification of accessory interactions. *Transplantation* 56:128–134, 1993.

287. Pober JS, Orosz CG, Rose ML, Savage CO: Can graft endothelial cells initiate a host anti-graft immune response? *Transplantation* 61:343–349, 1996.

288. Romer LH, McLean NV, Horng-Chin Y, et al: IFN-gamma and TNF-alpha induce redistribution of PECAM-1 (CD31) on human endothelial cells. *J Immunol* 154:6582–6592, 1995.

289. Tang Q, Hendricks RL: Interferon gamma regulates platelet endothelial cell adhesion molecule-1 expression and neutrophil infiltration into herpes simplex virus-infected mouse corneas. *J Exp Med* 184:1435–1447, 1996.

290. Rival Y, Del Maschio A, Rabiet MJ, et al: Inhibition of platelet endothelial cell adhesion molecule-1 synthesis and leukocyte transmigration in endothelial cells by the combined action of TNF-alpha and IFN-gamma. *J Immunol* 157:1233–1241, 1996.

291. Kaplanski G, Fabrigoule M, Boulay V, et al: Thrombin induces endothelial type II activation *in vitro*: IL-1 and TNF-alpha-independent IL-8 secretion and E-selectin expression. *J Immunol* 158:5435–5441, 1997.

292. Diacovo TG, Puri KD, Warnock RA, et al: Platelet-mediated lymphocyte delivery to high endothelial venules. *Science* 273:252–255, 1996.

293. Diacovo TG, Catalina MD, Siegelman MH, Von Adrian UH: Circulating activated platelets reconstitute lymphocyte homing and immunity in L-selectin-deficient mice. *J Exp Med* 187:197–204, 1998.

294. Buttrum SM, Hatton R, Nash GB: Selectin-mediated rolling of neutrophils on immobilized platelets. *Blood* 82:1165–1174, 1993.

295. Diacovo TG, Roth SJ, Buccola JM, et al: Neutrophil rolling, arrest, and transmigration across activated, surface-adherent platelets via sequential action of P-selectin and the beta 2-integrin CD11b/CD18. *Blood* 88:146–157, 1996.

296. Diacovo TG, de Fougerolles AR, Bainton DF, Springer TA: A functional integrin ligand on the surface of platelets: Intercellular adhesion molecule-2. *J Clin Invest* 94:1243–1251, 1994.

297. Simon DI, Chen Z, Xu H, et al: Platelet glycoprotein Iba is a counterreceptor for the leukocyte integrin Mac-1 (CD11b/CD18). *J Exp Med* 192:193–214, 2000.

298. Santoso S, Sachs UJ, Kroll H, et al: The junctional adhesion molecule 3 (JAM-3) on human platelets is a counterreceptor for the leukocyte integrin Mac-1. *J Exp Med* 196:679–691, 2002.

299. Frenette PS, Denis CV, Weiss L, et al: P-selectin glycoprotein ligand 1 (PSGL-1) is expressed on platelets and can mediate platelet-endothelial interactions *in vivo. J Exp Med* 191:1413–1422, 2000.

300. Chauhan AK, Kisucka J, Brill A, et al: ADAMTS13: A new link between thrombosis and inflammation. *J Exp Med* 205:2065–2074, 2008.

301. Altieri DC: Coagulation assembly on leukocytes in transmembrane sugnaling and cell adhesion. *Blood* 81:569–579, 1993.

302. Lo SK, Cheung A, Zheng Q, Silverstein RL: Induction of tissue factor in monocytes by adhesion to endothelial cells. *J Immunol* 154:4768–4777, 1995.

303. Fan ST, Mackman N, Cui MZ, Edgington TS: Integrin regulation of an inflammatory effector gene: Direct induction of the tissue factor promoter by engagement of beta1 or alpha4 integrin chains. *J Immunol* 154:3266–3274, 1995.

304. Randolph GJ, Luther T, Albrecht S, et al: Role of tissue factor adhesion of mononuclear phagocytes to and trafficking through endothelium. *Blood* 92:4167–4177, 1998.

305. Palabrica T, Lobb R, Furie BC, et al: Leukocyte accumulation promoting fibrin deposition is mediated in vivo by P-selectin on adherent platelets. *Nature* 359:848–851, 1992.

306. Wright SD, Weitz JI, Huang AJ, et al: Complement receptor type (CR3, CD11b/CD18) of human polymorphonuclear leukocytes recognizes fibrinogen. *Proc Natl Acad Sci U S A* 85:7734–7738, 1988.

307. Altieri DC, Morrisey JH, Edgington TS: Adhesive receptor Mac-1 coordinates the activation of factor X on stimulated cells of monocytic and myeloid differentiation: An alternative initiation of the coagulation protease cascade. *Proc Natl Acad Sci U S A* 85:7462–7466, 1988.

308. Altieri DC, Edgington TS: The saturable high affinity association of factor X to ADP-stimulated monocytes defines a novel function of the Mac-1 receptor. *J Biol Chem* 263:7007–7015, 1988.

309. Macfarlane RG: An enzyme cascade in the blood clotting mechanism, and its function as a biochemical amplifier. *Nature* 202:498–499, 1964.

310. Davie EW, Ratnoff OD: Waterfall sequence for intrinsic blood clotting. *Science* 145:1310–1312, 1964.

311. Huber R, Berendes R, Burger A, et al: Crystal and molecular structure of human annexin V after refinement: Implications for structure, membrane binding and ion channel formation of the annexin family of proteins. *J Mol Biol* 223:683–704, 1992.

312. Huang KS, Wallner BP, Mattaliano RJ, et al: Two human 35 kd inhibitors of phospholipase A2 are related to substrates of pp60 v-src and of the epidermal growth factor receptor/kinase. *Cell* 46:191–199, 1986.

313. Gerke V, Creutz CE, Moss SE: Annexins: Linking Ca++ signalling to membrane dynamics. *Nat Rev Mol Cell Biol* 6:449–461, 2005.

314. Blasi F, Conese M, Moller LB, et al: The urokinase receptor: Structure, regulation and inhibitor-mediated internalization. *Fibrinolysis* 8:182–188, 1994.

第 116 章
出血性疾病的分类、临床表现及评估

Marcel Levi, Uri Seligsohn, and Kenneth Kaushansky

摘要

出现下列情况时通常要考虑出血性疾病可能：①患者本人或其医生怀疑该患者有出血倾向；②家族成员中至少有一人有出血倾向；③发现血凝常规检查结果异常；④术前检查发现凝血象异常；⑤患者术中、术后或外伤后发生无法解释的弥漫性出血。为了评估上述任何一种情况可能导致的出血性疾病，这就要求医生必须掌握各类出血性疾病的相关知识。病史、体检结果以及一些基本的实验室止血功能检查有助于医生作出初步诊断，而确诊则需进行更加特异的检查。本章将对出血性疾病的诊断步骤作一简述。

● 出血性疾病的分类

出血性疾病可被简单地分为遗传性和获得性两大类（表116-1）。此外，还可以根据发病机制进行分类。在获得性出血性疾病中，血小板减少症是最常见的类型，其发病原因可能是抗体或其他消耗性进程导致的血小板产生减少、破坏过多，或者脾功能亢进所致血小板在脾脏内滞留过多（参见第119章），但是，如果脾功能亢进是导致出血性疾病的唯一原因，这种情况一般很少引起严重病理性出血。

简写和缩略词
APTT，活化的部分凝血活酶时间（activated partial thromboplastin time）；DIC，弥散性血管内凝血（disseminated intravascular coagulation）；ELISA，酶联免疫吸附试验（enzyme-linked immunosorbent assay）；PT，凝血酶原时间（prothrombin time）；RCF，瑞斯托霉素辅因子（ristocetin cofactor）。

表 116-1　出血性疾病的分类

主要类型	疾病	举例
获得性	血小板减少症	自身和同种免疫性血小板减少，药物诱导，脾功能亢进症，发育不良（原发性，骨髓抑制治疗，骨髓痨性骨髓浸润），弥散性血管内凝血（disseminated intravascular coagulation，DIC），血栓性血小板减少性紫癜，溶血尿毒综合征（参见第117、129、132章）
	肝病	肝硬化，急性肝衰竭，肝移植（参见第128章），促血小板生成素减少
	肾衰竭	
	维生素 K 缺乏	吸收不良综合征，新生儿出血症，长期抗生素治疗，营养不良，长期胆道阻塞
	血液病	急性白血病（尤其是早幼粒细胞白血病），骨髓增生异常，克隆性免疫球蛋白病，原发性血小板增多症（参见第85~87、106章）
	获得性抗凝血因子抗体	抗因子 V、Ⅷ、Ⅻ的中和性抗体，抗体-因子复合物的加速清除，例如获得性血管性血友病、抗磷脂抗体所致的低凝血酶原血症（参见第126、127、131章）
	DIC	急性（败血症，恶性肿瘤，外伤，产科并发症）和慢性（恶性肿瘤，巨大血管瘤，孕产物滞留）（参见第129章）
	药物	抗血小板药物，抗凝剂，抗凝血酶药物，溶栓药物，肝毒性与肾毒性药物（参见第25、133~135章）
	血管	不可触及性紫癜（"老年性"、日晒和人为的紫癜），使用糖皮质激素，维生素 C 缺乏，受虐待的儿童，血栓栓子，暴发性紫癜；可触性紫癜（过敏性紫癜，血管炎，异常蛋白血症）（参见第122章），淀粉样变性
遗传性	凝血因子缺乏	血友病 A（因子Ⅷ缺乏），血友病 B（因子Ⅸ缺乏），纤维蛋白原、因子Ⅱ、Ⅴ、Ⅶ、Ⅹ、Ⅺ、Ⅻ缺乏及血管性血友病（参见第123~126章）
	血小板疾病	血小板无力症，Bernard-Soulier 综合征，血小板颗粒性疾病（参见第120章）
	纤溶疾病	α2-抗纤溶酶缺乏，纤溶酶原激活剂抑制物-1 缺乏（参见第135章）
	血管性	出血性毛细血管扩张症（参见第122章）
	结缔组织病	Ehlers-Danlos 综合征（参见第122章）

出血史

出血史能帮助医生确定进一步的诊断措施和预测将来出血的可能性,在出血性患者的病情评估中具有很重要的作用。询问患者有关的病史时要有系统性和技巧性,通常,以下几点值得注意:

1. 患者对出血症状的敏感度往往是不同的。有的人可能会忽略明显的症状,而有的人可能对很小的出血也很留意。在进行标准问卷调查时,许多健康人可能会表示有过度出血或淤斑的表现[1~2]。这种情况在女性中更常发生。因此,一些专家认为,问患者“你易发生出血症状吗?”这样的问题实际上是毫无价值的。

2. 重症出血性疾病患者必定有严重的出血史,例如,重型血友病 A 或血友病 B、3 型(纯合)血管性血友病和 Glanzmann 血小板无力症。重要的是,这些患者可能会发生自发性出血事件。

3. 特异性出血类型有助于识别出血性疾病(表 116-2)。例如不明原因的关节积血和肌肉出血提示血友病,而黏膜出血(鼻出血、牙龈出血、月经过多)则更常见于血小板质异常性病、血小板减少症或血管性血友病。

表 116-2　与特异性出血性疾病相关的典型的临床表现

临床表现	出血性疾病
黏膜出血	血小板减少症,血小板功能障碍,血管性血友病
新生儿头部血肿,关节积血,血尿,肌内、颅内和腹膜后出血	重型血友病 A、B;重症因子 VII、X 或 XIII 缺乏;重症 3 型血管性血友病;无纤维蛋白原血症
损伤相关的出血和轻度自发性出血	轻度和中度血友病 A、B;重症因子 XI 缺乏;纤维蛋白原、因子 II、V、VII 或 X 中度缺乏;因子 V、VIII 联合缺乏;α2-抗纤溶酶缺乏
脐带残段出血和习惯性流产出血	无纤维蛋白原血症,低纤维蛋白原血症,异常纤维蛋白原血症,因子 XIII 缺乏
伤口不易愈合	因子 XIII 缺乏
新生儿面部紫癜	血小板无力症,重度血小板减少症
反复发作的严重鼻出血及慢性缺铁性贫血	遗传性出血性毛细血管扩张症

4. 评估出血程度时应充分考虑外伤及任何可能引起出血的诱因。不能仅凭无显著出血史来排除轻度出血性疾病,因为患者可能从未经历过如拔牙、手术、外伤或分娩等情况。例如,很大一部分轻型血管性血友病或血友病患者可能无出血史,但在手术或其他介入性操作后发生过度出血的危险性却很大。因而,诊断时要充分考虑到这种情况,尤其是老年患者。

5. 尽可能从患者主观叙述的出血史中甄别出客观事实,这些事实包括:①既往因出血而就诊的病史;②既往实验室检查结果;③既往为控制出血而输注血制品情况;④贫血史和(或)铁剂治疗史。

6. 尽管自我用药问卷调查能够提供有用的信息,但不能代替医患交流。询问病史,尤其是与出血有关的细节有助于深化对疾病的认识,这个过程涉及收集资料、建立假设、提出新问题、收集新资料、建立新假说。当然,这样的过程还是存在一定的局限性[3~4]。

7. 询问出血史时应考虑到是否有服药史,尤其是非处方药如阿司匹林和非类固醇类消炎药等影响出血症状的药物。对于血小板减少症患者来说,服药史尤为重要,因为药物引起的血小板减少症是很常见的(参见第 120 章和表 116-1)。药物还能影响肝肾功能进而影响止血功能。随着草药及另类医学的使用增多又产生了新的问题,因为患者对其所服用的药物可能不甚了解,而且对其所服用药物中特殊活性成分的剂量也很难确定。如银杏和人参是最常用的草药,这些草药能引起血小板功能障碍从而诱发出血[5]。另外,食品添加剂也有类似的作用[5~6]。

8. 怀疑以下几种情况时应了解患者的营养史:①维生素 K 缺乏症,特别是服用广谱抗生素的患者;②维生素 C 缺乏症,特别是有坏血病症状如皮肤出血的患者(毛囊周围性紫癜);③营养不良和(或)吸收不良。

9. 人体某些组织局部有高水平的纤溶活性,如尿道、子宫内膜以及鼻腔、口腔黏膜等。止血功能异常的患者外伤后这些部位尤易发生长时间的渗血,其中,拔牙后出血不止是最常见的情况之一。纤维蛋白交联(因子 XIII 缺陷)或纤维蛋白溶解缺陷引起的出血常常表现为创伤后延迟出血。

10. 如出血症状仅累及一个器官或系统时(如血尿、呕血、黑便、咯血或反复发作的鼻出血),此时,局部原因如新生物、溃疡、血管发育异常等引起出血的可能性更大,而非全身止血功能异常所致。因此,对所涉及的器官或系统要进行仔细的解剖学评价。

11. 出血也可见于各种血管性疾病,如遗传性出血性毛细血管扩张、Cushing 病、坏血病、Ehlers-Danlos 综合征。许多原发性皮肤病也可能出现紫癜或出血性表现,因此应注意鉴别诊断(参见第 122 章)。

12. 当考虑遗传性疾病时,家族史尤为重要。患者通常不会主动提供婚配史,因此常需要就此特别询问。怀疑遗传性疾病时,应绘制至少包括两代人的遗传图谱。性连锁遗传性疾病提示血友病 A 或 B 的可能(参见第 123 章),而血管性血友病的最常见遗传类型是常染色体显性遗传(参见第 126 章),所有其他类型的凝血因子缺陷(参见第 124 章)、遗传性血小板疾病(参见第 120 章)以及罕见、重症纯合的 3 型血管性血友病均是常染色体隐性遗传。此外,人类遗传学信息对诊断也很有帮助,如凝血因子 XI 缺陷在北欧犹太人中发生率较高(参见第 124 章)。

13. 病史还应包括那些影响止血功能的器官和疾病史,如肝硬化、肾功能不全、骨髓增殖性肿瘤(如原发性血小板增多症)、急性白血病、骨髓增生异常综合征、系统性红斑狼疮和 Gaucher 病。

临床表现

在明确诊断或实施治疗前,要仔细分析患者的出血症状。以下将讨论一些较常见的出血症状,同时表 116-2 总结了特异性出血性疾病中的一些典型临床表现。

1. 鼻出血是血小板疾病和血管性血友病最常见的症状之

一,也是遗传性出血性毛细血管扩张症最常见的症状。后者的鼻出血常随着年龄的增加而加重。正常儿童常发生鼻出血,但通常在青春期之前都能自愈。处于干燥的空气加热环境中,即使在正常人也能引起鼻出血。如果只有一个鼻腔出血,则局部血管因素致出血的可能性要大于凝血系统的异常。

2. 牙龈出血也是血小板质或量异常性疾病和血管性血友病的常见症状。正常个体如果使用硬质牙刷和牙齿保健品刷牙,偶尔也会发生牙龈出血。这时,很难鉴别出血是否异常。此外,止血功能正常个体如有牙龈疾患也可能频发牙龈出血。

3. 口腔黏膜血泡是重度血小板减少症的常见症状,好发于易被牙齿咬伤的颊黏膜。

4. 皮肤出血表现如淤点、淤斑是出血性疾病的常见体征,然而,皮肤出血也可见于没有出血性疾病的正常个体中。大片淤斑在女性中更为常见,而且淤斑的严重程度常随月经周期而变化,虽然不同的个体变化不同。淤斑的一些特点有助于确定皮肤出血严重程度,如淤斑的大小、淤斑的发生频率、淤斑是否自发发生还是创伤后出现的,以及淤斑出现的部位。另外,淤斑的颜色也能提供一些信息:如手和手臂背侧表面的红色淤斑提示皮肤缺乏可支撑组织,常见于 Cushing 综合征、糖皮质激素治疗、老年性紫癜及慢性阳光暴晒所致的损伤等;乌黑色淤斑见于华法林中毒所致的皮肤坏死和类似的疾病。皮肤淤斑也常发生于 Ehlers-Danlos 综合征患者,这类患者还表现为皮肤疏松、极度的韧带松弛和拇指可过度屈伸[8]。

5. 拔牙是对止血功能最常见的考验,也有助于评价出血的风险。拔除磨牙比拔除其他的牙齿更易出血。对大量出血是否需要血制品或者拔除部位是否需要包扎或缝合等客观资料的获取是非常有价值的。

6. 血小板疾病或血管性血友病患者微小伤口大量出血比较常见。

7. 咯血并不是出血性疾病的提示症状,而且即使在重症出血性疾病患者中也很少发生。实际上,这类患者上呼吸道感染后出现痰中带血的症状更常见。

8. 与咯血一样,呕血并不能提示患有出血性疾病,然而,出血性疾病患者可以因上消化道解剖结构异常的出现呕血,而且出血比预期中更严重。一些出血性疾病患者的呕血更多的是多种因素的结果,如合并有肝脏疾病引起的凝血因子合成缺陷和食管静脉曲张、胃炎患者服用阿司匹林类药物等。

9. 血尿也并不能提示患有出血性疾病(血友病除外)。但是,出血性疾病能加重其他疾病包括单纯尿道感染引起的血尿。

10. 便血的常见病因是痔疮,但当各种不同的隐性因素如憩室、痔疮、血管发育不良等存在时,血管性血友病和血小板疾病能导致便血反复发作。精确地确定出血的部位通常是很难的。黑便也非出血性疾病的提示症状,但出血性疾病患者会反复发作黑便。

11. 血小板疾病和血管性血友病的女性患者常表现为月经过多。如果患者经量过多持续三天以上或者经期超过六七天,则可认为月经过多。然而,要想在月经过多(每周期出血达80ml)与正常月经之间作一个客观评价可以通过每周期使用的卫生巾数量绘制的图标来判定[7]。

12. 产后出血。分娩具有很大的出血风险,出血性疾病者分娩过程中或产后可发生大量出血而需要输血控制。但轻度和中度的血管性血友病患者可能是个例外,因为妊娠期血管

性血友病因子大幅增加。

13. 习惯性的自发性流产患者提示可能患有纤维蛋白原质或量的异常(参见第 125 章)、凝血因子Ⅻ缺陷(参见第 124 章)或抗磷脂综合征(参见第 131 章)。遗传性易栓症患者的不育症和自然流产之间也存在关联(参见第 130 章)。

14. 关节积血是血友病的特征性表现,除了凝血因子Ⅷ严重缺陷及 3 型血管性血友病(参见第 124、126 章)外,其他出血性疾病较少出现。由于积血关节表面的肤色没有变化,所以患者可能不会意识到如疼痛、肿胀以及运动受限等症状是由关节出血造成的。

15. 出血性疾病患者手术可引起大量的出血,而涉及局部高纤溶活性的组织器官的手术如尿道、鼻腔、扁桃体或口腔等更易出血。

16. 男性包皮环切术后过量出血常见于血友病 A 或 B、血小板无力症。而且常常是患者的首发症状。

17. 脐带残端出血常见于凝血因子Ⅻ缺陷(参见第 124 章)或无纤维蛋白原血症(参见第 125 章)。

● 体格检查

体格检查对于鉴别出血或其后遗症是必要的,同时可以发现能引起止血功能紊乱的可能病因(表 116-1)。必须仔细检查皮肤是否有淤点、淤斑,在流体静水压最高的腿部或者在因维生素 C 缺乏的皮肤毛囊周围可能更明显。

毛细血管扩张病变形态不一,小到针尖样加压后褪色的红色斑点,大到几厘米的樱桃样血管瘤。许多正常个体随着年龄的增大也发生毛细血管扩张症。遗传性毛细血管扩张症患者口唇及舌缘(包括舌下)有较多的鲜红色病灶,但并非所有的患者均有此典型表现。因此,对全身皮肤进行系统性检查是很有必要的。肝病患者的蜘蛛痣样毛细血管扩张与遗传性毛细血管扩张症是有区别的,肝病性毛细血管扩张呈匍形,伪足较长,常集中于肩部、胸部和面部。

不可触及性紫癜与可触性紫癜的鉴别诊断详第 122 章。注意在静脉穿刺点、注射点以及动静脉导管插入点周围的血肿、淤斑和渗漏。关节变形和关节运动功能受限常提示患有重型血友病 A 或 B、严重的凝血因子Ⅷ缺乏症或者 3 型血管性血友病(参见第 123、124、126 章)。皮肤弹性的过度增加和关节的过度伸展是 Ehlers-Danlos 综合征的典型症状,仅有拇指过度伸展则为其变异型之一[8]。

● 基于出血史、体格检查和基本实验室检查结果的评估

病史和体格检查为判别患者是否存在止血功能缺陷甚至可能的原因提供了重要的信息。然而进行一些基本的实验室检查包括凝血酶原时间(prothrombin time,PT)、活化的部分凝血活酶时间(activated partial thromboplastin time,APTT)和血小板计数是很重要的,这是因为:①病史有时是不可靠的;②轻度出血性疾病患者可能由于从未经历过引起出血的风险因而没有明显的出血症状;③获得性止血功能缺陷患者可能尚未表现出任何症状;④实验室检查可能会揭示出不止一种因素的异常[9]。

图 116-1 显示了结合患者的出血史和初步的出凝血实验

室检查结果的诊断路径。如仅有 APTT 延长见于凝血因子Ⅷ、Ⅸ、Ⅺ、Ⅻ缺乏、肝素的存在或存在上述某种凝血因子抑制物，这种抑制物可以是特异性的，如抗因子Ⅷ抗体；也可能是非特异性的，如肝素或狼疮型抗凝物（图 116-1A）。仅有 PT 延长提

示凝血因子Ⅶ缺乏、轻度维生素 K 缺乏或存在抑制物（图 116-1B）。当 PT 和 APTT 均表现为异常时可能为纤维蛋白原、凝血酶原、凝血因子 V 或 X 缺陷或存在其中某一凝血因子的抑制物或者凝血因子的联合缺陷（图 116-1C）。

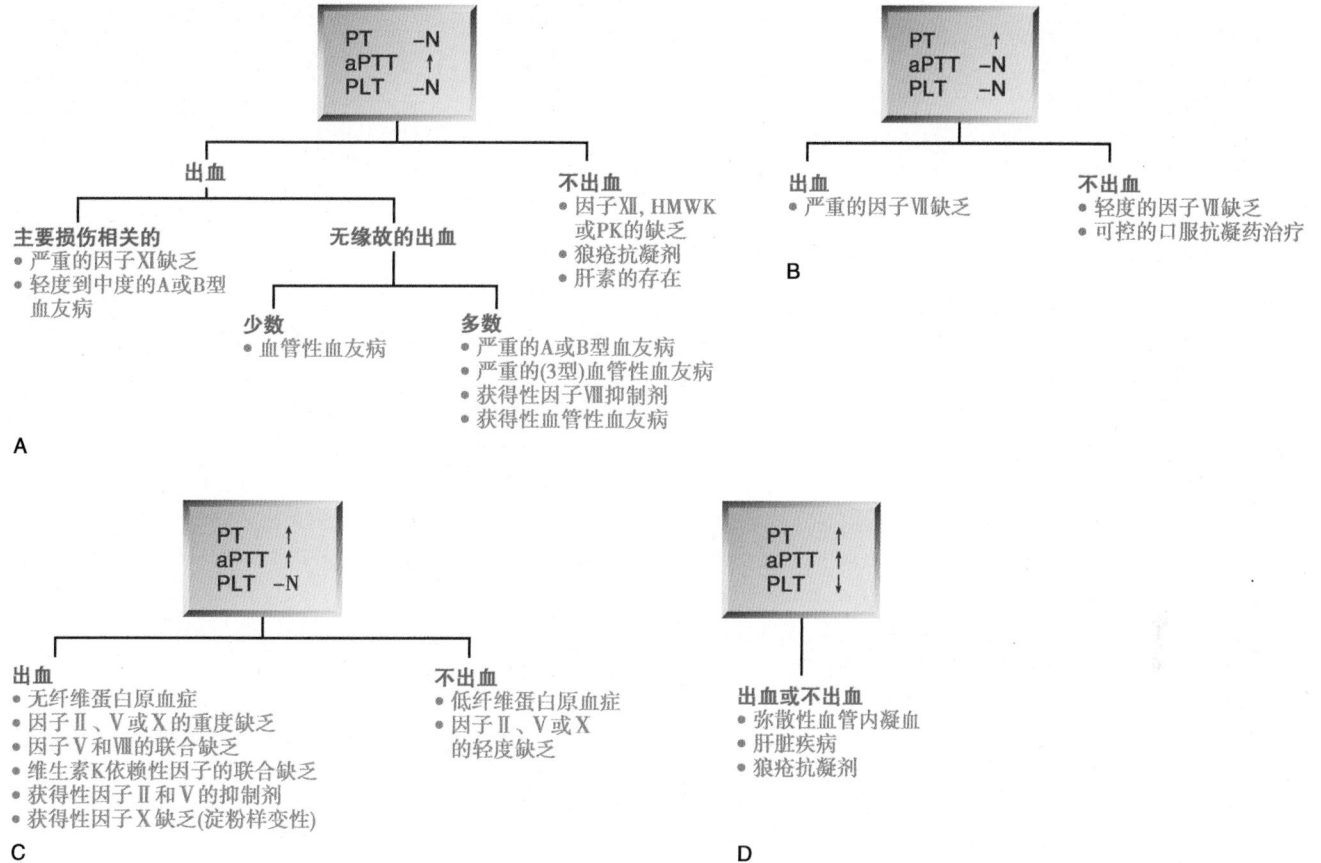

图 116-1　利用止血基本检测和患者出血史建立止血障碍的试验性诊断措施。↓，减少；↑，增加；aPTT，活化部分凝血活酶时间；BT，出血时间；DIC，弥散性血管内凝血；HMKK，高分子量激肽原；N，正常；PK，前激肽释放酶；PLT，血小板；PT，凝血酶原时间；VWD，血管性血友病

为了区分是否是凝血因子缺陷还是抑制物的存在，将患者血浆和正常血浆按 1∶1 的比例混合后重复进行 PT 和（或）APTT 实验是非常有效的。若 PT 和 APTT 延长得以纠正则提示可能存在凝血因子缺陷，因为在相关性的凝血因子活性达到 50% 以上的情况下，大多凝血功能检查结果是正常的；若 PT 和 APTT 仍然显著延长则提示可能存在抑制物。有些抑制因子如抗凝血因子Ⅷ抗体发挥其抑制活性需要一段时间，而其他抑制物如狼疮抗凝物或肝素则不需要。因此，在进行凝血功能检查之前最好让混合物在 37℃ 温育 1～2 个小时。

当初步的实验室检查（PT、APTT、血小板计数）中任何一项出现异常而患者又确实有出血的症状时，可用瑞斯托霉素辅助因子（ristocetin cofactor, RCF）或血管性血友病因子活性以及血涂片等进一步检查来鉴别各种止血功能异常。由于出血时间的检测在很大程度上依赖于检测人员的操作和环境（室温，皮肤循环等）、用于诊断时不足够可靠，因此出血时间不再使用。取而代之，许多实验室已经引入血小板功能分析仪（PFA）来检测初级止血的定性缺陷。图 116-2 就是根据上述这些进一步检查结果进行的推论。通常 1 型和 2 型血管性血友病患者的初步的实验室检查结果是正常的，因为其凝血因子Ⅷ的水平（>

30U/dl）足以维持正常的 APTT（参见第 126 章）。血涂片检查对于鉴别 Bernard-Soulier 综合征和血管性血友病是很有用的，前者特征性的表现为巨大血小板（参见第 120 章）。轻型血管性血友病与正常人鉴别是很困难的，因为血浆 VWF 水平在正常人群中是高度可变的，可能与不同的 ABO 血型相关。事实上，一些研究者已经就"VWF 水平低于 35% 定义为血管性血友病"[10]提出质疑。因此，判断是否是血管性血友病应当依据出血评分、血浆 VWF 水平、伴有 VWF 水平降低的家族成员的数目[11]。

瑞斯托霉素诱导的血小板聚集试验有助于把Ⅱ B 型或血小板型血管性血友病与其他类型血管性血友病区别开，Ⅱ B 型和血小板型血管性血友病对低浓度的瑞斯托霉素反应性增强，而其他类型血管性血友病的反应性则减弱。血块退缩功能不良和非抗凝血制作的血涂片中血小板散在不聚为血小板无力症的典型表现（参见第 120 章）。

另一个可用于鉴别出血性疾病的简单试验是凝血酶时间测定（也就是加入凝血酶后血浆凝固时间）。凝血酶时间延长见于：①无纤维蛋白原血症、低纤维蛋白原血症和异常纤维蛋白原血症（参见第 125 章）；②肝素存在；③弥散性血管内凝血

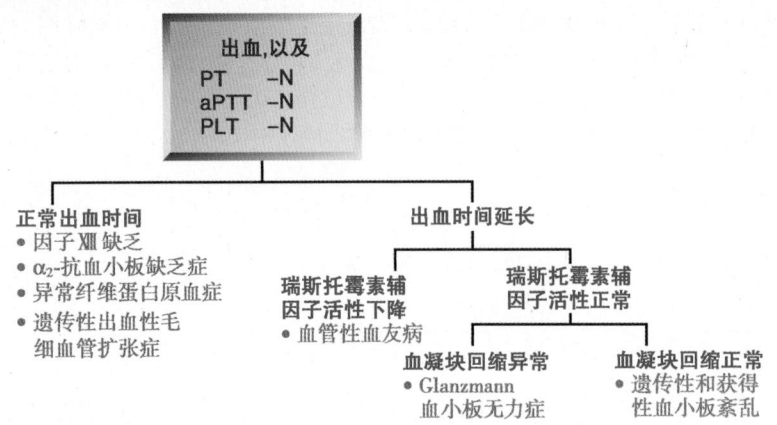

图 116-2　针对有出血表现和正常初级止血检测患者使用次要检查项目。↓,减少;↑,增加;Abn 异常;aPTT,活化部分凝血活酶时间;BT,出血时间;CR,血凝块回缩;N,正常;PK,前激肽释放酶;PLT,血小板;PT,凝血酶原时间;RCF,瑞斯托霉素辅因子活性;VWD,血管性血友病

（DIC）引起的纤维蛋白(原)降解产物增加,增加的降解产物抑制纤维蛋白单体聚集(图 116-1D;参见第 129 章);④淀粉样变性或凝血酶抑制物的存在[12]。

止血功能的术前评估

手术对止血功能提出巨大挑战,因此仔细评价每一位患者出血的风险是很重要的。风险评估应根据患者出血史、体格检查、基础疾病、手术的类型和部位、初步的止血功能检查结果(PT、APTT、血小板计数)来进行。一些研究认为,无选择性的凝血功能筛查对于预测围术期出血并没有显著价值,无出血史的手术患者无需进行常规的凝血功能筛查[13]。然而,这一结论并没有考虑具有轻中度出血性疾病患者,尽管这类患者可能以前从未经历出血性风险挑战而无出血史,然而,一旦手术就可能引起大量出血。询问获得一份"很好的"出血史需要一定的专业技巧,这种技巧并不是所有的医师都能掌握的。因此,无论什么原因,如果手术期间或手术后发生大出血,术前的基本检查对于确定出血原因就成为必要的参考。

表 116-3 列出了出血的低危和高危情况。在高危情况下分析每一种潜在的能引起出血的危险因素是很关键的。除了考虑手术损伤的程度外,还应注意手术部位局部的纤溶活性的大小,例如,前列腺手术由于尿液内纤溶活性高导致延迟出血的危险性很大。某些手术操作本身也能引起止血功能异常,如需要体外循环的手术[因为体外循环和(或)抗凝可导致血小板功能异常]和施行广泛性的恶性肿瘤和脑损伤的手术(可引起弥散性血管内凝血)。另外,还要考虑到局部止血措施的效能,如肝、肺、肾穿刺活检这种被认为是很小的操作也由于无法采取有效的局部止血措施(如直接加压)而存在着相当大的出血危险性。

明确诊断的特殊检查

按图 116-1 和图 116-2 中的步骤进行评价即可建立一个暂时的假设性诊断,而确诊则需要进一步的检查。

血小板减少症

当实验室检查提示血小板计数降低时,应首先进行血涂片检查以排除由于抗凝剂诱导血小板聚集(例如被乙二胺四乙酸[EDTA]诱导)而导致的假性血小板减少[14]。通过血涂片检查还可以发现许多疾病:巨大血小板,见于遗传性血小板减少症;巨大血小板伴有白细胞内出现 Döhle 小体,见于 May-Hegglin 畸形及其他 MYH9 血小板综合征;中等程度的血小板体积增大,见于免疫性血小板减少性紫癜或其他引起血小板寿命缩短的疾病;血小板体积变小,见于 Wiskott-Aldrich 综合征;破碎红细胞及毛刺细胞,见于溶血尿毒综合征和血栓性血小板减少性紫癜,偶见于弥散性血管内凝血;红细胞缗钱状排列,见于单克隆性免疫球蛋白血症;巨幼红细胞增多和(或)核分叶过多,见于维生素 B_{12} 或叶酸缺乏;异常白细胞,见于白血病和骨髓增生性疾病。血小板减少症的诊断和鉴别诊断参见第 117 章。

凝血因子缺乏

凝血因子通常是通过检测其凝血活性来评价。最常见的检测方法是将患者血浆与一份已知某种乏因子血浆(底物血浆)混匀后,测定稀释后的患者血浆纠正凝固时间的能力,然后将所得结果与稀释的正常参考血浆纠正底物血浆的凝固时间的能力相比。因子 Ⅱ、Ⅴ、Ⅶ、Ⅹ 的活性测定通常采用以 PT 为基础的测定方法,而因子 Ⅷ、Ⅸ、Ⅺ、Ⅻ、激肽释放酶原以及高分子量激肽原的检测则是以 APTT 为基础的。最常用的检测血浆中纤维蛋白原水平的方法就是测定凝血酶使稀释的患者血

表 116-3　术中出血风险评估		
影响因素	出血危险性	
	低危险性	高危险性
出血史	无	有 *
基础疾病或诱因(表 116-1)	缺乏	存在
初步的出凝血检查	正常	异常
手术类型	小手术	大手术
	手术局部无纤溶活性,预期不会诱发止血功能缺陷	手术局部有纤溶活性[†],预期可能诱发止血功能缺陷[‡]
	局部止血措施有效	局部止血措施无效[§]

* 自发出血史或者外伤相关性的异常出血史。
[†] 前列腺手术,扁桃体手术,口鼻手术。
[‡] 开放性的心脏手术或颅脑手术。
[§] 肝、肺、肾活检。

浆凝固所需的时间(Clauss 方法)[15]。有几种检测转谷氨酰胺酶的方法可供测定因子ⅩⅢ的活性[16]。但通常只需一个简单的定性方法即观察纤维蛋白凝块在 5M 尿素中溶解时间就足够了(参见第 124 章)。血管性血友病因子的瑞斯托霉素辅因子活性可通过测定患者血浆支持瑞斯托霉素诱导的正常血小板混悬液(甲醛固定)聚集能力来衡量[17]。同凝血因子测定一样,再将所得结果与正常参考值相比较。

为了确定凝血因子活性的缺乏是由量的减少还是由质的异常所引起的,可进行免疫学检查。这种方法使用特异性的单克隆或多克隆抗体测定蛋白质的存在,以评估蛋白质的存在与否而不依赖蛋白质的功能。电子免疫检测、酶联免疫吸附实验(enzyme-linked immunosorbent assay, ELISA)和放射免疫法等方法均已被成功应用。交叉免疫电泳既测定了电场中蛋白质的免疫活性又测定了蛋白质的泳动率,因而能检测出电泳迁移率异常的蛋白质,如与抗原蛋白本身的电泳迁移率不同的抗原抗体复合物,例如,系统性红斑狼疮患者或抗磷脂综合征患者体内就存在抗凝血酶原-凝血酶原复合物。特殊类型的血管性血友病的诊断还需检测血浆中 VWF 的多聚体分布,如有可能还应检测血小板中 VWF 的多聚体分布。

凝血因子抑制物

若怀疑患者血浆与正常人血浆 1∶1 混合后 PT 或 APTT 延长是由凝血因子抑制物导致的,则需进一步确定抑制物的性质及其滴度。在无需温育的抑制物(也就是即刻型)中,最常见的原因就是样本中含有肝素。若延长的凝血酶时间(TT)可被甲苯胺蓝或其他中和肝素的试剂纠正则可证实肝素的存在。狼疮型抗凝物也不需温育,有几种特异性检测方法可供选择(参见第 131 章)。检测狼疮型抗凝物时,APTT 延长较 PT 延长更显著,然而,APTT 试剂对检测狼疮型抗凝物的敏感性取决于试剂中磷脂酰丝氨酸的含量。

特异性凝血因子免疫球蛋白抑制物的产生见于遗传性凝血因子缺陷患者进行因子替代治疗后(参见第 123、124 章)或无凝血因子缺陷患者自发产生(参见第 127 章)。为检测抑制凝血因子活性抗体,通常是将患者血浆与正常血浆在 37℃ 孵育 2 小时后测定某种特定凝血因子的活性来实现的。用于定量检测凝血因子Ⅷ抑制物的 Bethesda 实验经过改良后可用于其他凝血因子抑制物的检测[18](参见第 123 章)。一些抑制物虽然不能直接中和凝血因子活性,但可通过与凝血因子结合形成复合物迅速从循环中清除而引起血浆中凝血因子的水平降低。用这些患者血浆与正常血浆 1∶1 混合进行检测时,其凝固时间不会延长,因而易与遗传性缺陷性疾病相混淆,因此,确定此种类

型的抑制物存在需要更精确的检测方法,这种类型的抑制物常导致某些因子的严重缺乏,如在一些抗磷脂综合征患者严重缺乏凝血酶原(参见第 131 章),一些获得性血管性血友病患者严重缺乏血管性血友病因子(参见第 126 章)[19]。

血小板功能异常

一些实验室现在常规使用自动 PFA 来检测初级止血中的定性缺陷。瑞斯托霉素辅因子活性试验、血小板聚集试验和(或)血块退缩试验有助于初步判定患者是否患有血管性血友病或血小板功能异常(图 116-2)。第 120 章列出了诊断各种不同性质的血小板功能异常疾病的流程图。必要时还需进行其他的血小板功能检测和膜糖蛋白分析。

翻译:唐亮　互审:朱力　校对:郭涛、胡豫

参考文献

1. Miller CH, Graham JB, Goldin LR, Elston RC: Genetics of classic von Willebrand's disease: II. Optimal assignment of the heterozygous genotype (diagnosis) by discriminant analysis. *Blood* 54:137, 1979.
2. Wahlberg T, Blomback M, Hall P, Axelsson G: Application of indicators, predictors and diagnostic indices in coagulation disorders: I. Evaluation of a self-administered questionnaire with binary questions. *Methods Inf Med* 19:194, 1980.
3. Eikenboom JC, Rosendaal FR, Briet E: Value of the patient interview: All but consensus among haemostasis experts. *Haemostasis* 22:221, 1992.
4. Sramek A, Eikenboom JC, Briet E, et al: Usefulness of patient interview in bleeding disorders. *Arch Intern Med* 155:1409, 1995.
5. Dinehart SM, Henry L: Dietary supplements: Altered coagulation and effects on bruising. *Dermatol Surg* 31:819, 2005.
6. Basila D, Yuan C-S: Effects of dietary supplements on coagulation and platelet function. *Thromb Res* 117:49, 2005.
7. Janssen CAH, Scholten PC, Heintz APM: A simple visual assessment technique to discriminate between menorrhagia and normal menstrual blood loss. *Obstet Gynecol* 85:977, 1995.
8. Kaplinsky C, Kenet G, Seligsohn U, Rechavi G: Association between hyperflexibility of the thumb and an unexplained bleeding tendency: Is it a rule of thumb? *Br J Haematol* 101:260, 1998.
9. Rapaport SI: Preoperative hemostatic evaluation: Which tests, if any? *Blood* 61:229, 1983.
10. Sadler JE: Von Willebrand disease type 1: A diagnosis in search of a disease. *Blood* 101:2089, 2003.
11. Tosetto A, Castaman G, Rodeghiero F: Evidence-based diagnosis of type 1 von Willebrand disease: A Bayes theorem approach. *Blood* 111:3998, 2008.
12. Gastineau DA, Gertz MA, Daniels TM, et al: Inhibitor of the thrombin time in systemic amyloidosis: A common coagulation abnormality. *Blood* 77:2637, 1991.
13. Chee YL, Crawford JC, Watson HG, Greaves M: Guidelines on the assessment of bleeding risk prior to surgery or invasive procedures. *Br J Haematol* 140:496, 2008.
14. Payne BA, Pierre RV: Pseudothrombocytopenia: A laboratory artifact with potentially serious consequences. *Mayo Clin Proc* 59:123, 1984.
15. Clauss A: Gerinnungsphysiologische schnell methodes zur des fibrinogens. *Acta Haematol* 17:327, 1957.
16. Fickenscher K, Aab A, Stuber W: A photometric assay for blood coagulation factor XIII. *Thromb Haemost* 65:535, 1991.
17. McFarlane DE, Stibbe J, Kirby EP, et al: A method for assaying von Willebrand factor (ristocetin cofactor). *Thromb Diath Haemorrh* 34:306, 1975.
18. Kasper CK, Aledort L, Aronson D, et al: Proceedings: A more uniform measurement of factor VIII inhibitors. *Thromb Diath Haemorrh* 34:612, 1975.
19. Inbal A, Bank I, Zivelin A, et al: Acquired von Willebrand disease in a patient with angiodysplasia resulting from immune-mediated clearance of von Willebrand factor. *Br J Haematol* 96:179, 1997.

第 117 章

血小板减少症

Reyhan Diz-Küçükkaya and José A. López

摘要

血小板减少（Thrombocytopenia）是临床上需要血液科会诊的最常见且可能是最致命的原因之一。正常人血小板计数（150~400）×10⁹/L，远超过避免病理性出血的最低限度（<50×10⁹/L），但存在一些疾病导致血小板破坏增多或生成减少，从而增加了病理性出血风险。本章讨论内容包括：血小板减少症的诊断方法，根据不同作用机制进行病因分类，对发病机制、治疗与预后的认识。绝大多数血小板减少症患者可明确病因并治疗有效。

● 定义及历史

血小板是由骨髓内巨核细胞多倍体细胞产生的无核血细胞，在 19 世纪，使用改进复和显微镜，发现这一直径约为 2 微米的小细胞。很多早期的研究者都与血小板的发现失之交臂，包括 Donné、Hayem、Bizzozero 和 Osler。但在 1906 年，James Homer Wright 用特殊的染色法（随后被称为 Wright 染色），描述了血小板中央颗粒状伴随周围透明区的形态特征，并且提出血小板是骨髓巨核细胞碎片化的产物。早在发现血小板之前，人们就发现了血块回缩现象，但是 Hayem 通过一系列的实验表明血块回缩取决于血小板。在二十世纪中叶，包括 Paul Owren、Kenneth Brinkhaus、Edwin Charga、Ernst Lüsher、Marjorie Zucker 和 William Duke 在内的科学家们描述了血小板的一系列特征：血小板聚集，可黏附于受损组织的胶原蛋白，加速凝血，血小板与出血时间的关系以及这些特征的内在机理。

血小板在循环中与内皮细胞密切接触，不断地监视其完整性。当血管壁遭受损伤，血小板可与内皮下蛋白相结合，启动

简写和缩略词

ACOG，美国妇产科医师协会（American College of Obstetricians and Gynecologists）；ADP，二磷酸腺苷（adenosine diphosphate）；AFLP，妊娠急性脂肪肝（acute fatty liver of pregnancy）；AML，急性髓系白血病（acute myelogenous leukemia）；APLA，抗磷脂抗体（antiphospholipid antibody）；APS，抗磷脂抗体综合征（antiphospholipid syndrome）；ARC，关节弯曲-肾功能障碍-淤积症（arthrogryposis-renal dysfunction-cholestasis）；ASH，美国血液学会（American Society of Hematology）；ATG，抗胸腺细胞球蛋白（antithymocyte globulin）；ATRUS，无巨核细胞性血小板减少伴桡骨尺骨融合（amegakaryocytic thrombocytopenia with radioulnar synostosis）；CAMT，先天性无巨核细胞性血小板减少症（congenital amegakaryocytic thrombocytopenia）；CAPTURE，c7E3Fab 对不稳定性心绞痛的抗血小板治疗（c7E3Fab antiplatelet therapy in unstable refractory angina）；CTP，周期性血小板减少症（cyclic thrombocytopenia）；CVID，常见变异型免疫缺陷病（common variable immunodeficiency）；DIC，弥散性血管内凝血（disseminated intravascular coagulation）；EDTA，乙二胺四乙酸（ethylenediaminetetraacetic acid）；EPIC，评价 c7E3 对局部缺血并发症的预防作用（evaluation of 7e3for the prevention of ischemic complications）；EPILOG，评价经皮透射冠状动脉成形术对 c7E3GPⅡb/Ⅲa 受体拮抗剂的远期疗效的改善作用（evaluation of percutaneous transluminal coronary angioplasty to improve long-term outcome of c7E3GPⅡb-Ⅲa receptor blockade）；EPISTENT，支架植入术后应用 GPⅡb/Ⅲa 阻滞剂的疗效评价（evaluation of platelet Ⅱb/Ⅲa inhibitor for stenting）；Flt1，fms 样酪氨酸激酶-1（fms-like tyrosine kinase-1）；FPD/AML，有急性髓系恶性肿瘤倾向的家族性血小板疾病（familial platelet disorder with propensity to acute myeloid malignancy）；

GP，糖蛋白（glycoprotein）；HCV，丙型肝炎（hepatitis Cvirus）；HELLP，溶血、肝酶增高、血小板减少（hemolysis, elevated liver enzymes, low platelets）；HIT，肝素诱导性血小板减少症（heparin-induced thrombocytopenia）；HUS，溶血尿毒综合征（hemolytic uremic syndrome）；HPA，人类血小板抗原（human platelet allo-antigen）；ICSH，血液学国际标准委员会（International Council for Standardization in Hematology）；IDA，缺铁性贫血（iron-deficiency anemia）；IPD，遗传性血小板疾病（inherited platelet disorder）；ITP，免疫性血小板减少性紫癜（immune thrombocytopenia）；IVIg，静脉注射免疫球蛋白（intravenous immunoglobulin）；IWG，国际工作组（International Working Group）；LTA，光透射血小板聚集实验（light transmission aggregometry）；MACE，改良的抗原捕获酶链免疫吸附试验（modified antigen capture enzyme-linked immunosorbent assay）；MAIPA，单克隆抗体特异性俘获血细胞抗原技术（monoclonal antibody-specific immobilization of platelet antigens）；MDS，骨髓增生异常综合征（myelodysplastic syndrome）；MHC，主要组织相容性复合物（major histocompatibility complex）；NAIT，新生儿免疫性血小板减少症（neonatal alloimmune thrombocytopenia）；PAIgG，血小板相关的免疫球蛋白 G（platelet-associated immunoglobulin G）；sFlt1，可溶性 Flt1（soluble Flt1）；SLE，系统性红斑狼疮（systemic lupus erythematosus）；TAR，血小板减少伴桡骨缺如（thrombocytopenia with absent radii）；TPO，促血小板生成素（thrombopoietin）；Treg，调节性 T 细胞（T-regulatory）；TTP，血栓性血小板减少性紫癜（thrombotic thrombocytopenic purpura）；VEGF，血管内皮生长因子（vascular endothelial growth factor）；VWD，血管性血友病（von Willebrand disease）；VWF，血管性血友病因子（von Willebrand factor）。

一期止血过程。在血管破损处,血小板聚集形成血小板血栓以止血。另外,在破损处活化的血小板可为凝血反应进行提供表面,使得纤维蛋白生成,稳固血栓。血小板数量和质量的缺陷都可导致出血。血小板还在炎症反应,组织重塑以及创伤修复方面有重要作用[1]。

成人每天产生的血小板数目约为 $1×10^{11}$,如果有必要的话,这一数目可增加 20 倍或更多[2]。有三分之一的血小板储存在脾中,另外三分之二在血液中循环[3]。引起脾体积增大的疾病可导致更多血小板滞留在脾中,使循环中血小板数减少,尽管如此,这种血小板的分布异常很少引起显著的出血。

在正常情况下,人血小板在血液循环中的平均寿命为 7～10 天[4,5]。血小板破坏过多导致血小板减少的患者,其血小板存活时间显著缩短[6,7]。骨髓衰竭导致血小板减少的患者,其血小板存活时间则轻度降低,主要因为随着血小板计数下降,身体每天消耗的血小板在减少总量中所占的比例越来越大[8]。血小板的更新率是指在稳定状态下血小板产生和血小板破坏的净效应[7]。采用[111]铟 8-羟基喹啉标记血小板的几项研究已经证实,在正常情况下人类血小板更新率为每天 $(40～50)×10^9/L$。尽管 ITP(immune thrombocytopenia)患者血小板的更新率预计会升高,但血小板生成并不总是增加[7]。血小板生成减少可能是因为血小板抗体结合巨核细胞,抑制其成熟或导致其破坏,使得骨髓对于血小板减少的反馈减弱[9]。

每天,大约有 10%～12% 的循环血小板被单核巨噬系统所清除,主要是通过脾脏和肝脏内的巨噬细胞。尽管血小板清除的具体机制尚不明确,血小板在血液循环中发生变化使其容易被巨噬细胞所识别。其中变化之一是血小板表面糖蛋白的唾液酸进行性丢失。在抑制凋亡通路的抗肿瘤药物实验中,证实细胞凋亡蛋白在血小板存活和清除中具有重要作用。根据这些研究可知,一条经典的内源性凋亡通路可调控血小板寿命,尤其像 Bcl-XL 这一类的抗凋亡蛋白,可通过抑制凋亡来延长血小板寿命[10]。

血小板数目

正常人血小板计数(正常人群中 2.5～97.5 百分位数之间的数值)为 $(150～400)×10^9/L$;通常血小板计数低于 $150×10^9/L$ 时为血小板减少。然而,在一些健康人群中,经常发现持续性血小板数目降低($(100～150)×10^9/L$)[11,12],对这些血小板数目在 $(100～150)×10^9/L$ 之间的人群进行长期观察发现,其中 88% 的人后来血小板都恢复正常水平或者维持稳定。在为期 64 个月的随访中发现,6.9% 发展为 ITP,12% 发展为非 ITP 的其他自身免疫性疾病,还有 2% 发展为 MDS(myelodysplastic syndrome,骨髓增生异常综合征)。随访中进展为 MDS 的患者年龄都超过 65 岁[13]。

血小板减少

血小板减少可分为重度(血小板计数少于 $20×10^9/L$),中度(血小板计数 $(20～70)×10^9/L$),轻度(高于 $70×10^9/L$)[14]。血小板计数低于 $50×10^9/L$ 的患者往往会有轻微淤血,但低于 $15×10^9/L$ 的患者会有危及生命的自发性出血倾向,出血的症状主要还是取决于影响血小板或者凝血系统的并发症,包括肝硬化、尿毒症、弥散性血管内凝血(disseminated intravascular coagulation,DIC)或者使用抗血小板药物。

在临床应用中,血小板检测是自动化的,包括几种不同的技术:阻抗,光学,二维激光法,光学-荧光法。尽管几十年来自动化细胞计数技术已经取得巨大进步,但这些仪器对血小板数目和指数的分析检测仍不完善,特别是对那些有重度血小板减少和巨血小板减少症的患者[15~17]。从采血到分析之间的每一步都很重要:血样的采集必须通过干净的静脉穿刺获取,且无其他静脉注射的溶液或药物稀释。血液/抗凝剂比例应为推荐剂量。ICSH(血液学国际标准委员会)推荐使用乙二胺四乙酸(ethylenediaminetetraacetic acid,EDTA)为抗凝剂。充分混合血液样本与 EDTA(EDTA 终浓度应为 1.5～2.2mg/ml)是防止血小板聚集的关键。血样在常温保存,且在采血 6 小时以内进行分析。如果在 6 小时以后检测,血样可在 4℃保存 24 小时。应按照实验室标准定期清理血液计数仪[17]。

尽管血小板减少可由单一因素造成,例如血小板生成减少,血小板破坏增多,或者脾储存池异常,但在临床上常有多种因素参与。譬如,病毒感染伴血小板减少的患者可由多种因素所致,包括血小板破坏增多(如自身免疫或者药物毒性),或因巨核细胞被病毒感染所致的血小板生成减少。表 117-1 列出了血小板减少的不同病因并根据发病机制将其归类。

表 117-1　血小板减少的分类

I. 假性血小板减少
 A. 抗体导致的血小板聚集
 B. 血小板卫星现象
 C. 抗磷脂抗体
 D. 糖蛋白 IIb/IIIa 拮抗剂
 E. 其他原因

II. 血小板生成障碍所致的血小板减少
 A. 先天性因素
 B. 获得性骨髓疾病
　1. 营养缺乏和酒精导致的血小板减少
　2. 克隆性血液学疾病(骨髓增生异常综合征,白血病,骨髓瘤,淋巴瘤,血红蛋白尿)
　3. 再生障碍性贫血
　4. 实体肿瘤的骨髓转移
　5. 感染性物质的骨髓浸润(HIV,结核,布鲁士杆菌等)
　6. 吞噬血细胞作用
　7. 免疫性血小板减少(ITP)
　8. 药物所致的血小板减少
　9. 妊娠相关的血小板减少

III. 血小板破坏增多所致的血小板减少
 A. 免疫性血小板减少
　1. 自身免疫性血小板减少(原发和继发 ITP)
　2. 异体免疫性血小板减少
 B. 血栓性微血管病(thrombotic thrombocytopenic purpura,TTP,溶血尿毒综合征[hemolytic uremic syndrome,HUS])
 C. 弥散性血管内凝血(DIC)
 D. 妊娠相关的血小板减少
 E. 血管瘤(Kasabach-Merritt 现象)
 F. 药物所致的免疫性血小板减少(奎宁,肝素,阿昔单抗)
 G. 人为因素(血液透析,心肺分流术,体外膜肺氧合)
 H. 2B 型血管性血友病

IV. 血小板分布异常所致的血小板减少
 A. 脾功能亢进
 B. 低体温
 C. 大量输血
 D. 大量液体输注

V. 其他原因
 A. 周期性血小板减少,获得性纯巨核细胞性血小板减少

● 假性血小板减少

假性血小板减少是一个相对罕见的现象,其病因包括血小板凝集,存在异常大的血小板(计数不当),或者血液样品的制备不当。

在不同研究中报道的假性血小板减少发生率在0.09%到0.21%之间,占所有单发性血小板减少总病例的15% ~ 30%[18 ~ 25]。据报道,假性血小板减少与使用EDTA作为抗凝剂,血小板冷凝集素[26],以及骨髓瘤有关[27]。有趣的是,一个病例报道在使用EDTA抗凝剂时,体外血小板吞噬导致了假性血小板减少[28]。离体血小板凝集的例子详见第一章,图1-6H,并伴随着血小板-中性粒细胞卫星现象(见下文"血小板卫星现象")。

抗体介导的血小板凝集

体内抗血小板抗体的存在或采血过程中发生血小板活化均可引起体外血小板凝聚。因为正常人体内也可检测到抗血小板抗体,所以认为相关抗体并不介导病理过程。有假说提出抗体的存在与清除衰老及受损的血小板有关。在钙离子螯合后,血小板膜上的糖蛋白被修饰从而暴露新表位,与假性血小板减少有关的大多数抗体可与之结合。通常,EDTA有最显著的效果,但其他的抗凝剂也可以引起血小板聚集,包括枸橼酸钠,草酸钠,枸橼酸右旋糖和肝素。抗血小板抗体多见IgG型,也有IgM型和IgA型[25 ~ 27]。大多数抗体的最佳反应温度为室温(22℃),所以将血样保持37℃放置,即可避免发生血小板聚集。但仍有20%的抗体(多见IgM型)在22℃和37℃均可与血小板结合[30]。通常在采血后60分钟内可以观察到明显的血小板聚集现象,但有时也需要将标本放置2 ~ 3个小时才能出现。如果将假性血小板减少患者的血浆与正常人血样共同孵育,同时加入EDTA,即可观察到血小板凝集。

在大多数情况下,抗血小板抗体的作用靶点是整合素$\alpha_{IIb}\beta_3$(也被称为糖蛋白[GP]IIbIIIa),格兰茨曼血小板无力症(Glanzmann thrombasthenia)患者的血小板因缺乏整合素$\alpha_{IIb}\beta_3$,与假性血小板减少患者的血清共同作用,并未发生血小板凝聚,这一观察证实了上述结论[32 ~ 35]。另外,如果用抗整合素$\alpha_{IIb}\beta_3$抗体预先处理EDTA抗凝的正常血液标本,血小板凝聚现象可明显减少[36]。正常情况下,抗原表位隐藏在整合素$\alpha_{IIb}\beta_3$的亚单位中,低温及钙离子螯合剂可以改变整合素$\alpha_{IIb}\beta_3$的分子构象,暴露隐藏的抗原表位,这些抗原表位被抗血小板抗体识别并结合后,发生血小板凝聚[33]。

血小板卫星现象

抗整合素$\alpha_{IIb}\beta_3$的抗体可同时识别白细胞表面的Fcγ受体III(FcγRIII),将血小板黏附于中性粒细胞及单核细胞上,即所谓的血小板-白细胞卫星现象[32],此为导致假性血小板减少的另一个原因(图117-1)。如果将抗体作用于I型格兰茨曼血小板无力症患者的血小板或先天性FcγRIII缺乏症患者的中性粒细胞,就不会出现血小板卫星现象[32]。卫星现象的典型表现是血小板围绕在白细胞周围,形成玫瑰花形。中性粒细胞最常受累,偶见于单核细胞[37,38]。正常人体内也可检测到抗血小板抗体,目前尚不明确抗体的出现是否与某种临床表现、疾病或药物相关。抗血小板抗体仅能引起血小板的聚集成团,而在EDTA的作用下,血小板及白细胞表面暴露出新的抗原表位,分别与抗血小板抗体结合,出现血小板卫星现象。

抗磷脂抗体

某些假性血小板减少患者的抗血小板抗体与带负电荷的膜磷脂有交叉反应性,表现出抗心磷脂抗体活性[30]。用心磷脂或活化的正常血小板吸附这些患者的血清,则不会再出现血小板聚集。该现象表明结合负电荷磷脂的抗体亚群能结合经EDTA作用后的血小板膜表面的抗原,但也可能与带负电荷的血小板膜磷脂结合。

整合素 $\alpha_{IIb}\beta3$ 拮抗剂

急性冠脉综合征的患者应用阿昔单抗以及其他整合素$\alpha_{IIb}\beta_3$拮抗剂治疗时常会出现血小板减少[39 ~ 41]。阿昔单抗引起的血小板减少分为真性和假性。其导致血小板聚集的机制不清,因其为单价抗体,所以不可能引起血小板交联。很可能阿昔单抗结合和钙离子螯合的共同作用下,整合素$\alpha_{IIb}\beta_3$暴露的新抗原表位被其他凝集素识别并结合。应用阿昔单抗治疗的

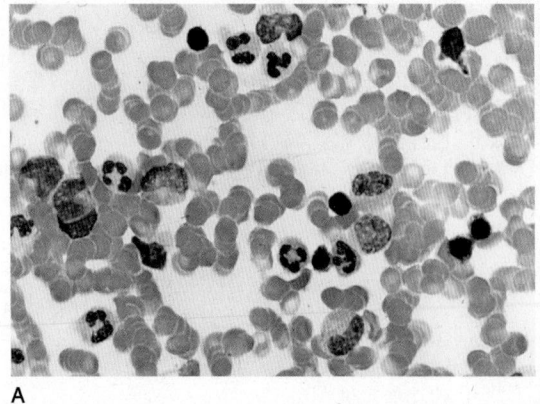
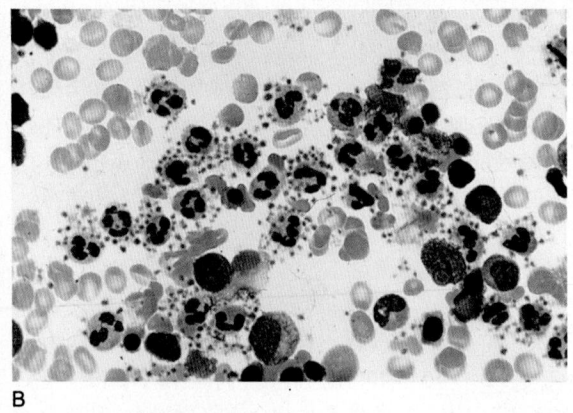

图117-1 血小板卫星现象。A. 直接(非抗凝)骨髓涂片。无血小板卫星现象。B. 与(A)来自同一个样本的乙二胺四乙酸二钠(Na₂EDTA)抗凝的浓缩的骨髓涂片。在Na₂EDTA存在下,血小板黏附于成熟的中性粒细胞表面(卫星现象)。中性粒细胞前体不具有与血小板相互作用的表面特征,显然此功能只在最后成熟时出现。(经Lichtman血液学图谱许可转载,www.accessmedicine.com。)

患者中约 0.3%～1% 发生血小板减少[42]，具体机制尚不完全清楚，可能由于阿昔单抗与整合素 $\alpha_{IIb}\beta_3$ 结合后暴露了新的抗原表位被体内抗体识别，或者阿昔单抗引起血小板活化而离开血液循环。在部分阿昔单抗治疗的患者体内可以检测到高滴度水平的抗体。

在四项大型的安慰剂对照临床试验中报道了阿昔单抗相关的血小板减少及假性血小板减少的发病率[40]：c7E3Fab 在不稳定性心绞痛中的抗血小板治疗（CAPTURE）、评价 c7E3 对局部缺血并发症的预防作用（EPIC）、评价经皮透射冠状动脉成形术对 c7E3GP II b/III a 受体拮抗剂的远期疗效的改善作用（EPILOG）及支架植入术后应用 GP II b/III a 阻滞剂的疗效评价（evaluation of platelet II b/III a inhibitor for stenting, EPISTENT）。研究显示：接受冠脉介入手术并应用阿昔单抗治疗后发生的血小板减低中假性血小板减少超过 1/3。研究表明，假性血小板减少仅限于实验室检查指标异常，临床上并不会加重出血或卒中，无需血小板输注，也不会影响血管再通治疗。

其他相关因素

部分研究表明血小板凝集素多出现在住院患者体内或与某些疾病状态有关，如自身免疫性疾病（autoimmune diseases）、恶性肿瘤（malignancy）、肝病（liver disease）、脓毒血症（sepsis）[25,43-46]。但其他研究并未发现其与特殊疾病或药物相关[30]。

有研究报道在 EDTA 作用下，假性血小板减少患者的血小板抗体能够引起供者血小板的体外聚集。如果将供者血小板加温至 37℃ 或预先加入阿司匹林、前列腺素 E1、腺苷三磷酸双磷脂酶、抗整合素 $\alpha_{IIb}\beta_3$ 单抗（可封闭纤维蛋白原、VWF 或 RGD 肽段的结合位点，阻断其与整合素 $\alpha_{IIb}\beta_3$ 上黏附分子的结合），可避免发生血小板聚集[33]。尚不清楚体内是否也存在类似反应，即使存在，抗体的反应应该非常缓慢，否则有可能导致出血。

对假性血小板减少病人的管理

自动血细胞计数仪检测出的（出人意料的）血小板减少，应结合显微镜检测血液涂片加以证实。自动血细胞计数仪仅仅通过其体积小于其他血细胞而识别血小板，将体积在 2～20fl 的细胞划定为血小板。而血小板团的体积多超过 20fl，因此常被划定为白细胞[18]，即使计为血小板，几个血小板也被计作一个。因而，计数的结果就会出现假性血小板减少同时伴有假性白细胞增多[5,21,24,47]。抗凝血采集后上机检测的时间越晚，越容易发生血小板凝聚，导致血小板计数减少[21]。为避免 EDTA 引起的血小板凝聚，可将血样加温至 37℃ 保存。即便如此，仍有大约 20% 的标本发生血小板凝集[30]。

可采用枸橼酸钠抗凝，其钙离子螯合作用比 EDTA 低得多，但 10%～20% 的标本依旧出现血小板凝聚。所以对于这部分患者，必须将采集血样保存入草酸铵中，然后用 Bruker 小室涂片在显微镜下手工计数，才能获得准确的血小板计数[30]。流式细胞术可通过对血小板免疫染色来获取确切血小板数目。

血小板凝集素不会引起机体出血或血栓形成，所以并无临床意义，除非因为误诊而导致不必要的治疗。有证据显示假性血小板减少可经过胎盘传播，但是在新生儿中发生的抗体介导的假性血小板减少可以自行缓解[48,49]。怀孕期间体内出现血小板凝集素并不会引发其他并发症[48,50]。将假性血小板减少患者的血小板输给受血者，后者血小板可获得满意的提升，说明假性血小板减少的良性本质[23]。因而，假性血小板减少本身并无临床意义，关键要尽早将其与其他血小板减少进行鉴别，以避免不必要的检查和治疗。

● 遗传性血小板疾病

巨核细胞生成和血小板生成是由一系列造血生长因子和转录因子调控的（参见第 113 章）。任何影响血小板生成，功能或者形态的基因缺陷都能导致遗传性血小板疾病（inherited platelet disorder, IPD; 参见第 121 章）。近几十年来，对正常巨核细胞和血小板生理功能的认识逐渐深入，这要部分归功于对 IPD 的研究[52,53]。

IPD 是一组具有异质性的疾病。其中一些疾病，譬如 Bernard-Soulier 综合征（Bernard-Soulier syndrome）仅局限于血小板[54]，而其他一些则有更复杂的病变，譬如血小板减少伴桡骨缺失综合征（thrombocytopenia with absent radii, TAR）（图 117-2）。在一些 IPD 中，尽管血小板的功能严重受损，血小板计数可为正常，例如 Glanzmann 血小板无力症。其他疾病则伴随着血小板数目异常，通常为血小板减少。表 117-2 总结了遗传性血小板减少症。

IPD 很少有诸如幼年时代严重出血倾向的临床表现。IPD 患者通常有皮肤黏膜出血，例如紫癜，鼻出血，和/或牙龈出血。女性患者常出现的是月经过多以及妊娠期和分娩出血。危及生命的颅内出血，胃肠道、泌尿道的大量出血很少发生。最近，对 IPD 患者及其有出血体质的家人的分子研究表明，IPD 引起轻微的出血倾向，且比之前认为的要更常见[55]。对于这些较轻的病例，通常只有在大量出血（如手术时或创伤后）后才能发现。

因为对于患同一种疾病，甚至同一个家族的患者，其临床表现和实验室检查具有异质性，IPD 的诊断十分困难。巨血小板减少的 IPD 病人和某些获得性血小板疾病具有相似的临床症状和实验室指征。将 IPD 与其他获得性血小板疾病（如 ITP）鉴别诊断十分重要，可避免不必要的或者潜在损害的治疗。因为大多数 IPD 都是常染色体隐性遗传，那么对于病史的采集，包括出血的家族史和家族血缘关系有助于鉴别诊断。因为一些 IPD 发展成髓系恶性肿瘤的可能性增高，应了解患者和亲人有无髓系恶性肿瘤的病史。血小板异常伴随骨骼，面部，视觉，听觉，神经，肾脏，心脏和免疫系统异常的，提示为 IPD[51,56]。

潜在 IPD 的实验室评估应从对血液涂片的悉心检查开始，这有助于诊断患 MYH9-相关疾病（巨大血小板，白细胞内 Döhle 样小体图 117-3）、Bernard-Soulier 综合征（巨大血小板减少）、灰色血小板综合征（苍白血小板）和谷固醇血症（巨大血小板被一圈液泡包围，口形红细胞增多）。血小板功能分析仪（PFA-100）所测阻塞时间通常延长。尽管 PFA-100 对于 Bernard-Soulier 综合征和血小板型血管性血友病十分灵敏，但对有不同类型病变的患者，或者有储存池异常的患者，检查结果可为正常[57]。使用不同浓度的二磷酸腺苷（adenosine diphosphate, ADP），胶原，瑞斯托霉素，肾上腺素，花生四烯酸的比浊试验（LTA）为诊断 IPD 的金标准，但在不同类型 IPD 病变和储存池异常的部分患者中也可为正常。对缺乏血小板颗粒的患者，推荐检测血小板核苷酸容量和释放。对于缺乏血小板表面糖蛋

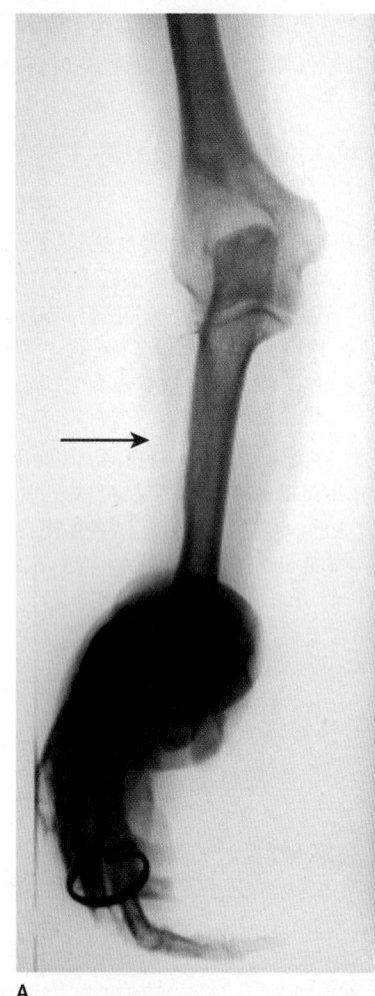
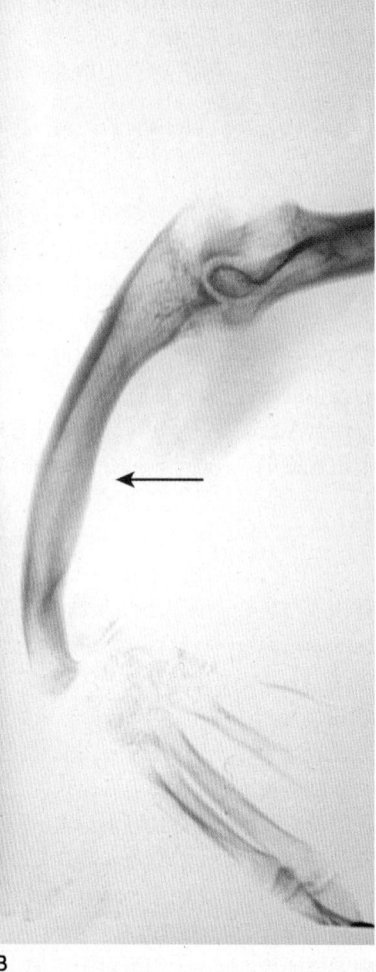

A　　B

图 117-2　血小板减少伴桡骨缺失(TAR)综合征。右前臂的 X 线片。一名 48 岁的女性血小板计数反复波动在(85～100)×10⁹/L 之间。出血时间是 11 分钟。实验室证据未提示血管性血友病。骨髓检查正常。双侧前臂短、弯曲,手腕呈角形,手正常。无前臂畸形的家族史。A. 右臂正位片。B. 右臂侧位片。桡骨缺失,尺骨肥大(箭头所示)。手腕成角畸形。(经过 Lichtman 血液学图谱许可转载,www.accessmedicine.com。由 Timothy J. Woodlock, Unity Health Systems, Rochester, NY. 提供)

表 117-2　遗传性血小板减少症

Ⅰ. 先天性低/无巨核细胞血小板减少症	Ⅳ. 血小板表面受体缺陷
A. 先天性无巨核细胞性血小板减少症(CAMT) B. 先天性低/无低巨核细胞性血小板减少症伴骨骼异常 　1. 血小板减少伴桡骨缺失(TAR)综合征 　2. 无巨核细胞性血小板减少伴桡尺骨融合(amegakaryocytic thrombocytopenia with radioulnar synostosis, AT-RUS) 　3. 范可尼贫血	A. 糖蛋白(GP)Ⅰb-Ⅸ-Ⅴ缺陷 　1. Bernard-Soulier 综合征 　2. von Willebrand 病血小板型 　3. 软腭-心-面综合征 B. 整合素 α_{Ⅱb}β_{Ⅲa} 缺陷:Glanzmann 血小板无力症的变异形式
Ⅱ. MYH9 相关疾病	Ⅴ. Wiskott-Aldrich 综合征(WAS)蛋白相关疾病
A. 巨大血小板减少症,白细胞内 Döhle 样包涵体;肾炎±听力下降±白内障	A. 经典的 Wiskott-Aldrich 综合征 B. X 连锁血小板减少症 C. X 连锁性中性粒细胞减少症
Ⅲ. 血小板颗粒缺陷(储存池疾病)	Ⅵ. GATA-1 突变
A. α-颗粒缺陷 　1. 灰色血小板综合征 　2. Paris-Trousseau 综合征 　3. Quebec 血小板综合征 　4. 关节挛缩-肾功能不全-胆汁淤积(arthrogryposis-renal dysfunction-cholestasis, ARC)综合征 B. 致密颗粒缺陷: 　1. Hermansky-Pudlak 综合征 　2. Chédiak-Higashi 综合征 　3. Griscelli 综合征 C. α-和致密颗粒缺陷	A. X 连锁血小板减少症 B. X 连锁血小板减少症伴珠蛋白生成障碍性贫血 C. 先天性红细胞生成性卟啉病
	Ⅶ. Ankyrine 重复结构域(ANKRD)-26 突变
	A. 中度血小板减少伴轻度出血倾向的,巨核系病态造血,髓系恶性肿瘤发生的风险增加
	Ⅷ. RUNX-1 突变
	A. 家族性血小板疾病并急性髓系白血病倾向(FDP/AML)
	Ⅸ. 其他
	A. 谷固醇血症 B. 蒙特利尔血小板综合征 C. 其他

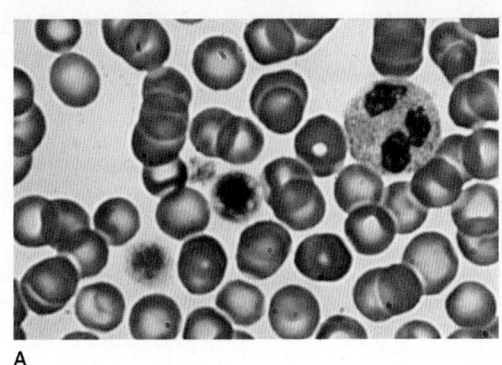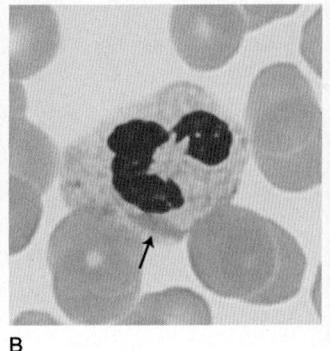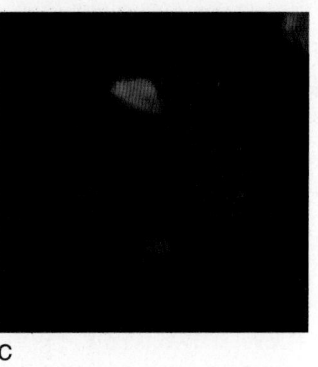

A　　　　　　　　　　　　　　　B　　　　　　　　　　　　　　C

图 117-3　MYH9 异常。A. 血涂片。May-Hegglin 异常。巨大血小板,血小板减少症和中性粒细胞浆中淡蓝色包涵体。两个巨大的血小板直径接近红细胞。中性粒细胞胞浆的 9 点钟的位置有大量的灰蓝色包涵体。B. 血涂片。MYH9 基因外显子 38 突变(E1841K)的中性粒细胞。这种突变导致巨血小板减少症和类似中性粒细胞中的包涵体的 Döhle 小体(箭头所示)。C. 血涂片。和图 B 来自同一个患者,免疫荧光分析中性粒细胞中的非肌球蛋白的 A 重链。中性粒细胞中的荧光体显示包涵体含有沉淀的非肌球蛋白重链,这是该系列疾病的特征。(经过 Lichtman 血液学图谱许可转载,www. accessmedicine. com。图像 B 和图 C 由 Dr. Shinji Kunishima,the Japanese Red Cross Aichi Blood Center,Nagoya,Japan.)

白(例如 Bernard-Soulier 综合征)的患者,流式细胞术非常有用。对于有全血细胞减少(如 Fanconi 贫血)或者重度血小板减少(先天性无巨核细胞性血小板减少,congenital amegakaryocytic thrombocytopenia,CAMT)的患者,需要做骨髓活检。不过,这些检查仅能诊断部分 IPD 患者。进一步的检查,包括电子显微镜,蛋白免疫印迹和其他方法只在特殊诊疗中心开展。电子显微镜可以鉴定典型的超微结构异常,蛋白印记法、酶链免疫吸附法(ELISA)或者放射免疫法可定性定量分析特殊血小板相关蛋白[51,56]。尽管有这些昂贵的,复杂又耗时的检查,仍有将近半数 IPD 患者无法确诊[56]。基因分析可以确定分子病理机制,但是因为涉及的基因数目庞大,限制了传统靶向基因筛选的应用。在过去的几十年间,二代测序技术不仅改善了基因检测的速度和成本,并且发现了很多重要的 IPD 遗传病因[52,53]。

● 营养缺乏和酒精所致血小板减少

铁,维生素 B_{12} 和叶酸的缺乏是公认的影响血细胞生成的营养缺乏。重度营养缺乏主要引起贫血,很少引起二系或全系血细胞减少。营养缺乏的患者很少出现单纯的血小板减少。

铁储存在于人所有的细胞中,并且介导电子传递反应。铁是血红蛋白的主要成分,铁缺乏可引起小细胞低色素性贫血(参见第 42 章)。通常在急性或慢性出血后出现缺铁性贫血(iron-deficiency anemia,IDA),并且伴随着血小板增多而不是减少。血小板减少伴 IDA 的情况相对少见,在儿童和成人 IDA 患者中发生率分别为 2.3% 和 2.4%[58,59]。

钴胺素(维生素 B_{12})和叶酸为 DNA 合成和修复的必需元素,但人类却无法合成。饮食摄入不足,吸收受损或者药物抑制(如氨甲蝶呤治疗时所见)时,可导致巨幼细胞性贫血(参见第 41 章)。在美国,轻度血小板减少发生于 20% 左右的维生素 B_{12} 缺乏性巨幼细胞贫血患者[60]。伴随着高发的酒精滥用,血小板减少在叶酸缺乏者中更常见(参见第 41 章)。对印度 139 例巨幼细胞性贫血患者进行了研究[61],该研究显示:76% 的患者存在单纯性维生素 B_{12} 缺乏,7% 存在单纯性叶酸缺乏,9% 的患者两者兼而有之,8% 的患者维生素水平正常。鉴于全部患者都

有贫血,80% 的患者有轻度至中度的血小板减少。一半以上有血小板减少的患者合并中性粒细胞减少。所以作者提出巨幼细胞型贫血患者血细胞减少由单纯贫血,向贫血伴血小板减少及全血细胞减少发展,其细胞减少的程度与维生素缺乏的严重程度有关。有时在巨幼细胞性贫血患者中可见严重的血小板减少,当伴有发热、肝脾肿大时,其症状提示可能发生急性白血病。这些状况中,血小板减少的机制是血小板无效生成[62];而骨髓中巨核细胞数量往往正常或增加。巨核细胞的形态异常并不如红系和髓系的特征性缺陷那么典型,但是可能会看到更大、更分散的核片段(nuclear segments),而不是多倍体单个核(polyploid single nuclei)[63]。如果维生素 B_{12} 缺乏是由抗壁细胞自身抗体、内因子或由 ITP 造成时,血小板减少常与之相伴[64,65]。其他各种不同的自身免疫性疾病可与恶性贫血共存,其中包括自身免疫性白癜风及甲状腺炎[66]。血小板功能异常有时与维生素 B_{12} 缺乏有关[67,68]。据报道,不同的激动剂刺激下血小板聚集能力下降,颗粒分泌腺苷二磷酸(adenosine diphosphate)及腺苷三磷酸(adenosine triphosphate)减少,同时,维生素缺乏被认为可导致获得性储存池病(参见第 41 章)[68]。

铜缺乏常见于胃分流术后患者,可导致贫血,白细胞减少和血小板减少并伴随神经功能受损,与维生素 B_{12} 缺乏相似。铜缺乏的患者也可能被误诊为 MDS,因为骨髓涂片上可见环形铁粒幼红细胞增多,前体细胞增生不良[69,70]。

急慢性酒精摄入可直接、间接影响造血和血小板生存。在西方国家,酒精是血小板减少的主要原因之一。急性酒精中毒的健康志愿者可发现血小板减少[71]。这些病例中,血小板数目通常轻度降低(多高于 $100×10^9/L$),很少出现重度血小板减少。急性酒精性血小板减少常在停止摄入酒精 5~21 天后缓解,有时候有一过性反跳性血小板增多,最高可达 $1\ 000\ 000×10^9/L$[72]。目前急性酒精相关性血小板减少的病理机制还不明确,有人提出乙醇的代谢产物,特别是乙醛,可影响血小板生成的晚期,并增加血小板破坏[73]。有严重营养不良(乙醛氧化延迟)以及有部分乙醛脱氢酶不足的患者更常发生急性酒精摄入导致的血小板减少。酒精摄入引起的血小板减少还伴随着骨髓巨核细胞数目减少。有时可查见空泡状的原红细胞和粒细

胞前体细胞,其实它们是多核原红细胞和巨幼红细胞[74]。成熟巨核细胞的外周空泡化也可看到[75]。另一方面,酒精中毒(慢性酒精摄入,每天酒精摄入超过80g)可通过其他机制导致血小板减少,譬如酒精性肝硬化(同时有脾大和促血小板生成素缺乏),叶酸缺乏和酒精导致的骨髓抑制[74~78]。

● 获得性单纯无巨核细胞性血小板减少

由单纯性巨核细胞再生障碍或增生低下造成的血小板减少是很罕见的[79]。多数情况无巨核细胞性血小板减少发生于MDS和再障的晚期,并且与其他系的轻微异常有关,譬如大红细胞症和异常红系造血[80~84]。更为常见的是由巨核细胞发育的自身免疫抑制或为特发性[85],或与自身免疫性疾病如SLE[314](systemic lupus erythematosus)、嗜酸性粒细胞性筋膜炎(eosinophilic fasciitis)相关的,或与感染性疾病如乙肝病毒感染相关[87]。有报道称抗促血小板生成素(thrombopoietin,TPO)抗体[88]和抗TPO受体抗体一样[89],可引起血小板减少。接受减弱自身免疫反应的治疗,如环孢素、抗胸腺细胞球蛋白(antithymocyte globulin,ATG),可获得持久的缓解[90]。

免疫性血小板减少

表117-3总结了ITP的各种类型。

表117-3   免疫介导的血小板减少
Ⅰ. 自身抗体介导的血小板减少
A. 原发性ITP
B. 继发性ITP
1. 系统性红斑狼疮(SLE)、抗磷脂抗体综合征和其他结缔组织疾病
2. 感染性疾病:艾滋病(HIV)、丙型肝炎、乙型肝炎、幽门螺杆菌感染,其他
3. 疫苗接种
4. 药物和化学物质
5. 恶性肿瘤包括淋巴增殖性疾病
6. 移植
7. 常见的可变免疫缺陷
Ⅱ. 同种抗体介导的血小板减少/血小板破坏
A. 胎儿/新生儿同种免疫性血小板减少症
B. 输血后紫癜综合征
C. 血小板输注后的血小板同种异体免疫

原发性免疫性血小板减少性紫癜

ITP,曾被称为自身免疫性血小板减少性紫癜,是临床上单发性血小板减少最常见的病因。ITP以免疫介导的血小板破坏和血小板功能受损为特点。在各个年龄段都有ITP患者。儿童ITP多为急性起病,常发生于病毒感染或疫苗接种后。虽然多为重度血小板减少,但常于几周到6个月内自发缓解[91]。与之不同的是,成人ITP多为慢性隐袭性起病,很少自发缓解。

"紫癜"作为与发热相关的体征,是由Hippocrates(前460年到前370年)和Galen(130~200/216)提出。慢性紫癜是由Ibn-i Sina在其著名的著作《医典》中详细描述(阿维森纳,

980~1037)。在1705年,Werlof紫癜与感染相关,并形容它是"出血斑状病"。好几个世纪以来,有紫癜的病人都被诊断患有"Werlof病"。在发现血小板及其止血功能后,人们认识到了紫癜和血小板数目减少之间的关系[92]。

在1915年,Erich Frank将这个疾病重新命名为"特发性血小板减少症",并认为脾产生的某种有毒物质损害了巨核细胞生成血小板[93]。受到Frank理论的启发,Kaznelson建议对一位慢行血小板减少性紫癜的患者进行脾切除术。治疗成功了,直到1950年代糖皮质激素应用之前,脾切除术都作为ITP的一线疗法。

在第一期Blood期刊(1946年)上,Damashek和Miller评论了"特发性血小板减少性紫癜"患者的巨核细胞数目和骨髓形态[94]。他们表示大多数ITP患者的巨核细胞数目都增高,但是极少数的巨核细胞能产生血小板,所以"实际的血小板生成组织"可能减少[94]。

尽管在1905年的动物研究中Marino首次展示了抗血小板抗体可能会导致血小板减少,但Harrington-Hollingsworth实验(1951年)是在ITP的病理生理学上理解自身抗体导致血小板破坏的一个重要里程碑。在这一开创性的研究中,他们把ITP患者的血浆输注到健康志愿者(包括Harrington本人,他输注了最高剂量)体内后,可使受血者产生严重的血小板减少,由此他们推测,ITP可能是由抗血小板抗体引起的[95,96]。随后Shulman等[97]进一步研究证实ITP患者血浆致血小板减少的作用为剂量依赖性,并且与血浆中的免疫球蛋白有关。在1950年代,糖皮质激素被用于治疗ITP,并且作为成人ITP的一线疗法。不久之后,其他的免疫抑制剂也被用来治疗慢性ITP[92]。

20世纪70年代初期,两个研究组发现慢性ITP患者血小板相关免疫球蛋白(platelet-associated immunoglobulin G,PAIgG)升高[98,99]。1982年,研究人员发现ITP患者的自身抗体不能与缺乏整合素$\alpha_{IIb}\beta_3$患者(血小板无力症)的血小板结合,由此发现了第一个血小板自身抗体的靶抗原[100]。20世纪80年代末,出现了两种血小板靶抗原的特异性检测方法:免疫珠法(immunobead assay)[101]和单克隆抗体俘获特异血小板抗原法(MAIPA)[102]。通过上述检测方法发现,ITP患者大部分血小板特异性自身抗体是针对整合素$\alpha_{IIb}\beta_3$(GPⅡb/Ⅲa)(约80%),其他的是抗GPⅠb/Ⅸ复合体以及其他血小板糖蛋白,如GPⅣ、整合素$\alpha_2\beta_1$(GPⅠa/Ⅱa)[103,104]。另外部分患者的血清有识别多种靶抗原的抗体。大部分血小板自身抗体为IgG,也有IgM和IgA型。遗憾的是,后来在非ITP患者中也发现了PAIgG的升高。因此,与诊断自身免疫溶血性贫血的直接抗球蛋白测试方法相同的PAIgG测试不能作为ITP的特异性实验室检查。到目前为止,还没有针对ITP的特异性实验室检查,它的诊断是基于排除其他原因的[105,106]。

抗体包被的血小板通过Fcγ受体与巨噬细胞结合,主要在脾脏破坏,较少通过肝脏和骨髓[97,107,108]。在1981年,Imbach报道采用静脉输注球蛋白(intravenous immunoglobulin,IVIg)治疗儿童ITP的成功案例,并表明其机制可能为阻滞了巨核细胞Fc受体。IVIg成为儿童ITP的一线疗法,现在也被用于快速提高成人血小板数目[109]。

早期关于PAIgG的研究认为,ITP患者的抗体是多克隆的[110]。然而,后来的研究通过免疫球蛋白的重链和轻链基因重排的DNA分析以及外周血和脾脏B细胞表面Ig轻链流式分

析,发现至少部分 ITP 患者存在克隆性 B 细胞增殖[111,112]。因而,嵌合性抗 CD20 单克隆抗体,利妥昔单抗,本来为治疗 CD20 阳性的 B 细胞淋巴瘤药物,也被用于治疗 ITP。因为利妥昔单抗可快速清除 B 细胞,从而可用于治疗 ITP。

在 ITP 患者中,有多种细胞介导的免疫异常,包括抗原提呈细胞异常,T 淋巴细胞异常和细胞因子的释放。在正常情况下,抗原提呈细胞识别并处理外源抗原,并与主要组织相容性复合物(major histocompatibility complex,MHC)一起表达抗原于细胞表面。MHC-抗原复合物可激活初始 CD4$^+$ T 细胞并分化成不同表型,譬如一型辅助性 T 细胞(Th1),二型辅助性 T 细胞(Th2),Th17 细胞和调节性 T 细胞(Treg)。Th1 细胞参与细胞免疫和对胞内细菌和原虫的宿主免疫。Th2 细胞参与体液免疫和对胞外寄生虫的宿主免疫。Th17 细胞参与对胞外细菌和真菌的宿主免疫。Treg(曾被称为抑制性 T 细胞)通过抑制自身免疫反应在自体耐受方面有重要作用。异常的 T 细胞反应使得自身反应性 B 细胞克隆分化,并分泌自身抗体。在 ITP 患者中,发现 Th1 和 Th17 细胞均上调,而 Treg 细胞的数目和抑制性功能降低[113~115]。这一免疫平衡的失调被认为是导致血小板自身免疫反应的机理[114,115]。另外,CD8$^+$ 细胞毒性 T 细胞可能参与 ITP 的病理过程,它可通过细胞毒性介导血小板和巨核细胞的破坏,并抑制巨核细胞的功能,减少血小板生成[115~117]。

抗血小板自身抗体也可通过经典补体通路介导的补体活化导致血小板破坏。已证实 ITP 患者血小板表面血小板相关补体 C3、C4 和 C9 升高[118,119]。体外研究发现,在抗血小板抗体存在下,C3、C4 可与血小板结合,增加巨噬细胞吞噬血小板,通过刺激膜攻击复合物的生成而溶解血小板[120,121]。

早期关于血小板寿命的研究发现,ITP 患者血小板寿命缩短,在脾切除治疗有效后血小板寿命恢复正常[122]。血小板输注只能暂时提高患者血小板计数,并且输注的血小板寿命也缩短,提示 ITP 患者血小板减少的主要原因是血小板破坏。但是,后来的研究发现单以血小板寿命缩短的程度不足以解释 ITP 患者血小板减少,提示 ITP 患者可能同时伴有血小板生成障碍[123]。这一现象可能的机制是血小板表面 GP 自身抗体影响巨核细胞的成熟,使血小板生成减少,是部分 ITP 患者血小板重度减少的原因[124]。体外实验发现 GPⅠb 特异性自身抗体抑制巨核细胞的增殖[124],并且 GPⅠb 单克隆抗体抑制血小板生成[125],提示抗 GPⅠb/Ⅸ/Ⅴ 复合体自身抗体可能通过减少血小板的生成导致 ITP 患者血小板减少。

在 1958 年,Kelemen 提出并命名了一个调节血小板生成的造血生长因子-TPO[126]。尽管白细胞介素(IL)IL-3、IL-6、IL-11、粒-巨噬细胞集落刺激因子,和 c-KIT 在体内外都可提高巨核细胞和血小板数目,动物研究表明这些因子都不是巨核细胞生成的主要调节物[127]。在 1994 年,TPO 第一次被五个独立的研究组报道。TPO 与其受体 MPL(曾被称为 c-MPL)结合,可促进巨核细胞集落形成,提高巨核细胞的大小,数目和染色体倍数,以及促进血小板生成(参见第 113 章)[128~130]。绝大多数 TPO 都在肝脏合成,但在其他器官中也有发现(肾,肌肉,骨髓基质细胞)[128]。TPO 还有维持干细胞生存发育的作用[131]。TPO 生成的调节很复杂。肝脏既能组成性(静息状态下)又能诱导性(炎症刺激下)生成 TPO,巨核细胞能接触到的 TPO 浓度也是由血小板浓度决定的。血小板表面有 TPO 受体,这些受体结合 TPO 后使血循环中 TPO 水平下降,至少部分解释了 TPO 与血小板

数目之间的负相关关系,在再生障碍性贫血或急性白血病等因巨核细胞增生不良所致血小板减少的患者 TPO 水平明显升高。大部分研究发现,ITP 患者血浆或血清 TPO 水平正常或轻度升高,但 TPO 水平多低于巨核细胞增生不良所致血小板减少的患者[128~130,132,133]。

最初关于重组和聚乙二醇化 TPO 分子的研究表明血小板减少患者对这些药物反应良好,但是针对这些分子的自身抗体形成限制了它们的临床应用。鉴于成功合成了对促红细胞生成素受体刺激物的肽段,可尝试设计小肽段或者有机分子,以结合 TPO 受体并刺激血小板生成。其中一个分子,包含 4 拷贝的 14 氨基酸肽段,与 Ig Fc 段偶联,形成了名为罗米司亭(romiplostim)的"肽体"。这一试剂,可结合 TPO 受体上与自体 TPO 结合相重合的区域,并能提高其他治疗无效的 ITP 患者的血小板水平[134],在 2008 年被美国 FDA 批准使用。另一个促血小板生成的有机小分子,艾曲波帕,几乎在同时被研究出来[135],并在 2008 年被美国 FDA 批准使用[127]。这一试剂可通过结合其跨膜段而激活 TPO 受体,与 TPO 和罗米斯亭的结合域非常不同。这些 TPO 受体激动剂都在进行临床实验以探究其他的临床应用[136]。

有些 ITP 患者有遗传易感倾向。有记录表明[137]对同卵双胞胎患有 ITP,且 ITP 在某些家族中特别流行[138]。除了和 ITP 的发生有关,其他自身免疫疾病的遗传性还可影响对 ITP 治疗的反应。几位研究者研究了 ITP 患者的人一型和二型白细胞抗原(HLA)的等位基因频率,但无一致的结果。有人报道,HLA-Aw32、-DRw2 和-DRB1*0410 的频率增加[108,139~141]。也有针对免疫耐受和体液免疫失调的基因异质性研究,但也无确定性结果。例如,研究表明细胞毒 T 淋巴细胞抗原(CTLA)-4,肿瘤坏死因子,和 Fcγ 受体ⅡA 和ⅢA 可影响 ITP 的发展和对治疗的反应性[141~143],但是尚未发现密切相关性。

越来越多的数据表明 ITP 的病理生理过程比想象中要复杂,因其是一类有不同病因和不同治疗反应的异质性疾病。对 ITP 患者的不同亚型的分类有助于治疗方案的选择。

定义和分类

尽管几个世纪以前就发现了 ITP,但是目前对于疾病的定义和治疗尚未达成一致。在 1996 年,美国血液学学会(American Society of Hematology,ASH)[144]发表了 ITP 诊断和治疗的指南。在 2003 年,英国血液学标准委员会发表了自己的指南[145]。尽管有这些指南,鉴于定义和在不同研究中使用的诊断标准的异质性,很难去解读关于 ITP 发病率,发病机制和治疗的数据。在 2008 年,国际工作组(International Working Group,IWG)发表了对 ITP 的术语,定义和预后指标的标[146]。在 2010 年,发表了对 ITP 调查研究和治疗的共识[147]。不久之后在 2011 年,ASH 更新了它 1996 年的 ITP 指南[148]。

IWG 的定义提出用"免疫性血小板减少"而不是"特发性血小板减少性紫癜"作为 ITP 的首字母缩略词,因为 ITP 的免疫性本质已经明确,而大多数 ITP 患者并无紫癜。血小板计数低于 $100×10^9$/L 被考虑为 ITP 诊断的临界值,因为在其他健康人群中可见持续性血小板数目减低((100~150)×10^9/L)[11,12],对这些人的长期观察表明,有 88% 的人血小板计数可恢复至正常或者稳定不变[13]。依据有无合并其他疾病,ITP 被分为"原发性"和"继发性"。"原发性 ITP"表示未发现其他病因。所有其

他自身免疫性血小板减少都被归为"继发性ITP"（表117-3），相关的原发疾病可见括号内注释，譬如"继发性ITP（SLE相关性）"或者"继发性ITP（药物导致）"。肝素导致的血小板减少（heparin-induced thrombocytopenia，HIT）或者同种免疫的血小板减少不属于ITP，并且沿用其自己的诊断标准[146]。

IWG描述了ITP的三个过程：①新诊断的ITP（诊断的三个月内）；②持续性ITP（诊断后3~12个月内，患者没有达到稳定缓解）；③慢性ITP（持续达12个月）。ITP根据血小板数目被分为轻，中，重度。但是血小板减少的程度并不总是和出血程度相关。IWG提出，"重度ITP"这一术语只能用在有严重临床出血症状需要额外治疗的患者，与血小板数目无关[146]。

不同ITP研究往往对治疗反应的定义不一致。IWG建议用以下术语和标准定义ITP治疗效果：完全缓解（CR）（血小板数目超过100×10^9/L且无出血症状），反应（R）（血小板数目高于30×10^9/L或者较于基础水平有两倍提高，并无出血症状），无反应（NR）（血小板计数低于30×10^9/L或者较于基础水平的提高不足两倍，或者有出血症状）。"缓解期"是从第一次CR或者R到复发。"糖皮质激素依赖"定义为需要至少2月的持续或者重复的糖皮质激素治疗以维持CR或者R。脾切除术后复发的患者（无法维持CR或R）并需要治疗被归为"难治性ITP"。"按需治疗"这一名词用于定义譬如外伤或手术等特殊情况需要临时提高血小板数目。"辅助治疗"是不用于提高血小板数目，但可缓解出血症状的其他方法，譬如口服避孕药或者抗纤溶药物[146]。

发病率

ITP是一个相对常见的疾病，但是人口统计学研究却得到较宽范围的发病率，主要是因为人口年龄和性别分布不均，以及定义疾病的血小板临界值不一致。ITP可见于各个年龄段的男性和女性。在一个详细的调查研究中，报道的ITP发病率为每年3.9/100 000。尽管总的发病率女性要高于男性，在小于18岁和65岁以上的患者中，男性更常见[149]。

临床表现

儿童ITP常在疫苗接种或者病毒性疾病后急性起病，90%的都可自发缓解。然而，成人ITP多为慢性ITP。表117-4总结了儿童和成人ITP的不同点。25%的成人ITP是无意在常规全血计数检查中发现的。ITP的症状和体征不仅取决于血小板数目还取决于并存的可增加出血倾向的疾病，例如尿毒症，外伤和服用影响血小板功能的药物（表117-5）。大约有三分之一的患者诊断时血小板数目大于30×10^9/L且无明显出血[150]。常见的出血症状包括紫癜（淤点和淤斑），鼻出血，月经过多和牙龈出血。血尿，咯血和胃肠道出血相对少见。颅内出血少见，通常见于血小板数目低于10×10^9/L的患者，并常与外伤或者血管病变相关。危及生命的出血的发病率在超过60岁的患者中最高[150~154]。ITP患者大多数预后较好，其死亡率仅略高于正常人群。然而对于重度血小板减少（$<30 \times 10^9$/L）且两年内对任何的治疗都无反应的患者，其死亡率高于正常人群四倍[155]。

ITP的紫癜不明显，按压不消失，常见于四肢的远端，或者易被压迫的皮肤处（例如在紧身的腰带和袜子，止血带处）。血疱，可出现于颊黏膜，通常表明有急性重度血小板减少。手术，外伤或者拔牙后出血较常见。

表117-4　儿童ITP与成人ITP的临床特征

	儿童	成人
发病		
发病高峰年龄	2~4岁	15~40岁
性别（女：男）	相等	1.2~1.7
临床表现	起病急（多<1周）	隐袭（多>2个月）
出血症状	紫癜（<10%有严重出血）	紫癜（典型患者出血不重）
血小板计数	常$<20 \times 10^9$/L	常$<20 \times 10^9$/L
病程		
自发缓解	83%	2%
慢性病程	24%	43%
对切脾的反应	71%	66%
最终的完全缓解率	89%	64%
发病率与死亡率		
颅内出血	<1%	3%
出血导致的死亡	<1%	4%
慢性难治性疾病导致的死亡	2%	5%

表117-5　增加免疫血小板减少症患者出血风险的情况

药物：抗凝剂，抗血小板药物，非甾体类抗炎药，化疗

可能导致出血的胃肠道疾病（例如活动性消化性溃疡，炎症性肠病）

影响止血的其他疾病（例如先天性疾病出血性疾病，肝硬化，尿毒症）

年龄较大（>60岁）

营养因素，如草药茶，激肽和滋补水

既往出血史

增加出血风险的体育和职业活动

创伤，手术和分娩

未控制的高血压

除了血小板性出血相关的体格检查外，病史和体检通常无显著意义，除非在家庭其他成员也发现类似出血症状。家族史对于鉴别家族性血小板减少症和ITP非常重要。脾通常不大，但在某些患者可有压痛，这一现象和正常成人有相同的发生率[156]。全身症状，例如发热，体重明显下降，显著脾大、肝大、淋巴结肿大提示有其他因素导致血小板减少。如果血小板减少患者有骨骼，心脏，肾脏异常，听力下降，白化病或者免疫异常，则应考虑IPD的可能。

疲乏是原发性ITP患者常见的主诉之一，但是常被忽视。在一项针对英国和美国ITP患者的队列研究中，原发性ITP患者疲乏的发生率（英国为39%，美国为22%）远高于健康对照人群[157]。同样在儿童ITP患者中，据报道疲乏的发生率为20%；随着血小板数目的升高，疲乏可缓解[158]。尽管糖皮质激素和免疫抑制剂可导致疲乏，但是疲乏可见于未治疗的ITP患者。ITP患者疲乏的机制未明。

第 118 章
肝素诱导的血小板减少症(HIT)

Adam Cuker and Mortimer Poncz

摘要

　　肝素诱导的血小板减少症(heparin-induced thrombocytopenia,HIT)是肝素治疗引起的血栓形成并发症。主要表现为轻度至中度血小板减少,以及反复的、累及肢体或危及生命的动脉和(或)静脉血栓栓塞。HIT 的发生与血小板因子 4(platelet factor 4,PF4)和带负电荷的多聚体分子特别是肝素侧链结合形成免疫复合物有关,主要通过暴露于肝素,特别是未分级肝素诱导。目前对于 HIT 之中潜在的不同寻常的免疫应答、为什么某些个体容易发生这种疾病以及为什么 HIT 易诱发血栓形成等问题,已经有了越来越深入的理解。该病的诊断依赖于对临床表现的评估和专门的实验室检测,其治疗包括立即停止肝素的使用,改用静脉注射途径的凝血酶或因子 Xa 的抑制剂。

定义及历史

　　HIT 是一种由肝素治疗引起的并发症,病人血小板计数降低,并且肝素治疗还与动脉和(或)静脉血栓并发症发生率异常增高有关。

　　尽管肝素早在 20 世纪 50 年代末期就作为一种抗凝剂使用,但直到 20 世纪 70 年代初才发现一小部分接受肝素治疗的患者出现了血小板减少以及致命的血栓等并发症(对 HIT 历史的综述详见参考文献 1)。20 世纪 80 年代才明确 HIT 是活化血小板的 IgG 抗体导致的。HIT 可分为两种类型:经典的免疫介导的促血栓形成疾病,也是本章节的重点(过去称为 Ⅱ 型 HIT),和良性的非免疫介导的疾病,其伴随有轻微、快速和瞬时

的血小板计数下降,但没有血栓增加风险(过去称为 Ⅰ 型 HIT)[2]。在本章节中,HIT 特指免疫介导血小板减少症。

　　在 20 世纪 70 年代和 80 年代末,人们已经明确知道 HIT 抗体可以同时激活血小板和内皮细胞[3,4]。进一步的证据表明,封闭血小板 FcγRⅢA 能够抑制 HIT 血清在体外对血小板的活化[5],这提示免疫复合物参与血小板的活化。在 20 世纪 90 年代早期,人们发现该免疫复合物是肝素与血小板特异性的趋化因子血小板因子 4(platelet factor 4PF4)结合形成的复合物[6]。过去 20 年出现了很多针对这种免疫复合物紊乱机制的研究,这些机制让我们认识到为什么这种疾病导致会血栓形成,并且仅在一小部分患者中发生。此外,临床方面已经在预防,诊断和治疗方面取得了一些进展。

流行病学

　　根据患者和所使用的肝素等危险因素,包括患者群体,性别,肝素的类型和肝素暴露持续时间(表 118-1),HIT 在接受肝素治疗的患者中的发病率为<0.1% ~ 5.0%。

表 118-1　肝素诱导的血小板减少症的危险因素

患者相关性因素	肝素相关因素
患者人群(外科>内科>产科>儿科)	肝素类型(普通肝素>低分子量肝素)
大创伤>轻微创伤	肝素持续时间(~ 5 天>短期疗程)
性别(女性>男性)	

　　最重要的风险决定因素是患者群体。在七项前瞻性研究的荟萃分析中,外科患者的 HIT 发生率高于内科患者患者(优势比[OR]:3.25;95% 置信区间[CI]:1.98 ~ 5.35)[7]。大型骨科术后接受未分级肝素(UFH)治疗的患者 HIT 发生率接近 5%[8]。接受心肺转流手术的患者抗 PF4/肝素抗体血清学转换频率非常高(术后第 10 天为 50% ~ 75%),但是 HIT 的发生率较低(0.5% ~ 1.0%)[8~10]。HIT 发生在 0.5% ~ 1.0% 的内科患者[7]和少于 0.1% 的孕妇[11,12]和儿童[13]中。在创伤患者的随机试验中,尽管使用相同的肝素,大创伤的 HIT 发生率相对轻微创伤明显增加(2.2% vs. 0.0% ,p=0.01)。

　　女性也是 HIT 的危险因素。荟萃分析发现女性 HIT 的风险比男性高约两倍(OR:2.37;95% CI:1.37 ~ 4.09)。对德国数据库和随机试验的分析有相似的发现,该随机试验比较骨科术后普通肝素与低分子量肝素(LMWH)的应用[7]。

　　在外科手术患者中 UFH 比低分子量肝素(low-molecular-weight heparin,LMWH)更易导致 HIT。在 15 项主要涉及骨科手术患者的荟萃分析中,UFH 和 LMWH 的 HIT 发生率分别为 2.6% 和 0.2%[15]。关于内科患者使用 LMWH 是否降低 HIT 风险的数据有矛盾[7,16,17]。磺达肝素钠是一种合成的五糖抗凝剂,尽管已经有几例磺达肝素相关的 HIT 报道,但其 HIT 风险几乎可以忽略不计[18]。

　　肝素暴露的持续时间也影响 HIT 的风险。在接受 UFH 血栓预防至少 6 天的 3529 例患者的荟萃分析中,HIT 的发生率为 2.6%[15],而医院数据显示,短期疗程 HIT 发生率明显降低

（0.2%）[19]。

关于肝素给药剂量和途径对 HIT 风险的影响缺乏高质量数据。一些研究表明，使用预防剂量皮下给予 UFH 比治疗剂量静脉注射 UFH 的 HIT 发生率低，但患者的差异（包括肝素的临床指征）对分析结果有混淆。使用非常低剂量肝素导致 HIT 的报道很少，例如使用肝素冲洗或肝素浸润的导管[20,21]。

● 病因及发病机制

HIT 抗体的发生是非典型的，因为这些抗体通常以 IgG 而不是 IgM[22] 开始，可能在几个月后消失，并且可能不会在肝素再暴露时出现[23]。有研究表明初始抗原暴露涉及与细菌细胞壁结合的 PF4（图 118-1），并且针对该复合物的抗体可能是重要的抗微生物防御机制[24]。这些抗原复合物以及游离的 PF4-肝素复合物能够被脾边缘 B 细胞识别并随后产生致病性的 HIT 抗体[25]。

肝素-PF4 复合物的抗原性已得到部分验证。PF4 以四聚体的形式存在于损伤部位并达到一定浓度，晶体结构分析显示这种四聚体被正电荷所包围（图 118-2）[26]，也是肝素的结合部位[27]。有两个空间邻近的 HIT 抗体识别域（图 118-2）[28]，不同于

肝素结合域。半数患者含有与某个 HIT 抗原相互作用的抗体，1/3 的患者不存在与 HIT 抗原相结合的抗体，这表明在 PF4 因子上还存在其他的 HIT 抗原区域。研究提示，不同于非致病性 PF4 抗体，HIT 抗体显著增加了其与四聚体而不是二聚体中 PF4 的亲和力。四聚化的 PF4 和肝素达到 1:1 摩尔比例时可形成合适的 HIT 抗原[30,31]。在这个比率下，PF4 和肝素可形成明显的胶状复合物（>670kDa），这些复合物可能是 HIT 的抗原来源[32,33]。在稍高或稍低的比例下，PF4 优先形成较小和较弱的 PF4-肝素抗原复合物。低分子量肝素不易形成超大的复合物，这可以解释为什么使用低分子量肝素的患者 HIT 发生率较低。新型抗凝剂磺达肝素钠不与 PF4 结合，这也解释了它可忽略不计的 HIT 发生率，可以用来预防和治疗 HIT。

HIT 的被动免疫小鼠模型已经证明在 HIT 中诱导血小板减少症和血栓形成状态所必需的以下组分：血小板中人 PF4 的存在，血小板和其他可能的血管细胞表面的 FcγR II A，以及致病性 HIT 样抗体的存在[34]。肝素与 HIT 的发生有着更复杂的关系（图 118-3）。在 HIT 的被动免疫模型中，将致病的 HIT 样抗体注入表达人 PF4 和 FcγR II A 的小鼠中，不需要输注肝素即可引起血小板减少症和血栓前状态[35]。对于该模型不需要输注肝素的解释如下：肝素在 HIT 发病机制中的一个重要潜在作

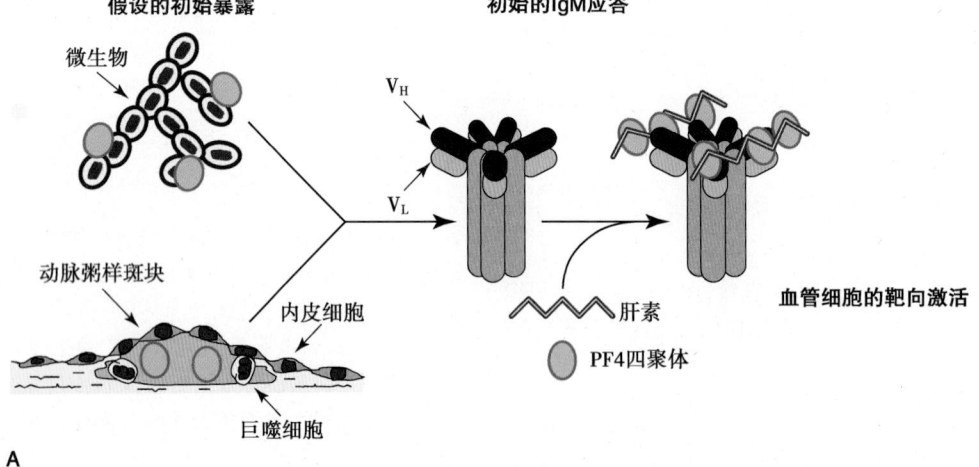

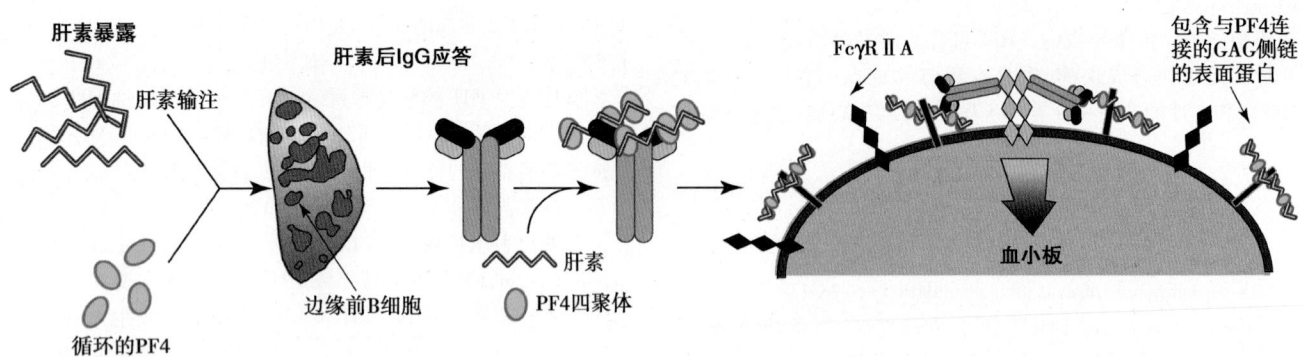

图 118-1　肝素诱导的血小板减少症（HIT）中免疫应答的病因假说。A. 在微生物入侵期间，或在含有血小板因子 4（PF4）和免疫应答细胞的动脉粥样硬化斑块中 HIT 抗原复合物首次暴露假说[49]。在这两种情况下，可溶性 PF4 和带负电荷的分子必须呈递给 B 细胞并产生初始的免疫球蛋白 M（或许低亲和力）的应答。B. 在暴露于肝素，尤其是普通肝素时，与游离 PF4 形成的复合物被呈递给脾边缘 B 细胞[25]，其随后产生高致病性 HIT 抗体，该抗体可高亲和力地结合与表面 GAG 复合物连接的 PF4[29]。表面 PF4-GAG 复合物与 HIT 抗体的高浓度结合可增强 FcγR II A 聚集和随后的血小板活化

PF4: EAEEDGDLQCLCVKTTSQVRPRHITSLEVIKAGPHCPTAQLIATLKNGRKICLDLQAPLYKKIIKKLLES

域2 —————— 域1

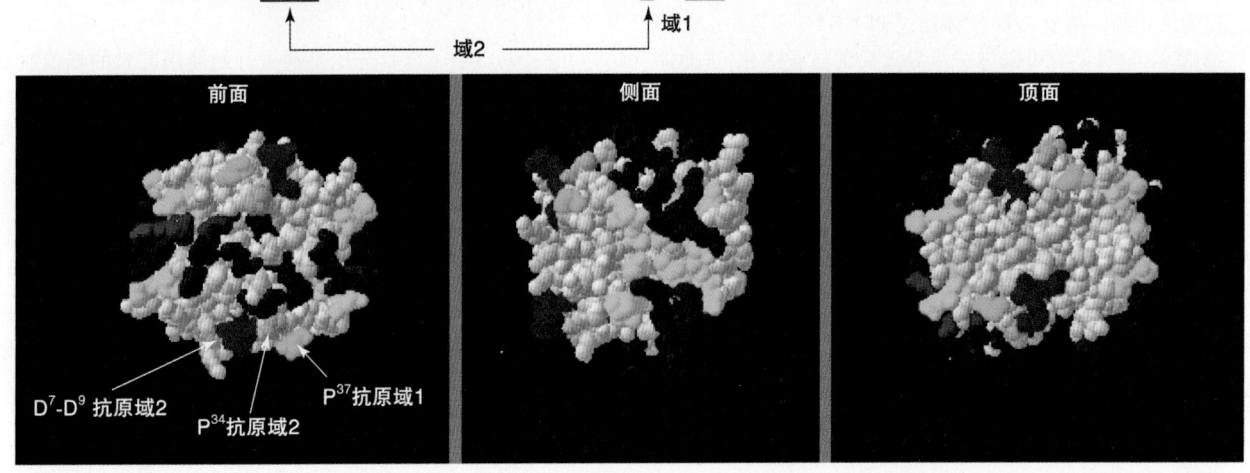

图 118-2　血小板因子 4（PF4）四聚体结构。顶部是 PF4 的线性序列。已知能够在 PF4 与肝素结合时有助于肝素诱导的血小板减少症（HIT）的抗原域已被框出。下图是 PF4 四聚体的三视图，其中带有正电荷的残基以浅蓝和深蓝色显示。PF4 四聚体上 HIT 新抗原表位暴露的位点已被标明。（该文章已授权：Li ZQ，Liu W，Park KS，et al：Defining asecond epitope for heparin-induced thrombocytopenia antibodies using KKO，a murine HIT-like monoclonal antibody. Blood 99（4）：1230～1236，2002.）

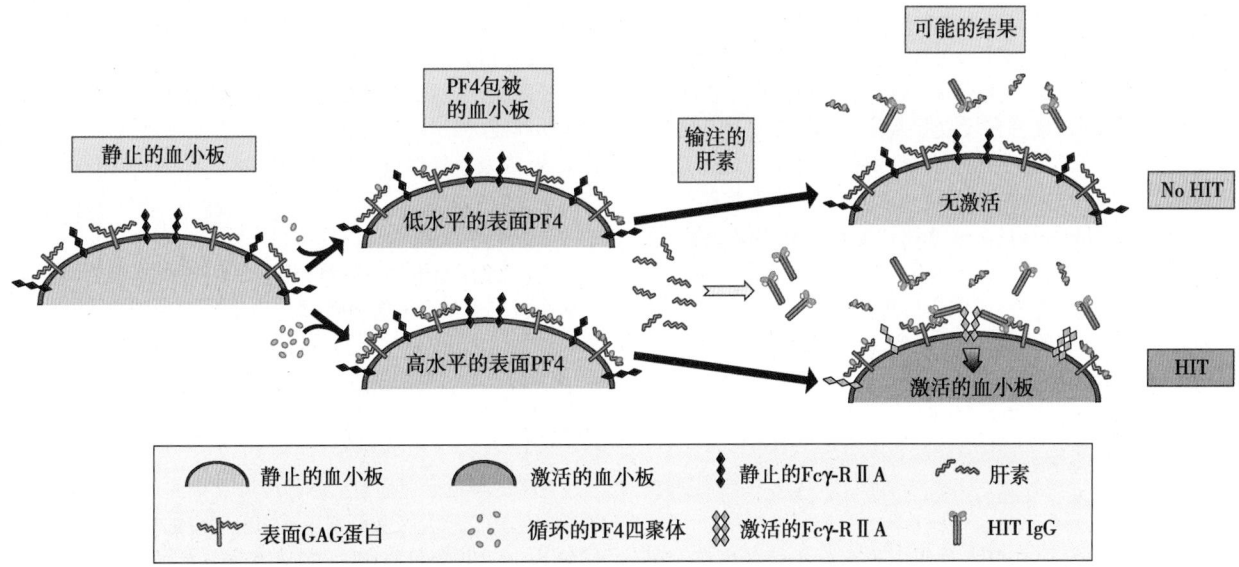

图 118-3　肝素在肝素诱导的血小板减少症（HIT）中的作用。左侧描绘了具有 GAG 蛋白表达以及独立 FcγRⅡA 受体的静息血小板表面。血小板因子 4（PF4）通常由静息血小板释放，特别是在具有潜在炎症和/或动脉粥样硬化的个体中。此外，不同个体血小板 PF4 含量不同，这导致不同个体的表面有不同水平的 PF4 结合。肝素输注导致 HIT 免疫球蛋白 G 形成（图 118-1B），但也去除表面结合的 PF4。如果个体初始的表面 PF4 很少，血小板表面结合的 PF4 将被输注的肝素清除而不会被 HIT 抗体（右上）攻击，HIT 抗体存在于循环中但不发展为 HIT。如果肝素输注后有明显残留的与表面结合的 PF4，HIT 抗体将附着于细胞表面并激活血小板（右下），可能导致 HIT

用是形成可溶的、游离 PF4-肝素复合物，其通过将复合物呈递至脾脏 B 细胞来诱导抗 PF4-肝素复合物抗体（图 118-1，图 118-3）[25]。这些小鼠中用 HIT 抗体的被动免疫消除了将可溶性抗原复合物传递到脾脏的需要。输注肝素的另一个作用是有悖常理的，因为它可以通过部分或完全去除与表面结合的 PF4 来阻止 HIT（图 118-3）[35]。如果小鼠游离的人类 PF4 水平开始时相对输注肝素较低，所有表面结合的 PF4 和可检测的表面抗原性将被去除，并且循环 HIT 抗体在血小板和其他血管细胞上不具有靶标（图 118-3）。因此，尽管肝素和 HIT 抗体存在也不会发生 HIT。另一方面，如果小鼠体内游离的人 PF4 的水平开始

时相对输注肝素较高，则不是所有表面结合的 PF4 都能被去除。然后，游离的 HIT 抗体可以靶向激活血小板和其他血管细胞，导致血小板减少症和血栓形成（图 118-3）。

大多数患者可能开始只有少量 PF4 与表面糖胺聚糖（GAGs）结合。在使用肝素治疗后，表面 PF4 的水平明显下降，使得血小板不能被抗 PF4-肝素的 HIT 抗体攻击。然而，在肝素化后残留有高水平的表面 PF4 和 PF4 抗原复合物的患者，可能存在病原性抗 PF4-肝素 HIT 抗体与血小板和其他血管细胞结合的风险。这些结合的致病性抗体可通过网状内皮系统清除与抗体结合的血小板，从而导致血小板减少症。结合的抗体也

可以通过 FcγRⅡA 导致血小板激活,而且促凝血的血小板微粒也促进了血栓形成[36]。

作为活化的一部分,HIT 抗体通过 PF4-GAG 复合物结合于内皮细胞[4,37],这种结合可以进一步导致局部血管活化,进而促进局部血栓形成。此外,HIT 抗体激活以 PF4 为靶标的单核细胞[38,39]和中性粒细胞[40]。单核细胞的活化涉及表面 Fcγ-R 受体和随后增加的组织因子的表达,这与促血栓形成和炎性状态一致。单核细胞和中性粒细胞表面的 GAGs 比血小板表面的更复杂,血小板表面的 GAGs 主要是硫酸软骨素,而且与 PF4 的亲和力相对较低[43]。单核细胞和中性粒细胞能以更高的亲和力结合 PF4,并且比血小板更难通过循环肝素去除结合的 PF4,在 HIT 中,它们相对于血小板可能更优先被靶向活化,导致该免疫性血小板减少症的血栓前状态[44]。

是否存在增加 HIT 发生发展、或 HIT 开始后形成血栓风险的基因多态性呢?还没有证据证明这类疾病与已知的血栓形成多态性,包括 Leiden V 因子血栓多态性、凝血酶原 G202101A、亚甲基还原酶(methylenetetrahydrofolate reductase, MTHFR)C677T、αⅡbβ3 和 α2β1,有明确的联系[45]。对功能性 FcγRⅢA$^{R/H131}$多态性的研究有不同的结果[46,47]。HIT 患者血小板上是否含有较高密度的 FcγRⅢA 尚不明确[48]。IgG 抗体对肝素-PF4 复合物的高亲和力似乎是影响血栓形成的风险因素。

图118-3 所示的模型表明,在血小板和/或持续血小板活化中具有较高 PF4 含量的个体,如患有严重动脉粥样硬化病人、手术后状态或者创伤患者在接收肝素治疗和 HIT 抗体形成后更有可能发展为 HIT。然而,研究表明 HIT 抗体的形成与进行心肺分流手术患者的动脉粥样硬化程度之间并无相关性关系[49]。如果循环细胞表面的 PF4 水平决定了发展 HIT 的风险,这将提供一种潜在的方法,该方法在肝素治疗之前预先筛选出罹患 HIT 风险较高的患者,或作为判断接受肝素治疗的患者是否出现血小板减少症的工具。理论上,如果同时产生致病性抗体,只有具有可检测的表面 PF4 的接收肝素治疗的个体会发生 HIT。

● 临床诊断

HIT 的临床特征是在肝素暴露时发生血小板减少症。在住院患者中血小板减少症和肝素暴露是常见的,并且对 HIT 具有较差的特异性[50]。因此,在估计 HIT 的临床可能性时必须寻求其他临床线索。这些包括:时间,血小板计数下降程度,血小板计数最低点,血栓栓塞或出血的出现,以及血小板减少症的其他原因。

时间

HIT 的血小板计数在初次肝素暴露后 5 ~ 10 天开始特征性地下降[23]。这一规则有三个例外;①在急性发作的 HIT 中,有近期肝素暴露(前 90 天)和预先形成抗 PF4-肝素 IgG 的患者在再次暴露后立即出现血小板计数下降;②在迟发性 HIT 中,肝素停药后中位数为 10 ~ 14 天才出现 HIT[51,52];③已经报告了少数自发性 HIT 患者。这些患者在不存在公认的肝素暴露的情况下存在 HIT 的血栓性血小板减少症[53]。延迟发作的 HIT 和自发性 HIT 都发生在没有循环肝素的情况下,并且可能涉及识别血液和血管细胞上 PF4 和内源性 GAG 复合物的致病性 HIT

抗体。

血小板计数下降的程度

血小板计数下降百分比是通过开始使用肝素的峰值血小板计数和最低血小板计数来计算的。大多数 HIT 患者血小板计数下降了 50% 或更多;在大约 10% 的患者中出现较为温和的下降(30% ~ 50%)[54]。

最低血小板计数

与大多数其他形式的药物诱导的免疫血小板减少症相反,与 HIT 相关的血小板减少症的特征为轻度或中度。在没有伴随弥散性血管内凝血(DIC)的情况下,最低值血小板计数的中位数约为 $60×10^9/L$,很少低于 $20×10^9/L$[54]。HIT 中的最低血小板计数不一定符合传统血小板减少症的定义(<$150×10^9/L$)。例如,HIT 可导术后血小板增多的患者血小板计数下降超过 50%,但不低于该阈值[55]。

血栓

血栓栓塞在发生在高达 25% 的 HIT 患者中,接近一半的病例有并发症[56,57]。下肢深静脉血栓和肺栓塞是最常见的血栓形成事件,与动脉事件的比值约为 2∶1[56]。大静脉阻塞可导致肢体坏疽,导管相关的上肢深静脉血栓非常见[58]。动脉血栓栓塞最常见于四肢,但也可能表现为卒中或心肌梗死[56]。也有充分的证据表明其他血管床(包括脑窦,肠系膜血管和肾上腺静脉)的血栓形成,以及血管移植物、瘘管和体外循环的血栓闭塞。

出血

与其他常见的药物诱导的免疫性血小板减少症不同,即使在血小板减少很严重的 HIT 病人中也很少见到自发出血。一项回顾性研究表明,与未发生血小板减少症的对照病人相比,在 HIT 病人中出血的发生并没有增加[59]。

不同寻常的临床表现

HIT 的罕见后遗症包括静脉内肝素推注后的过敏反应,短暂性完全遗忘综合征和肝素皮下注射部位的皮肤坏死[60,61]。奇怪的是,这些现象可能在没有血小板减少症的情况下发生。注射部位非坏死性红斑病变通常由延迟的 Ⅳ 型超敏反应而不是 HIT 引起[62]。

其他原因

在怀疑 HIT 的患者中还必须仔细考虑血小板减少症发生的其他可能的病因。医院获得性血小板减少症的常见病因包括感染、肝素以外的药物、DIC、稀释;、血管内装置和体外循环,如主动脉内球囊泵,心肺分流和体外膜氧合等[63]。

基于上述特征已经开发出了允许用于估计 HIT 概率的临床评分系统。其中研究最广泛的是 4T 评分系统[64]基于四种标准将 HIT 的发生率分为低,中,高:血小板减少症,时间,血栓形成或其他后遗症,以及血小板减少症的其他原因(表 118-2)。在 13 项研究的荟萃分析中,低概率 4T 评分的阴性预测值为 99.8%(95% CI:97.0 ~ 100.0)。中等和高概率 4T 评分的阳性预测值分别为 14%(95% CI:9 ~ 22)和 64%(95% CI:40 ~ 82)[65]。4T 评分受到观察者间意见分歧的限制[66]。一个替代评

表 118-2　4T 评分系统

临床特征	每项评分		
	0	1	2
血小板减少(急性)	最低(<10×10⁹/L)或者<30%的跌幅	较低((10~20)×10⁹/L)或者30%~50%的跌幅	中等程度低((20~100)×10⁹/L)或者>50%的跌幅
第一症状(血小板减少或者血栓)发生时间	≤4 天(除非最近 3 个月使用过肝素治疗)	5~10 天内(没有有力证明)或者≤1 天(过去的 3 个月内使用过肝素)	5~10 天内有记录证明或最近事先有使用肝素的情况≤1 天
血栓相关疾病	无	常见血栓症(DVT 或导管血栓)或多发性血栓;	皮肤红斑损害或非可疑血栓大
血小板减少(其他原因引起的)	其他明确存在的致病原因	其他可能存在的致病原因	没有血小板减少的其他有力证据

0~3 分、4~5 分、6~8 分分别为低危、中危、高危[64]。

分系统,即 HIT 专家概率(HEP)评分,在回顾性研究中表现出改进的可靠性和有利的操作特征,但仍有待于前瞻性验证[67]。

● 验室诊断

鉴于临床诊断的复杂性和有限的阳性预测价值[65],临床医生非常依赖实验室检测来协助诊断。HIT 的实验室检测分为两类:免疫测定和功能测定。

免疫测定

免疫测定方法检测循环中的抗 PF4-肝素抗体,而不考虑这些抗体是否会激活血小板并引起相关疾病。典型的免疫检测方法是固相酶联免疫吸附试验(ELISA),就是将稀释的患者血清加入到用 PF4-肝素(或 PF4-聚乙烯磺酸盐)复合物包被的微量滴定孔中[6],多特异性 ELISA 检测循环血中抗 PF4-肝素 IgG,IgM 和 IgA 抗体。根据试剂商推荐的截断值,这种检测方法对 HIT 的灵敏度和特异度分别是 94% ~ 100% 和 81% ~ 93%[22,68~70]。

多特异性 ELISA 检测的局限性就是它的特异性。假阳性结果很普遍,可能来自非致病性抗 PF4-肝素抗体[69],或者针对 PF4[71]或 PF4 结合的 β2-糖蛋白 I 的抗磷脂抗体[72]。通过提高 OD 截断值可以改善特异性。OD 值与 4T 和 HEP 评分[67]、血栓风险[73]以及阳性功能检测可能性[74]直接相关。在一项加拿大的研究中,在 37 例患者中,与其他 33 例具有强阳性 OD(>2.0)的患者相比,只有一例弱阳性 OD(0.4~0.99)患者表现出肝素依赖的血小板激活[74]。最近一个对 1958 例患者的分析中,将 OD 截断值从试剂商提供的 0.4 提升为 0.8,特异性从 85% 提升为 93%,而灵敏度只从 100% 轻度下降至 98%[75]。

为了提高特异性,对 PF4-肝素 ELISA 法已进行了若干修改。因为致病性抗体主要是 IgG,因此已经开发了针对 IgG 的特异性检测系统。在比较 IgG 特异性和多特异性 ELISA 研究的汇总分析中,前者显示更高的特异性(93.5% 对 89.4%),而敏感性降低(95.8% 对 98.1%)[76]。另一个修改涉及加入高剂量肝素验证步骤,如果加入过量肝素(100U/ml)能使 OD 降低 50% 以上就认为能确认肝素依赖性抗体的存在[77]。该方法提高了特异性,但是假阳性仍然常见、假阴性也可能发生,特别是在高 OD 值时[78,79]。

PF4-肝素 ELISA 法的另一个限制是完成时间。尽管 ELISA 的分析完成时间只有大约 2 小时,但是只有一批同时检测多个样品时,才能保证测定的成本效益。因此,许多实验室每周只进行一次或两次 ELISA,导致临床医生在没有实验室结果时就要进行关键的初始治疗决策。ELISA 的这个缺点已经促进了几种快速免疫测定法的开发,其能容纳单个样品并在几分钟内产生结果。表 118-3 总结了这些快速测定方法的性质[68,80~86]。胶乳颗粒增强免疫比浊测定和化学发光测定需要在专有分析仪上进行。美国批准了快速颗粒免疫沉淀测定法,但已发表的数据表明它不具备可接受的诊断准确性[87]。还需要进一步的研究对该方法进行改进。

表 118-3　快速血小板因子 4-肝素免疫测定法的性质

方法	监测的抗体种类	灵敏度	特异性	完成时间(分钟)	监管批准
颗粒凝胶免疫测定[68,80,81]	IgG	0.91~0.94	0.87~0.95	20	亚洲,加拿大,欧洲
侧流免疫测定[80,82]	IgG	0.98~1.00	0.82~0.93	15	欧洲
乳胶颗粒增强免疫比浊测定[83,84]	IgG,IgA,IgM	1.00	0.76	13	欧洲
化学发光测定[84~86]	IgG,IgA,IgM	0.98~1.00	0.73~0.82	30	欧洲
化学发光测定[84~86]	IgG	0.96~1.00	0.85~0.97	30	欧洲

Ig,免疫球蛋白。

功能测定

功能测定法较免疫测定法特异性更强,因为该方法仅检测能够以肝素依赖的方式诱导血小板活化的抗体亚型。典型的功能测定法为[14]C-血清素释放测定法(SRA)和肝素诱导的血小板活化测定法(HIPA)。在 SRA 中,将各种浓度的肝素和经热灭活的患者血清加入到经洗涤和[14]C 放射性标记的供体血小板中,出现肝素依赖性的[14]C-血清素的释放则视为阳性结果[89]。HIPA 基于类似的原则,但是以视觉评估的血小板聚集作为试验终点[90]。SRA 和 HIPA 的敏感性和特异性被认为超过 95%,但是目前尚无普遍接受的、对其敏感性与特异性进行衡量的参考标准[63]。

洗脱血小板功能测定对技术要求十分苛刻。SRA 和 HIPA 法需要反应性供体血小板,SRA 还需要放射性同位素,这些试剂对于大多数临床实验室来说是并不易得,所以功能测定只在世界少量参比实验室中进行。但是,即使是在这些实验室中,

测试技术、结果解释和报告也并未得到很好的标准化[91]。

目前人们还在研发针对 HIT 的能够克服目前测定方法局限性的新型免疫测定和功能测定方法[92,93]。

● 治疗

非肝素抗凝剂

HIT 的治疗需要立即停用肝素,包括停止肝素冲洗和移除肝素浸润的导管。然而,只停用肝素不足以防止血栓栓塞。历史研究表明未经治疗的患者在停用肝素后的头 48 小时内每天出现 5%~10% 的血栓形成风险,30 天血栓形成累积发生率约为 50%[57,94]。因此必须在停用肝素的同时静脉给予快速起效的非肝素抗凝剂[95]。表 118-4 总结了用于治疗 HIT 的非肝素抗凝剂的特征。

表 118-4　用于治疗肝素诱导的血小板减少症的抗凝剂

药物	起始剂量	监测	清除(半衰期)
直接凝血酶抑制剂			
阿加曲班	药丸:无 持续输液: 正常器官功能→2μg/(kg·min) 肝功能障碍(总胆红素>1.5mg/dl),心力衰竭,心脏外科手术,水肿→0.5~1.2μg/(kg·min)	调整剂量使 aPTT 为患者基线的 1.5~3.0 倍	肝胆(40~50分钟)
比伐卢定	药丸:无 持续输液: 正常器官功能→0.15mg/(kg·h) 肾或肝功能不全→考虑减少剂量	调整剂量使 aPTT 为患者基线的 1.5~2.5 倍	酶和肾(25分钟)
间接因子Ⅹa抑制剂			
达那肝素	药丸: <60kg→1500U 60~75kg→2250U 75~90kg→3000U >90kg→3750U 加速的初次输液: 400U/h×4h,然后 300U/h×4h 维持输液: 正常肾功能→200U/h 肾功能不全→150U/h	调整剂量使抗因子Ⅹa 为 0.5~0.8U/ml	肾(24小时)
磺达肝素	<50kg→每天 5mgSC 50~100kg→每天 7.5mg >100kg→每天 10mgSC ClCr30~50ml/min→使用小心 ClCr<30ml/min→禁忌	无	肾(17~20小时)

aPTT,活化部分凝血活酶时间;ClCr,肌酐清除率。

阿加曲班和比伐卢定是直接的凝血酶抑制剂。阿加曲班是唯一一经美国 FDA 批准可用于治疗 HIT 的药物。其批准是基于两项接受阿加曲班治疗的受试者与未治疗的对照组相比较的非盲单组研究[96,97]。在这两项研究的汇总分析中,阿加曲班使新血栓形成的相对危险度降低了三分之二,大出血的发生率

约为每天 1%[98]。这些研究的一个重大局限是入选患者不需要 HIT 的血清学确认。事实上,36.4% 的受试者在事后检测中被发现是抗 PF4-肝素抗体阴性[99],表明相当大比例的研究人群没有 HIT。

比伐卢定是水蛭素类似物。它被批准用于有或者没有

HIT 的患者的经皮血管手术。尽管它没有被批准用于治疗 HIT,但它实际已经被应用于临床,尤其是在患有严重疾病和多发性衰竭的患者[100]以及进行心脏手术的患者中[101]。已发表的支持其使用的证据仅限于回顾性单中心队列研究[100,102,103]。

另外两种直接凝血酶抑制剂作为 HIT 的治疗也在研究中。与未经处理的历史对照相比,重组水蛭素被证明可以降低血栓栓塞的风险,但已经不再可用[94]。地西卢定的随机临床试验由于仅随机分配到 16 名受试者而被停止。

达那肝素和磺达肝素是因子Ⅹa 的间接抑制剂。达那肝素在多个行政辖区被批准用于 HIT 治疗,但在美国不再上市,药物短缺限制了其他地方的可用性。在非盲随机试验中,42 例复合血栓形成的 HIT 患者被分配接受达那肝素或右旋糖酐治疗[70],在达那肝素组中,更多的受试者被判断为出院时血栓形成完全恢复(56% 对 14% ;p = 0.02)[105]。一些患者的 HIT 抗体与达那肝素在体外交叉发生反应,但这种现象的临床相关性尚未确定[106]。

磺达肝素未经批准用于治疗 HIT,在 2012 年美国胸科医师学会指南中也未推荐[95]。它的使用由几个小病例系列和回顾性队列研究支持[107~110]。在共 71 例患者的分析中,没有报道新的血栓事件,四名患者出现重度出血[63]。也有少数磺达肝素引起或加重 HIT 的病例被报道,尽管一些病例仍不能确定归因于磺达肝素[111]。考虑到每天一次治疗的便捷性和无需监测,磺达肝素比其他药物更方便(表 118-4)。这可能是它越来越多被使用的原因。在最近一个德国多中心疑似 HIT 患者的登记表中,更大比例的患者接受了磺达肝素(40%)治疗,而不是达那帕(23.6%)或阿加曲班(16.4%)[112]。

口服的直接凝血酶抑制剂(例如达比加群)和Ⅹa 抑制剂(例如利伐沙班,阿哌沙班,埃德昔班)在体外 HIT 阳性的血清中不诱导血小板聚集或 PF4 释放[113],是治疗 HIT 合理的药物。然而,临床证据仅限于少数病例报告[114,115],在临床试验之外不能推荐使用这些药物治疗 HIT。一项利伐沙班的试验在 2013年开始招募疑似 HIT 的患者,现在正在进行中[116]。

治疗 HIT 的抗凝剂存在大出血的风险,并且缺少有效的逆转药物。针对凝血旁路途径的新型治疗方法也许可以提供有效的抗凝血治疗,而不增加抗凝血带来的出血风险。候选方法包括应用具有最小抗凝血活性的脱硫形式肝素[113]和干扰 PF4-肝素复合物形成的小分子 PF4 拮抗剂[117]、通过 HIT 免疫复合物激活的 FcγRⅡA 介导的血小板活化的抑制剂、脾脏酪氨酸激酶和 Ca²⁺ 抑制剂[118]和调节鸟嘌呤核苷酸交换因子 I[119](可阻断由免疫复合物结合引发的细胞内转导)的二酰基甘油抑制剂。

谁需要治疗

由于住院患者使用肝素的频率和所致的血小板减少,免疫测定的特异性有限和临床医生担忧漏诊 HIT 病例,过度诊断和使用非肝素抗凝剂治疗非 HIT 的病人很常见[120]。不恰当的使用这些药物增加费用和出血风险[121]。鉴于低 4T 评分能够很好地预测未罹患 HIT 的病人(99.8%)[65],减少不必要的治疗的可行的第一步是对低概率 4T 评分的患者避免使用非肝素抗凝剂。对中等或高概率 4T 评分的患者,直到 HIT 实验室结果出来前应停用肝素并应用非肝素抗凝剂[65,95,122]。

改用维生素 K 拮抗剂

华法林和其他维生素 K 拮抗剂不应作为急性 HIT 患者的初始抗凝剂,因为其使用会快速降低 C 蛋白活性而增加静脉性坏疽形成风险[123]。对于接受维生素 K 拮抗剂的患者,当被诊断为 HIT 时,应该停用作用与维生素 K 相反的维生素 K 拮抗剂。维生素 K 拮抗剂可以在血小板计数恢复到稳定的水平后开始使用,并应避免大剂量(如华法林>5mg/d)使用。维生素 K 拮抗剂应与静脉非肝素抗凝剂重叠使用至少 5 天,直到国际标准化比值(INR)达到预期值[63,95]。如果患者正在从阿加曲班改用为华法林,应遵循适当 INR 目标的准则[124],因为阿加曲班和华法林都会增加 INR 值,该目标值会根据每个机构使用的凝血酶原时间试验对阿加曲班的敏感性不同而变化。

抗凝时间

患有 HIT 相关性血栓栓塞的患者通常接受抗凝治疗 3~6 个月。无血栓形成的 HIT 患者(即孤立的 HIT)最佳持续抗凝治疗时间未知。在历史上一些未治疗的孤立 HIT 患者中,30 天血栓栓塞的累积发生率为 53%[57]。大多数事件发生在停用肝素后 10 天内,与血小板恢复期相对应。因此,普遍认为应该在孤立 HIT 的患者中继续抗凝治疗直到血小板计数恢复,有些官方机构建议更长的时间(例如 4 周)[122]。

血小板输注

长期持有的观点是:血小板输注可能会通过“向火中添加燃料”来促进 HIT 中的血栓形成。有两个案例系列与此不符。其包括 41 例疑似 HIT 患者接受了血小板输注的治疗,在延长的随访期间没有发生血栓形成事件[125,126]。然而,因为 HIT 的特征是血栓形成而不是出血,预防性血小板输注很少被使用。输血可能在临床用于显著出血,高出血风险或诊断不明确时。

HIT 患者的肝素再暴露

一般来说,为避免再出现 HIT 的危险,HIT 患者应避免肝素再暴露[127]。在进行心血管外科手术并有 HIT 病史的患者中使用术中肝素是一种例外。随着时间的推移,HIT 免疫反应逐渐变弱,功能测定在肝素停止 50 天(中位数)时为阴性,而抗 PF4-肝素抗体滴度下降更慢,在第 100 天 60% 的患者才不再被检测到[23]。HIT 实验室检测可用于确定在心血管手术期间肝素再暴露的安全性。具有阴性免疫学指标和功能测定的患者在手术期间可以安全地接受 UFH。这已经在 10 例具有 HIT 史而进行心脏手术的患者中首次证明,其中没有发现一例临床复发[128]。在较新的报告中,17 例这样的患者中有 11 例发生了抗 PF4-肝素抗体的复发,但只有一例患者发展为 HIT[129]。在功能测定阳性的患者中应严格避免使用肝素,如果可能的话,这些个体应该推迟手术,直到功能和免疫测定成为阴性。如果不能推迟手术,应使用非肝素抗凝血剂(例如比伐卢定)[101]。对于功能测定已成为阴性但是免疫测定仍为阳性的患者适当的给予术中抗凝治疗的作用仍不确定。2012 年美国胸科医师学院指南对这种情况推荐了一种非肝素抗凝剂[95]。然而,三例接受紧急心脏移植的患者中顺利使用肝素并未发生不良反应[130]。对 HIT 患者使用肝素应仅限于术中,尽管(无意中)再次长期暴露于肝素的 HIT 史患者并不一定导致 HIT 复发,还是应尽可能避免术前和术后使用肝素[129]。

鉴于其在大型冠状动脉血管造影试验中的有效性和安全性,不考虑 HIT 实验室检查的结果,相对于肝素,更推荐比伐卢定用于需要经皮血管手术的有 HIT 病史的患者[95]。

血液透析

虽然大约 10% 的慢性血液透析患者会出现游离的抗 PF4 肝素抗体[131]，但是在该人群中 HIT 的发生率低于 1%[132]。在有 HIT 病史的患者透析期间进行肝素暴露是禁忌证。已经报道的替代策略包括枸橼酸盐，盐水冲洗，达那肝素，阿加曲班和维生素 K 拮抗剂的使用[95]。

怀孕

HIT 在接受肝素的孕妇中很少见（<0.1%）[11,12]。当确实发生这种情况时，可批准开始使用非肝素抗凝剂。最大的已发表研究是用达那肝素。30 名急性 HIT 妇女在怀孕期间接受了达那肝素治疗的回顾性队列研究中[133]，5 名患者出现血栓形成，3 名发生大出血。达那肝素不穿过胎盘，并且在分娩后参与测试的六名新生儿的脐带血中没有检测到抗 Xa 活性。如果达那肝素不可用，可以考虑磺达肝素，尽管支持其在 HIT 孕妇中使用的证据仅限于病例报告[134,135]、而且部分经胎盘通路已被证明[136]。

翻译：唐亮　互审：朱力　校对：郭涛、胡豫

参考文献

1. Kelton JG, Warkentin TE: Heparin-induced thrombocytopenia: A historical perspective. *Blood* 112;2607, 2008.
2. Chong BH, Berndt MC: Heparin-induced thrombocytopenia. *Blut* 58:53, 1989.
3. Fratantoni JC, Pollet R, Gralnick HR: Heparin-induced thrombocytopenia: Confirmation of diagnosis with in vitro methods. *Blood* 45:395, 1975.
4. Cines DB, Tomaski A, Tannenbaum S: Immune endothelial-cell injury in heparin-associated thrombocytopenia. *N Engl J Med* 316:581, 1987.
5. Kelton JG, Sheridan D, Santos A, et al: Heparin-induced thrombocytopenia: Laboratory studies. *Blood* 72:925, 1988.
6. Amiral J, Bridey F, Dreyfus M, et al: Platelet factor 4 complexed to heparin is the target for antibodies generated in heparin-induced thrombocytopenia. *Thromb Haemost* 68:95, 1992.
7. Warkentin TE, Sheppard JA, Sigouin CS, et al: Gender imbalance and risk factor interactions in heparin-induced thrombocytopenia. *Blood* 108:2937, 2006.
8. Warkentin TE, Shepard JA, Horsewood P, et al: Impact of the patient population on the risk for heparin-induced thrombocytopenia. *Blood* 96:1703, 2000.
9. Pouplard C, May MA, Regina S, et al: Changes in platelet count after cardiac surgery can effectively predict the development of pathogenic heparin-dependent antibodies. *Br J Haematol* 128:837, 2005.
10. Selleng S, Malowsky B, Strobel U, et al: Early-onset and persisting thrombocytopenia in post-cardiac surgery patients is rarely due to heparin-induced thrombocytopenia, even when antibody tests are positive. *J Thromb Haemost* 8:30, 2010.
11. Sanson BJ, Lensing AW, Prins MH, et al: Safety of low-molecular-weight heparin in pregnancy: As systematic review. *Thromb Haemost* 81:668, 1999.
12. Fausett MB, Vogtlander M, Lee RM, et al: Heparin-induced thrombocytopenia is rare in pregnancy. *Am J Obstet Gynecol* 185:148, 2001.
13. Avila ML, Shah V, Brandão LR: Systematic review on heparin-induced thrombocytopenia in children: A call to action. *J Thromb Haemost* 11:660, 2013.
14. Lubenow N, Hinz P, Thomaschewski S, et al: The severity of trauma determines the immune response to PF4/heparin and the frequency of heparin-induced thrombocytopenia. *Blood* 115:1797, 2010.
15. Martel N, Lee J, Wells PS: Risk for heparin-induced thrombocytopenia with unfractionated and low-molecular-weight heparin thromboprophylaxis: A meta-analysis. *Blood* 106:2710, 2005.
16. Morris TA, Castrejon S, Devendra G, Gamst AC: No difference in risk for thrombocytopenia during treatment of pulmonary embolism and deep venous thrombosis with either low-molecular-weight heparin or unfractionated heparin: A metaanalysis. *Chest* 132:1131, 2007.
17. Pohl C, Kredteck A, Bastians B, et al: Heparin-induced thrombocytopenia in neurologic patients treated with low-molecular-weight heparin. *Neurology* 64:1285, 2005.
18. Warkentin TE: Fondaparinux: Does it cause HIT? Can it treat HIT? *Expert Rev Hematol* 3:567, 2010.
19. Smythe M, Koerber JM, Mattson JC: The incidence of recognized heparin-induced thrombocytopenia in a large, tertiary care teaching hospital. *Chest* 131:1644, 2007.
20. Muslimani AA, Ricaurte B, Daw HA: Immune heparin-induced thrombocytopenia resulting from preceding exposure to heparin catheter flushes. *Am J Hematol* 82:652, 2007.
21. Laster J, Silver D: Heparin-coated catheters and heparin-induced thrombocytopenia. *J Vasc Surg* 7:667, 1988.
22. Juhl D, Eichler P, Lubenow N, et al: Incidence and clinical significance of anti-PF4/heparin antibodies of the IgG, IgM, and IgA class in 755 consecutive patient samples referred for diagnostic testing for heparin-induced thrombocytopenia. *Eur J Haematol* 76:420, 2006.
23. Warkentin TE, Kelton JG: Temporal aspects of heparin-induced thrombocytopenia. *N Engl J Med* 344:1286, 2001.
24. Krauel K, Pötschke C, Weber C, et al: Platelet factor 4 binds to bacteria, [corrected] inducing antibodies cross-reacting with the major antigen in heparin-induced thrombocytopenia. *Blood* 117:1370, 2011.
25. Zheng Y, Yu M, Podd A, et al: Critical role for mouse marginal zone B cells in PF4/heparin antibody production. *Blood* 121:3484, 2013.
26. Zhang X, Chen L, Bancroft DP, et al: Crystal structure of recombinant human platelet factor 4. *Biochemistry* 33:8361, 1994.
27. Stuckey JA, St Charles R, Edwards BF: A model of the platelet factor 4 complex with heparin. *Proteins* 14:277, 1992.
28. Li ZQ, Liu W, Park KS, et al: Defining a second epitope for heparin-induced thrombocytopenia antibodies using KKO, a murine HIT-like monoclonal antibody. *Blood* 99:1230, 2002.
29. Litvinov RI, Yarovoi SV, Rauova L, et al: Distinct specificity and single-molecule kinetics characterize the interaction of pathogenic and non-pathogenic antibodies against platelet factor 4-heparin complexes with platelet factor 4. *J Biol Chem* 288:33060, 2013.
30. Greinacher A, Pötzsch B, Amiral J, et al: Heparin-associated thrombocytopenia: Isolation of the antibody and characterization of a multimolecular PF4-heparin complex as the major antigen. *Thromb Haemost* 71:247, 1994.
31. Horne MK 3rd, Alkins BR: Platelet binding of IgG from patients with heparin-induced thrombocytopenia. *J Lab Clin Med* 127:435, 1996.
32. Rauova L, Poncz M, McKenzie SE, et al: Ultralarge complexes of PF4 and heparin are central to the pathogenesis of heparin-induced thrombocytopenia. *Blood* 105:131, 2005.
33. Suvarna S, Espinasse B, Qi R, et al: Determinants of PF4/heparin immunogenicity. *Blood* 110:4253, 2007.
34. Reilly MP, Taylor SM, Hartman NK, et al: Heparin-induced thrombocytopenia/thrombosis in a transgenic mouse model requires human platelet factor 4 and platelet activation through FcγRIIA. *Blood* 98:2442, 2001.
35. Rauova L, Zhai L, Kowalska MA, et al: Role of platelet surface PF4 antigenic complexes in heparin-induced thrombocytopenia pathogenesis: Diagnostic and therapeutic implications. *Blood* 107:2346, 2006.
36. Warkentin TE, Hayward CP, Boshkov LK, et al: Sera from patients with heparin-induced thrombocytopenia generate platelet-derived microparticles with procoagulant activity: An explanation for the thrombotic complications of heparin-induced thrombocytopenia. *Blood* 84:3691, 1994.
37. Visentin GP, Malik M, Cyganiak KA, Aster RH: Patients treated with unfractionated heparin during open heart surgery are at high risk to form antibodies reactive with heparin:platelet factor 4 complexes. *J Lab Clin Med* 128:376, 1996.
38. Pouplard C, Iochmann S, Renard B, et al: Induction of monocyte tissue factor expression by antibodies to heparin-platelet factor 4 complexes developed in heparin-induced thrombocytopenia. *Blood* 97:3300, 2001.
39. Arepally GM, Mayer IM: Antibodies from patients with heparin-induced thrombocytopenia stimulate monocytic cells to express tissue factor and secret interleukin-8. *Blood* 98:1252, 2001.
40. Xiao Z, Visentin GP, Dayananda KM, Neelaegham S: Immune complexes formed following the binding of anti-platelet factor 4 (CXCL4) antibodies to CXCL4 stimulate human neutrophil activation and cell adhesion. *Blood* 112:1091, 2008.
41. Kasthuri RS, Glover SL, Jonas W, et al: PF4/heparin-antibody complex induces monocyte tissue factor expression and release of tissue factor positive microparticles by activation of FcγRI. *Blood* 119:5285, 2012.
42. Ward JV, Packham MA: Characterization of the sulfated glycosaminoglycans on the surface and in the storage granules of rabbit platelets. *Biochim Biophys Acta* 583:196, 1979.
43. Handin RI, Cohen HJ: Purification and binding properties of human platelet factor four. *J Biol Chem* 251:4273, 1976.
44. Rauova L, Hirsch JD, Greene TK, et al: Monocyte-bound PF4 in the pathogenesis of heparin-induced thrombocytopenia. *Blood* 116:5021, 2010.
45. Carlsson LE, Lubenow N, Blumentritt C, et al: Platelet receptor and clotting factor polymorphisms as genetic risk factors for thromboembolic complications in heparin-induced thrombocytopenia. *Pharmacogenetics* 13:253, 2003.
46. Arepally G, McKenzie SE, Jiang XM, et al: Fc gamma RIIA H/R 131 polymorphism, subclass-specific IgG anti-heparin/platelet factor 4 antibodies and clinical course in patients with heparin-induced thrombocytopenia and thrombosis. *Blood* 89:370, 1997.
47. Carlsson LE, Santoso S, Baurichter G, et al: Heparin-induced thrombocytopenia: New insights into the impact of the FcgammaRIIa-R-H131 polymorphism. *Blood* 92:1526, 1998.
48. Chong BH, Pilgrim RL, Cooley MA, Chesterman CN: Increased expression of platelet IgG Fc receptors in immune heparin-induced thrombocytopenia. *Blood* 81:988, 1993.
49. Cuker A, Rauova L, Bolgiano D, et al: Atherosclerosis is not a risk factor for anti-platelet factor 4/heparin antibody formation after cardiopulmonary bypass surgery. *Thromb Haemost* 111:1191, 2014.
50. Oliveira GB, Crespo EM, Becker RC, et al: Complications After Thrombocytopenia Caused by Heparin (CATCH) Registry Investigators: Incidence and prognostic significance of thrombocytopenia in patients treated with prolonged heparin therapy. *Arch Intern Med* 168:94, 2008.
51. Warkentin TE, Kelton JG: Delayed-onset heparin-induced thrombocytopenia and thrombosis. *Ann Intern Med* 135:502, 2001.
52. Rice L, Attisha WK, Drexler A, Francis JL: Delayed-onset heparin-induced thrombocytopenia. *Ann Intern Med* 136:210, 2002.
53. Warkentin TE, Basciano PA, Knopman J, Bernstein RA: Spontaneous heparin-induced thrombocytopenia syndrome: 2 new cases and a proposal for defining this disorder. *Blood* 123:3651, 2014.
54. Warkentin TE: Clinical presentation of heparin-induced thrombocytopenia. *Semin Hematol* 35:9, 1998.
55. Warkentin TE, Roberts RS, Hirsh J, Kelton JG: An improved definition of immune heparin-induced thrombocytopenia in postoperative orthopedic patients. *Arch Intern Med* 163:2518, 2003.
56. Greinacher A, Farner B, Kroll H, et al: Clinical features of heparin-induced thrombocy-

topenia including risk factors for thrombosis. A retrospective analysis of 408 patients. *Thromb Haemost* 94:132, 2005.
57. Warkentin TE, Kelton JG: A 14-year study of heparin-induced thrombocytopenia. *Am J Med* 101:502, 1996.
58. Hong AP, Cook DJ, Sigouin CS, Warkentin TE: Central venous catheters and upper-extremity deep-vein thrombosis complicating immune heparin-induced thrombocytopenia. *Blood* 101:3049, 2003.
59. Warkentin TE, Levine MN, Hirsh J, et al: Heparin-induced thrombocytopenia in patients treated with low-molecular-weight heparin or unfractionated heparin. *N Engl J Med* 332:1330, 1995.
60. Warkentin TE, Roberts RS, Hirsh J, Kelton JG: Heparin-induced skin lesions and other unusual sequelae of the heparin-induced thrombocytopenia syndrome: A nested cohort study. *Chest* 127:1857, 2005.
61. Warkentin TE, Greinacher A: Heparin-induced anaphylactic and anaphylactoid reactions: Two distinct but overlapping syndromes. *Expert Opin Drug Saf* 8:129, 2009.
62. Schindewolf M, Kroll H, Ackermann H, et al: Heparin-induced non-necrotizing skin lesions: Rarely associated with heparin-induced thrombocytopenia. *J Thromb Haemost* 8:1486, 2010.
63. Cuker A, Cines DB: How I treat heparin-induced thrombocytopenia. *Blood* 119:2209, 2012.
64. Lo GK, Juhl D, Warkentin TE, et al: Evaluation of pretest clinical score (4 T's) for the diagnosis of heparin-induced thrombocytopenia in two clinical settings. *J Thromb Haemost* 4:759, 2006.
65. Cuker A, Gimotty PA, Crowther MA, Warkentin TE: Predictive value of the 4Ts scoring system for heparin-induced thrombocytopenia: A systematic review and meta-analysis. *Blood* 120:4160, 2012.
66. Nagler M, Fabbro T, Wuillemin WA: Prospective evaluation of the interobserver reliability of the 4Ts score in patients with suspected heparin-induced thrombocytopenia. *J Thromb Haemost* 10:151, 2012.
67. Cuker A, Arepally G, Crowther MA, et al: The HIT Expert Probability (HEP) Score: A novel pre-test probability model for heparin-induced thrombocytopenia based on broad expert opinion. *J Thromb Haemost* 8:2642, 2010.
68. Bakchoul T, Giptner A, Najaoui A, et al: Prospective evaluation of PF4/heparin immunoassays for the diagnosis of heparin-induced thrombocytopenia. *J Thromb Haemost* 7:1260, 2009.
69. Lo GK, Sigouin CS, Warkentin TE: What is the potential for overdiagnosis of heparin-induced thrombocytopenia? *Am J Hematol* 82:1037, 2007.
70. Greinacher A, Juhl D, Strobel U, et al: Heparin-induced thrombocytopenia: A prospective study on the incidence, platelet-activating capacity and clinical significance of antiplatelet factor 4/heparin antibodies of the IgG, IgM, and IgA classes. *J Thromb Haemost* 5:1666, 2007.
71. Pauzner R, Greinacher A, Selleng K, et al: False-positive tests for heparin-induced thrombocytopenia in patients with antiphospholipid syndrome and systemic lupus erythematosus. *J Thromb Haemost* 7:1070, 2009.
72. Sikara MP, Routsias JG, Samiotaki M, et al: β2 Glycoprotein I (β2GPI) binds platelet factor 4 (PF4): Implications for the pathogenesis of antiphospholipid syndrome. *Blood* 115:713, 2010.
73. Zwicker JI, Uhl L, Huang WY, et al: Thrombosis and ELISA optical density values in hospitalized patients with heparin-induced thrombocytopenia. *J Thromb Haemost* 2:2133, 2004.
74. Warkentin TE, Sheppard JI, Moore JC, et al: Quantitative interpretation of optical density measurements using PF4-dependent enzyme-immunoassays. *J Thromb Haemost* 6:1304, 2008.
75. Raschke RA, Curry SC, Warkentin TE, Gerkin RD: Improving clinical interpretation of the anti-platelet factor 4/heparin enzyme-linked immunosorbent assay for the diagnosis of heparin-induced thrombocytopenia through the use of receiver operating characteristic analysis, stratum-specific likelihood ratios, and Bayes theorem. *Chest* 144:1269, 2013.
76. Cuker A, Ortel TL: ASH evidence-based guidelines: Is the IgG-specific anti-PF4/heparin ELISA superior to the polyspecific ELISA in the laboratory diagnosis of HIT? *Hematology Am Soc Hematol Educ Program* 2009:250, 2009.
77. Whitlatch NL, Kong DF, Metjian AD, et al: Validation of the high-dose heparin confirmatory step for the diagnosis of heparin-induced thrombocytopenia. *Blood* 116:1761, 2010.
78. Warkentin TE, Sheppard JI: No significant improvement in diagnostic specificity of an anti-PF4/polyanion immunoassay with use of high heparin confirmatory procedure. *J Thromb Haemost* 4:281, 2006.
79. Selleng S, Schreier N, Wollert HG, Greinacher A: The diagnostic value of the anti-PF4/heparin immunoassay high-dose heparin confirmatory test in cardiac surgery patients. *Anesth Analg* 112:774, 2011.
80. Sachs UJ, von Hesberg J, Santoso S, et al: Evaluation of a new nanoparticle-based lateral-flow immunoassay for the exclusion of heparin-induced thrombocytopenia (HIT). *Thromb Haemost* 106:1197, 2011.
81. Meyer O, Salama A, Pittet N, Schwind P: Rapid detection of heparin-induced platelet antibodies with particle gel immunoassay (ID-HPF4). *Lancet* 354:1525, 1999.
82. Leroux D, Hezard N, Lebreton A, et al: Prospective evaluation of a rapid nanoparticle-based lateral flow immunoassay (STic Expert® HIT) for the diagnosis of heparin-induced thrombocytopenia. *Br J Haematol* 166:774, 2014.
83. Davidson SJ, Ortel TL, Smith LJ: Performance of a new, rapid, automated immunoassay for the detection of anti-platelet factor 4/heparin complex antibodies. *Blood Coagul Fibrinolysis* 22:340, 2011.
84. Althaus K, Hron G, Strobel U, et al: Evaluation of automated immunoassays in the diagnosis of heparin induced thrombocytopenia. *Thromb Res* 131:e85, 2013.
85. Legnani C, Cini M, Pili C, et al: Evaluation of a new automated panel of assays for the detection of anti-PF4/heparin antibodies in patients suspected of having heparin-induced thrombocytopenia. *Thromb Haemost* 104:402, 2010.
86. Van Hoecke F, Devreese K: Evaluation of two new automated chemiluminescent assays (HemosIL® AcuStar HIT-IgG and HemosIL® AcuStar HIT-Ab) for the detection of heparin-induced antibodies in the diagnosis of heparin-induced thrombocytopenia. *Int J Lab Hematol* 34:410, 2012.
87. Warkentin TE, Sheppard JI, Raschke R, Greinacher A: Performance characteristics of a rapid assay for anti-PF4/heparin antibodies: The particle immunofiltration assay. *J Thromb Haemost* 5:2308, 2007.
88. Andrews DM, Cubillos GF, Paulino SK, et al: Prospective evaluation of the particle immunofiltration anti-platelet factor 4 rapid assay in MICU patients with thrombocytopenia. *Crit Care* 17:R143, 2013.
89. Sheridan D, Carter C, Kelton JG: A diagnostic test for heparin-induced thrombocytopenia. *Blood* 67:27, 1986.
90. Greinacher A, Michels I, Kiefel V, Mueller-Eckhardt C: A rapid and sensitive test for diagnosing heparin-associated thrombocytopenia. *Thromb Haemost* 66:734, 1991.
91. Price EA, Hayward CP, Moffat KA, et al: Laboratory testing for heparin-induced thrombocytopenia is inconsistent in North America: A survey of North American specialized coagulation laboratories. *Thromb Haemost* 98:1357, 2007.
92. Cuker A, Rux AH, Hinds JL, et al: Novel diagnostic assays for heparin-induced thrombocytopenia. *Blood* 121:3727, 2013.
93. Nazi I, Arnold DM, Smith JW, et al: FcγRIIa proteolysis as a diagnostic biomarker for heparin-induced thrombocytopenia. *J Thromb Haemost* 11:1146, 2013.
94. Greinacher A, Eichler P, Lubenow N, et al: Heparin-induced thrombocytopenia with thromboembolic complications: Meta-analysis of 2 prospective trials to assess the value of parenteral treatment with lepirudin and its therapeutic aPTT range. *Blood* 96:846, 2000.
95. Linkins LA, Dans AL, Moores LK, et al: American College of Chest Physicians: Treatment and prevention of heparin-induced thrombocytopenia: Antithrombotic Therapy and Prevention of Thrombosis, 9th ed: American College of Chest Physicians Evidence-Based Clinical Practice Guidelines. *Chest* 141:e495S, 2012.
96. Lewis BE, Wallis DE, Berkowitz SD, et al: ARG-911 Study Investigators: Argatroban anticoagulant therapy in patients with heparin-induced thrombocytopenia. *Circulation* 103:1838, 2001.
97. Lewis BE, Wallis DE, Leya F, et al: Argatroban-915 Investigators: Argatroban anticoagulation in patients with heparin-induced thrombocytopenia. *Arch Intern Med* 163:1849, 2003.
98. Lewis BE, Wallis DE, Hursting MJ, et al: Effects of argatroban therapy, demographic variables, and platelet count on thrombotic risks in heparin-induced thrombocytopenia. *Chest* 129:1407, 2006.
99. Walenga JM, Fasanella AR, Iqbal O, Het al: Coagulation laboratory testing in patients treated with argatroban. *Semin Thromb Hemost* 25:61, 1999.
100. Kiser TH, Fish DN: Evaluation of bivalirudin treatment for heparin-induced thrombocytopenia in critically ill patients with hepatic and/or renal dysfunction. *Pharmacotherapy* 26:452, 2006.
101. Koster A, Dyke CM, Aldea G, et al: Bivalirudin during cardiopulmonary bypass in patients with previous or acute heparin-induced thrombocytopenia and heparin antibodies: Results of the CHOOSE-ON trial. *Ann Thorac Surg* 83:572, 2007.
102. Skrupky LP, Smith JR, Deal EN, et al: Comparison of bivalirudin and argatroban for the management of heparin-induced thrombocytopenia. *Pharmacotherapy* 30:1229, 2010.
103. Joseph L, Casanegra AI, Dhariwal M, et al: Bivalirudin for the treatment of patients with confirmed or suspected heparin-induced thrombocytopenia. *J Thromb Haemost* 12:1044, 2014.
104. Boyce SW, Bandyk DF, Bartholomew JR, et al: A randomized, open-label pilot study comparing desirudin and argatroban in patients with suspected heparin-induced thrombocytopenia with or without thrombosis: PREVENT-HIT Study. *Am J Ther* 18:14, 2011.
105. Chong BH, Gallus AS, Cade JF, et al; Australian HIT Study Group: Prospective randomised open-label comparison of danaparoid with dextran 70 in the treatment of heparin-induced thrombocytopaenia with thrombosis: A clinical outcome study. *Thromb Haemost* 86:1170, 2001.
106. Magnani HN, Gallus A: Heparin-induced thrombocytopenia (HIT). A report of 1,478 clinical outcomes of patients treated with danaparoid (Orgaran) from 1982 to mid-2004. *Thromb Haemost* 95:967, 2006.
107. Blackmer AB, Oertel MD, Valgus JM: Fondaparinux and the management of heparin-induced thrombocytopenia: The journey continues. *Ann Pharmacother* 43:1636, 2009.
108. Grouzi E, Kyriakou E, Panagou I, Spiliotopoulou I: Fondaparinux for the treatment of acute heparin-induced thrombocytopenia: A single-center experience. *Clin Appl Thromb Hemost* 16:663, 2010.
109. Warkentin TE, Pai M, Sheppard JI, et al: Fondaparinux treatment of acute heparin-induced thrombocytopenia confirmed by the serotonin-release assay: A 30-month, 16-patient case series. *J Thromb Haemost* 9:2389, 2011.
110. Goldfarb MJ, Blostein MD: Fondaparinux in acute heparin-induced thrombocytopenia: A case series. *J Thromb Haemost* 9:2501, 2011.
111. Warkentin TE: Fondaparinux: Does it cause HIT? Can it treat HIT? *Expert Rev Hematol* 3:567, 2010.
112. Schindewolf M, Steindl J, Beyer-Westendorf J, et al: Frequent off-label use of fondaparinux in patients with suspected acute heparin-induced thrombocytopenia (HIT)–findings from the GerHIT multi-centre registry study. *Thromb Res* 134:29, 2014.
113. Krauel K, Hackbarth C, Furll B, Greinacher A: Heparin-induced thrombocytopenia: In vivo studies on the interaction of dabigatran, rivaroxaban, and low-sulfated heparin, with platelet factor 4 and anti-PF4/heparin antibodies. *Blood* 119:1248, 2012.
114. Annicchérico FJ, Alonso JL: Dabigatran for heparin-induced thrombocytopenia. *Mayo Clin Proc* 88:1036, 2013.
115. Ng HJ, Than H, Teo EC: First experience with the use of rivaroxaban in the treatment of heparin-induced thrombocytopenia. *Thromb Res* 135:205, 2015.
116. Linkins LA, Warkentin TE, Pai M, et al: Design of the rivaroxaban for heparin-induced thrombocytopenia study. *J Thromb Thrombolysis* 38:485, 2014.
117. Sachais BS, Rux AH, Cines DB, et al: Rational design and characterization of platelet factor 4 antagonists for the study of heparin-induced thrombocytopenia. *Blood* 119:5955, 2012.
118. Reilly MP, Sinha U, André P, et al: PRT-060318, a novel Syk inhibitor, prevents heparin-induced thrombocytopenia and thrombosis in a transgenic mouse model. *Blood* 117: 2241, 2011.
119. Stolla M, Stefanini L, André P, et al: CalDAG-GEFI deficiency protects mice in a novel

model of Fcγ RIIA-mediated thrombosis and thrombocytopenia. *Blood* 118:1113, 2011.

120. Cuker A: Heparin-induced thrombocytopenia (HIT) in 2011: An epidemic of overdiagnosis. *Thromb Haemost* 106:993, 2011.

121. Smythe MA, Koerber JM, Mehta TP, et al: Assessing the impact of a heparin-induced thrombocytopenia protocol on patient management, outcomes, and costs. *Thromb Haemost* 108:992, 2012.

122. Watson H, Davidson S, Keeling D; Haemostasis and Thrombosis Task Force of the British Committee for Standards in Haematology: Guidelines on the diagnosis and management of heparin-induced thrombocytopenia: Second edition. *Br J Haematol* 159:528, 2012.

123. Warkentin TE, Elavathil LJ, Hayward CP, et al: The pathogenesis of venous limb gangrene associated with heparin-induced thrombocytopenia. *Ann Intern Med* 127:804, 1997.

124. Sheth SB, DiCicco RA, Hursting MJ, et al: Interpreting the International Normalized Ratio (INR) in individuals receiving argatroban and warfarin. *Thromb Haemost* 85:453, 2001.

125. Hopkins CK, Goldfinger D: Platelet transfusions in heparin-induced thrombocytopenia: A report of four cases and review of the literature. *Transfusion* 48:2128, 2008.

126. Refaai MA, Chuang C, Menegus M, et al: Outcomes after platelet transfusion in patients with heparin-induced thrombocytopenia. *J Thromb Haemost* 8:1419, 2010.

127. Gruel Y, Lang M, Darnige L, et al: Fatal effect of re-exposure to heparin after previous heparin-associated thrombocytopenia and thrombosis. *Lancet* 336:1077, 1990.

128. Pötzsch B, Klövekorn WP, Madlener K: Use of heparin during cardiopulmonary bypass in patients with a history of heparin-induced thrombocytopenia. *N Engl J Med* 343:515, 2000.

129. Warkentin TE, Sheppard JA: Serological investigation of patients with a previous history of heparin-induced thrombocytopenia who are reexposed to heparin. *Blood* 123:2485, 2014.

130. Selleng S, Haneya A, Hirt S, et al: Management of anticoagulation in patients with subacute heparin-induced thrombocytopenia scheduled for heart transplantation. *Blood* 112:4024, 2008.

131. Carrier M, Knoll GA, Kovacs MJ, et al: The prevalence of antibodies to the platelet factor 4–heparin complex and associated with access thrombosis in patients on chronic hemodialysis. *Thromb Res* 120:215, 2007.

132. Hutchison CA, Dasgupta I: National survey of heparin-induced thrombocytopenia in the haemodialysis population of the UK population. *Nephrol Dial Transplant* 22:1680, 2007.

133. Magnani HN: An analysis of clinical outcomes of 91 pregnancies in 83 women treated with danaparoid (Orgaran). *Thromb Res* 125:297, 2010.

134. Hajj-Chahine J, Jayle C, Tomasi J, Corbi P: Successful surgical management of massive pulmonary embolism during the second trimester in a parturient with heparin-induced thrombocytopenia. *Interact Cardiovasc Thorac Surg* 11:679, 2010.

135. Ciurzyński M, Jankowski K, Pietrzak B, et al: Use of fondaparinux in a pregnant woman with pulmonary embolism and heparin-induced thrombocytopenia. *Med Sci Monit* 17:CS56, 2011.

136. Dempfle CE: Minor transplacental passage of fondaparinux *in vivo*. *N Engl J Med* 350:1914, 2004.

第 119 章
反应性血小板增多症

Kenneth Kaushansky

摘要

引起血小板增多的三个主要病理生理因素是：①克隆性，包括特发性（或称原发性）血小板增多及其他骨髓增殖性肿瘤；②家族性，包括罕见的由促血小板生成素及其受体突变导致非克隆性的骨髓增殖；③反应性血小板增多继发于多种急慢性疾病。本章讨论后一种血小板增多症的原因。

绝大多数临床实验室计数的血小板正常值的上限是 $(350 \sim 450) \times 10^9/L$。一项对 10 000 名 18 ~ 65 岁的健康人的取样研究发现，仅有 1% 血小板计数超过 400 000/μl，而且在这 99 例中只有 8 例在 6 个月至 1 年后确诊为血小板增多症[1]。然而非常明确的是，包括癌症在内的许多疾病的临床特征可表现为血小板增多，较高的血小板计数与疾病的发病和死亡有关。一项在健康挪威人中进行的长达 12 年的纵向（随访）研究表明，血小板计数在正常值（$(275 \sim 350) \times 10^9/L$ 高限 1/4 范围内的受试者，心血管疾病的发病率增加 2 倍[2]。但是其发生机制究竟是由血小板计数本身的原因，还是炎症反应导致血小板增多以及动脉粥样硬化的加速形成，目前尚无法确定。引起血小板增多的原因可以大概分为 3 种：①克隆性，包括原发性血小板增多症及其他骨髓增殖性肿瘤；②家族性；③反应性，或继发性（参见第 85 章节表 85-1）。本章重点介绍反应性血小板增多的病因及发病机制，克隆性和家族性血小板增多参见第 85 章。

正常血小板生成

血小板产生的调控机制已在第 111 章中详细讨论过，在此为进一步探讨反应性血小板增多提供正确的背景资料再简单讨论一下。促血小板生成素（thrombopoietin，TPO），其配体为巨核细胞生长因子受体 c-mpl，是巨核细胞生长、增殖和发育的主要体液调控因子，但是它并不作用于血小板生成的最终步骤即巨核细胞释放血小板。虽然 TPO 调控巨核细胞由干细胞至成熟巨核细胞的整个发育阶段[3]，但是体内体外试验均证实其他细胞因子如白细胞介素（interleukin，IL）-6[4]、IL-3[5,6]、IL-11[7]、白血病抑制因子（leukemia inhibitory factor，LIF）[8,9]、成纤维细胞生长因子（fibroblast growth factor，FGF）-4[10]、基质细胞衍生因子（stromal cell-derived factor，SDF）-1[10,11]、干扰素（interferon，IFN）-γ[12] 以及粒细胞-巨噬细胞集落刺激因子（granulocyte-macrophage colony-stimulating factor，GM-CSF）[13] 等亦可影响血小板生成，其相互之间及与 TPO 之间有协同作用[11,12,14]。

血小板生成主要由体液因子调节，TPO 水平与血小板计数呈负相关[15,16]。其他在体外试验中显示具有影响巨核细胞生成的细胞因子水平与血小板计数无关[17]。虽然 TPO 水平具有非常重要的意义，但是其调节机制相当复杂，目前尚未完全阐述清楚。利用基因敲除小鼠进行的研究发现，肝脏可制造产生将近半数的 TPO[18]。不过，血小板数并不直接影响肝脏生成 TPO；而是通过耗竭 TPO 受体（c-mpl）影响 TPO 血浆水平[19]。当血小板计数降低时，血浆游离 TPO 水平升高，刺激巨核细胞生成；而当血小板水平升高时，血浆游离 TPO 水平降低，从而减少血小板产生。这样的调节机制可使血小板数维持在一个稳定的水平。另外，骨髓基质细胞也可产生 TPO[20]，血小板产物可下调 TPO 表达[21]。血小板调节 TPO 水平的第三种机制是通过 Ashwell-Morell 肝细胞受体，由此它们与衰老血小板的结合刺激肝细胞信号通路并随后表达 TPO[22]。

病理状态下的血小板生成增加

炎症反应时的血小板生成

炎症是继发性血小板增多的最常见原因。一项研究发现，80% 的血小板增多患者是继发于一种或多种炎症反应的。表 119-1 中列举了与反应性血小板增多有关的临床病症，其中最常见的是炎症性肠病和类风湿关节炎[23]，而且同时存在的血沉增快或 C-反应蛋白升高，也可造成血小板增多。虽然炎症反应导致血小板增多的患者可出现多种细胞因子分泌增加，但是 IL-6 和 IFN-γ 应是引起血小板增多的主要因素。

表 119-1 引起血小板增多的主要原因

A. 反应性（继发性）血小板增多
1. 瞬态反应过程
2. 急性失血
3. 血小板减少后的恢复（"反弹"）
4. 急性感染/炎症
5. 运动
B. 持续的过程
1. 铁缺乏
2. 脾切除术后，无脾状态
3. 恶性肿瘤
4. 慢性炎性疾病（炎症性肠病，类风湿关节炎，结核，慢性肺炎）
5. 药物反应（长春新碱，肾上腺素，维 A 酸，部分抗生素，细胞因子和生长因子）
6. 溶血性贫血

白细胞介素-6

IL-6 已被多组研究人员克隆重组,具有抗病毒活性,及促进骨髓瘤细胞增殖、肝细胞增殖以及免疫球蛋白分泌的作用[24]。体内、体外试验发现 IL-6 还能够影响巨核细胞的增殖分化[4,25,26]。IL-6 基因位于人第 7 号染色体的短臂,编码 26kDa 多肽,可由 T 细胞、成纤维细胞、巨噬细胞以及基质细胞分泌产生,是炎症反应的重要调控因子[27]。

IL-6 的生成依赖于 IL-1 和肿瘤坏死因子(TNF)-γ 的存在,由淋巴细胞和单核细胞在对微生物的吞噬作用、与免疫复合物结合后或其他内在的免疫刺激下产生。IL-6 的产生主要通过转录增强调节,IL-6 启动子活化受核因子-κB(NF-κB)、衔接蛋白(AP)-1、CCAAT/增强子结合蛋白(C/EBP)α 和 C/EBPβ 影响。

IL-6 并不是稳定的血小板生成必需的因素,它可清除 c-mpl 以及 IL-6 受体(gp130)的信号传导组件,引起并不严重的血小板减少[29],但是 IL-6 与炎症引起的血小板生成有关,主要是通过刺激肝脏产生 TPO[30]。许多研究发现炎症状态下 TPO 水平升高[31,32],但是 TPO 并不是唯一受此影响的细胞因子[33],尤其是血小板增多会下调 TPO 水平。肝细胞在 IL-6 刺激下可增加 TPO mRNA 和蛋白的产生[34,35]。

干扰素-γ

IFN-γ 是引起炎性血小板生成的第二位的细胞因子。干扰素首先被人们认识是可诱导哺乳动物细胞的抗病毒活性,可分为三型:IFN-α,一族包括 17 种不同但高度同源的分子;IFN-β,单一亚型,与 IFN-α 的多种亚型相似;和 IFN-γ,单一亚型,与其他两型功能相近结构不同。其中 IFN-γ 可引起多种复杂的血液学效应,包括直接抑制红系集落形成细胞的增殖、激活巨噬细胞分泌多种炎性细胞因子[36,37]。

通过 T 细胞抗原交联化和炎性因子 TNF-α、IL-12 和 IL-15 刺激,激活的 T 淋巴细胞和自然杀伤细胞(NK)可分泌 IFN-γ[38]。其主要的血液学效应包括激活巨噬细胞的炎症反应(如分泌 TNF-α、增强肿瘤杀伤)、上调主要组织相容性复合物(major histocompatibility complex,MHC)Ⅰ 类和 Ⅱ 类分子增强抗原识别能力[37]、抑制干细胞和红系祖细胞的增殖反应[39,40]。上述效应与 IFN-γ 引发再生障碍性贫血有关[41],在第 34 章详细讨论。与 IFN-γ 抑制红系生成不同的是,IFN-γ 可刺激巨核细胞生长分化[42,43]。可能与它刺激巨核细胞的信号转导与转录活化蛋白(signal transducer and activator of transcription,STAT)-1 有关,转基因小鼠试验证实了这点[43]。上述研究发现提示 IFN-γ 与人炎症状态下出现的血小板增多有关。

尽管有上述两种机制,伴有炎症状况和血小板增多症的患者血小板计数升高可能有其他原因。铁缺乏症的评估在伴有炎症的患者中通常是困难的,因为组织铁储存物中最可靠的指标血清铁蛋白是急性期反应物,可能会掩盖炎症患者的铁缺乏症的诊断。在最近对炎症性肠病患者的研究中,一半受试者通过服用铁剂消除血小板增多症[44]。

铁缺乏引起的血小板增多

虽然研究发现大多数炎症相关的血小板增多同时合并 TPO 分泌增加,但是铁缺乏导致的血小板增多时 TPO 水平并无升高[45],反而促红细胞生成素(erythropoietin,EPO)水平上升,后者可能与缺铁引起的血小板增加有关,或至少部分相关。与此假设相对应,人或动物注射 EPO 后血小板计数可有轻度增加[46]。虽然有研究认为可能是 EPO 和 TPO 受体的交叉反应所致[47],但是 EPO 和 TPO 受体直接结合的实验研究并未有相同发现,从而推翻了上述假设[48]。巨核细胞祖细胞表达 EPO 受体,EPO 与受体结合后可诱发一系列与 TPO 类似的细胞内生化信号反应(参见第 17 章)。

贫血之外的其他病理生理机制也参与铁缺乏引起的血小板增多。例如,许多缺铁性贫血患者并不出现血小板增多[45]。而且,几乎所有种类的贫血都存在 EPO 水平的升高,但是除了慢性炎症导致的贫血外只有缺铁性贫血经常合并血小板增多,炎症状态下铁调节蛋白水平发生变化导致贫血(参见第 37 章),并引起血小板增多(参见前述"炎症反应时的血小板生成")。虽有很多证据表明缺铁性贫血引起 EPO 水平升高从而导致反应性血小板增多,但是 EPO 水平的升高并不能够完全解释该现象。

促红细胞生成素的应用与心血管疾病发病率增加

一些研究发现大剂量应用 EPO 或其他红细胞生成刺激剂(erythropoiesis-stimulating agent,ESA)可造成心血管疾病发病率增加[49],并能促使肾功能不全患者提前进展到需要血液透析的阶段[50],当然也有不同的研究结果发表[51]。虽然已经在第 18 章讨论过,在此继续探讨的原因是医源性应用 EPO 可引起红系造血祖细胞快速增殖,导致功能性铁缺乏。由于铁缺乏可引起血小板增多,所以推测注射 EPO 和 ESA 导致的心血管疾病发病率和死亡率增加继发于血小板增多。与此相一致的研究结果是在健康挪威人中进行的一项纵向研究发现血小板计数在正常值高限的群体罹患心血管病的概率增加 2 倍。肾功能不全患者应用大剂量 EPO(>20 000U/周)、血红蛋白超过 130g/L 时,容易发生功能性铁缺乏和血小板增多,而血小板计数超过 300×10⁹/L 者 3 年死亡率显著增高[52],该发现支持此设想(过多的心血管病发病率和死亡率是继发于血小板增多症)。有研究者认为,EPO 可直接引起血小板生成增加,与铁缺乏无关,以及直接增强血管对血小板的反应性。此假设依据是巨核细胞和血小板都表达 EPO 受体[53],而 TPO 在与受体结合后可产生与 EPO 相似的信号传导通路(参见第 17 章),所以 TPO 激活血小板并增强血小板聚集[54]。另有研究者发现 EPO 受体的一种特殊亚型表达于血管内皮细胞,由经典 EPO 受体及 GM-CSF、IL-3、IL-5 的 β 亚基构成[55],EPO 与此种受体结合可介导心血管事件。鉴于 ESA 在癌症、肾功能不全、骨髓增生异常综合征等疾病中的广泛应用,进一步证实或推翻上述研究发现具有相当重要的意义。

● 反应性血小板增多的临床特征

继发性血小板增多的临床特征首先应是引起反应的原发病的表现,以炎症反应和缺铁性贫血较为多见,而由血小板增多本身直接引起的症状非常罕见。虽然病理性的血栓形成是原发性血小板增多症的主要表现(参见第 85 章),但是反应性血小板增多则几乎没有,除非由原发病(如血管炎)或与血小板增多几乎完全无关的临床病症(如动脉粥样硬化)引起。目前尚不清楚其原因,可能的原因有反应性血小板增多患者的血小板数平均值低于原发性血小板增多症患者[56];反应性血小板增多的平均血小板体积较小[56];骨髓增殖性疾病患者血小板或其他血细胞活化的信号传导,或存在 Janus 激酶(JAK)2 基因突变[57];以及 TPO 受体活化[58]。因为反应性血小板增多很少出现心血管并发症,所以,除非在极特别情况下,一般不推荐进行针对性治疗。

翻译:石威　　互审:朱力　　校对:郭涛、胡豫

参考文献

1. Ruggeri M, Tosetto A, Frezzato M, Rodeghiero F: The rate of progression to polycythemia vera or essential thrombocythemia in patients with erythrocytosis or thrombocytosis. *Ann Intern Med* 139:470, 2003.
2. Thaulow E, Erikssen J, Sandvik L, et al: Blood platelet count and function are related to total and cardiovascular death in apparently healthy men. *Circulation* 84:613, 1991.
3. Kaushansky K: The molecular mechanisms that control thrombopoiesis. *J Clin Invest* 115:3339, 2005.
4. Williams N, De Giorgio T, Banu N, et al: Recombinant interleukin 6 stimulates immature megakaryocytes. *Exp Hematol* 18:69, 1990.
5. Yonemura Y, Kawakita M, Masuda T, et al: Synergistic effects of interleukin 3 and interleukin 11 on murine megakaryopoiesis in serum-free culture. *Exp Hematol* 20:1011, 1992.
6. Carrington PA, Hill RJ, Stenberg PE, et al: Multiple *in vivo* effects of interleukin 3 and interleukin 6 on mouse megakaryocytopoiesis. *Blood* 77:34, 1991.
7. Schlerman FJ, Bree AG, Kaviani MD, et al: Thrombopoietic activity of recombinant human interleukin 11 in normal and myelosuppressed nonhuman primates. *Stem Cells* 14:517, 1996.
8. Debili N, Massé J-M, Katz A, et al: Effects of the recombinant hematopoietic growth factors interleukin-3, interleukin-6, stem cell factor, and leukemia inhibitory factor on the megakaryocytic differentiation of CD34+ cells. *Blood* 82:84, 1993.
9. Farese A, Myers LA, MacVittie TJ: Therapeutic efficacy of recombinant leukemia inhibitory factor in a primate model of radiation-induced marrow aplasia. *Blood* 84:3675, 1994.
10. Avecilla ST, Hattori K, Heissig B, et al: Chemokine-mediated interaction of hematopoietic progenitors with the bone marrow vascular niche is required for thrombopoiesis. *Nat Med* 10:64, 2004.
11. Hodohara K, Fujii N, Yamamoto N, Kaushansky K: Stromal cell derived factor 1 acts synergistically with thrombopoietin to enhance the development of megakaryocytic progenitor cells. *Blood* 95:769, 2000.
12. Tsuji-Takayama K, Tahata H, Izumi N, et al: IFN-gamma in combination with IL-3 accelerates platelet recovery in mice with 5-fluorouracil-induced marrow aplasia. *J Interferon Cytokine Res* 16:447, 1996.
13. Kaushansky K, O'Hara PJ, Berkner K, et al: Genomic cloning, characterization, and multilineage expression of human granulocyte-macrophage colony-stimulating factor. *Proc Natl Acad Sci U S A* 83:3101, 1986.
14. Broudy VC, Lin NL, Kaushansky K: Thrombopoietin (c-mpl ligand) acts synergistically with erythropoietin, stem cell factor, and IL-11 to enhance murine megakaryocyte colony growth and increases megakaryocyte ploidy *in vitro*. *Blood* 85:1719, 1995.
15. Kuter DJ, Rosenberg RD: The reciprocal relationship of thrombopoietin (c-Mpl Ligand) to changes in the platelet mass during busulfan-induced thrombocytopenia in the rabbit. *Blood* 85:2720, 1995.
16. Kuter DJ: The physiology of platelet production. *Stem Cells* 14(Suppl 1):88, 1996.
17. Cockrell EM, Gorman J, Hord JD, et al: Endogenous interleukin-11 (IL-11) levels in newly diagnosed children with acquired severe aplastic anemia (SAA). *Cytokine* 28:55, 2004.
18. Qian S, Fu F, Li W, et al: Primary role of the liver in thrombopoietin production shown by tissue-specific knockout. *Blood* 92:2189, 1998.
19. Fielder PJ, Hass P, Nagel M, et al: Human platelets as a model for the binding and degradation of thrombopoietin. *Blood* 89:2782, 1997.
20. Sungaran R, Markovic B, Chong BH: Localization and regulation of thrombopoietin mRNA expression in human kidney, liver, bone marrow and spleen using in situ hybridization. *Blood* 89:101, 1997.
21. McIntosh B, Kaushansky K: Marrow stromal production of thrombopoietin is regulated by transcriptional mechanisms in response to platelet products. *Exp Hematol* 36:799, 2008.
22. Grozovsky R, Begonja AJ, Liu K, et al: The Ashwell-Morell receptor regulates hepatic thrombopoietin production via JAK2-STAT3 signaling. *Nat Med* 21:47, 2015.
23. Griesshammer M, Bangerter M, Sauer T, et al: Aetiology and clinical significance of thrombocytosis: Analysis of 732 patients with an elevated platelet count. *J Intern Med* 245:295, 1999.
24. Kishimoto T: The biology of interleukin-6. *Blood* 74:1, 1989.
25. Asano S, Okano A, Ozawa K, et al: *In vivo* effects of recombinant human interleukin 6 in primates: Stimulated production of platelets. *Blood* 75:1602, 1990.
26. Ishibashi T, Kimura H, Shikama Y, et al: Interleukin-6 is a potent thrombopoietic factor *in vivo* in mice. *Blood* 74:1241, 1989.
27. Naka T, Nishimoto N, Kishimoto T: The paradigm of IL-6: From basic science to medicine. *Arthritis Res* 4(Suppl 3):S233, 2002.
28. Sehgal PB: Regulation of IL6 gene expression. *Res Immunol* 143:724, 1992.
29. Gainsford T, Nandurkar H, Metcalf D, et al: The residual megakaryocyte and platelet production in c-Mpl-deficient mice is not dependent on the actions of interleukin-6, interleukin-11, or leukemia inhibitory factor. *Blood* 95: 528, 2000.
30. Wolber EM, Fandrey J, Frackowski U, Jelkmann W: Hepatic thrombopoietin mRNA is increased in acute inflammation. *Thromb Haemost* 86:1421, 2001.
31. Heits F, Stahl M, Ludwig D, et al: Elevated serum thrombopoietin and interleukin-6 concentrations in thrombocytosis associated with inflammatory bowel disease. *J Interferon Cytokine Res* 19:757, 1999.
32. Ishiguro A, Suzuki Y, Mito M, et al: Elevation of serum thrombopoietin precedes thrombocytosis in acute infections. *Br J Haematol* 116:612, 2002.
33. Ceresa IF, Noris P, Ambaglio C, et al: Thrombopoietin is not uniquely responsible for thrombocytosis in inflammatory disorders. *Platelets* 18:579, 2007.
34. Wolber EM, Jelkmann W: Interleukin-6 increases thrombopoietin production in human hepatoma cells HepG2 and Hep3B. *J Interferon Cytokine Res* 20:499, 2000.
35. Kaser A, Brandacher G, Steurer W, et al: Interleukin-6 stimulates thrombopoiesis through thrombopoietin: Role in inflammatory thrombocytosis. *Blood* 98:2720, 2001.
36. Theofilopoulos AN, Baccala R, Beutler B, Kono DH: Type I interferons (alpha/beta) in immunity and autoimmunity. *Annu Rev Immunol* 23:307, 2005.
37. Young HA, Bream JH: IFN-gamma: Recent advances in understanding regulation of expression, biological functions, and clinical applications. *Curr Top Microbiol Immunol* 316:97, 2007.
38. Schoenborn JR, Wilson CB: Regulation of interferon-gamma during innate and adaptive immune responses. *Adv Immunol* 96:41, 2007.
39. Choi I, Muta K, Wickrema A, et al: Interferon gamma delays apoptosis of mature erythroid progenitor cells in the absence of erythropoietin. *Blood* 95:3742, 2000.
40. Yu JM, Emmons RV, Hanazono Y, et al: Expression of interferon-gamma by stromal cells inhibits murine long-term repopulating hematopoietic stem cell activity. *Exp Hematol* 27:895, 1999.
41. Young NS, Scheinberg P, Calado RT: Aplastic anemia. *Curr Opin Hematol* 15:162, 2008.
42. Tsuji-Takayama K, Tahata H, Harashima A, et al: Interferon-gamma enhances megakaryocyte colony-stimulating activity in murine bone marrow cells. *J Interferon Cytokine Res* 16:701, 1996.
43. Huang Z, Richmond TD, Muntean AG, et al: STAT1 promotes megakaryopoiesis downstream of GATA-1 in mice. *J Clin Invest* 117:3890, 2007.
44. Kulnigg-Dabsch S, Schmid W, Howaldt S, et al: Iron deficiency generates secondary thrombocytosis and platelet activation in IBD: The randomized, controlled thrombo-VIT trial. *Inflamm Bowel Dis* 19:1609, 2013.
45. Akan H, Güven N, Aydogdu I, et al: Thrombopoietic cytokines in patients with iron deficiency anemia with or without thrombocytosis. *Acta Haematol* 103:152, 2000.
46. Loo M, Beguin Y: The effect of recombinant human erythropoietin on platelet counts is strongly modulated by the adequacy of iron supply. *Blood* 93:3286, 1999.
47. Bilic E, Bilic E: Amino acid sequence homology of thrombopoietin and erythropoietin may explain thrombocytosis in children with iron deficiency anemia. *J Pediatr Hematol Oncol* 25:675, 2003.
48. Geddis AE, Kaushansky K: Cross reactivity between erythropoietin and thrombopoietin at the level of Mpl does not account for the thrombocytosis seen in iron deficiency. *J Pediatr Hematol Oncol* 25:919, 2003.
49. Singh AK, Szczech L, Tang KL, et al: Correction of anemia with epoetin alfa in chronic kidney disease. *N Engl J Med* 355:2085, 2006.
50. Drüeke TB, Locatelli F, Clyne N, et al: Normalization of hemoglobin level in patients with chronic kidney disease and anemia. *N Engl J Med* 355:2071, 2006.
51. Rossert J, Levin A, Roger SD, et al: Effect of early correction of anemia on the progression of CKD. *Am J Kidney Dis* 47:738, 2006.
52. Streja E, Kovesdy CP, Greenland S, et al: Erythropoietin, iron depletion, and relative thrombocytosis: A possible explanation for hemoglobin-survival paradox in hemodialysis. *Am J Kidney Dis* 52:727, 2008.
53. Geddis AE, Fox NE, Hitchcock, I: Erythropoietin stimulates thrombopoiesis in the absence of c-Mpl signaling. *Blood* 112(Suppl 1):2451, 2008.
54. Rodríguez-Liñares B, Watson SP: Thrombopoietin potentiates activation of human platelets in association with JAK2 and TYK2 phosphorylation. *Biochem J* 316:93, 1996.
55. Brines M, Grasso G, Fiordaliso F, et al: Erythropoietin mediates tissue protection through an erythropoietin and common beta-subunit heteroreceptor. *Proc Natl Acad Sci U S A* 101:14907, 2004.
56. Osselaer JC, Jamart J, Scheiff JM: Platelet distribution width for differential diagnosis of thrombocytosis. *Clin Chem* 43:1072, 1997.
57. Kaushansky K: On the molecular origins of the chronic myeloproliferative disorders: It all makes sense. *Blood* 105:4187, 2005.
58. Pikman Y, Lee BH, Mercher T, et al: MPLW515L is a novel somatic activating mutation in myelofibrosis with myeloid metaplasia. *PLoS Med* 3:e270, 2006.

第120章
遗传性血小板质量性疾病

A. Koneti Rao and Barry S. Coller

摘要

血小板功能异常的主要表现为皮肤黏膜出血过度,其中淤斑、淤点、鼻出血、牙龈出血、月经过多等最为常见。由于血小板数量上与质量上的异常均可引起上述症状,故应计血小板数以排除血小板减少症(参见第117章)。第121章讨论获得性血小板质量异常,而本章则讨论遗传性的血小板质量性异常。

遗传性血小板质量性疾病可按缺陷存在的主要位点分类(表120-1和图120-1)。因此血小板糖蛋白、血小板颗粒以及信号转导和分泌的异常均可造成出血素质与出血时间延长。Glanzmann血小板无力症的发生由整合素两个亚基之一的 α_{IIb}(糖蛋白[GP]IIb)或 β_3(GPIIIa)发生异常所导致的 $\alpha_{IIb}\beta_3$(GPIIb-IIIa)受体缺失或功能障碍引起。由此造成血小板聚集的严重缺陷以及血小板黏附、分泌和血小板促凝活动的继发缺陷。杂合型 $\alpha_{IIb}\beta_3$ 功能获得性突变可导致巨血小板减少综合征。Bernard-Soulier 综合征由 GPIbα、GPIbβ 或 GPIX异常造成的血小板 GPIb/IX/V复合物缺失引起,以巨血小板和轻度血小板减少为特点。其主要缺陷发生在血小板黏附,原因是血小板与 von Willebrand 因子的相互作用减少,同时也存在 $\alpha_{IIb}\beta_3$ 激活及凝血酶诱导的聚集异常。当 GPIbα 发生功能获得性缺陷(血小板型[假性]von Willebrand病)耗尽高分子量 von Willebrand 多聚体时可导致出血病症。血小板致密颗粒或 α 颗粒、激动剂受体或信号转导和分泌相关蛋白和机制的遗传性缺陷也可导致血小板失功能进而产生出血症状。

血小板促凝活性即血小板促进凝血酶生成的能力(参见第112章)发生异常,可导致出血倾向。血小板功能受损的发生可能与转录因子如 RUNX1,GATA-1,FLI-1 和 GFI1B 的突变相关联,同时这些患者也会发生血小板减少。

简写和缩略词

ADP,二磷酸腺苷(adenosine diphosphate);BSS,Bernard-Soulier 综合征(Bernard-Soulier syndrome);βTG,β-血小板球蛋白(β-thromboglobulin);BLOC,溶酶体相关细胞器复合物的生物发生(biogenesis of lysosomerelated organelles complex);cAMP,环化一磷酸腺苷(cyclic adenosine monophosphate);EDTA,乙二胺四乙酸(ethylenediaminetetraacetic acid);GFI1b,独立生长因子1b(growth factor independent 1B);GPS,灰色血小板综合征(gray platelet syndrome);GT,Glanzmann 血小板无力症(Glanzmann thrombasthenia HLA);人类白细胞抗原(human leukocyteantigen);HPS,Hermansky-Pudlak 综合征(Hermansky-Pudlak syndrome);Ig,免疫球蛋白(immunoglobulin);LAD,白细胞黏附缺陷(leukocyte adhesion deficiency);MIDAS,金属离子依赖性黏附位点(metal ion-dependent adhesion site);PAR,蛋白酶激活受体(protease-activated receptor);PF4,血小板因子4(platelet factor 4);PKC,蛋白激酶C(protein kinase C);PLC,磷脂酶C(phospholipase C);rFVIIa,重组因子VIIa(recombinant factor VIIa);TGF,转化生长因子(transforming growth factor);TXA₂,血栓烷A₂(thromboxane A₂);VWD,von Willebrand 病(von Willebrand disease);VWF,von Willebrand 因子(von Willebrand factor)。

止血中的血小板功能

血小板功能的异常主要表现为皮肤黏膜部位的过度出血,以淤斑、淤点、鼻出血、牙龈出血和月经过多最为常见。轻度的血小板功能异常不会导致自发性出血而可能造成外伤和医疗干预后的(过度)出血。数量和质量上的血小板异常都可以产生这些症状,因此有必要通过血小板计数来排除血小板减少症(参见第117章)。虽然已经不再普遍检测,血小板数正常的患者出现出血时间延长提示血小板质量性异常。而有些患者则在血小板数量和功能上均出现异常。第121章讨论获得性血小板质量异常,而本章则讨论遗传性的血小板质量异常。

随着血管的损伤,通过一个涉及血浆蛋白 von Willebrand 因子(VWF)和血小板表面特异的糖蛋白(GP)Ib-IX-V复合物的相互作用及其他事件的过程,血小板黏附到暴露的内皮下。黏附发生后更多的血小板被募集而形成凝块(聚集),这个过程涉及纤维蛋白原结合到特异的血小板表面受体即由整合素 $\alpha_{IIb}\beta_3$ 组成的复合物。由于静息的血小板不能结合纤维蛋白原,因此血小板的激活是纤维蛋白原结合所必需的。被激活的血小板释放其颗粒内容物(分泌),包括致密颗粒中的二磷酸腺苷(ADP)和5-羟色胺,导致募集更多的血小板。此外,血小板还在凝血机制中起主要作用,因为一些关键的酶促反应发生在血小板膜磷脂表面。一些生理性激动剂与血小板表面受体相互作用进而诱发包括血小板外形从盘状变为球状(变形)、聚集、分泌及血栓烷 A_2(TXA2)产生等一系列反应。激动剂结合到其血小板表面受体会启动很多细胞内事件(参见第112章),包括产生和释放一些信使分子。一条导致磷脂酶C水解磷脂酰肌醇(PI)的通路促使甘油二酯和1,4,5-三磷酸肌醇(IP₃)形成。上述以及其他介质诱导或调节不同的血小板反应如 Ca^{2+} 动员、蛋白磷酸化、聚集、分泌及血栓烷产生。血小板激活也能触发许多其他机制,例如酪氨酸激酶和磷酸酶的激活(参见第112章)。上述以及其他血小板机制的遗传性或者获得性的缺陷可能造成血小板功能受损和出血倾向。

遗传性血小板质量性疾病的分类

遗传性血小板质量性疾病可按缺陷的主要位点予以分类(表120-1和图120-1)。Glanzmann 血小板无力症(GT)是由整

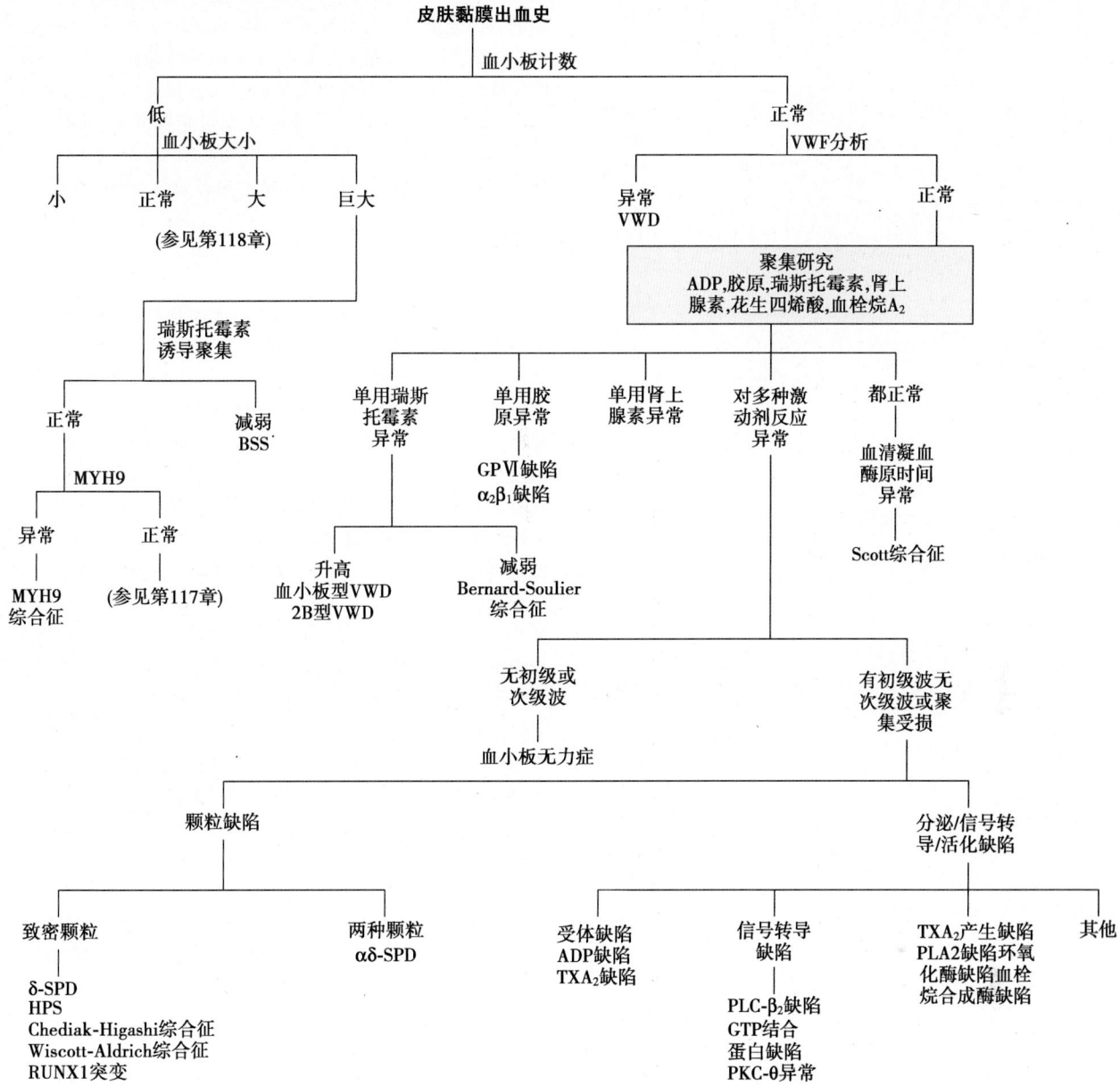

图 120-1　对患者的遗传性血小板数量或功能异常的评估。在此展示主要和公认的部分。血小板数减少可见于患单纯的(遗传性或获得性)血小板数量异常疾病以及遗传性血小板质量异常疾病的患者。第 117 章讨论遗传性血小板减少症。在有血小板减少症和遗传性血小板功能障碍的患者中应注意 Bernard-Soulier 综合征,其以巨大血小板为特征。灰色血小板综合征患者的特点为血小板减少和由于缺乏颗粒而使血小板在血涂片中呈现灰色外观。血小板聚集研究可为血小板原发异常的性质提供线索。对单独瑞斯托霉素的反应减弱而对其他激动剂反应正常可见于 BSS 和 von Willebrand 病(VWD, Ⅰ 型或 Ⅲ 型),而 Ⅱ b 型 VWD 和血小板型 VWD 对瑞斯托霉素的反应增强。对单独胶原或肾上腺素的反应受损可能提示其相应受体缺陷。由于二磷酸腺苷(ADP)和血栓烷 A₂ 在血小板被其他激动剂活化时提供反馈性放大的作用,ADP 和血栓烷受体的缺陷可损害对多种激动剂的反应。在所有生理性激动剂刺激下,Glanzmann 血小板无力症(GT)中发生初级和次级聚集波的缺失。一组异质性的血小板缺陷以 ADP 和肾上腺素诱导血小板聚集的次级波减弱和对低剂量胶原、TXA2 和凝血酶的反应减低为特征,其可大致被归入颗粒缺陷(与致密[δ]颗粒或致密和α颗粒两者有关)和伴正常致密颗粒储存的血小板分泌或释放反应缺陷。颗粒缺陷的发生可与其他综合征无关或相关,分泌异常由调控颗粒内容物释放的机制缺陷所造成,包括血小板受体(ADP、TXA2)水平的缺陷、连接表面受体到胞内酶的三磷酸鸟苷(GTP)结合蛋白质参与的信号转导事件、磷脂酶 C 活化和蛋白磷酸化(蛋白激酶 C [PKC]-θ)。这些异常也可由因磷脂酶 A₂(PLA₂)、环氧化酶或 TXA2 合成酶缺陷而致的 TXA2 合成缺陷所造成。Scott 综合征患者的特点是出血时间正常、聚集研究中反应正常和反映血小板-凝血蛋白相互作用缺陷的凝血酶原时间缩短。各不同部分另外的细节在"在有黏膜皮肤出血症状的患者中确定血小板数量或功能异常的一般方法"的章节中描述。GP,糖蛋白;PLA2,磷脂酶 A2;PLC,磷脂酶 C;SPD,储存池缺陷;u-PA,尿激酶纤溶酶原激活物;VWF,von Willebrand 因子

表 120-1　血小板功能的遗传性疾病

Ⅰ. 糖蛋白黏附受体的异常
　A. 整合素 $\alpha_{IIb}\beta_3$（糖蛋白Ⅱb/Ⅲa；CD41/CD61）：Glanzmann 血小板无力症
　B. 糖蛋白Ⅰb（CD42b）/Ⅸ（CD42a）/Ⅴ：Bernard-Soulier 综合征
　C. 糖蛋白Ⅰbα（CD42b）：血小板型（假性）von Willebrand 病
　D. 整合素 $\alpha_2\beta_1$（糖蛋白Ⅰa/Ⅱa；VLA-2；CD49b/CD29）
　E. CD36（糖蛋白Ⅳ）
　F. 糖蛋白Ⅵ
Ⅱ. 血小板颗粒的异常
　A. δ-储存池缺陷
　B. 灰色血小板综合征（α-储存池缺陷）
　C. α,δ-储存池缺陷
　D. 魁北克血小板病
Ⅲ. 血小板信号转导和分泌的异常
　A. 血小板激动剂受体或激动剂特异性信号转导的缺陷（血栓烷 A_2 受体缺陷、二磷酸腺苷［ADP］［$P2Y_{12}$、$P2X_1$］受体缺陷、肾上腺素受体缺陷、血小板活化因子受体缺陷）
　B. 三磷酸鸟苷（GTP）结合蛋白的缺陷（Gαq 缺陷、Gαs 超功能和超大 Gαs 的基因变异、Gαi1 缺陷、CalDAG-GEFI 缺陷）
　C. 磷脂酶 C（PLC）-β_2 的缺陷以及 PLC 活化缺陷
　D. 蛋白磷酸化缺陷：蛋白激酶 C（PKC）-θ 缺陷
　E. 花生四烯酸代谢和血栓烷产生缺陷［磷脂酶 A_2 缺陷、环氧化酶（前列腺素 H_2 合成酶）缺陷、血栓烷合成酶缺陷］
Ⅳ. 血小板促凝活性的异常（Scott 综合征）
Ⅴ. 细胞骨架结构性蛋白的异常：β_1 微管蛋白、微丝蛋白 A
Ⅵ. 细胞骨架连接蛋白的异常
　A. 威-奥综合征蛋白（WASP）
　B. kindlin-3：白细胞黏附缺陷（LAD）-Ⅲ、LAD-1 变异、整合素活化缺陷病的缺陷（IADD）
Ⅶ. 转录因子的异常导致功能缺陷
　A. RUNX1（具有发生急性髓性白血病倾向的家族性血小板功能障碍）
　B. GATA-1
　C. FLI1（有巨大 α 颗粒和血小板减少的二形性异形血小板、Paris-Trousseau/Jacobsen 综合征）
　D. GFI1B

合素 α_{IIb}（GPⅡb）或 β_3（GPⅢa）的异常所造成，从而导致整合素 $\alpha_{IIb}\beta_3$ 受体功能的缺失或异常，其结果是血小板聚集的严重缺陷和血小板的黏附、分泌和凝血活性的继发缺陷。由于 GPⅠbα、GPⅠbβ 或 GPⅨ的异常而失去血小板 GPⅠb-Ⅸ-Ⅴ复合物导致 Bernard-Soulier 综合征（BSS），此病以巨血小板和血小板减少为特征，其主要缺陷在于由血小板与 VWF 的相互作用减弱而影响血小板黏附。GPⅠbα 的功能获得性突变（血小板型［假性］von Willebrand 病［VWD］）也能通过消耗高分子量

VWF 多聚体而产生出血疾患。由于颗粒或介导分泌机制的缺陷所致的颗粒内容物分泌障碍也能造成血小板功能受损。激动剂受体或参与信号转导或血栓烷合成的蛋白或介质的遗传缺陷也能产生出血症状。血小板凝血活性即血小板促进凝血酶生成（参见第 113 章）以及细胞骨架连接蛋白的异常也可导致出血素质。最后，有一个观点正变得越发清晰，即有些患者可能具有血小板功能和数量上的多方面异常，而这些异常与调控巨核细胞和血小板基因表达的造血转录因子的突变有关。

● 临床表现

血小板功能有关的疾病以高度异质性的黏膜皮肤出血表现和外科手术或外伤后过度出血为特征，症状包括淤斑、淤点、鼻出血、牙龈出血和月经过多等。自发性关节血肿明显少见，这有别于血友病，而且深部血肿和自发性中枢神经系统出血也极为少见。在一些产后和手术后患者中可有严重出血。大多数血小板功能缺陷的患者通常表现为轻到中度出血，但是有些病种如 GT 和 BSS 则可能较严重。具有相同功能缺陷或甚至是相同基因缺陷的患者个体在出血表现的强度上可能也会不同，提示存在一个或多个改善病情的基因。再者，同一患者个体的出血症状的严重程度在其生存期内也可能发生变化，意味着除血小板缺陷以外的因素可能促成出血风险。在使用干扰初期止血的药物（例如非甾醇抗炎药［NSAIDs］）的患者，其轻度的血小板功能缺陷有时在临床上会变得更为明显。

虽然在很多遗传性血小板功能缺陷中显示正常，但是血小板数在有些病种如 BSS 和灰色血小板综合征（GPS）中可能减少并与造血转录因子的突变相关联。大部分但非全部血小板功能缺陷患者有出血时间延长，而该项检测由于其与生俱来的不精确性在大多数中心已不再使用。体外血小板聚集和分泌研究为功能障碍提供证据，但一般不能预测临床表现的严重程度。这些研究在一些患者，如具有异常血小板促凝活性的患者中可能显示正常。而一些血小板功能障碍的患者首先是通过在血小板功能分析仪（PFA100）测得异常被发现的。

● 在有黏膜皮肤出血症状的患者中确定血小板数量或功能异常的一般方法

血小板疾病以血小板数量或功能改变或两者皆具为特征，其一般确定方法见图 120-1。血小板数减少可发生在单独的血小板疾病（遗传性或获得性）或有血小板功能共同缺陷的证据。血小板的大小和血涂片检验能了解内在机制和病因，血小板的大小在一些病种中可提供线索（参见第 117 章）[1,2]。小的血小板是 Wiskott-Aldrich 综合征的特征，而在 Paris-Trousseau/Jacobsen 综合征中，血小板减少伴有一个带有巨大 α 颗粒的血小板亚群及转录因子 FLI1 的突变。转录因子 RUNX1 突变与家族性血小板减少和异常血小板功能相关联并易发白血病。大血小板和外周血涂片中缺乏紫色颗粒见于 GPS（α 储存池病），诊断由对 α 颗粒内容物的生化分析获得。血小板型（假）VWD 和 2b 型 VWD 的患者均有中度血小板减少和大血小板，可通过对 GPⅠb 的功能和生物化学研究来诊断。因 22q11.2 缺失而致的 GPⅠbβ 半合子患者、转录因子 GATA-1 突变或 β_1 微管蛋白（R318W）突变的患者以及一些 GPⅠb/Ⅸ杂合突变的患者

可有程度各异的血小板减少和大血小板，可激活 $\alpha_{IIb}\beta_3$ 的突变也与大血小板和血小板减少相关联。而 BSS 的血小板则是真正的巨大，对 GP I b-IX-V 复合物的生物化学和功能分析可确定诊断。

业已建立各种方法来评估血小板功能且新仪器也不断被研发出来[3~8]。应用富血小板血浆进行的血小板聚集研究可粗略地将患者分为血小板初级聚集波（依赖纤维蛋白原抑或 VWF 及其各自的受体或是胶原、ADP、TXA2 等激动剂受体）缺陷和血小板次级聚集波缺陷。低剂量瑞斯托霉素诱导的血小板聚集增高是血小板型 VWD（GP I b 缺陷）和 2b 型 VWD（VWF 的功能获得性缺陷）的特征（参见第 126 章），这两种疾病的不同之处在于患者的 VWF 对正常血小板的结合或是纯化的 VWF、冷沉淀或去唾液酸 VWF 聚集患者血小板的能力，血小板型 VWD 的诊断和确认需经由对 GP I b 的基因分析。

当血浆如同 VWD 一样缺乏功能性的 VWF（参见第 126 章）或血小板如同 BSS 一样缺乏功能性的 GP I b-IX 复合物时，瑞斯托霉素或蛇毒 botrocetin 均不能诱导血小板聚集，VWD 而不是 BSS 的缺陷可以用加入血浆或纯化的 VWF 加以纠正，对 VWF 和血小板 GP I b-IX 复合物的直接分析被用以确诊。

血浆缺乏纤维蛋白原（无纤维蛋白原血症；参见第 125 章）、血小板因 $\alpha_{IIb}\beta_3$ 受体异常而不能结合纤维蛋白原（GT）或由于 kindlin-3 异常而不能激活 $\alpha_{IIb}\beta_3$（白细胞黏附缺陷[LAD]-3）将导致由所有生理性激动剂包括 ADP、肾上腺素、胶原、TXA2 和凝血酶诱导的血小板初级聚集波缺失。简单的凝血检验（凝血酶原时间、部分凝血活酶时间以及血浆纤维蛋白原测定）和对血小板整合素 $\alpha_{IIb}\beta_3$ 受体及 kindlin-3 的分析可区分此二类疾病。单独缺失胶原诱导的血小板初级聚集波见于血小板整合素 $\alpha_2\beta_1$（GP I a/IIIa）或 GP VI 异常的患者，血小板糖蛋白分析可将其相互区分。由于抗 GP VI 抗体可导致循环血小板上的受体去除，因此对血小板 GP VI 减少的患者检测抗 GP VI 抗体。ADP、肾上腺素或 TXA2 的受体缺陷造成由各特定激动剂诱导的血小板聚集减弱，然而 ADP 和 TXA2 受体单独异常的患者对其他激动剂诱导的聚集也有损害，这是由于 ADP 和 TXA2 对聚集有反馈性增强的作用。

一个非常异质性的血小板缺陷群体可引起 ADP 和肾上腺素诱导的血小板次级聚集波减弱以及对胶原和凝血酶的反应降低，并可被分为颗粒缺陷和血小板分泌或释放反应缺陷。以可操作程度而言，这两个群体可基于其在高剂量凝血酶引起的致密颗粒内容物释放而加以区分。高剂量凝血酶激活能克服大部分或所有释放反应（分泌）异常，所以这些疾病的患者血小板可以释放正常数量的颗粒内容物；而相反颗粒内容物减少的患者血小板即便在使用高剂量凝血酶仍只有异常的颗粒释放反应。α 颗粒内容物和致密体内容物可借助免疫或生化方法测量，用电镜术可确立颗粒缺陷。对涉及不同的颗粒来源的异常（Wiskott-Aldrich 综合征[WASP]、Hermansky-Pudlak 综合征[HPS1-9]、Chédiak-Higashi 综合征[LYST]、Paris-Trousseau/Jacobson 综合征[FLI1] 和易发白血病的遗传性血小板疾病[RUNX1]）的基因和蛋白质的特异分析可确立诊断。魁北克血小板病（Quebec platelet disorder）的特征是 α 颗粒中的尿激酶纤维蛋白溶解酶原激活剂（u-PA）增加和一些 α 颗粒蛋白的降解，用免疫印迹分析或 u-PA 活性分析可确立诊断并可用 u-PA 的基因分析加以确认。分泌异常源自调控颗粒内容物分泌机

制的缺陷，并且可能包含在不同层面的异常包括表面受体、把表面受体联接到胞内酶的三磷酸鸟苷（GTP）结合蛋白、磷脂酶 C（PLC）激活和蛋白磷酸化（蛋白激酶[PKC]-θ），也可源自因磷脂酶 A_2（PLA_2）、环氧化酶或血栓烷合成酶缺陷造成的 TXA2 缺陷，需要对信号转导机制、PI 代谢、Ca^{2+} 动员、蛋白磷酸化和血栓烷产成进行详尽研究以明确这些缺陷。由于转录因子异常可影响多个参与巨核细胞生成和血小板功能的蛋白质的表达，因此也可同时造成血小板数量、结构和功能的改变。

在血小板促凝活性有关的疾病（Scott 综合征）中，血小板聚集是正常的，而血清凝血酶原时间为首选筛选方法，其他如血小板促凝活性、微囊泡形成和磷脂转移等检测可用以建立诊断。

血小板功能微流体多参数评估检测[7,8]的引入并结合在蛋白质组、RNA 表达分析和 DNA 测序方面的进步，正在把血小板功能疾病的诊断从靶基因途径转向为运用无偏性的综合性功能和基因分析。这些方法已在血小板功能疾病的患者中鉴定出 RUNX1 和 FLI-1 突变[9]，在 GPS 中鉴定出 NBEAL2 突变[10~12]，在 Scott 综合征中鉴定出 TMEM6 突变[13]，在血小板减少伴桡骨缺失（TAR）综合征中鉴定出 RBM8A9 突变[14,15]。随着这些技术的更广泛应用，更多的基因改变包括影响多系统的基因改变可能将在不久的将来被鉴定出来。

● 黏附受体异常

整合素 $\alpha_{IIb}\beta_3$（糖蛋白 II b/IIIa；CD41/CD61）-Glanzmann 血小板无力症

定义及历史

GT 是一种由血小板整合素 α_{IIb}（GP II b；CD41）和（或）整合素 β_3（GP IIIa；CD61）的数量或质量异常而造成的血小板对多种生理激动剂的聚集反应严重减弱或缺如为特征的遗传性出血疾病[16]。

1918 年，瑞士儿科医生 Eduard Glanzmann 描述了一组患者，其具有出血症状和血小板功能缺陷，即收缩血块的能力不足（"无力"的血小板，或血小板无力症）[17]。后续的研究表明，血小板无力症患者出血时间延长，且其血小板无法响应生理激动剂而发生聚集[18~21]，并且血小板纤维蛋白原显著下降[18,20~22]。20 世纪 70 年代中期，Nurden 和 Caen[23] 以及 Phillips 及其同事[24] 发现无力血小板中整合素 α_{IIb} 和 β_3 含量均不足。随后的研究证明整合素 α_{IIb} 与 β_3 在血小板膜中构成一个钙离子依赖的复合物，可对纤维蛋白原和其他各种黏附性糖蛋白发挥受体作用[25~28]。通过对互补 DNA 的克隆与测序，整合素 α_{IIb}[29] 和 β_3[30] 被鉴定为两个单独的蛋白亚基，是整合素受体超家族[31] 成员，并使得对该病患者的分子生物学鉴定成为可能（可参见 Glanzmann 血小板无力症患者数据库 http://med.mssm.edu/glanzmanndb）。

病因学和发病机制

GT 是一种全球分布广泛而罕见的常染色体隐性遗传疾病。在近亲婚配普遍存在的地区可鉴定出多组该病患者，而在若干人群中通过分析相应突变周边区的 DNA 多态性可鉴定出

初始突变。这其中包括 42 名南部印度患者；39 名来自以色列的伊拉克犹太裔患者；46 名来自以色列、约旦、沙特阿拉伯的阿拉伯患者；30 名意大利患者；以及来自 3 个吉卜赛家族的少数患者；以及 43 名巴基斯坦患者[22,32~40]。GT 突变率最高的人群可能为伊拉克犹太人，其引发 GT 的最常见突变的发生率为 6/700[39]。

所有生理性激动剂（ADP，肾上腺素，凝血酶，胶原，TXA2；参见第 112 章）诱导的血小板聚集都需要血小板整合素 $\alpha_{IIb}\beta_3$ 受体[41]。因此，该受体发生异常即可导致血管损伤发生部位无法正常形成血小板栓子以及过量流血。

整合素 $\alpha_{IIb}\beta_3$ 受体同时负责从血浆摄取纤维蛋白原至 α 颗粒[42]，因此 GT 患者的血小板纤维蛋白原显著降低[18,20,21,43,44]。可能因需通过该受体与纤维蛋白发生接触，具有完好的整合素 $\alpha_{IIb}\beta_3$ 受体的血小板是血块回缩的必要条件[45,46]，因此 GT 患者此项功能通常会有异常[18]。

由于二个亚基都是受体功能所需的，因此无论整合素 α_{IIb} 或是 β_3 的缺陷均能造成相同的功能缺陷亚基（参见第 112 章）。生物合成的研究提示整合素 α_{IIb} 和 β_3 在粗面内质网中的蛋白质合成后随即形成复合物[47~49]；随后的翻译后加工[50]以及运输到血小板膜均要求该复合物的完整性（图 120-2）[51,52]。复合物的形成可防止各糖蛋白受到蛋白质水解作用的消化[47~50]，所以若整合素 α_{IIb} 或 β_3 二者之一缺失或无法形成正常复合物，则另一亚基就很可能会通过蛋白酶体机制而很快被降解。因此，两个糖蛋白中任意一个出现不足即可导致二者同时不足。

由于在将前 α_{IIb} 由蛋白质水解处理分解成 $\alpha_{IIb}\alpha$ 和 $\alpha_{IIb}\beta$ 亚基成分的过程中，复合物的形成与小泡运输都发挥作用[50]。因此，若这些过程不正常，极少量残存的整合素 α_{IIb} 会是 pro-α_{IIb} 而非成熟的 α_{IIb}[53]。据报道，pro-α_{IIb} 可与膜结合内质网的伴侣蛋白钙联接蛋白结合，提供了对蛋白质是否已适当折叠进行评估的可能机制（钙联结蛋白循环），同时或许能够解释受体如何产生弯曲的构型[54,55]。

整合素 β_3（GP Ⅲ a）也可与 α_v-整合素（CD51）亚基组合形成 α_v 整合素 β_3 "玻连蛋白受体"（图 120-2；参见第 114 章）[30,56,57]。该受体与整合素 $\alpha_{IIb}\beta_3$ 一样可以结合许多相同的黏附性糖蛋白，虽然在配体选择倾向及结合序列上有一些差异[57~61]。少量的整合素 $\alpha_v\beta_3$ 受体存在于血小板上（50~100/血小板）[60,62,63]；破骨细胞、内皮细胞、巨噬细胞、血管平滑肌和子宫细胞等也都有整合素 $\alpha_v\beta_3$ 受体[64~66]。一般而言，整合素 β_3 缺陷的 GT 患者也存在整合素 $\alpha_v\beta_3$ 缺陷，而整合素 α_{IIb} 缺陷患者的血小板整合素 $\alpha_v\beta_3$ 受体量正常或增加[60,63,64,66~68]。这一规律也有例外，即当患者存在 β_3（H280P）缺陷，其对整合素 $\alpha_{IIb}\beta_3$ 的生物合成的干扰程度远超对整合素 $\alpha_v\beta_3$[69]。目前尚无证据指出在缺少整合素 $\alpha_{IIb}\beta_3$ 受体的基础上同时缺少整合素 $\alpha_v\beta_3$ 受体的患者出血倾向更为严重或发生任何其他异常，可能是因为包含整合素 α_v 与另外的 β 亚基结合的其他受体可替代整合素 $\alpha_v\beta_3$[63]。有报告指出伊拉克犹太裔 GT 患者的破骨细胞中上调的整合素 $\alpha_2\beta_1$ 可能为一种潜在的代偿机制，以此可解释虽

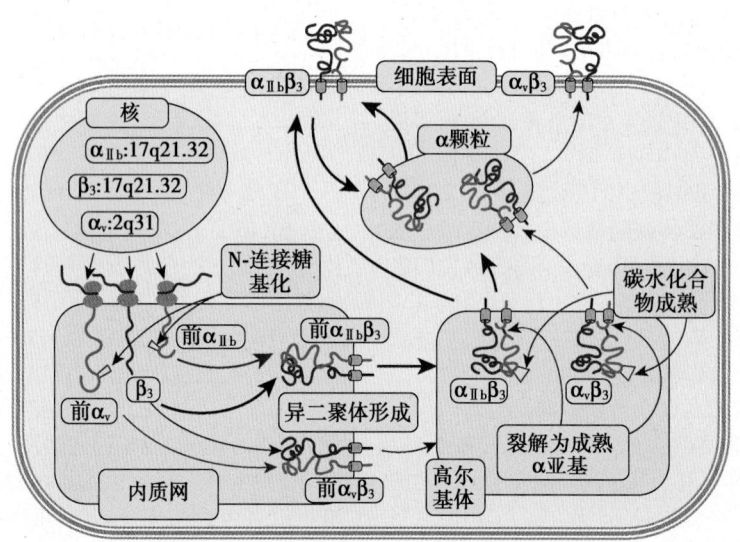

图 120-2　整合素 $\alpha_{IIb}\beta_3$ 和 $\alpha_v\beta_3$ 受体的生物发生。整合素 α_{IIb}（染色体定位 17q21.32；基因名称 *ITGA2B*；30 外显子）、α_v（2q31；*ITGAV*；30 外显子）和 β_3（17q21.32；*ITGB3*；14 外显子）的核基因被转录成信使 RNA 后由附着在内质网（ER）膜上的核糖体翻译。蛋白质在内质网中发生初级糖基化作用并形成整合素 $\alpha_{IIb}\beta_3$ 和 $\alpha_v\beta_3$ 异二聚体。一般认为整合素 $\alpha_{IIb}\beta_3$ 复合物的形成量较 $\alpha_v\beta_3$ 复合物多得多，因为血小板整合素 $\alpha_{IIb}\beta_3$ 受体的最终拷贝数大约为 100 000，而于 $\alpha_v\beta_3$ 则仅有 50~100。图中箭头宽度的差异概要地表现了整合素 $\alpha_{IIb}\beta_3$ 与 $\alpha_v\beta_3$ 复合物形成比。异二聚物被运输至高尔基体，碳氢链结构在此通过修饰而进入成熟结构，而 α_{IIb} 和 α_v 在二硫键形成的环内发生蛋白水解，由此形成受体亚基的双链形式。成熟的整合素 $\alpha_{IIb}\beta_3$ 受体被运输至 α 颗粒膜，在此进入出入质膜的循环，这一过程导致了纤维蛋白原并可能还有其他胞质蛋白的细胞内摄。整合素 $\alpha_{IIb}\beta_3$ 可被直接运输至质膜及 α 颗粒膜，在总共约 100 000 个整合素 $\alpha_{IIb}\beta_3$ 受体中的约三分之二在任意时刻都位于表面，而剩余的三分之一可通过血小板活化使之到达表面。整合素 $\alpha_v\beta_3$ 在质膜与 α 颗粒之间的分布以及 $\alpha_v\beta_3$ 受体在 α 颗粒与质膜之间可能存在的循环还未明确。（由 *Dr. W. Beau Mitchell, New York Blood Center, New York, NY.* 授权）

然破骨细胞整合素 $\alpha_v\beta_3$ 缺陷但未见骨骼系统改变的现象[70]。

超过 100 名 GT 症患者的分子生物学异常已被鉴定并在一持续更新的因特网数据库中列出[71]（http://med.mssm.edu/glanzmanndb）。图 120-3 中包括了特别有意义的突变的信息。值得注意的是，许多带有已被鉴定突变的患者为复合杂合子而非纯合子，表明在人群中有相当一部分无症状携带者。在近亲婚配常见的地区，该疾病更可能是由初始基因发生纯合子突变引起的，但尽管在这些条件下也可能存在一个以上的突变。因此，在近亲婚配行为从公元前 586 年存在至今的伊拉克犹太人群中，不止一个家族中可鉴定出两种不同的突变[39]。多数错义突变导致整合素 $\alpha_{IIb}\beta_3$ 在血小板表面表达减少，这或许反映了正确的折叠及复合物形成过程中对结构的严格要求。

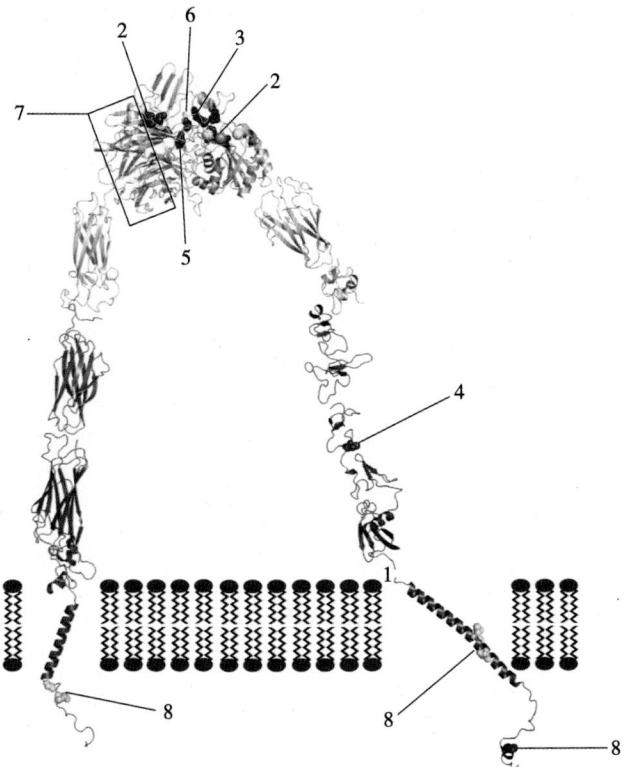

图 120-3　图解 $\alpha_{IIb}\beta_3$ 结构及引发 Glanzmann 血小板无力症的部分突变鉴别。在 http://med.mssm.edu/glanzmanndb 网站中完整地列出了已报道的 Glanzmann 血小板无力症突变清单。$\alpha_{IIb}\beta_3$ 结构的描述是来自晶体学和 NMR 以及缺失区分子建模数据的一个综合。在已鉴别的错义突变中包括①干扰内向外及外向内信号转导（β_3 S752P）；②干扰配体与 β_3 金属离子依赖性黏附位点（MIDAS）（β_3 D119Y 和 D119N）或者 α_{IIb} 配体结合位点部分（Y143H，P145L/A，R160/T161 插入）；③导致产生对二价阳离子螯合所致解离敏感的受体（β_3 R214W，R214Q，R216Q）；④导致产生构成性活化的受体（β_3 C560R）；⑤改变 α_{IIb} 与 β_3 之间的界面，破坏配体结合（β_3 L262Y）；⑥导致产生与 α_v 较 α_{IIb} 更有效地形成复合物的 β_3 蛋白（S162L，R216Q，H280P）；⑦改变 α_{IIb} 螺旋浆状结构，阻碍正常的 $\alpha_{IIb}\beta_3$ 复合物的形成、处理和/或运输。第八种在 α_{IIb}（G991C 和 R995Q/W）和 β_3（L718P 和 D723H）中已鉴别的突变为功能获得性突变伴有巨大/不均血小板减少症（经 *Ana Negri* 博士许可基于 *PDBids 3FCS*、*3G9W*、*2K9J*、*2KNC*、*2KV9* 以及 α_{IIb} 的 *calf* 功能域、β_3 杂交功能域、β_3 的 *EGF-1* 和 *EGF-2* 功能域之间连接的缺失片段分子建模）

整合素 $\alpha_{IIb}\beta_3$ 中发生于整合素 β_3 金属离子依赖性黏附位点与整合素 α_{IIb} 的 β-螺旋桨状结构间界面的突变　一个金属配位点 MIDAS 功能区，其在六个整合素受体 α-链亚基中高度保守且为配体结合所需，也同时存在于整合素 β_3 亚基的 β-A（或 I 类）功能区[72]。诱变及分子建模实验提示有一高度保守的 DxSxS 氨基酸序列[73]基序与附加的配位残基集合至 β_3 亚基的三维结构中，借此在 MIDAS 功能区形成阳离子结合团[74]，而这被 $\alpha_v\beta_3$ 及随后整合素 $\alpha_{IIb}\beta_3$ 的晶体结构所证实（参见第 112 章图 112-11 以及图 120-3）[75,76]。由此，整合素 β_3 MIDAS 是由 Asp^{119}、Ser^{121}、Ser^{123}、Glu^{220} 与 Asp^{251} 构成的。一个原先在整合素 $\alpha_v\beta_3$ 中被称作配体相关金属结合位点（LIMBS）[77]，而如今在整合素 $\alpha_{IIb}\beta_3$ 中被称为协同金属结合位点（SyMBS）[78] 的区域，结合了一个 Ca^{2+}，且为配体与 MIDAS 的结合所需。其由 D158、N215、D217、P219 与 E220 的原子组成。整合素 β_3 的 214 和 216 残基相当接近 SyMBS 残基以及其与 α_{IIb} 亚基的界面的位置。邻近 MIDAS 功能区有一金属离子位点，被称为 ADMIDAS（邻近金属离子依赖性黏附位点），在未结合配体的整合素 $\alpha_v\beta_3$ 和整合素 $\alpha_{IIb}\beta_3$ 中，钙离子与 Ser^{123}、Asp^{126}、Asp^{127} 和 Met^{335} 配位，但在整合素 $\alpha_v\beta_3$ 和整合素 $\alpha_{IIb}\beta_3$ 二者的配体结合结构中，Asp^{251} 替代了 Met^{335}。晶体结构同时表明了包含 Arg-Gly-Asp（RGD）细胞黏附序列的肽配体与整合素 $\alpha_{IIb}\beta_3$ 及整合素 $\alpha_v\beta_3$ 发生相互作用，部分是由 RGD 肽中的天门冬氨酸对 MIDAS 中的金属离子的配位[77,79]。低分子量药品依替巴肽（eptifibatide）和替罗非班（tirofiban）可阻滞 α_{IIb} 亚基与配体结合，其负电荷区能与 MIDAS 阳离子相互作用[76]。纤维蛋白原 γ-链羧基末端的十二肽介导与整合素 $\alpha_{IIb}\beta_3$ 的结合，而复合物的晶体结构表明天门冬氨酸羧基氧与 MIDAS 的阳离子团配位，而羧基末端的缬氨酸与 ADMIDAS 中的邻近阳离子团相互作用[76,79]。GT 患者的多个突变被鉴定位于 MIDAS 功能区的阳离子结合团内（图 120-3 以及第 112 章图 112-11）。两个突变即 D119Y（Cam 变异）[80] 和 D119N（患者 NR）[81]，位于保守的 DxSxS 氨基酸序内且能导致整合素 $\alpha_{IIb}\beta_3$ 与配体结合发生严重异常，但不对其表面表达产生影响。R214 与 R216 残基突变导致整合素 $\alpha_{IIb}\beta_3$ 受体异常而无法结合配体，且可能由于其位于整合素 $\alpha_{IIb}\beta_3$ 界面而对钙螯合作用导致的分离非常敏感[32,82-84]。由 D217V 突变而破坏 SyMBS 也能引发 GT，尽管整合素蛋白表达量正常[85]。对 MIDAS 功能区、SyMBS 以及邻近残基的重要性的进一步支持来自于下列研究，当 D119N、R214W、D217N、E220Q 和 E220K 突变被由体外引入中国仓鼠卵巢 CHO 细胞，结果显示可导致功能异常[86]。

α_{IIb} 的 β-螺旋桨状结构和 β_3 亚基间的界面也部分参与了包含于一个四氨基酸 3_{10} 螺旋中的 β_3 R261 与 α_{IIb} 的 β-螺旋桨状结构中内外排列成环的多个疏水残基的相互作用，构成笼状结构[75]。在邻近 R261 处发生 β_3 亚基的 L262Y 突变可导致螺旋结构的破坏以及产生不稳定的整合素 $\alpha_{IIb}\beta_3$ 复合物，其虽能在血小板表面表达但无法结合纤维蛋白原[87]。发生该突变的患者的血小板仍能够结合纤维蛋白并支持血块回缩，提示纤维蛋白原和纤维蛋白的结合条件存在差异。

整合素 $\alpha_{IIb}\beta_3$ 中发生于 α_{IIb} β-螺旋桨状结构序列内的突变　基于其与另一整合素 α 亚基的同源性，整合素 α_{IIb} 氨基末端的 450 个氨基酸以及整合素 α_v 中的同源区域，其中包含了最小配体结合序列[88]，可能折叠成七重复（叶）β-螺旋桨状结构，包括四个阳离子结合位点[89]，而整合素 α_v 与 α_{IIb} 两个亚基的晶体结构证实了这一推测[75,76]。螺旋桨状结构的上表面与 β_3 亚基 β-A（或Ⅰ类）功能区相互作用组合成整合素 $\alpha_{IIb}\beta_3$ 复合物首部，即配体结合位点。每一重复结构（叶）含 4 条由环状结构连接的 β 股。β-发夹结构中的 α_{IIb} 亚基的 4 个钙离子结合位点呈环状位于螺旋桨状结构的底面。整合素 α_{IIb} 中的配体结合被局限至 β_3 亚基内邻近 MIDAS 功能区中一疏水（F160，Y190，F231）且带负电荷的（D224）袋状结构，由连接第 2 叶与第 3 叶（残基 144～171）、第 3 叶中的 β_2 股与 β_3 股（残基 186～193）以及第 3 叶与第 4 叶（残基 223～236）的各环组成。整合素 α_{IIb} 包含一个独特的"帽"亚功能区，由 β 螺旋桨状结构的环中的四个插入构成（残基 72～88、111～126、147～166、200～217），并发挥配体结合作用[76]。

位于整合素 α_{IIb} β-螺旋桨状结构的 GT 错义突变（图 120-3）主要影响整合素 $\alpha_{IIb}\beta_3$ 复合物运输至细胞表面[68,90～93]，但数种错义突变和一种插入可产生功能缺陷的受体。因此，Y143H 影响可溶配体结合而不是黏附或血块回缩[94]，而已在数个家族中被鉴别出的 P145A[32,95] 以及 P145L 可阻止配体结合。残基 161 和 162 处的二氨基酸插入以及 T176I 的错义突变也能对配体结合产生影响[96～98]。位置靠近但并不在 Y190 所在环内的 L183P 突变可同时影响受体的表达和功能[99]。

整合素 $\alpha_{IIb}\beta_3$ 中影响受体激活的突变　数个 β_3 亚基错义突变（C560R，V193M）可造成受体的高亲和配体结合状态，但反常的是其导致出血素质[100,101]。β_3 亚基第三 I-EGF 功能区的 S527F 突变也与构成性活化的受体相关，可能是由于其可防止受体形成弯曲的非活性构象[102]。β_3 亚基胞质区在整合素活化和配体结合的调控中起功能性作用[103,104]。在该区域内已鉴别到两个 GT 突变。其中之一为导致整合素 β_3 羧基末端 39 个残基缺失的 R724X 无义突变（患者 RM）[105]，另一个是 β_3 亚基 S752P 错义突变（患者 P 或 Paris I）[106～108]。其中后者的与众不同在于其总体而言较轻的过度出血史，但却有出血时间的延长而且其血小板不能应 ADP 而聚集。这些突变不足以严重影响血小板整合素 $\alpha_{IIb}\beta_3$ 复合物的表面表达，但两个突变型受体均对激动剂刺激不敏感。对这些突变在哺乳动物细胞内表达的研究显示其对固相化纤维蛋白原的黏附正常，但细胞伸展异常。表达 S752P 突变型受体的细胞黏着斑形成减少，而表达 R724X 突变型受体的细胞其黏着斑激酶 pp125[FAK] 的酪氨酸磷酸化低于可测范围。这些突变为 β_3 亚基胞质尾区在内向外信号转导（即导致整合素 $\alpha_{IIb}\beta_3$ 形成高亲和力配体结合构象的血小板信号）及外向内信号转导（即由于整合素 $\alpha_{IIb}\beta_3$ 结合配体而向血小板内部的信号转导；参见第 112 章图 112-3、图 112-4 及图 112-12）中发挥的作用提供了证据。

人群中的整合素 $\alpha_{IIb}\beta_3$ 变异型　对大数量个体的错义变异体全外显子组和全基因组测序的应用已为总体人群中的错义变异体频率和导致 GT 的基因改变频率提供了有价值的信息。在大多数情况下，人群中的变异体频率反映其对繁殖适合度的影响，并且当其进入人群时，较近进入的变异体的频率较低。这样，次要等位基因频率（MAFs）约等于或小于百分之 0.5 的变异体可能在少于 2500 年前进入人群，即人类种群开始暴发式增长之时[109]。一项涉及约 16 500 人的 33 000 个等位基因的研究[109A]数据证明，有 114 个新的错义变异影响了约百分之

10 的整合素 α_{IIb} 氨基酸以及约百分之 9 的整合素 β_3 氨基酸。也就是说，被研究人群的约百分之 1.1 携带有至少一个错义变异。没有一个已知的 GT 突变出现在上述等位基因中，表明其 MAFs 小于百分之 0.01，亦即是非常近期进入人群的。事实上，据对两个族群内婚较多的巴勒斯坦阿拉伯人和法国罗姆人（Manouche gypsies）中的 GT 人群的研究估计，GT 突变分别在约 300～600 年前和约 300～400 年前进入其族群[110,111]。在此研究中鉴定的数例新的错义变异影响到 GT 患者突变氨基酸中之一，其中二例变异体的受体功能被深度抑制。而在一个病例中，错义变异造成了约百分之 50 的表达但却未改变功能。一系列预测工具显示，114 个新的错义变异中的介于百分之 45～74 可能是致病性的，也就是在总体人群中有约百分之 0.6 的个体是深度影响结构和/或功能的 GT 变异体的隐性携带者。此外，在健康个体中有一些罕见个体，其整合素 $\alpha_{IIb}\beta_3$ 受体的表达水平介于可认定为 GT 携带者与正常个体之间，可能反映了部分影响受体表达但不影响功能的"亚等位基因型"变异体的杂合性[112]。

临床特征

表 120-2 对两篇综述中 177 名 GT 患者的临床表现进行了概括[22,23]。几乎所有女性患者都发生月经过多。紫癜在产后即可表现，但多不显著。啼哭引起的面部淤斑及结膜下出血可为新生儿及婴儿的初发症状。自发关节血肿和中枢神经系统出血极为罕见。GT 患者的出血素质因其变异性以及血小板生化学异常和临床严重程度间缺乏相关性为显著特点[22]。即使在诸如大多数人均有相似的遗传性 α_{IIb} 或 β_3 亚基异常的伊拉克犹太人的患者群体中，其临床严重度的差异也相当显著[33,39]。此外，出血症状的严重度在个别患者的一生中也可有显著差异。据颈动脉内膜-中膜比值判断，GT 似乎不能对动脉粥样硬化的发展形成保护[113]。GT 携带者通常无症状或仅有轻度症状，且血小板功能检测结果一般正常[22,33,112,114,115]。

表 120-2　血小板无力症患者的出血		
	出现症状的 患者人数	发生率 （%）
症状		
月经过多	54/55	98
易发淤斑、紫癜	152/177	86
鼻出血	129/177	73
牙龈出血	97/177	55
胃肠道出血	22/177	12
血尿	10/177	6
关节积血	5/177	3
颅内出血	3/177	2
内脏血肿	1/177	1
严重程度		
需红细胞输注		
文献报道病例*	32/48	67
巴黎病例	54/64	84

* 数据来自由 George 等人[22]对 177 名患者的综述，其中 113 名来自文献报道，64 名在巴黎接受相关研究。

实验检查特点

表 120-3 提供了 GT 患者典型的实验室数据。患者血小板计数及血小板形态正常,出血时间延长,血块回缩减少或缺如,且响应生理刺激的血小板聚集反应异常。在大剂量瑞斯托霉素诱导聚集时初始坡度正常(或近乎正常),反映了血浆 VWF 和血小板 GP I b/IX 含量正常;然而,在较低剂量瑞斯托霉素下,此时通常由 GP I b/IX 介导的整合素 $\alpha_{IIb}\beta_3$ 激活(参见第112 章)参与聚集反应,患者出现次级聚集波减弱[116]。GT 的血小板可响应 ADP 和凝血酶而发生正常的变形,证明其有能力响应这些制剂而发生代谢性以及细胞骨架的变化。类似地,大剂量凝血酶和胶原产生致密体和 α-颗粒内容物的正常释放[18,20,1107];在低剂量的这些制剂下观察到的释放反应异常反映了通常应由血小板聚集引发的释放反应升高的缺失[18,116,118~120]。

表 120-3　血小板无力症患者实验检查特点

I. 血小板计数:正常

II. 出血时间:明显延长

III. 血小板功能测定

  A. 血小板聚集

    1. 肾上腺素——无可见反应

    2. ADP 与凝血酶——变形,但无聚集

    3. 胶原——变形,随后透光度不同程度增加,多半是由于与胶原纤维的渐进性黏附(假聚集)

    4. 瑞斯托霉素——正常的初始聚集斜率;低剂量下抑制第二聚集波;大剂量下周期性聚集-解聚

  B. 孔隙闭合时间(PFA-100):延长

  C. 血块回缩:缺如或减少

  D. 血小板释放反应:肾上腺素和低剂量二磷酸腺苷(ADP)、凝血酶及胶原诱导时减少;高剂量凝血酶和胶原时正常

  E. 与玻璃的相互作用(血小板滞留试验):缺如或减少

  F. 血小板促凝活性:不同程度异常

  G. 微粒形成:不同程度异常

  H. 在流动室中与去内皮血管的离体相互作用:血小板血栓形成显著异常及血小板伸展缺陷;高剪切率下血小板黏附减弱

IV. $\alpha_{IIb}\beta_3$ 和 $\alpha_v\beta_3$ 受体检测:数量及功能完整性

  A. $\alpha_{IIb}\beta_3$ 含量:减少或缺如,变异型者除外

  B. $\alpha_v\beta_3$ 含量:在 β_3 缺陷患者中减少或缺如;在 α_{IIb} 缺陷患者中正常或增加

  C. 纤维蛋白原及其他黏附性糖蛋白与血小板 $\alpha_{IIb}\beta_3$ 的结合:减少或缺如

  D. 血小板纤维蛋白原含量:显著下降,部分变异型者除外

全血或者富血小板血浆中的血小板可黏附于玻璃是由于纤维蛋白原首先沉积于玻璃表面,而后血小板即黏附于固相化的纤维蛋白原[121,122]。GT 患者的血小板无法黏附于玻璃[18,20,121],此即形成了其在玻璃珠滞留试验中反应异常的基础[123]。血小板促凝活性的相关报道在正常或异常间变化不定[18~21,124~126],在部分患者中可鉴定出血小板微粒形成及支持凝血酶生成的

缺陷[125~128],但并非所有患者均有该异常表现[129]。整合素 $\alpha_{IIb}\beta_3$ 和 $\alpha_v\beta_3$ 可结合凝血酶原,或许能由此解释部分已鉴定出的异常表现[130,131]。

在流动小室研究中,无力症血小板在中低剪切率下能正常黏附于去内皮血管,可是其无法正常伸展或是形成血小板血栓[132~134],而黏附缺陷发生于较高剪切率下。在无力症血小板中可观察到这些表面上的纤维蛋白形成有反常性增加,但该现象现在尚无明确解释[135]。与正常血液不同,几乎所有 GT 患者的血液在 ADP 或者肾上腺素存在时均无法于高剪切率下封闭胶原包被膜上的 150μm 的 PFA-100 孔隙[136,137]。

血小板整合素 $\alpha_{IIb}\beta_3$ 和 $\alpha_v\beta_3$ 可通过若干技术包括单克隆抗体结合(采用流式细胞术或放射性标记结合)、免疫印迹以及表面标记后进行十二烷基硫酸钠聚丙烯酰胺凝胶电泳(SDS-PAGE)定量。基于此类研究,GT 患者可根据整合素 $\alpha_{IIb}\beta_3$ 含量而再划分为不足正常 5% 的(I 型),5%~20% 间的(II 型),或者是 50% 及以上的(变异型)[22,138]。在一篇综述中论及的 64 个病例中,78% 为 I 型,14% 为 II 型,8% 为变异型[22]。这种分型法并基于功能性数据可将 GT 亚型划分为 I 型、II 型和变异型,早于将整合素 $\alpha_{IIb}\beta_3$ 异常鉴定为 GT 病因,而此种分类仅可提供有限的信息。

对整合素 $\alpha_v\beta_3$ 含量的测定在技术上要求较测定整合素 $\alpha_{IIb}\beta_3$ 更高,因为每个血小板上的整合素 $\alpha_v\beta_3$ 受体仅约为 50~100 个[63]。但是,整合素 $\alpha_v\beta_3$ 的水平在对初步评估患者的缺陷是发生于 α_{IIb} 还是 β_3 亚基中时颇为有用,因为总体来说整合素 $\alpha_v\beta_3$ 受体缺乏的患者在 β_3 亚基发生缺陷多于在 α_{IIb} 亚基[139]。然而,已有研究描述了一种差别性地影响整合素 $\alpha_{IIb}\beta_3$ 多于 $\alpha_v\beta_3$ 的 β_3 亚基错义突变(H280P)[69]。

纤维蛋白原结合试验可评估整合素 $\alpha_{IIb}\beta_3$ 复合物的功能[25]。早期研究所采用放射性同位素标记的纤维蛋白原测定来其对 ADP[25] 或类似激动剂刺激的血小板的结合。纤维蛋白原亦可由荧光分子标记后采用流式细胞术测量纤维蛋白原结合。上述技术在检测变异型 GT 患者的整合素 $\alpha_{IIb}\beta_3$ 质量异常最为有用。一种单克隆抗体(PAC1)与血小板的结合可提供类似的信息,因为该抗体仅结合激活状态下的整合素[140]。

GT 携带者的血小板功能基本正常[34]。但是,其血小板仅含约为正常值 60% 的整合素 $\alpha_{IIb}\beta_3$ 受体;然而正常个体和携带者的测定值的部分重叠使得无法通过上述方法确诊携带者[112]。最为精确的携带者检测为 DNA 分析。

血小板纤维蛋白原在整合素 $\alpha_{IIb}\beta_3$ 显著减少的患者中降至正常值的约 10%[18,21,43,44],而在具有大量整合素 $\alpha_{IIb}\beta_3$ 的患者中其下降水平不定[138,141,142]。

治疗和预后

GT 患者的治疗在题为"遗传性血小板功能疾病的处理"的章节中讨论。尽管 GT 是一种严重的疾病,但其生存率预后普遍良好。在一个病例系列的分析中,64 名患者中有 2 名死于出血,而另一系列中 43 名患者中有 3 名死于出血[22,23]。在日本进行的全国性调查在 1976 年鉴定出 98 名 GT 患者,而在 1991 年有 192 名[143],死亡率在该段时间间隔内有了实质性的下降。

$\alpha_{IIb}\beta_3$:部分特定的巨大血小板减少症 在遗传性不均型和巨大型血小板减少症患者的整合素 $\alpha_{IIb}\beta_3$ 的 4 个不同氨基

酸上的 5 种杂合性错义突变（αIIb G991C、R995Q 和 R995W 以及 β_3 L718P 和 D723H）以及几个不同缺失导致整合素 $\alpha_{IIb}\beta_3$ 表达和血小板聚集不同程度的轻微下降以及受体的构成性活化[144~150]，这些缺陷簇集在跨膜区的两侧并包括被认为维持受体低亲和力状态的盐桥的两个成员即 α_{IIb}R995-β_3D723[151]。数个报告病例中可见前血小板形成异常。

糖蛋白 Ib（CD42b,c）-IX（CD42a）-V：Bernard-Soulier 综合征

定义及历史

BSS 是一种以血小板减少、巨血小板以及血小板无法结合 GPIb 配体（最重要的是 VWF 和凝血酶）为特点的遗传性血小板 GPIb-IX-V 复合物疾病[152~155]。

1948 年，Bernard 和 Soulier 描述了两名出现以皮肤黏膜出血为特点的严重出血疾病的来自近亲婚配家庭的儿童。对患者血液的评估显示了不同程度的血小板减少和巨血小板[156,157]。自 20 世纪 70 年代早期开始，BSS 血小板被发现具有 VWF 依赖性血小板黏附和凝集的功能缺陷[158~160]。1975 年，Nurden 和 Caen 将血小板 GPIb 中的一个变异鉴定为引起功能异常的原因[161]。随后的研究确认了 VWF-GPIb 相互作用的缺陷[162~164]并且确认在血小板 GPV 和 GPIX 中也有缺陷[165,166]。后续研究鉴别出了其他的 GPIb-IX 复合物配体，包括凝血酶[167]、P-选择素[168]、白细胞整合素 $\alpha_M\beta_2$[169]、高分子量激肽原[170]、凝血酶敏感蛋白-1[171]及凝血因子XI[172]和XII[173]（参见第 112 章），但这些相互作用对该疾病的确切贡献尚未明确定义。BSS 中可鉴定到发生于 GPIbα、GPIbβ 和 GPIX 基因的分子缺陷，而无 GPV 缺陷。现已有用针对 GPIbα[174]和 GPIbβ[175]的基因敲除产生的 BSS 鼠模型，而与人类相似地，GPV 缺陷的小鼠未表现人 BSS 的典型特征[176,177]。

病因学和发病机制

这一患病率估计少于百万分之一的罕见疾病在世界各国均有报道[154,154,157,165]。该疾病的常染色体隐性（"双等位基因"）和常染色体显性（"单等位基因"）形式均见于报道，双等位基因的病例产生最严重的症状而单等位基因导致巨大血小板减少症并有轻微或无出血综合征。近亲婚配在双等位基因型中常见，百分之 85 的报告病例是纯合型的致病突变[154]。

BSS 的六个不同的特征可能促成出血素质：血小板减少、血小板与 VWF 黏附性相互作用异常、血小板与凝血酶相互作用异常、血小板促凝活性异常、血小板与 P-选择素相互作用异常以及血小板与白细胞整合素 $\alpha_M\beta_2$ 相互作用异常。

血小板减少的病理生理学尚未明确。早期研究提示血小板存活显著缩短，推测是由于 GPIb 缺陷引起的血小板表面电荷的减少[178,179]。随后的研究采用[111]In-羟喹啉标记血小板的实验报道血小板存活缩短更为轻微或未缩短，提示了无效的血小板生成和/或血小板生成减少可能促发血小板减少症[180,181]。BSS 巨核细胞可鉴别到形态学异常，而其可能促成异常的血小板产生[182]。基于对其他巨大血小板综合征的观察（参见第 117 章），Bernard-Soulier 血小板的巨大形态会趋向于减弱血小板减少症对止血的不利效应，因为血小板的整体体积仍能较好维持。但是，除去罕见的例外[183]，BSS 的出血素质比因巨血小板

减少而预期的程度更为严重，这加强了血小板质量缺陷是主要问题的结论[157,184]。

血小板 GPIb-IX 复合物充当了 VWF 的受体（参见第 112、126 章）[152,185,186]。该相互作用在血小板黏附到内皮下表面时至关重要，特别是在高剪切率条件下，其间 VWF 充当了内皮下基质与血小板间的桥梁[133,134]。内皮下 VWF、血浆 VWF 以及血小板 VWF 相对应的作用尚未完全明确，但其可能均有利于血小板黏附[187]。VWF 与 GPIb/IX 的相互作用启动整合素 $\alpha_{IIb}\beta_3$ 的活化[133,134]，而其亦能通过分子上不同的位点与 VWF 结合[190]。GPIb/IX 与 VWF 的相互作用同时也直接促成血小板-血小板的相互作用[191~193]。

GPIb/IX-VWF 相互作用也能在高剪切率下的血小板悬液中发生；这可导致血小板活化，并随后引起整合素 $\alpha_{IIb}\beta_3$ 介导的聚集[187,194~196]。然而，持续剪切率在体内是否有可能达到足以引起 VWF 结合所需的水平则尚未确定。

GPIb-IX 复合物的异常可以是 GPIbα、GPIbβ 或 GPIX 基因缺陷的后果，而所有这些蛋白均为表面表达所不可缺。BSS 是此类疾病中最为严重的形式，致病原因为上述蛋白之一的两个等位基因的纯合突变、复合杂合子或 GPIbβ 微缺失和影响其他 GPIbβ 等位基因的突变所致的 GPIbβ 联合半合子，这些异常被称为双等位基因型[154]。据报道有一种伴有轻度出血症状的巨血小板减少症具有 GPIbα 和 GPIbβ 的杂合缺陷[154]。因为双等位基因型的 BSS 突变的必然杂合子通常不表现巨血小板减少症，所以具有巨血小板减少症的杂合缺陷可能施加了一个显性负的作用[154]。BSS 患者血小板反应凝血酶的血小板活化减弱，特别是在有限的凝血酶浓度下[197~199]。BSS 血小板中减少与凝血酶相互作用的两种不同的蛋白，即结合凝血酶的 GPIbα[167]和凝血酶底物 GPV（参见第 112 章）。凝血酶与 GPIbα 相互作用的确切性质与其生物学后果尚未明确，但凝血酶与 GPIbα 的结合可启动血小板内信号转导，可能直接通过 GPIbα 交联或者是间接地通过增高其他凝血酶受体（蛋白酶激活受体[PARs]1 和 4）的活化或在血小板表面的其他凝血酶依赖性事件[167]。反常的是，缺乏 GPV 的小鼠实际会出现对凝血酶活化敏感性增强以及不同程度的血栓形成增加，这可能是由于 GPV 限制了凝血酶与 GPIb 接触[200,201]。因为凝血酶是血小板的主要生理激活剂之一，凝血酶与 GPIbα 结合的缺失可能促发出血素质。

若由以全血测定的血清 PT 来判定，BSS 血小板表现为支持凝血酶生成的缺陷[202]，但在其他血小板促凝活性试验中，BSS 血小板支持凝血的能力与正常血小板一样或更好[124,203]。胶原诱导促凝剂活性缺陷以及因子V、VIII和XI与 BSS 血小板的关联已有描述[203]，但其意义不明。类似地，GPIb/IX 已被鉴定为其他涉及凝血的蛋白的结合位点，包括高分子量激肽原和因子XII，但这些相互作用对促凝异常的贡献也尚未明确[170,172,173]。VWF 与 GPIb/IX 的结合被认为与纤维蛋白依赖性而不是非纤维蛋白依赖性的血小板促凝活性增高有关，因此纤维蛋白依赖性促凝剂活性在 BSS 中可能出现异常[126]。这一发现可能部分解释了研究所见血清 PT 与部分其他试验结果的差异性，因为纤维蛋白形成仅在血清 PT 中发生。膜磷脂的异常也曾被报道[204]。

BSS 中生成巨血小板的机制尚未确定，然而因为在存在 GPIb/IX 但其无法结合配体的变异型 BSS 中可发现巨血小

板,因此假定该异常是由 GP I b/IX 无法与某未知骨髓配体结合而引起的[152],而非(除极少例外)无法结合 VWF 造成[205],因为缺乏 VWF 的患者并无巨大血小板。此外,在一个 BSS 鼠模型中,恢复一种有 GP I b 跨膜区和胞质区但无配体结合域的受体后部分矫正了血小板减少以及大型血小板[206]。另外还有 GP I b/IX 介导的信号转导的缺陷可引起巨血小板的说法,因为 Bernard-Soulier 综合征中有 PLC 缺乏的描述[152,207]。BSS 血小板质膜的机械性改变经微量滴管实验鉴定,显示质膜比正常者更易变形[208]。BSS 的巨核细胞有倍体及体积增加,同时还有膜分隔系统、颗粒及微管的改变[181,182]。血小板的增大及可变形性可能反映了 GP I b/IX 通过肌动蛋白结合蛋白(细丝蛋白-1;参见第 112 章)与细胞骨架的正常相互作用的丧失。

BSS 患者血小板不仅缺乏已知以复合物形式相关联的 GP I bα,GP I bβ 和 GP IX,同时也缺乏 GP V(参见第 112 章)[152,166],以上所有蛋白均有高度保守的富亮氨酸区[152,187]。对所有这些蛋白质的表面表达缺失的一种可能的解释是这些蛋白质需要在生物合成时形成复合物以被运输至表面[187];有证据支持 GP I bα、GP I bβ 和 GPIX 需同时都存在以达到最佳表面表达[209],但来自 GP V 缺陷小鼠的资料提示 GP I b-IX 复合物的表面表达并不需要该糖蛋白[200],而 GP V 可能改善复合物其他成分的表达效率[210]。此外,在表达了一种嵌合体 GP I bα 分子的 BSS 小鼠,其中该分子的富亮氨酸重复区域被另一受体的外功能区所替代,研究数据显示复合物的形成不需要 GP I bα 富亮氨酸区域[206]。

在分子水平上,来自不同 BSS 患者的血小板呈异质性,其中有很多其 GP I b 量低于可测限度,而其余则有不同的表达量,最高可至正常值的 50%[152,207,221~214]。GP I b 及其他缺陷蛋白在减少的一致程度上也变化不定[215,216]。

分子缺陷 BSS 的分子生物学基础已在 161 名来自 132 个不相关家庭的患者中被确定,而 www. bernardsoulier. org/提供缺陷的在线登记[217]。一个国际协作团队报告了 211 个被其称为"双等位基因"的隐形型 BSS 家庭[154],其中 GP I bα 中有 45 种不同突变,GP I bβ 中 52 种,以及 GPIX 中 28 种,在 BSS 患者中未鉴定出 GP V 缺陷。与近亲婚配的关联更为凸显,因为这些家庭的百分之 85 在其中一个基因有纯合突变,百分之 13 有复合杂合突变。在数个基因变异体数据库中未找到这些变异体[154],提示其均为罕见突变并可能是在相对近期进入人群的。在不同的人群中这三个基因中的每一个都可检出一些可能的始祖突变(founder mutations)[154,218]。七个明显不相关的 GP I bβW89D 突变家庭可追溯到一个 1671 年在印度的共同祖先[218],五个 GPIX 突变在 184 个受累 GPIX 等位基因中占 137 个,而 GPIX 的 N61S 突变可在 64 个欧洲家庭中找到。一些突变被确定可导致杂合性单等位基因型,包括 GP I bα 的 A172V 突变,该突变与 42 个明显不相关的意大利巨血小板减少症家庭的双等位基因和单等位基因型疾病相关联[154]。这些缺陷多可影响富亮氨酸重复单位或保守的侧翼序列,证实了这些结构单位在 GP I b-IX-V 复合物的生物发生及表面表达中的重要性(参见第 112 章图 112-14 和图 120-4)。据描述三位纯合子患者其 GP I bα 的 492 位密码子最后两个碱基缺失,导致可改变跨膜区的移码并导致未成熟终止,而另一位患者则是此缺失以及一个 GP I bα 错义突变的杂合状态[219~222]。这些缺陷似乎导致 GP I bα 锚固血浆中的 GP I bα 抗原极差。GP I bβ 突变其

可影响启动子区的(133)一个 GATA-1 转录因子[223]、信号肽[224]结合位点以及跨膜区和胞内区[225]。有报告称在两个日本家庭中 GP I bβ 的一个纯合型 Y88C 缺陷引起 BSS 并且此突变的杂合子有巨大血小板综合征[221,226]。类似的一例 GP I bβR17C 突变的杂合患者也有巨大血小板综合征[227]。GPIX 中的一个影响富亮氨酸重复单位 1 的 N45S 突变在至少十二名不同的白种人患者中有报道,包括来自一个瑞士大家庭临床表现各异的四位患者[228~230]以及一名土耳其患者[231]。

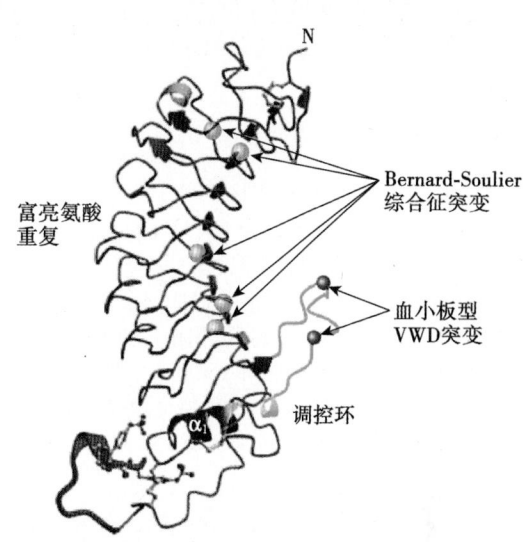

图 120-4 引起血小板型 von Willebrand 病和 Bernard-Soulier 综合征的 GP I bα 的 N-端区域特定错义突变的定位。GP I bα N-端区域侧面观的拓扑学带状图解。调控环着色为绿色而活化血小板型 von Willebrand 病(VWD)突变 G233V 和 M239V 标示为蓝色小球。五种造成 von Willebrand 因子结合缺失的 Bernard-Soulier 综合征突变呈现为黄色小球。L57F 和 C65R 定位至富亮氨酸重复单位(LRR)2 而 L129P,A156V 和 L179del 分别定位至 LRR5,LRR6 和 LRR7β 股。图中显示了硫酸化酪氨酸残基 276、278 和 279 的分子结构。(经许可改编自 Uff S,Clemetson JM,Harrison T,et al[439].)

七名 Bernard-Soulier 综合征患者被报道与 GP I bβ 以及染色体 22q11. 2 上数个相邻基因的半合缺失相关联,导致 DiGeorge 综合征各异的临床表现,包括心脏缺陷、异形面部特征、胸腺发育不良和腭咽闭合不全[154,232~239]。其余的 GP I bβ 等位基因中的半合子突变包括了 P96S 和 P29L[236,237]。在其他针对患有 22q11. 2 缺失综合征的患者的研究中,血小板计数中度减少和血小板容积增加以及瑞斯托霉素诱导的血小板凝集减弱及血小板 GP I b/IX 表达减少等各有不同的报道,与 GP I bβ 的半合子状态相符合[240~244]。

一些 GP I b-IX 复合物基因的单等位基因型杂合突变已被研究者描述为导致巨血小板减少症,其中一部分,但不是全部,还被认为导致因纯合性或复合杂合性而致的双等位基因型[154]。其中包括第二富亮氨酸重复序列(L57F)的杂合突变[245],该病患者有中度出血症状,中度血小板减少和巨血小板。另外的似乎可产生显性效应的 GP I bα 单等位基因型突变是 N41H[246]和 Y54D[247]。

"Bolzano"缺陷涉及 GP I bα 的第六富亮氨酸重复序列(A156V),导致形成一种对 VWF 结合能力减弱但可结合凝血

酶的 GP I bα 分子,双等位基因和单等位基因型都有发现。双等位基因型的患者已报道两名,一名患者的 Bolzano 缺陷为纯合性,具有终身的黏膜皮肤出血史及约百分之 50 的 GP I b 表面表达减少且完全丧失结合 VWF 的能力[248]。而另一名患者的 Bolzano 突变则出现一个 12 氨基酸缺失和一个氨基酸取代(Q181K)并存。单等位基因型的 Bolzano 缺陷已在基本来自意大利南部的 48 个家系中被报道了 100 例以上[250]。大多患者没有出血症状,但一些有轻到中度出血症状。这种疾病的特点是轻度血小板减少、血小板平均体积增加、GP I b/IX/V 的表达减少以及正常或介乎正常与异常间的瑞斯托霉素诱导血小板聚集。

临床特征

鼻出血是 BSS 最为常见的症状(70%);同样常见的有淤斑(58%),月经过多(44%),牙龈出血(42%)以及胃肠道出血(22%)[157]。BSS 联合血管发育不良可导致特别严重的反复出血[215,253]。较低频率发生的出血症状包括创伤后出血(13%),血尿(7%),脑出血(4%)以及视网膜出血(2%)。各患者间的症状有相当的差异性,即使是在同一家庭中的患者间[152,254]。包括对 1998 年报道的 55 名患者的临床特征做简短描述的一篇综述已发表[152]。

实验检查特点

几乎所有患者均存在血小板减少,但程度各异,血小板从约 20×10^9/L 至接近正常水平。在涂片上血小板形态巨大,其中超过三分之一通常直径大于 3.5μm,其中部分等大或大于淋巴细胞。通过电子显微镜检查血小板仅表现出囊泡结构和开放管道系统的细小变化[157],但是巨核细胞在其分隔膜出现更显著的异常[182]。BSS 患者的血小板膜似乎较正常更易变形[208],可能由于 GP I b 通常与血小板细胞骨架相互作用[255](参见第 112 章)。

胶原包被膜上的孔隙闭合时间在 ADP 或者肾上腺素存在时明显延长(PFA-100)[136]。BSS 的标志性现象是血小板不能响应瑞斯托霉素[159]或美洲矛头蝮毒蛋白[162,256]而发生聚集,两者是需要 VWF-GP I b 相互作用的制剂。当 VWD 而非 BSS 时,该缺陷可通过加入正常血浆(或 VWF)而纠正。

尽管 BSS 以及血小板减少症中血小板巨大的形态致使在技术上难以进行血小板聚集研究,但一般来说,ADP、肾上腺素或胶原诱导的聚集或正常或增强[160,257,258]。凝血酶的聚集反应常有剂量依赖性,在大剂量凝血酶下基本正常但在低剂量凝血酶下有特征性的滞后期延长和聚集减少[197,259]。

血小板促凝活性 BSS 患者血小板的促凝剂活性减弱、正常、增强的报告均有[124,202,203]。评估血小板促凝活性的不同的试验中纤维蛋白水平高低不定可能可以解释这些结果的不一致性,因为 GP I b-VWF 相互作用在存在纤维蛋白时增强血小板促凝活性,而在纤维蛋白缺失时不增强[126]。

血小板-凝血酶相互作用 对凝血酶的最大响应同时需要 GP I b 和七次穿膜域 PAR-1 和 PAR-4 受体[167,259]。现已报道了两种不同的凝血酶与 GP I bα 间相互作用的晶体结构;其一是两分子凝血酶结合到每个 GP I bα 分子,增加了游离凝血酶或黏附于纤维蛋白原的凝血酶可使 GP I b-IX-V 复合物成簇的可能性[167,260,261]。在 BSS 中血小板表面缺少的 GP V 可被凝血酶裂解,但该裂解不一定也不足以引起凝血酶诱导的血小板活

化[262,263]。实际上,缺乏 GP V 的小鼠血小板对凝血酶的响应增强,可能是因为 GP V 应该可以限制凝血酶靠近 GP I bα 或抑制 GP I bα 交联[200,201]。

与内皮下表面的离体相互作用 BSS 患者血小板表现有与内皮下表面的黏附缺陷,特别是剪切率大于 $650s^{-1}$ 时[133,134,158,264]。其结果与 VWD 患者类似。

剪切力诱导血小板聚集 与正常血小板不同,BSS 患者血小板在高剪切率下不能聚集[194,195]。VWF 与 GP I b 的结合应该是此过程的起始相互作用[187],随后整合素 $\alpha_{IIb}\beta_3$ 活化,该活化过程的发生可能需通过信号转导其经由 14 ~ 3 ~ 3ζ 蛋白结合 GP I bα 胞质区[196,265]、Fcγ 受体 IIA、GP VI 和/或 Fc 受体 γ 链(参见第 114 章)[266~268]。有报道称病理性剪切应力增加 α-肌动蛋白与 GP I b/IX 的结合可作为信号转导过程的一部分[268~270]。

治疗

BSS 的治疗在下面的"遗传性血小板功能疾病的处理"章节中阐述。当作出免疫性血小板减少症的错误诊断时做脾脏切除,但是通常不能使血小板数正常或改善出血素质[249]。

GP I bα(CD42b,c):血小板型(假性)von Willebrand 病

定义及历史

一组异源患者被描述有轻度至中度出血症状、不同程度增大的血小板、不同程度的血小板减少症以及减少的血浆高分子量 VWF 多聚体[271]。这些患者的基础缺陷被认为是异常血小板 GP I b/IX 受体与正常血浆 VWF 间增强的相互作用[272~281]。因为这些患者具有部分 VWD 的特点,但缺陷发生在血小板 GP I b/IX,该病因此同时被称为假性 VWD 和血小板型 VWD。目前有 55 个患者被列在这种疾病患者的数据库中(www. pt-vwd. org)[282,283]。

病因学和发病机制

GP I b 的质量异常致进行性的高分子量 VWF 多聚体与血小板的体内结合,导致血浆高分子量多聚体耗尽是此疾病发生的原因。此外,VWF 与血小板的结合可能造成血小板存活缩短,可能解释了不同程度血小板减少的发病原因。遗传表现为常染色体显性。

在两个家族中鉴定出了 GP I b 中的分子量异常[277],但是这些异常可能是由一个现在已被鉴别的 GP I b 多态现象引起(参见第 112 章)而与功能性疾病无关。在几个不同家族中发现导致错义改变的杂合性 GP I bα 基因点突变(G233V、G233S、M239V、D235Y、W230L)[271,278,284~289]。G233V 突变是数据库的患者中最为常见,累及 55 个患者中的 33 个。所有这些突变发生在富亮氨酸重复序列羧基端侧翼序列的一个 R-环(又称 β-转折)中,此区域配体结合有关(图120-4)[152,187,290~293]。分子建模研究提示 M239V 替换在分子内引起重大的构象改变[294],并已经过晶体学分析证实[295]。有报道提出,血小板型 VWD 的突变不是通过干扰 D235-K237 盐桥使 R-环的紧凑三角形结果失去稳定性,就是稳定了能更好吸引 VWF 的 A1 结构域的由 R-环延伸出的 β-发夹结构[282]。GP I bα 的 G233V 突变小鼠模型展示出了许多该病在人类中的表现,但意外地出现了骨

量的增加[296]。包含 G233V 和 M239V 突变的重组 GP I bα 片段表现出在数种包括在剪切应力下的不同系统下与 VWF 的相互作用增强[297,298]。血小板 GP I b/IX 表达的增加也有报道[278,281]。还有报道称 GP I bα 巨糖肽区结构内的一个 27 碱基对(bp)框内缺失可引起血小板型 VWD[279]，因为可能导致损失多达 5 个糖基化位点，而多糖被认为对配体结合起负调控的作用[282]。

临床特征

患者有不同程度的血小板减少及轻度至中度皮肤黏膜出血。一项使用标准化的出血评估工具进行的研究发现了临床症状的严重性有宽幅的变化，其中约百分之 40 的出血记录正常，而其余的则具有宽幅变化的异常记录[271]。出血记录与年龄和性别无关，但是与血小板计数及瑞斯托霉素辅因子活性确定有关。所有患者均有巨血小板减少症。值得注意的是，妊娠可能加剧血小板减少症和出血症状[278]。

实验检查特点及鉴别诊断

轻度血小板减少及一定程度增大的血小板可见于部分而非所有患者。血浆 VWF 水平不同程度下降，且血浆高分子量多聚体呈不成比例的下降。血小板 VWF 多聚体正常。

血小板型 VWD 最具特性的实验室发现响应低浓度瑞斯托霉素[272~276,278,288]或美洲矛头蝮毒蛋白[299]的血小板聚集增强。相同的异常可见于 2b 型 VWD 患者中，即血浆高分子量 VWF 多聚体的选择性耗竭(参见第 126 章)。但在血小板型 VWD 中，缺陷发生于血小板 GP I bα，而在 2b 型 von Willebrand 病中，缺陷发生于 VWF 的分子中。一项比较血小板型 VWD 和 2b 型 VWD 的研究发现，2b 型 VWD 患者出血较严重(特别是月经过多)且血小板数较低[271]。以下是几种有助区分上述异常的试验[274,300~302]：①正常 VWF(纯化的或冷沉淀中的)可聚集血小板型 VWD 患者而非 2b 型 VWD 患者的血小板；②分离自血小板型 VWD 病患者的血小板较正常或 2b 型 VWD 病患者血小板可在更低浓度的瑞斯托霉素下结合正常 VWF；③2b 型 von Willebrand 病患者的血浆 VWF 可在低于正常的瑞斯托霉素浓度下结合正常血小板，反之需要高于正常的瑞斯托霉素浓度以使血小板型 VWD 患者的血浆 VWF 结合正常血小板[301]；以及④缺乏唾液酸残基的 VWF(去唾液酸 VWF)在存在乙二胺四乙酸(EDTA)的条件可凝聚血小板型 VWD 患者血小板[303]。许多血小板型 VWD 患者最初被诊断为 2b 型 VWD，以致得出血小板型 VWD 可能未被充分诊断的结论，一项基于国际注册的研究支持这一观点[278,280,304]。

治疗

因为正常 VWF(特别是高分子量型)可与血小板型 VWD 患者血小板过度结合而可能造成血小板被快速从循环中清除，因此通过任何手段增加 VWF 水平(去氨加压素注入或是冷沉淀 VWF 替代或是 VWF 浓缩物)都会形成潜在的血小板减少症致病风险[300,305]。可能通过检测患者血小板是否能离体响应 VWF(如在冷沉淀中)而聚集以评估该风险[273]。低剂量冷沉淀可成功支持止血，并且不诱发血小板减少[275,305,306]。目前，VWF 替代治疗通常较少使用冷沉淀而较多采用血浆来源的浓缩物，诸如在美国被批准用于 VWD 治疗的精制灭菌冻干人抗血友病因子(Humate-P)，因为血浆来源的因子VIII浓缩物具有降低的病

毒感染风险。在适当情况下也应考虑血小板输注。重组VIIa 因子输注也可能有益，该疗法已在欧洲被许可用于这一指征，但尚未被美国 FDA 批准；其理论上具有避免 VWF 与异常 GP I bα 受体间过度相互作用的优势[307,308]。

整合素 α₂β₁(糖蛋白 I a/ II a；VLA-2；CD49B/CD29)

整合素 α₂β₁(GP I a/ II a)能在特定条件下介导血小板黏附胶原和血小板活化(参见第 112 章)。一例严重创伤后淤伤和月经过多但无鼻出血、牙龈出血或扁桃体切除术或阑尾切除术后过量出血的女性患者被报道，其血小板选择性地在胶原诱导下无法聚集或发生变形[309,310]，出血时间显著延长，且患者血小板在内皮下表面无法正常黏附与伸展。患者的血小板仅含正常量约 15% ~ 25% 的整合素 α₂[309,311]，同时 β₁ 亚基的减少也很明显[309]。要由此位患者对整合素 α₂β₁ 在血小板功能中的生理作用下结论很困难，因为其 α₂β₁ 缺乏不完全，出血症状较轻并且多变，同时部分的血小板功能异常(例如：在存在二价螯合剂 EDTA 时血小板-胶原相互作用异常)很难归因于 α₂β₁ 的缺乏[309,312]。

另外一位具有整合素 α₂ 缺陷的患者也被报道[313]。她有皮肤黏膜及手术后出血史。其出血时间延长，以及响应胶原蛋白的血小板聚集选择性地下降但并未消失。除了 α₂ 亚基缺失，仅有极少甚至没有完整的凝血酶敏感蛋白，而外源的凝血酶敏感蛋白可纠正这种血小板聚集缺陷。该患者的出血症状和血小板缺陷在其进入绝经期后消失。

健康个体的血小板整合素 α₂β₁ 表达的变异很大(10 倍)且血小板水平可被等位基因变异纠正[314]。α₂β₁ 表达减少与巨核细胞生成变异和血小板平均体积降低相关联[315]。

靶向剔除整合素 α₂β₁ 的小鼠没有出血表型或延长的尾出血时间，但却有减弱的血小板对胶原的黏附和血管损伤后的血栓形成[316]。在巨核细胞和血小板中条件性缺失整合素 α₂β₁ 的小鼠具有血小板平均体积下降[315]。

CD36(GP IV；脂肪酰移位酶[FAT]；B 类清道夫受体 3[SCARB3])

CD36(GPIV)是一种高度而多样化表达的血小板糖蛋白，其存在于许多细胞类型中并被证明参与长链脂肪酸的输送(参见第 112 章)。大约 3% 的日本人，2% 的非洲裔美国人和 0.3% 的美国白人其血小板缺乏 CD36(GP IV)[317,318]。尽管 CD36(GPIV)涉及血小板与胶原、凝血酶敏感蛋白、晚期糖基化产物(advanced glycation product)[319]和髓系相关蛋白(MRP)-14 的相互作用[320~323]以及血小板-单核细胞相互作用[324]，但是缺乏 CD36(GPIV)的个体并不具备出血素质。取自这些患者的血小板能够通过另外的受体结合凝血酶敏感蛋白[325]，而其在胶原黏附中的作用则有不同的数据[326~328]。一项对在不同剪切率下不同基质蛋白上血小板血栓形成的多参数分析确定，CD36 的作用体现在低而不是高的剪切率下[8]。CD36(GPIV)被认为是氧化型低密度脂蛋白(LDL)的受体，且有报道称极低密度脂蛋白(VLDL)与 CD36(GPIV)的结合可增强胶原诱导的血小板聚集和血栓烷生成[329]。健康个体中 CD36(GPIV)在血小板表达的变异很大(每个血小板 200 ~ 14 000 分子)，并且与氧化型 LDL 和单核苷酸基因变异的激活相关联[330]。

在日本有两种形式的CD36（GPⅣ）缺陷的描述：Ⅰ型，其血小板与单核细胞二者中均缺乏；Ⅱ型，其仅血小板中缺乏[331~333]。一个也导致异常的翻译后修饰的P90S置换是常见的可促成Ⅰ型以及Ⅱ型缺陷的异常。在Ⅰ型形式下，患者对此异常是纯合子的，然而在Ⅱ型缺陷中，患者是P90S异常和一个未经确认的血小板特异性表达缺陷的双重杂合子[331,334,335]。其他关联于Ⅰ型缺陷的异常包括5号外显子中一个二核苷酸缺失（539~540）、一个与4号外显子缺失相对应的161bp缺失（331~491）、一个发生于密码子317的1159位点的核苷酸插入而造成的移码和未成熟终止以及剪接位点突变[336~338]。在其他群体中已鉴定出其他突变。

CD36（GPⅣ）缺陷可因同种免疫造成血小板输注不应性且与输血后紫癜（参见第117章）[339]以及由抗-CD36抗体的被动转运造成的血小板减少症有关[340]。

糖蛋白Ⅵ缺陷

GPⅥ可介导血小板与胶原的黏附且对胶原诱导的信号转导十分重要（参见第112章）。现有对十二名有轻度至中度出血病症及不同程度血小板GPⅥ或信号转导缺陷的患者的描述；其中一名伴发GPS（α-颗粒缺乏）[341~350]。其余的患者有血小板-胶原相互作用的选择性异常。与GPⅥ的自身抗体相关的血小板GPⅥ缺乏可见于数名患者的描述中，其中一名同时有系统性红斑狼疮而另一名同时存在整合素$\alpha_{IIb}\beta_3$抗体[351~353]。尽管在患者血浆中无法测得，GPⅥ抗体还是可在由患者血小板制备的洗脱物中检测到[354]。还有报道指出骨髓增生异常综合征和慢性淋巴细胞白血病患者中发现获得型GPⅥ特异性信号转导[347]。对小鼠和灵长类的研究表明GPⅥ的抗体可通过蛋白质水解脱落或环化腺苷一磷酸（cAMP）介导的内化机制造成血小板表面GPⅥ的丢失，尽管血小板仍继续循环[346,355]。因此，GPⅥ的缺乏可能最常见的是由自身抗体而引发的[353]。早期报道为GPⅥ缺乏的患者其GPⅥ缺乏是否可能同时存在一个免疫的基础现尚不明。

现已知三种不同遗传形式的GPⅥ缺陷。一名终生"轻度"皮肤黏膜性、创伤后及手术后出血史的患者，同时伴有因一个16碱基框外缺失以及一个S175N错义突变所致的明显的血小板膜GPⅥ缺陷[350]。患者的血小板无法响应胶原、惊厥蛋白或胶原蛋白相关肽。值得注意的是，其FcRγ表达为正常。另一个患者易发生淤伤、出血时间延长、PFA-00对胶原/肾上腺素的膜孔闭合时间异常以及胶原诱导血小板聚集缺陷，其具有一个联合发生的一个等位基因中的R38C突变和另一个等位基因中的五个核苷酸重复插入，最终导致无义突变[356]。R38C突变造成蛋白质错误折叠、表面表达减少胶原结合质的缺陷。来自四个无关智利家庭的五名个体具有包括易发淤伤、鼻出血、小外伤后出血过多和齿龈出血等不同病史，被发现胶原、惊厥蛋白或胶原相关肽诱导的血小板聚集缺陷[357]，DNA分析显示在711和712碱基间有一个纯合的腺嘌呤核苷酸插入。杂合子并无症状并具有近乎正常的血小板功能。

● 血小板颗粒异常

血小板含有至少三类颗粒：致密或δ颗粒包含ADP、ATP、钙、5-羟色胺和焦磷酸盐；α颗粒包含不同的蛋白质，有些源自

血浆，另外的由巨核细胞合成；以及溶酶体包含酸性水解酶。随着血小板的活化，α和致密颗粒的内容物被释放出来。由于颗粒或其内容物的缺陷或控制分泌过程的细胞机制缺陷所致的这些颗粒内容物不能释放与血小板功能的受损相关联。一个涉及血小板颗粒的异质性疾病群已被报道，其被概括地分类为影响致密颗粒（δ储存池缺陷[SPD]）、影响α颗粒（α-SPD或GPS）或共同影响致密和α颗粒（αδ-SPD）。另一种累及颗粒（α颗粒）的疾病是魁北克血小板病。

δ-储存池缺陷

定义及历史

1969年报道了一个血小板聚集受损的家系，其血小板表现为ADP水平下降[358]。Holmsen和Weiss随后确立了次缺陷的本质为在致密颗粒中ADP的非代谢池或"储存池"的缺陷[359]。δ-SPD是以一种出血倾向、次级血小板聚集波异常和不同的血小板致密颗粒内容物缺陷为特征的异质性疾病。

病因学和发病机制

正常血小板含有两个非常缓慢交换的腺嘌呤核苷酸池[360]。一个是ATP与ADP的比率为8~10：1的代谢性非颗粒池，第二个池是"储存池"，存在于致密颗粒中，含有百分之65的血小板腺嘌呤核苷酸，其ATP与ADP的比率为2：3。这正是δ-SPD中缺陷的储存池。致密颗粒还含有5-羟色胺，系通过pH依赖性胺捕获机制从血浆中以约1000：1的比率摄取。δ-SPD的血小板5-羟色胺也有减低。

δ-SPD基本可作为一种遗传性血小板疾病或只是某种多系统（综合征性）疾病的一个组成部分，诸如Hermansky-Pudlak综合征（HPS）[361~365]（不同程度的眼皮肤白化病、出血疾病和神经系统表现）、Chédiak-Higashi综合征[361,365,366]（局部眼皮肤白化、巨大溶酶体颗粒以及频繁的化脓性感染）、和威-奥综合征[261,367,368]（参见后文及第80章）。其他疾病与δ-SPD相关是Ehlers-Danlos综合征[369]、成骨不全[370]和TAR综合征[361,371]。δ-SPD的遗传模式现尚未明确定义，但在部分患者中鉴定出其基本形式是常染色体显性模式[372]。综合征形式的遗传模式遵循常染色体隐性和X-联模式是这些疾病的特征。HSP诊断的基本标准是酪氨酸酶阳性的眼皮肤白化病和血小板的δ-SPD[373]，虽然存在表型的异质性，白化病的特征是皮肤、虹膜、毛发和视网膜的色素减退。

动物模型的研究，以及特别是对该病综合征性变异型患者的研究表明溶酶体相关细胞器（生物发生的缺陷构成了疾病的基础[361,374]。这些细胞器与溶酶体享有共性，但具有不同的形态学、成分和功能，包括黑色素细胞的黑素体、血小板的α颗粒以及内皮细胞的Weibel-Palde小体[361,374]。在与HPS相关的δ-SPD中，可能会有如同经血小板和巨核细胞的电子显微镜检查[375]鉴定的δ颗粒形成的整体故障以及缺失CD63（granulophysin；ME491；LIMP-1；LAMP-3）、一种也见于黑素体中的分子量为40 000的溶酶体和致密颗粒膜蛋白[361,363,376,377]。黑素体的缺陷解释了眼皮肤白化病，而溶酶体缺陷造成一种脂蛋白复合物即蜡样质脂褐素的堆积而致肉芽肿性结肠炎和肺纤维化，这在这些患者中有不同程度的表现。九个基因的异常涉及HPS的形成（图120-5）。在对不同类型HPS的患者进行的超微结构研

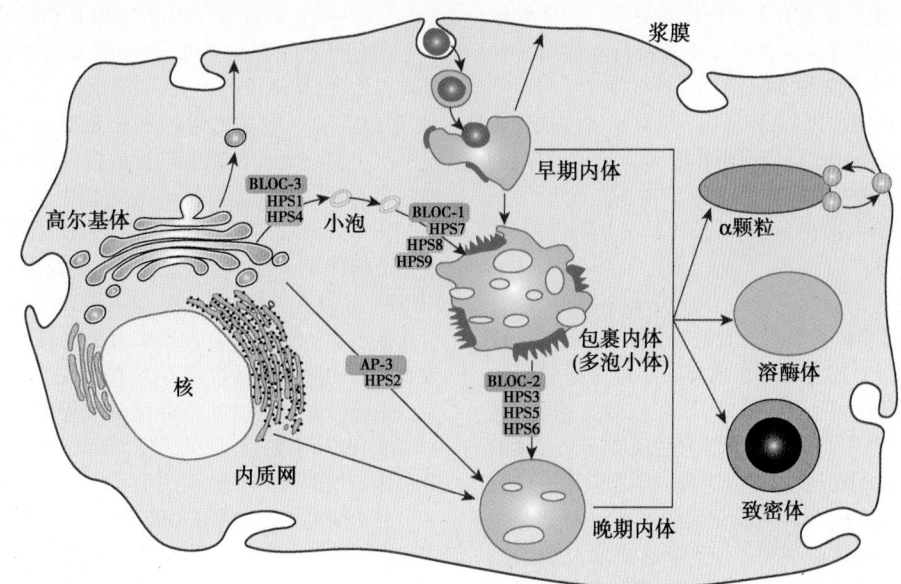

图 120-5　血小板颗粒形成的假说模型和导致 Hermansky-Pudlak 综合征(HPS)缺陷的定位。初级内体来自浆膜的内陷而来自高尔基体和内质网的膜结合的结构参与包被内体和次级内体的产生。三种被称为溶酶体相关细胞器复合物的生物发生(BLOCs)的多蛋白复合物涉及不同内体的运输和转换。HPS-1 和 HPS-4 基因产物与 BLOC-3 有关而 HPS-1、-5、-6 基因产物与 BLOC-2 有关、HPS-7 和 HPS-8 基因产物与 BLOC-1 有关。HPS-2 由连接蛋白复合物-3(AP-3)的突变形成。何种内体与 α 颗粒、溶酶体和致密颗粒有关尚未确定。α 颗粒与浆膜间有着动态交换的关系,通过 α$_{IIb}$β$_3$ 受体选择性的摄取纤维蛋白原(经许可改编自 Marjan Huizing 和 William Gahl,国家人类基因组研究院、国家卫生研究院。)

究提示 α 颗粒和其他细胞器未受影响[378]。HPS 相关基因的突变导致胞内蛋白转运和溶酶体及溶酶体相关细胞器生物发生的缺陷[361]。HPS 基因产物在被称作溶酶体相关细胞器复合物的生物发生(BLOC)复合物的独特复合物中发挥作用。HPS 的患者在波多黎各西北部中异常多见(频度为 1~1800);对这些患者进行的连锁分析的结果是在 HPS 基因中鉴定出异常基因(HPS1)。这个基因编码一个 700 氨基酸的蛋白质,参与被称为 BLOC-3 蛋白复合物[361,363]。在波多黎各家族中发生的突变是 HPS1 的 15 号外显子中一个 16bp 的复制;在来自这一区域的其他人种的患者中在同一基因上鉴定出了其他突变[363,379,380]。HPS2 由 AP3B1 基因(HPS2)的突变所造成,这个基因编码异四聚体的 β$_3$A 亚单位连接复合物-3(AP-3),其反过来促进来自反式-高尔基体网络或次级内体膜的溶酶体系小囊泡的形成。这个蛋白有突变的患者也经常有中性粒细胞减少及儿童期感染[373,381]。

HPS3 基因中的缺陷会引起一种相对温和形式的 HPS 而肺部受累通常极轻[382]。HPS4 编码一种与 BLOC-3 复合物中的 HPS1 蛋白相互作用的蛋白[383]。这一基因出现突变的患者倾向于发生严重疾病,且与有 HPS1 缺陷的患者相似,多有肺部受累。HPS-5 和 HPS6 的基因产物与 HPS3 基因产物相互作用形成 BLOC-2[384,385],与 HPS7(由 DTNBP1 编码)和 HPS8(由 BLOC1S3 编码)有关的蛋白质是 BLOC-1 的组分[386,387]。包括酪氨酸酶在内的黑色素细胞特异性蛋白的不正确运输可在 HPS-5 患者的黑素体中发现[388]。HPS 也与一个 BLOC-1 并被标为 HPS9 的苍白蛋白(BLOC1S6/PLDN)的突变相关联[389]。

并不是所有 δ-SPD 患者都有 HPS,有些被描述为 δ-SPD 的患者在后续研究中显示有 RUNX1 突变[358,372,390,391]。

在其他形式的 δ-SPD 中,通过一种叫 uranaffin 的特异性对含胺颗粒染色的染料,获取的数据提示有致密颗粒膜形成但其未正常填充[392~394]。致密颗粒中所含不同物质的缺陷也是异质性的,如一些患者即使腺嘌呤核苷酸分泌几乎完全缺失时能分泌相当数量的钙和焦磷酸盐[392]。

Chédiak-Higashi 综合征由编码一估计分子量为 429kDa 的蛋白的 LYST 基因的突变造成。根据结构域分析预测其参与了小囊传送与微管相互作用;也存在一个 HPS1-样的区域[361,366]。

已报道了许多人类 δ-SPD 和 HPS 的动物模型,有些代表了相应人类疾病的特异对应形式。因此,据报告包括致密颗粒缺陷在内的超出 20 例各不相同的遗传性小鼠缺陷;其中,苍白耳朵(ep)与 HPS-1 基因的小鼠对应物相关联、珍珠(pe)是 HPS2 (AP-3 复合物中 β$_3$A 亚单位的突变)的小鼠对应物、可可对应 HPS3、亮耳朵(le)对应 HPS4、红宝石-眼-2(ru2)对应 HPS5、红宝石-眼(ru)对应 HPS6、沙茶色(sdy)对应 HPS7、而苍白对应 HPS9(PLDN)[361,395]。米色小鼠和大鼠被用作 Chédiak-Higashi 综合征的模型[361]。

临床特征

作为 HPS 一部分的 δ-SPD 患者可有严重甚至是致命的出血[363]。至于该病的其他各形式,出血倾向为轻度到中度不定。

实验检查特点

用 PFA-100 仪器检测时,延长和正常的孔隙闭合时间都有报道,类同于以前在出血时间测定中的发现[396~399]。有趣的是,应用多表面和多参数流动态方法评估的流动依赖性血栓形成据报道是减少的[8]。在血小板聚集研究中,ADP 和肾上腺素诱导正常的初级聚集波，但次级波有不同程度的异常。在低胶原浓度下较在高浓度下更易辨别异常的血小板反应。使用一种特别设计的仪器，源自血小板的 ATP 分泌可通过发光法与血小板聚集同时测量[400]，活化后的 ATP 释放在 δ-SPD 患者中缺失或减弱。高剂量的凝血酶引起血小板致密体内容物的最大释放，甚至在有与颗粒缺陷无关的分泌异常的患者中也是如此，因此该试剂可区别 δ-SPD（释放减少）和血小板的异常分泌机制，其释放可正常或接近正常。

血小板颗粒内容物的测量可进一步确立血小板的异常。δ-SPD 血小板中的腺嘌呤核苷酸总含量减少，而血小板总 ATP 对 ADP 的比例上升，因为其更加贴切地反映了细胞质腺嘌呤核苷酸"代谢"池中的该比例（约 8：1），而非在致密颗粒"储存"池中的比例（约 2：3）[360,401]。血小板 5-羟色胺有不同程度的减少[402]，δ-SPD 患者的血小板吸收 5-羟色胺，但因其无法储存于致密颗粒中而迅速被代谢[402]。可鉴定到血小板分泌和花生四烯酸代谢的异常，但程度各异[403]。HPS 中有血浆及血小板 VWF 活性下降伴血浆高分子量多聚体的减少和低分子量多聚体增多的报道[404,405]，并可能反映涉及内皮 Weibel-Palade 小体的异常。

血小板致密颗粒的减少或缺失可由电镜术确认，可使用全标本包埋或是加钙的固定血小板薄切片，但要分析结果需一定的专业知识[5,406]。部分患者有异常颗粒，Uranaffin 和锇可协助鉴定致密小体。带荧光的胺米帕林可在荧光显微镜或流式细胞术中用于致密颗粒的定量[407,408]。对 HPS 中皮肤成纤维细胞的免疫印迹分析可能有助于鉴定造成缺陷的蛋白[409]。

治疗、病程及预后

患者处理的一般原则与对所有血小板功能缺陷患者的处理类似。HPS 患者会遭受到一些与其白化病、结肠炎和肺纤维化相关的特殊问题[373]，他们特别应该注意避免阳光曝晒。吡非尼酮是一种抗纤维化制剂，在首期研究中展现了一点疗效[410]，而后续研究[411]因无法肯定此疗效而被终止。

灰色血小板综合征（α-储存池缺陷）

定义及历史

GPS 是一种以血小板 α 颗粒及其内容物的选择性缺陷为特征的，伴有血小板减少和大血小板的，具有明显异质性的出血性疾病[412,413]。病名源自 Raccuglia 1971 年的初始观察[414]中一名终生有出血疾患患者的外周血片中缺乏颗粒的血小板的灰色外观。

病因学和发病机制

正常血小板包含大约 50 个球形或细长的 α 颗粒，这些颗粒中含有大量蛋白质，其中部分具有对血小板的相对特异性［血小板因子 4（PF4）、β 血栓球蛋白（βTG）］，而另外一些则也可在血浆中发现，以及还有一些其在血小板的作用尚未被充分了解[412,415,416]。α 颗粒中的血浆蛋白包括纤维蛋白原、VWF、白蛋白、凝血因子 V、免疫球蛋白（Ig）、纤连蛋白以及若干蛋白酶抑制物。这些蛋白质中的一些如 VWF 由 MK 合成，而另一些如白蛋白和 IgG 是由内吞作用吸收入血小板的。α 颗粒膜含有一些存在于血小板浆膜中的蛋白质（整合素 $\alpha_{IIb}\beta_3$、GP-IX-

V）以及一些 α 颗粒特异的蛋白质（P-选择素和骨连接蛋白）。

在 GPS 和联合 αδ-SPD 中导致 α 颗粒缺陷的分子机制也呈异质性，由此可被归因为巨核细胞分化期间 α 颗粒成熟障碍、蛋白质向 α 颗粒的运输和靶定障碍和/或颗粒膜合成障碍[412,415]。对一个 GPS 患者进行的蛋白质组学研究提示将内源性合成的 MK 蛋白吸收入 α 颗粒受阻[415]。一些 GPS 患者有血浆 PF4 的升高[412]，提示 PF4 合成正常而主要缺陷是颗粒的生物发生受损伴 PF4 漏出。一些 α 颗粒减少的患者的转录因子 RUNX1 基因有突变[372,390]，而 PF4 是 RUNX1 的转录调控靶[417]，由此提示这些患者减少的 PF4 水平代表了一个 PF4 的转录调控和合成的缺陷。据报道 GPS 与一种 X-联锁血小板减少症、珠蛋白生成障碍性贫血和一种巨核细胞生成主要调控因子 GATA-1 的 R216N 突变相关联[418]。转录因子 GFI1B 突变导致的常染色体显性遗传 GPS 曾在两个家族的成员中被报道[419,420]。

三个研究组[10-12]曾在 GPS 患者报道了 *NBEAL2* 突变，该基因编码一个与神经元细胞中囊泡运输相关联的蛋白质。这些研究提示囊泡运输缺陷是许多形式 GPS 的主要机制。在 *Nbeal2* 缺陷小鼠中进行的研究证明[421,422]，α 颗粒的生物发生、血小板功能以及 MK 生存、发育和血小板生成均需要 Nbeal2，这是连接 GPS 和 Nbeal2 的关键证据。这些小鼠还被发现在动脉血栓形成、炎症和创伤修复中有异常。在编码涉及囊泡运输的 VPS33B 蛋白（Sec1/Munc18 蛋白家族的一个成员）的基因的一个突变也与先天性多关节挛缩症、肾功能不全和胆汁郁积（ARC）综合征中的人类 α 颗粒缺陷相关联[423]。VPS16B 基因的一个突变也与 ARC 综合征中的 α 颗粒缺陷相关联，而 VPS16B 和 VPS33B 似乎相互之间有相互作用[424]。如此看来，多种机制可引发 GPS。α 颗粒缺陷的遗传模式在大部分报道中为常染色体隐性，但也有常染色体显性和性联的被报道[372,390,412,418]。

临床特征

GPS 患者终身具有表现各异的轻到中度出血素质[412]。

实验检查特点

血小板在血片上表现为大于正常、颜色苍白、幻影样、卵圆形，并且常常难以确认（图 120-6）。血小板减少程度各异但可能较为严重，计数可降至低于 50 000/μl。血小板聚集异常有相当的差异性，ADP 及肾上腺素诱导的聚集正常或接近正常，而胶原及凝血酶诱导的聚集则常更为异常，但这并不总是一致的。在一名患者中有伴发 GPVI 缺陷的报道，而若这一关联性更为普遍，则其可能解释胶原诱导的聚集中不同程度的异常[34]。对一名患者的研究显示，其流动依赖的血栓形成有减弱[8]。另外的异常还发生在 PI 代谢、蛋白质磷酸化、钙动员、血小板因子 Va 以及血小板分泌中[428-430]，并可能促成血小板聚集异常和临床症状。内源性 α 颗粒蛋白无法完全纠正聚集缺陷提示，这些异常可能在 GPS 时血小板的总体功能障碍中起重要作用[425]。

GPS 患者的血小板和巨核细胞在电镜下显示 α 颗粒缺乏或明显减少（图 120-6）[412]，其血小板的 α 颗粒蛋白缺失 PF4、β-TG、VWF、凝血酶敏感蛋白、纤连蛋白、因子 V、高分子激肽原、转化生长因子（TGF）-β₁以及血小板衍生生长因子（PDGF），白蛋白和 IgG 也可能减少。一些 GPS 患者的骨髓中网硬蛋白（reticulin）增加[431-433]，这可能与脾肿大有关或者是髓外造血的证据[431,434]。骨髓纤维化被归因于由巨核细胞漏出的 PDGF 和

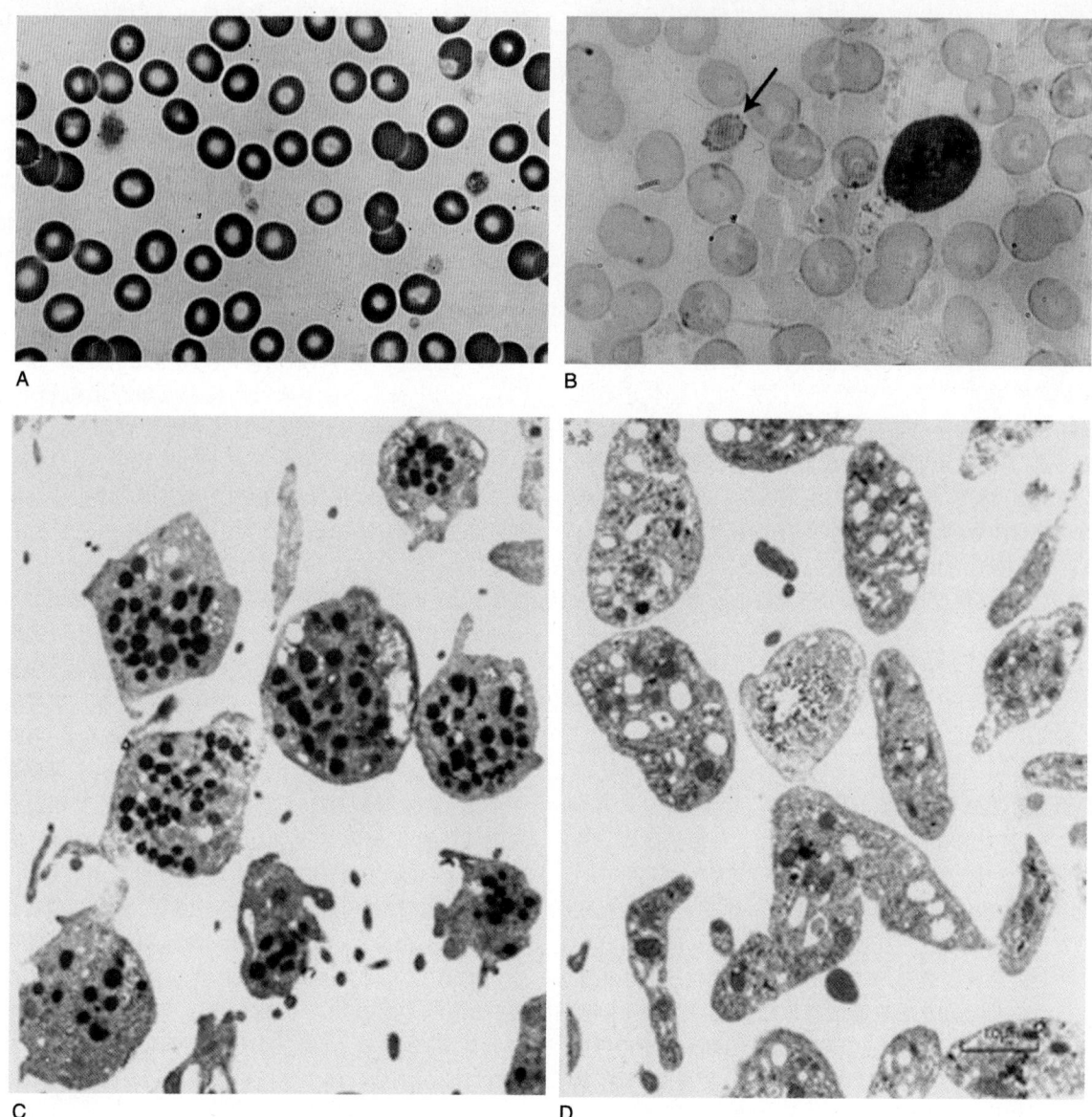

图 120-6　灰色血小板综合征（α 颗粒缺陷）。**A.** 血片。注意许多，但不是全部，灰染的、失去内部颗粒结构的血小板。两个是巨血小板，一个血小板非常大，几乎与红细胞相同（巨型血小板）。**B.** 血片，过碘酸-希夫（PAS）染碳水化合物。注意被 PAS 染色的大的"灰色血小板"（箭头）和典型的 PAS 染色中性粒细胞。**C.** 透射电子显微镜下具有丰富电子致密颗粒的正常人血小板。**D.** 透射电子显微镜下一例灰色血小板综合征患者的血小板。注意极度减少的电子致密 α 颗粒。（经许可采用自 Lichtman's Atlas of Hematology，*www. accessmedicine. com.*）

TGF-β_1 在骨髓中的水平升高[412]。巨核细胞出现细胞穿入和中性粒细胞捕获。P-选择素是一种 α 颗粒膜的蛋白，当血小板活化时移位到血小板表面，P-选择素的含量和表面表达据报道是正常[412,435]或减少[436]的，这也强调了 GPS 的异质性。

α,δ 储存池缺陷

这一疾病以 α 及 δ 颗粒二者中度至重度的缺陷为特征，有报告称少数患者有异质性表达[375]。临床及实验检查特点与 δ-SPD 类似。一般而言，致密颗粒的缺陷较 α 颗粒的缺陷的功能性后果更为严重。

魁北克血小板病

魁北克血小板病（QPD）是一种常染色体显性遗传的出血性疾病，其与血小板计数下降和由纤溶酶介导的 α 颗粒蛋白降解增加引起的 α 颗粒蛋白减少相关[347,348]。起初曾被描述为因子 V 魁北克，早期对这种疾病的描述包括创伤后严重出血、轻度血小板减少、功能性血小板因子 V 减少以及正常的血浆因子 V[437,439]。出血时间正常轻度延长，以及肾上腺素诱导的血小板聚集选择性减低，而对其他激动剂的聚集反应各异。作为蛋白水解作用增高的后果，QPD 患者的血小板表现为若干 α 颗粒蛋白（因子 V、纤维蛋白原、VWF、纤连蛋白、凝血酶敏感蛋白、多聚蛋白和骨连接蛋白）的水平下降[437,440]；纤溶酶生成过度引起的 α 颗粒蛋白降解是由于一个 u-PA 基因的顺式调控元件的一个串联重复突变（*PLAU*）而导致的巨核细胞 u-PA 表达增加所致[441,442]。在这些患者中，系统性纤溶的血浆测定指标（纤维蛋白原、D-二聚体、纤溶酶原、纤溶酶-α_2 抗纤溶酶复合物和 u-

PA)是正常的,对 *PLAU* 突变的基因检测可提供确定性诊断。纤溶抑制物治疗似乎能有效控制出血。

● 血小板信号转导和分泌异常

相当大百分比的有不同严重程度而多为轻度皮肤黏膜出血表现的患者,具有血小板聚集和分泌缺陷。这些患者中的大多数其血小板本身异常的分子机制并不被知晓。实验室研究的最常见结果为 ADP、肾上腺素、胶原或 U46619 诱导的血小板聚集减弱和次级聚集波的缺失,以及致密颗粒内容物分泌减少。在首轮分泌缺陷、活化缺陷或信号转导缺陷程式中,出于方便而非对其机制的了解,这种患者被合并列为基本分泌缺失、活化缺陷或信号转导缺陷[443~446]。简略来说,血小板活化是一种复杂过程,涉及激动剂与表面受体的结合;通过 G 蛋白偶联受体以及其他类受体的信号转导;造成钙动员和靶蛋白磷酸化作用的磷酸肌醇代谢;引发 TXA2 产生的花生四烯酸代谢;整合素 $\alpha_{IIb}\beta_3$ 受体的活化;以及颗粒内容物的释放(参见第 112 章)。涉及以上及其他过程的缺陷可造成血小板功能受损。

血小板激动剂受体或激动剂特异性信号转导缺陷

血栓烷 A₂ 受体缺陷

血小板含有两种不同亚型的血栓烷 A₂ 受体,两中亚型都能激活 PLC,但是对腺苷酸环化酶的作用为一种激活而另一种抑制这种酶[447]。一种 TXA2 受体第一个胞质环的突变(R601L)已经在几个日本家庭中被描述为引起一种遗传性出血疾病[448,449]。这些患者血小板不能被 TXA2 模拟物诱导聚集,这种聚集缺陷可延伸至其他激动剂如 ADP,其间被活化的血小板生成 TXA2 并释放入周边介质进而增高聚集反应。此种缺陷似乎在于信号启动而非配体结合。TXA2 诱导的 PLC 活化(可用 Ca^{2+} 动员、三磷酸肌醇和磷脂酸形成加以测量)受损而 PLA₂ 活化和 TXA2 产生则正常。值得注意的是这种突变似乎抑制由两种亚型受体对 PLC 的活化并损害由其中一种亚型引起的腺苷酸环化酶刺激。然而,这并不影响由另一种亚型产生的对腺苷酸环化酶的抑制作用。显性和隐性遗传模式均已有报告,杂合子家庭成员的异常聚集反应提示突变的一种显性负效应[449]。另有报道[450]描述了一种 TXA2 受体的第七跨膜区的杂合性 D304N 替换与出血病史以及百分之 50 的配体结合减少和受体功能丧失相关联。在一个没有任何出血症状的个体中曾报道一种 TXA2R 第三胞内环的杂合突变(V2416)[7],该个体在 U46619 刺激下的聚集和 Ca^{2+} 动员受损,血小板受体水平正常并在用微流体实验评估流动态下的血小板沉积时有阿司匹林耐受。

二膦酸腺苷受体缺陷(P2Y₁₂、和 P2X₁)

多个受体(P2Y₁₂、P2Y₁ 和 P2X₁)介导 ADP 与血小板的相互作用(参见第 112 章)[451]。P2Y₁ 受体诱导 PLC 活化、细胞内 Ca^{2+} 动员以及变形,而 P2Y₁₂ 受体则通过腺苷酸环化酶介导 cAMP 生成的抑制作用。ADP 诱导的血小板聚集需要 P2Y₁ 和 P2Y₁₂ 受体两者的活化。P2X₁ 受体作为一种 ATP 和 ADP 闸门阳离子通道发挥作用(参见第 112 章)。P2Y₁₂ 受体异常的患者

有减弱的 ADP 诱导血小板聚集反应、受损的对前列腺素 E1 (PGE1)诱导的 cAMP 上升的抑制作用,以及正常的 ADP 刺激的变形[452~456]。出血症状各不相同,其中部分表现有中等严重程度的手术及创伤相关性出血。由于血小板释放的 ADP 增强对其他激动剂如胶原和 TXA2 的反应,因此响应这些激动剂的血小板聚集在这些患者中也是异常的。血小板结合的 ADP 或其拟似物 2-甲硫基-ADP[452~454,456] 在上述患者中除一例外均减少[457]。血小板 2-甲硫基-ADP 结合的下降也在其他发生响应包括 ADP 在内的数种激动剂的聚集和分泌功能受损的患者中有报道[459]。

这些患者中部分人的遗传缺陷已被定义。在三名患者中,P2Y₁₂ 基因中发生纯合子缺失导致未成熟终止和 P2Y₁₂ 蛋白缺失[445,452,456]。翻译起始密码子中一个纯合子错义突变在另一位患者中有描述[454],而且还有报道一位患者在一个 P2Y₁₂ 基因等位基因中有一个双核苷酸缺失(于氨基酸 240),结果导致一个移码和未成熟终止密码子[453,460]。尽管后一位患者拥有一个带有正常编码区的 P2Y₁₂ 等位基因,但患者的血小板仍缺乏 P2Y₁₂ 受体,提示正常等位基因受到抑制或在其转录调控中另有一个不相关的异常。相比之下,来自患者女儿的血小板拥有中等数量的 ADP 结合位点以及血小板对 ADP 的正常反应,虽其也有一个移码等位基因以及一个正常等位基因,提示突变的等位基因并不以显性负方式起作用[453]。对另一位有异常 ADP 诱导聚集的患者的研究揭示出一种复合杂合状态,一个等位基因包含一个第六跨膜区的 R256N 置换而另一个等位基因包含一个第三胞外环的 R265W 置换[457],血小板与[33]P-2MeS-ADP 的结合正常;两个突变均未影响 P2Y₁₂ 受体至细胞表面的迁移,但 ADP 诱导的对腺苷酸环化酶抑制呈部分减弱,表明一种功能异常性受体。在一个患者中鉴别出一个 P2Y₁₂ 第二胞外环的杂合性突变(K174E)[455],与 2-甲硫基-ADP 的结合减低相关。在第三胞外环的另一杂合性突变 P258T,据报道与出血素质相关[461]。有趣的是,一个 P2Y₁₂ 的杂合性突变(P341A)可诱导与 Rab 三磷酸鸟苷酶(GTPase)的变异性相互作用和受体的胞内体运输,导致其表面表达减少[462]。

一位有出血表现的六岁患者据报道为 P2X₁ 嘌呤能受体缺陷[463]。患者具有孤立的 ADP 诱导血小板聚集损害并且在 P2X₁ 的第二跨膜区的一段四亮氨酸残基(351~354)中有单个亮氨酸的杂合缺失。突变蛋白明显地造成对 P2X₁ 介导的钙通道活性的显性负效应。

肾上腺素受体缺陷

已有数位患者被报道为 α-肾上腺素能受体或 α-肾上腺素能特异性信号转导异常[464~466],但是与出血表现的关系仍不明了,特别由于对肾上腺素的反应甚至在一些不然即可视为正常的个体中也会减弱。对肾上腺素的反应在 QPD 中减弱[437]。

血小板激活因子受体缺陷

一种血小板激活因子受体缺陷或血小板激活因子特异性信号转导的缺陷已被报道[467]。

三磷酸鸟苷结合蛋白缺陷

GTP 结合蛋白是一类异三聚体蛋白(包括 α、β 和 γ 亚基),其连接表面受体和细胞内酶(参见第 112 章)。涉及 Gαq、

Gαi1 和 Gαs 蛋白的异常已得到描述。

Gαq 缺陷

Gαq 在介导血小板对 G 蛋白偶联受体活化的反应中起着主要作用。一位患者被报有选择性血小板 Gαq 缺陷伴轻微出血疾病，应对多种激动剂的血小板聚集和分泌异常，以及血小板活化时三磷酸鸟苷酶活性减少（一种 Gα-亚基功能障碍的反映）患者[468,469]。Gαq 的下游事件，包括 Ca²⁺ 动员、花生四烯酸从磷脂中的释放以及整合素 αIIbβ3 受体活化受损。此患者的 Gαq 编码序列正常，但是血小板中 Gαq 的 mRNA 水平降低，提示此基因的转录调控存在潜在缺陷。这种异常对血小板似乎是选择性的，因为患者的中性粒细胞有正常 Gαq 蛋白[470]。

Gαs 功能亢进和超大 Gαs 的遗传变异

两个无关家庭据报有可诱导的 Gαs 超活性[471]，这些患者有出血素质、出血时间延长、不同的精神发育迟滞和轻度骨骼畸形。生理激动剂引起的血小板聚集正常，但血小板显示出对可提升 cAMP 水平的物质（PGE₁、前列环素［PGI₂］）造成的抑制的敏感性增强。激活时可增高血小板的 cAMP 水平和抑制血小板聚集和分泌的血小板 Gαs 蛋白水平在这些患者中增高。Gαs 基因（GNAS1）因不同的剪切方式导致有多个不同的起动子和异构体，包括超大 Gαs（XLαs）。XLαs 具印记性，因此通常仅从其父系等位基因表达。在这些患者的父系 XLαs 基因的 1 号外显子中鉴定出一个杂合性 36 碱基的插入和一个 2 碱基的替代。由于 XLαs 并非由寻常的血小板 Gαs-偶联受体激活，因此导致 cAMP 水平增高和 Gαs 蛋白表达增强的机制仍不明了。值得注意的是 2.2% 的对照个体也有相同的多态性，但只有那些从父亲方遗传来的个体才有可诱导 Gαs 功能亢进和血小板 Gαs 蛋白增加的现象。

在一例假性甲状旁腺功能减退症 I b 伴有在含有包括 Gαs 亚基在内的 4 个 GNAS1 剪接变异体的 GNAS1 基因簇中发生扰乱的印记作用和改变的甲基化作用的患者中也发现有血小板 Gαs 缺陷[472]。Gαs 编码序列正常。正如由 Gαs 蛋白的缺陷而产生的预料，由 Gαs 关联受体活化引起的血小板 cAMP 形成减少。作者并没有指明患者是否有出血素质。

Gαi1 缺陷

有报告称血小板 Gαi1 缺陷与出血疾病以及整合素 αIIbβ3 活化、血小板聚集和一个或多个激动剂活化引起的致密颗粒分泌的异常相关[473]。与已知 Gαi 抑制腺苷酸环化酶活化及随之 cAMP 水平上升的功能一致，当患者血小板活化时不能抑制福司柯林（forskolin）刺激的 cAMP 水平。血小板 Gαi1 蛋白降低 75%，然而 Gαi1 家族其他成员（Gαi2、Gαi3、Gαiz）和 Gαq 正常。虽然根据其血小板聚集和分泌研究中对 ADP 和肾上腺素的异常反应，大部分患者被认为具有 Gi 信号转导缺陷，但是至今尚无分子水平的直接证据可供支持这一结论。

CalDAG-GEFI 缺陷

来自表亲父母的三个同胞个体具有严重的皮肤黏膜出血表现，出血时间延长，ADP、肾上腺素以及低剂量而不是高剂量的凝血酶受体激活肽和胶原诱导的血小板聚集减弱[475]，血块回缩正常。全外显子分析显示 RAS 鸟苷酸释放蛋白 2（RASGRP2）的一个纯合性 G248W 突变，此基因对应的蛋白质是钙和甘油二酯（DAG）调控的鸟嘌呤交换因子-1（CalDAG-GEFI），影响在与 GTP 酶相互作用中起关键作用的 CDC25 催化结构域。其血小板表现为 Rap1 活化和纤维蛋白原结合减低以及在固相化纤维蛋白原和胶原上的黏附和伸展异常。这些结果支持如下血小板活化模型：CalDAG-GEFI 刺激 Rap1 和 Rac1 在胞内 Ca²⁺ 增加时的 GTP 载荷，活化的 Rap1 导致整合素 αIIbβ3 活化，而活化的 Rac1 则增强血小板伸展。杂合子个体无症状，但其血小板的伸展缺陷[475]。

磷脂酶 C-酶 5 缺陷和磷脂酶 C 活化缺陷

数位研究者描述了具有相对较轻出血素质以及虽然有正常的颗粒储存和 TXA2 合成但血小板聚集和致密颗粒分泌仍受损的患者[445,446,476~478]。在刺激若干血小板 G-蛋白偶联受体后发生的一个早期事件是导致细胞内介质 IP₃ 和 DAG（参见第 112 章）形成的 PLC-β 活化作用；前者介导 Ca²⁺ 动员而后者与 PKC 诱导的蛋白磷酸化有关。在一些患者中已证实一个或多个这些反应中的缺陷。在对八例患者在应对一些不同受体介导激活剂的血小板聚集和分泌异常的研究中，七例的 Ca²⁺ 动员和/或血小板白细胞 C 激酶底物的磷酸化不正常，提示由于上游早期信号转导事件异常而导致分泌和聚集受损[478]。在八例患者中鉴定出在 PLC-β₂[479,480]、Gαq[468] 和 PKC-θ[481] 水平上的特异缺陷。另一项研究描述八例患者应对 ADP、肾上腺素和 TXA2 模拟物 U44069[476] 的血小板聚集的起始速率和程度下降；后续的研究证明了一例患者具有受损的磷脂酰肌醇水解作用、磷脂酸形成和血小板白细胞 C 激酶底物磷酸化作用[482,483]。

在被描述为 PLC-β₂ 缺陷的两位相关患者中，血小板聚集和分泌受损并伴有 ADP、胶原、血小板活化因子或凝血酶诱导的 IP₃ 和 DAG 形成、钙动员和血小板白细胞 C 激酶底物磷酸化受损，表明 PLC 活化作用缺失[479]，这些患者有轻度的出血症状。人类血小板含有至少七个 PLC 同工酶而仅在 PLC-β₂ 同工酶中观察到选择性减少[480]。血小板但不是中性粒细胞中的 PLC-β₂ 基因编码序列正常但却有 PLC-β₂ 的 mRNA 水平下降，并与降低的血小板 PLC-β₂ 蛋白水平相关联，提示在 PLC-β₂ 基因调控中的造血细胞系特异性缺陷患者[484]。尽管基本的蛋白异常并未确定，磷脂酰肌醇代谢和蛋白质磷酸化的缺陷在其他的这类患者中也有报道[482,483,485~488]。

蛋白质磷酸化缺陷：蛋白激酶 C-θ 缺陷

PKC 同工酶是丝氨酸和苏氨酸特异蛋白激酶的一个家族，磷酸化一群范围广泛的、涉及信号转导的蛋白质。PKC 酶调控若干方面的血小板功能，包括整合素 αIIbβ3 受体活化、血小板聚集和分泌以及血小板产生（参见第 114 章）。在对一位有终生皮肤黏膜出血现象、轻度血小板减少和明显异常的血小板聚集（包括初级波）和多种激动剂引起的致密颗粒分泌的患者的描述一种人类血小板 PKC 同工酶（PKC-θ）缺陷[481,489]。在患者血小板中，激动剂诱导的血小板白细胞 C 激酶底物和肌球蛋白轻链的磷酸化减弱。随后发现该个体在一个转录因子即 RUNX1（亦被称为核心结合因子 A2、CBFA2、或 AML1）中发生杂合性突变，并发现与家族性血小板功能缺陷伴血小板减少以及急性白血病易感性有关[481,490]（见下文"转录因子突变和相关的血小板功能障碍"）。此患者的血小板中肌球蛋白轻链

(*MYL9*)的表达也有减低[491]。

花生四烯酸代谢和血栓烷产生缺陷

从磷脂释放花生四烯酸缺陷

由胞质内 PLA₂ 介导的游离花生四烯酸从磷脂的释放是血小板活化时血栓烷合成最初的和限速的步骤。已经有数例患者被报有花生四烯酸释放的异常[469,485,492~494]。通常,他们的血小板在响应花生四烯酸而不是 ADP、肾上腺素和/或胶原作用时能正常聚集。其中一位患者的该缺陷与 Gαq 一个上游的异常相关联(见前文"Gαq 缺陷")[468]。另一例患者有 HPS 伴 δ-SPD 和 PLA₂ 活性异常[492]。一例患者被报具有胞质 PLA₂ 的遗传缺陷,其反复发生小肠溃疡、类甘烷酸合成(包括血栓烷、12-羟甘碳四烯酸[12-HETE]和白三烯 B₄)显著降低以及受损的 ADP 和胶原诱导聚集,而其花生四烯酸诱导聚集是正常的[493]。此患者在 PLA₂ 编码区有两个杂合性单个碱基对突变导致 S111P 和 R485H PLA₂ 置换。另一报道在有胃肠道溃疡史伴类似的血小板功能损害的双胞胎中证实了 PLA₂(*PLA2G4A*)的一个纯合性 D575H 突变与其的关联性[494]。这些患者还有轻度的血浆因子 XI 减少。

环氧化酶(前列腺素 H₂ 合成酶-1)缺陷

血小板环氧化酶(前列腺素 H₂ 合成酶-1)活性的缺损导致血小板功能受损及轻度出血症状已在许多患者中得到证实[495~502]。这种患者的血小板无法从花生四烯酸合成血栓烷却能从环内过氧化物(前列腺素 G₂ 合成酶和前列腺素 H₂)合成。然而一些患者的血小板环氧化酶蛋白减少,但在其他病例中却有功能障碍分子的证据[501,502]。

血栓烷合成酶缺陷

推定的血小板血栓烷合成酶缺陷已经在两个家庭中得到确认,依据是环内过氧化物无法转换成 TXA2[503,504]。

● 血小板促凝活性异常(Scott 综合征)

定义及历史

活化的血小板在提供导致凝血酶生成的特异的血液凝固反应借以发生的膜表面中起着根本性的作用[505,506]。其血小板无法促成凝血酶生成的患者被定义为血小板促凝活性(PCA)缺陷(参见第 112 章),仅有少数患者被发现有单独的 PCA 缺陷和正常的聚集及分泌反应[505,507~513],PCA 缺陷还可能继发于血小板聚集的异常,如 SPD 和血小板无力症患者[505]。在第一个患者于 1979 年被 Weiss 及其同事描述后,有单独的 PCA 缺陷的患者即被称为患有 Scott 综合征[505,507~510]。

病因学和发病机制

Scott 综合征主要的功能性异常是活化的血小板促进凝血反应的能力受损;这些患者的第二个异常是细胞活化时微囊泡释放的缺陷[514,515]。在静息的血小板中,膜磷脂呈不对称分布,即氨基磷脂的磷脂酰丝氨酸(PS)和磷脂酰乙醇胺(PE)集中在膜内侧面,而磷脂酰胆碱(PC)和鞘磷脂则集中在膜外侧面。

细胞活化诱导磷脂易位,PS 移至外侧面。这个过程由若干以其功能定名的蛋白质调控,包括一种"内翻酶"[即氨基磷脂易位酶,被鉴定为一种 P4 三磷酸腺苷酶(ATPase)],促进脂类的向内运输;一种"外翻酶"(由 *ABCC1* 基因编码)调节向外的磷脂运输;而一种或多种"混杂酶"则促进脂类在两层膜之间双向运动[506]。PS 的表面表达对血小板加速凝血反应非常关键,特别是增强因子 X 酶复合物的激活而导致因子 X 活化为 Xa,以及凝血酶原复合物的激活并将凝血酶原转化为凝血酶(参见第113、114 章)。Scott 综合征的血小板有 PS 易位缺陷,导致因子 Va-Xa 和 VIIIa-IXa 结合减少[505,506]以致血液凝固受损。其红细胞和淋巴细胞均显示在微囊泡形成和促凝活性方面存在类似缺陷[505,512]。在一个患 Scott 综合征[508]的法国家庭中,先证者的血小板被发现有蛋白质酪氨酸磷酸化缺陷,提示是一种信号转导的附加缺陷[510]。

除了上述 Scott 综合征的患者,来自三个不相关家庭的四位患者被报道有异常的 PCA、出血症状、血清凝血酶原消耗受损以及微粒形成减少[516],但其不同于 Scott 综合征的是凝血酶原酶活性正常。

Scott 综合征的遗传方式似乎是常染色体隐性[505,508]。一位患者报告有 *ABCA1* 基因的杂合性错义突变,其编码一种为 ATP-结合匣转运蛋白涉及 PS 的膜易位,其意义仍未明了[517]。二例 Scott 综合征的患者被确定有 TMEM16F 突变,患者被发现在 *TMEM16F* 第 12 号内含子的剪接受体位点有一个纯合突变,导致移框和蛋白质翻译的成熟前终止[518]。第二例患者具有由第 6 号内含子的剪接供体位点的一个突变和第 12 号外显子的一个单核苷酸插入所形成的复合杂合型,导致移框和蛋白质翻译的成熟前终止[13]。这些发现组成强烈的证据将 *TMEM16F* 突变与 Scott 综合征联系起来,而仍不能认定 TMEM16F 本身是否为膜混杂酶抑或可调控混杂酶的蛋白质。

临床和实验检查特点

Scott 综合征患者的出血症状与其他血小板缺陷的症状类似。与其他血小板质量性异常相比,Scott 综合征患者的出血时间正常[508,509,514]。反映全血凝固完整性和凝血酶原消耗的血清 PT 异常,表明凝血不完整[507~509]。作为血小板对加速凝块形成的贡献的现象标志,更为特异性的"血小板因子 3"检测也呈现异常[519]。

应用常用激动剂时,Scott 综合征患者的血小板聚集和分泌正常[505]。患者 Scott[505]也有正常的血小板磷脂含量,血小板黏附到内皮下正常到增高并伴血栓形成减少,结合到血小板和血小板微粒的因子 Va 减少以及血小板对因子 X 活化和凝血酶原活化的加速作用的降低。负电荷磷脂类暴露和微粒脱落的异常,在已描述的所有患者检查中均一致的发现[506,508~512]。

治疗

血小板或全血输注一直是预防和治疗出血发作的有效方法[505,507~509]。凝血酶原复合物的浓缩物对患者 Scott 是有效的[392],但是这些制剂可能与血栓形成的副作用有关。

● 细胞骨架结构性蛋白的异常:β₁微管蛋白和细丝蛋白 A

巨核细胞和血小板本质性和选择性地表达 β₁亚型微管蛋

白。在一群患隐性遗传形式的巨血小板减少症的患者中鉴定出一种杂合性 $β_1$ 微管蛋白 Q43P 多态性；由于遗传差异以及其存在于约 11% 的正常人群中，该多态性不能充分解释巨血小板减少症[520]。该多态性的杂合子个体其血小板计数正常，有相对较高的血小板平均容积值，异常圆形并带有异常的微管边缘条纹的血小板以及血小板聚集、分泌对和胶原黏附轻度异常。一项研究发现此多态现象与降低的胶原诱导的血小板聚集和增高的男性脑内出血风险相关[521]。

后续报告来自一个家族的两位杂合型 R318W 的 $β_1$-微管蛋白突变巨血小板减少症患者[522]，突变位于 α-β 微管蛋白要害接口。值得注意的是在此家庭也发现 Q43P 多态现象和 R207H 置换，但是均被判断与巨血小板减少症无关。

细丝蛋白是大型的二聚体肌动蛋白结合蛋白，可稳定肌动蛋白微丝网络。细丝蛋白 A 是血小板的主要细丝蛋白。一些患者据报为 X-联的细丝蛋白 A（FLNA）基因的显性突变伴血小板减少以及血小板聚集和分泌、信号转导及胶原上栓子增长的异常[522A]。

● 细胞骨架连接蛋白异常

威-奥综合征蛋白

威-奥综合征（WAS）是一种以小血小板、血小板减少、反复感染和湿疹为特征的 X 患者染色体连锁的遗传疾病，而且有自身免疫和恶性疾病发病的增加[523,524]。此外，通常会出现不同的影响 T 淋巴细胞功能、Ig 水平、细胞免疫以及对多糖抗原反应性的免疫异常，在成年之前死于感染、出血或恶性疾病很常见。有些 WAS 突变的患者可仅有血小板减少（X-联血小板减少症[XLT]）而无其他病征。WAS 是由于编码 WAS 蛋白（WASP）患者的 WAS 基因突变造成，WASP 是一个从细胞表面向肌动蛋白骨架传递信号并且调节后者的重组的多结构域蛋白。在血小板中，WASP 被定位于细胞骨架[524,525]，当血小板活化时由包括 Btk、Grb2、PLC-$γ_2$、PKC-θ 和 SGK1 在内的一些不同的蛋白激酶予以磷酸化[524]。小血小板性血小板减少（microthrombocytopenia）是 WAS 和 XLT 的一致特征，并且是导致在有些患者中可能致命的胃肠道和颅内出血的主要原因。骨髓巨核细胞在数量上是正常的，但是血小板形成异常致血小板生存减少[523,524]。

血小板表面糖蛋白涎福林（sialophorin，CD43，gp115，leukosialin）、GP I b、整合素 $α_2$、整合素 $α_{IIb}β_3$ 和 GPIV 的异常曾在一些 WAS 患者中被报道[526,527]，WAS 患者的血小板也有缺陷，包括 SPD[367,368,528] 和能量代谢损害[528,529]。

WAS 的血小板聚集有减弱、正常或增高[524,530~533]，对这些研究的解释由于低血小板数、方法差别和脾切除有关的时机不同而较为混乱[524]。尽管 WASP 对细胞骨架重组有作用，WAS 血小板的变形和肌动蛋白多聚化是正常的[531,534,535]。

WASP 涉及调控依赖整合素 $α_{IIb}β_3$ 外向内信号转导的反应[536]，虽然 WAS 血小板的 Pac-1 结合正常，但是有纤维蛋白原上的伸展减弱以及血块回缩减弱伴增高的 PS 暴露[536]。

脾脏切除通常可改善血小板减少[523,524]。而造血干细胞移植是可接受的治愈 WAS 的方法，一旦达成重建即可纠正此病的所有方面[523,524]。经基因修饰的自身造血干细胞移植是一种新兴的治疗 WAS 患者的方法[523,524]。

● kindlin-3（白细胞黏附缺陷-3；白细胞黏附缺陷-1 变异型；整合素活化缺陷病）

定义及历史/病因及发病机制

一种以轻度 LAD-1 和 GT 为特征的综合征在 1997 年[537]第一次被描述并定名为 LAD-1 变异型或 LAD-3。从那以后报道了超过十个家庭，其中数个来自土耳其[538~541]。病因学为细胞骨架连接蛋白 kindlin-3（FERMTS3）的一种不足或缺陷。kindlin-3 是一种仅在造血细胞中表达的蛋白并与也结合于整合素 $α_{IIb}β_3$ 的 $β_3$ 亚基胞质区的踝蛋白同源（参见第 114 章）。其在小鼠整合素 $α_{IIb}β_3$ 的内向外活化中起作用[542]，并也参与白细胞整合素的激活，这可解释在免疫功能方面的缺陷。它也可能影响红细胞结构。另一个交换因子的基因 CALDAGGEF1 的缺陷也可导致血小板功能的异常，这会在三磷酸鸟苷结合蛋白缺陷的章节中讨论[538,543]。

此病以出血素质合并感染和无脓炎症、伤口愈合差、脐带残端分离延迟和不同程度的骨硬化症为特征。数位患者被报道出生时或不久后脑内出血以及相对严重的黏膜和胃肠道出血。因此，患者可能是由于在血管上的附加异常，与 GT 患者相比其出血素质更为严重。有报道记载若干患者由于黏膜表面出血和可能的红细胞异常在婴儿期需要红细胞输注。如同在其他 LAD 综合征所见的一样，白细胞增多为其常有的发现。正常的血小板计数为通常所见，但血小板减少症也曾见于报道。血小板聚集研究显示与在 GT 中观察到的缺陷类似[541~543]。通过造血干细胞移植已经在危及生命的出血和感染性并发症的该病患者中成功地恢复正常造血功能[541]。

● 转录因子突变和相关的血小板功能障碍

转录因子和其结合的顺式调控序列调控系特异性基因表达。转录因子 RUNX1、FLI1（EST[E-二十-六]家族成员）、GATA-1 和 GFI1B（生长因子非依赖 1B）是造血系分化、巨核细胞生成和血小板产生的重要调控者[419,420,544]，它们以组合方式相互作用以调控巨核细胞基因[544]。单个的转录因子突变可能改变许多基因的表达，影响不同的细胞机制，并导致血小板数量和功能共同的缺陷。在血小板功能障碍患者中追寻分子机制的努力至今聚焦在描述在编码假定的候选蛋白基因中的突变，因此增多的转录因子突变热点以解释血小板功能障碍是一个范例转变[9,545,545A]。

RUNX1（具有急性髓性白血病倾向的家族性血小板疾病）

遗传性血小板功能障碍和急性髓性白血病易感性之间的关联在若干家庭有报道，这些家庭在白血病发病之前有血小板异常[390,490,546~551]。RUNX1（AML1、CBFA2）遗传突变是此种家系的基础。以常染色体显性模式遗传的单倍型不足是其原因[490]。

患者一般表现为出生时即有轻度血小板减少和与其血小板减少程度不成比例的出血疾患。约三分之一的病例会发展为白血病，并以 33 岁为起病年龄中值[552]。

在 RUNX1 突变的患者中报道的血小板异常包括：聚集、分泌、蛋白磷酸化（肌球蛋白轻链和血小板白细胞 C 激酶底物）、12-羟二十碳五烯酸产生的减少；血小板激活时的整合素 $\alpha_{IIb}\beta_3$ 活化；δ 和/或 α 颗粒 SPD 以及一种 PKC 异构体（PKC-θ）的选择性减少[372,390,553~555]。值得注意的是，一些较早被描述为 SPD（δ 或 α 颗粒）的患者随后被发现带有 RUNX1 突变[358,372,390,391]。一例患者血小板的白蛋白和 Ig 减少，提示摄取和包装这些蛋白质进入 α 颗粒的缺陷[481,489]。

多数 RUNX1 突变位于保守的 Runt 结构域[390]，尽管有一位于反式激活结构域（Y260X）患者的报道[390]。对一个 RUNX1 单倍型不足患者血小板的转录表达分析揭示了许多涉及血小板的基因包括 MYL9（肌球蛋白轻链）、ALOX12（12-脂氧合酶）、PF4 和 PRKCQ（PKC-θ）的下调[491,554~556]，而 ALOX12、PRKCQ、PF4 和 MYL9[554~556] 为 RUNX1 的直接转录靶。RUNX1 单倍型不足患者还有巨核细胞生成损害[490]和血小板的促血小板生成素受体（Mpl）减少[551]。对来自二例患者的皮肤成纤维细胞发育而来的诱导多能干细胞（iPSCs）的 RUNX1 患者突变的靶向纠正造成了巨核细胞生成缺陷的正常化[391]。这些研究提升了对此病进行基因靶向治疗的可能性。运用新一代测序技术，Stockley 及其同事在 13 例过度出血、应多种激动剂的聚集和血小板致密颗粒分泌受损的患者中的六例确定了 RUNX1 和 FLI1 的突变。因此，转录因子突变是遗传性血小板功能障碍的一个重要机制[545,545A]。

GATA-1

GATA-1 是巨核细胞和红细胞发育的关键调控因子。GATA-1 突变与下列异常有关：一种包括异常红系造血、贫血、血小板减少症以及大型血小板的 X 连锁综合征[2]；与 GP I bβ 异常相关的对胶原和瑞斯托霉素反应选择性受损[557,558]；血小板 Gαs 在蛋白和 mRNA 降低[557]；以及一种类型的 GPS（带 R216N 突变）[418]。

FLI1（二形性异形血小板伴巨大 α 颗粒和血小板减少症 [Paris-Trousseau/Jacobsen 综合征]）

Paris-Trousseau 综合征作为 Jacobsen 综合征的一种变异型，是一种罕见的常染色体显性疾病[559~562]，其特征为：精神发育迟滞、先天性巨核细胞减少症、循环血小板一个亚群（百分之1~5）中的巨大 α 颗粒（直径 1~2μm）以及与父系或母系来源的 11 号染色体远端（11q23.3~24）缺失相关的骨髓巨核细胞生成障碍。缺失的基因中有转录因子 FLI1，通过其对包括 IT-GA2、GP IX、GP I bα 和 c-MPL 的几个基因表达的影响在巨核细胞发育中起重要作用[2]。虽然血小板存活是正常的，由于巨核细胞发育受阻，骨髓巨核细胞有一个显著扩张。凝血酶诱导的血小板 α 颗粒内容物释放受损[559]。遗传模式和由正常及异形的巨大 α 颗粒而造成的二形性群体均可用在巨核细胞发育的早期的观察来解释，在任何单个巨核细胞前体细胞中，两个 FLI1 等位基因似乎仅有一个能得到表达[561,562]。

GFI1B

两项研究[419,420]提示 GFI1B 的常染色体显性突变与出血症状和血小板数量及功能的改变以及不均性红细胞异形相关联。其中一项研究[420]发现受累的家庭成员在 GFI1B 的第 7 外显子中有一个单核苷酸插入并导致移框突变，与巨血小板减少、血小板聚集反应损害、α 颗粒缺陷以及血小板 P-选择素、纤维蛋白原、GP I bα 和整合素 β₃ 的减少相关联。第二项研究[419]在最初于 1968 年报道的一个巨血小板减少和血小板功能障碍家庭的 GFI1B 的锌指 5 区域鉴定了一个显性负的截短突变（c. 859C 到 T）[563]，家庭成员有 α 颗粒、PF4、βTG 和 GP I bα 减少以及血小板因子 3 缺陷，骨髓中有骨髓纤维化和细胞穿入。

● 与血小板功能缺陷相关的其他遗传性疾病

TAR 综合征以血小板数减少、前臂桡骨缺失、骨骼异常和骨髓巨核细胞减少为特征，致密颗粒 SPD 及血小板聚集和分泌受损也曾在 TAR 综合征中被报道[371]。早期研究中报道这些患者的大多数在染色体 1q21.1 有一个缺失突变[15]；后续研究显示，这些患者同时具有一个罕见的 RBM8A 无效等位基因以及此基因调控区有两个低频率单核苷酸多态性（SNPs）中的一个[14]。RBM8A 编码外显子连接复合体（EJC）的 Y14 亚单位，其在 RNA 处理中至关重要。

在遗传性结缔组织疾病例如成骨不全症、Ehlers-Danlos 综合征和马凡氏综合征中也有血小板功能异常的报道[369,370,564,565]，而出血表现更可能是由结缔组织的基础缺陷而不是血小板功能障碍引起的。在已糖激酶缺陷[566]、葡萄糖-6-磷酸酶缺陷（I 型糖原贮积症）[567,568]和唐氏综合征[569~573]患者中已有血小板反应和或颗粒异常的报道。葡萄糖-6-磷酸酶缺陷的血小板异常可被 10~12 天的全肠外营养反转[567,568]，表明其血小板是内源性正常的。MYH9 相关疾病（May-Hegglin 异常）以巨血小板、血小板减少和嗜碱性粒细胞包涵体为特征，有些患者具有血小板功能和超微结构的异常[8,574,575]。尽管血小板体积大，但其表面膜糖蛋白似乎仍为正常[576]。显著受损的血小板对多种激动剂的反应据报道伴有部分 18-三体综合征并与 PACAP（垂体腺苷酸环化酶激活多肽）基因的三拷贝和血浆 PACAP 水平升高有关，从而经由刺激 Gαs 诱导血小板 cAMP 水平增高[577]。

家族性嗜血细胞综合征（FHLH）是一种遗传性淋巴细胞性疾病，与编码穿孔蛋白或在囊泡运输和胞吐起重要作用的蛋白质的基因中的突变相关联。对带有 MUNC18~2（STXBP2）突变的 5 型 FHLH 患者的流式细胞分析揭示，凝血酶诱导的 α 和 δ 颗粒分泌受损[578,579]。带有在突触融合蛋白-11（STX11）中的一个突变的 4 型 FHLH 患者的血小板也有伴正常蛋白含量但激动剂诱导分泌的缺陷[580]。

● 遗传性血小板功能疾病的处理

由于临床表现的广泛变异，即便在具有同样缺陷的患者中也是如此，对遗传性血小板功能疾病患者的处理需要个体化。这里展示一般的方法，特异性针对一些单独个体的附加特点在其相应的描述中提供。对这些患者的处理涉及预防措施和对特定出血事件的治疗[581~583]，口腔卫生对尽可能减少牙龈出血很重要，有慢性出血的患者可能需要补充铁质和叶酸，出生后早期接种乙肝疫苗。

血小板输注及一般方法

血小板输注（参见第 139 章）是一种对严重出血和外科或创伤性方法前预防的历经时间考验的治疗。除与输血有关的常见风险（传播感染、过敏反应、Rh 阴性个体的 Rh 免疫反应以及偶见溶血反应）外，GT 和 BSS 患者可能产生针对缺失糖蛋白的特异性抗体，这会严重影响后续的血小板输注的效果[581,582]。这个问题特别会发生在其血小板检测不到整合素 $\alpha_{IIb}\beta_3$ 的患者中，因此血小板输注应保持在最低限度。血小板和红细胞同时输注时应给予白细胞去除滤过器以减少同种免疫和巨细胞病毒传播的风险，使用人类白细胞抗原（HLA）匹配和 ABO 匹配的血小板来尽量减少同种免疫和副作用的风险是合理的[581~583]。

1-脱氨基-8-D-精氨酸血管加压素（DDAVP；去氨加压素）治疗可能在一些而不是全部血小板功能缺陷的患者中缩短出血时间和/或改善止血[585~588]，对 DDAVP 的反应似取决于造成血小板功能障碍的原因[585,587,588]。大多数无力症患者不能因 DDAVP 而缩短出血时间[585,587~589]，但有例外[590]。不过是否 DDAVP 即便不能缩短出血时间而在这些患者中改善止血尚不得而知。SPD 患者对 DDAVP 的反应多变，在一些患者中有出血时间缩短[588,591]，但其他患者则没有[585,587]。在非对照研究中对经挑选的、在外科手术过程中的遗传性血小板缺陷患者单独处以 DDAVP 具有可行性[585,587]，但这种方法需基于外科手术的性质和位置以及患者出血症状的强度而予以个体化，并备有随时可用于输注的血小板以应付过量出血的情况。遗传性血小板缺陷患者异常的体外血小板聚集和分泌反应通常不能被 DDAVP 纠正[587,592]。曾有人提出一种机制，即 DDAVP 改善血小板功能是通过由胶原和凝血酶联合激活所诱导的血小板促凝"外衣"的形成增加[592]。

曾有研究者报道在包括 GT（包括有抗整合素 $\alpha_{IIb}\beta_3$ 抗体的患者）、BSS 和 SPD 在内的遗传性血小板缺陷患者中成功使用重组因子 VIIa（rF VIIa）处理出血情况[581,583,593~596]，rF VIIa 被认为可通过依赖和不依赖组织因子的机制来增加凝血酶的生成。

可以口服、经静脉或局部使用的抗纤溶制剂 6-氨基己酸（EACA）和氨甲环酸[581~583]已成功应用于凝血疾病和血小板功能异常的患者[586,597]。抗纤溶制剂在牙龈出血、鼻出血、月经过多和拔牙后出血的患者中有效，氨甲环酸漱口液（10ml 百分之 5 溶液每天四次）被发现对控制齿龈出血和拔牙后出血有效[582]。一个 3~4 天的短程使用泼尼松（20~50mg）[598]也曾被应用。

外用药物也有助于止血并曾用于 GT 患者。浸泡过氨甲环酸或局部用凝血酶的明胶海绵（可分解的、氧化的、再生型的纤维素）可能有效，用纤维蛋白原和凝血酶（外源性或来自患者自身血浆）制备的纤维蛋白密封剂，配或不配以抗纤溶制剂或其他成分[599]，曾在 GT 患者中成功应用[600]。一些牛凝血酶制剂诱导针对其自身以及污染的因子 V 和因子 XI 的抗体形成而与严重出血相关，而免疫原性低的重组人凝血酶目前已有供应[601]。

同种异体骨髓移植成功治疗了 GT、BSS[581]、LAD-3[541] 和 WAS[532,524]，用基因治疗手段在 GT 患者的巨核细胞中纠正基因

缺陷已获进展[602~604]。现已有数个 GT 动物模型，包括整合素 α_{IIb} 和 β_3 亚基去除的小鼠模型[605]，以及涉及 α_{IIb} 亚基突变的犬模型[604,606,607]。至于 BSS 小鼠模型方面，慢病毒转导整合素 α_{IIb} 启动子控制下的人类 GP I bα 的造血干细胞移植入动物后，有效改善了止血[289]。因此，骨髓移植和转基因作为方法由改善作用，而重要的是为 GT 患者个体就这些疗法的风险效益比进行再评估。

特殊部位出血

鼻出血的控制在一些患者中特别困难[608]，当局部措施失败后，应该考虑血小板输注和因子 VIIa。鼻出血基本沿前鼻中隔发生在基塞尔巴赫区[608]，后鼻部出血可沿前鼻中隔或鼻腔外侧壁发生。自助家庭治疗包括向着鼻中隔捏住鼻外侧面 15 分钟以阻塞鼻中隔血管[608]，如失败，则由医务工作者在局部施用麻醉剂如利多卡因加血管收缩剂如去氧肾上腺素或羟甲嘧唑啉通常是有效的。电烙有时在化学烧蚀剂无效时可用；在许多情况下，持续严重鼻出血可能需要前或后鼻填充。

一些患者的初潮有严重出血表现而需要输血，抗纤溶制剂已被用于月经过多，单用黄体酮或联用孕激素-雌激素的激素疗法对持续出血患者有效[581,583]。

妊娠

妊娠和分娩期间的处理需要血液医师和产科医师间的密切互动，大多数有严重出血症状的患者，特别是 GT 和 BSS 患者在分娩中需要血小板输注并可能在分娩后持续数日[581,583]，一些患者分娩后 2~4 周可能发生产后出血。rF VIIa 已被成功用于经血小板输注后仍持续出血以及有抗整合素 $\alpha_{IIb}\beta_3$ 抗体的 GT 妇女[581~583,609,610]。值得注意的是，因抗体的跨胎盘传输可发生致命的血小板减少症和颅内出血。

外科手术

外科手术过程中的处理需根据患者的出血史、外科手术的性质以及诸如同种免疫和输注无效史等信息进行个体化。治疗的选项包括 DDAVP、血小板输注、rF VIIa 以及如抗纤溶剂等辅助措施，可能在手术后要持续数日[581,583]。

翻译：奚闻达　　互审：王学锋　　校对：奚晓东

参考文献

1. Noris P, Biino G, Pecci A, et al: Platelet diameters in inherited thrombocytopenias: Analysis of 376 patients with all known disorders. *Blood* 124:e4–e10, 2014.
2. Kumar R, Kahr WHA: Congenital thrombocytopenia: Clinical manifestations, laboratory abnormalities, and molecular defects of a heterogeneous group of conditions. *Hematol Oncol Clin N Am* 27:465–494, 2013.
3. Harrison P, Lordkipanidze M: Clinical tests of platelet function in AD, editor. *Platelets, Third Edition*, edited by AD Michelson, pp 519–545. Elsevier, San Diego, CA, 2013.
4. Cattaneo M, Hayward CP, Moffat KA, et al: Results of a worldwide survey on the assessment of platelet function by light transmission aggregometry: A report from the platelet physiology subcommittee of the SSC of the ISTH. *J Thromb Haemost* 7:1029, 2009.
5. Hayward CP, Moffat KA, Spitzer E, et al: Results of an external proficiency testing exercise on platelet dense-granule deficiency testing by whole mount electron microscopy. *Am J Clin Pathol* 131:671–675, 2009.
6. Hayward CP, Pai M, Liu Y, et al: Diagnostic utility of light transmission platelet aggregometry: Results from a prospective study of individuals referred for bleeding disorder assessments. *J Thromb Haemost* 7:676–684, 2009.
7. Flamm MH, Colace TV, Chatterjee MS, et al: Multiscale prediction of patient-specific platelet function under flow. *Blood* 120:190–198, 2012.
8. de Witt SM, Swieringa F, Cavill R, et al: Identification of platelet function defects by multi-parameter assessment of thrombus formation. *Nat Commun* 5:4257, 2014.
9. Stockley J, Morgan NV, Bem D, et al: Enrichment of FLI1 and RUNX1 mutations in families with excessive bleeding and platelet dense granule secretion defects. *Blood* 122:4090–4093, 2013.

10. Albers CA, Cvejic A, Favier R, et al: Exome sequencing identifies NBEAL2 as the causative gene for gray platelet syndrome. *Nat Genet* 43:735–737, 2011.
11. Kahr WH, Hinckley J, Li L, et al: Mutations in NBEAL2, encoding a BEACH protein, cause gray platelet syndrome. *Nat Genet* 43:738–740, 2011.
12. Gunay-Aygun M, Falik-Zaccai TC, Vilboux T, et al: NBEAL2 is mutated in gray platelet syndrome and is required for biogenesis of platelet alpha-granules. *Nat Genet* 43:732–734, 2011.
13. Castoldi E, Collins PW, Williamson PL, Bevers EM: Compound heterozygosity for 2 novel TMEM16F mutations in a patient with Scott syndrome. *Blood* 117:4399–4400, 2011.
14. Albers CA, Paul DS, Schulze H, et al: Compound inheritance of a low-frequency regulatory SNP and a rare null mutation in exon-junction complex subunit RBM8A causes TAR syndrome. *Nat Genet* 44:435–439, S1–S2, 2012.
15. Klopocki E, Schulze H, Strauss G, et al: Complex inheritance pattern resembling autosomal recessive inheritance involving a microdeletion in thrombocytopenia-absent radius syndrome. *Am J Hum Genet* 80:232–240, 2007.
16. Nurden P, Nurden AT: Congenital disorders associated with platelet dysfunctions. *Thromb Haemost* 99:253–263, 2008.
17. Glanzmann E: Hereditäre hämmorhagische Thrombasthenie. *Ein Beitrag zur Pathologie der Blutplättchen Jahrbuch fur Kinderheilkunde und physiche Erziehung* 88:113–141, 1918.
18. Caen JP, Castaldi PA, Leclerc JC, et al: Congenital bleeding disorders with long bleeding time and normal platelet count. I. Glanzmann's thrombasthenia. *Am J Med* 41:4, 1966.
19. Hardisty RM, Dormandy KM, Hutton RA: Thrombasthenia: Studies on three cases. *Br J Haematol* 10:371, 1964.
20. Zucker MB, Pert JH, Hilgartner MW: Platelet function in a patient with thrombasthenia. *Blood* 28:524, 1966.
21. Weiss HJ, Kochwa S: Studies of platelet function and proteins in 3 patients with Glanzmann's thrombasthenia. *J Lab Clin Med* 71:153–165, 1968.
22. George JN, Caen JP, Nurden AT: Glanzmann's thrombasthenia: The spectrum of clinical disease. *Blood* 75:1383–1395, 1990.
23. Nurden AT, Caen JP: An abnormal platelet glycoprotein pattern in three cases of Glanzmann's thrombasthenia. *Br J Haematol* 28:253–260, 1974.
24. Phillips DR, Jenkins CS, Luscher EF, Larrieu M: Molecular differences of exposed surface proteins on thrombasthenic platelet plasma membranes. *Nature* 257:599–600, 1975.
25. Peerschke EI: The platelet fibrinogen receptor. *Semin Hematol* 22:241–259, 1985.
26. Bennett JS: The platelet-fibrinogen interaction, in *Platelet Membrane Glycoproteins*, edited by JN George, AT Nurden, DR Phillips, p 193. Plenum, New York, 1985.
27. Phillips DR, Charo IF, Parise LV, Fitzgerald LA: The platelet membrane glycoprotein IIb-IIIa complex. *Blood* 71:831–843, 1988.
28. Plow EF, Ginsberg MH: Cellular adhesion: GPIIb-IIIa as a prototypic adhesion receptor. *Prog Hemost Thromb* 9:117–156, 1989.
29. Poncz M, Eisman R, Heidenreich R, et al: Structure of the platelet membrane glycoprotein IIb. Homology to the alpha subunits of the vitronectin and fibronectin membrane receptors. *J Biol Chem* 262:8476–8482, 1987.
30. Fitzgerald LA, Steiner B, Rall SC, et al: Protein sequence of endothelial glycoprotein IIIa derived from a cDNA clone. Identity with platelet glycoprotein IIIa and similarity to "integrin." *J Biol Chem* 262:3936–3939, 1987.
31. Hynes RO: Integrins: Bidirectional, allosteric signaling machines. *Cell* 110:673–687, 2002.
32. D'Andrea G, Colaizzo D, Vecchione G, et al: Glanzmann's thrombasthenia: Identification of 19 new mutations in 30 patients. *Thromb Haemost* 87:1034–1042, 2002.
33. Seligsohn U, Peretz H, Newman PJ, Coller BS: Glanzmann thrombasthenia in Israel: Clinical, biochemical and molecular genetic characterization, in *Genetic Diversity Among Jews*, edited by B Bonne-Tamir, A Adam, pp 275–282. Oxford University Press, Oxford, 1992.
34. Reichert N, Seligsohn U, Ramot B: Clinical and genetic studies of Glanzmann's thrombasthenia in Israel. *Thromb Diath Haemorrh* 34:806, 1975.
35. Awidi AS: Increased incidence of Glanzmann's thrombasthenia in Jordan as compared with Scandinavia. *Scand J Haematol* 30:218–222, 1983.
36. Khanduri U, Pulimood R, Sudarsanam A, et al: Glanzmann's thrombasthenia. A review and report of 42 cases from South India. *Thromb Haemost* 46:717–721, 1981.
37. Ahmed MA, Al Sohaibani MO, Al Mohaya SA, et al: Inherited bleeding disorders in the Eastern Province of Saudi Arabia. *Acta Haematol* 79:202–206, 1988.
38. Awidi AS: Rare inherited bleeding disorders secondary to coagulation factors in Jordan: A nine-year study. *Acta Haematol* 88:11–13, 1992.
39. Rosenberg N, Yatuv R, Orion Y, et al: Glanzmann thrombasthenia caused by an 11.2-kb deletion in the glycoprotein IIIa (beta3) is a second mutation in Iraqi Jews that stemmed from a distinct founder. *Blood* 89:3654–3662, 1997.
40. Borhany M, Fatima H, Naz A, et al: Pattern of bleeding and response to therapy in Glanzmann thrombasthenia. *Haemophilia* 18:e423–e425, 2012.
41. Coller BS, Shattil SJ: The GPIIb/IIIa (integrin alphaIIbbeta3) odyssey: A technology-driven saga of a receptor with twists, turns, and even a bend. *Blood* 112:3011–3025, 2008.
42. Harrison P: Platelet α-granular fibrinogen. *Platelets* 3:1–10, 1992.
43. Coller BS, Seligsohn U, West SM, et al: Platelet fibrinogen and vitronectin in Glanzmann thrombasthenia: Evidence consistent with specific roles for glycoprotein IIb/IIIA and αVβ3 integrins in platelet protein trafficking. *Blood* 78:2603–2610, 1991.
44. Disdier M, Legrand C, Bouillot C, et al: Quantitation of platelet fibrinogen and thrombospondin in Glanzmann's thrombasthenia by electroimmunoassay. *Thromb Res* 53:521–533, 1989.
45. Cohen I, Gerrard JM, White JG: Ultrastructure of clots during isometric contraction. *J Cell Biol* 91:775, 1982.
46. Gartner TK, Ogilvie ML: Peptides and monoclonal antibodies which bind to platelet glycoproteins IIb and/or IIIa inhibit clot retraction. *Thromb Res* 49:43–53, 1988.
47. Duperray A, Troesch A, Berthier R, et al: Biosynthesis and assembly of platelet GPIIb-IIIa in human megakaryocytes: Evidence that assembly between pro-GPIIb and GPIIIa is a prerequisite for expression of the complex on the cell surface. *Blood* 74:1603–1611, 1989.
48. Bodary SC, Napier MA, McLean JW: Expression of recombinant platelet glycoprotein IIbIIIa results in a functional fibrinogen-binding complex. *J Biol Chem* 264: 18859–18862, 1989.
49. O'Toole TE, Loftus JC, Plow EF, et al: Efficient surface expression of platelet GPIIb-IIIa requires both subunits. *Blood* 74:14–18, 1989.
50. Kolodziej MA, Vilaire G, Gonder D, et al: Study of the endoproteolytic cleavage of platelet glycoprotein IIb using oligonucleotide-mediated mutagenesis. *J Biol Chem* 266:23499–23504, 1991.
51. Bennett JS: The molecular biology of platelet membrane proteins. *Semin Hematol* 27:186–204, 1990.
52. Kieffer N, Phillips DR: Platelet membrane glycoproteins: Functions in cellular interactions. *Annu Rev Cell Biol* 6:329–357, 1990.
53. Seligsohn U, Coller BS, Zivelin A, et al: Immunoblot analysis of platelet GPIIb in patients with Glanzmann thrombasthenia in Israel. *Br J Haematol* 72:415–423, 1989.
54. Mitchell WB, Li J, French DL, Coller BS: AlphaIIbbeta3 biogenesis is controlled by engagement of alphaIIb in the calnexin cycle via the N15-linked glycan. *Blood* 107:2713–2719, 2006.
55. Mitchell WB, Li J, Murcia M, et al: Mapping early conformational changes in alphaIIb and beta3 during biogenesis reveals a potential mechanism for alphaIIbbeta3 adopting its bent conformation. *Blood* 109:3725–3732, 2007.
56. Zimrin AB, Eisman R, Vilaire G, et al: Structure of platelet glycoprotein IIIa. A common subunit for two different membrane receptors. *J Clin Invest* 81:1470–1475, 1988.
57. Cheresh DA: Human endothelial cells synthesize and express an Arg-Gly-Asp-directed adhesion receptor involved in attachment to fibrinogen and von Willebrand factor. *Proc Natl Acad Sci U S A* 84:6471–6475, 1987.
58. Smith JW, Cheresh DA: The Arg-Gly-Asp binding domain of the vitronectin receptor. *J Biol Chem* 263:18726–18731, 1988.
59. Cheresh DA, Berliner SA, Vicente V, Ruggeri ZM: Recognition of distinct adhesive sites on fibrinogen by related integrins on platelets and endothelial cells. *Cell* 58:945–953, 1989.
60. Lawler J, Hynes RO: An integrin receptor on normal and thrombasthenic platelets which binds thrombospondin. *Blood* 74:2022–2027, 1989.
61. Yokoyama K, Zhang XP, Medved L, Takada Y: Specific binding of integrin alpha v beta 3 to the fibrinogen gamma and alpha E chain C-terminal domains. *Biochemistry* 38:5872–5877, 1999.
62. Lam SC, Plow EF, D'Souza SE, et al: Isolation and characterization of a platelet membrane protein related to the vitronectin receptor. *J Biol Chem* 264:3742–3749, 1989.
63. Coller BS, Cheresh DA, Asch E, Seligsohn U: Platelet vitronectin receptor expression differentiates Iraqi-Jewish from Arab Patients with Glanzmann thrombasthenia in Israel. *Blood* 77:75–83, 1991.
64. Krissansen GW, Elliott MJ, Lucas CM, et al: Identification of a novel integrin beta subunit expressed on cultured monocytes (macrophages). *J Biol Chem* 265:823, 1990.
65. Byzova TV, Rabbani R, D'Souza SE, Plow EF: Role of integrin alpha(v)beta3 in vascular biology. *Thromb Haemost* 80:726–734, 1998.
66. Newman PJ, Seligsohn U, Lyman S, Coller BS: The molecular genetic basis of Glanzmann thrombasthenia in the Iraqi-Jewish and Arab populations in Israel. *Proc Natl Acad Sci U S A* 88:3160–3164, 1991.
67. Burk CD, Newman PJ, Lyman S, et al: A deletion in the gene for glycoprotein IIb associated with Glanzmann's thrombasthenia. *J Clin Invest* 87:270–276, 1991.
68. Poncz M, Rifat S, Coller BS, et al: Glanzmann thrombasthenia secondary to a Gly273Asp mutation adjacent to the first calcium-binding domain of platelet glycoprotein IIb. *J Clin Invest* 93:172–179, 1994.
69. Tadokoro S, Tomiyama Y, Honda S, et al: Missense mutations in the beta(3) subunit have a different impact on the expression and function between alpha(IIb)beta(3) and alpha(v)beta(3). *Blood* 99:931–938, 2002.
70. Horton MA, Massey HM, Rosenberg N, et al: Upregulation of osteoclast alpha2beta1 integrin compensates for lack of alphavbeta3 vitronectin receptor in Iraqi-Jewish-type Glanzmann thrombasthenia. *Br J Haematol* 122:950–957, 2003.
71. French DL, Coller BS: Hematologically important mutations: Glanzmann thrombasthenia. *Blood Cells Mol Dis* 23:39–51, 1997.
72. Coller BS. aIIbB3: Structure and function. *Thrombos and Haemostas* 13(Suppl 1):S17–S25, 2015.
73. Bajt ML, Loftus JC: Mutation of a ligand binding domain of beta 3 integrin. Integral role of oxygenated residues in alpha IIb beta 3 (GPIIb-IIIa) receptor function. *J Biol Chem* 269:20913–20919, 1994.
74. Lee JO, Rieu P, Arnaout MA, Liddington R: Crystal structure of the A domain from the alpha subunit of integrin CR3 (CD11b/CD18). *Cell* 80:631–638, 1995.
75. Xiong JP, Stehle T, Diefenbach B, et al: Crystal structure of the extracellular segment of integrin alphaVbeta3. *Science* 294:339–345, 2001.
76. Xiao T, Takagi J, Coller BS, et al: Structural basis for allostery in integrins and binding to fibrinogen-mimetic therapeutics. *Nature* 432:59–67, 2004.
77. Xiong JP, Stehle T, Zhang R, et al: Crystal structure of the extracellular segment of integrin alpha Vbeta3 in complex with an Arg-Gly-Asp ligand. *Science* 296:151–155, 2002.
78. Zhu J, Luo BH, Xiao T, et al: Structure of a complete integrin ectodomain in a physiologic resting state and activation and deactivation by applied forces. *Mol Cell* 32: 849–861, 2008.
79. Springer TA, Zhu J, Xiao T: Structural basis for distinctive recognition of fibrinogen gammaC peptide by the platelet integrin alphaIIbbeta3. *J Cell Biol* 182:791–800, 2008.
80. Loftus JC, O'Toole TE, Plow EF, et al: A β3 integrin mutation abolishes ligand binding and alters divalent cation-dependent conformation. *Science* 249:915–918, 1990.
81. Ward CM, Chao YL, Kato GJ, et al: Substitution of Asn, but not Tyr, for ASP119 of the β3 integrin subunit preserves fibrin binding and clot retraction. *Blood* 90:26a, 1997.
82. Fournier DJ, Kabral A, Castaldi PA, Berndt MC: A variant of Glanzmann's thrombasthenia characterized by abnormal glycoprotein IIb/IIIa complex formation. *Thromb Haemost* 62:977–983, 1989.
83. Newman PJ, Weyerbusch-Bottum S, Visentin GP, et al: Type II Glanzmann thrombasthenia due to a destabilizing amino acid substitution in platelet membrane glycoprotein IIIa. *Thromb Haemost* 69:1017, 1993.

84. Lanza F, Stierle A, Fournier D, et al: A new variant of Glanzmann's thrombasthenia (Strasbourg I). Platelets with functionally defective glycoprotein IIb-IIIa complexes and a glycoprotein IIIa Arg214Trp mutation. *J Clin Invest* 89:1995–2004, 1992.
85. D'Andrea G, Bafunno V, Del VL, et al: A beta3 Asp217—>Val substitution in a patient with variant Glanzmann Thrombasthenia severely affects integrin alphaIIBbeta3 functions. *Blood Coagul Fibrinolysis*. 19:657–662, 2008.
86. Baker EK, Tozer EC, Pfaff M, et al: A genetic analysis of integrin function: Glanzmann thrombasthenia in vitro. *Proc Natl Acad Sci U S A* 94:1973–1978, 1997.
87. Ward CM, Kestin AS, Newman PJ: A Leu262Pro mutation in the integrin beta(3) subunit results in an alpha(IIb)-beta(3) complex that binds fibrin but not fibrinogen. *Blood* 96:161–169, 2000.
88. Loftus JC, Halloran CE, Ginsberg MH, et al: The amino-terminal one-third of alpha IIb defines the ligand recognition specificity of integrin alpha IIb beta 3. *J Biol Chem* 271:2033–2039, 1996.
89. Springer TA: Folding of the N-terminal, ligand-binding region of integrin α-subunits into a β-propeller domain. *Proc Natl Acad Sci U S A* 94:65–72, 1997.
90. Ruan J, Peyruchaud O, Alberio L, et al: Double heterozygosity of the GPIIb gene in a Swiss patient with Glanzmann's thrombasthenia. *Br J Haematol* 102:918–925, 1998.
91. Wilcox DA, Paddock CM, Lyman S, et al: Glanzmann thrombasthenia resulting from a single amino acid substitution between the second and third calcium-binding domains of GPIIb. Role of the GPIIb amino terminus in integrin subunit association. *J Clin Invest* 95:1553–1560, 1995.
92. Wilcox DA, Wautier JL, Pidard D, Newman PJ: A single amino acid substitution flanking the fourth calcium binding domain of alpha IIb prevents maturation of the alpha IIb beta 3 integrin complex. *J Biol Chem* 269:4450–4457, 1994.
93. Basani RB, Vilaire G, Shattil SJ, et al: Glanzmann thrombasthenia due to a two amino acid deletion in the fourth calcium-binding domain of alpha IIb: Demonstration of the importance of calcium-binding domains in the conformation of alpha IIb beta 3. *Blood* 88:167–173, 1996.
94. Kiyoi T, Tomiyama Y, Honda S, et al: A naturally occurring Tyr143His alpha IIb mutation abolishes alpha IIb beta 3 function for soluble ligands but retains its ability for mediating cell adhesion and clot retraction: Comparison with other mutations causing ligand-binding defects. *Blood* 101:3485–3491, 2003.
95. Basani RB, French DL, Vilaire G, et al: A naturally-occurring mutation near the amino terminus of α_{IIb} defines a new region involved in ligand binding to $\alpha_{IIb}\beta_3$. *Blood* 95: 180–188, 2000.
96. Westrup D, Santoso S, Becker-Hagendorff K, et al: Transfection of GPIIbIIe176/IIIa (Frankfurt I) in mammalian cells. *Thromb Haemost* 77:671, 1997.
97. Honda S, Tomiyama Y, Shiraga M, et al: A two-amino acid insertion in the Cys146-Cys167 loop of the α_{IIb} subunit is associated with a variant of Glanzmann thrombasthenia. *J Clin Invest* 102:1183–1192, 1998.
98. Kirchmaier CM, Westrup D, Becker-Hagendorff K, et al: A new variant of Glanzmann thrombasthenia (Frankfurt I). *Thromb Haemost* 73:1058, 1995.
99. Grimaldi CM, Chen F, Wu C, et al: Glycoprotein IIb Leu214Pro mutation produces Glanzmann thrombasthenia with both quantitative and qualitative abnormalities in GPIIb/IIIa. *Blood* 91:1562–1568, 1998.
100. Fullard J, Murphy R, O'Neill S, et al: A Val193Met mutation in GPIIIa results in a GPIIb/IIIa receptor with a constitutively high affinity for a small ligand. *Br J Haematol* 115:131–139, 2001.
101. Ruiz C, Liu CY, Sun QH, et al: A point mutation in the cysteine-rich domain of glycoprotein (GP) IIIa results in the expression of a GPIIb-IIIa (alphaIIbbeta3) integrin receptor locked in a high-affinity state and a Glanzmann thrombasthenia-like phenotype. *Blood* 98:2432–2441, 2001.
102. Vanhoorelbeke K, De Meyer SF, Pareyn I, et al: The novel S527F mutation in the integrin beta3 chain induces a high affinity alphaIIbbeta3 receptor by hindering adoption of the bent conformation. *J Biol Chem* 284:14914–14920, 2009.
103. Chen YP, Djaffar I, Pidard D, et al: Ser-752—>Pro mutation in the cytoplasmic domain of integrin β 3 subunit and defective activation of platelet integrin α IIb β 3 (glycoprotein IIb-IIIa) in a variant of Glanzmann thrombasthenia. *Proc Natl Acad Sci U S A* 89:10169–10173, 1992.
104. Ylanne J, Chen Y, O'Toole TE, et al: Distinct functions of integrin α and β subunit cytoplasmic domains in cell spreading and formation of focal adhesions. *J Cell Biol* 122:223–233, 1993.
105. Wang R, Shattil SJ, Ambruso DR, Newman PJ: Truncation of the cytoplasmic domain of β3 in a variant form of Glanzmann thrombasthenia abrogates signaling through the integrin $\alpha_{IIb}\beta3$ complex. *J Clin Invest* 100:2393–2403, 1997.
106. Chen YP, Djaffar I, Pidard E: Ser752Pro mutation in the cytoplasmic domain of integrin β_3 subunit and defective activation of platelet integrin $\alpha_{IIb}\beta_3$ (glycoprotein IIb-IIIa) in a variant of Glanzmann thrombasthenia. *Proc Natl Acad Sci U S A* 89:10169–10173, 1992.
107. Ylanne J, Huuskonen J, O'Toole TE, et al: Mutation of the cytoplasmic domain of the integrin beta 3 subunit. Differential effects on cell spreading, recruitment to adhesion plaques, endocytosis, and phagocytosis. *J Biol Chem* 270:9550–9557, 1995.
108. Chen YP, O'Toole TE, Ylanne J, et al: A point mutation in the integrin beta 3 cytoplasmic domain (S752—>P) impairs bidirectional signaling through alpha IIb beta 3 (platelet glycoprotein IIb-IIIa). *Blood* 84:1857–1865, 1994.
109. Coventry A, Bull-Otterson LM, Liu X, et al: Deep resequencing reveals excess rare recent variants consistent with explosive population growth. *Nat Commun* 1:131, 2010.
109A. Buitrago L, Rendon A, Liang Y, et al: αIIbβ3 variants defined by next-generation sequencing: Predicting variants likely to cause Glanzmann thrombasthenia. *Proc Natl Acad Sci U S A* E1898–E1907, 2015.
110. Rosenberg N, Hauschner H, Peretz H, et al: A 13-bp deletion in alpha(IIb) gene is a founder mutation that predominates in Palestinian-Arab patients with Glanzmann thrombasthenia. *J Thromb Haemost* 3:2764–2772, 2005.
111. Fiore M, Pillois X, Nurden P, et al: Founder effect and estimation of the age of the French Gypsy mutation associated with Glanzmann thrombasthenia in Manouche families. *Eur J Hum Genet* 19:981–987, 2011.
112. Coller BS, Seligsohn U, Zivelin A, et al: Immunologic and biochemical characterization of homozygous and heterozygous Glanzmann's thrombasthenia in Iraqi-Jewish and Arab populations of Israel: Comparison of techniques for carrier detection. *Br J Haematol* 62:723–735, 1986.
113. Shpilberg O, Rabi I, Schiller K, et al: Patients with Glanzmann thrombasthenia lacking platelet glycoprotein alpha(IIb)beta(3) (GPIIb/IIIa) and alpha(v)beta(3) receptors are not protected from atherosclerosis. *Circulation* 105:1044–1048, 2002.
114. Cronberg S, Nilsson IM, Zetterqvist E: Investigation of a family with members with both severe and mild degree of thrombasthenia. *Acta Paediatr Scand* 56:189–197, 1967.
115. Stormorken H, Gogstad GO, Solum NO, Pande H: Diagnosis of heterozygotes in Glanzmann's thrombasthenia. *Thromb Haemost* 48:217–221, 1982.
116. Coller BS, Peerschke EI, Scudder LE, Sullivan CA: A murine monoclonal antibody that completely blocks the binding of fibrinogen to platelets produces a thrombasthenic-like state in normal platelets and binds to glycoproteins IIb and/or IIIa. *J Clin Invest* 72:325–338, 1983.
117. Malmsten C, Kindahl H, Samuelsson B, et al: Thromboxane synthesis and the platelet release reaction in Bernard- Soulier syndrome, thrombasthenia Glanzmann and Hermansky-Pudlak syndrome. *Br J Haematol* 35:511–520, 1977.
118. Charo IF, Feinman RD, Detwiler TC: Interrelations of platelet aggregation and secretion. *J Clin Invest* 60:866–873, 1977.
119. Heptinstall S, Taylor PM: The effects of citrate and extracellular calcium ions on the platelet release reaction induced by adenosine diphosphate and collagen. *Thromb Haemost* 42:778–793, 1979.
120. Caen JP, Cronberg S, Levy-Toledano S, et al: New data on Glanzmann's thrombasthenia. *Proc Soc Exp Biol Med* 136:1082–1086, 1971.
121. Zucker MB, Vroman L: Platelet adhesion induced by fibrinogen adsorbed onto glass. *Proc Soc Exp Biol Med* 131:318–320, 1969.
122. Stanford MF, Munoz PC, Vroman L: Platelets adhere where flow has left fibrinogen on glass. *Ann N Y Acad Sci* 416:504–512, 1983.
123. Zucker MB, McPherson J: Reactions of platelets near surfaces in vitro: Lessons from the platelet retention test. *Ann N Y Acad Sci* 283:128, 1977.
124. Bevers EM, Comfurius P, Nieuwenhuis HK, et al: Platelet prothrombin converting activity in hereditary disorders of platelet function. *Br J Haematol* 63:335–345, 1986.
125. Reverter JC, Beguin S, Kessels H, et al: Inhibition of platelet-mediated, tissue factor-induced thrombin generation by the mouse/human chimeric 7E3 antibody. Potential implications for the effect of c7E3 Fab treatment on acute thrombosis and "clinical restenosis." *J Clin Invest* 98:863–874, 1996.
126. Beguin S, Kumar R, Keularts I, et al: Fibrin-dependent platelet procoagulant activity requires GPIb receptors and von Willebrand factor. *Blood* 93:564–570, 1999.
127. Gemmell CH, Sefton MV, Yeo EL: Platelet-derived microparticle formation involves glycoprotein IIb- IIIa. Inhibition by RGDS and a Glanzmann's thrombasthenia defect. *J Biol Chem* 268:14586–14589, 1993.
128. Nomura S, Komiyama Y, Matsuura E, et al: Participation of α IIb β 3 in platelet microparticle generation by collagen plus thrombin. *Haemostasis* 26:31–37, 1996.
129. Nomura S, Komiyama Y, Murakami T, et al: Flow cytometric analysis of surface membrane proteins on activated platelets and platelet-derived microparticles from healthy and thrombasthenic individuals. *Int J Hematol* 58:203–212, 1993.
130. Byzova TV, Plow EF: Networking in the hemostatic system. Integrin alphaiibbeta3 binds prothrombin and influences its activation. *J Biol Chem* 272:27183–27188, 1997.
131. Byzova TV, Plow EF: Activation of alphaVbeta3 on vascular cells controls recognition of prothrombin. *J Cell Biol* 143:2081–2092, 1998.
132. Tschopp TB, Weiss HJ, Baumgartner HR: Interaction of thrombasthenic platelets with subendothelium: Normal adhesion, absent aggregation. *Experientia* 31:113–116, 1975.
133. Sakariassen KS, Nievelstein PFEM, Coller BS, Sixma JJ: The role of platelet membrane glycoproteins Ib and IIb-IIIa in platelet adherence to human artery subendothelium. *Br J Haematol* 63:681–691, 1986.
134. Weiss HJ, Turitto VT, Baumgartner HR: Platelet adhesion and thrombus formation on subendothelium in platelets deficient in glycoproteins IIb-IIIa, Ib, and storage granules. *Blood* 67:322, 1986.
135. Weiss HJ, Turitto VT, Baumgartner HR: The role of shear rate and platelets in promoting fibrin formation on rabbit subendothelium: Studies utilizing patients with quantitative and qualitative platelet defects. *J Clin Invest* 78:1072–1082, 1986.
136. Harrison P, Robinson M, Liesner R, et al: The PFA-100: A potential rapid screening tool for the assessment of platelet dysfunction. *Clin Lab Haematol* 24:225–232, 2002.
137. Buyukasik Y, Karakus S, Goker H, et al: Rational use of the PFA-100 device for screening of platelet function disorders and von Willebrand disease. *Blood Coagul Fibrinolysis* 13:349–353, 2002.
138. Lee H, Nurden AT, Thomaidis A, Caen JP: Relationship between fibrinogen binding and platelet glycoprotein deficiencies in Glanzmann's thrombasthenia type I and type II. *Br J Haematol* 48:47, 1981.
139. Coller BS, Seligsohn U, Peretz H, Newman PJ: Glanzmann thrombasthenia: New insights from an historical perspective. *Semin Hematol* 31:301–311, 1994.
140. Shattil SJ, Hoxie JA, Cunningham M, Brass LF: Changes in the platelet membrane glycoprotein IIb.IIIa complex during platelet activation. *J Biol Chem* 260:11107–11114, 1985.
141. Karpatkin M, Howard L, Karpatkin S: Studies of the origin of platelet-associated fibrinogen. *J Lab Clin Med* 104:223–237, 1984.
142. Grimaldi CM, Chen F, Scudder LE, et al: A Cys374Tyr homozygous mutation of platelet glycoprotein IIIa (beta 3) in a Chinese patient with Glanzmann's thrombasthenia. *Blood* 88:1666–1675, 1996.
143. Yasunaga K, Nomura S: Statistical analysis of Glanzmann's thrombasthenia in Japan. *Acta Haematol* 89:165–166, 1993.
144. Kashiwagi H, Kunishima S, Kiyomizu K, et al: Demonstration of novel gain-of-function mutations of alphaIIbbeta3: Association with macrothrombocytopenia and Glanzmann thrombasthenia-like phenotype. *Mol Genet Genomic Med* 1:77–86, 2013.
145. Kunishima S, Kashiwagi H, Otsu M, et al: Heterozygous ITGA2B R995W mutation inducing constitutive activation of the alphaIIbbeta3 receptor affects proplatelet forma-

tion and causes congenital macrothrombocytopenia. *Blood* 117:5479–5484, 2011.
146. Ghevaert C, Salsmann A, Watkins NA, et al: A nonsynonymous SNP in the ITGB3 gene disrupts the conserved membrane-proximal cytoplasmic salt bridge in the alphaIIbbeta3 integrin and cosegregates dominantly with abnormal proplatelet formation and macrothrombocytopenia. *Blood* 111:3407–3414, 2008.
147. Nurden AT, Pillois X, Fiore M, et al: Glanzmann thrombasthenia-like syndromes associated with Macrothrombocytopenias and mutations in the genes encoding the alphaIIbbeta3 integrin. *Semin Thromb Hemost* 37:698–706, 2011.
148. Schaffner-Reckinger E, Salsmann A, Debili N, et al: Overexpression of the partially activated alpha(IIb)beta3D723H integrin salt bridge mutant downregulates RhoA activity and induces microtubule-dependent proplatelet-like extensions in Chinese hamster ovary cells. *J Thromb Haemost* 7:1207–1217, 2009.
149. Jayo A, Conde I, Lastres P, et al: L718P mutation in the membrane-proximal cytoplasmic tail of beta 3 promotes abnormal alpha IIb beta 3 clustering and lipid microdomain coalescence, and associates with a thrombasthenia-like phenotype. *Haematologica* 95:1158–1166, 2010.
150. Peyruchaud O, Nurden AT, Milet S, et al: R to Q amino acid substitution in the GFFKR sequence of the cytoplasmic domain of the integrin IIb subunit in a patient with a Glanzmann's thrombasthenia-like syndrome. *Blood* 92:4178–4187, 1998.
151. Hughes PE, Diaz-Gonzalez F, Leong L, et al: Breaking the integrin hinge. A defined structural constraint regulates integrin signaling. *J Biol Chem* 271:6571–6574, 1996.
152. Lopez JA, Andrews RK, Afshar-Kharghan V, Berndt MC: Bernard-Soulier syndrome. *Blood* 91:4397–4418, 1998.
153. Lopez JA, Berndt MC: The GPIb-IX-V complex, in *Platelets,* edited by AD Michelson, p. 85. Academic Press, San Diego, 2002.
154. Savoia A, Kunishima S, De Rocco D, et al: Spectrum of the mutations in Bernard-Soulier syndrome. *Hum Mutat* 35:1033–1045, 2014.
155. Andrews RK, Berndt MC: Bernard-Soulier syndrome: An update. *Semin Thromb Hemost* 39:656–662, 2013.
156. Bernard J, Soulier JP: Sur une nouvelle variete de dystrophie thrombocytaire-hemorragipare congenitale. *Semin Hop Paris.* 24:3217, 1948.
157. Bernard J: History of congenital hemorrhagic thrombocytopathic dystrophy. *Blood Cells* 9:179, 1983.
158. Weiss HJ, Tschopp TB, Baumgartner HR, et al: Decreased adhesion of giant (Bernard-Soulier) platelets to subendothelium. Further implications on the role of the von Willebrand factor in hemostasis. *Am J Med* 57:920–925, 1974.
159. Howard MA, Hutton RA, Hardisty RM: Hereditary giant platelet syndrome: A disorder of a new aspect of platelet function. *Br Med J* 2:586–588, 1973.
160. Bithell TC, Parekh SJ, Strong RR: Platelet-function studies in the Bernard-Soulier syndrome. *Ann N Y Acad Sci* 201:145–160, 1972.
161. Nurden AT, Caen JP: Specific roles for platelet surface glycoproteins in platelet function. *Nature* 255:720–722, 1975.
162. Howard MA, Perkin J, Salem HH, Firkin BG: The agglutination of human platelets by botrocetin: Evidence that botrocetin and ristocetin act at different sites on the factor VIII molecule and platelet membrane. *Br J Haematol* 57:25–35, 1984.
163. Moake JL, Olson JD, Troll JH, et al: Binding of radioiodinated human von Willebrand factor to Bernard- Soulier, thrombasthenic and von Willebrand's disease platelets. *Thromb Res* 19:21–27, 1980.
164. Zucker MB, Kim SJ, McPherson J, Grant RA: Binding of factor VIII to platelets in the presence of ristocetin. *Br J Haematol* 35:535–549, 1977.
165. Berndt MC, Gregory C, Chong BH, et al: Additional glycoprotein defects in Bernard-Soulier's syndrome: Confirmation of genetic basis by parental analysis. *Blood* 62: 800–807, 1983.
166. Clemetson KJ, McGregor JL, James E, et al: Characterization of the platelet membrane glycoprotein abnormalities in Bernard-Soulier syndrome and comparison with normal by surface-labeling techniques and high-resolution two-dimensional gel electrophoresis. *J Clin Invest* 70:304–311, 1982.
167. Vanhoorelbeke K, Ulrichts H, Romijn RA, et al: The GPIbalpha-thrombin interaction: Far from crystal clear. *Trends Mol Med* 10:33–39, 2004.
168. Romo GM, Dong JF, Schade AJ, et al: The glycoprotein Ib-IX-V complex is a platelet counterreceptor for P-selectin. *J Exp Med* 190:803–814, 1999.
169. Simon DI, Chen Z, Xu H, et al: Platelet glycoprotein Ibα is a counterreceptor for the leukocyte integrin Mac-1 (CD11b/CD18). *J Exp Med* 192:193–204, 2000.
170. Bradford HN, Dela Cadena RA, Kunapuli SP, et al: Human kininogens regulate thrombin binding to platelets through the glycoprotein Ib-IX-V complex. *Blood* 90:1508–1515, 1997.
171. Jurk K, Clemetson KJ, de Groot PG, et al: Thrombospondin-1 mediates platelet adhesion at high shear via glycoprotein Ib (GPIb): An alternative/backup mechanism to von Willebrand factor. *FASEB J* 17:1490–1492, 2003.
172. Baglia FA, Badellino KO, Li CQ, et al: Factor XI binding to the platelet glycoprotein Ib-IX-V complex promotes factor XI activation by thrombin. *J Biol Chem* 277: 1662–1668, 2002.
173. Bradford HN, Pixley RA, Colman RW: Human factor XII binding to the glycoprotein Ib-IX-V complex inhibits thrombin-induced platelet aggregation. *J Biol Chem* 275:22756–22763, 2000.
174. Ware J, Russell S, Ruggeri ZM: Generation and rescue of a murine model of platelet dysfunction: The Bernard-Soulier syndrome. *Proc Natl Acad Sci U S A* 97:2803–2808, 2000.
175. Kato K, Martinez C, Russell S, et al: Genetic deletion of mouse platelet glycoprotein Ibbeta produces a Bernard-Soulier phenotype with increased alpha-granule size. *Blood* 104:2339–2344, 2004.
176. Ramakrishnan V, Reeves PS, DeGuzman F, et al: Increased thrombin responsiveness in platelets from mice lacking glycoprotein V. *Proc Natl Acad Sci U S A* 96:13336–13341, 1999.
177. Nonne C, Hechler B, Cazenave JP, et al: Reassessment of in vivo thrombus formation in glycoprotein V deficient mice backcrossed on a C57Bl/6 strain. *J Thromb Haemost* 6:210–212, 2008.
178. Grottum KA, Solum NO: Congenital thrombocytopenia with giant platelets: A defect in the platelet membrane. *Br J Haematol* 16:277–290, 1969.
179. Greenberg JP, Packham MA, Guccione MA, et al: Survival of rabbit-platelets treated in vitro with chymotrypsin, plasmin, trypsin, and neuraminidase. *Blood* 53:916–927, 1979.
180. Heyns Ad, Badenhorst PN, Wessels P, et al: Kinetics, *in vivo* redistribution and sites of sequestration of indium-111-labelled platelets in giant platelet syndromes. *Br J Haematol* 60:323–330, 1985.
181. Tomer A, Scharf RE, McMillan R, et al: Bernard-Soulier syndrome: Quantitative characterization of megakaryocytes and platelets by flow cytometric and platelet kinetic measurements. *Eur J Haematol* 52:193–200, 1994.
182. Nurden P, Nurden A: Giant platelets, megakaryocytes and the expression of glycoprotein Ib- IX complexes. *C R Acad Sci III* 319:717–726, 1996.
183. Vettore S, Scandellari R, Scapin M, et al: A case of Bernard-Soulier Syndrome due to a homozygous four bases deletion (TGAG) of GPIbalpha gene: Lack of GPIbalpha but absence of bleeding. *Platelets* 19:388–391, 2008.
184. George JN, Nurden AT: Inherited disorders of the platelet membrane: Glanzmann's thrombasthenia and Bernard-Soulier syndrome, in *Hemostasis and Thrombosis: Basic Principles and Clinical Practice*, edited by RW Colman, J Hirsh, VJ Marder, EW Salzman, p 726. Lippincott, Philadelphia, 1987.
185. Ruggeri Z: The platelet glycoprotein Ib-IX complex. *Prog Hemost Thromb* 10:35–68, 1991.
186. Andrews RK, Lopez JA, Berndt MC: The GPIb-IX-V complex, in *Platelets,* 3rd ed, edited by AD Michelson. Academic Press, San Diego, 2013.
187. Roth GJ: Developing relationships: Arterial platelet adhesion, glycoprotein Ib, and leucine-rich glycoproteins. *Blood* 77:5–19, 1991.
188. Yap CL, Hughan SC, Cranmer SL, et al: Synergistic adhesive interactions and signaling mechanisms operating between platelet glycoprotein Ib/IX and integrin alpha IIbbeta 3. Studies in human platelets ans transfected Chinese hamster ovary cells. *J Biol Chem* 275:41377–41388, 2000.
189. Gardiner EE, Arthur JF, Shen Y, et al: GPIbalpha-selective activation of platelets induces platelet signaling events comparable to GPVI activation events. *Platelets* 21:244–252, 2010.
190. Zhou YF, Eng ET, Zhu J, et al: Sequence and structure relationships within von Willebrand factor. *Blood* 120:449–458, 2012.
191. Wu YP, Vink T, Schiphorst M, et al: Platelet thrombus formation on collagen at high shear rates is mediated by von Willebrand factor-glycoprotein Ib interaction and inhibited by von Willebrand factor-glycoprotein IIb/IIIa interaction. *Arterioscler Thromb Vasc Biol* 20:1661–1667, 2000.
192. Kulkarni S, Dopheide SM, Yap CL, et al: A revised model of platelet aggregation. *J Clin Invest* 105:783–791, 2000.
193. Matsui H, Sugimoto M, Mizuno T, et al: Distinct and concerted functions of von Willebrand factor and fibrinogen in mural thrombus growth under high shear flow. *Blood* 100:3604–3610, 2002.
194. Ikeda Y, Handa M, Kawano K, et al: The role of von Willebrand factor and fibrinogen in platelet aggregation under varying shear stress. *J Clin Invest* 87:1234–1240, 1991.
195. Peterson DM, Stathopoulos NA, Giorgio TD, et al: Shear-induced platelet aggregation requires von Willebrand factor and platelet membrane glycoproteins Ib and IIb-IIIa. *Blood* 69:625–628, 1987.
196. Ruggeri ZM: Mechanisms of shear-induced platelet adhesion and aggregation. *Thromb Haemost* 70:119, 1993.
197. Jamieson GA, Okumura T: Reduced thrombin binding and aggregation in Bernard-Soulier platelets. *J Clin Invest* 61:861–864, 1978.
198. Jandrot-Perrus M, Rendu F, Caen JP, et al: The common pathway for alpha- and gamma-thrombin-induced platelet activation is independent of GPIb: A study of Bernard-Soulier platelets. *Br J Haematol* 75:385–392, 1990.
199. Smith PT, Landry ML, Carey H, et al: Papular-purpuric gloves and socks syndrome associated with acute parvovirus B19 infection: Case report and review. *Clin Infect Dis* 27:164–168, 1998.
200. Ramakrishnan V, Reeves PS, DeGuzman F, et al: Increased thrombin responsiveness in platelets from mice lacking glycoprotein V. *Proc Natl Acad Sci U S A* 96:13336–13341, 1999.
201. Ni H, Ramakrishnan V, Ruggeri ZM, et al: Increased thrombogenesis and embolus formation in mice lacking glycoprotein V. *Blood* 98:368–373, 2001.
202. Caen J, Bellucci S: The defective prothrombin consumption in Bernard-Soulier syndrome. Hypotheses from 1948 to 1982. *Blood Cells* 9:389–399, 1983.
203. Walsh PN, Mills DC, Pareti FI, et al: Hereditary giant platelet syndrome. Absence of collagen-induced coagulant activity and deficiency of factor-XI binding to platelets. *Br J Haematol* 29:639–655, 1975.
204. Perret B, Levy-Toledano S, Platavid M: Abnormal phospholipid organization in Bernard-Soulier platelets. *Thromb Res* 31:529, 1983.
205. Nurden P, Nurden AT, La Marca S, et al: Platelet morphological changes in 2 patients with von Willebrand disease type 3 caused by large homozygous deletions of the von Willebrand factor gene. *Haematologica* 94:1627–1629, 2009.
206. Kanaji T, Russell S, Ware J: Amelioration of the macrothrombocytopenia associated with the murine Bernard-Soulier syndrome. *Blood* 100:2102–2107, 2002.
207. McNicol A, Drouin J, Clemetson KJ, Gerrard JM: Phospholipase C activity in platelets from Bernard-Soulier syndrome patients. *Arterioscler Thromb.* 13:1567–1571, 1993.
208. White JG, Burris SM, Hasegawa D, Johnson M: Micropipette aspiration of human blood platelets: A defect in Bernard- Soulier's syndrome. *Blood* 63:1249–1252, 1984.
209. Lopez JA, Leung B, Reynolds CC, et al: Efficient plasma membrane expression of a functional platelet glycoprotein Ib-IX complex requires the presence of its three subunits. *J Biol Chem* 267:12851–12859, 1992.
210. Li CQ, Dong JF, Lanza F, et al: Expression of platelet glycoprotein (GP) V in heterologous cells and evidence for its association with GP Ib alpha in forming a GP Ib-IX-V complex on the cell surface. *J Biol Chem* 270:16302–16307, 1995.
211. Drouin J, McGregor JL, Parmentier S, et al: Residual amounts of glycoprotein Ib concomitant with near-absence of glycoprotein IX in platelets of Bernard-Soulier patients. *Blood* 72:1086–1088, 1988.

212. Stevens MC, Blanchette VS, Freedman MH, et al: A variant form of Bernard-Soulier syndrome: Mild haemostatic defect associated with partial platelet GPIb deficiency. *Clin Lab Haematol* 10:443–451, 1988.

213. Finch CN, Miller JL, Lyle VA, Handin RI: Evidence that an abnormality in the glycoprotein Ib alpha gene is not the cause of abnormal platelet function in a family with classic Bernard-Soulier disease. *Blood* 75:2357–2362, 1990.

214. Poulsen LO, Taaning E: Variation in surface platelet glycoprotein Ib expression in Bernard- Soulier syndrome. *Haemostasis* 20:155–161, 1990.

215. Wright SD, Michaelides K, Johnson DJ, et al: Double heterozygosity for mutations in the platelet glycoprotein IX gene in three siblings with Bernard-Soulier syndrome. *Blood* 81:2339–2347, 1993.

216. Nurden AT, Jallu V, Hourdille P: GP Ib and Bernard-Soulier platelets. *Blood* 73: 2225–2227, 1989.

217. Nurden AT, Nurden P: Inherited disorders of platelet function, in *Platelets*, edited by AD Michelson. Academic Press, San Diego, 2007.

218. Lanza F, Baas MJ, Dupuis A, et al: Founder effect for a novel GPIBB mutations in Bernard-Soulier patients from La Reunion island. *J Thromb Haemost* 11:1322 (abstract), 2013.

219. Kenny D, Newman PJ, Morateck PA, Montgomery RR: A dinucleotide deletion results in defective membrane anchoring and circulating soluble glycoprotein Ibalpha in a novel form of Bernard-Soulier syndrome. *Blood* 90:2626–2633, 1997.

220. Holmberg L, Karpman D, Nilsson I, Olofsson T: Bernard-Soulier syndrome Karlstad: Trp 498-Stop mutation resulting in a truncated glycoprotein Ibalpha that contains part of the transmembrane domain. *Br J Haematol* 98:57, 1997.

221. Kunishima S, Lopez JA, Kobayashi S, et al: Missense mutations of the glycoprotein (GP) Ib beta gene impairing the GPIb alpha/beta disulfide linkage in a family with giant platelet disorder. *Blood* 89:2404–2412, 1997.

222. Koskela S, Partanen J, Salmi TT, Kekomaki R: Molecular characterization of two mutations in platelet glycoprotein (GP) Ibalpha in two Finnish Bernard-Soulier syndrome families. *Eur J Haematol* 62:160–168, 1999.

223. Ludlow LB, Schick BP, Budarf ML, et al: Identification of a mutation in a GATA binding site of the platelet glycoprotein Ibbeta promoter resulting in the Bernard-Soulier syndrome. *J Biol Chem* 271:22076–22080, 1996.

224. Strassel C, Alessi MC, Juhan-Vague I, et al: A 13 base pair deletion in the GPIbbeta gene in a second unrelated Bernard-Soulier family due to slipped mispairing between direct repeats. *J Thromb Haemost* 2:1663–1665, 2004.

225. Strassel C, David T, Eckly A, et al: Synthesis of GPIb beta with novel transmembrane and cytoplasmic sequences in a Bernard-Soulier patient resulting in GPIb-defective signaling in CHO cells. *J Thromb Haemost* 4:217–228, 2006.

226. Kurokawa Y, Ishida F, Kamijo T, et al: A missense mutation (Tyr88 to Cys) in the platelet membrane glycoprotein Ibbeta gene affects GPIb/IX complex expression—Bernard-Soulier syndrome in the homozygous form and giant platelets in the heterozygous form. *Thromb Haemost* 86:1249–1256, 2001.

227. Kunishima S, Naoe T, Kamiya T, Saito H: Novel heterozygous missense mutation in the platelet glycoprotein Ib beta gene associated with isolated giant platelet disorder. *Am J Hematol* 68:249–255, 2001.

228. Koskela S, Javela K, Jouppila J, et al: Variant Bernard-Soulier syndrome due to homozygous Asn45Ser mutation in the platelet glycoprotein (GP) IX in seven patients of five unrelated Finnish families. *Eur J Haematol* 62:256–264, 1999.

229. Vanhoorelbeke K, Schlammadinger A, Delville JP, et al: Occurrence of the Asn45Ser mutation in the GPIX gene in a Belgian patient with Bernard Soulier syndrome. *Platelets* 12:114–120, 2001.

230. Zieger B, Jenny A, Tsakiris DA, et al: A large Swiss family with Bernard-Soulier syndrome-Correlation phenotype and genotype. *Hamostaseologie* 29:161–167, 2009.

231. Dagistan N, Kunishima S: First Turkish case of Bernard-Soulier syndrome associated with GPIX N45S. *Acta Haematol* 118:146–148, 2007.

232. Bartsch I, Sandrock K, Lanza F, et al: Deletion of human GP1BB and SEPT5 is associated with Bernard-Soulier syndrome, platelet secretion defect, polymicrogyria, and developmental delay. *Thromb Haemost* 106:475–483, 2011.

233. Kunishima S, Imai T, Kobayashi R, et al: Bernard-Soulier syndrome caused by a hemizygous GPIbbeta mutation and 22q11.2 deletion. *Pediatr Int* 55:434–437, 2013.

234. Budarf ML, Konkle BA, Ludlow LB, et al: Identification of a patient with Bernard-Soulier syndrome and a deletion in the DiGeorge/velo-cardio-facial chromosomal region in 22q11.2. *Hum Mol Genet* 4:763, 1995.

235. Lascone MR, Sacchelli M, Vittorini S, Giusti S: Complex conotruncal heart defect, severe bleeding disorder and 22q11 deletion: A new case of Bernard-Soulier syndrome and of 22q11 deletion syndrome? *Ital Heart J* 2:475–477, 2001.

236. Tang J, Stern-Nezer S, Liu PC, et al: Mutation in the leucine-rich repeat C-flanking region of platelet glycoprotein Ibbeta impairs assembly of von Willebrand factor receptor. *Thromb Haemost* 92:75–88, 2004.

237. Hillmann A, Nurden A, Nurden P, et al: A novel hemizygous Bernard-Soulier Syndrome (BSS) mutation in the amino terminal domain of glycoprotein (GP)Ibbeta—Platelet characterization and transfection studies. *Thromb Haemost* 88:1026–1032, 2002.

238. Nakagawa M, Okuno M, Okamoto N, et al: Bernard-Soulier syndrome associated with 22q11.2 microdeletion. *Am J Med Genet* 99:286–288, 2001.

239. Liang HP, Morel-Kopp MC, Curtin J, et al: Heterozygous loss of platelet glycoprotein (GP) Ib-V-IX variably affects platelet function in velocardiofacial syndrome (VCFS) patients. *Thromb Haemost* 98:1298–1308, 2007.

240. Van Geet C, Devriendt K, Eyskens B, et al: Velocardiofacial syndrome patients with a heterozygous chromosome 22q11 deletion have giant platelets. *Pediatr Res* 44:607–611, 1998.

241. Lawrence S, McDonald-McGinn DM, Zackai E, Sullivan KE: Thrombocytopenia in patients with chromosome 22q11.2 deletion syndrome. *J Pediatr* 143:277–278, 2003.

242. Kato T, Kosaka K, Kimura M, et al: Thrombocytopenia in patients with 22q11.2 deletion syndrome and its association with glycoprotein Ib-beta. *Genet Med* 5:113–119, 2003.

243. Latger-Cannard V, Bensoussan D, Gregoire MJ, et al: Frequency of thrombocytopenia and large platelets correlates neither with conotruncal cardiac anomalies nor immunological features in the chromosome 22q11.2 deletion syndrome. *Eur J Pediatr* 163:

327–328, 2004.

244. Ryan AK, Goodship JA, Wilson DI, et al: Spectrum of clinical features associated with interstitial chromosome 22q11 deletions: A European collaborative study. *J Med Genet* 34:798–804, 1997.

245. Miller JL, Lyle VA, Cunningham D: Mutation of leucine-57 to phenylalanine in a platelet glycoprotein Ib alpha leucine tandem repeat occurring in patients with an autosomal dominant variant of Bernard-Soulier disease. *Blood* 79:439–446, 1992.

246. Vettore S, Scandellari R, Moro S, et al: Novel point mutation in a leucine-rich repeat of the GPIbalpha chain of the platelet von Willebrand factor receptor, GPIb/IX/V, resulting in an inherited dominant form of Bernard-Soulier syndrome affecting two unrelated families: The N41H variant. *Haematologica* 93:1743–1747, 2008.

247. Kunishima S, Imai T, Hamaguchi M, Saito H: Novel heterozygous missense mutation in the second leucine rich repeat of GPIbalpha affects GPIb/IX/V expression and results in macrothrombocytopenia in a patient initially misdiagnosed with idiopathic thrombocytopenic purpura. *Eur J Haematol* 76:348–355, 2006.

248. De Marco L, Mazzucato M, Fabris F, et al: Variant Bernard-Soulier syndrome type Bolzano. A congenital bleeding disorder due to a structural and functional abnormality of the platelet glycoprotein Ib-IX complex. *J Clin Invest* 86:25–31, 1990.

249. Margaglione M, D'Andrea G, Grandone E, et al: Compound heterozygosity (554–589 del, C515-T transition) in the platelet glycoprotein Ib alpha gene in a patient with a severe bleeding tendency. *Thromb Haemost* 81:486–492, 1999.

250. Noris P, Perrotta S, Bottega R, et al: Clinical and laboratory features of 103 patients from 42 Italian families with inherited thrombocytopenia derived from the monoallelic Ala156Val mutation of GPIbalpha (Bolzano mutation). *Haematologica* 97:82–88, 2012.

251. Yuksel O, Koklu S, Ucar E, et al: Severe recurrent gastrointestinal bleeding due to angiodysplasia in a Bernard-Soulier patient: An onerous medical concomitance. *Dig Dis Sci* 49:885–887, 2004.

252. Okita R, Hihara J, Konishi K, et al: Intractable gastrointestinal bleeding from angiodysplasia in a patient of Bernard-Soulier syndrome—Report of a case. *Hiroshima J Med Sci* 54:113–115, 2005.

253. Kaya Z, Gursel T, Dalgic B, Aslan D: Gastric angiodysplasia in a child with Bernard-Soulier syndrome: Efficacy of octreotide in long-term management. *Pediatr Hematol Oncol* 22:223–227, 2005.

254. George JN, Reimann TA, Moake JL, et al: Bernard-Soulier disease: A study of four patients and their parents. *Br J Haematol* 48:459, 1981.

255. Fox JE: Linkage of a membrane skeleton to integral membrane glycoproteins in human platelets. Identification of one of the glycoproteins as glycoprotein Ib. *J Clin Invest* 76:1673–1683, 1985.

256. Eaton LA Jr, Read MS, Brinkhous KM: Glycoprotein Ib bioassays. Activity levels in Bernard-Soulier syndrome and in stored blood bank platelets. *Arch Pathol Lab Med* 115:488–493, 1991.

257. Waldenstrom E, Holmberg L, Axelsson U, et al: Bernard-Soulier syndrome in two Swedish families: Effect of DDAVP on bleeding time. *Eur J Haematol* 46:182–187, 1991.

258. Evensen SA, Solum NO, Grottum KA, Hovig T: Familial bleeding disorder with a moderate thrombocytopenia and giant blood platelets. *Scand J Haematol* 13:203–214, 1974.

259. Greco NJ, Tandon NN, Jones GD, et al: Contributions of glycoprotein Ib and the seven transmembrane domain receptor to increases in platelet cytoplasmic [Ca 2+] induced by α-thrombin. *Biochemistry* 35:906–914, 1996.

260. Celikel R, McClintock RA, Roberts JR, et al: Modulation of alpha-thrombin function by distinct interactions with platelet glycoprotein Ibalpha. *Science* 301:218–221, 2003.

261. Dumas JJ, Kumar R, Seehra J, et al: Crystal structure of the GpIbalpha-thrombin complex essential for platelet aggregation. *Science* 301:222–226, 2003.

262. McGowan EB, Ding A, Detwiler TC: Correlation of thrombin-induced glycoprotein V hydrolysis and platelet activation. *J Biol Chem* 258:11243, 1983.

263. Bienz D, Schnippering W, Clemetson KJ: Glycoprotein V is not the thrombin activation receptor on human blood platelets. *Blood* 68:720–725, 1986.

264. Caen JP, Nurden AT, Jeanneau C, et al: Bernard-Soulier syndrome: A new platelet glycoprotein abnormality. Its relationship with platelet adhesion to subendothelium and with the factor VIII von Willebrand protein. *J Lab Clin Med* 87:586–596, 1976.

265. Andrews RK, Harris SJ, McNally T, Berndt MC: Binding of purified 14–3–3 zeta signaling protein to discrete amino acid sequences within the cytoplasmic domain of the platelet membrane glycoprotein Ib-IX-V complex. *Biochemistry* 37:638–647, 1998.

266. Sullam PM, Hyun WC, Szollosi J, et al: Physical proximity and functional interplay of the glycoprotein Ib-IX-V complex and the Fc receptor FcgammaRIIA on the platelet plasma membrane. *J Biol Chem* 273:5331–5336, 1998.

267. Falati S, Edmead CE, Poole AW: Glycoprotein Ib-V-IX, a receptor for von Willebrand factor, couples physically and functionally to the Fc receptor g -chain, Fyn, and Lyn to activate human platelets. *Blood* 94:1648–1656, 1999.

268. Arthur JF, Gardiner EE, Matzaris M, et al: Glycoprotein VI is associated with GPIb-IX-V on the membrane of resting and activated platelets. *Thromb Haemost* 93:716–723, 2005.

269. Feng S, Resendiz JC, Christodoulides N, et al: Pathological shear stress stimulates the tyrosine phosphorylation of alpha-actinin associated with the glycoprotein Ib-IX complex. *Biochemistry* 41:1100–1108, 2002.

270. Aziz KA: An acquired form of Bernard Soulier syndrome associated with acute myeloid leukemia. *Saudi Med J* 26:1095–1098, 2005.

271. Kaur H, Ozelo M, Scovil S, et al: Systematic analysis of bleeding phenotype in PT-VWD compared to type 2B VWD using an electronic bleeding questionnaire. *Clin Appl Thromb Hemost* 20:765–771, 2014.

272. Takahashi H: Studies on the pathophysiology and treatment of von Willebrand's disease. IV. Mechanism of increased ristocetin-induced platelet aggregation in von Willebrand's disease. *Thromb Res* 19:857–867, 1980.

273. Krizek DM, Rick ME, Williams SB, Gralnick HR: Cryoprecipitate transfusion in variant von Willebrand's disease and thrombocytopenia. *Ann Intern Med* 98:484–486, 1983.

274. Weiss HJ, Meyer D, Rabinowitz R, et al: Pseudo-von Willebrand's disease. An intrinsic platelet defect with aggregation by unmodified human factor VIII/von Willebrand factor and enhanced adsorption of its high-molecular-weight multimers. *N Engl J Med*

306:326–333, 1982.
275. Miller JL, Castella A: Platelet-type von Willebrand's disease: Characterization of a new bleeding disorder. *Blood* 60:790–794, 1982.
276. Gralnick HR, Williams SB, Shafer BC, Corash L: Factor VIII/von Willebrand factor binding to von Willebrand's disease platelets. *Blood* 60:328–332, 1982.
277. Takahashi H, Handa M, Watanabe K, et al: Further characterization of platelet-type von Willebrand's disease in Japan. *Blood* 64:1254–1262, 1984.
278. Nurden P, Lanza F, Bonnafous-Faurie C, Nurden A: A second report of platelet-type von Willebrand disease with a Gly233Ser mutation in the GPIBA gene. *Thromb Haemost* 97:319–321, 2007.
279. Othman M, Notley C, Lavender FL, et al: Identification and functional characterization of a novel 27-bp deletion in the macroglycopeptide-coding region of the GPIBA gene resulting in platelet-type von Willebrand disease. *Blood* 105:4330–4336, 2005.
280. Enayat MS, Guilliatt AM, Lester W, et al: Distinguishing between type 2B and pseudo-von Willebrand disease and its clinical importance. *Br J Haematol* 133:664–666, 2006.
281. Bryckaert MC, Pietu G, Ruan C, et al: Abnormality of glycoprotein Ib in two cases of "pseudo"-von Willebrand's disease. *J Lab Clin Med* 106:393–400, 1985.
282. Othman M, Kaur H, Emsley J: Platelet-type von Willebrand disease: New insights into the molecular pathophysiology of a unique platelet defect. *Semin Thromb Hemost* 39:663–673, 2013.
283. Othman M, Emsley J: Platelet-type von Willebrand disease: Toward an improved understanding of the "sticky situation." *Semin Thromb Hemost* 40:146–150, 2014.
284. Miller JL, Cunningham D, Lyle VA, Finch CN: Mutation in the gene encoding the alpha chain of platelet glycoprotein Ib in platelet-type von Willebrand disease. *Proc Natl Acad Sci U S A* 88:4761–4765, 1991.
285. Russell SD, Roth GJ: Pseudo-von Willebrand disease: A mutation in the platelet glycoprotein Ib alpha gene associated with a hyperactive surface receptor. *Blood* 81: 1787–1791, 1993.
286. Takahashi H, Murata M, Moriki T, et al: Substitution of Val for Met at residue 239 of platelet glycoprotein Ib alpha in Japanese patients with platelet-type von Willebrand disease. *Blood* 85:727–733, 1995.
287. Kunishima S, Heaton DC, Naoe T, et al: De novo mutation of the platelet glycoprotein Ib alpha gene in a patient with pseudo-von Willebrand disease. *Blood Coagul Fibrinolysis* 8:311–315, 1997.
288. Matsubara Y, Murata M, Sugita K, Ikeda Y: Identification of a novel point mutation in platelet glycoprotein Ibalpha, Gly to Ser at residue 233, in a Japanese family with platelet-type von Willebrand disease. *J Thromb Haemost* 1:2198–2205, 2003.
289. Kanaji S, Fahs SA, Ware J, et al: Non-myeloablative conditioning with busulfan before hematopoietic stem cell transplantation leads to phenotypic correction of murine Bernard-Soulier syndrome. *J Thromb Haemost* 12:1726–1732, 2014.
290. Uff S, Clemetson JM, Harrison T, et al: Crystal structure of the platelet glycoprotein Ib(alpha) N-terminal domain reveals an unmasking mechanism for receptor activation. *J Biol Chem* 277:35657–35663, 2002.
291. Huizinga EG, Tsuji S, Romijn RA, et al: Structures of glycoprotein Ibalpha and its complex with von Willebrand factor A1 domain. *Science* 297:1176–1179, 2002.
292. Enayat S, Ravanbod S, Rassoulzadegan M, et al: A novel D235Y mutation in the GP1BA gene enhances platelet interaction with von Willebrand factor in an Iranian family with platelet-type von Willebrand disease. *Thromb Haemost* 108:946–954, 2012.
293. Woods AI, Sanchez-Luceros A, Bermejo E, et al: Identification of p.W246L as a novel mutation in the GP1BA gene responsible for platelet-type von Willebrand disease. *Semin Thromb Hemost* 40:151–160, 2014.
294. Pincus MR, Carty RP, Miller JL: Structural implications of the substitution of Val for Met at residue 239 in the alpha chain of human platelet glycoprotein Ib. *J Protein Chem* 13:629–633, 1994.
295. Dumas JJ, Kumar R, McDonagh T, et al: Crystal structure of the wild-type von Willebrand factor A1-glycoprotein Ibalpha complex reveals conformation differences with a complex bearing von Willebrand disease mutations. *J Biol Chem* 279:23327–23334, 2004.
296. Suva LJ, Hartman E, Dilley JD, et al: Platelet dysfunction and a high bone mass phenotype in a murine model of platelet-type von Willebrand disease. *Am J Pathol* 172: 430–439, 2008.
297. Doggett TA, Girdhar G, Lawshe A, et al: Alterations in the intrinsic properties of the GPIbalpha-VWF tether bond define the kinetics of the platelet-type von Willebrand disease mutation, Gly233Val. *Blood* 102:152–160, 2003.
298. Tait AS, Cranmer SL, Jackson SP, et al: Phenotype changes resulting in high-affinity binding of von Willebrand factor to recombinant glycoprotein Ib-IX: Analysis of the platelet-type von Willebrand disease mutations. *Blood* 98:1812–1818, 2001.
299. Takahashi H, Nagayama R, Hattori A, Shibata A: Botrocetin- and polybrene-induced platelet aggregation in platelet-type von Willebrand disease. *Am J Hematol* 18:179–189, 1985.
300. Miller JL, Kupinski JM, Castella A, Ruggeri ZM: Von Willebrand factor binds to platelets and induces aggregation in platelet-type but not type IIB von Willebrand disease. *J Clin Invest* 72:1532–1542, 1983.
301. Scott JP, Montgomery RR: The rapid differentiation of type IIb von Willebrand's disease from platelet-type (pseudo-) von Willebrand's disease by the "neutral" monoclonal antibody binding assay. *Am J Clin Pathol* 96:723–728, 1991.
302. Miller JL: Sorting out heightened interactions between platelets and von Willebrand factor. "IIB or not IIB?" is becoming an increasingly answerable question in the molecular era. *Am J Clin Pathol* 96:681–683, 1991.
303. Miller JL, Ruggeri ZM, Lyle VA: Unique interactions of asialo von Willebrand factor with platelets in platelet-type von Willebrand disease. *Blood* 70:1804–1809, 1987.
304. Hamilton A, Ozelo M, Leggo J, et al: Frequency of platelet type versus type 2B von Willebrand disease. An international registry-based study. *Thromb Haemost* 105: 501–508, 2011.
305. Takahashi H: Replacement therapy in platelet-type von Willebrand disease. *Am J Hematol* 18:351–362, 1985.
306. Miller JL: Platelet-type von Willebrand's disease. *Clin Lab Med* 4:319–331, 1984.
307. Poon MC: Factor VIIa, in *Platelets*, 2nd ed, edited by AD Michelson, p 867. Academic Press, San Diego, 2007.
308. Fressinaud E, Signaud-Fiks M, Le Boterff C, Piot B: Use of recombinant factor VIIa (NovoSevenr) for dental extraction in a patient affected by platelet-type (pseudo-) von Willebrand disease. *Haemophilia* 4:299, 1998.
309. Nieuwenhuis HK, Akkerman JW, Houdijk WP, Sixma JJ. Human blood platelets showing no response to collagen fail to express surface glycoprotein Ia. *Nature* 318:470–472, 1985.
310. Nieuwenhuis HK, Sakariassen KS, Houdijk WP, et al: Deficiency of platelet membrane glycoprotein Ia associated with a decreased platelet adhesion to subendothelium: A defect in platelet spreading. *Blood* 68:692–695, 1986.
311. Beer JH, Nieuwenhuis HK, Sixma JJ, Coller BS: Deficiency of antibody 6F1 binding to the platelets of a patient with an isolated defect in platelet-collagen interaction. *Circulation* 78(Suppl):II-308, 1988.
312. Coller BS, Beer JH, Scudder LE, Steinberg MH: Collagen-platelet interactions: Evidence for a direct interaction of collagen with platelet GPIa/IIa and an indirect interaction with platelet GPIIb/IIa mediated by adhesive proteins. *Blood* 74:182–192, 1989.
313. Kehrel B, Balleisen L, Kokott R, et al: Deficiency of intact thrombospondin and membrane glycoprotein Ia in platelets with defective collagen-induced aggregation and spontaneous loss of disorder. *Blood* 71:1074–1078, 1988.
314. Kunicki TJ, Williams SA, Nugent DJ: Genetic variants that affect platelet function. *Curr Opin Hematol* 19:371–379, 2012.
315. Habart D, Cheli Y, Nugent DJ, et al: Conditional knockout of integrin alpha2beta1 in murine megakaryocytes leads to reduced mean platelet volume. *PLoS One* 8:e55094, 2013.
316. McCall-Culbreath KD, Zutter MM: Collagen receptor integrins: Rising to the challenge. *Curr Drug Targets* 9:139–149, 2008.
317. Yamamoto N, Ikeda H, Tandon NN, et al: A platelet membrane glycoprotein (GP) deficiency in healthy blood donors: Naka-platelets lack detectable GPIV (CD36). *Blood* 76:1698–1703, 1990.
318. Curtis BR, Aster RH: Incidence of the Nak(a)-negative platelet phenotype in African Americans is similar to that of Asians. *Transfusion* 36:331–334, 1996.
319. Zhu W, Li W, Silverstein RL: Advanced glycation end products induce a prothrombotic phenotype in mice via interaction with platelet CD36. *Blood* 119:6136–6144, 2012.
320. Asch AS, Barnwell J, Silverstein RL, Nachman RL: Isolation of the thrombospondin membrane receptor. *J Clin Invest* 79:1054–1061, 1987.
321. Tandon NN, Kralisz U, Jamieson GA: Identification of glycoprotein IV (CD36) as a primary receptor for platelet-collagen adhesion. *J Biol Chem* 264:7576–7583, 1989.
322. Wang Y, Fang C, Gao H, et al: Platelet-derived S100 family member myeloid-related protein-14 regulates thrombosis. *J Clin Invest* 124:2160–2171, 2014.
323. Matsuno K, Diaz-Ricart M, Montgomery RR, et al: Inhibition of platelet adhesion to collagen by monoclonal anti-CD36 antibodies. *Br J Haematol* 92:960–967, 1996.
324. Silverstein RL, Asch AS, Nachman RL: Glycoprotein IV mediates thrombospondin-dependent platelet-monocyte and platelet-U937 cell adhesion. *J Clin Invest* 84:546–552, 1989.
325. Kehrel B, Kronenberg A, Schwippert B, et al: Thrombospondin binds normally to glycoprotein IIIb deficient platelets. *Biochem Biophys Res Commun* 179:985–991, 1991.
326. Tandon NN, Ockenhouse CF, Greco NJ, Jamieson GA: Adhesive functions of platelets lacking glycoprotein IV (CD36). *Blood* 78:2809–2813, 1991.
327. Saelman EU, Kehrel B, Hese KM, et al: Platelet adhesion to collagen and endothelial cell matrix under flow conditions is not dependent on platelet glycoprotein IV. *Blood* 83:3240–3244, 1994.
328. Kuijpers MJ, de Witt S, Nergiz-Unal R, et al: Supporting roles of platelet thrombospondin-1 and CD36 in thrombus formation on collagen. *Arterioscler Thromb Vasc Biol* 34: 1187–1192, 2014.
329. Englyst NA, Taube JM, Aitman TJ, et al: A novel role for CD36 in VLDL-enhanced platelet activation. *Diabetes* 52:1248–1255, 2003.
330. Ghosh A, Murugesan G, Chen K, et al: Platelet CD36 surface expression levels affect functional responses to oxidized LDL and are associated with inheritance of specific genetic polymorphisms. *Blood* 117:6355–6366, 2011.
331. Kashiwagi H, Tomiyama Y, Honda S, et al: Molecular basis of CD36 deficiency. Evidence that a 478C—>T substitution (proline90—>serine) in CD36 cDNA accounts for CD36 deficiency. *J Clin Invest* 95:1040–1046, 1995.
332. Hirano K, Kuwasako T, Nakagawa-Toyama Y, et al: Pathophysiology of human genetic CD36 deficiency. *Trends Cardiovasc Med* 13:136–141, 2003.
333. Febbraio M, Silverstein RL: CD36: Implications in cardiovascular disease. *Int J Biochem Cell Biol* 39:2012–2030, 2007.
334. Kashiwagi H, Tomiyama Y, Kosugi S, et al: Family studies of type II CD36 deficient subjects: Linkage of a CD36 allele to a platelet-specific mRNA expression defect(s) causing type II CD36 deficiency. *Thromb Haemost* 74:758–763, 1995.
335. Ikeda H: Platelet membrane protein CD36. *Hokkaido Igaku Zasshi* 74:99–104, 1999.
336. Kashiwagi H, Tomiyama Y, Kosugi S, et al: Identification of molecular defects in a subject with type I CD36 deficiency. *Blood* 83:3545–3552, 1994.
337. Kashiwagi H, Tomiyama Y, Nozaki S, et al: A single nucleotide insertion in codon 317 of the CD36 gene leads to CD36 deficiency. *Arterioscler Thromb Vasc Biol* 16:1026–1032, 1996.
338. Hanawa H, Watanabe K, Nakamura T, et al: Identification of cryptic splice site, exon skipping, and novel point mutations in type I CD36 deficiency. *J Med Genet* 39: 286–291, 2002.
339. Bierling P, Godeau B, Fromont P, et al: Posttransfusion purpura-like syndrome associated with CD36 (Naka) isoimmunization. *Transfusion* 35:777–782, 1995.
340. Morishita K, Wakamoto S, Miyazaki T, et al: Life-threatening adverse reaction followed by thrombocytopenia after passive transfusion of fresh frozen plasma containing anti-CD36 (Nak) isoantibody. *Transfusion (Paris)* 45:803–806, 2005.
341. Moroi M, Jung SM, Okuma M, Shinmyozu K: A patient with platelets deficient in glycoprotein VI that lack both collagen-induced aggregation and adhesion. *J Clin Invest* 84:1440–1445, 1989.
342. Ryo R, Yoshida A, Sugano W, et al: Deficiency of P62, a putative collagen receptor, in platelets from a patient with defective collagen-induced platelet aggregation. *Am J Hematol* 39:25–31, 1992.
343. Nurden P, Jandrot-Perrus M, Combrie R, et al: Severe deficiency of glycoprotein VI in a patient with gray platelet syndrome. *Blood* 104:107–114, 2004.
344. Arai M, Yamamoto N, Moroi M, et al: Platelets with 10% of the normal amount of

glycoprotein VI have an impaired response to collagen that results in a mild bleeding tendency. *Br J Haematol* 89:124–130, 1995.

345. Arthur JF, Dunkley S, Andrews RK: Platelet glycoprotein VI-related clinical defects. *Br J Haematol* 139:363–372, 2007.

346. Chu XX, Hou M: [Advances in the studies of platelet glycoprotein VI (GPVI): Review] [in Chinese]. *Zhongguo Shi Yan Xue Ye Xue Za Zhi* 14:1040–1044, 2006.

347. Bellucci S, Huisse MG, Boval B, et al: Defective collagen-induced platelet activation in two patients with malignant haemopathies is related to a defect in the GPVI-coupled signalling pathway. *Thromb Haemost* 93:130–138, 2005.

348. Kojima H, Moroi M, Jung SM, et al: Characterization of a patient with glycoprotein (GP) VI deficiency possessing neither anti-GPVI autoantibody nor genetic aberration. *J Thromb Haemost* 4:2433–2442, 2006.

349. Dunkley S, Arthur JF, Evans S, et al: A familial platelet function disorder associated with abnormal signalling through the glycoprotein VI pathway. *Br J Haematol* 137: 569–577, 2007.

350. Hermans C, Wittevrongel C, Thys C, et al: A compound heterozygous mutation in glycoprotein VI in a patient with a bleeding disorder. *J Thromb Haemost* 7:1356–1363, 2009.

351. Sugiyama T, Okuma M, Ushikubi F, et al: A novel platelet aggregating factor found in a patient with defective collagen-induced platelet aggregation and autoimmune thrombocytopenia. *Blood* 69:1712–1720, 1987.

352. Takahashi H, Moroi M: Antibody against platelet membrane glycoprotein VI in a patient with systemic lupus erythematosus. *Am J Hematol* 67:262–267, 2001.

353. Boylan B, Chen H, Rathore V, et al: Anti-GPVI-associated ITP: An acquired platelet disorder caused by autoantibody-mediated clearance of the GPVI/FcRγ-chain complex from the human platelet surface. *Blood* 104:1350–1355, 2004.

354. Akiyama M, Kashiwagi H, Todo K, et al: Presence of platelet-associated anti-GPVI autoantibodies and restoration of GPVI expression in patients with GPVI deficiency. *J Thromb Haemost* 2009.

355. Nieswandt B, Schulte V, Bergmeier W, et al: Long-term antithrombotic protection by in vivo depletion of platelet glycoprotein VI in mice. *J Exp Med* 193:459–469, 2001.

356. Dumont B, Lasne D, Rothschild C, et al: Absence of collagen-induced platelet activation caused by compound heterozygous GPVI mutations. *Blood* 114:1900–1903, 2009.

357. Matus V, Valenzuela G, Saez CG, et al: An adenine insertion in exon 6 of human GP6 generates a truncated protein associated with a bleeding disorder in four Chilean families. *J Thromb Haemost* 11:1751–1759, 2013.

358. Weiss HJ, Chervenick PA, Zalusky R, Factor A: A familial defect in platelet function associated with impaired release of adenosine diphosphate. *N Engl J Med* 281: 1264–1270, 1969.

359. Holmsen H, Weiss HJ: Hereditary defect in the platelet release reaction caused by a deficiency in the storage pool of platelet adenine nucleotides. *Br J Haematol* 19: 643–649, 1970.

360. Holmsen H: Secretable storage pools in platelets. *Annu Rev Med* 30:119–134, 1979.

361. Huizing M, Helip-Wooley A, Westbroek W, et al: Disorders of lysosome-related organelle biogenesis: Clinical and molecular genetics. *Annu Rev Genomics Hum Genet* 9: 359–386, 2008.

362. Hermansky F, Pudlak P: Albinism associated with hemorrhagic diathesis and unusual pigmented reticular cells in the bone marrow: Report of two cases with histochemical studies. *Blood* 14:162, 1959.

363. Gahl WA, Brantly M, Kaiser-Kupfer MI, et al: Genetic defects and clinical characteristics of patients with a form of oculocutaneous albinism (Hermansky-Pudlak syndrome). *N Engl J Med* 338:1258–1264, 1998.

364. Wei ML: Hermansky-Pudlak syndrome: A disease of protein trafficking and organelle function. *Pigment Cell Res* 19:19–42, 2006.

365. Gunay-Aygun M, Huizing M, Gahl WA: Molecular defects that affect platelet dense granules. *Semin Thromb Hemost* 30:537–547, 2004.

366. Shiflett SL, Kaplan J, Ward DM: Chédiak-Higashi syndrome: A rare disorder of lysosomes and lysosome related organelles. *Pigment Cell Res* 15:251–257, 2002.

367. Grottum KA, Hovig T, Holmsen H, et al: Wiskott-Aldrich syndrome: Qualitative platelet defects and short platelet survival. *Br J Haematol* 17:373–388, 1969.

368. Stormorken H, Hellum B, Egeland T, et al: X-linked thrombocytopenia and thrombocytopathia: Attenuated Wiskott- Aldrich syndrome. Functional and morphological studies of platelets and lymphocytes. *Thromb Haemost* 65:300–305, 1991.

369. Onel D, Ulutin SB, Ulutin ON: Platelet defect in a case of Ehlers-Danlos syndrome. *Acta Haematol* 50:238–244, 1973.

370. Hathaway WE, Solomons CC, Ott JE: Platelet function and pyrophosphates in osteogenesis imperfecta. *Blood* 39:500–509, 1972.

371. Day HJ, Holmsen H: Platelet adenine nucleotide "storage pool deficiency" in thrombocytopenia absent radii syndrome. *JAMA* 221:1053, 1972.

372. Weiss HJ, Witte LD, Kaplan KL, et al: Heterogeneity in storage pool deficiency: Studies on granule-bound substances in 18 patients including variants deficient in alpha-granules, platelet factor 4, beta-thromboglobulin, and platelet-derived growth factor. *Blood* 54:1296–1319, 1979.

373. Seward SL Jr, Gahl WA: Hermansky-Pudlak syndrome: Health care throughout life. *Pediatrics* 132:153–160, 2013.

374. Bonifacino JS: Insights into the biogenesis of lysosome-related organelles from the study of the Hermansky-Pudlak syndrome. *Ann N Y Acad Sci* 1038:103–114, 2004.

375. White JG: Inherited abnormalities of the platelet membrane and secretory granules. *Hum Pathol* 18:123–139, 1987.

376. Nishibori M, Cham B, McNicol A, et al: The protein CD63 is in platelet dense granules, is deficient in a patient with Hermansky-Pudlak syndrome, and appears identical to granulophysin. *J Clin Invest* 91:1775–1782, 1993.

377. Huizing M, Boissy RE, Gahl WA: Hermansky-Pudlak syndrome: Vesicle formation from yeast to man. *Pigment Cell Res* 15:405–419, 2002.

378. Huizing M, Parkes JM, Helip-Wooley A, et al: Platelet alpha granules in BLOC-2 and BLOC-3 subtypes of Hermansky-Pudlak syndrome. *Platelets* 18:150–157, 2007.

379. Hermos CR, Huizing M, Kaiser-Kupfer MI, Gahl WA: Hermansky-Pudlak syndrome type 1: Gene organization, novel mutations, and clinical-molecular review of non-Puerto Rican cases. *Hum Mutat* 20:482, 2002.

380. Carmona-Rivera C, Hess RA, O'Brien K, et al: Novel mutations in the HPS1 gene among Puerto Rican patients. *Clin Genet* 79:561–567, 2011.

381. Dell'Angelica EC, Shotelersuk V, Aguilar RC, et al: Altered trafficking of lysosomal proteins in Hermansky-Pudlak syndrome due to mutations in the beta 3A subunit of the AP-3 adaptor. *Mol Cell* 3:11–21, 1999.

382. Huizing M, Anikster Y, Fitzpatrick DL, et al: Hermansky-Pudlak syndrome type 3 in Ashkenazi Jews and other non-Puerto Rican patients with hypopigmentation and platelet storage-pool deficiency. *Am J Hum Genet* 69:1022–1032, 2001.

383. Anderson PD, Huizing M, Claassen DA, et al: Hermansky-Pudlak syndrome type 4 (HPS-4): Clinical and molecular characteristics. *Hum Genet* 113:10–17, 2003.

384. Huizing M, Helip-Wooley A, Dorward H, et al: Hermansky-Pudlak syndrome: A model for abnormal vesicle formation and trafficking. *Pigment Cell Res* 16:584, 2003.

385. Zhang Q, Zhao B, Li W, et al: Ru2 and Ru encode mouse orthologs of the genes mutated in human Hermansky-Pudlak syndrome types 5 and 6. *Nat Genet* 33:145–153, 2003.

386. Li W, Zhang Q, Oiso N, et al: Hermansky-Pudlak syndrome type 7 (HPS-7) results from mutant dysbindin, a member of the biogenesis of lysosome-related organelles complex 1 (BLOC-1). *Nat Genet* 35:84–89, 2003.

387. Morgan NV, Pasha S, Johnson CA, et al: A germline mutation in BLOC1S3/reduced pigmentation causes a novel variant of Hermansky-Pudlak syndrome (HPS8). *Am J Hum Genet* 78:160–166, 2006.

388. Helip-Wooley A, Westbroek W, Dorward HM, et al: Improper trafficking of melanocyte-specific proteins in Hermansky-Pudlak syndrome type-5. *J Invest Dermatol* 127:1471–1478, 2007.

389. Cullinane AR, Curry JA, Carmona-Rivera C, et al: A BLOC-1 mutation screen reveals that PLDN is mutated in Hermansky-Pudlak Syndrome type 9. *Am J Hum Genet* 88:778–787, 2011.

390. Michaud J, Wu F, Osato M, et al: In vitro analyses of known and novel RUNX1/AML1 mutations in dominant familial platelet disorder with predisposition to acute myelogenous leukemia: Implications for mechanisms of pathogenesis. *Blood* 99:1364–1372, 2002.

391. Connelly JP, Kwon EM, Gao Y, et al: Targeted correction of RUNX1 mutation in FPD patient-specific induced pluripotent stem cells rescues megakaryopoietic defects. *Blood* 124:1926–1930, 2014.

392. Weiss HJ: Inherited disorders of platelet granules and signal transduction, in *Hemostasis and Thrombosis: Basic Principles and Clinical Practice*, 3rd ed, edited by RW Colman, J Hirsh, VJ Marder, M Samama, pp 673–684. Lippincott, Philadelphia, 1993.

393. Payne CM: A qualitative ultrastructural evaluation of the cell organelle specificity of the uranaffin reaction to normal human platelets. *Am J Clin Pathol* 31:62, 1984.

394. Weiss HJ, Lages B, Vicic W, et al: Heterogeneous abnormalities of platelet dense granule ultrastructure in 20 patients with congenital storage pool deficiency. *Br J Haematol* 83:282–295, 1993.

395. Masliah-Planchon J, Darnige L, Bellucci S: Molecular determinants of platelet delta storage pool deficiencies: An update. *Br J Haematol* 160:5–11, 2013.

396. Akkerman JW, Nieuwenhuis HK, Mommersteeg-Leautaud ME, et al: ATP-ADP compartmentation in storage pool deficient platelets: Correlation between granule-bound ADP and the bleeding time. *Br J Haematol* 55:135–143, 1983.

397. Cattaneo M, Lecchi A, Agati B, et al: Evaluation of platelet function with the PFA-100 system in patients with congenital defects of platelet secretion. *Thromb Res* 96:213–217, 1999.

398. Harrison C, Khair K, Baxter B, et al: Hermansky-Pudlak syndrome: Infrequent bleeding and first report of Turkish and Pakistani kindreds. *Arch Dis Child* 86:297–301, 2002.

399. Hayward CP, Harrison P, Cattaneo M, et al: Platelet function analyzer (PFA)-100 closure time in the evaluation of platelet disorders and platelet function. *J Thromb Haemost* 4:312–319, 2006.

400. Cattaneo M: Light transmission aggregometry and ATP release for the diagnostic assessment of platelet function. *Semin Thromb Hemost* 35:158–167, 2009.

401. Akkerman JWN, Nieuwenhuis HK, Mommersteeg-Leautaud ME, et al: ATP-ADP compartmentation in storage pool deficient platelets: Correlation between granule-bound ADP and the bleeding time. *Br J Haematol* 55:135–143, 1983.

402. Weiss HJ, Tschopp TB, Rogers J, Brand H: Studies of platelet 5-hydroxytryptamine (serotonin) in storage pool disease and albinism. *J Clin Invest* 54:421–433, 1974.

403. Weiss HJ, Lages B: Platelet malondialdehyde production and aggregation responses induced by arachidonate, prostaglandin-G2, collagen, and epinephrine in 12 patients with storage pool deficiency. *Blood* 58:27–33, 1981.

404. Witkop CJ Jr, Bowie EJ, Krumwiede MD, et al: Synergistic effect of storage pool deficient platelets and low plasma von Willebrand factor on the severity of the hemorrhagic diathesis in Hermansky-Pudlak syndrome. *Am J Hematol* 44:256–259, 1993.

405. McKeown LP, Hansmann KE, Wilson O, et al: Platelet von Willebrand factor in Hermansky-Pudlak syndrome. *Am J Hematol* 59:115–120, 1998.

406. White JG: Electron opaque structures in human platelets: Which are or are not dense bodies? *Platelets* 19:455–466, 2008.

407. Lorez HP, Richards JG, Da Prada M, et al: Storage pool disease: Comparative fluorescence microscopical, cytochemical and biochemical studies on amine-storing organelles of human blood platelets. *Br J Haematol* 43:297–305, 1979.

408. Gordon N, Thom J, Cole C, Baker R: Rapid detection of hereditary and acquired platelet storage pool deficiency by flow cytometry. *Br J Haematol* 89:117–123, 1995.

409. Nazarian R, Huizing M, Helip-Wooley A, et al: An immunoblotting assay to facilitate the molecular diagnosis of Hermansky-Pudlak syndrome. *Mol Genet Metab* 93: 134–144, 2008.

410. Gahl WA, Brantly M, Troendle J, et al: Effect of pirfenidone on the pulmonary fibrosis of Hermansky-Pudlak syndrome. *Mol Genet Metab* 76:234–242, 2002.

411. O'Brien K, Troendle J, Gochuico BR, et al: Pirfenidone for the treatment of Hermansky-Pudlak syndrome pulmonary fibrosis. *Mol Genet Metab* 103:128–134, 2011.

412. Nurden AT, Nurden P: The gray platelet syndrome: Clinical spectrum of the disease.

Blood Rev 21:21–36, 2007.

413. Nurden AT, Nurden P, Bermejo E, et al: Phenotypic heterogeneity in the Gray platelet syndrome extends to the expression of TREM family member, TLT-1. *Thromb Haemost* 100:45–51, 2008.

414. Raccuglia G: Gray platelet syndrome: A variety of qualitative platelet disorder. *Am J Med* 51:818, 1971.

415. Maynard DM, Heijnen HF, Gahl WA, Gunay-Aygun M: The alpha granule proteome: Novel proteins in normal and ghost granules in gray platelet syndrome. *J Thromb Haemost* 8:1786–1796, 2010.

416. Zufferey A, Schvartz D, Nolli S, et al: Characterization of the platelet granule proteome: Evidence of the presence of MHC1 in alpha-granules. *J Proteomics* 101:130–140, 2014.

417. Aneja K, Jalagadugula G, Mao G, et al: Mechanism of platelet factor 4 (PF4) deficiency with RUNX1 haplodeficiency: RUNX1 is a transcriptional regulator of *PF4*. *J Thromb Haemost* 9:383–391, 2011.

418. Tubman VN, Levine JE, Campagna DR, et al: X-linked gray platelet syndrome due to a GATA1 Arg216Gln mutation. *Blood* 109:3297–3299, 2007.

419. Monteferrario D, Bolar NA, Marneth AE, et al: A dominant-negative GFI1B mutation in the gray platelet syndrome. *N Engl J Med* 370:245–253, 2014.

420. Stevenson WS, Morel-Kopp MC, Chen Q, et al: GFI1B mutation causes a bleeding disorder with abnormal platelet function. *J Thromb Haemost* 11:2039–2047, 2013.

421. Deppermann C, Cherpokova D, Nurden P, et al: Gray platelet syndrome and defective thrombo-inflammation in Nbeal2-deficient mice. *J Clin Invest* 123:3331–3342, 2013.

422. Kahr WH, Lo RW, Li L, et al: Abnormal megakaryocyte development and platelet function in Nbeal2(-/-) mice. *Blood* 122:3349–3358, 2013.

423. Lo B, Li L, Gissen P, et al: Requirement of VPS33B, a member of the Sec1/Munc18 protein family, in megakaryocyte and platelet alpha-granule biogenesis. *Blood* 106:4159–4166, 2005.

424. Urban D, Li L, Christensen H, et al: The VPS33B binding protein VPS16B is required in megakaryocyte and platelet alpha-granule biogenesis. *Blood* 120:5032–5040, 2012.

425. Srivastava PC, Powling MJ, Nokes TJ, et al: Grey platelet syndrome: Studies on platelet alpha-granules, lysosomes and defective response to thrombin. *Br J Haematol* 65:441–446, 1987.

426. Greenberg-Sepersky SM, Simons ER, White JG: Studies of platelets from patients with the grey platelet syndrome. *Br J Haematol* 59:603–609, 1985.

427. Lages B, Sussman II, Levine SP, et al: Platelet alpha granule deficiency associated with decreased P-selectin and selective impairment of thrombin-induced activation in a new patient with gray platelet syndrome (alpha-storage pool deficiency). *J Lab Clin Med* 129:364–375, 1997.

428. Rendu F, Marche P, Hovig T, et al: Abnormal phosphoinositide metabolism and protein phosphorylation in platelets from a patient with the grey platelet syndrome. *Br J Haematol* 67:199–206, 1987.

429. Baruch D, Lindhout T, Dupuy E, Caen JP: Thrombin-induced platelet factor Va formation in patients with a gray platelet syndrome. *Thromb Haemost* 58:768–771, 1987.

430. Enouf J, Lebret M, Bredoux R, et al: Abnormal calcium transport into microsomes of grey platelet syndrome. *Br J Haematol* 65:437–440, 1987.

431. Jantunen E, Hanninen A, Naukkarinen A, et al: Gray platelet syndrome with splenomegaly and signs of extramedullary hematopoiesis: A case report with review of the literature. *Am J Hematol* 46:218–224, 1994.

432. Caen JP, Deschamps JF, Bodevin E, et al: Megakaryocytes and myelofibrosis in gray platelet syndrome. *Nouv Rev Fr Hematol* 29:109–114, 1987.

433. Coller BS, Hultin MB, Nurden AT: Isolated alpha-granule deficiency (gray platelet syndrome) with slight increase in bone marrow reticulin and possible glycoprotein and/or protease defect. *Thromb Haemost* 50:211, 1983.

434. Falik-Zaccai TC, Anikster Y, Rivera CE, et al: A new genetic isolate of gray platelet syndrome (GPS): Clinical, cellular, and hematologic characteristics. *Mol Genet Metab* 74:303–313, 2001.

435. Lages B, Shattil SJ, Bainton DF, Weiss HJ: Decreased content and surface expression of alpha-granule membrane protein GMP-140 in one of two types of platelet alpha delta storage pool deficiency. *J Clin Invest* 87:919–929, 1991.

436. Lages B, Sussman, II, et al: Platelet alpha granule deficiency associated with decreased P-selectin and selective impairment of thrombin-induced activation in a new patient with gray platelet syndrome (alpha-storage pool deficiency). *J Lab Clin Med* 129:364–375, 1997.

437. Blavignac J, Bunimov N, Rivard GE, Hayward CP: Quebec platelet disorder: Update on pathogenesis, diagnosis, and treatment. *Semin Thromb Hemost* 37:713–720, 2011.

438. Hayward CPM, Rivard GE, Kane WH: An autosomal dominant, qualitative platelet disorder associated with multimerin deficiency, abnormalities in platelet factor V, thrombospondin, von Willebrand factor, and fibrinogen, and an epinephrine aggregation defect. *Blood* 87:4967–4978, 1996.

439. Tracy PB, Giles AR, Mann KG, et al: Factor V (Quebec): A bleeding diathesis associated with a qualitative platelet Factor V deficiency. *J Clin Invest* 74:1221–1228, 1984.

440. Hayward CP, Rivard GE, Kane WH, et al: An autosomal dominant, qualitative platelet disorder associated with multimerin deficiency, abnormalities in platelet factor V, thrombospondin, von Willebrand factor, and fibrinogen and an epinephrine aggregation defect. *Blood* 87:4967–4978, 1996.

441. Veljkovic DK, Rivard GE, Diamandis M, et al: Increased expression of urokinase plasminogen activator in Quebec platelet disorder is linked to megakaryocyte differentiation. *Blood* 113:1535–1542, 2009.

442. Diamandis M, Paterson AD, Rommens JM, et al: Quebec platelet disorder is linked to the urokinase plasminogen activator gene (PLAU) and increases expression of the linked allele in megakaryocytes. *Blood* 113:1543–1546, 2009.

443. Rao AK: Hereditary disorders of platelet secretion and signal transduction, in *Hemostasis and Thrombosis: Basic Principles and Clinical Practice*, 5th ed, edited by RW Colman, VJ Marder, AW Clowes, JN George, SZ Goldhaber, pp 961–974. Lippincott Williams & Wilkins, Philadelphia, 2006.

444. Rao AK, Jalagadugula G, Sun L: Inherited defects in platelet signaling mechanisms. *Semin Thromb Hemost* 30:525–535, 2004.

445. Cattaneo M: Inherited platelet-based bleeding disorders. *J Thromb Haemost* 1:1628–1636, 2003.

446. Rao AK: Inherited platelet function disorders: Overview and disorders of granules, secretion, and signal transduction. *Hematol Oncol Clin North Am* 27:585–611, 2013.

447. Hirata T, Ushikubi F, Kakizuka A, et al: Two thromboxane A2 receptor isoforms in human platelets. Opposite coupling to adenylyl cyclase with different sensitivity to Arg60 to Leu mutation. *J Clin Invest* 97:949–956, 1996.

448. Hirata T, Kakizuka A, Ushikubi F, et al: Arg60 to Leu mutation of the human thromboxane A2 receptor in a dominantly inherited bleeding disorder. *J Clin Invest* 94:1662–1667, 1994.

449. Higuchi W, Fuse I, Hattori A, Aizawa Y: Mutations of the platelet thromboxane A2 (TXA2) receptor in patients characterized by the absence of TXA2-induced platelet aggregation despite normal TXA2 binding activity. *Thromb Haemost* 82:1528–1531, 1999.

450. Mumford AD, Dawood BB, Daly ME, et al: A novel thromboxane A2 receptor D304N variant that abrogates ligand binding in a patient with a bleeding diathesis. *Blood* 115:363–369, 2010.

451. Gachet C: P2 receptors, platelet function and pharmacological implications. *Thromb Haemost* 99:466–472, 2008.

452. Cattaneo M, Lecchi A, Randi AM, et al: Identification of a new congenital defect of platelet function characterized by severe impairment of platelet responses to adenosine diphosphate. *Blood* 80:2787–2796, 1992.

453. Nurden P, Savi P, Heilmann E, et al: An inherited bleeding disorder linked to a defective interaction between ADP and its receptor on platelets. Its influence on glycoprotein IIb-IIIa complex function. *J Clin Invest* 95:1612–1622, 1995.

454. Shiraga M, Miyata S, Kato H, et al: Impaired platelet function in a patient with P2Y12 deficiency caused by a mutation in the translation initiation codon. *J Thromb Haemost* 3:2315–2323, 2005.

455. Daly ME, Dawood BB, Lester WA, et al: Identification and characterization of a novel P2Y 12 variant in a patient diagnosed with type 1 von Willebrand disease in the European MCMDM-1VWD study. *Blood* 113:4110–4113, 2009.

456. Cattaneo M: The platelet P2Y12 receptor for adenosine diphosphate: Congenital and drug-induced defects. *Blood* 117: 2102–2012, 2011.

457. Cattaneo M, Zighetti ML, Lombardi R, et al: Molecular bases of defective signal transduction in the platelet P2Y12 receptor of a patient with congenital bleeding. *Proc Natl Acad Sci U S A* 100:1978–1983, 2003.

458. Cattaneo M, Lombardi R, Zighetti ML, et al: Deficiency of (33)P-2MeS-ADP binding sites on platelets with secretion defect, normal granule stores and normal thromboxane A2 production. *Thromb Haemost* 77:986–990, 1997.

459. Cattaneo M, Lecchi A, Lombardi R, et al: Platelets from a patient heterozygous for the defect of P2(CYC) receptors for ADP have a secretion defect despite normal thromboxane A(2) production and normal granule stores: Further evidence that some cases of platelet "primary secretion defect" are heterozygous for a defect of P2(CYC) receptors. *Arterioscler Thromb Vasc Biol* 20:E101–E106, 2000.

460. Hollopeter G, Jantzen HM, Vincent D, et al: Identification of the platelet ADP receptor targeted by antithrombotic drugs. *Nature* 409:202–207, 2001.

461. Remijn JA, Ijsseldijk MJ, Strunk AL, et al: Novel molecular defect in the platelet ADP receptor P2Y12 of a patient with haemorrhagic diathesis. *Clin Chem Lab Med* 45: 187–189, 2007.

462. Cunningham MR, Nisar SP, Cooke AE, et al: Differential endosomal sorting of a novel P2Y12 purinoreceptor mutant. *Traffic* 14:585–598, 2013.

463. Oury C, Toth-Zsamboki E, Van Geet C, et al: A natural dominant negative P2X1 receptor due to deletion of a single amino acid residue. *J Biol Chem* 275:22611–22614, 2000.

464. Scrutton MC, Clare KA, Hutton RA, Bruckdorfer KR: Depressed responsiveness to adrenaline in platelets from apparently normal human donors: A familial trait. *Br J Haematol* 49:303–314, 1981.

465. Rao AK, Willis J, Kowalska MA, et al: Differential requirements for platelet aggregation and inhibition of adenylate cyclase by epinephrine. Studies of a familial platelet alpha 2-adrenergic receptor defect. *Blood* 71:494–501, 1988.

466. Tamponi G, Pannocchia A, Arduino C, et al: Congenital deficiency of alpha-2-adrenoceptors on human platelets: Description of two cases. *Thromb Haemost* 58: 1012–1016, 1987.

467. Pelczar-Wissner CJ, McDonald EG, Sussman II: Absence of platelet activating factor (PAF) mediated platelet aggregation: A new platelet defect. *Am J Hematol* 16:419–422, 1984.

468. Gabbeta J, Yang X, Kowalska MA, et al: Platelet signal transduction defect with Galpha subunit dysfunction and diminished Galphaq in a patient with abnormal platelet responses. *Proc Natl Acad Sci U S A* 94:8750–8755, 1997.

469. Rao AK, Koike K, Willis J, et al: Platelet secretion defect associated with impaired liberation of arachidonic acid and normal myosin light chain phosphorylation. *Blood* 64:914–921, 1984.

470. Gabbeta J, Vaidyula VR, Dhanasekaran DN, Rao AK: Human platelet Gaq deficiency is associated with decreased Gaq gene expression in platelets but not neutrophils. *Thromb Haemost* 87:129–133, 2002.

471. Freson K, Hoylaerts MF, Jaeken J, et al: Genetic variation of the extra-large stimulatory G protein alpha-subunit leads to Gs hyperfunction in platelets and is a risk factor for bleeding. *Thromb Haemost* 86:733–738, 2001.

472. Freson K, Thys C, Wittevrongel C, et al: Pseudohypoparathyroidism type Ib with disturbed imprinting in the GNAS1 cluster and Gsalpha deficiency in platelets. *Hum Mol Genet* 11:2741–2750, 2002.

473. Patel YM, Patel K, Rahman S, et al: Evidence for a role for Galphai1 in mediating weak agonist-induced platelet aggregation in human platelets: Reduced Galphai1 expression and defective Gi signaling in the platelets of a patient with a chronic bleeding disorder. *Blood* 101:4828–4835, 2003.

474. Dawood BB, Lowe GC, Lordkipanidze M, et al: Evaluation of participants with suspected heritable platelet function disorders including recommendation and validation of a streamlined agonist panel. *Blood* 120:5041–5049, 2012.

475. Canault M, Ghalloussi D, Grosdidier C, et al: Human CalDAG-GEFI gene (RASGRP2) mutation affects platelet function and causes severe bleeding. *J Exp Med*

211:1349–1362, 2014.
476. Lages B, Weiss HJ: Heterogeneous defects of platelet secretion and responses to weak agonists in patients with bleeding disorders. *Br J Haematol* 68:53–62, 1988.
477. Koike K, Rao AK, Holmsen H, Mueller PS: Platelet secretion defect in patients with the attention deficit disorder and easy bruising. *Blood* 63:427–433, 1984.
478. Yang X, Sun L, Gabbeta J, Rao AK: Platelet activation with combination of ionophore A23187 and a direct protein kinase C activator induces normal secretion in patients with impaired receptor mediated secretion and abnormal signal transduction. *Thromb Res* 88:317–328, 1997.
479. Yang X, Sun L, Ghosh S, Rao AK: Human platelet signaling defect characterized by impaired production of inositol-1,4,5-triphosphate and phosphatidic acid and diminished Pleckstrin phosphorylation: Evidence for defective phospholipase C activation. *Blood* 88:1676–1683, 1996.
480. Lee SB, Rao AK, Lee KH, et al: Decreased expression of phospholipase C-beta 2 isozyme in human platelets with impaired function. *Blood* 88:1684–1691, 1996.
481. Sun L, Mao G, Rao AK: Association of CBFA2 mutation with decreased platelet PKC-theta and impaired receptor-mediated activation of GPIIb-IIIa and pleckstrin phosphorylation: Proteins regulated by CBFA2 play a role in GPIIb-IIIa activation. *Blood* 103:948–954, 2004.
482. Lages B, Weiss HJ: Impairment of phosphatidylinositol metabolism in a patient with a bleeding disorder associated with defects of initial platelet responses. *Thromb Haemost* 59:175–179, 1988.
483. Speiser-Ellerton S, Weiss HJ: Studies on platelet protein phosphorylation in patients with impaired responses to platelet agonists. *J Lab Clin Med* 115:104–111, 1990.
484. Mao GF, Vaidyula VR, Kunapuli SP, Rao AK: Lineage-specific defect in gene expression in human platelet phospholipase C-beta2 deficiency. *Blood* 99:905–911, 2002.
485. Holmsen H, Walsh PN, Koike K, et al: Familial bleeding disorder associated with deficiencies in platelet signal processing and glycoproteins. *Br J Haematol* 67:335–344, 1987.
486. Cartwright J, Hampton KK, Macneil S, et al: A haemorrhagic platelet disorder associated with altered stimulus-response coupling and abnormal membrane phospholipid composition. *Br J Haematol* 88:129–136, 1994.
487. Fuse I, Mito M, Hattori A, et al: Defective signal transduction induced by thromboxane A2 in a patient with a mild bleeding disorder: Impaired phospholipase C activation despite normal phospholipase A2 activation. *Blood* 81:994–1000, 1993.
488. Mitsui T: Defective signal transduction through the thromboxane A2 receptor in a patient with a mild bleeding disorder. Deficiency of the inositol 1,4,5-triphosphate formation despite normal G-protein activation. *Thromb Haemost* 77:991–995, 1997.
489. Gabbeta J, Yang X, Sun L, et al: Abnormal inside-out signal transduction-dependent activation of glycoprotein IIb-IIIa in a patient with impaired pleckstrin phosphorylation. *Blood* 87:1368–1376, 1996.
490. Song WJ, Sullivan MG, Legare RD, et al: Haploinsufficiency of CBFA2 causes familial thrombocytopenia with propensity to develop acute myelogenous leukaemia. *Nat Genet* 23:166–175, 1999.
491. Sun L, Gorospe JR, Hoffman EP, Rao AK: Decreased platelet expression of myosin regulatory light chain polypeptide (MYL9) and other genes with platelet dysfunction and CBFA2/RUNX1 mutation: Insights from platelet expression profiling. *J Thromb Haemost* 5:146–154, 2007.
492. Rendu F, Breton-Gorius J, Trugnan G, et al: Studies on a new variant of the Hermansky-Pudlak syndrome: Qualitative, ultrastructural, and functional abnormalities of the platelet-dense bodies associated with a phospholipase A defect. *Am J Hematol* 4:387–399, 1978.
493. Adler DH, Cogan JD, Phillips JA, et al: Inherited human cPLA(2alpha) deficiency is associated with impaired eicosanoid biosynthesis, small intestinal ulceration, and platelet dysfunction. *J Clin Invest* 2008.
494. Faioni EM, Razzari C, Zulueta A, et al: Bleeding diathesis and gastro-duodenal ulcers in inherited cytosolic phospholipase-A2 alpha deficiency. *Thromb Haemost* 112:1182–1189, 2014.
495. Malmsten C, Hamberg M, Svensson J, Samuelsson B: Physiological role of an endoperoxide in human platelets: Hemostatic defect due to platelet cyclo-oxygenase deficiency. *Proc Natl Acad Sci U S A* 72:1446–1450, 1975.
496. Lagarde M, Byron PA, Vargaftig BB, Dechavanne M: Impairment of platelet thromboxane A2 generation and of the platelet release reaction in two patients with congenital deficiency of platelet cyclo-oxygenase. *Br J Haematol* 38:251–266, 1978.
497. Pareti FI, Mannucci PM, D'Angelo A, et al: Congenital deficiency of thromboxane and prostacyclin. *Lancet* 1:898–901, 1980.
498. Rak K, Boda Z: Haemostatic balance in congenital deficiency of platelet cyclo- oxygenase. *Lancet* 2:44, 1980.
499. Horellou MH, Lecompte T, Lecrubier C, et al: Familial and constitutional bleeding disorder due to platelet cyclo- oxygenase deficiency. *Am J Hematol* 14:1–9, 1983.
500. Rao AK, Koike K, Day HJ, et al: Bleeding disorder associated with albumin-dependent partial deficiency in platelet thromboxane production. Effect of albumin on arachidonate metabolism in platelets. *Am J Clin Pathol* 83:687–696, 1985.
501. Roth GJ, Machuga R: Radioimmune assay of human platelet prostaglandin synthetase. *J Lab Clin Med* 99:187–196, 1982.
502. Matijevic-Aleksic N, McPhedran P, Wu KK: Bleeding disorder due to platelet prostaglandin H synthase-1 (PGHS-1) deficiency. *Br J Haematol* 92:212–217, 1996.
503. Defreyn G, Machin SJ, Carreras LO, et al: Familial bleeding tendency with partial platelet thromboxane synthetase deficiency: Reorientation of cyclic endoperoxide metabolism. *Br J Haematol* 49:29–41, 1981.
504. Mestel F, Oetliker O, Beck E, et al: Severe bleeding associated with defective thromboxane synthetase. *Lancet* 1:157, 1980.
505. Weiss HJ: Impaired platelet procoagulant mechanisms in patients with bleeding disorders. *Semin Thromb Hemost* 35:233–241, 2009.
506. Lhermusier T, Chap H, Payrastre B: Platelet membrane phospholipid asymmetry: From the characterization of a scramblase activity to the identification of an essential protein mutated in Scott syndrome. *J Thromb Haemost* 9:1883–1891, 2011.
507. Weiss HJ, Vicic WJ, Lages BA, Rogers J: Isolated deficiency of platelet procoagulant activity. *Am J Med* 67:206–213, 1979.
508. Toti F, Satta N, Fressinaud E, et al: Scott syndrome, characterized by impaired trans-membrane migration of procoagulant phosphatidylserine and hemorrhagic complications, is an inherited disorder. *Blood* 87:1409–1415, 1996.
509. Weiss HJ, Lages B: Platelet prothrombinase activity and intracellular calcium responses in patients with storage pool deficiency, glycoprotein IIb-IIIa deficiency, or impaired platelet coagulant activity—A comparison with Scott syndrome. *Blood* 89:1599–1611, 1997.
510. Dachary-Prigent J, Pasquet JM, Fressinaud E, et al: Aminophospholipid exposure, microvesiculation and abnormal protein tyrosine phosphorylation in the platelets of a patient with Scott syndrome: A study using physiologic agonists and local anaesthetics. *Br J Haematol* 99:959–967, 1997.
511. Zwaal RF, Comfurius P, Bevers EM: Scott syndrome, a bleeding disorder caused by defective scrambling of membrane phospholipids. *Biochim Biophys Acta* 1636:119–128, 2004.
512. Munnix IC, Harmsma M, Giddings JC, et al: Store-mediated calcium entry in the regulation of phosphatidylserine exposure in blood cells from Scott patients. *Thromb Haemost* 89:687–695, 2003.
513. Solum NO: Procoagulant expression in platelets and defects leading to clinical disorders. *Arterioscler Thromb Vasc Biol* 19:2841–2846, 1999.
514. Weiss HJ: Scott syndrome-a disorder of platelet coagulant activity. *Semin Hematol* 31:312–319, 1994.
515. Sims PJ, Wiedmer T, Esmon CT, et.al: Assembly of the platelet prothrombinase complex is linked to vesiculation on the platelet plasma membrane. Studies in Scott syndrome: An isolated defect in platelet procoagulant activity. *J Biol Chem* 264:137–148, 1989.
516. Castaman G, Yu-Feng L, Battistin E, Rodeghiero F: Characterization of a novel bleeding disorder with isolated prolonged bleeding time and deficiency of platelet microvesicle generation. *Br J Haematol* 96:458–463, 1997.
517. Albrecht C, McVey JH, Elliott JI, et al: A novel missense mutation in ABCA1 results in altered protein trafficking and reduced phosphatidylserine translocation in a patient with Scott syndrome. *Blood* 106:542–549, 2005.
518. Suzuki J, Umeda M, Sims PJ, Nagata S: Calcium-dependent phospholipid scrambling by TMEM16F. *Nature* 468:834–838, 2010.
519. Weiss HJ: Platelet aggregation, adhesion and adenosine diphosphate release in thrombopathia (platelet factor 3 deficiency). A comparison with Glanzmann's thrombasthenia and von Willebrand's disease. *Am J Med* 43:570–578, 1967.
520. Freson K, De Vos R, Wittevrognel C, et al: The β_1-tubulin Q43P functional polymorphism reduces the risk of cardiovascular disease in men by modulating platelet function and structure. *Blood* 106:2356–2362, 2005.
521. Navarro-Nunez L, Lozano ML, Rivera J, et al: The association of the beta1-tubulin Q43P polymorphism with intracerebral hemorrhage in men. *Haematologica* 92: 513–518, 2007.
522. Kunishima S, Kobayashi R, Itoh TJ, et al: Mutation of the beta1-tubulin gene associated with congenital macrothrombocytopenia affecting microtubule assembly. *Blood* 113:458–461, 2009.
522A. Berrou, E, Adam, F, Lebret, M et al: Heterogeneity of platelet functional alterations in patients with filamin A mutations. *Arterioscler Thromb Vasc Biol* 33: e11–8, 2013.
523. Buchbinder D, Nugent DJ, Fillipovich AH: Wiskott-Aldrich syndrome: Diagnosis, current management, and emerging treatments. *Appl Clin Genet* 7:55–66, 2014.
524. Massaad MJ, Ramesh N, Geha RS: Wiskott-Aldrich syndrome: A comprehensive review. *Ann N Y Acad Sci* 1285:26–43, 2013.
525. Lutskiy MI, Shcherbina A, Bachli ET, et al: WASP localizes to the membrane skeleton of platelets. *Br J Haematol* 139:98–105, 2007.
526. Parkman R, Remold-O'Donnell E, Kenney DM, et al: Surface protein abnormalities in lymphocytes and platelets from patients with Wiskott-Aldrich syndrome. *Lancet* 2:1387–1389, 1981.
527. Semple JW, Siminovitch KA, Mody M, et al: Flow cytometric analysis of platelets from children with the Wiskott-Aldrich syndrome reveals defects in platelet development, activation and structure. *Br J Haematol* 97:747–754, 1997.
528. Baldini MG: Nature of the platelet defect in the Wiskott-Aldrich syndrome. *Ann N Y Acad Sci* 201:437–444, 1972.
529. Verhoeven AJ, van Oostrum IE, van Haarlem H, Akkerman JW: Impaired energy metabolism in platelets from patients with Wiskott-Aldrich syndrome. *Thromb Haemost* 61:10–14, 1989.
530. Marone G, Albini F, di Martino L, et al: The Wiskott-Aldrich syndrome: Studies of platelets, basophils and polymorphonuclear leucocytes. *Br J Haematol* 62:737–745, 1986.
531. Gross BS, Wilde JI, Quek L, et al: Regulation and function of WASp in platelets by the collagen receptor, glycoprotein VI. *Blood* 94:4166–4176, 1999.
532. Shcherbina A, Rosen FS, Remold-O'Donnell E: Pathological events in platelets of Wiskott-Aldrich syndrome patients. *Br J Haematol* 106:875–883, 1999.
533. Tsuboi S, Nonoyama S, Ochs HD: Wiskott-Aldrich syndrome protein is involved in alphaIIb beta3-mediated cell adhesion. *EMBO Rep* 7:506–511, 2006.
534. Rengan R, Ochs HD, Sweet LI, et al: Actin cytoskeletal function is spared, but apoptosis is increased, in WAS patient hematopoietic cells. *Blood* 95:1283–1292, 2000.
535. Falet H, Hoffmeister KM, Neujahr R, Hartwig JH: Normal Arp2/3 complex activation in platelets lacking WASp. *Blood* 100:2113–2122, 2002.
536. Shcherbina A, Cooley J, Lutskiy MI, et al: WASP plays a novel role in regulating platelet responses dependent on alphaIIbbeta3 integrin outside-in signalling. *Br J Haematol* 148:416–427, 2010.
537. Kuijpers TW, van de Vijver E, Weterman MA, et al: LAD-1/variant syndrome is caused by mutations in FERMT3. *Blood* 113:4740–4746, 2009.
538. Harris, ES, Smith, TL, Springett, GM, et al: A. Leukocyte adhesion deficiency-I variant syndrome (LAD-Iv, LAD-III): Molecular characterization of the defect in an index family. *Am J Hematol* 87: 311–313, 2012.
539. Mory A, Feigelson SW, Yarali N, et al: Kindlin-3: A new gene involved in the pathogenesis of LAD-III. *Blood* 112:2591, 2008.
540. Svensson L, Howarth K, McDowall A, et al: Leukocyte adhesion deficiency-III is caused by mutations in KINDLIN3 affecting integrin activation. *Nat Med* 15:306–312, 2009.
541. Malinin NL, Zhang L, Choi J, et al: A point mutation in KINDLIN3 ablates activation of

three integrin subfamilies in humans. *Nat Med* 15:313–318, 2009.
542. Moser M, Nieswandt B, Ussar S, et al: Kindlin-3 is essential for integrin activation and platelet aggregation. *Nat Med* 14:325–330, 2008.
543. Pasvolsky R, Feigelson SW, Kilic SS, et al: A LAD-III syndrome is associated with defective expression of the Rap-1 activator CalDAG-GEFI in lymphocytes, neutrophils, and platelets. *J Exp Med* 204:1571–1582, 2007.
544. Tijssen MR, Cvejic A, Joshi A, et al: Genome-wide analysis of simultaneous GATA1/2, RUNX1, FLI1, and SCL binding in megakaryocytes identifies hematopoietic regulators. *Dev Cell* 20:597–609, 2011.
545. Rao AK: Spotlight on *FLI1, RUNX1* and platelet dysfunction. *Blood* 122:4004–4006, 2013.
545A. Songdej N, Rao AK: Hematopoietic transcription factor mutations and inherited platelet dysfunction. F1000Prime Reports 7:66, 2015.
546. Gerrard JM, Israels ED, Biship AJ, et al: Inherited platelet-storage pool deficiency associated with a high incidence of acute myeloid leukaemia. *Br J Haematol* 79:246–255, 1991.
547. Ganly P, Walker LC, Morris CM: Familial mutations of the transcription factor RUNX1 (AML1, CBFA2) predispose to acute myeloid leukemia. *Leuk Lymphoma* 45:1–10, 2004.
548. Dowton SB, Beardsley D, Jamison D, et al: Studies of a familial platelet disorder. *Blood* 65:557, 1985.
549. Ho CY, Otterud B, Legare RD, et al: Linkage of a familial platelet disorder with a propensity to develop myeloid malignancies to human chromosome 21q22.1–22.2. *Blood* 87:5218–5224, 1996.
550. Arepally G, Rebbeck TR, Song W, et al: Evidence for genetic homogeneity in a familial platelet disorder with predisposition to acute myelogenous leukemia (FPD/AML). *Blood* 92:2600–2602, 1998.
551. Walker LC, Stevens J, Campbell H, et al: A novel inherited mutation of the transcription factor RUNX1 causes thrombocytopenia and may predispose to acute myeloid leukaemia. *Br J Haematol* 117:878–881, 2002.
552. Owen CJ, Toze CL, Koochin A, et al: Five new pedigrees with inherited RUNX1 mutations causing familial platelet disorder with propensity to myeloid malignancy. *Blood* 112:4639–4645, 2008.
553. Sun L, Mao G, Rao AK: Association of CBFA2 mutation with decreased platelet PKC-θ and impaired receptor-mediated activation of GPIIb-IIIa and pleckstrin phosphorylation: Proteins regulated by CBFA2 play a role in GPIIb-IIIa activation. *Blood* 103: 948–954, 2004.
554. Rao AK: Inherited platelet function disorders: Overview and disorders of granules, secretion, and signal transduction. *Hematol Oncol Clin North Am* 27:585–611, 2013.
555. Kaur G, Jalagadugula G, Mao G, Rao AK: RUNX1/core binding factor A2 regulates platelet 12-lipoxygenase gene (ALOX12): Studies in human RUNX1 haplodeficiency. *Blood* 115:3128–3135, 2010.
556. Jalagadugula G, Mao G, Kaur G, et al: Regulation of platelet myosin light chain (*MYL9*) by RUNX1: Implications for thrombocytopenia and platelet dysfunction in *RUNX1* haplodeficiency. *Blood* 116:6037–6045, 2010.
557. Freson K, Devriendt K, Matthijs G, et al: Platelet characteristics in patients with X-linked macrothrombocytopenia because of a novel GATA1 mutation. *Blood* 98: 85–92, 2001.
558. Hughan SC, Senis Y, Best D, et al: Selective impairment of platelet activation to collagen in the absence of GATA1. *Blood* 105:4369–4376, 2005.
559. Breton-Gorius J, Favier R, Guichard J, et al: A new congenital dysmegakaryopoietic thrombocytopenia (Paris-Trousseau) associated with giant platelet alpha-granules and chromosome 11 deletion at 11q23. *Blood* 85:1805–1814, 1995.
560. Favier R, Jondeau K, Boutard P, et al: Paris-Trousseau syndrome: Clinical, hematological, molecular data of ten new cases. *Thromb Haemost* 90:893–897, 2003.
561. Raslova H, Komura E, Le Couedic JP, et al: FLI1 monoallelic expression combined with its hemizygous loss underlies Paris-Trousseau/Jacobsen thrombopenia. *J Clin Invest* 114:77–84, 2004.
562. Shivdasani RA: Lonely in Paris: When one gene copy isn't enough. *J Clin Invest* 114: 17–19, 2004.
563. Kurstjens R, Bolt C, Vossen M, Haanen C: Familial thrombopathic thrombocytopenia. *Br J Haematol* 15:305–317, 1968.
564. Estes JW: Platelet abnormalities in heritable disorders of connective tissue. *Ann N Y Acad Sci* 201:445–450, 1972.
565. Evensen SA, Myhre L, Stormorken H: Haemostatic studies in osteogenesis imperfecta. *Scand J Haematol* 33:177–179, 1984.
566. Akkerman JWN, Rijksen G, Gorter G, al e. Platelet functions and energy metabolism in a patient with hexokinase deficiency. *Blood* 63:147–153, 1984.
567. Corby DG, Putnam CW, Greene HL: Impaired platelet function in glucose-6-phosphatase deficiency. *J Pediatr* 85:71–76, 1974.
568. Czapek EE, Deykin D, Salzman EW: Platelet dysfunction in glycogen storage disease type I. *Blood* 41:235–247, 1973.
569. Boullin DJ, O'Brien RA. Abnormalities of 5-hydroxytryptamine uptake and binding by blood platelets from children with Down's syndrome. *J Physiol* 212:287–297, 1971.
570. Lott IT, Chase TN, Murphy DL: Down's syndrome: Transport, storage, and metabolism of serotonin in blood platelets. *Pediatr Res* 6:730–735, 1972.
571. McCoy EE, Sneddon JM: Decreased calcium content and 45Ca2+ uptake in Down's syndrome blood platelets. *Pediatr Res* 18:914–916, 1984.
572. More R, Amir N, Meyer S, et al: Platelet abnormalities in Down's syndrome. *Clin Genet* 22:128–136, 1982.
573. Sheppard JR, Schumacher W, White JG, et al: The alpha adrenergic response of Down's syndrome platelets. *J Pharmacol Exp Ther* 225:584–588, 1983.
574. Hamilton RW, Shaikh BS, Ottie JN, et al: Platelet function, ultrastructure, and survival in the May-Hegglin anomaly. *Am J Clin Pathol* 74:663–668, 1980.
575. Lusher JM, Schneider J, Mizukami I, et al: The May-Hegglin anomaly: Platelet function, ultrastructure and chromosome studies. *Blood* 32:950–961, 1968.
576. Coller BS, Zarrabi MH: Platelet membrane studies in the May-Hegglin anomaly. *Blood* 58:279–284, 1981.
577. Freson K, Hashimoto H, Thys C, et al: The pituitary adenylate cyclase-activating polypeptide is a physiological inhibitor of platelet activation. *J Clin Invest* 113:905–912, 2004.
578. Sandrock K, Nakamura L, Vraetz T, et al: Platelet secretion defect in patients with familial hemophagocytic lymphohistiocytosis type 5 (FHL-5). *Blood* 116:6148–6150, 2010.
579. Al Hawas R, Ren Q, Ye S, et al: Munc18b/STXBP2 is required for platelet secretion. *Blood* 120:2493–2500, 2012.
580. Ye S, Karim ZA, Al Hawas R, et al: Syntaxin-11, but not syntaxin-2 or syntaxin-4, is required for platelet secretion. *Blood* 120:2484–2492, 2012.
581. Alamelu J, Liesner R: Modern management of severe platelet function disorders. *Br J Haematol* 149:813–823, 2010.
582. Seligsohn U: Treatment of inherited platelet disorders. *Haemophilia* 18 (Suppl 4:) 161–165, 2012.
583. Bolton-Maggs PH, Chalmers EA, Collins PW, et al: A review of inherited platelet disorders with guidelines for their management on behalf of the UKHCDO. *Br J Haematol* 135:603–633, 2006.
584. Fiore M, Firah N, Pillois X, et al: Natural history of platelet antibody formation against alphaIIbbeta3 in a French cohort of Glanzmann thrombasthenia patients. *Haemophilia* 18:e201–9, 2012.
585. Mannucci PM: Desmopressin (DDAVP) in the treatment of bleeding disorders: The first 20 years. *Blood* 90:2515–2521, 1997.
586. Mannucci PM: Hemostatic Drugs. *N Engl J Med* 339:245–253, 1998.
587. Rao AK, Ghosh S, Sun L, et al: Effect of mechanism of platelet dysfunction on response to DDAVP in patients with congenital platelet function defects. A double-blind placebo-controlled trial. *Thromb Haemost* 74:1071–1078, 1995.
588. Kobrinsky NL, Israels ED, Gerrard JM, et al: Shortening of bleeding time by 1-deamino-8-D-arginine vasopressin in various bleeding disorders. *Lancet* 1:1145–1148, 1984.
589. Schulman S, Johnson H, Egberg N, Blombäck M: DDAVP-induced correction of prolonged bleeding time in patients with congenital platelet function defects. *Thromb Res* 45:165–174, 1987.
590. DiMichele DM, Hathaway WE: Use of DDAVP in inherited and acquired platelet dysfunction. *Am J Hematol* 33:39–45, 1990.
591. Nieuwenhuis HK, Sixma JJ: 1-Desamino-8-D-arginine vasopressin (Desmopressin) shortens the bleeding time in storage pool deficiency. *Ann Intern Med* 108:65–67, 1988.
592. Colucci G, Stutz M, Rochat S, et al: The effect of desmopressin on platelet function: A selective enhancement of procoagulant COAT platelets in patients with primary platelet function defects. *Blood* 123:1905–1916, 2014.
593. Almeida AM, Khair K, Hann I, Liesner R: The use of recombinant factor VIIa in children with inherited platelet function disorders. *Br J Haematol* 121:477–481, 2003.
594. Poon MC, d'Oiron R. Recombinant activated factor VII (NovoSeven) treatment of platelet-related bleeding disorders. International Registry on Recombinant Factor VIIa and Congenital Platelet Disorders Group. *Blood Coagul Fibrinolysis* 11 (Suppl 1:) S55–S68, 2000.
595. Poon MC, Demers C, Jobin F, Wu JW: Recombinant factor VIIa is effective for bleeding and surgery in patients with Glanzmann thrombasthenia. *Blood* 94:3951–3953, 1999.
596. del Pozo Pozo AI, Jimenez-Yuste V, Villar A, et al: Successful thyroidectomy in a patient with Hermansky-Pudlak syndrome treated with recombinant activated factor VII and platelet concentrates. *Blood Coagul Fibrinolysis* 13:551–553, 2002.
597. Sindet-Pedersen S, Ramstrom G, Bernvil S, Blomback M: Hemostatic effect of tranexamic acid mouthwash in anticoagulant-treated patients undergoing oral surgery. *N Engl J Med* 320:840–843, 1989.
598. Mielke CH Jr, Levine PH, Zucker S: Preoperative prednisone therapy in platelet function disorders. *Thromb Res* 21:655–662, 1981.
599. Spotnitz WD, Burks S: Hemostats, sealants, and adhesives: Components of the surgical toolbox. *Transfusion* 48:1502–1516, 2008.
600. Chuansumrit A, Suwannuraks M, Sri-Udomporn N, et al: Recombinant activated factor VII combined with local measures in preventing bleeding from invasive dental procedures in patients with Glanzmann thrombasthenia. *Blood Coagul Fibrinolysis* 14: 187–190, 2003.
601. Singla NK, Foster KN, Alexander WA, Pribble JP: Safety and immunogenicity of recombinant human thrombin: A pooled analysis of results from 10 clinical trials. *Pharmacotherapy* 32:998–1005, 2012.
602. Wilcox DA, Olsen JC, Ishizawa L, et al: Integrin alphaIIb promoter-targeted expression of gene products in megakaryocytes derived from retrovirus-transduced human hematopoietic cells. *Proc Natl Acad Sci U S A* 96:9654–9659, 1999.
603. Wilcox DA, White GC 2nd: Gene therapy for platelet disorders: Studies with Glanzmann's thrombasthenia. *J Thromb Haemost* 1:2300–2311, 2003.
604. Fang J, Jensen ES, Boudreaux MK, et al: Platelet gene therapy improves hemostatic function for integrin alphaIIbbeta3-deficient dogs. *Proc Natl Acad Sci U S A* 108: 9583–9588, 2011.
605. Hodivala-Dilke KM, Tsakiris DA, Rayburn H, et al: Beta3-integrin-deficient mice are a model for Glanzmann thrombasthenia showing placental defects and reduced survival. *J Clin Invest* 103:229–238, 1999.
606. Boudreaux MK, Lipscomb DL: Clinical, biochemical, and molecular aspects of Glanzmann's thrombasthenia in humans and dogs. *Vet Pathol* 38:249–260, 2001.
607. Niemeyer GP, Boudreaux MK, Goodman-Martin SA, et al: Correction of a large animal model of type I Glanzmann's thrombasthenia by nonmyeloablative bone marrow transplantation. *Exp Hematol* 31:1357–1362, 2003.
608. Schlosser RJ: Clinical practice. Epistaxis. *N Engl J Med* 360:784–789, 2009.
609. Siddiq S, Clark A, Mumford A: A systematic review of the management and outcomes of pregnancy in Glanzmann thrombasthenia. *Haemophilia* 17:e858–e869, 2011.
610. Peitsidis P, Datta T, Pafilis I, et al: Bernard Soulier syndrome in pregnancy: A systematic review. *Haemophilia* 16:584–591, 2010.
611. Coller BS: Inherited disorders of platelet function, in *Hemostasis and Thrombosis*, edited by AL Bloom, p. 721–766. Churchill Livingstone, Edinburgh, 1992.

第121章
获得性血小板质量性疾病

Charles S. Abrams, Sanford J. Shattil, and Joel S. Bennett

摘要

获得性血小板质量性疾病是血小板体外测量功能异常的常见原因,虽然其本身只有少量或没有临床出血。然而还存在重要例外。尽管如此,在有额外的血小板减少症或获得性或先天性止血异常时其主要临床影响变得明显。获得性血小板功能异常可便利地分类为源于药物、血液疾病以及全身性疾病,而药物是获得性血小板质量性功能异常的最常见原因。其中阿司匹林最受关注是因其频繁使用、其对前列腺素合成不可逆作用及其已被确证的对止血
能力的作用,尽管就正常个体而言此作用极小。其他非甾体抗炎药可逆性地抑制血小板前列腺素合成,通常对止血作用不大。许多药物的抗血小板作用在防止动脉血栓形成中已经得到证实,但正如预计,使用中会发生过度出血的并发症。除了阿司匹林之外,这些药物包括二磷酸腺苷受体P2Y$_{12}$拮抗剂、氯吡格雷、普拉格雷、噻氯匹定、一种凝血酶受体PAR1的抑制剂沃拉帕沙以及特异性抑制黏附性配体结合血小板整合素 $\alpha_{IIb}\beta_3$(GPⅡb/Ⅲa)的药物。其他用于治疗血栓形成的药物如肝素和纤溶制剂也可能损害体外和离体的血小板功能,但是这些观察的临床意义仍不确定。高剂量的β-内酰胺抗生素可损害血小板体外功能,然而具有临床意义的出血在无伴发止血缺陷的情况下并不常见。同样,许多其他药物包括各种精神治疗药物、化疗药物和麻醉剂,以及一些食品和食品添加剂也可在体外影响血小板功能,但是其本身似乎并不具临床意义。伴血小板功能异常的血液疾病包括诸如骨髓增生性肿瘤、白血病和骨髓增生异常综合征的血小板本质性异常的骨髓过程,以及其单克隆免疫球蛋白可能损害血小板功能的异常蛋白血症和获得性 von Willebrand 病。在全身性疾病中,由于血小板抑制性复合物在循环中的潴留,肾衰竭与异常的血小板功能相关最为显著。出现抗血小板抗体时、心肺转流术后以及肝病或弥散性血管内凝血时,血小板功能也可能出现异常。

简写和缩略词

ADP,二磷酸腺苷(adenosine diphosphate);BCNU,双氯乙亚硝脲(bis-chloroethylnitrosourea);BTK,布鲁顿氏酪氨酸激酶(Bruton tyrosine kinase);cAMP,环化一磷酸腺苷(cyclin adenosine monophosphate);cGMP,环化一磷酸鸟苷(cyclic guanosine monophosphate);COX,环氧化酶(cyclooxygenase);coxibs,COX 抑制剂(COX inhibitors);CYP,细胞色素 P(cytochrome P);DDAVP,去氨加压素或 1-脱氨-8-D-精氨酸加压素(desmopressin or 1-desamino-8-D-arginine vasopressin);DIC,弥散性血管内凝血(disseminated intravascular coagulation);EPO,红细胞生成素(erythropoietin);GP,糖蛋白(glycoprotein);Ig,免疫球蛋白(immunoglobulin);ITP,免疫性血小板减少性紫癜(immune thrombocytopenia);KGD,赖氨酸-甘氨酸-天冬氨酸三肽(lysine-glycine-aspartic acid tripeptide);NO,一氧化氮(nitric oxide);NSAID,非甾体类抗炎药(nonsteroidal anti-inflammatory drug);PAR,蛋白酶激活受体(protease-activated receptor);PCI,经皮冠脉介入术(percutaneous coronary interventions);PG,前列腺素(prostaglandin);PGI$_2$,前列环素(prostacyclin);PKC,蛋白激酶 C(protein kinase C);RGD,精氨酸-甘氨酸-天冬氨酸三肽(arginine-glycine-aspartic acid tripeptide);SLE,系统性红斑狼疮(systemic lupus erythematosus);TXA2,血栓烷 A$_2$(thromboxane A$_2$);t-PA,组织型纤溶酶原激活物(tissue plasminogen activator);TTP,血栓性血小板减少性紫癜(thrombotic thrombocytopenic purpura);VWF,von Willebrand 因子(von Willebrand factor)。

血小板功能可能受到药物及血液和非血液疾病的不利影响。由于阿司匹林和其他非甾体类抗炎症制剂的普遍使用,获得性血小板功能障碍比遗传性血小板功能异常要常见得多。获得性血小板功能疾病可根据其相关联的原发临床情况来分类(表 121-1)。

表 121-1 获得性血小板质量性疾病
影响血小板功能的药物
阿司匹林和其他非甾体类抗炎药
P2Y$_{12}$拮抗剂(氯吡格雷、普拉格雷、噻氯匹定)
PAR1 凝血酶受体拮抗剂(沃拉帕沙)
整合素 $\alpha_{IIb}\beta_3$受体拮抗剂(阿昔单抗、依替巴肽、替罗非班)
增高血小板环化一磷酸腺苷的药物
抗生素
抗凝血和纤溶制剂
心血管药物
血容扩充剂
精神药物和麻醉剂
抗肿瘤药
食品和食品添加剂
与异常血小板功能相关联的血液疾病
慢性骨髓增生性肿瘤
白血病和骨髓增生异常综合征
异常蛋白血症
获得性 von Willebrand 病
与异常血小板功能相关联的全身性疾病
尿毒症
抗血小板抗体
心肺转流术
肝病
弥散性血管内凝血
HIV 感染

对于获得性血小板功能疾病的临床意义有一个平衡的考虑十分重要。一方面其严重性通常较为缓和;而另一方面此原则存在重要的例外,特别是当血小板功能障碍与其他止血缺陷相伴时。如果患者并无出血史则很难预见未来出血的危险。并不奇怪的是,只要血小板计数不少于 $10 \times 10^9/L$,血小板减少症患者极少或不会发生自发性出血。此外,血小板功能实验室检测包括出血时间和聚集的标准化和解释中的困难,是这些疾病的临床评估的问题之所在。这些试验在诊断血小板功能异常方面比预测出血风险更有用[1,2]。

● 影响血小板功能的药物

药物代表了血小板功能异常最常见的原因(表 121-2)。例如,在一项对 72 例出血时间(此测试已不再被认为可靠)延长的住院病人分析中,54% 正接受大剂量的已知可延长出血时间的抗生素,10% 正在服用阿司匹林或其他非甾体类的抗炎药[3]。一些药物可延长出血时间,引起或加剧出血素质。其他药物可能延长出血时间但不会引起出血,而许多仅影响血小板的离体功能或仅当在试管内加入血小板后。让血液学家了解这些区别的临床意义十分重要。

阿司匹林和其他非甾体类的抗炎药

阿司匹林

通过乙酰化 529 位的丝氨酸残基,阿司匹林不可逆地使环氧化酶(COX)亦称前列腺素环内过氧化物 H 合成酶失活[4]。已经鉴定两种环氧化酶亚型(COX-1 和 COX-2)[5],以及一种功能重要性尚不确定的 COX-1 剪接变体 COX-1b(COX-3)[6]。COX-1 由包括血小板、胃黏膜和内皮细胞等多种组织构成性地表达(参见第 134 章讨论了阿司匹林作为抗血栓药剂的使用)[5],COX-2 在多数组织中无法检测,但其合成在诸如内皮细胞、成纤维细胞和单核细胞中可被生长因子、细胞因子、内毒素及激素迅速诱导[5]。血小板仅表达 COX-1 而内皮细胞能表达 COX-1 和 COX-2[7,8]。在心血管系统中,COX 产物调节血小板和血管壁间复杂的相互作用,COX-1 介导的前列腺素综合体之血小板中的产物血栓烷 A_2(TXA$_2$)引起血管收缩并且是血小板聚集和分泌的受体介导激动剂[4]。这样,当阿司匹林通过灭活 COX-1 阻止血小板合成 TXA$_2$,就会抑制依赖此物质的血小板反应。相应地,血小板对腺苷二磷酸(ADP)、肾上腺素、低剂量胶原和凝血酶以及花生四烯酸的反应受到影响(对花生四烯酸反应的影响是彻底的),但对较大剂量的胶原和凝血酶反应几乎没有作用[9,10]。另一方面,内皮细胞的前列腺素(PG)产物前列环素(PGI$_2$)引起平滑肌细胞松弛和血管舒张,并且通过增加血小板内环化腺苷—磷酸(cAMP)含量来减少血小板总体反应性[11]。

一剂 100mg 的阿司匹林或者每天服用 30mg 持续 7~10 天就能几乎完全抑制一个成年人的血小板 PG 合成[4]。尽管单次剂量的阿司匹林不可逆地抑制血小板和内皮细胞的 COX[12],但其对内皮细胞的 PG 合成没有持续作用,因为内皮细胞合成额外 COX 的能力不受阿司匹林影响[13]。体外研究同样表明红细胞的存在促成由激动剂刺激的血小板反应性[14],这种作用可被剂量大于抑制血小板 COX-1 所需的阿司匹林所抑制[15]。一项临床试验的荟萃分析表明日服 50~1500mg 不等剂量的阿司匹

表 121-2　影响血小板功能的药物

非甾体类抗炎药
　阿司匹林、布洛芬、舒林酸、萘普生、甲氯芬那酸、甲芬那酸、二氟尼柳、吡罗昔康、托美丁、佐美酸、磺吡酮、吲哚美辛、保泰松、塞来昔布

P2Y$_{12}$ 拮抗剂
　氯吡格雷、普拉格雷、噻氯匹定

PAR1 受体拮抗剂
　沃拉帕沙

整合素 $\alpha_{IIb}\beta_3$ 拮抗剂
　阿昔单抗、依替巴肽、替罗非班

影响血小板环化—磷酸腺苷水平或功能的药物
　前列环素、伊洛前列素、双嘧达莫、西洛他唑

抗生素
　青霉素类
　　青霉素 G、羧苄西林、替卡西林、甲氧西林、氨苄西林、哌拉西林、阿洛西林、美洛西林、磺苄西林、替莫西林
　头孢菌素类
　　头孢噻吩、拉氧头孢、头孢西丁、头孢噻肟、头孢唑林
　呋喃妥因
　咪康唑

抗凝剂、纤溶剂和抗纤溶剂
　肝素
　链激酶、组织型纤溶酶原激活物、尿激酶
　ε-氨基己酸

心血管药物
　硝酸甘油、硝酸异山梨酯、普萘洛尔、硝普钠、硝苯地平、维拉帕米、地尔硫䓬、奎尼丁

血容扩充剂
　右旋糖酐、羟乙基淀粉

精神药物和麻醉剂
　精神药物
　　丙米嗪、阿米替林、去甲替林、氯丙嗪、异丙嗪、氟奋乃静、三氟拉嗪、氟哌啶醇
　麻醉剂
　　局部
　　　辛可卡因、丁卡因、赛克来因、布他卡因、辛可卡因、普鲁卡因、可卡因
　　全身
　　　氟烷

肿瘤药
　普卡霉素、柔红霉素、BCNU、依鲁替尼

其他药物
　酮色林

抗组胺药
　苯海拉明、氯苯那敏、美吡拉敏

放射造影剂
　碘帕醇、碘酞酸盐、碘克沙酸盐、泛影葡胺、泛影酸钠

食品和食品添加剂
　ω-3 脂肪酸、乙醇、中国黑木耳、洋葱提取物、阿焦烯、小茴香子、姜黄根

林对防治有害的心血管和脑血管事件同等有效[16]，这就使得许多人建议处方最低有效剂量来使胃肠毒性降到最低。然而即便低剂量的阿司匹林也可与严重的胃肠出血关联[17~19]。

阿司匹林是比较少数可能通过阻止聚集而非黏附来延长人类出血时间的药物之一。据在正常男女个体中的观察，其对出血时间的作用轻微（一般不超过服用阿司匹林前的出血时间的 1.2~2.0 倍）[20,21]，并需几乎所有循环血小板中的 COX 得到抑制[11]。出血时间对阿司匹林的敏感性取决于一些技术上的变数如前臂上切口的方向和施加于手臂的静水压等[22]，因此，目前的观点为此测试不可靠。出血时间在停用阿司匹林后 1~4 天内可能仍维持延长；而血小板聚集测定则可能保持异常达一周，直至阿司匹林影响的血小板因血小板生成被替换[23]。

阿司匹林的摄入对正常个体止血能力的意义应该是很小的，然而长期服用阿司匹林的患者可出现淤斑、鼻出血和胃肠道失血[17~19]，而后者的发生看来是由于药物对胃黏膜的直接作用[24,25]。此外，当阿司匹林被用于血管性疾病的初级和二级预防时，出血性卒中的发病率增加，同时主要胃肠道及其他颅外出血也有增加[26]。阿司匹林也可能增加分娩时的母婴出血[27]。再者，有一些研究显示，术前服用阿司匹林会增加心胸手术后的失血量[28,29]。与此相反，回顾性分析证明对曾服用阿司匹林的患者施行硬膜外和脊椎麻醉是安全的[30]。阿司匹林可能增加普外手术后的失血量[31]。POISE-2 研究[32]通过在有血管并发症风险的患者进行非心脏外科手术前随机分配给与阿司匹林或安慰剂来检验摄入阿司匹林在此特定状况中的意义。尽管摄入阿司匹林并未减少心血管事件的发生率，出血性并发症的发生却有了小幅上升。这提示了术前停用阿司匹林的做法是有益的，特别是在对可容忍出血的限度较狭窄的整形或神经外科手术前[33]。另一方面，服用阿司匹林及其他抗血小板药物的严重心血管疾病患者若停药即可能有血栓形成的风险。因此，临床医生必须仔细衡量非心脏手术术前停用阿司匹林的潜在风险或益处。患其他止血障碍的患者中情况更是如此；例如，阿司匹林在有如 von Willebrand 病、甲型血友病、摄入华法林、尿毒症及血小板功能性疾病的个体中引发出血[34~36]。注入去氨加压素（DDAVP）对纠正因阿司匹林引起的出血时间延长有效[37,38]。

对阿司匹林的抗血小板作用的耐药性（"阿司匹林耐受"）是个有争议的话题，其是否存在很大程度上取决于那是生化意义上还是临床意义上的耐药性[39]。阿司匹林血小板抑制作用的生化抵抗，即 TXA_2 药理抑制失败，极为罕见。例如，当健康受试者服用标准或肠溶包衣片阿司匹林时，其中 49% 服用单次剂量肠溶包衣片阿司匹林的人无法抑制 TXA2 合成，但在服用标准阿司匹林的受试者中从未发现此种情况[40]。然而，当服用肠溶包衣片阿司匹林的受试者每天服用时最终有了反应，意味着尽管一些病人对肠溶包衣片阿司匹林制剂的吸收不良，但最终将吸收足够量的阿司匹林来防止血小板 TXA_2 合成。阿司匹林抵抗一般因为病人消化道反应不依从阿司匹林治疗所致[41]。临床上，阿司匹林抵抗的术语常被应用于虽服用阿司匹林仍发生心血管事件的病人。鉴于阿司匹林治疗仅选择性地抑制了一种内源性血小板激动剂 TXA2 在血小板内的合成，阿司匹林无法彻底根除血小板介导的血管事件也不足为奇。

传统的非甾体类抗炎药

与阿司匹林不同，非甾体类抗炎药（NSAIDs）如布洛芬、萘普生、舒林酸、双氯芬酸、吡罗昔康、吲哚美辛和磺吡酮可逆性地抑制 COX 酶[42]，而且在给与治疗剂量时，这些药物可引起出血时间的一过性延长，而其通常并无临床意义[43]。人群研究表明用 NSAIDs 和抗凝剂同时治疗增加出血性并发症的风险，但许多出血性事件仅发生于消化道，因为众所周知 NSAIDs 会引起胃炎和消化道溃疡[44]。鉴于 NSAIDs 对于血小板功能的作用较轻，布洛芬已被安全地用于甲型血友病患者[45,46]。但是当对接受齐多夫定治疗感染 HIV 的血友病患者使用布洛芬时仍须十分注意，因为曾报道在此特定情况中有出血增加的现象[47]。另外，由于布洛芬可能还有其他 NSAIDs 可结合到 COX-1 并阻断其被阿司匹林乙酰化[42]，与 NSAIDs 共同使用可能会损害阿司匹林对血小板的不可逆抗血栓作用[48]。为此需服用这两种药物的患者应在服用传统 NSAIDs 至少 2 小时前服用阿司匹林。

Coxibs 昔布类（环氧化酶-2 抑制剂）

COX-1 存在于胃黏膜中，其产物保护胃内衬细胞的完整性。在炎性细胞中，COX-2 产物如 PGE_2 和 PGI_2 引起痛觉增加并使炎症过程持续[40]。因此环氧化酶抑制剂被设计成相对于 COX-1 更特异作用于 COX-2，以图减轻疼痛和炎症并且比传统的 NSAIDs 更少对胃的副作用[40,42]。但是临床试验发现，使用环氧化酶抑制剂会伴有心血管毒性（心肌梗死、卒中、水肿、高血压加剧），部分是由于 PGI_2 合成的抑制[11,49~52]。由于这些结果，导致了罗非昔布和伐地考昔的退市（伐地考昔还与一些 Stevens-Johnson 综合征病例有关）以及有关严重心血管意外的黑盒警告被加入到唯一在美国上市的环氧化酶抑制剂塞来昔布的处方信息中[50]。整个 2008 年的临床证据提示，日服塞来昔布 200mg 或更少并不造成过高的心血管风险[51]。由于传统的 NSAIDs 也可抑制 COX-2，并且有一些临床试验业已指出使用其中一些药物与过高的心血管意外相关[50,53,55]，因此相应警告同样被加入了其处方信息。若有指征，一些镇痛药如对乙酰氨基酚、水杨酸钠或水杨酸胆碱以及麻醉剂可被用于替代阿司匹林和 NSAIDs 治疗肌肉骨骼痛[50]。一个新近报道指出，对乙酰氨基酚可选择性地抑制 COX-2[56]，但此观察的临床意义尚不明。

噻吩吡啶类

噻氯匹定、氯吡格雷和普拉格雷是被应用于动脉疾病的噻吩吡啶类抗血小板制剂（参见第 134 章），其在脑血管和心血管意外的二级预防中的效果至少与堪比阿司匹林[16,57]。

噻吩吡啶在其抗血小板活性的机制和毒性特征方面均不同于阿司匹林。这三种噻吩吡啶类药物作为前药，依赖细胞色素 P450（CYP）酶在肝脏（噻氯匹定和氯吡格雷）和肠道（普拉格雷）中的氧化作用而形成不可逆转地抑制血小板 $P2Y_{12}$ ADP 受体的活性代谢产物[58~61]。每天 250mg 噻氯匹定两次，75mg 氯吡格雷一次及 10mg 普拉格雷一次可抑制人类离体血小板聚集。这一作用的程度等于或大于阿司匹林和噻吩吡啶造成的程度，而且噻吩吡啶类和阿司匹林的作用可以叠加[62,63]。当服用每天日常口服剂量时，噻氯匹定和氯吡格雷对血小板聚集和出血时间的作用出现在首剂用药的数小时内，但在 4~6 天内达不到最大。300mg 负荷剂量的氯吡格雷或 60mg 普拉格雷加平常口服剂量的后续剂量可使达到最大抗血小板效果所需时间缩短至几个小时[64,65]。CYP 的常见多态性 CYP2C19 可造成氯吡格雷和噻氯匹定活性代谢物的水平降低,并已有其减弱对血小板的抑制并增高发生主要的不良心血管事件的风险相关的报告[55,66,67]。由于 CYP3A 酶存在于肠道内并能使普拉格雷氧化成其活性代谢物,肠道新陈代谢可能是在口服后导致血浆中迅速出现高水平的活性代谢物的原因[61,68~70]。普拉格雷新陈代谢和血小板功能抑制并不受 CYP2C19 多态性影响[61,68~70]。

Triton-TIMI 38 试验在定期接受经皮冠状动脉介入术的急性冠状动脉综合征患者中对比了普拉格雷与氯吡格雷的临床疗效。与接受氯吡格雷的患者相比,接受普拉格雷的患者缺血性事件发生率明显减少(百分之 9.9 对百分之 12.1,$p <$ 0.001)[69]。然而,接受普拉格雷的患者与接受氯吡格雷的患者相比严重出血也显著增加(百分之 2.4 对百分之 1.8,$p <$ 0.03)。因此,普拉格雷虽然看起来比氯吡格雷更加有效,此益处被更高的出血率部分抵消[69]。

由于多次用药延长了半寿期或其对血小板的不可逆作用,噻吩吡啶的血小板抑制作用在停药后可持续 4~10 天[69]。噻氯匹定的使用与潜在的严重血液并发症相关,其中包括中性粒细胞减少症(在 2.4% 的个体中中性粒细胞 $< 1200 \times 10^9/L$)[58,71,72] 以及较不常见的再障和血小板减少症[73,74]。此外,在 5000 例病人中至少有一例会发生血栓性血小板减少性紫癜(TTP)类综合征[75~77]。一个大规模临床试验的结果提示,氯吡格雷或普拉格雷引起的血液并发症较不常见[57]。氯吡格雷还可能偶与类 TTP 综合征相关联(270 000 例病人中 1 例)[78],虽然该比率接近 TTP 在普通人群中的发病率。由于其毒性特征,在美国噻氯匹定的使用已被其他噻吩吡啶取代。

由于阿司匹林和噻吩吡啶通过不同的机制抑制血小板功能,因此它们的抗血栓作用应该是可以累加的,这在理论上可能对治疗与血小板活化相关的疾病如缺血性心脏病、外周血管病和缺血性卒中有所裨益[62,79,80]。的结果,这个假设在急性冠脉综合征患者 CURE 试验中被加以检验[62]。阿司匹林加用氯吡格雷把心血管死亡、心肌梗死和卒中的总和发生率从 11.4% 降低至 9.3%。不过严重出血从 2.7% 升至 3.7% 部分抵消了此裨益。同样,在有心血管意外风险的大群体中进行 CHARISMA 的试验中,合用氯吡格雷和阿司匹林的病例中少了 94 例缺血性事件,但发生的代价是多了 93 例中度或重度出血事件[81]。此外,七项涉及超过 39 000 位患者的随机对照试验荟萃分析确认,相对于仅服用氯吡格雷的患者,服用氯吡格雷加阿司匹林的患者颅内出血更为常见[82]。因此,除特殊场合如冠状动脉支架植入术时外,双重抗血小板疗法的益处几乎没有并且额外增加了出血的风险[83]。

其他二磷酸腺苷受体拮抗剂

替格瑞洛、坎格雷洛和伊诺格雷是一类口服的可逆性非噻吩吡啶 P2Y$_{12}$ 受体拮抗剂。由于其并非前体药,不要求新陈代谢活化作用,其抑制作用的起始比噻吩吡啶更快。使用该类 P2Y$_{12}$ 拮抗剂的一个新发现且尚未被阐明的副作用是呼吸困难的发生,这为治疗冠状动脉疾病的患者带来困难[84]。

该类的首选药物替格瑞洛已被批准用于急性冠状动脉综合征。在 PLATO 试验中其功效与氯吡格雷相比,试验中急性冠状动脉综合征患者随机使用替格瑞洛或氯吡格雷[85~87]。一年内,死亡、心肌梗死和脑卒中终点综合发生率分别为服用替格瑞洛的患者 9.8%,服用氯吡格雷的患者 11.7%[88]。虽然在

替格瑞洛治疗组中支架血栓发生亦有减少,与冠状动脉搭桥术无关的严重出血在此组中却有上升。使用替格瑞洛的患者中致死性颅内出血发生率也更高,但是为小概率事件(受治疗患者中 0.1%)。在 ATLANTIC 试验中,ST 段抬高型心肌梗死患者随机在救护车内或在导管插入术实验室内使用替格瑞洛[89]。虽然在入院前开始治疗是安全的,也降低了支架血栓的发生率,总体上对于重大心血管不良事件的预防并无全面改善。因此,和普拉格雷一样,替格瑞洛似乎在防止不良心血管事件方面比氯吡格雷更为有效,但是伴随更多出血性并发症。

凝血酶受体拮抗剂

凝血酶是最强有力的生理性血小板拮抗剂。人体中已鉴定出三个 G 蛋白偶联凝血酶受体(蛋白酶活化受体[PARs]1、3 和 4)[90]。虽然人类血小板同时表达 PAR-1 和 PAR-4 两种受体,主要血小板凝血酶受体是 PAR-1,可以被纳摩尔级浓度的凝血酶激活。PAR-4 信号转导在 PAR-1 信号转导未受损的情况下似乎并非必要[90]。沃拉帕沙为一种合成自天然产物毒薯磌受体拮抗剂喜巴辛的高效、选择性、长效口服的 PAR-1 拮抗剂[91]。沃拉帕沙与 PAR-1 结合高分辨率晶体结构显示该药的结合口袋对肽活化 G 蛋白偶联受体而言不寻常。因为其结构为浅表通道,结合处暴露于水溶剂的药物表面极小,可能解释了沃拉帕沙与 PAR-1 极其缓慢的离解速率[92]。

沃拉帕沙对于动脉栓塞的二级预防的效益在 TRA 2P-TIMI 50 的 III 期试验中被检测,有心肌梗死、脑卒中、外周动脉疾病病史的患者被随机给予沃拉帕沙或安慰剂[93]。多数患者也服用阿司匹林或噻吩吡啶。研究的前几年颅内出血频发,因此修改了入围标准以排除有脑卒中病史的患者。第三年,主要终点(心血管死亡,心肌梗死和脑卒中)的发生率在使用沃拉帕沙的患者中显著下降(9.3% 对 11.2%,$p < 0.001$)。然而,中度至重度出血,包括颅内出血,在使用沃拉帕沙的患者中显著上升(4.2% 对 2.5%,$p < 0.001$)。尽管如此,基于药效,沃拉帕沙于 2014 年获得美国食品及药物管理局的批准。另一种 PAR-1 拮抗剂 Atopaxar 目前正在临床试验中进行评估[94]。Atopaxar 的半衰期短于沃拉帕沙,表明其潜在的出血并发症更易于控制。

整合素 $\alpha_{IIb}\beta_3$ 受体拮抗剂

特异性损害重要血小板整合素 $\alpha_{IIb}\beta_3$(GP IIb/IIIa)功能的药物已作为缺血性冠状动脉病的特定状况中短期使用的抗血栓剂而被发展[95,96]。整合素 $\alpha_{IIb}\beta_3$ 通过结合二价配体纤维蛋白原介导了血小板间的凝聚,从而使整合素交联于邻近的血小板,由此导致血小板聚集的形成[97]。因此,整合素 $\alpha_{IIb}\beta_3$ 是预防动脉血栓形成的有效药物作用靶点。阿昔单抗、埃替非巴肽和替罗非班是三种已经美国 FDA 批准的结构不同、但都可以快速损害血小板聚集的 $\alpha_{IIb}\beta_3$ 抑制剂。阿昔单抗是一种人-鼠嵌合 Fab 片段,埃替非巴肽是一种基于赖氨酸-甘氨酸-天冬氨酸(KGD)序列的环形七肽,而替罗非班是一种基于精氨酸-甘氨酸-天冬氨酸(RGD)的拟肽。这三种药物均在治疗急性冠脉综合征患者时显示有效,在经皮冠状动脉介入术(PCI)中发生医源性动脉壁损伤时尤为如此[97]。

遗传性的整合素 $\alpha_{IIb}\beta_3$ 异常导出出血性疾病 Glanzmann 血小板无力症(参见第 120 章)[98,99],因此整合素 $\alpha_{IIb}\beta_3$ 拮抗剂易造成出血并不奇怪。在对阿昔单抗在接受 PCI 术的患者中的

效用的临床试验 EPIC 中,给予阿昔单抗的病人 14% 发生大出血,而给予安慰剂的患者为 7%[100],然而这些病人也给予了阿司匹林和肝素。在后续的 EPILOG 试验中,当肝素剂量被降低时大出血发生率在接受阿昔单抗的病人中降至 2.0%,相比之下在只接受肝素和阿司匹林的病人中为 3.1%[101]。虽然如此,在 EPIC 和 EPILOG 两个试验中,给予阿昔单抗和标准剂量肝素的病人中发生小出血还是显著多于单给予标准剂量肝素的病人,证明了整合素 $\alpha_{IIb}\beta_3$ 拮抗剂具有损害正常止血的能力。在对替罗非班的 PRISM-PLUS 以及对埃替非巴肽的 PURSUIT 试验中,在接受所研究药物的病人发生大出血或小出血稍频繁于对照[102,103]。相似地,分别接受口服整合素 $\alpha_{IIb}\beta_3$ 抑制剂珍米洛非班(xemilofiban)和西拉非班(sibrafiban)30 天和 28 天的病人频繁出现黏膜皮肤出血,这与先天性血小板无力症患者相像[104,105]。虽然在急性冠脉综合征患者或 PCI 术后短期使用非肠道整合素 $\alpha_{IIb}\beta_3$ 拮抗剂通常有益,但是长期使用口服整合素 $\alpha_{IIb}\beta_3$ 抑制剂却反常地与死亡率增高相关联[106]。产生这种反常效果的原因尚不清楚,但有人将其归因于拮抗剂造成的整合素 $\alpha_{IIb}\beta_3$ 构型改变模仿了生理性血小板激动剂的作用[107]。

通过按体重使用肝素、避免治疗接受治疗剂量华法林的病人、早期去除血管鞘和对血管针刺点的细致护理[108],可将经皮冠状动脉介入术后使用整合素 $\alpha_{IIb}\beta_3$ 拮抗剂的病人的出血风险降至最低[101]。血小板输注可在接受阿昔单抗的病人中快速反转其血小板功能缺陷,可能是通过降低整合素的总体阻断程度。血小板输注反转其他整合素 $\alpha_{IIb}\beta_3$ 拮抗剂效果的能力目前不太清楚,但当肝和肾功能正常时这些药物的半寿期非常短。

在少量使用过所有类型整合素 $\alpha_{IIb}\beta_3$ 拮抗剂的病人中观察到在启动治疗 24 小时内发生血小板减少[102,105,108,109]。在 EPIC 试验中,首次接受阿昔单抗的病人发生血小板数低于 $100\times10^9/L$ 和 $50\times10^9/L$ 的比率分别为 3.9% 和 0.9%[109]。在接受埃替非巴肽、替罗非班以及各种基于或不基于 RGD 的小分子整合素 $\alpha_{IIb}\beta_3$ 抑制剂的病人中也曾报道血小板减少的发生,发生率最高达到 13%[102,105,109~113]。

使用上述药物后导致血小板数减少的机制还不确定,不过可能与预先存在的抗整合素 $\alpha_{IIb}\beta_3$ 抗体相关,其识别被拮抗剂暴露的表位或识别阿昔单抗中整合进阿昔单抗 Fab 片段的鼠源序列[114]。停药通常可很容易地反转血小板减少;但如有临床指征时,血小板输注也可反转之[108]。发生在接受整合素 $\alpha_{IIb}\beta_3$ 拮抗剂病人中的血小板减少必须根据临床情况与药物诱导血小板集簇所致的假性血小板减少症、与正接受肝素病人的肝素诱导血小板减少症以及其他原因引起的血小板减少症相鉴别[115,116]。特别重要的是要早期鉴别血小板减少症,因为整合素 $\alpha_{IIb}\beta_3$ 拮抗剂以长时输注方式被使用,而一旦真正的血小板减少被确认,就应立即停药。在多数重度血小板减少症时,启动治疗后 2~4 小时获得的血小板计数就可提供血小板数显著下降的证据,尽管也可在使用阿昔单抗后观察到延迟的血小板减少症[114]。

影响血小板环化核苷水平或功能的药物

嘧啶衍生物双嘧达莫抑制血小板环化核苷磷酸二酯酶,导致血小板内抑制性环化核苷酸 cAMP 的积累。双嘧达莫还能抑制环化鸟苷一磷酸(cGMP)的分解,增强一氧化氮对血小板

的抑制效果[117]。虽然在体外可见双嘧达莫抑制血小板功能,但其临床功效存在争议[118,119]。一项荟萃分析未能证明在阿司匹林治疗时加入双嘧达莫的临床效益[16],但是许多早期的双嘧达莫试验使用的是生物利用度有限的剂型[120]。在欧洲卒中预防研究 2(ESPS 2)中,双嘧达莫有利于预防轻度卒中和一过性缺血发作,但在使用双嘧达莫与安慰剂的患者间以及使用双嘧达莫加阿司匹林与单用双嘧达莫或阿司匹林的患者间死亡率并无差异[121]。ESPS 2 试验中双嘧达莫效益的原理尚未明朗,但可能与更高的双嘧达莫剂量或试验中使用的缓释型双嘧达莫有关。

静脉注射 PGE_1、PGI_2 或 PGI_2 的稳定类似物刺激血小板腺苷酸环化酶,导致血小板内 cAMP 水平升高和血小板反应性下降[122],这些制剂引起一过性的血小板变形、聚集和释放的抑制。但是,由于短半寿期和包括外周血管扩张在内的副作用使其临床实用性受限[123]。一种磷酸二酯酶 III 抑制剂西洛他唑获准在美国用以治疗外周血管疾病[124],并可能在预防心脏支架闭塞中有用[125]。一氧化氮和有机硝酸酯如硝酸甘油在体外可能通过激活鸟苷酸环化酶也就是增高 cGMP 来抑制血小板功能[126],而其在体内对血小板功能的作用尚不确定。高浓度的咖啡因和茶碱也能在体外抑制血小板的磷酸二酯酶。

抗生素

青霉素类含有一个 β-内酰胺环和一个独特的侧链,多数青霉素类可在正常志愿者中引起剂量依赖性的出血时间延长[127]。由于它们降低血小板聚集和分泌以及瑞斯托霉素诱导的血小板凝聚,因此可能对血小板黏附和血小板活化都有影响。50%~70% 接受大剂量(至少每天数克)羧苄西林、青霉素 G、替卡西林氨苄西林、萘夫西林和阿洛西林的个体以及至少 25%~50% 接受哌拉西林、阿洛西林或美洛西林的病人的血小板检测呈异常[127~129]。这些抗生素的不同抗血小板作用可能与不同的血浓度和药物效能相关。它们对血小板的作用在用药后 1~3 天达最大并在停药后仍可维持数天,提示这些抗生素在体内对血小板的作用是不可逆的。

青霉素类可损害激动剂和 von Willebrand 因子(VWF)与血小板膜的相互作用[130]。许多青霉素类与洗涤血小板孵育可抑制 VWF 和激动剂如 ADP 和肾上腺素与其血小板受体的相互作用,虽然浓度高于其体内作用时所需[131]。青霉素类的体外抗血小板效能与其脂溶性和独立侧链的抑制效能有很好的相关性[132]。另外,青霉素 G 在体外对血小板功能的抑制作用被丙磺舒所加强[133]。当在静脉使用青霉素、苯唑西林或美洛西林 3~17 天的病人或正常志愿者中测定血小板功能时可发现对激动剂诱导聚集的抑制,伴有低亲和力 TXA2 受体的 40% 的减少[134]。因此青霉素类可能是通过结合到一个或多个与血管壁的黏附性相互作用或刺激-反应偶联所必需的膜组分来抑制血小板功能的。

虽然有临床意义的出血与羧苄西林、青霉素 G、替卡西林和萘夫西林的使用相关联,但是其发生还是远不如出血时间延长常见[127,135],而同时存在止血缺陷(如血小板减少症、维生素 K 缺乏、尿毒症)的病人则特别易于发生这种并发症。另一方面,高剂量青霉素 G 并不能在血小板减少症的兔模型中增加胃肠道失血[136]。根据我们的经验,抗生素诱导的血小板功能障碍所致的出血不常见并且无法预测。因为 β-内酰胺诱导的血小板

功能障碍在停药后随时间而改善,所以这类药物应该仅被考虑为在适当的临床状况下出血的一种原因。类似模式的血小板功能障碍也被报道与头孢菌素类或相关抗生素而非其他抗生素相关联[127,137,138]。广谱抗生素由于杀死肠道菌群引起维生素K缺乏,因此也可导致出血倾向。呋喃妥因是一种结构上不相关的抗生素,在血药水平高于 $20\mu M$ 时可引起出血时间轻微延长并损害血小板聚集,如在肾功能不全的患者中可见[139]。抗真菌剂咪康唑在体外抑制人类和兔血小板的环氧化酶(COX),在静脉注射后能抑制兔血小板的环氧化酶[140]。

抗凝剂、纤溶剂、抗纤溶剂

肝素使人易出血主要是通过其抗凝作用,但其也可能使血小板功能受损。例如,一次肝素注射(100U/kg)会在正常个体或心肺转流术前病人中引起出血时间显著延长,提示治疗剂量的肝素可能损害血小板功能[126]。肝素可能是通过抑制强血小板激动剂凝血酶的产生及其作用来损害血小板功能。另一方面,体外试验提示肝素可增强由其他血小板激动剂诱导的血小板聚集[141]。肝素结合到静止血小板上的一类高亲和力结合位点以及完全活化血小板上的另一类低亲和力结合位点[142]。另外,高剂量肝素也可能通过结合到 VWF 的肝素结合功能区而损害 VWF 依赖性血小板功能[143]。这些对血小板功能的作用在肝素治疗的出血并发症中的贡献仍不清楚。

纤溶治疗中的出血主要是由于血管的结构性损伤以及所用药剂的纤维蛋白(原)溶解活性的联合作用,但是药理剂量的链激酶、尿激酶和组织型纤溶酶原激活物(t-PA)可以影响血小板功能[144]。高浓度纤溶酶导致离体血小板聚集[145]。另外,接受链激酶或 t-PA 进行冠脉血栓治疗的病人可检测到其尿中排泄的 TXA2 代谢产物 2,3-二正血栓烷 B_2 的明显增高,提示注射该药期间发生了血小板体内活化[146,147]。不过,一些体外研究表明,纤溶酶的产生对血小板功能有抑制作用。第一,非常高的纤维蛋白(原)降解产物水平,加上极低的纤维蛋白原水平可损害血小板聚集[148]。第二,纤溶酶原可结合到血小板[149]而后转化为纤溶酶,后者可酶解离小板 GPⅠb,损害血小板与 VWF 的相互作用[150,151]。第三,纤溶酶可抑制血小板的花生四烯酸代谢[152]。第四,可能通过诱发可介导聚集形成的纤维蛋白原的溶解,t-PA 促进血小板聚集块的解聚[153]。最后,经起始活化后,与纤溶酶和重组 t-PA 体外孵育的血小板对其他激动剂的活化作用形成耐受[154]。这些体外和离体观察是否适用于体内情况以及是否具有临床意义则仍待确定[155]。抗纤溶药 ε-氨基己酸在 24g/d 或更高的剂量下给药数天后可增加出血时间[150]。

心血管药物

使用可增加血小板 cGMP 的硝普钠[156~160]、硝酸甘油[161]和普萘洛尔[162,163]可降低血小板的离体聚集和分泌。硝普钠在以 $6\sim8\mu g/(kg \cdot min)$ 的输注速率给药时可增加出血时间至两倍[156,164]。在治疗肺动脉高压和成人呼吸窘迫综合征中被倡导使用的一氧化氮吸入可以损害激动剂诱导的离体血小板聚集,尽管这些观察的临床意义仍不清楚[165~167]。钙通道阻断剂如维拉帕米、硝苯地平和地尔硫在被以极高剂量加入洗涤血小板时可抑制血小板聚集[123],这种作用一般可见于肾上腺素诱导的聚集,而似乎与钙通道阻断无关[168]。在治疗浓度上,钙通道阻断剂并不延长出血时间,尽管有一种制剂尼索地平被报道在口服

十天后可抑制激动剂诱导的钙瞬变和血小板聚集[169]。在高浓度时,抗心律失常药奎尼丁据报可导致出血时间的轻微延长并加强阿司匹林的作用[170]。

血容扩充剂

右旋糖酐是一种在分子大小方面具有异质性的中性多糖,临床上使用的是分子量为 40 000 和 70 000 的两种制品。虽然输注右旋糖酐可能延长正常个体和 von Willebrand 病患者的出血时间,但是这现象并没有在大多数的正常个体中观察到[9,171,172]。注入的右旋糖酐可吸附到血小板表面并损害血小板的聚集、分泌和促凝活性。右旋糖酐需数小时才能达到最大效果,提示是由于其大分子特性带来的清除速率较低所致[9]。奇怪的是,这种药物被加入富血小板血浆时并无作用[9]。输注右旋糖酐使血浆 VWF 抗原水平和瑞斯托霉素辅因子活性有所下降[171]。尽管其在初期止血以及作为手术时血容扩充剂或预防血栓形成的使用中具有上述作用,前瞻性研究仍然表明只要不和低剂量肝素合用,右旋糖酐与明显的手术后出血并无关联[173,174]。另一种血容扩充剂羟乙基淀粉虽然总体而论是安全的,但仍可能延长出血时间并使病人易于出血,特别是当使用 6% 溶液的剂量超过 20ml/kg 时。而当与低剂量肝素同时使用,或给予具有止血缺陷的病人,或在大型心胸手术后使用,较低剂量的羟乙基淀粉仍可促成出血[175~178]。不同的羟乙基淀粉在每个右旋糖上的平均羟乙基基团数目的变化可能对其血管内存留和止血上的功效造成影响[179,180]。

精神药物、麻醉剂和可卡因

服用抗抑郁剂或酚噻嗪类药物的病人的血小板可发生聚集反应的损害,但这并不与出血关联[181,182]。这种对聚集的作用被归因于对细胞内信号蛋白如蛋白激酶C(PKC)的抑制[183]。选择性的 5-羟色胺再摄取抑制剂如帕罗西汀降低血小板中 5-羟色胺的储存[184],而氟西汀看来并不损害血小板体外聚集而且只是非常罕见地被报与临床出血相关[185,186]。用氟烷或丙泊酚进行全身麻醉可导致出血时间延长,这很可能是由于其对钙信号转导的作用之结果所致,但对外科手术止血而言并不能造成不良反应[187,188]。除与血小板减少的关联之外,可卡因还被报道可抑制血小板功能[189,190]或引起血小板活化[191]。海洛因也可降低血小板一氧化氮的产生[192]。而这些观察与临床的关联性则仍属未知。

抗肿瘤药

以 6~21mg 的总剂量使用普卡霉素降低血小板聚集并与皮肤黏膜出血、出血时间延长和血小板聚集降低有关[193]。在 48 小时内接受自体骨髓输注和大剂量化疗包括顺铂、环磷酰胺以及卡氮芥(BCNU)或美法仑的实体瘤病人据报出现血小板分泌和二相聚集的离体缺陷[194]。柔红霉素和 BCNU 二者当被加入到富血小板血浆时都能抑制血小板聚集和分泌,但作为单剂药却不能造成具有临床意义的血小板功能障碍[195~197]。对患癌症的血小板减少病人使用重组形式的血小板生成素可引起功能正常的血小板的产生[198,199],广谱蛋白酪氨酸激酶抑制剂达沙替尼在体外损害胶原诱导的血小板活化并增加小鼠的尾出血时间,这大概能解释用这个药物治疗的慢性髓性白血病病人中一些出血的发生[200]。依鲁替尼是一种对多种淋巴恶性肿瘤有

效的布鲁顿酪氨酸激酶(BTK)抑制剂[201,202]，与之相关的有多达一半患者发生出血并发症，且其对此中的5%有明显的出血性毒性[201~203]。体内血小板遭遇依鲁替尼时可能产生血小板黏附障碍[204]。此外，人类或老鼠缺乏BTK会使体内血小板功能受损，尽管程度较轻[205,206]。依鲁替尼出血性中毒是由血小板BTK抑制还是脱靶效应仍需确定。

其他制剂

根据报道，免疫抑制药环孢素增高ADP刺激的血小板聚集[207]，但其是否促成与此药相关联的类TTP综合征则仍不清楚。抗组胺药[208]、5-羟色胺拮抗剂酮色林[209]和一些X线照片造影剂[210,211]可经由未知机制损害血小板离体聚集反应。

食品和食品添加剂

某些食品和食品添加剂可影响离体血小板功能，一些可能影响止血，特别与其他止血缺陷相关。例如富鱼油饮食可导致出血时间轻微延长，该鱼油含有ω-3脂肪酸(二十碳五烯酸、二十二碳六烯酸)[212]，这些脂肪酸通过降低血小板的花生四烯酸含量以及与花生四烯酸竞争COX来起作用[213,214]。食用中餐后的易发淤斑倾向被归因为黑木耳的抗血小板作用[215]；洋葱抽提物的一个组分可抑制血小板的花生四烯酸代谢[216]；大蒜的一种组分阿焦烯是纤维蛋白原结合和血小板聚集的抑制剂[217]；两种常用调料的抽提物小茴香子和姜黄根可抑制血小板聚集和类花生酸的生物合成[218]。

● 伴有异常血小板功能的血液疾病

慢性骨髓增生性肿瘤

定义及历史

出血和血栓形成是影响慢性骨髓增生性肿瘤特别是原发性血小板增多症、真性红细胞增多症和原发性骨髓纤维化的发病率和死亡率的最显著的因素[219~221]。血小板增多始终可见于原发性血小板增多症，但鉴别诊断包括以上各种骨髓增生性肿瘤，如慢性髓细胞性白血病以及其他与反应性血栓形成的疾病(参见第119章)[222,223]。多数骨髓增生性肿瘤中关于血小板、出血和血栓形成的信息来自对原发性血小板增多症和真性红细胞增多症的研究。

病因学和发病机制

下列因素在骨髓增生性肿瘤的止血异常中起作用：①真性红细胞增多症时全血黏度增加。红细胞增多症伴有血管充血是血栓形成和出血的一个危险因素，特别是在手术后情况下[224~226]。②血小板功能的本质性缺陷。在骨髓增生性肿瘤中曾报道许多血小板功能的本质性缺陷，然而其与临床出血的确切关系一般来说尚不明确[227,228]。③血小板数升高。关于升高的血小板数本身对骨髓增生性肿瘤的出血和血栓形成风险的贡献仍有争议，因为此风险并未延续至反应性血小板增多患者[229,230]。一些回顾性研究指出根据血小板增多的程度并不能可靠预报止血异常的风险[227]；而另一方面，代表慢性骨髓增生性肿瘤的一个潜在主要诱因的获得性von Willebrand综合征却

以与血小板数的极端升高[如≥(1000~1500)×10⁹/L]相关最为常见[231~233]。虽然仅持续片刻，一些病例的VWF异常可因注射去氨加压素(DDAVP)或者第八因子/VWF浓缩液而得到纠正，而其他则可被减细胞疗法部分或全部纠正[234]。④在骨髓增生性肿瘤中白细胞增多症可能代表血栓形成的风险因素[221,235]。由于这个原因，白细胞和(或)内皮细胞功能障碍可能在一些真性红细胞增多症[236,237]或原发性血小板增多症[232]个体中促成血栓形成的表型，其机制可能是通过白细胞-血小板以及白细胞-内皮细胞相互作用[232,238,239]。

在光学或电子显微镜下，这些疾病患者的血小板可能大于或小于正常、可能有异常形状以及可能呈现储存颗粒数量的减少[240]。在原发性血小板增多症中，血小板存活时间可略有下降[241]。已知骨髓增生性肿瘤患者的血小板具有许多功能性和生化性的异常，最常见的功能性异常是应肾上腺素、ADP或胶原刺激的血小板聚集和颗粒释放减少[227]。肾上腺素诱导聚集的缺陷通常包括初级聚集波的缺失，而这在其他情况下是不常见的。这并不简单地只是血小板数增高的结果，因为在反应性血小板增多时不能见到此现象[222,242]。因此，血小板对肾上腺素反应性的丢失可能有助于从本来不明确的病例中确认骨髓增生性肿瘤。当然，已发现的遗传异常[如JAK2、促血小板生成素受体(MPL)、钙网蛋白]正开始消除所有骨髓增生性肿瘤诊断不明确性(参见第84~86章)。

骨髓增生性肿瘤中的血小板聚集和释放减少与下列一个或多个机制相关联：激动剂诱导的膜磷脂释放花生四烯酸减少[243,244]；花生四烯酸向PG内过氧化物酶和脂氧化酶产物的转化减少[245]；血小板对TXA2的反应减弱[246]；α₂-肾上腺素能受体数量减少伴有血小板对肾上腺素的反应减弱或缺失[247,248]；整合素α₂β₁缺陷导致血小板对胶原反应性的各种变化[249]；与磷酸肌醇3′激酶、Rap1和整合素α_IIbβ₃活性降低相关的几种激动剂下游刺激反应性结合减弱[250]；以及致密颗粒或α颗粒缺陷[251,252]。在一些骨髓增生性肿瘤和血栓形成的病人中曾报道血小板促凝活性下降[253]，还有特异性血小板膜异常包括整合素α_IIbβ₃表达和活化的降低[254]、GPⅠb/Ⅴ/Ⅸ复合物的数量减少导致一种获得型的Bernard-Soulier综合征[255]、PGD₂受体的数量减少[256]、FcγRⅢa受体的数量增加[257]、GPⅣ(CD36)增加并伴有[258,259]或不伴有[260]GPⅠb的相应减少及在真性红细胞增多症[261]和原发性血小板增多症[111]中MPL表达受损。

另外，曾有报道在骨髓增生性肿瘤中体外血小板或凝血极度活跃的证据，包括一例原发性血小板增多症及血栓症患者的自发性血小板聚集[262]，原发性血小板增多症[263]和真性红细胞增多症[264]患者的血小板血栓烷生物合成增加，以及表现为凝血酶生成潜力增强[265]和循环微粒子中促凝血酶活性增加[266]的患者中"促凝活性失衡"的增强。

这些变化多端的血小板体外功能缺陷的几个特征需要强调与临床状况的关系。第一，对某一特定骨髓增生性肿瘤而言没有任何缺陷是独特的。第二，它们的相关率在各种报道中变化很大。第三，没有任何缺陷可用作预测出血或血栓形成。第四，虽然慢性骨髓增生性肿瘤包含数个不同的临床病理实质，但是其表现为造血的克隆性异常[267]。因此，巨核细胞及其后裔血小板在从异常的祖细胞克隆发育时，可能会获取基因的、生化的和结构的异常。慢性骨髓增生性肿瘤克隆缺陷的例证就是JAK2活化型突变的获取(如真性红细胞增多症，原发性血小

板增多症和骨髓纤维化中的 V617F 或真性红细胞增多症中的 12 外显子)[268~272]或 MPL(在原发性血小板增多症和骨髓纤维化中的 W515L/K)[273,274]。大多数缺乏 JAK2 或 MPL 活化型突变的原发性血小板增多症和骨髓纤维化患者中可见钙网蛋白基因突变[275,276]。虽然这些或其他白细胞和血小板蛋白的突变可影响止血机制包括血小板的活化状态[277~279]在生物学来说是可能的,但是其存在或等位基因负荷对人类血小板功能的确切影响目前仅刚刚开始被了解[232,280]。例如,大多数[232,238]但并非所有研究推断,JAK2(V617F)突变或高的 JAK2(V617F)等位基因负荷的存在可能赋予原发性血小板增多症以血栓形成增高的风险,后者部分是更高血红蛋白值的结果。另一方面,与 JAK2 突变患者相比,钙网蛋白基因突变的原发性血小板增多症或骨髓纤维化患者常常有更高的血小板读数,更低的血红蛋白和白细胞值,以及更少的血栓形成[275,282~285]。在罕见的家族性原发性血小板增多症或骨髓纤维化和体细胞获得性钙网蛋白突变患者中也可能出现同样的现象[282]。

临床和实验检查特征

病理性出血发生在大约三分之一的骨髓增殖性肿瘤患者中并在其中造成 10% 的死亡,血栓形成也发生在大约三分之一骨髓增殖性疾病病例中,造成其中 15% ~40% 的死亡[228,232]。多数有症状的病人会有出血或血栓形成,然而一些人在患病过程中同时产生上述两种并发症。出血通常涉及皮肤或黏膜,但也可能发生在外科手术或创伤后。血栓形成可涉及动脉或静脉并可能发生在诸如腹壁血管或肝脏、肝门和肠系膜循环等不寻常的位置[288~291]。确实,已发生的或隐匿的慢性骨髓增殖性肿瘤在患内脏静脉血栓形成的病人中占可观比例[286,291~294]。原发性血小板增多症病人可能会有因指动脉血栓形成引起的局部缺血和手指或脚趾坏死、冠状动脉循环中的微血管阻塞或包括头痛[295]在内的因脑血管阻塞引起的短暂的神经症状[296]。一种被称作红斑性肢痛病的四肢发红和灼痛综合征与原发性血小板增多症和真性红细胞增多症高度相关,并被认为部分由微动脉血小板性血栓引起,尽管也可能含有血管病变和神经病变的成分[297,298]。要预测无症状病人出血或血栓形成的风险仍有困难[229],但是血小板增多病人的白细胞数或被认为反映血小板更新增多的网织血小板数的增多[221,232,235],与血栓形成的风险增高联系在一起[299]。血管并发症也更多地发生在年逾六旬的病人,尤其是有其他诸如糖尿病、高血压、高脂血症和肥胖等心血管危险因素的患者身上[221,300~303]。

治疗

治疗应该根据风险调整,对有症状的、有血栓形成史或出血史、有标准的心血管风险因素、六十岁以上的和即将进行手术的病人考虑给予治疗。可查阅由专家推荐的治疗原发性血小板增多症和真性红细胞增多症的总结,特别关注止血和血栓形成的危险因素(参见第 84、85 章)[221,232,301,303~306]。治疗包括通过静脉切开术以纠正红细胞增多症和维持一个正常红细胞群,目标是达到血细胞比容小于 45%[235,307,308],以及治疗本身疾病[228,232,309,310]。使用血小板去除法或减细胞制剂使血小板增多病人的血小板数降至 400×10⁹/L,被认为是原发性血小板增多症患者临床改善的目标[228,302,311]。

有效的减细胞制剂包括核糖核酸酶还原酶抑制剂羟基脲[312]、α 干扰素(最近为聚乙二醇化干扰素 alfa-2a)和阿那格雷[301,311,313,314]。在对 114 位六十岁以上或有血栓形成既往史的原发性血小板增多症"高危"个体的一个前瞻性随机临床试验中,羟基脲将新发血栓形成的发病率从 24% 显著降低至 3.6%[312]。阿那格雷是一种咪唑喹唑啉衍生物,被认为通过损害巨核细胞成熟而降低血小板数[315],阿那格雷实质上对红细胞和白细胞数并无作用而其是否致白血病则仍不详。但是 10% ~20% 的病人会发生神经系统、胃肠道和心脏副作用,尤其是液体潴留常迫使停止用药[314,316,317]。在对 809 例原发性血小板增多症病人(所有人均服用阿司匹林)的随机临床试验中,羟基脲和阿那格雷被直接加以对比。相对于羟基脲治疗组,阿那格雷治疗组的动脉血栓形成、严重出血和骨髓纤维化转化的发生率增加,但是其静脉血栓形成率相对减少[318]。在二期研究中观察到,虽经阿那格雷治疗还是不能阻止骨髓纤维化的进展[319]。然而,在一个更新但较小的随机三期研究中,对 259 位未曾接受治疗的原发性血小板增多症高危患者而言,阿那格雷对动脉或静脉血栓并发症的预防效果并不次于羟基脲[320]。必须指出的是此研究中使用的一种在美国未上市的长效阿那格雷制剂。在慢性脊髓增生性肿瘤急性出血发作期间,若病人有获得性储存池缺陷或获得性 von Willebrand 综合征时,DDAVP 注射可能暂时改善止血[252,321]。对于获得性 von Willebrand 综合征而言,通过细胞减灭术以降低血小板数也可能缓解这一过程,虽然这可能要花费一些时间并需要包括 DDAVP 或因子Ⅷ/VWF 浓缩剂等延缓性干预[234]。

低剂量阿司匹林(约 80 ~100mg/d)可能对原发性血小板增多症和血栓形成的病人有效,特别是那些红斑性肢痛病或手指或脑血管缺血的病人[231,232,298,322]。然而迄今为止的证据大部分仍然缺乏对照,而阿司匹林可能使骨髓增生性肿瘤患者的出血倾向加剧,并在有获得性 von Willebrand 综合征或类似原发性血小板增多症、世界卫生组织(WHO)定义的骨髓纤维化前期的个体中尤为如此[221,301,303,323]。因此,尽管每天单次低剂量阿司匹林是原发性血小板增多症中血栓预防的推荐用药,建议对处理方式进行风险调整[221,305]。另外,由于血小板体积与更换率在原发性血小板增多症及真性红细胞增多中可能增强,阿司匹林日剂量单次给药下部分个体的血小板在可能无法实现完全的 COX-1 抑制。在此种情况下可考虑每 12 小时给一剂药,但这一方案尚未通过前瞻性临床试验的正式评估[324,325]。

在一个双盲的、安慰剂对照的研究中,在 518 例被判定为对每天低剂量(100mg)阿司匹林无禁忌指征的真性红细胞增多症病人中,阿司匹林的受试者显示出非致命的动脉和静脉心血管端点事件的风险降低。虽然阿司匹林可被很好地耐受,但是阿司匹林对总体及心脏血管病的死亡率没有效果[326]。正如已被注意到的[307],虽然一些人可能曾有残存的红细胞数增高,但这个研究人群曾被着重预治疗以使血小板数标准化。因此,此项研究所验证的阿司匹林的安全与有效与所有真性红细胞增多病人没有关系。

由于明显增高的不成功妊娠、血栓形成或出血并发症以及羟基脲的潜在致畸性等风险,妊娠中的原发性血小板增多症和真性红细胞增多症特别具有挑战性[305,327]。在原发性血小板增多症中,妊娠早期流产的风险可能在 JAK2(V617F)突变的妇女中更高[328]。尽管仍无法获得以事实为依据的推荐方法,Barbui 和 Finazzi 已提出一种调剂风险的妊娠护理方法,其中高风险被定义为先期大出血或血栓形成、先期妊娠并发症或血小板数高于 $1500×10^9/L^{329}$。低危险度个体推荐保持低于 45% 的血细胞比容并在妊娠期间接受 100mg/d 阿司匹林和分娩后持续六周皮下给予低分子量肝素 4000U/d。如果存在先期严重出血或血小板高于 $1500×10^9/L$ 时，可考虑用 α 干扰素替代阿司匹林。此外，推荐高风险病人在妊娠期间自始至终接受低分子量肝素。

白血病和骨髓增生异常综合征

临床和实验检查特征

白血病和骨髓增生异常综合征病人中出血的最常见原因是血小板减少。但是异常的血小板体外功能已在急性髓性白血病中描述，在一些病人中可能具临床意义。在急性髓性白血病及其变异类型中，血小板可能比正常的大、形状异常并显示出颗粒数目明显变异。可能存在 ADP、肾上腺素或胶原诱导的聚集反应和 5-羟色胺释放下降、通过 PAR1 凝血酶受体的血小板活化引起的表面 P-选择素表达降低以及血小板促凝活性降低。功能异常既可能是获得性储存池缺陷也可能是血小板通过一条或多条信号转导通路的活化过程有缺陷而造成[330~334]。这些缺陷对血小板来说是本质性的并可能与衍生出血小板的巨核细胞是来源于白血病干细胞这一事实相关。确实，在易感急性白血病的家族性血小板疾病中，血小板功能障碍是在白血病发展前发生的。至少部分因为诸如 NF-E2 或 ALOX12 基因的下调，而其一种在这些个体中有生殖细胞突变的转录因子 RUNX1 的目标基因[335,336]。

如同在肿瘤药物章节中的讨论，治疗急性白血病的药物可能至少在体外影响血小板功能[200,337,338]，急性白血病时的出血通常对血小板输注和治疗本身疾病有反应。类似的血小板体外异常可见于骨髓增生异常综合征，有时伴随按血小板减少的程度所预期的量不符的临床出血[330,339,344]。或许因为来自恶性克隆的血小板中混有残留的正常血小板群体，因此在这些病例中的血小板被一致累及的程度较小。

据报道患急性淋巴细胞白血病的儿童的血小板聚集减低[331]。除非白血病为双表型，否则将血小板缺陷归咎于白血病过程本身是困难的。完全缓解中的急性淋巴细胞性白血病儿童的血小板是正常的[345]。单例报告患 B 急性淋巴细胞性白血病[346]或何杰金氏淋巴瘤[347]的病人，其严重出血被部分归咎于具有抗整合素 $α_{IIb}β_3$ 抗体的获得性 Glanzmann 血小板无力症。毛细胞白血病是一种淋巴组织增生病，其血小板功能障碍偶可使临床现象复杂化，通常由血小板减少而非血小板功能障碍引起[348]。一些病人可能显示储存池缺陷或者血小板活化过程有缺陷，而这些异常在脾切除术后消失[349]，其通常可纠正血小板减少。根据报道，获得性 von Willebrand 综合征与毛细胞白血病相关[350]。

异常蛋白血症

定义及历史

血小板功能障碍可见于大约三分之一的免疫球蛋白（Ig）A 骨髓瘤或 Waldenström 巨球蛋白血症病人、15% 的 IgG 骨髓瘤病人并偶见于意义未定的单克隆丙种球蛋白病人[351,352]。除血

小板功能障碍外，在一些疾病中其他出血原因也应该考虑，这些疾病包括高黏滞度综合征[353]、血小板减少症、淀粉样变性的并发症如淀粉样蛋白血管病[354]或获得性因子 X 缺乏[355,356]，以及较罕见的循环性肝素样抗凝物或全身性纤维蛋白（原）溶解[360,361]。单克隆免疫球蛋白也可通过妨碍纤维蛋白多聚化和妨碍其他凝血蛋白的功能影响体外凝血试验，副蛋白损害体内止血也偶见报道[363]。

病因学和发病机制

异常蛋白血症病人的出血时间可能会延长，即便临床并没有出血。血小板缺陷由单克隆蛋白引起。曾有人提出，一些单克隆免疫球蛋白经与血小板表面相互作用而非特异性地阻碍血小板黏附或刺激-应答偶联。这种观念通过观察得到了支持，即当副蛋白在血浆中或在血小板膜上浓度十分高时，血小板功能障碍更为常见[362]；血小板聚集、分泌、血块回缩和血小板促凝剂活性均可受到影响；而且正常血小板在用纯化的单克隆免疫球蛋白孵育后会获得这些缺陷[363]。

单克隆蛋白与血小板或细胞外基质组分的特异性相互作用已在一些病例中被描述。一种 IgA 骨髓瘤蛋白抑制了主动脉结缔组织悬液聚集正常血小板的能力[364]，该病人的出血时间和出血素质经由血浆置换术去除此蛋白而得到纠正。另一例 IgDλ 骨髓瘤病人其 λ 二聚体被发现结合于 VWF 的 A1 区域，抑制剪切力诱导的血小板聚集[365]。再一例病人中，一种 IgG 骨髓瘤蛋白特异地结合于血小板整合素 $β_3$ 亚基，完整的免疫球蛋白及其 F（ab′）2 片段都抑制纤维蛋白原结合活化整合素 $αIIbβ_3$，因此诱导了一种血小板无力症样的状态[366]。据报道一些患骨髓瘤、单克隆丙种球蛋白病或慢性淋巴细胞白血病的病人有获得性形式的 von Willebrand 病，其 VWF 血浆水平降低或 VWF 高分子量多聚体选择性地降低[321,352,367~374]。

治疗

当异常蛋白血症病人发生具有临床意义的血小板功能障碍时，应该考虑减细胞疗法以降低单克隆免疫球蛋白产生及其血浆水平[351,352]。血浆置换术也能通过降低异常蛋白水平来控制出血并能在急性出血时拯救生命[352,375,376]。冷沉淀、DDAVP 和（或）血浆置换术对于获得性 von Willebrand 综合征病人可能短暂起作用[321,368,377,378]。而高剂量静脉注射免疫球蛋白（IVIg）对于与意义尚不明确的 IgG 单克隆丙种球蛋白病相关的获得性 von Willebrand 综合征似乎特别有效，尽管必须以约三周的间隔来作间歇注射（参见第 126 章）[352,369~371,379~381]。有关利妥昔单抗（rituximab）治疗后者疾病的报告非常有限，而到目前为止其结果是令人失望的[382]。

获得性 von Willebrand 综合征

获得性 von Willebrand 综合征是一种典型发生于自身免疫或克隆性血液病情况下的相对罕见的疾病[231,381,383~385]。其与循环高剪切和湍流相关的情况被日渐识别，诸如主动脉狭窄、肥厚型梗阻性心肌病以及循环辅助装置[381,386~390]。它也发生在与许多其他不相干的医疗状况相联系，包括戈谢病[391]、甲状腺功能减退[392,393]和努南综合征[394]。正如上文所讨论的，这能代表多发性骨髓瘤出血的一个原因[321,377]、Waldenström 巨球蛋白血症[395]、意义未明的单克隆丙种球蛋白病[370]、低级别非霍奇金淋

巴瘤[396,397]、慢性淋巴细胞白血病[398]和慢性骨髓增生性肿瘤，后者特别与非常高的血小板计数相关[233]。

获得性 von Willebrand 综合征病理生理学涉及循环的 VWF 降低（及其相关因子Ⅷ分子），通常因为 VWF 的迅速周转[381]。VWF 水平和多聚体形态可能模仿Ⅰ、Ⅱ或Ⅲ型 von Willebrand 病。在淋巴组织增生的疾病中，存在一种特异性，常常为非中和抗 VWF 抗体[321,352,377,399]；而在自体免疫性疾病中，抗 VWF 抗体是总体自身免疫反应的一部分[400]。在其他疾病中，此综合征可能起因于肿瘤细胞（例如肾母细胞瘤、骨肉瘤[401]）或血小板（骨髓及外骨髓增殖的肿瘤）[315,350,402-404]吸附 VWF 增强，增强的 VWF 蛋白水解作用（例如主动脉狭窄，心室辅助装置），或 VWF 产生减少（甲状腺功能减退）[381,405,406]。

在无个人或家庭出血史的病人中，黏膜皮肤出血应该引起对患获得性 von Willebrand 综合征的怀疑。这对已知患有自身免疫、淋巴增生性疾病或骨髓增生性疾病的患者尤其重要[315,381]。诊断性评价包括测量因子Ⅷ活性、VWF 抗原、瑞斯托霉素辅因子活性以及 VWF 多聚体分析[407]。能或不能检测到体外抑制因子的存在取决于抗体是否与 VWF 结合并中和其功能或仅导致 VWF 被单核-吞噬细胞系统加速清除[315]。VWF 前肽对 von Willebrand 抗原的异常高比率可能因为对 von Willebrand 抗原而非 VWF 的迅速清除[44]。

考虑到这种综合征不常见的发病率，病人护理的报告均为回顾性且基本限于经验性叙述，故应该仅对活动性出血病人或那些不治疗可能会出血的病人进行治疗[352,381]。尽管对 VWF 的迅速清除或许限制疗效，注射 DDAVP[321,398,400]或含有 VWF 的因子Ⅷ浓缩物[408,409]仍可能有用。治疗包含对狼疮病人使用糖皮质激素或利妥昔单抗[231,385,410]、重组因子Ⅶa[411]或高剂量 IVIg[190,384,412]。高剂量 IVIg 对因淋巴增生疾病或因如上部分"异常蛋白血症"讨论过的意义未明的单克隆丙种球蛋白病所致的获得性 von Willebrand 综合征特别有效。IVIg 可能通过阻断单核-吞噬细胞细胞而延迟 VWF 的清除，尽管尚可推测其他机制[297,369,370,379,380,397,413]。在某些情况下，对本身疾病的治疗是有效的[381,414,415]（例如甲状腺替代治疗的甲状腺功能减退症[416,417]、酶替代治疗的戈谢病[391]和细胞减灭术治疗的极度血小板增多[233,315,323,418]）。与获得性 von Willebrand 病一样，长期存在的获得性 von Willebrand 综合征可与胃肠道动静脉畸形相关及并发，导致严重出血[419]。该类胃肠道出血的一个例子可见与严重主动脉狭窄患者，被称为 Heyde 综合征。此种情况下，瓣膜置换可纠正止血缺陷[387,420]。

● 与血小板功能异常相关的全身性疾病

尿毒症

定义及历史

在前透析时代大约 50% 的尿毒症病人发生出血，是其约 30% 死亡病例的致死原因[421,422]。随着透析时代的到来，肾衰竭病人自发出血的频率减少[422]。数千例肾病患者经皮肾脏活检的经验支持了肾病患者止血缺陷通常较轻的观念，尽管高达 85% 患者在活检后经计算机化断层显像检出小型肾周血肿，仅有 5%~10% 病例观察到肉眼血尿并且通常是短暂的[423,424]。

活检后严重出血需外科干预的甚至更为少见，且被归因于尿毒症性止血缺损以外的其他因素如肾脏或脾脏的针刺裂伤、血管异常、肝素抗凝作用或肾脏内存在淀粉状蛋白。

病因学和发病机制

尿毒症时的止血缺陷被归因于血小板功能缺损并可能是多因素造成[425]。一个主要的因素为肾衰竭相关的贫血[426]。降低的离体血细胞比容诱发血小板黏附缺陷，但将血细胞比容增加至 30% 或更高可纠正之[427]。在尿毒症病人中，通过红细胞输注或重组人促红细胞生成素（EPO）等成功治疗将红细胞比容增加至 27%~30%，可部分或完全纠正延长的出血时间[428-431]。贫血对初期止血的作用并非是尿毒症中独特的现象，正常个体的出血时间与红细胞比容相关，而任何病因造成的严重贫血患者其出血时间都可延长[426]。红细胞可能对止血起有利作用，因为它们在循环血流的外周替换血小板[432]并且又能增高血小板的反应性[14]。

因为纠正贫血并不总能使出血时间恢复正常，肾衰竭存在的其他因素也可能扰乱血小板功能[427]。瑞斯托霉素诱导的血小板聚集是一种 VWF 与血小板 GPⅠb-Ⅸ-Ⅴ结合的替代指标，其测定值在尿毒症时可能下降。然而，肾衰竭时 VWF 血浆浓度正常或增高[433]，且 VWF 质的异常并不能在所有病例中观察到[434,435]。混合尿毒症血小板和正常血浆或反之的研究并未证明一致的 GPⅠb-Ⅸ-Ⅴ数量或质量异常[434-436]。尽管如此，尿毒症血浆可以抑制正常血小板对去内皮细胞的人类脐动脉段的黏附，而尿毒症血小板在正常血浆存在时可以正常地黏附[434]。由于这种黏附缺陷不依赖 VWF，因此一种尚未确认的尿毒症血浆成分可能与其相关[434]。尿毒症血小板在兔血管内皮下组分上的伸展也显著地降低，这种缺陷因 VWF 与血小板整合素 $\alpha_{IIb}\beta_3$ 结合受损而产生[437]。由于 VWF 和整合素 $\alpha_{IIb}\beta_3$ 结合需要血小板的刺激，该观察表明一种尿毒症诱导的血小板信号转导缺陷。

许多报道描述了激动剂诱导的尿毒症病人血小板激活缺陷，包括纤维蛋白原结合、聚集和分泌的减少。这些异常在从尿毒症血浆分离后的血小板仍可能保留，并且在一些情况下，尿毒症血浆可将这些缺陷传递给正常血小板[438]。此外，活化血小板表达促凝活性的能力在尿毒症中降低[439]，这些功能缺陷可能是由于尿毒症诱导的血小板生物化学异常，包括降低激动剂诱导的胞质游离钙增加[440]、减少血小板磷脂释放花生四烯酸[421]以及减少被释放的花生四烯酸转化为 PG 内过氧化物和 TXA_2[138,441,442]。

据报道许多可透析和不可透析的物质与尿毒症时血小板的功能缺陷相关[443]，但尿素本身与之无关。离体血小板聚集可能受到小的可透析物质诸如胍基琥珀酸和酚酸的抑制，一些尚未充分鉴定的"中分子"在达到在尿毒症血浆中的浓度时可起同样作用[444,445]。尿毒症病人的静脉和动脉片段据报比正常人的静脉和动脉片段产生更多的 PGI_2，这是一种无法经过透析加以纠正的异常[446]。在尿毒症中可观察到 NO 代谢的改变[447,448]。在一个尿毒症大鼠模型中，血小板黏附的缺陷被 NO 生成抑制剂改正[449]，提示增高的内皮细胞或血小板 NO 合成至少部分和血小板功能缺陷相关[450]。为何肾衰竭会增加 NO 合成并不完全清楚，尽管将内皮细胞暴露于胍基琥珀酸中可能模拟 NO 的作用，表明存留的胍基琥珀酸可能是相关的基质[451]。据报道尿毒症上调 y⁺L 系统以输送 L-精氨酸进入血小板,使血小板在即便是循环 L-精氨酸浓度较低时维持或增强 NO 合成[452,453]。与之相反,尿毒症血浆中发现一些高浓度物质如尿素和甲状旁腺素,似乎对血小板功能障碍并不起作用[454]。

当肾衰竭病人显示出出血倾向时必须考虑到当时的用药和血小板减少等因素,阿司匹林可非常显著地延长尿毒症病人的出血时间。与阿司匹林对 COX 的影响不同,这种影响是短暂的并与血中的阿司匹林水平相互关联[34,35]。在血液透析期间使用肝素将增高出血的可能性,在此情形下,使用乙烯-乙烯醇共聚物空心纤维型透析器或间歇性盐水输注和高血流速度可消除对肝素的需要[455]。延长出血时间的 β-内酰胺类抗生素在尿毒症病人中可能效果更强并增加出血的发生[456]。

轻度血小板减少在慢性肾衰竭病人尤其是在透析病人中有报道[457],被认为是骨髓生成减弱和血小板存活减少的后果[458]。血液透析病人的血清血小板生成素水平增加[457,459],或许反映其血小板活动增加或巨核细胞的减少。但是当血小板计数大于 $100×10^9$/L 时,则有必要考虑是否有全身性疾病或药物治疗,如多发性骨髓瘤、全身性脉管炎、溶血性尿毒症综合征、子痫、肾脏同种异体移植排斥或肝素均可能与尿毒症患者出血相关。

临床和实验检查特征

尽管有透析,尿毒症中的血小板功能异常仍是一个临床问题,因为其可能与手术、外伤后或与胃肠道解剖损伤相关连的出血有关[441,455]。出血时间常被用作尿毒症时出血风险的指征,但对文献的仔细回顾表明其作此用途并不合适[460,461]。

治疗

异常血小板聚集在尿毒症病人中常见,但对他们自身而言并非是治疗性介入的指征[425]。未接受特别治疗的尿毒症病人在活检或其他外科操作后发生过度出血的频率仍未知,不过可能并不常见。因此如果过程中确实发生出血,对尿毒症以外的出血原因的彻底搜寻应立即启动,而非把尿毒症推断为病因。然而必须对尿毒症出血素质进行治疗时,尿毒症性血小板缺陷通常可成功治愈。

有几种治疗手段可以部分或完全纠正尿毒症病人的异常出血时间,而无对照观察表明其亦可改善止血。由于比较各种治疗法的前瞻性研究尚未进行,因此选择治疗方法应基于出血的严重性、对手术或创伤引起止血应激的预期严重性、治疗效果的预计持续时间以及治疗的风险。

治疗主要依靠透析,强化的透析能纠正许多病人的出血倾向,但对其他人仅部分有效[462],腹膜透析和血液透析同样有效[462,463]。如病人在透析时出血,增加透析强度可能是值得考虑的。

在尿毒症病人中通过输血或使用重组体人红细胞生成素治疗将血细胞比容增加 27% ~32% 常与临床出血的减少相关[428~430,464,465]。许多报告表明促红细胞生成素对血小板有独立于红细胞比容增加的作用[431],或许是能导致循环中的新生血小板数量增加[466]。

DDAVP 是一种加压素类似物,其升压效应明显低于其抗利尿作用并可引起组织中储存的 VWF 的释放,据报道可缩短 50% ~75% 尿毒症病人的出血时间。虽然未作对照试验,但在多数病例中,使用此药后可以安全施行外科手术[467]。DDAVP 通常经静脉以 0.3 μg/kg 的剂量在 15~30 分钟内注射(最大剂量 20μg),但是同剂量皮下注射也同样有效[467]。作为选择,此药也可鼻内给药[468]。用药后 30~60 分钟可见到出血时间的改善并可持续约 4 小时,大致和血浆 VWF 水平升高以及高分子量 VWF 多聚体在循环中出现相关联[467]。虽然常会发生快速耐受性,一些病人仍以 12~24 小时的间隔重复给药[469]。

DDAVP 的副作用较轻且不常见,包括 10%~15% 的平均动脉压的下降、20%~30% 的脉率增加、脸色潮红、水潴留、低钠血症导致癫痫发作。后者较常见于重复用药和无限量给予液体后[467],水潴留和低钠血症未见于其肾脏对激素无反应的病人。若干动脉粥样硬化的尿毒症和非尿毒症病人被报道在使用 DDAVP 后发生卒中或心肌梗死,虽然这样的并发症似较罕见[470,471]。如果透析无效,首选 DDAVP 治疗尿毒症出血,尤其是只需要短期疗效时[467]。

在无对照和随机双盲法研究中,以 0.6mg/kg 的剂量静脉注射共轭雌激素类 5 天可缩短大多数但非所有尿毒症病人的出血时间[34,472~474],并可能对因胃肠毛细血管扩张而出血的尿毒症病人也有效[475]。治疗中未发现 VWF 血浆水平或多聚体分布的变化,并设定共轭雌激素类的活性组分 17β-雌二醇通过雌激素受体机制而发挥作用[476]。

最后,无对照研究表明冷沉淀注射能够缩短尿毒症病人的出血时间并改善出血症状[243],但其他研究报告了一些不一致的结果[477],而由于病毒污染的问题,冷沉淀极少被用于此指征。

抗血小板抗体

定义及历史

在包括免疫性血小板减少性紫癜(ITP)、系统性红斑狼疮(SLE)和血小板同种异体免疫等一些病理条件下,抗体结合到血小板可能因血小板存活降低而引起血小板减少。不太多见的是,出血时间就血小板减少的程度而言可能比预料的短,提示血小板功能有增强[478]。有时血小板功能在 ITP 中却是受损的[479~483]。

病因学和发病机制

自身抗体或同种异体抗体损害血小板功能的机制可能和结合特定血小板糖蛋白的抗体有关。多数抗血小板抗体为抗 $\alpha_{IIb}\beta_3$[479~482],但是也曾检测到抗 GP I b/IX/V、$\alpha_2\beta_1$ 和 GPIV 的抗体[484,485]。在多数实例中抗体结合的功能性后果被血小板减少所掩盖,然而据报告病人血小板数正常,血小板聚集缺失,具有抗 $\alpha_{IIb}\beta_3$ 自身抗体并具备类似血小板无力症的出血素质[479~482,486~489]。同样,抗 GP I b 自身抗体和整合素 $\alpha_2\beta_1$[479~482] 被检测出可选择性地分别抑制瑞斯托霉素诱导的血小板聚集[490,491] 和胶原诱导的血小板聚集[492,493]。最后,还有一例 ITP 患者也被确定其抗 GPVI 自身抗体可造成 GPVI 从血小板表面脱落并使其对胶原刺激无反应[494]。

除了妨碍血小板功能以外,一些自身抗体能激活血小板并诱导聚集和分泌。在体外,经由把亚溶解量的补体膜攻击复合物(C5b-9)沉积到细胞表面[495] 或通过和特定的膜抗原结合[246],抗体能通过免疫复合物结合血小板 Fc 受体而激活血小板。这种现象的范例就是肝素诱发的血小板减少症,其抗体结合到因肝素而暴露于血小板因子 4 分子上的新表位,在与血小板 Fc 受体结合后激活血小板(参见第 118 章)[496]。

临床实验检查特征和治疗

任何出现皮肤黏膜出血的 ITP 或 SLE 病人如其血小板计数与通常会导致出血的数据不符(例如等于或大于约 $30\times10^9/L$)的应该被怀疑患有血小板功能障碍。这种境况也偶尔在霍奇金病[347,380]、非霍奇金淋巴瘤和骨髓瘤[497,498]、毛细胞白血病[499] 患者中得到描述。自身免疫血小板功能障碍的临床范围也可能包括一些的个体,其"易发淤斑"并有正常的血小板数。这些病人可能是有"代偿性血小板溶解"的 ITP,因为相当一部分有循环抗血小板抗体和巨血小板[500]。

具有抗血小板抗体的病人可能显示血小板体外功能不全,即使他们未表现出血时间延长或过量出血。这些缺损包含 ADP、肾上腺素和胶原血小板聚集受损[501~504],以及对内皮下基质的黏附受损[20]。最经常报道的异常是响应低浓度胶原的血小板聚集缺失和响应 ADP 或肾上腺素的第二波聚集缺失,这种缺陷模式也同样见于患先天性储存池疾病的个体。事实上,ITP 和 SLE 均可能与一种获得性形式的储存池病相关联,其表现为血小板致密颗粒和 α 颗粒组分的含量减少[432,505]。在一项报道中,ITP 的血小板也显示出活化缺陷,表现为花生四烯酸向 TXA2 转变受损[506]。

由于抗体介导的血小板功能障碍和出血几乎总是发生在免疫性血小板减少的背景下,因此治疗的努力应该定位于处置这些病症。

心肺转流术

定义及历史

心脏外科手术中循环的血液通过体外循环回路会引起许多种止血缺陷,其中最显著的是血小板减少症、血小板功能障碍和纤溶亢进[507~509]。极端的例子是体外循环后,这些缺陷可造成明显的术后持续数小时至数天的出血。约 5% 的病人在体外循环后会发生过度术后出血,而大致一半的出血是由于外科方面的原因;其余则大都起因于血小板质量缺陷和纤溶亢进。

病因学和发病机制

血小板减少是体外循环手术的一致特征[126,508]。典型情况下,体外循环启动前半小时内血小板数开始降至术前 50%,但血小板减少也可在五分钟之内发生并持续长达数天[507,509,510]。导致血小板减少的主要因素是来自于用胶体或晶体溶液灌洗泵而引起的血液稀释,但是通常会出现不能单单用血液稀释的更严重的出血[509~511]。黏附于回路中人造表面的血小板已经扫描电子显微镜照片显示[512],这种相互作用的机制并不确定,但有可能是纤维蛋白原沉积在侧支回路以及血小板经由 $\alpha_{IIb}\beta_3$ 介导的黏附而造成的结果[513]。体外循环中的血小板减少症较少见的原因有弥散性血管内凝血、肝脏对受损血小板的处理和肝素诱导的血小板减少[514]。如同抗血小板因子 4 抗体复合体以及一般在搭桥手术后可检测到的肝素并可能与肝素诱导的血小板减少症相关[496],抗鱼精蛋白抗体和鱼精蛋白/肝素复合物一般也能检测到[82,515,516]。这样的抗体可能促成血小板减少症并可能促成心脏搭桥术后的血栓栓塞事件[517]。

质量性血小板缺陷[508,518] 是体外循环回路诱导主要非结构止血缺陷表现为异常的血小板离体聚集、瑞斯托霉素诱导的血小板凝聚降低、血小板 α 颗粒缺陷、可溶性 CD40 配体释放和血小板微粒的产生等[507,509,510,519~522]。这些异常的严重性与体外循环持续时间相关[523],通常在 2~24 小时内消退[508]。

体外循环诱导的血小板功能缺陷可能因血小板活化和裂解[521,524]、体温过低、接触纤维蛋白原包被的合成物质表面、接触血液-空气界面、心脏切开吸引以及暴露于凝血酶、纤溶酶、ADP 或补体而引起[513,519,525~528]。诸如肝素、鱼精蛋白、$\alpha_{IIb}\beta_3$ 拮抗剂和阿司匹林等药物以及纤维蛋白降解物的产生亦可损害血小板功能[126,529~531]。有关这些缺陷的体内意义的争论依然存在。一些研究者提出全部的质量性血小板缺陷是源于体外循环手术中使用肝素,及其对凝血酶活性的抑制作用[529],然而这仍无法解释在撤除肝素后仍可存在数小时的出血素质。

纤溶亢进也可能参与和心肺转流术相关的出血素质的形成[532,533],这可能来自心包腔内血栓形成以及随之而来的局部随后全身性的纤维蛋白溶解[532]。抗纤溶治疗将心肺体外循环手术失血降至最低的效果也支持了纤溶亢进与体外循环后出血的关联性。

治疗

对心脏外科手术病人的术前评估应该包含病人及家庭成员的出血史。一些作者推荐甚至无出血史者也要筛查凝血酶原时间、部分凝血酶原时间和出血时间[534]。然而,这种方法的有效性存在争议[535]。尽管同种异体基因血液成分的预防性输注并不是指定方法[508,536,537],据报告术前使用重组人红细胞生成素合成药降低在进行非必需心内直观手术时对同种异体输入血液的需要[538~541]。细胞回收器目前常在体外循环手术中使用,收集到的洗涤自体红细胞在心肺转流术完成后再重新输入。再者,已通过重新输入集自胸管引流术的血液以使异体输血的使用减到最小[541]。使用这种技术输注大量血液的安全性尚未完全确定[528,542]。

许多策略被用来减少与心脏手术相关的止血异常情况,包括在心肺转流术装置的人工表面上包被肝素[543~547]、使用离心而不是蠕动泵[548]、使用一些药理学制剂[549] 以及不通过体外循环进行冠状动脉手术[301,550]。非体外循环冠状动脉搭桥手术似乎能保护血小板功能,但也引起对有关术后血栓栓塞副作用的关切,因为同时存在正常的血小板功能、凝血酶产生延迟和纤维蛋白溶解减弱[551~553]。若干药理学策略被尝试用来辅助处置术后出血。出血时间延长和过度失血的术后病人可能对 DDAVP 有反应,这已经由缩短的出血时间得到证明。然而,使用这种药剂的临床试验结果是相互矛盾的,一些研究显示失血减少而多数的研究未显示有益处[554,556]。基于体外循环手术中血小板的活化为术后血小板功能异常的主要原因的假设,注入诸如 PGE_1、PGI_2 或稳定型 PGI_2 拟似药等血小板活化抑制剂已经在动物模型和人体内进行。通过增加血小板 cAMP 和减低血小板反应性,这些药剂防止体外循环诱导的血小板减少和血小板功能障碍。然而使用 PGI_2 及其拟似物伊洛前列素的随机比对临床试验并没有显示出一种明显的整体性益处,部分因为其明显毒性包括血压过低[123,557]。重组因子 VIIa 治疗已被推荐用于治疗对常规止血治疗无反应、难以控制的术后出血[558]。然而,超药品说明书用重组因子 VIIa 治疗与增加的动脉和静脉血栓栓塞风险相关[559],对大型心脏手术期间接受重组因子Ⅶa病人的回顾性病例对照研究表明与较差的预后相关[223]。主要基于在两项随机研究中使用帕瑞考昔/伐地考昔治疗心脏术后疼痛病人遭遇心血管并发症,环氧化酶抑制剂和传统 NSAIDs 在这种情况下使用似乎是不当的[561,562]。

在心肺转流术中使用 ε-氨基己酸或氨甲环酸抑制纤溶可以降低纵隔失血和输血需求[549]。广谱蛋白酶抑制剂抑肽酶(Trasylol)也适用于此目的,但是观察性研究[563~565]和盲法临床试验[566]显示,与使用 ε-氨基己酸或不用抗纤溶药物相比,使用抑肽酶与严重终末器官损伤和更高死亡率相关。

心肺外科手术后失血的最重要的决定因素是外科操作自身。如果发生过度的非外科性术后出血,应该查证病人不再有体温过低且肝素作用已被完全逆转。此时药理制剂的使用,连同审慎的血小板、冷沉淀物、鲜冻血浆和红细胞的输注是适当的。

其他疾病

末期或暴发性肝病患者止血功能的测量往往是异常的,其病因源自凝血因子的产生减少、纤维蛋白溶解、异常纤维蛋白原血症、因脾功能亢进引起的血小板减少和血小板生成素缺陷以及弥散性血管内凝血(DIC)[425,567]。然而,这些检验异常的临床结果被再评估,因为肝病中受到扰动的抗血通路以及促止血通路并未被考虑在内[568,569]。因此,虽并不稳定,肝病中止血被认为是对易于出血和形成血栓的患者的"重新平衡"。慢性肝病可能与出血时间延长、血小板聚集以及促凝血活动降低相关[567,570,571],但不存在血小板功能缺陷对肝病具有特异性[572],却可能是多因素的结果,包括血小板减少、低纤维蛋白原血症和贫血,而这些都不提示血小板功能的内在缺陷[573]。不管怎样,这些患者出血时间延长可能对输注 DDAVP 有反应[574],但此观察的临床相关性仍不确定[575]。

弥散性血管内凝血的病人可显示血小板聚集降低和获得性储存池缺陷[576,577],这是由于血小板被凝血酶或其他激动剂体内活化的结果,或者是伴随弥散性血管内凝血的纤维蛋白(原)降解产物水平提高和低纤维蛋白原水平也可促成血小板缺陷。尽管纯化的低分子量纤维蛋白原降解产物可损害血小板聚集,但是造成这个结果所需的降解物浓度不太可能在体内产生[578]。此外,因为血小板减少和其他止血缺陷是同时存在的,所以对血小板功能障碍在多数弥散性血管内凝血患者中的意义的评估十分困难。

ADP 和肾上腺素引起的血小板聚集和分泌的减少已在巴特综合征中报道,这是一组罕见的、可能是因 PGE_2 过度合成而引起的以厚的亨勒升支严重限制盐的重吸收为特征的遗传疾病[579~582]。然而,对一系列巴特综合征患者的回顾分析未提及止血问题[580],为此其血小板聚集异常的临床意义是有疑问的。

除了血小板减少症,血小板功能障碍在一些由登革、汉坦、拉沙、胡宁以及埃博拉病毒引起的出血热中被观察到[583]。有一些独立的报告指出在一些其他的临床情况下的轻微出血时间延长和/或离体血小板功能缺损,这些包括非血小板减少性紫癜伴嗜酸性粒细胞增多[584~586]、变应性哮喘和花粉热[587]、急性呼吸衰竭[588]以及肾母细胞瘤阐释透明质酸[589],这些关联的临床意义仍不清楚。

翻译:奚闻达　互审:王学锋　校对:奚晓东

参考文献

1. Hayward CP: Diagnostic evaluation of platelet function disorders. *Blood Rev* 25(4):169–173, 2011.
2. Nurden P, Nurden A, Jandrot-Perrus M: Diagnostic assessment of platelet function, in *Quality in Laboratory Hemostasis and Thrombosis*, edited by S Kitchen, JD Olson, FE Preston, pp 159–173. Blackwell Publishing, London, 2013.
3. Wisloff F, Godal H: Prolonged bleeding time with adequate platelet count in hospital patients. *Scand J Haematol* 27(1):45–50, 1981.
4. Patrono C: Aspirin as an antiplatelet drug. *N Engl J Med* 330(18):1287–1294, 1981.
5. Smith WL, DeWitt DL, Garavito RM: Cyclooxygenases: Structural, cellular, and molecular biology. *Annu Rev Biochem* 69:145–182, 2000.
6. Kis B, Snipes JA, Busija DW: Acetaminophen and the cyclooxygenase-3 puzzle: Sorting out facts, fictions, and uncertainties. *J Pharmacol Exp Ther* 315(1):1–7, 2005.
7. Smith W, Garavito R, DeWitt D: Prostaglandin endoperoxide H synthases (cyclooxygenases)-1 and -2. *Biol Chem* 271:33157, 1996.
8. Chandrasekharan NV, Dai H, Roos KL, et al: COX-3, a cyclooxygenase-1 variant inhibited by acetaminophen and other analgesic/antipyretic drugs: Cloning, structure, and expression. *Proc Natl Acad Sci U S A* 99(21):13926–13931, 2002.
9. Weiss H, Aledort L: Impaired platelet/connective tissue reaction in man after aspirin ingestion. *Lancet* 2:495, 1967.
10. O'Brien JR. Effect of salicylates on human platelets. *Lancet* 1(7557):1431, 1968.
11. Grosser T, Fries S, FitzGerald GA: Biological basis for the cardiovascular consequences of COX-2 inhibition: Therapeutic challenges and opportunities. *J Clin Invest* 116(1):4–15, 2006.
12. Kyrle PA, Eichler HG, Jager U, Lechner K: Inhibition of prostacyclin and thromboxane A2 generation by low-dose aspirin at the site of plug formation in man *in vivo*. *Circulation* 75(5):1025–1029, 1987.
13. Jaffe EA, Weksler BB: Recovery of endothelial cell prostacyclin production after inhibition by low doses of aspirin. *J Clin Invest* 63(3):532–535, 1979.
14. Marcus AJ, Safier LB: Thromboregulation: Multicellular modulation of platelet reactivity in hemostasis and thrombosis. *FASEB J* 7(6):516–522, 1993.
15. Rich JB: The efficacy and safety of aprotinin use in cardiac surgery. *Ann Thorac Surg* 66(5 Suppl):S6–S11, 1998.
16. Antithrombotic Trialists Collaboration: Collaborative meta-analysis of randomised trials of antiplatelet therapy for prevention of death, myocardial infarction, and stroke in high risk patients. *BMJ* 324(7329):71–86, 2002.
17. Seshasai SR, Wijesuriya S, Sivakumaran R, et al: Effect of aspirin on vascular and non-vascular outcomes: Meta-analysis of randomized controlled trials. *Arch Intern Med* 172(3):209–216, 2012.
18. Raju N, Sobieraj-Teague M, Hirsh J, et al: Effect of aspirin on mortality in the primary prevention of cardiovascular disease. *Am J Med* 124(7):621–629, 2011.
19. Bartolucci AA, Tendera M, Howard G: Meta-analysis of multiple primary prevention trials of cardiovascular events using aspirin. *Am J Cardiol* 107(12):1796–1801, 2011.
20. Kallmann R, Nieuwenhuis HK, de Groot PG, et al: Effects of low doses of aspirin, 10 mg and 30 mg daily, on bleeding time, thromboxane production and 6-keto-PGF1 alpha excretion in healthy subjects. *Thromb Res* 45:355, 1987.
21. Nakajima H, Takami H, Yamagata K, Kariya K, Tamai Y, Nara H: Aspirin effects on colonic mucosal bleeding. *Dis Colon Rectum* 40:1484, 1997.
22. Mielke CH Jr: Aspirin prolongation of the template bleeding time: Influence of venostasis and direction of incision. *Blood* 60(5):1139–1142, 1982.
23. Hirsh J, Salzman EW, Harker L, et al: Aspirin and other platelet active drugs. Relationship among dose, effectiveness, and side effects. *Chest* 95(2 Suppl):12S–18S, 1989.
24. Page IH: Salicylate damage to the gastric mucosal barrier. *N Engl J Med* 276:1307, 1967.
25. Leonards JR, Levy G: The role of dosage form in aspirin-induced gastrointestinal bleeding. *Clin Pharmacol* 8:400, 1969.
26. Baigent C, Blackwell L, Collins R, et al: Aspirin in the primary and secondary prevention of vascular disease: Collaborative meta-analysis of individual participant data from randomised trials. *Lancet* 373(9678):1849–1860, 2009.
27. Stuart MJ, Gross SJ, Elrad H, Graeber JE: Effects of acetylsalicylic-acid ingestion on maternal and neonatal hemostasis. *N Engl J Med* 307(15):909–912, 1982.
28. Ferraris VA, Ferraris SP, Lough FC, Berry WR: Preoperative aspirin ingestion increases operative blood loss after coronary artery bypass grafting. *Ann Thorac Surg* 45(1):71–74, 1988.
29. Sethi GK, Copeland JG, Goldman S, et al: Implications of preoperative administration of aspirin in patients undergoing coronary artery bypass grafting. Department of Veterans Affairs Cooperative Study on Antiplatelet Therapy. *J Am Coll Cardiol* 15(1):15–20, 1990.
30. Horlocker TT, Wedel DJ, Offord KP: Does preoperative antiplatelet therapy increase the risk of hemorrhagic complications associated with regional anesthesia? *Anesth Analg* 70(6):631–634, 1990.
31. Kitchen L, Erichson RB, Sideropoulos H: Effect of drug-induced platelet dysfunction on surgical bleeding. *Am J Surg* 143(2):215–217, 1982.
32. Devereaux PJ, Mrkobrada M, Sessler DI, et al; POISE-2 Investigators: Aspirin in patients undergoing noncardiac surgery. *N Engl J Med* 370(16):1494–1503, 2014.
33. Kennedy BM: Aspirin and surgery—A review. *Ir Med J* 77(11):363–369, 1984.
34. Livio M, Benigni A, Vigano G, et al: Moderate doses of aspirin and risk of bleeding in renal failure. *Lancet* 1(8478):414–416, 1986.
35. Gaspari F, Vigano G, Orisio S, et al: Aspirin prolongs bleeding time in uremia by a mechanism distinct from platelet cyclooxygenase inhibition. *J Clin Invest* 79(6):1788–1797, 1987.
36. Chesebro JH, Fuster V, Elveback LR, et al: Trial of combined warfarin plus dipyridamole or aspirin therapy in prosthetic heart valve replacement: Danger of aspirin compared with dipyridamole. *Am J Cardiol* 51(9):1537–1541, 1982.
37. Kobrinsky NL, Israels ED, Gerrard JM, et al: Shortening of bleeding time by 1-deamino-8-D-arginine vasopressin in various bleeding disorders. *Lancet* 1(8387):

1145–1148, 1984.

38. Lethagen S, Rugarn P: The effect of DDAVP and placebo on platelet function and prolonged bleeding time induced by oral acetyl salicylic acid intake in healthy volunteers. *Thromb Haemost* 67(1):185–186, 1992.

39. Kasmeridis C, Apostolakis S, Lip GY: Aspirin and aspirin resistance in coronary artery disease. *Curr Opin Pharmacol* 13(2):242–250, 2013.

40. Grosser T, Fries S, Lawson JA, et al: Drug resistance and pseudoresistance: An unintended consequence of enteric coating aspirin. *Circulation* 127(3):377–385, 2013.

41. Floyd CN, Ferro A: Mechanisms of aspirin resistance. *Pharmacol Ther* 141(1):69–78, 2014.

42. Catella-Lawson F, Reilly MP, Kapoor SC, et al: Cyclooxygenase inhibitors and the antiplatelet effects of aspirin. *N Engl J Med* 345(25):1809–1817, 2001.

43. Mielke CH Jr, Kahn SB, Muschek LD, et al: Effects of zomepirac on hemostasis in healthy adults and on platelet function *in vitro*. *J Clin Pharmacol* 20(5–6 Pt 2):409–417, 1980.

44. Lamberts M, Lip GY, Hansen ML, et al: Relation of nonsteroidal anti-inflammatory drugs to serious bleeding and thromboembolism risk in patients with atrial fibrillation receiving antithrombotic therapy: A nationwide cohort study. *Ann Intern Med* 161(10):690–698, 2014.

45. Thomas P, Hepburn B, Kim HC, Saidi P: Nonsteroidal anti-inflammatory drugs in the treatment of hemophilic arthropathy. *Am J Hematol* 12(2):131–137, 1982.

46. McIntyre BA, Philp RB, Inwood MJ: Effect of ibuprofen on platelet function in normal subjects and hemophiliac patients. *Clin Pharmacol Ther* 24(5):616–621, 1978.

47. Ragni MV, Miller BJ, Whalen R, Ptachcinski R: Bleeding tendency, platelet function, and pharmacokinetics of ibuprofen and zidovudine in HIV(+) hemophilic men. *Am J Hematol* 40(3):176–182, 1992.

48. Li X, Fries S, Li R, et al: Differential impairment of aspirin-dependent platelet cyclooxygenase acetylation by nonsteroidal antiinflammatory drugs. *Proc Natl Acad Sci U S A* 111(47):16830–16835, 2014.

49. Kearney PM, Baigent C, Godwin J, et al: Do selective cyclo-oxygenase-2 inhibitors and traditional non-steroidal anti-inflammatory drugs increase the risk of atherothrombosis? Meta-analysis of randomised trials. *BMJ* 332(7553):1302–1308, 2006.

50. Antman EM, Bennett JS, Daugherty A, et al: Use of nonsteroidal antiinflammatory drugs: An update for clinicians: A scientific statement from the American Heart Association. *Circulation* 115(12):1634–1642, 2007.

51. Solomon SD, Wittes J, Finn PV, et al: Cardiovascular risk of celecoxib in 6 randomized placebo-controlled trials: The cross trial safety analysis. *Circulation* 117(16):2104–2113, 2008.

52. Trelle S, Reichenbach S, Wandel S, et al: Cardiovascular safety of non-steroidal anti-inflammatory drugs: Network meta-analysis. *BMJ* 342:c7086, 2011.

53. McGettigan P, Henry D: Cardiovascular risk and inhibition of cyclooxygenase: A systematic review of the observational studies of selective and nonselective inhibitors of cyclooxygenase 2. *JAMA* 296(13):1633–1644, 2006.

54. Coxib and traditional NSAID Trialists' (CNT) Collaboration, Bhala N, Emberson J, Merhi A, et al: Vascular and upper gastrointestinal effects of non-steroidal anti-inflammatory drugs: Meta-analyses of individual participant data from randomised trials. *Lancet* 382(9894):769–779, 2013.

55. Schmidt M, Christiansen CF, Mehnert F, et al: Non-steroidal anti-inflammatory drug use and risk of atrial fibrillation or flutter: Population based case-control study. *BMJ* 343:d3450, 2011.

56. Hinz B, Cheremina O, Brune K: Acetaminophen (paracetamol) is a selective cyclooxygenase-2 inhibitor in man. *FASEB J* 22(2):383–390, 2008.

57. CAPRIE Steering Committee: A randomised, blinded, trial of clopidogrel versus aspirin in patients at risk of ischaemic events (CAPRIE). CAPRIE Steering Committee. *Lancet* 348(9038):1329–1339, 1996.

58. McTavish D, Faulds D, Goa KL: Ticlopidine. An updated review of its pharmacology and therapeutic use in platelet-dependent disorders. *Drugs* 40(2):238–259, 1990.

59. Geiger J, Brich J, Honig-Liedl P, et al: Specific impairment of human platelet P2Y(AC) ADP receptor-mediated signaling by the antiplatelet drug clopidogrel. *Arterioscler Thromb Vasc Biol* 19(8):2007–2011, 1999.

60. Daniel JL, Dangelmaier C, Jin J, et al: Molecular basis for ADP-induced platelet activation. I. Evidence for three distinct ADP receptors on human platelets. *J Biol Chem* 273(4):2024–2029, 1998.

61. Farid NA, Kurihara A, Wrighton SA: Metabolism and disposition of the thienopyridine antiplatelet drugs ticlopidine, clopidogrel, and prasugrel in humans. *J Clin Pharmacol* 50(2):126–142, 2010.

62. Yusuf S, Zhao F, Mehta SR, et al: Effects of clopidogrel in addition to aspirin in patients with acute coronary syndromes without ST-segment elevation. *N Engl J Med* 345(7):494–502, 2001.

63. De Caterina R, Sicari R, Bernini W, et al: Benefit/risk profile of combined antiplatelet therapy with ticlopidine and aspirin. *Thromb Haemost* 65(5):504–510, 1991.

64. Helft G, Osende JI, Worthley SG, et al: Acute antithrombotic effect of a front-loaded regimen of clopidogrel in patients with atherosclerosis on aspirin. *Arterioscler Thromb Vasc Biol* 20(10):2316–2321, 2000.

65. Parodi G, Valenti R, Bellandi B, et al: Comparison of prasugrel and ticagrelor loading doses in ST-segment elevation myocardial infarction patients: RAPID (Rapid Activity of Platelet Inhibitor Drugs) primary PCI study. *J Am Coll Cardiol* 61(15):1601–1606, 2013.

66. Collet JP, Hulot JS, Pena A, et al: Cytochrome P450 2C19 polymorphism in young patients treated with clopidogrel after myocardial infarction: A cohort study. *Lancet* 373(9660):309–317, 2009.

67. Mega JL, Close SL, Wiviott SD, et al: Cytochrome p-450 polymorphisms and response to clopidogrel. *N Engl J Med* 360(4):354–362, 2009.

68. Jernberg T, Payne CD, Winters KJ, et al: Prasugrel achieves greater inhibition of platelet aggregation and a lower rate of non-responders compared with clopidogrel in aspirin-treated patients with stable coronary artery disease. *Eur Heart J* 27(10):1166–1173, 2006.

69. Brandt JT, Payne CD, Wiviott SD, et al: A comparison of prasugrel and clopidogrel loading doses on platelet function: Magnitude of platelet inhibition is related to active metabolite formation. *Am Heart J* 153(1):66 e9–e16, 2007.

70. Wiviott SD, Braunwald E, McCabe CH,; TRITON-TIMI 38 Investigators: Prasugrel versus clopidogrel in patients with acute coronary syndromes. *N Engl J Med* 357(20):2001–2015, 2007.

71. Hass WK, Easton JD, Adams HP Jr, et al: A randomized trial comparing ticlopidine hydrochloride with aspirin for the prevention of stroke in high-risk patients. Ticlopidine Aspirin Stroke Study Group. *N Engl J Med* 321(8):501–507, 1989.

72. Gent M, Blakely JA, Easton JD, et al: The Canadian American Ticlopidine Study (CATS) in thromboembolic stroke. *Lancet* 1(8649):1215–1220, 1989.

73. Mataix R, Ojeda E, Perez MC, Jimenez S: Ticlopidine and severe aplastic anaemia. *Br J Haematol* 80(1):125–126, 1992.

74. Garnier G, Taillan B, Pesce A, et al: Ticlopidine and severe aplastic anaemia. *Br J Haematol* 81(3):459–460, 1992.

75. Bennett CL, Weinberg PD, Rozenberg-Ben-Dror K, et al: Thrombotic thrombocytopenic purpura associated with ticlopidine. A review of 60 cases. *Ann Intern Med* 128(7):541–544, 1998.

76. Steinhubl SR, Tan WA, Foody JM, Topol EJ: Incidence and clinical course of thrombotic thrombocytopenic purpura due to ticlopidine following coronary stenting. EPISTENT Investigators. Evaluation of Platelet IIb/IIIa Inhibitor for Stenting. *JAMA* 281(9):806–810, 1999.

77. Chen DK, Kim JS, Sutton DM: Thrombotic thrombocytopenic purpura associated with ticlopidine use: A report of 3 cases and review of the literature. *Arch Intern Med* 159(3):311–314, 1999.

78. Bennett CL, Connors JM, Carwile JM, et al: Thrombotic thrombocytopenic purpura associated with clopidogrel. *N Engl J Med* 342(24):1773–1777, 2000.

79. Leon MB, Baim DS, Popma JJ, et al: A clinical trial comparing three antithrombotic-drug regimens after coronary-artery stenting. Stent Anticoagulation Restenosis Study Investigators. *N Engl J Med* 339(23):1665–1671, 1998.

80. Steinhubl SR, Berger PB, Mann JT 3rd, et al: Early and sustained dual oral antiplatelet therapy following percutaneous coronary intervention: A randomized controlled trial. *JAMA* 288(19):2411–2420, 2002.

81. Bhatt DL, Fox KA, Hacke W, et al: Clopidogrel and aspirin versus aspirin alone for the prevention of atherothrombotic events. *N Engl J Med* 354(16):1706–1717, 2006.

82. Lee GM, Welsby IJ, Phillips-Bute B, et al: High incidence of antibodies to protamine and protamine/heparin complexes in patients undergoing cardiopulmonary bypass. *Blood* 121(15):2828–2835, 2013.

83. Bellemain-Appaix A, O'Connor SA, Silvain J, et al; ACTION Group: Association of clopidogrel pretreatment with mortality, cardiovascular events, and major bleeding among patients undergoing percutaneous coronary intervention: A systematic review and meta-analysis. *JAMA* 308(23):2507–2516, 2012.

84. Parodi G, Storey RF: Dyspnoea management in acute coronary syndrome patients treated with ticagrelor. *Eur Heart J Acute Cardiovasc Care* 2014. [Epub ahead of print]

85. Alexopoulos D, Xanthopoulou I, Gkizas V, et al: Randomized assessment of ticagrelor versus prasugrel antiplatelet effects in patients with ST-segment-elevation myocardial infarction. *Circ Cardiovasc Interv* 5(6):797–804, 2012.

86. Franchi F, Rollini F, Muniz-Lozano A, et al: Cangrelor: A review on pharmacology and clinical trial development. *Expert Rev Cardiovasc Ther* 11(10):1279–1291, 2013.

87. Bhatt DL, Stone GW, Mahaffey KW, et al; CHAMPION PHOENIX Investigators: Effect of platelet inhibition with cangrelor during PCI on ischemic events. *N Engl J Med* 368(14):1303–1313, 2013.

88. Wallentin L, Becker RC, Budaj A, et al: Ticagrelor versus clopidogrel in patients with acute coronary syndromes. *N Engl J Med* 361(11):1045–1057, 2009.

89. Montalescot G, van 't Hof AW, Lapostolle F, et al; ATLANTIC Investigators: Prehospital ticagrelor in ST-segment elevation myocardial infarction. *N Engl J Med* 371(11):1016–1027, 2014.

90. Kahn ML, Nakanishi-Matsui M, Shapiro MJ, et al: Protease-activated receptors 1 and 4 mediate activation of human platelets by thrombin. *J Clin Invest* 103(6):879–887, 1999.

91. Chackalamannil S, Xia Y, Greenlee WJ, et al: Discovery of potent orally active thrombin receptor (protease activated receptor 1) antagonists as novel antithrombotic agents. *J Med Chem* 48(19):5884–5887, 2005.

92. Zhang C, Srinivasan Y, Arlow DH, et al: High-resolution crystal structure of human protease-activated receptor 1. *Nature* 492(7429):387–392, 2012.

93. Morrow DA, Braunwald E, Bonaca MP, et al; TRA 2P–TIMI 50 Steering Committee and Investigators: Vorapaxar in the secondary prevention of atherothrombotic events. *N Engl J Med* 366(15):1404–1413, 2012.

94. Goto S, Ogawa H, Takeuchi M, et al; J-LANCELOT (Japanese-Lesson from Antagonizing the Cellular Effect of Thrombin) Investigators: Double-blind, placebo-controlled Phase II studies of the protease-activated receptor 1 antagonist E5555 (atopaxar) in Japanese patients with acute coronary syndrome or high-risk coronary artery disease. *Eur Heart J* 31(21):2601–2613, 2010.

95. Lefkovits J, Plow EF, Topol EJ: Platelet glycoprotein IIb/IIIa receptors in cardiovascular medicine. *N Engl J Med* 332(23):1553–1559, 1995.

96. Bennett JS, Mousa S: Platelet function inhibitors in the Year 2000. *Thromb Haemost* 85(3):395–400, 2001.

97. Hook KM, Bennett JS: Glycoprotein IIb/IIIa antagonists. *Handb Exp Pharmacol* 2012(210):199–223, 1994.

98. French DL, Seligsohn U: Platelet glycoprotein IIb/IIIa receptors and Glanzmann's thrombasthenia. *Arterioscler Thromb Vasc Biol* 20(3):607–610, 2000.

99. Nurden AT: Inherited abnormalities of platelets. *Thromb Haemost* 82(2):468–480, 1999.

100. Use of a monoclonal antibody directed against the platelet glycoprotein IIb/IIIa receptor in high-risk coronary angioplasty. The EPIC Investigation. *N Engl J Med* 330(14):956–961, 1994.

101. EPILOG Investigators: Platelet glycoprotein IIb/IIIa receptor blockade and low-dose heparin during percutaneous coronary revascularization. *N Engl J Med* 336(24):1689–1696, 1997.

102. Inhibition of the platelet glycoprotein IIb/IIIa receptor with tirofiban in unstable angina and non-Q-wave myocardial infarction. Platelet Receptor Inhibition in Ischemic Syndrome Management in Patients Limited by Unstable Signs and Symptoms (PRISM-PLUS) Study Investigators. *N Engl J Med* 338(21):1488–1497, 1998.

103. Inhibition of platelet glycoprotein IIb/IIIa with eptifibatide in patients with acute coronary syndromes. The PURSUIT Trial Investigators. Platelet Glycoprotein IIb/IIIa in Unstable Angina: Receptor Suppression Using Integrilin Therapy. *N Engl J Med* 339(7):436–443, 1998.

104. Simpfendorfer C, Kottke-Marchant K, Lowrie M, et al: First chronic platelet glycoprotein IIb/IIIa integrin blockade. A randomized, placebo-controlled pilot study of xemilofiban in unstable angina with percutaneous coronary interventions. *Circulation* 96(1):76–81, 1997.

105. Cannon CP, McCabe CH, Borzak S, et al: Randomized trial of an oral platelet glycoprotein IIb/IIIa antagonist, sibrafiban, in patients after an acute coronary syndrome: Results of the TIMI 12 trial. Thrombolysis in Myocardial Infarction. *Circulation* 97(4):340–349, 1998.

106. Bhatt DL, Chew DP, Hirsch AT, et al: Superiority of clopidogrel versus aspirin in patients with prior cardiac surgery. *Circulation* 103(3):363–368, 2001.

107. Bassler N, Loeffler C, Mangin P, et al: A mechanistic model for paradoxical platelet activation by ligand-mimetic alphaIIb beta3 (GPIIb/IIIa) antagonists. *Arterioscler Thromb Vasc Biol* 27(3):e9–e15, 2007.

108. Ferguson JJ, Kereiakes DJ, Adgey AA, et al: Safe use of platelet GP IIb/IIIa inhibitors. *Eur Heart J* 19 Suppl D:D40–D51, 1998.

109. Berkowitz SD, Sane DC, Sigmon KN, et al: Occurrence and clinical significance of thrombocytopenia in a population undergoing high-risk percutaneous coronary revascularization. Evaluation of c7E3 for the Prevention of Ischemic Complications (EPIC) Study Group. *J Am Coll Cardiol* 32(2):311–319, 1998.

110. Giugliano RP, McCabe CH, Sequeira RF, et al: First report of an intravenous and oral glycoprotein IIb/IIIa inhibitor (RPR 109891) in patients with recent acute coronary syndromes: Results of the TIMI 15A and 15B trials. *Am Heart J* 140(1):81–93, 2000.

111. Comparison of sibrafiban with aspirin for prevention of cardiovascular events after acute coronary syndromes: A randomised trial. The SYMPHONY Investigators. Sibrafiban versus Aspirin to Yield Maximum Protection from Ischemic Heart Events Post-acute Coronary Syndromes. *Lancet* 355(9201):337–345, 2000.

112. Hongo RH, Brent BN: Association of eptifibatide and acute profound thrombocytopenia. *Am J Cardiol* 88(4):428–431, 2001.

113. McClure MW, Berkowitz SD, Sparapani R, et al: Clinical significance of thrombocytopenia during a non-ST-elevation acute coronary syndrome. The platelet glycoprotein IIb/IIIa in unstable angina: Receptor suppression using Integrilin therapy (PURSUIT) trial experience. *Circulation* 99(22):2892–2900, 1999.

114. Abrams CS, Cines DB: Platelet glycoprotein IIb/IIIa inhibitors and thrombocytopenia: Possible link between platelet activation, autoimmunity and thrombosis. *Thromb Haemost* 88(6):888–889, 2002.

115. Christopoulos CG, Machin SJ: A new type of pseudothrombocytopenia: EDTA-mediated agglutination of platelets bearing Fab fragments of a chimaeric antibody. *Br J Haematol* 87(3):650–652, 1994.

116. Sane DC, Damaraju LV, Topol EJ, et al: Occurrence and clinical significance of pseudothrombocytopenia during abciximab therapy. *J Am Coll Cardiol* 36(1):75–83, 2000.

117. Ivy DD, Kinsella JP, Ziegler JW, Abman SH: Dipyridamole attenuates rebound pulmonary hypertension after inhaled nitric oxide withdrawal in postoperative congenital heart disease. *J Thorac Cardiovasc Surg* 115(4):875–882, 1998.

118. Gresele P, Arnout J, Deckmyn H, Vermylen J: Mechanism of the antiplatelet action of dipyridamole in whole blood: Modulation of adenosine concentration and activity. *Thromb Haemost* 55(1):12–18, 1986.

119. FitzGerald GA: Dipyridamole. *N Engl J Med* 316:1247, 1987.

120. Reilly M, FitzGerald GA: Gathering intelligence on antiplatelet drugs: The view from 30 000 feet. When combined with other information overviews lead to conviction. *BMJ* 324(7329):59–60, 2002.

121. Diener HC, Cunha L, Forbes C, et al: European Stroke Prevention Study. 2. Dipyridamole and acetylsalicylic acid in the secondary prevention of stroke. *J Neurol Sci* 143(1–2):1–13, 1996.

122. Fisher CA, Kappa JR, Sinha AK, et al: Comparison of equimolar concentrations of iloprost, prostacyclin, and prostaglandin E1 on human platelet function. *J Lab Clin Med* 109(2):184–190, 1987.

123. Fish KJ, Sarnquist FH, van Steennis C, et al: A prospective, randomized study of the effects of prostacyclin on platelets and blood loss during coronary bypass operations. *J Thorac Cardiovasc Surg* 91(3):436–442, 1986.

124. Sorkin EM, Markham A: Cilostazol. *Drugs Aging* 14(1):63–71; discussion 72–73, 1999.

125. Biondi-Zoccai GG, Lotrionte M, Anselmino M, et al: Systematic review and meta-analysis of randomized clinical trials appraising the impact of cilostazol after percutaneous coronary intervention. *Am Heart J* 155(6):1081–1089, 2008.

126. Khuri SF, Valeri CR, Loscalzo J, et al: Heparin causes platelet dysfunction and induces fibrinolysis before cardiopulmonary bypass [see comments]. *Ann Thorac Surg* 60(4):1008–1014, 1995.

127. Sattler FR, Weitekamp MR, Ballard JO: Potential for bleeding with the new beta-lactam antibiotics. *Ann Intern Med* 105(6):924–931, 1986.

128. Pillgram-Larsen J, Wisloff F, Jorgensen JJ, et al: Effect of high-dose ampicillin and cloxacillin on bleeding time and bleeding in open-heart surgery. *Scand J Thorac Cardiovasc Surg* 19(1):45–48, 1985.

129. Fass RJ, Copelan EA, Brandt JT, et al: Platelet-mediated bleeding caused by broad-spectrum penicillins. *J Infect Dis* 155(6):1242–1248, 1987.

130. Cazenave JP, Packham MA, Guccione MA, Mustard JF: Effects of penicillin G on platelet aggregation, release, and adherence to collagen. *Proc Soc Exp Biol Med* 142(1):159–166, 1973.

131. Shattil SJ, Bennett JS, McDonough M, Turnbull J: Carbenicillin and penicillin G inhibit platelet function in vitro by impairing the interaction of agonists with the platelet surface. *J Clin Invest* 65(2):329–337, 1980.

132. Fletcher C, Pearson C, Choi SC, et al: *In vitro* comparison of antiplatelet effects of beta-lactam penicillins. *J Lab Clin Med* 108(3):217–223, 1986.

133. Packham MA, Rand ML, Perry DW, et al: Probenecid inhibits platelet responses to aggregating agents in vitro and has a synergistic inhibitory effect with penicillin G. *Thromb Haemost* 76(2):239–244, 1996.

134. Burroughs SF, Johnson GJ: Beta-lactam antibiotic-induced platelet dysfunction: Evidence for irreversible inhibition of platelet activation in vitro and in vivo after prolonged exposure to penicillin. *Blood* 75(7):1473–1480, 1990.

135. Sattler FR, Weitekamp MR, Sayegh A, Ballard JO: Impaired hemostasis caused by beta-lactam antibiotics. *Am J Surg* 155(5A):30–39, 1988.

136. Giles AR, Greenwood P, Tinlin S: A platelet release defect induced by aspirin or penicillin G does not increase gastrointestinal blood loss in thrombocytopenic rabbits. *Br J Haematol* 57(1):17–23, 1984.

137. Andrassy K, Koderisch J, Trenk D, et al: Hemostasis in patients with normal and impaired renal function under treatment with cefodizime. *Infection* 15(5):348–350, 1987.

138. Bloom A, Greaves M, Preston FE, Brown CB: Evidence against a platelet cyclooxygenase defect in uraemic subjects on chronic haemodialysis. *Br J Haematol* 62:143, 1986.

139. Rossi EC, Levin NW: Inhibition of primary ADP-induced platelet aggregation in normal subjects after administration of nitrofurantoin (furadantin). *J Clin Invest* 52(10):2457–2467, 1973.

140. Ishikawa S, Manabe S, Wada O: Miconazole inhibition of platelet aggregation by inhibiting cyclooxygenase. *Biochem Pharmacol* 35(11):1787–1792, 1986.

141. Salzman EW, Rosenberg RD, Smith MH, et al: Effect of heparin and heparin fractions on platelet aggregation. *J Clin Invest* 65(1):64–73, 1980.

142. Horne MK 3rd, Chao ES: Heparin binding to resting and activated platelets. *Blood* 74(1):238–243, 1989.

143. Sobel M, McNeill PM, Carlson PL, et al: Heparin inhibition of von Willebrand factor-dependent platelet function in vitro and in vivo. *J Clin Invest* 87(5):1787–1793, 1991.

144. Coller BS: Platelets and thrombolytic therapy. *N Engl J Med* 322(1):33–42, 1990.

145. Niewiarowski S, Senyi AF, Gillies P: Plasmin-induced platelet aggregation and platelet release reaction. Effects on hemostasis. *J Clin Invest* 52(7):1647–1659, 1973.

146. Fitzgerald DJ, Catella F, Roy L, FitzGerald GA: Marked platelet activation in vivo after intravenous streptokinase in patients with acute myocardial infarction. *Circulation* 77(1):142–150, 1988.

147. Kerins DM, Roy L, FitzGerald GA, Fitzgerald DJ: Platelet and vascular function during coronary thrombolysis with tissue-type plasminogen activator. *Circulation* 80(6):1718–1725, 1989.

148. Thorsen LI, Brosstad F, Gogstad G, et al: Competitions between fibrinogen with its degradation products for interactions with the platelet-fibrinogen receptor. *Thromb Res* 44(5):611–623, 1986.

149. Miles LA, Ginsberg MH, White JG, Plow EF: Plasminogen interacts with human platelets through two distinct mechanisms. *J Clin Invest* 77(6):2001–2009, 1986.

150. Adelman B, Michelson AD, Loscalzo J, et al: Plasmin effect on platelet glycoprotein Ib-von Willebrand factor interactions. *Blood* 65(1):32–40, 1985.

151. Stricker RB, Wong D, Shiu DT, et al: Activation of plasminogen by tissue plasminogen activator on normal and thrombasthenic platelets: Effects on surface proteins and platelet aggregation. *Blood* 68(1):275–280, 1986.

152. Schafer AI, Adelman B: Plasmin inhibition of platelet function and of arachidonic acid metabolism. *J Clin Invest* 75(2):456–461, 1985.

153. Loscalzo J, Vaughan DE: Tissue plasminogen activator promotes platelet disaggregation in plasma. *J Clin Invest* 79(6):1749–1755, 1987.

154. Penny WF, Ware JA: Platelet activation and subsequent inhibition by plasmin and recombinant tissue-type plasminogen activator. *Blood* 79(1):91–98, 1992.

155. Winters KJ, Eisenberg PR, Jaffe AS, Santoro SA: Dependence of plasmin-mediated degradation of platelet adhesive receptors on temperature and Ca2+. *Blood* 76(8):1546–1557, 1990.

156. Hines R, Barash PG: Infusion of sodium nitroprusside induces platelet dysfunction *in vitro*. *Anesthesiology* 70(4):611–615, 1989.

157. Kroll MH, Schafer AI: Biochemical mechanisms of platelet activation. *Blood* 74:1181–1195, 1989.

158. Anfossi G, Russo I, Massucco P, et al: Studies on inhibition of human platelet function by sodium nitroprusside. Kinetic evaluation of the effect on aggregation and cyclic nucleotide content. *Thromb Res* 102(4):319–330, 2001.

159. Bozzo J, Hernandez MR, Galan AM, et al: Antiplatelet effects of sodium nitroprusside in flowing human blood: Studies under normoxic and hypoxic conditions. *Thromb Res* 97(4):217–225, 2000.

160. Jang EK, Azzam JE, Dickinson NT, et al: Roles for both cyclic GMP and cyclic AMP in the inhibition of collagen-induced platelet aggregation by nitroprusside. *Br J Haematol* 117(3):664–675, 2002.

161. Schafer AI, Alexander RW, Handin RI: Inhibition of platelet function by organic nitrate vasodilators. *Blood* 55(4):649–654, 1980.

162. Weksler BB, Gillick M, Pink J: Effect of propranolol on platelet function. *Blood* 49(2):185–196, 1977.

163. Leon R, Tiarks CY, Pechet L: Some observations on the *in vivo* effect of propranolol on platelet aggregation and release. *Am J Hematol* 5(2):117–121, 1978.

164. Hines R: Preservation of platelet function during trimethaphan infusion. *Anesthesiology* 72(5):834–837, 1990.

165. Hogman M, Frostell C, Arnberg H, Hedenstierna G: Bleeding time prolongation and NO inhalation. *Lancet* 341(8861):1664–1665, 1993.

166. Samama CM, Diaby M, Fellahi JL, et al: Inhibition of platelet aggregation by inhaled nitric oxide in patients with acute respiratory distress syndrome. *Anesthesiology* 83(1):56–65, 1995.

167. Gries A, Bode C, Peter K, et al: Inhaled nitric oxide inhibits human platelet aggregation, P-selectin expression, and fibrinogen binding *in vitro* and *in vivo*. *Circulation* 97(15):1481–1487, 1998.

168. Barnathan ES, Addonizio VP, Shattil SJ: Interaction of verapamil with human platelet alpha-adrenergic receptors. *Am J Physiol* 242(1):H19–H23, 1982.

169. Fujinishi A, Takahara K, Ohba C, et al: Effects of nisoldipine on cytosolic calcium, platelet aggregation, and coagulation/fibrinolysis in patients with coronary artery disease. *Angiology* 48(6):515–521, 1997.
170. Lawson D, Mehta J, Mehta P, et al: Cumulative effects of quinidine and aspirin on bleeding time and platelet a_2-adrenoceptors: Potential mechanism of bleeding diathesis in patients receiving this combination. *J Lab Clin Med* 108:581, 1986.
171. Aberg M, Hedner U, Bergentz SE: Effect of dextran 70 on factor VIII and platelet function in von Willebrand's disease. *Thromb Res* 12(4):629–634, 1978.
172. Mishler JM 4th: Synthetic plasma volume expanders—Their pharmacology, safety and clinical efficacy. *Clin Haematol* 13(1):75–92, 1984.
173. Kelton JG, Hirsh J: Bleeding associated with antithrombotic therapy. *Semin Hematol* 17(4):259–291, 1980.
174. Korttila K, Lauritsalo K, Sarmo A, et al: Suitability of plasma expanders in patients receiving low-dose heparin for prevention of venous thrombosis after surgery. *Acta Anaesthesiol Scand* 27(2):104–107, 1983.
175. Cope JT, Banks D, Mauney MC, et al: Intraoperative hetastarch infusion impairs hemostasis after cardiac operations. *Ann Thorac Surg* 63(1):78–82; discussion 82–83, 1997.
176. Ruttmann TG, James MF, Aronson I: *In vivo* investigation into the effects of haemodilution with hydroxyethyl starch (200/0.5) and normal saline on coagulation. *Br J Anaesth* 80(5):612–616, 1998.
177. Roberts JS, Bratton SL: Colloid volume expanders. Problems, pitfalls and possibilities. *Drugs* 55(5):621–630, 1998.
178. Avorn J, Patel M, Levin R, Winkelmayer WC: Hetastarch and bleeding complications after coronary artery surgery. *Chest* 124(4):1437–1442, 2003.
179. Treib J, Haass A, Pindur G: Coagulation disorders caused by hydroxyethyl starch. *Thromb Haemost* 78(3):974–983, 1997.
180. Scharbert G, Deusch E, Kress HG, et al: Inhibition of platelet function by hydroxyethyl starch solutions in chronic pain patients undergoing peridural anesthesia. *Anesth Analg* 99(3):823–827, 2004.
181. Svehla C, Spankova H, Mlejnkova M: The effect of tricyclic antidepressive drugs on adrenaline and adenosine diphosphate induced platelet aggregation. *J Pharm Pharmacol* 18(9):616–617, 1966.
182. Warlow C, Ogston D, Douglas AS: Platelet function after the administration of chlorpromazine to human subjects. *Haemostasis* 5(1):21–26, 1976.
183. Morishita S, Aoki S, Watanabe S: Different effect of desipramine on protein kinase C in platelets between bipolar and major depressive disorders. *Psychiatry Clin Neurosci* 53(1):11–15, 1999.
184. Hergovich N, Aigner M, Eichler HG, et al: Paroxetine decreases platelet serotonin storage and platelet function in human beings. *Clin Pharmacol Ther* 68(4):435–442, 2000.
185. Alderman CP, Seshadri P, Ben-Tovim DI: Effects of serotonin reuptake inhibitors on hemostasis. *Ann Pharmacother* 30(11):1232–1234, 1996.
186. Pai VB, Kelly MW: Bruising associated with the use of fluoxetine. *Ann Pharmacother* 30(7–8):786–788, 1996.
187. Corbin F, Blaise G, Sauve R: Differential effect of halothane and forskolin on platelet cytosolic Ca2+ mobilization and aggregation. *Anesthesiology* 89(2):401–410, 1998.
188. Aoki H, Mizobe T, Nozuchi S, Hiramatsu N: *In vivo* and *in vitro* studies of the inhibitory effect of propofol on human platelet aggregation. *Anesthesiology* 88(2):362–370, 1998.
189. Heesch CM, Negus BH, Steiner M, Set al: Effects of *in vivo* cocaine administration on human platelet aggregation. *Am J Cardiol* 78(2):237–239, 1996.
190. Jennings LK, White MM, Sauer CM, et al: Cocaine-induced platelet defects. *Stroke* 24(9):1352–1359, 1993.
191. Togna G, Graziani M, Sorrentino C, Caprino L: Prostanoid production in the presence of platelet activation in hypoxic cocaine-treated rats. *Haemostasis* 26(6):311–318, 1996.
192. Batista A, Macedo T, Tavares P, et al: Nitric oxide production and nitric oxide synthase expression in platelets from heroin abusers before and after ultrarapid detoxification. *Ann N Y Acad Sci* 965:479–486, 2002.
193. Ahr DJ, Scialla SJ, Kimbali DB Jr: Acquired platelet dysfunction following mithramycin therapy. *Cancer* 41(2):448–454, 1978.
194. Panella TJ, Peters W, White JG, et al: Platelets acquire a secretion defect after high-dose chemotherapy. *Cancer* 65(8):1711–1716, 1990.
195. Pogliani EM, Fantasia R, Lambertenghi-Deliliers G, Cofrancesco E: Daunorubicin and platelet function. *Thromb Haemost* 45(1):38–42, 1981.
196. McKenna R, Ahmad T, Ts'ao CH, Frischer H: Glutathione reductase deficiency and platelet dysfunction induced by 1,3-bis(2-chloroethyl)-1-nitrosourea. *J Lab Clin Med* 102(1):102–115, 1983.
197. Karolak L, Chandra A, Khan W, et al: High-dose chemotherapy-induced platelet defect: Inhibition of platelet signal transduction pathways. *Mol Pharmacol* 43(1):37–44, 1993.
198. O'Malley CJ, Rasko JE, Basser RL, et al: Administration of pegylated recombinant human megakaryocyte growth and development factor to humans stimulates the production of functional platelets that show no evidence of *in vivo* activation. *Blood* 88(9):3288–3298, 1996.
199. Vadhan-Raj S, Murray LJ, Bueso-Ramos C, et al: Stimulation of megakaryocyte and platelet production by a single dose of recombinant human thrombopoietin in patients with cancer. *Ann Intern Med* 126(9):673–681, 1997.
200. Gratacap MP, Martin V, Valera MC, et al: The new tyrosine-kinase inhibitor and anticancer drug dasatinib reversibly affects platelet activation *in vitro* and *in vivo*. *Blood* 114(9):1884–1892, 2009.
201. Byrd JC, Furman RR, Coutre SE, et al: Targeting BTK with ibrutinib in relapsed chronic lymphocytic leukemia. *N Engl J Med* 369(1):32–42, 2013.
202. Wang ML, Rule S, Martin P, et al: Targeting BTK with ibrutinib in relapsed or refractory mantle-cell lymphoma. *N Engl J Med* 369(6):507–516, 2013.
203. Advani RH, Buggy JJ, Sharman JP, et al: Bruton tyrosine kinase inhibitor ibrutinib (PCI-32765) has significant activity in patients with relapsed/refractory B-cell malignancies. *J Clin Oncol* 31(1):88–94, 2013.
204. Levade M, David E, Garcia C, et al: Ibrutinib treatment affects collagen and von Willebrand Factor-dependent platelet functions. *Blood* 124(26):3991–3995, 2014.
205. Quek LS, Bolen J, Watson SP: A role for Bruton's tyrosine kinase (Btk) in platelet activation by collagen. *Curr Biol* 8(20):1137–1140, 1998.
206. Atkinson BT, Ellmeier W, Watson SP: Tec regulates platelet activation by GPVI in the absence of Btk. *Blood* 102(10):3592–3599, 2003.
207. Cohen H, Neild GH, Patel R, et al: Evidence for chronic platelet hyperaggregability and in vivo activation in cyclosporin-treated renal allograft recipients. *Thromb Res* 49(1):91–101, 1988.
208. Thomson C, Forbes CD, Prentice CR: A comparison of the effects of antihistamines on platelet function. *Thromb Diath Haemorrh* 30(3):547–556, 1973.
209. Platelet function during long-term treatment with ketanserin of claudicating patients with peripheral atherosclerosis. A multi-center, double-blind, placebo-controlled trial. The PACK Trial Group. *Thromb Res* 55(1):13–23, 1989.
210. Parvez Z, Moncada R, Fareed J, Messmore HL: Antiplatelet action of intravascular contrast media. Implications in diagnostic procedures. *Invest Radiol* 19(3):208–211, 1984.
211. Rao AK, Rao VM, Willis J, et al: Inhibition of platelet function by contrast media: Iopamidol and ioxaglate versus iothalamate. Work in progress. *Radiology* 156(2):311–313, 1985.
212. Goodnight SH Jr, Harris WS, Connor WE: The effects of dietary omega 3 fatty acids on platelet composition and function in man: A prospective, controlled study. *Blood* 58(5):880–885, 1981.
213. Moncada S, Higgs EA: Arachidonate metabolism in blood cells and the vessel wall. *Clin Haematol* 15(2):273–292, 1986.
214. Leaf A, Weber PC: Cardiovascular effects of n-3 fatty acids. *N Engl J Med* 318(9):549–557, 1988.
215. Hammerschmidt DE: Szechwan purpura. *N Engl J Med* 302(21):1191–1193, 1980.
216. Srivastava KC: Onion exerts antiaggregatory effects by altering arachidonic acid metabolism in platelets. *Prostaglandins Leukot Med* 24(1):43–50, 1986.
217. Apitz-Castro R, Escalante J, Vargas R, Jain MK: Ajoene, the antiplatelet principle of garlic, synergistically potentiates the antiaggregatory action of prostacyclin, forskolin, indomethacin and dipyridamole on human platelets. *Thromb Res* 42(3):303–311, 1986.
218. Srivastava KC: Extracts from two frequently consumed spices—cumin (Cuminum cyminum) and turmeric (Curcuma longa)—inhibit platelet aggregation and alter eicosanoid biosynthesis in human blood platelets. *Prostaglandins Leukot Essent Fatty Acids* 37(1):57–64, 1989.
219. Pearson TC: The risk of thrombosis in essential thrombocythemia and polycythemia vera. *Semin Oncol* 29(3 Suppl 10):16–21, 2002.
220. Kessler CM: Propensity for hemorrhage and thrombosis in chronic myeloproliferative disorders. *Semin Hematol* 41(2 Suppl 3):10–14, 2004.
221. Tefferi A: Polycythemia vera and essential thrombocythemia: 2013 update on diagnosis, risk-stratification, and management. *Am J Hematol* 88(6):507–516, 2013.
222. Schafer AI: Thrombocytosis. *N Engl J Med* 350(12):1211–1219, 2004.
223. Alfirevic A, Duncan A, You J, et al: Recombinant factor VII is associated with worse survival in complex cardiac surgical patients. *Ann Thorac Surg* 98(2):618–624, 2014.
224. Wasserman LR, Gilbert HS: The treatment of polycythemia vera. *Med Clin North Am* 50(6):1501–1518, 1966.
225. Murphy S: Polycythemia vera. *Dis Mon* 38(3):153–212, 1992.
226. Carobbio A, Finazzi G, Antonioli E, et al: Thrombocytosis and leukocytosis interaction in vascular complications of essential thrombocythemia. *Blood* 112(8):3135–3137, 2008.
227. Schafer AI: Essential thrombocythemia. *Prog Hemost Thromb* 10:69–96, 1990.
228. Elliott MA, Tefferi A: Pathogenesis and management of bleeding in essential thrombocythemia and polycythemia vera. *Curr Hematol Rep* 3(5):344–351, 2004.
229. Kessler CM, Klein HG, Havlik RJ: Uncontrolled thrombocytosis in chronic myeloproliferative disorders. *Br J Haematol* 50(1):157–167, 1982.
230. McIntyre KJ, Hoagland HC, Silverstein MN, Petitt RM: Essential thrombocythemia in young adults. *Mayo Clin Proc* 66(2):149–154, 1991.
231. Michiels JJ, Berneman Z, Gadisseur A, et al: Immune-mediated etiology of acquired von Willebrand syndrome in systemic lupus erythematosus and in benign monoclonal gammopathy: Therapeutic implications. *Semin Thromb Hemost* 32(6):577–588, 2006.
232. Carobbio A, Antonioli E, Guglielmelli P, et al: Leukocytosis and risk stratification assessment in essential thrombocythemia. *J Clin Oncol* 26(16):2732–2736, 2008.
233. Budde U, Schaefer G, Mueller N, et al: Acquired von Willebrand's disease in the myeloproliferative syndrome. *Blood* 64(5):981–985, 1984.
234. Tiede A, Rand JH, Budde U, et al: How I treat the acquired von Willebrand syndrome. *Blood* 117(25):6777–6785, 2011.
235. Hernandez-Boluda JC, Gomez M: Target hematologic values in the management of essential thrombocythemia and polycythemia vera. *Eur J Haematol* 94(1):4–11, 2015.
236. Landolfi R, Di Gennaro L, Barbui T, et al: Leukocytosis as a major thrombotic risk factor in patients with polycythemia vera. *Blood* 109(6):2446–2452, 2007.
237. Gangat N, Strand J, Li CY, et al: Leucocytosis in polycythaemia vera predicts both inferior survival and leukaemic transformation. *Br J Haematol* 138(3):354–358, 2007.
238. Villmow T, Kemkes-Matthes B, Matzdorff AC: Markers of platelet activation and platelet-leukocyte interaction in patients with myeloproliferative syndromes. *Thromb Res* 108(2–3):139–145, 2002.
239. Falanga A, Marchetti M, Vignoli A, et al: Leukocyte-platelet interaction in patients with essential thrombocythemia and polycythemia vera. *Exp Hematol* 33(5):523–530, 2005.
240. Maldonado JE, Pintado T, Pierre RV: Dysplastic platelets and circulating megakaryocytes in chronic myeloproliferative diseases. I. The platelets: Ultrastructure and peroxidase reaction. *Blood* 43(6):797–809, 1974.
241. Bautista AP, Buckler PW, Towler HM, et al: Measurement of platelet life-span in normal subjects and patients with myeloproliferative disease with indium oxine labelled platelets. *Br J Haematol* 58(4):679–687, 1984.
242. Ginsberg AD: Platelet function in patients with high platelet counts. *Ann Intern Med* 82:506–511, 1975.
243. Janson PA, Jubelirer SJ, Weinstein MS, Deykin D: Treatment of bleeding tendency in uremia with cryoprecipitate. *N Engl J Med* 303:1318, 1980.
244. Pareti FI, Gugliotta L, Mannucci L, et al: Biochemical and metabolic aspects of plate-

let dysfunction in chronic myeloproliferative disorders. *Thromb Haemost* 47(2):84–89, 1982.

245. Schafer AI: Deficiency of platelet lipoxygenase activity in myeloproliferative disorders. *N Engl J Med* 306(7):381–386, 1982.

246. Sugiyama T, Okuma M, Ushikubi F, et al: A novel platelet aggregating factor found in a patient with defective collagen-induced platelet aggregation and autoimmune thrombocytopenia. *Blood* 69:1712–1720, 1987.

247. Kaywin P, McDonough M, Insel PA, Shattil SJ: Platelet function in essential thrombocythemia: Decreased epinephrine responsiveness associated with a deficiency of platelet alpha-adrenergic receptors. *N Engl J Med* 299:505–509, 1978.

248. Swart SS, Pearson D, Wood JK, Barnett DB: Functional significance of the platelet alpha2-adrenoceptor: Studies in patients with myeloproliferative disorders. *Thromb Res* 33(5):531–541, 1984.

249. Handa M, Watanabe K, Kawai Y, et al: Platelet unresponsiveness to collagen: Involvement of glycoprotein Ia-IIa (alpha 2 beta 1 integrin) deficiency associated with a myeloproliferative disorder. *Thromb Haemost* 73(3):521–528, 1995.

250. Moore SF, Hunter RW, Harper MT, et al: Dysfunction of the PI3 kinase/Rap1/integrin alpha(IIb)beta(3) pathway underlies ex vivo platelet hypoactivity in essential thrombocythemia. *Blood* 121(7):1209–1219, 2013.

251. Malpass TW, Savage B, Hanson SR, et al: Correlation between prolonged bleeding time and depletion of platelet dense granule ADP in patients with myelodysplastic and myeloproliferative disorders. *J Lab Clin Med* 103(6):894–904, 1984.

252. Mohri H: Acquired von Willebrand disease and storage pool disease in chronic myelocytic leukemia. *Am J Hematol* 22(4):391–401, 1986.

253. Walsh PN, Murphy S, Barry WE: The role of platelets in the pathogenesis of thrombosis and hemorrhage in patients with thrombocytosis. *Thromb Haemost* 38(4):1085–1096, 1977.

254. Kaplan R, Gabbeta J, Sun L, et al: Combined defect in membrane expression and activation of platelet GPIIb–IIIa complex without primary sequence abnormalities in myeloproliferative disease. *Br J Haematol* 111(3):954–964, 2000.

255. Berndt MC, Kabral A, Grimsley P, et al: An acquired Bernard-Soulier-like platelet defect associated with juvenile myelodysplastic syndrome. *Br J Haematol* 68(1):97–101, 1988.

256. Cooper B, Schafer AI, Puchalsky D, Handin RI: Platelet resistance to prostaglandin D2 in patients with myeloproliferative disorders. *Blood* 52(3):618–626, 1978.

257. Moore A, Nachman RL: Platelet Fc receptor. Increased expression in myeloproliferative disease. *J Clin Invest* 67(4):1064–1071, 1981.

258. Bolin RB, Okumura T, Jamieson GA: Changes in distribution of platelet membrane glycoproteins in patients with myeloproliferative disorders. *Am J Hematol* 3:63–71, 1977.

259. Eche N, Sie P, Caranobe C, et al: Platelets in myeloproliferative disorders. III: Glycoprotein profile in relation to platelet function and platelet density. *Scand J Haematol* 26(2):123–129, 1981.

260. Thibert V, Bellucci S, Cristofari M, et al: Increased platelet CD36 constitutes a common marker in myeloproliferative disorders. *Br J Haematol* 91(3):618–624, 1995.

261. Moliterno AR, Hankins WD, Spivak JL: Impaired expression of the thrombopoietin receptor by platelets from patients with polycythemia vera. *N Engl J Med* 338(9):572–580, 1998.

262. Humbert M, Nurden P, Bihour C, Pet al: Ultrastructural studies of platelet aggregates from human subjects receiving clopidogrel and from a patient with an inherited defect of an ADP-dependent pathway of platelet activation. *Arterioscler Thromb Vasc Biol* 16(12):1532–1543, 1996.

263. Rocca B, Ciabattoni G, Tartaglione R, et al: Increased thromboxane biosynthesis in essential thrombocythemia. *Thromb Haemost* 74(5):1225–1230, 1995.

264. Landolfi R, Ciabattoni G, Patrignani P, et al: Increased thromboxane biosynthesis in patients with polycythemia vera: Evidence for aspirin-suppressible platelet activation *in vivo*. *Blood* 80(8):1965–1971, 1992.

265. Tripodi A, Chantarangkul V, Gianniello F, et al: Global coagulation in myeloproliferative neoplasms. *Ann Hematol* 92(12):1633–1639, 2013.

266. Marchetti M, Tartari CJ, Russo L, et al: Phospholipid-dependent procoagulant activity is highly expressed by circulating microparticles in patients with essential thrombocythemia. *Am J Hematol* 89(1):68–73, 2014.

267. Cazzola M, Kralovics R: From Janus kinase 2 to calreticulin: The clinically relevant genomic landscape of myeloproliferative neoplasms. *Blood* 123(24):3714–3719, 2014.

268. Baxter EJ, Scott LM, Campbell PJ, et al: Acquired mutation of the tyrosine kinase JAK2 in human myeloproliferative disorders. *Lancet* 365(9464):1054–1061, 2005.

269. Levine RL, Wadleigh M, Cools J, et al: Activating mutation in the tyrosine kinase JAK2 in polycythemia vera, essential thrombocythemia, and myeloid metaplasia with myelofibrosis. *Cancer Cell* 7(4):387–397, 2005.

270. James C, Ugo V, Le Couedic JP, et al: A unique clonal JAK2 mutation leading to constitutive signalling causes polycythaemia vera. *Nature* 434(7037):1144–1148, 2005.

271. Kralovics R, Passamonti F, Buser AS, et al: A gain-of-function mutation of JAK2 in myeloproliferative disorders. *N Engl J Med* 352(17):1779–1790, 2005.

272. Scott LM, Tong W, Levine RL, et al: JAK2 exon 12 mutations in polycythemia vera and idiopathic erythrocytosis. *N Engl J Med* 356(5):459–468, 2007.

273. Pardanani AD, Levine RL, Lasho T, et al: MPL515 mutations in myeloproliferative and other myeloid disorders: A study of 1182 patients. *Blood* 108(10):3472–3476, 2006.

274. Schnittger S, Bacher U, Haferlach C, et al: Characterization of 35 new cases with four different MPLW515 mutations and essential thrombocytosis or primary myelofibrosis. *Haematologica* 94(1):141–144, 2009.

275. Nangalia J, Massie CE, Baxter EJ, et al: Somatic CALR mutations in myeloproliferative neoplasms with nonmutated JAK2. *N Engl J Med* 369(25):2391–2405, 2013.

276. Klampfl T, Gisslinger H, Harutyunyan AS, et al: Somatic mutations of calreticulin in myeloproliferative neoplasms. *N Engl J Med* 369(25):2379–2390, 2013.

277. Arellano-Rodrigo E, Alvarez-Larran A, Reverter JC, et al: Increased platelet and leukocyte activation as contributing mechanisms for thrombosis in essential thrombocythemia and correlation with the JAK2 mutational status. *Haematologica* 91(2):169–175, 2006.

278. Falanga A, Marchetti M, Vignoli A, et al: V617F JAK-2 mutation in patients with essential thrombocythemia: Relation to platelet, granulocyte, and plasma hemostatic and inflammatory molecules. *Exp Hematol* 35(5):702–711, 2007.

279. Robertson B, Urquhart C, Ford I, et al: Platelet and coagulation activation markers in myeloproliferative diseases: Relationships with JAK2 V617 F status, clonality, and antiphospholipid antibodies. *J Thromb Haemost* 5(8):1679–1685, 2007.

280. Coucelo M, Caetano G, Sevivas T, et al: JAK2V617F allele burden is associated with thrombotic mechanisms activation in polycythemia vera and essential thrombocythemia patients. *Int J Hematol* 99(1):32–40, 2014.

281. Pemmaraju N, Moliterno AR, Williams DM, et al: The quantitative JAK2 V617F neutrophil allele burden does not correlate with thrombotic risk in essential thrombocytosis. *Leukemia* 21(10):2210–2212, 2007.

282. Rumi E, Harutyunyan AS, Pietra D, et al; Associazione Italiana per la Ricerca sul Cancro Gruppo Italiano Malattie Mieloproliferative I. CALR exon 9 mutations are somatically acquired events in familial cases of essential thrombocythemia or primary myelofibrosis. *Blood* 123(15):2416–2419, 2014.

283. Andrikovics H, Krahling T, Balassa K, et al: Distinct clinical characteristics of myeloproliferative neoplasms with calreticulin mutations. *Haematologica* 99(7):1184–1190, 2014.

284. Tefferi A, Wassie EA, Guglielmelli P, et al: Type 1 versus Type 2 calreticulin mutations in essential thrombocythemia: A collaborative study of 1027 patients. *Am J Hematol* 89(8):E121–E124, 2014.

285. Rotunno G, Mannarelli C, Guglielmelli P et al; Associazione Italiana per la Ricerca sul Cancro Gruppo Italiano Malattie Mieloproliferative I. Impact of calreticulin mutations on clinical and hematological phenotype and outcome in essential thrombocythemia. *Blood* 123(10):1552–1555, 2014.

286. Mitchell MC, Boitnott JK, Kaufman S, et al: Budd-Chiari syndrome: Etiology, diagnosis and management. *Medicine (Baltimore)* 61(4):199–218, 1982.

287. Murphy S: Thrombocytosis and thrombocythaemia. *Clin Haematol* 12(1):89–106, 1983.

288. Schafer AI: Bleeding and thrombosis in the myeloproliferative disorders. *Blood* 64(1):1–12, 1984.

289. Gangat N, Wolanskyj AP, Tefferi A: Abdominal vein thrombosis in essential thrombocythemia: Prevalence, clinical correlates, and prognostic implications. *Eur J Haematol* 77(4):327–333, 2006.

290. Yonal I, Pinarbasi B, Hindilerden F, et al: The clinical significance of JAK2V617F mutation for Philadelphia-negative chronic myeloproliferative neoplasms in patients with splanchnic vein thrombosis. *J Thromb Thrombolysis* 34(3):388–396, 2012.

291. Smalberg JH, Arends LR, Valla DC, et al: Myeloproliferative neoplasms in Budd-Chiari syndrome and portal vein thrombosis: A meta-analysis. *Blood* 120(25):4921–4928, 2012.

292. Valla D, Casadevall N, Huisse MG, et al: Etiology of portal vein thrombosis in adults. A prospective evaluation of primary myeloproliferative disorders. *Gastroenterology* 94(4):1063–1069, 1988.

293. Hoekstra J, Janssen HL: Vascular liver disorders (II): Portal vein thrombosis. *Neth J Med* 67(2):46–53, 2009.

294. Hoekstra J, Janssen HL: Vascular liver disorders (I): Diagnosis, treatment and prognosis of Budd-Chiari syndrome. *Neth J Med* 66(8):334–339, 2008.

295. Frewin R, Dowson A: Headache in essential thrombocythaemia. *Int J Clin Pract* 66(10):976–983, 2012.

296. Singh AK, Wetherley-Mein G: Microvascular occlusive lesions in primary thrombocythaemia. *Br J Haematol* 36(4):553–564, 1977.

297. van Genderen PJ, Terpstra W, Michiels JJ, et al: High-dose intravenous immunoglobulin delays clearance of von Willebrand factor in acquired von Willebrand disease. *Thromb Haemost* 73(5):891–892, 1995.

298. Michiels JJ, Berneman ZN, Schroyens W, Van Vliet HH: Pathophysiology and treatment of platelet-mediated microvascular disturbances, major thrombosis and bleeding complications in essential thrombocythaemia and polycythaemia vera. *Platelets* 15(2):67–84, 2004.

299. Rinder HM, Schuster JE, Rinder CS, et al: Correlation of thrombosis with increased platelet turnover in thrombocytosis. *Blood* 91(4):1288–1294, 1998.

300. Besses C, Cervantes F, Pereira A, et al: Major vascular complications in essential thrombocythemia: A study of the predictive factors in a series of 148 patients. *Leukemia* 13(2):150–154, 1999.

301. Barbui T, Barosi G, Grossi A, et al: Practice guidelines for the therapy of essential thrombocythemia. A statement from the Italian Society of Hematology, the Italian Society of Experimental Hematology and the Italian Group for Bone Marrow Transplantation. *Haematologica* 89(2):215–232, 2004.

302. De Stefano V, Za T, Rossi E, et al: Recurrent thrombosis in patients with polycythemia vera and essential thrombocythemia: Incidence, risk factors, and effect of treatments. *Haematologica* 93(3):372–380, 2008.

303. Finazzi G, Carobbio A, Thiele J, et al: Incidence and risk factors for bleeding in 1104 patients with essential thrombocythemia or prefibrotic myelofibrosis diagnosed according to the 2008 WHO criteria. *Leukemia* 26(4):716–719, 2012.

304. Schafer AI: Molecular basis of the diagnosis and treatment of polycythemia vera and essential thrombocythemia. *Blood* 107(11):4214–4222, 2006.

305. Beer PA, Erber WN, Campbell PJ, Green AR: How I treat essential thrombocythemia. *Blood* 117(5):1472–1482, 2011.

306. Vannucchi AM: How I treat polycythemia vera. *Blood* 124(22):3212–3220, 2014.

307. Spivak J: Daily aspirin—Only half the answer. *N Engl J Med* 350(2):99–101, 2004.

308. Marchioli R, Finazzi G, Specchia G, et al; CYTO-PV Collaborative Group: Cardiovascular events and intensity of treatment in polycythemia vera. *N Engl J Med* 368(1):22–33, 2013.

309. Kaplan ME, Mack K, Goldberg JD, et al: Long-term management of polycythemia vera with hydroxyurea: A progress report. *Semin Hematol* 23(3):167–171, 1986.

310. Gilbert HS: Modern treatment strategies in polycythemia vera. *Semin Hematol* 40(1 Suppl 1):26–29, 2003.

311. Barbui T, Finazzi G: Treatment indications and choice of a platelet-lowering agent in essential thrombocythemia. *Curr Hematol Rep* 2(3):248–256, 2003.

312. Cortelazzo S, Finazzi G, Ruggeri M, et al: Hydroxyurea for patients with essential thrombocythemia and a high risk of thrombosis. *N Engl J Med* 332(17):1132–1136, 1995.

313. Pescatore SL, Lindley C: Anagrelide: A novel agent for the treatment of myeloproliferative disorders. *Expert Opin Pharmacother* 1(3):537–546, 2000.

314. Emadi A, Spivak JL: Anagrelide: 20 years later. *Expert Rev Anticancer Ther* 9(1):37–50, 2009.

315. Solberg LA Jr, Tefferi A, Oles KJ, et al: The effects of anagrelide on human megakaryocytopoiesis. *Br J Haematol* 99(1):174–180, 1997.

316. Fruchtman SM, Petitt RM, Gilbert HS, et al: Anagrelide: Analysis of long-term efficacy, safety and leukemogenic potential in myeloproliferative disorders. *Leuk Res* 29(5):481–491, 2005.

317. Wagstaff AJ, Keating GM: Anagrelide: A review of its use in the management of essential thrombocythaemia. *Drugs* 66(1):111–131, 2006.

318. Campbell PJ, Scott LM, Buck G, et al: Definition of subtypes of essential thrombocythaemia and relation to polycythaemia vera based on JAK2 V617F mutation status: A prospective study. *Lancet* 366(9501):1945–1953, 2005.

319. Hultdin M, Sundstrom G, Wahlin A, et al: Progression of bone marrow fibrosis in patients with essential thrombocythemia and polycythemia vera during anagrelide treatment. *Med Oncol* 24(1):63–70, 2007.

320. Gisslinger H, Gotic M, Holowiecki J, et al; ANAHYDRET Study Group: Anagrelide compared with hydroxyurea in WHO-classified essential thrombocythemia: The ANAHYDRET Study, a randomized controlled trial. *Blood* 121(10):1720–1728, 2013.

321. Mohri H, Noguchi T, Kodama F, et al: Acquired von Willebrand disease due to inhibitor of human myeloma protein specific for von Willebrand factor. *Am J Clin Pathol* 87(5):663–668, 1987.

322. Michiels JJ, Abels J, Steketee J, et al: Erythromelalgia caused by platelet-mediated arteriolar inflammation and thrombosis in thrombocythemia. *Ann Intern Med* 102(4):466–471, 1985.

323. van Genderen PJ, Prins FJ, Lucas IS, et al: Decreased half-life time of plasma von Willebrand factor collagen binding activity in essential thrombocythaemia: Normalization after cytoreduction of the increased platelet count. *Br J Haematol* 99(4):832–836, 1997.

324. Pascale S, Petrucci G, Dragani A, et al: Aspirin-insensitive thromboxane biosynthesis in essential thrombocythemia is explained by accelerated renewal of the drug target. *Blood* 119(15):3595–3603, 2012.

325. Cavalca V, Rocca B, Squellerio I, et al: *In vivo* prostacyclin biosynthesis and effects of different aspirin regimens in patients with essential thrombocythaemia. *Thromb Haemost* 112(1):118–127, 2014.

326. Landolfi R, Marchioli R, Kutti J, et al: Efficacy and safety of low-dose aspirin in polycythemia vera. *N Engl J Med* 350(2):114–124, 2004.

327. Gangat N, Wolanskyj AP, Schwager S, Tefferi A: Predictors of pregnancy outcome in essential thrombocythemia: A single institution study of 63 pregnancies. *Eur J Haematol* 82(5):350–353, 2009.

328. Passamonti F, Randi ML, Rumi E, et al: Increased risk of pregnancy complications in patients with essential thrombocythemia carrying the JAK2 (617V>F) mutation. *Blood* 110(2):485–489, 2007.

329. Barbui T, Finazzi G: Myeloproliferative disease in pregnancy and other management issues. *Hematology Am Soc Hematol Educ Program* 246–252, 2006.

330. Sultan Y, Caen JP: Platelet dysfunction in preleukemic states and in various types of leukemia. *Ann N Y Acad Sci* 201:300–306, 1972.

331. Cowan DH, Haut MJ: Platelet function in acute leukemia. *J Lab Clin Med* 79(6):893–905, 1972.

332. Cowan DH, Graham RC Jr, Baunach D: The platelet defect in leukemia. Platelet ultrastructure, adenine nucleotide metabolism, and the release reaction. *J Clin Invest* 56(1):188–200, 1975.

333. Foss B, Bruserud O: Platelet functions and clinical effects in acute myelogenous leukemia. *Thromb Haemost* 99(1):27–37, 2008.

334. Leinoe EB, Hoffmann MH, Kjaersgaard E, et al: Prediction of haemorrhage in the early stage of acute myeloid leukaemia by flow cytometric analysis of platelet function. *Br J Haematol* 128(4):526–532, 2005.

335. Glembotsky AC, Bluteau D, Espasandin YR, et al: Mechanisms underlying platelet function defect in a pedigree with familial platelet disorder with a predisposition to acute myelogenous leukemia: Potential role for candidate RUNX1 targets. *J Thromb Haemost* 12(5):761–772, 2014.

336. Kaur G, Jalagadugula G, Mao G, Rao AK: RUNX1/core binding factor A2 regulates platelet 12-lipoxygenase gene (ALOX12): Studies in human RUNX1 haplodeficiency. *Blood* 115(15):3128–3135, 2010.

337. Quintas-Cardama A, Han X, Kantarjian H, Cortes J: Tyrosine kinase inhibitor-induced platelet dysfunction in patients with chronic myeloid leukemia. *Blood* 114(2):261–263, 2009.

338. Neelakantan P, Marin D, Laffan M, et al: Platelet dysfunction associated with ponatinib, a new pan BCR-ABL inhibitor with efficacy for chronic myeloid leukemia resistant to multiple tyrosine kinase inhibitor therapy. *Haematologica* 97(9):1444, 2012.

339. Meschengieser S, Blanco A, Maugeri N, et al: Platelet function and intraplatelet von Willebrand factor antigen and fibrinogen in myelodysplastic syndromes. *Thromb Res* 46(4):601–606, 1987.

340. Zeidman A, Sokolover N, Fradin Z, et al: Platelet function and its clinical significance in the myelodysplastic syndromes. *Hematol J* 5(3):234–238, 2004.

341. Bellucci S, Huisse MG, Boval B, et al: Defective collagen-induced platelet activation in two patients with malignant haemopathies is related to a defect in the GPVI-coupled signalling pathway. *Thromb Haemost* 93(1):130–138, 2005.

342. Girtovitis FI, Ntaios G, Papadopoulos A,: Defective platelet aggregation in myelodysplastic syndromes. *Acta Haematol* 118(2):117–122, 2007.

343. Burbury KL, Seymour JF, Dauer R, Westerman DA: Under-recognition of platelet dysfunction in myelodysplastic syndromes: Are we only seeing the tip of the iceberg? *Leuk*

Lymphoma 54(1):11–13, 2013.

344. Frigeni M, Galli M: Childhood myelodysplastic syndrome associated with an acquired Bernard-Soulier-like platelet dysfunction. *Blood* 124(16):2609, 2014.

345. Pui CH, Jackson CW, Chesney C: Normal platelet function after therapy for acute lymphocytic leukemia. *Arch Intern Med* 143(1):73–74, 1983.

346. Andre JM, Galambrun C, Trzeciak MC, et al: Acquired Glanzmann's thrombasthenia associated with acute lymphoblastic leukemia. *J Pediatr Hematol Oncol* 27(10):554–557, 2005.

347. Raman V, Quillen K, Sloan JM: Acquired Glanzmann thrombasthenia associated with Hodgkin lymphoma: Rapid reversal of functional platelet defect with ABVD (Adriamycin/bleomycin/vinblastine/dacarbazine) chemotherapy. *Clin Lymphoma Myeloma Leuk* 14(2):e51–e54, 2014.

348. Westbrook CA, Golde DW: Clinical problems in hairy cell leukemia: Diagnosis and management. *Semin Oncol* 11(4 Suppl 2):514–522, 1984.

349. Rosove MH, Naeim F, Harwig S, Zighelboim J: Severe platelet dysfunction in hairy cell leukemia with improvement after splenectomy. *Blood* 55(6):903–906, 1980.

350. Roussi JH, Houbouyan LL, Alterescu R, et al: Acquired von Willebrand's syndrome associated with hairy cell leukaemia. *Br J Haematol* 46(3):503–506, 1980.

351. Lackner H: Hemostatic abnormalities associated with dysproteinemias. *Semin Hematol* 10(2):125–133, 1973.

352. Coppola A, Tufano A, Di Capua M, Franchini M: Bleeding and thrombosis in multiple myeloma and related plasma cell disorders. *Semin Thromb Hemost* 37(8):929–945, 2011.

353. Perkins HA, MacKenzie MR, Fudenberg HH: Hemostatic defects in dysproteinemias. *Blood* 35(5):695–707, 1970.

354. Rapoport M, Yona R, Kaufman S, et al: Unusual bleeding manifestations of amyloidosis in patients with multiple myeloma. *Clin Lab Haematol* 16(4):349–353, 1994.

355. Furie B, Greene E, Furie BC: Syndrome of acquired factor X deficiency and systemic amyloidosis in vivo studies of the metabolic fate of factor X. *N Engl J Med* 297(2):81–85, 1977.

356. McPherson RA, Onstad JW, Ugoretz RJ, Wolf PL: Coagulopathy in amyloidosis: Combined deficiency of factors IX and X. *Am J Hematol* 3:225–235, 1977.

357. Palmer RN, Rick ME, Rick PD, Zeller JA, Gralnick HR: Circulating heparan sulfate anticoagulant in a patient with a fatal bleeding disorder. *N Engl J Med* 310(26):1696–1699, 1984.

358. Chapman GS, George CB, Danley DL: Heparin-like anticoagulant associated with plasma cell myeloma. *Am J Clin Pathol* 83(6):764–766, 1985.

359. Torjemane L, Guermazi S, Ladeb S, et al: Heparin-like anticoagulant associated with multiple myeloma and neutralized with protamine sulfate. *Blood Coagul Fibrinolysis* 18(3):279–281, 2007.

360. Liebman H, Chinowsky M, Valdin J, et al: Increased fibrinolysis and amyloidosis. *Arch Intern Med* 143(4):678–682, 1983.

361. Meyer K, Williams EC: Fibrinolysis and acquired alpha-2 plasmin inhibitor deficiency in amyloidosis. *Am J Med* 79(3):394–396, 1985.

362. McGrath KM, Stuart JJ, Richards F 2nd: Correlation between serum IgG, platelet membrane IgG, and platelet function in hypergammaglobulinaemic states. *Br J Haematol* 42(4):585–591, 1979.

363. Kasturi J, Saraya AK: Platelet functions in dysproteinaemia. *Acta Haematol* 59(2):104–113, 1978.

364. Vigliano EM, Horowitz HI: Bleeding syndrome in a patient with IgA myeloma: Interaction of protein and connective tissue. *Blood* 29(6):823–836, 1967.

365. Shinagawa A, Kojima H, Berndt MC, et al: Characterization of a myeloma patient with a life-threatening hemorrhagic diathesis: Presence of a lambda dimer protein inhibiting shear-induced platelet aggregation by binding to the A1 domain of von Willebrand factor. *Thromb Haemost* 93(5):889–896, 2005.

366. DiMinno G, Coraggio F, Cerbone AM, et al: A myeloma paraprotein with specificity for platelet glycoprotein IIIa in a patient with a fatal bleeding disorder. *J Clin Invest* 77:157–164, 1986.

367. Mannucci PM, Lombardi R, Bader R, et al: Studies of the pathophysiology of acquired von Willebrand's disease in seven patients with lymphoproliferative disorders or benign monoclonal gammopathies. *Blood* 64(3):614–621, 1984.

368. Takahashi H, Nagayama R, Tanabe Y, et al: DDAVP in acquired von Willebrand syndrome associated with multiple myeloma. *Am J Hematol* 22(4):421–429, 1986.

369. Lamboley V, Zabraniecki L, Sie P, et al: Myeloma and monoclonal gammopathy of uncertain significance associated with acquired von Willebrand's syndrome. Seven new cases with a literature review. *Joint Bone Spine* 69(1):62–67, 2002.

370. Federici AB: Acquired von Willebrand syndrome: Is it an extremely rare disorder or do we see only the tip of the iceberg? *J Thromb Haemost* 6(4):565–568, 2008.

371. Voisin S, Hamidou M, Lefrancois A, et al: Acquired von Willebrand syndrome associated with monoclonal gammopathy: A single-center study of 36 patients. *Medicine (Baltimore)* 90(6):404–411, 2011.

372. Howard CR, Lin TL, Cunningham MT, Lipe BC: IgG kappa monoclonal gammopathy of undetermined significance presenting as acquired type III Von Willebrand syndrome. *Blood Coagul Fibrinolysis* 25(6):631–633, 2014.

373. Coucke L, Marcelis L, Deeren D, et al: Lymphoplasmacytic lymphoma exposed by haemoptysis and acquired von Willebrand syndrome. *Blood Coagul Fibrinolysis* 25(4):395–397, 2014.

374. Scepansky E, Othman M, Smith H: Acquired von Willebrand syndrome with a type 2B phenotype: Diagnostic and therapeutic dilemmas. *Acta Haematol* 131(4):213–217, 2014.

375. Wallace MR, Simon SR, Ershler WB, Burns SL: Hemorrhagic diathesis in multiple myeloma. *Acta Haematol* 72(5):340–342, 1984.

376. Hyman BT, Westrick MA: Multiple myeloma with polyneuropathy and coagulopathy. A case report of the polyneuropathy, organomegaly, endocrinopathy, M-protein, and skin change (POEMS) syndrome. *Arch Intern Med* 146(5):993–994, 1986.

377. Bovill EG, Ershler WB, Golden EA, et al: A human myeloma-produced monoclonal protein directed against the active subpopulation of von Willebrand factor. *Am J Clin Pathol* 85(1):115–123, 1986.

378. Silberstein LE, Abrahm J, Shattil SJ: The efficacy of intensive plasma exchange in

acquired von Willebrand's disease. *Transfusion* 27(3):234–237, 1987.
379. Federici AB, Stabile F, Castaman G, et al: Treatment of acquired von Willebrand syndrome in patients with monoclonal gammopathy of uncertain significance: Comparison of three different therapeutic approaches. *Blood* 92(8):2707–2711, 1998.
380. Federici AB: Use of intravenous immunoglobulin in patients with acquired von Willebrand syndrome. *Hum Immunol* 66(4):422–430, 2005.
381. Federici AB, Budde U, Castaman G, et al: Current diagnostic and therapeutic approaches to patients with acquired von Willebrand syndrome: A 2013 update. *Semin Thromb Hemost* 39(2):191–201, 2013.
382. Mazoyer E, Fain O, Dhote R, Laurian Y: Is rituximab effective in acquired von Willebrand syndrome? *Br J Haematol* 144(6):967–968, 2009.
383. Michiels JJ, Budde U, van der Planken M, et al: Acquired von Willebrand syndromes: Clinical features, aetiology, pathophysiology, classification and management. *Best Pract Res Clin Haematol* 14(2):401–436, 2001.
384. Kumar S, Pruthi RK, Nichols WL: Acquired von Willebrand disease. *Mayo Clin Proc* 77(2):181–187, 2002.
385. Hong S, Lee J, Chi H, et al: Systemic lupus erythematosus complicated by acquired von Willebrand's syndrome. *Lupus* 17(9):846–848, 2008.
386. Pruthi RK: Hypertrophic obstructive cardiomyopathy, acquired von Willebrand syndrome, and gastrointestinal bleeding. *Mayo Clin Proc* 86(3):181–182, 2011.
387. Casonato A, Sponga S, Pontara E, et al: Von Willebrand factor abnormalities in aortic valve stenosis: Pathophysiology and impact on bleeding. *Thromb Haemost* 106(1):58–66, 2011.
388. Heilmann C, Geisen U, Beyersdorf F, et al: Acquired von Willebrand syndrome in patients with extracorporeal life support (ECLS). *Intensive Care Med* 38(1):62–68, 2012.
389. Meyer AL, Malehsa D, Budde U, et al: Acquired von Willebrand syndrome in patients with a centrifugal or axial continuous flow left ventricular assist device. *JACC Heart Fail* 2(2):141–145, 2014.
390. Morrison KA, Jorde UP, Garan AR, et al: Acquired von Willebrand disease during CentriMag support is associated with high prevalence of bleeding during support and after transition to heart replacement therapy. *ASAIO J* 60(2):241–242, 2014.
391. Mitrovic M, Elezovic I, Miljic P, Suvajdzic N: Acquired von Willebrand syndrome in patients with Gaucher disease. *Blood Cells Mol Dis* 52(4):205–207, 2014.
392. Federici AB: Acquired von Willebrand syndrome associated with hypothyroidism: A mild bleeding disorder to be further investigated. *Semin Thromb Hemost* 37(1):35–40, 2011.
393. Stuijver DJ, Piantanida E, van Zaane B, et al: Acquired von Willebrand syndrome in patients with overt hypothyroidism: A prospective cohort study. *Haemophilia* 20(3):326–332, 2014.
394. Wiegand G, Hofbeck M, Zenker M, et al: Bleeding diathesis in Noonan syndrome: Is acquired von Willebrand syndrome the clue? *Thromb Res* 130(5):e251–e254, 2012.
395. Mazurier C, Parquet-Gernez A, Descamps J, et al: Acquired von Willebrand's syndrome in the course of Waldenström's disease. *Thromb Haemost* 44(3):115–118, 1980.
396. Handin RI, Martin V, Moloney WC: Antibody-induced von Willebrand's disease: A newly defined inhibitor syndrome. *Blood* 48(3):393–405, 1976.
397. Van Genderen PJ, Papatsonis DN, Michiels JJ, et al: High-dose intravenous gammaglobulin therapy for acquired von Willebrand disease. *Postgrad Med J* 70(830):916–920, 1994.
398. Goudemand J, Samor B, Caron C, et al: Acquired type II von Willebrand's disease: Demonstration of a complexed inhibitor of the von Willebrand factor-platelet interaction and response to treatment. *Br J Haematol* 68(2):227–233, 1988.
399. Mohri H, Hisanaga S, Mishima A, et al: Autoantibody inhibits binding of von Willebrand factor to glycoprotein Ib and collagen in multiple myeloma: Recognition sites present on the A1 loop and A3 domains of von Willebrand factor. *Blood Coagul Fibrinolysis* 9(1):91–97, 1998.
400. Igarashi N, Miura M, Kato E, et al: Acquired von Willebrand's syndrome with lupus-like serology. *Am J Pediatr Hematol Oncol* 11(1):32–35, 1989.
401. Agrawal AK, Golden C, Matsunaga A: Acquired von Willebrand disease in an osteosarcoma patient. *J Pediatr Hematol Oncol* 33(8):622–623, 2011.
402. Scott JP, Montgomery RR, Tubergen DG, Hays T: Acquired von Willebrand's disease in association with Wilms' [sic] tumor: Regression following treatment. *Blood* 58(4):665–669, 1981.
403. Rao KP, Kizer J, Jones TJ, et al: Acquired von Willebrand's syndrome associated with an extranodal pulmonary lymphoma. *Arch Pathol Lab Med* 112(1):47–50, 1988.
404. Baxter PA, Nuchtern JG, Guillerman RP, et al: Acquired von Willebrand syndrome and Wilms tumor: Not always benign. *Pediatr Blood Cancer* 52(3):392–394, 2009.
405. Levesque H, Borg JY, Cailleux N, et al: Acquired von Willebrand's syndrome associated with decrease of plasminogen activator and its inhibitor during hypothyroidism. *Eur J Med* 2(5):287–288, 1993.
406. Aylesworth CA, Smallridge RC, Rick ME, Alving BM: Acquired von Willebrand's disease: A rare manifestation of postpartum thyroiditis. *Am J Hematol* 50(3):217–219, 1995.
407. Tiede A, Priesack J, Werwitzke S, et al: Diagnostic workup of patients with acquired von Willebrand syndrome: A retrospective single-centre cohort study. *J Thromb Haemost* 6(4):569–576, 2008.
408. Joist JH, Cowan JF, Zimmerman TS: Acquired von Willebrand's disease. Evidence for a quantitative and qualitative factor VIII disorder. *N Engl J Med* 298(18):988–991, 1978.
409. Cushing M, Kawaguchi K, Friedman KD, Mark T: Factor VIII/von Willebrand factor concentrate therapy for ventricular assist device-associated acquired von Willebrand disease. *Transfusion* 52(7):1535–1541, 2012.
410. Jimenez AR, Vallejo ES, Cruz MZ, et al: Rituximab effectiveness in a patient with juvenile systemic lupus erythematosus complicated with acquired von Willebrand syndrome. *Lupus* 22(14):1514–1517, 2013.
411. Sucker C, Scharf RE, Zotz RB: Use of recombinant factor VIIa in inherited and acquired von Willebrand disease. *Clin Appl Thromb Hemost* 15(1):27–31, 2009.
412. Macik BG, Gabriel DA, White GC 2nd, et al: The use of high-dose intravenous gammaglobulin in acquired von Willebrand syndrome. *Arch Pathol Lab Med* 112(2):143–146, 1988.
413. Rinder MR, Richard RE, Rinder HM: Acquired von Willebrand's disease: A concise review. *Am J Hematol* 54(2):139–145, 1997.
414. Franchini M, Lippi G: Recent acquisitions in acquired and congenital von Willebrand disorders. *Clin Chim Acta* 377(1-2):62–69, 2007.
415. Biondo F, Matturro A, Santoro C, et al: Remission of acquired von Willebrand syndrome after successful treatment of gastric MALT lymphoma. *Haemophilia* 18(1):e34–e35, 2012.
416. Oliveira MC, Kramer CK, Marroni CP, et al: Acquired factor VIII and von Willebrand factor (aFVIII-VWF) deficiency and hypothyroidism in a case with hypopituitarism. *Clin Appl Thromb Hemost* 16(1):107–109, 2010.
417. Manfredi E, van Zaane B, Gerdes VE, et al: Hypothyroidism and acquired von Willebrand's syndrome: A systematic review. *Haemophilia* 14(3):423–433, 2008.
418. Budde U, Scharf RE, Franke P, et al: Elevated platelet count as a cause of abnormal von Willebrand factor multimer distribution in plasma. *Blood* 82:1749–1757, 1993.
419. Franchini M, Mannucci PM: Von Willebrand disease-associated angiodysplasia: A few answers, still many questions. *Br J Haematol* 161(2):177–182, 2013.
420. Solomon C, Budde U, Schneppenheim S, et al: Acquired type 2A von Willebrand syndrome caused by aortic valve disease corrects during valve surgery. *Br J Anaesth* 106(4):494–500, 2011.
421. Rao AK: Uraemic platelets. *Lancet* 1:913, 1986.
422. Boccardo P, Remuzzi G, Galbusera M: Platelet dysfunction in renal failure. *Semin Thromb Hemost* 30(5):579–589, 2004.
423. Rosenbaum R, Hoffstein PE, Stanley RJ, Klahr S: Use of computerized tomography to diagnose complications of percutaneous renal biopsy. *Kidney Int* 14:87–92, 1978.
424. Diaz-Buxo JA, Donadio JVJ: Complications of percutaneous renal biopsy: An analysis of 1000 consecutive biopsies. *Clin Nephrol* 4:223, 1975.
425. Mannucci PM, Tripodi A: Hemostatic defects in liver and renal dysfunction. *Hematology Am Soc Hematol Educ Program* 168–173, 2012.
426. Valeri CR, Cassidy G, Pivacek LE, et al: Anemia-induced increase in the bleeding time: Implications for treatment of nonsurgical blood loss. *Transfusion* 41(8):977–983, 2001.
427. Castillo R, Lozano T, Escolar G, et al: Defective platelet adhesion on vessel subendothelium in uremic patients. *Blood* 68(2):337–342, 1986.
428. Livio M, Gotti E, Marchesi D, et al: Uraemic bleeding: Role of anaemia and beneficial effect of red cell transfusions. *Lancet* 2(8306):1013–1015, 1982.
429. Fernandez F, Goudable C, Sie P, et al: Low haematocrit and prolonged bleeding time in uraemic patients: Effect of red cell transfusions. *Br J Haematol* 59:139–148, 1985.
430. Moia M, Mannucci PM, Vizzotto L, et al: Improvement in the haemostatic defect of uraemia after treatment with recombinant human erythropoietin. *Lancet* 2:1227–1229, 1987.
431. Tang WW, Stead RA, Goodkin DA: Effects of epoetin alfa on hemostasis in chronic renal failure. *Am J Nephrol* 18:263–273, 1998.
432. Turrito VT, Weiss HJ: Red blood cells: Their dual role in thrombus formation. *Science* 207:541, 1980.
433. Casonato A, Pontara E, Vertolli UP, Steffan A, Durante C, De Marco L, Sartorello F, Girolami A: Plasma and platelet von Willebrand factor abnormalities in patients with uremia: Lack of correlation with uremic bleeding. *Clin Appl Thromb Hemost* 7(2):81–86, 2001.
434. Zwaginga JJ, Ijsseldijk MJ, Beeser-Visser N, et al: High von Willebrand factor concentration compensates a relative adhesion defect in uremic blood. *Blood* 75:1498–1508, 1990.
435. Sloand EM, Sloand JA, Prodouz K, et al: Reduction of platelet glycoprotein Ib in uremia. *Br J Haematol* 77:375–381, 1991.
436. Gralnick HR, McKeown LP, Williams SB, et al: Plasma and platelet von Willebrand factor defects in uremia. *Am J Med* 85:806–810, 1988.
437. Escolar G, Cases A, Bastida E, et al: Uremic platelets have a functional defect affecting the interaction of von Willebrand factor with glycoprotein IIb-IIIa. *Blood* 76:1336–1340, 1990.
438. Di Minno G, Cerbone A, Usberti M, et al: Platelet dysfunction in uremia. II. Correction by arachidonic acid of the impaired exposure of fibrinogen receptors by adenosine diphosphate or collagen. *J Lab Clin Med* 108:246–252, 1986.
439. Rabiner SF, Hrodek O: Platelet factor 3 in normal subjects and patients with renal failure. *J Clin Invest* 47(4):901–912, 1968.
440. Ware JA, Clark BA, Smith M, Salzman EW: Abnormalities of cytoplasmic Ca^{2+} in platelets from patients with uremia. *Blood* 73:172–176, 1989.
441. Mannucci PM, Remuzzi G, Pusineri F, et al: Deamino-8-arginine vasopressin shortens the bleeding time in uremia. *N Engl J Med* 308(1):8–12, 1983.
442. Winter M, Frampton G, Bennett A, et al: Synthesis of thromboxane B_2 in uraemia and the effects of dialysis. *Thromb Res* 30:265–272, 1983.
443. Neirynck N, Vanholder R, Schepers E, et al: An update on uremic toxins. *Int Urol Nephrol* 45(1):139–150, 2013.
444. Bazilinski N, Shaykh M, Dunea G, et al: Inhibition of platelet function by uremic middle molecules. *Nephron* 40:423–428, 1985.
445. Remuzzi G, Livio M, Marchiaro G, et al: Bleeding in renal failure: Altered platelet function in chronic uraemia only partially corrected by haemodialysis. *Nephron* 22:347–353, 1978.
446. Livio M, Benigni A, Remuzzi G: Coagulation abnormalities in uremia. *Semin Neprhol* 5:82–90, 1985.
447. Siqueira MA, Brunini TM, Pereira NR, et al: Increased nitric oxide production in platelets from severe chronic renal failure patients. *Can J Physiol Pharmacol* 89(2):97–102, 2011.
448. Meenakshi SR, Agarwal R: Nitric oxide levels in patients with chronic renal disease. Journal of clinical and diagnostic research: *J Clin Diagn Res* 7(7):1288–1290, 2013.
449. Remuzzi G, Perico N, Zoja C, et al: Role of endothelium-derived nitric oxide in the bleeding tendency of uremia. *J Clin Invest* 86(5):1768–1771, 1990.
450. Aiello S, Noris M, Todeschini M, et al: Renal and systemic nitric oxide synthesis in rats with renal mass reduction. *Kidney Int* 52:171–181, 1997.
451. Noris M, Remuzzi G: Uremic bleeding: Closing the circle after 30 years of controver-

sies? *Blood* 94(8):2569–2574, 1999.
452. Mendes Ribeiro AC, Brunini TM, Ellory JC, Mann GE: Abnormalities in L-arginine transport and nitric oxide biosynthesis in chronic renal and heart failure. *Cardiovasc Res* 49(4):697–712, 2001.
453. Brunini TM, Yaqoob MM, Novaes Malagris LE, et al: Increased nitric oxide synthesis in uraemic platelets is dependent on L-arginine transport via system y(+)L. *Pflugers Arch* 445(5):547–550, 2003.
454. Linthorst GE, Avis HJ, Levi M: Uremic thrombocytopathy is not about urea. *J Am Soc Nephrol* 21(5):753–755, 2010.
455. Remuzzi G: Bleeding disorders in uremia: Pathophysiology and treatment. *Adv Nephrol Necker Hosp* 18:171–186, 1989.
456. Andrassy K, Ritz E: Uremia as a cause of bleeding. *Am J Nephrol* 5:313, 1985.
457. Ando M, Iwamoto Y, Suda A, et al: New insights into the thrombopoietic status of patients on dialysis through the evaluation of megakaryocytopoiesis in bone marrow and of endogenous thrombopoietin levels. *Blood* 2001;97(4):915–921, 1989.
458. George CRP, Slichter SJ, Quadracci LJ: A kinetic evaluation of hemostasis in renal disease. *N Engl J Med* 291:1111, 1974.
459. Linthorst GE, Folman CC, van Olden RW, von dem Borne AE. Plasma thrombopoietin levels in patients with chronic renal failure. *Hematol J* 3(1):38–42, 2002.
460. A comparison of two doses of aspirin (30 mg vs. 283 mg a day) in patients after a transient ischemic attack or minor ischemic stroke. The Dutch TIA Trial Study Group. *N Engl J Med* 325(18):1261–1266, 1991.
461. Peterson P, Hayes TE, Arkin CF, et al: The preoperative bleeding time test lacks clinical benefit. *Arch Surg* 133:134–139, 1998.
462. Stewart JH, Castaldi PA: Uraemic bleeding: A reversible platelet defect corrected by dialysis. *Q J Med* 36(143):409–423, 1967.
463. Lindsay RM, Friesen M, Koens F, et al: Platelet function in patients on long-term peritoneal dialysis. *Clin Nephrol* 6:335–339, 1976.
464. Weigert AL, Schafer AI: Uremic bleeding: Pathogenesis and therapy. *Am J Med Sci* 316:94–104, 1998.
465. Vigano G, Benigni A, Mendogni D, et al: Recombinant human erythropoietin to correct uremic bleeding. *Am J Kidney Dis* 18:44–49, 1991.
466. Tassies D, Reventer JC, Cases A, et al: Effect of recombinant human erythropoietin treatment on circulating reticulated platelets in uremic patients: Association with early improvement in platelet function. *Am J Hematol* 59(2):105–109, 1998.
467. Mannucci PM: Desmopressin: A non-transfusional form of treatment for congenital and acquired bleeding disorders. *Blood* 72:1449, 1988.
468. Rose EH, Aledort LM: Nasal spray desmopressin (DDAVP) for mild hemophilia A and von Willebrand disease. *Ann Intern Med* 114:563, 1991.
469. Canavese C, Salomone M, Pacitti A, et al: Reduced response of uraemic bleeding time to repeated doses of desmopressin. *Lancet* 1:867, 1985.
470. Byrnes JJ, Larcada A, Moake JL: Thrombosis following desmopressin for uremic bleeding. *Am J Hematol* 28:63, 1988.
471. Mannucci PM, Lusher JM: Desmopressin and thrombosis. *Lancet* 2(8664):675–676, 1989.
472. Liu YK, Kosfeld RE, Marcum SG: Treatment of uremic bleeding with conjugated estrogen. *Lancet* 2(8408):887–890, 1984.
473. Vigano G, Gaspari F, Locatelli M, et al: Dose-effect and pharmacokinetics of estrogens given to correct bleeding time in uremia. *Kidney Int* 34:853–858, 1988.
474. Heistinger M, Stockenhuber F, Schneider B, et al: Effect of conjugated estrogens on platelet function and prostacyclin generation in CRF. *Kidney Int* 38:1181–1186, 1990.
475. Bronner MH, Pate MD, Cunningham JT, Marsh WH: Estrogen-progesterone therapy for bleeding of gastrointestinal telangiectasias in chronic renal failure. *Ann Intern Med* 105(3):371–374, 1986.
476. Vigano G, Zoja C, Corna D, et al: 17 Beta-estradiol is the most active component of the conjugated estrogen mixture active on uremic bleeding by a receptor mechanism. *Mol Pharmacol* 252(1):344–348, 1990.
477. Triulzi DJ, Blumber N: Variability in response to cryoprecipitate treatment for hemostatic defects in uremia. *Yale J Biol Med* 63:1–7, 1990.
478. Thompson AR, Harker LA: Approach to bleeding disorders, in *Manual of Hemostasis and Thrombosis*, 3rd ed, pp 57–64. FA Davis, Philadelphia, 1983.
479. Bloor AJ, Smith GA, Jaswon M, et al: Acquired thrombasthenia due to GPIIbIIIa platelet autoantibodies in a 4-yr-old child. *Eur J Haematol* 76(1):89–90, 2006.
480. Porcelijn L, Huiskes E, Maatman R, et al: Acquired Glanzmann's thrombasthenia caused by glycoprotein IIb/IIIa autoantibodies of the immunoglobulin G_1 (IgG_1), IgG_2 or IgG_4 subclass: A study in six cases. *Vox Sang* 95(4):324–330, 2008.
481. Blickstein D, Dardik R, Rosenthal E, et al: Acquired thrombasthenia due to inhibitory effect of glycoprotein IIbIIIa autoantibodies. *Isr Med Assoc J* 16(5):307–310, 2014.
482. Solh M, Mescher C, Klappa A, et al: Acquired Glanzmann's thrombasthenia with optimal response to rituximab therapy. *Am J Hematol* 86(8):715–716, 2011.
483. George JN, Woolf SH, Raskob GE, et al: Idiopathic thrombocytopenic purpura: A practice guideline developed by explicit methods for the American Society of Hematology. *Blood* 88(1):3–40, 1996.
484. George JN, El-Harake MA, Raskob GE: Chronic idiopathic thrombocytopenic purpura. *N Engl J Med* 331:1207–1215, 1994.
485. McMillan R: Antiplatelet antibodies in chronic adult immune thrombocytopenic purpura: Assays and epitopes. *J Pediatr Hematol Oncol* 25 Suppl 1:S57–S61, 2003.
486. Meyer M, Kirchmaier CM, Schirmer A, et al: Acquired disorder of platelet function associated with autoantibodies against membrane glycoprotein IIb-IIIa complex-1. Glycoprotein analysis. *Thromb Haemost* 65:491–496, 1991.
487. Balduini CL, Grignani G, Sinigaglia F, et al: Severe platelet dysfunction in a patient with autoantibodies against membrane glycoproteins IIb-IIIa. *Haemostasis* 7:98–104, 1987.
488. Balduini CL, Bertolino G, Noris P, et al: Defect of platelet aggregation and adhesion induced by autoantibodies against platelet glycoprotein IIIa. *Thromb Haemost* 68:208–213, 1992.
489. Fuse I, Higuchi W, Narita M, et al: Overproduction of antiplatelet antibody against glycoprotein IIb after splenectomy in a patient with Evans syndrome resulting in acquired thrombasthenia [see comments]. *Acta Haematol* 99(2):83–88, 1998.
490. Stricker RB, Wong D, Saks SR, et al: Acquired Bernard-Soulier syndrome: Evidence for the role of a 210,000-molecular weight protein in the interaction of platelets with von Willebrand factor. *J Clin Invest* 76:1274–1278, 1985.
491. Devine DV, Currie MS, Rosse WF, Greenberg CS: Pseudo-Bernard-Soulier syndrome: Thrombocytopenia caused by autoantibody to platelet glycoprotein Ib. *Blood* 70:428–431, 1987.
492. Deckmyn H, Zhang J, Van Houtte E, Vermylen J: Production and nucleotide sequence of an inhibitory human IgM autoantibody directed against platelet glycoprotein Ia/IIa. *Blood* 84(6):1968–1974, 1994.
493. Dromigny A, Triadou P, Lesavre P, et al: Lack of platelet response to collagen associated with autoantibodies against glycoprotein (GP) Ia/IIa and Ib/IX leading to the discovery of SLE. *Hematol Cell Ther* 38(4):355–357, 1996.
494. Boylan B, Chen H, Rathore V, et al: Anti-GPVI-associated ITP: An acquired platelet disorder caused by autoantibody-mediated clearance of the GPVI/FcRgamma-chain complex from the human platelet surface. *Blood* 104(5):1350–1355, 2004.
495. Wiedmer T, Ando B, Sims PJ: Complement C5b-9-stimulated platelet secretion is associated with a calcium-initiated activation of cellular protein kinases. *J Biol Chem* 262:13674, 1987.
496. Warkentin TE: Heparin-induced thrombocytopenia: Pathogenesis and management. *Br J Haematol* 121(4):535–555, 2003.
497. Lechner K, Pabinger I, Obermeier HL, Knoebl P: Immune-mediated disorders causing bleeding or thrombosis in lymphoproliferative diseases. *Semin Thromb Hemost* 40(3):359–370, 2014.
498. Giannini S, Mezzasoma AM, Guglielmini G, et al: A new case of acquired Glanzmann's thrombasthenia: Diagnostic value of flow cytometry. *Cytometry B Clin Cytom* 74(3):194–199, 2008.
499. Kannan M, Chatterjee T, Ahmad F, et al: Acquired Glanzmann's thrombasthenia associated with hairy cell leukaemia. *Eur J Clin Invest* 39(12):1110–1111, 2009.
500. Lackner H, Karpatkin S: On the "easy bruising" syndrome with normal platelet count: A study of 75 patients. *Ann Intern Med* 83(2):190–196, 1975.
501. Clancy R, Jenkins E, Firkin B: Qualitative platelet abnormalities in idiopathic thrombocytopenic purpura. *N Engl J Med* 286:622, 1972.
502. Heyns DA, Fraser J, Retief FP: Platelet aggregation in chronic idiopathic thrombocytopenic purpura. *J Clin Pathol* 31:1239, 1978.
503. Regan MG, Lackner H, Karpatkin S: Platelet function and coagulation profile in lupus erythematosus. *Am J Med* 81:462, 1974.
504. Dorsch CA, Meyerhoff J: Mechanisms of abnormal platelet aggregation in systemic lupus erythematosus. *Arthritis Rheum* 25:966, 1982.
505. Meyerhoff J, Dorsch CA: Decreased platelet serotonin levels in systemic lupus erythematosus. *Arthritis Rheum* 24:1495, 1981.
506. Stuart MJ, Kelton JG, Allen JB: Abnormal platelet function and arachidonate metabolism in chronic idiopathic thrombocytopenic purpura. *Blood* 58:326, 1981.
507. Harker LA, Malpass TW, Branson HE, et al: Mechanism of abnormal bleeding in patients undergoing cardiopulmonary bypass: Acquired transient platelet dysfunction associated with selective alpha-granule release. *Blood* 56:824–834, 1975, 1980.
508. Woodman RC, Harker LA: Bleeding complications associated with cardiopulmonary bypass. *Blood* 76:1680–1697, 1990.
509. Mammen EF, Koets MH, Washington BC, et al: Hemostasis changes during cardiopulmonary bypass surgery. *Semin Thromb Hemost* 11:281, 1985.
510. Khuri SF, Wolfe JA, Josa M, et al: Hematologic changes during and after cardiopulmonary bypass and their relationship to the bleeding time and nonsurgical blood loss. *J Thorac Cardiovasc Surg* 104:94–107, 1992.
511. Martin JF, Daniel TD, Trowbridge EA: Acute and chronic changes in platelet volume and count after cardiopulmonary bypass induced thrombocytopenia in man. *Thromb Haemost* 57(1):55–58, 1987.
512. Chandler AB, Hutson MS: Platelet plug formation in an extracorporeal unit. *Am J Clin Pathol* 64(1):101–107, 1975.
513. Lindon JN, McManama, Kushner L: Does the conformation of adsorbed fibrinogen dictate platelet interactions with artificial surfaces? *Blood* 68:355, 1986.
514. Singer RL, Mannion JD, Bauer TL, Armenti FR, Edie RN: Complications from heparin-induced thrombocytopenia in patients undergoing cardiopulmonary bypass. *Chest* 104(5):1436–1440, 1993.
515. Pouplard C, Leroux D, Rollin J, et al: Incidence of antibodies to protamine sulfate/heparin complexes incardiac surgery patients and impact on platelet activation and clinical outcome. *Thromb Haemost* 109(6):1141–1147, 2013.
516. Bakchoul T, Zollner H, Amiral J, et al: Anti-protamine-heparin antibodies: Incidence, clinical relevance, and pathogenesis. *Blood* 121(15):2821–2827, 2013.
517. Panzer S, Schiferer A, Steinlechner B, et al: Serological features of antibodies to protamine inducing thrombocytopenia and thrombosis. *Clin Chem Lab Med* 53(2):249–255, 2015.
518. Bick RL: Hemostasis defects associated with cardiac surgery, prosthetic devices, and other extracorporeal circuits. *Semin Thromb Hemost* 11(3):249–280, 1985.
519. Bachmann F, McKenna R, Cole ER, Najafi H: The hemostatic mechanism after open heart surgery. I. Studies on plasma coagulation factors and fibrinolysis in 512 patients after extracorporeal circulation. *J Thorac Cardiovasc Surg* 70:76, 1975.
520. Beurling-Harbury C, Galvan CA: Acquired decrease in platelet secretory ADP associated with increased post-operative bleeding in post-cardiopulmonary bypass patients and in patients with severe valvular heart disease. *Blood* 52:13, 1978.
521. Abrams CS, Ellison N, Budzynski AZ, Shattil S: Direct detection of activated platelets and platelet-derived microparticles in humans. *Blood* 75:128–138, 1990.
522. Nannizzi-Alaimo L, Rubenstein MH, Alves VL, et al: Cardiopulmonary bypass induces release of soluble CD40 ligand. *Circulation* 105(24):2849–2854, 2002.
523. Wahba A, Rothe G, Lodes H, et al: The influence of the duration of cardiopulmonary bypass on coagulation, fibrinolysis and platelet function. *Thorac Cardiovasc Surg* 49(3):153–156, 2001.
524. George JN, Pickett EB, Saucerman S, et al: Platelet surface glycoproteins. Studies on resting and activated platelets and platelet membrane microparticles in normal subjects, and observations in patients during adult respiratory distress syndrome and car-

diac surgery. *J Clin Invest* 78(2):340–348, 1986.

525. Gluszko P, Ricinski B, Musial J, et.al. Fibrinogen receptors in platelet adhesion to surfaces of extracorporeal circuit. *Am J Physiol* 252:H615, 1987.

526. van den Dengen JJ, Karliczek GF, Brenken U, et al: Clinical study of blood trauma during perfusion with membrane and bubble oxygenators. *J Thorac Cardiovasc Surg* 83(1):108–116, 1982.

527. Edmunds LH Jr, Colman RW: Thrombin during cardiopulmonary bypass. *Ann Thorac Surg* 82(6):2315–2322, 2006.

528. Gabel J, Hakimi CS, Westerberg M, et al: Retransfusion of cardiotomy suction blood impairs haemostasis: *Ex vivo* and *in vivo* studies. *Scand Cardiovasc J* 47(6):368–376, 2013.

529. Kestin AS, Valeri CR, Khuri SF, et al: The platelet function defect of cardiopulmonary bypass. *Blood* 82:107–117, 1993.

530. Weksler BB, Pett SB, Alonso D, et al: Differential inhibition of aspirin of vascular prostaglandin synthesis in atherosclerotic patients. *N Engl J Med* 308:800–805, 1983.

531. Levy JH: Pharmacologic preservation of the hemostatic system during cardiac surgery. *Ann Thorac Surg* 72(5):S1814–S1820, 2001.

532. Tabuchi N, de Haan J, Boonstra PW, van Oeveren W: Activation of fibrinolysis in the pericardial cavity during cardiopulmonary bypass. *J Thorac Cardiovasc Surg* 106(5):828–833, 1993.

533. Hunt BJ, Parratt RN, Segal HC, et al: Activation of coagulation and fibrinolysis during cardiothoracic operations. *Ann Thorac Surg* 65(3):712–718, 1998.

534. Rapaport SI: Preoperative hemostatic evaluation: Which tests, if any? *Blood* 61(2):229–231, 1983.

535. Magovern JA, Sakert T, Benckart DH, et al: A model for predicting transfusion after coronary artery bypass grafting [see comments]. *Ann Thorac Surg* 61(1):27–32, 1996.

536. Simon TA, Akl BF, Murphy W: Controlled trial of routine administration of platelet concentrates in cardiopulmonary bypass surgery. *Ann Thorac Surg* 37:359, 1987.

537. Wasser MN, Houbiers JG, D'Amaro J, et al: The effect of fresh versus stored blood on post-operative bleeding after coronary bypass surgery: A prospective randomized study. *Br J Haematol* 72:81–84, 1989.

538. Sowade O, Warnke H, Scigalla P, et al: Avoidance of allogeneic blood transfusions by treatment with epoetin beta (recombinant human erythropoietin) in patients undergoing open-heart surgery. *Blood* 89(2):411–418, 1997.

539. Shimpo H, Mizumoto T, Onoda K, et al: Erythropoietin in pediatric cardiac surgery: Clinical efficacy and effective dose. *Chest* 111(6):1565–1570, 1997.

540. Schmoeckel M, Nollert G, Mempel M, et al: Effects of recombinant human erythropoietin on autologous blood donation before open heart surgery. *Thorac Cardiovasc Surg* 41(6):364–368, 1993.

541. Axford TC, Dearani JA, Ragno G, et al: Safety and therapeutic effectiveness of reinfused shed blood after open heart surgery [see comments]. *Ann Thorac Surg* 57(3):615–622, 1994.

542. Griffith LD, Billman GF, Daily PO, Lane TA: Apparent coagulopathy caused by infusion of shed mediastinal blood and its prevention by washing of the infusate [see comments]. *Ann Thorac Surg* 47(3):400–406, 1989.

543. Hsu LC: Heparin-coated cardiopulmonary bypass circuits: Current status. *Perfusion* 16(5):417–428, 2001.

544. Spijker HT, Graaff R, Boonstra PW, et al: On the influence of flow conditions and wettability on blood material interactions. *Biomaterials* 24(26):4717–4727, 2003.

545. Lappegard KT, Fung M, Bergseth G, et al: Effect of complement inhibition and heparin coating on artificial surface-induced leukocyte and platelet activation. *Ann Thorac Surg* 77(3):932–941, 2004.

546. Weerwind PW, Caberg NE, Reutelingsperger CP, et al: Exposure of procoagulant phospholipids on the surface of platelets in patients undergoing cardiopulmonary bypass using non-coated and heparin-coated extracorporeal circuits. *Int J Artif Organs* 25(8):770–776, 2002.

547. Johnell M, Elgue G, Larsson R, et al: Coagulation, fibrinolysis, and cell activation in patients and shed mediastinal blood during coronary artery bypass grafting with a new heparin-coated surface. *J Thorac Cardiovasc Surg* 124(2):321–332, 2002.

548. Linneweber J, Chow TW, Kawamura M, et al: *In vitro* comparison of blood pump induced platelet microaggregates between a centrifugal and roller pump during cardiopulmonary bypass. *Int J Artif Organs* 25(6):549–555, 2002.

549. Despotis GJ, Avidan MS, Hogue CW Jr: Mechanisms and attenuation of hemostatic activation during extracorporeal circulation. *Ann Thorac Surg* 72(5):S1821–S1831, 2001.

550. Nuttall GA, Erchul DT, Haight TJ, et al: A comparison of bleeding and transfusion in patients who undergo coronary artery bypass grafting via sternotomy with and without cardiopulmonary bypass. *J Cardiothorac Vasc Anesth* 17(4):447–451, 2003.

551. Mariani MA, Gu YJ, Boonstra PW, et al: Procoagulant activity after off-pump coronary operation: Is the current anticoagulation adequate? *Ann Thorac Surg* 67(5):1370–1375, 1999.

552. Paparella D, Galeone A, Venneri MT, et al: Activation of the coagulation system during coronary artery bypass grafting: Comparison between on-pump and off-pump techniques. *J Thorac Cardiovasc Surg* 131(2):290–297, 2006.

553. Vallely MP, Bannon PG, Bayfield MS, et al: Quantitative and temporal differences in coagulation, fibrinolysis and platelet activation after on-pump and off-pump coronary artery bypass surgery. *Heart Lung Circ* 18(2):123–130, 2009.

554. Hackmann T, Gascoyne R, Naiman SC, et al: A trial of desmopressin to reduce blood loss in uncomplicated cardiac surgery. *N Engl J Med* 321:1437–1444, 1989.

555. Seear MD, Wadsworth LD, Rogers PC, et al: The effect of desmopressin acetate (DDAVP) on postoperative blood loss after cardiac operations in children [see comments]. *J Thorac Cardiovasc Surg* 98(2):217–219, 1989.

556. Wademan BH, Galvin SD: Desmopressin for reducing postoperative blood loss and transfusion requirements following cardiac surgery in adults. *Interact Cardiovasc Thorac Surg* 18(3):360–370, 2014.

557. Walker ID, Davidson JF, Faichney A, et al: A double-blind study of prostacyclin in cardiopulmonary bypass surgery. *Br J Haematol* 49:415–423, 1981.

558. Society of Thoracic Surgeons Blood Conservation Guideline Task F, Ferraris VA, Brown JR, Despotis GJ, et al: 2011 update to the Society of Thoracic Surgeons and the Society of Cardiovascular Anesthesiologists blood conservation clinical practice guidelines. *Ann Thorac Surg* 91(3):944–982, 2011.

559. O'Connell KA, Wood JJ, Wise RP, et al: Thromboembolic adverse events after use of recombinant human coagulation factor VIIa. *JAMA* 295(3):293–298, 2006.

560. Goodnough LT, Levy JH: Off-label use of recombinant human factor VIIa. *Ann Thorac Surg* 98(2):393–395, 2014.

561. Giannini E, Botta F, Borro P, et al: Relationship between thrombopoietin serum levels and liver function in patients with chronic liver disease related to hepatitis C virus infection. *Am J Gastroenterol* 98(11):2516–2520, 2003.

562. Nussmeier NA, Whelton AA, Brown MT, et al: Complications of the COX-2 inhibitors parecoxib and valdecoxib after cardiac surgery. *N Engl J Med* 352(11):1081–1091, 2005.

563. Mangano DT, Tudor IC, Dietzel C: The risk associated with aprotinin in cardiac surgery. *N Engl J Med* 354(4):353–365, 2006.

564. Schneeweiss S, Seeger JD, Landon J, Walker AM: Aprotinin during coronary-artery bypass grafting and risk of death. *N Engl J Med* 358(8):771–783, 2008.

565. Shaw AD, Stafford-Smith M, White WD, et al: The effect of aprotinin on outcome after coronary-artery bypass grafting. *N Engl J Med* 358(8):784–793, 2008.

566. Fergusson DA, Hebert PC, Mazer CD, et al: A comparison of aprotinin and lysine analogues in high-risk cardiac surgery. *N Engl J Med* 358(22):2319–2331, 2008.

567. Amitrano L, Guardascione MA, Brancaccio V, Balzano A: Coagulation disorders in liver disease. *Semin Liver Dis* 22(1):83–96, 2002.

568. Lisman T, Porte RJ: Rebalanced hemostasis in patients with liver disease: Evidence and clinical consequences. *Blood* 116(6):878–885, 2010.

569. Hugenholtz GC, Adelmeijer J, Meijers JC, et al: An unbalance between von Willebrand factor and ADAMTS13 in acute liver failure: Implications for hemostasis and clinical outcome. *Hepatology* 58(2):752–761, 2013.

570. Krauss JS, Jonah MH: Platelet dysfunction (thrombocytopathy) in extra-hepatic biliary obstruction. *South Med J* 75(4):506–507, 1982.

571. Hillbom M, Muuronen A, Neiman J: Liver disease and platelet function in alcoholics. *Br Med J* 295:581, 1987.

572. Stein SF, Harker LA: Kinetic and functional studies of platelets, fibrinogen, and plasminogen in patients with hepatic cirrhosis. *J Lab Clin Med* 99:217, 1982.

573. Violi F, Leo R, Vezza E, et al: Bleeding time in patients with cirrhosis: Relation with degree of liver failure and clotting abnormalities. C.A.L.C. Group. Coagulation Abnormalities in Cirrhosis Study Group. *J Hepatol* 20(4):531–536, 1994.

574. Livio M, Mannucci PM, Vigano G, et al: Conjugated estrogens for the management of bleeding associated with renal failure. *N Engl J Med* 315:731, 1986.

575. Svensson PJ, Bergqvist PB, Juul KV, Berntorp E: Desmopressin in treatment of haematological disorders and in prevention of surgical bleeding. *Blood Rev* 28(3):95–102, 2014.

576. Pareti FI, Capitanio A, Mannucci L: Acquired storage pool disease in platelets during disseminated intravascular coagulation. *Blood* 48:511, 1976.

577. Pareti FI, Capitanio A, Mannucci L, Ponticelli C, Mannucci PM: Acquired dysfunction due to the circulation of "exhausted" platelets. *Am J Med* 69:235–240, 1980.

578. Solum NO, Rigollot C, Budzynski A, Marder VJ: A quantitative evaluation of the inhibition of platelet aggregation by low molecular weight degradation products of fibrinogen. *Br J Haematol* 24:619, 1973.

579. Stoff JS, Stemerman M, Steer M, Salzman E, Brown RS: A defect in platelet aggregation in Bartter's syndrome. *Am J Med* 68:171–180, 1980.

580. van Wersch J, Rodriques Pereira R. Platelet aggregation in six families with Bartter's syndrome. *Clin Chim Acta* 130:363–368, 1983.

581. Nusing RM, Reinalter SC, Peters M, et al: Pathogenetic role of cyclooxygenase-2 in hyperprostaglandin E syndrome/antenatal Bartter syndrome: Therapeutic use of the cyclooxygenase-2 inhibitor nimesulide. *Clin Pharmacol Ther* 70(4):384–390, 2001.

582. Hebert SC: Bartter syndrome. *Curr Opin Nephrol Hypertens* 12(5):527–532, 2003.

583. Zapata JC, Cox D, Salvato MS: The role of platelets in the pathogenesis of viral hemorrhagic fevers. *PLoS Negl Trop Dis* 8(6):e2858, 2014.

584. Lim SH, Tan CE, Agasthian T, Chew LS: Acquired platelet dysfunction with eosinophilia: Review of seven adult cases. *J Clin Pathol* 42:950–952, 2014, 1989.

585. Poon MC, Ng SC, Coppes MJ: Acquired platelet dysfunction with eosinophilia in white children. *J Pediatr* 126(6):959–961, 1995.

586. Laosombat V, Wongchanchailert M, Sattayasevana B, et al: Acquired platelet dysfunction with eosinophilia in children in the south of Thailand. *Platelets* 12(1):5–14, 2001.

587. Szczeklik A, Milner PC, Birch J, et al: Prolonged bleeding time, reduced platelet aggregation, altered PAF-acether sensitivity and increased platelet mass are a trait of asthma and hay fever. *Thromb Haemost* 56:283–287, 1986.

588. Carvalho AC, Quinn DA, DeMarinis SM, et al: Platelet function in acute respiratory failure. *Am J Hematol* 25:377–388, 1987.

589. Bracey AW, Wu AH, Aceves J, et al: Platelet dysfunction associated with Wilms tumor and hyaluronic acid. *Am J Hematol* 24:247–257, 1987.

第 122 章
血管性紫癜

Doru T. Alexandrescu and Marcel Levi

摘要

紫癜是血液外渗进入黏膜或皮肤出现的一种临床表现，可由多种病理状态引起，诸如风湿免疫性疾患、感染、皮肤病、创伤及血液系统疾病。血小板、凝血因子量或质的缺陷导致的紫癜不在本章讨论范畴，将在本书其他章节予以阐述（如第 117 章主要讲述血小板减少症，第 123、124 章主要讲述凝血因子缺陷）。

各种病因导致的非凝血障碍性紫癜基于鉴别诊断目的可分为三类：①可触性紫癜或网状、非炎性紫癜，如 Waldenström 血症的高球蛋白血症性紫癜；②可触性或不可触性的炎性紫癜，如过敏性紫癜（Henoch-Schönlein purpura）；③不可触性和非炎性紫癜，如老年性紫癜。通过对紫癜大小、形状、是否突出皮肤表面、有无炎症反应等诸多性状的评价，可明显简化对特定疾病的鉴别诊断。

● 定义和诊断路径

紫癜是指皮肤黏膜由于表浅小血管内红细胞渗出和局部含铁血黄素沉着呈现出可见的出血表象[1]。紫癜定义上异于红斑在于压之不能完全褪色。通常采用玻片按压病变皮肤观察有无褪色来鉴别紫癜，临床上称之为玻片压诊法（图 122-1）。某些特殊情况下，如静脉迂曲导致红细胞流动受阻，皮肤表现酷似紫癜，按压不能完全褪色，但并未发生出血[1]。

判断皮损是否突出皮肤表面（可触性）是评价紫癜性病变的首要步骤（图 122-2）。皮损突出皮肤表面的病因各异，包

简写和缩略词

ANCA，抗中性粒细胞胞质抗体（antineutrophil cytoplasmic antibody）；APS，抗磷脂综合征（antiphospholipid syndrome）；CSS，Churg-Strauss 综合征（Churg-Strauss syndrome）；DIC，弥散性血管内凝血（disseminated intravascular coagulation）；HCV，丙型肝炎病毒（hepatitis C virus）；HHT，遗传性出血性毛细血管扩张（hereditary hemorrhagic telangiectasia）；HP，高丙种球蛋白血症性紫癜（hypergammaglobulinemic purpura）；HSP，Henoch-Schönlein 紫癜（Henoch-Schönlein purpura）；MELAS，线粒体脑病，乳酸性酸中毒，类卒中综合征（mitochondrial encephalopathy, lactic acidosis, stroke-likes syndrome）；SLE，系统性红斑狼疮（systemic lupus erythematosus）；WG，Wegener 韦格纳肉芽肿（granulomatosis）。

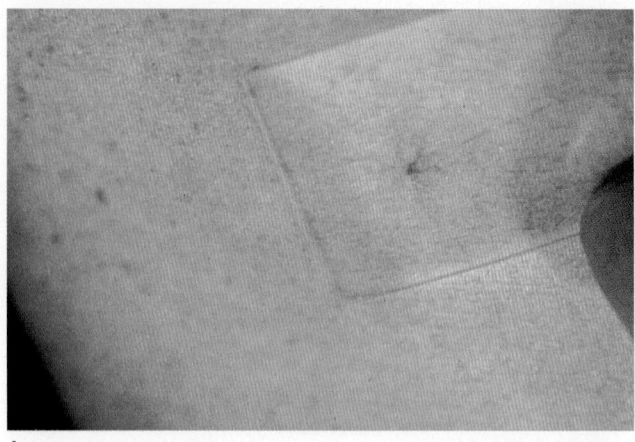

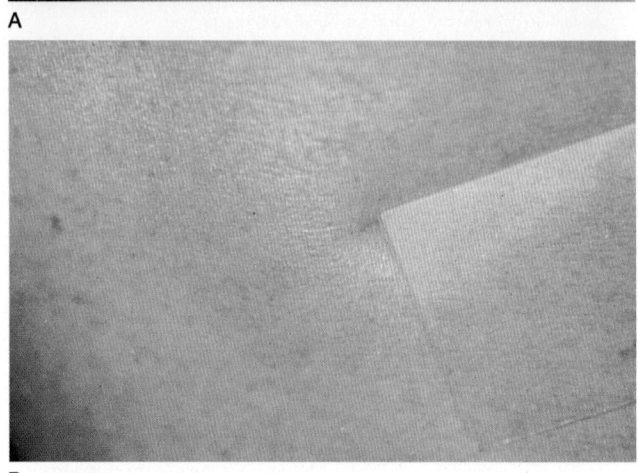

图 122-1　A. 蜘蛛痣；B. 褪色的蜘蛛痣，玻片压诊法使蜘蛛痣褪色

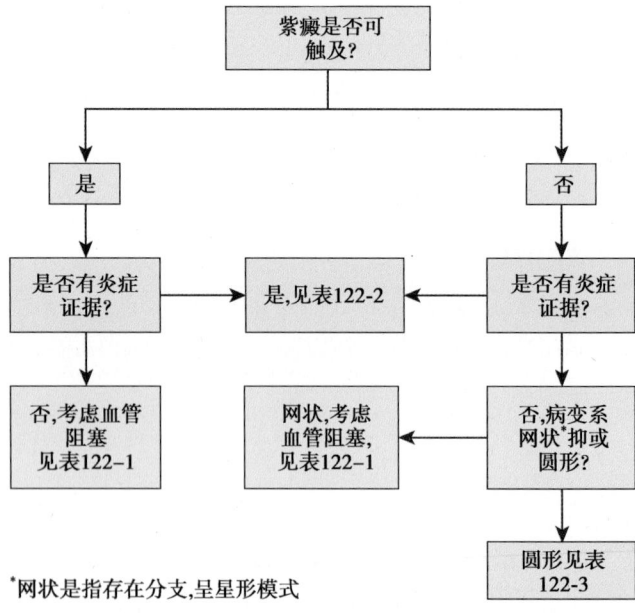

*网状是指存在分支，呈星形模式

图 122-2　紫癜性病变的床旁诊断方法

括纤维蛋白沉积、局限性水肿、明显的细胞浸润和红细胞渗入皮下。

继而应检查皮损有无炎性改变，炎性症状包括疼痛、红斑、皮温升高和局部肿胀，提示存在血管炎或合并免疫复合物相关

性疾病。

紫癜形状呈圆形抑或网状（分枝状）对于病变的评估非常重要。无炎性改变的网状紫癜病变通常提示小血管阻塞；而存在炎性改变的网状紫癜性病变则支持免疫复合物形成相关血管炎的诊断[2]。微小的局灶性出血称为淤点（<4mm）；直径大于 4mm 小于 1cm 的中等大小出血称为紫癜，而大于 1cm 的皮肤出血称为淤斑[3]。

紫癜性病变通常为紫色，但因病变发生时间和外渗血液血红蛋白氧饱和度的差异，紫癜可呈现多种颜色。淤斑初发时通常表现为蓝色或紫色，继而转变为浅褐色（蓝色和黄色的混合），最终随血红蛋白降解为胆红素而转为黄色[4]。皮肤出血常须与毛细血管扩张鉴别，毛细血管扩张是一种血管畸形，压之可褪色（图 122-1）。表 122-1～表 122-3 对本章涉及的紫癜病变病因进行了分类。

表 122-1　可触性或网状、非炎性紫癜性病变

A. 异常蛋白血症
 1. 冷球蛋白血症（图 122-3，图 122-4）
 2. Waldenström 高球蛋白性紫癜（图 122-5）
 3. 轻链血管病
 4. 冷纤维蛋白原血症
B. 血栓性
 1. 肝素性坏死
 2. 华法林性坏死（图 122-6）
 3. 蛋白 C 和蛋白 S 缺乏
 4. 阵发性睡眠性血红蛋白尿
 5. 抗磷脂综合征（图 122-8）
 6. 网状青斑
C. 栓塞性
 1. 胆固醇性栓子（图 122-9）
 2. 皮肤钙过敏
 3. 左房黏液瘤源性栓子
D. 昆虫叮咬

表 122-2　可触及性和非触及性、炎性紫癜性病变

A. 坏疽性脓皮病（图 122-7）
B. Sweet 综合征（图 122-10）
C. 贝赫切特病
D. 血清病（图 122-11）
E. Henoch-Schönlein 紫癜（图 122-12）
F. 感染
G. 多形性红斑（图 122-20）
H. 皮肤结节性多动脉炎（图 122-21）
I. 副肿瘤性血管炎
J. 药物诱导性血管炎
K. 抗中性粒细胞抗体（antineutrophil cytoplasmic antibody，ANCA）相关性血管炎
 1. 韦格纳肉芽肿（图 122-23）
 2. Churg-Strauss 综合征

表 122-3　非触性、非炎性、圆形紫癜性病变

A. 血管跨壁压梯度增高
B. 药物反应
C. 凝血功能异常
D. 非外伤性血管完整性破坏
 1. 老年性紫癜
 2. 糖皮质激素过度（库欣综合征，糖皮质激素治疗）
 3. 坏血病——维生素 C 缺乏（图 122-25）
 4. 系统性淀粉样变性
 5. 结缔组织疾病（Ehlers-Danlos 综合征，弹力纤维性假黄瘤）
 6. 线粒体性脑肌病伴乳酸酸中毒及卒中样综合征（MELAS）
E. Waldenström 高球蛋白性紫癜（图 122-1 和图 122-5）
F. Rendu-Osler-Weber 病（遗传性出血性毛细血管扩张）（图 122-26）

● 可触性非炎性紫癜病变

见表 122-1。

异常蛋白血症

冷球蛋白血症

冷球蛋白血症是指血浆中出现冷凝性免疫球蛋白[5]，常继发于几种特定的疾病状态。冷球蛋白通常以较低浓度存在于血浆中，因而约 90% 的冷球蛋白血症患者无症状或仅有轻微症状[6]。冷球蛋白血症临床表现是冷球蛋白在皮肤和肢体末端温度较低的表浅小静脉沉积所致。冷球蛋白血症综合征依据沉积免疫球蛋白种类差异区分为三个亚型。Ⅰ型冷球蛋白血症是由单克隆球蛋白 IgG、IgM 或 IgA 沉积所致，常见于淋巴增殖性疾病，如骨髓瘤、Waldenström 巨球蛋白血症或淋巴瘤。Ⅱ型冷球蛋白血症或称为混合型冷球蛋白血症，通常存在免疫复合物。免疫复合物由多克隆 IgG 与其单克隆免疫球蛋白组成，典型的为具有特异性抗 IgG 活性的 IgM 抗体。暴露于外源性抗原可刺激机体生成免疫球蛋白以对抗细菌、病毒或真菌感染。混合型冷球蛋白血症常继发于丙型肝炎病毒（hepatitis C virus，HCV）感染[7]、HIV 感染、胶原血管性疾病、血液系统肿瘤等[8,9]。继发于 HCV 感染的冷球蛋白血症可出现活动性皮肤血管炎，该病发生与血浆 B 细胞诱集趋化因子 1（CXCL 13）[10]水平升高有关。临床表现为下肢皮肤淤点、可触性紫癜和坏死性皮肤溃疡。HCV 相关冷球蛋白血症一线治疗方案包括干扰素-α 或其他抗病毒制剂，联合辅助性糖皮质激素治疗或血浆置换[11]。采用利巴韦林和干扰素-α 或其他抗病毒药物例如蛋白酶体抑制剂直接干预 HCV 感染可缓解这种继发性淋巴增殖性疾病[12]。免疫复合物在血管壁的沉积可导致血管、神经、关节和皮肤等多部位组织损伤，表现为混合性冷球蛋白血症特征性的临床表现，包括乏力、关节疼痛和紫癜。这类紫癜常突出皮肤表面，可伴随出现局灶性出血性坏死（图 122-3），偶可出现毛囊脓疱样紫癜。其他皮肤表现包括下肢溃疡、荨麻疹、雷诺现象、指甲下

紫癜(图 122-4)。Ⅲ型冷球蛋白血症与多克隆 IgG 和 IgM 复合物相关[6],临床表现与混合型冷球蛋白血症相似,常继发于各种感染、系统性红斑狼疮(systemic lupus erythematosus, SLE)和链球菌感染后肾小球肾炎。

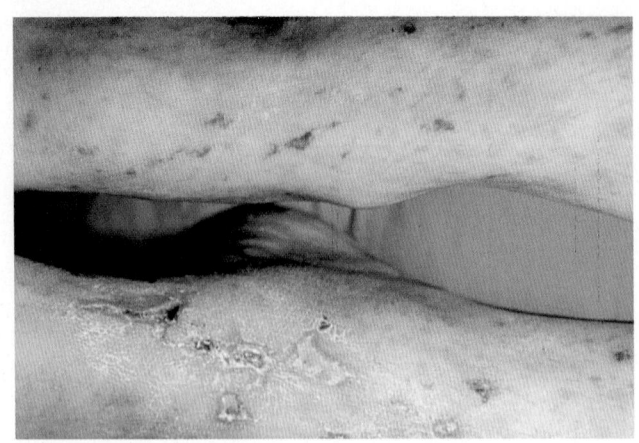

图 122-3　冷球蛋白血症。周围性紫癜

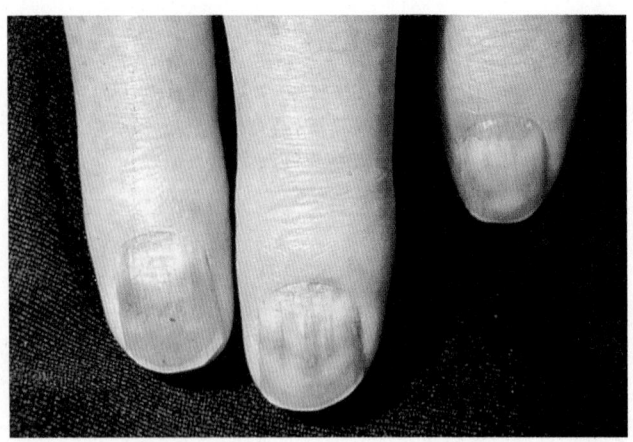

图 122-4　冷球蛋白血症。指甲下紫癜

Waldenström 高球蛋白血症性紫癜

血浆多克隆球蛋白水平升高,通常是 IgG1,显然是高丙种球蛋白血症性紫癜(hypergammaglobulinemic purpura, HP)各种皮肤表现的致病因素。Waldenström 首次描述了这一高球蛋白血症综合征,以反复发作性紫癜、高丙种球蛋白血症、红细胞沉降率增快和贫血为特征[13]。该病常见于青年妇女,发病与多种自身免疫性疾病相关,包括类风湿关节炎、干燥综合征、SLE、丙型病毒性肝炎、多发性肌炎、结节病和多发性硬化。散在或密集成片融合的下肢淤点是 Waldenström 高球蛋白血症最常见的皮肤表现(图 122-5),这类皮肤改变还可出现在身体其他部位[14]。皮肤病变常呈自限性,一般 7~10 天可缓解,但容易复发,复发与暴露于低温环境及组织静水压升高(如使用弹力长筒丝袜,长时间站立)有关[15]。临床表现还包括可触及性紫癜、下肢小型红色斑疹,亦有发生皮肤网状紫癜[16]及水肿、关节疼痛[17]的报道。

常见的组织病理学表现为血管周围炎性浸润、出血和血管性坏死,血清学检测除多克隆 IgA 或 IgM、IgG 水平升高外,亦

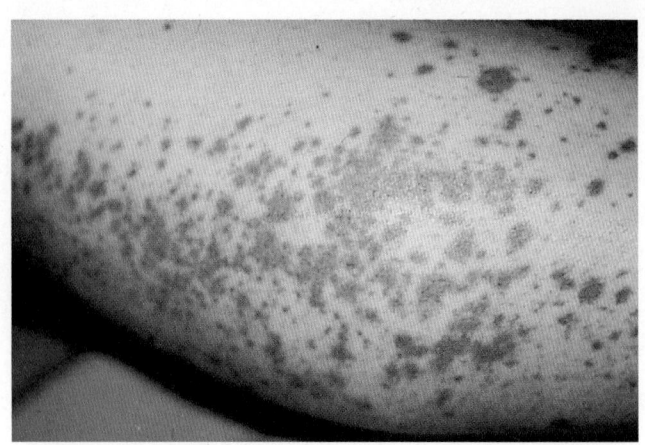

图 122-5　Waldenström 高球蛋白血症性紫癜:散在或融合的下肢淤点

可检出冷球蛋白血症、类风湿因子或抗核抗体[18]。患者 IgG 亚型表达常不平衡,通常 IgG2 表达水平下降,导致免疫功能下降,可能与患者反复感染相关[17]。出现抗淋巴细胞抗体时可引起淋巴细胞计数下降。78% 的 HP 患者血浆中可检测到 Ro/SSA 抗体,因而 Ro/SSA 抗体检测可应用于 Waldenström 高球蛋白血症疑似病例的诊断[19]。

轻链血管病

免疫球蛋白轻链形成的晶体样物质积聚于皮肤可出现出血性可触及性紫癜,三分之二的轻链血管病患者可检测到非淀粉样单克隆 κ 型轻链[20,21]。晶体样物质常沉积于皮肤及其他组织。虽然临床表现提示系统性血管炎,但并无炎症的组织病理学证据。多发性骨髓瘤患者也出现了轻链型血管病并存在相应皮肤改变,免疫组化分析证实血管内存在含 IgG 和轻链蛋白的晶体样物质沉积,临床上表现为足坏疽和肠穿孔[22]。

冷纤维蛋白原血症

冷纤维蛋白原血症最初由 Korst 和 Kratochvil 在 1955 年报道,系血清异常蛋白血症的一种形式,以异常冷凝性纤维蛋白原形成为特征。皮肤表现为发绀、红斑、雷诺现象和鼻、耳及肢端可触及性紫癜,也可出现组织缺血和坏疽[23]。冷纤维蛋白原血症发病可能与高水平的 α1 抗胰蛋白酶和 α2 巨球蛋白水解酶引起的纤溶抑制有关[24]。冷纤维蛋白原血症通常继发于血栓栓塞性疾病、转移性恶性肿瘤、感染和胶原血管病[25]。治疗方法包括保温、血浆置换、和达那唑(一种合成代谢类固醇类药物),或者采用糖皮质激素或细胞毒药物免疫抑制治疗。

血栓性紫癜

肝素性坏死

肝素相关性皮肤反应个体差异较大,轻者表现为Ⅰ型荨麻疹性皮疹,重者可出现溃疡或坏死性紫癜团块[26]。皮下或静脉注射肝素均可发生皮肤反应,亦有少数低分子肝素应用后出现皮肤反应的报道[27]。发病可能与药物相关性迟发型超敏反应有关。包括坏死性紫癜病变在内的皮肤改变通常出现在肝素治疗后 1~2 周[28]。皮肤病变显然与肝素诱导性血小板减少密

切相关(参见第 118 章),肝素诱导性血小板减少的发生是由于抗血小板因子 4 抗体介导血小板聚集,进而引起血栓形成和微循环阻塞[27]。

华法林性坏死

痛性红斑或结节是华法林治疗潜在的并发症(图 122-6)。上述病变可迅速进展为出血或坏死,引起大片皮肤坏死伴黑痂产生,进而出现腐肉形成;其他皮肤改变如紫癜、水疱、斑丘疹或荨麻疹亦可见到[1]。华法林诱导的坏死发生率在 0.01% ~ 0.1%,常发生于华法林抗血管内血栓治疗后 3 ~ 10 天内[29,30],也有迟发型华法林相关性皮肤坏死的报道,如已报道的 1 例蛋白 S 缺乏患者[31,32]。虽然华法林相关坏死好发于脂肪富集部位,如乳房、股部、臀部及肢端,但也可累及阴茎、手指及足趾等少见部位[33]。华法林性坏死系维生素 K 依赖的半衰期相对较短的凝血因子水平急剧下降的结果,如蛋白 C 和蛋白 S,而长半衰期的凝血因子如凝血因子 II 和 X 的水平不减少,导致总体仍处于一种促凝状态。组织病理学表现为纤维蛋白在皮肤或皮下小血管沉积所致的微血管阻塞,但血管炎并不常见[29]。治疗方法包括及时停用维生素 K 拮抗剂,同时给予肝素和维生素 K,偶需外科清创处理。蛋白 C 或蛋白 S 缺乏患者更容易发生华法林性坏死,故在启动华法林治疗前须给予肝素行预防性抗凝治疗[34]。

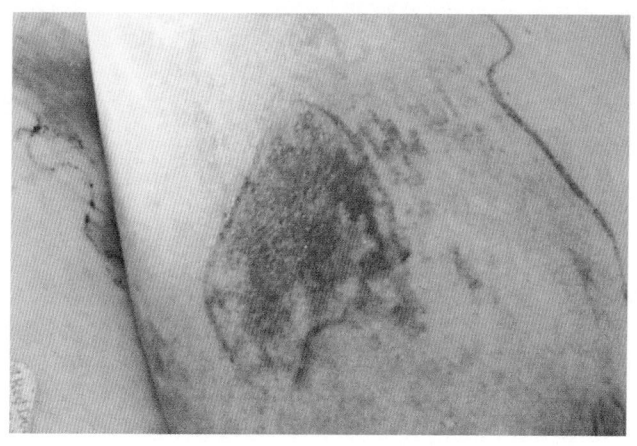

图 122-6 香豆素性坏死。好发于肢端和脂肪富集部位,如乳房和臀部。常常发生于开始抗凝治疗后的 3 ~ 10 天,由蛋白 C 水平的急速下降所引起。显微镜下特征是小血管血栓

蛋白 C 和蛋白 S 缺乏

蛋白 C 和蛋白 S 缺乏的临床表现包括静脉血栓栓塞、华法林诱导的皮肤坏死和新生儿暴发性紫癜(参见第 129 章)。遗传性或获得性蛋白 C 和蛋白 S 缺乏的临床表现为突出皮肤表面的坏死性紫癜和淤斑[35,36]。与纯合型蛋白 C 缺乏相关的红斑性紫癜在胎儿出生数小时内即可发生,并可迅速进展为出血性坏死[37]。获得性蛋白 C 缺乏与抗蛋白 C 自身抗体、抗生素应用、败血症性休克、HIV 感染及肝脏疾病相关(参见第 127 章)[38]。获得性蛋白 S 缺乏可继发于水痘感染,水痘感染可诱导抗蛋白 S 免疫球蛋白生成[39]。对于蛋白 C 缺乏的患者初期输注新鲜冰冻血浆或浓缩蛋白 C 可以有效改善皮肤病变和清除静

脉血栓,而长期的抗凝治疗可以有效预防复发[34,40]。

阵发性睡眠性血红蛋白尿

阵发性睡眠性血红蛋白尿(参见第 40 章)是一种由于细胞膜表面结合蛋白生成缺陷所致的克隆性血液系统疾病[41]。皮肤表现常继发于疾病的高凝状态;包括可触性紫癜、淤点、淤斑、下肢溃疡、斑块、坏死和血疱[42]。细小病毒 B19 感染对 PNH 的皮肤坏死[43]可能有着病因学上的意义,亦有发生坏疽性脓皮病(图 122-7)[44]和暴发性紫癜[45]的报道。组织病理学表现为微循环内纤维蛋白血栓形成[42]。

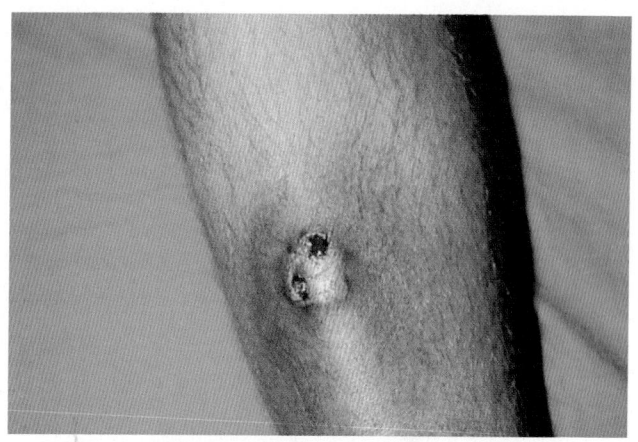

图 122-7 坏疽性脓皮病。很多系统性疾病和坏疽性脓皮病相关,包括炎症性肠病,血液和实体肿瘤及风湿性疾病。显微镜下病变呈现中央区坏死,中性粒细胞浸润和边缘区血管内外淋巴细胞浸润的特点

抗磷脂综合征

抗磷脂综合征(antiphospholipid syndrome,APS)是以高凝状态为特征的一种疾病,该病的高凝状态与病人体内产生的抗磷脂抗体(如抗心磷脂抗体、狼疮抗凝物)有关(参见第 131 章)[46]。约 40% 的 APS 患者出现皮肤改变,皮肤病变常常与大血管或微血管阻塞有关[47],临床表现为淤斑、网状青斑、下肢溃疡、疱疮,甲下线状出血、青斑性血管病、表浅静脉血栓形成、白色萎缩症和广泛坏死(图 122-8)[47,48]。网状青斑是 APS 最常见的临床表现,继发于 SLE 的患者更易见,出现网状青斑通常先于着血管受累[49]。亦有出现大疱性紫癜的报道[50]。治疗方法包括抗凝药物联合免疫抑制剂以预防相关的血小板减少症的发生。采用阿司匹林预防血栓栓塞性事件发生的疗效仍不确定[51]。

青斑样脉管炎

青斑样脉管炎(又称节段性透明变性脉管炎)是一种慢性反复发作的血栓栓塞性疾病,以红斑性紫癜和下肢溃疡为首发表现,红斑性紫癜病变周边常出现淤点及毛细血管扩张。继而病变愈合局部皮肤可遗留白色萎缩症,是指周边通常环以过度色素沉着区域和毛细血管扩张的象牙白色星型瘢痕。该类病变可能系高凝状态下真皮层和皮下组织小血管纤维蛋白血栓形成所致[52]。虽然大多数青斑样脉管炎患者起病无相关病因,但该病可继发于结节性多发性动脉炎、APS 和系统性红斑狼

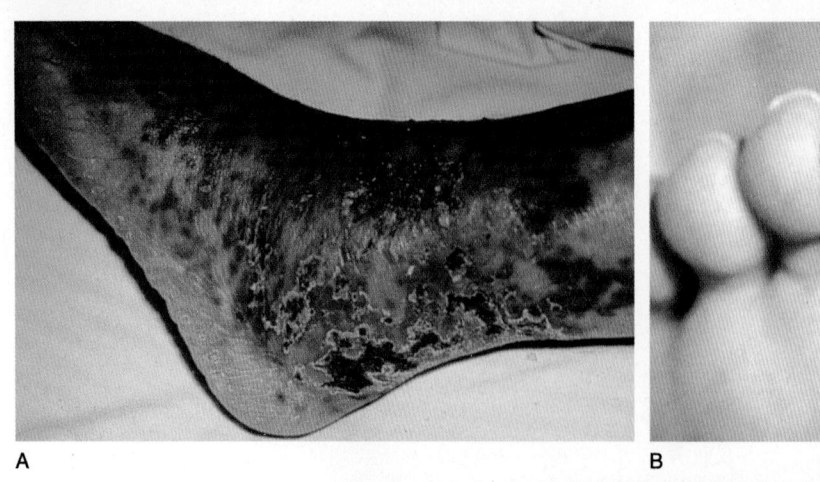
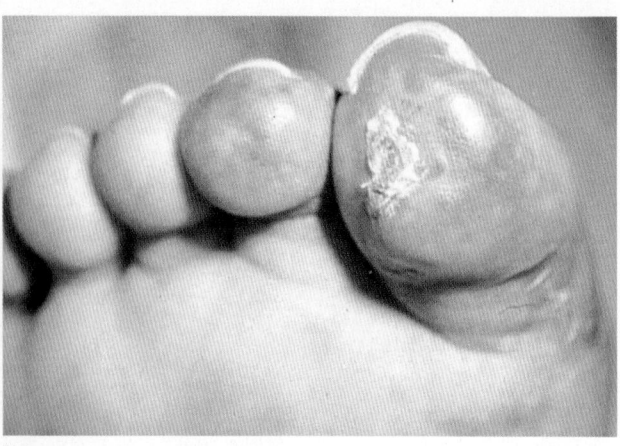

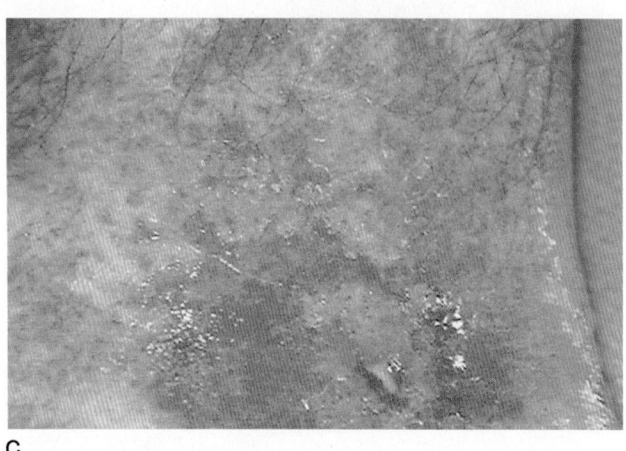

图 122-8　A.抗磷脂综合征。可见许多皮肤病变,包括淤斑、网状青斑、下肢溃疡、疱疮,甲下线状出血、表浅静脉血栓形成、白色萎缩症和广泛坏死(如图所示);B.抗心磷脂抗体;C.狼疮抗凝物

疮[53,54]。尽管现行治疗方法能否使患者恒定性地获益仍不确定,常规治疗包括中止口服避孕药、抗凝和抗血小板治疗、糖皮质激素和氨苯砜治疗等仍用于临床。酮色林(一种 S2 血清素能受体阻断剂),补骨脂素联用长波紫外线照射,静脉注射免疫球蛋白据报道亦有成功的案例[55]。

栓塞性紫癜

胆固醇结晶栓塞

胆固醇结晶栓塞又称粥样硬化栓塞,是一种以下肢疼痛、网状青斑但仍存在周围血管搏动为特征的栓塞综合征。其他常见皮肤改变包括坏疽、紫癜、溃疡、发绀和结节(图 122-9)[56]。临床症状还包括发热、肌痛和精神状态改变。实验室特征包括红细胞沉降率升高,嗜酸性粒细胞增多和急性肾衰竭。该病起病缓急差异较大,可由于粥样斑块因物理作用脱落时即发生,也可出现在抗凝治疗数月后[1]。实际上蓝趾综合征这种严重的栓塞事件相对罕见,大多数粥样硬化栓塞并无临床表现[57]。胆固醇结晶栓塞通常来自升主动脉粥样硬化斑块脱落,这可解释为什么在血管内手术操作或溶栓抗凝起始治疗后易于出现下肢栓塞的原因[56]。病理组织学检查在血管管腔内发现双折射胆固醇结晶,无脉管炎改变,可明确诊断[58]。目前胆固醇结晶栓子引起的栓塞性疾病仍无有效治疗方法,适当水化和透析或可减轻潜在的终末器官损伤。

皮肤钙过敏

钙过敏[59](尿毒症性小动脉病)是一种血栓栓塞性疾病,可出现皮肤、皮下组织和血管钙化,常见于终末期肾脏疾病患者,典型者见于发生继发性甲状旁腺功能亢进者[60]。约 4% 的依赖血液透析的肾脏疾病患者出现钙过敏,发病后 5 年生存率低于 50%[61]。其他病因包括原发性甲状旁腺功能亢进,恶性肿瘤、酒精性肝病和胶原组织疾病[62]。皮肤病变起始表现为淡紫红色斑块,继而进展为触痛坏疽性溃疡或网状出血性坏死。治疗包括药物和手术干预,如甲状旁腺切除、肾移植和清创术甚或截肢[61]。

来自心内血栓的栓塞

左房黏液瘤源性栓子或右心房血栓通过继发栓塞过程可导致肢端紫癜性病变[63]。该类紫癜性病变包括可触性紫癜、网状青斑、红斑样斑丘疹,发绀、淤点、甲下线状出血、溃疡和皮肤坏死,也可见发绀,网状青斑及下肢溃疡[64]。

节肢动物叮咬

节肢动物叮咬引起的皮肤紫癜性改变并不少见,温带臭虫叮咬后可出现局灶性斑丘疹,而猎蝽叮咬后通常出现出血性大疱性荨麻疹[65]。一种叫褐皮斜蛛的棕色隐士蛛螫刺后也可出现皮肤病变,并可表现为紫癜性坏死,周边有红斑形成,可进展为

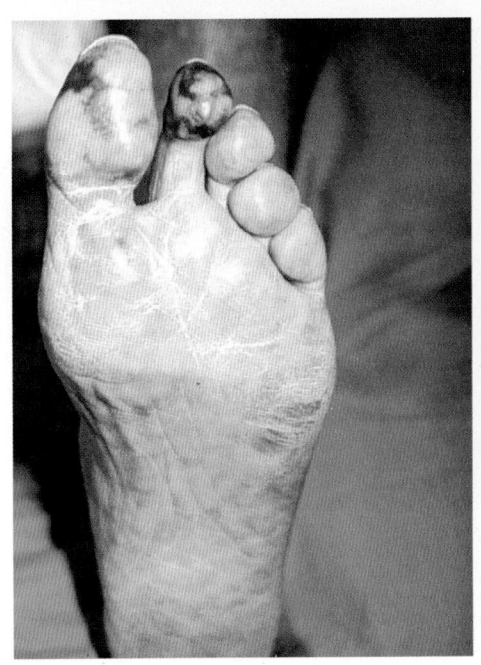
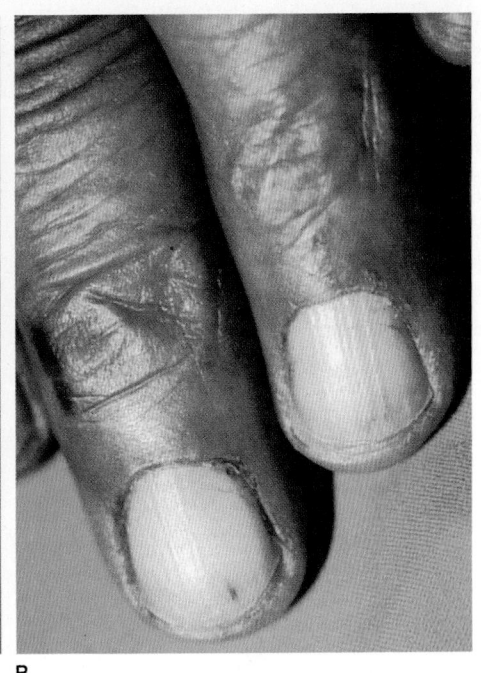

图 122-9　A.胆固醇栓塞;B.动脉粥样斑块破裂可以产生大量微栓子滞留在远端小动脉,导致甲下线状出血

溃疡形成。

● 可触性和非可触性炎性紫癜性病变

见表 122-2。

坏疽性脓皮病

坏疽性脓皮病是一种特发性皮肤斑疹性疾病,皮肤病变早期表现为毛囊红斑性丘疹和脓疱,可有触痛,或为环以红斑的波动性结节,继而向四周扩展,形成溃疡,边缘呈紫色(图 122-7)[66]。50% 的坏疽性脓皮病继发于相关疾病如炎性肠病(常见于溃疡性结肠炎)、关节炎、血液系统疾病和实体瘤[67]。四种主要的临床亚型包括溃疡型、脓疱型、大疱型、滋养型,均存在共同的组织病理学改变,表现为中心坏死性无菌性脓肿,伴中性粒细胞浸润及血管周围和管壁内淋巴细胞浸润。一线治疗方法包括创口护理和免疫抑制剂治疗,诸如糖皮质激素、环孢素、氨苯砜、硫唑嘌呤和英夫利昔单抗[68]。

Sweet 综合征

Sweet 综合征又称急性、发热性、中性粒细胞皮肤病。以痛性红斑和紫色丘疹、结节为特征性皮肤表现,伴发热和中性粒细胞计数升高(图 122-10)[69]。丘疹好发于面部、颈部和上肢皮肤,中心呈黄色,倾向于融合,形成边界清楚、边缘不规则的皮肤团块。其他受累器官包括中枢神经系统、肾脏、肺及骨骼[70]。Sweet 综合征发病机制与复杂的细胞因子调节网络失衡有关,在中年妇女表现尤为明显。其他表现包括呼吸道和泌尿道感染、自身免疫性疾病(如类风湿关节炎、SLE、炎性肠病)。组织病理学表现为表皮独特的非血管炎性中性粒细胞浸润及皮肤水肿。系统性糖皮质激素治疗是标准的治疗方法,亦有氯法齐明、氨苯砜、秋水仙碱、吲哚美辛和环孢素治疗成功的病例报道[71]。

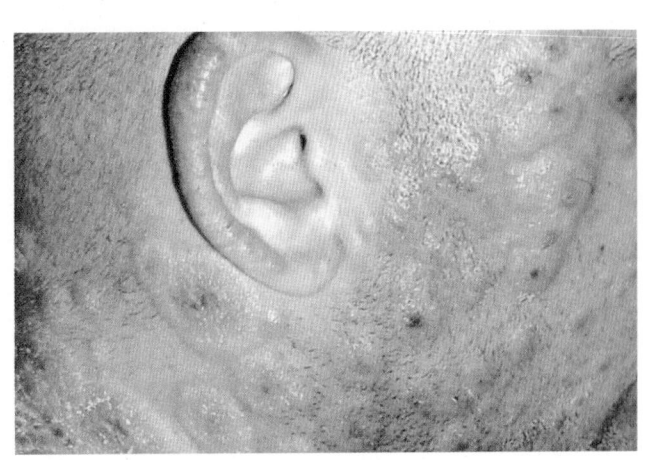

图 122-10　Sweet 综合征。病变以非血管炎性中性粒细胞浸润为特征,通常位于面部

贝赫切特病

除了可以将贝赫切特病归类为中性粒细胞性皮肤病外,贝赫切特病也是一种可累及多器官系统的炎性疾病。临床上以慢性反复发作的皮肤改变为特征,表现为可触性紫癜、浸润性红斑、丘疹脓疱性病变及口腔黏膜和生殖器溃疡、关节疼痛等,亦可累及胃肠道及中枢神经系统[72]。遗传学研究发现贝赫切特病与人类白细胞抗原 B51 相关[73],组织学特征包括白细胞碎裂性或淋巴细胞性血管炎,因此早先将其分类为血管炎。治疗方法包括针对肿瘤坏死因子-α 的定向治疗(英夫利昔单抗,依那西普);α-干扰素,免疫调节和免疫抑制剂,如沙利度胺、静脉滴注免疫球蛋白及造血干细胞移植等[74,75]。

血清病

血清病可归之于体内免疫复合物形成和沉积所致的全身

性疾病,皮肤病变主要表现为荨麻疹样和麻疹样皮疹,可触性紫癜和多形性红斑也较为常见。感染或药物相关性血清病可出现特征性皮肤改变。例如骨髓衰竭患者应用抗胸腺球蛋白治疗,75%的患者可发生双侧手足匐行性红斑和紫癜,呈带状分布(图122-11)[76]。这些特征性皮肤改变通常先于血清病其他全身性表现(如发热、乏力)1～2天出现。组织活检标本的直接免疫荧光检测可发现病变部位存在免疫球蛋白 IgM、IgE、IgA 和补体 C3 沉积。免疫球蛋白沉积显然可以激活中性粒细胞,引发溶酶体酶释放,进而引起皮肤脉管炎[77]。

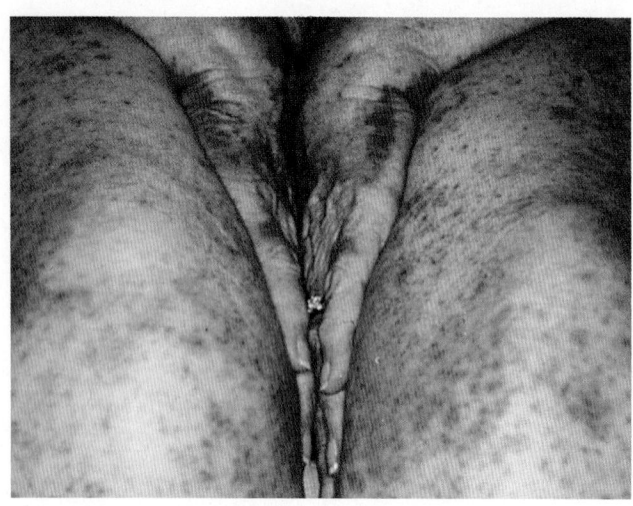

图 122-11　抗胸腺球蛋白引起的血清病。病变由免疫球蛋白和中性粒细胞组成

Henoch-Schönlein 紫癜

Henoch-Schönlein 紫癜(Henoch-Schönlein purpura, HSP)是以急起腹痛,下肢弥漫性荨麻疹样皮损和可触性紫癜为特征,主要发生于儿童的血管炎综合征。1801 年 William Heberden 医生首次描述了这一疾病[78]。HSP 通常好发于 2～20 岁年龄段人群[79],90%的患者发病年龄在 10 岁以下。环境因素可诱发 HSP 发病,诸如儿童的病毒感染(如上呼吸道感染、乙型肝炎病毒、丙型肝炎病毒、细小病毒 B19 和 HIV)及细菌感染(链球菌、金黄色葡萄球菌和沙门菌)。成人发病的诱因可能包括药物(非甾体类抗感染药,血管紧张素转换酶抑制剂和抗生素等)、食物过敏、接种疫苗和昆虫叮咬[80]。HSP 白细胞裂解性血管炎的发病机制复杂,可能涉及 IgA1 免疫复合物及补体在血管壁的沉积。凝血酶调节蛋白、组织型纤溶酶原激活物和纤溶酶原激活物抑制剂-1 水平的升高可能与 HSP 急性期内皮细胞损伤和纤溶激活有关[81]。

皮疹起始表现为急性荨麻疹性丘疹和团块,继而进展形成淤点、淤斑和下肢及臀部可触性或非可触性紫癜(图122-12)。可触性紫癜是最常见的皮肤表现,在一个系列的报道可见于98.6%的患者[82]。临床上皮肤病变可表现为网状或各种图形的紫癜,各种炎性病变环以网状边缘或皮肤坏死[83]。其他常见表现包括局灶性皮下水肿、肾炎、关节炎和(严重)腹痛。

尽管 HSP 发病呈现慢性反复发作特征,但该病即使经历长程演变,在大多数患者仍呈良性过程[82]。HSP 此种自限性的病理过程可归因于免疫细胞凋亡增加,从而减弱了急性炎症反应

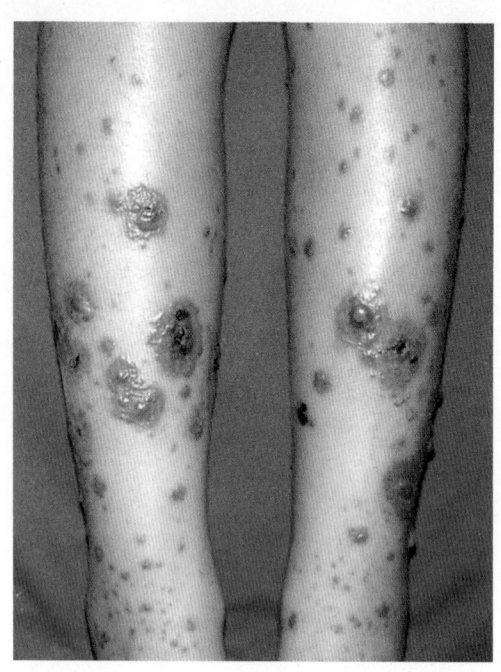

图 122-12　Henoch-Schönlein 紫癜。荨麻疹性丘疹和团块能进展为可触性紫癜。病变以白细胞裂解性血管炎为特征

的程度[84]。因而治疗上以支持疗法为主。包括糖皮质激素在内的免疫抑制剂仅适用于肾脏受累患者[78]。顽固性紫癜、严重的腹部症状及凝血因子XIII活性下降是肾脏受累的先兆,需要适时启动糖皮质激素治疗[85]。

感染

仔细分析感染相关性皮损可为确定相应感染病原体提供重要线索。感染通过多种病理生理机制引起皮肤紫癜,包括:①毒素的血管效应;②败血症性栓子;③直接侵袭血管进而导致血管阻塞;④免疫复合物形成[86]。虽然紫癜性皮损形态可能是非特异的,但许多病原微生物可引起特征性表现。

细菌性

革兰氏阳性和阴性菌感染因细菌毒力和宿主免疫状态差异可引起一系列不同表现方式的紫癜病变。皮肤病变可从单纯的斑疹,丘疹到大疱疮甚或溃疡、坏死。

暴发性紫癜是一种出血性梗死综合征,临床表现包括弥散性血管内凝血(disseminated intravascular coagulation,DIC)、肢端紫癜和低血压。常发生于由荚膜菌引起的细菌性败血症(参见第 129 章)[87]。暴发性紫癜常见于免疫功能缺陷的宿主,也见于免疫功能正常宿主的细菌感染[88],常与无脾症及功能性脾功能减退有关[89]。患者发病年龄多低于 10 岁,但成人亦可发病[90]。皮肤表现为网状紫癜,系纤维蛋白诱导的微血管阻塞所致,通常迅速演变为皮肤坏死和焦痂形成。脑膜炎球菌菌血症引起的成人暴发性紫癜患者蛋白 C、蛋白 S 水平显著下降,上述改变可解释为何患者易于发生纤维蛋白沉积和皮肤缺血性损害,诸如对称性末梢坏疽[91]。无脾患者发生暴发性肺炎链球菌感染还可出现面部紫癜和网状青斑[92]。感染后暴发性紫癜还可见于链球菌,水痘带状疱疹感染[39],发病与抗蛋白 S 抗体形成有关。另一种特征性病变是常发生在免疫缺陷患者的坏疽性脓疱(图122-13)。

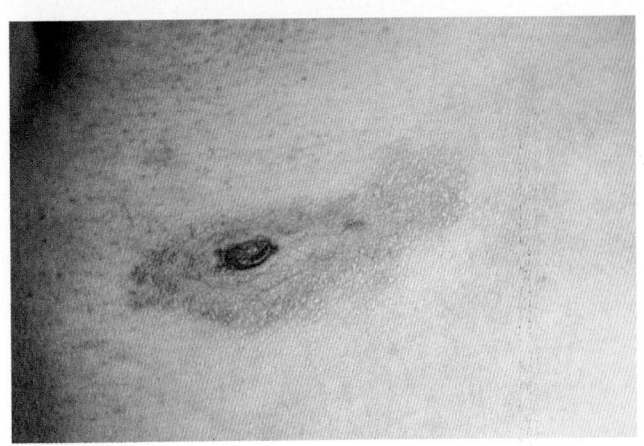

图 122-13　坏疽性脓疱。发病与革兰氏阴性菌、播散性的真菌感染及其他严重的感染性疾病有关,这些血疱由狼疮斑块进展而来,如图所示两种病变

20% 的以发热及淤点收入院的儿童患者存在侵袭性细菌感染(脑膜炎奈瑟球菌、B 型流感嗜血菌和肺炎链球菌),实际上约 7% 的患者诊断为脑膜炎球菌菌血症[93]。继发于脑膜炎奈瑟球菌的败血症可出现特征性紫癜病变,皮肤改变初始表现为斑丘疹,继而迅速进展出现数目众多的淤点及紫色网状紫癜病变[94]。网状紫癜性皮肤病变常发生于感染向暴发性紫癜进展期。患者出现淤点和细菌性脑膜炎的症状及体征常提示脑膜炎球菌性脑膜炎[95]。

伯氏疏螺旋体感染可引起游走性红斑,游走性红斑系莱姆病特征性皮损,典型表现为非瘙痒性红斑伴蔓延性团块,病变中心偶可出现大血疱(图 122-14)。伯氏疏螺旋体感染其他的皮肤表现包括丘疹性荨麻疹、Henoch-Schönlein 样紫癜及硬斑病[96]。

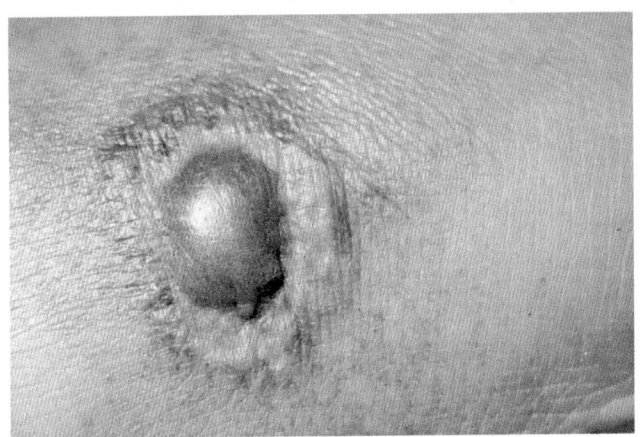

图 122-14　莱姆病。特征性病变为具有中心大血疱的游走性红斑

病毒性

病毒感染亦可出现紫癜性病变,例如儿童腺病毒和肠病毒感染可引起发热和皮肤淤点[97]。细小病毒 B19 感染亦可出现淤点或紫癜性丘疹,继而融合成片或形成团块,边界清楚,呈手套或袜套样分布,又称为手套袜套综合征[98],除皮损之外,亦可出现特征性的发热及白细胞减少,麻疹病毒也可引起这些病变[99]。

亦有细小病毒 B19 感染引起腋窝及胸部紫癜的报道(图 122-15)[100]。组织病理学显示紫癜性病变系表浅血管周围淋巴细胞浸润所致,继而进展为伴坏死性角蛋白细胞和出血性皮炎[101]。汉坦病毒可引起流行性出血热综合征合并肾衰竭,伴头痛和皮肤黏膜淤点淤斑[102]。

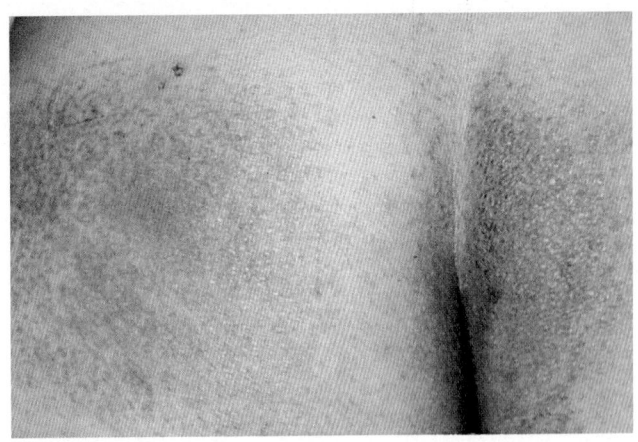

图 122-15　细小病毒 B19 感染引起淤斑和淤点。典型的拍面样皮疹也可出现在躯体其他部位,有时伴有不明原因的淤点

真菌

随着接受免疫抑制剂治疗的器官移植或肿瘤患者人数增长,免疫缺陷人群的真菌感染日益受到关注。弥散性或局部侵袭性真菌感染可引起淤点或出血性坏死。常见的真菌的病原菌包括念珠菌(图 122-16)、曲霉菌(图 122-17)、组织胞浆菌和镰刀菌[103]。免疫缺陷患者播散性念珠菌感染可表现为坏疽性深脓疱病,皮肤活检可明确诊断[104]。皮肤曲霉菌感染可发生于免疫功能正常人群,表现为暴发性斑丘疹、坏死性斑块或皮下肉芽肿[105]。

寄生虫性

免疫功能缺陷患者发生寄生虫感染易于发生紫癜性病变,如卡氏肺囊虫感染。播散性类圆线虫病皮肤表现以肛周匍行

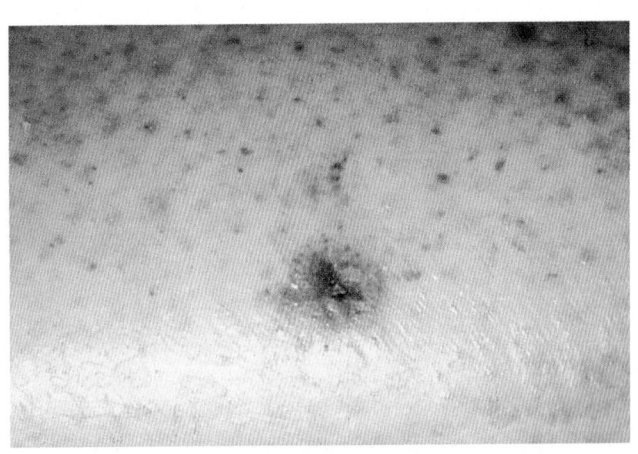

图 122-16　播散性念珠菌病。急性髓性白血病患者出现的紫癜性结节。也可发生坏疽性脓疱

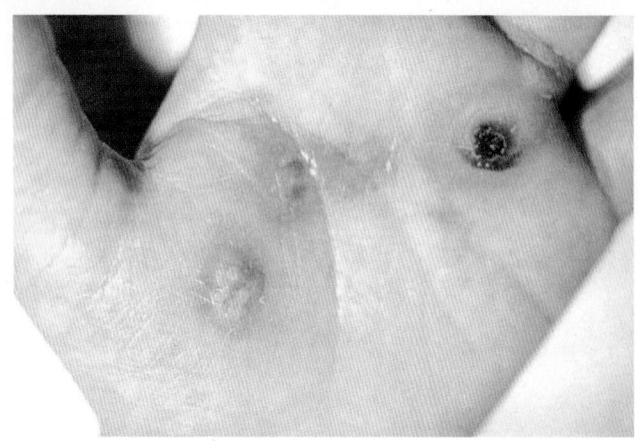

图 122-17　曲霉菌病。由污染的臂夹板引起的皮肤原发性病变

疹为特征,匐行性荨麻疹样皮疹是线形幼虫移行通过皮肤所致[106]。其他皮肤改变包括全身性淤点和手臂、下肢及腹部广泛网状紫癜(图 122-18)及特征性脐周区域拇纹样皮肤改变[107]。

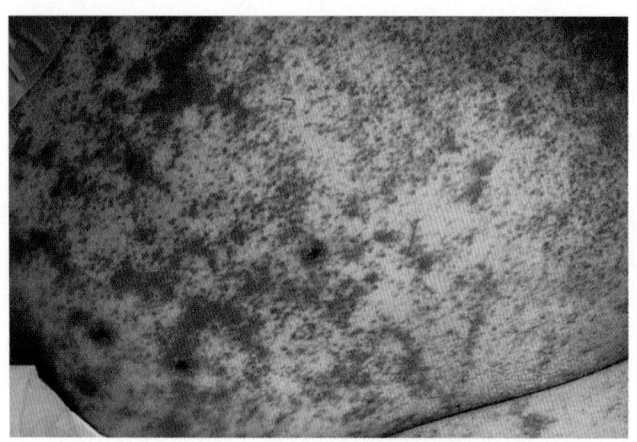

图 122-18　播散性类圆线虫病

立克次体性

立克次体感染通过直接侵犯内皮细胞可引起紫癜性病变,继而发生血管壁中层及内膜坏死,导致血栓形成和出血[86]。落基山斑疹热的皮损表现形式多样,从皮肤淤点到肢端紫癜甚或出血性坏死均可发生(图 122-19)。非洲亚撒哈拉区的游客发生非洲立克次体感染可表现为斑丘疹、水疱疹及下肢皮肤焦痂[108]。

多形性红斑

多形性红斑是一种以分批出现,边界清楚的靶形红斑(皮肤病变中央消退)为特征的皮肤疾病[109],发病常见于感染和药物诱发的机体高敏反应(图 122-20)。该病临床分型的严重程度从轻型到重型多形性红斑(重型又称为 Stevens-Johnson 综合征)。据报道多种病毒(最常见为单纯疱疹病毒、腺病毒、巨细胞病毒和 HIV)[110,111]和药物(磺胺类、青霉素类、安非他酮、保泰松、苯妥英、NSAIDs、阿达木单抗)[112]可引起多形性红斑。发病机制包括细胞过敏反应及组胺-N-甲基转移酶活性下降引起的

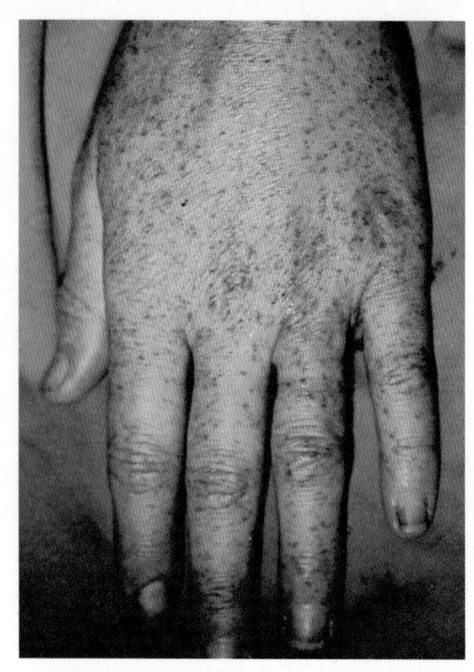

图 122-19　落基山斑疹热。这种立克次体感染引起的病变可表现为手背部的出血点

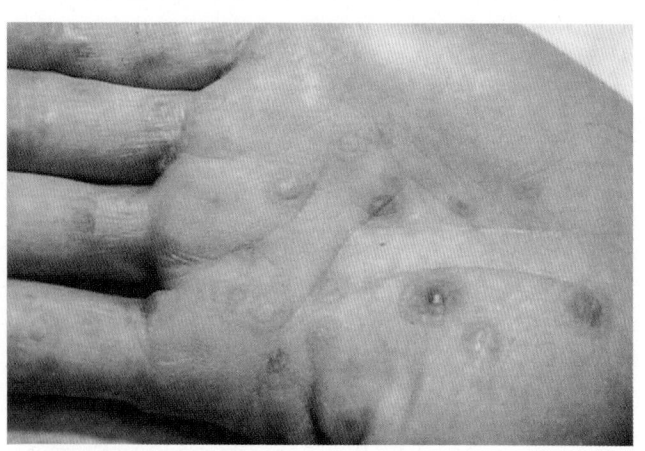

图 122-20　多形性红斑。通常对不同药物产生的超敏反应的典型表现是靶性红斑

组胺代谢受损[113]。对于轻型病例以支持疗法为主,糖皮质激素仅适用于重型病例。

皮肤结节性多动脉炎

典型的结节性多发性动脉炎是一种全身性中小血管血管炎性疾病,通常累及皮肤、心脏、肝脏及肾脏。皮肤结节性多动脉炎预后相对良好,缺乏全身脏器受累的证据[114],通常累及真皮和脂膜[115]。皮肤改变表现为触痛性红斑结节,偶可伴随出现局限于四肢的网状紫癜及网状青斑,但躯干、颈部和面部皮肤亦可受累(图 122-21)。病变持续时间从数日至数月不等[116]。受累皮肤的组织学表现为深部真皮动脉坏死,伴中性粒细胞及嗜酸性粒细胞浸润和纤维蛋白沉积。经典治疗措施包括单用非甾体类抗炎药,或单用糖皮质激素或二药联用。据报道通过长期随访发现部分病例可进展为系统型结节性多动脉炎[117]。因此对良性的皮肤型结节性多动脉炎患者进行密切随访是必需的[118]。

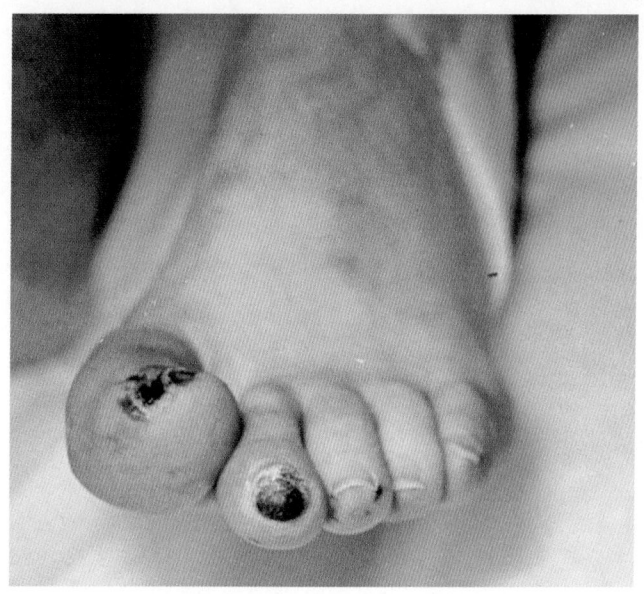

图 122-21　结节性多动脉炎。表现为伴有触痛性红斑结节的肢端紫癜

副癌性血管炎

　　常见的肿瘤相关性血管炎包括皮肤白细胞碎裂性血管炎、副癌性血管炎和 Henoch-Schönlein 紫癜[119,120]。副癌性血管炎最常见于血液系统肿瘤[121]，通常是副蛋白血症的结果，但在肺癌、结肠癌、乳腺癌和宫颈癌患者中亦可见到[112-124]。实体瘤易于发生特定类型的副癌性血管炎，如 Henoch-Schönlein 紫癜[125]。皮肤表现包括淤点、荨麻疹和可触性紫癜，通常瘙痒难忍。在血液系统疾病中，皮肤病变常常先于恶性疾病平均 10 个月左右出现[126]。组织学表现为坏死性白细胞碎裂性血管炎伴中性粒细胞浸润。

药物诱导性血管炎

　　据报道许多药物可引起血管炎并表现出红斑紫癜性皮损，近五分之一的皮肤血管炎患者发病为药物过敏所致，涉及药物包括别嘌醇、头孢克洛、集落刺激因子、D-青霉胺、呋塞米（图 122-22）、肼屈嗪、异维 A 酸、氨甲蝶呤、苯妥英、米诺环素和丙硫氧嘧啶[127]。

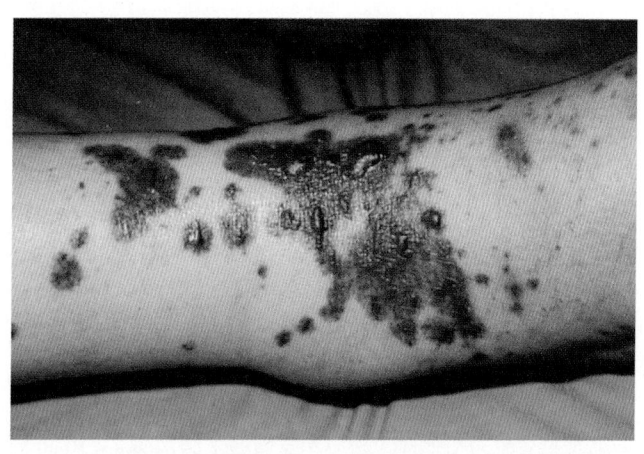

图 122-22　呋塞米引起的白细胞碎裂性血管炎

抗中性粒细胞胞质抗体相关性血管炎

韦格纳肉芽肿

　　韦格纳肉芽肿是一种累及中小血管的血管炎，上下呼吸道及肾脏最常受累，发病与循环性抗中性粒细胞胞质抗体形成密切相关[128]。据报道皮肤受累见于 35%～50% 的韦格纳肉芽肿患者[129]，患者皮损表现多样，包括可触性紫癜、口腔溃疡、红斑性皮肤或皮下结节（图 122-23）[130]。特征性组织学改变为坏死性血管炎，栅状肉芽肿和肉芽肿性血管炎[131]。

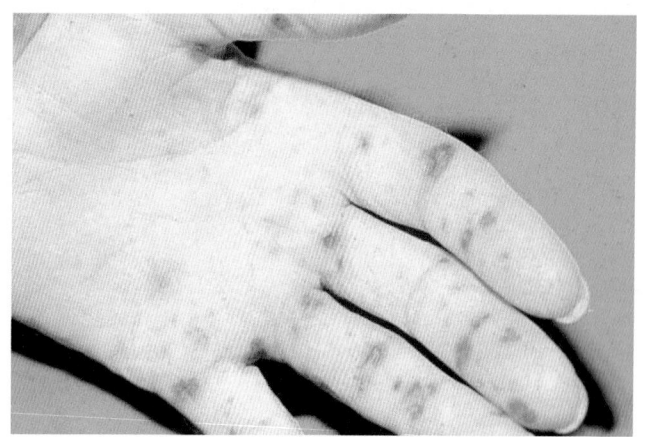

图 122-23　韦格纳肉芽肿

Churg-Strauss 综合征

　　Churg-Strauss 综合征（Churg-Strauss syndrome, CSS）特征性表现为肺部肉芽肿性炎症病变，伴有哮喘和嗜酸性粒细胞增多[132]。皮肤表现包括溃疡、丘疹、可触性紫癜、皮肤结节等。手指和脚趾坏死见于 50%～80% 的患者[130]。亦有仅限于皮肤病变的 Churg-Strauss 综合征病例的报道[133]。实验室检查可有嗜酸性粒细胞增多，IgE 水平升高和核周 ANCA 阳性。组织学表现为中小血管肉芽肿性炎症和坏死性血管炎改变[131]。

● 非可触性、非炎性、圆形紫癜病变

　　见表 122-3。

跨壁压梯度增加及创伤

　　血管壁两侧跨壁压梯度急剧升高可引起红细胞外渗，可引起非可触性、非炎性淤点和较大的紫癜性病变，例如癫痫发作紫癜[134]、举重[135]、剧烈呕吐后面部紫癜[136]、作延时 Valsalva 动作和分娩。血管外负压急剧下降也可引起血管壁两侧跨壁压增加导致紫癜性病变，该类紫癜边界清楚，外形类似于负压抽吸装置，例如由防毒面具、接吻或拔火罐引起抽吸性紫癜[137]。亦有登山者发生紫癜性皮损的报道，究其原因是由于高海拔地区大气压显著下降所致[138]。下肢尤其是内踝静脉瓣功能不全可引起斑疹或黄棕色紫癜斑。

　　局灶性淤斑及其他紫癜性病变可作为创伤的临床表现。紫癜的特征性表现常应用于法医学的案情推断。例如创伤性窒息以颈颜面发绀、肿胀、淤点和结膜下出血为特征[139]。人工性紫

癌,通常归因于蓄意的抽吸性紫癜在鉴别诊断时应予以考虑[140]。其他物理因素所致紫癜包括物理性治疗方法如刮痧。运动诱发性紫癜可引起下肢皮肤紫癜、红斑或荨麻疹性皮肤改变[141]。

血小板减少症

弥散性血管内凝血

DIC 定义为过度活化的,失控的广泛性血管内凝血,病因包括败血症、创伤和恶性肿瘤等[142]。血小板减少导致淤点和紫癜性斑块是 DIC 常见的临床表现(参见第 129 章)。

免疫性血小板减少性紫癜

免疫性(或特发性)血小板减少性紫癜是一种以自身抗体介导血小板破坏为特征的获得性疾病,通常表现为皮肤黏膜紫癜性病变和其他部位的异常出血(参见第 117 章)[143]。

血栓性血小板减少性紫癜

血栓性血小板减少性紫癜是一种以非免疫性血小板消耗,微血管性溶血和器官损害为特征的疾病,发病显然与 VWF 裂解酶-ADAMTS13(解离素和具有凝血酶敏感蛋白结构域的金属蛋

白酶[13];参见第 132 章)[144]缺陷有关,淤点和紫癜性斑块较常见。

药物反应

据报道许多药物可引起血管炎性或非血管炎性紫癜性皮损,先前已被某种药物致敏的患者再次用药几天后即可发生药物反应,而使用新药则发生在用药后两周内[145]。而且发生紫癜性病变患者用药清单上任何一种药物均可能是药物反应性紫癜的原因[146]。

凝血机制异常

血小板减少症或者血小板功能损伤引起的凝血机制异常性疾病可表现为皮肤青紫斑。抗凝剂的使用,维生素 K 的缺乏及肝功能低下导致的纤维蛋白结构损伤同样引起淤斑和血肿。

非创伤性血管完整性受损

老年性紫癜

老年性紫癜又称光化性紫癜,是指老年人和日光晒伤的皮肤易发生青紫,通常出现于手背和前臂皮肤(图 122-24)。病因可能是皮肤细胞外基质成分退化,使得毛细血管失去支撑,易受剪切力损伤[147],但锌缺乏也可能是其致病因素[148]。

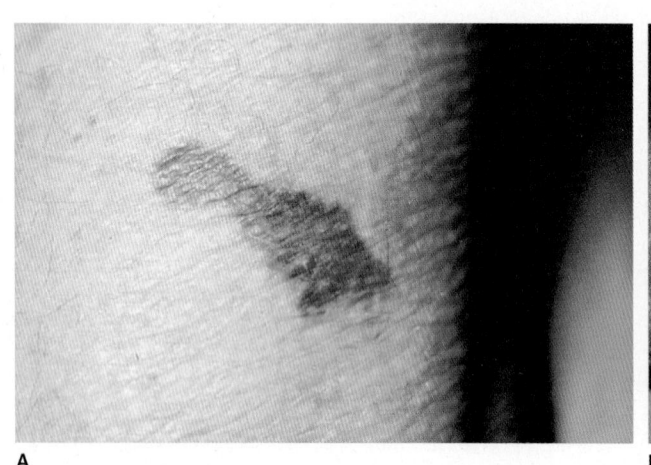
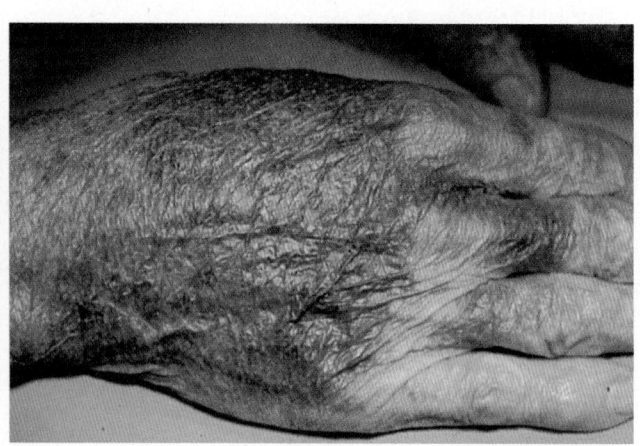

A　　　　　　　　　　　　　　　B

图 122-24　老年性紫癜。常伴有萎缩

过度使用糖皮质激素

内源性糖皮质激素水平升高(库欣综合征)或外源性糖皮质激素过度应用可导致皮肤变薄和血管脆性增加。因而轻微伤或不易察觉的损伤即可引起鲜红色不可触性紫癜,呈线性或其他几何形状[149]。

维生素 C 缺乏症

食物摄入减少或吸收障碍可发生维生素 C(抗坏血酸)缺乏,进而引起正常的胶原合成障碍,导致血管脆性增加,易于发生淤点、毛囊周围出血和较大的紫癜性斑块,常见于下肢(图 122-25)[150]。因此,坏血病通常是一个临床诊断。皮损特点包括毛囊过度角化性丘疹、伤口愈合延迟和体发卷曲或呈螺旋形[151]。补充维生素 C 是快速有效的方法。

系统性淀粉样变

系统性淀粉样变以克隆性浆细胞增殖和免疫球蛋白轻链

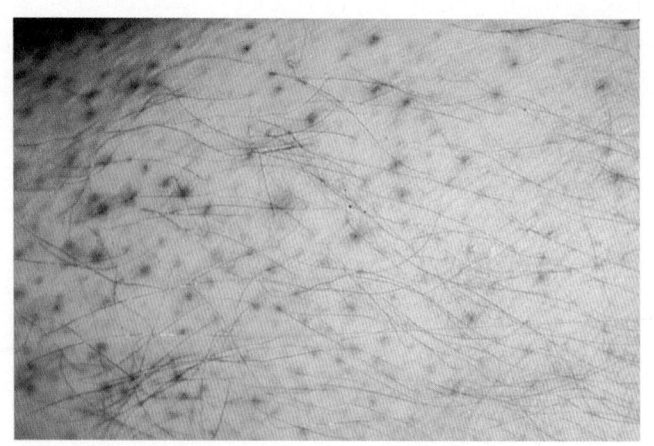

图 122-25　坏血症特征性的多毛囊周紫癜

在重要器官沉积为特征。病变在显微镜下表现为 8～10nm 原丝聚集形成的原纤维[152]。淀粉样变可为原发性,亦可继发于多

发性骨髓瘤（参见第 107、108 章）。特征性的临床表现为眶周拧捏性紫癜、"浣熊眼"和巨舌[153]。

当免疫球蛋白轻链聚集沉积于皮肤血管可表现为蜡质样紫癜性皮肤黏膜病变。掌指性紫癜可作为骨髓瘤相关系统性淀粉样变唯一的皮肤表现[154]。局部皮肤浆细胞浸润可引起一种特殊的原发性皮肤淀粉样变性，但病变局限[155]。

结缔组织疾病

Ehlers-Danlos 综合征

Ehlers-Danlos 综合征是一种罕见的常染色体显性遗传性疾病，发病机制系胶原合成酶，细胞黏合素赖氨酸羟化酶及其他成分突变，导致皮肤弹性丧失、伤口愈合延迟、皮肤易青紫、关节活动过度和全身性器官脆性增加[156]。皮肤表现包括皮肤菲薄和易于出现非可触性紫癜[157]。

弹力纤维性假黄瘤

弹力纤维性假黄瘤是一种以皮肤、视网膜和血管弹性蛋白碎裂和矿化为特征的遗传性疾病[158]。这种常染色体遗传性疾病与 ABCC6 基因突变有关。ABCC6 基因系一种 ATP 结合盒转运子，在结缔组织降解过程中发挥重要作用[159]。皮损表现为白色或黄色小丘疹，好发部位为颈部，呈现"鸡皮疙瘩"样外观[160]，但是也会出现全身性出血的表现。

MELAS 综合征

MELAS 综合征（mitochondrial encephalopathy，lactic acidosis，stroke-likes syndrome，MELAS）患者可出现手掌及足掌非可触性紫癜[161]。MELAS 综合征系线粒体性脑肌病家系中的一种[162]，与线粒体转运 RNA 突变有关或 NADH 脱氢酶复合体组成减少有关，皮肤表现还包括多毛症、鱼鳞癣和白癜风[163]。

Rendu-Osler-Weber 病（遗传性出血性毛细血管扩张）

Rendu-Osler-Weber 病是一种常染色体显性遗传病，以局部血管发育不良为特征，血管病变主要发生在皮肤，黏膜以及例如肺，肝和脑等器官[164]。常常有鼻出血，急慢性消化道出血等，不同器官有不同的出血表现。血管畸形可能发生皮肤表面的

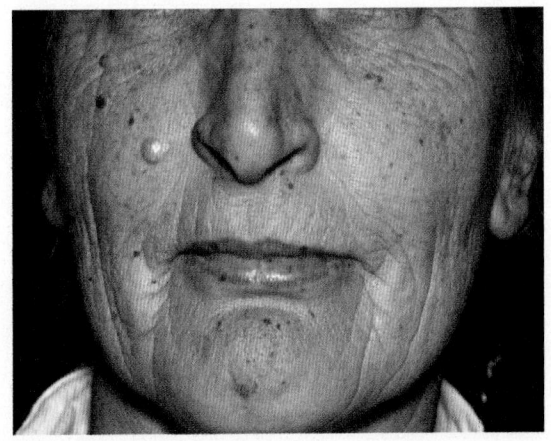

图 122-26　Rendu-Osler-Weber 病（遗传性出血性毛细血管扩张）

毛细血管（图 122-26）。也可出现皮下出血，及非可触性紫癜。血管生成的缺陷导致了 Rendu-Osler-Weber 病患者血管发育不良。遗传性出血性毛细血管扩张（hereditary hemorrhagic telangiectasia，HHT）可分为五种类型。超过 80% 的 HHT 病例是由于 ENG（内皮素，HHT1）或 ALK1（ACVRL1，HHT2）突变导致[165]。治疗方法为对症治疗，例如，发生缺铁性贫血时补充铁，或采用激光治疗黏膜小血管畸形，或栓塞治疗大的畸形的动静脉。

翻译：张波　互审：王学锋　校对：郭涛、胡豫

参考文献

1. Carlson JA, Chen KR: Cutaneous pseudovasculitis. *Am J Dermatopathol* 29:44, 2007.
2. Piette WW: The differential diagnosis of purpura from a morphologic perspective. *Adv Dermatol* 9:3, discussion 24, 1994.
3. Piette WW: Hematologic diseases, in *Fitzpatrick's Dermatology in General Medicine*, 6th ed, edited by IM Freedburg, AZ Eisen, K Wolff, KF Austen, LA Goldsmith, SI Katz, p 1523. McGraw-Hill, New York, 2003.
4. Stephenson T: Ageing of bruising in children. *J R Soc Med* 90:312, 1997.
5. Winfield JB: Cryoglobulinemia. *Hum Pathol* 14:350, 1983.
6. Galossi A, Guarisco R, Bellis L, Puoti C: Extrahepatic manifestations of chronic HCV infection. *J Gastrointestin Liver Dis* 16:65, 2007.
7. Agnello V, Romain PL: Mixed cryoglobulinemia secondary to hepatitis C virus infection. *Rheum Dis Clin North Am* 22:1, 1996.
8. Braun GS, Horster S, Wagner KS, et al: Cryoglobulinaemic vasculitis: Classification and clinical and therapeutic aspects. *Postgrad Med J* 83:87, 2007.
9. Sansonno D, Dammacco F: Hepatitis C virus, cryoglobulinaemia, and vasculitis: Immune complex relations. *Lancet Infect Dis* 5:227, 2005.
10. Sansonno D, Tucci FA, Troiani L, et al: Increased serum levels of the chemokine CXCL13 and up-regulation of its gene expression are distinctive features of HCV-related cryoglobulinemia and correlate with active cutaneous vasculitis. *Blood* 112:1620, 2008.
11. Fabrizi F, Dixit V, Messa P: Antiviral therapy of symptomatic HCV-associated mixed cryoglobulinemia: Meta-analysis of clinical studies. *J Med Virol* 85:1019, 2013.
12. Casato M, Mecucci C, Agnello V, et al: Regression of lymphoproliferative disorder after treatment for hepatitis C virus infection in a patient with partial trisomy 3, Bcl-2 over-expression, and type II cryoglobulinemia. *Blood* 99:2259, 2002.
13. Waldenström J: Clinical methods for determination of hyperproteinemia and their practical value for diagnosis. *Nord Med* 20:2288, 1943.
14. Finder KA, McCollough ML, Dixon SL, et al: Hypergammaglobulinemic purpura of Waldenstrom. *J Am Acad Dermatol* 23:669, 1990.
15. Malaviya AN, Kaushik P, Budhiraja S, et al: Hypergammaglobulinemic purpura of Waldenström: Report of 3 cases with a short review. *Clin Exp Rheumatol* 18:518, 2000.
16. Tan E, Ng SK, Tan SH, Wong GC: Hypergammaglobulinaemic purpura presenting as reticulate purpura. *Clin Exp Dermatol* 24:469, 1999.
17. Al-Mayouf SM, Ghonaium A, Bahabri S: Hypergammaglobulinaemic purpura associated with IgG subclass imbalance and recurrent infection. *Clin Rheumatol* 19:499, 2000.
18. Oosterkamp HM, van der Pijl H, Derksen J, et al: Arthritis and hypergammaglobulinemic purpura in hypersensitivity pneumonitis. *Am J Med* 100:478, 1996.
19. Miyagawa S, Fukumoto T, Kanauchi M, et al: Hypergammaglobulinaemic purpura of Waldenstrom and Ro/SSA autoantibodies. *Br J Dermatol* 134:919, 1996.
20. Pozzi C, D'Amico M, Fogazzi GB, et al: Light chain deposition disease with renal involvement: Clinical characteristics and prognostic factors. *Am J Kidney Dis* 42:1154, 2003.
21. Stone GC, Wall BA, Oppliger IR, et al: A vasculopathy with deposition of lambda light chain crystals. *Ann Intern Med* 110:275, 1989.
22. Usuda H, Emura I, Naito M: Crystal globulin-induced vasculopathy accompanying ischemic intestinal lesions of a patient with myeloma. *Pathol Int* 46:165, 1996.
23. Sankarasubbaiyan S, Scott G, Holley JL: Cryofibrinogenemia: An addition to the differential diagnosis of calciphylaxis in end-stage renal disease. *Am J Kidney Dis* 32:494, 1998.
24. Amdo TD, Welker JA. An approach to the diagnosis and treatment of cryofibrinogenemia. *Am J Med* 116:332, 2004.
25. Blain H, Cacoub P, Musset L, et al: Cryofibrinogenaemia: A study of 49 patients. *Clin Exp Immunol* 120:253, 2000.
26. Wutschert R, Piletta P, Bounameaux H: Adverse skin reactions to low molecular weight heparins: Frequency, management and prevention. *Drug Saf* 20:515, 1999.
27. Moore A, Lau E, Yang C, et al: Dalteparin-induced skin necrosis in a patient with metastatic lung adenocarcinoma. *Am J Clin Oncol* 30:329, 2007.
28. Chong BH: Heparin-induced thrombocytopenia. *J Thromb Haemost* 1:1471, 2003.
29. Chan YC, Valenti D, Mansfield AO, Stansby G: Warfarin induced skin necrosis. *Br J Surg* 87:266, 2000.
30. Harenberg J, Hoffmann U, Huhle G, et al: Cutaneous reactions to anticoagulants. Recognition and management. *Am J Clin Dermatol* 2:69, 2001.
31. Scarff CE, Baker C, Hill P, Foley P: Late-onset warfarin necrosis. *Australas J Dermatol* 43:202, 2002.
32. Ward CT, Chavalitanonda N: Atypical warfarin-induced skin necrosis. *Pharmacotherapy* 26:1175, 2006.
33. Stone MS, Rosen T: Acral purpura: An unusual sign of coumarin necrosis. *J Am Acad Dermatol* 14:797, 1986.
34. Segel GB, Francis CA: Anticoagulant proteins in childhood venous and arterial thrombosis: A review. *Blood Cells Mol Dis* 26:540, 2000.

35. Marlar RA, Neumann A: Neonatal purpura fulminans due to homozygous protein C or protein S deficiencies. *Semin Thromb Hemost* 16:299,1990.

36. Kemahli S, Alhenc-Gelas M, Gandrille S, et al: Homozygous protein C deficiency with a double variant His 202 to Tyr and Ala 346 to Thr. *Blood Coagul Fibrinolysis* 9:351, 1998.

37. Ezer U, Misirlioglu ED, Colba V, et al: Neonatal purpura fulminans due to homozygous protein C deficiency. *Pediatr Hematol Oncol* 18:453, 2001.

38. Gruber A, Blasko G, Sas G: Functional deficiency of protein C and skin necrosis in multiple myeloma. *Thromb Res* 42:579, 1986.

39. van Ommen CH, van Wijnen M, de Groot FG, et al: Postvaricella purpura fulminans caused by acquired protein s deficiency resulting from antiprotein s antibodies: Search for the epitopes. *J Pediatr Hematol Oncol* 24:413, 2002.

40. De Stefano V, Mastrangelo S, Schwarz HP, et al: Replacement therapy with a purified protein C concentrate during initiation of oral anticoagulation in severe protein C congenital deficiency. *Thromb Haemost* 70:247, 1993.

41. Hillman RS, Ault, KA: The dysplastic and sideroblastic anemias, in *Hematology in Clinical Practice*, 2nd ed, edited by J Morgan, P Hanley, p 151. McGraw-Hill, New York, 1998.

42. White JM, Watson K, Arya R, Du Vivier AW: Haemorrhagic bullae in a case of paroxysmal nocturnal haemoglobinuria. *Clin Exp Dermatol* 28:504, 2003.

43. Cholez C, Schmutz JL, Hulin C, et al: Cutaneous necrosis during paroxysmal nocturnal haemoglobinuria: Role of parvovirus B19? *J Eur Acad Dermatol Venereol* 19:381, 2005.

44. Goulden V, Bond L, Highet AS: Pyoderma gangrenosum associated with paroxysmal nocturnal haemoglobinuria. *Clin Exp Dermatol* 19:271, 1994.

45. Watt SG, Winhoven S, Hay CR, Lucas GS: Purpura fulminans in paroxysmal nocturnal haemoglobinuria. *Br J Haematol* 137:271, 2007.

46. Blume JE, Miller CC: Antiphospholipid syndrome: A review and update for the dermatologist. *Cutis* 78:409, 2006.

47. DiFrancesco LM, Burkart P, Hoehn JG: A cutaneous manifestation of antiphospholipid antibody syndrome. *Ann Plast Surg* 51:517, 2003.

48. Weinstein S, Piette W: Cutaneous manifestations of antiphospholipid antibody syndrome. *Hematol Oncol Clin North Am* 22:67, 2008.

49. Uthman IW, Khamashta MA: Livedo racemosa: A striking dermatological sign for the antiphospholipid syndrome. *J Rheumatol* 33:2379, 2006.

50. Martin L, Armingaud P, Georgescu V, et al: Acute bullous purpura associated with hyperhomocysteinemia and antiphospholipid antibodies. *J Am Acad Dermatol* 49:S161, 2003.

51. Hereng T, Lambert M, Hachulla E, et al: Influence of aspirin on the clinical outcomes of 103 anti-phospholipid antibodies-positive patients. *Lupus* 17:11, 2008.

52. Hairston BR, Davis MD, Pittelkow MR, Ahmed I: Livedoid vasculopathy: Further evidence for procoagulant pathogenesis. *Arch Dermatol* 142:1413, 2006.

53. Mimouni D, Ng PP, Rencic A, et al: Cutaneous polyarteritis nodosa in patients presenting with atrophie blanche. *Br J Dermatol* 148:789, 2003.

54. Acland KM, Darvay A, Wakelin SH, Russell-Jones R: Livedoid vasculitis: A manifestation of the antiphospholipid syndrome? *Br J Dermatol* 140:131, 1999.

55. Ravat FE, Evans AV, Russell-Jones R: Response of livedoid vasculitis to intravenous immunoglobulin. *Br J Dermatol* 147:166, 2002.

56. Donohue KG, Saap L, Falanga V: Cholesterol crystal embolization: An atherosclerotic disease with frequent and varied cutaneous manifestations. *J Eur Acad Dermatol Venereol* 17:504, 2003.

57. Jucgla A, Moreso F, Muniesa C, et al: Cholesterol embolism: Still an unrecognized entity with a high mortality rate. *J Am Acad Dermatol* 55:786, 2006.

58. Meyrier A: Cholesterol crystal embolism: Diagnosis and treatment. *Kidney Int* 69:1308, 2006.

59. Floege J: When man turns to stone: Extraosseous calcification in uremic patients. *Kidney Int* 65:2447, 2004.

60. Parker RW, Mouton CP, Young DW, Espino DV: Early recognition and treatment of calciphylaxis. *South Med J* 96:53, 2003.

61. Hayashi M: Calciphylaxis: Diagnosis and clinical features. *Clin Exp Nephrol* 17:498, 2013.

62. Nigwekar SU, Wolf M, Sterns RH, Hix JK: Calciphylaxis from nonuremic causes: A systematic review. *Clin J Am Soc Nephrol* 3:1139, 2008.

63. Alexandrescu DT, Wiernik PH: Cutaneous manifestations of a catheter-related thrombus. *Arch Dermatol* 141:1049, 2005.

64. García-F-Villalta MJ, Sanz-Sánchez T, Aragüés M, et al: Cutaneous embolization of cardiac myxoma. *Br J Dermatol* 147:379, 2002.

65. Zhu YI, Stiller MJ: Arthropods and skin diseases. *Int J Dermatol* 41:533, 2002.

66. Shankar S, Sterling JC, Rytina E: Pustular pyoderma gangrenosum. *Clin Exp Dermatol* 28:600, 2003.

67. Crowson AN, Mihm MC Jr, Magro C: Pyoderma gangrenosum: A review. *J Cutan Pathol* 30:97, 2003.

68. Gettler S, Rothe M, Grin C, Grant-Kels J: Optimal treatment of pyoderma gangrenosum. *Am J Clin Dermatol* 4:597, 2003.

69. Cohen PR, Kurzrock R: Sweet's syndrome: A neutrophilic dermatosis classically associated with acute onset and fever. *Clin Dermatol* 18:265, 2000.

70. Nobeyama Y, Kamide R: Sweet's syndrome with neurologic manifestation: Case report and literature review. *Int J Dermatol* 42:438, 2003.

71. Cohen PR, Kurzrock R: Sweet's syndrome: A review of current treatment options. *Am J Clin Dermatol* 3:117, 2002.

72. Chen KR, Kawahara Y, Miyakawa S, Nishikawa T: Cutaneous vasculitis in Behçet disease: A clinical and histopathologic study of 20 patients. *J Am Acad Dermatol* 36:689, 1997.

73. Yurdakul S, Hamuryudan V, Yazici H: Behçet syndrome. *Curr Opin Rheumatol* 16:38, 2004.

74. Olivieri I, Latanza L, Siringo S, et al: Successful treatment of severe Behçet's disease with infliximab in an Italian Olympic athlete. *J Rheumatol* 35:930, 2008.

75. Curigliano V, Giovinale M, Fonnesu C, et al: Efficacy of etanercept in the treatment of a patient with Behçet's disease. *Clin Rheumatol* 27:933, 2008.

76. Bielory L, Gascon P, Lawley TJ, et al: Human serum sickness: A prospective analysis of 35 patients treated with equine anti-thymocyte globulin for bone marrow failure. *Medicine (Baltimore)* 67:40, 1988.

77. Jegasothy BV: Immune complexes in the reactive inflammatory vascular dermatoses. *Dermatol Clin* 3:185, 1985.

78. Ballinger S: Henoch-Schönlein purpura. *Curr Opin Rheumatol* 15:591, 2003.

79. Saulsbury FT: Henoch-Schönlein purpura. *Curr Opin Rheumatol* 13:35, 2001.

80. Eftychiou C, Samarkos M, Golfinopoulou S, et al: Henoch-Schönlein purpura associated with methicillin-resistant *Staphylococcus aureus* infection. *Am J Med* 119:85, 2006.

81. Besbas N, Saatci U, Ruacan S, et al: The role of cytokines in Henoch-Schönlein purpura. *Scand J Rheumatol* 26:456, 1997.

82. Fretzayas A, Sionti I, Moustaki M, et al: Henoch-Schönlein purpura: A long-term prospective study in Greek children. *J Clin Rheumatol* 14:324, 2008.

83. Carlson JA, Chen KR: Cutaneous vasculitis update: Small vessel neutrophilic vasculitis syndromes. *Am J Dermatopathol* 28:486, 2006.

84. Ozaltin F, Besbas N, Uckan D, et al: The role of apoptosis in childhood Henoch-Schönlein purpura. *Clin Rheumatol* 22:265, 2003.

85. Kaku Y, Nohara K, Honda S: Renal involvement in Henoch-Schönlein purpura: A multivariate analysis of prognostic factors. *Kidney Int* 53:1755, 1998.

86. Kingston ME, Mackey D: Skin clues in the diagnosis of life-threatening infections. *Rev Infect Dis* 8:1, 1986.

87. Childers BJ, Cobanov B: Acute infectious purpura fulminans: A 15-year retrospective review of 28 consecutive cases. *Am Surg* 69:86, 2003.

88. Cnota JF, Barton LL, Rhee KH: Purpura fulminans associated with *Streptococcus pneumoniae* infection in a child. *Pediatr Emerg Care* 15:187, 1999.

89. Ward KM, Celebi JT, Gmyrek R, Grossman ME: Acute infectious purpura fulminans associated with asplenism or hyposplenism. *J Am Acad Dermatol* 47:493, 2002.

90. Betrosian AP, Berlet T, Agarwal B: Purpura fulminans in sepsis. *Am J Med Sci* 332:339, 2006.

91. Rintala E, Kauppila M, Seppala OP, et al: Protein C substitution in sepsis-associated purpura fulminans. *Crit Care Med* 28:2373, 2000.

92. Rusonis PA, Robinson HN, Lamberg SI: Livedo reticularis and purpura: Presenting features in fulminant pneumococcal septicemia in an asplenic patient. *J Am Acad Dermatol* 15:1120, 1986.

93. Baker RC, Seguin JH, Leslie N, et al: Fever and petechiae in children. *Pediatrics* 84:1051, 1989.

94. Baselga E, Drolet BA, Esterly NB: Purpura in infants and children. *J Am Acad Dermatol* 37:673, quiz 706, 1997.

95. Mancebo J, Domingo P, Blanch L, et al: The predictive value of petechiae in adults with bacterial meningitis. *JAMA* 256:2820, 1986.

96. Berger BW: Dermatologic manifestations of Lyme disease. *Rev Infect Dis* 11(Suppl 6): S1475, 1989.

97. Nielsen HE, Andersen EA, Andersen J, et al: Diagnostic assessment of haemorrhagic rash and fever. *Arch Dis Child* 85:160, 2001.

98. McNeely M, Friedman J, Pope E: Generalized petechial eruption induced by parvovirus B19 infection. *J Am Acad Dermatol* 52:S109, 2005.

99. Perez-Ferriols A, Martinez-Aparicio A, Aliaga-Boniche A: Papular-purpuric "gloves and socks" syndrome caused by measles virus. *J Am Acad Dermatol* 30:291, 1994.

100. Shiraishi H, Umetsu K, Yamamoto H, et al: Human parvovirus (HPV/B19) infection with purpura. *Microbiol Immunol* 33:369, 1989.

101. Smith SB, Libow LF, Elston DM, et al: Gloves and socks syndrome: Early and late histopathologic features. *J Am Acad Dermatol* 47:749, 2002.

102. Bruno P, Hassell LH, Brown J, et al: The protean manifestations of hemorrhagic fever with renal syndrome. A retrospective review of 26 cases from Korea. *Ann Intern Med* 113:385, 1990.

103. Helm TN, Longworth DL, Hall GS, et al: Case report and review of resolved fusariosis. *J Am Acad Dermatol* 23:393, 1990.

104. Fine JD, Miller JA, Harrist TJ, Haynes HA: Cutaneous lesions in disseminated candidiasis mimicking ecthyma gangrenosum. *Am J Med* 70: 1133, 1981.

105. Galimberti R, Kowalczuk A, Hidalgo Parra I, et al: Cutaneous aspergillosis: A report of six cases. *Br J Dermatol* 139:522, 1998.

106. von Kuster LC, Genta RM: Cutaneous manifestations of strongyloidiasis. *Arch Dermatol* 124:1826, 1988.

107. Ly MN, Bethel SL, Usmani AS, et al: Cutaneous *Strongyloides stercoralis* infection: An unusual presentation. *J Am Acad Dermatol* 49:S157, 2003.

108. Jensenius M, Fournier PE, Kelly P, et al: African tick bite fever. *Lancet Infect Dis* 3:557, 2003.

109. Lamoreux MR, Sternbach MR, Hsu WT: Erythema multiforme. *Am Fam Physician* 74:1883, 2006.

110. Ng PP, Sun YJ, Tan HH, Tan SH: Detection of herpes simplex virus genomic DNA in various subsets of erythema multiforme by polymerase chain reaction. *Dermatology* 207:349, 2003.

111. Schechner AJ, Pinson AG: Acute human immunodeficiency virus infection presenting with erythema multiforme. *Am J Emerg Med* 22:330, 2004.

112. Yang YH, Tsai MJ, Tsau YK, et al: Clinical observations of erythema multiforme in children. *Acta Paediatr Taiwan* 40:107, 1999.

113. Imamura S, Horio T, Yanase K, et al: Erythema multiforme: Pathomechanism of papular erythema and target lesion. *J Dermatol* 19:524, 1992.

114. Siberry GK, Cohen BA, Johnson B: Cutaneous polyarteritis nodosa. Reports of two cases in children and review of the literature. *Arch Dermatol* 130:884, 1994.

115. Díaz-Pérez JL, De Lagrán ZM, Díaz-Ramón JL, Winkelmann RK: Cutaneous polyarteritis nodosa. *Semin Cutan Med Surg* 26:77, 2007.

116. Kluger N, Pagnoux C, Guillevin L, et al: Comparison of cutaneous manifestations in systemic polyarteritis nodosa and microscopic polyangiitis. *Br J Dermatol* 159:615, 2008.

117. Minkowitz G, Smoller BR, McNutt NS: Benign cutaneous polyarteritis nodosa. Relationship to systemic polyarteritis nodosa and to hepatitis B infection. *Arch Dermatol* 127:1520, 1991.

118. Chen KR: Cutaneous polyarteritis nodosa: A clinical and histopathological study of 20 cases. *J Dermatol* 16:429, 1989.

119. Diez-Porres L, Rios-Blanco JJ, Robles-Marhuenda A, et al: ANCA-associated vasculitis as paraneoplastic syndrome with colon cancer: A case report. *Lupus* 14:632, 2005.

120. Ayob S, McDonagh AJ: Paraneoplastic leucocytoclastic vasculitis heralding a solid-organ tumour. *Clin Exp Dermatol* 40:206, 2015.

121. Farrell AM, Stern SC, El-Ghariani K, et al: Splenic lymphoma with villous lymphocytes presenting as leucocytoclastic vasculitis. *Clin Exp Dermatol* 24:19, 1999.

122. Carlson JA, Ng BT, Chen KR: Cutaneous vasculitis update: Diagnostic criteria, classification, epidemiology, etiology, pathogenesis, evaluation and prognosis. *Am J Dermatopathol* 27:504, 2005.

122. Ponge T, Boutoille D, Moreau A, et al: Systemic vasculitis in a patient with small-cell neuroendocrine bronchial cancer. *Eur Respir J* 12:1228, 1998.

123. Pertuiset E, Lioté F, Launay-Russ E, et al: Adult Henoch-Schönlein purpura associated with malignancy. *Semin Arthritis Rheum* 29:360, 2000.

124. Nakajima H, Ikeda M, Yamamoto Y, Kodama H: Large annular purpura and paraneoplastic purpura in a patient with Sjögren's syndrome and cervical cancer. *J Dermatol* 27:40, 2000.

125. El Tal AK, Tannous Z: Cutaneous vascular disorders associated with internal malignancy. *Dermatol Clin* 26:45, 2008.

126. Greer JM, Longley S, Edwards NL, et al: Vasculitis associated with malignancy. Experience with 13 patients and literature review. *Medicine (Baltimore)* 67:220, 1988.

127. Radić M, Martinović Kaliterna D, Radić J: Drug-induced vasculitis: A clinical and pathological review. *Neth J Med* 70:12, 2012.

128. Seo P, Stone JH: The antineutrophil cytoplasmic antibody-associated vasculitides. *Am J Med* 117:39, 2004.

129. Daoud MS, Gibson LE, DeRemee RA, et al: Cutaneous Wegener's granulomatosis: Clinical, histopathologic, and immunopathologic features of thirty patients. *J Am Acad Dermatol* 31:605, 1994.

130. Puéchal X: Antineutrophil cytoplasmic antibody-associated vasculitides. *Joint Bone Spine* 74:427, 2007.

131. Csernok E, Gross WL: Primary vasculitides and vasculitis confined to skin: Clinical features and new pathogenic aspects. *Arch Dermatol Res* 292:427, 2000.

132. Keogh KA, Specks U: Churg-Strauss syndrome. *Semin Respir Crit Care Med* 27:148, 2006.

133. Khan NA, Shenoy PK, McClymont L, Palmer TJ: Exophthalmos and facial swelling: A case of limited Churg-Strauss syndrome. *J Laryngol Otol* 110:578, 1996.

134. Reis JJ, Kaplan PW: Postictal hemifacial purpura. *Seizure* 7:337, 1998.

135. Pierson JC, Suh PS: Powerlifter's purpura: A Valsalva-associated phenomenon. *Cutis* 70:93, 2002.

136. Alcalay J, Ingber A, Sandbank M: Mask phenomenon: Postemesis facial purpura. *Cutis* 38:28, 1986.

137. Metzker A, Merlob P: Suction purpura. *Arch Dermatol* 128:822, 1992.

138. Forster PJ: Microvascular fragility at high altitude. *Br Med J (Clin Res Ed)* 296:1004, 1988.

139. Kondo T, Betz P, Eisenmenger W: Retrospective study on skin reddenings and petechiae in the eyelids and the conjunctivae in forensic physical examinations. *Int J Legal Med* 110:204, 1997.

140. Urkin J, Katz M: Suction purpura. *Isr Med Assoc J* 2:711, 2000.

141. Ramelet AA: Exercise-induced purpura. *Dermatology* 208:293, 2004.

142. Levi M, ten Cate H: Disseminated intravascular coagulation. *N Engl J Med* 341:586, 2001.

143. Beardsley DS: Pathophysiology of immune thrombocytopenic purpura. *Blood Rev* 16:13, 2002.

144. Tsai HM: Advances in the pathogenesis, diagnosis, and treatment of thrombotic thrombocytopenic purpura. *J Am Soc Nephrol* 14:1072, 2003.

145. Bruinsma W: The file of side effects to the skin: A guide to drug eruptions. *Semin Dermatol* 8:141, 1989.

146. Stern, RS, Shear, NH: Cutaneous reactions to drugs and biological modifiers, in *Cutaneous Medicine and Surgery*, vol 1, edited by KA Arndt, PE LeBoit, JK Robinson, BU Wintroub, p 412. WB Saunders, Philadelphia, 1996.

147. Feinstein RJ, Halprin KM, Penneys NS, et al: Senile purpura. *Arch Dermatol* 108:229, 1973.

148. Haboubi NY, Haboubi NA, Gyde OH, et al: Zinc deficiency in senile purpura. *J Clin Pathol* 38:1189, 1985.

149. Del Rosso J, Friedlander SF: Corticosteroids: Options in the era of steroid-sparing therapy. *J Am Acad Dermatol* 53:S50, 2005.

150. Nguyen RT, Cowley DM, Muir JB: Scurvy: A cutaneous clinical diagnosis. *Australas J Dermatol* 44:48, 2003.

151. Olmedo JM, Yiannias JA, Windgassen EB, Gornet MK: Scurvy: A disease almost forgotten. *Int J Dermatol* 45:909, 2006.

152. Goldsbury C, Green J: Time-lapse atomic force microscopy in the characterization of amyloid-like fibril assembly and oligomeric intermediates. *Methods Mol Biol* 299:103, 2005.

153. Eder L, Bitterman H: Image in clinical medicine. Amyloid purpura. *N Engl J Med* 356:2406, 2007.

154. Vella FS, Simone B, Antonaci S: Palmodigital purpura as the only skin abnormality in myeloma-associated systemic amyloidosis. *Br J Haematol* 120:917, 2003.

155. Breathnach SM: Amyloid and amyloidosis. *J Am Acad Dermatol* 18:1, 1988.

156. Fernandes NF, Schwartz RA: A "hyperextensive" review of Ehlers-Danlos syndrome. *Cutis* 82:242, 2008.

157. Germain DP: Clinical and genetic features of vascular Ehlers-Danlos syndrome. *Ann Vasc Surg* 16:391, 2002.

158. Bercovitch L, Terry P: Pseudoxanthoma elasticum 2004. *J Am Acad Dermatol* 51:S13, 2004.

159. Hu X, Plomp AS, Van Soest S, et al: Pseudoxanthoma elasticum: A clinical, histopathological, and molecular update. *Surv Ophthalmol* 48:424, 2003.

160. Laube S, Moss C: Pseudoxanthoma elasticum. *Arch Dis Child* 90:754, 2005.

161. Horiguchi Y, Fujii T, Imamura S: Purpuric cutaneous manifestations in mitochondrial encephalomyopathy. *J Dermatol* 18:295, 1991.

162. Kubota Y, Ishii T, Sugihara H, et al: Skin manifestations of a patient with mitochondrial encephalomyopathy with lactic acidosis and strokelike episodes (MELAS syndrome). *J Am Acad Dermatol* 41:469, 1999.

163. Sproule DM, Kaufmann P: Mitochondrial encephalopathy, lactic acidosis, and strokelike episodes: Basic concepts, clinical phenotype, and therapeutic management of MELAS syndrome. *Ann N Y Acad Sci* 1142:133, 2008.

164. Dupuis-Girod S, Bailly S, Plauchu H: Hereditary hemorrhagic telangiectasia (HHT): From molecular biology to patient care. *J Thromb Haemost* 8:1447, 2010.

165. Duffau P, Lazarro E, Viallard JF: Hereditary hemorrhagic telangiectasia. *Rev Med Interne* 35:21, 2014.

第 123 章
血友病 A 和血友病 B

Miguel A. Escobar and Nigel S. Key

摘要

　　血友病 A 和血友病 B 是唯一两种伴性遗传性出血性疾病。两种疾病的基因均在 X 染色体的长臂上。两种血友病都以重度、中度和轻度的出血性疾病方式呈现，因此至少在个体患者之间临床上难以区分。严重的血友病 A 和血友病 B 都以关节或其他组织反复出血为特征，如不早期或预防性地输注相应的因子Ⅷ或因子Ⅸ浓缩剂进行治疗，会导致不可逆的慢性血友病关节病及内脏出血。即使表型相似，两种疾病均具有遗传多样性，超过 1000 种突变可以导致因子Ⅷ和因子Ⅸ分子数量缺乏或功能障碍，从而影响正常凝血酶的生成以及充足纤维蛋白凝块的形成。

　　尽管血友病 A 和血友病 B 在出血症状方面有很多的相似之处，但是两者还是有很多主要的不同点。血友病 A 是由于因子Ⅷ基因缺陷所致，临床上是血友病 B 发病率的 5 倍。因子Ⅷ基因为 186kb，有 26 个外显子。最常见的突变是减数分裂时内含子 22 倒位互换所致。该突变导致重型血友病，且由于患者体内无因子Ⅷ蛋白的产生，在注射因子Ⅷ进行治疗后易产生抗体抑制物，中和因子Ⅷ的凝血功能，使临床治疗面临很大的问题。大约有 20% 的重度血友病 A 的患者产生因子Ⅷ抗体，但只有 3% 或者更少的重

度血友病 B 的患者产生抗因子Ⅸ的抗体。在血友病 A 和血友病 B 中，大约有 1/3 的突变发生于 CpG 发热点区。这些突变倾向于发生在外祖父的精子中，他们的女儿将会变成携带者，而他们的孙子将会有 50% 的概率患血友病。

　　替代治疗适用于血友病 A 和血友病 B 患者。从血浆中获得或通过重组技术制得的安全、有效、高纯度的因子Ⅷ或因子Ⅸ浓缩剂可用于预防性治疗，防止出血，也可用于出血时的应急治疗。预防治疗是一种选择性治疗措施，可以有效防止关节功能障碍性疾病和出血，使患者在有足够的替代治疗的基础上享有相对正常的寿命。对于体内有抑制物的患者，活化因子Ⅶ和因子Ⅷ抑制物旁路活性可以用来纠正因子Ⅷ或因子Ⅸ的缺乏。血友病 A 和血友病 B 都是基因治疗的较好候选，基因治疗的成功最终可能导致两种疾病的治愈。

● 血友病 A（经典血友病，因子Ⅷ缺乏症）

定义及历史

　　血友病 A 是由于因子Ⅷ合成缺陷所引起的 X-伴性遗传性疾病，发病率低于血管性血友病（von Willebrand disease，vWD；参见第 126 章），但较其他遗传性凝血因子缺陷症常见。据估计，每出生 5000～7000 个男婴中，有 1 名为血友病 A 的患者。该病在全世界各个种族中均有发生[1]。

　　伴性遗传性血友病早在 2 世纪就被关注。当时，一名犹太人学者正确地推断出血友病携带者的儿子在进行包皮环切术后有流血的风险[2]。19 世纪，几位作者记载了疾病伴性遗传的方式，并将出血现象归结为血液凝固的延迟。Morawitz[3] 创立了血液凝固的经典理论，认为血液凝固包括两大主要反应：①通过一种被 Morawitz 称为是凝血酶原激酶的组织物质将凝血酶原转化成凝血酶；②通过凝血酶将纤维蛋白原转化为纤维蛋白。1911 年，Addis[4] 证实了在血友病患者的血液中，凝血酶的形成要比正常人慢，同时这种缺陷可以通过加入少量的正常人血浆而被纠正。然而，他错误地认为，血友病是由于凝血酶原缺乏所致。20 世纪 30～40 年代，随着蛋白纯化技术的发展，凝血酶原激酶被分离成了几个不同的成分。Brinkhous[5] 证实了血友病患者的血浆中凝血酶原成分正常，血友病的主要缺陷在于凝血酶原转化为凝血酶的延迟。这种缺陷可以通过少量含有抗血友病因子的正常人血浆而被纠正，这种抗血友病因子后来被命名为因子Ⅷ。1947 年，Pavlovsky[6] 观察到将一名血友病患者的血液输注至另一个有相同临床表型的患者体内时，受血者血液凝固延长的现象被纠正。当时，Pavlovsky 并没有意识到他正在处理两种不同类型的血友病。1952 年，Aggeler 和他的同事[7] 意识到了这个问题，并将一名患者描述为血浆凝血活酶成分（plasma thromboplastin component，PTC）缺乏者。血浆凝血活酶成分即为因子Ⅸ，是一种与因子Ⅷ不同的凝血因子，其缺乏被认为是引起血友病 B 的原因。一个月之后，Biggs 和他的同事也描述了一名姓 Christmas 的患者有相同的表现。因此，血友病 B 又称作"Christmas"病[8]。血友病 A 和血友病 B 是仅有

简写和缩略词

AAV，腺相关病毒（adeno-associated virus）；APTT，活化部分凝血活酶时间（activated partial thromboplastin time）；BT，出血时间（bleeding time）；BU，Bethesda 单位（Bethesda unit）；CGA，胞嘧啶-鸟嘌呤-腺嘌呤（cytosine，guanine，adenine）；CJD，克雅病（Creutzfeldt-Jakob disease）；COX，环氧合酶（cyclooxygenase）；CRM，交叉反应物（cross-reacting material）；CT，计算机 X 射线断层扫描（computerized tomography）；DDAPV，1-去氨基-8-右旋-精氨酸加压素（1-desamino-8-D-arginine vasopressin，desmopressin）；DVT，深部静脉血栓（deep vein thrombosis）；EACA，ε-氨基己酸（ε-aminocaproic acid）；FEIBA，因子Ⅷ抑制物旁路活性（factor Ⅷinhibitor bypassing activity）；GLA，γ 羧基谷氨酸（γ-carboxyglutamic acid）；Ig，免疫球蛋白（immunoglobulin）；PT，凝血酶原时间（prothrombin time）；PTC，血浆凝血活酶成分（因子Ⅸ）［plasma thromboplastin component（factor Ⅸ）］；RFLP，限制性片段长度多态性（restriction fragment length polymorphism）；TCT，凝血酶凝固时间（thrombin clotting time）；VWD，血管性血友病（von Willebrand disease）；VWF，血管性血友病因子（von Willebrand factor）。

的两种伴性遗传性凝血因子缺陷症。血友病 B 一般没有血友病 A 严重[9]，但在临床上难以区分，需要进行因子Ⅷ或因子Ⅸ的特殊检测才能将这两种疾病区分。

1964 年，Davie、Ratnoff 以及 Macfarlane[10,11] 提出了凝血的瀑布学说，即每一种凝血因子以酶原形式存在，凝血过程中相继被激活，成为蛋白酶，后者激活下一个酶原，最终导致凝血酶的产生。最初，因子Ⅷ和因子Ⅸ被认为是酶原。但后来发现当因子Ⅷ被凝血酶激活时，实际上是活化因子Ⅸ所必需的辅因子。瀑布学假设已经被修正，更多强调了组织因子-因子Ⅶ复合物在凝血初期的重要作用（参见第 113 章）[12]。

病因学和发病机制

血友病 A 是由于因子Ⅷ基因缺陷，导致外周血因子Ⅷ水平缺失或下降。因子Ⅷ蛋白水平下降、异常结构蛋白或是两者同时存在均可导致因子Ⅷ的活性下降。因子Ⅷ作为活化因子Ⅸ的有效辅因子，必须先被凝血酶激活，产生由因子Ⅷ的 A1、A2、A3、C1 和 C2 区以及钙离子共同组成的异质三联体（参见第 113 章）[13]。活化因子Ⅷ和活化因子Ⅸ结合在活化血小板的表面，形成因子 X 激活复合物，又称为 X 酶[14]。在活化因子Ⅷ的存在下，活化因子Ⅸ激活因子 X 的速度明显加快。由于活化因子Ⅷ和活化因子Ⅸ都是形成 X 酶所必需的，因此血友病 A 和血友病 B 具有相似的临床出血表现也不足为奇。活化因子Ⅷ和活化因子Ⅸ中任一缺乏，都会引起相似的血小板表面 X 酶活性的下降，随后导致凝血酶生成的减少。血友病患者由于凝血酶生成减少，所以血块生成延迟。所形成的血块脆性增加且易被清除，对于纤维蛋白溶解高度易感，可以造成临床过度出血和伤口愈合不良[15]。

遗传学

因子Ⅷ基因位于 X 染色体长臂（Xq-28），当其发生突变时，导致血友病 A 的发生。该病几乎全部发生于男性患者。图 123-1 说明了血友病 A 和血友病 B 的遗传方式。所有血友病男性患者的儿子均为正常，但女儿均为因子Ⅷ缺陷的基因携带者。携带者的儿子有 50% 的概率患血友病，而携带者的女儿有 50% 的概率自身成为携带者。

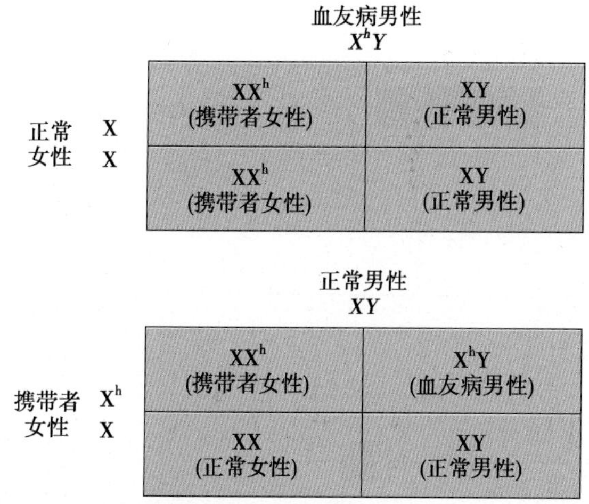

因子Ⅷ基因长度为 186kb，包含 26 个外显子和 25 个内含子，其中外显子长度约为 9kb[16]。通过对正常个体和血友病 A 患者因子Ⅷ基因测序，大量的特定突变点已被描述[16,17]。截止 2015 年，已有超过 2000 种基因特定突变被证实可导致血友病的发生[17]。

因子Ⅷ基因的多种变化可以导致血友病 A 的发生，包括基因重排、错义突变（即单个碱基的置换导致分子内氨基酸的改变）、无义突变形成终止密码子、基因剪接位点异常、基因全部或部分缺失以及基因的插入[18]。对导致血友病发生的遗传性缺陷已进行过回顾和总结[17]。

特有的"联合的基因倒位与互换"是血友病 A 最常见的突变之一，占重型血友病患者人数的 40% ~ 50%，该突变可以导致因子Ⅷ基因断裂[19,20]。图 123-2 和图 123-3 形象地描述了因子Ⅷ基因以及"倒位与互换"机制[21]。在内含子 22 中有两个其他基因即：①F8A（α₁），在 5′ 端转录因子Ⅷ基因；②F8B，在 3′端转录因子Ⅷ基因。图 123-3 中的阴影方格显示了在 F8A 的 5′ 端有两个额外的与内含子 22 中 α₁ 的同源性序列（α₂、α₃）。这两段额外序列的存在是部分因子Ⅷ基因（从外显子 1 ~ 外显子 22）发生倒位置换的关键，其机制是位于内含子 22 中的 F8A 序列和位于因子Ⅷ基因 5′ 端的 F8A 基因同源性额外序列中的一条发生同源性重组。在减数分裂期，位于内含子 22 中的 F8A 基因与位于内含子 22 5′ 端的 F8A 基因同源性额外序列中的一条序列发生同源序列互换。因此，完整的因子Ⅷ序列的转录被中断（图 123-3）。图 123-3 显示了常见的倒位互换。但是，同源重组可以发生于任何一个额外基因上。大约有 2% ~ 5% 重型血友病 A 患者携带内含子 1 倒位，导致 F8 基因启动子区-1 号外显子序列与 F8 其他基因序列分离[22]。"倒位互换"变异可以导致重型血友病，其中约有 20% 的患者易在体内形成因子Ⅷ抗体，中和因子Ⅷ的凝血功能。

因子Ⅷ基因不同的插入物也已有报道，其中一些为长分散原件（long interspersed elements，LINEs），即转位子序列，可以频繁地插入至整个基因组中[23]。这些插入物绝大多数会引起重型血友病。

很多血友病病例都没有疾病家族史，至少 30% 的血友病是由于自发性突变所致。绝大多数的突变发生在因子Ⅷ基因的 CpG 二核苷酸上[23]。血友病的自发性出现通常是由于正常男性的配子发生突变所致。例如，外祖父的精子发生突变会使其女儿携带血友病基因，进而使其外孙有患血友病的可能[18]。精氨酸的密码子（CGA）经常由于 CG 对的突变而受到影响。C 变 T 的突变通常导致终止密码子。终止密码子会导致截短型因子Ⅷ分子的合成，后者通常与重型血友病相关。然而，G 变 A 的突变会引起错义突变，通常产生功能障碍性因子Ⅷ分子，可能与轻型、中型和重型血友病相关。一些错义突变会产生正常或接近于正常数量的因子Ⅷ抗原，但其凝血活性可能显著下降或者仅轻微下降。根据记载，许多其他单个碱基置换也会引起不同严重程度的血友病。

因子Ⅷ基因的大片段缺失几乎常常与重型血友病相关。另一方面，基因的小片段缺失若不改变基因的阅读框，可能引发轻型血友病。尽管抗体也会出现在无基因缺失的患者体内，但由于因子Ⅷ基因大片段缺失的患者无法检测出因子Ⅷ抗原，因此更易在其体内发展形成抗因子Ⅷ抗体[16,23]。

血友病男性
XʰY

	XXʰ（携带者女性）	XY（正常男性）
正常女性　X　X	XXʰ（携带者女性）	XY（正常男性）

正常男性
XY

	XXʰ（携带者女性）	XʰY（血友病男性）
携带者女性　Xʰ　X	XX（正常女性）	XY（正常男性）

图 123-1　血友病的遗传方式。男性血友病 A 患者的所有女儿均为携带者，而所有的儿子均为正常。携带者的女儿有 50% 的可能成为携带者，而她们的儿子有 50% 的可能患血友病。（X，正常；Xʰ，血友病基因异常的 X 染色体；XʰY，男性血友病患者；XX，正常女性；XXʰ，女性携带者；XY，正常男性；Y，正常）

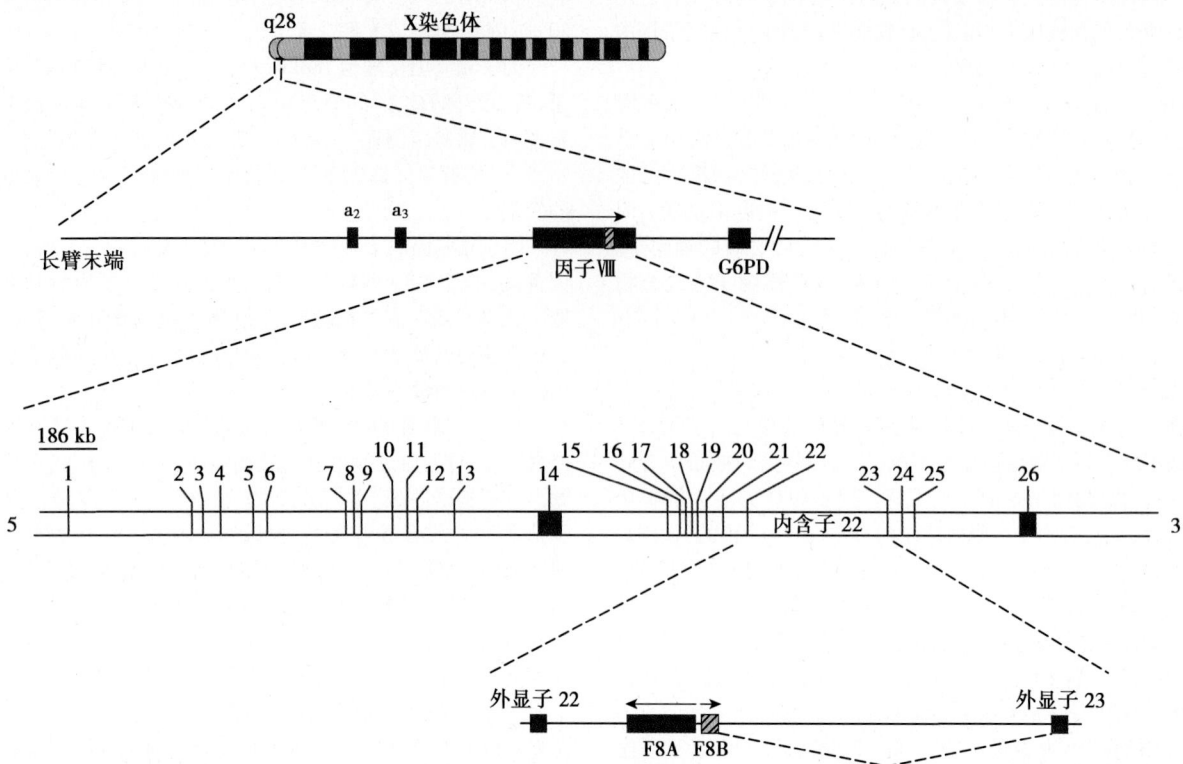

图 123-2　因子Ⅷ基因(F8)示意图。F8 位于 X 染色体长臂 2 区 8 带。F8 基因区域在第二行图中被放大。α₂、α₃的两个基因位于 F8 的 5'端。F8 上的阴影区域即相当于第三行图中的内含子 22。在内含子 22 中有两个嵌入基因(第四行),一个命名为 F8A,按整个 F8 相反方向进行转录,且与第二行图中的 α₂、α₃ 基因同源。G6PD,葡萄糖-6-磷酸脱氢酶。(本图获得批准,摘自 Scriver CR,Beaudet AL,Sly WS et al:Metabolic and Molecular Basis of Inherited Diseases,8th ed. McGraw-Hill,New York,1995)

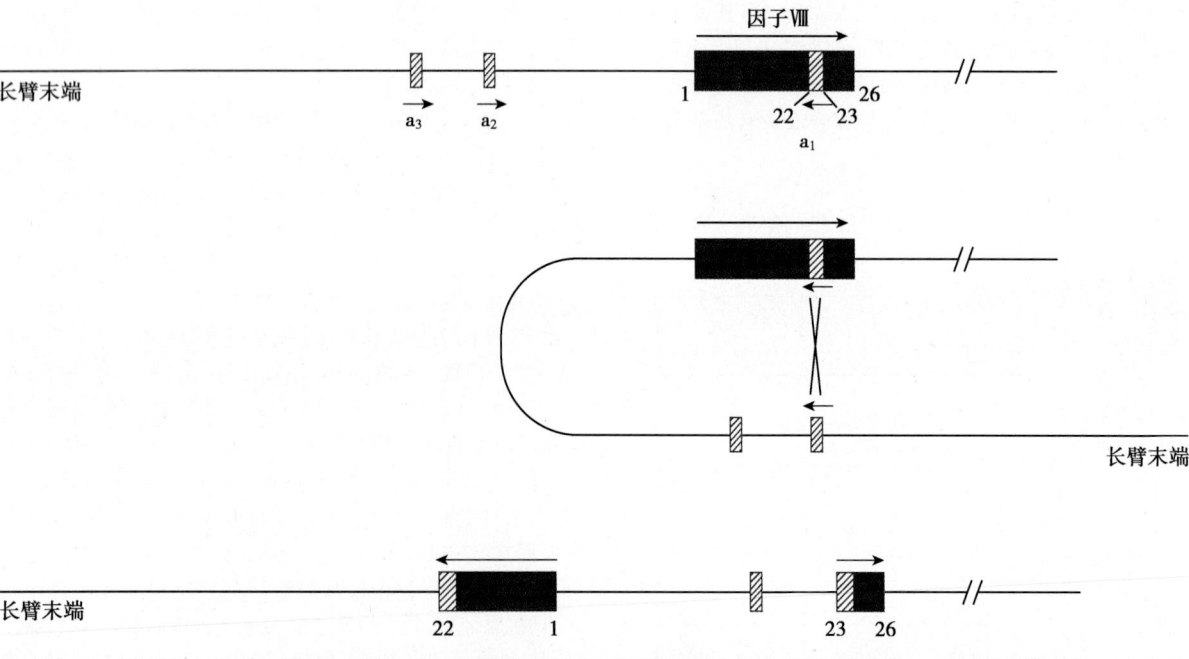

图 123-3　内含子 22 倒位互换图。该图显示 α₃基因与其同源序列,即嵌入在内含子 22 中的 α₁基因的倒位互换。中间部分:若嵌入在内含子 22 中的 α₁基因与 F8 的基因外 α₃基因发生倒位互换,则部分 F8 会以相反的方式从外显子 1 向外显子 22 的方向进行转录。其与基因外 α₂基因也可以发生同源重组。一些个体有两种 α₂ 或 α₃ 基因,因此可以产生四种可能的"倒置互换"机制(本图获得批准,摘自 Antonarakis SE,Kazazian HH,Tuddenham EG:Molecular etiology of factor Ⅷ deficiency in hemophilia A. Hum Mutat 1995;5(1):1~22)

虽然有报道称患有血友病的父亲和身为血友病基因携带者的母亲会有患血友病 A 的女性后代,但是血友病 A 的女性患者极其少见。X 染色体异常的女性可能会患有血友病 A,如 Turner 综合征,X 染色体嵌合型以及其他 X 染色体的缺陷[23,24]。如果女性携带者的一条正常 X 染色体非随机失活(不均衡性 X 失活),则因子Ⅷ水平显著下降,引起出血。通常为轻度出血,但在外科手术过程中或重大外伤时会引起严重出血。

产前诊断及携带者检测

仔细全面的家族史对于携带者的检测至关重要[25]。患有血友病的父亲,他所有的女儿都是血友病基因缺陷的携带者。如果已知的携带者有了女儿,那么这个女儿有 50% 的可能成为携带者。

如果一个携带者的女儿或是血友病患者的女性后代希望怀孕,那么携带者检测尤为重要。有时,血友病的家族史血缘关系很远,血友病基因可能会跳过几代人。现在确定携带者的标准是直接基因测序。内含子 22 倒位或内含子 1 倒位的携带者可以分别通过 Southern 印迹法技术和聚合酶链反应进行确认[22,25]。若未找到上述突变,则对整个 F8 基因编码区域进行测序[26]。

相比对 F8 基因编码区进行直接测序,限制性片段长度多态性(RFLP)标志物的应用更为简易。但是 RFLP 标志物的应用需要进行家谱分析,其中至少包括一名血友病男性患者,其母亲是具有一个或多个 RFLP 标志物的杂合子[27,28]。该技术目前已不再是对男性患者或女性携带者进行基因检测诊断的最佳方法。

血友病的产前诊断现已几乎成为常规检测[29]。女性携带者怀孕后,可以通过羊膜穿刺术(大约在 16 周孕期)或者绒毛膜取样(在 10 周孕期)获取细胞进行染色体分析。若胎儿为女性,其是否为携带者无需多虑,因为携带者通常没有出血倾向。若胎儿为男性,则需获取更多细胞,运用上述方法进行 DNA 分析。是否将男性血友病 A 胎儿足月生下,应该由其父母在获得适当咨询和相关血友病基因、临床和治疗等信息后作出决定。随着血友病治疗的不断发展,作出继续妊娠生下患儿的决定将比之前容易很多。

临床特征

血友病 A 以体内多种组织过度出血为特征,包括软组织血肿和关节内出血,导致严重的破坏性血友病关节病。周期性关节内出血是该疾病的一个特征。血友病 A 一般被分为轻度、中度和重度,尽管这些分类之间存在重叠。表 123-1 以临床表现的严重程度对血友病 A 进行分类。血浆因子Ⅷ浓度范围是以正常人的百分比以及单位/毫升标注。约 10% 患者其因子Ⅷ水平与重度血友病相符,但可能仅表现为轻度症状[30]。这是因为该患者除血友病 A 外,还同时伴有易栓症突变,如因子 V Leiden 突变(R506Q)[31]。重度血友病 A 患者(因子Ⅷ<1%)即使在无外伤的情况下也会频繁地发生自发性出血。如果无有效的治疗,患者在青年期便会出现周期性关节内出血,导致慢性血友病关节病。周期性关节内出血是重度血友病的一项重要特征。然而,出血的发生是间断性的,有些患者几周甚至几个月都不会发生出血。除非是颅内出血,否则由于出血而导致的猝死极少。

表 123-1 血友病的临床分型

分型	因子Ⅷ水平	临床特征
重度	≤正常的 1% (≤0.01U/ml)	1. 从婴儿早期就有自发性出血。 2. 频繁的自发性关节内出血和其他出血,需要凝血因子替代治疗
中度	正常的 1% ~ 5% (0.01 ~ 0.05U/ml)	1. 创伤或术后出血。 2. 偶尔有自发性关节内出血。
轻度	正常的 6% ~ 40% (0.06 ~ 0.40U/ml)	1. 创伤或术后出血。 2. 很少有自发性出血。

中度血友病 A 患者偶然会出现血肿,若伴有已知的外伤,通常也会有关节内出血发生。这些患者的因子Ⅷ活性为正常的 1% ~ 5%。

轻度血友病 A 患者因子Ⅷ水平为正常的 6% ~ 40%,不会发生频繁性出血。轻度血友病 A 可能会漏诊,只有在术后、外伤、肢体接触性活动如受到冲击或摔倒后发生过度出血才会被发现。

绝大多数致病基因携带者有 50% 左右的因子Ⅷ活性,故没有出血症状,即使手术也不会出现出血症状。有些携带者由于不均衡性 X 染色体失活,因子Ⅷ活性小于 50%,可能会在受外伤(如生育或手术等)时发生过度出血。因此,推荐所有的携带者都进行因子Ⅷ水平的检测。

关节内出血

重度血友病 A 患者关节内出血约占所有出血的 75%[32,33]。正常的滑膜有极为少量的细胞,但是滑膜层下的毛细血管会由于机械性损伤而遭到破坏,这些机械性损伤通常与日常关节的使用相关。根据所累及关节使用频率的递减顺序,包括膝关节、肘关节、踝关节、肩关节、腕关节和髋关节。相比球窝关节,铰链关节更易受累。关节内出血通常在患儿开始走路时便发生。

关节内出血以轻度不适为征兆,在几分钟或几小时之后,疼痛逐渐加剧。关节通常肿胀发热,运动受限。有时,患者会有轻度发热。然而,严重持续的发热则预示着关节感染。当替代治疗对关节出血没有作用时,则应怀疑其体内有因子Ⅷ抗体或关节感染。膝关节出血比肘部出血或肩部出血更易在体格检查中发现。出血停止后的几天,血液再吸收,症状逐步减轻。若关节内出血能早期治疗,则疼痛在 6 ~ 8 小时之间有所缓解,在 12 ~ 24 小时之间消失。然而,关节内的反复出血最终会导致关节软骨的广泛性受损、滑膜增生以及其他邻近骨和组织的反应性改变。残余血液中的铁沉积是血友病关节病发病机制的主要因素[33]。慢性关节病变并发关节内的急性出血,其疼痛与退行性关节炎很难区分。

反复关节内出血的主要并发症是关节畸形,伴发肌肉和软组织萎缩(图 123-4)。图 123-5 显示了关节软骨和相邻骨质进行性损伤不同时期的影像学改变。这种改变可能会发展为骨质疏松或软骨下骨囊肿,关节间隙进行性缩小。图 123-6 为正常膝关节与合并有关节病的重度血友病患者膝关节的磁共振影像(MRI)对比图。图 123-7 为血友病患者踝关节出血的影像图。

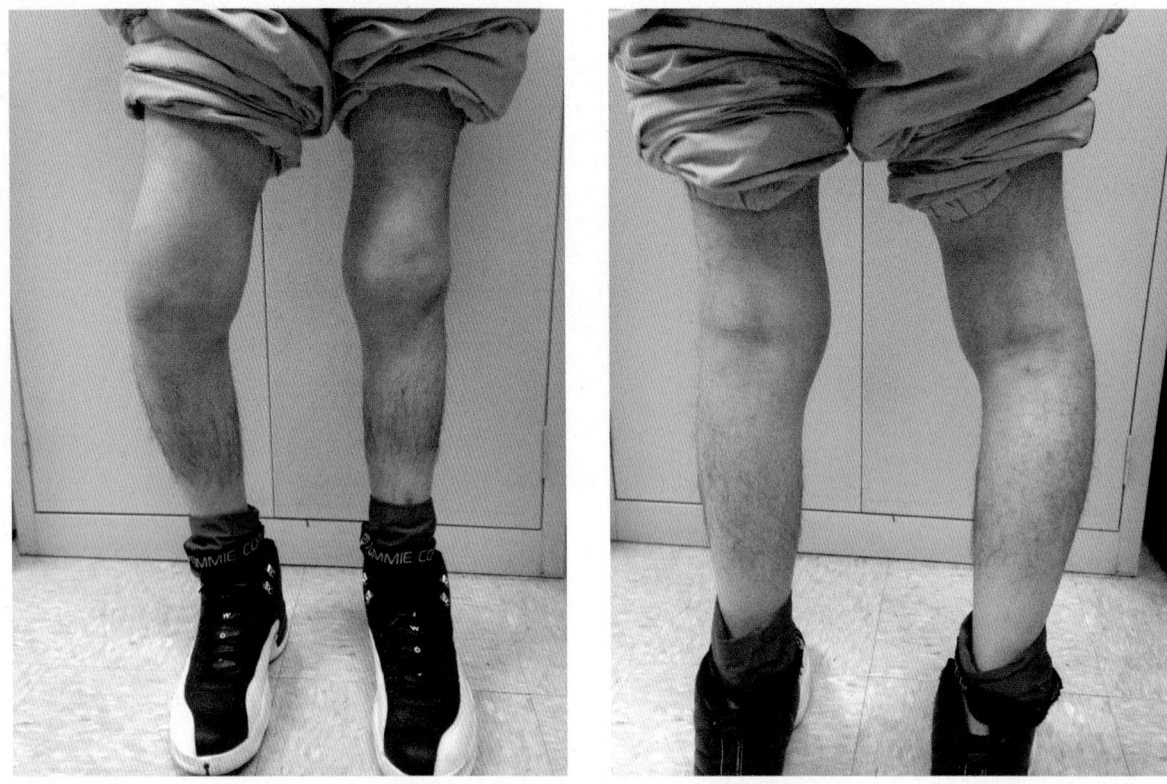

图 123-4　血友病关节病。可看到重度血友病 A 患者膝关节反复出血所产生的慢性影响。注意肌肉组织的挛缩、畸形伴随萎缩

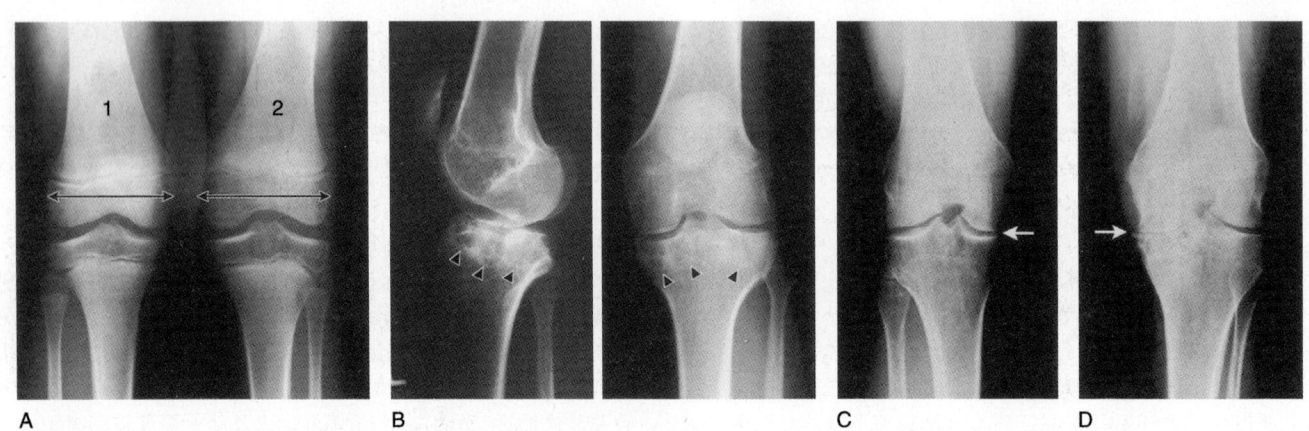

图 123-5　血友病关节病不同阶段的影像学改变。0 期(正常膝关节)和 1 期(关节内有液体)未在此图中显示。A. 2 期,膝关节 2 上出现骨质疏松和骨骺过度增生。膝盖 2 中的骨骺比膝关节 1 中的更宽(箭头所指)。B. 3 期,软骨下骨囊肿(箭头所指)。关节空隙变得无规律。C. 4 期,突出的骨囊肿伴随关节空隙缩小(箭头所指)。D. 5 期,关节间隙消失伴随骨骺过度增生(箭头所指)

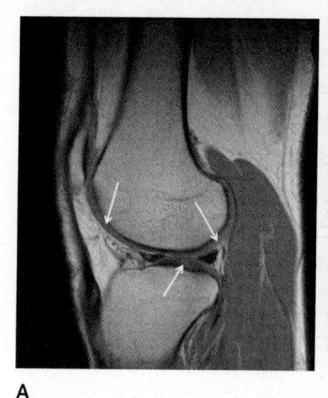
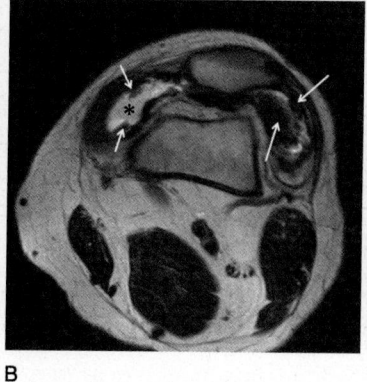
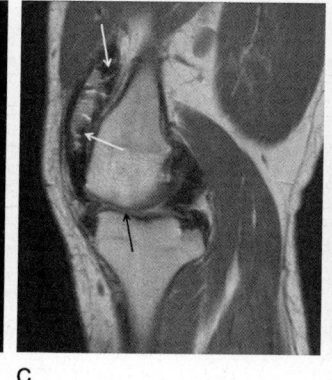
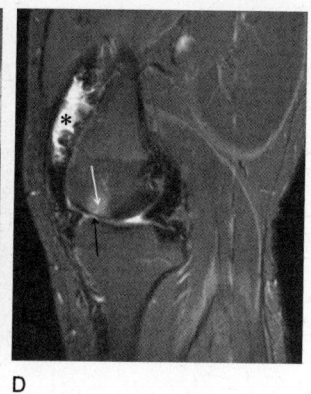

图 123-6　　正常膝关节和血友病患者膝关节的核磁共振成像图（magnetic resonance imaging，MRI）。A. 正常膝关节的 MRI。B. 膝关节横向 T2 加权自旋回波图像显示关节积液（*）以及沿着髌上囊内侧滑膜的多灶性含铁血黄素沉积。C. 膝关节的矢状位 T2 加权自旋回波图像显示滑膜上含铁血黄素沉积形成的黑色斑点（白色箭头），伴随股胫关节变窄（黑色箭头）。D. 膝矢状位短反转时间反转恢复序列成像（short tau inversion recovery，STIR）（与图 B 为同一患者）说明髌上囊中有渗出（星号）。囊肿不规则、起伏状物的表面说明滑膜增厚且有血铁质附着沉积。胫股关节变窄（黑色箭头）与股骨髁软骨下水肿（白色箭头）相关。（该图的使用获得了 University of North Carolina 的 Jordan Renner 医生的批准）

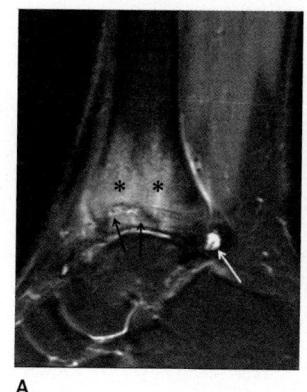
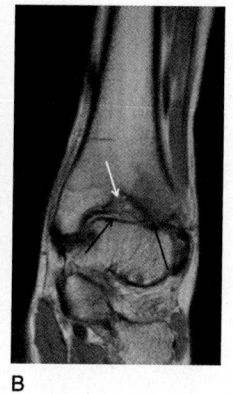

图 123-7　　A. 踝关节的矢状位 STIR 图像说明有渗出（白色箭头）。胫骨末端水肿（星号）围绕其软骨下的病变残片（黑箭头）。B. 与 A 为同一患者的踝关节出现冠状质子密度，说明远端胫骨的软骨下缺陷（白箭头）。胫距骨关节会轻微变窄（黑箭头），在日后会更加明显

关节内反复出血可导致滑膜增生和炎症。滑膜增厚折叠，限制关节活动。结果导致反复性关节出血倾向，即所谓的出血靶关节[32]。对靶关节的定义为：6 个月期间发生 3 次或 3 次以上自发性出血的关节。最常累及的关节有膝关节、踝关节和肘关节，可长期肿胀。慢性滑膜炎除非得到充分的治疗，否则可能会持续几个月甚至几年。

血友病性关节感染并不常见，但对所有具有发热、白细胞增多以及其他系统性临床表现的患者必须引起注意。由于关节感染会导致关节结构的改变和功能的快速丧失，因此必须作出快速诊断。疼痛肿胀的关节可能需要有经验的人员先对患者进行合适的因子替代治疗，随后用无菌操作技术对该关节进行抽吸。

血肿

软组织血肿也是血友病 A 的一个特点。无论有无外伤，出血都可能进入皮下结缔组织或肌肉。血肿一旦形成，可能就很稳定，但吸收缓慢。然而，对于中度或重度血友病患者，除非得到合适的治疗，否则血肿有进行性扩大和弥散至身体各个部位的倾向。腹膜后血肿形成于髂腰肌，在极为少见的情况下，可以穿过膈进入胸腔，有时甚至可以进入颈部软组织，损伤呼吸道。腹膜后血肿也会引起输尿管堵塞，导致肾功能损伤。图 123-8 是腹膜后出血患者的电子计算机 X 射线断层扫描图（CT）。其他的血肿则局部扩大，压迫邻近器官、血管和神经。腹部血肿的一个罕见但是致命的并发症是穿孔，血液流入结肠。皮下血肿可能会进入到肌肉。咽部及咽后血肿有时会并发普通感冒，血肿可能会扩大，从而阻塞呼吸道。呼吸道内或呼吸道周围存在血肿对生命安全造成威胁，要求立即输注因子Ⅷ。

肌肉出血的频率顺序如下：小腿、大腿、臀部及前臂。周期性血肿或未消退性血肿通常导致肌肉挛缩、神经麻痹和肌肉萎缩。舌部出血（图 123-9）或系带出血在小孩中出现特别频繁，通常由于外伤而引起。

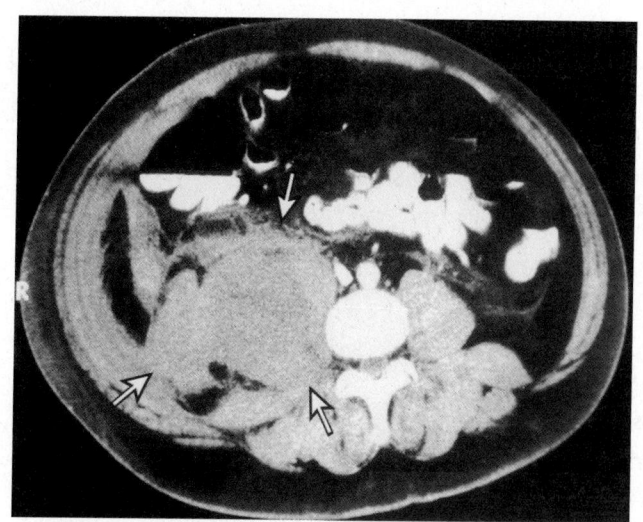

图 123-8　　重度血友病患者腹膜后血肿的计算机 X 断层扫描图。血肿的区域如箭头所指

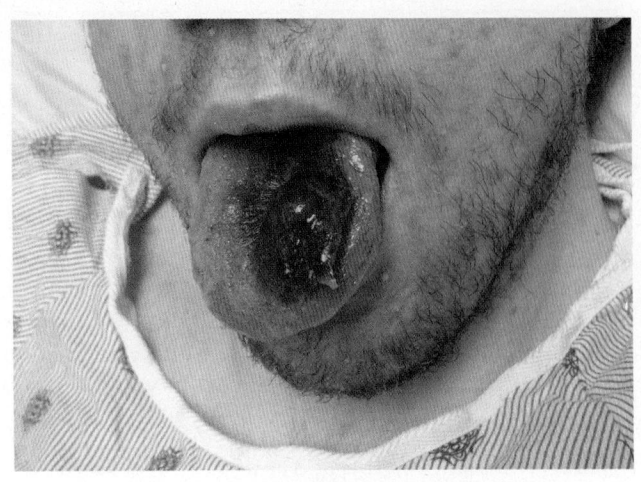

图 123-9　创伤引起的舌部血肿照片

筋膜和肌肉出血可以引起所谓的骨筋膜室综合征。这是由于血肿进入有限的空间，压迫动脉血管，引起肌肉局部缺血损伤所致。骨筋膜室综合征倾向于发生在四肢末端，特别是屈肌，有时需要在凝血因子替代治疗的基础上进行紧急筋膜切开术。心肌或勃起的阴茎出血非常少见，可能的解释是这些组织中含有高浓度的组织因子。

假瘤（血囊肿）

假瘤是出现在软组织或骨中的血囊肿，它们是血友病少见却极其危险的并发症（图 123-10）[34]。假瘤分为三型。第一型为简单囊肿，受到肌腱的限制，存在于肌肉的筋膜内。第二型假瘤最初于软组织（如肌腱）形成简单囊肿，但是它能影响相邻

骨和骨膜的血供，导致骨中囊肿的形成和再吸收。第三型假瘤被认为源于骨膜下出血，使骨膜与骨皮质分离。除非假瘤迅速生长或者压迫神经，绝大多数的假瘤不会引发疼痛。随着囊肿体积的扩大，它可以压迫并破坏相邻的肌肉、神经或骨。当假瘤在输尿管等器官周围扩大时，可引起肾衰。假瘤通常内部含有血性黏液或是黏滞的褐色物质，同时外周被纤维膜所包围（图 123-10）。假瘤在几年内有扩大的倾向，并会最终发展为多腔。有些假瘤的体积会变得非常庞大，涉及许多重要器官，以至于无法进行手术。通常在晚期，假瘤也可以侵犯周边组织，渗入血管，穿过皮肤。连接假瘤的窦道预示着感染和败血症即将发生。假瘤通常形成于下半身，经常形成于大腿、臀部以及骨盆，但是可以在身体的任何部位发现，包括颞骨。CT 或 MRI 对于诊断具有很大的帮助。为了防止感染和出血的风险，假瘤的细针活检应该避免。最可靠的治疗是将全部假瘤手术性移除，因为如果不全面地清除，假瘤很有可能会重新形成。对假瘤进行栓塞术、经皮引流术及放射线疗法的成功案例已有报道，这对于体内含有抑制物的血友病患者在其手术治疗不可行时具有重大意义[35]。血友病患者的假瘤手术治疗必须在具有多学科专家团队的血友病治疗中心中进行[36]。

血尿

许多重度血友病患者会经历自发性无症状血尿。尿液可呈棕色或红色，取决于出血的速率。绝大多数的出血来源于肾盂，通常涉及一个肾，偶尔会涉及两个肾。应该进行适当的检查，以排除肾结构性损伤。输注因子制剂通常足以止血。使用抗纤溶药物，如氨基己酸和氨甲环酸会有形成血块、堵塞输尿管的风险，因此血尿患者应避免使用此类药物。

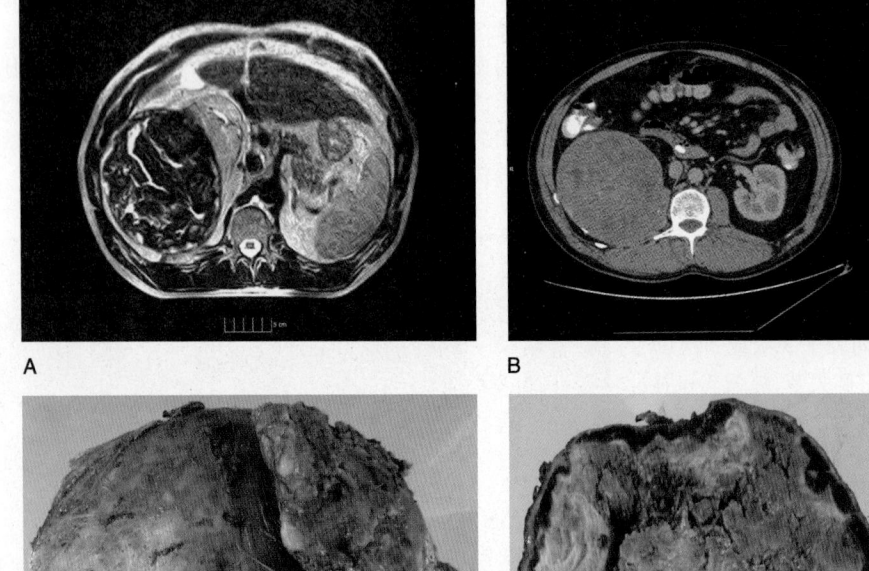

图 123-10　腹膜后假瘤。A 和 B．磁共振成像和计算机 X 线断层扫描提示髂腰肌来源的假瘤压迫肾和其他相邻的结构。图中可见形成的小腔和钙化。C．手术切除后的假瘤标本，重约 2.7kg（6 磅）。D．假瘤横切面显示周边红色出血，中间有出血和坏死。注意假瘤外围的厚膜

神经系统并发症

颅内出血是血友病患者最为危险的出血状况之一[37]。如今，脑出血已是引起血友病患者死亡的主要原因。中枢神经系统出血可能是自发性的，但是通常伴有微小的外伤。症状在患者受到外伤后便会出现，偶尔也会出现延迟。例如，硬膜下血肿的症状可能要延迟几天或几周才会出现。当血友病患者出现异常头痛时，就应怀疑其是否存在脑实质出血或者有硬膜下或硬膜外血肿。当怀疑有颅内出血时，应该立即对患者进行因子Ⅷ治疗，而像 CT 扫描或 MRI 等诊断过程应该在患者开始进行因子Ⅷ治疗后才进行。尽管现在有些重度血友病患者即使没有进行替代治疗，也能安全进行腰椎穿刺。但是更为安全的做法是在穿刺之前，用替代疗法将因子Ⅷ的水平上升至正常的 50%。

椎管内出血是血友病患者的一个少见的神经系统并发症，多与创伤相关，可以导致瘫痪。出血可能是由于脊髓自身造成，但是更为常见的原因是由于硬膜外出血压迫脊髓所致。

周围神经压迫是肌肉血肿最为常见的并发症，特别是肢体末端的肌肉血肿。髂腰肌中的血肿压迫股骨神经，导致大腿侧面及前部感觉丧失、四头肌无力、萎缩以及膝跳反射丧失。尺骨神经是第二个最易受到累及的周围神经。出血可能在任何的肌肉中发生，并可能压迫局部的神经血供。这种情况会引发永久性的肌肉神经缺陷以及多部位挛缩。

黏膜出血

黏膜出血在血友病中很常见。过敏反应或外伤所引起的鼻出血和咯血与局部结构损伤相关，例如上呼吸道和下呼吸道损伤。用烧灼或者鼻腔填塞的方法对鼻出血进行治疗时，由于烧灼区斑块的脱落或填塞物移除时结构不牢固的血块的祛除，有时会引起再次出血。胃肠道出血的年发病率为 1.3%，多与年龄的增长和进行性肝病并发症密切相关。为了缓解血友病性关节炎所带来的疼痛而摄入抗炎药物是引起上胃肠道出血的常见原因，故在评估此类出血的病因时，应该明确阿司匹林或其他抗炎药物的用药史[38]。

牙科出血或外科手术出血

血友病患者在外科手术前后都要输注凝血因子，防止出血。轻度或部分中度血友病患者可能直到手术部位发生过量出血，方才意识到疾病的存在。出血可能延迟几个小时，有时甚至几天。这类患者在术后由于形成的血块不牢固，会有伤口愈合延迟的特点[15]。长时间的出血以及随后伤口血肿的感染都可能使伤口愈合变得进一步复杂。适当的因子Ⅷ替代治疗，有时配以抗纤溶治疗，可以预防术中及术后出血。

拔牙也是血友病患者最为常见的外科手术操作。乳牙脱落很少会引起过量出血，但是拔去恒牙就会引起过量出血，除非得到适当的治疗，否则会间歇性地持续几天甚至几周。对于未经治疗的重度血友病患者，浸润至咽部或舌下的血肿可能是牙科手术或是局部阻滞麻醉注射所引起，往往存在生命危险。

实验室特征

重度血友病患者活化部分凝血活酶时间（activated partial thromboplastin time，APTT）延长，凝血酶原时间（prothrombin time，PT）和凝血酶凝固时间（thrombin clotting time，TCT）正常。

不同 APTT 试剂和仪器的组合对因子Ⅷ的检测，呈现不同的敏感性。对于轻度血友病患者，特别是因子Ⅷ活性在正常水平 20% 以上的患者，其 APTT 值可能轻微延长或达到正常的上限。将血友病患者的血浆与等量的正常人血浆相混合时，APTT 将被纠正。若血友病患者的血浆中存在抗因子Ⅷ抗体时，APTT 在相似的混合液中会有延长，但前提是需要将混合液放在 37℃ 孵育 1~2 小时以检测其延长。血友病 A 的最终明确诊断应该建立在因子Ⅷ活性特定检测的基础上。

功能性因子Ⅷ凝血活性的检测基于 APTT 的一期凝血法完成。因子Ⅷ的显色法检测也被广泛地应用，但其结果常与一期法不一致[39]。免疫法检测因子Ⅷ抗原，尽管在实际中并不常用，但是可以检测出正常的和绝大多数异常的因子Ⅷ分子。如果因子Ⅷ抗原水平正常，但凝血活性下降，则该患者是因子Ⅷ分子功能障碍致病。这类患者为抗原阳性血友病患者，也被称作交叉反应物（cross-reacting material，CRM）阳性血友病患者[40]。若患者因子Ⅷ抗原及活性都几乎无法检测出，则称为 CRM 阴性。

鉴别诊断

血管性血友病（von Willebrand disease，VWD）有时容易与血友病 A 相混淆。VWD 的主要缺陷在于血管性血友病因子（von Willebrand factor，VWF）的活性下降。在体内，VWF 是因子Ⅷ的载体（参见第 126 章）。因此，在 VWD 中，因子Ⅷ水平下降，且变化范围很大。虽然 VWD 患者因子Ⅷ的合成水平正常，但是由于作为因子Ⅷ载体分子的 VWF 水平下降或缺失，导致因子Ⅷ的半衰期明显缩短。VWD 的一些其他异常指标也可将其与血友病 A 区分开来，如 VWF 抗原水平下降、用瑞斯托霉素辅因子试验检测出 VWF 活性下降以及使用血小板功能分析仪 PFA-100 检测出闭合时间延长。在 Ⅲ 型 VWD 中，因子Ⅷ水平可能非常低（小于正常的 5%），使得其很难与经典的血友病 A 相鉴别。家族史中无伴性遗传特点将有助于其鉴别诊断。

另一种与血友病 A 很难鉴别的 VWD 变异型称为 VWD-诺曼底型，其 VWF 多聚体正常，但是因子Ⅷ水平低下[41]。几种突变均可以引起 VWD-诺曼底型，导致因子Ⅷ与 VWF 的结合下降[42]。其结果使因子Ⅷ在血管内的存活时间缩短，进而使其活性下降。对于非伴性隐性遗传的轻度血友病患者，应该怀疑其是否为 VWD 的诺曼底变异型。

血友病 A 也应该与其他 APTT 延长的遗传性凝血因子缺乏症相鉴别，包括因子Ⅸ、因子Ⅺ、因子Ⅻ、激肽释放酶原以及高分子量激肽原缺乏。仅因子Ⅷ和因子Ⅸ缺乏才会引起慢性破坏性关节内出血，并伴有 X 性遗传性出血病的家族史。只有特定检测才能将血友病 A 与因子Ⅸ缺乏症（血友病 B）相鉴别。因子Ⅺ缺乏可发生于男性和女性，相比于血友病 A 和血友病 B 的出血严重程度，其出血表现较轻。因子Ⅺ缺乏在实验室筛查试验中易与轻度血友病 A 和血友病 B 相混淆，但是通过特定检测可以将其鉴别。因子Ⅻ、激肽释放酶原以及高分子量激肽原缺乏可以与血友病相鉴别，因为它们与出血不相关。轻度血友病 A 的因子Ⅷ水平大约是正常的 10%~20%，可以与 V 因子和因子Ⅷ联合缺陷相鉴别[43,44]，后者 PT 和 APTT 均适度延长[44]。

治疗

总论

适用于血友病 A 治疗的总原则包括避免使用阿司匹林、非甾体类抗炎药物以及其他干扰血小板聚集的药物。建议使用对乙酰氨基酚或相关的特效环氧合酶（COX)-2抑制剂如塞来考昔，但是这些药物的过量或长期使用对身体有害。患者应被告知大量的含有阿司匹林或者其他抗血小板制剂的非处方止痛剂。应小心并只有在有明确指证的前提下才能使用成瘾性麻醉剂，因为药物依赖可成为血友病患者的主要问题。一般来说，除非患者接受足够的替代治疗，否则肌内注射应该避免。在缺乏预防性治疗的情况下，血友病A患者应尽早接受治疗，防止出血并发症的发生。血友病患者的手术应安排在一周的开始几天，避免"周末危机"。血库和药店应有大量的因子Ⅷ供应，确保在需要时及时用于治疗。所有血友病患者应该均可在家接受治疗，并在综合性血友病诊断和治疗中心进行定期检查。建议所有重度血友病患者采取预防性治疗，初期预防应在反复关节内出血发生之前开始。对于已有"靶"关节的患者来说，二期预防可能是必需的[45]。

因子Ⅷ替代疗法

血友病A患者的出血症状可以通过因子Ⅷ替代治疗得到控制。一些产品可以用来提高因子Ⅷ，使其达到止血水平（表123-2）。新鲜冷冻血浆和冷沉淀都含有因子Ⅷ，曾一度是唯一用于血友病治疗的产品。血浆的缺点在于需要大量输注，以达到并维持极低的因子Ⅷ水平。通过血浆输注可达到的因子Ⅷ最高水平为正常人的20%，这对于止血来说通常是不够的。10ml冷沉淀溶液中大约含有80U的因子Ⅷ，可用来维持正常的因子Ⅷ水平。但是，独立分装的冷沉淀必须混合使用，因子Ⅷ使用剂量只能进行估算，同时产品必须冷冻保存。几种商品化的冻干因子Ⅷ浓缩剂是以2000~20 000捐浆者的混合正常血浆来源的冷沉淀作为初始原料制成，无血浆和冷沉淀的缺点（表123-2）。因子Ⅷ浓缩剂可以通过溶液加热、冻干后至80℃高温并以有机SD法灭活脂包膜病毒，包括HIV病毒、乙型肝炎病毒和丙型肝炎病毒，但是不能灭活细小病毒和甲型肝炎病毒[46,47]。由于细小病毒是通过血细胞分子传播，因此血友病A患者通常不会感染细小病毒。然而，在接受过SD灭活或巴斯德消毒的血浆来源的浓缩剂输注的患者体内也发现了B19细小病毒的血清转换。

这些产品中的一些含有大量的血管性血友病因子（表123-2）。通过单克隆抗体技术和病毒灭活技术制备的血浆来源的因子Ⅷ浓缩剂具有高纯度特点。除非生产过程中出现失误，否则就病毒性疾病传播而言，这些制剂已经非常安全。

通过重组DNA技术也可以制得因子Ⅷ，且安全有效。现有新的第三代因子Ⅷ产品都是在不涉及动物和人蛋白的前提下制备而得的。尽管现在的因子Ⅷ产品（无论是重组获得还是血浆来源的）都是安全有效的，但是有些医生和患者更倾向于使用在生产制备过程中不涉及人或动物蛋白的因子Ⅷ产品。

因子Ⅷ的使用剂量如下所述。若每毫升血浆中含有1U因子Ⅷ被认为是的100%正常人水平，那么提高因子Ⅷ水平到达指定标准所需的剂量取决于患者的血浆容量（大约为每千克体重的5%）以及因子Ⅷ所需提高的水平。因此，一个70kg成人的血容量大约为3500ml（5%×70kg = 3.5kg = 3500g，大约相当于3500ml）。为了达到正常因子Ⅷ水平，即1U/ml（100%），应输注3500U因子Ⅷ。这个方案估计了回收率达100%时所需注

表123-2 现可得的因子Ⅷ产品[a]

	来源	病毒灭活
中等纯度		
Humate P[b]	血浆	巴斯德杀菌法[c]
高纯度		
Koate DVI[b]	血浆	溶剂洗涤剂[d]，加热处理[i]
Alphanate[b]	血浆	溶剂洗涤剂，加热处理[i]
超纯度[e]		
Hemofil M	血浆	溶剂洗涤剂[d]
Monoclate P	血浆	巴斯德杀菌法[c]
重组		
Advate[h]	CHO细胞[f]	溶剂洗涤剂[d]
Recombinate[e]	CHO细胞[f]	
Kogenate FS[e]	BHK细胞[g]	溶剂洗涤剂
Helixate FS[e]	BHK细胞[g]	溶剂洗涤剂
Xyntha[h]	CHO细胞[f]	溶剂洗涤剂，纳滤法
Eloctate[*h]	HEK细胞[j]	溶剂洗涤剂

[*] 半衰期延长的因子Ⅷ产品。
[a] 在欧洲可获得其他浓缩剂。
[b] 含有血管性血友病因子（VWF）。
[c] 在60℃条件下用巴斯德杀菌法杀菌10小时。
[d] 溶剂洗涤剂：磷酸三丁酯（TNBP）+聚山梨醇酯80。
[e] 加入人清蛋白和少量VWF。
[f] 中国仓鼠卵巢细胞。
[g] 婴儿仓鼠肾脏细胞。
[h] 生产过程中不涉及人或动物来源的蛋白。
[i] 在80℃条件下加热处理72小时。
[j] 人类胚胎肾细胞。

射的剂量。尽管回收率可达接近100%，但是此仍然取决于检测方法和所采用的因子Ⅷ的对照标准[48]。在初次注射因子Ⅷ后，根据因子Ⅷ8~12小时的半衰期，需要进行再次注射。因此，在注射3500U因子Ⅷ后，可在12小时之后再次注射1750U。然而，在实际操作中，因子Ⅷ注射剂量基于以下理论，即每千克体重注射1U因子Ⅷ可使外周血因子Ⅷ水平大约上升0.02U/ml。因此，假设患者原有的因子Ⅷ水平低于正常的1%，要使患者因子Ⅷ水平恢复到100%，则需注射的因子Ⅷ的剂量大约为50U/kg。出血部位以及严重程度决定了因子Ⅷ注射的频率和剂量。

表123-3总结了不同类型出血所建议使用的因子Ⅷ剂量[48]。这些剂量数据并非基于严密的随机研究，因此不同血友病中心之间建议剂量值会有差异。由于因子Ⅷ价格昂贵，一些医生更倾向于使用低剂量疗法。

住院患者可以接受因子Ⅷ持续输注。在首剂负荷剂量给药后，可以150~200U/h的速度提高因子Ⅷ含量使其达到所需水平。因子Ⅷ水平可以通过静脉采血法方便监控，但是所选静脉并非经静脉输注因子Ⅷ的那条静脉[49]。对于选定的患者，院外治疗时可以使用泵装置连续输注因子Ⅷ[50]。

表 123-3 治疗出血的因子Ⅷ使用剂量*

出血部位	所需因子Ⅷ水平 （正常的）	因子Ⅷ剂量[†] （U/kg 体重）	剂量使用频率[‡] （每隔 n 小时）	持续时间（天数）
关节内	30～50	～25	12～24	1～2
浅表肌肉	30～50	～25	12～24	1～2
胃肠道	50～100	50	12	7～10
鼻腔	30～50	～25	12	直到消除
口腔黏膜	30～50	～25	12	直到消除
泌尿道	30～100	～25～50	12	直到消除
中枢神经系统	50～100	50	12	至少7～10 天
咽后	50～100	50	12	至少7～10 天
腹膜后	50～100	50	12	至少7～10 天

* 轻度或中度血友病患者可能对 1-脱氨-8-d-精氨酸血管加压素（DDAVP）产生反应，可在任何时候用来替代血液或血液制品。
[†] 住院患者可以连续输注因子Ⅷ。对于一个中等体型的成人来说，在最初的负荷量给药后，通常每小时输注 150U 就足够了。每隔 12～24 小时给药一次。
[‡] 给药频率和持续时间可以根据严重程度和患者出血的持续时间进行调整。

DDAPV（去氨加压素）

20 世纪 70 年代，人们发现 1-去氨基-8-右旋-精氨酸加压素（DDAVP，去氨加压素）可使正常人或轻度及中度血友病患者体内的因子Ⅷ水平暂时性升高。在经静脉或皮下注射一定剂量的 DDAPV 后（0.3μg/kg 体重），对于绝大多数但并非所有的轻度或中度的血友病 A 患者来说，他们体内的因子Ⅷ水平将上升至基线水平的 2～3 倍。重型血友病 A 患者对于 DDAPV 没有反应[51]。也可以使用 DDAPV 浓缩型鼻内喷雾，成人每个鼻孔各喷 150μg，体重少于 50kg 的儿童仅在一个鼻孔内喷 150μg。患者对该药物的反应程度应在患者发生出血之前进行确定，因为有时轻度或中度血友病患者对该药物没有反应。DDAPV 的峰值反应通常发生于定量给药后的 30～60 分钟。对于因子Ⅷ基线水平低于 0.5U/ml 的轻度或中度血友病 A 患者以及血友病携带者，可以使用 DDAPV 代替血液制品治疗。DDAPV 提高因子Ⅷ水平的机制尚属未知。

DDAPV 的反复给药会导致患者对该制剂的反应性降低（快速抗药反应）。在很多患者中，第二次给药的反应性比第一次下降了 30%，在随后的给药过程中，反应率会变得更低[52]。由于 DDAPV 是强大的抗利尿剂，因此有报道称在给药之后，一些患者 24 小时进水量大约比平日超出 1L，从而导致低钠血症。目前尚无确信的证据表明 DDAPV 使用与血友病患者血栓病的发生相关。

抗纤溶制剂

抗纤溶制剂可以用来增加血友病 A 患者的止血功能，如 ε-氨基己酸（EACA）和氨甲环酸[53,54]。纤溶抑制剂可作为黏膜出血的辅助疗法，特别对于牙科手术过程中的出血更是一种很有价值的辅助疗法。氨甲环酸的常规成人口服剂量为一天四次，每次 1g。成人 EACA 可给药 4～5g 负荷量，随后改为 1g/h 静脉输注。EACA 另一种给药方法为根据患者出血的严重程度，每隔 4～6 小时口服给药 4g，持续 2～8 天。若患者存在血尿，则不宜使用抗纤溶疗法，因为抗纤溶制剂可能会阻止血块溶解，从而阻塞输尿管。

纤维蛋白胶

纤维蛋白胶，又称纤维组织黏合剂，可用作血友病患者因子Ⅷ的辅助疗法[55]。简单地说，纤维蛋白胶含有纤维蛋白原、凝血酶和因子ⅩⅢ。一些商品化产品中也加入纤溶抑制剂。纤维蛋白原与ⅩⅢ因子混合物涂抹于受损部位，并与含有钙离子的人凝血酶溶液形成凝块。结果，纤维蛋白凝块交联并固定于相应组织上。对于接受牙科手术的患者，先使用因子Ⅷ制剂，拔牙结束后在其牙槽内喷涂纤维蛋白胶，止血非常有效。纤维蛋白胶也可用于整形外科术或包皮环切术后的因子Ⅷ辅助疗法。在巨大假瘤移除术后，将纤维蛋白胶喷涂于手术创伤的表面将对有效控制出血具有重大的意义。一些血友病中心将冷沉淀作为纤维蛋白和因子ⅩⅢ的来源，自行研制纤维蛋白胶。

轻度或中度出血治疗

表面的切伤或擦伤有时可以通过局部压迫伤口控制出血，尽管血液缓慢渗出可能会间歇性地持续几个小时。局部凝血酶在此类出血中价值不大。一般来说，烧灼治疗应该避免，因为烧灼区域脱落时可能会引起再次出血。

当需要对鼻出血进行替代疗法时，因子Ⅷ水平应该至正常人的 30%～50%。对于血尿的治疗，患者应在指导下饮用大量的液体。若为单纯轻度的无痛性血尿，除非血尿持续出现，否则可能不需要进行因子Ⅷ替代治疗。明显的或迁延性血尿需要进行因子Ⅷ替代治疗。可能是由于尿液中含有丰富的尿激酶能快速溶解凝块，这类患者所需的因子Ⅷ水平为正常人的 50% 或更高。

需要进行内镜检查的血友病患者在检查前应先使用因子Ⅷ进行治疗，使因子Ⅷ水平至少上升至 0.5U/ml。若内镜检查不复杂，则可能只需一次给药即可。若需要进行活检，或在内镜检查后发生严重的磨损或穿孔，则因子Ⅷ替代治疗需持续进行直至损伤部位完全愈合。对于逐渐扩大的软组织血肿，因子Ⅷ治疗应立即开展并持续直至血肿开始消退。通过有效的治疗，患者通常可以迅速地减轻疼痛。对于急性关节内出血的治疗，及时输注因子Ⅷ可减少关节广泛的退行变性、畸形和肌肉萎缩的发生。通常建议伴有慢性滑膜炎和"靶"关节出血的患者在6~8周内每天输注因子Ⅷ使其水平升高至正常人的100%（二级预防）。

非手术性出血的治疗

血友病A患者的任何出血都可能变得很严重,但是以下的出血情况很常见且通常会有生命威胁:咽后出血、腹膜后出血、中枢神经系统出血（无论是硬膜下出血、蛛网膜下出血还是脑实质出血）[56]。

对于咽喉出血治疗,特别是伴有咽喉压迫感、颈部疼痛、吞咽困难和呼吸困难时,患者应立即输注足量的因子Ⅷ使其达到正常水平（1.0U/ml）。接近于正常的因子Ⅷ水平需要维持至出血停止,血肿开始消退。腹膜后出血需要早期治疗,疗程至少持续7~10天,否则可能会再次发生出血。

一旦出现颅内出血的征兆或有头部损伤后,患者就应立即输注足量的因子Ⅷ使其水平上升至正常。有头部损伤病史的患者,即使无症状,也应注射一个剂量的因子Ⅷ作为预防措施,且该次输注应在诊断性过程如做CT扫描之前完成。颅内出血的治疗应至少持续7~10天,循环血液因子Ⅷ水平在此期间应保持在正常水平。长期的二级预防对颅内出血特别是对于艾滋病患者来说十分重要,他们似乎有更高的出血复发率。根据血肿所在部位,可以清除硬脑膜下血肿或利用手术摘除脑实质的血肿。尽管给予了强有力的替代疗法,但是中枢神经系统出血导致的死亡率依旧很高。

术中因子Ⅷ替代疗法

对于重大外科手术来说,在术前就应将患者因子Ⅷ水平上升至正常水平并维持7~10天或一直维持到伤口完全愈合为止。治疗可在术前几小时开始并在术中连续输注因子Ⅷ,或每隔8~12小时负荷剂量给药注射。术后,因子Ⅷ水平在一天内至少监测1~2次,确保因子Ⅷ维持在足量水平。由于因子Ⅷ在手术中可能会被消耗,因此在术中应该监测因子Ⅷ的水平,所需的因子Ⅷ剂量可能比正常所需还多。骨和关节手术可能长时间需要因子Ⅷ保护。对于关节功能丧失且伴有疼痛的患者可能需要进行膝关节、髋关节、踝关节或肘关节的置换术,术后可能需要几周的替代疗法[57]。

家庭治疗

1977年,家庭治疗引入美国。家庭治疗使用可获得的因子Ⅷ浓缩剂,是各类血友病治疗的一个重大进步[58,59]。目前主要是使用常规预防性治疗方案在家中对患者进行治疗。6岁及6岁以上的患者可以尝试自行注射正确剂量的因子Ⅷ。对患者或其家人进行家庭疗法的培训最好在当地综合性血友病诊断和治疗中心或其附属机构进行。患者应该具备充足的因子Ⅷ浓缩剂以及静脉注射所需的随身用具。家庭治疗使关节出血和血肿的及时治疗变成可能,大大改善了血友病相关的发病率和死亡率。此外,血友病A患者的生活质量也得以大大提升[59,60]。

预防性疗法

稳定安全的因子Ⅷ浓缩剂的出现使重度血友病A患者进行预防治疗变得可行。这种疗法现已成为所有重度血友病患者的一种治疗选择（但遗憾的是,这种疗法不能应用于所有患者,也并非所有患者都能负担起这种治疗）。一周三次或隔天按每千克体重输注25~40U因子Ⅷ可大大降低血友病关节病的发生率以及其他由于出血产生的长期影响[60~62]。一期预防通常在患儿2岁之前或发生首次关节出血后开始,此时患儿通常处于学步阶段。有时,一些患儿需要安装中央静脉导管,但此举常伴有感染和血栓的风险[63]。二期预防开始于关节出血后,可在短时间内维持一段时间或用于治疗靶关节。按需治疗所使用的因子Ⅷ浓缩剂的剂量远高于预防治疗。分析预防性疗法的经济影响,将其效益和昂贵的因子Ⅷ浓缩剂做权衡之后可发现,预防性疗法的临床效益是可以得到保证的,患者的临床症状和生活质量都有了明显的改进[62,64]。

进程和预后

自20世纪60年代出现因子Ⅷ浓缩剂之后,血友病患者出血的发病率和死亡率明显下降,至20世纪70年代末期,血友病患者的寿命开始达到正常人水平。然而,替代疗法也出现了一些重大的并发症。1985年之前,最常见及最严重的并发症是由于乙型肝炎和丙型肝炎引起的慢性肝病,大约至1987年开始出现HIV感染[65]。因子Ⅷ浓缩剂原料血浆来源于数千名献血者,产品极易发生血源病毒污染。随着1985年加热法和SD病毒灭活措施的问世,病毒对上述临床所需血制品的污染已完全清除。但是,艾滋病成为晚年血友病的主要死亡原因[65]。因输血相关的乙肝或丙肝引起的血友病A慢性肝病可能会由于HIV感染或使用肝细胞毒性相关的抗病毒药物而加速恶化[66]。幸运的是,1985年后,预防性治疗的血友病患者可以拥有几乎和正常人相等的寿命,且无发肝炎、艾滋和其他目前认为通过血液传播的病毒性疾病的风险。然而,抗因子Ⅷ抗体的产生已经并将继续成为替代疗法中出现的更为严重的并发症。

因子Ⅷ抑制物

除了因子Ⅷ输注引起的病毒感染,血友病A替代治疗的主要并发症是产生特异性抑制物,可以中和输入的因子Ⅷ[67]。重度血友病A患者产生抗因子Ⅷ抑制物的发生率为3.6%~27%不等。在白种人群中,因子Ⅷ抑制物的发生率为13%,在黑种人群和西班牙人群中,其发生率分别为27%和25%[68]。相对于携带小缺失/插入突变或错义突变的患者,携带大片段缺失突变或无义突变的患者更易产生抑制物。先前未接受任何治疗的患者在接受血浆来源或通过重组技术制得的高度纯化的因子Ⅷ后,对其体内抑制物进行频繁检测,结果发现有频繁短暂的抗因子Ⅷ抑制物的出现,这些抑制物中有些滴度很低,且不需要将同种产品的治疗进行中止。尽管争论依旧,但有些人认为应用高度纯化的产品所带来的抑制物风险没有比早期研究报道的用含有VWF的中等纯度产品的风险更高[69~74]。而一些医生则相信,由于VWF是一种免疫调节剂,因此含有VWF的产品比高度纯化的产品更不易产生抑制物。在欧洲,抑制物的突然出现似乎与血浆来源的中纯因子Ⅷ浓缩剂的新抗原性相关。所幸的是,只要产品停止使用,受影响的患者其体内的抑制物就会消失[75]。

表123-4列出了关系到抑制物产生的几大因素。抑制物最常出现于重型血友病患者,其次是早期接受因子Ⅷ治疗的患者。很多患者的因子Ⅷ基因都有明显的基因重排或是内含子22发生倒位。

表 123-4 血友病 A 患者产生抗-因子Ⅷ抗体的风险因素

疾病的严重程度:80% 抑制剂阳性的血友病患者,因子Ⅷ活性<1%

早期接触因子Ⅷ浓缩剂:绝大多数高滴度抑制剂是在接触因子Ⅷ不到 90 天后产生的

遗传因素

1. 有产生抑制剂的家族史

2. 种族背景:黑种人群>西班牙人群>白种人群

3. 分子缺陷:内含子 22 倒置互换、基因缺失及无义点突变导致患者无因子Ⅷ抗原

因子Ⅷ制剂纯化方法

摘自 Roberts HR: Inhibitors and their management, in *Hemophilia & Other Bleeding Disorders*, edited by Rizza, G Lowe, p371. WB Saunders, New York, 1997

因子Ⅷ抑制物是一种抗体,绝大多数为免疫球蛋白(Ig)-G 型,最常见的是 IgG4 亚型[67]。抑制物通常作用于因子Ⅷ基因的 A2 区和 C 区,干扰因子Ⅷ与其他止血成分的相互作用[67,76]。

因子Ⅷ抑制物的早期诊断非常重要。当患者对于传统的因子Ⅷ剂量没有反应时,可以从临床角度怀疑抑制物的存在,但仍需要实验室诊断加以确认。因子Ⅷ抑制物为时间和温度依赖性。体内无抑制物的患者,其血浆 APTT 延长可以通过与正常血浆 1:1 混合后纠正,即使在 37℃ 中孵育 1~2 小时后也无例外。相反,若患者体内存在抑制物,将其血浆与正常血浆 1:1 混合并在 37℃ 中孵育 1~2 小时后,APTT 值仍会显著延长。确诊试验如下所述:病人血浆在适当的稀释后,加入正常血浆,可特异性中和因子Ⅷ而非其他影响 APTT 的凝血因子(如因子Ⅸ、FⅪ、因子Ⅻ、激肽释放酶原以及高分子量激肽原)。该抑制物为因子Ⅷ特异性抑制物,必须使其与其他凝血因子的抑制物相区分,如狼疮抗凝物以及非特异性抑制物。抑制物的检测和定量最常用的方法为 Bethesda 检测法[77]。在抑制物阳性的情况下,患者血浆以不同比例稀释,与正常血浆进行等量混合并在 37℃ 中孵育 1~2 小时后,混合物中因子Ⅷ活性会成倍下降。Bethesda 检测法的改良法称为 Nijmegen 检测法,在此检测法中,用缓冲液替代缺乏因子Ⅷ血浆,更适用于检测低浓度抑制物[78]。

现有几种方式可用于因子Ⅷ抑制物的治疗(表 123-5)。使用这些治疗方法前应该了解存在抑制物的患者是"高"反应者还是"低"反应者,出血所需何种强度的治疗[67]。

高反应患者 大约有 60% 体内含抑制物的患者为高反应者。高反应者即为体内抑制物滴度的最低值大于 5BU 的患者

或者初始滴度小于 5BU,但在注射因子Ⅷ后滴度上升超过 5BU 的患者。因此,高反应者若长期未接受因子Ⅷ治疗,可能会有持续高水平的抑制物存在;或者他们原先的抑制物水平低于检测下限,但注射因子Ⅷ后立即出现反应。

对于初始抑制物滴度低于 5BU 的高反应者,一旦出现严重的出血,可以用人因子Ⅷ浓缩剂进行治疗(表 123-5)。当初始滴度很低时,可以注射大剂量的充足因子Ⅷ来中和抑制物,同时达到止血所需的因子Ⅷ水平。尽管也可以使用因子Ⅷ抑制物的旁路制剂(见下文),但是它们并不能像因子Ⅷ那样达到止血效果,且它们的效果也不能用特定的实验室检测来全面监测。如果要使用人因子Ⅷ浓缩剂,可能先要使用 10 000~15 000U 负荷量,随后根据因子Ⅷ水平,每小时输注最高 1000U 的因子Ⅷ。患者大约在输注因子Ⅷ5 天后会有记忆应答。

对于初始抑制物滴度小于 5BU 且有轻微出血的高反应者,可选用因子Ⅷ抑制物旁路制剂。每隔 2~3 小时按每千克体重 90~120μg 或更高的剂量使用重组Ⅶa 对绝大多数出血既安全又有效[79]。给药的频率取决于重组Ⅶa 血浆中的半衰期,大约 2~3 小时。已用体外技术对重组Ⅶa 的作用机制进行研究,提出的假设为:通过组织因子/Ⅶa 途径启动凝血途径之后,建议剂量的Ⅶa 即使在组织因子活性缺乏的情况下也能激活活化血小板表面的因子Ⅹ[80]。Ⅹa 随后与Ⅴa 结合,将凝血酶原转化成凝血酶。由于活化的血小板位于血管受损部位,因此通过Ⅶa 产生的凝血酶也同样位于出血部位。这个过程可能可以说明Ⅶa 之所以安全的原因[80]。因子Ⅷ抑制物旁路活性剂(FEIBA)是血浆来源的制剂,已经成功治疗了很多出血状况,既安全又有效[81],其推荐使用剂量为每 8~12 小时 50~100U/kg 体重(一天不超过 200U/kg 体重)。

初始抑制物滴度大于 5BU 的高反应患者即使对高剂量的因子Ⅷ也通常没有反应性。因此,应该使用重组活化因子Ⅶ或者 FEIBA[81]。若这些制剂无法获得,可以考虑使用非活化的凝血酶原复合物浓缩剂或血浆置换治疗。

低反应患者 低反应患者为即使受到因子Ⅷ刺激,抑制物滴度依旧小于 5BU 的患者。对于严重出血,可以使用如上建议的大剂量人因子Ⅷ。对于轻微出血,则建议使用重组Ⅶa 或 FEIBA,因为有些低反应患者在受到反复的因子Ⅷ刺激后可能会转变成高反应患者。

非活化的或者活化的凝血酶原复合物浓缩剂中含有不同含量的活化因子,包括Ⅶa、Ⅸa 和Ⅹa。活化产品中的活化因子浓度高于未活化产品中活化因子的浓度。FEIBA 中含有大量凝血酶原和Ⅹa 复合物,可以与膜表面结合,在因子Ⅷ或因子Ⅸ缺乏的情况下促进凝血酶的产生[80,81]。

表 123-5 血友病 A 患者抑制物治疗

病人类型	初始滴度	轻度出血*	严重出血*
高反应者	<5BU	重组Ⅶa;FEIBA;	人因子Ⅷ†;重组Ⅶa;FEIBA
高反应者	>5BU	重组Ⅶa;FEIBA;	重组Ⅶa;FEIBA;血浆置换
低反应者	<5BU	重组Ⅶa;FEIBA;	高剂量人因子Ⅷ;重组Ⅶa;FEIBA

BU,Bethesda 单位,FEIBA:因子Ⅷ抑制剂旁路活性。

* 表格中列出治疗轻度出血和严重出血的制剂选择。有些临床医生会选择列表中的第一种制剂作为首选,但是不同的医生会有不同的选择。

† 虽然高反应者会产生记忆反应,但是高剂量的因子Ⅷ可抑制初始低剂量的抑制物。

数据来源于 Hoffman M,Dargaud Y:Mechanisms and monitoring of bypassing agent therapy. *J Thromb Haemost* 10(8):1478~1485,2012

抑制物患者的手术　既然关节替代已成为可能,那么有关体内含有抑制物的血友病 A 和血友病 B 患者能否进行重大手术的问题也相继被提出[82]。在使用Ⅶa 的情况下,体内含有抑制物的患者已能成功进行膝关节、踝关节、髋关节及肘关节置换手术。患者通常先输注负荷剂量的Ⅶa,随后间隔一定时间使用Ⅶa,同时使用纤维蛋白密封剂以及抗纤溶疗法,直至伤口完全愈合。FEIBA 也成功地应用于体内含有抑制物的患者所进行的手术中[83]。

免疫耐受　抑制物治疗的终极目标是去除体内抗体。在血浆置换中利用亲和柱吸附抗体进行血浆层析,以及静脉注射丙种球蛋白均可应用于抑制物阳性患者。Malmö 方案几乎结合了所有上述的这些方法,包括用琼脂糖凝胶柱吸附抗体、注射环磷酰胺、每天注射因子Ⅷ以及静脉注射丙种球蛋白[84]。

消除抑制物最有希望的方法是使用免疫耐受法。该方法的基本原理就是频繁注射因子Ⅷ(每天一次/每周三次),直到抑制物的水平无法被检测到[85]。低剂量和高剂量的方案都已有描述(表 123-6)。其在高抑制物患者中的成功案例已有报道,还包括早年检测出抑制物患者、免疫耐受诱导治疗(immune tolerance induction,ITI)开始前抑制物滴度低于 10BU 患者、抑制物滴度的历史峰值低于 200BU 患者、在明确诊断至开始 ITI 期间年龄小于 5 岁的患者及携带小缺失/插入或是错义突变的患者。在诱导免疫耐受过程中可以使用因子Ⅷ抑制物旁路制剂处理紧急出血状况。

表 123-6　血友病 A 抑制剂患者耐受方案举例		
免疫耐受方案	**剂量**	**抑制物转阴所需时间**
高剂量法	200U/kg 因子Ⅷ,每天一次	4.6 个月
低剂量法	50U/kg 因子Ⅷ,每周三次	9.2 个月

数据来源于 DiMichele DM;Immune tolerance in haemophilia;The long journey to the fork in the road. *Heamophilia* 159(2);123a;Immune

治疗因子Ⅷ抑制物的其他方法包括使用免疫抑制药物,如环胞霉素和利妥昔单抗[85~87]。然而这些药物尽管有时很有效,但是似乎对由于产生因子Ⅷ自身抗体而导致获得性血友病 A 患者更为有效。

传染性并发症

肝炎　在 1985 年前,几乎所有多次接受输血治疗的血友病患者都会感染一种或多种病毒,引起肝炎。尽管很多感染者没有急性症状出现,但是至少有 50% 发展为慢性迁延性或慢性活动性肝炎,最终导致肝硬化。丙肝病毒和乙肝病毒是最常见的与慢性肝病相关的病毒。1985 年前接受过浓缩剂治疗的许多成年血友病患者都会有抗乙肝表面抗原的抗体和抗丙肝抗体。当存在 HIV 感染时,丙肝病毒感染的进程会加速。目前,使用干扰素和利巴韦林进行抗病毒治疗可以降低病毒量,提高患者的生存率。但使用丝氨酸蛋白酶抑制剂和核酸酶抑制剂依旧维持病毒高效的反应性[88],因此所有血友病患者都应该注射疫苗,防止甲肝和乙肝的发生。

人类免疫缺陷病毒　在 1985 年之前接受治疗的许多年长的重度血友病患者体内会有 HIV 抗体,预示着有该病毒的感染。在轻度血友病患者中,HIV 抗体的发生率相对较低。上述情况与使用未经病毒灭活因子Ⅷ浓缩剂相关。一项研究表明,在 1979~1985 年之间,只使用冷沉淀治疗的患者中有 14% 感染 HIV,而使用因子Ⅷ浓缩剂治疗的患者有 88% 感染 HIV[89]。自 1985 年以来,献血人员的筛查和制备因子Ⅷ浓缩剂新技术的应用消除了 HIV 传播的风险。

新因子Ⅷ制剂传播病毒性疾病的风险　所有市售的因子Ⅷ浓缩剂,无论是血浆来源的还是重组产品,都可认为是有效安全的且无传染现知的病毒性疾病的风险。然而,有时会有例外发生。例如,SD 法不能灭活非脂包膜病毒,包括甲肝病毒和细小病毒,导致患者在输注有些经 SD 法灭活产品后发生甲肝暴发。这些病毒性疾病的暴发通常与生产过程中的失误故障相关。

朊病毒　朊病毒是一种传染性颗粒,由蛋白质物质组成,缺乏一个核酸基因组[90]。它们被认为是正常蛋白的变异体,伴有构象改变。朊病毒的"传染"本质可能在于它们能够结合其他蛋白,诱导这些蛋白发生相似的构象改变,从而产生新的"传染性"颗粒。朊病毒是造成几种神经组织退化性疾病的主要原因,包括人患克雅病、羊瘙痒症以及母牛的海绵状脑病。朊病毒几乎对现如今所有的病毒灭活技术耐受。现已提出用含碘的柱色谱将朊病毒去除[91]。尽管朊病毒通常通过摄入被感染的神经组织进行传播,但是若母牛感染了一种朊病毒,患上牛海绵状脑组织病,那么人在食用了以此为原料的牛排后也会患上新变异的克雅病。据报道,这种类型的克雅病主要发生于英国和其他欧洲国家,且与牛疾病相关[92]。例如,在新变异的克雅病患者的扁桃体组织中发现朊病毒,这就引起了大家的关注,即这种类型的朊病毒是否可能会通过血液制品进行传播[93]。由于目前缺乏有关血友病患者感染朊病毒的确凿数据,因此应继续保持警惕。

● 血友病 B（因子Ⅸ缺乏症,Christmas 因子缺乏症）

病因学和发病机制

每出生 25 000~30 000 个男婴中有一名为血友病 B 的患者。同血友病 A 一样,血友病 B 发生于世界各个民族,且无地域差异。

因子Ⅸ是维生素 K 依赖的单链糖蛋白,由 415 个氨基酸构成。它被Ⅶa-组织因子复合物或Ⅺa 因子激活,形成Ⅸa(参见第 113 章)。一旦被激活,Ⅸa 在Ⅷa、磷脂(活化血小板)和钙离子的存在下,激活因子 X。Ⅷa 是活化因子Ⅸ的必要辅因子。因此,无论缺乏因子Ⅷ还是因子Ⅸ,都会导致相似的血小板表面激活因子 X 活性缺乏。Xa 在 Va、活化血小板和钙离子的存在下将凝血酶原转换成凝血酶。血友病 B 是由于因子Ⅸ的缺乏或功能障碍而引起的。血友病 B 的临床严重程度与因子Ⅸ功能性活性大致相关。

遗传学和分子生物学

因子Ⅸ基因位于 X 染色体的长臂上。它的长度约为 33kb,比因子Ⅷ基因小很多[94]。由于因子Ⅸ基因较为简单,因此对其的研究较因子Ⅷ更为深入。图 123-11 是因子Ⅸ基因和蛋

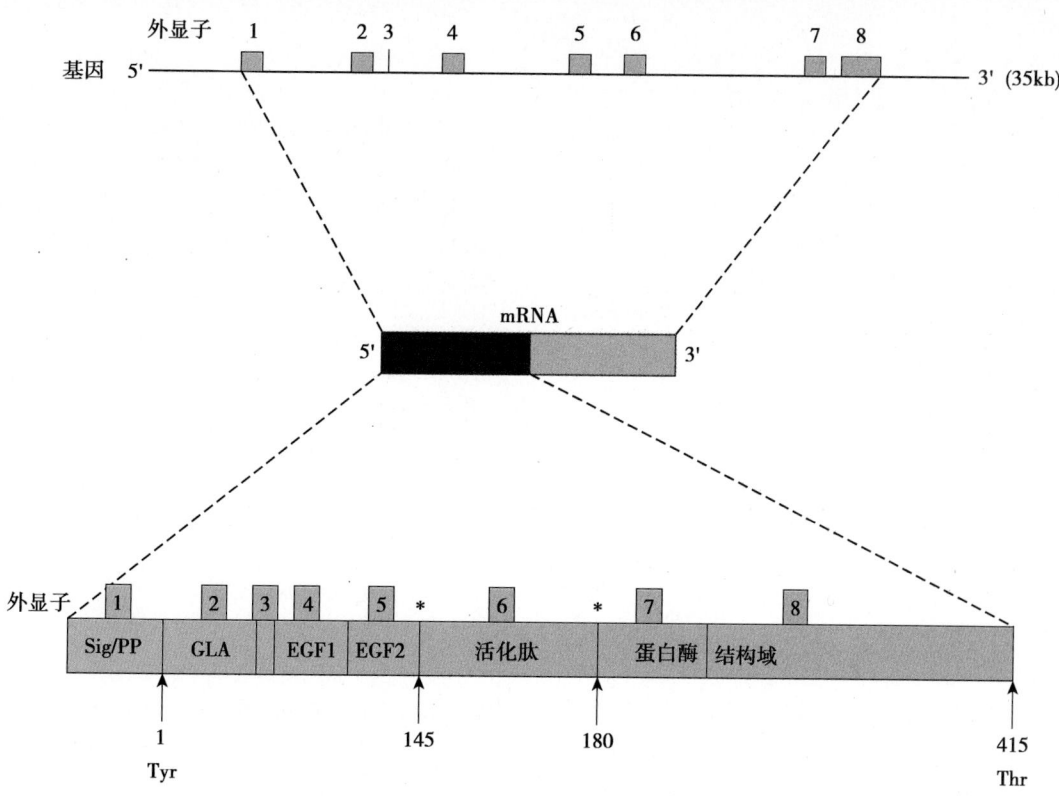

图 123-11　图为因子 IX 基因、mRNA 和蛋白质示意图。黄褐色的盒子表示外显子。浅色的 3' 部分没有被翻译。蛋白质图展现了编码各部分蛋白的结构域和外显子。XIa 或 VIIa-组织因子复合物的酶切位点由星号标记

白产物的示意图。蛋白质由一条信号肽组成，使蛋白质从肝细胞分泌到血液循环中。前肽对于氨基末端的 12 个谷氨酸残基通过细胞内维生素 K 依赖羧化酶进行翻译后修饰而言十分必要。在成熟蛋白进入外周血之前，前肽与其相分离。因子 IX 的氨基末端含有 12 个 γ-羧基谷氨酸残基，后者是钙离子依赖性脂质结合所必需的。活化的肽链被 VIIa/ 组织因子或者 XIa 从酶原形式的因子 IX 上分离下来，形成双链的活化酶，即因子 IXαβ。催化中心（组氨酸 221，天冬氨酸 229，丝氨酸 365）位于重链上（参见第 113 章）[94]。

据因子 IX 基因数据库报道，目前因子 IX 基因已有超过 1000 种不同的突变和缺失，包括超过 900 种的明显氨基酸置换和大量完整基因片段的缺失[95,96]。超过 30% 的因子 IX 基因突变发生在 CpG 二核苷酸区。这些突变常常涉及重要的精氨酸残基，导致分子的功能障碍[96~99]。据报道，许多突变来源于多个家族，其中有些源于相同的"祖先"[100]。正如 X 染色体连锁隐性疾病的遗传学理论预测的那样，大约有三分之一的突变是导致血友病 B 的新突变。

因子 IX 基因调节区域突变已经明了。最有意思的突变发生在 5' 端的启动子区域，导致血友病 B 的 Leyden 表型[101]。该疾病的特点为在刚出生或在儿童的早期阶段，患者体内的因子 IX 抗原和活性水平均相当得低；青春期，可能由于年龄相关稳定元件/年龄相关增强元件介导基因调控机制，因子 IX 的水平逐渐上升至正常的 60% 或是更高[102]。因子 IX 基因在启动子区域的几种不同突变干扰了转录因子的结合，导致因子 IX 基因的转录下降[101,103]。青春期时的激素改变显然可以克服转录缺陷，并维持充足止血水平的因子 IX。

血友病 B 的遗传与血友病 A 相似。所有血友病男性患者的女儿都将成为携带者，但是儿子均正常。女性携带者因子 IX 的水平可能在正常人的 10% ~ 100% 之间，但是平均水平大约在正常人的 50%。血友病 B 携带者通常无临床症状，除非在 X 染色体极度失活、X 嵌合体、Turner 综合征或女性睾丸化的情况下才有临床症状[104]。当因子 IX 活性水平低于正常的 25% 时，特别是在创伤或手术之后，可能会发生异常出血。

携带者检测和产前诊断

可通过直接测序对 FIX 进行基因型分析。在怀孕后的 8 ~ 10 周通过绒毛膜取样获得 DNA 完成产前检查[105]。这个过程也可以通过羊膜腔穿刺术获取胎儿细胞进行，且比检测胎儿血样中的因子 IX 抗原或活性更为准确。大片段缺失在重型血友病 B 患者中相对少见，但其存在通常与抑制物产生的高风险相关。

临床特征

尽管人们认为，血友病 B 患者从整体人群上来说比重度血友病 A 患者少，且严重的并发症也比他们少（见前文"血友病 A"下"临床特征"），但是血友病 B 患者的出血在临床上仍然很难与血友病 A 相区别[9]。若患者没有得到充分的治疗，就会引起反复的关节内出血，导致慢性破坏性血友病关节病。血肿形成后可能会侵蚀进入周边组织。血尿、黏膜出血以及其他出血表现都在血友病 A 中有所描述。患者所面临的身体、心理、职业和社会等方面的问题也与血友病 A 所相似。血友病 B 的分类基于临床严重程度，并大致与因子 IX 凝血活性水平相关。重型患者的因子 IX 水平通常低于正常的 1%，中型患者的因子 IX 水平在正常的 1% ~5% 之间，轻型患者的因子 IX 水平在正常的

5% ~40% 之间。

相比血友病 A 患者,血友病 B 患者产生因子Ⅸ抑制物的发生率相对较低,在轻型患者中更为少见。只有大约 3% 的重型患者会产生抑制物。

实验室特征

用于诊断血友病 A 的筛查试验也可同样用于血友病 B 的诊断。在绝大多数情况下,血友病 B 患者的 PT 正常,APTT 延长。然而,需要因子Ⅸ凝血活性的特异性检测来明确诊断。最常用的检测方法是基于 APTT 的一期凝血法。检测因子Ⅸ的抗原水平对疾病的进一步分型有重大意义。

鉴别诊断

血友病 B 必须与血友病 A 相鉴别。两种均为 X 连锁隐性遗传性疾病,且都具有相同的出血和临床表现。唯一能将血友病 B 同血友病 A 相区分的方法为特异性检测患者血浆中的因子Ⅷ和因子Ⅸ。

遗传性或获得性其他维生素 K 依赖性因子缺陷、肝病以及过量使用华法林都应与血友病 B 相鉴别。在这些情况下,除因子Ⅸ以外,其他所有维生素 K 依赖性因子的含量都将下降,包括凝血酶原、因子Ⅶ和因子 X。非血友病患者体内也可出现针对因子Ⅸ的获得性抗体,但非常少见。

治疗

因子Ⅸ替代疗法

血友病 B 的基础治疗是因子Ⅸ替代治疗。现有几种产品可供使用(表 123-7)。以前含因子Ⅸ的产品通常指的是如凝血酶原复合物浓缩剂之类的制剂。这些产品由数千人血浆混合制备而成,不仅含有因子Ⅸ,而且还含有凝血酶原、因子Ⅶ、因子 X、蛋白 C 和蛋白 S。此外,这些产品可能含有少量的活化因子,如Ⅶa、Ⅸa 和 X a。部分产品可能与血栓栓塞相关,推测是活化成分污染所致。据报道,一些患者在输注了大剂量的凝血酶原复合物浓缩剂后发生深部静脉血栓或弥散性血管内凝血。但是,使用目前的高纯的因子Ⅸ制剂发生这些并发症的频率要比使用以往的制剂低。尽管价格要比高纯的因子Ⅸ制剂便宜很多,凝血酶原复合物浓缩剂不再是血友病 B 替代疗法的最佳选择。当使用凝血酶原复合物浓缩剂进行替代治疗时,因子Ⅸ水平不宜超过正常人的 50%,从而将产生血栓的风险最小化。因子Ⅸ缺乏的患者若肝功能障碍,使用这些药物可能会有危险。原因是制剂中的活化因子无法及时、有效地被受损的肝细胞清除,从而可能诱导血栓的形成。

表 123-7 列举了高纯的因子Ⅸ产品。一些产品为血浆来源,三种产品是通过重组 DNA 技术制备而得。尽管所有的因子Ⅸ浓缩剂都被认为是安全、有效的,但是重组产品依旧需要经过最终的病毒灭活步骤。此外,重组产品在制备的过程中不涉及人清蛋白或牛血清。因此,即使理论上存在传播风险的朊病毒类疾病在此制备过程中也将避免。尽管重组产品的主要缺点在于因子Ⅸ的血管内回收率比人血浆来源的高纯的因子Ⅸ要低,但是一些临床医生依旧将它作为一种很好的制剂[106]。重组因子Ⅸ产品被认为不会引起血栓的形成。近期,一些新型因子Ⅸ产品已获得批准,还有一些正在进行临床实验或研发。

表 123-7   目前的市售因子Ⅸ产品*

	来源	病毒灭活
中等纯度(凝血酶原复合物浓缩剂)		
Profilnin SD	血浆	SD
Bebulin VH	血浆	蒸汽加热
高纯度		
Mononine	血浆	超滤、化学
AlphaNine	血浆	SD;病毒过滤
重组		
BeneFⅨ	CHO 细胞	SD;纳米滤法
Rixubis	CHO 细胞	SD;纳米滤法
Alprolix†	HEK 细胞	纳米滤法;层析法

CHO,中国仓鼠卵巢;HEK,人类胚胎肾
* 在欧洲还有其他因子Ⅸ浓缩制剂
† 延长半衰期的因子Ⅸ产品

其中一些产品具有较长的半衰期(表 123-7)[107]。很多不同的技术已应用于因子Ⅸ用于延长其半衰期,包括 Fc 融合、重组白蛋白融合以及聚乙二醇化。因此,在不久的将来,市场上的因子Ⅸ制剂的数量将会上升。

因子Ⅸ的使用剂量

因为血管内因子Ⅸ的回收率大约只有 50%,重组产品的回收率更低,故所有因子Ⅸ产品的剂量计算方法与血友病 A 所使用的计算方法不同。此项发现的原因尚不明确,但由于因子Ⅸ可与血管壁上的Ⅳ型胶原结合,因此因子Ⅸ的吸附可能可以解释其低回收率的原因[108]。因子Ⅸ的剂量估算方法如下:每千克体重输注 1U 的因子Ⅸ可以使外周血因子Ⅸ水平上升正常人的 1% 或者 0.01U/ml,那么根据这个假设可以估计因子Ⅸ的剂量[109]。因此,为了使重型血友病 B 患者因子Ⅸ水平达到正常人的 100%(仅限高纯的因子Ⅸ),必须按每千克体重 100U 因子Ⅸ的负荷剂量注射给药,随后每 12 ~ 18 小时按此一半的剂量给药。在负荷剂量输注前后应进行因子Ⅸ检测以调节药物剂量。在负荷剂量注射后,住院患者也可以接受因子Ⅸ的持续输注。因子Ⅸ每小时的输注剂量可以根据因子Ⅸ的半衰期(12 ~ 18 小时)进行估算。因此,一个体重为 60kg 的成年人在接受 6000U 高纯的因子Ⅸ后,因子Ⅸ的水平应大约上升至正常的 100%。在接下来的 12 ~ 18 小时,因子Ⅸ的水平将下降约 50%。因此,在此期间,患者需要约 3000U 的因子Ⅸ或每小时输注 250U 的因子Ⅸ[109]。这些计算只是对平均反应的估计,因子Ⅸ给药过程还是需要通过检测因子Ⅸ来监测,以调整剂量。血友病 B 的预防性治疗也可以在特定患者中实施,筛选的方法与血友病 A 患者中所描述的一致。因子Ⅸ的预防性剂量为 25 ~40U/kg 体重,每周两次或每 7 ~ 10 天输注 50 ~ 100U/kg 体重的长半衰期产品。

尽管目前市售的因子Ⅸ制剂没有 HIV、乙肝病毒和丙肝病毒传染的风险,但是在 1985 年前接受治疗的患者可能已经感染了这些疾病。

进程和预后

除非获得适当的治疗,否则重度血友病 B 也会像血友病 A

一样出现复发性出血的并发症。因此，在未获得适当治疗的患者中，关节内出血和慢性血友病关节病很常见。在 1985 年前接受治疗的患者中，除了关节畸形之外，慢性活动性肝炎也很常见。目前大约有 50% 年长的重型血友病患者 HIV 阳性。1985 年后，由于 HIV 检测的出现，接受治疗的患者不易接触到 HIV。

重度血友病 B 患者可能会产生抗因子 IX 的抑制性抗体，使治疗变得更为困难[110,111]。因子 IX 抑制物发生率在重度血友病 B 患者中约 3%，抗体通常限于 IgG4 亚型和 κ 轻链的免疫球蛋白成分[111]。通过将正常血浆与患者血浆混合后 APTT 延长的方法可以检测出绝大多数的抑制剂。不同于血友病 A 患者体内的抑制剂，抗因子 IX 的抑制性抗体不依赖时间和温度。因此，通常不需要将混合液在 37℃ 中孵育 2 小时。用于检测因子 VIII 抑制剂的改良 Bethesda 法可以用来定量检测因子 IX 抑制剂。许多抑制物阳性患者所携带的基因突变常导致外周血因子 IX 抗原的缺失，其中最常见的是缺失突变和无义突变。

对含因子 IX 抑制性抗体患者的治疗

当抑制物的滴度小于 5BU/ml 时，可能可以通过使用大剂量高纯的因子 IX 浓缩剂来中和因子 IX 抑制物。然而，当抑制物的滴度大于 5BU/ml 时，急性出血的患者应使用治疗因子 VIII 抑制物相同的旁路制剂（表 123-5）。可以每隔 2~3 小时静脉注射重组 VIIa，剂量为 90~120μg/kg 体重，也可以每个 8~12 小时输注 FEIBA，剂量为 50~100U/kg 体重（一天不超过 200U/kg 体重），或者选择为活化的凝血酶原复合物浓缩剂。

每天输注纯化因子 IX 制剂的血友病 B 患者可以诱导免疫耐受。但是，已有报道称患者会产生如过敏、肾病综合征等严重的副作用[112]。在这些病例，许多患者的年龄低于 12 岁，且由于携带因子 IX 基因大片段丢失，因此为重度血友病 B 患者。肾病综合征可能是短暂的，且可以通过停止因子 IX 替代治疗得以缓解。肾病综合征的发病机制尚属未知。体内含有因子 IX 抗体的血友病 B 患者若在因子 IX 输注后发生过敏反应，则应使用重组 VIIa 进行治疗，因为未活化的凝血酶原复合物和 FEIBA 中都含有因子 IX[112]。

血友病 B 的治愈方法：肝移植和基因治疗

正常肝脏已成功移植至血友病 A 或 B 患者体内，导致血友病状态的治愈[113,114]。终末期慢性病毒性肝炎是困扰无数年长血友病患者的主要问题，肝移植最常用于伴有此种疾病的血友病患者。但是，由于这种方法存在明显的局限性，其本身不能被认为是治疗血友病的选择方案。

另一方面，血友病的基因替代疗法为预防性治疗甚至治愈治疗提供了理想的理论方法。基因治疗已被证实是一个可行的血友病 B 治疗长期选择方案，讨论可见下方。然而，目前由于 FVIII 基因较大，其基因转移面临诸多的挑战，减缓了血友病 A 基因治疗的发展进程，尽管这些局限性正在被解决。

目前有几种方法可将编码因子 VIII 或因子 IX 的缺陷基因引入至遗传性缺陷宿主中（参见第 29 章）。病毒通常作为载体将遗传物质导入至靶细胞中，或作为"特洛伊木马"转染或转导遗传信息[115,116]。在过去的二十年，几种潜在的载体已应用于血友病和其他单基因疾病的临床基因治疗研究中，包括腺病毒、重组腺相关病毒载体（recombinant adeno-associated viral vectors，

rAAVs）和逆转录病毒载体，后者包括基于 HIV-1 的慢病毒载体。由于 rAAVs 对一些天然存在的血清型存在免疫性，且在人群中的发生率高达 40%，因此一定程度上限制了其使用，但目前大多数正在进行的血友病临床试验依然青睐于 rAAVs。尽管担心存在与慢病毒载体相关的致癌基因毒性（也称为插入诱变），但它们确实存在理论优势；具体而言，它们能感染分裂和不分裂的细胞，并在其整合到宿主细胞基因组之后可持续表达。此外，它们避免了载体介导的细胞毒性（如肝转氨酶升高）和 rAAV 相关的免疫反应[117]。

某些载体（如 rAAV）静脉单次注射即可将载体靶向有效地载荷到肝脏。在此之前，对肌肉多次注射进行基因转移也进行了相应的评估，尽管毒性不大，但其不能将因子 IX 水平长期维持在 1% 以上。这些"体内"基因转移操作程序与"离体"基因疗法存在很大差异，其中包括选择特定类型的靶细胞，并将其重新导入至宿主中。用于血友病基因转移的靶细胞包括人成纤维细胞、造血干细胞和血小板。

尽管在过去的 20 多年已有很多早期临床试验，但直到 2011 年才首次报道了在六名血友病 B 患者中成功将因子 IX 水平维持在可预测范围的案例（在正常范围的 1%~6%）。这些患者的出血频率和凝血因子使用率降低了 90%。此项研究由来自 University College London 研究团队和来自位于田纳西州孟菲斯的 St. Jude's Research Hospital 研究团队完成。同时，他们对上述 6 名患者以及后续的 4 位患者进行了长达 3 年的跟踪随访，并更新了相应的研究成果[118]。研究方案包括单次静脉注射自身互补的 rAAV-8；在使用最高载体剂量时，部分患者发生了生化转氨酶升高。此肝细胞毒性是由于宿主的细胞毒素介导的 T 淋巴细胞对转染后表达病毒衣壳抗原的肝细胞免疫应答而产生。但是幸运的是，口服适量的泼尼松龙可持续快速地改善状况。

这一里程碑式的研究促使人们重燃对血友病基因治疗的兴趣，目前几项 I 期研究正在进行。剩下的挑战包括使用更纯的载体制剂（以及更少的空衣壳）和建立规避针对 AAV 自然免疫力的策略[116]。这些优化的最终目的是将这种方法适用于更多的患者，并可使因子 IX 长期高水平表达。

在血友病 A 中使用同样的方法是极为受限的，因为因子 VIII 表达低效，且其本身编码序列即使在 B 结构域缺失的情况下依旧很大。但是，使用 B 结构域密码子缺失的因子 VIII 分子在基因治疗动物模型中获得了令人鼓舞的结果。希望这些临床前数据通过转化医学，最终实现在血友病 A 患者中可有持续的因子 VIII 表达。这些患者中抑制物产生的频率是多少目前尚属未知，有待进一步观察。

● 血友病 A 和血友病 B 相关的特殊问题

血友病 A 和血友病 B 患者有时会遇到一些罕见的问题。在一些摘要型出版物中上有相关讨论[119]。例如，戴自携式水下呼吸器潜水对重度血友病患者来说很危险，应该避免。需要进行眼部激光治疗的患者不需要接受替代治疗，因为这类激光治疗不会产生手术切口。无论是血友病 A 还是血友病 B 的携带者，在分娩或手术时都可能发生出血问题，需要进行替代治疗。携带者的胎儿若患有血友病，在自然分娩困难的情况下，可以要求剖宫产。若胎儿为血友病患者，则在分娩过程中应避免使

用产钳和机械器具。有些血友病患者可能有其他家族性出血性疾病,如血管性血友病(VWD)。

在 HIV 流行中幸存的血友病患者正在衰老,一些与血友病无关的并发症也正在发生,包括高血压,心血管疾病,肾衰竭和血脂异常。因子Ⅷ或Ⅸ的缺陷似乎可以防止血栓形成[120]。但是已有报道称,即使没有接受治疗的血友病患者也可发生心肌梗死[121]。另有报道,深部静脉血栓(DVT)出现在接受替代治疗的血友病 A 或血友病 B 患者中。只要患者接受替代治疗,就可以使用 7～10 天的肝素治疗急性 DVT。在此之后,不推荐使用抗凝药物。自从出现高纯的因子产品Ⅸ,血友病 B 患者发生血栓的现象十分少见。

血友病人群心血管疾病治疗是一项挑战[122,123]。抗血小板治疗的使用对于轻度和中度血友病患者似乎是安全的;但对于重度血友病患者而言,必须使用因子Ⅷ或因子Ⅸ进行预防治疗。使用肝素或维生素 K 拮抗剂进行抗凝时,因子最低水平建议高于 0.25U/L。当急性冠状动脉综合征和心率失常需要进行介入治疗时,应对患者进行足量的因子浓缩剂替代治疗,但因子水平不应高于正常水平的 80%～100%。优先选择桡动脉通路而非股动脉通路,选择裸金属支架优于药物洗脱支架。血友病患者若要进行心脏瓣膜置换术,在可能的情况下,最好使用生物性而非机械性心脏瓣膜。

有心房颤动的血友病患者在可能的情况下应进行心脏复律。若心脏复律不成功,一些医生会建议使用阿司匹林进行治疗。但在选择使用抗凝药物前应综合考虑血友病的严重程度和卒中风险。

翻译:周景艺、戴菁   互审:朱力   校对:王学锋

参考文献

1. Brinkhous KM: A short history of hemophilia, with some comments on the word "hemophilia," in *Handbook of Hemophilia*, edited by KM Brinkhous, HC Hemker, p 3. Elsevier, New York, 1975.
2. Katznelson JL: Hemophilia, with special reference to the Talmud. *Harofe Haivri Heb Med J* 1:165, 1958.
3. Morawitz P: Die Chemie der Blutgerinnung. *Ergeb Physiol* 4:307, 1905.
4. Addis T: The pathogenesis of hereditary haemophilia. *J Pathol Bacteriol* 15:427, 1911.
5. Brinkhous KM: A study of the clotting defect in hemophilia. The delayed formation of thrombin. *Am J Med Sci* 198:509, 1939.
6. Pavlovsky A: Contribution to the pathogenesis of hemophilia. *Blood* 2:185, 1947.
7. Aggeler PM, White SG, Glendenning MB: Plasma thromboplastin component (PTC) deficiency: A new disease resembling hemophilia. *Proc Soc Exp Biol Med* 79:692, 1952.
8. Biggs R, Douglas AS, Macfarlane AG, et al: Christmas disease: A condition previously mistaken for hemophilia. *Br Med J* 2:1378, 1952.
9. Escobar M, Sallah S: Hemophilia A and hemophilia B: Focus on arthropathy and variables affecting bleeding and prophylaxis. *J Thromb Haemost* 11:1449, 2013.
10. Davie EW, Ratnoff OD: Waterfall sequence for intrinsic blood clotting. *Science* 145:1310, 1964.
11. Macfarlane RG: An enzyme cascade in the blood clotting mechanism, and its function as a biological amplifier. *Nature* 202:498, 1964.
12. Broze GR Jr: Tissue factor pathway inhibitor and the revised theory of coagulation. *Annu Rev Med* 46:103, 1995.
13. Fay PJ: Reconstitution of human factor VIII from isolated subunits. *Arch Biochem Biophys* 262:525, 1988.
14. Roberts HR: Contributions to the evolution of knowledge about hereditary hemorrhagic disorders. *Cell Mol Life Sci* 64:517, 2007.
15. Hoffman M, Hargen A, Lewkowski A, et al: Cutaneous wound healing is impaired in hemophilia B. *Blood* 108:3053, 2006.
16. Tuddenham EG: Factor VIII, in *Molecular Basis of Thrombosis and Hemostasis*, edited by KA High, HR Roberts, p 167. Marcel Dekker, New York, 1995.
17. Factor VIII variant database. Available at: http://www.factorviii-db.org
18. Tuddenham EG, Cooper DN, Gitschier J, et al: Haemophilia A: Database of nucleotide substitutions, deletions, insertions and rearrangements of the factor VIII gene. *Nucleic Acids Res* 22:4851, 1996.
19. Antonarakis SE, Rossiter JP, Young M, et al: Factor VIII gene inversions in severe hemophilia A: Results of an international consortium study. *Blood* 86:2206, 1995.
20. Higuchi M, Kazazian HH Jr, Kasch L, et al: Molecular characterization of severe hemophilia A suggests that about half the mutations are not within the coding regions and splice junctions of the factor VIII gene. *Proc Natl Acad Sci U S A* 88:7405, 1991.
21. Gitschier J, Kogan S, Diamond C, Levinson B: Genetic basis of hemophilia A. *Thromb Haemost* 66:37, 1991.
22. Bagnall RD, Waseem N, Green PM, Giannelli F: Recurrent inversion breaking intron 1 of the factor VIII gene is a frequent cause of severe hemophilia A. *Blood* 99:168, 2002.
23. Kazazian HH, Wong C, Youssoufian H, et al: Hemophilia A resulting from de novo insertion of L1 sequences represents a novel mechanism for mutation in man. *Nature* 332:164, 1998.
24. Mori PG, Pasino M, Vadala CR, et al: Haemophilia "A" in a 46Xi(Xq) female. *Br J Haematol* 43:143, 1979.
25. Lakich D, Kazazian HH, Antonarakis SE, Gitschier J: Inversions disrupting the factor VIII gene are a common cause of severe hemophilia A. *Nat Genet* 5:236, 1993.
26. Peake IR, Lillicrap DP, Boulyjenkov V, et al: Report of a joint WHO/WFH meeting on control of haemophilia: Carrier detection and prenatal diagnosis. *Blood Coagul Fibrinolysis* 4:313, 1993.
27. Ljung RC: Prenatal diagnosis of haemophilia. *Haemophilia* 5:84, 1999.
28. Poon MC, Hoar DI, Low S, et al: Hemophilia A carrier detection by restriction fragment length polymorphism analysis and discriminant analysis based on ELISA of factor VIII and vWF. *J Lab Clin Med* 119:751, 1992.
29. Chi C, Lee CA, Shiltagh N, et al: Pregnancy in carriers of hemophilia. *Haemophilia* 14:56, 2008.
30. Brummel-Ziedins KE, Orfeo T, Rosendaal FR, et al: Empirical and theoretical phenotypic discrimination. Phenotypic discrimination models. *J Thromb Haemost* 7(1):181, 2009.
31. Nichols WC, Amano K, Cacheris PM, et al: Moderation of hemophilia A phenotype by the factor V R506Q mutation. *Blood* 88:1183, 1996.
32. Gilbert MS: Musculoskeletal complications of haemophilia: The joint. *Haemophilia* 6:34, 2000.
33. Jansen NA, Rosendaal G, Lafeber FP: Understanding haemophilic arthropathy: An exploration of current issues. *Br J Haematol* 143:632, 2008.
34. Rodriguez Merchan EC: The hemophilic pseudotumour. *Int Orthop* 19:255, 1995.
35. Caviglia H, Candela M, Landro ME, et al: Haemophilia pseudotumours in patients with inhibitors. *Haemophilia* 2015. [Epub ahead of print]
36. Hein M, Martinowitz U: Pseudotumors in patients with hemophilia, in *Textbook of Hemophilia*, 3rd ed, edited by CA Lee, EE Berntorp, WK Hoots, p 233. Wiley Blackwell, Hoboken, NJ, 2014.
37. Zanon E, Iorio A, Rocino A, et al: Intracraneal haemorrhage in the Italian population of haemophilia patients with and without inhibitors. *Heamophilia* 18:39, 2012.
38. Eyster ME, Asaad SM, Gold BD, et al: Upper gastrointestinal bleeding in haemophiliacs: Incidence and relation to use of non-steroidal anti-inflammatory drugs. *Haemophilia* 13:279, 2007.
39. Moser KA, Funk DM: Chromogenic factor VIII activity assay. *Am J Hematol* 89:781, 2014.
40. McGinniss MJ, Kazazian HH Jr, Hoyer LW, et al: Spectrum of mutations in CRM-positive and CRM-reduced hemophilia A. *Genomics* 15:392, 1993.
41. Tully EA, Gaucher C, Jorieux S, et al: Expression of von Willebrand factor "Normandy." An autosomal mutation that mimics haemophilia A. *Proc Natl Acad Sci U S A* 88:6377, 1991.
42. Michiels JJ, Gadisseur A, Vangenegten I, et al: Recessive von Willebrand disease type 2 Normandy: Variable expression of mild hemophilia and VWD type 1. *Acta Haematol* 121:119, 2009.
43. Seligsohn U, Zwang E, Zivelin A: Combined factor V and factor VIII deficiency among non-Ashkenazi Jews. *N Engl J Med* 307:1191, 1982.
44. Ginsberg D: Identifying novel genetic determinants of hemostatic balance. *J Thromb Haemost* 8:1561, 2005.
45. Srivastava A, Brewer AK, Mauser-Bunschoten EP, et al: Guidelines for the management of hemophilia. *Haemophilia* 19:e1, 2013.
46. Santagostino E, Mannucci PM, Gringeri A, et al: Transmission of parvovirus B19 by coagulation factor concentrates exposed to 100 degrees C of heat after lyophilization. *Transfusion* 37:517, 1997.
47. Robertson BH, Alter MJ, Bell BP, et al: Hepatitis A virus sequence detected in clotting factor concentrates associated with disease transmission. *Biologicals* 26:95, 1998.
48. Escobar MA: Treatment on demand—*In vivo* dose finding studies. *Haemophilia* 9:360, 2003.
49. McMillan CW, Webster WP, Roberts HR, Blythe WB: Continuous intravenous infusion of factor VIII in classic hemophilia. *Br J Haematol* 18:659, 1972.
50. Schulman S: Continuous infusion. *Haemophilia* 9:368, 2003.
51. Rodeghiero F, Castaman G, Di Bona E, Ruggeri M: Consistency of responses to repeated DDAVP infusions in patients with von Willebrand's disease and hemophilia A. *Blood* 74:1997, 1989.
52. Mannucci PM, Bettega D, Cattaneo M: Patterns of development of tachyphylaxis in patients with haemophilia and von Willebrand disease after repeated doses of desmopressin (DDAVP). *Br J Haematol* 82:87, 1992.
53. Coppola A, Windyga J, Tufano A, et al: Treatment for preventing bleeding in people with haemophilia or other congenital bleeding disorders undergoing surgery. *Cochrane Database Syst Rev* 2:CD009961, 2015.
54. Ghosh K, Shetty S, Jijina F, Mohanty D: Role of epsilon amino caproic acid in the management of haemophilic patients with inhibitors. *Haemophilia* 10:58, 2004.
55. Martinowitz U, Saltz R: Fibrin sealant. *Curr Opin Hematol* 3:395, 1996.
56. Revel-Vilk S, Golomb MR, Achonu C, et al: Effect of intracranial bleeds on the health and quality of life of boys with hemophilia. *J Pediatr* 144: 490, 2004.
57. Rodriguez-Merchan EC: Orthopaedic surgery in persons with haemophilia. *Thromb Haemost* 89:34, 2003.
58. Rabiner SF, Telfer MC: Home transfusion for patients with hemophilia A. *N Engl J Med* 283:1011, 1977.
59. Teitel JM, Barnard D, Israels S, et al: Home management of haemophilia. *Haemophilia* 10:118, 2004.
60. Manco-Johnson MJ, Riske B, Kasper CK: Advances in care of children with hemophilia. *Semin Thromb Hemost* 29:585, 2003.

61. Nilsson IM, Berntorp E, Lofqvist T, Pettersson H: Twenty-five years' experience of pro-phylactic treatment in severe haemophilia A and B. *J Intern Med* 232:25, 1992.

62. Manco-Johnson MJ, Abshire TC, Shapiro AD et al: Prophylaxis versus episodic treat-ment to prevent joint disease in boys with severe hemophilia. *N Engl J Med* 357:535, 2007.

63. Price VE, Carcao M, Connolly B, et al: A prospective, longitudinal study of central venous catheter-related deep venous thrombosis in boys with hemophilia. *J Thromb Haemost* 2:737, 2004.

64. Globe DR, Curtis RG, Koerper MA: Utilization of care in haemophilia: A resource-based method for cost analysis from the Haemophilia Utilization Group Study (HUGS). *Haemophilia* 10(Suppl 1):63, 2004.

65. Levetow LB, Sox HC, Stoto MA: *HIV and the Blood Supply: An Analysis of Crisis Deci-sion Making, Institute of Medicine*, p 1. National Academy Press, Washington, DC, 1994.

66. Santagostino E, De Filippi F, Rumi MG, et al: Sustained suppression of hepatitis C virus by high doses of interferon and ribavirin in adult hemophilic patients. *Transfusion* 44:790, 2004.

67. Lollar P: Pathogenic antibodies to coagulation factors: I. Factor VIII and factor IX. *J Thromb Haemost* 2:1082, 2004.

68. Iorio A: Epidemiology of inhibitors in hemophilia, in *Textbook of Hemophilia*, 3rd ed, edited by CA Lee, EE Berntorp, WK Hoots, p 53. Wiley Blackwell, Hoboken, NJ, 2014.

69. Hoots WK, Lusher J: High-titer inhibitor development in hemophilia A: Lack of prod-uct specificity. *J Thromb Haemost* 2:358, 2004.

70. Gouw SC, van den Berg HM, le Cessie S, van der Bom JG: Treatment characteristics and the risk of inhibitor development: A multicenter cohort study among previously untreated patients with severe hemophilia A. *Blood* 109:4648, 2007.

71. Gouw SC, van der Bom JG, Auerswald G, et al: Recombinant versus plasma-derived factor VIII products and the development of inhibitors in previously untreated patients with severe hemophilia A: The CANAL cohort study. *Blood* 109:4693, 2007.

72. Gouw SC, van der Bom JG, Ljung R et al: Factor VIII products and inhibitor develop-ment in severe hemophilia A. *N Engl J Med* 17:231, 2013.

73. Iorio A, Halimeh S Holzhauer S, et al: Rate of inhibitor development in previously untreated hemophilia A patients treated with plasma-derived or recombinant VIII con-centrates: A systematic review. *J Thromb Haemost* 8:1256, 2010.

74. Gouw SC, van der Berg HM, Oldenberg et al: F8 gene mutation type and inhibitor development in patients with severe hemophilia A: Systematic review and meta-analysis. *Blood* 119:2922, 2012.

75. Peerlinck K, Arnout J, Gilles JH, et al: A higher than expected incidence of factor VIII inhibitors in multitransfused haemophilia A patients treated with an intermittent purity pasteurized factor VIII concentrate. *Thromb Haemost* 69:115, 1993.

76. Parker ET, Healey JF, Barrow RT, et al: Reduction of the inhibitory antibody response to human factor VIII in hemophilia A mice by mutagenesis of the A2 domain B cell epitope. *Blood* 104:704, 2004.

77. Kasper CK: Laboratory tests for factor VIII inhibitors, their variation, significance and interpretation. *Blood Coagul Fibrinolysis* 2:S7, 1991.

78. Verbruggen B, Novakova I, Wessels H, et al: The Nijmegen modification of the Bethesda assay for factor VIII:C inhibitors: Improved specificity and reliability and specificity. *Thromb Haemost* 73:247, 1995.

79. Ananyeva NM, Lee TK, Jain N, et al: Inhibitors in hemophilia A: Advances in eluci-dation of inhibitory mechanisms and in inhibitor management with bypassing agents. *Semin Thromb Hemost* 35:735, 2009.

80. Monroe DM, Roberts HR: Mechanism of action of high-dose factor VIIa: Points of agreement and disagreement. *Arterioscler Thromb Vasc Biol* 23:8, 2003.

81. Hoffman M, Dargaud Y: Mechanisms and monitoring of bypassing agent therapy. *J Thromb Haemost* 10:1478, 2012.

82. Escobar M, Maahs J, Hellman E, et al: Multidisciplinary management of patients with haemophilia with inhibitors undergoing surgery in the United States: Perspectives and best practices derived from experienced treatment centers. *Haemophilia* 18:971, 2012.

83. Rangarajan S, Austin S, Goddard NJ, et al: Consensus recommendations for the use of FEIBA in hemophilia A patients with inhibitors undergoing elective orthopedic and non-orthopedic surgery. *Haemophilia* 19:294, 2013.

84. DiMichele DM: Immune tolerance in haemophilia: The long journey to the fork in the road. *Haemophilia* 159:123, 2012.

85. DiMichele DM, Hoots WK, Pipe SW, et al: International workshop on immune toler-ance induction: Consensus recommendations. *Haemophilia* 13:1, 2007.

86. Kempton CL, Meeks SL. Toward optimal therapy for inhibitors in hemophilia. *Blood* 124:3365, 2014.

87. Collins PN, Mathias M, Hanley J, et al: Rituximab and immune tolerance in severe hemophilia A: A consecutive national cohort. *J Thromb Haemost* 7:787, 2009.

88. Kohli A, Shaffer A, Sherman A, et al: Treatment of hepatitis C: A systematic review. *JAMA* 312:631, 2014.

89. Gjerset GF, Clements MJ, Counts RB, et al: Treatment type and amount influenced human immunodeficiency virus seroprevalence of patients with congenital bleeding disorders. *Blood* 78:1623, 1991.

90. Aguzzi A, Nuvolone M, Zhu C: The immunobiology of prion diseases. *Nat Rev Immunol* 13:888, 2013.

91. Shanbrom E, Owens W: Cascade iodination: A novel method to enhance the safety and efficacy of therapeutic proteins. *J Thromb Haemost* 2:836, 2004.

92. Ironside JW: Variant Creutzfeldt-Jakob disease. *Folia Neuropathol* 50:50, 2012.

93. Dolan G: Clinical implications of emerging pathogens in haemophilia: The variant Creutzfeldt-Jakob disease experience. *Haemophilia* 12:16, 2006.

94. Kurachi K, Davie EW: Isolation and characterization of a cDNA coding for factor IX. *Proc Natl Acad Sci U S A* 79:6461, 1982.

95. Rallapalli PM, Kemball-Cook G, Tuddenham EG, et al: An interactive mutation data-base for human coagulation factor IX provides novel insights into the phenotypes and genetics of hemophilia B. *J Thromb Haemost* 11:1329, 2013.

96. F9 Mutation database available at http://www.factorix.org

97. Monroe DM, McCord DM, Huang MN, et al: Functional consequences of an arginine 180 to glutamine mutation in factor IX Hilo. *Blood* 73:1540, 1989.

98. Bertina RM, van der Linden IK, Mannucci PM, et al: Mutations in hemophilia Bm occur at the Arg180-Val activation site or in the catalytic domain of factor IX. *J Biol Chem* 265:10876, 1990.

99. Bottema CD, Ketterling RP, Ii S, et al: Missense mutations and evolutionary conser-vation of amino acids: Evidence that many of the amino acids in factor IX function as "spacer" elements. *Am J Hum Genet* 49:820, 1991.

100. Ketterling RP, Bottema CD, Phillips JA III, Sommer SS: Evidence that descendants of three founders constitute about 25% of hemophilia B in the United States. *Genomics* 10:1093, 1991.

101. Briet E, Bertina RM, van Tilburg NH, Veltkamp JJ: Hemophilia B Leyden: A sex-linked hereditary disorder that improves after puberty. *N Engl J Med* 306:788, 1982.

102. Kurachi S, Huo JS, Ameri A, et al: An age-related homeostasis mechanism is essen-tial for spontaneous amelioration of hemophilia B Leyden. *Proc Natl Acad Sci U S A* 106:7921, 2009.

103. Reijnen MJ, Sladek FM, Bertina RM, Reitsma PH: Disruption of a binding site for hepatocyte nuclear factor 4 results in hemophilia B Leyden. *Proc Natl Acad Sci U S A* 89:6300, 1992.

104. Lusher JM, McMillan CW: Severe factor VIII and factor IX deficiency in females. *Am J Med* 65:637, 1978.

105. Goodeve AC: Laboratory methods for the genetic diagnosis of bleeding disorders. *Clin Lab Haematol* 20:3, 1998.

106. White GC, Bebe A, Nielsen B: Recombinant factor IX. *Thromb Haemost* 78:261, 1997.

107. Escobar MA: Advances in the treatment of inherited coagulation disorders. *Haemophilia* 19:648, 2014.

108. Wolberg AS, Stafford DW, Erie DA: Human factor IX binds to specific sites on the col-lagenous domain of collagen IV. *J Biol Chem* 272:16717, 1997.

109. Kim HC, McMillan CW, White GC, et al: Purified factor IX using monoclonal immunoaffinity technique: Clinical trials in hemophilia B and comparison to proth-rombin complex concentrates. *Blood* 79:568, 1992.

110. Puetz J, Soucie JM, Kempton CL, et al: Prevalent inhibitors in haemophilia B subjects enrolled in the Universal Data Collection database. *Haemophilia* 20:25, 2014.

111. High KA: Factor IX: Molecular structure, epitopes, and mutations associated with inhibitor formation, in *Inhibitors to Coagulation Factors*, edited by LM Aledort, LW Hoyer, JM Lusher, HM Reisner, CG White, p 79. Plenum, New York, 1995.

112. Warrier I, Ewenstein BM, Koerper MA, et al: Factor IX inhibitors and anaphylaxis in hemophilia B. *J Pediatr Hematol Oncol* 19:23, 1997.

113. Bontempo FA, Lewis JH, Gorenc TJ, et al: Liver transplantation in hemophilia A. *Blood* 69:1721, 1987.

114. Wilde J, Teixeira P, Bramhall SR, et al: Liver transplantation in haemophilia. *Br J Haematol* 117:952, 2002.

115. High KA, Nathwani A, Spencer T, Lillicrap D: Current status of haemophilia gene ther-apy. *Haemophilia* 20:43, 2014.

116. Monahan PE, Gui T: Gene therapy for hemophilia: Advancing beyond the first clinical success. *Curr Opin Hematol* 20:410, 2013.

117. Chuah MK, Evens H, VandenDriessche T: Gene therapy for hemophilia. *J Thromb Haemost* 11:99, 2013.

118. Nathwani AC, Reiss UM, Tuddenham EG, at el: Long-term safety and efficacy of factor IX gene therapy in hemophilia B. *N Engl J Med* 371:1994, 2014.

119. Ma A, Roberts HR, Escobar MA, editors: *Haemophilia and Haemostasis: A Case-Based Approach to Management*, 2nd ed. Blackwell, Oxford, 2012.

120. Girolami A, Ruzzon E, Fabris F, et al: Myocardial infarction and other arterial occlu-sions in hemophilia A patients. A cardiological evaluation of all 42 cases reported in the literature. *Acta Haemotol* 116:120, 2006.

121. Kulkarni R, Soucie JM, Evatt BL: Prevalence and risk factors for heart disease among males with hemophilia. *Am J Hematol* 79:36, 2005.

122. Mannucci PM, Schutgens RE, Santagostino E, et al: How I treat age-related morbidities in elderly persons with hemophilia. *Blood* 114:5256, 2009.

123. Tuinenburg A, Damen SAj, Ypma PF, et al: Cardiac catheterization and intervention in haemophilia patients: Prospective evaluation of the 2009 institutional guideline. *Haemophilia* 19:370, 2013.

第 124 章

遗传性凝血因子 Ⅱ、Ⅴ、Ⅴ + Ⅷ、Ⅶ、Ⅹ、Ⅺ 和 Ⅷ 缺乏症

Flora Peyvandi and Marzia Menegatti*

摘要

在止血异常患者中,3%~5% 的患者是由罕见出血性疾病(rare bleeding disorders,RBDs)所致,包括凝血因子 Ⅱ (凝血酶原)、Ⅴ、Ⅶ、Ⅹ、Ⅺ、Ⅷ 缺乏,凝血因子 Ⅴ/Ⅷ 联合缺乏,以及纤维蛋白原缺乏等非血友病型遗传性凝血因子缺乏。RBDs 的发病率较多样,不同凝血因子缺乏症的发病率以及世界各地的发病率均各不相同。这些疾病通常呈常染色体隐性遗传,可导致不同严重程度的出血,出血程度常与个别凝血因子活性的降低程度相关。通常只有纯合子和复合杂合子患者具有出血症状,偶尔杂合子携带者也具有出血倾向。总体而言,RBDs 的常见典型表现为黏膜出血,而危及生命的严重出血,如中枢神经系统出血、脐带出血等更多见于凝血因子活性极低或无法检测到凝血因子活性的凝血因子缺乏症,例如无纤维蛋白原血症、重

简写和缩略词

aPTT,活化部分凝血活酶时间(activated partial thromboplastin time);COP Ⅱ,细胞质被膜复合体 Ⅱ(coat protein complex Ⅱ);EGF,表皮生长因子(epidermal growth factor);ELISA,酶联免疫吸附试验(enzyme-linked immunosorbent assay);ERGIC,内质网-高尔基体中间区(endoplasmic reticulum-Golgi intermediate compartment);FFP,新鲜冰冻血浆(fresh-frozen plasma);GGCX,γ-谷氨酰羧化酶(γ-glutamyl carboxylase);Gla,γ-羧基谷氨酸(γ-carboxyglutamic acid);LMAN,甘露糖结合凝集素(mannose-binding lectin);MCFD,多种因子联合缺乏(multiple combined-factor deficiency);PAR,蛋白酶激活受体(protease-activated receptor);PCC,凝血酶原复合物浓缩剂(prothrombin complex concentrate);PPH,产后出血(postpartum hemorrhage);PT,凝血酶原时间(prothrombin time);TAFI,凝血酶激活的纤溶抑制物(thrombin-activatable fibrinolysis inhibitor);TF,组织因子(tissue factor);TT,凝血酶时间(thrombin time);VKORC1,维生素 K 环氧化物还原酶复合物 1(vitamin Kepoxide reductase-oxidase complex)。

* 在上一版中本章作者 Dr. U. Selighson 和 Dr. O. Salomon 撰写的部分内容在本版中予以保留

度凝血因子Ⅷ、Ⅹ 缺乏症等。不同凝血因子缺乏症患者在发生自发性出血、外科手术后以及预防出血时,都应给予相应的治疗。由于这些疾病较为罕见,实验室检测技术存在一定局限性,以及特定凝血因子浓缩制剂的缺乏,对这些患者的治疗常缺乏统一的、基于证据的治疗方案。为了克服这些局限性,新的策略已经开始实行,例如在各个治疗中心之间建立全球伙伴关系和协作网络,以增加我们的知识,并为研究人员和临床医生提供信息交流的平台。

罕见的先天性凝血相关血浆蛋白缺乏症,如纤维蛋白原、凝血酶原、因子 Ⅴ,因子 Ⅴ+因子 Ⅷ、因子 Ⅶ、因子 Ⅹ、因子 Ⅺ 和因子Ⅷ缺乏症,通常导致终身性的出血性疾病。人群研究报道这些疾病的发病率从因子Ⅶ缺乏症的 1/500 000 到凝血酶原和因子Ⅷ缺陷症的 1/300 万~1/200 万不等[1,2]。然而,疾病发生的相对频率在人群之间有着不同,近亲婚配较多的人群发病率更高,其部分原因在于增加了特定的突变基因在这些群体中的频率[3~8]。世界血友病联盟(the World Federation of Hemophilia,WFH;www. wfh. org)和罕见出血性疾病欧洲网络(the European Network of the Rare Bleeding Disorders,EN-RBD;www. rbdd. eu)进行了调查,目的在于收集流行病学资料,并提供给血友病相关组织和治疗中心,以减少和预防出血的并发症。调查收集的数据显示,因子Ⅶ和因子Ⅺ缺乏症是最常见的罕见出血性疾病(rare bleeding disorders,RBDs),各约占所有 RBDs 的三分之一,而最罕见的是因子 Ⅱ(凝血酶原)缺乏症及因子 Ⅴ 和Ⅷ联合缺乏症(表 124-1)。患者出血表现的严重程度不尽相同。患者最典型的症状,也是 RBDs 最常见的症状,是侵入性检查后黏膜大片出血;而危及生命和肢体的症状,如脐带与中枢神经系统的出血、复发性关节血肿和软组织血肿等,仅在一些严重缺陷的患者中出现[9~15]。凝血因子缺乏症的杂合携带者通常没有出血倾向,但有病例报道因子 Ⅹ 缺乏症杂合携带者在分娩后或拔牙后发生出血[16]。

表 124-1 世界血友病联合会(WFH)和罕见出血疾病欧洲网络(EN-RBD)对罕见出血性疾病的全球分布的调查结果

缺乏症	WFH 调查(%)	EN-RBD 调查(%)
纤维蛋白原	7	8
因子Ⅱ	1	1
因子Ⅴ	9	10
因子Ⅴ+Ⅷ	3	3
因子Ⅶ	36	39
因子Ⅹ	8	8
因子Ⅺ	30	24
因子Ⅷ	6	7

EN-RBD,罕见出血疾病欧洲网络(www. rbdd. eu);WFH,世界血友病联合会(www. wfh. org)。

● 实验室诊断

凝血机制复杂,同时有大量的蛋白以及非蛋白物质的参

与,因而需要一个完善的、同时简单又可重复的检测来评估凝血功能:筛选试验如凝血酶原时间(prothrombin time,PT)、活化部分凝血活酶时间(activated partial thromboplastin time,aPTT)是评价有临床和家族出血史患者的第一项检测。PT 主要检测外源性凝血途径,PT 延长提示因子Ⅶ缺乏;正常 aPTT 是依赖于内源性凝血途径,因此 aPTT 延长提示因子Ⅺ、Ⅷ、Ⅸ、Ⅻ缺乏。所有纯合或复合杂合的因子Ⅺ缺乏症患者其 aPTT 值均大于正常均值 2SD[17],而杂合子携带者的 aPTT 值则与正常范围重叠[17,18]。在手术前进行止血异常筛查(犹太患者中 FⅪ缺乏症发病率高,因而建议检测)可发现重度因子Ⅺ缺乏症患者。PT 和 aPTT 同时延长,提示共同凝血通路中的因子缺乏,如凝血酶原、因子Ⅴ或Ⅹ。但因子Ⅹ缺乏症患者的基因突变若只导致其在组织因子(tissue factor,TF)通路中出现缺陷,则会出现 PT 延长而 aPTT 正常。其他类型突变携带者,若只影响因子Ⅹ在内源性途径中的活性,则会出现 PT 正常和 aPTT 延长[19]。PT、aPTT 检测中任意一项出现异常时,应进一步进行血浆纠正实验,即将等量的病人血浆与正常血浆混合后再次检测。因子缺乏症患者的检测结果可被正常血浆纠正而恢复正常值,而存在凝血因子抑制物的患者,其检测结果不被纠正或仅少量纠正。在被纠正的情况下,则需进行具体的凝血功能检测以特异性的诊断凝血因子缺乏症。检测纤维蛋白原缺乏时,所有以纤维蛋白形成作为检测终点的凝血试验均是必要的;因此,在 PT 与 aPTT 之外,还要检测凝血酶时间(thrombin time,TT)。因子Ⅻ缺乏症患者的 PT 和 aPTT 通常是正常的,而通过检测凝块在 5M 尿素、稀释的氯乙酸或乙酸中溶解增加这一特性,可对因子Ⅻ缺乏症进行诊断。然而,这种定量且无法标准化的检测方法,只能检测严重的因子Ⅻ缺乏症(活性<5%),因而可导致因子Ⅻ缺乏症的漏诊。因子Ⅻ缺乏症的诊断方法包括针对其活性和抗原水平的一系列检测。在利用定量实验(如光度测定,检测转谷氨酰胺酶反应过程中释放的氨)和参入实验(丹酰戊二胺-酪蛋白实验,检测蛋白质底物上参入的带标记胺的水平)对转谷氨酰胺酶介导的交联反应中的因子Ⅻ活性进行检测时[20],必须进行血浆空白校准实验以避免因因子Ⅻa 依赖的氨的释放导致因子Ⅻ结果位于低活性范围内(低于 5% ~ 10%)[21,22]。因子Ⅻ A 亚基可通过酶联免疫吸附(enzyme-linked immunosorbent assay,ELISA)检测[23]。凝血因子抗原检测实验并不是诊断和治疗所必需的,但对区分纤维蛋白原和凝血酶原缺乏症Ⅰ型和Ⅱ型相当重要,因为正常的抗原水平和受损的凝血活性(异常纤维蛋白原血症及前凝血酶酶不良血症)和血栓高风险密切相关。遗传性因子Ⅴ缺陷也是一类特殊的疾病,易与因子Ⅴ和Ⅷ联合缺乏症相混淆,这两类疾病的临床表现相似,并且 PT 及 aPTT 都同时延长,因此,因子Ⅴ和因子Ⅷ活性检测是进行鉴别诊断的关键。

分类

由于缺乏充分的流行病学和临床结果研究、患者诊断及长期临床数据收集的困难、实验室检测方法的限制及缺乏统一的分类标准导致 RBDs 分类指南的制定与发展颇为艰难。多年来,如同血友病的分类,将 RBDs 根据其缺乏的凝血因子的血浆残留活性分为轻、中、重度的方法(某些疾病除外,如无纤维蛋白原血症和因子Ⅻ缺乏症)已被广泛接受。2012 年,国际血栓与止血学会(the International Society on Thrombosis and Haem-

ostasis,ISTH)的凝血因子Ⅷ和Ⅸ科学和标准化委员会(Scientific and Standardisation Committee,SSC)旗下的罕见出血性疾病工作组,对四个不同登记中心(EN-RBD、英国血友病中心医师登记中心、北美罕见出血性疾病登记中心、印度登记中心)来源的共 4359 例患者数据进行了分析。虽然此次分析的患者数量巨大(包括文献与上述中心),但凝血因子活性和出血症状均与严重性的定义存在极大的差异[24]。同时,EN-RBD 根据一项来自欧洲 13 个治疗中心 489 名患者的横断面研究数据,首次在不同 RBDs 中评估了血浆残留凝血因子活性水平和临床出血症状严重程度之间的关系。根据出血部位、潜在的临床影响以及出血诱因(自发性、外伤后或药物引起)的不同,将临床出血的严重程度分为四类。通过线性回归分析,研究发现纤维蛋白原缺乏症患者、因子Ⅴ和Ⅷ联合缺乏症患者和因子Ⅻ缺乏症患者的凝血因子活性水平与临床出血严重程度密切相关。因子Ⅴ缺乏症患者和因子Ⅶ缺乏症患者的凝血因子活性水平与临床出血严重有较弱的相关性,而因子Ⅺ的活性无法用于临床出血程度的预测。同时,这项研究也发现,为避免发生出血症状,不同因子缺乏症所对应的最低因子需要量是不同的,研究认为 RBDs 不同于血友病,不应该被简单地认为是一类疾病,而更应关注每种 RBDs 的不同疾病特点[25]。

分子生物学研究

RBDs 的分子诊断以编码相应抗凝因子的基因突变为基础。其中例外的是由编码因子Ⅴ和因子Ⅷ细胞内转运相关蛋白(多联合因子缺陷基因[multiple combined-factor deficiency,MCFD]2 和甘露糖结合凝集素[mannose-binding lectin,LMAN]1)基因突变引起的因子Ⅴ和Ⅷ联合缺乏症,以及编码维生素 K 转录后修饰[26]和代谢[27]的酶的基因(γ-谷氨酰羧化酶[γ-glutamyl carboxylase,GGCX]和维生素 K 环氧化物还原酶-氧化酶复合体[vitamin K epoxide reductase-oxidase complex,VKORC1])突变导致的维生素 K 依赖蛋白(凝血酶原、因子Ⅶ、因子Ⅸ和因子Ⅹ)联合缺乏症。除编码因子Ⅶ(F7)、因子Ⅹ(F10)、纤维蛋白原(FGA,FGB,FGG)和因子Ⅺ(F11)的基因之外,其他凝血因子编码基因都位于不同染色体(表 124-2)。F10 基因在位于 F7 基因下游 2.8kb 处,因此 13 号染色体长臂的异常可能导致该两种凝血因子联合缺乏症[28]。通过对编码基因的所有外显子、外显子和内含子交接区以及 5' 和 3' 端非翻译区进行聚合酶链式反应结合 Sanger 测序的方法进行 RBDs 的分子诊断。不同于血友病 A 患者,其大约一半是由于因子Ⅷ基因 1 ~ 22 号内含子区域的倒位导致,RBDs 通常是由于散在整个基因不同位置的突变导致。ISTH 网站中的数据库(http://www.isth.org/?MutationsRareBleedin)可查询到目前已经确认的导致 RBDs 的基因突变。其中错义突变是最常见的致病突变,占所有突变的 50% ~ 80%,但需除外 LMNA1 基因,该基因最常见的突变为插入/缺失(占 50%)。插入/缺失突变占纤维蛋白原基因、因子Ⅴ(F5)、MCFD2 和因子Ⅻ(F13A)突变的 20% ~ 30%,及其他凝血因子缺乏症突变的 15%。剪接突变和无义突变占到所有凝血因子致病突变的 5% ~ 15%,而在 LMAN1 基因突变中可高达 20%。位于 3' 和 5' 非编码区的突变最少见(<5%),并且仅在纤维蛋白原、因子Ⅶ、因子Ⅺ、因子Ⅻ和因子Ⅹ缺乏症中发现。同时患有一种以上的隐性遗传的凝血因子缺乏症较罕见,可存在因子Ⅶ和Ⅹ联合缺乏症[31~33]以及因子Ⅶ和因子Ⅴ、Ⅷ、

X 或 XI 的联合缺乏[34]。尽管目前对 RBDs 的遗传学研究有着重大的进展,仍有 5% ~ 10% 的严重凝血因子缺乏症患者,无法找到遗传致病原因。针对这些患者,可采用高通量测序来寻找凝血性疾病新的通路和可能的致病突变。

表 124-2　凝血因子的遗传学特点概况

缺乏症	基因	染色体	参考文献
因子 II	F2	11p11-q12	58
因子 V	F5	1q21 ~ 25	84
因子 V + VIII	LMAN1	8q21.3-q22	112,113,126
	MCFD2	2p21-p16.3	26
因子 VII	F7	13q34	30,151
因子 X	F10	13q34-qter	192
因子 XI *	F11	4q34 ~ 35	235,236
因子 XIII	F13A	6p24-p25	293,294
	F13B	1q31-q32.1	296,297

* F11 基因与纤维蛋白原基因位于同个染色体(纤维蛋白原缺乏症在本章节未进行讨论)

● 治疗

由于纵向临床数据的缺乏和实验室检查的局限性,使得制定循证的 RBDs 诊断和治疗指南变得非常困难。患者个人和家族的出血病史对治疗有着重要的指导意义。治疗的剂量和频率取决于所缺乏因子的最小止血水平、其血浆半衰期(表124-3)和出血发作的类型。不同于血友病 A 或 B 的患者在安全有效的治疗产品帮助下已经大大提高了生活质量[35],RBDs 患者在治疗方面的进展非常有限。RBDs 患者最主要的治疗是缺陷凝血因子的替代治疗以及非输血辅助治疗(抗纤维蛋白溶解氨基酸、雌激素/孕激素)。新鲜冰冻血浆(fresh-frozen plasma,FFP)和冷沉淀制品是 RBDs 治疗的主要制剂,尤其是在那些经济基础较差的国家。目前只有血浆来源的纤维蛋白原、因子VII、因子 XI 和因子 XIII 浓缩制剂,且这些制剂只在某些欧洲国家得到了使用许可。凝血因子替代治疗可能需要未经许可制剂的处方,这些制剂并不容易获得。

浓缩的凝血酶原复合物(prothrombin complex concentrates,PCCs)中还包含含量无法控制的因子 II、因子 VII 和因子 X,通常用于凝血酶原和因子 X 缺乏症的治疗。治疗因子 V 缺乏症需要的专用制剂以及针对因子 X 缺乏症患者预防性治疗的制剂最近才被生产。目前只有两种重组制剂可用于 RBDs 的治疗:重组VIIa 因子(recombinant factor VIIa,rFVIIa;见下文"因子VII缺乏症")和重组因子 XIII(recombinant factor XIII,rFXIII;见下文"因子XIII缺乏症")。虽然一些文献报道了针对 RBDs 患者的治疗及预防方法[36,37],但目前除了英国血友病中心医生组织外,并没有明确的治疗指南[38]。表 124-3 列举了各种不同类型缺乏症建议的治疗方法和剂量。

表 124-3　遗传性凝血因子疾病的治疗

缺陷因子	血浆半衰期	推荐最低浓度	需求剂量	维持无症状的推荐浓度
纤维蛋白原	2 ~ 4 天	0.5 ~ 1.0g/L	冷沉淀(5 ~ 10 包) SD-处理血浆(15 ~ 30ml/kg) 凝血酶原浓缩物(50 ~ 100mg/kg)	1g/L
凝血酶原	3 ~ 4 天	20% ~ 30%	SD-处理血浆(15 ~ 20ml/kg) PCC(20 ~ 30units/kg)根据所包含的因子 IX 的单位	>10%
因子 V	36 小时	10% ~ 20%	SD-处理血浆(15 ~ 20ml/kg)	10%
因子 V 和 VIII	因子 V 36 小时 因子 VIII 10 ~ 14 小时	10% ~ 15%	同因子 V	40%
因子 VII	4 ~ 6 小时	10% ~ 15%	因子 VII 浓缩物(30 ~ 40ml/kg) PCC(20 ~ 30 单位/kg) rFVIIa(15 ~ 30μg/kg 每 4 ~ 6 小时)	>20%
因子 X	40 ~ 60 小时	10% ~ 20%	SD-处理血浆(10 ~ 20ml/kg) PCC(20 ~ 30 单位/kg) 因子 X/因子 IX 浓缩物(10 ~ 20 单位/kg)	>40%
因子 XI	50 小时	15% ~ 20%	SD-处理血浆(15 ~ 20ml/kg) 因子 XI 浓缩物(15 ~ 20units/kg)	15% ~ 20%
因子 XIII	9 ~ 12 天	2% ~ 5%	冷沉淀(2 ~ 3bags) SD-处理血浆(3ml/kg) 因子 XIII 浓缩物(50 单位/kg 针对出血高风险)	30%

PCC,凝血酶原复合物浓缩物;rFVIIa,重组因子VIIa;SD,solvent-detergent,洗涤溶剂

● 罕见出血性疾病的女性患者

女性 RBDs 患者需引起格外关注，因为除了常见的出血症状之外，女性患者也可能因为月经、怀孕、分娩以及其他妇科问题如出血性卵巢囊肿、子宫内膜异位症、增生、息肉和肌瘤等原因出现出血并发症。月经过多，即每次月经量大于 80ml，是女性 RBDs 患者最重要的临床症状之一[39,40]。女性在有凝血因子缺乏问题时，经期失血量过多严重影响生活和工作质量。

怀孕和分娩对患有 RBDs 的妇女构成特殊的临床挑战，因为除了因子 XI 缺乏症之外，关于 RBDs 患者的管理和治疗资料非常少，只有少数病例报告[41,42]。妊娠状态，特别是在妊娠晚期，伴有纤维蛋白原、因子 VII、因子 VIII、因子 X 和血管性血友病因子浓度的升高[43~47]，而凝血酶原、因子 V、因子 IX 和因子 XIII 的浓度维持不变[43]，所有这些变化综合导致妊娠期的高凝状态，而在患有 RBDs 的妇女中，这有助于改善止血。尽管改善了止血，患有凝血因子缺乏症的女性仍无法达到正常女性的凝血水平[39]，使得流产或出血并发症的可能性增加，这在缺乏症较严重的患者中更为明显。

● 凝血酶原缺乏症

定义

遗传性凝血酶原缺乏症是最罕见的凝血因子缺乏症之一。它分为两型，I 型为凝血酶原生成缺乏（低凝血酶原血症），II 型为生成功能障碍的凝血酶原（异常凝血酶原血症）。该病为常染色体隐性遗传，基因型多样，临床表现以轻度到中度的出血倾向为特征。I 型和 II 型凝血酶原缺乏症都会影响血液凝固机制中最重要的酶——凝血酶的生成或功能。

蛋白

凝血酶原在结构上与其他维生素 K 依赖的凝血蛋白同源，如因子 VII、IX、X、蛋白 C、S 和 Z 以及骨 γ-羧基谷氨酸（γ-carboxyglutamic acid，Gla）蛋白等，分子量约为 72 000。肝脏合成的凝血酶原是由 622 个氨基酸残基组成的凝血酶前肽，其在血浆中的浓度为 100~150μg/ml。血液循环中成熟的凝血酶是由 579 个氨基酸残基组成的单链糖蛋白，包括 Gla 结构域（1~37 氨基酸残基）以及催化结构域（272~579 氨基酸残基），凝血酶的轻链 A 链和包含有催化三联体的重链 B 链通过二硫键连接。酶原状态下，凝血酶原还包括 2 个 Kringle 结构域，即 Kringle1 结构域（F1；38~155 氨基酸残基）和 Kringle2 结构域（F2；156~271 氨基酸残基），以及前导肽结构域[48,49]。前导肽结构域负责蛋白的加工、靶向定位和羧化，并在细胞分泌之前被切除。Gla 结构域组成成熟凝血酶原的氨基末端，该结构域包含 10 个谷氨酸残基，通过维生素 K 依赖的羧化酶对 Gla 的作用进行翻译后修饰，从而使得凝血酶原获得与钙离子以及含酸性磷脂的细胞膜结合的能力。Kringle 结构域包含了两段高度折叠并通过二硫键连接的 "Kringle" 基序。这种基序在多种不同的蛋白中均存在，可能调控蛋白-蛋白的相互作用，如 Kringle 2 结构域调控凝血酶原和活化因子 V（activated factor V，FVa）之间的相互作用[50]。值得注意的是，研究显示，由凝血酶前体生成的

Kringle 2 结构域在人、小鼠和大鼠的大脑，包括神经系统的多巴胺神经元中，均有表达[51,52]，并能在体外激活小胶质细胞，可能参与帕金森病中多巴胺神经元死亡的病理过程[52]。这些体外实验结果的临床意义还有待进一步研究。催化结构域包含了酶的活性位点，负责纤维蛋白原的裂解。丝氨酸蛋白酶家族特征性残基 His363、Asp419 和 Ser525 组成了一个与键的裂解有关的电荷传递体系。目前尚无凝血酶原的晶体结构，但是人 α-凝血酶与 D-Phe-Pro-Arg 叶绿素甲基酮复合物（一种通过共价键与酶结合的过渡态类似物抑制剂）的晶体结构已经明确[53]。

凝血酶原在凝血过程中起着重要作用，同时参与了组织因子途径和接触活化的凝血途径。凝血酶原通过由活化因子 X（activated factor X，FXa）、FVa 和血小板及其他细胞表面的磷脂组成的凝血酶原酶复合物激活，转化成具有蛋白水解作用的活性形式，即凝血酶。生成的凝血酶有两种形式：中间凝血酶（meizothrombin），凝血酶原在 320 位氨基酸残基发生断裂时形成；α 凝血酶，断裂首先发生在 271 位氨基酸残基，去除凝血酶原片段 1.2，随后在 320 位氨基酸残基处发生断裂所形成。由活化因子 X 的酶切作用所形成的 α 凝血酶 A 链（272~320 氨基酸残基）由 8 号和 9 号外显子编码，而包含催化区域和调控元件的 B 链（321~579 氨基酸残基）则由 9~14 号外显子编码。凝血酶是一种多功能的丝氨酸蛋白酶。除了能使纤维蛋白原转化为纤维蛋白之外，凝血酶还在凝血级联系统中发挥促凝和抗凝作用[54]，通过裂解蛋白酶激活受体（protease-activated receptor，PAR）-1 和 PAR-4 激活血小板，触发信号转导从而引起血小板的黏附和聚集[55,56]。此外，凝血酶还能作为一种生长因子及其促血管生成的活性来加速创伤愈合[57]。

遗传学

编码凝血酶原的基因位于 11 号染色体短臂[58]，全长 20kb，由 14 个外显子和 13 个内含子组成。现已发现 54 种基因突变可引起凝血酶原缺乏症，包括 42 种错义突变、3 种无义突变、7 种缺失/插入和 2 种剪接突变（参见 ISTH 网站上的突变数据库，http：//www. isth. org/？MutationsRareBleedin[9]）。II 型凝血酶原缺乏症（异常凝血酶原血症）通常由错义突变所致，突变可散布于凝血酶原基因的任何区段。正如预期，很多突变位于催化结构域，导致凝血酶原催化功能障碍。其他一些突变可导致凝血酶原活化的异常减慢。在 I 型缺乏症患者中只找到了 10 种突变，其中 5 种为纯合突变。从全球范围看，凝血酶原缺乏症在拉丁裔/西班牙裔人群中高发，有近 70% 的凝血酶基因缺陷的患者来自这些地区（巴塞罗那、帕多瓦、塞戈维亚和波多黎各）[9]。

在凝血酶原的基因上也发现了很多的多态性位点。其中发生在 3' 非翻译区 20210 位核苷酸的一个 G>A 改变，和血浆凝血酶原水平升高以及静脉血栓风险增加有关（参见第 130 章）[59]。

临床表现

根据 SSC 和 ISTH 的最新分类，凝血酶原缺乏症可分为重度、中度和轻度，其对应的血浆凝血酶原分别为小于 5%，5%~10% 以及大于 10%[24]。重度凝血酶原缺乏症的患者可发生显著出血，包括自发性的关节腔出血。非重度凝血酶原缺乏症的患者常表现为轻度到中度的黏膜、皮肤和软组织出血，出血程

度与凝血酶原功能缺乏的程度相关。杂合子的凝血酶原为正常人的30%~60%，通常没有临床症状，偶尔会在中等强度创伤、拔牙或手术后发生过度出血情况。凝血酶原功能异常的患者出血倾向各异，其症状通常没有Ⅰ型凝血酶原缺乏症的患者严重。凝血酶原缺乏症的女性患者可有月经过多症状。由于本病非常罕见，关于女性患者孕期及分娩过程的出血事件报道非常少，只有一个报道对8名怀孕的凝血酶原缺乏症患者中的4名进行了描述报道，并发现其中一名患者即使在应用了凝血因子浓缩制剂后，仍出现产后出血（postpartum hemorrhage，PPH）[60]。然而这一发现并没有被伊朗的一系列研究数据，包括对14名患有同样缺乏症患者的研究（凝血酶原活性4%~10%），所证实[61]。

从凝血酶原敲除小鼠发生部分胚胎致死以及新生小鼠致死无法存活至成年的现象推断，凝血酶原完全缺乏可能是致死性的[62,63]。

治疗

替代治疗只应用于出现出血或外科手术前需要进行出血预防的重度患者。可使用FFP或PCCs来提高凝血酶原水平，其中PCCs的使用可以避免FFP所引起的血容量过载[64]。不过PCCs还包含了其他维生素K依赖的凝血因子（Ⅶ、Ⅸ和Ⅹ）以及小部分这些因子的活化形式，这可能会导致血栓并发症的发生。凝血因子Ⅶ含量在10%以下的PCCs通常被称为三因子PCCs。这些浓缩制剂通过加热或溶剂洗涤剂灭活的处理过程，可去除HIV、乙肝病毒、丙肝病毒和其他病毒，但无法去除细小病毒B19和甲肝病毒[65~67]；后者可采用干热和纳米过滤得到有效的去除[68]。然而其他可通过血液传播的物质不能被完全清除，如引起克雅综合征的朊病毒及其变异体。淤斑和轻度的表面出血基本不需要替代治疗。对于小型外科手术，可采用抗纤溶制剂（氨甲环酸和甲磺酸加贝酯）进行治疗。对于凝血酶原水平小于3%的女性患者，口服避孕药被证实有治疗月经过多的效果[9]。是否需要对存在血栓高危风险的凝血酶原缺陷症患者采取血栓预防措施，仍是个有争议的问题。对需要进行手术的凝血酶原缺乏症患者，在通过FFP或PCC输注纠正因子Ⅱ缺陷后，可采用低分子量肝素进行血栓预防性治疗，采用和无凝血缺陷患者相同剂量以及疗程的低分子量肝素是个相对有效安全的治疗方法。

● 因子Ⅴ缺乏症

定义及历史

遗传性凝血因子Ⅴ缺乏症，最初由于其与典型血友病相似而被称为副血友病[69]。大多数患者表现为因子Ⅴ活性和抗原的共同缺失（Ⅰ型缺乏），然而，约25%的患者表现为抗原正常（Ⅱ型缺乏），这也提示了发生因子Ⅴ功能异常的比例[70]。

蛋白

因子Ⅴ由肝脏合成[71]，其血浆浓度约为20nM（7μg/ml）[72~74]。因子Ⅴ是一种高分子量（分子量约330 000）的单链糖蛋白，由2196个氨基酸组成，与因子Ⅷ的部分序列具有显著同源性。对长约7kb的因子Ⅴ cDNA的分析表明，蛋白是根据

以下结构域进行排列的：A1-A2-B-A3-C1-C2。A和C结构域与因子Ⅷ相似的结构域有40%左右的同源性[74,75]。而较大的B结构域与因子Ⅷ的B区无同源性。在经凝血酶[76]或活化因子Ⅹ[77]的几次蛋白水解切割作用后，因子Ⅴ转变成其活化形式。这些切割作用去除了B结构域，形成的重链（A1-A2结构域）和轻链（A-C-C结构域）经Ca²⁺连接构成活化因子Ⅴ。轻链上含有与膜磷脂、凝血酶原和活化蛋白C的结合位点；轻链和重链对活化因子Ⅹ的结合都是必需的。在钙离子存在的条件下，因子Ⅴa和因子Ⅹa在血小板磷脂表面形成凝血酶原酶复合物，催化凝血酶原转化为凝血酶。在缺乏因子Ⅴa的情况下，因子Ⅹa对凝血酶生成所起的作用相对较小。而当辅因子整合至大分子酶复合物时，将使凝血酶原活化速度提高数个数量级[78]。

除了在肝脏细胞分泌外，血液中大约20%的因子Ⅴ存在于血小板的α颗粒中，并和一个很大的多聚蛋白形成复合体[79]。巨核细胞不能合成因子Ⅴ，而是通过对血浆因子Ⅴ的内吞作用形成血小板因子Ⅴ池[80]。在被内吞后，因子Ⅴ在细胞内被修饰加工，从而具有独特的物理和功能特性，使其与血浆中的因子Ⅴ相比具有更强的促凝功能[81]。血管损伤处血小板的脱颗粒及血小板因子Ⅴ的释放是引起局部区域因子Ⅴ浓度升高的关键因素。此外，有证据表明，由于血小板因子Ⅴ局部释放导致浓度很高，因而不易受到抑制，可在止血过程中发挥正常功能。在蛋白S、钙离子和血小板或内皮细胞膜磷脂存在的情况下，蛋白C可对Arg506、Arg306和Arg679进行有限的蛋白水解，从而灭活活化因子Ⅴ[82]。当活化的因子Ⅹ和因子Ⅴ在血小板表面结合时，可部分保护活化因子Ⅴ不受这样的裂解作用[83]。

遗传学

因子Ⅴ基因位于1q21~25[84]，其长度大于80kb，包含25个大小为72~2820bp的外显子以及24个大小为0.4~11kb的内含子[85]。编码B结构域的序列位于13号外显子内。

目前共发现132种因子Ⅴ突变，其中包括64种错义突变、36种小片段缺失/插入突变、17种无义突变、15种剪接位点突变和1种整个基因缺失突变[10]（参见 http://www.isth.org/? Mutations RareBleedin）。大多数突变导致截短蛋白，且突变分布于整个基因区域。某些突变有一些有趣的特征。如：Tyr1702Cys突变在8个无亲缘关系的家系中被发现，其中的6个家系来自意大利，该突变等位基因在意大利人群中的发生频率为0.002[86]。Ala221Val（New Brunswick）突变纯合子患者的活性和抗原水平分别为正常值的29%和39%，说明突变蛋白稳定性下降，是第一个报道的导致Ⅱ型缺乏症的基因突变[87]。另一些突变则导致蛋白从细胞内向外分泌障碍[88,89]。值得注意的是位于13号外显子的Gln773ter和Arg1133ter突变和一种4个碱基的缺失突变，这些突变均位于13号外显子，可引起B结构域的部分截短和A3、C1和C2结构域的完全缺失，带有这种突变的患者因子Ⅴ抗原和活性水平只占正常人的1%，但无出血表现，或仅有轻微的出血倾向[90~92]。

因子Ⅴ Leiden突变是因子Ⅴ中发生频率较高的多态性（在某些群体中发生频率大于5%），可导致活化蛋白C对活化因子Ⅴ灭活效率的降低[93]。带有因子Ⅴ Leiden突变的患者发生血栓的风险增高，与杂合子相比，纯合子的风险更大。带有Leiden突变和导致因子Ⅴ缺乏症的因子Ⅴ突变的复合杂合子，与Leiden突变纯合子相似，处于血栓前状态。这种现象有时被

称为"假性纯合型"活化蛋白 C 抵抗,尽管患者因子 V 抗原水平较低,但并不会发生出血[94]。在因子 V 基因的若干个多态性中,13 号外显子上的 His1299Arg 尤其有趣,因为它与血浆因子 V 水平降低和轻度的活化蛋白 C 抵抗相关[95]。His1299Arg 和其他一些编码氨基酸改变的多态性共分离,共同称为 R2 单倍型[96]。在 2 例表现为静脉血栓的 Arg506Gln 杂合突变患者中,未发生 Leiden 突变的染色体所携带的 His1299Arg 多态性位点导致因子 V 活性的降低,从而表现出假性纯合型活化蛋白 C 抵抗的表型[97]。其他的因子 V 多态性或突变也被发现与静脉血栓的风险增高有关[98]。

此外,至少有两个病例表现为血小板因子 V 减少。魁北克血小板障碍[99],最早描述为呈常染色体显性遗传,表现为严重出血,该病和因子 V 纽约病例一样[100],表现为血小板因子 V 水平降低,血小板因子 V 水平降低是由于尿激酶型纤溶酶原激活物的过度表达导致蛋白水解作用增强所致。

临床表现

因子 V 缺乏症呈常染色体隐性遗传。杂合子的因子 V 活性为正常值的 25% ～ 60%,通常没有临床症状,尽管美国的一项注册记录表明 50% 的病例有轻度出血症状[101]。根据最新的 SSC 和 ISTH 分类标准,因子 V 缺乏症可分为重度、中度和轻度,相对应的因子 V 水平分别为无法检测到、小于 10% 和大于等于 10%[24]。

常见临床表现有淤斑、鼻出血、牙龈出血、小伤口出血和月经过多[101～103]。重度因子 V 缺乏症患者通常在出生或幼儿期即表现出临床症状,而有些患者可能无临床表现,这都取决于因子 V 的水平。其他部位的出血则相对少见,但与损伤无关的关节腔出血和颅内出血也有报道[102]。外伤、拔牙和外科手术都可能导致过度出血的风险。

大于 50% 的因子 V 缺陷症的女性患者会发生产后出血[104,105],这在因子 V 活性很低的女性患者中尤为常见。因子 V 水平在正常范围 2% ～ 14% 的患者可出现静脉和动脉血栓形成[106]。因子 V 缺乏症使得活化蛋白 C 的底物之一被破坏,因而下调了蛋白 C 的抑制作用。

目前已报道的只有两名遗传性凝血因子 V 缺乏症患者在接受血浆输注治疗后产生抑制物,其中一名患者的抑制物最终消失,而另一名患者的抑制物滴度始终维持在低水平[107,108]。因子 V 是生存必不可少的,小鼠模型研究显示,因子 V 敲除可引起卵黄囊血管缺陷以及体节形成障碍从而导致一半的敲除小鼠在胚胎期 9 或 10 天宫内死亡,而剩余小鼠也在出生后几小时内由于大出血而死亡[109]。通过在肝脏细胞进行转基因,使得因子 V 表达,即使极低量的表达水平,比如低于检测灵敏度(< 0.1%),也能使敲除小鼠存活[110]。

治疗

出现鼻出血和牙龈出血症状的患者可能对氨甲环酸治疗有效(1g,每天 4 次),对于小伤口可采取局部止血措施。月经过多的患者可采用口服避孕药、含有孕激素的宫内节育器、子宫内膜切除术或子宫切除术等治疗措施。当这些治疗无效、出现严重的自发性出血或需进行手术时,由于市场上缺乏因子 V 的浓缩制剂,且冷沉淀和 PCCs 中不含有因子 V,因而只能采用 FFP 替代治疗。可喜的是,一种新的因子 V 浓缩制剂正被开发

应用于临床,目前正在进行临床前研究,以便通过欧洲药品管理局(the European Medicine Agency,EMA)和美国食品药品管理局(the Food and Drug Administration,FDA)孤儿药的指定申请,从而尽快上市投入临床使用。

● 因子 V 和Ⅷ联合缺乏症

定义及历史

凝血因子 V 和Ⅷ联合缺乏症(Combined deficiency of factors V and Ⅷ,F5F8D)与因子 V 缺乏症和因子Ⅷ缺乏症完全不同。因子 V 缺乏症和因子Ⅷ缺乏症表现为不同的遗传方式(因子 V 缺乏症呈常染色体隐性遗传,因子Ⅷ缺乏症呈 X 染色体连锁遗传),并分别由 2 个不同基因(F5 基因和 F8 基因)所编码的蛋白出现缺陷所致。F5F8D 于 1954 年首次报道[111],而导致因子 V 和Ⅷ联合缺乏的分子机制直至上世纪九十年代后期才被揭示[112,113],是由发生于内质网-高尔基体中间室蛋白(endoplasmic reticulum-Golgi intermediate compartment,ERGIC)-53 基因的无效突变所致,ERGIC-53 基因现在被称为 LMAN1 基因。2003 年,第二个致病基因,即编码 LMAN1 蛋白辅因子的 MCFD2 基因,被鉴定与 15% LMAN1 突变阴性 F5F8D 的发病相关。尽管对于是否还有其他与因子 V 和Ⅷ细胞内运输相关的导致 F5F8D 的基因位点有过争论,但目前为止,已有的生化研究并未在 LMAN1-MCFD2 受体复合物中发现其他成分[114],这意味着 F5F8D 的致病基因可能只有 LMAN1 和 MCFD2 基因[115]。本病在很多人群中都有发现,但在以色列[116]和伊朗[117]的突尼斯人和中东犹太人中有相对较高的发病率。

蛋白

因子 V 和Ⅷ是重要的凝血因子,以前体形式在血液中循环。在被凝血酶或因子 Xa 蛋白水解,并与带负电的磷脂表面接触后,因子 Va 和因子Ⅷa 表现出强大的辅因子活性,分别辅助因子 IXa 激活因子 X 以及辅助因子 Xa 激活凝血酶原。因子 Va 和因子Ⅷa 的灭活是通过活化蛋白 C 在蛋白 S 和磷脂的帮助下裂解数个特定位点完成的。因子 V 和因子Ⅷ有相似的结构域并具有部分的同源性(见前文"因子 V 缺乏症")。

凝血因子 V 和Ⅷ联合缺乏症的发病机制困扰了研究者长达 40 余年。后来研究证实凝血因子 V 和Ⅷ联合缺乏症是由于两种作用于因子 V 和因子Ⅷ蛋白胞内转运的蛋白质 LMAN1 和 MCFD2 中的任何一个发生缺陷而引起。LMAN1 是一个分子量为 53kDa 的 I 型跨膜非糖基化蛋白,与豆科凝集素蛋白同源[118],其在内质网中的释放/滞留提示该蛋白具有单体、二聚体、六聚体等不同的寡聚化形式。LMAN1 在内质网中与正常折叠的糖基化货物蛋白,包括因子 V 和Ⅷ,相结合,募集货物蛋白并组装成 COP II-包被的囊泡,运输至 ERGIC,并随后运输至高尔基体。MCFD2 是一个分子量为 16kDa(146 个氨基酸残基)的可溶性蛋白,包含一段信号肽序列引导其转运至内质网,2 个 EF-hand 结构域可能与 C 末端的 Ca^{2+} 结合相关[119]。MCFD2 与 LMAN1 以 1 ～ 1 形成钙离子依赖的复合物,并作为货物蛋白受体参与因子 V 和Ⅷ分泌过程中内质网至高尔基体的有效转运。尽管已发现多种 LMAN1 货物蛋白,包括因子 V、因子Ⅷ、组织蛋白酶 C、组织蛋白酶 Z、nicastrin 蛋白、α1-抗胰蛋白

等[120~123]，目前 MCFD2 已知只与凝血因子的转运相关，提示 MCFD2 是 LMAN1 凝血因子货物蛋白的特异的募集因子[124]。MCFD2 与 LMAN1 碳水化合物识别结构域（the carbohydrate recognition domain，CRD）结合所形成的复合物的三维结构已经得到解析，并据此提出两者之间功能协调的机制：通过与 LMAN1 结合，使 MCFD2 转变为活性形式，从而可以捕获因子 V 和 VIII 的肽段。凝血因子在内质网内与寡聚化的 LMAN1 结合，由于 ERGIC53 内的糖基结合具有 pH 依赖性，在酸性的后内质网小体中凝血因子从 LMAN1 中解离释放出来[125]。

遗传学

在 9 个无亲缘关系的犹太家系中进行纯合子分析及定位克隆后发现，LMAN1 基因包含 13 个外显子，定位于 18 号染色体的长臂[112,113,126]。用相同方法分析其他凝血因子 V 和 VIII 联合缺陷家系证实 MCFD2 基因包含 4 个外显子，定位于 2 号染色体的短臂[26]。在 LMAN1 基因上发现了 34 种可导致截短蛋白或蛋白质合成缺失的突变，大于 90% 的突变为缺失/插入，无义突变或剪接位点突变。相比之下，在 MCFD2 基因上发现的 22 种突变中，错义突变和无义突变各占一半。位于 EF-2 结构域的错义突变可导致 MCFD2 蛋白与 LAMN1 的结合障碍[127]。在 6 个无亲缘关系的突尼斯犹太族家系中发现一种独特的始祖单倍型，即 LMAN1 基因 9 号内含子供位剪接位点发生突变[112,127]。这 6 个家系都来自古犹太群体，并在杰巴尔岛上已定居超过两千万年。对于现今生活在以色列的这个人群的调查显示，该突变等位基因的发生频率为 0.0107[128]。在来源于中东的 8 个无亲缘关系的犹太家系中发现了另一个始祖效应，即在 LMAN1 基因 1 号外显子有 G 碱基的插入[112,127]。在对若干个无亲缘关系的意大利家系研究中发现的 LMAN1Met 到 Thr 的突变，也同样提示了另一种始祖效应的存在[127]。

临床表现

F5F8D 的临床症状通常比较轻微。印度、伊朗、以色列等国针对 F5F8D 相对大队列的研究显示，外伤/手术出血是本病最常见的临床表现[116,117,129,130]。事实上 F5F8D 患者通常由于外伤、手术和劳动过程中及过程后的过度出血而引起医生的关注。纯合子患者表现为自发性和创伤后出血。常见的出血症状包括月经过多、鼻出血、淤斑、关节出血和牙龈出血，其中大约 20% 病例的出血与创伤无关[117,131]。血尿、胃肠道出血和自发性的中枢神经系统出血较为少见[117]。由于缺乏足够数据，因子 V 和 VIII 联合缺乏症女性孕期出血与产后出血的发生率仍未明确。

杂合子临床表现较轻，但因子 V 和因子 VIII 平均水平下降明显[116]。在一项针对 161 名杂合子患者的调查发现，22 人出现严重的出血症状[132]。但因子 V 或因子 VIII 水平与出血程度没有相关性[25]。

LMAN1 基因敲除小鼠重现了人类因子 V 和 VIII 联合缺乏的表型，由于因子 V 和 VIII 水平降低的不那么严重，临床表型更轻微[133]。出乎意料的是，某些特定基因背景下，部分 LMAN1 敲除小鼠会发生围产期死亡，其原因可能是 LMAN1 依赖蛋白进一步降低至关键阈值以下，或是该基因背景下存在与 LMAN1 功能交叉的其他货物蛋白受体。

治疗

由于临床表现为轻到中度出血，是否需要治疗主要取决于出血的严重程度。根据一项近期 EN-RBD 项目的研究结果，为避免出现出血症状，F5F8 水平应大于 40%[25]。推荐的治疗制剂包括 FFP，FFP 可提供浓缩的因子 V 和 VIII，可补偿血浆因子 VIII 较短的半衰期。对出现月经过多、鼻出血和牙龈出血等症状的患者，可使用抗纤溶制剂如氨甲环酸或氨基己酸等进行治疗。对于出血不是很严重的患者可采用 DDAVP（1-deamino-8-D-arginine vaso-pressin，去氨精氨酸加压素）进行治疗。对有严重出血现象或需手术（包括拔牙）的患者，应使用 FFP 替代因子 V，同时使用冷凝蛋白或者因子 VIII 浓缩制剂来补充因子 VIII。DDAVP 可以用来提高因子 VIII 水平，不过有时也可能无效[134]。

● 因子 VII 缺乏症

定义及历史

因子 VII 最初被定为是血浆凝血酶原的转换加速分子或前转化素，1951 年，Alexander 和他的同事首先报道了遗传性凝血因子 VII 缺乏症[135]。在罕见凝血因子缺乏症中，因子 VII 缺乏症的发病率相对较高（表 124-1）[101,102]。除只影响组织因子凝血途径的凝血因子 X 缺乏症罕见病例外（见下文"实验室诊断"），因子 VII 缺乏症是唯一的一种能引起 PT 延长而 APTT 正常的凝血因子缺乏症，利用这一特点可对凝血因子 VII 缺乏症进行初步的诊断。

蛋白

人类因子 VII 是一条单链糖蛋白，分子量约 50 000，以酶原的形式从肝脏实质细胞分泌。成熟蛋白由 406 个氨基酸组成，构成 3 个结构域：氨基端包含 10 个 Gla 残基的 Gla 结构域，位于中间的表皮生长因子结构域以及羧基端的丝氨酸蛋白酶结构域[136]。血液循环中酶原形式的因子 VII 浓度极低（~500ng/ml）[137]，其半衰期也是所有凝血因子中最短的（4~6 小时，参见表 124-3）。通过对 Arg152-Ile153 键的裂解，因子 VII 由单链转变由二硫键连接的双链分子，即活化的因子 VII。Xa[138]、IXa[139]、XIIa[140]、凝血酶[138]均可活化因子 VII。因子 VIIa 在组织因子存在情况下也可以活化因子 VII，即因子 VII 自我激活反应[141]。因子 VII 和组织因子的结合可以显著地增强上述反应[142~146]。

当位于组织内皮下膜、激活的单核细胞表面或微粒上的组织因子暴露于血液中时，凝血酶开始产生，预示着血液凝固开始发生。暴露的组织因子与循环中的因子 VIIa 形成复合物，激活因子 IX 和 X，从而启动凝血[147,148]。当因子 VII 和 TF 结合，微量因子 VIIa 的形成，通过因子 VIIa 的自我激活，以及因子 IXa 和因子 Xa 对因子 VII 的活化作用，引起凝血级联反应的反馈放大。因此，TF-因子 VIIa 复合物有两个作用：加速因子 VII 转变为因子 VIIa 以及加速因子 VIIa 对其底物因子 IX 和 X 的蛋白水解作用。因子 IXa 和 Xa 可结合于暴露 TF 的细胞，或在血液中弥散分布，并结合于活化血小板表面，从而形成血小板栓[149]。

遗传学

因子 VII 长度约为 12.8kb[150]，定位于 13q34[30,151]，位于因子

Ⅹ上游2.8kb处[152],包括一个前导序列和8个编码成熟蛋白的外显子。位于5'侧翼序列的启动子和沉默子也已被揭示[153,154]。纯合突变和复合杂合突变患者有临床表现,其中某些纯合突变涉及多态性位点,这些多态性位点的纯合突变与因子Ⅶ的水平降低相关[155,156]。

目前,已报道的相关突变已超过240种(参见 http://www.isth.org/? MutationsRareBleedin)[12],突变分布于整个基因,大多数为错义突变(62.2%),其他突变类型发生比例相当(从3',5'非翻译区突变约为 6.2% ~ 12.3% 的小缺失/插入突变)。大多数引起因子Ⅶ缺乏症的突变只是存在于不同的患者个体中。而在以色列,对来自88个无血缘关系的患者的121个突变等位基因进行分析发现,错义突变 Ala244Val 占102个(84%)[157],其中大多数患者为伊朗和摩洛哥-犹太种族,并且有一个相同的单倍型,与始祖效应相一致。在伊朗-犹太族和摩洛哥-犹太族人群中,Ala244Val 等位基因频率分别为 0.023 和0.025[156]。其他在某些人群高发的特定突变也已有报道:(1)Ala294Val伴随 11128 核苷酸位存在/不存在 C 的缺失,在波兰和德国患者中较常见,但在其他欧洲人群也有发现[158,159];(2)来自于挪威的12个无关的家系携带有 Gln100Arg 突变[160];(3)IVS75G>A 在意大利拉齐奥区6个无关家系中被发现,所有患者带有相同的单倍体,提示存在始祖效应[161];(4)10 名意大利患者和 4 名德国患者的一个单倍型上发现 Gly331Ser 突变[162]。广泛分布的 Arg304Gln 突变可能是一种较常见的、重复发生的突变[163]。

因子Ⅶ基因上的三种多态性和血浆因子Ⅶ水平的降低相关。第一种多态性,即 Arg353Gln 替代,可导致细胞分泌因子Ⅶ功能受损[164],杂合缺陷可引起血浆因子Ⅶ水平下降 20% ~25%,纯合缺陷可引起血浆因子Ⅶ水平下降 40% ~50%[165,166]。在不同人群中 Arg353Gln 多态性的等位基因频率有很大差异[90~93]。第二个与血浆因子Ⅶ水平下降相关的多态性为 5'端上游-323 位置 10 个核苷酸的插入,可使启动子活性降低33%[154]。第三种与因子Ⅶ水平相关的多态性为 7 号内含子超变区 4(hypervariable region 4polymorphism,HVR4)的多态性[167]。可变数量的串联重复序列(5~8个拷贝的37bp序列)可明显影响剪切效率。可变的重复序列对于因子Ⅶ水平的影响相对于 10 个氨基酸的插入和 Arg353Gln 多态性来说相对较弱。

临床表现

纯合和复合杂合突变的凝血因子Ⅶ缺乏症患者均有出血的临床表现。临床表现异质性是本病的典型特征:一些患者在遇到止血挑战事件后也无出血发生,而另一些患者虽然因子Ⅶ水平相似,却经常发生出血。危及生命或肢体的出血比较罕见,最常见的症状是鼻出血和月经过多。不过,在一项针对75个婴儿的研究中发现,中枢神经系统出血也有较高的发生率(16%)[168],研究者认为与分娩相关的外伤是导致这一现象的危险因素。此外,因子Ⅶ部分缺陷的杂合突变患者可能有轻度的出血症状。近期的一项研究发现在 499 名杂合突变患者中,19%的患者有病理性出血症状[155]。在没有事先治疗的情况下进行拔牙、扁桃体切除术和涉及泌尿生殖道的外科手术时常伴有出血症状。正常怀孕过程可伴随纤维蛋白原和因子Ⅶ浓度的升高,尽管如此,流产和产后出血在因子Ⅶ缺乏症患者中也有报道,虽然发生比例很低[169,170]。

百分之三到四的因子Ⅶ缺乏症患者被报道有血栓症状,尤其是在手术或替代治疗过程中出现血栓,不过也可出现自发性血栓。一项针对 514 例严重或部分因子Ⅶ缺乏症的研究发现,其中 7 名患者发生静脉血栓,1 名患者出现动脉血栓[171]。大多数发生血栓的病例都有相应的危险因素,主要的危险因素包括手术、长期制动和PCCs治疗[172]。

因子Ⅶ完全缺乏,如在小鼠中敲除因子Ⅶ,并不会导致胚胎致死,不过可出现围产期致命出血[173,174]。

治疗

和其他遗传性出血性疾病一样,对于出现严重出血,如关节出血或颅内出血,有手术止血需求以及有出血病史的患者,可采用替代治疗。替代治疗也可用于因子Ⅶ重度缺乏儿童的出血预防[175]。EN-RBD 研究提示,至少需要 25% 的因子Ⅶ水平以保持患者无临床症状[25],对发生严重出血事件,如中枢神经系统出血、胃肠道出血以及关节腔出血的患者推荐采取预防性治疗。多种制剂,如 FFP、PCCs、血浆来源的因子Ⅶ浓缩制剂(当使用血浆进行替代治疗时,需注意循环血量过载问题)以及重组因子Ⅶa 等均可用于因子Ⅶ缺乏症患者的替代治疗。重组因子Ⅶa 可成功用于关节腔出血及手术中出血患者的治疗[176,177],这是唯一得到大量文献支持的治疗方法[12,176](表 124-3)。PCCs包含活化凝血因子,可以用于治疗,不过具有血栓风险[175];而特异性的因子Ⅶ浓缩制剂已成功应用于一系列患者[175]。由于因子Ⅶ在体内的半衰期很短、回收率低、清除快速,使得因子Ⅶ缺乏症的治疗有时颇具挑战,在儿童患者中这一现象更突出[178]。由于因子Ⅶ的这些特点,需要经常输注以进行替代治疗。轻/中度因子Ⅶ缺乏症患者(杂合子)在怀孕过程中因子Ⅶ水平会显著升高,而重度因子Ⅶ缺乏症患者在怀孕过程中因子Ⅶ水平并不会升高[179~182]。因而,轻/中度患者在分娩过程中可不进行替代治疗,而对于因子Ⅶ活性很低的患者以及有出血病史的患者,由于她们有产后出血的风险,需要进行替代治疗[181,183~185]。近期的一项文献综述发现,采取预防治疗和没有采取预防治疗的女性患者发生出血的概率相同,因而止血预防不是强制措施,而是应该根据先前发生出血时的止血难度以及分娩的方式个性化的确定是否需要采取预防治疗[186]。对于小的出血情况,无需采取替代治疗。对于小的皮肤裂伤采取局部止血,对于月经过多、鼻出血和牙龈出血等采用抗纤溶制剂通常就足以止血。无症状的患者进行牙科手术等微创手术时,口服或静脉注射常规剂量的氨甲环酸可获得良好的治疗效果。

● 因子Ⅹ缺乏症

定义及历史

遗传性凝血因子Ⅹ缺陷中由两个独立的团队首先发现,分别描述了一种不能通过其他凝血因子缺陷解释的出血性疾病。在这两名患者中所发现缺乏的凝血因子后来被命名为凝血因子Ⅹ[187~189]。

蛋白

因子Ⅹ主要由肝脏合成,是一段长度为 488 个氨基酸的蛋白,血浆浓度为 8 ~ 10μg/ml[190]。其主要结构与其他维生素 K

依赖的蛋白如凝血酶原、因子Ⅶ、因子Ⅸ、蛋白 C 和蛋白 S 类似[191]。前 40 个氨基酸残基组成信号肽，包含因子 X 蛋白分泌所需要的蛋白序列[192]。Gla 结构域构成成熟因子 X 蛋白的 N 端，其包含的 11 个 Gla 残基负责与钙离子和磷脂的结合[193]。靠近 Gla 结构域是一小段以疏水性氨基酸为主的芳香族氨基酸，紧接着是包含两个 EGF 单体的表皮生长因子结构域，调控蛋白间的相互作用。因子 X 中的一段由 52 个高度糖基化氨基酸残基构成的活化肽将 EGF 结构域和 C 端的催化结构域分隔开来。因子 X 在内质网中经过蛋白水解加工，形成循环中的由二硫键连接的双链蛋白，其中 Gla 和 EGF 域组成 17kDa 的轻链，活化和催化结构域形成 40kDa 的重链[194]。重链包含激活肽（143~195 残基）和有催化活性的丝氨酸蛋白酶结构域，结构上与其他抗凝丝氨酸蛋白酶的催化位点 His236，Asp282 和 Ser379 相似。长度为 52 个氨基酸的激活肽在因子 X 转化为活性形式 Xa 后通过 Arg194 与 Ile195 之间发生裂解而释放。生理条件下，因子 X 通过 TF/因子Ⅶa（外源性途径）激活或通过因子Ⅸa/Ⅷa（内源性途径）激活[195]，体外可通过 Russel 蛇毒激活[196]。激活后，因子 Xa 催化凝血酶形成。在因子 Va、钙离子和磷脂膜存在的情况下，因子 Xa 形成前凝血酶原复合物使凝血酶原形成加速 280 000 倍[197]。

遗传学

凝血因子 X 基因由 8 个外显子组成，覆盖约 25kb 的区域[192]。因子 X 的基因与其他维生素 K 以来的丝氨酸蛋白酶同源性极高，提示这些多结构域的基因可能始于一个相同的始祖基因[198]。

目前发现的引起因子 X 缺乏症的 105 种突变包括大片段缺失、小的移码缺失、无义突变和错义突变等。错义突变是最常见的突变类型，目前在 3' 和 5' 端非翻译区未发现任何突变（参见 http://www.isth.org/MutationsRareBleedin）。某些因子 X 突变可能影响组织因子途径的激活，如位于 Gla 结构域的突变 Glu7Gly（St. LouisⅡ）或 Glu19Ala[19,199,200]，而活化因子Ⅸ激活因子 X 的过程可能受到 Thr318Met（Roma）等突变的影响[201]。Pro343Ser（Friuli）突变对 Russell 蛇毒激活因子 X 几乎没有影响[202]。在阿尔及利亚家系中报道的 Phe31Ser 突变[203]，以及在土耳其和伊朗交界区域家系中报道的 Gly222Asp 突变[204]，在无关家系中反复出现，是两个比较有意义的常见突变。

临床表现

因子 X 缺乏症患者的临床表现和蛋白的功能水平相关。根据 EN-RBD 的最新调查，因子 X 缺乏症患者的临床症状严重程度与凝血因子活性水平直接相关，因子 X 活性低于正常范围的 10% 以下时，患者极有可能出现自发性的大出血[25]。出血主要发生在关节和软组织，以及脐带和黏膜[205]。这种出血的倾向可发生于任何年龄段，当患者凝血因子活性低于 2% 时，可能很早即出现症状，如脐带残端或中枢系统出血[13,205,206]。

在一份对 102 名欧洲和拉丁美洲患者的研究中发现，3 种突变与颅内出血有关（Gly380Arg、IVS7~1>A 和 Tyr163DelAT），Gly-20Arg 突变与严重的关节出血有关[205]。在不同程度的因子 X 缺乏症患者中，最常见的出血症状是鼻出血。比较严重的患者经常会出现积血和血肿，消化道和脐带出血、血尿以及中枢神经系统出血等。在一小组因子 X 缺乏症患者中，三分之一的杂合子患者在未进行预防性替代治疗的拔牙、手术或分娩后出现需要治疗的出血现象[16]。月经过多是不同程度因子 X 缺乏症女性患者通常都会出现的症状，据报道在 14 例妊娠妇女中，有 4 例出现产后大出血[207]。在 4 例妊娠妇女中，2 例在接受规律的预防性治疗后，妊娠过程正常，另外两例未接受预防性治疗则出现早产（婴儿在婴儿期死亡）[208]。也有其他病例报道描述严重因子 X 缺乏症女性在没有预防性治疗的情况下顺利妊娠并分娩[207,209]。基因敲除小鼠部分表现为胚胎期死亡（E11.5-E12.5）；完全缺失因子 X 会使得小鼠难以存活，但极低的因子 X 活性（1%~3%）就足以避免胚胎期的死亡[210~212]。

治疗

对于遗传性因子 X 缺乏症患者的治疗通常是使用经加热和 SD 灭活处理的 PCCs，该浓缩剂包含了凝血因子 X、Ⅱ、Ⅶ和Ⅸ。使用这些浓缩剂感染血源性病毒的风险较低，但是却存在血栓形成的风险，如静脉血栓、弥散性血管内凝血和心肌梗死，这种风险和使用的剂量有关。因此，推荐使用剂量一般不超过 2000U，如需要大剂量输注，应分批给药。

针对软组织、黏膜和关节出血，治疗的目标是将因子 X 水平至少维持至正常的 10%~20%。对于更加严重的出血，应将因子 X 水平维持在正常人的 40% 以上。对于有严重出血现象的患者，应进行预防性治疗。因子 X 缺乏症患者也可使用 FFP 进行治疗，但 FFP 的使用可导致血容量超载从而引发不良反应，这种情况在患有心脏疾病的儿童和老年患者中尤为突出[38]。最近上市的冻干人凝血因子 X 浓缩物（因子 X PBehring）有助于因子 X 缺乏症患者的预防治疗[213]，不过因子 X PBehring 也包含已知剂量的凝血因子Ⅸ。一项针对一个新的高纯度凝血因子 X 浓缩物药物代谢动力学的临床试验（ClinicalTrials.gov 编号：00930176）已完成。

● 因子Ⅺ缺乏症

定义及历史

凝血因子Ⅺ缺乏症最初由 Rosenthal 和他的同事于 1953 年在一对姐妹及其舅舅中发现，并被称为"新血友病"[214]。与血友病 A 和 B 不同，本病在男女中均可发生，被称为血友病 C[215]。这种缺乏症曾被错误地认为是常染色体显性遗传，并有不同的表型。后来更多的研究证明，在绝大多数的病例中此病呈常染色体隐性遗传[215]。此病已在很多人群中都有相关报道，但在犹太民族，特别是德系犹太人中相对比较常见[216]。

由功能异常导致的因子Ⅺ缺乏症比较罕见，目前只有少数患者被报道为 FⅪ活性丧失而抗原水平正常[217~220]。

蛋白

凝血因子Ⅺ是由两条相同的 80kDa 的多肽链经二硫键连接而成的糖蛋白[221]。每一个亚单位都由 607 个氨基酸残基组成，C 端为丝氨酸蛋白酶结构域，N 端为由 90 或 91 个氨基酸组成的 4 个衔接重复序列，称为"apple 结构域"。已有的因子Ⅺ二聚体晶体结构[222]清晰地显示了两个单体在第 4 个 apple 结构域相互作用，结构域中 Leu284、Ile290 和 Tyr329 这三个残基是单体间通过非共价键连接所必需的。这种结合使每个单体在第 4 个 apple 结构域上的 Cys321 之间形成二硫键[223,224]。

虽然因子Ⅺ是在肝脏合成的，但在巨核细胞、血小板、肾小管和胰岛细胞中也可以检测到微弱水平的因子Ⅺ转录产物[225]。因子Ⅺ在血液循环中与高分子量激肽原（high-molecular-weight kininogen，HK）[226]形成等摩尔复合物，浓度约为 3～7μg/ml。因子Ⅺ与 HK 相互作用的重要性目前还不是十分明确。因子Ⅺ的激活包括 Arg369-Ile370 键的裂解，形成由 4 个 apple 结构域组成的重链和包含催化结构域的轻链，两者通过二硫键连接。因子Ⅺ在生理性止血过程中的激活物一直是争论的焦点。原有凝血激活途径中，因子Ⅺ通过内源性途径被因子Ⅻa 激活的理论，在观察到因子Ⅻ缺乏症和其他接触因子（HK 和前激肽释放酶）缺乏与出血现象无关，而受到挑战[14]。

在体内，因子Ⅺ主要的激活物是凝血酶[227,228]。因子Ⅺ通过第 3 个 apple 结构域与血小板上包含糖蛋白Ⅰb-Ⅸ-Ⅴ复合物的脂筏相结合。糖蛋白Ⅰb-Ⅸ-Ⅴ复合物也能结合凝血酶，从而使得底物和酶共定位于相同位置[229]。在血块形成后，纤维蛋白表面可以发生因子Ⅺ的激活[230]。活化的因子Ⅺ一旦形成，就可在钙离子存在的条件下，通过有限的蛋白水解作用激活因子Ⅸ[231]。凝血因子Ⅺ有助于凝血酶激活的纤溶抑制物（thrombin-activatable fibrinolysis inhibitor，TAFI）的活化，当 TAFI 被激活时，可去除纤维蛋白末端的赖氨酸残基，使特定形式的纤溶酶原与纤维蛋白的结合受损，阻止血块中组织型纤溶酶原激活物介导的纤溶酶的生产[232]。TAFI 激活需要大量的凝血酶，但当凝血酶和血栓调节蛋白结合的时候，激活反应将被急速放大[233]。因此，凝血酶生成受限时，如遗传性凝血因子Ⅷ、Ⅸ 或Ⅺ缺乏症，不仅血凝块形成受损，而且会导致血凝块的过早溶解[234]。这些数据与临床观察结果相一致，因子Ⅺ缺陷的患者在局部纤维蛋白溶解活跃部位受伤后特别容易出血[18]。

遗传学

编码因子Ⅺ的基因由 15 个外显子和 14 个内含子组成，位于 4 号染色体 q34～35 区域[235,236]。

在 6 个患重型凝血因子Ⅺ缺乏症的德系犹太人中首次发现的三种突变分别被命名为Ⅰ、Ⅱ和Ⅲ型[237]。Ⅱ型和Ⅲ型突变分别是 5 号外显子上 117 位谷氨酸突变为终止密码子和 9 号外显子上 283 位苯丙氨酸突变成亮氨酸，95% 德系犹太人患者中可以检测到这两种突变[237]。大多数凝血因子Ⅺ缺乏症患者为犹太人[18,216,238]。最近有研究表明Ⅱ型和Ⅲ型突变意大利人群中也流行，但发生频率要低得多[239]。在其他的一些种族中，所报道的等位基因异质性程度明显更高。也有例外情况，一些相对"封闭群体"携带与始祖效应相符的变异，如：法国巴斯克人携带的 Cys38Arg 突变[240]，法国南特一家系携带的 Gln88* 突变[219]，布立吞人携带的 Cys128* 突变[6]，意大利东北部人携带的 Ile436Lys 突变[241]以及韩国人携带的 Q263X 突变[242]。

目前，在犹太裔和不同种族的非犹太人患者中共发现 220 个突变，包括 154 个错义突变、23 个无义突变以及 23 个小插入/缺失突变，其余的为剪接位点突变（18 种）以及 5' 和 3' 非翻译区的突变（2 种）。因子Ⅺ缺乏症和其他 RBDs 类似，通常呈常染色体隐形遗传，但也有一些错义突变通过与野生型因子Ⅺ形成异二聚体而发挥显性负效应，从而导致显性遗传的模式[243]。

临床表现

因子Ⅺ缺乏症是 RBDs 中唯一经 EN-RBD 研究，认为其临床出血症状和凝血因子活性无关[25]。该病表现为轻到中度的出血症状，多数情况下，出血是由于患有重度因子Ⅺ缺乏症患者受到外伤所致。而有些重度因子Ⅺ缺乏症患者即使在外伤后也无出血症状[244]。出血表型和基因型通常没有联系，但可能和创伤的部位相关[18,238,244]。当手术涉及纤溶活性较高的部位时（尿道、扁桃体、鼻腔和牙槽），重度因子Ⅺ缺乏症患者大多会出现与基因型无关的过度出血现象[245]。

大多重度因子Ⅺ缺乏症的女性患者表现为无症状或极轻微的症状。一项研究分析了女性患者总共 93 次分娩（其中 85 次阴道分娩，8 次剖宫产），其中 62 名女性患者中有 43 名在没有进行预防性治疗的情况也没有出现产后大出血，这也证实了预防性治疗不应强制实行。之后的另一个研究中，33 名女性患者所经历的 105 次怀孕中，70 次是完全正常的，其中仅有 3 名女性患者因子Ⅺ活性低于 15IU/dl，但都没有产后大出血的发生[42]。

关于杂合携带者（除外那些导致显性负效应的突变）的出血风险是否会增加，尚存在争议。因为有报道杂合携带者在不同的手术后并没有出现出血表现，同时，也有报道称 20%～48% 杂合突变携带者有出血的症状[215,238,243,246,247]。

关于静脉血栓形成，据报道，在五例患者中，有两例在输注因子Ⅺ浓缩物后出现肺栓塞[248~250]，第三例在下腔静脉血栓形成后发生隐球菌感染。与此相反的是，重度因子Ⅺ缺乏症对缺血性卒中有保护性作用[251]。

纯合敲除因子Ⅺ的小鼠表现为鼠尾切除后轻微的出血时间延长，并对短暂性缺血性脑损伤后的血管闭塞性纤维蛋白形成有保护作用[252,253]。

治疗

严重的因子Ⅺ缺乏症患者的治疗手段包括 FFP 和因子Ⅺ浓缩物。目前已经能获得因子Ⅺ浓缩物（英国 Bio Products Laboratory 和法国的 LFB Biomedicaments），但即使在因子Ⅺ浓缩物中加入肝素和抗凝血酶的情况下，仍然有血栓形成的风险[14,254]。因此通常建议患者定期监测凝血激活的各项实验室和临床指标，特别是老年患者、心血管疾病患者以及有血栓风险并需进行手术的患者，尤其是在使用因子Ⅺ浓缩物[255]或重组因子Ⅶa 制剂时[256,257]。此外，也需定期监测评估抑制物的生成情况，尤其是因子Ⅺ活性低于 1%，并接触过血浆、因子Ⅺ浓缩物或免疫球蛋白的患者。低剂量的重组因子Ⅺ配合氨甲环酸是针对抑制物的有效治疗手段。当需要对有纤溶活性的组织进行手术等处理时，相对其他无纤溶活性组织，会有更高的出血风险，因此应使用抗纤溶药。进行拔牙的患者不需要进行替代治疗。除非出现大量出血，一般不考虑使用血浆替换疗法。因子Ⅺ缺乏症患者以及有抑制物的患者并不会出现自发性出血。可中和因子Ⅺ活性的获得性抑制物在重度因子Ⅺ缺乏症患者中有过报道，在接触过血浆[258]、输注 Rh 免疫球蛋白、未接触血液制品[259]、或使用过因子Ⅺ浓缩物等情况下，因子Ⅺ活性降低至 1IU/dl 以下。因子Ⅺ缺乏症患者进行大手术时可使用 PCCs[262,263]和重组因子Ⅶa[178]进行有效治疗，也有体外研究证明使用中等剂量的重组Ⅶa 对抑制物存在下血浆凝血酶原的生成有纠正作用[262]。

● 因子ⅩⅢ缺乏症

定义及历史

1960 年,首例因子ⅩⅢ缺乏症被报道,自此之后,全世界共用超过 500 例因子ⅩⅢ缺乏症的报道记录,发病率约为 1/100 万 ~ 3/100 万人[22,264]。遗传性因子ⅩⅢ缺乏症的特点为凝血功能检测正常而严重的迟发性自发性出血和反复流产。

蛋白

因子ⅩⅢ(纤维蛋白稳定因子)是一类血浆谷氨酰胺转氨酶,可交联 γ-谷氨酰-ε-纤维蛋白链的赖氨酸残基,从而稳定的纤维蛋白凝块。血浆中的因子ⅩⅢ为分子量 340 000 的异四聚体,由两个催化 A 单位和两个载体 B 亚单位通过非共价键连接而成。血浆中 A2B2 四聚体的浓度约为 22μg/ml,半衰期为 9 ~ 14 天[265]。在细胞内,因子ⅩⅢ为两个 A 亚单位(A2)组成的二聚体形式[266,267]。因子ⅩⅢ的 A 亚单位主要在巨噬细胞和巨核细胞中合成[266,267]。由于因子ⅩⅢ的 A 亚单位缺少信号肽序列,不能通过经典的高尔基体分泌途径被释放。因此,血液循环中出现因子ⅩⅢ的 A 亚单位可能是细胞损伤的结果[268]。在分子结构上,每一个 A 亚单位(分子量约 82 000)包含一个活化肽,该活化肽在钙离子存在条件下可由凝血酶切割 Arg37-Gly38 位点而去除,四个不同的结构域:β-sandwich、催化核心和两个桶装结构域。催化核心结构域包含一个通过 Cys314、His373 和 Asp396 氢键相互连接形成的催化三联体(常见于谷氨酰胺转氨酶家族)[269-271]。在结构上与组织谷氨酰胺转氨酶 α 链[272]、α-角质形成细胞转谷氨酰胺酶 α 链[273]和红细胞带 4.2[274]相似,不过红细胞带 4.2 缺乏谷氨酰胺转氨酶活性。

因子ⅩⅢ的 B 亚单位由肝脏合成[275]。B 亚单位(分子量约 76 500)由 10 个补体调控蛋白(complement control protein,CCP)模块的串联重复组成,也被称为"sushi"结构域,该结构域同时也存在于其他补体系统中[276,277]。因子ⅩⅢ的两个 B 亚单位作为 A 亚单位的载体蛋白[278,279],使其在血循环中保持稳定并调节钙离子依赖的因子ⅩⅢ的活化。

在凝血酶和钙离子的激活后 A 和 B 亚单位解离。因子ⅩⅢ A 亚单位 N 端的前 37 个氨基酸组成活化肽,在钙离子存在的条件下凝血酶可切割 Arg37-Gly38 位点去除活化肽[280]。这个过程在纤维蛋白存在的条件下会加快[281-283]。因子ⅩⅢ通过谷氨酰胺的 γ-羧基和赖氨酸的 ε-氨基形成纤维蛋白原链间交联而达到稳定凝块的作用。在纤维蛋白中,酰胺键位于 Aα 链序列之间和 γ 链序列之间[284-288]。活化的因子ⅩⅢ也可将 α2 抗纤溶酶交联至纤维蛋白的 α 链上[289],从而增强纤维蛋白对纤溶酶降解的抵抗能力;活化的因子ⅩⅢ还能将纤维连接蛋白交联至纤维蛋白的 α 链[290],从而影响凝块的机械性质并增强细胞的黏附[291]。

很多其他蛋白也都可以作为因子ⅩⅢa 的底物,如因子 V、纤溶酶原激活抑制物 2、胶原、血栓调节蛋白、血管性血友病因子、组蛋白、玻连蛋白、肌动蛋白、肌球蛋白和脂蛋白 a 等,但这些反应的生理学作用尚不明确[292]。

遗传学

编码因子ⅩⅢ-A 亚单位的基因定位于 6 号染色体 p24-p25[293,294],共由 15 个外显子组成,覆盖超过 170kb 区域[295]。编码 B 亚单位的基因定位于 1 号染色体 q31-q32.1[296,297],共由 12 外显子组成,覆盖超过 28kb 区域。

目前报道的因子ⅩⅢ-a 亚单位缺乏症致病突变共有 121 个,其中 1 个在启动子区域,57 个为错义突变,1 个为无义突变,17 个为剪接位点突变,35 种为小片段插入/缺失突变,3 种为大片段缺失突变(http://www.isth.org/MutationsRareBleeding,文献298)。研究也曾报道过一例非常罕见的位于 14 号外显子的纯合碱基插入(c.2116insAAGA)导致的移码突变,在七个氨基酸后引入终止密码子(p.Pro675TyrfsX7),形成 AQ3-β 桶装结构域位置截短蛋白[299]。突变后的蛋白活性丧失,但血浆因子ⅩⅢ抗原水平仍维持在正常参考值下限。这个发现提示蛋白 C 末端的 β 桶装结构域对因子ⅩⅢ活性的表达起到关键作用。

5 号内含子中的剪接位点突变 IVS5 ~ 1G>A 较为常见,已经在六个欧洲国家的不同家系中被报道,而 Arg660Pro 突变在巴勒斯坦阿拉伯人中的被发现,其单倍型分析结果与始祖效应相一致[264,300]。芬兰患者中的 Arg661stop 突变和瑞士患者中的 Arg77Cys 突变也可能是始祖效应的结果,虽然这两个突变位于 CpG 二核苷酸,因此都被认为是高发突变[264,301,302]。另一个在 6 个巴基斯坦家系中发现的 Ser295Arg 突变可能也来源于同一个祖先,但还需要进一步确定[303]。在 A 亚单位的基因(F13A1)上已发现 6 个常见的非同义多态性:2 号外显子上的 Val34Leu,5 号外显子上的 Tyr204Phe,8 号外显子上的 Pro(CCA)331(CCC)Pro,12 号外显子上的 Glu(GAA)567Glu(GAG)和 Pro564Leu,以及 14 号外显子上的 Val650Ile 和 Glu651Gln。其中常见的 G>T 突变导致 Val34Leu 替代改变,从而影响因子ⅩⅢ的功能[298,304]。F13A1 基因上的其他同义突变/多态性位点数量大于 500 个[304]。而 FⅩⅢB 基因上只目前仅报道过 16 个不同的突变[298]。

临床表现

凝血因子ⅩⅢ缺乏症引起血液凝块不稳定,且易于被纤溶酶降解,因此患者出血以及反复出血倾向增加。因子ⅩⅢ缺乏症的一个主要诊断症状是出生后延迟的脐带断端出血,该症状在 80% 的患者中都会出现。约有 30% 的患者会有中枢神经系统出血[305,306],因此,推荐用常规替代治疗预防颅内出血。淤斑、肌肉血肿、创伤后长时间的出血和关节腔出血也是本病的特征[305]。

15% 的因子ⅩⅢ缺乏症患者有伤口愈合延迟的情况。因子ⅩⅢ或其活化形式是以何种具体机制在伤口愈合中发挥其有效作用尚属未知。活化因子ⅩⅢ有促血管生长活性,因此在因子ⅩⅢ缺乏时,伤口血管形成的减少可导致伤口不完全修复[306]。

在一篇包含 121 位女性因子ⅩⅢ缺陷症患者的综述中,月经过多和排卵期出血被认为是最常见的妇科问题,分别发生在 26% 和 8% 的患者中[307]。在 192 例妊娠中,127 例(66%)发生流产,65 例(34%)达到生存期;在 36 例未经预防治疗的妊娠中,124 例(91%)流产,12 例(9%)进展至生存期。女性患者细胞滋养层的形成是受损的[308]。众所周知,胚胎植入部位的因子ⅩⅢA 亚单位的缺乏,使纤维蛋白和纤维连接蛋白无法交联,而这种交联却是胚胎附着至子宫所必需的[309]。

如果不进行有效治疗,也可能出现胎盘早剥、早产和产后出血等问题[309]。

目前并没有关于因子ⅩⅢ缺乏症杂合子的临床大数据,所以无法得到这些人群临床症状相关的循证依据。近期一项针对350名常染色体隐性遗传出血性疾病的携带者研究中,有28名因子ⅩⅢ缺乏症的杂合子,因子ⅩⅢ缺乏症的杂合子出现小创伤后大量以及延长的出血症状[310]。但这些数据和情况需要在更多的人群中进行证实。

因子ⅩⅢ A亚单位敲除小鼠并没有出现胚胎期死亡,以及胸腔、腹腔和皮肤的出血,并且能存活至成年。但雄性小鼠的生存率较野生型小鼠明显下降[311]。与人类因子ⅩⅢ缺乏症患者的症状相似,雌性敲除小鼠会出现妊娠期宫内出血以及反复流产。因子ⅩⅢ B敲除的小鼠呈现出血时间延长,而人类患者只有轻微的出血症状或出血时间正常[312,313]。

治疗

根据EN-RBD的结果,血液中因子ⅩⅢ保持在正常水平的30%,可使患者维持无临床表现的状态。要达到这个目的可以有多种方法。许多病例报道中,患者通过预防性治疗来改善出血症状[314]。因子ⅩⅢ的半衰期较长(9~12天),因此血浆替代治疗的效果较好。血浆来源且病毒灭活的因子ⅩⅢ浓缩物也是治疗选择之一[315]。治疗相关的不良反应比较罕见。最严重的是出现凝血因子抑制物,但发生率极低[316]。北美一家RBDs的机构发现,约3%的患者在接受FFP或因子ⅩⅢ浓缩物治疗后可能出现凝血因子抑制物[102]。一种重组凝血因子ⅩⅢ A2的浓缩制剂目前已经完成Ⅲ期临床实验(ClinicalTrials.gov编号:00713648),该制剂可有效控制遗传性因子ⅩⅢ A亚单位缺乏症患者的出血症状。最近,重组因子ⅩⅢ已经在澳大利亚、加拿大、欧盟、瑞士和美国等国得到批准,可用于本病治疗[317]。

● 获得性凝血因子缺乏症

获得性凝血因子缺乏症可能发生在肝病患者、淀粉样变性(特别是Ⅹ因子)患者[318,319]、自身免疫性疾病患者、口服抗凝剂治疗的患者以及极少报道的产生非中和抗体来清除血液循环中抗凝因子的患者。在狼疮抗凝物患者中曾报道过这种针对凝血酶原[320]和因子Ⅶ[321]的抗体。获得性因子Ⅴ抑制剂比较罕见,其产生原因可能是接触牛凝血酶制剂和药物,或其他未知原因[322]。发生严重出血的获得性因子Ⅹ单独缺乏症较罕见,这种特异性抗体的产生与自身免疫性疾病无关[323],而和上呼吸道感染、烧伤和麻风病相关[324~326]。在患者中也报道过没有已知致病因素的因子Ⅹ抑制物[327]。获得性因子ⅩⅢ缺乏症的因子ⅩⅢ水平显著降低(降至正常的20%),这通常是由合成减少或消耗增加所致,该病据报道,可在多种疾病情况下出现,包括肺栓塞、克罗恩病、溃疡性结肠炎、Henoch-Schönlein紫癜、肝硬化和脓毒症等。一种自身免疫性出血性疾病也有多次报道,该病被称为自身免疫性/获得性血友病,是由抗因子ⅩⅢ抑制物所致[328]。抗因子ⅩⅢ抑制物引起的症状比普通的获得性凝血因子ⅩⅢ缺乏症更严重,并且需要免疫抑制疗法来根除自身抗体,同时进行因子ⅩⅢ替代治来疗改善出血症状[329]。

翻译:郁婷婷、姚如恩　互审:朱力　校对:王学锋

参考文献

1. Tuddenham EGD, Cooper DN: *The Molecular Genetics of Haemostasis and Its Inherited Disorders*. Oxford University Press, New York, 1994.
2. Peyvandi F, Palla R, Menegatti M, Mannucci PM: Introduction. Rare bleeding disorders: General aspects of clinical features, diagnosis, and management. *Semin Thromb Hemost* 35:349, 2009.
3. Borhany M, Pahore Z, Ul Qadr Z, et al: Bleeding disorders in the tribe: Result of consanguineous in breeding. *Orphanet J Rare Dis* 5:23, 2010.
4. Jaouad IC, Elalaoui SC, Sbiti A, et al: Consanguineous marriages in Morocco and the consequence for the incidence of autosomal recessive disorders. *J Biosoc Sci* 41:575, 2009.
5. Saadat M, Ansari-Lari M, Farhud DD: Consanguineous marriage in Iran. *Ann Hum Biol* 31:263, 2004.
6. Peretz H, Mulai A, Usher S, et al: The two common mutations causing factor XI deficiency in Jews stem from distinct founders: One of ancient Middle Eastern origin and another of more recent European origin. *Blood* 90:2654, 1997.
7. Karimi M, Haghpanah S, Amirhakimi A, et al: Spectrum of inherited bleeding disorders in southern Iran, before and after the establishment of comprehensive coagulation laboratory. *Blood Coagul Fibrinolysis* 20:642, 2009.
8. Viswabandya A, Baidya S, Nair SC, et al: Correlating clinical manifestations with factor levels in rare bleeding disorders: A report from Southern India. *Haemophilia* 18:e195, 2012.
9. Lancellotti S, Basso M, De Cristofaro R: Congenital prothrombin deficiency: An update. *Semin Thromb Hemost* 39:596, 2013.
10. Thalji N, Camire RM: Parahemophilia: New insights into factor V deficiency. *Semin Thromb Hemost* 39:607, 2013.
11. Zheng C, Zhang B: Combined deficiency of coagulation factors V and VIII: An update. *Semin Thromb Hemost* 39:613, 2013.
12. Mariani G, Bernardi F: Factor VII Deficiency. *Semin Thromb Hemost* 35:400, 2009.
13. Menegatti M, Peyvandi F: Factor X deficiency. *Semin Thromb Hemost* 35:407, 2009.
14. Duga S, Salomon O: Congenital factor XI deficiency: An update. *Semin Thromb Hemost* 39:621, 2013.
15. Schroeder V, Kohler HP: Factor XIII deficiency: An update. *Semin Thromb Hemost* 39:632, 2013.
16. Karimi M, Menegatti M, Afrasiabi A, et al: Phenotype and genotype report on homozygous and heterozygous patients with congenital factor X deficiency. *Haematologica* 93:934, 2008.
17. Seligsohn U, Modan M: Definition of the population at risk of bleeding due to factor XI deficiency in Ashkenazic Jews and the value of activated partial thromboplastin time in its detection. *Isr J Med Sci* 17:413, 1981.
18. Asakai R, Chung DW, Davie EW, Seligsohn U: Factor XI deficiency in Ashkenazi Jews in Israel. *N Engl J Med* 325:153, 1991.
19. Girolami A, Scarparo P, Scandellari R, Allemand E: Congenital factor X deficiencies with a defect only or predominantly in the extrinsic or in the intrinsic system: A critical evaluation. *Am J Hematol* 83:668, 2008.
20. Katona E, Penzes K, Molnar E, Muszbek L: Measurement of factor XIII activity in plasma. *Clin Chem Lab Med* 50:1191, 2012.
21. Kohler HP, Ichinose A, Seitz R, et al: Diagnosis and classification of factor XIII deficiencies. *J Thromb Haemost* 9:1404, 2011.
22. Muszbek L, Bagoly Z, Cairo A, Peyvandi F: Novel aspects of factor XIII deficiency. *Curr Opin Hematol* 18:366, 2011.
23. Katona E, Haramura G, Karpati L, et al: A simple, quick one-step ELISA assay for the determination of complex plasma factor XIII (A2B2). *Thromb Haemost* 83:268, 2000.
24. Peyvandi F, Di Michele D, Bolton-Maggs PHB, et al: Classification of rare bleeding disorders (RBDs) based on the association between coagulant factor activity and clinical bleeding severity. *J Thromb Haemost* 10:1938, 2012.
25. Peyvandi F, Palla R, Menegatti M, et al: Coagulation factor activity and clinical bleeding severity in rare bleeding disorders: Results from the European Network of Rare Bleeding Disorders. *J Thromb Haemost* 10:615, 2012.
26. Zhang B, Cunningham MA, Nichols WC, et al: Bleeding due to disruption of a cargo-specific ER-to-Golgi transport complex. *Nat Genet* 34:220, 2003.
27. Sadler JE. Medicine: K is for koagulation. *Nature* 427:493, 2004.
28. Pfeiffer RA, Ott R, Gilgenkrantz S, Alexandre P: Deficiency of coagulation factors VII and X associated with deletion of a chromosome 13 (q34). Evidence from two cases with 46,XY,t(13;Y)(q11;q34). *Hum Genet* 62:358, 1982.
29. Scambler PJ, Williamson R: The structural gene for human coagulation factor X is located on chromosome 13q34. *Cytogenet Cell Genet* 39:231, 1985.
30. Gilgenkrantz S, Briquel M-E, Andre E, et al: Structural genes of coagulation factors VII and X located on 13q34. *Ann Genet* 29:32, 1986.
31. Boxus G, Slacmeulder M, Ninane J: Combined hereditary deficiency in factors VII and X revealed by a prolonged partial thromboplastin time. *Arch Pediatr* 4:44, 1997.
32. Menegatti M, Karimi M, Garagiola I, et al: A rare inherited coagulation disorder: Combined homozygous factor VII and factor X deficiency. *Am J Hematol* 77:90, 2004.
33. Girolami A, Ruzzon E, Tezza F, et al: Congenital FX deficiency combined with other clotting defects or with other abnormalities: A critical evaluation of the literature. *Haemophilia* 14:323, 2008.
34. Girolami A, Ruzzon E, Tezza F, et al: Congenital combined defects of factor VII: A critical review. *Acta Haematol* 117:51, 2007.
35. Carr ME Jr: Future directions in hemostasis: Normalizing the lives of patients with hemophilia. *Thromb Res* 125(Suppl 1):S78, 2010.
36. Hunt BJ: Bleeding and coagulopathies in critical care. *N Engl J Med* 370:847, 2014.
37. Kadir RA, Davies J, Winikoff R, et al: Pregnancy complications and obstetric care in women with inherited bleeding disorders. *Haemophilia* 19(Suppl 4):1, 2013.
38. Bolton-Maggs PH, Perry DJ, Chalmers EA, et al: The rare coagulation disorders: Review with guidelines for management from the United Kingdom Haemophilia Centre

Doctors' Organization. *Haemophilia* 10:593, 2004.

39. James AH: More than menorrhagia: A review of the obstetric and gynaecological manifestations of bleeding disorders. *Haemophilia* 11:295, 2005.
40. Kadir RA, Economides DL, Sabin CA, et al: Frequency of inherited bleeding disorders in women with menorrhagia. *Lancet* 351:485, 1998.
41. Salomon O, Steinberg DM, Tamarin I, et al: Plasma replacement therapy during labor is not mandatory for women with severe factor XI deficiency. *Blood Coagul Fibrinolysis* 16:37, 2005.
42. Myers B, Pavord S, Kean L, et al: Pregnancy outcome in factor XI deficiency: Incidence of miscarriage, antenatal and postnatal haemorrhage in 33 women with factor XI deficiency. *BJOG* 114:643, 2007.
43. Stirling Y, Woolf L, North WR, et al: Haemostasis in normal pregnancy. *Thromb Haemost* 52:176, 1984.
44. Sanchez-Luceros A, Meschengieser SS, Marchese C, et al: Factor VIII and von Willebrand factor changes during normal pregnancy and puerperium. *Blood Coagul Fibrinolysis* 14:647, 2003.
45. Wickstrom K, Edelstam G, Lowbeer CH, et al: Reference intervals for plasma levels of fibronectin, von Willebrand factor, free protein S and antithrombin during third-trimester pregnancy. *Scand J Clin Lab Invest* 64:31, 2004.
46. Bremme KA: Haemostatic changes in pregnancy. *Best Pract Res Clin Haematol* 16:153, 2003.
47. Hellgren M, Blomback M: Studies on blood coagulation and fibrinolysis in pregnancy, during delivery and in the puerperium. Normal condition. *Gynecol Obstet Invest* 12:141, 1981.
48. Lanchantin GF, Hart DW, Friedmann JA, et al: Amino acid composition of human plasma prothrombin. *J Biol Chem* 243:5479, 1968.
49. Degen SJ, MacGillivray RT, Davie EW: Characterization of the complementary deoxyribonucleic acid and gene coding for human prothrombin. *Biochemistry* 22:2087, 1983.
50. Kotkow KJ, Deitcher SR, Furie B, Furie BC: The second kringle domain of prothrombin promotes factor Va-mediated prothrombin activation by prothrombinase. *J Biol Chem* 270:4551, 1995.
51. Dihanich M, Kaser M, Reinhard E, et al: Prothrombin mRNA is expressed by cells of the nervous system. *Neuron* 6:575, 1991.
52. Kim SR, Chung ES, Bok E, et al: Prothrombin kringle-2 induces death of mesencephalic dopaminergic neurons in vivo and in vitro via microglial activation. *J Neurosci Res* 88:1537, 2010.
53. Bode W, Mayr I, Baumann U, et al: The refined 1.9 A crystal structure of human α-thrombin interaction with D-Phe-Pro-Arg chloromethylketone and significance of the Tyr-Pro-Pro-Trp insertion segment. *EMBO J* 8:3467, 1989.
54. Esmon CT: Regulation of blood coagulation. *Biochim Biophys Acta* 1477:349, 2000.
55. Lee H, Hamilton JR: Physiology, pharmacology, and therapeutic potential of protease-activated receptors in vascular disease. *Pharmacol Ther* 134:246, 2012.
56. Coughlin SR: Protease-activated receptors in hemostasis, thrombosis and vascular biology. *J Thromb Haemost* 3:1800, 2005.
57. Lane DA, Phillipu H, Huntington JA: Directing thrombin. *Blood* 106:2605, 2005.
58. Royle NJ, Irwin DM, Koschnsky ML, et al: Human genes encoding prothrombin and ceruloplasmin map to 11p11-q12, and 3q21-24, respectively. *Somat Cell Mol Genet* 13:285, 1987.
59. Poort SR, Rosendaal FR, Reitsma PH, Bertina RM: A common genetic variation in the 3′-untranslated region of the prothrombin gene is associated with elevated plasma prothrombin levels and an increase in venous thrombosis. *Blood* 88:3698, 1996.
60. Catanzarite VA, Novotny WF, Cousins LM, Schneider JM: Pregnancies in a patient with congenital absence of prothrombin activity: Case report. *Am J Perinatol* 14:135, 1997.
61. Peyvandi F, Mannucci PM: Rare coagulation disorders. *Thromb Haemost* 82:1207, 1999.
62. Sun WY, Witte DP, Degen JL, et al: Prothrombin deficiency results in embryonic and neonatal lethality in mice. *Proc Natl Acad Sci U S A* 95:7597, 1998.
63. Xue J, Wu Q, Westfield LA, et al: Incomplete embryonic lethality and fatal neonatal hemorrhage caused by prothrombin deficiency in mice. *Proc Natl Acad Sci U S A* 95:7603, 1998.
64. Lechler E: Use of prothrombin complex concentrates for prophylaxis and treatment of bleeding episodes in patients with hereditary deficiency of prothrombin, factor VII, factor X, protein C, protein S, or protein Z. *Thromb Res* 95(Suppl 1):S39, 1999.
65. Mannucci PM: Outbreak of hepatitis A among Italian patients with haemophilia. *Lancet* 339:819, 1992.
66. Gerritzen A, Schneweis KE, Brackmann HH, et al: Acute hepatitis A in haemophilias. *Lancet* 340:1231, 1992.
67. Ragni MV, Koch WC, Jorda JA: Parvovirus B19, infection in patients with hemophilia. *Transfusion* 36:238, 1996.
68. Jorquera JI: Safety procedures of coagulation factors. *Haemophilia* 13(Suppl 5):41, 2007.
69. Owren PA: Parahemophilia: Hemorrhagic diathesis due to absence of a previously unknown factor. *Lancet* 1:446, 1947.
70. Chiu HC, Whitaker E, Colman RW: Heterogeneity of human factor V deficiency. Evidence for the existence of an antigen-positive variant. *J Clin Invest* 72:493, 1983.
71. Wilson DB, Salem HH, Mruk JS, et al: Biosynthesis of coagulation factor V by human hepatocellular carcinoma cell line. *J Clin Invest* 73:654, 1983.
72. Mazzorana M, Baffet G, Kneip B, et al: Expression of coagulation factor V gene by normal adult human hepatocytes in primary culture. *Br J Haematol* 78:229, 1991.
73. Tracy PB, Eide LL, Bowie EJW, Mann KG: Radioimmunoassay of factor V in human plasma and platelets. *Blood* 60:59, 1982.
74. Mann KG, Kalafatis M: Factor V: A combination of Dr Jekyll and Mr Hyde. *Blood* 101:20, 2003.
75. Camire RM, Bos MHA: The molecular basis of factor V and VIII procofactor activation. *J Thromb Haemost* 7:1951, 2009.
76. Suzuki K, Dahlback B, Stenflo J: Thrombin-catalyzed activation of human coagulation factor V. *J Biol Chem* 257:6556, 1982.
77. Foster WB, Nesheim ME, Mann KG: The factor Xa-catalyzed activation of factor V. *J Biol Chem* 258:13970, 1983.
78. Mann KG, Nesheim ME, Church WR, et al: Surface-dependent reactions of the vitamin K-dependent enzyme complexes. *Blood* 76:1, 1990.
79. Hayward CP, Furmaniak-Kazmierczak E, Cieutat AM, et al: Factor V is complexed with multimerin in resting platelet lysates and colocalizes with multimerin in platelet alpha-granules. *J Biol Chem* 270:19217, 1995.
80. Camire RM, Pollak ES, Kaushansky K, Tracy PB: Secretable human platelet-derived factor V originates from the plasma pool. *Blood* 92:3035, 1998.
81. Gould WR, Silveira JR, Tracy PB: Unique in vivo modifications of coagulation factor V produce a physically and functionally distinct platelet-derived cofactor: Characterization of purified platelet-derived factor V/Va. *J Biol Chem* 279:2383, 2004.
82. Suzuki K, Stenflo J, Dahlback B, et al: Inactivation of human coagulation factor V by activated protein C. *J Biol Chem* 258:1914, 1983.
83. Nesheim ME, Canfield WM, Kisiel W, et al: Studies of the capacity of factor Xa to protect factor Va from inactivation by activated protein C. *J Biol Chem* 257:1443, 1982.
84. Wang H, Riddell DC, Guinto ER, et al: Localization of the gene encoding human factor V to chromosome 1q21-25. *Genomics* 2:324, 1988.
85. Cripe LD, Moore KD, Kane WH: Structure of the gene for human coagulation factor V. *Biochemistry* 31:3777, 1992.
86. Castoldi E, Lunghi B, Mingozzi F, et al: A missense mutation (Y1702C) in the coagulation factor V gene is a frequent cause of factor V deficiency in the Italian population. *Haematologica* 86:629, 2001.
87. Steen M, Miteva M, Villoutreix BO, et al: Factor V New Brunswick: Ala221Val associated with FV deficiency reproduced in vitro and functionally characterized. *Blood* 102:1316, 2003.
88. Duga S, Montefusco MC, Asselta R, et al: Arg2074Cys missense mutation in the C2, domain of factor V causing moderately severe factor V deficiency: Molecular characterization by expression of the recombinant protein. *Blood* 101:173, 2003.
89. Montefusco MC, Duga S, Asselta R, et al: Clinical and molecular characterization of 6 patients affected by severe deficiency of coagulation factor V: Broadening of the mutational spectrum of factor V gene and in vitro analysis of the newly identified missense mutations. *Blood* 102:3210, 2003.
90. Van Wijk R, Nieuwenhuis K, van den Berg M, et al: Five novel mutations in the gene for human blood coagulation factor V associated with type I factor V deficiency. *Blood* 98:358, 2001.
91. Van Wijk R, Montefusco MC, Duga S, et al: Coexistence of a novel homozygous nonsense mutation in exon 13, of the factor V gene with the homozygous Leiden mutation in two unrelated patients with severe factor V deficiency. *Br J Haematol* 114:871, 2001.
92. Guasch JF, Cannegieter S, Reitsma PH, et al: Severe coagulation factor V deficiency caused by a 4 bp deletion in the factor V gene. *Br J Haematol* 101:32, 1998.
93. Dahlbäck B, Villoutreix BO: Molecular recognition in the protein C anticoagulant pathway. *J Thromb Haemost* 1:1525, 2003.
94. Simioni P, Scudeller A, Radossi P, et al: "Pseudo homozygous" activated protein C resistance due to double heterozygous factor V defects (factor V Leiden mutation and type I quantitative factor V defect) associated with thrombosis: Report of two cases belonging to two unrelated kindreds. *Thromb Haemost* 75:422, 1996.
95. Lunghi B, Iacoviello L, Gemmati D, et al: Detection of new polymorphic markers in the factor V gene: Association with factor V levels in plasma. *Thromb Haemost* 75:45, 1996.
96. Yamazaki T, Nicolaes GA, Sorensen KW, et al: Molecular basis of quantitative factor V deficiency associated with factor V R2 haplotype. *Blood* 100:2515, 2002.
97. Castaman G, Lunghi B, Missiaglia E, et al: Phenotypic homozygous activated protein C resistance associated with compound heterozygosity for Arg506Gln (factor V Leiden) and His1299Arg substitutions in factor V. *Br J Haematol* 99:257, 1997.
98. Vos HL: Inherited defects of coagulation Factor V: The thrombotic side. *J Thromb Haemost* 4:35, 2006.
99. Blavignac J, Bunimov N, Rivard GE, Hayward CP: Quebec platelet disorder: Update on pathogenesis, diagnosis, and treatment. *Semin Thromb Hemost* 37:713, 2011.
100. Weiss HJ, Lages B, Zheng S, Hayward CP: Platelet factor V New York: A defect in factor V distinct from that in factor V Quebec resulting in impaired prothrombinase generation. *Am J Hematol* 66:130, 2001.
101. Acharya SS, Coughlin A, Dimichele DM: Rare Bleeding Disorder Registry: Deficiencies of factors II V, VII X, XIII, fibrinogen and dysfibrinogenemias. *J Thromb Haemost* 2:248, 2004.
102. Peyvandi F, Duga S, Akhavan S, Mannucci PM: Rare coagulation deficiencies. *Haemophilia* 8:308, 2002.
103. Asselta R, Tenchini ML, Duga S: Inherited defects of coagulation factor V: The hemorrhagic side. *J Thromb Haemost* 4:26, 2006.
104. Girolami A, Scandellari R, Lombardi AM, et al: Pregnancy and oral contraceptives in factor V deficiency: A study of 22, patients (five homozygotes and 17 heterozygotes) and review of the literature. *Haemophilia* 11:26, 2005.
105. Noia G, De Carolis S, De Stefano V, et al: Factor V deficiency in pregnancy complicated by Rh immunization and placenta previa. A case report and review of the literature. *Acta Obstet Gynecol Scand* 76:890, 1997.
106. Girolami A, Ruzzon E, Tezza F: Arterial and venous thrombosis in rare congenital bleeding disorders: A critical review. *Haemophilia* 12:345, 2006.
107. Fratantoni JC, Hilgartner M, Nachman RL: Nature of the defect in congenital factor V deficiency: Study in a patient with an acquired circulating anticoagulant. *Blood* 39:751, 1972.
108. Mazzucconi MG, Solinas S, Chistolini A, et al: Inhibitor to factor V in severe factor V congenital deficiency: A case report. *Nouv Rev Fr Hematol* 27:303, 1985.
109. Cui J, O'Shea KS, Purkayastha A, et al: Fatal haemorrhage and incomplete block to embryogenesis in mice lacking coagulation factor V. *Nature* 384:66, 1996.
110. Yang TL, Cui J, Taylor JM, et al: Rescue of fatal neonatal hemorrhage in factor V deficient mice by low transgene expression. *Thromb Haemost* 83:70, 2000.
111. Oeri J, Matter M, Isenschmid H, et al: Congenital factor V deficiency (parahemophilia) with true hemophilia in two brothers. *Bibl Paediatr* 58:575, 1954.
112. Nichols WC, Seligsohn U, Zivelin A, et al: Linkage of combined factors V and VIII

deficiency to chromosome 18q by homozygosity mapping. *J Clin Invest* 99:596, 1997.
113. Nichols WC, Seligsohn U, Zivelin A, et al: Mutations in the ER–Golgi intermediate compartment protein ERGIC-53 cause combined deficiency of coagulation factors V and VIII. *Cell* 93:61, 1998.
114. Zhang B, Kaufman RJ, Ginsburg D: LMAN1 and MCFD2 form a cargo receptor complex and interact with coagulation factor VIII in the early secretory pathway. *J Biol Chem* 280:25881, 2005.
115. Zhang B, McGee B, Yamaoka JS, et al: Combined deficiency of factor V and factor VIII is due to mutations in either LMAN1 or MCFD2. *Blood* 107:903, 2006.
116. Seligsohn U, Zivelin A, Zwang E: Combined factor V and factor VIII deficiency among non-Ashkenazi Jews. *N Engl J Med* 307:1191, 1982.
117. Peyvandi F, Tuddenham EG, Akhtari AM, et al: Bleeding symptoms in 27 Iranian patients with the combined deficiency of factor V and factor VIII. *Br J Haematol* 100:773, 1998.
118. Itin C, Roche AC, Monsigny M, et al: ERGIC-53 is a functional mannose-selective and calcium-dependent human homologue of leguminous lectins. *J Cell Biol* 107:483, 1996.
119. Guy JE, Wigren E, Svärd M, et al: New insights into multiple coagulation factor deficiency from the solution structure of human MCFD2. *J Mol Biol* 381:941, 2008.
120. Appenzeller C, Andersson H, Kappeler F, et al: The lectin ERGIC-53 is a cargo transport receptor for glycoproteins. *Nat Cell Biol* 1:330, 1999.
121. Vollenweider F, Kappeler F, Itin C, et al: Mistargeting of the lectin ERGIC-53 to the endoplasmic reticulum of HeLa cells impairs the secretion of a lysosomal enzyme. *J Cell Biol* 142:377, 1998.
122. Nyfeler B, Reiterer V, Wendeler MW, et al: Identification of ERGIC-53 as an intracellular transport receptor of alpha1-antitrypsin. *J Cell Biol* 180:705, 2008.
123. Morais VA, Brito C, Pijak DS, et al: N-glycosylation of human nicastrin is required for interaction with the lectins from the secretory pathway calnexin and ERGIC-53. *Biochim Biophys Acta* 1762:802, 2006.
124. Nyfeler B, Zhang B, Ginsburg D, et al: Cargo selectivity of the ERGIC-53/MCFD2 transport receptor complex. *Traffic* 7:1473, 2006.
125. Nishio M, Kamiya Y, Mizushima T, et al: Structural basis for the cooperative interplay between the two causative gene products of combined factor V and factor VIII deficiency. *Proc Natl Acad Sci U S A* 107:4034, 2010.
126. Neerman-Arbez M, Antonarakis SE, Blouin JL, et al: The locus for combined factor V-factor VIII deficiency (F5F8D) maps to 18q21, between D18S849, and D18S1103. *Am J Hum Genet* 61:143, 1997.
127. Zhang B, Spreafico M, Zheng C, et al: Genotype-phenotype correlation in combined deficiency of factor V and factor VIII. *Blood* 111:5592, 2008.
128. Segal A, Zivelin A, Rosenberg N, et al: A mutation in LMAN 1, (ERGIC-53) causing combined factor V and factor VIII deficiency is prevalent in Jews originating from the island of Djerba in Tunisia. *Blood Coagul Fibrinolysis* 15:99, 2004.
129. Viswabandya A, Baidya S, Nair SC, et al: Clinical manifestations of combined factor V and VIII deficiency: A series of 37 cases from a single center in India. *Am J Hematol* 85:538, 2010.
130. Mansouritorgabeh H, Rezaieyazdi Z, Pourfathollah AA, et al: Haemorrhagic symptoms in patients with combined factors V and VIII deficiency in north-eastern Iran. *Haemophilia* 10:271, 2004.
131. Seligsohn U: Combined factor V and factor VIII deficiency, in *Factor VIII: Von Willebrand Factor*, vol 2, edited by J Seghatchian, GT Savidge, p 89. CRC Press, Boca Raton, FL, 1989.
132. Fischer RR, Giddings JC, Roisenberg I: Hereditary combined deficiency of clotting factors V and VIII with involvement of von Willebrand factor. *Clin Lab Haematol* 10:53, 1988.
133. Zhang B, Zheng C, Zhu M, et al: Mice deficient in LMAN1 exhibit FV and FVIII deficiencies and liver accumulation of α_1-antitrypsin. *Blood* 118:3384, 2011.
134. Sallah AS, Angchaisuksiri P, Roberts HR: Use of plasma exchange in hereditary deficiency of factor V and factor VIII. *Am J Hematol* 52:229, 1996.
135. Alexander B, Goldstein R, Landwehr G, Cook CD: Congenital SPCA deficiency: A hitherto unrecognized coagulation defect with hemorrhage rectified by serum and serum fractions. *J Clin Invest* 30:596, 1951.
136. Hagen FS, Gray CL, O'Hara P, et al: Characterization of a cDNA coding for human factor VII. *Proc Natl Acad Sci U S A* 83:2412, 1986.
137. Fair DS: Quantitation of factor VII in the plasma of normal and warfarin-treated individuals by radioimmunoassay. *Blood* 62:784, 1983.
138. Radcliffe R, Nemerson Y: Activation and control of factor VII by activated factor X and thrombin: Isolation and characterization of a single chain form of factor VII. *J Biol Chem* 250:388, 1975.
139. Seligsohn U, Osterud B, Brown SF, et al: Activation of human factor VII in plasma and in purified systems: Roles of activated factor IX, kallikrein, and activated factor XII. *J Clin Invest* 64:1056, 1979.
140. Radcliffe R, Bagdasarian A, Colman R, Nemerson Y: Activation of bovine factor VII by Hageman factor fragments. *Blood* 50:611, 1977.
141. Nakagaki T, Foster DC, Berkner KL, Kisiel W: Initiation of the extrinsic pathway of blood coagulation: Evidence for the tissue factor dependent autoactivation of human coagulation factor VII. *Biochemistry* 30:10819, 1991.
142. Rapaport SI, Rao LV: The tissue factor pathway: How it has become a "prima ballerina." *Thromb Haemost* 74:7, 1995.
143. Banner DW, D'Arcy A, Chene C, et al: The crystal structure of the complex of blood coagulation factor VIIa with soluble tissue factor. *Nature* 380:41, 1996.
144. Cooper DN, Millar DS, Wacey A, et al: Inherited factor VII deficiency: Molecular genetics and pathophysiology. *Thromb Haemost* 78:151, 1997.
145. Edgington TS, Dickinson CD, Ruf W: The structural basis of function of the TF-VIIa complex in the cellular initiation of coagulation. *Thromb Haemost* 78:401, 1997.
146. Morrissey JH, Neuenschwander PF, Huang Q, et al: Factor VIIa–tissue factor: Functional importance of protein-membrane interactions. *Thromb Haemost* 78:112, 1997.
147. Kirchhofer D, Nemerson Y: Initiation of blood coagulation: The tissue factor/factor VIIa complex. *Curr Opin Biotechnol* 7:386, 1996.
148. Mann KG, van't Veer C, Cawthern K, et al: The role of the tissue factor pathway in initiation of coagulation. *Blood Coagul Fibrinolysis* 9:S3, 1998.
149. Hoffman M, Monroe DM, Roberts HR: Cellular interactions in hemostasis. *Haemostasis* 1:12, 1996.
150. O'Hara PJ, Grant FJ, Haldeman BA, et al: Nucleotide sequence of the gene coding for human factor VII, a vitamin K-dependent protein participating in blood coagulation. *Proc Natl Acad Sci U S A* 84:5158, 1987.
151. Ott R, Pfeiffer RA: Evidence that activities of coagulation factors VII and X are linked to chromosome 13, (q34). *Hum Hered* 34:123, 1984.
152. Miao CH, Leytus SP, Chung DW, Davie EW: Liver-specific expression of the gene coding for human factor X, a blood coagulation factor. *J Biol Chem* 267:7395, 1992.
153. Greenberg D, Miao CH, Ho WT, et al: Liver-specific expression of the human factor VII gene. *Proc Natl Acad Sci U S A* 92:12347, 1995.
154. Pollak ES, Hung HL, Godin W, et al: Functional characterization of the human factor VII 5′-flanking region. *J Biol Chem* 271:1738, 1996.
155. Herrmann FH, Wulff K, Auerswald G, et al: Factor VII deficiency: Clinical manifestation of 717, subjects from Europe and Latin America with mutations in the factor 7, gene. *Haemophilia* 15:267, 2008.
156. Tamary H, Fromovich Y, Shalmon L, et al: Ala244Val is a common, probably ancient mutation causing factor VII deficiency in Moroccan and Iranian Jews. *Thromb Haemost* 76:283, 1996.
157. Fromovich-Amit Y, Zivelin A, Rosenberg N, et al: Characterization of mutations causing factor VII deficiency in 61, unrelated Israeli patients. *J Thromb Haemost* 2:1774, 2004.
158. Wulff K, Herrmann FH: Twenty-two novel mutations of the factor VII gene in factor VII deficiency. *Hum Mutat* 15:489, 2000.
159. Giansily-Blaizot M, Aguilar-Martinez P, Biron-Andreani C, et al: Analysis of the genotypes and phenotypes of 37, unrelated patients with inherited factor VII deficiency. *Eur J Hum Genet* 9:105, 2001.
160. Chaing S, Clarke B, Sridhara S, et al: Severe factor VII deficiency caused by mutations abolishing the cleavage site for activation and altering binding to tissue factor. *Blood* 83:3524, 1994.
161. Bernardi F, Patracchini P, Gemmati D, et al: Molecular analysis of factor VII deficiency in Italy: A frequent mutation (FVII Lazio) in a repeated intronic region. *Hum Genet* 92:446, 1993.
162. Etro D, Pinotti M, Wulff K, et al: The Gly331Ser mutation in factor VII in Europe and the Middle East. *Haematologica* 88:1434, 2003.
163. Bernardi F, Liney DL, Patracchini P, et al: Molecular defects in CRM+ factor VII deficiencies: Modeling of missense mutations in the catalytic domain of FVII. *Br J Haematol* 86:610, 1994.
164. Hunault M, Arbini AA, Lopaciuk S, et al: The Arg353,Gln polymorphism reduces the level of coagulation factor VII: In vivo and in vitro studies. *Arterioscler Thromb Vasc Biol* 17:2825, 1997.
165. Green F, Kelleher C, Wilkes H, et al: A common genetic polymorphism associated with lower coagulation factor VII levels in healthy individuals. *Arterioscler Thromb* 11:540, 1991.
166. Bernardi F, Marchetti G, Pinotti M, et al: Factor VII gene polymorphisms contribute about one-third of the factor VII level variation in plasma. *Arterioscler Thromb Vasc Biol* 16:72, 1996.
167. Marchetti G, Gemmati D, Patracchini P, et al: PCR detection of a repeat polymorphism within the F7, gene. *Nucleic Acids Res* 19:4570, 1991.
168. Ragni MV, Lewis JH, Spero JA, Hasiba U: Factor VII deficiency. *Am J Hematol* 10:79-88, 1981.
169. Kulkarni AA, Lee CA, Kadir RA: Pregnancy in women with congenital factor VII deficiency. *Haemophilia* 12:413, 2006.
170. Rizk DE, Castella A, Shaheen H, Deb P: Factor VII deficiency detected in pregnancy: A case report. *Am J Perinatol* 16:223, 1999.
171. Mariani G, Herrmann FH, Schulman S, et al: Thrombosis in inherited factor VII deficiency. *J Thromb Haemost* 1:2153, 2003.
172. Girolami A, Berti de Marinis G, Vettore S, Girolami B: Congenital FVII Deficiency and Pulmonary Embolism: A Critical Appraisal of All Reported Cases. *Clin Appl Thromb Hemost* 19:55, 2013.
173. Rosen ED, Chan JC, Idusogie E, et al: Mice lacking factor VII develop normally but suffer fatal perinatal bleeding. *Nature* 390:290, 1997.
174. Chan JC, Carmeliet P, Moons L, et al: Factor VII deficiency rescues the intrauterine lethality in mice associated with a tissue factor pathway inhibitor deficit. *J Clin Invest* 103:475, 1999.
175. Napolitano M, Giansily-Blaizot M, Dolce A, et al: Prophylaxis in congenital factor VII deficiency: Indications, efficacy and safety. Results from the Seven Treatment Evaluation Registry (STER). *Haematologica* 98:538, 2013.
176. Mariani G, Konkle BA, Ingerslev J: Congenital factor VII deficiency: Therapy with recombinant activated factor VII—A critical appraisal. *Haemophilia* 12:19, 2006
177. Tcheng WY, Donkin J, Konzal S, Wong WY: Recombinant factor VIIa in a patient with severe congenital factor VII deficiency. *Haemophilia* 10:295, 2004.
178. Berrettini M, Mariani G, Schiavoni M, et al: Pharmacokinetic evaluation of recombinant, activated factor VII in patients with inherited factor VII deficiency. *Haematologica* 86:640, 2001.
179. Robertson LE, Wasserstrum N, Banez E, et al: Hereditary factor VII deficiency in pregnancy: Peripartum treatment with factor VII concentrate. *Am J Hematol* 40:38, 1992.
180. Aynaoğlu G, Durdağ GD, Ozmen B, Söylemez F: Successful treatment of hereditary factor VII deficiency presented for the first time with epistaxis in pregnancy: A case report. *J Matern Fetal Neonatal Med* 23:1053, 2010.
181. Braun MW, Triplett DA: Case report: Factor VII deficiency in an obstetrical patient. *J Indiana State Med Assoc* 72:900, 1979.

182. Fadel HE, Krauss JS: Factor VII deficiency and pregnancy. *Obstet Gynecol* 73:453, 1989.
183. Eskandari N, Feldman N, Greenspoon JS: Factor VII deficiency in pregnancy treated with recombinant factor VIIa. *Obstet Gynecol* 99:935, 2002.
184. Jimenez-Yuste V, Villar A, Morado M, et al: Continuous infusion of recombinant activated factor VII during caesarean section delivery in a patient with congenital factor VII deficiency. *Haemophilia* 6:588, 2000.
185. Pike GN1, Bolton-Maggs PH. Factor deficiencies in pregnancy. *Hematol Oncol Clin North Am* 25:359, 2011.
186. Baumann kreuziger LM, Morton CT, Reding MT: Is prophylaxis required for delivery in women with factor VII deficiency? *Haemophilia* 19,827, 2013.
187. Duckert F, Fluckinger P, Matter M, Koller F: Clotting factor X. Physiologic and physicochemical properties. *Proc Soc Exp Biol Med* 90:17, 1955.
188. Telfer TP, Denson KW, Wright DR: A "new" coagulation defect. *Br J Haematol* 2:308, 1956.
189. Hougie C, Barrow EM, Graham JB: Stuart clotting defect. I. Segregation of an hereditary hemorrhagic state from the heterogeneous group heretofore called "stable factor" (SPCA, proconvertin, factor VII) deficiency. *J Clin Invest* 36:485, 1957.
190. Bajaj SP, Mann KG: Simultaneous purification of bovine prothrombin and factor X. Activation of prothrombin by trypsin-activated factor X. *J Biol Chem* 248:7729, 1973.
191. Ichinose A, Takeya H, Espling E, et al: Amino acid sequence of human protein Z, a vitamin K-dependent plasma glycoprotein. *Biochem Biophys Res Commun* 172:1139, 1990.
192. Leytus SP, Foster DC, Kurachi K, Davie EW: Gene for human factor X: A blood coagulation factor whose gene organization is essentially identical with that of factor IX and protein C. *Biochemistry* 25:5098, 1986.
193. McMullen BA, Fujikawa K, Kisiel W, et al: Complete amino acid sequence of the light chain of human blood coagulation factor X: Evidence for identification of residue 63, as beta-hydroxyaspartic acid. *Biochemistry* 22:2875, 1983.
194. Jackson CM: Characterization of two glycoprotein variants of bovine factor X and demonstration that the factor X zymogen contains two polypeptide chains. *Biochemistry* 11:4873, 1972.
195. Fujikawa K, Coan MH, Legaz ME, Davie EW: The mechanism of activation of bovine factor X (Stuart factor) by intrinsic and extrinsic pathways. *Biochemistry* 13:5290, 1974.
196. Kisiel W, Hermodson MA, Davie EW: Factor X activating enzyme from Russell's viper venom: Isolation and characterization. *Biochemistry* 15:4901, 1976.
197. Furie B, Furie BC: The molecular basis of blood coagulation. *Cell* 53:505, 1988.
198. Neurath H: Evolution of proteolytic enzymes. *Science* 224:350, 1984.
199. Rudolph AE, Mullane MP, Porche-Sorbet R, et al: Factor X St. Louis II. Identification of a glycine substitution at residue 7, and characterization of the recombinant protein. *J Biol Chem* 271:28601, 1996.
200. Pinotti M, Marchetti G, Baroni M, et al: Reduced activation of the Gla19Ala FX variant via the extrinsic coagulation pathway results in symptomatic CRMred FX deficiency. *Thromb Haemost* 88:236, 2002.
201. De Stefano V, Leone G, Ferrelli R, et al: Factor X Roma: A congenital factor X variant defective at different degrees in the intrinsic and the extrinsic activation. *Br J Haematol* 69:387, 1988.
202. James HL, Girolami A, Fair DS: Molecular defect in coagulation factor X Friuli results from a substitution of serine for proline at position 343. *Blood* 77:317, 1991.
203. Akhavan S, Chafa O, Obame FN, et al: Recurrence of a Phe31Ser mutation in the Gla domain of blood coagulation factor X, in unrelated Algerian families: A founder effect? *Eur J Haematol* 78:405, 2007.
204. Menegatti M, Vangone A, Palla R, et al: A recurrent Gly43Asp substitution in coagulation Factor X rigidifies its catalytic pocket and impairs catalytic activity and intracellular trafficking. *Thromb Res* 133:481, 2014.
205. Herrmann FH, Auerswald G, Ruiz-Saez A, et al: Factor X deficiency: Clinical manifestation of 102 subjects from Europe and Latin America with mutations in the factor 10 gene. *Haemophilia* 12:479, 2006.
206. Peyvandi F, Mannucci PM, Lak M, et al: Congenital Factor X deficiency: Spectrum of bleeding symptoms in 32 Iranian patients. *Br J Haematol* 102:626, 1998.
207. Romagnolo C, Burati S, Ciaffoni S, et al: Severe factor X deficiency in pregnancy: Case report and review of the literature. *Haemophilia* 10:665, 2004.
208. Kumar M, Mehta P: Congenital coagulopathies and pregnancy: Report of four pregnancies in a factor X-deficient woman. *Am J Hematol* 46:241, 1994.
209. Larrain C: Congenital blood coagulation factor X deficiency. Successful result of the use prothrombin concentrated complex in the control of caesarean section hemorrhage in 2 pregnancies. *Rev Med Chil* 122:1178, 1994.
210. Dewerchin M, Liang Z, Moons L, et al: Blood coagulation factor X deficiency causes partial embryonic lethality and fatal neonatal bleeding in mice. *Thromb Haemost* 83:185, 2000.
211. Rosen ED, Cornelissen I, Liang Z, et al: In utero transplantation of wild-type fetal liver cells rescues factor X-deficient mice from fatal neonatal bleeding diatheses. *J Thromb Haemost* 1:19, 2003.
212. Tai SJ, Herzog RW, Margaritis P, et al: A viable mouse model of factor X deficiency provides evidence for maternal transfer of factor X. *J Thromb Haemost* 6:339, 2008.
213. Karimi M, Vafafar A, Haghpanah S, et al: Efficacy of prophylaxis and genotype-phenotype correlation in patients with severe Factor X deficiency in Iran. *Haemophilia* 18:211, 2012.
214. Rosenthal RL, Dreskin OH, Rosenthal N: A new hemophilia like disease caused by deficiency of a third plasma thromboplastin factor. *Proc Soc Exp Biol Med* 82:171, 1953.
215. Rapaport SI, Proctor RR, Patch NJ, Yettra M: The mode of inheritance of PTA deficiency: Evidence for the existence of major PTA deficiency and minor PTA deficiency. *Blood* 18:149, 1961.
216. Seligsohn U: High gene frequency of factor XI (PTA) deficiency in Ashkenazi-Jews. *Blood* 51:1223, 1978.
217. Mannhalter C, Hellstern P, Deutsch E: Identification of a defective factor XI cross-reacting material in a factor XI-deficient patient. *Blood* 70:31, 1987.
218. Zivelin A, Ogawa T, Bulvik S, et al: Severe factor XI deficiency caused by a Gly^{555} to Glu mutation (factor XI-Glu555): A cross-reactive material positive variant defective in factor IX activation. *J Thromb Haemost* 2:1782, 2004.
219. Quelin F, Trossaert M, Sigaud M, et al: Molecular basis of severe factor XI deficiency in seven families from the west of France. Seven novel mutations, including an ancient Q88X mutation. *J Thromb Haemost* 2:71, 2004.
220. Martincic D, Zimmerman SA, Ware RE, et al: Identification of mutations and polymorphisms in the factor XI genes of an African-American family by dideoxy fingerprinting. *Blood* 92:3309, 1998.
221. McMullen BA, Fujikawa K, Davie EW: Location of the disulfide bonds in human coagulation factor XI: The presence of tandem apple domains. *Biochemistry* 30:2056, 1991.
222. Papagrigoriou E, McEwan PA, Walsh PN, Emsley J: Crystal structure of the factor XI zymogen reveals a pathway for transactivation. *Nat Struct Mol Biol* 13:557, 2006.
223. Zucker M, Zivelin A, Landau M, et al: Three residues at the interface of factor XI monomers augment covalent dimerization of factor XI. *J Thromb Haemost* 7:970, 2009.
224. Wu W, Sinha D, Shikov S, et al: Factor XI homodimer structure is essential for normal proteolytic activation by factor XIIa, thrombin, and factor XIa. *J Biol Chem* 283:18655, 2008.
225. Cheng Q, Kantz J, Poffenberger G, et al: Factor XI protein in human pancreas and kidney. *Thromb Haemost* 100:158, 2008.
226. Thompson RE, Mandle R Jr, Kaplan AP: Association of factor XI and high molecular weight kininogen in human plasma. *J Clin Invest* 60:1376, 1997.
227. Gailani D, Broze GJ Jr: Factor XI activation in a revised model of blood coagulation. *Science* 253:909, 1991.
228. Naito K, Fujikawa K: Activation of human blood coagulation factor XI independent of factor XII: Factor XI is activated by thrombin and factor XIa in the presence of negatively charged surfaces. *J Biol Chem* 266:7353, 1991.
229. Baglia FA, Shrimpton CN, Lopez JA, Walsh PN: The glycoprotein Ib-IX-V complex mediates localization of factor XI to lipid rafts on the platelet membrane. *J Biol Chem* 278:21744, 2003.
230. Von dem Borne PA, Meijers JC, Bouma BN: Effect of heparin on the activation of factor XI by fibrin-bound thrombin. *Thromb Haemost* 76:347, 1996.
231. Osterud B, Bouma BN, Griffin JH: Human blood coagulation factor IX: Purification, properties, and mechanism of activation by activated factor XI. *J Biol Chem* 253:5946, 1978.
232. Bouma BN, Meijers JC: Thrombin-activatable fibrinolysis inhibitor (TAFI, plasma procarboxypeptidase B, procarboxypeptidase R, procarboxypeptidase U). *J Thromb Haemost* 1:1566, 2003.
233. Bajzar L, Morser J, Nesheim M: TAFI, or plasma procarboxypeptidase B, couples the coagulation and fibrinolytic cascades through the thrombin-thrombomodulin complex. *J Biol Chem* 271:16603, 1996.
234. Broze GJ Jr, Higuchi DA: Coagulation-dependent inhibition of fibrinolysis: Role of carboxypeptidase-U and the premature lysis of clots from hemophilic plasma. *Blood* 88:3815, 1996.
235. Asakai R, Davie EW, Chung DW: Organization of the gene for human factor XI. *Biochemistry* 26:7221, 1987.
236. Kato A, Asakai R, Davie EW, Aoki N: Factor XI gene (F11) is located on the distal end of the long arm of human chromosome 4. *Cytogenet Cell Genet* 52:77, 1989.
237. Asakai R, Chung DW, Ratnoff OD, Davie EW: Factor XI (plasma thromboplastin antecedent) deficiency in Ashkenazi Jews is a bleeding disorder that can result from three types of point mutations. *Proc Natl Acad Sci U S A* 86:7667, 1989.
238. Bolton-Maggs PH, Young Wan-Yin B, McCraw AH, et al: Inheritance and bleeding in factor XI deficiency. *Br J Haematol* 69:521, 1988.
239. Zadra G, Asselta R, Tenchini ML, et al: Simultaneous genotyping of coagulation factor XI type II and type III mutations by multiplex real-time polymerase chain reaction to determine their prevalence in healthy and factor XI-deficient Italians. *Haematologica* 93:715, 2008.
240. Zivelin A, Bauduer F, Ducout L, et al: Factor XI deficiency in French Basques is caused predominantly by an ancestral Cys38Arg mutation in the factor XI gene. *Blood* 99:2448, 2002.
241. Girolami A, Scarparo P, Bonamigo E, et al: A cluster of factor XI-deficient patients due to a new mutation (Ile 436 Lys) in northeastern Italy. *Eur J Haematol* 88:229, 2012.
242. Kim J, Song J, Lyu CJ, et al: Population-specific spectrum of the F11 mutations in Koreans: Evidence for a founder effect. *Clin Genet* 82:180, 2012.
243. Kravtsov DV, Wu W, Meijers JC, et al: Dominant factor XI deficiency caused by mutations in the factor XI catalytic domain. *Blood* 104:128, 2004.
244. Bolton-Maggs PH, Patterson DA, Wensley RT, Tuddenham EG: Definition of the bleeding tendency in factor XI-deficient kindreds: A clinical and laboratory study. *Thromb Haemost* 73:194, 1995.
245. Salomon O, Steinberg DM, Seligsohn U: Variable bleeding manifestations characterize different types of surgery in patients with severe factor XI deficiency enabling parsimonious use of replacement therapy. *Haemophilia* 12:490, 2006.
246. Sidi A, Seligsohn U, Jonas P, Many M: Factor XI deficiency: Detection and management during urological surgery. *J Urol* 119:528, 1978.
247. Brenner B, Laor A, Lupo H, et al: Bleeding predictors in factor-XI deficient patients. *Blood Coagul Fibrinolysis* 8:511, 1997.
248. Bolton-Maggs PH, Peretz H, Butler R, et al: A common ancestral mutation (C128X) occurring in 11 non-Jewish families from the UK with factor XI deficiency. *J Thromb Haemost* 2:918, 2004.
249. Brodsky JB, Burgess GE III: Pulmonary embolism with factor XI deficiency. *JAMA* 234:1156, 1975.
250. Evans G, Pasi KJ, Mehta A, et al: Recurrent venous thromboembolic disease and factor XI concentrate in a patient with severe factor XI deficiency, chronic myelomonocytic leukaemia, factor V Leiden and heterozygous plasminogen deficiency. *Blood Coagul*

Fibrinolysis 8:437, 1997.
251. Salomon O, Steinberg DM, Koren-Morag N, et al: Reduced incidence of ischemic stroke in patients with severe factor XI deficiency. *Blood* 111:4113, 2008.
252. Luo D, Szaba FM, Kummer LW, et al: Factor XI deficient mice display reduced inflammation, coagulopathy, and bacterial growth during listeriosis. *Infect Immun* 80:91, 2012.
253. Gailani D, Lasky NM, Broze GJ Jr: A murine model of factor XI deficiency. *Blood Coagul Fibrinolysis* 8:134, 1997.
254. James P, Salomon O, Mikovic D, Peyvandi F: Rare bleeding disorders-bleeding assessment tools, laboratory aspects and phenotype and therapy of FXI deficiency. *Haemophilia* 20(Suppl 4):71, 2014.
255. Mannucci PM, Bauer KA, Santagostino E, et al: Activation of the coagulation cascade after infusion of a factor XI concentrate in congenitally deficient patients. *Blood* 84:1314, 1994.
256. O'Connell NM, Riddell AF, Pascoe G, et al: Recombinant factor VIIa to prevent surgical bleeding in factor XI deficiency. *Haemophilia* 14:775, 2008.
257. Schulman S, Németh: An illustrative case and a review on the dosing of recombinant factor VIIa in congenital factor XI deficiency. *Haemophilia* 12:223, 2006.
258. Salomon O, Zivelin A, Livnat T, et al: Prevalence, causes, and characterization of factor XI inhibitors in patients with inherited factor XI deficiency. *Blood* 101:4783, 2003.
259. Zucker M, Zivelin A, Teitel J, Seligsohn U: Induction of an inhibitor antibody to factor XI in a patient with severe inherited factor XI deficiency by Rh immune globulin. *Blood* 111:1306, 2008.
260. Stern DM, Nossel HL, Owen J: Acquired antibody to factor XI in a patient with congenital factor XI deficiency. *J Clin Invest* 69:1270, 1982.
261. Connelly NR, Brull SJ: Anesthetic management of a patient with factor XI deficiency and factor XI inhibitor undergoing a cesarean section. *Anesth Analg* 76:1365, 1993.
262. Livnat T, Zivelin A, Martinowitz U, et al: Prerequisites for recombinant factor VIIa-induced thrombin generation in plasmas deficient in factors VIII, IX or XI. *J Thromb Haemost* 4:192, 2006.
263. Duckert F, Jung E, Sherling DH: An undescribed congenital haemorrhagic diathesis probably due to fibrin stabilizing factor deficiency. *Thromb Diath Haemorrh* 5:179, 1960.
264. Ivaskevicius V, Seitz R, Kohler HP et al: International registry on factor XIII deficiency: A basis formed mostly on European data. *Thromb Haemost* 97:914, 2007.
265. Muszbek L, Adany R, Mikkola H: Novel aspects of blood coagulation factor XIII: I. Structure, distribution, activation, and function. *Crit Rev Clin Lab Sci* 33:357, 1996.
266. Schwartz ML, Pizzo SV, Hill RL, McKee PA: Human factor XIII from plasma and platelets. Molecular weights, subunit structures, proteolytic activation, and cross-linking of fibrinogen and fibrin. *J Biol Chem* 248:1395, 1973.
267. Muszbek L, Ariens RA, Ichinose A, ISTH SSC Subcommittee On Factor X: Factor XIII: Recommended terms and abbreviations. *J Thromb Haemost* 5:181, 2007.
268. Weiss MS, Metzner HJ, Hilgenfeld R: Two nonproline cis peptide bonds may be important for factor XIII function. *FEBS Lett* 423:291, 1998.
269. Yee VC, Pedersen LC, Le Trong I, et al: Three-dimensional structure of a transglutaminase: Human blood coagulation factor XIII. *Proc Natl Acad Sci U S A* 91:7296, 1994.
270. Lorand L, Graham RM: Transglutaminases: Crosslinking enzymes with pleiotropic functions. *Nat Rev Mol Cell Biol* 4:140, 2003.
271. Yee VC, Le Trong I, Bishop PD, et al: Structure and function studies of factor XIIIa by X-ray crystallography. *Semin Thromb Hemost* 22:377, 1996.
272. Gentile V, Saydak M, Chiocca EA, et al: Isolation and characterization of cDNA clones to mouse macrophage and human endothelial cell tissue transglutaminases. *J Biol Chem* 266:478, 1991.
273. Phillips MA, Stewart BE, Qin Q, et al: Primary structure of keratinocyte transglutaminase. *Proc Natl Acad Sci U S A* 87:9333, 1990.
274. Sung LA, Chien S, Chang LS, et al: Molecular cloning of human protein 4.2: A major component of the erythrocyte membrane. *Proc Natl Acad Sci U S A* 87:955, 1990.
275. Ichinose A, McMullen BA, Fujikawa K, Davie EW: Amino acid sequence of the b subunit of human factor XIII, a protein composed of ten repetitive segments. *Biochemistry* 25:4633, 1986.
276. Souri M, Kaetsu H, Ichinose A: Sushi domains in the B subunit of factor XIII responsible for oligomer assembly. *Biochemistry* 47:8656, 2008.
277. Lorand L, Gray AJ, Brown K, et al: Dissociation of the subunit structure of fibrin stabilizing factor during activation of the zymogen. *Biochem Biophys Res Commun* 56:914, 1974.
278. Mary A, Achyuthan KE, Greenberg CS: B-chains prevent the proteolytic inactivation of the a-chains of plasma factor XIII. *Biochim Biophys Acta* 966:328, 1988.
279. Biswas A, Ivaskevicius V, Thomas A, Oldenburg J: Coagulation factor XIII deficiency. *Hamostaseologie* 34:160, 2014.
280. Komaromi I, Bagoly Z, Muszbek L: Factor XIII: Novel structural and functional aspects. *J Thromb Haemost* 9:9, 2011.
281. Kohler HP: Interaction between FXIII and fibrinogen. *Blood* 121:1934, 2013.
282. Smith KA, Adamson PJ, Pease RJ et al: Interactions between factor XIII and the alpha C region of fibrinogen. *Blood* 2011; 117: 3460–3468.
283. Ariens RA, Lai TS, Weisel JW, et al: Role of factor XIII in fibrin clot formation and effects of genetic polymorphisms. *Blood* 100:743, 2002.
284. Varadi A, Scheraga HA: Localization of segments essential for polymerization and for calcium binding in the gamma-chain of human fibrinogen. *Biochemistry* 25:519, 1986.
285. Smith KA, Adamson PJ, Pease RJ et al: Interactions between factor XIII and the alpha C region of fibrinogen. *Blood* 117:3460, 2011.
286. Smith KA, Pease RJ, Avery CA et al: The activation peptide cleft exposed by thrombin cleavage of FXIII-A(2) contains a recognition site for the fibrinogen alpha chain. *Blood* 121:2117, 2013.
287. Doolittle RF, Hong S, Wilcox D: Evolution of the fibrinogen gamma' chain: Implications for the binding of factor XIII, thrombin and platelets. *J Thromb Haemost* 7:1431, 2009.
288. Sakata Y, Aoki N: Cross-linking of alpha 2-plasmin inhibitor to fibrin by fibrin-stabilizing factor. *J Clin Invest* 65:290, 1980.
289. Mosher DF, Schad PE, Vann JM: Cross-linking of collagen and fibronectin by factor XIIIa: Localization of participating glutaminyl residues to a tryptic fragment of fibronectin. *J Biol Chem* 255:1181, 1980.
290. Fraser SR, Booth NA, Mutch NJ: The antifibrinolytic function of factor XIII is exclusively expressed through alpha(2)-antiplasmin cross-linking. *Blood* 117:6371, 2011.
291. Van Giezen JJ, Minkema J, Bouma BN, Jansen JW: Cross-linking of alpha 2-antiplasmin to fibrin is a key factor in regulating blood clot lysis: Species differences. *Blood Coagul Fibrinolysis* 4:869, 1993.
292. Richardson VR, Cordell P, Standeven KF, Carter AM: Substrates of factor XIII-A: Roles in thrombosis and wound healing. *Clin Sci (Lond)* 124:123, 2013.
293. Board PG, Webb GC, McKee J, Ichinose A: Localization of the coagulation factor XIII A subunit gene (F13A) to chromosome bands 6p24-p25. *Cytogenet Cell Genet* 48:25, 1988.
294. Weisberg LJ, Shiu DT, Greenberg CS, et al: Localization of the gene for coagulation factor XIII a-chain to chromosome 6, and identification of sites of synthesis. *J Clin Invest* 79:649, 1987.
295. Ichinose A, Davie EW: Characterization of the gene for the a subunit of human factor XIII (plasma transglutaminase), a blood coagulation factor. *Proc Natl Acad Sci U S A* 85:5829, 1988.
296. Webb GC, Coggan M, Ichinose A, Board PG: Localization of the coagulation factor XIII B subunit gene (F13B) to chromosome bands 1q31–32.1, and restriction fragment length polymorphism at the locus. *Hum Genet* 81:157, 1989.
297. Bottenus RE, Ichinose A, Davie EW: Nucleotide sequence of the gene for the b subunit of human factor XIII. *Biochemistry* 29:11195, 1990.
298. Biswas A, Ivaskevicius V, Seitz R, et al: An update of the mutation profile of Factor 13A and B genes. *Blood Rev* 25:193, 2011.
299. Morange P, Trigui N, Frere C, et al: Molecular characterization of a novel mutation in the factor XIII a subunit gene associated with a severe defect: Importance of prophylactic substitution. *Blood Coagul Fibrinolysis* 20:605, 2009.
300. Inbal A, Yee VC, Kornbrot N, et al: Factor XIII deficiency due to a Leu660Pro mutation in the factor XIII subunit-A gene in three unrelated Palestinian Arab families. *Thromb Haemost* 77:1062, 1997
301. Mikkola H, Syrjala M, Rasi V, et al: Deficiency in the A-subunit of coagulation factor XIII: Two novel point mutations demonstrate different effects on transcript level. *Blood* 84:517, 1994.
302. Schroeder V, Durrer D, Meili E, et al: Congenital factor XIII deficiency in Switzerland: From the worldwide first case in 1960, to its molecular characterisation in 2005. *Swiss Med Wkly* 137:272, 2007.
303. Aslam S, Standen GR, Khurshid M, Bilwani F: Molecular analysis of six factor XIII-A-deficient families in Southern Pakistan. *Br J Haematol* 109:463, 2000.
304. Hsieha L, Nugent D: Rare factor deficiencies. *Curr Opin Hematol* 19:380, 2012.
305. Karimi M, Bereczky Z, Cohan N, Muszbek L: Factor XIII deficiency. *Semin Thromb Hemost* 35:426, 2009.
306. Dardik R, Loscalzo J, Inbal A: Factor XIII (FXIII) and angiogenesis. *J Thromb Haemost* 4:19, 2006.
307. Sharief LAT, Kadir RA: Congenital factor XIII deficiency in women: A systematic review of literature. *Haemophilia* 19:e349, 2013.
308. Asahina T, Kobayashi T, Okada Y, et al: Maternal blood coagulation factor XIII is associated with the development of cytotrophoblastic shell. *Placenta* 21:388, 2000.
309. Inbal A, Muszbek L: Coagulation factor deficiencies and pregnancy loss. *Semin Thromb Hemost* 29:171, 2003.
310. Mahmoodi M, Peyvandi F, Afrasiabi A, et al: Bleeding symptoms in heterozygous carriers of inherited coagulation disorders in southern Iran. *Blood Coagul Fibrinolysis* 22:396, 2011.
311. Koseki-Kuno S, Yamakawa M, Dickneite G, Ichinose A: Factor XIII A subunit-deficient mice developed severe uterine bleeding events and; subsequent spontaneous miscarriages. *Blood* 102:4410, 2003.
312. Lauer P, Metzner HJ, Zettlmeissl G, et al: Targeted inactivation of the mouse locus encoding coagulation factor XIIIA: Hemostatic abnormalities in mutant mice and characterization of the coagulation deficit. *Thromb Haemost* 88:967, 2002.
313. Souri M, Koseki-Kuno S, Takeda N, et al: Male specific cardiac pathologies in mice lacking either the A or B subunit of factor XIII. *Thromb Haemost* 99:401, 2008.
314. Dreyfus M, Barrois D, Borg JY, et al: Successful long-term replacement therapy with FXIII concentrate (Fibrogammin1 P) for severe congenital factor XIII deficiency: A prospective multicentre study. *J Thromb Haemost* 9:1264, 2011.
315. Gootenberg JE: Factor concentrates for the treatment of factor XIII deficiency. *Curr Opin Hematol* 5:372, 1998.
316. Odame JE, Chan AK, Wu JK, Breakey VR: Factor XIII deficiency management: A review of the literature. *Blood Coagul Fibrinolysis* 25:199, 2014.
317. Dorey E: First recombinant Factor XIII approved. *Nat Biotechnol* 32:210, 2014.
318. Furie B, Voo L, McAdam KP, Furie BC: Mechanism of factor X deficiency in systemic amyloidosis. *N Engl J Med* 304:827, 1981.
319. Fair DS, Edgington TS: Heterogeneity of hereditary and acquired factor X deficiencies by combined immunochemical and functional analyses. *Br J Haematol* 59:235, 1985.
320. Bajaj SP, Rapaport SI, Fierer DS, et al: A mechanism for the hypoprothrombinemia of the acquired hypoprothrombinemia-lupus anticoagulant syndrome. *Blood* 61:684, 1983.
321. Lim S, Zuha R, Burt T, et al: Life-threatening bleeding in a patient with a lupus inhibitor and probable acquired factor VII deficiency. *Blood Coagul Fibrinolysis* 17:867, 2006.
322. Wiwanitkit V: Spectrum of bleeding in acquired factor V inhibitor: A summary of 33 cases. *Clin Appl Thromb Hemost* 12:485, 2006.
323. Rao LV, Zivelin A, Iturbe I, Rapaport SI: Antibody-induced acute factor X deficiency: Clinical manifestations and properties of the antibody. *Thromb Haemost* 72:363, 1994.
324. Mulhare PE, Tracy PB, Golden EA, et al: A case of acquired factor X deficiency with in vivo and in vitro evidence of inhibitor activity directed against factor X. *Am J Clin Pathol* 96:196, 1991.

325. Matsunaga AT, Shafer FE: An acquired inhibitor to factor X in a pediatric patient with extensive burns. *J Pediatr Hematol Oncol* 18:223, 1996.

326. Gallais V, Bredoux H, leRoux G, Laroche L: Acquired and transient factor X deficiency associated with sodium valproate treatment. *Eur J Haematol* 57:330, 1996.

327. Lankiewicz MW, Bell WR: A unique circulating inhibitor with specificity for coagulation factor X. *Am J Med* 93:343, 1992.

328. Ichinose A, Souri M: Japanese Collaborative Research Group on Acquired Haemorrhaphilia Due to Factor XIII Deficiency: As many as 12 cases with haemorrhagic acquired factor XIII deficiency due to its inhibitors were recently found in Japan. *Thromb Haemost* 105:925, 2011.

329. Ichinose A: Factor XIII as a key molecule at the intersection of coagulation and fibrinolysis as well as inflammation and infection control. *Int J Hematol* 95:362, 2012.

第 125 章
遗传性纤维蛋白原异常

Marguerite Neerman-Arbez and Philippe de Moerloose

摘要

遗传性纤维蛋白原异常包括两大类血浆纤维蛋白原缺陷：①Ⅰ型缺陷(纤维蛋白原量的缺陷)，无纤维蛋白原血症或低纤维蛋白原血症，血浆纤维蛋白原水平降低或缺陷；②Ⅱ型缺陷(纤维蛋白原质的缺陷)，异常纤维蛋白原血症或低异常纤维蛋白原血症，血浆纤维蛋白原抗原水平正常或降低，而活性却不成比例的明显降低。引起无纤维蛋白原血症的分子机制，大部分是由于编码纤维蛋白原肽链的三个基因发生无效突变；某些病例是错义突变或引起截短的无义突变，这些突变虽然可以转录翻译成相应的肽链，但肽链在细胞内的组装或分泌受到了影响。在某些低纤维蛋白原血症病例中，突变的纤维蛋白原分子合成后以包涵体(inclusion)的形式滞留在肝细胞的粗面内质网内，引起内质网贮存池病。无纤维蛋白原血症常表现为中、重度出血症状，而低纤维蛋白原血症常常无症状。血栓栓塞可以自发生或在输注富纤维蛋白原制品后发生。血栓形成也可能引起生育期妇女发生习惯性流产。纤维蛋白原分子结构异常而功能降低是遗传性异常纤维蛋白原血症的特征。异常纤维蛋白原血症通常表现为出血和(或)血栓，或者是无症状。低异常纤维蛋白原血症是该类型的一个亚类。某些发生于纤维蛋白原α链C末端的突变常伴有肾淀粉样变，其原因是由于纤维蛋白原α链C末端的异常片段沉积于肾脏。对于Ⅱ型纤维蛋白原异常患者发生血栓形成的原因往往是不确定的，可能涉及与钙离子结合能力下降、组织型纤溶酶原激活物介导的纤溶途径损伤、抗纤溶作用或凝血酶与纤维蛋白结合减少。应该根据个人和家族病史，用纤维蛋白原替代疗法对纤维蛋白原性疾病进行治疗。

关于引起遗传性纤维蛋白原异常的一些突变已经被发表[1-3]，第八版中[4]，介绍了2009年之前发现的诱发突变。而且，为了解目前已注册遗传性纤维蛋白原异常[5]可访问下列网址：http://www.geht.org/databaseang/fibrinogen/，该网站列出了文献、会议摘要、网上提交的各种变异类型，并附有参考文献。本章将介绍疾病的主要分子机制和诊治的实验室和临床相关进展，不介绍异常基因型。

引言

纤维蛋白原除了参与炎症、伤口愈合及血管新生等生物过程外，更重要的是作为不溶性的纤维蛋白凝块的前体分子在止血过程中起主要作用(图125-1)。纤维蛋白原结合纤维蛋白溶酶原、α-抗纤溶酶、纤维连接蛋白、因子ⅩⅢ和其他蛋白质。它还与血小板结合，并支撑血小板聚集。纤维蛋白原与凝血酶底物性结合转化为纤维蛋白，此外，纤维蛋白原还提供与凝血酶非底物性结合点，因此，纤维蛋白原有时被称为抗凝血酶Ⅰ[6]。纤维蛋白原还结合血管内皮细胞和其他细胞、血浆或组织基质成分如纤维连接蛋白和糖胺聚糖和肽类生长因子。纤维蛋白为纤溶系统的组装和活化提供了一个模板，而且是纤溶酶的主要底物(参见第135章)。纤维蛋白原和纤维蛋白在血浆凝血因子ⅩⅢa催化作用下共价交联。

简写和缩略词

FFP，新鲜冰冻血浆(fresh-frozen plasma)；FGA，纤维蛋白原α链基因(fibrinogen Aα-chain gene)；FGB，纤维蛋白原β链基因(fibrinogen Bβ-chain gene)；FGG，纤维蛋白原γ链基因(fibrinogen γ-chain gene)；FpA，纤维蛋白肽A(fibrinopeptide A)；FpB，纤维蛋白肽B(fibrinopeptide B)；LMWH，低分子肝素(low-molecular-weight heparin)；PCR：聚合酶链式反应(polymerase chain reaction)；TAFI，凝血酶活化的纤溶抑制剂(thrombin-activatable fibrinolysis inhibitor)；t-PA，组织型纤溶酶原激活物(tissue-type plasminogen activator)。

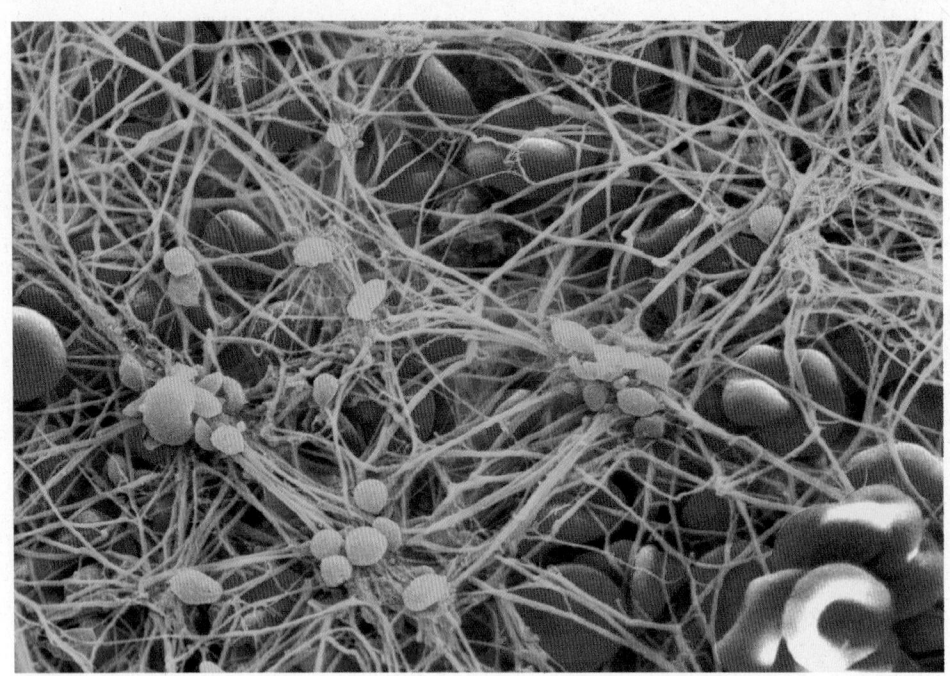

图 125-1　全血凝块的彩色扫描电镜图。纤维蛋白网以绿色显示,滞留的血小板和红细胞分别以紫色和红色显示。(宾夕法尼亚大学医学院的 Yuri Veklich 和 John W. Weisel 授权)

● 结构和合成

纤维蛋白原是一种 340kDa 的糖蛋白,在肝细胞[7]中合成,血浆浓度为 1.5～3.5mg/ml(4～10μM)。每个纤维蛋白原分子的长度约为 45nm。核心结构由两个外侧的 D 区和一个中心 E 区通过螺旋盘绕的区域连接而成(图 125-2)[8]。纤维蛋白原分子是由 Aα、Bβ 和 γ 三条肽链组成的对称性异六聚体,E 区是由 Aα、Bβ 和 γ 六条肽链的所有氨基末端通过二硫键形成,D 区是由 Bβ 和 γ 链的 C 末端组成的球形区,Aα 链的 C 末端穿过 D 区后与 E 区非共价结合(图 125-2)。Bβ 和 γ 链的 C 末端序列在脊椎动物是高度保守的,是 FreD(纤维蛋白原相关结构域)蛋白质家族的成员。

编码纤维蛋白原的三个基因 FGB(编码 Bβ 链),FGA(编码 Aα 链)和 FGG(编码 γ 链),从着丝粒到端粒依次排列在人类染色体 4 号染色体约 50kb 的区域[9]。FGA 和 FGG 的转录方向与 FGB 相反。由于剪接位点的不同[10],纤维蛋白原 Aα 链有两种异构体:常见的 Aα 链,由外显子 1～5 编码,另一个异构体 AαE,比例约占 1%～2%,由外显子 1～6 编码。

FGG 也因为剪接位点的不同产生两个转录产物:主要 mRNA 转录本包含 10 个外显子,编码主要的 γ 链(γA);而少量的 γ′链并不剪接出内含子 9 及开放阅读框架在外显子 10 相应的位置上用另 20 个密码子替代 4 个密码子。FGB 编码单个 1.9kb 的转录本和一个 1.5kb 的编码序列。每一个基因独立地被转录和翻译分别产生相应的多肽:644 个氨基酸(Aα)、491 个氨基酸(Bβ)和 437 个氨基酸(γ)。

在单链进入内质网(ER)腔的过程中,每个肽链的信号肽同时被切割,由此产生 625 个氨基酸(Aα)、461 个氨基酸(Bβ)和 411 个氨基酸(γ)的成熟肽。在内质网中的组装过程:首先形成 Aα-γ 和 Bβ-γ 中间体,然后再加入第三条肽链 Bβ 或 Aα 形成 AαBβγ 半分子,两个半分子间二聚化形成了功能性六聚体[11]。在高尔基复合体中,蛋白质经历一系列的翻译后修饰而成熟,包括 N-连接的寡糖、磷酸化、羟基化和硫酸化[12]。

整个组装过程在几分钟内完成后,成熟的分子随后被分泌到血液循环,血浆半衰期约 4 天[13]。除了血浆中的纤维蛋白原,血小板的 α 颗粒中也存在纤维蛋白原。一般认为,巨核细胞和血小板中的纤维蛋白原是通过整合素 $\alpha_{IIb}\beta_3$ 介导的细胞内吞作用实现的[14]。但是,αⅡb β3 只与纤维蛋白原 γA 链 C 末端结

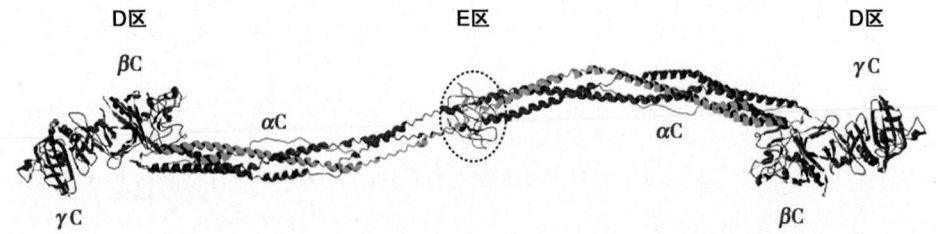

图 125-2　PDB 文件 1M1J 修改的鸡纤维蛋白原 22 的示意图(www.pdb.org/pdb/)。α 链是绿色,紫色 β 链,γ 链是蓝色的。Bβ 和 γ 链的球状 c 端形成的 D 区,以及中部 E 区,包含三个链的 N 端部分。而 Aα 链(αC)的 C 端是非固定的,通常在 E 区附近共价结合,聚集在一起

合,而不能与 γ′链结合,所以,血小板 α 颗粒中的纤维蛋白原分子只包含 γA 链,而缺乏 γ′链[15]。

纤维蛋白原转化为纤维蛋白和纤维蛋白网络的形成

纤维蛋白的聚集是一个多步骤的连续反应,每个步骤都影响着纤维蛋白支架的最终结构和特性,决定着包括凝血疾病和血栓形成等疾病的发展和预后[16,17]。

纤维蛋白原转化为纤维蛋白凝块[18]的过程分为三个不同的阶段:①凝血酶裂解纤维蛋白原产生纤维蛋白单体;②纤维蛋白单体自我装配形成有序的多聚体结构;③因子ⅩⅢa 作用下纤维蛋白共价交联。在第一阶段,凝血酶先后切割纤维蛋白原 AαR35/G36(R16/G17)和 Bβ R44/G45(R14/G15)分别释放出 FPA 和 FPB,从而暴露出“A”和“B”两个结点(knobs)(图 125-3)。“A”结点位于纤维蛋白 Aα 链的氨基末端,且最先的氨基酸序列为 GPRV。与纤维蛋白“A”结点相互作用的互补位点叫做洞(hole)“a”位于另一个纤维蛋白分子 γ 链氨基酸 363 ~ 405(337 ~ 379)片段内。

一个结与另一个洞(A;a)的相互作用形成双股的原纤维,这双股的原纤维以末端-中部方式交错重叠排列(图 125-3)[16-18]。两个双股的原纤维通过侧支连接形成四股的“双边”(bilateral)纤维蛋白铰链(bilateral branch junctions),进一步的

侧支连接形成纤维蛋白束。第二种类型的侧支连接称为“等边侧支”(equilateral branching),该种连接是由三个原纤维形成的铰链[19]。上述这两种类型的侧支连接为血凝块形成提供了网络框架,血凝块的最终结构还受几个变量影响,包括盐的浓度,pH值,纤维蛋白原浓度,凝血酶浓度[16,17,20]。

Fibrinopeptide B(FpB)的释放较 fibrinopeptide A(FpA)更晚些,FpB 的释放暴露出另一个多聚化位点“B”结,且最开始的氨基酸序列为 GHRP。GHRP 与互补位点“b”洞,位于 β 链427 ~ 462(397 ~ 432)氨基酸片段内。纤维蛋白的多聚化加速 FpB 的切割和释放,而 FpA 的释放却不受纤维蛋白多聚化的影响。“B”与“b”的相互作用对原纤维的后续连接虽然不是必需的,但这种相互作用可诱导 βC 末端重排和 βC 之间的连接而促进纤维蛋白网络的形成[21,22]。

灵活的 αC 末端也参与纤维蛋白的多聚化[23]。在纤维蛋白原形成纤维蛋白凝块的过程中,若血浆纤维蛋白原分子的 αC 末端缺失 100 个以上的氨基酸,则表现为凝血酶时间延长、浊度降低和纤维变细。这一现象表明 αC 末端的确参与原纤维的后续连接。此外,随着 FpB 的切割释放,αC 末端便处于游离状态,这就允许 αC 末端间发生非共价结合,从而促进原纤维的后续连接和纤维蛋白网络的组装。最后,发生在 D 区的自我连接也参与纤维蛋白的组装,其中有 D:D 和 γXL 连接,这些连接促进参与组装的纤维蛋白末端连接和在ⅩⅢa 因子作用下的交联[24,25]。

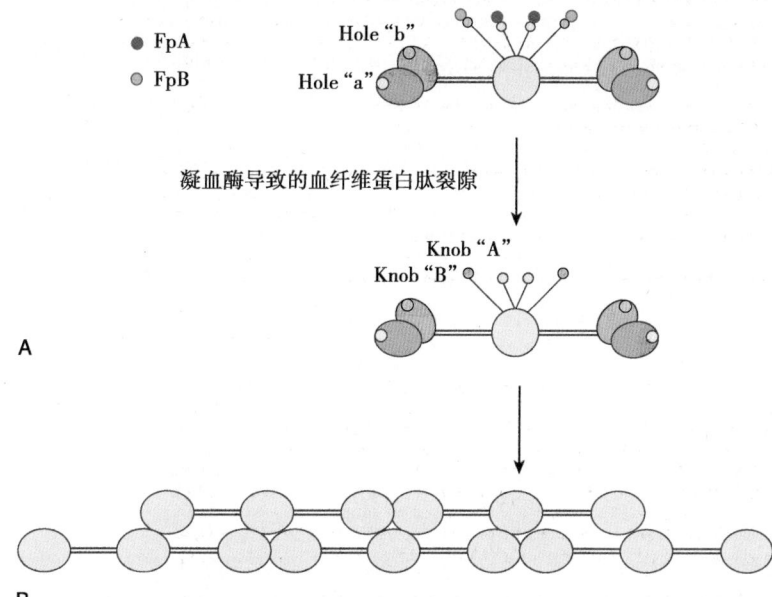

- ● FpA
- ● FpB

Hole “b”
Hole “a”

凝血酶导致的血纤维蛋白肽裂隙

Knob “A”
Knob “B”

A

B

图 125-3　纤维蛋白原转化为纤维蛋白并聚集的第一步。A. 纤维蛋白原包括血纤维蛋白肽 A(FpA)和 B(FpB),γ 和 β 链球状 c 端的“a”和“b”洞(holes)以及经凝血酶酶切后 FpA 和 FpB 暴露的“A”和“B”位点(knobs)。和图 125-2 一致,βC 以紫色,γC 以蓝色显示。B. 纤维蛋白组装形成有序的多聚结构。D 区代表一个独立球状单元

ⅩⅢa 因子作用下的交联

纤维蛋白聚合形成的凝块需要加固,不仅增强其机械强度,而且可以抵抗纤维蛋白降解系统的直接作用。因子ⅩⅢa(异四聚体 FⅩⅢ-A2B2)通过形成 ε-(γ-谷氨酰)赖氨酸异构肽连接使 γ 链交联,稳定的延伸原纤丝[26],这个过程发生在一条 γ 链的赖氨酸 432(406)与另一条 γ 链的谷氨酰胺 424(398)或 425(399)之间。交联增加血凝块抗变形的能力。同样的过程也发

生在 α 链之间以及 α 链与 γ 链之间,尽管比例较低。在ⅩⅢa 作用下,α-抗纤溶酶共价结合于纤维蛋白原或纤维蛋白远端的 α 链,而且这一过程先于ⅩⅢa 对纤维蛋白的交联,这可能对体内的纤溶调控是有意义的[26]。ⅩⅢ因子结合位点:在 Aα-C 上,即经凝血酶酶切才能暴露出的 FⅩⅢ-A2 408 ~ 421(389 ~ 402)位点[27]。纤维连接蛋白也参与纤维蛋白凝块的形成,纤维连接蛋白与纤维蛋白首先通过特定的位点发生非共价结合,然后在ⅩⅢa 因子作用下进行共价结合[28]。纤维连接蛋白的参与可能会影响到细胞在纤维蛋白凝块沉积处的黏附和迁移,从而参与伤口的愈合

和其他的细胞依赖过程。

● 纤维蛋白溶解

纤溶酶原和组织型纤溶酶原激活物（t-PA）与纤维蛋白原结合的位点位于 D 区（即 γ337～350）（312～324）和 αC 区（即 Aα167～179）（148～160），这些位点通常是隐蔽的，而在纤维蛋白组装和纤维蛋白原纤维形成过程中暴露出来（参见第 135 章）[29～30]。t-PA 诱导纤维蛋白凝块溶解包括两个明显的相[31]。在最初的慢相，t-PA 在完整的纤维蛋白表面激活纤溶酶原。在第二相，（由纤溶酶）发生部分降解的纤维蛋白产生 C 末端赖氨酸残基，导致纤溶酶原在凝块表面蓄积和随之的溶解速度增加。而凝血酶活化的纤溶抑制剂（TAFI）则移去 C 末端赖氨酸残基，导致纤溶酶原的结合明显减少，所以，TAFI 是通过减少纤维蛋白表面的纤溶酶的活化来抑制第二相纤维蛋白凝块的溶解。除了 TAFI，α-抗纤溶酶、脂蛋白（a）和组氨酸丰富的糖蛋白都能与纤维蛋白结合，并通过各种机制抑制纤溶。

● 纤维蛋白的抗凝血酶活性

凝血酶通过其纤维蛋白原识别位点与纤维蛋白原发生底物性结合，这种结合称为 exosite 1。纤维蛋白凝块本身也表现出突出的凝血酶结合潜能，纤维蛋白与凝血酶结合被称为抗凝血酶活性 I[6]。在纤维蛋白上有两个非底物性凝血酶结合位点：一个是在 E 区的"低亲和力"位点，另一个"高亲和力"结合位点位于纤维蛋白（原）分子 γ′链的 D 区。异二聚体 γA/γ′和同源二聚体 γ′/γ′约占总 γ 链的 8%～15%[10]。在纤维蛋白 E 区的低亲和性凝血酶结合活性反映凝血酶 exosite 1 结合，而在纤维蛋白（原）分子 γ′链的 D 区的高亲和性凝血酶结合是通过 exosite 2 发生的；并且伴随着前者的结合，后者的结合作用增强。在纤维蛋白凝块形成过程中，抗凝血酶 I（纤维蛋白）通过隔离凝血酶来抑制其产生，而且也减少被纤维蛋白结合的凝血酶催化活性。血管血栓形成可能是由于缺乏抗凝血酶 I（就像在无纤维蛋白原血症中，见下文"无纤维蛋白原血症和低纤维蛋白原血症"）、血浆 γ′链比例减少[32]或凝血酶结合纤维蛋白的能力缺陷（就像某些异常纤维蛋白原血症，见下文"异常纤维蛋白原血症和低异常纤维蛋白原血症"）。却有相反现象的报道，如当血浆 γ′链水平明显升高时，动脉血栓形成的却易感性增加；而且，与结合了 γA/γA-纤维蛋白的凝血酶相比较，结合了 γA/γ′-纤维蛋白的凝血酶在很大程度上不易被抗凝血酶抑制。这样，γA/γ′-纤维蛋白就被作为活化的凝血酶池，而有利于血栓中的血栓趋向状态[33]。

● 无纤维蛋白原血症和低纤维蛋白血症

定义，历史和流行病学

I 型紊乱（无纤维蛋白原血症和低纤维蛋白原血症）影响了循环中纤维蛋白原的量，II 型紊乱（异常纤维蛋白原血症和低异常纤维蛋白原血症）影响了循环中纤维蛋白原的质[1]。早在 1968 年[34]，第一例异常纤维蛋白原血症的突变就被诊断，无纤维蛋白原血症的分子诊断要晚很多[35]。无纤维蛋白原血症呈

常染色体隐性遗传，而且血浆纤维蛋白原完全缺乏。

这种疾病最初在 1920 年被描述[36]，估计其发病率约为 1/100 万。在血缘关系较为常见的人群中，无纤维蛋白原血症的患病率增加[37]。由于低纤维蛋白原血症（纤维蛋白原水平低于 1.5g/L）通常由纤维蛋白原基因突变的杂合性引起。这比无纤维蛋白原血症更频繁。如果使用 Hardy Weinberg 二项分布将人群中等位基因应用于无纤维蛋白原血症，那么纤维蛋白原缺陷引起突变的携带者可能与 500 人中的 1 人那么频繁。

病因及发病机制

自从 1999 年第一例遗传性无纤维蛋白原血症的基因突变被鉴定以来[35]，接近 100 多例基因突变在无纤维蛋白原血症（纯合子或双重杂合子）或低纤维蛋白原血症的患者中被鉴定，这些突变大部分位于 FGA。根据突变导致的结果，把突变分为两类：无效突变导致纤维蛋白原不能被合成；另一种突变产生异常的纤维蛋白原链，并被阻留在细胞内[1]。

大片段缺失

第一次发现无纤维蛋白原血症基因突变，是在一个非近亲婚配的瑞士家系中两对患有无纤维蛋白原血症的兄弟身上[35]。首先，为了明确该病是否与 4 号染色体上的纤维蛋白原基因相关联，围绕着这些基因的五个微卫星标记的单倍体参数进行分析。在这些微卫星标记中，位于 FGA 基因 3 号内含子内的一个四核苷酸（TCTT）多态性标记 FGAi3 在四个患病兄弟中都是缺失的，而在携带者都是杂合子状态，这就意味着 FGA 基因至少部分纯合缺失是该遗传性无纤维蛋白原血症家系的发病原因。最常见的是缺失 11kb DNA 基因，使得 FGA 内含子 1 和 FGA-FGB 基因间隔区之间存在断裂位点，导致了纤维蛋白原的缺失。

纤维蛋白原基因中另三个大的缺失突变也被鉴定出来，且都涉及 FGA 基因。包括：在一位日本患者中发现的 1.2kb 的缺失，该缺失完全缺失了 FGA 4 号外显子[38]；在一位泰国患者[39]15kb 的缺失，断裂点位于 FGA 基因的 4 号内含子中 FGA-FGB 之间的区域；包含有 FGA 基因 1 号外显子的 4.1kb 的缺失，该缺失在意大利患者中被鉴别[40]。除了泰国病人，所有的患者都是纯合子缺失，出现母系遗传的由 4 号染色体缺失引起的双躯干畸形[39]。

剪接点突变

在三个编码纤维蛋白原的基因中，已经发现一些剪接位点突变。来自欧洲的无纤维蛋白原血症患者中，最常见的突变是在内含子 4 的一个剪接供体突变 c.510+1G→T（以前称为 IVS4+1G→T）[1,41]。单倍体参数表明，就像 FGA 11kb 缺失一样，在多个离散的单倍型均可发现 c.510+1G→T 突变，说明该突变也是频发的或者是一个非常古老的突变。

框移突变

在三个编码纤维蛋白原的基因中，已经发现一些框移突变。框移突变最常发生于 FGA 基因 5 号外显子，它是编码纤维蛋白原最大的外显子。有趣的是，在 FGA 基因 5 号外显子上，有 7 种单碱基缺失突变均导致同一种新阅读框架的使用（表 126-1）。上述 7 种突变各自产生一异常氨基酸肽链的延伸（位

于 69～158 号编码子的下游），且均结束于同一个成熟前终止密码子[42]。异常的氨基酸序列（如果异常的蛋白质能够被合成且能稳定存在）可能会导致 Aα 链的异常折叠，从而影响纤维蛋白原的组装或分泌。

无义突变

已发现许多种无义突变导致无纤维蛋白原血症和低纤维蛋白原血症。其中，9 个无义突变在 FGB 基因，且 4 个都在 FGB 基因的 8 号外显子[43]。特别是，两个 FGB 无义突变 W467X（W437X）和 W470X（W440X）均邻近于 β 链的 C 末端，且预测会导致合成截断的 β 链，较正常 βC 链分别少 25 个和 22 个氨基酸[44,45]。通过转染 COS 细胞进行表达研究证实，这两种突变并不影响 β 链的合成和细胞内六聚体的组装，但损伤了纤维蛋白原的分泌，从而表明完整的 FGB C 末端对于纤维蛋白原分泌入循环中是必需的[46]。

错义突变

无效突变，即大片段缺失、框移突变、无义突变引起较早的提前终止和剪接位点突变，这些突变占无纤维蛋白原血症基因型的大部分。尤其值得注意的是，一些错义突变也导致纤维蛋白原的完全缺乏，揭示了氨基酸残基部分或三维结构对功能的重要性。这些突变集中于 Bβ 或 γ 链的高度保守的 C 末端球形区[1,43]。其中有 5 个导致无纤维蛋白原血症突变位于 FGB，这 5 个突变都是纯合的或双重杂合的，对突变基因进行转染细胞表达研究表明，这些突变和之前提到的造成截短蛋白的无义突变一样，使得个别肽链的合成和六聚体在细胞内组装，但分泌也会变难[47~50]。

使用纤维蛋白原的免疫染色和共聚焦显微镜，进一步研究了 FGB G444S（G414S）突变的特征，发现分泌受损的纤维蛋白原突变体被阻留在 ER 内，说明对于纤维蛋白原的分泌，存在着有效的质量控制[46]。

FGG 基因存在一些错义杂合突变导致低纤维蛋白原血症。对这些突变的大部分患者血浆进行质谱分析证实循环中缺乏突变的 γ 链。其他一些突变进行转染细胞的功能研究显示：纤维蛋白原 Matsumoto Ⅳ C179R（C153R）影响了细胞内六聚体的组装[51]，而纤维蛋白原 Bratislava W253C（W227C）损伤了纤维蛋白原的分泌[52]。

引起纤维蛋白原在肝细胞内质网滞留和低纤维蛋白原血症的突变

在大多数无纤维蛋白原血症或低纤维蛋白原血症患者体内，还没有发现突变的纤维蛋白原链在细胞内蓄积的证据。这意味着，对于能够合成和组装但不能分泌的突变纤维蛋白原来说，存在一个对纤维蛋白原突变体的有效降解途径。目前已知的导致低纤维蛋白原血症并伴有肝贮存池病的总共有四种突变，且均位于 FGG 基因上。即：三种错义突变（由纤维蛋白原 Brescia, Aguadilla 和 Al duPont 报道[53~55]，和 FGG 8 号外显子 15bp 的末端杂合缺失（由纤维蛋白原 Angers 报道[56]，该缺失产生了一个新的 FGG 8 号外显子和 8 号内含子交界处和一个新的剪接位点。由于血浆中缺失突变的 γ 链，因此四种突变杂合子形式就可以引起纤维蛋白原缺乏，而且肝脏细胞贮存池病也进一步加剧了这一进程。"a" 洞对于纤维蛋白的多聚化是很关键的，纤维蛋白原 Angers 以及纤维蛋白原 Brescia 和 Aguadilla（后两者分别由位于 γC 区 5 个 β 折叠和 "a" 洞突变引起的）的分子机制是纤维蛋白原分泌缺陷而滞留 ER，至于是否影响多聚体的形成仍有待确定。

临床特征

无纤维蛋白原血症

无纤维蛋白原血症出血症状常表现在新生儿期，85% 的病例表现为脐带残端出血，但随年龄增大后，出血发作就不常见了。出血可以发生在皮肤、消化道、泌尿道或中枢神经系统，颅内出血是死亡的重要原因。常见于重度的血友病患者的关节出血，在无纤维蛋白原血症患者是少见的；在 72 例重症纤维蛋白原缺乏患者中，约 25% 病例出现关节血肿[57]。在无纤维蛋白原血症患者，常有自发性脾破裂的有趣的易感性。骨囊肿是一种罕见的并发症，可以从纤维蛋白原替代治疗中获益[58]。

月经来潮的女性可能会遇到月经过多，但有些月经正常。无纤维蛋白原血症妇女常有妊娠早期流产。纤维蛋白原对怀孕的重要性，在纤维蛋白原基因敲除小鼠的研究得到证明，这样的小鼠常不能怀孕足月[59]。妇女也有产前和产后出血。黄体破裂后腹腔积血也被观察到。

在无纤维蛋白原血症患者，常矛盾地观察到动脉和静脉血栓并发症。这些并发症的发生常伴随有其他风险因素的存在，如共遗传有血栓的危险因子或在替代治疗之后。然而，在许多病例，并未发现已知的危险因素。已经提出很多假说来解释这种血栓倾向。其中一个解释是：可能是 von Willebrand 因子的作用，即使在血小板聚集缺陷的情况下；不同于重度血友病患者，无纤维蛋白原血症患者不但在凝血酶产生的有限初始阶段，而且在凝血酶暴发的第二阶段均能够有效产生凝血酶；在部分患者体内，可以观察到凝血酶原活化片段或凝血酶-抗凝血酶复合物的增加，由此反映了凝血酶生成增强[60]。这些异常指标可通过纤维蛋白原输注得到纠正。

如前所述，纤维蛋白通过隔离和下调凝血酶活性发挥抗凝血酶作用[6]。未被血凝块捕获的凝血酶，对于尤其是在动脉血管壁上的血小板活化、平滑肌细胞迁移和增殖是有用的。在纤维蛋白原缺乏的老鼠[61]和斑马鱼模型中[62]，血栓形成是可以维持的[61]，但血栓是不稳定的，有栓塞的倾向。同样，在流动条件下，由于血浆中纤维蛋白原的缺乏导致大而松散的血栓形成[63]。

低纤维蛋白原血症

低纤维蛋白原血症患者往往是无纤维蛋白原血症突变的杂合子基因携带者[1]。这些患者通常是无症状的，纤维蛋白原水平大约 1.0g/L，这样的水平在理论上足以预防出血和维持妊娠。不过，当暴露于创伤或存在第二个止血异常时，他们可能会出血异常。低纤维蛋白原血症妇女也会发生流产。

实验室特征

通过纤维蛋白原浓度功能和免疫法检测和遗传学分析有助于建立临床诊断。

表型分析

纤维蛋白原的免疫缺失对先天性无纤维蛋白原血症的诊

断至关重要。所有的基于纤维蛋白凝块形成的凝血试验即凝血酶原时间（PT）、部分凝血活酶时间（PTT）或凝血酶时间（TT）是无限延长的。一些血小板功能试验也是异常的，并在补充纤维蛋白原后恢复正常。由于纤维蛋白原是红细胞沉降的主要决定因素，因此无纤维蛋白原血症患者的红细胞沉降率非常低就不足为奇了。皮肤测试表现为高敏感性延迟，这是由于纤维蛋白沉积缺乏而没有硬结出现。

低纤维蛋白原血症是指纤维蛋白原功能和免疫活性的成比例的下降的疾病。凝血试验取决于纤维蛋白的形成，造成这些结果不同程度的延长。最敏感的试验是 TT。

基因型分析

无纤维蛋白原血症患者中已经发现的大量突变，为检测新病例的基因突变提供了有效的信息[64]。在欧洲血统的患者中，有两个最常见的突变：在 FGA 4 号内含子剪接点 c.510 1G→T 突变和 FGA 11kb 缺失，这两个突变都是在多个单倍体上发现的。对于欧洲血统的新患者，应首先进行第一致病突变 FGA c.510 1G→T 筛查。其次进行 Southern 印迹或 PCR 分析是否有 FGA 的 11kb 的缺失，这不仅是由于它是欧洲血统患者的第二致病突变，同时也常引起错误诊断：一个非同宗族患者，似乎是 FGA 外显子 2~6 的一个纯合突变，而事实上是一个大 11kb 杂合缺失[65]。除了对上述高频发的突变进行筛查外，在筛查 FGB（从外显子 8 起）和 FGG（从外显子的 7 和 8 开始）前，还应对 FGA 的其他外显子（从外显子 5 开始）进行甄别。同样的策略也适用于非欧洲血统的无纤维蛋白原血症患者，他们的基因突变频率还有待确定。如果患者来自一个基因突变已被确定的地理区域或人群，那么就应该首先筛查该突变。低纤维蛋白原血症的基因诊断也遵循同样的策略，除了肝细胞内含物中有纤维蛋白原阳性的 ER。迄今已有四个 FGG 突变致肝细胞贮存池病。

产前诊断已在少数病例中进行[66]。由于产前诊断可以对患病的婴儿出生后的出血进行预防，这在无纤维蛋白原血症的家系获得适当的治疗很重要。

基因型与表型相关性：全局凝血实验检测的重要性

目前的诊断试验是完全可以建立明确诊断的，但如果对一个患者临床表型进行更精确的预测以及随后的适当治疗，尚需要一些额外的试验。事实上，虽然无纤维蛋白原血症患者纤维蛋白原功能都是无法检测的，但在这些患者中，他们出血的严重程度是有高度差异的，即使患者的基因型相同。同样，分子缺陷和血栓形成的风险之间也没有明显的相关性。

对临床症状高度差异性的一个可能解释是修饰基因/等位基因的存在：有些变异可能会增加出血的严重性，而有些会改善表型。这些修饰因素还有待确定。然而，常见的血栓形成因素（如因子 V Leiden）肯定是能降低出血的严重程度的。在以前讨论合并有肝细胞纤维蛋白原包涵体的低纤维蛋白原血症病例时，对于是否存在修饰基因/多态性提出强烈怀疑。事实上，存在 FGG 上四个致病突变之一的杂合突变所有个体都表现为无纤维蛋白原血症，然而，并非所有的患者都有纤维蛋白原聚集及相关的肝病。

全局凝血实验检测如血栓弹力图和凝血酶生成试验可能会提供一个互补，对某些病例的止血状态提供一个较好的评

价。这种全局凝血实验对于个体化治疗是非常有用的[67]。

鉴别诊断

遗传性无纤维蛋白原血症和低纤维蛋白原血症必须与获得性紊乱区别开来。这些获得性紊乱包括弥散性血管内凝血、原发性纤溶亢进、肝脏疾病和一些药物引起的（如溶栓药物和 L-天冬酰胺酶）。此外，还必须注意到，由于不正确的样本收集引起血液部分凝固而造成纤维蛋白原水平人为的低下。在大多数情况下，结合临床症状和实验室异常可以鉴别出是遗传性的或是获得性的。在纤维蛋白原三个基因之一发现致病突变有助于明确诊断。

治疗

现有的治疗方法和模式

替代治疗是处理先天性纤维蛋白原疾病出血发作的有效方法。根据患者居住国的国情，患者可以使用新鲜冰冻血浆（FFP）、冷沉淀或纤维蛋白原浓缩物[64]。纤维蛋白原浓缩物准备过程中包括病毒灭活或去除的安全步骤，所以比冷沉淀或新鲜冷冻血浆更安全。此外，相比冷沉淀或新鲜冷冻血浆，因为纤维蛋白原的潜能是已知的，所以必须计算出所需纤维蛋白原的更精确剂量。

依据传统治疗要求，一旦出血发作，纤维蛋白原应尽快输注。另一种办法是初级预防，即自幼起就对患者输注纤维蛋白原浓缩物以防止出血，在妊娠时输注纤维蛋白原浓缩物防止流产。有效长期的次级预防（特别是在中枢神经系统出血后）也一直被提倡，即每 7~14 天进行一次纤维蛋白原浓缩物输注，纤维蛋白原的剂量和频率应根据纤维蛋白原浓度进行调整，以确保其浓度大于 0.5g/L[64]。

英国指南对治疗凝血疾病的制剂推荐了最佳治疗选择（剂量，出血的处理，手术和妊娠以及预防）[68]。根据指南要求，出血发作时，纤维蛋白原水平应提高到 1.0g/L 以上直至出血停止，并且持续在 0.5g/L 以上直到伤口愈合。为了提高纤维蛋白原浓度到 1.0g/L 以上，约 50mg/kg 的剂量是必要的。剂量和治疗时间也取决于伤口或手术方案类型和患者及家族的出血和血栓史。

先天性无纤维蛋白原血症妇女是能够受孕的，而且胚胎着床也是正常的，但常在怀孕 5~8 周时常发生自然流产，除非进行纤维蛋白原的预防治疗[69]。此时应保持纤维蛋白原水平 0.6g/L 以上，如果有可能则超过 1.0g/L 以上。虽然已证明较低的纤维蛋白原浓度（<0.4g/L）足以维持妊娠，但不能避免出血并发症。

如果出现出血并发症，应持续输注纤维蛋白原浓缩物并维持纤维蛋白原水平 1.5g/L 以上（最好大于 2.0g/L 以上）[70]。血栓栓塞事件也可能发生，尤其是使用冷沉淀时，因为冷沉淀中除了纤维蛋白原外，还有丰富的因子Ⅷ和 von Willebrand 因子。

除给予纤维蛋白原替代治疗外，也可以进行抗纤溶治疗，特别是治疗黏膜出血或者预防手术出血，如拔牙后。纤维蛋白胶对治疗表面创伤或拔牙后出血是很有用的。性激素可以有效地控制月经过多。对合并有缺铁性贫血患者应口服铁剂。常规接种预防乙肝和定期乙肝筛查以及对治疗相关并发症的全面护理在指南中被强烈推荐[64]。

最后,原位肝移植可能是对纤维蛋白原替代疗法失败的病人的一种挽救性治疗方法。这个手术方式使一名严重的布氏症并伴有下腔静脉血栓的无纤维蛋白原血症患者和 4 名 11-kb FGA 纯合子突变无纤维蛋白原血症患者中的一名恢复了正常止血功能[35,72]。

治疗的并发症

在很多国家,只有 FFP 或冷沉淀,由于这两个血制品的制备不同于纤维蛋白原浓缩物制备,通常并不进行有效的病毒灭活处理(尽管要考虑出现的非病毒性病原体可引起各种克雅病的朊病毒,甚至对浓缩物)。即使 FFP 或冷沉淀制备时进行病毒灭活处理,但它们(尤其是冷沉淀)输注时通常会引起血容量增加。此外,由于输注血浆中存在细胞毒素抗体,这也是引起输血相关的急性肺损伤的危险因素。

纤维蛋白原替代治疗后,获得抗纤维蛋白原抑制剂只有两例报道。对于无纤维蛋白原血症患者为什么不频繁发生抑制物,目前还不清楚。对某些病例的一个解释是,在循环中存在只能通过高度敏感的免疫方法才能检测出的微量纤维蛋白原。

无纤维蛋白原血症患者的主要并发症之一是血栓形成,常在血液成分治疗后自发发生。有些医师在纤维蛋白原输注过程中给予小剂量肝素或低分子量肝素(LMWH)以预防血栓。有血栓表型的患者在手术前应使用压缩袜和 LMWH。对于无纤维蛋白原血症患者反复发生动脉血栓时,除了给予肝素和阿司匹林治疗外,已有成功使用水蛭素(lepirudin)的报道[73]。血栓形成的并发症是很棘手的,由于既需要抗凝又需要纤维蛋白原制剂。

新的治疗

由于先天性和获得性纤维蛋白原缺陷对纤维蛋白原制剂需求的日益增加,也激发了一些公司对现有制剂的优化和新制剂的开发。重组纤维蛋白原也正在发展中[74]。

● 异常纤维蛋白原血症和低异常纤维蛋白原血症

定义,历史和流行病学

第二大类遗传性纤维蛋白原异常包含在 Ⅱ 型疾病中,即异常纤维蛋白原血症和低异常纤维蛋白原血症。异常纤维蛋白原血症是指血浆中纤维蛋白原的量是正常的而功能异常。低异常纤维蛋白原血症是指纤维蛋白原不但功能异常而且量也降低。无纤维蛋白原血症和低异常纤维蛋白原血症,两者都是由编码纤维蛋白原的三个基因中的许多不同的突变引起的异质性紊乱。异常纤维蛋白原血症和低异常纤维蛋白原血症呈常染色体显性遗传。大多数患者是由编码纤维蛋白原的三个基因中某一个发生杂合错义突变所致。因为被分泌的每一个纤维蛋白原六聚体均含有两个拷贝的纤维蛋白原肽链(即半分子),那么,由此形成的纤维蛋白网络中就包含有多拷贝的纤维蛋白原肽链,这样,等位基因的杂合性就足以影响到纤维蛋白凝块的结构和功能(图 125-4)。

迄今已报道的有 100 多例是异常纤维蛋白原血症或低异常纤维蛋白原血症。其中对突变的命名是根据发病家系所在

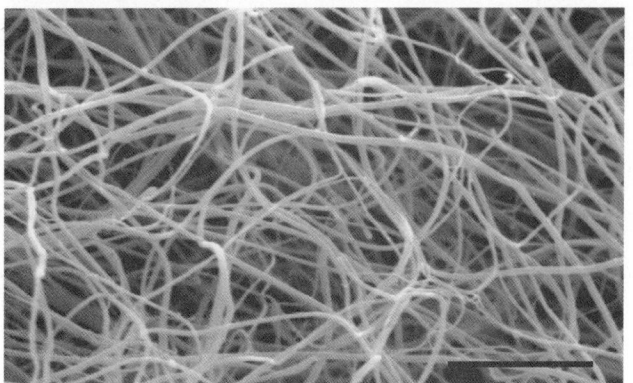
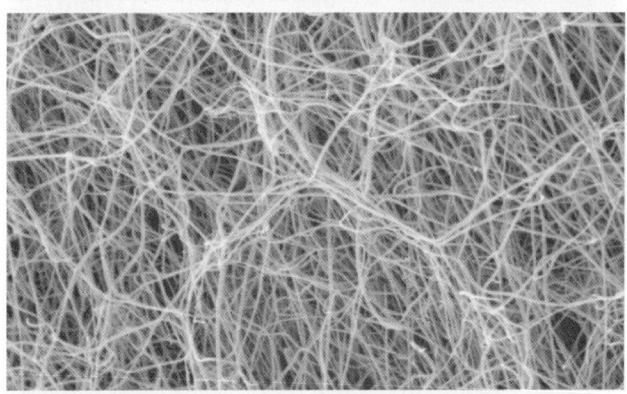
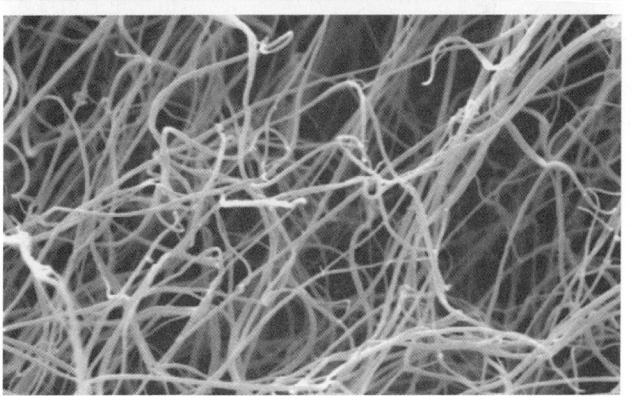

图 125-4　异常纤维蛋白原血症形成不同血栓结构的扫描电镜图。上图.凝血酶诱导正常纯化纤维蛋白原,形成分布相对均匀纤维网络。中图.加拉加斯 I(Caracas I)[96]纤维蛋白原中聚成非常细的纤维凝块,表明在横向聚集上有缺陷。下图.加拉加斯 Ⅵ(Caracas Ⅵ)[97]由细纤维和粗纤维聚成不均匀分布的纤维蛋白原凝块,伴随纤维束,大孔洞,出现比对照组更多的纤维末端。放大标尺:5μm。(经 John W. Weisel and Rita Marchi 授权使用)

城市或鉴别该突变的实验室所在城市而定的。大多数病例是无症状的,只在常规凝血筛查时才发现。事实上,大约 250 例病例的汇总报告显示,55% 的患者没有症状,25% 的患者有出血史,20% 的患者有血栓倾向[75]。然而,对 101 个病人的长期回顾性研究显示,患者最常见的症状是出血和血栓[76]。

病因及发病机制

纤维蛋白原的异常通常反映在纤维蛋白原转化为纤维蛋白或纤维蛋白组装过程中一个或多个阶段,包括:①损伤了纤维蛋白肽的释放;②纤维蛋白多聚化缺陷;和③ⅩⅢa 因子介导的

交联异常[77,78]。其他的一些突出的异常牵涉：①纤维蛋白原/纤维蛋白的功能或代谢；②异常组织沉积，如淀粉样变肾病[79]；③纤溶缺陷[80]；以及④与血小板相互作用或与钙离子结合异常[81]。

导致"A"结点异常或纤维蛋白肽释放缺陷的基因突变

纤维蛋白原 Detroit 是第一例在蛋白质水平上被鉴定的异常纤维蛋白原血症[34]。FGA R38S（R19S）突变位于"A"结（即 GPRV），该突变导致纤维蛋白多聚化缺陷和出血倾向。其他的涉及 R38（R19）的突变，在某些病例，被发现与出血相关，如 Munich IR38N（R19N）和 Mannheim IR38G（R19G）；但在其他病例则与血栓形成有关，如 Aarhus 和 Kumamoto。对血栓形成的机制尚不清楚，但血栓症状的出现可能与并存一些其他的血栓危险因素相关。此外，纤维蛋白突变体不能有效地结合和隔离凝血酶可能也起一定的作用。涉及纤维蛋白肽释放缺陷或"A"结点形成缺陷导致的出血症状，最有可能是纤维蛋白突变体多聚化减少，从而引起血凝块形成缺陷[82]。

FGA R35（R16）是 α 链上凝血酶裂解位点，基于专门登记的遗传性异常纤维蛋白原的 GEHT 数据库，该位点的错义突变是引起异常纤维蛋白原血症的最常见病因[5]。R35（R16）突变为 H（CGT→CAT）或 C（CGT→TGT）分别导致纤维蛋白肽 A 释放延迟或缺陷，以及随后的多聚化延迟。这两种突变均导致 reptilase 时间延长。多数患者没有出血倾向。有些患者被发现是这些突变的纯合子或表型纯合性[65]，这是由于患者除了有 R35（R16）突变外，还同时合并有一个大片段 11kb 的 FGA 缺失，在这种情况下，患者表现为无纤维蛋白原血症和轻度出血倾向。

影响 FpB 释放的 FGB 错义突变已有报道[83]，但较影响 FpA 释放的突变，这种突变要少很多。

导致纤维蛋白原 D 结构域多聚化缺陷的突变

D 区对于纤维蛋白的多聚化是非常重要的，涉及许多异常纤维蛋白原血症的发病。突变影响到 γ 链的"a"洞是很常见的但却没有自然发生的 Bβ 链的"b"洞的突变，即 A:a 的相互作用是纤维蛋白聚合的驱动力[16]。γ 链间 D:D 位点的尾-尾相互作用位于 R301（R275）与 S326（S300）之间，在 D:D 界面，T306（T280）与 R301（R275）相比邻。R301（R275）突变为 C（CGT→TGT）或 H（CGT→CAT）是引起异常纤维蛋白原血症的第二常见病因，且约占纤维蛋白原异常的 10%[5]。R301（R275）的所有突变均导致纤维蛋白多聚化缺陷。这些病例中的大多数是无症状的，但某些 R301C（R275C）的杂合突变患者出现血栓，而这些血栓的发生有时与其他的血栓危险因素相关联，如因子 V Leiden[84]。

引起低异常纤维蛋白原血症的突变

低异常纤维蛋白原血症是指纤维蛋白原不但功能异常，而且水平低下。该病是由不同的分子机制造成的。一个机制是单一的杂合突变引起异常纤维蛋白原链的合成，但分泌较正常纤维蛋白原低，如纤维蛋白原 KyotoⅣ[85]。另一种机制是存在两个不同的突变，一个突变与纤维蛋白原量的缺乏相关（即"低纤维蛋白原血症"），另一个突变导致功能异常（即"异常纤维蛋白原血症"）。如纤维蛋白原 Keokuk[86]，这是一个双重杂合子突变，一个是常见的引起无纤维蛋白原血症的剪接点突变，一个是 FGA 的 Q347X（Q328X）无义突变导致成熟前截短。另一个例子是纤维蛋白原 LeipzigⅡ，它的两个突变分别是引起低纤维蛋白原血症常见的突变 FGG A108G（A82G）和 FGG G377S（G351S），这两个突变都位于相同的等位基因上[87]。纯合的单基因突变导致低异常纤维蛋白原血症见于纤维蛋白原 Otago[88] 和 Marburg[89]，其机制是功能异常的纤维蛋白原分子分泌减少。在一个发生严重的低纤维蛋白原异常血症的中国患者发现，其突变形式为母源单亲二倍体的 FGB、W323X（W293X）无义突变[90]。

临床特征

异常纤维蛋白原血症患者常常是无症状的，常在出现异常凝血试验时偶然被发现。通过对 260 例异常纤维蛋白原血症的调查显示：约 55% 患者无任何临床症状，25% 患者表现为出血，20% 患者有血栓倾向且主要是静脉血栓[75]。然而，筛查了 2376 例深静脉血栓患者，发现由于异常纤维蛋白原血症导致的血栓的发病率是非常低的（0.8%），因此，对于深静脉血栓患者进行异常纤维蛋白原血症的筛查是不推荐的[91]。异常纤维蛋白原血症患者的出血最常见于外伤后、手术或在产褥期[76]。血栓也可发生在孕期和产后期。异常纤维蛋白原血症的女性患者也常发生自然流产。这个问题在怀孕期间和之后与纤维蛋白原浓度并不一定相关。纤维蛋白原 Aα 链的某些基因突变与遗传性淀粉样变性的一种特殊形式相关联。

在这些突变中[79,92]，E545V（E526V）氨基酸替代是最常见的[92]。异常纤维蛋白原碎片形成淀粉样纤维蛋白丝和纤维蛋白丝在细胞外的沉积导致肾衰竭。此时的肾衰竭可以通过慢性肾透析治疗，肾移植也是一种治疗方式。然而持续的纤维蛋白原相关的淀粉样沉积最终导致移植肾的破坏。肝、肾联合移植避免了淀粉样蛋白沉积，但增加了额外的围术期和随后的风险。

实验室特征

表型分析

纤维蛋白原功能异常的初步筛选试验应包括纤维蛋白原浓度、功能检测和免疫组化、凝血酶时间和 reptilase 时间。异常纤维蛋白原血症的诊断是通过纤维蛋白原的活性和纤维蛋白原抗原之间的差异来判断。然而，即使在专门的实验室，由于依赖于特定的突变、试剂和技术的感性，这个诊断可能是困难的[93,94]。

经典的异常纤维蛋白原血症患者，纤维蛋白原活性（Clauss 法）低于纤维蛋白原水平（免疫比浊法），但是纤维蛋白原活性有时与纤维蛋白原水平相一致，有时甚至可能是正常的水平（如同凝血酶时间）。这时，确定该纤维蛋白原缺陷的确切性质必须进行更在专业化的实验，包括纤维蛋白原纯化、纤维蛋白肽的裂解的检测、纤维蛋白单体多聚化和纤溶分析。血栓弹力图通常用于指导溶栓和抗凝治疗，可能对检测纤维蛋白原异常血症非常有效。血栓弹力图的信号是依赖纤维蛋白的，血小板可增强其信号强度，因此反映出了凝块形成过程中的拉伸及恢复性能[95]。

基因型分析

基因型分析发现纤维蛋白原分子缺陷是诊断异常纤维蛋

白原血症的金标准。然而,尽管目前 DNA 分析技术使得突变检测更加容易,但要明确被鉴定出的突变与表型的相关性并不总是清楚的。家系研究显示出突变与表型相分离,在排除了 DNA 改变是常见的多态性后,结构相关性分析对于建立 DNA 突变和疾病之间的联系是很必要的。如前所述,两个"热点"突变是筛选异常纤维蛋白原血症需主要关注的:FGA2 号外显子的残基 R35(R16)和 FGG 8 号外显子残基 R301(R275)。其他常见的突变位于这些"热点"突变周围。因此,异常纤维蛋白原血症患者,建议首先筛选 FGA2 号外显子和 FGG 8 号外显子。101 例纤维蛋白原异常血症的研究发现[76],87% 的散发突变位于这两个外显子上。经统计,FGG R301(R275)比 FGA R35(R16)位点突变更常见,分别为 52%、23%。

基因型-表型的相关性

如前所述,纤维蛋白原异常血症的临床表现异质性强,可能与凝块强度、结构和稳定性上差异大相关[1,17]。在一些病例中,通过突变位点可以预测临床表型的情况,如在 Aα 链 R573C(R554C)突变(例如纤维蛋白原 Chapel Hill Ⅲ,Paris Ⅴ 和 Dusart)的患者易发生血栓。纤溶缺陷是发生血栓并发症的原因。其他一些易发生血栓的异常纤维蛋白原血症包括异常纤维蛋白原 BarcelonaⅢ,HaifaⅠ,BergamoⅡ 表型均由 γ 链 R301H(R275H)突变导致 Cedar Rapids Ⅰ 表型是 γ 链的 R301C(R275C)突变所致。有趣的是,对于纤维蛋白原 Cedar Rapids Ⅰ,只有因子 Ⅴ Leiden 突变和 FGG R301H(R275H)突变的双重杂合子患者才出现症状,表明 FGG R301C(R275C)突变在合并有其他缺陷时才导致血栓形成。另一方面,一些在纤维蛋白原 Aα 链氨基末端的突变引起的,如纤维蛋白原 Detroit R38S(R19S)和 MannheimⅠ R38G(R19G),常发生出血。

鉴别诊断

遗传性异常纤维蛋白原血症必须与获得性异常纤维蛋白原血症区别开来。肝脏疾病(如肝硬化,慢性活动性肝病,肝癌,肝衰竭)是获得性异常纤维蛋白原血症的主要原因。L-门冬酰胺治疗也可能会导致异常纤维蛋白原的产生。此外,还有一些获得性异常纤维蛋白原血症继发于胰腺炎、副肿瘤综合征和肾脏肿瘤。获得性异常纤维蛋白原血症发病机制的多样性导致临床表现的异质性,出现纤维蛋白原异常最明确的证据是肝病患者碳水化合物含量增加。异常纤维蛋白原通常导致凝血酶时间和 reptilase 时间延长,引起延长的原因是由于纤维蛋白单体多聚化的异常,而非纤维蛋白肽释放异常。纤维蛋白原浓度是可变的。

在某些没有基础病的患者,很难确定纤维蛋白原异常是遗传性还是获得性的。其他家庭成员中发现同一种纤维蛋白原异常是诊断遗传性疾病的有力论据。在诊断新生儿纤维蛋白原异常时应当谨慎,由于新生儿纤维蛋白原碳水化合物的含量是可变的,在某些检测项目上类似于异常纤维蛋白原血症。

纤维蛋白原自身抗体的发生非常罕见,例如有文献报道,在系统性红斑狼疮患者和在接受外科含有牛纤维蛋白原密封剂治疗的患者出现了此类情况。

治疗

对于异常纤维蛋白原血症的任何治疗均应考虑患者病史

和家族史。的确,综上所述,具有遗传异常纤维蛋白原血症患者在整个一生中可能都无症状或可能患有出血和(或)血栓性并发症[1,75,76]。对于那些出血的病人,功能性纤维蛋白原水平应该提高并维持 1.0g/L 以上直到血止,并且持续在 0.5g/L 以上直到伤口愈合。纤维蛋白胶或抗纤溶药物可用于表面出血。孕妇有出血表现时,治疗参照无纤维蛋白原血症和低异常纤维蛋白原血症。对于个人或家族有血栓史的,在权衡利弊后,应考虑血栓的预防和抗血栓治疗。对于有血栓史或反复发生血栓的异常纤维蛋白原血症患者应进行长期抗凝治疗。

翻译:戴克胜 互审:胡豫 校对:朱力

参考文献

1. de Moerloose P, Casini A, Neerman-Arbez M: Congenital fibrinogen disorders: An update. *Semin Thromb Hemost* 39:585, 2013.
2. Asselta R, Duga S, Tenchini ML: The molecular basis of quantitative fibrinogen disorders. *J Thromb Haemost* 4:2115, 2006.
3. Galanakis DK: Afibrinogenemias and dysfibrinogenemias, in *Hemostasis and Thrombosis: Basic Principles and Clinical Practice*, 6th ed, edited by JS Bennett, WC Aird, VJ Marder, S Schulman, GC White. Lippincott Williams and Wilkins, Baltimore, 2012.
4. Neerman-Arbez M, de Moerloose P: Hereditary fibrinogen abnormalities, in *Williams Hematology*, 8th ed, edited by M Lichtman, E Beutler, TJ Kipps, U Seligsohn, K Kaushansky, J Prchal, p 2051. McGraw-Hill, New York, 2010.
5. Hanss M, Biot F: A database for human fibrinogen variants. *Ann N Y Acad Sci* 936:89, 2001.
6. Mosesson MW: Update on antithrombin I (fibrin). *Thromb Haemost* 98:105, 2007.
7. Tennent GA, Brennan SO, Stangou AJ, et al: Human plasma fibrinogen is synthesized in the liver. *Blood* 109:1971, 2007.
8. Medved L, Weisel JW: Recommendations for nomenclature on fibrinogen and fibrin. *J Thromb Haemost* 7:355, 2009.
9. Kant J, Fornace AJ Jr, Saxe D, et al: Organization and evolution of the human fibrinogen locus on chromosome four. *Proc Natl Acad Sci U S A* 82:2344, 1985.
10. de Maat M, Verschuur M: Fibrinogen heterogeneity: Inherited and noninherited. *Curr Opin Hematol* 12:377, 2005.
11. Huang S, Mulvihill ER, Farrell DH, et al: Biosynthesis of human fibrinogen. Subunit interactions and potential intermediates in the assembly. *J Biol Chem* 268:8919, 1993.
12. Henschen-Edman AH: On the identification of beneficial and detrimental molecular forms of fibrinogen. *Haemostasis* 29:179, 1999.
13. Collen D, Tytgat GN, Claeys H, Piessens R: Metabolism and distribution of fibrinogen I. *Br J Haematol* 22:681, 1972.
14. Handagama P, Scarborough RM, Shuman MA, Bainton DF: Endocytosis of fibrinogen into megakaryocytes and platelet alpha-granules is mediated by alpha IIb beta 3 (glycoprotein IIb-IIIa). *Blood* 82:135, 1993.
15. Francis CW, Nachman RL, Marder VJ: Plasma and platelet fibrinogen differ in gamma chain content. *Thromb Haemost* 51:84, 1984.
16. Weisel JW, Litvinov RI: Mechanisms of fibrin polymerization and clinical implications. *Blood* 121:1712, 2013.
17. Ariëns RA: Fibrin(ogen) and thrombotic disease. *J Thromb Haemost* 11 Suppl 1:294, 2013.
18. Mosesson MW: The structure and biological features of fibrinogen and fibrin. *Ann N Y Acad Sci* 936:11, 2001.
19. Mosesson MW, DiOrio JP, Siebenlist KR, et al: Evidence for a second type of fibril branch point in fibrin polymer networks, the trimolecular junction. *Blood* 82:1517, 1993.
20. Lord ST: Fibrinogen and fibrin: Scaffold proteins in hemostasis. *Curr Opin Hematol* 14:236, 2007.
21. Medved LV, Litvinovich SV, Ugarova TP, et al: Localization of a fibrin polymerization site complimentary to Gly-His-Arg sequence. *FEBS Lett* 320:239, 1993.
22. Yang Z, Mochalkin I, Doolittle RF: A model of fibrin formation based on crystal structures of fibrinogen and fibrin fragments complexed with synthetic peptides. *Proc Natl Acad Sci U S A* 97:14156, 2000.
23. Weisel JW, Medved LV: The structure and function of the alpha C domains of fibrinogen. *Ann N Y Acad Sci* 936:312, 2001.
24. Mosesson MW, Siebenlist KR, Hainfeld JF, Wall JS: The covalent structure of factor XIIIa crosslinked fibrinogen fibrils. *J Struct Biol* 115:88, 1995.
25. Siebenlist KR, Meh D, Mosesson MW: Protransglutaminase (factor XIII) mediated crosslinking of fibrinogen and fibrin. *Thromb Haemost* 86:1221, 2001.
26. Mosesson MW, Siebenlist KR, Hernandez I, et al: Evidence that alpha2-antiplasmin becomes covalently ligated to plasma fibrinogen in the circulation: A new role for plasma factor XIII in fibrinolysis regulation. *J Thromb Haemost* 6:1565, 2008.
27. Smith KA, Pease RJ, Avery CA, et al: The activation peptide cleft exposed by thrombin cleavage of FXIII-A(2) contains a recognition site for the fibrinogen α chain. *Blood* 121:2117, 2013.
28. Makogonenko E, Ingham KC, Medved L: Interaction of the fibronectin COOH-terminal Fib-2 regions with fibrin: Further characterization and localization of the Fib-2-binding sites. *Biochemistry* 46:5418, 2006.
29. Mosesson MW, Siebenlist KR, Voskuilen M, Nieuwenhuizen W: Evaluation of the factors contributing to fibrin-dependent plasminogen activation. *Thromb Haemost* 79:796, 1998.

30. Medved L, Niewenhuizen W: Molecular mechanisms of initiation of fibrinolysis by fibrin. *Thromb Haemost* 89:409, 2003.

31. Rijken DC, Lijnen HR: New insights into the molecular mechanisms of the fibrinolytic system. *J Thromb Haemost* 7:4, 2009.

32. Uitte de Willige S, de Visser MC, Houwing-Duistermaat JJ, et al: Genetic variation in the fibrinogen gamma gene increases the risk for deep venous thrombosis by reducing plasma fibrinogen gamma' levels. *Blood* 106:4176, 2005.

33. Fredenburgh JC, Stafford AR, Leslie BA, Weitz JI: Bivalent binding to to gammaA/gamma'-fibrin engages both exosites of thrombin and protects it from inhibition by the antithrombin-heparin complex. *J Biol Chem* 283:2470, 2008.

34. Blomback M, Blomback B, Mammen EF, Prasad AS: Fibrinogen Detroit—A molecular defect in the N-terminal disulphide knot of human fibrinogen? *Nature* 218:134, 1968.

35. Neerman-Arbez M, Honsberger A, Antonarakis SE, Morris MA: Deletion of the fibrinogen alpha-chain gene (FGA) causes congenital afibrinogenemia. *J Clin Invest* 103:215, 1999.

36. Rabe F, Salomon E: Ueber-faserstoffmangel im Blute bei einem Falle von Hämophilie. *Arch Intern Med* 95:2, 1920.

37. Peyvandi F, Mannucci PM: Rare coagulation disorders. *Thromb Haemost* 82:1207, 1999.

38. Watanabe K, Shibuya A, Ishii E, et al: Identification of simultaneous mutation of fibrinogen alpha chain and protein C genes in a Japanese kindred. *Br J Haematol* 120:101, 2003.

39. Spena S, Duga S, Asselta R, et al: Congenital afibrinogenaemia caused by uniparental isodisomy of chromosome 4 containing a novel 15-kb deletion involving fibrinogen Aalpha-chain gene. *Eur J Hum Genet* 12:891, 2004.

40. Monaldini L, Asselta R, Duga S, et al: Mutational screening of six afibrinogenemic patients: Identification and characterization of four novel molecular defects. *Thromb Haemost* 97:546, 2007.

41. Neerman-Arbez M, de Moerloose P: Mutations in the fibrinogen gene cluster accounting for congenital afibrinogenemia: An update and report of 10 novel mutations. *Hum Mutat* 28:540, 2006.

42. Robert-Ebadi H, de Moerloose P, El Khorassani M, et al: A novel frameshift mutation in FGA accounting for congenital afibrinogenemia predicted to encode an aberrant peptide terminating 158 amino acids downstream. *Blood Coagul Fibrinolysis* 20:385, 2009.

43. Casini A, Lukowski S, Quintard VL, et al: FGB mutations leading to congenital quantitative fibrinogen deficiencies: An update and report of four novel mutations. *Thromb Res* 133:868, 2014.

44. Homer VM, Brennan SO, Ockelford P, George PM: Novel fibrinogen truncation with deletion of Bbeta chain residues 440–461 causes hypofibrinogenaemia. *Thromb Haemost* 88:427, 2002.

45. Neerman-Arbez M, Vu D, Abu-Libdeh B, et al: Prenatal diagnosis for congenital afibrinogenemia caused by a novel nonsense mutation in the FGB gene in a Palestinian family. *Blood* 101:3492, 2003.

46. Vu D, Di Sanza C, Caille D, et al: Quality control of fibrinogen secretion in the molecular pathogenesis of congenital afibrinogenemia. *Hum Mol Genet* 14:3271, 2005.

47. Duga S, Asselta R, Santagostino E, et al: Missense mutations in the human beta fibrinogen gene cause congenital afibrinogenemia by impairing fibrinogen secretion. *Blood* 95:1336, 2000.

48. Vu D, Bolton-Maggs PH, Parr JR, et al: Congenital afibrinogenemia: Identification and expression of a missense mutation in FGB impairing fibrinogen secretion. *Blood* 102:4413, 2003.

49. Spena S, Asselta R, Duga S, et al: Congenital afibrinogenemia: Intracellular retention of fibrinogen due to a novel W437G mutation in the fibrinogen Bbeta-chain gene. *Biochim Biophys Acta* 1639:87, 2003.

50. Monaldini L, Asselta R, Duga S, et al: Fibrinogen Mumbai: Intracellular retention due to a novel G434D mutation in the Bbeta-chain gene. *Haematologica* 91:628, 2006.

51. Terasawa F, Okumura N, Kitano K, et al: Hypofibrinogenemia associated with a heterozygous missense mutation gamma153Cys to Arg (Matsumoto IV): *In vitro* expression demonstrates defective secretion of the variant fibrinogen. *Blood* 94:4122, 1999.

52. Vu D, de Moerloose P, Batorova A, et al: Hypofibrinogenaemia caused by a novel FGG missense mutation (W253C) in the gamma chain globular domain impairing fibrinogen secretion. *J Med Genet* 42:e57, 2005.

53. Brennan SO, Wyatt J, Medicina D, et al: Fibrinogen Brescia: Hepatic endoplasmic reticulum storage and hypofibrinogenemia because of a gamma284 Gly→Arg mutation. *Am J Pathol* 157:189, 2000.

54. Brennan SO, Maghzal G, Shneider BL, et al: Novel fibrinogen gamma375 Arg→Trp mutation (fibrinogen Aguadilla) causes hepatic endoplasmic reticulum storage and hypofibrinogenemia. *Hepatology* 36:652, 2002.

55. Brennan SO, Davis RL, Conard K, et al: Novel fibrinogen mutation γ314Thr→Pro (fibrinogen AI duPont) associated with hepatic fibrinogen storage disease and hypofibrinogenaemia. *Liver Int* 30:1541, 2010.

56. Dib N, Quelin F, Ternisien C, et al: Fibrinogen Angers with a new deletion gamma GVYYQ 346–350 causes hypofibrinogenemia with hepatic storage. *J Thromb Haemost* 5:1999, 2007.

57. Peyvandi F, Kaufman RJ, Seligsohn U, et al: Rare bleeding disorders. *Haemophilia* 12(Suppl 3):137, 2006.

58. Van Meegeren ME, de Rooy JW, Schreuder HW, Brons PP: Bone cysts in patients with afibrinogenaemia: a literature review and two new cases. *Haemophilia* 20:244, 2014.

59. Iwaki T, Sandoval-Cooper MJ, Paiva M, et al: Fibrinogen stabilizes placental-maternal attachment during embryonic development in the mouse. *Am J Pathol* 160:1021, 2002.

60. Korte W, Feldges A: Increased prothrombin activation in a patient with congenital afibrinogenemia is reversible by fibrinogen substitution. *Clin Investig* 72:396, 1994.

61. Ni H, Denis CV, Subbarao S, et al: Persistence of platelet thrombus formation in arterioles of mice lacking both von Willebrand factor and fibrinogen. *J Clin Invest* 106:385, 2000.

62. Fish RJ, Di Sanza C, Neerman-Arbez M. Targeted mutation of zebrafish FGA models human congenital afibrinogenemia. *Blood* 123:2278, 2014.

63. Remjin JA, Wu Y-P, Ijsseldijk W, et al: Absence of fibrinogen in afibrinogenemia results in large but loosely packed thrombi under flow conditions. *Thromb Haemost* 85:736, 2001.

64. de Moerloose P, Neerman-Arbez M: Treatment of congenital fibrinogen disorders. *Expert Opin Biol Ther* 8:979, 2008.

65. Galanakis DK, Neerman-Arbez M, Scheiner T, et al: Homophenotypic A-alpha R16H fibrinogen (Kingsport): Uniquely altered polymerization associated with slower fibrinopeptide A than fibrinopeptide B release. *Blood Coagul Fibrinolysis* 18:731, 2007.

66. Neerman-Arbez M, Vu D, Abu-Libdeh B, et al: Prenatal diagnosis for congenital afibrinogenemia caused by a novel nonsense mutation in the FGB gene in a Palestinian family. *Blood* 101:3492, 2003.

67. Kalina U, Stöhr HA, Bickhard H, et al: Rotational thromboelastography for monitoring of fibrinogen concentrate therapy in fibrinogen deficiency. *Blood Coagul Fibrinolysis* 19:777, 2008.

68. Bolton-Maggs PH, Perry DJ, Chalmers EA, et al: The rare coagulation disorders—Review with guidelines for management from the United Haemophilia Centre Doctor's Organisation. *Haemophilia* 10:593, 2004.

69. Grech H, Majumdar G, Lawrie AS, Savidge GF: Pregnancy in congenital afibrinogenaemia: Report of a successful case and review of the literature. *Br J Haematol* 78:571, 1991.

70. Kobayashi T, Kanayama N, Tokunaga N, et al: Prenatal and peripartum management of congenital afibrinogenaemia. *Br J Haematol* 109:364, 2000.

71. Fuchs RJ, Levin J, Tadel M, Merritt W: Perioperative coagulation management in a patient with afibrinogenemia undergoing liver transplantation. *Liver Transpl* 13:752, 2007.

72. Stroka D, Keogh A, Vu D et al: *In vitro* rescue of FGA deletion by lentiviral transduction of afibrinogenemic patient's hepatocytes. *J Thromb Haemost* 12:1874, 2014.

73. Schuepbach RA, Meili EO, Schneider E, et al: Lepirudin therapy for thrombotic complications in congenital afibrinogenaemia. *Thromb Haemost* 91:1044, 2004.

74. Radulovic V, Baghaei F, Blixter IF, et al: Comparable effect of recombinant and plasma-derived human fibrinogen concentrate on ex vivo clot formation after cardiac surgery. *J Thromb Haemost* 10:1696, 2012.

75. Haverkate F, Samama M: Familial dysfibrinogenemia and thrombophilia. Report on a study of the SSC Subcommittee on Fibrinogen. *Thromb Haemost* 73:151, 1995.

76. Casini A, Blondon M, Lebreton A, et al: Natural history of patients with congenital dysfibrinogenemia. *Blood* 125:553, 2015.

77. Rosenberg JB, Newman PJ, Mosesson MW, et al: Paris I dysfibrinogenemia: A point mutation in intron 8 results in insertion of a 15 amino acid sequence in the fibrinogen gamma-chain. *Thromb Haemost* 69:217, 1993.

78. Hamano A, Mimuro J, Aoshima M, et al: Thrombophilic dysfibrinogen Tokyo V with the amino acid substitution of gammaAla327Thr: Formation of fragile but fibrinolysis-resistant fibrin clots and its relevance to arterial thromboembolism. *Blood* 103:3045, 2004.

79. Uemichi T, Liepnieks JJ, Benson MD: Hereditary renal amyloidosis with a novel variant fibrinogen. *J Clin Invest* 93:731, 1994.

80. Miesbach W, Scharrer I, Henschen A, et al: Inherited dysfibrinogenemia: Clinical phenotypes associated with five different fibrinogen structure defects. *Blood Coagul Fibrinolysis* 21:35–40, 2010.

81. Koopman J, Haverkate F, Briet E, Lord ST: A congenitally abnormal fibrinogen (Vlissingen) with a 6-base deletion in the gamma-chain gene, causing defective calcium binding and impaired fibrin polymerization. *J Biol Chem* 266:13456, 1991.

82. Casini A, De Maistre E, Casini-Stuppi V, et al: Fibrinogen Geneva II: A new congenitally abnormal fibrinogen alpha chain (Gly17Asp) with a review of similar mutations resulting in abnormal knob A. *Blood Coagul Fibrinolysis* 25:280, 2014.

83. Hirota-Kawadobora M, Terasawa F, Yonekawa O, et al: Fibrinogens Kosai and Ogasa: Bbeta15Gly→Cys (GGT→TGT) substitution associated with impairment of fibrinopeptide B release and lateral aggregation. *J Thromb Haemost* 1:275, 2003.

84. Siebenlist KR, Mosesson MW, Meh DA, et al: Coexisting dysfibrinogenemia (gammaR275C) and factor V Leiden deficiency associated with thromboembolic disease (fibrinogen Cedar Rapids). *Blood Coagul Fibrinolysis* 11:293, 2000.

85. Okumura N, Terasawa F, Hirota-Kawadobora M, et al: A novel variant fibrinogen, deletion of Bbeta111Ser in coiled-coil region, affecting fibrin lateral aggregation. *Clin Chim Acta* 365:160, 2006.

86. Lefebvre P, Velasco PT, Dear A, et al: Severe hypodysfibrinogenemia in compound heterozygotes of the fibrinogen AalphaIVS4 + 1G→T mutation and an AalphaGln328 truncation (fibrinogen Keokuk). *Blood* 103:2571, 2004.

87. Meyer M, Dietzel H, Kaetzel R, et al: Fibrinogen Leipzig II (gamma351Gly→Ser and gamma82Ala→Gly): Hypodysfibrinogenaemia due to two independent amino acid substitutions within the same polypeptide chain. *Thromb Haemost* 98:903, 2007.

88. Ridgway HJ, Brennan SO, Faed JM, George PM: Fibrinogen Otago: A major alpha chain truncation associated with severe hypofibrinogenaemia and recurrent miscarriage. *Br J Haematol* 98:632, 1997.

89. Koopman J, Haverkate F, Grimbergen J, et al: Fibrinogen Marburg: A homozygous case of dysfibrinogenemia, lacking amino acids A alpha 461–610 (Lys 461 AAA→stop TAA). *Blood* 80:1972, 1992.

90. Ding Q, Ouyang Q, Xi X, et al: Maternal chromosome 4 heterodisomy/isodisomy and Bβ chain Trp323X mutation resulting in severe hypodysfibrinogenaemia. *Thromb Haemost* 108:654, 2012.

91. Hayes T: Dysfibrinogenemia and thrombosis. *Arch Pathol Lab Med* 126:1387, 2002.

92. Uemichi T, Liepnieks JJ, Benson MD: Hereditary renal amyloidosis with a novel variant fibrinogen. *J Clin Invest* 93:731, 1994.

93. Shapiro SE, Phillips E, Manning RA, et al: Clinical phenotype, laboratory features and genotype of 35 patients with heritable dysfibrinogenaemia. *Br J Haematol* 160:220, 2013.

94. Miesbach W, Schenk J, Alesci S, Lindhoff-Last E: Comparison of the fibrinogen Clauss assay and the fibrinogen PT derived method in patients with dysfibrinogenemia. *Thromb Res* 126:e428, 2010.

95. Galanakis DK, Neerman-Arbez M, Brennan S, et al: Thromboelastographic phenotypes of fibrinogen and its variants: Clinical and non-clinical implications. *Thromb Res* 133:1115, 2014.

96. Marchi R, Meyer M, de Bosch N, et al: Biophysical characterization of fibrinogen Caracas I with an Aalpha-chain truncation at Aalpha-466 Ser: Identification of the mutation and biophysical characterization of properties of clots from plasma and purified fibrinogen. *Blood Coagul Fibrinolysis* 15:285, 2004.

97. Marchi RC, Meyer MH, de Bosch NB, et al: A novel mutation (deletion of Aalpha-Asn 80) in an abnormal fibrinogen: Fibrinogen Caracas VI. Consequences of disruption of the coiled-coil for the polymerization of fibrin: Peculiar clot structure and diminished stiffness of the clot. *Blood Coagul Fibrinolysis* 15:559, 2004.

第 126 章
von Willebrand 病
（VWD）

Jill Johnsen and David Ginsburg

摘要

von Willebrand 因子（VWF）是止血的核心因子，它既介导血小板黏附于损伤的血管壁，又是凝血因子Ⅷ（FⅧ）的载体。VWF 功能异常导致 von Willebrand 病（VWD），一种人类最常见的遗传性出血性疾病。普通人群中 VWD 的发生率估计高达 1%，而临床症状明显的患者发病率大概接近 1:1000。VWD 的发病机制是 VWF 量的缺乏（1 型和 3 型 VWD）或质的异常（2 型 VWD）。3 型 VWD 较为少见，症状最为严重，其特点为 VWF 水平很低或缺如、严重的出血倾向和常染色体隐性遗传规律。1 型 VWD 为最常见的类型，其特征为 VWF 结构和功能正常但数量减少（正常水平的 20%～50%）。2 型 VWD 表现为 VWF 结构和（或）功能异常。2A 型 VWD 血浆中缺少大分子量且功能活性最强的 VWF 多聚体。2A 型 VWD 又可进一步分为两组，第一组为基因突变引起 VWF 多聚体合成与分泌障碍；第二组则为突变的 VWF 对血浆中的蛋白裂解酶的敏感性增高而被降解。2B 型 VWD 的突变集中在 VWF A1 区，而该区域是 VWF 与血小板糖蛋白 Ⅰb（GPⅠb）受体结合的关键部位。VWF 的这些突变属于功能获得性突变，引起 VWF 与血小板自发性结合形成复合体，并且被清除，导致血小板减少以及最有活性的（大分子量）VWF 多聚体丢失。2N 型 VWD 的特征为突变位于 VWF 与凝血因子Ⅷ结合部位，导致凝血因子Ⅷ的降低与 VWF 水平下降不成比例，疾病表现与轻中型血友病 A 相似，但呈常染色体而非 X 连锁遗传规律。去氨基加压素（DDAVP）治疗 1 型 VWD 通常能取得良好的疗效，它促进血管内皮细胞释放 VWF 从而提高血浆 VWF 水平 2～3 倍。而 3 型及部分 2 型 VWD 对 DDAVP 反应普遍较差。这些类型的患者常需要使用含有大量完整的 VWF 多聚体的 VWF/因子Ⅷ浓缩剂进行替代治疗。

简写和缩略词

ADAMTS13，血管性血友病因子裂解蛋白酶（a disintegrin and metalloprotease with thrombospondin type 1motifs）；aPTT，活化的部分凝血活酶时间（activated partial thromboplastin time）；DDAVP，1-脱氨基-8-右旋精氨酸加压素（1-desamino-8- D-arginine vasopressin, or desmopressin）；ER，内质网（endoplasmic reticulum）；GP，糖蛋白（glycoprotein）；HHT，遗传性出血性毛细血管扩张症（hereditary hemorrhagic telangiectasia）；PCR，聚合酶链反应（polymerase chain reaction）；RIPA，瑞斯托霉素诱导的血小板聚集（ristocetin-induced platelet aggregation）；VWD，von Willebrand 病（von Willebrand disease）；VWF，von Willebrand 因子（von Willebrand factor）。

● 定义及历史

1926 年，Eric von Willebrand 报道了一种出血性疾病，来自 Åland 岛的一个家系，66 名成员中有 24 名患者[1]。男女均可累及，尽管患者的血小板计数及血凝块收缩时间正常，但出血时间却明显延长。von Willebrand 将这种疾患与当时所知的其他出血性疾病相鉴别，认识到其具有的遗传基础，称这种疾病为"遗传性假性血友病"，但他却错误地认为这种疾病为 X 染色体连锁的显性遗传。von Willebrand 对这种疾病遗传类型的错误认识可能部分源于大多数出血症状都发生在女性来月经或者分娩时。Hjördis 为该家系的先证者，von Willebrand 对其首次评估时她才 5 岁，到 13 岁时由于第四次来月经出血死亡。她的四个妹妹均在 2～4 岁夭折，该家族中还有些婴儿出生时就死亡了。

1928 年在美国，Minot 等也独立报道了相似的病例。1933 年，von Willebrand 和 Jürgens 对 Åland 岛这个家系重新调查，并得出结论：此疾病是因血小板功能缺陷所致。直到 1953 年，Alexander 和 Goldstein 才证实 VWD 患者凝血因子Ⅷ水平降低，并伴有出血时间延长。这一发现也被其他人所证实，包括研究最初的 VWD 家系的 Nilsson 及其同事。20 世纪 50 年代后期，Nilsson 及其同事证实血浆中被称为"I-O"的组分能纠正这类患者凝血因子Ⅷ的缺陷，使出血时间恢复正常，这些结果提示 VWD 是由于缺少某个血浆因子，而非血小板的内在异常。注射 I-O 组分可迅速提高血友病患者体内的 FⅧ水平，而在 VWD 患者体内，FⅧ水平逐渐提高，5～8 小时才达高峰。由血友病患者血浆制备的 I-O 组分也能纠正 VWD 的缺陷，这表明该疾病是因不同于血友病的血浆因子缺乏所致[2,3]。

直到 1971 年，Zimmerman、Ratnoff 和 Powell 制备了第一株被认为针对高度纯化的因子Ⅷ的抗体[4]，通过该抗体发现与因子Ⅷ相关的抗原水平在血友病患者体内是正常的而在 VWD 患者体内减低。之后证实 VWF 与因子Ⅷ紧密相连形成复合物，且复合物中 98% 的组分为 VWF（见下文"VWF"的功能），从而解开这一谜团。因此，上述针对该复合物的抗体主要识别 VWF 分子。首个 VWF 功能直接测定方法是基于观察得到的：瑞斯托霉素诱导的血小板减少，以及 Howard 和 Firkin[5]发现在某些 VWD 患者，瑞斯托霉素无法诱导血小板聚集。Weiss 及其同事[6]利用这一原理研发了 VWF 功能的定量测定法，这一方法作为实验室评估 VWD 的主要方法沿用至今。1973 年，几个研究小组成功地从因子Ⅷ促凝血活性基团中分离出 VWF[7,8]。

1984 和 1985 年，应用互补 DNA（cDNA）克隆技术，最终证实 VWF 和因子Ⅷ是不同基因编码的两个独立蛋白质[9~14]。这些发现也标志着 VWF 和因子Ⅷ的研究进入分子基因时代，人们不但发现了许多血友病和 VWD 患者的基因突变，还深入了解了相关蛋白质的结构和功能。

表 126-1 概括了目前因子Ⅷ和 VWF 的命名和术语。VWD 是一种异质性疾病，有 20 多种类型。以前那些复杂和混乱的分类现被合并简化为 6 种明确的类型[15]，归纳在表 126-2 中。3 型 VWD VWF 水平非常低或者测不出，并有严重的出血。1 型 VWD 的特征为因子Ⅷ活性、VWF 抗原和瑞斯托霉素辅助因子活性平行降低，一般为正常水平的 20%～30%，有时候能达到 50%，而 VWF 多聚体分布正常。2 型 VWD 表现不同，根据 VWF 不同的功能异常进一步划分为四个亚型（2A、2B、2M 和

表 126-1 Von Willebrand 因子与因子Ⅷ命名

因子Ⅷ
抗血友病因子,在典型的血友病 A 和大多数 VWD 患者血浆中减少的蛋白,可用标准凝血分析检测
因子Ⅷ活性(FⅧ:C)
因子Ⅷ蛋白的凝血活性(此名称有时可与因子Ⅷ互换)
因子Ⅷ抗原(Ⅷ:Ag)
用多克隆或单克隆抗体进行免疫分析检测的因子Ⅷ的抗原决定簇
von Willebrand 因子(VWF)
大分子量的多聚糖蛋白,维持血小板正常黏附、正常的出血时间及稳定因子Ⅷ所必需的
von Willebrand 因子抗原(VWF:Ag)
多克隆或单克隆抗体进行免疫分析检测的 VWF 的抗原决定簇;由于历史原因不正确的
命名包括因子Ⅷ相关抗原(ⅧR:Ag)、因子Ⅷ抗原、AHF 抗原和 AHF 样抗原
瑞斯托霉素辅助因子活性(VWF:RCo)
VWF 促进瑞斯托霉素诱导的洗涤或固定的正常血小板聚集
von Willebrand 因子胶原结合活性(VWF:CB)
VWF 与胶原结合的特性,可以通过酶联免疫吸附试验(ELISA)来检测

表 126-2 VWD 分型

型别	分子学特征	遗传模式	发病率	因子Ⅷ活性	VWF 抗原	瑞斯托霉素辅因子活性	RIPA	血浆 VWF 多聚体结构
1 型	VWF 量部分缺乏	常染色体显性,不完全外显	1~30:1000;最常见的 VWD 类型(>70% 的 VWD)	下降	下降	下降	下降或正常	分布正常(允许有突变亚单位)
3 型	VWF 严重不足或缺如	常染色体隐性(或共显性)	1~5:100 万	显著下降	极低或缺如	极低或缺如	缺如	通常缺乏
2A 型	VWF 质的缺陷,大分子量 VWF 多聚体缺乏,VWF 依赖的血小板黏附降低	常呈常染色体显性	在有明显临床表现的 VWD 中约占 10%~15%	下降或正常	常低	显著降低	下降	大、中分子的多聚体缺乏
2B 型	VWF 质的缺陷,VWF 与血小板(GPⅠb)相互作用增强	常染色体显性	不常见(在有临床表现的 VWD 中约 <5%)	下降或正常	常低	下降或正常	增强至低浓度的瑞斯托霉素可诱导	大分子的多聚体减少/缺如
2M 型	VWF 质量缺陷,VWF 与血小板相互作用减弱,大分子的 VWF 多聚体无丢失	呈常染色体显性	罕见(仅有病例报道)	不同程度下降	不同程度下降	下降	不同程度下降	正常或偶有超大分子的多聚体
2N	VWF 质的缺陷,VWF 与因子Ⅷ结合能力降低	常染色体隐性	不常见;某些人群中杂合子可能更多见	下降	正常	正常	正常	正常
血小板型(假性)	血小板缺陷,血小板与 VWF 相互作用减弱	常染色体显性	罕见	下降或正常	下降或正常	下降	增强至低浓度的瑞斯托霉素可诱导	大分子多聚体缺乏

GPⅠb,糖蛋白Ⅰb;RIPA,瑞斯托霉素诱导的血小板聚集;VWD,von Willebrand 病;VWF,von Willebrand 因子。

2N)。2A 型 VWD 主要是由于 VWF 分泌或对 VWF 的蛋白水解敏感性异常所致,其特征为相对于 VWF 抗原而言,瑞斯托霉素辅因子活性不成比例降低,且大、中分子量多聚物缺失。2B 型 VWD 由于突变的 VWF 分子与血小板 GP I b 亲和力增强所致,大分子量 VWF 多聚物也同样减少,还导致血小板减少。VWF 功能异常也可以是其与血小板相互作用的减弱,如 2M 型 VWD;或与因子Ⅷ结合功能下降,这种类型被称为 2N 型 VWD,其特征为轻度的因子Ⅷ缺乏。还有许多其他亚型的报道,包括血小板型(假性)VWD,这一类型实际上是 GP I b 突变导致血小板内在缺陷(参见第 120 章)。最后,还有获得性 VWD,鉴于患者产生 VWF 抗体或者继发于骨髓增殖性疾病的血小板增多,导致循环中 VWF 清除加速。

● 病因及发病机制

VWF 仅在内皮细胞及巨核细胞内合成。VWF 单体组合成高度有序的多聚体,此结构更利于黏附,并保障其在止血中发挥两大重要作用。首先,VWF 介导循环血小板与受损的血管壁之间的初始连接,这就解释了 VWD 患者为什么会出现明显的血小板功能缺陷和出血时间延长。其次,VWF 分子作为血浆中的因子Ⅷ载体,稳定凝血因子Ⅷ,并将其局限于初始的血小板血栓上,便于参与凝血酶的产生和纤维蛋白凝块形成(参见第 113 章)。VWF 和因子Ⅷ之间紧密的非共价结合导致了这两个分子被共同纯化,引发了早先血友病和 VWD 起因上的混淆。因子Ⅷ是由 X 染色体上的 F8 基因编码(参见第 113、123 章),而 VWF 由人类 12 号染色体上的 VWF 基因编码。

VWF 基因和互补 DNA

VWF cDNA 首先是从内皮细胞中克隆出来的[11~14],相应的基因位于 12 号染色体短臂(12p13.3)[11]。VWF mRNA 长度约为 9.0kb,编码含有 2813 个氨基酸残基的转录产物,其分子量约 310 000。通过对比血浆来源的原肽序列和 VWF cDNA 序列[16],确定了前原 VWF 多肽结构[17]。前原 VWF 包含一个 22 个氨基酸的信号肽和一个 741 个氨基酸的前体多肽(前肽),也被称为 VWF 前导肽(VWF propeptide,VWFpp)和成熟亚单位[11,17~20]。切除 741 个氨基酸的前导肽后产生含有 2050 个氨基酸的成熟 VWF 单体(图 126-1)。

对 VWF 序列分析显示有 4 种不同类型的重复区域:3 个 A 区,3 个 B 区,2 个 C 区和 4 个 D 区[18,21],其中包含额外的重复基序(结构见参考文献 22)。初始两个 D 区相互衔接,位于 VWF 前肽上,接着是成熟亚单位 N 端的一个部分 D 区和一个完整 D 区。最后一个完全的 D 区被包含三个重复 A 区的超过 600 个氨基酸的片段分隔开。VWF 中的重复区域结构提示,编码 VWF 的基因可能通过一个部分重复的复杂序列进化而来,尽管同源区域之间的外显子结构并非高度保守。

通过与 VWF 氨基酸序列相比较,鉴别出一组相关蛋白组成的超家族,此家族中的蛋白质都含有与 VWF A 区相似的序列[23]。这些进化上潜在相关的基因的共同作用是参与细胞外基质或黏附功能。与之相应的,VWF 与血小板 GP I b 受体和细胞外基质特异性配体相结合的功能区域都定位在 VWF A 重复区域。此外,还有学者提出,VWF C 区与凝血酶敏感蛋白以及胶原蛋白原之间也存在某种潜在联系[24]。

VWF 基因全长 178kb,包含有 52 个外显子[25]。外显子大小从 40bp 到 1.4kb(28 号外显子)。28 号外显子非常大,编码整个 A1 和 A2 区域,并包含大部分已知的 2A 型及全部 2B 型 VWD 突变。这些引起人类 VWD 的基因缺陷丛集于一个外显子中更易于被识别(见下文"VWD 分子遗传学")。人类 22 号染色体上有一部分无功能的 VWF 基因重复序列,被称为假基因[26]。这个假基因也被称作 VWFP1,假基因复制了 VWF 基因的中间部分,从外显子 23 到外显子 34,且包含期间的非编码区。VWFP1 基因 97% 的序列与 VWF 真基因相似,表明两者间具有高度的同源性[27]。VWFP1 假基因的基因转化,有可能与大的同源外显子 28 序列重组而引起的基因转换,被认为是引入 VWF 基因突变的一个机制[28~31]。

VWF 仅在巨核细胞及内皮细胞合成,因此,VWF 常常被用作识别内皮细胞的特异性组织化学标记物。然而,尽管认为可以标记所有的内皮细胞,但在不同的内皮细胞内,VWF 表达水平波动范围较大,这取决于相关血管的大小和部位[32,33]。通过对小鼠的仔细研究,发现不同部位的 VWF mRNA 水平有很大差异,肺部和脑部尤其是小血管内的 VWF mRNA 水平较肝和肾中相应血管内高 5~50 倍不等。一般而言,大血管内皮中的 VWF mRNA 和抗原水平高于微血管内皮,静脉血管内皮高于动脉血管内皮[33]。

内皮细胞 VWF 基因表达似乎需要该基因近端启动子内部

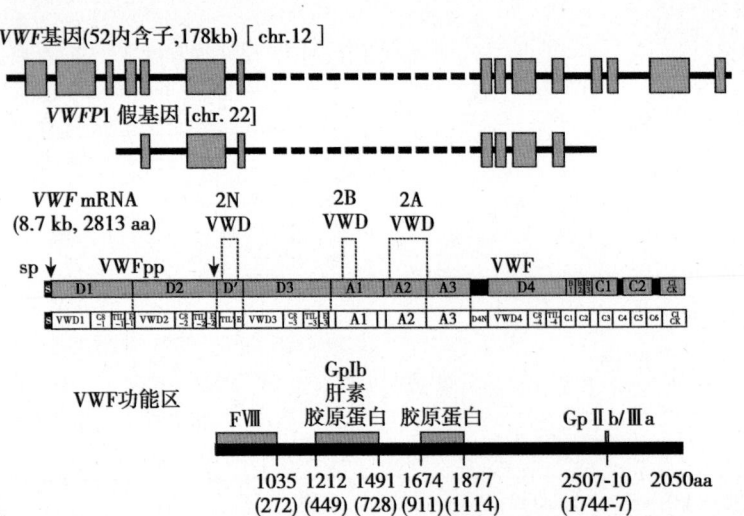

图 126-1　人 VWF 基因、mRNA 和蛋白示意图上面的是 VWF 基因和 VWFP1 假基因,方框代表外显子,黑色实线代表内含子。中间的柱状和印刷体方框代表 VWF mRNA 翻译的全长 prepro-VWF 亚单位示意图。上面示意图代表内部重复序列的常见注释区,下面示意图说明 VWF 多个重复基序。信号肽(sp)和前肽(VWFpp)的剪切位点如箭头所示。底部图显示成熟 VWF 亚单位上已知的 VWF 功能区近似定位。区域下的数字代表从 ATG 起始位点后的氨基酸数;括号里的数字是在成熟 VWF 亚单位上的氨基酸定位。aa,氨基酸;chr,染色体。(From Ginsburg D,Bowie EJW. Molecular genetics of von Willebrand disease. Blood 79(10):2507-2519,1992.)

或附近的特定 DNA 序列[34~39]，尽管可能另有重要的调控因素不在该区域，其中有些甚至相距甚远[40]。VWF 表达于大部分但并非所有内皮细胞[41]，并且这一血管特异性的基因表达过程可能是多种调控因素共同作用的结果。内皮细胞 VWF 基因的表达还可被流体剪切力上调。VWF 近端启动子中的 GT 重复序列的长度和某些远端的 DNA 序列参与剪切力调控[42]。但是，GT 重复序列对循环中的 VWF 浓度却没有影响[43]。

VWF 生物合成

VWF 在巨核细胞和内皮细胞中的生物合成步骤相似[46,47]。VWF 先以大的单体多肽前体形式被合成，如图 126-1 所示。VWF 通常富含半胱氨酸，占所有氨基酸含量的 8.3%。成熟 VWF 分子中的所有半胱氨酸均参与形成二硫键[48]，而在剪切力的作用下，循环中的 VWF 分子二硫键均暴露出来[49]。前体 VWF 单体通过 C 末端的二硫键连接形成二聚体，然后才能从内质网中释放（ER）[48,50,51]。

糖基化作用始于内质网，VWF 成熟亚单位含有 12 个潜在的 N 型糖基化位点，3 个存在于前肽。VWF 进一步的翻译后修饰发生在高尔基体内，包括添加多个 O 型糖、硫酸化以及通过相邻二聚体 N 末端二硫键形成多聚体。VWF 是目前仅知的在翻译的后阶段形成大量二硫键的蛋白质，这一独特的过程可能是由 VWF 前肽自带的二硫化异构酶活性催化[52]。前肽中有两个特定的半胱氨酸，对其二硫化异构酶活性有重要意义，这两个半胱氨酸中任意一个发生突变或两者之间的间距发生变动，都会造成多聚体形成障碍[52]。前肽与 VWF D′D3 区域之间通过二硫键连接形成的中间体在内质网修饰的后期和高尔基体修饰的早期短暂出现[53]，这为随后的多聚化起到定位作用。多聚化程序需要远端高尔基体轻度的酸性环境[54]。VWF 前肽的自联结可能也是为了将 VWF 亚单位按序排列便于多聚体的组装[55]。无论如何，前肽即使作为独立的分子与成熟 VWF 单体共表达时，仍能促进多聚体的形成[56,57]。

前肽的剪切发生在 VWF 合成的后期或在分泌前一刻。剪切位点比邻于-1、-2 位的两个碱性氨基酸 Lys-Arg。而-4 位的 Arg 参与细胞蛋白酶识别前肽剪切位点[58]。多聚化作用和前肽剪切之间并无关联。培养的内皮细胞分泌的多聚体可含有 VWF 前体及成熟亚单位[59,60]，具有抑制前肽剪切的点突变的 VWF 重组蛋白，仍可以组装成正常的多聚体结构[61]。前肽的剪切主要发生在细胞内，但在分泌后也可发生。

VWF 储存在血小板 α 颗粒的管状结构及内皮细胞的 Weibel-Palade 小体内[62,63,64]。在分泌颗粒内，VWF 的 N 末端区域之间可能通过管状包装形成大分子的 VWF[65]。Weibel-Palade 小体来源于高尔基体，虽然见于大多数内皮细胞，但数量差异很大。已证实 VWF 和因子Ⅷ共定位于储存颗粒中。VWF 对于因子Ⅷ运输到血小板内并不是必需的[66]，但在内皮细胞内因子Ⅷ转运至 Weibel-Palade 小体的过程中却起着重要作用[67,68]。Weibel-Palade 小体在向细胞边缘移动的过程中逐步成熟，这个有序的过程依赖 Rab 蛋白和 Rab 效应蛋白，他们充当伴侣蛋白并介导各个阶段的 Weibel-Palade 小体成熟和随后的胞吐过程[69]。跨膜糖蛋白 P-选择素也见于 α 颗粒及 Weibel-Palade 小体膜上[70]。体外试验发现 VWF D′D3 区与 P-选择素有关，而且对于 P-选择素募集到 Weibel-Palade 小体是必需的[71]。无论是 VWF 和 P-选择素的含量还是对不同刺激物引起的调节性分泌反应，

不同的 Weibel-Palade 小体都有所不同[72]。除了 VWF 和 P-选择素，Weibel-Palade 小体中还含有组织型纤溶酶原激活物（t-PA）[73]，一种随 VWF 释放的溶栓性分泌蛋白，以及一些其他参与炎症反应和血管新生的蛋白质（Weibel-Palade 小体内含物列表详见参考文献 74）。

VWF 从内皮细胞分泌出来，通过连续分泌和类连续分泌（或基础分泌）途径，或者是通过经典的调节途径由储存颗粒里刺激释放。VWF 从 Weibel-Palade 小体的储存部位调节分泌受一系列刺激剂的调节，包括凝血酶[76]，纤维蛋白[77]，组织胺[78]，C5b-9 补体复合物[79]以及其他一些炎性细胞因子[80]。最近的体外实验参数表明，VWF 的调节性分泌也能被他汀类物质抑制[81,82]。醋酸去氨加压素（DDAVP），一种血管加压素类似物，它用于临床因其在体内通过作用于 2 型血管加压素受体，刺激内皮细胞 Weibel-Palade 小体分泌 VWF 和因子Ⅷ[83]。VWF 的基础性分泌发生在内皮细胞的管腔面和管壁面，而 Weibel-Palade 小体的调节性分泌有高度极性且只发生在管腔侧（图 126-2）[75,84]。基础性分泌的 VWF 多聚体分子量相对较小，而 Weibel-Palade 小体中储存的多为生物活性高的大分子多聚体[85,86]。血小板 α 颗粒中储存的 VWF 也多为大分子的多聚体[87]。D 区的 N 端对于 VWF 的储存是必需的，缺失任何一个 D 区都只能有基础分泌[88,89]。同样，储存颗粒的有效形成也依赖 VWF 前肽的剪切[90]。

血浆中的 VWF 浓度大约为 10μg/ml，血小板池中 VWF 量约为循环量的 15%[91]。正常猪和 VWD 猪之间的骨髓移植表明，血小板 VWF 全部来源于骨髓中合成的，而且不进入正常的血浆 VWF 池[92~94]。这些研究也证明，血浆和血小板 VWF 池对完全止血都是必要的，尽管血浆 VWF 池显得更为重要。

血浆中的 VWF 在循环中被特定的蛋白水解酶 ADAMTS-13（a disintegrin and metalloprotease with thrombospondin type 1motifs）进一步加工，使得大分子的多聚物减少[95]。体外试验中，超大分子 VWF 多聚体经调节途径分泌后，由于剪切力作用通过 P-选择素锚定在内皮细胞表面[96,97]，然后 ADAMTS-13 对其切割。VWF 上主要的蛋白切割点位于 VWF A2 区 Tyr1605-Met1606 之间的肽键[98]，而缺少 A2 区的 VWF 重组体则不能被蛋白酶水解[99]。2A 型 VWD 突变体中的一个亚群表现出 VWF 对这一酶的敏感性增加[100]，这可能就是此类患者体内选择性地缺乏大分子的 VWF 多聚体的机制（见下文"VWD 分子遗传学"）。有报道称，在 1 型 VWD 的一个亚型的患者中也发现 VWF 对 ADAMTS-13 的敏感性增加，但对蛋白水解的增强仅发生在特定情况下，这一临床意义尚不清楚[101]。先天缺陷或者获得性抑制物产生导致的 ADMATS-13 活性降低，在血栓性血小板减少性紫癜的病理生理过程中起到了重要作用（参见第 132 章）。

VWF 的功能

VWF 是一个大的多价黏附蛋白，在血小板黏附于内皮下组织及在受损血管处聚集和稳定循环中凝血因子Ⅷ等止血过程中起重要作用。VWF 与因子Ⅷ的相互作用不仅保护因子Ⅷ免于灭活和降解，而且还能将其定位于细胞和（或）某一特定位点，有利于因子Ⅷ参与促进凝血和（或）血栓形成。

血小板黏附于内皮下需要 VWF 参与，尤其在中、高强度剪切力时。VWF 和血小板上的两种受体，GP Ⅰb 和Ⅵ，以及受损

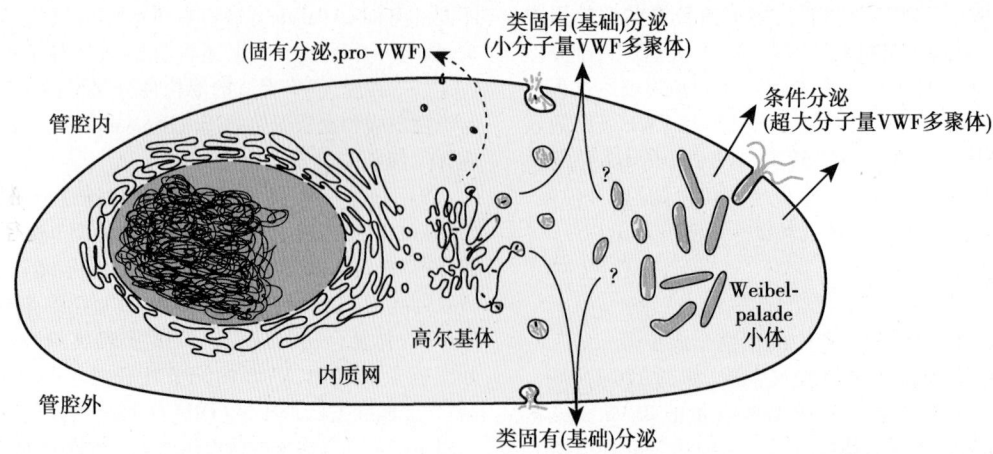

图 126-2　内皮细胞合成和分泌 VWF 示意图 VWF 二聚体在内质网合成并开始糖基化。VWF 二聚体被转运至高尔基体,在此 VWF 进一步糖基化和硫酸化。多聚化开始与高尔基体并且在分泌颗粒(Weibel-Palade 小体)里持续进行。内皮细胞固有分泌(如未调节或储存)一小部分二聚体或小分子量 VWF 多聚体形式的不成熟 VWF。内皮细胞表面的管腔侧和管腔外,VWF 也通过类固有(基础)分泌持续释放。这些 VWF 已经被高尔基体处理过,也许短暂地储存于中间分泌颗粒或 Weibel-Palade 小体。成熟 VWF 以超大分子量多聚体的形式压缩并储存在 Weibel-Palade 小体。这些超大 VWF 被内皮细胞调节分泌时从管腔侧释放。一旦进入循环,在中到高剪切力作用下 VWF 多聚体被 ADAMTS13(a disintegrin and metalloprotease with thrombospondin type 1 motifs member 13)降解。(From Johnsen J,Lopez JA. VWF secretion:What's in aname? Blood,112(4):926-927,2008.)

血管暴露出的内皮下组织上的特定的 VWF 配体之间相结合发挥桥接作用[103]。在正常情况下,循环中的 VWF 一般不会与血小板膜上的受体相结合。而在高剪切力下,VWF 与血管壁上暴露的配体结合,促使 VWF 与血小板 GPⅠb 相结合,以及随后的血小板黏附与活化。血小板的活化导致 GPⅡb/Ⅲa 复合物暴露,这个整合素受体与纤维蛋白原、VWF 及其他配体相结合,从而形成血栓增殖所需的血小板-血小板桥。血小板与固定在受损血管处 VWF 的黏附过程分为两步:首先,VWF/GPⅠb 相互作用拴住快速移动的血小板,随后血小板活化后通过整合素 αⅡbβ3 加固血小板黏附[104]。VWF 还可能通过与白细胞的相互作用,在炎症反应中发挥作用[105],但这一现象的临床意义还不清楚。

VWF 与血管壁结合

VWF 与血管损伤部位的内皮细胞相结合[106]。VWF 可与包括Ⅰ型到Ⅳ型在内的几种不同类型的胶原结合。与Ⅰ型和Ⅲ型原纤维胶原蛋白结合的两个不同区域定位于 VWF A1 和 A3 重复区的特定片段上(图 126-1)[107,108],此外也证实还有一个可能的第三结合区位于 VWFpp[109]。对重组 VWF 的研究提示,A3 胶原结合区可能最为重要[110,111]。VWF 还可与非丝状Ⅵ型胶原相结合,该型胶原蛋白不能被胶原酶水解[112],且与 VWF 共定位于内皮下[113]。VWF 与Ⅵ型胶原在高剪切力下的结合是通过 VWF A1 和 A3 重复序列内的两个结合区域的共同作用[114]。尽管已证明 VWF 能与内皮下其他的可能成分相结合,如氨基葡聚糖[115,116],硫酸脂[119]和 VWF 自身,但这些相互作用的生理学意义有待进一步研究。

VWF 与血小板结合

VWF 介导了血小板在血管损伤部位黏附和聚集[106]。循环中的 VWF 不会自发地与血小板相互作用,但是一旦结合到损伤的血管壁上,VWF 就易于在高剪切力下,暴露出 A1 区的血小板结合位点。与 VWF 相互作用的血小板表面的受体复合物包括二硫键相连的 GPⅠbα 和 GPⅠbβ 链,以及非共价结合的 GPⅨ和 GPⅤ。VWF 的结合位点位于 GPⅠb N 端一个 293 个氨基酸片段内,为了更利于结合,几个关键的酪氨酸残基硫酸化是很有必要的[119]。GPⅠb 的结合位点位于 VWF 的 A1 区片段,该片段由 1272(509)位和 1458(695)位的半胱氨酸残基形成二硫环(图 126-1)[120,121]。GPⅠb 与 A1 区的结合使得 ADAMTS-13 对重组 VWF 片段的水解作用增强,提示在体内存在限制血栓增殖的反馈机制[122]。对 VWF 重组体的突变扫描分析确定了一系列氨基酸残基,这些氨基酸残基位于 VWF A1 区,对 VWF 与 GPⅠb 的结合以及与博曲霉素的作用十分重要[123]。有几种突变体也被证明能增加与血小板的结合,该作用类似于 2B 型 VWD 的突变(见下文"VWD 分子遗传学")。通过 X 线衍射晶体分析显示,这些天然的以及合成的突变丛集于 VWF A1 区结构表面的一小块区域[124]。通过对小鼠中 VWF A1 区功能性获得突变或功能丧失性突变相互制衡的研究,证实 VWF A1-GPⅠb 相互作用的复杂性[125]。A1 区结构酷似以前研究的 A 区,包含 VWF A3 区[126~128]。GPⅠb 与 VWF A1 的复合物提供了研究 2B 型 VWD 中突变导致功能获得的结构基础[129]。当 VWF 处在能与 GPⅠbα 结合的开放状态时,大量的血浆蛋白 β2-糖蛋白Ⅰ能与 VWF A1 区结合。这可能导致 VWF 与血小板的相互作用的生物抑制剂,例如某些抗磷脂抗体综合征患者体内发现抗 β2-糖蛋白Ⅰ自身抗体,该抗体作为抑制物,与血栓形成有关[130]。

瑞斯托霉素既能与 VWF 结合,又能同血小板结合,但是它增强 VWF/GPⅠb 相互作用的机制仍知之甚少[131,132]。蛇毒博曲霉素可能通过改变 VWF A1 区诱导与 GPⅠb 的结合而被用于研究这种相互作用[128]。肝素能结合 VWF A1 区内环状结构(由第 1272 位和第 1458 位半胱氨酸残基间的二硫键形成)[133],因此它能竞争性抑制 VWF 与 GPⅠb 结合[134,135],并增强体内 ADAMTS-13 对 VWF 的水解作用[136]。这可能解释了通过常规肝素监测仍然不能预测出血的原因,但是,VWF-肝素相互作用的临床意义还不太清楚。

成熟 VWF 亚单位第 2507～2510 位氨基酸 Arg-Gly-Asp-Ser（RGDS）序列被认为是 VWF 上 GP Ⅱb/Ⅲa 结合位点。GP Ⅱb/Ⅲa 复合体，也被称作整合素 αⅡbβ3，是细胞膜表面受体整合素家族中的一员。随着血小板的活化，αⅡbβ3 构象发生改变，转变为一种高亲和力配体结合状态，除能与 VWF 结合外，还能结合其他多种的黏附蛋白，包括纤维蛋白原。尽管血液中 VWF 的浓度远低于纤维蛋白原，但有证据显示 VWF 仍是一个重要的配体。VWF 参与了血小板的锚定和在流体条件下黏附于纤维蛋白[104,137]，与纤维蛋白的结合需要 VWF C1、C2 区[138]。VWFpp 中也有 RGD 序列，但其功能意义未知。

VWF 与因子Ⅷ相互作用

因子Ⅷ与 VWF 的非共价结合对于稳定循环中的因子Ⅷ是必需的，这从大多数严重的 VWD 患者因子Ⅷ水平低于 10% 可证实。尽管每一个 VWF 亚单位都带有因子Ⅷ结合位点，但通过对 VWF/因子Ⅷ复合物的化学计量发现，正常血浆中每 100 个 VWF 单体中仅含有大约 1～2 个因子Ⅷ[139]。因子Ⅷ与 VWF 结合能保护其免受活化的蛋白 C 的蛋白水解[140]。在剪切力作用下，因子Ⅷ似乎增高 VWF 对 ADAMTS-13 的蛋白酶的敏感性[141]。

与因子Ⅷ的结合区域定位于 VWF 成熟亚单位 N 端的前 272 个氨基酸中[142]。老鼠中仅表达 VWF 的 D'-D3 区就足以稳定因子Ⅷ的水平[143]。抗体研究表明第 841～859 位氨基酸尤为重要[144,145]。2N 型 VWD 患者中的突变被证实针对性影响了 VWF 与因子Ⅷ的结合（见下文"VWD 分子遗传学"），这些突变丛集于上述区域，包括最常见的 2N 型突变 Arg854[146]。因子Ⅷ上相应的 VWF 结合位点位于轻链 N 端的一个酸性区域（1669～1689 位残基）[147]，为了达到最佳的结合效果，Tyr1680 需硫酸化[148]。包含突变的 VWF A1-FⅧ 的晶体结构显示 2N 型突变富集于动态的 VWF TIL'区（图 126-3），这提示该区与正常 FⅧ结合具有灵活性[149]。凝血酶在 Arg1689 之后裂解因子Ⅷ，使其活化并从 VWF 上释放出来。这样，VWF 就能有效地将因子Ⅷ传送转运至血凝块形成的部位，在此因子Ⅷ与因子Ⅸa 在血小板表面形成复合物。

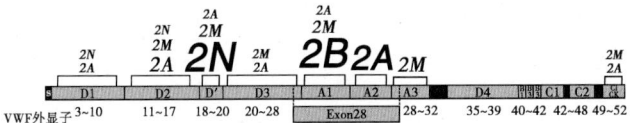

图 126-3　血管性血友病（VWD）突变血管性血友病因子分区上与已知的 2A、2B、2M、2N 型 VWD 相关的突变定位。字母的尺寸代表在指定的 VWF 区那种亚型占已报道的总突变的比例，字母越大提示突变越多。下方显示 VWF 基因外显子的相对位置。1 型和 3 型 VWD 的相关突变据报道贯穿整个 VWF 基因。（突变数据来自 Nichols WC and Ginsburg D: von Willebrand disease. Medicine（Baltimore）76（1）：1～20，1997 和 the VWD mutation database at www. vwf. group. shef. ac. uk.）

VWD 分子遗传学

VWD 是一种高度异质性且相当复杂的疾病，已报道的亚

型超过 20 种[150]。VWF 基因内大量的突变均已被识别（图 126-3）。然而，无论是出于对 VWD 基因的复杂性考虑，还是鉴于大多数临床工作中对 VWF 基因进行测序的实际情况，目前，在 VWD 的诊断标准中已不必再包含 VWF 基因突变[151]。VWF 基因突变谱由 VWD 研究协作组维护，可访问网址 http://www. vwf. group. shef. ac. uk/。以这些发现为基础形成了表 126-2[151] 中所列出 VWD 的简化分类，并应用贯穿本章节。1 型和 3 型 VWD 是根据单纯的 VWF 的量的缺乏而定义的，1 型为部分缺乏，3 型为完全缺乏。2 型 VWD 以 VWF 结构和（或）功能的异常为特征。2 型 VWD 中 VWF 的量可以正常，但其通常轻度到中度的减少（表 126-2）。

由于本病的不完全外显特征以及正常人群 VWF 水平的宽泛状态，VWD 诊断，尤其是 1 型 VWD 的诊断有一定的复杂性（见下文"实验室特征"）。非致病性变异可能影响体外实验室检测，如 Asp1427His 突变病例，虽然影响 VWF-瑞斯托霉素相互作用，但对体内止血功能无影响。在实验室检测方面，以往多在白种人中开展，而非洲裔美国人拥有更高的 VWF 和 FⅧ 水平。另外，原来认为一些致病性 VWF 基因"突变"，现在发现在非洲裔美国人中很常见，且 VWF 和 FⅧ 水平正常，包括 Asp1427His 变异。

1 型 VWD

1 型 VWD 为最常见类型，约占 VWD 患者的 70%。呈常染色体显性遗传，因子Ⅷ活性、瑞斯托霉素辅助因子活性和 VWF 抗原成比例减少，而多聚体分布正常（图 126-4）。有人根据血浆及血小板池中的 VWF 相对水平提出 1 型 VWD 的一个亚

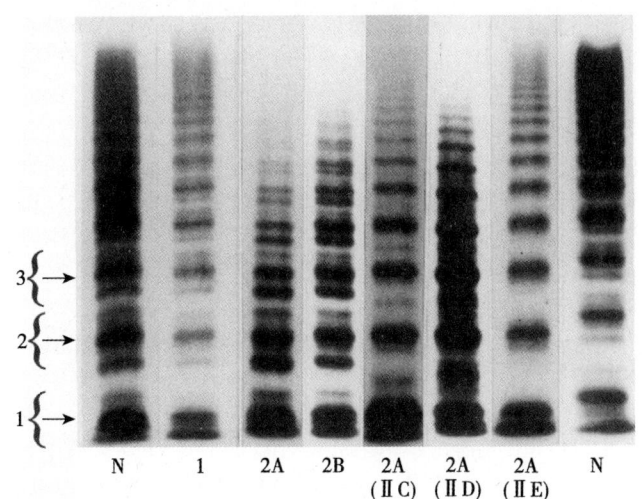

图 126-4　血浆血管性血友病因子（VWF）琼脂糖凝胶电泳 VWD 各亚型患者的血浆 VWF 多聚体分布如图所示。左侧的括号包括 3 个多聚体条带，一个主条带和它的卫星条带。N 代表正常对照栏。第 5～7 栏是少见的 2A 型 VWD 突变体。这些突变体之前的名称位于下一行的括号内（从ⅡC 到ⅡE）。（From Zimmerman TS, Dent JA, Ruggeri ZM, Nannini LH: Subunit composition of plasma von Willebrand factor. Cleavage is present in normal individuals, increased in ⅡA and ⅡB von Willebrand disease, but minimal in variants with aberrant structure of individual oligomers（types ⅡC, ⅡD, and ⅡE）. J Clin Invest 1986 Mar; 77（3）: 947～951.）

型[156~159]，在一些特殊情况下 VWF 清除增加（非正式的称作 VWF 1C 型[160]），但这一分类并没有广泛用于临床。

1 型 VWD 曾经被简单地假定为 3 型 VWD 的杂合形式。但是，来自加拿大的一个大型研究提示 48% 的 3 型 VWD 基因的杂合携带者被诊断为 1 型 VWD，剩下的携带者无任何临床症状[161]。此外，虽然有两组关于 1 型 VWD 家系的大型研究已经鉴别出了大量假定的 VWF 突变，但是只有非常少的一部分预计是无效等位基因突变[31,162]。因此，有些但也许并非全部 1 型 VWD 有 VWF 基因突变（见下文"临床特征"）。对于 1 型 VWD 突变的父母以及动物的体外实验研究提示 1 型 VWD 具有多种发病机制，包括 VWF 生成减少[163]，VWF 滞留在 ER 内[164,165]，VWF 分泌受损[165,166]，以及 VWF 生存期缩短[163,166,167]。有缺陷的 VWF 突变通过负显性方式干扰正常等位基因表达，从而可能使杂合子出现 VWD 临床症状[168]。例如，VWF D3 区和前肽中多个半胱氨酸残基突变的患者表现为中重度 1 型 VWD。携带这些突变之一的 VWF 滞留在内质网中，通过负显性调控影响正常等位基因的 VWF 异二聚体化和降解[169,170]。

迄今，大多数 1 型 VWD 的突变研究和基因连锁分析均能发现 VWF 基因内缺陷。尽管还没有一种突变能解释大多数的 1 型 VWD，但是一个常见的 VWF 突变 Tyr1584Cys 已经被发现与大约 14% 的加拿大籍 1 型 VWD 患者相关，在欧洲 1 型 VWD 患者中可能也占有相似的比例[162,171]。这一突变导致 VWF 生存缩短，可能是由于其对 ADAMTS-13 蛋白水解作用的敏感性增加所致[172~175]。最近一项 1 型 VWD 家系的大规模多中心研究发现，大约 63%~70% 的家系存在 VWF 候选基因突变，而其余 37%~40% 的 1 型 VWD 先证者未发现假定的 VWF 突变[162,171]。具有 VWF 基因突变的患者症状更加严重和有更高的遗传率，而那些没有 VWF 突变的患者通常 VWF 抗原（VWF：Ag）水平更高（>30IU/ml）[31]。另外在欧洲一项大样本多中心研究，调查了 150 个 1 型 VWD 家系，那些以前被诊断为 1 型 VWD 的患者中大约 1/3 的病例有异常的 VWF 多聚体，而这些患者几乎所有（95%）都存在假定的 VWF 基因突变，并伴有明显降低的 VWF：Ag、瑞斯托菌素辅助因子活性（VWF：RCo）、因子Ⅷ：C 和 VWF 胶原黏附活性（VWF：CB）。相反，那些有正常多聚体的患者有更高的 VWF 测量值以及较少的可识别的 VWF 突变（55%），这表明所谓"真的"1 型 VWD 患者症状背后，遗传学上隐藏着十分复杂的致病机制[162]。因为 VWF 的生物合成和加工处理十分复杂，大量一些其他基因位点的缺陷也可能导致 VWF 数量上的异常[176]。这一观点在下述现象得到支持：一些有出血史和低瑞斯托霉素辅助因子活性的 1 型 VWD 家系并不总是有 VWF 基因突变标志[31,177]；除 VWF 之外，一个或更多的遗传因素与 VWD 家系中出血症状的多样性有关[178,179]。有趣的是，在一个 1 型 VWD 小鼠模型中，由于糖基转移酶基因的一个罕见突变引起 VWF 翻译后修饰异常，从而导致 VWF 自血浆中清除加速、血浆 VWF 水平减少 20 多倍[180]。相似的影响 VWF 存活的机制即加速蛋白水解[181~183]，可解释 ABO 血型糖基转移酶对血浆 VWF 寿命的影响[184]。其他的遗传因素包括清道夫受体 CLEC4M 和 LRP1（CD91）通过影响 VWF 寿命影响 VWF 水平（见参考文献185）。在正常人群中 VWF 调控因素的生物学意义不明，有待进一步论证。

3 型 VWD

3 型 VWD 患者在有临床症状的 VWD 患者中约占 1%~

5%，通常血浆和血小板中 VWF 抗原含量和瑞斯托霉素辅因子活性很低甚至很难检测到，通常在患者早年就发生严重出血[186]。FⅧ凝血活性明显降低，约为正常水平的 3%~10%。3 型 VWD 在大多数家族中呈常染色体隐性遗传，但是最近一项加拿大的调查中 34 个家系 100 个研究个体，48% 的"携带者"诊断为 1 型 VWD[161]，这提示在 3 型 VWD 家系中 1 型 VWD 呈显性遗传是常见的。

已经报道的 3 型 VWD 相关突变遍及 VWF 基因（www.vwf.group.shef.ac.uk/）。Southern 印记法[26,187~190]或者多配体探针扩增法[161,191]证实大的基因缺失作为 3 型 VWD 分子发病机制仅出现在小部分家族。但大的缺失可能会增加产生抗 VWF 同种抗体的风险[26,189]。类似的基因缺失与自身抗体形成的相关性在血友病已证实（参见第 123 章）。VWF 基因组 DNA 和血小板 VWF mRNA 的比较分析表明，非缺失突变导致 VWF mRNA 的表达完全丧失是某些 3 型 VWD 患者的分子机制[192,193]。在另一些 3 型 VWD 家族的分子机制是无义突变和移码突变，这些突变预测可能会引起 VWF 蛋白表达的缺失或者表达截短型或异常结构的蛋白质[168,194~196]。18 号外显子中的一个移码突变是瑞典人群中 3 型 VWD 的最常见原因，该缺陷也是最初引起 Åland 岛 VWD 家系的原因[197,198]。这种移码突变产生一个稳定的 mRNA 编码截短型蛋白，该蛋白在细胞中迅速被降解[199]。此类突变也常见于德国 3 型 VWD 患者[200]，但美国患者中少见[201]。

2A 型 VWD

2A 型是最常见的 VWF 质量异常的 VWD，呈常染色体显性遗传，血浆中选择性地缺失大、中分子 VWF 多聚体（图 126-4）。存在于正常人体内的 176kDa 蛋白水解片段在许多 2A 型 VWD 患者中含量明显增加。这个片段是由蛋白酶水解切割 Tyr1605（842）和 Met1606（843）之间的肽键而形成的[98,202]。基于这种观察，最初对患者的 DNA 测序分析都集中在 VWF 的第 28 号外显子（此区域编码上述 VWF 片段），并鉴别出第一个引起 VWD 的点突变[203]。自此大量的突变被证实，占大部分 2A 型 VWD 患者[194]。上述突变的绝大部分集中于 VWF A2 区的一个 134 个氨基酸片段中（在 Gly1505 和 Glu1638 之间，见图 126-3），最常见的突变，即 Arg1597Trp，见于约占 1/3 的 2A 型 VWD 患者[194,195,204]。

包含 2A 型 VWD 突变分为两群，分子机制不同。第一亚类，也就是第一组，2A 型 VWD 突变导致 VWF 突变体在胞质内转运障碍，突变 VWF 滞留于内质网内。除了 VWF 突变体滞留或在 ER 内降解，2A 型突变还能通过影响多聚化和/或调节储备丢失而干扰 VWF 细胞内处理及分泌[205]。第二亚类，即第二组，在体外突变的 VWF 加工和分泌是正常的，因此体内多聚体缺失可能是由于对蛋白水解的敏感性增加导致的[98,206~209]，ADAMTS-13 切割 Tyr1605-Met1606 位点[101,210]。在体外，2A 型 VWD 突变体对 ADAMTS-13 水解的易感性进一步支持了这些患者大分子 VWF 多聚体缺失的发病机制[204]。

血小板 VWF 多聚体结构与 2A 型分类密切相关。第一组患者由于合成缺失导致血小板中大分子 VWF 多聚体丢失，而第二组患者由于 α 颗粒的保护，血小板中呈现正常的 VWF 多聚体分布[206]。这些观察证实了 2A 型 VWD 早期依据血小板多聚体进行的分组[156]。将 2A 型 VWD 分为第一组或第二组，可以预测去氨基加压素的疗效，但仍有待于证实。

除上所述的 2A 型 VWD 主要分组以外，许多少见的变异体以前被归类为ⅡC～ⅡH 型、ⅠB 型和"血小板相异型"，现已归入 2A 型。这些少见的变异体大部分是基于多聚体形式的细小不同来加以区分的[211]（图 126-4）。ⅡC 型变异体通常为常染色体隐性遗传，并伴有大分子多聚体的缺失和一条明显的二聚体条带。这些患者中证实有几种突变位于 VWF 前肽[212～214]，可能干扰了多聚体的组装和/或 VWF 转运至储存颗粒。一例ⅡD 型变异体患者体内 VWF 的 C 末端发生突变，影响了二聚体的形成[215]。其他已报道的 2A 型 VWD 变异体是相当少见的，常限于个案报道。

2B 型 VWD

2B 型 VWD 通常呈常染色体显性遗传，以血小板减少和大分子 VWF 多聚体缺失为特征。2B 型 VWD 患者的血浆 VWF 与正常相比较，能在更低浓度的瑞斯托霉素下与正常人血小板结合，并且可自发与血小板结合。血小板与大分子 VWF 形成复合物后导致清除加速，从而引起血小板减少和特征性的多聚体缺乏现象（图 126-4）。

2B 型 VWD 这种特有的功能异常提示了 VWF 的 GPⅠb 结合区内存在着分子缺陷。因此，最初 DNA 测序分析研究着眼于 VWF 第 28 号外显子相应区域[216,217]。所有这些突变都位于 VWF 的 A1 区，并在描述的晶体结构的一个表面上[124,129]。四个最常见的突变集中在 Arg1306～Arg1341 之间的 36 个氨基酸片段内（图 126-3）；同时，这些突变发生于 80% 的 2B 型 VWD 患者[195]。重组 VWF 突变体[218～222]的功能分析证实了这些单氨基酸替代足以引起 GPⅠb 的结合增加，从而表现出 2B 型 VWD 表型特征。2B 型 VWD 突变的结构研究表明这些残基与 GPⅠb 丰富的亮氨酸序列相互作用，对于剪切力作用下 VWF A1-GPⅠb 的相互作用至关重要[223]。2B 型突变广泛地在老鼠上建模型，正如所料所有的突变体均表现出 VWF 清除增快[224]。巨噬细胞介导的血小板清除[225]证实 2B 型小鼠还有血小板寿命缩短，在这些动物模型中观察到血小板被覆 2B 型 VWF[225]，这一现象可以说明之前无法解释的获得性血小板功能障碍[226]。有趣的是相同的 2B 型突变老鼠表现出不同程度的大分子 VWF 多聚体缺失，血小板减少的程度也不同，这与患者家系中的异质性相似。2B 型 VWD 患者个体在不同时间多聚体分布和血小板数量也有变化。例如，两个有 Arg1306Trp 突变的同胞，之前 VWF 多聚体异常，可在血小板减少期间 VWF 多聚体分布可歇性恢复正常[228]。

有家系被发现 VWF 与 GPⅠb 结合力增强，VWF 多聚体分布却正常。这些变异体以前分别称为纽约Ⅰ型、MalmöⅠ型和悉尼Ⅰ型，现被统一定为 2B 型 VWD。现已证实，纽约Ⅰ型和 MalmöⅠ型是由同一突变引起的，即 Pro1266Leu。这个突变位点位于 2B 型 VWD A1 区突变丛内，能引起与血小板 GPⅠb 结合能力增加[229]。

2N 型 VWD

正如第 123 章中所述，血友病 A 是由于 FⅧ基因缺陷导致的，呈 X 连锁隐性遗传。与血友病 A 不同，家系中遗传性的低 FⅧ似乎呈常染色体遗传，基于女性病患的出现或直接遗传于患病父亲[230,231]。但是，其中有几例 FⅧ降低的常染色体隐性遗传的病例已经被证实是由于 VWF 与因子Ⅷ结合能力下降所

致[232～234]，在 Normandy 省发现首例患者后被称为 2N 型 VWD。DNA 测序分析已经鉴定了总共 37 种突变引起这类疾病[235]，这些突变都位于 VWF 的 N 末端（图 126-3），并被总结在 ISTH SSC VWF Database（http://www.vwf.group.shef.ac uk/）中。其中一个突变 Arg854Gln 尤为普遍，可能是造成一些 1 型 VWD 病例严重程度不同的原因[236]，还可导致 VWF 分泌缺陷[237]。少数 2N 型 VWD 患者被误诊为血友病 A，用重组的 FⅧ治疗，患者疗效差并且加重临床症状[238]。

2M 型 VWD

这类亚型在 VWD 中较少见，其 VWF 与血小板结合功能缺陷导致明显出血，但是 VWF 多聚体结构不受影响（虽然某些病例的多聚体有细微的异常）。有些当今的 2M 型突变体与瑞斯托霉素辅因子活性缺乏相关，但在其他诱导剂作用下可正常地结合血小板。有报道描述了 28 个 2M 型 VWD 突变，包括一些家系有正常的 VWF 多聚体和瑞斯托霉素辅因子活性不成比例下降的[239,240]，有些家系 VWF:CB 和 VWF-GPⅠb 相互作用不同程度地下降[241,242]，有些突变 VWF:CB 功能缺陷但 VWF:RCo 活性正常[235]。几个 VWD 变异体家系（Vicenza VWD）被报道，其特点为超大 VWF 多聚体，并被归为 1 型或 2M 型 VWD[243]。遗传连锁分析提示了缺陷位于 VWF 基因上[244]，并且这些 VWF 基因突变与 Vicenza VWD 相关[245]。但是导致 Vicenza VWD 表型的分子机制仍有争议[246]，尽管最近的动力学模型提示仅通过改变 VWF 的生存期就可以解释该类疾病中 VWF 的异常[247]。

● 临床特征

遗传性

1 型 VWD 通常为常染色体显性遗传病，几乎占有临床症状的 VWD 的 70%。但是疾病表现各异，外显率也不完全[168]。即使是同一个体，实验室评估和临床症状也存在相当大的差异，因此对 1 型 VWD 作出准确诊断常常很困难。在 1 型 VWD 的两个大家系中，只有 65% 的受累双亲和患病的下一代均有明显的临床症状[249]。与之相比，患者的无血缘关系的配偶被认为可能没有出血疾患的，仍有 23% 被查出有阳性出血史。

影响 VWF 水平的因素有很多，包括 ABO 血型、分泌型血型、雌激素、甲状腺激素、年龄和压力[250～252]。ABO 血型是这些因素中最具特征性的。全基因组连锁分析证实了 ABO 基因位点和 VWF 水平之间有很强的关联[253]。与正常捐献者血浆池比较，O 型血人群的平均 VWF 抗原水平约为 75%，而 AB 血型人群约为 123%。因此，在 O 型血人群中，很难区分正常低值的正常个体和轻度 1 型 VWD 患者。近几年，大的基因相关性研究证实了 VWF 基因的其他调控子，包括一些和 VWF 细胞内转运（STXBP5[256,257]）和 VWF 清除（CLEC4M[258]）相关的基因。此外，全基因组关联研究提示位于 2 号染色体的一个新基因位点可能导致在血浆 VWF 的变化[259]。1 型 VWD 的表现度变异性和不完全外显率，以及 1 型 VWD 和正常范围之间的重叠，使得很难明确预估本病发病率，估计范围从 1%[260,261]到 2/100 000～10/100 000[262]。

一般而言，2 型 VWD 通常占了 20%～30% 的 VWD[263]，有更一致的外显率。绝大部分 VWF 质异常的患者是 2A 型和 2B

型 VWD。2A、2B 和 2M 型 VWD 通常是常染色体显性遗传,尽管已经报道有 2N 型和其他罕见病例表现为隐性遗传。

重型(3 型)VWD 预计发病率介于在 0.5～5.3/1 000 000 人口[264～266]。尽管此类亚型常被确定为常染色体隐性遗传,但与实际发现并非完全一致。如上所述,重型 VWD 患者的双亲或单亲多无临床症状且实验室检查结果完全正常,但也有报道许多此类患者的双亲或单亲表现为典型的 1 型 VWD。因此,在一些家系中,重型 VWD 很可能是 1 型 VWD 的纯合子形式。在这种模型中,家系成员表现为隐性遗传可能只是 1 型 VWD 不完全外显的结果。或者,1 型和 3 型 VWD 的分子发病机制可能存在着根本的差异[168]。

复杂杂合现象(表现为一个以上的 VWF 基因突变)可发生,这些病例的临床表现取决于不同突变的 VWF 蛋白之间的相互作用。复杂杂合现象对复杂的 VWD 表型病例的治疗有一定影响,并牵涉到遗传咨询。如果从家族史和(或)实验室检查推演,或者在遗传检查中发现了多重杂合现象,最新的 VWD 命名应该用斜杠(/)划开表明两种类型,如 2B/2N 型 VWD[151]。

临床症状

1 型 VWD 患者最常见的症状是皮肤黏膜出血[249]。值得注意的是超过 20% 的正常个体也有阳性出血史[267]。出血评分演变了很多年,导致国际血栓和止血协会提出了统一的用于研究目的的出血评估法[269]。尽管较高的出血积分提示出血倾向,并且能预测将来的出血[270],但仍没有用于 VWD 诊断的出血问卷调查。这些调查,再加上现有的实验室检查(见下文)的敏感性和特异性的局限,使得轻型 VWD 的诊断十分困难,这可能就是目前文献中报道的 1 型 VWD 发病率变化范围较大的原因。最近一个国家心肺血研究专家小组已经制定出临床指南用于评估患者以确定针对 VWD 或其他出血疾病的实验室检查是否可靠[150]。

1 型 VWD 患者中,约 60% 易发生鼻出血,40% 容易出现青紫和血肿,35% 有月经过多,35% 有牙龈出血,约 10% 的患者会发生胃肠道出血[150]。已经报道的几个家系中发现遗传性出血性毛细血管扩张症(HHT)和 VWD 之间有明显的关联性。HHT 的致病基因已经明确,位于染色体 9q33～34 和 12q13[271](参见第 122 章),而 VWF 的基因在染色体 12p13。然而,由于遗传性的 VWD 可能增加 HHT 出血的严重程度,因此,具有这两种遗传缺陷的患者更可能被诊断[272]。外伤后黏膜出血很常见,约 50% 的患者拔牙后出血,约 35% 患者外伤或创伤后出血,25% 产后出血,20% 术后出血。关节积血在中度 VWD 患者中非常少见,通常只在大的创伤后有发生。在同一家系的不同患者,甚至是同一患者的不同时期,出血症状差异很大。一个体经历一次怀孕后的产后出血,但再怀孕后可能就不出现此症状,轻、中型的 1 型 VWD 患者的临床出血症状常在 20～30 多岁的时候有所减轻。除了少见的 3 型 VWD 患者,VWD 患者很少因出血而死亡。

血小板减少是 2B 型 VWD 常见特征,其他类型的 VWD 中不会出现。大多数患者仅在 VWF 产生或分泌增加的时候出现血小板减少,诸如体力运动、怀孕、新生儿、手术后或者发生感染时。但血小板计数很少下降到足以引起临床出血[273,274]。2B 型 VWD 的婴儿可以表现为新生儿血小板减少症,这易与新生儿自身免疫性血小板减少、新生儿脓毒症或先天性血小板减少

症相混淆。

纯合子或复杂杂合的 2N 型 VWD 患者通常表现为正常水平的 VWF 抗原和瑞斯托霉素辅助因子活性以及正常的 VWF 血小板黏附功能。但 FⅧ水平中度下降,引起类似轻、中型的血友病样表现[146]。相较于典型的血友病 A(FⅧ缺乏)患者,这些患者输注纯因子Ⅷ是无效的,需要包含 VWF 的浓缩物治疗[275]。这类疾病的杂合子患者的 FⅧ水平虽然有轻度下降,但通常无临床症状。尽管 2N 型 VWD 没有典型的血友病 A 发病率那么高,但在 FⅧ缺乏的鉴别诊断中仍应考虑,尤其是有常染色体遗传特征时。尽管 FⅧ水平极少下降到 5%,但也有报道 2N 型 VWD 突变和 3 型 VWD 等位基因共遗传[276],FⅧ水平可降至 1%。这种现象表明,当患者因子Ⅷ明显减少时,2N 型 VWD 的诊断仍应考虑。

3 型 VWD 患者可能会有严重的临床出血症状,以及类似于重型血友病 A 患者的关节积血和肌肉血肿(参见第 123 章)。在输注含有 VWF 血浆成分后,一些患者会产生抗 VWF 的抗体中和 VWF[277]。

其他遗传性的凝血紊乱可以与 VWF 缺陷同时存在。当患者存在一个可疑的家族史、出血症状与预期的 VWD 模式不成比例或不一致或者治疗反应差时,应该考虑到是否合并有其他因子缺乏或血小板异常存在。在伴有其他凝血紊乱的 VWD 患者中,对两种疾病同时治疗可能会达到更好的临床效果[278]。

● 实验室特征

根据病史对疑似 VWD 患者应进行基本的实验室评估,下列为常规检查:FⅧ活性检测、VWF 抗原(VWF:Ag)和瑞斯托霉素辅助因子(VWF:Rco)。其他经常检测的项目包括瑞斯托霉素诱导的血小板聚集(RIPA)、VWF 胶原结合试验(VWF:CB)和 VWF 多聚体分析。常规的凝血实验如凝血酶原时间(PT)或活化的部分凝血活酶时间(aPTT),通常不用于 VWD 的评估。然而,VWF 缺陷患者 aPTT 可延长[279],纯合突变 2N 型 VWD 患者由于 FⅧ水平减少,其活化的部分凝血活酶时间会有一定延长。VWF 正常值范围较宽和 1 型 VWD 检测值有相当大的重叠,使得两者的分界水平很难确定。个体检查结果可能会受到许多并发症和药物影响。FⅧ活性、VWF:Ag 和 VWF:Rco 水平也会受到许多因素影响,如妊娠、年龄、月经周期、甲状腺功能减退或亢进、尿毒症、新近的锻炼、肝病、感染、糖尿病、雌激素治疗、骨髓增生异常综合征或恶性肿瘤。因此,因子Ⅷ活性、VWF:Ag 和 VWF:Rco 的检测值被称之为急性期反应物,甚至轻微的疾患也能使一个 VWD 患者的测量值升至正常水平。恰当的处理实验标本也很关键,因为 VWF 参数值会由于静脉抽血条件或样本的处理造成人为的变异(或高或低)[150]。即使控制好了这些因素,在同一个体重复检测 VWF:Ag 和 VWF:Rco 的变异系数还是很大的[280]。鉴于此,重复检测常常很有必要,诊断或排除 VWD 不应该只根据单次整套实验室的检测结果。

1 型 VWD 的实验室诊断因 VWF 所谓较宽的正常范围和临界的实验室检查结果变得复杂。对应的策略是将患者从低 VWF 水平者中区分开,认清这些患者可能有增加的出血风险而非将他们标记为 1 型 VWD 患者[282,283]。为了满足这种需求,将 VWD 患者从 VWF 水平中度降低(30～50IU/dl)但没有出血

症状的个体中鉴别出来,推荐的 VWF 界值为低于 30IU/dl。在临床实践中 VWF 正常范围,以及解读实验室结果诊断 VWD 方面仍有很大的可变性[284~286]。

因子Ⅷ

VWD 患者的 FⅧ水平一般随着血浆 VWF 水平平行降低,尽管也见到 FⅧ和 VWF 比值的扭曲[287]。3 型 VWD 患者 FⅧ水平通常介于 3% ~ 10%。相反,1 型和 2 型 VWD(不包括 2N 型)变化较大,通常仅有轻度或中度降低。2N 型 VWD 的因子Ⅷ水平有更大程度的降低,但很少低于 5%。

VWF 抗原

血浆 VWF:Ag 通常用电泳免疫检测或酶联免疫吸附检测(ELISA)来定量。对于 1 型 VWD,VWF:Ag 抗原水平常常与瑞斯托霉素辅因子活性测定相平行,但前者特异性和灵敏度较后者要低。2 型 VWD 患者的 VWF:Ag 通常降低,但也可能正常(表 126-2)。

瑞斯托霉素辅因子活性

血浆 VWF 活性的标准检测方法是定量测定瑞斯托霉素诱导 VWF 与血小板膜糖蛋白 GPⅠbα 结合引起血小板聚集的能力[288],也被称为瑞斯托霉素辅因子检测。最常用的方法是洗去血浆 VWF 后的正常血小板被作为新鲜血小板使用或经甲醛固定后再用。这种检测方法很长以来被认为是检查 VWD 最灵敏和最特异的[289]。也提出了许多替代方法,替代这种标准的基于血小板的瑞斯托霉素辅因子活性的测定。但是,仍没有能够完全替代 VWF:RCo[290]。

1 型 VWD 患者的瑞斯托霉素辅因子活性通常伴随 VWF:Ag 和因子Ⅷ水平平行降低。2 型 VWD 患者的瑞斯托霉素辅因子活性是不成比例下降的,例如最常见的 2A 型(有时是 2B 型)缺乏大分子的 VWF 多聚物,而大分子的 VWF 多聚物正是瑞斯托霉素介导的血小板-VWF 相互作用所必需的;而 2M 型的 VWF-血小板相互间作用本身就降低(表 126-2)。因此,提出 VWF:Rco/VWF:Ag 的比值作为区分 1 型和 2 型 VWD 的方法,当 VWF:Rco/VWF:Ag 比值<0.7 时,表示有 VWF 质的缺陷(2 型)[151]。然而,若患者 VWF:Ag 水平很低,由于大部分 VWF:Rco 检测灵敏度的限制,这个比值可能就不可靠了。在 VWF Asp1472His 突变体中 VWF:RCo 测定价值不大,因该突变影响体外 VWF 和瑞斯托霉素的相互作用[155]。

瑞斯托霉素诱导的血小板聚集

与上述瑞斯托霉素辅因子检测相似,RIPA 测定也是检测由瑞斯托霉素介导的 VWF 结合血小板膜糖蛋白 GPⅠbα 引起的血小板聚集。就 RIPA 而言,瑞斯托霉素是直接加入患者富血小板的血浆中,检测血小板聚集。出现 RIPA 的高反应性要么是 2B 型 VWD 突变要么是血小板自身缺陷(血小板型或假性 VWD)。在这些患者中,富血小板血浆能自发聚集或在瑞斯托霉素浓度处于 0.2 ~ 0.7mg/ml 时就发生聚集。而在瑞斯托霉素如此低的浓度下,正常富血小板血浆是不能聚集的。区分 2B 型和血小板型 VWD 可以进行 RIPA 实验,该实验是双向的,包括被分离的患者血小板与正常个体的血浆混合,和患者的血浆与多聚甲醛固定的正常血小板混合。在大多数 VWD 亚型中

RIPA 通常是降低的(表 126-2)。

多聚体分析

血浆 VWF 多聚体分析对于 VWD 的正确诊断和分型诊断很重要(图 126-4)。基于分子量大小,血浆 VWF 多聚体经琼脂糖凝胶电泳分离,最大分子的多聚体比中间或更小的多聚体泳动速度慢。多聚体可以通过孵育[125]碘标记的特异性人 VWF 抗体后放射自显影技术或非放射性的免疫学技术观察。正常的多聚体分布是分子量逐渐增加的主蛋白带呈整齐的梯状分布,顺序从最小到最大的 VWF 多聚体(图 126-4)。每一个正常多聚体都是由一个主带和 2 ~ 4 个卫星条带组成的精细结构[291]。根据卫星条带的细微变化,2B 型或大部分 2A 型首先被区分开来。在一个欧洲多中心 1 型 VWD 的大型研究中,对原来被诊断为 1 型 VWD 患者(包括在有经验的中心诊断出的患者)的 VWF 多聚体进行仔细分析,发现 1/3 的"1 型"VWD 患者存在着细微异常的多聚体[292]。尽管这以前会要求对这些患者重新分类为 2 型 VWD,但 ISTH 关于血管性血友病因子小组委员会在血管性血友病分类的最新资料扩大了 1 型 VWD 的类别,允许其有微小的 VWF 多聚体异常[151]。欧洲的 1 型 VWD 研究作者们指出,先证者、受累家系成员和未受累家系成员的样本在同一块胶上跑电泳更容易检出质的缺陷,对于这类人群异常情况的检测,中等分辨率的多聚体胶优于低分辨率的多聚体胶。有些专家提出用诸如 VWF:Rco/VWF:Ag 比值或 VWF:CB 试验代替 VWF 多聚体检测[293]。在一些研究中比较了这些检测方法和 VWF 多聚体分析,结果发现 VWF:Rco/VWF:Ag 比值对于 VWF 质的缺陷检测敏感性低于 VWF 多聚体胶检测法[292],而 VWF:CB 检测的一些 2M 型 VWD 患者 VWF 多聚体分布正常[294,295]。这些均支持 VWF 多聚体分析在 VWD 的实验室评估方面仍然非常重要。

其他实验室检测

由于 VWD 实验室检测灵敏度和特异性差异,其他的一些诊断研究可能对 VWD 患者的分型也是有帮助的。VWF:CB 是通过 ELISA 检测 VWF 结合胶原(Ⅰ型、Ⅲ型、Ⅵ型或混合型)的能力。如上,检测 2 型 VWD 时,VWF:CB 测定可以补充 VWF:RCo[296~299],VWF:CB/VWF:Ag 比例异常提示 VWF 质的缺陷[151]。VWF:CB 的异常可以反映高分子量 VWF 多聚体的缺失,和/或 2M 型突变导致的胶原结合力明确下降。VWF:CB 实验已扩展至临床,在有些地方已被常规作为 VWD 初始诊断的实验室检查项目。

其他的检测试验还包括 VWF"活性"(VWF:Act)。这些试验目的在于不依赖瑞斯托霉素评估 VWF-GPⅠb 的结合,通常在 ELISAs 中采用抗 VWF A1 区的抗体。这些试验很容易和 VWF:RCo 混淆,后者也被称作"VWF 活性"。所有检测活性的试验,不论 VWF:RCo 还是 VWF:Act,对 VWF 结构的改变均不敏感。VWF:Act 不像 VWF:RCo 能提供相同结果,尤其是涉及 2M 型 VWD,并且不能作为 VWF:RCo 的替代试验[290]。

当怀疑是 2N 型 VWD 时,可以检测 VWF:FⅧ结合能力[234]。FⅧ结合 VWF 的特异性检测方法已经被开展,并被用于 2N 型 VWD 确诊试验[300,301]。2N VWD 携带者并不总是表现为 VWF:FⅧB 降低,但 VWF:FⅧB/VWF:Ag 比值的下降可能与 2N 型 VWF 突变的杂合性相关[302]。尽管这种检测在欧洲止血实验室

广泛运用,但它在美国仅限用于一些专门的相关实验室。

检测 VWF 前肽(VWFpp),计算 VWFpp/VWF:Ag 比值(VWFpp:Ag 比),用于鉴定 VWF 寿命缩短的 VWD 患者亚群。有报道发现,经 DDAVP 处理 VWF 半衰期明显缩短的 VWD 患者,VWFpp:Ag 比值增加,两者之间有很好的相关性[287,303,304]。这种检测目前仅在很少实验室展开。在血浆 VWF 实验室参数降低的背景下有一个正常的血小板 VWF:Ag 也提示了 VWF 清除被加速,如 Vicenza 型 VWD[305],但是血小板 VWF:Ag 检测在临床实验室也没被广泛应用。

大量其他 VWF 活性的检测方法也已经被开发。在高剪切力下检测血小板黏附能力的 PFA-100 系统[306,307],在 VWD 诊断和监测中仍存在着争议。尽管 PFA-100 通常在 2 型 VWD 和严重的 1 型和 3 型 VWD 病例中结果异常,但轻型的 1 型 VWD 和某些 2 型 VWD 患者可能会有正常的结果[150]。另外一种 VWF 检查方法是检测与 VWF 上的 GP I b 结合位点的一种抗体结合情况,也已经被提出作为 VWD 的一种自动筛查方法[308~311]。还有检测方法能测定博曲霉素和其他蛇毒蛋白诱导的血小板凝集反应[312]。在美国国家心肺血协会专家小组指南中,这些检测方法没有一个被推荐作为 VWD 的筛查项目[150]。

随着对 VWD 分子遗传学认识的进一步发展,现在根据 DNA 突变可以对许多 VWD 变异体进行精确地诊断和亚型分类[313]。尤其是对于突变集中于 cDNA 的特定区域 2 型 VWD(图 127-3),DNA 检测能用于确定诊断且在专门相关的实验室开展。3 型和 1 型 VWD 的分析更为复杂,目前已知的突变分布在贯穿整个基因[235],并且仅见于部分患者。

由于历史原因再次提及出血时间,出血时间曾作为 VWD 和其他血小板功能异常的筛查试验。然而,其结果常因操作者经验和许多其他因素有相当大的变异,出血时间也不会因为因子Ⅷ缺乏而延长,并且与出血风险相关性差。因此,出血时间也不被推荐作为 VWD 的评估[150]。

● 产前检测

考虑到大部分 VWD 患者临床表现较轻,因此很少开展以是否终止妊娠为目的的产前诊断。然而,3 型 VWD 患者常常有严重出血倾向,症状类似于典型的血友病,甚至更严重,因此一些家庭可能需要做产前诊断。对于已知确切突变的那些 VWD 病例,对羊水或羊膜绒毛活检组织应用聚合酶链反应技术可以获得快速而准确的 DNA 诊断[313],并且期待更好的非侵入性产前检查方法[314]。对于那些突变不明确的病例,仍可以尝试利用大量已知的 VWF 基因多态性进行遗传连锁分析而获得诊断[313]。尽管迄今为止,所有分析的 VWD 病例都显示与 VWF 基因关联,但应该考虑到基因定位异质性(由 VWF 基因以外的其他基因突变引起的相似表型)的可能[315]。鉴于所运用的 DNA 检测手段,如果考虑产前诊断,在决定检测和接下来的步骤之前应该首先提供遗传咨询。

● 鉴别诊断

血小板型(假性)VWD

血小板型(假性)VWD 是因血小板缺陷导致的,表型类似于 VWD(参见第 120 章)。病人有黏膜出血,血浆中缺乏大分子的多聚体,低浓度的瑞斯托霉素时 RIPA 增高,并伴有不同程度的血小板减少。分子分析证实,GP I bα 基因的错义突变是假性 VWD 的分子基础。这些突变位于编码与 VWF 结合的 GP I b 基因片段内,诱发 GP I bα 结构变化,导致 2B 型 VWD 突变的 VWF 相应片段的互补的结构变化[316]。

为区分 2B 型或血小板型 VWD 与 2A 型 VWD,RIPA 试验应该在低瑞斯托霉素浓度的条件下进行。该实验中,纯化的正常血浆 VWF 或冷沉淀加入血小板型 VWD 患者的富血小板血浆,会引起血小板聚集,可借此与 2B 型 VWD 加以区分,2B 型患者血小板仅在高浓度瑞斯托霉素诱导下聚集。另外,2B 型 VWD 的血浆可以使正常人血小板的 RIPA 增高,而血小板型 VWD 患者的血浆与正常的血小板的相互作用正常。

获得性 VWD

获得性 VWD,或者是获得性 von Willebrand 综合征(AVWS),是一种相对少见的获得性出血疾病,通常表现为迟发性出血体质,既往无出血史,无阳性家族性出血史[317]。FⅧ、VWF:Ag 和 VWF:RCo 水平普遍降低,VWF 多聚体可能异常。AVWS 通常与其他的基础病相关,已报道的可继发于下列疾病:骨髓增殖性疾病[318]、淀粉样变性[319]、良性或恶性 B 细胞疾病[320]、甲状腺功能减退症[321]、自身免疫性疾病[322]、某些实体瘤(尤其是 Wilms 瘤)[323]、心血管缺陷(特别是主动脉狭窄)[324]、心室辅助装置[325],或与一些药物相关,包括环丙沙星、丙戊酸[326,327]。

导致 AVWS 的发病机制通常取决于相关的医疗条件。许多 B 细胞疾患与抗 VWF 自身抗体的产生相关。大多数获得性 VWD 的病例由于循环中的抑制物诱发 VWF 清除加速,当然,这些抗体也可能干扰了 VWF 功能。甲状腺功能减退可导致 VWF 的合成减少[321]。在一些恶性肿瘤病例,AVWS 被认为是由于 VWF 选择性吸附于肿瘤细胞所致,或者在骨髓增殖性肿瘤中 VWF 被循环中大的血小板团清除或改变。AVWS 相关的心脏瓣膜疾病、心室辅助装置或某些药物,VWF 的损耗可能是由于 VWF 破坏或蛋白水解加速所致[325~327]。

尽管 AVWS 的 VWF 多聚体通常表现为 2A 型模式,即大分子多聚体相对缺失,但 AVWS 可以出现更广泛的 VWD 表型[322,328]。要区分获得性 VWD 和遗传性 VWD 可能比较困难,因为临床上通常不能检测相关的自身抗体。诊断常常是依据疾病的迟发性、无阳性家族史以及某一相关基础疾病来确定。

AVWS 的治疗通常是针对基础疾病的。成功治疗甲状腺功能减退或相关的恶性肿瘤后,VWF 水平和出血症状常可获得改善。难治性患者可以接受糖皮质激素、血浆置换、静脉注射丙种球蛋白、美罗华、DDAVP 以及 VWF 的 FⅧ浓缩物来治疗[317,329]。

● 治疗、疗程和预后

VWD 治疗的主要方案包括促进 VWF 和因子Ⅷ分泌的 DDAVP 治疗[330]和含 VWF 的血浆浓缩物的替代治疗。治疗方案的选择取决于 VWD 的分型和严重度、临床背景和止血要求。1 型 VWD 患者大多仅用 DDAVP 治疗,2A 型和 2B 型患者采用 DDAVP 和含 VWF 的因子Ⅷ产品的联合治疗,而 2N 型和 3 型患者使用含 VWF 的浓缩物治疗[150]。既往的外伤或手术史和既往的成功治疗史是评估出血风险的重要参数。预防治疗主要用于有止血风险时[150]，如拔牙，并且能有效阻止严重 VWD 患者的再出血[331]。尽管通常有效止血与和 VWF 以及 FⅧ活性纠正存在相关性，但并非见于所有病例。

去氨基加压素

去氨基加压素（1-去氨基-8-右旋精氨酸加压素，DDAVP）是一种血管加压素类似物。DDAVP 作用于 2 型血管加压素受体，经 cAMP 介导，引起因子Ⅷ和 VWF 从内皮细胞的 Weibel-Palade 小体中释放[83]。当 DDAVP 应用于正常个体时，引起因子Ⅷ和瑞斯托霉素辅因子活性持续升高约 4 小时[332]。1 型 VWD 患者注射 DDAVP 后，能特异性释放大分子的 VWF 多聚物进入循环中，并持续 1～3 小时[332,333]。DDAVP 治疗可增加 FⅧ活性、VWF:Ag 和 VWF:Rco 至基础水平的 2～5 倍。

DDAVP 已经成为治疗轻型血友病和 VWD 的主要方案[334]，由于其相对价格低廉、来源广泛以及避免了使用血浆制品的风险性。大约 80% 的 1 型 VWD 患者对于 DDAVP 有很好的反应，尽管依据诊断标准和治疗反应实际数据要低[335]。DDAVP 通常用于轻度至中度出血情况和接受外科手术的预防。DDAVP 给药方式：0.3μg/kg 持续静脉输注，大于 30 分钟。DDAVP 也可以皮下注射（以同样 0.3μg/kg 的剂量）以及鼻内给药（剂量固定为成人 300μg 和儿童 150μg），鼻内给药也能与静脉给药有相似的功效[336,337]，但其疗效各异。

DDAVP 对任一特定 VWD 个体的反应通常有重复性，我们可以借此预测该药后续剂量的反应只要随后的给药在至少 2～4 天后。在一项研究中，对 22 例 1 型 VWD 患者分开两次注射 DDAVP 后检测平均因子Ⅷ峰值，发现这两次峰值的偏差小于 20%。此外，一个患者的疗效能可靠地预测该患者及其家族的其他患者对该药的反应[338]。另一个对 77 例 1 型 VWD 患者的研究发现，DDAVP 的反应与 VWF 基因突变和 VWF 多聚体模式都有关联，尽管多聚体间细微的异常并不影响患者对 DDAVP 的反应。有趣的是，有相同 VWF 基因突变的患者对 DDAVP 的反应并不一定相同，这就暗示了还有其他因素影响着 DDAVP 的作用[339]。对于需要重复输注 DDAVP 的患者，FⅧ活性和 VWF 的反应就可能不会像第一次输注那样有效。尽管这种反应的衰减有相当大的个体差异，在每天输注 DDAVP 1 次，连续输注 4 天后，发现其第 2～4 天的反应较第 1 天大约下降 30%[336-338,340]。

因此，对准备进行 DDAVP 治疗的患者，在进行正规剂量治疗前，需先给予一个试验剂量，即检测用药前后的 VWF 和因子Ⅷ活性水平，以确保充分的治疗反应。在 DDAVP 输注以后应该考虑取血的额外时间点，因为一些 1 型或 2 型 VWD 患者，其 VWF 半衰期明显缩短，若临床方案上需要更持久的治疗来维持止血时，进行 VWF 替代治疗可能更合适。对于拟做手术的 1 型 VWD 患者，可在术前 1 小时使用 DDAVP，在临床上出现明显的疗效下降之前，可大约每 12 小时重复给药一次，直至用到 2～4 个剂量。当频繁输注 DDAVP 时，应监测因子Ⅷ和瑞斯托霉素辅因子活性及副作用，尤其是低钠血症（应该控制水摄入）。但同时应备用含 VWF 的因子Ⅷ浓缩物和（或）冷沉淀。

约 20%～25% 的 VWD 患者对 DDAVP 治疗无充分反应。2 型 VWD 患者较 1 型患者的反应差[341,335]，而 3 型患者几乎都

没有反应。2A 型 VWD 患者对 DDAVP 的反应各异。尽管大多数患者的反应是短暂的，但某些患者在输注 DDAVP 后止血异常能得到完全纠正[342,343]。有假设称，2A 型患者对 DDAVP 的效果差异性与其突变类型相关，第二组突变的患者可能有更好的反应。一项前瞻性研究调查了 VWD 患者对 DDAVP 的生物反应，VWD 患者具有明显的临床特征，并包括了 2A 型第一组和第二组患者。研究结果显示：DDAVP 治疗后，尽管第二组突变患者的 VWF:Rco 和出血时间较第一组缺陷的患者有更大的改善，但任何一组都不能归类为有效组[342]。

DDAVP 用药的常见副作用有轻度的皮肤血管扩张导致发热、面色潮红、心动过速、麻刺感以及头痛。潜在的不良反应有稀释性低钠血症，尤其是老人和小孩重复用药时，此时需限制液体的摄入，以防癫痫发作。也有独立报道称急性动脉血栓形成与 DDAVP 给药有相关性，但其风险性在与接受治疗的患者总数比显然是很低的。然而，有不稳定的冠状动脉疾病的患者还是应该禁用 DDAVP，因其增加血栓形成的风险，如心肌梗死[344]。此外，患者在 24～48 小时的短间隔重复使用 DDAVP 治疗，可能会快速耐药[340]。

许多专家认为使用 DDAVP 治疗 2B 型 VWD 是不合适的，因为从储存部位释放的大分子的 VWF 与 GPⅠb 的亲和力增加，可能引起血小板自发性聚集和加重血小板减少[229]。然而也有应用 DDAVP 治疗 2B 型 VWD 患者的成功报道，治疗后的 2B 型 VWD 患者的出血时间缩短，但仍有不同程度的血小板减少[345,346]。尽管 2N 型患者经 DDAVP 治疗后可能表现为因子Ⅷ:C 升高，但在某些病例由于缺乏正常 VWF 的稳定作用，因子Ⅷ:C 水平迅速下降，削弱了临床疗效。2M 型患者对 DDAVP 通常没有满意效果[341,347]。

VWF 替代治疗

为避免不必要的使用血浆制品，确定每个个体对 DDAVP 的反应是很重要的。对于 3 型患者以及对 DDAVP 无反应的患者，选用病毒灭活的含 VWF 的因子Ⅷ浓缩物一般是安全有效的[150]。Humate-P、Alphanate、Wilate 和 Koate 都是合适商品化的含 VWF 的血浆浓缩物，在临床 VWD 替代治疗的研究中已得到评估，尽管其他的含 VWF 因子Ⅷ的浓缩物也是有效的。无血浆重组 VWF-重组 FⅧ复合物（rVWF-r FⅧ）在临床试验中有效，并且近期可上市应用[348]。冷沉淀过去一直有效，但因为其一般不进行血源传播病原体的灭活处理、并非靶向纠正 VWD 的止血异常、需要的输注体积大，所以不太适合。经溶剂-去垢剂处理的血浆容易获得，从这类血浆制备得到的冷沉淀可以作为一个适当的选择。值得注意的是，大部分标准的因子Ⅷ浓缩物和所有的重组因子Ⅷ产品对于 VWD 不是非常有效，因为它们缺乏有临床疗效的 VWF 成分。尽管这类产品的确能增加循环中因子Ⅷ:C，但由于缺乏稳定的 VWF，输注的因子在循环中寿命很短[349]。只有含有大量完好多聚体结构的 VWF 制品才适用于 VWD 患者。

实际应用中，VWD 替代治疗的剂量和时间都是经验性的。最近推荐的治疗是根据出血的程度和性质进行的总结[150]。目标是升高 FⅧ:C 和 VWF:RCo 活性直至出血停止、伤口愈合。通常，对于大的外伤、外科手术或中枢神经系统出血，替代治疗目标是初始治疗后 FⅧ:C 和 VWF:RCo 活性大于 100IU/dl，维持 50IU/dl 持续 7～14 天；对于小手术或出血，应大于 30～

50IU/dl,持续3~5天;分娩应大于50IU/dl,产后维持至少3~5天;对于拔牙和小手术应大于30~50IU/dl,持续1~5天;对于黏膜出血或月经过多应该大于20~50IU/dl。实验室监测治疗后因子Ⅷ:C和VWF水平非常重要,指导治疗和避免过度替代治疗(VWF:RCo>200IU/dl,FⅧ>250IU/dl),后者与血栓形成的风险增加相关[150,350,351]。尽管整体而言血栓少见,但对于延长治疗或有中心端置管的VWD患者似乎有较高的血栓风险[352]。

患者伴有与VWD相关或者无关的血小板减少,除因子浓缩物外血小板输注也是有必要的。如果临床继续出血,必须给予其他的替代治疗以及寻找其他的潜在止血缺陷。3型VWD患者接受多次输注后可能产生VWF的抗体[277]。由于过敏反应的风险,不宜继续使用含VWF的浓缩物替代治疗。类似于血友病A患者因子Ⅷ抑制物的治疗(参见第123章),多种处理VWD抑制物的方法已被尝试。免疫抑制剂、重组因子Ⅷ和重组因子Ⅶa已有报道,对产生VWF自身抗体的3型VWD患者有效。

其他非替代治疗

纤溶抑制物如ε-氨基己酸或氨甲环酸,已经被有效地应用于一些VWD患者。抗纤溶治疗可单独或与DDAVP或血浆源性VWF替代物用于治疗产科出血、黏膜出血或拔牙过程[150]。纤溶抑制物可全身或局部使用,通常耐受良好,少数情况会引起恶心或腹泻,但禁用于有肉眼血尿的患者。

雌激素或口服避孕药被经验性地用于治疗月经过多。除了作用于卵巢和子宫,雌激素也能升高血浆VWF水平。妊娠期间,VWD患者体内的FⅧ、VWF:Ag和VWF:Rco常升至正常(参见第8章)。分娩后最初几天的产后出血可能与FⅧ和VWF:RCo活性快速下降至孕前水平相关,在所有类型的VWD中,产后出血可能发生至产后一个月。1型VWD患者在怀孕期间,FⅧ和瑞斯托霉素辅因子活性通常升高50%。这些患者在分娩时一般不需要特殊处理。相反,FⅧ小于或等于30%或者VWD突变的个体在分娩前更可能需要接受预防性治疗。最近的一项研究发现,VWD妇女产后接受治疗,意外地发现患者没有达到目标水平[353]。因此,推荐产后有即刻或延迟出血风险的患者和接受治疗的患者应进行实验室监测。

重组的活化因子Ⅶ(rFⅦa,或NovoSeven)也已经成功应用于VWF替代治疗无效且有严重出血的VWD患者以及存在抗VWF抗体的出血患者[354]。在轻度出血的病例,当标准的VWD治疗不能有效的控制局部出血时,也可以考虑局部使用其他药物,如纤维蛋白黏合剂或牛凝血酶[150]。

翻译:余自强、殷杰　互审:胡豫　校对:朱力

参考文献

1. von Willebrand EA: Hereditär Pseudohemofili. *Fin Lakaresallsk Handl* 67:7–112, 1926.
2. Hoyer LW: Von Willebrand's disease. *Prog Hemost Thromb* 3:231–287, 1976.
3. Nilsson IM: Von Willebrand's disease—Fifty years old. *Acta Med Scand* 201:497–508, 1977.
4. Zimmerman TS, Ratnoff OD, Powell AE: Immunologic differentiation of classic hemophilia (Factor VIII deficiency) and von Willebrand disease. *J Clin Invest* 50:244–254, 1971.
5. Howard MA, Firkin BG: Ristocetin—A new tool in the investigation of platelet aggregation. *Thromb Diath Haemorrh* 76:362–369, 1971.
6. Weiss HJ, Rogers J, Brand H: Defective ristocetin-induced platelet aggregation in von Willebrand's disease and its correction by Factor VIII. *J Clin Invest* 52:2697–2707, 1973.
7. Weiss HJ, Hoyer LW: Von Willebrand factor: Dissociation from antihemophilic factor procoagulant activity. *Science* 182:1149–1151, 1973.
8. Zimmerman TS, Edgington TS: Factor VIII coagulant activity and factor VIII-like anti-

9. Gitschier J, Wood WI, Goralka TM, et al: Characterization of the human factor VIII gene. *Nature* 312:326–330, 1984.
10. Toole JJ, Knopf JL, Wozney JM, et al: Molecular cloning of a cDNA encoding human antihaemophilic factor. *Nature* 312:342–347, 1984.
11. Ginsburg D, Handin RI, Bonthron DT, et al: Human von Willebrand factor (vWF): Isolation of complementary DNA (cDNA) clones and chromosomal localization. *Science* 228:1401–1406, 1985.
12. Lynch DC, Zimmerman TS, Collins CJ, et al: Molecular cloning of cDNA for human von Willebrand factor: Authentication by a new method. *Cell* 41:49–56, 1985.
13. Sadler JE, Shelton-Inloes BB, Sorace JM, et al: Cloning and characterization of two cDNAs coding for human von Willebrand factor. *Proc Natl Acad Sci U S A* 82:6394–6398, 1985.
14. Verweij CL, de Vries CJM, Distel B, et al: Construction of cDNA coding for human von Willebrand factor using antibody probes for colony-screening and mapping of the chromosomal gene. *Nucleic Acids Res* 13:4699–4717, 1985.
15. Sadler JE, Budde U, Eikenboom JC, et al: Update on the pathophysiology and classification of von Willebrand disease: A report of the Subcommittee on von Willebrand Factor. *J Thromb Haemost Thromb Haemost* 4:2103–2114, 2006.
16. Titani K, Kumar S, Takio K, et al: Amino acid sequence of human von Willebrand factor. *Biochemistry* 25:3171–3184, 1986.
17. Fay PJ, Kawai Y, Wagner DD, et al: Propolypeptide of von Willebrand factor circulates in blood and is identical to von Willebrand antigen II. *Science* 232:995–998, 1986.
18. Bonthron DT, Handin RI, Kaufman RJ, et al: Structure of pre-pro-von Willebrand factor and its expression in heterologous cells. *Nature* 324:270–273, 1986.
19. Bonthron DT, Orr EC, Mitsock LM, et al: Nucleotide sequence of pre-pro-von Willebrand factor cDNA. *Nucleic Acids Res* 14:7125–7127, 1986.
20. Shelton-Inloes BB, Broze GJ Jr, Miletich JP, Sadler JE: Evolution of human von Willebrand Factor: CDNA sequence polymorphisms, repeated domains, and relationship to von Willebrand antigen II. *Biochem Biophys Res Commun* 144:657–665, 1987.
21. Shelton-Inloes BB, Titani K, Sadler JE: CDNA sequences for human von Willebrand Factor reveal five types of repeated domains and five possible protein sequence polymorphisms. *Biochemistry* 25:3164–3171, 1986.
22. Springer TA: Von Willebrand factor, Jedi knight of the bloodstream. *Blood* 124:1412–1425, 2014.
23. Colombatti A, Bonaldo P: The superfamily of proteins with von Willebrand factor type A-like domains: One theme common to components of extracellular matrix, hemostasis, cellular adhesion, and defense mechanisms. *Blood* 77:2305–2315, 1991.
24. Hunt LT, Barker WC: Von Willebrand factor shares a distinctive cysteine-rich domain with thrombospondin and procollagen. *Biochem Biophys Res Commun* 144:876–882, 1987.
25. Mancuso DJ, Tuley EA, Westfield LA, et al: Structure of the gene for human von Willebrand factor. *J Biol Chem* 264:19514–19527, 1989.
26. Shelton-Inloes BB, Chehab FF, Mannucci PM, et al: Gene deletions correlate with the development of alloantibodies in von Willebrand disease. *J Clin Invest* 79:1459–1465, 1987.
27. Mancuso DJ, Tuley EA, Westfield LA, et al: Human von Willebrand factor gene and pseudogene: Structural analysis and differentiation by polymerase chain reaction. *Biochemistry* 30:253–269, 1991.
28. Zhang ZP, Blomback M, Nyman D, Anvret M: Mutations of von Willebrand factor gene in families with von Willebrand disease in the Aland Islands. *Proc Natl Acad Sci U S A* 90:7937–7940, 1993.
29. Eikenboom JC, Vink T, Briet E, et al: Multiple substitutions in the von Willebrand factor gene that mimic the pseudogene sequence. *Proc Natl Acad Sci U S A* 91:2221–2224, 1994.
30. Eikenboom JC, Castaman G, Vos HL, et al: Characterization of the genetic defects in recessive type 1 and type 3 von Willebrand disease patients of Italian origin. *Thromb Haemost* 79:709–717, 1998.
31. James PD, Notley C, Hegadorn C, et al: The mutational spectrum of type 1 von Willebrand disease: Results from a Canadian cohort study. *Blood* 109:145–154, 2007.
32. Rand JH, Badimon L, Gordon RE, et al: Distribution of von Willebrand factor in porcine intima varies with blood vessel type and location. *Arteriosclerosis* 7:287–291, 1987.
33. Yamamoto K, de Waard V, Fearns C, Loskutoff DJ: Tissue distribution and regulation of murine von Willebrand factor gene expression *in vivo*. *Blood* 92:2791–2801, 1998.
34. Jahroudi N, Lynch DC: Endothelial-cell-specific regulation of von Willebrand factor gene expression. *Mol Cell Biol* 14:999–1008, 1994.
35. Harvey PJ, Keightley AM, Lam YM, et al: A single nucleotide polymorphism at nucleotide -1793 in the von Willebrand factor (VWF) regulatory region is associated with plasma VWF:Ag levels. *Br J Haematol* 109:349–353, 2000.
36. Guan D, Guillot PV, Aird WC: Characterization of the mouse von Willebrand factor promoter. *Blood* 94:3405–3412, 1999.
37. Hough C, Cuthbert CD, Notley C, et al: Cell type-specific regulation of von Willebrand factor expression by the E4BP4 transcriptional repressor. *Blood* 105:1531–1539, 2005.
38. Kleinschmidt AM, Nassiri M, Stitt MS, et al: Sequences in intron 51 of the von Willebrand factor gene target promoter activation to a subset of lung endothelial cells in transgenic mice. *J Biol Chem* 283:2741–2750, 2008.
39. Aird WC, Jahroudi N, Weiler-Guettler H, et al: Human von Willebrand factor gene sequences target expression to a subpopulation of endothelial cells in transgenic mice. *Proc Natl Acad Sci U S A* 92:4567–4571, 1995.
40. Bernat JA, Crawford GE, Ogurtsov AY, et al: Distant conserved sequences flanking endothelial-specific promoters contain tissue-specific DNase-hypersensitive sites and over-represented motifs. *Hum Mol Genet* 15:2098–2105, 2006.
41. Pusztaszeri MP, Seelentag W, Bosman FT: Immunohistochemical expression of endothelial markers CD31, CD34, von Willebrand factor, and Fli-1 in normal human tissues. *J Histochem Cytochem* 54:385–395, 2006.
42. Hough C, Cameron CL, Notley CR, et al: Influence of a GT repeat element on shear stress responsiveness of the VWF gene promoter. *J Thromb Haemost* 6:1183–1190, 2008.

43. Daidone V, Cattini MG, Pontara E, et al: Microsatellite (GT)(n) repeats and SNPs in the von Willebrand factor gene promoter do not influence circulating von Willebrand factor levels under normal conditions. *Thromb Haemost* 101:298–304, 2009.
44. Zhou YF, Eng ET, Zhu J, et al: Sequence and structure relationships within von Willebrand factor. *Blood* 120:449–458, 2012.
45. Ginsburg D, Bowie EJ: Molecular genetics of von Willebrand disease. *Blood* 79: 2507–2519, 1992.
46. Wagner DD: Cell biology of von Willebrand factor. *Annu Rev Cell Biol* 6:217–246, 1990.
47. de Wit TR, van Mourik JA: Biosynthesis, processing and secretion of von Willebrand factor: Biological implications. *Best Pract Res Clin Haematol* 14:241–255, 2001.
48. Marti T, Rosselet SJ, Titani K, Walsh KA: Identification of disulfide-bridged substructures within human von Willebrand factor. *Biochemistry* 26:8099–8109, 1987.
49. Choi H, Aboulfatova K, Pownall HJ, et al: Shear-induced disulfide bond formation regulates adhesion activity of von Willebrand factor. *J Biol Chem* 282:35604–35611, 2007.
50. Wagner DD, Lawrence SO, Ohlsson-Wilhelm BM, et al: Topology and order of formation of interchain disulfide bonds in von Willebrand factor. *Blood* 69:27–32, 1987.
51. Voorberg J, Fontijn R, Calafat J, et al: Assembly and routing of von Willebrand factor variants: The requirements for disulfide-linked dimerization reside within the carboxy-terminal 151 amino acids. *J Cell Biol* 113:195–205, 1991.
52. Mayadas TN, Wagner DD: Vicinal cysteines in the prosequence play a role in von Willebrand factor multimer assembly. *Proc Natl Acad Sci U S A* 89:3531–3535, 1992.
53. Purvis AR, Sadler JE: A covalent oxidoreductase intermediate in propeptide-dependent von Willebrand factor multimerization. *J Biol Chem* 279:49982–49988, 2004.
54. Mayadas TN, Wagner DD: *In vitro* multimerization of von Willebrand factor is triggered by low pH: Importance of the propolypeptide and free sulfhydryls. *J Biol Chem* 264:13497–13503, 1989.
55. Wagner DD, Fay PJ, Sporn LA, et al: Divergent fates of von Willebrand factor and its propolypeptide (von Willebrand antigen II) after secretion from endothelial cells. *Proc Natl Acad Sci U S A* 84:1955–1959, 1987.
56. Verweij CL, Hart M, Pannekoek H: Expression of variant von Willebrand factor (vWF) cDNA in heterologous cells: Requirement of the pro-polypeptide in vWF multimer formation. *EMBO J* 6:2885–2890, 1987.
57. Wise RJ, Pittman DD, Handin RI, et al: The propeptide of von Willebrand factor independently mediates the assembly of von Willebrand multimers. *Cell* 52:229–236, 1988.
58. Rehemtulla A, Kaufman RJ: Preferred sequence requirements for cleavage of pro-von Willebrand propeptide-processing enzymes. *Blood* 79:2349–2355, 1992.
59. Wagner DD, Marder VJ: Biosynthesis of von Willebrand protein by human endothelial cells: Processing steps and their intracellular localization. *J Cell Biol* 99:2123–2130, 1984.
60. Lynch DC, Zimmerman TS, Ling EH, Browning PJ: An explanation for minor multimer species in endothelial cell-synthesized von Willebrand factor. *J Clin Invest* 77:2048–2051, 1986.
61. Verweij CL, Hart M, Pannekoek H: Proteolytic cleavage of the precursor of von Willebrand Factor is not essential for multimer formation. *J Biol Chem* 263:7921–7924, 1988.
62. Weibel ER, Palade GE: New cytoplasmic components in arterial endothelia. *J Biol Chem* 23:101–112, 1964.
63. Wagner DD, Olmsted JB, Marder VJ: Immunolocalization of von Willebrand protein in Weibel-Palade bodies of human endothelial cells. *J Cell Biol* 95:355–360, 1982.
64. Metcalf DJ, Nightingale TD, Zenner HL, et al: Formation and function of Weibel-Palade bodies. *J Cell Sci* 121:19–27, 2008.
65. Huang RH, Wang Y, Roth R, et al: Assembly of Weibel-Palade body-like tubules from N-terminal domains of von Willebrand factor. *Proc Natl Acad Sci U S A* 105:482–487, 2008.
66. Yarovoi H, Nurden AT, Montgomery RR, et al: Intracellular interaction of von Willebrand factor and factor VIII depends on cellular context: Lessons from platelet-expressed factor VIII. *Blood* 105:4674–4676, 2005.
67. Rosenberg JB, Foster PA, Kaufman RJ, et al: Intracellular trafficking of factor VIII to von Willebrand factor storage granules. *J Clin Invest* 101:613–624, 1998.
68. van den Biggelaar M, Bierings R, Storm G, et al: Requirements for cellular co-trafficking of factor VIII and von Willebrand factor to Weibel-Palade bodies. *J Thromb Haemost* 5:2235–2242, 2007.
69. Nightingale T, Cutler D: The secretion of von Willebrand factor from endothelial cells; an increasingly complicated story. *J Thromb Haemost* 11(Suppl 1):192–201, 2013.
70. Bonfanti R, Furie BC, Furie B, Wagner DD: PADGEM (GMP140) is a component of Weibel-Palade bodies of human endothelial cells. *Blood* 73:1109–1112, 1989.
71. Michaux G, Pullen TJ, Haberichter SL, Cutler DF: P-selectin binds to the D′-D3 domains of von Willebrand factor in Weibel-Palade bodies. *Blood* 107:3922–3924, 2006.
72. Cleator JH, Zhu WQ, Vaughan DE, Hamm HE: Differential regulation of endothelial exocytosis of P-selectin and von Willebrand factor by protease-activated receptors and cAMP. *Blood* 107:2736–2744, 2006.
73. Knop M, Aareskjold E, Bode G, Gerke V: Rab3D and annexin A2 play a role in regulated secretion of vWF, but not tPA, from endothelial cells. *EMBO J* 23:2982–2992, 2004.
74. Rondaij MG, Bierings R, Kragt A, et al: Dynamics and plasticity of Weibel-Palade bodies in endothelial cells. *Arterioscler Thromb Vasc Biol* 26:1002–1007, 2006.
75. Giblin JP, Hewlett LJ, Hannah MJ: Basal secretion of von Willebrand factor from human endothelial cells. *Blood* 112:957–964, 2008.
76. Levine JD, Harlan JM, Harker LA, et al: Thrombin-mediated release of factor VIII antigen from human umbilical vein endothelial cells in culture. *Blood* 60:531–534, 1982.
77. Ribes JA, Francis CW, Wagner DD: Fibrin induces release of von Willebrand factor from endothelial cells. *J Clin Invest* 79:117–123, 1987.
78. Hamilton KK, Sims PJ: Changes in cytosolic Ca^{2+} associated with von Willebrand factor release in human endothelial cells exposed to histamine. Study of microcarrier cell monolayers using the fluorescent probe indo-1. *J Clin Invest* 79:600–608, 1987.
79. Hattori R, Hamilton KK, McEver RP, Sims PJ: Complement proteins C5b-9 induce secretion of high molecular weight multimers of endothelial von Willebrand factor and translocation of granule membrane protein GMP-140 to the cell surface. *J Biol Chem* 264:9053–9060, 1989.
80. Bernardo A, Ball C, Nolasco L, et al: Effects of inflammatory cytokines on the release and cleavage of the endothelial cell-derived ultralarge von Willebrand factor multimers under flow. *Blood* 104:100–106, 2004.
81. Fish RJ, Yang H, Viglino C, et al: Fluvastatin inhibits regulated secretion of endothelial cell von Willebrand factor in response to diverse secretagogues. *Biochem J* 405:597–604, 2007.
82. Yamakuchi M, Greer JJ, Cameron SJ, et al: HMG-CoA reductase inhibitors inhibit endothelial exocytosis and decrease myocardial infarct size. *Circ Res* 96:1185–1192, 2005.
83. Kaufmann JE, Oksche A, Wollheim CB, et al: Vasopressin-induced von Willebrand factor secretion from endothelial cells involves V2 receptors and cAMP. *J Clin Invest* 106:107–116, 2000.
84. Sporn LA, Marder VJ, Wagner DD: Differing polarity of the constitutive and regulated secretory pathways for von Willebrand factor in endothelial cells. *J Cell Biol* 108: 1283–1289, 1989.
85. Ewenstein BM, Warhol MJ, Handin RI, Pober JS: Composition of the von Willebrand factor storage organelle (Weibel-Palade body) isolated from cultured human umbilical vein endothelial cells. *J Cell Biol* 104:1423–1433, 1987.
86. Sporn LA, Marder VJ, Wagner DD: Inducible secretion of large, biologically potent von Willebrand factor multimers. *Cell* 46:185–190, 1986.
87. Fernandez MF, Ginsberg MH, Ruggeri ZM, et al: Multimeric structure of platelet factor VIII/von Willebrand factor: The presence of larger multimers and their reassociation with thrombin-stimulated platelets. *Blood* 60:1132–1138, 1982.
88. Wagner DD, Saffaripour S, Bonfanti R, et al: Induction of specific storage organelles by von Willebrand factor propolypeptide. *Cell* 64:403–413, 1991.
89. Voorberg J, Fontijn R, Calafat J, et al: Biogenesis of von Willebrand factor-containing organelles in heterologous transfected CV-1 cells. *EMBO J* 12:749–758, 1993.
90. Journet AM, Saffaripour S, Cramer EM, et al: von Willebrand factor storage requires intact prosequence cleavage site. *Eur J Cell Biol* 60:31–41, 1993.
91. Nachman RL, Jaffe EA: Subcellular platelet factor VIII antigen and von Willebrand factor. *J Exp Med* 141:1101–1113, 1975.
92. Bowie EJW, Solberg LA Jr, Fass DN, et al: Transplantation of normal bone marrow into a pig with severe von Willebrand's disease. *J Clin Invest* 78:26–30, 1986.
93. Nichols TC, Samama CM, Bellinger DA, et al: Function of von Willebrand factor after crossed bone marrow transplantation between normal and von Willebrand disease pigs: Effect on arterial thrombosis in chimeras. *Proc Natl Acad Sci U S A* 92:2455–2459, 1995.
94. André P, Brouland JP, Roussi J, et al: Role of plasma and platelet von Willebrand factor in arterial thrombogenesis and hemostasis in the pig. *Exp Hematol* 26:620–626, 1998.
95. Bowen DJ, Collins PW: Insights into von Willebrand factor proteolysis: Clinical implications. *Br J Haematol* 133:457–467, 2006.
96. Padilla A, Moake JL, Bernardo A, et al: P-selectin anchors newly released ultralarge von Willebrand factor multimers to the endothelial cell surface. *Blood* 103:2150–2156, 2004.
97. Lopez JA, Dong JF: Shear stress and the role of high molecular weight von Willebrand factor multimers in thrombus formation. *Blood Coagul Fibrinolysis* 16 Suppl 1:S11–S16, 2005.
98. Dent JA, Berkowitz SD, Ware J, et al: Identification of a cleavage site directing the immunochemical detection of molecular abnormalities in type IIA von Willebrand factor. *Proc Natl Acad Sci U S A* 87:6306–6310, 1990.
99. Lankhof H, Damas C, Schiphorst ME, et al: von Willebrand factor without the A2 domain is resistant to proteolysis. *Thromb Haemost* 77:1008–1013, 1997.
100. Tsai H-M, Sussman II, Ginsburg D, et al: Proteolytic cleavage of recombinant type 2A von Willebrand factor mutants R834W and R834Q: Inhibition by doxycycline and by monoclonal antibody VP-1. *Blood* 89:1954–1962, 1997.
101. Bowen DJ, Collins PW: An amino acid polymorphism in von Willebrand factor correlates with increased susceptibility to proteolysis by ADAMTS13. *Blood* 103:941–947, 2004.
102. Johnsen J, Lopez JA: VWF secretion: What's in a name? *Blood* 112:926–927, 2008.
103. Reininger AJ: Function of von Willebrand factor in haemostasis and thrombosis. *Haemophilia* 14 Suppl 5:11–26, 2008.
104. Savage B, Almus-Jacobs F, Ruggeri ZM: Specific synergy of multiple substrate-receptor interactions in platelet thrombus formation under flow. *Cell* 94:657–666, 1998.
105. Pendu R, Terraube V, Christophe OD, et al: P-selectin glycoprotein ligand 1 and beta2-integrins cooperate in the adhesion of leukocytes to von Willebrand factor. *Blood* 108:3746–3752, 2006.
106. Ruggeri ZM, Ware J, Ginsburg D: Von Willebrand factor, in *Thrombosis and Hemorrhage*, edited by J Loscalzo, AI Schafer, pp 246–265. Lippincott Williams & Wilkins, Philadelphia, 2003.
107. Kalafatis M, Takahashi Y, Girma J-P, Meyer D: Localization of a collagen-interactive domain of human von Willebrand factor between amino acid residues Gly 911 and Glu 1365. *Blood* 70:1577–1583, 1987.
108. Pareti FI, Niiya K, McPherson JM, Ruggeri ZM: Isolation and characterization of two domains of human von Willebrand Factor that interact with fibrillar collagen types I and III. *J Biol Chem* 262:13835–13841, 1987.
109. Takagi J, Sekiya F, Kasahara K, et al: Inhibition of platelet-collagen interaction by propolypeptide of von Willebrand factor. *J Biol Chem* 264:6017–6020, 1989.
110. Cruz MA, Yuan H, Lee JR, et al: Interaction of the von Willebrand factor (vWF) with collagen. Localization of the primary collagen-binding site by analysis of recombinant vWF A domain polypeptides. *J Biol Chem* 270:10822–10827, 1995.
111. Lankhof H, Van Hoeij M, Schiphorst ME, et al: A3 domain is essential for interaction of von Willebrand factor with collagen type III. *Thromb Haemost* 75:950–958, 1996.
112. Rand JH, Patel ND, Schwartz E, et al: 150-kD von Willebrand factor binding protein extracted from human vascular subendothelium is Type VI collagen. *J Clin Invest* 88:253–259, 1991.
113. Rand JH, Wu X-X, Potter BJ, et al: Co-localization of von Willebrand factor and type VI collagen in human vascular subendothelium. *Am J Pathol* 142:843–850, 1993.
114. Mazzucato M, Spessotto P, Masotti A, et al: Identification of domains responsible for

von Willebrand factor type VI collagen interaction mediating platelet adhesion under high flow. *J Biol Chem* 274:3033–3041, 1999.

115. Fretto LJ, Fowler WE, McCaslin DR, et al: Substructure of human von Willebrand factor: Proteolysis by V8 and characterization of two functional domains. *J Biol Chem* 261:15679–15689, 1986.

116. Fujimura Y, Titani K, Holland LZ, et al: A heparin-binding domain of human von Willebrand factor. Characterization and localization to a tryptic fragment extending from amino acid residue Val[449] to Lys[728]. *J Biol Chem* 262:1734–1739, 1987.

117. Christophe O, Obert B, Meyer D, Girma J-P: The binding domain of von Willebrand factor to sulfatides is distinct from those interacting with glycoprotein Ib, heparin, collagen and residues between amino acid residues Leu 512 and Lys 673. *Blood* 78:2310–2317, 1991.

118. Yuan H, Deng N, Zhang S, et al: The unfolded von Willebrand factor response in bloodstream: The self-association perspective. *J Hematol Oncol* 5:65, 2012.

119. Marchese P, Murata M, Mazzucato M, et al: Identification of three tyrosine residues of glycoprotein Ibα with distinct roles in von Willebrand factor and α-thrombin binding. *J Biol Chem* 270:9571–9578, 1995.

120. Fujimura Y, Titani K, Holland LZ, et al: von Willebrand factor: A reduced and alkylated 52/48-kDa fragment beginning at amino acid residue 449 contains the domain interacting with platelet glycoprotein Ib. *J Biol Chem* 261:381–385, 1986.

121. Mohri H, Fujimura Y, Shima M, et al: Structure of the von Willebrand factor domain interacting with glycoprotein Ib. *J Biol Chem* 263:17901–17904, 1988.

122. Nishio K, Anderson PJ, Zheng XL, Sadler JE: Binding of platelet glycoprotein Ibalpha to von Willebrand factor domain A1 stimulates the cleavage of the adjacent domain A2 by ADAMTS13. *Proc Natl Acad Sci U S A* 101:10578–10583, 2004.

123. Matsushita T, Sadler JE: Identification of amino acid residues essential for von Willebrand factor binding to platelet glycoprotein Ib. Charged-to-alanine scanning mutagenesis of the A1 domain of human von Willebrand factor. *J Biol Chem* 270:13406–13414, 1995.

124. Emsley J, Cruz M, Handin RI, Liddington R: Crystal structure of the von Willebrand factor A1 domain and implications for the binding of platelet glycoprotein Ib. *J Biol Chem* 273:10396–10401, 1998.

125. Chen J, Zhou H, Diacovo A, et al: Exploiting the kinetic interplay between GPIbα-VWF binding interfaces to regulate hemostasis and thrombosis. *Blood* 124:3799–3807, 2014.

126. Bienkowska J, Cruz M, Atiemo A, et al: The von Willebrand factor A3 domain does not contain a metal ion- dependent adhesion site motif. *J Biol Chem* 272:25162–25167, 1997.

127. Huizinga EG, van der Plas RM, Kroon J, et al: Crystal structure of the A3 domain of human von Willebrand factor: Implications for collagen binding. *Structure* 5:1147–1156, 1997.

128. Fukuda K, Doggett TA, Bankston LA, et al: Structural basis of von Willebrand factor activation by the snake toxin botrocetin. *Structure* 10:943–950, 2002.

129. Huizinga EG, Tsuji S, Romijn RA, et al: Structures of glycoprotein Ibalpha and its complex with von Willebrand factor A1 domain. *Science* 297:1176–1179, 2002.

130. Hulstein JJ, Lenting PJ, de Laat B, et al: beta2-Glycoprotein I inhibits von Willebrand factor dependent platelet adhesion and aggregation. *Blood* 110:1483–1491, 2007.

131. Scott JP, Montgomery RR, Retzinger GS: Dimeric ristocetin flocculates proteins, binds to platelets, and mediates von Willebrand factor-dependent agglutination of platelets. *J Biol Chem* 266:8149–8155, 1991.

132. Berndt MC, Du XP, Booth WJ: Ristocetin-dependent reconstitution of binding of von Willebrand factor to purified human platelet membrane glycoprotein Ib-IX complex. *Biochemistry* 27:633–640, 1988.

133. Adachi T, Matsushita T, Dong Z, et al: Identification of amino acid residues essential for heparin binding by the A1 domain of human von Willebrand factor. *Biochem Biophys Res Commun* 339:1178–1183, 2006.

134. Sobel M, McNeill PM, Carlson PL, et al: Heparin inhibition of von Willebrand factor-dependent platelet function *in vitro* and *in vivo*. *J Clin Invest* 87:1787–1793, 1991.

135. Sobel M, Bird KE, Tyler-Cross R, et al: Heparins designed to specifically inhibit platelet interactions with von Willebrand factor. *Circulation* 93:992–999, 1996.

136. Nishio K, Anderson PJ, Zheng XL, Sadler JE: Binding of platelet glycoprotein Ibalpha to von Willebrand factor domain A1 stimulates the cleavage of the adjacent domain A2 by ADAMTS13. *Proc Natl Acad Sci U S A* 101:10578–10583, 2004.

137. Keuren JF, Baruch D, Legendre P, et al: von Willebrand factor C1C2 domain is involved in platelet adhesion to polymerized fibrin at high shear rate. *Blood* 103:1741–1746, 2004.

138. Keuren JF, Baruch D, Legendre P, et al: von Willebrand factor C1C2 domain is involved in platelet adhesion to polymerized fibrin at high shear rate. *Blood* 103:1741–1746, 2004.

139. Vlot AJ, Koppelman SJ, van den Berg MH, et al: The affinity and stoichiometry of binding of human factor VIII to von Willebrand factor. *Blood* 85:3150–3157, 1995.

140. Terraube V, O'Donnell JS, Jenkins PV: Factor VIII and von Willebrand factor interaction: Biological, clinical and therapeutic importance. *Haemophilia* 16:3–13, 2010.

141. Cao W, Krishnaswamy S, Camire RM, et al: Factor VIII accelerates proteolytic cleavage of von Willebrand factor by ADAMTS13. *Proc Natl Acad Sci U S A* 105:7416–7421, 2008.

142. Foster PA, Fulcher CA, Marti T, et al: A major factor VIII binding domain resides within the amino-terminal 272 amino acid residues of von Willebrand factor. *J Biol Chem* 262:8443–8446, 1987.

143. Yee A, Gildersleeve RD, Gu S, et al: A von Willebrand factor fragment containing the D'D3 domains is sufficient to stabilize coagulation factor VIII in mice. *Blood* 124:445–452, 2014.

144. Bahou WF, Ginsburg D, Sikkink R, et al: A monoclonal antibody to von Willebrand factor (vWF) inhibits factor VIII binding. Localization of its antigenic determinant to a nonadecapeptide at the amino terminus of the mature vWF polypeptide. *J Clin Invest* 84:56–61, 1989.

145. Ginsburg D, Bockenstedt PL, Allen EA, et al: Fine mapping of monoclonal antibody epitopes on human von Willebrand factor using a recombinant peptide library. *Thromb Haemost* 67:166–171, 1992.

146. Mazurier C: Von Willebrand disease masquerading as haemophilia A. *Thromb Haemost* 67:391–396, 1992.

147. Lollar P, Hill-Eubanks DC, Parker CG: Association of the factor VIII light chain with von Willebrand Factor. *J Biol Chem* 263:10451–10455, 1988.

148. Leyte A, van Schijndel HB, Niehrs C, et al: Sulfation of Tyr[1680] of human blood coagulation factor VIII is essential for the interaction of factor VIII with von Willebrand factor. *J Biol Chem* 266:740–746, 1991.

149. Shiltagh N, Kirkpatrick J, Cabrita LD, et al: Solution structure of the major factor VIII binding region on von Willebrand factor. *Blood* 123:4143–4151, 2014.

150. National Heart Lung and Blood Institute (NHLBI): *The Diagnosis, Evaluation, and Management of von Willebrand Disease*. National Institutes of Health, Bethesda, MD, 2007.

151. Sadler JE, Budde U, Eikenboom JC, et al: Update on the pathophysiology and classification of von Willebrand disease: A report of the Subcommittee on von Willebrand Factor. *J Thromb Haemost* 4:2103–2114, 2006.

152. Flood VH, Friedman KD, Gill JC, et al: No increase in bleeding identified in type 1 VWD subjects with D1472H sequence variation. *Blood* 121:3742–3744, 2013.

153. Johnsen JM, Auer PL, Morrison AC, et al: Common and rare von Willebrand factor (VWF) coding variants, VWF levels, and factor VIII levels in African Americans: The NHLBI Exome Sequencing Project. *Blood* 122:590–597, 2013.

154. Wang QY, Song J, Gibbs RA, et al: Characterizing polymorphisms and allelic diversity of von Willebrand factor gene in the 1000 Genomes. *J Thromb Haemost* 11:261–269, 2013.

155. Flood VH, Gill JC, Morateck PA, et al: Common VWF exon 28 polymorphisms in African Americans affecting the VWF activity assay by ristocetin cofactor. *Blood* 116:280–286, 2010.

156. Weiss HJ, Piétu G, Rabinowitz R, et al: Heterogeneous abnormalities in the multimeric structure, antigenic properties, and plasma-platelet content of factor VIII/von Willebrand factor in subtypes of classic (type I) and variant (type IIA) von Willebrand's disease. *J Lab Clin Med* 101:411–425, 1983.

157. Hoyer LW, Rizza CR, Tuddenham EG, et al: Von Willebrand factor multimer patterns in von Willebrand's disease. *Br J Haematol* 55:493–507, 1983.

158. Mannucci PM, Lombardi R, Bader R, et al: Heterogeneity of type I von Willebrand disease: Evidence for a subgroup with an abnormal von Willebrand factor. *Blood* 66:796–802, 1985.

159. Mannucci PM: Platelet von Willebrand factor in inherited and acquired bleeding disorders. *Proc Natl Acad Sci U S A* 92:2428–2432, 1995.

160. Haberichter SL, Balistreri M, Christopherson P, et al: Assay of the von Willebrand factor (VWF) propeptide to identify patients with type 1 von Willebrand disease with decreased VWF survival. *Blood* 108:3344–3351, 2006.

161. Bowman M, Tuttle A, Notley C, et al: The genetics of Canadian type 3 von Willebrand disease: Further evidence for co-dominant inheritance of mutant alleles. *J Thromb Haemost* 11:512–520, 2013.

162. Goodeve A, Eikenboom J, Castaman G, et al: Phenotype and genotype of a cohort of families historically diagnosed with type 1 von Willebrand disease in the European study, Molecular and Clinical Markers for the Diagnosis and Management of Type 1 von Willebrand Disease (MCMDM-1VWD). *Blood* 109:112–121, 2007.

163. Robertson JD, Yenson PR, Rand ML, et al: Expanded phenotype-genotype correlations in a pediatric population with type 1 von Willebrand disease. *J Thromb Haemost* 9:1752–1760, 2011.

164. Eikenboom J, Hilbert L, Ribba AS, et al: Expression of 14 von Willebrand factor mutations identified in patients with type 1 von Willebrand disease from the MCMDM-1VWD study. *J Thromb Haemost* 7:1304–1312, 2009.

165. Wang JW, Valentijn KM, de Boer HC, et al: Intracellular storage and regulated secretion of von Willebrand factor in quantitative von Willebrand disease. *J Biol Chem* 286:24180–24188, 2011.

166. Pruss CM, Golder M, Bryant A, et al: Pathologic mechanisms of type 1 VWD mutations R1205H and Y1584C through in vitro and in vivo mouse models. *Blood* 117:4358–4366, 2011.

167. Millar CM, Riddell AF, Brown SA, et al: Survival of von Willebrand factor released following DDAVP in a type 1 von Willebrand disease cohort: Influence of glycosylation, proteolysis and gene mutations. *Thromb Haemost* 99:916–924, 2008.

168. Mohlke KL, Ginsburg D: Von Willebrand disease and quantitative deficiency of von Willebrand factor. *J Lab Clin Med* 130:252–261, 1997.

169. Eikenboom JC, Matsushita T, Reitsma PH, et al: Dominant type 1 von Willebrand disease caused by mutated cysteine residues in the D3 domain of von Willebrand factor. *Blood* 88:2433–2441, 1996.

170. Bodo I, Katsumi A, Tuley EA, et al: Type 1 von Willebrand disease mutation Cys-1149Arg causes intracellular retention and degradation of heterodimers: A possible general mechanism for dominant mutations of oligomeric proteins. *Blood* 98:2973–2979, 2001.

171. O'Brien LA, James PD, Othman M, et al: Founder von Willebrand factor haplotype associated with type 1 von Willebrand disease. *Blood* 102:549–557, 2003.

172. Bowen D: Type 1 von Willebrand disease: A possible novel mechanism. *Blood Coagul Fibrinolysis* 15 Suppl 1:S21–S23, 2004.

173. Bowen DJ, Collins PW, Lester W, et al: The prevalence of the cysteine1584 variant of von Willebrand factor is increased in type 1 von Willebrand disease: Co-segregation with increased susceptibility to ADAMTS13 proteolysis but not clinical phenotype. *Br J Haematol* 128:830–836, 2005.

174. Davies JA, Collins PW, Hathaway LS, Bowen DJ: Von Willebrand factor: Evidence for variable clearance *in vivo* according to Y/C1584 phenotype and ABO blood group. *J Thromb Haemost* 6:97–103, 2008.

175. Keeney S, Grundy P, Collins PW, Bowen DJ: C1584 in von Willebrand factor is necessary for enhanced proteolysis by ADAMTS13 *in vitro*. *Haemophilia* 13:405–408, 2007.

176. Desch KC, Ozel AB, Siemieniak D, et al: Linkage analysis identifies a locus for plasma von Willebrand factor undetected by genome-wide association. *Proc Natl Acad Sci U S A* 110:588–593, 2013.

177. Castaman G, Eikenboom JC, Bertina RM, Rodeghiero F: Inconsistency of association between type 1 von Willebrand disease phenotype and genotype in families identified in an epidemiological investigation. *Thromb Haemost* 82:1065–1070, 1999.

178. Kunicki TJ, Federici AB, Salomon DR, et al: An association of candidate gene haplo-

types and bleeding severity in von Willebrand disease (VWD) type 1 pedigrees. *Blood* 104:2359–2367, 2004.
179. Kunicki TJ, Baronciani L, Canciani MT, et al: An association of candidate gene haplotypes and bleeding severity in von Willebrand disease type 2A, 2B, and 2M pedigrees. *J Thromb Haemost* 4:137–147, 2006.
180. Mohlke KL, Purkayastha AA, Westrick RJ, et al: *Mvwf*, a dominant modifier of murine von Willebrand factor, results from altered lineage-specific expression of a glycosyltransferase. *Cell* 96:111–120, 1999.
181. McKinnon TA, Chion AC, Millington AJ, et al: N-linked glycosylation of VWF modulates its interaction with ADAMTS13. *Blood* 111:3042–3049, 2008.
182. O'Donnell JS, McKinnon TA, Crawley JT, et al: Bombay phenotype is associated with reduced plasma-VWF levels and an increased susceptibility to ADAMTS13 proteolysis. *Blood* 106:1988–1991, 2005.
183. Bowen DJ: An influence of ABO blood group on the rate of proteolysis of von Willebrand factor by ADAMTS13. *J Thromb Haemost* 1:33–40, 2003.
184. Gallinaro L, Cattini MG, Sztukowska M, et al: A shorter von Willebrand factor survival in O blood group subjects explains how ABO determinants influence plasma von Willebrand factor. *Blood* 111:3540–3545, 2008.
185. Casari C, Lenting PJ, Wohner N, et al: Clearance of von Willebrand factor. *J Thromb Haemost* 11 Suppl 1:202–211, 2013.
186. Zimmerman TS, Abildgaard CF, Meyer D: The factor VIII abnormality in severe von Willebrand's disease. *N Engl J Med* 301:1307–1310, 1979.
187. Ngo KY, Glotz VT, Koziol JA, et al: Homozygous and heterozygous deletions of the von Willebrand factor gene in patients and carriers of severe von Willebrand Disease. *Proc Natl Acad Sci U S A* 85:2753–2757, 1988.
188. Peake IR, Liddell MB, Moodie P, et al: Severe type III von Willebrand's disease caused by deletion of exon 42 of the von Willebrand factor gene: Family studies that identify carriers of the condition and a compound heterozygous individual. *Blood* 75:654–661, 1990.
189. Mancuso DJ, Tuley EA, Castillo R, et al: Characterization of partial gene deletions in type III von Willebrand disease with alloantibody inhibitors. *Thromb Haemost* 72: 180–185, 1994.
190. Xie F, Wang X, Cooper DN, et al: A novel Alu-mediated 61-kb deletion of the von Willebrand factor (VWF) gene whose breakpoints co-locate with putative matrix attachment regions. *Blood Cells Mol Dis* 36:385–391, 2006.
191. Cabrera N, Casaña P, Cid AR, et al: First application of MLPA method in severe von Willebrand disease. Confirmation of a new large VWF gene deletion and identification of heterozygous carriers. *Br J Haematol* 152:240–242, 2011.
192. Nichols WC, Lyons SE, Harrison JS, et al: Severe von Willebrand disease due to a defect at the level of von Willebrand factor mRNA expression: Detection by exonic PCR-restriction fragment length polymorphism analysis. *Proc Natl Acad Sci U S A* 88: 3857–3861, 1991.
193. Eikenboom JC, Ploos van Amstel HK, Reitsma PH, Briët E: Mutations in severe, type III von Willebrand's disease in the Dutch population: Candidate missense and nonsense mutations associated with reduced levels of von Willebrand factor messenger RNA. *Thromb Haemost* 68:448–454, 1992.
194. Nichols WC, Ginsburg D: Von Willebrand disease. *Medicine (Baltimore)* 76:1–20, 1997.
195. Ginsburg D, Sadler JE: Von Willebrand Disease: A database of point mutations, insertions, and deletions. *Thromb Haemost* 69:177–184, 1993.
196. Eikenboom JC, Castaman G, Vos HL, et al: Characterization of the genetic defects in recessive type 1 and type 3 von Willebrand disease patients of Italian origin. *Thromb Haemost* 79:709–717, 1998.
197. Zhang ZP, Falk G, Blombäck M, et al: A single cytosine deletion in exon 18 of the von Willebrand factor gene is the most common mutation in Swedish vWD type III patients. *Hum Mol Genet* 1:767–768, 1992.
198. Zhang ZP, Blombäck M, Nyman D, Anvret M: Mutations of von Willebrand factor gene in families with von Willebrand disease in the Åland Islands. *Proc Natl Acad Sci U S A* 90:7937–7940, 1993.
199. Mohlke KL, Ginsburg D: Von Willebrand disease and quantitative deficiency of von Willebrand factor. *J Lab Clin Med* 130:252–261, 1997.
200. Schneppenheim R, Krey S, Bergmann F, et al: Genetic heterogeneity of severe von Willebrand disease type III in the German population. *Hum Genet* 94:640–652, 1994.
201. Mohlke KL, Ginsburg D: Von Willebrand disease and quantitative deficiency of von Willebrand factor. *J Lab Clin Med* 130:252–261, 1997.
202. Berkowitz SD, Dent JA, Roberts J, et al: Epitope mapping of the von Willebrand factor subunit distinguishes fragments present in normal and type IIA von Willebrand Disease from those generated by plasmin. *J Clin Invest* 79:524–531, 1987.
203. Ginsburg D, Konkle BA, Gill JC, et al: Molecular basis of human von Willebrand disease: Analysis of platelet von Willebrand factor mRNA. *Proc Natl Acad Sci U S A* 86:3723–3727, 1989.
204. Hassenpflug WA, Budde U, Obser T, et al: Impact of mutations in the von Willebrand factor A2 domain on ADAMTS13-dependent proteolysis. *Blood* 107:2339–2345, 2006.
205. Jacobi PM, Gill JC, Flood VH, et al: Intersection of mechanisms of type 2A VWD through defects in VWF multimerization, secretion, ADAMTS-13 susceptibility, and regulated storage. *Blood* 119:4543–4553, 2012.
206. Lyons SE, Bruck ME, Bowie EJ, Ginsburg D: Impaired intracellular transport produced by a subset of type IIA von Willebrand disease mutations. *J Biol Chem* 267:4424–4430, 1992.
207. Dent JA, Galbusera M, Ruggeri ZM: Heterogeneity of plasma von Willebrand factor multimers resulting from proteolysis of the constituent subunit. *J Clin Invest* 88: 774–782, 1991.
208. Gralnick HR, Williams SB, McKeown LP, et al: *In vitro* correction of the abnormal multimeric structure of von Willebrand factor in Type IIA von Willebrand's disease. *Proc Natl Acad Sci U S A* 82:5968–5972, 1985.
209. Kunicki TJ, Montgomery RR, Schullek J: Cleavage of human von Willebrand factor by platelet calcium-activated protease. *Blood* 65:352–356, 1985.
210. Chung DW, Fujikawa K: Processing of von Willebrand Factor by ADAMTS-13. *Biochemistry* 41:11065–11070, 2003.
211. Budde U: Diagnosis of von Willebrand disease subtypes: Implications for treatment. *Haemophilia* 14:27–38, 2008.
212. Schneppenheim R, Thomas KB, Krey S, et al: Identification of a candidate missense mutation in a family with von Willebrand disease type IIC. *Hum Genet* 95:681–686, 1995.
213. Gaucher C, Diéval J, Mazurier C: Characterization of von Willebrand factor gene defects in two unrelated patients with type IIC von Willebrand disease. *Blood* 84:1024–1030, 1994.
214. Haberichter SL, Budde U, Obser T, et al: The mutation N528S in the von Willebrand factor (VWF) propeptide causes defective multimerization and storage of VWF. *Blood* 115:4580–4587, 2010.
215. Schneppenheim R, Brassard J, Krey S, et al: Defective dimerization of von Willebrand factor subunits due to a Cys -> Arg mutation in type IID von Willebrand disease. *Proc Natl Acad Sci U S A* 93:3581–3586, 1996.
216. Cooney KA, Nichols WC, Bruck ME, et al: The molecular defect in type IIB von Willebrand disease. Identification of four potential missense mutations within the putative GpIb binding domain. *J Clin Invest* 87:1227–1233, 1991.
217. Ribba AS, Lavergne JM, Bahnak BR, et al: Duplication of a methionine within the glycoprotein Ib binding domain of von Willebrand factor detected by denaturing gradient gel electrophoresis in a patient with type IIB von Willebrand disease. *Blood* 78: 1738–1743, 1991.
218. Cooney KA, Ginsburg D: Comparative analysis of type 2B von Willebrand disease mutations: Implications for the mechanism of von Willebrand factor to binding platelets. *Blood* 87:2322–2328, 1996.
219. Cooney KA, Lyons SE, Ginsburg D: Functional analysis of a type IIB von Willebrand disease missense mutation: Increased binding of large von Willebrand factor multimers to platelets. *Proc Natl Acad Sci U S A* 89:2869–2872, 1992.
220. Ware J, Dent JA, Azuma H, et al: Identification of a point mutation in type IIB von Willebrand disease illustrating the regulation of von Willebrand factor affinity for the platelet membrane glycoprotein Ib-IX receptor. *Proc Natl Acad Sci U S A* 88:2946–2950, 1991.
221. Kroner PA, Kluessendorf ML, Scott JP, Montgomery RR: Expressed full-length von Willebrand factor containing missense mutations linked to type IIB von Willebrand disease shows enhanced binding to platelets. *Blood* 79:2048–2055, 1992.
222. Randi AM, Jorieux S, Tuley EA, et al: Recombinant von Willebrand factor Arg^{578}->Gln: A type IIB von Willebrand disease mutation affects binding to glycoprotein Ib but not to collagen or heparin. *J Biol Chem* 267:21187–21192, 1992.
223. Blenner MA, Dong X, Springer TA: Structural basis of regulation of von Willebrand factor binding to glycoprotein Ib. *J Biol Chem* 289:5565–5579, 2014.
224. Rayes J, Hollestelle MJ, Legendre P, et al: Mutation and ADAMTS13-dependent modulation of disease severity in a mouse model for von Willebrand disease type 2B. *Blood* 115:4870–4877, 2010.
225. Casari C, Du V, Wu YP, et al: Accelerated uptake of VWF/platelet complexes in macrophages contributes to VWD type 2B-associated thrombocytopenia. *Blood* 122: 2893–2902, 2013.
226. Casari C, Berrou E, Lebret M, et al: von Willebrand factor mutation promotes thrombocytopathy by inhibiting integrin alphaIIbbeta3. *J Clin Invest* 123:5071–5081, 2013.
227. Golder M, Pruss CM, Hegadorn C, et al: Mutation-specific hemostatic variability in mice expressing common type 2B von Willebrand disease substitutions. *Blood* 115:4862–4869, 2010.
228. Ozeki M, Kunishima S, Kasahara K, et al: A family having type 2B von Willebrand disease with an R1306W mutation: Severe thrombocytopenia leads to the normalization of high molecular weight multimers. *Thromb Res* 125:e17–e22, 2010.
229. Holmberg L, Dent JA, Schneppenheim R, et al: von Willebrand factor mutation enhancing interaction with platelets in patients with normal multimeric structure. *J Clin Invest* 91:2169–2177, 1993.
230. Veltkamp JJ, van Tilburg NH: Autosomal haemophilia: A variant of von Willebrand's disease. *Br J Haematol* 26:141–152, 1974.
231. Graham JB, Barrow ES, Roberts HR, et al: Dominant inheritance of hemophilia A in three generations of women. *Blood* 46:175–188, 1975.
232. Mazurier C, Gaucher C, Jorieux S, et al: Evidence for a von Willebrand factor defect in factor VIII binding in three members of a family previously misdiagnosed mild haemophilia A and haemophilia A carriers: Consequences for therapy and genetic counselling. *Br J Haematol* 76:372–379, 1990.
233. Mazurier C, Diéval J, Jorieux S, et al: A new von Willebrand Factor (vWF) defect in a patient with factor VIII (FVIII) deficiency but with normal levels and multimeric patterns of both plasma and platelet vWF. Characterization of abnormal vWF/FVIII interaction. *Blood* 75:20–26, 1990.
234. Nishino M, Girma J-P, Rothschild C, et al: New variant of von Willebrand disease with defective binding to factor VIII. *Blood* 74:1591–1599, 1989.
235. Hampshire DJ, Goodeve AC: The international society on thrombosis and haematosis von Willebrand disease database: An update. *Semin Thromb Hemost* 37:470–479, 2011.
236. Eikenboom JC, Reitsma PH, Peerlinck KM, Briët E: Recessive inheritance of von Willebrand's disease type I. *Lancet* 341:982–986, 1993.
237. Castaman G, Giacomelli SH, Jacobi P, et al: Homozygous type 2N R854W von Willebrand factor is poorly secreted and causes a severe von Willebrand disease phenotype. *J Thromb Haemost* 8:2011–2016, 2010.
238. Gupta M, Lillicrap D, Stain AM, Friedman KD, Carcao MD: Therapeutic consequences for misdiagnosis of type 2N von Willebrand disease. *Pediatr Blood Cancer* 57:1081–1083, 2011.
239. Nichols WC, Cooney KA, Ginsburg D, Ruggeri ZM: Von Willebrand disease, in *Thrombosis and Hemorrhage*, edited by J Loscalzo, AI Schafer, pp 539–559. Lipincott Williams & Wilkins, Philadelphia, 2003.
240. Meyer D, Fressinaud E, Gaucher C, et al: Gene defects in 150 unrelated French cases

with type 2 von Willebrand disease: From the patient to the gene. *Thromb Haemost* 78:451–456, 1997.
241. McKinnon TA, Nowak AA, Cutler J, et al: Characterisation of von Willebrand factor A1 domain mutants I1416N and I1416T: Correlation of clinical phenotype with flow-based platelet adhesion. *J Thromb Haemost* 10:1409–1416, 2012.
242. Larsen DM, Haberichter SL, Gill JC, et al: Variability in platelet- and collagen-binding defects in type 2M von Willebrand disease. *Haemophilia* 19:590–594, 2013.
243. Mannucci PM, Lombardi R, Castaman G, et al: von Willebrand disease "Vicenza" with larger-than-normal (supranormal) von Willebrand factor multimers. *Blood* 71:65–70, 1988.
244. Randi AM, Sacchi E, Castaman GC, et al: The genetic defect of type I von Willebrand disease "Vicenza" is linked to the von Willebrand factor gene. *Thromb Haemost* 69: 173–176, 1993.
245. Casonato A, Pontara E, Sartorello F, et al: Reduced von Willebrand factor survival in type Vicenza von Willebrand disease. *Blood* 99:180–184, 2002.
246. Castaman G, Rodeghiero F, Mannucci PM: The elusive pathogenesis of von Willebrand disease Vicenza. *Blood* 99:4243–4244, 2002.
247. Gezsi A, Budde U, Deak I, et al: Accelerated clearance alone explains ultra-large multimers in von Willebrand disease Vicenza. *J Thromb Haemost* 8:1273–1280, 2010.
248. Berkowitz SD, Ruggeri ZM, Zimmerman TS: Von Willebrand disease, in *Coagulation and Bleeding Disorders. The Role of Factor VIII and von Willebrand Factor*, edited by TS Zimmerman, ZM Ruggeri, pp 215–259. Marcel Dekker, New York, 1989.
249. Miller CH, Graham JB, Goldin LR, Elston RC: Genetics of classic von Willebrand's disease. I. Phenotypic variation within families. *Blood* 54:117–145, 1979.
250. Gill JC, Endres-Brooks J, Bauer PJ, et al: The effect of ABO blood group on the diagnosis of von Willebrand disease. *Blood* 69:1691–1695, 1987.
251. Orstavik KH, Kornstad L, Reisner H, Berg K: Possible effect of secretor locus on plasma concentration of Factor VIII and von Willebrand factor. *Blood* 73:990–993, 1989.
252. O'Donnell J, Boulton FE, Manning RA, Laffan MA: Genotype at the secretor blood group locus is a determinant of plasma von Willebrand factor level. *Br J Haematol* 116:350–356, 2002.
253. Franchini M, Crestani S, Frattini F, et al: ABO blood group and von Willebrand factor: Biological implications. *Clin Chem Lab Med* 52:1273–1276, 2014.
254. Antoni G, Oudot-Mellakh T, Dimitromanolakis A, et al: Combined analysis of three genome-wide association studies on vWF and FVIII plasma levels. *BMC Med Genet* 12:102, 2011.
255. Smith NL, Chen MH, Dehghan A, et al: Novel associations of multiple genetic loci with plasma levels of factor VII, factor VIII, and von Willebrand factor: The CHARGE (Cohorts for Heart and Aging Research in Genome Epidemiology) Consortium. *Circulation* 121:1382–1392, 2010.
256. Zhu Q, Yamakuchi M, Ture S, et al: Syntaxin-binding protein STXBP5 inhibits endothelial exocytosis and promotes platelet secretion. *J Clin Invest* 124:4503–4516, 2014.
257. Ye S, Huang Y, Joshi S, et al: Platelet secretion and hemostasis require syntaxin-binding protein STXBP5. *J Clin Invest* 124:4517–4528, 2014.
258. Rydz N, Swystun LL, Notley C, et al: The C-type lectin receptor CLEC4M binds, internalizes, and clears von Willebrand factor and contributes to the variation in plasma von Willebrand factor levels. *Blood* 121:5228–5237, 2013.
259. Desch KC, Ozel AB, Siemieniak D, et al: Linkage analysis identifies a locus for plasma von Willebrand factor undetected by genome-wide association. *Proc Natl Acad Sci U S A* 110:588–593, 2013.
260. Werner EJ, Broxson EH, Tucker EL, et al: Prevalence of von Willebrand disease in children: A multiethnic study. *J Pediatr* 123:893–898, 1993.
261. Rodeghiero F, Castaman G, Dini E: Epidemiological investigation of the prevalence of von Willebrand's disease. *Blood* 69:454–459, 1987.
262. Sadler JE: Von Willebrand disease type 1: A diagnosis in search of a disease. *Blood* 101:2089–2093, 2003.
263. Lillicrap D: Von Willebrand disease: Advances in pathogenetic understanding, diagnosis, and therapy. *Blood* 122:3735–3740, 2013.
264. Weiss HJ, Ball AP, Mannucci PM: Incidence of severe von Willebrand's disease. *N Engl J Med* 307:127, 1982.
265. Berliner SA, Seligsohn U, Zivelin A, et al: A relatively high frequency of severe (type III) von Willebrand's disease in Israel. *Br J Haematol* 62:535–543, 1986.
266. Mannucci PM, Bloom AL, Larrieu MJ, et al: Atherosclerosis and von Willebrand factor. I. Prevalence of severe von Willebrand's disease in western Europe and Israel. *Br J Haematol* 57:163–169, 1984.
267. Nosek-Cenkowska B, Cheang MS, Pizzi NJ, et al: Bleeding/bruising symptomatology in children with and without bleeding disorders. *Thromb Haemost* 65:237–241, 1991.
268. Rydz N, James PD: The evolution and value of bleeding assessment tools. *J Thromb Haemost* 10:2223–2229, 2012.
269. Elbatarny M, Mollah S, Grabell J, et al: Normal range of bleeding scores for the ISTH-BAT: Adult and pediatric data from the merging project. *Haemophilia* 20:831–835, 2014.
270. Federici AB, Bucciarelli P, Castaman G, et al: The bleeding score predicts clinical outcomes and replacement therapy in adults with von Willebrand disease. *Blood* 123: 4037–4044, 2014.
271. van den Driesche S, Mummery CL, Westermann CJ: Hereditary hemorrhagic telangiectasia: An update on transforming growth factor beta signaling in vasculogenesis and angiogenesis. *Cardiovasc Res* 58:20–31, 2003.
272. Iannuzzi MC, Hidaka N, Boehnke ML, et al: Analysis of the relationship of von Willebrand disease (vWD) and hereditary hemorrhagic telangiectasia and identification of a potential type IIA vWD mutation (IIe865 to Thr). *Am J Hum Genet* 48:757–763, 1991.
273. Rick ME, Williams SB, Sacher RA, McKeown LP: Thrombocytopenia associated with pregnancy in a patient with type IIB von Willebrand's disease. *Blood* 69:786–789, 1987.
274. Mazurier C, Parquet-Gernez A, Goudemand J, et al: Investigation of a large kindred with type IIB von Willebrand's disease, dominant inheritance and age-dependent thrombocytopenia. *Br J Haematol* 69:499–505, 1988.
275. Gupta M, Lillicrap D, Stain AM, et al: Therapeutic consequences for misdiagnosis of type 2N von Willebrand disease. *Pediatr Blood Cancer* 57:1081–1083, 2011.
276. Schneppenheim R, Budde U, Krey S, et al: Results of a screening for von Willebrand disease type 2N in patients with suspected haemophilia A or von Willebrand disease type 1. *Thromb Haemost* 76:598–602, 1996.
277. James PD, Lillicrap D, Mannucci PM: Alloantibodies in von Willebrand disease. *Blood* 122:636–640, 2013.
278. Asatiani E, Kessler CM: Multiple congenital coagulopathies co-expressed with von Willebrand's disease: The experience of Hemophilia Region III Treatment Centers over 25 years and review of the literature. *Haemophilia* 13:685–696, 2007.
279. Lippi G, Franchini M, Poli G, et al: Is the activated partial thromboplastin time suitable to screen for von Willebrand factor deficiencies? *Blood Coagul Fibrinolysis* 18:361–364, 2007.
280. Abildgaard CF, Suzuki Z, Harrison J, et al: Serial studies in von Willebrand's disease: Variability versus "variants." *Blood* 56:712–716, 1980.
281. Timm A, Fahrenkrug J, Jorgensen HL, et al: Diurnal variation of von Willebrand factor in plasma: The Bispebjerg study of diurnal variations. *Eur J Haematol* 93:48–53, 2014.
282. Sadler JE: Von Willebrand disease type 1: A diagnosis in search of a disease. *Blood* 101:2089–2093, 2003.
283. Sadler JE: New concepts in von Willebrand disease. *Annu Rev Med* 56:173–191, 2005.
284. Quiroga T, Goycoolea M, Belmont S, et al: Quantitative impact of using different criteria for the laboratory diagnosis of type 1 von Willebrand disease. *J Thromb Haemost* 12:1238–1243, 2014.
285. Hayward CP, Moffat KA, Plumhoff E, Van Cott EM: Approaches to investigating common bleeding disorders: An evaluation of North American coagulation laboratory practices. *Am J Hematol* 87 Suppl 1:S45–S50, 2012.
286. Favaloro EJ, Bonar R, Chapman K, et al: Differential sensitivity of von Willebrand factor (VWF) "activity" assays to large and small VWF molecular weight forms: A cross-laboratory study comparing ristocetin cofactor, collagen-binding and mAb-based assays. *J Thromb Haemost* 10:1043–1054, 2012.
287. Eikenboom J, Federici AB, Dirven RJ, et al: VWF propeptide and ratios between VWF, VWF propeptide, and FVIII in the characterization of type 1 von Willebrand disease. *Blood* 121:2336–2339, 2013.
288. Weiss HJ, Hoyer LW, Rickles FR, et al: Quantitative assay of a plasma factor deficient in von Willebrand's disease that is necessary for platelet aggregation. *J Clin Invest* 52:2708–2716, 1973.
289. Rodeghiero F, Castaman G, Tosetto A: Von Willebrand factor antigen is less sensitive than ristocetin cofactor for the diagnosis of type I von Willebrand disease-results based on an epidemiological investigation. *Thromb Haemost* 64:349–352, 1990.
290. Favaloro EJ: Diagnosis and classification of von Willebrand disease: A review of the differential utility of various functional von Willebrand factor assays. *Blood Coagul Fibrinolysis* 22:553–564, 2011.
291. Ruggeri ZM, Zimmerman TS: The complex multimeric composition of factor VIII/von Willebrand Factor. *Blood* 57:1140–1143, 1981.
292. Budde U, Schneppenheim R, Eikenboom J, et al: Detailed von Willebrand factor multimer analysis in patients with von Willebrand disease in the European study, molecular and clinical markers for the diagnosis and management of type 1 von Willebrand disease (MCMDM-1VWD). *J Thromb Haemost* 6:762–771, 2008.
293. Flood VH, Gill JC, Friedman KD, et al: Collagen binding provides a sensitive screen for variant von Willebrand disease. *Clin Chem* 59:684–691, 2013.
294. Flood VH, Lederman CA, Wren JS, et al: Absent collagen binding in a VWF A3 domain mutant: Utility of the VWF:CB in diagnosis of VWD. *J Thromb Haemost* 8:1431–1433, 2010.
295. Flood VH, Gill JC, Christopherson PA, et al: Critical von Willebrand factor A1 domain residues influence type VI collagen binding. *J Thromb Haemost* 10:1417–1424, 2012.
296. Favaloro EJ, Dean M, Grispo L, et al: Von Willebrand's disease: Use of collagen binding assay provides potential improvement to laboratory monitoring of desmopressin (DDAVP) therapy. *Am J Hematol* 45:205–211, 1994.
297. Riddell AF, Jenkins PV, Nitu-Whalley IC, et al: Use of the collagen-binding assay for von Willebrand factor in the analysis of type 2M von Willebrand disease: A comparison with the ristocetin cofactor assay. *Br J Haematol* 116:187–192, 2002.
298. Popov J, Zhukov O, Ruden S, et al: Performance and clinical utility of a commercial von Willebrand factor collagen binding assay for laboratory diagnosis of von Willebrand disease. *Clin Chem* 52:1965–1967, 2006.
299. Meiring M, Badenhorst PN, Kelderman M: Performance and utility of a cost-effective collagen-binding assay for the laboratory diagnosis of Von Willebrand disease. *Clin Chem Lab Med* 45:1068–1072, 2007.
300. Mazurier C, Meyer D: Factor VIII binding assay of von Willebrand factor and the diagnosis of type 2N von Willebrand disease-results of an international survey. On behalf of the Subcommittee on von Willebrand Factor of the Scientific and Standardization Committee of the ISTH. *Thromb Haemost* 76:270–274, 1996.
301. Zhukov O, Popov J, Ramos R, et al: Measurement of von Willebrand factor-FVIII binding activity in patients with suspected von Willebrand disease type 2N: Application of an ELISA-based assay in a reference laboratory. *Haemophilia* 15:788–796, 2009.
302. Casonato A, Pontara E, Sartorello F, et al: Identifying carriers of type 2N von Willebrand disease: Procedures and significance. *Clin Appl Thromb Hemost* 13:194–200, 2007.
303. Haberichter SL, Balistreri M, Christopherson P, et al: Assay of the von Willebrand factor (VWF) propeptide to identify patients with type 1 von Willebrand disease with decreased VWF survival. *Blood* 108:3344–3351, 2006.
304. Haberichter SL, Castaman G, Budde U, et al: Identification of type 1 von Willebrand disease patients with reduced von Willebrand factor survival by assay of the VWF propeptide in the European study: Molecular and clinical markers for the diagnosis and management of type 1 VWD (MCMDM-1VWD). *Blood* 111:4979–4985, 2008.
305. Casonato A, Pontara E, Sartorello F, et al: Identifying type Vicenza von Willebrand disease. *J Lab Clin Med* 147:96–102, 2006.
306. Fressinaud E, Veyradier A, Truchaud F, et al: Screening for von Willebrand disease with a new analyzer using high shear stress: A study of 60 cases. *Blood* 91:1325–1331, 1998.

307. Cattaneo M, Federici AB, Lecchi A, et al: Evaluation of the PFA-100 system in the diagnosis and therapeutic monitoring of patients with von Willebrand disease. *Thromb Haemost* 82:35–39, 1999.
308. De Vleeschauwer A, Devreese K: Comparison of a new automated von Willebrand factor activity assay with an aggregation von Willebrand ristocetin cofactor activity assay for the diagnosis of von Willebrand disease. *Blood Coagul Fibrinolysis* 17:353–358, 2006.
309. Salem RO, Van Cott EM: A new automated screening assay for the diagnosis of von Willebrand disease. *Am J Clin Pathol* 127:730–735, 2007.
310. Sucker C, Senft B, Scharf RE, Zotz RB: Determination of von Willebrand factor activity: Evaluation of the HaemosIL assay in comparison with established procedures. *Clin Appl Thromb Hemost* 12:305–310, 2006.
311. Pinol M, Sales M, Costa M, et al: Evaluation of a new turbidimetric assay for von Willebrand factor activity useful in the general screening of von Willebrand disease. *Haematologica* 92:712–713, 2007.
312. Fujimura Y, Kawasaki T, Titani K: Snake venom proteins modulating the interaction between von Willebrand factor and platelet glycoprotein Ib. *Thromb Haemost* 76:633–639, 1996.
313. Keeney S, Bowen D, Cumming A, et al: The molecular analysis of von Willebrand disease: A guideline from the UK Haemophilia Centre Doctors' Organisation Haemophilia Genetics Laboratory Network. *Haemophilia* 14:1099–1111, 2008.
314. Snyder MW, Simmons LE, Kitzman JO, et al: Noninvasive fetal genome sequencing: A primer. *Prenat Diagn* 33:547–554, 2013.
315. James PD, Lillicrap D: The molecular characterization of von Willebrand disease: Good in parts. *Br J Haematol* 161:166–176, 2013.
316. Othman M, Kaur H, Emsley J: Platelet-type von Willebrand disease: New insights into the molecular pathophysiology of a unique platelet defect. *Semin Thromb Hemost* 39:663–673, 2013.
317. Federici AB, Budde U, Castaman G, et al: Current diagnostic and therapeutic approaches to patients with acquired von Willebrand syndrome: A 2013 update. *Semin Thromb Hemost* 39:191–201, 2013.
318. Budde U, Schaefer G, Mueller N, et al: Acquired von Willebrand's disease in the myeloproliferative syndrome. *Blood* 64:981–985, 1984.
319. Kos CA, Ward JE, Malek K, et al: Association of acquired von Willebrand syndrome with AL amyloidosis. *Am J Hematol* 82:363–367, 2007.
320. Mannucci PM, Lombardi R, Bader R, et al: Studies of the pathophysiology of acquired von Willebrand's disease in seven patients with lymphoproliferative disorders or benign monoclonal gammopathies. *Blood* 64:614–621, 1984.
321. Rogers JS, Shane SR, Jencks FS: Factor VIII activity and thyroid function. *Ann Intern Med Intern Med* 97:713–716, 1982.
322. Viallard JF, Pellegrin JL, Vergnes C, et al: Three cases of acquired von Willebrand disease associated with systemic lupus erythematosus. *Br J Haematol* 105:532–537, 1999.
323. Scott JP, Montgomery RR, Tubergen DG, Hays T: Acquired von Willebrand's disease in association with Wilm's tumor: Regression following treatment. *Blood* 58:665–669, 1981.
324. Warkentin TE, Moore JC, Morgan DG: Aortic stenosis and bleeding gastrointestinal angiodysplasia: Is acquired von Willebrand's disease the link? *Lancet* 340:35–37, 1992.
325. Geisen U, Heilmann C, Beyersdorf F, et al: Non-surgical bleeding in patients with ventricular assist devices could be explained by acquired von Willebrand disease. *Eur J Cardiothorac Surg* 33:679–684, 2008.
326. Castaman G, Lattuada A, Mannucci PM, Rodeghiero F: Characterization of two cases of acquired transitory von Willebrand syndrome with ciprofloxacin: Evidence for heightened proteolysis of von Willebrand factor. *Am J Hematol* 49:83–86, 1995.
327. Tefferi A, Nichols WL: Acquired von Willebrand disease: Concise review of occurrence, diagnosis, pathogenesis, and treatment. *Am J Med* 103:536–540, 1997.
328. Kumar S, Pruthi RK, Nichols WL: Acquired von Willebrand disease. *Mayo Clin Proc* 77:181–187, 2002.
329. Kanakry JA, Gladstone DE: Maintaining hemostasis in acquired von Willebrand syndrome: A review of intravenous immunoglobulin and the importance of rituximab dose scheduling. *Transfusion* 53:1730–1735, 2013.
330. Svensson PJ, Bergqvist PB, Juul KV, Berntorp E: Desmopressin in treatment of haematological disorders and in prevention of surgical bleeding. *Blood Rev* 28:95–102, 2014.
331. Abshire TC, Federici AB, Alvarez MT, et al: Prophylaxis in severe forms of von Willebrand's disease: Results from the von Willebrand Disease Prophylaxis Network (VWD

PN). *Haemophilia* 19:76–81, 2013.
332. Mannucci PM, Ruggeri ZM, Pareti FI, Capitanio A: 1-Deamino-8-d-arginine vasopressin: A new pharmacological approach to the management of haemophilia and von Willebrands' diseases. *Lancet* 1:869–872, 1977.
333. Ruggeri ZM, Mannucci PM, Lombardi R, Federici AB, Zimmerman TS: Multimeric composition of factor VIII/von Willebrand Factor following administration of DDAVP: Implications for pathophysiology and therapy of von Willebrand's disease subtypes. *Blood* 59:1272–1278, 1982.
334. Mannucci PM: Desmopressin (DDAVP) in the treatment of bleeding disorders: The first 20 years. *Blood* 90:2515–2521, 1997.
335. Federici AB, Mazurier C, Berntorp E, et al: Biologic response to desmopressin in patients with severe type 1 and type 2 von Willebrand disease: Results of a multicenter European study. *Blood* 103:2032–2038, 2004.
336. Lethagen S, Harris AS, Nilsson IM: Intranasal desmopressin (DDAVP) by spray in mild hemophilia A and von Willebrand's disease type I. *Blut* 60:187–191, 1990.
337. Rose EH, Aledort LM: Nasal spray desmopressin (DDAVP) for mild hemophilia A and von Willebrand disease. *Ann Intern Med Intern Med* 114:563–568, 1991.
338. Rodeghiero F, Castaman G, Di Bona E, Ruggeri M: Consistency of responses to repeated DDAVP infusions in patients with von Willebrand's disease and hemophilia A. *Blood* 74:1997–2000, 1989.
339. Castaman G, Lethagen S, Federici AB, et al: Response to desmopressin is influenced by the genotype and phenotype in type 1 von Willebrand disease (VWD): Results from the European Study MCMDM-1VWD. *Blood* 111:3531–3539, 2008.
340. Mannucci PM, Bettega D, Cattaneo M: Patterns of development of tachyphylaxis in patients with haemophilia and von Willebrand disease after repeated doses of desmopressin (DDAVP). *Br J Haematol* 82:87–93, 1992.
341. Federici AB, Mazurier C, Berntorp E, et al: Biologic response to desmopressin in patients with severe type 1 and type 2 von Willebrand disease: Results of a multicenter European study. *Blood* 103:2032–2038, 2004.
342. de la Fuente B, Kasper CK, Rickles FR, Hoyer LW: Response of patients with mild and moderate hemophilia A and von Willebrand's disease to treatment with desmopressin. *Ann Intern Med* 103:6–14, 1985.
343. Gralnick HR, Williams SB, McKeown LP, et al: DDAVP in type IIa von Willebrand's disease. *Blood* 67:465–468, 1986.
344. Mannucci PM: Treatment of von Willebrand's disease. *N Engl J Med* 351:683–694, 2004.
345. Casonato A, Sartori MT, De Marco L, Girolami A: 1-Desamino-8-D-arginine vasopressin (DDAVP) infusion in type IIB von Willebrand's disease: Shortening of bleeding time and induction of a variable pseudothrombocytopenia. *Thromb Haemost* 64:117–120, 1990.
346. McKeown LP, Connaghan G, Wilson O, et al: 1-Desamino-8-arginine-vasopressin corrects the hemostatic defects in type 2B von Willebrand's disease. *Am J Hematol* 51:158–163, 1996.
347. Mazurier C, Gaucher C, Jorieux S, Goudemand M: Biological effect of desmopressin in eight patients with type 2N ("Normandy") von Willebrand disease. Collaborative Group. *Br J Haematol* 88:849–854, 1994.
348. Mannucci PM, Kempton C, Millar C, et al: Pharmacokinetics and safety of a novel recombinant human von Willebrand factor manufactured with a plasma-free method: A prospective clinical trial. *Blood* 122:648–657, 2013.
349. Morfini M, Mannucci PM, Tenconi PM, et al: Pharmacokinetics of monoclonally-purified and recombinant factor VIII in patients with severe von Willebrand disease. *Thromb Haemost* 70:270–272, 1993.
350. Makris M, Colvin B, Gupta V, et al: Venous thrombosis following the use of intermediate purity FVIII concentrate to treat patients with von Willebrand's disease. *Thromb Haemost* 88:387–388, 2002.
351. Mannucci PM, Chediak J, Hanna W, et al: Treatment of von Willebrand disease with a high-purity factor VIII/von Willebrand factor concentrate: A prospective, multicenter study. *Blood* 99:450–456, 2002.
352. Coppola A, Franchini M, Makris M, et al: Thrombotic adverse events to coagulation factor concentrates for treatment of patients with haemophilia and von Willebrand disease: A systematic review of prospective studies. *Haemophilia* 18:e173–e187, 2012.
353. James AH, Konkle BA, Kouides P, et al: Postpartum von Willebrand factor levels in women with and without von Willebrand disease and implications for prophylaxis. *Haemophilia* 21:81–87, 2015.
354. Sucker C, Scharf RE, Zotz RB: Use of recombinant factor VIIa in inherited and acquired von Willebrand disease. *Clin Appl Thromb Hemost* 15:27–31, 2009.

第 127 章
抗体介导的凝血因子缺乏

Sean R. Stowell, John S.（Pete）Lollar, and Shannon L. Meeks

摘要

具有临床意义的抗凝血因子的自身抗体不常见，但可导致威胁生命的出血及死亡。自身抗体最常见的靶向凝血因子是因子Ⅷ，其所致的获得性血友病A可以是特发性的，也可以与年龄增长、其他自身免疫性疾病、恶性肿瘤、产后期及青霉素、磺胺类药物的使用相关。获得性血友病A的出血可用因子Ⅷ的旁路制剂治疗。潜在的自身免疫性疾病常常对免疫抑制性药物及免疫耐受诱导剂有反应。抗凝血酶原抗体常常发生于狼疮抗凝物的患者且与出血相关。vWF抗体发生于3型vWD患者输注含vWF的血浆浓缩物之后。因子Ⅴ抗体可以是自身抗体，也可以是与牛因子Ⅴ交叉反应的抗体，其产生于用因子Ⅴ污染的牛凝血酶产品治疗后。针对凝血酶原、因子Ⅸ、因子Ⅺ、因子Ⅷ蛋白C、蛋白S及内皮细胞蛋白C受体的致病性自身抗体亦见报道。

定义及历史

凝血因子抗体产生可由获得性的、自身免疫现象发展而来。早在1906年，这些"循环抗凝物"或"抑制物"就被看作获得性出血性疾病的病因[1]。最常见的针对凝血因子的自身免疫性抗体是因子Ⅷ抗体。抗体介导的凝血因子缺乏需与其他获得性的凝血因子缺乏，诸如合成受损（如维生素K缺乏）或消

简写和缩略词

APC,活化蛋白C(activated protein C）；aPCC,活化的凝血酶原复合物(activated prothrombin complex concentrate）；aPTT,活化部分凝血活酶时间(activated partial thromboplastin time）；BU,贝斯特单位(Bethesda units）；CTLA4,细胞毒性T淋巴细胞相关蛋白4(cytotoxic T-lymphocyte associated protein 4）；DAMP,损伤相关的分子模型(damage-associated molecular patters）；EACH,欧洲获得性血友病登记网(European Acquired Hemophilia Registry）；FEIBA,因子8旁路抑制剂(factor eight inhibitor bypasssing agent）；PAPP,病原相关的分子模型(pathogen-asscoiated molecular patterns）；rⅦa,重组活化因子Ⅶ(recombinant activated factor Ⅶ)

耗增加（如弥散性血管内凝血）的鉴别点是病人的血浆具有抑制正常人血浆的凝血活性的能力。先天性凝血因子缺乏的替代治疗也可以产生抑制物。

● 获得性血友病 A

定义和流行病学

每年抗因子Ⅷ的自身抗体每百万人口的发生率为1.4,是最常发生抑制物的靶位点[2~4]。与之相关的临床疾病称为获得性血友病A。约40%~50%的获得性血友病A病人有基础疾病,如自身免疫性疾病（如类风湿关节炎或系统性红斑狼疮）、恶性肿瘤、妊娠或持续的药物反应史[5]。其余特发性病例,普遍存在于老年患者中且与性别无关。

自身抗体产生的机制

尽管适应性免疫应答可以特异性识别接近无限数量的抗原决定簇,而免疫耐受机制的存在则减少了自身免疫性疾病的发生的可能性[6]。自身和非自身抗原的识别是特异性免疫针对潜在的病原体反应的基础[6],然而这种识别本身不具备区分无害抗原与相关致病抗原的能力。结果,天然免疫亦能够识别细胞损伤及保守的致病抗原决定簇等潜在的危险因素,这种机制一般指损伤相关的分子模型（DAMPs）及病原相关的分子模型（PAMPs）[7,8]。暴露于PAMPs及DAMPs后免疫细胞活化,提供一个针对外来抗原反应的必需信号[7~9]。

同种抗原暴露后可产生同种抗体,最经典例子是因子Ⅷ抗体的产生。当血友病A患者输注Ⅷ后,因子Ⅷ蛋白对患者来说是个外来物,尚未形成中枢耐受。而获得性血友病发生是由于对自身抗原免疫耐受的缺失[10~12]。

对血友病A患者来说,同种抗体的产生与个体因子Ⅷ的水平及其耐受性相关。然而,有些患者因子Ⅷ水平几乎测不出,即使输注因子Ⅷ后亦不会产生抗体。尽管这些患者没有被预测为对因子Ⅷ耐受,但70%~80%的因子Ⅷ水平低于1%的患者即使重复使用八因子制剂治疗也不会产生抗体,被认为是耐受[13~16]。20%~30%的形成抑制物的患者存在基因及非基因方面的危险因素[17~20]。具有抗体产生阳性家族史、大片段缺失及非白种人的患者产生抗体的风险更高[17~20]。而其他基因,如IL-10、TNF-α 及 CTLA4 ~ 318 位等位基因与抑制物产生相关[17~20]。一些非基因相关的危险因素,如:手术危急时刻输注因子、高强度的因子暴露和是否进行预防治疗也都与抑制物的产生有关[16]。患者正在遭受大范围的组织损伤等危险信号时接受因子输注可能通过DAMPs途径激活免疫反应。此外,输注Ⅷ时低剂量及临床检测不到的感染可能刺激Ⅷ抗体的产生。尽管PAMPS及/或DAMPS提供了重要的免疫活化信号,但有几项研究通过动物实验表明没有组织损伤或DAMPs暴露时也可以产生Ⅷ抗体[23]。与此类似,在明显没有 PAMPs 或 DAMPs 时许多模式抗原也能激活免疫系统[24]。独特的B细胞群体特别是在脾脏中,即使没有任何可辨认的PAMPS或组织损伤时亦能迅速对血源性抗原做出反应,提示该类细胞是特异性针对因子Ⅷ的[25]。与此类似,在实验模型中发现脾切除能明显抑制因子Ⅷ暴露后抑制物的产生[26,27],说明这群独特的B细胞群体与因子Ⅷ抗体的产生有关,而与 PAMPs 或 DAMPs 的暴露无

关。

虽然抗原介导的 B 细胞活化不存在已知的 PAMPs 或 DAMPs，但这些抗原需要与 B 白细胞表面的受体交联才能有效激发[28]。而因子Ⅷ是可溶性抗原，其固有的交联能力很小。这种类型的可溶性抗原注射后大多诱导耐受，可能是由于这种可溶性单体不能引起抗原充分交联进而不能刺激 B 细胞受体有关。虽然因子Ⅷ以可溶的单体形式存在，但因子Ⅷ可能与高分子量物质形成复合物从而形成因子Ⅷ抗原的网络结构，后者可作为合适的底物有效地交联 B 细胞受体并导致其活化[29]。通过暴露于高水平因子Ⅷ诱导免疫耐受机理，可能就是将因子Ⅷ结合位点的饱和，也就是将 B 细胞暴露于高剂量的可溶的因子Ⅷ单体中来实现的。然而，如果是这样的话，抗体的产生可能与因子Ⅷ的伴侣蛋白 vWF 或其自身的活性无关[30]。因此，关于因子Ⅷ抑制物的产生还有许多需要研究的因素。

与因子Ⅷ同种抗体产生不同，许多患者产生了针对Ⅷ的自身抗体，从而导致获得性Ⅷ缺乏。凝血通常发生在炎症和损伤的部位，同时亦是 DAMPs 产生部位，而此时对Ⅷ的免疫耐受可能消失了。此外，凝血因子在通过蛋白和非蛋白降解过程中可能存在新生的肽段。获得性因子Ⅷ缺乏很少见（约 1.4/100 万），但其说明机体的免疫系统能有效区分自身及感染成分[12]。实质上，在抗凝血因子自身抗体的病人中，免疫耐受破坏的机制仍然不清楚。

分子病理学

在遗传性或获得性血友病中，因子Ⅷ抑制物几乎均为多克隆的免疫球蛋白 G（IgG）抗体。虽然在正常血浆中 IgG4 仅占总 IgG 的 5%，但通常是主要的而非唯一的抗因子Ⅷ抗体成分[31]。IgG4 抗体不结合补体，这是作为因子Ⅷ抑制物的病人中没有观察到免疫复合物的原因。但这是很有可能无足量的因子Ⅷ来形成足够的免疫复合物沉积，以介导组织损伤。

因子Ⅷ含不同的功能区序列：A1-A2-B-ap-A3-C1-C2（参见第 123 章）。由凝血酶活化因子Ⅷ时，释放 B 与 ap 区，产生 A1/A2/A3-C1-C2 活化因子Ⅷ杂二聚体[32]。在先天性和获得性血友病 A 的抑制物病中，抗因子Ⅷ抗体主要直接针对 A2 与 C2 区，这提示虽然免疫学条件不同，但因子Ⅷ分子的结构特征仍然是启动免疫应答的重要决定因素[33~35]。在其他自身抗体现象中一般涉及单一抗原决定簇[36]，但单一的抗原表位似乎不是因子Ⅷ抑制物的特性，因为在抗 A2 抗体缺乏时，抗 C2 抗体也能产生，反之亦然。

因子Ⅷ的唯一了解的生物学功能：蛋白酶裂解活化后，作为 FⅨa 的辅因子参与磷脂表面因子 X 的活化。理论上，抗体能以几种不同方式抑制因子Ⅷ的促凝活性，包括阻止 FⅧa 与 FⅨa、X 及磷脂的结合，或干扰因子Ⅷ蛋白水解活化。一些抗 A2 抗体定位于 Arg484-Ile50814 的区域[37]，并通过封闭其与因子 X 的结合能力而抑制活化的因子Ⅷ[38]。抗 C2 抗体结合 C2 区 N 端部分[39]。已经证明，抗 C2 抗体可以抑制活化因子Ⅷ与磷脂表面的结合[40]，这种结合对因子Ⅷ与血小板表面相互作用是很关键的。然而，C2 区显然也对因子Ⅷ与其活化物：凝血酶、Fxa 的结合也有利[41~43]。与此一致，抗 C2 抑制物可阻止因子Ⅷ的活化也被证明[41,44]。

大约 20% 的正常健康人群中也发现因子Ⅷ抑制物存在[45]。这些抑制物能抑制正常混合血浆中的因子Ⅷ的活性，但对自体

的血浆无作用，这显示它们不是自身抗体，而是直接抗某种多态性的同种抗体。采用固定化的因子Ⅷ亲和色谱分析，在所有的正常人血浆中也发现了抗因子Ⅷ的 IgG[46]。随着方法敏感性的增加，已能将抗抗因子Ⅷ独特型的抗体与抗因子Ⅷ抗体区分。独特型调节已被推荐为体内控制自身抗体活性的机制[47]。

临床特征

获得性血友病 A 的患者常常出现自发性出血，而且常较严重，甚至威胁生命及截肢，尽管大型队列研究显示大约有 30% 的患者不需要止血治疗[2,48]。与遗传性血友病及并发抑制物的病人比，这些病人很可能有更严重的出血倾向[49]，而这对病人很少出现关节血肿。这些原因不清楚，特别是关于这两群病人中因子Ⅷ的特性是相似的情况。抑制物能以不同的方式阻止因子Ⅷ的功能，可以相信，抑制物作用差异的机制虽不明确，但能说明临床严重性的不同。获得性因子Ⅷ的抑制物有时可以自行恢复，然而，要预测哪些患者能自行恢复是不可能的。

实验室特征及鉴别诊断

获得性出血性疾病初发时需立即进行筛选实验，包括活化的部分凝血活酶时间（APTT）、凝血酶原时间及血小板计数。由于凝血内源途径中因子Ⅷ活性的缺乏或降低，获得性血友病 A 患者的 APTT 延长。自身抗体可抑制正常人血浆中的因子Ⅷ，这是用于筛选抑制物的血浆混合实验的基础。正常人与患者 1:1 混合的血浆出现 APTT 延长可作为循环抗凝物的诊断指标。接着进行特异性的因子分析以确定是否存在特异性的凝血因子抑制物或狼疮抗凝物。当高滴度的因子Ⅷ的抑制物存在时，其他内源途径的凝血因子也可能降低，但这些凝血因子水平随着患者血浆不断稀释而正常，而因子Ⅷ的活性仍然降低。

一旦明确了抑制物的存在，那么就要用 Bethesda 分析检测其滴度[50]。抑制物常常需数分钟至数小时最大地抑制因子Ⅷ，因此，稀释的患者血浆需与正常的血浆在 37℃ 预孵育 2 小时。抑制物的滴度定义为使因子Ⅷ活性抑制 50% 的血浆稀释度，单位为 BU/ml，根据滴度 ≤5BU/ml 或 >5BU/ml 分别分为低滴度及高滴度。Bethesda 方法已经修正了，在预孵育期间加入 pH 7.4 的咪唑缓冲液及用乏因子Ⅷ的血浆稀释实验血样，防止由于 pH 值改变及因子Ⅷ吸附丢失而致分析变异[51]。Bethesda 的"Nijmegen"改良方法能降低假阳性的低滴度的抑制物[52]。获得性血友病 A 患者经常可检测到残余的因子Ⅷ活性，而正是由于存在这种活性导致我们低估了抑制物的滴度。对于获得性血友病 A 患者和遗传性血友病 A 因子Ⅷ暴露后的患者，抗体滴度的测定推荐采用最简单的方法：即：加热灭活因子Ⅷ来确保准确检测抑制物的滴度[53,54]。

根据动力学及因子Ⅷ灭活的程度将因子Ⅷ的抑制物分类[55]。Ⅰ型抑制物遵循二级（非线性）动力学模式并且因子Ⅷ被完全灭活，这可能是简单的双分子抗原-抗体反应。Ⅱ型抑制物不完全灭活因子Ⅷ并显示更为复杂的抑制动力学模型。合并抑制物的血友病 A 与获得性血友病 A 的患者分别倾向于产生Ⅰ型和Ⅱ型抑制物[56]。然而，Ⅰ型与Ⅱ型抑制物之间的界限是不清楚的，并且这种区别在临床上也无意义。此外，近期一项在英国对获得性病人的观察性研究提示，因子Ⅷ水平及其抑制物的滴度不能预测出血的严重程度。与那些发生出血没

有得到治疗的患者相比,发生致命性出血的患者,因子Ⅷ的平均水平和抑制滴度几乎相同[2]。

治疗

这种病常常出现严重的出血,需要及时的诊断与采取治疗措施。理论上,这些措施需在能定性和定量检测因子Ⅷ的抑制物的地方及在有出血性疾病治疗亚专业的专家的地方完成。侵入性操作只有在绝对需要,且必须保证静脉穿刺大出血风险最低时才可以进行[57]。

获得性血友病 A 的治疗取决于抑制物的滴度。尽管没有完善地前瞻性试验,但临床经验提示因子Ⅷ抑制物滴度≤5BU/ml 的患者常常可用足量重组的或血浆因子Ⅷ的浓缩物中和抑制物而成功治疗。因子Ⅷ抑制物 5~10BU/ml 的患者也对因子Ⅷ浓缩物有反应,但那些滴度>10BU/ml 的患者对其通常没反应。有公式可以计算患者治疗时需要的因子Ⅷ量,但这些也是粗略的估计。一项大型的经过临床注册研究表明因子Ⅷ浓缩物的疗效明显低于旁路途径制剂,这也可能是对旁路途径制剂使用剂量计算的又一个挑战[48]

去氨酸加压素可通过静脉及皮下注射或滴鼻给药,可增加血浆中 vWF 水平和因子Ⅷ活性[58]。它的使用适用于有轻微出血的患者且因子Ⅷ活性水平大于 5IU/dl。然而,去氨加压素同因子Ⅷ浓缩物一样,疗效不能预测,需要密切监测止血疗效和因子Ⅷ水平。

通过外源途径的启动凝血机制的因子Ⅷ旁路制剂是治疗高滴度的抑制物患者的主要药物。两种药物:重组活化因子Ⅶ(rFⅦa;NovoSeven RT)和血浆来源抗抑制物的凝血复合物(AICC;FEIBA VH Immuno,也称活化的凝血酶原复合浓缩物)是可用的商业化药物,已经由美国食品与药品管理局(FDA)批准用作获得性血友病的治疗。虽然没有对照试验,在欧洲获得性血友病分析(EACH2)注册表显示 rFⅦa 和 APCC 有相同的止血效果,约为 90%[48]。在伴有抑制物的先天性血友病 A 患者中,rFⅦa 和 APCC 也同样具有相似的止血效果[59]。治疗获得性血友病时,rFⅦa 的推荐剂量范围为 70~90μg/kg,2~3 小时重复一次,直到止血成功。AICC 的推荐剂量为 50~100U/kg,每8~12 小时,每天的剂量不能超过 200U/kg。低剂量 50~75U/kg 主要用于轻度的出血,而高剂量 100U/kg 用于严重的肢体或危及生命的出血。直到明显的临床症状改善才能停药。

虽然这两类旁路制剂的疗效相同,但并不是所有的患者都有效。此外,没有公认的检测方法来监测疗效。已有报道使用血栓弹力图和凝血酶生成试验来作为预测因素,但还没有经过临床数据与结果支持的大型临床试验研究证实,因此目前只能依靠患者对临床治疗的反应作为监测指标[60]。

旁路制剂相关的主要的副作用是血栓形成。EACH2 注册中心数据中中报道了使用 rFⅦa 和 APCC 患者血栓形成率相同[48]。然而,当在推荐剂量下按标准的指南使用,其发生率较低。在用旁路药物治疗的获得性血友病 A 的患者中,血栓形成的发生率比先天性血友病患者高。可能是由于获得性血友病患者的年龄和相关的医疗条件,具有较高的心血管危险因素有关。无论是单一旁路药物还是两种药物联合使用,应加倍小心,特别是老年患者。

通常,人因子Ⅷ抑制物与猪因子Ⅷ很少交叉反应[61]。商业化猪血浆来源的因子Ⅷ浓缩物在因子Ⅷ抑制物患者的治疗中是有效的,这大约使用 20 年了[62],但在 2004 年由于产品的病毒污染而终止。可以通过实验室监测血浆中因子Ⅷ活性的恢复情况来指导其使用,这是猪因子Ⅷ的优点。然而,猪因子Ⅷ抗体的产生可能阻止其长期使用。重组猪因子Ⅷ治疗获得性血友病及伴有抑制物的血友病的二期临床试验已经完成[63,64]。

尽管获得性抑制物可以自发性缓解,但在最初诊断后,致命的出血可持续数月,甚至在轻度出血的患者也是如此。因此,在诊断时推荐免疫抑制治疗以去除抑制物[57]。已有多种免疫抑制剂在临床使用,包括环磷酰胺、咪唑硫嘌呤、环孢素、静注免疫球蛋白(丙种球蛋白)及利妥昔单抗(美罗华)。人因子Ⅷ诱导的免疫耐受也已成功应用于伴有抑制物的先天性血友病 A 患者。此外,还可使用血浆置换及抑制性抗体的免疫吸附。

一线免疫抑制方案很多中心都采用糖皮质激素单用或糖皮质激素联合环磷酰胺的方案[65]。目前还没有权威的随机研究,因此可用的数据来自小的单中心随机研究、病例报告、国家调查和大规模的登记数据。31 例患者的单中心随机临床实验显示,泼尼松和环磷酰胺相比无显著差异。一项全国性的注册研究也显示,类固醇激素完全缓率 76%,而类固醇合并细胞毒性药物组完全缓解率为 78%,二者没有明显差异[66]。EACH2 注册研究报告了 331 例患者的经验,类固醇和环磷酰胺治疗组完全缓解率为 70%,单独使用类固醇的患者为 48%,利妥昔单抗方案为 59%。剔除该项非随机研究中的混杂因素后,进一步证实类固醇和环磷酰胺组比类固醇组完全缓解更高(危险度3.25)。单用类固醇或类固醇合并环磷酰胺治疗组患者中位缓解时间为 5 周,而利妥昔单抗治疗的患者为 10 周。目前研究表明在长期生存和缓解率方面三者没有差异[57,67]。

此病罕见、初发时严重出血和诊断常被延误导致了临床对照实验的缺乏。因此由于缺少临床询证数据,该类疾病的治疗主要根据有限的数据支持和临床经验。

● 其他抗凝血因子抗体

抗因子 V 和抗凝血酶抗体

由于凝血酶与因子 V 抑制物常常共存于含凝血酶的商业产品的免疫应答中,所以它们放在一起讨论。凝血酶产品已广泛应用于外科及内镜手术中。据估计,每年超过 500 000 例患者接受含凝血酶的产品的治疗[68]。凝血酶可单独使用,也可作为纤维蛋白封闭胶,这种封闭胶是由纤维蛋白原及凝血酶组成,在伤口处混合形成局部的纤维蛋白凝块[69]。有时也加入因子ⅩⅢ交联及稳定凝块。

纤维蛋白封闭胶含有人血浆来源的凝血酶及纤维蛋白原,而单一的凝血酶产品来源于牛血浆。这两种产品都被其他血浆蛋白严重污染,这些蛋白包括因子 V 和凝血酶原[70,71]。几乎所有暴露于牛蛋白的患者均可检测到免疫应答反应,其中一半人存在与人凝血酶、因子 V 或凝血酶原有交叉反应的抗牛抗体[68]。这些抗体常常不会出现临床表现[72]。然而,存在轻度至威胁生命的出血,特别是高滴度抗人因子 V 抗体存在时[44]。由于继发免疫反应的发生,在那些多次接受牛凝血酶产品的患者中有较高地出血风险。

没有比较纤维蛋白封闭胶与单一的凝血酶产品的安全性

及有效性的临床试验。因为纤维蛋白封闭胶主要由人蛋白组成，具有较少的免疫原性。而在接受纤维蛋白封闭胶的患者中也有抗因子 V 抗体的报道[73]。当前无单一的人凝血酶产品。将来可能不考虑是否用人纤维蛋白原，而是使用高纯度含人凝血酶的血浆来源或重组产品，这将降低抗凝血酶和抗因子 V 抗体的发生率[70]。

凝血酶的自身抗体是罕见的。由于对凝血酶结构和功能的充分了解，抗凝血酶抗体已经研究的很详尽了[74~77]。与此相反，在 1955～1997 年间报道与回顾的 105 例抑制性抗因子 V 抗体的病例中，大约一半的病例似乎是与牛凝血酶产品暴露无关的自身抗体[72]。β 内酰胺类的抗生素也与抗因子 V 自身抗体有关，并且可以部分解释随外科手术增加的发生率。在约 20% 的自身抗体的形成的病例中，没有发现基础疾病。在自身免疫性疾病、实体瘤和单克隆丙种球蛋白病中很少发现抗因子 V 的自身抗体。除自身抗体的形成外，在用新鲜冰冻血浆替代治疗有反应的严重的因子 V 缺乏的患者中，也产生了抗因子 V 的同种抗体。

具有抗因子 V 抑制性抗体的患者的凝血酶原时间及活化部分凝血活酶时间均延长，因子 V 水平降低，而凝血酶时间正常。因子 V 抑制物是根据凝血实验中患者与正常人的血浆混合后因子 V 的凝血活性特异性丢失来诊断的。与因子 VIII 的 Bethesda 分析一样，抗体滴度定义为使因子 V 活性抑制了 50% 的血浆稀释度。

并非所有因子 V 抑制物的患者都有出血表现。因子 V 的抑制物引起低危出血性疾病，这与因子 VIII 的抑制物不同。抑制物的滴度与出血间的关系未见研究。与接受牛凝血酶治疗的患者中的因子 V 抗体相比，在抗因子 V 的自身抗体的患者中报道的出血的发生率较高。但这可能是受患者就医原因的影响。

因子 V 含有与因子 VIII 同源的结构域：A1-A2-B-A3-C1-C2。与因子 VIII 一样，因子 V C2 区的 N 段部分也含有正常促凝功能[78]所必需的磷脂结合位点[79]，也是因子 V 抑制物的靶位点[80,81]。

抗凝血酶原抗体

抗凝血酶原抗体常常与抗磷脂抗体综合征相关。抗磷脂抗体综合征是由狼疮抗凝物所致的疾病，这种抗凝物是一种能使体外磷脂依赖的凝血实验延长的抗体。阴离子磷脂是狼疮抗凝物结合的蛋白抗原（主要为 β2 糖蛋白 I[82] 和凝血酶原[83]）的辅因子。抗体-抗原的复合物与凝血因子竞争结合凝血实验中的磷脂，并产生了狼疮抗凝物现象。

最初，对一个严重低凝血酶原血症患者的研究表明了在狼疮抗凝物活性的生成中凝血酶原的作用。然而，在缺乏低凝血酶原血症时，狼疮抗凝物患者无出血倾向，并且狼疮抗凝物的患者的出血不常见[84]。在这些患者中，凝血酶原抗体与血栓发生率增高相关[85]。在有抗磷脂抗体和低凝血酶原的患者中，存在急性非抑制性的抗体和低凝血酶原水平，这表明其低凝血酶原血症是由抗原-抗体复合物的快速清除所致[86]。然而，有狼疮抗凝物的大部分患者都能检测到抗凝血酶原抗体，但没有低凝血酶原血症[87]。因此，在狼疮抗凝物的患者中，抗体介导的低凝血酶原血症似乎代表了凝血酶原的自身免疫应答的一种相对少见的进化方式。

抗蛋白 C 系统各成员的抗体

与致命的血栓性疾病相关的获得性抗蛋白 C 的抑制物已

见报道[88]，但极为罕见。相反，致病性的抗蛋白 S 的抗体却极为普遍。在 15 例获得性蛋白 S 缺乏中 5 例检测到蛋白 S 抑制性抗体[89]。除抗心磷脂、β2 糖蛋白 I、凝血酶原或蛋白 C 的抗体外，抗蛋白 S 的抗体可能也是静脉血栓形成的危险因素，并可在体外用活化蛋白 C 抵抗来检测[90]。在抗磷脂抗体综合征的患者中存在抗内皮细胞蛋白 C 受体的抗体，并与死胎相关[91]。

获得性抗其他凝血因子的抗体

除了能导致获得性出血疾病的因子 V、因子 VIII 和凝血酶原抗体外，临床上其他凝血因子的抗体是罕见的。与获得性血友病 A 不同，获得性血友病 B 也是极为罕见的[92,93]。在无症状和异常出血的患者中已发现抗纤维蛋白原抗体的患者[94,95]。与获得性抗因子 VII[96]、X[97]、XI[98] 及 XIII[98~107] 抑制物相关的严重出血性疾病的患者亦见报道。vWF 抗体可发生于 3 型 vWF 患者输注富含 vWF 的血浆浓缩物之后[108]。获得性 vWF 缺乏患者可由 vWF 因子被肿瘤细胞吸收导致高分子量 vWF 多聚体丢失，或由于抗体结合于 vWF 所致[109]。

译：王兆钺 互审：胡豫 校对：朱力

参考文献

1. Margolius A Jr, Jackson DP, Ratnoff OD: Circulating anticoagulants: A study of 40 cases and a review of the literature. *Medicine (Baltimore)* 40:145–202, 1961.
2. Collins PW, Hirsch S, Baglin TP, et al: Acquired hemophilia A in the United Kingdom: A 2-year national surveillance study by the United Kingdom Haemophilia Centre Doctors' Organisation. *Blood* 109(5):1870–1877, 2007.
3. Borg JY, Guillet B, Le Cam-Duchez V, et al: Outcome of acquired haemophilia in France: The prospective SACHA (Surveillance des Auto antiCorps au cours de l'Hemophilie Acquise) registry. *Haemophilia* 19(4):564–570, 2013.
4. Knoebl P, Marco P, Baudo F, et al: Demographic and clinical data in acquired hemophilia A: Results from the European Acquired Haemophilia Registry (EACH2). *J Thromb Haemost* 10(4):622–631, 2012.
5. Green D, Lechner K: A survey of 215 non-hemophilic patients with inhibitors to Factor VIII. *Thromb Haemost* 45(3):200–203, 1981.
6. Hogquist KA, Baldwin TA, Jameson SC: Central tolerance: Learning self-control in the thymus. *Nat Rev Immunol* 5(10):772–782, 2005.
7. Janeway CA Jr, Medzhitov R: Innate immune recognition. *Annu Rev Immunol* 20: 197–216, 2002.
8. Matzinger P: Tolerance, danger, and the extended family. *Annu Rev Immunol* 12: 991–1045, 1994.
9. Rubtsov AV, Swanson CL, Troy S, et al: TLR agonists promote marginal zone B cell activation and facilitate T-dependent IgM responses. *J Immunol* 180(6):3882–3888, 2008.
10. Lollar P: Pathogenic antibodies to coagulation factors. Part one: Factor VIII and factor IX. *J Thromb Haemost* 2(7):1082–1095, 2004.
11. Dunn AL, Abshire TC: Current issues in prophylactic therapy for persons with hemophilia. *Acta Haematol* 115(3–4):162–171, 2006.
12. Franchini M, Lippi G: Acquired factor VIII inhibitors. *Blood* 112(2):250–255, 2008.
13. White GC 2nd, Kempton CL, Grimsley A, et al: Cellular immune responses in hemophilia: Why do inhibitors develop in some, but not all hemophiliacs? *J Thromb Haemost* 3(8):1676–1681, 2005.
14. Lorenzo JI, Lopez A, Altisent C, Aznar JA: Incidence of factor VIII inhibitors in severe haemophilia: The importance of patient age. *Br J Haematol* 113(3):600–603, 2001.
15. Lusher JM, Arkin S, Abildgaard CF, Schwartz RS: Recombinant factor VIII for the treatment of previously untreated patients with hemophilia A. Safety, efficacy, and development of inhibitors. Kogenate Previously Untreated Patient Study Group. *N Engl J Med* 328(7):453–459, 1993.
16. Gouw SC, van der Bom JG, Marijke van den Berg H: Treatment-related risk factors of inhibitor development in previously untreated patients with hemophilia A: The CANAL cohort study. *Blood* 109(11):4648–4654, 2007.
17. Astermark J, Berntorp E, White GC, et al: The Malmo International Brother Study (MIBS): Further support for genetic predisposition to inhibitor development in hemophilia patients. *Haemophilia* 7(3):267–272, 2001.
18. Astermark J, Oldenburg J, Escobar M, et al: The Malmo International Brother Study (MIBS). Genetic defects and inhibitor development in siblings with severe hemophilia A [see comment]. *Haematologica* 90(7):924–931, 2005.
19. Goodeve A: The incidence of inhibitor development according to specific mutations—and treatment? [review] [8 refs]. *Blood Coagul Fibrinolysis* 14 Suppl 1:S17–S21, 2003.
20. Oldenburg J, Schroder J, Brackmann HH, et al: Environmental and genetic factors influencing inhibitor development [review] [44 refs]. *Semin Hematol* 41(1 Suppl 1): 82–88, 2004.
21. Hendrickson JE, Desmarets M, Deshpande SS, et al: Recipient inflammation affects the frequency and magnitude of immunization to transfused red blood cells. *Transfusion* 46(9):1526–1536, 2006.

22. Hendrickson JE, Chadwick TE, Roback JD, et al: Inflammation enhances consumption and presentation of transfused RBC antigens by dendritic cells. *Blood* 110(7):2736–2743, 2007.
23. Meeks SL, Healey JF, Parker ET, et al: Antihuman factor VIII C2 domain antibodies in hemophilia A mice recognize a functionally complex continuous spectrum of epitopes dominated by inhibitors of factor VIII activation. *Blood* 110(13):4234–4242, 2007.
24. Stowell SR, Henry KL, Smith NH, et al: Alloantibodies to a paternally derived RBC KEL antigen lead to hemolytic disease of the fetus/newborn in a murine model. *Blood* 122(8):1494–1504, 2013.
25. Martin F, Kearney JF: Marginal-zone B cells. *Nat Rev Immunol* 2(5):323–335, 2002.
26. Navarrete A, Dasgupta S, Delignat S, et al: Splenic marginal zone antigen-presenting cells are critical for the primary allo-immune response to therapeutic factor VIII in hemophilia A. *J Thromb Haemost* 7(11):1816–1823, 2009.
27. Zhang AH, Skupsky J, Scott DW: Effect of B-cell depletion using anti-CD20 therapy on inhibitory antibody formation to human FVIII in hemophilia A mice. *Blood* 117(7):2223–2226, 2011.
28. Bachmann MF, Rohrer UH, Kundig TM, et al: The influence of antigen organization on B cell responsiveness. *Science* 262(5138):1448–1451, 1993.
29. Kempton CL, White GC 2nd: How we treat a hemophilia A patient with a factor VIII inhibitor. *Blood* 113(1):11–17, 2009.
30. Meeks SL, Cox CL, Healey JF, et al: A major determinant of the immunogenicity of factor VIII in a murine model is independent of its procoagulant function. *Blood* 120(12):2512–2520, 2012.
31. Hoyer LW, Gawryl MS, de la Fuente B: Immunochemical characterization of factor VIII inhibitors. *Prog Clin Biol Res* 150:73–85, 1984.
32. Lollar P, Parker CG: Subunit structure of thrombin-activated porcine factor VIII. *Biochemistry* 28(2):666–674, 1989.
33. Fulcher CA, de Graaf Mahoney S, Roberts JR, et al: Localization of human factor FVIII inhibitor epitopes to two polypeptide fragments. *Proc Natl Acad Sci U S A* 82(22):7728–7732, 1985.
34. Prescott R, Nakai H, Saenko EL, et al: The inhibitor antibody response is more complex in hemophilia A patients than in most nonhemophiliacs with factor VIII autoantibodies. Recombinate and Kogenate Study Groups. *Blood* 89(10):3663–3671, 1997.
35. Scandella D, Mattingly M, de Graaf S, Fulcher CA: Localization of epitopes for human factor VIII inhibitor antibodies by immunoblotting and antibody neutralization. *Blood* 74(5):1618–1626, 1989.
36. James JA, Harley JB: B-cell epitope spreading in autoimmunity. *Immunol Rev* 164:185–200, 1998.
37. Healey JF, Barrow RT, Tamim HM, et al: Residues Glu2181-Val2243 contain a major determinant of the inhibitory epitope in the C2 domain of human factor VIII. *Blood* 92(10):3701–3709, 1998.
38. Lollar P, Parker ET, Curtis JE, et al: Inhibition of human factor VIIIa by anti-A2 subunit antibodies. *J Clin Invest* 93(6):2497–2504, 1994.
39. Healey JF, Lubin IM, Nakai H, et al: Residues 484–508 contain a major determinant of the inhibitory epitope in the A2 domain of human factor VIII. *J Biol Chem* 270(24):14505–14509, 1995.
40. Arai M, Scandella D, Hoyer LW: Molecular basis of factor VIII inhibition by human antibodies. Antibodies that bind to the factor VIII light chain prevent the interaction of factor VIII with phospholipid. *J Clin Invest* 83(6):1978–1984, 1989.
41. Nogami K, Shima M, Hosokawa K, et al: Factor VIII C2 domain contains the thrombin-binding site responsible for thrombin-catalyzed cleavage at Arg1689. *J Biol Chem* 275(33):25774–25780, 2000.
42. Nogami K, Shima M, Hosokawa K, et al: Role of factor VIII C2 domain in factor VIII binding to factor Xa. *J Biol Chem* 274(43):31000–31007, 1999.
43. Saenko EL, Shima M, Rajalakshmi KJ, Scandella D: A role for the C2 domain of factor VIII in binding to von Willebrand factor. *J Biol Chem* 269(15):11601–11605, 1994.
44. Meeks SL, Healey JF, Parker ET, et al: Nonclassical anti-C2 domain antibodies are present in patients with factor VIII inhibitors. *Blood* 112(4):1151–1153, 2008.
45. Algiman M, Dietrich G, Nydegger UE, et al: Natural antibodies to factor VIII (anti-hemophilic factor) in healthy individuals. *Proc Natl Acad Sci U S A* 89(9):3795–3799, 1992.
46. Gilles JG, Saint-Remy JM: Healthy subjects produce both anti-factor VIII and specific anti-idiotypic antibodies. *J Clin Invest* 94(4):1496–1505, 1994.
47. Guilbert B, Dighiero G, Avrameas S: Naturally occurring antibodies against nine common antigens in human sera. I. Detection, isolation and characterization. *J Immunol* 128(6):2779–2787, 1982.
48. Baudo F, Collins P, Huth-Kuhne A, et al: Management of bleeding in acquired hemophilia A: Results from the European Acquired Haemophilia (EACH2) Registry. *Blood* 120(1):39–46, 2012.
49. Ludlam CA, Morrison AE, Kessler C: Treatment of acquired hemophilia. *Semin Hematol* 31(2 Suppl 4):16–19, 1994.
50. Kasper CK, Aledort L, Aronson D, et al: Proceedings: A more uniform measurement of factor VIII inhibitors. *Thromb Diath Haemorrh* 34(2):612, 1975.
51. Verbruggen B, Novakova I, Wessels H, et al: The Nijmegen modification of the Bethesda assay for factor VIII:C inhibitors: Improved specificity and reliability. *Thromb Haemost* 73(2):247–251, 1995.
52. Giles AR, Verbruggen B, Rivard GE, et al: A detailed comparison of the performance of the standard versus the Nijmegen modification of the Bethesda assay in detecting factor VIII:C inhibitors in the haemophilia A population of Canada. Association of Hemophilia Centre Directors of Canada. Factor VIII/IX Subcommittee of Scientific and Standardization Committee of International Society on Thrombosis and Haemostasis. *Thromb Haemost* 79(4):872–875, 1998.
53. Batty P, Platton S, Bowles L, et al: Pre-analytical heat treatment and a FVIII ELISA improve factor VIII antibody detection in acquired haemophilia A. *Br J Haematol* 166(6):953–956, 2014.
54. Soucie JM, Miller CH, Kelly FM, et al: A study of prospective surveillance for inhibitors among persons with haemophilia in the United States. *Haemophilia* 20(2):230–237, 2014.
55. Biggs R, Austen DE, Denson KW, et al: The mode of action of antibodies which destroy factor VIII. II. Antibodies which give complex concentration graphs. *Br J Haematol* 23(2):137–155, 1972.
56. Hoyer LW, Scandella D: Factor VIII inhibitors: Structure and function in autoantibody and hemophilia A patients. *Semin Hematol* 31(2 Suppl 4):1–5, 1994.
57. Collins PW, Chalmers E, Hart DP, et al: Diagnosis and treatment of factor VIII and IX inhibitors in congenital haemophilia: (4th edition). UK Haemophilia Centre Doctors Organization. *Br J Haematol* 160(2):153–170, 2013.
58. Franchini M, Lippi G: The use of desmopressin in acquired haemophilia A: A systematic review. *Blood Transfus* 9(4):377–382, 2011.
59. Astermark J, Donfield SM, DiMichele DM, et al: A randomized comparison of bypassing agents in hemophilia complicated by an inhibitor: The FEIBA NovoSeven Comparative (FENOC) Study. *Blood* 109(2):546–551, 2007.
60. Young G, Sorensen B, Dargaud Y, et al: Thrombin generation and whole blood viscoelastic assays in the management of hemophilia: Current state of art and future perspectives. *Blood* 121(11):1944–1950, 2013.
61. Brettler DB, Forsberg AD, Levine PH, et al: The use of porcine factor VIII concentrate (Hyate:C) in the treatment of patients with inhibitor antibodies to factor VIII. A multicenter US experience. *Arch Intern Med* 149(6):1381–1385, 1989.
62. Hay CR: Porcine factor VIII: Past, present and future. *Haematologica* 85(10 Suppl):21–24; discussion 24–25, 2000.
63. Kruse-Jarres R, St-Louis J, Greist A, et al: Efficacy and safety of OBI-1, an antihaemophilic factor VIII (recombinant), porcine sequence, in subjects with acquired haemophilia A. *Haemophilia* 21(2):162–170,2015.
64. Kempton CL, Abshire TC, Deveras RA, et al: Pharmacokinetics and safety of OBI-1, a recombinant B domain-deleted porcine factor VIII, in subjects with haemophilia A. *Haemophilia* 18(5):798–804, 2012.
65. Collins P, Baudo F, Huth-Kuhne A, et al: Consensus recommendations for the diagnosis and treatment of acquired hemophilia A. *BMC Res Notes* 3:161, 2010.
66. Green D, Rademaker AW, Briet E: A prospective, randomized trial of prednisone and cyclophosphamide in the treatment of patients with factor VIII autoantibodies. *Thromb Haemost* 70(5):753–757, 1993.
67. Collins P, Baudo F, Knoebl P, et al: Immunosuppression for acquired hemophilia A: Results from the European Acquired Haemophilia Registry (EACH2). *Blood* 120(1):47–55, 2012.
68. Schoenecker JG, Johnson RK, Lesher AP, et al: Exposure of mice to topical bovine thrombin induces systemic autoimmunity. *Am J Pathol* 159(5):1957–1969, 2001.
69. Ortel TL, Charles LA, Keller FG, et al: Topical thrombin and acquired coagulation factor inhibitors: Clinical spectrum and laboratory diagnosis. *Am J Hematol* 45(2):128–135, 1994.
70. Schoenecker JG, Johnson RK, Fields RC, et al: Relative purity of thrombin-based hemostatic agents used in surgery. *J Am Coll Surg* 197(4):580–590, 2003.
71. Zehnder JL, Leung LL: Development of antibodies to thrombin and factor V with recurrent bleeding in a patient exposed to topical bovine thrombin. *Blood* 76(10):2011–2016, 1990.
72. Knobl P, Lechner K: Acquired factor V inhibitors. *Baillieres Clin Haematol* 11(2):305–318, 1998.
73. Caers J, Reekmans A, Jochmans K, et al: Factor V inhibitor after injection of human thrombin (tissucol) into a bleeding peptic ulcer. *Endoscopy* 35(6):542–544, 2003.
74. Arnaud E, Lafay M, Gaussem P, et al: An autoantibody directed against human thrombin anion-binding exosite in a patient with arterial thrombosis: Effects on platelets, endothelial cells, and protein C activation. *Blood* 84(6):1843–1850, 1994.
75. La Spada AR, Skalhegg BS, Henderson R, et al: Brief report: Fatal hemorrhage in a patient with an acquired inhibitor of human thrombin. *N Engl J Med* 333(8):494–497, 1995.
76. Lian F, He L, Colwell NS, et al: Anticoagulant activities of a monoclonal antibody that binds to exosite II of thrombin. *Biochemistry* 40(29):8508–8513, 2001.
77. Sie P, Bezeaud A, Dupouy D, et al: An acquired antithrombin autoantibody directed toward the catalytic center of the enzyme. *J Clin Invest* 88(1):290–296, 1991.
78. Macedo-Ribeiro S, Bode W, Huber R, et al: Crystal structures of the membrane-binding C2 domain of human coagulation factor V. *Nature* 402(6760):434–439, 1999.
79. Ortel TL, Devore-Carter D, Quinn-Allen M, Kane WH: Deletion analysis of recombinant human factor V. Evidence for a phosphatidylserine binding site in the second C-type domain. *J Biol Chem* 267(6):4189–4198, 1992.
80. Izumi T, Kim SW, Greist A, et al: Fine mapping of inhibitory anti-factor V antibodies using factor V C2 domain mutants. Identification of two antigenic epitopes involved in phospholipid binding. *Thromb Haemost* 85(6):1048–1054, 2001.
81. Ortel TL, Moore KD, Quinn-Allen MA, et al: Inhibitory anti-factor V antibodies bind to the factor V C2 domain and are associated with hemorrhagic manifestations. *Blood* 91(11):4188–4196, 1998.
82. McNeil HP, Simpson RJ, Chesterman CN, Krilis SA: Anti-phospholipid antibodies are directed against a complex antigen that includes a lipid-binding inhibitor of coagulation: Beta 2-glycoprotein I (apolipoprotein H). *Proc Natl Acad Sci U S A* 87(11):4120–4124, 1990.
83. Fleck RA, Rapaport SI, Rao LV: Anti-prothrombin antibodies and the lupus anticoagulant. *Blood* 72(2):512–519, 1988.
84. Feinstein DI, Rapaport SI: Acquired inhibitors of blood coagulation. *Prog Hemost Thromb* 1:75–95, 1972.
85. Lakos G, Kiss E, Regeczy N, et al: Antiprothrombin and antiannexin V antibodies imply risk of thrombosis in patients with systemic autoimmune diseases. *J Rheumatol* 27(4):924–929, 2000.
86. Bajaj SP, Rapaport SI, Fierer DS, et al: A mechanism for the hypoprothrombinemia of the acquired hypoprothrombinemia-lupus anticoagulant syndrome. *Blood* 61(4):684–692, 1983.
87. Edson JR, Vogt JM, Hasegawa DK: Abnormal prothrombin crossed-immunoelectrophoresis in patients with lupus inhibitors. *Blood* 64(4):807–816, 1984.

88. Mitchell CA, Rowell JA, Hau L, et al: A fatal thrombotic disorder associated with an acquired inhibitor of protein C. *N Engl J Med* 317(26):1638–1642, 1987.

89. Sorice M, Arcieri P, Griggi T, et al: Inhibition of protein S by autoantibodies in patients with acquired protein S deficiency. *Thromb Haemost* 75(4):555–559, 1996.

90. Nojima J, Kuratsune H, Suehisa E, et al: Acquired activated protein C resistance associated with anti–protein S antibody as a strong risk factor for DVT in non-SLE patients. *Thromb Haemost* 88(5):716–722, 2002.

91. Hurtado V, Montes R, Gris JC, et al: Autoantibodies against EPCR are found in antiphospholipid syndrome and are a risk factor for fetal death. *Blood* 104(5):1369–1374, 2004.

92. Boggio LN, Green D: Acquired hemophilia. *Rev Clin Exp Hematol* 5(4):389–404; quiz following 431, 2001.

93. Krishnamurthy P, Hawche C, Evans G, Winter M: A rare case of an acquired inhibitor to factor IX. *Haemophilia* 17(4):712–713, 2011.

94. Nawarawong W, Wyshock E, Meloni FJ, et al: The rate of fibrinopeptide B release modulates the rate of clot formation: A study with an acquired inhibitor to fibrinopeptide B release. *Br J Haematol* 79(2):296–301, 1991.

95. Ruiz-Arguelles A: Spontaneous reversal of acquired autoimmune dysfibrinogenemia probably due to an antiidiotypic antibody directed to an interspecies cross-reactive idiotype expressed on antifibrinogen antibodies. *J Clin Invest* 82(3):958–963, 1988.

96. Aguilar C, Lucia JF, Hernandez P: A case of an inhibitor autoantibody to coagulation factor VII. *Haemophilia* 9(1):119–120, 2003.

97. Rao LV, Zivelin A, Iturbe I, Rapaport SI: Antibody-induced acute factor X deficiency: Clinical manifestations and properties of the antibody. *Thromb Haemost* 72(3):363–371, 1994.

98. Goodrick MJ, Prentice AG, Copplestone JA, et al: Acquired factor XI inhibitor in chronic lymphocytic leukaemia. *J Clin Pathol* 45(4):352–353, 1992.

99. Ajzner E, Schlammadinger A, Kerenyi A, et al: Severe bleeding complications caused by an autoantibody against the B subunit of plasma factor XIII: A novel form of acquired factor XIII deficiency. *Blood* 113(3):723–725, 2009.

100. Daly HM, Carson PJ, Smith JK: Intracerebral haemorrhage due to acquired factor XIII inhibitor—Successful response to factor XIII concentrate. *Blood Coagul Fibrinolysis* 2(4):507–514, 1991.

101. Fukue H, Anderson K, McPhedran P, et al: A unique factor XIII inhibitor to a fibrin-binding site on factor XIIIA. *Blood* 79(1):65–74, 1992.

102. Krumdieck R, Shaw DR, Huang ST, et al: Hemorrhagic disorder due to an isoniazid-associated acquired factor XIII inhibitor in a patient with Waldenstrom's macroglobulinemia. *Am J Med* 90(5):639–645, 1991.

103. Lopaciuk S, Bykowska K, McDonagh JM, et al: Difference between type I autoimmune inhibitors of fibrin stabilization in two patients with severe hemorrhagic disorder. *J Clin Invest* 61(5):1196–1203, 1978.

104. Lorand L, Maldonado N, Fradera J, et al: Haemorrhagic syndrome of autoimmune origin with a specific inhibitor against fibrin stabilizing factor (factor XIII). *Br J Haematol* 23(1):17–27, 1972.

105. Lorand L, Velasco PT, Murthy SN, et al: Autoimmune antibody in a hemorrhagic patient interacts with thrombin-activated factor XIII in a unique manner. *Blood* 93(3):909–917, 1999.

106. Lorand L, Velasco PT, Rinne JR, et al: Autoimmune antibody (IgG Kansas) against the fibrin stabilizing factor (factor XIII) system. *Proc Natl Acad Sci U S A* 85(1):232–236, 1988.

107. Tosetto A, Rodeghiero F, Gatto E, et al: An acquired hemorrhagic disorder of fibrin crosslinking due to IgG antibodies to FXIII, successfully treated with FXIII replacement and cyclophosphamide. *Am J Hematol* 48(1):34–39, 1995.

108. James PD, Lillicrap D, Mannucci PM: Alloantibodies in von Willebrand disease. *Blood* 122(5):636–640, 2013.

109. Federici AB: Acquired von Willebrand syndrome: Is it an extremely rare disorder or do we see only the tip of the iceberg? *J Thromb Haemost* 6(4):565–568, 2008.

第 128 章
肝病和肝移植相关的止血功能紊乱

Frank W. G. Leebeek and Ton Lisman

摘要

　　急性肝衰竭和慢性肝病患者的止血系统都会有很多改变。首先，肝脏是合成包括促凝和抗纤溶蛋白等几乎所有凝血因子的地方，肝脏合成功能受损可使这些蛋白的合成减少；其次，肝脏与大部分活性凝血因子、蛋白抑制剂复

简写和缩略词

ADAMTS13，含凝血酶敏感蛋白基序-13 的解聚蛋白样金属蛋白酶（a disintegrin-like and metalloprotease with thrombospondin domain 13）；APTT，活化的部分凝血活酶时间（activated partial thromboplastin time）；DDAVP，1-脱氨基-8-D-精氨酸抗利尿激素（1-deamino-8-D-arginine vasopressin）；DIC，弥散性血管内凝血（disseminated intravascular coagulation）；FFP，新鲜冰冻血浆（fresh-frozen plasma）；HAT，肝动脉血栓（hepatic artery thrombosis）；INR，国际标准化比值（international normalized ratio）；ISI，国际敏感性指数（international sensitivity index）；MELD，晚期肝病模型（model of end-stage liver disease）；PAI-1，纤溶酶原激活物抑制剂 1（plasminogen activator inhibitor 1）；PFA，血小板功能分析仪（platelet function analyzer）；PT，凝血酶原时间（prothrombin time）；PVT，门静脉血栓（portal vein Thrombosis）；TAFI，凝血酶激活的纤溶抑制物（thrombin-activatable fibrinolysis inhibitor）；t-PA，组织型纤维蛋白溶解酶原激活物（tissue-type plasminogen activator）；VWF，von Willebrand 因子（von Willebrand factor）。

　　肝脏在止血系统中具有重要作用，肝间质细胞合成与出凝血相关的许多物质，如绝大多数的凝血因子（除了凝血因子Ⅷ）、生理性抗凝因子（蛋白 C、蛋白 S 和抗凝血酶）和纤溶系统的主要成分［纤溶酶原、α2 抗纤溶酶和凝血酶激活的纤溶抑制物（thrombin-activatable fibrinolysis inhibitor，TAFI）］。肝脏还通过清除循环中活化的凝血因子和酶-抑制剂复合物来调节止血与纤溶间的平衡。除此之外，由血小板、von Willebrand 因子（von Willebrand factor，VWF）及含凝血酶敏感蛋白基序-13 的解聚蛋白样金属蛋白酶（a disintegrin-like and metalloprotease with thrombospondin domain 13，ADAMTS13）介导的初期止血也有可能发生改变。因而，当肝病患者发生急慢性肝功能障碍时，会引起复杂的止血功能紊乱，可造成出血、血栓或没有出凝血改变。

合物从血液中清除有关，因此，如果肝功能受损将导致凝血系统的活化；再者，肝脏与促纤溶和抗纤溶蛋白的合成和清除有关，引起纤溶系统平衡的变化。肝病患者经常发生血小板减少及血小板功能的损伤从而影响初期止血过程。有证据表明肝病患者常常发生出血症状，主要发生在胃肠道的出血如静脉曲张出血。长期以来，人们认为肝病患者由于有上诉止血系统改变而存在高出血风险，然而，近几年这种原因导致出血的说法被质疑，因为出血是同时伴有促凝和抗凝因子及促纤溶和抗纤溶因子的减少。近期更精确的止血检验研究表明慢性肝衰竭患者的凝血酶产生是正常的，甚至有一些患者的基因表达是促凝表型。这导致在这些患者形成止血"再平衡"，对治疗有一定的指导意义。血液科及其他科室的临床医生管理处于急性肝衰竭时期的慢性肝病患者，如肝硬化患者，在进行穿刺活检，牙科操作及外科手术前都面临着是否需要纠正患者的止血功能紊乱的问题。一般来说，可以使用替代疗法如输注冰冻血浆或凝血酶原复合物。但是根据这些新发现，对于肝病患者及在肝移植过程中，内科医生使用血液成分制品的条件应该更严格。

● 慢性肝病相关止血功能紊乱

初期止血

　　超过 75% 的慢性肝病患者，特别是中重度肝硬化（child B 和 C 期）患者，血小板减少（<150 000/µl），13% 患者血小板减少到 50 000 ~ 75 000/µl[1]。脾肿大引起血小板在脾内滞留，肝病导致促血小板生成素合成减少以及消耗性凝血障碍是促使血小板减少的原因[2-5]。除此之外，在肝硬化患者体内有自身抗血小板抗体，从而降低血小板的半衰期[6]。血小板功能降低同样也能引起初期止血缺陷。体外血小板聚集实验表明肝病患者血小板对各种激动剂的应答减低。血小板功能缺陷存在多种原因：信号传导受损，获得性贮存池缺陷，血小板膜蛋白水解，以及内皮细胞来源的血小板抑制因子、一氧化氮和前列腺素的生成增加[7]。血细胞比容降低造成血小板血管壁相互作用缺陷。在血液流动状态下也发现存在血小板黏附功能的缺陷，但在一些研究中将其归因于血小板的减少和血细胞比容的降低[8-10]。利用血小板富集的血浆进行凝血酶生成试验，结果发现肝病患者和健康对照的血小板促凝血活性相似，这使得对肝病患者中血小板功能缺陷的严重程度更加产生了怀疑[11]。

　　肝病患者中经常可检测到 von Willebrand 因子（VWF）水平的过度升高，这可能是由于内毒素血症（细菌感染）引起的内皮破坏所造成的[12,13]。肝硬化患者的肝脏中 VWF 的信使 RNA（mRNA）和蛋白质表达水平是升高的，但利用瑞斯托毒素诱导血小板聚集实验来检测 VWF 的活性，结果发现 VWF 活性却变化不一[10,14-16]。高水平的 VWF 可能会纠正由于血小板减少和功能缺陷造成的止血功能障碍[13]。在血液流动状态下，肝硬化患者虽然血小板减少但是血小板黏附胶原的功能正常，可能因为血浆中高水平的 VWF。肝病患者中，由于肝脏星形细胞合成的 VWF 裂解蛋白酶 ADAMTS13（含凝血酶敏感蛋白 1 型重

复区的金属蛋白酶)减少,VWF 多聚体的大小和活性的调控可能受到破坏[17]。然而,一些研究表明,肝硬化患者血浆中大部分活化的高分子量 VWF 多聚体减少,胞浆素或其他蛋白酶可能是调节其减少的原因[18,19]。初期止血的经典试验如出血时间,因其预测出血方法的结果不稳定和多变已经过时,但在肝病患者其结果仍可能不正常。同样,最新的初期止血检测,例如血小板功能分析仪(platelet function analyzer,PFA),显示肝病患者对不同激动剂血小板封闭时间延长,然而对于出血预测的价值还不明确[20]。

二期止血:凝血和抗凝

肝脏是合成促凝血蛋白的器官,因而当患者发生肝衰竭时,经常会出现凝血因子 V、Ⅶ、Ⅸ、Ⅹ、Ⅺ和凝血酶原水平的下降[21]。相比之下,因子Ⅷ水平反而升高,原因可能与其载体蛋白 VWF 水平的升高和肝低密度脂蛋白相关受体从循环中清除因子Ⅷ能力下降有关[14]。因子Ⅷ主要由肝窦内皮细胞合成,肝病时其功能未受影响[14,22]。获得性维生素 K 羧化酶缺乏能够引起凝血因子缺陷。由于维生素 K 的缺乏和 γ-谷氨酸羧化酶的生成减少,维生素 K 依赖的凝血因子Ⅱ、Ⅶ、Ⅸ和 X 会出现一定比例的羧化谷氨酸羧基残基的缺陷,从而造成这些因子的功能受损[23]。另一方面,肝病患者体内,抗凝血因子蛋白 C、蛋白 S、抗凝血酶、肝素辅因子Ⅱ和 α2-巨球蛋白的水平是降低的[24]。纤维蛋白原水平尽管在慢性肝病患者中是正常的,但失代偿肝硬化或急性肝衰竭患者中可能是降低的[25]。各种类型肝病中都可经常检测到纤维蛋白原质的缺陷[26]。凝血筛查试验,如凝血酶原时间(prothrombin time,PT)和活化的部分凝血活酶时间(activated partial thromboplastin time,APTT),在肝衰竭患者中经常出现延长,传统上认为这些结果反映了患者的低凝状态。PT 和 APTT 与血浆中的促凝蛋白水平密切相关,但与天然的抗凝物质(如蛋白 C、蛋白 S 和抗凝血酶)的水平高低无关。与更精确的凝血检验(如总凝血酶生成试验)相比,PT 和 APTT 试验存在很多局限性。在总凝血酶生成试验中,肝硬化患者在凝血时总凝血酶生成的比正常对照少[11,27,28]。然而,当存在可活化蛋白 C 的血栓调节蛋白时,患者与对照的总凝血酶生成却没有差别。尽管常规试验发现异常,其他人发现表明没有添加血栓调节蛋白凝血酶也正常合成,甚至在添加血栓调节蛋白后,凝血酶合成增加[29,30]。这些结果提示,肝衰竭患者体内的凝血酶生成可以是正常的,延长的 PT 不一定提示存在出血危险。这些发现都表明着促凝和抗凝因子同时减少可以形成止血系统再平衡[31]。

尽管 PT 在肝病患者使用有局限性,但是 PT 的衍生物国际标准化比值(international normalized ratio,INR)仍然用于急慢性肝病患者预后评分中。如用晚期肝病模型(model of end-stage liver disease,MELD)评分确定肝移植适应证。过去 INR 仅用于监测维生素 K 拮抗剂进行的抗凝治疗。肝病患者中 INR 在不同实验室间存在很大的差异,容易造成同一患者样本在不同实验室检测时其 MELD 评分差别较大[32,33]。肝病患者血浆标本校正获得的国际敏感性指数(international sensitivity index,ISI)可以减少这种差异[34,35]。

纤维蛋白溶解系统

除组织纤溶酶原激活物(tissue-type plasminogen activator,t-PA)和纤溶酶原激活物抑制物 1(plasminogen activator inhibitor

1,PAI-1)外,肝脏可合成纤维蛋白溶解相关的其他所有蛋白[36]。因而,肝脏疾病可引起血浆中纤溶酶原、α2-抗纤溶酶、TAFI 和ⅩⅢ因子的水平降低。由于内皮细胞的分泌减少和(或)患病肝脏的清除功能降低,t-PA 的血浆水平是升高的。PAI-1 的血浆水平虽也升高,但升高水平不如 t-PA[31],这可以引起纤溶系统再平衡的形成[37]。以各种凝块溶解试验以及测定 D-二聚体、纤维蛋白(纤维蛋白原)降解产物和纤溶酶-抗纤溶酶复合物[36]等体外实验为基础,人们一直认为大多数慢性肝病患者纤溶蛋白溶解亢进。然而,许多近期研究表明,肝硬化患者中尽管发现了 TAFI 的降低和 D-二聚体的升高,但未检测到纤溶的亢进[38,39]。一项采用两种方法检测不同程度肝硬化患者体内纤维蛋白溶解的实验结果与这个结论不同。约 40% 的患者在两种检测显现出纤溶亢进,60% 的患者在一种检测中显示纤溶能力增加特别是重度肝功能紊乱[40]。肝硬化患者中的纤溶亢进与内毒素血症诱导的轻度弥散性血管内凝血(disseminated intravascular coagulation,DIC)有关,表现为凝血酶原片段 1+2、纤维蛋白肽 A、D-二聚体、凝血酶-抗凝血酶复合物和纤溶酶-抗纤溶酶复合物升高[41]。然而,也有争论认为这些指标的升高可能是由于肝脏对其的清除减少所致,而不是由于 DIC 的作用。有报道发现创伤后有胃肠道或软组织出血的肝病患者纤溶活性增加[42,43]。

● 慢性肝病中止血系统的再平衡

长期以来人们坚信肝病患者因为凝血因子合成减少和止血系统其他改变处于出血高风险的状态。最近研究用更精确的止血检验研究表明慢性肝衰竭患者的凝血酶产生是正常的,甚至有一些患者的基因表达是促凝表型[24,27,44]。由于肝病患者中促凝和抗凝蛋白都降低,止血系统出现了再平衡(表 128-1)[24,31,45],除了高水平的 VWF 抵消了血小板数目的减少和血小

表 128-1	肝病患者中可促进出血(左)或促进血栓形成(右)的止血系统的改变
削弱止血的改变	**促进止血的改变**
初期止血	
血小板减少	高水平的 VWF
血小板功能缺陷	ADAMTS13 水平降低
一氧化氮和前列腺素的生成增加	
二期止血	
低水平的Ⅱ、V、Ⅶ、Ⅸ、X 和 FⅪ	高水平的Ⅷ因子
维生素 K 缺乏	蛋白 C、蛋白 S、抗凝血酶、素辅因子Ⅱ和 α2-巨球蛋白减少
纤维蛋白原异常	
纤溶系统	
低水平的 α2-抗纤溶酶、ⅩⅢ因子和 TAFI	低水平的纤溶酶原、高水平的 PAI-1
t-PA 水平的升高	

ADAMTS13,含凝血酶敏感蛋白基序-13 的解聚蛋白样金属蛋白酶;PAI-I,纤溶酶原激活物抑制剂 1;TAFI,凝血酶激活的纤溶抑制物;t-PA,组织型纤维蛋白溶解酶原激活物;VWF,von Willebrand 因子。

板功能的损伤,在多数患者体内,纤溶抑制剂的减少也和促纤溶因子的减少相抵消[13,38]。这些导致患者形成止血系统的再平衡模式,对治疗有重要的指导意义[24,31]。这可以解释为什么大部分肝病患者在做创伤性诊疗时(无论是穿刺、活检这些微创操作还是包括肝移植这样的大型外科手术)通常不出现严重出血的临床表现[46,47]。而且还可以解释为什么肝病患者得静脉血栓的风险较正常人高,包括肝特异性血栓和深静脉血栓[48~50]。然而,肝病患者的这种止血系统再平衡非常脆弱,在某个特定触发因素下很容易出现出血或血栓。就目前的实验室检查来说,尚不能辨别哪些患者更易出血,哪些患者更易形成血栓。肝病患者发生止血系统复杂的变化在表128-1中列出。肝病患者微弱的止血系统再平衡在发生并发症时容易被破坏,例如细菌感染,肾衰竭。治疗这些并发症十分重要,可以减少出血和血栓形成的风险[51]。

急性肝衰竭的止血改变

急性肝衰竭患者,例如对乙酰氨基酚中毒,止血系统有重大改变。凝血因子重度减少,INR 明显延长[52]然而,急性肝衰竭患者的凝血酶生成完好,血栓弹性图没有任何改变[53,54]。与慢性肝病患者相比,急性肝衰竭患者的血小板计数大多数是正常的,VWF 水平升高,ADAMTS13 水平极度减少。这种不平衡使机体处于易形成血栓的状态[55]。PAI-1 水平升高,纤溶酶原水平降低导致急性肝衰竭患者处于低纤溶状态[53,56]。在急性肝衰竭患者体内检测到促凝微粒明显增加[57],而自发性的出血并不常见[58]。

肝移植中的止血改变

急慢性肝衰竭患者进行在进行肝移植时,可能出现明显的,有时甚至是威胁生命的出血,从而需要输注大量凝血因子和红细胞,这就使肝移植变得复杂[59]。因此,在移植术前和术中也需要输注血制品来纠正止血功能紊乱。外科技术和麻醉护理的改进使肝移植的失血量明显减少。目前移植中心的 50% ~80% 的肝移植患者不再使用血制品[60,61]。对外科手术各个阶段凝血特点更详细的了解也是这一改变的原因所在。在肝移植的第一阶段(即患病肝脏的切除)中,止血功能较手术前没有发生进一步恶化[62]。但在病肝切除后的无肝期,可能会发生较严重的止血功能紊乱。因为活化的凝血因子没有及时从循环中清除掉,可能会发生 DIC,从而会消耗血小板和凝血因子,引起继发性纤溶亢进。而且,由于 t-PA 不能被清除掉,也可以发生原发性纤溶亢进[63]。肝移植中最严重的止血改变发生在供者肝的再灌注后。血小板被蓄积于移植肝脏中,引起血小板的进一步减少,并通过内皮细胞的凋亡造成移植肝脏的破坏[64]。内皮受损可引起组织因子和 t-PA 从再灌注移植肝脏中释放,并造成伴随继发性纤溶的 DIC 以及原发性纤溶[63]。而且,移植肝脏释放的肝素样物质可抑制凝血功能[65]。此外,这一时期低温、代谢性酸中毒和血液稀释都可加重止血的改变。

肝移植中,VWF 和 ADAMT13 之间的平衡发生改变,VWF 处于较高水平并具有较强的功能活性,ADAMTS13 水平下降,这些可能部分纠正止血功能紊乱[66]。再灌注后,血小板计数和止血蛋白处于最低点,随后在手术后早期逐渐升高。然而,促凝因子水平的升高快于抗凝因子,造成暂时的高凝状态[67]。手术后马上发生的 PAI-1 水平的瞬时升高可造成低纤溶状态,有可能进一步加重高凝状态。

肝病患者的临床问题

肝病患者的出血

尽管精确的止血试验显示只有少数慢性肝病患者有初期止血紊乱,低凝状态,纤溶亢进的表现,但是肝病患者经常出现出血症状[24]。这是因为患者个体仍然有止血功能的受损或者其他非止血系统原因引起的出血[68]。肝病患者最严重的出血是食管静脉曲张破裂出血,其原因主要是由于局部的血管畸形和内脏血压升高,而不一定是由于止血功能紊乱。偶尔,受损的止血系统可引起挫伤、紫癜、鼻出血、齿龈出血、月经过多和胃肠道出血。过去经常有急性肝衰竭患者发生出血的报道,但是,最近的研究表明自发出血很少发生[58]。

肝病患者的止血管理

出血时的止血管理

肝病患者静脉曲张破裂出血应该立刻进行局部介入治疗,如内镜下套扎止血或者分流手术(经颈静脉肝内门脉系统分流术,TIPS)[69]。液体复苏以防低血压,严格的血制品输注除非有血红蛋白过低[70]。因为没有证据表明静脉破裂出血的风险与止血功能的改变有关,因此不具备输注凝血因子的指征。输注血浆甚至因增加门脉压力而导致更多的出血[71,72]。肝病患者经常在消化性溃疡的基础上出现上消化道出血。在上消化道出血患者的临床随机实验中,输注重组Ⅶa 因子不能减少出血和死亡率[72]。最近止血粉被成功的用于其他止血方法无效的部分患者,但是其广泛使用还需要数据量更大的随机试验的支持[73,74]。预防性治疗是防止静脉曲张破裂出血的最重要的治疗,例如套扎止血。

肝病患者更常出现小范围的出血,例如挫伤、紫癜、齿龈出血,但是这些症状经常不需要治疗,或者采用局部止血措施可以终止。类似鼻出血的皮肤黏膜出血,可以用纤溶抑制剂治疗,如氨甲环酸,口服避孕药治疗月经过多。即使没有肝脏疾病,血小板严重减少($<50\,000/\mu l$)应该输注血小板以防出血。

外科手术前的止血管理

传统的指南建议基本止血功能检测不正常的肝病患者不进行侵入性操作,除非止血功能经过血制品及止血药的使用已经纠正。有以下几个理由质疑了这种预防方法的原理。首先,最重要的是肝病患者出血风险与凝血功能检测不正常不完全相关。正如前面提到的,传统认为这些检测结果反映低凝状态,但是并不增加进行侵入性操作后出血的发生[75~77]。例如,大量队列研究表明肝病和腹水患者 INR 的延长与大容量穿刺术后出血不相关[75]。其次,血制品的输注极少能使凝血检测变正常,也没有证据支持预防性输注有效[78,79]。此外,输血会增加如过敏反应,容量负荷过量,病原体的传播等副作用发生的风险[80]。因此,目前美国肝病协会(AASLD)不建议在进行侵入性操作前,如肝活检,输注新鲜冰冻血浆(fresh-frozen plasma,

FFP)来预防性纠正 PT[81],而其他一些指南低级别证据推荐使用 FFP 的证据较少[82]。肝病和 INR 延长的患者建议使用维生素 K,但是临床效果依旧不确定[83]。

大部分肝硬化患者血小板轻度减少,不会引起自发性出血或进行微小的侵入性操作后出血。肝硬化患者的出血时间以及用 PFA-100 检测的血小板封闭时间的延长可以说明血小板功能缺陷,但没有证据表明这些结果可以预测出血可能性。不过,一项早期的研究表明出血时间的延长使肝活检后出血的风险增加了五倍[84]。虽然肝病患者在使用 1-脱氧-8-右旋精氨酸加压素(1-deamino-8-D-arginine vasopressin, DDAVP)后出血时间变短[85],但是 DDAVP 对食管静脉曲张破裂出血、肝切除[86]和肝移植[87]中的出血没有作用。尽管许多研究没有论及,但是进行侵入性操作出现的出血与血小板计数低有关[88,89]。如果血小板计数低于 50×10^9/L,无论是否有肝病,建议预防性的输注血小板[90]。脑部侵入性操作输血小板的指征提高到 100×10^9/L[91]。丙型肝炎患者可以采用促血小板生成素类似物(艾曲波帕)这一新的策略改善其初期止血功能。在一项研究中,短期服用艾曲波帕可用于进行侵入性操作前提升血小板的水平。使用艾曲波帕有增加血栓形成的风险,但这项研究显示服药与对照组的出血症状没有差别,可能与肝病患者体内高水平的 VWF 有关[92,93]。肝病患者进行外科操作前没有指征用艾曲波帕治疗血小板减少。

一般的黏膜出血,提示初期止血紊乱或者纤溶亢进,建议进行外科操作后用纤溶抑制剂如氨甲环酸治疗[68,89]。因口腔黏膜纤溶活性高,在进行口腔操作时建议使用氨甲环酸。

对于进行肝手术的患者,研究显示使用纤维蛋白黏合剂可以减少出血。尽管这些产品用于肝手术横断面可以减少止血时间,但是并不改善术后出血。因此,它们的作用还不确定[94]。

肝移植的止血管理

多年来,过多的失血一直被认为是肝移植中造成并发症和死亡的一个重要原因,因此,倡导输注血制品纠正止血功能紊乱[59]。动物模型实验表明移植物的质量决定再灌注时止血功能改变的程度[59a]。肝移植患者接受扩大标准捐献的移植物(质量偏差的移植物如捐献者年龄提高,或移植物冷缺血时间延长),移植物再灌注导致的失血量会显著增加[59b]。

因为预防性输注血制品可引起严重的副作用,许多中心在肝移植前已停止使用血制品来试图增强止血功能[60]。许多中心报道有很大比例的患者不需要输注血制品也可进行肝移植手术。一项研究表明,如果通过限制血容量的补充和肝移植术中放血来控制中心静脉压,有 79% 的患者不需血制品就可进行移植[61]。在外科手术、麻醉护理和移植物保存方面积累了越来越多的经验和改良方法,这些都使对输血的需要逐渐降低。当确实发生了不可控的出血时,浓缩红细胞、血小板和 FFP 都可根据实验室指标或血栓弹力图来进行输注[95]。在无肝期和再灌注期,纤溶亢进被认为是造成止血功能紊乱的重要原因[63]。应用合成的抗纤溶药物,如氨甲环酸(一种赖氨酸类似物)和抑肽酶(一种丝氨酸蛋白酶抑制剂),可减少对红细胞和血浆的输注[96,97]。值得注意的是,由于在心脏手术患者中严重的副作用和致死性,抑肽酶已于 2008 年被清理出市场[98]。

肝病患者的血栓形成

深静脉血栓和肺栓塞

对肝病患者止血系统功能的改变进行再评价发现肝病性凝血障碍不但可以减少出血风险甚至形成易栓状态[99]。研究显示肝硬化患者可发生深静脉血栓和肺栓塞[48,100]。丹麦一项大的全国性的病例-对照研究显示,肝病患者与对照相比,发生静脉血栓栓塞的风险大大增加,肝硬化患者的比值比为 1.7,而其他肝病患者的比值比为 1.9[48]。所有肝硬化住院患者中有 0.5%～1.8% 发生了静脉血栓,因此,肝病不应该作为用低分子肝素(LMWH)预防血栓的禁忌证。术前、术中患者以及住院活动性癌症患者应该进行血栓预防性治疗。治疗肝病患者的静脉血栓栓塞是有一定困难的,因为尽管最近的研究数据表明治疗剂量的 LMWH 是安全的,肝病患者抗凝治疗相关的出血风险要大于健康人[101~104]。这进一步提示肝硬化患者的出凝血平衡易被打破。而且抗凝剂的选择也十分困难。因为抗凝血酶水平低,低分子肝素和普通肝素的使用很难监测。抗因子 Xa 的治疗因分析的困难也不能可靠地用于患者[102,105]。同样调节维生素 K 拮抗剂的使用也很困难,因潜在疾病的影响下根据 PT 预先存在的延长进行调整剂量不可靠[44]。考虑到缺乏科学研究,建议进行抗凝治疗时保持 INR 在 2.0～3.0[24]。

门静脉血栓

肝病患者可在门静脉和肠系膜静脉发生血栓。这些并发症可能是由以下原因引起的:①天然凝血抑制因子,如抗凝血酶、蛋白 C 和蛋白 S 的水平下降;②常见的遗传性血栓形成倾向,如 V 因子 Leiden、凝血酶原 G20210A 和纯合性亚甲基四氢叶酸还原酶 C677T82;③门静脉高压引起的内脏静脉循环血流的降低。非肝细胞肝癌的肝硬化患者发生门静脉血栓(portal vein thrombosis, PVT)的概率随着疾病的进展逐渐增加:在代偿性肝硬化患者中不到 1%,而在有肝移植指征的患者中其概率可达到 8%～25%[44,108]。肝硬化患者预防性使用低分子肝素能减少发生 PVT 风险甚至增加生存率[101]。肝硬化患者发生 PVT 的最佳治疗方法还不确定。虽然缺乏随机试验结果的支撑,抗凝治疗如低分子肝素,维生素 K 拮抗剂能阻止 PVT 患者血栓的进展,并且使血管再通,无论这些患者是否合并肝硬化[109,110]。然而不是所有使用抗凝治疗的肝硬化,PVT 患者会获益,应该采取个体化治疗方案[111]。一种新型直接服用口服抗凝剂近期被批准上市用来治疗深静脉血栓,最近有几例用于治疗内脏静脉血栓的报道,但是还不建议在肝病患者中使用[112]。

肝移植术后的血栓形成

肝移植术后,经常发生即刻或延迟性血栓并发症[113]。在 1.6%～8.9% 的患者中可发生肝动脉的血栓,从而造成器官衰竭,需要再次移植[114,115]。门静脉血栓或腔静脉血栓不常见[116]。尽管肝动脉血栓(hepatic artery thrombosis, HAT)被认为是一种手术并发症,但最近的证据表明,凝血活性过高和遗传性易栓症也可造成 HAT[117]。由于已知的出血危险,肝移植受者术后限制使用抗凝剂。然而,血栓性并发症又的确会发生,特别是诸如 HAT 和 PVT 之类的肝脏相关性血栓形成危害较大,因为它们可造成移植失败。一项单一的无对照的回顾性研究显示,阿司匹林可明显减低移植后 HAT 发生的危险，同时不增加出血的风险[118]。肝移植中可出现肺栓塞和心脏内血栓，提示移植过程中止血系统也可能会向促血栓形成方向发展[119]。是否其他抗凝剂也可预防术后血栓形成仍需进一步确定。

肝纤维化过程中凝血的作用

凝血酶是凝血过程中的关键酶，蛋白酶活化受体（PARs）可以调节凝血酶的一些功能。这些蛋白酶活化受体表达于肝脏星形细胞表面，来调节肝纤维化的过程。凝血酶通过蛋白酶活化的受体增强星形细胞活化来促进纤维形成[120]；实际上，促凝表型的病人，例如携带 V 因子 Leiden 突变的抗凝酶缺陷个体在病毒性肝炎时加快肝纤维化的进程[121,122]。根据这些现象，使用抗凝剂治疗可能降低纤维化，但是仍然需要临床研究进一步证实[44]。

翻译：石威 互审：朱力 校对：郭涛、胡豫

参考文献

1. Afdhal N, McHutchison J, Brown R, et al: Thrombocytopenia associated with chronic liver disease. *J Hepatol* 48(6):1000–1007, 2008.
2. Aster RH: Pooling of platelets in the spleen: Role in the pathogenesis of "hypersplenic" thrombocytopenia. *J Clin Invest* 45(5):645–657, 1966.
3. Schmidt KG, Rasmussen JW, Bekker C, Madsen PE: Kinetics and in vivo distribution of 111-In-labelled autologous platelets in chronic hepatic disease: Mechanisms of thrombocytopenia. *Scand J Haematol* 34(1):39–46, 1985.
4. Goulis J, Chau TN, Jordan S, et al: Thrombopoietin concentrations are low in patients with cirrhosis and thrombocytopenia and are restored after orthotopic liver transplantation. *Gut* 44(5):754–758, 1999.
5. Ben-Ari Z, Osman E, Hutton RA, Burroughs AK: Disseminated intravascular coagulation in liver cirrhosis: Fact or fiction? *Am J Gastroenterol* 94(10):2977–2982, 1999.
6. Kajihara M, Kato S, Okazaki Y, et al: A role of autoantibody-mediated platelet destruction in thrombocytopenia in patients with cirrhosis. *Hepatology* 37(6):1267–1276, 2003.
7. Witters P, Freson K, Verslype C, et al: Review article: Blood platelet number and function in chronic liver disease and cirrhosis. *Aliment Pharmacol Ther* 27(11):1017–1029, 2008.
8. Ordinas A, Escolar G, Cirera I, et al: Existence of a platelet-adhesion defect in patients with cirrhosis independent of hematocrit: Studies under flow conditions. *Hepatology* 24(5):1137–1142, 1996.
9. Lisman T, Adelmeijer J, de Groot PG, et al: No evidence for an intrinsic platelet defect in patients with liver cirrhosis—Studies under flow conditions. *J Thromb Haemost* 4(9):2070–2072, 2006.
10. Escolar G, Cases A, Vinas M, et al: Evaluation of acquired platelet dysfunctions in uremic and cirrhotic patients using the platelet function analyzer (PFA-100): Influence of hematocrit elevation. *Haematologica* 84(7):614–619, 1999.
11. Tripodi A, Primignani M, Chantarangkul V, et al: Thrombin generation in patients with cirrhosis: The role of platelets. *Hepatology* 44(2):440–445, 2006.
12. Ferro D, Quintarelli C, Lattuada A, et al: High plasma levels of von Willebrand factor as a marker of endothelial perturbation in cirrhosis: Relationship to endotoxemia. *Hepatology.* 23(6):1377–1383, 1996.
13. Lisman T, Bongers TN, Adelmeijer J, et al: Elevated levels of von Willebrand Factor in cirrhosis support platelet adhesion despite reduced functional capacity. *Hepatology.* 44(1):53–61, 2006.
14. Hollestelle MJ, Thinnes T, Crain K, et al: Tissue distribution of factor VIII gene expression in vivo—A closer look. *Thromb Haemost* 86(3):855–861, 2001.
15. Beer JH, Clerici N, Baillod P, et al: Quantitative and qualitative analysis of platelet GPIb and von Willebrand factor in liver cirrhosis. *Thromb Haemost* 73(4):601–609, 1995.
16. Hollestelle MJ, Geertzen HG, Straatsburg IH, et al: Factor VIII expression in liver disease. *Thromb Haemost* 91(2):267–275, 2004.
17. Mannucci PM, Canciani MT, Forza I, et al: Changes in health and disease of the metalloprotease that cleaves von Willebrand factor. *Blood* 98(9):2730–2735, 2001.
18. Federici AB, Berkowitz SD, Lattuada A, Mannucci PM: Degradation of von Willebrand factor in patients with acquired clinical conditions in which there is heightened proteolysis. *Blood* 81(3):720–725, 1993.
19. Tersteeg C, de Maat S, De Meyer SF, et al: Plasmin cleavage of von Willebrand factor as an emergency bypass for ADAMTS13 deficiency in thrombotic microangiopathy. *Circulation* 129(12):1320–1331, 2014.
20. Hugenholtz GG, Porte RJ, Lisman T: The platelet and platelet function testing in liver disease. *Clin Liver Dis* 13(1):11–20, 2009.
21. Kerr R, Newsome P, Germain L, et al: Effects of acute liver injury on blood coagulation. *J Thromb Haemost* 1(4):754–759, 2003.
22. Fahs SA, Hille MT, Shi Q, Weiler H, Montgomery RR: A conditional knockout mouse model reveals endothelial cells as the principal and possibly exclusive source of plasma factor VIII. *Blood* 123(24):3706–3713, 2014.
23. Blanchard RA, Furie BC, Jorgensen M, et al: Acquired vitamin K-dependent carboxylation deficiency in liver disease. *N Engl J Med* 305(5):242–248, 1981.
24. Tripodi A, Mannucci PM: The coagulopathy of chronic liver disease. *N Engl J Med*

365(2):147–156, 2011.
25. de Maat MP, Nieuwenhuizen W, Knot EA, et al: Measuring plasma fibrinogen levels in patients with liver cirrhosis. The occurrence of proteolytic fibrin(ogen) degradation products and their influence on several fibrinogen assays. *Thromb Res* 78(4):353–362, 1995.
26. Francis JL, Armstrong DJ: Acquired dysfibrinogenaemia in liver disease. *J Clin Pathol* 35(6):667–672, 1982.
27. Tripodi A, Salerno F, Chantarangkul V, et al: Evidence of normal thrombin generation in cirrhosis despite abnormal conventional coagulation tests. *Hepatology.* 41(3):553–558, 2005.
28. Lisman T, Bakhtiari K, Pereboom IT, et al: Normal to increased thrombin generation in patients undergoing liver transplantation despite prolonged conventional coagulation tests. *J Hepatol* 52(3):355–361, 2010.
29. Gatt A, Riddell A, Calvaruso V, et al: Enhanced thrombin generation in patients with cirrhosis-induced coagulopathy. *J Thromb Haemost* 8(9):1994–2000, 2010.
30. Potze W, Arshad F, Adelmeijer J, et al: Differential in vitro inhibition of thrombin generation by anticoagulant drugs in plasma from patients with cirrhosis. *PloS One* 9(2):e88390, 2014.
31. Lisman T, Porte RJ: Rebalanced hemostasis in patients with liver disease: Evidence and clinical consequences. *Blood* 116(6):878–885, 2010.
32. Trotter JF, Brimhall B, Arjal R, Phillips C: Specific laboratory methodologies achieve higher model for endstage liver disease (MELD) scores for patients listed for liver transplantation. *Liver Transpl* 10(8):995–1000, 2004.
33. Lisman T, van Leeuwen Y, Adelmeijer J, et al: Interlaboratory variability in assessment of the model of end-stage liver disease score. *Liver Int* 28(10):1344–1351, 2008.
34. Tripodi A, Chantarangkul V, Primignani M, et al: The international normalized ratio calibrated for cirrhosis (INR[liver]) normalizes prothrombin time results for model for end-stage liver disease calculation. *Hepatology* 46(2):520–527, 2007.
35. Bellest L, Eschwege V, Poupon R, et al: A modified international normalized ratio as an effective way of prothrombin time standardization in hepatology. *Hepatology* 46(2):528–534, 2007.
36. Leebeek FW: *Hyperfibrinolysis in Liver Disease.* CRC Press, Boca Raton, FL, 1996.
37. Leebeek FW, Kluft C, Knot EA, et al: A shift in balance between profibrinolytic and antifibrinolytic factors causes enhanced fibrinolysis in cirrhosis. *Gastroenterology* 101(5):1382–1390, 1991.
38. Lisman T, Leebeek FW, Mosnier LO, et al: Thrombin-activatable fibrinolysis inhibitor deficiency in cirrhosis is not associated with increased plasma fibrinolysis. *Gastroenterology* 121(1):131–139, 2001.
39. Stravitz RT: Potential applications of thromboelastography in patients with acute and chronic liver disease. *Nat Rev Gastroenterol Hepatol* 8(8):513–520, 2012.
40. Rijken DC, Kock EL, Guimaraes AH, et al: Evidence for an enhanced fibrinolytic capacity in cirrhosis as measured with two different global fibrinolysis tests. *J Thromb Haemost* 10(10):2116–2122, 2012.
41. Violi F, Ferro D, Basili S, et al: Association between low-grade disseminated intravascular coagulation and endotoxemia in patients with liver cirrhosis. *Gastroenterology* 109(2):531–539, 1995.
42. Francis RB Jr, Feinstein DI: Clinical significance of accelerated fibrinolysis in liver disease. *Haemostasis* 14(6):460–465, 1984.
43. Violi F, Ferro D, Basili S, et al: Hyperfibrinolysis increases the risk of gastrointestinal hemorrhage in patients with advanced cirrhosis. *Hepatology* 15(4):672–676, 1992.
44. Tripodi A, Anstee QM, Sogaard KK, et al: Hypercoagulability in cirrhosis: Causes and consequences. *J Thromb Haemost* 9(9):1713–1723, 2011.
45. Lisman T, Caldwell SH, Leebeek FW, Porte RJ: Is chronic liver disease associated with a bleeding diathesis? *J Thromb Haemost* 4(9):2059–2060, 2006.
46. Massicotte L, Lenis S, Thibeault L, et al: Effect of low central venous pressure and phlebotomy on blood product transfusion requirements during liver transplantations. *Liver Transpl* 12(1):117–123, 2006.
47. De Gottardi A, Thevenot T, Spahr L, et al: Risk of complications after abdominal paracentesis in cirrhotic patients: A prospective study. *Clin Gastroenterol Hepatol* 7(8):906–909, 2009.
48. Sogaard KK, Horvath-Puho E, Gronbaek H, et al: Risk of venous thromboembolism in patients with liver disease: A nationwide population-based case-control study. *Am J Gastroenterol* 104(1):96–101, 2009.
49. Northup PG, McMahon MM, Ruhl AP, et al: Coagulopathy does not fully protect hospitalized cirrhosis patients from peripheral venous thromboembolism. *Am J Gastroenterol* 101(7):1524–1528; quiz 1680, 2006.
50. Gulley D, Teal E, Suvannasankha A, et al: Deep vein thrombosis and pulmonary embolism in cirrhosis patients. *Dig Dis Sci* 53(11):3012–3017, 2008.
51. Vivas S, Rodriguez M, Palacio MA, et al: Presence of bacterial infection in bleeding cirrhotic patients is independently associated with early mortality and failure to control bleeding. *Dig Dis Sci* 46(12):2752–2757, 2001.
52. Munoz SJ, Rajender Reddy K, Lee W; Acute Liver Failure Study Group: The coagulopathy of acute liver failure and implications for intracranial pressure monitoring. *Neurocrit Care* 9(1):103–107, 2008.
53. Lisman T, Bakhtiari K, Adelmeijer J, et al: Intact thrombin generation and decreased fibrinolytic capacity in patients with acute liver injury or acute liver failure. *J Thromb Haemost* 10(7):1312–1319, 2012.
54. Stravitz RT, Lisman T, Luketic VA, et al: Minimal effects of acute liver injury/acute liver failure on hemostasis as assessed by thromboelastography. *J Hepatol* 56(1):129–136, 2012.
55. Hugenholtz GC, Adelmeijer J, Meijers JC, et al: An unbalance between von Willebrand factor and ADAMTS13 in acute liver failure: Implications for hemostasis and clinical outcome. *Hepatology* 58(2):752–761, 2013.
56. Pernambuco JR, Langley PG, Hughes RD, et al: Activation of the fibrinolytic system in patients with fulminant liver failure. *Hepatology* 18(6):1350–1356, 1993.
57. Stravitz RT, Bowling R, Bradford RL, et al: Role of procoagulant microparticles in mediating complications and outcome of acute liver injury/acute liver failure. *Hepatology* 58(1):304–313, 2013.
58. Munoz SJ, Stravitz RT, Gabriel DA: Coagulopathy of acute liver failure. *Clin Liver Dis*

13(1):95–107, 2009.

59. Porte RJ, Knot EA, Bontempo FA: Hemostasis in liver transplantation. *Gastroenterology* 97(2):488–501, 1989.

59a. Bakker CM, Blankensteijn JD, Schlejen P, et al: The effects of long-term graft preservation on intraoperative hemostatic changes in liver transplantation. A comparison between orthotopic and heterotopic transplantation in the pig. *HPB Surg* 7(4):265–80, 1994.

59b. de Boer MT, Westerkamp A, van den Berg AP, et al: Impact of extended criteria donor grafts on post-reperfusion transfusion requirements in liver transplantation; abstract *Liver Transpl* 15(7):S128–S129, 2009.

60. de Boer MT, Molenaar IQ, Hendriks HG, et al: Minimizing blood loss in liver transplantation: Progress through research and evolution of techniques. *Dig Surg* 22(4):265–275, 2005.

61. Massicotte L, Denault AY, Beaulieu D, et al: Transfusion rate for 500 consecutive liver transplantations: Experience of one liver transplantation center. *Transplantation* 93(12):1276–1281, 2012.

62. Kang YG, Martin DJ, Marquez J, et al: Intraoperative changes in blood coagulation and thrombelastographic monitoring in liver transplantation. *Anesth Analg* 64(9):888–896, 1985.

63. Porte RJ, Bontempo FA, Knot EA, et al: Systemic effects of tissue plasminogen activator-associated fibrinolysis and its relation to thrombin generation in orthotopic liver transplantation. *Transplantation* 47(6):978–984, 1989.

64. Sindram D, Porte RJ, Hoffman MR, et al: Platelets induce sinusoidal endothelial cell apoptosis upon reperfusion of the cold ischemic rat liver. *Gastroenterology* 118(1):183–191, 2000.

65. Agarwal S, Senzolo M, Melikian C, et al: The prevalence of a heparin-like effect shown on the thromboelastograph in patients undergoing liver transplantation. *Liver Transpl* 14(6):855–860, 2008.

66. Pereboom IT, Adelmeijer J, van Leeuwen Y, et al: Development of a severe von Willebrand factor/ADAMTS13 dysbalance during orthotopic liver transplantation. *Am J Transplant* 9(5):1189–1196, 2009.

67. Stahl RL, Duncan A, Hooks MA, et al: A hypercoagulable state follows orthotopic liver transplantation. *Hepatology* 12(3 Pt 1):553–558, 1990.

68. Boks AL, Brommer EJ, Schalm SW, Van Vliet HH: Hemostasis and fibrinolysis in severe liver failure and their relation to hemorrhage. *Hepatology* 6(1):79–86, 1986.

69. Garcia-Tsao G, Bosch J: Management of varices and variceal hemorrhage in cirrhosis. *N Engl J Med* 362(9):823–832, 2010.

70. Villanueva C, Colomo A, Bosch A, et al: Transfusion strategies for acute upper gastrointestinal bleeding. *N Engl J Med* 368(1):11–21, 2013.

71. Castaneda B, Debernardi-Venon W, Bandi JC, et al: The role of portal pressure in the severity of bleeding in portal hypertensive rats. *Hepatology* 31(3):581–586, 2000.

72. Marti-Carvajal AJ, Karakitsiou DE, Salanti G: Human recombinant activated factor VII for upper gastrointestinal bleeding in patients with liver diseases. *Cochrane Database Syst Rev* 3:CD004887, 2012.

73. Holster IL, Poley JW, Kuipers EJ, Tjwa ET: Controlling gastric variceal bleeding with endoscopically applied hemostatic powder (Hemospray). *J Hepatol* 57(6):1397–1398, 2012.

74. Sung JJ, Luo D, Wu JC, et al: Early clinical experience of the safety and effectiveness of Hemospray in achieving hemostasis in patients with acute peptic ulcer bleeding. *Endoscopy* 43(4):291–295, 2011.

75. De Gottardi A, Thevenot T, Spahr L, et al: Risk of complications after abdominal paracentesis in cirrhotic patients: A prospective study. *Clin Gastroenterol Hepatol* 7(8):906–909, 2009.

76. Piccinino F, Sagnelli E, Pasquale G, Giusti G: Complications following percutaneous liver biopsy. A multicentre retrospective study on 68,276 biopsies. *J Hepatol* 2(2):165–173, 1986.

77. Segal JB, Dzik WH, Transfusion Medicine/Hemostasis Clinical Trials Network: Paucity of studies to support that abnormal coagulation test results predict bleeding in the setting of invasive procedures: An evidence-based review. *Transfusion* 45(9):1413–1425, 2005.

78. Youssef WI, Salazar F, Dasarathy S, et al: Role of fresh frozen plasma infusion in correction of coagulopathy of chronic liver disease: A dual phase study. *Am J Gastroenterol* 98(6):1391–1394, 2003.

79. Gazzard BG, Henderson JM, Williams R: The use of fresh frozen plasma or a concentrate of factor IX as replacement therapy before liver biopsy. *Gut* 16(8):621–625, 1975.

80. Alter HJ, Klein HG: The hazards of blood transfusion in historical perspective. *Blood* 112(7):2617–2626, 2008.

81. Rockey DC, Caldwell SH, Goodman ZD, et al: American Association for the Study of Liver Diseases: Liver biopsy. *Hepatology* 49(3):1017–1044, 2009.

82. Liumbruno G, Bennardello F, Lattanzio A, et al: Recommendations for the transfusion of plasma and platelets. *Blood Transfus* 7(2):132–150, 2009.

83. Saja MF, Abdo AA, Sanai FM, et al: The coagulopathy of liver disease: Does vitamin K help? *Blood Coagul Fibrinolysis* 24(1):10–17, 2013.

84. Boberg KM, Brosstad F, Egeland T, et al: Is a prolonged bleeding time associated with an increased risk of hemorrhage after liver biopsy? *Thromb Haemost* 81(3):378–381, 1999.

85. Agnelli G, Parise P, Levi M, et al: Effects of desmopressin on hemostasis in patients with liver cirrhosis. *Haemostasis* 25(5):241–247, 1995.

86. Wong AY, Irwin MG, Hui TW, et al: Desmopressin does not decrease blood loss and transfusion requirements in patients undergoing hepatectomy. *Can J Anaesth* 50(1):14–20, 2003.

87. de Franchis R, Arcidiacono PG, Carpinelli L, et al: Randomized controlled trial of desmopressin plus terlipressin vs. terlipressin alone for the treatment of acute variceal hemorrhage in cirrhotic patients: A multicenter, double-blind study. New Italian Endoscopic Club. *Hepatology* 18(5):1102–1107, 1993.

88. Sharma P, McDonald GB, Banaji M: The risk of bleeding after percutaneous liver biopsy: Relation to platelet count. *J Clin Gastroenterol* 4(5):451–453, 1982.

89. Lisman T, Caldwell SH, Burroughs AK, et al: Hemostasis and thrombosis in patients with liver disease: The ups and downs. *J Hepatol* 53(2):362–371, 2010.

90. Violi F, Basili S, Raparelli V, et al: Patients with liver cirrhosis suffer from primary haemostatic defects? Fact or fiction? *J Hepatol* 55(6):1415–1427, 2011.

91. Slichter SJ: Evidence-based platelet transfusion guidelines. *Hematology Am Soc Hematol Educ Program* 2007:172–178.

92. Afdhal NH, Giannini EG, Tayyab G, et al: Eltrombopag before procedures in patients with cirrhosis and thrombocytopenia. *N Engl J Med* 367(8):716–724, 2012.

93. Lisman T, Porte RJ: Eltrombopag before procedures in patients with cirrhosis and thrombocytopenia. *N Engl J Med* 367(21):2055–2056, 2012.

94. de Boer MT, Boonstra EA, Lisman T, Porte RJ: Role of fibrin sealants in liver surgery. *Dig Surg* 29(1):54–61, 2012.

95. Wang SC, Shieh JF, Chang KY, et al: Thromboelastography-guided transfusion decreases intraoperative blood transfusion during orthotopic liver transplantation: Randomized clinical trial. *Transplant Proc* 42(7):2590–2593, 2010.

96. Porte RJ, Molenaar IQ, Begliomini B, et al: Aprotinin and transfusion requirements in orthotopic liver transplantation: A multicentre randomised double-blind study. EMSALT Study Group. *Lancet* 355(9212):1303–1309, 2000.

97. Boylan JF, Klinck JR, Sandler AN, et al: Tranexamic acid reduces blood loss, transfusion requirements, and coagulation factor use in primary orthotopic liver transplantation. *Anesthesiology* 85(5):1043–1048; discussion 30A–31A, 1996.

98. Fergusson DA, Hebert PC, Mazer CD, et al: A comparison of aprotinin and lysine analogues in high-risk cardiac surgery. *N Engl J Med* 358(22):2319–2331, 1996.

99. Tripodi A, Anstee QM, Sogaard KK, et al: Hypercoagulability in cirrhosis: Causes and consequences. *J Thromb Haemost* 9(9):1713–1723, 2011.

100. Northup PG, Sundaram V, Fallon MB, et al: Hypercoagulation and thrombophilia in liver disease. *J Thromb Haemost* 6(1):2–9, 2008.

101. Villa E, Camma C, Marietta M, et al: Enoxaparin prevents portal vein thrombosis and liver decompensation in patients with advanced cirrhosis. *Gastroenterology* 143(5):1253–1260, 2012.

102. Bechmann LP, Sichau M, Wichert M, et al: Low-molecular-weight heparin in patients with advanced cirrhosis. *Liver Int* 31(1):75–82, 2011.

103. Cerini F, Garcia-Pagán JC: Tromboprophylaxis with heparin in hospitalized patients with cirrhosis: Friend or foe. *Liver Int* 34(7):971–973, 2014.

104. Intagliata NM, Henry ZH, Shah N, et al: Prophylactic anticoagulation for venous thromboembolism in hospitalized cirrhosis patients is not associated with high rates of gastrointestinal bleeding. *Liver Int* 34(1):26–32, 2014.

105. Potze W, Arshad F, Adelmeijer J, et al: Routine coagulation assays underestimate levels of antithrombin-dependent drugs but not of direct anticoagulant drugs in plasma from patients with cirrhosis. *Br J Haematol* 163(5):666–673, 2013.

106. Amitrano L, Brancaccio V, Guardascione MA, et al: Inherited coagulation disorders in cirrhotic patients with portal vein thrombosis. *Hepatology* 31(2):345–348, 2000.

107. Zocco MA, Di Stasio E, De Cristofaro R, et al: Thrombotic risk factors in patients with liver cirrhosis: Correlation with MELD scoring system and portal vein thrombosis development. *J Hepatol* 51(4):682–689, 2009.

108. Okuda K, Ohnishi K, Kimura K, et al: Incidence of portal vein thrombosis in liver cirrhosis. An angiographic study in 708 patients. *Gastroenterology* 89(2):279–286, 1985.

109. Senzolo M, M Sartori T, Rossetto V, et al: Prospective evaluation of anticoagulation and transjugular intrahepatic portosistemic shunt for the management of portal vein thrombosis in cirrhosis. *Liver Int* 32(6):919–927, 2012.

110. Plessier A, Darwish-Murad S, Hernandez-Guerra M, et al: Acute portal vein thrombosis unrelated to cirrhosis: A prospective multicenter follow-up study. *Hepatology* 51(1):210–218, 2010.

111. Confer BD, Hanouneh I, Gomes M, Alraies MC: Q: Is anticoagulation appropriate for all patients with portal vein thrombosis? *Cleve Clin J Med* 80(10):611–613, 2013.

112. Intagliata N, Maitland H, Northup P, Caldwell S: Treating thrombosis in cirrhosis patients with new oral agents: Ready or not? *Hepatology* 61(2):738–739, 2015.

113. Washington K: Update on post-liver transplantation infections, malignancies, and surgical complications. *Adv Anat Pathol* 12(4):221–226, 2005.

114. Silva MA, Jambulingam PS, Gunson BK, et al: Hepatic artery thrombosis following orthotopic liver transplantation: A 10-year experience from a single centre in the United Kingdom. *Liver Transpl* 12(1):146–151, 2006.

115. Bekker J, Ploem S, de Jong KP: Early hepatic artery thrombosis after liver transplantation: A systematic review of the incidence, outcome and risk factors. *Am J Transplant* 9(4):746–757, 2009.

116. Quiroga S, Sebastia MC, Margarit C, et al: Complications of orthotopic liver transplantation: Spectrum of findings with helical CT. *Radiographics* 21(5):1085–1102, 2001.

117. Hirshfield G, Collier JD, Brown K, et al: Donor factor V Leiden mutation and vascular thrombosis following liver transplantation. *Liver Transpl Surg* 4(1):58–61, 1998.

118. Vivarelli M, La Barba G, Cucchetti A, et al: Can antiplatelet prophylaxis reduce the incidence of hepatic artery thrombosis after liver transplantation? *Liver Transpl* 13(5):651–654, 2007.

119. Warnaar N, Molenaar IQ, Colquhoun SD, et al: Intraoperative pulmonary embolism and intracardiac thrombosis complicating liver transplantation: A systematic review. *J Thromb Haemost* 6(2):297–302, 2008.

120. Jairath V, Burroughs AK: Anticoagulation in patients with liver cirrhosis: Complication or therapeutic opportunity? *Gut* 62(4):479–482, 2013.

121. Wright M, Goldin R, Hellier S, et al: Factor V Leiden polymorphism and the rate of fibrosis development in chronic hepatitis C virus infection. *Gut* 52(8):1206–1210, 2003.

122. Papatheodoridis GV, Papakonstantinou E, Andrioti E, et al: Thrombotic risk factors and extent of liver fibrosis in chronic viral hepatitis. *Gut* 52(3):404–409, 2003.

第 129 章
弥散性血管内凝血

Marcel Levi and Uri Seligsohn

摘要

当促凝物产生或进入血液并中和凝血的抗凝机制时,血管内凝血酶系统性地产生,这就导致了弥散性血管内凝血(DIC)。血管内凝血的临床表现包括:①微血栓所致的多脏器功能紊乱;②血小板、纤维蛋白原及其他凝血因子消耗引起的出血;③继发性纤溶。血液中组织因子的出现是最常见的启动因素。当在系统性炎症反应综合征(如革兰氏阴性或革兰氏阳性细菌感染、真菌血症、烧伤、严重创伤)中,单个核细胞和内皮细胞被活化产生及表达组织因子时,或当血液与组织因子在血液外的细胞膜(如恶性肿瘤、胎盘、脑、外膜细胞或创伤组织)表面接触时,这种情况就可发生。实验室特征包括血小板减少,纤维蛋白原及其他凝血因子水平降低(导致 PTT、PT 及 TT 延长),D-二聚体及纤维蛋白(原)降解产物水平升高。一些基础疾病影响这些止血参数,能导致 DIC 的假阳性诊断(如肝病相关的凝血异常及血小板减少)或 DIC 假阴性诊断(如妊娠相关的高纤维蛋白原)。每 6~8 小时重复检测这些指标可

简写和缩略词

APACHE,急性生理功能和慢性健康的评估(acute physiology and chronic health evaluation);APC,活化蛋白 C(activated protein C);APL,急性早幼粒细胞白血病(acute promyelocytic leukemia);APTT,活化的部分凝血活酶时间(activated partial thromboplastin time);ARDS,成人呼吸窘迫综合征(adult respiratory distress syndrome);AT,抗凝血酶(antithrombin);DIC,弥散性血管内凝血(disseminated intravascular coagulation);EPCR,内皮细胞蛋白 C 受体(endothelial protein CReceptor);FDP,纤维蛋白原降解产物(fibrinogen degradation product);HELLP,溶血,肝酶升高,低血小板(hemolysis,elevated liver enzymes,low platelet count);IL,白介素(interleukin);LCAD,长链脂肪酰辅酶 A 脱氢酶(long-chain acyl-coenzyme ADehydrogenase);LPS,脂多糖(lipopolysaccharide);PAI,纤溶酶原活化物抑制物(plasminogen-activator inhibitor);PAR 蛋白酶活化受体(protease-activated receptor);TAFI,凝血酶活化的纤溶抑制物(thrombin-activatable fibrinolysis inhibitor);TAT,凝血酶抗凝血酶(thrombin-antithrombin);TF,组织因子(tissue factor);TFPI,组织因子途径抑制物(tissue factor pathway inhibitor);TNF,肿瘤坏死因子(tumor necrosis factor);t-PA 组织型纤溶酶原活化物(tissue-type plasminogen activator)。

得到特异性的诊断。早期发现,基础疾病的有力治疗及生命功能的支持治疗对受累患者的存活很重要。对严重出血的患者的血液成分的治疗也是有效的,而在有限的情况下,也可用肝素治疗。血管内凝血及相关的基础疾病均有高的死亡率。器官的紊乱严重程度,止血障碍的范围和患者年龄的增加都与凶险的预后相关。

定义及历史

弥散性血管内凝血(DIC)是一临床病理综合征,即促凝物的产生及暴露不足以被生理的抗凝和内源的纤溶系统有效地平衡而引起广泛性的血管内凝血。在伴随炎症细胞活化和炎症介质释放的微循环中,内皮的紊乱在其发病机制中发挥重要的作用。DIC 可有微血栓的阻塞而致组织的缺血和血小板及凝血因子的消耗而致的出血,在某些情况下还有过度的纤溶反应。DIC 合并多种疾病,并且大量的相关的研究文献报道了其复杂的病理生理情况[1~7]。

在 1834 年,Dupuy 报道,将脑组织注入动物中引起了广泛的血管内凝血,这是 DIC 的首次描述[8]。在 1865 年,Trousseau 描述了在恶性肿瘤患者的恶病质期的血栓倾向,有时是弥散性的[9]。在 1873 年,Naunyn 发现血栓形成可由血管内注射溶解红细胞引起,Wooldridge 证明了所涉及的促凝物为红细胞基质中的一种物质[10~12]。

在 1955 年,Rantnoff 及其同事报道了发生在死胎或羊水栓塞的妇女中的止血异常,目前我们称之为 DIC[13]。Lasch 及同事引入消耗性凝血的概念及 McKay 确定 DIC 为多种疾病的病理特征后,DIC 致出血的机制才在 1961 年被澄清[1,14]。在 20 世纪 60 年代后期,大宗的病例才首次报道,随后,引入 DIC 的明确实验室标准[15]。然而,尽管积累了大量的经验,DIC 仍然面临重要的临床病理学及治疗学挑战。

病理学

在尸检中常常发现弥散性多脏器出血,出血性坏死,小血管中的微血栓及中型与大型血管中的血栓,尽管有明确的 DIC 临床与实验室征兆的患者可能没有确定的尸检发现[16,17]。相反,一些临床及实验室的征象与 DIC 不一致的患者却有典型的尸检发现[18,19]。临床、实验室及病理发现中偶然的相关性缺乏部分是死后血液多方面变化的结果,例如过度的纤溶,但在很多病例中仍不清楚[17]。最常见的弥散性血栓累及的器官是肺与肾,其次是脑、心脏、肝、脾、肾上腺、胰腺及肠道。特异性的免疫组化技术和超微结构分析显示大部分血栓由纤维蛋白单体和多聚体及血小板组成。另外,常常还有活化的单个核细胞的参与及其他炎症活化的信号[20]。在持续性的 DIC 病例中,常常可观察到微血栓的组织及内皮化。急性管状坏死较肾皮质坏死更常见[16]。

大部分慢性 DIC 患者有非细菌性血栓性心内膜炎,主要累积二尖瓣及主动脉瓣[19]。此外,在回顾性的病理学研究中,大约 50% 的非细菌性血栓性心内膜炎的患者有 DIC[18]。这些心脏损伤可能是动脉栓塞的源头,导致脑、肾及心肌的梗死。

发病机制

DIC 中的炎症及内皮

很多的"始动"因素可引起止血失衡,导致促凝状态(图129-1)。对这个失衡有影响的最重要介质是细胞因子[21]。凝血与炎症系统有广泛的交叉,炎症可导致凝血的活化,而凝血也能启动炎症活性[22]。这些相互作用在败血症诱导地特异性器官功能紊乱的凝血与炎症系统活化中被阐明[23]。毛细血管床的内皮细胞是凝血与炎症相互作用发生的最重要的界面。内皮细胞可能是组织因子的源头,因而可能参与了凝血活化的启动。所有生理性的抗凝系统及调节凝血与炎症的多种黏附分子都与内皮有关。在败血症中,内皮上的多糖蛋白复合物中的糖胺聚糖被促炎细胞因子下调,由此,累了抗凝血酶(AT),组织因子途径抑制物(TFPI),白细胞黏附,白细胞迁移的功能。由于多糖蛋白聚合物在其他内皮功能中也有作用,包括血管屏障功能的维持,一氧化氮介导的血管舒张及抗氧化活性,所有的这些过程在 DIC 中都有损伤(见下文"氧化应激与血管活性分子的作用")[24,25]。因而,多糖蛋白复合物的特异性破坏导致几分钟内凝血酶产生和血小板黏附[26,27]。

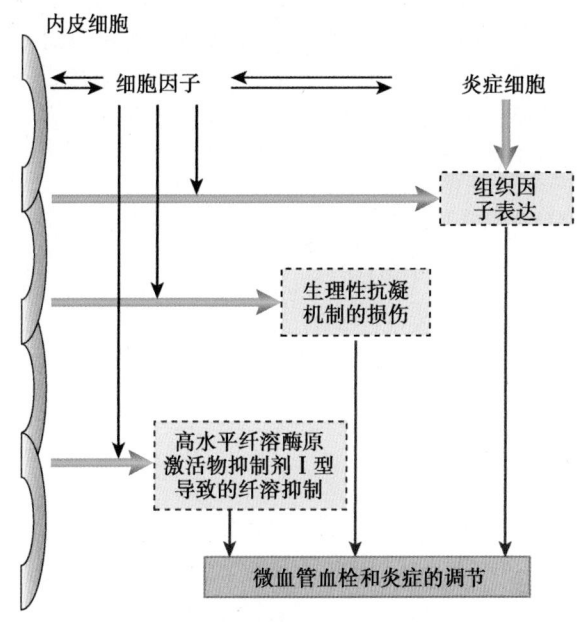

图129-1 参与弥散性血管内凝血(DIC)激活的致病途径示意图。在 DIC 中,活化的内皮细胞和单个核细胞均可能产生炎性细胞因子介导凝血激活。凝血激活是由活化的单个核细胞和内皮细胞表达的组织因子启动的。此外,内皮细胞下调生理性抗凝机制,抑制纤维蛋白溶解,进一步促进血管内纤维蛋白沉积

内皮细胞的紊乱是绝大多数 DIC 患者的必要条件。随着损伤或感染,内皮细胞的完整性也受到了破坏,单个核细胞被细胞因子及激素的信号活化,其他细胞因子及表面受体被上调,促凝蛋白及血小板被活化,内皮从抗凝表面转变为促凝表面,并且纤溶也受阻了。这一系列的变化是典型的系统性炎症反应综合征,能导致微血管的血栓形成,伴多脏器功能不全,最后多脏器衰竭。

细胞因子及组织因子的作用

在 DIC 的炎症诱导凝血的启动中,组织因子(TF)扮演了中心作用[28]。在内毒素血症及菌血症的实验模型中,封闭 TF 的活性可以完全抑制炎症诱导的凝血酶的生成[29,30]。构成性表达 TF 的绝大多数细胞在组织中,不与血液直接接触,例如大血管的外膜层。当血管的完整性被破坏或循环中的细胞,如单核细胞,被活化而表达组织因子时,组织因子就暴露于血液。体内的组织因子的表达依赖于白介素(IL)-6 产生;与其他促炎因子的抑制不一样,在实验性的内毒血症中 IL-6 的抑制完全消除了组织因子依赖的凝血酶的产生[21,31]。在严重的败血症中,由促炎细胞因子活化的单核细胞表达组织因子,导致系统性凝血活化[32]。即使在健康人的实验性低剂量内毒血症中,也能检测到血液单核细胞中的组织因子的信使 RNA(mRNA)有 125 倍的升高[33]。TF 潜在的另一来源可能是内皮细胞、多形核细胞及其他细胞。据推测,来自这些地方的 TF 可通过活化单个核细胞来源的微粒穿梭于细胞之间[34]。然而,单核细胞外的细胞合成大量的组织因子是不可能的[32,35]。在炎症期产生的肿瘤坏死因子-α(TNF-α)及 IL-1 也可损伤生理性的抗凝途径[31,36,37]。

凝血酶与血小板的放大作用

TF-FⅦa 复合物催化因子 X 转化为因子 Xa,依次与因子 Va,凝血酶原(因子Ⅱ)及钙离子形成凝血酶原酶复合物,从而产生凝血酶,并转化纤维蛋白原为纤维蛋白。TF-FⅦa 复合物也能活化因子Ⅸ,且因子Ⅸa 与活化的Ⅷ及钙离子形成因子 X 酶复合物,产生更多因子 Xa,从而形成了主要凝血酶生成的放大环路。如果有适宜的磷脂表面可用,如活化血小板表面,那么凝血酶原酶及因子 X 酶的组装是很容易的。在炎症诱导的凝血系统活化的情况下,血小板能直接被内毒素或促炎介质活化,如血小板激活因子。凝血酶自己也是最强的血小板活化物之一(参见第 115 章)。

血小板的活化也可通过其他机制加速纤维蛋白的形成。在 P-选择素依赖的反应中,血小板及粒细胞的出现能明显加强单核细胞上组织因子的表达[38]。这种效应可能是由于活化血小板与中性粒细胞及单个核细胞的结合激活了核因子 κB(NF-κB)所致[39]。这些细胞的相互作用也能明显增强 IL-1β、IL-8,单核细胞趋化蛋白(MCP-1)和 TNF-α 的产生[40]。

TF 途径产生的凝血酶通过下面的机制放大凝血及炎症:①活化血小板,导致血小板聚集,并使血小板的功能在凝血中延伸;②活化因子Ⅷ、V、Ⅺ,进一步促进凝血酶的生成;③通过蛋白酶受体(PARs)活化促炎因子;④活化因子ⅩⅢ为因子ⅩⅢa,交联纤维蛋白凝块;⑤活化凝血酶活化的纤溶抑制物(TAFI),使凝块抵抗纤溶;⑥增加黏附分子的表达,如 L-选择素,从而促进白细胞的炎症性效应[41]。

与此相反,在低浓度时,凝血酶表现为抗炎及抗凝效应,它结合血栓调节蛋白,活化蛋白 C 为活化形式,下调炎症,并作为更多的凝血酶生成的"开关"(参见第 116 章)。

凝血蛋白酶在上调炎症中的作用

凝血蛋白酶及抑制物不仅能与凝血蛋白相互作用,而且能与特异的受体作用而启动信号通路。尤其在危重病患者中影

响炎症过程的蛋白酶相互作用可能是很重要的。体外全血的凝固能在血细胞中产生可检测的 IL-1β mRNA 表达[42],在豚鼠巨噬细胞的培养上清中凝血酶明显增强内毒素诱导地 IL-1 的活性[43]。与此相似,凝固的血液在体外也产生 IL-8[44]。

因子 Xa,凝血酶及纤维蛋白也能活化内皮细胞,引起 IL-6,IL-8 的合成[45,46]。凝血蛋白酶,如因凝血酶、因子 Xa 和因子 Ⅶa-TF 的复合物通过白细胞、内皮细胞及血小板的 PAR-1、PAR-2、PAR-3 和 PAR-4 引起炎症的上调,PAR-1、PAR-2、PAR-3 和 PAR-4 定位于白细胞、内皮细胞及血小板上[47]。PARs 有胞外区,七次跨膜区及胞内区,胞内区内与传导信号的特异性 G 蛋白耦合。PAR-1,PAR-3 和 PAR-4 由凝血酶通过氨基端特异的肽键的裂解而活化,产生活化这些受体的线性配体。PAR-2 可被因子 Xa-TF-因子 Ⅶa 的复合物及其他蛋白酶裂解而活化[48]。活化的 PARs 通过有丝分裂原活化的蛋白激酶及 NF-κB 信号通路使细胞移动、变形、增殖、内分泌释放及凋亡。活化蛋白 C(APC)-内皮细胞蛋白 C 受体复合物(见下文"生理性抗凝途径的作用")可能是蛋白酶活化 PAR 的"开关"。这些逆向平衡决定了由 PARs 介导的凝血及炎症上调的幅度。例如,因子 Ⅶa-TF 的复合物与 PAR-2 在肺的结合是一促炎反应,并在急性呼吸窘迫综合征中可能有作用,这也增加 TFPI 治疗这种病的可能性[49]。这些发现与 TFPI 能保护接受 100% 致死剂量大肠杆菌狒狒的动物研究数据一致,其可能阻断因子 Ⅶa-TF 复合物活化 PAR-2,进而降低 IL-6 及其他促炎因子的释放。

纤维蛋白及纤维蛋白原的作用

纤维蛋白原及纤维蛋白通过单个核细胞及内皮细胞直接影响促炎细胞因子及趋化因子(包括 TNF-α、IL-1β、MCP-1)的产生[50]。缺乏纤维蛋白原小鼠显示巨噬细胞黏附的抑制及体内凝血酶介导的细胞因子产量的降低。单个核细胞上的纤维蛋白原的效应可能由 toll 样受体 4 介导,其也是内毒素的受体。

生理性抗凝途径的作用

促凝活性由三个重要的抗凝途径调节:AT,蛋白 C 系统,TFPI。在 DIC 中,三个途径的功能均可受损(图 129-2)[51]。

丝氨酸蛋白酶抑制物 AT 是凝血酶及因子 Xa 的主要的抑制物。如果无肝素,AT 以缓慢渐进的方式中和凝血反应的酶[52]。肝素引起抗凝血酶的构象改变,使抗凝血酶的活性至少增强 1000 倍。因此,肝素的临床效果有赖于其与 AT 的相互作用。内源性的糖胺聚糖,如硫酸类肝素,也可促进血管壁的 AT 介导地凝血酶和其他凝固酶的抑制。在严重的炎症反应中,由于其合成受损、活化中性粒细胞弹力酶的降解和凝血酶的不断产生而消耗,AT 水平明显降低[53]。促炎细胞因子也可引起内皮细胞表面的糖胺聚糖合成减少,从而降低 AT 的功能[54]。

APC 可能在败血症的发病机制中有重要的作用,并与器官功能不全相关[55]。大量的证据表明在败血症中蛋白 C 途径的功能降低与凝血系统的功能紊乱密切相关[49,56]。当凝血酶与内皮细胞表面的血栓调节蛋白结合后,循环中的蛋白 C 酶原就能被凝血酶活化[57]。APC 与其辅因子蛋白 S 一起发挥作用,降解主要的辅因子 Va、Ⅷa,是一种有效的抗凝。内皮蛋白 C 受体(EPCR)能使蛋白 C 的活化加速数倍,并作为 APC 的受体,从而使 APC 的抗凝与抗炎活性扩展[58]。

在严重炎症患者中,实际上蛋白 C 的所有水平的功能均异常。由于合成受损,消耗及蛋白水解(如中性粒细胞弹力酶)的降解,蛋白 C 酶原的血浆水平也降低[59~61]。此外,由促炎细胞因子,如 TNFα 及 IL-1 引起的血栓调节蛋白的明显下调而导致蛋白 C 的活化减少[62,63]。低水平的游离蛋白 S 进一步减弱了蛋白 C 系统的功能。血浆中 60% 的蛋白 S 都是与补体调节蛋白,C4b 结合蛋白(C4BP)形成复合物,无活性。剩余的血浆蛋

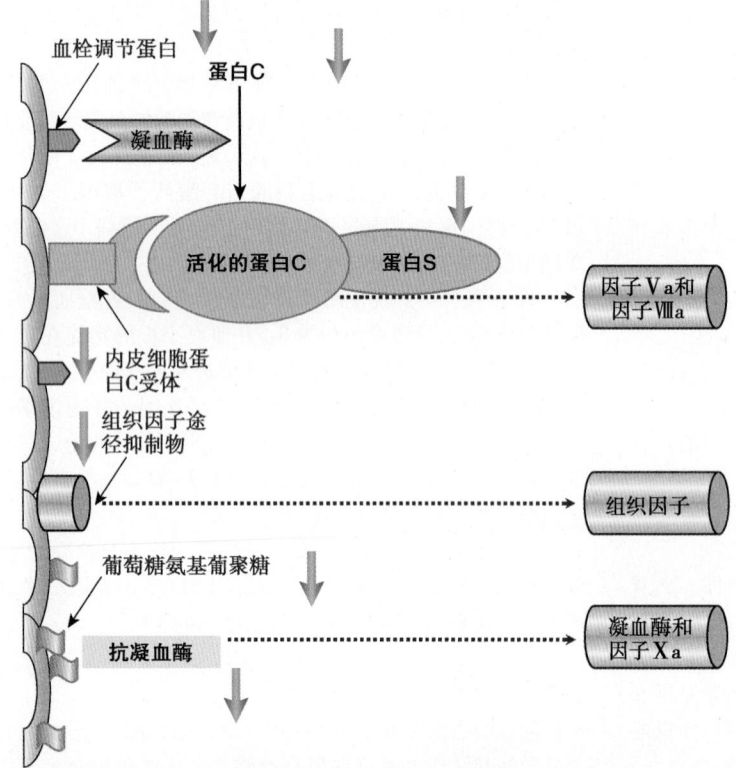

图 129-2　三种重要的生理性抗凝机制及其在凝血系统中的作用点示意图。在脓毒症中,这些机制受到各种机制的损害(绿色箭头)。蛋白 C 系统功能失调是由于蛋白 C 酶原水平降低,血栓调节蛋白和血管内皮细胞蛋白 C 受体下调,及急性期结合蛋白(即 Cb 结合蛋白)水平升高而导致游离蛋白 S 水平降低所致。内皮细胞相关组织因子途径抑制物含量相对不足。由于抗凝血酶水平降低以及受扰的内皮细胞上糖胺多糖的表达受损导致抗凝血酶缺陷

白 S 是游离的,有功能的。这表明,炎性疾病中的急性时相反应致 C4BP 水平的升高可导致蛋白 S 的相对缺乏,进一步促进了败血症的促凝状态。的确,C4BP 与亚致死剂量的大肠杆菌一起输注给狒狒,可由于 DIC 导致严重脏器损伤的致死反应[64]。

在败血症中,EPCR 的下调,进一步损害了蛋白 C 途径的功能[65]。由于因子Ⅷ水平的显著升高,败血症也引起 APC 的抵抗[66]。

凝血酶产生的第三种抑制机制涉及 TFPI,它是 TF-因子Ⅶa 复合物及因子 X a 的主要抑制物。TFPI 在炎症诱导的凝血活化调节中的作用不完全清楚。在人类中,重组 TFPI 的使用可以阻止炎症诱导的凝血酶的生成,并且药物学剂量的 TFPI 也能降低实验动物在系统感染及炎症期的死亡率,提示 TFPI 能调节组织因子介导地凝血反应[67,68]。

生理性抗凝物与炎症

AT 具有抗感染的特性,它们许多都是由其在凝血瀑布中的作用来介导的[69]。通过抑制凝血酶,AT 能减弱许多血小板及内皮细胞释放的炎性介质的活化,这些介质能募集及活化白细胞[70]。在高浓度时,AT 也具有潜在的抗炎特性,而不依赖其抗凝活性[70]。AT 的另一作用是对内皮细胞释放前列环素的诱导[71~73]。前列环素抑制血小板的活化及聚集,阻止中性粒细胞在血管壁的滞留,并降低多种细胞因子及趋化因子等内皮细胞的产物[74]。

AT 也能直接与白细胞及淋巴细胞相互作用。它与中性粒细胞、单核细胞及淋巴细胞表面的受体结合,如共结合聚糖-4,从而阻止这些细胞与内皮细胞的黏附、活化及迁移。这种效应改善毛细血管的渗漏及随后的器官损害。

蛋白 C 系统在调节炎症中也有重要的作用[75,76]。在败血症的狒狒中,蛋白 C 途径的封闭可加重炎症反应,相反,APC 的治疗能改善大肠杆菌静注引起的炎症性活化[77]。APC 具有抗炎特性概念的支持来自体外的观察,其证明了单核细胞上 APC 的结合位点介导下游炎症过程[78,79],也证明了 APC 能阻止 NF-κB 的核转位,NF-κB 的核转位是促炎细胞因子及黏附分子水平增加的必要条件[80]。在靶向断裂蛋白 C 基因的小鼠的体内研究支持这些体外发现,与野生型小鼠相比,蛋白 C 基因缺陷小鼠的内毒素血症与促炎细胞因子及其他炎症反应的明显增加相关[81,82]。

EPCR 介导了 APC 的抗炎效应,这是有可能的[75]。APC 与 EPCR 结合通过抑制 NF-κB 的核转位影响细胞的基因表达谱[79,80]。EPCR-APC 复合物自己也能从浆膜转位入细胞核中,这可能是另一种调节基因表达的机制,虽然核转位及细胞表面的信号的相关作用不确定[56]。如 APC 一样,EPCR 自己也具有抗炎特性。用特异的单克隆抗体封闭 EPCR 能加剧凝血与大肠杆菌输注所致的炎症反应[65]。

除了影响了细胞因子水平外,APC 引起白细胞趋化性及对活化内皮的黏附性的减弱[83~85]。APC 局限性的抗炎效应已在肺中证明[86]。这一效应的一种机制可能是肺中血小板来源的生长因子表达的抑制[87]。APC 也在败血症中保护内皮细胞屏障免于破坏[88~90]。APC 也可能通过 APC 与 EPCR 的结合介导并需要 PAR-1 参与的机制抑制内皮细胞的凋亡[91,92]。这种途径的信号能影响 Bcl-2 类似的蛋白,这种蛋白能抑制凋亡,并进一步抑制促凋亡的转录因子 P53[93,94]。

纤溶的失调

在 DIC 的实验模型中,由于内皮细胞释放的纤溶酶原活化物抑制物-1(PAI-1)增加,纤溶开始被活化,但接着被抑制[95]。这些效应是由 TNF-α 与 IL-1 介导的[96,97]。在 69 例 DIC 患者(31 例有多脏器衰竭)的研究中,与无多脏器衰竭的 DIC 患者比,多脏器衰竭的患者可观察到高水平的组织型纤溶酶原活化物(t-PA)抗原和 PAI,并伴低水平 α2-抗纤溶酶[98]。这些发现支持纤溶是防止多脏器衰竭的重要机制的结论。

在编码纤溶酶原-纤溶酶系统基因靶向裂解的小鼠中的实验证实了纤溶在炎症中的重要作用。当用内毒素攻击时,纤溶酶原活化物缺陷的小鼠有更多的纤维蛋白沉积在器官中,然而与野生型对照相反,PAI-1 敲除的小鼠在内毒素作用时没有微血管血栓形成[99]。

与 PAI-1 一样,TAFI 在抗纤溶及微血管血栓的扩展中也可能有作用。关于 DIC 人群的研究显示,低水平 TAFI 与凝血酶生成一致,尤其是在感染相关的 DIC 患者中[100]。因此 TAFI 可能有助于(连同 PAI-1)器官中微血管血栓形成引起的缺血,并导致多脏器功能紊乱。

氧化应激和血管活性分子的作用

在败血症及其他易诱发 DIC 的器官损伤情形下,产生了超氧化物及羟自由基。它们每一种都是促炎因子,可导致中性粒细胞的募集,趋化因子形成,脂质过氧化作用以及 NK-κB 的活化而诱导细胞因子上调[101]。另外,由自由基形成的过氧化亚硝酸盐通过下面机制加剧了炎症:①灭活超氧化物歧化酶,通常该酶可以清除超氧化物及其他自由基;②对脱氧核苷酸,烟酰胺腺嘌呤二核苷酸和 ATP 产生损伤效应。例如,有资料显示在 DIC 相关的休克样情形下,对升压剂的弱反应可能与超氧化物灭活作用直接相关。

高水平的超氧化物削弱了血管对一氧化氮的反应并进一步加剧损伤,从而使血管细胞的信号失衡。由于完整的内皮对减弱任何微血管病的过程都非常重要,超氧化物的过量产生及相关的自由基的最大的破坏性效应可能是它们在诱导内皮细胞凋亡中的作用,这加剧了毛细血管的渗漏[101]。

血管活性物质在 DIC 的发展中有关键作用。在 TF 和脂多糖输注引起 DIC 的实验鼠模型中可检测到血管舒张剂一氧化氮(NO)和血管收缩剂内皮素[102]。LPS 的输注显著增加 NO 和内皮素,而 TF 的输注增加的 NO 较 LPS 输注更多,但不能明显的增加内皮素的水平。特异性的刺激-反应机制可解释 LPS-诱导的 DIC(如败血症)比主要由 TF 暴露所致的 DIC(如头部创伤)表现为更显著地组织梗死并导致多脏器功能不全的原因。

DIC 中凝血的代谢调节

因为凝血与脂蛋白之间有紧密的关系,这提示 DIC 中脂蛋白代谢能调节凝血[103]。体外实验显示血浆大的极低密度脂蛋白,小的极低密度脂蛋白,中间密度脂蛋白和低密度脂蛋白能通过支持因子Ⅶ的活化或刺激单核细胞表达 TF 来加强凝血的活化[104]。脂质的输注增强了动物中内毒素诱导的凝血的活化,这可由增加的凝血酶片段 1+2,凝血酶抗凝血酶Ⅲ复合物及 PAI-1 血浆水平来反映[105]。高密度脂蛋白(HDL)产生相反的效应。重组 HDL(rHDL)能改善炎症反应,抑制凝血和促进纤溶[106]，这可由内毒素注射后降低的凝血酶的生成和升高的 t-PA 抗原水平来反映。

内源性脂质水平也有相似的作用。接受小剂量内毒素注射的低血浆内源 HDL 胆固醇水平受试人的凝血活化标志较高内源 HDL 水平的受试者有更为显著地增加[107]。并且，家族性的高胆固醇血症的杂合子患者的低密度脂蛋白水平增加，在炎症的刺激下其更易于凝血活化[108]。

如 2 型糖尿病及相关的代谢综合征所见一样，高血糖症和高胰岛素血症也影响止血[109~111]。在这些情况下，内源的纤溶因血浆 PAI-1 增加上调而明显降低。并且炎症环境中的糖/胰岛素对凝血的调节作用亦见描述。与对照相比，炎症诱导的 TF 基因的表达在糖尿病小鼠的脑、肺、肾、心、肝及脂肪组织中均升高。对瘦小鼠使用胰岛素可诱导肾、脑、肺及脂肪组织中炎症驱动的 TF mRNA 的升高[112]。在高血糖正常胰岛素血症的健康个体研究中，存在由 TF 表达上调而呈现升高的内毒素敏感性[113]。在危重病患者中严格的血糖控制可以改善生存及降低发病率，这可能与凝血紊乱的较好控制和凝血异常的较快恢复有关[103]。

止血因子的消耗

DIC 中凝血酶的大量生成引起纤维蛋白的沉积，这导致大量的血小板、纤维蛋白原、因子 V 与Ⅷ、蛋白 C、AT 和纤溶系统的成分消耗。这种情形导致这些成分的大量清除，并且由于 DIC 肝脏常常受累，其合成降低而进一步加剧了这些成分的缺乏。根据这些成分量与质的消耗，可发生出血、血栓形成增强或两者均可发生。出血可由纤溶来源的纤维蛋白降解产物（FDPs）促进，FDPs 具有抗凝及抗血小板聚集的作用（图 129-1）。微血管病性溶血性贫血也出现，这是血细胞通过血栓部分阻塞的血管所致。

● 临床特征

许多疾病能引起 DIC，但少数是主要病因，这可从回顾性的临床研究推断（表 129-1）[114]。在多数情况下，感染性疾病及恶性疾病一起大约占 2/3 的 DIC 病例（表 129-2）。在某些情况下，创伤也是 DIC 的主要原因，可能反映在这些中心里临床实践的专科情况[115]。

临床表现可为 DIC、基础疾病及二者同时表现（表 129-3）。出血表现在所有 DIC 病例组中是常见的，但在休克的相对频率和肝、肾、肺和中枢神经系统功能紊乱中存在相当大的变异。这些变异可能反映了各组基础疾病的不同性质。

表 129-1　可能并发 DIC 的临床疾病

感染性疾病
　暴发性紫癜
恶性肿瘤
　实体瘤
　白血病
创伤
　脑损伤
　烧伤
肝病
中暑
严重的过敏/中毒反应
　毒蛇咬伤
血管异常/血管瘤
　卡-梅综合征
　其他血管畸形
　主动脉瘤
严重免疫学反应（如输血反应）
产科疾病
　胎盘早剥
　羊水栓塞
　子痫前期/子痫
　HELLP 综合征（溶血，肝酶升高，血小板计数低）
　妊娠期脓毒症
　急性脂肪肝

表 129-2　DIC 患者组中主要基础疾病的相对频率（%）

研究者	病例数	感染性疾病	创伤和大手术	恶性疾病	肝病	产科并发症	其他疾病
Minna 等[347]	60	41	30	2	5	2	20
Siegal 等[115]	118	40	24	7	4	4	21
Spero 等[122]	346	26	19	24	8	0	23
Matsuda 等[348]	503	15	2	61	6	4	12
Kobayash 等[139]	345	16	–	55	4	5	20
Larcan 等[349]	361	15	14	6	3	38	24

表 129-3　在 DIC 患者组中器官功能紊乱或其他临床表现的类型及频率（%）

研究者	病例数	出血	血栓栓塞	肾衰	肝衰	呼衰	CNS 表现	休克	发绀*
Minna 等[347]	60	87	22	67	NR	78	65	NR	14
Al-Mondhiry 等[116]	89	76	23	39	MR	NR	11	NR	0
Siegal 等[115]	118	64	8	25	22	16	2	14	0
Matsuda 等[348]	47	87	47	40	NR	38	NR	NR	NR
Spero 等[122]	346	77	NR	NR	NR	NR	NR	NR	NR
Larcan 等[349]	361	73	11	61	57	37	13	55	13

NR，未报道。

* 包括坏死性紫癜和肢端坏疽。

出血

急性 DIC 常常可由皮肤多位点出血预知[115]。淤点、淤斑及静脉穿刺针、动脉留置针、导管与受伤组织的渗血都常见。皮肤黏膜表面也可出血。出血可能是威胁生命的,常伴有消化道、肺、中枢神经系统或眼眶的大出血。慢性 DIC 的患者常仅表现为轻度的皮肤黏膜出血。

● 血栓形成及血栓栓塞

广泛的脏器功能紊乱可能起因于微血管的血栓或静脉和(或)动脉血栓栓塞(表 129-4)。例如,皮肤的受累可引起出血性大疱,肢端坏死和坏疽。大静脉、大动脉的血栓形成及肺栓塞也可发生,但较为罕见。在慢性 DIC 的患者中,脑栓塞可并发于非细菌性血栓性心内膜炎。

表 129-4　严重 DIC 相关的器官功能紊乱

器官	表现
皮肤	紫癜,损伤处的出血,出血性大疱,局部坏死,肢端坏疽
心血管	休克,酸中毒,心肌梗死,脑血管意外,所有类型及大小血管的血栓栓塞
肾	急性肾功能不全(急性肾小管坏死),少尿症,血尿,肾皮质坏死
肝	肝功能衰竭,黄疸
肺	成人呼吸窘迫综合征,低氧血症,水肿,出血
消化道	出血,黏膜坏死和溃疡,肠缺血
中枢神经系统	昏迷,抽搐,局灶性损伤,出血
肾上腺	肾上腺功能不全(出血性坏死)

休克

DIC 的基础疾病及 DIC 本身都会引起休克。例如,败血症及由于创伤所致大量血液丢失或产科并发症本身都能引起休克。无论休克原因是什么,它在 DIC 患者中出现是严重的毒副作用事件。

肾功能不全

入球小动脉微血栓形成引起的肾皮质缺血和低血压相关的急性肾小管坏死是 DIC 肾功能不全的主要原因。少尿,无尿,氮质血症及血尿可在 25% ~67% 的 DIC 患者中观察到(表129-3)。

肝功能不全

足以引起黄疸的肝细胞功能不全已在 20% ~50% 的 DIC 患者中报道[4,115]。感染性疾病和持续性低血压也可引起肝细胞功能不全。

中枢神经系统障碍

脑血管系统中微血栓,大血栓,栓子及出血已报道,与 DIC 患者的非特异性的神经症状及体征有关[116]。这些表现包括昏迷,谵妄,短暂的局灶性神经症状及脑膜刺激征。病因的仔细排除比 DIC 本身更重要。

肺功能不全

DIC 患者呼吸功能不全的症状与体征可从轻度患者的暂时低氧血症到严重患者的肺出血及 ARDS[117~119]。肺出血可由咯血,呼吸困难及胸痛来提示。体检可发现啰音、喘鸣音,有时有胸膜摩擦音。由于广泛的肺泡内出血,胸片可见弥散性的浸润。呼吸急促,听诊静音,低氧血症,低肺顺应性,标准的楔形压力和胸片上的"白肺"是 ARDS 的特征[120]。其根源于肺血管内皮的严重损害,该损害可使血液成分流入肺间质及肺泡内。这可导致肺泡内透明膜的形成及严重的呼吸功能不全。ARDS 可由感染性休克、严重创伤、脂肪栓塞、羊水栓塞及中暑所致,这些疾病本身也能引起 DIC。然而,仅有部分 ARDS 患者表现DIC 的体征。当 DIC 与 ARDS 同时启动时,它们可互相加剧。无论机制情况,ARDS 是 DIC 患者的严重并发症。

死亡率

DIC 与其基础疾病均有高的死亡率。死亡率与器官功能不全的范围[115],止血障碍的程度[121],年龄增加独立相关[122]。无论肝素治疗与否,大部分 DIC 患者的死亡率为 31% ~86%[121~124]。众所周知,DIC 的严重性与死亡率之间有明显的相关性[121,123,124]。在败血症患者中,DIC 的出现是 28 天死亡率的最有效的预测指标之一[124]。

● 实验室特征及诊断

无单一的实验室试验足够敏感或特异以提供 DIC 明确的诊断(表 129-5)。然而,一些先进的实验室试验,如凝血酶抗凝血酶复合物,凝血酶片段 1+2,对凝血途径的级联活化是敏感的。血浆中可溶性纤维蛋白的测定是检测进展期 DIC 的最好的参数之一[125~128];当其浓度高于确定阈值时,DIC 的诊断是有可能的[129,130]。绝大多数其他参数对 DIC 诊断的敏感度为90% ~100%,但特异性相当低[131],不同的实验的结果不一致[132]。FDPs 可以用特异性的酶联免疫吸附分析或胶乳凝集分析测定,后者可床边快速检测[133]。没有一个有效的实验能区分交联的纤维蛋白与纤维蛋白原之间的降解产物,这可导致假性升高的结果[134,135]。高水平的 FDPs 特异性是有限的,而且其他情况,如创伤,近期手术,炎症或静脉血栓栓塞均与 FDPs 的升高相关。

新近开发的试验主要是针对降解的交联纤维蛋白上新生抗原的检测,其中之一可检测与纤溶酶降解的交联 γ 链并伴有D-二聚体形成相关的表位。这些试验能很好地区分降解的交联纤维与纤维蛋白原或纤维蛋白降解产物[136]。D-二聚体在DIC 患者中明显升高,但不能很好地鉴别 DIC 患者与静脉血栓栓塞、近期手术或炎症的患者[133,137]。

在常规的临床实践中,用简单的实验室试验联合临床考虑来确立 DIC 的诊断。简单的试验包括血小板计数,凝血酶原时间,纤维蛋白原水平和纤维蛋白相关的标志,如 FDP 或 D-二聚体。当使用下面的算法中的实验室参数时,应了解一些注意事项,因为一些基础疾病本身也能引起其异常。例如,与 DIC 无

表 129-5   DIC 中常规实验室值的异常

试验	异常	除 DIC 外致试验结果异常的原因
血小板计数	降低	败血症,产生减少,大量血液丢失,脾亢
凝血酶原时间	延长	维生素 K 缺乏,肝衰,大量血液丢失
APTT	延长	肝衰,肝素治疗,大量血液丢失
纤维蛋白降解产物	升高	手术,创伤,感染,血肿
蛋白酶抑制物(如蛋白 C、AT、蛋白 S)	降低	肝衰,毛细血管漏

APTT,活化部分凝血活酶时间,AT,抗凝血酶,DIC,弥散性血管内凝血。

关的止血受损和(或)血小板减少症也可由肝病及白血病累及骨髓所致。止血受损也常常发生在新生儿期。相反,一些在妊娠期间观察到的升高的止血成分可能会掩盖 DIC 的存在。这些 DIC 的实验室诊断的局限性能通过重复试验及动态监测来克服。

国际血栓与止血学会 DIC 小组委员会根据简单的实验室试验建立了积分系统[138],表 129-6 总结了五步诊断的算法来计算 DIC 积分。假定 ≥5 分是符合 DIC,而 <5 分可以提示但不能肯定为非显性 DIC。通过受试者工作特性曲线,定量 D-二聚体分析的最佳临界值被确定,从而确优化检测系统的敏感性和阴性预测值[131]。前瞻性的研究显示 DIC 积分的敏感性是 93%,特异性为 98%[123]。根据这个积分系统,DIC 的严重性与败血症患者的死亡率有关(图 129-3)[124]。将特护测量积分预后决定因素,如急性(即时)和慢性(平日)健康评估(APACHE-Ⅱ)与

表 129-6   显性 DIC 诊断的特征性算法*

1. 已知 DIC 相关的基础疾病的存在(表 129-2)   ☐
   (无 =0,有 =2)
2. 全面凝血试验结果的积分   ☐
   血小板计数(>100×10⁹/L=0;<100×10⁹/L=1;<50×10⁹/L=2)   ☐

   $血小板计数(>100×10^9/L=0;<100×10^9/L=1;<50×10^9/L=2)$

   纤维蛋白标志物的水平(可溶性的纤维蛋白单体/纤维蛋白降解产物)   ☐
   (无升高:0;中度升高:2;明显升高:3)

   延长的凝血酶原时间   ☐
   (<3s=0;>3s 但 <6s=1;>6s=2)

   纤维蛋白原的水平
   (>1.0g/L=0;<1.0g/L=1)
3. 计算积分   ☐
4. 如果 ≥5:符合显性 DIC;每天重复评分
   如果 <5:提示(但不肯定)非显性 DIC;接下来 1~2 天重复评分

DIC,弥散性血管内凝血。

* 根据国际血栓与止血学会的科学标准化委员会。原文的数据来源缺失(查看原文)

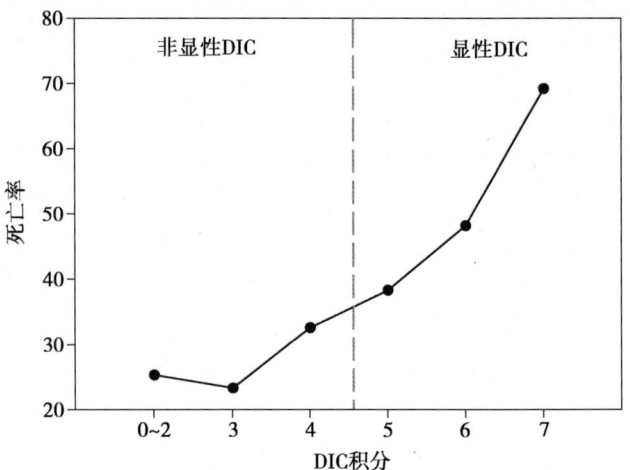

图 129-3   国际血栓与止血学会 DIC 评分和严重脓毒症患者的 28 天死亡率。数据来自 Prowess 试验对于活化蛋白 C 在脓毒症中的作用研究的安慰剂组($n = 840$)

DIC 积分结合是评估危重病患者的重要方式。另外,某些器官功能不全的生物化学指标也可提示 DIC 的危险性,例如,在系统性炎症反应综合征患者中,动脉乳酸盐的系列评价已证明是 DIC 发展的可靠地预后指标[139]。

建立低显性 DIC 的标准有很多困难[138,140]。在非显性 DIC 的算法中,与在显性 DIC 算法一样全面的凝血试验被积分;然而,当用这种算法评分被连续重复时,任何实验室试验的改善均可产生阴性的积分(不是 0 或无效的积分)。这种“倾向性”评分能纵向评价患者的微血管病,并且当治疗已经实施了,其可推断治疗是否改善疾病的进程[121,141]。有些评价从非显性到显性 DIC 进展危险性的标志的检测和多脏器功能衰竭的预测可能是有价值的,并且将来可能被加入非显性 DIC 评分。例如,受损的纤溶可能在败血症 DIC 所致的多脏器功能衰竭中具有特别重要的作用[142]。因此,分析败血症患者的 PAI-1,纤溶酶抗纤溶酶复合物或 TAFI 可能很重要。另一即将发生 DIC 的早期高度敏感的标志是抗活化蛋白 C 的单克隆抗体,其识别与因子 V 灭活有关的钙离子依赖的表位[143]。血管性血友病因子裂解酶是分辨疾病早期患者的危险性,还是帮助区分不易于恶化的微血管病的患者,需要更多的资料[144,145]。

一些技术如旋转血栓弹力图(ROTEM)可满足床边检测的需求,因此在急性护理中受到欢迎[146]。相比传统的凝血检测,血栓弹力图(TEG)的理论优势是它评估了血小板功能和纤溶活性。几项研究提示,虽然 TEG 相比传统检测的优势还没有被明确阐明,但它显示的高凝和低凝状态与临床相关的发病率和死亡率相关[147]。尽管还没有关于 TEG 对 DIC 诊断准确性的系统性研究,但这项检测可能有助于评估危重患者的整体凝血状况[148]。

● 各种基础疾病

感染性疾病

细菌感染是 DIC 最常见的原因[5,149]。感染诱致的 DIC 特别容易发生在某些患者,如免疫已受抑制的人,脾切除者对细菌

（特别是肺炎球菌与脑膜炎双球菌）的清除能力降低,以及新生儿凝血抑制系统不成熟。感染经常发生在外伤与恶性肿瘤患者,这类疾病本身就有 DIC 潜在危险。感染也通过血小板降低、肝功能损伤以及因减少微循环血流导致休克而加剧出血与血栓形成[150]。临床上,显性 DIC 可发生于 30%～50% 革兰氏阴性细菌败血症[151,152],在革兰氏阳性细菌败血症亦同样常见[153,154]。败血症相关性 DIC 的突出病例见于:①A 型链球菌毒血性休克综合征,其特点为深组织感染,血管张力降低,血管外渗与多器官功能不全;链球菌 M 蛋白与纤维蛋白原形成复合物,结合中性粒细胞 β_2 整合素并引起中性粒细胞活化[155]。②脑膜炎双球菌败血症,为暴发性革兰氏阴性细菌感染,其特点为广泛的出血性坏死,DIC 与休克。脑膜炎双球菌败血症患者的止血紊乱程度与预后相关[156,157]。其他常见的与 DIC 相关的革兰氏阴性细菌感染病菌有铜绿假单胞菌、大肠埃希杆菌与普通变形杆菌。感染这些细菌的患者可能仅有实验室凝血活化的证据,但在发生休克时也可表现为严重的 DIC[158,159]。

在感染诱致的 DIC 患者可有严重的 Von Willebrand 因子裂解蛋白酶（ADAMTS-13）继发性减少,并常伴有急性肾衰竭[160]。

在革兰氏阳性细菌感染者中,金黄色葡萄球菌败血症引起的 DIC 可伴有肾髓质与皮质的坏死;DIC 的发生机制与 α 毒素活化血小板以及诱导巨噬细胞分泌 IL-1 有关[161]。肺炎双球菌感染可导致华-弗综合征[162],这种情况在脾切除患者尤易发生。在这些病变中,细菌的荚膜抗原以及抗原-抗体复合物形成启动了 DIC 的发生[163]。其他引起 DIC 的革兰氏阳性细菌包括厌氧梭状芽孢杆菌。梭状芽孢杆菌败血症是一种高致命性疾病,其特征是败血性休克、DIC、肾衰竭与溶血性贫血[164]。

非细菌性病原体,包括病毒（出血热）[164,165]、原虫（疟疾）[166,167]与真菌[168],也引起凝血系统活化。而一些常见的病毒感染如流感、水痘、风疹与麻疹则很少引起 DIC[169]。但在这些感染患者有遗传性易栓症[170,171]或有获得性抗蛋白 S 抗体[172],也可发生 DIC 暴发性紫癜。其他病毒感染也能引起发热、低血压、出血与肾衰竭等"出血热"特征。朝鲜裂谷和登革热相关出血热可伴有 DIC 的实验室检查证据[173~175]。在这些疾病中,细胞受病毒侵袭后释放组织因子[28],及促炎细胞因子大量产生都可启动组织因子途径[163]。

暴发性紫癜

暴发性紫癜是 DIC 的一种严重且致命性的表现形式,在四肢与躯干皮肤有广泛的出血性坏死[176],主要发生在儿童与少年,在成人较少见[177,178]。皮肤损害部位活检显示小血管弥散性微血栓与坏死,有时见有血管炎。这种病变可出现在猩红热、水痘或风疹感染的 2～4 周内,亦可见于遗传性或有获得性蛋白 C 缺乏患者发生急性病毒或细菌感染的时候[156,177]。蛋白 C 缺乏纯合子新生儿发生暴发性紫癜时可伴有或不伴有广泛的血栓形成[179,180]。暴发性紫癜起病急剧,患者表现为发热、低血压与多部位出血,往往有典型的 DIC 实验室特征[177]。在疾病后期,必须切除坏死皮肤并做皮肤移植。

实体肿瘤

Trousseau 在 75 年前首先提出了癌症与恶病质患者有血栓倾向,原发性纤溶和(或)DIC[9,181,182]。

在 182 例恶性肿瘤患者中,出血有 75 例,静脉血栓 123 例,血栓性静脉炎 96 例,动脉血栓 45 例,由于非细菌性血栓性心内膜炎引起的动脉栓塞 31 例[183]。还有人报告了由微血管纤维蛋白栓子引起的脑多灶性出血性坏死与意识障碍。有实体肿瘤与 DIC 的患者发生血栓的机会比出血多,而有白血病与 DIC 的患者易发生出血。实体肿瘤患者出现 DIC 的概率为 7%[184]。

实体肿瘤细胞表达多种促凝分子,包括组织因子（与因子 Ⅶ 形成复合物激活因子 Ⅸ 与 Ⅹ）与肿瘤促凝物（可活化因子 Ⅹ 的一种半胱氨酸蛋白酶）[185,186]。在乳腺癌,血管内皮细胞与肿瘤细胞均表达组织因子[187,188]。组织因子也介入肿瘤转移与血管新生[189~191]。肿瘤促凝物是一种内肽酶,可从肿瘤细胞或患者血浆中提取[192,193]。肿瘤促凝物在肿瘤相关的 DIC 中的作用尚未完全阐明。

P-选择素和 L-选择素与腺癌分泌的黏蛋白能促进血小板微血栓的形成,这可能是肿瘤相关血栓形成的第三种机制[194]。肿瘤微粒组织因子暴露或脱落的数量与速率决定了 DIC 的程度[39,195,196]。如肿瘤细胞暴露或释放组织因子很缓慢或呈间歇性,纤维蛋白原与血小板的消耗能通过生成增加代偿,患者可能无症状或表现为静脉血栓栓塞;而组织因子大量入血就能导致广泛的血栓与严重的出血[184,186]。

肿瘤细胞引起 DIC 的另一机制与纤溶蛋白表达有关[197,198]。虽然很多肿瘤细胞能表达尿激酶型组织纤溶酶原活化素与 t-PA,但大多数肿瘤造成低纤溶状态。由于 PAI-1 水平增高,DIC 的一个常见特点往往是纤溶系统活性减低,这可能是肿瘤 DIC 发生的另一个机制。

事实上,DIC 发生的各种机制都与细胞因子有关。IL-6 是最重要的促炎性细胞因子之一,能诱导细胞表达组织因子[21,199]。抑制 IL-6 可抑制内毒素引起的凝血过程激活。另一方面,TNF-α 影响了纤溶与微血管生理性抗凝途径[200~202]。其他参与全身凝血系统激活的有 IL-1β 与 IL-8,而 IL-10 等抗炎细胞因子对 DIC 起抑制作用[203~205]。由于很多类型的肿瘤都有合成与释放细胞因子的能力或刺激其他细胞活化细胞因子网络,细胞因子依赖性的凝血与纤溶调节也在肿瘤相关的 DIC 中发挥作用。

实体肿瘤患者易受 DIC 危险因素及其他触发因素的影响,这些因素能加剧血栓栓塞与出血病变 182（参考文献格式有误）。其中,危险因素包括高龄、疾病状态、化疗或抗雌激素治疗[197],触发因素包括败血症、制动,肝脏转移损害了肝脏调节 DIC 的能力。恶性肿瘤 DIC 易引起微血管病性溶血性贫血,这些情况在能分泌黏蛋白的腺癌有广泛血管性转移时特别明显[206]。

白血病

已有大量的关于急性白血病并发 DIC 与纤溶的报告。在 161 例急性髓性白血病患者中,52 例（32%）诊断有 DIC[207]。在急性淋巴细胞白血病,DIC 的发生率为 15%～20%[208]。一些报告提出,急性白血病患者在用化疗药诱导缓解期间,DIC 发生率进一步增高[209]。90% 急性早幼粒细胞白血病（APL）患者在诊断时或在开始诱导缓解治疗时都有 DIC[210,211]。

APL 的止血紊乱的病理机制与肿瘤细胞的特性以及它们与患者内皮细胞的相互作用有关[192,208]。APL 细胞表达组织因子与肿瘤促凝物,后者诱导凝血活性。APL 细胞也释放 IL-1β 与 TNF-α,使内皮血栓调节蛋白下调,降低蛋白 C 抗凝途径的作用。同时,APL 细胞上调 annexin Ⅱ 表达,促进纤溶酶原转变为纤溶酶(参见第 135 章)。这些过程总的后果是 DIC 与纤维蛋白溶解亢进,随之发生广泛出血并可能导致死亡[212]。全反式维 A 酸用于 APL 诱导缓解与维持治疗,在体外与体内均抑制 APL 细胞对止血的影响,减少早期出血死亡率,但是全反式维 A 酸可能诱发血栓性并发症[192,213]。

创伤

创伤并发 DIC 通常见于损伤严重的患者。虽然尚无直接的证据,但一般认为大量的组织因子入血与出血性休克是迅速诱发 DIC 的原因。另一假设是在创伤患者细胞因子释放起着关键的作用。在创伤患者与败血病患者的细胞因子水平变化是相同的[214]。有 DIC 征象患者的 TNF-α、IL-1β、PAI-1 与循环组织因子的水平都有增高,从中性粒细胞释放到血浆中的弹性蛋白酶增加,可溶性血栓调节蛋白也可能增高,这些改变预示多器官功能不全(包括 ARDS)与死亡[215,216]。仔细监测 DIC 实验室检查改变,纤溶活性降低与 AT 水平减低也是预测这些患者预后的有用指标[217]。

严重的创伤患者在大量输注血液后可能加剧 DIC 过程,这是因为贮存的血液成分已被稀释,含有功能的血小板以及因子 V 与因子Ⅷ不足。此外,患者的酸中毒与低血压状态结合纤溶亢进也进一步加剧出血现象[218~221]。这类患者易并发感染也是 DIC 发生的原因。

从创伤到开始治疗之间的时间间隔也决定了 DIC 的发生及其严重性。在战争中的经验证明,将伤员迅速解救下来并立即治疗减少了发生 DIC 的危险性[222~224]。

脑损伤

脑损伤使大量脑组织组织因子进入血液,容易引起 DIC。在颅脑损伤手术得到的脑组织标本,以及在随后尸检的肝、肺、肾与胰腺标本中,可以发现小动脉与小静脉的微血栓[225,226]。脑损伤的成人与儿童如出现 DIC,死亡率明显增高[227]。实验室 DIC 积分数对判断颅脑损伤患者的预后有价值,是 Glasgow 昏迷积分判断预后的补充指标[228]。颅脑损伤引起 DIC 的出血可以用血浆做替代治疗。

烧伤

烧伤部位的组织因子进入血液,烧伤诱发的系统性炎症反应综合征,以及常常发生的感染都能促进 DIC 的发生[229]。严重烧伤患者表现有出血,实验室 DIC 指标的改变,以及在非烧伤部位皮肤活检中微血管血栓[230]。用标记的纤维蛋白原与标记的血小板进行研究发现,除有系统性凝血因子消耗外,在烧伤处还有明显的局部消耗[231]。DIC 实验室检查结果与器官功能衰竭相关,蛋白 C 与 AT 显著降低提示预后不良[230]。对 139 例严重烧伤经治疗后死亡的临床病理研究结果表明,18% 为有因败血性动脉阻塞或 DIC 造成为脑梗死,约 4% 颅内出血[232]。

肝病

严重肝脏疾病或在肝移植期间的患者发生复杂的止血功能紊乱(参见第 129 章)。大多数凝血因子与天然抗凝物(蛋白 C,蛋白 S,与 AT)以及多数纤溶系统成分(纤溶酶原、TAFI 与 α₂-抗纤溶酶)的合成都有减少。肝脏清除循环中活化的因子

Ⅸ、Ⅹ、Ⅺ与 t-PA 能力降低。此外,由于脾功能亢进与肝脏合成血小板生成素减少,常有血小板减少。由于肝病患者与 DIC 患者的止血缺陷极为相似,对 DIC 是否加剧肝病的止血紊乱一直有不同的意见[233]。

一些实验室与临床观察支持肝病并发 DIC 的看法,其证据是放射标记的纤维蛋白原半衰期缩短,用肝素治疗可以延长纤维蛋白原半衰期[234,235],替代治疗不能明显增加凝血因子水平(提示持续性消耗),以及血浆 D-二聚体、凝血酶-抗凝血酶复合物(TAT)与纤维蛋白 A 肽的水平增高,这些改变都反映了凝血酶持续生成[236~238]。

另一些人的观察不支持 DIC 可并发于肝病的提法,其根据是:①死于肝脏疾病的患者组织中很少(仅 2.2%)见到微血管栓塞;②肝脏疾病有与 DIC 不一致的止血功能[237]。他们还提出了以下的一些解释:①凝血酶时间延长可能是由于获得性异常纤维蛋白原血症[239];②凝血因子与凝血抑制物减少是合成减少所致[240];③FDP 水平升高可能是由于 α2-抗纤溶酶与 PAI-1 合成减少以及 t-PA 清除减少导致的原发性纤溶亢进;④因子Ⅷ水平通常是增高而不是降低[241];⑤药代动力学资料表明纤维蛋白原过度消耗可能是由于纤维蛋白原外渗到血管外造成[242];⑥用 ⁷⁵Se-硒代蛋氨酸标记纤维蛋白原与纤溶酶原并不被很快清除[243]。

第三种学说认为,肝病患者一般不发生 DIC,但对各种 DIC 诱发因素特别敏感,因为这类患者机体清除促凝因子以及合成凝血、抗凝与纤溶系统必需成分的能力降低。有肝脏疾病或转移性肝脏疾病的患者因大量腹水而接受腹腔静脉分流术时最易发生 DIC,而其他疾病做同样手术则不容易发生 DIC[244]。

对有肝病与出血而没有明显的局部的原因患者应该采取什么方法呢? 首先,应考虑并确定可能的 DIC 的原因,然后应多次检查止血状态,以检测可能判定 DIC 的任何动态变化。在肝病患者,一些敏感的检测,如反映凝血酶生成(TAT 复合物和凝血酶原片段 1.2)或同时反映凝血酶和纤溶酶生成(D-二聚体),以及确定正常或降低的因子Ⅷ水平可能有助于确定肝病患者的 DIC 诊断[245]。

中暑

1841 年,James Wellstesd 出版了他的著作 Travels to the city of the Caliphs(现为巴格达),生动地描写了在非常炎热的一天,波斯湾"利物浦"号的甲板上就像个屠宰场,众多的患者出血[246]。这可能是第一次报道遭受中暑的人发生 DIC[229]。中暑是体温升高超过 42℃ 为特征的综合征,在这样的温度下体温调节机制崩溃。已确认的诱发因素有:高温环境、剧烈运动、感染、脱水和水土不服[247,248]。早在 1838 年,尸检发现死于中暑的患者有广泛出血,血液不凝和静脉怒张[246]。研究证实,严重的出血性疾病和多脏器功能衰竭往往与中暑同时发生[229,249~251]。弥漫性纤维蛋白沉积及出血性梗死可见于重症患者。在中暑患者 DIC 相关复杂的纤维蛋白(原)溶解是很明确的。中暑患者引起的 DIC 可能原因是血管内皮细胞损伤和热损伤组织引起的组织因子释放[249]。

2003 年西欧的热浪仅在法国造成许多人死亡,其中来自巴黎的 18 个危重患者并发中暑[251],患者的 IL-6 和 IL-8 的水平很高。此外,从 β₂-整合素上调和活性氧产生增加证明了白细胞明显活化。同时所有的患者凝血系统显著激活,大约 35% 的患

者存在 DIC。炎症和凝血活化的程度与中暑患者的临床严重程度有明显的相关性。

这一综合征的严重程度和发展阶段可影响凝血变化的类型和范围。因此，对 56 例患者研究中，明显分为三组：无出血者、出血无 DIC 但有轻度的凝血因子消耗者和出血伴有典型 DIC 表现者[252]。在早期的研究发现，迅速降温和积极的生命基本功能的支持可大大降低高死亡率。

蛇咬伤

属于蝰蛇科家族的几种毒蛇产生的毒液对止血有广泛的影响。其中主要是蝰蛇属、小蝰属（E. carinatus 或 E. coloratus）、角蝰蛇属、响尾蛇属、具窍蝮蛇属和蕲蛇属。这些蛇的毒液含有酶类或肽类，可发挥以下活性[253~255]：①凝血酶样活性，裂解纤维蛋白原 Aα 形成纤维蛋白多肽 A（蕲蛇属）；②即使在无钙离子的情况下激活凝血酶原（E. carinatus）；③激活因子 X 和 V（罗素毒蛇毒液）；④纤溶活性（蕲蛇）；⑤引起血小板聚集诱发血小板减少症；⑥多种品种的蛇含有精氨酸-甘氨酸-天门冬酸的小分子多肽抑制血小板聚集；⑦活化蛋白 C；⑧造成内皮细胞的损害，导致出血，组织缺血，水肿。有趣的是，尽管凝血实验检测异常，有时甚至符合 DIC 的诊断，被毒蛇咬伤者很少表现出过度出血或血栓栓塞[256~258]。

蛇咬后的主要症状和体征有呕吐、腹泻、情绪不安、低血压、局部肿胀、缺血和坏死。因此，治疗毒蛇咬伤的受害者应包括立即制动，注射抗蛇毒血清和液体，以及其他维持重要生命功能的常规措施。禁忌局部切口、冷敷和使用止血带[253]。

血管瘤

1940 年，Kasabach 和 Merritt 报道了巨大血管瘤和主要发生在婴幼儿出血倾向之间的联系，这种综合征的发病机制和处理方法已有总结[259]。用放射性标记纤维蛋白原和血小板的研究发现血管瘤内局部管内凝血和纤溶亢进，导致血小板和纤维蛋白原的消耗[260,261]。可以想象，异常肿瘤血管的内皮细胞同时存在凝血途径的局部激活和大量的 t-PA 的释放，在巨大血管瘤的患者中已经有微血管溶血性贫血和 DIC 及纤维蛋白溶解的实验室证据[262]。婴幼儿血管瘤的加速增长，与凝血因子的大量消耗相关，糖皮质激素治疗有效。放疗和干扰素-α 也有效，但仅仅在用糖皮质激素发生严重不良事件导致治疗失败危及生命的情况下使用[263]。已发现有轻度或中度的自发性出血，但严重的出血仅在手术或外伤后发生。

广泛血管畸形持续形成，导致疼痛，可能起因于血栓形成、创伤后出血，这与凝血因子及血小板的消耗及纤溶亢进相关联[264]。尽可能做持续的弹性加压，低分子量肝素在这种情况下是唯一有效的治疗手段。

主动脉瘤

主动脉瘤和 DIC 的关系已得到充分证实[265,266]。一组主动脉瘤患者中，40% 的纤维蛋白（原）降解产物水平升高，但仅有 4% 发生明显出血和 DIC 的实验室依据[265]。某些因素可使主动脉瘤患者易发生 DIC，如主动脉瘤表面区域大、夹层以及动脉瘤的范围[267]。对主动脉瘤患者，应仔细寻找 DIC 的临床及实验室线索，因为出血可能加重动脉瘤修复手术的复杂性[267,268]。局部及全身性血管内凝血的激活可以描述为动脉粥样硬化斑块

中存在丰富的组织因子所导致组织因子途径的激活[269]。患者出血明显或将要接受手术时，应注意凝血缺陷，持续的凝血激活可用（低分子量）肝素进行纠正[270]。支架植入术，是主动脉瘤修复的通用方法，由于两名患者并发 DIC 和死亡而变得复杂，其中一人有肝硬化，另一位则经历了一个漫长的手术过程[271]。不过，对 31 例胸腔动脉瘤支架植入术的研究中没有发现 DIC 的指标[272]。

输血反应

DIC 伴随血型不相容性输血，大量的溶血通常与致死案例中广泛血栓形成所致的失血过多有关（参见第 138 章）。这些病例中 DIC 的触发不能简单地归因于红细胞基质的释放，因为葡萄糖-6-磷酸脱氢酶缺乏症的患者有大量氧化性溶血不发展为 DIC[273]。而广泛的抗原抗体反应导致的 DIC 是由于中性粒细胞释放的弹性蛋白酶和 TNF-α；释放 TNF-α 的单个核细胞活化表达的组织因子和补体，组装成膜攻击复合物一起造成内皮细胞的损害[274,275]。

妊娠期 DIC

妊娠期易发生 DIC 至少有四个原因：①妊娠本身可产生高凝状态，表现为低度凝血酶生成，并伴有与纤维蛋白单体复合物和纤维蛋白肽 A 水平升高；②分娩时，从胎盘泄漏的组织因子进入母体循环导致高凝状态；③妊娠时血浆纤溶活性降低，PAI-1 水平增加；④妊娠时血浆蛋白 S 水平下降。妊娠期 DIC 的诊断可能很困难，因为此时凝血因子如纤维蛋白原、凝血因子Ⅷ和因子Ⅶ等处于基础高水平[276,277]。但是这些因子的逐步降低，可以确认或排除疑似病例的 DIC 诊断。排除其他引起血小板减少原因，确定 DIC 是否存在时，血小板减少尤其有帮助[278]。

胎盘早剥

胎盘早剥的戏剧性临床表现首先由 DeLee 于 1901 年报道[279]，但子宫螺旋动脉突然破裂和胎盘剥离的直接原因仍不清楚。胎盘早剥是围产期死亡的主要原因[280]。高龄多胎产妇或曾在妊娠中出现高血压的患者危险性最高。严重的止血功能异常伴随胎盘早剥引起的急性 DIC 起因于子宫和胎盘损伤引起大量的组织因子进入血液循环[281]。羊水在体外能激活凝血，胎盘剥离程度与 DIC 的程度相当，这表明 DIC 的发生是由从胎盘系统渗漏的凝血酶样物质引起的。胎盘早剥在妊娠的发生率为 0.2% ~ 0.4%[282]，但仅 10% 的患者发生 DIC[278]。患者的 DIC 严重程度不同，只有严重的患者才发生休克和胎儿死亡。快速扩容和子宫切除是治疗的首选[280]。大出血时应给予冷沉淀、新鲜冰冻血浆和血小板的输注。然而，在没有严重出血的情况下，血液成分输注可能是没有必要的，因为分娩后耗竭的凝血因子会快速恢复。肝素或抗纤溶药物的效果不清楚。

羊水栓塞

这种罕见的严重疾病，1941 年由 Steiner 和 Lushbaugh 报道，仅占分娩的 1/8000 ~ 1/80 000[283]。1979 年总结的 272 例患者的研究报道死亡率为 86%，但后来以人群为基础的研究中发现，产妇死亡率（26.4%）显著降低[284,285]。胎儿过度成熟为巨大儿和接受药物或手术诱导后分娩困难的多产妇容易发生羊水

栓塞。显然,羊水是通过绒毛膜羊膜撕裂、子宫破裂、子宫静脉损伤而进入母体循环中[284]。触发 DIC 的可能因素是羊水中的组织因子[286,287]。来自胎儿的碎屑、胎粪及羊水中其他颗粒样物质机械性阻塞肺血管,加重了局部纤维蛋白-血小板血栓形成及纤维蛋白溶解。肺动脉广泛闭塞、急性过敏样反应及全身严重的急性炎症反应综合征可引起突发的呼吸困难、发绀、急性肺源性心脏病、左心功能不全、休克及抽搐。上述症状出现数分钟至数小时后,37% 的患者发生严重的出血[284]。发生在子宫收缩乏力、穿刺点、胃肠道和其他器官的出血特别严重。降低死亡率的最佳办法是高危患者早期选择终止分娩,分娩时预防强直性子宫收缩。当确认综合征存在时,立即在心肺支持下终止妊娠是必要的。

子痫前期和子痫

早期报道的子痫前期发生血小板减少,以及致死性病例中观察到的纤维蛋白在血管中广泛沉积,认为这些是胎盘组织因子暴露于血液循环引起的 DIC 的证据[1]。对既往文献进行严格分析的结论是:这些患者的血小板减少源于内皮细胞损伤而不是 DIC[288]。然而,其他研究者提供了子痫前期和子痫明显的 DIC 证据[289,290]。并且,在大宗病例中发现,临床严重程度与血小板计数、纤维蛋白(原)降解产物异常存在良好的相关性[291]。DIC 患者同时存在凝血酶生成、纤溶激活的敏感因素如 TAT 复合物、D-二聚体、纤维蛋白肽 Bβ1~42 等指标的异常。此外,肝素治疗子痫前期和子痫没有肯定的疗效[292]。

HELLP 综合征

由溶血(H)、肝酶升高(EL)、血小板计数降低(LP)和严重上腹疼痛组成的综合征(HELLP)是妊娠诱导的高血压的并发症[293]。70% 的 HELLP 综合征发生在三期妊娠,30% 则发生于产后[294]。HELLP 综合征常发生在白种人、经产妇、大于 35 岁的妇女[292]。肝脏活检中出现纤维蛋白在肝脏血管中沉积,相当比例的患者具有符合 DIC 的实验室检查结果,提示 DIC 参与此综合征的发生[294~296]。33 例患者肝成像显示发现 13 例被膜下血肿,6 例实质内出血[297]。这些病例中 DIC 的触发因素不明,但涉及内皮细胞的损伤[292]。病程中可出现 DIC 引起的多器官功能衰竭如:急性肾衰竭、腹水、肺水肿,严重的出血,从而导致产妇和围产儿的死亡率增加。HELLP 综合征的处理包括支持治疗,严密监测,以及血液成分替代疗法。除少数例外,患者可尽快分娩不一定需要剖宫产。HELLP 综合征易在下一次妊娠时再发[298]。

妊娠期败血症

革兰氏阴性菌,A 型链球菌和产气荚膜梭菌是妊娠期间造成败血症较常见的原因。这些感染往往与暴发型 DIC 有关。病原体在流产过程中进入血液循环,可能的原因是在侵入性手术或破膜后发生羊膜炎,分娩时发生子宫内膜炎,或通过泌尿道途径。大约 40% 的菌血症患者可发生休克,与死亡率明显相关[299]。此外,出血以及肾脏、肺和中枢神经系统功能障碍的发生率增高。

对败血症相关 DIC 的治疗应包括:抗生素、支持重要脏器功能、手术干预去除感染灶。也可能要考虑流产或子宫切除术。

死胎综合征

胎儿宫内死亡后数周,大约有三分之一的患者可能会出现 DIC 的实验室的迹象,偶尔伴有出血[278,300]。显然,滞留于体内的死胎或胎盘的组织因子缓慢的进入母体循环,引起 DIC,有时伴有明显的纤溶[13]。目前这种并发症是很少看到,因为诊断胎儿死亡后及时的实施引产。但是,如果引产难免被延迟,一系列的凝血检测即应实施。

死胎和 DIC 可以发生于多胎妊娠某一胎死亡之后。如一旦发生,即应开始所讨论的治疗,如果在胎儿成熟之前发生,延长肝素的给药时间是有效的。有趣的是,当对多胎妊娠中某一异常胎儿进行选择性终止妊娠时,止血异常发生率仅占 3% 左右[301]。

急性脂肪肝

妊娠期急性脂肪肝是一种罕见的疾病,发生在三期妊娠[302]。它可导致肝功能衰竭、脑病和母亲及胎儿的死亡[303~306]。发生的妊娠急性脂肪肝的患者 15%~20% 是因胎儿的长链酰基辅酶 A 脱氢酶(LCAD)纯合或双杂合的异常[307]。伴有 LCAD 缺乏的新生儿不能苗壮成长,而且容易肝衰竭甚至死亡。LCAD 是线粒体中参与脂肪酸 β 氧化的四个酶之一。当它有缺陷,中链和长链脂肪酸发生积累。其中 65%~90% 患者是一个主要的突变(G1528C)。胎儿 LCAD 缺陷会导致杂合型母亲严重的肝脏疾病,确切的机制还不清楚。妊娠急性脂肪肝的特点是:严重肝功能不全、肾衰竭、高血压和 DIC[304,308]。典型病理特征是肝脏微泡型脂肪浸润。一组 28 例患者观察到 AT 水平极低和其他 DIC 实验室迹象,但 AT 浓缩物的输注未见到明确临床疗效[308]。这些患者主要治疗是早期分娩和支持治疗,这样可以达到 90% 的母亲生存率和大于 85% 的围产期生存率[304,309]。胰腺炎是妊娠期急性脂肪肝潜在致命的并发症[310]。

新生儿

新生儿对抗 DIC 的触发能力有限有以下几个原因:①清除可溶性纤维蛋白和活化因子的能力降低;②因为他们纤溶酶原水平低,纤溶能力降低;③合成凝血因子和抑制因子的能力有限[311,312]。新生儿 DIC 的诊断标准不同于成人[313]。需要考虑的是这个年龄生理止血的共同点:包括维生素 K 依赖因子水平低、AT 和蛋白 C 水平低下和凝血酶时间延长。新生儿 DIC 的实验室证据是建立在止血参数、血小板减少,以及纤维蛋白原、因子 V 和因子Ⅷ水平进行性降低的基础上[311,314,315]。

DIC 在患病的新生儿尤其是早产儿中发生。新生儿的 DIC 至少确定有一种基础疾病。最常见的基本疾病是败血症、肺透明膜病(呼吸窘迫综合征)、窒息、坏死性小肠结肠炎、血管内溶血、胎盘早剥和子痫[312,316]。

多个部位出血是新生儿 DIC 最常见的表现,颅内出血是最危及生命的情况。大约 20% 的新生儿 DIC 无明显的临床表现[314],因此高危患者的高怀疑指数至关重要。

● 治疗

由于 DIC 触发因素、临床表现和严重程度的不同,很难对 DIC 患者进行对照研究。图 129-4 显示了 DIC 患者处理的一般

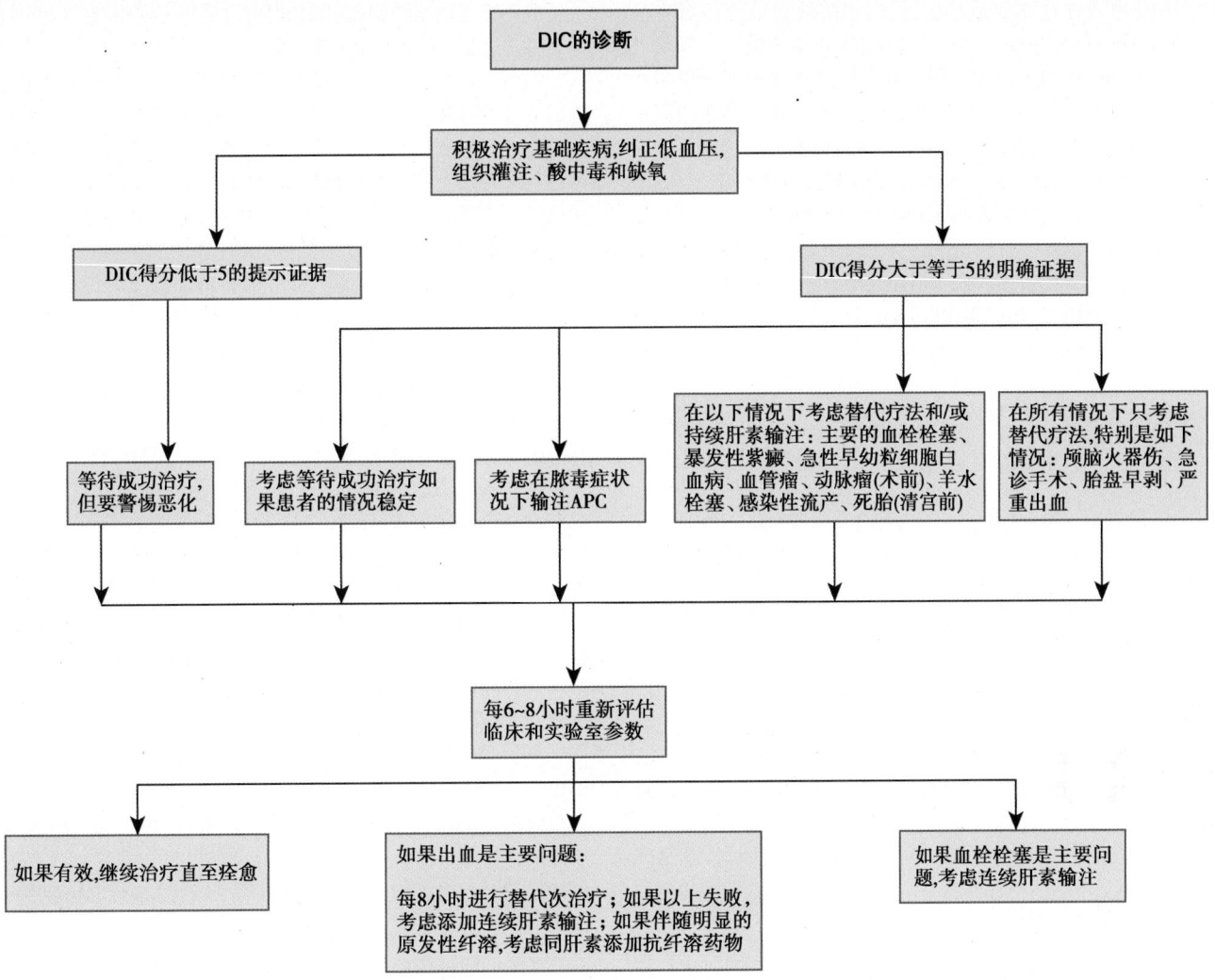

图 129-4　弥散性血管内凝血（DIC）患者早期治疗与随访指南。成功的治疗取决于迅速、有力地防治基础疾病，支持生命功能，密切临床观察，对每位患者的病情全面考虑，做到 24 小时实验室凝血检测，以及充足的浓缩血小板、冷沉淀、新鲜冰冻血浆和浓缩红细胞替代治疗。在有指征时肝素应给予持续性输注。以上推荐的各项治疗的基础和局限性详见正文。APC，活化蛋白 C

指南，但治疗措施的选择，必须在仔细考虑所有的临床表现后给予个体化的处理。

原发病的治疗及有力的支持治疗

DIC 患者生存取决于原发病的积极治疗，以减轻或消除有害的刺激因素。败血症引起 DIC 的治疗包括积极静脉注射针对病原菌的抗生素和控制原发灶（如手术或放置引流管）。积极治疗原发病的例子有：癌症患者的手术或化学治疗、胎盘早剥患者的清宫术甚至子宫切除术、主动脉瘤的切除和损伤组织的清除。

重要器官功能的重点支持是必需的。容量代替品、低血压和酸中毒的纠正以及吸氧可以改善血流量和微循环中氧气的含量。肺、心脏和肾功能严密监测能及时提示支持性措施的建立，如使用呼吸器进行呼吸支持，缩血管和血管活性药物能改善器官灌注、肾功能，维持电解质的平衡。

替代治疗

原发病的治疗及基础支持是必要的，但通常不足以治疗 DIC 或防止非显性 DIC 进展为显性 DIC。直接针对凝血系统的额外的支持治疗是必需的。这些措施包括凝血因子的替代、天然抗凝剂、纤溶活性蛋白和血小板，DIC 过程中这些被大量消耗[317]。

低水平的血小板和凝血因子可能会增加出血危险。然而，血浆或血小板替代治疗不应该仅仅依据化验结果，它仅是有活动性出血和那些需要侵入性操作或濒临危险的出血并发症患者的指征[318,319]。在临床或实验研究中没有证据说明使用血液成分会加重 DIC。血浆、纤维蛋白原浓缩物、冷沉淀或血小板治疗 DIC 疗效的观察，不是在随机对照试验的基础上的，而是建立在对出血或这些凝血因子严重缺乏有出血风险的患者合理治疗的基础上[319]。新鲜冰冻血浆输注的一个主要挑战是尽管在极端条件下可以纠正凝血缺陷，但同时增加血容量，会加剧毛细血管渗漏的倾向。这种情况可能会有诱发或加重肺水肿的风险，并推而广之，导致急性呼吸窘迫综合征和诱发腹水。凝血因子浓缩物，如凝血酶原复合物，可以部分克服这一障碍，但不包含重要的因子，如因子 V。此外，DIC 患者的凝血酶原复合物应谨慎使用，因为这些浓缩物中少量的活化因子会增加凝血。具体凝血因子缺陷，如纤维蛋白原，使用纯化的凝血因子浓缩物可能得到纠正。

DIC 患者往往需要血小板输注,预防缺血或受损器官的(尤其是中枢神经系统)出血。需要输注的血小板计数阈值应该因患者和疾病的不同而不同。冷沉淀可快速提高纤维蛋白原及因子Ⅷ的水平,尤其是当 DIC 部分出血合并纤维蛋白原水平小于 1g/L 时。每毫升冷沉淀中纤维蛋白原的含量至少是新鲜冰冻血浆 4~5 倍。新鲜冰冻血浆含有足量的纤维蛋白原,可以用于治疗轻度至中度的低纤维蛋白原血症。

血小板减少症的替代治疗应该包括用 5~10U 浓缩血小板或单供体单采血小板提高血小板计数到 $(20~30)×10^9/L$,需要侵入性手术的需提高到 $50×10^9/L$。

恢复生理性抗凝途径

由于 DIC 患者生理性抗凝物的水平降低,恢复这些抗凝物可能是一个有效的治疗方法[49,320]。在临床前研究成功的基础上,DIC 患者使用 AT 浓缩物和肝素在随机对照试验做了验证,其中患者包括败血症、感染性休克或两者兼而有之。所有试验都以不同的方面显示出了有利的作用,包括实验室指标的改善,DIC 持续时间的缩短和器官功能的提高[6,321,322];甚至在一些小的临床试验中发现,应用大剂量 AT 浓缩物能适度减少死亡率,但是没有显著地统计意义[323~325]。一个大规模、多中心、随机对照试验中显示,败血症患者的死亡率也没有显著的降低[326]。有趣的是,进一步分组分析表明未同时接受肝素的患者预后反而较好,但是这个观点需要验证。在对烧伤伴发 DIC 患者一个小型的随机试验中发现,与安慰剂相比给予 AT 能降低死亡率、降低多器官功能衰竭、改善凝血参数[327]。

由于蛋白 C 系统功能下降有助于 DIC 的发生,推测 APC 浓缩物治疗 DIC 是有效的[328]。事实上,试验的剂量控制应用持续的静脉滴注重组的人 APC,通过鉴定血浆中 D-D 二聚体水平下降的程度发现,用量为每小时 $24μg/kg$ 最佳[329]。随后进行的 APC 浓缩物治疗败血症患者的Ⅲ期试验中,因有效降低了这些患者的死亡率而能提前结束试验[330]。APC 组 28 天总的死亡率为 24.7%,对照组为 30.8%(相对风险降低 19.4%)。接受浓缩物治疗,能明显的改善患者的凝血异常和减少器官衰竭的发生[331]。然而,针对随后的研究的荟萃分析显示,即使是在疾病严重程度高的患者中,APC 治疗的基础也不是很强[332,333]。最近完成的针对严重脓毒症和感染性休克患者的安慰剂对照研究因为 APC 没有使患者明显受益而被提前终止[334]。随后,APC 制造商决定将产品从市场撤回,这导致目前 DIC 治疗指南的修订[335]。

肝素及其他抗凝剂

尽管肝素治疗 DIC 患者存在的问题已经做了一些调查研究,但仍存在争议。实验研究表明,肝素至少可以部分抑制 DIC 过程中凝血的活化[336,337]。但是,在临床对照试验中,DIC 患者使用肝素在临床重要事件中的疗效还没有得到证实[338]。此外,在那些容易出血的 DIC 患者中,肝素治疗的安全性是有争议的。对重度败血症患者的一个大型临床试验显示,低剂量肝素治疗在第 28 天时,死亡率仅有轻微的、不显著的改善[339]。

尽管考虑到这些,在某些类型的慢性 DIC,如转移癌,暴发性紫癜,主动脉瘤(切除术前),肝素治疗是有益的。肝素也被用于治疗大血管血栓栓塞并发症和慢性 DIC 手术前的患者(图 129-4)。当足量的血液成分替代不能改善过量出血和血栓形成造成不可逆的组织损伤(如急性肾皮质坏死或指/趾坏疽)引起急性 DIC 时,肝素治疗是有用的。

在所有的情况下,肝素应谨慎使用。因转移性癌或主动脉瘤的慢性 DIC 患者,不用快速注射,肝素 500~750U/h 连续滴注可能就足够了。如果 24 小时内没有反应,逐渐升级剂量是可以的。在超急性 DIC 的情况下,如不匹配的输血,羊水栓塞,感染性流产,暴发性紫癜,肝素可 5000~10 000U 静脉注射,同时给予血液制品替代治疗。甚至在这种情况下一些专家也不支持使用大剂量的肝素。直到相关疾病对治疗起反应,肝素 500~1000U/h 连续滴注对于维持治疗作用可能是必要的[339]。

从理论上说,DIC 患者使用抗凝血剂最合理的是针对组织因子活性。潜在抗凝剂包括重组 TFPI、灭活Ⅶa 和重组 NAPc2,重组 NAPc2 是一种有效的、特异的三元因子(TF、Ⅶa 和因子Ⅹa)复合抑制剂[340]。败血症患者重组 TFPI 的Ⅱ期试验显示出令人乐观的结果[341],但是用 TFPI 治疗的患者Ⅲ期试验中并没有表现出对整体存活率提高[341,342]。

重组人可溶性血栓调节蛋白结合凝血酶形成一个复合物,灭活凝血酶的凝血活性、活化蛋白 C。因此,它是治疗 DIC 患者潜在的药物。DIC 患者随机、双盲的临床试验中,可溶性血栓调节蛋白表现出对出血和凝血参数比肝素更好的效果[343]。正在进行的可溶性血栓调节蛋白临床试验主要关注 DIC、器官衰竭和死亡率。

纤维蛋白溶解抑制剂

DIC 患者的治疗,不宜使用抗纤溶药物,如氨基己酸或氨甲环酸,因为这些药物阻断纤维蛋白溶解,而纤维蛋白溶解可以维持 DIC 患者的组织灌注。DIC 患者使用这些药物可并发严重的血栓形成[344,345]。

在不同的情况,DIC 患者普遍存在初级纤维蛋白(原)溶解,如部分 APL、巨大的血管瘤、中暑、羊水栓塞、一些肝脏疾病和转移性前列腺癌患者。在以下条件下可以考虑使用纤溶抑制剂[346]:①患者出血严重,替代治疗无效;②过度纤维蛋白(原)溶解,即全血凝固快速裂解或优球蛋白溶解时间很短。在这种情况下,抗纤溶药物的使用应该优先于成分血液制品的替代和持续的肝素滴注(图 129-4)。

翻译:王兆钺 互审:胡豫 校对:朱力

参考文献

1. McKay DG: *Disseminated Intravascular Coagulation: an Intermediary Mechanism of Disease.* Hoeber Medical, New York, 1965.
2. Mammen EF: Disseminated intravascular coagulation (DIC). *Clin Lab Sci* 13:239, 2000.
3. Colman RW, Robboy SJ, Minna JD: Disseminated intravascular coagulation: A reappraisal. *Annu Rev Med* 30:359, 1979.
4. Seligsohn U: Disseminated intravascular coagulation, in *Blood: Principles and Practice of Hematology*, edited by RI Handin, SE Lux, TP Stossel, p 1289. J.B. Lippincott, Philadelphia, 2000.
5. Levi M, ten Cate H: Disseminated intravascular coagulation. *N Engl J Med* 341:586, 1999.
6. Levi M, ten Cate H, van der Poll T: Disseminated intravascular coagulation: State of the art. *Thromb Haemost* 82:695, 1999.
7. Levi M: Disseminated intravascular coagulation. *Crit Care Med* 29:2191, 2007.
8. Dupuy M: Injections de matière cérébrale dans les veines. *Gaz Med (Paris)* 2:524, 1834.
9. Trousseau A: Phlegmasia alba dolens. *Clin Med Hotel Dieu Paris* 695, 1865.
10. Naunyn C: Untersuchungen uber Blutgerinnung im lebenden tiere und ihre Folgen. *Arch Exp Pathol Pharmacol* 1873.
11. Woolridge LC: Note on the relation of the red cell corpuscles to coagulation. *Practitioner* 187, 1886.
12. Woolridge LC: Ueber intravasculare gerinnungen. *Arch Ant Physiol Abt (Leipzig)* 397, 1886.
13. Ratnoff OD, Pritchard JA, Colopy JE: Hemorraghic states during pregnancy. *N Engl J Med* 253:63, 1955.

14. Lasch HG, Heene DL, Huth K, et al: Pathophysiology, clinical manifestations and therapy of consumption-coagulopathy ("Verbrauchskoagulopathie"). Am J Cardiol 20:381, 1967.

15. Merskey C, Johnson AJ, Kleiner GJ, et al: The defibrination syndrome: Clinical features and laboratory diagnosis. Br J Haematol 13:528, 1967.

16. Robboy SJ, Major MC, Colman RW, et al: Pathology of disseminated intravascular coagulation (DIC). Analysis of 26 cases. Hum Pathol 3:327, 1972.

17. Wilde JT, Roberts KM, Greaves M, et al: Association between necropsy evidence of disseminated intravascular coagulation and coagulation variables before death in patients in intensive care units. J Clin Pathol 41:138, 1988.

18. Kim HS, Suzuki M, Lie JT, et al: Clinically unsuspected disseminated intravascular coagulation (DIC): An autopsy survey. Am J Clin Pathol 66:31, 1976.

19. Watanabe T, Imamura T, Nakagaki K, et al: Disseminated intravascular coagulation in autopsy cases. Its incidence and clinicopathologic significance. Pathol Res Pract 165:311, 1979.

20. Shimamura K, Oka K, Nakazawa M, et al: Distribution patterns of microthrombi in disseminated intravascular coagulation. Arch Pathol Lab Med 107:543, 1983.

21. Levi M, van der Poll T, ten Cate H, et al: The cytokine-mediated imbalance between coagulant and anticoagulant mechanisms in sepsis and endotoxaemia. Eur J Clin Invest 27:3, 1997.

22. Levi M, van der Poll T, Buller HR: The bidirectional relationship between coagulation and inflammation. Circulation 109:2698, 2004.

23. Aird WC: Vascular bed-specific hemostasis: Role of endothelium in sepsis pathogenesis. Crit Care Med 29:S28, 2001.

24. Weinbaum S, Zhang X, Han Y, et al: Mechanotransduction and flow across the endothelial glycocalyx. Proc Natl Acad Sci U S A 100:7988, 2003.

25. Maczewski M, Duda M, Pawlak W, et al: Endothelial protection from reperfusion injury by ischemic preconditioning and diazoxide involves a SOD-like anti-O_2-mechanism. J Physiol Pharmacol 55:537, 2004.

26. Vink H, Constantinescu AA, Spaan JA: Oxidized lipoproteins degrade the endothelial surface layer: Implications for platelet-endothelial cell adhesion. Circulation 101:1500, 2000.

27. Nieuwdorp M, van Haeften TW, Gouverneur MC, et al: Loss of endothelial glycocalyx during acute hyperglycemia coincides with endothelial dysfunction and coagulation activation in vivo. Diabetes 55:480, 2006.

28. Levi M, van der Poll T, ten Cate H: Tissue factor in infection and severe inflammation. Semin Thromb Hemost 32:33, 2006.

29. Taylor FBJ, Chang A, Ruf W, et al: Lethal E. coli septic shock is prevented by blocking tissue factor with monoclonal antibody. Circ Shock 33:127, 1991.

30. Levi M, ten Cate H, Bauer KA, et al: Inhibition of endotoxin-induced activation of coagulation and fibrinolysis by pentoxifylline or by a monoclonal anti-tissue factor antibody in chimpanzees. J Clin Invest 93:114, 1994.

31. van der Poll T, Levi M, Hack CE, et al: Elimination of interleukin 6 attenuates coagulation activation in experimental endotoxemia in chimpanzees. J Exp Med 179:1253, 1994.

32. Osterud B, Rao LV, Olsen JO: Induction of tissue factor expression in whole blood—Lack of evidence for the presence of tissue factor expression on granulocytes. Thromb Haemost 83:861, 2000.

33. Franco RF, de Jonge E, Dekkers PE, et al: The in vivo kinetics of tissue factor messenger RNA expression during human endotoxemia: Relationship with activation of coagulation. Blood 96:554, 2000.

34. Rauch U, Bonderman D, Bohrmann B, et al: Transfer of tissue factor from leukocytes to platelets is mediated by CD15 and tissue factor. Blood 96:170, 2000.

35. Osterud B, Bjorklid E: Sources of tissue factor. Semin Thromb Hemost 32:11, 2006.

36. van Deventer SJ, Buller HR, ten Cate JW, et al: Experimental endotoxemia in humans: Analysis of cytokine release and coagulation, fibrinolytic, and complement pathways. Blood 76:2520, 1990.

37. Boermeester MA, van Leeuwen P, Coyle SM, et al: Interleukin-1 blockade attenuates mediator release and dysregulation of the hemostatic mechanism during human sepsis. Arch Surg 130:739, 1995.

38. Osterud B: Tissue factor expression by monocytes: Regulation and pathophysiological roles. Blood Coagul Fibrinolysis 9 Suppl 1:S9, 1998.

39. Furie B, Furie BC: Role of platelet P-selectin and microparticle PSGL-1 in thrombus formation. Trends Mol Med 10:171, 2004.

40. Neumann FJ, Marx N, Gawaz M, et al: Induction of cytokine expression in leukocytes by binding of thrombin-stimulated platelets. Circulation 95:2387, 1997.

41. Esmon CT: Protein C anticoagulant pathway and its role in controlling microvascular thrombosis and inflammation. Crit Care Med 29:S48, 2001.

42. Mileno MD, Margolis NH, Clark BD, et al: Coagulation of whole blood stimulates interleukin-1 beta gene expression. J Infect Dis 172:308, 1995.

43. Jones A, Geczy CL: Thrombin and factor Xa enhance the production of interleukin-1. Immunology 71:236, 1990.

44. Johnson K, Choi Y, DeGroot E, et al: Potential mechanisms for a proinflammatory vascular cytokine response to coagulation activation. J Immunol 160:5130, 1998.

45. Sower LE, Froelich CJ, Carney DH, et al: Thrombin induces IL-6 production in fibroblasts and epithelial cells. Evidence for the involvement of the seven-transmembrane domain (STD) receptor for alpha-thrombin. J Immunol 155:895, 1995.

46. van der Poll T, de Jonge E, Levi M: Regulatory role of cytokines in disseminated intravascular coagulation. Semin Thromb Hemost 27:639, 2001.

47. Coughlin SR: Thrombin signalling and protease-activated receptors. Nature 407:258, 2000.

48. Versteeg HH, Peppelenbosch MP, Spek CA: The pleiotropic effects of tissue factor: A possible role for factor VIIa-induced intracellular signalling? Thromb Haemost 86:1353, 2001.

49. Levi M, de Jonge E, van der Poll T: Rationale for restoration of physiological anticoagulant pathways in patients with sepsis and disseminated intravascular coagulation. Crit Care Med 29:S90, 2001.

50. Szaba FM, Smiley ST: Roles for thrombin and fibrin(ogen) in cytokine/chemokine production and macrophage adhesion in vivo. Blood 99:1053, 2002.

51. Levi M, van der Poll T: The role of natural anticoagulants in the pathogenesis and management of systemic activation of coagulation and inflammation in critically ill patients. Semin Thromb Hemost 34:459, 2008.

52. Levi M: Antithrombin in sepsis revisited. Crit Care 9:624, 2005.

53. Levi M, van der Poll T: Two-way interactions between inflammation and coagulation. Trends Cardiovasc Med 15:254, 2005.

54. Kobayashi M, Shimada K, Ozawa T: Human recombinant interleukin-1 beta- and tumor necrosis factor alpha-mediated suppression of heparin-like compounds on cultured porcine aortic endothelial cells. J Cell Physiol 144:383, 1990.

55. Levi M, van der Poll T: Recombinant human activated protein C: Current insights into its mechanism of action. Crit Care 11 Suppl 5:S3, 2007.

56. Esmon CT: Role of coagulation inhibitors in inflammation. Thromb Haemost 86:51, 2001.

57. Esmon CT: The regulation of natural anticoagulant pathways. Science 235:1348, 1987.

58. Esmon CT: The endothelial cell protein C receptor. Thromb Haemost 83:639, 2000.

59. Mesters RM, Helterbrand J, Utterback BG, et al: Prognostic value of protein C concentrations in neutropenic patients at high risk of severe septic complications. Crit Care Med 28:2209, 2000.

60. Vary TC, Kimball SR: Regulation of hepatic protein synthesis in chronic inflammation and sepsis. Am J Physiol 262:C445, 1992.

61. Eckle I, Seitz R, Egbring R, et al: Protein C degradation in vitro by neutrophil elastase. Biol Chem Hoppe Seyler 372:1007, 1991.

62. Nawroth PP, Stern DM: Modulation of endothelial cell hemostatic properties by tumor necrosis factor. J Exp Med 163:740, 1986.

63. Faust SN, Levin M, Harrison OB, et al: Dysfunction of endothelial protein C activation in severe meningococcal sepsis. N Engl J Med 345:408, 2001.

64. Taylor FB Jr, Dahlback B, Chang AC, et al: Role of free protein S and C4b binding protein in regulating the coagulant response to Escherichia coli. Blood 86:2642, 1995.

65. Taylor FB Jr, Stearns-Kurosawa DJ, Kurosawa S, et al: The endothelial cell protein C receptor aids in host defense against Escherichia coli sepsis. Blood 95:1680, 2000.

66. De Pont AC, Bakhtiari K, Hutten BA, et al: Endotoxaemia induces resistance to activated protein C in healthy humans. Br J Haematol 134:213, 2006.

67. de Jonge E, Dekkers PE, Creasey AA, et al: Tissue factor pathway inhibitor (TFPI) dose-dependently inhibits coagulation activation without influencing the fibrinolytic and cytokine response during human endotoxemia. Blood 95:1124, 2000.

68. Creasey AA, Chang AC, Feigen L, et al: Tissue factor pathway inhibitor reduces mortality from Escherichia coli septic shock. J Clin Invest 91:2850, 1993.

69. Roemisch J, Gray E, Hoffmann JN, et al: Antithrombin: A new look at the actions of a serine protease inhibitor. Blood Coagul Fibrinolysis 13:657, 2002.

70. Opal SM: Interactions between coagulation and inflammation. Scand J Infect Dis 35:545, 2003.

71. Harada N, Okajima K, Kushimoto S, et al: Antithrombin reduces ischemia/reperfusion injury of rat liver by increasing the hepatic level of prostacyclin. Blood 93:157, 1999.

72. Horie S, Ishii H, Kazama M: Heparin-like glycosaminoglycan is a receptor for antithrombin III-dependent but not for thrombin-dependent prostacyclin production in human endothelial cells. Thromb Res 59:895, 1990.

73. Mizutani A, Okajima K, Uchiba M, et al: Antithrombin reduces ischemia/reperfusion-induced renal injury in rats by inhibiting leukocyte activation through promotion of prostacyclin production. Blood 101:3029, 2003.

74. Uchiba M, Okajima K, Murakami K: Effects of various doses of antithrombin III on endotoxin-induced endothelial cell injury and coagulation abnormalities in rats. Thromb Res 89:233, 1998.

75. Esmon CT: New mechanisms for vascular control of inflammation mediated by natural anticoagulant proteins. J Exp Med 196:561, 2002.

76. Okajima K: Regulation of inflammatory responses by natural anticoagulants. Immunol Rev 184:258, 2001.

77. Taylor FB Jr, Chang A, Esmon CT, et al: Protein C prevents the coagulopathic and lethal effects of Escherichia coli infusion in the baboon. J Clin Invest 79:918, 1987.

78. Hancock WW, Tsuchida A, Hau H, et al: The anticoagulants protein C and protein S display potent antiinflammatory and immunosuppressive effects relevant to transplant biology and therapy. Transplant Proc 24:2302, 1992.

79. Hancock WW, Grey ST, Hau L, et al: Binding of activated protein C to a specific receptor on human mononuclear phagocytes inhibits intracellular calcium signaling and monocyte-dependent proliferative responses. Transplantation 60:1525, 1995.

80. White B, Schmidt M, Murphy C, et al: Activated protein C inhibits lipopolysaccharide-induced nuclear translocation of nuclear factor kappaB (NF-kappaB) and tumour necrosis factor alpha (TNF-alpha) production in the THP-1 monocytic cell line. Br J Haematol 110:130, 2000.

81. Levi M, Dorffler-Melly J, Reitsma PH, et al: Aggravation of endotoxin-induced disseminated intravascular coagulation and cytokine activation in heterozygous protein C deficient mice. Blood 101:4823, 2003.

82. Lay AJ, Donahue D, Tsai MJ, et al: Acute inflammation is exacerbated in mice genetically predisposed to a severe protein C deficiency. Blood 109:1984, 2007.

83. Feistritzer C, Sturn DH, Kaneider NC, et al: Endothelial protein C receptor-dependent inhibition of human eosinophil chemotaxis by protein C. J Allergy Clin Immunol 112:375, 2003.

84. Sturn DH, Kaneider NC, Feistritzer C, et al: Expression and function of the endothelial protein C receptor in human neutrophils. Blood 102:1499, 2003.

85. Hoffmann JN, Vollmar B, Laschke MW, et al: Microhemodynamic and cellular mechanisms of activated protein C action during endotoxemia. Crit Care Med 32:1011, 2004.

86. Nick JA, Coldren CD, Geraci MW, et al: Recombinant human activated protein C reduces human endotoxin-induced pulmonary inflammation via inhibition of neutrophil chemotaxis. Blood 104:3878, 2004.

87. Shimizu S, Gabazza EC, Taguchi O, et al: Activated protein C inhibits the expression of

platelet-derived growth factor in the lung. *Am J Respir Crit Care Med* 167:1416, 2003.

88. Zeng W, Matter WF, Yan SB, et al: Effect of drotrecogin alfa (activated) on human endothelial cell permeability and Rho kinase signaling. *Crit Care Med* 32:S302, 2004.

89. Feistritzer C, Riewald M: Endothelial barrier protection by activated protein C through PAR1-dependent sphingosine 1-phosphate receptor-1 cross activation. *Blood* 105:3178, 2005.

90. Finigan JH, Dudek SM, Singleton PA, et al: Activated protein C mediates novel lung endothelial barrier enhancement: Role of sphingosine 1-phosphate receptor transactivation. *J Biol Chem* 280:17286, 2005.

91. Cheng T, Liu D, Griffin JH, et al: Activated protein C blocks p53-mediated apoptosis in ischemic human brain endothelium and is neuroprotective. *Nat Med* 9:338, 2003.

92. Riewald M, Petrovan RJ, Donner A, et al: Activation of endothelial cell protease activated receptor 1 by the protein C pathway. *Science* 296:1880, 2002.

93. Mosnier LO, Griffin JH: Inhibition of staurosporine-induced apoptosis of endothelial cells by activated protein C requires protease activated receptor-1 and endothelial cell protein C receptor. *Biochem J* 373:65, 2003.

94. Mosnier LO, Zlokovic BV, Griffin JH: The cytoprotective protein C pathway. *Blood* 109:3161, 2007.

95. Biemond BJ, Levi M, ten Cate H, et al: Plasminogen activator and plasminogen activator inhibitor I release during experimental endotoxaemia in chimpanzees: Effect of interventions in the cytokine and coagulation cascades. *Clin Sci* 88:587, 1995.

96. Schleef RR, Bevilacqua MP, Sawdey M, et al: Cytokine activation of vascular endothelium. Effects on tissue-type plasminogen activator and type 1 plasminogen activator inhibitor. *J Biol Chem* 263:5797, 1988.

97. van Hinsbergh VW, Kooistra T, van den Berg EA, et al: Tumor necrosis factor increases the production of plasminogen activator inhibitor in human endothelial cells *in vitro* and in rats *in vivo*. *Blood* 72:1467, 1988.

98. Asakura H, Ontachi Y, Mizutani T: An enhanced fibrinolysis prevents the development of multiple organ failure in disseminated intravascular coagulation in spite of much activation of blood coagulation. *Crit Care Med* 29:1164, 2001.

99. Yamamoto K, Loskutoff DJ: Fibrin deposition in tissues from endotoxin-treated mice correlates with decreases in the expression of urokinase-type but not tissue-type plasminogen activator. *J Clin Invest* 97:2440, 1996.

100. Nesheim M, Wang W, Boffa M, et al: Thrombin, thrombomodulin and TAFI in the molecular link between coagulation and fibrinolysis. *Thromb Haemost* 78:386, 1997.

101. Salvemini D, Cuzzocrea S: Oxidative stress in septic shock and disseminated intravascular coagulation. *Free Radic Biol Med* 33:1173, 2002.

102. Asakura H, Okudaira M, Yoshida T: Induction of vasoactive substances differs in LPS-induced and TF-induced DIC models in rats. *Thromb Haemost* 88:663, 2002.

103. Levi M, Nieuwdorp M, van der Poll T, et al: Metabolic modulation of inflammation-induced activation of coagulation. *Semin Thromb Hemost* 34:26, 2008.

104. Kjalke M, Silveira A, Hamsten A, et al: Plasma lipoproteins enhance tissue factor-independent factor VII activation. *Arterioscler Thromb Vasc Biol* 20:1835, 2000.

105. van der Poll T, Coyle SM, Levi M, et al: Fat emulsion infusion potentiates coagulation activation during human endotoxemia. *Thromb Haemost* 75:83, 1996.

106. Pajkrt D, Lerch PG, van der Poll T, et al: Differential effects of reconstituted high-density lipoprotein on coagulation, fibrinolysis and platelet activation during human endotoxemia. *Thromb Haemost* 77:303, 1997.

107. Birjmohun RS, van Leuven SI, Levels JH, et al: High-density lipoprotein attenuates inflammation and coagulation response on endotoxin challenge in humans. *Arterioscler Thromb Vasc Biol* 27:1153, 2007.

108. Bisoendial RJ, Kastelein JJ, Peters SL, et al: Effects of CRP infusion on endothelial function and coagulation in normocholesterolemic and hypercholesterolemic subjects. *J Lipid Res* 48:952, 2007.

109. Grant PJ: Diabetes mellitus as a prothrombotic condition. *J Intern Med* 262:157, 2007.

110. Juhan-Vague I, Roul C, Alessi MC, et al: Increased plasminogen activator inhibitor activity in non insulin dependent diabetic patients—Relationship with plasma insulin. *Thromb Haemost* 61:370, 1989.

111. Mansfield MW, Stickland MH, Grant PJ: PAI-1 concentrations in first-degree relatives of patients with non-insulin-dependent diabetes: Metabolic and genetic associations. *Thromb Haemost* 77:357, 1997.

112. Samad F, Pandey M, Loskutoff DJ: Regulation of tissue factor gene expression in obesity. *Blood* 98:3353, 2001.

113. Stegenga ME, van der Crabben SN, Levi M, et al: Hyperglycemia enhances coagulation and reduces neutrophil degranulation, whereas hyperinsulinemia inhibits fibrinolysis during human endotoxemia. *Blood* 112:82, 2008.

114. Levi M: Current understanding of disseminated intravascular coagulation. *Br J Haematol* 124:567, 2004.

115. Siegal T, Seligsohn U, Aghai E, et al: Clinical and laboratory aspects of disseminated intravascular coagulation (DIC): A study of 118 cases. *Thromb Haemost* 39:122, 1978.

116. Al-Mondhiry H: Disseminated intravascular coagulation: Experience in a major cancer center. *Thromb Diath Haemorrh* 34:181, 1975.

117. Hofstra JJ, Haitsma JJ, Juffermans NP, et al: Role of broncho-alveolar hemostasis in the pathogenesis of acute lung injury. *Semin Thromb Hemost* 34:475, 2008.

118. Rinaldo JE, Rogers RM: Adult respiratory distress syndrome [editorial]. *N Engl J Med* 315:578, 1986.

119. Katsumura Y, Ohtsubo K: Incidence of pulmonary thromboembolism, infarction and hemorrhage in disseminated intravascular coagulation. *Thorax* 50:160, 1995.

120. Kollef MH, Schuster DP: The acute respiratory distress syndrome. *N Engl J Med* 332:27, 1995.

121. Dhainaut JF, Shorr AF, Macias WL, et al: Dynamic evolution of coagulopathy in the first day of severe sepsis: Relationship with mortality and organ failure. *Crit Care Med* 33:341, 2005.

122. Spero JA, Lewis JH, Hasiba U: Disseminated intravascular coagulation. Findings in 346 patients. *Thromb Haemost* 43:28, 1980.

123. Bakhtiari K, Meijers JC, de Jonge E, et al: Prospective validation of the international society of thrombosis and haemostasis scoring system for disseminated intravascular coagulation. *Crit Care Med* 32:2416, 2004.

124. Dhainaut JF, Yan SB, Joyce DE, et al: Treatment effects of drotrecogin alfa (activated) in patients with severe sepsis with or without overt disseminated intravascular coagulation. *J Thromb Haemost* 2:1924, 2004.

125. Dempfle CE, Pfitzner SA, Dollman M, et al: Comparison of immunological and functional assays for measurement of soluble fibrin. *Thromb Haemost* 74:673, 1995.

126. Bredbacka S, Blomback M, Wiman B, et al: Laboratory methods for detecting disseminated intravascular coagulation (DIC): New aspects. *Acta Anaesthesiol Scand* 37:125, 1993.

127. Bredbacka S, Blomback M, Wiman B: Soluble fibrin: A predictor for the development and outcome of multiple organ failure. *Am J Hematol* 46:289, 1994.

128. McCarron BI, Marder VJ, Kanouse JJ, et al: A soluble fibrin standard: Comparable dose-response with immunologic and functional assays. *Thromb Haemost* 82:145, 1999.

129. Shorr AF, Thomas SJ, Alkins SA, et al: D-dimer correlates with proinflammatory cytokine levels and outcomes in critically ill patients. *Chest* 121:1262, 2002.

130. Dempfle CE: The use of soluble fibrin in evaluating the acute and chronic hypercoagulable state. *Thromb Haemost* 82:673, 1999.

131. Horan JT, Francis CW: Fibrin degradation products, fibrin monomer and soluble fibrin in disseminated intravascular coagulation. *Semin Thromb Hemost* 27:657, 2001.

132. McCarron BI, Marder VJ, Francis CW: Reactivity of soluble fibrin assays with plasmic degradation products of fibrin and in patients receiving fibrinolytic therapy. *Thromb Haemost* 82:1722, 1999.

133. Carr JM, McKinney M, McDonagh J: Diagnosis of disseminated intravascular coagulation. Role of D-dimer. *Am J Clin Pathol* 91:280, 1989.

134. Boisclair MD, Ireland H, Lane DA: Assessment of hypercoagulable states by measurement of activation fragments and peptides. *Blood Rev* 4:25, 1990.

135. Prisco D, Paniccia R, Bonechi F, et al: Evaluation of new methods for the selective measurement of fibrin and fibrinogen degradation products. *Thromb Res* 56:547, 1989.

136. Shorr AF, Trotta RF, Alkins SA, et al: D-dimer assay predicts mortality in critically ill patients without disseminated intravascular coagulation or venous thromboembolic disease. *Intensive Care Med* 25:207, 1999.

137. Greenberg CS, Devine DV, McCrae KM: Measurement of plasma fibrin D-dimer levels with the use of a monoclonal antibody coupled to latex beads. *Am J Clin Pathol* 87:94, 1987.

138. Taylor FB Jr, Toh CH, Hoots WK, et al: Towards definition, clinical and laboratory criteria, and a scoring system for disseminated intravascular coagulation. *Thromb Haemost* 86:1327, 2001.

139. Kobayashi S, Gando S, Morimoto Y: Serial measurement of arterial lactate concentrations as a prognostic indicator in relation to the incidence of disseminated intravascular coagulation in patients with systemic inflammatory response syndrome. *Surg Today* 31:853, 2001.

140. Wada H, Gabazza EC, Asakura H, et al: Comparison of diagnostic criteria for disseminated intravascular coagulation (DIC): Diagnostic criteria of the International Society of Thrombosis and Hemostasis and of the Japanese Ministry of Health and Welfare for overt DIC: *Am J Hematol* 74:17, 2003.

141. Kinasewitz GT, Zein JG, Lee GL, et al: Prognostic value of a simple evolving DIC score in patients with severe sepsis. *Crit Care Med* 33:2214, 2005.

142. Levi M, van der Poll T, de Jonge E, et al: Relative insufficiency of fibrinolysis in disseminated intravascular coagulation. *Sepsis* 3:103, 2000.

143. Liaw PC, Ferrell G, Esmon CT. A monoclonal antibody against activated protein C allows rapid detection of activated protein C in plasma and reveals a calcium ion dependent epitope involved in factor Va inactivation. *J Thromb Haemost* 1:662, 2003.

144. Moore JC, Hayward CP, Warkentin TE, et al: Decreased von Willebrand factor protease activity associated with thrombocytopenic disorders. *Blood* 98:1842, 2001.

145. Levi M, Lowenberg EC: Thrombocytopenia in critically ill patients. *Semin Thromb Hemost* 34:417, 2008.

146. Dempfle CE, Borggrefe M: Point of care coagulation tests in critically ill patients. *Semin Thromb Hemost* 34:445, 2008.

147. Collins PW, Macchiavello LI, Lewis SJ, et al: Global tests of haemostasis in critically ill patients with severe sepsis syndrome compared to controls. *Br J Haematol* 135:220-, 2006.

148. Toh CH, Hoots WK: The scoring system of the Scientific and Standardisation Committee on Disseminated Intravascular Coagulation of the International Society on Thrombosis and Haemostasis: A 5-year overview. *J Thromb Haemost* 5:604, 2007.

149. Bone RC: Modulators of coagulation. A critical appraisal of their role in sepsis. *Arch Intern Med* 152:1381, 1992.

150. Keller TT, Mairuhu AT, de Kruif MD, et al: Infections and endothelial cells. *Cardiovasc Res* 60:40, 2003.

151. Gando S, Nanzaki S, Sasaki S, et al: Activation of the extrinsic coagulation pathway in patients with severe sepsis and septic shock. *Crit Care Med* 26:2005, 1998.

152. Wiersinga WJ, Meijers JC, Levi M, et al: Activation of coagulation with concurrent impairment of anticoagulant mechanisms correlates with a poor outcome in severe melioidosis. *J Thromb Haemost* 6:32, 2008.

153. Bone RC: Gram-positive organisms and sepsis. *Arch Intern Med* 154:26, 1994.

154. Levi M, van der Poll T: Coagulation in sepsis: All bugs bite equally. *Crit Care* 8:99, 2004.

155. Herwald H, Cramer H, Morgelin M: M-protein, a classical bacterial virulence determinant forms complexes with fibrinogen that induce vascular leakage. *Cell* 116:367, 2004.

156. Fijnvandraat K, Derkx B, Peters M, et al: Coagulation activation and tissue necrosis in meningococcal septic shock: Severely reduced protein C levels predict a high mortality. *Thromb Haemost* 73:15, 1995.

157. Hazelzet JA, Risseeuw-Appel IM, Kornelisse RF, et al: Age-related differences in outcome and severity of DIC in children with septic shock and purpura. *Thromb Haemost* 76:932, 1996.

158. Levi M, Opal SM: Coagulation abnormalities in critically ill patients. *Crit Care* 10:222, 2006.

159. Levi M: Hemostasis and thrombosis in critically ill patients. *Semin Thromb Hemost* 34:415, 2008.

160. Ono T, Mimuro J, Madoiwa S, et al: Severe secondary deficiency of von Willebrand factor-cleaving protease (ADAMTS13) in patients with sepsis-induced disseminated intravascular coagulation: Its correlation with development of renal failure. *Blood* 107:528, 2006.

161. Bhakdi S, Muhly M, Mannhardt U: Staphylococcal alpha toxin promotes blood coagulation via attack on human platelets. *J Exp Med* 168:527, 1988.

162. Ratnoff OD, Nebehay WG: Multiple coagulative defects in a patient with the Waterhouse-Friderichsen syndrome. *Ann Intern Med* 56:627, 1962.

163. van Gorp E, Suharti C, ten Cate H, et al: Review: Infectious diseases and coagulation disorders. *J Infect Dis* 180:176, 1999.

164. Levi M, Keller TT, van Gorp E, et al: Infection and inflammation and the coagulation system. *Cardiovasc Res* 60:26, 2003.

165. Heller MV, Marta RF, Sturk A, et al: Early markers of blood coagulation and fibrinolysis activation in Argentine hemorrhagic fever. *Thromb Haemost* 73:368, 1995.

166. Clemens R, Pramoolsinsap C, Lorenz R, et al: Activation of the coagulation cascade in severe falciparum malaria through the intrinsic pathway. *Br J Haematol* 87:100, 1994.

167. Mohanty D, Ghosh K, Nandwani SK, et al: Fibrinolysis, inhibitors of blood coagulation, and monocyte derived coagulant activity in acute malaria. *Am J Hematol* 54:23, 1997.

168. Fera G, Semeraro N, De MV, et al: Disseminated intravascular coagulation associated with disseminated cryptococcosis in a patient with acquired immunodeficiency syndrome. *Infection* 21:171, 1993.

169. Cosgriff TM: Viruses and haemostasis. *Rev Infect Dis* 11:672, 1989.

170. Inbal A, Kenet G, Zivelin A, et al: Purpura fulminans induced by disseminated intravascular coagulation following infection in 2 unrelated children with double heterozygosity for factor V Leiden and protein S deficiency. *Thromb Haemost* 77:1086, 1997.

171. Hofstra JJ, Schouten M, Levi M: Thrombophilia and outcome in severe infection and sepsis. *Semin Thromb Hemost* 33:604, 2007.

172. Levin M, Eley BS, Louis J: Postinfectious purpura fulminans caused by an autoantibody directed against protein S. *J Pediatr* 127:355, 1995.

173. Bhamarapravati N: Hemostatic defects in dengue hemorrhagic fever. *Rev Infect Dis* 11 Suppl 4:S826, 1989.

174. Suvatte V: Dengue hemorrhagic fever: Hematological abnormalities and pathogenesis. *J Med Assoc Thai* 61 Suppl 3:53, 1978.

175. Linder M, Muller-Berghaus G, Lasch HG, et al: Virus infection and blood coagulation. *Thromb Diath Haemorrh* 23:1, 1970.

176. Carpenter CT, Kaiser AB: Purpura fulminans in pneumococcal sepsis: Case report and review. *Scand J Infect Dis* 29:479, 1997.

177. Gerson WT, Dickerman JD, Bovill EG, et al: Severe acquired protein C deficiency in purpura fulminans associated with disseminated intravascular coagulation: Treatment with protein C concentrate. *Pediatrics* 91:418, 1993.

178. Tishler M, Abramov AL, Seligsohn U, et al: Purpura fulminans in an adult. *Isr J Med Sci* 22:820, 1986.

179. Bramson HE, Katz J, Marble R, et al: Inherited protein C deficiency and a coumarin responsive chronic relapsing purpura fulminans in a newborn infant. *Lancet* 2:1156, 1983.

180. Seligsohn U, Berger A, Abend M: Homozygous protein C deficiency manifested by massive venous thrombosis in the newborn. *N Engl J Med* 310:559, 1984.

181. Goad KE, Gralnick HR: Coagulation disorders in cancer. *Hematol Oncol Clin North Am* 10:457, 1996.

182. Levi M: Cancer and DIC: *Haemostasis* 31 Suppl 1:47, 2001.

183. Sack GH Jr, Levin J, Bell WR: Trousseau's syndrome and other manifestations of chronic disseminated coagulopathy in patients with neoplasms: Clinical, pathophysiologic, and therapeutic features. *Medicine (Baltimore)* 56:1, 1977.

184. Sallah S, Wan JY, Nguyen NP, et al: Disseminated intravascular coagulation in solid tumors: Clinical and pathological study. *Thromb Haemost* 86:828, 2001.

185. Donati MB: Cancer and thrombosis: From Phlegmasia alba dolens to transgenic mice. *Thromb Haemost* 74:278, 1995.

186. Levi M: Cancer and thrombosis. *Clin Adv Hematol Oncol* 1:668, 2003.

187. Contrino J, Hair G, Kreutzer DL, et al: In situ detection of tissue factor in vascular endothelial cells: Correlation with the malignant phenotype of human breast disease. *Nat Med* 2:209, 1996.

188. Rickles FR, Brenner B: Tissue factor and cancer. *Semin Thromb Hemost* 34:143, 2008.

189. Bromberg ME, Konigsberg WH, Madison JF, et al: Tissue factor promotes melanoma metastasis by a pathway independent of blood coagulation. *Proc Natl Acad Sci U S A* 92:8205, 1995.

190. Zhang Y, Deng Y, Luther T, et al: Tissue factor controls the balance of angiogenic and antiangiogenic properties of tumor cells in mice. *J Clin Invest* 94:1320, 1994.

191. Nadir Y, Vlodavsky I, Brenner B: Heparanase, tissue factor, and cancer. *Semin Thromb Hemost* 34:187, 2008.

192. Falanga A, Consonni R, Marchetti M, et al: Cancer procoagulant and tissue factor are differently modulated by all-trans-retinoic acid in acute promyelocytic leukemia cells. *Blood* 92:143, 1998.

193. Levi M: Disseminated intravascular coagulation in cancer patients. *Best Pract Res Clin Haematol* 22:129, 2009.

194. Wahrenbrock M, Borsig L, Le Duc M: Selectin-mucin interactions as a probable molecular explanation for the association of Trousseau syndrome with mucinous adenocarcinoma. *J Clin Invest* 112:853, 2003.

195. Dvorak HF, Quay SC, Orenstein NS: Tumor shedding and coagulation. *Science* 212:923, 1981.

196. Zwicker JI: Tissue factor-bearing microparticles and cancer. *Semin Thromb Hemost* 34:195, 2008.

197. Nijziel MR, van OR, Hillen HF, et al: From Trousseau to angiogenesis: The link between the haemostatic system and cancer. *Neth J Med* 64:403, 2006.

198. Rickles FR, Falanga A: Molecular basis for the relationship between thrombosis and cancer. *Thromb Res* 102:V215, 2001.

199. Stouthard JM, Levi M, Hack CE, et al: Interleukin-6 stimulates coagulation, not fibrinolysis, in humans. *Thromb Haemost* 76:738, 1996.

200. van der Poll T, Coyle SM, Levi M, et al: Effect of a recombinant dimeric tumor necrosis factor receptor on inflammatory responses to intravenous endotoxin in normal humans. *Blood* 89:3727, 1997.

201. van der Poll T, Levi M, ten Cate H, et al: The role of tumor necrosis factor in systemic inflammatory responses in primate endotoxemia. *Prog Clin Biol Res* 388:425, 1994.

202. van der Poll T, Levi M, van Deventer SJ, et al: Differential effects of anti-tumor necrosis factor monoclonal antibodies on systemic inflammatory responses in experimental endotoxemia in chimpanzees. *Blood* 83:446, 1994.

203. Sewnath ME, Olszyna DP, Birjmohun R, et al: IL-10-deficient mice demonstrate multiple organ failure and increased mortality during *Escherichia coli* peritonitis despite an accelerated bacterial clearance. *J Immunol* 166:6323, 2001.

204. van der Poll T, Jansen J, Levi M, et al: Interleukin 10 release during endotoxaemia in chimpanzees: Role of platelet-activating factor and interleukin 6. *Scand J Immunol* 43:122, 1996.

205. van der Poll T, Jansen PM, Montegut WJ, et al: Effects of IL-10 on systemic inflammatory responses during sublethal primate endotoxemia. *J Immunol* 158:1971, 1997.

206. Seligsohn U, Weber H, Yoran C: Microangiopathic hemolytic anemia and defibrination syndrome in metastatic carcinoma of the stomach. *Isr J Med Sci* 4:69, 1968.

207. Uchiumi H, Matsushima T, Yamane A, et al: Prevalence and clinical characteristics of acute myeloid leukemia associated with disseminated intravascular coagulation. *Int J Hematol* 86:137, 2007.

208. Barbui T, Falanga A: Disseminated intravascular coagulation in acute leukemia. *Semin Thromb Hemost* 27:593, 2001.

209. Sarris AH, Kempin S, Berman E, et al: High incidence of disseminated intravascular coagulation during remission induction of adult patients with acute lymphoblastic leukemia. *Blood* 79:1305, 1992.

210. Avvisati G, ten Cate JW, Sturk A, et al: Acquired alpha-2-antiplasmin deficiency in acute promyelocytic leukaemia. *Br J Haematol* 70:43, 1988.

211. Falanga A: Mechanisms of hypercoagulation in malignancy and during chemotherapy. *Haemostasis* 28 Suppl 3:50, 1998.

212. Stein E, McMahon B, Kwaan H, et al: The coagulopathy of acute promyelocytic leukaemia revisited. *Best Pract Res Clin Haematol* 22:153, 2009.

213. Barbui T, Finazzi G, Falanga A: The impact of all-*trans*-retinoic acid on the coagulopathy of acute promyelocytic leukemia. *Blood* 91:3093, 1998.

214. Gando S, Nakanishi Y, Tedo I: Cytokines and plasminogen activator inhibitor-1 in posttrauma disseminated intravascular coagulation: Relationship to multiple organ dysfunction syndrome. *Crit Care Med* 23:1835, 1995.

215. Gando S: Disseminated intravascular coagulation in trauma patients. *Semin Thromb Hemost* 27:585, 2001.

216. Gando S: Tissue factor in trauma and organ dysfunction. *Semin Thromb Hemost* 32:48, 2006.

217. Owings JT, Gosselin RC, Anderson JT, et al: Practical utility of the D-dimer assay for excluding thromboembolism in severely injured trauma patients. *J Trauma* 51:425, 2001.

218. Attar S, Boyd D, Layne E, et al: Alterations in coagulation and fibrinolytic mechanisms in acute trauma. *J Trauma* 9:939, 1969.

219. Cosgriff N, Moore EE, Sauaia A, et al: Predicting life-threatening coagulopathy in the massively transfused trauma patient: Hypothermia and acidoses revisited. *J Trauma* 42:857, 1997.

220. Hess JR, Holcomb JB: Transfusion practice in military trauma. *Transfus Med* 18:143, 2008.

221. Armand R, Hess JR: Treating coagulopathy in trauma patients. *Transfus Med Rev* 17:223, 2003.

222. Simmons RL, Collins JA, Heisterkamp CA, et al: Coagulation disorders in combat casualties. I: Acute changes after wounding. II: Effects of massive transfusion. 3. Post-resuscitative changes. *Ann Surg* 169:455, 1969.

223. Gomez R, Murray CK, Hospenthal DR, et al: Causes of mortality by autopsy findings of combat casualties and civilian patients admitted to a burn unit. *J Am Coll Surg* 208:348, 2009.

224. Niles SE, McLaughlin DF, Perkins JG, et al: Increased mortality associated with the early coagulopathy of trauma in combat casualties. *J Trauma* 64:1459, 2008.

225. Kaufman HH, Hui KS, Mattson JC, et al: Clinicopathological correlations of disseminated intravascular coagulation in patients with head injury. *Neurosurgery* 15:34, 1984.

226. Stein SC, Chen XH, Sinson GP, et al: Intravascular coagulation: A major secondary insult in nonfatal traumatic brain injury. *J Neurosurg* 97:1373, 2002.

227. Olson JD, Kaufman HH, Moake J, et al: The incidence and significance of hemostatic abnormalities in patients with head injuries. *Neurosurgery* 24:825, 1989.

228. Selladurai BM, Vickneswaran M, Duraisamy S, et al: Coagulopathy in acute head injury—A study of its role as a prognostic indicator. *Br J Neurosurg* 11:398, 1997.

229. Levi M: Burning issues surrounding inflammation and coagulation in heatstroke. *Crit Care Med* 36:2455, 2008.

230. Garcia-Avello A, Lorente JA, Cesar-Perez J, et al: Degree of hypercoagulability and hyperfibrinolysis is related to organ failure and prognosis after burn trauma. *Thromb Res* 89:59, 1998.

231. Simon TL, Curreri PW, Harker LA: Kinetic characterization of hemostasis in thermal injury. *J Lab Clin Med* 89:702, 1977.

232. Winkelman MD, Galloway PG: Central nervous system complications of thermal burns. A postmortem study of 139 patients. *Medicine (Baltimore)* 71:271, 1992.

233. Carr ME Jr: Disseminated intravascular coagulation: Pathogenesis, diagnosis, and therapy. *J Emerg Med* 5:311, 1987.

234. Tytgat GN, Collen D, Verstraete M: Metabolism of fibrinogen in cirrhosis of the liver. *J Clin Invest* 50:169, 1971.

235. Coleman M, Finlayson N, Bettigole RE, et al: Fibrinogen survival in cirrhosis: Improvement by "low dose" heparin. *Ann Intern Med* 83:79, 1975.

236. Coccheri S, Mannucci PM, Palareti G, et al: Significance of plasma fibrinopeptide A and high molecular weight fibrinogen in patients with liver cirrhosis. *Br J Haematol* 52:503,

1982.
237. Oka K, Tanaka K: Intravascular coagulation in autopsy cases with liver diseases. *Thromb Haemost* 42:564, 1979.
238. Paramo JA, Rifon J, Fernandez J, et al: Thrombin activation and increased fibrinolysis in patients with chronic liver disease. *Blood Coagul Fibrinolysis* 2:227, 1991.
239. Palascak JE, Martinez J: Dysfibrinogenemia associated with liver disease. *J Clin Invest* 60:89, 1977.
240. Ben-Ari Z, Osman E, Hutton RA, et al: Disseminated intravascular coagulation in liver cirrhosis: Fact or fiction? [See comments.] *Am J Gastroenterol* 94:2977, 1999.
241. Hollestelle MJ, Geertzen HG, Straatsburg IH, et al: Factor VIII expression in liver disease. *Thromb Haemost* 91:267, 2004.
242. Straub PW: Diffuse intravascular coagulation in liver disease? *Semin Thromb Hemost* 4:29, 1977.
243. Canoso RT, Hutton RA, Deykin D: The hemostatic defect of chronic liver disease. Kinetic studies using ^{75}Se-selenomethionine. *Gastroenterology* 76:540, 1979.
244. Tempero MA, Davis RB, Reed E, et al: Thrombocytopenia and laboratory evidence of disseminated intravascular coagulation after shunts for ascites in malignant disease. *Cancer* 55:2718, 1985.
245. Bakker CM, Knot EA, Stibbe J, et al: Disseminated intravascular coagulation in liver cirrhosis. *J Hepatol* 15:330, 1992.
246. Wakefield EG, Hall WW: Heat injuries: A preparatory study for experimental heat-stroke. *JAMA* 89:92, 1927.
247. Chao TC, Sinniah R, Pakiam JE: Acute heat stroke deaths. *Pathology* 13:145, 1981.
248. Bouchama A, Knochel JP: Heat stroke. *N Engl J Med* 346:1978, 2002.
249. Bouchama A, Hammami MM, Haq A, et al: Evidence for endothelial cell activation/injury in heatstroke. *Crit Care Med* 24:1173, 1996.
250. Gauss P, Meyer KA: Heat stroke: Report of one hundred and fifty-eight cases from Cook County Hospital, Chicago. *Am J Med Sci* 154:554, 1917.
251. Huisse MG, Pease S, Hurtado-Nedelec M, et al: Leucocyte activation: The link between inflammation and coagulation during heatstroke. A study of patients during the 2003 heat wave in Paris. *Crit Care Med* 36:2288, 2008.
252. Mustafa KY, Omer O, Khogali M, et al: Blood coagulation and fibrinolysis in heat stroke. *Br J Haematol* 61:517, 1985.
253. Seegers WH, Ouyang C: Snake venoms and blood coagulation, in *Snake Venoms*, edited by L Chen-Yuan L, p 684. Springer Verlag, Berlin, 1979.
254. Huang TF, Holt JC, Lukasiewicz H, et al: Trigramin. A low molecular weight peptide inhibiting fibrinogen interaction with platelet receptors expressed on glycoprotein IIb-IIIa complex. *J Biol Chem* 262:16157, 1987.
255. Klein JD, Walker FJ: Purification of a protein C activator from the venom of the southern copperhead snake (*Agkistrodon contortrix contortrix*). *Biochemistry* 25:4175, 1986.
256. Weiss HJ, Phillips LL, Hopewell WS, et al: Heparin therapy in a patient bitten by a saw-scaled viper (*Echis carinatus*), a snake whose venom activates prothrombin. *Am J Med* 54:653, 1973.
257. Schulchynska-Castel H, Dvilansky A, Keynan A: e*Echis colorata* bites: Clinical evaluation of 42 patients. A retrospective study. *Isr J Med Sci* 22:880, 1986.
258. Fainaru M, Eisenberg S, Manny N, et al: The natural course of defibrination syndrome caused by *Echis colorata* venom in man. *Thromb Diath Haemorrh* 31:420, 1974.
259. Hall GW: Kasabach-Merritt syndrome: Pathogenesis and management. *Br J Haematol* 112:851, 2001.
260. Straub PW, Kessler S, Schreiber A, et al: Chronic intravascular coagulation in Kasabach-Merritt syndrome. Preferential accumulation of fibrinogen ^{131}I in a giant hemangioma. *Arch Intern Med* 129:475, 1972.
261. Warrell RPJ, Kempin SJ, Benua RS, et al: Intratumoral consumption of indium-111 labeled platelets in a patient with hemangiomatosis and intravascular coagulation (Kasabach-Merritt syndrome). *Cancer* 52:2256, 1983.
262. Propp RP, Scharfman WB: Hemangioma-thrombocytopenia syndrome associated with microangiopathic hemolytic anemia. *Blood* 28:623, 1966.
263. Hesselmann S, Micke O, Marquardt T, et al: Case report: Kasabach-Merritt syndrome: A review of the therapeutic options and case report of successful treatment with radiotherapy and interferon alpha. *Br J Radiol* 75:180, 2002.
264. Mazoyer E, Enjolras O, Laurian C, et al: Coagulation abnormalities associated with extensive venous malformations of the limbs: Differentiation from Kasabach-Merritt syndrome. *Clin Lab Haematol* 24:243, 2002.
265. Fisher DF Jr, Yawn DH, Crawford ES: Preoperative disseminated intravascular coagulation associated with aortic aneurysms. A prospective study of 76 cases. *Arch Surg* 118:1252, 1983.
266. Bieger R, Vreeken J, Stibbe J, et al: Arterial aneurysm as a cause of consumption coagulopathy. *N Engl J Med* 285:152, 1971.
267. ten Cate JW, Timmers H, Becker AE: Coagulopathy in ruptured or dissecting aortic aneurysms. *Am J Med* 59:171, 1975.
268. Mulcare RJ, Royster TS, Phillips LL: Intravascular coagulation in surgical procedures on the abdominal aorta. *Surg Gynecol Obstet* 143:730, 1976.
269. Wilcox JN, Smith KM, Schwartz SM, et al: Localization of tissue factor in the normal vessel wall and in the atherosclerotic plaque. *Proc Natl Acad Sci U S A* 86:2839, 1989.
270. Cummins D, Segal H, Hunt BJ, et al: Chronic disseminated intravascular coagulation after surgery for abdominal aortic aneurysm: Clinical and haemostatic response to dalteparin. *Br J Haematol* 113:658, 2001.
271. Cross KS, Bouchier-Hayes D, Leahy AL: Consumptive coagulopathy following endovascular stent repair of abdominal aortic aneurysm. *Eur J Vasc Endovasc Surg* 19:94, 2000.
272. Shimazaki T, Ishimaru S, Kawaguchi S, et al: Blood coagulation and fibrinolytic response after endovascular stent grafting of thoracic aorta. *J Vasc Surg* 37:1213, 2003.
273. Mannucci PM, Lobina GF, Caocci L, et al: Effect on blood coagulation of massive intravascular haemolysis. *Blood* 33:207, 1969.
274. Butler J, Parker D, Pillai R, et al: Systemic release of neutrophil elastase and tumour necrosis factor alpha following ABO incompatible blood transfusion. *Br J Haematol* 79:525, 1991.
275. Hamilton KK, Hattori R, Esmon CT, et al: Complement proteins C5b-9 induce vesiculation of the endothelial plasma membrane and expose catalytic surface for assembly of the prothrombinase enzyme complex. *J Biol Chem* 265:3809, 1990.
276. Weiner CP: The obstetric patient and disseminated intravascular coagulation. *Clin Perinatol* 13:705, 1986.
277. Bonnar J: Massive obstetric haemorrhage. *Best Pract Res Clin Obstet Gynaecol* 14:1, 2000.
278. Letsky EA: Disseminated intravascular coagulation. *Best Pract Res Clin Obstet Gynaecol* 15:623, 2001.
279. DeLee JB: Acase of fatal hemorrhagic diathesis with premature detachment of the placenta. *Am J Obstet Gynecol* 44:785, 1901.
280. Eskes TK: Abruptio placentae. A "classic" dedicated to Elizabeth Ramsey. *Eur J Obstet Gynecol Reprod Biol* 75:63, 1997.
281. Kuczynski J, Uszynski W, Zekanowska E, et al: Tissue factor (TF) and tissue factor pathway inhibitor (TFPI) in the placenta and myometrium. *Eur J Obstet Gynecol Reprod Biol* 105:15, 2002.
282. Pritchard JA, Brekken AL: Clinical and laboratory studies on severe abruptio placentae. *Am J Obstet Gynecol* 97:681, 1967.
283. Steiner PE, Lushbaugh CC: Maternal pulmonary embolism by amniotic fluid as a cause of obstetric shock and unexpected deaths in obstetrics. *JAMA* 117:1245, 1941.
284. Morgan M: Amniotic fluid embolism. *Anaesthesia* 34:20, 1979.
285. Gilbert WM, Danielsen B: Amniotic fluid embolism: Decreased mortality in a population-based study. *Obstet Gynecol* 93:973, 1999.
286. Uszynski M, Zekanowska E, Uszynski W, et al: Tissue factor (TF) and tissue factor pathway inhibitor (TFPI) in amniotic fluid and blood plasma: Implications for the mechanism of amniotic fluid embolism. *Eur J Obstet Gynecol Reprod Biol* 95:163, 2001.
287. Boer K, den Hartog I, Meijers JC, et al: Tissue factor-dependent blood coagulation is enhanced following delivery irrespective of the mode of delivery. *J Thromb Haemost* 5:2415, 2007.
288. Gibson B, Hunter D, Neame PB, et al: Thrombocytopenia in preeclampsia and eclampsia. *Semin Thromb Hemost* 8:234, 1982.
289. O'Riordan MN, Higgins JR: Haemostasis in normal and abnormal pregnancy. *Best Pract Res Clin Obstet Gynaecol* 17:385, 2003.
290. Levi M: Disseminated intravascular coagulation (DIC) in pregnancy and the peri-partum period. *Thromb Res* 123 Suppl 2:S63, 2009.
291. Giles C: Intravascular coagulation in gestational hypertension and pre-eclampsia: The value of haematological screening tests. *Clin Lab Haematol* 4:351, 1982.
292. Norwitz ER, Hsu CD, Repke JT: Acute complications of preeclampsia. *Clin Obstet Gynecol* 45:308, 2002.
293. Weinstein L: Syndrome of hemolysis, elevated liver enzymes, and low platelet count: A severe consequence of hypertension in pregnancy. *Am J Obstet Gynecol* 142:159, 1982.
294. Sibai BM, Ramadan MK, Usta I, et al: Maternal morbidity and mortality in 442 pregnancies with hemolysis, elevated liver enzymes, and low platelets (HELLP syndrome). *Am J Obstet Gynecol* 169:1000, 1993.
295. Aarnoudse JG, Houthoff HJ, Weits J, et al: A syndrome of liver damage and intravascular coagulation in the last trimester of normotensive pregnancy. A clinical and histopathological study. *Br J Obstet Gynaecol* 93:145, 1986.
296. Audibert F, Friedman SA, Frangieh AY, et al: Clinical utility of strict diagnostic criteria for the HELLP (hemolysis, elevated liver enzymes, and low platelets) syndrome. *Am J Obstet Gynecol* 175:460, 1996.
297. Barton JR, Sibai BM: Hepatic imaging in HELLP syndrome (hemolysis, elevated liver enzymes and low platelet count. *Am J Obstet Gynecol* 174:1820, 1996.
298. Sullivan CA, Magann EF, Perry KG Jr, et al: The recurrence risk of the syndrome of hemolysis, elevated liver enzymes, and low platelets (HELLP) in subsequent gestations. *Am J Obstet Gynecol* 171:940, 1994.
299. Lee W, Clark SL, Cotton DB, et al: Septic shock during pregnancy. *Am J Obstet Gynecol* 159:410, 1988.
300. Romero R, Copel JA, Hobbins JC: Intrauterine fetal demise and hemostatic failure: The fetal death syndrome. *Clin Obstet Gynecol* 28:24, 1985.
301. Berkowitz RL, Stone JL, Eddleman KA: One hundred consecutive cases of selective termination of an abnormal fetus in a multifetal gestation. *Obstet Gynecol* 90:606, 1997.
302. Hay JE: Liver disease in pregnancy. *Hepatology* 47:1067, 2008.
303. Bacq Y, Riely CA: Acute fatty liver of pregnancy: The hepatologist's view. *Gastroenterologist* 1:257, 1993.
304. Usta IM, Barton JR, Amon EA, et al: Acute fatty liver of pregnancy: An experience in the diagnosis and management of fourteen cases. *Am J Obstet Gynecol* 171:1342, 1994.
305. Pereira SP, O'Donohue J, Wendon J, et al: Maternal and perinatal outcome in severe pregnancy-related liver disease. *Hepatology* 26:1258, 1997.
306. Rahman TM, Wendon J: Severe hepatic dysfunction in pregnancy. *Q J Med* 95:343, 2002.
307. Ibdah JA, Yang Z, Bennett MJ: Liver disease in pregnancy and fetal fatty acid oxidation defects. *Mol Genet Metab* 71:182, 2000.
308. Castro MA, Goodwin TM, Shaw KJ, et al: Disseminated intravascular coagulation and antithrombin III depression in acute fatty liver of pregnancy. *Am J Obstet Gynecol* 174:211, 1996.
309. Watson WJ, Seeds JW: Acute fatty liver of pregnancy. *Obstet Gynecol Surv* 45:585, 1990.
310. Moldenhauer JS, O'brien JM, Barton JR, et al: Acute fatty liver of pregnancy associated with pancreatitis: A life-threatening complication. *Am J Obstet Gynecol* 190:502, 2004.
311. Hathaway WE, Mull MM, Pechet GS: Disseminated intravascular coagulation in the newborn. *Pediatrics* 43:233, 1969.
312. Corrigan JJ Jr: Activation of coagulation and disseminated intravascular coagulation in the newborn. *Am J Pediatr Hematol Oncol* 1:245, 1979.
313. Williams MD, Chalmers EA, Gibson BE: The investigation and management of neonatal haemostasis and thrombosis. *Br J Haematol* 119:295, 2002.
314. Buchanan GR: Coagulation disorders in the neonate. *Pediatr Clin North Am* 33:203, 1986.
315. Stanworth SJ, Bennett C: How to tackle bleeding and thrombosis in the newborn. *Early*

Hum Dev 84:507, 2008.

316. Corrigan JJ Jr, Ray WL, May N: Changes in the blood coagulation system associated with septicemia. *N Engl J Med* 279:851, 1968.

317. Levi M, de Jonge E, van der Poll T: New treatment strategies for disseminated intravascular coagulation based on current understanding of the pathophysiology. *Ann Med* 36:41, 2004.

318. Alving BM, Spivak JL, DeLoughery TG: Consultative hematology: Hemostasis and transfusion issues in surgery and critical care medicine, in *The American Society of Hematology Education Program Book*, edited by JR McArthur, GP Schechter, SL Schrier, p 320. American Society of Hematology, Washington DC, 1998.

319. de Jonge E, Levi M, Stoutenbeek CP, et al: Current drug treatment strategies for disseminated intravascular coagulation. *Drugs* 55:767, 1998.

320. de Jonge E, van der Poll T, Kesecioglu J, et al: Anticoagulant factor concentrates in disseminated intravascular coagulation: Rationale for use and clinical experience. *Semin Thromb Hemost* 27:667, 2001.

321. Abraham E: Coagulation abnormalities in acute lung injury and sepsis. *Am J Respir Cell Mol Biol* 22:401, 2000.

322. Levi M, Schouten M, van der Poll T: Sepsis, coagulation, and antithrombin: Old lessons and new insights. *Semin Thromb Hemost* 34:742, 2008.

323. Fourrier F, Chopin C, Huart JJ, et al: Double-blind, placebo-controlled trial of antithrombin III concentrates in septic shock with disseminated intravascular coagulation. *Chest* 104:882, 1993.

324. Eisele B, Lamy M, Thijs LG, et al: Antithrombin III in patients with severe sepsis. A randomized, placebo-controlled, double-blind multicenter trial plus a meta-analysis on all randomized, placebo-controlled, double-blind trials with antithrombin III in severe sepsis. *Intensive Care Med* 24:663, 1998.

325. Baudo F, Caimi TM, de CF, et al: Antithrombin III (ATIII) replacement therapy in patients with sepsis and/or postsurgical complications: A controlled double-blind, randomized, multicenter study. *Intensive Care Med* 24:336, 1998.

326. Warren BL, Eid A, Singer P, et al: Caring for the critically ill patient. High-dose antithrombin III in severe sepsis: A randomized controlled trial. *JAMA* 286:1869, 2001.

327. Lavrentieva A, Kontakiotis T, Bitzani M, et al: The efficacy of antithrombin administration in the acute phase of burn injury. *Thromb Haemost* 100:286, 2008.

328. Levi M: Activated protein C in sepsis: A critical review. *Curr Opin Hematol* 15:481, 2008.

329. Bernard GR, Ely EW, Wright TJ, et al: Safety and dose relationship of recombinant human activated protein C for coagulopathy in severe sepsis. *Crit Care Med* 29:2051, 2001.

330. Bernard GR, Vincent JL, Laterre PF, et al: Efficacy and safety of recombinant human activated protein C for severe sepsis. *N Engl J Med* 344:699, 2001.

331. Vincent JL, Angus DC, Artigas A, et al: Effects of drotrecogin alfa (activated) on organ dysfunction in the PROWESS trial. *Crit Care Med* 31:834, 2003.

332. Abraham E, Laterre PF, Garg R, et al: Drotrecogin alfa (activated) for adults with severe sepsis and a low risk of death. *N Engl J Med* 353:1332, 2005.

333. Laterre PF: Clinical trials in severe sepsis with drotrecogin alfa (activated). *Crit Care* 11 Suppl 5:S5, 2007.

334. Ranieri VM, Thompson BT, Barie PS, et al: Drotrecogin alfa (activated) in adults with septic shock. *N Engl J Med* 366:2055-, 2012.

335. Thachil J, Toh CH, Levi M, Watson HG: The withdrawal of activated protein C from the use in patients with severe sepsis and DIC [amendment to the BCSH guideline on disseminated intravascular coagulation]. *Br J Haematol* 157:493, 2012.

336. du Toit H, Coetzee AR, Chalton DO: Heparin treatment in thrombin-induced disseminated intravascular coagulation in the baboon. *Crit Care Med* 19:1195, 1991.

337. Pernerstorfer T, Hollenstein U, Hansen JB, et al: Lepirudin blunts endotoxin-induced coagulation activation. *Blood* 95:1729, 2000.

338. Feinstein DI: Diagnosis and management of disseminated intravascular coagulation: The role of heparin therapy. *Blood* 60:284, 1982.

339. Levi M, Levy M, Williams MD, et al: Prophylactic heparin in patients with severe sepsis treated with drotrecogin alfa (activated). *Am J Respir Crit Care Med* 176:483, 2007.

340. Vlasuk GP, Bergum PW, Bradbury AE, et al: Clinical evaluation of rNAPc2, an inhibitor of the fVIIa/tissue factor coagulation complex. *Am J Cardiol* 80:66S, 1997.

341. Abraham E, Reinhart K, Svoboda P, et al: Assessment of the safety of recombinant tissue factor pathway inhibitor in patients with severe sepsis: A multicenter, randomized, placebo-controlled, single-blind, dose escalation study. *Crit Care Med* 29:2081, 2001.

342. Abraham E, Reinhart K, Opal S, et al: Efficacy and safety of tifacogin (recombinant tissue factor pathway inhibitor) in severe sepsis: A randomized controlled trial. *JAMA* 290:238, 2003.

343. Saito H, Maruyama I, Shimazaki S, et al: Efficacy and safety of recombinant human soluble thrombomodulin (ART-123) in disseminated intravascular coagulation: Results of a phase III, randomized, double-blind clinical trial. *J Thromb Haemost* 5:31, 2007.

344. Gralnick HR, Greipp P: Thrombosis with epsilon aminocaproic acid therapy. *Am J Clin Pathol* 56:151, 1971.

345. Naeye RL: Thrombotic state after a hemorrhagic diathesis, a possible complication of therapy with epsilon-aminocaproic acid. *Blood* 19:694, 1962.

346. Mannucci PM, Levi M: Prevention and treatment of major blood loss. *N Engl J Med* 356:2301, 2007.

347. Minna JD, Robboy SJ, Colman RW: *Disseminated Intravascular Coagulation in Man.* Charles C Thomas, Springfield, IL, 1974.

348. Matsuda M, Aoki N: Statistics on underlying and causative diseases of DIC in Japan, in *Disseminated Intravascular Coagulation*, edited by T Abe, M Yamanake, p 15. Karger, Basel, 1983.

349. Larcan A, Lambert H, Gerard A: *Consumption Coagulopathies.* Masson, New York, 1987.

第 130 章
遗传性易栓症

Saskia Middeldorp and Michiel Coppens

摘要

易栓症是指实验室检查存在导致静脉血栓形成风险增加的状态。最近几十年已经明确多种易栓因素,最常见的遗传性缺陷包括因子 V Leiden 突变和凝血酶原 G20210A 突变,生理性抗凝物质蛋白 C、蛋白 S 及抗凝血酶的缺乏,持续性血浆凝血因子Ⅷ水平升高,以及轻度高同型半胱氨酸血症。总的来说,在没有明确诱因如创伤或长时间制动的 VTE 患者中,有超过 50% 的病例诊断为遗传性易栓症。此外,遗传性易栓症与动脉心血管血栓及产科并发症如反复性流产及先兆子痫有关。遗传性易栓症检测简便易行导致这些检查项目在 VTE 患者中广泛开展。然而,由于缺乏与疗效的关联,这些易栓症检测应用仍有争议。虽然遗传性易栓症已确定是发生首次 VTE 的危险因素,但与非遗传性易栓症的 VTE 相比,并非是复发的危险因素,也与延长抗凝治疗无关。同样,这种与疗效的不确定性同样适用于动脉性心血管及产科并发症患者。对抗凝血酶、蛋白 C、蛋白 S 缺乏及因子 V Leiden 突变的患者无临床表现的家系成员开展易栓症检测可能有用,而对于拟受孕及口服避孕药的女性指导意义有限。详细咨询绝对的危险因素能帮助患者做出带有个人偏好的明智决定。

"易栓症"一词由 Nygaard 和 Brown 在 1937 首次使用,用来描述大动脉的突然梗阻,有时伴有静脉血栓[1]。1956 年 Jordan 和 Nandorff 系统性阐述了他们发现的几例家族性血栓形成倾向病例[2]。易栓症一词用来描述有突出表现的静脉血栓栓塞症(VTE,任何部位的静脉血栓或肺栓塞)患者,如反复自发性 VTE、年轻患者的 VTE、具有明显 VTE 家族史、内脏血管及脑静脉窦等少见部位血栓。现在,易栓症用来描述增加 VTE 风险的实验室检测指标异常状态(多为凝血系统检测指标)。易栓症可以是先天性,也可以是获得性。获得性易栓症如抗磷脂综合征,后者主要表现为静脉或动脉血栓及妊娠并发,伴狼疮

简写和缩略词

95% CI,95% 可信区间(95% confidence interval);APC,活化蛋白 C(activated protein C);ASA,乙酰水杨酸(acetyl-salicylic acid);HELLP,溶血,肝酶升高,血小板减少(he-molysis, elevated liver enzymes, low platelets);LMWH,低分子量肝素(low-molecular-weight heparin);MTHFR,亚甲基四氢叶酸还原酶(methylenetetrahydrofolate reductase);OR,比值比(odds ratio);VKA,维生素 K 拮抗剂(vitamin K antagonist);VTE,静脉血栓栓塞症(venous thromboembo-lism);VWF,血管性血友病因子(von Willebrand factor)。

抗凝物、抗心磷脂抗体及 β2-GP1 抗体(参见第 131 章)。此外,存在许多获得性及短暂性因素如癌症、手术、制动、妊娠及产褥期、避孕药及激素替代治疗等均可导致促血栓形成状态。

遗传性易栓症患者发生 VTE 的风险增加,与非遗传性易栓症患者一样,在获得性促凝因素共同作用下,约半数遗传性易栓症患者将出现首次血栓发作。虽然易栓症患者首次发生血栓的平均年龄比普通人群小 10 岁左右,但大多数遗传性易栓症患者在老年时首发血栓。理论上说,易栓症患者存在一种内在的促凝状态,但其自身并不足以引起血栓,如合并有其他危险因素(如老龄)可促进血栓发生[3]。

遗传性易栓症对心血管病的影响已被广泛研究[4,5]。大部分研究未证实遗传性易栓症与动脉血管性疾病(不包括 55 岁前发生血栓的患者)存在显著的相关性[5]。而且在有显著关联的研究中,相对危险度增加也不明显(OR 值为 1.1 ~ 1.8),表明遗传性易栓症不是动脉性心血管疾病的主要危险因素。

与获得性抗磷脂综合征一样,大多数遗传性易栓症与妊娠并发症如流产、死胎、宫内生长障碍迟缓、先兆子痫和 HELLP 综合征妊娠中度相关,而与晚期妊娠并发症的关系尚存在争论[6,8]。

过去的几十年间,遗传性易栓症已经从非常罕见的遗传性疾病发展为一类普遍的疾病。这种演变是我们对凝血系统认识的深入以及运用遗传学工具直接检测凝血蛋白及其相关基因所致。目前,约一半的 VTE 患者能够诊断为某种易栓症状态[9]。可能受到检测便利的影响,目前易栓症检测量明显增加,但这类检测结果是否有助于临床治疗仍有待确定[10,11]。本章主要阐述了几种重要的遗传性易栓症及其研究的历史,总结了常见的几种易栓风险,不同群体中易栓检测的意义及并提供指导。

● 易栓症的历史、分类、病理生理及流行病学

易栓症研究历史

易栓症的研究开始于在血栓形成倾向的家族中进行凝血蛋白及其相关的基因检测,并寻找蛋白异常与临床表型的联系。接着,通过病例-对照研究证实了这一发现,与正常人群相比,该类人群血栓形成风险增加。但是医生和患者需要知道绝对风险评估来指导有关预防或治疗。于是继续从先证者家系中研究特定的血栓形成缺陷。由于遗传学和生物信息学技术的快速发展,可以在 VTE 患者及易栓症家系中开展大规模的调查[12~14]。

Egeberg 于 1965 年在 VTE 家系研究中,首次将抗凝酶缺乏作为首个遗传性易栓症危险因素[15]。80 年代初期相继报道了其他的抗凝蛋白如蛋白 C、蛋白 S 缺乏是 VTE 的遗传性危险因素[16,17]。当时很多编码抗凝血酶、蛋白 C 及蛋白 S 的基因突变被认为是血浆抗凝蛋白水平降低的根本原因[18~20]。1993 年 Dahlback 及其同事等从一个伴有 VTE 倾向的瑞士家庭中发现活化蛋白 C(APC)抵抗现象[21]。1995 年,多家实验室独立报道 APC 抵抗的遗传基础,大多数活化蛋白 C 抵抗(APCR)都涉及凝血因子 V 单个点突变,后者被称为因子 V Leiden 突变[22~25]。1996 年,基因分析揭示凝血酶原基因 3' 端非翻译区 G20210A 单核苷

酸多态性在 VTE 患者中较常见,且与家族性静脉血栓栓塞症有关[26]。在上世纪 70 年代,研究发现非 O 血型的人具有较高的 VTE 风险[27]。非 O 型血型人群 von Willebrand 因子(vWF)和凝血因子Ⅷ水平高于 O 型血人群,推测可能与血栓风险增加有关。1995 年 Leiden 易栓症研究组通过病例-对照研究证实凝血因子Ⅷ(FⅧ)的活性增加,而非 vWF 活性,与 VTE 的风险增加独立相关[28]。同型半胱氨酸是由蛋氨酸转化为半胱氨酸的一种中间体。高胱氨酸尿症或严重的高同型半胱氨酸血症是一种罕见的常染色体隐性遗传疾病,其特点是在尿液和血浆中同型半胱氨酸的浓度严重升高。该类疾病的特征是发育迟缓、骨质疏松、眼部畸形和严重的血管闭塞性疾病。约一半的血管闭塞发生于静脉[29]。90 年代时轻度高同型半胱氨酸血症也被认为是静脉血栓的危险因素,且同型半胱氨酸水平超过正常值的第 95 分位值被认为是 VTE 的危险因素[30]。

　　此后,也明确了多种与 VTE 风险增加相关的基因变异,并纳入了易栓症检测项目中[31]。通常,大多数遗传性易栓症危险因素通过上调凝血因子水平或下调抗凝因子水平而发挥作用(图 130-1)。能使血栓风险增加两倍以上的常见遗传性易栓症因素,及其在正常人群和 VTE 患者中的发生率见表 130-1。针对这些常见易栓症危险因素,很多临床研究已提供合理的 VTE 的相对和绝对危险评估。

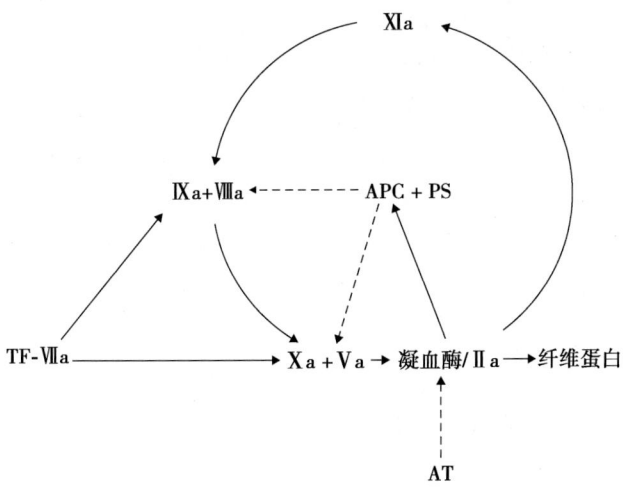

图 130-1　血液凝固调控机制。血液凝固是由组织因子(TF)因素/Ⅶa 复合物始发,激活因子Ⅸ或因子 X。在高浓度 TF 下,因子 X 主要由 TF-Ⅶa 复合物活化,而在低浓度时,主要由Ⅸa-Ⅷa 复合物激活。凝血的维持是通过因子Ⅺ活化凝血酶来实现的。凝血系统由蛋白质 C 通路调控。凝血酶激活蛋白 C,活化的蛋白 C、蛋白 S 组成复合物灭活因子 Va、因子Ⅷa 从而下调凝血酶生成的同时上调纤维蛋白溶解系统。凝血酶活性受到凝血酶抑制物调节。实线箭头表示激活,虚线箭头表示抑制

常见的遗传性易栓症的分类、病理生理和发病率

生理性抗凝物质抗凝血酶、蛋白 C 及蛋白 S 缺乏

　　生理性抗凝物质如抗凝血酶、蛋白 C 及蛋白 S 缺乏是第一批被发现的遗传性易栓症因素。抗凝血酶和蛋白 C 缺乏可分为两类,Ⅰ型缺乏表现为抗原和活性同时降低,Ⅱ型缺乏表现为抗原含量正常,而功能有一项或多项异常导致功能降低。

表 130-1　常见的易栓症发病率		
	普通人群	VTE 患者
抗凝血酶、抗蛋白 S、蛋白 C 缺乏	1%[42~44]	7%[41]
因子 V Leiden	白种人 4%~7%[46,118]	21%[22]
	非白种人 0~1%	
凝血酶原 G20210A	白种人 2%~3%[56,119]	6%
	非白种人 0~1%	
FⅧ:c 水平增高	11%[28]	25%[28]
轻度同型半胱氨酸血症	5%[30]	10%[30]

FⅧ,凝血因子Ⅷ;VTE,静脉血栓。

　　Ⅱ型抗凝血酶缺乏根据缺陷部位的不同分为几种亚型:Ⅱa 型涉及凝血酶结合(活性中心)位点突变;Ⅱb 型涉及肝素结合位点突变;Ⅱc 型涉及多个结合功能域的突变[32]。有趣的是,Ⅱb 型抗凝血酶缺乏血栓形成的风险明显低于其他类型[32]。血液中蛋白 S 以游离型和结合型两种形式存在,游离型约占 40%~50%,主要是作为 APC 的辅因子,结合型主要与补体成分 C4b 结合蛋白。Ⅰ型蛋白 S 缺乏主要是总的和游离型蛋白 S 抗原及活性均降低,Ⅱ型缺乏表现为总的和游离蛋白 S 抗原正常而活性降低,Ⅲ型缺乏表现为游离型蛋白 S 抗原及活性均降低,而总的蛋白 S 抗原降低或正常。Ⅰ型和Ⅲ型蛋白 S 缺乏者临床表型有很大差异,如有相同蛋白 S 突变家系中的不同成员其蛋白 S 检测结果有很大不同[33]。这种依据抗原和活性把生理性抗凝物质分为各种亚型的方式是否具有临床意义,尚未明了。而且,大多数实验室只检测抗凝血酶、蛋白 C 蛋白 S 的活性,并不能区分缺乏的亚型。纯合性抗凝血酶缺乏是极为罕见的,唯一报道的病例表现为Ⅱb 型抗凝血酶缺乏[34]。纯合型Ⅰ型缺乏病例从未报道过,有该类突变个体被认为是不能存活的。抗凝血酶完全缺乏基因敲除小鼠导致胚胎死亡[35]。纯合性蛋白 C 及蛋白 S 缺乏也是非常少见的,常表现为新生儿暴发性紫癜和广泛血栓形成[36,37]。与此类似,已有报道杂合蛋白 C 或 S 缺乏的患者给予华法林治疗致皮肤坏死病例[38,39]。原因是由于给予维生素 K 抑制剂后,维生素 K 依赖蛋白 C 和 S 的水平比因子Ⅱ,Ⅸ和 X 下降更快,从而造成暂时的高凝状态[40]。然而,这已是临床罕见的并发症,原因可能是由于在 VTE 急性期联合使用低分子肝素治疗所致。许多突变都与蛋白缺乏有关,并记录在间断更新的数据库中[18~20]。总之,生理性抗凝物质缺乏是罕见的(表 130-1)。在 VTE 患者的队列研究中,单一生理性抗凝物质缺乏的发病率低于 10%[41]。在正常人群中,复合抗凝物质缺乏的概率为 1%[42~44]。

因子 V Leiden 及 G1691A 突变

　　1993 年,Dahlbäck 及其同事等从一个伴有 VTE 倾向的瑞士家庭中发现活化蛋白 C(APC)抵抗现象[21]。在最初的文献中,Dahlbäck 在排除了蛋白 S/C 缺乏及 FⅧ和 vWF 基因多态性后,提出 APC 抵抗是由一个未知的 APC 辅因子缺乏所致。随后,指出该辅因子与凝血因子 V 相似[21]。随后几个相互独立的实验室相继报道了该遗传缺陷,因子 V 基因发生 G1691A 变异,导致 APC 灭活因子 V 的主要靶点发生 Arg506Gln 突变所致(图 130-2)。因此就以第一个发现该异常的研究组所在的荷兰城

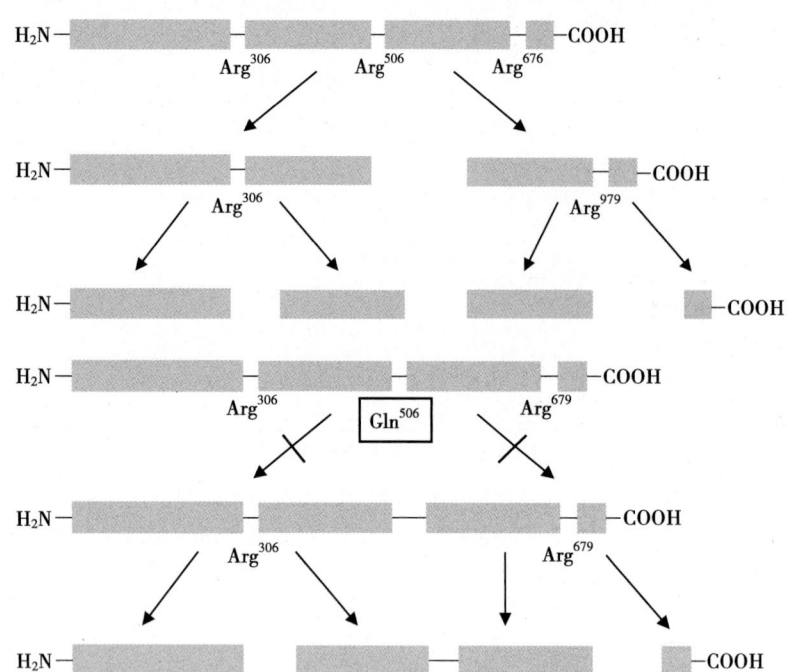

图 130-2　因子 Leiden 突变的病理生理。活化的蛋白 C 通过酶切因子 V Arg^{506} 位点而灭活。B. 因子 V Leiden 突变的携带者，因子 V 基因发生基因突变，导致 Gln^{506} 替代，引起因子 Va 对 APC 灭活的抵抗。

市命名[22]。Gln506 突变型因子 V 被 APC 灭活速度较 Arg506 野生型因子 V 慢 10 倍，可以解释部分 APC 抵抗的原因[45]。因子 V Leiden 是已知的最常见易栓症危险因素，在未选择的 VTE 患者中占 20%~25%[22]。不同人群中有 Leiden 突变的发生率不同，在非洲裔和东方人中极为罕见，但在白种人中分布极为广泛（约 5%）[46]。在欧洲，北部患病率高于南部[46]。这一发现提示因子 V Leiden 突变是在非非洲裔与非洲裔进化分离后，以及白种人与东方人种分离后发生的。根据基因连锁分析结果，因子 V Leiden 变异发生在 21 000 年前[47]。因子 V Leiden 变异出现的高频性表明该突变在进化过程中具有一定的进化优势[48]，如可减少女性分娩和经期出血[49,50]，减轻获得性和遗传性出血性疾病患者的出血症状[45-48]。最近研究发现携带有因子 V Leiden 突变的人群与精子数量增加及受精时间缩短有关，说明其具有增加生育能力的进化优势，但机制尚不清楚[51-53]。

凝血酶原 G20210A

1996 年，通过对一具有强烈易栓倾向的家系基因分析中发现了凝血酶原基因 G20210A 突变并在 VTE 患者的病例-对照研究中证实[26]。该突变位于凝血酶原基因 3' 端非翻译区，具有增强凝血酶原 mRNA 的翻译和稳定性功效[54]。携带该型突变患者血浆凝血酶原浓度较正常值平均增加 32%，其蛋白结构与野生型完全一致[26]。在未经选择的 VTE 患者中，该突变的携带率约 6%[55]。与因子 V Leiden 一样，凝血酶原 G20210A 突变多见于白种人，基因连锁分析发现该变异发生在 24 000 年前[47,56]。北欧人群此突变发生率为 1%~2%，而南欧和中东人群此突变发生率为 3%~5%，这与因子 V Leiden 突变的地理分布相反[56]。

因子Ⅷ水平升高

大多数因子Ⅷ与 vWF 在血液循环中形成复合物。因此，ABO 血型和内皮细胞刺激等影响 vWF 的因素，也间接地影响 FⅧ水平[57]。此外，因子Ⅷ水平升高与年龄增长、体重指数、糖尿病及高甘油三酯血症等因素相关[57]。作为急性相反应，因子Ⅷ水平持续升高见于妊娠、手术、慢性炎症、恶性肿瘤、肝病、甲亢、肾病等[57]。除 ABO 血型系统外，基因对因子Ⅷ水平升高的影响尚未明了。然而，VTE 患者家系中持续高因子Ⅷ水平聚集现象提示遗传发挥一定作用。在一项家系调查中（患者因子Ⅷ水平均高于 150% 伴静脉或动脉血栓形成）发现，在第一级家系成员中因子Ⅷ升高的发生率为 40%，几乎达到常染色体显性遗传的程度[58]。尽管对 FⅧ水平升高的机制还是不清楚，但 FⅧ水平升高和静脉血栓形成之间的相关性是肯定的。FⅧ水平和静脉血栓栓塞的风险呈明显的剂量依赖性，这提示 FⅧ水平升高是引起血栓的原因[28]。有趣的是 VTE 患者 FⅧ水平增加通常不受急性反应时相的影响[57]。因子Ⅷ水平升高的发生率较高，在首次发生深静脉血栓患者中占 25%，而 11% 的健康个体因子Ⅷ水平大于或等于 150%[28]。因此，FⅧ水平增加是家族性易栓症最常见的，并非单基因的，危险因素，估计受累人群约 15%[57]。是否把 FⅧ水平测定作为遗传性易栓症的常规检测，目前还存在争论，因为 FⅧ水平暂时增加可能是由众多的外部因素包括急性 VTE 事件本身所致（表 130-2）。这导致了很大程度的"假阳性"，需要多次检测，并造成待测患者不必要的关注。

轻度高同型半胱氨酸血症

同型半胱氨酸是蛋氨酸和半胱氨酸代谢的中间产物，参与多种代谢途径。而参与同型半胱氨酸代谢的酶类依赖维生素 B6、叶酸和维生素 B$_{12}$，当这些物质缺乏将导致高同型半胱氨酸血症。亚甲基四氢叶酸还原酶（MTHFR）基因多态性（c. C677T）引起 222 位丙氨酸被缬氨酸替代，导致酶活性降低、热不稳定性增加。纯合的 c. C677T 将导致同型半胱氨酸水平增加 24%，是轻度高同型半胱氨酸血症最常见的遗传原因[59]。677TT 纯合子见于 10%~20% 的健康白种人、10% 的东方人，但在非洲人中罕见[60]。其他高同型半胱氨酸血症的病因包括肾衰竭、甲状腺功能减退症、吸烟、过量咖啡、炎症性肠病、银屑病

表 130-2　影响易栓症检测的获得性因素

检测项目	影响试验结果的获得性因素
APC 抵抗增加	妊娠,使用口服避孕药,卒中,狼疮抗凝物,因子Ⅷ水平升高,抗 APC 自身抗体
因子 V Leiden	—
凝血酶原 G20210A	—
高同型半胱氨酸血症	叶酸、维生素 B₁₂、维生素 B6 缺乏,老年,肾衰竭,过量饮用咖啡,吸烟
因子Ⅷ水平升高	妊娠,使用口服避孕药,运动,应急,老年,急性相反应,肝病,甲亢
蛋白 C 水平降低	肝病,使用口服抗凝剂,维生素 K 缺乏,儿童,DIC,抗蛋白 C 自身抗体
游离蛋白 S 水平降低	肝病,使用口服抗凝剂,维生素 K 缺乏,妊娠,口服避孕药,肾病综合征,儿童,抗蛋白 S 自身抗体,DIC
抗凝血酶水平降低	使用肝素,血栓,DIC,肝病,肾病综合征

和类风湿关节炎[61]。严重高同型半胱氨酸血症(血浆浓度 > 100μmol/L)也被称为同型半胱氨酸尿症,呈常染色体隐性遗传方式,与血管闭塞性疾病密切相关[29]。因此,有学者把同型半胱氨酸轻度增高(超过正常值的第 95 个百分位)作为静脉和动脉血栓形成的危险因素。在 Leiden 易栓症的研究中心发现轻度高同型半胱氨酸血症者初次发生 VET 的风险增加 2.5 倍。这种相关性明显男性高于女性,并随年龄增长而增加[30]。高同型半胱氨酸血症引起血栓形成的确切机制尚不明确。2005 年一项 50 多个研究 VTE 与高同型半胱氨酸血症关系的临床荟萃分析(包括 8000 多例 VTE 患者)证实了 MTHFR 677TT 比 677CC 携带者 VTE 的风险增高了 20%[62]。同型半胱氨酸水平与血栓的相关性再次受到重视。而一项包含 4000 多例首次 VTE 发作患者的病例-对照研究发现,MTHFR 基因 C677T 与 VTE 危险无关[63]。此外,通过一个伴有轻度高同型半胱氨酸血症及静脉或动脉血栓的家系研究发现,在调整因子Ⅷ水平后同型半胱氨酸和静脉血栓栓塞的关系消失[64]。最后,通过 B 族维生素降低同型半胱氨酸方式并不能降低 VTE 及心血管疾病患者的血栓复发率[65,66]。通过以上研究,同型半胱氨酸水平检测(包括含量及多态性)作为血栓形成倾向的检测方案已基本上废弃。

遗传性易栓症的实验室检测的注意事项

遗传性易栓症的检测主要用于伴有各种血栓栓塞性疾病或妊娠并发症患者,或者患者家属[9]。然而,许多获得性短暂的因素常影响检测结果。广为人知的是维生素 K 拮抗剂的使用,后者可降低抗凝因子蛋白 C 和蛋白 S 的水平,引起严重的假性缺乏。另一个例子是妊娠可降低游离蛋白 S 水平、增加 APC 抵抗及 FⅧ 水平升高[67]。此外,分析结果时还需要考虑其他的影响因素及检测过程中出现的问题。表 130-2 列出了一些在易栓症检测中获得性因素,其可产生假阳性的结果。生理性抗凝物质缺乏以及 FⅧ 水平升高,需要重复检测以排除可疑的异常因素。因为大量的已知突变,并未开展对生理性抗凝物质缺乏症的基因检测。抗凝物质缺乏的遗传特性必须通过对一级家系成员的研究而建立。

● 遗传性易栓症和疾病的风险

静脉血栓栓塞症

遗传性易栓症者发生第一次 VTE 的相对风险增加 2 ~ 11 倍(表 130-3)。这些数据来自以家系及人群为基础的队列研究或病例-对照研究[11]。凝血酶原基因 G20210A 或凝血因子 V Leiden 纯合突变者比杂合突变者发生 VTE 的风险更高。同样,合并多种易栓疾病患者比单一的缺陷者具有较高的 VTE 风险[11]。通过对人群中相对危险度乘以绝对发生率可以预测 VTE 的绝对危险度,首次发生 VTE 的风险大约是每百人-年 0.2 ~ 0.3[68]。但这种估计方法不精确,最好使用来自队列研究的绝对风险来估计。回顾性队列研究可能会造成无意识选择病人和数据且有些 VTE 的临床诊断可能并没有通过客观检测得到证实,因此常低估发病率。对无症状的遗传易栓症携带者的前瞻性队列研究可能更适合于评估患者血栓形成的真实发生率。值得注意的是,队列研究主要是在有特定易栓缺陷的(连续的)患者的亲属中进行的。家系研究的绝对风险估计高于基于人群的研究结果。即使在没有任何遗传性易栓症的情况下,VTE 患者的第一级家庭成员中血栓风险仍然增加了两倍[69]。这说明了还存在其他未测量或未知的易栓症危险因素。表 130-4 列出了有 VTE 病史的家系中无症状携带者的首次发生 VTE 的绝对风险,其可以用来指导受累及非受累的家系成员。这些研究还提供了与外源性危险因素相关的 VTE 的绝对风险,如手术、外伤或制动、怀孕或使用激素避孕等(表 130-4)。这些研究结果均来自于回顾性的家系研究,因前瞻性研究随访时间较短且说服力不足。

表 130-3　常见的遗传性易栓症、静脉或动脉血栓形成和妊娠并发症的相关风险估计

	相对风险			
	首次 VTE	复发性 VTE	动脉血栓	妊娠并发症
抗凝血酶缺乏	5 ~ 10	1.9 ~ 2.6	无关	1.3 ~ 3.6
蛋白 C 缺乏	4 ~ 6.5	1.4 ~ 1.8	无关	1.3 ~ 3.6
蛋白 S 缺乏	1 ~ 10	1.0 ~ 1.4	无关	1.3 ~ 3.6
因子 V Leiden	3 ~ 5	1.4	1.3	1.0 ~ 2.6
凝血酶原 G20210A	2 ~ 3	1.4	0.9	0.9 ~ 1.3
持续的因子Ⅷ水平升高	2 ~ 11	6 ~ 11	—	4
轻型高同型半胱氨酸血症	2.5 ~ 2.6	2.6 ~ 3.1	—	无关

表 130-4　无症状静脉血栓栓塞家系成员首次血栓事件的绝对发生率

	VTE 发生率（每年）	手术、外伤、制动（每事件）	妊娠（每妊娠期包括产褥期）	口服抗凝药（每年用量）
抗凝血酶、蛋白 C、蛋白 S 缺乏[120]				
受累家系成员	1.0(0.7~1.4)	8.1(4.5~13.2)	4.1(1.7~8.3)	4.3(1.4~9.7)
非受累家系成员	0.1(0.0~0.2)	0.9(0.3~3.2)	0.5(0.0~2.8)	0.7(0.0~3.3)
因子 V Leiden[121]				
受累家系成员	0.5(0.3~0.6)	1.8(0.7~4.0)	2.1(0.7~4.9)*	0.5(0.1~1.4)
非受累家系成员	0.1(0.0~0.2)	0.7(0.1~2.7)	0.0(0.0~1.9)†	0.2(0.0~0.8)
凝血酶原 G20210A*[122,123]				
受累家系成员	0.4(0.1~1.1)	2.0(0.8~4.2)	2.8(1.0~6.0)	0.2(0.0~0.9)
非受累家系成员	0.1(0.0~0.7)	2.4(1.0~4.9)	1.2(0.1~4.2)	0.3(0.0~1.1)
持续的因子Ⅷ水平升高[58,81]				
受累家系成员	2.3(1.2~4.2)	1.2(0.4~2.8)	1.3(0.4~3.4)	0.6(0.2~1.5)
非受累家系成员	0.5(0.1~1.2)	1.5(0.6~3.1)	0.0(0.0~1.1)†	0.3(0.1~0.8)
轻型高同型半胱氨酸血症[124,125]				
受累家系成员	0.2(0.1~0.3)	0.6(0.2~2.3)	1.9(0.7~4.7)	0.4(0.1~1.0)
非受累家系成员	0.1(0.1~0.2)	1.7(0.8~3.5)	0.7(0.2~2.6)	0.0(0.0~0.3)†

*不适用于纯合子携带者，见表 130-5
†妊娠相关的 VTE 的人口风险为 0.2%[103]

易栓症和 VTE 的复发风险

无论何种易栓症，血栓复发的绝对风险远高于首次发生 VTE 的风险。最重要的复发决定因素是在首次发作期间是否存在暂时的临床危险因素[70]。在无诱发因素的首发 VTE 者中，停止抗凝后的第一年 VTE 的复发风险约为 10%，此后每年约为 5%[70]。而伴有暂时性危险因素的 VTE 患者再次发生血栓风险较低，在最初的 2 年里，因手术引起的 VTE 每年的发病率为 0.7%，而由雌激素的使用、怀孕、临时固定或创伤引起的 VTE 再发概率为 4.2%。男性、近端（较远端）深静脉血栓形成（DVT）、停止抗凝后 D-二聚物水平升高等也是血栓复发的决定因素。

尽管遗传性易栓症的个体有较高的首发 VTE 风险，但其 VTE 复发的危险度增加程度是非常低的。大量的病例-对照研究表明有特定的易栓症比非易栓症 VTE 患者的血栓复发相对风险为 1.5~2.0 倍[71-76]。当易栓症个体易感性（包括遗传性易栓症）合并获得性（有时是短暂性）的危险因素时足以引发 VTE。这种个体易感性在一生中是恒定不变的。因此，既往发生 VTE 的患者被证实具有足够的个体易感性，无论是否是遗传易栓症。这就解释了为什么遗传性易栓症的携带者最多只能轻度增加 VTE 复发的风险[77]。

动脉血栓栓塞性疾病

由于遗传性 VTE 患者发生静脉血栓栓塞的风险增加，其后开展了许多易栓症与动脉血栓关系的研究。因子 V Leiden 和凝血酶 G20210A 是目前研究最广泛的动脉疾病风险因素。通过一项心肌梗死患者病例-对照研究的最大规模荟萃分析发现，因子 V Leiden 突变（60 项包括 42 390 名患者的研究）和凝血酶 G20210A（40 项研究，患者为 26 087 例）OR 值分别为 1.17（95% 可信区间 1.08~1.28）及 1.31（95% CI1.12~1.52）[4]。而 55 岁以下的心肌梗死患者与这些突变的关联更强，因子 V Leiden 突变 OR 值为 1.34（95% CI0.94~1.91），凝血酶 G20210A OR 值为 1.86（95% CI1.00~3.51）[5]。对缺血性脑卒中患者的荟萃分析显示，因子 V Leiden 突变或凝血酶 G20210A 患者的风险增加幅度相似[78]。

生理性抗凝物缺乏比因子 V Leiden 突变和凝血酶 G20210A 更少，因而其与动脉血栓栓塞疾病关系尚未得到广泛的研究。尽管有不同的关于抗凝血酶，蛋白 C，或蛋白质 S 缺乏病例报告，但大多数病例对照研究未能证实与心肌梗死和缺血性卒中有显著关联[79]。一项对 552 名有静脉或动脉血栓形成的患者家系成员（抗凝血酶、蛋白 C 或蛋白 S 缺乏）回顾性队列研究，发现在 55 岁以上的家系成员动脉心血管疾病的风险没有增加[80]。然而在 55 岁以下的人群中，蛋白 C 和蛋白 S 缺乏的血栓的风险增加 5~9 倍，而抗凝血酶缺乏并没有增加风险[80]。

几项病例-对照研究发现与 FⅧ水平升高和心肌梗死有关[57]。此外，对健康个体的前瞻性队列研究显示，FⅧ水平升高者心肌梗死和脑卒中的风险略微增加（Ors 值 1.0~1.4 之间）。一项前瞻性的研究发现，FⅧ水平升高伴 VTE 或年轻动脉血栓形成者的一级家系成员发生动脉血栓栓塞的风险较 FⅧ正常水平者增加了 4.5 倍[81]。

然而，FⅧ水平升高与包括肥胖、血糖升高、增长的年龄、慢性炎性疾病和肾脏疾病等几个明显的动脉血管危险因素有关[57]。可能由于在研究 FⅧ水平升高和动脉血栓栓塞疾病之间的联系中，并不能充分地排除未知的混杂因素。此外，急性心肌梗死和缺血性脑卒中中可能引起急性期反应，从而短暂地增加 FⅧ的水平，影响了对病例对照或回顾性队列研究的分析。然而,血友病 A 的患者由于 FⅧ水平降低,死于缺血性心脏病的风险降低了 80%,说明 FⅧ水平与动脉血栓形成之间的潜在因果关系[82]。

轻度高同型半胱氨酸血症和 MTHFR 677TT 变异与动脉血栓栓塞疾病有关已被广泛研究。对涉及 5000 余例缺血性心脏病和 1100 余例缺血性卒中的荟萃分析发现,血浆同型半胱氨酸水平与动脉血栓风险之间有明显的关系[83]。这一风险在回顾性研究中比前瞻性研究显得更高,因为后者是在血栓发作前测定同型半胱氨酸水平的。在某种程度上,这可以解释为高同型半胱氨酸血症和其他的动脉心血管病的危险因素之间的联系,包括吸烟、慢性炎症性疾病和肾功能衰竭[61]。与 FⅧ水平升高类似,在研究同型半胱氨酸与动脉血管之间关系的研究中是否剔除了其他混杂变量的影响。有关 MTHFR 677TT 与缺血性心脏病关系尚无定论,在北美病患者的研究中没有发现相关性,而在欧洲患者的研究中发现动脉血栓的风险增加 16%[84]。最初这种差异解释为是由于欧洲饮食中叶酸摄取量降低所致。然而,这一假说与血管病患者的试验结果矛盾,因为通过叶酸和维生素 B 治疗降低同型半胱氨酸水平并没有降低血栓复发的风险[66]。

妊娠并发症

尽管许多研究认为遗传性易栓症与妊娠并发症有关,如胎盘早剥、子痫前期、早期和晚期胎儿流产、胎儿宫内发育迟缓(IUGR),但目前仍存在着争议。大多数关联性在强度上是中度的,并且随着血栓类型和妊娠并发症的类型而变化[8,85,86]。此外,最近的大规模前瞻性队列研究发现,遗传易栓症的相对风险比老年和小规模的病例-对照研究发现更低,这可能是由于关联存在偏移[8,87,88]。在很大程度上血栓形成机制如何导致妊娠并发症仍是未知的。单一的胎盘血管的高凝性不足以引起血栓形成。动物模型及体外研究表明,凝血和炎症途径的作用都与妊娠失败相关,而乙酰水杨酸(ASA)和肝素(heparin)均参与该过程[89]。例如,在小鼠的高危妊娠模型中,肝素可挽救因子 V Leiden-相关胎盘衰竭,这独立于抗凝的作用机制之外[90]。

● 易栓症检测的临床意义

易栓症检查的常规方法

我们应该考虑一些反对易栓症检测的理由[10]。首先,易栓症检测的一个明显缺点是高成本。尽管有两项研究认为在某些情况下对易栓症的检测可能是有益的,但也有研究认为潜在假设严重阻碍了临床医生的判断[91,92]。第二,虽然遗传性易栓症携带者的心理影响和后果是有限的,但一项定性研究表明其心理和社会根源的负面影响[93,94]。无论有无症状,那些已明确的携带者经常遇到生命或伤残保险方面的困难[93]。第三,最令人信服的反对检测的理由是,阴性的检测结果可能对来血栓倾向的家系成员提供潜在的假性保证。例如,表 130-4 表明,在这些家庭中,没有易栓症的女性发生口服避孕药相关 VTE 的风险(0.7%)较使用避孕药的普通女性 VTE 的风险(0.04%)明显增加,这种现象说明家系中强有力的血栓性倾向并存在其他未知易栓症因素。

以下各段将详细讨论论易栓症检测的有关内容。

易栓症的检测有利于改变首次静脉血栓栓塞症的风险

VTE 家族史不是一个预测易栓症的有效指标[69,95]。尽管如此,通过对 VTE 患者的易栓症检测可以筛选出无症状家系成员,以便采取预防措施;如果家属成员检测呈阴性,则不采取这种措施。重要的是,依据检测结果可以区分携带者和非携带者来判断首次发生 VTE 的风险。

基于首次发生 VTE 的绝对风险(表 130-4),持续口服抗凝剂治疗的患者每年有 1%~3% 出血风险,超过了 VTE 的风险[96,97]。表 130-4 列出了在高危情况下,如手术、制动、外伤、怀孕和产后等,口服避孕药的妇女首次发生 VTE 绝对风险通常很低,但口服避孕药或怀孕合并生理性抗凝物质缺乏时 VTE 风险明显增高。

通过易栓症检测来评估停用口服避孕药预防 VTE 发作次数的效果需要依据已知易栓缺陷的一级 VTE 亲属资料来计算获得[98]。要避免一次 VTE 发作,需 28 名抗凝血酶、蛋白 C 或蛋白 S 缺乏和 VTE 阳性家族史女性停用口服避孕药,如要证实则需要 56 名女性亲属进行检测[98]。而对于因子 V Leiden 或凝血酶 20210A 突变与禁用口服避孕药,需要约有 333 名妇女停用避孕药,666 名女性亲属参与。虽然生理性抗凝物质缺乏的受试女性患者的数量可以接受,但最主要的争论是与一般人群相比,这些家系中的女性虽然抗凝血酶、蛋白 C 或蛋白 S 的水平正常但并不排除在口服避孕药期间增加 VTE 的风险(表 130-4)。同样,对于那些不携带因子 V Leiden 或凝血酶突变的易栓症家系的女性,需要接受筛查的数量亦是难以接受的。

表 130-5 显示了在怀孕期间采取预防措施进行测试的估计人数,同样适用于来自易栓症家系的女性。在怀孕期间和产褥期,抗凝血酶、蛋白 C 或蛋白 S 缺乏或因子 V Leiden 纯合子的女性(表 130-5)VTE 的风险分别为 4% 和 16%,可能高于每天皮下注射低分子量肝素(LMWH)常出现皮肤损害和孕期抗凝治疗出现的严重并发症的风险[99~102]。此外,表 130-5 中的数目低估了需要使用预防措施以避免与怀孕相关的 VTE 的女性的数量(并在此决定前进行测试),因为在这些计算中假定有 100% 的预防效果。妊娠相关 VTE 的绝对风险是否证实在妊娠期进行 8 个月或产后 6 周的预防治疗是医生和病人关心的问题[102]。无遗传性易栓症家族史的女性发生妊娠相关 VTE 的风险约为 0.5%,而一般人群为 0.2%[103]。因此,对易栓症家系中不伴有易栓因素的女性停止预防措施是有临床证据支持的。

静脉血栓栓塞症患者的易栓症检测

VTE 患者特别是年轻、反复发作、不常见的部位出现血栓或者有阳性家族史者都要考虑进行易栓症检测。虽然这样的策略可能会导致检测范围扩大,但主要问题是阳性的检测结果是否能影响治疗方案。如前所述,易栓症并不能预测 VTE 复发,是否因存在中度风险而延长抗凝治疗的时间,特别是有诱因的 VTE,这些都存在争论[70,104]。此外,在未选择的 VTE 患者中,由于纯合子或双杂合突变导致的血栓很罕见,导致检出率是非常低的[10,105]。一项针对首次 VTE 发作患者的易栓症检测的随机对照试验将会提供最终证据以决定是否这些检测时合理的,但是这些试验均未成功[106]。为了研究对易栓症患者进行检测是否可以降低 VTE 复发的风险,选取 324 例未复发患者与

表130-5　在妊娠期和/或产褥期,采用 LMWH 来预防与妊娠相关的静脉血栓栓塞需要的无症状性的易栓症女性患者及对照数量

	VTE 风险每孕次*(%)	每100名女性风险差别	患者数量†	对照数量
抗凝血酶、蛋白 C、蛋白 S 缺乏				
缺乏家系成员	4.1‡	3.6	28	56
不缺乏家系成员	0.5‡			
因子 V Leiden 或凝血酶原 G20210A 杂合型				
缺乏家系成员	2.0‡	1.5	66	132
不缺乏家系成员	0.5‡			
因子 V Leiden 或凝血酶原 G20210A 纯合型				
缺乏家系成员	16	15.5	6	24
不缺乏家系成员	0.5§			

* 产前和产后的总和。

† 适用于有 VTE 家族病史的女性,并假设 LMWN 预防性治疗 100% 有效

‡ 基于家系的研究,如表130-4所述

§ 总结估计表130-4数据及因子 V Leiden 和凝血酶原基因突变

197 例复发者进行比较分析,发现检测与未检测患者复发的 OR 值为 1.2(95% CI 0.9~1.8),这表明基于检测结果的临床决策,并不能降低首次 VTE 发作患者血栓复发的风险。

动脉心血管疾病的易栓症检测

遗传性易栓症和动脉心血管疾病之间的关系尚存在争论,或者至少比 VTE 弱得多。在 55 岁之前,这种关联比较明显。因此,易栓症检测组套常用于动脉心血管疾病。在一项荷兰内科医生的调查中发现,2003~2004 年共 2000 例动脉心血管疾病患者,主要是缺血性卒中患者,参与易栓症检测,占总患者的 23%[9]。有趣的是,只有 54% 的被检测患者年龄小于 50 岁。如果根据检测结果进行不同的二级预防,那么在动脉心血管疾病(早发型)患者中进行遗传性易栓症的检测是合理的。然而,对大多数伴有动脉心血管事件的患者来说,强烈的二级预防如长期双重抗血小板治疗或口服抗凝药而不是作为阿司匹林单药治疗导致出血的风险增加,患者不一定受益。未有研究证实这样的策略对遗传性易栓症患者是否有益,但对仅轻度风险增加的遗传性易栓症几乎无益。因此,在伴有动脉心血管病的患者中开展检测也是不合理的。

妊娠并发症的易栓症检测

如果对妊娠并发症的女性进行易栓检测并指导治疗,那么这种检测是可以采用的。然而,迄今为止,由于以下原因遗传性易栓症的检测在这群病人中采用是不合理的[10,102]。对具有中度到高度先兆子痫风险女性,ASA 具有为降低先兆子痫的风险的作用,但这与遗传性易栓症的存在无关[102,108]。目前尚不清楚肝素或 LMWH 抗凝治疗是否能改善妊娠并发症患者的结局,随机临床试验的结果也是极不一致[109~113]。同样,尚不确定遗传性易栓症是否是一个临床受益的前提条件。目前,只有三项随机对照试验专门用于研究遗传性易栓症女性患者伴有与复发性流产、单次胎儿丢失或晚期妊娠并发症。第一个试验发现携带有杂合因子 V Leiden 突变、凝血酶原 G20210A 突变或蛋白 S 缺乏的女性患者与妊娠前 10 周早期流产有关[114]。依诺肝素组婴儿活产概率比 ASA 组要高(分别是 86% 和 29%;OR 值 15.5;95% CI 7~34),但其方法学尚存在着争论,并且这一研究结果尚未被其他的研究证实[102,115]。其次,在 FRUIT 试验中,遗传性易栓症合并先兆子痫或胎儿宫内发育迟缓导致孕 34 周前分娩的女性患者,被随机分配到达那肝素/ASA 组和单独 ASA 组[116]。两组间主要终点(高血压疾病复发,如先兆子痫、HELLP 或子痫)没有差异,但在 LMWH/ASA 组中,均未在孕 34 周前出现了高血压性疾病复发,而阿司匹林组有 6 例女性因高血压病复发于孕 34 周前分娩(风险差异为 8.7%;95% CI 1.9%~15.5%)[113]。最后,TIPPS 研究把伴有妊娠并发症或者 VTE 风险增加的易栓症女性患者,随机化分配到达肝素组和非替肝素组。两组间主要并发症(严重或早发性先兆子痫、小样婴儿、流产或 VTE)没有差异。因此,到目前为止,还没有足够来自临床试验的证据来证明使用肝素来改善遗传性易栓症患者妊娠结局,而且肝素仅在临床试验期间使用[117]。

● 结论

在过去的几十年里,已明显认识到遗传因素对 VTE 发病的作用。然而,目前对易栓症检测的目的有限,不应该常规进行。易栓症检测可能对抗凝血酶、蛋白 C 或蛋白 S 缺乏的家系中无症状患者,或对因子 V Leiden 纯合突变的同胞有益,而对计划妊娠或使用口服避孕药的女性效果有限。有关绝对风险的咨询能帮助病人根据自己的偏好做出明智的决定,而临床医生应该谨慎,不要在阴性检测结果时提供虚假的保证。观察性研究表明,VTE 或易栓症患者血栓复发的风险轻度增加。其他决定因素,包括首次 VTE 的情况、D-二聚体升高的水平及男性,也是有效的 VTE 复发预测因素[70]。此外,进行了遗传性易栓症检测患者并没有观察到在 VTE 复发风险方面受益。在易栓症检测阳性患者中尚未开展常规抗凝治疗或长期抗凝治疗的对比研究,因此对此类患者为延长抗凝治疗而进行相关检测是不合理的。最后,目前没有理由对动脉性心血管病患者、复发性流产或晚期妊娠并发症的女性进行遗传性易栓症检测,也没有基于循证的指南去调整治疗方案。

翻译:余自强　曹丽娟　互审:胡豫　校对:朱力

参考文献

1. Nygaard KK, Brown GE: Essential thrombophilia: Report of five cases. *Arch Intern Med* 59:82, 1937.
2. Jordan FLJ, Nandorff A: The familial tendency in thrombo-embolic disease. *Acta Med Scand* 156:267, 1956.
3. Rosendaal FR: Venous thrombosis: A multicausal disease. *Lancet* 353:1167, 1999.
4. Ye Z, Liu EH, Higgins JR, et al: Seven haemostatic gene polymorphisms in coronary disease: Meta-analysis of 66,155 cases and 91,307 controls. *Lancet* 367:651, 2006.
5. Boekholdt SM, Bijsterveld NR, Moons AH, et al: Genetic variation in coagulation and fibrinolytic proteins and their relation with acute myocardial infarction: A systematic review. *Circulation* 104:3063, 2001.
6. Lin J, August P: Genetic thrombophilias and preeclampsia: A meta-analysis. *Obstet Gynecol* 105:182, 2005.
7. Rey E, Kahn SR, David M, Shrier I: Thrombophilic disorders and fetal loss: A meta-analysis. *Lancet* 361:901, 2003.
8. Rodger MA, Walker MC, Smith GN, et al: Is thrombophilia associated with placenta-mediated pregnancy complications? A prospective cohort study. *J Thromb Haemost* 12:469, 2014.
9. Coppens M, van Mourik JA, Eckmann CM, et al: Current practice of testing for hereditary thrombophilia in The Netherlands. *J Thromb Haemost* 5:1979, 2007.
10. Baglin T, Gray E, Greaves M, et al: Clinical guidelines for testing for heritable thrombophilia. *Br J Haematol* 149:209, 2010.
11. Middeldorp S, van Hylckama Vlieg A: Does thrombophilia testing help in the clinical management of patients? *Br J Haematol* 143:321, 2008.
12. Bezemer ID, Bare LA, Doggen CJ, et al: Gene variants associated with deep vein thrombosis. *JAMA* 299:1306, 2008.
13. Gohil R, Peck G, Sharma P: The genetics of venous thromboembolism. A meta-analysis involving approximately 120,000 cases and 180,000 controls. *Thromb Haemost* 102:360, 2009.
14. Lotta LA, Wang M, Yu J, et al: Identification of genetic risk variants for deep vein thrombosis by multiplexed next-generation sequencing of 186 hemostatic/pro-inflammatory genes. *BMC Med Genomics* 5:7, 2012.
15. Egeberg O: Inherited antithrombin III deficiency causing thrombophilia. *Thromb Diath Haemorrh* 13:516, 1965.
16. Comp PC, Esmon CT: Recurrent venous thromboembolism in patients with a partial deficiency of protein S. *N Engl J Med* 311:1525, 1984.
17. Griffin JH, Evatt B, Zimmerman TS, et al: Deficiency of protein C in congenital thrombotic disease. *J Clin Invest* 68:1370, 1981.
18. Gandrille S, Borgel D, Sala N, et al: Protein S deficiency: A database of mutations—Summary of the first update. *Thromb Haemost* 84:918, 2000.
19. Lane DA, Bayston T, Olds RJ, et al: Antithrombin mutation database: 2nd (1997) update. For the Plasma Coagulation Inhibitors Subcommittee of the Scientific and Standardization Committee of the International Society on Thrombosis and Haemostasis. *Thromb Haemost* 77:197, 1997.
20. Reitsma PH, Bernardi F, Doig RG, et al: Protein C deficiency: A database of mutations, 1995 update. On behalf of the Subcommittee on Plasma Coagulation Inhibitors of the Scientific and Standardization Committee of the ISTH. *Thromb Haemost* 73:876, 1995.
21. Dahlbäck B, Carlsson M, Svensson PJ: Familial thrombophilia due to a previously unrecognized mechanism characterized by poor anticoagulant response to activated protein C: Prediction of a cofactor to activated protein C. *Proc Natl Acad Sci U S A* 90:1004, 1993.
22. Bertina RM, Koeleman BP, Koster T, et al: Mutation in blood coagulation factor V associated with resistance to activated protein C. *Nature* 369:64, 1994.
23. Greengard JS, Sun X, Xu X, et al: Activated protein C resistance caused by Arg506Gln mutation in factor Va. *Lancet* 343:1361, 1994.
24. Voorberg J, Roelse J, Koopman R, et al: Association of idiopathic venous thromboembolism with single point-mutation at Arg506 of factor V. *Lancet* 343:1535, 1994.
25. Zoller B, Dahlback B: Linkage between inherited resistance to activated protein C and factor V gene mutation in venous thrombosis. *Lancet* 343:1536, 1994.
26. Poort SR, Rosendaal FR, Reitsma PH, Bertina RM: A common genetic variation in the 3′-untranslated region of the prothrombin gene is associated with elevated plasma prothrombin levels and an increase in venous thrombosis. *Blood* 88:3698, 1996.
27. Talbot S, Wakley EJ, Ryrie D, Langman MJ: ABO blood-groups and venous thromboembolic disease. *Lancet* 1:1257, 1970.
28. Koster T, Blann AD, Briet E, et al: Role of clotting factor VIII in effect of von Willebrand factor on occurrence of deep-vein thrombosis. *Lancet* 345:152, 1995.
29. Mudd SH, Skovby F, Levy HL, et al: The natural history of homocystinuria due to cystathionine beta-synthase deficiency. *Am J Hum Genet* 37:1, 1985.
30. den Heijer M, Koster T, Blom HJ, et al: Hyperhomocysteinemia as a risk factor for deep-vein thrombosis. *N Engl J Med* 334:759, 1996.
31. Reitsma PH, Rosendaal FR: Past and future of genetic research in thrombosis. *J Thromb Haemost* 5(Suppl 1):264, 2007.
32. Finazzi G, Caccia R, Barbui T: Different prevalence of thromboembolism in the subtypes of congenital antithrombin III deficiency: Review of 404 cases. *Thromb Haemost* 58:1094, 1987.
33. Zoller B, Garcia de FP, Dahlback B: Evaluation of the relationship between protein S and C4b-binding protein isoforms in hereditary protein S deficiency demonstrating type I and type III deficiencies to be phenotypic variants of the same genetic disease. *Blood* 85:3524, 1995.
34. Okajima K, Ueyama H, Hashimoto Y, et al: Homozygous variant of antithrombin III that lacks affinity for heparin, AT III Kumamoto. *Thromb Haemost* 61:20, 1989.
35. Ishiguro K, Kojima T, Kadomatsu K, et al: Complete antithrombin deficiency in mice results in embryonic lethality. *J Clin Invest* 106:873, 2000.
36. Seligsohn U, Berger A, Abend M, et al: Homozygous protein C deficiency manifested by massive venous thrombosis in the newborn. *N Engl J Med* 310:559, 1984.
37. Mahasandana C, Suvatte V, Marlar RA, et al: Neonatal purpura fulminans associated with homozygous protein S deficiency. *Lancet* 335:61, 1990.
38. McGehee WG, Klotz TA, Epstein DJ, Rapaport SI: Coumarin necrosis associated with hereditary protein C deficiency. *Ann Intern Med* 101:59, 1984.
39. Grimaudo V, Gueissaz F, Hauert J, et al: Necrosis of skin induced by coumarin in a patient deficient in protein S. *BMJ* 298:233, 1989.
40. Weiss P, Soff GA, Halkin H, Seligsohn U: Decline of proteins C and S and factors II, VII, IX and X during the initiation of warfarin therapy. *Thromb Res* 45:783, 1987.
41. Heijboer H, Brandjes DP, Buller HR, et al: Deficiencies of coagulation-inhibiting and fibrinolytic proteins in outpatients with deep-vein thrombosis. *N Engl J Med* 323:1512, 1990.
42. Miletich J, Sherman L, Broze G Jr: Absence of thrombosis in subjects with heterozygous protein C deficiency. *N Engl J Med* 317:991, 1987.
43. Tait RC, Walker ID, Perry DJ, et al: Prevalence of antithrombin deficiency in the healthy population. *Br J Haematol* 87:106, 1994.
44. Tait RC, Walker ID, Reitsma PH, et al: Prevalence of protein C deficiency in the healthy population. *Thromb Haemost* 73:87, 1995.
45. Rosing J, Hoekema L, Nicolaes GA, et al: Effects of protein S and factor Xa on peptide bond cleavages during inactivation of factor Va and factor VaR506Q by activated protein C. *J Biol Chem* 270:27852, 1995.
46. Rees DC, Cox M, Clegg JB: World distribution of factor V Leiden. *Lancet* 346:1133, 1995.
47. Zivelin A, Mor-Cohen R, Kovalsky V, et al: Prothrombin 20210G>A is an ancestral prothrombotic mutation that occurred in whites approximately 24,000 years ago. *Blood* 107:4666, 2006.
48. Van Mens TE, Levi M, Middeldorp S: Evolution of factor V Leiden. *Thromb Haemost* 110:23, 2013.
49. Lindqvist PG, Svensson PJ, Dahlback B, Marsal K: Factor V Q506 mutation (activated protein C resistance) associated with reduced intrapartum blood loss—A possible evolutionary selection mechanism. *Thromb Haemost* 79:69, 1998.
50. Lindqvist PG, Zoller B, Dahlback B: Improved hemoglobin status and reduced menstrual blood loss among female carriers of factor V Leiden—An evolutionary advantage? *Thromb Haemost* 86:1122, 2001.
51. Cohn DM, Repping S, Buller HR, et al: Increased sperm count may account for high population frequency of factor V Leiden. *J Thromb Haemost* 8:513, 2010.
52. van Dunne FM, Doggen CJ, Heemskerk M, et al: Factor V Leiden mutation in relation to fecundity and miscarriage in women with venous thrombosis. *Hum Reprod* 20:802, 2005.
53. Kaandorp SP, Van Mens TE, Middeldorp S, et al: Time to conception and time to live birth in women with unexplained recurrent miscarriage. *Hum Reprod* 29:1146, 2014.
54. Carter AM, Sachchithananthan M, Stasinopoulos S, et al: Prothrombin G20210A is a bifunctional gene polymorphism. *Thromb Haemost* 87:846, 2002.
55. Cumming AM, Keeney S, Salden A, et al: The prothrombin gene G20210A variant: Prevalence in a U.K. anticoagulant clinic population. *Br J Haematol* 98:353, 1997.
56. Rosendaal FR, Doggen CJ, Zivelin A, et al: Geographic distribution of the 20210 G to A prothrombin variant. *Thromb Haemost* 79:706, 1998.
57. Kamphuisen PW, Eikenboom JC, Bertina RM: Elevated factor VIII levels and the risk of thrombosis. *Arterioscler Thromb Vasc Biol* 21:731, 2001.
58. Bank I, Libourel EJ, Middeldorp S, et al: Elevated levels of FVIII:c within families are associated with an increased risk for venous and arterial thrombosis. *J Thromb Haemost* 3:79, 2005.
59. Jacques PF, Bostom AG, Williams RR, et al: Relation between folate status, a common mutation in methylenetetrahydrofolate reductase, and plasma homocysteine concentrations. *Circulation* 93:7, 1996.
60. Rosenberg N, Murata M, Ikeda Y, et al: The frequent 5,10-methylenetetrahydrofolate reductase C677T polymorphism is associated with a common haplotype in whites, Japanese, and Africans. *Am J Hum Genet* 70:758, 2002.
61. Key NS, McGlennen RC: Hyperhomocyst(e)inemia and thrombophilia. *Arch Pathol Lab Med* 126:1367, 2002.
62. den Heijer M, Lewington S, Clarke R: Homocysteine, MTHFR and risk of venous thrombosis: A meta-analysis of published epidemiological studies. *J Thromb Haemost* 3:292, 2005.
63. Bezemer ID, Doggen CJ, Vos HL, Rosendaal FR: No association between the common MTHFR 677C->T polymorphism and venous thrombosis: Results from the MEGA study. *Arch Intern Med* 167:497, 2007.
64. Lijfering W, Coppens M, Veeger NJ, et al: Hyperhomocysteinemia is not a risk factor for venous and arterial thrombosis, and is associated with elevated factor VIII levels. *Thromb Res* 123:244, 2008.
65. den Heijer M, Willems HP, Blom HJ, et al: Homocysteine lowering by B vitamins and the secondary prevention of deep-vein thrombosis and pulmonary embolism. A randomized, placebo-controlled, double blind trial. *Blood* 109:139, 2007.
66. Lonn E, Yusuf S, Arnold MJ, et al: Homocysteine lowering with folic acid and B vitamins in vascular disease. *N Engl J Med* 354:1567, 2006.
67. Barco S, Nijkeuter M, Middeldorp S: Pregnancy and venous thromboembolism. *Semin Thromb Hemost* 39:549, 2013.
68. Naess IA, Christiansen SC, Romundstad P, et al: Incidence and mortality of venous thrombosis: A population-based study. *J Thromb Haemost* 5:692, 2007.
69. Bezemer ID, van der Meer FJ, Eikenboom JC, et al: The value of family history as a risk indicator for venous thrombosis. *Arch Intern Med* 169:610, 2008.
70. de Jong PG, Coppens M, Middeldorp S: Duration of anticoagulant therapy for venous thromboembolism: Balancing benefits and harms on the long term. *Br J Haematol* 158:433, 2012.
71. Baglin T, Luddington R, Brown K, Baglin C: Incidence of recurrent venous thromboembolism in relation to clinical and thrombophilic risk factors: Prospective cohort study. *Lancet* 362:523, 2003.
72. Brouwer JL, Lijfering WM, Ten Kate MK, et al: High long-term absolute risk of recurrent venous thromboembolism in patients with hereditary deficiencies of protein S, protein C or antithrombin. *Thromb Haemost* 101:93, 2009.
73. Segal JB, Brotman DJ, Necochea AJ, et al: Predictive Value of Factor V Leiden and

Prothrombin G20210A in Adults With Venous Thromboembolism and in Family Members of Those With a Mutation: A Systematic Review. *JAMA* 301:2472, 2009.

74. Lijfering WM, Middeldorp S, Veeger NJ, et al: Risk of recurrent venous thrombosis in homozygous carriers, and double heterozygous carriers of factor V Leiden and prothrombin G20210A. *Circulation* 121:1706, 2010.

75. van den Belt AG, Sanson BJ, Simioni P, et al: Recurrence of venous thromboembolism in patients with familial thrombophilia. *Arch Intern Med* 157:2227, 1997.

76. Vossen CY, Walker ID, Svensson P, et al: Recurrence rate after a first venous thrombosis in patients with familial thrombophilia. *Arterioscler Thromb Vasc Biol* 25:1992, 2005.

77. Cannegieter SC, van Hylckama Vlieg A. Venous thrombosis: Understanding the paradoxes of recurrence. *J Thromb Haemost* 11(Suppl 1):161, 2013.

78. Casas JP, Hingorani AD, Bautista LE, Sharma P: Meta-analysis of genetic studies in ischemic stroke: Thirty-two genes involving approximately 18,000 cases and 58,000 controls. *Arch Neurol* 61:1652, 2004.

79. Boekholdt SM, Kramer MH: Arterial thrombosis and the role of thrombophilia. *Semin Thromb Hemost* 33:588, 2007.

80. Mahmoodi BK, Brouwer JL, Veeger NJ, van der Meer J: Hereditary deficiency of protein C or protein S confers increased risk of arterial thromboembolic events at a young age: Results from a large family cohort study. *Circulation* 118:1659, 2008.

81. Bank I, Van de Poel MH, Coppens M, et al: Absolute annual incidences of first events of venous thromboembolism and arterial vascular events in individuals with elevated FVIII:c: a prospective family cohort study. *Thromb Haemost* 98:1040, 2007.

82. Rosendaal FR, Varekamp I, Smit C, et al: Mortality and causes of death in Dutch haemophiliacs, 1973–86. *Br J Haematol* 71:71, 1989.

83. Homocysteine Studies Collaboration: Homocysteine and risk of ischemic heart disease and stroke: A meta-analysis. *JAMA* 288:2015, 2002.

84. Klerk M, Verhoef P, Clarke R, et al: MTHFR 677C—>T polymorphism and risk of coronary heart disease: A meta-analysis. *JAMA* 288:2023, 2002.

85. Robertson L, Wu O, Langhorne P, et al: Thrombophilia in pregnancy: A systematic review. *Br J Haematol* 132:171, 2006.

86. Opatrny L, David M, Kahn SR, et al: Association between antiphospholipid antibodies and recurrent fetal loss in women without autoimmunie disease: A metaanalysis. *J Rheumatol* 33:2214, 2006.

87. Clark P, Walker ID, Govan L, et al: The GOAL study: A prospective examination of the impact of factor V Leiden and ABO(H) blood groups on haemorrhagic and thrombotic pregnancy outcomes. *Br J Haematol* 140:236, 2008.

88. Kahn SR, Platt R, McNamara H, et al: Inherited thrombophilia and preeclampsia within a multicenter cohort: The Montreal Preeclampsia Study. *Am J Obstet Gynecol* 200:151, 2009.

89. Bose P, Black S, Kadyrov M, et al: Heparin and aspirin attenuate placental apoptosis in vitro: Implications for early pregnancy failure. *Am J Obstet Gynecol* 192:23, 2005.

90. An J, Waitara MS, Bordas M, et al: Heparin rescues factor V Leiden-associated placental failure independent of anticoagulation in a murine high-risk pregnancy model. *Blood* 121:2127, 2013.

91. Marchetti M, Pistorio A, Barosi G: Extended anticoagulation for prevention of recurrent venous thromboembolism in carriers of factor V Leiden: Cost-effectiveness analysis. *Thromb Haemost* 84:752, 2000.

92. Wu O, Robertson L, Twaddle S, et al: Screening for thrombophilia in high-risk situations: Systematic review and cost-effectiveness analysis. The Thrombosis: Risk and Economic Assessment of Thrombophilia Screening (TREATS) study. *Health Technol Assess* 10:1, 2006.

93. Bank I, Scavenius MP, Buller HR, Middeldorp S: Social aspects of genetic testing for factor V Leiden mutation in healthy individuals and their importance for daily practice. *Thromb Res* 113:7, 2004.

94. Cohn DM, Vansenne F, Kaptein AA, et al: The psychological impact of testing for thrombophilia: A systematic review. *J Thromb Haemost* 6:1099, 2008.

95. van Sluis GL, Sohne M, El Kheir DY, et al: Family history and inherited thrombophilia. *J Thromb Haemost* 4:2182, 2006.

96. Ruff CT, Giugliano RP, Braunwald E, et al: Comparison of the efficacy and safety of new oral anticoagulants with warfarin in patients with atrial fibrillation: A meta-analysis of randomised trials. *Lancet* 383:955, 2014.

97. van Es N, Coppens M, Schulman S, et al: Direct oral anticoagulants compared with vitamin K antagonists for acute symptomatic venous thromboembolism: Evidence from phase 3 trials. *Blood* 124:1968, 2014.

98. Bleker SM, Coppens M, Middeldorp S: Sex, thrombosis and inherited thrombophilia. *Blood Rev* 28:123, 2014.

99. Bank I, Libourel EJ, Middeldorp S, et al: High rate of skin complications due to low-molecular-weight heparins in pregnant women. *J Thromb Haemost* 1:859, 2003.

100. Deruelle P, Denervaud M, Hachulla E, et al: Use of low-molecular-weight heparin from the first trimester of pregnancy: A retrospective study of 111 consecutive pregnancies. *Eur J Obstet Gynecol Reprod Biol* 127:73, 2006.

101. Schindewolf M, Gobst C, Kroll H, et al: High incidence of heparin-induced allergic delayed-type hypersensitivity reactions in pregnancy. *J Allergy Clin Immunol* 132:131, 2013.

102. Bates SM, Greer IA, Middeldorp S, et al: VTE, thrombophilia, antithrombotic therapy, and pregnancy: Antithrombotic Therapy and Prevention of Thrombosis, 9th ed: American College of Chest Physicians Evidence-Based Clinical Practice Guidelines. *Chest* 141 (Suppl 2):e691S, 2012.

103. Heit JA, Kobbervig CE, James AH, et al: Trends in the incidence of venous thromboembolism during pregnancy or postpartum: A 30-year population-based study. *Ann Intern Med* 143:697, 2005.

104. Middeldorp S: Duration of anticoagulation for venous thromboembolism. *BMJ* 342:d2758, 2011.

105. Evaluation of Genomic Applications in Practice and Prevention (EGAPP) Working Group: Recommendations from the EGAPP Working Group: Routine testing for factor V Leiden (R506Q) and prothrombin (20210G>A) mutations in adults with a history of idiopathic venous thromboembolism and their adult family members. *Genet Med* 13:67, 2011.

106. Cohn DM, Vansenne F, de Borgie CA, Middeldorp S: Thrombophilia testing for prevention of recurrent venous thromboembolism. *Cochrane Database Syst Rev* 12:CD007069, 2009.

107. Coppens M, Reijnders JH, Middeldorp S, et al: Testing for inherited thrombophilia does not reduce recurrence of venous thrombosis. *J Thromb Haemost* 6:1474, 2008.

108. Henderson JT, Whitlock EP, O'Connor E, et al: Low-dose aspirin for prevention of morbidity and mortality from preeclampsia: A systematic evidence review for the U.S. Preventive Services Task Force. *Ann Intern Med* 160:695, 2014.

109. Middeldorp S: Thrombophilia and pregnancy complications: Cause or association? *J Thromb Haemost* 5:276, 2007.

110. Rodger MA, Paidas MJ, Mclintock C, et al: Inherited thrombophilia and pregnancy complications revisited: Association not proven causal and antithrombotic prophylaxis is experimental. *Obstet Gynecol* 112:320, 2008.

111. de Jong PG, Goddijn M, Middeldorp S: Antithrombotic therapy for pregnancy loss. *Hum Reprod Update* 19:674, 2013.

112. de Jong PG, Kaandorp SP, Di Nisio M, et al: Aspirin or anticoagulants for treating recurrent miscarriage in women without antiphospholipid syndrome. *Cochrane Database Syst Rev* 7:CD004734, 2014.

113. Rodger MA, Hague WM, Kingdom J, et al: Antepartum dalteparin versus no antepartum dalteparin for the prevention of pregnancy complications in pregnant women with thrombophilia (TIPPS): A multinational open-label randomised trial. *Lancet* 384:1673, 2014.

114. Gris JC, Mercier E, Quere I, et al: Low-molecular-weight heparin versus low-dose aspirin in women with one fetal loss and a constitutional thrombophilic disorder. *Blood* 103:3695, 2004.

115. Rodger M: Important publication missing key information. *Blood* 104:3413, 2004.

116. de Vries JI, van Pampus MG, Hague WM, et al: Low-molecular-weight heparin added to aspirin in the prevention of recurrent early-onset preeclampsia in women with inheritable thrombophilia: The FRUIT-RCT. *J Thromb Haemost* 10:64, 2012.

117. Middeldorp S: Thrombosis in women: What are the knowledge gaps in 2013? *J Thromb Haemost* 11(Suppl 1):180, 2013.

118. Ridker PM, Miletich JP, Hennekens CH, Buring JE: Ethnic distribution of factor V Leiden in 4047 men and women. Implications for venous thromboembolism screening. *JAMA* 277:1305, 1997.

119. Dilley A, Austin H, Hooper WC, et al: Prevalence of the prothrombin 20210 G-to-A variant in blacks: Infants, patients with venous thrombosis, patients with myocardial infarction, and control subjects. *J Lab Clin Med* 132:452, 1998.

120. Simioni P, Sanson BJ, Prandoni P, et al: The incidence of venous thromboembolism in families with inherited thrombophilia. *Thromb Haemost* 81:198, 1999.

121. Middeldorp S, Henkens CMA, Koopman MM, et al: The incidence of venous thromboembolism in family members of patients with factor V Leiden mutation and venous thrombosis. *Ann Intern Med* 128:15, 1998.

122. Bank I, Libourel EJ, Middeldorp S, et al: Prothrombin 20210A mutation: A mild risk factor for venous thromboembolism but not for arterial thrombotic disease and pregnancy-related complications in a family study. *Arch Intern Med* 164:1932, 2004.

123. Coppens M, van der Poel MH, Bank I, et al: A prospective cohort study on the absolute incidence of venous thromboembolism and arterial cardiovascular disease in asymptomatic carriers of the prothrombin 20210A mutation. *Blood* 108:2604, 2006.

124. Lijfering W, Coppens M, van der Poel MH, et al: The risk of venous and arterial thrombosis in hyperhomocysteinemia is low and mainly depends on concomitant thrombophilic defects. *Thromb Haemost* 98:457, 2007.

125. Van de Poel MH, Coppens M, Middeldorp S, et al: Absolute risk of venous and arterial thromboembolism associated with mild hyperhomocysteinemia. results from a retrospective family cohort study. *J Thromb Haemost* 3 (Suppl 1):P0481, 2005.

第 131 章
抗磷脂综合征

Jacob H. Rand and Lucia Wolgast

摘要

抗磷脂综合征(APS)是一种获得性易栓症,患者表现为血管内血栓形成和(或)胎盘功能不全导致的妊娠并发症,同时实验室可检测出抗磷脂抗体。如果患者合并系统性红斑狼疮称为继发性抗磷脂抗体综合征,否则为原发性。APS 患者循环系统的任何部位均可发生血栓,但常见于下肢的深静脉。患者还可表现为其他自身免疫性疾病、免疫性血小板减少、获得性血小板功能性异常、低凝血酶原、获得性凝血因子抑制物、网状青斑、心瓣膜异常、动脉粥样硬化、肺动脉高压和偏头痛。极少数患者还可发生灾难性抗磷脂抗体综合征(CAPS),表现为感染或手术后大小血管弥漫性血栓形成,导致多器官的缺血坏死。

简写和缩略词

aCL,抗心磷脂抗体(anticardiolipin);APC,活化的蛋白 C(activated protein C);aPL,抗磷脂(antiphospholipid);APS,抗磷脂综合征(antiphospholipid syndrome);APTT,活化部分凝血酶原时间(activated partial thromboplastin time);ARDS,急性呼吸窘迫综合征(acute respiratory distress syndrome);ASIA,佐剂诱导的自身免疫/自身炎症综合征;AVWS,获得性血管性血友病综合征(acquired von Willebrand syndrome);BFP 梅毒实验,生物学假阳性的梅毒血清学实验(biologic falsepositive serologic test for syphilis);β_2GPI,β_2 糖蛋白 I(β_2-glycoprotein I);CAPS,灾难性 APS(catastrophic APS),CMV,巨细胞病毒(cytomegalovirus);dRVVT,稀释鲁赛尔蝰蛇毒时间(dilute Russell viper venom time);ELISA,酶联免疫吸附实验(enzyme-linked immunosorbent assay);HCQ,羟氯喹(hydroxychloroquine);Ig,免疫球蛋白(immunoglobulin);IL,白介素(interleukin);LA,狼疮抗凝物(lupus anticoagulant);LDL,低密度脂蛋白(low-density lipoprotein);LMWH,低分子量肝素(low-molecular-weight heparin);MAPK,有丝分裂原激活蛋白(mitogen-activated protein kinase);NOACSs,新型口服抗凝剂;RVV,鲁赛尔蝰蛇毒(Russell viper venom);SCR,短同源重复序列(short consensus Repeat);SLE,系统性红斑狼疮(systemic lupus erythematosus);TLR,toll 样受体;TM,血栓调节蛋白(thrombomodulin);t-PA,组织型纤溶酶原激活物(tissue-type plasminogen activator);UFH,普通肝素(unfractionated heparin);VWF,血管性血友病因子(von Willebrand factor)。

引起血栓形成的抗磷脂(aPL)抗体作用靶点不是磷脂,而是结合在磷脂上的蛋白,其中最重要的是 β_2 糖蛋白 I(β_2GPI)。通过免疫和血凝法检测到磷脂-蛋白辅因子复合物抗体持续性存在即可确诊,此类抗体可抑制磷脂依赖性凝血反应(也称狼疮抗凝实验)。华法林可长期用于治疗伴血栓的 APS 患者,但是用阿司匹林治疗伴脑卒中的患者能否取得更好的疗效尚存在争议。伴有习惯性流产的患者,可应用阿司匹林和肝素预防妊娠期和产后深静脉血栓形成。灾难性抗磷脂抗体综合征患者致残率较高,除了需要加用抗凝剂通常还需要血浆置换及免疫抑制剂。无 SLE 病史或者无 APS 临床表现的患者通常不需用进行诊断性筛查,也不应该对只有实验室检测结果异常的患者进行抗栓治疗。

● 定义及历史

抗磷脂(aPL)综合征(APS)是一组由于存在抗磷脂结合蛋白的抗体而表现为血管内血栓形成或胎盘功能不全的临床综合征。1985 年这种综合征被认为是一种独立的疾病"抗心磷脂抗体(aCL)综合征"[1],随后重命名为抗磷脂综合征[2]。据不完全资料统计,10% 静脉血栓疾病的患者[3,4]、20% 不明原因的早期流产及 1% 中晚期宫内死胎与此病有关[5]。

抗磷脂抗体包括:①识别蛋白磷脂复合物的抗体如辅因子依赖性抗心磷脂抗体;②直接识别蛋白的抗体如 β_2GPI 抗体;③抑制磷脂依赖性凝血反应,统一命名为磷脂抗凝物(LA);④能直接识别磷脂并与 APS 疾病本质不相关的抗体。

APS 的命名比较混乱,了解对 APS 认识的过程可以帮助我们理解(表 131-1),读者可以参阅文献 6 ~ 8 获得更为详细的解释。1952 年,Moore 提出梅毒血清学检测假阳性的理论[9],认为与 SLE 有关[10]。这是首次对抗磷脂抗体的描述。几乎与此同时,提出了 APTT 检测法,该法利用动物磷脂提取物(脑磷脂)作为部分凝血激酶(与完整的凝血激酶如组织因子或磷脂相区别)[11],认识到 SLE 患者中存在一种新的抗体,该抗体与梅毒假阳性有关[12]。因这种现象与 SLE 有关,故命名为狼疮抗凝物[13]。这种抗凝物仅仅是体外现象,不仅不限于 SLE 疾病,而且除非存在凝血缺陷否则不会引起出血并发症。此外,狼疮抗凝物可以引起反复流产[14,15]和血栓与栓塞[16]。1983 年抗心磷脂抗体检测法建立,包括针对带负电荷的磷脂、心磷脂(双磷脂酰甘油)、梅毒检测试剂中的初级抗原的抗体[17],标志着一种新的综合征。最近的研究发现这些抗体实际上是直接与结合在磷脂上的蛋白(主要是 β_2GPI)作用(见下文"发病机制")而不是直接与磷脂结合。这些有助于解释 APS 的发病机制及建立区分 APS 和假阳性的方法。表 131-2 列出目前 APS 的诊断标准[18]。

许多患者抗磷脂抗体滴度升高但并不是 APS。在一些感染或患者甚至正常人服用氯丙嗪和普鲁卡因胺时都可能诱发直接结合到阴离子表面的抗体产生,抗磷脂抗体的滴度会增加。然而,对无临床表现的可疑患者或无抗磷脂抗体的 SLE 患者不应该进行检测,否则可能会增加不恰当诊治风险。

表 131-1　抗磷脂抗体综合征的发展简史

免疫途径	凝血途径
20 世纪 50 年代:梅毒检测	20 世纪 50 年代:部分凝血活酶抑制物
	20 世纪 70 年代:狼疮抗凝物
20 世纪 80 年代:ELISA 法检测抗磷脂抗体	20 世纪 80 年代:狼疮抗凝物是磷脂依赖性凝血反应
20 世纪 90 年代:抗辅因子 ELISA 检测(如抗 β2-糖蛋白 I[β2GPI],抗凝血酶原)	
2005 年:抗 β_2GPI 结构域 I 的抗体与血栓形成有关	2004 年:APS 患者血栓形成与膜联蛋白 A5 抗凝效应抵抗有关

表 131-2　APS 诊断的悉尼国际标准

症状
- 血管内血栓(1 次或多次动脉、静脉及小静脉血栓事件)。组织病理学应排除血管炎症
- 胎盘功能不全造成的妊娠事件,包括:10 周前 3 次或 3 次以上无诱因的自发性流产。孕 10 周后,一次或多次未明原因的流产、死产、子痫前期、未足月产、胎盘早剥、宫内生长停滞或羊水过多

实验室检查
- 2 次或 2 次以上至少间隔 12 周,标准的 ELISA 法检测存在抗磷脂或抗 β_2GPI 抗体
- 2 次或 2 次以上至少间隔 12 周以上,通过国际血栓与止血协会狼疮抗凝物或磷脂依赖性抗体的标准检测到血浆中存在磷脂抗凝物
- 至少满足 1 个临床标准和 1 个实验室标准才能诊断

ACL,抗心磷脂;aPL,抗磷脂;β_2GPI,β2 糖蛋白 I;ELISA,酶联免疫吸附实验;Ig,免疫球蛋白。参考文献:Miyakis S, Lockshin MD, Atsumi T et al:International consensus statement on an update of the classification criteria for definite antiphospholipid syndrome(APS). J Thromb Haemost 4 ~ 295 ~ 306,206.

● 病因及发病机制

病因

与其他自身免疫性疾病相同,APS 的病因不明。甚至正常人都能存在能产生抗磷脂抗体的记忆 B 细胞,10% ~60% 传染性单核细胞患者产生 IgM 类抗磷脂抗体的细胞有表达 CD27⁻记忆性 B 细胞的标志[19]。如果抗磷脂抗体重链和轻链的 CDR 区含有赖氨酸、精氨酸或天冬酰胺,抗体与其配体的亲和力会增加[20]。

在感染梅毒和莱姆病时部分患者抗负电荷磷脂的抗体滴度会升高,但与 APS 中的抗体不同,前者能直接识别磷脂抗原决定簇(即非辅因子依赖性),并且无 APS 的临床表现。研究显示,感染和疫苗接种诱导的抗磷脂抗体综合征的机制可能属于佐剂诱导的自身免疫/自身炎症综合征。有报道水痘[8,22,23]丙

肝[24,25]后发生血栓者能检测到抗磷脂出抗体。巨细胞病毒、肠系膜和腘静脉血栓患者均可出现可能抗磷脂抗体[26,27]。细小病毒 B19 感染后的血清中能检测到抗心磷脂、抗磷脂酰乙醇胺、抗磷脂酰丝氨酸的抗体[28]。细菌感染是抗磷脂抗体综合征重症形成的一个条件[29]。HIV 患者 40% 以上存在抗磷脂抗体,18% 存在抗心磷脂抗体,30% 存在抗 β_2GPI 抗体(主要是 IgA 类)[30]。但这类抗体阳性与血栓的形成无关。风湿性心瓣膜病发热与抗磷脂抗体有关[31]。用脂质 A、脂磷壁酸免疫家兔可产生 β_2GPI 依赖性抗心磷脂抗体及狼疮抗凝物活性,表明细菌感染是产生病理性抗磷脂抗体的原因之一[32]。也有研究表明在凋亡过程中细胞表面带负电荷的磷脂暴露,引发抗体的产生[33~35]。与 β_2GPI 类似的合成肽,与细菌、病毒和破伤风类毒素[36]等分子类似物都能造成 APS 模型[37]。内皮细胞也参与了疾病的发展,用巨细胞病毒来源的多肽免疫小鼠可导致抗磷脂抗体产生并发血栓形成[38]。

遗传因素也起着一定的作用[39]。研究发现某些抗磷脂抗体的产生具有家族聚集性,在对 84 例 APS 患者的研究中,大于 35% 的患者至少有一个亲戚,20% 的患者有两个或两个以上的亲戚有 APS 的临床表现,如血栓和流产[40]。

发病机制

aPL 抗体是致病原因的实验依据

一些的 APS 动物模型已经很清楚地证明:血栓和流产的发生中与 aPL 抗体发生有一定的因果关系[41~45]。尽管假设人类疾病也是一样的,但引起疾病自身抗体的表型特异性及其临床表现的机制仍需进一步阐明。

抗原特异性

梅毒及其他感染(除外麻风[46])后可产生抗磷脂的抗体,能直接识别带负电荷的磷脂[47],然而病理性 aPL 抗体能识别的磷脂蛋白复合物主要是 β_2GPI[48,49]。

β_2GPI(即载脂蛋白 H),补体调控蛋白或短串联重复序列超家族的成员[50],是一高度糖基化的单链蛋白,含 326 个氨基酸,分子量约为 50kDa(图 131-1)。β_2GPI 含有 5 个短串联重复序列约为 60 个氨基酸[45][即补体调控蛋白(CCP)重复序列]。表位特殊的结构域在疾病的发生和发展中起着重要意义[51~54](见下文"免疫分析")。

β_2GPI 对阴离子磷脂的亲和力来自其氨基末端的阳离子残基,其对磷脂的阴离子极性头部和插入脂质双层的疏水环具有亲和力。β_2GPI 蛋白具有五个结构域。据报道,β_2GPI 结构域 I 中包含 IgG 抗体是别的 Gly40-Arg[43]表位的与血栓形成有较强的相关性,而其他表位的相关性则比较弱[51]。最近的数据表明 β_2GPI 的构象发生改变可能对 APS 疾病有重要意义。通过透射电子显微镜,未结合的 β_2GPI 似乎处于闭合构象,因为羧基末端结构域 V 的一部分与氨基末端结构域 I 结合,其结合位点位于 SCR 结构域 V 的羧基末端附近(图 131-1)[55]。β_2GPI 与阴离子磷脂膜的结合使得蛋白质构象发生了改变,暴露出了隐藏在结构域 I 中的抗体表位(图 131-1)[55]。

尽管 β_2GPI 与磷脂结合,但在 aPL 介导的细胞信号传导中的作用(在"可能的病原机制"一节中描述)是通过结合 toll 样

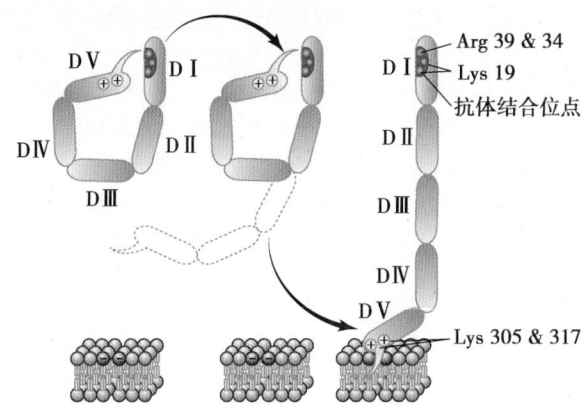

图 131-1　β₂GPI 的构象示意图。未结合的蛋白质处于被 V 区(domain V, DV)封闭的 I 区(domain I, DI)上。当构象打开并暴露氨基末端的免疫原表位后,β₂GPI 通过 DV 羧基端 Ser311 到 Lys317 组成疏水回路(barb)结合到磷脂膜。(APS 的新概念由 Rand JH Asnappy 授权。Blood 2010Aug 26;116(8):1193 ~ 1194.)

受体(TLR)介导的,而不是直接结合到脂质双层。

　　虽然 β₂GPI 在体内的生物功能还没有阐明,但实验证实该分子结合于凋亡细胞[56],在吞噬和清除方面发挥一定作用[57]。β₂GPI 与氧化的低密度脂蛋白结合可能促进后者的清除[58]。β₂GPI 与脂多糖结合,复合物被单核细胞/巨噬细胞摄取并清除[59]。β₂GPI 在流动状态下结合于 VWF 的 A2 区阻止其与血小板 GPIb 的相互作用[60]。β₂GPI 通过 SCR V 区作为 t-PA 的辅因子促进纤溶[61],还可能结合于内皮细胞上的膜联蛋白(Annexin)A2(也是 t-PA 和纤溶酶原的受体)促进纤溶[62]。然而 β₂GPI 纯

合缺失的小鼠并没有证实会造成血栓[63]。但是,该蛋白可能使胎盘功能受损(尽管不是关键作用)进而影响生殖过程,β₂GPI 缺失的小鼠出现可着床位点减少,妊娠晚期,出现胎儿体重和胎盘重量比降低。

　　除 β₂GPI 之外,还有 aPL 其他的靶抗原包括凝血酶原、凝血因子 V、蛋白 C、蛋白 S、AA2、AA5、高分子量和低分子量的激肽酶,因子Ⅶ及Ⅶa 以及波形蛋白-心磷脂复合物[65~68]。

可能的病理机制

表 131-3 与图 131-2 总结了目前关于 APS 发病机制的假

表 131-3　　APS 的致病机制假说
Ⅰ. 干扰了内皮细胞和膜联蛋白 A5 的抗血栓屏障
Ⅱ. 增强信号传导
A. 抗膜联蛋白 A2 抗体调控
B. 抗 ApoE2R 抗体调控
C. 介导内皮细胞表面黏附分子
D. 介导单核细胞及内皮细胞表达组织因子
E. 补体介导的损伤及信号传导
Ⅲ. 干扰纤溶和内源性抗血栓形成
A. 干扰纤溶酶原和组织纤溶酶原激活物
B. 干扰蛋白 C 激活信号通路
Ⅳ. 激活血小板
A. 干扰 β2-glycoprotein I 阻抑(dampening)VWF 介导的血小板聚集
Ⅴ. 其他机制
A. 西罗莫司(rapamycin)复合物介导的血管病

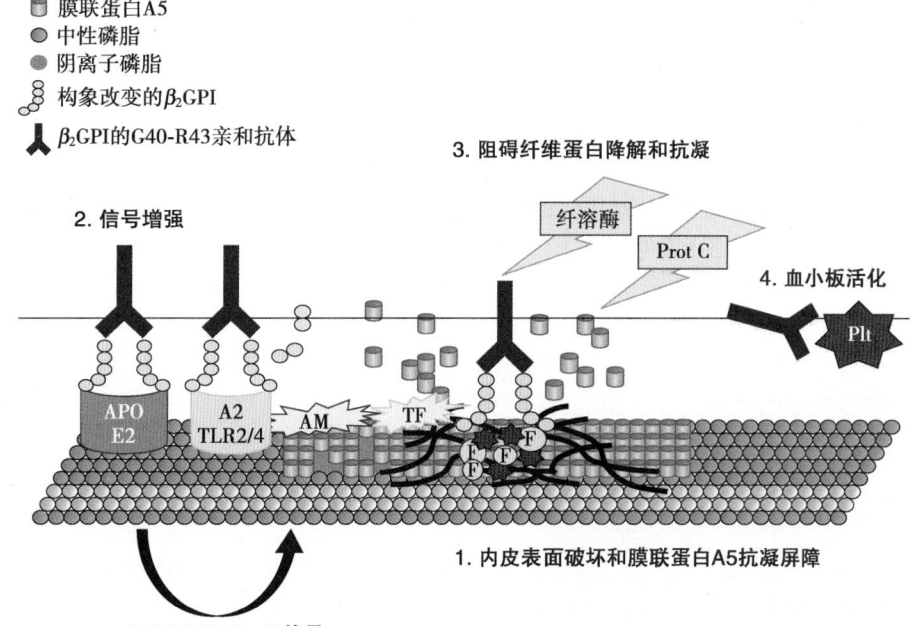

图 131-2　aPL 抗体的致病机制。(1)在内皮表面破损处,抗-β₂GPI-β₂GPI 复合物通过 β₂GPI 的 V 区阳离子结合到如酸乙酰肝素的阴离子促凝表面。(2)此外,抗-β₂GPI-β₂GPI 复合物激活 ApoE2,TLR2/TLR4 和膜联蛋白 A2(annexin A2)等内皮细胞受体,及下游 p38 增殖促进下游信号通路蛋白激酶(p38MAPK)和核 κB 因子(NF-κB)信号通路,导致组织因子(TF)、黏附分子(AM)增加,引起促炎/凝血变化。(3)抗-β₂GPI-β₂GPI 复合物通过抑制血纤维蛋白溶酶、膜联蛋白 A5 抗凝活性和蛋白 C(Prot C)通路,进而抑制纤维蛋白溶解和抗凝血。(4)抗-β₂GPI-β₂GPI 复合物直接绑定到活化的血小板(Plt),促进血小板聚集

说。APS 的发病机制还有待于进一步阐明，主要包括两个方面：①血管内血栓及病理性妊娠并不是 APS 特有的，故很难确定候选的机制是主要作用，还是偶然的。②从 APS 患者中提取的抗体能识别多种抗原决定簇[69,70]，范围很广，故很难去判定抗体与临床症状的联系。

血管内皮细胞表面的破坏与膜联蛋白 A5 抗凝屏障　膜联蛋白 A5 是一强大的抗凝物质，与带负电荷的膜磷脂具有很高的亲和性，尤其是磷脂酰丝氨酸[71]。膜联蛋白 A5 形成二维结构覆盖于磷脂双分子层，阻止其与凝血因子结合[72]。膜联蛋白 A5 在胎盘和脉管系统的细胞表面起着血栓调节蛋白的角色。膜联蛋白 A5 表达于胎盘合体细胞滋养层的顶膜，母体血液与胎儿细胞接触的部位[73]。膜联蛋白 A5 缺失的妊娠小鼠发生胎盘梗死以及产仔数量减少。抗膜联蛋白 A5 抗体注射给妊娠的小鼠，导致胎盘坏死、纤维化及流产[75]。膜联蛋白 A5 从人胎盘滋养层及人脐静脉内皮细胞表面脱落，加速血浆凝血因子结合于这些细胞[76]。膜联蛋白 A5 还可结合于内皮细胞表面抑制血栓形成[77]。

aPL 抗原-抗体复合物破坏了膜联蛋白 A5 的晶体结构，并从磷脂表面把其替换下来（图 131-3）[78~81]。与狼疮抗体不同，在含有膜联蛋白 A5 的反应体系中 aPL 抗体可加速了凝血反应[78,82~85]。从 APS 患者中分离的 IgG 成分可降低培养的胎盘滋养层细胞[76~86]和内皮细胞[76,87]表面的表达，促进血浆凝血因子黏附于此类细胞[68]。在伴有血栓[52]和自发性流产的 APS 患者，aPL 抗体结合于膜联蛋白 A5 与特异性识别 β_2GPI 的 I 区的 IgG 抗体相关。图 31-21 显示了这种机制。

与血管内皮细胞表面受体结合可增强细胞信号转导　aPL 抗体可结合、损伤及激活培养的内皮细胞[88~91]。培养的内皮细胞与抗 β_2GPI 特异性抗体共同孵育，可增加细胞黏附分子的表达[92]。膜联蛋白 A2 也是 β_2GPI 的受体[62]，抗 β_2GPI 抗体可刺激内皮细胞表面组织因子的表达[94]。在动物模型中，用抗膜联蛋白 A2 的单克隆抗体处理或者在膜联蛋白 A2 缺失的小鼠中，抗磷脂抗体的信号转导效应明显降低[95]。这种作用是通过抗体与细胞表面的 β_2GPI 结合，激活固有免疫系统的 toll 样受体 IV[96,97]，虽然有数据表明有其他 TLR 的参与，特别是 TLR-2[98]。aPL 抗体的结合直接导致肿瘤坏死因子受体相关因子 VI（TRAF6）和骨髓分化因子 88（MyD88）参与下游信号的传导[99]。而组织因子的表达则通过 p38 分裂原活化蛋白激酶介导的[100]。

通过抑制纤溶，膜联蛋白 A2 与自身抗体结合也可能促进血栓的形成。APS 患者膜联蛋白 A2（内皮细胞表面 t-PA 及纤溶酶的共同受体）抗体滴度升高[101]，可阻断膜联蛋白 A2 结合间接影响了 t-PA 依赖性的纤溶酶的产生，并且抑制人脐静脉内皮细胞表面纤溶酶的生成[94]。很多传统试验已证实抗磷脂抗体可以干扰纤溶系统。β_2GPI 是 t-PA 介导的纤溶酶辅因子，β_2GPI 抗体阻止 β_2GPI 结合于 t-PA，因此下调纤溶酶的活性[61]。最后，针对纤溶酶及 t-PA 的活性部位抗体[102,103]、增加的 PAI-1 水平[104]及自身激活的 FXII 抑制激肽释放酶及尿激酶的减少均可导致纤溶活性的抑制[105]。

载脂蛋白 E 受体 2（apoER2）是 LDL-受体家族的成员，在内皮细胞表面[106]，单核细胞[107]，和血小板上发现，也可以作为抗 β_2GPI-β_2GPI 复合物的受体，其中也可以激活磷脂酰肌醇-3-激酶（PI3K）/Akt 通路[108]并增加组织因子和细胞黏附分子表达。IgG 介导的 β_2GPI 的二聚化和与 ApoER2 的结合增加血小板对聚集激动剂的敏感性[109]。

补体介导的损伤　补体在 APS 发生中起着重要的作用。aPL 抗体中的 IgG2 亚型与血栓的形成关系最为密切[110,111]。用 C3 补体转化酶抑制物或基因敲除 C3 补体的方法均可避免小鼠体内抗体介导的妊娠并发症[112~114]。这种效应是通过 aPL 抗体刺激骨髓细胞组织因子的表达[115]及 G 蛋白偶联的蛋白激酶（PAR）-2 信号通路实现的[116]，表明补体是通过直接损伤和调节下游的信号通路发挥作用的。

白细胞组织因子活性的诱导　aPL 抗体可提高白细胞表面组织因子的表达[115,117~119]。这些细胞上的特异性结合位点尚未阐明。

抑制纤维蛋白溶解以及内源性抗凝　抗磷脂抗体可以以多种方式干扰纤溶系统。针对膜联蛋白 A2（t-PA 和纤溶酶原的内皮细胞表面受体）的抗体可能会干扰纤溶酶原和 t-PA 的结合，从而减少纤溶酶形成和纤维蛋白溶解[94,101,103]。APS 患者的单克隆抗磷脂抗体可以直接抑制纤溶酶的活性[102]。β_2GPI 是 t-PA 介导的纤溶酶原激活的辅助因子[120]，抗 β_2GPI 可以干扰该活性。此外，患有 APS 的妇女体内循环纤溶酶原激活物抑制剂-1（PAI-1）的水平明显提高，意味着纤维蛋白溶解受损[104]。

干扰蛋白 C 通路　凝血酶及凝血酶调节蛋白结合后可激活蛋白 C 通路（参见第 114 和 139 章），后者进一步激活内皮细胞表面的蛋白 C 受体（EPCR）。活化的蛋白 C（APC）与游离的蛋白 S 共同酶解活化的因子 V 和因子 VIII，APC 也可通过干扰 PAR-1 信号通路干扰信号传导[121,122]。aPL 抗体通过凝血酶调

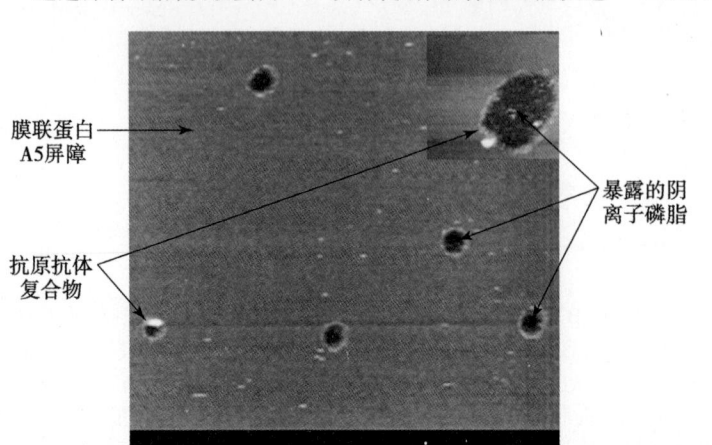

膜联蛋白
A5屏障

暴露的阴
离子磷脂

抗原抗体
复合物

图 131-3　抗磷脂单克隆抗体和 β2-糖蛋白 I（β_2GPI）破坏膜联蛋白 A5 的屏障作用。原子力显微镜照片显示，在膜联蛋白 A5 中 aPL 单克隆抗体的作用。图片显示，抗 β_2GPI 复合物（白色圆圈）破坏了膜联蛋白 A5 覆盖的光滑脂质双分子层，使磷脂暴露（黑洞）与凝血因子结合并促进凝血。（经 Rand JH, Wu XX, Quinn AS, et al: Human monoclonal antiphospholipid antibodies disrupt the annexin A5 anticoagulant crystal shield on phospholipid bilayers; evidence from atomic force microscopy and functional assay. Am JPathol 163（3）:1193~1200,2003. 授权修改）

节蛋白影响蛋白 C 的激活及 APC 的活性,保护活化的因子 V 和Ⅷ不被 APC 的灭活[65]。在 APS 患者中可出现获得性 APC 抵抗现象[123],与 β_2GPI 抗体 I 区的抗体有关[124]。抗 EPCR 抗体的出现被认为是 APS 患者的死亡危险因素[125]。

抗磷脂抗体活化血小板　实验动物模型体内成像表明 aPL 诱导的血栓形成是血小板活化的结果,然后促进血管内皮细胞激活和纤维蛋白形成[126]。aPL 抗体可刺激血小板聚集[127],可能通过载脂蛋白 E 受体 2(apo ER2)促进信号传导;血小板 ApoER2 与 β_2GPI 的 V 区结合而发挥作用[128]。如上所述,β_2GPI 通过干扰血小板-VWF 的结合抑制血小板的黏附,而 β_2GPI 抗体干扰了这种抑制作用,导致在流动状态下血小板黏附增加[60]。

其他机制　APS 患者可产生抗组织因子途径抑制物的抗体[112]。部分 aPL 抗体与富含负电荷肝素和肝素类物质有交叉反应,进而抑制其抗凝活性[69]。由于部分 aPL 抗体与氧化的 LDL 存在交叉反应[130],增加了动脉粥样硬化的形成风险[131]。而针对 β_2GPI 与氧化 LDL 复合物抗体则通过抑制其复合物的清除而促进斑块的生成[132]。最后,除了促进血栓形成外,抗磷脂抗体还可能通过激活西罗莫司复合物(mTOR)信号通路损伤血管。(图 131-4)[133]。

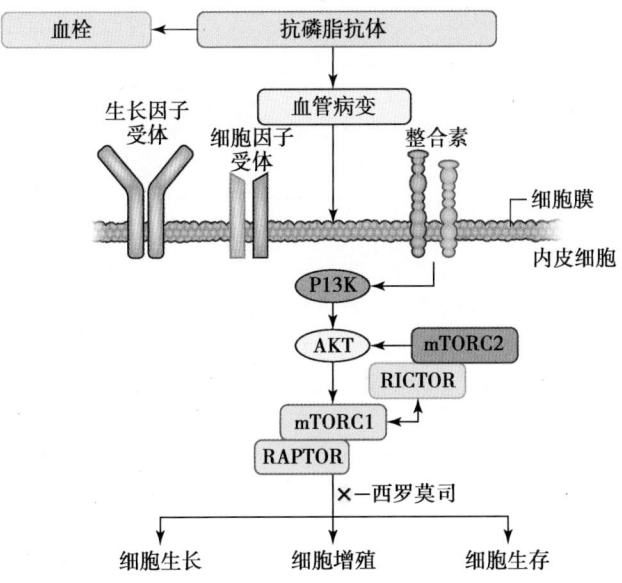

图 131-4　抗磷脂综合征血管病变的发病机制。除促进血栓形成外,抗磷脂抗体还可通过与血管内皮细胞结合,激活哺乳动物西罗莫司(mTOR)信号通路,诱发血管病变。细胞外和细胞内信号通过磷酸肌醇 3-激酶(PI3K)-AKT 通路激活 mTOR 通路,调控细胞生长、增殖和生存。mTOR 酶是由 2 个复合物组成的,哺乳动物西罗莫司复合物(mTORC)1 和 mTORC2。mTORC1 的活性是由 mTORC1 调控蛋白的亚基(RAPTOR)调控,而 mTORC2 的活性则由 mTOR 非西罗莫司敏感成分的亚基(RICTOR)调控。(经 Eikelbloom JW, Weitz JI: The mTORC pathway in the antiphospholipid syndrome. N Engl JMed 371(4):369~371,2014 授权修改。)

● 临床表现

表 131-4 总结了 APS 的临床特征。患者通常有血栓的表

现,如血管闭塞或终末器官的缺血或梗死,流产和胎盘功能不全的表现。血栓形成多在 35~45 岁之间,尤其是伴有 SLE 的患者,不论男女均易发生血栓。原发性和继发性 APS 患者动脉和静脉血栓的形成没有区别[134]。

表 131-4　APS 患者的临床表现

- 静脉或动脉血栓*
- 胎盘功能不全的妊娠综合征,包括表 132-3 详述的自发性流产,宫内生长缓慢,先兆流产,早产和胎盘早剥
- 血小板减少
- 卒中*
- 脑静脉血栓*
- 网状的青斑,坏死性皮肤血管炎
- 冠心病
- 心瓣膜病
- 非血栓性肾病
- 肺动脉高血压
- 急性呼吸窘迫综合征
- 视网膜病
- 肾上腺衰竭、出血性肾上腺梗死*
- Budd-Chiari 综合征,肠系膜和门静脉梗阻,肝梗死,食管坏死,胃和结肠溃疡,胆囊坏死*
- 灾难性抗磷脂抗体综合征伴血栓形成性微血管病*

*达成意见一致的 APS 诊断标准。

系统性血管内血栓形成

患者表现为在全身任何部位均可出现自发性动静脉血栓或栓塞;但以四肢末端的深静脉血栓最为常见,发生在 50% 以上的患者[135,136]。其他部位包括肺、胸(上腔静脉、锁骨下静脉或颈静脉)、腹或盆腔的静脉也可发生血栓[136]。约 1/4 的患者可出现动脉血栓;其余表现为动静脉血栓同时存在[136]。患者还可表现为卒中、脑静脉血栓、上肢静脉血栓[135]、心肌梗死、肾上腺梗死、胆囊梗死、伴肾衰的主动脉血栓形成[120]和肠系膜动脉血栓形成[137,138]。血栓可为自发性,也可由危险因素如雌激素替代治疗、口服避孕药、血管阻塞、外伤或血肿等诱发[134,139]。在妊娠和产褥期血栓的形成风险很高[134]。某些静脉血栓形成的患者可伴有遗传易栓症如 F V Leiden 突变[123~126],这会增加血栓形成的风险[140~143]。三种 aPL 抗体,即:aCL 抗体,抗 β_2GPI 抗体和 LA 测定都呈阳性——很可能是初始血栓形成的非常重要的危险因素(图 131-5)[144]。如果这一发现得到证实,许多病人需要考虑预防性治疗。有血栓形成病史的患者再次发生静脉血栓的风险很高,据报道,在首次发生血栓后随访 4 年发现,约 30% 的患者可再次出现血栓[145]。再次发生血栓的概率与抗体的滴度[145,146]及 LA 的存在相关。此外,通过对比发现抗 β_2GPI I 区的抗体可明显增加血栓形成的风险[51]。

系统性红斑狼疮和其他自身免疫性疾病

APS 经常与其他的自身免疫性疾病并存。大部分 SLE 患者抗体的滴度升高,约 12%~30% 的患者存在抗心磷脂抗体,约 15%~34% 存在 LA 抗体[147]。APS 与其他自身免疫性疾病如类风湿关节炎[148]、干燥综合征[149]、重症肌无力[150],Budd-Chiari 综

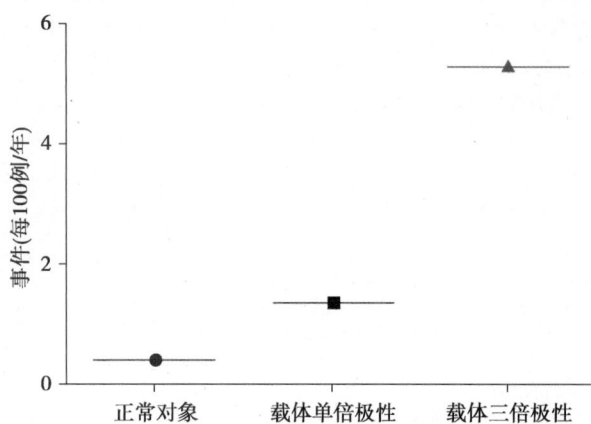

图 131-5　在抗磷脂(aPL)抗体阴性和 aPL 抗体阳性人群中首次发生心血管事件(包括静脉血栓)的平均年发病率。三种 aPL 抗体检测同时阳性——即 aCL 抗体测定,抗-β_2GPI 抗体测定,和狼疮抗凝测定"三项阳性"——是发生首次血栓事件中重要的危险因素。(经 Pengo V,Ruffatti A,Legnani Cet al:Incidence of afrst thromboembolic event in asymptomatic carriers of high-risk antiphospholipid antibody profle:A multicenter prospective study. Blood 118(17):4714~4718,2011. 授权修改)

合征[151],Graves 病[152],自身免疫性溶血性贫血、进行性系统性硬化[153]、Evans 综合征[154]、多发性大动脉炎[155]、结节性多动脉炎[156]以及免疫性血小板减少症(见下文"血小板减少症"以及第 117 章)有关。

卒中和其他神经系统疾病

APS 的最常见的神经系统表现是卒中或短暂性脑缺血发作(TIA),这是在大型欧洲队列中高达 30% 的成人 APS 的初始表现[157]。在欧洲灾难性抗磷脂抗体综合征(CAPS)注册表中,62% 的患者发生脑部表现,13% 的死亡率[158]。APS 的患者、脑血管疾病或存在其他风险因素如吸烟,高血压高脂血症,口服避孕药和 SLE 更有可能出现复发性卒中[159,160]。

大部分发生卒中的患者动脉血栓事件与动脉硬化的卒中临床表现无差别。TIAs 或卒中的年轻患者应该被怀疑是 APS,特别是在出现缺少脑血管疾病的典型危险因素的情况下[161]。APS 患者的脑静脉血栓很少见,并且发病年龄很早,血栓比非 APS 患者更为广泛[162]。在对 40 例脑静脉血栓患者的分析发现 3 例(8%)患者抗体低度升高[163]。原发性 APS 患者可出现上矢状窦血栓[164]。

有关患者出现偏头痛是否归为血栓性事件尚存在争议[165]。aPL 抗体还可引起的其他的神经学异常包括癫痫[166]、舞蹈症、吉兰-巴雷综合征,一过性完全遗忘、痴呆、糖尿病性周围神经病变及体位性低血压[167]。APS 患者可多次出现发生急性横贯脊髓病[168~172]。然而对 315 例 SLE 患者(其中 10 例患有横贯性脊髓病)进行研究发现这种疾病与抗体无关[173]。多发性硬化患者抗心磷抗体水平升高(IgG 占 9%,IgM 占 44%)[174];然而抗体阴性和阳性的患者临床表现相同,并且抗体与血栓形成无关。精神障碍患者抗心磷脂和狼疮抗体的水平升高,即使在使用抗精神病药物治疗中亦如此[175]。

灾难性抗磷脂抗体综合征

灾难性抗磷脂抗体综合征(CAPS)发病率很低,表现为全身广泛性血栓形成[176]。CAPS 的诊断标准包括至少三个器官、系统和(或)组织同时或 1 周内出现症状,组织病理证实小血管内血栓形成,实验室可检测到抗磷脂抗体[177]。根据 CAPS 注册机构,一个基于网络的 433 名 CAPS 患者的数据库(https://on-tocrf. costaisa. com/en/web/cap/),大多数 CAPS 患者是女性(69%),CAPS 可发生在任何年龄,但在 30 岁以上的女性多见(平均年龄 38.5)。在一半的 CAPS 病例中,APS 表现是患者第一个灾难性事件。感染、药物(呋塞米、卡托普利及口服避孕药)、手术和停用抗凝药物均可诱发 CAPS。在 26.9% 的病例中,患者也患有 SLE。受影响最多的器官是肾脏(73% 的发作),其次是肺(58.9%),脑(55.9%),心脏(49.7%)和皮肤(45.4%)。其他器官也受影响,包括外周血管,肠,脾,肾上腺,胰腺,视网膜和骨髓。患者存在严重的多器官缺血或坏死,经常合并 DIC。CAPS 患者可出现肾功能不全,急性呼吸窘迫综合征(ARDS)和肺栓塞引起的呼吸衰竭,脑疾病,脑卒中和癫痫发作,心力衰竭,心肌梗死和瓣膜缺陷等心脏问题以及皮肤并发症如网状青斑和皮肤坏死[178]。多数患者表现为微血管病变,主要累及肾脏、肺、脑、心脏及肝脏。少数患者可能大血管栓塞。实验室检查常存在 DIC 的指标。在 81.7% 的患者中都存在 LA,而 aCL IgG 是最常见的阳性 aPL 抗体[178]。积极的治疗可以使死亡率降至 50% ~20%[176],恢复后极少复发。SLE 可能是愈后唯一的并发症[179]。

流产、产科并发症和不孕

目前由于抗磷脂抗体的假阳性率很高,没有必要对无症状且无并发症病史的产科患者进行检测。多数研究估计在妊娠妇女中约 5% 的人群存在抗体,且多数抗体阳性的患者没有临床表现[180]。

16% ~38% 反复流产的患者存在抗体。此外,与 aPL 抗体阴性孕妇相比,高水平的 aPL 抗体的孕妇具有更多的产科并发症,包括先兆子痫,早剥胎儿,流产,早产,子宫内胎儿死亡,子宫内生长受限和羊水过少[181~183]。约半数发生于早期妊娠,其余发生于妊娠中后期,甚至出现宫内死胎。APS 引起的妊娠并发症包括妊娠早期三次或以上的流产、中期一次或以上胎儿死亡、死产、子痫前期、早产、胎盘早剥、宫内发育迟缓和羊水过少[184~186]。患 APS 的妊娠妇女在孕期和产褥期易发生深静脉血栓。极少患者发生 CAPS[187,188]。抗体阳性患者发生流产仅仅取决于患者是否存在流产病史,并发症或血栓形成[146,189]。最近的一项研究报道说,第一次妊娠 10 周胎儿流产且 aPL 抗体阳性妇女在第二次怀孕中的出现并发症风险较高,但实验室异常程度与风险增加无关。多于一项阳性的测定结果使怀孕发病率增加。许多 APS 患者的胎盘存在组织学异常[192]。对抗体阳性但没有流产病史的患者研究发现,约一半的子宫胎盘血管存在病理改变,其中约 1/2 有血栓形成,约 1/3 绒毛和蜕膜有浆细胞的慢性渗出[193,194]。

总体而言,aPL 抗体不影响植入的成功率。尽管有数据表明,与有生育能力的阴性对照相比,复发性植入衰竭的妇女更有可能检测到 aPL 抗体,这是对 29 项研究的综述显示混合的结果[196]。许多研究被认为有局限性,包括研究设计和统计能力的问题。目前的共识是,aPL抗体不是不孕的原因[197]。最近,第十四届抗磷脂抗体工作组国际大会还得出结论,"没有数据支持纳入不孕不育作为APS标准以及以及对患者的APS调查不应该作为常规临床试验,仅作为研究目的。"

皮肤表现

APS患者存在皮损且有可能成为部分患者的首发症状[198,199]。网状青斑最为常见,对1000例患者的调查发现该症状可累及24%的患者[200],偶尔也可出现坏死[201]。最常见的病理特征是非炎症性的血管炎,还可出现坏死性血管炎,青斑样血管炎,血栓性静脉炎,皮肤溃疡及坏死,红斑,紫癜,淤斑,疼痛性结节和指甲下碎片状出血,皮肤松弛(斑状萎缩),盘状红斑,和皮肤T细胞淋巴瘤。

冠心病

aPL抗体可增加冠心病的发病率[202],尤其是早期的冠状动脉粥样硬化[203,204]。对那些不存在典型的冠心病的危险因素及有冠脉内血栓/栓子性闭塞影像学检查无动脉粥样硬化的患者均应考虑APS。抗体是冠状动脉重建术副作用的危险因素[202],是经皮穿刺冠状动脉成形术后冠脉再狭窄的危险因素[205,206]。颈动脉超声提示抗体与早期动脉粥样硬化有关;与非APS患者比较,年轻的原发性APS患者(平均年龄:37岁±11岁)心内膜内侧显著增厚[207]。

心瓣膜病

超声心电图发现约35%原发性APS患者存在心瓣膜病[208]。研究表明20%心瓣膜病性的心脏病患者存在抗体,而相应的对照组才10%[209]。通常心瓣膜病包括瓣膜增厚、赘生物、反流及狭窄[210],最常累及二尖瓣,其次是主动脉瓣[211]。APS患者心瓣膜损伤组织学上表现为瓣膜表面及内部纤维蛋白沉积,这种沉积与血管增生、成纤维细胞含量、纤维化和钙化的程度相关。上述病理改变导致瓣膜增厚、融合及僵硬,有时会导致功能异常[212]。在受累的瓣膜中常表现为免疫球蛋白包括抗心磷脂抗体和补体成分的沉积[213]。

外周血管病

在外周动脉疾病且做过旁路移植术的患者,约1/3抗体的滴度升高(主要是aCL抗体)[214]。此类患者动脉栓塞比较常见,可能使外科手术复杂化。由于抗凝剂的使用,这类患者再次发生血栓的概率较小。

肺部表现

APS患者可能形成肺血管血栓。肺动脉高压患者也存在抗体[215]。对38例肺毛细血管动脉高压的患者前瞻性研究发现,约30%的患者可产生针对各种磷脂的抗体[216]。对678例患有慢性血栓性肺动脉高压的患者研究发现抗体是一种危险因素[217]。绝大多数CAPS(见前文"灾难性抗磷脂抗体综合征")患者出现呼吸困难,大部分可出现呼吸窘迫综合征[218]。

腹部表现

由于肝管道包括胆管系统的阻塞,肝脏是APS患者最常见

的累及器官[219]。在各种原因引起的肝病中抗体的浓度升高。对肝病患者进行前瞻性研究,约1/2的酒精肝及1/3丙型肝炎抗体的滴度升高。肝硬化患者这种概率更高[220]。有报道20%乙肝和丙肝携带者抗体阳性,多数不依赖辅因子[221]。一些丙型肝炎患者存在真正的抗体,最常见的特征是腹内血栓和心肌梗死[222]。

APS胃肠道的表现包括食管坏死伴穿孔,肠局部缺血或梗阻,胰腺炎,溃疡性结肠炎。原发性胆管硬化[223]、急性非结石性胆囊炎伴胆囊坏死[224,225]及巨大胃溃疡[226]均与APS相关。APS还可发生静脉闭塞性肠系膜炎[227]和系膜门静脉闭塞[228]。

血小板减少

约20%~40%的患者存在不同程度的血小板减少,大部分表现为轻度、中度,很少严重到引起出血或妨碍抗凝治疗的程度[229,230]。APS患者引起血小板破坏的抗体包括αⅡbβ3抗体或糖蛋白复合物Ⅰb-Ⅸ[231]。免疫性血小板减少性症患者常有抗体的水平升高,此类患者常有血栓形成倾向[232]。约70%免疫性血小板减少患者同时存在抗磷脂抗体和抗血小板膜糖蛋白抗体[233]。血小板减少并未能预防血栓形成。在前瞻性研究中,抗体阳性和阴性的免疫性血小板减少性紫癜患者的5年无血栓生存期分别为39%和98%[234]。

出血

APS患者有出血倾向时需考虑凝血紊乱(表131-5)。获得性低凝血酶原血症导致严重出血[235,236]。如果考虑凝血异常仅仅是由狼疮抗体引起的可能引起漏诊,所以当凝血酶原时间延长时应特异性检测凝血酶原。其他引起APS患者出血的原因包括血小板病、血小板减少(见前文"血小板减少")、获得性凝血因子抑制物(如因子Ⅷ)及获得性血管性血友病综合征(AVWS)。

表131-5　APS出血的原因
● 低凝血酶原
● 血小板减少
● 获得性血小板功能异常
● 获得性凝血因子抑制物,如因子Ⅷ
● 获得性血管性血友病综合征

视网膜异常

患者出现弥漫性视网膜血管闭塞,尤其是累及动脉和静脉、伴有血管新生及系统性风湿病时,应考虑抗体性视网膜病[237]。5%~33%视网膜静脉闭塞的患者可出现抗体[238,239]。此外,患者可出现睫状体视网膜动脉栓塞[240]、视神经病变[241]及视网膜血管严重闭塞[242]。

肾脏疾病

APS可累及肾脏系统。患者存在肾动脉狭窄和(或)血栓,肾梗死,肾静脉血栓和肾小球炎症[200,243]。APS肾病用于描述包括肾内血管微小血栓性疾病[244]。此类肾病的病理特点包括基底膜内纤维增生,肾皮质局灶性萎缩和血栓性微血管病。此结

果由两个研究机构历时 22 年完成,描述 29 例原发性 APS 患者(包括 20 例 APS 肾病患者和 9 例其他病理特征)肾活检结果[243],包括:膜性肾病,局灶性节段性肾小球肾炎,C3 补体肾病,新月体性肾小球肾炎。

APS 和 AIDS

虽然 HIV-1 感染的患者常可出现抗体升高,但很少形成血栓。研究发现约 50% 的 HIV-1 患者存在抗体,多数是非辅因子依赖性[221]。HIV-1 感染伴 APS 的患者常表现为干酪样骨骼皮肤坏死[222]。

儿童 APS

与成人一样,儿童也可发生 APS 且临床表现异质性很大[245]。欧洲一机构报道,121 例 APS 患者血栓表现与成人相似,但原发性和继发性患者临床表现差别很大[246]。原发性 APS 儿童患者年龄很小且动脉血栓事件发生率较高,而继发性儿童患者静脉血栓的发生率较高伴有血液和皮肤的表现。儿童也可发生 CAPS,但非常罕见[247,248]。

患有 APS 母亲出生的新生儿很少有血栓形成,仅有少数病例报道,主要与其他血栓形成因素有关[249]。其后代中,多达 30% 的后代发现了 aPL 抗体[250]。

最近,欧洲前瞻性研究表明,APS 母亲出生的新生儿中有 17% 为早产儿;然而,在 5 年的随访中没有发现具体的并发症。[251] 这项研究确实显示学习障碍的神经发育异常发生率较高,与两例回顾性报告相似,其中 15%～20% 的病例中除了学习障碍并没有其他的神经发育异常[252,253]。

其他临床表现

有报道双侧肾上腺梗死引起的肾上腺功能衰竭可能是原发性 APS 患者的首发症状[254]。APS 患者可出现肾上腺出血[255],骨髓坏死[256]。

● 实验室特征

APS 的诊断要求能表明有抗磷脂和(或)相关蛋白质辅因子的抗体(表 131-6)。目前大多数的研究标准共识与国际血栓与止血协会科学标准化委员会推荐的 APS 试验是 aCL、抗 $β_2$GPI(IgG 和 IgM)和 aLA[257]。实验室 APS 诊断经常遇到各种问题,其局限性已有详细讨论[258,259]。aCL 的 IgG 和 IgM 检测最敏感,但特异性较差。而抗 $β_2$GPI IgG 和 IgM 检测的特异性高,但敏感性差。LA(常用稀释蝰蛇毒时间)的敏感性往往最低,但特异性最高。目前推荐的方法经验性观察现象,而不是直接检测与疾病机制相关的特异表型或功能,因此这些方法尚不理想。尽管有这些限制,三个标准测定("三重阳性")都呈阳性与以后血栓形成的风险增加有关(图 131-5)[144]。但现在已有了鉴定"确定的"自体免疫性 APS 患者的标准(表 131-3)[18]。至今没有一种单一的测定方法足以诊断该病,因此在怀疑有 APS 时应做一套试验(包括抗心磷脂与 $β_2$GPI 抗体和 LA 凝血试验)[257]。该标准要求阳性结果要在至少间隔 12 周经 2 次或多次证实。

表 131-6　抗磷脂综合征的诊断检测

免疫测定

抗心磷脂 IgG 和 IgM 抗体*

抗-$β_2$GPI IgG 和 IgM 抗体 s*

梅毒血清学检查(生物学假阳性)

抗磷脂丝胺酸抗体

抗凝血酶原抗体

凝血试验[†]

过量的磷脂中和稀释的罗素蝮蛇毒液的时间测定

过量的磷脂与 aPTT 的中和实验

aPL 敏感型和不敏感型试剂与血小板中和实验

Kaolin 凝固时间

稀释凝血酶原时间(又名组织促凝血酶原激酶抑制试验)

Hexagonal phase array 检测

Textarin/ecarin 检测

aPL,抗磷脂;APS,抗磷脂综合征;aPTT,活化部分凝血活酶时间;$β_2$GPI,β2-糖蛋白 I;Ig,免疫球蛋白;LA,狼疮抗凝物

* 国际血栓和止血委员会(ISTH)的科学家和标准化委员会(SSC)狼疮抗凝血和抗磷脂抗体小组委员会推荐[258]

† 如果怀疑是 LA 或 APS,委员会建议最好检测两种凝血实验,优先选择稀释的罗素蝰蛇毒液时间测定(dRVVT)和 aPTT 实验

免疫分析

抗心磷脂抗体检测

大多数 APS 患者通过 aCL 抗体水平升高,该项试验灵敏度高,但特异性差。在无症状健康人群中阳性率约为 3%～10%。在一项前瞻性研究连续性 2132 西班牙静脉血栓栓塞患者中,4.1% 患者的 aCL 抗体(即与无症状的健康人群基本相同)[260],但在一组健康的年轻女性中,aCL 抗体升高者为 18.2%[261]。许多人抗体水平在感染时升高,但与血栓性并发症不相关。梅毒、莱姆病(Lyme disease)与其他感染的患者在并发卒中或动脉血栓时 aCL 抗体水平升高,可能被误诊为 APS。因此对易感患者应排除这类疾病。

在系统文献回顾分析中,28 项研究中的 15 项研究表明 aCL 与血栓形成有明显的相关性[262]。在所有研究中,高滴度抗体与血栓形成的高危险度相关。无论滴度的高低,aCL 抗体水平的升高与心肌梗死和脑卒中明显相关。仅高滴度的 aCL 才能显著增加深静脉血栓形成的危险性。在高水平的 aCL 抗体患者的 10 年随访中,约 50% 的患者存在抗体但无综合征的临床表现,最终发展为 APS[263]。静脉血栓栓塞后 6 个月出现高滴度的 aCL 是复发及死亡危险性增加的预测因子[145]。有 aCL IgM 抗体或 aCL IgG 抗体低于 20IgG 结合单位及无 LA 的妇女似乎没有 APS 的危险[264]。与此相反,aCL IgG 抗体大于 20 结合单位或 LA 阳性的妇女更有可能发展为 APS[264]。至于流产,一个反复流产妇女抗磷脂抗体的 25 项研究荟萃分析显示 aCL IgG 的升高与 APS 显著相关,特别是伴有 LA 时[262]。

关于卒中,IgG 或 IgM 型 aCL 同型抗体水平的升高被看做重要的危险因子[265]。aPL 抗体也是年轻妇女的卒中的独立危险因素[266]。

约 20% 服用普鲁卡因胺的患者有中至高水平的 aCL 抗

体[267]。在这些患者中,这些抗体与抗 β_2GPI 特异性有关,已有一些血栓形成相关的病例报道[268]。尽管最近的数据表明,无论是否用抗精神病药物治疗[269],在严重精神障碍患者中 aPL 抗体普遍升高,但氯丙嗪的治疗与 aCL 抗体的发展有关[270]。

抗 β_2GPI 抗体分析

β_2GPI 被看做 aPL 抗体的主要蛋白辅因子。一般认为抗 β_2GPI 抗体的酶联免疫吸附分析(ELISA)比 aCL 分析对 APS 更特异,但不够敏感[271]。在系统性文献回顾分析中,60 项研究中,有 34 项显示抗 β_2GPI 抗体与血栓形成显著相关[262],但没有一项前瞻性研究。在多变量分析的 10 项研究中,仅两项证实了抗 β_2GPI 抗体是静脉血栓形成的独立危险因子。抗 β_2GPI 抗体与静脉血栓形成相关比动脉血栓形成更常见。抗 β_2GPI IgA 抗体也明显与血栓形成相关。

虽然这些抗体常常与异常的 aCL 及抗磷脂酰丝氨酸抗体同时出现,但有些 APS 患者仅仅出现 β_2GPI 抗体[272,273]。尽管 β_2GPI 抗体对 APS 有较高的特异性(98%),但由于其较低的敏感性(40%~50%)而不被单独作为 APS 的诊断指标[274,275]。实验室间的变异也是影响抗 β_2GPI 抗体分析的重要问题[276]。

表位特异性的抗 β_2GPI 抗体(一般也不使用)对 APS 的诊断及预后也可提供较好的预测价值。最近对 198 例不同自身免疫性疾病的标本分析显示,52 例抗 β_2GPI IgG 抗体的患者可分为两群:仅识别功能区 I 的患者及能与所有功能区反应的患者[51];前者 LA 阳性,并且伴有高的血栓形成危险。如早期所涉及的一样,抗 β_2GPI 抗体分析阳性与检测膜联蛋白 A5 抗凝活性的抵抗功能凝血分析阳性有关[52]。

抗凝血酶原和磷脂酰丝氨酸抗体检测

凝血酶原被看做 aPL 抗体的第二主要的辅因子。在系统的文献回顾分析中,46 项研究中 17 项显示抗凝血酶抗体与血栓形成显著相关[262]。在 8 项多变量分析中,2 项研究证实抗凝血酶原抗体是血栓形成的独立危险因子,并且 3 项其他的研究显示抗凝血酶抗体增加了由 LA 或 aCL 产生的危险性。最近的一项研究表明,抗凝血酶原免疫测定在原发性 aPL 综合征中的敏感性太低,无法纳入 APS 检测建议[277]。

推测抗磷脂酰丝氨酸抗体的检测比抗心磷脂抗体更重要,因为后者出现于细胞膜的内侧,而磷脂酰丝氨酸暴露于合胞体化的细胞,凋亡细胞及活化血小板上。据报道特别在动脉血栓形成中,检测 APS 相关的抗磷脂酰丝氨酸抗体要比检测 aCL 抗体特异性好[278,279]。然而,抗磷脂酰丝氨酸抗体实验没有被作为国际通用标准而被接受[257]。

较新的研究表明,用于检测与阴离子磷脂,磷脂酰丝氨酸结合的凝血酶原的自身抗体,可用来鉴定常规测定为阴性结果的疑似患者,而提高诊断 APS 的效用;在一组 728 名疑似有 APS 但经常规化验证实为阴性的患者中,有 41 人被发现抗凝血素/磷酸肌氨酸呈阳性[280]。也可能,这些阳性检测结果与阳性的 LA 检测结果有关[281]。

抗其他磷脂抗体的分析

有些研究者提倡联合检测多种磷脂抗体,而不仅是抗心磷脂抗体[282~285],但其他研究者有不同看法[286]。虽然一项综述表明,抗磷脂酰乙醇胺抗体的检测可能会鉴定出一些常规检测对 aPL 抗体阴性的患者[287],当前一致认为这些组合没有意义[225]。

凝血检验

狼疮抗凝物

APS 最令人费解的特征之一是 LA 现象[288,289]。不同 LA 试验都通过不同的检测方法[6]报告磷脂依赖血液凝固反应的抑制情况。这些试验包括 LA 敏感及 LA 不敏感试剂修正的 APTT,高岭土凝血时间,dRRVT,组织凝血活酶抑制时间,六角相阵列试验及血小板中和试验。建议感兴趣的读者参考第 257 号文献的具体步骤[257]。

LA 试验的结果可能多变的,即使专门实验室的 LA 试验的结果也不一致。例如,英国的三个调查显示虽然绝大多数实验室对强阳性 LA 活性血浆检测结果是一致的,但常常他们对弱的 LA 活性的标本检测的结果不一致[286]。

不管这些局限性如何,阳性 LA 的出现可能对将来血栓的形成是最强的预测诊断试验。在伴有 aPL 抗体而无基础的自身免疫性疾病或既往无血栓形成的个体中 aPL 相关的静脉血栓塞危险性的荟萃分析中,平均比值比分别为:aCL 抗体 1.6,高滴度的 aCL 抗体 3.2,LA 11.0[290]。在系统性文献回顾分析中,12 项研究均显示 LA 与血栓形成显著相关,比值比从 5.7~9.4[262]。LA 增加动脉与静脉的危险性的程度一致。在 APASS 中,LA 与 aCL 同时阳性,而不单单是 aCL 阳性,能预测首次缺血发作的患者反复血栓闭塞的高危险性[135]。在怀孕妇女的前瞻性研究中,PROMISSE 研究(妊娠结局预测:抗磷脂抗体综合征和系统性红斑狼疮研究中的生物标志物),LA 是妊娠期间妊娠 12 周后不良妊娠结局的主要预测因素。如果 LA 阴性,即使 aCL 抗体和抗 β_2GPI 阳性也不能预测不良妊娠结局[291]。

同样,在 SLE 患者中 LA 活性的出现也对血栓形成的发生或流产比 aCL 分析更具预测性和更特异[292]。这也在无自身免疫性疾病但反复流产妇女的荟萃分析中发现[293]。

稀释蝰蛇毒时间

dRVVT 被认为是最敏感的 LA 实验之一。此实验在含一定量的稀释的兔脑磷脂的体系中使用了蝰蛇毒液(RVV)。RVV 直接活化凝血因子 X,导致纤维蛋白的凝块的形成。LA 通过干扰凝血酶原酶复合物的装配而延长 dRVVT;然而,添加与之反应过剩的磷脂能逆转 dRVVT 的延长(有时亦称为"确证实验")。为了确保凝血时间的延长不是凝血因子缺陷所致,这过程中包括了正常与患者血浆的混合物。用肝素、华法林及直接抑制凝血酶的抑制物的抗凝治疗也能导致假性异常实验结果。

活化的部分凝血活酶时间检测

aPTT 的延长能检测一些 LAS,在健康人群中 APTT 延长常常是由 LAs 所致[294]。不同商业化 aPTT 试剂对 LA 的敏感性有很大的差异,因此,了解所用特殊试剂的特性是很重要的。当特殊血浆标本的 aPTT 延长,并不能被正常混合血浆即刻纠正,特别是,患者没有出血症状时应怀疑 LA 的存在。LA 需与特异凝血因子的抑制物及肝素等抗凝药相鉴别。除特殊排除后二者可能性的实验外,临床医生应核查当用 LA 不敏感的 aPTT 试剂或用冷冻的洗涤血小板作为磷脂来源时是否能纠正 aPTT，其操作过程可参见血小板中和试验。与正常血浆的效果也有助于 LAs 与凝血因子抑制物的鉴别。用正常血浆及含因子Ⅷ抑制物的血浆测定 aPPT，常常混合后即可测定 aPTT 不延长，但在 37℃ 孵育 1～2 小时测定 aPTT 有明显的延长，而含 LA 的血浆与正常血浆混合后常常即刻延长 aPTT 且孵育后也没有进一步延长。临床医生应该意识到这两种类型的抗凝物，LA 与特异性因子抑制物，可在少数患者中共存，并产生令人不解的实验室结果。特异性凝血因子抑制物分析及用 LA 不敏感的 aPTT 试剂有助于阐明绝大部分原因。由于这些分析均基于 aPTT，在接触活化途径凝血因子分析中 LAs 可使其人为降低。最后，这些患者有时被误为多种凝血因子缺乏。这些问题可由血浆标本系列稀释的方法重复凝血因子分析来处理；常常能全部或部分纠正凝血因子的水平。用 LA 不敏感的 aPTT 试剂来分析特异的凝血因子是解决此问题的另外一种方法。

其他检测 LA 的方法

组织凝血活酶抑制试验［TTIT；也成稀释的凝血酶原时间（dPT）］本质上是用稀释的组织因子-磷脂复合物测定凝血酶原时间。可用标准或重组的组织因子来试验[295,296]。结果以患者凝血时间/对照凝血时间的比值表示。

高岭土凝血时间（KCT）基于 aPL 抗体能阻止离心血浆中痕量磷脂的凝血活性的能力。有些作者认为高岭土凝血时间-LA 实验反应了凝血酶原作为辅因子的依赖程度，与 dRV-VT 比，不太可能与血栓形成相关，dRVVT 可能更依赖 $\beta_2 GPI$[297,298]。六角相阵列实验是基于 aPL 抗体能识别六角相阵列结构而非板层相中的磷脂酰乙醇胺而设计。虽然这一实验仍在使用中，用六角相磷脂酰乙醇胺校正延长的凝血时间可能与其他 LA 测定中使用的验证步骤类似，即反应中磷脂过量。

textarin/ecarin 实验有赖于两种蛇毒触发凝血机制对磷脂依赖程度的差别：textarin 通过磷脂依赖的途径活化凝血酶原，而 ecarin 不需要磷脂直接活化凝血酶原[296]。

膜联蛋白 A5 抵抗分析

除多种 LA 实验外，还有关于血栓形成机制——膜联蛋白 A5 抗凝活性抵抗的凝血试验 72。这个实验已经用抗 $\beta_2 GPI$ 功能区 I 的 IgG 抗体的免疫分析校正[52]。该项分析分为两期：第一期将组织因子-磷脂悬液加入检测血浆；第二期，用洗涤的悬液在有无膜联蛋白 A5 的情况下使正常混合血浆凝固。膜联蛋白 A5 抵抗的患者有比预期低的膜联蛋白 A5 抗凝效果，以膜联蛋白 A5 抗凝比率降低的程度报告。与 LA 效果相反，这个分析检测和报告抗体的促凝效果[70]。

● 鉴别诊断

第 133 章与第 134 章提到了血管闭塞的主题及它的鉴别诊断。当已知的自身免疫性疾病（如 SLE）发生血管闭塞时，应该考虑血管炎的可能，而不是血栓疾病。CAPS 患者首先可能有多系统的血管闭塞性疾病，如血栓性血小板减少性紫癜或弥漫性血管炎，也可有弥散性血管内凝血的实验室所见。

APTT 延长的鉴别诊断包括遗传性或获得性凝血因子缺乏、凝血蛋白的抑制物（如获得性血友病 A；参见第 128 章）及抗凝物的出现或抗凝剂的使用。LA 的诊断需通过血浆混合实验及特异因子的分析来证明。aPL 免疫分析阳性，即抗心磷脂抗体和（或）抗 $\beta_2 GPI$ 抗体，有助于确诊。

当检测到 aPL 抗体水平升高，临床医师必须排除传染性病原所致抗体的可能性；这常常出现在梅毒、莱姆病，HIV-1 及丙型肝炎患者中。有的患者可能有由于多克隆免疫球蛋白升高而致 aPL 假性升高[299]。在这种情况下，可疑感染的特异检测、血清免疫球蛋白的定量分析及用未包被微孔作为底物空白对照均有助于诊断。安定药或其他药物也作为影响因素而需排除。

妊娠并发症

对以前已有过流产的 APS 的妇女进行治疗以维持妊娠的一项系统回顾性研究表明，普通肝素和阿司匹林联合治疗可减少比单用阿司匹林 54% 的流产危险[300]。三项单用阿司匹林临床试验均未发现能减少流产危险[300]；与普通肝素或低分子量肝素联合阿司匹林比较，静脉注射免疫球蛋白无论是否与普通肝素和阿司匹林合用都可能增加流产或早产的危险性。

根据目前已有的资料，有三次或三次以上的自发性流产和有 APL 的抗体证据妇女应接受低剂量阿司匹林（75～81mg/d）和皮下注射预防性剂量的普通肝素（5000U/12h）的治疗。治疗应在怀孕时尽快开始持续到分娩期，以减少晚期并发症发生率[193,301]。尤其是在高风险的情况下，提早分娩可能是必要的。在分娩后约 4～6 小时，如果无明显出血，应开始用普通肝素 5000U 每 12 小时的预防性剂量皮下注射，并继续用药至少到病人能完全活动。许多医生建议，即使产妇没有发生血栓，应分娩后 6 周内继续用预防性治疗。对曾有血栓栓塞的患者，推荐至少在产后 6 周内用肝素或口服抗凝剂做预防治疗。

虽然低分子量肝素已经广泛替代了预防剂量的普通肝素用于习惯性流产，但一项前瞻性随机对照试验没有证实低分子量肝素治疗比阿司匹林治疗有优越。在低分子肝素阿司匹林组 47 人中有 35 人（77.8%）产下活婴，而阿司匹林组 43 人中 34 人产下活婴（79.1%）（$p = 0.7$）[302]。

如孕妇有 APL 的抗体，但没有自发性流产、其他相关的妊娠并发症、血栓形成或全身性红斑狼疮，不是需要治疗的指征。因此不主张在产前实验室常规检查中包括 APL 实验室的检测。

虽然据报道，泼尼松可能改善 APS 妇女怀孕的结果，但可引起不良反应[303]。糖皮质激素或静脉注射免疫球蛋白仅在抗凝治疗无效、有严重的免疫性血小板减少或有肝素治疗禁忌证的患者才考虑应用。泼尼松和肝素联合治疗将增加骨质疏松和脊椎骨折的风险[304]。

● 治疗、病程及预后

一般而言，有反复自发性血栓形成的 APS 患者需要长期的，也许终身，抗凝治疗复发性自然怀孕的损失和 APS 患者治疗，有反复自发性流产的患者在妊娠期间都需抗栓治疗。在对仅有一次血栓发作的患者、5 年前有过血栓的患者、有脑卒中的患者以及与诱发因素（如外伤、手术、血流淤滞、怀孕和服用雌激素）有关的血栓患者，专家的治疗意见尚有分歧。

血栓形成

大量的随机对照试验的证据表明,有 APS 和血栓的患者应长期给予华法林治疗,并维持在国际标准化比值(INR)2.0～3.0[305]。有动脉血栓形成的患者可能需要一个更高强度的抗凝治疗,回顾性研究显示,高强度(INR>3.0)对预防这组患者复发是必要的,但目前意见没有统一[306]。其他两个报告没有显示高强度华法林是有益的,但报告的有动脉血栓的患者数量不多[299,305]。对 aPL 相关的卒中如何应用适当的抗血栓治疗的问题更是有争议的。一个大规模的研究得出的结论是用华法林抗凝治疗并不比阿司匹林优越[307]。

在患者接受普通肝素静脉滴注治疗时,必须注意患者是否已有 LA,这可能干扰用 APTT 监测肝素水平,可通过使用对 LA 不敏感的 APTT 试剂以避免这个问题,或改用低分子量肝素(LMWH)。

LA 的一个重要的临床后果是,用华法林抗凝治疗的某些 APS 和 LA 患者的凝血酶原时间和 INR 值可能过度延长[308]。一项多中心的研究报告,所有的商用凝血活酶试剂(除一种以外)用于有 LA 的 APS 患者,都能得到合适的 INR 值[309]。新的凝血活酶试剂在用于监测 APS 患者口服抗凝剂治疗前都应检查其对 LA 的反应。因子 X 生色底物法(CFX)检测可替代 INR 方法,特别是在开始使用华法林治疗前的长期基线凝血期的患者,持续存在 LA 阳性者以及持续存在复发性静脉血栓栓塞(VTE)的患者[310]。治疗性 CFX 值为 20%～40% 之间;因此,4CFX 为 40% 的 INR 值约为 2.0,CFX 为 20% 时 INR 值约为 3.0。

新型口服抗凝剂(NOACs),即直接因子 Xa 或凝血酶抑制剂,对 VTE 治疗有效[311]。然而,它们在 APS 患者中的应用尚未得到充分的评估。在最近的两个案例研究中,NOACs 无法预防 APS 患者的血栓形成。在研究的 6 名 APS 患者中,5 名患有复发性 VTE,1 名患者在转入 NOAC 后出现复发性 TIA[312,313]。在撰写本文时,在血栓性 APS 患者(研究 ISRCTN68222801)中正在进行一项名为"RAPS"(Rivaroxaban in Antiphospholipid Syndrome)的华法林与利伐沙班的前瞻性随机对照试验。最终结论还没有出来,(预计在 2015 年完成),因此,在使用 NOACs 的 APS 患者时应谨慎。

已有报道纤溶治疗原发性 APS 发生股总静脉和髂静脉血栓形成并延伸下腔静脉的患者[314],急性缺血性脑卒中患者[315]和急性心肌梗死患者[316]。

抗疟药物羟氯喹可能降低 APS 患者[271~273,317~319]和 SLE[319~321]发生血栓的危险。aPL 所致血栓的动物模型也提示这种治疗的潜在效力[322];最近的研究表明,羟氯喹能直接破坏的 aPL IgG 与 β₂GPI 复合物[323],在磷脂双层[324]和人胎盘合胞体滋养层[325]上,也能逆转 aPL 抗体介导的膜联蛋白 A5 结合[278]。在 272 例 APS 患者和 152 例采用 HCQ(272 例华法林患者中,17 例为泼尼松龙,132 例为硫唑嘌呤,阿司匹林为 38 例)的纵向队列研究中,调查人员发现 HCQ 患者血栓并发症较少(优势比[OR]0.17,95% 置信区间[CI]0.07～0.44;p<0.0001)[326]。在无症状 aPL 抗体阳性的 SLE 患者中,阿司匹林和 HCQ 的初步预防似乎降低了血栓形成事件发生[327]。一项公开的前瞻性非随机研究比较了口服抗凝血剂+HCQ 与口服抗凝血剂的比较。在这项研究中,30%(6/20)的患者如果单独使用口服抗凝血剂,则具有血栓形成事件[329],尽管有治疗范围,而口服抗凝血剂加 HCQ 组无 0 例血栓形成事件。然而,由于患者的研究数量较少以及随访时间短,本研究受到限制[328]。最近,有体外实验显示,天然的 4-氨基喹诺酮奎宁破坏了与磷脂层结合的免疫复合物。然而,HCQ 和奎宁都将进行适当的临床测试。目前正在进行一项前瞻性随机对照试验,将 HCQ 与安慰剂进行比较,这些患者无血栓病史且 aPL 抗体呈阳性。

其他针对 APS 的治疗方法包括他汀类药物、利妥昔单抗和维生素 d。他汀类药物具有免疫调节、抗炎和抗血栓性,这些可能有益于 APS 患者。在最近的研究中,用他汀类药物治疗的 APS 患者表现组织因子的下调以及促炎/血栓形成的标志物的减少如白细胞介素-1β,血管内皮生长因子,肿瘤坏死因子 α,干扰素诱导蛋白 10 和可溶性 CD40L[330,331]。B 细胞抑制剂如利妥昔单抗可用于降低 APS 患者的抗体滴度。利妥昔单抗在抗磷脂综合征(RITAPS)试验中没有显示利妥昔单抗的 aPL 抗体谱的降低。然而,利妥昔单抗可能有效控制 APS 的非标准临床表现[332]。由于低维生素 D 水平与动脉和静脉血栓形成以及非标准 APS 临床表现有关[333-335],因此建议维生素 D 缺乏(<10～20ng/ml)和不足(<30ng/ml)的 aPL 抗体阳性患者纠正此类缺乏[336]。

常规的抗凝治疗往往尚不足以治疗 CAPS,这些患者的死亡率很高,需要更强的治疗[176]。CAPS 的治疗是针对血栓性形成和抑制细胞因子级联反应。这包括肝素抗凝治疗和以高剂量糖皮质激素的形式进行免疫抑制治疗。凝剂,高剂量糖皮质激素、静脉注射免疫球蛋白或血浆置换都可以改善治疗效果。对于 CAPS 患者和 SLE 患者或高滴度 aPL 抗体的炎症,推荐使用环磷酰胺。利妥昔单抗可用于治疗难治性或复发性 CAPS[178]。

妊娠并发症

目前治疗 APS 孕妇患者和复发性妊娠流产或其他 aPL 抗体相关并发症的方法包括每天低剂量阿司匹林(75～81mg/d)和 UFH 或 LMWH[300,337,338]。虽然临床研究已经表明了 UFH 的功效,但大多数临床医师使用 LMWH 治疗,因为它具有更好的药代动力学特征和较低的肝素诱导的血小板减少症和骨质缺乏的风险。肝素在分娩时或在剖宫产前 24 小时就会暂停使用。由于 VTE 在这段时间内的风险增加,因此产后 6 周恢复抗凝[301]。有趣的是,目前 APS 孕妇患者的护理标准是基于 2000 年之前进行的两项随机对照试验修订的,其中仅包括 150 例患者。较新的试验显示结果与之相反,单独服用阿司匹林和阿司匹林+LMWH 的 APS 患者中预防妊娠流失没有差异[302],其他研究表明收益较小[339]。通过这个方法,估计 75%～80% 的 APS 孕妇患者具有良好的妊娠结局。

其他治疗方法如糖皮质激素或静脉注射免疫球蛋白仅在抗凝治疗无效、有严重的免疫性血小板减少或有肝素治疗禁忌证的患者才考虑应用。糖皮质激素的增加并没有明显的益处,并且增加子宫外膜的过早破裂和子痫前期的风险;然而,一项最新的研究表明,对于难治性的患者,在妊娠期为 14 周增加低剂量的泼尼松龙(10mg),可能有助于增加活产率[340]。尽管在大的多中心临床试验中,尚未表明其优于肝素和阿司匹林[341],但在小病例研究中显示出了一些疗效[342,343]。

翻译:戴克胜　　互审:胡豫　　校对:朱力

参考文献

1. Hughes GR: The anticardiolipin syndrome. *Clin Exp Rheumatol* 3:285–286, 1985.
2. Harris EN, Hughes GRV, Gharavi AE: The antiphospholipid antibody syndrome. *J Rheumatol* Suppl 13:210, 1987.
3. Simioni P, Prandoni P, Zanon E, et al: Deep venous thrombosis and lupus anticoagulant. A case-control study. *Thromb Haemost* 76:187–189, 1996.
4. Ginsberg JS, Wells PS, Brill-Edwards P, et al: Antiphospholipid antibodies and venous thromboembolism. *Blood* 86:3685–3691, 1995.
5. Out HJ, Bruinse HW, Christiaens GC, et al: Prevalence of antiphospholipid antibodies in patients with fetal loss. *Ann Rheum Dis* 50:553–557, 1991.
6. Shapiro SS, Thiagarajan P: Lupus anticoagulants. *Prog Hemost Thromb* 6:263–285, 1982.
7. Shapiro SS: Lupus anticoagulants and anticardiolipin antibodies: Personal reminiscences, a little history, and some random thoughts. *J Thromb Haemost* 3:831–833, 2005.
8. Asherson RA: The primary, secondary, catastrophic, and seronegative variants of the antiphospholipid syndrome: A personal history long in the making. *Semin Thromb Hemost* 34:227–235, 2008.
9. Moore JE, Mohr CF: Biologically false positive serological tests for syphilis: Type, incidence, and cause. *JAMA* 150:467–473, 1952.
10. Moore JE, Lutz WB: Natural history of systemic lupus erythematosus: Approach to its study through chronic biologic false positive reactors. *J Chronic Dis* 1:297–316, 1955.
11. Bell WN, Alton HG: A brain extract as a substitute for platelet suspensions in the thromboplastin generation test. *Nature* 174:880–881, 1955.
12. Conley CL, Hartmann RC: A hemorrhagic disorder caused by circulating anticoagulant in patients with disseminated lupus erythematousus. *J Clin Invest* 31:621, 1952.
13. Feinstein DI, Rapaport SI: Acquired inhibitors of blood coagulation, in *Progress in Hemostasis and Thrombosis*, edited by TH Spaet pp 75–95. Grune & Stratton, New York, 1972.
14. Beaumont JL: Acquired hemorrhagic syndrome caused by a circulating anticoagulant; inhibition of the thromboplastic function of the blood platelets; description of a specific test. *Sang* 25:1–15, 1954.
15. Nilsson IM, Astedt B, Hedner U, Berezin D: Intrauterine death and circulating anticoagulant ("antithromboplastin"). *Acta Med Scand* 197:153–159, 1975.
16. Bowie EJ, Thompson JH Jr, Pascuzzi CA, Owen GA Jr: Thrombosis in systemic erythematosus despite circulating anticoagulants. *J Clin Invest* 62:416–430, 1963.
17. Harris EN, Gharavi AE, Boey ML, et al: Anticardiolipin antibodies: Detection by radioimmunoassay and association with thrombosis in systemic lupus erythematosus. *Lancet* 2:1211–1214, 1983.
18. Miyakis S, Lockshin MD, Atsumi T, et al: International consensus statement on an update of the classification criteria for definite antiphospholipid syndrome (APS). *J Thromb Haemost* 4:295–306, 2006.
19. Lieby P, Soley A, Knapp AM, et al: Memory B cells producing somatically mutated antiphospholipid antibodies are present in healthy individuals. *Blood* 102:2459–2465, 2003.
20. Giles I, Lambrianides A, Rahman A: Examining the non-linear relationship between monoclonal antiphospholipid antibody sequence, structure and function. *Lupus* 17:895–903, 2008.
21. Cruz-Tapias P, Blank M, Anaya JM, Shoenfeld Y: Infections and vaccines in the etiology of antiphospholipid syndrome. *Curr Opin Rheumatol* 24:389–393, 2012.
22. Barcat D, Constans J, Seigneur M, et al: Deep venous thrombosis in an adult with varicella. *Rev Med Interne* 19:509–511, 1998.
23. Peyton BD, Cutler BS, Stewart FM: Spontaneous tibial artery thrombosis associated with varicella pneumonia and free protein S deficiency. *J Vasc Surg* 27:563–567, 1998.
24. Prieto J, Yuste JR, Beloqui O, et al: Anticardiolipin antibodies in chronic hepatitis C: Implication of hepatitis C virus as the cause of the antiphospholipid syndrome [see comments]. *Hepatology* 23:199–204, 1996.
25. Cojocaru IM, Cojocaru M, Iacob SA: High prevalence of anticardiolipin antibodies in patients with asymptomatic hepatitis C virus infection associated acute ischemic stroke. *Rom J Intern Med* 43:89–95, 2005.
26. Labarca JA, Rabaggliati RM, Radrigan FJ, et al: Antiphospholipid syndrome associated with cytomegalovirus infection: Case report and review. *Clin Infect Dis* 24:197–200, 1997.
27. Delbos V, Abgueguen P, Chennebault JM, et al: Acute cytomegalovirus infection and venous thrombosis: Role of antiphospholipid antibodies. *J Infect* 54:e47–e50, 2007.
28. Loizou S, Cazabon JK, Walport MJ, et al: Similarities of specificity and cofactor dependence in serum antiphospholipid antibodies from patients with human parvovirus B19 infection and from those with systemic lupus erythematosus. *Arthritis Rheum* 40:103–108, 1997.
29. Martin E, Winn R, Nugent K: Catastrophic antiphospholipid syndrome in a community-acquired methicillin-resistant *Staphylococcus aureus* infection: A review of pathogenesis with a case for molecular mimicry. *Autoimmun Rev* 10:181–188, 2011.
30. Galrao L, Brites C, Atta ML, et al: Antiphospholipid antibodies in HIV-positive patients. *Clin Rheumatol* 26:1825–1830, 2007.
31. Blank M, Aron-Maor A, Shoenfeld Y: From rheumatic fever to Libman-Sacks endocarditis: Is there any possible pathogenetic link? *Lupus* 14:697–701, 2005.
32. Gotoh M, Matsuda J: Induction of anticardiolipin antibody and/or lupus anticoagulant in rabbits by immunization with lipoteichoic acid, lipopolysaccharide and lipid A. *Lupus* 5:593–597, 1996.
33. Eschwege V, Freyssinet JM: The possible contribution of cell apoptosis and necrosis to the generation of phospholipid-binding antibodies. *Ann Med Interne (Paris)* 147(Suppl 1):33–35, 1996.
34. Price BE, Rauch J, Shia MA, et al: Anti-phospholipid autoantibodies bind to apoptotic, but not viable, thymocytes in a beta 2-glycoprotein I-dependent manner. *J Immunol* 157:2201–2208, 1996.
35. Pittoni V, Isenberg D: Apoptosis and antiphospholipid antibodies. *Semin Arthritis Rheum* 28:163–178, 1998.
36. Inic-Kanada A, Stojanovic M, Zivkovic I, et al: Murine monoclonal antibody 26 raised against tetanus toxoid cross-reacts with beta2-glycoprotein I: Its characteristics and role in molecular mimicry. *Am J Reprod Immunol* 61:39–51, 2009.
37. Blank M, Asherson RA, Cervera R, Shoenfeld Y: Antiphospholipid syndrome infectious origin. *J Clin Immunol* 24:12–23, 2004.
38. Gharavi AE, Pierangeli SS, Espinola RG, et al: Antiphospholipid antibodies induced in mice by immunization with a cytomegalovirus-derived peptide cause thrombosis and activation of endothelial cells in vivo. *Arthritis Rheum* 46:545–552, 2002.
39. Hellan M, Kuhnel E, Speiser W, et al: Familial lupus anticoagulant: A case report and review of the literature. *Blood Coagul Fibrinolysis* 9:195–200, 1998.
40. Weber M, Hayem G, DeBandt M, et al: The family history of patients with primary or secondary antiphospholipid syndrome (APS). *Lupus* 9:258–263, 2000.
41. Garcia CO, Kanbour-Shakir A, Tang H, et al: Induction of experimental antiphospholipid antibody syndrome in PL/J mice following immunization with beta 2 GPI. *Am J Reprod Immunol* 37:118–124, 1997.
42. Holers VM, Girardi G, Mo L, et al: Complement C3 activation is required for antiphospholipid antibody-induced fetal loss. *J Exp Med* 195:211–220, 2002.
43. Pierangeli SS, Liu X, Espinola R, et al: Functional analyses of patient-derived IgG monoclonal anticardiolipin antibodies using in vivo thrombosis and in vivo microcirculation models. *Thromb Haemost* 84:388–395, 2000.
44. Jankowski M, Vreys I, Wittevrongel C, et al: Thrombogenicity of beta 2-glycoprotein I-dependent antiphospholipid antibodies in a photochemically induced thrombosis model in the hamster. *Blood* 101:157–162, 2003.
45. Arad A, Proulle V, Furie RA, et al: Beta(2)-Glycoprotein-1 autoantibodies from patients with antiphospholipid syndrome are sufficient to potentiate arterial thrombus formation in a mouse model. *Blood* 117:3453–3459, 2011.
46. Loizou S, Singh S, Wypkema E, Asherson RA: Anticardiolipin, anti-beta(2)-glycoprotein I and antiprothrombin antibodies in black South African patients with infectious disease. *Ann Rheum Dis* 62:1106–1111, 2003.
47. Roubey RA, Pratt CW, Buyon JP, Winfield JB: Lupus anticoagulant activity of autoimmune antiphospholipid antibodies is dependent upon beta 2-glycoprotein I. *J Clin Invest* 90:1100–1104, 1992.
48. Galli M, Comfurius P, Maassen C, et al: Anticardiolipin antibodies (ACA) directed not to cardiolipin but to a plasma protein cofactor. *Lancet* 335:1544–1547, 1990.
49. McNeil HP, Simpson RJ, Chesterman CN, Krilis SA: Anti-phospholipid antibodies are directed against a complex antigen that includes a lipid-binding inhibitor of coagulation: Beta 2-glycoprotein I (apolipoprotein H). *Proc Natl Acad Sci U S A* 87:4120–4124, 1990.
50. Goldsmith GH, Pierangeli SS, Branch DW, et al: Inhibition of prothrombin activation by antiphospholipid antibodies and beta 2-glycoprotein 1. *Br J Haematol* 87:548–554, 1994.
51. de Laat HB, Derksen RH, Urbanus RT, de Groot PG: IgG antibodies that recognize epitope Gly40-Arg43 in domain I of beta 2-glycoprotein I cause LAC, and their presence correlates strongly with thrombosis. *Blood* 105:1540–1545, 2005.
52. de Laat B, Wu XX, van Lummel M, et al: Correlation between antiphospholipid antibodies that recognize domain i of β_2-glycoprotein I and a reduction in the anticoagulant activity of annexin A5. *Blood* 109:1490–1494, 2007.
53. Hunt BJ, Wu XX, de Laat B, et al: Association of anti-β_2GPI domain I IgG and resistance to annexin A5 with obstetrical antiphospholipid syndrome: Evidence for a specific mechanism in a patient subset. ASH Annual Meeting Abstracts 112:3821, 2008.
54. Hunt BJ, Wu XX, de LB, et al: Resistance to annexin A5 anticoagulant activity in women with histories for obstetric antiphospholipid syndrome. *Am J Obstet Gynecol* 205:485.e17–485.e23, 2011.
55. Agar C, van Os GM, Mörgelin M, et al: Beta-2-glycoprotein I can exist in 2 conformations: Implications for our understanding of the antiphospholipid syndrome. *Blood* 116:1336–1343, 2010.
56. Balasubramanian K, Maiti SN, Schroit AJ: Recruitment of beta-2-glycoprotein 1 to cell surfaces in extrinsic and intrinsic apoptosis. *Apoptosis* 10:439–446, 2005.
57. Maiti SN, Balasubramanian K, Ramoth JA, Schroit AJ: Beta-2-glycoprotein 1-dependent macrophage uptake of apoptotic cells. Binding to lipoprotein receptor-related protein receptor family members. *J Biol Chem* 283:3761–3766, 2008.
58. Matsuura E, Kobayashi K, Matsunami Y, Lopez LR: The immunology of atherothrombosis in the antiphospholipid syndrome: Antigen presentation and lipid intracellular accumulation. *Autoimmun Rev* 8:500–505, 2009.
59. Agar C, de Groot PG, Morgelin M, et al: Beta2-glycoprotein I: A novel component of innate immunity. *Blood* 117:6939–6947, 2011.
60. Hulstein JJ, Lenting PJ, de Laat B, et al: Beta2-Glycoprotein I inhibits von Willebrand factor dependent platelet adhesion and aggregation. *Blood* 110:1483–1491, 2007.
61. Bu C, Gao L, Xie W, et al: Beta2-glycoprotein i is a cofactor for tissue plasminogen activator-mediated plasminogen activation. *Arthritis Rheum* 60:559–568, 2009.
62. Ma K, Simantov R, Zhang JC, et al: High affinity binding of beta 2-glycoprotein I to human endothelial cells is mediated by annexin II. *J Biol Chem* 275:15541–15548, 2000.
63. Sheng Y, Reddel SW, Herzog H, et al: Impaired thrombin generation in beta 2-glycoprotein I null mice. *J Biol Chem* 276:13817–13821, 2001.
64. Robertson SA, Roberts CT, van Beijering E, et al: Effect of beta2-glycoprotein I null mutation on reproduction outcome and antiphospholipid antibody mediated pregnancy pathology in mice. *Mol Hum Reprod* 10:409–416, 2004.
65. de-Groot PG, Horbach DA, Derksen RH: Protein C and other cofactors involved in the binding of antiphospholipid antibodies: Relation to the pathogenesis of thrombosis. *Lupus* 5:488–493, 1996.
66. Atsumi T, Khamashta MA, Amengual O, et al: Binding of anticardiolipin antibodies to protein C via beta2-glycoprotein I (beta2-GPI): A possible mechanism in the inhibitory effect of antiphospholipid antibodies on the protein C system. *Clin Exp Immunol* 112:325–333, 1998.
67. Bidot CJ, Jy W, Horstman LL, et al: Factor VII/VIIa: A new antigen in the anti-phospholipid antibody syndrome. *Br J Haematol* 120:618–626, 2003.

68. Ortona E, Capozzi A, Colasanti T, et al: Vimentin/cardiolipin complex as a new antigenic target of the antiphospholipid syndrome. *Blood* 116:2960–2967, 2010.
69. Shibata S, Harpel PC, Gharavi A, et al: Autoantibodies to heparin from patients with antiphospholipid antibody syndrome inhibit formation of antithrombin III-thrombin complexes. *Blood* 83:2532–2540, 1994.
70. Lieby P, Soley A, Levallois H, et al: The clonal analysis of anticardiolipin antibodies in a single patient with primary antiphospholipid syndrome reveals an extreme antibody heterogeneity. *Blood* 97:3820–3828, 2001.
71. Andree HAM, Hermens WT, Hemker HC, Willems GM: Displacement of factor Va by annexin V, in Phospholipid Binding and Anticoagulant Action of Annexin V, edited by HAM Andree, pp 73–85. Universitaire Pers Maastricht, Maastricht, The Netherlands, 1992.
72. Reviakine I, Bergsma-Schutter W, Brisson A: Growth of protein 2-D crystals on supported planar lipid bilayers imaged in situ by AFM. *J Struct Biol* 121:356–361, 1998.
73. Krikun G, Lockwood CJ, Wu XX, et al: The expression of the placental anticoagulant protein, annexin V, by villous trophoblasts: Immunolocalization and in vitro regulation. *Placenta* 15:601–612, 1994.
74. Ueki H, Mizushina T, Laoharatchatathanin T, et al: Loss of maternal annexin A5 increases the likelihood of placental platelet thrombosis and foetal loss. *Sci Rep* 2:827, 2012.
75. Wang X, Campos B, Kaetzel MA, Dedman JR: Annexin V is critical in the maintenance of murine placental integrity. *Am J Obstet Gynecol* 180:1008–1016, 1999.
76. Rand JH, Wu XX, Andree HA, et al: Pregnancy loss in the antiphospholipid-antibody syndrome—A possible thrombogenic mechanism. *N Engl J Med* 337:154–160, 1997.
77. van Heerde WL, Poort S, van 't Veer C, et al: Binding of recombinant annexin V to endothelial cells: Effect of annexin V binding on endothelial-cell-mediated thrombin formation. *Biochem J* 302:305–312, 1994.
78. Rand JH, Wu XX, Andree HAM, et al: Antiphospholipid antibodies accelerate plasma coagulation by inhibiting annexin-V binding to phospholipids: A "lupus procoagulant" phenomenon. *Blood* 92:1652–1660, 1998.
79. Rand JH, Wu XX, Quinn AS, et al: Human monoclonal antiphospholipid antibodies disrupt the annexin A5 anticoagulant crystal shield on phospholipid bilayers: Evidence from atomic force microscopy and functional assay. *Am J Pathol* 163:1193–1200, 2003.
80. Rand JH, Wu XX, Lapinski R, et al: Detection of antibody-mediated reduction of annexin A5 anticoagulant activity in plasmas of patients with the antiphospholipid syndrome. *Blood* 104:2783–2790, 2004.
81. Wu XX, Pierangeli SS, Rand JH: Resistance to annexin A5 binding and anticoagulant activity in plasmas from patients with the antiphospholipid syndrome but not with syphilis. *J Thromb Haemost* 4:271–273, 2006.
82. Hanly JG, Smith SA: Anti-beta2-glycoprotein I (GPI) autoantibodies, annexin V binding and the anti-phospholipid syndrome. *Clin Exp Immunol* 120:537–543, 2000.
83. Tomer A: Antiphospholipid antibody syndrome: Rapid, sensitive, and specific flow cytometric assay for determination of anti-platelet phospholipid autoantibodies. *J Lab Clin Med* 139:147–154, 2002.
84. Tomer A, Bar-Lev S, Fleisher S, et al: Antiphospholipid antibody syndrome: The flow cytometric annexin A5 competition assay as a diagnostic tool. *Br J Haematol* 139:113–120, 2007.
85. Gaspersic N, Ambrozic A, Bozic B, et al: Annexin A5 binding to giant phospholipid vesicles is differentially affected by anti-beta2-glycoprotein I and anti-annexin A5 antibodies. *Rheumatology* 46:81–86, 2007.
86. Rand JH, Wu XX, Guller S, et al: Reduction of annexin-V (placental anticoagulant protein-I) on placental villi of women with antiphospholipid antibodies and recurrent spontaneous abortion. *Am J Obstet Gynecol* 171:1566–1572, 1994.
87. Cederholm A, Svenungsson E, Jensen-Urstad K, et al: Decreased binding of annexin V to endothelial cells: A potential mechanism in atherothrombosis of patients with systemic lupus erythematosus. *Arterioscler Thromb Vasc Biol* 25:198–203, 2005.
88. Dueymes M, Levy Y, Ziporen L, et al: Do some antiphospholipid antibodies target endothelial cells? *Ann Med Interne (Paris)* 147(Suppl 1):22–23, 1996.
89. Del-Papa N, Raschi E, Catelli L, et al: Endothelial cells as a target for antiphospholipid antibodies: Role of anti-beta 2 glycoprotein I antibodies. *Am J Reprod Immunol* 38:212–217, 1997.
90. Matsuda J, Gotoh M, Gohchi K, et al: Anti-endothelial cell antibodies to the endothelial hybridoma cell line (EAhy926) in systemic lupus erythematosus patients with antiphospholipid antibodies. *Br J Haematol* 97:227–232, 1997.
91. Navarro M, Cervera R, Teixido M, et al: Antibodies to endothelial cells and to beta 2-glycoprotein I in the antiphospholipid syndrome: Prevalence and isotype distribution. *Br J Rheumatol* 35:523–528, 1996.
92. Simantov R, Lo SK, Gharavi A, et al: Antiphospholipid antibodies activate vascular endothelial cells. *Lupus* 5:440–441, 1996.
93. Meroni PL, Papa ND, Beltrami B, et al: Modulation of endothelial cell function by antiphospholipid antibodies. *Lupus* 5:448–450, 1996.
94. Cockrell E, Espinola RG, McCrae KR: Annexin A2: Biology and relevance to the antiphospholipid syndrome. *Lupus* 17:943–951, 2008.
95. Romay-Penabad Z, Montiel-Manzano MG, Shilagard T, et al: Annexin A2 is involved in antiphospholipid antibody-mediated pathogenic effects in vitro and in vivo. *Blood* 114:3074–3083, 2009.
96. Raschi E, Borghi MO, Grossi C, et al: Toll-like receptors: Another player in the pathogenesis of the anti-phospholipid syndrome. *Lupus* 17:937–942, 2008.
97. Xie H, Sheng L, Zhou H, Yan J: The role of TLR4 in pathophysiology of antiphospholipid syndrome-associated thrombosis and pregnancy morbidity. *Br J Haematol* 164:165–176, 2014.
98. Brandt KJ, Fickentscher C, Boehlen F, et al: NF-kappaB is activated from endosomal compartments in antiphospholipid antibodies-treated human monocytes. *J Thromb Haemost* 12:779–791, 2014.
99. Raschi E, Testoni C, Bosisio D, et al: Role of the MyD88 transduction signaling pathway in endothelial activation by antiphospholipid antibodies. *Blood* 101:3495–3500, 2003.
100. Vega-Ostertag ME, Ferrara DE, Romay-Penabad Z, et al: Role of p38 mitogen-activated protein kinase in antiphospholipid antibody-mediated thrombosis and endothelial cell activation. *J Thromb Haemost* 5:1828–1834, 2007.
101. Cesarman-Maus G, Rios-Luna NP, Deora AB, et al: Autoantibodies against the fibrinolytic receptor, annexin 2, in antiphospholipid syndrome. *Blood* 107:4375–4382, 2006.
102. Chen PP, Yang CD, Ede K, et al: Some antiphospholipid antibodies bind to hemostasis and fibrinolysis proteases and promote thrombosis. *Lupus* 17:916–921, 2008.
103. Cugno M, Cabibbe M, Galli M, et al: Antibodies to tissue-type plasminogen activator (tPA) in patients with antiphospholipid syndrome: Evidence of interaction between the antibodies and the catalytic domain of tPA in 2 patients. *Blood* 103:2121–2126, 2004.
104. Ames PR, Tommasino C, Iannaccone L, et al: Coagulation activation and fibrinolytic imbalance in subjects with idiopathic antiphospholipid antibodies—A crucial role for acquired free protein S deficiency. *Thromb Haemost* 76:190–194, 1996.
105. Schousboe I, Rasmussen MS: Synchronized inhibition of the phospholipid mediated autoactivation of factor XII in plasma by beta 2-glycoprotein I and anti-beta 2-glycoprotein I. *Thromb Haemost* 73:798–804, 1995.
106. Sacre SM, Stannard AK, Owen JS: Apolipoprotein E (apoE) isoforms differentially induce nitric oxide production in endothelial cells. *FEBS Lett* 540:181–187, 2003.
107. Yang XV, Banerjee Y, Fernandez JA, et al: Activated protein C ligation of ApoER2 (LRP8) causes Dab1-dependent signaling in U937 cells. *Proc Natl Acad Sci U S A* 106: 274–279, 2009.
108. Shi T, Giannakopoulos B, Yan X, et al: Anti-beta2-glycoprotein I antibodies in complex with beta2-glycoprotein I can activate platelets in a dysregulated manner via glycoprotein Ib-IX-V. *Arthritis Rheum* 54:2558–2567, 2006.
109. Lutters BC, Derksen RH, Tekelenburg WL, et al: Dimers of beta 2-glycoprotein I increase platelet deposition to collagen via interaction with phospholipids and the apolipoprotein E receptor 2'. *J Biol Chem* 278:33831–33838, 2003.
110. Graham A, Ford I, Morrison R, et al: Anti-endothelial antibodies interfere in apoptotic cell clearance and promote thrombosis in patients with antiphospholipid syndrome. *J Immunol* 182:1756–1762, 2009.
111. Sammaritano LR: Significance of aPL IgG subclasses. *Lupus* 5:436–439, 1996.
112. Salmon JE, Girardi G, Holers VM: Complement activation as a mediator of antiphospholipid antibody induced pregnancy loss and thrombosis. *Ann Rheum Dis* 61(Suppl 2): ii46–ii50, 2002.
113. Salmon JE, Girardi G: The role of complement in the antiphospholipid syndrome. *Curr Dir Autoimmun* 7:133–148, 2004.
114. Girardi G, Redecha P, Salmon JE: Heparin prevents antiphospholipid antibody-induced fetal loss by inhibiting complement activation. *Nat Med* 10:1222–1226, 2004.
115. Redecha P, Tilley R, Tencati M, et al: Tissue factor: A link between C5a and neutrophil activation in antiphospholipid antibody induced fetal injury. *Blood* 110:2423–2431, 2007.
116. Redecha P, Franzke CW, Ruf W, et al: Neutrophil activation by the tissue factor/Factor VIIa/PAR2 axis mediates fetal death in a mouse model of antiphospholipid syndrome. *J Clin Invest* 118:3453–3461, 2008.
117. Zhou H, Wolberg AS, Roubey RA: Characterization of monocyte tissue factor activity induced by IgG antiphospholipid antibodies and inhibition by dilazep. *Blood* 104:2353–2358, 2004.
118. Roubey RA: New approaches to prevention of thrombosis in the antiphospholipid syndrome: Hopes, trials, and tribulations. *Arthritis Rheum* 48:3004–3008, 2003.
119. Martini F, Farsi A, Gori AM, et al: Antiphospholipid antibodies (aPL) increase the potential monocyte procoagulant activity in patients with systemic lupus erythematosus. *Lupus* 5:206–211, 1996.
120. Bu C, Gao L, Xie W, et al: Beta2-glycoprotein i is a cofactor for tissue plasminogen activator-mediated plasminogen activation. *Arthritis Rheum* 60:559–568, 2009.
121. Riewald M, Ruf W: Protease-activated receptor-1 signaling by activated protein C in cytokine-perturbed endothelial cells is distinct from thrombin signaling. *J Biol Chem* 280:19808–19814, 2005.
122. Niessen F, Furlan-Freguia C, Fernandez JA, et al: Endogenous EPCR/aPC-PAR1 signaling prevents inflammation-induced vascular leakage and lethality. *Blood* 113: 2859–2866, 2009.
123. Nojima J, Kuratsune H, Suehisa E, et al: Acquired activated protein C resistance associated with IgG antibodies against beta2-glycoprotein I and prothrombin as a strong risk factor for venous thromboembolism. *Clin Chem* 51:545–552, 2005.
124. de Laat B, Eckmann CM, van SM, et al: Correlation between the potency of a beta2-glycoprotein I-dependent lupus anticoagulant and the level of resistance to activated protein C. *Blood Coagul Fibrinolysis* 19:757–764, 2008.
125. Hurtado V, Montes R, Gris JC, et al: Autoantibodies against EPCR are found in antiphospholipid syndrome and are a risk factor for fetal death. *Blood* 104:1369–1374, 2004.
126. Proulle V, Furie RA, Merrill-Skoloff G, Furie BC: Platelets are required for enhanced activation of the endothelium and fibrinogen in a mouse thrombosis model of APS. *Blood* 124:611–622, 2014.
127. Lin YL, Wang CT: Activation of human platelets by the rabbit anticardiolipin antibodies. *Blood* 80:3135–3143, 1992.
128. van Lummel M, Pennings MT, Derksen RH, et al: The binding site in (beta)2-glycoprotein I for ApoER2' on platelets is located in domain V. *J Biol Chem* 280:36729–36736, 2005.
129. Forastiero RR, Martinuzzo ME, Broze GJ: High titers of autoantibodies to tissue factor pathway inhibitor are associated with the antiphospholipid syndrome. *J Thromb Haemost* 1:718–724, 2003.
130. Witztum JL, Horkko S: The role of oxidized LDL in atherogenesis: Immunological response and anti-phospholipid antibodies. *Ann N Y Acad Sci* 811:88–96, 1997.
131. Vaarala O: Antiphospholipid antibodies and atherosclerosis. *Lupus* 5:442–447, 1996.
132. Lopez LR, Kobayashi K, Matsunami Y, Matsuura E: Immunogenic oxidized low-density lipoprotein/beta2-glycoprotein i complexes in the diagnostic management of atherosclerosis. *Clin Rev Allergy Immunol* 37:12–19, 2009.
133. Canaud G, Bienaime F, Tabarin F, et al: Inhibition of the mTORC pathway in the antiphospholipid syndrome. *N Engl J Med* 371:303–312, 2014.
134. Krnic BS, O'Connor CR, Looney SW, et al: A retrospective review of 61 patients with

antiphospholipid syndrome. Analysis of factors influencing recurrent thrombosis. *Arch Intern Med* 157:2101–2108, 1997.

135. Martinelli I, Cattaneo M, Panzeri D, et al: Risk factors for deep venous thrombosis of the upper extremities. *Ann Intern Med* 126:707–711, 1997.

136. Provenzale JM, Ortel TL, Allen NB: Systemic thrombosis in patients with antiphospholipid antibodies: Lesion distribution and imaging findings. *AJR Am J Roentgenol* 170:285–290, 1998.

137. Poux JM, Boudet R, Lacroix P, et al: Renal infarction and thrombosis of the infrarenal aorta in a 35-year-old man with primary antiphospholipid syndrome. *Am J Kidney Dis* 27:721–725, 1996.

138. Kojima E, Naito K, Iwai M, et al: Antiphospholipid syndrome complicated by thrombosis of the superior mesenteric artery, co-existence of smooth muscle hyperplasia. *Intern Med* 36:528–531, 1997.

139. Girolami A, Zanon E, Zanardi S, et al: Thromboembolic disease developing during oral contraceptive therapy in young females with antiphospholipid antibodies. *Blood Coagul Fibrinolysis* 7:497–501, 1996.

140. Montaruli B, Borchiellini A, Tamponi G, et al: Factor V Arg506—>Gln mutation in patients with antiphospholipid antibodies. *Lupus* 5:303–306, 1996.

141. Simantov R, Lo SK, Salmon JE, et al: Factor V Leiden increases the risk of thrombosis in patients with antiphospholipid antibodies. *Thromb Res* 84:361–365, 1996.

142. Schutt M, Kluter H, Hagedorn GM, et al: Familial coexistence of primary antiphospholipid syndrome and factor V Leiden. *Lupus* 7:176–182, 1998.

143. Brenner B, Vulfsons SL, Lanir N, Nahir M: Coexistence of familial antiphospholipid syndrome and factor V Leiden: Impact on thrombotic diathesis. *Br J Haematol* 94:166–167, 1996.

144. Pengo V, Ruffatti A, Legnani C, et al: Incidence of a first thromboembolic event in asymptomatic carriers of high-risk antiphospholipid antibody profile: A multicenter prospective study. *Blood* 118:4714–4718, 2011.

145. Schulman S, Svenungsson E, Granqvist S: Anticardiolipin antibodies predict early recurrence of thromboembolism and death among patients with venous thromboembolism following anticoagulant therapy. Duration of Anticoagulation Study Group. *Am J Med* 104:332–338, 1998.

146. Finazzi G, Brancaccio V, Moia M, et al: Natural history and risk factors for thrombosis in 360 patients with antiphospholipid antibodies: A four-year prospective study from the Italian Registry. *Am J Med* 100:530–536, 1996.

147. Gezer S: Antiphospholipid syndrome. *Dis Mon* 49:696–741, 2003.

148. Gladd DA, Olech E: Antiphospholipid antibodies in rheumatoid arthritis: Identifying the dominoes. *Curr Rheumatol Rep* 11:43–51, 2009.

149. Fauchais AL, Lambert M, Launay D, et al: Antiphospholipid antibodies in primary Sjogren's syndrome: Prevalence and clinical significance in a series of 74 patients. *Lupus* 13:245–248, 2004.

150. Shoenfeld Y, Meroni PL: The beta-2-glycoprotein I and antiphospholipid antibodies. *Clin Exp Rheumatol* 10:205–209, 1992.

151. Yun YY, Yoh KA, Yang HI, et al: A case of Budd-Chiari syndrome with high antiphospholipid antibody in a patient with systemic lupus erythematosus. *Korean J Intern Med* 11:82–86, 1996.

152. Hofbauer LC, Spitzweg C, Heufelder AE: Graves' disease associated with the primary antiphospholipid syndrome. *J Rheumatol* 23:1435–1437, 1996.

153. Chun WH, Bang D, Lee SK: Antiphospholipid syndrome associated with progressive systemic sclerosis. *J Dermatol* 23:347–351, 1996.

154. Frolow M, Jankowski M, Swadzba J, Musial J: Evan's syndrome with antiphospholipid-protein antibodies. *Pol Merkur Lekarski* 1:344–345, 1996.

155. Yokoi K, Hosoi E, Akaike M, et al: Takayasu's arteritis associated with antiphospholipid antibodies. Report of two cases. *Angiology* 47:315–319, 1996.

156. Dasgupta B, Almond MK, Tanqueray A: Polyarteritis nodosa and the antiphospholipid syndrome. *Br J Rheumatol* 36:1210–1212, 1997.

157. Cervera R, Boffa MC, Khamashta MA, Hughes GR: The Euro-Phospholipid project: Epidemiology of the antiphospholipid syndrome in Europe. *Lupus* 18:889–893, 2009.

158. Bucciarelli S, Espinosa G, Cervera R: The CAPS Registry: Morbidity and mortality of the catastrophic antiphospholipid syndrome. *Lupus* 18:905–912, 2009.

159. Urbanus RT, Siegerink B, Roest M, et al: Antiphospholipid antibodies and risk of myocardial infarction and ischaemic stroke in young women in the RATIO study: A case-control study. *Lancet Neurol* 8:998–1005, 2009.

160. Levine SR, Deegan MJ, Futrell N, Welch KM: Cerebrovascular and neurologic disease associated with antiphospholipid antibodies: 48 cases. *Neurology* 40:1181–1189, 1990.

161. Weingarten K, Filippi C, Barbut D, Zimmerman RD: The neuroimaging features of the cardiolipin antibody syndrome. *Clin Imaging* 21:6–12, 1997.

162. Carhuapoma JR, Mitsias P, Levine SR: Cerebral venous thrombosis and anticardiolipin antibodies. *Stroke* 28:2363–2369, 1997.

163. Deschiens MA, Conard J, Horellou MH, et al: Coagulation studies, factor V Leiden, and anticardiolipin antibodies in 40 cases of cerebral venous thrombosis. *Stroke* 27:1724–1730, 1996.

164. Nagai S, Horie Y, Akai T, et al: Superior sagittal sinus thrombosis associated with primary antiphospholipid syndrome—Case report. *Neurol Med Chir (Tokyo)* 38:34–39, 1998.

165. Tanasescu R, Nicolau A, Caraiola S, et al: Antiphospholipid antibodies and migraine: A retrospective study of 428 patients with inflammatory connective tissue diseases. *Rom J Intern Med* 45:355–363, 2007.

166. Ong MS, Kohane IS, Cai T, et al: Population-level evidence for an autoimmune etiology of epilepsy. *JAMA Neurol* 71:569–574, 2014.

167. Brey RL, Escalante A: Neurological manifestations of antiphospholipid antibody syndrome. *Lupus* 7(Suppl 2):S67–S74, 1998.

168. Matsushita T, Kanda F, Yamada H, Chihara K: Recurrent acute transverse myelopathy: An 83-year-old man with antiphospholipid syndrome. *Rinsho Shinkeigaku* 37:987–991, 1997.

169. Ruiz AG, Guzman RJ, Flores FJ, Garay MJ: Refractory hiccough heralding transverse myelitis in the primary antiphospholipid syndrome. *Lupus* 7:49–50, 1998.

170. Takamura Y, Morimoto S, Tanooka A, Yoshikawa J: Transverse myelitis in a patient with primary antiphospholipid syndrome—A case report. *No To Shinkei* 48:851–855, 1996.

171. Campi A, Filippi M, Comi G, Scotti G: Recurrent acute transverse myelopathy associated with anticardiolipin antibodies. *AJNR Am J Neuroradiol* 19:781–786, 1998.

172. Smyth AE, Bruce IN, McMillan SA, Bell AL: Transverse myelitis: A complication of systemic lupus erythematosus that is associated with the antiphospholipid syndrome. *Ulster Med J* 65:91–94, 1996.

173. Mok CC, Lau CS, Chan EY, Wong RW: Acute transverse myelopathy in systemic lupus erythematosus: Clinical presentation, treatment, and outcome. *J Rheumatol* 25:467–473, 1998.

174. Sugiyama Y, Yamamoto T: Characterization of serum anti-phospholipid antibodies in patients with multiple sclerosis. *Tohoku J Exp Med* 178:203–215, 1996.

175. Schwartz M, Rochas M, Weller B, et al: High association of anticardiolipin antibodies with psychosis. *J Clin Psychiatry* 59:20–23, 1998.

176. Espinosa G, Bucciarelli S, Asherson RA, Cervera R: Morbidity and mortality in the catastrophic antiphospholipid syndrome: Pathophysiology, causes of death, and prognostic factors. *Semin Thromb Hemost* 34:290–294, 2008.

177. Erkan D, Cervera R, Asherson RA: Catastrophic antiphospholipid syndrome: Where do we stand? *Arthritis Rheum* 48:3320–3327, 2003.

178. Cervera R, Rodriguez-Pinto I, Colafrancesco S, et al: 14th International Congress on Antiphospholipid Antibodies Task Force report on catastrophic antiphospholipid syndrome. *Autoimmun Rev* 13:699–707, 2014.

179. Bucciarelli S, Espinosa G, Cervera R, et al: Mortality in the catastrophic antiphospholipid syndrome: Causes of death and prognostic factors in a series of 250 patients. *Arthritis Rheum* 54:2568–2576, 2006.

180. Lockshin MD: Pregnancy loss and antiphospholipid antibodies. *Lupus* 7(Suppl 2):S86–S89, 1998.

181. Saha SP, Bhattacharjee N, Ganguli RP, et al: Prevalence and significance of antiphospholipid antibodies in selected at-risk obstetrics cases: A comparative prospective study. *J Obstet Gynaecol* 29:614–618, 2009.

182. Ruffatti A, Calligaro A, Hoxha A, et al: Laboratory and clinical features of pregnant women with antiphospholipid syndrome and neonatal outcome. *Arthritis Care Res (Hoboken)* 62:302–307, 2010.

183. Rai R: Obstetric management of antiphospholipid syndrome. *J Autoimmun* 15:203–207, 2000.

184. Rai R, Regan L: Obstetric complications of antiphospholipid antibodies. *Curr Opin Obstet Gynecol* 9:387–390, 1997.

185. Saha SP, Bhattacharjee N, Ganguli RP, et al: Prevalence and significance of antiphospholipid antibodies in selected at-risk obstetrics cases: A comparative prospective study. *J Obstet Gynaecol* 29:614–618, 2009.

186. Ruffatti A, Calligaro A, Hoxha A, et al: Laboratory and clinical features of pregnant women with antiphospholipid syndrome and neonatal outcome. *Arthritis Care Res (Hoboken)* 62:302–307, 2010.

187. Ornstein MH, Rand JH: An association between refractory HELLP syndrome and antiphospholipid antibodies during pregnancy; a report of 2 cases. *J Rheumatol* 21:1360–1364, 1994.

188. Neuwelt CM, Daikh DI, Linfoot JA, et al: Catastrophic antiphospholipid syndrome: Response to repeated plasmapheresis over three years. *Arthritis Rheum* 40:1534–1539, 1997.

189. Ramsey-Goldman R, Kutzer JE, Kuller LH, et al: Pregnancy outcome and anti-cardiolipin antibody in women with systemic lupus erythematosus. *Am J Epidemiol* 138:1057–1069, 1993.

190. Chauleur C, Galanaud JP, Alonso S, et al: Observational study of pregnant women with a previous spontaneous abortion before the 10th gestation week with and without antiphospholipid antibodies. *J Thromb Haemost* 8:699–706, 2010.

191. Bergrem A, Jacobsen EM, Skjeldestad FE, et al: The association of antiphospholipid antibodies with pregnancy-related first time venous thrombosis—A population-based case-control study. *Thromb Res* 125:e222–e227, 2010.

192. Locatelli A, Patane L, Ghidini A, et al: Pathology findings in preterm placentas of women with autoantibodies: A case-control study. *J Matern Fetal Neonatal Med* 11:339–344, 2002.

193. Salafia CM, Cowchock FS: Placental pathology and antiphospholipid antibodies: A descriptive study. *Am J Perinatol* 14:435–441, 1997.

194. Salafia CM, Parke AL: Placental pathology in systemic lupus erythematosus and phospholipid antibody syndrome. *Rheum Dis Clin North Am* 23:85–97, 1997.

195. Sauer R, Roussev R, Jeyendran RS, Coulam CB: Prevalence of antiphospholipid antibodies among women experiencing unexplained infertility and recurrent implantation failure. *Fertil Steril* 93:2441–2443, 2010.

196. de Jesus GR, Rodrigues G, de Jesus NR, Levy RA: Pregnancy morbidity in antiphospholipid syndrome: What is the impact of treatment? *Curr Rheumatol Rep* 16:403, 2014.

197. Practice Committee of American Society for Reproductive Medicine. Anti-phospholipid antibodies do not affect IVF success. *Fertil Steril* 90(5 Suppl):S172–S173, 2008.

198. Kriseman YL, Nash JW, Hsu S: Criteria for the diagnosis of antiphospholipid syndrome in patients presenting with dermatologic symptoms. *J Am Acad Dermatol* 57:112–115, 2007.

199. Gibson GE, Su WP, Pittelkow MR: Antiphospholipid syndrome and the skin. *J Am Acad Dermatol* 36:970–982, 1997.

200. Asherson RA, Cervera R: The antiphospholipid syndrome: Multiple faces beyond the classical presentation. *Autoimmun Rev* 2:140–151, 2003.

201. Aronoff DM, Callen JP: Necrosing livedo reticularis in a patient with recurrent pulmonary hemorrhage. *J Am Acad Dermatol* 37:300–302, 1997.

202. Greco TP, Conti-Kelly AM, Matsuura E, et al: Antiphospholipid antibodies in patients with coronary artery disease: New cardiac risk factors? *Ann N Y Acad Sci* 1108:466–474, 2007.

203. Vaarala O: Antiphospholipid antibodies and myocardial infarction. *Lupus* 7(Suppl 2):S132–S134, 1998.

204. Sherer Y, Shoenfeld Y: Antiphospholipid antibodies: Are they pro-atherogenic or an

epiphenomenon of atherosclerosis? *Immunobiology* 207:13–16, 2003.
205. Ludia C, Domenico P, Monia C, et al: Antiphospholipid antibodies: A new risk factor for restenosis after percutaneous transluminal coronary angioplasty? *Autoimmunity* 27:141–148, 1998.
206. Chambers-JD J, Haire HD, Deligonul U: Multiple early percutaneous transluminal coronary angioplasty failures related to lupus anticoagulant. *Am Heart J* 132:189–190, 1996.
207. Ames PR, Antinolfi I, Scenna G, et al: Atherosclerosis in thrombotic primary antiphospholipid syndrome. *J Thromb Haemost* 7:537–542, 2009.
208. Niaz A, Butany J: Antiphospholipid antibody syndrome with involvement of a bioprosthetic heart valve. *Can J Cardiol* 14:951–954, 1998.
209. Bouillanne O, Millaire A, de Groote P, et al: Prevalence and clinical significance of antiphospholipid antibodies in heart valve disease: A case-control study. *Am Heart J* 132:790–795, 1996.
210. Nesher G, Ilany J, Rosenmann D, Abraham AS: Valvular dysfunction in antiphospholipid syndrome: Prevalence, clinical features, and treatment. *Semin Arthritis Rheum* 27:27–35, 1997.
211. Hojnik M, George J, Ziporen L, Shoenfeld Y: Heart valve involvement (Libman-Sacks endocarditis) in the antiphospholipid syndrome. *Circulation* 93:1579–1587, 1996.
212. Bulckaen HG, Puisieux FL, Bulckaen ED, et al: Antiphospholipid antibodies and the risk of thromboembolic events in valvular heart disease. *Mayo Clin Proc* 78:294–298, 2003.
213. Ziporen L, Goldberg I, Arad M, et al: Libman-Sacks endocarditis in the antiphospholipid syndrome: Immunopathologic findings in deformed heart valves. *Lupus* 5:196–205, 1996.
214. Lee RW, Taylor-LM J, Landry GJ, et al: Prospective comparison of infrainguinal bypass grafting in patients with and without antiphospholipid antibodies. *J Vasc Surg* 24:524–531, 1996.
215. Porres-Aguilar M, Pena-Ruiz MA, Burgos JD, et al: Chronic thromboembolic pulmonary hypertension as an uncommon presentation of primary antiphospholipid syndrome. *J Natl Med Assoc* 100:734–736, 2008.
216. Karmochkine M, Cacoub P, Dorent R, et al: High prevalence of antiphospholipid antibodies in precapillary pulmonary hypertension. *J Rheumatol* 23:286–290, 1996.
217. Bonderman D, Wilkens H, Wakounig S, et al: Risk factors for chronic thromboembolic pulmonary hypertension. *Eur Respir J* 33:325–331, 2009.
218. Asherson RA: The catastrophic antiphospholipid syndrome, 1998. A review of the clinical features, possible pathogenesis and treatment. *Lupus* 7(Suppl 2):S55–S62, 1998.
219. Uthman I, Khamashta M: The abdominal manifestations of the antiphospholipid syndrome. *Rheumatology (Oxford)* 46:1641–1647, 2007.
220. Biron C, Andreani H, Blanc P, et al: Prevalence of antiphospholipid antibodies in patients with chronic liver disease related to alcohol or hepatitis C virus: Correlation with liver injury. *J Lab Clin Med* 131:243–250, 1998.
221. Sene D, Piette JC, Cacoub P: Antiphospholipid antibodies, antiphospholipid syndrome and infections. *Autoimmun Rev* 7:272–277, 2008.
222. Ramos-Casals M, Cervera R, Lagrutta M, et al: Clinical features related to antiphospholipid syndrome in patients with chronic viral infections (hepatitis C virus/HIV infection): Description of 82 cases. *Clin Infect Dis* 38:1009–1016, 2004.
223. Hoffman M, Burke M, Fried M, et al: Primary biliary cirrhosis associated with antiphospholipid syndrome. *Isr J Med Sci* 33:681–686, 1997.
224. Date K, Shirai Y, Hatakeyama K: Antiphospholipid antibody syndrome presenting as acute acalculous cholecystitis. *Am J Gastroenterol* 92:2127–2128, 1997.
225. Dessailloud R, Papo T, Vaneecloo S, et al: Acalculous ischemic gallbladder necrosis in the catastrophic antiphospholipid syndrome. *Arthritis Rheum* 41:1318–1320, 1998.
226. Kalman DR, Khan A, Romain PL, Nompleggi DJ: Giant gastric ulceration associated with antiphospholipid antibody syndrome. *Am J Gastroenterol* 91:1244–1247, 1996.
227. Gul A, Inanc M, Ocal L, et al: Primary antiphospholipid syndrome associated with mesenteric inflammatory veno-occlusive disease. *Clin Rheumatol* 15:207–210, 1996.
228. Lee HJ, Park JW, Chang JC: Mesenteric and portal venous obstruction associated with primary antiphospholipid antibody syndrome. *J Gastroenterol Hepatol* 12:822–826, 1997.
229. Galli M, Finazzi G, Barbui T: Thrombocytopenia in the antiphospholipid syndrome. *Br J Haematol* 93:1–5, 1996.
230. Cuadrado MJ, Mujic F, Munoz E, Khamashta MA, Hughes GR: Thrombocytopenia in the antiphospholipid syndrome. *Ann Rheum Dis* 56:194–196, 1997.
231. Macchi L, Rispal P, Clofent SG, et al: Anti-platelet antibodies in patients with systemic lupus erythematosus and the primary antiphospholipid antibody syndrome: Their relationship with the observed thrombocytopenia. *Br J Haematol* 98:336–341, 1997.
232. Pierrot-Deseilligny DC, Michel M, Khellaf M, et al: Antiphospholipid antibodies in adults with immune thrombocytopenic purpura. *Br J Haematol* 142:638–643, 2008.
233. Lipp E, von-Felten A, Sax H, Muller D, Berchtold P: Antibodies against platelet glycoproteins and antiphospholipid antibodies in autoimmune thrombocytopenia. *Eur J Haematol* 60:283–288, 1998.
234. Diz-Kucukkaya R, Hacihanefioglu A, Yenerel M, et al: Antiphospholipid antibodies and antiphospholipid syndrome in patients presenting with immune thrombocytopenic purpura: A prospective cohort study. *Blood* 98:1760–1764, 2001.
235. Vivaldi P, Rossetti G, Galli M, Finazzi G: Severe bleeding due to acquired hypoprothrombinemia-lupus anticoagulant syndrome. Case report and review of literature. *Haematologica* 82:345–347, 1997.
236. Hudson N, Duffy CM, Rauch J, Paquin JD, Esdaile JM: Catastrophic haemorrhage in a case of paediatric primary antiphospholipid syndrome and factor II deficiency. *Lupus* 6:68–71, 1997.
237. Dunn JP, Noorily SW, Petri M, et al: Antiphospholipid antibodies and retinal vascular disease. *Lupus* 5:313–322, 1996.
238. Coniglio M, Platania A, Di Nucci GD, et al: Antiphospholipid-protein antibodies are not an uncommon feature in retinal venous occlusions. *Thromb Res* 83:183–188, 1996.
239. Glacet BA, Bayani N, Chretien P, et al: Antiphospholipid antibodies in retinal vascular occlusions. A prospective study of 75 patients. *Arch Ophthalmol* 112:790–795, 1994.
240. Dori D, Gelfand YA, Brenner B, Miller B: Cilioretinal artery occlusion: An ocular complication of primary antiphospholipid syndrome. *Retina* 17:555–557, 1997.
241. Reino S, Munoz RF, Cervera R, et al: Optic neuropathy in the "primary" antiphospholipid syndrome: Report of a case and review of the literature. *Clin Rheumatol* 16:629–631, 1997.
242. Au A, O'Day J: Review of severe vaso-occlusive retinopathy in systemic lupus erythematosus and the antiphospholipid syndrome: Associations, visual outcomes, complications and treatment. *Clin Experiment Ophthalmol* 32:87–100, 2004.
243. Fakhouri F, Noel LH, Zuber J, et al: The expanding spectrum of renal diseases associated with antiphospholipid syndrome. *Am J Kidney Dis* 41:1205–1211, 2003.
244. Nochy D, Daugas E, Droz D, et al: The intrarenal vascular lesions associated with primary antiphospholipid syndrome. *J Am Soc Nephrol* 10:507–518, 1999.
245. Breda L, Nozzi M, De SS, Chiarelli F: Laboratory tests in the diagnosis and follow-up of pediatric rheumatic diseases: An update. *Semin Arthritis Rheum* 40:53–72, 2010.
246. Avcin T, Cimaz R, Silverman ED, et al: Pediatric antiphospholipid syndrome: Clinical and immunologic features of 121 patients in an international registry. *Pediatrics* 122:e1100–e1107, 2008.
247. Falcini F, Taccetti G, Ermini M, Trapani S, Matucci CM: Catastrophic antiphospholipid antibody syndrome in pediatric systemic lupus erythematosus. *J Rheumatol* 24: 389–392, 1997.
248. Ol'binskaia LI, Poptsov VN, Gofman AM: [Hemodynamic changes in patients with myocardial infarct complicated by acute left ventricular failure during combined nitroglycerin and dobutamine therapy] [in Russian]. *Kardiologiia* 31:49–51, 1991.
249. Boffa MC, Lachassinne E: Infant perinatal thrombosis and antiphospholipid antibodies: A review. *Lupus* 16:634–641, 2007.
250. Motta M, Chirico G, Rebaioli CB, et al: Anticardiolipin and anti-beta2 glycoprotein I antibodies in infants born to mothers with antiphospholipid antibody-positive autoimmune disease: A follow-up study. *Am J Perinatol* 23:247–251, 2006.
251. Mekinian A, Lachassinne E, Nicaise-Roland P, et al: European registry of babies born to mothers with antiphospholipid syndrome. *Ann Rheum Dis* 72:217–222, 2013.
252. Brewster JA, Shaw NJ, Farquharson RG: Neonatal and pediatric outcome of infants born to mothers with antiphospholipid syndrome. *J Perinat Med* 27:183–187, 1999.
253. Nacinovich R, Galli J, Bomba M, et al: Neuropsychological development of children born to patients with antiphospholipid syndrome. *Arthritis Rheum* 59:345–351, 2008.
254. Marie I, Levesque H, Heron F, et al: Acute adrenal failure secondary to bilateral infarction of the adrenal glands as the first manifestation of primary antiphospholipid antibody syndrome. *Ann Rheum Dis* 56:567–568, 1997.
255. Espinosa G, Santos E, Cervera R, et al: Adrenal involvement in the antiphospholipid syndrome: Clinical and immunologic characteristics of 86 patients. *Medicine (Baltimore)* 82:106–118, 2003.
256. Paydas S, Kocak R, Zorludemir S, Baslamisli F: Bone marrow necrosis in antiphospholipid syndrome. *J Clin Pathol* 50:261–262, 1997.
257. Pengo V, Tripodi A, Reber G, et al: Update of the guidelines for measuring the presence of Lupus Anticoagulant. *J Thromb Haemost* 7:1737–1740, 2009.
258. de Groot PG, Derksen RH, de LB: Twenty-two years of failure to set up undisputed assays to detect patients with the antiphospholipid syndrome. *Semin Thromb Hemost* 34:347–355, 2008.
259. Favaloro EJ: Variability and diagnostic utility of antiphospholipid antibodies including lupus anticoagulants. *Int J Lab Hematol* 35:269–274, 2013.
260. Mateo J, Oliver A, Borrell M, et al: Laboratory evaluation and clinical characteristics of 2,132 consecutive unselected patients with venous thromboembolism—results of the Spanish Multicentric Study on Thrombophilia (EMET-Study). *Thromb Haemost* 77:444–451, 1997.
261. Naarendorp M, Spiera H: Sudden sensorineural hearing loss in patients with systemic lupus erythematosus or lupus-like syndromes and antiphospholipid antibodies. *J Rheumatol* 25:589–592, 1998.
262. Galli M, Luciani D, Bertolini G, Barbui T: Anti-beta 2-glycoprotein I, antiprothrombin antibodies, and the risk of thrombosis in the antiphospholipid syndrome. *Blood* 102:2717–2723, 2003.
263. Shah NM, Khamashta MA, Atsumi T, Hughes GR: Outcome of patients with anticardiolipin antibodies: A 10 year follow-up of 52 patients. *Lupus* 7:3–6, 1998.
264. Silver RM, Porter TF, van Leeuween I, et al: Anticardiolipin antibodies: Clinical consequences of "low titers." *Obstet Gynecol* 87:494–500, 1996.
265. Tuhrim S, Rand JH, Wu XX, et al: Elevated anticardiolipin antibody titer is a stroke risk factor in a multiethnic population independent of isotype or degree of positivity. *Stroke* 30:1561–1565, 1999.
266. Brey RL, Stallworth CL, McGlasson DL, et al: Antiphospholipid antibodies and stroke in young women. *Stroke* 33:2396–2400, 2002.
267. Merrill JT, Shen C, Gugnani M, et al: High prevalence of antiphospholipid antibodies in patients taking procainamide. *J Rheumatol* 24:1083–1088, 1997.
268. El-Rayes BF, Edelstein M: Unusual case of antiphospholipid antibody syndrome presenting with extensive cutaneous infarcts in a patient on long-term procainamide therapy. *Am J Hematol* 72:154, 2003.
269. Karmochkine M, Piette JC, Mazoyer E, et al: Antiphospholipid antibodies: Cause of thrombosis or an epiphenomenon? *Presse Med* 24:267–270, 1995.
270. Delluc A, Rousseau A, Le GM, et al: Prevalence of antiphospholipid antibodies in psychiatric patients users and non-users of antipsychotics. *Br J Haematol* 164:272–279, 2014.
271. Amengual O, Atsumi T, Khamashta MA, et al: Specificity of ELISA for antibody to beta 2-glycoprotein I in patients with antiphospholipid syndrome. *Br J Rheumatol* 35:1239–1243, 1996.
272. Alarcon-Segovia D, Mestanza M, Cabiedes J, Cabral AR: The antiphospholipid/cofactor syndromes. II. A variant in patients with systemic lupus erythematosus with antibodies to beta 2-glycoprotein I but no antibodies detectable in standard antiphospholipid assays. *J Rheumatol* 24:1545–1551, 1997.
273. Cabral AR, Amigo MC, Cabiedes J, Alarcon-Segovia D: The antiphospholipid/cofactor syndromes: A primary variant with antibodies to beta 2-glycoprotein-I but no antibod-

ies detectable in standard antiphospholipid assays. *Am J Med* 101:472–481, 1996.
274. Sanmarco M, Soler C, Christides C, et al: Prevalence and clinical significance of IgG isotype anti-beta 2-glycoprotein I antibodies in antiphospholipid syndrome: A comparative study with anticardiolipin antibodies. *J Lab Clin Med* 129:499–506, 1997.
275. Day HM, Thiagarajan P, Ahn C, et al: Autoantibodies to beta2-glycoprotein I in systemic lupus erythematosus and primary antiphospholipid antibody syndrome: Clinical correlations in comparison with other antiphospholipid antibody tests. *J Rheumatol* 25:667–674, 1998.
276. Reber G, Schousboe I, Tincani A, et al: Inter-laboratory variability of anti-beta2-glycoprotein I measurement. A collaborative study in the frame of the European Forum on Antiphospholipid Antibodies Standardization Group. *Thromb Haemost* 88:66–73, 2002.
277. Hoxha A, Ruffatti A, Pittoni M, et al: The clinical significance of autoantibodies directed against prothrombin in primary antiphospholipid syndrome. *Clin Chim Acta* 413:911–913, 2012.
278. Lopez LR, Dier KJ, Lopez D, et al: Anti-beta 2-glycoprotein I and antiphosphatidylserine antibodies are predictors of arterial thrombosis in patients with antiphospholipid syndrome. *Am J Clin Pathol* 121:142–149, 2004.
279. Audrain MA, El-Kouri D, Hamidou MA, et al: Value of autoantibodies to beta(2)-glycoprotein 1 in the diagnosis of antiphospholipid syndrome. *Rheumatology (Oxford)* 41:550–553, 2002.
280. Sanfelippo MJ, Joshi A, Schwartz S, et al: Antibodies to phosphatidylserine/prothrombin complex in suspected antiphospholipid syndrome in the absence of antibodies to cardiolipin or beta-2-glycoprotein I. *Lupus* 22:1349–1352, 2013.
281. Sciascia S, Khamashta MA, Bertolaccini ML: New tests to detect antiphospholipid antibodies: Antiprothrombin (aPT) and anti-phosphatidylserine/prothrombin (aPS/PT) antibodies. *Curr Rheumatol Rep* 16:415, 2014.
282. Berard M, Chantome R, Marcelli A, Boffa MC: Antiphosphatidylethanolamine antibodies as the only antiphospholipid antibodies. I. Association with thrombosis and vascular cutaneous diseases. *J Rheumatol* 23:1369–1374, 1996.
283. Rauch J, Janoff AS: Antibodies against phospholipids other than cardiolipin: Potential roles for both phospholipid and protein. *Lupus* 5:498–502, 1996.
284. Yetman DL, Kutteh WH: Antiphospholipid antibody panels and recurrent pregnancy loss: Prevalence of anticardiolipin antibodies compared with other antiphospholipid antibodies. *Fertil Steril* 66:540–546, 1996.
285. de Maistre E, Gobert B, Bene MC, et al: Comparative assessment of phospholipid-binding antibodies indicates limited overlapping. *J Clin Lab Anal* 10:6–12, 1996.
286. Branch DW, Silver R, Pierangeli S, et al: Antiphospholipid antibodies other than lupus anticoagulant and anticardiolipin antibodies in women with recurrent pregnancy loss, fertile controls, and antiphospholipid syndrome. *Obstet Gynecol* 89:549–555, 1997.
287. Staub HL, Bertolaccini ML, Khamashta MA: Anti-phosphatidylethanolamine antibody, thromboembolic events and the antiphospholipid syndrome. *Autoimmun Rev* 12:230–234, 2012.
288. Shapiro SS: The lupus anticoagulant/antiphospholipid syndrome. *Annu Rev Med* 47:533–553, 1996.
289. Triplett DA: Antiphospholipid-protein antibodies: Clinical use of laboratory test results (identification, predictive value, treatment). *Haemostasis* 26 Suppl 4:358–367, 1996.
290. Nojima J, Suehisa E, Akita N, et al: Risk of arterial thrombosis in patients with anticardiolipin antibodies and lupus anticoagulant. *Br J Haematol* 96:447–450, 1997.
291. Lockshin MD, Kim M, Laskin CA, et al: Prediction of adverse pregnancy outcome by the presence of lupus anticoagulant, but not anticardiolipin antibody, in patients with antiphospholipid antibodies. *Arthritis Rheum* 64:2311–2318, 2012.
292. Somers E, Magder LS, Petri M: Antiphospholipid antibodies and incidence of venous thrombosis in a cohort of patients with systemic lupus erythematosus. *J Rheumatol* 29:2531–2536, 2002.
293. Opatrny L, David M, Kahn SR, Shrier I, Rey E: Association between antiphospholipid antibodies and recurrent fetal loss in women without autoimmune disease: A metaanalysis. *J Rheumatol* 33:2214–2221, 2006.
294. Kitchens CS: Prolonged activated partial thromboplastin time of unknown etiology: A prospective study of 100 consecutive cases referred for consultation. *Am J Hematol* 27:38–45, 1988.
295. Liu HW, Wong KL, Lin CK, et al: The reappraisal of dilute tissue thromboplastin inhibition test in the diagnosis of lupus anticoagulant. *Br J Haematol* 72:229–234, 1989.
296. Forastiero RR, Cerrato GS, Carreras LO: Evaluation of recently described tests for detection of the lupus anticoagulant. *Thromb Haemost* 72:728–733, 1994.
297. Galli M, Barbui T: Prothrombin as cofactor for antiphospholipids. *Lupus* 7(Suppl 2): S37–S40, 1998.
298. Galli M, Finazzi G, Bevers EM, Barbui T: Kaolin clotting time and dilute Russell's viper venom time distinguish between prothrombin-dependent and beta 2-glycoprotein I-dependent antiphospholipid antibodies. *Blood* 86:617–623, 1995.
299. Lenzi R, Rand JH, Spiera H: Anticardiolipin antibodies in pregnant patients with systemic lupus erythematosus. *N Engl J Med* 314:1392–1393, 1986.
300. Empson M, Lassere M, Craig J, Scott J: Prevention of recurrent miscarriage for women with antiphospholipid antibody or lupus anticoagulant. *Cochrane Database Syst Rev* 2:CD002859, 2005.
301. Galli M, Barbui T: Antiphospholipid antibodies and pregnancy. *Best Pract Res Clin Haematol* 16:211–225, 2003.
302. Laskin CA, Spitzer KA, Clark CA, et al: Low molecular weight heparin and aspirin for recurrent pregnancy loss: Results from the randomized, controlled HepASA trial. *J Rheumatol* 36:279–287, 2009.
303. Cowchock S, Reece EA: Do low-risk pregnant women with antiphospholipid antibodies need to be treated? Organizing Group of the Antiphospholipid Antibody Treatment Trial. *Am J Obstet Gynecol* 176:1099–1100, 1997.
304. Cowchock S: Treatment of antiphospholipid syndrome in pregnancy. *Lupus* 7(Suppl 2): S95–S97, 1998.
305. Lim W, Crowther MA, Eikelboom JW: Management of antiphospholipid antibody syndrome: A systematic review. *JAMA* 295:1050–1057, 2006.
306. Khamashta MA, Cuadrado MJ, Mujic F, et al: The management of thrombosis in the antiphospholipid-antibody syndrome. *N Engl J Med* 332:993–997, 1995.
307. Levine SR, Brey RL, Tilley BC, et al: Antiphospholipid antibodies and subsequent thrombo-occlusive events in patients with ischemic stroke. *JAMA* 291:576–584, 2004.
308. Moll S, Ortel TL: Monitoring warfarin therapy in patients with lupus anticoagulants. *Ann Intern Med* 127:177–185, 1997.
309. Tripodi A, Chantarangkul V, Clerici M, et al: Laboratory control of oral anticoagulant treatment by the INR system in patients with the antiphospholipid syndrome and lupus anticoagulant. Results of a collaborative study involving nine commercial thromboplastins. *Br J Haematol* 115:672–678, 2001.
310. Crowl A, Schullo-Feulner A, Moon JY: A review of warfarin monitoring in antiphospholipid syndrome and lupus anticoagulant. *Ann Pharmacother* 48:1479–1483, 2014.
311. Agnelli G, Becattini C, Franco L: New oral anticoagulants for the treatment of venous thromboembolism. *Best Pract Res Clin Haematol* 26:151–161, 2013.
312. Schaefer JK, McBane RD, Black DF, et al: Failure of dabigatran and rivaroxaban to prevent thromboembolism in antiphospholipid syndrome: A case series of three patients. *Thromb Haemost* 112: 947–950, 2014.
313. Win K, Rodgers GM: New oral anticoagulants may not be effective to prevent venous thromboembolism in patients with antiphospholipid syndrome. *Am J Hematol* 89:1017, 2014.
314. Camps GM, Guil M, Sanchez LJ, et al: Fibrinolytic treatment in primary antiphospholipid syndrome. *Lupus* 5:627–629, 1996.
315. Julkunen H, Hedman C, Kauppi M: Thrombolysis for acute ischemic stroke in the primary antiphospholipid syndrome. *J Rheumatol* 24:181–183, 1997.
316. Ho YL, Chen MF, Wu CC, et al: Successful treatment of acute myocardial infarction by thrombolytic therapy in a patient with primary antiphospholipid antibody syndrome. *Cardiology* 87:354–357, 1996.
317. Wallace DJ: The use of chloroquine and hydroxychloroquine for non-infectious conditions other than rheumatoid arthritis or lupus: A critical review. *Lupus* 5(Suppl 1): S59–S64, 1996.
318. Erkan D, Yazici Y, Peterson MG, Sammaritano L, Lockshin MD: A cross-sectional study of clinical thrombotic risk factors and preventive treatments in antiphospholipid syndrome. *Rheumatology (Oxford)* 41:924–929, 2002.
319. Tektonidou MG, Laskari K, Panagiotakos DB, Moutsopoulos HM: Risk factors for thrombosis and primary thrombosis prevention in patients with systemic lupus erythematosus with or without antiphospholipid antibodies. *Arthritis Rheum* 61:29–36, 2009.
320. Petri M: Thrombosis and systemic lupus erythematosus: The Hopkins Lupus Cohort perspective. *Scand J Rheumatol* 25:191–193, 1996.
321. Kaiser R, Cleveland CM, Criswell LA: Risk and protective factors for thrombosis in systemic lupus erythematosus: Results from a large, multi-ethnic cohort. *Ann Rheum Dis* 68:238–241, 2009.
322. Edwards MH, Pierangeli S, Liu X, et al: Hydroxychloroquine reverses thrombogenic properties of antiphospholipid antibodies in mice. *Circulation* 96:4380–4384, 1997.
323. Rand JH, Wu XX, Quinn AS, et al: Hydroxychloroquine directly reduces the binding of antiphospholipid antibody-beta2-glycoprotein I complexes to phospholipid bilayers. *Blood* 112:1687–1695, 2008.
324. Rand JH, Wu XX, Quinn AS, et al: Hydroxychloroquine reverses a procoagulant mechanism for antiphospholipid syndrome: Evidence for a novel effect for an old antimalarial drug. *Blood* 115:2292–2299, 2010.
325. Wu XX, Guller S, Rand JH: Hydroxychloroquine reduces binding of antiphospholipid antibodies to syncytiotrophoblasts and restores annexin A5 expression. *Am J Obstet Gynecol* 205:576.e7–576.e14, 2011.
326. Mok MY, Chan EY, Fong DY, et al: Antiphospholipid antibody profiles and their clinical associations in Chinese patients with systemic lupus erythematosus. *J Rheumatol* 32:622–628, 2005.
327. Wahl DG, Bounameaux H, de MP, Sarasin FP: Prophylactic antithrombotic therapy for patients with systemic lupus erythematosus with or without antiphospholipid antibodies: Do the benefits outweigh the risks? A decision analysis. *Arch Intern Med* 160: 2042–2048, 2000.
328. Schmidt-Tanguy A, Voswinkel J, Henrion D, et al: Antithrombotic effects of hydroxychloroquine in primary antiphospholipid syndrome patients. *J Thromb Haemost* 11:1927–1929, 2013.
329. Bezati E, Wu XX, Quinn A, et al: A new trick for an ancient drug: Quinine dissociates antiphospholipid immune complexes. *Lupus* 24:32–41, 2014.
330. Lopez-Pedrera C, Ruiz-Limon P, Aguirre MA, et al: Global effects of fluvastatin on the prothrombotic status of patients with antiphopholipid syndrome. *Ann Rheum Dis* 70:675–682, 2011.
331. Erkan D, Willis R, Murthy VL, et al: A prospective open-label pilot study of fluvastatin on proinflammatory and prothrombotic biomarkers in antiphospholipid antibody positive patients. *Ann Rheum Dis* 73:1176–1180, 2014.
332. Erkan D, Vega J, Ramon G, et al: A pilot open-label phase II trial of rituximab for non-criteria manifestations of antiphospholipid syndrome. *Arthritis Rheum* 65:464–471, 2013.
333. Agmon-Levin N, Blank M, Zandman-Goddard G, et al: Vitamin D: An instrumental factor in the anti-phospholipid syndrome by inhibition of tissue factor expression. *Ann Rheum Dis* 70:145–150, 2011.
334. Andreoli L, Piantoni S, Dall'Ara F, et al: Vitamin D and antiphospholipid syndrome. *Lupus* 21:736–740, 2012.
335. Piantoni S, Andreoli L, Allegri F, et al: Low levels of vitamin D are common in primary antiphospholipid syndrome with thrombotic disease. *Reumatismo* 64:307–313, 2012.
336. Erkan D, Aguiar CL, Andrade D, et al: 14th International Congress on Antiphospholipid Antibodies: Task force report on antiphospholipid syndrome treatment trends. *Autoimmun Rev* 13:685–696, 2014.
337. Kutteh WH: Antiphospholipid antibody-associated recurrent pregnancy loss: Treatment with heparin and low-dose aspirin is superior to low-dose aspirin alone. *Am J Obstet Gynecol* 174:1584–1589, 1996.
338. Rai R, Cohen H, Dave M, Regan L: Randomised controlled trial of aspirin and aspirin plus heparin in pregnant women with recurrent miscarriage associated with phospholipid antibodies (or antiphospholipid antibodies) [see comments]. *BMJ* 314:253–257,

1997.

339. Cohn DM, Goddijn M, Middeldorp S, et al: Recurrent miscarriage and antiphospho-lipid antibodies: Prognosis of subsequent pregnancy. *J Thromb Haemost* 8:2208–2213, 2010.

340. Bramham K, Thomas M, Nelson-Piercy C, et al: First trimester low-dose prednisolone in refractory antiphospholipid antibody-related pregnancy loss. *Blood* 117:6948–6951, 2011.

341. Dendrinos S, Sakkas E, Makrakis E: Low-molecular-weight heparin versus intravenous immunoglobulin for recurrent abortion associated with antiphospholipid antibody syndrome. *Int J Gynaecol Obstet* 104:223–225, 2009.

342. Sherer Y, Levy Y, Shoenfeld Y: Intravenous immunoglobulin therapy of antiphospho-lipid syndrome. *Rheumatology* 39:421–426, 2000.

343. Branch DW, Peaceman AM, Druzin M, et al: A multicenter, placebo-controlled pilot study of intravenous immune globulin treatment of antiphospholipid syndrome during pregnancy. The Pregnancy Loss Study Group. *Am J Obstet Gynecol* 182:122–127, 2000.

第 132 章
血栓性微血管病

J. Evan Sadler

摘要

血栓性微血管病同时存在微血管病性溶血性贫血和血小板减少，常伴有弥漫性微血管血栓形成的迹象和症状。血栓性血小板减少性紫癜[Thrombotic thrombocytopenic purpura, TTP]属于血栓性微血管病的一种，无明显的诱因，也无少尿性肾衰竭。TTP 由针对 ADAMTS13（一种含凝血酶敏感蛋白-1 重复序列的解整联蛋白和金属蛋白酶家族的第 13 号成员）的自身抗体引起，ADAMTS13 是一种金属蛋白酶，其在机体正常条件下能够裂解血管性血友病因子[von Willebrand factor, VWF]并且调节 VWF 依赖的血小板聚集。遗传性 ADAMTS13 缺陷可引起先天性 TTP，这种类型的 TTP 血浆输注效果较好。大多数获得性

简写和缩略词

ADAMTS，一种含凝血酶敏感蛋白-1 重复序列的解整联蛋白和金属蛋白酶（a disintegrin and metalloprotease with thrombospondin type 1 repeats）；aHUS，不典型溶血性尿毒综合征（atypical hemolytic uremic syndrome）；ANA，抗核抗体（anti-nuclear antibody）；APS，抗磷脂综合征（antiphospholipid syndrome）；APTT，活化部分凝血活酶时间（activated partial thromboplastin time）；CFH，补体 H 因子（complement factor H）；CFHR，补体 H 因子受体（complement factor H-related protein）；DDAVP，去氨加压素（desmopressin, 1-deamino-8-D-arginine-vasopressin）；DGKE，二酰甘油激酶 ε（diacylglycerol kinase ε）；Gb3，酰基鞘鞍醇三己糖（globotriaosylceramide 3）；HELLP，溶血、肝酶升高和低血小板计数（hemolysis, elevated liver enzymes, and low platelet count）；HUS，溶血尿毒症综合征（hemolytic uremic syndrome）；LDH，乳酸脱氢酶（lactate dehydrogenase）；MCP，膜辅助因子蛋白（membrane cofactor protein）；MMACHC，甲基丙二酸和同型蛋白尿 C 型蛋白（methylmalonic aciduria and homocystinuria type C protein）；PT，凝血酶原时间（prothrombin time）；SLE，系统性红斑狼疮（systemic lupus erythematosus）；STEC，产志贺毒素大肠杆菌（Shiga toxin-producing Escherichia coli）；Stx，志贺毒素（Shiga toxin）；TM，血栓调节蛋白（thrombomodulin）（基因名称是 THBD）；TTP，血栓性血小板减少性紫癜（thrombotic thrombocytopenic purpura）；VEGF，血管内皮生长因子（vascular endothelial growth factor）；VWF，血管性血友病因子（von Willebrand factor）。

TTP 的病人会反复发作，血浆置换对此类型的 TTP 有一定的疗效。溶血性尿毒综合征[Hemolytic uremic syndrome, HUS]同样属于血栓性微血管病，常会引起少尿或者无尿性肾衰竭。对产志贺毒素大肠杆菌相关 HUS 的研究发现，产志贺毒素大肠杆菌能够引起典型的 HUS 便血常为其前驱症状。先天性或者获得性的补体旁路途经调节缺陷常引起不典型的 HUS，这种 HUS 无便血的前驱症状。继发性血栓性微血管病可继发于肿瘤转移、感染、器官移植以及某些药物作用的情况下。这些不同类型的血栓性微血管病发病机制和预后各不相同，但其临床表现相似，常常难以鉴别。

● 血栓性血小板减少性紫癜

定义及历史

血栓性血小板减少性紫癜[Thrombotic thrombocytopenic purpura, TTP]是血栓性微血管病的一种，可能出现轻中度肾损害，但其无明显的诱因及急性肾功能不全的表现。TTP 可累及任何一个器官，常见神经系统损害。TTP 与抗血浆自身金属蛋白酶 ADAMTS13（凝血酶敏感蛋白-1 重复序列的解整联蛋白和金属蛋白酶家族的成员之一）抗体有关，该抗体可使得血浆 ADAMTS13 活性下降至正常值的 10% 以下。

1924 年 Eli Moschcowitz 详细报道第 1 例 TTP[1]。患者系 16 岁女性，伴发热，严重贫血，白细胞增多，淤点，以及轻偏瘫；肾功能未见异常，但是出现白蛋白、透明管型以及颗粒管型，随后出现昏迷，患者于发病两周后死亡。尸检在末端小动脉及毛细血管发现弥散性透明血栓，以心脏及肾脏居多。此后多年来相似疾病被称作 Moschcowitz 病，直到 1947 年才被正式命名为 TTP 并沿用至今[2]。

1966 年，一篇综述分析了 272 个已报道的病例，对 TTP 的主要临床特征进行了界定[3]。大多数病例为女性患者，年龄 10～39 岁。经典临床表现为血小板减少、溶血性贫血（含大量破碎红细胞）、神经症状、肾损害以及发热五联症。病人死亡率超过 90%，死亡前平均在院时间只有 14 天，症状发生后 80% 的病人存活时间不超过 90 天。但是也有一些病人在脾切除术后得到奇迹般的康复。

1976 年，有研究报道 14 名 TTP 患者中有 8 人经全血置换疗法病情迅速得到缓解[4]，而在此之前，TTP 预后极差。类似反应也在血浆置换之后有报道[5]。一例具有特征性的个案指出，如果置换液为血浆或者是去除冷沉淀的血浆，则置换疗法有效，如果置换液只含有白蛋白则无效[6]。此外，单纯的血浆输注而非血浆置换也可以使症状得到持续性缓解，表明补充血浆中缺失因子对改善 TTP 症状有效[6]。

因为这些报道，血浆疗法治疗 TTP 现已得到普遍应用，而且 1991 年发表的两项研究在其疗效上也提供了令人信服的证据。血浆输注疗法使得 108 名患者获得 91% 的生存率，这是历史经验中一次重大提高[7]。同年报道了一项前瞻性随机对照研究，该研究中对 102 名 TTP 患者进行的血浆置换与血浆输注[8]。使用血浆置换疗法的患者获得 78% 的长期生存率而血浆输注

组获得 63% 的生存率,具有明显差异。

1982 年,基于 4 例慢性复发性 TTP 患者的研究首次提出 TTP 与血管性血友病因子(von Willebrand factor, VWF)之间的联系[9]。这些患者的血浆 VWF 多聚体明显大于正常对照组,且与内皮细胞分泌的 VWF 多聚体大小相似。当时提出 TTP 患者体内缺乏一种裂解酶活性,或许是一种可以在体内使新分泌的 VWF 多聚体解聚使其分布在正常血浆蛋白酶或还原酶。这种裂解酶的缺乏可导致超大分子量 VWF 的持续存在,从而促进血管内血小板聚集,血小板减少,以及微血管血栓。血浆置换疗法可以替补裂解酶的活性缺失或者去除其他能引起临床复发的因素。

1996 年鉴定出特定的裂解酶,这是一种在高剪切力或蛋白轻度变性条件下可以裂解 VWF 的金属蛋白酶[10,11]。此后不久,患有先天性 TTP 的儿童也被证实血浆中此种金属蛋白酶遗传性的缺乏[12],成人获得性 TTP 患者的血浆则含有此酶的自身抗体[13,14]。这种 VWF 蛋白裂解酶随之被纯化[15,16],克隆[17,18],并命名为 ADAMTS13,是金属蛋白酶类 ADAMTS 家族的一种新蛋白酶。同时,通过先天性 TTP 以及致病 ADAMTS13 突变进行家系连锁分析确定了 ADAMTS13 的位点[19]。

病因及发病机制

VWF 调节失控引起的血小板血栓是 TTP 的发病机制。在血管受损部位,大分子量 VWF 多聚体通过与血小板表面糖蛋白 Ⅰb(glycoprotein Ⅰb, GPⅠb)以及结缔组织结合从而介导血小板黏附(参见第 120 章)。VWF 多聚体亚单位结构由五个保守的结构区域组成(图 132-1)。VWF 多聚体通过 A3 区域与胶原蛋白结合,通过 A1 区与血小板 GPⅠb 结合,在高血流剪切力条件下当 VWF 与血小板相结合时,VWF 多聚体结构展开,使得 A2 区域的 Tyr1605-Met1606 易与 ADAMTS13 相结合(图

133-2)而被裂解,从而使黏附的血小板解聚。ADAMTS13 的缺乏阻止了血小板黏附这一反馈抑制性过程,导致广泛的微血管性血小板血栓形成。ADAMTS13 活性达 10% 以上便能防止血栓性微血管病的发生。

TTP 患者 ADAMTS13 缺乏是由于体内结合 ADAMTS13 的多克隆自身抗体所致,该抗体常为免疫球蛋白(immunoglobulin, Ig)G,偶尔为 IgA 或 IgM[13,14]。抗体通常与 ADAMTS13 间隔区相结合,也常结合于 CUB 区域以及第一个凝血酶敏感蛋白-1 重复序列区域,较少结合于其他凝血酶敏感蛋白-1 重复序列区域、金属蛋白酶区或者是前导肽区[20~22]。大多数病人都存在自身抗体抑制 ADAMTS13 活性的情况。其他病人很可能存在介导 ADAMTS13 从血液循环中清除的非抑制性抗体[23]。

流行病学

据报道 TTP 的年发病率在美国为 0.0002% ~ 0.0006%,而在英国约为 0.00022%[24,25]。其中并未观察到该病受季节或者地域的影响。TTP 的人口统计资料与系统性红斑狼疮[systemic lupus erythematosus, SLE]相类似。20 岁以下人口,TTP 在发病较少,发病高峰为 30 ~ 50 岁[24,25]。许多报道表明,女性与男性患病之比约为 2:1,50 岁以下以女性病人更多见,大于 60 岁性别比率接近相等[24,25]。TTP 发生的其他危险因素包括非洲人种[26,27]、肥胖[27,28]。女性在怀孕后期以及围产期更容易发病(参考文献 29 和 30 中综述)。HLA-DRB1*11 在白人 TTP 患者中表达量较正常值高数倍[31,32]。

临床表现

TTP 可急性起病或呈隐匿性,发展数周。大约 1/3 的患者有溶血性贫血症状[3,29]。血小板减少症通常会导致淤点或紫癜;口腔,胃肠道泌尿道出血较少见,但可以很严重。许多病人表

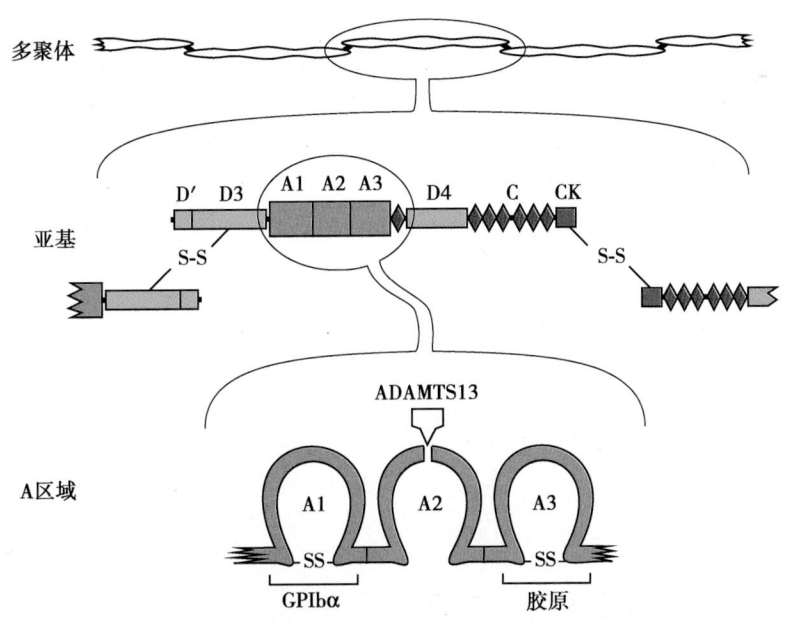

图 132-1　VWF 的结构 VWF 多聚体(顶)上是由含有四个特定结构域的亚基构成。包括 3 个 A 区域,6 个 C 区域,一个同源的 D4N 区域,两个完整的以及一个部分的 D 区域还包含一个脱氨酸结构域。C 末端胱氨酸区域与 N 端 D3 区域之间通过二硫键相连从而将各个分子亚基(中)连接组成多聚体。A1 区域(下)与血小板表面糖蛋白 Ibα(GPⅠbα)结合,A3 区域与细胞外基质胶原蛋白结合,而含有 Tyr-Met 的 A2 区域容易被 ADAMTS13(一种含 1 型凝血酶敏感蛋白重复序列的离素和金属蛋白酶家族的第 13 号成员)结合以及切割

现为上呼吸道前驱感染或者流感样症状。常见腹部疼痛和压痛，可见恶心、呕吐和腹泻，血便罕见。

广泛的微血管血栓会影响除肺以外的大部分的组织，如肾脏、心脏、脑、胰腺、肾上腺、皮肤、脾脏、骨髓等。肾脏受累较常见，但是只有 10% 的患者会发生急性肾衰竭[26,27,29]。神经系统症状可呈一过性，也可以呈持续性，包括头痛、视力障碍、眩晕、性格改变、思维混乱、嗜睡、晕厥、昏迷、癫痫、失语、偏瘫和其他局灶性感觉及运动障碍[3,29]。许多患者会有发热症状。在过去的 40 年里，调查结果表明表明，神经系统症状或发热症状发生率由超过 90% 降低至大约 50%[3,8,26,27,29]，可能是因为这些临床特征对于 TTP 的诊断不再是必须条件。

不论是初次发病或者是疾病复发，TTP 的临床症状有时并不典型。非溶血性贫血伴血小板减少可能预示着疾病的发生。少数患者可以在患病的几天到数月里，甚至早于血栓性微血管病发生，出现视力障碍、胰腺炎、卒中或者是其他血栓改变[33~36]。发生大静脉或者大动脉血栓的患者可达 50%[37]。

累及心脏可引起胸痛，心肌梗死，充血性心力衰竭或心律失常[29,38,39]。直接肺受累较罕见，但可能发生严重的急性呼吸窘迫综合征[29]，也可能继发于心力衰竭。胃肠道症状较常见，包括腹痛、恶心、呕吐以及腹泻[3,29]。体检有胰腺炎或肠系膜缺血可能。偶尔会出现雷诺现象，关节痛、肌肉痛及视网膜出血或剥离症状[3,29]。

实验室特征

由于 TTP 症状和体征无特异性，诊断主要靠实验室检查来界定微血管病性溶血性贫血及血小板减少，且排除其他原因。TTP 患者贫血很常见，平均血红蛋白约为 80g/L[27,40]。血小板减少通常较严重，平均血小板计数约 20×10^9/L[26,27,40]。溶血表现为网织红细胞计数与血清乳酸脱氢酶（lactate dehydrogenase，LDH）增多，血清结合珠蛋白测不出，以及总胆红素和间接胆红素升高。抗人球蛋白试验（Coombs test）通常为阴性[7,8]。肾微血管损伤通常表现为镜下血尿、颗粒管型、红细胞管型和蛋白尿，但血肌酐基本正常，很少高于 20mg/L[7,8,27,40]。大约 50% 的病人抗核抗体（anti-nuclear antibody，ANA）阳性[40]。

几乎所有的病人血浆纤维蛋白原、PT 和 APTT 正常[7,8]，因此凝血功能在 TTP 的发生发展中作用甚微。伴肌钙蛋白水平升高的心肌损伤常见[38,39]。

TTP 的血涂片形态学特征为破碎红细胞的显著增加。破碎的红细胞呈盔甲状，也可为不规则三角形小凸起或者新月形凸起，且中央淡染（参见第 2 章）[41]。TTP 患者往往出现明显增加的裂红细胞；在对 6 名患者进行的一项研究发现，裂红细胞占所有红细胞的 1%~18.4%（均值 8.3%）[42]。也可见到球形红细胞。

TTP 患者 ADAMTS13 活性通常小于 10%，并且此为获得性TTP 的特异性的表现[13,14,43,44]。如果成年 TMA 患者未发现有可疑的继发性诱因，无腹泻的前驱症状，也未发现有 HUS 的特征，那么至少有 80% 的病人 ADAMTS13 活性会小于 10%。绝大多数伴有严重 ADAMTS13 缺乏的病人存在自身抗体的抑制剂[13,14,26,45]，并且几乎所有病人能够通过酶联免疫吸附试验（enzyme-linked immunosorbent assay，ELISA）检测到与 ADAMTS13 相结合的自身抗体。

根据临床情况，也需要考虑除了 ADAMTS13 缺陷之外的其

他诱因的实验室检查证据，例如妊娠、维生素 B_{12} 缺乏、SLE 以及其他自身免疫性疾病、抗磷脂综合征（antiphospholipid syndrome，APS）、艾滋病毒和产志贺毒素微生物。

TTP 患者微血管病变的组织学表现与 VWF 依赖的血小板血栓的病理生理过程相一致。在任何器官的小动脉和毛细血管中都可以发现无定形的血栓和内皮下透明质沉积，这些现象在心肌、胰腺、肾脏、肾上腺和大脑中尤其常见（依据严重程度依次递减），在肝脏和肺脏发生率相对较低。病变主要由血小板和 VWF 组成，同时有少量的纤维蛋白和炎性细胞，病变通常也伴随着局部内皮细胞的增生[46,47]。

鉴别诊断

任何具有微血管病性溶血性贫血以及血小板减少症状的患者，如果没有弥散性血管内凝血或产志贺毒素大肠杆菌（Shiga toxin-producing Escherichia coli，STEC）-HUS 的前驱症状，如腹泻、急性少尿或无尿型肾衰竭等等表现，都需要考虑是否患有 TTP。由于与继发性血栓性微血管病性溶血相关的一些疾病可以有类似的临床表现，TTP 诊断标准较粗略。因此，TTP 诊断势必成为一种挑战并且必须广泛考虑鉴别诊断（表 132-1）。

表 132-1　血栓性微血管病的分类和鉴别诊断
血栓性血小板减少性紫癜（TTP）
ADAMTS13 自身免疫性抗体介导的 TMA
先天性 TTP（Upshaw-Schulman 综合征）
获得性 ADAMTS13 缺乏，存在 ADAMTS13 突变
产志贺毒素大肠杆菌介导的溶血性尿毒综合征（STEC-HUS）
非典型溶血性尿毒综合征（aHUS）
补体旁路途经缺陷
二酰基甘油激酶 ε（DGKE）缺陷
继发性血栓性微血管病
弥散性血管内凝血
感染（病毒、细菌、真菌）
肺炎双球菌
组织移植相关
化疗或放疗损伤
组织排异
移植物抗宿主病
肿瘤
妊娠相关（子痫前期，宫外孕，HELLP 综合征[溶血，肝酶升高，血小板减少]）
自身免疫性疾病
系统性红斑狼疮和其他血管性狼疮
抗磷脂综合征
药物（常见的）
免疫相关（奎宁、噻氯匹定）
毒性相关（环孢霉素、他克莫司、米霉素 C、吉西他滨）
氰钴胺素代谢障碍
恶性高血压
机械溶血（如主动脉或冠状动脉人工瓣膜故障）

除外 TTP,裂红细胞可发生于其他多种情况下,但是多数不能达到 TTP 1%～18% 这一典型范围内。例如,裂红细胞可发生于 58% 正常人的血涂片中,占全部红细胞的 0～0.27%(平均 0.05%)[42]。慢性肾衰竭(chronic renal failure)患者、子痫前期(preeclampsia)患者或安装有正常运作的人工心脏瓣膜的患者血涂片中可发现高达 0.6% 的裂红细胞[42]。人工心脏瓣膜有缺陷的患者可发生严重的溶血与显著增多的裂红细胞。许多观察表明骨髓移植患者接受移植物 6 星期后,血涂片出现平均 0.7% 的裂红细胞(约 0～4%)[48,49]。大约 10% 的患者血涂片含有至少 1.3% 的裂红细胞,认作血栓性微血管病的高危风险因素[49]。

在新生儿、妊娠期间、手术后、慢性肝硬化、慢性肾功能不全、急性炎症状态以及除 TTP 以外的各种血小板减少性疾病中,ADAMTS13 的水平为正常或仅为轻度下降[44,50]。严重的败血症有时会导致重度 ADAMTS13 获得性缺乏,但这种情况的发生率和临床意义尚不明确[51]。一些急性病毒性肝炎、重度肝硬化[52]或干细胞移植后的肝静脉闭塞性疾病[53]患者会出现至少是暂时性的 ADAMTS13 严重缺乏(小于 10%)的情况,这可能与肝脏合成 ADAMTS13 有关[17~19]。

治疗

血浆置换

血浆置换为 TTP 的主要治疗方法,可以去除抑制 AD-AMTS13 的抗体以及补充 ADAMTS13。TTP 一经诊断,血浆置换疗法应该立即应用。研究证实血浆置换疗法对大多数继发性血栓性微血管病没有价值[7,8],所以血浆置换疗法的有效性只是针对 TTP 而言。该疗法的血浆最佳使用剂量尚不清楚,常规每天一次,体积为 40ml/kg 或 60ml/kg,相当于 1 单位或 1.5 单位体积的血浆。对于难治性的患者,须加强血浆置换治疗剂量至每天两次,每次 1 个单位体积[54]。及时治疗非常重要,如果血浆置换必须推迟超过几小时,在患者对容量负荷的耐受的情况下应每天给予 20～40ml/kg 的血浆输注[55]。

置换液应含有 ADAMTS13。新鲜冰冻血浆[7,8]、去冷沉淀血浆[56~58]和各种病原体灭活血浆都已获得令人满意的治疗效果[59]。相较新鲜冰冻血浆,洗涤血浆的变态反应和输血相关性肺损伤发生率更低[60],但随着一些洗涤剂的使用,血栓发生率增加[59,61]。去冷沉淀血浆减少了血浆中大部分 VWF 多聚体,同时含有正常的 ADAMTS13 水平[62],特别适合 TTP 的治疗。然而,小型的随机试验表明,在 TTP 的初始治疗中,冷沉淀血浆并不优于新鲜冰冻血浆[56,57]。尽管具有相似浓度的 ADAMTS13[59,63],亚甲蓝处理后的血浆治疗效果较新鲜冰冻血浆差[59]。

TTP 患者的血浆置换应该每天进行,直到获得以下疗效:血小板计数 >150×10⁹ 持续至少 2 天以上[55]。目前尚未明确血浆置换该直接停止还是逐渐减少其次数。比较规范的降低血浆置换频率的策略为隔天一次(或每周两次)维持数天。如果病情保持稳定,可以停止治疗并密切观测病人是否复发。或者,血浆置换也可以在持续监测数天未发现血小板再次减少的情况下停止。

糖皮质激素

TTP 是一种自身免疫性疾病,尽管糖皮质激素的作用尚未被完全证实,但已经成为一种常规治疗手段。通常的使用方法为在血浆置换治疗期间内给予泼尼松每天总剂量为 1mg/kg 或 2mg/kg,分一次或两次服用,或同等效价的激素,之后逐渐减量。另一种方案为甲泼尼龙静脉注射 1g/d 连用 3 天[55]。

抗血小板药物

TTP 治疗中抗血小板药物的使用尚存在争议。阿司匹林和双嘧达莫常联合血浆置换治疗,但尚未确切表明可以改善 TTP 的症状[8,64]。血小板计数一旦超过 50×10⁹/L 时建议低剂量阿司匹林预防血栓[55]。

血小板输注

血小板输注与 TTP 的急性恶化和死亡有关[7,29,65,66]。因此,血小板输注相对禁忌,仅用于危及生命的出血治疗,最好是用于血浆置换治疗开始后。在血浆置换静脉通道建立之前血小板通常不作为预防性治疗[67,68]。血小板可以用于紧急手术前输注,但必须进行大剂量的血浆置换治疗准备[65]。

利妥昔单抗

对于血浆置换无效的难治性 TTP,利妥昔单抗(375mg/m² 每周,持续 4 周)常可使患者获得一定的疗效。至少 80% 的病人在治疗开始后的 1～3 周内可获得完全缓解[69]:包括恢复到正常的 ADAMTS13 水平以及 ADAMTS13 自身抗体消失(如果先前存在自身抗体)。少数治疗成功的患者会复发,通常发生在治疗后 6 个月至 4 年之间,但是这部分患者中的绝大部分都可以通过再次治疗获得缓解。

通过使用糖皮质激素、抗组胺药和止痛剂,可以控制患者对利妥昔单抗的急性副反应。由于血浆置换会清除利妥昔单抗,故在血浆置换后应立即进行利妥昔单抗治疗,使得在下一个血浆置换前利妥昔单抗的作用时间获得最大化。

一旦 TTP 诊断成立,应该立即使用利妥昔单抗连同血浆置换进行治疗,这可以缩短获得治疗缓解的时间,同时减少复发率[55,69,70]。具有持续性或者严重的 ADAMTS13 缺乏的 TTP 患者,在获得治疗缓解后,应该立即使用美罗华治疗,以防止复发[70,71]。

在某些情况下,会出现利妥昔单抗相关的罕见严重并发症,包括支气管痉挛、低血压、血清病、易感染,以及渐进性多灶性脑白质病变[72]。这样的并发症对于自身抗体型的 TTP 患者而言十分罕见[73,74]。

未接种乙肝疫苗的患者在接受利妥昔单抗治疗前应接受乙型肝炎病毒感染筛查。那些有既往感染证据的患者应考虑预防性抗病毒治疗,并在治疗后监测肝脏损伤和病毒活性相关指标持续 6～12 个月[74]。

脾切除

一些报道表明,脾切除术可以延长缓解期,或者降低血浆置换或免疫抑制疗法抵抗的 TTP 患者复发率,可能与消除了抗 ADAMTS13 抗体产生的主要场所有关[75,76]。大多数患者不论血小板计数如何,都可安全的进行腹腔镜脾切除术[77]。

其他治疗

临床相关经验表明,长春新碱对难治性 TTP 有效,尽管其疗效难以评估。其用法和用量为治疗第一天 2mg 静脉输注,而后第 4 天和第 7 天 1mg 静脉输注[78],或者每周 2mg 静脉输注,维持 2~14 周[79]。前列环素[80,81]或者大剂量丙种球蛋白静脉输注[82,83]目前有应用,但无有力的证据证实其疗效。

虽然环孢素能够引起继发性 TMA,但是临床研究发现,血浆置换后紧接着给予环孢素,每天总量 2~3mg/kg,分两次给予,有明显的疗效,且 ADAMTS13 活性能够恢复正常[84]。

其他的治疗方法包括口服或静脉使用环磷酰胺,口服硫唑嘌呤[55]、硼替佐米[85]、麦考酚酯[86]、N-乙酰半胱氨酸[87]、环磷酰胺、阿霉素、长春新碱和泼尼松联合化疗[88]以及自体干细胞移植[89]。阻碍 VWF 与血小板结合的药物正在开发中,这些药物可能对 TTP 的治疗很有帮助[90,91]。

支持治疗

每天监测实验室指标,包括全血细胞计数(包括血小板计数)、LDH、电解质、尿素氮和肌酐。由于心肌损伤的发病率很高[29],应考虑持续性监测心电图和定期检测心肌酶。患者应补充叶酸以及接种乙型肝炎疫苗[55]。其他变态反应,代谢性碱中毒,血浆置换相关性低钙血症应采取相应的预防和治疗措施。

在血小板计数升高至 50×10^9/L 后,可采用压力袜、低分子量肝素[61]、低剂量的阿司匹林[55]预防静脉血栓栓塞。

病程与预后

一般经过少至 4 个疗程,多至 55 个疗程,中位次数为 11 次的血浆置换后,血小板可恢复到正常值[92]。血清 LDH 在血小板恢复后大约 9 天恢复正常,而持续性的 LDH 的增高与疾病恶化或者复发的风险并不相关[93]。

TTP 发作的定义是疾病在获得治疗缓解后 30 天内复发,25%~50% 患者会在两周内复发,而需要做进一步的血浆置换。某些病人会出现数月内的反复发作[94]。最终有 80% 的患者能够获得 30 天以上的持续缓解[92]。

复发,定义为在一次完全缓解超过 30 天之后再次出现疾病的发生,多达 1/3 的单用血浆置换和糖皮质激素治疗后两年内的病人可发生。大多数在确诊后一年内复发,也有人 13 年后或更久后复发[26,94]。判断 TTP 复发应考虑血栓微血管病相关的症状,特别是感染、手术以及妊娠等的能诱导复发的症状因素[34,95]。复发患者通常对血浆置换治疗有效。TTP 复发与 ADAMTS13 严重缺乏和出现 ADAMTS13 自身抗体有关。相应的,诊断时无 ADAMTS13 严重缺乏的患者很少复发[96](大约含 9% 相关研究内容)。

大约 26% 的接受血浆置换治疗的 TTP 患者,发生严重的导管相关并发症,包括气胸和出血、心脏穿孔、静脉血栓形成、导管血栓形成以及细菌或真菌感染[97]。

1/3~2/3 接受新鲜冰冻血浆输注的患者会出现荨麻疹或瘙痒反应,但通常抗组胺药物治疗即可缓解。大容量血浆置换可引起代谢性碱中毒和低钙血症,并可能导致意外的血小板清除。由血浆引起的严重并发症不常见,仅见于大约 4% 的患者,这些严重并发症包括支气管痉挛、过敏反应、低血压、缺氧和血清病[97]。

接受血浆置换治疗的 TTP 患者的死亡率约为 10%~20%。大多数患者于症状出现后的数天内死亡,并且几乎所有的死亡患者都是发生在症状出现后的第一个月内[7,8,26,94]。

TTP 的后遗症包括长期生活质量缺乏和认知功能障碍[98,99],5%~13% 的患者发生重度持续性神经障碍[100],多达 25% 的患者发生慢性肾功能不全[100],6%~8% 的患者出现肾衰竭,需依靠透析治疗[100,101]。

● 先天性血栓性血小板减少性紫癜

定义及历史

先天性 TTP,即 Upshaw-Shuman 综合征,指的是由 ADAMTS13 先天性缺陷引起的 TTP。

Schulman 和同事[102]以及 Upshaw[103]首先描述了一种类似于 TTP 的先天性疾病,其特征是常染色体隐性遗传和慢性复发性的血栓性微血管病。先天性 TTP 或 Upshaw-Shuman 综合征与成人的获得性 TTP 有许多共同之处,两者对血浆的治疗反应相类似[103]。

病因和机制

先天性 TTP 是由于染色体 9q34 上的 ADAMTS 13 基因[19]发生纯合或者复杂杂合型突变而导致其失活所引起的[104]。这种突变通常会破坏 ADAMTS13 的合成和分泌。目前仍然没有证据表明先天性 TTP 存在异质性。

流行病学

先天性 TTP 是一种常染色体隐性遗传,男女发病率无明显差别[105]。在日本,先天性 TTP 的发病率约为 1/100 万人[106],并且其他地区的发生率也相类似。并且,先天性 TTP 在所有 TTP 中占少数。

临床表现

除发病年龄以外,遗传性 TTP 的临床表现与获得性 TTP 相似。大多数存在先天性 ADAMTS13 缺乏的儿童可出现新生儿黄疸和溶血,但没有证据显示会出现 ABO 或者 Rh 血型不相容。大约有一半以上的儿童自出生起就会呈慢性复发的病程。而其余的儿童通常在青春期晚期或者二十岁出头出现 TTP 相关的症状。不管哪种类型,感染、中耳炎、手术或其他炎症可应激诱发其急性发作[105,107]。患者在接受垂体后叶素治疗后可能会出现急性发作,因其刺激了内皮细胞贮存的 VWF 释放;其中一位患者因鼻内给予低剂量垂体后叶素治疗遗尿而诱发 TTP[108]。与获得性 TTP 相似,大多数先天性 TTP 的患者在急性发作时都会出现肾源性的蛋白尿、血尿或血清肌酐轻度升高。在经历长期反复发作的病程后,可出现慢性肾衰竭[107]。

女性 TTP 患者通常在其第一次妊娠期间发病,可能是因为妊娠晚期患者 VWF 水平升高的缘故。如果不进行治疗,妊娠通常会因流产、死胎或早产而终止。TTP 通常发生在晚期妊娠或产后,而流产在中期妊娠最为常见[109]。

实验室特征

重度先天性 ADAMTS13 缺乏(活性<5%)是先天性 TTP 的实验室检查特征之一。在先天性 TTP 患者中,用血浆治疗引起的 ADAMTS13 异源抗体产生在治疗中是极其罕见的,仅有少量病例报道[110]。其他的实验室检查特点与获得性 TTP 相类似。

而其组织学特征也与获得性 TTP 相类似[111]。

鉴别诊断

对于在儿童早期就出现 TTP 的患者,其他导致血栓性微血管病的原因包括:儿童时期出现的 STEC-HUS、非典型的 HUS 和继发性血栓性微血管病相关疾病。对于青少年和成人来说,鉴别诊断与获得性 TTP 是一样的(表 132-1)。

对于所有患有血栓性微血管病的患者,应该考虑对粪便和尿液进行 STEC 的检测,因为有相当一部分的 STEC 感染患者从未出现过血便。

治疗

条件允许的情况下,先天性 TTP 可通过定期输注新鲜冷冻血浆或相类似的血制品进行治疗。ADAMTS13 的半衰期是 2 ~ 3 天[112],要避免出现 TTP 相关症状,需要使得 ADAMTS13 的水平维持在是正常水平的 5% 以上。每 2 ~ 3 周输注 5 ~ 20ml/kg 的血浆,通常足以使 ADAMTS13 水平保持在 5% 以上,从而防止出现 TTP 相关的症状[105,107]。对血浆输注有严重过敏反应的患者,可应用含有丰富的 ADAMTS13 的血浆衍生因子Ⅷ/VWF 的浓缩物进行输注[55]。

妊娠管理

从孕 8 周开始,每两周输注 10ml/kg 的血浆,到中期妊娠改为每周输注,可以防止出现流产和早产。血栓性微血管病的任何体征都是增加血浆输注量或次数的指征。血浆置换可作为避免容量负荷过重的必要手段[55,109]。

病程与预后

先天性 TTP 的严重程度有很大差异,其严重程度与基因型和剩余的血浆 ADAMTS13 活性有关。在正常情况下,AD-AMTS13 活性小于 2.5% 的 TTP 患者在儿童时期就有第一次的 TTP 发作,并且每年有超过 2 次的 TTP 发作,这类病人需要定期的血浆输注预防。相反地,ADAMTS13 活性在 2.5% ~ 6.0% 的患者会在成年后发病,并且发作的次数较少[113,114]。其中一些患者无症状间歇期较长,可在出现临床表现后再进行治疗。然而,未获得充分治疗的患者有出现慢性肾功能衰竭和卒中的危险[55]。

● 志贺毒素大肠杆菌相关的溶血性尿毒综合征

定义及历史

溶血性尿毒综合征是一种主要影响肾脏的血栓性微血管病,通常会导致少尿或无尿性的肾衰竭。摄入 STEC 会导致 STEC-HUS,这种 HUS 通常会出现腹泻的前驱症状。文献记录的 STEC-HUS 其他名称包括腹泻相关的 HUS[diarrhea-associated HUS,D+HUS]以及“典型”HUS。

在 1955 年,HUS 这个名词被首次提出,一位发生血栓性微血管病的儿童患者出现了 TTP 所不常见的无尿性肾衰竭症状[115]。HUS 的病人经常会出现血便的前驱症状,与 TTP 不同,HUS 预后相对较好。大多数患者仅仅通过支持治疗就存活下来并恢复了正常的肾功能[116]。虽然已知的病例群集于流行地区,但直到 1983 年为止,其发病机制才明确,研究发现大肠杆菌 O157:H7 会产生志贺毒素,其会引起流行性出血性结肠炎,从而逐渐发展成为 HUS[117~119]。

病因和机制

STEC 可以制造两种类型的志贺毒素(Shiga toxin,Stx),其结构和功能与蓖麻毒素相似。Stx1 与志贺痢疾杆菌 1 型毒素相同。Stx2 与 Stx1 的序列大约有 50% 的相似度,并且以几种相似的形式呈现。这两种毒素都是由五个 B 亚基和 1 个 A 亚基组成的,B 亚基可与细胞表面神经酰胺三己糖苷[globotriao-sylceramide,Gb3]结合,A 亚基致细胞毒性。致病性大肠杆菌几乎总是表达 Stx2,其他大约三分之二的表达 Stx1[120]。

当 STEC 定植于肠道时,它们会破坏上皮细胞并分泌 Stx,其可能通过血液中的中性粒细胞输送到靶器官。Stx 在细胞表面与 Gb3 相结合,内吞,继而通过分泌途径逆向转运至进入内质网,在内质网中,其 A 亚基被转运到细胞质中。A 亚基是一种 N-糖苷酶,其能够从核糖体亚基中移除一个特定的碱基,从而抑制了蛋白质的合成,并激活导致细胞凋亡途径。研究发现,肾管上皮、血管内皮细胞和肾小球内皮细胞 Gb3 的相对高表达从而介导了肾脏损伤。

流行病学

STEC-HUS 在任何年龄阶段都可以发生,主要影响 5 岁以下儿童,但 6 个月以下婴儿患病少见。该疾病散在发生,其流行发生与摄入产 Stx 细菌污染的食物或摄入其他被污染的物质有关。至少 80% 以上的病例与大肠杆菌 O157:H7 有关,但是 STEC-HUS 也可由其他具有毒性的大肠杆菌引起,例如,大肠杆菌血清型[121,122],或由大肠杆菌痢疾型 1。大多数病例发生在夏季和秋季,且多为农村地区。每年的发病率大约为 10 ~ 30 例每 100 万儿童,但这取决于暴露的风险,会随着每年的时间、地点和其他因素变化而变化。STEC-HUS 是儿童慢性肾衰竭的一个常见原因[120]。

临床表现

摄入 STEC 后 2 ~ 12 天内,患者出现腹痛、压痛和腹泻的症状,平均潜伏期为 3 ~ 7 天,中位潜伏期 3 天。腹泻通常会在 1 ~ 3 天内进展为血便,在此期间,患者通常无发热症状,恶心和呕吐症状常见,腹疼比其他因素引起肠胃炎更为典型,并且排便过程通常比较痛苦。大多数病人在几天内可自行恢复。在 10 岁以下大肠杆菌 O157:H7 感染伴血性腹泻的儿童中,近 15% 的患儿在出现腹泻症状后约 7 天后(范围:5 ~ 13 天),将会出现 STEC-HUC 急性发作的相关症状,如微血管溶血性贫血、血小板减少和肾损伤[120]。

实验室特征

除了腹泻或呕吐引起的电解质失衡症状外,在进展成血便之前,实验室检查结果可能无特异性。血小板减少症和溶血性尿毒症通常发生在出现血便以后、发生肾衰竭之前,且伴随有相关的实验室检查异常。血小板计数常降至 40×10^9/L 以下。肾脏表现可能包括肌酐的升高、蛋白尿、血尿、高血压和少尿或无尿。通常,PT 和 APTT 正常或轻度降低,血浆纤维蛋白原正常或升高，而纤维蛋白降解产物可能中度升高[120,123]，AD-AMTS13 水平正常[124,125]。

患者粪便应该种植在选择性培养基上，从而对大肠杆菌 O157：H7 进行培养，并对 Stx 进行检测，以检测非 O157 菌株。在发病前 6 天的患者中，至少 90% 都在粪便中发现了 STEC，但在之后的患者中，检测出 STEC 患者的比例不到 30%。粪便中白细胞数目正常或轻度增加[120]。

如果粪便培养没有获得可靠诊断信息的话，在诊断两周后，对 STEC 表面抗原抗体的血清检测可以巩固 STEC-HUS 的诊断。抗体滴度在感染后会上升，并持续 8 ～ 12 周。

STEC-HUS 主要影响肾皮质，通常表现为大范围的坏死。其在胰腺、大脑、肾上腺和心肌中发生病变的频率较低。HUS 相关的血栓通常发生在肾小球毛细血管和小动脉，该血栓主要由纤维蛋白、红细胞以及少量血小板构成[47,126]。

鉴别诊断

与 STEC-HUS 不同，由沙门菌、志贺杆菌或梭状芽孢杆菌引起的血便很可能伴有发烧和虚弱的症状。同时感染 STEC 和艰难梭菌的情况也可能发生。明显的 STEC-HUS 的鉴别诊断包括鉴别其他引起血栓性微血管病的原因。（表 132-1）

治疗

急性出血性痢疾患者应住院接受诊断和治疗，对可能的 STEC 感染进行管理干预，并对感染进行控制。早期静脉输注以维持肾脏灌注，可防止 HUS 的进展[120]。大多数患者需要红细胞输注。另外，每天监测血红蛋白、血小板计数、电解质、尿素氮和肌酐是很重要的。

对 STEC-HUS 患者使用抗生素的风险和益处可能取决于疾病的发展阶段。抗生素不应在大肠杆菌 O157：H7 引起的急性腹泻性疾病的早期使用，因为抗生素会增加 HUS 的发病风险[127]。然而，对 2011 年大肠杆菌 O104：H4 感染暴发的回顾性分析显示，在 HUS 进展后使用多种抗生素治疗可能降低了癫痫发作和死亡的发生率[128]。

抗蠕动剂和麻醉剂的使用增加了 HUS 和神经系统并发症的风险。非甾体类抗炎药、降压药以及可以减少肾血流灌注的血管紧张素转化酶抑制剂和血管紧张素受体阻滞剂等药物应该避免使用。没有令人信服的数据表明抗血小板药物、抗凝剂、血浆置换、糖皮质激素、利妥昔单抗或者是终末补体抑制剂依库单抗对儿童和成人的支持性治疗和透析有好处[58,120,128]。

病程及预后

患者通常有一定程度的弥漫性血管损伤，并且可能会因静脉输液而出现水肿。因此，需要用比预期更多的钠来作为足够的容积替代，并且监测容量超负荷和血压是很重要的。血小板计数的增加标志着 HUS 进展风险期的结束。对于 HUS 的患者，溶血可在 HUS 缓解后持续存在，并需要额外的红细胞输注。

肾外病变常见，虽然具体并发症的发生率有很大差异。根据暴发程度的不同，中枢神经系统并发症（癫痫、昏迷或卒中）发生在 10% ～65% 的病例中，并且在老年患者中更为常见。心脏功能障碍与缺血或充血性心力衰竭有关。病人可能需要机械通气来改善癫痫、昏迷、肺水肿或肺炎。胃肠并发症包括出血性结肠炎、坏死、穿孔、腹膜炎、胰腺炎、糖尿病和直肠脱垂[120,128,129]。

死亡和终末期肾衰竭的发生率也有很大差异，但其与最初透析的需求程度和中枢神经系统并发症严重程度相关。在对超过 3400 名 STEC-HUS 患者进行的荟萃分析显示，平均 9% 的患者死亡，3% 的患者在 1 年或数年内发展为永久性的终末期肾衰竭。另外 25% 的患者出现持续的高血压，蛋白尿，或慢性肾功能不全[130]。

无法检测到 STEC 可能不会对临床病程产生很大的影响。在一项对 268 名 HUS 患者的研究中，59% 的患者存在腹泻的前驱症状以及 STEC 感染的细菌学或血清学证据；21% 的患者只出现腹泻，另外 10% 的患者仅发现 STEC 细菌学或血清学阳性。这三组人都有相似的结果：大约 1% 的人死亡，而 73% 的人恢复了正常的肾功能。相比之下，11% 的患者既没有出现腹泻，也没有检测到 STEC 感染，预后却更加差；有 10% 的患者死亡，而只有 34% 的人恢复了正常的肾功能[121]。后一种类型患者中的大多数可能有非典型的 HUS［atypical hemolytic uremic syndrome, aHUS］，其有着不同的病因和预后。

● 非典型的溶血性尿毒症

定义及历史

aHUS 与腹泻或 STX 的产生无关，常发生在没有明显前驱症状的患者中。Barnard 和 Kibel 在 1965 年对非洲南部的病人进行了报道，他们首次把有腹泻症状的典型的患者与无腹泻症状的非典型的病人区分开来[131]。在上世纪 70 年代，Kaplan 提出，反复出现的家族性病例提示 aHUS 是一种明显的遗传病[132,133]。到 1993 年，aHUS 被公认诊断为不确定因素诱发的 HUS[134]，尽管在一些患者中，已经发现补体 C3 升高以及补体 H 因子的缺乏[135]。1998 年，Warwicker 和他的同事们的研究显示，补体 H 因子［complement factor H, CFH］的突变导致了家族性的 HUS[136]，并且补体旁路途径相关其他蛋白的突变会很快发生。这些结果为我们提供了用补体激活抑制剂治疗 aHUS 的原理，并且其已经被证明是非常有效的[137]。

病因和机制

补体旁路途径驱动了 aHUS 发生发展的整个病理生理过程。补体 C3 在低速率下自发转化为 C3b，并沉积在细胞表面。在正常情况下 C3b 很快就会被丝氨酸蛋白酶因子 I 分解和灭活，而这个反应是通过 H 因子或膜辅因子蛋白（MCP，CD46）加速的。这些因子在结构上和功能上是相似的，但是 H 因子是一种血浆蛋白，而 MCP 是几乎所有细胞表面都存在的跨膜蛋白。如果不受这些抑制剂的限制，C3b 与因子 B 相互作用，可形成活化的 C3 转换酶，它能增强 C3b 的沉积作用，从而吸引吞噬细胞，并促进膜攻击复合物在肾小球和动脉内膜内皮和基底膜上的形成。由此产生血管损害从而引起血栓性微血管病。

在 60% ～70% 的 HUS 患者中发现了补体旁路途径蛋白的杂合突变（表 132-2）。其中包括 CFH、MCP、CFI、CHF 相关蛋白 1 和 3（CFHR1、CFHR3）和血栓调节蛋白［thrombomodulin, TM］；以及在 CFB 和 C3 中有功能的突变。此外，在一些患有 aHUS 的病人身上发现了 CFH 的自体抗体，这通常与 CFHR1 和 CFHR3 的突变有关。患者有时在多个位点发生突变，或将自体抗体与 CFH 以及突变结合在一起[138,139]。

表 132-2　非典型溶血性尿毒综合征的补体缺陷

基因或亚组	aHUS 发生率	补体 C3 低水平	进展为终末期肾病	死亡
CFH	25% ~ 30%	50% ~ 60%	50% ~ 60%	5% ~ 20%
CFI	4% ~ 10%	20% ~ 50%	~ 60%	0 ~ 10%
MCP	7% ~ 10%	6% ~ 30%	6% ~ 35%	0
CFB	<1.5%	≤100%	~ 50%	0
C3	4% ~ 8%	70% ~ 80%	55% ~ 70%	0
THBD(TM)*	<5%	~ 50%	~ 50%	~ 30%
CHF 自身抗体	3% ~ 7%	~ 40%	30% ~ 60%	0
无相关突变	30% ~ 50%	~ 20%	~ 40%	3% ~ 7%

基于国际周期性和家族性的注册的 HUS/TTP 成立的 5 年研究数据[138]以及法国 aHUS 研究小组成立的 3 年研究数据[139]。

* THBD 是血栓调节蛋白的编码基因

二酰基甘油激酶 ε(DGKE)的纯合子或复合杂合突变可导致较高的外显率,使得患者在 1 岁之前就有高血压、血尿和蛋白尿的症状。DGKE 是如何引起突变的目前尚未明确。DGKE 在患者中占了相当一部分比例[140]。

流行病学

非典型 HUS 影响大约 5% 的儿童,这与进展期的 STEC-HUS 发病率相近,估计每年每 100 万人中有 2 人发病[141]。大约一半的患者未满 18 岁。大约 60% 的患病儿童在 2 岁之前就有了 aHUS 的第一次发作,而其中在 6 个月以内发病的有 25%。与此相反,STEC-HUS 很少在 6 个月以内发病。大多数成年人在 20 ~ 40 岁之间才会初次发病。儿童期的 aHUS 对男性和女性的发病率相近,而成人的 aHUS 主要是女性发病,因为其可因妊娠而诱发。对亲属的遗传分析表明,对于任何一种易感基因,aHUS 的外显率都约为 50%[138,139]。

临床表现

大约 20% 的患者有轻度贫血或慢性贫血,可变血小板减少以及相对正常的肾功能。然而,患者通常会出现急性血栓性微血管病和肾功能衰竭,有时也会出现进行性高血压。大多数 aHUS 患者所呈现的诱发因素包括病毒或细菌引起的上呼吸道感染、肠胃炎或怀孕。aHUS 并没有 STEC-HUS 所具有的血性或腹痛性痢疾的前驱症状[138,139]。

妊娠相关的 aHUS 通常是产后发生的。其余的大部分 aHUS 患者在妊娠晚期出现症状,有时可并发流产和先兆子痫[142]。其中 10% ~ 20% 的患者中还出现了肾外的表现。最常见的是中枢神经系统异常。心肌梗死、胰腺炎、皮肤或趾骨坏死均有相关报道。而由 MCP 突变引起的 aHUS,肾外表现并不常见[138,139]。

实验室特征

正如在 TTP 和 STEC-HUS 患者身上观察到的那样,aHUS 患者有微血管性溶血的实验室特征。平均血小板计数为 40×10^9/L,比 TTP 患者的计数高。aHUS 患者血清肌酐可以显著升高,如果病人不存在无尿症状,可观察到微血尿和蛋白尿。与补体旁路途径的激活的情况相一致,患者补体 C4 水平通常是正常的,而 C3 可能降低,但是低水平 C3 的变化可能大不相同,这取决于病变部位(表 132-2)。大约 3% ~ 7% 的患者存在 CFH 的自体抗体,这些抗体可以由 ELISA 检测到。在较好的情况下,流式细胞仪对周围血白细胞的测定可以识别出 MCP 突变患者细胞表面 MCP 的缺陷。对 CFH 和 CFI 的分析可能有助于确定 aHUS 患者具体的缺陷,但患者通常是杂合的,而这些地方的突变可能不会明显地降低因子水平[138,139]。

在肾移植之前,应该考虑对 CFH、CFI、MCP、C3、CFB 和 TM 的突变进行检测,因为复发的风险和随后预防的需要取决于这些位点的检测结果。在大约 70% 的 aHUS 患者中,均可以发现其中一个位点突变或存在 CFH 的自身抗体。对于在 1 岁之前发病的患者,应考虑对 DGKE 进行测序。

与 STEC-HUS 相类似,aHUS 患者受损的肾脏中,纤维蛋白含量丰富,但血小板或 VWF 却很少。

鉴别诊断

与 aHUS 相同的症状同样会出现在 TTP 和 STEC-HUS 的患者身上,而鉴别出这三种疾病是极为重要的,因为这些疾病的治疗方式不同。而鉴别出这三种疾病并不是那么简单。例如,MCP 突变可能导致血栓性微血管病,但却不存在肾脏功能不全,同时血浆置换也可以使其缓解,因此除了正常的 ADAMTS13 活性外,其他表现都与 TTP 相类似[143]。对 STEC 的感染可能很难被发现,一些患有 STEC-HUS 的病人可能没有腹泻的前驱症状[121]。

血栓性微血管病的次要病因也应该被纳入考虑范围(表 132-1)。对儿童来说,通常在该年龄组中出现的诱因应引起特别注意,如肺炎链球菌感染和遗传的钴胺缺陷。

治疗

血浆置换

对于初次诊断为 aHUS 的病人,成人应该血浆置换 1 ~ 2 个总血容量,而儿童则为 50 ~ 100ml/kg[141]。血浆置换至少可以对缺乏血浆补体蛋白或存在 CFH 自体抗体的患者产生疗效,但对缺乏膜蛋白 MCP 的患者却疗效有限。如果发现了某个孤立的 MCP 突变,就可以停止血浆置换治疗。

依库单抗

排除严重的 ADAMTS13 缺乏、STEC 和继发性血栓性微血管病的病因后,便可以拟诊为 aHUS,并在每周进行 900mg 的依库单抗静脉注射,维持 4 周,然后在第 5 周之后每隔一周静脉注射 1200mg 的依库单抗。而对于 18 岁以下的患者,应根据体重进行调整。在血浆置换或输注时推荐使用补充剂量[137]，但同时进行血浆置换和依库单抗是有害的，应避免使用。

依库单抗在治疗 aHUS 过程中的不良反应包括感染、发热、高血压、头痛、腹泻、腹痛、恶心和呕吐。不良反应比较常见，但很少需要终止本病的治疗。

理想情况下，患者应在治疗前至少 2 周内接种抗奈瑟菌疫苗。如果不能及时接种疫苗，或者现有疫苗不能覆盖流行菌株，那么应考虑使用抗生素预防。儿童也应接种肺炎杆菌和流感病毒 b 型流感疫苗。

利妥昔单抗

可以将利妥昔单抗和糖皮质激素加入到依库单抗的治疗疗程中，以清除 CFH 的自体抗体。如果自身抗体被清除，那么依库单抗则可以停药。

肾移植

伴有终末期肾衰的 aHUS 患者，如果依库单抗没有改善相关症状，也可以接受肾移植治疗。由于供体的肾脏可能会有患 aHUS 风险，并且供体和受体都会有 aHUS 的发病风险，因此，与受体有血缘关系的供体肾通常不会使用。

在移植前应进行突变筛选以指导后续治疗。除非患者应用依库单抗做预处理，否则 aHUS 可在移植的肾脏中反复发病。孤立的 MCP 缺陷是一个例外，因为在移植的肾脏中正常的膜结合 MCP 可以保护其免受补体攻击。在有 DGKE 突变的儿童接受肾移植后，移植的肾脏并没有复发 aHUS[141,144]。

肝移植或肝肾移植可以治疗由于肝脏合成的血浆补体蛋白障碍而引起的 aHUS。然而，在肾移植后采用依库单抗进行预防性治疗，可避免肝移植的风险和并发症[141,144]。

病程及预后

aHUS 仅通过血浆置换和支持治疗，在第一疗程中死亡率高达 8%，同时，许多幸存者也会迅速进展为终末期肾衰竭。儿童患者第一年的死亡率明显更高，但进展为终末期肾功能衰竭的情况更常见于成人。伴有 MCP 突变的患者疾病进展一般缓慢：患者在血浆置换过程中可能会改善症状，但与未进行血浆置换的患者相比，预后相似，有 90% 的患者在数年后仍能存活并且不需要透析治疗（表 132-2）[138,139]。

应用依库单抗治疗能够持续改善血栓性微血管病的症状，同时改善肾功能和预防复发。大约 50% 的患者血小板计数在第 7 天恢复正常，80%~90% 的患者 26 周内能够恢复血小板至正常。早期使用依库单抗能够更好地改善肾功能[137]。

大多数患者可能需要终生治疗，以防止复发性的血栓性微血管病和进行性肾功能衰竭。一些患有 aHUS 和肾功能衰竭的病人可能仍然能从依库单抗的治疗中获益，因为其能够防止神经系统或其他肾外损伤的发生。MCP 突变的患者可以有相对温和的病程以及正常的肾功能，并且在进展前有较长时间的间歇期；此类患者可能不需要使用依库单抗作为慢性预防[138,139]。

DGKE 突变与肾病综合征的进展有关[140]，这在 aHUS 中比较罕见。病例报道显示由 DGKE 突变引起的 aHUS 与补体激活相关，并且可以通过血浆治疗而获得缓解[145,146]。依库单抗的疗效尚不明确。伴有 DGKE 突变的儿童 aHUS 患者，肾脏移植后一般很少复发 HUS[140,145,146]。

● 继发性血栓性微血管病

继发性血栓性微血管病发生在患有转移性癌症、恶性高血压、全身性感染、实体器官或造血干细胞移植、血管炎、灾难性抗磷脂抗体综合征、辐射暴露、化疗、其他药物、遗传性或获得性代谢性疾病以及各种引起弥散性血管内凝血等诱发疾病的患者中。尽管发病机制不同，但内皮损伤可能是其共同病因。

继发性血栓性微血管病的临床表现通常是原发疾病引起的，并且最重要的临床干预手段是治疗原发性疾病。病史和实验室检查可以确定继发性血栓性微血管病的大多数病因。严重 ADAMTS13 缺乏很少发生在继发性血栓性微血管病中，而使用血浆交换、利妥昔单抗或依库单抗治疗的疗效尚不明确。

弥散性血管内凝血

引起血管内凝血的疾病有时会引起微血管的病变和血小板减少，而 TTP 凝血相关指标正常。

感染

感染可能诱发 ADAMTS13 严重缺乏的病人发病，感染也可以通过其他机制引起继发性血栓性微血管病。由感染引起的继发性血栓性微血管病可能会对抗菌素或抗病毒治疗具有一定疗效，血浆置换对其疗效有限。血栓性微血管病是一种罕见的由儿童肺炎引起的侵袭性感染并发症，其通常伴有急性肾衰竭。乔治亚州亚特兰大的一项监测研究发现，在 2 岁以下儿童的肺炎球菌感染中，有 0.6% 的人患有 HUS[147]。患者通常有复杂的肺炎球菌性肺炎或脑膜炎，而血浆纤维蛋白原正常，PT 和 APTT 正常或者轻度延长。病理生理学被认为包括由肺炎杆菌和其他一些生物所制造的细菌神经氨酸酶，它可以从细胞表面的糖蛋白中去除唾液酸残留物，并暴露出托马斯-弗里登赖希抗原（T 抗原）。T 抗原可以被自然产生的具有补体修复功能的抗体所识别，从而导致溶血和肾微血管破坏。由于供体的血液中通常含有高水平的抗 T 抗原抗体，所以红细胞和血小板在输血前应洗涤，血浆则不应被用作容量替代而进行输注。专家建议进行交换输血，以通过替代携带 T 抗原的红细胞和去除循环神经氨酸酶来终止溶血，但这种治疗的效果不明确[148]。

组织器官移植

接受实体器官移植的患者可以进展成血栓性微血管病，通常是由于环孢霉素或他克莫司等免疫抑制引发肾脏受累而导致的[149]。这些药物似乎直接损害了肾脏内皮细胞，并可能导致神经毒性，这导致其临床表现类似于 TTP。同样，造血干细胞移植受者可能会出现与高剂量化疗或辐射、免疫抑制药物、移植物抗宿主病或感染相关的血栓性微血管病。该类患者 ADAMTS13 的水平正常[150]，而血浆置换无效[151]。

肿瘤

血栓性微血管病在一小部分肿瘤患者中也会发生，最常见的是胰腺、肺、前列腺、胃、结肠、卵巢、乳房或是广泛转移的部位。这些癌症也与特鲁索综合征或副肿瘤高凝血症以及血栓形成有关。患者常会出现 PT 和 APTT 的延长以及纤维蛋白降解产物的升高。特鲁索综合征引起的血栓通常可应用肝素治疗，而华法林则无效[152,153]。在急性红白血病中也可见大量的破碎红细胞[154]。血浆置换无效[26,27,153]。

妊娠相关的血栓性微血管病

妊娠相关的血栓性微血管病的鉴别诊断包括：子痫前期、宫外孕、HELLP 综合征（溶血、肝酶升高、血小板计数低）、妊娠急性脂肪肝、胎盘早剥、羊水栓塞及稽留流产（参见第 129 章）。严重的 ADAMTS13 缺乏并未见于妊娠相关的血栓性微血管病[155]。妊娠本身也会引发先天性或后天的 ADAMTS13 缺陷或其他补体旁路途径缺陷的疾病。

自身免疫性疾病

自身免疫性血小板减少症可能与 TTP 混淆。无症状的血小板减少也可能是 TTP 中的唯一临床表现。患者已被认为是 TTP 和自身免疫血小板减少症同时或相继发生[156]。Evans 综合征（自身免疫性溶血伴有自身免疫性血小板减少）通常可以通过 Coombs 实验和血涂片观察破碎红细胞来鉴别 TTP。肝素诱发的血小板减少症（HIT）临床表现有时可能与 TTP 相似（参见第 118 章）。

SLE 可引起自身免疫性溶血和血小板减少，而狼疮血管炎可引起与 TTP 相类似的微血管病变、肾功能不全和神经系统损害。与其他自身免疫性疾病相关的血管炎也可能造成类似的诊断问题。虽然在 SLE 患者中 ADAMTS13 缺乏很罕见[157]，但在极少数情况下，他们会出现自身免疫性的 ADAMTS13 缺乏以及 TTP 反应，从而对血浆置换有效[158]。相反，TTP 和自体抗体对 ADAMTS13 的抗体可能有其他自身免疫疾病的标记，包括 ANA 或抗 DNA 抗体、多关节炎、盘状红斑狼疮或溃疡性结肠炎[101,159]。

血栓性微血管病可以发生在 APS 的病人中，可伴有或不伴有 SLE。

血栓性微血管病也可以发生在进行性系统性硬化的病人身上，尤其是伴有急性硬皮病和恶性高血压的病人。血管紧张素转化酶抑制剂的治疗可能有效[160]。

药物相关的血栓性微血管病

近 80 种药物与血栓性微血管病有关，并且有证据支持大约 44 种药物有确切或可能的因果关系。有三种药物（奎宁、环孢霉素、他克莫司）占药物相关的血栓性微血管病报告的 60%，且证据充分[161]。一些药物通过免疫机制引起疾病，另一些则直接产生毒性；而据报道，有几种药物是由两种机制共同作用的。除了噻氯匹定引起的效应外，血浆置换似乎对药物诱发的血栓性微血管病无效甚至有害[162]。

免疫机制

奎宁是引起药物相关血栓性微血管病的最常见原因。大多数患者为女性。严重的血栓性微血管病在服用奎宁片或含有奎宁的饮料后的几个小时内突然发生，包括发热、腹部和背部疼痛、恶心、呕吐、腹泻、皮疹以及少尿性肾衰竭。中枢神经系统异常也较常见[163]。ADAMTS13 水平正常[164]。这种机制涉及广泛的针对血小板、内皮细胞和其他细胞的奎宁依赖性抗体。大多数患者在几周内恢复正常的肾功能，尽管有些病人会进展到终末期肾衰竭。

抗血小板药物噻氯匹定能诱导对 ADAMTS13 的自体抗体的抑制，从而有效地引起对血浆置换治疗有效的 TTP 的发生[165]。相关的噻吡啶类药物例如氯吡格雷、普拉格雷和替格瑞洛似乎并没有通过此种机制引起血栓性微血管病的发生。

直接毒性作用

环孢霉素和他克莫司是一种结构上独特的免疫抑制药物，它可以间接抑制钙的作用，抑制 T 细胞的活化。这两种药物都导致了剂量依赖性的肾毒性、神经毒性和血栓性微血管病[166~168]。肾脏损害被认为是对内皮细胞的毒性作用引起的[166]。血栓性微血管病可以在治疗的最初几周内进展，尽管移植排异、移植物抗宿主病或全身感染可能导致类似的微血管病改变。血栓性微血管病通常会随着药物剂量的减少或其他免疫抑制药物的使用而缓解，如果使用环孢霉素或他克莫司治疗，则 TMA 可能不会复发。

米霉素 C 是一种烷基化剂，用于肛门癌和某些腺癌的治疗。其可引起剂量依赖性的肾毒性，在大约 16% 的肾功能衰竭的患者至少有 50mg 以上的米霉素 C 的使用[169]。大约一半的肾毒性患者也会出现血栓性微血管病，通常是在药物使用后的 4~8 周。米霉素 C 诱导的血栓性微血管病血浆置换效果较差，在发病 4 个月内死亡率高达 70%[170]。

吉西他滨是一种核苷类似物，常用于胰脏、膀胱或肺的肿瘤治疗。血栓性微血管病伴有肾功能衰竭的发生率约为 0.3%[171]。进展为吉西他滨相关的血栓性微血管病的平均时间是 7 个月，平均累积剂量 $22g/m^2$，尽管剂量使用范围很广，但是很低的剂量便可诱发血栓性微血管病[172]。死亡或残疾通常是由癌症恶化或肾衰竭引起的，而不是血栓性微血管病的肾外表现引起的。

抑制血管内皮生长因子 [vascular endothelial growth factor, VEGF] 的药物，如舒尼替和贝伐单抗，与蛋白尿、高血压和轻度血栓性微血管病有关，这些症状在停药后通常会改善。在肾脏内产生的 VEGF 的抑制似乎会损害肾小球内皮细胞[173]。对于某些病例，疾病已经对血管紧张素受体阻滞剂产生的疗效，则允许使用 VEGF 抑制剂继续治疗[174]。

氰钴胺素代谢障碍

氰钴胺素 C 缺乏是一种罕见的常染色体隐性疾病，由甲基丙二酸和同型蛋白尿 C 蛋白 [methylmalonic aciduria and homocystinuria type Cprotein, MMACHC] 基因突变引起。临床表现可能包括发育迟缓、共济失调、癫痫发作、认知障碍、肺动脉高压、血栓性微血管病和肾功能衰竭。症状通常出现在婴儿时期，但可能发生在儿童晚期，或者极少情况下出现在成年期。实验室检查结果显示患者会出现高血浆甲基丙二酸和同型胱氨酸，低血浆甲硫氨酸，以及正常或升高的血浆维生素 B_{12}。高剂量的羟钴胺素和甜菜碱的治疗可以逆转或预防 HUS[175]。

严重的维生素 B_{12} 缺乏的成年人会出现红细胞和血小板形态异常，却很少有血栓性微血管病的表现。

恶性高血压

恶性高血压与微血管病性溶血性贫血、血小板减少、神经系统症状和肾功能不全有关[176]。

机械性溶血

主动脉或冠状瓣人工瓣膜可能会充分增加血液中的流体剪

切力,从而引起显著的溶血,并导致红细胞破裂和血小板减少,提示血栓性微血管病的诊断[41,42]。这些病人也可能出现了获得性血管性血友病。

翻译:戚嘉乾、范祎　互审:胡豫　校对:韩悦、朱力

参考文献

1. Moschcowitz E: Hyaline thrombosis of the terminal arterioles and capillaries: A hitherto undescribed disease. *Proc N Y Pathol Soc* 24:21, 1924.

2. Singer K, Bornstein FP, Wile SA: Thrombotic thrombocytopenic purpura. Hemorrhagic diathesis with generalized platelet thromboses. *Blood* 2:542, 1947.

3. Amorosi EL, Ultmann JE: Thrombotic thrombocytopenic purpura: Report of 16 cases and review of the literature. *Medicine (Baltimore)* 45:139, 1966.

4. Bukowski RM, Hewlett JS, Harris JW, et al: Exchange transfusions in the treatment of thrombotic thrombocytopenic purpura. *Semin Hematol* 13:219, 1976.

5. Bukowski RM, King JW, Hewlett JS: Plasmapheresis in the treatment of thrombotic thrombocytopenic purpura. *Blood* 50:413, 1977.

6. Byrnes JJ, Khurana M: Treatment of thrombotic thrombocytopenic purpura with plasma. *N Engl J Med* 297:1386, 1977.

7. Bell WR, Braine HG, Ness PM, Kickler TS: Improved survival in thrombotic thrombocytopenic purpura-hemolytic uremic syndrome. Clinical experience in 108 patients. *N Engl J Med* 325:398, 1991.

8. Rock GA, Shumak KH, Buskard NA, et al: Comparison of plasma exchange with plasma infusion in the treatment of thrombotic thrombocytopenic purpura. Canadian Apheresis Study Group. *N Engl J Med* 325:393, 1991.

9. Moake JL, Rudy CK, Troll JH, et al: Unusually large plasma factor VIII:von Willebrand factor multimers in chronic relapsing thrombotic thrombocytopenic purpura. *N Engl J Med* 307:1432, 1982.

10. Furlan M, Robles R, Lämmle B: Partial purification and characterization of a protease from human plasma cleaving von Willebrand factor to fragments produced by *in vivo* proteolysis. *Blood* 87:4223, 1996.

11. Tsai H-M: Physiologic cleavage of von Willebrand factor by a plasma protease is dependent on its conformation and requires calcium ion. *Blood* 87:4235, 1996.

12. Furlan M, Robles R, Solenthaler M, et al: Deficient activity of von Willebrand factor-cleaving protease in chronic relapsing thrombotic thrombocytopenic purpura. *Blood* 89:3097, 1997.

13. Furlan M, Robles R, Galbusera M, et al: Von Willebrand factor-cleaving protease in thrombotic thrombocytopenic purpura and the hemolytic-uremic syndrome. *N Engl J Med* 339:1578, 1998.

14. Tsai HM, Lian EC: Antibodies to von Willebrand factor-cleaving protease in acute thrombotic thrombocytopenic purpura. *N Engl J Med* 339:1585, 1998.

15. Fujikawa K, Suzuki H, McMullen B, Chung D: Purification of human von Willebrand factor-cleaving protease and its identification as a new member of the metalloproteinase family. *Blood* 98:1662, 2001.

16. Gerritsen HE, Robles R, Lammle B, Furlan M: Partial amino acid sequence of purified von Willebrand factor-cleaving protease. *Blood* 98:1654, 2001.

17. Zheng X, Chung D, Takayama TK, et al: Structure of von Willebrand factor-cleaving protease (ADAMTS13), a metalloprotease involved in thrombotic thrombocytopenic purpura. *J Biol Chem* 276:41059, 2001.

18. Soejima K, Mimura N, Hirashima M, et al: A novel human metalloprotease synthesized in the liver and secreted into the blood: Possibly, the von Willebrand factor-cleaving protease? *J Biochem* 130:475, 2001.

19. Levy GG, Nichols WC, Lian EC, et al: Mutations in a member of the ADAMTS gene family cause thrombotic thrombocytopenic purpura. *Nature* 413:488, 2001.

20. Klaus C, Plaimauer B, Studt JD, et al: Epitope mapping of ADAMTS13 autoantibodies in acquired thrombotic thrombocytopenic purpura. *Blood* 103:4514, 2004.

21. Luken BM, Turenhout EA, Hulstein JJ, et al: The spacer domain of ADAMTS13 contains a major binding site for antibodies in patients with thrombotic thrombocytopenic purpura. *Thromb Haemost* 93:267, 2005.

22. Zheng XL, Wu HM, Shang D, et al: Multiple domains of ADAMTS13 are targeted by autoantibodies against ADAMTS13 in patients with acquired idiopathic thrombotic thrombocytopenic purpura. *Haematologica* 95:1555, 2010.

23. Scheiflinger F, Knobl P, Trattner B, et al: Nonneutralizing IgM and IgG antibodies to von Willebrand factor-cleaving protease (ADAMTS-13) in a patient with thrombotic thrombocytopenic purpura. *Blood* 102:3241, 2003.

24. Miller DP, Kaye JA, Shea K, et al: Incidence of thrombotic thrombocytopenic purpura/hemolytic uremic syndrome. *Epidemiology* 15:208, 2004.

25. Terrell DR, Williams LA, Vesely SK, et al: The incidence of thrombotic thrombocytopenic purpura-hemolytic uremic syndrome: All patients, idiopathic patients, and patients with severe ADAMTS-13 deficiency. *J Thromb Haemost* 3:1432, 2005.

26. Zheng XL, Kaufman RM, Goodnough LT, Sadler JE: Effect of plasma exchange on plasma ADAMTS13 metalloprotease activity, inhibitor level, and clinical outcome in patients with idiopathic and nonidiopathic thrombotic thrombocytopenic purpura. *Blood* 103:4043, 2004.

27. Kremer Hovinga JA, Vesely SK, Terrell DR, et al: Survival and relapse in patients with thrombotic thrombocytopenic purpura. *Blood* 115:1500, 2010.

28. Nicol KK, Shelton BJ, Knovich MA, Owen J: Overweight individuals are at increased risk for thrombotic thrombocytopenic purpura. *Am J Hematol* 74:170, 2003.

29. Ridolfi RL, Bell WR: Thrombotic thrombocytopenic purpura. Report of 25 cases and review of the literature. *Medicine (Baltimore)* 60:413, 1981.

30. McMinn JR, George JN: Evaluation of women with clinically suspected thrombotic thrombocytopenic purpura-hemolytic uremic syndrome during pregnancy. *J Clin Apher* 16:202, 2001.

31. Coppo P, Busson M, Veyradier A, et al: HLA-DRB1*11: A strong risk factor for acquired severe ADAMTS13 deficiency-related idiopathic thrombotic thrombocytopenic purpura in Caucasians. *J Thromb Haemost* 8:856, 2010.

32. Scully M, Brown J, Patel R, et al: Human leukocyte antigen association in idiopathic thrombotic thrombocytopenic purpura: Evidence for an immunogenetic link. *J Thromb Haemost* 8:257, 2010.

33. O'Brien TE, Crum ED: Atypical presentations of thrombotic thrombocytopenic purpura. *Int J Hematol* 76:471, 2002.

34. Sarode R: Atypical presentations of thrombotic thrombocytopenic purpura: A review. *J Clin Apher* 24:47, 2009.

35. Imanirad I, Rajasekhar A, Zumberg M: A case series of atypical presentations of thrombotic thrombocytopenic purpura. *J Clin Apher* 27:221, 2012.

36. Htun KT, Davis AK: Neurological symptoms as the sole presentation of relapsed thrombotic thrombocytopenic purpura without microangiopathic haemolytic anaemia. *Thromb Haemost* 112:838, 2014.

37. Camous L, Veyradier A, Darmon M, et al: Macrovascular thrombosis in critically ill patients with thrombotic micro-angiopathies. *Intern Emerg Med* 9:267, 2014.

38. Hawkins BM, Abu-Fadel M, Vesely SK, George JN: Clinical cardiac involvement in thrombotic thrombocytopenic purpura: A systematic review. *Transfusion* 48:382, 2008.

39. Hughes C, McEwan JR, Longair I, et al: Cardiac involvement in acute thrombotic thrombocytopenic purpura: Association with troponin T and IgG antibodies to ADAMTS 13. *J Thromb Haemost* 7:529, 2009.

40. Benhamou Y, Assie C, Boelle PY, et al: Development and validation of a predictive model for death in acquired severe ADAMTS13 deficiency-associated idiopathic thrombotic thrombocytopenic purpura: The French TMA Reference Center experience. *Haematologica* 97:1181, 2012.

41. Zini G, d'Onofrio G, Briggs C, et al: ICSH recommendations for identification, diagnostic value, and quantitation of schistocytes. *Int J Lab Hematol* 34:107, 2012.

42. Burns ER, Lou Y, Pathak A: Morphologic diagnosis of thrombotic thrombocytopenic purpura. *Am J Hematol* 75:18, 2004.

43. Veyradier A, Obert B, Houllier A, et al: Specific von Willebrand factor-cleaving protease in thrombotic microangiopathies: A study of 111 cases. *Blood* 98:1765, 2001.

44. Bianchi V, Robles R, Alberio L, et al: Von Willebrand factor-cleaving protease (ADAMTS13) in thrombocytopenic disorders: A severely deficient activity is specific for thrombotic thrombocytopenic purpura. *Blood* 100:710, 2002.

45. Tsai HM: Is severe deficiency of ADAMTS-13 specific for thrombotic thrombocytopenic purpura? Yes. *J Thromb Haemost* 1:625, 2003.

46. Asada Y, Sumiyoshi A, Hayashi T, et al: Immunohistochemistry of vascular lesion in thrombotic thrombocytopenic purpura, with special reference to factor VIII related antigen. *Thromb Res* 38:469, 1985.

47. Hosler GA, Cusumano AM, Hutchins GM: Thrombotic thrombocytopenic purpura and hemolytic uremic syndrome are distinct pathologic entities. A review of 56 autopsy cases. *Arch Pathol Lab Med* 127:834, 2003.

48. Zomas A, Saso R, Powles R, et al: Red cell fragmentation (schistocytosis) after bone marrow transplantation. *Bone Marrow Transplant* 22:777, 1998.

49. Kanamori H, Takaishi Y, Takabayashi M, et al: Clinical significance of fragmented red cells after allogeneic bone marrow transplantation. *Int J Hematol* 77:180, 2003.

50. Mannucci PM, Canciani MT, Forza I, et al: Changes in health and disease of the metalloprotease that cleaves von Willebrand factor. *Blood* 98:2730, 2001.

51. Kremer Hovinga JA, Zeerleder S, Kessler P, et al: ADAMTS-13, von Willebrand factor and related parameters in severe sepsis and septic shock. *J Thromb Haemost* 5:2284, 2007.

52. Uemura M, Fujimura Y, Matsumoto M, et al: Comprehensive analysis of ADAMTS13 in patients with liver cirrhosis. *Thromb Haemost* 99:1019, 2008.

53. Park YD, Yoshioka A, Kawa K, et al: Impaired activity of plasma von Willebrand factor-cleaving protease may predict the occurrence of hepatic veno-occlusive disease after stem cell transplantation. *Bone Marrow Transplant* 29:789, 2002.

54. Nguyen L, Li X, Duvall D, et al: Twice-daily plasma exchange for patients with refractory thrombotic thrombocytopenic purpura: The experience of the Oklahoma Registry, 1989 through 2006. *Transfusion* 48:349, 2008.

55. Scully M, Hunt BJ, Benjamin S, et al: Guidelines on the diagnosis and management of thrombotic thrombocytopenic purpura and other thrombotic microangiopathies. *Br J Haematol* 158:323, 2012.

56. Zeigler ZR, Shadduck RK, Gryn JF, et al: Cryoprecipitate poor plasma does not improve early response in primary adult thrombotic thrombocytopenic purpura (TTP). *J Clin Apher* 16:19, 2001.

57. Rock G, Anderson D, Clark W, et al: Does cryosupernatant plasma improve outcome in thrombotic thrombocytopenic purpura? No answer yet. *Br J Haematol* 129:79, 2005.

58. Michael M, Elliott EJ, Craig JC, et al: Interventions for hemolytic uremic syndrome and thrombotic thrombocytopenic purpura: A systematic review of randomized controlled trials. *Am J Kidney Dis* 53:259, 2009.

59. Prowse C: Properties of pathogen-inactivated plasma components. *Transfus Med Rev* 23:124, 2009.

60. McCarthy LJ: Evidence-based medicine for apheresis: An ongoing challenge. *Ther Apher Dial* 8:112, 2004.

61. Yarranton H, Cohen H, Pavord SR, et al: Venous thromboembolism associated with the management of acute thrombotic thrombocytopenic purpura. *Br J Haematol* 121:778, 2003.

62. Allford SL, Harrison P, Lawrie AS, et al: Von Willebrand factor—Cleaving protease activity in congenital thrombotic thrombocytopenic purpura. *Br J Haematol* 111:1215, 2000.

63. del Rio-Garma J, Alvarez-Larran A, Martinez C, et al: Methylene blue-photoinactivated plasma versus quarantine fresh frozen plasma in thrombotic thrombocytopenic purpura: A multicentric, prospective cohort study. *Br J Haematol* 143:39, 2008.

64. Bobbio-Pallavicini E, Gugliotta L, Centurioni R, et al: Antiplatelet agents in thrombotic thrombocytopenic purpura (TTP). Results of a randomized multicenter trial by the Italian Cooperative Group for TTP. *Haematologica* 82:429, 1997.

65. Coppo P, Lassoued K, Mariette X, et al: Effectiveness of platelet transfusions after plasma exchange in adult thrombotic thrombocytopenic purpura: A report of two cases. *Am J Hematol* 68:198, 2001.

66. Goel R, Ness PM, Takemoto CM, et al: Platelet transfusions in platelet consumptive disorders are associated with arterial thrombosis and in-hospital mortality. *Blood* 125:1470, 2015.

67. Doerfler ME, Kaufman B, Goldenberg AS: Central venous catheter placement in patients with disorders of hemostasis. *Chest* 110:185, 1996.

68. Rizvi MA, Vesely SK, George JN, et al: Complications of plasma exchange in 71 consecutive patients treated for clinically suspected thrombotic thrombocytopenic purpura-hemolytic-uremic syndrome. *Transfusion* 40:896, 2000.

69. Lim W, Vesely SK, George JN: The role of rituximab in the management of patients with acquired thrombotic thrombocytopenic purpura. *Blood* 125:1526, 2015.

70. Westwood JP, Webster H, McGuckin S, et al: Rituximab for thrombotic thrombocytopenic purpura: Benefit of early administration during acute episodes and use of prophylaxis to prevent relapse. *J Thromb Haemost* 11:481, 2013.

71. Hie M, Gay J, Galicier L, et al: Preemptive rituximab infusions after remission efficiently prevent relapses in acquired thrombotic thrombocytopenic purpura. *Blood* 124:204, 2014.

72. Carson KR, Evens AM, Richey EA, et al: Progressive multifocal leukoencephalopathy after rituximab therapy in HIV-negative patients: A report of 57 cases from the Research on Adverse Drug Event and Reports project. *Blood* 113:4834, 2009.

73. Bharat A, Xie F, Baddley JW, et al: Incidence and risk factors for progressive multifocal leukoencephalopathy among patients with selected rheumatic diseases. *Arthritis Care Res (Hoboken)* 64:612, 2012.

74. Lunel-Fabiani F, Masson C, Ducancelle A: Systemic diseases and biotherapies: Understanding, evaluating, and preventing the risk of hepatitis B reactivation. *Joint Bone Spine* 81:478, 2014.

75. Aqui NA, Stein SH, Konkle BA, et al: Role of splenectomy in patients with refractory or relapsed thrombotic thrombocytopenic purpura. *J Clin Apher* 18:51, 2003.

76. Kappers-Klunne MC, Wijermans P, Fijnheer R, et al: Splenectomy for the treatment of thrombotic thrombocytopenic purpura. *Br J Haematol* 130:768, 2005.

77. Katkhouda N, Hurwitz MB, Rivera RT, et al: Laparoscopic splenectomy: Outcome and efficacy in 103 consecutive patients. *Ann Surg* 228:568, 1998.

78. Ferrara F, Annunziata M, Pollio F, et al: Vincristine as treatment for recurrent episodes of thrombotic thrombocytopenic purpura. *Ann Hematol* 81:7, 2002.

79. Bobbio-Pallavicini E, Porta C, Centurioni R, et al: Vincristine sulfate for the treatment of thrombotic thrombocytopenic purpura refractory to plasma-exchange. The Italian Cooperative Group for TTP. *Eur J Haematol* 52:222, 1994.

80. Bobbio-Pallavicini E, Porta C, Tacconi F, et al: Intravenous prostacyclin (as epoprostenol) infusion in thrombotic thrombocytopenic purpura. Four case reports and review of the literature. Italian Cooperative Group for Thrombotic Thrombocytopenic Purpura. *Haematologica* 79:429, 1994.

81. Sagripanti A, Carpi A, Rosaia B, et al: Iloprost in the treatment of thrombotic microangiopathy: Report of thirteen cases. *Biomed Pharmacother* 50:350, 1996.

82. Dervenoulas J, Tsirigotis P, Bollas G, et al: Efficacy of intravenous immunoglobulin in the treatment of thrombotic thrombocytopaenic purpura. A study of 44 cases. *Acta Haematol* 105:204, 2001.

83. Anderson D, Ali K, Blanchette V, et al: Guidelines on the use of intravenous immune globulin for hematologic conditions. *Transfus Med Rev* 21:S9, 2007.

84. Cataland SR, Jin M, Lin S, et al: Cyclosporin and plasma exchange in thrombotic thrombocytopenic purpura: Long-term follow-up with serial analysis of ADAMTS13 activity. *Br J Haematol* 139:486, 2007.

85. Shortt J, Oh DH, Opat SS: ADAMTS13 antibody depletion by bortezomib in thrombotic thrombocytopenic purpura. *N Engl J Med* 368:90, 2013.

86. Ahmad HN, Thomas-Dewing RR, Hunt BJ: Mycophenolate mofetil in a case of relapsed, refractory thrombotic thrombocytopenic purpura. *Eur J Haematol* 78:449, 2007.

87. Li GW, Rambally S, Kamboj J, et al: Treatment of refractory thrombotic thrombocytopenic purpura with N-acetylcysteine: A case report. *Transfusion* 54:1221, 2014.

88. Spiekermann K, Wormann B, Rumpf KW, Hiddemann W: Combination chemotherapy with CHOP for recurrent thrombotic thrombocytopenic purpura. *Br J Haematol* 97:544, 1997.

89. Passweg JR, Rabusin M, Musso M, et al: Haematopoetic stem cell transplantation for refractory autoimmune cytopenia. *Br J Haematol* 125:749, 2004.

90. Callewaert F, Roodt J, Ulrichts H, et al: Evaluation of efficacy and safety of the anti-VWF Nanobody ALX-0681 in a preclinical baboon model of acquired thrombotic thrombocytopenic purpura. *Blood* 120:3603, 2012.

91. Cataland SR, Peyvandi F, Mannucci PM, et al: Initial experience from a double-blind, placebo-controlled, clinical outcome study of ARC1779 in patients with thrombotic thrombocytopenic purpura. *Am J Hematol* 87:430, 2012.

92. O'Brien KL, Price TH, Howell C, Delaney M: The use of 50% albumin/plasma replacement fluid in therapeutic plasma exchange for thrombotic thrombocytopenic purpura. *J Clin Apher* 28:416, 2013.

93. Zhan H, Streiff MB, King KE, Segal JB: Thrombotic thrombocytopenic purpura at the Johns Hopkins Hospital from 1992 to 2008: Clinical outcomes and risk factors for relapse. *Transfusion* 50:868, 2010.

94. Bandarenko N, Brecher ME: United States Thrombotic Thrombocytopenic Purpura Apheresis Study Group (US TTP ASG): Multicenter survey and retrospective analysis of current efficacy of therapeutic plasma exchange. *J Clin Apher* 13:133, 1998.

95. Tsai H-M, Shulman K: Rituximab induces remission of cerebral ischemia caused by thrombotic thrombocytopenic purpura. *Eur J Haematol* 70:183, 2003.

96. Sadler JE: Von Willebrand factor, ADAMTS13, and thrombotic thrombocytopenic purpura. *Blood* 112:11, 2008.

97. McClain RS, Terrell DR, Vesely SK, George JN: Plasma exchange complications in patients treated for thrombotic thrombocytopenia purpura-hemolytic uremic syndrome: 2011 to 2014. *Transfusion* 54:3257, 2014.

98. Kennedy AS, Lewis QF, Scott JG, et al: Cognitive deficits after recovery from thrombotic thrombocytopenic purpura. *Transfusion* 49:1092, 2009.

99. Lewis QF, Lanneau MS, Mathias SD, et al: Long-term deficits in health-related quality of life after recovery from thrombotic thrombocytopenic purpura. *Transfusion* 49:118, 2009.

100. Hayward CP, Sutton DM, Carter WH Jr, et al: Treatment outcomes in patients with adult thrombotic thrombocytopenic purpura-hemolytic uremic syndrome. *Arch Intern Med* 154:982, 1994.

101. Coppo P, Bengoufa D, Veyradier A, et al: Severe ADAMTS13 deficiency in adult idiopathic thrombotic microangiopathies defines a subset of patients characterized by various autoimmune manifestations, lower platelet count, and mild renal involvement. *Medicine (Baltimore)* 83:233, 2004.

102. Schulman I, Pierce M, Lukens A, Currimbhoy Z: Studies on thrombopoiesis. I. A factor in normal human plasma required for platelet production; chronic thrombocytopenia due to its deficiency. *Blood* 16:943, 1960.

103. Upshaw JD Jr: Congenital deficiency of a factor in normal plasma that reverses microangiopathic hemolysis and thrombocytopenia. *N Engl J Med* 298:1350, 1978.

104. Zheng XL, Sadler JE: Pathogenesis of thrombotic microangiopathies. *Annu Rev Pathol* 3:249, 2008.

105. Furlan M, Lämmle B: Aetiology and pathogenesis of thrombotic thrombocytopenic purpura and haemolytic uraemic syndrome: The role of von Willebrand factor-cleaving protease. *Best Pract Res Clin Haematol* 14:437, 2001.

106. Miyata T, Kokame K, Matsumoto M, Fujimura Y: ADAMTS13 activity and genetic mutations in Japan. *Hamostaseologie* 33:131, 2013.

107. Loirat C, Girma JP, Desconclois C, et al: Thrombotic thrombocytopenic purpura related to severe ADAMTS13 deficiency in children. *Pediatr Nephrol* 24:19, 2009.

108. Veyradier A, Meyer D, Loirat C: Desmopressin, an unexpected link between nocturnal enuresis and inherited thrombotic thrombocytopenic purpura (Upshaw-Schulman syndrome). *J Thromb Haemost* 4:700, 2006.

109. Scully M, Thomas M, Underwood M, et al: Thrombotic thrombocytopenic purpura and pregnancy: Presentation, management, and subsequent pregnancy outcomes. *Blood* 124:211, 2014.

110. Raval JS, Padmanabhan A, Kremer Hovinga JA, Kiss JE: Development of a clinically significant ADAMTS13 inhibitor in a patient with hereditary thrombotic thrombocytopenic purpura. *Am J Hematol* 90:E22, 2015.

111. Wallace DC, Lovric A, Clubb JS, Carseldine DB: Thrombotic thrombocytopenic purpura in four siblings. *Am J Med* 58:724, 1975.

112. Furlan M, Robles R, Morselli B, et al: Recovery and half-life of von Willebrand factor-cleaving protease after plasma therapy in patients with thrombotic thrombocytopenic purpura. *Thromb Haemost* 81:8, 1999.

113. Lotta LA, Wu HM, Mackie IJ, et al: Residual plasmatic activity of ADAMTS13 is correlated with phenotype severity in congenital thrombotic thrombocytopenic purpura. *Blood* 120:440, 2012.

114. Camilleri RS, Scully M, Thomas M, et al: A phenotype-genotype correlation of ADAMTS13 mutations in congenital thrombotic thrombocytopenic purpura patients treated in the United Kingdom. *J Thromb Haemost* 10:1792, 2012.

115. Gasser C, Gautier E, Steck A, et al: Hämolytisch-urämische Syndrome: Bilaterale Nierenrindennekrosen bei akuten erworbenen hämolytischen Anämien. *Schweiz Med Wochenschr* 85:905, 1955.

116. Kibel MA, Barnard PJ: The haemolytic-uraemic syndrome: A survey in Southern Africa. *S Afr Med J* 42:692, 1968.

117. Karmali MA, Steele BT, Petric M, Lim C: Sporadic cases of haemolytic-uraemic syndrome associated with faecal cytotoxin and cytotoxin-producing *Escherichia coli* in stools. *Lancet* 1:619, 1983.

118. O'Brien AO, Lively TA, Chen ME, et al: *Escherichia coli* O157:H7 strains associated with haemorrhagic colitis in the United States produce a Shigella dysenteriae 1 (SHIGA) like cytotoxin. *Lancet* 1:702, 1983.

119. Riley LW, Remis RS, Helgerson SD, et al: Hemorrhagic colitis associated with a rare *Escherichia coli* serotype. *N Engl J Med* 308:681, 1983.

120. Tarr PI, Gordon CA, Chandler WL: Shiga-toxin-producing *Escherichia coli* and haemolytic uraemic syndrome. *Lancet* 365:1073, 2005.

121. Gianviti A, Tozzi AE, De Petris L, et al: Risk factors for poor renal prognosis in children with hemolytic uremic syndrome. *Pediatr Nephrol* 18:1229, 2003.

122. Frank C, Werber D, Cramer JP, et al: Epidemic profile of Shiga-toxin-producing *Escherichia coli* O104:H4 outbreak in Germany. *N Engl J Med* 365:1771, 2011.

123. Proesmans W: The role of coagulation and fibrinolysis in the pathogenesis of diarrhea-associated hemolytic uremic syndrome. *Semin Thromb Hemost* 27:201, 2001.

124. Tsai HM, Chandler WL, Sarode R, et al: Von Willebrand factor and von Willebrand factor-cleaving metalloprotease activity in *Escherichia coli* O157:H7-associated hemolytic uremic syndrome. *Pediatr Res* 49:653, 2001.

125. Hunt BJ, Lämmle B, Nevard CH, et al: Von Willebrand factor-cleaving protease in childhood diarrhoea-associated haemolytic uraemic syndrome. *Thromb Haemost* 85:975, 2001.

126. Inward CD, Howie AJ, Fitzpatrick MM, et al: Renal histopathology in fatal cases of diarrhoea-associated haemolytic uraemic syndrome. British Association for Paediatric Nephrology. *Pediatr Nephrol* 11:556, 1997.

127. Wong CS, Mooney JC, Brandt JR, et al: Risk factors for the hemolytic uremic syndrome in children infected with *Escherichia coli* O157:H7: A multivariable analysis. *Clin Infect Dis* 55:33, 2012.

128. Menne J, Nitschke M, Stingele R, et al: Validation of treatment strategies for enterohaemorrhagic *Escherichia coli* O104:H4 induced haemolytic uraemic syndrome: Case-control study. *BMJ* 345:e4565, 2012.

129. Braune SA, Wichmann D, von Heinz MC, et al: Clinical features of critically ill patients with Shiga toxin-induced hemolytic uremic syndrome. *Crit Care Med* 41:1702, 2013.

130. Garg AX, Suri RS, Barrowman N, et al: Long-term renal prognosis of diarrhea-associated hemolytic uremic syndrome: A systematic review, meta-analysis, and meta-regression. *JAMA* 290:1360, 2003.

131. Barnard PJ, Kibel M: The haemolytic-uraemic syndrome of infancy and childhood.

A report of eleven cases. *Cent Afr J Med* 11:31, 1965.

132. Kaplan BS, Chesney RW, Drummond KN: Hemolytic uremic syndrome in families. *N Engl J Med* 292:1090, 1975.

133. Kaplan BS: Hemolytic uremic syndrome with recurrent episodes: An important subset. *Clin Nephrol* 8:495, 1977.

134. Fitzpatrick MM, Walters MD, Trompeter RS, et al: Atypical (non-diarrhea-associated) hemolytic-uremic syndrome in childhood. *J Pediatr* 122:532, 1993.

135. Thompson RA, Winterborn MH: Hypocomplementaemia due to a genetic deficiency of beta 1H globulin. *Clin Exp Immunol* 46:110, 1981.

136. Warwicker P, Goodship TH, Donne RL, et al: Genetic studies into inherited and sporadic hemolytic uremic syndrome. *Kidney Int* 53:836, 1998.

137. Legendre CM, Licht C, Muus P, et al: Terminal complement inhibitor eculizumab in atypical hemolytic-uremic syndrome. *N Engl J Med* 368:2169, 2013.

138. Noris M, Caprioli J, Bresin E, et al: Relative role of genetic complement abnormalities in sporadic and familial aHUS and their impact on clinical phenotype. *Clin J Am Soc Nephrol* 5:1844, 2010.

139. Fremeaux-Bacchi V, Fakhouri F, Garnier A, et al: Genetics and outcome of atypical hemolytic uremic syndrome: A nationwide French series comparing children and adults. *Clin J Am Soc Nephrol* 8:554, 2013.

140. Lemaire M, Fremeaux-Bacchi V, Schaefer F, et al: Recessive mutations in DGKE cause atypical hemolytic-uremic syndrome. *Nat Genet* 45:531, 2013.

141. Taylor CM, Machin S, Wigmore SJ, et al: Clinical practice guidelines for the management of atypical haemolytic uraemic syndrome in the United Kingdom. *Br J Haematol* 148:37, 2010.

142. Fakhouri F, Roumenina L, Provot F, et al: Pregnancy-associated hemolytic uremic syndrome revisited in the era of complement gene mutations. *J Am Soc Nephrol* 21:859, 2010.

143. Rossio R, Lotta LA, Pontiggia S, et al: A novel CD46 mutation in a patient with microangiopathy clinically resembling thrombotic thrombocytopenic purpura and normal ADAMTS13 activity. *Haematologica* 100:e87, 2015.

144. Noris M, Remuzzi G: Managing and preventing atypical hemolytic uremic syndrome recurrence after kidney transplantation. *Curr Opin Nephrol Hypertens* 22:704, 2013.

145. Sanchez Chinchilla D, Pinto S, Hoppe B, et al: Complement mutations in diacylglycerol kinase-epsilon-associated atypical hemolytic uremic syndrome. *Clin J Am Soc Nephrol* 9:1611, 2014.

146. Westland R, Bodria M, Carrea A, et al: Phenotypic expansion of DGKE-associated diseases. *J Am Soc Nephrol* 25:1408, 2014.

147. Cabrera GR, Fortenberry JD, Warshaw BL, et al: Hemolytic uremic syndrome associated with invasive Streptococcus pneumoniae infection. *Pediatrics* 101:699, 1998.

148. Copelovitch L, Kaplan BS: Streptococcus pneumoniae-associated hemolytic uremic syndrome. *Pediatr Nephrol* 23:1951, 2008.

149. Singh N, Gayowski T, Marino IR: Hemolytic uremic syndrome in solid-organ transplant recipients. *Transpl Int* 9:68, 1996.

150. Arai S, Allan C, Streiff M, et al: Von Willebrand factor-cleaving protease activity and proteolysis of von Willebrand factor in bone marrow transplant-associated thrombotic microangiopathy. *Hematol J* 2:292, 2001.

151. Ho VT, Cutler C, Carter S, et al: Blood and marrow transplant clinical trials network toxicity committee consensus summary: Thrombotic microangiopathy after hematopoietic stem cell transplantation. *Biol Blood Marrow Transplant* 11:571, 2005.

152. Sack GH Jr, Levin J, Bell WR: Trousseau's syndrome and other manifestations of chronic disseminated coagulopathy in patients with neoplasms: Clinical, pathophysiologic, and therapeutic features. *Medicine (Baltimore)* 56:1, 1977.

153. Elliott MA, Letendre L, Gastineau DA, et al: Cancer-associated microangiopathic hemolytic anemia with thrombocytopenia: An important diagnostic consideration. *Eur J Haematol* 85:43, 2010.

154. Domingo-Claros A, Larriba I, Rozman M, et al: Acute erythroid neoplastic prolifera-tions. A biological study based on 62 patients. *Haematologica* 87:148, 2002.

155. Lattuada A, Rossi E, Calzarossa C, et al: Mild to moderate reduction of a von Willebrand factor cleaving protease (ADAMTS-13) in pregnant women with HELLP microangiopathic syndrome. *Haematologica* 88:1029, 2003.

156. Baron BW, Martin MS, Sucharetza BS, et al: Four patients with both thrombotic thrombocytopenic purpura and autoimmune thrombocytopenic purpura: The concept of a mixed immune thrombocytopenia syndrome and indications for plasma exchange. *J Clin Apher* 16:179, 2001.

157. Mannucci PM, Vanoli M, Forza I, et al: Von Willebrand factor cleaving protease (ADAMTS-13) in 123 patients with connective tissue diseases (systemic lupus erythematosus and systemic sclerosis). *Haematologica* 88:914, 2003.

158. Güngör T, Furlan M, Lämmle B, et al: Acquired deficiency of von Willebrand factor-cleaving protease in a patient suffering from acute systemic lupus erythematosus. *Rheumatology (Oxford)* 40:940, 2001.

159. Ahmed S, Siddiqui AK, Chandrasekaran V: Correlation of thrombotic thrombocytopenic purpura disease activity with von Willebrand factor-cleaving protease level in ulcerative colitis. *Am J Med* 116:786, 2004.

160. Steen VD: Scleroderma renal crisis. *Rheum Dis Clin North Am* 29:315, 2003.

161. Al-Nouri ZL, Reese JA, Terrell DR, et al: Drug-induced thrombotic microangiopathy: A systematic review of published reports. *Blood* 125:616, 2015.

162. Schwartz J, Winters JL, Padmanabhan A, et al: Guidelines on the use of therapeutic apheresis in clinical practice-evidence-based approach from the Writing Committee of the American Society for Apheresis: The sixth special issue. *J Clin Apher* 28:145, 2013.

163. Kojouri K, Vesely SK, George JN: Quinine-associated thrombotic thrombocytopenic purpura-hemolytic uremic syndrome: Frequency, clinical features, and long-term outcomes. *Ann Intern Med* 135:1047, 2001.

164. Dlott JS, Danielson CF, Blue-Hnidy DE, McCarthy LJ: Drug-induced thrombotic thrombocytopenic purpura/hemolytic uremic syndrome: A concise review. *Ther Apher Dial* 8:102, 2004.

165. Bennett CL, Kim B, Zakarija A, et al: Two mechanistic pathways for thienopyridine-associated thrombotic thrombocytopenic purpura: A report from the SERF-TTP Research Group and the RADAR Project. *J Am Coll Cardiol* 50:1138, 2007.

166. Remuzzi G, Bertani T: Renal vascular and thrombotic effects of cyclosporine. *Am J Kidney Dis* 13:261, 1989.

167. Bechstein WO: Neurotoxicity of calcineurin inhibitors: Impact and clinical management. *Transpl Int* 13:313, 2000.

168. Scott LJ, McKeage K, Keam SJ, Plosker GL: Tacrolimus: A further update of its use in the management of organ transplantation. *Drugs* 63:1247, 2003.

169. Valavaara R, Nordman E: Renal complications of mitomycin C therapy with special reference to the total dose. *Cancer* 55:47, 1985.

170. Lesesne JB, Rothschild N, Erickson B, et al: Cancer-associated hemolytic-uremic syndrome: Analysis of 85 cases from a national registry. *J Clin Oncol* 7:781, 1989.

171. Humphreys BD, Sharman JP, Henderson JM, et al: Gemcitabine-associated thrombotic microangiopathy. *Cancer* 100:2664, 2004.

172. Glezerman I, Kris MG, Miller V, et al: Gemcitabine nephrotoxicity and hemolytic uremic syndrome: Report of 29 cases from a single institution. *Clin Nephrol* 71:130, 2009.

173. Eremina V, Jefferson JA, Kowalewska J, et al: VEGF inhibition and renal thrombotic microangiopathy. *N Engl J Med* 358:1129, 2008.

174. Bollee G, Patey N, Cazajous G, et al: Thrombotic microangiopathy secondary to VEGF pathway inhibition by sunitinib. *Nephrol Dial Transplant* 24:682, 2009.

175. Carrillo-Carrasco N, Chandler RJ, Venditti CP: Combined methylmalonic acidemia and homocystinuria, cblC type. I. Clinical presentations, diagnosis and management. *J Inherit Metab Dis* 35:91, 2012.

176. van den Born BJ, van der Hoeven NV, Groot E, et al: Association between thrombotic microangiopathy and reduced ADAMTS13 activity in malignant hypertension. *Hypertension* 51:862, 2008.

第 133 章
静脉血栓形成

Gary E. Raskob，Russell D. Hull，and Harry R. Buller

摘要

  静脉血栓栓塞(venous thromboembolism，VTE)，包括深静脉血栓(deep vein thrombosis，DVT)]和(或)肺栓塞(pulmonary embolism，PE)，是一种常见的疾病。据统计在美国每年有900 000，欧盟有超过1 000 000人发病，其中约1/3是致命的肺栓塞，其余2/3的非致命事件是有症状的深静脉血栓或肺栓塞。因大多数的致命性事件发生突然，所以减少肺栓塞死亡的防治策略就显得尤为重要。每年发生非致命性静脉血栓栓塞的病人约60%为深静脉血栓栓塞，40%为肺栓塞。临床上大多数的肺栓塞起源于下肢近端深静脉血栓(包括髂静脉、股静脉、腘静脉栓塞)。上肢深静脉血栓也可以导致肺栓塞。深静脉血栓栓塞及肺栓塞的临床症状是非特异性的，需要客观的诊断试验确定或排除静脉血栓栓塞的存在。血浆D-二聚体是一种简单、快速、经济的一线筛查试验，可排除发生静脉血栓栓塞概率较低或中度概率的病人，加压超声检查的特异性、敏感度均很高，是针对有临床症状患者的初步影像检查。对于临床上有症状的深静脉血栓病人，近端静脉进行加压超声检查若正常，则5~7天后复查，若还是正常则可以完全排除深静脉血栓。多中心专家通过单一的综合评价认为，行一次近端和小腿的静脉实施双超声检查就已足够。在疑似肺栓塞的病人中，行计算机断层分析成像血管造影(computed tomographic angiography，CTA)，不论是否或同时行计算机断层分析成像静脉造影(computed tomographic venography，CTV)或下肢加压超声检查(compression ultrasonography，CUS)，均能够为90%的病人提供是否抗血栓治疗的依据。对于大多数急性静脉血栓栓塞病人，抗凝剂是首选治疗方法。初期治疗选用肝素、皮下低分子量肝素(low-molecular-weight heparin，LMWH)，再长期口服维生素K拮抗剂[如华法林钠(warfarin sodium)]，可以高效预防静脉血栓栓塞复发，这已成为传统标准疗法。利伐沙班和阿哌沙班可以单独作为抗凝药物使用，达比加群和依度沙班则在开始使用前需要用至少5天的肝素或低分子肝素预处理。在大部分首次启用抗凝治疗的患者中，相较于维生素K拮抗剂，更推荐使用直接口服的抗凝药物来治疗。对于伴有静脉血栓栓塞的恶性肿瘤患者，低分子量肝素治疗至少需要持续6个月，对于表现为低血压或休克的肺栓塞合并心血管衰竭或右心室功能受损等可能出现血运阻断、血流动力学改变的高风险患者，可以选择溶栓治疗。对抗凝剂有禁忌证的患者，或者在足量长期抗凝治疗情况下仍反复出现静脉血栓栓塞的患者，提倡应用下腔静脉滤器。然而对所有的患者，抗凝治疗都应该持续至少3个月。对于初治静脉血栓栓塞的患者或者有可逆性危险因素复治的患者，3个月的抗凝治疗是足够的，对于特发性静脉血栓栓塞和反复出现静脉血栓栓塞的患者，应当考虑采取无限期的抗凝治疗。

简写和缩略词

APTT，活化部分凝血活酶时间(activated partial thromboplastin time)；CDT，导管介导的溶栓(catheter-directed thrombolysis)；CT，计算机断层扫描(computed tomography)；CTA，计算机断层扫描成像血管造影(computed tomographic angiography)；CTV，计算机断层扫描成像静脉造影(computed tomographic venography)；DOAC，直接口服抗凝药物(direct-acting oral anticoagulant)；DVT，深静脉血栓(deep vein thrombosis)；ELISA，酶联免疫吸附实验(enzyme-linked immunosorbent assay)；INR，国际标准化比值(international normalized ratio)；LMW，低分子量(low molecular weight)；PE 肺栓塞(pulmonary embolism)；PIOPED，肺栓塞诊断的前瞻性研究(Prospective Investigation of Pulmonary Embolism Diagnosis)VTE，静脉血栓栓塞症(venous thromboembolism)。

定义和流行病学

  静脉血栓形成通常发生在四肢的深静脉或浅静脉。除非血栓蔓延至深静脉系统，浅静脉血栓形成是相对良性的疾病。令人困惑的是，下肢的一条主要深静脉却叫做股浅静脉。下肢血栓可分为两种：①小腿静脉血栓：指局限于小腿深静脉的血栓；②近端深静脉血栓：指腘静脉、股静脉或髂静脉血栓[1]。

  至少90%肺栓塞(pulmonary embolism PE)病人的血栓来源于下肢深静脉，其余不常见的来源包括盆腔静脉丛、肾静脉、下腔静脉、右心腔和腋静脉。临床上大多数肺栓塞起源于下肢近端深静脉，上肢深静脉血栓也会导致肺栓塞[2]。深静脉血栓(deep vein thrombosis，DVT)和(或)肺栓塞合称为静脉血栓栓塞(venous thromboembolism，VTE)。

  VTE是一种常见病，根据在北美、西欧、澳大利亚及阿根廷的研究数据，静脉血栓栓塞事件的年发病率预估为0.75~2.7/1000人[3]。这些研究提示了年龄的增长和VTE发病比例的增加有着强而连续的相关性。70岁以下的发病率为2/1000~7/1000人，而70岁以上则为3/1000~12/1000人[3]。虽然中国人和韩国人深静脉血栓的发病率较低，但是这两个国家因为人口老龄化的问题，疾病的负担并不轻。老年人群中的VTE的高发病率往往也因为有其他合并的疾病，从而增加了获得性危险因素的影响。这些疾病主要有恶性肿瘤、心衰以及外科手术或需要住院的疾病，有这些并发症的患者占了VTE老年人群中的大多数。

  VTE对低、中、高收入国家均造成了一定的医疗相关负担，在低中收入国家中，VTE相关的住院会导致病患死亡年龄提前,同时也是影响残障患者生存年限的首要因素。在高收入国家,也是第二大的影响因素,并且也是导致医院肺炎、导管相关血流感染、药物不良反应患者的死亡年龄提前,以及影响残障患者生存年限的原因[3]。

因为在大多数国家活检率很低,而且活检发现 PE 率较低,使得其很难在死亡之前被确诊。最有力的证据是 Cohen 以及他的同事基于六个欧洲国家发病率的模型研究,该研究估计,仅在 2004 年全欧洲就有 534 353 例 VTE 相关的死亡事件发生[4]。另一项类似的研究显示了在全美每年有接近 300 000 例 VTE 相关死亡病例[5]。通常 VTE 引起的死亡多为突发,因而预防在降低 VTE 死亡率中占有十分重要的地位。

对于大部分的高风险患者,有效的溶栓对预防 VTE 的发生是有必要的,而且对预防死亡的发生以及 VTE 并发症的产生,都比发病后的治疗效果要好。这一点循证医学也证实了预防有作用[6~9],多方位的预警干预,如电脑提示或在患者的住院病历上做标记,对住院或手术患者的血栓预防性治疗都十分有效[10]。也有证据显示,入院时进行 VTE 风险评估以及适当的溶栓预防,都对减少 VTE 相关的死亡以及非致死性的 VTE 的发生有意义[11,12]。

一般来说,以往 VTE 引起的疾病负担主要来自于住院患者,然而现在受到影响的主要是社区医疗,这部分患者往往以新病人的身份在门诊或急诊就诊。造成这种转变的主要原因是大多数外科手术后患者住院时间的显著缩短,若在 VTE 风险解除之前或处于亚临床静脉血栓状态时让患者出院,随后病情进展导致有症状的 DVT 或 PE。这一病变负荷发生的转变促使有效安全的门诊诊断以及溶栓、治疗处理措施的加强。

● 病因学及发病机制

静脉血栓主要是由纤维蛋白及红细胞组成,还含有不同数量的白细胞及血小板。静脉血栓的形成、生长及降解过程反映出刺激血栓形成及抑制之间的平衡。在 19 世纪 Virchow 首次提出血栓形成的三大要素:①静脉血流淤滞;②凝血活化;③血管内皮损伤。保护机制有:①循环中的血栓抑制剂将活化的凝血因子灭活(如抗凝血酶与活化的蛋白 C);②单核吞噬细胞及肝脏可以清除活化的凝血因子与可溶性的纤维蛋白聚合体;③血浆及血管内皮细胞产生纤溶酶降解纤维蛋白。

资料显示至少 50% 的近端静脉血栓病人可发生 PE[1],其中大多是无症状的。PE 临床症状取决于栓子的大小及患者的心肺功能。只有部分血栓栓塞病人,如 30%~70% 的 PE 患者行血管造影检查时同时发现下肢深静脉有血栓[13,14]。DVT 和 PE 不是两种独立的疾病,而是同一种疾病(VTE)的不同发展阶段,VTE 的首发临床表现可能是 VTE 的症状,也可能是 PE 的症状。因此,诊断 VTE 既包括对 PE 的检查,如计算机断层扫描(computed tomography, CT)或肺扫描[13~16],也包括对 DVT 的检查,如超声波检查法[17~19](见下文"肺栓塞的客观检查"及"深静脉血栓的客观检查")。

目前已经证实 VTE 的危险因素包括先天性和获得性两大类,参见表 133-1(或参见第 130 章)[20~23]。年龄是 VTE 的主要危险因素(人群归因危险度>90%)[23],并发症,如恶性肿瘤、心衰在老年患者(>65 岁)中的人群归因危险度更高[23],血栓栓塞的危险性会随着危险因子数目的增多而增加[24]。

表 133-1　血栓栓塞的危险因素[*]

获得性	遗传性[*]
高龄(年龄>40 岁)	蛋白 C 活化缺陷
既往有血栓栓塞病史	凝血酶原 G20210A
近期手术	抗凝血酶缺陷
近期创伤	蛋白 C 缺乏
长期制动	蛋白 S 缺乏
恶性肿瘤	纤维蛋白原异常血症
充血性心力衰竭	
近期心肌梗死	
下肢瘫痪	
应用雌激素	
怀孕或产后阶段	
静脉曲张	
肥胖	
抗磷脂抗体综合征[**]	
高同型半胱氨酸血症	

[*] 参见第 130 章
[**] 参见第 131 章。

活化蛋白 C 抵抗是 VTE 倾向患者最常见的遗传性异常。因子 V 分子中 506 残端的谷氨酰胺由精氨酸替代后导致蛋白 C 参与的因子 V 水解受阻,称作因子 V Leiden 突变,是常见的常染色体显性遗传。因子 V Leiden 突变的纯合子患者血栓风险高,并会在早期(中位年龄:31 岁)出 VTE 的临床表现,较杂合型患者(中位年龄:46 岁)发病早[20,22]。在正常的欧洲人种中有大约 5% 的人有因子 V Leiden 突变,16% 的患者首次发病表现为 DVT,超过 35% 的患者是特发性 DVT[20,22,25]。凝血酶原 G20210A 是 VTE 倾向的另外一个常见的基因突变,大约 2%~3% 的人无症状,其中 7% 有 DVT[22]。40%~50% 的无明显诱因的 DVT 患者不能检测到遗传性缺陷,说明目前为止仍有未知的基因突变会引起 VTE(参见第 130 章)。

● 临床特征

静脉血栓

VTE 的临床特征包括下肢疼痛、触痛、水肿、表现明显的血栓形成性的条索状的血管、皮肤颜色改变、静脉扩张、浅表静脉突出及发绀。以上每一个症状都可以由非血栓栓塞症的疾病引起,所以 DVT 的临床症状没有特异性。极少数的例外,如疼痛性蓝肿(该病是指静脉循环完全受阻,同时伴有下肢肿胀,动脉痉挛而致下肢血液循环障碍的临床综合征),即已经明确的广泛性髂股静脉血栓。在有症状的静脉血栓形成患者中不足 1% 的发生疼痛性蓝肿,大多数病人症状和体征无特异性,50%~85% 临床怀疑有 DVT 的病人客观检查不能确诊[17~19]。有轻微症状和体征的病人可能检查出有严重的深静脉血栓;而有明显下肢疼痛和水肿,临床诊断怀疑有广泛的 DVT 的病人,或许客观检查结果是阴性的。

尽管临床诊断没有特异性,前瞻性研究应用临床预测规则将病人发生 DVT 的可能性分为低等、中等或高等,这一临床预测规则将病人症状、体征及危险因素三种因素综合考虑。一项系统性回顾性研究[26]发现患 DVT 的低等、中等及高等的概率分别为 5%(95% CI 4% ~ 8%)、17%(95% CI 13% ~ 23%)与 53%(95% CI 44% ~ 61%)。因此,流行病学上预测范畴的"低概率"不足以停止进一步的诊断及治疗,而流行病学上预测范畴的"高概率"不足以在不做进一步诊断检查的情况下行抗凝治疗。完成临床分类的关键是应用 D-二聚体定量及静脉扫描的综合诊断措施。

肺栓塞

急性 PE 的临床特征包括以下症状和体征的一项或两项以上:①暂时性的呼吸困难和呼吸急促;②胸膜炎性胸痛、咳嗽、咯血、胸腔积液、肺梗死及充血性肺不张(又称缺血性肺炎或不完全性肺梗死)引起的胸片上的肺部异常;③严重的呼吸困难、呼吸急促及右心功能衰竭;④低血压、晕厥及昏迷等心血管衰竭(经常由广泛的 PE 引起);⑤另外还有一些不常见的及非特异性的临床表现,包括难以解释的心动过速或心律失常,顽固性的心力衰竭、气喘、咳嗽、发热、焦虑/恐惧和困惑。所有这些临床特征是非特异性的,可以由各种各样的心肺功能异常的疾病引起。临床医生可以通过 Geneva 评分或 Wells 方法[27~30]的临床决策规定或隐性临床判断对患病率进行预测分类。然而按这些分类方法得出的 PE 的发病率不足以得以诊断,需要 D-二聚体和(或)影像学检查以排除或确诊 PE。对临床预测概率的评估是综合诊断策略重要的一步,比如 D-二聚体、计算机断层分析成像血管造影、CTA 及 DVT 的客观检查[27~30]。

● 实验室特征

VTE 的实验室检查结果反映组织损伤后急性期的细胞因子的改变,其中包括纤维蛋白原及第Ⅷ因子水平的升高,白细胞及血小板数目的增加,凝血系统的活化、纤维蛋白的形成及其溶解,另外还有凝血酶原片段 1+2、血纤维蛋白肽 A、凝血酶-抗凝血酶复合物及纤维蛋白降解产物在血浆中浓度的增加。所有以上这些变化无特异性,在手术、创伤、感染、炎症、坏死的情况下也会发生。以上实验室检查结果都不可以诊断 VTE 或预测其最可能的发展。纤维蛋白降解产物 D-二聚体可以用酶联免疫吸附试验(enzyme-linked immunosorbent assay, ELISA)或乳胶凝集试验测量。其中有些方法检测时间快,有些是定量试验。D-二聚体结果阴性可以对疑似 DVT 或 PE 的病人做出排除诊断(见下文"深静脉血栓的客观检查"和"肺栓塞的客观检查")[16,27,28,31]。阳性结果无明显特异性。

● 深静脉血栓的鉴别诊断

临床上疑似 DVT 的病人的鉴别诊断包括肌肉扭伤或断裂,下肢扭伤,淋巴管炎或淋巴管阻塞,静脉逆流,腘窝囊肿,蜂窝组织炎,瘫痪所致的下肢肿胀,膝关节异常。其他诊断在表现上往往并不典型,所以没有客观检查不可能排除 DVT。一旦客观检查排除 DVT 后仍要密切随访才可以确诊。大约 25% 的病人,即使密切随访也不能确定病人疼痛、触痛及水肿的原因[19]。

● 深静脉血栓的客观检查

D-二聚体

血浆 D-二聚体测定被广泛作为临床疑似 DVT 患者的排除检查[31]。不同的 D-二聚体测定方法(ELISA、快速定量 ELISA、乳胶凝集试验及全血凝集试验)有不同的敏感性、特异性及 DVT 似然比。ELISA 及快速定量 ELISA 有高度的敏感性(96%),在有症状的 DVT 患者中阴性似然比大约为 0.10。因此,用定量快速 ELISA 方法测定 D-二聚体结果阴性,同多普勒超声阴性结果一样可以有效排除有症状的疑似 DVT 病人[31]。应用合适的方法对 D-二聚体定量测定可结合超声成像一起应用,如果两种检查都是阴性的,不必再重复做超声检查[32]。要想通过对 D-二聚体的检测做出病人的保健决策,需要当地有条件做相应检查,而且这种高度敏感的检测方法需适用于临床并行之有效。运用年龄调整 D-二聚体界值的方法,截取部分阴性结果可增强 D-二聚体的临床适用性,图 133-1 为疑似 DVT 诊断的实用方法。

影像学检查

临床疑似 DVT 的诊断方法中,占有重要地位的客观影响学检查是超声波检查法及静脉造影。这两个检查均通过设计的临床实验论证,包括长期随访的前瞻性研究,论证对阴性结果的病人不实施抗凝治疗是比较安全的[17~19,33]。对大部分患者而言,超声检查是较好的影像学检查方法,而静脉造影是有选择性的适用于部分患者,比如不能行超声检查或者超声检查不能排除 DVT 可能。应用血管加压超声波检查法对识别近端静脉血栓形成很有效,该方法可以有效安全地替代静脉造影术对有症状的病人进行诊断,如果第一次检查正常,5 ~ 7 天后再检查一次[17]。有经验的超声波检查人员对下肢静脉行双重超声波检查后,做一次综合评价就足以做出诊断,若检查结果阴性,无需重复检查[18]。一随机对照试验表明:对于疑似 DVT 病人的诊断,需要广泛全下肢彩色多普勒超声检查,这相当于 D-二聚体检测及重复超声波检查法两者相结合的诊断价值[34]。

不同中心由于专家及血栓性疾病发生率的不同,单独小腿静脉超声波检查结果阳性的预测价值随着中心不同而有差异。因此,通过小腿超声波阳性率检查结果的增加,避免重复进行小腿静脉超声评估检查,这类病人还需要进一步的检查和/或抗凝治疗。大多数超声波检查结果阴性的病人需要给出另外一个确切的诊断及下一步的护理指导策略,所以 5 ~ 7 天后复诊再次行超声波检查就有了更实用的价值[17]。

急性复发性 DVT 的诊断非常具有挑战性,因为此类病人即使接受了充分的抗凝治疗,疼痛及水肿的症状仍然极其常见;另外,超声波检查及静脉造影术对于排除急性复发性 DVT 很有限[35]。应用加压超声波检查可以有 50% 的病人一年之内全是异常结果,还有些病人持续时间更长[36],因为纤维蛋白组成的原始血栓导致静脉持续无收缩性。静脉造影术对复发性 DVT 的排除诊断价值有限,因为先前受累或半闭塞的静脉有闭塞或血栓再通的可能,因此,对这类病人必须实施 D-二聚体检测单独评估,因为既往有 VTE 病史的很多病人都接受过长期的口服抗凝剂治疗,这会潜在导致 D-二聚体的假阴性结果。有

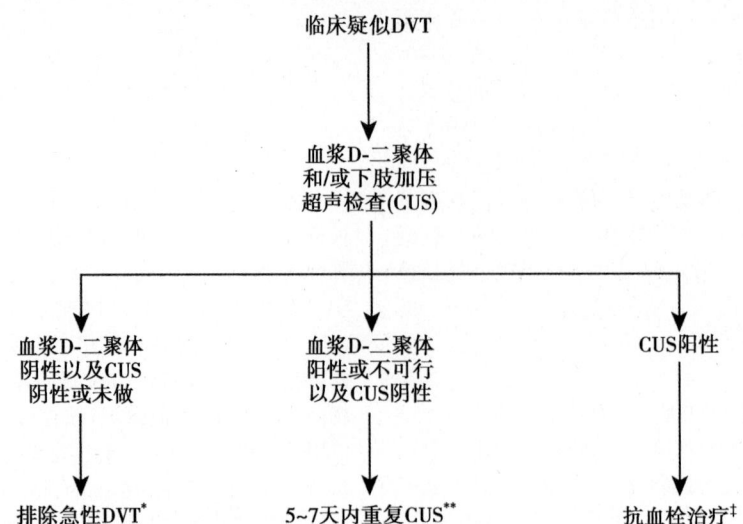

图 133-1　疑有 DVT 患者的初步诊断步骤：＊若患者仅低、中度有急性深静脉血栓（DVT）可能性，D-二聚体实验阴性可以在不进行进一步加压超声检查（CUS）下，用于排除 DVT 可能[26,31]，若患者高度考虑有 DVT 可能，则需要行超声影响学检查。若当时加压超声检查结果为阴性，仅复查 D-二聚体实验即可用于排除 DVT 可能[32,34]。＊＊血管加压超声通常选做腹股沟处的股总静脉和距膝盖骨远端 10cm 处的腘静脉，若要排查腓静脉血栓则需 5～7 天后另行一次加压超声血管检查[17]。多中心专家建议，对下肢静脉行双重超声波检查（CUS 和血流流量评估），一次就足以做出诊断，排除 DVT 可能[18,34]。‡加压超声血管检查对 DVT 的发现十分灵敏（>95％），并且对大多数患者来说是口服抗凝药治疗的指征，如果加压血管检查仅发现一处单独的腹股沟处的血栓，则需另行血管造影、CT 或 MRI 来排除由腹股沟其他可能的静脉压迫所致假阳性结果（如肿瘤）

一项研究初步结果颇有前景[37]，但是在单独应用 D-二聚体阴性结果排除复发性 DVT 前需要进行大量的深入研究。

● 肺栓塞的鉴别诊断

　　疑似 PE 的病人需要与心肺功能异常的各种疾病相鉴别（见前文"肺栓塞"）。呼吸困难及呼吸急促，需鉴别的疾病包括肺不张、肺炎、胸膜炎、气胸、急性肺水肿、支气管炎、细支气管炎及急性支气管阻塞。由于肺梗死表现为胸膜炎性疼痛或咯血，因此需鉴别的疾病包括肺炎、气胸、心包炎、肺或支气管肿瘤、支气管扩张、急性支气管炎、肺结核、横膈膜炎症、肌炎、肌肉劳损及肋骨骨折。有右心衰表现的疾病包括心肌梗死、心肌炎及心脏压塞。有心血管衰竭表现的疾病包括心肌梗死、急性大出血、革兰氏阴性菌败血症，心脏压塞及自发性气胸。

● 肺栓塞的客观检查

　　客观的影像学检查包括计算机断层扫描（CT）、选择性肺动脉血管造影术（CTA），放射性核素肺扫描，选择性的肺动脉造影及 DVT 的客观检查。低、中可能性患者中，血浆 D-二聚体定量检测对低、中可能性患者排除 VTE 诊断有效。

D-二聚体检测

　　血浆 D-二聚体定量监测对排除诊断有效，可以提供一个合适的验证试验结果。应用快速定量 ELISA 方法检测 D-二聚体结果阴性的阴性似然比与正常灌注扫描类似[31]。D-二聚体阳性无法确诊 PE。许多研究发现发生 PE 临床概率不大的患者在影像学表现阴性的情况下可以排除 PE[38]。特别是与临床其他

检测结果结合评估时，通过年龄调整 D-二聚体界值来截取阴性结果的范围，而不是固定的用 $500\mu g/ml$，可以增强其应用性，从而确保了患者可以更安全的排除 PE 的可能[39]。

计算机断层扫描成像及血管造影术

　　大部分中心将 CT 成像作为 PE 诊断的基本影像学检查。单排螺旋 CT 对大栓子（肺段或更大的动脉栓子）的诊断高度敏感，对亚肺段的动脉栓子敏感性相对较低[16,40]这类栓子也许会引起患者严重心肺功能受损。所以，单独靠单排螺旋 CT 检查的阴性结果不能排除肺栓塞。若该检查发现肺段或更大的动脉充盈缺损说明该病人具有发生肺栓塞的较高概率（>90％）[40]。

　　多排螺旋 CT 的发展，再加上使用对比增强扫描，使 CT 对大多数患者来说是较好的影像学检查[41~43]。对比增强 CTA 可以提供明确的结果（阴性或阳性），非诊断性概率较低，识别非血管结构，同时具有计算机断层扫描成像静脉造影术（CTV）评估下肢深静脉系统的功能。

　　近期有一个关于多排 CTA 及 CTA-CTV 联合检查对 PE 诊断的精确度及临床应用的前瞻性Ⅱ期研究（PIOPED）[43]，该研究涉及 824 名疑似 PE 患者，其中 51（6％）名行 CTA 检查的患者诊断不明，原因是图像质量较差，CTA 的灵敏度占 83％，精确度占 96％。而 87（11％）名行 CTA-CTV 检查的患者诊断不明，原因是 CTA 或 CTV 图像质量较差。CTA-CTV 联合检查的灵敏度（90％）比单 CTA 检查的灵敏度（83％）高，而两者精确度相似（均约 95％）。临床评估具有较高或中等可能发生 PE 的患者行 CTA 检查结果阳性，或发生 PE 可能性较低的患者 CTA 检查结果正常，CTA 的结果（阴性或阳性）的预测价值有92％～96％[43]，可以足够确诊或排除诊断 PE。当临床评估的可

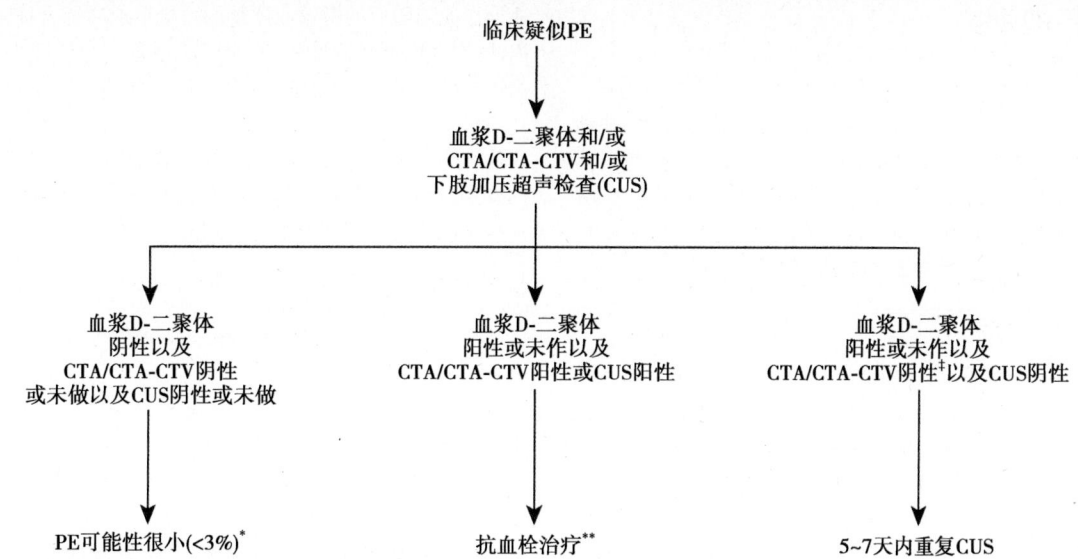

图 133-2　综合性的通过 CTA 作为初步影像学检查诊断疑有 PE 患者的诊断策略，* D-二聚体实验阴性单独可作为低、中可能性患者临床评估的排除检查，结果阴性的预测价值很高（>96%）[27,30,31]。临床考虑可能性较高的患者应当进行影像学 CTA 或者 CTA-CTV 联合检查。** CTA 或者联合 CTA-CTV 结果阳性，患者临床评估有高、中度 PE 可能时，有 90% 或更高的静脉血栓阳性预测价值，相似的，下肢近端深静脉 CUS 的异常结果对近端静脉血栓有很高的阳性预测价值，并且提示了需要进行抗血栓治疗。若患者临床评估 PE 可能较低，CTA 或 CTA-CTV 在主肺动脉或肺叶动脉为阳性，仍是有较高 PE 的可能的（97%）[43]，此时推荐患者行进一步检查。CTA 的结果仅为节段或亚节段动脉，可选择的检查还包括肺动脉造影或者连续的 CUS。‡ CTA 或联合 CTA-CTV 阴性结果对临床评估可能性较低的患者阴性预测价值较高（96%）[43]，对有中度可能性的患者，联合 CTA-CTV 阴性结果阴性预测价值仍较高（92%），而仅 CTA 阴性，预测价值稍低（89%）[43]。对仅行 CTA 组并且临床评估可能性较高的患者，推荐连续 CUS 或肺动脉造影检查

能与 CTA 或 CTA-CTV 影像学诊断结果不符的话需要进一步做其他检查[43]。

图 133-2 总结了通过 CTA 或 CTA-CTV 作为初步影像筛查方法诊断可能的 PE。对大多数患者来说，一个高质量的 CTA 影像对于确定或者排除 PE 的诊断有很高的预测价值，在仅检查 CTA 并阴性情况下可暂不使用抗凝治疗，后续再诊断有 VTE 的比例很低[44]，对 DVT 的客观诊断往往是患者的 CTA 图像质量不高或者不能排除时，或者患者出现有 DVT 的症状。CTV 有一个优势是，可以在行 CTA 同时进行，但是会增加患者的辐射暴露的风险。加压超声检查也可以作为一项选择，并且避免了辐射暴露的增加，并且必要时可以连续检查。

放射性核素肺扫描

放射性核素肺扫描是诊断疑似 PE 患者的进一步检查，肺扫描灌注正常可以排除诊断 PE[15,45]。在学术健康中心及第三治疗中心的疑似 PE 患者中，大约 10% 肺扫描灌注结果是正常的。一个阳性结果概率较高的肺扫描结果（如大范围通气匹配的灌注缺陷）具有 85% 的阳性预测值，并且给大多数患者提供抗凝治疗的依据[15,46,47]。10%~15% 的有症状患者肺扫描阳性概率较高。对于有 PE 病史的患者，需仔细比较以往及现在的肺扫描结果，以确保灌注缺陷是新发的。对于肺扫描结果阳性概率较高而临床预测概率较低，并且具有发生大出血的较高风险的患者需进一步行其他检查诊断，以此来减少假阳性率。

放射性核素肺扫描应用的最大限制是大多数患者检查结果不确定，尽管考虑到临床预测概率问题[15]。大约 70% 的疑似 PE 患者应用了非诊断性肺扫描模式[13,15,47]，以往称这些肺扫描结果为"低概率"（包括通气匹配灌注异常或微小灌注缺陷病灶），

"中等概率"或不确定（灌注缺陷范围与胸片扫描范围一致），以上这类病人多数需要行进一步检查，不管临床预测评估是否怀疑，即使肺栓塞的后测概率与这些扫描相关，也不足以指导临床给予或不给予抗凝治疗。罕见的例外指那些临床评估概率较低的患者，肺扫描结果阳性率也较低。然而，对这些患者行超声波检查和（或）血浆 D-二聚体定量检测检查 DVT，或许会产生额外的诊断价值（见下文"深静脉血栓的客观检查"）。有一个随机试验显示当两者均联合应用了下肢静脉超声检查时，应用 CTA 排除诊断肺栓塞并不劣于应用放射性核素肺扫描[48]。

在可行 CTA 的中心，肺扫描的主要用于筛选患者，如需要减少胸部的辐射量的年轻女性。肺扫描主要应用在那些循环呼吸系统并发症可能性较小的患者，因而他们诊断性扫描比例更高（正常或者高可能性）。

磁共振血管成像

PIOPED Ⅲ 的研究评估了磁共振血管成像对诊断 PE 的准确度，不包括是否另行磁共振静脉造影[49]。这是一项来自 7 家医院及其急诊中心招募的 371 例考虑有 PE 的成年患者的前瞻性研究。磁共振血管成像因为技术上的不充分，仅 25% 的患者做了这项检查（371 例中的 92 例），这个比例在各中心之间范围是 11%~52%。若技术条件充分，磁共振血管成像有 78% 的敏感度及 99% 的特异度，合并行磁共振静脉造影时，有 92% 的敏感度及 96% 的特异度。然而，52% 的患者（370 例中的 194 例）完成了技术上不甚充分的综合性检查[49]。基于这些研究，磁共振血管成像在诊断 PE 中的作用很局限。在一些常规行磁共振血管成像的中心，技术条件都很充分，完成检查比例较高时，磁共振血管成像及磁共振静脉造影可能对 CTA 及肺扫描

有禁忌证的患者有用。

肺血管造影术

对于无肺动脉高血压或心力衰竭的患者应用选择性肺动脉导管的肺血管造影术是相对安全的检查[13,15]。若其他检查不能确诊，并且条件允许，临床需要进一步确诊或排除肺栓塞，应该进一步行肺血管造影术检查。因为在适当选择的患者中行肺血管造影的风险要小于不必要的抗凝治疗的风险。

深静脉血栓的客观检查

对于疑似肺栓塞患者，特别是放射性核素肺扫描诊断不确定[33,47]或 CT 检查结果不确定的患者[50]，需要行 DVT 的客观检查。客观检查发现有近端静脉血栓是抗凝治疗的指征，不管肺栓塞是否存在，并且不需要行其他检查。然而 DVT 的客观检查结果阴性却不能排除肺栓塞的存在[13,14]。若患者心肺功能健全，且肺扫描或 CT 检查无法确诊，连续的针对近端静脉血栓的超声检查可以作为肺血管造影术的替代检查，若重复检查结果阴性可以不做抗凝治疗[33,47,50]。这类患者的临床目标是阻止复发性肺栓塞的发生，而肺栓塞发生的同时近端静脉血栓不一定存在。选择性肺血管造影术应该应用于那些怀疑由近端下肢深静脉血栓起源的血栓性疾病（如上肢血栓形成、肾静脉血栓形成、盆腔静脉血栓形成或右心血栓）。

● 治疗、临床经过及预后

静脉血栓形成的临床经过

近端静脉血栓形成

近端深静脉血栓是一种严重的潜在致命状态。未经治疗的近端静脉血栓患者中 10% 会发生致命性 PE。不充分治疗的近端静脉血栓形成患者中有 20% ~ 50% 发生复发性 VTE[51]。有一个关于临床疑似 DVT 或 PE 患者的前瞻性研究表明，经过客观临床疑似 PE 检查无近端静脉血栓形成的患者中新发 VTE 事件稀少（≤2%）[17,32,33,47,50]。关于诊断及治疗的综合数据表明，近端静脉血栓形成的是发生复发性 VTE 的重要预后标志。

小腿静脉血栓形成

局限于小腿静脉的血栓预示着发生临床重要的 PE 的风险较低（≤1%）。若小腿静脉血栓形成未经治疗，则会有 15% ~ 25% 的患者的血栓向腘静脉或更近端进展[1]。对于有证据的小腿静脉血栓患者应该实施抗凝治疗抑制血栓进展，或连续做超声波检查对向近端静脉进展的血栓进行监测。

血栓形成后综合征

血栓形成后综合征是 DVT 经常发生的并发症[52]。此类患者的主诉症状包括：受累下肢的疼痛、皮肤感觉迟钝、水肿、痉挛、发痒、麻刺感，也可能发生皮肤溃疡，上述症状经常在站立或步行时加重，在休息及抬高患肢时减轻。一个前瞻性研究表明，在确诊近端静脉血栓形成 2 年后，并且最初给予肝素治疗，而后予口服抗凝药物治疗 3 个月的患者，仍有 25% 发生中等至严重的血栓形成综合征[53]。该研究还证明了同侧的复发性静脉

血栓形成与随后的中等或严重的血栓形成后综合征高度相关。因此，对于同侧复发性 DVT 形成的预防相当于减少血栓形成后综合征的发生。合适的分级加压袜穿戴应该在患者诊断后且症状允许的情况下尽早应用，应用压迫袜会在 DVT 急性期改善水肿和疼痛感，该方法也可以有效减少血栓形成后综合征的发生，控制及缓解症状，基于预防血栓形成后综合征的分级加压袜的随机研究可得出不一致的结论[54,55]。

慢性血栓栓塞性肺动脉高压

慢性血栓栓塞性肺动脉高压（chronic thromboembolic pulmonary hypertension）是 PE 严重的并发症。以往认为，血栓栓塞性肺动脉高压发生相对较少，且只在 PE 确诊几年后发生。一个前瞻性队列研究提供了血栓栓塞性肺动脉高压的发生率及发生时间的重要信息[56]，结果显示血栓栓塞性肺动脉高压经常发生，并且发生时间比以往较早。在研究的 223 名有证据的 PE 患者中，慢性血栓栓塞性肺动脉高压的累计发生率为 3.8%，并且发生在确诊后的 2 年内，尽管已经实施了最先进的 PE 的治疗方法。最大的独立危险因子是既往有 PE 病史（优势比：19），并且现在有特发性 PE（优势比：5.7）[56]。

抗凝治疗的目的和原则

对 VTE 患者实施抗凝治疗的目的是：①预防 PE 导致的死亡；②预防复发性 DVT 形成或 PE 导致的死亡；特别是血栓形成后综合征的发生以及慢性肺动脉高压。

对于大多数患者，这两个目的可以通过充分的抗凝治疗达到。溶栓治疗对于部分患者有效（见下文"溶栓治疗"）。对于抗凝治疗绝对禁忌的患者及其他部分患者需应用下腔静脉滤器预防 PE 导致的死亡（见下文"抗凝治疗"）。这部分推荐以及以下内容都与临床试验以及指南的证据支持[9,30,57,58]。

抗凝治疗

抗凝治疗是大多数近端静脉血栓或 PE 患者的治疗选择[9,57,58]。有近端 DVT 的患者要求给予足量的初始肝素或者低分子肝素（low molecular heparin，LMWH）以及足量长程的抗凝治疗以预防复发性的 VTE[51,59,60]。抗凝治疗至少持续 3 个月来预防高可能性（15% ~ 25%）的有症状的血栓增长和/或复发性的血栓事件[51,60,61]。足量的抗凝治疗减少了已经诊断并开始治疗 3 个月内的复发血栓可能性，比例为 5% 或更少[51,59~61]。

抗凝治疗的绝对禁忌证包括颅内出血，严重的活动性出血，近期有脑、眼睛或脊髓的手术及恶性高血压。相对禁忌证包括近期有大的手术，近期有脑血管事件，活动性消化道出血，严重高血压，严重的肾或肝功能衰竭，严重血小板减少症（血小板数目 $<50 \times 10^9/L$）。

肠外抗凝剂

肝素和低分子肝素　连续静脉内肝素治疗是 1970 ~ 1980 年间治疗初治 VTE 的标准治疗方法，在 20 世纪 90 年代，医学界公认为应用 LMWH 皮下注射 1 次/d 或 2 次/d 治疗初期近端深静脉血栓及较大范围肺栓塞，比连续静脉内肝素治疗更安全有效[57,58,62]。LMWH 的优点是不需血液监测，应用 LMWH 皮下注射 1 次/d 或 2 次/d 初期治疗大多数的 DVT 或较大范围 PE，比静脉内应用普通普通肝素治疗更有效[57,58]。LMWH 用于治疗

大多数门诊上简单的 DVT 和部分 PE 患者，而静脉内应用普通肝素对于有严重肾衰竭患者的初期抗凝治疗很有效。应用 LMWH 或普通肝素的初期治疗时间至少持续 5 天。表 133-2 列出了不同剂型 LMWH 有效治疗 VTE 的不同剂量。

表 133-2　抗凝药物治疗静脉血栓栓塞方案

药物	用法
低分子肝素类	
依诺肝素	1.0mg/kg 每天两次*
达那肝素	200IU/kg 每天一次†
亭扎肝素	175IU/kg 每天一次‡
那屈肝素	6150IU 每天两次 50～70kg
	4100IU 每天两次<50kg
	9200IU 每天两次>70kg
瑞肝素钠	4200IU 每天两次 46～60kg
	3500IU 每天两次 35～45kg
	6300IU 每天两次>60kg
非直接因子Ⅹa拮抗剂	
磺达肝素	7.5mg 每天一次 50～100kg
	5mg 每天一次<50kg
	10mg 每天一次>100kg
直接口服抗凝剂	
达比加群	5 天肠外 LMWH 或肝素后，150mg 每天两次
利伐沙班	15mg 每天两次，21 天后 20mg 每天一次，进餐时服用
艾乐妥	10mg 每天两次，7 天后 5mg 每天两次
	6 个月后，2.5mg 每天两次延长治疗
依度沙班	5 天肠外 LMWH 或肝素后，60mg 每天一次§

*1.5mg/kg 每天一次的方案癌症病人可以使用，但疗效稍小。

†一个月后，可换为 150IU/kg 每天一次作为长期口服维生素 K 拮抗剂的替代治疗。

‡这个方案也可作为长期口服维生素 K 拮抗剂的替代治疗。

§若患者肌酐清除率为 30～50ml/min，或体重低于 60kg，或正服用强效 P-糖蛋白类拮抗剂，用量 30mg 每天一次。

如果初期治疗时应用普通肝素，将最初 24 小时以内的活化部分凝血酶原时间（activated partial thromboplastin time, APTT）控制在治疗范围内的下限值以上很重要，这样才能充分达到药物的抗凝作用[63,64]。如果早期未充分达到合适的 APTT 值，这将会导致 VTE 复发率增高（25%）[63]。2/3 的复发性 VTE 事件发生在诊断后最初的 2～12 周内，尽管应用口服抗凝剂抗凝治疗。临床试验数据表明，应用普通肝素或 LMWH 早期抗凝与患者的长期预后密切相关[63,64]。

磺达肝素　合成戊聚糖磺达肝素可非直接抑制因子Ⅹa活性，已被大型随机临床试验所证实[65,66]。这些研究表明对于 DVT 及有症状的 PE 的治疗，磺达肝素同 LMWH 及静脉内应用肝素一样安全有效。对于体重在 50～100kg（所有临床试验患者的 85%）的患者，磺达肝素建议用 7.5mg 每天一次；体重<50kg 患者的剂量为 5mg；体重>100kg 患者的剂量为 10mg[65,66]。

口服抗凝剂

维生素 K 拮抗剂　对于大多数患者来说，应用维生素 K 拮抗剂（如华法林钠）进行口服抗凝治疗是过去 60 多年的标准方法。维生素 K 拮抗剂开始于普通肝素或 LMWH 早期治疗后，然后重叠 4～5 天。

维生素 K 拮抗剂能发挥最强抗凝作用的剂量已被临床试验所证实[69~72]，口服该药时应定期监测国际标准化比值（international normalized ratio, INR），按 INR 值调整剂量，使其维持在 2.0～3.0 之间。高剂量的维生素 K 拮抗剂治疗（INR 3.0～4.0）并不能有效改善抗磷脂综合征及复发性血栓症的症状[71]，反而会增加出血风险[72]，所以不提倡高剂量使用。低剂量治疗（INR 1.5～1.9）与常规剂量治疗（INR 2.0～3.0）相比有效率不高，并且出血并发症并不减少，所以不推荐使用低剂量维生素 K 拮抗剂抗凝治疗[70]。

长期使用的低分子肝素推荐在部分患者中使用，如对维生素 K 拮抗剂有禁忌证（如孕妇），以及恶性肿瘤患者，这些患者低分子肝素的作用更有效[67,68]。

直接口服抗凝剂　一些新型口服抗凝剂直接与凝血酶或因子Ⅹa 的目标凝血酶结合，这类口服抗凝剂用于治疗 VTE 的Ⅲ期临床试验目前正在评估（参见第 25 章）[73~78]。这类药物的优点有：①可以 1 次/d 或 2 次/d 口服而无需抗凝监测及剂量滴定；②药物相互作用少；③由于该药的强效作用与 LMWH 相似，所以在口服维生素 K 拮抗剂单药应用的最初时间，以及长期治疗情况下，可替代标准静脉治疗药物（肝素、LMWH 或磺达肝素），从而简化治疗④可降低大出血风险。表 133-2 列出了关于 DVT 治疗的临床试验的直接口服抗凝药物使用剂量及方法。

六个Ⅲ期关于评估深静脉血栓治疗的直接口服抗凝剂临床试验已经完成[73~78]，表 133-3 列出了这些临床试验的设计特点、有效性及出血情况。这些试验均满足了前期临床审核，从而比较评估直接口服抗凝剂预防复发性 VTE 的效果。

六项临床试验纳入了超过 27 000 个患有急性 DVT 的患者，并完成了这些临床试验的 meta 分析[79]。Meta 分析的数据涵盖了一些临床上很有用的关于大出血的可能结果（颅内出血和致死性出血），并且分析了临床医生可能碰到的特殊患者在出凝血治疗中的风险-获益。这些特殊患者往往有 PE 和 DVT 的症状，包括老年患者（≥75 岁）、肥胖、中度肾功能不全（肌酐清除率 30～49ml/min）和恶性肿瘤患者。直接口服抗凝剂可以减少临床上的大出血（相对风险（[RR] 0.61）、颅内出血（RR 0.37）和致死性出血（RR 0.36）[79]。所有的研究结果都是连续的，也没有根据既往维生素 K 拮抗剂的临床试验而采用停药时间点（参考辅助数据[79]），有 588 例为了避免颅内出血、1250 例为避免致死性出血而服用直接口服抗凝剂而不是维生素 K 拮抗剂。回顾每年的 VTE 患者数据以及相关的严重出血的事件，发现其对公共医疗的负担、影响仍很大。相关性价比的研究也显示，直接口服抗凝剂的性价比很高。

在主要的亚群患者评估中，直接口服抗凝剂对所有患者有效，但很可能其作用更主要体现在老年和恶性肿瘤患者中[79]。同时对亚群患者来说，直接口服抗凝剂的安全性也是很高的，在恶性肿瘤的患者中，大出血风险值仅减少了 33% 且没有统计学意义。

表133-3　深静脉血栓口服药物临床试验

	Hokusai-VTE 78	AMPLIFY 77	EINSTEIN-DVT 75	EINSTEIN-PE 76	RE-COVER II 74	RE-COVER I 73
药物	依度沙班	艾乐妥	利伐沙班	利伐沙班	达比加群	达比加群
实验设计	双盲	双盲	开放性实验	开放性实验	双盲	双盲
肝素使用	至少5天	不使用	不使用	不使用	至少5天	至少5天
具体用药	60mg QD 若 CrCl 为 30~50mL/min,体重<60kg 或服用 p 糖蛋白时,30mg QD	先10mg BID 21days 再 5mg BID	先15mg BID 21days 再 20mg QD	先15mg BID 21days 再 20mg QD	150mg BID	150mg BID
样本量	8292	5400	3449	4832	2568	2564
治疗时间	灵活;3~12个月	6个月	既定:3,6或12个月	既定:3,6或12个月	6个月	6个月
VTE复发率	依度沙班 3.2%* LMWH/华法林 3.5%* p<0.001 效果相近	艾乐妥 2.3% 依诺肝素/华法林 2.7% p<0.001 效果相近	利伐沙班 2.1% 依诺肝素/VKA 3.0%** p<0.001 效果相近	利伐沙班 2.1% 依诺肝素/VKA 1.8% p=0.003 效果相近	达比加群 2.4% 华法林 2.1% p<0.001 效果相近	达比加群 2.3% 华法林 2.2% p<0.001 效果相近
大出血	依度沙班 1.4% LMWH/华法林 1.6%	艾乐妥 0.6% 依诺肝素/华法林 1.8% p<0.001 效果更好	利伐沙班 0.8% 依诺肝素/VKA 1.2%	利伐沙班 1.1% 依诺肝素/VKA 2.2% p=0.003 效果更好	达比加群 1.6% 华法林 1.9%	达比加群 1.2% 华法林 1.7%
CRNM 出血	依度沙班 7.2%* LMWH/华法林 8.9%* p=0.004 效果更好	艾乐妥 3.8% 依诺肝素/华法林 8.0% p<0.001 效果更好	利伐沙班 7.3% 依诺肝素/VKA 7.0%	利伐沙班 9.5% 依诺肝素/VKA 9.8%	达比加群§ 5.6% 华法林§ 8.8% p=0.002 效果更好	达比加群§ 5.0% 华法林§ 7.9% p<0.05 效果更好

缩略词:BW,体重(Body weight);CrCl,肌酐清除率(creatinine clearance);CRNM,临床相关非主要的出血(clinically relevant non-major bleeding);Hep,肝素(heparin);LMW,低分子(low molecular weight);P-gp,P-糖蛋白(P-Glycoprotein);VKA,维生素 K 拮抗剂(vitamin K antagonist);VTE,静脉血栓形成(venous thromboembolism).

* 纵观整个试验研究,依度沙班在治疗率为 1.6%,肝素/华法林为 1.9%。所有其他试验研究均使用在治疗患者的比例

** 维生素 K 拮抗剂为华法林或香豆素类

§ 比例是采用综合大出血以及临床相关非主要的出血的出血之和

Adapted with permission from Raskob G, Biller H, Prins M, et al: Edoxaban for the long-term treatment of venous thromboembolism; Rationale and design of the Hokusai-venous thromboembolism study; a Methodological implications for clinical trials. J Thromb Haemost 11(7):1287~1294,2013.

对于新诊断的 VTE 患者而言,相较于维生素 K 拮抗剂,更推荐直接口服抗凝剂,严重肾衰竭(肌酐清除<30ml/min)患者除外,因为他们未纳入这部分临床试验范围,特定癌症患者亦除外,因其样本量很小,没有将直接口服抗凝剂和目前推荐的低分子肝素治疗行比较。对已经使用长期维生素 K 拮抗剂且治疗效果控制较好的患者,以及能接受抗凝治疗负担的患者,在没有临床指征的情况下,并没有必要将治疗方案换成直接口服抗凝剂。

仍有一些实际的问题没有完全得到解决,利伐沙班和阿哌沙班可以作为单药应用,而达比加群和依度沙班需要至少 5 天的肝素或低分子肝素进行预处理,目前仍不明确的是,单独使用直接口服抗凝剂是否适用于所有 VTE 患者,或者肝素的预处理是否对如 PE 合并右心室功能不全的这部分患者来说更有必要[78]。直接口服抗凝剂目前仍没有特殊的逆转剂,但总的来说,不能因此而不让患者享有能大大减少大出血、颅内出血以及致死性出血风险好处的直接口服抗凝剂的。短期效果来说,如果患者需要行近期手术或有创操作,那么维生素 K 拮抗剂更为推荐,且他有对应的逆转剂。对直接口服抗凝剂的多种速效的逆转剂在研发中,因为直接口服抗凝剂不需要实验室检查控制,使用直接口服抗凝剂的患者不需要很频繁的和医生或者抗凝诊疗机构联系,所以依从性可能会较差。医生和健康机构应该遵循循证医学的步骤来加强和患者的联系,并在相应周期评估患者的治疗情况是否恰当,或者是否需要继续治疗。在恶性肿瘤患者中,直接口服抗凝剂和现今推荐的低分子肝素治疗的效果和安全性仍不明确,所以仍推荐使用低分子肝素作为他们的首选。

抗凝治疗的持续时间

所有 VTE 患者的抗凝治疗都应当至少持续 3 个月[9,57,58,80]。4~6 周时停止治疗会导致接下来 6 个月中 VTE 复发的概率增加(绝对值增加 8%)[57,80-82]。而相反的,若治疗持续 3~6 个月则可以使接下来 1~2 年 VTE 复发率控制在一个较低水平(年发病率 3%)[80-82]。

关于在第 3 个月时是否可以停止抗凝治疗,主要取决于患者的临床血栓形成相关风险及表现,“有风险的”,指 VTE 的发生与已知有危险因素有关,或者“无风险的”,指 VTE 的发生没有已知的相关危险因素。将近 20%~40% 的有症状的患者表现为“无风险的”VTE。

对于因可逆转原因而首次出现 DVT 或者 PE 的患者(比如:手术),如果危险因素不再持续,3 个月的抗凝治疗就已足够。但若危险因素仍在持续,比如制动或者合并癌症,直到危险因素被控制都应当持续抗凝治疗。对 PE 的患者,治疗持续 6 个月而非 3 个月已成为惯例,然而临床试验却发现,这么做往往没有使患者获益,反而使出血的风险增加[80]。因此,对合并有危险因素的 DVT 或者 PE 的患者,如果危险因素被控制了,3 个月的治疗就已足够,并且优于时间更久的治疗。

对于首次出现的自发性 VTE 的患者需要无限期抗凝治疗[57,58],“无限期”是指持续性的治疗而没有一个明确的停止时间点,除非患者的风险-获益指标或者治疗倾向性改变才可能停止。对于首次出现的自发性 VTE 患者,在 3 个月的持续治疗之后,决定是否继续抗凝治疗时需要考虑 VTE 复发的风险、出血可能以及患者的倾向性。若计划行无限期抗凝治疗,需定期

评估危险-优势比[57]。

目前有很多研究来协助临床医师评估自发性 VTE 患者出现复发性 VTE 风险的策略。非连续性抗凝治疗后,加压超声发现有残余的 DVT[83]、D-二聚体升高[84]以及男性患者[85]都有可能增加复发性 VTE 发生的概率。然而挑战性来自于决定有复发危险因素的亚群患者是否继续抗凝治疗。Palaretti 和同事评估了一批首次出现自发性 VTE 患者或有着次要 VTE 相关危险因素(如雌激素、怀孕或者旅行相关血栓)的患者,这些患者的行了超声检查血栓残余以及一系列的 D-二聚体的测定,从而指导是否继续行抗凝治疗[86]。在治疗 3 个月后没有血栓残余的患者或者 3 个月后有血栓残余再持续治疗至少 1 年的患者,以及停止使用维生素 K 拮抗剂治疗 3 个月后,D-二聚体持续阴性的患者,停止抗凝治疗后复发性 VTE 的年发病率为 3%。373 例 D-二聚体有升高并继续抗凝治疗的复发性 VTE 患者的年发病率为 0.7%,109 例 D-二聚体有升高然而没有继续抗凝治疗的复发性 VTE 的患者的年发病率为 8.8%[86]。相较于出血风险,尤其是大出血的可能性往往相似或更高,3% 的复发年发病率是支持患者暂停进一步抗凝治疗的。然而,如果大出血的可能性较低,比如每年只有 1%,甚至更低,相较于 VTE 复发率在 3% 而言,这不足以成为停止进一步抗凝治疗的依据,特别是对于患者的主要目的是避免 VTE 的复发。

各种各样的血栓形成倾向因素均可以通过实验室检查来评估。这包括自身凝血抑制物的缺陷如抗凝血酶、蛋白 C 及蛋白 S 缺陷;特定基因突变如 V 因子 Leiden 突变及凝血酶原 20210A 突变;高因子Ⅷ水平;抗磷脂抗体的存在(参见第 131 章)。血栓形成倾向因素的考虑与否对于指导抗凝治疗的持续时间是有争议的,且没有定论,无限期的抗凝治疗应当考虑首次出现 VTE 的患者是否合并有确切抗凝血酶、蛋白 C 或蛋白 S 缺陷,或合并 V 因子 Leiden 突变及凝血酶原 20210A 突变,或者有 VTE 的家族史。需要强调的是,患者本人的意愿是治疗选择的重要影响因素。

在完成 6 个月抗凝治疗后,有部分随机临床试验研究直接口服抗凝剂对于延长抗凝治疗的评估[75,87-89]。这些临床试验中大部分患者有自发性的 VTE,并且在是否使用直接口服抗凝剂的延长治疗进行了获益-风险评估。关于这部分试验的结果是持续性的,直接口服抗凝剂可以减少 80% 以上的 VTE 年复发率——约为 7%,而服用安慰剂的患者约为 9%[75,87-89]。大出血的概率为 0.1%~0.7%,临床相关的非大出血相关的出血比例为 3%~4%[75,78-79],在 AMPLIFY 延长试验[89],2.5mg 的阿哌沙班的大出血率为 0.2%,安慰剂为 0.5%。因为其低概率的出血风险,以及不需要实验室检查的指导治疗,将推荐更多的自发性 VTE 患者采取延长抗凝治疗。

阿司匹林也被对首次出现自发性 VTE 患者的延长治疗评估,这部分患者已经完成了 6 个月或者更久的抗凝治疗[90,91]阿司匹林在一项复发性 VTE 试验中的统计学意义上减少了 42% 的相对危险度(relative risk, RR)(从每年 11.2% 减少到了 6.6%)[90],另一项试验则没有统计学意义($p = 0.09$),减少了 26% 的 RR(从每年 6.5% 减少到了 4.8%)[91]。阿司匹林的大出血风险(0.5%~0.6%)和安慰剂相近,尽管按临床医生的直觉来看,没有证据表明与直接口服抗凝剂相比,阿司匹林可以引起的大出血风险更低,且其预防复发性 VTE 的效果明显的减低(约为直接口服抗凝剂的一半)。

对于大多数二次发生自发性 VTE 的患者维生素 K 拮抗剂应当无限期口服[57,58,92]，原因是对于这类患者若在 3~6 个月内停止治疗，将会增加后续 4 年复发性 VTE 的发生率（21%）。若继续抗凝治疗，后续 4 年复发性 VTE 的发生风险将降低 87%（从 21% 降至 3%）[92]；然而这一优势却被出血风险（从 3% 增加至 9%）部分抵消[92]。

对合并恶性肿瘤的患者的抗凝治疗

应用 LMWH 长期治疗 VTE 已在临床试验中作出评价[67,68]。研究表明应用 LMWH 皮下注射长期治疗 VTE 持续 3~6 个月，至少等效于口服维生素 K 拮抗剂（INR 维持在 2.0~3.0），因此，对于恶性肿瘤并发 VTE 的患者应该使用 LMWH 长期治疗发病最初的 3~6 个月[9,57,58]若恶性肿瘤呈现活动状态则治疗不能中断。LMWH 的用药法建立在对长期治疗有效的基础上，具体为达肝素钠：200U/kg 每天一次，持续一个月，其后 150U/kg 每天一次或亭扎肝素 175U/kg 每天一次。

妊娠期间的抗凝治疗

LWMH 或者调整剂量的肝素是对于妊娠期间合并 VTE 的患者的抗凝选择药物[94~96]，LMWH 比普通肝素更安全，前者较少引起血小板减少症及骨质疏松症等并发症。另外一个关于 LMWH 的优点是，LMWH 每天一次给药就有效，而普通肝素需要每天两次给药。有一研究表明应用 LMWH（亭扎肝素 175U/kg 每天一次）治疗妊娠合并 VTE 患者的整个过程，大多数患者的 Xa 拮抗剂水平的峰值无明显区别[96]。尚未出现关于测量 Xa 拮抗剂水平以确保安全的最大药物累积量的研究，而且，Xa 拮抗剂水平降低后如何调整剂量还不确定。直接口服抗凝剂没有在怀孕患者中进行评估，妊娠期间抗凝治疗的循证医学证据是有效的[94]。

抗凝治疗的副作用

出血　出血是抗凝治疗最常见的副作用。根据标准化的国际标准可将出血分类为严重出血及临床相关非严重出血。严重出血定义为临床上腹膜后或颅内，或其他可能产生严重后果的部位的出血，可使血红蛋白降低至少 20g/L，或至少输注 2U 浓缩人红细胞的明显出血。临床试验中应用静脉输注肝素、LMWH 或磺达肝素初期治疗 VTE 期间，暂时严重出血的发生率为 1%~2%[65,66,73~78]。以下因素会使严重出血发生风险增加：在经历手术或外伤的前 14 天内；有消化道出血、颅内出血、消化性溃疡及泌尿生殖道出血病史的患者；各种各样诱导出血倾向的因素，如血小板减少症、肝病及多种因素共同诱导的出血倾向。

在应用维生素 K 拮抗剂口服抗凝治疗过程中，最初 3 个月的严重出血的发生率约为 1%~2%，3 个月之后每年发生严重出血的发生率为 1%~3%[97]。有一个 meta 分析表明，口服维生素 K 拮抗剂长期治疗 VTE 引起的治疗相关性的严重出血风险远大于临床医生的估计[97]。这些严重出血导致的死亡率为 13%，颅内出血每年死亡率为 1.15%。以上风险决定是否对 VTE 患者采取长期或无限期抗凝治疗。正如前文所说，关于直接口服抗凝剂的临床试验以及 meta 分析均发现，其出血风险，包括大出血，颅内出血以及致死性出血，可能均比维生素 K 拮抗剂要低[73~79]。

肝素诱导的血小板减少症（参见第 118 章）　肝素或 LMWH 可能会诱导血小板减少症。在应用普通肝素或 LMWH 治疗超过 2000 名急性 VTE 患者的大型临床研究中，血小板减少症的发生率小于 1%[66]。然而，在合并蔓延性或复发性 VTE，或发展成动脉血栓的患者中，肝素诱导的血小板减少症是一种严重的并发症。这一并发症先于或同时与血小板数目减少发生，并会导致较高的截肢率及死亡率。肝素诱导的血小板减少症一旦确诊，所有类型的肝素都应该停止应用，可选择其他抗凝剂如达那肝素、比伐卢定或阿加曲班治疗。对肝素诱导的血小板减少症的患者而言，直接口服抗凝剂可能有潜在的抗凝治疗的作用，但是其作用大小并没有涵盖在这组患者的临床试验中。

肝素诱导的骨质疏松症　长期（一般大于 3 个月）使用普通肝素或 LMWH 可能会导致骨质疏松症，其最早的临床表现是非特异性的腰（背）疼痛，部位主要涉及脊椎或肋骨，有的患者也可表现为自发性骨折。长期应用肝素治疗的患者中，大于 1/3 的有临床症状不明显的骨质密度降低。这些患者将来是否会发生骨折尚不确定。临床试验中经过 3~6 个月 LMWH 治疗的患者，有症状的骨质疏松症发生率很低，与华法林治疗组相比该发生率并不增加。发生骨质疏松症或骨折的患者经常会伴随有骨转移等其他危险因素。

肝素诱导的其他副作用　普通肝素或 LMWH 也可能会增加肝脏转氨酶的水平。这一副作用没有明确的临床意义，经常在停药后恢复正常。意识到这一生化效应很重要，这样在普通肝素或 LMWH 治疗期间，若发生肝脏转氨酶水平升高，可以避免不必要的肝素治疗中断及不必要的肝脏活检。其他罕见副作用包括超敏反应及皮肤反应，如由于醛固酮减少症引起的皮肤坏死及秃头症。

溶栓治疗

溶栓治疗应用于有低血压或休克表现的 PE 患者，及伴有右心功能衰竭和高概率出现血流动力学改变的部分 PE 患者[30]。溶栓治疗与抗凝治疗相比，前者能更快溶解肺栓子，并更快恢复肺血流灌注及右心功能[30,98,99]。有效的方案是重组组织型纤溶酶原激活剂（recombinant tissue plasminogen activator）100mg 静脉滴注持续大于 2 个小时（50mg/h），或者 30~50mg（取决于体重）替奈普酶（t-PA）的单次皮下注射[98,99]。一旦凝血酶时间（TT）或活化部分凝血活酶时间（APTT）小于 2 倍对照值时，即应开始规范化的连续输注肝素治疗[98,99]。首次输注剂量是 1000U/h。第 25 章及第 135 章有介绍溶栓治疗的详细内容。

近期报道的 PEITHO 试验[99]评估了应用替奈普酶后，对继续使用抗凝治疗与仅使用抗凝治疗的溶栓作用及安全性的进行比较。试验纳入了 1006 例合并有超声心动图或 CT 扫描证实的右心功能不全和肌钙蛋白 I、肌钙蛋白 T 测定证实有心肌损伤的 PE 患者。最初的结果示，在予以溶栓的情况下，506 例患者中，有 13 例（2.6%）在 7 天内出现关于死亡率或者血流动力学补偿（或改变），而仅给抗凝剂的情况下，499 例患者中，仅有 28 例（5.6%），两组比较，p=0.02。99 溶栓组出现 12 例卒中（2.4%），仅给抗凝剂组有 1 例（0.2%），两组比较，p=0.003。溶栓组出现 32 例（6.3%）颅外的出血，仅给抗凝剂组有 6 例（1.2%），两组比较，p<0.001。在第 7 天，溶栓组出现 6 例（1.2%）颅外出血，仅给抗凝剂组有 9 例（1.8%），第 30 天对应

率分别为 2.4% 及 3.2%[99]。研究结果提示，溶栓治疗预防了血流动力学的改变，但同时增加了大出血和卒中的风险。这项研究的样本量还没有充分到能解决关键问题：溶栓治疗能否增加生存率。目前，溶栓对 PE 患者，没有合并休克但有右心室功能不全时，风险要大于获益。对于这种情况的患者，还需要进一步的临床试验。

溶栓治疗对于 DVT 的作用很有限。对急性广泛近端静脉血栓（即将发生静脉坏疽的疼痛性蓝肿）或有严重症状的广泛髂股静脉血栓形成的患者，由于他们发生了静脉血流梗阻，所以可以选择溶栓治疗。溶栓治疗可以全身输注也可以导管局部灌注。导管局部灌注可能会减少静脉炎后综合征的发生率[100]。尽管导管局部给药与全身输注相比，前者或许会减少严重出血的风险，尤其是颅内出血，进一步研究数据提示，出血的风险仍然是大于获益的[101]。一个大型的基于国家级数据的随机试验显示，包括了根据指南诊断的大于 90 000 例近端静脉 DVT 或者血栓的患者，该类患者包含腔静脉血栓患者。其中 3600 例使用了导管介导的溶栓，并与相近样本、相近特征的使用抗凝治疗组比较。导管介导的溶栓组具有更高的颅内出血风险（0.9% VS 0.3%）、输血（11.1% VS 6.5%）、滤器置换（34.8% VS 15.6%）以及 PE（17.9% VS 11.4%）[101]。这项分析给予了一个重要的信息，即导管介导的溶栓所致显著的颅内出血风险（0.9%），且没有降低其他危险因素，因而不推荐在 DVT 患者中采取导管介导的溶栓，除非出现特殊的情况，如严重的肢体创伤。

下腔静脉滤器

下腔静脉滤器适用于急性 VTE 并对抗凝治疗有绝对禁忌证的患者以及少量在充分抗凝治疗情况下仍周期性发生 VTE 的患者。

植入下腔静脉滤器可以有效防止 PE 的发生。但是在植入永久性下腔静脉滤器 1~2 年内，复发性 DVT 的发生率会增加（2 年内的累积发生率从 12% 增加至 21%）[102]。因此，若有短暂放置滤器的指征，将导致出血风险的暂时增加，可以植入能够取回的下腔静脉滤器，应用数周至数月后，一旦滤器不再需要马上取出。如果永久性下腔静脉滤器已经植入，应该尽可能快地实施长期抗凝治疗，以防复发性 DVT 的发生。

翻译：陈启微、范祎　互审：胡豫　校对：韩悦、朱力

参考文献

1. Moser KM, Lemoine JR: Is embolic risk conditioned by localization of deep venous thrombosis? *Ann Intern Med* 94:439, 1981.
2. Prandoni P, Polistena P, Bernardi E, et al: Upper-extremity deep vein thrombosis. Risk factors, diagnosis, and complications. *Arch Intern Med* 157:57, 1997.
3. ISTH Steering Committee for World Thrombosis Day: Thrombosis: A major contributor to the global disease burden. *J Thromb Haemost* 12:1580, 2014.
4. Cohen AT, Agnelli G, Anderson FA, et al: VTE Impact Assessment Group in Europe (VITAE): Venous thromboembolism (VTE) in Europe. The number of VTE events and associated morbidity and mortality. *Thromb Haemost* 98:756, 2007.
5. Heit J, Cohen A, Anderson FJ: Estimated annual number of incident and recurrent, fatal and non-fatal venous thromboembolism (VTE) events in the US. *Blood* 106:267A, 2005.
6. Kahn S, Lim W, Dunn AS, et al: American College of Chest Physicians: Prevention of VTE in nonsurgical patients: Antithrombotic Therapy and Prevention of Thrombosis, 9th ed: American College of Chest Physicians Evidence-based Clinical Practice Guidelines. *Chest* 141(2 Suppl):e195S, 2012.
7. Gould MK, Garcia DA, Wren SM, et al: American College of Chest Physicians: Prevention of VTE in nonorthopedic surgical patients: Antithrombotic Therapy and Prevention of Thrombosis, 9th ed: American College of Chest Physicians Evidence-based Clinical Practice Guidelines. *Chest* 141(2 Suppl):e227S, 2012.
8. Falck-Yitter Y, Francis CW, Johanson NA, et al: American College of Chest Physicians. Prevention of VTE in orthopedic surgery patients: Antithrombotic Therapy and Prevention of Thrombosis, 9th ed: American College of Chest Physicians Evidence-based Clinical Practice Guidelines. *Chest* 141(2 Suppl):e278S, 2012.
9. Nicolaides AN, Fareed J, Kakkar AK, et al: Prevention and treatment of venous thromboembolism—International consensus statement. *Int Angiol* 32:111, 2013.
10. Kahn SR, Morrison DR, Cohen JM, et al: Interventions for implementation of thromboprophylaxis in hospitalized medical and surgical patients at risk for venous thromboembolism. *Cochrane Database Syst Rev* 7:CD008201, 2013.
11. Lester W, Freemantle N, Begaj I, et al: Fatal venous thromboembolism associated with hospital admission: A cohort study to assess the impact of a national risk assessment target. *Heart* 99:1734, 2013.
12. Catterick D, Hunt BJ: Impact of the national venous thromboembolism risk assessment tool in secondary care in England: Retrospective population-based database study. *Blood Coagul Fibrinolysis* 25:571, 2014.
13. Hull R, Hirsh J, Carter C, et al: Diagnostic value of ventilation-perfusion lung scanning in patients with suspected pulmonary embolism. *Chest* 88:819, 1985.
14. Turkstra F, Kuijer P, van Beck EJ, et al: Diagnostic utility of ultrasonography of leg veins in patients suspected of having pulmonary embolism. *Ann Intern Med* 126:775, 1997.
15. PIOPED Investigators: Value of the ventilation/perfusion scan in acute pulmonary embolism: Results of the Prospective Investigation of Pulmonary Embolism Diagnosis (PIOPED). *JAMA* 263:2753, 1990.
16. Kruip M, Leclercq M, van der Heul C, et al: Diagnostic strategies for excluding pulmonary embolism in clinical outcome studies. A systematic review. *Ann Intern Med* 138:941, 2003.
17. Birdwell BG, Raskob GE, Whitsett TL, et al: The clinical validity of normal compression ultrasonography in outpatients suspected of having deep venous thrombosis. *Ann Intern Med* 128:1, 1998.
18. Stevens S, Elliott CG, Chan K, et al: Withholding anticoagulation after a negative result on Duplex ultrasonography for suspected symptomatic deep venous thrombosis. *Ann Intern Med* 140:985, 2004.
19. Hull R, Hirsh J, Sackett DL, et al: Clinical validity of a negative venogram in patients with clinically suspected venous thrombosis. *Circulation* 64:622, 1981.
20. Rosendaal FR: Risk factors for venous thrombosis: Prevalence, risk and interaction. *Semin Hematol* 34:171, 1997.
21. Heit JA, O'Fallon WM, Peterson TM, et al: Relative impact of risk factors for deep vein thrombosis and pulmonary embolism: A population-based study. *Arch Intern Med* 162:1245, 2002.
22. Bezemer ID, Bare LA, Doggen CJ, et al: Gene variants associated with deep vein thrombosis. *JAMA* 299:1306, 2008.
23. Engbers MJ, Van Hylckama Vlieg A, Rosendaal F: Venous thrombosis in the elderly: Incidence, risk factors, and risk groups. *J Thromb Haemost* 8:2105, 2010.
24. Hull R, Merali T, Mills A, et al: Venous thromboembolism in elderly high-risk medical patients: Time course of events and influence of risk factors. *Clin Appl Thromb Hemost* 19:357, 2013.
25. Simioni P, Prandoni P, Lensing AW, et al: The risk of recurrent venous thromboembolism in patients with an Arg506Gln mutation in the gene for factor V (factor V Leiden). *N Engl J Med* 336:399, 1997.
26. Wells PS, Owen C, Doucette S, et al: Does this patient have deep vein thrombosis? *JAMA* 295:199, 2006.
27. Stein PD, Woodard PK, Weg JG, et al: Diagnostic pathways in acute pulmonary embolism: Recommendations of the PIOPED II Investigators. *Am J Med* 119:1048, 2006.
28. Qaseem A, Snow V, Barry P, et al: Current diagnosis of venous thromboembolism in primary care: A clinical practice guideline from the American Academy of Family Physicians and the American College of Physicians. *Ann Fam Med* 5:57, 2007.
29. Mos IC, Douma RA, Erkens PM et al: Diagnostic outcome management study in patients with clinically suspected recurrent pulmonary embolism with a structured algorithm. *Thromb Res* 133:1039, 2014.
30. Konstantinides SV, Torbicki A, Agnelli G, et al: Task Force for the Diagnosis and Management of Acute Pulmonary Embolism of the European Society of Cardiology (ESC) endorsed by the European respiratory Society (ERS): 2014 ESC Guidelines on the diagnosis and management of acute pulmonary embolism. *Eur Heart J* 35:3033, 2014.
31. Stein P, Hull RD, Patel K, et al: D-dimer for the exclusion of acute venous thrombosis and pulmonary embolism. A systematic review. *Ann Intern Med* 140:589, 2004.
32. Bernardi E, Prandoni P, Lensing AW, et al: D-dimer testing as an adjunct to ultrasonography in patients with clinically suspected deep-vein thrombosis: Prospective cohort study. *BMJ* 317:1037, 1998.
33. Kearon C, Ginsberg J, Hirsh J: The role of venous ultrasonography in the diagnosis of suspected deep vein thrombosis and pulmonary embolism. *Ann Intern Med* 129:1044, 1998.
34. Bernardi E, Camporese G, Buller HR, et al: Serial 2-point ultrasonography plus D-dimer vs whole-leg color-coded Doppler ultrasonography for diagnosing suspected symptomatic deep vein thrombosis: A randomized controlled trial. *JAMA* 300:1653, 2008.
35. Hull RD, Carter CJ, Jay RM, et al: The diagnosis of acute, recurrent deep-vein thrombosis: A diagnostic challenge. *Circulation* 67:901, 1983.
36. Prandoni P, Cogo A, Bernardi E, et al: A simple ultrasound approach for detection of recurrent proximal-vein thrombosis vein diameter. *Circulation* 88:1730, 1993.
37. Rathbun S, Whitsett T, Raskob G: Negative D-dimer to exclude recurrent deep-vein thrombosis in symptomatic patients. *Ann Intern Med* 141:839, 2004.
38. Ten Cate-Hoek AJ, Prins MH: Management studies using a combination of D-dimer test result and clinical probability to rule out venous thromboembolism: A systematic review. *J Thromb Haemost* 3:2465, 2005.
39. Righini M, Van Es J, Den Exter PL, et al: Age-adjusted D-dimer cutoff levels to rule out pulmonary embolism: The ADJUST-PE study. *JAMA* 311:1117, 2014.
40. Rathbun S, Whitsett T, Raskob G: Sensitivity and specificity of helical computed tomography in the diagnosis of pulmonary embolism: A systematic review. *Ann Intern Med* 132:227, 2000.
41. Patel S, Kazerooni EA, Cascade PN: Pulmonary embolism: Optimization of small pulmonary artery visualization at multi-detector row CT. *Radiology* 227:455, 2003.
42. Perrier A, Roy PM, Sanchez O, et al: Multi-detector row computed tomography in suspected pulmonary embolism. *N Engl J Med* 352:1760, 2005.

43. Stein PD, Fowler SE, Goodman LR, et al: Multi-detector computed tomography for acute pulmonary embolism. *N Engl J Med* 354:2317, 2006.
44. van Belle A, Büller HR, Huisman MV, et al: Effectiveness of managing suspected pulmonary embolism using an algorithm combining clinical probability, D-dimer testing, and computed tomography. *JAMA* 295:172, 2006.
45. Hull R, Raskob G, Coates G, Panju A: Clinical validity of a normal perfusion lung scan in patients with suspected pulmonary embolism. *Chest* 97:23, 1990.
46. Miniati M, Prediletto A, Fornichi B, et al: Accuracy of clinical assessment in the diagnosis of pulmonary embolism. *Am J Respir Crit Care Med* 159:864, 1999.
47. Hull RD, Raskob GE, Ginsberg JS, et al: A noninvasive strategy for the treatment of patients with suspected pulmonary embolism. *Arch Intern Med* 154:289, 1994.
48. Anderson DR, Kahn SR, Rodger MA, et al: Computed tomographic pulmonary angiography vs ventilation-perfusion lung scanning in patients with suspected pulmonary embolism: A randomized controlled trial. *JAMA* 298:2743, 2007.
49. Stein PD, Chenevert TL, Fowler SE, et al: Gadolinium-enhanced magnetic resonance angiography for pulmonary embolism: A multicenter prospective study (PIOPED III). *Ann Intern Med* 152:434, 2010.
50. van Strijen M, de Monye W, Schiereck J, et al: Single-detector helical computed tomography as the primary diagnostic test in suspected pulmonary embolism: A multicenter clinical management study of 510 patients. *Ann Intern Med* 138:307, 2003.
51. Hull R, Delmore T, Genton E, et al: Warfarin sodium versus low-dose heparin in the long-term treatment of venous thrombosis. *N Engl J Med* 301:855, 1979.
52. Prandoni P, Kahn S: Post-thrombotic syndrome: Prevalence, prognostication and need for progress. *Br J Haematol* 145:286, 2009.
53. Prandoni P, Lensing AWA, Cogo A, et al: The long-term clinical course of acute deep venous thrombosis. *Ann Intern Med* 125:1, 1996.
54. Prandoni P, Lensing AW, Prins MH, et al: Below knee elastic compression stockings to prevent the post-thrombotic syndrome: A randomized controlled trial. *Ann Intern Med* 141:249, 2004.
55. Kahn SR, Shapiro S, Wells PS, et al: SOX Trial Investigators: Compression stockings to prevent post-thrombotic syndrome: A randomized placebo-controlled trial. *Lancet* 383:880, 2014.
56. Pengo V, Lensing A, Prins M, et al: Incidence of chronic thromboembolic pulmonary hypertension after pulmonary embolism. *N Engl J Med* 350:2257, 2004.
57. Kearon C, Akl EA, Comerota A, et al: Antithrombotic therapy for VTE disease. Antithrombotic Therapy and Prevention of Thrombosis, 9th ed: American College of Chest Physicians Evidence-based Clinical Practice Guidelines. *Chest* 141 (2 Suppl):E419S, 2012.
58. Wells PS, Forgie MA, Rodger MA: Treatment of venous thromboembolism. *JAMA* 311:717, 2014.
59. Hull R, Raskob G, Hirsh J, et al: Continuous intravenous heparin compared with intermittent subcutaneous heparin in the initial treatment of proximal vein thrombosis. *N Engl J Med* 315:1109, 1986.
60. Brandjes D, Heijboer H, Buller H, et al: Acenocoumarol and heparin compared with acenocoumarol alone in the initial treatment of proximal-vein thrombosis. *N Engl J Med* 327:1485, 1992.
61. Lagerstedt C, Olsson C, Fagher B, et al: Need for long-term anticoagulant treatment in symptomatic calf-vein thrombosis. *Lancet* 2:515, 1986.
62. Quinlan D, McQuillan A, Eikelboom J: Low-molecular-weight heparin compared with intravenous unfractionated heparin for treatment of pulmonary embolism. *Ann Intern Med* 140:175, 2004.
63. Hull RD, Raskob GE, Brant RF, et al: Relation between the time to achieve the lower limit of the APTT therapeutic range and recurrent venous thromboembolism during heparin treatment for deep vein thrombosis. *Arch Intern Med* 157:2562, 1997.
64. Hull RD, Raskob GE, Brant RF, et al: The importance of initial heparin treatment on long-term clinical outcomes of antithrombotic therapy: The emerging theme of delayed recurrence. *Arch Intern Med* 157:2317, 1997.
65. Buller H, Davidson B, Decousus H, et al: Fondaparinux or enoxaparin for the initial treatment of symptomatic deep venous thrombosis. A randomized trial. *Ann Intern Med* 140:867, 2004.
66. Matisse Investigators: Subcutaneous fondaparinux versus intravenous unfractionated heparin in the initial treatment of pulmonary embolism. *N Engl J Med* 349:1695, 2003.
67. Lee A, Levine M, Baker R, et al: Low-molecular-weight heparin versus Coumadin for the prevention of recurrent venous thromboembolism in patients with cancer. *N Engl J Med* 349:146, 2003.
68. Hull R, Pineo G, Brant R, et al: Long-term low-molecular-weight heparin versus usual care in proximal-vein thrombosis patients with cancer. *Am J Med* 119:1062, 2006.
69. Ridker P, Goldhaber S, Danielson E, et al: Long-term low-intensity warfarin therapy for the prevention of recurrent venous thromboembolism. *N Engl J Med* 348:1425, 2003.
70. Kearon C, Ginsberg J, Kovacs M, et al: Comparison of low-intensity warfarin therapy with conventional intensity warfarin therapy for long-term prevention of recurrent venous thromboembolism. *N Engl J Med* 349:631, 2003.
71. Crowther M, Ginsberg J, Julian J, et al: A comparison of two intensities of warfarin for the prevention of recurrent thrombosis in patients with the antiphospholipid antibody syndrome. *N Engl J Med* 349:1133, 2003.
72. Hull R, Hirsh J, Jay R, et al: Different intensities of oral anticoagulant therapy in the treatment of proximal-vein thrombosis. *N Engl J Med* 307:1676, 1982.
73. Schulman S, Kearon C, Kakkar A, et al: Dabigatran versus warfarin in the treatment of acute venous thromboembolism. *N Engl J Med* 361:2342, 2009.
74. Schulman S, Kakkar AK, Goldhaber SZ, et al: Treatment of acute venous thromboembolism with dabigatran or warfarin and pooled analysis. *Circulation* 129:764, 2014.
75. EINSTEIN Investigators, Bauersachs R, Berkowitz SD, et al: Oral rivaroxaban for symptomatic venous thromboembolism. *N Engl J Med* 363:2499, 2010.
76. EINSTEIN-PE Investigators, Büller HR, Prins MH, et al: Oral rivaroxaban for the treatment of symptomatic pulmonary embolism. *N Engl J Med* 366:1287, 2012.
77. Agnelli G, Buller H, Cohen A, et al: Oral apixaban for the treatment of acute venous thromboembolism. *N Engl J Med* 369:799, 2013.
78. Hokusai-VTE Investigators, Büller HR, Décousus H, et al: Edoxaban versus warfarin for the treatment of symptomatic venous thromboembolism. *N Engl J Med* 369:1406, 2013.
79. van Es N, Coppens M, Schulman S, et al: Direct oral anticoagulants compared with vitamin K antagonists for acute symptomatic venous thromboembolism: Evidence from phase 3 trials. *Blood* 124:1968, 2014.
80. Kearon C, Akl E: Duration of anticoagulant therapy for deep vein thrombosis and pulmonary embolism. *Blood* 123:1794, 2014.
81. Schulman S, Rhedin A-S, Lindmarker P, et al: A comparison of six weeks with six months of oral anticoagulant therapy after a first episode of venous thromboembolism. *N Engl J Med* 332:1661, 1995.
82. Levine M, Hirsh J, Gent M, et al: Optimal duration of oral anticoagulant therapy: A randomized trial comparing four weeks with three months of warfarin in patients with proximal deep-vein thrombosis. *Thromb Haemost* 74:606, 1995.
83. Prandoni P, Lensing A, Prins M, et al: Residual venous thrombosis as a predictive factor of recurrent venous thromboembolism. *Ann Intern Med* 137:955, 2002.
84. Palareti G, Cosmi B, Vigano D'Angelo S, et al: D-dimer testing to determine the duration of anticoagulant therapy. *N Engl J Med* 355:1780, 2006.
85. Kyrle P, Minar E, Bialonczyk, et al: The risk of recurrent venous thromboembolism in men and women. *N Engl J Med* 350:2558, 2004.
86. Palareti G, Cosmi B, Legnani C et al: D-dimer to guide the duration of anticoagulation in patients with venous thromboembolism: A management study. *Blood* 124:196, 2014.
87. Connors JM. Extended treatment of venous thromboembolism. *N Engl J Med* 368; 767–769, 2013.
88. Schulman S, Kearon C, Kakkar A, et al: Extended use of dabigatran, warfarin, or placebo in venous thromboembolism. *N Engl J Med* 368:709, 2013.
89. Agnelli G, Buller H, Cohen, et al: Apixaban for extended treatment of venous thromboembolism. *N Engl J Med* 368:699, 2013.
90. Becattini C, Agnelli G, Schenone A, et al: Aspirin for preventing the recurrence of venous thromboembolism. *N Engl J Med* 366:1959, 2012.
91. Brighton T, Eikelboom J, Mann K, et al: Low-dose aspirin for preventing recurrent venous thromboembolism. *N Engl J Med* 367:1979, 2012.
92. Schulman S, Granqvist S, Holmström M, et al: The duration of oral anticoagulant therapy after a second episode of venous thromboembolism. *N Engl J Med* 336:393, 1997.
93. Hull R, Pineo G, Brant R, et al: Self-managed long-term low-molecular-weight heparin therapy: The balance of benefits and harms. *Am J Med* 120:72, 2007.
94. Bates S, Greer IA, Middledorp S, et al: VTE, thrombophilia, antithrombotic therapy, and pregnancy: Antithrombotic Therapy and Prevention of Thrombosis, 9th ed: American College of Chest Physicians Evidence-Based Clinical Practice Guidelines. *Chest* 141 (2 Suppl):E691S, 2012.
95. Pettila V, Kaaja R, Leinonen P, et al: Thromboprophylaxis with low molecular weight heparin (dalteparin) in pregnancy. *Thromb Res* 96:275, 1999.
96. Smith M, Norris L, Steer P, et al: Tinzaparin sodium for thrombosis treatment and prevention during pregnancy. *Am J Obstet Gynecol* 190:495, 2004.
97. Linkins L, Choi P, Douketis J: Clinical impact of bleeding in patients taking oral anticoagulant therapy for venous thromboembolism. A meta-analysis. *Ann Intern Med* 139:893, 2003.
98. Goldhaber SZ, Haire WD, Feldstein ML, et al: Alteplase versus heparin in acute pulmonary embolism: Randomized trial assessing right-ventricular function and pulmonary perfusion. *Lancet* 341:507, 1993.
99. Meyer G, Vicaut E, Danays T et al: Fibrinolysis for patients with intermediate-risk pulmonary embolism. *N Engl J Med* 370:1402, 2014.
100. Enden T, Haig Y, Klow NE et al: CaVenT Study Group: Long-term outcome after additional catheter-directed thrombolysis versus standard treatment for acute iliofemoral deep vein thrombosis (the CaVenT study): A randomized controlled trial. *Lancet* 379:31, 2012.
101. Bashir R, Zack CJ, Zhao H, et al: Comparative outcomes of catheter-directed thrombolysis plus anticoagulation vs anticoagulation alone to treat lower-extremity proximal deep vein thrombosis. *JAMA Intern Med* 174:1494, 2014.
102. Decousus H, Leizorovicz A, Parent F, et al: A clinical trial of vena caval filters in the prevention of pulmonary embolism in patients with proximal deep-vein thrombosis. *N Engl J Med* 338:409, 1998.

第 134 章
动脉粥样硬化血栓形成：疾病发生、发展及治疗

Emile R. Mohler III and Andrew I. Schafer

摘要

动脉粥样硬化血管性疾病是导致发达国家人类发病和致死的主要原因，发展中国家也会很快达到这种状态。这一章将回顾动脉粥样硬化疾病发生和发展的病理机制，并详细阐述这一疾病过程与凝血系统的相互关系。动脉粥样硬化损伤早期形态学变化即脂质条纹，已经是一种严重的代谢和免疫损伤，表现为血管张力异常、炎症、细胞生长和内皮功能障碍。随后的几年至几十年，损伤将形成斑块，斑块继续生长，最终凸入管腔或发生破裂。易损斑块破裂时，通过血小板和凝血系统的激活引发血栓形成，导致血管完全堵塞，除非旁支循环系统此时已经建立，不然将直接导致组织缺血。基于对动脉粥样硬化斑块发生和发展的病理机制及后果的进一步认识，目前对动脉粥样硬化血栓形成综合征的医疗干预已有了改善，本文将对有关冠状动脉、脑血管、周围动脉在这方面的进展加以回顾。

动脉粥样硬化

动脉粥样硬化血栓形成这一概念描述了动脉血管以动脉粥样硬化为始，易于血栓形成的疾病过程。在 19 世纪 50 年代，Virchow 把动脉粥样硬化描述成一种炎症和易栓过程[1]。Rokitansky 和 Duguid 先后断定动脉粥样硬化损伤是血栓形成之后血小板脂质嵌入血管壁引起的。随后证明，动脉粥样硬化损伤的脂质成分中以血浆脂蛋白为主。1913 年，Anitschkow 发现高胆固醇饮食喂养家兔，可发生动脉粥样硬化。100 年前人们已经知道炎症参与动脉粥样硬化的形成，但其发生发展的分子机制还是在过去十几年才有了比较清晰的了解[2]。最近发现在动脉粥样硬化形成过程中，胆固醇沉积与动脉炎症之间存在直接联系，至此一直存在争执的经典脂质假说和炎症假说终于可以达成一致[3,4]。

青少年时期脂质在动脉内膜积累，形成脂质条纹，并可迅速发展成为有血流动力学改变的明显损伤，导致动脉供血不足。年轻士兵和年轻创伤死者的尸检表明，十几岁到二十几岁正常健康人通常隐藏着冠状动脉粥样硬化斑块[5,6]。此外，冠状动脉内超声检查表明 20～29 岁年龄组的健康心脏供者中，其冠状动脉粥样硬化发生率占 37%，30～39 岁占 60%，50 岁以上占 85%[7]。一些理论也支持这个结论。其中得到公认的理论之一就是损伤应答假说。这个假说推断动脉粥样硬化是由于血管内皮损伤引发的，并在动物研究中得到证实。实验显示，在血管形成术内皮脱落之后，会出现血管变窄，内膜增厚的现象[8,9]。然而，对人类早期粥样硬化斑块的病理学研究显示，虽然内皮结构完整但功能已发生障碍。内皮功能障碍导致血管紧张度异常、炎症、增生以及血栓形成。动脉粥样硬化危险因素促进内皮功能障碍和动脉粥样硬化形成。这一章将阐述内皮功能障碍的机制以及动脉粥样硬化危险因素的影响。

简写和缩略词

ACC，美国心脏病学会（American College of Cardiology）；ACCP，美国胸科医师学会（American College of Chest Physicians）；ACS，急性冠脉综合征（acute coronary syndrome）；AHA，美国心脏协会（American Heart Association）；apo，载脂蛋白（apolipoprotein）；APTT，活化部分凝血活酶时间（activated partial thromboplastin time）；CABG，冠状动脉旁路搭桥术（coronary artery bypass graft）；CAD 冠状动脉病变（coronary artery disease）；CAPRIE，比较氯吡格雷和阿司匹林对病人缺血事件发生的影响（clopidogrel versus aspirin in patients at risk of ischaemic events）；CCL，CC 趋化配体（CC chemokine ligand）；CK，肌酸激酶（creatine kinase）；CVD，心血管疾病（cardiovascular disease）；ECG，心电图（electrocardiogram）；eNOS，内皮一氧化氮合酶（endothelial nitric oxide synthase）；EPC，内皮祖细胞（endothelial progenitor cell）；EV，胞外囊泡（extracellular vesicle）；HAART，高效抗逆转录病毒治疗（highly active antiretroviral therapy）；HDL，高密度脂蛋白（high-density lipoprotein）；hsCRP，高敏 C 反应蛋白（high-sensitivity C-reactive protein）；IFN，干扰素（interferon）；Ig，免疫球蛋白（immunoglobulin）；IL，白介素（interleukin）；LDL，低密度脂蛋白（low-density lipoprotein）；Lp-PLA$_2$，脂蛋白磷酸酶 A$_2$（lipoprotein phospholipase A2）；MCP，单核细胞趋化蛋白（monocyte chemoattractant protein）；MHC，主要组织相容性复合物（major histocompatibility complex）；MI，心肌梗死（myocardial Infarction）；NO，一氧化氮；NOX，烟酰胺腺嘌呤二核苷酸；NSTEMI，非 ST 段上升型心肌梗死（non-ST-segment elevation myocardial infarction）；PAD，周围动脉疾病（peripheral arterial disease）；PAI，纤溶酶原激活物（plasminogen-activator Inhibitor）；PCI，经皮冠状动脉介入治疗（percutaneous coronary intervention）；SLE，全身性红斑狼疮（systemic lupus erythematosus）；SNP，单核苷酸多态性（single nucleotide polymorphisms）；TF，组织因子（tissue factor）；TFPI，组织因子通路抑制剂（tissue factor pathway inhibitor）；TGF，转化生长因子（transforming growth factor）；Th，T 辅助细胞（T helper）；t-PA，组织型纤溶酶原激活物（tissue-type plasminogen activator）；VCAM，血管细胞黏附分子（vascular cell adhesion molecule）；VLDL，极低密度脂蛋白（very-low-density lipoprotein）。VWF，维勒布兰德因子（von Willebrand factor）。

动脉粥样硬化的危险因素

高龄、男性和遗传因素都是动脉粥样硬化性心血管疾病固定的主要危险因素（表134-1）。异常血脂、吸烟、未得到正确控制的高血压和糖尿病、腹部肥胖、缺乏运动、酒精、生理因素则是可以改变的因素，这也说明人类心肌梗死的大部分危险因素都是可以改变的[10]。

表 134-1	导致内皮依赖性血管舒张功能受损的心血管危险因素
吸烟	
血脂异常	
高血压	
糖尿病	
高同型半胱氨酸血症	

除了这些传统危险因素外，近年来又有新的因素被认识[11]。高活性逆转录病毒治疗（HAART）的应用，显著地提高了 HIV 感染病人的寿命[12]。与此同时，HAART 的 HIV 病人发生早期心血管疾病的危险性也逐渐增大。HIV 病毒蛋白和抗逆转录病毒的药物本身都会引起内皮功能障碍。在血管细胞、巨噬细胞和脂肪细胞中HIV 病毒蛋白和抗逆转录病毒的药物激活信号通路，引起氧化应激、搅乱线粒体功能、改变基因表达、损伤脂质代谢[13,14]。

已证实慢性肾衰竭的病人心血管疾病的发病率和死亡率极高[15,16]。虽然慢性血液透析的病人患早期动脉粥样硬化性血管疾病的风险逐渐增高很多年前就已知晓，但是最近的研究指出增加的风险甚至出现在慢性肾病的早期。肾小球滤过率降

低和蛋白尿是心血管疾病的两个相互独立的危险因素[17]。其他因素，例如交感神经过度敏感[18]，可能对这些病人心脏病危险因素的病理生理有促进作用。其他新出现的危险因素包括阻塞性睡眠呼吸暂停，对其治疗可以改善心血管疾病的转归[19]。

内皮功能障碍

心血管疾病的危险因素和异常血液流动导致内皮功能障碍，造成主动脉和其他动脉形成粥样硬化斑块，而小动脉和毛细血管则不发生病变（图134-1）。内皮功能障碍包括对正常动脉各种生理功能的干扰，如血管紧张度调节、炎症、增生、血管通透性增加。脂质积累[20]和内皮功能障碍是密切联系的，且是动脉粥样硬化发生发展的起始因素。内皮功能障碍发生在斑块生长的早期，且是全身性的，影响所有动脉循环的血管，并无肉眼可见的动脉粥样硬化斑块形成。新出现的数据表明在血液湍流区域促动脉粥样硬化基因上调，而抗动脉粥样硬化基因下调，如在动脉分叉处[21]，导致血管黏附分子的表达和单核细胞的募集[22]。动脉粥样硬化斑块最初可能向外扩张而不是向血管壁内生长，使某些明显的损伤很难通过血管造影术发现。除脂蛋白的积累外，成熟的动脉粥样硬化斑块成分包括平滑肌细胞、巨噬细胞、T 淋巴细胞和钙化组织[23]。中性粒细胞和肥大细胞也参与动脉粥样硬化的形成过程[22]。在动脉粥样硬化形成的后期，动脉粥样硬化帽内基质金属蛋白酶活性增加，诱发斑块破裂和溃疡形成，导致组织因子暴露和血小板黏附，最终形成血栓[24]。血栓可能随着斑块愈合发生内源性纤维蛋白溶解，或者变成阻塞性的，造成器官损伤（如心肌梗死[MI]）。在严重的斑块损害处可出现软骨钙化板层骨[25]。近期研究发现胞外囊泡 EVs，也称作细胞膜微粒参与动脉粥样硬化发生发展过程[26]。下文将

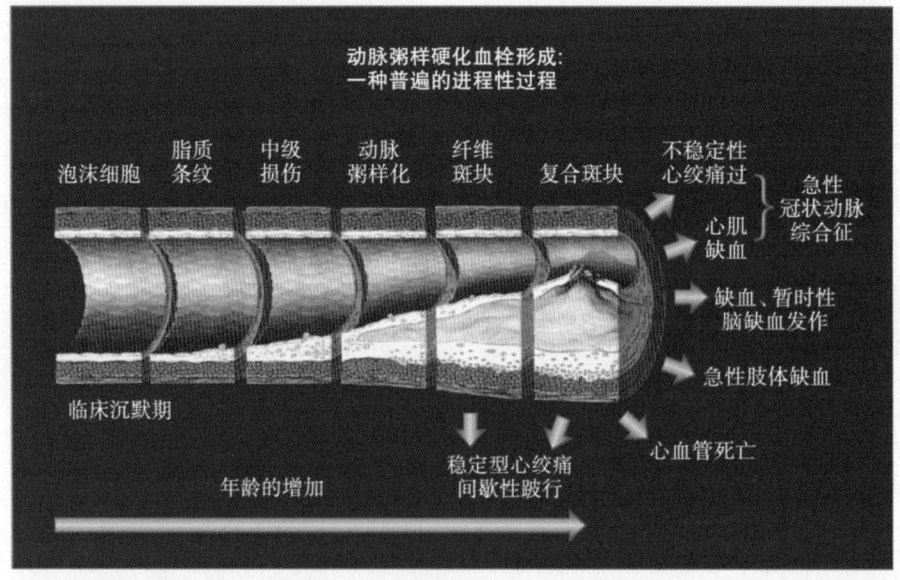

图 134-1　动脉粥样硬化斑块发展进程图，以脂质条纹为起始最后导致血栓事件的发生。心血管危险因素和血管分支处的扰动流是引起内皮功能紊乱的主要原因，而内皮功能紊乱会导致主动脉及导管动脉粥样硬化发生。早期血管内膜上的脂质沉积称为脂质条纹。经一系列刺激，包括脂质的氧化被认为是内皮黏附分子表达的信号，引起内膜上单核细胞的黏附以及血细胞的渗出。单核细胞随着脂质的沉积形成巨噬细胞（泡沫细胞）。最初来源于中膜的平滑肌细胞进入斑块内部并参与纤维帽的形成。斑块会累积羟磷灰石等无机物并形成钙化沉积，基质金属蛋白酶同样会在板块中沉积并可能导致斑块破裂和溃疡形成，从而使组织因子暴露并形成血栓。危险因素的修饰会使得斑块更加的稳定，与不稳定斑块相比，这样的斑块往往脂质沉积相对较少而硬化组织沉积较多。严重的损伤甚至会发展成为板层骨。ACS，急性冠状动脉综合征；MI，心肌缺血；TIA，暂时性脑缺血发作

配。因此，了解巨噬细胞如何摄取胆固醇十分重要。细胞培养实验中出现"泡沫细胞悖论"，即巨噬细胞只吞噬修饰过的脂质。另外，用铜或乙酸酐处理未经修饰的 LDL（使其乙酰化）能增加巨噬细胞经表面清道夫受体对 LDL 的摄取，从而导致脂质负荷巨噬细胞的形成。这些实验结果导致动脉粥样硬化形成的脂质过氧化学说产生[94]，从而解释了为什么 LDL 修饰是泡沫细胞形成的关键步骤。虽然 LDL 氧化的确切机制尚不清楚，但髓过氧化物酶、诱导性一氧化氮合酶以及 NADPH 氧化酶都参与这一过程[99,100]。值得注意的是，所有这些酶在巨噬细胞上都有表达，且在正常情况下作为抗微生物活性氧类而参与先天免疫[101]因此，巨噬细胞内胆固醇的聚集是通过氧化 LDL（非天然）的清道夫（非 LDL）受体实现的。髓过氧化物酶是一种被认为在内膜空间和循环水平上会引起脂质过氧化的酶，并与急性冠状动脉综合征和心血管不良事件等不利临床结果相关[99]。

清道夫受体与动脉粥样硬化

由巨噬细胞表达的保守模式识别受体包括清道夫受体 A、B1 和 CD36，它们都能内化氧化低密度脂蛋白[102,103]。巨噬细胞能表达多种基因响应氧化 LDL，包括过氧化物酶增生物激活受体 γ（PPARγ）和腺苷三磷酸结合盒式转运体 A1，它们对巨噬细胞介导的炎症反应和动脉粥样硬化的形成具有重要影响。

细胞培养研究表明清道夫受体 A 可识别乙酰化 LDL，但是，与 LDL 受体不同，在高胆固醇含量条件下，清道夫受体 A 并不下调，这或许能解释泡沫细胞的形成[104]。然而，目前还没有明显的证据表明乙酰化 LDL 能够在体内产生，所以经其他方式修饰的 LDL，如氧化修饰，可能是泡沫细胞形成所必需[105,106]。可能涉及动脉粥样硬化形成过程的另外一个清道夫受体是 CD36，它对氧化 LDL 有较强的亲和作用。

动物和人类的血浆中含有针对脂质过氧化产物的循环 IgG 和 IgM 抗体[107]。在小鼠模型中，这些抗体与脂质过氧化的测量以及动脉粥样硬化的进展和恢复密切相关[108]。用诸如丙二醛 LDL 或铜氧化 LDL 等氧化 LDL 免疫高胆固醇血症兔和小鼠能够抑制动脉粥样硬化损伤形成的过程[109~112]。这些实验证明对氧化 LDL 的免疫应答能够改变动脉粥样硬化的病程。

白细胞源性 5-脂氧化酶也参与小鼠动脉粥样硬化的形成过程[113]。动物实验证明脂氧化酶对动脉粥样硬化的发生十分重要，因为阻断 12,15-脂氧化酶基因的表达可减少载脂蛋白 E 缺乏小鼠的动脉粥样硬化发生，而血管内皮细胞过表达 15-脂氧化酶，则可以加速 LDL 受体缺乏小鼠的早期动脉粥样硬化发展[114,115]。作为抑制动脉粥样硬化发展的潜在靶点，目前正在进行对该酶的研究[116]。

肠道微生物　有更新的数据表明肠道微生物参与心脏代谢疾病[117]。系统性炎症被激活是慢性细菌易位（继发于肠通透性增加）的结果，导致巨噬细胞流入脂肪组织，进而导致胰岛素抵抗和非酒精性脂肪性肝病。炎症的增加也是继发于巨噬细胞的涌入而产生的三甲胺-N-氧化物，以及巨噬细胞清道夫受体表达上调和胆固醇逆向转运减少而引发的胆固醇的蓄积。

因此，肠道微生物群可能加速动脉粥样硬化的风险。

血管壁低密度脂蛋白的蓄积

三种可能的因素导致了 LDL 在血管壁的蓄积：内皮通透性增加、内膜脂蛋白长时间滞留以及血管壁脂蛋白清除率减慢[118]。高胆固醇饮食喂养家兔可在特定损伤易感处发生主动脉壁损伤，然而，损伤处的内皮通透性并没有增加，表明 LDL 被选择性地滞留在这些区域[119,120]。LDL 分子的滞留可能是它们易于黏附于血管壁上蛋白多糖的缘故[121]。因此推断应用遗传工程技术使 LDL 不再黏附于蛋白多糖，可使其致动脉粥样硬化的能力降低[20]。

氧化 LDL 及其产物，氧化磷脂类和羟固醇，还具有其他特性使得它们可潜在的促进动脉粥样硬化[122]。这些特性包括促炎症性质，如对单核细胞、平滑肌细胞、T 淋巴细胞（而不是 B 淋巴细胞或中性粒细胞，它们不存在于病灶中）的化学趋化作用，以及促进内皮细胞 VCAM-1 表达及 MCP-1 释放的增加[123]。氧化 LDL 也可以通过诱导 I 型金属蛋白酶的表达以及组织因子活性的增加使动脉粥样硬化斑块更不稳定[124]。氧化所致聚不饱和脂肪酸在磷脂 sn-2 键上被广泛降解，对氧化 LDL 充当清道夫受体的一个配体是非常重要的。

为了证实氧化 LDL 假说，已经开始了使用抗氧化维生素的临床试验进行，其中最主要的是维生素 E；然而，多数发表的报道却得出了阴性结果[125,126]。目前，给予患者400～800IU/d 似乎并不能充分起到防止心血管事件的效果。然而这些研究并不能证明或否定这个假说，其他的抗氧化制品可能更有益。

高密度脂蛋白与动脉粥样硬化

HDL 胆固醇水平低下是强有力的心血管事件的预警，可能是因为 HDL 水平低下与胆固醇逆向转运不足有关。动物实验利用 LDL 受体敲除鼠肝脏直接转移人 apoA-apoI 基因表明，小鼠的胆固醇逆向转运明显提升，已存在的动脉粥样硬化斑块明显消退[127,128]。HDL 的水平可能不如反向胆固醇转运量那么重要。例如，HDL 从巨噬细胞中吸纳胆固醇的能力对动脉粥样硬化负担是预测作用[129]。然而，HDL 还有其他的抗动脉粥样硬化特性而使其表现出抗动脉粥样硬化性保护作用[130]。例如，HDL 可以抵抗 LDL 氧化，至少部分是由于对氧磷酶的原因，该酶与 HDL 结合以降解有机磷酸盐[131]。对氧磷酶多态性与心血管疾病危险因素增加有关，也表明氧化 LDL 是动脉粥样硬化发展的一个重要因素[132]。

目前的研究致力于发展提高 HDL 水平的新方法或使用 apoA-apoI 变异体和模仿物，以使动脉粥样硬化斑块消退。到目前为止，初步临床研究并不成功。胆固醇酯转运蛋白促进胆固醇酯从抗动脉粥样硬化的 HDLs 转运到促动脉粥样硬化的含有 apoB 的脂蛋白中，包括极低密度脂蛋白（VLDLs），VLDL 残体，中间密度脂蛋白以及 LDLs。该分子的缺失导致 HDL 水平增加及 LDL 水平降低，这是一种抗动脉粥样硬化的脂质组成。一个大型的临床试验表明 torcetrapib 抑制转运蛋白可提高 HDL 水平，但与死亡率和高血压的增高相关[133]。可以推测死亡率的升高是由于该药的脱靶效应所引起的血压升高而致，而不是胆固醇脂转运蛋白受到抑制的结果。用于评估其他胆固醇脂转运蛋白抑制剂对动脉粥样硬化和心血管事件效果的临床实验至今没有显示临床疗效。与之类似,在一个小的二期临床实验中,应用 apoA1 的突变体(apoA1 Milano)后经血管内超声检测发现它可使斑块面积缩小[134]。然而,评估 apoA1 模拟物对动脉粥样硬化的影响的研究也没有显示关于减少斑块大小或心血管事件的令人信服的数据[135]。

CD40、CD40 配体与动脉粥样硬化

研究表明人动脉粥样硬化损伤表达免疫介质 CD40 及其可溶性配体 sCD40L。越来越多的证据表明 CD40⁻sCD40L 信号通路在许多炎症过程中,包括动脉粥样硬化和移植后的排斥反应中起着关键作用[136]。阻断高脂血症小鼠的 sCD40L 信号通路可使其主动脉粥样硬化斑块的面积缩小,并使其斑块中脂质、巨噬细胞和 T 淋巴细胞含量减少[137]。阿托伐他汀、洛伐他汀、普伐他汀以及辛伐他汀可剂量依赖性的降低 IFN-γ 诱导的 CD40 表达。用他汀类药物处理可降低人重组 sCD40L 对动脉粥样硬化相关细胞的活化。此外,对使用辛伐他汀三个月以上病人颈动脉粥样硬化斑块进行回顾性体外免疫染色表明,CD40 的表达和动脉粥样硬化相关细胞数均比未使用该药物的病人有所减少。sCD40L 表达量的下降与普伐他汀或西立伐他汀的治疗有关[138]。这些发现支持他汀类药物的抗炎的作用,也包括其降低胆固醇的作用。

转化生长因子-β 与动脉粥样硬化

转化生长因子(TGF)-β 是由巨噬细胞、平滑肌细胞及 Th 细胞的 Th3 亚型所分泌的,具有多种调节功能的细胞因子。由于 TGF-β 能刺激胶原合成和纤维发生,因而推测它能够促进斑块稳定。一项研究发现,用中和抗体抑制 TGF-β 信号通路可导致斑块面积增大,且表型不稳定[139]。TGF-β 在动脉粥样硬化斑块发生和生长中的作用仍需进一步研究来证明。

ABO 血型和心血管风险　ABO 血型是由红细胞表面的 A 和 B 抗原的存在而确定的,并被认为会引起心血管风险[140]。这些抗原也在血小板和内皮的表面上表达,并由通过 ABO 糖基转移酶的顺序作用合成的末端碳水化合物分子组成。遗传研究表明,携带单核苷酸多态性(SNPs)的非 O 型血型与 O 型血型的人相比,血浆 VWF 水平较高。流行病学和遗传学研究显示,非 O 型血型与不良心血管事件有关。一项研究表明,当出现 MI 时,SNP rs514659 与冠状动脉疾病(CADs)相关,当不出现 MI 时则与 CAD 无关,这表明 ABO 血型与临床 CAD 的关系主要是通过调节冠状动脉血栓形成或冠状动脉粥样硬化患者的斑块破裂而产生的,而不是主要通过促进动脉粥样硬化本身。

感染与动脉粥样硬化

多种传染性病原体被认为是动脉粥样硬化的致病原[141]。其中研究较透彻的是肺炎衣原体。动物感染该病原体后可发生动脉粥样硬化,CVD 患者体内存在针对该抗原的高效价体。病毒,如单纯疱疹病毒和巨细胞病毒,同样在人动脉粥样硬化病变形成中发挥作用。口腔卫生状况不良导致的牙龈炎或吸烟可能导致细胞免疫的激活,并通过细胞因子和抗体促进动脉粥样硬化的形成[142]。内源性蛋白,如热休克蛋白,也参与动脉粥样硬化。一项研究表明颈动脉疾病与体内热休克蛋白 65 和 60 的抗体有关[143]。

脾切除与动脉粥样硬化

免疫系统和动脉粥样硬化的关系是复杂的,因为一项动物研究表明,胆固醇喂养的 apoE-/-鼠脾切除后,可导致动脉粥样硬化形成明显增加[144]。这种促动脉粥样硬化效果可通过转移 apoE-/-动脉粥样硬化小鼠脾内的纯化 B 细胞和 T 细胞而消除。一项针对士兵创伤后行脾切除术的长期研究中发现,这些士兵患冠状动脉疾病的概率是常人的两倍,从而证明脾有抗动脉粥样硬化活性[145]。至于脾切除术是否对动脉粥样硬化有显著影响,如果有,机制如何,仍需进一步研究。

遗传学和心肌梗死

动脉粥样硬化疾病是一个涉及多基因和环境因素的复杂的人类特征。通过对家庭和兄弟姐妹的连锁分析以及备选基因和基因组相关研究,心肌梗死的遗传易感性开始被认识[146]。其临床重要性在于识别疾病标志物用来预测危险因素和寻找潜在的降低动脉粥样硬化相关的心血管事件的干预措施。

对家庭和兄弟姐妹的基因组连锁分析已经鉴定出与花生四烯酸 5 脂氧合酶激活蛋白基因(ALAX5AP)[147]和白三烯 A4 水解酶基因(LTA4H)[148]有关的染色体基因变异位点。这两种基因都参与白三烯 B4 产物的炎症相关通路。有趣的是,AL-AX5AP 的一个小分子抑制剂可降低白三烯产物生成及血浆 C-反应蛋白的水平。

一些无关个体的相关研究表明,遗传变异参与动脉粥样硬化及心血管疾病的易感性。利用基因组连锁分析的研究表明,在白种人中,染色体 9P21.3 中有 4 个 SNPs 与心肌梗死有关[146,149]。其他遗传多态性也有通过各种机制增加 CVD 的风险[150]。

动脉粥样硬化斑块

斑块的分类

美国心脏学会根据病灶的成分和结构将动脉粥样硬化斑块划分为 Ⅰ ~ Ⅷ型(图 134-5)[23]。Ⅰ ~ Ⅲ型病灶包含有在脂质条纹内形成的泡沫细胞,包括从肉眼不可见的(Ⅰ型)到可以明显检测到的(Ⅲ型)。Ⅰ ~ Ⅲ型病灶是微小的,无临床症状,而Ⅳ ~ Ⅵ型则可能阻塞管腔,并引起临床症状。Ⅳ型病灶包含有脂质池,但大多数病人不会出现心绞痛症状,因为动脉有向外扩张重塑的能力。Ⅴ型病灶会形成纤维帽,它是由于脂质在组织内的积累、血肿和机化的血栓性沉积所致。Ⅵ型病灶涉及血栓的形成,这些血栓可能是附壁的或者阻塞性的。值得一提的是Ⅳ型可直接发展到Ⅵ型而不经历Ⅴ型病灶及发生纤维组织增生变化。Ⅶ型病灶的斑块是复杂的,起初是主要由钙质组成。但如果斑块内纤维组织占主导则转变为Ⅷ型病灶。

易损斑块与易患病人

慢性冠状动脉粥样硬化转变成为急性冠状动脉事件的病理机制,部分原因是由于斑块分裂所致,也称为斑块破裂[151,152]。"易损斑块"是由 Muller 和他的同事们提出的[153,154],用来描述作为大多数临床冠状动脉事件基本原因的有破裂倾

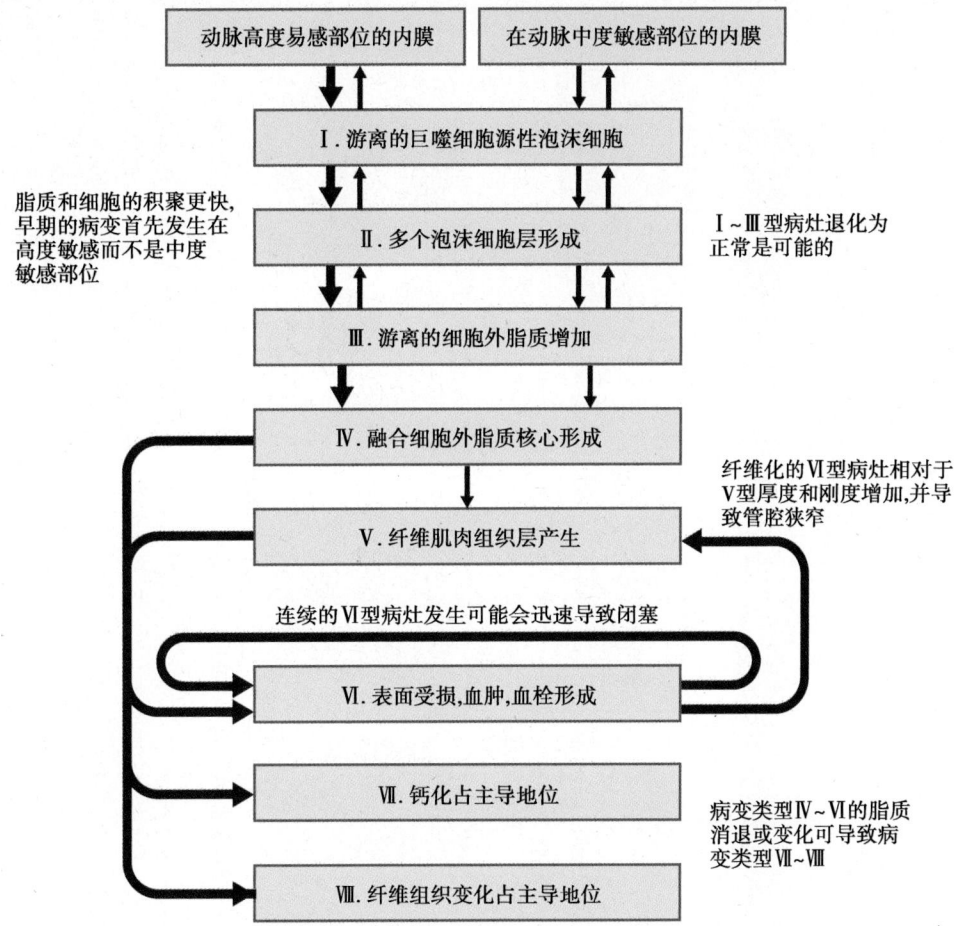

图 134-5　流程图的主线表示人类动脉粥样硬化病变演变和发展途径。罗马数字表明组织学病变的类型特征。箭头的方向表示可发生改变的特征形态顺序。从 I 型到 IV 型,病变形态的变化主要是因为脂质积累增加。类型 V 和 VI 之间的循环说明病变在表面如何增加。血栓形成的沉积物可能会在相同位置的不同时间内重复发展,也可能是中等动脉逐渐闭塞的主要机制

向的斑块。当前对"易损斑块"的定义包括所有有血栓形成倾向和那些迅速发展至高危状态的斑块(图 134-6)[155]。易损斑块发展的分级标准是根据对恶性斑块的组织病理学研究来划分的(表 134-2)[155]。主要标准包括存在活动性炎症、薄纤维帽及大脂质核、内皮细胞脱落伴表面血小板聚集、斑块裂缝及管腔狭窄 90% 以上。易损斑块的次要标准包括斑块表面钙化结节、黄白色的斑块、斑块内出血、内皮功能障碍和外向性(阳性)重塑。一些研究显示高度钙化且没有明显脂质核的斑块更加稳定[25,48]。

关于斑块重塑的一个重要概念是指动脉粥样硬化斑块通常在管腔狭窄发生之前就普遍的向外生长(阳性重塑)。因此,冠状动脉造影对比染色可能会低估管腔内的斑块负担。动脉血管血栓形成可能是由于斑块内出血(主要事件)导致或发生于内膜中内皮脱落(30% ~ 40%)却没有裂口的区域[156]。报道称血栓形成也见于斑块中,且常在表面形成一个突向管腔的钙化结节[156]。大多数动脉粥样硬化斑块是致命或不致命性 MI 的发病基础,正如血管造影所示,一般都有小于 70% 的狭窄[157]。有些病人有不止一个的易损斑块,这就强调了除冠状动脉血运重建术以外的其他治疗的重要性[158]。一些可识别易损斑块位置的技术目前正在测试阶段[159]。希望这些技术的发展可使人

表 134-2	"肇事斑块"研究基础上提出的易损斑块的定义标准
主要标准	
炎症的活化(单核细胞/巨噬细胞和 T 细胞时而浸润)	
薄纤维帽和大脂质核	
内皮脱落及表面血小板聚集	
裂隙斑块	
狭窄超过 90%	
次要标准	
表面钙化结节	
黄白斑块	
斑块内出血	
内皮细胞功能障碍	
外向(阳性)重塑	

们对易损斑块的认识更加透彻,并能为地方或区域利用抗动脉粥样硬化药物治疗的研究提供指导。

由于动脉粥样硬化斑块与循环血液的动态交互作用,"心血管易患病人"被用于定义对急性冠脉综合征(ACS)、基于动脉粥样硬化斑块的猝死以及易损血液、心肌易患的病人[160]。易

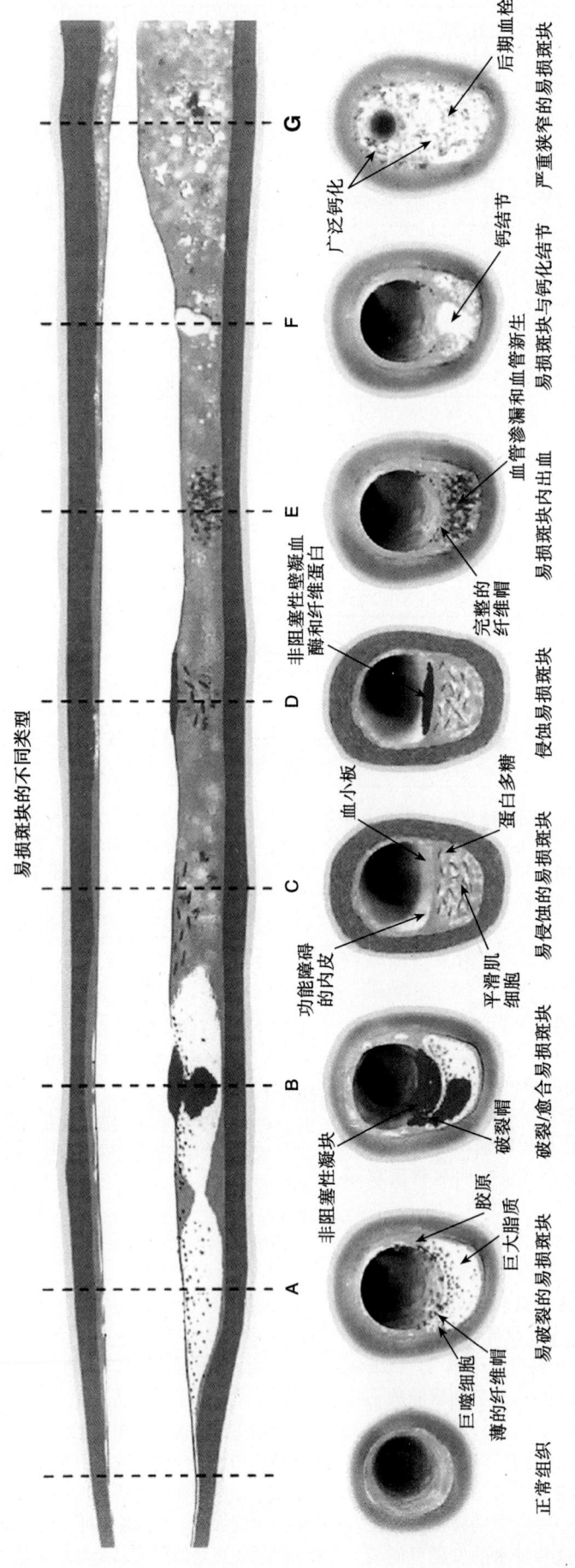

易损斑块的不同类型

正常组织　　易破裂的易损斑块　　破裂／愈合易损斑块　　易侵蚀的易损斑块　　侵蚀易损斑块　　易损斑块与血管新生　　易损斑块与钙化结节　　严重狭窄的易损斑块

巨噬细胞
薄的纤维帽
胶原
巨大脂质块
非阻塞性凝块
功能障碍的内皮
血小板
破裂帽
平滑肌细胞
蛋白多糖
完整的纤维帽
非阻塞性壁凝血
酶和纤维蛋白
血管渗漏和血管新生
钙结节
广泛钙化
后期血栓

图 134-6　不同类型的易损斑块是急性冠状动脉事件和心源性猝死的根本原因。A. 由巨噬细胞浸润的巨大脂质核心和薄纤维帽组成的易发生破裂的斑块。B. 破裂的斑块与亚堵塞血栓和早期机化组织。C. 平滑肌细胞富集斑块中含蛋白多糖基质斑块。D. 侵蚀斑块与亚堵塞血栓。E. 斑块内部出血继而引发血管出血。F. 钙化结节伸入血管内腔。G. 严重钙化，成熟血栓和偏心管腔造成的长期狭窄斑块。（数据来源：Naghavi M，Libby P，Falk E et al：From vulnerable plaque to vulnerable patient：A call for new definitions and risk assessment strategies：Part I. Circulation 108（14）：1664～1672，2003.）

损（血栓形成的）血液含有动脉粥样硬化和炎症的血清标记物，如高敏 C 反应蛋白（hsCRP）、炎症性细胞因子（如 IL-6，sCD40L）以及高凝因子。反映高凝状态的易损性血液标记物包括纤维蛋白溶解系统和血小板（表 134-3）[161]。因冠状动脉粥样硬化或其他非动脉粥样硬化性疾病，如肥厚性心肌病或右心室发育不良，病人可能会因非致命性或致命性心律失常发生心肌梗死。因此，对易患病人应考虑到易损动脉粥样硬化斑块、易损血液（血栓形成倾向）和（或）易损心肌（易发生致命性心律不齐）的合并存在。

表 134-3　引起易感患者冠心病事件的血液高凝因子
1. 血液高凝的标志 　　抗凝因子减少（如蛋白 C、蛋白 S、抗凝血酶） 　　凝血基因多态性（如因子 V Leiden，G20210A 凝血酶原突变） 　　凝血因子增加（如纤维蛋白原，因子 VII 和 VIII，血管性假性血友病因子） 2. 血小板活化增强（如血小板整合蛋白 α II bβ3，整合蛋白 α2β1，Gp I bIX 的基因多态性） 3. 内源性纤维蛋白溶解活性降低（如 t-PA 下降，PAI-1 增加，一定量的 PAI-1 同源异构体） 4. 其他血栓形成因子（如抗心磷脂抗体，血小板增加，镰状红细胞疾病，红细胞增多症，糖尿病，高同种半胱氨酸血症，高胆固醇血症） 5. 血液黏滞度增加 6. 短暂高凝状态（如吸烟，脱水，感染，肾上腺素激增，可卡因，雌激素，餐后）

数据来源：Naghavi M，Libby P，Falk E，et al：From vulnerable plaque to vulnerable patient：A call for new definitions and risk assessment strategies：Part I. Circulation 2003 Oct 7；108（14）：1664 ~ 1672.

动脉粥样硬化血栓形成

动脉粥样硬化血栓是指动脉粥样硬化损伤处出现血栓形成[161]，是典型的动脉血栓形成。它代表一个急性事件，即一个沉默、无临床症状、进行性发展的慢性动脉粥样硬化疾病，转变为有症状的、威胁生命的临床并发症，包括急性心肌梗死、卒中和严重的肢体缺血。前一节详细描述了目前动脉粥样硬化病变发展各连续阶段的概念。

然而，血栓的形成并不仅是最终栓塞事件，它也能参与动脉粥样硬化病变的发展。斑块内出血和血栓形成有凝血酶活性。因此粥样斑块的发展不仅仅是一个增生性过程，同时也包括血栓形成[162]。

动脉血栓的病理学

动脉和静脉血栓在基础病理和病理生理学上存在差别（表 134-4）。闭塞性的动脉血栓通常是发生在小动脉和细动脉。而非闭塞性的附壁血栓常发生于心室和大动脉管腔，如主动脉、髂动脉和颈总动脉。动脉血栓几乎无一例外地发生于原有异常内膜表面，最典型的就是动脉粥样硬化病变，其他形式的血管性疾病如血管炎或创伤[163]导致的动脉血栓较少见。因此，在高流速和高压力的动脉系统，血栓形成是局部剪切力增加及血栓形成物质暴露于损伤血管表面的结果。动脉血栓也称白

血栓，以血小板为主，同时含有少量的纤维蛋白或红细胞。而白细胞会主动募集到生长的、富含血小板的动脉血栓[164]。

表 134-4　动静脉血栓的病理生理学区别		
	动脉血栓	静脉血栓
基底层脉管系统	异常： ● 动脉粥样硬化 ● 脉管炎 ● 外伤	正常
血栓病理学	堵塞或非堵塞性（大动脉附壁血栓）	堵塞性
	血小板为主要成分的"白血栓"	纤维蛋白、红细胞为主要成分的"红血栓"
病理生理学	局部剪切力和血管表面血栓形成	淤滞、高凝状态

因此，在动脉粥样硬化斑块破裂的位置，循环的血小板不仅会被破裂的斑块释放的血栓形成物质所活化，同时也会因为自身所处的高剪切力环境被活化[165]。在循环环境中，剪切力在靠近血管壁的位置最大（也称为管壁剪切力），在血管管腔中间最小，也就是血流速度最快的位置。通常，管壁剪切力的大小在大动脉中一般为 300 ~ 800 每秒，并在微循环的小动脉中可以增加到 500 ~ 1600 每秒。然而在病理性狭窄的血管中，剪切力可以增加到 10 000 每秒甚至更高。动脉粥样硬化的微环境中激增的剪切力通常复合扰动血流。这些异常的血流动力学剪切力可以直接活化经流的血小板，同时扰动流也会引起该处的内皮细胞功能紊乱[165]。

高剪切力，尤其是在冠状动脉周围有显著剪切力梯度的位置足以引起内皮细胞 VWF 的释放并促进 VWF 的构象展开并与血小板表面受体 GP I b-V-IX 的结合。这种相互作用可以介导血小板在内皮的黏附，并激活 GP I b-V-IX 依赖的血栓的形成。在正常的循环系统中是不会出现的。

相反，静脉循环系统中管壁剪切力就会缓和很多，血流动力不足以引起血小板的活化[166]。静脉血栓几乎都是闭塞性的且可导致它所在的血管发生实质性堵塞。与动脉血栓不同，静脉血栓处通常不存在严重的血管损伤。任何相邻内皮超微结构的异常都可能是血栓形成所造成的而不是其形成原因。因此，在低流速和低压力的静脉系统，血液流动性降低（淤滞）和全身凝血反应的活化在静脉血栓形成的病理生理中起着主要作用。静脉血栓主要由落入纤维蛋白的红细胞组成，同时含有少量血小板；因此，它们在病理学中被称为红血栓。

上述概括介绍与以下临床观察是一致的：①遗传性易凝状态（也称为倾血栓形成症）以慢性高反应性凝血系统为特点，主要与静脉血栓而非动脉血栓有关；②抗凝剂可阻止纤维蛋白形成（如肝素、华法林），通常用来预防静脉血栓形成，而抗血小板药物（如阿司匹林）更能有效防止动脉血栓形成。动脉和静脉血栓形成的区别并不是绝对的，因为这两种类型的血栓都是由不同含量的血小板、纤维蛋白和白细胞所组成。此外，所有形成的血栓都在不断地发生传播、机化，栓塞，溶解及再次血栓的改变，而这种动力学重塑则导致血栓成分不断地发生改变。

特殊位置的动脉血栓形成

动脉粥样硬化血栓形成的模型以冠状动脉最具代表性。但冠状动脉处血栓形成的病理生理学特点并不完全适用于其他部位的动脉血栓形成。冠状动脉局部的血栓形成决定因素并不适用于脑血管及周围血管。基本的部位差异可能包括：①动脉粥样硬化病变的分布和成分不同；②局部血液流变学变量不同；③潜在的血管细胞异质性。

动脉粥样硬化高度集中在全身的脉管系统中。损伤形成尤其累及颈动脉分岔处、冠状动脉（尤其是左冠状动脉分岔处）、腹主动脉（尤其是肾动脉下游的后壁，而其上游的胸主动脉则很少出现病变）和深部股动脉。这些易损位置在动脉循环中均为血管壁剪切力比较低甚至在心动周期中发生正向和反向（即逆流）血流的部位。局部低剪切力的血流动力学情况与动脉粥样硬化斑块形成和内膜增厚有很大关系[167~169]。然而，当动脉发生进行性疾病和狭窄时，局部的血流动力学发生变化。狭窄血流的特征是在狭窄咽喉的上游剪切率急剧上升并达到顶峰，然后在狭窄的下游形成很强的湍流。血小板在这种高剪切力情况下的活化和聚积并引起动脉血栓形成的机制将在下面的"血小板活化"中详细阐述。

动脉粥样硬化血栓形成的斑块成分具有显著的异质性，即使在同一个斑块内部也是如此。除了斑块成分，不同动脉的基本结构不同使得暴露于血管损伤处的血栓形成物质有所不同。例如，与冠状动脉相比，颈动脉和髂动脉弹性纤维含量相对较多，而平滑肌细胞含量较少[170]。此外，急性冠脉综合征特征性地由轻度堵塞血管、富含脂质的斑块破裂所导致，而颈动脉处的高危易损性斑块通常形成十分严重的狭窄。因此，建议用更恰当的术语"高危斑块"而不是"易损斑块"（言外之意指其成分）来描述不同循环部位中有破裂倾向或血栓形成倾向的斑块[171]。

循环系统中的不同部位动脉血栓形成的病理生理可能部分由血管床内皮细胞和平滑肌细胞特殊的异质性所决定。内皮细胞源性的抗凝物质和促凝活性物质在血管树各处的表达是不同的。内皮细胞异质性和控制内皮细胞基因表达的血管床特异信号通路，被认为对动脉血栓发生的部位起着重要的作用[172]。血管平滑肌细胞的异质性同样存在于整个血管树中。它们的胚胎起源、前体来源和种系发生不同，随着后来的发育，血管平滑肌细胞在血管壁的特定部位获得不同的表型[173]。

与冠状动脉血栓形成相比，脑血管血栓形成的病理生理还知之甚少，而对周围动脉血栓形成的了解则更少。在这些领域的进一步研究将使得非冠状动脉血栓形成的抗栓治疗策略更趋于合理化。

动脉血栓形成过程概述

典型的动脉血栓形成发生于已有动脉粥样硬化（动脉粥样硬化血栓形成）的基础之上。然而，较少情况下，它也可能发生在非动脉粥样硬化的动脉血管中，如脉管炎。

动脉粥样硬化血栓形成　动脉粥样硬化斑块的破裂会触发一系列暴发性连锁事件，导致动脉损伤部位形成富血小板血栓[57]。局部抗血栓物质和内皮血管扩张物质的缺乏伴随着斑块破裂或侵蚀。这些事件使隐藏的血栓形成物质暴露于血液循环，诱发了局部血小板的活化和凝血系统的激活（如内皮下的

细胞，比如平滑肌细胞和成纤维细胞；内皮下结构物质，比如胶原和内皮下促栓物质，比如在正常情况下会被单层的内皮细胞所隔离，但病理情况下流入流动血液中的组织因子）。局部微环境中血管收缩、剪切力快速上升以及血小板介导的白细胞聚集进一步加重了局部血栓形成。血小板和凝血系统的激活是不可分割的、相互促进的过程。活化的血小板会在细胞表面产生促凝血活性。伴随非血小板依赖性的局部凝血反应激活剂，在凝血酶形成过程中，血小板活化达到顶点，而其本身也可潜在性的进一步刺激血小板活化。动脉血栓形成时这些主要的局部决定因素相互重叠，而血栓形成过程则受全身的循环因素调节。这些因素包括全身血小板活化及凝血反应激活的状态，而这个状态则由获得性或遗传性因素控制，并受激素影响（如肾上腺素能水平）。

动脉血栓一般集中在急性血管损伤部位。出凝血平衡的恢复促进邻近健康内皮表面血液流动阻止损伤部位的扩大。然而，来源于血管损伤和血栓形成部位的血栓形成物质，可导致血栓蔓延。这些物质可以是血小板、白细胞、红细胞、脱落的内皮细胞和其他细胞内微粒，以及血栓内白细胞活化所生成的循环活化的组织因子 TF[174,175]。事实上，微粒[176]是血源 TF 的主要储存器，TF 是主要的凝血反应启动因子。

血栓在动脉血管内持续存在依赖于局部促血栓形成物质、抗血栓形成物质及溶纤维蛋白因子各因素的平衡。溃疡及血栓性动脉粥样硬化斑块，特别是在主动脉，常持续存在或复发[177]。至少可在三分之一原因不明的卒中患者中检测到主动脉弓动脉粥样硬化斑块。尽管在 55 岁以上的个体中，主动脉弓粥样硬化斑块是引起原因不明卒中的更常见和严重的原因，但在年龄小于 55 岁的病人中，卵圆孔未闭（和反常栓塞）则与原因不明的卒中之间存在更大的相关性[178]。

冠状动脉支架技术的发展已经形成了一个新的动脉血栓形成形式。而这种血栓可通过服用两种不同的血小板抑制剂（如阿司匹林复合噻吩吡啶衍生物比如氯吡格雷或普拉格雷）来预防。与普通金属支架相比，尽管药物释放性支架所释放的西罗莫司或紫杉醇可成功降低由冠状动脉干预术后因平滑肌细胞增殖和内膜增生所导致的再狭窄的问题，但它们也确实增加了"晚期支架植入术后血栓形成"的发生。这种形式的动脉血栓形成，典型性地地发生在抗血小板治疗（双种药物）中止之后，主要是因为其释放出的药物干扰了支架表面的内皮化过程[179]。

非动脉粥样硬化性动脉内的血栓形成　血栓形成可发生在受脉管炎影响的动脉内[180]。由于系统性红斑狼疮（SLE）和动脉粥样硬化均为免疫驱动过程，因此，活动性 SLE 病人因其自身抗体介导的促动脉粥样硬化机制，可能对加速的动脉粥样硬化（及相关的动脉粥样硬化血栓形成）更为敏感[181,182]。然而，当不存在动脉粥样硬化时，不同形式的动脉血栓形成可使活动性脉管炎复杂化。例如，冠状动脉造影正常的 SLE 病人也可发生心肌梗死。巨细胞动脉炎，特征性地以颅外颈动脉和椎动脉为靶点，导致动脉壁炎症和坏死以及随后的动脉阻塞，其动脉血栓形成的部位与动脉粥样硬化的血栓形成部位截然不同。而高安（Takayasu）动脉炎对主动脉弓及其分支有着特别的偏爱，可导致全身动脉炎、管腔狭窄及血栓性阻塞。其他形式的脉管炎和自身免疫过程可导致动脉血栓形成，包括结节性多发性动脉炎、Behcet 病及抗磷脂综合征。

在无动脉粥样硬化的动脉血栓形成中,也可见到血小板和(或)血管内皮免疫和非免疫性失调,如肝素诱导的血小板减少症及血栓形成(动脉血栓形成最常发生于主动脉弓、髂动脉、大脑和冠状动脉)[183]和骨髓增殖性疾病(如原发性血小板增多症和红细胞增多症,参见第84~86章)[184~186]。

血小板活化

严重的动脉粥样硬化斑块破裂致使高血栓源性物质突然暴露于血流。这个过程导致局部凝血酶生成和血小板活化,同时这两者相互作用可引起自身放大效应。具体内容也可以见"动脉血栓病理学"章节。斑块破裂和新生血管内膜的不规则性,也可导致局部血流特征的突然改变,增加局部剪切率。剪切率的增加是由于斑块破裂后血管狭窄程度的突然改变所致,伴有凝血酶、血栓素 A2 以及在急性损伤环境中所释放的其他血管活性物质导致的血管收缩。

高剪切率时($>1000/s$),血小板必须在切应力的活化作用下,以血小板膜糖蛋白(GP)Ⅰbα(来自 GPⅠb/Ⅸ/Ⅴ复合物)及其配体 von Willebrand 因子互相结合的方式来附着于血管表面[187~189]。血小板黏附也包括胶原与血小板胶原受体(整合蛋白 α2β1 和 GPⅥ)的结合。其他暴露于血小板并充当黏附配体的基质成分包括纤连蛋白,层粘连蛋白,纤维蛋白原及纤维蛋白。这些最初的黏附作用可激活细胞内信号通路,使血小板活化。高剪切率可以直接激活血小板[190],如前所述。也可通过化学激动剂降低血小板活化阈值的方式激活血小板,这些化学激动剂在动脉血栓微环境中暴露于血小板[191]。因此,黏附之后,血小板通过几种相互影响的途径迅速发生活化;①黏附本身可启动细胞内信号;②局部剪切力增加的直接作用;③血管损伤部位激动剂的释放(如 ADP、血栓素 A2)和生成(如凝血酶)。

最终,血小板的聚集导致阻塞性动脉血小板血栓的产生。这个过程由几种不同的配体(von Willebrand 因子,纤维蛋白原,纤连蛋白)与位于血小板整合蛋白 αⅡbβ3 复合物中的活化受体相结合所介导。血小板聚集的稳定性还需另外的配体-受体的相互作用,包括 CD40L 与整合蛋白 αⅡbβ3 的结合[192]。稳定的血小板血栓可对抗剪切力,剪切力既可促进动脉血栓的形成,也可导致栓子形成。

炎症成分在动脉血栓形成中的重要作用正逐渐得到公认[164],它以白细胞,内皮细胞及血小板之间复杂的相互作用为特征。活化的血小板吸引白细胞到血管损伤部位,促使它们黏附于内皮并活化内皮相关炎症趋化因子。事实上,与血小板数量相比,白细胞在骨髓及外骨髓增殖的赘生物中的存在是一种更好的病理性血栓指标。

组织因子(TF)和磷脂类

TF 是细胞表面跨膜蛋白,正常情况下不暴露于血液循环。一旦暴露,TF 可通过与因子Ⅶa 的结合来启动凝血并活化因子Ⅸ和Ⅹ,从而触发凝血和凝血酶形成的共同途径。强有力的证据表明 TF,特别是表达于单核巨噬细胞以及平滑肌细胞的 TF,在动脉粥样硬化斑块脂质核内是最主要的血栓形成因子。最近的研究表明 TF 阳性的微粒是动脉粥样硬化斑块内最重要的 TF 来源。TF 介导凝血的主要抑制剂是 TFPI。在动脉粥样硬化斑块内,TFPI 与 TF 表达存在共定位,因此 TFPI 或可通过这种方式在动脉粥样硬化病变过程中发挥保护作用[162,193]。

动脉粥样硬化斑块破裂时,血管 TF 暴露于血液循环启动凝血反应。血管损伤微环境中,凝血反应在活化的血小板表面及其他活化细胞上加快。这些活化细胞的表面表达阴离子磷脂类,尤其是磷脂酰丝氨酸。严重损伤处存在大量凋亡细胞,也可将磷脂类从细胞膜内转移至膜外[194]。血浆脂蛋白能为凝血通路酶复合物的装配提供磷脂表面;尤其是氧化 LDL,LDL 和 VLDL 具有促凝血作用[195,196]。相反,高密度脂蛋白 HDL 却发挥多重抗动脉粥样硬化作用,包括抑制凝血级联反应,纤维蛋白溶解激活以及内皮细胞释放血小板活化的抑制剂前列环素及 NO 等[197]。

动脉血栓形成由循环血液快速暴露于 TF 和阴离子磷脂类所触发,导致凝血酶暴发性形成。凝血酶为一种强力血小板激动剂,可以进一步加速血小板活化过程。这些反应在血管损伤局部产生自身放大效应。动脉血栓可被血管壁邻近区域正常的抗血栓内皮进一步局限在损伤部位。

全身性因素

如上文"动脉血栓形成过程概述"所述,动脉血栓形成的病理生理主要取决于急性血管损伤微环境局部相互协同作用的"固态"因素,典型的例子为动脉粥样硬化斑块的破裂。然而,个体之间全身以及循环因素的差别可改变个体对动脉血栓形成的易感性[198]。血液血栓的全身性因素(如,高凝状态)可增强局部动脉血栓形成的风险。越来越多的证据表明静脉血栓形成与动脉血栓形成之间具有相关性,还有一些研究表明患有静脉血栓栓塞[深静脉血栓和(或)肺栓塞]的病人发生共存性无症状动脉粥样硬化或其后的有症状性动脉粥样硬化血栓形成事件的风险性增高。相反的,临床显著动脉粥样硬化脑血管疾病病人静脉血栓栓塞的风险会明显增高[199~201]。除了某些能够预测静脉和动脉血栓栓塞的易栓性异常情况,如抗磷脂抗体综合征、高同型半胱氨酸血症及骨髓增生性疾病外,传统的心血管疾病危险因素(如高龄,肥胖,代谢综合征,异常脂质蓄积,缺乏运动,雌激素)也是静脉血栓栓塞的独立危险因素[39,202~204]。

凝血系统的遗传性状对动脉血栓可能发挥修饰作用。已知的易发生静脉血栓形成的血液高凝状态(如因子 Ⅴ Leiden,凝血酶原基因突变,抗凝血酶,蛋白 C 和蛋白 S 缺乏)通常与动脉血栓形成的危险因素增加关系很弱[205]或根本无关。但是,血友病 A 或 B 患者甚至血友病携带者,其缺血性心脏病死亡率降低[206],这一现象很有可能是由于这些个体的动脉血栓倾向较低,因为血友病的共存对早期动脉粥样硬化形成本身并不表现出明显的影响[207]。相反,尽管高水平止血因素与心血管疾病危险因素之间的因果关系仍未确定,一些流行病学的研究发现升高的纤维蛋白原水平及其他一些凝血因子与亚临床性动脉粥样硬化和临床心血管事件的发生均有相关性[208,209]。

几组证据表明血小板反应性增强的遗传性状似乎可增强动脉血栓病灶形成。患 von Willebrand 疾病的动脉粥样硬化猪和鼠动物模型研究表明,von Willebrand 因子水平非常低或缺陷可对动脉粥样硬化病变的形成和分布发挥保护性作用[210,211],尽管这些观察结果都还是非结论性的。von Willebrand 病是否对人动脉粥样硬化有保护作用仍有争论。

血小板膜糖蛋白是高度多态性的,可被认为是同种抗原或自身抗原。血小板膜糖蛋白受体多态性被认为可增加血小板反应性,因此可能对动脉血栓形成的易感性具有促进作用[212,213]。首次关于这种遗传变异的报道涉及 HPA-1a/HPA-1b 的多态性,此多态性可导致血小板整合蛋白 αⅡbβ3 复合物中位于 β3 亚单位的 Leu33Pro 置换。33Pro(HPA-1b)的等位基因被发现与年轻人发生 MI 的风险性有关[214]。随后的大多数研究均赞成 HPA-1b 等位基因对于急性冠脉综合征来说是一种遗传性危险因素[213]。其他血小板受体糖蛋白受体多态性与心血管疾病危险因素的关系均为非确定性的,包括整合蛋白 αⅡb(HPA-3)的三种多态性,GPⅠb 基因及胶原受体整合蛋白 α2β1 的多态性。然而,与可溶性出凝血因子一样,遗传型、表型和临床表现之间的关系未能明确,也就无法建立遗传变异与心血管疾病令人信服的因果关系。

虽然没有一种出凝血蛋白或血小板多态性在动脉血栓形成的病理生理中发挥明确的、决定性的作用,但未来血小板蛋白组学[215]和基因组学的应用或许可以揭示血小板活化与动脉血栓的影响。

血液中高水平儿茶酚胺类对于体内局部动脉血栓形成具有促进作用。身体和情绪应激或吸烟可升高儿茶酚胺水平,触发急性心血管事件。除了具有血管活化的作用外,儿茶酚胺类也是血小板的直接激动剂,增强剪切力诱导的血小板活化[191,216]。

脂质代谢的改变可能发挥全身性促血栓作用。脂蛋白的血栓源性是因其结构与纤溶酶原类似,导致纤溶酶合成减少及溶栓机制的破坏[163]。LDL 胆固醇升高可使血液处于高凝状态[217]。糖尿病的促血栓状态涉及多种机制,包括血小板高反应性及白细胞促凝活性的增强[177]。

● 缺血性血管疾病

心肌梗死

心肌梗死(MI)是由长时间缺血导致的心肌细胞坏死。过去,MI 被定义为下列三种特征中两种的联合:典型症状(如胸部不适),心肌细胞血清酶标记物上升及典型的心电图表现包括出现 Q 波。敏感特异的血清学生物标记及精确的成像技术的到来使得 MI 的标准得以修正[218]。例如,如果符合一定的标准,病人可被诊断为"ST 段抬高[219]、无 Q 波或无 ST 段抬高"MI(NSTEMI)[220]。这种针对急性、进展期或近期 MI 的诊断标准已由美国心脏病学会及欧洲心脏病学会达成共识[218],具体如下:

1. 肌钙蛋白典型上升和逐步下降或肌酸酐激酶-MB 亚型较迅速上升和下降或心肌坏死生化标记物伴有至少下列其中一项:①缺血性症状;②心电图出现病理性 Q 波;③心电图提示缺血性变化(ST 段抬高或下降);或④冠状动脉介入(如冠状动脉血管成形术)。

2. 急性 MI 病理学发现。

确定性 MI[218](即此前曾发病)的标准为满足下列条件任一项:

1. 连续心电图新生的病理性 Q 波,病人或许不记得以前的症状,依心肌梗死发生的时间,其生化标记物可能已恢复正常。

2. 已治愈或恢复期的 MI 病理学发现。

急性冠脉综合征临床特征

稳定型心绞痛是因冠状动脉狭窄造成的心肌代谢供氧不足的缺血性不适症状。不稳定型心绞痛的临床定义为,稳定型心绞痛变得更频发或更严重、持续 20 分钟或更长时间或安静状态下发作。急性冠脉综合征(ACS)已用来描述具有由不稳定型心绞痛至 MI 引发的心绞痛症状病人的情况[220]。ACS 发生的病理机制通常包括易损的粥样硬化斑块破裂或斑块溃疡所致的血栓形成。不稳定型心绞痛与非-ST 段 MI 主要靠确诊 MI 的心脏生物标记物水平的病理性升高来区分。

心绞痛也与其他症状相关,如发汗,头晕,恶心,皮肤湿冷以及疲劳等。部分有 ACS 的病人常表现为非典型症状而没有胸痛症状,可能仅表现为呼吸困难,恶心和(或)呕吐,心悸/晕厥或心搏骤停。偶尔,糖尿病病人及其他病人患有"沉默 MI",在 ECG 或心脏成像研究时偶然被诊断。

ACS 病人早期的 ECG 常不具诊断性。在一个临床研究中,ECG 对 45% 的病人不具诊断性,且对于 20% 有过急性 MI 经历的病人也不具诊断性[221]。ST 段抬高和 Q 波出现符合 STE-MI,但其他情况,如有早期复极化变化的急性心包炎和表现有 Q 波的肥厚型心肌病,也有类似 STEMI 的 ECG 表现。

急性心肌梗死的实验室特征

多种血清生物标记物已用于疑患急性 MI 病人的评估。最常用的三种检查为:①肌钙蛋白Ⅰ和肌钙蛋白 T;②肌酸激酶(CK)和它的亚型 CK-MB;③肌红蛋白。几乎所有的急性 MI 病人血清中均可观察到一种以上生物标记物浓度的升高。其中优先的生物标记物为肌钙蛋白,因为肌钙蛋白的分析比其他检查更具特异性。

急性冠脉综合征的治疗

急性心肌梗死的治疗　STEMI 病人首要处理取决于迅速的辨别和治疗以降低发病率和死亡率。鉴于多种治疗常同时进行,为取得最佳效果,针对 STEMI 病人的细心协调的护理计划是必不可少的。治疗目的是减少缺血性疼痛、稳定血流动力学状态和尽快建立梗死再灌注。美国心脏病学会(ACC)/美国心脏协会(AHA)针对急性 MI 病人处理的指导方针可在 ACC 网站获得[222]。

抗血小板制剂　除有禁忌证者外,所有急性 MI 病人都应给予抗血小板治疗。协作性抗血小板治疗证明,一个月的抗血小板治疗可使血管性急性事件率下降 30%,在 1000 名病人中防止了 38 次血管事件的发生,绝对获益[220]。常用阿司匹林 325mg/d 或 P2Y12 受体阻滞剂如氯吡格雷。沃拉帕沙,蛋白酶活化受体 1 拮抗剂用来治疗有心肌梗死或外周动脉疾病史病人以减少血栓形成事件[223]。抗血小板治疗的禁忌证包括活动性出血、凝血病以及严重的未经处理的高血压(相对禁忌证)。与单独应用阿司匹林相比,双嘧达莫与阿司匹林联合给药并不能使病人获得更大的益处。

β-肾上腺素能阻滞剂　在急性 MI 或不稳定型心绞痛中,β-肾上腺素能阻滞剂对心率的控制是有效的[222]。依照指南,对于 STEMI 病人的早期处理,口服 β-阻滞剂需在首个 24 小时内进行。而静脉注射 β-阻滞剂则必须是那些经过选择的、血流动力学稳定的病人。

胸痛的处理　缺血疼痛处理基本方法是静脉注射硝酸甘油(起始 5～10μg/min),需要时可联合硫酸吗啡。硝酸甘油对可能出现的高血压和心力衰竭症状有改善作用。静脉注射硝酸甘油治疗尚未证明能降低死亡率，通常在症状出现后的 24～48 小时内停药[222]。发病前 24 小时服用过治疗勃起功能障碍的药物（如西地那非）可增加血管舒张和低血压的危险性，所以在给这类病人静脉注射硝酸甘油时应格外小心。

再灌注治疗　STEMI 治疗最主要的目的就是恢复心肌血流量和抢救心肌组织。无论病人是否将进行基本的（直接的）经皮冠状动脉介入（PCI）或接受纤维蛋白溶解治疗都必须快速制定治疗对策。目前首选的方法主要为 PCI，但要充分考虑每个治疗的相对优点和局限性。最重要的一个因素就是 PCI 是否能立即实施。几个随机抽样临床实验表明，与纤维蛋白溶解相比，实施 PCI 可提高存活率，而且颅内出血和 MI 复发率低[224,225]。必要的话，需在 2 小时内转移病人至可施行 PCI 的治疗中心[226]。

如果 PCI 不能有效快速地施行，则必须立即给予溶纤维蛋白疗法[219]。进行纤维蛋白溶解之前，必须对病人进行禁忌证的评估，包括活动性出血，脑血管病史，颅内肿瘤，药物过敏以及外伤。收缩压高于 175mmHg 是一个相对禁忌证但不能中止治疗，尤其是在血压可被快速控制的情况下。已有不同剂量的溶纤维蛋白方案。链激酶是第一个经检测过的溶栓剂，但与阿替普酶相比略显效果不足[227]。另外，链激酶有抗原性可引起变态反应，特别是反复用药时更易出现。其他的溶栓药物，如替奈普酶和瑞替普酶，据报道称与阿替普酶有着相似的效果[228]。替奈普酶在临床处方中用的更多，因为它更容易一次给药，且引起非脑性出血的概率较低[229]。

抗凝　肝素，包括普通肝素和低分子量肝素，常用于 STEMI 病人[219]。肝素与其他溶纤维蛋白药联合治疗的确切作用研究已经展开。最初接受 PCI 处理的病人常给予普通肝素 7500U，皮下注射，每天两次，或者给予低分子量肝素，如依诺肝素，1mg/kg，每天两次，禁忌证明显者除外。病人接受普通肝素静脉注射，推荐起始剂量为 60～70U/kg 快速推注（最大 5000U），随后以每小时 12～15U/kg（最大 1000U/h）持续静脉点滴，并在 6 小时后监测活化部分凝血活酶时间（APTT）。肝素剂量调整以保持 APTT 在 50～75 秒为宜。

目前的指南推荐肝素的短期应用应保持 APTT 在 50～75 秒之间。只有对那些动脉或静脉血栓栓塞危险性高的病例，方可在 APTT 高于 50～75 秒的情况下继续使用肝素。病人可转为皮下注射肝素或口服华法林来保证高危阶段体内的肝素水平。抗凝血药普通肝素，依诺肝素，磺达肝素及比伐卢定均经肾脏排出；因此，尽管初始剂量是安全的，但长期治疗需在肌酸酐清除率的评估下指导进行[230]。华法林-阿司匹林再梗死研究（CARS）表明，联合应用低剂量华法林（1mg 或 3mg）和阿司匹林 80mg 每天与单一应用阿司匹林 160mg 每天相比，对 MI 病人心血管疾病的死亡率并未表现出明显的优势[231]。

他汀类药物　所有 MI 病人都要接受 3-羟-3-甲戊二醛辅酶 A 还原酶抑制剂（他汀类）治疗，除非 MI 是由非动脉粥样硬化过程如冠状动脉血管痉挛、脉管炎或栓塞等引起。多数研究表明他汀类药物大约可降低 30%～50% MI 的危险因素[232]。目前有证据表明，与血清 LDL 水平在 100mg/dl 或以上的病人相比，血清 LDL 水平低于 80mg/dl 的病人用他汀类治疗可有效减缓动脉粥样硬化的进程[233]。其他非他汀药物，如依泽替米贝，PCSK9 抑制剂，和微粒体甘油三酯转运蛋白抑制剂也可降低胆固醇水平，但相比于他汀类药物，其在心血管事件中的相对低

减率尚不清楚。

不稳定型心绞痛和非 ST 段抬高心肌梗死的治疗　不稳定型心绞痛与 NSTEMI 开始很难区分，因为症状出现后几小时后肌钙蛋白和（或）CK-MB 的水平才有升高。与 STEMI 相似，不稳定型心绞痛和 NSTEMI 最初的处理包括输氧、镇痛及卧床休息[230]。静脉或皮下给予硝酸盐类，是心绞痛的首选治疗方式。不稳定型心绞痛病人也可常规给予口服 β-阻滞剂来减轻心绞痛症状，并降低进展为 MI 的危险。

不稳定型心绞痛和 NSTEMI 的处理包括给予抗血小板制剂和抗凝治疗[230]。溶纤维蛋白疗法无益于不稳定型心绞痛病人，且它的应用还与难以接受的高出血风险有关。抗血小板治疗，最常用的是每天 325mg 阿司匹林，据抗血栓治疗协会称它可降低非 ST 段抬高 ACS 病人发生非致命性 MI、非致命性卒中或血管疾病死亡率（8.0% vs.13.3%）的综合指标[234]。临床治疗表明，给予阿司匹林可明显降低非 ST 段抬高 ACS 病人心血管事件的发生和死亡率，多以每天一次低剂量口服 80～100mg[235~237]。某些病人则不能从阿司匹林治疗中获得益处，这个发现使研究者们对于这些病人是否为"阿司匹林耐受"产生兴趣。非随机化研究表明阿司匹林耐受或许存在，但鉴于这些研究的局限性，使得这种现象的定义和预后的意义仍不明确[238]。

塞吩吡啶氯吡格雷（75mg/d）可有效降低不稳定型心绞痛病人 MI 的发生率和死亡率[220]。阿司匹林与氯吡格雷联合用药已用于 NSTEMI 和不稳定型心绞痛病人。这些抗血小板制剂的联合可提高病人生存率并减缓他们的 MI 进程[239]。非 ST 段抬高 ACS 病人并接受 PCI 处理者，在给予阿司匹林与氯吡格雷联合用药时获益最大[240]。然而，这种联合用药却与冠状动脉旁路移植术（CABG）病人的大范围出血和出血后再手术的增加有关。因此，在 CABG 术前 5 天，最好是 7 天，不要使用氯吡格雷[241]。

随机临床荟萃分析（meta-analysis）发现静脉注射血小板整合蛋白 IIb/IIIa 抑制剂对于非 ST 段抬高 ACS 病人实施冠脉介入者非常有效[242]。整合蛋白 $\alpha_{IIb}\beta_{IIIa}$ 受体拮抗剂阿昔单抗（ReoPro）是一种单克隆抗体片段，能减少 ACS 病人行血管成形术带或不带支架放入者短期及长期临床事件的发生。其他血小板整合蛋白 $\alpha_{IIb}\beta_{IIIa}$ 拮抗剂，如替罗非班及依替巴肽在与肝素抗凝剂联合治疗不稳定型心绞痛中也是安全且有效的[243]。出自 ACC/AHA 的指南，对于不稳定型心绞痛/NSTEMI 接受 PCI 处理的病人，他们一致推荐，除阿司匹林和肝素外，再给予整合蛋白 $\alpha_{IIb}\beta_{IIIa}$ 抑制剂[220]。

与抗血小板制剂合用时，普通肝素均可降低 MI 的发生率和死亡率，同时可减轻绞痛[220]。静脉注射肝素常快速给予 5000U 后持续静脉点滴。低分子量肝素可替代普通肝素。一些研究表明低分子量肝素更具优越性，但另外一些研究则表示两者之间并不存在明显差异。与肝素相比，直接凝血酶抑制剂，如水蛭素和比伐卢定，可降低死亡率、非致命性 MI 及顽固性心绞痛的发生率[244,245]。对于有肝素相关血小板症病史的病人，ACCP 推荐使用来匹卢定（重组水蛭素）、阿加曲班、比伐卢定或达那肝素[246]，尽管一些药物已不在美国上市。

稳定型心绞痛的治疗　稳定型心绞痛病人可通过医疗手段或血运重建来进行治疗[247]。有限的临床实验数据将经皮或外科血运重建与医疗手段进行了比较。以往用于评估经皮和

外科血运重建的方法受几方面因素的限制:抗血小板治疗及未给予心绞痛病人他汀类药物作为基础医学处理引起的快速脂质降低等。由于这些局限,很难决定稳定型心绞痛病人的长期护理血运重建是否优于医疗手段。

PCI 和冠状动脉旁路移植手术均可明显减轻绞痛。冠状动脉手术研究(CASS)表明,与医学治疗相比,在 CABG 5 年后症状消失的病人更多[248]。然而 10 年后,在症状方面则观察不到明显的差异。临床实验表明与医学治疗相比,PCI 治疗心绞痛有明显好转;但二者在死亡率和 MI 的发病率方面却是接近的,且 PCI 者不易发生心绞痛,行冠状动脉分流术的可能性更大[249]。

再狭窄是一个复杂过程,包括炎症,细胞增生,血栓形成及基质沉积。PCI 后发生再狭窄可能导致治疗性扩张的管腔缩小达 20% ~ 30%[250]。多种药物,包括肝素[251],用以降低再狭窄的发生率,但效果均有限或不成功。动脉内放射(短距离放射疗法)可减少再狭窄率,但因为辐射安全和失去支持的关系而执行起来很麻烦。药物释放动脉支架,包括免疫抑制的大环内酯类西罗莫司雷(帕霉素)[252]和化疗药物紫杉醇(泰素)[253],可显著降低再狭窄率。因为在先前的临床试验中尚无药物释放支架,所以推断 PCI 比 CABG 或医学治疗更有效是困难的。稳定型心绞痛病人的医学处理包括抗血小板治疗、他汀类药物治疗、β-阻滞剂、血管紧张素转化酶抑制剂及长效硝酸盐。

周围动脉疾病

周围动脉疾病(PAD)是用来描述包括下肢,上肢及髂血管动脉疾病的一个术语。常由动脉粥样硬化导致。动脉粥样硬化病人四肢血流常受到牵连并表现为肌肉组织的劳累性疼痛,称为跛行(源于拉丁文 claudicare,意思为跛的)。跛行是间歇性但重复发作的,常由锻炼时引起的特定肌肉组织不适引起,休息时缓解[254]。在 PAD 患者中,急性的四肢缺血相对少见。一般来说,它由心律不齐时的原位血栓或栓子形成引起,如心房颤动,或动脉和主动脉穿插管操作后。约 4% 跛行病人发展为临界性肢体缺血,表现为静息痛和(或)足溃疡并预示着截肢的到来。

下肢 PAD 病人 5 年的死亡率约为 30%[255]。其中 75% 是由心血管疾病事件所导致,如 MI 或卒中[255]。踝臂指数是一个非侵袭性的下肢血管压力指标,且在一些研究中被用于预测心血管事件的发生[254]。然而,减小的指数并不仅是一种预示,也是一个物理发现,表明动脉粥样硬化斑块的负荷。其他的 PAD 非侵袭性成像研究包括分段压力和脉量记录的结合,双功能多普勒超声,断层血管摄影和磁共振成像[256,257]。

PAD 病人的医学治疗包括危险因素的修正、抗血小板治疗、跛行症状的运动康复及药物治疗。周围动脉粥样硬化形成的危险因素包括吸烟、糖尿病、高血压及血脂异常[258]。PAD 危险因素的侵袭性处理因能阻止病情恶化而受到推荐[259]。使用抗血小板药物治疗 PAD 病人可降低心血管事件的发生,如 MI 和卒中[255]。抗血栓治疗协会对在 42 个实验中注册的 9214 名 PAD 病人进行评估,发现用抗血小板药物,如阿司匹林 75 ~ 325mg/d,可使严重的血管事件降低 23%[234]。一个内科医师健康研究对 PAD 患者的评估发现,每隔一天服用 325mg 阿司匹林可减少病人对周围动脉疾病手术的需求[260]。然而,阿司匹林与安慰剂组病人发展成为跛行的概率却没有明显差异。一些

研究评估了 ADP 受体阻滞剂噻氯匹定和氯吡格雷的作用。在对 19 185 名有局部缺血事件(CAPRIE)危险因素的病人进行氯吡格雷和阿司匹林效果的评估中得出的结论是,氯吡格雷在同类药物中是安全的[261]。氯吡格雷 75mg/d 比阿司匹林 325mg/d 在预防卒中,MI 和周围血管疾病方面有着明显的优越性且剂量较为适中。亚组分析表明 PAD 病人从氯吡格雷治疗中获益最大。一项在无临床症状的糖尿病和 PAD 患者中评估 100mg 阿司匹林相比于安慰剂的研究表明,其并没有减少心血管事件的优势[262]。PAR-1 拮抗剂 vorapaxar,被批准用于 PAD 患者以预防心血管疾病。临床共识认为除非有过敏或合并其他疾病,所有 PAD 病人均应接受抗血小板治疗[263]。

跛行症状的治疗选择包括运动康复、药物和血运重建。一些研究称运动康复改善跛行症状,且有监督的实施比无计划性实施效果更好并与经皮血运重建术相媲美[264,265]。美国 FDA 承认的用于治疗跛行症状药物有两种:乙酮可可碱,一种甲基黄嘌呤衍生物,可改善异常红细胞变形并降低血黏度;西洛他唑,一种 III 型磷酸二酯酶抑制剂,有抗血小板和血管舒张作用。在恢复跛行病人步行距离方面,西洛他唑被认为比乙酮可可碱更为有效[266]。将西洛他唑与阿司匹林或氯吡格雷联用均不增加出血时间或出血危险[267]。对稳定的、间歇性跛行病人进行血运重建常因为症状严重限制了生活方式或出现临界性肢体缺血征象。

脑血管病

缺血性脑卒中的病因学是多因素的,可分为栓塞性,小血管病,大血管病和病因不明等几类。颈动脉疾病约占卒中原因的 30%。形成颈动脉粥样硬化的主要危险因素是高血压,糖尿病,吸烟及血脂异常等[268]。新发现的卒中危险因素包括高同种半胱氨酸血症和血浆脂蛋白含量升高。升高的高敏 C 反应蛋白(hsCRP)水平对男女缺血性卒中来说都是一种危险因素。然而,目前仍未将 hsCRP 作为卒中的一个新增的危险因素标志进行常规检测。与 CAD 和 PAD 相似,在有明显颈动脉硬化和接受颈动脉内膜切除术病人的一级预防中对动脉粥样硬化危险因素进行控制是非常重要的[269,270]。

颈动脉内膜切除术可在有症状且狭窄超过 50% 的患者[271]或无症状但颈总动脉和颈内动脉狭窄超过 60% ~ 99% 的病人中实行[272]。在选择性患者中,有栓子防护作用的颈动脉支架是一种可用于治疗颈动脉粥样硬化的疗法[273]。

两种抗血小板药物治疗方案被批准用于预防卒中:氯吡格雷(波立维)及每天阿司匹林 25mg 与双嘧达莫 200mg 联合用药。对于氯吡格雷的认可是基于 CAPPIE 研究,与阿司匹林 325mg/d 相比,氯吡格雷 75mg/d 治疗病人可减少卒中、MI 及死亡等的发生[261]。美国 FDA 认可双嘧达莫/阿司匹林主要是基于欧洲卒中保护研究 2,每天两次给予病人双嘧达莫 200mg 和阿司匹林 25mg 联合用药可降低卒中的发生[274]。有效避免二次卒中预防计划(PRoFESS)是比较阿司匹林与延长释放双嘧达莫联合用药与氯吡格雷(波立维)在首次发病后预防卒中再次发生的实验。两种药物在控制卒中复发的主要后果上没有差别[275]。鱼油(欧米珈-3 脂肪酸)降低甘油三酯和 VLDLs,且可能通过降低纤维蛋白原来降低血黏度。一些研究表明服用鱼油可降低缺血性卒中的危险因素。但鱼油在颈动脉硬化中的作用仍不明确[276]。

● 动脉粥样硬化栓塞

动脉粥样硬化栓塞是指动脉斑块物质包括溃疡血管斑块中的胆固醇结晶（胆固醇栓塞）脱落入血流。胆固醇栓塞形成综合征包括全身性几乎任何循环血管床终动脉的微栓塞。动脉粥样硬化栓塞特征性地源于腹主动脉和回肠股动脉的损伤。小动脉中的胆固醇栓子引发急性炎症反应，进而发生异物反应、血管内血栓形成，内皮增生和最终纤维化。这些过程通常导致缺血，有时发展为梗死和坏死[277]。根据栓子的解剖定位和所涉及血管床的直径，临床诊断的动脉栓塞的死亡率可高达80%[278]。

动脉粥样硬化栓塞病人，包括胆固醇栓塞形成综合征，通常有进展期动脉粥样硬化，常常伴有高血压史、糖尿病、肾衰竭或主动脉微动脉瘤等。动脉粥样硬化斑块可自发破裂或形成栓塞；但是，典型临床症状则通常由血管介入触发，包括血管手术，导管插入，血管成形术，动脉血管切除术或动脉造影等。抗凝或溶栓疗法可能是动脉粥样硬化栓塞的危险因素[278]。临床表现与栓塞位置有关。当这些位置涉及远端微循环，则"蓝趾综合征"可能发生。这个综合征表现为一个或多个趾端的急性疼痛和细嫩的脱色或蓝斑和不均匀斑，且可能会发展为溃疡和坏疽。其他共同的皮肤表现为腿、臀部或腹部、痛性小瘤和紫癜的网状青斑。脑栓塞可导致一过性神经系统异常。位于视网膜动脉分岔处的胆固醇栓子可在眼底镜检查时直接观察到，表现为亮的、折射性的、黄色直角结晶。通常受累于动脉粥样硬化栓塞的内脏器官包括肾，有时引起肾衰竭，以及胃肠道、腹痛、缺血性结肠炎和出血等都可能接踵而至。

诊断是在临床表现和受累器官动脉粥样硬化的影像学证据的基础上作出的[278]。绝大多数病人会出现一过性嗜酸性粒细胞增多[279]。动脉粥样硬化栓塞形成的处理应包括外科切除或栓子分流。目前没有有效医学处理模式的建立。抗凝和溶纤维蛋白疗法可能进一步增加动脉粥样硬化栓塞形成的危险因素。

翻译：胡淑鸿　互审：胡豫　校对：朱力

参考文献

1. Virchow R: *Cellular Pathology: As Based upon Physiological and Pathological Histology.* New York: Dover, 1863.
2. Ross R: Atherosclerosis-an inflammatory disease. *N Engl J Med* 340:115–126, 1999.
3. Ridker PM: Inflammation, C-reactive protein, and cardiovascular disease: Moving past the marker versus mediator debate. *Circ Res* 114:594–595, 2014.
4. Duewell P, Kono H, Rayner KJ, et al: NLRP3 inflammasomes are required for atherogenesis and activated by cholesterol crystals. *Nature* 464:1357–1361, 2010.
5. Enos WF, Holmes RH, Beyer J: Coronary disease among United States soldiers killed in action in Korea; preliminary report. *J Am Med Assoc* 152:1090–1093, 1953.
6. Joseph A, Ackerman D, Talley JD, et al: Manifestations of coronary atherosclerosis in young trauma victims—an autopsy study. *J Am Coll Cardiol* 22:459–467, 1993.
7. Tuzcu EM, Kapadia SR, Tutar E, et al: High prevalence of coronary atherosclerosis in asymptomatic teenagers and young adults: Evidence from intravascular ultrasound. *Circulation* 103:2705–2710, 2001.
8. Ross R, Glomset JA: The pathogenesis of atherosclerosis (first of two parts). *N Engl J Med* 295:369–377, 1976.
9. Ross R, Glomset JA: The pathogenesis of atherosclerosis (second of two parts). *N Engl J Med* 295:420–425, 1976.
10. Yusuf S, Hawken S, Ounpuu S, et al: Effect of potentially modifiable risk factors associated with myocardial infarction in 52 countries (the INTERHEART study): Case-control study. *Lancet* 364:937–952, 2004.
11. Mallika V, Goswami B, Rajappa M: Atherosclerosis pathophysiology and the role of novel risk factors: A clinicobiochemical perspective. *Angiology* 58:513–522, 2007.
12. Hemkens LG, Bucher HC: HIV infection and cardiovascular disease. *Eur Heart J* 35:1373–1381, 2014.
13. Kline ER, Sutliff RL: The roles of HIV-1 proteins and antiretroviral drug therapy in HIV-1-associated endothelial dysfunction. *J Investig Med* 56:752–769, 2008.
14. Calza L, Manfredi R, Pocaterra D, Chiodo F: Risk of premature atherosclerosis and ischemic heart disease associated with HIV infection and antiretroviral therapy. *J Infect* 57:16–32, 2008.
15. de Zeeuw D. Renal disease: A common and a silent killer. *Nat Clin Pract Cardiovasc Med* 5 Suppl 1:S27–S35, 2008.
16. Budoff MJ, Rader DJ, Reilly MP, et al: Relationship of estimated GFR and coronary artery calcification in the CRIC (Chronic Renal Insufficiency Cohort) Study. *Am J Kidney Dis* 58:519–526, 2011.
17. Said S, Hernandez GT: The link between chronic kidney disease and cardiovascular disease. *J Nephropathol* 3:99–104, 2014.
18. Vonend O, Rump LC, Ritz E: Sympathetic overactivity—The Cinderella of cardiovascular risk factors in dialysis patients. *Semin Dial* 21:326–330, 2008.
19. Bradley TD, Floras JS: Obstructive sleep apnoea and its cardiovascular consequences. *Lancet* 373:82–93, 2009.
20. Skalen K, Gustafsson M, Rydberg EK, et al: Subendothelial retention of atherogenic lipoproteins in early atherosclerosis. *Nature* 417:750–754, 2002.
21. Passerini AG, Polacek DC, Shi C, et al: Coexisting proinflammatory and antioxidative endothelial transcription profiles in a disturbed flow region of the adult porcine aorta. *Proc Natl Acad Sci U S A* 101:2482–2487, 2004.
22. Weber C, Zernecke A, Libby P: The multifaceted contributions of leukocyte subsets to atherosclerosis: Lessons from mouse models. *Nat Rev Immunol* 8:802–815, 2008.
23. Stary HC, Chandler AB, Dinsmore RE, et al: A definition of advanced types of atherosclerotic lesions and a histological classification of atherosclerosis. A report from the Committee on Vascular Lesions of the Council on Arteriosclerosis, American Heart Association. *Circulation* 92:1355–1374, 1995.
24. Johnson JL: Matrix metalloproteinases: Influence on smooth muscle cells and atherosclerotic plaque stability. *Expert Rev Cardiovasc Ther* 5:265–282, 2007.
25. Hunt JL, Fairman R, Mitchell ME, et al: Bone formation in carotid plaques: A clinicopathological study. *Stroke* 33:1214–1219, 2002.
26. Curtis AM, Edelberg J, Jonas R, et al: Endothelial microparticles: Sophisticated vesicles modulating vascular function. *Vasc Med* 18:204–214, 2013.
27. Furchgott RF, Zawadzki JV: The obligatory role of endothelial cells in the relaxation of arterial smooth muscle by acetylcholine. *Nature* 288:373–376, 1980.
28. Loscalzo J: The identification of nitric oxide as endothelium-derived relaxing factor. *Circ Res* 113:100–103, 2013.
29. Lubos E, Handy DE, Loscalzo J: Role of oxidative stress and nitric oxide in atherothrombosis. *Front Biosci* 13:5323–5344, 2008.
30. Guzik TJ, Chen W, Gongora MC, et al: Calcium-dependent NOX5 nicotinamide adenine dinucleotide phosphate oxidase contributes to vascular oxidative stress in human coronary artery disease. *J Am Coll Cardiol* 52:1803–1809, 2008.
31. De Pascali F, Hemann C, Samons K, et al: Hypoxia and reoxygenation induce endothelial nitric oxide synthase uncoupling in endothelial cells through tetrahydrobiopterin depletion and S-glutathionylation. *Biochemistry* 53:3679–3688, 2014.
32. Tiefenbacher CP, Bleeke T, Vahl C, et al: Endothelial dysfunction of coronary resistance arteries is improved by tetrahydrobiopterin in atherosclerosis. *Circulation* 102:2172–2179, 2000.
33. Kim CS, Jung SB, Naqvi A, et al: P53 impairs endothelium-dependent vasomotor function through transcriptional upregulation of p66shc. *Circ Res* 103:1441–1450, 2008.
34. Creager MA, Gallagher SJ, Girerd XJ, et al: L-Arginine improves endothelium-dependent vasodilation in hypercholesterolemic humans. *J Clin Invest* 90:1248–1253, 1992.
35. Chen S, Li N, Deb-Chatterji M, et al: Asymmetric dimethylarginine as marker and mediator in ischemic stroke. *Int J Mol Sci* 13:15983–16004, 2012.
36. Niu PP, Cao Y, Gong T, et al: Hypermethylation of DDAH2 promoter contributes to the dysfunction of endothelial progenitor cells in coronary artery disease patients. *J Transl Med* 12:170, 2014.
37. Ludmer PL, Selwyn AP, Shook TL, et al: Paradoxical vasoconstriction induced by acetylcholine in atherosclerotic coronary arteries. *N Engl J Med* 315:1046–1051, 1986.
38. Kuhn FE, Mohler ER, Satler LF, et al: Effects of high-density lipoprotein on acetylcholine-induced coronary vasoreactivity. *Am J Cardiol* 68:1425–1430, 1991.
39. Kuhn FE, Mohler ER 3rd, Rackley CE: Cholesterol and lipoproteins: Beyond atherogenesis. *Clin Cardiol* 15:883–890, 1992.
40. Luscher TF, Landmesser U, von Eckardstein A, Fogelman AM: High-density lipoprotein: Vascular protective effects, dysfunction, and potential as therapeutic target. *Circ Res* 114:171–182, 2014.
41. Oakley R, Tharakan B: Vascular hyperpermeability and aging. *Aging Dis* 5:114–125, 2014.
42. van den Heuvel M, Sorop O, Koopmans SJ, et al: Coronary microvascular dysfunction in a porcine model of early atherosclerosis and diabetes. *Am J Physiol Heart Circ Physiol* 302:H85–H94, 2012.
43. Mohler ER 3rd, O'Hare K, Darze ES, et al: Cardiovascular function in normotensive offspring of persons with essential hypertension and black race. *J Clin Hypertens (Greenwich)* 9:506–512, 2007.
44. Yong PJ, Koh CH, Shim WS: Endothelial microparticles: Missing link in endothelial dysfunction? *Eur J Prev Cardiol* 20:496–512, 2013.
45. Nozaki T, Sugiyama S, Koga H, et al: Significance of a multiple biomarkers strategy including endothelial dysfunction to improve risk stratification for cardiovascular events in patients at high risk for coronary heart disease. *J Am Coll Cardiol* 54:601–608, 2009.
46. Liuba P, Karnani P, Pesonen E, et al: Endothelial dysfunction after repeated *Chlamydia pneumoniae* infection in apolipoprotein E-knockout mice. *Circulation* 102:1039–1044, 2000.
47. Fichtlscherer S, Rosenberger G, Walter DH, et al: Elevated C-reactive protein levels and impaired endothelial vasoreactivity in patients with coronary artery disease. *Circulation* 102:1000–1006, 2000.
48. Beckman JA, Ganz J, Creager MA, et al: Relationship of clinical presentation and calcification of culprit coronary artery stenoses. *Arterioscler Thromb Vasc Biol* 21:1618–1622, 2001.

49. Libby P, Ridker PM, Maseri A: Inflammation and atherosclerosis. *Circulation* 105: 1135–1143, 2002.

50. Moore KJ, Sheedy FJ, Fisher EA: Macrophages in atherosclerosis: A dynamic balance. *Nat Rev Immunol* 13:709–721, 2013.

51. Takeshita J, Mohler ER, Krishnamoorthy P, et al: Endothelial cell-, platelet-, and monocyte/macrophage-derived microparticles are elevated in psoriasis beyond cardiometabolic risk factors. *J Am Heart Assoc* 3:e000507, 2014.

52. Lim S, Park S: Role of vascular smooth muscle cell in the inflammation of atherosclerosis. *BMB Rep* 47:1–7, 2014.

53. Kanse SM, Parahuleva M, Muhl L, et al: Factor VII-activating protease (FSAP): Vascular functions and role in atherosclerosis. *Thromb Haemost* 99:286–289, 2008.

54. Fuster V: Lewis A. Conner Memorial Lecture. Mechanisms leading to myocardial infarction: Insights from studies of vascular biology. *Circulation* 90:2126–2146, 1994.

55. Schwartz SM, Murry CE: Proliferation and the monoclonal origins of atherosclerotic lesions. *Annu Rev Med* 49:437–460, 1998.

56. Scott NA, Cipolla GD, Ross CE, et al: Identification of a potential role for the adventitia in vascular lesion formation after balloon overstretch injury of porcine coronary arteries. *Circulation* 93:2178–2187, 1996.

57. Sakakura K, Nakano M, Otsuka F, et al: Pathophysiology of atherosclerosis plaque progression. *Heart Lung Circ* 22:399–411, 2013.

58. Majesky MW, Dong XR, Regan JN, Hoglund VJ: Vascular smooth muscle progenitor cells: Building and repairing blood vessels. *Circ Res* 108:365–377, 2011.

59. Der Leyen HE, Gibbons GH, Morishita R, et al: Gene therapy inhibiting neointimal vascular lesion: In vivo transfer of endothelial cell nitric oxide synthase gene. *Proc Natl Acad Sci U S A* 92:1137–1141, 1995.

60. Dzau VJ, Braun-Dullaeus RC, Sedding DG: Vascular proliferation and atherosclerosis: New perspectives and therapeutic strategies. *Nat Med* 8:1249–1256, 2002.

61. Bonta PI, Pols TW, de Vries CJ: NR4A nuclear receptors in atherosclerosis and vein-graft disease. *Trends Cardiovasc Med* 17:105–111, 2007.

62. Lemos PA, Lee CH, Degertekin M, et al: Early outcome after sirolimus-eluting stent implantation in patients with acute coronary syndromes: Insights from the Rapamycin-Eluting Stent Evaluated At Rotterdam Cardiology Hospital (RESEARCH) registry. *J Am Coll Cardiol* 41:2093–2099, 2003.

63. Sagripanti A, Carpi A: Antithrombotic and prothrombotic activities of the vascular endothelium. *Biomed Pharmacother* 54:107–111, 2000.

64. van Der Meijden PE, van Schilfgaarde M, van Oerle R, Renne T, et al: Platelet- and erythrocyte-derived microparticles trigger thrombin generation via factor XIIa. *J Thromb Haemost* 10:1355–1362, 2012.

65. Falati S, Liu Q, Gross P, et al: Accumulation of tissue factor into developing thrombi in vivo is dependent upon microparticle P-selectin glycoprotein ligand 1 and platelet P-selectin. *J Exp Med* 197:1585–1598, 2003.

66. Feil R, Lohmann SM, de Jonge H, et al: Cyclic GMP-dependent protein kinases and the cardiovascular system: Insights from genetically modified mice. *Circ Res* 93:907–916, 2003.

67. Gonzalez MA, Selwyn AP: Endothelial function, inflammation, and prognosis in cardiovascular disease. *Am J Med* 115 Suppl 8A:99S–106S, 2003.

68. Anderson TJ: Nitric oxide, atherosclerosis and the clinical relevance of endothelial dysfunction. *Heart Fail Rev* 8:71–86, 2003.

69. Tulis DA, Durante W, Liu X, et al: Adenovirus-mediated heme oxygenase-1 gene delivery inhibits injury-induced vascular neointima formation. *Circulation* 104:2710–2715, 2001.

70. Sachais BS: Platelet-endothelial interactions in atherosclerosis. *Curr Atheroscler Rep* 3:412–416, 2001.

71. Marcus AJ, Broekman MJ, Drosopoulos JH, et al: Metabolic control of excessive extracellular nucleotide accumulation by CD39/ecto-nucleotidase-1: Implications for ischemic vascular diseases. *J Pharmacol Exp Ther* 305:9–16, 2003.

72. Landmesser U, Merten R, Spiekermann S, et al: Vascular extracellular superoxide dismutase activity in patients with coronary artery disease: Relation to endothelium-dependent vasodilation. *Circulation* 101:2264–2270, 2000.

73. Cooke JP: Does ADMA cause endothelial dysfunction? *Arterioscler Thromb Vasc Biol* 20:2032–2037, 2000.

74. Mohler ER 3rd, Shi Y, Moore J, et al: Diabetes reduces bone marrow and circulating porcine endothelial progenitor cells, an effect ameliorated by atorvastatin and independent of cholesterol. *Cytometry A* 75:75–82, 2009.

75. Foteinos G, Hu Y, Xiao Q, et al: Rapid endothelial turnover in atherosclerosis-prone areas coincides with stem cell repair in apolipoprotein E-deficient mice. *Circulation* 117:1856–1863, 2008.

76. Binder CJ, Chang MK, Shaw PX, et al: Innate and acquired immunity in atherogenesis. *Nat Med* 8:1218–1226, 2002.

77. Medzhitov R: Toll-like receptors and innate immunity. *Nat Rev Immunol* 1:135–145, 2001.

78. Erridge C: The roles of pathogen-associated molecular patterns in atherosclerosis. *Trends Cardiovasc Med* 18:52–56, 2008.

79. Medzhitov R, Janeway CA Jr: Decoding the patterns of self and nonself by the innate immune system. *Science* 296:298–300, 2002.

80. Ridker PM: Clinical application of C-reactive protein for cardiovascular disease detection and prevention. *Circulation* 107:363–369, 2003.

81. Dansky HM, Barlow CB, Lominska C, et al: Adhesion of monocytes to arterial endothelium and initiation of atherosclerosis are critically dependent on vascular cell adhesion molecule-1 gene dosage. *Arterioscler Thromb Vasc Biol* 21:1662–1667, 2001.

82. Cybulsky MI, Iiyama K, Li H, et al: A major role for VCAM-1, but not ICAM-1, in early atherosclerosis. *J Clin Invest* 107:1255–1262, 2001.

83. Collins RG, Velji R, Guevara NV, et al: P-Selectin or intercellular adhesion molecule (ICAM)-1 deficiency substantially protects against atherosclerosis in apolipoprotein E-deficient mice. *J Exp Med* 191:189–194, 2000.

84. Parks BW, Lusis AJ: Macrophage accumulation in atherosclerosis. *N Engl J Med* 369:2352–2353, 2013.

85. Robbins CS, Hilgendorf I, Weber GF, et al: Local proliferation dominates lesional macrophage accumulation in atherosclerosis. *Nat Med* 19:1166–1172, 2013.

86. Weber C, Noels H: Atherosclerosis: Current pathogenesis and therapeutic options. *Nat Med* 17:1410–1422, 2011.

87. Zalewski A, Macphee C, Nelson JJ: Lipoprotein-associated phospholipase A2: A potential therapeutic target for atherosclerosis. *Curr Drug Targets Cardiovasc Haematol Disord* 5:527–532, 2005.

88. Shi Y, Zhang P, Zhang L, et al: Role of lipoprotein-associated phospholipase A(2) in leukocyte activation and inflammatory responses. *Atherosclerosis* 191:54–62, 2006.

89. Wilensky RL, Shi Y, Mohler ER 3rd, et al: Inhibition of lipoprotein-associated phospholipase A2 reduces complex coronary atherosclerotic plaque development. *Nat Med* 14:1059–1066, 2008.

90. Mohler ER 3rd, Ballantyne CM, Davidson MH, et al: The effect of darapladib on plasma lipoprotein-associated phospholipase A2 activity and cardiovascular biomarkers in patients with stable coronary heart disease or coronary heart disease risk equivalent: The results of a multicenter, randomized, double-blind, placebo-controlled study. *J Am Coll Cardiol* 51:1632–1641, 2008.

91. Investigators S, White HD, Held C, et al: Darapladib for preventing ischemic events in stable coronary heart disease. *N Engl J Med* 370:1702–1711, 2014.

92. Smith JD, Trogan E, Ginsberg M, et al: Decreased atherosclerosis in mice deficient in both macrophage colony-stimulating factor (op) and apolipoprotein E. *Proc Natl Acad Sci U S A* 92:8264–8268, 1995.

93. Endemann G, Stanton LW, Madden KS, et al: CD36 is a receptor for oxidized low density lipoprotein. *J Biol Chem* 268:11811–11816, 1993.

94. Steinberg D, Parthasarathy S, Carew TE, et al: Beyond cholesterol: Modifications of low-density lipoprotein that increase its atherogenicity. *N Engl J Med* 320:915–924, 1989.

95. Boring L, Gosling J, Cleary M, Charo IF: Decreased lesion formation in CCR2-/- mice reveals a role for chemokines in the initiation of atherosclerosis. *Nature* 394:894–897, 1998.

96. Gu L, Okada Y, Clinton SK, et al: Absence of monocyte chemoattractant protein-1 reduces atherosclerosis in low density lipoprotein receptor-deficient mice. *Mol Cell* 2:275–281, 1998.

97. Gosling J, Slaymaker S, Gu L, et al: MCP-1 deficiency reduces susceptibility to atherosclerosis in mice that overexpress human apolipoprotein B. *J Clin Invest* 103:773–778, 1999.

98. Hur J, Yang HM, Yoon CH, et al: Identification of a novel role of T cells in postnatal vasculogenesis: Characterization of endothelial progenitor cell colonies. *Circulation* 116:1671–1682, 2007.

99. Tang WH, Wu Y, Nicholls SJ, Hazen SL: Plasma myeloperoxidase predicts incident cardiovascular risks in stable patients undergoing medical management for coronary artery disease. *Clin Chem* 57:33–39, 2011.

100. Sugiyama S, Okada Y, Sukhova GK, et al: Macrophage myeloperoxidase regulation by granulocyte macrophage colony- stimulating factor in human atherosclerosis and implications in acute coronary syndromes. *Am J Pathol* 158:879–891, 2001.

101. Babior BM: Phagocytes and oxidative stress. *Am J Med* 109:33–44, 2000.

102. Suzuki H, Kurihara Y, Takeya M, et al: A role for macrophage scavenger receptors in atherosclerosis and susceptibility to infection. *Nature* 386:292–296, 1997.

103. Febbraio M, Podrez EA, Smith JD, et al: Targeted disruption of the class B scavenger receptor CD36 protects against atherosclerotic lesion development in mice. *J Clin Invest* 105:1049–1056, 2000.

104. Kodama T, Reddy P, Kishimoto C, Krieger M: Purification and characterization of a bovine acetyl low density lipoprotein receptor. *Proc Natl Acad Sci U S A* 85:9238–9242, 1988.

105. Henriksen T, Mahoney EM, Steinberg D: Enhanced macrophage degradation of low density lipoprotein previously incubated with cultured endothelial cells: Recognition by receptors for acetylated low density lipoproteins. *Proc Natl Acad Sci U S A* 78: 6499–6503, 1981.

106. Steinbrecher UP, Parthasarathy S, Leake DS, Witztum JL, Steinberg D: Modification of low density lipoprotein by endothelial cells involves lipid peroxidation and degradation of low density lipoprotein phospholipids. *Proc Natl Acad Sci U S A* 81:3883–3887, 1984.

107. Shaw PX, Horkko S, Chang MK, et al: Natural antibodies with the T15 idiotype may act in atherosclerosis, apoptotic clearance, and protective immunity. *J Clin Invest* 105:1731–1740, 2000.

108. Tsimikas S, Palinski W, Witztum JL: Circulating autoantibodies to oxidized LDL correlate with arterial accumulation and depletion of oxidized LDL in LDL receptor-deficient mice. *Arterioscler Thromb Vasc Biol* 21:95–100, 2001.

109. Palinski W, Ord VA, Plump AS, et al: ApoE-deficient mice are a model of lipoprotein oxidation in atherogenesis. Demonstration of oxidation-specific epitopes in lesions and high titers of autoantibodies to malondialdehyde-lysine in serum. *Arterioscler Thromb* 14:605–616, 1994.

110. Ameli S, Hultgardh-Nilsson A, Regnstrom J, et al: Effect of immunization with homologous LDL and oxidized LDL on early atherosclerosis in hypercholesterolemic rabbits. *Arterioscler Thromb Vasc Biol* 16:1074–1079, 1996.

111. Freigang S, Horkko S, Miller E, et al: Immunization of LDL receptor-deficient mice with homologous malondialdehyde-modified and native LDL reduces progression of atherosclerosis by mechanisms other than induction of high titers of antibodies to oxidative neoepitopes. *Arterioscler Thromb Vasc Biol* 18:1972–1982, 1998.

112. Zhou X, Caligiuri G, Hamsten A, et al: LDL immunization induces T-cell-dependent antibody formation and protection against atherosclerosis. *Arterioscler Thromb Vasc Biol* 21:108–114, 2001.

113. Mehrabian M, Allayee H, Wong J, et al: Identification of 5-lipoxygenase as a major gene contributing to atherosclerosis susceptibility in mice. *Circ Res* 91:120–126, 2002.

114. Cyrus T, Witztum JL, Rader DJ, et al: Disruption of the 12/15-lipoxygenase gene diminishes atherosclerosis in apo E-deficient mice. *J Clin Invest* 103:1597–1604, 1999.

115. Harats D, Shaish A, George J, et al: Overexpression of 15-lipoxygenase in vascular endothelium accelerates early atherosclerosis in LDL receptor-deficient mice. *Arterioscler Thromb Vasc Biol* 20:2100–2105, 2000.

116. Whatling C, McPheat W, Herslof M: The potential link between atherosclerosis and the 5-lipoxygenase pathway: Investigational agents with new implications for the cardiovascular field. *Expert Opin Investig Drugs* 16:1879–1893, 2007.

117. Vinje S, Stroes E, Nieuwdorp M, Hazen SL: The gut microbiome as novel cardiometabolic target: The time has come! *Eur Heart J* 35:883–887, 2014.

118. Williams KJ, Feig JE, Fisher EA: Cellular and molecular mechanisms for rapid regression of atherosclerosis: From bench top to potentially achievable clinical goal. *Curr Opin Lipidol* 18:443–450, 2007.

119. Schwenke DC: Comparison of aorta and pulmonary artery: I. Early cholesterol accumulation and relative susceptibility to atheromatous lesions. *Circ Res* 81:338–345, 1997.

120. Schwenke DC: Comparison of aorta and pulmonary artery: II. LDL transport and metabolism correlate with susceptibility to atherosclerosis. *Circ Res* 81:346–354, 1997.

121. Camejo G, Hurt-Camejo E, Wiklund O, Bondjers G: Association of apo B lipoproteins with arterial proteoglycans: Pathological significance and molecular basis. *Atherosclerosis* 139:205–222, 1998.

122. Navab M, Hama SY, Reddy ST, et al: Oxidized lipids as mediators of coronary heart disease. *Curr Opin Lipidol* 13:363–372, 2002.

123. Rajavashisth TB, Andalibi A, Territo MC, et al: Induction of endothelial cell expression of granulocyte and macrophage colony-stimulating factors by modified low-density lipoproteins. *Nature* 344:254–257, 1990.

124. Steinberg D: Atherogenesis in perspective: Hypercholesterolemia and inflammation as partners in crime. *Nat Med* 8:1211–1217, 2002.

125. MRC/BHF Heart Protection Study of antioxidant vitamin supplementation in 20,536 high-risk individuals: A randomised placebo-controlled trial. *Lancet* 360:23–33, 2002.

126. Brown BG, Zhao XQ, Chait A, et al: Simvastatin and niacin, antioxidant vitamins, or the combination for the prevention of coronary disease. *N Engl J Med* 345:1583–1592, 2001.

127. Tangirala RK, Tsukamoto K, Chun SH, et al: Regression of atherosclerosis induced by liver-directed gene transfer of apolipoprotein A-I in mice. *Circulation* 100:1816–1822, 1999.

128. Zhang Y, Zanotti I, Reilly MP, et al: Overexpression of apolipoprotein A-I promotes reverse transport of cholesterol from macrophages to feces in vivo. *Circulation* 108:661–663, 2003.

129. Khera AV, Cuchel M, de la Llera-Moya M, et al: Cholesterol efflux capacity, high-density lipoprotein function, and atherosclerosis. *N Engl J Med* 364:127–135, 2011.

130. Mineo C, Deguchi H, Griffin JH, Shaul PW: Endothelial and antithrombotic actions of HDL. *Circ Res* 98:1352–1364, 2006.

131. Shih DM, Gu L, Xia YR, et al: Mice lacking serum paraoxonase are susceptible to organophosphate toxicity and atherosclerosis. *Nature* 394:284–287, 1998.

132. Haraguchi Y, Toh R, Hasokawa M, et al: Serum myeloperoxidase/paraoxonase 1 ratio as potential indicator of dysfunctional high-density lipoprotein and risk stratification in coronary artery disease. *Atherosclerosis* 234:288–294, 2014.

133. Barter PJ, Caulfield M, Eriksson M, et al: Effects of torcetrapib in patients at high risk for coronary events. *N Engl J Med* 357:2109–2122, 2007.

134. Nissen SE, Tsunoda T, Tuzcu EM, et al: Effect of recombinant ApoA-I Milano on coronary atherosclerosis in patients with acute coronary syndromes: A randomized controlled trial. *JAMA* 290:2292–2300, 2003.

135. Van Lenten BJ, Navab M, Anantharamaiah GM, et al: Multiple indications for anti-inflammatory apolipoprotein mimetic peptides. *Curr Opin Investig Drugs* 9:1157–1162, 2008.

136. Rizvi M, Pathak D, Freedman JE, Chakrabarti S: CD40-CD40 ligand interactions in oxidative stress, inflammation and vascular disease. *Trends Mol Med* 14:530–538, 2008.

137. Zhang B, Wu T, Chen M, et al: The CD40/CD40L system: A new therapeutic target for disease. *Immunol Lett* 153:58–61, 2013.

138. Cipollone F, Mezzetti A, Porreca E, et al: Association between enhanced soluble CD40L and prothrombotic state in hypercholesterolemia effects of statin therapy. *Circulation* 106:399–402, 2002.

139. Mallat Z, Gojova A, Marchiol-Fournigault C, et al: Inhibition of transforming growth factor-beta signaling accelerates atherosclerosis and induces an unstable plaque phenotype in mice. *Circ Res* 89:930–934, 2001.

140. Zhang H, Mooney CJ, Reilly MP: ABO blood groups and cardiovascular diseases. *Int J Vasc Med* 2012:641917, 2012.

141. Gurfinkel E, Lernoud V: The role of infection and immunity in atherosclerosis. *Expert Rev Cardiovasc Ther* 4:131–137, 2006.

142. Ford PJ, Yamazaki K, Seymour GJ: Cardiovascular and oral disease interactions: What is the evidence? *Prim Dent Care* 14:59–66, 2007.

143. Mayr M, Kiechl S, Willeit J, et al: Infections, immunity, and atherosclerosis: Associations of antibodies to *Chlamydia pneumoniae*, *Helicobacter pylori*, and cytomegalovirus with immune reactions to heat-shock protein 60 and carotid or femoral atherosclerosis. *Circulation* 102:833–839, 2000.

144. Caligiuri G, Nicoletti A, Poirier B, Hansson GK: Protective immunity against atherosclerosis carried by B cells of hypercholesterolemic mice. *J Clin Invest* 109:745–753, 2002.

145. Robinette CD, Fraumeni JF Jr: Splenectomy and subsequent mortality in veterans of the 1939–45 war. *Lancet* 2:127–129, 1977.

146. Yamada Y, Ichihara S, Nishida T: Molecular genetics of myocardial infarction. *Genomic Med* 2:7–22, 2008.

147. Helgadottir A, Manolescu A, Thorleifsson G, et al: The gene encoding 5-lipoxygenase activating protein confers risk of myocardial infarction and stroke. *Nat Genet* 36:233–239, 2004.

148. Topol EJ, Smith J, Plow EF, Wang QK: Genetic susceptibility to myocardial infarction and coronary artery disease. *Hum Mol Genet* 15 Spec No 2:R117–R123, 2006.

149. Helgadottir A, Thorleifsson G, Manolescu A, et al: A common variant on chromosome 9p21 affects the risk of myocardial infarction. *Science* 316:1491–1493, 2007.

150. Roberts R: Genetics of coronary artery disease. *Circ Res* 114:1890–1903, 2014.

151. Falk E: Plaque rupture with severe pre-existing stenosis precipitating coronary thrombosis. Characteristics of coronary atherosclerotic plaques underlying fatal occlusive thrombi. *Br Heart J* 50:127–134, 1983.

152. Davies MJ, Thomas AC: Plaque fissuring—The cause of acute myocardial infarction, sudden ischaemic death, and crescendo angina. *Br Heart J* 53:363–373, 1985.

153. Muller JE: Circadian variation and triggering of acute coronary events. *Am Heart J* 137:S1–S8.

154. Muller JE, Abela GS, Nesto RW, Tofler GH: Triggers, acute risk factors and vulnerable plaques: The lexicon of a new frontier. *J Am Coll Cardiol* 23:809–813, 1999, 1994.

155. Naghavi M, Libby P, Falk E, et al: From vulnerable plaque to vulnerable patient: A call for new definitions and risk assessment strategies: Part I. *Circulation* 108:1664–1672, 2003.

156. Virmani R, Kolodgie FD, Burke AP, et al: Lessons from sudden coronary death: A comprehensive morphological classification scheme for atherosclerotic lesions. *Arterioscler Thromb Vasc Biol* 20:1262–1275, 2000.

157. Casscells W, Naghavi M, Willerson JT: Vulnerable atherosclerotic plaque: A multifocal disease. *Circulation* 107:2072–2075, 2003.

158. Uchida Y, Nakamura F, Tomaru T, et al: Prediction of acute coronary syndromes by percutaneous coronary angioscopy in patients with stable angina. *Am Heart J* 130:195–203, 1995.

159. Ambrose JA: In search of the "vulnerable plaque": Can it be localized and will focal regional therapy ever be an option for cardiac prevention? *J Am Coll Cardiol* 51:1539–1542, 2008.

160. Naghavi M, Libby P, Falk E, et al: From vulnerable plaque to vulnerable patient: A call for new definitions and risk assessment strategies: Part II. *Circulation* 108:1772–1778, 2003.

161. Davi G, Patrono C: Platelet activation and atherothrombosis. *N Engl J Med* 357:2482–2494, 2007.

162. Owens AP 3rd, Mackman N: Role of tissue factor in atherothrombosis. *Curr Atheroscler Rep* 14:394–401, 2012.

163. Frostegard J: Systemic lupus erythematosus and cardiovascular disease. *Lupus* 17:364–367, 2008.

164. Rohla M, Weiss TW: Metabolic syndrome, inflammation and atherothrombosis. *Hamostaseologie* 33:283–294, 2013.

165. Heo KS, Fujiwara K, Abe J: Shear stress and atherosclerosis. *Mol Cells* 37:435–440, 2014.

166. Cosemans JM, Angelillo-Scherrer A, Mattheij NJ, Heemskerk JW: The effects of arterial flow on platelet activation, thrombus growth, and stabilization. *Cardiovasc Res* 99:342–352, 2013.

167. Aird WC: Vascular bed-specific thrombosis. *J Thromb Haemost* 5 Suppl 1:283–291, 2007.

168. Chien S: Effects of disturbed flow on endothelial cells. *Ann Biomed Eng* 36:554–562, 2008.

169. Helderman F, Segers D, de Crom R, et al: Effect of shear stress on vascular inflammation and plaque development. *Curr Opin Lipidol* 18:527–533, 2007.

170. Badimon JJ, Ortiz AF, Meyer B, et al: Different response to balloon angioplasty of carotid and coronary arteries: Effects on acute platelet deposition and intimal thickening. *Atherosclerosis* 140:307–314, 1998.

171. Halvorsen B, Otterdal K, Dahl TB, et al: Atherosclerotic plaque stability—What determines the fate of a plaque? *Prog Cardiovasc Dis* 51:183–194, 2008.

172. Regan ER, Aird WC: Dynamical systems approach to endothelial heterogeneity. *Circ Res* 111:110–130, 2012.

173. Cheung C, Bernardo AS, Pedersen RA, Sinha S: Directed differentiation of embryonic origin-specific vascular smooth muscle subtypes from human pluripotent stem cells. *Nat Protoc* 9:929–938, 2014.

174. Lechner D, Weltermann A: Circulating tissue factor-exposing microparticles. *Thromb Res* 122 Suppl 1:S47–S54, 2008.

175. George FD: Microparticles in vascular diseases. *Thromb Res* 122 Suppl 1:S55–S9, 2008.

176. Lacroix R, Dubois C, Leroyer AS, et al: Revisited role of microparticles in arterial and venous thrombosis. *J Thromb Haemost* 11 Suppl 1:24–35, 2013.

177. Rauch U, Osende JI, Fuster V, et al: Thrombus formation on atherosclerotic plaques: Pathogenesis and clinical consequences. *Ann Intern Med* 134:224–238, 2001.

178. Ma B, Liu G, Chen X, et al: Risk of stroke in patients with patent foramen ovale: An updated meta-analysis of observational studies. *J Stroke Cerebrovasc Dis* 23:1207–1215, 2014.

179. Nallu K, Yang DC, Swaminathan RV, et al: Innovations in drug-eluting stents. *Panminerva Med* 55:345–352, 2013.

180. Springer J, Villa-Forte A: Thrombosis in vasculitis. *Curr Opin Rheumatol* 25:19–25, 2013.

181. Matsuura E, Kobayashi K, Lopez LR: Preventing autoimmune and infection triggered atherosclerosis for an enduring healthful lifestyle. *Autoimmun Rev* 7:214–222, 2008.

182. Mok CC: Accelerated atherosclerosis, arterial thromboembolism, and preventive strategies in systemic lupus erythematosus. *Scand J Rheumatol* 35:85–95, 2006.

183. Dasararaju R, Singh N, Mehta A: Heparin induced thrombocytopenia: Review. *Expert Rev Hematol* 6:419–428, 2013.

184. Barbui T, Finazzi G, Falanga A: Myeloproliferative neoplasms and thrombosis. *Blood* 122:2176–2184, 2013.

185. Casini A, Fontana P, Lecompte TP: Thrombotic complications of myeloproliferative neoplasms: Risk assessment and risk-guided management. *J Thromb Haemost* 11:1215–1227, 2013.

186. Finazzi G, De Stefano V, Barbui T: Are MPNs vascular diseases? *Curr Hematol Malig Rep* 8:307–316, 2013.

187. De Ceunynck K, De Meyer SF, Vanhoorelbeke K: Unwinding the von Willebrand factor strings puzzle. *Blood* 121:270–277, 2013.

188. Nightingale T, Cutler D: The secretion of von Willebrand factor from endothelial cells; an increasingly complicated story. *J Thromb Haemost* 11 Suppl 1:192–201, 2013.

189. Wong AK: Platelet biology: The role of shear. *Expert Rev Hematol* 6:205–212, 2013.

190. Kulkarni S, Dopheide SM, Yap CL, et al: A revised model of platelet aggregation. *J Clin Invest* 105:783–791, 2000.

191. Wagner CT, Kroll MH, Chow TW, et al: Epinephrine and shear stress synergistically induce platelet aggregation via a mechanism that partially bypasses VWF-GP IB

interactions. *Biorheology* 33:209–229, 1996.

192. Andre P, Prasad KS, Denis CV, et al: CD40L stabilizes arterial thrombi by a beta3 integrin-dependent mechanism. *Nat Med* 8:247–252, 2002.

193. Winckers K, ten Cate H, Hackeng TM: The role of tissue factor pathway inhibitor in atherosclerosis and arterial thrombosis. *Blood Rev* 27:119–132, 2013.

194. Tedgui A, Mallat Z: Apoptosis as a determinant of atherothrombosis. *Thromb Haemost* 86:420–426, 2001.

195. Shah PK: Inflammation and plaque vulnerability. *Cardiovasc Drugs Ther* 23:31–40, 2009.

196. Kuge Y, Kume N, Ishino S, et al: Prominent lectin-like oxidized low density lipoprotein (LDL) receptor-1 (LOX-1) expression in atherosclerotic lesions is associated with tissue factor expression and apoptosis in hypercholesterolemic rabbits. *Biol Pharm Bull* 31:1475–1482, 2008.

197. van der Stoep M, Korporaal SJ, Van Eck M: High-density lipoprotein as a modulator of platelet and coagulation responses. *Cardiovasc Res* 103:362–371, 2014.

198. Endler G, Mannhalter C: Polymorphisms in coagulation factor genes and their impact on arterial and venous thrombosis. *Clin Chim Acta* 330:31–55, 2003.

199. Prandoni P, Bilora F, Marchiori A, et al: An association between atherosclerosis and venous thrombosis. *N Engl J Med* 348:1435–1441, 2003.

200. Franchini M, Mannucci PM: Association between venous and arterial thrombosis: Clinical implications. *Eur J Intern Med* 23:333–337, 2012.

201. Lind C, Flinterman LE, Enga KF, et al: Impact of incident venous thromboembolism on risk of arterial thrombotic diseases. *Circulation* 129:855–863, 2014.

202. Celermajer DS, Sorensen KE, Spiegelhalter DJ, et al: Aging is associated with endothelial dysfunction in healthy men years before the age-related decline in women. *J Am Coll Cardiol* 24:471–476, 1994.

203. Franchini M, Targher G, Montagnana M, Lippi G: The metabolic syndrome and the risk of arterial and venous thrombosis. *Thromb Res* 122:727–735, 2008.

204. Lowe GD: Common risk factors for both arterial and venous thrombosis. *Br J Haematol* 140:488–495, 2008.

205. Ye Z, Liu EH, Higgins JP, et al: Seven haemostatic gene polymorphisms in coronary disease: Meta-analysis of 66,155 cases and 91,307 controls. *Lancet* 367:651–658, 2006.

206. Kamphuisen PW, ten Cate H: Cardiovascular risk in patients with hemophilia. *Blood* 123:1297–1301, 2014.

207. Sramek A, Reiber JH, Gerrits WB, Rosendaal FR: Decreased coagulability has no clinically relevant effect on atherogenesis: Observations in individuals with a hereditary bleeding tendency. *Circulation* 104:762–767, 2001.

208. Haverkate F: Levels of haemostatic factors, arteriosclerosis and cardiovascular disease. *Vascul Pharmacol* 39:109–112, 2002.

209. Kannel WB: Overview of hemostatic factors involved in atherosclerotic cardiovascular disease. *Lipids* 40:1215–1220, 2005.

210. Montoro-Garcia S, Shantsila E, Lip GY: Potential value of targeting von Willebrand factor in atherosclerotic cardiovascular disease. *Expert Opin Ther Targets* 18:43–53, 2014.

211. van Galen KP, Tuinenburg A, Smeets EM, Schutgens RE: Von Willebrand factor deficiency and atherosclerosis. *Blood Rev* 26:189–196, 2012.

212. Williams MS, Bray PF: Genetics of arterial prothrombotic risk states. *Exp Biol Med (Maywood)* 226:409–419, 2001.

213. Lekakis J, Bisti S, Tsougos E, et al: Platelet glycoprotein IIb HPA-3 polymorphism and acute coronary syndromes. *Int J Cardiol* 127:46–50, 2008.

214. Weiss EJ, Bray PF, Tayback M, et al: A polymorphism of a platelet glycoprotein receptor as an inherited risk factor for coronary thrombosis. *N Engl J Med* 334:1090–1094, 1996.

215. Burkhart JM, Gambaryan S, Watson SP, et al: What can proteomics tell us about platelets? *Circ Res* 114:1204–1219, 2014.

216. Berger JS, Becker RC, Kuhn C, et al: Hyperreactive platelet phenotypes: Relationship to altered serotonin transporter number, transport kinetics and intrinsic response to adrenergic co-stimulation. *Thromb Haemost* 109:85–92, 2013.

217. Rauch U, Osende JI, Chesebro JH, et al: Statins and cardiovascular diseases: The multiple effects of lipid-lowering therapy by statins. *Atherosclerosis* 153:181–189, 2000.

218. Alpert JS, Thygesen K, Antman E, Bassand JP: Myocardial infarction redefined—A consensus document of The Joint European Society of Cardiology/American College of Cardiology Committee for the redefinition of myocardial infarction. *J Am Coll Cardiol* 36:959–969, 2000.

219. O'Gara PT, Kushner FG, Ascheim DD, et al: 2013 ACCF/AHA guideline for the management of ST-elevation myocardial infarction: Executive summary: A report of the American College of Cardiology Foundation/American Heart Association Task Force on Practice Guidelines: Developed in collaboration with the American College of Emergency Physicians and Society for Cardiovascular Angiography and Interventions. *Catheter Cardiovasc Interv* 82:E1–E27, 2013.

220. Wright RS, Anderson JL, Adams CD, et al: 2011 ACCF/AHA focused update incorporated into the ACC/AHA 2007 Guidelines for the Management of Patients with Unstable Angina/Non-ST-Elevation Myocardial Infarction: A report of the American College of Cardiology Foundation/American Heart Association Task Force on Practice Guidelines developed in collaboration with the American Academy of Family Physicians, Society for Cardiovascular Angiography and Interventions, and the Society of Thoracic Surgeons. *J Am Coll Cardiol* 57:e215–e367, 2011.

221. Pope JH, Ruthazer R, Beshansky JR, et al: Clinical Features of Emergency Department Patients Presenting with Symptoms Suggestive of Acute Cardiac Ischemia: A Multicenter Study. *J Thromb Thrombolysis* 6:63–74, 1998.

222. American College of Emergency Physicians, Society for Cardiovascular Angiography and Interventions, et al: 2013 ACCF/AHA guideline for the management of ST-elevation myocardial infarction: A report of the American College of Cardiology Foundation/American Heart Association Task Force on Practice Guidelines. *J Am Coll Cardiol* 61:e78–e140, 2013.

223. Morrow DA, Braunwald E, Bonaca MP, et al: Vorapaxar in the secondary prevention of atherothrombotic events. *N Engl J Med* 366:1404–1413, 2012.

224. Grines CL, Browne KF, Marco J, et al: A comparison of immediate angioplasty with thrombolytic therapy for acute myocardial infarction. The Primary Angioplasty in Myocardial Infarction Study Group. *N Engl J Med* 328:673–679, 1993.

225. Le May MR, Davies RF, Labinaz M, et al: Hospitalization costs of primary stenting versus thrombolysis in acute myocardial infarction: Cost analysis of the Canadian STAT Study. *Circulation* 108:2624–2630, 2003.

226. Pollack CV Jr, Braunwald E: 2007 Update to the ACC/AHA guidelines for the management of patients with unstable angina and non-ST-segment elevation myocardial infarction: Implications for emergency department practice. *Ann Emerg Med* 51:591–606, 2008.

227. Califf RM, White HD, Van de Werf F, et al: One-year results from the Global Utilization of Streptokinase and TPA for Occluded Coronary Arteries (GUSTO-I) trial. GUSTO-I Investigators. *Circulation* 94:1233–1238, 1996.

228. Llevadot J, Giugliano RP, Antman EM: Bolus fibrinolytic therapy in acute myocardial infarction. *JAMA* 286:442–449, 2001.

229. Brieger DB, Mak KH, White HD, et al: Benefit of early sustained reperfusion in patients with prior myocardial infarction (the GUSTO-I trial). Global Utilization of Streptokinase and TPA for occluded arteries. *Am J Cardiol* 81:282–287, 1998.

230. Pollack CV Jr, Antman EM, Hollander JE: 2007 Focused update to the ACC/AHA guidelines for the management of patients with ST-segment elevation myocardial infarction: Implications for emergency department practice. *Ann Emerg Med* 52:344–355.e1, 2008.

231. Randomised double-blind trial of fixed low-dose warfarin with aspirin after myocardial infarction. Coumadin Aspirin Reinfarction Study (CARS) Investigators. *Lancet* 350:389–396, 1997.

232. Stone NJ, Robinson JG, Lichtenstein AH, et al: 2013 ACC/AHA guideline on the treatment of blood cholesterol to reduce atherosclerotic cardiovascular risk in adults: A report of the American College of Cardiology/American Heart Association Task Force on Practice Guidelines. *J Am Coll Cardiol* 63:2889–2934, 2014.

233. Cannon CP, Murphy SA, Braunwald E: Intensive lipid lowering with atorvastatin in coronary disease. *N Engl J Med* 353:93–96; author reply 93–96, 2005.

234. Antithrombotic Trialists' Collaboration: Collaborative meta-analysis of randomised trials of antiplatelet therapy for prevention of death, myocardial infarction, and stroke in high risk patients. *BMJ* 324:71–86, 2002.

235. Lewis HD Jr, Davis JW, Archibald DG, et al: Protective effects of aspirin against acute myocardial infarction and death in men with unstable angina. Results of a Veterans Administration Cooperative Study. *N Engl J Med* 309:396–403, 1983.

236. Cairns JA, Gent M, Singer J, et al: Aspirin, sulfinpyrazone, or both in unstable angina. Results of a Canadian multicenter trial. *N Engl J Med* 313:1369–1375, 1985.

237. Boersma E, Harrington RA, Moliterno DJ, et al: Platelet glycoprotein IIb/IIIa inhibitors in acute coronary syndromes. *Lancet* 360:342–343, 2002.

238. Gaglia MA Jr, Clavijo L: Cardiovascular pharmacology core reviews: Aspirin. *J Cardiovasc Pharmacol Ther* 18:505–513, 2013.

239. Yusuf S, Zhao F, Mehta SR, et al: Effects of clopidogrel in addition to aspirin in patients with acute coronary syndromes without ST-segment elevation. *N Engl J Med* 345:494–502, 2001.

240. Mehta SR: Aspirin and clopidogrel in patients with ACS undergoing PCI: CURE and PCI-CURE. *J Invasive Cardiol* 15 Suppl B:17B–20B, 2003.

241. Hongo RH, Ley J, Dick SE, Yee RR: The effect of clopidogrel in combination with aspirin when given before coronary artery bypass grafting. *J Am Coll Cardiol* 40:231–237, 2002.

242. Antoniucci D, Migliorini A, Parodi G, et al: Abciximab-supported infarct artery stent implantation for acute myocardial infarction and long-term survival: A prospective, multicenter, randomized trial comparing infarct artery stenting plus abciximab with stenting alone. *Circulation* 109:1704–1706, 2004.

243. Nguyen CM, Harrington RA: Glycoprotein IIb/IIIa receptor antagonists: A comparative review of their use in percutaneous coronary intervention. *Am J Cardiovasc Drugs* 3:423–436, 2003.

244. Direct thrombin inhibitors in acute coronary syndromes: Principal results of a meta-analysis based on individual patients' data. *Lancet* 359:294–302, 2002.

245. Lincoff AM, Kleiman NS, Kereiakes DJ, et al: Long-term efficacy of bivalirudin and provisional glycoprotein IIb/IIIa blockade vs heparin and planned glycoprotein IIb/IIIa blockade during percutaneous coronary revascularization: REPLACE-2 randomized trial. *JAMA* 292:696–703, 2004.

246. Linkins LA, Dans AL, Moores LK, et al: Treatment and prevention of heparin-induced thrombocytopenia: Antithrombotic Therapy and Prevention of Thrombosis, 9th ed: American College of Chest Physicians Evidence-Based Clinical Practice Guidelines. *Chest* 141:e495S–530S, 2012.

247. Fraker TD Jr, Fihn SD; Chronic Stable Angina Writing Committee, et al: 2007 chronic angina focused update of the ACC/AHA 2002 guidelines for the management of patients with chronic stable angina: A report of the American College of Cardiology/American Heart Association Task Force on Practice Guidelines Writing Group to develop the focused update of the 2002 guidelines for the management of patients with chronic stable angina. *J Am Coll Cardiol* 50:2264–2274, 2007.

248. Kaiser GC, Davis KB, Fisher LD, et al: Survival following coronary artery bypass grafting in patients with severe angina pectoris (CASS). An observational study. *J Thorac Cardiovasc Surg* 89:513–524, 1985.

249. Shaw LJ, Berman DS, Maron DJ, et al: Optimal medical therapy with or without percutaneous coronary intervention to reduce ischemic burden: Results from the Clinical Outcomes Utilizing Revascularization and Aggressive Drug Evaluation (COURAGE) trial nuclear substudy. *Circulation* 117:1283–1291, 2008.

250. Mintz GS, Kimura T, Nobuyoshi M, Leon MB: Intravascular ultrasound assessment of the relation between early and late changes in arterial area and neointimal hyperplasia after percutaneous transluminal coronary angioplasty and directional coronary atherectomy. *Am J Cardiol* 83:1518–1523, 1999.

251. Wilensky RL, Tanguay JF, Ito S, et al: Heparin Infusion Prior to Stenting (HIPS) trial: Final results of a prospective, randomized, controlled trial evaluating the effects of local vascular delivery on intimal hyperplasia. *Am Heart J* 139:1061–1070, 2000.

252. Morice MC, Serruys PW, Sousa JE, et al: A randomized comparison of a sirolimus-eluting stent with a standard stent for coronary revascularization. *N Engl J Med* 346:

1773–1780, 2002.

253. Simonton CA, Brodie B, Cheek B, et al: Comparative clinical outcomes of paclitaxel- and sirolimus-eluting stents: Results from a large prospective multicenter registry— STENT Group. *J Am Coll Cardiol* 50:1214–1222, 2007.

254. Mohler ER 3rd: Peripheral arterial disease: Identification and implications. *Arch Intern Med* 163:2306–2314, 2003.

255. Rooke TW, Hirsch AT, Misra S, et al: 2011 ACCF/AHA Focused update of the guideline for the management of patients with peripheral artery disease (updating the 2005 guideline): A report of the American College of Cardiology Foundation/American Heart Association Task Force on Practice Guidelines. *J Am Coll Cardiol* 58:2020–2045, 2011.

256. Norgren L, Hiatt WR, Dormandy JA, et al: Inter-Society Consensus for the Management of Peripheral Arterial Disease (TASC II). *Eur J Vasc Endovasc Surg* 33 Suppl 1:S1–S75, 2007.

257. Goyen M, Edelman M, Perreault P, et al: MR angiography of aortoiliac occlusive disease: A phase III study of the safety and effectiveness of the blood-pool contrast agent MS-325. *Radiology* 236:825–833, 2005.

258. Mohler ER 3rd. Therapy insight: Peripheral arterial disease and diabetes—From pathogenesis to treatment guidelines. *Nat Clin Pract Cardiovasc Med* 4:151–162, 2007.

259. Mohler ER, Jaff MR: *Peripheral Arterial Disease*. American College of Physicians, Philadelphia, 2008.

260. Goldhaber SZ, Manson JE, Stampfer MJ, et al: Low-dose aspirin and subsequent peripheral arterial surgery in the Physicians' Health Study. *Lancet* 340:143–145, 1992.

261. CAPRIE Steering Committee: A randomised, blinded, trial of clopidogrel versus aspirin in patients at risk of ischaemic events (CAPRIE). *Lancet* 348:1329–1339, 1996.

262. Belch J, MacCuish A, Campbell I, et al: The prevention of progression of arterial disease and diabetes (POPADAD) trial: Factorial randomised placebo controlled trial of aspirin and antioxidants in patients with diabetes and asymptomatic peripheral arterial disease. *BMJ* 337:a1840, 2008.

263. Mohler E 3rd, Giri J: Management of peripheral arterial disease patients: Comparing the ACC/AHA and TASC-II guidelines. *Curr Med Res Opin* 24:2509–2522, 2008.

264. Gardner AW, Poehlman ET: Exercise rehabilitation programs for the treatment of claudication pain. A meta-analysis. *JAMA* 274:975–980, 1995.

265. Murphy TP, Cutlip DE, Regensteiner JG, et al: Supervised exercise versus primary stenting for claudication resulting from aortoiliac peripheral artery disease: Six-month outcomes from the claudication: Exercise versus endoluminal revascularization (CLEVER) study. *Circulation* 125:130–139, 2012.

266. Reilly MP, Mohler ER 3rd: Cilostazol: Treatment of intermittent claudication. *Ann Pharmacother* 35:48–56, 2001.

267. Wilhite DB, Comerota AJ, Schmieder FA, et al: Managing PAD with multiple platelet inhibitors: The effect of combination therapy on bleeding time. *J Vasc Surg* 38:710–713, 2003.

268. Bogousslavsky J, Kaste M, Skyhoj OT, et al: Risk factors and stroke prevention. European Stroke Initiative (EUSI). *Cerebrovasc Dis* 10 Suppl 3:12–21, 2000.

269. Mohler ER 3rd, Delanty N, Rader DJ, Raps EC: Statins and cerebrovascular disease: Plaque attack to prevent brain attack. *Vasc Med* 4:269–272, 1999.

270. Mohler ER 3rd: Carotid stenting for atherothrombosis. *Heart* 93:1147–1151, 2007.

271. Rerkasem K, Rothwell PM: Carotid endarterectomy for symptomatic carotid stenosis. *Cochrane Database Syst Rev* (4):CD001081, 2011.

272. Halliday A, Harrison M, Hayter E, et al: 10-year stroke prevention after successful carotid endarterectomy for asymptomatic stenosis (ACST-1): A multicentre randomised trial. *Lancet* 376:1074–1084, 2010.

273. American College of Cardiology Foundation; American Society of Interventional & Therapeutic Neuroradiology; Society for Cardiovascular Angiography and Interventions, et al: ACCF/SCAI/SVMB/SIR/ASITN 2007 clinical expert consensus document on carotid stenting: A report of the American College of Cardiology Foundation Task Force on Clinical Expert Consensus Documents (ACCF/SCAI/SVMB/SIR/ASITN Clinical Expert Consensus Document Committee on Carotid Stenting). *J Am Coll Cardiol* 49:126–170, 2007.

274. Diener HC, Cunha L, Forbes C, et al: European Stroke Prevention Study. 2. Dipyridamole and acetylsalicylic acid in the secondary prevention of stroke. *J Neurol Sci* 143:1–13, 1996.

275. Sacco RL, Diener HC, Yusuf S, et al: Aspirin and extended-release dipyridamole versus clopidogrel for recurrent stroke. *N Engl J Med* 359:1238–1251, 2008.

276. Chowdhury R, Stevens S, Gorman D, et al: Association between fish consumption, long chain omega 3 fatty acids, and risk of cerebrovascular disease: Systematic review and meta-analysis. *BMJ* 345:e6698.

277. Scolari F, Ravani P, Gaggi R, et al: The challenge of diagnosing atheroembolic renal disease: Clinical features and prognostic factors. *Circulation* 116:298–304, 2012, 2007.

278. Voetsch B, Afshar-Kharghan V, Loscalzo J, Schafer AI: Less common thrombotic and embolic disorders, in *Thrombosis and Hemorrhage*, edited by Loscalzo J and Schafer AI, pp 707–762. Lippincott Williams & Wilkins, Philadelphia, 2003.

279. Quinones A, Saric M: The cholesterol emboli syndrome in atherosclerosis. *Curr Atheroscler Rep* 15:315, 2013.

第135章
纤维蛋白溶解与血栓溶解

Katherine A. Hajjar and Jia Ruan

摘要

有关纤维蛋白溶解分子机制的认识不断加深,大大促进了纤维蛋白溶解(纤溶)疗法和抗纤溶疗法的进展。对于全部主要纤溶蛋白的基因表征的解析阐明了相关丝氨酸蛋白酶及其抑制剂和受体的结构。一种或几种纤溶蛋白基因敲除动物的建立,已经揭示了这些纤溶蛋白预期和非预期的作用。此外,我们现阶段列出了获得性或遗传性的伴有血栓形成的纤溶障碍或伴有出血的纤溶过度的人

类疾病。这些研究促进了多种情况下更有效更安全的纤溶治疗和抗纤维蛋白溶解治疗的发展。

纤维蛋白溶解作用的基本概念

纤维蛋白可以应答血管损伤,凝血酶对纤维蛋白原作用的不溶性终产物会沉积在血管中,从而阻止血液流动。一旦血管愈合,纤维蛋白溶解系统被激活,通过丝氨酸蛋白酶即纤溶酶的作用将纤维蛋白转化为可溶性降解产物(图 135-1A)。纤溶系统的激活剂,抑制剂和辅因子的衡量参与使纤溶过程受到精确的控制[1]。除此之外,内皮细胞、单核细胞和骨髓细胞表达的受体给纤溶酶不受循环抑制剂的影响的产生提供特异的受保护的环境(图 135-1B)[2,3]。而且,最近的研究表明除了降解纤维蛋白的传统作用外,纤溶系统还参与多种组织重塑机制。本章重新探讨了纤溶酶产生的基本特征,描述了纤溶异常而引起的主要临床综合征,并讨论了纤溶和抗纤溶治疗的方法。

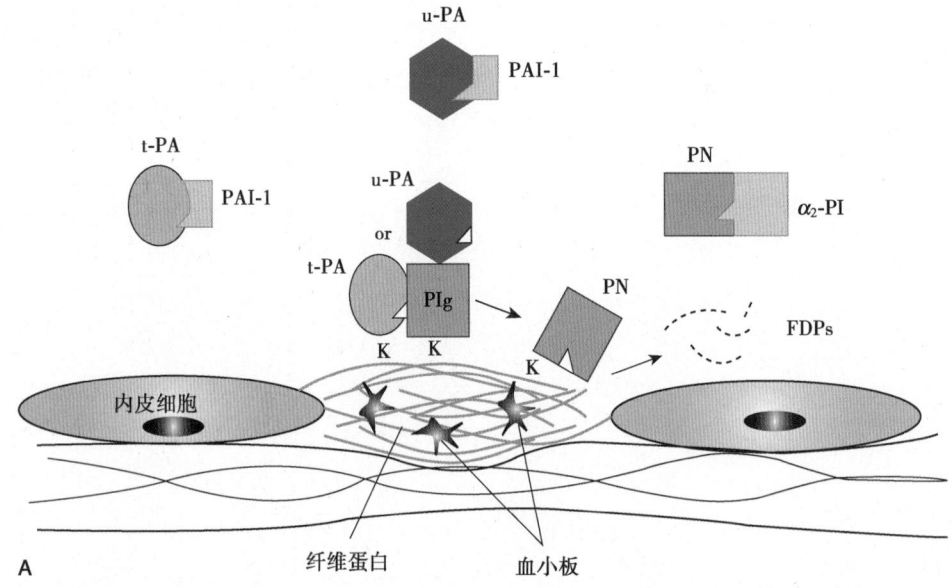

图 135-1 纤维蛋白溶解系统概述。A. 基于纤维蛋白的纤溶酶原激活。通过组织型纤溶酶原激活剂(t-PA)或尿激酶(u-PA)的作用将酶原纤溶酶原(Plg)转化成活性丝氨酸蛋白酶纤溶酶(PN)。通过在含纤维蛋白的血栓上通过赖氨酸残基(K)与 Plg 组装,t-PA 的活性大大增强。u-PA 独立于纤维蛋白起作用。纤溶酶原激活物抑制物-1(PAI-1)是纤溶酶原激活物活性的主要生理调节物,可抑制 t-PA 和 u-PA。通过与纤维蛋白结合,PN 受到保护而不受其主要抑制剂 α2-纤溶酶抑制(α2-PI)的影响。纤维蛋白结合纤溶酶降解交联的纤维蛋白,产生可溶性纤维蛋白降解产物(FDP)

简写和缩略词

α2-PI,α2-纤溶抑制物(alpha-2plasmin inhibitor);APL,急性早幼粒细胞白血病(acute promyelocytic leukemia);IL,白细胞介素(interleukin);MMP,基质金属蛋白酶(matrix metalloproteinase);PLG,纤溶酶原(plasminogen);PAI,纤溶酶原激活物抑制因子(plasminogen-activator inhibitor);TAFI,凝血酶激活的纤溶抑制物(thrombin-activatable fibrinolysis inhibitor);TGF-β,转化生长因子-β(transforming growth factor-β;t-PA,组织型纤溶酶原活化物(tissue-type plasminogen activator);u-PA,尿激酶型纤溶酶原活化物(urokinase plasminogen activator);uPAR,尿激酶型纤溶酶原激活物受体(urokinase plasminogen activator receptor)。

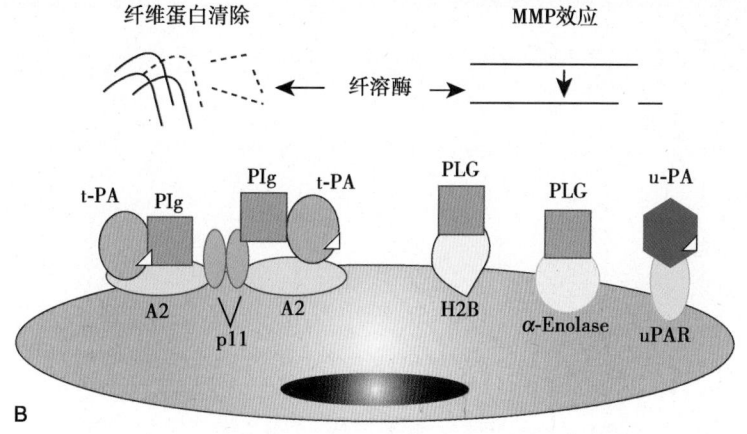

图 135-1（续）　B. 细胞表面纤溶酶原激活。尽管许多细胞类型表达 Plg，尿激酶和 t-PA 的受体，但这里仅描述了内皮细胞。由膜联蛋白 A2（A2）和蛋白质 p11（p11）两个拷贝组成的膜联蛋白 A2 异源四聚体结合 t-PA 和 Plg，由此增加内皮细胞上纤溶酶产生的效率。Plg 还可以结合其他内皮细胞受体，包括组蛋白 H2B（H2B），α-烯醇化酶，并且可以被与其受体 uPAR 结合的 u-PA 激活，以实现纤溶酶的产生

● 纤溶系统的组分

纤溶酶原

它主要由肝脏合成[4,5]，分子量约为 92 000，以单链酶原的形式存在于血浆中，浓度约为 1.5μM[6]（表 135-1）。成人纤溶酶原的血浆半衰期大约是 2 天[7]。其 791 个氨基酸由 24 个二硫键交联，其中 16 个二硫键构成 5 个同源性三环结构，称为 kringle（K）结构（表 135-2）[8]。由 80 个氨基酸形成第一环 K1 和第四环 K4，分子量约为 10 000，二者[9]分别作为高亲和力与低亲和力的赖氨酸结合位点。纤溶酶原的赖氨酸结合域可能介导与纤维蛋白、细胞表面受体和其他包括循环 α2-纤溶酶抑制剂等蛋白的特异性相互作用[10~14]。

表 135-1　纤溶蛋白

A. 蛋白酶

特性	纤溶酶原	t-PA	u-PA
分子量	92 000	72 000	54 000
氨基酸	791	527	411
染色体	6	8	10
合成部位	肝脏	内皮	内皮，肾脏
血浆浓度			
nM	1500	0.075	0.150
μg/ml	140	0.005	0.008
血浆半衰期	48 小时	5 分钟	8 分钟
N-糖基化作用（%）	2	13	7
Ⅰ型	–	Asn117，Asn184，Asn448	Asn302
Ⅱ型	Asn288	Asn117，–，Asn448	–
O-糖基化作用			
α-盐皮质素	–	Thr61	Thr18
复合物	Thr345	–	–
双链分裂部位	Arg560-Val561	Arg275-Ile276	Lys158-Ile159
重链区域			
指区	无	有	无
生长因子	无	有	有
kringles（数目）	5	2	1
轻链催化三联体	His602，Asp645，Ser740	His322，Asp371，Ser478	His204，Asp255，Ser356

表 135-1　纤溶蛋白（续）

B. 主要的丝氨酸蛋白酶
抑制剂

特性	α2-PI	PAI-1	PAI-2
分子量	70 000	52 000	60 000（糖基化） 47 000（非糖基化）
氨基酸	452	402	393
染色体	18	7	18
合成部位	肾脏,肝脏	内皮 单核/巨噬细胞 肝脏细胞 脂肪细胞	胎盘 单核/巨噬细胞 肿瘤细胞
血浆浓度			
nM	900	0.1 ~ 0.4	ND
μg/ml	50	0.02	ND
反应部位	Arg364-Met365	Arg346-Met347	Arg358-Thr359
特异性	纤维蛋白溶酶	u-PA＝t-PA	u-PA>t-PA

C. 受体

特性	uPAR	A2	LRT	甘露糖受体
分子量	55 000 ~ 60 000	36 000	60 0000	175 000
氨基酸	313	339	4544	1456
染色体	19	15	12	10
来源	内皮细胞 单核/巨噬细胞 成纤维细胞 肿瘤细胞	内皮细胞 单核/巨噬细胞 粒细胞 平滑肌细胞	肝脏细胞 单核/巨噬细胞 成纤维细胞	巨噬细胞
配体	u-PA	t-PA,纤溶酶原纤溶酶原		纤溶酶原

α2-PI,α2 纤溶酶抑制剂;LRP,低密度脂蛋白受体样蛋白;ND,未确定性;PAI-1,纤溶酶原激活物抑制-1;PAI-2,纤溶酶原激活物抑制剂-2;PN,纤溶酶;t-PA,组织型纤溶酶原激活物;u-PA,尿激酶纤溶酶原激活物;uPAR,尿激酶纤溶酶原激活物受体。

表 135-2　与纤溶相关的遗传小鼠模型

基因型	表型	参考文献	基因型	表型	参考文献
纤溶酶原			u-PA-/-t-PA-/-	生长、生育和寿命降低;恶病质	84
PLG-/-	自发性血栓形成,发育不全,幼年死亡	35,36		纤维蛋白沉积于肝,生殖腺,肺	84
	纤维蛋白沉积于肝,肺,胃;胃溃疡	35,36		肠,皮肤,耳朵溃疡;直肠脱落	84
	伤口愈合不良,木样结膜炎	243,244		凝块溶解减弱	84
	单核细胞募集减弱	37	**抑制剂**		
	电损伤后血管更新能力减弱	245	α2PI-/-	内毒素后纤维蛋白沉积减少	90
	伯氏疏螺旋体播散能力减弱	246		增强注射血浆凝块的溶解	90
	脑兴奋毒性神经细胞死亡减少	247	PAI-1-/-	轻度增加纤维蛋白凝块的裂解	123
				抵抗内毒素引起的血栓形成	124
纤溶酶原激活物			TAFI-	增加凝块溶解	140,142
t-PA-/-	纤维蛋白凝块溶解减弱	84		减少损伤相关静脉血栓	141
	内毒素诱导的血栓形成增加	84	**受体**		
u-PA-/-	偶发纤维蛋白沉积于肝/肠	84	uPAR-/-	正常发育和生育	163
	直肠脱垂,眼睑,面部耳朵溃疡	84		正常凝块溶解	164
	巨噬细胞降解纤维蛋白的能力减弱	84	膜联蛋白 A2-/-	纤维蛋白沉积在微血管	205
				中动脉血栓的清除障碍	205
				出生后新血管发生障碍	198,205,270
	内毒素诱导的血栓形成增加	84	S100A10-/-	减少的基线纤维蛋白沉积	199

纤溶酶原的翻译后修饰产生了两种糖基化变异体：Ⅰ型和Ⅱ型（表 135-1）。O-偶联的寡聚糖，包括第 345 位苏氨酸上的唾液酸，半乳糖和半乳糖胺残基，是Ⅰ型和Ⅱ型所共有。然而，只有Ⅱ型在第 288 位天门冬酰胺残基侧链含有 N-联的寡聚糖，包括唾液酸、半乳糖、葡糖胺和甘露糖。纤溶酶原的糖基部分可调节其与细胞受体的亲和力，并使其生理学降解途径具有特异性。

纤溶酶原第 560 与 561 位精氨酸-缬氨酸间肽键的断裂产生激活的纤溶酶（表 135-1）[15~17]。纤溶酶具有一个典型的丝氨酸蛋白酶催化的三合体（His602、Asp645 和 Ser740），但是与同类型其他蛋白酶相比，其底物特异性更为广泛。氨基末端谷氨酸纤溶酶原（Glu-PLG）是纤溶酶的循环形式，易通过限制性蛋白水解修饰为赖氨酸-纤溶酶（Lys-PLG）[19~20]。第 77 位赖氨酸与第 78 位赖氨酸间肽键的水解引起酶原构象的改变，可以与纤维蛋白更稳定地结合，且与 Glu-PLG 相比，其与细胞受体的亲和力高两到三倍，活性增加 10~20 倍[22]。正常情况下，Lys-PLG 不存在于循环血浆中[21]，但是可见于细胞表面[23,24]。

纤溶酶原基因位于染色体 6q26~27，全长 52.5kb，包含 19 个外显子[25,26]，转录表达为 2.7kb 的 mRNA（图 135-2）[7]。纤溶酶原基因的 5′-上游区包含急性期反应物基因共有的两个调控元件（CTGGGA）和 6 个白细胞介素-6 的反应元件[26]。而且，急性期炎症介质 IL-6 在体内体外均可刺激溶酶原基因活性[27]。

纤溶酶原基因是与载脂蛋白（a）基因紧密相连并在结构上相关，后者与引起动脉粥样化的低密度脂蛋白样颗粒脂蛋白密切相关[28]，而与其他含有 kringle 的蛋白如组织型纤维蛋白溶酶原激活物（t-PA）、尿激酶纤维蛋白溶酶原激活物（u-PA）、巨噬细胞刺激因子和肝细胞生长因子的相关性较差[29~34]。

纤溶酶（原）的生理功能

通过靶基因敲除建立的纤溶酶原缺陷小鼠有生育能力，可进行正常的胚胎发育，并存活至成年（表 135-2）[35,36]。除了体材矮小和木样结膜炎外[37]，这些动物还显示出血栓形成倾向，在肝脏、胃、结肠、直肠、肺和胰腺出现自发性血栓；纤维素沉积于肝脏；胃肠道和直肠出现溃疡性损伤。这些结果提示纤溶酶原不是正常发育所必需的，但是在维持纤维蛋白稳态中发挥作用。在人体，纤溶酶原缺陷常因纤维素沉积而出现木质黏膜炎，是大血管血栓形成的罕见的原因（见下文"纤维蛋白溶解缺陷和血栓形成"）。

纤溶酶原激活物

组织型纤维蛋白酶原激活物

t-PA 是两种主要的内源性纤溶酶原激活物之一，它是由 527 个氨基酸组成的糖蛋白，分子量约为 72 000（表 135-1）[38]。

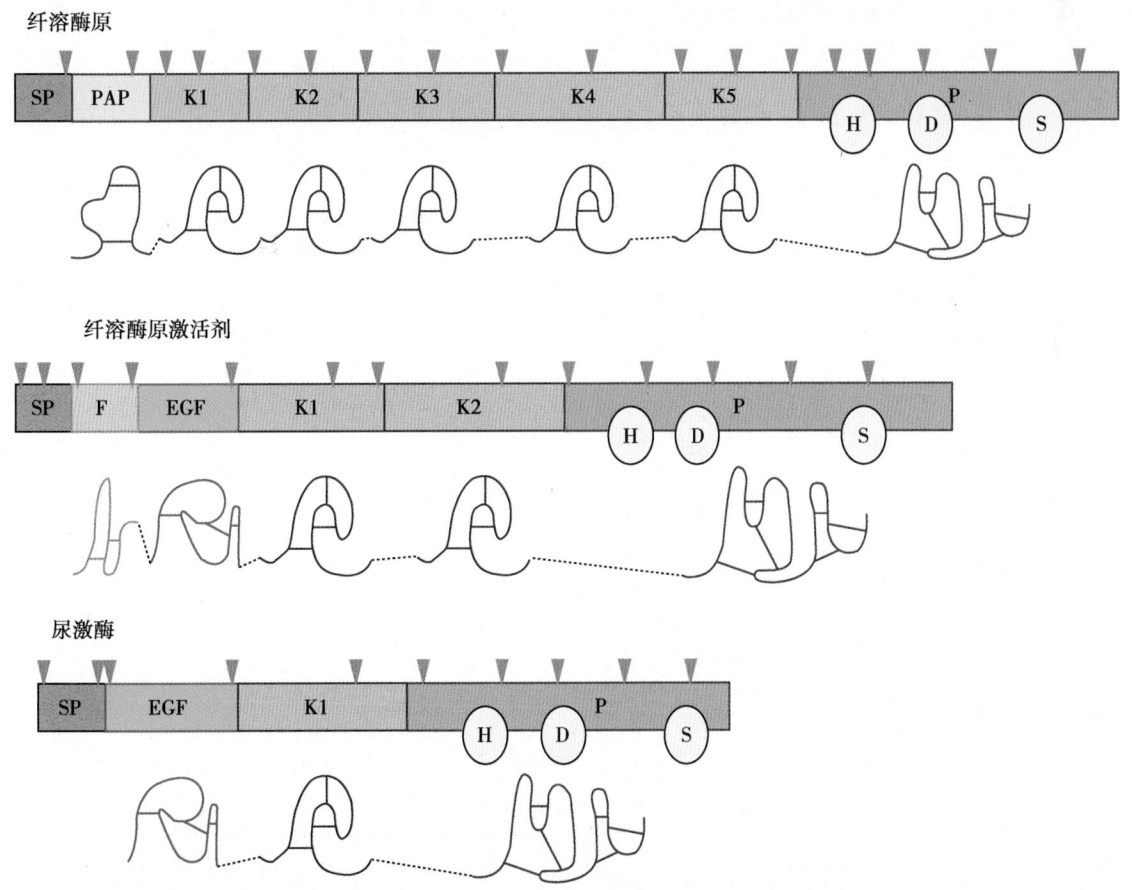

图 135-2　纤溶酶原的内含子-外显子结构,组织纤溶酶原激活物和尿激酶基因功能性蛋白质结构域。蛋白质结构域是标记的信号肽（SP），预活化肽（PAP），"kringle"结构域（K），纤连蛋白样"手指"（F），表皮生长因子样结构域（EGF）和蛋白酶（P）。催化三联体氨基酸组氨酸（H），天冬氨酸（D）和丝氨酸（S）的位置显示在单独的蛋白酶结构域。单个内含子相对于编码外显子的氨基酸的位置用倒三角表示

t-PA 有五个结构域,包括一个纤维连接蛋白样指状结构域,一个表皮生长因子样结构域,两个与纤溶酶原同源的 kringle 结构域和一个丝氨酸蛋白酶结构域(图 135-2)。纤溶酶裂解第 275 位精氨酸与第 276 位异亮氨酸间的肽键,使 t-PA 转变成一个二硫键连接的双链形式[38]。虽然在液相中单链 t-PA 的活力比双链 t-PA 低,但是与纤维蛋白结合时二者活性相等[39]。

t-PA 的两种糖基化形式(I 型和 II 型)可以通过第 184 位天冬酰胺上 N-联寡聚糖的存在(I 型)与不存在(II 型)来区别(表 135-1)[40,41]。然而,二者在第 117 位天冬氨酸残基上富含甘露糖,以及第 448 位天冬酰胺残基上含寡聚糖复合物,同时在第 61 位苏氨酸上均有 O-联 α-海藻糖残基[42]。t-PA 的糖基部分能调控其功能活性,调节其与细胞受体的结合,并使其降解途径具有特异性。

人类 t-PA 基因定位于染色体 8p12-q11.2,由十四个外显子编码,全长 36.6kb(图 135-2)[43~45]尽管外显子 1 编码一个 58 个核苷酸组成的 mRNA 引导序列,但是其余 13 个外显子中的一个或两个编码 t-PA 的结构域。这个排列方式提示 t-PA 基因起源于称为"外显子滑动"的进化过程,即功能相关的基因通过编码自身结构域的外显子的重排而形成。与此假说一致,t-PA 基因中编码纤溶酶样指状结构或 kringle2(而非 kringle1)区域的外显子的去除,导致对纤维蛋白的辅因子活性耐受的突变体表达,而在无纤维蛋白时其催化活性完好无损[46]。

人类 t-PA 基因近端启动子含有与重要转录因子如 AP1、NF1、SP1、AP2 结合的序列[47,48],以及 cAMP 应答元件[49]。在活体外,许多物质能轻度影响 t-PA mRNA 的表达,但是相对较少的物质在不增加纤溶酶原激活物抑制物-1(PAI-1)合成的同时增加 t-PA 的合成。不依赖 PAI-1 调控 t-PA 基因表达的物质包括组织胺、丁酸胺、视黄醇、动脉剪切力水平和地塞米松[50~55]。福斯高林可以提高细胞内 cAMP 的水平,抑制 t-PA 和 PAI-1 的合成[48,56]。

在血管系统中,主要由局部血管中的内皮细胞合成分泌 t-PA。啮齿类动物中,t-PA 在肺脏直径为 7~30μm 的前毛细血管小动脉、毛细血管后微静脉和血管滋养管表达;而在股动脉、股静脉、颈动脉或主动脉的内皮细胞中表达水平较低[57]。在小鼠肺脏中,尤其在气管分支部位,支气管动脉内皮细胞表达 t-PA 抗原,而在肺血管均呈阴性表达[51,58~60]。在血管壁的交感神经细胞中也能检测到 t-PA[61]。t-PA 的释放受多种刺激物的控制,如凝血酶、组织胺、缓激肽、肾上腺素、乙酰胆碱、精氨酸抗利尿激素、促性腺激素、运动,静脉闭塞和血流剪切应力[50,51,62,63]。t-PA 的循环半衰期非常短(约 5 分钟)。在功能上,t-PA 本身活化至少纤溶酶原的能力较弱。然而,在纤维蛋白存在时,t-PA 产生纤溶酶的催化活性至少增加两个数量级[22]。原因是在纤维蛋白存在时,t-PA 和其底物纤溶酶原间的亲和力明显增加(Km 降低)。虽然血管外细胞也表达 t-PA,但 t-PA 是主要的血管内纤溶酶原激活物[18]。

尿激酶

第二个内源性纤溶酶原激活物是单链尿激酶(u-PA)或尿激酶原,是分子量约为 54 000 的糖蛋白,由 411 个氨基酸组成(表 135-1)。u-PA 含有一个上皮生长因子样结构域,一个单一的纤溶酶原样 kringle 结构域,和一个在丝氨酸蛋白酶结构域典型的催化三联体(His204,Asp255,Ser356)(图 135-2)[64]。在纤溶酶或激肽释放酶的作用下,第 158 位赖氨酸与第 159 位异亮氨酸间的肽键断裂,从而使单链 u-PA 转变成一个二硫键连接的双链衍生物[65]。人类 u-PA 基因位于 10 号染色体上,由 11 个外显子所编码,全长 6.4kb,由活化的内皮细胞、巨噬细胞、肾脏上皮细胞和一些肿瘤细胞所表达[66,67]。它的内含子-外显子结构与 t-PA 基因密切相关。在肿瘤转化期间,u-PA 通过转录因子 AP1 和 AP2 参与机制可诱导表达[68]。其他诱导 u-PA 表达的体外因素包括激素、促血管新生的生长因子和 cAMP55,以及肿瘤坏死因子和转化生长因子 β(TGF-β)[69~71]。

双链 u-PA 有高分子量(Mr = 54 000)和低分子量(Mr = 33 000)两种形式,两者的区别在于存在或缺失 135 个残基组成的氨基末端片段,该片段由纤溶酶切断第 135 位赖氨酸和第 136 位赖氨酸间肽键所产生[72,73]。虽然这两种形式都能激活纤溶酶原,但是只有高分子量形式能与 u-PA 受体结合(参阅尿激酶型纤溶酶原激活物受体)。u-PA 对纤维蛋白的亲和力比 t-PA 低得多,无论纤维蛋白是否存在,它均能有效激活纤溶酶原[74,75]。

其他的纤溶酶原激活物和纤溶酶

在某些条件下,凝血固有途径中的蛋白酶都能直接激活纤溶酶原,如激肽释放酶、因子 XIa 和因子 XIIa[76~78]。然而,在正常情况下,这些蛋白酶在血浆产生纤溶酶的总的活性中作用不足 15%[79]。另外,膜 1 型基质金属蛋白酶(MT1-MMP)在纤溶酶原缺乏时具有纤溶作用,有助于解释为何缺乏纤维蛋白酶原小鼠的表型不如预料的严重[80]。

纤溶酶原激活物的生理功能

虽然已有慢性肾脏疾病和高血压患者 t-PA 释放机制异常的报道[81~83],但是目前还没有 t-PA 或 u-PA 完全缺乏的临床实例。最引人注目的有关 t-PA 和 u-PA 的生理功能的研究来自小鼠基因敲除的分析[84]。u-PA 或 t-PA 缺失的小鼠均显示出正常的生育能力和胚胎发育能力。然而,u-PA-/-小鼠会有直肠脱垂、脸部和眼睑不可愈合溃疡及偶见组织内纤维蛋白沉淀。虽然它们溶解肺栓塞的能力与正常鼠无异,但是内毒素诱导的血栓形成却显著增强。t-PA 缺乏小鼠表现出正常的表型。然而,这类小鼠表现为人工诱导肺血栓的溶解率下降,及内毒素诱发的血栓形成增强。与 PLG-/-小鼠类似,双基因敲出小鼠(tPA-/-,u-PA-/-)表现出直肠脱垂、不愈合溃疡、发育不全、恶病质,并伴有肝脏、肠、生殖腺、肺等广泛的纤维素沉积,如预料,栓塞溶解也明显减弱。

纤溶的抑制物

纤溶酶抑制剂

纤溶酶受丝氨酸蛋白酶抑制物(serpin)的负向调节(表 135-1)[85]。被靶蛋白酶水解后,丝氨酸蛋白酶抑制物通过与靶蛋白酶活性位点丝氨酸的结合而形成不可逆复合物,通过该复合物的形成,蛋白酶和抑制剂都失去活性。

α2-纤溶酶抑制剂(α2-PI)是分子量约为 70 000 的单链糖蛋白,由肝脏合成,在血浆中浓度较高(约 0.9μM),半衰期为 2.4 天(表 135-1)[86]。这种丝氨酸蛋白酶抑制剂包括质量大约 13% 的糖基,由 452 个氨基酸经两个二硫键连接而成[87]。在人体中,这个基因位于 18 号染色体上,全长超过 16kb,由 10 个外显子组成[88]。α2-PI 基因的启动子区有一个乙型肝炎样增强子结构,使 α2-PI 在肝中组织特异性表达[87]。α2-PI 也是血小板 α 颗粒的组成成分[89]。血流中或富含血小板血栓附近的纤溶酶能立即被 α2-PI 中和,以 1:1 的比例形成赖氨酸结合位点依赖的不可逆复合物。它与纤溶酶的相互作用伴有第 364 位精氨酸与第 365 位蛋氨酸间肽键的断裂,所生成的共价复合物被肝脏清除。随着内毒素治疗和注射血浆凝块的裂解增加,全身缺乏 α2-PI 的小鼠血纤蛋白沉积减少,但没有自发性出血(表 35-2)[90]。

几种其他的蛋白也能作为纤溶酶抑制剂(表 135-1)。α2-巨球蛋白是一种分子量为 725 000 的二聚体,由内皮细胞和巨噬细胞合成,并存在于血小板的 α 颗粒。这种 serpin 的纤溶酶抑制剂与几种特异的丝氨酸蛋白酶形成非共价复合物,而抑制纤溶酶,其活性约为 α2-PI 的 10%[91]。C1-酯酶抑制因子也可作为血浆中 t-PA 的抑制剂[92],蛋白酶连结素可作为胰蛋白酶、凝血酶、因子 Xa、尿激酶或纤溶酶的非循环性细胞表面抑制物,最终形成蛋白酶-抑制剂复合物,通过特异的连接蛋白受体而被内吞[93,94]。这些多种纤溶酶抑制剂的目的是防止纤维蛋白原过早激活和随后的纤维蛋白原降解,直到血管内纤维蛋白开始出现。

纤溶酶原激活物抑制剂

纤溶酶原激活物抑制剂-1　在这两种主要的纤溶酶原激活物抑制剂中,PAI-1 的分布更为广泛(表 135-1)[95]。它是分子量约为 52 000 的单链、乏半胱氨酸的糖蛋白,由内皮细胞、单核细胞、巨噬细胞、肝细胞、脂肪细胞和血小板释放[96~98]。全身炎症反应时常见的多种细胞因子、生长因子和脂蛋白质均可促进 PAI-1 的释放[69,70,99,100,101]。PAI-1 基因位于染色体 7q21.3-q22,包括 9 个外显子,全长 12.2kb[102]。丝氨酸蛋白酶抑制剂的反应位点位于第 346 位精氨酸与第 347 位蛋氨酸间,当 PAI-1 与血浆和胞外基质中的玻璃粘连蛋白形成复合体时,这种不稳定的 serpin 活性就会变得稳定[103~105]。

PAI-1 基因表达的调节是复杂的[106,107]。人类 PAI-1 基因的上游调节区具有一个很强的内皮细胞或成纤维细胞特异成分[108,109]及糖皮质激素应答增强子 109 和 TGF-β 效应部位[110]。TGF-β 能激发 AP1 复合物的两个组成成分 fos 蛋白和 jun 蛋白的表达,AP1 结合位点(GGAGTCA)位于 PAI-1 帽位点的上游区[111]。多种物质包括炎症细胞因子脂多糖、白细胞介素-1、肿瘤坏死因子-α[69,70,99,112,113]、TGF-β、碱性成纤维细胞生长因子[71,99,110,114]、极低密度脂蛋白和脂蛋白(a)[115,116]、血管紧张素 Ⅱ[117]、凝血酶[118,119]和佛波酯类[120],能在不影响 t-PA 合成的情况下在信使水平、蛋白水平或者两者水平上增强 PAI-1 的表达。另外,福斯高林[56]和内皮细胞生长因子在肝素存在时下调内皮细胞分泌 PAI-1[121]。

PAI-1 是 t-PA 和 u-PA 最重要、最迅速的生理抑制剂。PAI-1 过量表达的转基因小鼠在出生后两周内发生尾部静脉的血栓闭塞和后肢水肿[122]。相反地,PAI-1 缺陷小鼠则表现出正常的生育能力、生存能力、组织胚胎发育和对内毒素诱导血栓的抗性,但没有任何出血证据(表 135-2)[123,124]。这些现象与 PAI-1 完全缺陷的病人发生中重度出血障碍截然不同[125]。

纤溶酶原激活物抑制剂-2(PAI-2)　PAI-2 最初是从人胎盘中纯化的[95,125],它是 serpin 家族中的含有 393 个氨基酸成员

之一,PAI-2 的反应位点是第 358 位精氨酸与第 359 位苏氨酸间的肽键(表 135-1)[126]。编码 PAI-2 的基因位于 18q21~23 染色体上,长度为 16.5kb,包含 8 个外显子 127。PAI-2 存在两种形式,即分子量为 47 000 的细胞内非糖基化形式和由粒细胞与纤维肉瘤分泌的分子量为 60 000 的糖基化形式。在功能上,PAI-2 以相同的效率抑制双链 t-PA 和双链 u-PA 活性。然而,它对单链 t-PA 的效率较低[二阶率常数为 $10^5/(M \cdot s)$],也不抑制尿激酶原活性[二阶率常数为 $10^3/(M \cdot s)$]。

在妊娠期间人血浆中 PAI-2 水平显著增高。它的基因 5′端非翻译区包含一个有效沉默子及 PAUSE-1 元件,这个元件能保证个体中 PAI-2 基因在非妊娠时的低水平表达[127,128]。基因的 3′下游区序列包括 TTATTTAT 序列,已被确定为炎症介质的作用位点[129,130]。在体外,内毒素和佛波酯增强巨噬细胞分泌 PAI-2[130,131],而地塞米松能降低 HT-1080 细胞 PAI-2 的表达[55]。

凝血酶激活的纤维蛋白溶解抑制剂(TAFI)

TAFI 作为纤维蛋白溶解的抑制剂,是对羧基末端精氨酸和赖氨酸残基具有特异性的血浆羧肽酶[132]。TAFI 去除其与纤溶酶原和 t-PA 结合的位点[133]。TAFI 是分子量为 60 000 的单链多肽,与羧肽酶 B133 和羧肽酶 U134 相同,其血浆浓度约为 75nM。凝血酶的限制性蛋白酶水解,使其活化[134~136]。在血浆中,活化蛋白 C 的纤溶效应是通过抑制凝血因子 Ⅴa 和Ⅷa,从而防止凝血酶原的活化,而抑制 TAFI 的激活[132]。在体外以血浆为基础的系统中,活化蛋白 C 的纤溶效应依赖于 TAFI[137]。在纯化的组分系统中,TAFI 在约为 1nM 的浓度时可以下调 t-PA 诱导的纤溶作用,这个浓度是其血浆浓度的 2%[138]。在血栓溶解的颈静脉兔子模型活体内,凝血的内在途径或 TAFI 活化的抑制导致了内源性血块溶解的成倍增加[139,140]。TAFI 缺陷的小鼠血浆凝血块溶解增加,而且肺损伤导致的纤维素沉积减少(表 135-2)[141,142]。在血浆中,TAFI 能调整纤溶酶原与细胞受体和纤维蛋白的结合[142]。

细胞受体

大量结构多样的纤溶性"活化"和"清除"受体已经被描述。在这里,我们重点关注内皮细胞激活受体,这些受体可能有助于对纤溶酶活性的稳态控制(表 135-1)[2]。清除受体从血循环或局部细胞微环境中清除纤溶酶和纤溶酶原活性剂。

激活受体

纤溶酶原受体　纤溶酶原受体包括 α-烯醇酶、糖蛋白 Ⅱb/Ⅲa 复合物、海曼肾炎抗原、两性霉素、膜联蛋白 A2/S100A10 复合体、组蛋白 H2B 和纤溶酶原受体-KT($Plg\text{-}R_{kt}$)[2,3];,它们可在细胞广谱的表达,包括单核细胞,血小板,肾上皮细胞,神经母细胞瘤,内皮细胞和肿瘤细胞[144~151]。这些结合蛋白通常是通过羧基末端的赖氨酸残基与纤溶酶原的 kringle 结构域相互作用,这些残基存在于天然蛋白中或由限制性蛋白水解产生[144]。

尿激酶纤溶酶原激活剂受体　u-PA 受体(uPAR)表达于单核细胞、巨噬细胞、成纤维细胞、内皮细胞和多种肿瘤细胞(表 135-1)[151,152]。从人成纤维细胞 cDNA 库中克隆出的 u-PAR cDNA[153]编码 313 个氨基酸组成的蛋白质[154],该蛋白含有 21 个氨基酸残基的信号肽。这个基因有 7 个外显子,全长超过

23kb。该糖蛋白属于富含半胱氨酸蛋白 Ly-1/眼镜蛇毒素超家族[155,156]。uPAR 通过糖基磷脂酰肌醇锚定在细胞膜上[157]。u-PA 与该受体结合保持它的活性及其对生理抑制剂 PAI-1 的敏感性[158]。u-PA-PAI-1 复合物的形成增强了肝脏细胞或单核细胞对 u-PA 的清除[158~161]。

尽管最初认为 uPAR 的功能仅仅是使纤维蛋白溶酶原活化局限于细胞表面，但是现在发现 uPAR 在细胞信号和细胞粘连方面起核心作用[152,162]。uPAR 缺陷小鼠具有正常的发育和生育能力，并且纤维蛋白凝块溶解不受影响（表 135-2）[163,164]。uPAR 与粘连玻璃蛋白结合，结合位点不同于 u-PA[165,166]，转染 u-PA 的肾脏内皮细胞与粘连玻璃蛋白的黏附增强，但却失去了与纤维蛋白结合素的黏附能力[167]。此外，uPAR 在局部黏着斑与迁移细胞前沿的整合素定位相同[165]，并与膜小窝的主要成分小窝蛋白结合。膜小窝是内皮细胞大量存在的结构并参与信号事件[169~171]。另外，在癌症病人血清中可检测到 uPAR 的断裂和溶解形式，这些修饰形式能够调节几种参与炎症和血管新生反应的受体活性[153]。

膜联蛋白 A2-S100a10 体系　膜联蛋白 A2 是分子量为 36 000，由 339 个氨基酸构成的钙依赖性、与磷脂蛋白结合的膜联蛋白超家族成员，与 S100 家族蛋白 S100A10 形成异源四聚体（表 135-1）[172~174]。在内皮细胞[175~178]、单核/巨噬细胞[179,180]、早期骨髓细胞[181]、中性粒细胞[182]和一些肿瘤细胞[183~185]中高表达。超过 60 个成员的膜联蛋白家族有共同的与膜结合的羧基末端核区，以及高度可变的氨基末端的尾巴[181]。人膜联蛋白 A2 基因包括 13 个外显子，位于 15 号染色体（15q1），全长超过 40kb[187]。

膜联蛋白 A2 在纤溶受体中是独特的，因为它可与纤溶酶原（kd 114nM）[147]和 t-PA（kd 30nM）结合，但不与 u-PA 结合[149]。纯化的人膜联蛋白 A2 在液相中提高 t-PA 依赖的纤溶酶原的活性 60 倍[188]。赖氨酸类似物或一种去除羧基末端的羧基羟肽酶 B 完全抑制这种效应，后者是一种能除去碱性羧基末端氨基酸的媒介物。尽管膜联蛋白 A2 缺乏经典信号肽，但它能在合成 16 小时内移位到内皮细胞表面。凝血酶或热应激能刺激该移位，这个过程需要膜联蛋白第 23 位酪氨酸磷酸化、Src 家族激酶以及膜联蛋白 A2 结合蛋白 p11（S100A10）的存在[189]。

在细胞表面，膜联蛋白 A2 与磷脂结合的部位为核重复区 2，后者包括线性氨基酸序列 KGLGT 和下游天冬氨酸残基（Asp161）；这些部分一起组成经典的"膜联蛋白"基序[190]。膜联蛋白 A2 异四倍体包括两个膜联蛋白 A2 单体和两个蛋白 p11 亚单位，构成膜联蛋白 A2 的细胞表面形式，对 t-PA 依赖的纤溶酶的产生更强的刺激作用[177]。有趣的是，膜联蛋白 A2 通过覆盖蛋白 p11 聚泛素化位点，调节蛋白 p11 在内皮细胞的水平，并促使 p11 转运到蛋白酶体，而被快速降解[191]。

纤溶酶原和 t-PA 能结合不同的结构域。纤溶酶原 307 位赖氨酸在与膜联蛋白 A2 相互反应中发挥重要作用，通过对素本蛋白的限制性蛋白水解得以表露[188]。在体外，致动脉粥样化低密度脂蛋白样颗粒，即脂蛋白（a），同纤溶酶原竞争与膜联蛋白 A2 的结合[192]，从而抑制细胞表面纤溶酶的生成。t-PA 结合膜联蛋白 A2 需要一个结构域，这个结构域包括受体氨基末端的 8~13 个残基（LCKLSL）[193]。这一序列是同型半胱氨酸（HC）的靶位点，HC 是一种含硫基氨基酸，在维生素 B$_6$、维生素 B$_{12}$ 或叶酸缺乏，及遗传性胱硫醚 β-合酶、亚甲基四氢叶酸还原酶或者蛋氨酸合酶异常时积聚[194]，并与动脉栓塞性疾病相

关[195,196]。在体外，HC 通过与半胱氨酸形成共价衍生物，使内皮细胞表面 t-PA 依赖的纤溶酶的活性减少大约 50%[197]，并且在饮食诱导同型半胱氨酸血症的小鼠缺乏膜联蛋白 A2 的功能。HC 抑制 t-PA 与膜联蛋白 A2 结合的半数最大剂量大约是 11μM，这个量接近血浆中 HC 正常量的上限（12μM）。

S100A10 在纤维蛋白平衡中的重要作用最近被强调。S100A10-/-小鼠显示纤维蛋白在脉管系统中的沉积增加，巴曲酶诱导的血管血栓清除率降低，并且 S100A10 缺陷型内皮细胞显示在体外 Plg 结合和纤溶酶产生降低了 40%（表 135-2）。S100A10 也似乎通过增强纤维蛋白依赖性的金属蛋白酶的激活，而在体外对 Plg 依赖性巨噬细胞侵袭有促进作用[200]。

一些研究提示了纤维蛋白稳态中膜联蛋白 A2 的生理作用。第一，白血症病人体内的母细胞过量表达膜联蛋白 A2，与其高纤溶性凝血紊乱的程度成正比[181]。S100A10 也似乎被 PML-RAR-α 癌蛋白上调[201]，膜联蛋白 A2 和 S100A10 均通过全反式视黄酸处理而被下调。第二，在大鼠体内，静脉内注射的膜联蛋白 A2 的预处理有效地减弱动脉的血栓形成[202]。第三，在抗磷脂综合征导致血栓和脑静脉血栓的人群中，高效价抗膜联蛋白 A2 抗体的存在与严重的血栓形成病史相关[203,204]。最后，完全缺乏膜联蛋白 A2 的小鼠显示出人工动脉血栓的清除障碍、微血管系统中纤维素沉积和在多种组织血管新生不全（表 135-2）[205]。

清除性受体

在称为低密度脂蛋白受体-相关蛋白 1（LRP1）的巨大双链受体介导下，丝氨酸蛋白酶抑制剂-酶复合体（如 t-PA-PAI-1 和 u-PA-PAI-1）在肝脏被清除[206,207]。LRP1 结合大量的丝氨酸蛋白酶复合物和其他的配体，在哺乳动物体内具有多重的生理功能。另外一个与 LRP1 结合的分子量为 39 000 的"受体相关蛋白"可调节 LRP 配体的结合和吸收[208]。有趣的是，LRP1 敲除动物胚胎的发育在受精后 13.5 天停滞，说明丝氨酸蛋白酶活性的调节对早期胚胎发育至关重要[209,210]。尽管推测 t-PA 的 PAI-1 非依赖性清除通路涉及甘露糖受体或者 α-海藻糖特异受体[211]，但在小鼠的体内试验中表明 LRP1 和甘露糖受体在 t-PA 的清除中发挥了决定性作用[213]。

● 纤溶酶的纤溶作用

纤维蛋白原和纤维蛋白的降解

纤维蛋白原

纤溶酶裂解纤维蛋白原的羧基末端 Aα 和氨基末端纤维蛋白肽 B 部分（图 135-3）。这个反应与凝血酶介导的纤维蛋白素原的蛋白水解性裂解不同，凝血酶释放纤维蛋白肽 A，暴露出甘氨酸-脯氨酸-精氨酸三肽序列，导致纤维蛋白原聚合，形成不溶性的纤维蛋白[214]。纤溶酶裂解纤维蛋白原首先从纤维蛋白原 D 结合域 α 链中产生羧基末端片段[205~208,215~218]。同时，将 β 链的氨基末端缓慢地裂解，释放出含纤维蛋白肽 B 的多肽。这个分子量为 250 000 的分子即 X 线片段，是纤维蛋白原的凝集形式。此外，从 β 链羧基末端的裂解释放 Bβ 片段，在一系列后续反应中，纤溶酶裂解与 D 和 E 结构成连接的三条多肽链，能

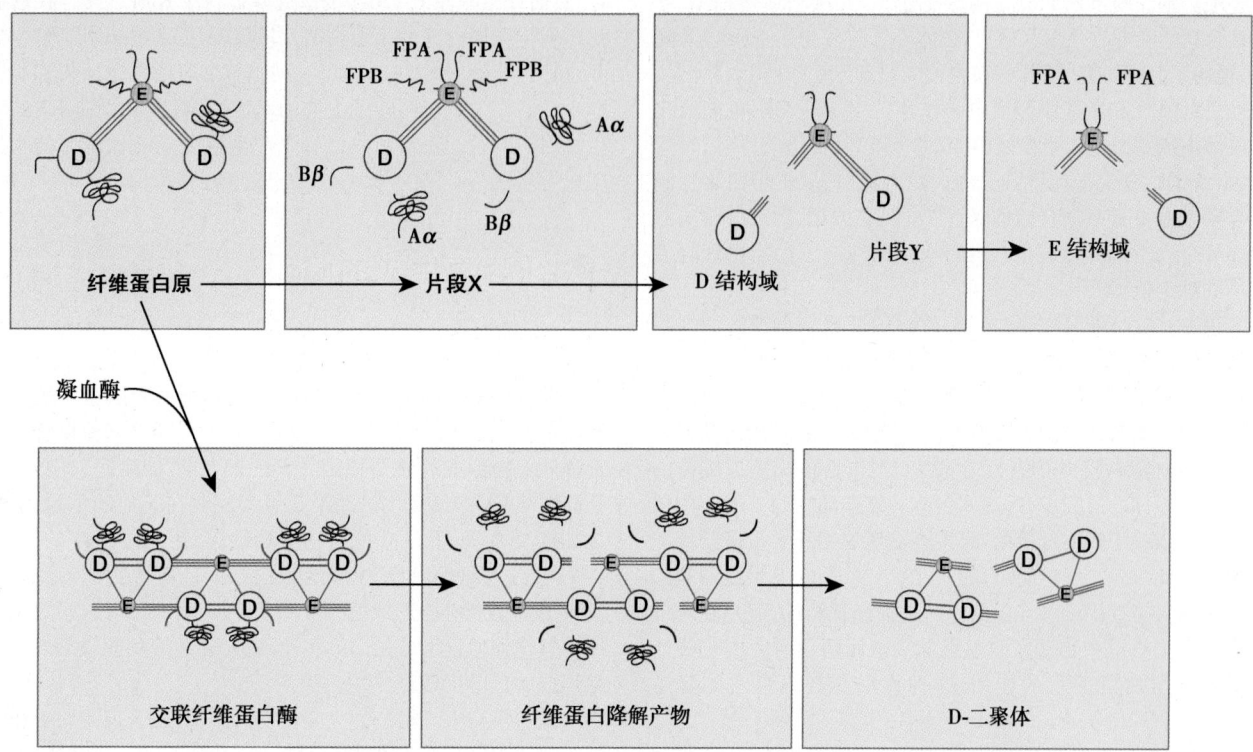

图 135-3　纤溶酶降解纤维蛋白原和交联纤维蛋白。**上图**：在纤维蛋白原上，纤溶酶首先裂解 D 区内的 α 和 β 链的 C 末端区域，释放 Aα 和 Bβ 片段。此外，从 β 链的 N-末端区域释放含有纤维蛋白肽 B（FPB）的片段，产生称为"片段 X"的中间片段。随后，纤溶酶裂解连接 D 和 E 结构域的三条连接多肽链，产生片段 D、E 和 Y。**底图**：通过凝血酶聚合，纤维蛋白原形成纤维蛋白。当降解交联的纤维蛋白时，纤溶酶首先裂解 D 结构域内的 α 和 β 链的 C 端区域。随后，D 和 E 域之间的一些连接区域被切断。纤维蛋白最终在卷曲螺旋连接器的中心部分水解附加肽键时产生纤维蛋白降解产物，如 D-二聚体。（载于 Nathan DG，Orkin SH，Ginsburg D 等人："婴儿和儿童的血液学"，第 6 版，Philadelphia，PA：WB Saunders，2003）

释放 D 区（分子量约为 100 000）合称为 Y 片段（分子量约为 150 000）的 D-E 双节形式。最后，结构域 D 和 E 彼此分离，E 结构域中的某些氨基末端纤维蛋白肽 A 位点被修饰。尽管凝血酶使 X 线片段转化为纤维蛋白，但是 Y，D 和 E 片段都是非凝集性的，事实上，它们可以抑制纤维蛋白原的聚[219]。

纤维蛋白

纤溶酶降解纤维蛋白生成一些特异的分子产物（图 135-3）[220]。从非交联的纤维蛋白释放出的产物与片段 Y，D，E 相似，但缺乏纤维蛋白肽位点。若纤维蛋白在因子 XIII 的作用下广泛交联，产生的 D 片段与 E 片段交叉连接。临床上应用交联 D-二聚体片段的检测诊断纤溶酶介导的纤溶亢进所致的弥散性血管内凝血。纤维蛋白降解产物的生物学活性包括抑制血小板功能[221]、强化缓激肽降压效应[222]、趋化作用[223]和免疫调节[224]。

t-PA 介导的纤溶酶原活化

无论纤维蛋白存在与否，t-PA 介导的纤溶酶原的活化均符合米氏动力学[22]。缺少纤维蛋白时，t-PA 是纤溶酶原弱的激活物。然而，存在纤维蛋白时，t-PA 导致的纤溶酶原活化效率显著地增强约 500 倍。这是 t-PA 作为纤溶剂进行溶栓治疗时作用特异性的基础。无纤维蛋白存在时，t-PA 与纤溶酶原之间的亲和力很低（Km 65μM），但是当纤维蛋白存在时，尽管催化速率常数保持不变，二者亲和力显著增加（Km 0.16μM）。纤溶酶在纤维蛋白表面形成，赖氨酸连接位点与活性位点均被占据。

因此，免受其生理抑制剂 α2-PI 的作用[255]。t-PA 的指状结构域是 t-PA 和纤维蛋白相互作用的基础。然而，一旦纤溶酶修饰了纤维蛋白，羧基末端暴露出赖氨酸残基，作为 t-PA 的序列 2 和纤溶酶原的序列 1,4 的结合位点[226]。因此，纤维蛋白通过以下三种方式加速自身破坏：①通过 t-PA 增强纤溶酶形成的活性；②保护纤溶酶免受其生理抑制剂的作用；③一旦纤维蛋白开始降解，为纤溶酶原和 t-PA 提供新的结合位点。

尿激酶型纤溶酶原激活物介导的纤溶酶生成

在无纤维蛋白系统中，u-PA 对 Glu-Plg 的活化作用的米氏常数范围为 1.4 ~ 200μM，而催化速率常数的范围从 0.26 ~ 1.48/s[217]。有趣的是，即使 u-PA 不结合纤维蛋白，双链 u-PA 对 Glu-Plg 的激活作用在纤维蛋白存在的条件下增强约 10 倍[227]。相反的，单链 u-PA 具有纤维蛋白特异性。表现为纤维蛋白与减弱纤溶酶原活化的血浆组分的中和作用，Plg 的损伤[74]也反映了结合纤维蛋白时 Plg 的构象变化[228]然而，应该清楚地认识到单链 u-PA 内源性纤溶酶原激活能力小于双链 u-PA 的 1%。很多年来，双链 u-PA 被作为有效的血栓溶解剂来使用[229]。

● 纤维蛋白溶酶的非纤溶活性

作为组织重塑者的纤溶酶

大量的体外研究证明了在组织重塑中纤维溶酶具有重要

的作用。基底膜蛋白如凝血酶敏感蛋白[230]、层粘连蛋白[231]、纤维结合素[232]和纤维蛋白素原[233]，在体外纤溶酶作用下很容易降解，说明了其在炎症[234]、肿瘤细胞侵入[235]、胚胎发生[236]、排卵[237]、神经发育[238,239]和激素原激活中的作用[240,241]。纤溶酶也能活化小鼠体内的基质金属蛋白酶（MMPs）3 和 13，促进胶原、层粘连蛋白、纤维结合素、玻璃粘连蛋白、弹力蛋白、聚集蛋白聚糖和结合黏蛋白 C 等基质蛋白的降解[242]。另一方面，缺乏纤溶酶原时 MMP 活化显著增强，是纤溶酶缺陷的纯合子动物出现轻度表型的理论依据[80]。

进一步支持纤溶酶参与组织重建的证据来自纤溶酶缺陷小鼠的体内观察（表 135-2）。纤溶酶原基因敲除[243]的动物伤口愈合能力减弱，若同时去除纤维蛋白原则可逆转[244]。纤溶酶原缺陷小鼠硫糖基诱导的腹膜内单核细胞募集减少[245]，以及血管电损伤后血管内膜更新能力减弱[246]。在包括伯氏疏螺旋体的莱姆病病原体的研究中，螺旋体在节肢媒介动物硬蜱属体内的传播完全依赖于宿主纤溶酶原，甚至在鹿蜱无纤维蛋白的情况下也是如此[247]。在纤溶酶原基因敲除小鼠中，未发生红藻氨酸盐诱生的兴奋性中毒和伴随的海马内神经元萎缩，但是在纤维蛋白素缺陷小鼠中出现了这些症状[248]。后两项研究中也许能解释纤维蛋白溶酶新的作用，这种作用与纤维蛋白的降解无关。

在肺脏中，纤维蛋白溶解系统介导肺脏基质重组，该作用不依赖于纤维蛋白降解[249]。在小鼠中纤维蛋白原缺陷仍发生博来霉素介导的肺纤维化[250]。缺乏 PAI-1 或 TAFI 的小鼠在相同模型中不发生肺纤维化[251~253]，虽然肺泡 u-PA 的诱导性表达阻止了纤维化反应[254]。

纤溶酶可以在生长因子的活化中发挥作用。TGF-β 是一种相对分子量为 25 000 的同源二聚体多肽。在发育和组织纤维变性过程中，它调节血管细胞反应和上皮-间充质细胞转化[255,256]。在细胞培养过程中，细胞的纤溶酶将原位 TGF-β 转化成生理性活化形式。在这个系统中，创伤愈合的抑制依赖于 TGF-β 活化。纤溶酶抑制剂如抑酞酶和 α2-PI 阻断其活化。纤溶酶裂解 TGF-β 的氨基末端糖肽，改变三级结构，从而激活 TGF-β[250]。一旦纤溶酶活化 TGF-β，它能刺激 PAI-1 的产生，抑制纤溶酶原进一步的激活。

动脉粥样硬化的血管重塑过程中，纤溶系统的作用很复杂[258]。在对血管内皮细胞层损伤的进展中，发生血管内纤维素沉积和血块的形成[259]。随着损伤消退，纤维蛋白单体参与斑块生长和管腔狭窄。在这个过程中纤溶平衡重要性的证据在于，缺乏 PAI-1 时，新内膜形成和管腔狭窄减少，这可能是因为纤维蛋白单体的更快速溶解造成的[260]。在损伤与纤维素沉积无关的血管区域，PAI-1 缺陷当侵入进展型斑块的细胞需要纤溶酶的活性定向迁移时，增强斑块病变形成[261]。

纤溶作用和血管新生

纤溶系统通常为促血管新生因子，因为它能促进内皮细胞穿过含纤维蛋白的基质[262,263]。例如，在恶性角质化细胞模型中，缺乏 PAI-1 的小鼠阻止肿瘤血管形成[264]。同样的小鼠抵抗激光诱导的脉络膜新生血管形成[265,266]。在某些条件下，FasL 可被纤溶酶活化，PAI-1 对血管新生的影响归因于保护内皮细胞避免发生 FasL 介导的程序性细胞死亡[267]。

在小鼠，缺乏 t-PA、u-PA 或 TAFI 角膜的血管新生没有变化，然而纤溶酶原或 PAI-1 的缺失降低这个效应[205,268]。在动脉粥样硬化斑块内，PAI-1 蛋白的片段（rPAI-123），抑制血管生成和血管滋养管的增殖，减少降主动脉整个斑块损害面积和胆固醇含量。作为缺氧而转录上调的基因产物，膜联蛋白 A2 是对生长因子刺激的正常角膜血管生成反应以及缺氧诱导的视网膜血管生成所必需的[198,205,270]。

纤溶酶生成的障碍

纤维蛋白溶解缺陷和血栓形成

低纤溶酶原缺乏症在有静脉血栓和肺血管阻塞病史的青年个体首次发现[271]，但是，没有证据显示低纤溶酶原血症是深部静脉血栓形成的主要原因[272]。在 23 个易栓症病人中，纤溶酶原缺陷只占 1.9%[273]。约半数患者还存在其他的危险因素，比如抗凝血酶、蛋白 C 或蛋白 S 的缺乏，活化蛋白 C 的抵抗。在 93 个 I 型纤溶酶原缺乏症病人中，有 24% 存在血栓形成，无家族史的患者血栓形成的发生率为 9%[274]。而且，这些数据表明与其他促血栓形成的因素相比，先天性纤溶酶原缺乏发生血栓形成的危险度较低[275,276]。

虽然没有人纤溶酶原完全缺乏的案例报道，但是曾有报道纤溶酶原多肽现象和异常纤溶酶原血症[272]。先天性纤溶酶原缺乏症分为两型。第一型免疫反应性纤溶酶原浓度伴随活性同时降低[277]，在第二型，仅表现为纤溶酶原活性低下[278]。I 型缺乏症患者很有可能出现木样结膜炎，应用赖氨酸-纤溶酶原的治疗可使其完全缓解[279,280]。在一项日本群体研究中，约 27% 患有 II 型缺乏症的个体有血栓症的病史，但是还不清楚是否存在其他解释这些易栓症发生的原因[281]。合成减少或代谢增加可致获得性纤溶酶原缺乏症，常在肝病、败血病和出血热中可以出现[282]，但在这些疾病的严重患者所出现的易栓症，可能是其他止血因素异常所致。目前还没有人体完全缺乏 t-PA 和 u-PA 的病例报道，也未发现这些基因突变和多态性在临床上与血栓形成倾向相关。但是有报道提示，纤溶酶原活化受体释放的缺乏和 PAI-1 相关 t-PA 抑制剂的增高，与血栓形成[283~284]、慢性肾病、高血压相关[81,83]。

此外，纤维蛋白溶解功能的整体缺陷与静脉血栓形成风险的增加以及年轻男性首次心肌梗死都有关联[285,286]。循环 PAI-1 的增高可作为在心肌梗死年轻存活者中血管再闭塞的独立危险因素[287]。另外，PAI-1 的增高水平与髋关节置换[288]接受者和胰岛素抵抗个体的深部静脉血栓形成相关[289]。尽管已经有报道 PAI-1 启动子存在 4G 与 5G 多态性，但是目前还没有确定这个等位基因与易栓症的风险相关性[290,291]。关于这些研究，我们应该知道 PAI-1 本身就是一种急性期反应物，也许不直接导致促血栓倾向[292]。

纤溶亢进与出血

先天性或获得性纤溶抑制物的活性丧失所致的纤溶亢进与出血素质有关[293]。先天性 α2-PI 缺乏患者因纤溶酶失活障碍和止血栓子的过早溶解，导致严重的出血[294]。获得性 α2-PI 缺乏可见于以下情况，α2-PI 合成减少的严重肝病患者，引起消耗增多的弥散性血管内凝血，经肾丢失的肾病综合征，或引起纤溶抑制剂过多利用的溶栓治疗时[294]。TAFI 水平在肝硬化中会显著减少,与血浆纤溶作用亢进相关,可作为预测死亡率的独立因素[295]。

急性早幼粒细胞白血病患者在成熟受阻的早幼粒细胞中过量表达膜联蛋白 A2。这种疾病发生出血时均伴有大量的纤溶酶生成和 α2-PI 的消耗。全反式维 A 酸治疗可控制出血,这可能是维 A 酸通过转录机制来减少早幼粒细胞膜联蛋白 A2 的表达[181]。在这种情况下,A2 最有可能与 S100A10 发生协同作用,S100A10 也在急性早幼粒细胞白血病(APL)细胞系中上调[201,296]。

一个 9 岁儿童因 PAI-1 表达完全缺失而出现出血,PAI-1 缺失与创伤或手术时严重出血相关[297]。这种常染色体隐性遗传特性表现在第 4 个外显子发生移码突变,导致终止密码子提前出现。这个病例证明在人体中 PAI-1 的功能局限于对纤溶的调控。

纤溶系统的发育调节

非应激的静止状态时,新生儿的纤溶酶生成能力显著低于成年人[298,299]。新生儿纤溶酶原的氨基酸序列和分子量与成人无明显不同[300,301],新生儿纤溶酶原的血浆浓度大约是成人的 50%～75%[300,302,303]。另一方面,富含组氨酸的糖蛋白作为限制纤溶酶原与纤维蛋白相互作用的载体蛋白,在健康足月新生儿体内的含量下降 50%～80%[304]。新生儿纤溶酶原的糖基化程度很高,可被组织型纤溶酶原激活物不稳定地激活,其与内皮细胞表面结合的能力也很弱[301]。在儿童期,全部的血浆纤溶活性和纤溶酶的生成比成人低,这种相对缺乏可导致以下疾病有关的血栓形成的高发生率,如中心静脉输血导管安置,婴儿急性热性皮肤黏膜淋巴结综合征和过敏性紫癜[305]。

尽管在儿童期 t-PA 抗原和活性水平与成人相比减少 50%～75%[303],但在高危儿童,如患有严重先天性心脏病或呼吸困难综合征的婴儿的 t-PA 抗原水平可增加 8 倍[306,307]。从出生到成人,主要的血纤溶酶抑制剂仅仅发生轻微的变化[302,308~310]。因此,纤溶活性低下可促使新生儿常见血栓状态的发生[311],但是在生理压力条件下,这种倾向可能会被逆转。

孕期及产后的纤溶活性

妊娠时机体处于低纤溶状态[312~314]。虽然在血浆中纤溶酶原和纤维蛋白原水平在妊娠晚期增加 50%～60%,但是整个孕期的后三个月,由优球蛋白溶解活性表示的总体纤溶活性下降,而 D-二聚体水平反映的纤维蛋白沉积增加[315]。在怀孕期的第二十周至妊娠终止,PAI-1 水平增长到它的正常水平的三倍,而 PAI-2 水平增加到妊娠早期水平的 25 倍[312]。u-PA 和 t-PA 水平的增加不显著。然而,在分娩的一个小时内,PAI-1 和 PAI-2 的浓度开始下降,在 3～5 天内恢复到正常水平[312]。

发生子痫前期时,怀孕期的止血和纤溶失衡进一步加重[316]。循环 PAI-1 水平超过了正常妊娠期的水平,纤维蛋白在肾小球毛细血管和胎盘的螺旋动脉沉积。有趣的是,作为胎盘功能的标记物,PAI-2 水平在子痫前期时比正常妊娠减少,导致胎儿在子宫内发育迟缓。TAFI 水平的升高可能是先兆子痫中胎盘血管纤维蛋白沉积和闭塞的原因[317]。

● 纤溶治疗

血栓溶解疗法的目的是通过加速溶解血栓来迅速恢复闭塞血管中血流[318]。在生理上,纤溶系统通过纤溶酶的活性来消除纤维蛋白沉积物,但是纤溶系统发挥作用的速度太慢以至于不能阻止急性血管闭塞造成的组织损害。因为动脉血栓导致末梢组织局部缺血,功能障碍以至坏死,所以尽量缩短血流恢复的时间尤为重要。血栓溶解疗法应该作为整体抗凝方法的一部分,抗凝方案包括抗凝剂、抗血小板药物、快速恢复血流的机械方法、防止再闭塞以及促进血管愈合。在这里我们回顾一下通过溶栓治疗法治疗卒中和外周血管疾病。深层静脉血栓,肺栓塞和心肌梗死的溶栓治疗将在别处进行讨论。

纤溶疗法的原理

所有纤溶疗法的基本原则是给予合适的纤溶酶原激活剂药理学剂量以达到血栓局部较高的浓度,加速纤溶酶原转变为纤溶酶,增加纤维蛋白的溶解速率。但是,如果大量的纤溶酶原激活剂抑制了固有的调节系统,那么纤溶酶在血液中形成,进而导致易感蛋白的降解形成"溶解状态"[319]。另外,如果高浓度的活化剂在损伤部位碰到纤维蛋白沉积物,那么出血通常会因血浆中其他蛋白质的纤溶酶蛋白水解而加重。

来自重组和天然来源的几种治疗剂均可用于血栓溶解的治疗(表 135-3)。纤维蛋白特异性的程度是多样的;因此,血栓形成部位作用的强度需与血浆蛋白的蛋白水解作用相适应。大多数溶栓剂的血浆半衰期很短,例如,由 t-PA 的 5 分钟到重组链激酶的 70 分钟。使用方法和治疗持续时间由半衰期和特定的治疗条件所决定。

表 135-3　纤溶酶原活化因子的比较			
试剂(用法)	来源(认可的/有效的)	抗原性	半衰期(分钟)
链激酶(输注)	链球菌(Y/Y)	有	20
尿激酶(输注)	细胞培养;重组体(Y/N)	无	15
阿替普酶(输注)	重组体(Y/Y)	无	5
复合纤溶酶链激酶(推注)	链球菌+血浆产物(Y/N)	无	70
瑞替普酶(加倍推注)	重组体(Y/Y)	无	15
次鲁普酶(皮下 PA)(输注)	重组体(N/N)	无	5
葡萄球菌激酶(输注)	重组体(N/N)	有	
替奈普酶(推注)	重组体(Y/Y)	无	15

关于治疗位点,全身治疗由外周血管给药,简单且不要求专门的设施。然而,常常导致较大的全身性反应。在靠近血栓置入导管,可在局部形成高的浓度而减少总剂量。因此,这种方法增加了局部效应且限制了全身性作用。纤维蛋白溶解疗法与抗凝血剂组合施用来阻断血纤维蛋白的形成,与抗血小板药联合使用来限制持续的血小板沉积。

纤维蛋白溶解治疗完成后,抗凝治疗通常会继续进行,以防止再闭塞。此外,机械方法如经皮冠状动脉介入治疗常常在消除血栓形成的根本原因方面发挥重要作用。

纤溶酶原活化不局限于对血栓的作用。还包括纤维蛋白原水平减少、纤维蛋白原降解产物增加、纤溶酶及 α2-PI 的减少。凝血筛选试验包括活化部分促凝血酶原激活时间（aPTT）、凝血酶原时间（PT）以及凝血时间的延长程度，取决于溶解状态的强度。反映纤溶酶原活化作用（比如优球蛋白凝块溶解）的试验结果将是异常的。血小板膜蛋白被降解，导致血小板功能的异常[320～322]。这些效应导致凝血活性过低，有益于血管通畅，同时也能引起出血。总体而言，这些影响可能导致有利于血管通畅的低凝溶解状态，但也可能加剧出血并发症的发生。与非纤维蛋白特异性试剂（如瑞替普酶）相比，高剂量的非特异性活化剂，如链激酶，会引起更明显的溶解状态。

患者对于纤维蛋白溶解治疗的选择取决于对风险的仔细考虑和益处（表 135-4）。患有急性 MI 或卒中的病人对出血并发症具有较高的耐受性，因此溶解治疗法能拯救生命并避免残疾。治疗时间是至关重要的，越早给药效果越明显。然而，治疗急性肺栓塞的纤溶疗法能拯救患者的生命。由于纤溶疗法缓解深部静脉血栓形成的急性症状和减少长期并发症的作用有限，所以治疗造成的出血已成为难题。

表 135-4　病人对血栓溶解疗法的选择
治疗中可能的应答和益处
急性 MI：症状开始的 12 小时内；经皮下介入
卒中：缺血性卒中是在症状开始的 4.5 小时内
外周动脉阻塞
急性阻塞
末梢阻塞不能通过手术来切断
深部静脉血栓形成
症状开始的不到 7 天内出现巨大近位血栓
肺栓塞
巨大或中等栓塞，特别是血液流动过程产生的中间物
避免出血并发症
主要的禁忌证
颅内出血的危险
近期的头部创伤或中枢神经系统手术
卒中或蛛网膜下腔出血史
颅内转移性疾病
发生大量出血的危险
活化的胃肠或生殖泌尿性出血
7 天内的大外科或创伤
壁间动脉瘤
相对禁忌证
胃肠道出血的长期病史
生殖泌尿性出血的长期病史
消化性溃疡的长期病史
其他损伤可能造成的出血
近期的小外科或创伤
严重的、不受控制的高血压
止血剂异常情况
妊娠

血栓溶解疗法治疗卒中

在美国，卒中是导致死亡的第三大原因。卒中也是导致严重残疾的主要原因。但是最近几年也许是由于对危险因素的控制，卒中的发病率在降低。但是随着人口老龄化，发生卒中的总例数在增加。最初使用阿司匹林预防卒中，该法对心房纤颤也具有抗凝作用。然而，目前溶栓疗法是治疗急性期卒中的唯一的有效方法。

治疗卒中时，对其发病机制的认识会保证溶栓疗法的正确使用。缺血性卒中最常见的潜在原因是动脉粥样硬化，包括在颈和颅中大动脉及中等动脉。此外，短暂性缺血发作和涉及小动脉的卒中均起因于血小板-纤维蛋白血栓的形成，这种血栓在颈和升主动脉中的动脉粥样硬化血管内形成或者在心脏中形成血栓，如伴随心房纤维颤动、瓣膜功能异常、人工瓣膜或者内心膜形成的血栓。还有 30% 的没有明确的病因。

当前治疗卒中的溶栓疗法的制定是基于病原影像学，临床试验的结果以及治疗急性心肌梗死溶栓的经验。现代计算机化的断层摄影术和磁共振影像学能在早期辨别局部缺血和局部出血区域。另外，动脉造影术也是有用的，它能定位阻塞的血管，并且能在溶栓治疗期间实时监控血管再通的整个过程。治疗卒中的溶栓疗法的临床研究多借鉴于 MI 的治疗方案。成功治疗 MI 的方法揭示了闭塞血管的病理学作用、早期血管再通在挽救心肌的重要性、早期再灌注对发病率和死亡率的显著减少、它们还可以增加对出血危险因素的认识。

溶栓治疗卒中的经验也强调了与 MI 的重要差别。脑部的动脉解剖更复杂，开始出现局部缺血到不可逆坏死的时间更短，发生出血的风险更高，血栓（阻塞）造成损伤的变异性更大。此外，MI 时闭塞血管的血小板-纤维蛋白血块非常小。然而导致缺血性卒中是由于大的原位血栓，小的血小板-纤维蛋白栓子，或左心房不同年龄和成分的血栓脱落造成的阻塞损伤。由于上述因素，与治疗心肌梗死相比，溶栓治疗对卒中的综合治疗效果较小。

早期的溶栓研究

早期研究都是小规模的、公开的，通过使用链激酶、尿激酶和 t-PA 进行静脉内或动脉内给药，来确定剂量、血管再通率、出血的可能性和临床反应的预测指标[324～339]。这些主要发现闭塞血管可以再通，症状出现后需要及早治疗，颅内出血率和局部缺血向出血转化率均高。Ⅱ期临床研究确定了静脉内注射 t-PA 的最佳剂量和从症状开始到治疗的时间，这为Ⅲ期临床试验提供了基础。形成了目前基于 t-PA 的卒中溶栓治疗方法（表 135-5）。现在唯一被美国 FDA 批准的治疗急性卒中的方法是静脉注射阿替普酶（重组 t-PA）。这些研究通过在症状开始 3 小时内进行静脉注射 t-PA 的治疗。

组织纤溶酶原激活剂的治疗

美国神经疾病和卒中研究所（NINDS）的研究是一项双随机、双盲、使用安慰剂的对照研究。用于测试 t-PA 是否改善了 24 小时和 3 个月的临床结果。所有的病人在症状开始的 3 个小时内接受治疗，注射总剂量为 0.9mg/kg 的 t-PA。这些结果的综合显示，3 个月内 30% 有临床指标的改进，这个效果持续了 12 个月，尽管早期症状性颅内出血发生率增加了十倍。在这三个月中，小组间的死亡率没有变化。这项研究奠定了 1996 年美国 FDA 通过静脉注射 t-PA 用于卒中治疗的基础。

静脉注射 t-PA 的早期随机试验在卒中 3 个小时内的病人中没有明显的疗效。欧洲急性卒中研究合作机构（ECASS）研

表 135-5　治疗卒中的主要纤维蛋白溶解疗法试验

研究方法	病人数量	时间	药物	血栓溶解剂剂量[*†]	主要效果
NINDS	624	≤3 小时	t-PA,IV	0.9mg/kg	3 个月内较少残疾
ECASS I	620	≤6 小时	t-PA,IV	1.1mg/kg	无明显差别
ECASS II	800	≤6 小时	t-PA,IV	0.9mg/kg	无明显差别
ECASS III	821	3~4.5 小时	t-PA,IV	0.9mg/kg	3 个月内效果改善
ATLANTIS	613	≤6 小时[‡]	t-PA,IV	0.9mg/kg	无明显差别
SITS-ISTR[#]	11 865vs.664	≤3 小时 vs.3~4.5 小时	t-PA,IV	0.9mg/kg	无明显差别
ASK	340	≤4 小时	SK,IV	150 万单位	发病率和死亡率增加
MAST-I	622	≤6 小时	SK,IV[¶]	150 万单位	死亡率增加
MAST-II	310	≤6 小时	SK,IV[§]	150 万单位	死亡率增加
PROACT II	180	≤6 小时	UK 前体[‖],IV	9mg	3 个月内结果改善
MELT	114	≤6 小时	u-PA,IA	可变[<]	较好的结果中没有明显的不同；在极好的功能效果中有显著差别

[*] 所有安慰剂对照。
[†] 除了 PROACT II 在 2 小时停止，其他是在 1 小时停止。
[‡] 547/613 在 3~5 小时内。
[#] 观察到的研究没有安慰剂做对照
[¶] 2×2 因子设计，服用阿司匹林 300mg/d。
[§] 阿司匹林 100mg/d。
[‖] UK 前体组和安慰剂组也服用肝素。
[<] 病人体内 u-PA 的平均剂量的最好与最差结果分别为 555 000IU 和 789 000IU。

究中包括 622 名中重度患者，在卒中后 6 小时内，随机接受 t-PA 或安慰剂的治疗[341]。结果表明各组之间 90 天功能状态的主要指标没有明显的不同，30 天死亡率也没有什么变化。在 ECASS II 中，患者在症状发作后 3 小时或 3~6 小时内随机分组，接受使用功能持续 90 天的主要终点溶栓治疗却没有显著益处[342]。应用阿替普酶作为急性无创治疗缺血性卒中（AT-LANTIS）的研究中，在卒中发生 3~5 小时内给药的双盲-安慰剂对照的调查，以评估 rt-PA 的溶栓的安全性[343]，在 32% 安慰剂治疗患者和 34% rt-PA 治疗患者可观测到神经恢复的主要指标。对照组 1.1% 和 rt-PA 处理组 7% 的病人发生早期症状性颅内出血。在 90 天中，rt-PA 处理组的死亡率没有明显增加的趋势（6.9% vs.11.0%，p = 0.09）。在 NINDS、ATLANTIS 和 ECASS II 试验中，对接受阿替普酶或安慰剂治疗 6 小时的 2755 个病人的 Meta 分析显示，随着卒中发病起始到阿替普酶治疗的间隔增加，出现 3 个月的支持性结果的可能性减小。这个研究提示了延长处理时间到 4.5 小时的潜在好处，但降低了阿替普酶处理时间超过 3 小时的优势比[344]。

ECASS III 试验确立了超过 3 小时注射静脉 t-PA 的优点[345]。研究结果显示了在缺血性卒中发作后 3~4.5 小时内，开始静脉注射 t-PA 治疗可中等度改善 3 个月结果。使用 t-PA 治疗的病人比使用安慰剂的病人效果更佳（52.4% vs 45.2%；优势比：1.34；95% CI 1.02~1.76）。尽管 t-PA 治疗的病人颅内出血的发病率更高，但是这两组间的死亡率没有差别。

在回波平面成像溶栓评估试验（EPITHET）试验中，研究人员研究了脑卒中后 3 小时给予阿替普酶对梗死生长和再灌注的影响[346]。阿替普酶明显增加患者的再灌注（p = 0.001），改善神经学临床变化（p<0.0001）和功能提高（p = 0.010）SITS-ISTR

研究更进一步支持在急性缺血性卒中发作后 3~4.5 小时内使用静脉 t-PA 的安全性[347,348]。该项研究比较了在 3~4.5 小时内接受治疗的病人和在 3 小时内接受治疗，这两组独立性，颅内出血和死亡的发生率相似。ECASS, ATLANTIS, NINDS 和 EPITHET 试验更新的汇总分析继续证明，临床症状和 CT 选择的缺血性卒中患者在不晚于 4.5 小时的治疗期间接受静脉内阿替普酶治疗是十分有益的[349]。

链激酶治疗

三大卒中试验比较了链激酶的作用。澳大利亚链激酶（ASK）早期研究显示在链激酶治疗的患者中 90 天死亡率增加，并且该研究被过早终止[350]。多中心急性卒中初步试验-意大利（MAST-I）研究调查了急性缺血性卒中患者，比较了在症状开始 6 小时内接受链激酶伍用阿司匹林治疗的益处和风险[351]。临床分析在早期终止，因为接受链激酶与链激酶联用阿司匹林治疗的患者，在 10 天时死亡率增加了 2.7 倍。多中心急性卒中初步试验-欧洲（MAST-E）研究了与安慰剂相比，接受链激酶治疗（34.0%）的患者 10 天时的死亡率较高（18.2%，p<0.02），主要是由于梗死后出血[352]。

替奈普酶治疗

替奈普酶是一种经遗传修饰和遗传工程重组的 t-PA；与天然 t-PA 相比，其内源性抑制剂（PAI-1）具有较高的纤维蛋白特异性和更强的抗失活能力。在 IIB 期研究中，接受阿替普酶与替奈普酶治疗的患者发生颅内出血或其他严重不良事件时，两者并无显著差异[353]。然而，与阿替普酶治疗组相比，两个替奈普酶治疗组在 24 小时时具有更好的再灌注（p = 0.004）和临床改善的表象（$p<0.001$）。研究结果支持了在目前批准用于卒中溶栓治疗的时间窗口（NCT01472926 和 NCT01949948）中进行的替奈普酶与阿替普酶 II ~ III 期临床试验。

动脉内血栓溶解

动脉内给药是使用适当的导管将高浓度活性剂注入到血栓或其附近，更精确的解剖学诊断，能够观察血管再通，降低引起颅内出血的药物最低总剂量。另一方面，这个方法的难点是需要专门的设施和具有使用动脉造影术与选择性导管植入术的经验。而且这可能会延迟治疗。一些小型标签公开的试验观察到高血管再通率以及使用尿激酶、链激酶或 t-PA 的动脉内治疗所取得的临床益处，但是出血是一个常见的问题[327,331,349,333,337,354~360]。

重组尿激酶原急性脑血栓栓塞（PROACT）和 PROACT II 试验通过导管定向的动脉内给药来研究人重组尿激酶原的疗效[361,362]。尿激酶原治疗组血管再通率明显增高，但其颅内出血的症状没有增加。这有利于进行更大型的 PROACT II 试验，接受尿激酶原治疗的患者有更高的血管再通率（66% vs. 18% , $p<0.001$），在 90 天也有较好的功能改善[363,364]。10% 接受尿激酶原治疗的患者和 2% 接受安慰剂的患者出现颅内出血。尽管有希望，但是这没有促使美国 FDA 通过尿激酶原动脉治疗卒中的方案。

第三项研究是大脑中动脉栓塞局部纤溶介入试验（MELT）。这个研究由于过早结束，因此结论不充分[365]。与安慰剂比较，经动脉尿激酶治疗 90 天时作用倾向于有效但结果缺乏统计学意义。在动脉内尿激酶组中，最后各项功能恢复较好的患者比例明显好转（42% vs. 23% , $p=0.045$）。治疗 24 小时颅内出血分别为 9% 和 2%（$p=0.206$）。这个研究提示动脉纤溶治疗在适当临床条件下具有潜力增加明显功能性效果的可能性。

总之，这些研究表明治疗急性卒中的溶血疗法能够使动脉闭塞的血管再通和改善临床效果。非常早期治疗的需要目前已成为溶栓疗法在治疗卒中更佳应用的单一最大限制。不到 5% 的卒中患者当前接受 t-PA 治疗。若要取得更好的治疗效果，就要努力进行集中社区教育[366~368]。rt-PA 的随机研究表明，静脉溶栓治疗可以安全地延长至选定患者症状发作后 4.5 小时，然而链激酶治疗与颅内无法承受的高出血率具有一定的关联[344,345,347]。此外，可以通过使用 MRI 扩散灌注错配识别可逆性缺血来识别风险最大的患者从而降低颅内出血的可能性[346,369~371]。使用糖蛋白 IIb/IIIa 拮抗剂与含有较低剂量溶栓剂的有效抗血小板治疗组合可以改善治疗结果[372~377]。

总之，目前建议溶栓疗法只用于症状出现 3 小时内的卒中患者[378~380]。允许的静脉注射 t-PA 的是 0.9mg/kg（最高总剂量为 90mg），其中 10% 作为起始剂量，剩余的在 60 分钟输注。在满足严格适应证（表 136-6）要求的患者取得了最佳效果。应该密切观察患者的出血并发症，尤其是颅内出血，仔细观察血压和其他合并病。

外周血管疾病

急性外周动脉闭塞表现伴有新的严重腿部症状的急性发作，或慢性缺血的急性恶化，常常涉及栓塞性或周围动脉的急性血栓闭塞。这些症状的出现通常很急迫，治疗的目标是通过

表 135-6　卒中组织型纤溶酶原激活剂治疗指南

合格

从症状发作到治疗的时间 ≤3 小时

欧洲合作急性卒中研究（ECASS）III 试验的结果提示，发病 4.5h 内治疗是有益的

排除

既往颅内出血

14 天内大手术

胃肠道或泌尿道出血 21 天

在不可压缩的部位进行动脉穿刺

最近进行腰椎穿刺

颅内手术、严重的头部创伤，或在 3 个月内出现卒中

轻微的神经缺陷

卒中发作时癫痫发作

蛛网膜下腔出血的临床表现

活动性出血

持续收缩压（BP）>185 和/或舒张压>110 或需要积极治疗

动静脉畸形或动脉瘤

计算机断层扫描的出血证据

血小板<100 000/μl

华法林的国际标准化比率>1.5

肝素中部分凝血活酶时间升高

血糖<40 或>400mg/dl

另外，ECASS III 排除了 >80 岁的患者，既往有卒中和糖尿病的患者，以及国立卫生研究院卒中量表评分>25 的患者。

恢复血流来挽救肢体功能。当溶栓疗法或外科手术能够恢复血流灌注的同时，抗凝疗法通常用来阻止血栓延伸。

早期的方法涉及链激酶。几项小型研究的结果表明新近发生闭塞的病人中 40% 在治疗后出现较高的再灌注成功率。三分之一的病人中，有出血并发症[381]。1974 年 Dotter[382]报道了在外周动脉闭塞中采用局部给药治疗血栓溶解的成功案例，随后，实践逐渐转向几乎只用局部动脉内给药治疗。它的优点包括将高浓度药物直接作用于血栓形成部位，导管治疗过程随时给药的能力，以及血管再通后局部血管损伤部位是否需要血管内或外科手术处理的鉴定。

治疗涉及从远距离点进入动脉，经荧光光导向将导管插入到闭塞部位。将药物直接投入血栓。通过连续输注治疗数小时至数天，需要密切监测和大剂量的溶栓剂。成功的再灌注大约在四分之三的病例中发生[383]。Ouriel 和其助理人员[381]报道溶栓疗法获得 70% 的血管再通率，两组一年肢体挽救率相同。然而，接受溶栓疗法的病人由于住院并发症发生率降低而有存活优势。远端肢体缺血手术或溶栓（STILE）试验研究了患者随机接受合适的手术操作或者导管定向 t-PA 或尿激酶溶栓[385]。这个研究由于手术治疗患者 30 天进行性或再发性缺血而被过早终止。超过一半的接受溶栓治疗的患者的手术程度最终降低，主要截肢率为 1 年。此外，tPA 和尿激酶的结果没有差异。

溶栓或外周动脉外科（TOPAS）I 型研究比较了重组尿激酶或手术治疗急性下肢缺血缺血 14 天以上的初始治疗[386]。1

年死亡率和无截肢存活率在尿激酶和手术两组中结果相似。随机接受溶栓的病人需要外科手术的频率和强度明显地降低。更大型 TOPAS Ⅱ 型研究表明 80% 接受尿激酶治疗患者有血管再通[387]。手术和溶栓组 1 年无截肢生存率差异无统计学意义,分别达到 70% 和 65%。使用尿激酶进行治疗而导致的主要出血并发症发生率显著增加(13%),手术组仅为 6%($p = 0.005$)。

其他的研究中瑞替普酶在血管再通率、临床结果以及出血并发症方面与 t-PA 或尿激酶有相同的效果[388,389]。在 Ⅱ 期临床实验中尿激酶原与尿激酶的整体结果相似[390]。在开放标签试验中,葡萄球菌激酶,一种高度纤维蛋白特异性的 Plg 活化剂,导致 83% 的闭塞动脉受试者血运重建[391]。偶发过敏反应和严重的出血并发症的发生率与其他药物造成的反应相似。尿激酶与阿昔单抗(αⅡbβ3-整合素抑制剂)合用可加快血块溶解,合用瑞替普酶和阿昔单抗也得到了好的效果[393]。在血栓栓子清除术时的术中溶栓能促进末端血栓栓塞的成功清除,机械装置也经常与溶栓疗法结合应用[394~398]。

血栓溶解应该作为外周动脉闭塞的联合和整体治疗的一部分。关键点包括早期准确的血管造影诊断,适当的血管内导管定位,以及某些情况下明确的血管内或手术[399~402]。有利证据表明机械性血栓栓塞术可以作为辅助治疗由外周动脉闭塞引起的急性肢体缺血[403]。

其他迹象

溶栓治疗已经用于治疗各种部位的急性静脉和动脉闭塞。有文献报道了成功治疗腹腔内血栓形成,包括 Buddi Chiari 综合征[404],门静脉血栓形成[405~407]和肠系膜静脉血栓形成[407~409]。血栓溶解经常用于打开凝血中心静脉导管[410~413]以及作为血液透析的通路装置[414~418]。

出血并发症的治疗

纤溶疗法比抗凝血疗法更易造成出血并发症,需要快速诊断和治疗。最严重的并发症是颅内出血,发生在大约 1% 的病人中,伴随着高致死率及幸存者的严重残疾。颅内出血的危险因素包括卒中、严重头部创伤、颅内手术、肿瘤或血管疾病(比如动脉瘤,动静脉畸形)及未控制的高血压,这些状况是纤溶疗法的禁忌[419]。最常见的出血归因于侵入血管操作。在这些部位的出血症状是经常发生的,如果能通过局部压力或其他简单的措施得以控制,出血不应该作为停止治疗的理由。

出血的治疗包括局部处理及对血浆蛋白和血小板水解作用造成的全身低凝状态的纠正治疗(表 135-7)[420]。纤维蛋白溶解剂应停止,因为半衰期短,大部分将在体内将会被迅速清除。对于严重的出血,应用抗纤溶药物如 ε-氨基己酸。但是纤溶剂存在于血液中,其才能发挥作用。纤维蛋白原置换常常是必需的,新鲜冷冻血浆能代替其他的止血蛋白。置换治疗应通过反复的凝血试验来监测。血小板浓缩物的添加也可能是有用的,因为纤维蛋白溶解治疗导致表面蛋白质水解的血小板产生功能障碍。通过运用鱼精蛋白可以逆转肝素,1-脱氨基-8-精氨酸加压素(DDAVP)可能具有逆转血小板功能障碍的一些价值。

表 135-7　纤溶出血的治疗

如果怀疑有颅内出血,请进行影像学检查,参照神经外科手术,并按照以下方法修正止血

对于大出血:
　发送诊断测试:激活部分凝血活酶时间(aPTT),血小板计数和纤维蛋白原
　参加当地的止血问题。如果出血与动脉穿刺相关,则施加压力。继续采取一般的支持措施,包括静脉补液和补充红细胞输液(如果有的话)。继续进行胃肠道或泌尿生殖道出血的诊断评估

纠正异常止血:
　预防进一步的纤维蛋白溶解:停止纤溶治疗;考虑 ε-氨基己酸或氨甲环酸
　替代疗法修复纤维蛋白溶解疗法诱导的止血缺陷:给予冷冻沉淀 5～10U 和 2U 新鲜冷冻血浆;考虑血小板输注
　纠正其他止血缺陷:停止抗凝血剂和抗血小板药物;考虑鱼精蛋白逆转肝素

● 抗纤维蛋白溶解疗法

药物制剂可用于抑制纤维蛋白溶解性出血,但要注意血栓形成的风险(表 135-8)。例如,在消化性溃疡病患者中,凝血和纤维蛋白溶解系统可能会过度激活,导致出血和血栓形成的临床表现。在这种情况下,抑制纤维蛋白溶解治疗出血可能会产生沉淀或导致恶化血栓形成。

表 135-8　抗纤溶药物的使用原则

条件	注释
全身性纤溶作用	
α2-纤溶抑制剂或 PAI-1 缺陷	罕见的遗传紊乱
急性髓细胞白血病	区分纤溶作用与 DIC
肝硬化与肝移植	肝硬化的偶发病例;肝转移中无肝期的共同之处
恶性肿瘤	前列腺和其他癌症的偶发病例
DIC	必须谨慎使用;产生凝血作用
心肺分流术	减少失血,需要输血
纤溶疗法	能治疗出血并发症
局部纤溶作用	
血友病和 vWD	在拔牙以及其他操作后减少出血
前列腺切除术	能减少手术后出血
Kasabach-Merritt 综合征	使血管瘤收缩
月经过多	经常减少出血

● 抗纤溶药物

EACA 和氨甲环酸这两种抗纤溶药物都为合成的赖氨酸类似物。这些抗纤溶药物通过竞争性阻断这种结合来抑制纤

溶作用[421~424]。二者可经口服或静脉注射给药，口腔内给药能迅速被吸收，然后主要通过肾来排泄。只有 EACA 在美国准许使用。氨甲环酸还可用于治疗月经过多。这两种试剂的主要区别是其药理学。因为氨甲环酸有较高的结合力，所以其作用大约是 EACA 的十倍。二者的半衰期很短，只有 2~4 小时，因此必须经常给药。EACA 能通过静脉注射给药，负荷量约为 100mg/kg，30~60 分钟内注射的起始剂量，随后连续输注，剂量可达 1g/h，或间断分次给药。对于口服治疗，可给予相同的负荷量，随后最大剂量可达 24g/d，每间隔 1~6 小时分次给药。氨甲环酸的使用原则相似。静脉注射剂量为 10mg/kg，若需要随后每 2~6 小时注射 10mg/kg。也可通过口服给药，每次 25mg/kg，每天 3~4 次。ε-氨基己酸和氨甲环酸两者通常耐受性良好，但是必须观察潜在的血栓性并发症。此外，上尿道出血患者能发生血栓性输尿管梗阻，这样的病人应该在仔细考虑后再给予治疗。通过高速的尿流能够降低输尿管梗阻的风险。高凝患者会发生血栓性并发症，在 DIC 患者血栓形成可加速或恶化血栓形成事件。肌坏死是罕见并发症。已报道的轻微并发症包括红疹、腹部不适、恶心及呕吐。

抑肽酶是天然存在的、从牛肺中提取的广谱蛋白水解酶抑制剂[425~427]。它具有抗炎和抗纤溶的特性。直到最近，在美国抑肽酶用于减少手术期间的失血和接受心肺旁路移植术患者的输血。然而，它的使用常增加手术后肾功能不全及心脏和大脑的病变[428,429]。而且，几项研究的证据表明与接受 EACA、氨甲环酸或安慰剂的病人相比较，接受抑肽酶的治疗的患者短期或长期死亡率均增加。通过对 33 517 例接受抑肽酶治疗和 44 682 例接受 EACA 治疗的患者的电子档案的回顾分析，冠脉旁路移植术后 7 天中死亡的非校正风险为：抑肽酶 4.5%，EACA 2.5%。抑肽酶组中死亡的相对危险性明显增加（相对危险：1.64；95% CI 1.50~1.78）[430]。另一项回顾性研究表明抑肽酶治疗组 1 年死亡率明显增加。与使用 EACA 或未使用抗纤溶药物组相比，抑肽酶的使用与血清肌酸肝更大风险调整后的增加相关（$p<0.001$）[431]。随机抗纤溶血液保存的前瞻性研究（BART）将 3000 个病人随机接受抑肽酶、EACA 或氨甲环酸以进一步评价抑肽酶的安全性。而抑肽酶受体在 30 天时出于某些原因死亡率显著升高[432]。根据以上研究结果，2008 年 5 月在美国市场禁止使用抑肽酶，仅作为研究用途。

全身性纤溶活性过度导致栓子过早溶解或低凝状态而造成出血，缩短优球蛋白凝块溶解时间，Plg 的减少，α2-血浆抑制剂的降低，纤溶酶-抗血纤维蛋白复合物的增加，纤维蛋白原减少和纤维蛋白原降解产物增加。包括 PT 和 aPTT 在内的筛选测试可能会延长。区分由 DIC 导致的异常止血与全身性纤维蛋白溶解可能比较困难。有用的特征包括纤维蛋白原的更显著的降低和纤维蛋白原降解产物的增加以及相对较少的血小板减少症和 D-二聚体与原发性纤维蛋白溶解的升高。α2-血浆抑制剂或 PAI-1 的纯合缺陷可引起终身出血性疾病，并且已经用抗纤维蛋白溶解药物进行有效治疗[297,433~436]。

APL 通常与严重出血性疾病有关，除了血小板减少外，DIC 和全身性纤维蛋白溶解也可能具有 DIC 和 DOM 的特征。运用 ε-氨基己酸来抑制纤维蛋白溶解是有效的，但必须谨慎地运用以避免血栓形成[437~440]。在严重的肝脏疾病中，由抑制剂合成减少引起的纤维蛋白溶解可能导致出血，有时可能是原发性异常[441~443]。在原位肝移植期间，加速纤维蛋白溶解通常导致出

血，特别是在肝脏期。用抗纤维蛋白溶解剂治疗可改善出血并发症，减少失血[444~447]。

伴有出血的原发纤溶作用可偶见于某些恶性肿瘤（包括前列腺肿瘤）[444~453]和热休克[454]。纤溶系统的活化常作为 DIC 的补偿机制发生。如果纤溶系统的活化显著，而且其他措施不能控制出血，那么抗纤溶疗法能够奏效。然而，应该谨慎使用这种疗法，因为抑制生理性纤溶作用能够加重潜在的血栓形成事件。

在心肺旁路移植术期间接触系统被激活，而导致凝血、纤溶和补体系统[452,453]的改变，并且两者术后出血和对大输血量的需要可能是主要问题。抗纤维蛋白溶解治疗的几个试验已经证实，可以减少总失血量和输血量的要求，氨基己酸和氨甲环酸通常用于此目的[450,451,457~460]。抗纤溶疗法能有效地治疗蛇咬所致的出血和纤溶治疗后的出血。

在血友病或维勒布兰德病中，与局部病变相关的出血如拔牙也可能对抗纤维蛋白溶解疗法作出反应。口腔黏膜和尿黏膜均具有纤维蛋白溶解活性，抑制正常纤维蛋白溶解可预防局部出血，如前列腺切除术后[461~463]。类似地，子宫内膜纤维蛋白溶解会导致月经出血，抗纤维蛋白溶解治疗可用于治疗月经过多[464,465]。抗纤维蛋白溶解疗法在罕见的 Kasabach-Merritt 综合征中也可能有用，其中巨大的血管瘤与消耗性凝血病有关[466,467]。在患有严重的血小板减少症、溃疡性结肠炎、遗传性出血性毛细血管扩张症、外伤性前房积血，扁桃体切除术后，及蛛网膜下出血等患者，抗纤溶疗法已用于治疗胃肠道或生殖泌尿系统的出血。对于蛛网膜下出血需要谨慎，因为抗纤溶疗法可减少再出血，但是血管痉挛和末梢局部缺血可使其加重。

翻译：武艺　互审：胡豫　校对：朱力

参考文献

1. Hajjar KA: The molecular basis of fibrinolysis, in *Nathan and Oski's Hematology of Infancy and Childhood*. 7th ed, edited by SH Orkin, DG Nathan, D Ginsburg, AT Look, DE Fisher, SE Lux, pp 1–15. Elsevier, Philadelphia, 2014.
2. Hajjar KA: Cellular receptors in the regulation of plasmin generation. *Thromb Haemost* 74:294–301, 1995.
3. Plow EF, Doeuvre L, Das R: So many plasminogen receptors: Why? *J Biomed Biotechnol* 2012:1–6, 2012.
4. Raum D, Marcus D, Alper CA, et al: Synthesis of human plasminogen by the liver. *Science* 208:1036–1037, 1980.
5. Bohmfalk J, Fuller G: Plasminogen is synthesized by primary cultures of rat hepatocytes. *Science* 209:408–410, 1980.
6. Castellino FJ: Biochemistry of human plasminogen. *Semin Thromb Hemost* 10:18–23, 1984.
7. Collen D, Tytgat G, Claeys H, et al: Metabolism of plasminogen in healthy subjects: Effect of tranexamic acid. *J Clin Invest* 51:1310–1318, 1972.
8. Forsgren M, Raden B, Israelsson M, et al: Molecular cloning and characterization of a full-length cDNA clone for human plasminogen. *FEBS Lett* 213:254–260, 1987.
9. Miles LA, Dahlberg CM, Plow EF: The cell-binding domains of plasminogen and their function in plasma. *J Biol Chem* 263:11928–11934, 1988.
10. Markus G, De Pasquale JL, Wissler FC: Quantitative determination of the binding of epsilon-aminocaproic acid to native and modified human plasminogen. *J Biol Chem* 253:727–732, 1978.
11. Markus G, Priore RL, Wissler FC: The binding of tranexamic acid to native (glu) and modified (lys) human plasminogen and its effect on conformation. *J Biol Chem* 254:1211–1216, 1979.
12. Hajjar KA, Harpel PC, Jaffe EA, Nachman RL: Binding of plasminogen to cultured human endothelial cells. *J Biol Chem* 261:11656–11662, 1986.
13. Miles LA, Plow EF: Cellular regulation of fibrinolysis. *Thromb Haemost* 66:32–36, 1991.
14. Rakoczi I, Wiman B, Collen D: On the biologic significance of the specific interaction between fibrin, plasminogen, and antiplasmin. *Biochim Biophys Acta* 540:295–300, 1978.
15. Hayes ML, Castellino FJ: Carbohydrate of the human plasminogen variants. I. Carbohydrate composition, glycopeptide isolation, and characterization. *J Biol Chem* 254:8768–8771, 1979.
16. Hayes ML, Castellino FJ: Carbohydrate composition of the human plasminogen variants. II. Structure of the asparagine-linked oligosaccharide unit. *J Biol Chem* 254:8772–8776, 1979.
17. Hayes ML, Castellino FJ: Carbohydrate composition of the human plasminogen variants. III. Structure of the O-glycosidically-linked oligosaccharide unit. *J Biol Chem* 254:8777–8780, 1979.

18. Saksela O: Plasminogen activation and regulation of proteolysis. *Biochim Biophys Acta* 823:35–65, 1985.
19. Wallen P, Wiman B: Characterization of human plasminogen. I. On the relationship between different molecular forms of plasminogen demonstrated in plasma and found in purified preparations. *Biochim Biophys Acta* 221:20–30, 1970.
20. Wallen P, Wiman B: Characterization of human plasminogen. II. Separation and partial characterization of different molecular forms of human plasminogen. *Biochim Biophys Acta* 157:122–134, 1972.
21. Holvoet P, Lijnen HR, Collen D: A monoclonal antibody specific for lys-plasminogen. *J Biol Chem* 260:12106–12111, 1985.
22. Hoylaerts M, Rijken DC, Lijnen HR, Collen D: Kinetics of the activation of plasminogen by human tissue plasminogen activator: Role of fibrin. *J Biol Chem* 257:2912–2929, 1982.
23. Hajjar KA, Nachman RL: Endothelial cell-mediated conversion of glu-plasminogen to lys-plasminogen: Further evidence for assembly of the fibrinolytic system on the endothelial cell surface. *J Clin Invest* 82:1769–1778, 1988.
24. Silverstein RL, Friedlander RJ, Nicholas RL, Nachman RL: Binding of lys-plasminogen to monocytes and macrophages. *J Clin Invest* 82:1948–1955, 1988.
25. Murray JC, Buetow KH, Donovan M, et al: Linkage disequilibrium of plasminogen polymorphisms and assignment of the gene to human chromosome 6q26–6q27. *Am J Hum Genet* 40:338–350, 1987.
26. Petersen TE, Martzen MR, Ichinose A, Davie EW: Characterization of the gene for human plasminogen, a key proenzyme in the fibrinolytic system. *J Biol Chem* 265:6104–6111, 1990.
27. Jenkins GR, Seiffert D, Parmer RJ, Miles LA: Regulation of plasminogen gene expression by interleukin-6. *Blood* 89:2394–2403, 1997.
28. McLean JW, Tomlinson JE, Kuang WJ, et al: cDNA sequence of human apolipoprotein(a) is homologous to plasminogen. *Nature* 330:132–137, 1987.
29. Nakamura T, Nishizawa T, Hagiya M, et al: Molecular cloning and expression of human hepatocyte growth factor. *Nature* 342:440–443, 1989.
30. Weissbach L, Treadwell BV: A plasminogen-related gene is expressed in cancer cells. *Biochem Biophys Res Commun* 186:1108–1114, 1992.
31. Yoshimura T, Yuhki N, Wang MH, et al: Cloning, sequencing, and expression of human macrophage stimulating protein (MSP, MST 1) confirms MSP as a member of the family of kringle proteins and locates the MSP gene on chromosome 3. *J Biol Chem* 268:15461–15468, 1993.
32. Byrne CD, Schwartz K, Meer K, et al: The human apolipoprotein(a)/plasminogen gene cluster contains a novel homologue transcribed in liver. *Arterioscler Thromb* 14:534–541, 1994.
33. Ichinose A: Multiple members of the plasminogen-apolipoprotein(a) gene family associated with thrombosis. *Biochemistry* 31:3113–3118, 1992.
34. Shanmukhappa K, Matte U, Degen JL, Bezerra JA: Plasmin-mediated proteolysis is required for hepatocyte growth factor activation during liver repair. *J Biol Chem* 284:12917–12923, 2009.
35. Bugge TH, Flick MJ, Daugherty CC, Degen JL: Plasminogen deficiency causes severe thrombosis but is compatible with development and reproduction. *Genes Dev* 9: 794–807, 1995.
36. Ploplis VA, Carmeliet P, Vazirzadeh S, et al: Effects of disruption of the plasminogen gene on thrombosis, growth, and health in mice. *Circulation* 92:2585–2593, 1995.
37. Drew AF, Kaufman AH, Kombrinck KW, et al: Ligneous conjunctivitis in plasminogen-deficient mice. *Blood* 91:1616–1624, 1998.
38. Pennica D, Holmes WE, Kohr WJ, et al: Cloning and expression of human tissue-type plasminogen activator cDNA in *E. coli*. *Nature* 301:214–221, 1983.
39. Tate KM, Higgins DL, Holmes WE, et al: Functional role of proteolytic cleavage at arginine-275 of human tissue plasminogen activator as assessed by site-directed mutagenesis. *Biochemistry* 26:338–343, 1987.
40. Pohl G, Kenne L, Nilsson B, Einarsson M: Isolation and characterization of three different carbohydrate chains from melanoma tissue plasminogen activator. *Eur J Biochem* 170:69–75, 1987.
41. Spellman MW, Basa LJ, Leonard CK, Chakel JA: Carbohydrate structures of tissue plasminogen activator expressed in Chinese hamster ovary cells. *J Biol Chem* 264:14100–14111, 1989.
42. Harris RJ, Leonard CK, Guzzetta AW: Tissue plasminogen activator has an *O*-linked fucose attached to threonine-61 in the epidermal growth factor domain. *Biochemistry* 30:2311–2314, 1991.
43. Ny T, Elgh F, Lund B: Structure of the human tissue-type plasminogen activator gene: Correlation of intron and exon structures to functional and structural domains. *Proc Natl Acad Sci U S A* 81:5355–5359, 1984.
44. Browne MJ, Tyrrell AWR, Chapman CG, et al: Isolation of a human tissue-type plasminogen activator genomic clone and its expression in mouse L cells. *Gene* 33:279–284, 1985.
45. Degen SJF, Rajput B, Reich E: The human tissue plasminogen activator gene. *J Biol Chem* 261:6872–6885, 1986.
46. Van Zonnefeld AJ, Veerman H, Pannekoek H: Autonomous functions of structural domains on human tissue-type plasminogen activator. *Proc Natl Acad Sci U S A* 83:4670–4674, 1986.
47. Feng P, Ohlsson M, Ny T: The structure of the TATA-less rat tissue-type plasminogen activator gene. *J Biol Chem* 265:2022–2027, 1990.
48. Kooistra T, Bosma PJ, Toet K, et al: Role of protein kinase C and cyclic adenosine monophosphate in the regulation of tissue-type plasminogen activator, plasminogen activator inhibitor-1, and platelet-derived growth factor mRNA levels in human endothelial cells. Possible involvement of proto-oncogenes c-jun and c-fos. *Arterioscler Thromb* 11:1042–1052, 1991.
49. Medcalf RL, Ruegg M, Schleuning WD: A DNA motif related to the cAMP-responsive element and an exon-located activator protein-2 binding site in the human tissue-type plasminogen activator gene promoter cooperate in basal expression and convey activation by phorbol ester and cAMP. *J Biol Chem* 265:14618–14626, 1990.
50. Kooistra T, Van den Berg J, Tons A, et al: Butyrate stimulates tissue type plasminogen activator synthesis in cultured human endothelial cells. *Biochem J* 247:605–612, 1987.
51. Diamond SL, Eskin SG, McIntire LV: Fluid flow stimulates tissue plasminogen activator secretion by cultured human endothelial cells. *Science* 243:1483–1485, 1989.
52. Hanss M, Collen D: Secretion of tissue-type plasminogen activator and plasminogen activator inhibitor by cultured human endothelial cells: Modulation by thrombin, endotoxin, and histamine. *J Lab Clin Med* 109:97–104, 1987.
53. Thompson EA, Nelles L, Collen D: Effect of retinoic acid on the synthesis of tissue-type plasminogen activator and plasminogen activator inhibitor 1 in human endothelial cells. *Eur J Biochem* 201:627–632, 1991.
54. Kooistra T, Opdenberg JP, Toet K, et al: Stimulation of tissue-type plasminogen activator synthesis by retinoids in cultured human endothelial cells and rat tissue *in vivo*. *Thromb Haemost* 65:565–572, 1991.
55. Medcalf RL, Van den Berg E, Schleuning WD: Glucocorticoid-modulated gene expression of tissue- and urinary-tyype plasminogen activator and plasminogen activator inhibitor-1 and 2. *J Cell Biol* 106:971–978, 1988.
56. Santell L, Levin EG: Cyclic AMP potentiates phorbol ester stimulation of tissue plasminogen activator release and inhibits secretion of plasminogen activator inhibitor-1 from human endothelial cells. *J Biol Chem* 263:16802–16808, 1988.
57. Levin EG, del Zoppo GJ: Localization of tissue plasminogen activator in the endothelium of a limited number of vessels. *Am J Pathol* 144:855–861, 1994.
58. Levin EG, Santell L, Osborn KG: The expression of endothelial tissue plasminogen activator in vivo: A function defined by vessel size and anatomic location. *J Cell Sci* 110:139–148, 1997.
59. Levin EG, Osborn KG, Schleuning WD: Vessel-specific gene expression in the lung: Tissue plasmingen activator is limited to bronchial arteries and pulmonary vessels of discrete size. *Chest* 114:68S, 1998.
60. Diamond SL, Sharefkin JB, Dieffenbach C, et al: Tissue plasminogen activator messenger RNA levels increase in cultured human endothelial cells exposed to laminar shear stress. *J Cell Physiol* 143:364–371, 1990.
61. O'Rourke J, Jiang X, Hao Z, et al: Distribution of sympathetic tissue plasminogen activator (tPA) to a distant microvasculature. *J Neurosci* 79:727–733, 2005.
62. Dichek D, Quertermous T: Thrombin regulation of mRNA levels of tissue plasminogen activator inhibitor-1 in cultured human umbilical vein endothelial cells. *Blood* 74:222–228, 1989.
63. Levin EG, Marotti KR, Santell L: Protein kinase C and the stimulation of tissue plasminogen activator release from human endothelial cells. *J Biol Chem* 264:16030–16036, 1989.
64. Kasai S, Arimura H, Nishida M, Suyama T: Primary structure of single-chain pro-urokinase. *J Biol Chem* 260:12382–12389, 1985.
65. Gunzler WA, Steffens GJ, Otting F, et al: Structural relationship between high and low molecular mass urokinase. *Hoppe Seylers Z Physiol Chem* 363:133–141, 1982.
66. Riccio A, Grimaldi G, Verde P, Sebastio G, Boast S, Blasi F: The human urokinase-plasminogen activator gene and its promoter. *Nucleic Acids Res* 13:2759–2771, 1985.
67. Holmes WE, Pennica D, Blaber M, et al: Cloning and expression of the gene for pro-urokinase in *Escherichia coli*. *Nat Biotechnol* 3:923, 1985.
68. Schmitt M, Wilhelm O, Janicke F, et al: Urokinase-type plasminogen activator (uPA) and its receptor (CD87): A new target in tumor invasion and metastasis. *J Obstet Gynaecol* 21:151–165, 1995.
69. Van Hinsbergh VW, Kooistra T, Van den Berg EA, et al: Tumor necrosis factor increases the production of plasminogen activator inhibitor in human endothelial cells *in vitro* and in rats *in vivo*. *Blood* 72:1467–1473, 1988.
70. Medina R, Socher SH, Han JH, Friedman PA: Interleukin-1, endotoxin, or tumor necrosis factor/cachectin enhance the level of plasminogen activator inhibitor messenger RNA in bovine aortic endothelial cells. *Thromb Res* 54:41–52, 1989.
71. Gerwin BI, Keski-Oja J, Seddon M, et al: TGF beta 1 modulation of urokinase and PAI-1 expression in human bronchial epithelial cells. *Am J Pathol* 259:262–269, 1990.
72. Stump DC, Lijnen HR, Collen D: Purification and characterization of a novel low molecular weight form of single-chain urokinase-type plasminogen activator. *J Biol Chem* 261:17120–17126, 1986.
73. Steffens GJ, Gunzler WA, Olting F, et al: The complete amino acid sequence of low molecular mass urokinase from human urine. *Hoppe Seylers Z Physiol Chem* 363:1043–1058, 1982.
74. Lijnen HR, Zamarron C, Blaber M, et al: Activation of plasminogen by prourokinase: I. Mechanism. *J Biol Chem* 261:1253–1258, 1986.
75. Gurewich V, Pannell R, Louie S, et al: Effective and fibrin-specific clot lysis by a zymogen precursor from urokinase (pro-urokinase). A study in vitro and in two animal species. *J Clin Invest* 73:1731–1739, 1984.
76. Colman RW: Activation of plasminogen by human plasma kallikrein. *Biochem Biophys Res Commun* 35:273–279, 1968.
77. Mandle RJ, Kaplan AP: Hageman factor-dependent fibrinolysis: Generation of fibrinolytic activity by the interaction of human activated factor XI and plasminogen. *Blood* 54:850–862, 1979.
78. Goldsmith GH, Saito H, Ratnoff OD: The activation of plasminogen by Hageman factor (factor XII) and Hageman factor fragments. *J Clin Invest* 62:54–60, 1978.
79. Ouimet H, Loscalzo J, Schafer AI: Fibrinolysis, in *Thrombosis and Hemorrhage*, vol 1, edited by J Loscalzo and AI Schafer, p 127. Blackwell Scientific, Boston, 1994.
80. Hiraoka N, Allen E, Apel IJ, et al: Matrix metalloproteinases regulate neovascularization by acting as pericellular fibrinolysins. *Cell* 95:365–377, 1998.
81. Hrafnkelsdottir T, Ottosson P, Gudnason T, et al: Impaired endothelial release of tissue-type plasminogen activator in patients with chronic kidney disease and hypertension. *Hypertension* 44:300–304, 2004.
82. Patrassi GM, Sartori MT, Viero ML, et al: Venous thrombosis and tissue plasminogen activator release deficiency: A family study. *Blood Coagul Fibrinolysis* 2:231–235, 1991.
83. Sjogren LS, Doroudi R, Gan L, et al: Elevated intraluminal pressure inhibits vascular tissue plasminogen activator secretion and downregulates its gene expression. *Hypertension* 35:1002–1008, 2000.
84. Carmeliet P, Schoonjans L, Kieckens L, et al: Physiological consequences of loss of plasminogen activator gene function in mice. *Nature* 368:419–424, 1994.
85. Rau JC, Beaulieu LM, Huntington JA, Church FC: Serpins in thrombosis, hemostasis

and fibrinolysis. *J Thromb Haemost* 5:102–115, 2007.
86. Aoki N: The past, present and future of plasmin inhibitor. *Thromb Res* 116:455–464, 2005.
87. Holmes WE, Nelles L, Lijnen HR: Primary structure of human alpha2-antiplasmin, a serine protease inhibitor (serpin). *J Biol Chem* 262:1659–1664, 1987.
88. Hirosawa S, Nakamura Y, Miura O, et al: Organization of the human alpha2-antiplasmin inhibitor gene. *Proc Natl Acad Sci U S A* 85:6836–6840, 1988.
89. Plow EF, Collen D: The presence and release of alpha-2-antiplasmin from human platelets. *Blood* 58:1069–1074, 1981.
90. Lijnen HR, Okada K, Matsuo O, et al: Alpha2-Antiplasmin gene deficiency in mice is associated with enhanced fibrinolytic potential without overt bleeding. *Blood* 93:2274–2281, 1999.
91. Aoki N, Moroi M, Tachiya K: Effects of alpha-2-plasmin inhibitor on fibrin clot lysis. Its comparison with alpha-2-macroglobulin. *Thromb Haemost* 39:22–31, 1978.
92. Huisman LG, Van Griensven JM, Kluft C: On the role of C1-inhibitor as inhibitor of tissue-type plasminogen activator in human plasma. *Thromb Haemost* 73:466–471, 1995.
93. Scott RW, Bergman BL, Bajpai A, et al: Protease nexin: Properties and a modified purification procedure. *J Biol Chem* 260:7029–7034, 1985.
94. Cunningham DD, Van Nostrand WE, Farrell DH, Campbell CH: Interactions of serine proteases with cultured fibroblasts. *J Cell Biochem* 32:281–291, 1986.
95. Sprengers ED, Kluft D: Plasminogen activator inhibitors. *Blood* 69:381–387, 1987.
96. Ny T, Sawdey M, Lawrence D, et al: Cloning and sequence of a cDNA coding for the human beta-migrating endothelial-cell-type plasminogen activator inhibitor. *Proc Natl Acad Sci U S A* 83:6776–6780, 1986.
97. Kruithof EK: Plasminogen activator inhibitor type 1: Biochemical, biological, and clinical aspects. *Fibrinolysis* 2:59–70, 1988.
98. Samad F, Yamamoto K, Loskutoff DJ: Distribution and regulation of plasminogen activator inhibitor-1 in murine adipose tissue *in vivo*. *J Clin Invest* 97:37–46, 1996.
99. Sawdey M, Podor TJ, Loskutoff DJ: Regulation of type-1 plasminogen activator inhibitor gene expression in cultured bovine aortic endothelial cells. *J Biol Chem* 264:10396–10401, 1989.
100. Van den Berg EA, Sprengers ED, Jaye M, et al: Regulation of plasminogen activator inhibitor-1 mRNA in human endothelial cells. *Thromb Haemost* 60:63–67, 1988.
101. Van Hinsbergh VW, Van den Berg EA, Fiers W, Dooijewaard G: Tumor necrosis factor induces the production of urokinase-type plasminogen activator by human endothelial cells. *Blood* 75:1991–1998, 1990.
102. Loskutoff DJ, Linders M, Keijer J, et al: Structure of the human plasminogen activator inhibitor-1 gene: Non-random distribution of introns. *Biochemistry* 26:3763–3768, 1987.
103. Mottonen J, Strand A, Symersky J, et al: Structural basis of latency in plasminogen activator inhibitor-1. *Nature* 355:270–273, 1992.
104. Declerck PJ, De Mol M, Alessi MC, et al: Purification and characterization of a plasminogen activator inhibitor-1 binding protein from human plasma. Identification as multimeric form of S protein (vitronectin). *J Biol Chem* 263:15454–15461, 1988.
105. Dupont DM, Madsen JB, Kristensen T, et al: Biochemical properties of plasminogen activator inhibitor-1. *Front Biosci* 14:1337–1361, 2009.
106. Kruithof EK: Regulation of plasminogen activator inhibitor type 1 gene expression by inflammatory mediators and statins. *Thromb Haemost* 100:969–975, 2008.
107. Nagamine Y: Transcriptional regulation of the plasminogen activator inhibitor type 1—With an emphasis on negative regulation. *Thromb Haemost* 100:1007–1013, 2008.
108. Bosma PJ, Van den Berg EA, Kooistra T, et al: Human plasminogen activator inhibitor-1 gene: Promoter and structural nucleotide sequences. *J Biol Chem* 263:9129–9141, 1988.
109. Van Zonnefeld AJ, Curriden SA, Loskutoff DJ: Type 1 plasminogen activator inhibitor gene: Functional analysis and glucocorticoid regulation of its promoter. *Proc Natl Acad Sci U S A* 85:5525–5529, 1988.
110. Westerhausen DR, Hopkins WE, Billadello JJ: Multiple transforming growth factor beta-inducible elements regulate expression of the plasminogen activator inhibitor type-1 gene in HepG2 cells. *J Biol Chem* 266:1092–1100, 1991.
111. Keeton MR, Curriden SA, Van Zonneveld AJ, Loskutoff DJ: Identification of regulatory sequences in the type 1 plasminogen activator inhibitor gene responsive to transforming growth factor. *J Biol Chem* 266:23048–23052, 1991.
112. Van Hinsbergh VW, Bauer KA, Kooistra T, et al: Progress of fibrinolysis during tumor necrosis factor infusions in humans. Concomitant increase in tissue-type plasminogen activator, plasminogen activator inhibitor type-1, and fibrin(ogen) degradation products. *Blood* 76:2284–2289, 1990.
113. Schleef RR, Bevilacqua MP, Sawdey M, et al: Cytokine activation of vascular endothelium: Effects on tissue-type plasminogen activator and type 1 plasminogen activator inhibitor. *J Biol Chem* 263:5797–5803, 1988.
114. Craik CS, Rutter WJ, Fletternick R: Splice junctions: Association with variation in protein structure. *Science* 220:1125–1129, 1983.
115. Stiko-Rahm A, Wiman B, Hamsten A, Nilsson J: Secretion of plasminogen activator inhibitor-1 from cultured human umbilical vein endothelial cells is induced by very low density lipoprotein. *Arteriosclerosis* 10:1067–1073, 1990.
116. Etingin OR, Hajjar DP, Hajjar KA, et al: Lipoprotein(a) regulates plasminogen activator inhibitor-1 expression in endothelial cells. *J Biol Chem* 266:2459–2465, 1990.
117. Vaughan DE, Lazos SA, Tong K: Angiotensin II regulates the expression of plasminogen activator inhibitor-1 in cultured endothelial cells. A potential link between the renin-angiotensin system and thrombosis. *J Clin Invest* 95:995–1001, 1995.
118. Gelehrter TD, Scyncer-Laszuk R. Thrombin induction of plasminogen activator-inhibitor synthesis in vitro. *J Clin Invest* 77:165–169, 1986.
119. Van Hinsbergh VW, Sprengers ED, Kooistra T: Effect of thrombin on the production of plasminogen activators and PA inhibitor-1 by human foreskin microvascular endothelial cells. *Thromb Haemost* 57:148–153, 1987.
120. Scarpati EM, Sadler JE: Regulation of endothelial cell coagulant properties. Modulation of tissue factor, plasminogen activator inhibitors, and thrombomodulin by phorbol 12-myristate 13-acetate and tumor necrosis factor. *J Biol Chem* 264:20705–20713, 1989.
121. Konkle BA, Kollros PR, Kelly MD: Heparin-binding growth factor-1 modulation of plasminogen activator inhibitor-1 expression. *J Biol Chem* 265:21867–21873, 1990.
122. Erickson LA, Fici GJ, Lund JE, et al: Development of venous occlusions in transgenic mice for the plasminogen activator inhibitor-1 gene. *Nature* 346:74–76, 1990.
123. Carmeliet P, Kieckens L, Schoonjans L, et al: Plasminogen activator inhibitor-1 gene-deficient mice: I. Generation by homologous recombination and characterization. *J Clin Invest* 92:2746–2755, 1993.
124. Carmeliet P, Stassen JM, Schoonjans L, et al: Plasminogen activator inhibitor-1 gene-deficient mice. II. Effects on hemostasis, thrombosis, and thrombolysis. *J Clin Invest* 92:2756–2760, 1993.
125. Fay WP, Shapiro AD, Shih JL, et al: Complete deficiency of plasminogen activator inhibitor type 1 due to a frame-shift mutation. *N Engl J Med* 327:1729–1733, 1992.
126. Ye RD, Wun TC, Sadler JE: CDNA cloning and expression in Escherichia coli of a plasminogen activator inhibitor from human placenta. *J Biol Chem* 262:3718–3725, 1987.
127. Ye RD, Aherns SM, Le Beau MM, et al: Structure of the gene for human plasminogen activator inhibitor-2. The nearest mammalian homologue of chicken ovalbumin. *J Biol Chem* 264:5495–5502, 1989.
128. Ogbourne SM, Antalis TM: Characterization of PAUSE-1, a powerful silencer in the human plasminogen activator inhibitor type 2 gene promoter. *Nucleic Acids Res* 29:3919–3927, 2001.
129. Antalis TM, Clok MA, Barnes T, et al: Cloning and expression of a cDNA coding for a human monocyte-derived plasminogen activator inhibitor. *Proc Natl Acad Sci U S A* 85:985–989, 1988.
130. Schleuning WD, Medcalf RL, Hession C, et al: Plasminogen activator inhibitor 2: Regulation of gene transcription during phorbol ester-mediated differentiation of U-937 human histiocytic lymphoma cells. *Mol Cell Biol* 7:4564–4567, 1987.
131. Chapman HA, Stone OL: A fibrinolytic inhibitor of human alveolar macrophages. Induction with endotoxin. *Am Rev Respir Dis* 132:569–575, 1985.
132. Nesheim M, Wang W, Boffa M, et al: Thrombin, thrombomodulin and TAFI in the molecular link between coagulation and fibrinolysis. *Thromb Haemost* 78:386–391, 1997.
133. Mosnier LO, Bouma BN: Regulation of fibrinolysis by thrombin activatable fibrinolysis inhibitor, an unstable carboxypeptidase B that unites the pathways of coagulation and fibrinolysis. *Arterioscler Thromb Vasc Biol* 26:2445–2453, 2006.
134. Bajzar L, Manuel R, Nesheim M: Purification and characterization of TAFI, a thrombin activatable fibrinolysis inhibitor. *J Biol Chem* 270:14477–14484, 1995.
135. Eaton DL, Malloy BE, Tsai SP, et al: Isolation, molecular cloning, and partial characterization of a novel carboxypeptidase B from plasma. *J Biol Chem* 269:21833–21834, 1991.
136. Wang W, Hendriks DF, Scharpe SS: Carboxypeptidase U, a plasma carboxypeptidase with high affinity for plasminogen. *J Biol Chem* 269:15937–15944, 1994.
137. Bajzar L, Nesheim ME, Tracy PB: The profibrinolytic effect of activated protein C in clots formed from plasma is TAFI-dependent. *Blood* 88:2093–2100, 1996.
138. Bajzar L, Morser J, Nesheim M: TAFI, or plasma procarboxypeptidase B, couples the coagulation and fibrinolytic cascades through the thrombin-thrombomodulin complex. *J Biol Chem* 271:16603–16608, 1996.
139. Minnema MC, Friederich PW, Levi M, et al: Enhancement of rabbit jugular vein thrombolysis by neutralization of factor XI: *In vivo* evidence for a role of factor XI as an anti-fibrinolytic factor. *J Clin Invest* 101:10–14, 1998.
140. Nagashima M, Yin ZF, Zhao L, et al: Thrombin-activatable fibrinolysis inhibitor (TAFI) deficiency is compatible with murine life. *J Clin Invest* 109(101):110, 2002.
141. Wang X, Smith PL, Hsu MY, et al: Deficiency in thrombin-activatable fibrinolysis inhibitor (TAFI) protected mice from ferric chloride-induced vena cava thrombosis. *J Thromb Thrombolysis* 23:41–49, 2007.
142. Mao SS, Holahan MA, Bailey C, et al: Demonstration of enhanced endogenous fibrinolysis in thrombin activatable fibrinolysis inhibitor-deficient mice. *Blood Coagul Fibrinolysis* 16:407–415, 2005.
143. Redlitz A, Tan AK, Eaton D, Plow EF: Plasma carboxypeptidases as regulators of the plasminogen system. *J Clin Invest* 96:2534–2538, 1995.
144. Miles LA, Dahlberg CM, Plescia J, et al: Role of cell surface lysines in plasminogen binding to cells: Identification of alpha-enolase as a candidate plasminogen receptor. *Biochemistry* 30:1682–1691, 1991.
145. Miles LA, Ginsberg MA, White JG, Plow EF: Plasminogen interacts with platelets through two distinct mechanisms. *J Clin Invest* 77:2001–2009, 1986.
146. Kanalas JJ, Makker SP: Identification of the rat Heymann nephritis autoantigen (GP330) as a receptor site for plasminogen. *J Biol Chem* 266:10825–10829, 1991.
147. Barnathan ES, Kuo A, Van der Keyl H, et al: Tissue-type plasminogen activator binding to human endothelial cells: Evidence for two distinct binding sites. *J Biol Chem* 263:7792–7799, 1988.
148. Hajjar KA: The endothelial cell tissue plasminogen activator receptor: Specific interaction with plasminogen. *J Biol Chem* 266:21962–21970, 1991.
149. Hajjar KA, Hamel NM: Identification and characterization of human endothelial cell membrane binding sites for tissue plasminogen activator and urokinase. *J Biol Chem* 265:2908–2916, 1990.
150. Das R, Burke T, Plow EF: Histone H2B as a functionally important plasminogen receptor on macrophages. *Blood* 110:3763–3772, 2007.
151. Lighvani S, Baik N, Diggs JE, et al: Regulation of macrophage migration by a novel plasminogen receptor Plg-R_{KT}. *Blood* 118:5622–5630, 2011.
152. D'Alessio S, Blasi F: The urokinase receptor as an entertainer of signal transduction. *Front Biosci* 14:4575–4587, 2009.
153. Montuori N, Ragno P: Multiple activities of a multifaceted receptor: Roles of cleaved and soluble uPAR. *Front Biosci* 14:2492–2503, 2009.
154. Roldan AL, Cubellis MV, Masucci MT, et al: Cloning and expression of the receptor for human urokinase plasminogen activator, a central molecule in cell surface, plasmin-dependent proteolysis. *EMBO J* 9:467–474, 1990.
155. Casey JR, Petranka JG, Kottra J, et al: The structure of the urokinase-type plasminogen activator receptor gene. *Blood* 84:1151–1156, 1994.
156. Behrendt N, Ronne E, Ploug M, et al: The human receptor for urokinase plasminogen receptor. *J Biol Chem* 265:6453–6460, 1990.
157. Ploug M, Ronne E, Behrendt N, et al: Cellular receptor for urokinase plasminogen acti-

vator. Carboxyl-terminal processing and membrane anchoring by glycosylphosphatidylinositol. *J Biol Chem* 266:1926–1933, 1991.
158. Cubellis MV, Andreasson P, Ragno P, et al: Accessibility of receptor-bound urokinase to type-1 plasminogen activator inhibitor. *Proc Natl Acad Sci U S A* 86:4828–4832, 1989.
159. Ellis V, Wun TC, Behrendt N, et al: Inhibition of receptor-bound urokinase by plasminogen activator inhibitor. *J Biol Chem* 265:9904–9908, 1990.
160. Cubellis MV, Wun TC, Blasi F: Receptor-mediated internalization and degradation of urokinase is caused by its specific inhibitor PAI-1. *EMBO J* 9:1079–1085, 1990.
161. Ellis V, Behrendt N, Dano K: Plasminogen activation by receptor-bound urokinase. *J Biol Chem* 266:12752–12758, 1991.
162. Kugler MC, Wei Y, Chapman HA: Urokinase receptor and integrin interactions. *Curr Pharm Des* 9:1565–1574, 2003.
163. Bugge TH, Suh TT, Flick MJ, et al: The receptor for urokinase-type plasminogen activator is not essential for mouse development or fertility. *J Biol Chem* 270:16886–16894, 1995.
164. Dewerchin M, Van Nuffelen A, Wallays G, et al: Generation and characterization of urokinase receptor-deficient mice. *J Clin Invest* 97:870–878, 1996.
165. Waltz DA, Chapman HA: Reversible cellular adhesion to vitronectin linked to urokinase receptor occupancy. *J Biol Chem* 269:14746–14750, 1994.
166. Wei Y, Waltz DA, Rao N, et al: Identification of the urokinase receptor as an adhesion receptor for vitronectin. *J Biol Chem* 269:32380–32388, 1994.
167. Wei Y, Lukashev M, Simon DI, et al: Regulation of integrin function by the urokinase receptor. *Science* 273:1551–1555, 1996.
168. Xue W, Kindzelskii AL, Todd RF, Petty HR: Physical association of complement receptor type 3 and urokinase-type plasminogen activator in neutrophil membranes. *J Immunol* 152:4630–4640, 1994.
169. Stahl A, Mueller BM: The urokinase-type plasminogen activator receptor, a GPI-linked protein, is localized in caveolae. *J Cell Biol* 129:335–344, 1995.
170. Anderson RG: Caveolae: Where incoming and outgoing messengers meet. *Proc Natl Acad Sci U S A* 90:10909–10913, 1993.
171. Okamoto T, Schlegel A, Scherer PE, Lisanti MP: Caveolins, a family of scaffolding proteins for organizing "preassembled signaling complexes" at the plasma membrane. *J Biol Chem* 273:5419–5422, 1998.
172. Gerke V, Creutz CE, Moss SE: Annexins: Linking Ca++ signalling to membrane dynamics. *Nat Rev Mol Cell Biol* 6(6):449–461, 2005.
173. Flood EC, Hajjar KA: The annexin A2 system and vascular homeostasis. *Vascul Pharmacol* 54:59–67, 2011.
174. Luo M, Hajjar KA: Annexin A2 system in human biology: Cell surface and beyond. *Semin Thromb Hemost* 39(4):338–346, 2013.
175. Chung CY, Erickson HP: Cell surface annexin II is a high affinity receptor for the alternatively spliced segment of tenascin-C. *J Cell Biol* 126:539–548, 1994.
176. Wright JF, Kurosky A, Wasi S: An endothelial cell-surface form of annexin II binds human cytomegalovirus. *Biochem Biophys Res Commun* 198:983–989, 1994.
177. Kassam G, Choi KS, Ghuman J, et al: The role of annexin II tetramer in the activation of plasminogen. *J Biol Chem* 273:4790–4799, 1998.
178. Siever DA, Erickson HP: Extracellular annexin II. *Int J Biochem Cell Biol* 29:1219–1223, 1997.
179. Falcone DJ, Borth W, Faisal Khan KM, Hajjar KA: Plasminogen-mediated matrix invasion and degradation by macrophages is dependent on surface expression of annexin II. *Blood* 97:777–784, 2001.
180. Brownstein C, Deora AB, Jacovina AT, et al: Annexin II mediates plasminogen-dependent matrix invasion by human monocytes: Enhanced expression by macrophages. *Blood* 103:317–324, 2004.
181. Menell JS, Cesarman GM, Jacovina AT, et al: Annexin II and bleeding in acute promyelocytic leukemia. *N Engl J Med* 340:994–1004, 1999.
182. Lee TH, Rhim. T, Kim SS: Prothrombin kringle 2 domain has a growth inhibitory activity against basic fibroblast growth factor-stimulated capillary endothelial cells. *J Biol Chem* 273:28805–28812, 1998.
183. Tressler RJ, Updyke TV, Yeatman TJ, Nicolson GL: Extracellular annexin is associated with divalent cation-dependent tumor cell adhesion of metastatic RAW 117 large-cell lymphoma cells. *J Cell Biochem* 53:265–276, 1993.
184. Yeatman TJ, Updyke TV, Kaetzel MA, et al: Expression of annexins on the surfaces of non-metastatic human and rodent tumor cells. *Clin Exp Metastasis* 11:37–44, 1993.
185. Tressler RJ, Nicolson GL: Butanol-extractable and detergent-solubilized cell surface components from murine large cell lymphoma cells associated with adhesion to organ microvessel endothelial cells. *J Cell Biochem* 48:162–171, 1992.
186. Swairjo MA, Seaton BA: Annexin structure and membrane interactions: A molecular perspective. *Annu Rev Biophys Biomol Struct* 23:193–213, 1994.
187. Spano F, Raugei G, Palla E, et al: Characterization of the human lipocortin-2-encoding multigene family: Its structure suggests the existence of a short amino acid unit undergoing duplication. *Gene* 95:243–251, 1990.
188. Cesarman GM, Guevara CA, Hajjar KA: An endothelial cell receptor for plasminogen/tissue plasminogen activator: II. Annexin II-mediated enhancement of t-PA-dependent plasminogen activation. *J Biol Chem* 269:21198–21203, 1994.
189. Deora AB, Kreitzer G, Jacovina AT, Hajjar KA: An annexin 2 phosphorylation switch mediates its p11-dependent translocation to the cell surface. *J Biol Chem* 279:43411–43418, 2004.
190. Hajjar KA, Guevara CA, Lev E, et al: Interaction of the fibrinolytic receptor, annexin II, with the endothelial cell surface: Essential role of endonexin repeat 2. *J Biol Chem* 271:21652–21659, 1996.
191. He K, Deora AB, Xiong H, et al: Endothelial cell annexin A2 regulates polyubiquitination and degradation of its binding partner, S100A10/p11. *J Biol Chem* 283:19192–19200, 2008.
192. Hajjar KA, Gavish D, Breslow J, Nachman RL: Lipoprotein(a) modulation of endothelial cell surface fibrinolysis and its potential role in atherosclerosis. *Nature* 339:303–305, 1989.
193. Hajjar KA, Mauri L, Jacovina AT, et al: Tissue plasminogen activator binding to the annexin II tail domain: Direct modulation by homocysteine. *J Biol Chem* 273:9987–9993, 1998.
194. Kraus JP: Molecular basis of phenotype expression in homocystinuria. *J Inherit Metab Dis* 17:383–390, 1994.
195. Boushey CJ, Beresford SA, Omenn GS, Motulsky AG: A quantitative assessment of plasma homocysteine as a risk factor for vascular disease. *JAMA* 274:1049–1057, 1995.
196. Refsum H, Ueland PM, Nygard O, Vollset SE: Homocysteine and cardiovascular disease. *Annu Rev Med* 49:31–62, 1998.
197. Hajjar KA: Homocysteine-induced modulation of tissue plasminogen activator binding to its endothelial cell membrane receptor. *J Clin Invest* 91:2873–2879, 1993.
198. Jacovina AT, Deora AB, Ling Q, et al: Homocysteine inhibits neoangiogenesis in mice through blockade of annexin A2-dependent fibrinolysis. *J Clin Invest* 119:3384–3394, 2009.
199. Surette AP, Madureira PA, Phipps KD, et al: Regulation of fibrinolysis by S100A10 *in vivo*. *Blood* 118:3172–3181, 2011.
200. O'Connell PA, Surette AP, Liwski RS, et al: S100A10 regulates plasminogen-dependent macrophage invasion. *Blood* 116:1136–1146, 2010.
201. O'Connell PA, Madureira PA, Berman JN, et al: Regulation of S100A10 by the PML-RARalpha oncoprotein. *Blood* 117:4095–4105, 2011.
202. Ishii H, Yoshida M, Hiraoka M, et al: Recombinant annexin II modulates impaired fibrinolytic activity *in vitro* and in rat carotid artery. *Circ Res* 89:1240–1245, 2001.
203. Cesarman-Maus G, Cantu-Brito C, Barinagarrementeria F, et al: Autoantibodies against the fibrinolytic receptor, annexin A2, in cerebral venous thrombosis. *Stroke* 42:501–503, 2011.
204. Cesarman-Maus G, Rios-Luna NP, Deora AB, et al: Autoantibodies against the fibrinolytic receptor, annexin 2, in antiphospholipid syndrome. *Blood* 107:4375–4382, 2006.
205. Ling Q, Jacovina AT, Deora AB, et al: Annexin II is a key regulator of fibrin homeostasis and neoangiogenesis. *J Clin Invest* 113:38–48, 2004.
206. Bu G, Warshawsky I, Schwartz AL: Cellular receptors for the plasminogen activators. *Blood* 83:3427–3436, 1994.
207. Lillis AP, Van Duyn LB, Murphy-Ullrich J, Strickland DK: LDL receptor-related protein 1: Unique tissue-specific functions revealed by selective gene knockout studies. *Physiol Rev* 88:887–918, 2008.
208. Herz J, Goldstein JL, Strickland DK, et al: 39 kDa protein modulates binding of ligands to low density lipoprotein receptor-related protein/alpha-2-macroglobulin receptor. *J Biol Chem* 266:21232–21238, 1991.
209. Herz J, Clouthier DE, Hammer RE: LDL receptor-related protein internalizes and degrades uPA-PAI-1 complexes and is essential for embryo implantation. *Cell* 71: 411–421, 1992.
210. Herz J, Clouthier DE, Hammer RE: Correction: LDL receptor-related protein internalizes and degrades uPA-PAI-1 complexes and is essential for embryo implantation. *Cell* 73:428, 1993.
211. Otter M, Barrett-Bergshoeff MM, Rijken DC: Binding of tissue type plasminogen activator by the mannose receptor. *J Biol Chem* 266:13931–13935, 1991.
212. Hajjar KA, Reynolds CM: Alpha-fucose-mediated binding and degradation of tissue plasminogen activator by HepG2 cells. *J Clin Invest* 93:703–710, 1994.
213. Narita M, Bu G, Herz J, Schwartz AL: Two receptor systems are involved in the plasma clearance of tissue-type plasminogen activator (t-PA) *in vivo*. *J Clin Invest* 96: 1164–1168, 1995.
214. Bailey K, Bettelheim FR, Lorand L, Middlebrook WR: Action of thrombin in the clotting of fibrinogen. *Nature* 167:233–234, 1951.
215. Doolittle RF, Stamatoyannopoulos G, Nienhuis AW, et al: The molecular biology of fibrin, in *The Molecular Basis of Blood Diseases*, vol 2, edited by G Stamatoyannopoulos, pp 701–723. WB Saunders, Philadelphia, 1994.
216. Marder VJ, Budzinski AZ: Data for defining fibrinogen and its plasmic degradation products. *Thromb Diath Haemorrh* 33:199–207, 1975.
217. Furlan M, Kemp G, Beck EA: Plasmic degradation of fibrinogen. *Biochim Biophys Acta* 400:95–111, 1975.
218. Gaffney PJ, Dobos P: A structural aspect of human fibrinogen suggested by its plasmin degradation. *FEBS Lett* 15:13–16, 1971.
219. Latallo ZS, Flether AP, Alkjaersig N, Sherry S: Inhibition of fibrin polymerization by fibrinogen proteolysis products. *Am J Physiol* 202:681–686, 1962.
220. Pizzo SV, Schwartz ML, Hill RL, McKee PA: The effect of plasmin on the subunit structure of human fibrin. *J Biol Chem* 248:4574–4583, 1973.
221. Culasso DE, Donati MB, DeGaetano G, et al: Inhibition of human platelet aggregation by plasmin digests of human and bovine preparations: Role of contaminating factor VIII-related material. *Blood* 44:169–175, 1974.
222. Buluk K, Malofiejew M: The pharmacologic properties of fibrinogen degradation products. *Br J Pharmacol* 35(1):79–89, 1969.
223. Richardson DL, Pepper DS, Kay AB: Chemotaxis for human monocytes by fibrinogen degradation products. *Br J Haematol* 32(4):507–513, 1976.
224. Girmann G, Pees H, Schwarze G, Scheulen PG: Immunosuppression by micromolecular fibrin-fibrinogen degradation products in cancer. *Nature* 259:399–391, 1976.
225. Wiman B, Collen D: On the kinetics of the reaction between human antiplasmin and plasmin. *Eur J Biochem* 84:573–578, 1978.
226. Van Zonnefeld AJ, Veerman H, Pannekoek H: On the interaction of the finger and the kringle-2 domain of tissue-type plasminogen activator with fibrin: Inhibition of kringle-1 binding to fibrin by epsilon-aminocaproic acid. *J Biol Chem* 261:14214–14218, 1986.
227. Camiolo SM, Thorsen S, Astrup T: Fibrinogenolysis and fibrinolysis with tissue plasminogen activator, urokinase, streptokinase-activated human globulin and plasmin. *Proc Soc Exp Biol Med* 138:277–280, 1971.
228. Pannell R, Black J, Gurewich V: Complementary modes of action of tissue-type plasminogen activator and pro-urokinase by which their synergistic effect on clot lysis may be explained. *J Clin Invest* 81:853–859, 1988.
229. Bell W: Fibrinolytic therapy: Indications and management, in *Hematology: Basic Principles and Practice*, vol 2, edited by R Hoffman, EJ Benz, SJ Shattil, B Furie, HJ Cohen, LE Silberstein, pp 1814–1829. Churchill Livingstone, New York, 1995.
230. Coligan JE, Slayter HS: Structure of thrombospondin. *J Biol Chem* 259:3944–3948, 1984.

231. Ott U, Odermatt E, Engel J, et al: Protease resistance and conformation of laminin. *Eur J Biochem* 123:63–72, 1982.
232. Aplin JD, Hughes RC: Complex carbohydrates of the extracellular matrix structures, interactions, and biologic roles. *Biochim Biophys Acta* 694:375–418, 1982.
233. Marder VJ, Sherry S: Thrombolytic therapy: Current status. *N Engl J Med* 318:1512–1520, 1988.
234. Unkeless JC, Gordon S, Reich E: Secretion of plasminogen activator by stimulated macrophages. *J Exp Med* 139:834–850, 1974.
235. Ossowski L, Reich E: Antibodies to plasminogen activator inhibit human tumor metastasis. *Cell* 35:611–619, 1983.
236. Strickland S, Reich E, Sherman MI: Plasminogen activator in early embryogenesis: Enzyme production by trophoblast and parietal endoderm. *Cell* 9:231–240, 1976.
237. Strickland SE, Beers WH: Studies on the role of plasminogen activator in ovulation. *J Biol Chem* 254:5694–5702, 1976.
238. Moonen G, Grau-Wagemans MP, Selak I: Plasminogen activator-plasmin system and neuronal migration. *Nature* 298:753–755, 1982.
239. Pittman RN, Ivins JK, Buettner HM: Neuronal plasminogen activators: Cell surface binding sites and involvement in neurite outgrowth. *J Neurosci* 9:4269–4286, 1989.
240. Virji MA, Vassalli JD, Estensen D, Reich E: Plasminogen activator of islets of Langerhans: Modulation by glucose and correlation with insulin production. *Proc Natl Acad Sci U S A* 77:875–879, 1980.
241. Russell J, Schneider AB, Katzhendler J, et al: Modification of human placental lactogen with plasmin. *J Biol Chem* 254:2296–2302, 1979.
242. Loskutoff DJ, Quigley JP: PAI-1, fibrosis, and the elusive provisional fibrin matrix. *J Clin Invest* 106:1441–1443, 2000.
243. Romer J, Bugge TH, Pyke C, et al: Impaired wound healing in mice with a disrupted plasminogen gene. *Nat Med* 2:287–292, 1996.
244. Bugge TH, Kombrinck KW, Flick MJ, et al: Loss of fibrinogen rescues mice from the pleiotropic effects of plasminogen deficiency. *Cell* 87:709–719, 1996.
245. Ploplis VA, French EL, Carmeliet P, et al: Plasminogen deficiency differentially affects recruitment of inflammatory cell populations in mice. *Blood* 91:2005–2009, 1998.
246. Carmeliet P, Moons L, Ploplis VA, et al: Impaired arterial neointima formation in mice with disruption of the plasminogen gene. *J Clin Invest* 99:200–208, 1997.
247. Coleman JL, Gebbia JA, Piesman J, et al: Plasminogen is required for efficient dissemination of B. burfdorferi in ticks and for enhancement of spirochetemia in mice. *Cell* 89:1111–1119, 1997.
248. Chen ZL, Strickland SE: Neuronal death in the hippocampus is promoted by plasmin-catalyzed degradation of laminin. *Cell* 91:917–925, 1997.
249. Chapman HA: Disorders of lung matrix remodeling. *J Clin Invest* 113:148–157, 2004.
250. Hattori N, Degen JL, Sisson TH, et al: Bleomycin-induced pulmonary fibrosis in fibrinogen-null mice. *J Clin Invest* 106:1341–1350, 2000.
251. Eitzman DT, McCoy RD, Zheng X, et al: Bleomycin-induced pulmonary fibrosis in transgenic mice that either lack or overexpress the murine plasminogen activator inhibitor-1 gene. *J Clin Invest* 97:232–237, 1996.
252. Olman MA, Mackman N, Gladson CL, et al: Changes in procoagulant and fibrinolytic gene expression during bleomycin-induced lung injury in the mouse. *J Clin Invest* 96:1621–1630, 1995.
253. Fujimoto H, Gabazza EC, Taguchi O, et al: Thrombin-activatable fibrinolysis inhibitor deficiency attenuates bleomycin-induced lung fibrosis. *Am J Pathol* 168:1086–1096, 2006.
254. Sisson TH, Hanson KE, Subbotina N, et al: Inducible lung-specific urokinase expression reduces fibrosis and mortality after lung injury in mice. *Am J Physiol Lung Cell Mol Physiol* 283:L1023–L1032, 2002.
255. Krishnan S, Deora AB, Annes JP, et al: Annexin II-mediated plasmin generation activates TGF-beta3 during epithelial-mesenchymal transformation in the developing avian heart. *Dev Biol* 265:140–154, 2004.
256. Sporn MB, Roberts AB, Wakefield LM, Assoian RK: Transforming growth factor-beta: Biological function and chemical structure. *Science* 233:532–534, 1986.
257. Lyons RM, Gentry LE, Purchio AF, Moses HL: Mechanism of activation of latent recombinant transforming growth factor betal by plasmin. *J Cell Biol* 110:1361–1367, 1990.
258. Konstantinides S, Schafer K, Loskutoff DJ: Do PAI-1 and vitronectin promote or inhibit neointima formation? *Arterioscler Thromb Vasc Biol* 22:1943–1945, 2002.
259. Ross R: Atherosclerosis: An inflammatory disease. *N Engl J Med* 340:115–126, 1999.
260. Konstantinides S, Schafer K, Thinnes T, Loskutoff DJ: Plasminogen activator inhibitor-1 and its cofactor vitronectin stabilize arterial thrombi following vascular injury in mice. *Circulation* 103:576–583, 2001.
261. Peng L, Bhatia N, Parker AC, et al: Endogenous vitronectin and plasminogen activator inhibitor-1 promote neointima formation in murine carotid arteries. *Arterioscler Thromb Vasc Biol* 22:934–939, 2002.
262. Engelse MA, Hanemaaijer R, Koolwijk P, Van Hinsbergh VW: The fibrinolytic system and matrix metalloproteinases in angiogenesis and tumor progression. *Semin Thromb Hemost* 30:71–82, 2004.
263. Hajjar KA, Deora AB: New concepts in fibrinolysis and angiogenesis. *Curr Atheroscler Rep* 2:417–421, 2000.
264. Bajou K, Noel A, Gerard RD, et al: Absence of host plasminogen activator inhibitor 1 prevents cancer invasion and vascularization. *Nat Med* 4:923–928, 1998.
265. Rakic JM, Lambert V, Munaut C, et al: Mice without uPA, tPA, or plasminogen genes are resistant to experimental choroidal neovascularization. *Invest Ophthalmol Vis Sci* 44:1732–1739, 2003.
266. Lambert V, Munaut C, Noel A, et al: Influence of plasminogen activator inhibitor type 1 on choroidal neovascularization. *FASEB J* 15:1021–1027, 2001.
267. Bajou K, Peng H, Laug WE, et al: Plasminogen activator inhibitor-1 protects endothelial cells from FasL-mediated apoptosis. *Cancer Cell* 14:324–334, 2008.
268. Vogten JM, Reijerkerk A, Meijers JC, et al: The role of the fibrinolytic system in corneal angiogenesis. *Angiogenesis* 6:311–316, 2003.
269. Drinane M, Mollmark J, Zagorchev L, et al: The antiangiogenic activity of rPAI-1 23 inhibits vasa vasorum and growth of atherosclerotic plaque. *Circ Res* 104:337–345, 2009.
270. Huang B, Deora AB, He K, et al: Hypoxia-inducible factor-1 drives annexin A2 system-mediated perivascular fibrin clearance in oxygen-induced retinopathy in mice. *Blood* 118:2918–2929, 2011.
271. Aoki N, Moroi M, Sakata Y, et al: Abnormal plasminogen: A hereditary molecular abnormality found in a patient with recurrent thrombosis. *J Clin Invest* 61:1186–1195, 1978.
272. Schuster V, Hugle B, Tefs K: Plasminogen deficiency. *J Thromb Haemost* 5:2315–2322, 2007.
273. Demarmels Biasiutti F, Sulzer I, Stucki B, et al: Is plasminogen deficiency a thrombotic risk factor? A study on 23 thrombophilic patients and their family members. *Thromb Haemost* 80:167–170, 1998.
274. Sartori MT, Patrassi GM, Theodoridis P, et al: Heterozygous type I plasminogen deficiency is associated with an increased risk for thrombosis: A statistical analysis of 20 kindreds. *Blood Coagul Fibrinolysis* 5:889–893, 1994.
275. Shigekiyo T, Uno Y, Tomonari A, et al: Type I congenital plasminogen deficiency is not a risk factor for thrombosis. *Thromb Haemost* 67:189–192, 1992.
276. Tait RC, Walker ID, Conkie JA, et al: Isolated familial plasminogen deficiency may not be a risk factor for thrombosis. *Thromb Haemost* 76:1004–1008, 1996.
277. Azuma H, Mima N, Shirakawa M, et al: Molecular pathogenesis of type I congenital plasminogen deficiency: Expression of recombinant human mutant plasminogens in mammalian cells. *Blood* 89:183–190, 1997.
278. Ichinose A, Espling ES, Takamatsu J, et al: Two types of abnormal genes for plasminogen in families with a predisposition for thrombosis. *Proc Natl Acad Sci U S A* 88:115–119, 1991.
279. Schott D, Dempfle CE, Beck P, et al: Therapy with a purified plasminogen concentrate in an infant with ligneous conjunctivitis and homozygous plasminogen deficiency. *N Engl J Med* 339:1679–1686, 1998.
280. Robbins KC: Dysplasminogenemia. *Prog Cardiovasc Dis* 34:295–308, 1992.
281. Tsutsumi S, Saito T, Sakata T, et al: Genetic diagnosis of dysplasminogenemia: Detection of an Ala601-Thr mutation in 118 out of 125 families and identification of a new Asp676-Asn mutation. *Thromb Haemost* 76:135–138, 1996.
282. Lijnen HR, Collen D: Congenital and acquired deficiencies of components of the fibrinolytic system and their relationship to bleeding or thrombosis. *Fibrinolysis* 3:67–77, 1989.
283. Rakoczi I, Chamone D, Collen D, Verstraete M: Prediction of postoperative leg vein thrombosis in gynaecological patients. *Lancet* 1:509–510, 1978.
284. Nilsson IM, Ljungner H, Tengborn L: Two different mechanisms in patients with venous thrombosis and defective fibrinolysis: Low concentrations of plasminogen activator or increased concentration of plasminogen activator inhibitor. *Br Med J* 290:1453–1456, 1985.
285. Meltzer ME, Doggen CJ, De Groot PG, et al: The impact of the fibrinolytic system on the risk of venous and arterial thrombosis. *Semin Thromb Hemost* 35:469–477, 2009.
286. Meltzer ME, Doggen CJ, De Groot PG, et al: Reduced plasma fibrinolytic capacity as a potential risk factor for a first myocardial infarction in young men. *Br J Haematol* 145:121–127, 2009.
287. Hamsten A, Wiman B, De Faire U, Blomback M: Increased plasma levels of a rapid inhibitor of tissue plasminogen activator in young survivors of myocardial infarction. *N Engl J Med* 313:1557–1563, 1985.
288. Paramo JA, Alfaro MJ, Rocha E: Postoperative changes in the plasmatic levels of tissue-type plasminogen activator and its fast-acting inhibitor: Relationship to deep vein thrombosis and influence of prophylaxis. *Thromb Haemost* 54:713–716, 1985.
289. Juhan-Vague I, Roul C, Alessi MC, et al: Increased plasminogen activator inhibitor activity in non-insulin dependent diabetic patients: Relationship with plasma insulin. *Thromb Haemost* 61:370–373, 1989.
290. Francis CW: Plasminogen activator inhibitor-1 levels and polymorphisms: Association with venous thromboembolism. *Arch Pathol Lab Med* 126:1401–1404, 2002.
291. Tsantes AE, Nikolopoulos GK, Bagos PG, et al: The effect of the plasminogen activator inhibitor-1 4G/5G polymorphism on the thrombotic risk. *Thromb Res* 122:736–742, 2008.
292. Juhan-Vague I, Alessi MC, Joly P, et al: Plasma plasminogen activator inhibitor-1 in angina pectoris: Influence of plasma insulin and acute-phase response. *Arteriosclerosis* 9:362–367, 1989.
293. Stump DC, Taylor FB, Nesheim ME, et al: Pathologic fibrinolysis as a cause of clinical bleeding. *Semin Thromb Hemost* 16:260–273, 1990.
294. Saito H: Alpha-2-plasmin inhibitor and its deficiency states. *J Lab Clin Med* 112:671–678, 1988.
295. Gresele P, Binetti BM, Branca G, et al: TAFI deficiency in liver cirrhosis: Relation with plasma fibrinolysis and survival. *Thromb Res* 121:763–768, 2008.
296. Stein E, McMahon B, Kwaan H, et al: The coagulopathy of acute promyelocytic leukaemia revisited. *Best Pract Res Clin Haematol* 22:152–163, 2009.
297. Fay WP, Shapiro AD, Shih JL, et al: Brief report: Complete deficiency of plasminogen-activator inhibitor type 1 due to a frame-shift mutation. *N Engl J Med* 327:1729–1733, 1992.
298. Suarez CR, Walenga J, Mangogna LC, Fareed J: Neonatal and maternal fibrinolysis: Activation at time of birth. *Am J Hematol* 19:365–372, 1985.
299. Albisetti M: The fibrinolytic system in children. *Semin Thromb Hemost* 29(4):339–348, 2003.
300. Summaria L: Comparison of human normal, full-term, fetal and adult plasminogen by physical and clinical analyses. *Haemostasis* 19:266–273, 1989.
301. Edelberg JM, Enghild JJ, Pizzo SV, Gonzales-Gronow M: Neonatal plasminogen displays altered cell surface binding and activation kinetics: Correlation with increased glycosylation of the protein. *J Clin Invest* 86:107–112, 1990.
302. Andrew M, Brooker L, Leaker M, et al: Fibrin clot lysis by thrombolytic agents is impaired in newborns due to a low plasminogen concentration. *Thromb Haemost* 68:325–330, 1992.

303. Corrigan JJ, Sleeth JJ, Jeter MA, Lox CD: Newborn's fibrinolytic mechanism: Components and plasmin generation. *Am J Hematol* 32:273–278, 1989.
304. Corrigan JJ, Jeter MA: Histidine-rich glycoprotein and plasminogen plasma levels in term and preterm newborns. *Am J Dis Child* 144:825–828, 1990.
305. Parmar N, Albisetti M, Berry LR, Chan AK: The fibrinolytic system in newborns and children. *Clin Lab* 52:115–124, 2006.
306. Corrigan JJ, Jeter MA: Tissue-type plasminogen activator, plasminogen activator inhibitor, and histidine-rich glycoprotein in stressed human newborns. *Pediatrics* 89:43–46, 1992.
307. Brus F, Van Oeveren W, Okkern A, Oetomo SB: Activation of the plasma clotting, fibrinolytic, and kinin-kallikrein system in preterm infants with severe idiopathic respiratory distress syndrome. *Pediatr Res* 36:647–653, 1994.
308. Cederholm-Williams SA, Spencer JA, Wilkerson AR: Plasma levels of selected haemostatic factors in newborn babies. *Thromb Res* 23:555–558, 1981.
309. Andrew M, Paes B, Milner R, et al: Development of the human coagulation system in the full-term infant. *Blood* 70:165–172, 1987.
310. Andrew M, Massicotte-Nolan PM, Karpatkin M: Plasma protease inhibitors in premature infants: Influence of gestational age, postnatal age, and health status. *Proc Soc Exp Biol Med* 173:495–500, 1983.
311. Corrigan JJ: Thrombosis and thromboembolism, in *Hemorrhagic and Thrombotic Disease in Childhood and Adolescence*, pp 147–176. Churchill Livingstone, New York, 1985.
312. Bonnar J, Daly L, Sheppard BL: Changes in the fibrinolytic system during pregnancy. *Semin Thromb Hemost* 16:221–229, 1990.
313. Brenner B: Haemostatic changes in pregnancy. *Thromb Res* 114:409–414, 2004.
314. Bremme KA: Haemostatic changes in pregnancy. *Best Pract Res Clin Haematol* 16:153–168, 2003.
315. Hellgren M: Hemostasis during pregnancy and puerperium. *Haemostasis* 26:244–247, 1996.
316. Schjetlein R, Haugen G, Wisloff F: Markers of intravascular coagulation and fibrinolysis in preeclampsia: Association with intrauterine growth retardation. *Acta Obstet Gynecol Scand* 76:541–546, 1997.
317. SantAna Dusse LM, Cooper AJ, Lwaleed BA: Thrombin activatable fibrinolysis inhibitor (TAFI): A role in pre-eclampsia? *Clin Chim Acta* 378:1–6, 2007.
318. Hajjar KA, Francis CW: Fibrinolysis and thrombolysis, *Williams Hematology*, 7th ed, edited by K Kaushansky, MA Lichtman, E Beutler, TJ Kipps, U Seligsohn, JT Prchal, pp 2089–2115. McGraw-Hill, New York, 2006.
319. Sherry S, Fletcher AP, Alkjaersig N: Fibrinolysis and fibrinolytic activity in man. *Physiol Rev* 39:343–382, 1959.
320. Adelman B, Michelson AD, Loscalzo J, et al: Plasmin effect on platelet glycoprotein Ib-von Willebrand factor interactions. *Blood* 65:32–40, 1985.
321. Loscalzo J, Vaughan DE: Tissue plasminogen activator promotes platelet disaggregation in plasma. *J Clin Invest* 79:1749–1755, 1987.
322. Rudd MA, George D, Amarante P, et al: Temporal effects of thrombolytic agents on platelet function in vivo and their modulation by prostaglandins. *Circ Res* 67:1175–1181, 1990.
323. Go AS, Mozaffarian D, Roger VL, et al: Executive summary: Heart disease and stroke statistics—2014 update: A report from the American Heart Association. *Circulation* 129:399–410, 2014.
324. Abe T, Kazama M, Naito I, et al: Clinical evaluation for efficacy of tissue culture urokinase (TCUK) on cerebral thrombosis by means of multicenter double blind study. *Blood Vessels* 12:321–341, 1981.
325. Abe T, Kazama M, Naito I, et al: Clinical effect of urokinase (60,000 units/day) on cerebral infarction comparative study by means of multiple center double blind test. *Blood Vessels* 12:342–358, 1981.
326. Atarashi J, Otomo E, Araki G, et al: Clinical utility of urokinase in the treatment of acute stage of cerebral thrombosis: Multi-center double-blind study in comparison with placebo. *Clin Eval* 13:659–709, 1985.
327. del Zoppo GJ, Ferbert A, Otis S, et al: Local intra-arterial fibrinolytic therapy in acute carotid territory stroke. A pilot study. *Stroke* 19:307–313, 1988.
328. Fletcher AP, Alkjaersig N, Lewis M, et al: A pilot study of urokinase therapy in cerebral infarction. *Stroke* 7:135–142, 1976.
329. Hacke W, Zeumer H, Ferbert A, et al: Intra-arterial thrombolytic therapy improves outcome in patients with acute vertebrobasilar occlusive disease. *Stroke* 19:1216–1222, 1988.
330. Hanaway J, Torack R, Fletcher AP, Landau WM: Intracranial bleeding associated with urokinase therapy for acute ischemic hemispheral stroke. *Stroke* 7:143–146, 1976.
331. Matsumoto K, Satoh K: *Topical Intraarterial Urokinase Infusion for Acute Stroke*. Springer-Verlag, Heidelberg, 1991.
332. Meyer JS, Gilroy J, Barnhart MI, Johnson JF: Therapeutic thrombolysis in cerebral thromboembolism. Double-blind evaluation of intravenous plasmin therapy in carotid and middle cerebral arterial occlusion. *Neurology* 13:927–937, 1963.
333. Meyer JS, Gilroy J, Barnhart MI, Johnson JF: Anticoagulants plus streptokinase therapy in progressive stroke. *JAMA* 189:373, 1964.
334. Mori E, Tabuchi M, Yoshida T, Yamadori A: Intracarotid urokinase with thromboembolic occlusion of the middle cerebral artery. *Stroke* 19:802–812, 1988.
335. Mori E: *Fibrinolytic Recanalization Therapy in Acute Cerebrovascular Thromboembolism*. Springer-Verlag, Heidelberg, 1991.
336. Otomo E, Araki G, Itoh E, et al: Clinical efficacy of urokinase in the treatment of cerebral thrombosis. *Clin Eval* 13:711–751, 1985.
337. Theron J, Courtheoux P, Casasco A, et al: Local intraarterial fibrinolysis in the carotid territory. *AJNR Am J Neuroradiol* 10:753–765, 1989.
338. Zeumer H, Freitag HJ, Grzyska U, Neunzig HP: Local intra-arterial fibrinolysis in acute vertebrobasilar occlusion. Technical developments and recent results. *Neuroradiology* 31(4):336–340, 1989.
339. Zeumer H, Freitag HJ, Zanella F, et al: Local intra-arterial fibrinolytic therapy in patients with stroke: Urokinase versus recombinant tissue plasminogen activator (r-TPA). *Neuroradiology* 35:159–162, 1993.
340. Tissue plasminogen activator for acute ischemic stroke. The National Institute of Neurological Disorders and Stroke rt-PA Stroke Study Group. *N Engl J Med* 333:1581–1587, 1995.
341. Hacke W, Kaste M, Fieschi C, et al: Intravenous thrombolysis with recombinant tissue plasminogen activator for acute hemispheric stroke. The European Cooperative Acute Stroke Study (ECASS). *JAMA* 274(13):1017–1025, 1995.
342. Hacke W, Kaste M, Fieschi C, et al: Randomised double-blind placebo-controlled trial of thrombolytic therapy with intravenous alteplase in acute ischaemic stroke (ECASS II). Second European-Australasian Acute Stroke Study Investigators. *Lancet* 352:1245–1251, 1998.
343. Clark WM, Wissman S, Albers GW, et al: Recombinant tissue-type plasminogen activator (Alteplase) for ischemic stroke 3 to 5 hours after symptom onset. The ATLANTIS Study: A randomized controlled trial. Alteplase Thrombolysis for Acute Noninterventional Therapy in Ischemic Stroke. *JAMA* 282:2019–2026, 1999.
344. Hacke W, Donnan G, Fieschi C, et al: Association of outcome with early stroke treatment: Pooled analysis of ATLANTIS, ECASS, and NINDS rt-PA stroke trials. *Lancet* 363:768–774, 2004.
345. Hacke W, Kaste M, Bluhmki E, et al: Thrombolysis with alteplase 3 to 4.5 hours after acute ischemic stroke. *N Engl J Med* 359:1317–1329, 2008.
346. Davis SM, Donnan GA, Parsons MW, et al: Effects of alteplase beyond 3 h after stroke in the Echoplanar Imaging Thrombolytic Evaluation Trial (EPITHET): A placebo-controlled randomised trial. *Lancet Neurol* 7:299–309, 2008.
347. Wahlgren N, Ahmed N, Davalos A, et al: Thrombolysis with alteplase 3–4.5 h after acute ischaemic stroke (SITS-ISTR): An observational study. *Lancet* 372:1303–1309, 2008.
348. Ahmed N, Wahlgren N, Grond M, et al: Implementation and outcome of thrombolysis with alteplase 3–4.5 h after an acute stroke: An updated analysis from SITS-ISTR. *Lancet Neurol* 9:866–874, 2010.
349. Lees KR, Bluhmki E, von Kummer R, et al: Time to treatment with intravenous alteplase and outcome in stroke: An updated pooled analysis of ECASS, ATLANTIS, NINDS, and EPITHET trials. *Lancet* 375:1695–1703, 2010.
350. Donnan GA, Davis SM, Chambers BR, et al: Streptokinase for acute ischemic stroke with relationship to time of administration: Australian Streptokinase (ASK) Trial Study Group. *JAMA* 276(12):961–966, 1996.
351. Randomised controlled trial of streptokinase, aspirin, and combination of both in treatment of acute ischaemic stroke. Multicentre Acute Stroke Trial–Italy (MAST-I) Group. *Lancet* 346:1509–1514, 1995.
352. Thrombolytic therapy with streptokinase in acute ischemic stroke. The Multicenter Acute Stroke Trial—Europe Study Group. *N Engl J Med* 335:145–150, 1996.
353. Parsons M, Spratt N, Bivard A, et al: A randomized trial of tenecteplase versus alteplase for acute ischemic stroke. *N Engl J Med* 366:1099–1107, 2012.
354. Barnwell SL, Clark WM, Nguyen TT, et al: Safety and efficacy of delayed intraarterial urokinase therapy with mechanical clot disruption for thromboembolic stroke. *AJNR Am J Neuroradiol* 15:1817–1822, 1994.
355. Barr JD, Mathis JM, Wildenhain SL, et al: Acute stroke intervention with intraarterial urokinase infusion. *J Vasc Interv Radiol* 5(5):705–713, 1994.
356. Casto L, Caverni L, Camerlingo M, et al: Intra-arterial thrombolysis in acute ischaemic stroke: Experience with a superselective catheter embedded in the clot. *J Neurol Neurosurg Psychiatry* 60:667–670, 1996.
357. Jansen O, von Kummer R, Forsting M, et al: Thrombolytic therapy in acute occlusion of the intracranial internal carotid artery bifurcation. *AJNR Am J Neuroradiol* 16:1977–1986, 1995.
358. Nesbit GM, Clark WM, O'Neill OR, Barnwell SL: Intracranial intraarterial thrombolysis facilitated by microcatheter navigation through an occluded cervical internal carotid artery. *J Neurosurg* 84:387–392, 1996.
359. Tarr R, Taylor CL, Selman WR, et al: Good clinical outcome in a patient with a large CT scan hypodensity treated with intra-arterial urokinase after an embolic stroke. *Neurology* 47:1076–1078, 1996.
360. Janjua N, Brisman JL: Endovascular treatment of acute ischaemic stroke. *Lancet Neurol* 6:1086–1093, 2007.
361. Liu M, Wardlaw J: Thrombolysis (different doses, routes of administration and agents) for acute ischaemic stroke. *Cochrane Database Syst Rev* (2):CD000514, 2000.
362. Wardlaw JM, Del Zoppo G, Yamaguchi T, Berge E: Thrombolysis for acute ischaemic stroke. *Cochrane Database Syst Rev* (3):CD000213, 2003.
363. del Zoppo GJ, Higashida RT, Furlan AJ, et al: PROACT: A phase II randomized trial of recombinant pro-urokinase by direct arterial delivery in acute middle cerebral artery stroke. PROACT Investigators. Prolyse in Acute Cerebral Thromboembolism. *Stroke* 29:4–11, 1998.
364. Furlan A, Higashida R, Wechsler L, et al: Intra-arterial prourokinase for acute ischemic stroke. The PROACT II study: A randomized controlled trial. Prolyse in Acute Cerebral Thromboembolism. *JAMA* 282:2003–2011, 1999.
365. Ogawa A, Mori E, Minematsu K, et al: Randomized trial of intraarterial infusion of urokinase within 6 hours of middle cerebral artery stroke: The middle cerebral artery embolism local fibrinolytic intervention trial (MELT) Japan. *Stroke* 38:2633–2639, 2007.
366. Broderick JP: William M. Feinberg Lecture: Stroke therapy in the year 2025: Burden, breakthroughs, and barriers to progress. *Stroke* 35:205–211, 2004.
367. Kleindorfer D, Khoury J, Alwell K, et al: Eligibility for rt-PA in acute ischemic stroke: A population-based study. *Stroke* 34:281, 2003.
368. Kothari RU, Pancioli A, Liu T, Brott T, Broderick J: Cincinnati Prehospital Stroke Scale: Reproducibility and validity. *Ann Emerg Med* 33:373–378, 1999.
369. Albers GW, Thijs VN, Wechsler L, et al: Magnetic resonance imaging profiles predict clinical responses to early reperfusion: The diffusion and perfusion imaging evaluation for understanding stroke evolution (DEFUSE) study. *Ann Neurol* 60:508–517, 2006.
370. Furlan A, Eyding D, Albers GW, et al: Dose Escalation of Desmoteplase for Acute Ischemic Stroke (DEDAS): Evidence of safety and efficacy 3 to 9 hours after stroke onset. *Stroke* 37:1227–1231, 2006.
371. Hacke W, Albers G, Al-Rawi Y, et al: The Desmoteplase on Acute Ischemic Stroke Trial (DIAS): A phase II MRI-based 9-hour window acute stroke thrombolysis trial with intravenous desmoteplase. *Stroke* 36:66–73, 2005.

372. Abciximab in Ischemic Stroke Investigators: Abciximab in acute ischemic stroke: A randomized, double-blind, placebo-controlled, dose-escalation study. *Stroke* 31(3): 601–609, 2000.

373. Qureshi AI, Suri MF, Khan J, et al: Abciximab as an adjunct to high-risk carotid or vertebrobasilar angioplasty: Preliminary experience. *Neurosurgery* 46:1316–1324, 2000.

374. Qureshi AI, Ali Z, Suri MF, et al: Intra-arterial third-generation recombinant tissue plasminogen activator (reteplase) for acute ischemic stroke. *Neurosurgery* 49:41–48, 2001.

375. Seitz RJ, Hamzavi M, Junghans U, et al: Thrombolysis with recombinant tissue plasminogen activator and tirofiban in stroke: Preliminary observations. *Stroke* 34:1932–1935, 2003.

376. Seitz RJ, Meisel S, Moll M, et al: The effect of combined thrombolysis with rtPA and tirofiban on ischemic brain lesions. *Neurology* 62:2110–2112, 2004.

377. Straub S, Junghans U, Jocanovic V, et al: Systemic thrombolysis with recombinant tissue plasminogen activator and tirofiban in acute middle cerebral artery occlusion. *Stroke* 35:705–709, 2004.

378. Adams HP Jr, Adams RJ, Brott T, et al: Guidelines for the early management of patients with ischemic stroke: A scientific statement from the Stroke Council of the American Stroke Association. *Stroke* 34:1056–1083, 2003.

379. Broderick JP, Hacke W: Treatment of acute ischemic stroke: Part I: Recanalization strategies. *Circulation* 106:1563–1569, 2002.

380. Kaste M, Thomassen L, Grond M, et al: Thrombolysis for acute ischemic stroke: A consensus statement of the 3rd Karolinska Stroke Update, October 30–31, 2000. *Stroke* 32:2717–2718, 2001.

381. Brogden RN, Speight TM, Avery GS: Streptokinase: A review of its clinical pharmacology, mechanism of action and therapeutic uses. *Drugs* 5:357–445, 1973.

382. Dotter CT, Rosch J, Seaman AJ: Selective clot lysis with low-dose streptokinase. *Radiology* 111:31–37, 1974.

383. Ouriel K: Current status of thrombolysis for peripheral arterial occlusive disease. *Ann Vasc Surg* 16:797–804, 2002.

384. Ouriel K, Shortell CK, DeWeese JA, et al: A comparison of thrombolytic therapy with operative revascularization in the initial treatment of acute peripheral arterial ischemia. *J Vasc Surg* 19:1021–1030, 1994.

385. Results of a prospective randomized trial evaluating surgery versus thrombolysis for ischemia of the lower extremity. The STILE trial. *Ann Surg* 220:251–266, 1994.

386. Ouriel K, Veith FJ, Sasahara AA: Thrombolysis or peripheral arterial surgery: Phase I results. TOPAS Investigators. *J Vasc Surg* 23:64–73, 1996.

387. Ouriel K, Veith FJ, Sasahara AA: A comparison of recombinant urokinase with vascular surgery as initial treatment for acute arterial occlusion of the legs. Thrombolysis or Peripheral Arterial Surgery (TOPAS) Investigators. *N Engl J Med* 338:1105–1111, 1998.

388. Castaneda F, Swischuk JL, Li R, et al: Declining-dose study of reteplase treatment for lower extremity arterial occlusions. *J Vasc Interv Radiol* 13:1093–1098, 2002.

389. Ouriel K, Katzen B, Mewissen M, et al: Reteplase in the treatment of peripheral arterial and venous occlusions: A pilot study. *J Vasc Interv Radiol* 11:849–854, 2000.

390. Ouriel K, Kandarpa K, Schuerr DM, et al: Prourokinase versus urokinase for recanalization of peripheral occlusions, safety and efficacy: The PURPOSE trial. *J Vasc Interv Radiol* 10:1083–1091, 1999.

391. Heymans S, Vanderschueren S, Verhaeghe R, et al: Outcome and one year follow-up of intra-arterial staphylokinase in 191 patients with peripheral arterial occlusion. *Thromb Haemost* 83:666–671, 2000.

392. Duda SH, Tepe G, Luz O, et al: Peripheral artery occlusion: Treatment with abciximab plus urokinase versus with urokinase alone—A randomized pilot trial (the PROMPT Study). Platelet Receptor Antibodies in Order to Manage Peripheral Artery Thrombosis. *Radiology* 221:689–696, 2001.

393. Drescher P, McGuckin J, Rilling WS, Crain MR: Catheter-directed thrombolytic therapy in peripheral artery occlusions: Combining reteplase and abciximab. *AJR Am J Roentgenol* 180:1385–1391, 2003.

394. Cohen LH, Kaplan M, Bernhard VM: Intraoperative streptokinase. An adjunct to mechanical thrombectomy in the management of acute ischemia. *Arch Surg* 121:708–715, 1986.

395. Comerota AJ, White JV, Grosh JD: Intraoperative intra-arterial thrombolytic therapy for salvage of limbs in patients with distal arterial thrombosis. *Surg Gynecol Obstet* 169:283–289, 1989.

396. Parent FN, Bernhard VM, Pabst TS, et al: Fibrinolytic treatment of residual thrombus after catheter embolectomy for severe lower limb ischemia. *J Vasc Surg* 9:153–160, 1989.

397. Quinones-Baldrich WJ, Zierler RE, Hiatt JC: Intraoperative fibrinolytic therapy: An adjunct to catheter thromboembolectomy. *J Vasc Surg* 2:319–326, 1985.

398. Vedantham S, Vesely TM, Parti N, et al: Lower extremity venous thrombolysis with adjunctive mechanical thrombectomy. *J Vasc Interv Radiol* 13:1001–1008, 2002.

399. Berridge DC, Kessel D, Robertson I: Surgery versus thrombolysis for acute limb ischaemia: Initial management. *Cochrane Database Syst Rev* (3):CD002784, 2002.

400. Kessel D, Berridge D, Robertson I: Infusion techniques for peripheral arterial thrombolysis. *Cochrane Database Syst Rev* 1:CD000985, 2004.

401. Thrombolysis in the management of lower limb peripheral arterial occlusion—A consensus document. Working Party on Thrombolysis in the Management of Limb Ischemia. *Am J Cardiol* 81:207–218, 1998.

402. Hirsch AT, Haskal ZJ, Hertzer NR, et al: ACC/AHA 2005 practice guidelines for the management of patients with peripheral arterial disease (lower extremity, renal, mesenteric, and abdominal aortic): A collaborative report. *Circulation* 113:e463–e654, 2006.

403. Alonso-Coello P, Bellmunt S, McGorrian C, et al: Antithrombotic therapy in peripheral artery disease: Antithrombotic Therapy and Prevention of Thrombosis, 9th ed: American College of Chest Physicians Evidence-Based Clinical Practice Guidelines. *Chest* 141:e669S–e690S, 2012.

404. Menon KV, Shah V, Kamath PS: The Budd-Chiari syndrome. *N Engl J Med* 350(6):578–585, 2004.

405. Aytekin C, Boyvat F, Kurt A, et al: Catheter-directed thrombolysis with transjugular access in portal vein thrombosis secondary to pancreatitis. *Eur J Radiol* 39:80–82, 2001.

406. Ciccarelli O, Goffette P, Laterre PF, et al: Transjugular intrahepatic portosystemic shunt approach and local thrombolysis for treatment of early posttransplant portal vein thrombosis. *Transplantation* 72:159–161, 2001.

407. Tateishi A, Mitsui H, Oki T, et al: Extensive mesenteric vein and portal vein thrombosis successfully treated by thrombolysis and anticoagulation. *J Gastroenterol Hepatol* 16:1429–1433, 2001.

408. Calin GA, Calin S, Ionescu R, et al: Successful local fibrinolytic treatment and balloon angioplasty in superior mesenteric arterial embolism: A case report and literature review. *Hepatogastroenterology* 50:732–734, 2003.

409. Savassi-Rocha PR, Veloso LF: Treatment of superior mesenteric artery embolism with a fibrinolytic agent: Case report and literature review. *Hepatogastroenterology* 49:1307–1310, 2002.

410. Haire WD, Atkinson JB, Stephens LC, Kotulak GD: Urokinase versus recombinant tissue plasminogen activator in thrombosed central venous catheters: A double-blinded, randomized trial. *Thromb Haemost* 72:543–547, 1994.

411. Semba CP, Deitcher SR, Li X, et al: Treatment of occluded central venous catheters with alteplase: Results in 1,064 patients. *J Vasc Interv Radiol* 13:1199–1205, 2002.

412. Shen V, Li X, Murdock M, et al: Recombinant tissue plasminogen activator (alteplase) for restoration of function to occluded central venous catheters in pediatric patients. *J Pediatr Hematol Oncol* 25:38–45, 2003.

413. Timoney JP, Malkin MG, Leone DM, et al: Safe and cost effective use of alteplase for the clearance of occluded central venous access devices. *J Clin Oncol* 20:1918–1922, 2002.

414. Cooper SG: Original report. Pulse-spray thrombolysis of thrombosed hemodialysis grafts with tissue plasminogen activator. *AJR Am J Roentgenol* 180:1063–1066, 2003.

415. Cynamon J, Pierpont CE: Thrombolysis for the treatment of thrombosed hemodialysis access grafts. *Rev Cardiovasc Med* 3 Suppl 2:84–91, 2002.

416. Daeihagh P, Jordan J, Chen J, Rocco M: Efficacy of tissue plasminogen activator administration on patency of hemodialysis access catheters. *Am J Kidney Dis* 36:75–79, 2000.

417. Hilleman DE, Dunlay RW, Packard KA: Reteplase for dysfunctional hemodialysis catheter clearance. *Pharmacotherapy* 23:137–141, 2003.

418. Shrivastava D, Lundin AP, Dosunmu B, et al: Salvage of clotted jugular vein hemodialysis catheters. *Nephron* 68:77–79, 1994.

419. Sobel BE: Intracranial bleeding, fibrinolysis, and anticoagulation. Causal connections and clinical implications. *Circulation* 90:2147–2152, 1994.

420. Sane DC, Califf RM, Topol EJ, et al: Bleeding during thrombolytic therapy for acute myocardial infarction: Mechanisms and management. *Ann Intern Med* 111:1010–1022, 1989.

421. Alkjaersig N, Fletcher AP, Sherry S: Xi-aminocaproic acid: An inhibitor of plasminogen activation. *J Biol Chem* 234:832–837, 1959.

422. Andersson L, Nilsson IM, Nilehn JE, et al: Experimental and clinical studies on AMCA, the antifibrinolytically active isomer of p-aminomethyl cyclohexane carboxylic acid. *Scand J Haematol* 2:230–247, 1965.

423. Brockway WJ, Castellino FJ: The mechanism of the inhibition of plasmin by xi-aminocaproic acid. *J Biol Chem* 246:4641–4647, 1971.

424. McNicol GP, Fletcher AP, Alkjaersig N, et al: The absorption, distribution and excretion of xi-aminocaproic acid following oral or intravenous administration to man. *J Lab Clin Med* 59:15, 1962.

425. Huber R, Kukla D, Ruhlmann A, Steigemann W: Pancreatic trypsin inhibitor (Kunitz). I. Structure and function. *Cold Spring Harb Symp Quant Biol* 36:141–148, 1971, 1972.

426. Ruhlmann A, Kukla D, Schwager P, et al: Structure of the complex formed by bovine trypsin and bovine pancreatic trypsin inhibitor. Crystal structure determination and stereochemistry of the contact region. *J Mol Biol* 77:417–436, 1973.

427. Wiman B: On the reaction of plasmin or plasmin-streptokinase complex with aprotinin or alpha 2-antiplasmin. *Thromb Res* 17:143–152, 1980.

428. Mangano DT, Tudor IC, Dietzel C: The risk associated with aprotinin in cardiac surgery. *N Engl J Med* 354:353–365, 2006.

429. Mouton R, Finch D, Davis I, Zacharowski K: Effect of aprotinin on renal dysfunction. *Lancet* 372:1543–1544, 2008.

430. Schneeweiss S, Seeger JD, Landon J, Walker AM: Aprotinin during coronary-artery bypass grafting and risk of death. *N Engl J Med* 358:771–783, 2008.

431. Shaw AD, Stafford-Smith M, White WD, et al: The effect of aprotinin on outcome after coronary-artery bypass grafting. *N Engl J Med* 358:784–793, 2008.

432. Fergusson DA, Hebert PC, Mazer CD, et al: A comparison of aprotinin and lysine analogues in high-risk cardiac surgery. *N Engl J Med* 358:2319–2331, 2008.

433. Aoki N, Moro M, Matsuda M, Tachiya K: The behavior of alpha-2 plasmin inhibitor in fibrinolytic states. *J Clin Invest* 60:361–369, 1977.

434. Aoki N, Sakata Y, Matsuda M, Tateno K: Fibrinolytic states in a patient with congenital deficiency of alpha 1-plasmin inhibitor. *Blood* 55:483–488, 1980.

435. Dieval J, Nguyen G, Gross S, et al: A lifelong bleeding disorder associated with a deficiency of plasminogen activator inhibitor type 1. *Blood* 77(3):528–532, 1991.

436. Lee MH, Vosburgh E, Anderson K, McDonagh J: Deficiency of plasma plasminogen activator inhibitor 1 results in hyperfibrinolytic bleeding. *Blood* 81:2357–2362, 1993.

437. Avvisati G, Ten Cate JW, Sturke A, et al: Acquired alpha-2-antiplasmin deficiency in acute promyelocytic leukemia. *Br J Haematol* 70:43–48, 1988.

438. Avvisati G, Ten Cate JW, Buller HR, Mandelli F: Tranexamic acid for control of haemorrhage in acute promyelocytic leukemia. *Lancet* 1989;ii:122–124.

439. Rodeghiero F, Avvisati G, Castaman G, et al: Early deaths and anti-hemorrhagic treatments in acute promyelocytic leukemia. A GIMEMA retrospective study in 268 consecutive patients. *Blood* 75:2112–2117, 1990.

440. Schwartz BS, Williams EC, Conlan MG, Mosher DF: Epsilon-aminocaproic acid in the treatment of patients with acute promyelocytic leukemia and acquired alpha-2-plasmin inhibitor deficiency. *Ann Intern Med* 105:873–877, 1986.

441. Booth NA, Anderson JA, Bennett B: Plasminogen activators in alcoholic cirrhosis: Demonstration of increased tissue type and urokinase type activator. *J Clin Pathol* 37:772–777, 1984.

442. Hayashi T, Kamogawa A, Ro S, et al: Plasma from patients with cirrhosis increases tissue plasminogen activator release from vascular endothelial cells *in vitro*. *Liver* 18:

186–190, 1998.

443. Violi F, Basili V, Ferro D: Association between high values of D-dimer and tissue-plasminogen activator activity and first gastrointestinal bleeding in cirrhotic patients. *Thromb Haemost* 76:177, 1996.

444. Boylan JF, Klinck JR, Sandler AN, et al: Tranexamic acid reduces blood loss, transfusion requirements, and coagulation factor use in primary orthotopic liver transplantation. *Anesthesiology* 85:1043–1048, 1996.

445. Kaspar M, Ramsay MA, Nguyen AT, et al: Continuous small-dose tranexamic acid reduces fibrinolysis but not transfusion requirements during orthotopic liver transplantation. *Anesth Analg* 85:281–285, 1997.

446. Segal HC, Hunt BJ, Cottam S, et al: Fibrinolytic activity during orthotopic liver transplantation with and without aprotinin. *Transplantation* 58:1356–1360, 1994.

447. Soilleux H, Gillon MC, Mirand A, et al: Comparative effects of small and large aprotinin doses on bleeding during orthotopic liver transplantation. *Anesth Analg* 80:349–352, 1995.

448. Al-Mondhiry H, Manni A, Owen J, Gordon R: Hemostatic effects of hormonal stimulation in patients with metastatic prostate cancer. *Am J Hematol* 28:141–145, 1988.

449. Bennett B, Croll AM, Robbie LA, Herriot R: Tumour cell u-PA as a cause of fibrinolytic bleeding in metastatic disease. *Br J Haematol* 99:570–574, 1997.

450. Mannucci PM, Cugno M, Bottasso B, et al: Changes in fibrinolysis in patients with localized tumors. *Eur J Cancer* 26:83–87, 1990.

451. Meijer K, Smid WM, Geerards S, van der Meer J: Hyperfibrinogenolysis in disseminated adenocarcinoma. *Blood Coagul Fibrinolysis* 9:279–283, 1998.

452. Webber MM, Waghray A: Urokinase-mediated extracellular matrix degradation by human prostatic carcinoma cells and its inhibition by retinoic acid. *Clin Cancer Res* 1:755–761, 1995.

453. Zacharski LR, Memoli VA, Ornstein DL, et al: Tumor cell procoagulant and urokinase expression in carcinoma of the ovary. *J Natl Cancer Inst* 85:1225–1230, 1993.

454. Bouchama A, Bridey F, Hammami MM, et al: Activation of coagulation and fibrinolysis in heatstroke. *Thromb Haemost* 76:909–915, 1996.

455. Harker LA: Bleeding after cardiopulmonary bypass. *N Engl J Med* 314:1446–1448, 1986.

456. Williams GD, Bratton SL, Nielsen NJ, Ramamoorthy C: Fibrinolysis in pediatric patients undergoing cardiopulmonary bypass. *J Cardiothorac Vasc Anesth* 12:633–638, 1998.

457. Horrow JC, Hlavacek J, Strong MD, et al: Prophylactic tranexamic acid decreases bleeding after cardiac operations. *J Thorac Cardiovasc Surg* 99:70–74, 1990.

458. Horrow JC, Van Riper DF, Strong MD, et al: Hemostatic effects of tranexamic acid and desmopressin during cardiac surgery. *Circulation* 84:2063–2070, 1991.

459. Munoz JJ, Birkmeyer NJ, Birkmeyer JD, et al: Is epsilon-aminocaproic acid as effective as aprotinin in reducing bleeding with cardiac surgery?: A meta-analysis. *Circulation* 99:81–89, 1999.

460. Soslau G, Horrow J, Brodsky I: Effect of tranexamic acid on platelet ADP during extracorporeal circulation. *Am J Hematol* 38:113–119, 1991.

461. Blomback M, Johansson G, Johnsson H, et al: Surgery in patients with von Willebrand's disease. *Br J Surg* 76:398–400, 1989.

462. Hedlund PO: Antifibrinolytic therapy with Cyklokapron in connection with prostatectomy. A double blind study. *Scand J Urol Nephrol* 3:177–182, 1969.

463. Sindet-Pedersen S, Stenbjerg S: Effect of local antifibrinolytic treatment with tranexamic acid in hemophiliacs undergoing oral surgery. *J Oral Maxillofac Surg* 44:703–707, 1986.

464. Callender ST, Warner GT, Cope E: Treatment of menorrhagia with tranexamic acid. A double-blind trial. *Br Med J* 4:214–216, 1970.

465. Ong YL, Hull DR, Mayne EE: Menorrhagia in von Willebrand disease successfully treated with single daily dose tranexamic acid. *Haemophilia* 4:63–65, 1998.

466. Ortel TL, Onorato JJ, Bedrosian CL, Kaufman RE: Antifibrinolytic therapy in the management of the Kasabach Merritt syndrome. *Am J Hematol* 29:44–48, 1988.

467. Stahl RL, Henderson JM, Hooks MA, et al: Therapy of the Kasabach-Merritt syndrome with cryoprecipitate plus intra-arterial thrombin and aminocaproic acid. *Am J Hematol* 36:272–274, 1991.

种细胞中的阳离子和水容量减少以及膜胆固醇相对缺乏。尽管这些异常被认为参与引起体内存活缩短，但 Rh$_{null}$ 的 RBC 在脾切除患者体内存活正常，表明它们的去除与脾廓清更为相关，这种廓清是因形状而非其他内在因素。

有两种遗传机制可解释 Rh$_{null}$ 表型。无定形的个体在缺失 RHD 背景上为沉默 RHCE 基因纯合。更常见的调节型 Rh$_{null}$ 拥有正常 RH 基因但 RHAG 基因变异（沉默），Rh 抗原的表达需要 RHAG。Rh$_{mod}$ 表型的个体有着与 Rhnull 综合征类似的相关膜和临床异常，但呈现一些 Rh 抗原表达，这种减弱的 Rh 抗原表达源于一种 RhAG 的变异形式的存在[24,26,42]。

McLeod 表型

已确定众多男性（但没有女性）为 McLeod 表型。这些个体具有棘红细胞症、RBC 存活降低、Kell 血型抗原表达很弱、红细胞上 Kx 抗原缺乏，以及能较好代偿的溶血性贫血[43]。

Kx 抗原是由 X 染色体上 XK 基因所编码的 Xk 蛋白携带，该蛋白与 RBC 膜骨架相互作用并帮助稳定膜。Kx 缺失与膜双层中脂的缺乏相关，这对 Kell 糖蛋白和 RBC 总体上的盘状形态都十分关键。McLeod 表型的 RBC 表现对水的转运缺陷、卵磷脂的跨膜流动性增加、带 3 蛋白和 β-膜收缩蛋白的磷酸化增加[43]。

McLeod 表型的患者在 40 岁以后会发展成缓慢渐进性的肌营养不良症，并伴有反射消失、舞蹈症样运动以及心脏扩大并导致心肌病，他们的血清肌酸激酶和碳酸酐酶 III 的水平升高。有些 McLeod 表型伴有 X-连锁的慢性肉芽肿（CGD）的患者同时缺失 XK 和 Phox-91 基因（参见第 66 章）。Mcleod 表型是由 XK 基因缺失或核苷酸改变所造成[44]。

Gerbich 阴性表型

2 号染色体上的 GYPC 编码两个蛋白：带有抗原 Ge3 和 Ge4 的 GPC 蛋白（Ge2 的部分被带有 Ge4 的末端"隐蔽"）和其更短的伙伴 GPD，在 GPD 上带有 Ge2（现在是暴露的）和 Ge3 抗原。GPC 和 GPD 与膜骨架蛋白 4.1、p55 相互作用，参与细胞的变形性和膜的稳定性。Leach 型的 Gerbich 阴性 RBC（Ge：−2、−3、−4）同时缺乏 GPC 和 GPD，有蛋白 4.1 减少、椭圆形红细胞增多，但在体内的存活呈正常[6,10]。

孟买（O$_h$）表型

罕有缺乏 A、B 和 H 抗原的人在其血清中有天然存在的抗 A、抗 B 和抗 H 抗体，这种人被称为孟买（O$_h$）表型。在罕见的 Le(a−b−) 孟买型个体中，编码岩藻糖转运蛋白的基因沉默，其结果是所有的细胞上都缺乏岩藻糖。没有岩藻糖，中性粒细胞便缺乏唾液酸化 Le^x 而无法滚动和摄取细菌。这些患者的白细胞计数高并有严重反复感染，这种情况被称为白细胞黏附缺陷 II（LAD II）或先天性糖基化缺陷 II[45,46]。

I 阴性表型（i 成人）

编码 I-分支的 β-1, 6-N-乙酰葡糖氨基转移酶基因（GCNT2）有 3 种不同形式的 1 号外显子，而 2 号外显子和 3 号外显子为普通。2 号或 3 号外显子中的突变沉默 GCNT2 并形成与亚洲人先天性白内障相关的 I 阴性表型[47,48]。由 1C 外显子突变（IGnTC 或 IGnT3）可沉默 RBC 但不是其他组织中的

基因并导致无白内障的 I 阴性表型（i 成人）[49]。

CO$_{null}$ 表型

Colton 血型系统的抗原都是由水转运蛋白（水通道蛋白 [AQP1]）所携带。虽然 RBC 膜上缺乏该蛋白被认为是无法存活的，而实际上该稀有个体只是不能最大限度浓缩尿液[50]。

RAPH$_{null}$ 表型

RAPH 血型系统中的 MER2 抗原是由 CD151 所携带。罕见的缺乏 CD151 的个体有慢性肾衰、皮肤溃疡和耳聋[51]。

其他空表型

空表型的患者可产生抗红细胞抗体，这对找到匹配的血液以防止严重的溶血性输血反应带来困难。例如，表型为孟买型的个体（O$_h$ 或 H$_{null}$）其红细胞并无异常，但产生具较强溶血性的抗 H 以及抗 A 和抗 B。这些抗体与所有 RBC 都不配合，除了那些来自其他孟买表型者的 RBC。同样，p 表型的个体（PP1P^K 阴性）或 PK 表型的个体（P 阴性）也会产生针对其缺失抗原的溶血性抗体。抗 PP1P^K 和抗 P 与妊娠头三月的自然流产相关[16]。有这类抗体的妇女（特别是 IgG 抗-P），甚至那些有自然流产史的，通过血浆去除术可分娩存活的胎儿[52]。

由于了解了几种空表型，MNSs 和 Lutheran 血型系中的空表型引起了人们的兴趣。在 MNSs 血型系中，有人可以缺乏 GPA[En(a−) 或 MN 阴性]、缺乏 GPB(SsU 阴性)或两者同时缺乏(M^{k}M^k 表型)。罕见的 Lu(a−b−) 表型是由一个被称为 In(Lu) 的显性抑制物所造成。该显性抑制物可由一对纯合配对的 Lu 沉默等位基因或通过隐性的性连锁抑制物 XS2 所造成[5,16]。只有 LuLu 型的空表型[隐性 Lu(a−b−)]与抗体产生相关，因为抑制型空表型可产生少量的 Lutheran 抗原。In(Lu) 型的 Lu(a−b−)RBC 上 CD44 和 AnWj 低表达，并有不同程度的异形红细胞和棘红细胞增多。这种表型的 RBC 呈现正常的渗透脆性，但在贮存时具有更快的溶血倾向[53]。该 InLu 表型是由 KLF1 发生失活核苷酸变异而编码了一个改变了的转录因子所造成[30]。

Jk(a−b−) 表型是由沉默等位基因 JkJk 或由显性抑制物 In(Jk) 所造成。Jk(a−b−) 表型的 RBC 能抵抗 2M 尿素的溶细胞作用[54]，这种试剂通常用于血小板自动计数系统；导致血小板计数偏高。虽然 Jk(a−b−) 的个体的尿浓缩能力下降，但迄今为止未鉴定出明显的临床异常[55]。

通过用适当的抗血清进行简单的红细胞分型，能便利地作出下列诊断：Rh 综合征、McLeod 综合征和 LAD II。

● 抗红细胞抗体

红细胞抗体的免疫学

只与其他人的 RBC 上存在的抗原发生反应的血型抗体被归类为同种抗体，而如果与患者自己红细胞上的自身抗原反应的抗体则为自身抗体。同种抗体又可按其致敏模式分为天然存在（无明显的致敏）和免疫（在致敏后）。表 136-5 总结了常见的抗红细胞抗体[4,6,15,16]。

表 136-5　抗红细胞抗体概要

血型	抗体	免疫球蛋白类别		血清学活性		酶/DTT	激活补体	所涉及的病		抗原频率（%）		备注
		IgM	IgG	RT	37℃ 抗人球蛋白			HTR	HDFN	白人	黑人	
ABO	A	大部分	有些	大部分	大部分	增加/不变化	是	是	轻度	40	27	A/B:十分具有临床意义,有些可有 IgA
	B	大部分	有些	大部分	大部分	增加/不变化	是	是	轻度	11	20	
	A1	大部分	罕见	大部分	罕见	增加/不变化	罕见	罕见	否	30	–	A1:通常无临床意义
	H	大部分	罕见	大部分	罕见	增加/不变化	罕见	罕见	–	>99.9	–	H:常为较弱的自身抗体,但在 O_h 中是可强同种抗体
Rh	D	有些	大部分	有些	大部分	增加/不变化	否	是	轻度-严重	85	92	D:最常见的免疫性抗体
	C	少	大部分	–	大部分	增加/不变化	否	是	轻度-严重	70	33	C:常与 D 一同出现
	E	有些	大部分	有些	大部分	增加/不变化	否	是	轻度	30	21	E/C 或 E/c:常一同出现
	c	–	大部分	–	大部分	增加/不变化	否	是	轻度-严重	80	97	所有:具临床意义
	e	–	大部分	–	大部分	增加/不变化	否	是	轻度	98	99	通常针对 Rh 蛋白的自身抗体
	f(ce)	–	大部分	–	大部分	增加/不变化	否	是	轻度	64	–	
	C^w	有些	大部分	–	大部分	增加/不变化	否	是	轻度-中度	1	–	
	VS/V	–	大部分	–	大部分	增加/不变化	否	是		<1	30	
Lewis	Le^a	大部分	罕见	大部分	有些	增加/不变化	是	罕见	否	22	23	孕期常见
	Le^b	大部分	罕见	大部分	有些	增加/不变化	是	否	否	72	55	无临床意义,Le(a−b−) 个体常产生抗 Le^a,但也可同时产生抗 Le^a 和抗 Le^b
Ii	I	大部分	–	大部分	有些	增加/不变化	是	罕见	否	>99.9	>99.9	I:常为自身抗体,罕有明显的同种抗体
	i	大部分	–	大部分	有些	增加/不变化	是	否	罕见（轻度）	100	100	i:罕见的自身抗体

表 136-5 抗红细胞抗体概要（续）

系统	抗体	免疫球蛋白类别		血清学活性		体内溶血	所涉及的病		抗原频率（%）		备注
P	P₁	大部分	罕见	大部分	有些	增加/不变化	少	罕见	79	94	P₁:通常无临床意义
GLOB	P	大部分	少	大部分	有些	增加/不变化	是	否-轻度	>99.9	>99.9	P:PNH 中的 Donath-Lansteiner 抗体
	PP1Pk	大部分	少	大部分	有些	增加/不变化	是	否-严重	>99.9	>99.9	
MNSs	M	有些	有些	大部分	少	减少/不变化	罕见	罕见	78	70	M:常见,通常无临床意义
	N	有些	有些	大部分	罕见	减少/不变化	罕见	（罕见）	72	74	N:罕见,通常无临床意义
	S	有些	有些	有些	大部分	变化的/不变化	是	轻度-严重	55	31	SsU:报道有临床意义的自身抗体特异性
	s	少	大部分	少	大部分	变化的/不变化	是	否-严重	89	97	
	U	–	大部分	–	大部分	不变化/不变化	是	轻度-严重	100	99.7	
Kell	K	有些	大部分	少	大部分	不变化/减少	是	轻度-严重	9	2	K:很常见的免疫性抗体
	k	–	大部分	罕见	大部分	不变化/减少	是	轻度-严重	99.9	–	
	Kpᵃ	–	大部分	罕见	大部分	不变化/减少	是	轻度-严重	2.3	–	
	Kpᵇ	–	大部分	罕见	大部分	不变化/减少	是	轻度-中度	>99.9	100	
	Jsᵃ	–	大部分	罕见	罕见	不变化/减少	是	轻度-严重	–	20	报道有自身抗体
	Jsᵇ	–	大部分	–	–	不变化/减少	是	轻度-严重	>99.9	99	
Duffy	Fyᵃ	–	大部分	罕见	大部分	减少/不变化	是	轻度-严重	66	10	Fyᵃ:常见的免疫性抗体
	Fyᵇ	–	大部分	罕见	大部分	减少/不变化	是	轻	83	23	
Kidd	Jkᵃ	少	大部分	罕见	大部分	增加/不变化	是	轻度-中度	77	92	Jkᵃ:与迟缓型 HTR 相关;溶血性;在血清中消失很快
	Jkᵇ	少	大部分	罕见	大部分	增加/不变化	是	否-轻度	72	41	

表 136-5　抗红细胞抗体概要（续）

系统	抗原	免疫球蛋白类别		血清学活性				所涉及的病		抗原频率（%）		备注
Lutheran	Lu^a	有些	少	大部分	少	不变化（变化的）/减少	否	否	否-轻度	7.7	–	RBC 轻度破坏
	Lu^b	有些	有些	少	大部分	不变化（变化的）/减少	否	是	轻度	99.9	–	胎盘组织上的 LU 糖蛋白可能吸收母体的 LU 抗体
Xg	Xg^a	有些	大部分	罕见	大部分	减少/不变化	有些	否	否	64（m）	–	Xg^a：弱免疫原性
										89（f）	–	
Yt	Yt^a	–	大部分	否	大部分	减少（变化的）/减少（变化的）	否	否-中度	否	99.7	–	Yt：有些抗体具临床意义，其他无
	Yt^b	–	大部分	否	大部分	减少（变化的）/减少（变化的）	否	否	否	8	–	
Ch/Rg	Ch	罕见	大部分	–	大部分	减少/不变化	否	否	否	96	–	Ch/Rg：与补体 C4 相关，无临床意义抗体
	Rg	–	大部分	–	大部分	减少/不变化	否	否	否	98	–	
Colton	Co^a	–	大部分	有些	大部分	不变化/不变化	有些	否-中度	轻-严重	99.9	–	
	Co^b	–	大部分	有些	大部分	不变化/不变化	罕见	否-中度	轻度	10	–	
Cromer	总群	–	大部分	–	大部分	不变化/减少	否	否-轻度	否	>99.9	>99.9	
Diego	Di^a	–	大部分	有些	大部分	不变化/不变化	罕见	是	轻-严重	罕见	–	Di^a：南美印地安人和亚洲人中发现的抗原
	Di^b	–	大部分	否	大部分	不变化/不变化	否	否-中度	轻度	100	–	

表 136-5　抗红细胞抗体概要（续）

系统	抗原	免疫球蛋白类别	血清学活性	抗原对 DTT/酶的反应	体外溶血	所涉及的病	DAT	抗原频率（%）	备注
Dombrock	Do^a	大部分	大部分	不变化/减少（变化的）	否	是	+DAT	67	Do^a, Do^b：弱免疫原性
	Do^b	大部分	大部分	不变化/减少（变化的）	否	是	+DAT	83	
	Hy	大部分	大部分	不变化（增加）/减少（变化的）	否	否-中度	+DAT	>99	Hy-和 Jo（a-）：只在黑人中发现。Gy（a-）（Donull）：在东欧和日本人中发现
	Gy^a	大部分	大部分	不变化（增加）/减少（变化的）	否	否-中度	+DAT	>99	
	Jo^a	大部分	大部分	不变化（增加）/减少（变化的）	否	否	否	>99	
Gerbich	总群	大部分	大部分	减少/不变化	是	否-中度	(+DAT)	>99.9	Ge：位于血型型糖蛋白 C 和 D 上
Indian	In^a	大部分	大部分	减少/减少	否	是	(+DAT)	<0.1	In：位于黏附蛋白 CD44 上
	In^b	大部分	大部分	减少/减少/变化的	否	否-严重	(+DAT)	99	
Knops	Kn^a	大部分	大部分	减少/减少/变化的	否	否	否	98	Knops 抗原与 CR1（补体）受体相关，无临床意义抗体
	McC^a	大部分	大部分	减少/减少	否	否	否	98	
	Yk^a	大部分	大部分	减少/减少	否	否	否	92	
Scianna	Sc1	大部分	大部分	不变化/不变化	是	否	+DAT	>99.9	Sc1：有些抗体只在血清中有反应性，而在血浆中无
	Sc2	大部分	大部分	不变化-变化的	否	否	+DAT	1	
	Sc3	大部分	大部分	不变化（增加）/不变化	否	否-轻度	轻度	>99.9	
JMH	JMH	大部分	大部分	减少/减少	否	否	否	>99.9	JMH：CDw108 蛋白载体

DTT，二硫苏糖醇；ENZ，酶（木瓜蛋白酶/无花果蛋白酶）。

与血型活性相关的免疫球蛋白类型

免疫球蛋白 G

IgG 是免疫应答所产生的主要抗体，构成血清 Ig 总量约 80%（参见第 75 章）。当这些抗体是针对 RBC 抗原时，其可附着到所输入的抗原阳性 RBC 或介导其溶血。位于肝脏和脾脏中的巨噬细胞上的受体使得巨噬细胞能从循环中去除 IgG 包被的红细胞。IgG 类的血型抗体还能固定补体，尽管一些亚类在固定补体的效率上差于其他：$IgG_3 > IgG_1 > IgG_2 > IgG_4$。IgG 红细胞抗体结合补体到底有多好，取决于其识别的抗原在红细胞上的密度和位置。这是因为补体瀑布反应的启动者 Cq1 需要在 20～30nm 的范围内至少结合 2 个 IgG 分子到 RBC 才可启动补体瀑布[16]。例如，IgG 抗 D 极少结合补体，这大概是因为大部分 D 位点离得太远[16]。多数 IgG 血型抗体无法凝集盐水悬浮的 RBC，这可能是因为 IgG 分子太小，以致无法跨越 RBC 之间的距离，虽然已知有一些例外（如有效的抗 A、抗 B、抗 M 和抗 K 的 IgG）。有些 IgG 抗 D 可直接凝集 D-表型的 RBC。大多数 IgG 抗体在 37℃时致敏 RBC，并可被抗球蛋白试剂检出[11]。

免疫球蛋白 M

IgM 是由 5 个基本单位所组成的五聚体（具有 μ 重链加上一个短的 J 或称连接链），占总血清 Ig 的 4%（参见第 75 章）。IgM 是胎儿产生的免疫球蛋白中最早出现的 Ig 类别，也是初次免疫应答中主要的抗体，但其无法穿越胎盘。由于其五聚体结构，因此即便是低亲和力的 IgM 血型抗体也能凝集 RBC 并激活补体。如 2-ME，DTT 等还原剂可破坏 IgM 分子的溶血和凝集能力。低亲和性的 IgM 抗体只有在温度低于 37℃以下才会凝集 RBC。这种抗体在活体内低温的四肢仍会将补体固定到 RBC 上，并在躯体中心区激活补体瀑布。由于这种 IgM 抗体在温度较高时会从 RBC 上解离，由于红细胞膜上有残余的补体成分，因此其反应性可用常规抗球蛋白试验来检测（用多特异性抗球蛋白）[11,16]。

免疫球蛋白 A

IgA 是机体分泌液中的基本 Ig，在其中主要以带有分泌成分的二聚体形式存在（参见第 75 章）。IgA 不能通过胎盘或固定补体，但聚集的 IgA 可激活补体旁路，IgA 也可触发细胞介导的事件。在血库试验中，血清中的 IgA 抗体多聚体被认为是血凝素，且其经常与抗 A 和抗 B 相关。

胎儿和新生儿的免疫球蛋白

最初，胎儿可能通过穿越胎盘的扩散作用获得低水平的母体 IgG。随选择性运输系统的成熟，母体 IgG 可跨胎盘主动转运，妊娠 20～33 周时该水平显著上升。因此，在胎儿和新生儿中所能测到的所有血型抗体几乎都是来自于母亲，并在其生命的头几月内消失。

真正的胎儿抗体合成始于出生前不久的低水平 IgM，出生后几周开始产生 IgG 和 IgA。抗 A 或抗 B 通常可在 2～6 个月时轻易测到。

由于新生儿的免疫应答较迟以及新生儿血液中母体抗体占优势，因此血库标准中允许对 4 个月内的新生儿定型试验从

简[56]。若有可能，应使用（并且是首选）母亲的血清来进行新生儿的抗体鉴定和红细胞成分交叉配型。

天然存在的抗体

发育中天然存在的抗体

如果一个个体未曾因输血或妊娠接触相应抗原便发现其血清中存在抗体，这种抗体称为天然存在。这些抗体最有可能是异种凝集素，是应环境中与 RBC 抗原中相类似的物质所产生的。

支持该观点的证据来自对鸡的抗 B 形成的研究[57]。在正常环境中生长的小鸡在出生 30 天内产生抗 B，而在无菌条件下生长的小鸡则到 60 天时仍未产生抗 B。在人类中天然存在的抗 A 和抗 B 也被称为同种凝集素，可在摄入或吸入相关细菌后效价增大[58]。

然而，有许多在环境中可能并不存在的抗原也与天然存在抗体相关，因此对天然存在抗体的刺激物的了解目前尚不明确。

天然存在抗体与血型的相关性及其发生

天然存在的同种抗体通常与 ABO、LE 和 P1PK 血型系统的糖类抗原相关。抗 A 和抗 B 预期在缺乏相应抗原的个体中出现，同样的还有特异性针对 H、$PP1P^k$ 或 P 抗原的抗体。与 A1、Le^a、Le^b 或 P1 决定簇反应的天然存在抗体也较为常见。糖类抗原，特别是具有重复表位的，可在无辅助性 T 细胞协助的情况下刺激 B 细胞而产生特异性抗体。这种非胸腺依赖性免疫应答典型性地导致 IgM 类型的抗原特异性抗体。

在其他系统中[16]，多至 2% 的正常人被发现有抗 Sd^a、抗 Vw 和抗 Wr^a。其他较少见的抗体特异性近似按其出现频率递减依次为抗 M、S、N、Ge、K、Lu^a、Di^a 和 Xg^a。Rh 抗原被认为只存在于 RBC，但当使用更为灵敏的酶检测技术时，已有报道在 0.15% 的 Rh 阴性供血个体中测到明显为天然存在的抗 D 抗体，而在 Rh 阳性供血者中有大于 0.1% 的人有抗-E。天然存在的抗 C、抗 Cw 和抗 Cx 的案例也有报道[4~6]。

有些天然存在抗体是以自身凝集素的形式存在（如抗 H 和抗 I）。自身免疫性溶血性贫血的患者在无特殊刺激时，可产生除自身抗体之外的针对低发抗原的许多抗体[5,6,16,40]。

天然存在的同种抗体的特性

多数天然存在的抗体是 IgM，但一些含有 IgG 成分，而少数以 IgG 为主。有些抗 A 或抗 B 甚至可能属于 IgA 类。最常引起盐水悬浮 RBC 直接凝集的抗体是 IgM 类。然而，当结合了 RBC 膜上处于高密度的诸如 ABO 或 MN 等抗原时，甚至 IgG 类的抗体也可引起 RBC 凝集。除抗 A 和抗 B 以外，大多数普通天然存在抗体在体温条件下并不反应并被认为是不具临床意义。但是若发现它们在 37℃可反应，则须谨慎提供交叉配血相容的输注血液。

免疫应答产生的抗体：免疫性抗体

免疫性抗体与血型的相关性及其发生

免疫性抗体于妊娠或输血时对异体 RBC 抗原接触后产生。初次免疫应答可见于首次接触抗原后的几周至数月。通

常 IgM 与初次应答的早期相关,但不能确定其是否始终为首个产生的抗体。大多数个体随后即由 IgG 占优势。该过程以胸腺依赖性免疫应答为特征,其间 T 细胞帮助诱导 B 细胞进行 IgM 到 IgG 的同型转换。

在次级或回忆性应答中,抗体的浓度在接触后几天至几周内开始升高,而 IgG 可上升到很高的水平。有些 IgG 抗体在刺激后数十年还可检测出。而其他一些抗体,特别是 Kidd 血型系抗体,可在数月后消失,这些抗体常与迟缓型溶血性输血反应相关[5,6,16]。

免疫性抗体在多次输血的患者中较多产妇中更为常见。这是因为妊娠中红细胞的免疫剂量过小,不足以引起初次应答,同时异体抗原也仅限于父源性[16]。

抗 D 曾是最常见的免疫性抗体,但随着 40 年代后期对供受者的 Rh 配型和 70 年代以来将抗 Rh 的 Ig 用于预防的出现,其发生率已显著下降。受血者中有 0.27% ~ 0.56% 存在抗 D,孕妇中为 0.10% ~ 0.20%,而健康献血者中是 0.16% ~ 0.25%[16]。

相反,抗 D 以外的免疫抗体的发生率上升了。约 0.6% 的受血者中报道有除抗 D 以外的特异性抗体,在孕妇中是 0.14%,而在健康献血者中是 0.19%。汇集自三个 5 年期中大约 30 万患者的数据提示,产生抗 D 之外 Rh 抗体的绝对发生率是 0.22%;抗 K 之外是 0.19%;抗-Fy^a 之外是 0.05% 而抗 Jk^a 之外是 0.04%[16]。在一项调查中显示镰状细胞性贫血患者中同种免疫的比率是 18.6%,其中 55% 被免疫的患者产生一种以上抗体。最常见的特异性为抗 C、抗 E 和抗 K[16]。

免疫性抗体的特性

免疫性抗体最常为 IgG,但也可能是 IgM,而有时也有 IgA。多数免疫性抗体在体温条件下有反应性,且被认为具有临床意义,但针对 Bg、Knops、Cs^a、JMH 抗原的,有时还有抗 Yt^a 和抗 Lutheran 抗原的除外。

● 红细胞抗体的临床意义

有关同种抗体的临床意义可从 www.nybloodcentar.org 网站上获得[59,60]。

溶血性输血反应

具有临床意义的抗体能破坏输入的红细胞。该反应的严重程度随抗原的密度和抗体的特性而变化。

通常与血管内溶血有关的抗体包括抗 A、抗 B、抗 Jk^a 和 Jk^b。由于 ABO 抗原在红细胞上表达很多而其抗体结合补体的能力又很强,所以 ABO 不相容性是即时性溶血性反应的最大原因。Kidd 抗体更常相关的是迟发性溶血性输血反应,因为其通常较难检测出且可迅速从循环中消失。只有当痕量 IgM 抗 Jk^a 存在时,IgG 抗 Jk^a 才会结合补体 16。抗 PP1P^k、抗 Vel 和抗 Le^a 也被认为与溶血相关,但此类实例罕见。

在体温条件下反应的 IgG1 和 IgG3 抗体即抗 Rh、Kidd、Kell、Duffy 或 Ss 抗原的免疫性抗体可造成血管外溶血,这些抗体组成了具有临床意义的抗体群。那些不造成 RBC 破坏的抗体是在 37℃ 以下才能反应的 IgG2 和 IgG4 亚类的抗体[16]。

胎儿和新生儿的溶血性疾病

HDFN 由致敏的母亲与其抗原阳性的胎儿之间血型不合引起(参见第 55 章)。在 HDFN 中最具意义的是那些能通过胎盘屏障的抗体(IgG$_1$ 和 IgG$_3$),这些抗体可在体温条件下反应并破坏红细胞,而且针对发育成熟的红细胞抗原。ABO 不相容性最为常见,但 ABO 导致的 HDFN 在临床上发病较为温和,这可能由于出生时这些抗原表达并不完全所致。针对 D 抗原的抗体可导致严重的 HD-FN,当抗 D 效价大于 16 时,需仔细监控胎儿健康。对于其他血型抗体 HDFN 的严重性较难预判,可在轻微和严重间变动。例如抗 K 和抗 Ge3 不但造成红细胞溶血,也可能抑制红系生成[4,6]。

自身免疫性溶血性贫血

自身免疫性溶血性贫血由于产生针对 RBC 抗原的"温型"或"冷型"反应的自身抗体所引起(参见第 54 章)[40]。抗体产生可由疾病、病毒感染或药物触发;或是因免疫系统对自身抗原耐受的失效;或因为接触外来抗原诱导产生与自身 RBC 抗原交叉反应的抗体。因为存在自身抗体时抗原的表达可能被抑制,因此自体特异性并不总是明显[40]。

温型自身抗体在 37℃ 时反应最强,且主要为 IgG 类的抗体(很少有 IgM 和 IgA)。它们多数针对 Rh 蛋白,但也有针对 Wrb、Kell、Kidd 和 U 血型特异性的报道[40]。

冷反应性自身抗体主要是 IgM 类抗体。它们在低于 25℃ 条件下反应最好,但也可达到或接近 37℃ 时凝集 RBC 或激活补体,导致溶血或在低温时造成血管栓塞[16]。患有冷凝集素病的患者 RBC 上常有 C3d,其对溶血有部分防护作用。多数冷反应性自身抗体具有抗 I 活性。与 i、H、Pr、P 或其他抗原特异性的反应性则少得多。

与阵发性冷性血红蛋白尿症相关的双相冷反应性 IgG 抗体("Donath-Landsteiner"抗体)通常与高发抗原 P(GLOB)反应。其在低温时黏附到 RBC,并在温度升高导致其分离前非常有效地激活补体。

与抗体产生相关的疾病

表 136-4 中列举了与特异性抗体产生相关的疾病。这些抗体仅当患者带有相应的抗原时导致自身免疫性溶血性贫血。

● 红细胞抗原和抗体的血清学检测

ABO

ABO 分型是输血服务时要完成的最重要单一测试,因为这是决定血液相容性的重要基础。ABO 分型用经特许的抗血清来测定 RBC 携带的 A 或 B 抗原(正定型或称细胞定型),并用已知的 A 和 B 细胞检测相应的血清或血浆中存在的抗体(反定型或称血清定型)。凝集和溶血被视为阳性反应,而一项测试的结果证实另一项测试的结果。

如果结果不一致或反应比预期的弱,则在确定 ABO 血型之前需调查造成这种现象的原因。这种不一致可涉及 RBC 或血清或两者同时的异常,并可能与疾病相关[5,11,16]。在排除了书写和技术错误后,表 136-6 中列举了其常见的原因。如果患者的 ABO 血型无法确定,可输注 O 型血液。

表 136-6　造成 ABO 定型不一致的常见原因	
红细胞可能有	
弱或丢失抗原	A 或 B 抗原的弱亚型
	血浆中有过量的可溶性 A 或 B 物质
	与疾病相关的损失（白血病）
	ABO 不相合的骨髓移植
	ABO 不相合的红细胞（RBC）输注
额外抗原	直接抗球蛋白试验阳性
	与试剂添加成分或染料反应的抗体
	钱串状凝集或细胞有冷凝集素
	与疾病相关的获得（多凝集反应）
血清可能有	
弱或丢失抗体	年龄相关（新生儿或高龄）
	与疾病相关的免疫抑制
	先天性低丙球蛋白血症
	ABO 不相合的骨髓移植
额外抗体	同种抗体（A_1、Le^a、Le^b、P_1、M、N）
	自身抗体（I、i、H、Pr、P）
	钱串状凝集
	与 RBC 试剂中添加物反应的抗体
	由输血或移植中由旅客淋巴细胞的被动性抗体获得

Rh

　　D 抗原定型是次重要的血液相容性试验。如有合适对照，RBC 定型为 D+ 的个体称 Rh 阳性，而定型为 D– 的个体被称为 Rh 阴性。献血者如果被标准定型血清定型为 D–，需用更敏感的方法如间接抗球蛋白试验进一步检测弱 D 抗原的表达。有弱 D 抗原的献血者应认为是 Rh 阳性。对于受血者和孕妇，检测弱 D 可作为选项[56]。

扩展的抗原表型定型

　　鉴定其他常见抗原（如 CcEe、MNSs、Kk、$Fy^a Fy^b$、$Jk^a Jk^b$）的抗血清制剂现已有供应，并用于抗体鉴定、血液相容性、确定接合性、亲子关系或法医学问题中所必需的红细胞表型鉴定。扩展的表型定型对于需长期输血而处于同种免疫高风险的患者尤其重要，比如镰状细胞性贫血和珠蛋白生成障碍性贫血的患者。理想的情况是在可能要长期输血的患者在开始输血治疗之前就进行 RBC 的扩展定型。即使存在输入的红细胞，血型抗原的预判也可用测定患者 DNA 的方法来完成[27]。

抗体筛选

　　抗体筛选或间接抗球蛋白试验，用已知携带不同抗原组合的 O 型试剂红细胞来检测血清中的"非典型"或"意外的"抗体（即除抗 A 抗 B 以外）。所用方法必须能检出有临床意义的抗体。通常，血清或血浆与筛选细胞在 37℃ 与加强抗原抗体反应的添加剂一起孵育，随后进行间接抗球蛋白试验。任何步骤中的血凝或溶血皆为阳性反应，提示有天然存在的抗体、免疫性同种抗体或自身抗体存在。抗体筛选无法检测出血清中的所有非典型抗体，诸如针对不存在于筛选细胞中的低发抗原的抗

体，以及在 37℃ 和抗球蛋白相中不显示的抗体。

直接抗球蛋白试验

　　直接抗球蛋白试验（通常称为直接 Coombs 试验，这一名词 Robin Coombs 不提倡使用，因为他认为 Race 和 Mourant 也是描述该试验的关键人物）检测在体内结合到 RBC 上的抗体和补体。红细胞洗涤去除血清后抗球蛋白试剂混合，该试剂可凝集表面覆有 IgG 或 C3 组分的 RBC。

　　直接抗球蛋白试验阳性结果与下列情况相关：①输血反应，受者的同种抗体包被输入的供者 RBC，或输入的供者抗体包被受者 RBC。②HDFN，母亲的抗体通过胎盘，包被胎儿 RBC。③自身免疫性溶血性贫血，自身抗体包被患者自身 RBC。④药物或药物-抗体复合物与红细胞相互作用，有时可导致溶血。⑤过路淋巴细胞综合征，由移植器官的过路淋巴细胞所产生的暂时性抗体包被受者 RBC。⑥高丙种球蛋白血症，Ig 非特异性地吸附到循环中的 RBC 上。

　　直接抗球蛋白试验阳性结果并不总是意味着红细胞存活降低。多至 10% 的医院中患者以及 0.1% 的献血者的直接抗球蛋白试验结果阳性，但并无溶血的临床指征[11]。

相容性试验

　　相容性试验指的是红细胞输注前对供者和受者所做的一系列试验。在采血机构对供者进行 ABO、Rh 和意外抗体的测定。然而，输血医院再次检验 ABO（和 Rh 阴性单位的 D）以核准血袋上的血型标记[56]。常规受血者测试包含预计输血前 3 天内采集血样的 ABO、Rh 和抗体筛选。试验结果需与历史记录核对以查证 ABO、D 和抗体状态[56]。

　　如果受血者抗体筛选试验结果阴性，且既往无具临床意义的抗体，则需要将受者血清与供者红细胞进行血清学直接离心交叉配血或者"计算机交叉配型"（电脑软件比较供者和受者的 ABO 检测结果）来确认 ABO 相容性[11]。

　　如果在受血者血清中检出或以前曾鉴定出有临床意义的抗体，则红细胞成分需对相应抗原呈阴性，并需在 37℃ 用抗球蛋白试验就相容性进行交叉配型。找到相容血液单位的机会常反映出该抗原在人群中的频率，也就是 91% 的血液单位应该与产生抗 K 抗体的患者相容，因为人群的 9% 是 K+（此处所指的人群为高加索人种，蒙古人种中 K 阳性率小于 0.1%——译者注）。如果当地的献血人群与总体人群有明显差异时，这种推测可能并不有效。当产生一种以上抗体时，找到相容性血液的可能性是被测各独立抗原的发生率（可能性）的乘积。例如，当受血者同时具有抗 K 和抗 Jk^a 时，仅 21% 的血液单位与其相容，因为 (K–)×[Jk(a–)] = 0.91×0.23 = 0.21。

　　当多种有临床意义的抗体同时存在或存在某种针对高频抗原的抗体时，要找到相容的 RBC 成分是十分困难的。应该鼓励这样的抗体产生个体在需要选择用血前献自身血。如果患者不是自身血献血的候选者，可通过检测患者的兄弟姐妹，或者请求地区性供血机构检索其稀有供者库存和档案，而这样的获取需要额外的时间。

　　血浆和血小板制品无需对供者进行重复测试和交叉配型，但为了选择合适的血液成分，受者的 ABO 和 Rh 表型必须知晓。表 136-7 给出的是常规的 ABO-D 相容性的指南。

表 136-7　ABO-Rh 相容性指南

血型	受者血型		相容血型	
	RBC 抗原	血清抗体	供者 RBC	供者血浆
A	A	抗 B	A、O	A、AB
B	B	抗 A	B、O	B、AB
O	O	抗 A、抗 B	O	O、A、B、AB
AB	A、B	无	AB、A、B、O	AB
Rh 阳性	D	无	Rh 阳性、Rh 阴性	Rh 不考虑
Rh 阴性	无	抗 D（仅在免疫后）	Rh 阴性	Rh 不考虑

注：全血必须与受者的血型相同。RBC 制品必须与受者的血清相容。血浆制品应该与受者 RBC 相容。血小板制品和冷沉淀制品应该与受者的 RBC 相容，但当无法提供相容的制品单位时，可给予任何 ABO 血型的制品。

抗体鉴定

对所有的意外抗体都应研究。那些在血清或血浆中检测到的 ABO 不一致，阳性抗体筛选结果或交叉配型不合的，需用一组 8～16 个其相应具临床意义抗体的抗原已被定型的、不同的 O 型红细胞来进行鉴定。这些红细胞的血清反应与其抗原分型作比对以决定其特异性[11]。例如有一个抗体与所有的 K+ 的 RBC 而不是 K-细胞反应，那么最有可能是抗 K。

自体 RBC 和血清与 RBC 组的对照测试同时进行。与自体细胞无反应意味着该抗体是同种抗体；反之，阳性结果则提示自身抗体或直接抗球蛋白试验的阳性结果。一旦抗体的特异性被确定，患者 RBC 相应抗原也需进行测定。如果同种抗体是抗 K，则该患者细胞应该定型为 K-，这种抗原分型有助于确认血清检查所见。

当在血清和红细胞均检出抗体时（直接抗球蛋白试验阳性结果），除非医疗史、妊娠史和输血史可提供该抗体可能不同的证据，通常仅鉴定血清中的抗体。当只在 RBC 上检测出抗体并怀疑体内溶血时，可从患者 RBC 上洗脱抗体，以 RBC 组为对照测试鉴定其特异性。

翻译：蔡晓红、龚玮佳　互审：奚晓东　校对：蔡晓红、王学锋

参考文献

1. Lewis M, Anstee DJ, Bird GWG, et al: Blood group terminology 1990. ISBT working party on terminology for red cell surface antigens. *Vox Sang* 58:152, 1990.
2. Lögdberg L, Reid ME, Zelinsky T: Human blood group genes 2010: Chromosomal locations and cloning strategies revisited. *Transfus Med Rev* 25:36, 2011.
3. Cartron JP, Bailly P, Le Van Kim C, et al: Insights into the structure and function of membrane polypeptides carrying blood group antigens. *Vox Sang* 74(Suppl 2):29, 1998.
4. Daniels G: *Human Blood Groups*, 3rd ed. Blackwell Science, Oxford, 2013.
5. Issitt PD, Anstee DJ: *Applied Blood Group Serology*, 4th ed. Montgomery Scientific, Durham, NC, 1998.
6. Reid ME, Lomas-Francis C, Olsson ML: *Blood Group Antigen FactsBook*, 3rd ed. Academic Press, San Diego, 2012.
7. Telen MJ: Erythrocyte blood group antigens: Not so simple after all. *Blood* 85:299, 1995.
8. Cartron JP, Colin Y: Structural and functional diversity of blood group antigens. *Transfus Clin Biol* 8:163, 2001.
9. Bruce LJ, Ghosh S, King MJ, et al: Absence of CD47 in protein 4.2-deficient hereditary spherocytosis in man: An interaction between the Rh complex and the band 3 complex. *Blood* 100:1878, 2002.
10. Reid ME, Mohandas N: Red blood cell blood group antigens: Structure and function. *Semin Hematol* 41:93, 2004.
11. Fung MK, Grossman BJ, Hillyer C, et al, editors: *Technical Manual*, 18th ed. American Association of Blood Banks, Bethesda, MD, 2014.
12. Storry JR, Castilho L, Daniels G, et al: International Society of Blood Transfusion Working Party on Red Cell Immunogenetics and Terminology: Cancun report (2012). *Vox Sang* 107:90, 2014.
13. Daniels GL, Anstee DJ, Cartron J-P, et al: Blood group terminology 1995. ISBT working party on terminology for red cell surface antigens. *Vox Sang* 69:265, 1995.
14. Garratty G, Dzik WH, Issitt PD, et al: Terminology for blood group antigens and genes: Historical origins and guidelines in the new millennium. *Transfusion* 40:477, 2000.
15. Reid ME, Lomas-Francis C: *Blood Group Antigens & Antibodies: A Guide to Clinical Relevance & Technical Tips*. Star Bright Books, New York, 2007.
16. Klein HG, Anstee DJ: *Mollison's Blood Transfusion in Clinical Medicine*, 11th ed. Wiley-Blackwell, Oxford, 2006.
17. Clausen H, White T, Takio K, et al: Isolation to homogeneity and partial characterization of a histo-blood group A defined Fucα1—>2Galα1—>3-N-acetylglucosaminyltransferase from human lung tissue. *J Biol Chem* 265:1139, 1990.
18. Yamamoto F, Marken J, Tsuji T, et al: Cloning and characterization of DNA complementary to human UDP-GalNAc: Fucα1—>2Galα1—>3GalNAc transferase (histo-blood group A transferase) mRNA. *J Biol Chem* 265:1146, 1990.
19. Yamamoto F, Hakomori S: Sugar-nucleotide donor specificity of histo-blood group A and B transferases is based on amino acid substitutions. *J Biol Chem* 265:19257, 1990.
20. Yamamoto F, Clausen H, White T, et al: Molecular genetic basis of the histo-blood group ABO system. *Nature* 345:229, 1990.
21. Chester MA, Olsson ML: The ABO blood group gene: A locus of considerable genetic diversity. *Transfus Med Rev* 15:177, 2001.
22. Olsson ML, Chester MA: Polymorphism and recombination events at the *ABO* locus: A major challenge for genomic ABO blood grouping strategies. *Transfus Med* 11:295, 2001.
23. Garratty G: Association of blood groups and disease: Do blood group antigens and antibodies have a biological role? *Hist Philos Life Sci* 18:321, 1996.
24. Avent ND, Reid ME: The Rh blood group system: A review. *Blood* 95:375, 2000.
25. Tippett P, Lomas-Francis C, Wallace M: The Rh antigen D: Partial D antigens and associated low incidence antigens. *Vox Sang* 70:123, 1996.
26. Huang C-H, Liu PZ, Cheng JG: Molecular biology and genetics of the Rh blood group system. *Semin Hematol* 37:150, 2000.
27. Reid ME: Applications of DNA-based assays in blood group antigen and antibody identification. *Transfusion* 43:1748, 2003.
28. Giblett ER: A critique of the theoretical hazard of inter vs. intra-racial transfusion. *Transfusion* 1:233, 1961.
29. Tippett P: Regulator genes affecting red cell antigens [review]. *Transfus Med Rev* 4:56, 1990.
30. Singleton BK, Burton NM, Green C, et al: Mutations in EKLF/KLF1 form the molecular basis of the rare blood group In(Lu) phenotype. *Blood* 112:2081, 2008.
31. Okubo Y, Yamaguchi H, Nagao N, et al: Heterogeneity of the phenotype Jk(a–b–) found in Japanese. *Transfusion* 26:237, 1986.
32. Hakomori S: Blood group ABH and Ii antigens of human erythrocytes: Chemistry, polymorphism, and their developmental change. *Semin Hematol* 18:39, 1981.
33. Spitalnik PF, Spitalnik SL: The P blood group system: Biochemical, serological, and clinical aspects. *Transfus Med Rev* 9:110, 1995.
34. Pogo AO, Chaudhuri A: The Duffy protein: A malarial and chemokine receptor. *Semin Hematol* 37:122, 2000.
35. Araten DJ, Swirsky D, Karadimitris A, et al: Cytogenetic and morphological abnormalities in paroxysmal nocturnal haemoglobinuria. *Br J Haematol* 115:360, 2001.
36. Tippett P, Ellis NA: The Xg blood group system: A review. *Transfus Med Rev* 12:233, 1998.
37. Cartron J-P, Rahuel C: Human erythrocyte glycophorins: Protein and gene structure analyses. *Transfus Med Rev* 6:63, 1992.
38. Tournamille C, Colin Y, Cartron JP, Le Van Kim C: Disruption of a GATA motif in the *Duffy* gene promoter abolishes erythroid gene expression in Duffy-negative individuals. *Nat Genet* 10:224, 1995.
39. Mourant AE, Kopec AC, Domaniewska-Sobczak K: *Distribution of the Human Blood Groups and Other Polymorphisms*, 2nd ed. Oxford University Press, London, 1976.
40. Petz LD, Garratty G: *Acquired Immune Hemolytic Anemias*, 2nd ed. Churchill Livingstone, New York, 2003.
41. Moulds JM, Moulds JJ: Blood group associations with parasites, bacteria, and viruses. *Transfus Med Rev* 14:302, 2000.
42. Cartron JP: Molecular basis of red cell protein antigen deficiencies. *Vox Sang* 78:7, 2000.
43. Lee S, Russo D, Redman CM: The Kell blood group system: Kell and XK membrane proteins. *Semin Hematol* 37:113, 2000.
44. Danek A, Rubio JP, Rampoldi L, et al: McLeod neuroacanthocytosis: Genotype and phenotype. *Ann Neurol* 50:755, 2001.
45. Luhn K, Wild MK, Eckhardt M, et al: The gene defective in leukocyte adhesion deficiency II encodes a putative GDP-fucose transporter. *Nat Genet* 28:69, 2001.
46. Etzioni A, Tonetti M: Leukocyte adhesion deficiency II-from A to almost Z. *Immunol Rev* 178:138, 2000.
47. Yu L-C, Twu Y-C, Chang C-Y, Lin M: Molecular basis of the adult i phenotype and the gene responsible for the expression of the human blood group I antigen. *Blood* 98:3840, 2001.
48. Inaba N, Hiruma T, Togayachi A, et al: A novel I-branching beta-1,6-N-acetylglucosaminyltransferase involved in human blood group I antigen expression. *Blood* 101:2870, 2003.
49. Yu LC, Twu YC, Chou ML, et al: The molecular genetics of the human I locus and molecular background explaining the partial association of the adult i phenotype with congenital cataracts. *Blood* 101:2081, 2003.
50. Agre P, King LS, Yasui M, et al: Aquaporin water channels—From atomic structure to clinical medicine. *J Physiol* 542:3, 2002.
51. Crew VK, Burton N, Kagan A, et al: CD151, the first member of the tetraspanin (TM4) superfamily detected on erythrocytes, is essential for the correct assembly of human basement membranes in kidney and skin. *Blood* 104:2217, 2004.
52. Rock JA, Shirey RS, Braine HG, et al: Plasmapheresis for the treatment of repeated early pregnancy wastage associated with anti-P. *Obstet Gynecol* 66:57S, 1985.
53. Udden MM, Umeda M, Hirano Y, Marcus DM: New abnormalities in the morphology,

cell surface receptors, and electrolyte metabolism of In(Lu) erythrocytes. *Blood* 69:52, 1987.

54. Heaton DC, McLoughlin K: Jk(a–b–) red blood cells resist urea lysis. *Transfusion* 22:70, 1982.

55. Sands JM: Molecular mechanisms of urea transport. *J Membr Biol* 191:149, 2003.

56. Standards Committee of American Association of Blood Banks: *Standards for Blood Banks and Transfusion Services*, 29th ed. American Associations of Blood Banks, Bethesda, MD, 2014.

57. Springer GF, Horton RE, Forbes M: Origin of anti-human blood group B agglutinins in white leghorn chicks. *J Exp Med* 110:221, 1959.

58. Springer GF, Horton RE: Blood group isoantibody stimulation in man by feeding blood group-active bacteria. *J Clin Invest* 48:1280, 1969.

59. Reid ME, Øyen R, Marsh WL: Summary of the clinical significance of blood group alloantibodies. *Semin Hematol* 37:197, 2000.

60. Poole J, Daniels G: Blood group antibodies and their significance in transfusion medicine. *Transfus Med Rev* 21:58, 2007.

第 137 章
人类白细胞和血小板抗原

Myra Coppage, David Stroncek, Janice Mc-Farland, and Neil Blumberg

摘要

人类白细胞抗原(HLA)是由第 6 号染色体上的主要组织相容性复合体编码的高度多态性的糖蛋白。其生物学功能是向 T 淋巴细胞呈递抗原多肽,主要分为两大类: I 类(A、B 和 C 位点)和 II 类(DR、DQ 和 DP 位点)。 I 类抗原几乎存在于所有有核细胞上,而 II 类抗原主要表达在 B 细胞和其他抗原递呈细胞上,如树突状细胞、内皮细胞和单核细胞。这些抗原在造血干细胞移植接受/排斥和非去除白细胞输血引起的同种致敏导致血小板输注无效中起关键作用,而在固体器官移植中起虽然重要性稍次但却明确的作用。其他有临床重要作用的谱系特异性白细胞抗原包括在中性粒细胞上的抗原,它们的多态性和引起临床问题都较 HLA 系统少。抗中性粒细胞抗原的抗体在自身免疫性中性粒细胞减少症、输血相关急性肺损伤等中也起作用。血小板也拥有数量相对有限的多态性抗原,这些抗原与诸如输血后紫癜、血小板输注无效等临床问题以及诸如同种免疫性血小板减少症等新生儿问题有关。

简写和缩略词

CDC,补体依赖细胞毒(complement-dependent cytotoxicity); ELISA,酶联免疫吸附法(enzyme-linked immunosorbent Assay); GP,糖蛋白(glycoprotein); GVHD,移植物抗宿主病(graft-versus-host disease); HLA,人类白细胞抗原(human leukocyte Antigens); HNA,人类中性粒细胞抗原(human neutrophil antigen); HPA,人类血小板抗原(human platelet antigen); MHC,主要组织相容性复合物(major histocompatibility complex); NAIT,新生儿同种免疫性血小板减少症(neonatal alloimmune thrombocytopenia); NMDP,国家骨髓供体计划(National Marrow Donor Program); PCR,聚合酶链反应(polymerase chain Reaction); PRA,谱反应抗体(panel reactive antibody); PTP,输血后紫癜(posttransfusion purpura); SSO,序列特异性寡核苷酸(sequence-specific oligonucleotide); SSP,序列特异性引物(sequence-specific primer); TRALI,输血相关急性肺损伤(transfusion-related acute lung injury); WHO,世界卫生组织(World Health Organization)。

人类白细胞抗原(主要组织相容性复合物)

定义

人类白细胞抗原(HLA)是具有高度多态性的糖蛋白,由位于染色体 6p21,称作主要组织相容性复合物(MHC)基因区域编码,其覆盖区域约为 7.6Mbp[1,2]。在 ABO 抗原之后,HLA 抗原是移植的主要屏障,其生物学功能是向 T 淋巴细胞呈递抗原肽。MHC 编码若干组抗原,了解最清楚的是高度多态的经典 I 类(HLA-A、HLA-B 以及 HLA-C)抗原和 II 类(HLA-DR、HLA-DQ 以及 HLA-DP)抗原。 I 类抗原普遍存在于大部分有核体细胞表面。 II 类抗原呈现更局限的分布,在 B 细胞、树突状细胞、单核细胞、巨噬细胞和内皮细胞上有不等程度的表达,然而 II 类抗原可在许多细胞上经激活而被诱导[3]。非经典 Ib 类抗原 HLA-E、HLA-F、HLA-G 以及 MHC I 类链相关抗原具有较低的多态性,对其功能的了解较少,其组织表达更局限。另外,MHC 区域还编码许多假基因。鉴于其在输血和移植中的重要性,本章主要阐述经典 I 类和 II 类分子。

两大类 HLA 抗原具有同源性,然而也存在可区分个体 HLA 分子(等位基因)并赋予其原特异性的高变区(多态性)。HLA 抗原为共显性表达,因此各自个体在每个位点(A、B、DR 等等)上表达 2 个抗原。截止 2014 年 7 月,共鉴定出数千个 HLA 等位基因[5]。表 137-1 列出了每个位点上已知的 HLA 等位基因数量。

表 137-1　至 2014 年 7 月人类 HLA 各位点已知等位基因的数量

HLA I 类					
基因	A	B	C	E	F	G
等位基因数	2884	3590	2375	15	22	50
HLA II 类					
基因	DRA	DRB	DQA	DQB	DPA	DPB
等位基因数	7	1642	52	664	38	422
非 HLA					
基因	MICA	MICB	TAP1	TAP2		
等位基因数	100	40	12	12		

HLA,人类白细胞抗原(HLA)

数据来源:Robinson J, Waller MJ, Parham P, et al:IMGT/HLA and IMGT/MHC:Sequence databases for the study of the major histocompatibility complex. *Nucleic Acids Res* 31(1):311~314,2003.

主要组织相容性复合物的遗传学

MHC 第一张测序图谱包含染色体 6p21 位置的约 360 万个碱基对(Mbp)并分成三个区域: I 类、 II 类和 III 类基因[2]。更新的分析中证实的高度连锁不平衡和保守同线性导致一个扩展的 MHC(xMHC)的概念,并在 2004 年制作了新的基因图谱[6]。xMHC 占据大约 7.6Mbp,由 5 个亚区组成,包括经典的 I 类(译者注:非经典 I 类也属于该区域)、 II 类和 III 类基因。 II 类基因最靠近着丝点,占据大约 1Mbp 的

DNA。基因按顺序排列，开始为 HLA-DP 基因，然后是 HLA-DM、TAP、HLA-DQ，最后为 HLA-DR 基因。Ⅲ类基因占据Ⅰ类和Ⅱ类基因之间的空间，Ⅲ类基因包括了编码参与免疫应答的其他蛋白，如补体、热休克蛋白、肿瘤坏死因子以及

其他淋巴细胞抗原。端粒处排列着Ⅰ类基因，依次为 MICA、MICB、HLA-B、HLA-C、HLA-E、HLA-A、HLA-F 和 HLA-G。延伸的Ⅰ类基因包括组蛋白簇和锌指蛋白基因。图 137-1B 是 MHC 的示意图谱。

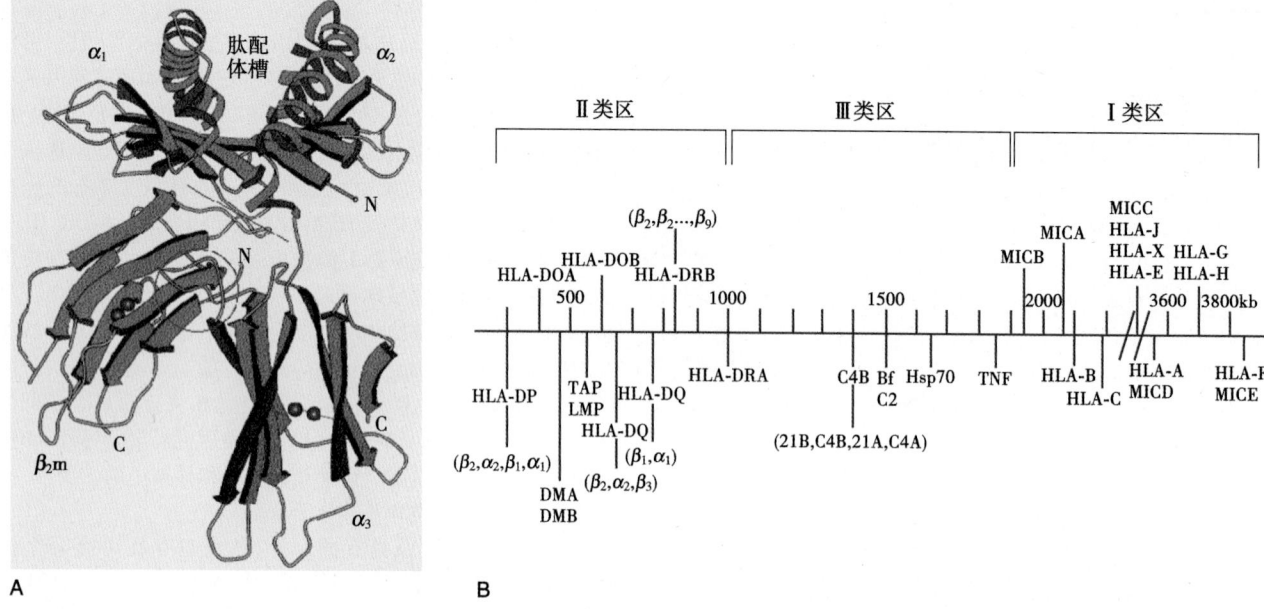

图 137-1　A. HLA-A2 分子的示意图。肽结合槽由 α 螺旋和 β 折叠片层组成。凹槽容纳处理过的肽抗原。肽和多态性 α 螺旋与 t 细胞受体相互作用。B. 6 号染色体上 MHC 基因的示意图。（A，根据许可复制自 *Bjorkman PJ, Saper MA, Samraoui B, et al：The foreign antigen binding site and T cell recognition regions of class I histocompatibility antigens*. Nature 329（6139）：512～518，1987. B，*adapted with permission from Campbell RD, Trowsdale J：Map of the human MHC*, Immunol Today 14（7）：349～352，1993. ）

结构和功能

Ⅰ类C抗原

　　HLA-A、B、C 分子为分子量为 56 000 的跨膜糖蛋白[7]，每一个都是由 1 条 α 重链（分子量＝45 000）和 β_2-微球蛋白（分子量＝11 000）以非共价结合形成的异二聚体。α 重链是由 MHC 基因编码的具有多态性的糖蛋白。α 链的细胞外区域具有 3 个基于折叠和二硫键的结构域（α_1、α_2、α_3）（图 137-1A）。抗原性位于 α_1 和 α_2 结构域，该区域具有最高多态性。这两条链形成了一个以单 β 折叠片层"底面"和两个中间具有一条裂缝或一个凹槽的 α 螺旋为顶组成的平台。此结构由与 β_2-微球蛋白结合的重链的第 3 个即 α_3 结构域提供支撑，将该分子稳定在细胞表面。Ⅰ类 HLA 分子提呈内源性蛋白来源（如病毒感染、胞内细菌或转化）的肽片段给 CD8$^+$ T 细胞。高度多态性的凹槽允许提呈平均长度为 9 个氨基酸的高度多样性的肽片段。可在大部分有核体细胞表面发现Ⅰ类 HLA-A、B、C 抗原[8]。血小板表达 HLA-A 抗原，但缺乏某些 HLA-B 和大部分 HLA-C 抗原[9]。

Ⅱ类抗原

　　Ⅱ类抗原也是由 2 条非共价结合的链形成的跨膜糖蛋白[12]。α 重链（分子量＝34 000）和 β 轻链（分子量＝29 000）均由 MHC 区域编码。Ⅱ类分子与Ⅰ类相仿，由一个亲水的胞外 NH2-末端区域、一个疏水的跨膜区以及一个胞内 COOH-末端

区组成。与Ⅰ类抗原不同，Ⅱ类抗原的每一条链的胞外区域仅含有两个结构域，α 链的两个结构域被命名为 α_1 和 α_2，而 β 链的两个结构域被命名为 β_1 和 β_2。所有 HLA-DR 分子的 α 链都是恒定的，而 β 链具有多态性并决定了分子的特异性。HLA-DQ 和 DP 的 α、β 链均具多态性，虽然 β 链比 α 链多态性更高。在所有Ⅱ类抗原中，β_1 结构域代表了多态性最高的区域。HLA-DR 的结构和Ⅰ类分子结构基本相同。Ⅱ类抗原提呈外源性肽如细菌病原给 CD4$^+$ 细胞，其结合凹槽比Ⅰ类更开放，容纳更长的肽（11～18 个氨基酸）[13,14]。Ⅱ类抗原在组织分布上更局限，主要在 B 淋巴细胞和其他一些抗原提呈细胞如树突状细胞、单核细胞、巨噬细胞上，也可表达于激活的内皮细胞和 T 淋巴细胞[12]。

　　HLA 多态性特别高的本质可能由于宿主防御过程中需提呈很大批量的不同抗原肽而进化形成。抗原加工和提呈是一个严格调节的过程，尤其在职业性抗原提呈细胞如树突状细胞中。在体外已经演示证实了多种替代机制，如交叉-提呈，其中树突状细胞把内吞来源的抗原传递给Ⅰ类通路，但对其了解并不充分[15]。研究中有希望的领域是 HLA 分子提呈来自肿瘤的抗原肽的能力。这些肽可通过点突变或通常为沉默基因的复活以产生与 HLA 结合的肽而形成并诱导 T 细胞免疫应答。已经确认出数个针对黑色素瘤的此种肽（黑色素瘤相关基因［MAGE］抗原）[16]。

命名

　　在干细胞移植中识别 HLA 抗原多态性具有重要的临床意

义。世界卫生组织(WHO)HLA 系统因子命名委员会规范了用于描述已接受的 HLA 等位基因或抗原的术语,该组织每年发布两次报告并每月更新[4]。此外还定期出版用于定义 HLA 抗原、指定命名、血清学当量的 HLA 词典[5]。命名委员会批准了该系统的重大修改,自 2010 年起生效[17],制定这些修正是为了适应无法预料数量的新测序的等位基因。在这个系统中,冒号用作界定符以分隔不同的域,第一个域表示通常对应血清学抗原的等位基因家族。第二个域表示的是等位基因,根据确定的先后顺序指派命名。第三个域是用于定义同义的核苷酸置换。最后一个域定义内含子中或者外显子和内含子两侧的 5' 或 3' 端的非翻译区域中的序列多态性而不同的等位基因。除此之外,还有用于描述表达状态的后缀,无效等位基因(不表达)缀以“N”以便识别,用“L”代表低表面表达,用“S”代表不出现在细胞表面的分泌性分子。

主要组织相容性复合物抗原的遗传

MHC 基因显示比其他任何遗传系统更多的多态现象,也就是说,每一个位点都存在很多等位基因。然而对于每一个体而言,每一条染色体上每个基因座位有一个等位基因,因此每个基因座位编码两个 HLA 抗原。一个个体的每个 HLA 抗原的确认称为表型。由于 HLA 基因紧密连锁,MHC 内的重组极为罕见(≤1%),从父母双亲任何一人中继承的 HLA 基因通常以一整套为一个单位,这种遗传自双亲任一人的基因被称为单体型。母源和父源的单体型的确认可通过家系研究获得。对一个个体的两个单体型的鉴定提供基因型。家系研究包含 HLA-A、HLA-B、HLA-C、HLA-DR 和 HLA-DQ 抗原的分型以确认单体型和排除 MHC 内的基因重组。由于单个染色体上的 HLA 基因被一起继承,倘若无重组发生,母源和父源的单体型 4 种组合就可能存在(图 137-2)。

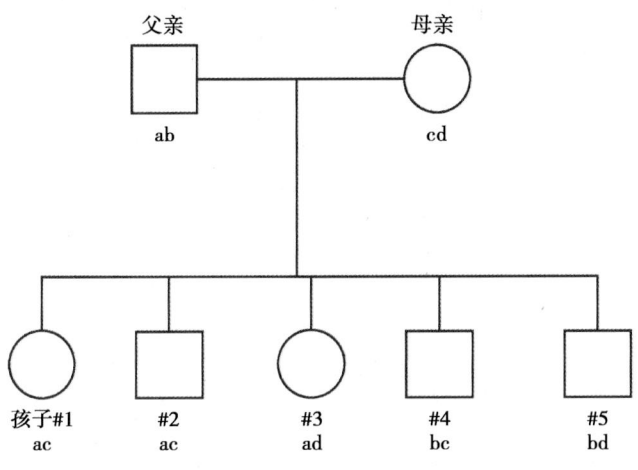

图 137-2 HLA 抗原遗传的家系示意图。双亲的 4 个亲单倍型的每个用字母表示:a 和 b 代表父系的单倍型;c 和 d 表示母系的单倍型。每个孩子遗传一个父系和一个母系的单倍型,这样构成了 4 种可能的组合

连锁不平衡

鉴于 MHC 具有高度的多态性,任何两个无血缘关系的个体具有相同 HLA 的可能性极其低。而该系统呈现出一个被称为连锁不平衡的现象,也就是同一条染色体上 HLA 等位基因一起遗传的概率高于在 HLA 位点平衡情况下的预计值。在平衡情况下一个位点上的一个等位基因的频率独立于连锁位点的等位基因频率,如在北美白人中 HLA-A1 基因频率为 0.145,而 HLA-B8 为 0.1。如果 A1 和 B8 无偏向性的关联则该单体型频率应该为 0.0145(0.145×0.1)。然而,人群研究显示 HLA-A1,B8 的单体型实际频率为 0.0726[18]。连锁不平衡值定义为观察频率减去期望频率,在这个例子中为 0.0581。虽然连锁不平衡的特定等位基因由于不同人种群体而各不相同,但所有的人种群体均表现出显著的不均衡。在不同的人种和种族群体中发现 HLA 抗原的频率变异极大[19]。

人类白细胞抗原分型

HLA 抗原的组织分型可以运用血清学、细胞学和分子技术等不同的方法进行。在临床环境中最常用的方法是血清学和分子技术。诸如混合淋巴细胞反应和预致敏淋巴细胞试验的细胞技术,在 DNA 技术的广泛采用之前比较常见。与 DNA 技术相比,细胞学方法为劳力密集型并需要使用放射性同位素,目前主要在科学研究实验室使用。

血清学

微量淋巴细胞毒性补体依赖性细胞毒性(CDC)检验虽然已经被分子分型方法取代,但其作为 HLA 抗原定型的基本程序已超过 30 年[20]。在该检测中淋巴细胞悬液在微量滴定板中和人源性抗血清或单克隆抗体一起孵育[21],加入兔血清作为补体来源。当抗体与细胞表面的抗原结合病激活了补体级联反应,细胞被诱导死亡。死亡细胞可通过加入活体染料或荧光免疫检验法用显微镜观察。用于确认患者 HLA 型别的分型谱由 2～4 个识别同一特异性的抗血清组成,而鉴定 I 类抗原需要约 150 种不同试剂,而 II 类抗原需 80～150 种试剂。抗血清通常来自于多产妇、多次输血的患者以及发生过同种异体移植排斥的患者。通过商业途径也可获得 HLA 特异性的单克隆抗体。II 类抗原(DR 和 DQ)的血清学需要富集 B 淋巴细胞,可通过抗体或免疫磁珠等试剂完成。

人类白细胞抗原分子分型

聚合酶链反应(PCR)[22]的发展使得 HLA 分型的方法有了革命性的进展。数种基于 DNA 的方法被普遍接受用于 HLA 分型,包括以测序为基础的分型、序列特异性引物扩增(SSP)[23]、序列特异性寡核苷酸(SSO)探针杂交。这些方法都需要利用寡核苷酸引物对,从基因组 DNA 中扩增 HLA 基因中选定的部分。一般扩增 I 类基因的第 2、3 外显子、II 类基因的第 2 外显子。这些外显子编码了 HLA-I、II 类分子的大部分多态性。HLA 分子分型的主要临床意义在于骨髓/干细胞移植。

“新一代测序”(NGS)策略的出现已被证明对高通量 HLA 基因测序有用。NGS 方法还克服了基于 Sanger 法的测序方法的限制,包括杂合子样本在二倍体基因组中或在目标区域外序列不同的等位基因之间(例如外显子 2 和 3)产生的组合歧义。

NGS法被称为可以大规模并行测序,允许多个相同序列区域的重叠读取。多个平台可以使用不同的化学组成,这些方法提供的大量数据需要运用生物信息学专业知识进行分析。

人类白细胞抗原分子的抗体检测

除了HLA抗原分型,大部分实验室还使用检测抗HLA抗原的抗体的技术。这对于固体器官移植十分重要,因为抗HLA抗体的存在可引起对移植的不可逆排斥。而在供受者之间HLA抗原普遍匹配的骨髓/干细胞移植中,这方面的担忧较少。虽然仍旧使用微量细胞毒血清学检验方法,但固相测定由于敏感性高于CDC方法,已成为常规方法,包括酶联免疫吸附法(ELISA)和基于微球的流式检测如FlowPRA和Luminex检测法。这些方法需要HLA抗原,无论是重组或是天然形式,包被到一个固体表面,比如微球法,用于捕获患者血清中的同种抗体。对反应模式的分析可得出有关同种免疫的宽度或PRA(反应抗体百分比)以及反应特异性等相关的信息。在大部分固体器官移植前,要进行供者特异性交叉配型以确保受者没有抗供者HLA抗原的HLA抗体。交叉配型可用微量淋巴细胞毒(CDC)试验、流式细胞术和固相法(ELISA和微球法)。实验室正在采取"虚拟"交叉配型,使用来自敏感的微球检测的数据预测交叉配型结果。这使得低风险的移植病例无需等待一个实质交叉配型,缩短了器官冷缺血时间[24]。

临床应用

MHC编码的HLA抗原在移植、免疫应答调控和许多疾病的易感性中发挥重要作用。然而,最常见的应用领域是移植。在肾移植和干细胞移植中,来自HLA相同的兄弟姐妹供者的同种异体移植比来自不匹配的家庭成员或无血缘关系供者具有明显提高的移植成活率。

对实体器官移植而言,活体供者并非总能得到或者不可行(如心脏移植)。对肾和胰腺的HLA分型要进行HLA-A、HLA-B、HLA-DR位点的低分辨率分析(血清学或抗原水平的DNA分型)。在早年的肾移植中人们寻求供受者间的高度匹配,但是随着强有力的免疫治疗方法的发展,HLA匹配程度和使用要求已有所下降。而在肝和心脏移植时,不预期进行HLA配型。通过筛选技术检测同种抗体以及供者的特异性交叉配型对于肾脏和心脏移植极为重要,因为抗体的存在可导致超急性排异和移植失败。同种异体抗体在移植后即刻的作用不太清楚,但有可能不利于长期存活[25]。在过去几年中,出现了几个"配对捐助者交换",以协助那些拥有不相容自愿供体的受者。这些项目中,例如美国国家肾脏登记处允许配对的供者-受者在移植中心内或之间互换。自成立以来,美国多达30个跨国互换的连锁机构促成了超过1200例移植。

除了同种异体移植的存活,骨髓或造血干细胞移植还导致其他问题,这些治疗中具有免疫力的移植物被植入了免疫受损或免疫清除的宿主体内,移植物可识别宿主的组织为外来物而产生免疫反应,导致移植物抗宿主病(GVHD)。在HLA相同的同胞作为供者时,一些恶性血液疾病中超过80%的病例可以达到无病生存的治疗效果[26,27]。然而不到30%的个体拥有HLA相同的同胞,对于这些患者也可以考虑其他替代供者,如表型匹配的无关自愿捐献者和部分匹配的家庭成员。但是移植失败和GVHD的风险及发生率比HLA相同同胞作为供者时高,并随着HLA的差异增加而升高。造血干细胞移植一般使用分子生物学方法进行HLA分型。对于家庭成员作为供者的病例,低分辨率的分型方法可能足以鉴别出匹配者。然而,对于无关供者或单倍型相同的家庭成员供者,应当使用高分辨率(等位基因水平)的分型,分型位点包括HLA-A、HLA-B、HLA-C、HLA-DR和HLA-DQ,应符合国家登记计划[美国全国骨髓移植供者计划(NMDP)]的要求[26]。HLA抗体日益常见,尤其是在使用不完全匹配的捐赠者时。

经过先前的输血(尤其是非去除白细胞)或怀孕,需要血小板输注的患者可能已被对HLA-A和B(即具有高的PRA)广泛致敏,HLA抗体筛选以选择无反应性的供者和(或)HLA相配供者的血小板,可使这些输注无效的患者在血小板输注后的计数增加得到改善。

一个或几个抗原或等位基因的HLA分型也可用于帮助诊断与特异HLA抗原相关的疾病。最常见的是HLA-B27和强直性脊柱炎[28]以及HLA-DQ2和发作性睡病的关联[29]。HLA分型也可用于验证利用肽和HLA的疫苗试验的合格性[30,31]。HLA抗原也与药物过敏相关。如HLA-B*5701与人类免疫缺陷病毒的治疗药物阿巴卡韦(abacavir)的过敏相关[32]。

HLA四聚体可以用于监控基于HLA的肽疫苗的有效性。在肽疫苗上装载重组HLA分子并连接荧光素标记的抗生蛋白链菌素分子,将其与患者血液中的淋巴细胞孵育,特异性针对此种肽-HLA的效应T细胞可以和四聚体结合,并通过流式细胞仪监测。

● 中性粒细胞抗原和抗体

仅仅或主要在中性粒细胞上表达并具有临床意义的同种抗原被称为人类中性粒细胞抗原(HNAs)[33]。在此命名法中,抗原系统以整数表示,每个系统中的特异性抗原根据发表日期以字母顺序依次命名(表137-2)。

表137-2　人类中性粒细胞抗原

系统	等位基因	抗原位置	基因
HNA-1	HNA-1a、-1b、-1c和1d	FcγRⅢb	$FCGR3B^*1$、$FCGR3B^*2$、$FCGR3B^*3$
HNA-2	HNA-2	NB1gp	$CD177$
HNA-3	HNA-3a	胆碱转运样蛋白-2(CTL2)	$SLC44A2^*01$
HNA-4	HNA-4a	α_M整合素、C3bi-受体(CR3)(CD11b)	$ITGAM^*01$
HNA-5	HNA-5a	αL整合素、LFA-1(CD11a)	$ITGAL^*01$

HNA-1 抗原系统

HNA-1 抗原

中性粒细胞特异的 HNA-1 抗原系统由 HNA-1a、-1b、-1c 和 1d 四个等位基因组成（表137-2）[34]。HNA-1 抗原位于低亲和力的 FcγR Ⅲ b（FcγR Ⅲ b），即 CD16，仅在中性粒细胞表达[35~38]。FcγR Ⅲ b 和 HNA-1 抗原表达在所有分节粒细胞、约一半的中性晚幼粒细胞、约 10% 的中性中幼粒细胞上[39]。血浆中具有可溶性 FcγR Ⅲ b，其具有中性粒细胞上发现的相同的 HNA-1 多态性[40]。

分子生物学

FcγR Ⅲ b 和 HNA-1 抗原由位于染色体 1q23 ~ 24 的 FCGR3B 基因编码。FCGR3B 与编码 FcγR Ⅲ a 的 FCGR3A 高度同源，除了多态性的 FCGRB3B 核苷酸外，FCGR3B 与 FCGR3A 仅四个其他核苷酸不相同。两个基因的最重要差别是 FCGR3B 在 733 位发生 C 到 T 的变化而产生了一个终止密码子，以致 FCGR3A 比 FCGR3B 多了 21 个核苷酸，而且 FCGR3B 是糖基化磷脂酰肌醇（GP Ⅰ）锚固糖蛋白而非跨膜糖蛋白（GP）。

4 个 HNA-1 系统抗原由 3 个等位基因编码。FCGR3B*01 等位基因与 FCGR3B*02 等位基因在编码区域只相差五个核苷酸，分别位于 141、147、227、277 和 349 位[35~38]。这些核苷酸变化中的四个导致了 HNA-1a 和 HNA-1b 型 FcγR Ⅲ b 的氨基酸序列差异。FcγR Ⅲ b 糖基化模式在两个抗原之间不一致是由于在 227 和 277 位碱基的两个核苷酸变化，HNA-1b 型 FcγR Ⅲ b 具有六个 N-连接的糖基化位点，而 HNA-1a 型的有四个糖基化位点。

FCGR3B*03 等位基因与 FCGR3B*02 等位基因除了造成 FcγR Ⅲ b78 位氨基酸从丙氨酸到天冬氨酸改变的 266 位核苷酸 C 至 A 替换外是相同[34]。在很多情况下，FCGR3B*03 与第二或复制的 FCGR3B* 基因存在于同一染色体上[41,42]。FCGR3B*03 同时编码 HNA-1b 和 HNA-1c。FCGR3B*02 还编码以 FcγR Ⅲ b 序列 Ala78-Asn82 为特征的 HNA-1d[43]。

在不同人种群体中，这三个等位基因的抗原频率差异很大，在白种人中，HNA-1b 为最常见的抗原（表137-3）[44~46,48~50]，但在日本和中国人群中 HNA-1a 最常见[44,46,48,49,51]。同样 HNA-1c 基因编码的抗原频率也随人种群体不同而变化。中性白细胞表达 HNA-1c 的白种人中为 4% ~ 5%、非洲裔美国人为 25% ~ 38% 而巴西人为 10%[52,53]。HNA-1d 的抗原频率应与 HNA-1b 几乎相同，但尚未得到研究。

表137-3 人类中性粒细胞抗原频率

系统	等位基因	抗原频率			
		欧洲人/美国人	非洲人和非洲裔美国人	亚洲人	巴西人/阿根廷人
HNA-1	HNA-1a	58%	59% ~ 67%	91%	68%
	HNA-1b	88%	71% ~ 88%	54%	76%
	HNA-1c	5%	25% ~ 38%	<1%	5% ~ 10%
	HNA-1d	NA	NA	NA	NA
HNA-2	HNA-2	95% ~ 97%	95%	89% ~ 99%	NA
HNA-3	HNA-3a	89% ~ 92%	NA	NA	NA
HNA-4	HNA-4a	99%	NA	99%	97%
HNA-5	HNA-5a	85%	88%	81% ~ 96%	78% ~ 92%

NA：尚无数据。

已有数种其他的 FCGR3B 序列变异被描述[46]。这些嵌合的等位基因大部分带有单碱基替换，是区分 FCGR3B*1 与 FCGR3B*2 的五个单核苷酸多态性（SNP）中的一个。最类似 FCGR3B*2 的 FCGR3B 等位基因在非洲裔美国人中比在白人和日本人中更常见[46,47]。

目前也已报道中性粒细胞 FcγR Ⅲ b 和 HNA-1 抗原的遗传缺陷。白种人中 FCGR3B 缺失纯合个体的发生率约为 0.1%[52,54~55]。然而在非洲人和非洲裔美国人中此种情况发生率更高，其中一个研究发现 126 个非洲人中有 3 人具有 FCGR3B 缺乏[48]，另一个研究发现 53 个中有 1 个具有 FCGR3B 缺乏[46]。

HNA-1 抗原的功能

FcγR Ⅲ b 的多态性可影响中性粒细胞的功能。HNA-1b 纯合子的中性粒细胞对免疫球蛋白（Ig）G3 的亲和力低于 HNA-1a 纯合子[56]。相对于 HNA-1a 纯合子，HNA-1b 纯合子的中性粒细胞吞噬 IgG1 和 IgG3 的抗 Rh 单抗致敏的红细胞和 IgG1 调理的细菌处于一个较低水平[57,58]。

HNA-2 抗原系统

HNA-2a 抗原

HNA-2 是一个没有等位基因变异的同族抗原。HNA-2 只在中性粒细胞、中性晚幼粒细胞、中幼粒细胞上表达[39,59]。它的独特之处在于只在部分中性粒细胞亚群上表达。HNA-2 阳性的中性粒细胞亚群比例平均为 45% ~ 65%[60~62]，并且与性别有关。女性 HNA-2 阳性的中性粒细胞亚群比例约为 60%，而男性约为 50%[62,63]。孕妇的 HNA-2 在中性粒细胞上的表达比健康女性献血者更强[64]。

HNA-2 的分子生物学

携带 HNA-2 的糖蛋白即 NB1 糖蛋白位于中性粒细胞的质膜和二级颗粒上[60,64],是 GP I 锚定的糖蛋白[60]。编码 NB1 糖蛋白的基因 CD177 位于 19 号染色体 19q13.31[65,66],属于 Ly-6 蛇毒超家族。该家族其他成员包括尿激酶型纤维蛋白溶酶原激活物受体(CD87)和衰变加速因子(CD59)。

HNA-2a 在约 95%~97% 的白种人、95% 的非洲裔美国人、89%~99% 的日本人的中性粒细胞上表达[62,67,68]。已在 CD177 鉴定出 SNP,这些 SNP 与 HNA-2 阳性的中性粒细胞亚群大小相关,但是与 HNA-2 阴性表型无关[69]。HNA-2 阴性中性粒细胞表型是 CD177 转录缺陷所致[70]。

NB1 糖蛋白在中性粒细胞功能中的作用

NB1 糖蛋白与血小板内皮细胞黏附分子-1(PECAM-1,CD31)结合,并充当细胞黏附分子[71]。PECAM-1 在中性粒细胞和内皮细胞上均有表达,而 PECAM-1-PECAM-1 之间的相互作用对于中性粒细胞穿越内皮细胞的迁移活动很重要。NB1 糖蛋白与 PECAM-1 之间的相互作用也参与中性粒细胞-内皮细胞相互作用,调节了中性粒细胞跨内皮细胞的迁移[71]。然而,产生 HNA-2 特异同种抗体并缺乏 NB1 糖蛋白的妇女是健康的。

CD177 mRNA 在真性红细胞增多症和原发性血小板增多症患者的中性粒细胞上过度表达,但 HNA-2 的表达并非如此[72,73]。这些患者中性粒细胞上 CD177 的 mRNA 的增强表达可能继发于 JAK2V617F 对 Janus 激酶 2(JAK2)的构成性激活。

HNA-3 抗原系统

HNA-3 抗原系统有一个抗原 HNA-3a,以前称作 5b(译者注:目前已确认有 HNA-3a、HNA-3b 两种抗原)。中性粒细胞、淋巴细胞、血小板、内皮细胞、肾脏、脾脏和胎盘细胞表达 HNA-3a。HNA-3a 抗原频率为 89%~92%,位于一个 70~95kDa 的中性粒细胞糖蛋白上[74]。HNA-3a 是由于胆碱转运蛋白样蛋白-2 基因(SLC44A2)第 455 位核苷酸改变导致其 152 位氨基酸改变而形成[75,76]。某些输血相关急性肺损伤(TRALI)病例与输注血浆中含有抗 HNA-3a 相关[77~79]。

HNA-4 和 HNA-5 抗原系统

HNA-4 和 HNA-5 抗原位于 β_2 整合素上,每个抗原系统仅含有一个抗原,分别为 HNA-4a 和 HNA-5a。HNA-4a 抗原先前称作为 Mart(a),HNA-4a 由 3 个无输血史的多次生育供血者的血清中的抗体而鉴定。此抗原为常染色体显性遗传,抗原频率在白种人[80]、亚洲人[81]和巴西人[82]中分别为 99%、99% 和 97%。HNA-4a 位于 C3bi 受体(CR3)的 α_M 链(CD11b),是由于 302 位的 G 到 A 单核苷酸替换[75]导致 61 位氨基酸的 Arg 到 His 多态性而造成[83]。该抗体的意义尚未明了,而具有抗 HNA-4a 抗体的 3 个多产妇的婴儿均无新生儿同种免疫性中性粒细胞减少症的症状。

β_2 整合素上第二个多态性为 HNA-5a,最初被描述为 Ond(a)。一位患再生障碍性贫血需长期输血的男患者对 HNA-5a 产生同种免疫。已发现 HNA-5a 表达在 α_L 整合素亚单位,即白细胞功能抗原-1(CD11a)上,是由于 2446 位 G 到 C 的单核苷酸替换导致 766 位氨基酸的 Arg 到 Thr 变化而造成[87]。HNA-5a 抗原频率为 78%~96%[81,82,84]。

中性粒细胞抗原的抗体

同种免疫性中性新生儿粒细胞减少症

中性粒细胞的抗体检测是通过血凝法或荧光技术进行,由于这些抗体引起临床症状并不常见,因而这些检测并不是广泛提供的。市面上目前有售检测抗 HNA-1、HNA-2、HNA-3、HNA-4,及 HNA-5 抗体的固相检测试剂盒[85]。在怀孕时母亲可能被诱发针对胎儿的中性粒细胞抗原的同种免疫,针对中性粒细胞的母源 IgG 可通过胎盘屏障并破坏胎儿的中性粒细胞。母体针对中性粒细胞抗原的同种免疫可影响第一胎。大部分新生儿有单纯的中性粒细胞减少,但是这种血细胞减少具有自限性并随抗体的清除而得到解除。针对中性粒细胞特异抗原 HNA-1a、HNA-1b 和 HNA-2 的抗体是引起新生儿中性粒细胞减少症的最常见因素[74,86]。FcγR Ⅲ b 缺陷的母亲也可产生 FcγR Ⅲ b 抗体,引起新生儿中性粒细胞减少症[55,74,86]。

中性粒细胞减少症最常在出生后的第一周因新生儿出现发热或出现感染而作中性粒细胞计数时被发现,典型的细胞计数为 $(0.1~0.2)\times10^9/L$。总白细胞计数、血小板计数和血红蛋白一般正常,但可能有嗜酸性粒细胞或单核细胞增多。临床病程变化较大。个别婴儿是无症状的,但几乎所有受累儿童均有感染。中性粒细胞减少持续时间可短至几天或长达 28 周[86]。中性粒细胞减少的平均持续时间为约 11 周[86]。静脉内免疫球蛋白注射(IVIg)和粒细胞集落刺激因子(G-CSF)对新生儿同种免疫性中性粒细胞减少症具有有限的治疗作用[86]。

儿童时期的自身免疫性中性粒细胞减少

儿童的自身免疫性中性粒细胞减少症已有较好的了解[87~90]。典型的情况为自身免疫性中性粒细胞减少症的儿童在 8 个月左右发病,但 1~36 个月的儿童都可能被累及。大部分研究发现在 5 岁时中性粒细胞计数可自发性恢复正常,中性粒细胞减少症的中间期为 13~20 个月[87~90]。大部分病例中,儿童表现出严重的中性粒细胞减少,中性粒细胞计数低于 $0.5\times10^9/L$。据报道高至 38% 的患者出现单核细胞增多。受累患者的骨髓活检一般为正常到高细胞相骨髓,伴有成熟中性粒细胞减少。

高至 98% 的受累患者中可检出抗中性粒细胞的抗体。如果抗体的特异性被确定,这些抗体几乎都是特异性地针对 FcγR Ⅲ b 上的表位。10%~46% 的患者的抗体针对 HNA-1a,2%~3% 的患者的抗体针对 HNA-1b,而针对所有献血员的中性粒细胞上都表达的 FcγR Ⅲ b 表位是罕见的[88~89]。可以用糖皮质激素、IVIg 和 G-CSF 治疗自身免疫性中性粒细胞减少[88]。

输血反应

输入血中的抗中性粒细胞和 HLA 的抗体可引起非溶血性发热反应。非溶血性发热性输血反应在输血后的数小时内发生,伴有寒战和寒噤,这些反应是因为输血受者的抗中性粒细胞抗体与输注的血成分中的白细胞结合所致。可使用去除白细胞的血制品以防止血小板和红细胞制品的输注受者产生发热性输血反应。

更严重的一种由中性粒细胞抗体介导的输血反应类型是 TRALI，通常是由于输注血制品血浆中存在中性粒细胞抗体所致。TRALI 发生在输血后 6 小时内，其时出现低氧血症和非心源性肺水肿，可监测到血氧饱和度下降低于 90%，或动脉氧分压（PaO_2）与吸入氧气分数（FIO_2）的比值（$PaO_2 : FIO_2$）小于 300tort[91]。

许多病例报道将 TRALI 与不慎输入中性粒细胞抗体相关联。对含有中性粒细胞抗体并已引发 TRALI 的供者来源的血制品的输注受者进行的调查发现，大部分中性粒细胞抗体可引起 TRALI 和不太严重的肺部输血反应[78,92~94]。一项有对照组的前瞻性病例研究和一项前瞻性巢式病例对照研究已经证实，含有抗中性粒细胞抗体的血液制品输注是造成 TRALI 的重要原因[95,96]。

在肺损伤中 HNA-2 和 3a 抗体的作用最为常见。动物模型也显示输注抗 HNA-2 和 HNA-3a 的抗体可引起急性肺损伤[97~99]。

● 人类血小板抗原

血小板在细胞表面表达多种免疫原标志物，这些抗原中的一部分如同 HLA 或血型（ABO）抗原一样，是与其他细胞类型共享的，而另外一些抗原是血小板特异性的。这些血小板特异的标志物中的一部分可以被自身抗体[100~103]、某些特定药物诱导的抗体识别[104~106]，还有其他一些由怀孕妇女或输血受者产生的抗体识别。

血小板同种抗原

血小板同种抗原与血小板表面 GP 的多态性相关联，缺乏特定多态性的个体通过妊娠或输血接触这种多态性，可诱导同种抗体产生[107]。血小板同种抗原的免疫应答涉及若干临床综合征的发病机制，包括胎儿或新生儿同种免疫性血小板减少症（FNAIT）、输血后紫癜（PTP），以及偶尔在对血小板输注的无应答中[108]。同种免疫性血小板减少症是较为少见的实体器官移植并发症，其中供者的淋巴细胞产生针对器官移植物受者血小板的特异性同种抗体[109]。

血小板同族抗原

当患者由于其糖蛋白编码基因的等位基因缺陷而缺失部分或全部特定的血小板 GP，导致与同种免疫性血小板破坏类似的情况。这些患者可产生针对几乎所有携带血小板 GP 的献血员的同族抗体。如缺乏 GP I b-V-IX（CD 42a-c）的 Bernard-Soulier 综合征或缺乏 GP II b（CD41）和 GP III a（CD61）表达的 Glanzmann 血小板无力症患者，可被诱导产生广谱抗血小板同族抗体[110~113]。

血小板 GP IV（CD36）表达在多种人类细胞上，包括血小板、巨噬细胞、毛细血管内皮细胞、成红细胞和脂肪细胞[114,115]。某些似乎正常的个体在其血小板缺乏 CD36（II 型缺失）或在其血小板和单核细胞都缺乏 CD36（I 型缺失）[116]。CD36 缺失在亚洲人（3%~11%）[117]和非洲人（3%~6%）[118]中比较常见，但在白种人中非常罕见（0.1%）[118]。CD36 缺失可赋予疟疾保护的效应，已显示 CD36 是恶性疟原虫感染红细胞的一种受体。但是有一篇报道认为 CD36 缺失其实可能增加了更严重的疟疾感染类型的患病风险[119]。CD36 缺乏在疟疾感染中的作用是作为保护因素还是加重因素仍有争议[120,121]。I 型 CD36 缺失的个体可通过输血或怀孕而被免疫，产生抗 CD36 的同族抗体，这些抗体涉及一些 FNAIT、PTP 和血小板输注无效病例[117,122~125]。

血小板抗原：遗传学和结构

血小板特异同种抗原是编码血小板表面蛋白的基因具有遗传多态性的结果[126]。同种抗原由抗血小板抗体首次定义，这些抗体是在生育过血小板减少症（FNAIT）婴儿的多产妇或 PTP 的患者的血清中发现的。后续又发现了许多识别血小板相关膜 GP 如 GP II b/GP III a（CD41/CD61）中的同种抗原决定簇的此类同种抗体，几乎所有这些决定簇都是因为 GP 基因中 SNP 编码的单氨基酸替换而产生的（表 137-4）[127]。在某些实例中，不同的糖基化也可造成或影响某些人类血小板抗原（HPA）表位的表达，如与 HPA-3 相关表位的表达[128~129]。在任何实例中，这些氨基酸替换通常似乎不在体外影响血小板功能。但是血小板 GP 的遗传多态性可能与血小板生理的更细微的变化有关，可能会促成血栓形成和动脉硬化的相对风险[130~135]。

表 137-4　人类血小板抗原[127,136,163] *

同种抗原	其他命名	表型频率（白种人）	糖蛋白定位/氨基酸替代	编码基因/核苷酸变化
HPA1a	PlA、Zw	72% a/a	GP III a	*ITGB3*
HPA1b		26% a/b	L33P	T176C
HPA-1c		2% b/b	L33V	C175G
		<1% a/c		
HPA2a	Ko、Sib	85% a/a	GP I bα	*GPIBA*
HPA2b		14% a/b	T145M	C482T
		1% b/b		
HPA3a	Bak、Lek	37% a/a	GP II b	*ITGA2B*
HPA3b		48% a/b	I843S	T2621G
		15% b/b		
HPA4a	Pen、Yuk	>99.9% a/a	GP III a	*ITGB3*

表137-4 人类血小板抗原[127,136,163]*（续）

同种抗原	其他命名	表型频率（白种人）	糖蛋白定位/氨基酸替代	编码基因/核苷酸变化
HPA4b		<0.1% a/b	R143Q	G506A
		<0.1% b/b		
HPA-5a（Brb）	Br、Hc、Zav	80% a/a	GPⅠa	ITGA2
HPA-5b（Bra）		19% a/b	E505K	G1600A
		1% b/b		
HPA-6bw	Caa、Tu	<1%	GPⅢa	ITGB3
			R489Q	G1544A
HPA-7bw	Mob	<1%	GPⅡa	ITGB3
			P407A	C1297G
HPA-8bw	Sra	<0.1%	GPⅢa	ITGB3
			R636C	C1984T
HPA-9bw	Maxa	<1%	GPⅡb	ITGA2B
			V837M	G2602A
HPA-10bw	Laa	1%	GPⅢa	ITGB3
			R62Q	G263A
HPA-11bw	Groa	<0.5%	GPⅢa	ITGB3
			R633H	G1976A
HPA-12bw	Iya	1%	GPⅠbβ	GPIBB
			G15E	G119A
HPA-13bw	Sita	<1%	GPⅠa	ITGA2
			T799M	C2483T
HPA-14bw	Oea	1%	GPⅢa	ITGB3
			K611del	1909_1911delAAG
HPA-15a	Gov	35% a/a	CD109	CD109
HPA-15b		42% a/b	S682Y	C2108A
		23% b/b		
HPA-16bw	Duva	<1%	GPⅢa	ITGB3
			T140I	C497T
HPA-17bw	Vaa	<1%	GPⅢa	ITGB3
			T195M	C662T
HPA-18bw		<1%	GPⅠa	ITGA2
			Q716H	G2235T
HPA-19bw		<1%	GPⅢa	ITGB3
			K137Q	A487C
HPA-20bw		<1%	GPⅡb	ITGA2B
			T619M	C1949T
HPA-21bw		<1%	GPⅢa	ITGB3
			E628K	G1960A
HPA-22bw		<1%	GPⅡb	ITGA2B
			K164T	A584C
HPA-23bw		<1%	GPⅢa	ITGB3
			R622W	C1942T
HPA-24bw		<1%	GPⅡb	ITGA2B
			S472N	G1508A

表 137-4　人类血小板抗原[127,136,163] *（续）

同种抗原	其他命名	表型频率（白种人）	糖蛋白定位/氨基酸替代	编码基因/核苷酸变化
HPA-25bw		<1%	GPⅠa	ITGA2
			T1087M	C3347T
HPA-26bw		<1%	GPⅢa	ITGA3
			K580N	G1818T
HPA-27bw		<1%	GPⅡb	ITGA2B
			L841M	C2614A
HPA-28bw		<1%	GPⅡb	ITGA2B
			V740L	G2311T
NA†	Naka	<1%	CD36（GPⅣ）	T：G1 264
		97%（非洲人）		C：T 478
		96%（亚洲人）		

* 抗原表型频率仅见于白种人，非洲人和亚洲人的基因频率可能有显著差别。

† 对 CD36（GPⅣ）致敏是同族免疫的一个例子。抗 CD36 抗体可能与新生儿同种免疫性血小板减少症（NAIT）和输血后紫癜（PTP）病例有关，因而被列入与这些疾病关联的同种抗体的名单中。

到目前为止，已经对表达在 6 种不同的血小板 GP 上的 33 种 HPA 进行了描述：GPⅡb（CD41）、GPⅢa（CD61）、GPⅠbα（CD42b）、GPⅠbβ（CD42c）、GPⅠa（CD49b）以及 CD109，包括在血小板表面 GP 上的定位、血小板表面的密度定量、编码这些抗原的基因中 DNA 多态性的确定（表 137-4）[127,136]。参见最近列表 http://www.ebi.ac.uk/ipd/hpa/table1.html 和 http://www.ebi.ac.uk/ipd/hpa/table2.html[127]。13 个抗原集中在 1 个三等位基因[137]（HPA-1）和 5 个双等位基因组（HPA-2，HPA-3，HPA-4，HPA-5，HPA-15）。那些被检测到抗体仅针对其中一个等位基因的 HPA 的用代表 workshop 的"w"标记，例如：HPA-8bw。迄今为止，已经发现了 20 个这样的低频单等位基因 HPA，基本上都涉及 FNAIT 病例[138]。

虽然 HPA 的频率在白人群中得到最广泛的研究，但应该指出的是，它们在其他种族和民族群体中也进行了检测，而且在某些情况下与白人的频率有很大差异。比如，约 15% 的欧洲血统的人，但不到 1% 的亚洲血统的人在血小板中表达 HPA-1b。更多有关 HPA 在不同人群中的频率分布可详见：http://www.ebi.ac.uk/ipd/hpa/freqs_1.html[127]

命名

一种人类血小板抗原命名法已被采纳，以取代先前由世界各地的实验室各自发展使用的陈旧复杂的"经典"命名法（表 137-4）。大部分情况下，一个 HPA 位点有两个等位基因，以后缀 a 或 b 命名。这些等位基因在血小板上共显性表达。a 等位基因代表的是较普遍的蛋白，而 b 代表的是较少见的类型。HPA 系统中有一个三等位基因的例子，HPA-1，具有一个分布最为少见的 c 等位基因[137]。许多 HPA 等位基因的基因频率小于 0.1%，如 HPA-6b、HPA-7b、HPA-8b 和 HPA-10b，仅仅在一个或非常少的家庭中由生育了 FNAIT 婴儿的母亲的血清所识别，而其推定的高频交互等位基因或 HPA 的 a 类型目前还未能用血清学鉴别，可能是由于可被高频交互等位基因致敏的罕见等位基因的纯合子个体的频率极低。当这样的低频标志物只能在单个家庭中检测出，可称其为私有等位基因。如果在超过一个且互不相关的家庭中发现此类低频标志则可称为罕见。

这种非常罕见或私有等位基因不太可能出现在献血员群体中，由于这一原因，这些标志物可能与 PTP 病例的发生无关，但却可在选定家庭的孤立的 FNAIT 病例中发现。如果等位基因在人群中表现的基因频率超过 2%，则称为公共等位基因。而这些公共等位基因更有可能编码与 PTP 有关的同种抗原。同样，对等位基因频率低于 50% 的 HPA 的致敏本身不太可能导致血小板输注无效，因为可以预计随机选择的血小板制品将从具有类似频率的供体人群中采集。

血小板特异抗原和抗体的检测

目前已发展了三种类型的血小板抗体检测方法。最早的是Ⅰ期检测方法，使用患者的血清和正常血小板混合，利用如 α 颗粒释放、聚集、凝集等进行血小板功能依赖性终点检测。血清素释放检测是至今仍在广泛使用的唯一一个Ⅰ期主要检测方法，其通过测定放射标记的致密颗粒主要组成成分血清素来进行肝素诱导血小板减少的实验室诊断[139]。其他Ⅰ期检测方法大部分被Ⅱ期检测方法取代，Ⅱ期方法检测患者血小板或患者血清致敏正常血小板的表面或总的血小板相关免疫球蛋白。目前仍在大量使用的Ⅱ期检测方法的实例是用于血小板交叉配型的固相红细胞黏附试验[140]。Ⅲ期检测方法也已经开发，用于检测与分离的血小板表面 GP 结合的抗体，这些检测方法用于评估疑似 FNAIT 和 PTP 病例时检测同种抗体，以及一些特发性血小板减少性紫癜病例时检测自身抗体[141]。Ⅲ期方法比Ⅰ期和Ⅱ期方法所具有的优势在于能检测结合到血小板 GP 的抗体，而不是如 HLA Ⅰ类抗体的非血小板特异性表位。Ⅲ期方法的实例是单克隆抗体固定血小板抗原检测法（MAIPA）[142]和改良抗原捕获 ELISA（MACE）[143]。

虽然大部分血小板抗体检测方法可应用于确定个体的血小板同种抗原的分型，但是由于罕见类型的分型血清来源有限以及需要在血小板很少的患者中建立血小板分型，因此其在很大程度上已被基于 PCR 的分子分型方法所取代。所有已在基因层面阐述清楚的血小板同种抗原均已有分子分型方法[144~150]。

临床重要性

已在三种临床情况中发现识别血小板特异性同种抗原的抗体,包括生产患 FNAIT 婴儿的母亲;在输血后发生明显的血小板减少症(PTP)的患者;以及多次接受输血的患者。第 117 章讨论了 FNAIT 的临床综合征。

虽然 HLA Ⅰ 类抗原的抗体是免疫性血小板输注无效的首要原因(参见第 139 章中讨论),但是也偶有接受多次血小板输注的患者产生针对血小板特异同种抗原的抗体。许多在这类患者中检测到的资料齐全的血小板特异抗体是针对表型频率在献血人群中低于 30% 的血小板抗原[151~154]。因此,在随机献血员和(或)HLA 匹配的血小板输注时,很难把血小板输注无效的原因只归咎于此类抗体,实际上大部分具有血小板特异抗体的血小板输注无效患者同时也有 HLA 抗体。可以预期高频血小板特异抗原的同种免疫是为需要多次输注血小板的患者寻找匹配血小板的主要挑战,幸运的是这种病例非常罕见[152,154]。如果血小板输注无效确因血小板特异抗体而致,为鉴定匹配的血小板制品可采用血小板交叉配型,也可以选用家庭成员或其他 HPA 已配型的献血员,其血小板与患者的抗体相容[155,156]。输注受者缺少特异性的血小板 GP 反应性通常并不影响输注的效果[151,157~159]。

针对某些 HPA-等位基因决定簇的抗体可以抑制血小板的功能。例如抗 HPA-1 同种抗体可抑制凝块回缩和血小板聚集,据推测可能是由于它们阻断了 GPⅡb/GPⅢa($\alpha_{IIb}\beta_3$)(CD41/CD61)结合纤维蛋白原。此外,抗 HPA-4 的同种抗体可以完全抑制可被其识别的等位基因为纯合型的 HPA-4 血小板的聚集,因为其表位与整合素 $\alpha_{IIb}\beta_3$ 的 RGD(精胺酸-甘氨酸-天冬氨酸肽序列)结合域非常靠近[160,161]。另一方面,其他抗 HPA 同种抗体如 HPA-3 特异的同种抗体,可能不会明显影响血小板功能,但是可导致 Fc 介导的血小板破坏和免疫性血小板减少[162]。

翻译:龚淞颂　互审:奚晓东　校对:蔡晓红、王学锋

参考文献

1. Breuning MH, van den Berg-Loonen EM, Bernini LF, et al: Localization of HLA on the short arm of chromosome 6. *Hum Genet* 37:131, 1977.
2. Complete sequence and gene map of a human major histocompatibility complex. The MHC sequencing consortium. *Nature* 401:921, 1999.
3. Berrih S, Arenzana-Seisdedos F, Cohen S, et al: Interferon-gamma modulates HLA class II antigen expression on cultured human thymic epithelial cells. *J Immunol* 135:1165, 1985.
4. Robinson J, Waller MJ, Parham P, et al: IMGT/HLA and IMGT/MHC: Sequence databases for the study of the major histocompatibility complex. *Nucleic Acids Res* 31:311, 2003.
5. Holdsworth R, Hurley CK, Marsh SG, et al: The HLA dictionary 2008: A summary of HLA-A, -B, -C, DRB1/3/4/5, and DQB1 alleles and their association with serologically defined HLA-A, -B, -C, -DR, -DQ antigens. *Tissue Antigens* 73:95, 2009.
6. Horton R, Wilming L, Rand V, et al: Gene map of the extended human MHC. *Nat Rev Genet* 5:889, 2004.
7. Thorsby E: Structure and function of HLA molecules. *Transplant Proc* 19:29, 1987.
8. Le Bouteiller P: HLA class I chromosomal region, genes, and products: Facts and questions. *Crit Rev Immunol* 14:89, 1994.
9. Mueller-Eckhardt G, Hauck M, Kayser W, Mueller-Eckhardt C: HLA-C antigens on platelets. *Tissue Antigens* 16:91, 1980.
10. Bjorkman PJ, Saper MA, Samraoui B, et al: The foreign antigen binding site and T cell recognition regions of class I histocompatibility antigens. *Nature* 329:512, 1987.
11. Campbell RD, Trowsdale J: Map of the human MHC. *Immunol Today* 14:349, 1993.
12. Trowsdale J: Genetics and polymorphism: Class II antigens. *Br Med Bull* 43:15, 1987.
13. Germain RN, Margulies DH: The biochemistry and cell biology of antigen processing and presentation. *Annu Rev Immunol* 11:403, 1993.
14. Yewdell JW, Bennink JR: The binary logic of antigen processing and presentation to T cells. *Cell* 62:203, 1990.
15. Vyas JM, Van der Veen AG, Ploegh HL: The known unknowns of antigen processing and presentation. *Nat Rev Immunol* 8:607, 2008.
16. Boon T, Coulie PG, Van den Eynde BJ, van der Bruggen P: Human T cell responses against melanoma. *Annu Rev Immunol* 24:175, 2006.
17. Marsh SG; WHO Nomenclature Committee for Factors of the HLA System: Nomenclature for factors of the HLA system, update April 2010. *Tissue Antigens* 76: 501, 2010.
18. Cao K, Hollenbach J, Shi X, et al: Analysis of the frequencies of HLA-A, B, and C alleles and haplotypes in the five major ethnic groups of the United States reveals high levels of diversity in these loci and contrasting distribution patterns in these populations. *Hum Immunol* 62:1009, 2001.
19. Maiers M, Gragert L, Klitz W: High-resolution HLA alleles and haplotypes in the United States population. *Hum Immunol* 68:779, 2007.
20. Terasaki PI, Park MS, Bernoco D, Iwaki Y: Serology of HLA. *Transplant Proc* 13:900, 1981.
21. Terasaki PI, McClelland JD: Microdroplet assay of human serum cytotoxins. *Nature* 204:998, 1964.
22. Saiki RK, Gelfand DH, Stoffel S, et al: Primer-directed enzymatic amplification of DNA with a thermostable DNA polymerase. *Science* 239:487, 1988.
23. Schaffer M, Olerup O: HLA-AB typing by polymerase-chain reaction with sequence-specific primers: More accurate, less errors, and increased resolution compared to serological typing. *Tissue Antigens* 58:299, 2001.
24. Tait BD, Süsal C, Gebel HM, et al: Consensus guidelines on the testing and clinical management issues associated with HLA and non-HLA antibodies in transplantation. *Transplantation* 95:19, 2013.
25. O'Leary JG, Michelle Shiller S, Bellamy C, et al: Acute liver allograft antibody-mediated rejection: An inter-institutional study of significant histopathological features. *Liver Transpl* 20:1244, 2014.
26. Flomenberg N, Baxter-Lowe LA, Confer D, et al: Impact of HLA class I and class II high-resolution matching on outcomes of unrelated donor bone marrow transplantation: HLA-C mismatching is associated with a strong adverse effect on transplantation outcome. *Blood* 104:1923, 2004.
27. Petersdorf EW, Gooley T, Malkki M, Horowitz M: Clinical significance of donor-recipient HLA matching on survival after myeloablative hematopoietic cell transplantation from unrelated donors. *Tissue Antigens* 69 Suppl 1:25, 2007.
28. Bowness P: HLA and the spondyloarthropathies, in *HLA in Health and Disease*, 2nd ed, edited by A Warrens, R Lechler, p 187. Academic Press, London, 2000.
29. Sollid L, Spurkland A, Thorsby T: HLA and gastrointestinal diseases, in *HLA in Health and Disease*, 2nd ed, edited by A Warrens, R Lechler, p 249. Academic Press, London, 2000.
30. Riley JP, Rosenberg SA, Parkhurst MR: Identification of a new shared HLA-A2.1 restricted epitope from the melanoma antigen tyrosinase. *J Immunother* 24:212, 2001.
31. Rezvani K, Yong AS, Mielke S, et al: Leukemia-associated antigen-specific T-cell responses following combined PR1 and WT1 peptide vaccination in patients with myeloid malignancies. *Blood* 111:236, 2008.
32. Abel S, Paturel L, Cabie A: Abacavir hypersensitivity. *N Engl J Med* 358:2515, 2008.
33. Bux J: Nomenclature of neutrophil alloantigens. ISBT Working Party on Platelet and Neutrophil Serology, Neutrophil Antigen Working Party. International Society of Blood Transfusion. *Transfusion* 39:662, 1999.
34. Bux J, Stein EL, Bierling P, et al: Characterization of a new alloantigen (SH) on the human neutrophil Fc gamma receptor IIIb. *Blood* 89:1027, 1997.
35. Trounstine ML, Peltz GA, Yssel H, et al: Reactivity of cloned, expressed human Fc gamma RIII isoforms with monoclonal antibodies which distinguish cell-type-specific and allelic forms of Fc gamma RIII. *Int Immunol* 2:303, 1990.
36. Ory PA, Clark MR, Kwoh EE, et al: Sequences of complementary DNAs that encode the NA1 and NA2 forms of Fc receptor III on human neutrophils. *J Clin Invest* 84:1688, 1989.
37. Ravetch JV, Perussia B: Alternative membrane forms of Fc gamma RIII(CD16) on human natural killer cells and neutrophils. Cell type-specific expression of two genes that differ in single nucleotide substitutions. *J Exp Med* 170:481, 1989.
38. Huizinga TW, Kleijer M, Tetteroo PA, et al: Biallelic neutrophil Na-antigen system is associated with a polymorphism on the phospho-inositol-linked Fc gamma receptor III (CD16). *Blood* 75:213, 1990.
39. Stroncek DF, Shankar R, Litz C, Clement L: The expression of the NB1 antigen on myeloid precursors and neutrophils from children and umbilical cords. *Transfus Med* 8:119, 1998.
40. Huizinga TW, de Haas M, Kleijer M, et al: Soluble Fc gamma receptor III in human plasma originates from release by neutrophils. *J Clin Invest* 86:416, 1990.
41. Koene HR, Kleijer M, Roos D, et al: Fc gamma RIIIB gene duplication: Evidence for presence and expression of three distinct Fc gamma RIIIB genes in NA(1+,2+)SH(+) individuals. *Blood* 91:673, 1998.
42. Steffensen R, Gulen T, Varming K, Jersild C: FcgammaRIIIB polymorphism: Evidence that NA1/NA2 and SH are located in two closely linked loci and that the SH allele is linked to the NA1 allele in the Danish population. *Transfusion* 39:593, 1999.
43. Reil A, Sachs UJ, Siahanidou T, Flesch BK, Bux J: HNA-1d: a new human neutrophil antigen located on Fcγ receptor IIIb associated with neonatal immune neutropenia. *Transfusion* 53:2145, 2013.
44. Hessner MJ, Curtis BR, Endean DJ, Aster RH: Determination of neutrophil antigen gene frequencies in five ethnic groups by polymerase chain reaction with sequence-specific primers. *Transfusion* 36:895, 1996.
45. Bux J, Stein EL, Santoso S, Mueller-Eckhardt C: NA gene frequencies in the German population, determined by polymerase chain reaction with sequence-specific primers. *Transfusion* 35:54, 1995.
46. Matsuo K, Procter J, Stroncek D: Variations in genes encoding neutrophil antigens NA1 and NA2. *Transfusion* 40:645, 2000.
47. Covas DT, Kashima S, Guerreiro JF, et al: Variation in the FcgammaR3B gene among distinct Brazilian populations. *Tissue Antigens* 65:178, 2005.
48. Lin M, Chen CC, Wang CL, Lee HL: Frequencies of neutrophil-specific antigens among Chinese in Taiwan. *Vox Sang* 66:247, 1994.
49. Ohto H, Matsuo Y: Neutrophil-specific antigens and gene frequencies in Japanese. *Transfusion* 29:654, 1989.
50. de La Vega Elena CD, Nogues N, Fernandez MA, et al: HNA-1a, HNA-1b and HNA-1c gene frequencies in Argentineans. *Tissue Antigens* 71:475, 2008.

51. Abid S, Zili M, Bouzid L, et al: Gene frequencies of human neutrophil antigens in the Tunisian blood donors and Berbers. *Tissue Antigens* 58:90, 2001.

52. Kissel K, Hofmann C, Gittinger FS, et al: HNA-1a, HNA-1b, and HNA-1c (NA1, NA2, SH) frequencies in African and American Blacks and in Chinese. *Tissue Antigens* 56:143, 2000.

53. Kuwano ST, Bordin JO, Chiba AK, et al: Allelic polymorphisms of human Fcgamma receptor IIa and Fcgamma receptor IIIb among distinct groups in Brazil. *Transfusion* 40:1388, 2000.

54. Muniz-Diaz E, Madoz P, de la Calle MO, Puig L: The polymorphonuclear neutrophil Fc gamma RIIIb deficiency is more frequent than hitherto assumed. *Blood* 86:3999, 1995.

55. Fromont P, Bettaieb A, Skouri H, et al: Frequency of the polymorphonuclear neutrophil Fc gamma receptor III deficiency in the French population and its involvement in the development of neonatal alloimmune neutropenia. *Blood* 79:2131, 1992.

56. Nagarajan S, Chesla S, Cobern L, et al: Ligand binding and phagocytosis by CD16 (Fc gamma receptor III) isoforms. Phagocytic signaling by associated zeta and gamma subunits in Chinese hamster ovary cells. *J Biol Chem* 270:25762, 1995.

57. Salmon JE, Edberg JC, Kimberly RP: Fc gamma receptor III on human neutrophils. Allelic variants have functionally distinct capacities. *J Clin Invest* 85:1287, 1990.

58. Bredius RG, Fijen CA, de Haas M, et al: Role of neutrophil Fc gamma RIIa (CD32) and Fc gamma RIIIb (CD16) polymorphic forms in phagocytosis of human IgG1- and IgG3-opsonized bacteria and erythrocytes. *Immunology* 83:624, 1994.

59. Clement LT, Lehmeyer JE, Gartland GL: Identification of neutrophil subpopulations with monoclonal antibodies. *Blood* 61:326, 1983.

60. Goldschmeding R, van Dalen CM, Faber N, et al: Further characterization of the NB1 antigen as a variably expressed 56–62 kD GPI-linked glycoprotein of plasma membranes and specific granules of neutrophils. *Br J Haematol* 81:336, 1992.

61. Stroncek DF, Shankar RA, Noren PA, et al: Analysis of the expression of NB1 antigen using two monoclonal antibodies. *Transfusion* 36:168, 1996.

62. Matsuo K, Lin A, Procter JL, et al: Variations in the expression of neutrophil antigen NB1. *Transfusion* 40:654, 2000.

63. Caruccio L, Bettinotti M, Matsuo K, et al: Expression of human neutrophil antigen-2a (NB1) is increased in pregnancy. *Transfusion* 43:357, 2003.

64. Stroncek DF, Skubitz KM, McCullough JJ: Biochemical characterization of the neutrophil-specific antigen NB1. *Blood* 75:744, 1990.

65. Kissel K, Santoso S, Hofmann C, et al: Molecular basis of the neutrophil glycoprotein NB1 (CD177) involved in the pathogenesis of immune neutropenias and transfusion reactions. *Eur J Immunol* 31:1301, 2001.

66. Caruccio L, Bettinotti M, Director-Myska AE, et al: The gene overexpressed in polycythemia rubra vera, PRV-1, and the gene encoding a neutrophil alloantigen, NB1, are alleles of a single gene, CD177, in chromosome band 19q13.31. *Transfusion* 46:441, 2006.

67. Taniguchi K, Kobayashi M, Harada H, et al: Human neutrophil antigen-2a expression on neutrophils from healthy adults in western Japan. *Transfusion* 42:651, 2002.

68. Bierling P, Poulet E, Fromont P, et al: Neutrophil-specific antigen and gene frequencies in the French population. *Transfusion* 30:848, 1990.

69. Caruccio L, Walkovich K, Bettinotti M, et al: CD177 polymorphisms: Correlation between high-frequency single nucleotide polymorphisms and neutrophil surface protein expression. *Transfusion* 44:77, 2004.

70. Kissel K, Scheffler S, Kerowgan M, Bux J: Molecular basis of NB1 (HNA-2a, CD177) deficiency. *Blood* 99:4231, 2002.

71. Sachs UJ, Andrei-Selmer CL, Maniar A, et al: The neutrophil specific antigen CD177 is a counter-receptor for endothelial PECAM-1 (CD31). *J Biol Chem* 282:23603, 2007.

72. Temerinac S, Klippel S, Strunck E, et al: Cloning of PRV-1, a novel member of the uPAR receptor superfamily, which is overexpressed in polycythemia rubra vera. *Blood* 95:2569, 2000.

73. Klippel S, Strunck E, Busse CE, et al: Biochemical characterization of PRV-1, a novel hematopoietic cell surface receptor, which is overexpressed in polycythemia rubra vera. *Blood* 100:2441, 2002.

74. de Haas M, Muniz-Diaz E, Alonso LG, et al: Neutrophil antigen 5b is carried by a protein, migrating from 70 to 95 kDa, and may be involved in neonatal alloimmune neutropenia. *Transfusion* 40:222, 2000.

75. Greinacher A, Wesche J, Hammer E, et al: Characterization of the human neutrophil alloantigen-3a. *Nat Med* 16:45, 2010.

76. Curtis BR, Cox NJ, Sullivan MJ, et al: The neutrophil alloantigen HNA-3a (5b) is located on choline transporter-like protein 2 and appears to be encoded by an R>Q154 amino acid substitution. *Blood* 115:2073, 2010.

77. Nordhagen R, Conradi M, Dromtorp SM: Pulmonary reaction associated with transfusion of plasma containing anti-5b. *Vox Sang* 51:102, 1986.

78. Kopko PM, Marshall CS, MacKenzie MR, et al: Transfusion-related acute lung injury: Report of a clinical look-back investigation. *JAMA* 287:1968, 2002.

79. Reil A, Keller-Stanislawski B, Gunay S, Bux J: Specificities of leucocyte alloantibodies in transfusion-related acute lung injury and results of leucocyte antibody screening of blood donors. *Vox Sang* 95:313, 2008.

80. Clague HD, Fung YL, Minchinton RM: Human neutrophil antigen-4a gene frequencies in an Australian population, determined by a new polymerase chain reaction method using sequence-specific primers. *Transfus Med* 13:149, 2003.

81. Han TH, Han KS: Gene frequencies of human neutrophil antigens 4a and 5a in the Korean population. *Korean J Lab Med* 26:114, 2006.

82. Cardone JD, Bordin JO, Chiba AK, et al: Gene frequencies of the HNA-4a and -5a neutrophil antigens in Brazilian persons and a new polymerase chain reaction-restriction fragment length polymorphism method for HNA-5a genotyping. *Transfusion* 46:1515, 2006.

83. Simsek S, van der Schoot CE, Daams M, et al: Molecular characterization of antigenic polymorphisms (Ond(a) and Mart(a)) of the beta 2 family recognized by human leukocyte alloantisera. *Blood* 88:1350, 1996.

84. Sachs UJ, Reil A, Bauer C, et al: Genotyping of human neutrophil antigen-5a (Ond). *Transfus Med* 15:115, 2005.

85. Fromont P, Prié N, Simon P, et al: Granulocyte antibody screening: evaluation of a bead-based assay in comparison with classical methods. *Transfusion* 50:2643, 2010.

86. Bux J, Jung KD, Kauth T, Mueller-Eckhardt C: Serological and clinical aspects of neutrophil antibodies leading to alloimmune neonatal neutropenia. *Transfus Med* 2:143, 1992.

87. Bux J, Behrens G, Jaeger G, Welte K: Diagnosis and clinical course of autoimmune neutropenia in infancy: Analysis of 240 cases. *Blood* 91:181, 1998.

88. Bruin MC, dem Borne AE, Tamminga RY, et al: Neutrophil antibody specificity in different types of childhood autoimmune neutropenia. *Blood* 94:1797, 1999.

89. Lalezari P, Khorshidi M, Petrosova M: Autoimmune neutropenia of infancy. *J Pediatr* 109:764, 1986.

90. Conway LT, Clay ME, Kline WE, et al: Natural history of primary autoimmune neutropenia in infancy. *Pediatrics* 79:728, 1987.

91. Toy P, Popovsky MA, Abraham E, et al: Transfusion-related acute lung injury: Definition and review. *Crit Care Med* 33:721, 2005.

92. Davoren A, Curtis BR, Shulman IA, et al: TRALI due to neutrophil-agglutinating human neutrophil antigen-3a (5b) alloantibodies in donor plasma: A report of 2 fatalities. *Transfusion* 43:641, 2003.

93. Muniz M, Sheldon S, Schuller RM, et al: Patient-specific transfusion-related acute lung injury. *Vox Sang* 94:70, 2008.

94. Fadeyi EA, Los Angeles MM, Wayne AS, et al: The transfusion of neutrophil-specific antibodies causes leukopenia and a broad spectrum of pulmonary reactions. *Transfusion* 47:545, 2007.

95. Toy P, Gajic O, Bacchetti P, et al: TRALI Study Group: Transfusion-related acute lung injury: incidence and risk factors. *Blood* 119:1757, 2012.

96. Gajic O, Rana R, Winters JL, et al: Transfusion-related acute lung injury in the critically ill: Prospective nested case-control study. *Am J Respir Crit Care Med* 176:886, 2007.

97. Seeger W, Schneider U, Kreusler B, et al: Reproduction of transfusion-related acute lung injury in an *ex vivo* lung model. *Blood* 76:1438, 1990.

98. Sachs UJ, Hattar K, Weissmann N, et al: Antibody-induced neutrophil activation as a trigger for transfusion-related acute lung injury in an *ex vivo* rat lung model. *Blood* 107:1217, 2006.

99. Silliman CC, Curtis BR, Kopko PM, et al: Donor antibodies to HNA-3a implicated in TRALI reactions prime neutrophils and cause PMN-mediated damage to human pulmonary microvascular endothelial cells in a two-event in vitro model. *Blood* 109:1752, 2007.

100. McMillan R: The pathogenesis of chronic immune thrombocytopenic purpura. *Semin Hematol* 44(4 Suppl 5): S3, 2007.

101. McMillan R: Antiplatelet antibodies in chronic adult immune thrombocytopenic purpura: Assays and epitopes. *J Pediatr Hematol Oncol* 25 Suppl 1:S57, 2003.

102. Wadenvik H, Stockelberg D, Hou M: Platelet proteins as autoantibody targets in idiopathic thrombocytopenic purpura. *Acta Paediatr Suppl* 424:26, 1998.

103. Beardsley DS, Ertem M: Platelet autoantibodies in immune thrombocytopenic purpura. *Transfus Sci* 19:237, 1998.

104. Bougie DW, Wilker PR, Wuitschick ED, et al: Acute thrombocytopenia after treatment with tirofiban or eptifibatide is associated with antibodies specific for ligand-occupied GPIIb/IIIa. *Blood* 100:2071, 2002.

105. Gentilini G, Curtis BR, Aster RH: An antibody from a patient with ranitidine-induced thrombocytopenia recognizes a site on glycoprotein IX that is a favored target for drug-induced antibodies. *Blood* 92:2359, 1998.

106. Peterson JA, Nyree CE, Newman PJ, Aster RH: A site involving the "hybrid" and PSI homology domains of GPIIIa (beta 3-integrin subunit) is a common target for antibodies associated with quinine-induced immune thrombocytopenia. *Blood* 101:937, 2003.

107. McFarland JG: Platelet and granulocyte antigens and antibodies, in *Technical Manual* edited by JD Roback, p. 525. American Association of Blood Banks, Bethesda, MD, 2008.

108. Warkentin TE, Smith JW: The alloimmune thrombocytopenic syndromes. *Transfus Med Rev* 11:296, 1997.

109. West KA, Anderson DR, McAlister VC, et al: Alloimmune thrombocytopenia after organ transplantation. *N Engl J Med* 341:1504, 1999.

110. Li C, Pasquale DN, Roth GJ: Bernard-Soulier syndrome with severe bleeding: Absent platelet glycoprotein Ib alpha due to a homozygous one-base deletion. *Thromb Haemost* 76:670, 1996.

111. Conte R, Cirillo D, Ricci F, et al: Platelet transfusion in a patient affected by Glanzmann's thrombasthenia with antibodies against GPIIb-IIIa. *Haematologica* 82:73, 1997.

112. Skouri H, Bettaieb A, Fromont P, et al: Platelet and granulocyte alloimmunisation in multitransfused Tunisian patients. *Eur J Haematol* 75:248, 2005.

113. Kashyap R, Kriplani A, Saxena R, et al: Pregnancy in a patient of Glanzmann's thrombasthenia with antiplatelet antibodies. *J Obstet Gynaecol Res* 23:247, 1997.

114. Greenwalt DE, Lipsky RH, Ockenhouse CF, et al: Membrane glycoprotein CD36: A review of its roles in adherence, signal transduction, and transfusion medicine. *Blood* 80:1105, 1992.

115. Yanai H, Chiba H, Morimoto M, et al: Human CD36 deficiency is associated with elevation in low-density lipoprotein-cholesterol. *Am J Med Genet* 93:299, 2000.

116. Yanai H, Chiba H, Fujiwara H, et al: Phenotype-genotype correlation in CD36 deficiency types I and II. *Thromb Haemost* 84:436, 2000.

117. Ikeda H, Mitani T, Ohnuma M, et al: A new platelet-specific antigen, Naka, involved in the refractoriness of HLA-matched platelet transfusion. *Vox Sang* 57:213, 1989.

118. Curtis BR, Aster RH: Incidence of the Nak(a)-negative platelet phenotype in African Americans is similar to that of Asians. *Transfusion* 36:331, 1996.

119. Aitman TJ, Cooper LD, Norsworthy PJ, et al: Malaria susceptibility and CD36 mutation. *Nature* 405:1015, 2000.

120. Kajeguka D, Mwanziva C, Daou M, et al: CD36 c.1264 T>G null mutation impairs acquisition of IgG antibodies to *Plasmodium falciparum* MSP1$_{19}$ antigen and is associated with higher malaria incidences in Tanzanian children. *Scand J Immunol* 75:355, 2012.

121. Chilongola J, Balthazary S, Mpina M, et al: CD36 deficiency protects against malar-

ial anaemia in children by reducing Plasmodium falciparum-infected red blood cell adherence to vascular endothelium. *Trop Med Int Health* 14:810, 2009.

122. Bierling P, Godeau B, Fromont P, et al: Posttransfusion purpura-like syndrome associated with CD36 (Naka) isoimmunization. *Transfusion* 35:777, 1995.

123. Kankirawatana S, Kupatawintu P, Juji T, et al: Neonatal alloimmune thrombocytopenia due to anti-Nak(a). *Transfusion* 41:375, 2001.

124. Curtis BR, Ali S, Glazier AM, et al: Isoimmunization against CD36 (glycoprotein IV): description of four cases of neonatal isoimmune thrombocytopenia and brief review of the literature. *Transfusion* 42:1173, 2002.

125. Saw CL, Szykoluk H, Curtis BR, et al: Two cases of platelet transfusion refractoriness associated with anti-CD36. *Transfusion* 50:2638, 2010.

126. Newman PJ, Valentin N: Human platelet alloantigens: recent findings, new perspectives. *Thromb Haemost* 74:234, 1995.

127. European Molecular Biology Laboratory EBI. 2014. http://www.ebi.ac.uk/ipd/hpa/freqs_1.html (last accessed August, 2015).

128. Lyman S, Aster RH, Visentin GP, Newman PJ: Polymorphism of human platelet membrane glycoprotein IIb associated with the Baka/Bakb alloantigen system. *Blood* 75:2343, 1990.

129. Harrison CR, Curtis BR, McFarland JG, et al: Severe neonatal alloimmune thrombocytopenia caused by antibodies to human platelet antigen 3a (Baka) detectable only in whole platelet assays. *Transfusion* 43:1398, 2003.

130. Bray PF: Integrin polymorphisms as risk factors for thrombosis. *Thromb Haemost* 82:337, 1999.

131. Goldschmidt-Clermont PJ, Roos CM, Cooke GE: Platelet PlA2 polymorphism and thromboembolic events: from inherited risk to pharmacogenetics. *J Thromb Thrombolysis* 8:89, 1999.

132. Harris K, Nguyen P, Van Cott EM: Platelet PlA2 Polymorphism and the risk for thrombosis in heparin-induced thrombocytopenia. *Am J Clin Pathol* 129:282, 2008.

133. Ollikainen E, Mikkelsson J, Perola M, et al: Platelet membrane collagen receptor glycoprotein VI polymorphism is associated with coronary thrombosis and fatal myocardial infarction in middle-aged men. *Atherosclerosis* 176:95, 2004.

134. Martinelli N, Trabetti E, Pinotti M, et al: Combined effect of hemostatic gene polymorphisms and the risk of myocardial infarction in patients with advanced coronary atherosclerosis. *PLoS One* 3:e1523, 2008.

135. Pellitero S, Reverter JL, Tassies D, et al: Polymorphisms in platelet glycoproteins Ia and IIIa are associated with arterial thrombosis and carotid atherosclerosis in type 2 diabetes. *Thromb Haemost* 103:630, 2008.

136. Curtis BR, McFarland JG: Human platelet antigens—2013. *Vox Sang* 106:93, 2014.

137. Santoso S, Kroll H, Andrei-Selmer CL, et al: A naturally occurring LeuVal mutation in beta3-integrin impairs the HPA-1a epitope: the third allele of HPA-1. *Transfusion* 46:790, 2006.

138. Peterson JA, Gitter M, Bougie DW, et al: Low-frequency human platelet antigens as triggers for neonatal alloimmune thrombocytopenia. *Transfusion* 54:1286, 2014.

139. Sheridan D, Carter C, Kelton JG: A diagnostic test for heparin-induced thrombocytopenia. *Blood* 67:27, 1986.

140. Rachel JM, Summers TC, Sinor LT, Plapp FV: Use of a solid phase red blood cell adherence method for pretransfusion platelet compatibility testing. *Am J Clin Pathol* 90:63, 1988.

141. Davoren A, Bussel J, Curtis BR, et al: Prospective evaluation of a new platelet glycoprotein (GP)-specific assay (PakAuto) in the diagnosis of autoimmune thrombocytopenia (AITP). *Am J Hematol* 78:193, 2005.

142. Kiefel V, Santoso S, Weisheit M, Mueller-Eckhardt C: Monoclonal antibody-specific immobilization of platelet antigens (MAIPA): A new tool for the identification of platelet-reactive antibodies. *Blood* 70:1722, 1987.

143. Visentin GP, Wolfmeyer K, Newman PJ, Aster RH: Detection of drug-dependent, platelet-reactive antibodies by antigen-capture ELISA and flow cytometry. *Transfusion* 30:694, 1990.

144. Panzer S: Report on the Tenth International Platelet Genotyping and Serology Workshop on behalf of the International Society of Blood Transfusion. *Vox Sang* 80:72, 2001.

145. Simsek S, Faber NM, Bleeker PM, et al: Determination of human platelet antigen frequencies in the Dutch population by immunophenotyping and DNA (allele-specific restriction enzyme) analysis. *Blood* 81:835, 1993.

146. McFarland JG, Aster RH, Bussel JB, et al: Prenatal diagnosis of neonatal alloimmune thrombocytopenia using allele-specific oligonucleotide probes. *Blood* 78:2276, 1991.

147. Curtis B, McFarland J: Detection and identification of platelet antibodies and antigens in the clinical laboratory. *Immunohematology* 25:125, 2009.

148. Curtis BR: Genotyping for human platelet alloantigen polymorphisms: applications in the diagnosis of alloimmune platelet disorders. *Semin Thromb Hemost* 34:539, 2008.

149. Skogen B, Bellissimo DB, Hessner MJ, et al: Rapid determination of platelet alloantigen genotypes by polymerase chain reaction using allele-specific primers. *Transfusion* 34:955, 1994.

150. Hurd CM, Cavanagh G, Schuh A, et al: Genotyping for platelet-specific antigens: techniques for the detection of single nucleotide polymorphisms. *Vox Sang* 83:1, 2002.

151. Leukocyte reduction and ultraviolet B irradiation of platelets to prevent alloimmunization and refractoriness to platelet transfusions. The Trial to Reduce Alloimmunization to Platelets Study Group. *N Engl J Med* 337:1861, 1997.

152. Taaning E, Simonsen AC, Hjelms E, et al: Platelet alloimmunization after transfusion. A prospective study in 117 heart surgery patients. *Vox Sang* 72:238, 1997.

153. Kiefel V, Konig C, Kroll H, Santoso S: Platelet alloantibodies in transfused patients. *Transfusion* 41:766, 2001.

154. Langenscheidt F, Kiefel V, Santoso S, Mueller-Eckhardt C: Platelet transfusion refractoriness associated with two rare platelet-specific alloantibodies (anti-Baka and anti-PlA2) and multiple HLA antibodies. *Transfusion* 28:597, 1988.

155. Kekomaki S, Volin L, Koistinen P, et al: Successful treatment of platelet transfusion refractoriness: the use of platelet transfusions matched for both human leucocyte antigens (HLA) and human platelet alloantigens (HPA) in alloimmunized patients with leukaemia. *Eur J Haematol* 60:112, 1998.

156. Verran J, Grey D, Bennett J, et al: HPA-1, 3, 5 genotyping to establish a typed platelet donor panel. *Pathology* 32:89, 2000.

157. Godeau B, Fromont P, Seror T, et al: Platelet alloimmunization after multiple transfusions: a prospective study of 50 patients. *Br J Haematol* 81:395, 1992.

158. Novotny VM: Prevention and management of platelet transfusion refractoriness. *Vox Sang* 76:1, 1999.

159. Meenaghan M, Judson PA, Yousaf K, et al: Antibodies to platelet glycoprotein V in polytransfused patients with haematological disease. *Vox Sang* 64:167, 1993.

160. Wang R, Furihata K, McFarland JG, et al: An amino acid polymorphism within the RGD binding domain of platelet membrane glycoprotein IIIa is responsible for the formation of the Pena/Penb alloantigen system. *J Clin Invest* 90:2038, 1992.

161. Furihata K, Nugent DJ, Bissonette A, et al: On the association of the platelet-specific alloantigen, Pena, with glycoprotein IIIa. Evidence for heterogeneity of glycoprotein IIIa. *J Clin Invest* 80:1624, 1987.

162. Glade-Bender J, McFarland JG, Kaplan C, et al: Anti-HPA-3A induces severe neonatal alloimmune thrombocytopenia. *J Pediatr* 138:862, 2001.

163. Santoso S: Human platelet alloantigens. *Transfus Apher Sci* 28:227, 2003.

第 138 章
血液采集和红细胞输注

Jeffrey McCullough, Majed A. Refaai, and Claudia S. Cohn

摘要

血液采集在美国处于极其重要的全国优先地位,涉及志愿献血者和包括美国红十字会、独立的社区血液中心和医院的多元化血液采集系统。每年从约 1000 万名献血者中采集超过 1500 万单位的全血。招募献血者首先要调查病史并进行体格检查。捐献的血液要进行血型鉴定、红细胞抗体检测以及一系列针对可能经输血传播的传染因素的研究。在某些情况下,通过血液成分单采来采集红细胞、血小板、白细胞或血浆。用来后续制造诸如白蛋白和静脉注射用免疫球蛋白等衍生产品的血浆,是由不同于采集全血、制备血液组分的机构的经营性机构采自有偿献血者。对供血者风险特征的一丝不苟的关注,以及使用敏感方法检测可能通过血液传播的传染因素,在开展这些业务的国家中极大改善了血液作为一种治疗用品的安全性。

红细胞(RBC)输注挽救生命,并能防止严重失血所致缺血相关死亡和重度贫血(血红蛋白水平[Hgb]<60g/L)等作用已被广泛的认可。当患者的血红蛋白水平高于100g/L 时,RBC 输注并不能显著提高机体的氧供需水平。对于血红蛋白水平处于"灰色区域"(60~100g/L)的患者是否需要输注 RBC 则须根据其临床状态,并将同种异基因血液的固有风险考虑在内。

这些风险中包含有发生率达 3% 的不良反应。输血相关肺损伤输血相关死亡的首要因素,而引起输血传播性疾病的新病原体继续对血液供应构成威胁。输血相关循环超负荷往往不被识别,却与增加的发病率和延长的住院时间有关。

随着美国人口老龄化的增加,对献血的需求也会增加,即使献血人数下降。医院是积极应对并减少与输血相关的风险和成本,患者血液管理工作越来越普及。循证实践的实施是使患者受益、减少输血风险的最佳途径。

简写和缩略词

2,3-BPG,2,3 双磷酸甘油酸盐(2,3-bisphophosglyceric acid);AABB,美国血库协会(American Association of Blood Banks);AHTR,急性溶血性输血反应(acute hemolytic transfusion reaction);APACHE Ⅱ,急性生理和慢性健康评估Ⅱ(acute physiology and chronic health evaluation Ⅱ);ATR,过敏性输血反应(allergic transfusion reaction);BCSH,英国血液标准委员会(British Committee for Standards in Haematology);BNP,B 型钠尿肽(B-type natriuretic peptide);CI,置信区间(confidence interval);CMV,巨细胞病毒(cytomegalovirus);CPD,枸橼酸、磷酸盐和葡萄糖溶液(Citrate, Phosphate, and Dextrose);DAT,直接抗球蛋白试验(direct antiglobulin test);DHTR,延迟性溶血性输血反应(delayed hemolytic transfusion reaction);ESA,红细胞生成刺激剂(erythropoiesis-stimulating agents);FNHTR,非溶血性发热性输血反应(febrile non-hemolytic transfusion reactions);FOCUS trial,接受外科髋关节骨折修复的心血管患者功能性预后的输血指征试验(transfusion trigger trial for functional outcomes in cardiovascular patients undergoing surgical hip fracture repair);G-CSF,粒细胞集落刺激因子(granulocyte colony-stimulating factor);GVHD,移植物抗宿主病(graft-versus-host disease);Hct,血细胞比容(hematocrit);Hgb,血红蛋白(hemoglobin);HLA,人类白细胞抗原(human leukocyte antigen);HNA,人类中性粒细胞抗原(human neutrophil antigen);HPC-A,单采获得的造血祖细胞(hematopoietic progenitor cells obtained by apheresis);HPC-C,从脐带获得的造血祖细胞(hematopoietic progenitor cells obtained from umbilical cords);HSCT,造血干细胞移植(hematopoietic stem cell transplant);IL,白介素(Interleukin);LDH,乳酸脱氢酶(lactate dehydrogenase);MOD,多器官功能障碍(multiple-organ dysfunction);MODS,多器官功能障碍综合征(multiple-organ dysfunction syndrome);NATP,新生儿同种免疫血小板减少性紫癜(neonatal alloimmune thrombocytopenic purpura);NT-proBNP,NT-前体钠尿肽(N-terminal pro-BNP);PAS,贮存于添加剂中的血小板(platelets stored in additive solution);PBM,患者血液管理(patient blood management);PEPFAR,总统防治艾滋病紧急救援计划(president's emergency plan for aids relief);PINT,需要输血的早产儿(premature infants in need of transfusion);PLS,过客淋巴细胞综合征(passenger lymphocyte syndrome);PRCA,纯红细胞再生障碍(pure red cell aplasia);RBC,红细胞(red blood cell);SCD,镰状细胞病(sickle cell disease);TACO,输血相关循环超负荷(transfusion-associated circulatory overload);TA-GVHD,移植物抗宿主病(transfusion-associated graft-versus-host disease);TNF-α,α-肿瘤坏死因子(tumor necrosis factor-alpha);TRACS,心脏手术后的输血要求(transfusion requirements after cardiac surgery);TRALI,输血相关急性肺损伤(transfusion-related acute lung injury);TRICC,重症监护输血要求(transfusion requirements in critical care);TRIPICU,儿童重症监护室患者输血策略(transfusion strategies for patients in pediatric intensive care units);U,单位(units)。

美国血库系统概述

美国拥有多元化的采血系统,而非存在于其他发达国家的单一国立血液采集系统。2011 年,美国可供使用的血液有大约 15 721 000 单位(表 138-1)。自 2008 年以来,采集量下降了 9%。其中大约 94% 的血液由地区血液中心采集,而医院采集了 7%[1]。在美国,低于 1% 的血液单位是自体捐献或定向捐献,即家属或者朋友献血给特定患者。从 2008 年起,自体献血和定向献血大幅度减少[1]。采集到的红细胞最终被输注的比例分别为,异体献血 97.7%、自体献血 59.0% 和定向献血 72.0%。

表 138-1　2011 美国血液供应系统*

	数量	比例
全血单位总量	15 721 000	100
血液中心	14 686 000	93
医院	1 0360 000	7
红细胞输注	13 785 000	100
异体输注	13 785 000	99
自体输注	65 000	<1
定向输注	37 000	<1
血小板-总量	1 738 000	100
SDP 采集	2 516 000	92
(全血)血小板浓缩物	1 110 000	8
血小板输注总量*	9 875 000	
新鲜冰冻血浆	5 926 000	—
输注的 FFP	4 089 000	—
冷沉淀	1 690 000	
输注的冷沉淀	890 000	

SDP,用血小板单采制备自单个献血者的血小板浓缩物。1 份 SDP 相当于 5 份血小板浓缩物;WB,全血衍生的血小板浓缩物。通常 5 个单位混合获得 1 个治疗剂量。
* 数据来自 Whitaker B, Henry, RA, World Health Organization: National blood transfusion services [on the Internet]. www.who.int/blood-safety/transfusion_services/en/. Accessed September 1, 2009.

在美国,用于输血的所有全血均由志愿者捐献,然而采集、检验、产品生产和血液成分的分发产生了费用。血库将这些成本转给了医院。美国一些地区能提供大于当地需求量的血液,而另一些地区的采血量不能满足当地的需求。这种血液供需的失调是一种长期持续的现象。为缓解用血短缺,一些库存共享系统被用来周转美国各地的血液。

血液被认为是一种药物,献血者的选择、采血、血液的加工处理、化验、保存和分发等所有环节都由美国 FDA 来监控。美国 FDA 法规的要求确定了血库必须遵循的操作程序、记录保存、员工的熟练度、特殊的测试,以及献血者的医学要求等。血库使用美国 FDA 确定的良好生产规范来达成这些要求,这些规范与药物生产厂商所执行的相类似[2]。其他的标准由美国血库协会(AABB)制定,这是一个对血库具有认证权的志愿性组织。

国际惯例

全世界一年采集大约 10 700 万单位的血液。在全球范围内,血液和血液制品使用存在的极大差异通与国家的发展程度及国家卫生保健系统相关[3]。血液采集量与国家的人口数量存在关联,在工业化国家,每 1000 人中有 50 例献血;在发展中国家每 1000 人中有 5~15 例;而在最不发达国家,这个数字仅为每 1000 人中有 1~5 例[3]。因此,在工业化国家,输血产品的使用普遍的多。发达国家,尤其是西欧和部分亚洲国家,通常是由一个政府机构来监控血液采集活动,虽然不同国家在制定要求以及监控或检查血液采集系统时各不相同。发达国家中,献血者医学筛选、采血、实验室检测以及血液成分制备的基本流程与美国的相应体系类似。在几乎所有发达国家,血液均由无偿志愿献血者捐献,因为有偿献血具有更高的输血相关并发症风险[4]。基本的血液组分即红细胞、血小板和血浆均可获得,并使用单采设备采集血小板。血浆衍生产品如白蛋白、凝血因子 Ⅷ、其他血浆蛋白成分(凝血因子或抑制剂或补体因子-1 抑制剂)或免疫球蛋白均可获得。

然而在一些发展中国家,血液的供应是非常有限的,血液成分经常无法获得。患者可能被要求自行安排自己所需的血液,因此献血者可能是患者的朋友或家庭成员,甚至是患者的亲属花钱请来献血所需血的。供者筛查可能不尽普及,传染性疾病的检测可能缺乏,装置可能被重复使用。这些困难可能共存有地方性输血传播的疾病,其筛选较困难或昂贵而无法像较发达国家那样全面开展。最近十年里由于美国建立的总统防治艾滋病紧急救援计划(president's emergency plan for aids relief, PEPFAR),该方面已经取得很大的进步[5]。因此,获得血液和血液成分的可能性在全世界有广泛差异。从供应不足和不确定的安全性到先进的供应系统以及血液成分的提供相当或超过美国。

血浆衍生产品的获得

血浆产业与上述的血库系统是分离的。血浆可以通过分离工序来生产一些被称为血浆衍生品的,具有医疗价值的产品。血浆的加工分离是在生产工厂进行的,把采自大量献血者的合并血浆合成为多至 10 000L 的批量进行分离。用于加工、分离血浆衍生产品的血浆可以从全血单位中获取,但是这种数量的血浆不足以满足对血浆衍生产品的需求。因此,大量血浆通过仅截留献血者的血浆而非红细胞或血小板的血浆除去法获得。一个人一周最多可以献两次血浆并通常会获得报酬,因为献血浆会耗用更多的时间。这种血浆采集系统通常是由盈利性机构运作,其功能独立于全血捐献系统。

在美国,2013 年大约采集到 2900 万升的血浆。美国 FDA 对 26 种血浆衍生产品的生产颁发了许可证。因此,在血浆供应环节或某个生产厂商出现问题会造成严重后果,导致造成某些衍生产品的短缺。

本章节的其余部分描述由社区志愿组织运作以提供细胞和全血衍生组分的血液采集系统。

献血者招募

虽然许多美国人在他们生命的某个特定时期需要输血,但只有大约三分之一的美国人符合献血的标准[6]，而其中实际仅有一小部分献了血。献血者较总体人群更多为男性、30～50岁、白种人、有职业、受过良好教育并有较高收入[7]。一般认为，最有效的招募献血者的方法是亲自去邀请他或她参与。诸如献血的方便程度、同侪压力（身边的同龄人的行为、举动，会对个人的决策产生一定影响，称为同侪压力——译者注）、家庭成员输过血以及感受到的社区需要，都是加诸个人的基本社会承诺的重要因素。

全血献血者的筛选

选择献血者的方法被设计为：①保证献血者的安全；②获得尽可能对受血者安全的、高质量的血液成分。为确保血液尽可能安全而采取的一些特殊步骤包括仅使用志愿献血者、在安排献血前询问献血者的基本健康状况、献血前征询医疗史包括特殊的风险因素、献血前进行一次体检、对捐献的血液进行实验室检测、就献血者延期登记核对其身份以及提供一种方法，便于献血者在献血完成后秘密指明不适合用于输血的血液单位。

健康史、体检和血液的实验室检测

健康史的征询通常是通过计算机辅助的自我询问系统完成的。为保护献血者安全而设计的问题包括献血者是否正在接受医师的照料或具有下列既往史：心血管或肺部疾病、癫痫、目前或近期怀孕、近期献血或血浆、最近重大疾病或手术、原因不明的体重减轻、不正常出血或者正在服用药物。一些药物可能会因为献血者需要药物治疗的情况而导致其不适合献血，而另外一些药物则可能会对受血者有潜在危害。为保护受血者安全而设计的问题包括：献血者的基本健康状况、生长激素摄入和罹患或接触肝炎及其他肝病患者史或先前被诊断为HIV或AIDS（或有AIDS症状）、美洲锥虫病或者巴贝虫病。病史了解也涉及药物注射、接受凝血因子浓缩物、输血、文身、针刺、身体穿孔术、接受器官或组织移植、近期赴疟疾流行区旅游、近期免疫接种、摄取药物（尤其是阿司匹林）、重病或手术以及此前的传染性疾病的阳性检测报告。此外，有几个问题和AIDS风险行为相关，包括潜在的献血者是否与AIDS患者发生性行为、为性付出或获取金钱或毒品、（就男性而言）与另一男性发生性行为、（就女性而言）和曾与另一男性发生过性行为的男子发生性行为。

体检包括确认体温、脉搏、血压、体重以及血红蛋白浓度（Hgb）。献血者的外貌可以用来评估其是否有患病或受药物或酒精影响的迹象。检查静脉穿刺部位的皮肤，查看经静脉滥用药物的迹象以及可导致静脉穿刺采血时血液被污染的影响皮肤消毒的局部损伤。

全血的采集

血液容器

血液必须采集到单次使用的、灭菌的、美国FDA许可的容器内。容器使用与血细胞生物相容好的塑料原料制作而成并允许气体扩散，从而提供最佳的细胞保存。这些血液容器是血袋和管道的组合装置，以使全血能在密闭系统中分成相应的组分，如此可尽量减小被细菌污染的概率，以使贮存血液组分几天或几个星期成为可能。在血液贮存过程中，制作血袋所用的成形剂成分会聚积在红细胞组分中，并可以在多次输血的患者以及未输血的健康个体组织内检测到。尽管尚无证据显示这种材料的输入会引起临床问题，目前一些国家已经开始使用不含有塑化剂的贮存容器。

静脉穿刺和血液采集

抽血的部位没有皮肤损伤，静脉穿刺部位应进行消毒。采血部位用肥皂液清洗，随后用碘酊或者复合碘溶液消毒。

静脉穿刺用一次性使用的注射针完成，以防止污染。血液必须流动顺畅，在进入血袋时频繁与抗凝剂混合，以防止凝血小块的形成。采集400～450ml全血的实际时间通常约为7分钟，几乎毫无例外地都少于10分钟。献血时，心输出量会轻微下降，但是心率几乎没有变化。收缩压轻微下降造成外周阻力和舒张压上升。

一般采血量为500ml，血液与63～70ml含有枸橼酸盐、磷酸盐和葡萄糖（CPD）的抗凝剂混合。抽取的血量必须在标称限制以内，以便与抗凝剂以合适比例混合，否则血细胞可能受损伤而且/或抗凝效果可能无法令人满意。

约2%～5%的献血后会出现不良反应，但所幸的是这些反应多数并不严重。出现反应的献血者一般年纪较轻、未婚、献血前心率较高、舒张血压较低、体重较轻、女性、第一次或不常献血的。经历过献血反应的献血者将来可能不太愿意再献血。

最常见的献血反应是虚弱、皮肤变冷、出汗[8]，范围更广但程度仍为中等的献血反应是头晕、脸色苍白、血压升高和心动过缓[9]。心动过缓通常被认为是血管迷走性反应而不是低血压或者心血管休克的指征，后者会发生心动过速。更严重的献血反应，血管迷走性反应可能进展到失去知觉、抽搐、大小便失禁。其他的反应包括恶心和呕吐、换气过度，有时会导致颤搐或肌肉痉挛、静脉穿刺部位的血肿、抽搐以及严重的心脏问题。如此严重的献血反应罕见。针刺或血肿挤压神经可损伤臂神经并造成疼痛和（或）感觉异常。

建议献血者多喝液体以恢复失去的血容量，同时在献血后的当天避免剧烈运动，后一项建议是为防止晕厥和避免针刺位点血肿增大。一些献血者如果快速地改变体位会遭遇头昏目眩甚至晕厥，因此，如果献血者在工作中出现晕厥会危及自己和其他人的安全，则建议在献血当日不要回去工作。

特殊血液捐献

自身献血

输注用的自体血可以通过手术前献血、急性等容血液稀释、手术中回收以及手术后回收来获得，但此处仅讨论术前献血。这种情况最常见于择期手术患者。自体献血在美国血液供给中所占比例非常低（低于1%）[1]。

如果自体血供给的候选患者符合美国FDA的常规献血标准，当原始自体供者不再需要时，其血液可以供其他患者使用。然而，由于多数患者未达到美国FDA的献血规范，因此这项业务是AABB标准所不允许的，通常并无多大作用。如果自体供者不符合美国 FDA 的献血规范,其血液必须做好特殊标记,单独贮存,如果该患者没有使用则必须废弃。因此,自体血供给应该在基本确定会被使用的情况下才采集。如果没有此类规划,自身献血会出现很高的浪费率,其在 2011 年估计为 59%[1]。因此,自身献血的成本是高的。

自体献血不存在年龄和体重的限制,孕妇也可以自体献血,但是这项业务通常并不常规推荐,因为这些患者很少需要输血。自体献血者的 Hgb(110g/L)低于普通献血者的指标(125g/L)。虽然在血红蛋白降到 110g/L 之前,一般仅能采集到 2~4 单位血液。可给予自体献血者促红细胞生成素和铁以增加其献血量[10,11],虽然这种对策并未显示减少对于异体献血的需求。自体献血者的输血反应和异体献血者的类似,与首次献血、女性、低龄以及较轻体重相关。

自体捐献的血液,必须进行 ABO 和 Rh 抗原分型。如果血液要被运送到另一个机构进行输血,必须与异体献血一样进行传染性疾病检测。如果任何一项传染性疾病检测为阳性,该血液单位要贴上生物危害标签。

定向献血

定向献血者是希望为特定患者献血的朋友或者亲属,因为这些患者希望这些供者比常规血液供给安全。然而,定向供者传染性疾病标志的发生率并没有更低[12],因此并不支持此类献血的现实意义。由于如果定向献血的血液没有供最初指定的患者使用,该血液就成为社区常规供血的一部分,因此定向献血者必须符合美国 FDA 日常对常规献血的全部要求。

针对患者的特殊献血

在少数情况下,合适的输血治疗涉及为特定的患者向特定的供者采血。实例为肾移植前供体特异性输血、新生儿同种免疫性血小板减少性紫癜(NATP)征象的婴儿给予母亲的血小板或稀有血型患者的家庭成员。通常,这些献血者必须符合美国 FDA 日常要求,除此以外只要 Hgb 保持高于正常供者最低限度 125g/L,他们可频繁献血至每 3 天一次。一个例外是母亲给患 NATP 的初生婴儿献血小板。针对患者的特殊献血血液必须经所有常规实验室项目检测。

放血疗法

采集血液可以作为诸如真性红细胞增多症或者原发性血色素沉着症治疗的一部分,这种血液通常因为患者不符合美国 FDA 的献血者健康标准而不会被用来输注。目前对血色沉着病的遗传学基础已有了更清楚的了解,采自这些患者的血液应该是安全的采自血色素沉着症患者的红细胞在血库贮存中是正常的[13],虽然血浆采集程序也可以成功开展,但这仍未被普遍接受。

● 血液成分分离置换法采集和生产血液成分

血液成分更多可以通过血液成分分离置换法获得而非从全血中制备。血液成分分离置换中,献血者的抗凝全血通过一台仪器,使用离心的方法分离血液成分。血小板、粒细胞、血液干细胞、单核细胞和血浆均能通过单采的方法获得。

血小板单采

在美国,大约 92% 的血小板浓缩物是通过血小板单采的方法获得的(表 138-1)。

血小板单采大约需要 90 分钟,在这个过程中大约有 4000~5000ml 献血者的血液经血细胞分离仪处理。这个过程会得到大约 200ml 含有约 4.0×10^{11} 血小板和少于 0.5ml 红细胞的血小板浓缩物。目前血细胞分离仪生产的血小板浓缩物含有少于 5×10^6 的白细胞,因此可以被认为是去除白细胞的。血小板单采之后,献血者的血小板数量大约下降 30%,但是 4 天左右就可以恢复到单采前的水平。

血液成分分离置换法采集红细胞

O 型红细胞的长期短缺激发了通过单采对某些特别是 O 型献血者采集相当于 2U 红细胞的兴趣[14]。2011 年通过单采共得到 1 978 000 单位的红细胞[1]。采集过程与其他单采流程类似,除了把红细胞收集起来而非送返捐献者体内。当红细胞从仪器中取出时通常具有很高的比容(Hct),而掺入添加剂溶液后,这些红细胞一般能够贮存 42 天。单采得到的红细胞产品和从全血中制备的红细胞具有相同的特性。由于被取走了 2U 红细胞,捐献者每 4 个月才能献一次。

白细胞单采

白细胞单采用来制备粒细胞浓缩物用以对抗生素无效的感染进行输注治疗因为从全血中提取粒细胞的效率要低于提取血小板,因此白细胞单采操作要在大约 3 小时内处理献血者 6500~8000ml 血液。为了增加粒细胞从其他血液成分中的分离,在血液细胞分离器流动系统中会加入羟乙基淀粉。此外,糖皮质激素和粒细胞集落刺激因子(G-CSF)已被用于粒细胞捐献者,以增加粒细胞数和产量[15]。

血浆单采

血浆单采获得的血浆被用以生产衍生产品而不是用于输注。血浆的可采集量取决于捐献者的身材。血浆单采一般在约 30 分钟内完成并生产多达 750ml 血浆。由于几乎没有红细胞的损失,该程序可在一周内重复两次,这样理论上一名捐献者可以提供大量的血浆。因为血浆捐献的特质和可能频率应用特定的捐献者标准。

● 血液成分捐献者的选择

血液成分供者的选择使用和全血捐献同样的标准和一些额外的要求。成分输血过程中,捐献者不超过 15% 的血液要经体外操作,因此,决定特定成分输血程序或仪器时,需要考虑捐献者的体型。频繁捐献者必须监测其血小板数。因为单采的血小板浓缩物是血小板输注的唯一来源,捐献者必须最少三天之内没有服用过阿司匹林。

对于成分捐献者捐出的血成分量必须监测。每 2 个月所捐红细胞不能超过 200ml,或每周抽血浆大概不超过 1500ml。对捐献者和单采血液成分的传染性疾病实验室检验与对全血一样。因此,单采成分传播疾病的可能性和全血相同。

血液成分捐献者的献血反应

血液成分捐献者会经历和全血捐献者相同的献血反应。此外，血液成分捐献者会发生更多的感觉异常，可能是因为注入了用来防止细胞分离器内供者血液凝固的枸橼酸盐（可能会影响钙离子水平）所致。对这种类型的献血反应可处以通过减慢血液流经仪器的流速以降低枸橼酸盐的输入率。在白细胞单采中，捐献者被给予糖皮质激素和（或）G-CSF 来提升粒细胞数，同时羟乙基淀粉被用作沉淀剂在细胞分离仪中增加粒细胞的产量。使用 G-CSF 和糖皮质激素时，约 60% 的捐献者出现通常为肌肉痛、关节痛、头痛或流感样症状的副作用[15]。羟乙基淀粉的主要副作用是血容量扩增，表现为头痛和（或）高血压。

捐献血液的实验室检测

每个单位的全血或者每个单采成分都要经过一套标准化检测，包括血型、红细胞抗体（包括 ABO、Rh，次要抗原），和传染性疾病（表 138-2）。还可做附加检测诸如巨细胞病毒（CMV）抗体。近年来，又新增了对西尼罗病毒和克氏锥虫的检测。而巴贝西虫则是另一个为预防输血传播疾病[16]而建立的献血者筛查检测。是否将此引入常规检测尚不明确。

表 138-2　捐献血液中传染源的实验室检测

传染源	疾病	传染源	疾病
密螺旋体	梅毒	细菌*	败血症
乙型肝炎表面抗原	乙型肝炎	HTLV-I 抗体	白血病
乙型肝炎核心抗体	乙型肝炎		淋巴瘤
乙型肝炎病毒核酸	乙型肝炎		热带性轻瘫
丙型肝炎抗体	丙型肝炎	HTLV-II 抗体	未明疾病
丙型肝炎核酸	丙型肝炎	克氏锥虫†	查加斯病
HIV-1 和 HIV-2 抗体	AIDS	西尼罗病毒	病毒性感染
HIV 核酸	AIDS	CMV‡	CMV 病
西尼罗病毒核酸	西尼罗病毒感染		

CMV，巨细胞病毒；HTLV，人类嗜 T 淋巴细胞病毒。

* 只检测血小板浓缩物。

† 只有首次献血者被检测

‡ 对免疫缺陷受血者有用。

血液供应的安全性

具有讽刺意义的是，输血安全的提升发生在公众对输血的恐惧增高和医师对血液成分的使用更为谨慎的时期。在捐献者评估和检测的整个过程中的每个步骤对增加血液安全性都是举足轻重的，征询健康史也十分重要，这表现在应用鉴别 HIV 风险行为的捐献者选择标准已减少了 90% 的 HIV 感染[17]。

对传染性疾病的检测进一步降低具传染性的捐献者比例[18]。供者延期登记检测那些先前被延期成为献血者但以各种理由试图再次捐献的个人。目前，得输血传播疾病的风险范围从乙型肝炎的每 150 000U 中 1 次至 HIV 的每 2 135 000U 中 1 次（表 138-3）。因此，虽然血液供应为有史以来最安全的，但输血绝非没有风险，只有对患者的临床状况以及其对特定血液成分的需要经慎重考虑后才能实施。

表 138-3　输血传播疾病的发生率

	Strong 和 Katz 的数据（2002）[75]	Dodd、Notari 和 Stramer 的数据（2002）[18]	Tabor 的数据（2002）[77]	美国的总案例数*
丙型肝炎	1/1 200 000	1/1 935 000	1/62 5000	8
乙型肝炎	1/150 000	—	1/15 0000	80†
HTLV-I /HTLV-II	1/641 000		—	20†
HIV	1/1 400 000	1/2 135 000	1/769 230	7

HTLV，人类嗜 T 淋巴细胞病毒。

* 根据每年 1500 万单位输血量计算以及 Dodd[76]发病率图。

† 根据 Strong 和 Katz 的数据[75]计算。

红细胞输注

研究表明红细胞输注能增加贫血患者的携氧能力，但是测定氧摄取和运输可能采用有创操作，这些方法在大多数临床情况下不能获得。因此，红细胞输注的决定常常依赖血红蛋白或者 Hct 值。

输注红细胞能够增加严重贫血患者的携氧能力，但是对于一些血红蛋白在 60～100g/L 之间无症状患者来说，输注红细胞的作用尚不清楚。大部分大规模前瞻性随机对照研究对红细胞输注和输血指征的观察，并没有明确解决在不同 Hgb/Hct 水平时携氧能力增加的问题。取而代之，他们使用了更实用的死亡率、终末器官功能障碍或者不良反应来标识并判断限制性（低 Hgb 阈值）和宽松性（高 Hgb 阈值）输血策略的有效性和安全性。

红细胞输注阈值

重症监护输血要求（Transfusion Requirements in Critical Care，TRICC）试验是第一个有充足说服力的在输注红细胞的危重患者中将限制性和宽松性输血策略相比较的研究。将 838 例 ICU 患者随机分成两组：宽松组，将 Hgb 维持在 100～120g/L，当患者 Hgb 在 100g/L 以下时给予输血；限制组，将 Hgb 维持在 70～90g/L，使用 Hgb70g/L 作为输注阈值。排除标准包括 16 岁以下；入院时活动性失血；常规心脏手术后入院；慢性贫血；濒临死亡；或者其他。各种原因引起的 30 天死亡率是主要后果测量指标，次要后果测量指标包括 60 天死亡率，住院期间死亡和多脏器衰竭（MOD）。使用急性生理和慢性健康评估评分（acute physiology and chronic health evaluation Ⅱ，APACHE Ⅱ）对患者病情的严重性进行分类。这一评分和患者的其他特征在两组研究中在统计学意义上类似。本研究设计为等效试验，总体而言，两组在 30 天死亡率方面的结果相似（18.7 vs. 23.3%；p=0.11），次要后果指标也一样。限制性输血组中的 30 天的死亡率在少重症患者（APACHE Ⅱ≤20）（8.7 vs. 16.1%；p=0.03）或者 55 岁以下患者（5.7 vs. 13.0%；p=0.02）中呈现分级。限制组比宽松组输注红细胞的比例少（54%）。作者得出结论"在危重患者中，限制性输血策略至少和宽松性输血策略一样有效并可能效果更好……"

TRICC 试验后进行的研究使用了各种类型的高危患者，以便更好地在这些人群中定义 RBC 输血阈值（表 138-4）。研究集中在上消化道出血、心血管风险因素、骨科手术和其他需要大量输注红细胞的患者。所有的研究都遵循了 TRICC 试验的基本结构，患者随机进入限制性输血组与宽松性输血组，大部分研究也用死亡或终末器官功能障碍作为终点。

表 138-4　成人安全血红蛋白阈值的主要随机对照试验

试验	患者人群	登记人数	Hgb/Hct 阈值（Rest/Lib）	主要终点	结论
TRICC[93]	ICU	838	70/100g/L	30 天全因死亡率	限制性策略有效，可能优于宽松性策略
FOCUS[97]	髋部骨折的术后心血管疾病的病史或危险因素	2016	80/100g/L	60 天全因死亡率或无法行走 3 米（10 英尺）	宽松性策略并没有降低死亡率或使无法行走得到改善
TRACS[98]	心脏手术	502	24/30%	30 天全因死亡和严重发病	限制策略不劣于宽松性策略
上消化道出血[94]	严重急性上消化道出血	921	70/90g/L	45 天全因死亡率	与宽松性策略相比，限制性策略改善了预后

CV，心血管；FOCUS，接受外科髋关节骨折修复的心血管患者功能性预后；GI，胃肠道；Hct，血细胞比容；Hgb，血红蛋白；TRACS，心脏手术后的输血要求；TRICC，重症监护输血要求

共有 899 例有上消化道出血的患者被随机分配，限制性输血策略输注红细胞的阈值在 70g/L，而宽松性输血组红细胞的 Hgb 水平在 90g/L[20]。在最初的 45 天内，任何原因造成的死亡都纳入主要后果指标，进一步出血和住院并发症的发生率被用作次要后果指标。这两组患者都有相似的特征，包括肝硬化的相同数量和等级。该研究结果也赞同限制性输血策略。限制性输血组 6 周生存的可能性更高（p=0.02），进一步出血风险更低（p=0.01）。和宽松组相比，限制组总体不良反应也更低（p=0.02）。限制组的生存率，对于消化性溃疡患者而言，稍微高于宽松组（危险比 0.70；95% 可信区间 [CI]，0.26～1.25）；对于肝硬化及儿童 Child-Pugh 分级 A 或 B 患者而言，明显高于宽松性输血组（危险比 0.30；95% 可信区间，0.11～0.85）。对于肝硬化和 Child-Pugh 分级 C 级患者，则没有发现差异（危险比 1.04；95% 可信区间，0.45～2.37）。TRICC 研究报道了在红细胞输注比例上的极显著差异。在限制性输血组，51% 的患者没有输血，相比较，宽松性输血组只有 15% 的患者没有输注红细胞（p<0.001）。这两组的对比研究表明对各类危重患者 70g/L Hgb 阈值是安全的。

心血管患者的红细胞输注

中度贫血可能导致具有心血管因素的患者心肌缺血和梗死的发生率增高。有几项研究旨在测试降低输血阈值是否对该患者人群有害。对 TRICC 试验的亚组分析发现，患有心血管疾病的患者在限制性输血策略和宽松性输血策略的人群中有相似的结果；然而，在宽松性输血策略中，急性肺水肿患者的发生率明显较高[21]。

接受外科髋关节骨折修复的心血管患者功能性预后的输血指征试验（functional outcomes in cardiovascular patients undergoing surgical hip fracture repair，FOCUS）在髋关节骨折修复术后且有心血管危险因素的患者中比较了 100g/L 与低于 80g/L 的输血阈值[22]。这项研究包括了 2016 例患者，年龄大于 50 岁，随机进入限制性输血策略和宽松性输血策略组。最主要后果指标是死亡或者在 60 天的随访中无法自行走过一个房间。次要后果指标包括院内心肌梗死、不稳定心绞痛、或因任何原因死亡。与限制性输血策略相比，宽松性输血策略并没有降低死亡率或在 60 天内独立行走的能力，也没有降低心血管疾病高风险老年患者的住院率。两组住院并发症发生率相似。

心脏手术后的输血需求试验（transfusion requirements after cardiac surgery，TRACS）将接受体外循环心脏手术的患者随机分组到宽松性输血策略组（Hct≥30%）或限制性红细胞输血策略组（Hct≥24%）[23]。这一非劣效性研究发现两组的 30 天死亡率和重病发病率相似。红细胞输注单位数是 30 天内死亡和出

现并发症的一个独立危险因素。

总之,证据表明对于大多数心血管疾病患者来说,Hgb 在 80g/L 是一个安全阈值。急性冠脉综合征的患者是一个重要的例外,目前的数据尚不足以提出任何指南。

骨科患者的红细胞输注

之前讨论的 FOCUS 试验(见下文"心血管患者的红细胞输注"),特别指出了有心血管高危险因素的髋关节修复术患者[22]。其他有关骨科患者的研究结果,大多数针对更一般性的后果指标,例如髋关节手术后的行走能力。一项前瞻性研究发现,在贫血被纠正之前,贫血与独立行走的能力有显著的相关性[24]。但是,另一项前瞻性研究发现,在比较限制性输血组(80g/L)或宽松性输血组(100g/L)患者时,术后功能移动性或住院时间没有差异[25]。但是,与限制性输血组相比,宽松输血组的心血管并发症少,死亡率低。作者得出结论,宽松性输血策略并没有增加行走能力,但在老年高风险髋骨骨折患者中,应该谨慎对待限制性输血策略。

FOCUS 试验人群是高危心血管疾病的老年患者;对 RBC 输血 Hgb 阈值 80g/L 的发现可能无法普遍应用于其他低风险骨科患者人群。但是,在这些人群中进行充分的有说服力的研究之前,使用 80g/L 作为阈值是低风险患者的最安全方法。对于骨科患者来说,Hgb 80g/L 是安全的,然而生活质量的研究表明,较高的 Hgb 能够更快地恢复。

神经系统受损患者的红细胞输注

在神经系统疾病危重患者输血的安全性和有效性方面,没有大规模的前瞻性随机试验。缺乏大规模的研究以致只能对 6 项研究共 537 名患者进行系统回顾[26]。在这些研究中限制性输血策略组 Hgb 阈值范围从 70~100g/L,在高 Hgb 组中为 93~115g/L。虽然一些研究报告称,在较低 Hgb 组中住院时间较短,但系统回顾发现,在神经重症患者中,没有足够的证据指导输血实践。

儿科患者的红细胞输注

儿科患者输血的临床试验分为两大类:重症患儿的一般研究和针对高危新生儿的研究。儿科重症监护室患者输血策略试验(transfusion strategies for patients in pediatric intensive care units, TRIPICU)及其附属亚组分析是涵盖从 3 天到 14 岁的儿

科人群的主要数据集[27]。在儿科 ICU 的前 7 天中,626 例患者的 Hgb 小于或等于 9.5。限制性输血策略的 Hgb 阈值为 70g/L,而宽松性输血策略阈值为 95g/L。限制性输血策略的输血次数明显减少,而多器官功能障碍综合征(MODS)和死亡率在两组研究中几乎相同。因此,对于重症患儿,Hgb 阈值 70g/L 可以减少输血要求而不会增加不良后果。

用 TRIPICU 数据进行三组分析。一项研究对术后患儿进行了分析[28],第二项研究心脏术后的患儿[29],第三项是败血症患儿[30]。在限制性输血策略和宽松性输血策略中,所有三组都没有发现在新的或进展性 MODS 或 28 天死亡率之间存在显著差异。然而,这三项研究都是小样本量,无法得出强有力的结论。

新生儿的试验主要集中在早产婴儿和出生体重很低的婴儿。不同于所有研究的结果都表明限制性输血策略和宽松性输血策略一样好、甚至可能优于宽松性输血策略的成人临床试验,新生儿的临床试验结果喜忧参半。一项试验包括 100 名出生时体重在 500~1300g 之间的早产儿[31]。限制性输血策略和宽松性输血策略的输血阈值依赖于婴儿的年龄和呼吸状态,阈值波动在低组中从 22%~34%,在高组中为 30%~46%。在每个年龄组中,输血阈值水平随着临床状态的改善而降低,如呼吸支持所要求的水平。任一策略的研究,都可以根据一组预先确定的情况,在新生儿主治医师决定下给予额外的红细胞输血。在研究中限制性输血策略组更有可能出现脑出血或脑室周围白质软化,并有更频繁的轻度和重度呼吸暂停发作。宽松性输血策略接受更多的红细胞输注;但是,两组的供者暴露情况相似。作者得出结论,限制性输血策略可能对早产儿有害。

早产儿输血实践最大的试验是"需要输血的早产儿研究"(premature infants in need of transfusion, PINT)[32]。这项随机试验研究提出在不同的血红蛋白阈值下,极低出生体重的婴儿出院时是否具有不同的存活率或发病率。这项试验中共包括 451 名婴儿,出生时体重不足 1000g,随机进入低或高 Hgb 阈值组。在低组中,阈值为 68g/L 到 115g/L,在高组中为 77g/L 到 135g/L。实际的阈值结合年龄和有无呼吸支持综合决定。两组在出院前死亡率或重病生存率方面没有统计学上的显著差异。此外,更少婴儿在低阈值组中接受一次或多次输血。作者得出结论,维持高血红蛋白阈值对于极低体重的婴儿来说没有任何好处。

对新生儿输血的 Cochrane 评价得出结论,限制性输血策略导致了输血略有减少,但似乎并没有对死亡率或主要疾病发病率产生显著影响(表 138-5)[33]。

表 138-5	儿童安全血红蛋白阈值的主要随机对照试验				
试验	**患者人群**	**登记人数**	**Hgb/Hct**	**主要终点**	**结论**
TRIPICU[27]	PICU(年龄从 3 天至 14 岁)	626	70/95	新的或进行性多器官功能障碍综合征	在稳定但危重的儿童中 70g/L 的血红蛋白阈值可以减少输血且不增加不良反应
PINT[32]	ELBW	451	68~115g/L(低) 77~135g/L(高)	出院前死亡或严重视网膜病变,支气管肺发育异常或脑损伤	在 ELBW 中,保持较高血红蛋白导致更多的输血但几乎没有受益证据

ELBW,极低体重的新生儿;Hct,血细胞比容;Hgb,血红蛋白;PICU,儿科重症监护室;PINT,需要输血的早产儿;TRIPICU,儿科重症监护室患者输血策略

血红蛋白病

镰状细胞病

患有卒中、急性胸腔综合征、急性加重的贫血及其他并发症的镰状细胞患者需要接受输血治疗。常规输血也可显著减少镰状细胞病患儿脑梗死的复发（SCD）[34]。通常不需要通过输血来纠正基础贫血或缓解血管闭塞危机。由于输血也会引起并发症，例如铁超载、输血反应、同种异体免疫和迟发性溶血性输血反应，临床医生在对镰状细胞病患者进行输血时应特别注意。

慢性输血会导致 SCD 患者高比例的红细胞同种异体免疫。比率从 18% ~ 47% 不等，明显高于在美国总人口（0.5% ~ 1.5%）[35]，或者是频繁输血的血液肿瘤患者（9% ~ 15%）中的比率。这一比率高的原因包括输血次数、第一次输血的年龄、SCD 所产生的炎症环境[36]、大部分欧裔献血者与非裔镰刀细胞患者不同的红细胞抗原。

特异针对红细胞抗原的多种抗体可引起迟发性溶血性输血反应（DHTRs）[37]，DHTRs 可能很难去鉴别，因为有些是在没有检测到抗体的情况下发生并且直接抗球蛋白试验（DAT）结果阴性[38]。此外，一些 DHTRs 发生时缺乏溶血的明显临床表现[37]。严重的 DHTR 案例导致高溶血综合征，其定义为患者 Hgb 的下降到低于输血前的水平。Hgb 的急剧下降表明自体细胞以及输注同种异体红细胞的溶血。

输血检测机构可以通过对供者和患者 Rh（抗原 D、C、c、E、e）和 Kell 抗原预防性匹配改善同种免疫率。一些机构还将为常见的 Kidd、Duffy 和 S 抗原提供一个扩展的表型匹配。两种策略都减少了同种异体免疫，但即使有了匹配的输血，SCD 患者仍以慢性输血患者 58% 和间歇性输血患者 15% 的高比例继续形成红细胞抗体[37]。大部分的抗体是针对 Rh 抗原的，超过一半发生在接受 RBC 相应的 Rh 抗原表型匹配的患者中。可能的解释是，SCD 患者有变异的 RH 基因。事实上，高分辨率 RH 基因分型显示在 87% 的受试者中存在变异等位基因[37~39]。

珠蛋白生成障碍性贫血

重型珠蛋白生成障碍性贫血患者长期依赖输血。随着时间的推移，这将导致铁负荷过载，并可能导致红细胞同种异体免疫。尚未在临床试验中为珠蛋白生成障碍性贫血患者寻找最佳输血阈值；然而，贫血后果可能是严重的，必须与输血的风险相权衡。输血以维持 100g/L 的血红蛋白被认为足以抑制红细胞生成，从而避免了这种疾病的骨骼畸形和其他后遗症；然而，一些输血方案要求输血前最小值大于 100g/L，输血后目标值超过 150g/L。中间型珠蛋白生成障碍性贫血患者有更多不同的输血要求，与此疾病的广泛临床表现相一致。如果临床上指导输血治疗，输血建议类似于重症珠蛋白生成障碍性贫血（参见第 48 章）。

造血干细胞移植

输血支持

对造血干细胞移植（HSCT）患者输血支持的持续时间和特异性依赖于疾病、干细胞的来源、移植前应用的预备方案以及移植后恢复期的患者因素。人类白细胞抗原（HLA）匹配仍然是 HSCT 成功的重要预测指标。因此，当寻找和患者之间最好的 HLA 匹配捐赠者时，ABO 屏障常常被跨越。跨越 ABO 障碍对总体结果几乎没有影响，然而，由于移植细胞与患者之间的抗原不相容，可能引起输血困难。

输血支持可分为移植前和移植后期。在 HSCT 之前，有免疫活性的患者（例如再生障碍性贫血，血红蛋白病）能够形成对输血的免疫反应，从而导致针对白细胞表面 HLA 抗原的同种异体免疫。白细胞减少使同种免疫率下降，但是残留的白细胞足以导致同种免疫的发生。在一些患者人群中，针对 HLA 的抗体导致植入延迟和移植排斥反应[40]。因此，应避免对有免疫能力患者进行移植前输血，因为它们与移植失败率的增加有关[41,42]。对于稳定的患者来说，采用 Hgb80g/L 的阈值把红细胞输注减少到最低[43]。

无论是由于自身疾病还是化疗导致的免疫功能不全的患者，都不太可能对外来抗原产生免疫。尽管如此，还是建议使用去白细胞的红细胞来最小化同种免疫的风险。如果干细胞捐献来自血缘亲属，也必须格外小心。在这种情况下，家庭成员在移植前不能直接进行献血，因为这可能会导致对移植器官中存在的主要和/或次要 HLA 抗原的同种免疫。此外，在 HSCT 患者中，与输血相关的移植物抗宿主病（TA-GVHD）风险较高，因此所有的红细胞和血小板输注都应进行辐照（更深入的 TA-GVHD 的讨论，见下文"输血相关的移植物抗宿主病"部分）。

红细胞的植入很难评估，但可能可以被定义为外周血中出现 1% 的网织红细胞，或者最后一次输注红细胞的那天，在接下来的 30 天内没有输血。一般来说，当造血祖细胞由单采（HPC-A）获得时移植时间最短，而由脐带（HPC-C）获得时移植时间最长；然而，存在大量患者间的多变性。移植时间延长直接导致红细胞和血小板的输注率升高。

当使用 ABO 血型不相容的移植时，O 型红细胞会被用来避免不相容的问题。ABO 型血浆产品不同于红细胞类型（表 138-6），一旦患者开始出现"供体型"的红细胞，他们的血型将

表 138-6　跨越 ABO 屏障的造血干细胞移植的组分选择

移植	输注			
不匹配	供体类型	受血者类型	红细胞	血小板*/血浆
主要不匹配	A	O	O	A，AB
	B	O	O	B，AB
	AB	O	O	AB
	AB	A	A，O	AB
	AB	B	B，O	AB
次要不匹配	O	A	O	A，AB
	O	B	O	B，AB
	O	AB	O	AB
	A	AB	A，O	AB
	B	AB	B，O	AB
双向不匹配	A	B	O	AB
	B	A	O	AB

* 保存于添加剂中的血小板减少了不相容血浆输注的体积。

依许可改编自 Cohn CS: Transfusion support issues in hematopoietic stem cell transplantation. Cancer Control 22(1):52~59,2015.

会被重新评估。不同机构间患者血型的转变决策有很大不同。在我们的医院里,当一个患者单独进行红细胞输注 100 天,并且在两个连续的血液样本中没有检测到与新的红细胞表型不相容的同种血细胞凝集素,以今后的输血而言,患者的原先血型即转换为供体血型。

输血相关并发症

在 HSCT 人群中,有特定的或更常见的与输血相关并发症。当移植物的淋巴细胞被激活时,会出现一些排斥受体的并发症,这些并发症包括 TA-GVHD 和过客淋巴细胞综合征(PLS)。另一个并发症,纯红细胞再障(PRCA)则在患者的残余抗体攻击移植的红细胞时发生。标准输血反应,如过敏或发热性非溶血反应,经常出现在重度输血的患者人群中;然而,这些"标准"输血反应将在本章后段"红细胞输注不良反应"中进行更详细的讨论。

主要和次要的 ABO 血型不匹配

ABO 不相容的并发症取决于是否存在主要或次要的 ABO 血型不匹配(表 138-6),当移植供体含有的红细胞与受体的血浆不相容时,会发生严重的不匹配。相反,当供体血浆含有血凝素能够抑制受体的红细胞时,就会出现轻微的不匹配。双向移植(例如将 A 移植组移植到 B 受体组中)同时产生严重的和轻微的不匹配。

主要的 ABO 不匹配　但进行主要的 ABO 血型不匹配移植时,输注红细胞会发生立即溶血。当 HSCT 从骨髓中提取时,因为会出现更多的红细胞,这种并发症更常见;不过,红细胞去除技术已经有效地消除了这种并发症。由于 HPC-A 造血细胞单位含有体积很小的红细胞(8~15ml),临床上还未发现严重的直接溶血的病例[44],大部分 HPC-C 造血细胞单位在冻存前已去除红细胞,而在冻存时残留的红细胞溶解,因此速发型溶血并不是脐带血移植的问题。

对非 ABO 红细胞抗原的预形成抗体在移植后的几个星期内仍存在于受者的外周血循环中。当移植细胞开始产生新的红细胞时,这些抗体可能引起溶血。嵌合患者也可能会产生针对 ABO 或非 ABO 红细胞抗原的抗体,从而导致延迟溶血。当受体有特异针对移植物 ABO 血型的同种红细胞凝集素时,可能会发生推迟的红细胞植入和 PRCA。这种情况最常见的情况是,当 O 型患者在接受 A 型供体的移植,或者是双向不相容。当抗 ABO 抗体在骨髓中破坏红细胞祖细胞时,就会产生 PRCA。

次要不匹配　当 HSCT 患者体内的淋巴细胞识别受体红细胞为异物时,可能会产生特异针对 ABO 或次要红细胞抗原的抗体。PLS 通常在移植后 7~14 天出现突发溶血。溶血的范围从轻微到严重,可能是血管内溶血或血管外溶血,这取决于所涉及的抗体的性质。这些"过客淋巴细胞"被报道在 O 型供者对 A 型受者中最常见[45]。针对次要红细胞抗原的抗体报道较少,引起不严重的溶血[45]。

在涉及 ABO 系统的情况下,Hgb 水平可能会急剧下降。血管内溶血的实验室标志,如血红蛋白血症,血红蛋白尿和乳酸脱氢酶(LDH)升高常用于判断这些疾病的进展。在大多数情况下,DAT 将是阳性的,除非所有抗体结合的红细胞已经被溶解。只要有不相容的红细胞存在,溶血会一直存在,但通常

在 5~10 天内消退[45]。

非清髓性预处理方案比完全消融治疗具有更高的 PLS 风险。因为与造血细胞骨髓浓缩物(HPC-M)和造血细胞脐血浓缩物(HPC-C)收集相比,造血细胞 HPC-A 制备物携带更多淋巴细胞,外周血干细胞移植受者发生 PLS 的风险增高。作者不知道一例脐带血干细胞移植引起 PLS 的案例报道。只用 T 细胞抑制剂,如环孢霉素,没有联合应用 B 细胞抑制剂维持预防移植物抗宿主病(GVHD),也被认为是一个危险因素。

输血传播巨细胞病毒

巨细胞感染仍然是伴随 HSCTs 的一个严重并发症。大多数巨细胞 CMV 感染很可能是由于之前的病毒感染被重新激活,而不是获得新的病毒株。然而,在 CMV 抗体阴性的患者中,有发生输血传播的新发 CMV 感染的风险。为了降低这种风险,人们可以使用 CMV 抗体阴性血,或去白细胞血液成分。一项大型对照试验和一项 2007 年以来的荟萃分析表明,去白细胞血液成分在预防输血传播 CMV 中与抗体阴性血液成分一样有效[46,47]。另外两项的研究支持仅使用去白细胞血液预防输血传播 CMV 更加安全[48,49],两项研究均发现输血传播 CMV 感染的风险为 0。尽管如此,输血传播 CMV 的总体风险在去白细胞血液成分中并非为零。在 44% 新发的血清阳性献血者中发现 CMV 的 DNA,而在近 32 000 献血中 CMV DNA 的总体发生率为 0.13%[50]。虽然血液制品可以从长期具有 CMV 血清学阳性史的献血者中获得,但更实际的方法是筛查捐献血液中的 CMV DNA 或免疫球蛋白(Ig)M 抗体,尽管我们认为使用去白细胞的血液成分已经足够。

输血相关移植物抗宿主病

所有的 HSCT 患者都应该从调整化疗的起始阶段接受辐照的血液成分,并在移植后至少 1 年预防 TA-GVHD。然而,许多中心持续为患者生命提供辐照制品。英国血液学标准委员会(BCSH)建议同种异体移植受者在移植术后 6 个月内接收辐照制品,或直到患者的淋巴细胞数大于 1×10^9/L;然而,如果出现慢性 GVHD,则应无限期地给予辐照制品[51]。自体移植患者应在调整化疗启动时开始接受辐照成分,但在移植后 3 个月可以恢复到非辐照成分。如果自体移植患者接受全身照射,那么 BCSH 建议延长使用辐照制品到移植后 6 个月。

● 实体器官移植

等待实体器官移植的患者应尽量少接触异体血液制品,以降低同种免疫的风险。去白细胞的血液成分含有足够的白细胞,使患者对 HLA Ⅰ类和Ⅱ类分子免疫。输血的致敏风险从 2%~21% 不等[52]。致敏可能会增加同种免疫的程度,这将导致延迟找到移植器官。事实上,经输血的患者甚至接受肾移植的可能性都降低了 11%[52]。通过匹配献血者和患者[53],或者匹配 DR 位点来减少同种免疫的尝试并没有显示出一致的减少[54]。用 Hgb 70g/L 作为输血的安全阈值可以减少接触。在一些患者中,使用促红细胞生成刺激剂(ESA)可以帮助减少红细胞的输注;然而,在有恶性或卒中病史的患者中 ESAs 是禁忌使用的。

红细胞输注的不良反应

很难作出精确的不良反应风险评估；许多反应可能错误地归因于患者潜在的自身疾病，约一半的输血是给予手术室中被麻醉的患者，这种状态下输血反应可能减弱或更难识别。由于血液成分制备的变化，过去十年间一些不良反应的发生率已经下降。不良反应可能在输血开始后不久发生，如急性溶血性反应或急性肺损伤，或输血数天至数周内，如迟发性溶血反应[55]。幸运的是，多数急性输血反应是轻微的可处理的。许多报道的输血相关死亡事件是由于人为错误导致的，比率可能高达1：18 000。

即发性输血反应

总体而言，即发性输血反应比迟发性反应更危险。在极少数情况下，包括死亡在内的严重的并发症，可能会在输血开始的几分钟内发生。因此建议在输血开始15分钟内，密切监视对象并检测生命体征。

急性溶血性输血反应

急性溶血性输血反应（AHTRs）通常是由于对输注的 ABO 不相容血液的免疫性破坏造成的。ABO 不相容输血的发生频率估计在红细胞输血中为 1/38 000 ~ 1/70 000[56]。同种血细胞凝集素可以激活补体和凝血系统。C3a 和 C5a 可以激活白细胞释放炎症细胞因子[白介素[IL]-1，IL-6，IL-8 和肿瘤坏死因子（TNF）-α]而引起发热、低血压、哮鸣、胸痛、恶心和呕吐[57]。献血者红细胞上的抗原抗体复合物和活化的补体可导致生成缓激肽，其增强毛细血管通透性和小动脉扩张，导致全身血压降低。因子Ⅻ的激活会启动凝血级联反应形成凝血酶，直至发生弥散性血管内凝血。缺血、低血压、抗原抗体复合物沉积和血栓形成也可能会引起肾衰竭。虽然罕见，但由于其他血型抗体，特别是 Kidd 血型系统的抗体，也可见 AHTRs。

临床表现　最普遍的症状是发烧伴有或不伴有寒战或寒噤。轻度病例中，可能伴随有腹、胸、胁腹或背痛，而在重度病例中，会有呼吸困难、低血压、血红蛋白尿以及最终休克。可能发生由消耗性凝血异常而导致的出血。血红蛋白尿可以是血管内溶血的第一体征，尤其是麻醉或无意识患者。AHTR 的严重程度差异极大，通常取决于血液输注的速度和总量。约47%的受血者即使输注了一整单位的 ABO 不相容血，也未见输血反应。41%的受血者表现出 AHTR 症状，死亡率约为 2%[55,56]。

实验室评估　实验室评估包括对技术和对鉴别错误的检查，对输血后样品进行溶血检测，并做 DAT 以检测抗体包被的红细胞。如果高度怀疑 AHTR，重复鉴定患者和输注血液的 ABO 和 Rh 血型，重复抗体筛选和交叉配血试验可能有帮助。极少数情况下，输注红细胞全部溶血，会出现 DAT 阴性结果。

处理　立即中止输血始终是发生任何输血反应时采取的第一步骤。缓慢输注生理盐水以维持血管通路、监测生命体征和检测尿量是关键的早期步骤。需立即采集血样供实验室评估。供者血袋送回血库。如果发生了严重溶血，治疗重点放在处理低血压、凝血障碍和肾功能上。无禁忌证的成人 24 小时内尿量应维持在 100ml/h 左右。简单情况下，灌注生理盐水可能已足够，但某些情况下，需要使用利尿剂。静脉注射呋塞米（furosemide，40 ~ 80mg）可促进排尿，增加流经肾皮质的血液。严重低血压的情况，可以静脉注射多巴胺扩张肾血管并提高心输出量。凝血障碍和活动性出血患者可能需要输注血小板、新鲜冰冻血浆和冷沉淀。

预防　造成 AHTR 的常见原因是在患者确认、标记输血前样本、核对给予患者的正确血液时发生错误[56,58]。

非溶血性发热性输血反应

非溶血性发热性输血反应（FNHTR）可简要定义为在输血期间或输血后 4 小时以内温度升高 1℃ 或以上。其症状还可包括呼吸频率加快、焦虑，少数情况下出现恶心或呕吐。

FNHTRs 是最常遇到的输血反应之一，发生在大约 0.12% ~ 0.5% 的红细胞输注中，并且在血小板比红细胞输注后更可能发生。无论使用全血分离血小板还是单采血小板，去除白细胞都能降低 FNHTR 的发生率。

临床表现　发热是由细胞因子（例如 IL-1，IL-6，TNF-α）的作用触发。可能是受者中抗 HLA 或其他抗体激活供者白细胞的结果，通过输注的供者白细胞或血浆成分，或是血液在存储期间累积的细胞因子或 CD40 配体（CD154）的被动转移激活受者白细胞和内皮细胞。

除非排除其他潜在的危及生命的输血反应或与患者有关的因素，否则不应将发烧仅仅归因于 FNHTR。要查阅既往输血反应史，以决定将来输血是否要采取额外措施。

实验室评估　实验室检查应集中排除败血症性输血反应。革兰氏染色在这种情况下不是一种高度灵敏的技术，但可用于认定细菌污染。快速定性免疫测定（例如 Verax 或 BacTx）对于大多数常见的细菌污染物是高度灵敏的，并且可以用于代替革兰氏染色来筛查可疑的血小板制品。高度可疑的血制品应进行培养。如果所有结果均为阴性，且患者表现符合轻微 FNHTR，则无需再做其他检测。

处理　FNHTR 一般呈良性过程，中止输血后 1 ~ 2 小时内可完全消除。输注血液的存余部分和患者输血后血样应送至实验室检测。可给予退热药以缩短发热持续时间并予以镇痛。成人口服对乙酰氨基酚（acetaminophen）325 ~ 650mg 或儿童按 10 ~ 15mg/kg 口服，可有效改善症状。

输注去白红细胞和/或储存在添加剂中的血小板将显著降低 FNHTR 的风险[59]。输注前使用退热药（对乙酰氨基酚）没有作用[60,61]。

过敏性输血反应

过敏性输血反应（ATR）是输血治疗中的常见不良反应，从局部性瘙痒和/或荨麻疹特征的轻度表现到严重的过敏性或类过敏反应。轻度 ATR 在富含血浆组分（即血小板/新鲜冷冻血浆）发生率为 1% ~ 3%，在红细胞输注中为 0.1% ~ 0.3%。严重过敏反应频率低得多，估计在 1：20 000 ~ 1：50 000[7]。

大多数 ATR 是即发型（1 型）超敏反应，由预先形成的 IgE 抗体结合到供者血浆中可溶性蛋白质[62]。严重的过敏反应可能发生在将血制品输注给有抗 IgA 抗体的 IgA 缺乏的患者后。大多数诊断为 IgA 缺乏的患者仍然具有低水平的免疫球蛋白（20 ~ 40mg/L），不会产生抗 IgA 抗体。罕见的完全 IgA 缺乏（<0.5mg/L）的患者可产生抗 IgA 抗体，从而可能在输血过程中出现过敏反应。类过敏反应和过敏性反应类似，但临床症状

不如后者严重,是由非 IgE 介导的肥大细胞激活造成的。

临床表现　ATR 通常在输血期间或输血开始后 1 小时内发生,但可能要到数小时后症状才明显。常见症状包括荨麻疹、皮疹、瘙痒、潮红。更严重的反应发生得更早,症状包括血管性水肿、胸闷、呼吸困难、发绀、声嘶、喘鸣或哮鸣。此外,也可能出现如腹痛、恶心、呕吐和腹泻等胃肠道症状。和其他急性输血反应不同,通常没有发热症状。过敏反应通常会在输血开始后立即发生,症状包括支气管痉挛、血管性水肿、呼吸窘迫、恶心、呕吐、腹部绞痛、腹泻、休克和意识丧失。

实验室评估　简单的荨麻疹无需进行实验室调查,但事件需报告给血库以更新患者记录,供将来输血参考。对过敏反应,建议检测患者是否 IgA 完全缺陷;然而无论上述检测结果如何,危及生命的过敏反应都要求输注洗涤红细胞和血小板,避免输注血浆。

处理　大多数 ATR 是轻微的、自限性的,并对中断输血、给予抗组胺药(盐酸苯海拉明,通常口服)反应良好。仅出现荨麻疹的情况下,待症状解除后可以重新恢复输注血制品。但是,严重反应时不可再恢复输注。对急性过敏性反应,可能需要用液体复苏来维持血压,随后给予皮下或肌注肾上腺素(1:1000 稀释,0.3ml)及气道护理和重症监护。对休克,可静脉注射更高浓度的肾上腺素(1:10 000 稀释,3~5ml)。危急情况下,糖皮质激素通常没有帮助。

预防　有轻度 ATRs 病史的患者不应预先使用抗组胺药物,因为这不会降低 ATR 的总体风险[61]。可以使用储存在添加剂中的血小板降低反应的风险。有输血过敏反应史的 IgA 缺乏患者,有时可提供 IgA 缺乏供者提供的血浆制品[59]。

输血相关急性肺损伤

输血相关性急性肺损伤(TRALI)是输血后 6 小时内非心源性肺水肿导致的急性缺氧综合征[63,64]。TRALI 一直是近几年输血相关死亡事件的首要原因。

关于 TRALI 中所见的毛细血管渗漏存在两个主要假设。双重打击的假说认为潜在的患者因素是必要的第一击,导致已致敏的中性粒细胞黏附至肺内皮细胞。第二次打击是由输入组分中的中介物引起的,其激活肺中性粒细胞,再反过来损害内皮细胞[64]。中介物通常是针对 II 类 HLA 或针对人类中性粒细胞抗原(HNA)的抗体。也可能出现没有检测到抗体的情况,被认为是血液制品在储存过程中积聚的促炎症介质、生物活性脂质和 CD40 配体所导致[65]。尽管有报道细胞血液成分的存储时间和 TRALI 有直接相关性,这个机制仍然存在争议。

与 TRALI 更高风险相关的特定患者因素(第一击)包括机械通气、败毒症、慢性酒精滥用、严重肝脏疾病、血液恶性肿瘤等。目前仍不清楚风险是由患者的情况决定的,还是由增加的输血要求决定的。双重打击的假说解释了重症患者中发生的 TRALI;然而仍有一些 TRALI 发生于健康的受者中的报道。这种现象导致了 TRALI 的阈值模型[66]。在这个范例中,必须超过阈值或临界点来诱导 TRALI。当输入高滴度的抗体时,健康的受者可能发生 TRALI。相反,一个有致敏中性粒细胞的危重患者可以在低滴度的抗体下发生 TRALI。

临床表现和鉴别诊断　通常无法将 TRALI 与其他呼吸窘迫原因完全区分开来。TRALI 的典型表现是输血后 6 小时内,突然出现呼吸困难、严重低氧血症(室内空气下,O$_2$ 饱和度<

90%)、低血压和发热,通常给予支持治疗后,在 48~96 小时内症状消除。尽管低血压被视为诊断 TRALI 的重要体征之一,但在一些病例中会出现高血压。

除了新的或恶化的血氧去饱和,TRALI 的特点是胸部放射摄影发现双向弥散性斑片状肺部密度阴影,无心脏扩大。如体检时存在啰音、颈静脉怒张和(或)胸部 X 线可见肺动脉扩张,可排除 TRALI 为肺衰竭的唯一原因,上述现象是伴随或不伴随输血相关心脏过负荷(TACO)的充血性心力衰竭的证据。TRALI 起病后数小时出现的暂时性白细胞减少也可将之与 TACO 区分。

处理　支持疗法是治疗 TRALI 的主要手段,包括补充氧气和积极的呼吸支持及如有指征时加上静脉输注液体和血管加压药以治疗低血压。有人提出,治疗 TACO 用的利尿剂并不是有效的,应避免用于 TRALI。皮质类固醇可能对治疗有益。

预防　HLA 同种免疫与妇女怀孕的次数直接相关,而多胎妇女的血浆被认为是 TRALI 的危险因素。为了降低这种风险,血库尝试采集男性、未生育女性和/或血浆检测 HLA 抗体阴性女性的血浆。当血液采集中心实施了 TRALI 缓解策略后,TRALI 的发生率估计从 1~4000 下降到 1~12 000[67]。尽管如此,TRALI 仍然是导致输血相关死亡的首要原因。

混合血浆也可用于 TRALI 缓解,因为抗体滴度因稀释而下降。没有报道输注溶剂去垢剂处理的混合血浆引起的 TRALI 病例[68,69]。

输血相关循环过负荷

TACO 发生在患者不能有效地处理输血中血管内容量的扩张时。循环超负荷可能来自输液速率、输注的血液制品体积和/或已有的心脏、肾脏和/或肺脏病理改变。输液量可能不如输液流速和患者处理液体的能力重要。

TACO 的发生率很难确定,因为存在不一致的病例定义、被动的报告系统和较差的临床识别。约有 1% 的骨科患者术后发生 TACO,而 ICU 患者中有 6% 的患者发生 TACO[70]。随着关注度的增加,TACO 的报道也有所增加。主动监测也增加了病例数量。在一个机构中,血浆输血在过去 6 年被动报告中的历史流行率是 1/1566。主动监测 1 个月的患病率跃升至 1/68[71]。

TACO 更常见在一些年幼和老年患者[72]。其他的危险因素包括女性、充血性心力衰竭病史、血液透析、机械通气、最近使用血管加压药和液体正平衡[73]。

临床表现　TACO 的症状可能包括呼吸困难、端坐呼吸、咳嗽、头痛和低氧血症,但均非特异性。然而,诸如啰音、高血压和颈静脉怒张等症状可能会将 TRALI 和 TACO 区分开来。通常在输血开始后 2 小时内出现这些症状和体征,但也可能在输血开始后 6 小时甚至 24 小时才出现。

实验室评估　氧饱和度可能会随着动脉血氧分压的降低而降低。胸部 X 线发现新的双侧肺部浸润是 TACO 的特点,然而这点和 TRALI 一样。B 型利钠肽(BNP)和 N 末端前 BNP(NT-proBNP)水平升高都是 TACO 的有用指标,但 NT-proBNP 可能更有用,因为它具有更长的体内和体外半衰期。遗憾的是,没有发现可用于在危重症患者中区分 TACO 和 TRALI 的多肽[74]。

处理　一旦怀疑发生 TACO,应限制使用静脉输液,其次是在无禁忌证的情况下,给予氧和利尿剂。让患者保持坐姿也会有帮助,严重情况下可能需要机械通气。

如果患者有 TACO 风险而又必须输血,输注速度要放慢至每小时 1~4ml/kg。若输血将进行 4 小时以上,大多数血库可以通过将血制品拆分成更小的容量等方法减少输注体积。在整个输血过程中密切监测患者的生命体征也可能有助于减少 TACO 的发展。

输血相关败血症

发生输血相关败血症时,通常是来自储存在室温下的血小板制品。储存在冰箱温度里的红细胞,极罕见情况下会被在冷环境下生长的特殊微生物污染(如耶尔森菌、沙雷菌、假单胞菌)。据估计,在美国因输入红细胞发生致命的输血传播菌血症的比例估计为 0.13 每 100 万单位[75]。

临床表现　输入大量革兰氏阴性微生物可导致发热(>38.5℃)、寒颤、血压明显降低、腹痛、呕吐、腹泻和深度休克。革兰氏阳性污染物可能会导致发热和寒颤,但与革兰氏阴性毒素产生的严重症状无关。

实验室评估　可对剩余供者血液用革兰氏染色进行快速诊断;然而,输注成分的培养是必要的。

处理　因输注污染血液而致的感染性休克应该像由其他原因而致的感染性休克一样进行处理,这里不再进一步讨论。

迟发性输血反应

迟发性溶血性输血反应

DHTR 发生于先前免疫的患者因循环的同种抗体效价低而在交叉配型中相容时而接受了含有相应抗原的红细胞。0.2%~2.6% 的患者会发生 DHTR。DHTR 在小于 4 个月的婴儿中非常罕见,而在长期输血患者中较常见。

约 30%~40% 的同种抗体在被初次鉴定后的数月至数年期间都会检测不出。然而,先前通过输血或妊娠已经发生过免疫的患者再次暴露于同一血型抗原时可能会形成二次免疫反应。输血后几天至几周内可能出现血细胞比容降低,或者不能看到输血后典型的 10g/L Hgb 或者 3% Hct 的增加,伴随不明原因的发热。DHTR 导致的溶血通常是血管外溶血,没有剧烈的临床症状和体征,尽管一些类型的 IgG 结合补体可引起血管内溶血。DHTR 引起的溶血通常是轻微且渐进的,但是当针对 Kidd 血液系统抗原产生抗体时,溶血可能是快速的、血管内的、并且可能是严重的。

通常可见溶血的证据。外周血中球形红细胞和网织红细胞的出现,总胆红素和非结合胆红素和 LDH 浓度升高。DAT 通常是阳性的,但如果循环中所有输入的红细胞都被消除,DAT 结果可能是阴性。抗体筛选通常是阳性的,并且抗体可以被鉴定。此类反应一般轻微,临床表现是不显著,通常无需特殊治疗。就血管内溶血而言,临床支持措施类似于对急性溶血性输血反应的描述。如果输血是必需的,则可以选择相应抗原为阴性的献血者红细胞。

输血后紫癜

输血后紫癜是一种罕见的免疫介导的疾病,更多细节将在第 139 章讨论。

● 铁过载

铁超载是长期输注红细胞最常见的并发症之一,这在先天性血红蛋白病章节中进一步讨论(参见第 48 和 49 章)。

● 输血相关移植物抗宿主病

大多数 TA-GVHD 病例与 HSCT 相关。TA-GVHD 是一种非常罕见的并发症,其发生于易感患者暴露于输血引入的活淋巴细胞时。严重免疫功能低下受者接受近亲属或其他基因匹配的供者输血时会发生 TA-GVHD。免疫受损的受体不能"排斥"或抵御输注血液中的淋巴细胞的攻击。此外,在免疫系统完好的受者中发生 TA-GVHD 病例也有报道[76,77]。

TA-GVHD 可能在输血后 8~10 天内出现斑丘疹、发热、水样腹泻、肝功能障碍和骨髓衰竭。死亡率约为 90%,病情下行迅速。

红细胞、血小板和粒细胞系均含有一些淋巴细胞,因此存在 TA-GVHD 的风险;血浆和冷沉淀是无细胞的,因此没有风险。为了预防 TA-GVHD,血液成分中含有淋巴细胞必须被去除或灭活。去除白细胞技术并不足够,因为它减少了白细胞,但并不能完全去除白细胞。由于淋巴细胞可能存活,冰冻的血液制品也可能带有风险。血液成分的 γ 射线和 X 射线照射对预防 TA-GVHD 有效[78]。至少 2500cGy 的放射剂量可以到达细胞血液成分的中心,以及 1500cGy 反射剂量能穿透整个血制品使淋巴细胞完整无损但不能增殖。这种简单预防措施可以预防 TA-GVHD。

这种剂量的辐射似乎能损伤红细胞膜。这种损伤不会影响红细胞的携氧容量,但确实使钾从细胞中渗出。胞外钾的水平随着储存时间而增加。因此,红细胞在辐射后仅可以储存 28 天。

● 红细胞年龄对输血结局的潜在影响

在美国,红细胞可以在添加剂溶液中储存长达 42 天。决定储存期限的标准是基于体内回收和体外溶血数据。在储存过程中,红细胞制品产生一个渐进的"储存损伤"。其中一些变化包括作为一氧化氮清除剂的游离血红蛋白的增加;导致氧气亲和力增加/氧气输送减少的 2,3-二磷酸甘油酸(2,3-BPG)的降低;导致上清液中 pH 值下降的氢离子的增加;上清液中产生促凝血效应的微泡的增加,以及降低红细胞膜的变形性。这些变化中的每一种都是一个动态的过程,其中一些发生在血液储存的第一天,而另外一些需要几天或几周才能显现。存储损伤在健康志愿者回输存储时间差别较大的自体血液时得到体内证实。这些对照实验中有三个,在肺功能[79]、一氧化氮介导的对局部缺血的充血反应[80]以及认知功能方面[81]无显著差异。第四项志愿者研究发现,在体内铁相关参数及在新鲜和较旧的血制品进行比较的溶血指标方面,存在显著差异[82]。

这些体外和体内研究的临床关联还不清楚。一些体外研究结果在输血后 24~48 小时内逆转,用于体内研究的志愿者没有报道不良反应。然而,他们身体健康,可能更能承受对他们自身系统的损害。多项回顾性和前瞻性研究致力于发现红细胞制品储存年龄与临床结局之间的关联。在一项研究中[83]，5000 余例心脏手术患者接受超过 18 000 单位红细胞输注，接受储存时间超过 2 周血液的患者在发生术后并发症以及在短期和长期的生存方面有较高的风险。随后进行了大量的回顾性研究和少量的前瞻性研究。最近对 32 项研究结果进行总结的一篇综述报道，18 项研究发现红细胞储存时间延长的不利影响，而 14 项研究没有上述发现[84,85]。值得注意的是，纳入评估的四项前瞻性随机试验没有发现任何重大的不良后果。在对 21 项研究的一个荟萃分析中，无论是观察性研究还是随机对照试验，都发现储存时间久的血液会导致死亡风险显著增加[85]。

输注时间久的血液风险较高的问题仍然需要在多项大型前瞻性临床试验中进行研究。目前正在对 ICU 和心脏手术以及其他患者进行研究。除非这些研究得出结果，否则基于现有的数据就不需要改变做法。

患者血液管理

患者血液管理(PBM)是一种以证据为基础，系统的和多方面的旨在优化可能需要输血的患者护理的方法。与不必要的输血有关的风险，加上血液成本的上涨，都促进了 PBM 的发展。PBM 最近被世界卫生组织采纳为新的护理标准，AABB 已经发布了旨在帮助医院实施 PBM 计划的指导方针和其他工具。全面的 PBM 计划包括：①全方位的血液成分循证使用指南；②早期评估和纠正术前贫血；③应用各种技术来减少围手术期失血。

输血指南已经由多个医学专业学会出版，可以作为医院的一个有用的出发点；然而，在选择的患者群体中发现的 Hgb 阈值证据，并不总是适用于所有的临床情况。在决定是否输血时，结合证据和临床评估是必要的。将决策支持工具添加到计算机化的医嘱录入系统中，可以在申请血液时提醒临床医生相关指南和安全考虑因素[86]。这些系统已经被显示可以减少血液使用并降低与输血相关的成本[87]。输血医嘱的审计可能会揭示通过教育可以纠正的血液利用模式。

术前贫血与手术后不良结局相关[88~90]。贫血水平作为一种倒置的滑动量表，术前低血红蛋白的患者具有较高的死亡率。在术前血红蛋白水平较低的患者中，失血量对死亡率的影响也比血红蛋白水平较高者更显著。当考虑到先前存在的并发症和其他混杂因素时，术前贫血仍然与心脏和非心脏手术的不良后果独立相关。即使是相对较轻的术前贫血，对于心脏手术早期高死亡率[89]、30 天发病率和主要接受非心脏手术患者的死亡率，都是一个独立危险因素[90]。

考虑到术前贫血的风险，对于所有手术患者，术前贫血评估计划可能对患者和医院都有益处。在可能的情况下，应在手术前 28 天进行评估，尽可能用口服铁剂，必要且无禁忌时静脉注射铁剂或促红细胞生成素纠正贫血。对于难治性贫血的病例，应该咨询血液科医生。

围手术期血液管理是一个有力的 PBM 项目的第三大支柱。尽可能使用节约血液的手术技术和基于麻醉学的血液保护工具。最小化围手术期失血量减少了红细胞输血的需要和住院时间[91]。限制性输血策略同术前贫血纠正和围手术期血液管理相结合，可以减少红细胞输注，减少不良反应事件并降低医院成本[91]。

翻译：雷航、崔文燕、刘真真　互审：奚晓东
校对：蔡晓红、王学锋

参考文献

1. Whitaker BI, Henry RA: *2011 National Blood Collection and Utilization Survey Report.* United States Department of Health and Human Services, Rockville, MD, 2011.
2. McCullough J: The nation's changing blood supply system. *JAMA* 269:2239, 1993.
3. World Health Organization: Blood transfusion safety: Blood system strengthening. http://www.who.int/bloodsafety/transfusion_services/en/
4. Eastlund T: Monetary blood donation incentives and the risk of transfusion-transmitted infection. *Transfusion* 38:874, 1998.
5. Dybul M: Partnerships for blood safety in Africa: The US President's emergency plan for AIDS relief. *Transfusion* 48:1044, 2008.
6. Riley W, Schwei M, McCullough J: The United States' potential blood donor pool: Estimating the prevalence of donor exclusion factors on the pool of potential donors. *Transfusion* 47:1180, 2007.
7. McCullough J: *Transfusion Medicine*, 3rd ed. Wiley-Blackwell, Oxford, UK, 2011.
8. Eder AF, Dy BA, Kennedy JM, et al: The American Red Cross donor hemovigilance program: Complications of blood donation reported in 2006. *Transfusion* 48:1809, 2008.
9. Goldman M, Osmond L, Yi QL, et al: Frequency and risk factors for donor reactions in an anonymous blood donor survey. *Transfusion* 53:1979, 2013.
10. Goodnough LT, Rednick S, Price TH, et al: Increased preoperative collection of autologous blood with recombinant human erythropoietin therapy. *N Engl J Med* 321:1163, 1989.
11. Spivak JL: Recombinant human erythropoietin and its role in transfusion medicine. *Transfusion* 34:1, 1994.
12. Williams AE, Kleinman S, Gilcher RO, et al: The prevalence of infectious disease markers in directed versus homologous blood donations [abstract]. *Transfusion* 32:45S, 1992.
13. Luten M, Roerdinkholder-Stoelwinder B, Rombout-Sestrienkova E, et al: Red cell concentrates of hemochromatosis patients comply with the storage guidelines for transfusion purposes. *Transfusion* 48:436, 2008.
14. Shi PA, Ness PM: Two-unit red cell apheresis and its potential advantages over traditional whole-blood donation. *Transfusion* 39:219, 1999.
15. McCullough J, Clay M, Herr G, et al: Effects of granulocyte colony stimulating factor (G-CSF) on potential normal granulocyte donors. *Transfusion* 39:1136, 1999.
16. Herwaldt BL, Linden JV, Bosserman E, et al: Transfusion-associated babesiosis in the United States: a description of cases. *Ann Intern Med* 155:509, 2011.
17. Busch MP, Young MJ, Samson SM, et al: Risk of human immunodeficiency virus (HIV) transmission by blood transfusions before the implementation of HIV-1 antibody screening. *Transfusion* 31:4, 1991.
18. Dodd RY, Notari EP, Stramer SL: Current prevalence and incidence of infectious disease markers and estimated window-period risk in the American Red Cross blood donor population. *Transfusion* 42:975, 2002.
19. Hebert PC, Wells G, Blajchman MA, et al: A multicenter, randomized, controlled clinical trial of transfusion requirements in critical care. *N Engl J Med* 340(6):409, 1999.
20. Villanueva C, Colomo A, Bosch A, et al: Transfusion strategies for acute upper gastrointestinal bleeding. *N Engl J Med* 368(1):11, 2013.
21. Hebert PC, Yetisir E, Martin C, et al: Is a low transfusion threshold safe in critically ill patients with cardiovascular diseases? *Crit Care Med* 29(2):227, 2001.
22. Carson JL, Terrin ML, Noveck H, et al: Liberal or restrictive transfusion in high-risk patients after hip surgery. *N Engl J Med* 365(26):2453, 2011.
23. Hajjar LA, Vincent JL, Galas FR, et al: Transfusion requirements after cardiac surgery: The TRACS randomized controlled trial. *JAMA* 304(14):1559, 2010.
24. Foss NB, Kristensen MT, Kehlet H: Anaemia impedes functional mobility after hip fracture surgery. *Age Ageing* 37(2):173, 2008.
25. Foss NB, Kristensen MT, Jensen PS, et al: The effects of liberal versus restrictive transfusion thresholds on ambulation after hip fracture surgery. *Transfusion* 49(2):227, 2009.
26. Desjardins P, Turgeon AF, Tremblay MH, et al: Hemoglobin levels and transfusions in neurocritically ill patients: A systematic review of comparative studies. *Crit Care* 16(2):R54, 2012.
27. Lacroix J, Hebert PC, Hutchison JS, et al: Transfusion strategies for patients in pediatric intensive care units. *N Engl J Med* 356(16):1609, 2007.
28. Rouette J, Trottier H, Ducruet T, et al: Red blood cell transfusion threshold in postsurgical pediatric intensive care patients: A randomized clinical trial. *Ann Surg* 251(3):421, 2010.
29. Willems A, Harrington K, Lacroix J, et al: Comparison of two red-cell transfusion strategies after pediatric cardiac surgery: A subgroup analysis. *Crit Care Med* 38(2):649, 2010.
30. Karam O, Tucci M, Ducruet T, et al: Red blood cell transfusion thresholds in pediatric patients with sepsis. *Pediatr Crit Care Med* 12(5):512, 2011.
31. Bell EF, Strauss RG, Widness JA, et al: Randomized trial of liberal versus restrictive guidelines for red blood cell transfusion in preterm infants. *Pediatrics* 115(6):1685, 2005.
32. Kirpalani H, Whyte RK, Andersen C, et al: The premature infants in need of transfusion (PINT) study: A randomized, controlled trial of a restrictive (low) versus liberal (high) transfusion threshold for extremely low birth weight infants. *J Pediatr* 149(3):301, 2006.
33. Whyte R, Kirpalani H: Low versus high haemoglobin concentration threshold for blood transfusion for preventing morbidity and mortality in very low birth weight infants. *Cochrane Database Syst Rev* (11):CD000512, 2011.
34. DeBaun MR, Gordon M, McKinstry RC, et al: Controlled trial of transfusions for silent cerebral infarcts in sickle cell anemia. *N Engl J Med* 371:699, 2014.

35. Lasalle-Williams M, Nuss R, Le T, et al: Extended red blood cell antigen matching for transfusions in sickle cell disease: A review of a 14-year experience from a single center (CME). *Transfusion* 51(8):1732, 2011.

36. Hendrickson JE, Desmarets M, Deshpande SS, et al: Recipient inflammation affects the frequency and magnitude of immunization to transfused red blood cells. *Transfusion* 46(9):1526, 2006.

37. Chou ST, Jackson T, Vege S, et al: High prevalence of red blood cell alloimmunization in sickle cell disease despite transfusion from Rh-matched minority donors. *Blood* 122(6):1062, 2013.

38. de Montalembert M, Dumont MD, Heilbronner C, et al: Delayed hemolytic transfusion reaction in children with sickle cell disease. *Haematologica* 96(6):801, 2011.

39. Reid ME, Halter Hipsky C, Hue-Roye K, Hoppe C: Genomic analyses of RH alleles to improve transfusion therapy in patients with sickle cell disease. *Blood Cells Mol Dis* 52(4):195, 2014.

40. Storb R, Prentice RL, Thomas ED: Marrow transplantation for treatment of aplastic anemia. an analysis of factors associated with graft rejection. *N Engl J Med* 296(2):61, 1977.

41. Champlin RE, Horowitz MM, van Bekkum DW, et al: Graft failure following bone marrow transplantation for severe aplastic anemia: Risk factors and treatment results. *Blood* 73(2):606, 1989.

42. Patel SR, Zimring JC: Transfusion-induced bone marrow transplant rejection due to minor histocompatibility antigens. *Transfus Med Rev* 27(4):241, 2013.

43. Webert KE, Cook RJ, Couban S, et al: A multicenter pilot-randomized controlled trial of the feasibility of an augmented red blood cell transfusion strategy for patients treated with induction chemotherapy for acute leukemia or stem cell transplantation. *Transfusion* 48(1):81, 2008.

44. Rowley SD: Hematopoietic stem cell transplantation between red cell incompatible donor-recipient pairs. *Bone Marrow Transplant* 28(4):315, 2001.

45. Petz LD: Immune hemolysis associated with transplantation. *Semin Hematol* 42(3):145, 2005.

46. Vamvakas EC: White-blood-cell-containing allogeneic blood transfusion and postoperative infection or mortality: An updated meta-analysis. *Vox Sang* 92(3):224, 2007.

47. Bowden RA, Slichter SJ, Sayers M, et al: A comparison of filtered leukocyte-reduced and cytomegalovirus (CMV) seronegative blood products for the prevention of transfusion-associated CMV infection after marrow transplant. *Blood* 86(9):3598, 1995.

48. Nash T, Hoffmann S, Butch S, et al: Safety of leukoreduced, cytomegalovirus (CMV)-untested components in CMV-negative allogeneic human progenitor cell transplant recipients. *Transfusion* 52(10):2270, 2012.

49. Thiele T, Kruger W, Zimmermann K, et al: Transmission of cytomegalovirus (CMV) infection by leukoreduced blood products not tested for CMV antibodies: A single-center prospective study in high-risk patients undergoing allogeneic hematopoietic stem cell transplantation (CME). *Transfusion* 51(12):2620, 2011.

50. Ziemann M, Krueger S, Maier AB, et al: High prevalence of cytomegalovirus DNA in plasma samples of blood donors in connection with seroconversion. *Transfusion* 47(11):1972, 2007.

51. Treleaven J, Gennery A, Marsh J, et al: Guidelines on the use of irradiated blood components prepared by the british committee for standards in haematology blood transfusion task force. *Br J Haematol* 152(1):35, 2011.

52. Obrador GT, Macdougall IC: Effect of red cell transfusions on future kidney transplantation. *Clin J Am Soc Nephrol* 8(5):852, 2013.

53. Reed A, Pirsch J, Armbrust MJ, et al: Multivariate analysis of donor-specific versus random transfusion protocols in haploidentical living-related transplants. *Transplantation* 51(2):382, 1991.

54. Christiaans MH, van Hooff JP, Nieman F, van den Berg-Loonen EM: HLA-DR matched transfusions: Development of donor-specific T- and B-cell antibodies and renal allograft outcome. *Transplantation* 67(7):1029, 1999.

55. Pineda AA, Brzica SM Jr, Taswell HF: Hemolytic transfusion reaction. recent experience in a large blood bank. *Mayo Clin Proc* 53(6):378, 1978.

56. Linden JV, Wagner K, Voytovich AE, Sheehan J: Transfusion errors in New York State: An analysis of 10 years' experience. *Transfusion* 40(10):1207, 2000.

57. Davenport RD: The role of cytokines in hemolytic transfusion reactions. *Immunol Invest* 24(1-2):319, 1995.

58. Sazama K: Reports of 355 transfusion-associated deaths: 1976 through 1985. *Transfusion* 30(7):583, 1990.

59. Cohn CS, Stubbs J, Schwartz J, et al: A comparison of adverse reaction rates for PAS C versus plasma platelet units. *Transfusion* 54(8):1927, 2014.

60. Marti-Carvajal AJ, Sola I, Gonzalez LE, et al: Pharmacological interventions for the prevention of allergic and febrile non-haemolytic transfusion reactions. *Cochrane Database Syst Rev* (6):CD007539, 2010.

61. Tobian AA, King KE, Ness PM: Prevention of febrile nonhemolytic and allergic transfusion reactions with pretransfusion medication: Is this evidence-based medicine? *Transfusion* 48(11):2274, 2008.

62. Savage WJ, Tobian AA, Savage JH, et al: Scratching the surface of allergic transfusion reactions. *Transfusion* 53(6):1361, 2013.

63. Goldman M, Webert KE, Arnold DM, et al: Proceedings of a consensus conference: Towards an understanding of TRALI. *Transfus Rev* 19(1):2, 2005.

64. Marik PE, Corwin HL: Acute lung injury following blood transfusion: Expanding the definition. *Crit Care Med* 36(11):3080, 2008.

65. Silliman CC, Voelkel NF, Allard JD, et al: Plasma and lipids from stored packed red blood cells cause acute lung injury in an animal model. *J Clin Invest* 101(7):1458, 1998.

66. Bux J, Sachs UJ: The pathogenesis of transfusion-related acute lung injury (TRALI). *Br J Haematol* 136(6):788, 2007.

67. Eder AF, Dy BA, Perez JM, Rambaud M, Benjamin RJ: The residual risk of transfusion-related acute lung injury at the American Red Cross (2008–2011): Limitations of a predominantly male-donor plasma mitigation strategy. *Transfusion* 53(7):1442, 2013.

68. Report of the US Department of Health and Human Services: *The 2010 National Blood Collection and Utilization Survey Report*. US Department of Health and Human Services, Washington, DC, 2011.

69. Flesland O: A comparison of complication rates based on published haemovigilance data. *Intensive Care Med* 33 Suppl 1:S17, 2007.

70. Popovsky MA, Audet AM, Andrzejewski C Jr: Transfusion-associated circulatory overload in orthopedic surgery patients: A multi-institutional study. *Immunohematology* 12(2):87, 1996.

71. Narick C, Triulzi DJ, Yazer MH: Transfusion-associated circulatory overload after plasma transfusion. *Transfusion* 52(1):160, 2012.

72. Robillard P, Nawej K, Chapdelaine A: Transfusion-associated circulatory overload (TACO): Current leading cause of transfusion-associated fatalities reported to the Quebec hemovigilance system. *Transfus Med* 19:280, 2009.

73. Li G, Rachmale S, Kojicic M, et al: Incidence and transfusion risk factors for transfusion-associated circulatory overload among medical intensive care unit patients. *Transfusion* 51(2):338, 2011.

74. Li G, Daniels CE, Kojicic M, et al: The accuracy of natriuretic peptides (brain natriuretic peptide and N-terminal pro-brain natriuretic) in the differentiation between transfusion-related acute lung injury and transfusion-related circulatory overload in the critically ill. *Transfusion* 49(1):13, 2009.

75. Kuehnert MJ, Roth VR, Haley NR, et al: Transfusion-transmitted bacterial infection in the United States, 1998 through 2000. *Transfusion* 41(12):1493, 2001.

76. Triulzi D, Duquesnoy R, Nichols L, et al: Fatal transfusion-associated graft-versus-host disease in an immunocompetent recipient of a volunteer unit of red cells. *Transfusion* 46(6):885, 2006.

77. Petz LD, Calhoun L, Yam P, et al: Transfusion-associated graft-versus-host disease in immunocompetent patients: Report of a fatal case associated with transfusion of blood from a second-degree relative, and a survey of predisposing factors. *Transfusion* 33(9):742, 1993.

78. Moroff G, Luban NL: The irradiation of blood and blood components to prevent graft-versus-host disease: Technical issues and guidelines. *Transfus Med Rev* 11(1):15, 1997.

79. Weiskopf RB, Feiner J, Toy P, et al: Fresh and stored red blood cell transfusion equivalently induce subclinical pulmonary gas exchange deficit in normal humans. *Anesth Analg* 114(3):511, 2012.

80. Berra L, Coppadoro A, Yu B, et al: Transfusion of stored autologous blood does not alter reactive hyperemia index in healthy volunteers. *Anesthesiology* 117(1):56, 2012.

81. Weiskopf RB, Feiner J, Hopf H, et al: Fresh blood and aged stored blood are equally efficacious in immediately reversing anemia-induced brain oxygenation deficits in humans. *Anesthesiology* 104(5):911, 2006.

82. Hod EA, Brittenham GM, Billote GB, et al: Transfusion of human volunteers with older, stored red blood cells produces extravascular hemolysis and circulating non-transferrin-bound iron. *Blood* 118(25):6675, 2011.

83. Koch CG, Li L, Sessler DI, et al: Duration of red-cell storage and complications after cardiac surgery. *N Engl J Med* 358(12):1229, 2008.

84. Aubron C, Nichol A, Cooper DJ, Bellomo R: Age of red blood cells and transfusion in critically ill patients. *Ann Intensive Care* 3:1, 2013.

85. Wang D, Sun J, Solomon SB, Klein HG, Natanson C: Transfusion of older stored blood and risk of death: A meta-analysis. *Transfusion* 52(6):1184, 2012.

86. Fernandez Perez ER, Winters JL, Gajic O: The addition of decision support into computerized physician order entry reduces red blood cell transfusion resource utilization in the intensive care unit. *Am J Hematol* 82(7):631, 2007.

87. Cohn CS, Welbig J, Bowman R, et al: A data-driven approach to patient blood management. *Transfusion* 54(2):316, 2014.

88. Carson JL, Duff A, Poses RM, et al: Effect of anaemia and cardiovascular disease on surgical mortality and morbidity. *Lancet* 348(9034):1055, 1996.

89. van Straten AH, Hamad MA, van Zundert AJ, et al: Preoperative hemoglobin level as a predictor of survival after coronary artery bypass grafting: A comparison with the matched general population. *Circulation* 120(2):118, 2009.

90. Musallam KM, Tamim HM, Richards T, et al: Preoperative anaemia and postoperative outcomes in non-cardiac surgery: A retrospective cohort study. *Lancet* 378(9800):1396, 2011.

91. Spahn DR. Anemia and patient blood management in hip and knee surgery: A systematic review of the literature. *Anesthesiology* 113(2):482, 2010.

第 139 章
血小板保存与临床应用

Terry Gernsheimer and Sherrill Slichter

摘要

　　美国的血小板输注数量在 20 世纪 80 年代急剧增长，并且随着进取性日益增强的内科和外科治疗的发展和广泛开展而不断增长。特别是，对血液和其他恶性肿瘤更强化治疗的增长，刺激了血小板输血支持的需求并对全国血小板库存造成压力。

　　血小板输注的反应受血小板恢复和存活情况的影响，包括血小板在维持内皮完整性方面的随机丢失。对于一个体重 70kg 的正常人，每天将消耗约 4.8×10^{10} 血小板以维护血管内皮，少于一个单一的浓缩血小板的数量。然而，许多临床情况会影响循环中血小板的恢复和血小板生存。预防性血小板输注是血液恶性肿瘤及其治疗的细胞毒性药物的影响而导致低增殖性血小板减少症患者支持治疗的重要组成部分。早晨血小板计数低于 $10 \times 10^9/L$ 对预防性输注似乎是合适的阈值。虽然在高风险或有活动性出血的患者可有更高的阈值，但是很少或没有数据支持血小板计数的具体目标，因此应该根据临床情况指导输注计划。更大剂量的血小板并不提供对该群患者出血的更多保护，尽管输注可导致更高的增量和更长的输注间隔至下

简写和缩略词

AML，急性髓系白血病（acute myeloid leukemia）；AP，机采血小板（apheresis platelet）；BC，白膜层（buffy coat）；CCI，血小板计数增高指数（corrected count increment）；GVHD，移植物抗宿主病（graft-versus-host disease）；HIT，肝素诱导性血小板减少症（heparin-induced thrombocytopenia）；HLA，人类白细胞抗原（human leukocyte antigen）；HSCT，造血干细胞移植（hematopoietic stem cell transplant）；ITP，免疫性血小板减少症（immune thrombocytopenia）；LP，腰椎穿刺（lumbar puncture）；PLADO，Platelet Dose study（血小板剂量研究）；PRP，富血小板血浆（platelet-rich plasma）；PROPPR，实用随机最佳血小板和血浆比率研究（Pragmatic Randomized Optimal Platelet and Plasma Ratios study）；rd-WBP，随机供者全血血小板（random-donor whole blood platelet）；TOPPS，治疗或预防性血小板输注研究（Therapeutic or Prophylactic Platelet Transfusion Study）；TPO，促血小板生成素（thrombopoietin）；TTP，血栓性血小板减少性紫癜（thrombotic thrombocytopenic purpura）；TRAP，减少血小板同种免疫的试验（Trial to Reduce Allo-immunization to Platelets）；WHO，世界卫生组织（World Health Organization）。

一次血小板输注，这是门诊患者的一个潜在益处。没有随机对照研究支持能使侵入性手术或大手术安全实施的血小板计数值，其实践由回顾性数据和病例报告决定。血小板计数在 $(20 \sim 50) \times 10^9/L$ 可使大多数微创手术甚至大手术得以安全实施，而高风险手术或严重出血可能需要血小板计数高于 $100 \times 10^9/L$。许多原因可导致患者出现血小板输注无效。对血小板产生同种免疫的患者可能输注 I 类人类白细胞抗原（HLA）相匹配的献血者来源的血小板有效。

　　血小板可以通过单采获得或从全血中收集并混合用以输注。两种制剂在预防恶性血液病患者出血方面的效果相当。血小板应在室温下保存，由于存在细菌污染的风险而且几天内可能失去活性，因此只有 5 天的有效期。无论在单采过程中还是通过过滤制备的去白细胞血小板制品，都能降低 HLA 同种免疫，防止巨细胞病毒通过输血传播，减少发热性输血反应。血小板病原体去除可防止污染的病原体和白细胞中 RNA 和 DNA 复制，并可以避免同种免疫和减少输血反应。要更好地界定血小板输注的指证和提高输血治疗的有效性，需要进行前瞻性临床试验。

临床血小板输注治疗

　　在 1997 ~ 2008 年间，美国输注的血小板单位数增加了 33%（撰写本文时的数据）[1]。2008 年美国输注了超过 2 000 000 份血小板。其中血液-肿瘤患者使用了 32%，其次最高使用率的是普通内科（15%）和心脏外科患者（12%）。血小板输注与多种不良反应相关，包括输血反应、感染、同种异体免疫、免疫调节。血小板的成本、其短暂的储存时间和库存压力使得血小板的合理输注成为处理血小板减少患者以预防或控制出血的首要任务。在未来十年中，改进血小板采集、处理和保存方法对维持血小板储备至关重要。

预防性血小板输注的预期反应

　　对非难治性血小板减少症患者预防性血小板输注的预期反应是由两个参数来评估的：①输注后循环中血小板的即时数量，由血小板恢复率测定；和②到下一次输注前按天数计算的血小板生存时间。血小板减少症患者的血小板循环时间较短（≤5 天）于正常人（8 ~ 10 天）[2]。这可以通过两种机制解释循环中血小板丢失：①衰老丢失，血小板是通过单核巨噬细胞系统去除；和②随机丢失，即血小板在止血时提供内皮支持中消耗[3]。随机血小板损失被估计为每天 $7.1 \times 10^9/L$。因此，患者血小板减少更多，则相对于衰老造成的损失，更高百分比的循环血小板将被随机清除。（图 139-1A）。血小板计数在 $300 \times 10^9/L$ 时，约 15% 的血小板会随机清除——这部分太小不会影响整体血小板生存率。然而，在患者血小板计数为 $50 \times 10^9/L$ 时，约 60% 的血小板将用于内皮的支持，这将对降低血小板生存时间有显著的影响。在血小板计数小于 $100 \times 10^9/L$ 的低血小板患者中，这种随机血小板损失，对血小板计数和血小板生存时间有直接关系（图 139-1B）。

　　每天所需的维持内皮完整性而随机丢失的血小板数量可

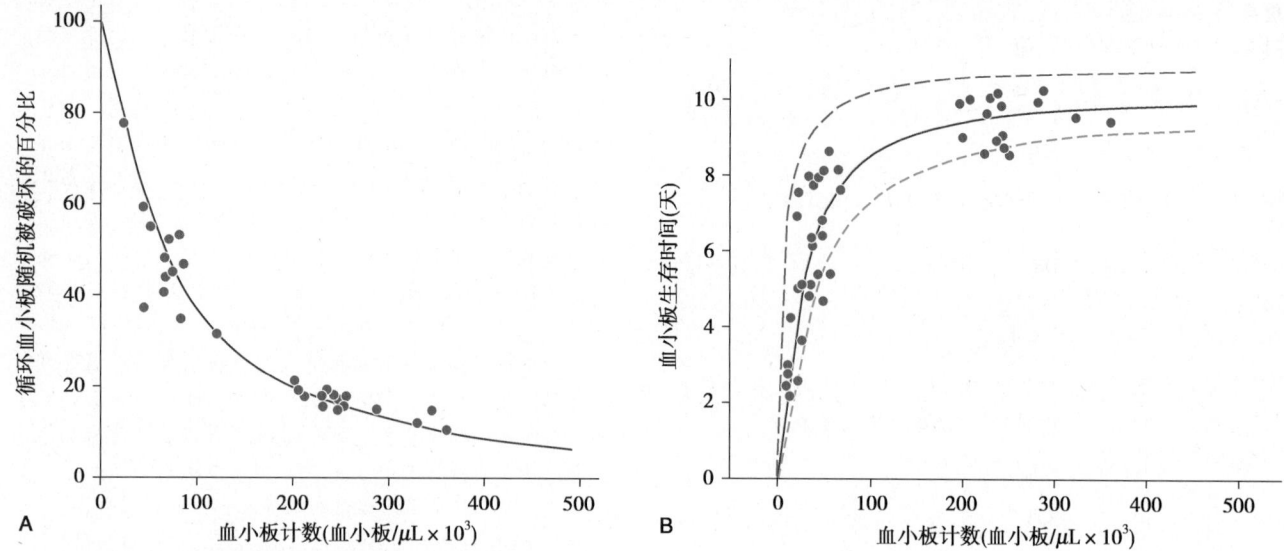

图139-1 A.血小板计数与随机血小板破坏的关系。对接受自体放射性同位素标记血小板的健康志愿者和接受同种异体血小板输注的患者进行了研究。数据点通过将每天固定损失的血小板数除以循环血小板周转损失数量获得[3]。B.在健康人和血小板减少症患者中的血小板计数和放射性同位素标记的血小板生存时间之间的关系。曲线（实线）是从一个方程式来预测血小板寿命对血小板计数的依赖性，假设血小板需求是固定的。数据显示每天随机血小板破坏的有限速率与血小板的固定寿命有高度相关性[3]

以计算得出。例如，一个重70kg的人估计血容量为5L，每天需要血小板 7.1×10^9/L，因此每天为 3.6×10^{10} 血小板。考虑到聚集在脾脏的血小板，再加30%，因此应需要 4.8×10^{10} 血小板支持内皮维护。一个随机献血者的浓缩血小板平均含有 8.3×10^{10} 血小板，每天一个浓缩血小板输注应该很容易达到内皮支持的日常需求。一些患者基于临床疾病如脓毒症、广泛的肿瘤负担以及其他疾病，会耗费注入的血小板，因此可能需要一个较高的浓缩血小板输注量。

恶性血液病患者

出血风险

在提供血小板输注之前，观察性研究发现急性白血病患儿在血小板数 100×10^9/L 以下时，自发性出血的发生率增加[4]。但当血小板计数低于 50×10^9/L 时，轻微和大出血开始增加（>1%可见出血每位患者-日）。大出血只有在血小板低于 20×10^9/L 时出现，且仅占3%。大出血多见血小板计数低于 5×10^9/L 或趋近于零时，出血率高达33%。值得注意的是，在这项研究中观察到用阿司匹林止痛或治疗发热的许多患者出现一定程度的血小板功能障碍，可能增加出血风险。最近的观察表明，只要血小板计数在 5×10^9/L 以上，出血量就不依赖于血小板计数[2,5]。在血小板计数在 5×10^9/L 到 10×10^9/L 之间而无血管壁破坏的情况下极少发生威胁生命的出血。在血小板剂量（PLA-DO）研究中发现，血小板计数在 6×10^9/L 和 85×10^9/L 之间时出血率17%，血小板计数低于 6×10^9/L 时，出血率提高到25%[6]。血小板计数低于 100×10^9/L 时，这些数据与出血时间的增加高度一致[7]，虽然临床上出血时间并不是一个足以依赖的精确的检测。在血小板计数低于 5×10^9/L 时，粪便失血检测时也可发现明显的出血增加[2]。

最近的大型血小板输注试验已经使用了世界卫生组织（WHO）的出血量表，或对这个量表进行一些修改，以标准化血小板减少症患者的出血发生率和严重程度（表139-1）[8]。1级出血为明显但无临床重要性的出血。2级出血为需要少许干预来控制的出血，是一个在血小板输注试验中监测出血风险的可观查和可靠的量度。其发生频繁，足以成为比较采用不同血小板输血策略出血发生率和严重程度的一个有用的终结点。在两次大规模的血小板输注试验中，接受化疗的恶性血液病患者的2级出血发生率在38%～73%之间[6,9]。患者接受自体造血干细胞移植（HSCT），出血率分别为45%和57%；然而，在异基因造血干细胞移植的患者中会更高（79%）。异基因造血干细胞移植患者79%的出血率很可能是因为他们的强化治疗和移植物抗宿主病（GVHD）的发生。

表 139-1	世界卫生组织关于出血等级分类的一般标准，包括2a级的修正		
1级	2级	3级	4级
少量出血	需要干预或治疗的出血，例如鼻填塞术、膀胱灌洗、血小板输注或药物治疗出血 2a级：2级出血不包括皮肤表现	需要红细胞输注相关治疗的出血 或 治疗出血的重大干预措施，即内窥镜检查或手术	致命或危及生命的出血

在对1244名血液-肿瘤患者的研究中，198例小儿患者比成年人有明显较高的2级或更高的出血风险（86%，88%，77%对应患者年龄分别在0岁到5岁、6～12岁、13～18岁，成人为67%）[10]。儿童在2级或以上出血时经历较多的天数（每个小儿科组中位数为3天，成人组为1天，$p<0.001$）。儿科患者具

有更高的出血风险且血小板计数有较宽的范围,这表明他们失血过多可能不只是因为血小板,还有其他因素导致。

血小板输注疗法在血液肿瘤患者中的应用

据报道 2012 年血液系统恶性肿瘤在美国约占所有新发癌症的 9%[11]。更积极的治疗提高了 5 年生存率,但也导致支持骨髓衰竭的延长期的血小板输注需求的实质性增加[12]。这些疗法和相关的炎症经常会引起内皮细胞完整性的紊乱,导致血小板减少期间出血[13]。黏膜炎、GVHD、感染期出血,血管内皮完整性的紊乱和器官功能障碍都可以增加日常血小板消耗并对血小板输注后血小板增量和寿命具负面影响。已对多种策略进行评估以最大限度地发挥血小板的止血作用,同时最大限度地减少血小板的使用。前瞻性随机对照试验评价不同血小板计数阈值对输血的相对安全性,是否血小板应预防性输注或在出现出血迹象的第一时间给予,以及血小板输注剂量优化的问题。

血小板输注阈值

早在 1966 年,白血病患者尸检报告中记录,预防性血小板输注被证明减少重要脏器出血的发生率[14],并已成为治疗血液恶性肿瘤治疗的一个组成部分。然而,严重血小板减少患者可能很难维持血小板计数,因为血小板存活很短[2,6,15]。一些前瞻性随机血小板输注试验显示,在患者血小板计数低于 10×10^9/L 和 20×10^9/L[16-18] 甚至 30×10^9/L[19] 时输注血小板,其自发性出血事件发生率无差异,输血阈值低至 5×10^9/L 可能是安全的[20]。在一项研究中,85 例急性白血病患者,当血小板计数下降到 20×10^9/L、10×10^9/L 或 5×10^9/L 时,随机接受预防性血小板输注[20]。一旦量患者的红细胞被放射性 51 铬标记[21],并收集每天粪便以量化胃肠黏膜出血量。三个研究组的粪便失血量、红细胞输注率、出血事件发生率无显著差异。然而,随机以低输注阈值给血小板的患者的血小板输注频率和数量相较于以高输注阈值给予者显著减少。2014 年,美国输血协会(AABB)[21] 和 Sanquin 血液中心推荐稳定期患者输注血小板阈值小于 10×10^9/L[22]。患者伴有活动性感染、发热或有出血倾向,可能需要较高的输血阈值[23]。

预防性相对治疗性血小板输注

导致威胁生命的出血或死亡的 WHO 4 级出血是罕见的[6,9]。假定 4 级出血很少发生在 2 级出血出现之前,一些前瞻性研究评估了直到 WHO 2 级出血发生时才给予血小板输注的潜在出血风险。一项在 396 例晨起血小板计数低于 10×10^9/L 的急性髓细胞白血病(AML)强化化疗患者(n=190)或自体造血干细胞移植患者(n=201)中比较单纯治疗性输血策略与预防性血小板常规输注策略的试验按 WHO 出血量表监测了患者的出血[24]。尽管随机分配到单纯治疗输液组,30% 的患者还是进行了预防性血小板输注,22% 是由于散在淤点或青紫。预防性输血组的主要终点(血小板输注次数)高出 33.5%。然而,治疗性输注组中的 14 例急性髓系白血病患者发生 4 级出血,其中两例为致命性脑出血。自体造血干细胞移植术后无 4 级出血。在治疗性或预防性血小板研究(TOPPS)中,600 例急性白血病、淋巴瘤或骨髓瘤在进行单独化疗(n=98)、自体造血干细胞移植(n=411)或低强度的异基因造血干细胞移植(n=74)的患者被随机分配到治疗性或预防性输注策略组[9]。在治疗性输注的患者中,出现第一个 2 级或更严重出血事件的时间明显更短,出血总量也更多。虽然这些研究都显示,血小板治疗性输注相对于血小板预防性输注而言,减少了血小板输注次数,但红细胞输注次数没有差异,这种策略在大多数接受造血干细胞移植或诱导化疗的急性白血病患者中被认为是不安全的。

血小板剂量

据估计,一个体重 70kg 估计血容量 5L 的个体每天需要使用 4.8×10^{10} 血小板数以维持血管内皮的完整性[3]。只要这一最少数量的血小板得到保障,更高的血小板剂量将不会减少血液系统恶性肿瘤患者的出血发病率。PLADO 试验研究了超过 1200 例在化疗或造血干细胞移植期间当血小板计数小于 10×10^9/L 阈值时接受预防性血小板输注的恶性血液病患者[6]。患者随机接受三种血小板剂量;公认的现行标准剂量的 2.2×10^{11}/m²(预计将相当于大多数成年人四到六份混合浓缩血小板或一份单采血小板[AP])、低剂量的 1.1×10^{11}/m²(标准的一半)或高剂量的 4.4×10^{11}/m²(2 倍标准)。WHO 2 级出血在所有患者中都很常见,而且在所有剂量下都相似。百分之七十的患者至少有一次 2 级或以上出血,剂量组之间无显著性差异(分别为 71%、69% 和 70%)。3 级出血发生率为 8%,4 级仅为 2%,各组间无差异。高剂量组仅发生 1 例出血性死亡。按治疗类别,79% 的异基因造血干细胞移植的患者、73% 的接受化疗的恶性血液病患者和 57% 的自体或同基因造血干细胞移植患者至少出现一次 2 级或更大的出血。在这些患者类别中,输注不同血小板剂量的出血风险无显著差异。血小板剂量越低,需要的血小板总数越少,但需要更频繁的输注以维持血小板的阈值 10×10^9/L。然而,血小板治疗的费用主要与输注血小板数量而不是输注频率有关,低剂量治疗可能是最具效价比的战略,至少在住院治疗时[25]。血小板输注间隔在高剂量组明显延长,从而减少输血事件,这可能使高剂量输血成为门诊优先的策略。

促血小板生成素类似物对血小板输注要求的影响

恶性血液病接受化疗的患者在使用促血小板生成素类似物时仅观察到轻度缩短的血小板减少期。在低风险/中等-1-风险骨髓增生异常综合征患者中采用一种血小板生成素(TPO)受体激动剂罗米司亭治疗,可增加血小板计数并减少出血事件和血小板输注次数。虽然最初由于担心进展为 AML 的风险而中止了这种研究药物,但是接受罗米司亭和安慰剂治疗的患者,生存率和 AML 发生率相似[26]。目前,TPO 受体激动剂不能被常规推荐为对于低增生性血小板减少症患者的血小板输注的辅助治疗或替代治疗,但临床试验正在进行中。

有创操作的血小板输注阈值

少有数据可以指导那些正在进行有创操作的患者进行血小板输注[27]。大多数建议都是基于在进行计划操作的患者群体中观察到的"无害"报告。可以从不同血小板计数的出血时间测量中得出一些结论(图 139-2)[7]。血小板计数为 100×10^9/L 或更高时,出血时间平均大约为 5 分钟。血小板计数小于 100×10^9/L 时,血小板计数与出血时间呈反比关系;也就是说,随着血小板数量减少,出血时间增加[7]。图 139-2 提供了不同血小板计数出血时间的图形比较,但不能预测手术出血风险。血小板计数和出血时间都不是确切的测量值,血小板计数的微小差别不太可能造成出血停止所需的时间发生显著差异。需要对侵入性治疗进行预防性输注血小板时,必须考虑血小板计数、血小板功能、内皮完整性以及延长出血的后果。即使少量出血也会导致严重损害的治疗(如神经外科手术)应该在更高的血小板计数(≥100×10⁹/L)下进行,尽管大多数手术可以在较低的血小板水平安全进行。在任何治疗之前,应尽可能地纠正异常凝血参数和抑制血小板功能的药物或疾病(例如尿毒症)。虽然存在可以安全执行手术的血小板计数的国际指南,但这些建议的证据通常较弱且质量较差[22,27]。

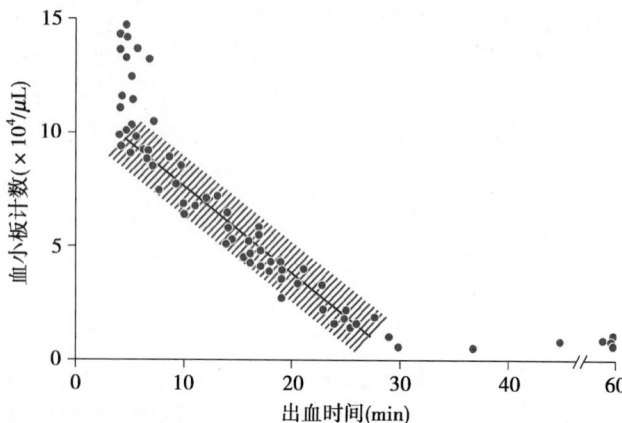

图 139-2　血小板计数和出血时间的关系。血小板功能正常时,血小板计数高于 100×10⁹/L 的出血时间保持在约 5 分钟。血小板计数低于 100×10⁹/L 时,出血时间与血小板计数成反比,随着血小板计数的减少而延长。(经许可复制自 *Harker LA, Slichter SJ: The bleeding time as ascreening test for evaluation of platelet function.* N Engl JMed 27;287(4);155~159. 1972.)

微创手术的血小板输注

中心静脉导管放置　已有报道中心静脉置管的观察性研究出血率低至 0~9%。一项最大的研究包括在 193 例连续患者中置入 604 个非隧道式导管,发现手术时血小板计数低于 20×10⁹/L 的患者出血风险高于 100×10⁹/L 以上的患者[28]。96% 的出血事件是 1 级,其余的是 2 级,只需要局部加压止血。3170 例超声引导下穿刺导管的研究报道,344 例血小板计数低于 50×10⁹/L 的患者无出血并发症,42 例血小板计数甚至低于 25×10⁹/L 的患者也没有出血[29]。

腰椎穿刺　腰椎穿刺(LP)可以在血小板计数低于 20×10⁹/L 的情况下安全地进行。对 956 例儿童白血病患者进行的 5223 例腰椎穿刺的研究报道,941 例患者在 50×10⁹/L 以下,199 例在 21×10⁹/L 以下,无出血并发症[30]。即使是发生创伤性腰椎穿刺的患者,(>500 红细胞/高倍视野),此事件发生率为 10.5%,都没有不良的临床后果。在一项对 66 名成年急性白血病患者进行 195 次腰椎穿刺的研究中,无论在血小板计数为 (31~50)×10⁹/L 的 40 例腰椎穿刺中,还是在血小板计数为 (20~30)×10⁹/L 的 35 例腰椎穿刺中,都没有出血并发症[31]。

重大的有创操作

确定重大有创操作的安全血小板计数还是缺乏高水平的

证据。目前还没有数据可以支持正在进行大手术的血小板计数低于 50×10⁹/L 的患者会增加围术期出血风险[32]。但是,应考虑其他的止血异常,特别是血小板功能障碍。虽然没有证据支持对非出血性心脏手术患者输注血小板,但是在体外循环术后的出血患者输注血小板可能受益,因为即使血小板计数正常的情况下旁路对血小板功能也可能有不利影响[33]。大型椎管内手术术中患者可能需要更高的围手术期血小板计数,以最大限度地减少封闭空间内的血液积聚增加。虽然没有特定的证据支持除了正常化出血时间之外的其他实践,但一般认为血小板计数 100×10⁹/L 适用于大型神经外科手术[21,22]。

血小板减少症患者的抗凝治疗　抗凝本身不会减缓一期血小板血栓,尽管凝血酶生成减少会减缓更多血小板的激活和血块的稳定。目前尚不清楚较高的计数是否更适合于抗凝治疗的患者,而如果是的话,合适的水平是什么。虽然华法林或肝素抗凝治疗的患者血小板计数为 (40~50)×10⁹/L 通常被认为是安全的[22],但还没有试验来评估较低的计数是否安全。

出血的血小板输注阈值　出血患者血小板计数目前缺乏证据。应考虑出血的部位和其他止血异常或可能导致出血倾向的药物,必要时进行纠正。目标血小板计数为 100×10⁹/L 应该用于危及生命的出血,如脑出血或弥散性肺泡出血,以尽量减少健康组织的危害。对于弥散性微血管出血患者,通常也建议使用 100×10⁹/L 的血小板计数[22,34],但在大出血中及时获得结果的困难使得这种方法在现场和许多创伤中心的可行性是不切实际的。对需要大规模输血的战斗伤员(24 小时内>10 个单位)的回顾性分析发现,一个单采血小板与每 8 个红细胞单位的输血比率在 24 小时和 30 天内可显著改善在受伤 24 小时内需要大量输血的战斗伤员的生存率[35]。血浆、血小板和红细胞的相等比例是美国国防部 2006 年通过的控制大规模出血的临床实践指南"控制损伤复苏"的一个基本要素[36]。在实用随机最佳血小板和血浆比例(PROPPR)研究中[37],需要大量输血的 680 名 1 级创伤中心的患者被随机分配到两种标准输血比例干预中的一种:1:1:1 或 1:1:2(血浆:血小板:红细胞),相当于一个单采血小板每 6 或 12 个单位的红细胞。血小板数量和血浆输注量与红细胞输注以 1:1 的比例增加时,24 小时和 30 天的死亡率显著改善[38]。

进行血小板抑制剂治疗的出血患者

尽管阿司匹林抑制血栓素 A_2 的产生的作用在摄入后可持续数天,但药物本身的半衰期相对较短,为 2~3 小时,而其他非甾体抗血小板药物的作用持续少于 24 小时[39]。噻吩吡啶类抗血小板药如氯吡格雷的半衰期要长得多,这些药物的活性代谢产物也可以持续影响血小板一周以上。如果他们出现严重或威胁生命的出血,虽然通常的做法是将血小板输注给接受过这类药物治疗的这些患者,但没有数据证实这些患者输注血小板的有效性。

血小板输注无效患者的管理

血小板输注后血小板计数的增加幅度依赖于血小板的剂量(数量)和患者的血容量(取决于他们的体型)。通常在血小板输注后 30 分钟至 1 小时内测量的校正的计数增量(CCI),考虑患者体型大小和输注的血小板的剂量,并且可以通过下式计算:

$$CCI = \frac{(输血后血小板计数 - 输血前血小板计数)}{输血小板数(\times 10^{11})} \times (体表面积以米^2计)$$

至少连续两次 CCI 小于 $5 \times 10^9/L$ 的患者被认为对血小板输注是"耐受的"。因为临床医生通常无法获知血小板袋里的血小板计数,所以两个连续的 1 小时血小板增量($11 \times 10^9/L$ 或更小)也可以用于指示无效性[40]。血小板输注无效可以被分类为由免疫或非免疫因素介导。后者是血小板输注无效最常见的原因[41]。遗憾的是,许多患者同时出现两种类型的血小板输注无效。在减少血小板同种免疫(TRAP)试验中[42],533 名患者接受了 6379 次输注,最可能导致血小板输注无效的因素按频率排序为:产生淋巴细胞毒性抗体;女性有两次或两次以上妊娠或男性;使用肝素;发热;出血;γ-照射血小板的输注;以及接受血小板输注次数增加。此外,血小板在其表面表达 ABO 抗原,具有高效价抗 A 凝集素的患者可以从 ABO 匹配的血小板中受益[43]。许多其他血小板输注研究中,血小板反应差的原因相似[23,44,45]。

活动性出血或内皮剥脱可能导致血小板消耗增加,以至于在血小板计数中这种增量的增加减少了。由于血小板消耗增加而对输注血小板效果降低的患者可能从更频繁的输血中受益。尽管没有对这种治疗方法进行过试验,但是有时会出现频繁或连续的("滴注")血小板输注用于危及生命的出血患者[46]。

先前输过血或怀孕过的患者由于针对血小板表面上的 I 类 HLA 抗原的人类白细胞抗原(HLA)抗体的影响,在输血后血小板计数可能不会增加。输注去白的细胞血液成分可以降低产生这些抗体的频率[42]。少数患者将产生这些抗体或发生回忆反应,输血后血小板计数增加很少或没有增加。HLA 抗体的检测方法很多,可以是基于细胞的检测亦或固相检测。检测可用于筛选抗体并鉴定抗体特异性用以选择供体[47]。这些检测的结果可以用结合患者抗体的检测细胞或微球的百分比来表达。由于

HLA 抗体的存在而对血小板输注效果差的患者可能会受益于 HLA 匹配的血小板,鉴别患者抗体的特异性并避免任何不相容的抗原或使用血小板交叉配合试验来选择相容的供体[43,48,49]。

在有明显脾肿大的患者中,大剂量血小板可能增加全身血小板的总量并增加血小板计数。在注射肾上腺素时从脾中释放血小板[50],这表明在应激时,这些扣留的血小板可用于止血。在大多数研究的患者中,输注给免疫性血小板减少症患者的同源血小板只能存活数小时[51]。因此,血小板输注给免疫性血小板减少症患者仅适用于危及生命或重要脏器的出血[47]。血小板输注与血栓性血小板减少性紫癜(TTP)和肝素诱导的血小板减少症(HIT)患者的动脉血栓形成风险增加有关,而免疫性血小板减少症(ITP)患者则无此风险[52]。

抗纤维蛋白溶解疗法的使用

氨甲环酸和氨基己酸可改善伴有血液恶性肿瘤的血小板减少症患者的出血和减少血小板的使用[53]。用氨甲环酸或 ε-氨基己酸进行抗纤溶治疗建议增强其他措施,以减少或预防那些尽管已经输注血小板但仍出血的患者的出血。

用于输血的血小板制品

血小板通过两种不同的方法获得:全血血小板浓缩物或单采血小板。美国 FDA 要求至少 5.5×10^{10} 个血小板/人份浓缩液和 3.0×10^{11} 个血小板/单采。

全血血小板浓缩物

血小板浓缩物可以使用两种不同的方法从全血单位制备,如图 139-3 概要所示。分别是仅在美国使用的富含血小板血浆(PRP)方法,和在欧洲和加拿大主要使用的白细胞层(BC)方法[55]。比较研究显示,当这些血小板浓缩物储存 7 天时,这些血小板浓缩物的质量没有差别[56,57]。一个对照试验已经证实这

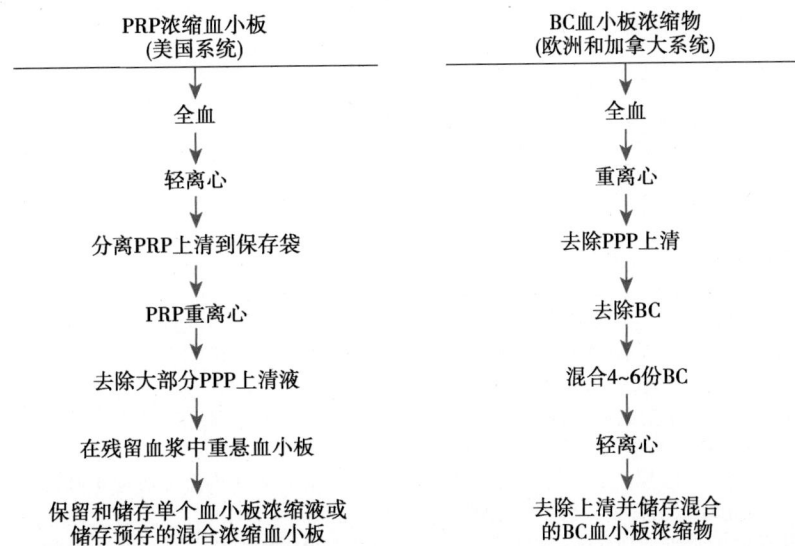

从全血中制备浓缩血小板的方法

图 139-3 从全血中制备血小板浓缩物。已经建立了从全血中制备血小板浓缩物的两种方法。主要的差异与处理全血制备血小板浓缩物所进行的离心步骤有关。方法的具体细节在 Slichter 和 Harker[54] 用富血小板血浆(PRP)制备血小板浓缩物法和 Pietersz,Loos 和 Reesink[55] 用白细胞层(BC)法制备血小板浓缩物中描述。PPP,乏血小板血浆

些制品没有差异,在此试验中相同的正常受试者两次捐献全血[58]。随机从第一次或第二次全血捐献中制备白细胞层血小板浓缩物或 PRP 血小板浓缩物。储存 7 天后,将血小板放射性标记,并将其输回正常供者。平均恢复差异为 3.7±2.4%(±SE,p=0.15),生存差异为 0.48±0.56 天(p=0.41)。

单采血小板

单采血小板的主要优点是可以从单个供体收集足够的血小板来构成输注剂量。相比之下,要获得相当数量的血小板需要合并四或五个全血衍生的血小板浓缩物。

通过使用单采血小板减少供体暴露具有减少输血传播感染和血小板同种免疫发生的潜在优点。然而,目前通过对输血

传播病毒的检测已经将传染性风险/供体暴露降低到非常低的水平[59]。由于血小板储存在 22℃,与血小板输注相关的细菌污染风险很高。一些研究表明,使用单一供体血小板可减少输血的细菌传播[60]。然而,美国病理学家协会和 AABB 都指令对所有的血小板制品进行细菌检测[61],这应该降低了单供体血小板的潜在优势。目前,细菌检测的要求已使 APs 的使用增加,因为这种基于培养的检测成本在检测一份单采制品相对于检测混合成浓缩血小板的每份浓缩血小板方面为 APs 提供了显著的成本优势。由于血小板浓缩物的生产成本较低,AP 目前的成本优势可能转移至将随机供体血小板并更广泛地使用预存储的混合血小板浓缩物及对其进行细菌检测[62]。当然,输注储存前或储存后血小板混合浓缩物的患者其血小板输注后反应

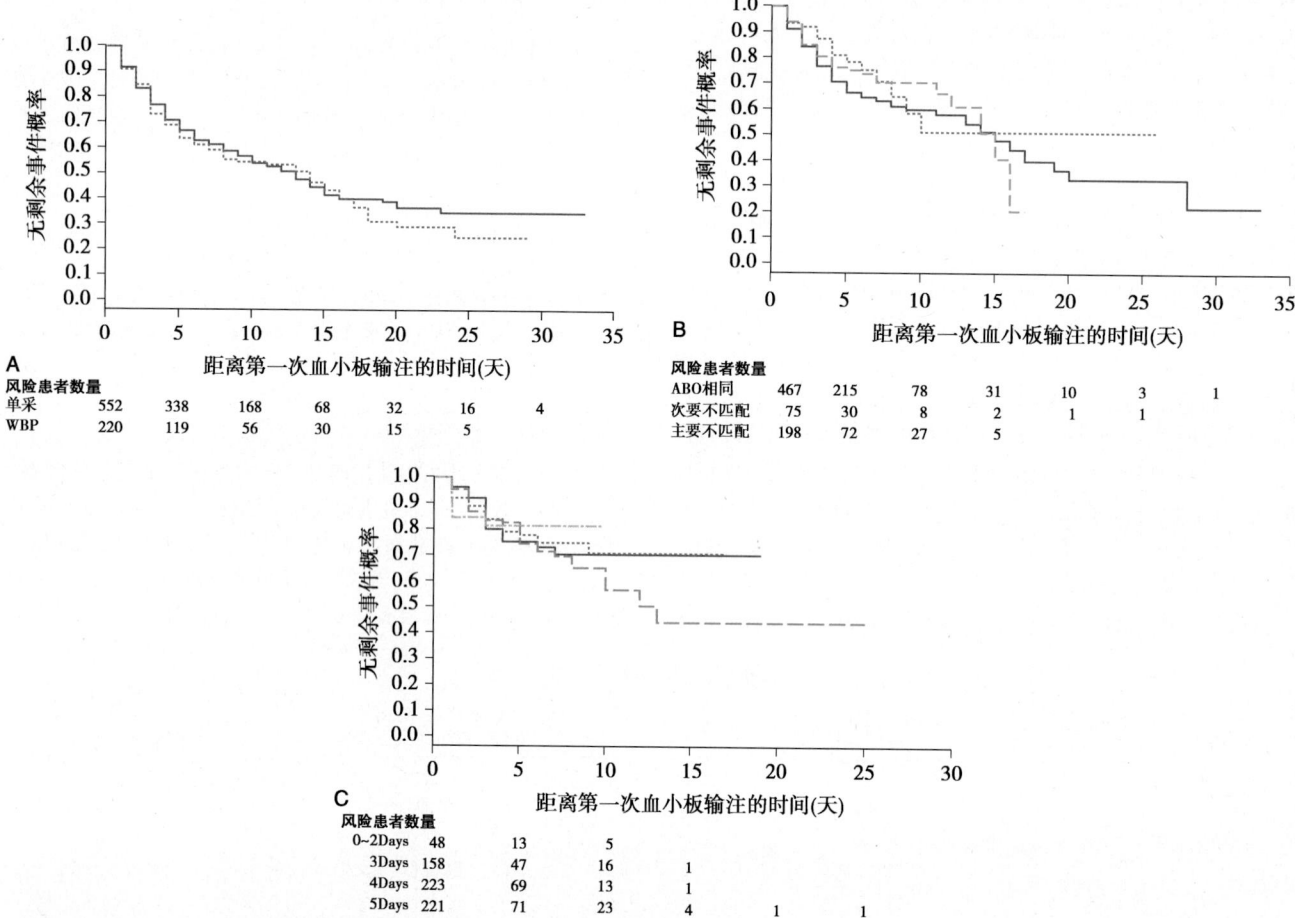

图 139-4　针对每种血小板特性的从血小板输注到首次 2 级或更高级别出血的时间的 Kaplan-Meier 图。A. 从第一次血小板输注到出现首次 2 级或更高级别出血的时间,按不同血小板来源分类。以出现以下任何一种情况的第一天对发生出血的时间进行审查:从患者最初的血小板输注后输注不同来源的血小板;缺失 2 级或更高级别的出血数据;或结束研究。血小板来源对 2 级或更高级别出血发生的时间无明显预测作用(p=0.44)。单采血小板(%)和随机献血者全血血小板(rdWBPs)(%)。B. 从患者第一次血小板输注到首次出现 2 级或更高级别出血的时间,按以下分类:初次输注 ABO 血型匹配的或缺失 ABO 血型匹配状态数据的、缺失 2 级或更高的出血发生的数据;或结束研究。15 天后曲线差异可能是小部分患者在此时仍然处于风险中的结果。ABO 血型匹配状态对 2 级或更高出血时间无明显预测作用(p=0.33)。ABO 血型相同的血小板(%),次要 ABO 血型不匹配的血小板(%)和主要 ABO 血型不匹配的血小板(%)。C.患者从第一次输注到首次 2 级或更高的出血时间,按储存了 0~5 天血小板的储存时间分类。在出现以下任何一种情况的第一天,对出血时间进行审查:从患者最初的血小板输注后输注不同贮存时间的血小板;输注丢失存储期数据的血小板;输注不同贮存时间的混合随机供体全血血小板(rdWBPs);缺失 2 级或更高级别的出血数据;或结束研究。10 天的曲线差异可能是小部分患者在那个时候仍然处于风险中的结果。血小板储存时间对 2 级或更高出血时间无明显预测作用(p=0.87)。血小板储存时间:0 天到 2 天(%)、3 天(%)、4 天(%)和 5 天(%)。(经许可复制自 *Triulzi DJ,Assmann SF,Strauss RG,et al:The impact of platelet transfusion characteristics on posttransfusion platelet increments and clinical bleeding in patients with hypo-proliferative thrombocytopenia. Blood 7;119(23):5553~5562,2012.*)

没有差异[63]。虽然 APs 的输血反应发生率可能较低，但去除白细胞似乎可以降低相对于混合血小板的这种优势[64]。此外，与去白单供体血小板相比，使用去白随机混合的血小板似乎不会导致同种免疫率增加或扩大任何先前存在或正在发展的抗体的特异性[42]。

富血小板血浆的血小板浓缩物与单采血小板、ABO 匹配、储存时间和不良事件输血反应的有效性比较

输注疗效

许多临床医生认为，与 PRP 混合随机献血者全血血小板（rdWBPs）相比，AP 获得的血小板具有优异的输注后血小板疗效。大型多机构 PLADO 试验提供了有关两种制品相对优点的新信息[6]。PLADO 试验涉及 1272 名血小板输注患者，他们接受了 8994 次血小板输注，其中 6031 次是预防性输注。观察这些患者 24 309 天。这个数据库的子集被用来分析输血后 4 和 24 小时内的出血后果、输血后增量和 CCI，以及基于被输注血制品的输注间隔、供体和受体之间的 ABO 匹配以及血小板储存时间[65]。

发生出血的时间

重要的是，在 PLADO 试验中既不存在血小板制品类型、ABO 匹配的差异；也不存在储存时间的差异可影响发生出血的时间（图 139-4）[65]。

血小板的增量，校正的计数增量和输注间隔

在 PLADO 试验中，输血后 4 小时 rdWBPs 的绝对增量平均比 APs 低 $3.5 \times 10^9/L$（$p = 0.002$），并且 CCIs 小于 1400（$p = 0.01$），这些参数在 24 小时内没有差异[65]。与 ABO 同型输血相比较，主要 ABO 不相容（供者红细胞 A 或 B 抗原与受者的抗 A 抗 B 抗体不相容），而不是 ABO 次要不相容（供者抗 A 或抗 B 抗体与受者的红细胞 A 或 B 抗原不相容）的输血与输后 4 小时更低的增量 $2.2 \times 10^9/L$（$p = 0.0001$）和更低的 CCIs 值 $1.4 \times 10^9/L$（$p < 0.0001$）相关。同样，在输血后 24 小时，主要 ABO 不匹配的输血，血小板增加量较低为 $2.6 \times 10^9/L$（$p < 0.001$），并且 CCIs 低于 $1.8 \times 10^9/L$（$p < 0.0001$），但 ABO 次要不相容性输血时在任何时间点这些测量结果都不受影响。血小板储存时间确实显示血小板增量和 CCIs 逐渐下降，但作用是有限的。重要的是，输血间隔显示出基于输血类型（AP 或 rdWBP）的作用很微弱，仅在小剂量血小板输注（1.1×10^{11} 血小板/m^2）（$p = 0.02$）时有作用，ABO 主要不相合输血的时间间隔缩短 3.9 小时（$p < 0.001$），储存时间并不影响输血间隔。由于输血次数多，在血小板制品类型、ABO 匹配和储存时间的某些方面存在显著统计学差异。但是，对于临床医生来说，最重要的两个参数（如出血风险和输血间隔时间），在输注的血小板制品类型、ABO 匹配、5 天或少于 5 天的存储时间方面并没有重要的差异[65]。之前的荟萃分析也证实，血小板增量和 CCIs 的差异也不大[66~68]。

不良事件

PLADO 数据库的附加分析显示，在血小板来源、ABO 匹配或存储时间方面的任何不良事件均无差异[69]。

● 血小板输注的前处理

白细胞去除

提供去白血小板制品有明确的指证：①减少血小板同种免疫[42]；②预防输血巨细胞病毒传播[70]；③减少发热性输血反应[71]。此外，一些研究表明，白细胞污染血小板和红细胞输血可能与输血的免疫调节作用有关，如癌症患者术后感染和转移形成的发生率增加[72]。然而，输血是否具有免疫调节作用还存在争议[73]。

γ-辐照

γ-辐照血小板可以预防血小板输注相关的致命 GVHD[74]。在一项研究中用通常剂量的 25Gy γ 射线辐照对输注后的血小板生存或功能没有影响[75]。但是，在血小板减少症患者输注的研究中，γ 射线照射后，输血后 1 小时增量减少 $2.8 \times 10^9/L$，发生血小板不应性危险比增加为 1.45[76]。此外，来自 TRAP 的附加观察结果表明，γ-照射延长了在输注过程中产生这些抗体的患者中 HLA 同种抗体的持续时间[77]。因此，应避免不加区分地使用 γ 照射。应该进行 γ 照射的情况是：①接受同种异体 HSCT 的患者和②严重免疫力低下的患者，通常是因为他们的疾病或治疗（如患有霍奇金淋巴瘤或其他淋巴瘤的患者）[73]。

体积减少

对于某些正在大量输液的患者而其考虑静脉输液的可用性成问题，容量超负荷者或对婴幼儿输注成人量液体可能导致过多，输血前的血小板体积减少是一个考虑因素。对于大多数孩子来说，减少体积通常是不必要的[78]。无论何时当血小板通过离心浓缩，血小板可能会有一些损伤，重新悬浮通常是不完整的，因此，这种额外的处理只能在对患者治疗是必要时才进行[79]。

● 血小板输注制品的未来进展

去除病原体

两种去除病原体的方法已经临床试验评估[80,81]。这两个系统都涉及在紫外线（UV）照射之前对血小板添加药物-氨托沙林（拦截系统）[80]或核黄素（米拉索尔系统）[81]。在紫外线照射后，这些药物可以防止 RNA 和 DNA 在病原体中的复制，并灭活污染的白细胞[82,83]。拦截方法和米拉索尔方法都减少输注自体放射性标记后的血小板恢复率和存活率[84,85]，这与去除病原体过程中使用的紫外线剂量有关[86]。5 天储存的病原体处理的血小板的恢复率和存活率与相同受试者的相似存储但未处理的血小板相比减少了大约 15% ~ 25%（$p < 0.05 ~ <0.01$）。截取系统已经在美国 645 名患者的随机试验中进行了评估，该试验与对照处理的血小板进行比较[87]。该技术于 2014 年 12 月 19 天获得美国 FDA 批准用于去除血小板成分的病原体。在法国，一项涉及 110 名血小板减少患者的有限随机试验证明了米拉索尔处理的血小板的止血效果，红细胞和血小板利用率相似，但是输注处理的血小板的患者的 CCIs 与对照血小板相比较低[88]。然而，在输注处理的血小板后没有不良事件，美国 FDA

批准可能需要更多的研究。这两项技术都获得了在欧洲使用的监管许可。

欧洲几个已经采用去除病原体技术的中心已经取消了为防止输血相关 GVHD 的血小板 γ-照射。灭活白细胞也可以降低输血相关的不良事件，如发热、寒战和与血小板贮存过程中残留白细胞释放细胞因子有关的过敏反应，也可能降低血小板同种免疫的发生率。所有这些好处将意味着更安全、更具成本效益地输注血小板。

延长血小板的储存

在 22℃ 下延长血小板储存的主要风险是细菌过度生长，通常是由于静脉穿刺部位的消毒不当。大多数细菌已被证明在 3～5 天内会增殖至汇合[89]。因此，一旦血小板储存超过 5 天，细菌过度生长的风险就不会增加。唯一剩下的延长血小板储存的问题将可能是找到一个敏感和特定的释放点细菌测定法，或者加入预储存的去除病原体的处理过程。

美国 FDA 建议采用分级系统评估储存的血小板，在从各种体外试验获得许可[90]之前，在放射性标记的正常人自体血小板恢复率和生存率测定之前，最后，根据新制品与当前获得许可的制品的差异程度，在血小板减少患者中进行输血试验之前，以证明疗效（主要是止血）和安全性。先前，大部分血小板都没有储存

超过 7 天[57,91]。我们已经完成了一系列基于正常受试者的自体放射性标记的血小板恢复和存活率测定的研究，以确定 PRP 或 BC 血小板浓缩或 AP 血小板能够在血浆或血小板添加剂溶液（Plasmalyte）中储存多久，同时仍然符合美国 FDA 的储存后血小板生存能力指南；也就是说，每个捐赠者储存的放射性标记自体血小板恢复率的 95% 置信下限应该是同一供体新鲜放射性标记回收率的 66%，并且存活率应该是新鲜的 58%。正如表 139-2 所示，血浆储存的 PRP 和 BC 血小板浓缩物在 6 天储存期均符合美国 FDA 的恢复和存活率，但仅储存 7 天的恢复率在两种类型的血小板浓缩物之间没有差异[92,93]。相反，Haemonetics（译者注：美国血液技术公司的英文注册名）血浆储存的 AP 在储存 8 天时仍可以同时满足美国 FDA 的血小板恢复和存活标准，但是到了 9 天，低 pH 值导致血小板活力的丧失[94]。尽管没有获得同一供体新鲜血小板的并行数据，当 AP 和 Haemonetics 血小板两种制品储存 1～9 天时，AP 具有存储后血小板活力，并且与 Haemonetics 血小板相比没有显著不同[95]。

当血小板储存在血小板添加剂溶液（Plasmalyte）中时，所达到的最长储存时间与血浆中相同，即 6 天（表 139-3）[93]。但是，Haemonetics 血小板可以储存 13 天。这些数据的重要意义在于①血小板的寿命不是细胞固有的，因为 13 天储存血小板生存期平均仍然为 4.6±0.3 天；和②在体外比体内能更好地维

表 139-2　血小板在血浆中的延长储存时间

血小板制品	N	储存时间（天数）	血小板							参考
			恢复率（%）			存活（天数）			
			新鲜	储存	新鲜	新鲜	储存	新鲜	
PRP-PC[†]	10	6	61±2	46±4	78±11[*]	8.1±0.5	5.7±0.5	64±22[*]	42
	12	7	60±3	43±4	72±11[*]	8.7±0.5	4.1±0.4	51±16	42
BC-PC[‡]	10	6	67±14	54±13	80±9[*]	8.1±1.3	5.4±1.3	67±10[*]	43
	10	7	63±17	50±14	79±6[*]	8.2±0.8	4.8±1.1	59±16	43
Haemonetics 单采[‡]	20	8	66±16	50±15	81±21[*]	8.5±1.6	5.6±1.6	67±17[*]	44

[*] 符合美国 FDA 血小板储存后活性标准的新鲜血小板的恢复率和存活率。
[†] 数据报告为平均值±1SE。
[†] 数据报告为平均值±1SD。

表 139-3　血小板在 Plasmalyte 中延长的储存时间

血小板制品	N	储存时间（天数）	Plasmalyte 浓度（%）	血小板						参考
				回收率（%）			存活（天数）			
				新鲜[§]	储存	新鲜	新鲜	储存	新鲜	
PRP-PC[‡]	10	6	65±3	68±12	55±11	82±6[*]	8.1±1.4	5.0±1.4	62±17	43
BC-PC[‡]	10	6	67±5	61±13	49±12	80±10[*]	8.0±1.5	5.5±1.2	70±14[*]	43
	5	7	65±7	74±3	58±3	79±5[*]	7.3±1.8	4.1±1.6	55±10	43
Haemonetics 单采[†,‡]	4	9	79±3	67±4	55±5	82±10[*]	7.6±1.1	6.6±0.6	93±19[*]	46
	10	13	81±1	67±4	49±3	73±4[*]	7.0±0.6	4.6±0.3	69±6	46
	10	14	82±1	65±4	43±3	67±4	7.4±0.6	4.2±0.5	57±4	46
Trima 单采[†]	8	9	83±1	54±4	44±4	78±5[*]	7.7±0.4	5.0±0.2	59±2	46

[*] 符合美国 FDA 血小板储存后活性标准的新鲜血小板的回收率和存活率。
[†] 数据报告为平均值±1SE。
[‡] 数据报告为平均值±1SD。
[§] 数据报告为"新鲜"是已储存 1 天的血小板

持血小板活力,因为正常受试者体内新鲜的自体血小板存活仅8~10天[96]。这可能是因为与体外储存相比,血小板在体内具有工作相关的功能,缩短了其寿命。此外,我们的研究可能表明在血小板添加剂溶液中存储时间比在血浆中更长,在血浆中储存血小板可接受的袋子可能不允许在该溶液中长期储存血小板,并且血小板收集的方法显著影响存储时间[96]。

翻译:崔文燕、刘真真、曾一梅　互审:奚晓东

校对:蔡晓红、王学锋

参考文献

1. Report of the US Department of Health and Human Services: *The 2009 National Blood Collection and Utilization Survey Report*. US Department of Health and Human Services, Office of the Assistant Secretary for Health, Washington, DC, 2011.
2. Slichter SJ, Harker LA: Thrombocytopenia: Mechanisms and management of defects in platelet production. *Clin Haematol* 7:523, 1978.
3. Hanson SR, Slichter SJ: Platelet kinetics in patients with bone marrow hypoplasia: Evidence for a fixed platelet requirement. *Blood* 66:1105. 1985.
4. Gaydos LA, Freireich EJ, Mantel N: The quantitative relation between platelet count and hemorrhage in patients with acute leukemia. *N Engl J Med* 266:905, 1962.
5. Gmür J, Burger J, Schanz U, et al: Safety of stringent prophylactic platelet transfusion policy for patients with acute leukaemia. *Lancet* 338:1223, 1991.
6. Slichter SJ, Kaufman RM, Assman SF, et al: Dose of prophylactic platelet transfusions and prevention of hemorrhage. *N Engl J Med* 362:600, 2010.
7. Harker LA, Slichter SJ: The bleeding time as a screening test for evaluation of platelet function. *N Engl J Med* 287:155, 1972.
8. Miller AB, Hoogstraten B, Staquet M, Winkler A: Reporting results of cancer treatment. *Cancer* 47:207, 1981.
9. Stanworth SJ, Estcourt L, Powter G, et al: A no-prophylaxis platelet-transfusion strategy for hematologic cancers. *N Engl J Med* 368:1771, 2013.
10. Josephson CD, Granger S, Assmann SF, et al: Bleeding risks are higher in children versus adults given prophylactic platelet transfusions for treatment-induced hypoproliferative thrombocytopenia. *Blood* 120:748, 2012.
11. American Cancer Society: *Cancer Facts & Figures 2012*. American Cancer Society, Atlanta, GA, 2012.
12. Palomo M, Diaz-Ricart M, Carbo C, et al: Endothelial dysfunction after hematopoietic stem cell transplantation: Role of the conditioning regimen and the type of transplantation. *Biol Blood Marrow Transplant* 16:985, 2010.
13. Goerge T, Ho-Tin-Noe B, Carbo C, et al: Inflammation induces hemorrhage in thrombocytopenia. *Blood* 111:4958, 2008.
14. Han T, Stutzman L, Cohen E, Kim U: Effect of platelet transfusion on hemorrhage in patients with acute leukemia. An autopsy study. *Cancer* 19:1937, 1966.
15. Hanson SR, Slichter SJ: Platelet kinetics in patients with bone marrow hypoplasia: Evidence for a fixed platelet requirement. *Blood* 66:1105, 1985.
16. Rebulla P, Finazzi G, Marangoni F, et al.: The threshold for prophylactic platelet transfusions in adults with acute myeloid leukemia. Gruppo Italiano Malatie Ematologiche Maligne dell'Adulto. *N Engl J Med* 337:1870, 1997.
17. Wandt H, Frank M, Ehninger G, et al: Safety and cost effectiveness of a $10 \times 10(9)/L$ rigger for prophylactic platelet transfusions compared with the traditional $20 \times 10(9)/L$ trigger: A prospective comparative trial in 105 patients with acute myeloid leukemia. *Blood* 91:3601, 1998.
18. Heckman KD, Weiner GJ, Davis CS, et al: Randomized study of prophylactic platelet transfusion threshold during induction therapy for adult acute leukemia: 10,000/microL versus 20,000/microL. *J Clin Oncol* 15:1143, 1997.
19. Diedrich B, Remberger M, Shanwell A, et al: A prospective randomized trial of a prophylactic platelet transfusion trigger of $10 \times 10(9)$ per L versus $30 \times 10(9)$ per L in allogeneic hematopoietic progenitor cell transplant recipients. *Transfusion* 45:1064, 2005.
20. Slichter SJ, Le Blanc R, Jones MK, et al: Quantitative analysis of bleeding risk in cancer patients prophylactically transfused at platelet counts of 5,000 10,000 or 20,000 plts/μl. Pietersz 94:376a, 1999.
21. Kaufman RM, Djulbegovic B, Gernsheimer T, et al: Platelet Transfusion: A clinical practice guideline from the AABB. *Ann Intern Med* 162:205, 2015.
22. Haas FJ, van Rhenen DJ, de Vries RR, et al; National Users' Board Sanquin Blood Supply: *Blood Transfusion Guideline*. 2011. http://www.sanquin.nl/repository/documenten/en/prod-en-dienst/287294/blood-transfusion-guideline.pdf.
23. Norol F, Kuentz M, Cordonnier C, et al: Influence of clinical status on the efficacy of stored platelet transfusion. *Rev Fr Transfus Hemobiol* 36:427, 1993.
24. Wandt H, Schaefer-Eckart K, Wendelin K, et al: Therapeutic platelet transfusion versus routine prophylactic transfusion in patients with haematological malignancies: An open-label, multicentre, randomised study. *Lancet* 380:1309, 2012.
25. Riley W, Smalley B, Pulkrabek S, et al: Using lean techniques to define the platelet transfusion process and cost effectiveness to evaluate platelet dose transfusion strategies. *Transfusion* 52:1957, 2012.
26. Giagounidis A, Mufti GJ, Fenaux P, et al: Results of a randomized, double-blind study of romiplostim versus placebo in patients with low/intermediate-1-risk myelodysplastic syndrome and thrombocytopenia. *Cancer* 120:1838, 2014.
27. Kumar A, Mhaskar R, Grossman BJ, et al: Platelet transfusion: A systematic review of the clinical evidence. *Transfusion* 55:1116, 2015.
28. Zeidler K, Arn K, Senn O, et al:. Optimal preprocedural platelet transfusion threshold for central venous catheter insertions in patients with thrombocytopenia. *Transfusion* 51:2269, 2011.
29. Haas B, Chittams JL, Trerotola S: Large-bore tunneled central venous catheter insertion in patients with coagulopathy. *J Vasc Interv Radiol* 21:212, 2010.
30. Howard SC, Gajjar A, Ribeiro, et al: Safety of lumbar puncture for children with acute lymphoblastic leukemia and thrombocytopenia. *JAMA* 284:2222, 2000.
31. Vavricka SR, Walter RB, Irani S, et al: Safety of lumbar puncture for adults with acute leukemia and restrictive prophylactic platelet transfusion. *Ann Hematol* 82:570, 2003.
32. Bishop JF, Schiffer CA, Aisner J, et al: Surgery in acute leukemia: A review of 167 operations in thrombocytopenic patients. *Am J Hematol* 26:147, 1987.
33. Harker LA, Malpass TW, Branson HE, et al: Mechanism of abnormal bleeding in patients undergoing cardiopulmonary bypass: Acquired transient platelet dysfunction associated with selective alpha-granule release. *Blood* 56:824, 1980.
34. Cooper ES, Bracey AW, Horvath AE, et al: Practice parameter for the use of fresh-frozen plasma, cryoprecipitate, and platelets. *JAMA* 271:777, 1994.
35. Perkins JG, Cap PA, Spinella PC, et al: An evaluation of the impact of apheresis platelets used in the setting of massively transfused trauma patients. *J Trauma* 66:S77, 2009.
36. Simmons JW, White CE, Eastridge BJ, et al: Impact of policy change on US Army combat transfusion practices. *J Trauma* 69 Suppl 1:S75, 2010.
37. Baraniuk S, Tilley BC, del Junco DJ, et al: Pragmatic Randomized Optimal Platelet and Plasma Ratios (PROPPR) Trial: Design, rationale and implementation. *Injury* 45:1287, 2014.
38. Holcomb JB, Tilley BC, Baraniuk S, et al for the PROPPR Study Group: Transfusion of plasma, platelets, and red blood cells in a 1:1:1 vs. a 1:1:2 ratio and mortality in patients with severe trauma: The PROPPR Randomized Clinical Trial. *JAMA* 313:483, 2015.
39. Kocsis JJ, Hernandovich J, Silver MJ, et al: Duration of inhibition of platelet prostaglandin formation and aggregation by ingested aspirin or indomethacin. *Prostaglandins* 3:141, 1973.
40. Davis KB, Slichter SJ, Corash L: Corrected count increment and percent platelet recovery as measures of posttransfusion platelet response: Problems and a solution. *Transfusion* 39: 586, 1999.
41. Doughty HA, Murphy MF, Metcalfe P, et al: Relative importance of immune and non-immune causes of platelet refractoriness. *Vox Sang* 66: 200, 1994.
42. Leukocyte reduction and ultraviolet B irradiation of platelets to prevent alloimmunization and refractoriness to platelet transfusions. The Trial to Reduce Alloimmunization To Platelets Study Group. *N Engl J Med* 337:1861, 1997.
43. Heal JM, Blumberg N, Masel D: An evaluation of crossmatching, HLA, and ABO matching for platelet transfusions to refractory patients. *Blood* 70:23, 1987.
44. Bishop JF, McGrath K, Wolf MM, et al: Clinical factors influencing the efficacy of pooled platelet transfusions. *Blood* 71:383. 1988.
45. Klumpp TR, Herman JH, Innis S, et al: *Bone Marrow Transplant* 17:1035, 1996.
46. Salama A, Kiesewetter, Kalus U, et al: Massive platelet transfusion is a rapidly effective emergency treatment in patients with refractory autoimmune thrombocytopenia. *Thromb Haemost* 100:762, 2008.
47. Peña JR, Saidman SL: Anti-HLA antibody testing in hematology patients. *Am J Hematol* 90:361, 2015.
48. Pavenski K, Rebulla P, Duquesnoy R, et al: International Collaboration for Guideline Development, Implementation, and Evaluation for Transfusion Therapies (ICTMG) Collaborators: Efficacy of HLA-matched platelet transfusions for patients with hypoproliferative thrombocytopenia: A systematic review. *Transfusion* 53:2230, 2013.
49. Vassallo RR, Fung M, Rebulla P, et al for the International Collaboration for Guideline Development, Implementation and Evaluation for Transfusion Therapies: Utility of cross-matched platelet transfusions in patients with hypoproliferative thrombocytopenia: A systematic review. *Transfusion* 54:1180, 2014.
50. Aster RH: Pooling of platelets in the spleen: Role in the pathogenesis of "hypersplenic" thrombocytopenia. *J Clin Invest* 45:645, 1966.
51. Ballem PJ, Segal GM, Stratton JR: Mechanisms of thrombocytopenia in chronic autoimmune thrombocytopenic purpura. Evidence of both impaired platelet production and increased platelet clearance. *J Clin Invest* 80:33, 1987.
52. Goel R, Ness PM, Takemoto, et al: Platelet transfusions in platelet consumptive disorders are associated with arterial thrombosis and in-hospital mortality. *Blood* 125:1470, 2015.
53. Jain S, Gernsheimer T, Slichter S: A retrospective analysis of epsilon-amino-caproic acid therapy in hypoproliferative thrombocytopenia. *European Hematology Association Annual Meetings*, P1040, unpublished 2013.
54. Slichter SJ, Harker LA: Preparation and storage of platelet concentrates. I. Factors influencing the harvest of viable platelets from whole blood. *Br J Haematol* 34:395, 1976.
55. Pietersz RN, Loos JA, Reesink HW: Platelet concentrates stored in plasma for 72 hours at 22°C prepared from buffy coats of citrate-phosphate-dextrose blood collected in a quadruple-bag saline-adenine-glucose-mannitol system. *Vox Sang* 49:81, 1985.
56. Keegan T, Heaton A, Holme S, et al: Paired comparison of platelet concentrates prepared from platelet-rich plasma and buffy coats using a new technique with ^{111}In and ^{51}Cr. *Transfusion* 32:113, 1992.
57. Cardigan R, Williamson LM: The quality of platelets after storage for 7 days. *Transfus Med* 13:173, 2003.
58. Dumont LJ, Dumont DF, Unger ZM, et al for the BEST Collaborative: A randomized controlled trial comparing autologous radiolabeled *in vivo* platelet recoveries and survivals of 7-day stored platelet-rich plasma and buffy coat platelets from the same subjects. *Transfusion* 51:1241, 2011.
59. Schreiber GB, Busch MP, Kleinman SH, Korelitz JJ: The risk of transfusion-transmitted viral infections. The Retrovirus Epidemiology Donor Study. *N Engl J Med* 334:1685, 1996.
60. Ness P, Braine H, King K, et al: Single-donor platelets reduce the risk of septic platelet transfusion reactions. *Transfusion* 41:857, 2001.
61. Fridey JL, editor: *Standards for Blood Banks and Transfusion Services*, 22nd ed, p 13. American Association of Blood Banks, Bethesda, MD, 2003.
62. Chambers LA, Herman JH: Considerations in the selection of a platelet component: Apheresis versus whole blood-derived. *Transfus Med Rev* 13:311, 1999.

63. Heddle NM, Cook RJ, Blajchman MA, et al: Assessing the effectiveness of whole blood-derived platelets stored as a pool: A randomized block noninferiority trial. *Transfusion* 45:896, 2005.

64. Heddle NM, Arnold DM, Boye D, et al: Comparing the efficacy and safety of apheresis and whole blood derived platelet transfusions: A systematic review. *Transfusion* 48:1447, 2008.

65. Triulzi DJ, Assmann SF, Strauss RG, et al: The impact of platelet transfusion characteristics on posttransfusion platelet increments and clinical bleeding in patients with hypo-proliferative thrombocytopenia. *Blood* 119:5553, 2012.

66. Heddle NM, Arnold DM, Boye D, et al: Comparing the efficacy and safety of apheresis and whole blood-derived platelet transfusions: A systematic review. *Transfusion* 48:1447, 2008.

67. Shehata NS, Tinmouth A, Naglie G, et al: ABO-identical versus nonidentical platelet transfusion: A systematic review. *Transfusion* 49:2442, 2009.

68. Pavenski K, Warkentin TE, Shen H, et al: Posttransfusion platelet count increments after ABO-compatible versus ABO-incompatible platelet transfusions in noncancer patients: An observational study. *Transfusion* 50:1552, 2010.

69. Kaufman RM, Assmann SF, Triulzi DJ, et al: Transfusion-related adverse events in the Platelet Dose study. *Transfusion* 55:144, 2015.

70. Bowden RA, Slichter SJ, Sayers M, et al: A comparison of filtered leukocyte-reduced and cytomegalovirus (CMV) seronegative blood products for the prevention of transfusion-associated CMV infection after marrow transplantation. *Blood* 86:3598, 1995.

71. Heddle NM, Blajchman MA, Meyer RM, et al: A randomized controlled trial comparing the frequency of acute reactions to plasma-removed platelets and prestorage WBC-reduced platelets. *Transfusion* 42:556, 2002.

72. Dzik S, AuBuchon J, Jeffries L, et al: Leukocyte reduction of blood components: Public policy and new technology. *Transfus Med Rev* 14:34, 2000.

73. Vamvakas EC, Blajchman MA: Deleterious clinical effects of transfusion-associated immunomodulation: Fact or fiction? *Blood* 97:1180, 2001.

74. Leitman SF: Use of blood cell irradiation in the prevention of posttransfusion graft-versus-host disease. *Transfus Sci* 10:219, 1989.

75. Moroff G, George VM, Siegel AM, Luban NL: The influence of irradiation on stored platelets. *Transfusion* 26:453, 1986.

76. Slichter SJ, Davis K, Enright H, et al: Factors affecting post-transfusion platelet increments, platelet refractoriness, and platelet transfusion intervals in thrombocytopenic patients. *Blood* 105:4106, 2005.

77. Slichter SJ, Bolgiano D, Kao KJ, et al: Persistence of lymphocytotoxic antibodies in patients in the Trial to Reduce Alloimmunization to Platelets: Implications for using modified blood products. *Transfus Med Rev* 25:102, 2011.

78. Saxonhouse M, Slayton W, Sola MC: Platelet transfusions in the infant and child, in *Handbook of Pediatric Transfusion Medicine*, edited by CD Hillyer, NL Luban, RG Strauss, p 253. Elsevier Academic Press, San Diego, CA, 2004.

79. Schoenfeld H, Muhm M, Doepfmer UR, et al: The functional integrity of platelets in volume-reduced platelet concentrates. *Anesth Analg* 100:78, 2005.

80. Lin L, Cook DN, Wiesehahn GP, et al: Photochemical inactivation of viruses and bacteria in platelet concentrates by use of a novel psoralen and long-wavelength ultraviolet light. *Transfusion* 37:423, 1997.

81. Ruane PH, Edrich R, Gampp D, et al: Photochemical inactivation of selected viruses and bacteria in platelet concentrates using riboflavin and light. *Transfusion* 44:877, 2004.

82. Fast LD, DiLeone G, Li J, Goodrich R: Functional inactivation of white blood cells by Mirasol treatment. *Transfusion* 46:642, 2006.

83. Grass JA, Wafa T, Reames A, et al: Prevention of transfusion-associated graft-versus-host disease by photochemical treatment. *Blood* 93:3140, 1999.

84. AuBuchon JP, Herschel L, Roger J, et al: Efficacy of apheresis platelets treated with riboflavin and ultraviolet light for pathogen reduction. *Transfusion* 45:1335, 2005.

85. Snyder E, Raife T, Lin L, et al: Recovery and life span of 111indium-radiolabeled platelets treated with pathogen inactivation with amotosalen HCl (S-59) and ultraviolet A light. *Transfusion* 44:1732, 2004.

86. Goodrich RP, Li J, Pieters H, et al: Correlation of *in vitro* platelet quality measurements with *in vivo* platelet viability in human subjects. *Vox Sang* 90:279, 2006.

87. McCullough J, Vesole DH, Benjamin RJ, et al: Therapeutic efficacy and safety of platelets treated with a photochemical process for pathogen inactivation: The SPRINT trial. *Blood* 104:1534, 2004.

88. Ostrowski SR, Bochsen L, Windelov NA, et al: Hemostatic function of buffy coat platelets in additive solution treated with pathogen reduction technology. *Transfusion* 51:344, 2011.

89. Wagner SJ, Moroff G, Katz AJ, Friedman LI: Comparison of bacterial growth in single and pooled platelet concentrates after deliberate inoculation and storage. *Transfusion* 35:298, 1995.

90. Vostal JG: Efficacy evaluation of current and future platelet transfusion products. *J Trauma* 60(Suppl):S78, 2006.

91. Slichter SJ: Platelet transfusion: Future directions. *Vox Sang* 87(Suppl 2):S47, 2004.

92. Slichter SJ, Bolgiano D, Corson J, et al: Extended storage of platelet-rich plasma prepared platelet concentrates in plasma or plasmalyte. *Transfusion* 50:2199, 2010.

93. Slichter SJ, Bolgiano D, Corson J, et al: Extended storage of buffy coat platelet concentrates in plasma or plasmalyte. *Transfusion* 54:2283, 2014.

94. Slichter SJ, Bolgiano D, Jones MK, et al: Viability and function of 8-day stored apheresis platelets. *Transfusion* 46:1763, 2006.

95. Slichter SJ, Bolgiano D, Corson J, et al: Extended storage of autologous apheresis platelets in plasma. *Vox Sang* 104:324, 2013.

96. Slichter SJ, Corson J, Jones MK, et al: Exploratory studies of extended storage of apheresis platelets in a platelet additive solution (PAS). *Blood* 123:271, 2014.

索　引

α-珠蛋白生成障碍性贫血　115,663,673

α 重链病　1638

β-珠蛋白生成障碍性贫血　663

β-珠蛋白生成障碍性贫血综合征　115

γ-重链病　1635

δβ-珠蛋白生成障碍性贫血　663,669

δ-珠蛋白生成障碍性贫血　663,673

εγδβ-珠蛋白生成障碍性贫血　670

μ 重链病　1641

ABO 血型不匹配　2157

ABO 血型系统　2120

Bernard-Soulier 综合征　1864

Bloom 综合征　1123

Burkitt 淋巴瘤　1435

B 淋巴细胞　101

B 淋巴细胞功能紊乱　1095

B 淋巴细胞抗原　1044

Ca²⁺ 内流缺陷　1118

Cabot 环　431

CalDAG-GEFI 缺陷　1873

Castleman 病　1143

CD27 缺陷　1117

Churg-Strauss 综合征　1917

Chuvash 红细胞增多症　800,804,805

Chédiak-Higashi 综合征　932,1125

CO_null 表型　2127

Coronin 1A 缺陷　1117

CTPSI 缺陷　1117

Diamond-Blackfan 贫血　494

DiGeorge 综合征　1119

DNA 测序　140

DNA 克隆　139

Ehlers-Danlos 综合征　1919

Ephrin 配体　1701

Eph 激酶　1701

Epstein-Barr 病毒　1433

Erdheim-Chester 病　1017

Fanconi 贫血　483

Gaucheromas　1030

Gaucher 病　1028

Gerbich 阴性表型　2127

Griscelli 综合征 2 型　1125

Gαi1 缺陷　1873

Gαq 缺陷　1873

Gαs 功能亢进　1873

Heinz 小体　431

HELLP 综合征　112,548,733,1830,2008

Henoch-Schönlein 紫癜　1914

Hermansky-Pudlak 综合征 2 型　1125

HNA-1 抗原的功能　2141

HNA-2a 抗原　2141

Howell-Jolly 小体　431

IGM 型多发性骨髓瘤　1598

IgM 组织沉积　1625

IPEX 综合征　1120

I 阴性表型（i 成人）　2127

Kasabach-Merritt 现象　738

Kwashiorkor 症　598

Lesch-Nyhan 综合征　557

McLeod 表型　2127

McLeod 综合征　624

MELAS 综合征　1919

MHC I 类分子缺陷　1118

MHC II 类分子缺陷　1118

N⁵-甲基四氢叶酸-同型半胱氨酸甲基转移酶缺乏　557

NIEMANN-PICK 病　1034

Nijmegen 断裂综合征　1123

NK 细胞　1045

NOD 通路　274

Omenn 综合征　1116

Pappenheimer 小体　432

Paris-Trousseau/Jacobsen 综合征　1876

RAPH_null 表型　2127

Rendu-Osler-Weber 病　1919

Rh_null 综合征　2126

Rh 血型　2120

Richter 综合征　1406

RNA 干涉　140

ROSAI-DORFMAN 病　1019

Schimke 综合征　1122

Scott 综合征　1874

Sweet 综合征　1913

Toll 样受体　965

T 淋巴细胞　1045,1075

T 淋巴细胞功能紊乱　1095

T 细胞辅助分子　1082

T 细胞富组织细胞大 B 细胞淋巴瘤　1488

T 细胞急性淋巴母细胞白血病　172

T 细胞受体信号缺陷　1117

T 细胞受体异二聚体　1075

VHL 基因突变性真性红细胞增多症　468

Waldenström 高球蛋白血症性紫癜　1910

WASp 相互作用蛋白缺陷　1121

WHIM 综合征　1122

Wiskott-Aldrich 综合征　1121
X 连锁淋巴组织增生性疾病　1124
X 连锁遗传　137

A

癌基因　204
艾森门格综合征　799

B

巴贝西虫病　748
巴尔通体病　748
靶细胞　405
靶形红细胞　437
白髓　81
白细胞　96
白细胞分离术　400
白细胞计数　109
白细胞减少症　36
白细胞黏附缺陷　935
白细胞黏附缺陷-1 变异型　1875
白细胞黏附缺陷-3　1875
白细胞增多　39
白血病　2005
百日咳杆菌　1101
胞内膜相关酶　1048
胞外酶　1047
暴发性紫癜　2005
贝赫切特病　1913
边缘带　81
边缘区 B 细胞淋巴瘤　1451,1512
表观遗传学　152
表现度　137
表型频率　2124
玻连蛋白　57
播散性恶性肿瘤　735
伯基特淋巴瘤　1453,1518
卟啉病　812
补体受体　964
不完全性巨幼细胞贫血　546
不稳定 β-珠蛋白变异　669
不稳定型心绞痛　2081

C

蚕豆病　646
层粘连蛋白　57
产气荚膜梭状芽孢杆菌败血症　749
肠病型 T 细胞淋巴瘤　1543
常染色体显性遗传　136
常染色体显性遗传高 IgE 综合征　1121
常染色体隐性遗传　136
常染色体隐性遗传高 IgE 综合征　1122
超大 Gαs 的遗传变异　1873

超敏反应　1102
沉默等位基因　2124
沉默型 β-珠蛋白生成障碍性贫血　669
成人 T 细胞白血病　1543
成熟 T 细胞淋巴瘤概论　1538
成熟中性粒细胞　848
迟发性皮肤卟啉症　588
迟发性皮肤型卟啉病　827
迟发性溶血性输血反应　2160
迟发性输血反应　2160
持续性多克隆 B 淋巴细胞增多症　1099
持续性淋巴细胞增多症　1102
传染性单核细胞增多症　1101
垂体功能不全　512
纯红细胞再生障碍性贫血　494
促红细胞生成素　446
促红细胞生成素受体　228

D

大颗粒淋巴细胞白血病　1423
大颗粒淋巴细胞增多症　1102
大网织红细胞　430
代偿性红细胞增多症　798
单采血小板　2168
单纯甲基丙二酸尿　556
单纯同型半胱氨酸尿血症　556
单核/巨噬细胞膜受体　963
单核-吞噬细胞系统　957
单核细胞　958
单核细胞功能异常　1000
单核细胞减少症　998,1003
单核细胞增多　39
单核细胞增多综合征　1153
单核细胞增多症　998,1000,1003
单克隆 B 淋巴细胞增多症　1098
单克隆丙种球蛋白血症　1551
单克隆肥大细胞活化综合征　897
单克隆免疫球蛋白　1566
胆固醇结晶栓塞　1912
蛋白 C 通路　1796
蛋白激酶 C-θ 缺陷　1873
蛋白聚糖　56
蛋白抗原　2123
蛋白磷酸化　230
蛋白质磷酸化缺陷　1873
蛋白质缺乏性贫血　598
低异常纤维蛋白原血症　1963
低增生性白血病　1262
淀粉样变综合征　1612
凋亡　67
凋亡抑制因子　190
叮咬　1912

定向献血　2152
动脉血栓　42,2077
动脉血栓栓塞性疾病　2020
动脉血栓形成　2078
动脉粥样硬化　2067
动脉粥样硬化栓塞　2083
动脉粥样硬化血栓形成　2077
痘痕红细胞　431
窦性组织细胞增多症伴块状淋巴结肿大　1019
窦状隙闭塞综合征　340
毒油综合征　880
短暂性再障危象　495
多动综合征　579
多发性骨髓瘤　1552,1553
多能干细胞　413
多形性红斑　1916

E

恶性纤维组织细胞瘤　1017
儿科重症监护室患者输血策略试验　2155
儿童巨幼细胞贫血　555
儿童期短暂性幼红细胞减少症　495
二膦酸腺苷受体缺陷　1872
二氢叶酸还原酶缺乏　557

F

翻译后效应　119
反应性高嗜酸性粒细胞综合征　880
反应性淋巴细胞增多症　1155
反应性血小板增多　1854
反应性血小板增多症　1197,1853
泛酸缺乏　596
范科尼贫血　483
放血疗法　2152
非霍奇金淋巴瘤　113,1449
非溶血性发热性输血反应　2158
非洲性铁过载　588
肥大细胞　854,885,886
肥大细胞白血病　897
肥大细胞活化综合征　897
肥大细胞肉瘤　897
肺动脉高压　1180
肺功能不全　2003
肺栓塞　2055,2057
副癌性血管炎　1917
富血小板血浆　2169

G

干扰素　278
干细胞整合素　239
杆状核　848
肝脾 T 细胞淋巴瘤　1545

肝素诱导的血小板减少症（HIT）　1843
肝性红细胞生成型卟啉病　827
肝炎　1286
肝炎病毒　1433
肝移植　1994
肝脏造血　92
高白细胞血症　1262,1381
高海拔红细胞增多症　798,804
高免疫球蛋白 E 综合征　940,1121
高免疫球蛋白 M 综合征　1112
高黏滞综合征　398,1624
高尿酸血症　1323
高溶血危象　702
高嗜酸性粒细胞综合征　878
高铁血红蛋白血症　722
宫内输血　781
共济失调毛细血管扩张症　1123
孤立性浆细胞瘤　1598
谷胱甘肽合成酶缺陷　946
骨巨细胞瘤　1017
骨髓　991
骨髓穿刺术　24
骨髓坏死　1263
骨髓瘤　173,1572
骨髓瘤骨病　1555
骨髓瘤管型肾病　398
骨髓涂片　26
骨髓造血　93
骨髓增生异常综合征　166,1198,1222,1235,1895
钴胺素　539
钴胺素结合蛋白缺陷　555
钴胺素缺乏　549
寡克隆免疫球蛋白　1566
光分离法　401
归巢　59
国际预后指数　1485
过敏性输血反应　2158

H

含铁小体　432
核黄素缺乏　596
核易位　231
颌骨坏死　1596
黑尿热　746
红斑性肢痛病　1180
红髓　81
红系祖细胞　425
红细胞　94
红细胞包涵体　431
红细胞单采　400
红细胞分离　399
红细胞抗原　2121

红细胞膜蛋白缺陷　615
红细胞破碎性溶血性贫血　733
红细胞去除术　400
红细胞生成性卟啉病　819
红细胞生成性原卟啉病　820
红细胞生成障碍　110
红细胞输注　2155
红细胞血型抗原　2113
红细胞增多　39
红细胞增多症　466
红细胞置换　399
华氏巨球蛋白血症　1552,1630
坏疽性脓皮病　1913
灰色血小板综合征　1870
会诊　36
混合性卟啉病　826
获得性 von Willebrand 综合征　1895
获得性纯红再障　497
获得性单纯无巨核细胞性血小板减少　1820
获得性口形红细胞增多症　626
获得性淋巴细胞减少　1104
获得性免疫缺陷综合征　1133
获得性凝血因子缺乏症　1951
获得性血友病 A　1986
获得性再生障碍性贫血　470
霍奇金淋巴瘤　113,1455,1459
霍奇金淋巴瘤斗篷照射法　2069

J

饥饿性贫血　597
机体衰老　120
机械性红细胞损伤　741
基因编辑　417
基因鉴定　138
基因频率　2124
基因异常　159
基因治疗　141,404
基因组学　143
基质蛋白　245
基质细胞　242
急性白血病　113
急性卟啉病　822
急性单核细胞白血病　1268
急性肝衰竭　1994
急性感染性淋巴细胞增多症　1101
急性冠脉综合征　2080
急性红白血病　557,1267
急性间歇性卟啉病　823
急性巨核母细胞性(巨核细胞性)白血病　1268
急性巨幼细胞贫血　553
急性粒-单核细胞白血病　1266
急性淋巴细胞白血病　168,1373

急性嗜碱性粒细胞和肥大细胞白血病　1269
急性嗜酸性粒细胞白血病　1269
急性髓细胞白血病　1251
急性外周动脉闭塞　2100
急性胸腔综合征　703
急性移植物抗宿主病　342
急性原粒细胞白血病　1264
急性早幼粒细胞白血病　1267
急性脂肪肝　2008
棘形尖刺样红细胞　437
棘状红细胞增多症　622
继发获得性铁粒幼细胞贫血　840
继发性(反应性)淋巴细胞增多症　1101
继发性红细胞增多　805
继发性红细胞增多症　468,795
继发性获得性红细胞增多症　804
继发性急性髓细胞白血病　1282
继发性免疫性血小板减少症　1827
继发性膜缺陷　616
继发性血色病　588
继发性血栓性微血管病　2050
家族性地中海热　939
家族性嗜血细胞综合征　1124
家族性血小板增多症　1197
甲基丙二酸尿　556
甲基叶酸陷阱假说　540
甲酸酯缺乏假说　541
甲状腺功能减退　511
甲状腺功能亢进　511
假瘤　1928
假性红细胞增多症　807
假性血小板减少　1816
间变大细胞淋巴瘤　1542
间变性大细胞淋巴瘤　1435
间充质基质细胞　414
腱生蛋白　56
浆细胞　1041,1044,1094
浆细胞抗原　1045
浆细胞肿瘤　1550
胶原蛋白　56
接头蛋白　232
结合咕啉缺乏　556
结内边缘区淋巴瘤　1515
结外鼻型 NK/T 细胞淋巴瘤　1545
结外边缘区淋巴瘤　1512
结外组织细胞肉瘤　1017
进展期弥漫大 B 细胞淋巴瘤　1482
静脉闭塞病　340
静脉放血术　589
静脉血栓　2056
静脉血栓栓塞　2055
静脉血栓栓塞症　2019

静脉血栓形成　2055,2060
酒精中毒　598
局限期弥漫大B细胞淋巴瘤　1481
巨大淋巴结增生症　1143
巨球蛋白血症　1620
巨噬细胞　97,961,986
巨细胞感染　2157
巨幼细胞贫血　543,546
巨幼细胞性贫血　583

K

卡波西肉瘤　1144
卡波西肉瘤相关疱疹病毒　1144
抗磷脂综合征　1800,1827,1911,2025
抗凝血因子抗体　1988
抗凝治疗　2060
抗血小板抗体　1897
克隆性髓系疾病　477
克隆性髓细胞疾病　1165
空表型　2127
口形红细胞　437
库欣病和原发性醛固酮增多症　512

L

莱姆病　1915
朗格汉斯细胞肉瘤　1017
朗格汉斯细胞组织细胞增生症　1010
老年性紫癜　1918
酪氨酸激酶受体　1701
类共济失调毛细血管扩张症　1123
冷沉球蛋白血症　398
冷抗体型溶血性贫血　767
冷凝集素性溶血性贫血　1625
冷球蛋白血症　1624
冷水化细胞增多症　626
冷纤维蛋白原血症　1910
连锁分析　138
镰形红细胞　438
镰状细胞病　697,2156
镰状细胞贫血　694
镰状细胞危象　701
镰状细胞综合征　115
链激酶　2099
裂形红细胞　438
淋巴结　84
淋巴瘤　173,1429,1444
淋巴瘤病毒1　1432
淋巴瘤样丘疹病　1534
淋巴瘤样肉芽肿病　1487
淋巴细胞　1041
淋巴细胞减少　37
淋巴细胞减少症　1103

淋巴细胞生成　93,1051
淋巴细胞增多　39
淋巴细胞增多症　1098
磷脂酰肌醇-锚定蛋白　1701
硫胺素反应性巨幼细胞贫血　557
硫胺素缺乏　596
滤泡树突状细胞肿瘤　1017
滤泡性淋巴瘤　1435,1450,1492
卵黄囊造血　92

M

慢性病　503
慢性肝病　1993
慢性肝病贫血　582
慢性肝病相关止血功能紊乱　1992
慢性骨髓增生性肿瘤　1893
慢性淋巴细胞白血病　172,1393
慢性肾病性贫血　583
慢性嗜碱性粒细胞白血病　1340,1341
慢性髓系白血病　1197
慢性髓细胞白血病　1311
慢性血栓栓塞性肺动脉高压　2060
慢性炎症性贫血　582
慢性移植物抗宿主病　344
慢性中性粒细胞白血病　1343
毛细胞白血病　1415
冒烟型骨髓瘤　1552,1599
梅克尔憩室　576
美国血库系统　2150
孟德尔遗传　135
孟买(O$_h$)表型　2127
弥漫大B细胞淋巴瘤　1478
弥漫性大B细胞淋巴瘤　1452
弥散性血管内凝血　110,1998,2050
免疫-骨发育不良　1122
免疫球蛋白　1060,2132
免疫球蛋白轻链型淀粉样变性　1610
免疫球蛋白缺乏　1095
免疫球蛋白生成异常　1095
免疫球蛋白异常　1581
免疫缺陷性疾病　1109
免疫溶血性贫血　767
免疫衰老　125
免疫突触　1085
免疫细胞治疗　380
免疫性溶血性贫血　764
免疫性血小板减少　1820
免疫性血小板减少性紫癜　1918
免疫性血小板减少症　111
膜表面蛋白　963
膜系统　1666
膜脂修饰　231

N

难治弥漫大 B 细胞淋巴瘤 1484
难治性巨幼细胞贫血 557
脑脊液嗜酸性粒细胞增多 881
脑损伤 2006
内皮功能障碍 2068
内皮祖细胞 2071
尿毒症 1896
尿激酶 2092
尿激酶纤溶酶原激活剂受体 2093
尿激酶型纤溶酶原激活物 2095
凝血酶原(因子Ⅱ) 1744
凝血酶原缺乏症 1943
凝血因子 1742
凝血因子缺乏 111,1812
牛乳性贫血 576

P

胚胎干细胞 413
皮肤 T 细胞淋巴瘤 1525
皮肤钙过敏 1912
皮肤结节性多动脉炎 1916
脾边缘区淋巴瘤 1515
脾功能减退 792
脾功能亢进 788,1832
脾切除 2074
脾脏肿大 1832
贫血 37,462

Q

前体细胞 427
前体细胞显著凋亡 1166
青斑样脉管炎 1911
青少年血色病 588
轻链型淀粉样变性 1598
轻链血管病 1910
轻型珠蛋白生成障碍性贫血 582
清除性受体 2094
清道夫受体 1702,2073
球形红细胞 437
趋化因子 262,278
全血比容 450
全血细胞减少 38
全血血小板浓缩物 2167
缺血性脑卒中 2082
缺氧感应性疾病 468

R

染色体不稳定罕见综合征 1124
人类免疫缺陷病毒相关性 Castleman 病 1143
人类免疫缺陷病毒相关性噬血细胞综合征 1144

S

人类疱疹病毒 8 1433
人类血小板抗原命名 2145
人免疫缺陷相关弥漫大 B 细胞淋巴瘤 1489
妊娠急性脂肪肝 1830
妊娠期败血症 2008
妊娠期淋巴瘤 1486
妊娠期贫血 110
妊娠期血小板减少 1829
溶骨性病变 1588
溶血性尿毒综合征 2047
溶血性贫血 775
软骨毛发发育不良 1122

S

三磷酸鸟苷结合蛋白缺陷 1872
烧伤 2006
蛇咬伤 2007
深静脉血栓 2055,2057
肾上腺皮质功能不全 511
肾上腺素受体缺陷 1872
肾性红细胞增多症 805
肾移植后红细胞增多 805
适应性免疫 268,278,282
嗜铬细胞瘤 512
嗜碱性点彩颗粒 431
嗜碱性粒细胞 847,854,885,886
嗜碱性粒细胞减少症 890
嗜碱性粒细胞增加 890
嗜酸性粒细胞 847,853,868
嗜酸性粒细胞筋膜炎 881
嗜酸性粒细胞尿 881
嗜酸性粒细胞增多 39
嗜酸性肉芽肿性血管炎 880
嗜血细胞淋巴组织细胞增多症 1020
寿命 120
受体 963
受体对话 234
受体下调 233
舒-戴(Shwachman-Diamond)综合征 488
输血后紫癜 2160
输血相关败血症 2160
输血指征试验 2154
衰老 118
栓塞性紫癜 1912
水化细胞增多症 625
死胎综合征 2008
四次穿膜蛋白 1701
髓过氧化物酶缺陷 946

T

胎盘早剥 2007
弹力纤维性假黄瘤 1919

糖蛋白Ⅵ缺陷 1868
糖抗原 2121
套细胞淋巴瘤 1435,1449,1503
特发性 CD4⁺T 淋巴细胞减少症 1104
特发性高嗜酸性粒细胞综合征 878
特发性血栓性血小板减少性紫癜 399
特发性血小板增多症 114
体外光化学疗法 401
天然免疫 268
铁代谢异常 564
铁过载 574,2160
铁粒幼细胞性贫血 583,836
铁缺乏 574,575
铁吸收不良 577
同型半胱氨酸尿 556
铜缺乏 597,840
突变 134
吞咽困难 579
椭圆形红细胞 437

W

外泌体 1679
外显率 137
外周 T 细胞淋巴瘤 1538
外周膜蛋白 608
外周血管疾病 2100
晚幼粒细胞 848
威-奥综合征 1875
韦格纳肉芽肿 1917
维生素 A 缺乏 595
维生素 B₆ 缺乏 595
维生素 C(抗坏血酸)缺乏 596
维生素 E 缺乏 596
维生素缺乏性贫血 595
稳定型心绞痛 2081
稳态 177
舞蹈病-棘状红细胞增多综合征 623

X

硒缺乏 597
系统性红斑狼疮 1827,2029
系统性念珠菌综合征 1286
系统性血管内血栓形成 2029
细胞凋亡 194
细胞凋亡调控 193
细胞毒缺陷伴色素减退障碍 1125
细胞毒综合征 1124
细胞归巢 61
细胞黏附 59
细胞生成 985
细胞释放 64
细胞受体 2093

细胞衰老 120
细胞外膜相关酶 1047
细胞显著过度生成 1167
细胞遗传学 159
细胞因子 262
下腔静脉滤器 2065
先天性红细胞生成不良性贫血 557
先天性红细胞生成异常性贫血 515
先天性红细胞增多症 804
先天性角化不良 486
先天性内因子缺乏 556
先天性肾上腺皮质增生症 512
先天性秃发 1119
纤连蛋白 56
纤溶酶抑制剂 2092
纤溶酶原激活物抑制剂 2093
纤溶酶原受体 2093
纤维蛋白 2095
纤维蛋白溶解 2088
纤维蛋白原 2094
显性遗传性 β-珠蛋白生成障碍性贫血 669
小细胞性贫血 546
心肺转流术 1898
心肌梗死 2074,2080
心脏瓣膜性溶血 736
芯片分析技术 162
锌缺乏 597
新生儿黄疸 646,775
新生儿同种免疫性血小板减少症 1831
新生红细胞破坏 742
信号隔离 232
信号协调 233
信号终止 233
信号转导 193
信号转导通路 227
行军性血红蛋白尿 738
胸腺发育缺陷 1119
胸腺缺失 1119
选择性免疫球蛋白 A 缺陷 1113
血管瘤 2007
血管免疫母 T 细胞淋巴瘤 1541
血管内大 B 细胞淋巴瘤 1487
血管新生 2096
血管性血友病 111
血管增生 2070
血管张力异常 2069
血管止血功能 1791
血管阻塞危象 701
血红蛋白 E 病 713
血红蛋白 H 包涵体 431
血红蛋白病 115
血红蛋白结构异常 694

血红素　459
血浆标记　450
血栓栓塞　112,2003
血栓烷 A_2 受体缺陷　1872
血栓形成　41,1000,2003
血栓形成后综合征　2060
血栓性疾病相关遗传性缺陷　1775
血栓性血小板减少性紫癜　1918,2042
血栓性紫癜　1910
血小板　98
血小板胞吐　1680
血小板反应素　57
血小板分离术　401
血小板分泌　1674,1679
血小板基因组学　1680
血小板激活因子受体缺陷　1872
血小板减少　38,111
血小板减少症　1812,1814
血小板抗原　2143
血小板生成　98
血小板输注　2163,2166
血小板输注阈值　2165
血小板同种抗原　2143
血小板同族抗原　2143
血小板型(假性)von Willebrand 病　1866
血小板抑制通路　1714
血小板增多　40
血小板制品　2167
血型系统　2116
血液成分分离置换法　2152
血液管理(PBM)　2161
血友病 A　1922
血友病 B　1934
训练免疫　155

Y

压力性淋巴细胞增多症　1102
亚甲基四氢叶酸还原酶缺乏　557
烟酸缺乏　596
严重联合免疫缺陷　1114
严重联合免疫缺陷综合征　1115
炎症　255
炎症小体通路　274
羊水栓塞　2007
叶酸　535
叶酸缺乏　547
遗传效应　119
遗传性纯红细胞再生障碍性贫血　494
遗传性粪卟啉病　826
遗传性干瘪细胞增多症　625
遗传性高铁血红蛋白血症　726
遗传性口形红细胞增多症　625

遗传性球形红细胞增多症　613
遗传性乳清酸尿　557
遗传性铁粒幼细胞贫血　837
遗传性血小板质量性疾病　1856
遗传性叶酸吸收不良　557
遗传性易栓症　2016
遗传性再生障碍性贫血　483
异常蛋白血症　1895
异常纤维蛋白原血症　1963
异质性　988
抑癌基因　218
抑制信号　233
易栓症　2016
易损斑块　2074,2075
疫苗　391
因子 V 和 VIII联合缺乏症　1945
因子 V 缺乏症　1944
因子 VII　1745
因子 VII缺乏症　1946
因子 IX　1746
因子 X 缺乏症　1947
因子 XI缺乏症　1948
因子 XIII缺乏症　1950
鹦鹉热衣原体　1433
荧光原位杂交技术　161
幽门螺杆菌　1433
幼红细胞造血岛　426
幼年型粒-单核细胞白血病　1342
幼年性黄色肉芽肿　1018
原发睾丸淋巴瘤　1486
原发皮肤间变大细胞淋巴瘤　1533
原发皮下弥漫大 B 细胞淋巴瘤,腿型　1488
原发性单克隆丙种球蛋白病　1562
原发性骨髓纤维化　1197
原发性红细胞增多症　468,795,804
原发性获得性(克隆性)铁粒幼细胞贫血　840
原发性急性髓系白血病　166
原发性结外淋巴瘤　1438
原发性淋巴细胞增多症　1098
原发性免疫性血小板减少性紫癜　1820
原发性血小板增多症　1193
原发纵隔大 B 细胞淋巴瘤　1486

Z

杂合性白血病　1264
再生医学　415
再生障碍性贫血　470,583
再障危象　701
早期祖细胞　427
早幼粒细胞　848
造血干细胞　238,414
造血干细胞移植　326

造血祖细胞　247
增殖　67
阵发性睡眠性血红蛋白尿　477,523,1911
针刺活检　26
真性红细胞增多症　114,400,1178,1197
真性青少年恶性贫血　556
整合素　59
整合素活化缺陷病　1875
脂多糖反应性 beige 样锚蛋白缺乏　1114
脂膜炎样 T 细胞淋巴瘤　1546
指突状树突状细胞肉瘤　1017
治疗性血浆置换　397
治疗性血液成分分离　395
滞留危象　701
中毒性高铁血红蛋白症　726
中暑　2006
中性粒细胞　847,848
中性粒细胞肌动蛋白功能障碍　938
中性粒细胞减少　907
中性粒细胞减少症　36,903
中性粒细胞抗原　2140
中性粒细胞颗粒　851
中性粒细胞异常　901
中性粒细胞增多　39
中性粒细胞增多症　903,914,915
中性中幼粒细胞　848
肿瘤溶解综合征　1522

重链病　1635
周期蛋白　198
周期蛋白依赖性激酶　198
周期性血小板减少　1833
周围动脉疾病　2082
珠蛋白　459
珠蛋白生成障碍性贫血　662
珠蛋白生成障碍性贫血综合征　115
主动脉瘤　2007
主要组织相容性复合物抗原　2139
转钴蛋白缺乏　556
转化型滤泡性淋巴瘤　1499
子痫　112,733,2008
子痫前期　733,1830,2008
紫癜　1908
自然杀伤细胞　1088
自然杀伤细胞功能紊乱　1096
自身免疫性淋巴细胞增生综合征　1121
自身免疫性溶血性贫血　2133
自身免疫性中性粒细胞减少　2142
自身献血　2151
自由基假说　119
卒中　2030
阻塞性睡眠呼吸暂停综合征　799
组织细胞增多症　998,1000
组织细胞增生症　1009
组织型纤溶酶原激活物　2071